BLUMGART
肝胆胰外科学

Surgery of the Liver,
Biliary Tract, and Pancreas

第 6 版 上卷

人民卫生出版社
·北 京·

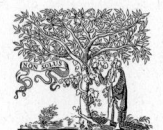

ELSEVIER

Elsevier (Singapore) Pte Ltd.

3 Killiney Road, #08-01 Winsland House I, Singapore 239519

Tel: (65) 6349-0200; Fax: (65) 6733-1817

BLUMGART
肝胆胰外科学

Surgery of the Liver, Biliary Tract, and Pancreas

第6版 上卷

主　编　William R. Jarnagin

Peter J. Allen

William C. Chapman

Michael I. D'Angelica

Ronald P. DeMatteo

Richard Kinh Gian Do

Jean-Nicolas Vauthey

Leslie H. Blumgart

主　译　陈孝平

副主译　董家鸿　樊　嘉　沈　锋　刘景丰　张太平　张志伟

人民卫生出版社

·北　京·

图书在版编目（CIP）数据

Blumgart 肝胆胰外科学/（美）威廉·R. 贾纳金
（William R. Jarnagin）主编；陈孝平主译. —北京：
人民卫生出版社，2023.9
　　ISBN 978-7-117-33832-5

　　Ⅰ.①B… Ⅱ.①威…②陈… Ⅲ.①肝疾病-外科学
②胆道疾病-外科学③胰腺疾病-外科学 Ⅳ.
①R657.3②R657.4③R657.5

中国版本图书馆 CIP 数据核字(2022)第 195348 号

人卫智网　**www.ipmph.com**	医学教育、学术、考试、健康，	
	购书智慧智能综合服务平台	
人卫官网　**www.pmph.com**	人卫官方资讯发布平台	

图字:01-2017-5548 号

BLUMGART 肝胆胰外科学
Blumgart Gandanyi Waikexue
（上、下卷）

主　　译：陈孝平
出版发行：人民卫生出版社（中继线 010-59780011）
地　　址：北京市朝阳区潘家园南里 19 号
邮　　编：100021
E - mail：pmph @ pmph.com
购书热线：010-59787592　010-59787584　010-65264830
印　　刷：人卫印务（北京）有限公司
经　　销：新华书店
开　　本：889×1194　1/16　　总印张：111
总 字 数：4710 千字
版　　次：2023 年 9 月第 1 版
印　　次：2023 年 10 月第 1 次印刷
标准书号：ISBN 978-7-117-33832-5
定价(上、下卷)：899.00 元

打击盗版举报电话：010-59787491　E-mail：WQ @ pmph.com
质量问题联系电话：010-59787234　E-mail：zhiliang @ pmph.com
数字融合服务电话：4001118166　　E-mail：zengzhi @ pmph.com

审译名录

按姓氏笔画排序

丁则阳　华中科技大学同济医学院附属同济医院
万赤丹　华中科技大学同济医学院附属协和医院
马宽生　陆军军医大学西南医院
王　坚　上海交通大学医学院附属仁济医院
王　琳　第四军医大学西京医院
王　葵　海军军医大学第三附属医院（东方肝胆外科医院）
王少发　华中科技大学同济医学院附属同济医院
王百林　暨南大学附属广州红十字会医院
王宏光　中国人民解放军总医院
王晓颖　复旦大学附属中山医院
王毅军　天津市第三中心医院
戈佳云　云南中医药大学第三附属医院
毛一雷　北京协和医院
毛先海　湖南省人民医院
仇毓东　南京鼓楼医院
方驰华　南方医科大学珠江医院
尹新民　湖南省人民医院
龙　新　华中科技大学同济医学院附属同济医院
卢　倩　清华大学附属北京清华长庚医院
叶　晟　清华大学附属北京清华长庚医院
白雪莉　浙江大学医学院附属第一医院
冯晓彬　陆军军医大学西南医院
邢宝才　北京大学肿瘤医院
毕新宇　中国医学科学院肿瘤医院
吕国悦　吉林大学白求恩第一医院
朱　鹏　华中科技大学同济医学院附属同济医院
朱继业　北京大学人民医院
刘　旭　北京大学深圳医院
刘　军　山东省立医院
刘　荣　中国人民解放军总医院
刘　斌　昆明医科大学第一附属医院
刘亚辉　吉林大学白求恩第一医院
刘连新　中国科学技术大学附属第一医院（安徽省立医院）

刘建华　河北医科大学第二医院
刘厚宝　复旦大学附属中山医院
刘景丰　福建医科大学附属第一医院
刘颖斌　上海交通大学医学院附属仁济医院
汤朝晖　上海交通大学医学院附属新华医院
许达峰　海南省人民医院
孙　备　哈尔滨医科大学附属第一医院
孙　星　上海交通大学附属第一人民医院
孙惠川　复旦大学附属中山医院
李　波　四川大学华西医院
李　波　西南医科大学附属医院
李　强　天津医科大学肿瘤医院
李　靖　陆军军医大学第二附属医院
李　澍　北京大学人民医院
李国强　南京大学医学院附属鼓楼医院
李秉璐　北京协和医院
李相成　江苏省人民医院
李德宇　河南省人民医院
杨　田　海军军医大学第三附属医院（东方肝胆外科医院）
杨尹默　北京大学第一医院
杨世忠　清华大学附属北京清华长庚医院
杨宏强　成都医学院第一附属医院
肖震宇　华中科技大学同济医学院附属同济医院
吴文川　复旦大学附属中山医院
吴延海　华中科技大学同济医学院附属同济医院
吴硕东　中国医科大学附属盛京医院
何松青　广西医科大学第一附属医院
邹书兵　南昌大学第二附属医院
闵　军　中山大学孙逸仙纪念医院
沈　锋　海军军医大学第三附属医院（东方肝胆外科医院）
宋天强　天津医科大学肿瘤医院
张　伟　华中科技大学同济医学院附属同济医院
张　峰　华中科技大学同济医学院附属湖北肿瘤医院

张　磊	华中科技大学同济医学院附属同济医院	姜　立	华中科技大学同济医学院附属同济医院
张万广	华中科技大学同济医学院附属同济医院	姜小清	海军军医大学第三附属医院(东方肝胆外科医院)
张太平	北京协和医院		
张水军	郑州大学第一附属医院	秦仁义	华中科技大学同济医学院附属同济医院
张占国	华中科技大学同济医学院附属同济医院	袁玉峰	武汉大学中南医院
张必翔	华中科技大学同济医学院附属同济医院	耿小平	安徽医科大学第一附属医院
张永杰	海军军医大学第三附属医院(东方肝胆外科医院)	耿智敏	西安交通大学第一附属医院
		夏　锋	陆军军医大学西南医院
张志伟	华中科技大学同济医学院附属同济医院	夏　强	上海交通大学医学院附属仁济医院
张宗明	北京电力医院	徐　骁	浙江大学医学院
张剑权	海口市人民医院	黄　成	复旦大学附属中山医院
张斌豪	华中科技大学同济医学院附属同济医院	黄孝伦	电子科技大学附属肿瘤医院
张雷达	陆军军医大学西南医院	黄志勇	华中科技大学同济医学院附属同济医院
陈　平	陆军军医大学大坪医院	梅　斌	华中科技大学同济医学院附属同济医院
陈　实	福建省立医院	龚　伟	上海交通大学医学院附属新华医院
陈　耿	陆军军医大学西南医院	崔云甫	哈尔滨医科大学附属第二医院
陈　琳	华中科技大学同济医学院附属同济医院	梁廷波	浙江大学医学院附属第一医院
陈亚进	中山大学孙逸仙纪念医院	彭　涛	广西医科大学第一附属医院
陈孝平	华中科技大学同济医学院附属同济医院	彭心宇	石河子大学医学院第一附属医院
陈志宇	陆军军医大学西南医院	彭宝岗	中山大学附属第一医院
陈勇军	华中科技大学同济医学院附属同济医院	董　为	华中科技大学同济医学院附属同济医院
陈敏山	中山大学附属肿瘤医院(中山大学肿瘤防治中心)	董水林	华中科技大学同济医学院附属同济医院
		董汉华	华中科技大学同济医学院附属同济医院
邰　升	哈尔滨医科大学附属第二医院	董家鸿	清华大学附属北京清华长庚医院
苗　毅	江苏省人民医院	蒋奎荣	江苏省人民医院
林科灿	福建医科大学附属第一医院	程张军	东南大学附属中大医院
罗顺峰	福建医科大学孟超肝胆医院	程南生	四川大学华西医院
周　杰	南方医科大学南方医院	程　琪	华中科技大学同济医学院附属同济医院
周伟平	海军军医大学第三附属医院(东方肝胆外科医院)	傅德良	复旦大学附属华山医院
		曾永毅	福建医科大学孟超肝胆医院
周家华	东南大学附属中大医院	曾　勇	四川大学华西医院
郑树国	陆军军医大学西南医院	楼文晖	复旦大学附属中山医院
项　帅	华中科技大学同济医学院附属同济医院	楼健颖	浙江大学医学院附属第二医院
项灿宏	清华大学附属北京清华长庚医院	窦科峰	空军军医大学
赵浩亮	山西白求恩医院	蔡秀军	浙江大学医学院附属邵逸夫医院
郝纯毅	北京大学肿瘤医院	臧运金	青岛大学附属医院
荚卫东	中国科学技术大学附属第一医院(安徽省立医院)	樊海宁	青海大学附属医院
		樊　嘉	复旦大学附属中山医院
钦伦秀	复旦大学附属华山医院	黎乐群	广西医科大学附属肿瘤医院
修典荣	北京大学第三医院	戴朝六	中国医科大学附属盛京医院

本书献给整个肝胆胰外科的发展

多年以前，Leslie H. Blumgart 医生以包容的态度编写了《Blumgart 肝胆胰外科学》；多年以来，历届编委秉持着这种精神更新此书。为了继续保持这一传统，第 6 版 Blumgart 肝胆胰外科学的编写付出了有史以来最大的努力。

第 6 版延续了采用多名副主编的传统，以满足过去四年间的相关内容和创新的快速增长。副主编们都是相关领域内的世界级专家，阅历丰富，能够给本书带来更多的见解。来自得克萨斯大学 MD Anderson 癌症中心的 Jean-Nicolas Vauthey 医生加入了华盛顿大学 William Chapman 医生负责的肝切除和移植章节，更新的内容反映出他们在该领域所做出的杰出贡献。非常感谢斯隆-凯特琳纪念癌症中心我的同事们付出的巨大努力。Ronald DeMatteo 和 Michael D'Angelica 医生分别再次参与了基础医学/生理学和胆道疾病章节的编写。Peter Allen 和 Richard Kinh Gian Do 医生新加入了本版的编写工作，并分别参与胰腺病和放射影像学章节内容的更新。

本版更新的内容包括了目前肝胆胰外科领域正在应用的技术，如微创切除技术、肝胆胰恶性肿瘤分子生物学以及系统和消融治疗进展等等。本版的框架结构与上一版保持不变，加入了几个新章节，同时也扩展了几个章节的内容。我们继续按照以往的格式，覆盖了肝胆胰疾病手术治疗的所有内容，同时也介绍了影像学、内镜及其他非手术方法，尤其当非手术方法为首选方案时特别进行了着重强调。和以前的版本一样，我们根据专业知识背景来选择编者，要求他们讨论特定的主题，发表自己的见解，而不仅仅是参考已发表的文献。也就是说，鼓励各章节之间的重叠和争论，允许相互冲突的观点。

本书的开头部分依然是关于肝胆胰的解剖学和生理学，第 2 章"肝胆胰的外科和放射解剖"是这一部分的主要内容。同时第 2 章也是本书最重要的章节之一，是理解后面介绍的生理学、分子生物学和免疫学、影像学及围手术期管理的基础。本书也包括对肝胆胰外科、器官移植及微创手术技术进展的详细介绍，特别是在几个新加的章节"肝肿瘤的分子特征研究进展"和"胆管结石:微创手术方法"。影像方面的最新进展在第 14 章"影像诊断新技术"有详细的介绍，这些新技术对放射专业也是非常的宝贵资源。

总之，第 6 版 Blumgart 肝胆胰外科学囊括了肝胆胰疾病相关的解剖、病理、诊断及手术和非手术治疗等所有方面，旨在为肝胆胰领域不同层次的读者，从高年资专科医生到培训阶段的外科医生和内科医生，提供有价值的学术资料。我们进一步增加了编者规模，以使尽可能收集最广泛最前沿的观点。我想再次对为本版更新一起付出努力的编者们表示衷心的感谢！我们由衷地希望读者们见到此书后，如获至宝，爱不释手！

W. R. Jarnagin, MD

New York, 2016

致谢

　　衷心感谢外科同行及其他学科的同事们为当前版本所作的贡献。他们经常聚焦具有争议的领域并提出不同的想法，如果没有他们的倾力支持和富有见地的贡献，这个项目永远不可能实现。特别感谢那些值得我们尊敬的在纽约、圣路易斯和休斯顿协助启动这项工作的人员。最后，感谢尊敬的 Dee Simpson 先生、Michael Houston 先生以及爱思唯尔出版公司的所有工作人员，他们在整个项目中给予了我们巨大的支持。

EDITOR-IN-CHIEF

William R. Jarnagin, MD, FACS
Chief, Hepatopancreatobiliary Surgery
Benno C. Schmidt Professor of Surgical Oncology
Memorial Sloan Kettering Cancer Center;
Professor of Surgery
Weill Medical College of Cornell University
New York, New York

ASSOCIATE EDITORS

Peter J. Allen, MD
Professor of Surgery
Department of Surgery
Memorial Sloan Kettering Cancer Center
New York, New York

William C. Chapman, MD, FACS
Professor
Chief, Division of General Surgery
Chief, Abdominal Transplantation Section
Washington University School of Medicine
St. Louis, Missouri

Michael I. D'Angelica, MD, FACS
Attending Surgeon
Hepatopancreatobiliary Surgery
Enid A. Haupt Chair in Surgery
Memorial Sloan Kettering Cancer Center;
Associate Professor
Department of Surgery
Weill Medical College of Cornell University
New York, New York

Ronald P. DeMatteo, MD, FACS
Vice Chair, Department of Surgery
Chief, Division of General Surgical Oncology
Leslie H. Blumgart Chair in Surgery
Memorial Sloan Kettering Cancer Center
New York, New York

Richard Kinh Gian Do, MD, PhD
Associate Professor of Radiology
Weill Medical College of Cornell University;
Assistant Attending Physician
Department of Radiology
Memorial Sloan Kettering Cancer Center
New York, New York

Jean-Nicolas Vauthey, MD, FACS
Professor of Surgical Oncology
Chief, Hepato-Pancreato-Biliary Section
Bessie McGoldrick Professor in Clinical Cancer Research
Department of Surgical Oncology
University of Texas MD Anderson Cancer Center
Houston, Texas

EDITOR EMERITUS

Leslie H. Blumgart, BDS, MD, DSc(Hon), FACS, FRCS(Eng, Edin), FRCPS(Glas)
Member
Professor of Surgery and Attending Surgeon
Memorial Sloan Kettering Cancer Center;
Professor of Surgery
Weill Medical College of Cornell University
New York, New York

Ghassan K. Abou-Alfa, MD
Assistant Attending Physician
Memorial Sloan Kettering Cancer Center;
Assistant Professor
Weill Medical College of Cornell University
New York, New York

Jad Abou Khalil, MD, CM
Chief Resident
McGill University Health Centre
Montreal, Quebec, Canada

Pietro Addeo, MD
Attending Surgeon
Hepato-Pancreato-Biliary Surgery and Liver Transplantation
University of Strasbourg
Strasbourg, France

N. Volkan Adsay, MD
Professor and Vice-Chair
Director of Anatomic Pathology
Emory University
Atlanta, Georgia

Anil Kumar Agarwal, MCh, FRCS, FACS
Professor
Director
Department of GI Surgery and Liver Transplant
Govind Ballabh Pant institute of Postgraduate Medical
    Education & Research
Maulana Azad Medical College
New Delhi, India

Farzad Alemi, MD
Assistant Professor and Section Chief
Department of Hepatopancreatobiliary Surgery
University of Missouri–Kansas City
Kansas City, Missouri

Peter J. Allen, MD
Professor of Surgery
Department of Surgery
Memorial Sloan Kettering Cancer Center
New York, New York

Ahmed Al-Mukhtar, MD
Consultant
Hepatobiliary Surgeon
Sheffield Teaching Hospitals
Sheffield, England

Thomas A. Aloia, MD
Associate Professor of Surgical Oncology
Department of Surgical Oncology
University of Texas MD Anderson Cancer Center
Houston, Texas

Jesper B. Andersen, MD
Biotech Research and Innovation Centre (BRIC)
Department of Health and Medical Sciences
University of Copenhagen
Copenhagen, Denmark

Christopher D. Anderson, MD
James D. Hardy Professor and Chair
Department of Surgery
University of Mississippi Medical Center
Jackson, Mississippi

Vittoria Arslan-Carlon, MD
Assistant Anesthesiologist
Department of Anesthesiology and Critical Care
Memorial Sloan Kettering Cancer Center
New York, New York

Horacio J. Asbun, MD, FACS
Professor of Surgery
Department of Surgery
Mayo Clinic
Jacksonville, Florida

Béatrice Aussilhou, MD
Department of Hepato-Pancreatic-Biliary Surgery and Liver
    Transplantation
Beaujon Hospital
Clichy, France

Joseph Awad, MD
Professor of Medicine
Department of Gastroenterology and Hepatology
Vanderbilt University;
Chief
Transplant Center
Tennessee Valley Healthcare System
Nashville, Tennessee

Daniel Azoulay, MD, PhD
Professor of Surgery
Department of Digestive, HPB and Liver Transplant Surgery
Hôpital Henri Mondo
Assistance Publique-Hôpitaux de Paris Faculté de Médecine
Université Paris-Est-Créteil
Créteil, France

Philippe Bachellier, MD, PhD
Professor and Chairman
Hepato-Pancreato-Biliary Surgery and Liver Transplantation
Pôle des Pathologies Digestives
Hépatiques et de la Transplantation
Hôpital de Hautepierre-Hôpitaux
Universitaires de Strasbourg
Strasbourg, France

Talia B. Baker, MD
Associate Professor of Surgery
Division of Transplantation
Department of Surgery
Northwestern University Feinberg School of Medicine
Chicago, Illinois

Zubin M. Bamboat, MD
Department of Surgery
Memorial Sloan Kettering Cancer Center
New York, New York

Jeffrey Stewart Barkun, MD, FRSC(C)
Professor of Surgery
Department of Hepatobiliary & Transplant Surgery
McGill University Health Centre
Montreal, Quebec, Canada

Claudio Bassi, FRCS, FACS, FEBS
Professor of Surgery
Pancreas Institute
Verona University Hospital Trust
Verona, Italy

Olca Basturk, MD
Assistant Attending Physician
Department of Pathology
Memorial Sloan Kettering Cancer Center;
Assistant Professor
Department of Pathology and Laboratory Medicine
Weill Medical College of Cornell University
New York, New York

Rachel E. Beard, MD
Resident Physician
Department of Surgery
Beth Israel Deaconess Medical Center
Boston, Massachusetts

Pierre Bedossa, MD, PhD
Professor
Department of Pathology
Beaujon Hospital
Paris, France

Jacques Belghiti, MD
Professor
Physician
Department of Hepato-Pancreatic-Biliary Surgery and Liver
　　Transplantation
Beaujon Hospital
Clichy, France

Omar Bellorin-Marin, MD
Administrative Chief Resident
Department of Surgery
New York Presbyterian Queens/Weill Medical College of
　　Cornell University
Flushing, New York

Marc G. H. Besselink, MD, PhD
Hepato-Pancreato-Biliary Surgeon
Academic Medical Center
Amsterdam, The Netherlands

Anton J. Bilchik, MD, PhD
Professor of Surgery
Chief of Medicine
Chief of Gastrointestinal Research Program
John Wayne Cancer Institute
Providence Saint John's Health Center
Santa Monica, California

Leslie H. Blumgart, BDS, MD, DSc(Hon), FACS,
　　FRCS(Eng, Edin), FRCPS(Glas)
Member
Professor of Surgery and Attending Surgeon
Memorial Sloan Kettering Cancer Center;
Professor of Surgery
Weill Medical College of Cornell University
New York, New York

Franz Edward Boas, MD, PhD
Assistant Attending Physician
Department of Radiology
Memorial Sloan Kettering Cancer Center
New York, New York

Lynn A. Brody, MD
Attending Interventional Radiologist
Department of Diagnostic Radiology
Memorial Sloan Kettering Cancer Center
New York, New York

Karen T. Brown, MD, FSIR
Attending Radiologist
Department of Radiology
Memorial Sloan Kettering Cancer Center;
Professor of Clinical Radiology
Department of Radiology
Weill Medical College of Cornell University
New York, New York

Jordi Bruix, MD, PhD
Senior Consultant
Liver Unit, BCLC Group
Hospital Clinic
University of Barcelona
Centro de Investigación Biomédica en Red de Enfermedades
　　Hepáticas y Digestivas (CIBERehd)
Barcelona, Spain

David A. Bruno, MD
Assistant Professor of Surgery
Transplant Division
University of Maryland School of Medicine
Baltimore, Maryland

Elizabeth M. Brunt, MD
Professor
Pathology and Immunology
Washington University School of Medicine
St. Louis, Missouri

Justin M. Burns, MD
Assistant Professor of Surgery
Department of Transplantation
Mayo Clinic
Jacksonville, Florida

Giovanni Butturini, MD, PhD
Department of Surgery
The Pancreas Institute
Verona University Hospital Trust
Verona, Italy

Juan Carlos Caicedo, MD
Adult and Pediatric Transplant Surgeon
Associate Professor of Surgery
Department of Surgery
Northwestern Memorial Hospital
Northwestern University;
Pediatric Transplant Surgeon
Department of Surgery
Lurie Children's Hospital
Chicago, Illinois

Mark P. Callery, MD
Professor of Surgery
Harvard Medical School;
Chief, Division of General Surgery
Beth Israel Deaconess Medical Center
Boston, Massachusetts

Abdul Saied Calvino, MD
Assistant Professor of Surgery
Boston University School of Medicine/Roger Williams
    Medical Center
Providence, Rhode Island

Danielle H. Carpenter, MD
Assistant Professor
Pathology and Immunology
Washington University School of Medicine
St. Louis, Missouri

C. Ross Carter, MD, FRCS
Consultant Pancreatic Surgeon
Glasgow Royal Infirmary
Glasgow, Scotland

François Cauchy, MD
Physician
Hepatobiliary Surgery and Liver Transplantation Unit
Beaujon Hospital
Clichy, France

**Chung Yip Chan, MBBS, MMed(Surgery),
    MD, FRCSEd**
Senior Consultant
Department of Hepatopancreatobiliary and Transplant
    Surgery
Singapore General Hospital
Singapore

See Ching Chan, MD, PhD
Clinical Professor
Department of Surgery
The University of Hong Kong
Hong Kong, China

William C. Chapman, MD, FACS
Professor
Chief, Division of General Surgery
Chief, Abdominal Transplantation Section
Washington University School of Medicine
St. Louis, Missouri

Daniel Cherqui, MD
Professor
Hepatobiliary Surgery and Liver Transplantation
Paul Brousse Hospital
Villejuif, France

Clifford S. Cho, MD
Chief, Division of Surgical Oncology
University of Wisconsin School of Medicine and Public
    Health
Madison, Wisconsin

Jin Wook Chung, MD, PhD
Professor
College of Medicine
Seoul National University
Seoul, Korea

Jesse Clanton, MD
Hepatopancreatobiliary Surgery Fellow
Section of General, Thoracic and Vascular Surgery
Virginia Mason Medical Center
Seattle, Washington

Bryan Marshall Clary, MD
Department of Surgery
University of California, San Diego
San Diego, California

Sean Patrick Cleary, MD, FRCSC
Associate Professor
Department of Surgery
University of Toronto
Toronto, Ontario, Canada

Kelly M. Collins, MD
Senior Staff Surgeon, Transplant and Hepatobiliary Surgery
Henry Ford Hospital
Surgical Director, Liver Transplant
Children's Hospital of Michigan
Detroit, Michigan

John Barry Conneely, MCh, FRCSI
Consultant
Hepatopancreatobiliary Surgeon
Department of Surgery
Mater Misericordiae Hospital
Dublin, Ireland

Louise C. Connell, MD
Fellow
Memorial Sloan Kettering Cancer Center
New York, New York

Carlos U. Corvera, MD, FACS
Professor of Surgery
Chief, Liver, Biliary and Pancreatic Surgery
Department of Gastrointestinal Surgical Oncology
Maurice Galante Distinguished Professorship in
    Hepatobiliary Surgery
UCSF Helen Diller Family Comprehensive Cancer Center
San Francisco, California

Guido Costa, MD
Resident
Division of Hepatobiliary and General Surgery
Humanitas Research Hospital
Rozzano-Milan, Italy

Anne M. Covey, MD
Attending Interventional Radiologist
Department of Diagnostic Radiology
Memorial Sloan Kettering Cancer Center;
Professor of Radiology
Department of Diagnostic Radiology
Weill Medical College of Cornell University
New York, New York

Jeffrey S. Crippin, MD
Marilyn Bornefeld Chair in Gastrointestinal Research and
    Treatment
Department of Internal Medicine
Washington University School of Medicine
St. Louis, Missouri

Kristopher P. Croome, MD
Assistant Professor
Department of Transplant Surgery
Mayo Clinic
Jacksonville, Florida

Hany Dabbous, MD
Professor of Tropical Medicine and Liver Diseases
Ain Shams University
Cairo, Egypt

Michael I. D'Angelica, MD, FACS
Attending Surgeon
Hepatopancreatobiliary Surgery
Enid A. Haupt Chair in Surgery
Memorial Sloan Kettering Cancer Center;
Associate Professor
Department of Surgery
Weill Medical College of Cornell University
New York, New York

Michael D. Darcy, MD
Professor of Radiology and Surgery
Washington University in St Louis;
Chief of Interventional Radiology
Mallinckrodt Institute of Radiology
St. Louis, Missouri

Jeremy L. Davis, MD
Assistant Research Physician
Center for Cancer Research
National Cancer Institute, NIH
Bethesda, Maryland

Jeroen de Jonge, MD, PhD
Assistant Professor
Department of Hepatobiliary and Transplant Surgery
Erasmus MC Rotterdam
Rotterdam, The Netherlands

Ronald P. DeMatteo, MD, FACS
Vice Chair, Department of Surgery
Chief, Division of General Surgical Oncology
Leslie H. Blumgart Chair in Surgery
Memorial Sloan Kettering Cancer Center
New York, New York

Danielle K. DePeralta, MD
Surgical Resident
Department of General Surgery
Massachusetts General Hospital
Boston, Massachusetts

Niraj M. Desai, MD
Assistant Professor
Department of Surgery
Johns Hopkins University School of Medicine
Baltimore, Maryland

Eduardo de Santibañes, MD, PhD
Chairman
General Surgery and Liver Transplantation
Professor
Department of General Surgery
Hospital Italiano
Buenos Aires, Argentina

Martin de Santibañes, MD
Associate Professor of Surgery
Hepato-Biliary-Pancreatic Unit
Liver Transplantation Unit
Hospital Italiano
Buenos Aires, Argentina

Euan J. Dickson, MD, FRCS
Consultant Pancreatic Surgeon
University of Glasgow
Glasgow, Scotland

Christopher John DiMaio, MD
Director of Therapeutic Endoscopy
Division of Gastroenterology
Icahn School of Medicine at Mount Sinai
New York, New York

Richard Kinh Gian Do, MD, PhD
Associate Professor of Radiology
Weill Medical College of Cornell University;
Assistant Attending Physician
Department of Radiology
Memorial Sloan Kettering Cancer Center
New York, New York

Safi Dokmak, MD
Physician
Hepatobiliary Surgery and Liver Transplantation Unit
Beaujon Hospital
Clichy, France

Marcello Donati, MD, PhD
Assistant Professor of Surgery
General and Oncologic Surgery Unit
Department of Surgery and Medical-Surgical Specialties
University of Catania
Catania, Italy

M. B. Majella Doyle, MD, FACS
Director, Liver Transplant
Director, Transplant HPB Fellowship Program
Section of Abdominal Transplantation
Washington University School of Medicine
St. Louis, Missouri

Vikas Dudeja, MBBS
Assistant Professor
Department of Surgical Oncology
Miller School of Medicine
University of Miami
Miami, Florida

Mark Dunphy, DO
Assistant Attending Physician
Department of Radiology
Memorial Sloan Kettering Cancer Center
New York, New York

Truman M. Earl, MD
Associate Professor
Department of Surgery
Division of Transplant and Hepatobiliary Surgery
University of Mississippi Medical Center
Jackson, Mississippi

Tomoki Ebata, MD
Associate Professor
Division of Surgical Oncology
Department of Surgery
Nagoya University Graduate School of Medicine
Nagoya, Japan

Imane El Dika, MD
Fellow
Memorial Sloan Kettering Cancer Center
New York, New York

Yousef El-Gohary, MA, MD, MRCS (Glasg)
Physician
Department of Surgery
Stony Brook University Medical Center
Stony Brook, New York

Itaru Endo, MD, PhD
Professor and Chairman
Department of Gastroenterological Surgery
Yokohama City University Graduate School of Medicine
Yokohama, Japan

C. Kristian Enestvedt, MD, FACS
Assistant Professor of Surgery
Division of Abdominal Organ Transplantation/Hepatobiliary
　Surgery
Oregon Health & Science University
Portland, Oregon

N. Joseph Espat, MD, FACS
Professor of Surgery
Department of Surgery
Roger Williams Medical Center
Boston University School of Medicine
Providence, Rhode Island

Cecilia G. Ethun, MD
Research Fellow
Division of Surgical Oncology
Department of Surgery
Winship Cancer Institute of Emory University
Atlanta, Georgia

Sheung Tat Fan, MD, PhD, DSc
Director
Liver Surgery Centre
Hong Kong Sanatorium and Hospital;
Honorary Clinical Professor of Surgery
Department of Surgery
The University of Hong Kong
Hong Kong, China

Paul T. Fanta, MD
Associate Clinical Professor
Division of Hematology and Oncology
Department of Medicine
University of California, San Diego
San Diego, California

Olivier Farges, MD, PhD
Department of Hepato-Pancreatic-Biliary Surgery and Liver
　Transplantation
Beaujon Hospital
Clichy, France

Cristina R. Ferrone, MD
Associate Professor of Surgery
Massachusetts General Hospital
Boston, Massachusetts

Ryan C. Fields, MD
Assistant Professor of Surgery
Section of Hepatopancreatobiliary, Gastrointestinal, and
 Oncologic Surgery
Department of Surgery;
Associate Program Director
General Surgery Residency Program;
Director
Resident Research;
Barnes-Jewish Hospital
Washington University School of Medicine
St. Louis, Missouri

Mary Fischer, MD
Anesthesiologist
Department of Anesthesiology and Critical Care
Memorial Sloan Kettering Cancer Center;
Associate Professor
Department of Anesthesiology
Weill Medical College of Cornell University
New York, New York

Sarah B. Fisher, MD
Department of Surgery
Division of Surgical Oncology
Emory University
Atlanta, Georgia

Devin C. Flaherty, DO, PhD
Fellow
Department of Surgical Oncology
John Wayne Cancer Institute
Providence Saint John's Health Center
Santa Monica, California

Yuman Fong, MD
Chairman
Department of Surgery
City of Hope National Medical Center
Duarte, California

Scott L. Friedman, MD
Fishberg Professor of Medicine
Division of Liver Diseases
Icahn School of Medicine at Mount Sinai
New York, New York

Ahmed Gabr, MD
Clinical Research Fellow
Department of Radiology
Northwestern University Feinberg School of Medicine
Chicago, Illinois

John R. Galloway, MD
Professor of Surgery
Emory University School of Medicine
Atlanta, Georgia

David A. Geller, MD
Richard L. Simmons Professor of Surgery
Chief, Division of Hepatobiliary and Pancreatic Surgery
Department of Surgery
University of Pittsburgh
Pittsburgh, Pennsylvania

Hans Gerdes, MD
Attending Physician
Department of Medicine
Memorial Hospital for Cancer and Allied Diseases;
Professor of Clinical Medicine
Weill Medical College of Cornell University
New York, New York

Scott R. Gerst, MD
Associate Attending Radiologist
Department of Radiology
Memorial Sloan Kettering Cancer Center
New York, New York

George K. Gittes, MD
Professor of Surgery and Surgeon-in-Chief
Department of Surgery
Children's Hospital of Pittsburgh
University of Pittsburgh School of Medicine
Pittsburgh, Pennsylvania

Jaime Glorioso, MD
Resident
Department of General Surgery
Mayo Clinic
Rochester, Minnesota

Jill S. Gluskin, MD
Assistant Attending Radiologist
Department of Radiology
Memorial Sloan Kettering Cancer Center
New York, New York

**Brian K. P. Goh, MBBS, MMed(Surgery), MSc,
 FRCSEd**
Senior Consultant
Department of Hepatopancreatobiliary and Transplant
 Surgery
Singapore General Hospital
Singapore

Stevan A. Gonzalez, MD
Medical Director of Liver Transplantation
Department of Hepatology
Baylor All Saints Medical Center
Fort Worth, Texas

Karyn A. Goodman, MD
Professor
Department of Radiation Oncology
University of Colorado
Denver, Colorado

Gregory J. Gores, MD
Professor of Medicine
Transplant Center
Mayo Clinic
Rochester, Minnesota

Eduardo H. Gotuzzo, MD, FACP, FIDSA
Director
Instituto de Medicina Tropical Alexander von Humboldt
Universidad Peruana Cayetano Heredia;
Head, Enfermedades Ifecciosas y Tropicales
Hospital Nacional Cayetano Heredia
Lima, Peru

Dirk J. Gouma, MD
Professor
Department of Surgery
Academic Medical Center
Amsterdam, The Netherlands

Paul D. Greig, MD, FRCSC
Professor
Department of Surgery
University of Toronto;
Staff Surgeon
Department of Surgery
Toronto General Hospital
Toronto, Ontario, Canada

James F. Griffin, MD
Assistant Resident
Department of Surgery
Johns Hopkins Hospital
Baltimore, Maryland

Christopher M. Halloran, MD, FRCS, FAcadTM
Clinical Senior Lecturer/Consultant
Pancreato-Biliary Surgeon
Department of Molecular and Clinical Cancer Medicine
University of Liverpool
Liverpool, England

Neil A. Halpern, MD
Chief, Critical Care Medicine
Department of Anesthesiology and Critical Care Medicine
Memorial Sloan Kettering Cancer Center;
Professor of Clinical Anesthesiology and Medicine
Department of Anesthesiology
Weill Medical College of Cornell University
New York, New York

Chet W. Hammill, MD, MCR, FACS
Department of Liver and Pancreas Surgery
The Oregon Clinic
Portland, Oregon

Paul D. Hansen, MD, FACS
Medical Director
Department of Surgical Oncology
Providence Portland Cancer Center;
Department of Liver and Pancreas Surgery
The Oregon Clinic
Portland, Oregon

James J. Harding, MD
Assistant Attending Physician
Memorial Sloan Kettering Cancer Center;
Instructor
Weill Medical College at Cornell University
New York, New York

Ewen M. Harrison, MB ChB, PhD, FRCS
Senior Lecturer
Department of Clinical Surgery
University of Edinburgh;
Consultant
Hepatopancreatobiliary Surgeon
Department of Clinical Surgery
Royal Infirmary of Edinburgh
Edinburgh, Scotland

Werner Hartwig, MD
Associate Professor
Deputy Medical Director
Head, Division of Pancreatic Surgery and LMU Munich
　Pancreatic Center;
Department of General, Visceral, and Transplantation Surgery
LMU University Hospital
Munich, Germany

Kiyoshi Hasegawa, MD, PhD
Associate Professor
Division of Hepato-Biliary-Pancreatic Surgery
Graduate School of Medicine
University of Tokyo
Tokyo, Japan

Jaclyn F. Hechtman, MD
Assistant Member
Department of Pathology
Memorial Sloan Kettering Cancer Center
New York, New York

Julie K. Heimbach, MD
Professor of Surgery
Division of Transplantation Surgery
Mayo Clinic
Rochester, Minnesota

William S. Helton, MD
Director, Liver, Biliary and Pancreas Surgery Center
Department of General, Vascular and Thoracic Surgery
Virginia Mason Medical Center
Seattle, Washington

Alan W. Hemming, MD
Professor and Chief
Division of Transplantation and Hepatobiliary Surgery
University of California, San Diego
San Diego, California

J. Michael Henderson, MB, ChB, FRCE(Ed), FACS
Chief Medical Officer
University of Mississippi Medical Center
Jackson, Mississippi

Asher Hirshberg, MD, FACS
Director of Emergency Vascular Surgery
Kings County Hospital Center
Brooklyn, New York

James R. Howe V, MD
Director
Division of Surgical Oncology and Endocrine Surgery
Department of Surgery
Carver College of Medicine
University of Iowa
Iowa City, Iowa

Christopher B. Hughes, MD
Associate Professor of Surgery
Surgical Director
Department of Liver Transplantation
Starzl Transplantation Institute
University of Pittsburgh Medical Center
Pittsburgh, Pennsylvania

Christine Iacobuzio-Donahue, MD, PhD
Attending Pathologist
Department of Pathology
Affiliate Member
Human Oncology and Pathogenesis Program
Associate Director for Translational Research
David M. Rubenstein Center for Pancreatic Cancer Research
Memorial Sloan Kettering Cancer Center
New York, New York

William R. Jarnagin, MD, FACS
Chief, Hepatopancreatobiliary Surgery
Benno C. Schmidt Professor of Surgical Oncology
Memorial Sloan Kettering Cancer Center;
Professor of Surgery
Weill Medical College of Cornell University;
New York, New York

Roger L. Jenkins, MD
Professor of Surgery
Tufts Medical School
Boston, Massachusetts;
Chief of Surgery
Division of Hepatobiliary Surgery
Department of Transplantation
Lahey Hospital and Medical Center
Burlington, Massachusetts

Zeljka Jutric, MD
Fellow, Liver and Pancreas Surgery
Providence Portland Cancer Center
Portland, Oregon

Christoph Kahlert, MD
Universitätsklinikum Carl Gustav Carus Dresden
Klinik und Poliklinik für Viszeral-, Thorax- und
  Gefäßchirurgie
Dresden, Germany

Joseph Ralph Kallini, MD
Clinical Research Fellow
Department of Radiology
Northwestern University Feinberg School of Medicine
Chicago, Illinois

Ivan Kangrga, MD, PhD
Professor and Chief of Clinical Anesthesiology
Department of Anesthesiology
Washington University School of Medicine
St. Louis, Missouri

Paul J. Karanicolas, MD, PhD
Assistant Professor
Department of Surgery
University of Toronto
Toronto, Ontario, Canada

Seth S. Katz, MD, PhD
Assistant Clinical Member
Department of Radiology
Memorial Sloan Kettering Cancer Center
New York, New York

Steven C. Katz, MD, FACS
Associate Professor of Surgery
Boston University School of Medicine
Director, Complex Surgical Oncology
Fellowship Director, Surgical Immunotherapy
Roger Williams Medical Center
Providence, Rhode Island

Kaitlyn J. Kelly, MD
Assistant Professor of Surgery
Division of Surgical Oncology
University of California, San Diego
San Diego, California

Nancy E. Kemeny, MD
Professor of Medicine
Weill Medical College of Cornell University;
Attending Physician
Solid Tumor–GI Division
Memorial Sloan Ketter   Cancer Center
New York, New York

Eugene P. Kennedy, MD
Associate Professor
Department of Surgery
Sidney Kimmel Medical College
Thomas Jefferson University
Philadelphia, Pennsylvania

Korosh Khalili, MD, FRCPC
Associate Professor
Department of Medical Imaging
University of Toronto
Toronto, Ontario, Canada

Adeel S. Khan, MD, FACS
Instructor of Transplant Surgery
Department of Surgery
Washington University School of Medicine
St. Louis, Missouri

Saboor Khan, PhD, FRCS, FACS
Consultant Hepatobiliary Pancreatic and General Surgeon
University Hospitals Coventry and Warwickshire NHS Trust;
Associate Professor of Surgery (Hon.)
Department of Surgery
Warwick Medical School
Coventry, England

Heung Bae Kim, MD
Weitzman Family Chair in Surgical Innovation
Department of Surgery
Director
Pediatric Transplant Center
Boston Children's Hospital;
Associate Professor of Surgery
Harvard Medical School
Boston, Massachusetts

T. Peter Kingham, MD
Assistant Professor
Department of Surgery
Memorial Sloan Kettering Cancer Center
New York, New York

Allan D. Kirk, MD, PhD, FACS
David C. Sabiston, Jr. Professor and Chairman
Department of Surgery
Duke University
Durham, North Carolina

David S. Klimstra, MD
Chairman and James Ewing Alumni Chair in Pathology
Department of Pathology
Memorial Sloan Kettering Cancer Center;
Professor
Department of Pathology and Laboratory Medicine
Weill Medical College of Cornell University
New York, New York

Michael Kluger, MD
Assistant Professor of Surgery
Division of GI and Endocrine Surgery
Columbia University College of Physicians and Surgeons
New York-Presbyterian Hospital
New York, New York

Stuart J. Knechtle, MD
Professor of Surgery
Department of Surgery
Duke University School of Medicine
Durham, North Carolina

Jonathan B. Koea, MD, FACS, FRACS
Hepatobiliary Surgeon
Upper Gastrointestinal Unit
Department of Surgery
North Shore Hospital
Auckland, New Zealand

Norihiro Kokudo, MD, PhD
Professor
Division of Hepato-Biliary-Pancreatic Surgery
Graduate School of Medicine
University of Tokyo
Tokyo, Japan

Dionysios Koliogiannis, MD
Resident Surgeon
Department of General, Visceral, and Transplantation Surgery
LMU University Hospital
Munich, Germany

David A. Kooby, MD
Professor of Surgery
Directory of Surgical Oncology
Emory St. Joseph's Hospital;
Associate Professor of Surgery
Director of Minimally Invasive Gastrointestinal Oncologic
    Surgery
Emory University School of Medicine
Atlanta, Georgia

Kevin Korenblat, MD
Professor of Medicine
Department of Medicine
Washington University School of Medicine
St. Louis, Missouri

Simone Krebs, MD
Department of Radiology
Molecular Imaging and Therapy Service
Memorial Sloan Kettering Cancer Center
New York, New York

Michael J. LaQuaglia, MD
General Surgery Resident
Department of Surgery
Albert Einstein College of Medicine and Montefiore Medical
    Center
Bronx, New York

Michael P. LaQuaglia, MD
Chief, Pediatric Service
Department of Surgery
Memorial Sloan Kettering Cancer Center;
Professor of Surgery
Department of Surgery
Weill Medical College of Cornell University
New York, New York

Nicholas F. LaRusso, MD
Medical Director
Center for Connected Care
Mayo Clinic;
Charles H. Weinman Professor of Medicine
Biochemistry and Molecular Biology
Mayo Clinic College of Medicine;
Distinguished Investigator
Mayo Foundation
Rochester, Minnesota

Alexis Laurent, MD, PhD
Professor of Surgery
Department of Digestive, HPB and Liver Transplant Surgery
Hôpital Henri Mondor
Assistance Publique-Hôpitaux de Paris Faculté de Médecine
Université Paris-Est-Créteil
Créteil, France

Konstantinos N. Lazaridis, MD
Professor of Medicine
Division of Gastroenterology & Hepatology
Center for Basic Research in Digestive Diseases
Mayo Clinic College of Medicine
Rochester, Minnesota

Julie N. Leal, MD, FRCSC
Fellow
Division of Hepatopancreatobiliary Surgery
Memorial Sloan Kettering Cancer Center
New York, New York

Eliza J. Lee, MD
Resident
Department of Surgery
Beth Israel Deaconess Medical Center
Boston, Massachusetts

Major Kenneth Lee IV, MD, PhD
Assistant Professor of Surgery
Department of Surgery
University of Pennsylvania Perelman School of Medicine
Philadelphia, Pennsylvania

**Ser Yee Lee, MBBS, MMed(Surgery), MSc,
  FAMS, FRCSEd**
Consultant
Department of Hepatopancreatobiliary and Transplant
  Surgery
Singapore General Hospital
Singapore

Riccardo Lencioni, MD
Professor of Radiology
Vice-Chair for Clinical and Translational Research
Department of Interventional Radiology
University of Miami Miller School of Medicine
Sylvester Comprehensive Cancer Center
Miami, Florida

Alexandre Liccioni, MD, PhD
Gastroenterologist
Barcelona Clinic Liver Cancer (BCLC) Group, Liver Unit
Hospital Clinic Barcelona, IDIBAPS
University of Barcelona
Barcelona, Spain

Michael E. Lidsky, MD
Resident
Department of Surgery
Duke University School of Medicine
Durham, North Carolina

Chung-Wei Lin, MD
Attending Physician
Department of Surgery
Koo Foundation Sun Yat-Sen Cancer Center
Taipei, Taiwan

David C. Linehan, MD
Seymour I. Schwartz Professor and Chairman
Department of Surgery
University of Rochester
Rochester, New York

Roberto Carlos Lopez-Solis, MD, FACS
Assistant Professor of Surgery
Director of Organ Procurement
Department of Transplant Surgery
University of Pittsburgh Medical Center;
Department of General Surgery
McGowan Center of Regenerative Medicine
University of Pittsburgh
Pittsburgh, Pennsylvania

Jeffrey A. Lowell, MD, FACS
Professor of Surgery and Pediatrics
Department of Surgery
Washington University School of Medicine
St. Louis, Missouri

David C. Madoff, MD
Professor of Radiology
Chief
Division of Interventional Radiology
Department of Radiology
Weill Medical College of Cornell University
New York, New York

Jason Maggi, MD
General Surgeon
Department of General Surgery
Naval Hospital Camp Pendleton
United States Navy
Oceanside, California

Shishir K. Maithel, MD, FACS
Associate Professor of Surgery
Division of Surgical Oncology
Department of Surgery
Winship Cancer Institute of Emory University
Atlanta, Georgia

Ali W. Majeed, MD, FRCS(Edin), FRCS(Gen
Consultant
Hepatobiliary Surgeon
Department of Hepatobiliary Surgery
Northern General Hospital
Sheffield, England

Peter Malfertheiner, MD
Department of Gastroenterology
University of Magdeburg
Magdeburg, Germany

Giuseppe Malleo, MD, PhD
Department of Surgery
The Pancreas Institute
Verona University Hospital Trust
Verona, Italy

Shennen A. Mao, MD
Resident
Department of General Surgery
Mayo Clinic
Rochester, Minnesota

Giovanni Marchegiani, MD
Pancreas Institute
University of Verona
Verona, Italy

Luis A. Marcos, MD
Associate Professor of Clinical Medicine, Molecular Genetics
    and Microbiology
Division of Infectious Diseases
Stony Brook University (State University of New York)
Stony Brook, New York

James F. Markmann, MD, PhD
Chief
Division of Transplant Surgery
Claude E. Welch Professor of Surgery
Department of Surgery
Harvard Medical School
Massachusetts General Hospital
Boston, Massachusetts

J. Wallis Marsh, MD, MBA
Raizman-Haney Professor of Surgery
Starzl Transplantation Institute
University of Pittsburgh Medical Center
Pittsburgh, Pennsylvania

Robert C. G. Martin II, MD, PhD, FACS
Professor of Surgery
Sam and Loita Weakley Endowed Chair of Surgical Oncology
Director, Division of Surgical Oncology
University of Louisville
Louisville, Kentucky

Ryusei Matsuyama, MD, PhD
Assistant Professor
Department of Gastroenterological Surgery
Yokohama City University Graduate School of Medicine
Yokohama, Japan

Matthias S. Matter, MD
Institute of Pathology
Molecular Pathology Division
University Hospital of Basel
Basel, Switzerland

Francisco Juan Mattera, MD
Surgeon
Liver Transplantation Unit
Hospital Italiano
Buenos Aires, Argentina

Jessica E. Maxwell, MD, MBA
Surgery Resident
Department of General Surgery
Carver College of Medicine
University of Iowa
Iowa City, Iowa

Oscar M. Mazza, MD
Professor of Surgery
Staff Surgeon
Hepato-Biliary-Pancreatic Unit
Hospital Italiano
Buenos Aires, Argentina

Ian D. McGilvray, MDCM, PhD
Associate Professor
Department of Surgery
Staff Surgeon
University Health Network
University of Toronto
Toronto, Ontario, Canada

Colin J. McKay, MD, FRCS
Consultant Pancreatic Surgeon
Glasgow Royal Infirmary;
Hon. Clinical Associate Professor
University of Glasgow
Glasgow, Scotland

Doireann M. McWeeney, MB, FFRRCSI
Joint Department of Medical Imaging
University Health Network
Toronto, Ontario, Canada

Jose Melendez, MD
Associate Chair of Anesthesiology
Associate Professor of Anesthesiology
University of Colorado School of Medicine
Denver, Colorado

Robin B. Mendelsohn, MD
Assistant Attending Physician
Department of Medicine
Gastroenterology and Nutrition Service
Memorial Sloan Kettering Cancer Center
New York, New York

George Miller, MD
Assistant Professor
Department of Surgery and Cell Biology
New York University School of Medicine
New York, New York

Klaus E. Mönkemüller, MD, PhD, FASGE
Professor
Director, Division of Gastroenterology and Hepatology
Hirschowitz I. Endoscopy Center of Excellence
University of Alabama
Birmingham, Alabama

Ryutaro Mori, MD, PhD
Assistant Professor
Department of Gastroenterological Surgery
Yokohama City University Graduate School of Medicine
Yokohama, Japan

Vitor Moutinho, MD
Surgical Oncology Fellow
Department of Surgery
Memorial Sloan Kettering Cancer Center
New York, New York

Masato Nagino, MD, PhD
Professor and Chairman
Division of Surgical Oncology
Department of Surgery
Nagoya University Graduate School of Medicine
Nagoya, Japan

David M. Nagorney, MD
Professor of Surgery
Department of Surgery
Mayo Clinic
Rochester, Minnesota

Satish Nagula, MD
Associate Professor of Medicine
Division of Gastroenterology
Department of Medicine
Icahn School of Medicine at Mount Sinai
New York, New York

Attila Nakeeb, MD
Professor
Department of Surgery
Indiana University of School of Medicine
Indianapolis, Indiana

Geir I. Nedredal, MD, PhD
Assistant Adjunct Professor
Department of Surgery
University of California, San Francisco
San Francisco, California

John P. Neoptolemos, MD, FRCS, FMedSci
Chair of Surgery
Department of Molecular and Clinical Cancer Medicine
University of Liverpool
Liverpool, England

James Neuberger, DM, FRCP
The Liver Unit
Queen Elizabeth Hospital
Birmingham, England

Scott L. Nyberg, MD, PhD
Professor
Department of Surgery
Mayo Clinic
Rochester, Minnesota

Rachel O'Connor
Division of Surgical Oncology
University of Louisville School of Medicine
Louisville, Kentucky

John G. O'Grady, MD, FRCPI
Professor
Institute of Liver Studies
King's College Hospital
London, England

Frances E. Oldfield, MBChB (Hons), MRCS
Clinical Research Fellow
University of Liverpool
Liverpool, England

Karl J. Oldhafer, MD, PhD
Professor
Department of Surgery
Asklepios Hospital Barmbek
Semmelweis University Budapest
Asklepios Campus Hamburg
Hamburg, Germany

Kim M. Olthoff, MD
Donald Guthrie Professor of Surgery
Division of Transplantation
Department of Surgery
University of Pennsylvania
Philadelphia, Pennsylvania

Susan L. Orloff, MD, FACS, FAASLD
Professor of Surgery
Chief
Division of Abdominal Organ Transplantation/Hepatobiliary
    Surgery
Department of Surgery;
Adjunct Professor
Department of Microbiology and Immunology
Oregon Health & Science University;
Chief
Transplant Program
Portland VA Medical Center
Portland, Oregon

Alessandro Paniccia, MD
General Surgery Resident
Department of Surgery
University of Colorado Anschutz Medical Campus
Aurora, Colorado

Valérie Paradis, MD, PhD
Professor
Department of Pathlogy
Beaujon Hospital
Paris, France

Rowan W. Parks, MD, FRCSI, FRCSEd
Professor of Surgical Sciences
Department of Clinical Surgery
University of Edinburgh
Edinburgh, Scotland

Gérard Pascal, MD
Department of Digestive, HPB and Liver Transplant Surgery
Hôpital Henri Mondo
Assistance Publique-Hôpitaux de Paris Faculté de Médecine
Université Paris-Est-Créteil
Créteil, France

Stephen M. Pastores, MD
Program Director, Critical Care Medicine
Department of Anesthesiology and Critical Care Medicine
Memorial Sloan Kettering Cancer Center
New York, New York;
Professor of Clinical Anesthesiology and Medicine
Department of Anesthesiology
Weill Medical College of Cornell University
New York, New York

Timothy M. Pawlik, MD, PhD
Professor of Surgery and Oncology
Chair, Department of Surgery
The Urban Meyer III and Shelley Meyer Cancer Research
    Chair
The Ohio State Wexner Medical Center
Columbus, Ohio

Venu G. Pillarisetty, MD
Assistant Professor
Department of Surgery
University of Washington;
Attending Surgeon
University of Washington Medical Center
Seattle, Washington

James Francis Pingpank Jr., MD
Associate Professor of Surgery
Department of Surgery
University of Pittsburgh
Pittsburgh, Pennsylvania

C. Wright Pinson, MD, MBA
Deputy Vice Chancellor for Health Affairs
Vanderbilt University Medical Center;
Chief Executive Officer
Vanderbilt Health System
Nashville, Tennessee

Henry Anthony Pitt, MD
Chief Quality Officer
Temple University Health System;
Associate Vice Dean for Clinical Affairs
Department of Surgery
Lewis Katz School of Medicine at Temple University
Philadelphia, Pennsylvania

James J. Pomposelli, MD
Professor of Surgery
University of Colorado
Denver, Colorado

Fabio Procopio, MD
Staff Surgeon
Division of Hepatobiliary and General Surgery
Humanitas Research Hospital
Rozzano-Milan, Italy

Michael J. Pucci, MD
Assistant Professor of Surgery
Department of Surgery
Sidney Kimmel Medical College
Thomas Jefferson University
Philadelphia, Pennsylvania

Motaz Qadan, MD, PhD
Surgical Oncology Fellow
Department of Surgery
Memorial Sloan Kettering Cancer Center
New York, New York

Kheman Rajkomar, FRACS
Hepatopancreatobiliary Fellow
Upper Gastrointestinal Unit
Department of Surgery
North Shore Hospital
Auckland, New Zealand

Srinevas K. Reddy, MD
Associate Professor of Oncology
Department of Surgical Oncology
Roswell Park Cancer Institute
Buffalo, New York

Maria E. Reig, MD, PhD
Hepatologist
Barcelona Clinic Liver Cancer (BCLC) Group, Liver Unit
Hospital Clinic Barcelona, IDIBAPS
University of Barcelona
Centro de Investigación Biomédica en Red de Enfermedades
    Hepáticas y Digestivas (CIBERehd)
Barcelona, Spain

Joseph Arturo Reza, MD
Resident in General Surgery
Department of Surgery
University of California San Francisco
San Francisco, California

John Paul Roberts, MD
Chief
Division of Transplantation
Department of Surgery
University of California San Francisco
San Francisco, California

Piera Marie Cote Robson, MSN
Clinical Nurse Specialist
Departments of Nursing and Radiology
Memorial Sloan Kettering Cancer Center
New York, New York

Flavio G. Rocha, MD
Staff Surgeon, Hepatopancreatobiliary Service
Section of General, Thoracic and Vascular Surgery
Virginia Mason Medical Center;
Clinical Assistant Professor of Surgery
University of Washington
Seattle, Washington

Garrett Richard Roll, MD
Liver Transplant and Multiorgan Retrieval Surgeon
Liver Unit
Queen Elizabeth Hospital
Birmingham, England

Sean M. Ronnekleiv-Kelly, MD
Surgical Oncology Fellow
Department of Surgical Oncology
Johns Hopkins Hospital
Baltimore, Maryland

Alexander S. Rosemurgy II, MD
Director of Hepatopancreaticobiliary Surgery
Florida Hospital Tampa
Tampa, Florida

Charles B. Rosen, MD
Professor of Surgery
Chair, Division of Transplantation Surgery
Mayo Clinic
Rochester, Minnesota

Pierre F. Saldinger, MD
Chairman and Surgeon-in-Chief
Department of Surgery
New York Hospital Queens
Flushing, New York
Professor of Clinical Surgery
Weill Medical College of Cornell University
New York, New York

Riad Salem, MD, MBA
Professor
Departments of Radiology, Medicine (Hematology-
    Oncology), and Surgery
Northwestern University Feinberg School of Medicine;
Director, Interventional Oncology
Robert H. Lurie Comprehensive Cancer Center
Northwestern Memorial Hospital
Chicago, Illinois

Suhail Bakr Salem, MD
Advanced Endoscopy Fellow
Department of Gastroenterology
Memorial Sloan Kettering Cancer Center
New York, New York

Roberto Salvia, MD
Professor of Surgery
Pancreas Institute
University of Verona
Verona, Italy

Charbel Sandroussi, MMSc, FRACS
Clinical Associate Professor
Department of Hepatobiliary and Upper Gastrointestinal
    Surgery
Royal Prince Alfred Hospital
Sydney, Australia

Dominic E. Sanford, MD
Department of Surgery
Washington University School of Medicine
St. Louis, Missouri

Olivier Scatton, MD, PhD
Professor
Physician
Hepatobiliary Surgery and Liver Transplantation Unit
Pitié-Salpêtrière Hospital
Paris, France

Mark Andrew Schattner, MD
Associate Clinical Member
Department of Medicine
Memorial Sloan Kettering Cancer Center;
Associate Professor of Clinical Medicine
Department of Medicine
Weill Medical College of Cornell University
New York, New York

William Palmer Schecter, MD
Professor of Clinical Surgery Emeritus
Department of Surgery
University of California, San Francisco
San Francisco, California

Hans Francis Schoellhammer, MD
Assistant Clinical Professor
Department of Surgery
City of Hope National Medical Center
Duarte, California

Richard D. Schulick, MD, PhD
Professor and Chair
Department of Surgery
University of Colorado School of Medicine
Aurora, Colorado

Lawrence H. Schwartz, MD
Professor of Radiology
Columbia University College of Physicians and Surgeons
New York Presbyterian Hospital
New York, New York

Kevin N. Shah, MD
Department of Surgery
Duke University Medical Center
Durham, North Carolina

Ross W. Shepherd, MD, FRACP, FRCP
Adjunct Professor
Pediatric Gastroenterology and Hepatology
Baylor College of Medicine
Houston, Texas;
Honorary Professor
Queensland Institute for Medical Research
University of Queensland School of Medicine
Brisbane, Australia

Hiroshi Shimada, MD, PhD
Professor
Department of Gastroenterological Surgery
Yokohama City University Graduate School of Medicine
Yokohama, Japan

Masafumi Shimoda, MD, PhD
Assistant Professor
Department of Surgery
Osaka University Graduate School of Medicine
Osaka, Japan

Junichi Shindoh, MD, PhD
Attending Surgeon
Division of Hepatobiliary-Pancreatic Surgery
Toranomon Hospital
Tokyo, Japan

Hosein Shokouh-Amiri, MD, FACS
Clinical Professor of Surgery
Louisiana State University Health Sciences Center;
Surgical Director, Liver Transplantation
John C. McDonald Regional Transplant Center
Willis-Knighton Health System
Shreveport, Louisiana

Jason K. Sicklick, MD, FACS
Assistant Professor of Surgery
Division of Surgical Oncology
Moores UCSD Cancer Center
University of California, San Diego
UC San Diego Health System
San Diego, California

Robert H. Siegelbaum, MD
Assistant Attending Radiologist
Department of Radiology, Interventional Radiology Service
Memorial Sloan Kettering Cancer Center
New York, New York

Gagandeep Singh, MD, FACS
Chief, Division of Surgical Oncology
Head, Hepatobiliary and Pancreatic Surgery
Department of Surgery
City of Hope National Medical Center
Duarte, California

Rory L. Smoot, MD
Assistant Professor of Surgery
Department of Surgery
Mayo Clinic
Rochester, Minnesota

Stephen B. Solomon, MD
Chief, Interventional Radiology Service
Director, Center for Image-Guided Intervention
Memorial Sloan Kettering Cancer Center
New York, New York

Olivier Soubrane, MD
Professor
Physician
Hepatobiliary Surgery and Liver Transplantation Unit
Beaujon Hospital
Clichy, France

Nicholas Spinelli, MD
General Surgery
Hepatobiliary and Pancreatic Surgery
Sentara Martha Jefferson Hospital
Charlottesville, Virginia

John A. Stauffer, MD, FACS
Associate Professor of Surgery
Department of Surgery
Mayo Clinic
Jacksonville, Florida

Lygia Stewart, MD
Professor of Clinical Surgery
Department of Surgery
University of California, San Francisco;
Chief, General Surgery
San Francisco VA Medical Center
San Francisco, California

Matthew S. Strand, MD
Resident Physician in General Surgery
Surgical Oncology Research Fellow
Department of Surgery
Washington University School of Medicine
St. Louis, Missouri

James H. Tabibian, MD, PhD
Instructor of Medicine
Division of Gastroenterology and Hepatology
Mayo Clinic
Rochester, Minnesota;
Instructor of Medicine
Division of Gastroenterology
University of Pennsylvania
Philadelphia, Pennsylvania;
Assistant Professor of Medicine
Division of Gastroenterology and Hepatology
UC Davis Medical Center
Sacramento, California

Guido Torzilli, MD, PhD, FACS
Professor of Surgery
School of Medicine
Humanitas University;
Chairman of the Department of Surgery
Director of the Division of Hepatobiliary and General
    Surgery
Humanitas Research Hospital, IRCCS
Rozzano-Milan, Italy

James F. Trotter, MD
Medical Director of Liver Transplantation
Department of Hepatology
Baylor University Medical Center
Dallas, Texas

Simon Turcotte, MD, FRCSC
Assistant Professor of Surgery
Université de Montréal;
Hepatopancreatobiliary and Liver Transplantation Service
Centre Hospitalier de l'Université de Montréal;
Scientist
Centre de Recherche du Centre Hospitalier de l'Université
 de Montréal
Montreal, Quebec, Canada

Yumirle P. Turmelle, MD
Associate Professor
Department of Pediatrics
Washington University School of Medicine
St. Louis, Missouri

Demetrios J. Tzimas, MD
Assistant Professor of Medicine
Division of Gastroenterology and Hepatology
Department of Medicine
Stony Brook University Hospital
Stony Brook, New York

Thomas Van Gulik, MD, PhD
Professor
Department of Surgery
Academic Medical Center
Amsterdam, The Netherlands

Andrea Vannucci, MD
Associate Professor of Anesthesiology
Department of Anesthesiology
Washington University School of Medicine
St. Louis, Missouri

Jean-Nicolas Vauthey, MD, FACS
Professor of Surgical Oncology
Chief, Hepato-Pancreato-Biliary Section
Bessie McGoldrick Professor in Clinical Cancer Research
Department of Surgical Oncology
University of Texas MD Anderson Cancer Center
Houston, Texas

Diana Vetter, MD
Physician
Department of Abdominal Surgery
University Hospital Zurich
Zurich, Switzerland

Valérie Vilgrain, MD
Professor of Radiology
Beaujon Hospital
Paris Diderot University
Paris, France

Alejandra Maria Villamil, MD
Universidad de Buenos Aires;
Liver Transplantation Unit
Hospital Italiano de Buenos Aires;
Director,
Argentine School of Hepatology
Argentine Association for the Study of Liver Disease
Buenos Aires, Argentina

Louis P. Voigt, MD
Associate Attending Physician
Department of Anesthesiology and Critical Care Medicine
Memorial Sloan Kettering Cancer Center;
Assistant Professor of Clinical Anesthesiology and Medicine
Department of Anesthesiology
Weill Medical College of Cornell University
New York, New York

Charles M. Vollmer Jr., MD
Professor of Surgery
Department of Surgery
University of Pennsylvania Perelman School of Medicine
Philadelphia, Pennsylvania

Jack R. Wands, MD
Jeffrey and Kimberly Greenberg-Artemis and Martha
 Joukowsky Professor in Gastroenterology
Professor of Medical Science
Director, Division of Gastroenterology and Liver Research
 Center
Rhode Island Hospital
Warren Alpert Medical School of Brown University
Providence, Rhode Island

Julia Wattacheril, MD
Assistant Professor of Medicine
Division of Digestive and Liver Diseases
Center for Liver Disease and Transplantation
Columbia University College of Physicians and Surgeons
New York, New York

Sharon Marie Weber, MD
Tim and MaryAnn McKenzie Chair of Surgical Oncology
Department of General Surgery
Vice Chair, General Surgery
University of Wisconsin;
Director for Surgical Oncology
University of Wisconsin Carbone Cancer Center
Madison, Wisconsin

Matthew J. Weiss, MD
Assistant Professor of Surgery and Oncology
Department of Surgery
Johns Hopkins Hospital
Baltimore, Maryland

Jürgen Weitz, MD
Chair, Department of Gastrointestinal, Thoracic and Vascular
 Surgery
Medizinische Fakultät Carl Gustav Carus
Technische Universität Dresden
Dresden, Germany

Jens Werner, MD
Director and Chairman
Professor of Surgery
Department of General, Visceral, and Transplantation Surgery
LMU University Hospital
Munich, Germany

Megan Winner, MD
Attending Surgeon
Winthrop University Hospital
Mineola, New York

John Wong, MD, PhD
Honorary Clinical Professor
Department of Surgery
The University of Hong Kong
Hong Kong, China

Dennis Yang, MD
Assistant Professor of Medicine
Division of Gastroenterology
University of Florida College of Medicine
Gainesville, Florida

Hooman Yarmohammadi, MD
Assistant Professor of Radiology
Department of Radiology
Memorial Sloan Kettering Cancer Center
New York, New York

Charles J. Yeo, MD
Samuel D. Gross Professor and Chair
Department of Surgery
Sidney Kimmel Medical College
Thomas Jefferson University
Philadelphia, Pennsylvania

Theresa Pluth Yeo, PhD, MPH, ACNP-BC
Co-Director, Jefferson Pancreas Tumor Registry
Department of Surgery
Thomas Jefferson University Hospital;
Adjunct Associate Professor
Jefferson College of Nursing
Philadelphia, Pennsylvania

Chang Jin Yoon, MD, PhD
Professor
College of Medicine
Seoul National University
Seoul, Korea;
Professor
Department of Radiology
Seoul National University Bundang Hospital
Gyeonggi, Korea

Adam Yopp, MD
Assistant Professor of Surgery
Department of Surgery
University of Texas Southwestern Medical Center
Dallas, Texas

D. Owen Young, MD
General Surgery Resident
Department of Graduate Medical Education
Virginia Mason Medical Center
Seattle, Washington

Kai Zhao, MD
Department of Surgery
Stony Brook University
Stony Brook, New York

Gazi B. Zibari, MD, FACS
Director of Transplantation Services
Director of Advanced Surgery Center
John C. McDonald Regional Transplant Center
Willis-Knighton Health System;
Clinical Professor of Surgery
Malcolm Feist Chair in Transplant Surgery
Louisiana State University Health Sciences Center
Shreveport, Louisiana

George Zogopoulos, MD, PhD, FRCS(C), FACS
Assistant Professor of Surgery, McGill University
Hepato-Pancreato-Biliary and Abdominal Organ Transplant
    Surgery
McGill University Health Centre
Montreal, Quebec, Canada

目录

下卷

第七部分　肝脏疾病

第八部分　肝脏和胰腺移植

第九部分　肝胆损伤和出血

肝胆胰外科:历史视角

Leslie H. Blumgart

从本书目录所列内容可以看出,在肝、胆、胰疾病的处理上,现代医学科学和临床实践取得了多么卓越的成就。对疾病分子机制认识近乎奇迹般的进步,现代影像学技术的飞跃发展,麻醉术的不断提高,以及外科手术技术的日臻完善,令现代医生沉浸在如今这些了不起的成就当中,似乎忽略了医学在这之前的丰富历程。为此,本部分将系统地回顾那些构成当今肝胆胰外科基础的历史性成就。

18 世纪前的医学史

在古代社会,祭司同时有占卜、保护和治疗病人的职责。对于当时的人来说,肝脏是无比重要的。因为不管是在战场暴露的伤口上,在祭品上,还是在死后的刀口上,肝脏作为腹部最明显的器官都是最容易受伤的,加之肝脏含血量最多,而且在当时人们认为血液等同于生命,所以肝脏被认为是灵魂的所在地。

现在不列颠博物馆里有一块铭牌,据说是汉谟拉比(Hammurabi)时期(约公元前 2000 年)的遗物,上面记载着肝脏不同部位的命名,以及每个部位的预后意义(Jastrow,1908)。肝脏被分成大约 50 个部分进行单独检查,以尽可能减少疏忽带来的影响。在接下来的几个世纪里,这种肝检查法广泛流行,伊特鲁里亚人也开始使用这种方法,意大利皮亚琴察(Piacenza)市的博物馆里有一块铜板能证明这一点,铜板上刻的肝脏与不列颠博物馆里的巴比伦黏土牌上的描述惊人地相似。

1935 年 W. G. Spencer 翻译了罗马人 Celsus 的著作 De Medicina,这本书中提到了肝脏,并描述了它的解剖位置:"肝脏起自右膈下,内部是凹的(即下表面),上面是隆凸的;其突出部分刚好伸至胃的上方,它分为四个叶。而胆囊就固定于其下方表面。"(Celsus,1935)。Celsus 生活在公元 1 世纪,他描述了肝病的症状。人们在古埃及木乃伊的防腐处理中发现了胆结石。1909 年,一具有着保存完好的肝脏和内含 30 个结石的胆囊的木乃伊被送至伦敦皇家外科学院博物馆。这具木乃伊来自底比斯的 Deir-el-Bahn,是公元前 1500 年左右第 21 王朝的一名女祭司。英国杰出的解剖学家和埃及古物学者 Elliot-Smith 曾谈到这具木乃伊内的胆囊很大,含有"许多球形结石"。该木乃伊标本在第二次世界大战期间被德国的炸弹摧毁,但是有关它的描述能够证明其中所含的胆结石是从古代流传下来的最早的胆结石标本(1971)。英国著名的外科历史学家 Gordon-Taylor 曾提到过 34 岁的亚历山大大帝(公元前 323 年)临终前的状态

就是致死性胆道疾病的表现,Weigall(1933)根据史料推测其最终死于腹膜炎并发症。

Rhazes(850—923)和 Avicenna(980—1037)这两位波斯人写过一些有关普通外科原理和疾病本质的文章,其中提到过胆囊,但对胆总管尚缺乏认识。那时腹壁脓肿引流时常形成胆瘘,但胆瘘病人的预后比肠外瘘病人的预后要好(Glenn,1971)。

在公元前 5 世纪之前,希腊的学术成就都远超所有其他文明。其中医学领域的代表人物希波克拉底(Hippocrates)就认识到胆道疾病的严重性,这从"希波克拉底工作实录"(由 Adams 于 1939 年翻译)中的一段文字中可略见一斑:"对高热病人来说,如果第 7 天之前发生了黄疸,热度会迅速退去,但若黄疸不伴有发热,或者不在上述时间段内出现,那么就是一个致死性预兆。"他还提到,黄疸病人同时肝脏变硬也是一个不良征兆。

在亚里士多德(Aristotle)认识到黄疸是疾病的一个因素的几个世纪后,盖伦(Galen)把胆道疾病看作是一个公认的临床病症,在一定程度上可以通过饮食治愈。尽管早在公元 1 世纪,Celsus 就已经引起了人们对胆囊和肝脏的关注,但 2 世纪的盖伦才被认为是希腊-罗马时代最著名的学者——就是他命名了掌控人体的三个主要器官,即作为热量源泉和最重要器官的心脏、主司全身感觉的大脑和提供营养的肝脏(Green,1951)。盖伦认为黄疸是由于黄色胆汁渗入皮肤造成的,并认识到尽管黄疸是肝病的一种表现,但也可与肝脏无关。盖伦的学说持续了几个世纪,直到 17 世纪中叶,许多疾病被描述为肝功能不全导致机体主要体液间的失衡。正如 Rosner(1992)所说,古代希伯来医生用鸽子来治疗黄疸,他们将鸽子放在病人的脐部,并相信鸽子会让病人治愈:"鸽子会把所有的黄色东西吸出来"。

之后的许多进步来自文艺复兴时期的意大利。佛罗伦萨的 Benivieni(1506)描述了有关他的病人的尸体解剖的故事,这是关于胆道疾病及其临床表现的最早的记载。Benivieni 写过一本书叫作 The Hidden Causes of Disease,在 Singer 和 Long(1954)翻译的版本中引用了以下两个这样的例子:

"我曾在一个妇人的肝上发现的一些结石,这妇人出身高贵,却长期受肝区疼痛折磨。她曾咨询过许多医生,但无法用任何药物治疗……几天后,疾病更厉害了,她离开了人世。然后我把她的尸体切开,在她肝脏下的膜状物中发现了一些形状和颜色各异的小结石。有些是圆的,有些是尖的,有些是方的,

这是由结石所处的位置和一些偶然因素所决定的,结石上面还有红点、蓝点和白点。结石的重量导致薄膜垂在一个有手掌那么长,两指宽的袋子里。这就是我们对她死因的判断。"

第二个病例也是死于胆结石。

"最近死了一位高贵的女士,Diamantes,她的胆囊中间有一块结石,她由于结石引起的疼痛而躺在地上。由于她以前没有感到不适,医生们决定切开她的身体一探究竟。医生们从她的身体里发现了许多结石,但并非像他们所预料的那样——结石不在膀胱里,而是在胆囊里,有块结石又黑又大,像干栗子一样。所有的结石都在肝脏外膜里,导致外膜下垂成了一个小包的样子。我们断定这就是她死亡的原因,并觉得聪明人最好不要对不明原因的疾病发表不确定的声明。"

下一个医学知识快速发展的阶段主要在意大利东北部,特别是帕多瓦(Padua),我们现在在外科手术中使用的许多技术都是源于那个时期。1543 年,Vesalius(图 0.1)的 *De Humani Corporis Fabrica* 出版;100 年后,Harvey 的 *De Mortu Cordis* 出版,标志着解剖学和生理学领域一种新的科学思维的出现。Vesalius 常按惯例在病人死后不久进行解剖,记录解剖所见,表达对病因的看法。Rains(1964)在他的 *Gallstones—Causes and Treatment* 一书中谈到:"Vesalius 发现一例由于脓肿侵蚀门静脉而导致血性腹膜炎,胆囊呈黄色,内有 18 个结石,它们很轻,外观呈三角形,边缘和表面都很均匀,绿中带点黑色,脾脏非常大。"同样,Rains 写到 Falloppio 曾在 1543 年描述了胆囊和胆总管里

的结石。Fernell 在 *De Morbis Universilibus et Particularibus*(1588)这本书中推测:胆囊结石形成的易发因素为胆汁淤积,并观察到黄疸病人的粪便呈白色,尿色加深,并且结石有可能自行排出。Falloppio、Vesalius 和 Fernell 三人是 16 世纪上半叶该领域里最活跃的学者,相互之间也曾就胆结石的成因及肝脏的相应改变进行过讨论。

William Harvey(1578—1657),也曾在帕多瓦工作,他被许多人认为是解剖学和生理学研究领域的最大贡献者,此外他还对血液循环有清晰的认识。毫无疑问,Harvey 也对肝脏进行了研究,尤其注意肝脏与血液循环和心脏间的关系。Harvey 的学生,年轻有为的 Francis Glisson,广泛地研究了肝脏的结构和功能。他的著作 *Anatomia Hepatis* 于 1654 年出版,是现代肝病学的第一部重要著作。Glisson 对肝的解剖结构,特别是肝包膜和肝动脉、门静脉、胆管的结构作了清晰地描述。他描述了肝脏的纤维框架结构,并通过灌注铸型显示肝脏脉管和胆管系统(图 0.2)。Glisson 还首次提到胆总管开口处括约肌的作用原理(Boyden,1936);在尚无显微镜的情况下就推测出门静脉血流经毛细血管汇入下腔静脉(Walker,1966)。他的一些解剖图谱与 Couinaud 的解剖认识(1954,1957,1981)以及现在通过三维重建后的 CT 扫描图像非常相似。Glisson 还是医学史上杰出的内科医生之一,但他的名字却与一个无足轻重的解剖结构紧密地联系在一起。

在 Harvey 时代之后的一个世纪里,从事医学工作的人出版了大量的书籍。就像今天,资深教授们经常以同样的热情,根据事实或想象来表达自己不同的观点和感受。为了找到真相,资深解剖学教授以及帕多瓦大学的校长 Morgagni(图 0.3),在 1761 年出版的 *Seats and Causes of Disease*(1960,Benjamin Alexander 翻译)一书中分析疾病,其中包括肝脏和胆管的内容。Morgagni 还分析了结石在男性和女性病人体内的分布情况,包括病人的年龄、发病率和治疗方法:

医学家们最近想到了胆囊结石切开术,不要惊讶我之前为什么没有提到该技术。因为首先,胆结石排出体外而引起的疼痛,是由胆囊本身和肝管共同造成的。其次,对一些人而言,有

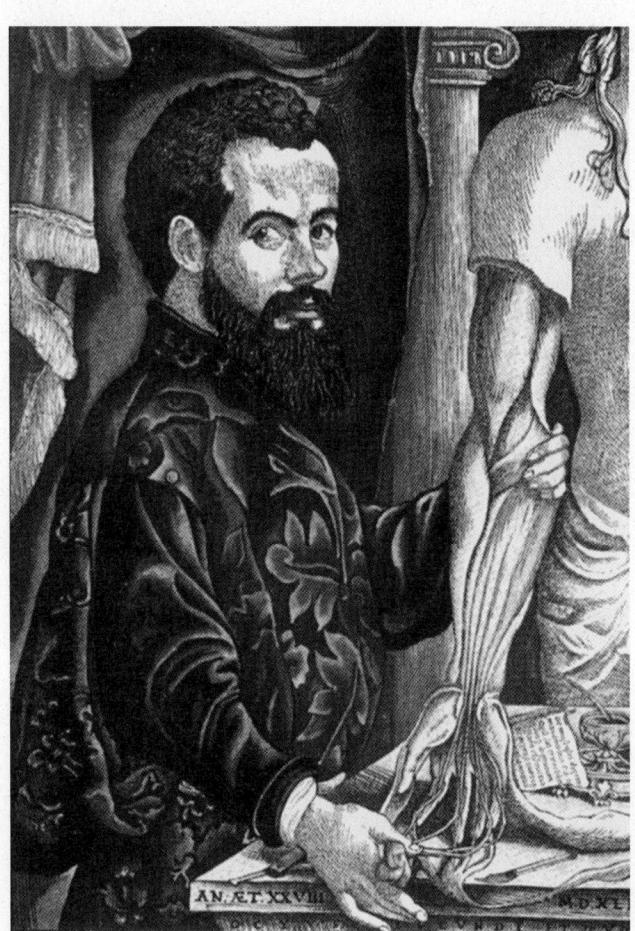

图 0.1　解剖学家 Andreas Vesalius(From De Humani Corporis Fabrica,1543.)

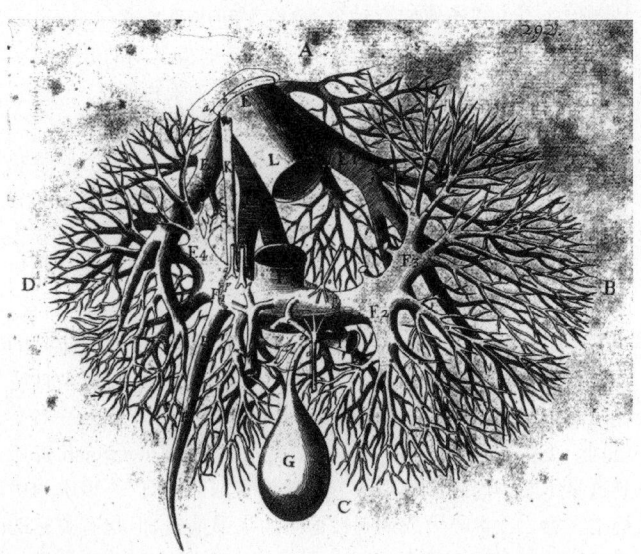

图 0.2　肝脏血供的图示(From Glisson F,1654,Anatomia Hepatis.)

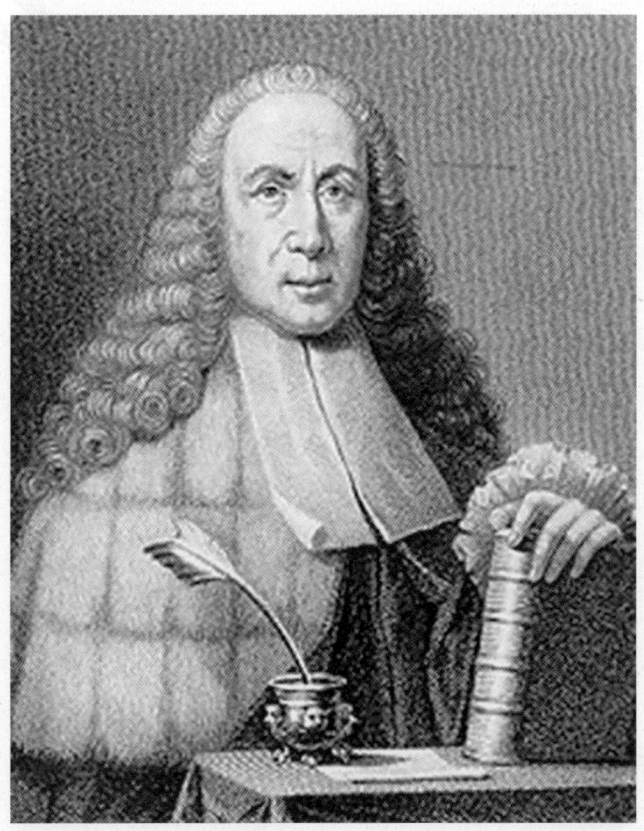

图 0.3 Giovanni Battista Morgagni(1682—1771),内科医生

些人认为那些最大的囊性结石不必取出,因为这些结石既不会脱出,也不会给人体造成任何巨大的安全威胁,至少大部分情况下如此。

认识到结石存在于胆总管且大结石相对无害的性质是非常了不起的。还有一点:

最后,虽然切口没有危险,但是你能假设愈合没有困难吗?我们可以讲三个妇女的例子,一个来自 Bologna,一个来自 Frankfurt,另一个来自 Göttingen,她们的上腹部都长了一个肿瘤并且都被打开,不论通过技术还是让囊性结石从其孔洞处自然排出……第一个病人治愈了;第二个病人体内留下了一根瘘管,瘘管流出一种稀的乳糜样的液体,不过是黄色的、清亮的;第三个病人仍患有溃疡,她的体内有时会排出胆汁性结石。

Morgagni 以其文中提供的事实为依据,以合理的层次描述胆道疾病,对发病率和易患人群也以年龄的不同阶段进行统计,对结石形成可能机制的分析与当今理论很接近。最后,在治疗方面他主张保守的内科处理,对手术持审慎态度(Morgagni,1960)。

正如 Wood(1979)所述,医学许多现今仍在沿用的命名与这些早期内科医生的名字有关。Johann Wirsung(1600—1643)也曾在帕多瓦做研究,据记载他是解剖出人类胰管的第一人,并在 1642 年写给巴黎大学解剖学和植物学教授 Riola 的信中提到此事。Wirsung 随后被一名达尔马提亚医生杀害,起因可能就谁首先描述了这条管道产生了纷争(Major,1954;Morgenstern,1965)。Abraham Vater(1684—1751)是第一个解剖十二指肠乳头的人。他在 1720 年写到"两条管道(胆管和胰管)并行后合二为一"(Boyden,1936)。那时他并未提到壶腹,而是十

二指肠黏膜的隆起,并首先报道了一双开口病例。同样,Santorini 管得名于威尼斯的 Giovanni Domenico Santorini(1681—1737),他是一位杰出的解剖学家,也是那个时代以精确、细致闻名的解剖学家之一。就在 Vater 将注意力集中在胆胰管交汇处的黏膜隆起时,Santorini 则着重观察两条管道的开口(Boyden,1936)。在其去世后才发表的报告中,Santorini 发现正常情况下可出现第二个胰管开口,并命名为上胰管,其下方为主胰管。直到 1864 年在博洛尼亚(Bologna)工作的 Oddi 再次注意到"Glisson 括约肌",并通过对狗的观察,确认了胆总管流出道括约肌的收缩功能(Boyden,1936)。

Morgagni 的工作对于理解肝胆疾病具有启发意义,此后一场探索人体解剖和疾病病理学本质的运动开始了。关于疾病病因的体液说受到了冲击,医学科学就此拉开帷幕,17 世纪末 18 世纪初可以看成是现代医学科学的开端。

18 世纪到现代

我们可以把从 1700 年至今这一时期分为两个阶段:19 世纪中叶之前,麻醉、抗菌和 X 射线技术被发现;以及 19 世纪中叶之后,医学在输血、抗生素和免疫学诸多方面有了重大发现。此后便进入了电子时代,同时放射影像技术蓬勃发展,遗传学和基因编辑也显示出越来越强大的威力。伴随这些里程碑事件,外科学自身的变化也令人惊叹,肝胆胰外科发展成为成熟的专业领域,其所经历的重大进展是医学科学史的重要组成部分。

肝胆胰外科的影像学研究

在 1895 年 Roentgen 发现 X 射线(图 0.4)之后,放射学不断取得重要而非凡的发展。当代外科医生通过检查图像来确定病发原因,有时在记录病史或给病人检查之前,会想到还没有精确图像的时期该有多难。在试验了各种碘化合物后,Graham,一位北美外科医生,发明了口服胆囊造影术(Graham & Cole,1924),这是肝胆成像的一个里程碑。虽然胆道结石是用 X 射线观察到的(Buxbaum,1898),但检测放射透明结石仍是一个难题,而口服胆道造影的发展是一个重要的转折点。术后胆道造影技术很快由 Mirizzi(1932)在阿根廷发展起来。术中胆道造影(Mirizzi,1937)和胆道镜检查(Bakes,1923;McIver,1941)也被发明出来。

20 世纪 70 年代,内镜胆道胰管造影术(Blumgart et al,1972;Cotton et al,1972a,1972b;Demling & Classen,1970;McCune et al,1968;Oi et al,1970)和内镜乳头切开术(Classen & Demling,1974)革新了胆道和胰腺放射学以及胆总管结石的治疗方法。20 世纪 70 年代,不仅出现了内镜下胆道手术入路及发展经皮肝穿刺胆管造影的好方法(Ohto & Tsuchiya,1969;Okuda et al,1974),肝脏计算机断层扫描(CT)(Grossman et al,1977)和超声技术也开始在肝脏和胆道手术中应用(Bryan et al,1977)。这一时期产生了磁共振(MR)轴向成像(Damadian,1971;Lauterbur,1973)的构想,并促进了磁共振成像胆道胰胆管造影(MRCP)技术的发展。

不仅内镜和经肝穿刺治疗结石成为可能,通过内镜和经皮

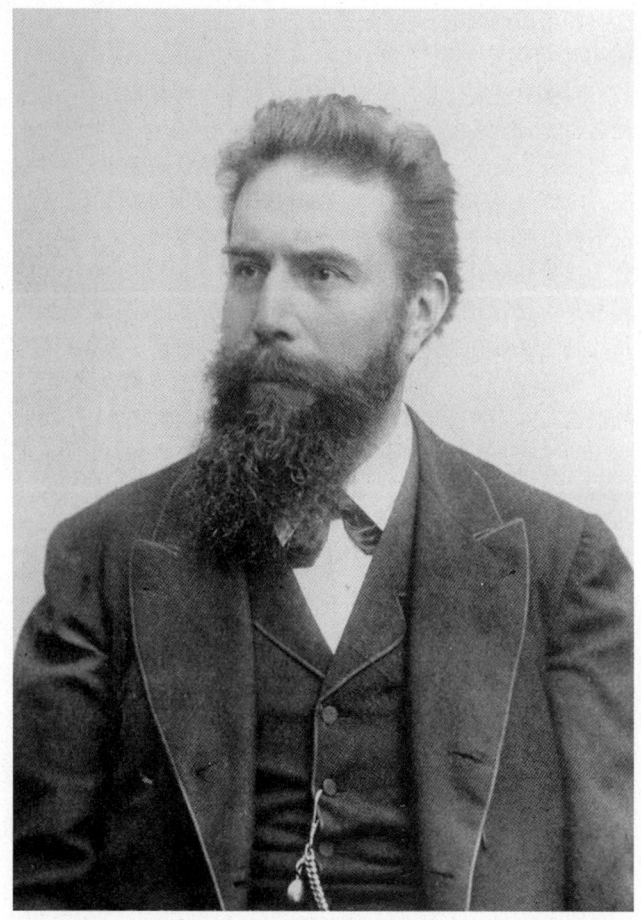

图 0.4　W. K. Roentgen(1845—1923)。他在 1895 年 11 月 8 日发现 X 射线

肝穿刺进行胆道插管术缓解黄疸和扩张狭窄也成为现实。动脉造影术发展到一个新的程度,因此促进了肝动脉造影术和门静脉造影术(Hemingway & Allison,1988)的发展,这自然而然地也促进了肝动脉栓塞技术的发展,该技术用于治疗肝肿瘤和胆道出血(Allison et al,1977)。

　　如今的外科医生可以通过影像了解病人体内情况;可以说,肝脏、胆道和胰腺放射学取得的非凡成就,促进了器官疾病治疗的发展。图像引导技术已经发展到很高的水平,如今的 CT、超声和血管造影已经能够将图像引导技术应用到肿瘤消融、动脉栓塞和无水酒精注射,以及把其他物质直接注射到肿瘤当中。许多其他技术目前也在开发中。值得注意的是,影像学的进步使得立体定向方法在肝肿瘤治疗中的发展成为可能。

胆道胰腺手术

胆道

　　18 世纪早期,人们对胆道疾病的认识得到了迅速提高。Morgagni 的思想迅速传播,为后来的进展奠定了坚实的基础。关于胆汁的结构、来源和功能的研究始于 18 世纪后半叶,并在 Wieland 对各种胆汁酸结构的阐明和 Windaus 对胆汁酸与胆固醇之间关系的论证中达到顶峰。由于贡献巨大,Windaus 在 1928 年被授予诺贝尔奖。Boerhaave(1668—1738)在荷兰 Lei-

den 大学外科学界享有盛誉,他在肝胆系统疾病方面开展了非常深入的工作。1743 年,Jean Louis Petit 向巴黎外科学院提交了一篇题为《关于肝脏胆囊内残留胆汁(有时作用于肝脓肿)产生肿瘤的思考》的论文,他介绍了"胆绞痛"这个术语,并建立了针对胆绞痛和梗阻性胆囊炎的临床治疗方法。当胆囊与腹壁粘连时,Petit 建议穿刺并切开胆囊取出结石,他成功地在一例病人身上应用了该方法,这比前面提到的 Morgagni 在 1761 年发表的文章还要早。

　　胆道外科真正始于 1867 年 7 月 15 日,当时美国印第安纳州的 John Bobbs 给一位腹部有巨大肿瘤的妇女做手术,术前诊断为卵巢囊肿。出乎意料的是,开腹后他发现原来是一个充满结石的巨大胆囊。他切开胆囊,取出结石,仔细缝合,然后把胆囊放回腹部(Bobbs,1868)。这比后来进行的类似的胆囊造口术早了近十年。巧的是,瑞士人 Theodore Kocher(图 0.5),北美的 Marion Sims 以及英国人 Lawson Tait 同时开展了类似的手术。三位外科医生都将胆囊固定在腹壁上,以便取出结石和脓液,并让胆囊对外开放,这样就可以因未经腹腔而避免引起腹膜炎。

　　Sims 曾在大西洋两岸工作,在巴黎他为一位持续性黄疸的右季肋部肿瘤病人进行手术,在抗感染处理的同时,打开胆囊

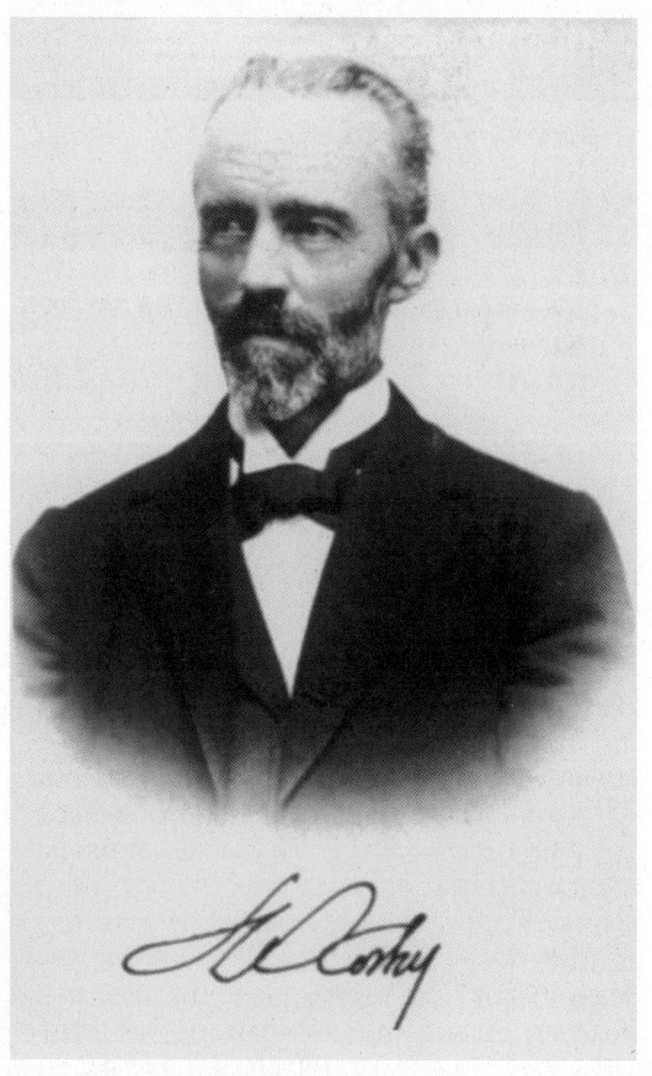

图 0.5　Theodore Kocher(1841—1917),外科医生

吸出近 60 块结石,然后将胆囊缝合固定在腹壁上,这可能是第一个选择外科手术治疗梗阻性黄疸的病例(Sims,1878)。同年,瑞士伯尔尼的 Kocher 实施了两步法胆囊造口术(Glenn,1971)。首先用纱布包填塞切口并直至胆囊底,8 天后清空胆囊内的残余结石。Kocher 以其在甲状腺生理和外科学方面的卓越成就获得 1909 年诺贝尔生理学与医学奖,也是他提出了括约肌切开术及胆总管十二指肠内吻合术。作为一位伟大的先行者,他的名字被每位实施过十二指肠松解术的胆道外科医生所熟知(Kocher,1903)。Kocher 最初将这种方法用于胃部手术,与当时的许多其他外科手术类似,这种方法最初由 Jourdan(1895)提出,并由 Vautrin(1896)首次在胆道手术中实施,或许将其称为 Vautrin 术式比称为 Kocher 术式更为准确。英国著名的外科医生 Tait 因最早成功地用一步法实施了胆囊切开取石而受到推崇。当时的病人是一名 40 岁的妇女,她最终活了下来。截止到 1884 年,Tait 共完成了 14 例该手术,仅有 1 例死亡(Tait,1885)。

首例选择性胆囊切除术由 Langenbuch 完成(图 0.6)。当其他人热衷于进行胆瘘修补和直接清除胆石的时候,Langenbuch 认识到由于胆石复发,人们忙于处理的是该病的产物而非疾病本身(Langenbuch,1882)。正如他后来叙述的那样,他脑海中一直有两种想法在闪现:首先,Zambeccari(1630)和 Teckoff

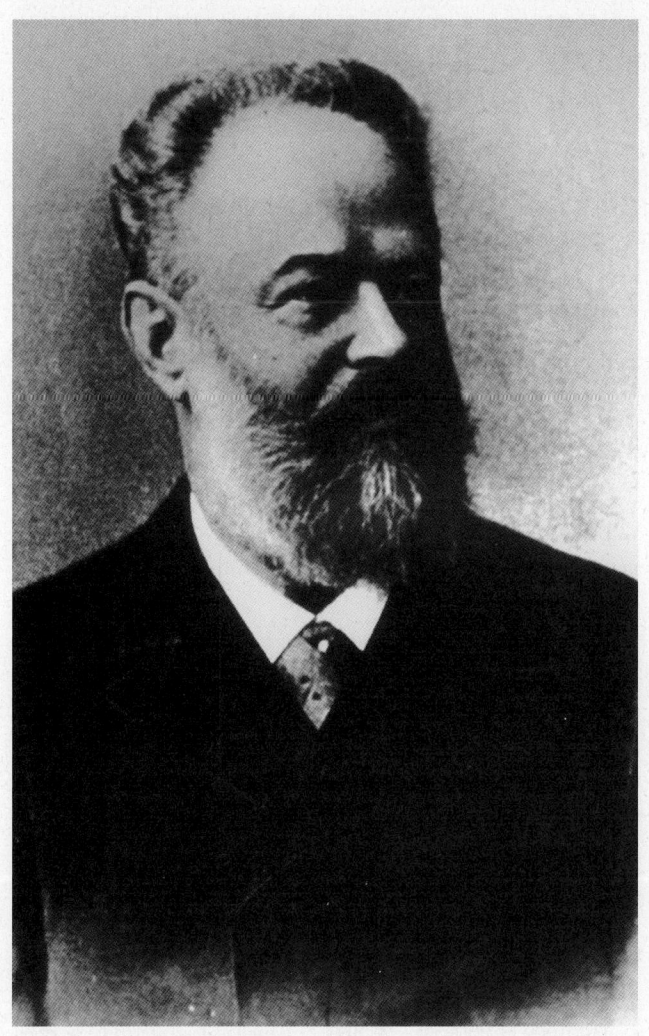

图 0.6　Karl Langenbuch(1846—1901),外科医生

(1667)在动物实验中都曾用狗做过胆囊造口术和胆囊切除术,并证明胆囊对生命而言不是必不可少的(Langenbuch,1896);其次,他的医学同事们相信胆囊本身会产生结石。为此,他连续数年在尸检时摸索胆囊切除技术,并于 1882 年 7 月 15 日在柏林的 Lazarus 医院实施了该手术。病人被胆绞痛折磨了 16 年,而且对吗啡上瘾。手术后的第二天病人退热了,几乎没有疼痛,还抽着雪茄。病人在第 12 天就能行走,6 周后出院,疼痛完全消失且体重增加(Traverso,1976)。有关该病例的报道(Langenbuch,1882)引发了一场对 Tait 倡导的胆囊切除术的争议。从此 Langenbuch 的胆囊切除术成了新的式式。

1886 年 Gaston 统计了 33 例胆囊造口术,死亡率为 27%。相比之下,8 例胆囊切除术(5 例由 Langenbuch 实施)中只有 1 例死亡,死亡率为 12%。到 1890 年,共有 27 名外科医生进行了 47 例胆囊切除术,而在 1897 年手术量就增加到了近 100 例,死亡率低于 20%(Gaston,1897)。

在 Langenbuch 首例胆囊切除实施百年之后,胆囊手术取得了最重要的进展。1985 年 Muhe 在德国首次施行了腹腔镜胆囊切除术。1985 年至 1987 年间他进行了 94 次腹腔镜胆囊切除术(Muhe,1986,1991)。法国里昂的 Mouret 实施了首例可视化腹腔镜胆囊切除术,当时他未将此手术过程撰文发表,但这一消息仍迅速传开,并由巴黎的 Dubois 首先对腹腔镜胆囊切除进行了系列报道(Dubois et al,1989,1990)。Perissat 在波尔多工作,在 1989 年进一步研究了腹腔镜的方法并将其引入美国(Perissat et al,1990)。此后,该手术方式得以扩展,使得腹腔镜胆总管探查成为可能并发展到常规进行。如今,绝大多数的胆囊切除借助腹腔镜实施,使得现代外科技能训练内容中很少甚至完全不涉及开腹胆囊切除。近来又出现了由机器人操纵创伤更小的胆囊切除术(Marescaux et al,1998;Satava,1999)。

首例胆囊切除出现后不久,人们开始尝试如何去除胆管结石。1898 年 Thoraton 率先实施了从胆总管中移除结石的手术。一年后,Courvoisier 成功地为另一例胆总管结石病人实施了手术,并发表了他那著名的有关胆管病理学和手术学的专论,公布了以他名字命名的规则,其中涉及如果黄疸病人的胆囊并不肿大,那么多处存有结石的可能性更大;因有发生胆汁腹腔渗漏的危险,因此不适宜针对胆石症采取胆总管探查术。

1897 年,Kehr(图 0.7)对胆总管进行了探查,并通过胆囊管在胆总管内放置了一根橡胶管,这就是首次正式开展的胆道置管引流,而 Kehr 的名字自然与胆道置管的发展联系在一起。Kehr(1912)、Quenu 和 Duval(1908)分别经引流管形成的通道吸出结石,他们为 Mondet(1962)和 Mazzariello(1966,1974)后续建立的技术做了很好的铺垫。Kehr 在胆结石病人中建立了多种引流组合方式,其他人随后开展了不缝合的胆总管切开并置管引流。

胆管手术迅速传遍欧洲、英国和美国。1912 年,Kehr 又发明了如今广为人知的 T 管,后者的应用不仅使胆总管切开得以简化,而且还可以沿着 T 管进行胆管修补。Kehr 因胆道置管的引入而闻名,他可能是那个时代最杰出的胆道外科医生。他于 1913 年出版了名为《胆道外科学》(Surgery of the Biliary Tract)的专著,此后 40 多年来,该书成为该领域最受推崇的教科书。Kehr(1908a,1908b)还介绍过包括部分肝切除的胆囊癌切除,也切除过肝肿瘤和肝动脉瘤,实施过第一例胆肠吻合。

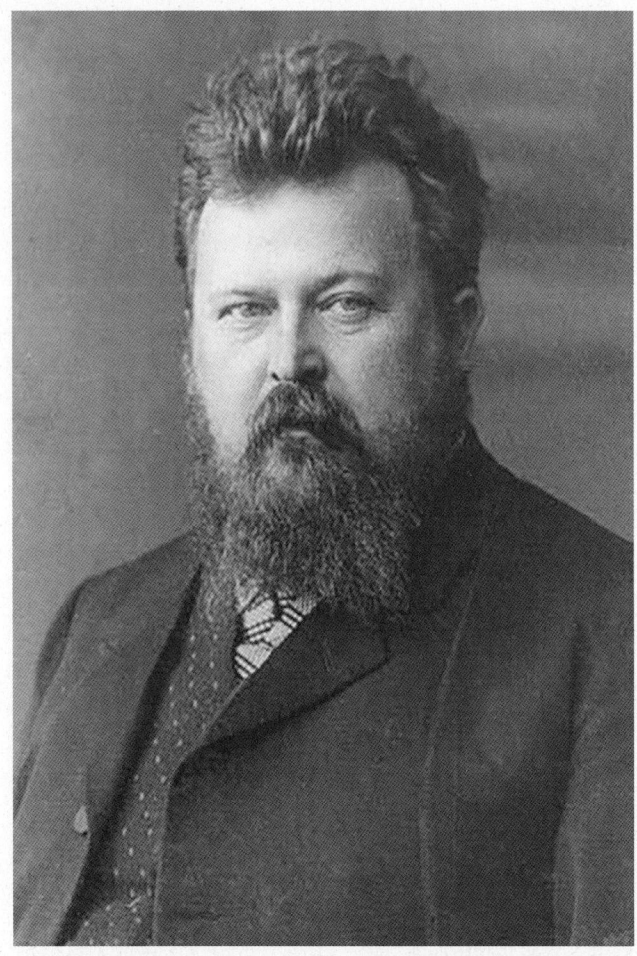

图 0.7　Hans Kehr（1862—1916），外科医生

在 Kehr 发明引流管之前，由于壶腹上残留的结石，或者因为外科医生无意中切开了靠近肿瘤的胆管，胆总管切开常引起胆瘘。德国和奥地利的外科医生率先开展了十二指肠上胆总管十二指肠切开吻合术（Riedel，1892；Sprengel，1891）。Sprengel 报道的是胆总管十二指肠侧侧吻合术，这一术式随后在欧洲和美国开展起来（Madden et al，1965）。胆囊小肠吻合由 von Winiwarter（1882）首次实施，此后被许多外科医生包括 Oddi（1888）所采纳。

经十二指肠手术出现的时间不长。1895 年，Kocher 报道了通过胆总管十二指肠内吻合术去除壶腹上位胆总管结石。到 1899 年为止，他总共实施了 20 例。MacBurney（1898）发表了他在十二指肠吻合术和乳头切开术治疗壶腹周围嵌顿性结石的经验。这些早期出现的处理黄疸和胆结石的胆总管切开术、胆肠吻合术仍沿用至今，术式的原理并不过时，只是现在多借助于内镜的帮助而已。

几乎在同一时期，外科医生们开始对乳头部位的肿瘤采取手术治疗。1900 年在巴尔的摩，Halsted 切除了包括肿瘤在内的一段十二指肠，在行胆囊切开的同时，将胆总管放回，再次手术时切除胆囊，将胆囊管植入十二指肠。Mayo（1901）报道了 1 例 49 岁男性乳头癌病人的手术过程，打开十二指肠切除肿瘤，再行胆总管十二指肠切开吻合，这就是首例经十二指肠壶腹切除术。德国的 Kausch（1912）和法国的 Hartmann（1923）也讲述了壶腹肿瘤的切除过程。在瑞士洛桑，Kocher 的门徒 Roux

将一段空肠袢用于胃手术。不久，空肠袢成为胆道手术的辅助结构（Roux，1897）。这种 Roux-en-Y 手术很快被 Monprofit（1904）用于胆囊空肠吻合，并在 1908 年召开的法国外科会议上提议将其用于肝管空肠吻合。Dahl（1909）在他所谓的"胆管的新手术"中建议将 Roux 吻合术引入胆道外科。

随着胆囊切除术和胆总管造口术的相继出现，随之而来的是不可避免的胆结石残留和医源性胆管损伤等问题。这些手术并发症开始是通过类似于 Kehr 倡导的技术进行多种形式的置管引流，但许多外科名家如 Moynihan 和 Mayo 则采用肝管十二指肠吻合术（Estefan et al，1977）。Dahl（1909）则使用了 Roux-en-Y 袢，但后来许多人倾向采取如前所述的胆总管十二指肠吻合术（Madden et al，1965；Schein 和 Gliedman，1981）。

在给上段胆道癌和肝门严重瘢痕病人的手术中，进行胆道引流一直是一个难题。Kehr（1913）成功地进行了三次手术，在手术中他将空肠袢固定在肝造口伤口的切面；据 Praderi（1982）讲述，其他人也做过类似的手术。Longmire 和 Sanford（1948）都做过类似的手术，他们切除了病人肝脏左叶的末端，并将其与空肠袢吻合。这项技术虽然流行了一段时间，但不久便因狭窄等并发症而失宠了。

Goetze（1951）开发了一种经肝实质、吻合口和空肠袢的导管吻合引流术。后来 Goetze 的贡献显然被遗忘了，但是这种技术被其他人重新发明和推广了，其中就包括 1962 年的 Praderi（Praderi，1982）。Praderi 强烈地认为 Goetze 的技术能够解决高位胆道手术困难的问题，但他承认经皮肝穿刺胆道造影（Okuda et al，1974）的出现使得经皮肝穿刺胆道插管和胆道扩张的方法得以发展，这些方法现在在全世界都很常见。

修复胆道损伤技术的最大进步来自两个方面。在美国的 Lahey 诊所，三代著名的外科医生 Lahey、Cattell 和 Warren 完善了胆总管的重建，并将其作为一种即刻或延迟的手术，用各种管道使胆管吻合成型（Estefan et al，1977）。因为有许多复发性弊端，这些技术的结果并不令人满意。然而，在法国人 Couinaud（1954）对解剖学进行了详细的研究之后，Hepp 和 Couinaud（1956）以及 Soupault 和 Couinaud（1957）开发了直接胆肠吻合的技术，可以通过左肝管或左肝Ⅲ段胆管吻合。这些外科技术已被广泛接受并在世界各地推广（Bismuth & Corlette，1956；Bismuth et al，1978；Voyles & Blumgart，1982；Warren & Jefferson，1973）。

胰腺

和肝脏手术一样，胰腺手术的发展很大程度上与战伤处置密切相关。Claessen（1842）、Ancelet（1866）、Da Costa（1858）和 Nimier（1893）曾对胰腺外科的起步和早期发展做了文献回顾。1923 年，Hartmann 基于法国、德国和英国的文献史料撰写了一篇综述。早期的选择性胰腺手术主要围绕着囊肿的引流展开（Thiersch，1881）。1883 年，Gussenbauer 成功医治了一例胰腺假性囊肿的病人。其他的外科医生，包括 1886 年的 Senn，也很快就进行了类似的手术。

胰管与胃肠道间的直接吻合出现于 20 世纪早期，当时 Coffey（1909）将胰尾吻合至小肠上。Ombredanne（1911）将囊肿与十二指肠吻合，而 Jedlicka（1923）则将囊肿吻合在胃后壁上。

Chesterman(1943)实施了囊肿空肠造口术,而 König(1946)开展了类似的手术,但使用的是空肠 Roux-en-Y 袢。

针对胰腺肿瘤的手术也是在这一时期前后尝试开展起来的。Ruggi(1890)报道了胰尾巨大病灶的切除,Brigg(1890)也开展了类似手术,而 Biondi(1897)报告了一例胰头下部肿瘤的切除,该病人术后存活超过了 18 个月。

Whipple(图 0.8)和他的同事(1935)报道了一项针对 Vater 壶腹肿瘤的二步法胰头十二指肠切除术。他们首先行胆囊胃造口和胃肠造口,随后切除胰头及部分十二指肠,不吻合胰腺根部而是直接缝合。后来 Whipple(1941)用一步法完成 41 例此手术,死亡率为 27%,此后该手术技术得到进一步完善。尽管世界上的英语国家仍称该手术为"Whipple 手术",但实际上这一术式在此前已开展多年。

Sauve(1908)回顾了关于胰脏切除术的文献,报告称一些外科医生在不涉及十二指肠的情况下切除了位于胰头的小肿瘤及胰体处的大肿瘤。据报道,意大利的 Codivilla 在 1898 年给病人切除了十二指肠和胰脏头部,并实施了胆囊管空肠造口,但不幸的是病人术后死亡(Codivilla,1898)。第一位成功实施胰头十二指肠切除术的外科医生是 Kausch,他是布雷斯劳(弗罗茨瓦夫)的外科教授,后来又在柏林工作。1909 年 6 月 15 日,他为一位 49 岁的男性黄疸病人实施了胆囊管空肠造口术,1909 年 8 月 21 日,Kausch 再次给病人手术,进行的是后外侧胃肠吻合,并切除了有肿瘤的胰头、幽门及十二指肠的第一和第二段,将其第三段与胰腺残留部分吻合。Kausch(1912)发表了一篇题为"十二指肠乳头癌及其根治性治疗"的论文,其中汇总了所有包括乳头部切除的病例报告。Tenani(1922)成功地重复了这个手术,他仍沿用二步法,但有一点不同:Tenani 做了胆总管空肠吻合术,病人存活了 3 年。Kausch 和 Tenani 虽然被 Whipple(1941)提到过,但两人在英美文学书籍中一般很少提及。

后来胰脏切除术被应用到治疗胆总管癌和十二指肠癌。医学上对胰腺内分泌肿瘤的认识为此类手术创造了条件。Wilder 及其同事(1927)首次报道了针对起源于胰岛细胞的胰岛素瘤的手术切除。Mayo 在一名病人身上发现了一个胰腺肿瘤,且该肿瘤已经转移到了肝脏。当将一个转移瘤的提取物注射到一只兔子体内时,产生了胰岛素反应。Graham 和 Hartmann(1934)报道了对低血糖症病人实施了胰腺次全切除,Priestley 和他的同事(1944)则为一例被证实为高胰岛素血症但没有明显胰腺肿瘤的病人实施了全胰腺切除术。病人术后被治愈,医生通过病理检查发现了引起该综合征的小肿瘤。

后来,Fallis 和 Szilagyi(1948)对胰腺癌进行了全胰切除术,希望切除整个腺体可以降低发病率和死亡率并带来好的转归。ReMine 和同事(1970)以及 Brooks 和 Culebras(1976)便采用了这一方法,但早期观察发现此效果并未达到,因此针对胰腺癌的胰全切除基本被放弃。Fortner(1973)提出了更广泛的区域性胰腺切除术。此手术包括广泛的全胰切除、门静脉的胰段、有时需要切除肝动脉和肠系膜上动脉(如果肿瘤侵犯到这些血管),以及胃大部切除术和区域淋巴结清扫。Fortner 所得结果并未在其他病例上得到重现。

胰腺炎的外科治疗也出现于这一时期,那时人们已经认识到急性胰腺炎病情的严重性。Ockinczyc(1933)揭示了那个时代医学在胰腺炎外科治疗中面临的挫折。他提倡"采用胰腺引流"。然而由于急诊手术的死亡率高达 78%,故不久就开始提倡对该病进行保守治疗。尽管如此,一些急性胰腺炎病人仍然接受了手术,此时主要针对胆结石及胰腺炎的一些并发症,如脓肿和假性囊肿(Cattell & Warren,1953)。

随着重症监护、抗生素及营养代谢支持效果的不断提高,急性胰腺炎病人的愈后得到了改善,尽管死亡率仍高得令人难以接受。Ranson 及其同事(1976)和 Imrie(1978)在胰腺炎病情评估方面做出了重要贡献。脓肿和腹膜炎的外科处理也变得更为系统化。特别是 Acosta 和 Ledesma(1974)两人确定了胆结石在急性胰腺炎发病中的作用,并利用内镜乳头切开术取出了嵌在 Vater 乳头处的结石逐渐成为结石相关胰腺炎治疗的重要手段。

慢性胰腺炎的外科治疗于 20 世纪初期开始发展。如前所述,Coffey(1909)曾将胰腺尾部与空肠袢进行吻合,Link 在 1953 年报道了 1 例病人对其进行了胰腺管外引流,该病人存活时间较长,但仍有结石不时从瘘管中排出。Roget(1958)记录了 50 例采用这种治疗方法的病人,但其中只有少数病人被治愈。Doubilet 和 Mulholland(1948)试图用括约肌切开术治疗胰腺炎。前面我们提到,由于膀胱空肠造口术在治疗胰腺假性囊肿方面取得了成功,Cattell 于 1947 年使用空肠袢与胰管之间的侧侧吻合术来试图减轻胰头癌病人的疼痛。随后,Longmire 和同事(1956)实施了胰管空肠袢的端端吻合,但手术并不成功。Du Val(1957)也做过类似的胰管引流手术,但

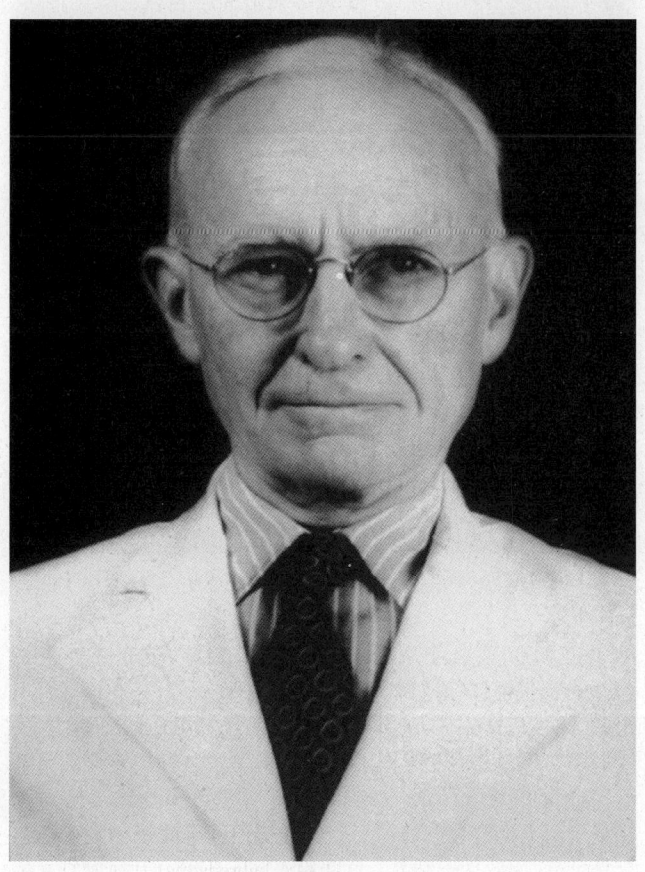

图 0.8　Allen O. Whipple(1881—1963),外科医生

也没有成功。

　　Leger 和 Brehand（1956）以及 Von Puestow 和 Gillespy（1958）为慢性胰腺炎病人进行胰管引流以缓解疼痛。胰管纵向开放使空肠袢吻合后的减压效果更好。Mercadier（1964）在不需要脾切除术的情况下进行了类似的手术,之后 Prinz 和 Greenlee 在 1981 年、Frey 和 Smith 在 1987 年分别提出了技术上的改进。Mallet-Guy（1952）和 Mercadier（1964）先后为慢性胰腺炎病人切除了胰腺的左半部分,此方式后来得到扩展,即只保留胰头的少量胰腺组织。更新一点的保留胰腺实质的方法已经被开发出来（Beger et al,1985）,并被 Buchler 及其同事进一步推广（Di Sebastiano et al,2007）。

肝脏手术

　　肝脏外科经历了从零到几乎可以安全地切除肝脏任何部分的发展历程（Chakravorty & Wanebo,1987;Fortner & Blumgart,2001）。肝脏切除手术如今正在世界各种规模的医疗机构和医学中心常规开展着。麻醉学、输血、感染及放射诊断学等领域所发生的突飞猛进的变化,使外科医生变得比以往任何时候更有信心。

　　对肝脏解剖和生理学特点的了解可追溯至远古时代,这是肝大部切除能够实施的前提。人们在准备食用或祭祀用的动物肝脏,或者为制作木乃伊而处理内脏时就注意到肝脏的分叶结构。而肝脏的另外两个特性,即功能储备和快速再生则来自古希腊有关普罗米修斯的一段传说。在故事中,其肝脏在白天经历老鹰啄食这一不失血的"手术切除"之后,夜晚可重新长出。这段常被人引用的传说并不意味着当时的人们就认识到肝脏能够再生,只是后来才有证据充分证明了肝脏具有强大的再生能力（Blumgart et al,1971）。

　　掌握肝脏的叶段结构、功能储备、再生能力和预防出血是肝大部切除所必需的。这些特性也与肝脏移植,尤其是同种异体劈离式和活体肝移植的实施有着密切关系。

　　有关肝脏手术的早期描述通常是将向外突出或受到创伤的部分进行完全或部分切除。1716 年,Berta 切除了外伤后暴露于腹腔外的部分肝脏。1870 年,Von Bruns（Beck,1902）为一名战场上受伤的战士切除了被撕裂的部分肝脏。这只是些被记载下来的轶事,真正的肝胆手术在麻醉（图 0.9）和抗感染措施出现之后才成为可能（Lister,1867a,1867b;图 0.10）。尽管 Warvi（1945）叙述了 Couzins 在 1874 年实施了 1 例肝切除,但 Langenbuch（1888）记载的却是在德国进行的第一例经过周密计划的肝切除。在美国,Tiffany（1890）切除了 1 例肝肿瘤,Lucke（1891）也报道了 1 例病人因癌症切除肝脏的事件。此后 Keen（1899）报告了美国的 76 例肝切除,其中 37 例为肝脏良性或恶性肿瘤。

　　几乎在上述肝切除开展的同时,Rex（1888）和后来的 Cantlie（1897）对肝脏及其肝内结构进行了详细的解剖研究。在这些研究的基础上建立了肝叶和肝段概念,以及包绕进出肝门各种结构的 Glisson 鞘,并发现肝实质中存在着几乎完全缺乏主要血管和胆管分布的切面,从而使可控性肝切除成为可能。

　　外科医生们很快对肝脏的易碎、出血多和易发生胆漏产生了畏惧感。Elliot（1897）曾写道,肝脏"如此易碎,充满了裂开的血管,显然缝合起来是这样困难,以至于成功地处理肝实质

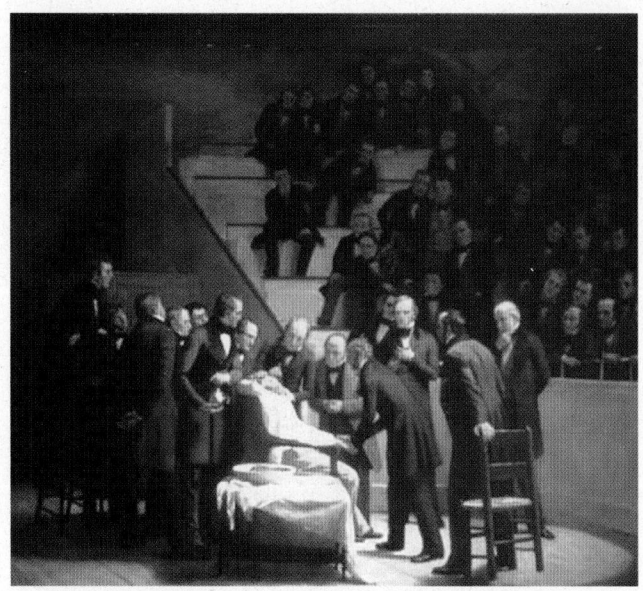

图 0.9　Robert Cutler Hinckley 实施的第一例乙醚麻醉手术,1893（Courtesy of Boston Medical Library in the Francis A. Countway Library of Medicine.）

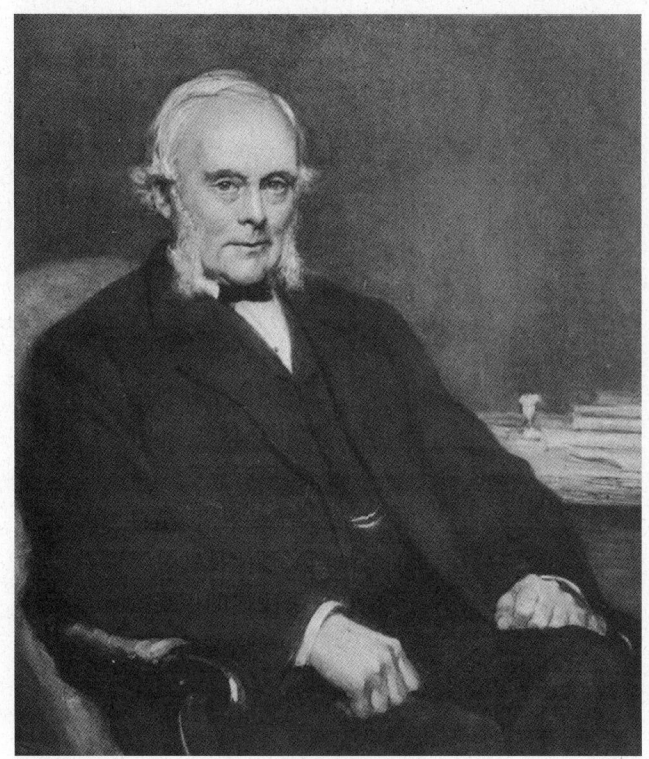

图 0.10　Joseph Lister（1827—1927）,外科医生

的大创面似乎是不可能的"。然而,Kousnetzoff 和 Pensky（1896）报告说,在离伤口边缘足够远的地方进行缝扎能确保不滑脱,并且扎紧后有可能使缝线切入肝实质,压紧血管。在关于肝脏实质横切的手术方法和在肝脏手术过程中止血的报告中,Garre（1907）对 Kousnetzoff 和 Pensky 的工作表示敬意,称该法显示出人类肝脏血管并不比其他部位同等直径的动静脉血管韧度低,因此适于结扎。这些用于肝实质缝合和血管结扎的基本技术作为控制出血的手段一直沿用至今,正如 Ton（1979）

所述,它们近来仍被应用于控制肝实质内的肝蒂。最近,Couinaud(1954)、Patel、Couinaud(1952a,1952b)、Takasaki和其他人(1986)解释了控制肝蒂的方法,并由Launois和Jamieson(1992)改进和实践。尽管结扎和缝扎仍然是控制肝内血管的基本手段,但吻合器技术现在也能达到同样的目的(Fong & Blumgart,1997)。

Garre(1907)曾介绍在切肝之前使用Doyen弹力胃夹夹压肝脏的方法,他参考了Bologna的Masnata和Lollini的工作,发现他们也使用了类似的钳夹。最近Storm和Longmire(1971)及Balasegaram(1972a,1972b)也都采用了这种方法。尽管最近这种方法几乎被完全抛弃,但这种夹钳仍然偶尔有人使用。Garre(1907)还尝试将带孔夹板置于肝脏创口两侧,将两者缝合以压紧肝组织和出血的血管。这项技术最近也被用于处理选择性肝切除术后出血(Wood et al,1976)和控制肝损伤出血(Berne & Donovan,2000)。

Garre(1907)还强调填塞压迫出血伤口的重要性,他主张在肝受伤的情况下应该多考虑填塞,这也是可以预测的。在经历了肝脏伤口的血管结扎和肝脏切除阶段后,现代外科医生更频繁地依赖填塞物来控制破口和因撕裂而暴露的肝脏出血(Berne & Donovan,2000)。使用这种填充物让人们认识到,肝脏的大出血通常不是发生在实质的切面,而是发生在主要肝静脉或到腔静脉的裂口。

1908年,Pringle在其开拓性工作中尝试暂时阻断门静脉血流以减少肝脏出血,但他所描述的8名病人都在手术中或术后不久死亡。后来Pringle做了大量的动物实验证明此法的可行性和安全性,并在一位病人身上成功地应用了该技术。这项技术由此推广开来,只是当初阻断入肝血流1小时或更长时间,而现在多采取间歇阻断的方式。

对肝脏结构和功能的早期认识,加上19世纪后期肝脏手术的开展,为20世纪肝脏外科的快速发展提供了广阔的空间。不仅因为外科医生息息相关的解剖学研究已达到很高的准确度,而且手术技术和图像诊断技术的进步,使肝胆外科很快发展成为一个独立的学科。

肝大部切除术

Wendell(1911)首次用肝门结扎方式成功地完成了1例肝右叶切除。然而他的这一开拓性成果并未得到延续。直到1951年Hjortsjo、1953年Healey和Schroy、1954年Couinaud进行了详细的解剖研究后,Rex和Cantlie早先提出的段解剖概念最终被人们接受。1954年,Couinaud(图0.11)简化了对肝段解剖的认识,将肝脏划分为便于应用的Ⅰ至Ⅷ段。Goldsmith和Woodburne(1957)使用了不同的命名方法,但都对肝脏形态也做了类似的划分。随后,Couinaud(1981)在一篇专著中对肝脏解剖结构的描述进行了完善,这对理解现实外科解剖学有很大帮助。

1950年,Honjo报道了一例解剖性右肝切除,该手术于1949年3月7日在日本大阪实施,后来由Honjo和Araki(1955)以英文做了病例报告。1952年,Lortat-Jacob(图0.12)和Robert进行了一次有基本血管控制的真正意义上的解剖性肝切除,这些报道为肝脏外科的发展开辟了道路。Lortat-Jacob的手术引起了广泛关注,随后又出现了许多效仿的病例报告。

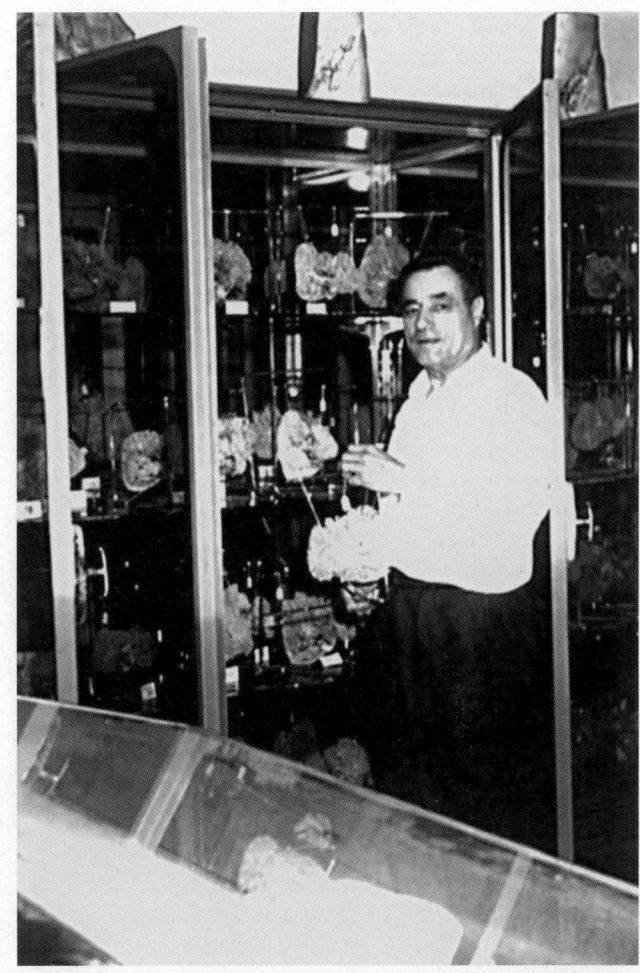

图0.11　Claude Couinaud(1922—2008),外科解剖学家

根据Fortner和Blumgart(2001)的记载,Quattlebaum(1953)在1952年12月10日美国南部外科学会年会上报告过一例针对肝肿瘤的右肝叶切除,较Lortat-Jacob和Robert的手术晚4个月,显然知道Quattlebaum工作的人不多,人们普遍把纽约纪念斯隆-凯特琳癌症中心的Pack看成是美国开展所谓的右肝叶切除的第一人,后者曾于1952年12月14日为一位40岁的妇女实施了该手术(Pack et al,1955)。

Pack和他的同事(1962)很快发现了研究肝脏再生的机会。他们首次报道了人的肝脏于大部切除后的再生情况,显示再生完全需要3~6个月的时间。后来,Lin和Chen(1965)研究了肝硬化病人肝脏的代谢功能和再生能力,发现硬化肝自切除手术后未见明显再生。Blumgart和他的同事(1971)的研究显示,因创伤而行大部切除后10~11天内肝脏便恢复原有体积。

与精确解剖的趋势相反,Lin(1958)发明了一种肝切除的指折技术,10分钟内平均用2 000mL血液就可完成肝叶切除。该手术技术粗钝,与公认的手术原则相抵触,因此未得到广泛接受。同样,在肝脏外科早期发展中,有杰出贡献的Brunschwig(1953;Serrea和Brunschwig,1955)提出了非解剖性肝切除。结果显示,这种所谓的单纯右叶切除具有很高的手术死亡率,主要死因是不能控制的出血,这使他接受了Lortat-Jacob的做法。Brunschwig关于晚期癌症病人进行肝切除术后长期存活的报告证明了切除肝脏肿瘤的可行性。

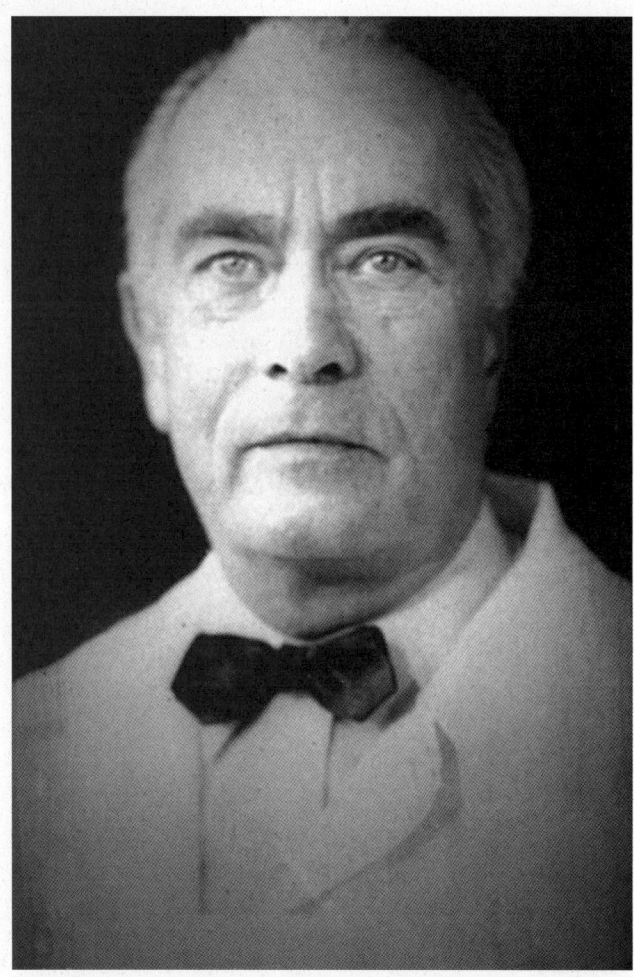

图 0.12　Jean Louis Lortat-Jacob(1908—1992),外科医生

Lortat-Jacob 和 Robert 在 1952 年进行的有创胸腹联合途径迅速成为肝大部切除的标准术式。开胸无疑延长了手术时间,也增加了死亡危险,但由此肝脏才得以充分显露。后来,肋弓牵开器的引入使得大多数肝切除术不再需要通过开胸展露术野。20 世纪 70 年代,有些一般认为不必要的步骤如胆总管 T 管引流被取消。20 世纪 70 年代和 80 年代,人们在主肝静脉的肝内处理和肝外处理孰优上产生了分歧。20 世纪 80 年代闭合引流取代了多重 Penrose 引流和填塞,Franco 及其同事(1989)以及 Blumgart 和他的同事(Fong et al,1996)在纪念斯隆-凯特琳癌症中心(Memorial Sloan-Kettering Cancer Center)进行的肝切除术中,很多都没有进行引流。

以解剖学为基础的肝段切除可以尽可能多地保留肝实质,它一经报道就很快被证明对于肝肿瘤切除很有价值。横断肝实质有许多不同方法,包括手术刀切(Quattlebaum,1953)、氩气刀(Serrea & Brunschwig,1955)、电灼(Fortner et al,1978)、微波组织凝固器(Tabuse,1979)、水刀(Papachristou 和 Barters,1982)、超声吸引切割器(Hodgson & DelGuercio,1984)及谐波手术刀,其他技术也层出不穷,然而许多人仍采取简单地挤压肝组织的方法。

出血仍然是一个问题,基本血管控制有时在临床实施起来很困难甚至是不可能的。用 Pringle 手法阻断入肝血流 15~20 分钟以上被认为是有害的,而局部和全身低温处理可提高肝脏对缺血缺氧的耐受性(Longmire 和 Marable,1961)。Heaney 和他的同事(1966)提出了不需低温而且更安全的血流控制方法,即使夹闭主动脉,同时暂时阻断肝门和下腔静脉达 24 分钟,也无不良影响。Fortner 和他的同事(1971)发明了肝脏的隔离-低温灌注技术,这使在做复杂的手术时实现更长时间的血管阻断成为可能。Huguet 和他的同事(1978)对肝脏仅能耐受 15~20 分钟常温缺血这一沿用已久的概念提出了挑战,将其延长至 65 分钟,并很快被他人证实(Bismuth et al,1989;Huguet et al,1992,1994)。如前所述,肝切除时出血通常主要来自肝主要静脉或下腔静脉。而首先由 Blumgart 及其同事(Cunningham et al,1994,Melendez et al,1998)提出的在肝切除过程中采用低中央静脉压麻醉被证明是最简单有效的方法,此时就没有必要进行血管阻断了(Jarnagin et al,2002)。

除了肝切除术外,肿瘤剜除和棘球蚴囊剜除等许多其他技术也在发展。Garre(1907)首先注意到的是,如果为避免碰到大血管或伤及深部肝组织而紧贴环绕棘球蚴囊的致密膜,的确可以在切除病变的同时,尽可能地减少出血。现代外科医生使用的剜除技术不仅用于剜除棘球蚴囊肿,还用于剜除巨大的血管瘤(Baer et al,1992;Blumgart et al,2000;Hochwald & Blungart,2000)。如本书所述,剜除术也可用于切除某些肝脏新生物,如纤维结节性增生的切除。

腹腔镜胆囊切除术的广泛应用推动了腹腔镜肝切除术的发展。腹腔镜肝部分切除术最初由 Gagner 和他的同事(1992)实施,现已被许多外科医生所采用。Ferzl 和他的同事(1995)以及 Azagra 和他的同事(1996)先后进行了左外侧段解剖性肝切除,大多此类手术都采用了这种方法。近来,在进行肝大部切除时也采用了腹腔镜技术(Gigot et al,2002)。然而,此方面积累的经验仍有限,有关腹腔镜肝切除术的适应证和选择合适的手术部位的研究仍在进行中。机器人也已被用于肝切除术中(Choi et al,2012)。

肝肿瘤

肝肿瘤的治疗历史相对较短。首次肝肿瘤切除术由 Langenbuch(1888)、Tiffany(1890)、Lucke(1891)和 Keen(1899)完成。从那之后直到 1970 年 Foster 发表重要论文之前,该领域一直没有什么进展。Foster 报告了一项多机构调查结果,这是一项对 296 名因原发性癌症而进行肝切除术的成年人进行了至少 5 年或直到死亡的跟踪调查,其手术死亡率为 24%。Foster 还研究了 115 名因结直肠癌肝转移而进行肝切除术的病例,手术死亡率为 17.3%,21% 的病人存活了至少 5 年。术中出血仍然是一个问题,手术死亡率基本上持平或高于治愈率,因此之前对该技术持疑的人仍然保持怀疑态度。

在 20 世纪 70 年代,肝大部切除治疗肿瘤变得越来越频繁,这与麻醉、手术技术和术后支持的进步密切相关,更重要的是,成像技术的发展也发挥了重要作用。在美国,Wilson、Adson(1976)、Fortner 及其同事(1974)和 Thompson 及其同事(1983)是这一领域不懈努力者的典型代表。在亚洲,Ong(1977)等人是该领域的开拓者,其他各大研究中心也取得了显著的技术进步,并获得了令人振奋的成果(Attiyeh et al,1978;Cady et al,1979;(Starzl et al,1975)。

发病率和死亡率急剧下降,各大中心开始提供令人鼓舞的初步长期生存图。正如 Fortner 和 Blumgart（2001）所说，到 20世纪 80 年代，在美国、欧洲和东南亚许多机构发布报告之前，许多外科医生不愿意接受肝切除治疗肿瘤的治疗效果没优势的事实。

随着对肝硬化和非肝硬化肝肿瘤进行手术切除治疗的出现，限制肝实质损伤范围的方法也应运而生。尽管该方法最初由 Pack 和 Miller（1961）以及 McBride 和 Wallace（1972）提出，但亚洲和欧洲的外科医生们在创立独立段切除和引入不同手术技术方面很快取得领先地位（Bismuth et al，1982；Hasegawa et al，1989；Scheele，1989；Ton，1979）。可靠的术中超声技术的发展使肝切除术和亚段肝切除术得以进一步发展（Bismuth et al，1982；Makuuchi et al，1985）。最近，肝段切除在美国被报道和推广，备受 Blumgart 等人推崇（Billingsley et al，1998；DeMatteo et al，2000）。Blumgart 和他的同事（Lerutet et al，1990；Bartlett et al，1996）谈到了尾状叶切除的难度，他们对尾状叶的手术解剖及作为一个独立的段或包括在大部切除之内的尾状叶切除进行过专门的论述。

后来人们研究出了用于冷冻消融的探针（Ravikumar & Kaleya，2000）和冷冻辅助切除（Polk et al，1995）。医学界对肝肿瘤射频消融术的治疗效果也进行了评估（Curley et al，1999；Wood et al，2000）。外科医生可以通过操纵机器人选择性地对肿瘤进行消融或切除治疗，这些技术是伴随着虚拟现实技术的发展而产生，最初是由 Marescaux 和同事在 1998 年以及 Satava 和同事在 1999 年提出的（Marescaux et al，1998；Satava，1999）。影像指导手术为今后肝脏外科的发展提供了无限可能（Lang et al，2004）。

癌症病人的地理分布深刻影响了肝癌手术的发展。美国和欧洲的外科医生常面对的是肝转移癌或正常肝脏上发生的肝细胞癌。在 20 世纪 80 年代到 90 年代初，美国的外科医生未在保留正常肝组织上投入很多的精力，相反，亚洲的外科医生常治疗伴有乙型肝炎和肝硬化的肝细胞癌病人，因此对硬化肝进行功能储备的评价就显得很重要，同时出现了旨在减少非肿瘤肝组织丢失的方法，对肝细胞癌进行早期筛查也成为一件顺理成章的事情。

原发性肝癌（肝细胞癌）病人主要集中在病毒性肝炎流行的地区。由于乙型肝炎病毒感染多见于东南亚，因此早期多数有关原发性肝癌治疗经验的报道出自这一地区。据日本肝癌研究组统计（1990），诊断和手术技术的改进使肝细胞癌的 5 年生存率达到 57.5%，其中有相当多的病例是有包膜的小肝癌。Tang（1993）报道，在中国，此类病人的 5 年生存率为 40.2%。

在西方，有关肝细胞癌的诊治经验客观上与来自东方的报道截然不同。肿瘤一般在就诊时就较大，病毒性肝炎的发病率却低得多，并且许多病人不伴有肝硬化。有几家报道显示肝硬化病人肝切除的手术死亡率在 15% ~ 100% 之间。近年来，乙型和丙型肝炎的蔓延已经改变了欧美国家原发性肝癌发病的人口分布，这一改变对手术经验提出了更高的要求，而技术的改进和病人的选择极大地提高了手术效果。Blumgart 的研究小组（Fong et al，1999）报告的 100 例肝细胞癌和肝硬化病人的肝切除死亡率为 5%，其中 57 例为肝大部切除，而自 1990 年以来进行手术病人的 5 年生存率为 37%。

如今在各大医疗中心，非肝硬化病人即使接受了最广泛的

切除，其手术死亡率均低于 5%。来自小肝癌病例相对较少的西方国家的系列研究显示，肝细胞癌病人 5 年总体生存率约为 35%（Bismuth et al，1986；Ringe et al，1991）。在 Blumgart 等人的一项研究中（Fong et al，1999），肿瘤的中位大小为 10cm，而不伴有肝硬化的肝细胞癌病人的手术死亡率为 3.7%，5 年生存率为 42%。尽管生存率无明显变化，但并发症发生率和手术死亡率有了很大的改善。

近年来选择性地为伴有肝硬化的小肝癌病人实施肝移植已成为一种趋势。肝功能受损严重的小肝癌病人似乎是全肝切除和原位同种异体移植的理想人选。

肝切除术治疗转移性肝肿瘤最初颇受质疑，许多人认为以肝切除形式治疗肝脏肿瘤并非明智之举。在西方国家，结直肠癌的自然史使之较其他任何恶性肿瘤更常涉及肝转移癌的切除。美国 Foster（1970）的多中心研究报告显示，该手术的 5 年生存率为 25%，很多其他报告也支持这一数据。然而，问题在于：病人不做外科手术能活多久？

Glasgow 在一篇具有里程碑意义的文章（Wood et al，1976）中对结直肠癌肝转移的自然史进行了论述。其中提到病人的生存取决于病变的范围，两叶多发转移的预后明显不及单发或一叶多发。在 Wood 的报道中，仅有 1 例存活超过 5 年（1%）。显然，如果手术死亡率下降，就像在许多系列报告中显示的那样，这个手术切除与否的争论就解决了。纪念斯隆-凯特琳癌症中心的 Blumgart 小组的一项主要研究（Fong et al，1999）对 1 001 例病人进行了回顾调查，显示 5 年总体生存率为 37%，手术死亡率为 3.4%。而具备有利预后因素的病人 5 年生存率可超过 50%。世界各地的许多机构也报告了类似的结果。以肝脏为唯一复发部位的肿瘤复发较常见，而此情况下常可进行二次手术，其手术风险和治疗效果与首次手术相似（Elias et al，1992；Fong et al，1994；Scheele & Stangl，2000）。

最近，纪念斯隆-凯特琳癌症中心的团队报告了自 1985 年以来接受治疗的 1 600 名转移性结直肠癌的病人（House et al，2010）。从 1999 年到 2004 年，他们的结果随着时间的推移有所改善，563 名病人的 5 年生存率为 51%，手术死亡率仅为 1%。

Pichlmayr 和他的同事（1990）实施了首例离体肝脏肿瘤切除，将整个肝脏取出后再切除肿瘤，然后重新放回病人体内。正如先前在原位手术中所描述的那样，离体肝脏被低温灌注保存（Fortner et al，1974）。该方法被证明适用于严格筛选的病人，但并未被广泛采纳。

系统性化疗虽然最初完全无效，但随着新型药物的开发，这一状况有了很大的改观，其作为新辅助药物在术前及术后化疗中的作用得到进一步挖掘。Bismuth 和他的同事（1996）报告了通过术前新辅助化疗将不能切除的肿瘤转变为可切除的肿瘤，并且大量研究报道了肝切除术后使用肝动脉灌注化疗可能使病人受益（Kemeny et al，1999）。1982 年，Ensminger 和他的同事使用可植入泵进行肝动脉灌注治疗的延续，其他人就难治性进展期肝癌实行选择性肝动脉灌注化疗后的转归进行了研究（Alexander et al，2000）。

如本书所述，在神经内分泌癌和肉瘤的肝转移治疗中，肝切除术在缓解症状和延长生命方面也表现出令人满意的结果。治疗胆管癌和胆囊癌的肝切除术引起人们极大的兴趣。法国

的 Launois 和同事(1979)首先报道了一例为确保肝门部胆管癌的完整清除而施行肝部分切除的病例。同期的 Fortner 和同事(1976)以及 Blumgart、Beazley 和他们的同事(Beazley et al,1984;Blumgart et al,1984)也报告了类似的结果,其中有些病人在肝切除的同时还进行了门静脉的切除和重建(Blumgart et al,1984)。其他多篇报告也证实肝切除在肝门部胆管癌的治疗中具有优势,它有助于取得无瘤切缘,从而有助于病人的长期生存(Hadjis et al,1990;Jarnagin et al,2001;Klempnauer et al,1997;Nimura et al,1990)。东南亚和日本的外科医生在这一领域,特别是尾状叶切除和血管重建方面做出了突出贡献(Mizu-moto & Suzuki,1988;Nimura et al,1990)。

Pack 和他的同事(1955)建议对胆囊癌采取类似的根治性治疗。他们认为扩大范围的肝右叶切除对胆囊癌有最大的适用性,并建议手术过程中一并进行肝门淋巴结清扫。Brasfield(1956)报告了 1 例大体观肝脏未累及但镜下可见转移癌的胆囊癌,从而明确了对胆囊癌实施肝切除的必要性。更多的近期研究显示,对于更具侵袭性和首次胆囊切除后偶然发现胆囊癌的病人,扩大肝切除似乎是有效的(Fong et al,2000)。Fortner及其同事(1970)为 2 例病人实施了全肝切除和原位肝移植,但存活时间不长。

肿瘤消融术是肝肿瘤外科现代发展史上的一大突出标志。冷冻术(Adam et al,1997;Crews et al,1997;Zhou et al,1988)被用于治疗小肿瘤和治疗术后复发或通过联合化疗来治疗不能切除的肿瘤。最近,肿瘤的射频消融术已发展起来,用于治疗原发性和继发性肿瘤(Curley et al,1999;Wood et al,2000),且现在已经建立相关体系。该技术可用于开腹手术或经皮实施。

乙醇注射也已用于小肝癌的治疗(Ebara et al,1990;Tani-kawa,1991)。它之所以特别受到青睐,是因为其价格低廉,可广泛使用,即使对于低风险病人操作起来也很容易,并发症发生率低,而且可以经常重复操作。肝动脉栓塞也可用于肝肿瘤的治疗,它对原发性肝细胞癌和神经内分泌来源的转移癌尤其有效(Allison et al,1977;Allison,1978)。

肝移植

Starzl(2001)就临床器官移植的起源做了精彩的回顾。1999 年 3 月在加利福尼亚大学洛杉矶分校召开了一次具有历史意义的器官移植发展共识会,会上确定了有关移植临床应用里程碑式的重要事件,所形成的共识刊登在 2000 年 7 月的《世界外科杂志》(*World Journal of Surgery*)上(Groth & Longmire,2000)。在有证据证明器官排斥是宿主对移植物的一种免疫反应之后(Gibson & Medawar,1943;Medawar,1944),器官移植发展史便拉开了序幕。有关详情,读者可参阅 Starzl(2001)和Murray and Hills(2005)的文章。在此只将肝移植作为肝脏外科史的一部分进行简要回顾。

美国的 Starzl(图 0.13)和他的同事(1968)实施了世界首例全肝切除和原位肝移植。Calne 和 Williams(1968)在英国也报道了类似的研究。这两个小组对肝移植和免疫抑制疗法发展的贡献是巨大的。Fortner 及其同事(1970)报道了首例成功的异位(辅助)同种异体肝移植,这一成就有助于后来进一步发展异位肝移植、劈离式和活体肝移植。尽管最初使用的免疫抑制治疗效果有限,但肝移植仍在不断发展。直到 1979 年,病人

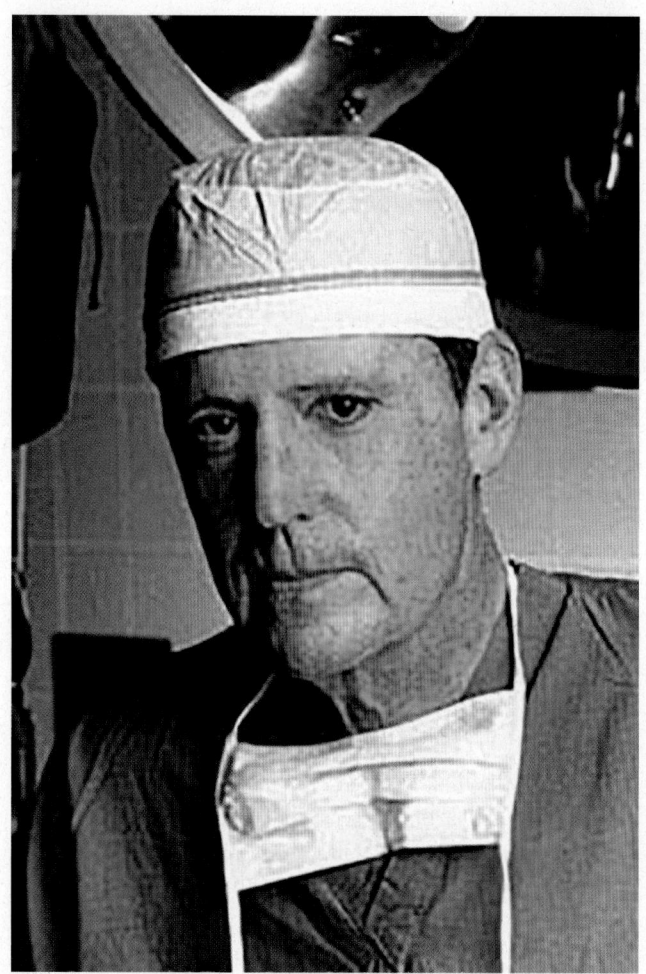

图 0.13　Thomas Starzl(1926—),外科医生

移植后一年生存率才逐渐达到 50%(Calne & Williams,1979;Starzl et al,1979)。慢性感染、排斥和手术感染会降低术后生存率,所以只有少数长期存活者。Calne 和同事(1979)在 1979 年报道了免疫抑制剂环孢素 A,从此该领域发生了迅速改观。1983 年举行的一次共识会议宣布肝移植由实验转为临床应用。随后 Zeevi 和他的同事(1987)发现了另一种强大的免疫抑制剂:他克莫司。

肝脏及其他脏器移植时所进行的免疫抑制疗法带来了严重的并发症,其中包括新发肿瘤(Penn,1988;Penn & Brunson,1988;Penn & Starzl,1972)。1988 年,Iwatsuki 和他的同事报道肝移植术后 5 年生存率为 54%。该领域进展迅速,至 1992 年,美国每年开展原位肝移植超过 3 000 例(器官共享联合网络)。

全肝切除加肝移植自开始起对肝癌的治疗效果就差强人意。据 Iwatsuki 和他的同事(1988)报告,肝移植术后存活 2 个月的 4 例病人中就有 3 例肿瘤复发,辅助化疗疗效并不确切。Ringe 和同事(1989)报道此类病人的 5 年生存率只有 15.2%,Calne 和同事(1986)也得出类似的结果。最佳疗效甚至治愈常见于非肿瘤病人(如酒精性肝硬化),Geevarghese 和同事(1998)报道此情况下的 1 年和 5 年生存率分别达到 85% 和78%。通过肝移植治疗肝细胞癌的理念是受 Mazzaferro 及其同事发表的一篇文章(Milan criteria,Mazzaferro et al,1996)的启发,该文章显示不严重的病人具有良好的长期生存力,且制定

了至今仍被广泛使用的病人选择标准。

近年发现辅助化疗可以改善预后。Olthoff 和他的同事(1995)报道使用氟尿嘧啶、阿霉素和顺铂治疗的病人 3 年生存率达到 45%,但生存者中只有 3 人的肿瘤直径超过 5cm。Laine 和他的同事(1999)报道了 5 例儿童进展期肝细胞瘤于肝移植前进行过化疗,术后平均存活 4.6 年。

免疫抑制疗法的改进使外科手术技术得以蓬勃发展。Bismuth 和 Houssin(1984)报道了儿童减体积原位肝移植,Pichlmayr 和同事(1988)报道了一个供肝分别移植给两名受者(劈离式肝移植)。Raia 和同事(1989)在给《柳叶刀》(Lancet)杂志的一封信中谈到使用肝 Ⅱ、Ⅲ 段进行活体肝移植,Strong 和他的同事(1990)也有类似报道,他们可谓活体肝移植的开拓者。Yamaoka 和他的同事(1994)报道用肝右叶进行移植。无论使用右叶还是左叶的劈离式及活体肝移植,均受文化上的认同程度和供体器官短缺的制约。无论对受者还是活体供者来说,潜在的并发症发生率和死亡率依然是涉及伦理学的主要问题。

肝移植在原发性肝癌治疗方面的作用已有了很大进展。尽管肝切除仍是肝癌首选的治疗方式,但肝功能良好或者有所下降,或者丙型肝炎伴有位于不能切除部位的小肿瘤的病例,被认为最适宜接受肝移植治疗。肝移植是公认的治疗小肝癌病人的方法(Bismuth et al,1999),另外很多的良性肝病,特别是因肝硬化导致肝功能不全、布-加综合征、多囊肝肾疾病、硬化性胆管炎及各种各样的其他实质和代谢性肝病都可以用肝移植来治疗。肝门部胆管癌的病人有时可进行肝移植来治疗。在积极的新辅助化疗和放疗后而选择进行肝移植的病人能取得良好的效果(Rea et al,2005)。一些患有大范围神经内分泌肝转移性疾病的病人可受益于肝移植。腺癌转移性疾病的病人效果很差,所以肝移植不再用于这一适应证。

在撰写这篇历史性叙述文时,我自主借鉴了以下优秀出版物的作品:Chakravorty & Wanebo(1987)、Glenn(1971)、Praderi(1982)和 Starzl(2001)。对于我写的这些"第一次"难免会有一些不准确和有争议的说法,但我在试图讲一个引人入胜的外科故事。在此我为任何可能会引起的分歧致以歉意。

(董为 译　陈孝平 审)

第一部分

肝胆胰系统的解剖与生理

第1章

肝胆胰的胚胎发育

Yousef El-Gohary, Kai Zhao, and George K. Gittes

肝脏和胆道发育概况

发育生物学家经常惊叹于肝脏在损伤后的巨大再生能力,肝脏是哺乳动物中生长最快的组织之一。据推测,这一过程基于肝脏中胚胎信号的重现,但我们对其机制的了解仍相对较浅。肝脏被认为是最大的内脏器官,由不同胚胎来源的不同类型细胞组成。它是一个重要的器官,具有一系列不同的功能,包括内分泌、外分泌和基本代谢功能。肝脏的两种主要细胞类型是肝细胞和胆管细胞,其中肝细胞占器官质量的近70%,负责肝脏的大部分代谢功能。这两种细胞都来自胚胎内胚层。肝脏的其他细胞类型包括造血细胞、库普弗细胞、基质细胞和星状细胞,它们来自中胚层(图1.1)。尽管它们的外观相同,但肝细胞的功能并不完全相同;它们根据自己在肝小叶(肝脏

的主要功能单位)中的解剖位置执行各种任务。例如,门静脉周围的肝细胞表达尿素循环的相关酶,而中心周围的肝细胞表达谷氨酰胺合成酶,并利用氨来产生谷氨酰胺。因此,肝脏发育不仅需要肝细胞和胆管细胞的分化,还需要肝细胞群体内的细胞分化(见图1.1)。

在妊娠第3周,肝原基首先出现在前肠尾端腹侧前肠内胚层的突起。肝芽中上皮细胞的增殖导致其生长并分支到周围的间质,形成肝脏和肝内胆管树。随着它的尾部生长,穿过横隔,分支上皮和前肠之间的持续连接发展成肝外胆管和胆囊(Sadler & Langman,2006)。双潜能成肝细胞最终分化为肝细胞和胆管细胞。肝脏结构在出生后持续发育。近端内胚层(前肠)除了形成肝脏和胆道外,由于其多能性,还产生呼吸上皮和甲状腺、胸腺和胰腺的腺细胞(图1.2)。

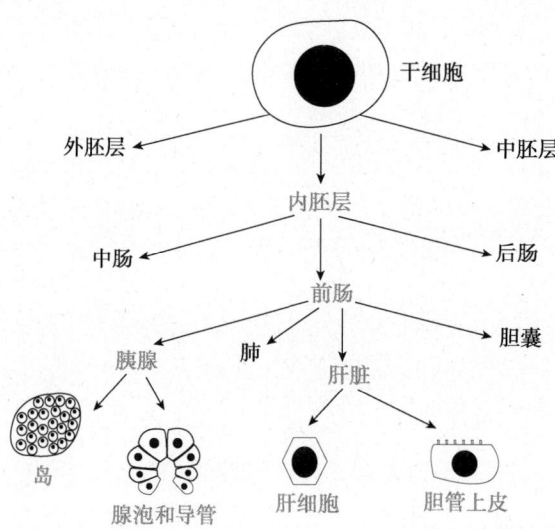

图1.1　从多能前体干细胞发展为肝脏和胰腺的细胞谱系示意图(Courtesy Mariam Hobeldin.)

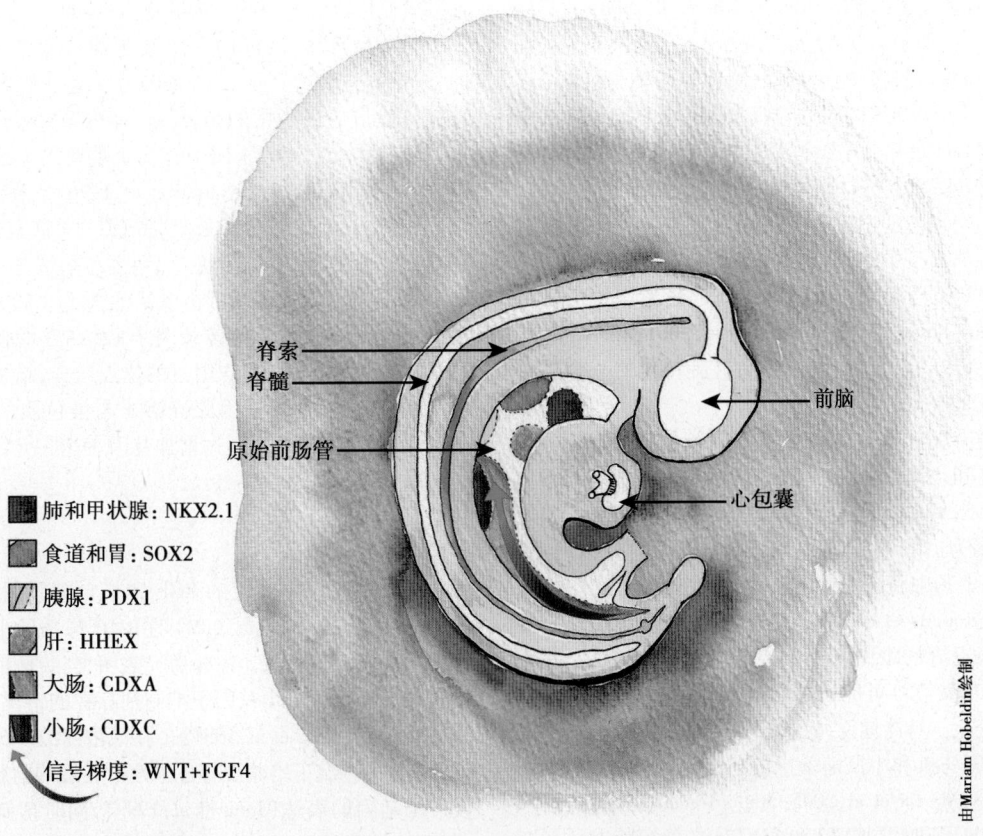

图 1.2　具有各种转录因子的原始前肠管（E8.5，胚胎发育第 8.5 天）局部特化的示意图。WNT 和 FGF4（成纤维细胞生长因子）由后中胚层逐步分泌，抑制前肠发育促进后肠发育。在前内胚层阻断 WNT 和 GFG4 能够促进前肠发育（Courtesy Mariam Hobeldin.）

图中标注：脊索、脊髓、原始前肠管、前脑、心包囊、由 Mariam Hobeldin绘制

图例：
- 肺和甲状腺：NKX2.1
- 食道和胃：SOX2
- 胰腺：PDX1
- 肝：HHEX
- 大肠：CDXA
- 小肠：CDXC
- 信号梯度：WNT+FGF4

内胚层的形态

在胚胎学上，肝脏、胆道和胰腺是通过内胚层和周围间质之间的一系列相互作用而发育的。原肠管起源于原肠形成过程中的内胚层，分为前肠、中肠和后肠结构域，每个结构域都产生了特化的区域（Grapin-Botton，2005）。这种特化是由在不同区域表达的转录因子启动的（表 1.1）。例如，胰腺和十二指肠同源盒基因 1（PDX1）和胰腺特异性转录因子（PTF1A）在内胚层共表达，从而形成胰腺（见表 1.1；图 1.2）（Grapin-Botton，2005；Moore-Scott et al，2007）。定形内胚层在原肠发育过程中形成于脊椎动物胚胎的腹侧。胚胎前端的内胚层扩张产生腹侧前肠，最终形成肝、肺、甲状腺和腹胰。最终内胚层的背侧区域发育成肠和背胰（见图 1.2）。

表 1.1　不同区域表达的器官特异性转录因子启动了原始肠管不同结构域的特化

转录因子	器官
SOX2	食道和胃
NKX2.1	肺
PDX1 和 PTF1A	胰腺
HHEX	肝
CDXC	小肠
CDXA	大肠和直肠

内胚层和中胚层之间的这种复杂的交互作用似乎对肠管的最终形态至关重要，其中几条信号通路参与了前肠内胚层发育的调节，提高了甲状腺、肺、肝脏和胰腺等器官沿其前后轴排列的特异性。通过实验重组后中胚层和早期前肠内胚层，可以证明内胚层具有可塑性，这种可塑性会抑制肝脏和胰腺的发育，促进肠道的发育（Kumar et al，2003；Wells & Amp；Melton，2000）。

来自前肠区域周围中胚层的特异性信号决定了肝脏特化和随后的形态发生（Gualdi et al，1996）。在非洲爪蟾模型中的研究已经部分阐明了将内胚层形态与肝、胰腺发育启动联系起来的分子途径——来自后中胚层的 FGF4 和 WNT 信号抑制前肠命运、促进后肠形成，而这些信号在前内胚层被抑制，从而允许前肠发育（McLin et al，2007）。

β-catenin 信号通路在肝脏和胰腺的发育过程中起着至关重要的作用。具体地说，在内胚层抑制 β-catenin（经典 WNT 信号的下游介体）对启动来自中胚层的反馈信号来说是必要的，这会导致肝脏的形成。β-catenin 在前内胚层的强制表达导致造血表达同源盒基因（HHEX）的下调并抑制肝脏形成，而在后内胚层（未来的后肠，正常表达 β-catenin 的后肠）强制抑制 β-catenin 诱导异位 HHEX 表达和异位肝芽形成的事实说明了 β-catenin 的这一作用（McLin et al，2007）。HHEX 是 β-catenin 的一个靶点，也是最早的前肠标志物之一（Thomas et al，1998），对于小鼠正常的肝脏和腹胰发育是必不可少的（Bort et al，2004；Keng et al，2000）。除了抑制 HHEX，β-catenin 还下调了肝脏（FOR1）（SEO et al，2002）、胰腺（PDX1）、肺、甲状腺（NKX2.1）

（Goss et al, 2009）和肠道（ENDOCUT）（Costa et al, 2003）的其他前肠标志物。相反,抑制后中胚层的β-catenin会导致其他肝脏和胰腺标志物（FOR1、PDX1、弹性蛋白酶和淀粉酶）的异位表达以及肠道标志物 ENDOCUT 的抑制（McLin et al, 2007）。相反,抑制 WNT 受体 FZD7 会导致非洲爪蟾胚胎肝原基的丧失。这一结果表明,低水平的 WNT 信号是维持前肠命运所必需的,肝脏的特化是一个动态的过程。

在小鼠和雏鸡模型中的研究表明,肝脏发育需要来自心源性中胚层的 FGF2 信号和来自横隔间充质的骨形态发生蛋白（bone morphogenic protein, BMP）（Rossi et al, 2001; Zhang et al, 2004）。此外,WNT2b 也被证明是斑马鱼肝脏特化的一个重要信号（Ober et al, 2006）。

与前肠构型有关的其他转录因子的例子包括 HOX 基因。HOXD13 在小鼠和小鸡胚胎的后肠中表达（Dolle et al, 1991; Roberts et al, 1995; Yokouchi et al, 1995）。HOXD13 纯合和缺失突变的小鼠发展为后肠缺陷（Kondo et al, 1996）。类似地,当 HOXD13 在鸡胚中肠中胚层中错误表达时,在中肠上皮中可以看到后肠特征（Roberts et al, 1998）。HOX 基因诱导内胚层形态的确切机制尚不清楚,因为确切的下游靶点有待确认。除了 HOX 基因外,视黄酸信号可能通过调节 HOX 基因的表达参与了前肠形态的变化。具体地说,视黄酸信号似乎指定了胰腺区域在非洲爪蟾、斑马鱼和小鼠前肠中的位置（Chen et al, 2004; Huang et al, 1998; Martin et al, 2005; Stafford et al, 2004）。Goss 和他的同事（2009）证明了 WNT2 和 WNT2b 在确定肺内胚层方面起着重要作用,而不影响其他前肠来源组织的特化。Wnt2/2b 双基因敲除突变体表现为完全性肺发育不全。已知的最早的肺发育转录因子标志物 NKX2.1,也在前肠丢失,证实气管和肺发育的丧失。

尽管我们对支配原始前肠管内胚层形态的分子信号的了解越来越多,但大多数途径仍然知之甚少;这些途径是如何精确赋予区域识别性的,仍然没有解决。

肝感受态

肝感受态,或从前肠内胚层形成肝脏的能力,被认为是脊椎动物肝脏特化的两步过程中的第一步。感受态是内胚层对特定信号（如来自周围中胚层的 FGF）做出反应的先决条件,然后导致第二步,诱导肝脏特异性基因,如白蛋白、甲胎蛋白和肝细胞核因子 4α（hepatocyte Nuclear Factor 4α, HNF4α）的表达。这种"感受态"是通过 FOXA（叉头盒蛋白 A）基因转录因子家族来促进的,该家族包括 FOXA1 和 FOXA2 以及 GATA 结合蛋白 4 和 6。FOXA 基因的表达先于内胚层中的 FGF 信号对肝脏程序诱导,并且 FOXA2 结合在体外逆转了染色质介导的 AFP 基因转录的抑制（Crowe et al, 1999）。FOXA1 和 FOXA2 的缺失导致肝芽形成缺失,腹侧前肠 AFP 表达缺失,这表明肝脏特化未能启动（Lee et al, 2005a）。同样,小鼠胚胎中 GATA4 或 GA-TA6 的缺失导致肝扩张失败,肝内胚层仍然表达肝基因（Watt et al, 2007; Zhao et al, 2005）。FOX 蛋白是一个广泛的转录因子家族,与有翼螺旋/叉头 DNA 结合域（Kaestner et al, 2000）有相同的同源性,这些结构域在调节细胞分化、增殖、转化和代谢稳态相关基因的表达方面发挥着重要作用（Duncan, 2000; Wang et al, 2001; Zaret, 1999）。体外外植体培养证明 FGF 足以诱导

前肠腹侧内皮细胞分化为成肝细胞（Gualdi et al, 1996）。然而,当 FOXA1/FOXA2 缺陷的内皮细胞与外源性 FGF2 共同培养时,未见肝脏表达（Lee et al, 2005a）。这一结果提示 FOXA1 和 FOXA2 在肝脏发生中的必要性。体内 DNA 结合研究表明,肝脏特异的 ALB 对 FOXA 因子有一个重要的上游调控结合位点（Bossard & Zaret, 1998; Gualdi et al, 1996）。在 FOXA 或 GATA4 结合之前,ALB 基因在转录上是沉默的,带有封闭的染色质。在与 FOXA 和 GATA4 结合后,染色质结构域得以暴露（Cirillo et al, 2002）,从而增加了基因被激活的能力。到 E9.5（胚胎发育第 9.5 天）孕龄时,其他转录因子 CCAAT/增强子结合蛋白-β 和核因子 1 与 FOXA 位点附近的位点结合,结果白蛋白基因变得活跃（Zaret, 2002）。因此,FOXA 与染色质的结合是肝感受态形成的关键步骤,它通过增加基因表达并允许与其他转录因子的结合来实现。

肝诱导

来自心源性中胚层的 FGF 和来自横膈间充质层（septum transversum mesenchyme, STM）的 BMP 与诱导小鼠和鸡胚胎内胚层的肝脏命运有关。体外研究表明,当腹侧前肠和心源性中胚层在成纤维细胞生长因子抑制剂存在的情况下共培养时,肝诱导被抑制（Jung et al, 1999）。在低浓度的外源 FGF2（2~5ng/mL）存在的情况下培养没有心源性中胚层的前肠内胚层可以恢复肝脏基因的表达（Jung et al, 1999）,同时抑制了胰腺标志物（PDX1）的表达（Deutsch et al, 2001）,而高浓度的 FGF2（10~500ng/mL）诱导 NKX2-1,NKX2-1 是呼吸上皮的早期标志,但不能诱导白蛋白基因的表达（Serls et al, 2005）。前肠内皮细胞与 BMP 抑制剂 Noggin（NOG）共培养时,可抑制肝基因的诱导,而加入 BMP2 或 BMP4 的效果则相反。然而,尽管有这些结果,BMP4 纯合突变的胚胎仍然表现出正常的肝脏基因诱导（Rossi et al, 2001; Smith & Harland, 1992）。这些数据表明,心脏中胚层是 FGF 信号的来源,对于从腹侧前肠内胚层诱导肝脏和随后的形态发生至关重要,而 BMP 在这一过程中起辅助作用（图 1.3）。

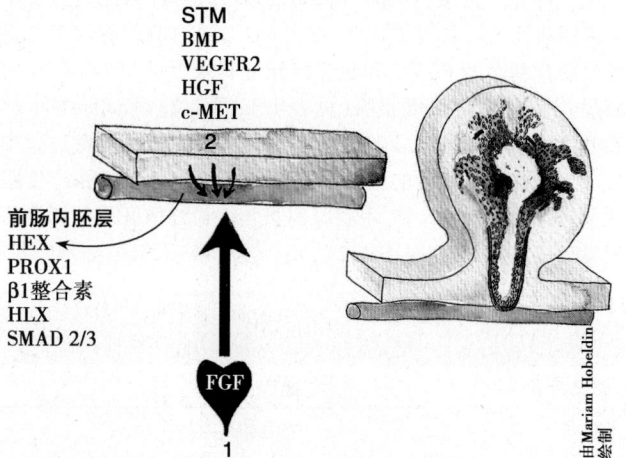

图 1.3 由心源性间充质 1 和横隔间充质 2（STM2,诱导肝脏特化）释放的因子控制的肝脏个体发育学图解。来自 STM 和内皮细胞的信号分子（如 VEGFR2、HGF）和转录因子（如 PROX、HLX）导致内皮细胞分层并迁移到 STM,从而形成肝芽。BMP,骨形态发生蛋白; FGF =成纤维细胞生长因子; HGF,肝细胞生长因子; c-MET, HGF 受体; VEGFR2, 血管内皮生长因子受体 2（Courtesy Mariam Hobeldin.）

肝芽的形态发生

在肝脏特化（E8.5～E9.0）后，"肝脏"开始表达肝脏特异性基因（ALB、AFP、HNF4α），最终形成肝芽。肝芽的形态发生受到两种转录因子的促进，HHEX（造血表达的同源盒，前面讨论过）（Crompton et al，1992）和 PROX1（Prospero 相关的同源盒 1）（Oliver et al，1993）。HHEX 在 E7.0 的前内胚层表达，最终形成肝脏和腹胰。HHEX 缺失的胚胎生长时没有肝脏或甲状腺，并在 E11.5 出现前脑缺陷；然而，内胚层上皮增厚的证据表明，分化可能存在缺陷，这是可能的肝脏诱导的证据（Martinez Barbera et al，2000）。

在另一项关于 HHEX 缺失胚胎的单独研究中，肝脏基因 ALB 和 PROX1 在 E8.5 左右的前肠腹侧内胚层表达，E9.0 时肝脏内胚层区域的增厚比杂合子胚胎要小。此外，溴脱氧尿嘧啶核苷（Brdu）染色显示，与对照组相比，预期肝区的增殖率明显降低，没有明显的细胞凋亡（Bort et al，2004）。基膜层富含层粘连蛋白，包围肝内胚层，在 E9.0～E9.5 左右降解，使肝细胞开始向 STM 迁移，形成肝芽。这种降解是由成肝细胞促进的，在正常情况下，成肝细胞下调 E-钙黏附素。然而，在 PROX1 缺失的突变胚胎中，由于过量的 E-钙黏附素和基底膜蛋白层粘连蛋白和 4 型胶原，前体肝细胞无法迁移到 STM 中。基底膜不能降解，细胞仍然被困在肝憩室，肝脏整体变小（Sosa-Pineda et al，2000）。肝叶的大部分缺乏肝细胞，这表明在 PROX1 缺失的突变胚胎中，间充质成分贡献了肝脏质量的大部分。ONECUT1（也称为 HNF6）和 ONECUT2 双突变体也有类似的表型，这是基叶降解所必需的（Margagliotti et al，2007）。此外，药物抑制基质金属蛋白酶（通常由成肝细胞和 STM 细胞表达的细胞外基质重塑酶）可抑制成肝细胞在培养中的迁移（Margagliotti et al，2008）。为了进一步说明细胞外基质在肝芽形态发生中的重要性，层粘连蛋白受体 β1-整合素缺陷的成肝细胞不能在肝芽中定植（Fassler&Meyer，1995）。这些 β1-整合素是作为细胞外基质蛋白（如层粘连蛋白和胶原蛋白）的受体（Hynes，1992）。

综上所述，PROX1 和 ONECUT 因子通过调节基质金属蛋白酶和成肝细胞与细胞外基质的相互作用，在调节分层和控制成肝细胞迁移中起重要作用。如果没有合适的细胞外基质，细胞向 STM 的迁移将受到干扰。

内皮细胞在肝脏器官发生中的作用也已被研究，肝血管系统为早期生命的造血提供重要的来源。内皮细胞定位为一条松散的细胞项链，介于增厚的肝上皮和 STM 之间（Matsumoto et al，2001）。VEGFR2（也称为 KDR）缺失突变的胚胎未能完成成肝细胞介导的分层和随后的迁移（Matsumoto et al，2001）。这些结果表明，内皮细胞与新生肝细胞相互作用，并有助于肝芽的生长。

肝芽生长

STM 细胞与腹侧内胚层关系密切，对肝脏的诱导和生长有重要作用。这种上皮间充质间的相互作用对于肝芽的形成、扩张和分化是必不可少的。在这一阶段（E9.5 到 E15），肝芽经历了大量的生长，并成为造血的重要部位。调节这一阶段的信号来自肝脏间充质和 STM。这些信号包括 FGF 和 BMP，它们

除了有助于肝脏特化外，还能促进肝脏生长。BMP4 在 STM 中强烈表达，并在 E9.0 继续表达，在此期间肝芽迁移到 STM（Rossi et al，2001）。BMP4 缺失突变小鼠胚胎的肝芽生长延迟，这表明 BMP 构成肝脏重要的生长信号（Rossi et al，2001）。

另一个与肝脏生长有关的因素是 HLX，它在肝脏将扩展到的内胚间充质（STM）中显著表达（Hentsch et al，1996）。HLX 缺失的胚胎表现出严重的肝脏发育不良，但不影响肝脏的特化（Hentsch et al，1996）。在肝细胞生长因子（HGF）缺失突变的胚胎中也观察到了类似的结果（Schmidt et al，1995）。与 HLX-/- 胚胎不同，细胞凋亡是 HGF 缺失型胚胎肝脏严重发育不良的根本原因。肝细胞生长因子（HGF）是由肝窦内的间质细胞产生的，通过肝细胞产生的 c-met 酪氨酸激酶受体介导其作用（Schmidt et al，1995）。转化生长因子-β（TGF-β）信号也通过 Smad2 和 Smad3 转位到细胞核，上调或下调基因表达。Smad2 和 Smad3 杂合突变的胚胎由于 β1-整合素表达减少而表现出严重的肝脏发育不良（Weinstein et al，2001）。有趣的是，当 HGF（一种强有力的肝营养生长因子）被添加到培养基中时，这种表型被恢复了。推测这是 β-1 整合素表达的结果（Weinstein et al，2001），它在肝细胞与细胞外基质的黏附中起重要作用；众所周知，转化生长因子-β 和肝细胞生长因子可诱导 β1-整合素表达（Kagami et al，1996；Kawakami-Kimura et al，1997）。

成肝细胞分化概述

成肝细胞在 E13.5 左右开始分化为成熟的肝细胞和胆管上皮细胞。在分化前，成肝细胞表达成人肝细胞（ALB、HNF4α）、胆管上皮细胞（KRT19）和胎肝（AFP）的基因（Lemaigre，2003；Shiojiri et al，1991）。

靠近门静脉的成肝细胞形成双层结构，通过上调胆汁特异性细胞角蛋白 19（KRT19）和下调其他肝脏基因，最终分化为胆管上皮细胞。这一围绕门静脉的双层结构在 E17.0 开始形成局灶性扩张，合并到门静脉间充质形成肝内胆管，直到出生。未参与导管形成的导管双层板区域逐渐退化。剩余的成肝细胞分化为成熟的肝细胞，与顶面的胆小管排列在肝索中（Lemaigre，2003）。在成熟的肝胆系统中，胆汁由肝细胞产生并分泌到小管，小管与肝内胆管网络相连。然后胆汁流到肝管，穿过胆囊管，储存在胆囊里；最后，胆汁通过胆总管排入肠道。胆管上皮细胞塑造了肝内、肝外胆道树（肝、胆、胆总管）和胆囊的内腔（图 1.4）。

胆管上皮细胞分化与胆管板的形成

胆管上皮细胞的确切起源一直备受争议，然而，主流学派认为它们起源于双潜能成肝细胞，可以分化为肝细胞或胆管上皮细胞。这一理论是基于观察到未成熟的成肝细胞共表达肝细胞（ALB）和胆管上皮细胞（KRT19）的标志物。随着细胞变成导管细胞，胆汁特异性标记 KRT19 在妊娠后期强烈表达，而其他细胞在发育成成熟肝细胞时短暂表达肝细胞标记 ALB 和 AFP（Shiojiri et al，1991）。当胚胎肝脏在肝内胆管形成之前被移植到同基因动物的睾丸中，产生肝细胞和典型的胆管时，这一理论得到了进一步的支持（Shiojiri et al，1991）。Suzuki 及其同事（Suzuki et al，2002）利用对来自 E13 胚胎肝脏的肝"干细

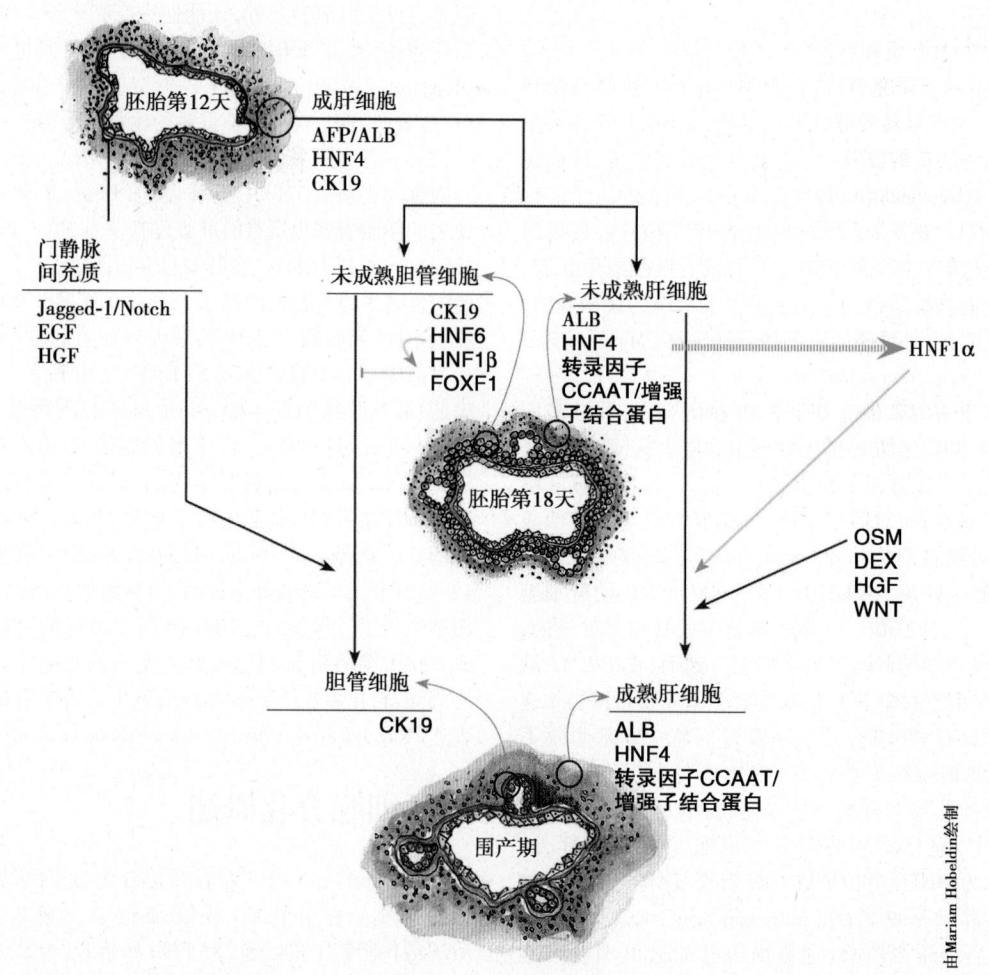

图1.4   成肝细胞分化为成熟肝细胞和胆管细胞的研究进展。双潜能成肝细胞最初表达肝细胞（ALB、AFP）和胆管上皮细胞（KRT19）的标志物。门静脉周围间充质区的成肝细胞上调KRT19，下调肝源性转录因子（HNF4，CEBP）以形成成熟的胆管上皮细胞，进一步从门静脉间充质（NOTCH，HGF）和胆管重塑中发出信号。其余的成肝细胞上调生肝因子。其他因素（OSM、地塞米松）有助于成熟肝细胞的成熟。AFP，甲胎蛋白；ALB，白蛋白；DEX，地塞米松；EGF，表皮生长因子；HGF，肝细胞生长因子；HNF，肝细胞核因子；OSM，抑瘤素M（Courtesy Mariam Hobeldin.）

胞"的体外研究，证明这些细胞可以形成分化的肝细胞、胆管上皮细胞、胰腺细胞和肠道细胞，这些干细胞被鉴定为具有自我更新能力和多系分化潜能。

触发从成肝细胞向胆管上皮细胞转变的第一步被认为是通过ONECUT转录因子肝细胞核因子6（HNF6）来促进的，HNF6表达于发育中的肝内胆管的胆管上皮细胞，以及成肝细胞、胆囊原基和肝外胆管（Landry et al,1997；Rausa et al,1997）。*HNF6-/-*胚胎有严重的胆道异常。在肝外，这种突变导致没有胆囊和正常的胆管；相反，有一个连接肝脏和十二指肠的扩大的结构。然而，在肝内，它引起胆管上皮细胞的异常分化，导致胆汁淤积。进一步的组织学检查显示，E13.5的KRT19阳性细胞数较对照细胞增多，E15.5~E16.5出现异常大的囊肿，囊壁内有KRT19表达的细胞上皮。这些异常囊肿与Caroli病相似，Caroli病是一种常染色体隐性遗传病，伴有导管板畸形和扩张。E13.5处*KRT*阳性细胞的异常增加缺乏任何增殖标记，这表明它们是有丝分裂后的，这是由于成肝细胞过早分化为胆系所致（Clotman et al,2002）。此外，与对照组相比，过量的KRT阳性的胆管上皮细胞在肝实质内形成索状延伸，仅限于门静脉附近。这一结果支持了HNF6对成肝细胞向胆管上皮细胞分化

和肝内胆管形态发生的调控作用，使胆管上皮细胞进入汇管区。在*HNF1β-/-*胚胎中也观察到类似的肝内胆管形态缺陷，提示*HNF6*通过*HNF1β*调控肝内胆管的发育（Clotman et al,2002）。与来自双潜能成肝细胞的肝内胆管不同，排列在肝外胆管内的胆管细胞来自共同的腹侧胰胆芽。这些原始胚胎芽源性细胞的胆管命运由转录因子SOX17决定，该转录因子与PDX1在这些胰胆祖细胞中共表达（Spence et al,2009）。胰腺系PDX1阳性细胞与胆管原基SOX17阳性细胞之间的细胞命运是由毛发和分裂增强子1（HES1）决定的（参见后面的胰腺部分）。在E8.5时使*SOX17*缺失，导致胰组织在胆总管异位表达，肝芽中有*PDX1*阳性细胞，并伴有胆管结构的丧失。相反，SOX17的过表达抑制了胰腺的发育，促进了PDX1阳性区域组织中的异位胆管样组织发育（Spence et al,2009）。此外，已经证明SOX17在出生后调节胰岛素的分泌，随着胰腺中*SOX17*基因的缺失，小鼠变得容易发展为糖尿病（Jonatan et al,2014）。

关于间充质-上皮诱导肝原基和胆囊，研究表明，间充质有助于胆管上皮细胞的分化，当与肝或肺间充质共培养时，可以刺激成肝细胞向胆管上皮细胞的分化（Shiojiri & Koike,

1997）。在对 *HNF6-/-* 小鼠的研究中也注意到,胆管上皮细胞分化发生在门静脉间充质和肝实质之间的交界处（Clotman et al,2002）。最近的一项研究表明,叉头盒 F1（*FOXF1*）转录因子可能在间充质-上皮信号转导中发挥重要作用,间质-上皮信号转导是来自前肠内胚层的器官（如胰腺、肝脏、胆囊和肺）发育所必需的接口（Kalinichenko et al,2002）。*FOXF1* 的表达仅限于胆囊间质和 STM。在 *FOXF1+/-* 胚胎中,胆囊出现严重的结构异常,大小明显缩小,间充质细胞数量减少,胆管上皮细胞层缺失,外平滑肌层缺失。间充质细胞数量的减少归因于血管细胞黏附分子和细胞黏附 α5-整合素的减少,这两者都是中胚层形成所必需的（Mahrapuu et al,2001;Y Ang et al,1993）。有缺陷的平滑肌层形成归因于血小板衍生生长因子受体 α 水平的降低,这是平滑肌细胞分化所必需的（Jacob et al,1994）。FOXF1 在野生型小鼠的肝内胆管间充质中不表达,在 *FOXF1+/-* 小鼠的肝内胆管中也没有发现缺陷;但是,肝脏中的 *FOXF1* mRNA 水平增加,这表明它可能是一种防止肝脏缺陷的代偿机制（Kalinichenko et al,2002）。提示 *FOXF1* 在肝外胆管和胆囊的发育中起重要作用,而间充质在胆管上皮细胞分化中起重要作用。胆管上皮细胞和细胞外基质之间的相互作用也被认为有助于胆管上皮细胞的分化。

整合素是细胞外基质蛋白的膜受体,在介导分化细胞和细胞外基质之间的相互作用中发挥重要作用（Couvelard et al,1998;Hynes,1992）。成肝细胞表达含有 β1 亚单位（α1β1、α5β1、α6β1 和 α9β1）的整合素异源二聚体,当成肝细胞在与间质接触时分化为未成熟的肝内胆管上皮细胞时,整合素的形态发生变化。原始的肝内胆管上皮细胞上调 α6β1 的表达,丢失 α1β1,同时获得其他几个以前在成肝细胞上没有表达的整合素二聚体,如 α2β1、α3β1、αVβ1 和 α6β4（Couvelard et al,1998）。肝内胆管上皮细胞与含有胶原、肌动蛋白和层粘连蛋白的基底膜接触（Desmet,1985）;然而,肝细胞被无层粘连蛋白或肌动蛋白的窦周基质所包围（Schuppan,1990）。α6β1 表达的增加和层粘连蛋白整合素受体 α2β1、α3β1 和 α6β4 胆汁特异性表达的获得,与层粘连蛋白在门静脉间充质与导管板接触点的沉积有关（Couvelard et al,1998）。

导管板的重塑

如前所述,门静脉周围的双层导管板开始形成局灶性扩张,与门静脉间质结合形成肝内胆管,而未参与胆管形成的双层导管板部分则逐渐退化。这种退化机制被认为是通过凋亡来实现的（Sergi et al,2000;T Erada & Nakanuma,1995）。细胞-基质的相互作用也被认为对重塑过程有贡献。生腱蛋白在迁移入间充质的原始导管的胆管上皮细胞周围的间质中有表达。相反,生腱蛋白在外周导管的间质中缺失（T Erada & Nakanuma,1994）。

导管细胞的小管形成被认为是由肝细胞或胆管上皮细胞分泌的可溶性因子所致。当人胆管上皮细胞与肝细胞共培养时,诱导了明显的胆管形态发生反应,胆管上皮细胞形成了组织良好的管腔导管。当胆管上皮细胞在先前肝细胞和胆管上皮共培养的条件培养基中生长时,这一结果被重现（Auth et al,2001）;然而,在体内研究中,尚不清楚可溶性因素是否有助于小管形成（图 1.5）。

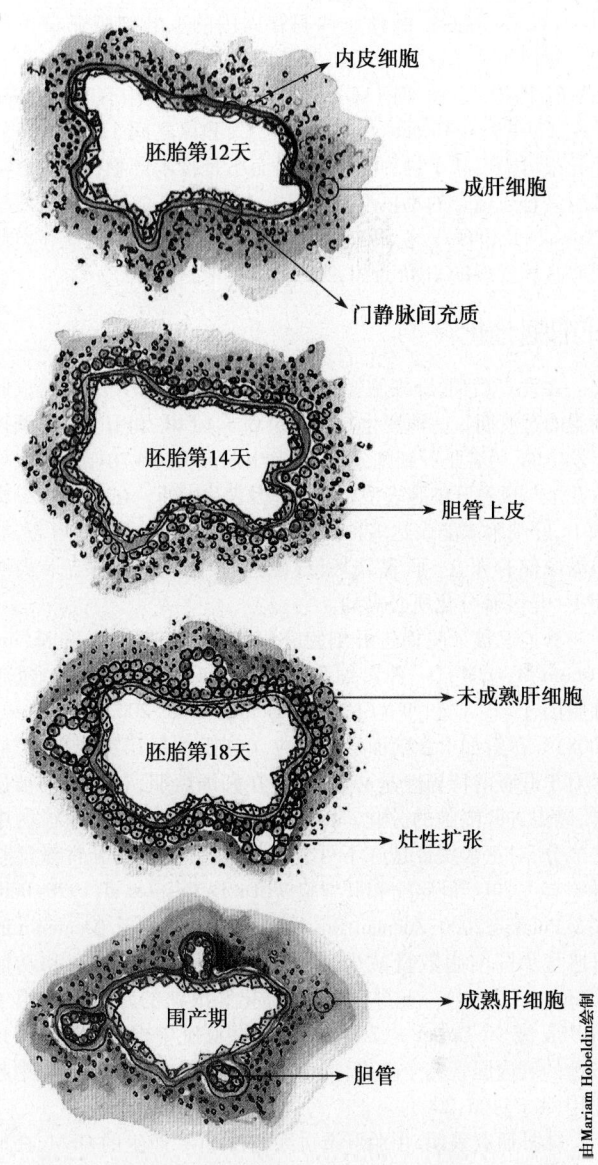

图 1.5 门静脉周围肝内胆管形成概况。门静脉间充质附近的成肝细胞开始获得胆管上皮细胞标志物（KRT19）并下调肝脏基因表达,首先在胚胎第 14 天形成单层,然后在胚胎第 18 天形成双层,局部扩张,最终形成肝内胆管。其余的双层结构会倒退（Courtesy Mariam Hobeldin.）

图中标注：
内皮细胞
胚胎第12天
成肝细胞
门静脉间充质
胚胎第14天
胆管上皮
胚胎第18天
未成熟肝细胞
灶性扩张
围产期
成熟肝细胞
胆管
由 Mariam Hobeldin 绘制

门静脉导管、血管与间质的发育关系

根据对许多称为"导管板畸形"的人类疾病的观察,汇管区的组成部分（胆管、肝动脉和门静脉）之间似乎存在功能关系。这些疾病包括胆道闭锁、Caroli 病、Meckel 和 Alagille 综合征,其中异常胆管与汇管间充质和汇管血管的异常相关（Lemaigre,2003）。这种关联在 NOTCH 通路缺陷的研究中也得到了证实。Alagille 综合征是一种常染色体显性遗传病,汇管区内胆管缺失,伴有动脉和肝动脉增多。NOTCH 受体配体 Jagge-1（JAG1）的单倍体缺失与 Alagille 综合征有关,在人类中 JAG1 持续表达于导管上皮（Li et al,1997;Louis et al,1999）。它也表达在发育中的汇管脉管系统的内皮细胞中（Crosnier et al,2000）。在双杂合小鼠身上复制 Alagille 综合征的动物模型,检测 *JAG1* 和 *NOTCH2* 基因（J1N2+/-）的突变。JAG1 蛋白在肝血管中表达,

NOTCH2 在门静脉、肝动脉和胆管周围的成肝细胞亚群中表达。有趣的是,虽然 JAG1 和 NOTCH2 蛋白都没有在这些小鼠的胆管上皮中表达,但 JAG1 在人类的胆管上皮中有表达(Louis et al,1999;McCright et al,2002)。人和鼠之间 JAG1 表达的差异很可能反映了物种的特异性,而不是技术产物,因为 *JAG1* 基因杂合或纯合的小鼠没有表现出 Alagille 综合征的肝脏症状(Xue et al,1999)。在 *NOTCH2* 缺失突变小鼠中也观察到类似的胆道异常(McCright et al,2002)。

肝细胞分化

在发育后期,肝细胞经历一个从造血支持作用到成熟成肝细胞的过渡期。这种变化是在转录因子 CEBP 和 HNF4 的调控下发生的,后者是肝细胞分化的关键因子。HNF4 功能的丧失导致几个与成熟肝细胞表型相关的基因表达中断。在 HNF4−/−小鼠中,肝细胞未能表达多种成熟的转氨酶,缺乏正常的形态,导致糖原储存不足,肝窦破坏,缝隙连接中断。这些结果表明 HNF4 是肝脏分化所必需的。

其他已被证明促进肝细胞分化的因素包括抑癌素 M(oncostatin M,OSM)、一种白细胞介素-6(interleukin 6,IL-6)家族细胞因子、HGF 和 WNT(Michalopoulos et al,2003;Tan et al,2008)。尽管如本章前面所讨论的,在前肠内胚层抑制 WNT 信号对于肝脏的特异性是必要的,但在妊娠后期,它的作用被逆转,以促进肝细胞的分化。β-catenin 是典型的 *WNT* 途径的中心成分,对正常发育是必不可少的;它在肝脏中的异常激活与肿瘤有关,包括肝腺瘤和肝细胞癌(De La Coste et al,1998;Peifer & Polakis,2000;Zucman-Rossi et al,2006)。缺乏 β-catenin 的肝脏显示肝细胞数量减少,成肝细胞缺乏成熟、增殖和功能(Tan et al,2008)。此外,肝细胞分化和成熟的基本调节因子 CEBPα 减少(Tan et al,2008)。在这些肝脏中也注意到 CK-19 阳性的肝内胆管完全缺失,提示 β-catenin 可能在胆管分化中起作用(Tan et al,2008)。

体外研究表明,由胎肝造血细胞和 HGF 产生的 OSM,在地塞米松的作用下,通过不同的途径诱导肝分化(Kamiya et al,2001)。结果表明,胎肝在胚胎第 14.5 天时表达葡萄糖-6-磷酸酶(G6Pase)、酪氨酸氨基转移酶(TAT)和糖原累积,这些都是用 HGF 或 OSM 培养的成熟和分化肝脏的标志。当 gp130(IL-6 家族细胞因子的共同受体亚基)无效突变小鼠肝脏中 TAT 水平和糖原储存显著降低时,这一观点得到进一步支持(Kamiya et al,2001)。CEBP 对获得和维持肝细胞分化也很重要,基因敲除小鼠表现出肝生长和结构缺陷以及细胞增殖增加(Flodby et al,1996)。CEBPα 也被认为是控制双潜能肝母细胞分化为胆管上皮细胞或肝细胞的关键因素。CEBPα 在胚胎第 9.5 天开始在内胚层肝原基表达,随着发育在肝母细胞和肝细胞胞核的表达增强。在胆管细胞分化过程中,CEBPα 在门静脉周围胆管细胞前体细胞中的表达受到抑制,提示其抑制可能是胆汁细胞从肝母细胞分化的先决条件(Shiojiri et al,2004)。

最近的谱系追踪实验表明,肝胆管树、胰管树和肠腺,从技术上讲都是一个连续的上皮内膜(图 1.6),拥有一个共同的 SOX9 阳性祖细胞池,在生理条件下都可以分别产生持续的肝细胞、腺泡和所有成熟的肠道细胞类型(Furuyama et al,2011)。从 SOX 阳性的肝细胞分化中,胆管细胞在肝细胞分化过程中

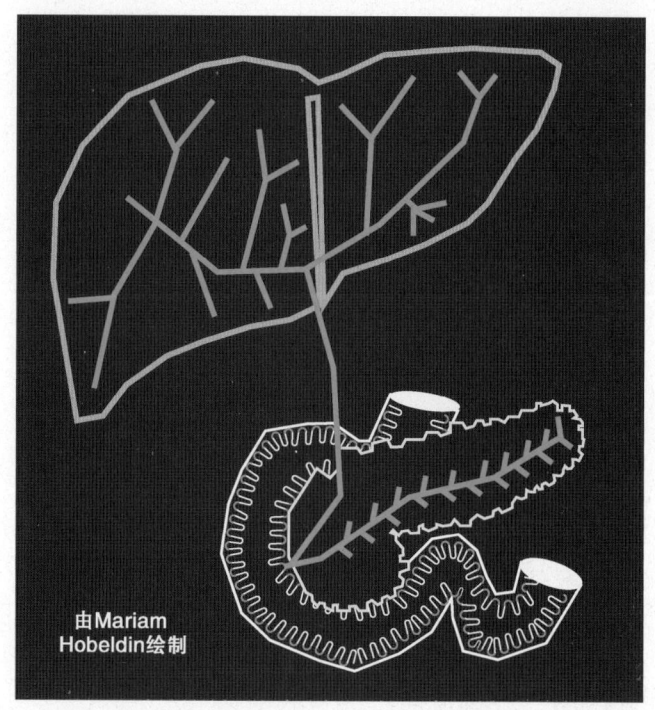

图 1.6　SOC9 阳性祖细胞位于肠隐窝中,与胆胰管系相连(Courtesy Mariam Hobeldin.)

再生过程增加,表明胆管和胰管树(SOX9 表达区域)包含一个以前未被重视的祖细胞池。有人认为,这些 SOX 阳性祖细胞样细胞位于肝外和肝内大胆管的腺体[也称为胆管周围腺体(peribiliary glands,PBG)]中。这些祖细胞样细胞负责表面上皮的更新,产生成熟细胞,如胆管细胞、杯状细胞和肝细胞。尽管已经证实 Hering 管可能是成人肝脏中的干细胞龛,含有人肝干细胞,但 PBG 可能是一种新发现的肝干细胞库。临床上,人类肝干细胞被认为是一些肝癌和肝内胆管癌的起源(Cardinal et al,2012;Carpino et al,2012)。然而,PBG 可能是致癌的起始位点。具体来说,PBG 内的内皮样干细胞可能是产生黏蛋白的胆管癌细胞的来源细胞(Carpino et al,2012)。此外,胆管癌表达了一些与 PBG 细胞共同的标记物,如 EpCAM、OCT4 和 CD133(Komuta et al,2008)。有几项研究假设损伤后肝脏再生的确切来源,包括肝细胞(Schaub et al,2014)、导管细胞(Furuyama et al,2011)、PBG(Carpino et al,2012)或经鉴定的祖细胞(Huch,2015;Huch et al,2013)。此外,通过谱系追踪还证明,肝细胞在损伤后去分化为胆管细胞祖细胞,然后再分化为功能成熟的肝细胞(Tarlow et al,2014)。一种类似于胰腺腺泡细胞因应激而去分化为导管样祖细胞的机制(Shi et al,2013),以及胰腺细胞中的去分化再分化途径(ElGohary et al,2014;Puri et al,2015;Talchai et al,2012)。然而,需要进一步的研究来调和这些差异,使之成为一个统一的肝再生来源理论。

胰腺

胰腺发育概况

"胰腺"一词源于希腊语,意思是"全部是肉"。它由外分泌部和内分泌部两个形态不同的组织构成,都起源于一个简单

的上皮细胞。这一特征多年来一直吸引着发育生物学家。胰腺的形态发育取决于胰腺的两大功能:外分泌腺泡组织分泌消化酶,内分泌组织调节血液化学。由于胰腺中这两种不同组织的功能和组成,有人甚至将其描述为两个器官合二为一。

胰腺内分泌部由分泌胰高血糖素、胰岛素、生长抑素、胃泌素和胰多肽的 α、β、δ、ε 和 PP 细胞组成。这些细胞总共只占成人胰腺质量的 2%(Gittes,2009)。胰腺外分泌部则由腺泡上皮细胞和导管上皮细胞组成,产生消化酶,占成人胰腺质量的近 98%。

基础胰腺胚胎学

在早期发育过程中,胰腺是由背胰芽和腹胰芽形成的,由于转录因子 PDX1 和 PTF1A 的区域特异性,都起源于原始前肠管尾部的内胚层,(Grapin-Botton,2005;Moore-Scott et al,2007;Sadler & Langman,2006)。胰腺发育的第一个形态学证据是在胃远端十二指肠原水平的原始前肠管的背侧覆盖间充质凝聚的形式。不久之后,在小鼠妊娠约胚胎第 9.5 天、人类妊娠至胚胎第 26 天时,背芽开始外翻到上面的间充质中(Kallman & Grobstein,1964;Pictet et al,1972)。在小鼠中约 12 小时、人类背胰芽外翻后 6 天,腹芽开始萌发。

腹胰芽的形态发育与背胰芽相似,但在分子水平上有显著差异。在最初的芽外翻之后,胰腺经历茎部的伸长,这是主胰导管的前体,芽顶端的分支形态发生。与发育中的肺、肾和唾液腺的生长模式不同,胰腺的分支形态发生经历了典型的 90°模式,胰腺生长在一种急性分支模式中,这种模式可能导致上皮紧密排列的分支之间的间充质被排斥或"挤出"。这种对间充质的排斥可能影响上皮-间充质相互作用和谱系选择(图 1.7)。腹胰芽起源于肝憩室底部,向背侧旋转,最终与背胰芽融合(人类妊娠第 6~7 周,小鼠胚胎第 12~13 天),形成钩突和胰头下部,胰腺的其余部分由背胰芽产生。整个腹胰芽与背胰管远端融合形成 Wirsung 主胰导管。背胰管的其余近端部分或是被破坏,或是作为 Santorini 的一个小的副胰导管持续存在(Sadler & Langman,2006)。

在发育过程中,胰腺通过两波次分化完成内分泌细胞群的主要扩增:早期初级转变(小鼠为胚胎第 13.5 天之前),以同源盒转录因子 PDX1 在胚胎第 8.5 天的表达为标志;随后是次级转变(小鼠为胚胎第 13.5~16.5 天),其标志是内分泌和外分泌细胞分化显著增加,产生成熟的胰岛(Jensen,2004;Pictet et al,1972)。在类似的时期,胰腺外分泌前体经历快速的分支形态发生和腺泡细胞分化(见图 1.7)。在第二波分化过程中,早期胰芽的单层上皮重组成一个分支网络,祖细胞分离与表达腺泡特异性酶的远端"尖端"分离,转录因子包括 PTF1A、表达导管标志物(如 SOX9)和内分泌前体标志物(如 NEUROG3)的近端的"主干"(Kesavan et al,2009;Villasenor et al,2010)。所有不同类型的胰腺细胞最终都来自 PDX1+细胞,而 NEUROG3 阳性细胞的后代将从主要的"主干"中剥离,并特异性地形成胰岛细胞簇。最初认为在妊娠末期,不同的转录因子,如 PDX1 阳性、PTF1 阳性和 SOX9 阳性的细胞,逐渐分别特化为 β 细胞、腺泡细胞和导管细胞。然而,随着使用 Cre-loxP 和新的 DRE-Rox 系统的谱系追踪实验的出现,研究者发现事实并非如此。例如,PDX1 阳性细胞现在已被证明在胰管腺中表达(Strobel et al,2010)(见后文),并导致肝外胆管系统的形成(Spence et al,2009)。

胰腺的内胚层模式

如本章前述,胰腺通过上皮-间质相互作用发育。在此之前,背侧前肠能够从脊索(FGF)(Wells & Melton,2000)和前腹前肠(视黄酸和 BMP)接收胰腺信号(Stafford and Prince,2002;Tiso et al,2002)。前肠的胰前区与脊索接触,而腹胰与外侧板中胚层接触(Kumar et al,2003)。

背胰芽和腹胰芽的发育

脊索对背胰的发育至关重要,脊索与背胰前内胚层保持接触,直到成对的背主动脉在中线融合(约胚胎第 8 天)。早期鸡胚脊索切除的体外实验后,背胰无法形成(Kim et al,1997),但腹胰发育不受影响,进一步验证了背胰芽和腹胰芽发育由不同的分子控制。腹胰在上游的心源性间充质信号的控制下发育,后者产生肝前信号(FGF)以诱导肝脏的形成。心源性间质区域缺乏肝前 FGF 信号将导致内胚层"默认"分化为腹胰(Deutsch et al,2001)。前胰内胚层中的 Sonic Hedgehog(SHH)受到脊索的抑制,这是背胰发育所必需的,否则 SHH 将在整个原始肠管上皮中表达。在鸡胚培养物中脊索缺失时,在前肠内胚层的胰腺区域可见异位 SHH,并且胰腺无法发育(Hebrok et al,1998)。主动脉狭窄的病人背胰芽和腹胰芽的发育有明显

分支形态发生

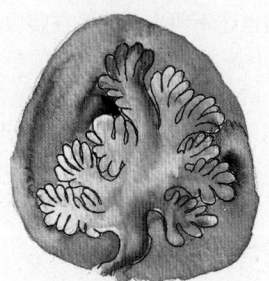 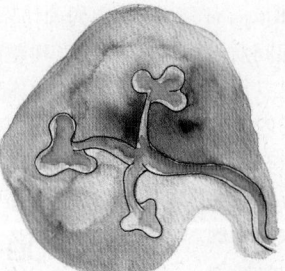 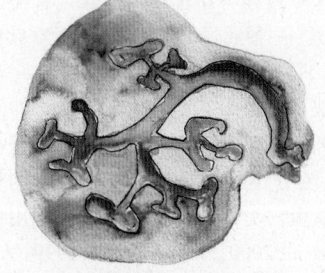

胰芽　　　　　　　唾液腺芽　　　　　　输尿管芽

图 1.7　胰腺分支形态发生与其他以 90°分支并完全暴露于间充质的器官系统(如肺、肾和唾液腺)不同。胰腺具有急性分支模式。因此,某些区域不能进行间质接触。间充质包含调节胰腺生长和分化的因子(Courtesy Mariam Hobeldin.)

由 Mariam Hobeldin 绘制

差异。病人有胰头而缺少胰体和胰尾,胰头起源于腹芽,腹芽独立于主动脉而发育(Kapa et al,2007)。这里,预期的胰腺内胚层可能失去了来自"狭窄的"主动脉的诱导信号,导致背胰发育不全。这也进一步凸显了内皮细胞在胰腺发育中的重要作用及其与前胰内胚层微妙而复杂的相互作用(请参阅"内皮细胞"部分)。

胰腺间充质

胰腺上皮细胞被间充质包裹,间充质中包含对胰腺形态发生至关重要的因素。间充质通过细胞接触对胰腺产生由扩散因子介导的促内分泌作用(Li et al,2004)。间充质与上皮的接触不仅增强了NOTCH信号通路诱导的HES1,有利于腺泡谱系的建立,还抑制了神经生成素3(NEUROG3)的表达,从而抑制了内分泌的分化(Duvillie et al,2006)。在缺乏间充质的情况下,胰腺上皮的"默认"分化是内分泌(Gittes et al,1996)。因此,间充质对外分泌组织的发育具有诱导作用,对内分泌细胞的发育具有抑制作用,这很可能是由可溶性因子介导的。

间质与胰腺上皮之间的相互作用受多种因素调节,其中最重要的是FGF。众所周知,FGF在胰腺的多个上皮-间质界面区域表达,并且在调节分支形态发生中特别重要(Hogan,1999)。FGF1、7和10通过FGF受体2B(FGFR2B)介导其作用,诱导上皮细胞增殖,有利于外分泌分化(Celli et al,1998;Dichmann et al,2003;Elghazi et al,2002)。FGF10或FGFR2B的无效突变会导致胰分支形态发生的减弱(Bhushan et al,2001;Pulkkinen et al,2003)。FGF的这些作用主要是用于胰芽的持续发育,与来自心源性间充质的FGF的作用相反,后者抑制腹胰芽的形成有利于肝脏发育(Deutsch et al,2001)。

TGF-β 信号通路

TGF-β超家族也参与了许多发育过程,包括早期胰腺发育。TGF-β亚型(TGF-β1、-β2和-β3)早在胚胎第12.5天就定位于胰腺胚胎上皮,并逐渐集中在腺泡细胞中(Cristera et al,1999)。配体通过TGF-β受体Ⅱ(TBR-Ⅱ)介导其作用;然而,在妊娠晚期,它局限于胰管(Tulachan et al,2007)。研究表明,TBR-Ⅱ的抑制作用会招募过多的导管细胞成为内分泌祖细胞,这表明TBR-Ⅱ信号通路对于调节导管外的内分泌祖细胞的流量非常重要(Lee et al,1995;Sanvito et al,1995)。

激活蛋白是TGF-β超家族的一部分,也在胰腺发育中起作用。当外源激活蛋白被添加到胚胎胰腺外植体培养物中时,会抑制分支形态发生,这一过程与导管和腺泡分化有关(Ritvos et al,1995)。当卵泡抑素(一种通过胚胎第12.5天在胰腺间质中表达的激活蛋白抑制剂)被添加到胰腺上皮时,这一观点得到了进一步支持;它反映了间质效应,促进外分泌并抑制内分泌发育(Mirales et al,1998)。这些观察结果支持激活蛋白在促进和调节早期胰腺内分泌分化和抑制外分泌分化中的作用。类似地,表达显性负激活蛋白受体的转基因小鼠表现出胰岛细胞分化水平降低(Kim et al,2000;Shiozaki et al,1999;Yamaoka et al,1998)。因此,研究人员对激活蛋白诱导胰岛素阳性分化的潜在机制很感兴趣。应注意的是,AR42J细胞是来源于同时表达外分泌和神经内分泌特性的胰腺腺泡细胞。当用激活蛋白A培养AR42J细胞时,在诱导NGN3(内分泌分化和谱系选择的

关键决定因素)和PAX4(对β细胞分化至关重要的配对同源盒转录因子)后将细胞转化为胰岛素产生细胞(Mashima et al,1996;Zhang et al,2001)。研究还表明,激活蛋白A通过抑制Arx(一种含有同源盒的基因,对促进从内分泌祖细胞获得α细胞命运至关重要)来阻止α细胞系增殖和分化,从而调节胰高血糖素基因的表达(Mamin & Philippe,2007)。因此激活蛋白A通过刺激PAX4和NGN3并抑制ARX的表达来促进β细胞的分化。

如前所述,激活蛋白Ⅱ型受体的显性阴性突变体导致胰岛发育不全,生长分化因子11(GDF11)被证明是诱导β细胞分化的关键配体。GDF11无效突变小鼠胰腺发育出较多的Ngn3-阳性内分泌祖细胞和胰高血糖素阳性α细胞,而成熟胰岛素阳性β细胞却较少(Harmon et al,2004)。在激活蛋白受体ⅡB型突变体中也发现类似的表型。Smad2杂合子小鼠也显示NGN3阳性细胞增加,随后β细胞减少,表明GDF11通过SMAD2(TGF信号的细胞内介质)起作用,诱导其招募β细胞的效应(Goto et al,2007)。

BMP信号通路在胰腺发育中发挥作用;然而,研究得出不同的结果。PDX1-BMP6转基因小鼠出现完全胰腺发育不全(Dichmann et al,2003),而过度表达BMP4则促进导管细胞增殖(Hua et al,2006)。

TGF-β信号通路的细胞内介质SMAD已引起发育生物学家的兴趣。特别是TGF-β信号转导的细胞内介质SMAD2、SMAD3及其抑制剂SMAD7在调节胰腺内分泌成熟和发育中所起的复杂作用。胰腺部分切除后,成年小鼠胰腺中SMAD2和SMAD3基因失活导致胚胎内分泌室显著扩张以及胰岛增生旺盛。而成年小鼠胰腺切除术后SMAD7基因失活导致内分泌室明显减少,β细胞增生很少(El Gohary et al,2013;El Gohary et al,2014)。此外,SMAD4在50%的胰腺癌中被特异性地鉴定为发生了突变(Hahn et al,1996)。然而,尚未确定SMAD4在胰腺发育中的关键作用(Bardeesy et al,2006;Simeone et al,2006)。这些结果表明SMAD2/3/7网络是调节β细胞增殖和产生更多β细胞用于未来糖尿病治疗的合理靶点。

NOTCH 信号通路

胰腺发育的一个关键步骤是胰腺祖细胞在内分泌和外分泌之间的谱系决定。NOTCH信号通路被认为是这个命运决定开关的主调节器(Apelqvist et al,1999)。然而,NOTCH信号在胰腺谱系选择中的确切机制仍不清楚,且NOTCH信号在胰腺发育中的确切作用也还不明确。似乎在胰腺的发育过程中,可表达NOTCH靶的下游因子。下游分子的早期模式是NOTCH信号通路的关键介质,决定了祖细胞的内分泌与外分泌分化以及维持某些祖细胞的干细胞状态。妊娠后期,NOTCH信号通路的下游分子改变,从而在内分泌和外分泌分化的最初谱系决定之后促进细胞成熟和分化。

HEDGEHOG 信号通路

如前所述,前胰内胚层中的SHH抑制是胰腺形成的先决条件;然而,在胰腺发育中的HEDGEHOG信号似乎是复杂的。SHH基因无效突变小鼠的胰腺没有增大;相反,Indian Hedge-hog-(IHH-)基因无效突变小鼠的胰腺变小,说明IHH基因在胰

腺发育中的作用(Hebrok et al,2000)。然而,当 *SHH* 无效突变与 *IHH* 杂合突变相结合时,会形成环状胰腺。Hedgehog 补丁受体 *Ptc* 的无效突变小鼠在胚胎第 9.5 天处缺乏 PDX1 和胰高血糖素的表达,支持为了早期胰腺发育而抑制 SHH 的需要(Hebrok et al,2000)。同样,在启动子 *PAX4* 下转基因 *SHH* 或 *IHH* 的过度表达导致内分泌和外分泌组织质量显著降低(Smith et al,2000)。此外,已在胰管内描述了一种新颖独特的解剖隔室,称为胰管腺(McMinn and Kugler,1961;Strobel et al,2010;Wilcox et al,2013)(图 1.8)。它们存在于人类和啮齿动物的胰腺导管网络中,除了它们是意外表达 Sonic Hedgehog、HES1 和 PDX1 盲端小袋外,人们对这些导管腺的功能知之甚少(Strobel et al,2010)。HES1 和 PDX1 都是胰腺祖细胞的标记物(Gittes,2009),在这些盲端囊中的特异性表达,这使人想起肠隐窝,内含肠道干细胞,表明它们可能在胰腺再生中起作用。

WNT

正如本章前述,前肠内胚层的 β-catenin 抑制是启动肝脏和胰腺发育所必需的。与此一致的是,*Pdx1-Wnt1* 和 *Pdx1-Wnt5a* 转基因小鼠分别出现了胰腺发育不全和严重发育不良,证实早期 Wnt 信号对胰腺发育不利(Heller et al,2002)。与 NOTCH 信号通路相似,WNT 信号通路在内皮之外的作用是复杂的,并且依赖于 WNT 信号通路的时间和位置。β-catenin 主要在间充质中表达(Heller et al,2002),当从 PDX1 阳性细胞中去除时,会导致出生时腺泡组织的丢失,这与早期的研究相一致,即外分泌组织的发育是间质依赖性的(Murtaugh et al,2005;Wells et al,2007)。其他人发现 WNT 信号通路在促进出生后胰腺生长

中起作用(Heiser et al,2006),说明了 WNT 信号通路在胰腺发育中扮演复杂的多重角色。

内皮细胞

最近,内皮细胞在胰腺内分泌发育中的重要作用已被证实。如前所述,脊索在胚胎第 8 天左右通过背主动脉的融合与肠道内胚层分离。Lammert 和他的同事证明,从非洲爪蟾胚胎中移除背部主动脉会导致胰腺内分泌发育缺失(Lammert et al,2001)。此外,主动脉内皮细胞能够诱导胰芽形成,并在邻近的内胚层中诱导胰岛素细胞分化。重要的是,肠和胃中的异位 VEGFA 导致胃中胰岛的异位形成(Lammert et al,2001)。有趣的是,尽管腹胰与卵黄静脉很近,但其发育似乎与内皮细胞无关(Yoshitomi & Zaret,2004)。

胰高血糖素

在胰腺发育过程中出现的第一个内分泌细胞是小鼠胚胎第 9 天左右的胰高血糖素 α 颗粒,最近的研究表明,胰高血糖素信号通路对于胰岛素分泌细胞(在胚胎第 13 天左右出现)的早期分化是必要的(Pictet et al,1972;Prasadan et al,2002)。胰高血糖激素是通过激素原转化酶 2(prohormone convertase 2,PC2)的作用从胰高血糖素中产生的。当 PC2 被敲除时,产生没有胰高血糖素的突变小鼠,胰岛细胞分化和成熟延迟,但在妊娠后期仍保持着胰岛阳性细胞("第二波")的大幅度扩增(Vincent et al,2003)。研究显示,外源性添加胰高血糖素样肽-1(GLP-1)类似物 Exendin-4 能够缓解早期胰岛素分化的延迟(Prasadan et al,2002)。Exendin-4 也能将 AR42J 细胞(Yew et

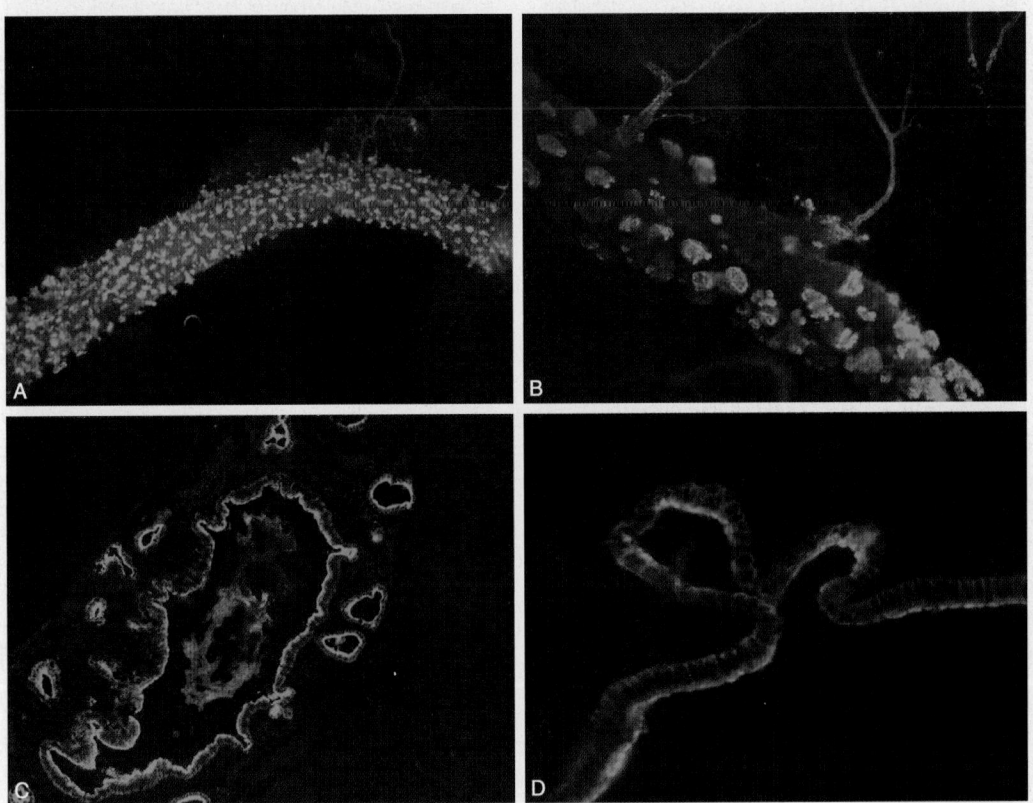

图 1.8　(A)包含胰管腺(PDG)的主总胰管的整装图像。(B)扁豆凝集素(DBA)染色,放大倍数较高。(C)主胰导管横断面,周边可见导管腺体。(D)这些盲端的囊状物与管腔连通(Courtesy Mariam Hobeldin.)

al,2004;Zhou et al,1999)和 ARIP 细胞(Hui et al,2001)转化为胰岛素分泌细胞。总之,这些研究有力地支持了胰高血糖素信号通过其受体在启动早期胰岛素分化中的作用。

目前糖尿病的治疗方法,如胰岛素替代疗法,不能解决 β 细胞的实际物理损失,这是该疾病的标志。因此,大量努力都集中在建立补充枯竭的 β 细胞种群的替代来源上。多年来,一直有一种教条认为,一旦细胞达到终末分化,就无法再改变细胞命运。因此,关于 β 细胞新生是否发生在成熟的成人胰腺中的问题在文献中一直存在激烈的争议。然而,最近有研究表明,α 和 β 细胞之间存在可塑性。在 NGN3 祖细胞中强制表达 PDX1 导致几乎所有的 α 细胞在出生后第 12 天都转化为 β 细胞,而没有任何突出的证据表明 α 细胞再生(YANG et al,2011)。此外,使用白喉毒素转基因模型几乎完全消融 β 细胞(约99%),导致 α 细胞在 10 个月后通过双激素细胞阶段(胰高血糖素阳性/胰岛素阳性)转化为 β 细胞(Thorel et al,2010)。同样,异位表达 PDX1 或 PAX4 也被证明可以诱导 α 细胞或 α 细胞前体细胞转化为 β 细胞(Collombat et al,2009;Piccand et al,2014)。为了证明 α 细胞未来真的可以作为新 β 细胞的来源,Thorel 及其同事(2011)使用白喉毒素模型来消融98% 的 α 细胞,转基因小鼠能够保持正常血糖状态。以前认为胰腺中的终末分化细胞缺乏可塑性的概念不再被接受,几项研究表明它们的命运是可逆的(Chera et al,2014;Puri et al,2015)。

细胞外基质

胰腺上皮位于连续的基底膜鞘内,构成上皮间充质界面,在指导胰腺发育中起重要作用(Hisaoka et al,1993)。基底膜在许多其他器官调节分支形态发生中也起着重要的作用。层粘连蛋白-1 被发现可诱导离体的胚胎第 11 天小鼠胰腺上皮形成导管(Gittes et al,1996),并介导间充质的促外分泌作用和妊娠后期的促 β 细胞作用(Jiang et al,2001;Li et al,2004)。钙黏素(钙依赖性黏附分子)对胰腺内分泌祖细胞的迁移和分化过程至关重要,在细胞间的黏附中起关键作用。E-钙黏素和 R-钙黏素最初定位于导管,但随着细胞移出导管形成胰岛而表达下调(Dahl et al,1996;Sjodin et al,1995)。N-CAM 是在成熟的 α 细胞和 PP 细胞中表达的另一种细胞黏附分子(Cirulli et al,1994),被敲除后会导致胰岛内的内分泌细胞错误聚集(Esni et al,1999)。因此,细胞黏附分子调节内分泌细胞的黏附特性,而这些黏附特性是内分泌细胞聚集成胰岛所必需的。

转录因子

转录因子在胰腺发育中的作用已被广泛研究,各种转录因子特异性敲除小鼠的发育促进了我们对胰腺发育的大部分理解。尤其是随着 Cre-LoxP 系统的出现,无论是否存在他莫昔芬诱导型(Cre-ERT2),都可以时空控制谱系标记(Guo et al,2013)。最受关注的转录因子是 PDX1,它是胰腺祖细胞的早期标记物,后来被"限制"在 β 细胞内,显然是维持 β 细胞命运和功能所必需的(Gao et al,2014)。胚胎第 8.5 天在原始前肠管的胰前区表达,胚胎第 10.5~11.5 天在远端胃、胆总管和十二指肠表达(Guz et al,1995;Offield et al,1996)。PDX1 最初在整个上皮细胞中表达;然而,当进入内分泌谱系(Jensen et al,

2000)或导管时,其表达受到抑制(Gu et al,2002)。随着细胞分化为胰岛素阳性的 β 细胞谱系时,其表达重新出现。最近发现,除了 β 细胞外,PDX1 还在胰管腺中表达(Strobel et al,2010)。*PDX1* 无效突变的小鼠和人类发生胰腺发育不全(Jonsson et al,1994;Stoffers et al,1997a;Stoffers et al,1997b;Yee et al,2001)。使用四环素可调控的转基因敲入系统延迟抑制 PDX1 显示胰腺发育严重迟缓,完全缺乏腺泡和 β 细胞(Holland et al,2002),这表明 PDX1 在胰腺内胚层构型过程中继续发挥超区域特异性的作用(Cras-Meneur et al,2009)。

PTF1A　胰腺特异性转录因子 1A(pancreas associated transcription factor 1a,PTF1A)是胰腺祖细胞的早期标志,在胚胎第 9.5 天左右表达稍晚于 PDX1。到了胚胎第 18.5 天,逐渐被限制在腺泡细胞中(Cras-Meneur et al,2009)。*PTF1A* 无效突变小鼠的表型与 *PDX1* 无效突变小鼠相似,有严重的胰腺发育不全、腺泡和导管缺失;然而,内分泌细胞仍在发育。值得注意的是,内分泌细胞通过胰腺间质向外迁移到脾脏(Kawaguchi et al,2002;Krapp et al,1998)。在先天没有胰腺的人群中发现了一种 *PTF1A* 无功能突变(Sellick et al,2004)。此外,*PTF1A* 与 NOTCH 下游靶点具有复杂的相互作用,控制外分泌谱系的选择和分化。胰腺祖细胞中过表达 PTF1A 会抑制促内分泌标记物 NKX6.1,阻止内分泌分化(Puri et al,2015)。这进一步强调了 *PTF1A* 在抑制内分泌程序表达后,作为腺泡命运的启动子作用。

NEUROG3　NEUROG3 是胰腺内分泌谱系最早的标志物之一,是内分泌分化的关键驱动因子(Li et al,2014)。首先在胚胎第 9 天表达,在胚胎第 15.5 天左右达到高峰;被认为与腺泡祖细胞中的 NOTCH 信号通路拮抗(Gradwohl et al,2000;Jensen et al,2000)。然后,*NEUROG3* 细胞增殖,形成表达转录因子 RFX6、NEUROD、NKX6.1 和 PAX6 的内分泌促有丝分裂后细胞。*NEUROG3* 在胚胎第 17.5 天左右关闭(Gu et al,2002;Jensen et al,2000),强迫 NEUROG3 的过表达导致细胞过早地向内分泌谱系转移,只形成胰高血糖素阳性簇(Johansson et al,2007)。在妊娠后期的不同时间点(胚胎第 11~12 天)过度表达 NEUROG3 导致胰岛素和胰腺多肽阳性细胞的形成(Johansson et al,2007)。然而,当细胞中缺失 *NEUROG3* 时,就不形成胰腺内分泌细胞(Gradwohl et al,2000);因此,它似乎是内分泌分化的关键和必要因素。

RFX6　RFX6 是 NGN3 下游的一个转录因子,最近被确定为诱导胰岛细胞分化的关键内分泌调节因子。它最初在肠道内胚层,特别是在前胰区域的 PDX1 阳性细胞中广泛表达,然后在有丝分裂后的胰岛祖细胞中被限制在内分泌谱中。*RFX6* 基因无效突变小鼠无法产生胰多肽细胞(胰岛素、胰高血糖素、生长抑素和生长激素)以外的所有类型的胰岛细胞。人类新生儿糖尿病伴肠闭锁综合征(缺乏胰腺内分泌细胞的病人)被证明存在 *RFX6* 基因突变(Smith et al,2010)。因此,RFX6 依赖于 NGN3,是胰岛细胞发育的独特调节因子。这在维持成人胰腺 β 细胞的功能特性方面也必不可少(Piccand et al,2014)。

PAX6　PAX6 也是内分泌谱系的另一个标志物,但与 NEUROG3 不同,*PAX6* 无效突变小鼠尽管速率降低,但仍形成内分泌细胞,因此 PAX6 对内分泌的形成不是绝对必要的(St

Onge et al,1997)。早在胚胎第 9.5 天,胰高血糖素阳性细胞或胰岛素阳性细胞中,PAX6 表达就保留在内分泌谱系的细胞中,直到胚胎第 12.5 天时开始激素表达(St Onge et al,1997)。*PAX6* 在启动子 *PDX1* 下的转基因表达导致胰岛和导管增生,表明 *PAX6* 可能在导管形成和胰岛生长中起作用(Yamaoka et al,2000)。然而,当 PAX6 在胰岛素启动子下在 β 细胞中异位表达时,会导致 β 细胞凋亡,表明 PAX6 只促进胰腺祖细胞而非成熟细胞的增殖。

PAX4/ARX　PAX4 是另一种内分泌细胞标志物,最早在胚胎第 9.5 天表达。大约胚胎第 13~15 天达到峰值,这与胰岛素阳性细胞的二次转化相吻合(Wang et al,2004)。当 β 细胞和 δ 细胞在 PAX4 无效突变小鼠中不能发育时,其重要性被进一步阐明。在这些小鼠中存在早期胚胎胰岛素阳性细胞,表明 PAX4 是形成成熟的 β 细胞所必需的(SosaPineda et al,1997;Wang et al,2004)。在这些小鼠中,β 和 δ 细胞似乎已被共表达胰高血糖和生长素释放肽的细胞所取代,表明 PAX4 可能是该抑制剂的转录抑制剂(Wang et al,2008)。PAX4 似乎也能抑制 *ARX* 的表达,*ARX* 是一种含有同源盒的基因,它能促进胰高血糖素阳性细胞的分化(Collombat et al,2005)。*ARX* 位于 NEUROG3 下游,在 *NEUROG3* 无效突变小鼠中不存在,当在 PDX1 阳性的祖细胞中过表达时,会将大多数 β 和 δ 细胞的前体转向 α 和 PP 细胞谱系,而内分泌细胞的总数没有变化。当 *ARX* 被敲除时,未见带有 β 细胞标记物的 α 细胞(Collombat et al,2003;Courtney et al,2013;Wilcox et al,2013)。这些发现进一步强调了 PAX4 和 ARX 在 α、PP 细胞与 β、δ 细胞中的相反作用(Collombat et al,2007)。综上所述,*PAX4* 与 *ARX* 相互抑制,*PAX4* 以 α 细胞为代价促进 β 细胞的命运,而 *ARX* 以 β 细胞为代价促进 α 细胞的命运。

NKX2.2　NKX2.2 早在胚胎第 9.5 天就表达,与 PDX1 共表达,作为多能胰腺祖细胞的标志物,并最终局限于 NEUROG3 阳性细胞,除了 δ 细胞外,其在所有内分泌谱系中都存在(Chiang & Melton,2003;Sussel et al,1998)。NKX2.2 无效突变小鼠发育为无 β 细胞,PP 细胞减少,α 细胞减少 80%,且对 δ 细胞无影响。然而,发现大量的生长激素释放肽阳性的 ε 细胞没有胰高血糖素共表达,表明 NKX2.2 通常诱导胰岛素阳性分化并抑制 ε 细胞形成(Sussel et al,1998)。

NKX6.1 和 NKX6.2　对 NKX6.1 和 NKX6.2 进行的单、双无效突变研究,表明这两种在胰腺内胚层细胞早期表达的分子在胰腺发育,特别是在 β 细胞发育中起着中心作用(Henseleit et al,2005)。NKX6.1 位于 PDX1 下游,是一种内分泌祖细胞标记物,仅限于胰岛素阳性细胞;而 NKX6.2 仅限于胰高血糖素阳性和淀粉酶阳性细胞;在胚胎第 15.5 天之后,它消失(Sander et al,2000)。在 NKX6.1 无效突变小鼠中,β 细胞减少了 85%,而 NKX6.1 和 NKX6.2 双无效突变小鼠的 β 细胞、α 细胞分别减少 92% 和 65%,提示 NKX6.1 在 β 细胞的生成中起重要作用。成年胰腺中 NKX6.1 的缺失导致 β 细胞转化为生长抑素表达的 δ 细胞(Schaffer et al,2013)。NKX6.2 在 α 细胞的形成中起着重要的作用,可以补偿 β 细胞形成中 NKX6.1 的缺失(Henseleit et al,2005;Sander et al,2000)。在启动子 *PDX1* 下,通过 *NKX6.1* 或 *NKX6.2* 的转基因表达挽救了 β 细胞缺失

(Nelson et al,2007)。

MAFA 和 MAFB　转录因子 MAFA 是胰岛素基因的关键调节因子,还调节胰岛素的葡萄糖反应性表达(Matsuoka et al,2003;Nishimura et al,2015)。*MAFA* 首先在胰岛素细胞分化的"二次过渡"波中在胰岛素阳性细胞中表达;然而,由于 MAFA 无效突变的小鼠出生时具有正常比例的胰岛素阳性细胞,因此它对 β 细胞的形成并非绝对必要(Nishimura et al,2009)。*MAFB* 在胰腺内分泌发育的早期表达,并且随着胰腺的发展,在形成成熟 β 细胞的胰岛素阳性形成细胞中关闭,然后表达 *MAFA*(Nishimura et al,2006)。已证明在启动子 *PDX1* 下 *MAFA* 的早期表达不利于胰腺发育,严重降低了胰腺质量和祖细胞增殖,这表明 MAFA 是胰腺 β 细胞成熟而非特异性的关键调节因子(Nishimura et al,2009)。在 MAFB 无效突变的小鼠中也得出了相同的结论,其中早期胰岛素和胰高血糖素阳性细胞的发育存在延迟,其总质量几乎减少了一半(Artner et al,2007)。

HNF CASCADE　三种 HNF 因子:HNF6/ONECUT1、HNF1β 和 HNF3β(更名为 FOXA2)似乎有一组相互交织、复杂的相互作用,这些相互作用都对胰腺发育有影响,从最早的胰腺特异性一直到成熟的胰腺细胞分化和功能。它们都于胚胎第 9~10 天在胰腺上皮中表达,*HNF6* 似乎是胰腺特异性的关键决定因素(Maestro et al,2003)。如前所述,这一结论来自 *HNF6−/−*胚胎发育为腹胰发育不全、背胰萎缩并伴有严重胆道异常的观点(Haumaitre et al,2005;Jacquemin et al,2003)。*HNF6* 在 *HNF1β* 的控制下在胚胎第 8 天的前肠-中肠内胚层连接处表达(Poll et al,2006)。HNF6 反过来调节 *FOXA2* 的表达,这对于肠道的形成是必不可少的(Weinstein et al,1994)。然而,*FOXA2* 并不是胰腺形成所必需的,因为其缺失并不影响胰腺发育(Lee et al,2005b)。如前所述,在胆管形成中,*HNF6* 也在 *HNF1β* 的上游起作用,其中 *HNF6* 激活 *HNF1β* 以启动内分泌祖细胞的形成(Clotman et al,2002)。

性别决定区域 Y(SRY)-BOX：SOX9

SOX9 是胰腺祖细胞的标志物和维持因子,最初在早期的胰腺上皮中表达,然后在干祖细胞和成熟导管中表达,最终形成所有类型的胰腺细胞。它被认为是维持细胞处于祖细胞状态的必要条件(Akiyama et al,2005)。*SOX9* 突变体由于胰腺祖细胞库的耗尽而显示出胰腺发育不全(Seymour,2014)。也有人认为 *SOX9* 介导 *HNF6* 和 *NEUROG3* 细胞形成的控制,因为 *SOX9* 的条件缺失导致形成类似于 *HNF6−/−*胚胎的囊性结构,与缺乏胰腺内分泌细胞有关(Seymour et al,2007)。此外,还发现 *SOX9* 与 *NEUROG3* 的共表达,并经常与 *HES1*(NEUROG3 阳性细胞的前体)共定位。有人认为 *SOX9* 有助于调节内分泌祖细胞从非内分泌的 HES1 阳性、NEUROG3 阴性状态转变为 HES1 阴性、NEUROG3 阳性的内分泌状态(Seymour et al,2007)。因此,SOX9 是 NEUROG3 阳性内分泌祖细胞定向的关键介质(Seymour,2014)。最近有研究表明,SOX9 是肠隐窝和胆管和胰导管树中共同的祖细胞池的标志,这些祖细胞在相邻的上皮内膜中相互连接(Furuyama et al,2011)(图 1.9)。SOX9 也被视为临床病理学中的有用标记物(Shroff et al,2014),是胰腺癌发病的关键因素(Grimont et al,2015;Seymour,2014)。

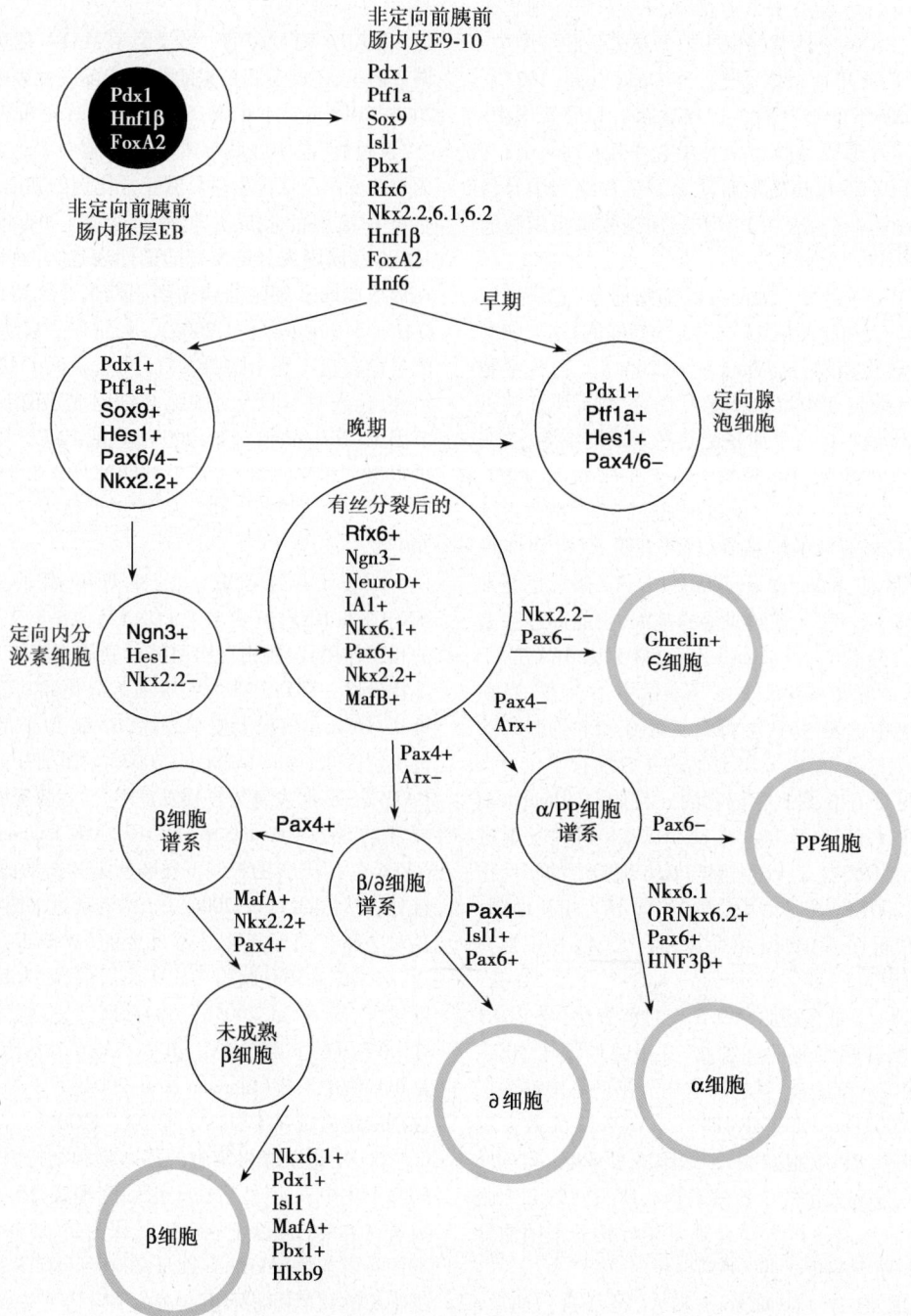

图 1.9　胰腺内分泌和外分泌细胞谱系概览 (Courtesy Mariam Hobeldin.)

（王琳 译　张志伟 审）

第 2 章

肝胆胰的外科和放射解剖

Leslie H. Blumgart, Lawrence H. Schwartz, and Ronald P. DeMatteo

解剖学概述

准确认识肝脏、胆道和胰腺的结构及其相关血管、淋巴管引流对于肝胆胰外科手术的成功开展至关重要。

肝脏

肝脏腹侧被肋弓包绕,上面紧贴膈的下表面,背侧紧贴下腔静脉(inferior vena cava,IVC)(图2.1)。肝实质大部分位于正中线右侧,下界与右肋缘重叠。肝在胃的前壁和膈的左穹隆之间以楔形的形式向正中线的左侧延伸。肝脏上表面膨隆与膈穹隆一致,体表投影延伸至右侧第四肋间隙和左侧第五肋间隙,且上表面的凸度向下逐渐延续形成三角形轮廓的背侧面。除背侧面外,肝脏其余表面都被腹膜包被。腹膜在背侧面反折至膈形成左右三角韧带。肝脏的下表面凹陷,并向下延续成锐利的肝前界。肝脏后面观呈底在右侧的三角形,此表面上位于三角韧带

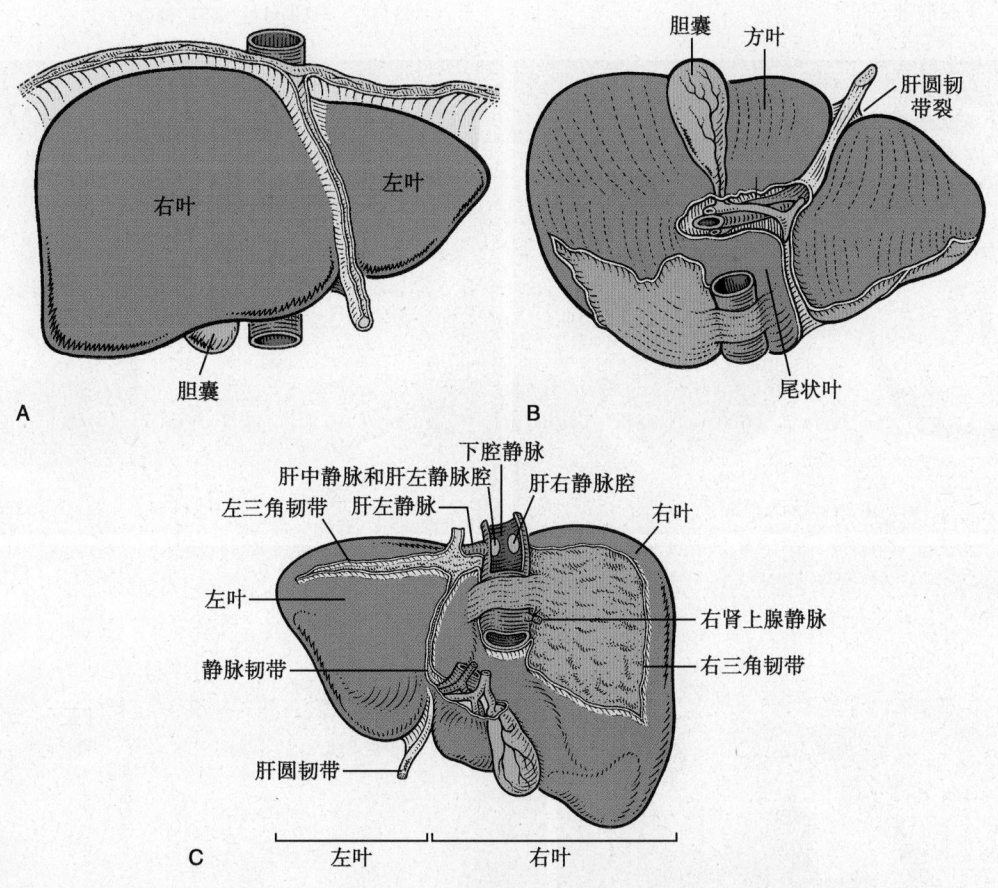

图2.1 (A)肝脏分为两个主叶:肝左叶和肝右叶,右叶较左叶大。常规界定肝左、右叶的方法是:以肝脏上表面的镰状韧带附着处至肝圆韧带裂处的连线为界。(B)将肝脏向上翻转,右叶下表面有一条肝门横沟,构成该叶的后界。位于肝门横沟前方的右叶部分称为方叶,左侧以肝圆韧带裂为界,右侧以胆囊窝为界。在肝门横沟后方的是尾状叶,它包绕下腔静脉,并在其左侧向上延伸。肝脏由以上两个较大的叶和两个较小的叶组成,均由肝脏表面上可见的、界限分明的裂隙分隔。(C)肝脏的背侧面。下腔静脉被包绕于肝裸区的纵沟内;肝静脉直接汇入其中。在裸区内,右肾上腺紧邻下腔静脉且右肾上腺静脉从右侧汇入下腔静脉。肝裸区的其余部分紧贴膈肌。在下腔静脉的左侧,尾状叶由下而上延伸至肝脏的后表面,其左侧以静脉韧带裂为界。小网膜附着于静脉韧带,将尾状叶局限于小网膜囊内。肝左叶位于结肠上区的腹膜腔的前方。肝左叶的后表面狭窄,有一处很小的肝裸区。腔静脉在肝脏后表面的纵沟内上行时,右侧被一层纤维结缔组织形成的鞘包被,该鞘从肝脏后缘向后延伸到腰椎并向后尤其是向上部发散开。在腔静脉后方,该纤维鞘的延长部分与尾状叶侧面延伸的纤维相连。这层纤维鞘有时被称为腔静脉韧带,手术中必须在右侧游离以便暴露下腔静脉和肝右静脉,在左侧游离以便移动尾状叶。极少数情况下,肝组织会完全包围腔静脉,使其在肝实质内上行

上下两叶之间的肝脏是裸露的,无腹膜覆盖,称为裸区。腹膜从杰罗塔筋膜(Gerota's fascia;即肾筋膜)(与右肾相关)的内侧反折至右后肝,右肾上腺位于该反折下方。肝的前界在右腹直肌外侧,被右肋缘遮盖,并横跨至左上腹。肝脏前方的凸起紧贴着膈肌凹面,并通过镰状韧带、左右三角韧带的上层附着其上。

肝后下腔静脉

　　下腔静脉在腰椎椎体前方行至主动脉右侧,上行过程中逐渐远离主动脉。在肝脏水平以下,下腔静脉位于十二指肠和胰头后方,作为腹膜后结构在右侧肝门结构背侧的网膜孔的后方上行。肾静脉位于同名动脉的腹侧,在左侧几乎成直角、在右侧则成锐角注入下腔静脉。下腔静脉被包绕在肝后腔静脉沟中,始行于肝裸区的后方的右膈脚,并于膈中心腱经腔静脉裂孔入胸腔。腔静脉裂孔开口于第8胸椎水平,位于主动脉裂孔后上方。下腔静脉上行途中,右侧腹腔神经节及更高位置的膈动脉将其与右膈脚分隔开。右肾上腺静脉是一条较短的血管,在肝裸区后面注入下腔静脉。右侧有时也可能有一条小的副右肾上腺静脉注入右肾静脉和下腔静脉的汇合处,同样,右肾上腺静脉偶尔也直接引流入肝后方。腰静脉在肾静脉水平的下方从后侧方注入下腔静脉,但在此水平以上一般没有腔静脉属支从后方汇入下腔静脉。

肝静脉

　　肝静脉(图2.2~2.4)从肝背侧面的上部发出,直接倾斜着

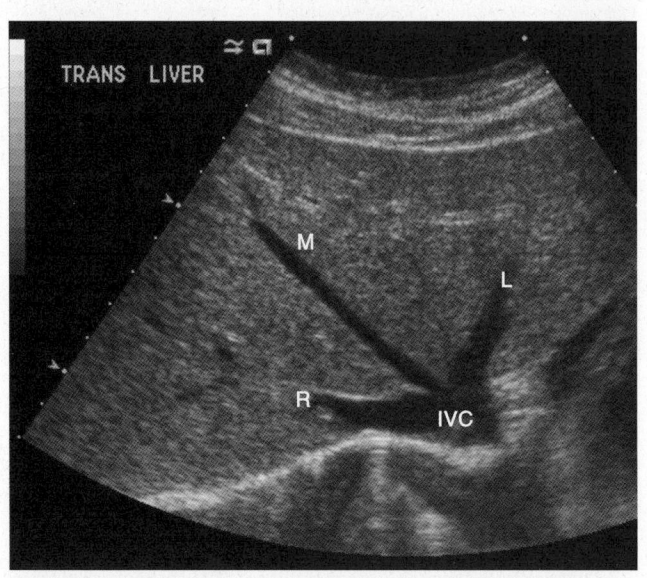

图2.2　横断面超声显示肝静脉汇合部位的图像显示肝左(L)、中(M)和右(R)静脉注入下腔静脉(IVC)

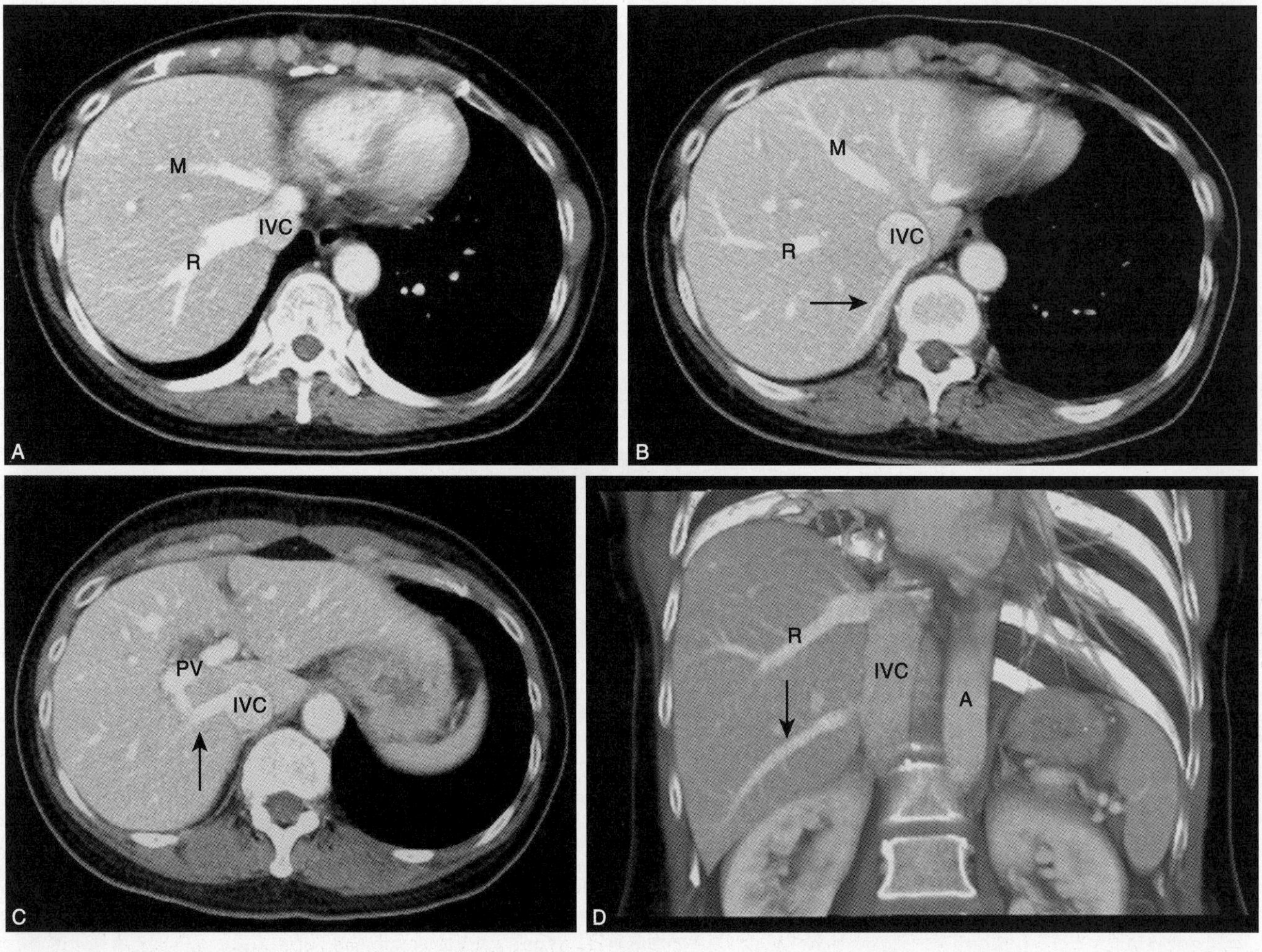

图2.3　两条副肝右下静脉。(A)肝静脉汇合部位的增强CT图像。(B)一条小的副肝右下静脉(箭头)在肝静脉汇合口的下方注入下腔静脉。(C)第二条较大的副肝右下静脉(箭头)在更下方可见。(D)冠状位CT重建图像显示肝右静脉(R)和一条副肝右下静脉(箭头)。A,腹主动脉;IVC,下腔静脉;M,肝中静脉;PV,门静脉

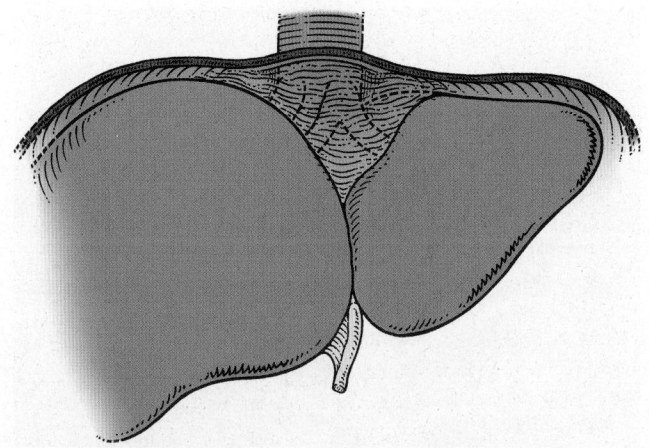

图 2.4　大部分肝外静脉和下腔静脉是腹膜后位器官，前面被肝镰状韧带分裂形成的肝左右三角韧带所包绕。肝左静脉和肝中静脉通常在肝内而不是在肝外汇合，图示是为了视觉简洁

脉，后文将详细展开。

　　上述经典的肝脏解剖学知识有助于对肝脏有一个大体上的认识，并为临床上进行肝脏损伤的修复、肝移植或者用穿刺针进行肝穿刺提供了一些知识基础。肝脏大体外观之下的是详细的内部解剖，了解这方面知识对于实施进行精准的肝脏切除手术至关重要。这种内部解剖被称为肝脏的功能解剖学。

功能外科解剖学

　　如 Couinaud 所述（1957），肝脏的内部结构由一系列节段组成，这些节段组合形成的区段由含肝静脉的肝裂所分隔（图2.5）。各肝段共同或单独构成了上述可见的肝叶。肝的内部结构已经被以下学者发表的文章所阐明：McIndoe 及 Counseller（1927），Ton That Tung（1939，1979），Hjörtsjö（1931），Healey 与 Schroy（1953），Goldsmith 与 Woodburne（1957），Couinaud（1957），Bismuth 等（1982）。裂隙内的三条主要的肝静脉将肝脏分为四个区段，每个区段含一个肝门蒂。正中裂包含肝中静脉，从前方的胆囊窝中部延伸至后方的腔静脉左侧，界定了左右半肝。以正中裂为分界的左右半肝各自有着独立的动脉及门静脉血液供应系统和胆汁引流系统（图2.6）。左右半肝自

注入腔静脉。肝右静脉比肝左静脉和肝中静脉粗，肝外段较短，大约 1~2cm。肝左静脉与肝中静脉通常经过一段短的肝外段随即汇合成一段长约 2cm 的总静脉通道，横跨到膈下汇入下腔静脉腹侧面的左半部分，但这两条静脉也可能分别直接注入下腔静脉。除三条主要的肝静脉外，还有一条通常是单支的脐静脉走行在镰状韧带下方、肝中静脉和肝左静脉之间，注入肝左静脉的终末段，但偶尔也会注入肝中静脉或直接注入肝中静脉和肝左静脉的汇合处。大约 15% 的病人有一条副肝右静脉走行在肝的下部（图 2.3）。尾状叶的肝静脉直接引流下腔静

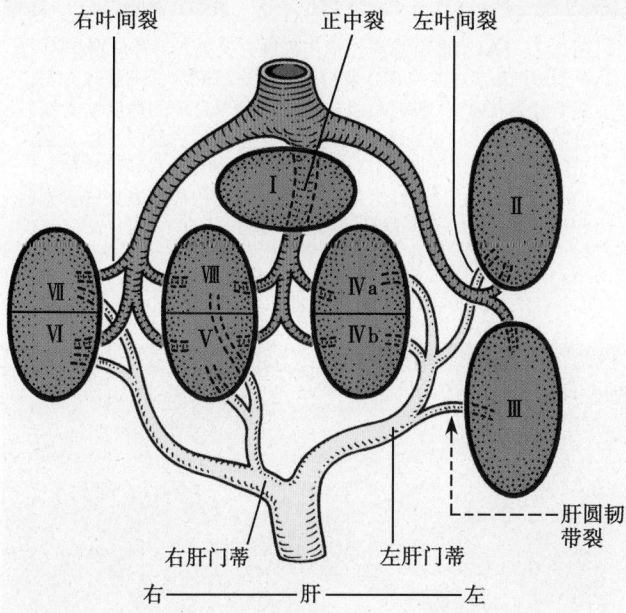

图 2.5　与肝脏不对称的外观不符，门静脉、肝动脉及肝内胆管以精美对称的蒂状分布于肝脏内。每个肝段（Ⅰ 至 Ⅷ 段）均有一套三联体供应，它包括门静脉的一个分支、肝动脉的一个分支，并由发自左右肝管的一个分支引流该区域内的胆汁。由三支主要的肝静脉划分成的四个部分称为肝段（"sectors"，现在在 Brisbane 术语中称为"sections"）；这些区域的肝实质分别由独立的肝门蒂结构供应。肝静脉内行于肝段之间的肝裂；包含肝门蒂的裂隙称为肝裂。肝圆韧带裂就相当于是一个肝裂。肝脏的内部结构由两个半肝组成，左右半肝由肝中裂分隔，这个界限也被称为 Cantlie 线。称它们为左右肝较肝的左右叶为好，因为后者的命名法存在一定错误，事实上没有表面可见的标记来界定真正的半肝

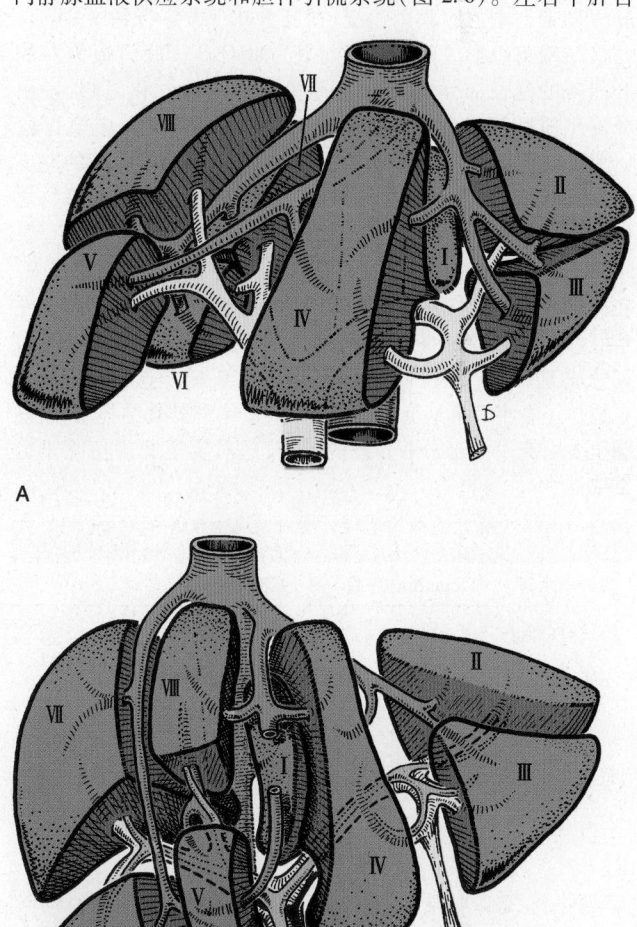

图 2.6　根据 Couinaud 命名法划分的肝脏的功能区以及肝段。（A）病人体内所见。（B）活体内所见

身又被其他肝裂分为两部分。肝脏的这四个亚区被 Goldsmith 和 Woodburne（1957）描述为"节段"（segment），但 Couinaud（1957）将其称为"肝段"（sector）。

右肝门裂将右半肝分为两段：前内侧（前）和后外侧（后）。取仰卧位时，此结构几乎位于冠状面，肝右静脉走行于其内。同样的，左肝门裂也将左半肝分成两段，但此结构并不在肝圆韧带裂内，因为后者不是肝裂，不包含肝静脉却反而包含一个肝门蒂。左肝门裂位于肝圆韧带后侧，在左半肝内沿肝左静脉走行。

尽管 Couinaud 的描述已被广泛采用，但国际肝胆胰协会委员会于 2000 年建议使用另一种术语替代它（Strasberg，2005），Couinaud 的 sectors 的概念被替换成了 sections（表 2.1）（有关各种肝切除术术语的差异，请参见第 103B 章）。另外请注意，在 Strasberg（2005）的术语中，左内叶仅由一个节段（即第 IV 肝段）组成。

在肝门区，右侧的门管三联体在进入右肝实质前约走行 1~1.5cm（图 2.7）。在某些情况下，右前和右后肝门蒂是单独发出的，其起源可能相距 2cm。少数情况左侧门静脉起源于右前支（图 2.40）。然而在左半肝，门管三联体被肝胃韧带上端的腹膜鞘包绕，在肝方叶下方穿行约 3~4cm，并借结缔组织形成的肝门板与肝方叶分开。肝门板为左侧肝门蒂的延长部分，在肝圆韧带裂内转向前方和尾侧，发出分支供应肝脏第 II 段及第 III 段，并发出反折支供应第 IV 段（图 2.8；图 2.6）。在肝方叶的下方，肝门蒂由门静脉的左支和左肝管组成，肝动脉的左支在肝圆韧带裂的基底部与之汇合。

正如 Scheele（1994）所述，肝门蒂在肝门处的分支（图 2.9）在肝尾状叶的左右两侧的分布、在右半肝（第 V 至 VIII 段）以及左半肝（第 II 至 IV 段）的分布明显对称，所以我们将第 IV 段进一步划分成上方的 IVa 段和下方的 IVb 段（图 2.6）。这种亚段的排布模仿了右半肝第 V 至 VIII 段的分布。肝中静脉被结扎后，脐静脉至少引流了一部分 IVb 段的血液，这对实施肝段切除十分重要。

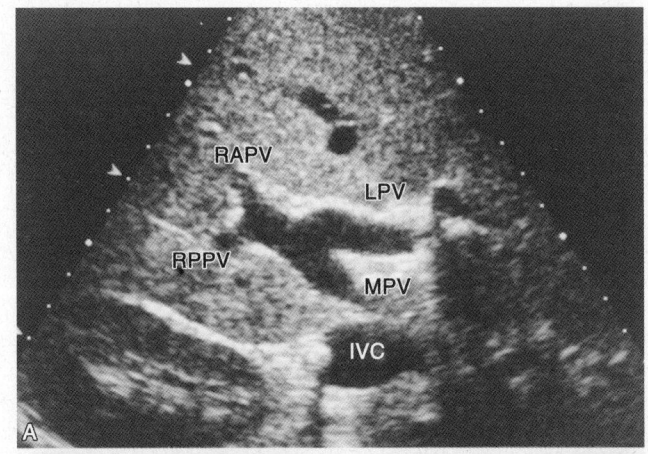

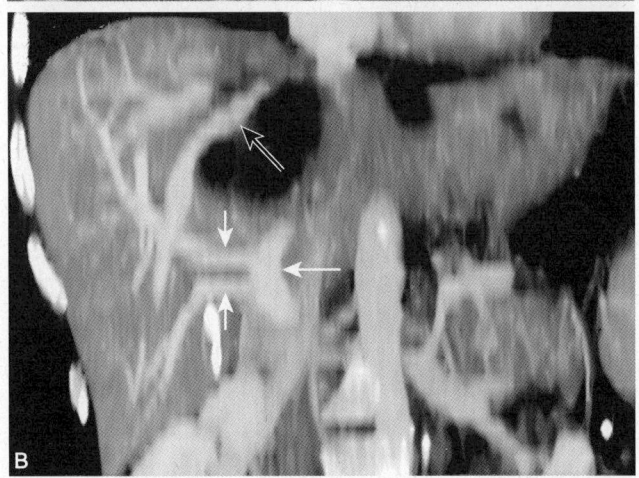

图 2.7　（A）横断面超声扫描门静脉分叉处。门静脉（MPV）分叉成门静脉左支（LPV）及门静脉右支（RPV）。门静脉右支随即分为右前支（RAPV）及右后支（RPPV），但门静脉左支在肝内行进一段较长的水平距离。在这些结构的后方可以看到下腔静脉。（B）冠状位 CT 血管造影。重建图像显示肝右静脉（空心箭头）和门静脉（大箭头）；可以看到门静脉右支的前支和后支（小箭头）分别从门静脉主干发出

表 2.1　肝脏解剖学和切除术的 Brisbane 术语

解剖学术语	Couinaud 肝段	外科切除术
右半肝/右肝	V ~ VIII	右半肝切除术
左半肝/左肝	II ~ IV	左半肝切除术
右前叶	V, VIII	肝右前叶切除术
右后叶	VI, VII	肝右后叶切除术
左内叶	IV	肝左内叶切除术或肝 IV 段切除术
左外叶	II, III	肝左外叶切除术或肝 II、III 段双段切除术
	IV, V, VI, VII, VIII	肝右三叶切除术或扩大右半肝切除术
	II, III, IV, V, VIII	肝左三叶切除术或扩大左半肝切除术

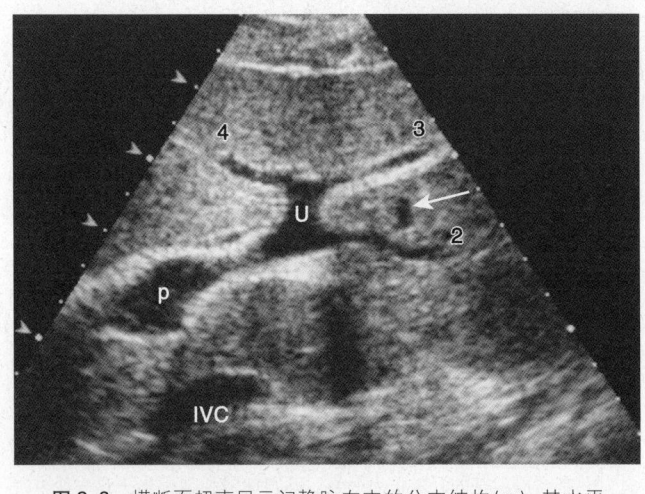

图 2.8　横断面超声显示门静脉左支的分支结构（p），其水平走行进入肝圆韧带裂。门静脉脐部（U）发出分支至左侧肝段（II ~ IV 段）。肝左静脉（箭头）以及下腔静脉亦可见

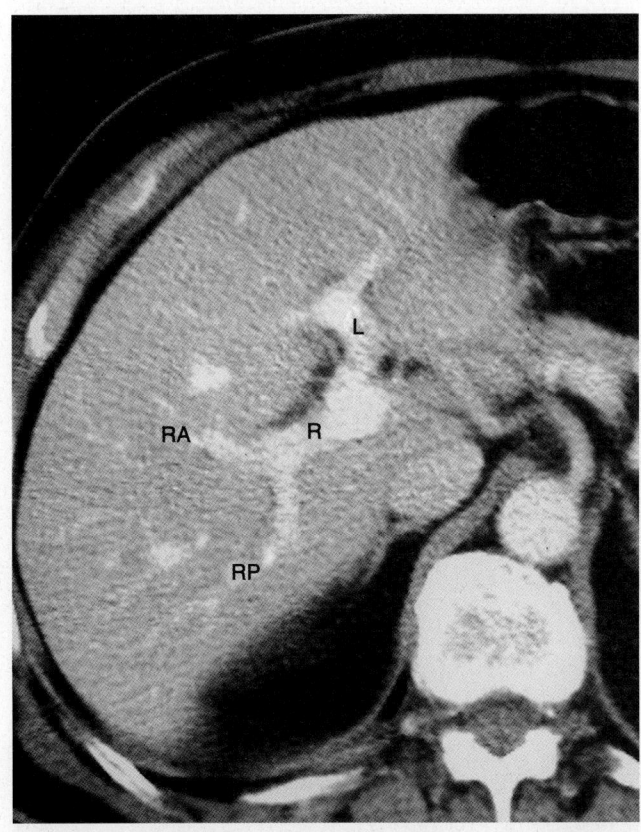

图 2.9　增强 CT 扫描门静脉分叉部位的图像。L,门静脉左支;R,门静脉右支;RA,门静脉右前支;RP,门静脉右后支

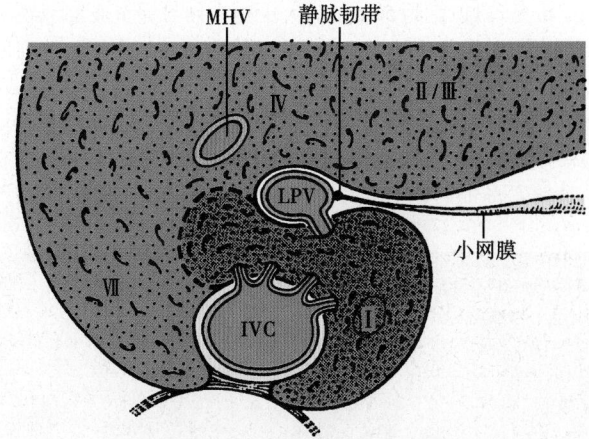

图 2.11　肝尾状叶(第 I 段,阴影区域)的主要部分位于下腔静脉(IVC)的左侧;其左缘和下缘游离于小网膜囊内。肝胃韧带(小网膜)将尾状叶的左侧部分与肝脏的第 II、第 III 段分隔开,肝胃韧带从中穿行止于静脉韧带。尾状叶的左侧部分在肝胃韧带下方穿行于门静脉左支(LPV)和下腔静脉之间,向右延伸为尾状突与右半肝融合。注意图中肝中静脉(MHV)的位置

肝尾状叶位于肝脏的背侧并且包绕肝后的下腔静脉(图 2.10~2.11),与肝脏大血管在结构上紧密相关。在左侧,尾状叶后邻下腔静脉,下方为左肝门三联体,上方为肝中、肝左静脉(图 2.12)。肝尾状叶的右侧部分变异较大,但通常体积很小。其前表面在肝实质内,被肝第 IV 段的后表面所覆盖,由门静脉左支至肝左静脉斜行的平面构成二者的分界面。总之,肝尾状叶由恒定的左部和体积变化较大的右部构成。右部与最近描述的第 IX 肝段相邻,后者位于尾状叶右部与第 XIII 肝段之间。作者认为第 IX 肝段的实际临床意义不大。

肝尾状叶的供应血管及其引流胆管来自左右两侧的门管三联体。在此区域也可发现一些发自门静脉及其分支的小血

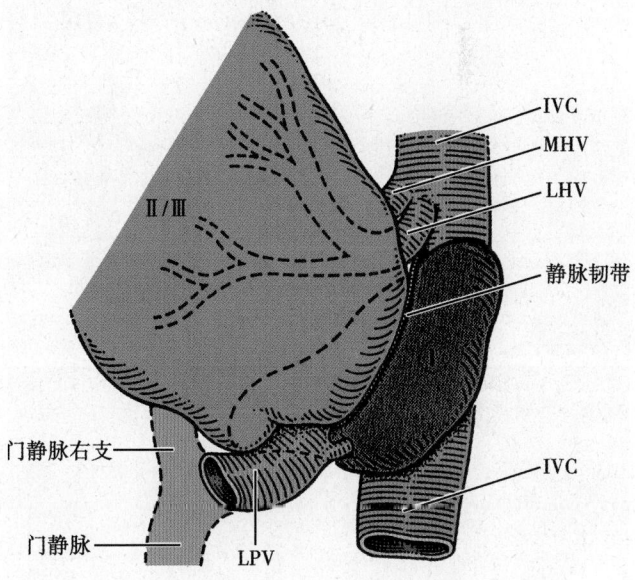

图 2.12　肝尾状叶(阴影区域),肝的第 II、III 段被转向病人的右侧。尾状叶的左侧部分与肝深前方的部分相连,后者位于肝实质内肝中静脉(MHV)下方不远处,向下与肝门的后缘相接,在前外侧与右半肝的第 VI 段和第 VII 段的右侧与下腔静脉融合(IVC)。尾状叶主要的血供来自门静脉左支(LPV)以及靠近肝圆韧带裂基底部的肝左动脉。肝中静脉和肝左静脉(LHV)出尾状叶后走行很短一段距离便直接注入腔静脉的前方及左侧

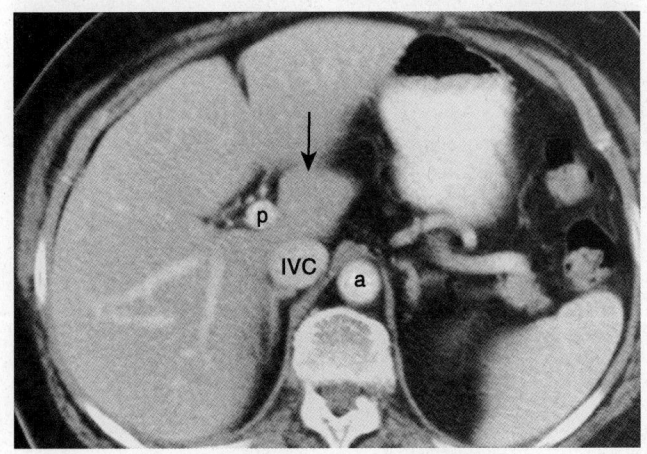

图 2.10　增强 CT 扫描肝脏显示肝尾状叶(箭头)、下腔静脉(IVC)、门静脉(p)以及腹主动脉(a)的紧密联系

管汇入胆管。尾状叶的右侧部分包括尾状突在内,主要接受来自门静脉右支或者门静脉主干的分支的门静脉血流。而尾状叶左部的门静脉血液供应则几乎完全来自门静脉左支。同样,动脉血液供应和胆汁引流也遵循以上规律:即尾状叶右部主要与右后段动脉及胆管相关,左部则与左支血管及胆管相关。尾状叶的静脉回流比较特殊,因为它是唯一一个直接引流入下腔静脉的肝段。如果尾状叶有较大的一部分位于腔静脉后方,此时引流静脉可直接注入下腔静脉的背侧。

通常在正常情况下,肝尾状叶的后缘左侧有一纤维性结构,它呈扇形散开并与膈脚稍稍相连;它在腔静脉后方向后延伸并与来自第 VII 肝段后表面的类似的纤维结构相连接(图

2.1C 和图 2.11）。约 50% 的病人中这一韧带完全或部分被肝组织替代，即尾状叶可能完全环绕下腔静脉并与右侧的第Ⅶ肝段相接。若位于腔静脉后方的尾状叶部分较大，则可妨碍从左侧显露下腔静脉。尾状叶的尾部边缘有一个乳头状突，有时可与该叶的其余部分仅通过一个狭窄的部分连接。做 CT 检查时，在约 27% 的病例中被误认为是肿大的淋巴结（图 2.13）。

总结：

1. 肝脏被肝正中裂分为左右两个半肝，肝正中裂内有肝中静脉走行。

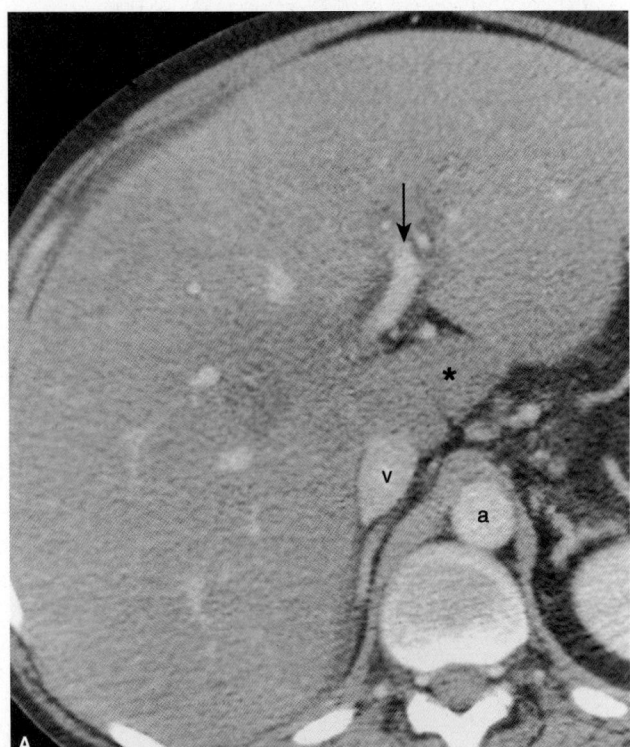

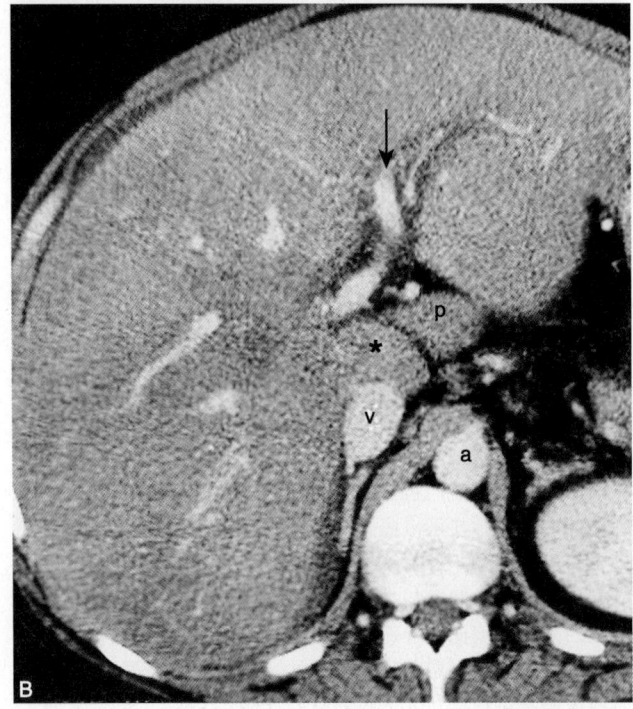

图 2.13　CT 扫描肝尾状叶及乳头突。（A）肝尾状叶（星号）位于门静脉左支（箭头）和下腔静脉（v）之间。a 为腹主动脉。（B）肝尾状叶的乳头突（p）是尾状叶中下部分（星号）的突起，这部分在 CT 上易被误认为是肝门区淋巴结。箭头指向门静脉左支

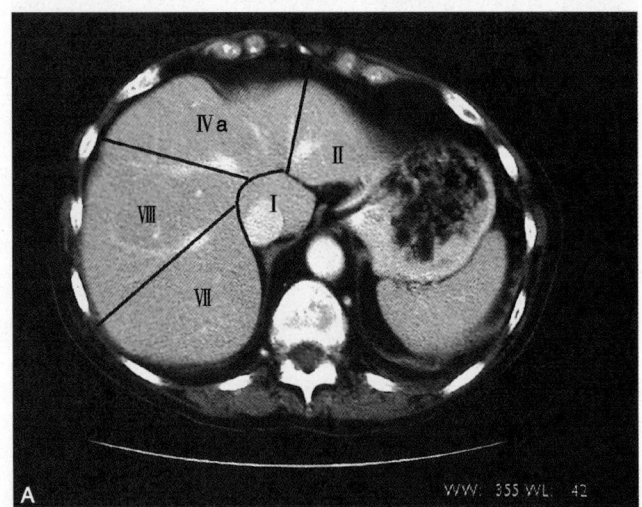

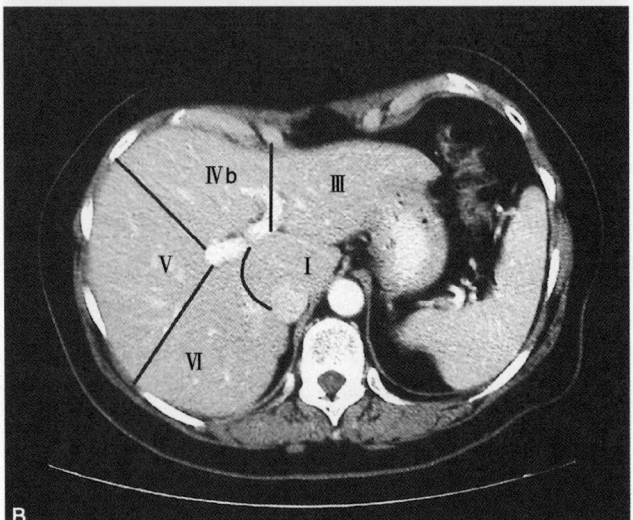

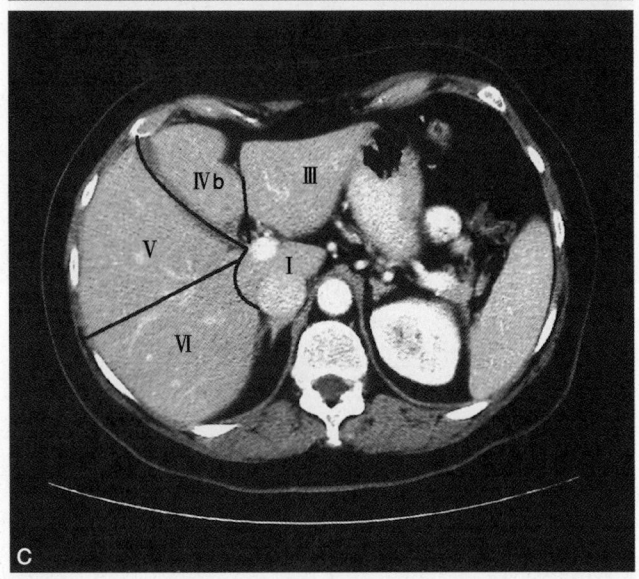

图 2.14　CT 扫描所示的肝的分段解剖。（A）肝静脉水平；（B）门静脉分叉水平；（C）肝门下水平

2. 左半肝被左门裂分为两个部分。Brisbane 2000 年的命名法将其描述为左外叶(第Ⅱ、Ⅲ肝段)以及左内叶(第Ⅳ肝段)。

3. 右半肝被右门裂分为两个部分,分别为右前叶(Ⅴ、Ⅷ)和右后叶(第Ⅵ、Ⅶ肝段)。

4. 肝尾状叶(第Ⅰ肝段)位于肝后方并环绕下腔静脉。其在肝实质内的前表面与第Ⅳ肝段的后表面相接并与第Ⅵ、Ⅶ肝段在右侧融合(图 2.14,图 2.11)。

在实施肝段或节段性切除术过程中所需要的更为详尽的节段解剖知识将在第 103B 章和 108B 章中描述。

外科意义及手术显露

各种精准的肝脏部分切除术,无论是一个肝段、亚肝段或是整个肝叶的切除,均需要对拟切除区域的入肝血管系统、胆管引流系统以及引流出肝血液的肝静脉系统进行控制。肝部分切除术后残留下的肝脏实质要有完好的门静脉、肝动脉血液供应、胆汁引流系统以及通畅的肝静脉回流系统。肝部分切除术的分类及手术步骤、切口及术中的暴露、对肝脏必要的松懈以及对门管三联体和肝静脉的控制方法将在第 103 和 108B 章中详细介绍。

胆道系统

在任何胆道手术中,胆管的显露和精确解剖是最重要的步骤,全面了解、充分掌握胆道解剖知识是很有必要的。

肝内胆管解剖

左右肝的胆汁通过左右肝管排出,然而引流尾状叶胆汁的几条胆管既可以汇入左肝管,也可以汇入右肝管。肝内胆管是相应肝管的分支,参与构成大部分门管三联体,在肝门处套以 Glisson 鞘。肝内胆管通常位于相应门静脉分支的上方,而肝动脉的分支则位于门静脉的下方。肝内门静脉的每个分支都对应胆管的分支,它们汇合形成左右肝管系统,在肝门处汇聚形成肝总管。肝圆韧带裂从第Ⅲ和第Ⅳ肝段之间通过,将左肝分成两部分,其间可能通过肝组织形成的舌状物桥接在一起。肝圆韧带穿过肝圆韧带裂与门静脉左支汇合。

左肝管引流肝左叶的三个肝段(Ⅱ、Ⅲ、Ⅳ)的胆汁(图 2.15)。引流第Ⅲ肝段的胆管位于圆韧带隐窝左角的稍后方,与来自第Ⅵb 段的胆管分支汇合形成左肝管,来自第Ⅱ、Ⅵa

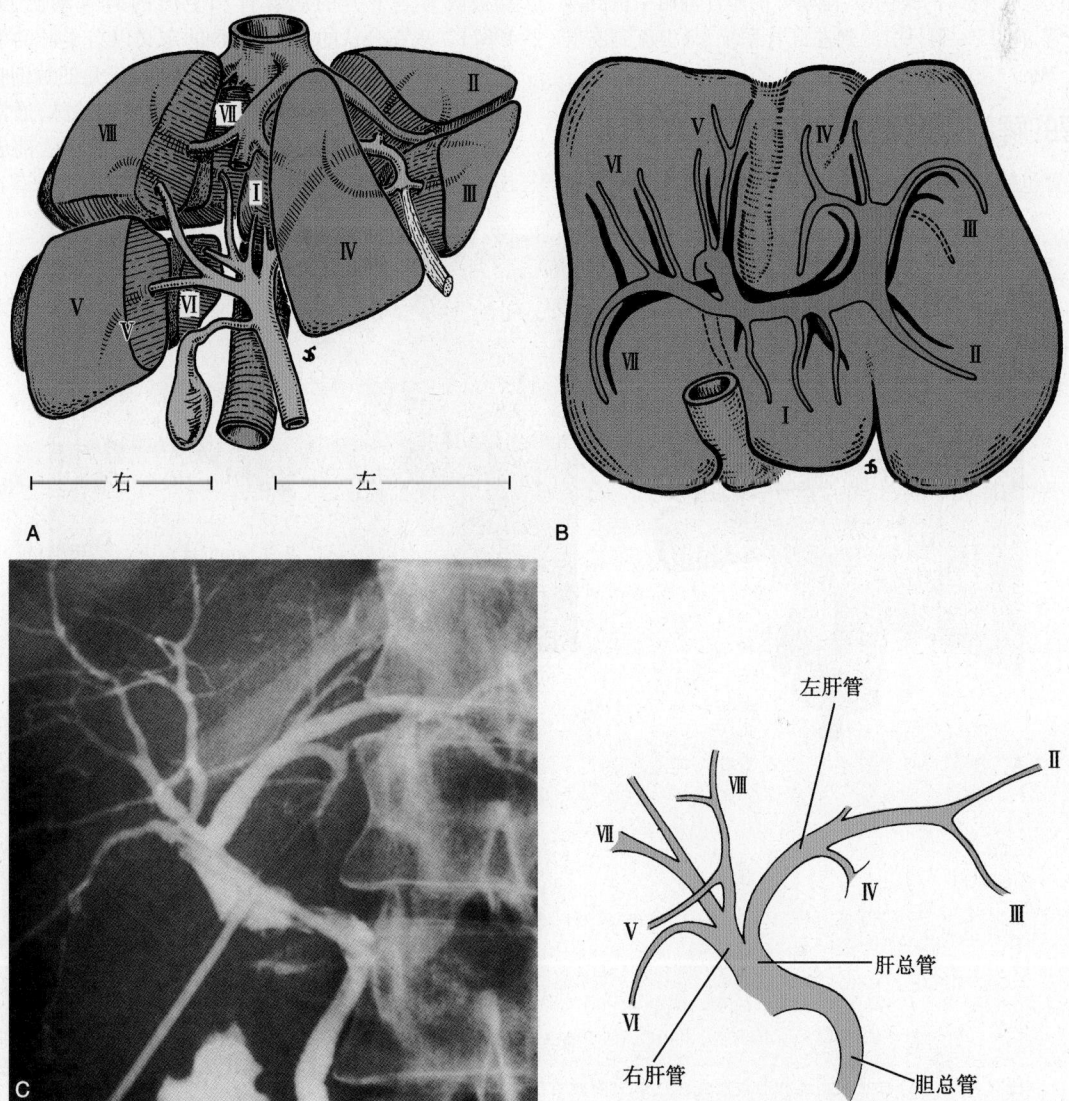

图 2.15 (A)肝脏的两个功能半肝的胆汁引流。注意右前段和右后段的位置。尾状叶的胆汁引流到左右肝管系统。(B)肝脏下表面。胆道用黑色表示,门静脉分支用白色表示。注意第Ⅳ肝段的胆汁引流。第Ⅷ肝段没有标出,因为它的位置在头侧。(C)T 管胆道造影显示肝管最常见的排列方式

肝段的胆管也在门静脉左支转向前方及尾端处汇入左肝管。左肝管在左半肝下方、第Ⅳ肝段的基底部横跨于门静脉左支的后上方，在其横行部分，有几条来自第Ⅳ肝段的小分支汇入。

右肝管引流第Ⅴ、Ⅵ、Ⅶ、Ⅷ段的胆汁，其分支从两条主要肝段胆管支的连接处发出。后方或外侧胆管以及前方或中间胆管，均有一条相应静脉和动脉伴行。右后段胆管由第Ⅵ、Ⅶ肝段的胆管汇合而成，几乎呈水平走行（图2.16）。之后这支胆管垂直下行，并与右前段的胆管汇合。右前段胆管由引流第Ⅴ、Ⅷ肝段胆汁的胆管汇合而成，其主干位于上行的门静脉右前支的左侧。右半肝两条主要胆管通常于门静脉右支的上方汇合呈较短的右肝管，它与左肝管的汇合点位于门静脉右支的上方，形成肝总管。

肝尾状叶（第Ⅰ肝段）有独立的胆汁引流系统（Healey & Schroy，1953）。尾状叶分为左部、右部和一个尾状突。约44%的个体有三条独立的胆管分别引流这三个部分的胆汁；而在26%的个体中，尾状叶右部和尾状突之间有一条主干胆管，同时有一条独立的胆管引流尾状叶左部的胆汁。这些胆管引流去向各不相同。在78%的案例中，尾状叶的胆汁同时引流到左肝管和右肝管，而15%则只引流到左肝管系统，只引流到右肝管系统仅占7%。

肝外胆管的解剖以及肝脏和胰腺的血管解剖

肝外胆管包括左右肝管的肝外段汇合形成的肝总管以及

引流胆汁到十二指肠的主要胆管通道（图2.17~2.18）。左右肝管的汇合处位于肝门裂的右侧，门静脉分叉处的前方，门静脉右支起源处的正上方。右肝管的肝外部分较短，而左肝管的肝外走行部分较长，两者的汇合处与肝方叶的后表面被肝门板隔开。肝门板由包绕胆管和血管系统的结缔组织鞘（Glisson鞘）融合而成（图2.19）。此处的结缔组织内几乎没有任何主要血管分支，所以可从肝方叶的下界处打开构成肝门板的结缔组织并提起它们来显露左右肝管的汇合处以及左肝管（图2.20）。

胆管主干和Oddi括约肌

胆管主干的平均直径约为6mm，分为两部分：上段叫肝总管，位于胆囊管之上，两者汇合形成胆总管，即胆管的下段。胆总管向下走行于小网膜游离缘内侧的门静脉前方，并与在其左侧上行的肝动脉紧密相贴，肝右动脉通常在胆管主干的后方交叉上行于其左侧，约20%的情况下肝右动脉走行在胆总管的前方。胆囊动脉发自肝右动脉，可交叉走行于肝总管的前方或后方。肝总管构成Calot三角的左界，Calot三角另外两条边界最初被认为是下方的胆囊管和上方的胆囊动脉（Rock et al，1981）。现在公认的Calot三角的定义以右半肝的下表面为上界，胆囊管为下界（Wood，1979）。Calot三角的解剖在胆囊切除术中至关重要，因为此三角中走行着胆囊动脉，通常还有肝右动脉，有时还有副右动脉，这些结构在切除胆囊前应该被显露出来（见第35章）。有时如肝总动脉或肝右动脉存在替代动脉

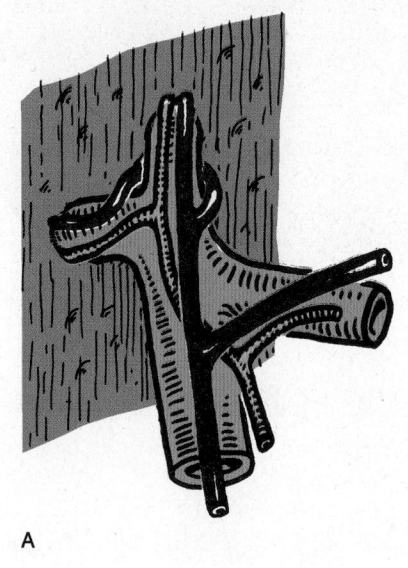

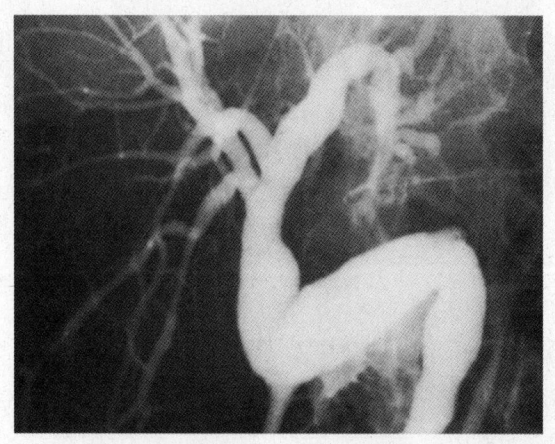

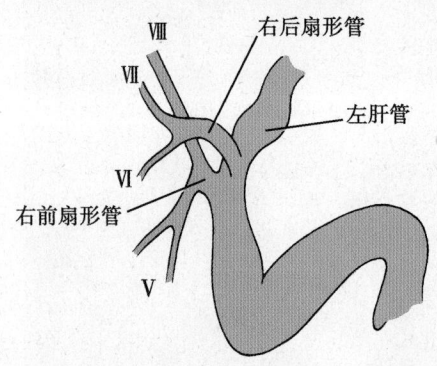

图2.16　（A）右肝的胆道和血管解剖。注意后段胆管的水平段，前段胆管的垂直段。（B）经T管造影显示一种常见的正常的变异，即右后段胆管汇入到左肝管。这种情况下，后方的胆管在前段胆管的前方，此时后方胆管常从前段胆管主干的后方穿过

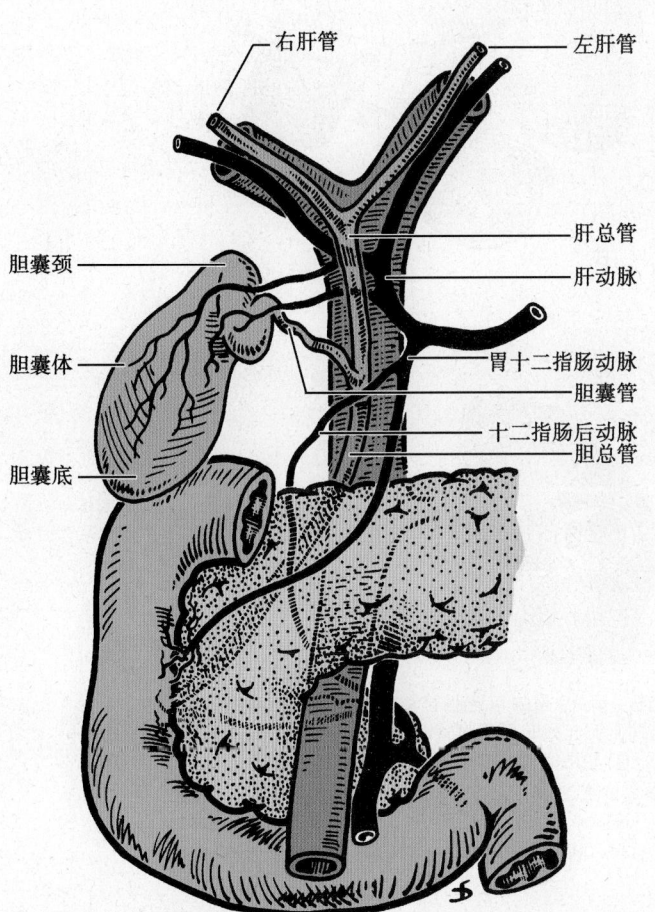

图 2.17　胆道解剖和胰头的前面观。特别注意肝管汇合处是在门静脉右支的前方，胆囊动脉行走在肝总管的后方，以及胆囊颈和肝动脉右支的位置关系。也请注意大血管(门静脉、肠系膜上静脉及动脉)和胰头的关系

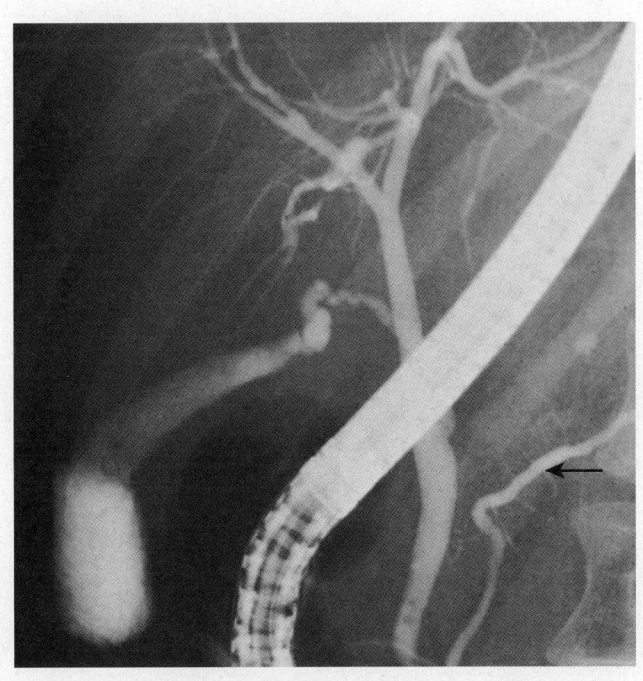

图 2.18　内镜逆行胰胆管造影显示胰管(箭头)、胆囊和胆道系统

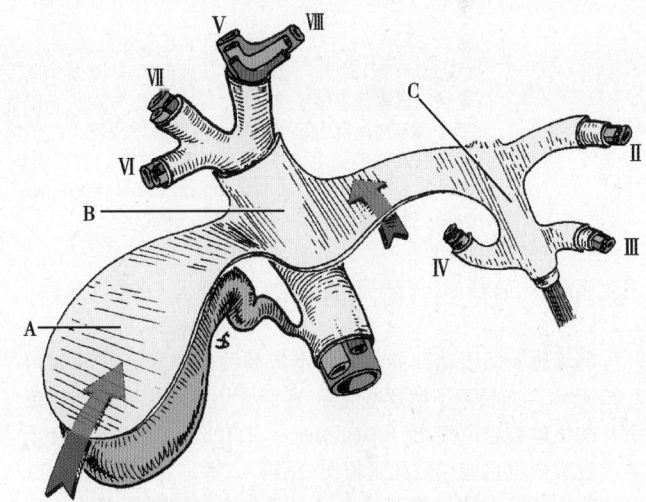

图 2.19　肝门板系统的解剖。(A)胆囊上方的胆囊板。(B)胆管汇合处上方、方叶底部的肝门板。(C)门静脉脐部上方的肝圆韧带板。大的弧形箭头指示胆囊切除术中胆囊板的分离平面以及暴露左肝管时肝门板的分离平面

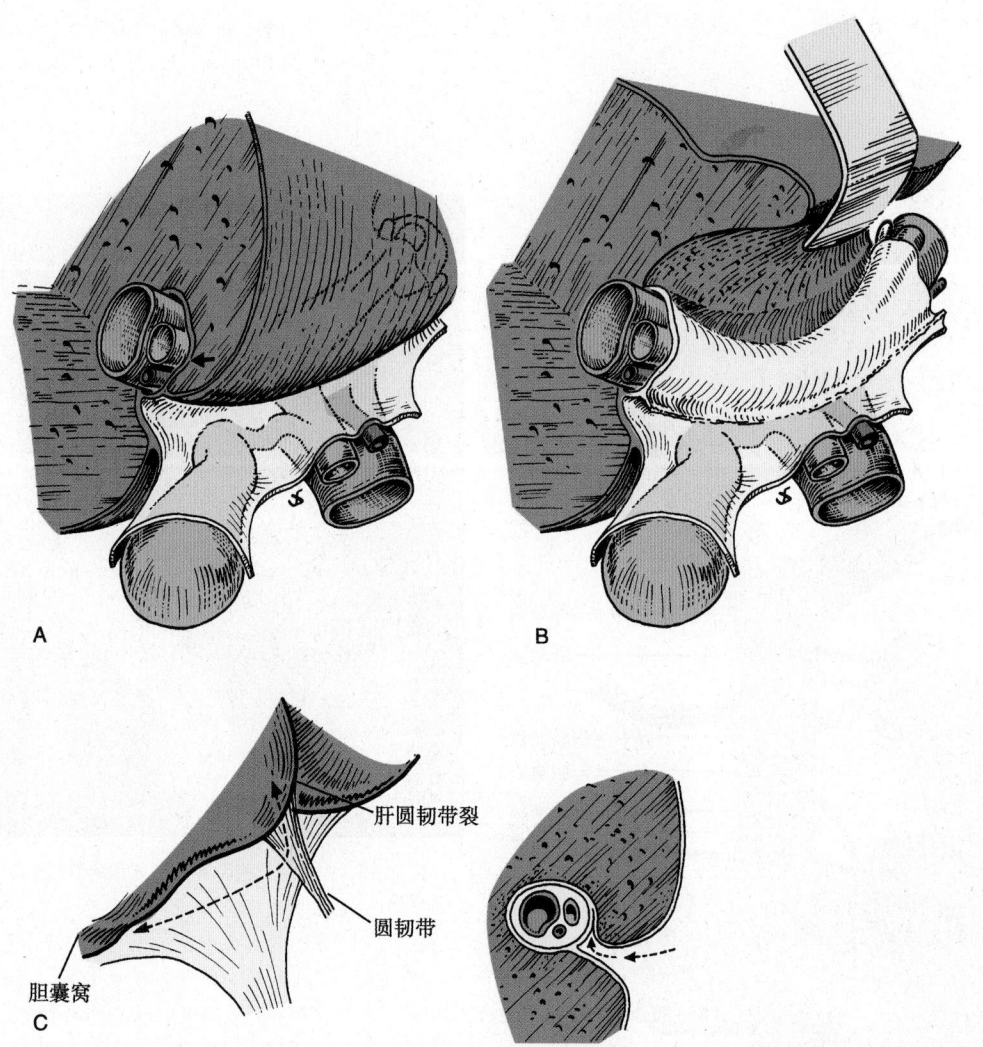

图 2.20　（A）方叶后表面和胆管汇合处的关系。肝门板（箭头）是由包绕胆管和血管系统的结缔组织鞘（Glisson 鞘）融合而成。（B）从底部切开 Glisson 鞘后，向上掀起方叶显露胆管汇合处和左肝管。此方法普遍用于显露医源性狭窄或肝门胆管癌上方的扩张胆管。（C）切口线（左侧）使方叶有较大的活动范围。这种手法对于应对高位胆管狭窄和肝脏萎缩或肥大的情况很有价值，步骤包括向上掀起肝方叶（见 A 和 B），然后打开肝圆韧带裂，并切开胆囊窝最深部分。右图为切开 Glisson 鞘进入胆道系统（B. From Hepp J，Couinaud C：L'abord et l'utilisation du canal hépatique gauche dans les reparations de la voie biliare principale. Presse Med 64：947-948，1956.）

或附属动脉，通常都走行于胆囊管的后方进入 Calot 三角（图 2.21）。

　　肝动脉及胆囊动脉的起始和走行的关系的常见变异如图 2.22 所示。如果不了解这些变异，在胆囊切除术中可能会导致意外的出血或胆道损伤（Champetier et al，1982），而且在盲目止血的过程中也可能导致胆管损伤（见第 42 章）。胆囊管和肝总管的汇合处可能位于不同的水平。胆总管在其肝外部分的下段横跨胰腺的后表面，在胆管沟或通道内走行。胆总管的胰腺后部分与主胰管（Wirsung 管）的末段一同斜行进入十二指肠第二段。

胆囊和胆囊管

　　胆囊是胆汁的贮存池，位于右半肝的下表面、胆囊窝内，并通过胆囊板与肝脏实质分隔开，胆囊板由向左延伸成肝门板的

结缔组织组成（图 2.19）。有时胆囊深深嵌入肝脏中，但偶尔会附着于肠系膜，并且可能导致肠扭转。胆囊大小不等，由胆囊底、胆囊体、胆囊颈构成（图 2.23）。胆囊底通常但不总是能够达到肝脏游离缘，且与胆囊板紧密接触。胆囊窝是肝脏主切迹前方的准确标记。胆囊颈与胆囊底成一定角度，形成 Hartmann 袋。Hartmann 袋可能会掩盖肝总管，在胆囊切除术中是一个很危险的部位。

　　胆囊管起自胆囊颈或胆囊漏斗部，延伸并汇入肝总管，其内径通常约为 1~3mm，但长度不等，取决于与肝总管汇合的类型。胆囊管的黏膜皱襞呈螺旋状排列，形成 Heister 瓣（Wood，1979）。在 80% 的病例中，胆囊管在十二指肠上段处汇入肝总管，但它也可能向下延伸至十二指肠后部或胰后区域才进入肝总管。极少数情况下，胆囊管可能直接汇入右肝管或其分支（图 2.24）。

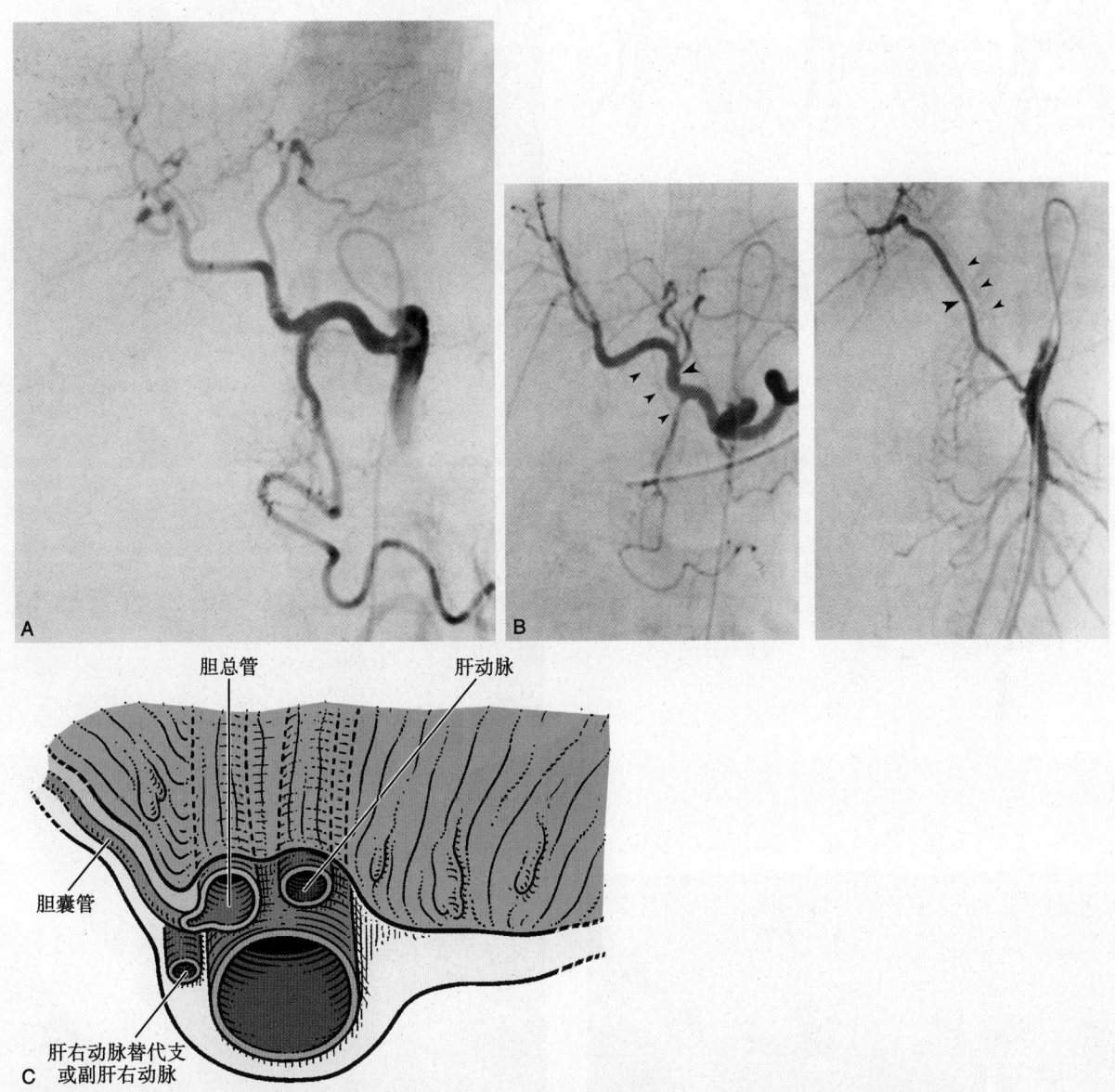

图 2.21　血管造影显示肝动脉变异。(A) 肝总动脉替代支发自肠系膜上动脉干。(B) 左图:肝动脉(大箭头)发自腹腔干。小箭头显示胆管中有一条小血管。右图:一条副肝右动脉(大箭头)发自肠系膜上动脉并位于胆总管中小血管(小箭头)的外侧。(C) 副肝右动脉通常上行在胆总管后外侧的沟槽中,出现在 Calot 三角的内侧,常在胆囊管的后方走行。这种常见的变异发生率约为 25%

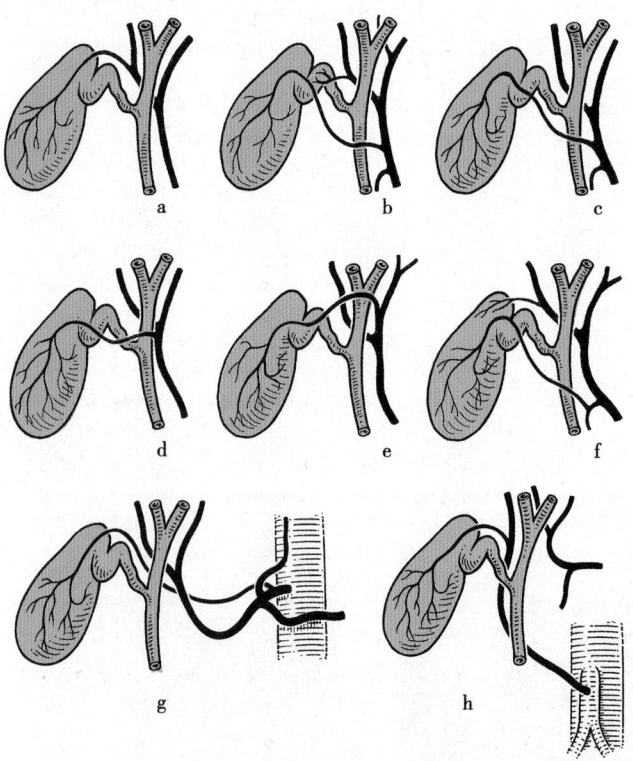

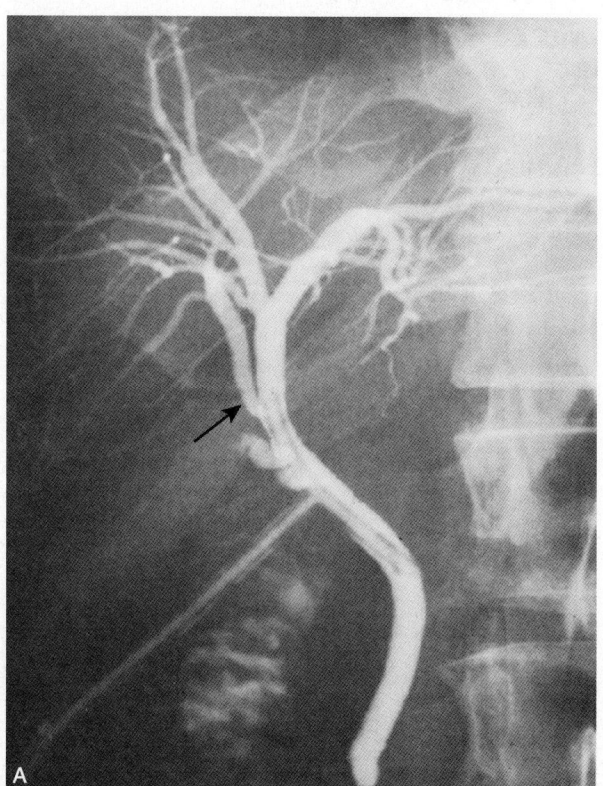

图 2.22 胆囊动脉的主要变异：典型走行（a）；双胆囊动脉（b）；胆囊动脉在胆管主干前方交叉走行（c）；胆囊动脉起自肝右动脉并从肝总管前方交叉走行（d）；胆囊动脉起自肝左动脉（e）；胆囊动脉起自胃十二指肠动脉（f）；胆囊动脉起自腹腔干（g）；胆囊动脉起自肝右动脉的替代动脉（h）、

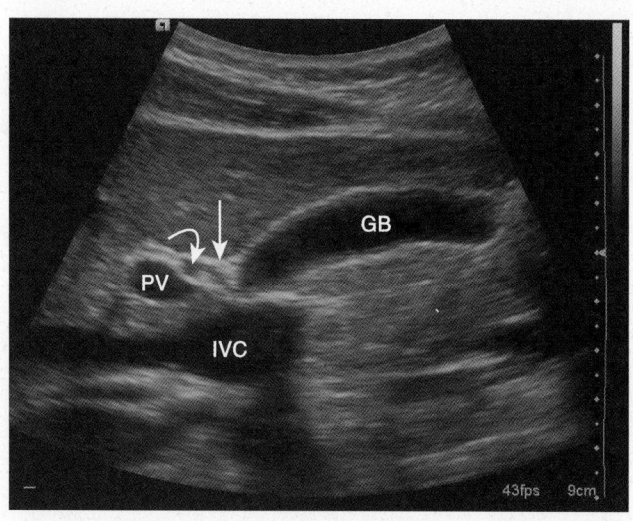

图 2.23 纵向超声图显示了肝脏、胆囊（GB）、门静脉（PV）、下腔静脉（IVC）、肝动脉（弯箭头）以及肝总管（直箭头）之间的关系

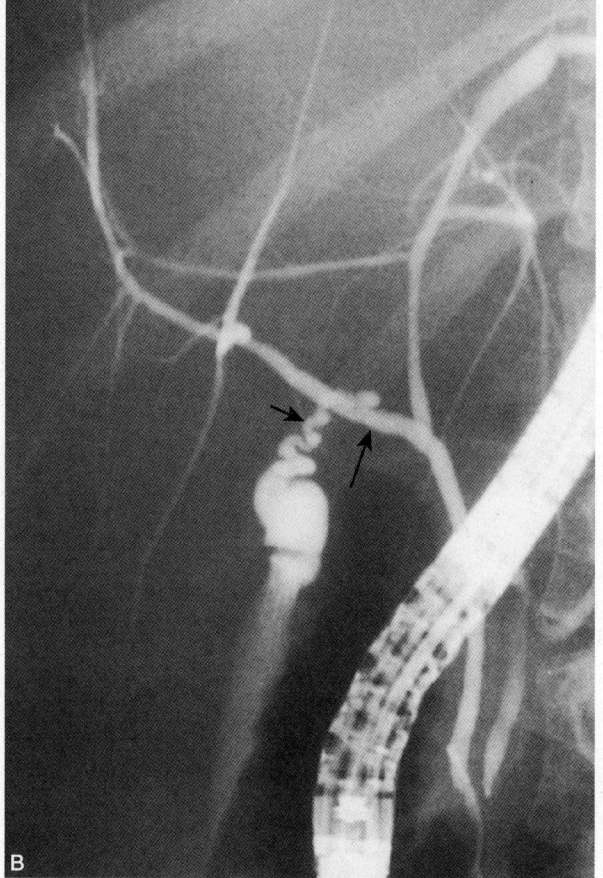

图 2.24 （A）T 管胆道造影显示，一条右肝段胆管在很低的位置汇入肝总管（箭头）。（B）内镜逆行胰胆管造影显示胆囊管（短箭头）汇入一条低位的右肝段胆管（长箭头），这是一种不常见但很重要的正常变异

胆道的异常解剖

全面掌握正常胆道解剖的常见变异对肝胆手术操作是很有必要的(图 2.25)。据报道,由左右肝管连接形成的正常胆道汇合结构(Healey & Schroy,1953)只出现在 72% 的病人中。在约 12% 的个体中,肝总管由右前胆管、右后胆管及左肝管三条胆管汇合而成(Couinaud,1957)。约 20% 的个体中,一条右肝段胆管直接汇入胆管主干,其中 16% 为右前肝段胆管,4% 是右后肝段胆管。约 6% 的情况下,一条右肝段胆管可汇入左肝管(5% 是后支,1% 是前支)。3% 的情况下,不存在肝管汇合点,右后肝段胆管可连接至胆囊颈,或者有 2% 的可能与胆囊管汇合(Couinaud,1957)。无论如何,掌握肝门处这些复杂的胆管变异,对于在肝门处进行胆道系统的切除和重建手术以及部分肝切除和胆囊切除术至关重要。

肝内胆管变异也同样常见(图 2.26)(Healey & Schroy,1953)。右肝内胆管的变异主要为第 V 肝段(9%)、第 VI 肝段(14%)、第 VIII 肝段(20%)分别发出一条异位胆管。此外,约 20%～50% 的个体存在一条胆囊下胆管,其有时深深嵌入胆囊板内,可汇入肝总管或右肝管。胆囊下胆管不引流任何特定肝脏区域的胆汁,且完全不与胆囊相通,也不与门静脉或肝动脉的肝内分支伴行。尽管它没有重要的解剖学价值,但在胆囊切除术中若不保留胆囊板则可能造成其损伤,并导致术后胆漏。

在 67% 的个体中(Healey & Schroy,1953),左肝内胆管系统主干按照经典方式排列。主要的变异表现为第 III 肝段和第 IV 肝段的胆管有共同的吻合支,发生率为 25%。只有 2% 的个体中存在第 IV 肝段的胆管单独汇入肝总管的情况。肝内胆管引流入胆囊颈或胆囊管的一些异常情况先前已有报道(图 2.27)(Albaret et al,1981;Couinaud,1957),胆囊切除术中,这些变异我们必须熟记在心(见第 33 章)。

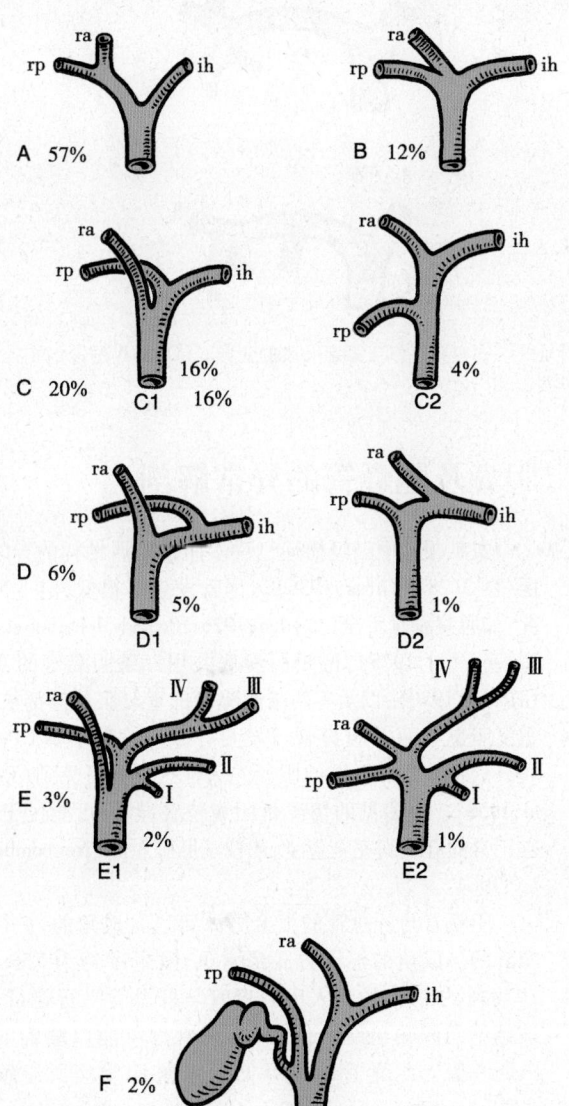

图 2.25 肝管汇合的主要变异。(A)肝管汇合的典型解剖。(B)三条胆管汇合。(C)一条右肝段胆管异位汇入肝总管。C1 为右前肝管(ra)汇入肝总管,C2 为右后肝管(rp)汇入肝总管。(D)一条右肝段胆管异位汇入左肝管(lh)系统。D1 为右后肝管汇入左肝管系统,D2 为右前肝管汇入左肝管系统。(E)肝管汇合缺失。(F)右肝管缺失,右后肝管异位汇入胆囊管(From Couinaud C: Le Foi: Études Anatomogiques et Chirurgicales. Paris, 1957, Masson.)

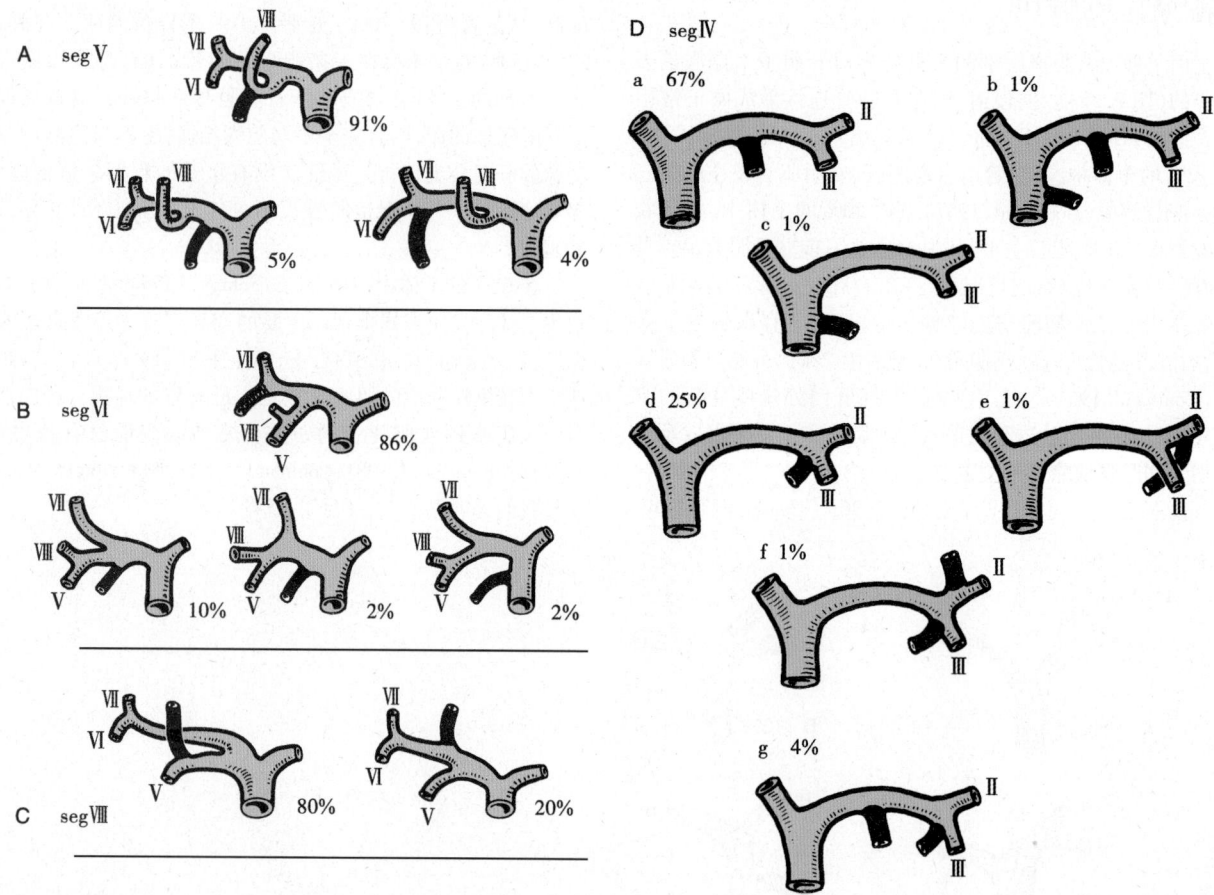

图 2.26 肝内胆管系统的主要变异。(A)第 V 肝段的变异。(B)第 VI 肝段的变异。(C)第 VIII 肝段的变异。(D)第 IV 肝段的变异。第 II、III、VII 肝段的胆管引流没有变异发生

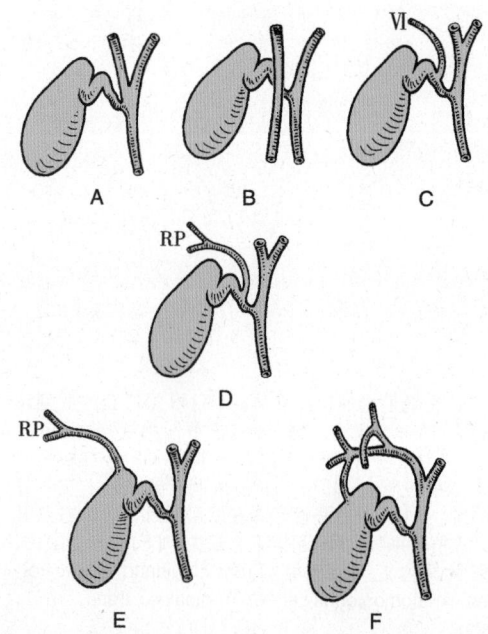

图 2.27 肝内胆管异位引流入胆囊和胆囊管的主要变异类型。(A)胆囊管汇入肝管汇合处。(B)胆囊管汇入左肝管,伴肝管汇合的缺失。(C)第 IV 肝段胆管汇入胆囊管。(D)右后(RP)肝段胆管汇入胆囊管。(E)右后肝段胆管的远端部分汇入胆囊颈。(F)右后肝段胆管的近端部分汇入胆囊体

胆囊及胆囊管的异常解剖

文献报道中已经描述过许多胆道附属结构的异常解剖情况(图 2.28)(Gross,1936)。尽管发生率很低,但下列变异情况,如胆囊发育不全(Boyden,1926;Rachad-Mohassel et al,1973;Rogers et al,1975),两个胆囊底共用一条胆囊管的双叶胆囊(Hobby,1970),以及有两条胆囊管的重复胆囊等都被报道过。重复胆囊中两条胆囊管可发自一个单房的胆囊(Perel man,1961),带有肌性囊壁的胆囊先天性憩室亦可见到(Eelkema et al,1958)。更多见的情况是胆囊位置异常,可能位于肝内位,被正常的肝组织完全包绕,或位于肝脏左侧(Newcombe & Henley,1964)。

胆囊管与肝总管的汇合方式可以是成角的,平行的或是螺旋的。成角的汇入方式最常见,发生率约为 75%(Kune,1970);约 20% 的病人中胆囊管与肝总管平行走行,两者都被结缔组织鞘包绕。最后,胆囊管也可能以螺旋的方式汇入胆总管。胆囊管缺失可见于胆囊-胆管瘘所导致的后天异常。

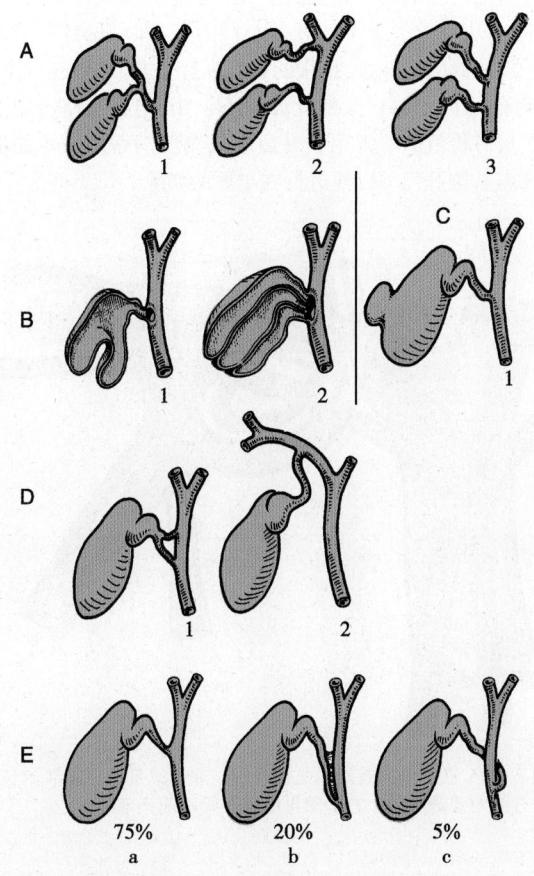

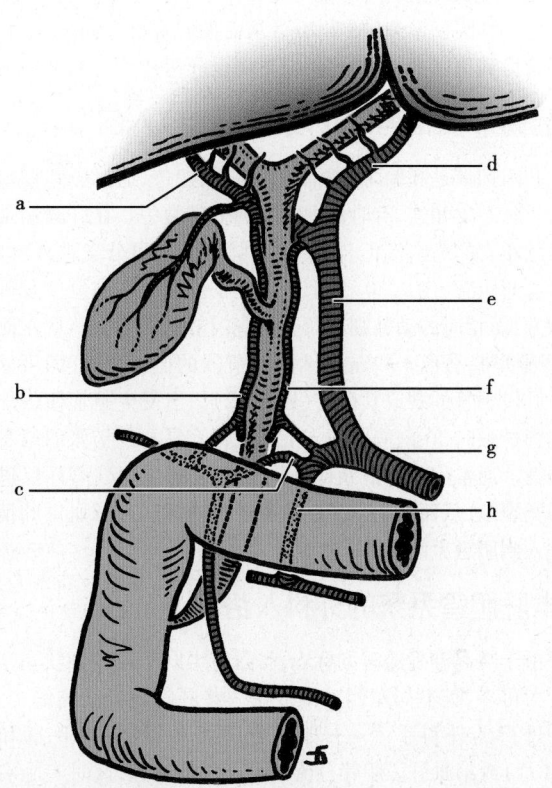

图 2.29　胆管的血供。注意十二指肠上段胆管供血系统以及包绕左右肝管的丰富的血管网的轴向排布:肝右动脉(a),9 点动脉(b),十二指肠后动脉(c),肝左动脉(d),肝动脉(e),3 点动脉(f),肝总动脉(g),胃十二指肠动脉(h)

图 2.28　胆囊和胆囊管的主要解剖变异:(A)双胆囊。(B)胆囊分隔。(C)胆囊憩室。(D)胆囊管的解剖变异。(E)胆囊管和肝总管的不同汇合类型:成角型(a),平行型(b),螺旋型(c)

胆管的血液供应

胆管可分为三段.肝门段、十二指肠上段和胰后段。十二指肠上段胆管的血供基本上是沿长轴方向的(图 2.29)(Northover & Terblanche,1979)。十二指肠上段胆管的供血血管大多发自胰十二指肠上动脉、肝右动脉、胆囊动脉、胃十二指肠动脉和十二指肠后动脉。供应十二指肠上段胆管的小动脉一般有八条,平均直径约为 0.3mm,其中最重要的几支沿胆管侧方走行,被称为 3 点动脉和 9 点动脉。在这些供应十二指肠上段胆管的血管中,从胆管下方的主要动脉发出而上行的占 60%,38% 的动脉发自肝右动脉和其他血管而向下走行。仅 2% 的供血动脉不是轴向的,直接起自与胆总管平行的肝动脉主干。肝门段胆管接受来自周围血管的丰富的动脉血供,在胆管表面形成一层血管网,并与十二指肠上段胆管周围的血管丛相连续。胰后段胆总管的血供来自十二指肠后动脉,它发出多支小血管绕行于胆管周围形成壁丛。

胆管的回流静脉与上述相应动脉伴行,沿胆总管边缘汇入到 3 点静脉和 9 点静脉。胆囊静脉汇入此静脉系统而不是汇入门静脉,胆道系统似乎拥有自己独特的门静脉通路回流至肝脏。

显露胆管的解剖

胆管-胆管鞘和肝胆管汇合部位的显露

Glisson 鞘与胆管和血管周围的结缔组织鞘在肝脏的下表面融合,构成肝门板系统(图 2.19~2.20),包括胆管汇合点上方的肝门板、与胆囊相关的胆囊板以及位于门静脉左支脐部上方的肝圆韧带板(Couinaud,1957)。Hepp 和 Couinaud(1956)描述了一种能很好地显露肝门结构的手术技巧,即向上掀起肝方叶并在基底部切开 Glisson 鞘(图 2.20),此技术被称为肝门板降低技术。尽管小静脉在肝门板和肝的下表面之间很常见,但极少存在大血管(仅 1%),所以这一技术可以被安全实施。这种操作手法对于显露左肝管的肝外段具有重要意义,因为左肝管在方叶下方走行较长的一段距离。由于右肝管的肝外段较短,因此显露右肝管的肝外段或其二级分支时这种技术就不是十分有效。这种操作手法对于胆管损伤修复时的近段胆管黏膜的辨认也是十分重要的。其基本手法就是在 Glisson 鞘与肝门板接触的方叶后缘处作一切口。肝门板的上表面可以与肝实质分离开,并且通过向上掀起方叶即可很好地显露出肝管汇合的部位,这一部位通常位于肝外。充分显露胆管汇合部位是胆管切断后黏膜-黏膜吻合的重要基础。极少数情况下,采用这种方法显露胆管汇合部位可能会发生危险,尤其是对于肝叶萎缩或肥大导致解剖畸形或是一些肝门位置很深而又向上移位并向外侧旋转的病人来说。此时,常需同时切开胆囊窝的最深部位和肝圆韧带裂(图 2.20C)从而使肝管汇合部位,尤其是右肝管得到更好的暴露,而不需要将全肝切开。

肝圆韧带裂和第Ⅲ肝段(圆韧带)入口

　　肝圆韧带是胚胎时期脐静脉闭锁的遗迹,通过肝圆韧带裂与门静脉左支相连,有时深埋在肝圆韧带裂中。在肝圆韧带和门静脉左支的终末端汇合后,门静脉系统发出分支进入肝内。左半肝的胆管(图 2.30 和 2.31A)位于门静脉左支上方及其分支后方,而相应的动脉则走行于对应门静脉的下方。从左侧切断肝圆韧带,分离 1~2 支进入第Ⅲ肝段的血管分支,即可显露第Ⅲ肝段胆管的蒂或其前支(图 2.32)。当发生胆管梗阻伴肝内胆管扩张时,在门静脉左支上方就很容易找到扩张的第Ⅲ肝段胆管。通常将正常肝组织从圆韧带裂的左侧分离开以进一步增宽裂隙,从而在无须切断第Ⅲ肝段任何门静脉血供的情况下进入到胆道系统(图 2.32)。

右半肝胆管系统的外科入路

　　由于缺乏准确的解剖标志,暴露右半肝肝内胆管较左半肝风险大得多,且不如左侧精准。在一些肝门胆管癌病例中,原计划进行的外科手术——如部分肝切除(见第 51B 章和第 103B 章)或第Ⅲ肝段胆管分流术可能无法实施,此时实施右肝内胆管引流术成为一种选择。解剖上,右肝前段短管及其分支

走行在与之对应的门静脉左侧。实际上,门静脉右支走行于一肝裂中,术中沿此裂末端切开一小段距离,即可见到胆管右前支位于门静脉的左侧,沿扩张的胆管纵行切开,与空肠行 Roux-en-Y 吻合(图 2.33)。虽然此方法不常用,但在某些特定的案例中是很有价值的。常用于暴露和控制肝门蒂的技术能够包绕并显露右侧肝门蒂以便进行右半肝的切除。

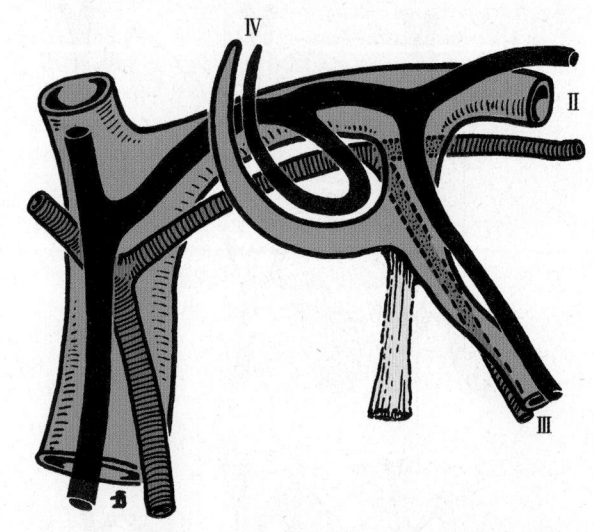

图 2.30　左半肝的胆管和血管解剖。注意第Ⅲ肝段胆管的位置在其对应静脉的上方。第Ⅳ肝段胆管的前支未绘出

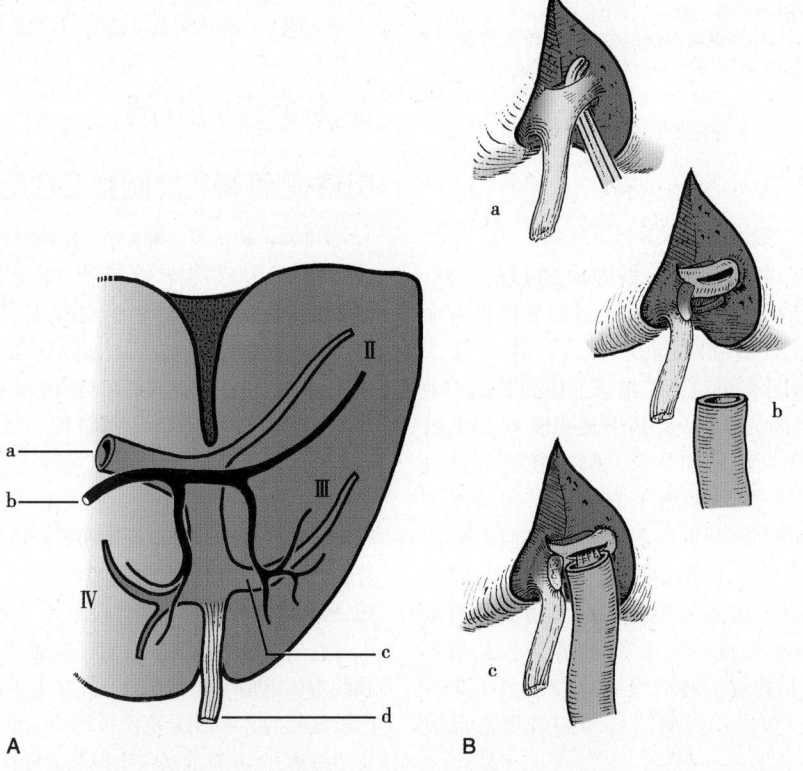

图 2.31　(A)左半肝的胆管和血管解剖。注意圆韧带隐窝左侧角与第Ⅲ肝段胆道系统之间的关系:门静脉左支(a),左肝管(b),第Ⅲ肝段胆管系统——注意图中黑色管道表示胆管,与门静脉的分支相邻(c),肝圆韧带(d)。(B)第Ⅲ肝段胆管入路:暴露圆韧带隐窝的左侧角(a);分离圆韧带隐窝的左侧角,包括第Ⅲ肝段门静脉分支(b);显露并切开第Ⅲ肝段胆管:在第Ⅲ肝段胆管行肝管空肠吻合术(c)(见第 31 章和第 42 章)

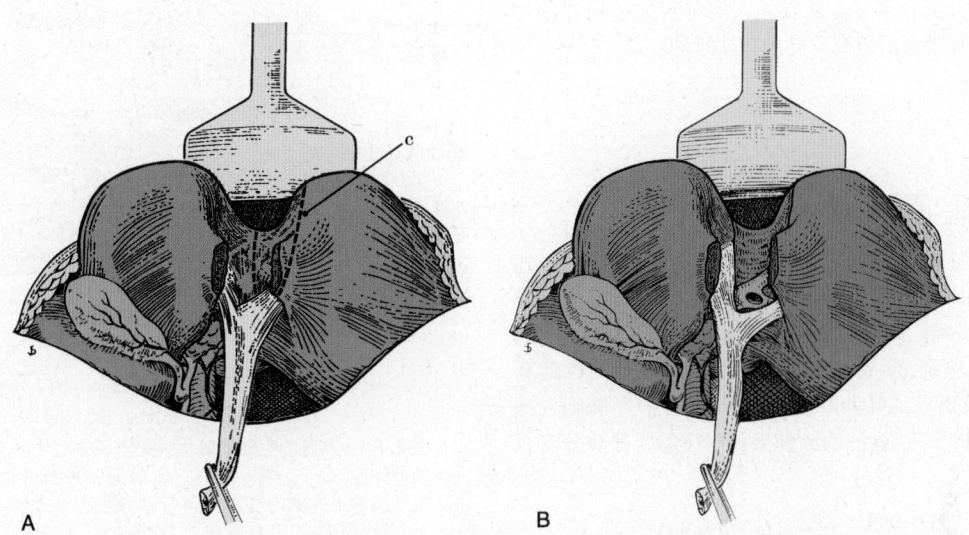

A　　　　　　　　　　　B

图 2.32　（A）肝脏在肝圆韧带裂内的圆韧带左侧被切开。如有必要可移除一小块楔形肝组织（c）。（B）在肝组织与肝圆韧带分离处的底部，显露位于其伴行静脉后上方的第Ⅲ肝段胆管，以便吻合（见第 31 章和第 42 章）

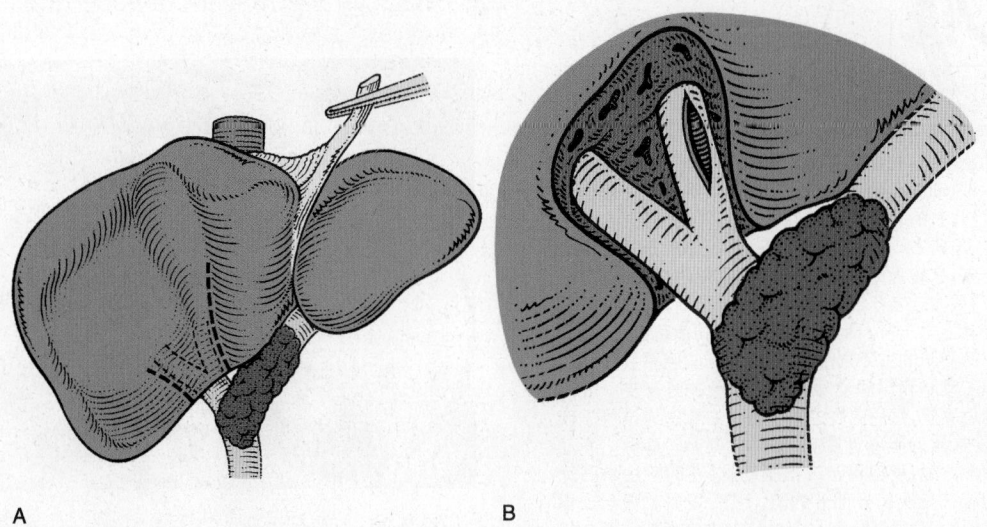

A　　　　　　　　　　　B

图 2.33　（A）前肝段入路。如有必要，可沿右前段肝门蒂将肝实质切开一个小口。（B）此胆管位置靠前，位于相应静脉的左侧。采用 Launois 描述的后肝门蒂入路（见第 103B 章）会更简便

肝脏切除术中胆管的显露

本章没有对肝脏切除术中胆管的显露进行详细介绍。实际上,为了显露第Ⅱ、Ⅲ肝段的胆管,可能需要切除左半肝的一个肝段或切除右半肝下部。在一些病例中,可通过切除肝方叶从而有效显露胆管汇合部位。此方法其实是对之前描述的切开主肝裂和肝圆韧带裂后游离方叶的方法延伸。

肝外血管

腹腔干和肝脏、胆管以及胰腺的血供

在所有对肝脏、胆管系统以及胰腺的动脉血液供应的描述中,经典的正常血供仅占全部标本的60%(图2.34~2.36)。肝右动脉位于肝门右侧,肝左动脉位于肝圆韧带裂底部的左侧,两者均被腹膜鞘包绕,形成左右两侧的门管三联体。在此鞘内,肝动脉分别发出右前叶和右后叶的分支,在左半肝则发出第Ⅱ、Ⅲ、Ⅳ肝段的分支,这些动脉分支和对应的门静脉分支及

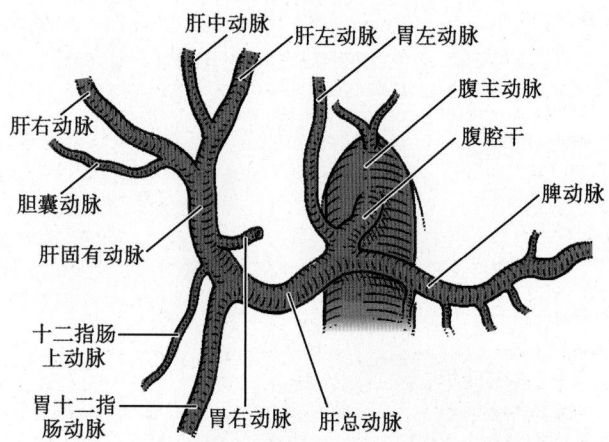

图2.34　腹腔干是一根短而粗的动脉,它在横膈主动脉裂孔下方从腹主动脉发出,在胰腺上方水平向前走行,并在此处分成胃左动脉、肝总动脉和脾动脉三支。膈下动脉通常由腹主动脉或脾动脉发出,有时也会从腹腔干发出。胃左动脉到达胃,沿胃小弯行走,与胃右动脉相吻合。脾动脉是腹腔干的三个分支中最大的一支,它蜿蜒行走至胰腺的左后方,并沿胰腺上缘前行,到达脾门后分成若干终末支。通常情况下,脾动脉紧贴着脾静脉并在其上方走行。有一种很少见但很危险的畸形,即脾动脉走行于脾静脉的后下方,并靠近脾静脉与肠系膜静脉汇合处。胃网膜左动脉和胃短动脉发自脾动脉的终末支。肝总动脉先走行至后腹膜,然后向右进入小网膜右侧边缘走行于胰腺和升结肠上方,靠近胆总管左侧,且向右靠近门静脉。肝动脉走行至胰腺上方时,发出胃十二指肠动脉(有时可由右肝动脉发出),供应十二指肠第一部分的前、上、后表面。胃十二指肠动脉可以是两根,有时还会有一个小分支供应幽门。胃右动脉向左沿胃小弯走行,与胃左动脉汇合。肝总动脉发出胃十二指肠动脉和胃右动脉之后,延续为肝固有动脉,通常很快分成左右两支。左支垂直行走至肝圆韧带裂的底部,发出肝中动脉,走行至肝圆韧带裂的右侧,供应肝脏方叶。肝左动脉的下一个分支向左走行供应尾叶,还有更多的尾叶小动脉分支从肝左、右动脉发出。肝右动脉通常走行于肝总管的后面,进入Calot三角。但在有些病例中,肝右动脉走行在胆管前面,这在手术显露肝总管时十分重要。胆囊动脉通常由肝右动脉发出,但存在多种变异的情况

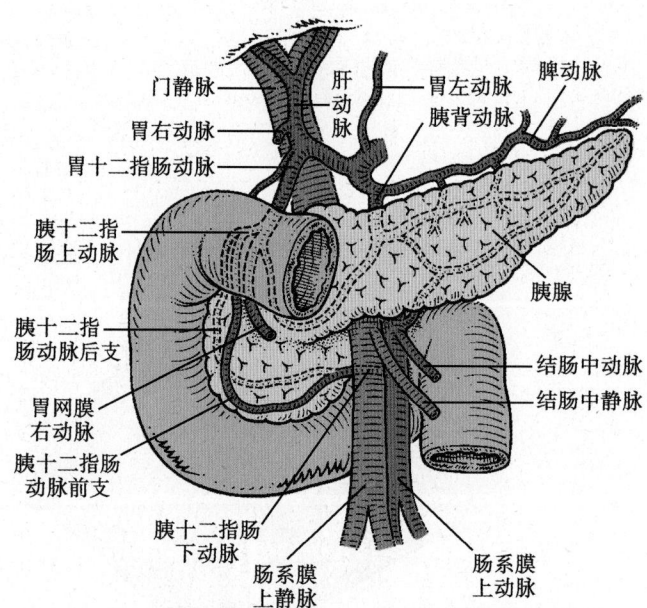

图2.35　胰腺的主要动脉血供来自胃十二指肠动脉(GDA)和胰背动脉(DP)。胃十二指肠动脉通常发自肝总动脉,它横跨位于胰腺上方的门静脉。胰背动脉发自脾动脉。胰十二指肠上动脉(SPDA)发自胃十二指肠动脉,与来自肠系膜上动脉(SMA)的胰十二指肠下动脉(IPDA)汇合,在胰头前后形成两个血管弓。胃十二指肠动脉在发出胰十二指肠动脉(PDA)之后继续向右走行,向左延续成为胃网膜右动脉(GEA)。外科手术中胃十二指肠动脉是在胰腺上方识别门静脉很好的标志,从发出胃十二指肠动脉起始将其与肝总动脉游离,可以为显露门静脉前表面提供更大的空间。胃右动脉(RGA)也发自肝总动脉,它通常在肝总动脉发出胃十二指肠动脉处的远端发出,但其发出位置可有多种变异。胃网膜右动脉在十二指肠的第一部分和胰腺之间向前走行;胰十二指肠上动脉分为前后两支,前支继续向下走行于胰头的前表面,最后与发自肠系膜上动脉的胰十二指肠下动脉相吻合。后支的走行也类似

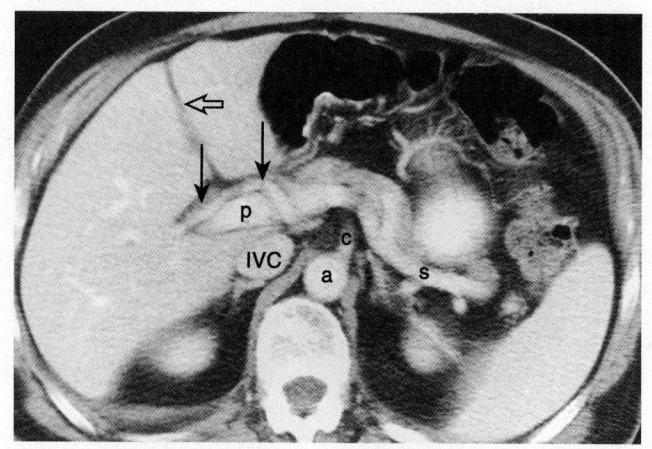

图2.36　门静脉主干的CT扫描图像显示肝动脉(实心箭头)走行于门静脉(p)前方。叶间裂(空心箭头)、脾动脉(s)、腹腔干(c)、腹主动脉(a)以及下腔静脉(IVC)也在图中显示

相应区域的引流胆管被包绕在同一肝蒂内。胆总管的动脉血供前文已有描述,即来源于肝动脉、胃十二指肠动脉以及胰十二指肠动脉弓。

在外科临床应用中,胰腺的解剖关系中最重要的是其动脉血供和静脉回流。胰背动脉是胰腺供血动脉中主要的一支,通

常由脾动脉发出,也可以直接由肝动脉发出。行脾切除术时为避免远端胰腺缺血,确定其远端动脉的起源部位是十分重要的。肠系膜上动脉起自后面的腹主动脉,在胰腺后方发出,向上向前走行,起初位于肠系膜上静脉的后面,而后走行至其左侧(图 2.35)。

肝动脉的变异

由于腹腔干和肠系膜上动脉复杂的胚胎发育过程,肝脏的动脉血供存在广泛的变异(图 2.37),且这些变异十分重要。如果血管造影没能够显示肝脏的所有供血动脉,不仅可能导

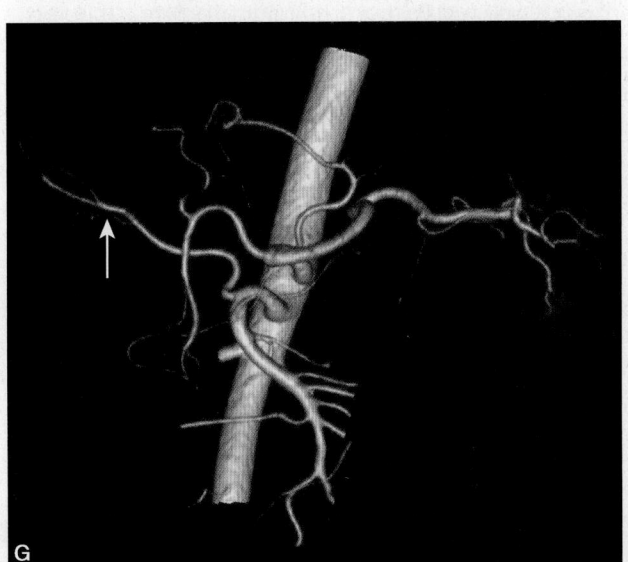

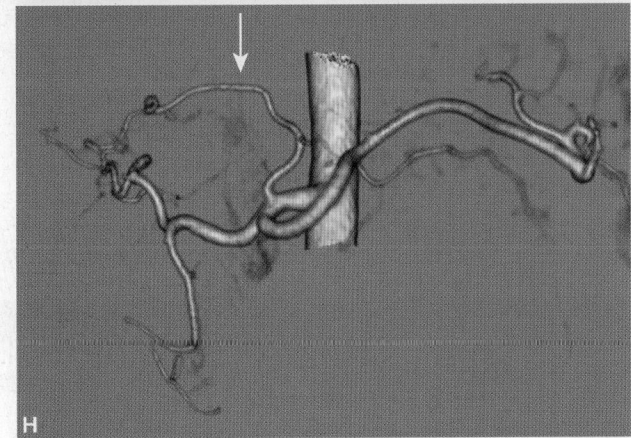

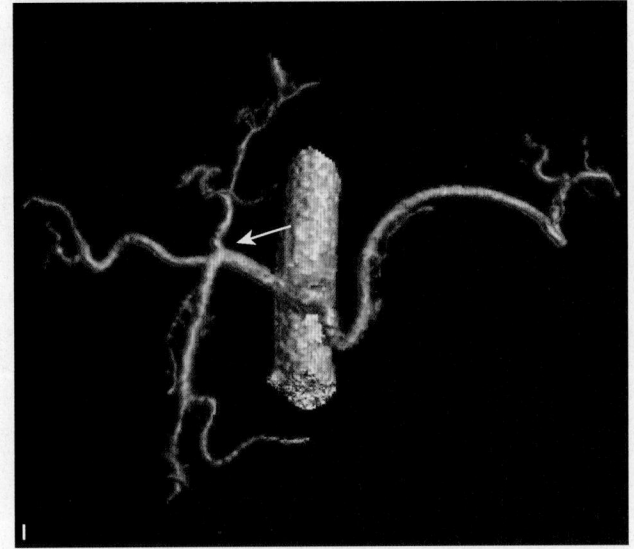

图 2.37 大约 25% 的个体中,肝右动脉部分或者完全发自肠系膜上动脉(A,C,E)。类似比例的个体中,肝左动脉部分或全部由发自胃左动脉的分支所代替,该分支通过小网膜由肝圆韧带裂的底部进入肝脏(D,F)。还有一些少见的情况,肝左或肝右动脉单独由腹腔干发出,或发自腹腔干发出的一根非常短的肝总动脉,且胃十二指肠动脉可能从肝右动脉发出(B,C)。多层螺旋 CT 显示一条副肝右动脉(箭头)发自肠系膜上动脉(G),一条肝左动脉的替代动脉发自胃左动脉(H)。另外一个常见的动脉变异是肝总动脉三分叉(I)

致误诊,还可能严重误导外科医生或介入放射科医生。如前所述,大部分病例中肝总动脉都起自腹腔干,但它也可能被一条发自肠系膜上动脉的肝总动脉完全取代。在这种情况下,肝动脉在肝十二指肠韧带内上行于门静脉的后方,而后又位于其侧方,胆总管的后侧方。如果术中没有将之识别出来,则很有可能造成损伤。若肝十二指肠内韧带内的肝动脉是肝右动脉的替代动脉或副肝右动脉,上述损伤可能也同样存在。其他肝总动脉起源的变异还包括从腹主动脉直接发出或是发自胚胎时期遗留的腹腔干和肠系膜上动脉系统之间的交通支。掌握这些变异情况,对于在肝脏切除术、肝移植、肝脏血管阻断、安装肝脏动脉内灌注装置以及胰头切除手术中控制肝脏的动脉血供,具有相当重要的意义。

门静脉

门静脉(图2.38)由肠系膜上静脉和脾静脉在胰腺后方汇合而成(图2.39)。胰腺的回流静脉通常与供血动脉平行走行,有胰十二指肠上前、上后及下前、下后静脉汇入门静脉和肠

系膜上静脉。胃左静脉和肠系膜下静脉通常回流至脾静脉,但它们也可直接汇入门静脉,而许多引流脾的小静脉直接汇入脾静脉。

胰腺与肠系膜上静脉、脾静脉、门静脉的解剖关系(图2.38)对于胰腺切除(见第66章)至关重要。钩突越过肠系膜上静脉的后方,延伸至肠系膜上动脉的后方(图2.35)。要显露位于胰腺后方的门静脉通常需要从胰腺下方着手,在肠系膜上静脉即将汇入脾静脉的位置,将胰腺从肠系膜上静脉的表面提起。除胰十二指肠下静脉偶尔是从胰腺下缘汇入肠系膜上静脉外,一般没有分支直接从胰腺后汇入肠系膜上静脉,此处也是炎症和肿瘤多发的部位。门静脉于胰腺后面向上走行,位于脾静脉、脾动脉、肝总动脉和胃十二指肠动脉之间的缝隙中。游离胃十二指肠动脉可为显露门静脉上表面提供很大的空间。如果仍然无法显露此区域,游离通常位于胆囊管上方的胆总管,便能够更好地显露门静脉的右侧面和上表面。若要显露肠系膜上动脉,可从胰腺后方、钩突上方显露肠系膜上动脉从腹主动脉发出的部位,以便游离肠系膜上动脉的最起

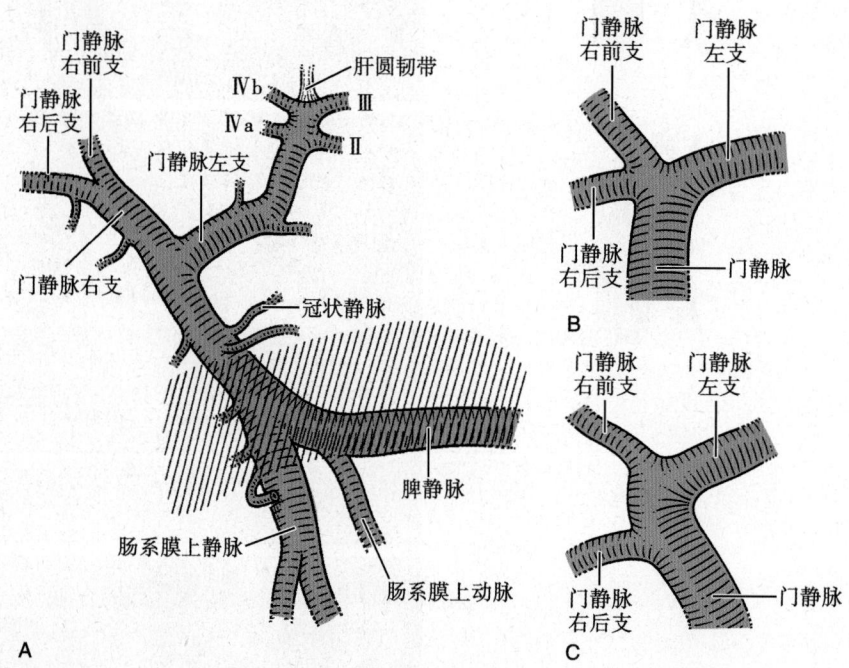

图2.38　(A)肠系膜上静脉(SMV)在小网膜根部时通常是一根主干,但在胰颈下方(阴影部分),通常由2支,有时甚至3支血管分支汇合形成肠系膜上静脉主干。这一主干走行于胰颈后方,脾静脉(SV)由左侧汇入形成门静脉。门静脉出现于腹膜后胰颈上缘,在小网膜的游离缘中向肝脏上行,位于胆管和肝动脉的后方,被小网膜的淋巴管和淋巴结包绕。在此行程中它还接受来自冠状静脉的血流,冠状静脉(CV)与连通胃静脉和食管静脉丛的食管静脉的侧支相通。有时,还会有一支单独的胃右静脉在此区域注入门静脉。胰十二指肠上静脉常在胰腺上缘汇入门静脉,还有一些小静脉会在胰颈下缘从右侧汇入肠系膜上静脉和门静脉。门静脉在走行于胆管和肝动脉后方接近肝门时,分成两支,较大的右支(RPV)和较小的左支(LPV)。左支走行于左肝管的下方,进入肝圆韧带裂,与左肝动脉及其分支伴行,供应左半肝(第Ⅱ~Ⅳ段)。在它进入肝圆韧带裂之前,发出一支尾叶静脉(第Ⅰ段),该静脉向后侧方至左侧,有时由2支甚至更多的分支组成。门静脉右支较短,在进入肝脏之前,它在肝门处分成右前段支和右后段支,与相应的动脉分支以及胆管分支相伴行。(B)门静脉的分支有可能在更近端发出。(C)门静脉其右前支和右后支可单独从门静脉主干发出

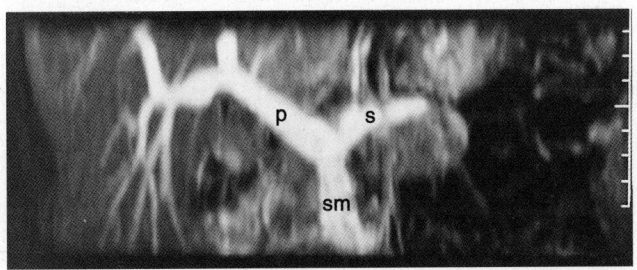

图 2.39 脾静脉与门静脉汇合处的磁共振成像。增强后 T1 加权像三维密度梯度回波冠状位最大强度投影重建,显示脾静脉(s)、门静脉(p)以及肠系膜上静脉(sm)

始部分。

少数情况下,结肠中动脉和其他一些供应结肠的血管也可发自肠系膜上动脉的更近端,越过胰腺走行。术中应该仔细寻找这种畸形。然而,即使术中切断结肠中动脉也通常不会出现问题,因为结肠血供丰富,基本不会出现缺血的情况。

对外科医生来说,有一些十分重要的解剖关系:胰头与十二指肠、后方的肾静脉、下腔静脉前表面的直接关系。胰颈和胰体位于肠系膜上动脉、胰血管及其分支、左肾静脉以及更侧方的左肾的前方。胃网膜右静脉通常在胰腺的下缘汇入肠系膜上静脉的前表面,胰十二指肠下静脉的前支也同样如此,肿瘤常侵犯此处,且结肠中静脉也可在此处汇入。在游离肠系膜上静脉时,需要结扎这些血管以免发生出血。下腔静脉的畸形较少见,罕有双下腔静脉和左侧下腔静脉。

门静脉的解剖结构和罕见的先天畸形具有十分重要的手术意义(图 2.40~2.43)。例如,对一个缺失门静脉左支的病人

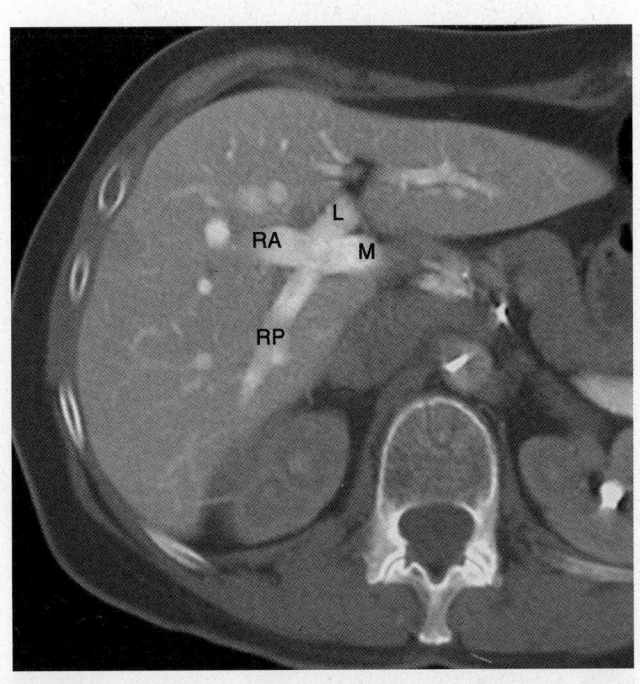

图 2.40 增强 CT 扫描显示门静脉的三分叉变异。L,门静脉左支;RA,门静脉右前支;RP,门静脉右后支;M,门静脉主干(From Covey AM,et al:Incidence,patterns,and clinical relevance of variant portal vein anatomy. Am J Roentgenol 183:1055-1064,2004.)

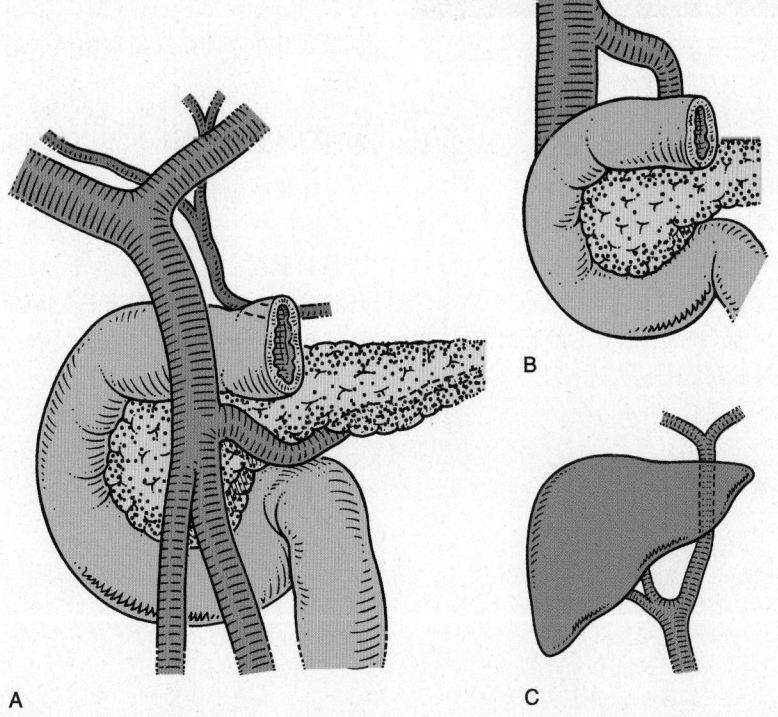

图 2.41 (A)门静脉的位置异常:位于胰头和十二指肠前方。(B)另一个少见但有趣的畸形:门静脉汇入下腔静脉。(C)更加少见的是肺静脉汇入门静脉的畸形

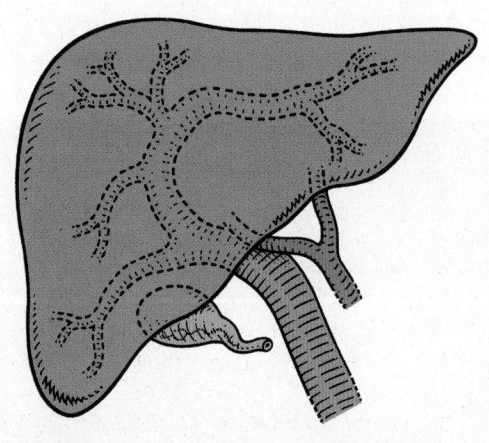

图 2.42　Couinaud 描述的门静脉左支先天性缺如,门静脉右支在右半肝穿行并为之供血的同时在肝实质中迂曲走行供应左半肝,此类病例中左半肝往往较小

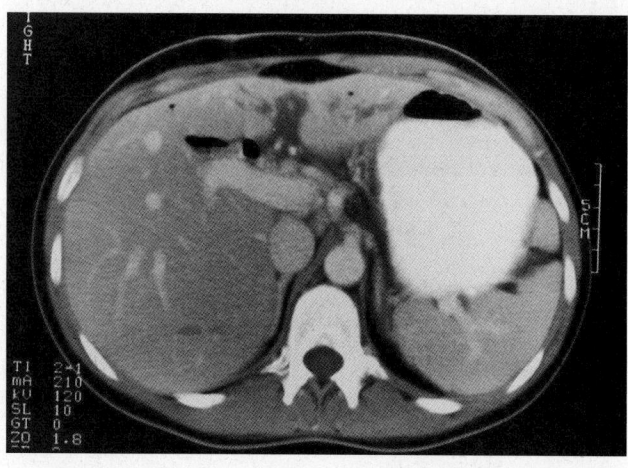

图 2.43　Caroli 病病人的 CT 显示一条较大的右侧门静脉主干。门静脉左支缺如,这一点在左半肝切除术中被证实

进行右肝切除时,切断了门静脉的右支(图 2.42 ~ 2.43),这种情况可能是致命的。门静脉右支的发育不全和右半肝以及左半肝的肥大有关。这可能与胆道和肝静脉的解剖异常有关,这些解剖异常可影响肝脏手术和胆道修复手术的手术入路(Field et al,2008)。

门静脉的血供源于胃、小肠、脾脏和胰腺的静脉回流,这在对胰腺进行手术以及对门静脉高压的病人进行手术时十分重

要。具体将在介绍胰腺的解剖时一起进行详细描述。

胰腺

胰腺为腹膜后位器官,其位置靠后,呈横卧位(图 2.44)。胰腺由头部、颈部和体部组成,胰头被十二指肠包绕,胰尾位于脾门处(图 2.45 ~ 2.46)。胰头靠下的部分称为钩突,它与肠系膜上静脉和肠系膜上动脉关系密切。胰腺后方与下腔静脉、腹主动脉、左肾静脉和肾脏以及脾脏关系密切。位于门静脉右侧的胰腺部分平均占胰腺总重量的 56.4%。胰腺被膜松弛地贴在胰腺表面,并与结肠系膜前叶相延续,手术时可连续剥除。肠系膜根部附着于胰腺上并与被膜相延续(图 2.46)。胰腺的动脉血供、静脉回流以及与胆总管之间的关系如前所述(图 2.17、图 2.29、图 2.34、图 2.35 和图 2.38)。

胰管

主胰管(Wirsung 管)起自远端的胰尾,由多支小胰管汇合而成,经胰体行至胰头,在胰头处它通常与胆总管并列向下向后走行(图 2.45)。Oddi 括约肌(图 2.47)相关研究已经十分深入(Boyden,1957;Delmont,1979),与相邻的十二指肠壁的平滑肌不同,它由一簇特殊的平滑肌纤维组成。胆总管末端的 Vater 壶腹是一个小的乳头状的结构,突入十二指肠腔内,以纵行的十二指肠黏膜皱襞为特征。在 70% ~ 85% 的个体中,胰管平行于胆总管向下走行约 2cm 后,在括约肌内汇入胆总管;胰管和胆总管各自单独汇入十二指肠的占 10% ~ 13%;在 2% 的个体中主胰管被副胰管取代(图 2.48;见图 2.45)。少数情况下,主胰管和副胰管是分离的,即胰腺分裂(pancreas divisum)(图 2.45Cii 和图 2.48B)。在胰腺内部散在分布着朗格汉斯细胞组成的胰岛,它是腺体的内分泌部分。

环状胰腺

环状胰腺是指胰腺组织发育成环状并包绕十二指肠(见第 1 章)。该胰腺环内可能含有一个较大的胰管紧贴十二指肠肌层。此环包绕的十二指肠常发生狭窄,即使切除环状胰腺也往往不能缓解十二指肠的慢性梗阻。因此要解除环状胰腺所引起的十二指肠狭窄,常需施行十二指肠空肠吻合术。

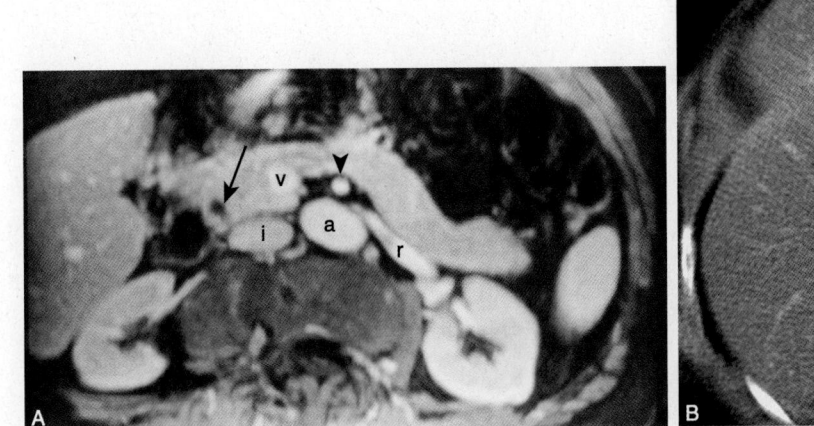
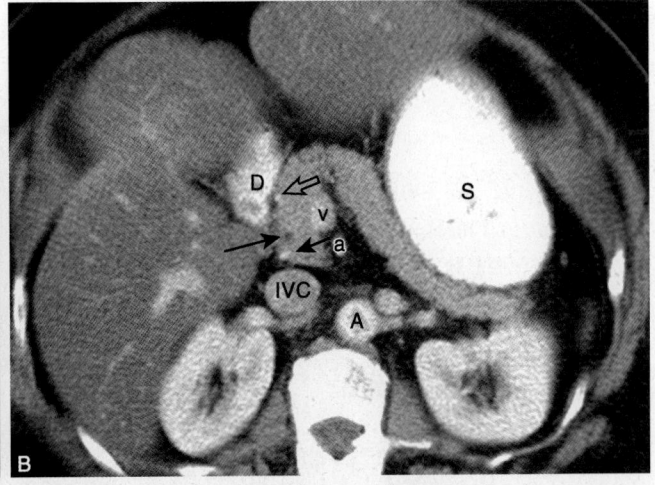

图 2.44 （A）胰腺的磁共振显像，T1 加权像三维梯度回波斜轴位重建技术。显示了腹主动脉（a）、下腔静脉（i）、胆总管（长箭头）、肠系膜下静脉汇入脾-门静脉汇合处（v）、肠系膜上动脉（短箭头）以及左肾静脉（r）。（B）正常胰腺解剖。胰腺所在平面增强后 CT 扫描。A，腹主动脉；a，肠系膜上动；D，十二指肠；IVC，下腔静脉；S，胃；v，肠系膜上静脉。长箭头：胆总管；短箭头：胰十二指肠下动脉；空心箭头：胃十二指肠动脉

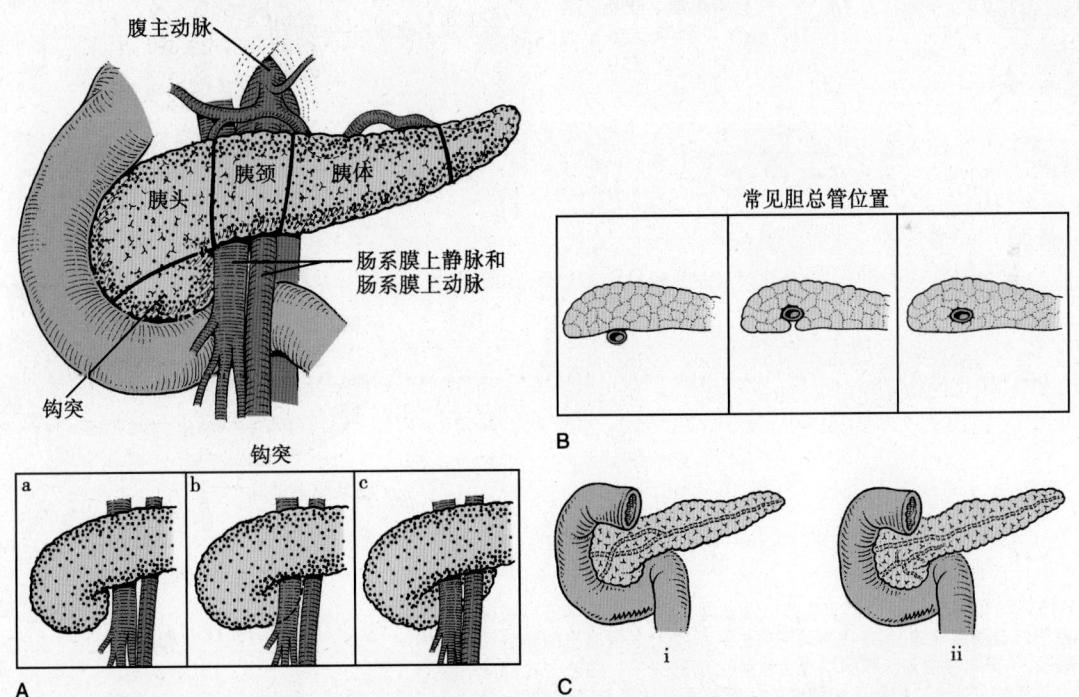

图 2.45 （A）胰头呈球形，钩突在肠系膜上血管的后方延伸，它可能止于肠系膜上静脉右侧（a），也可能彻底穿过腹主动脉与肠系膜上静脉左侧之间（b,c）。各种变异都很常见。胰头后面在左右肾静脉入口水平，与下腔静脉毗邻。在肠系膜上静脉与脾静脉汇合处，胰头移行为狭窄的胰颈部。胰颈与胰腺体部相连，体部最后移行为狭窄的胰尾。（B）胆总管可直接从胰腺实质中穿过，也可从胰头后沟穿过。（C）Wirsung 管在胰腺中从左向右走行，弯曲向下靠近 CBD，与之平行走行，两管被壶腹隔分开，Wirsung 管穿过 Oddi 括约肌，在幽门远端 7~10cm 的十二指肠乳头处进入十二指肠。副胰管（Santorin 管）在胰腺更近端走行，常开口于十二指肠副乳头。此处的胆胰管系统因副胰管发育程度的不同而产生多种变异，不过副胰管开口在主胰管之下的情况十分少见。副胰管可以直接与主胰管相通（ⅰ），或在胰腺分裂时出现双副胰管的情况（ⅱ）。Santorini 管负责引流胰腺的体部和尾部，而 Wirsung 管负责引流胰腺头部和钩突

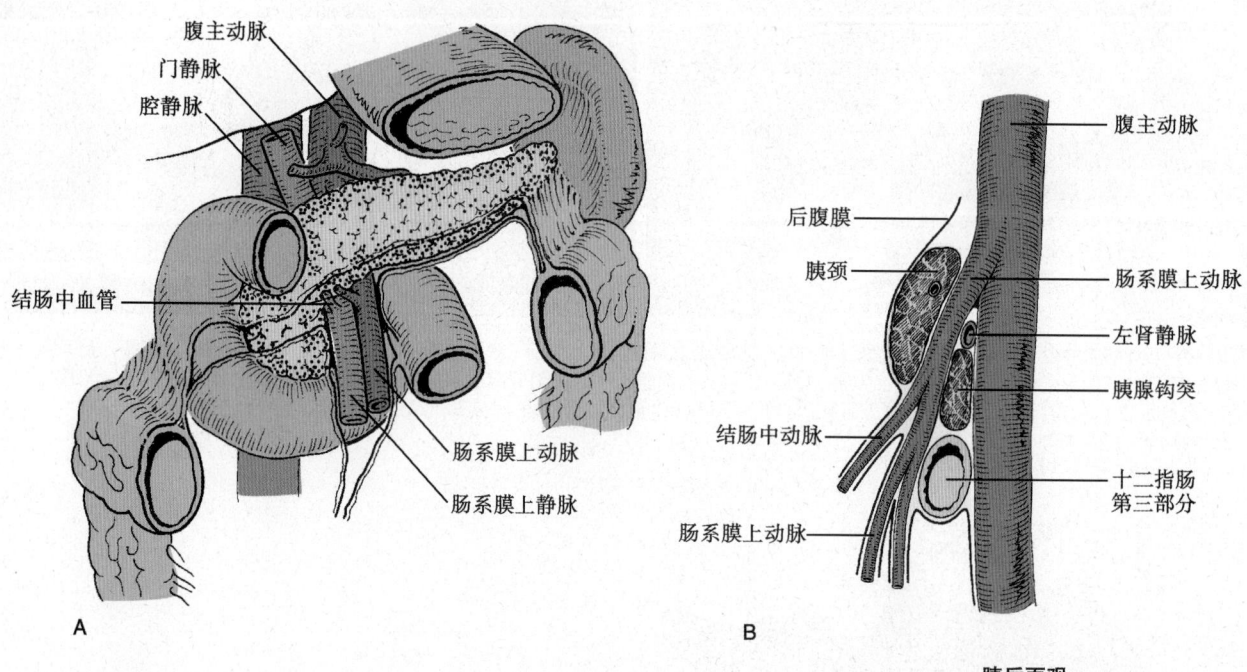

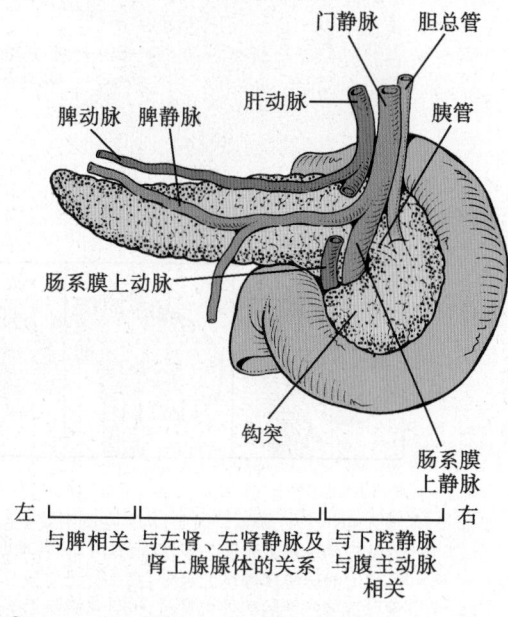

图2.46　(A)胰腺的前表面被覆大网膜囊或小网膜囊的后层,可因粘连而被破坏。横结肠系膜起自胰腺下缘,包绕在胰颈下方由肠系膜上血管发出的结肠中血管。(B)胰颈、钩突与腹主动脉和肠系膜上动脉之间的关系。注意左肾静脉与十二指肠的位置。(C)十二指肠环和胰腺的后部关系。注意与下腔静脉、腹主动脉和脾门的关系

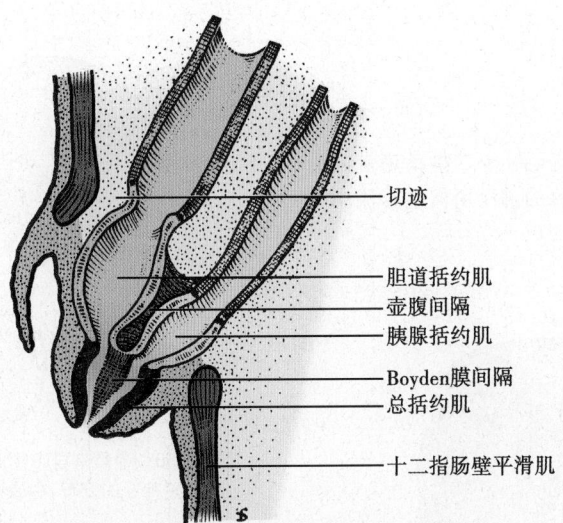

切迹

胆道括约肌
壶腹间隔
胰腺括约肌
Boyden膜间隔
总括约肌

十二指肠壁平滑肌

图 2.47　Oddi 括约肌的示意图

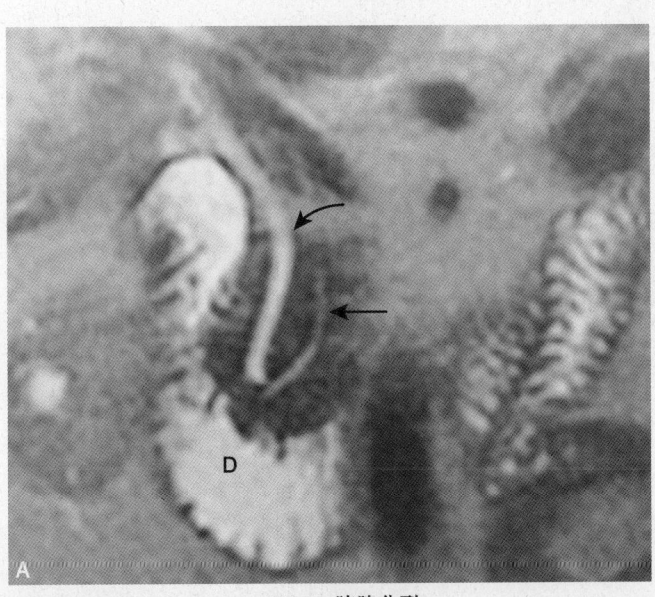

MRCP: 胰腺分裂

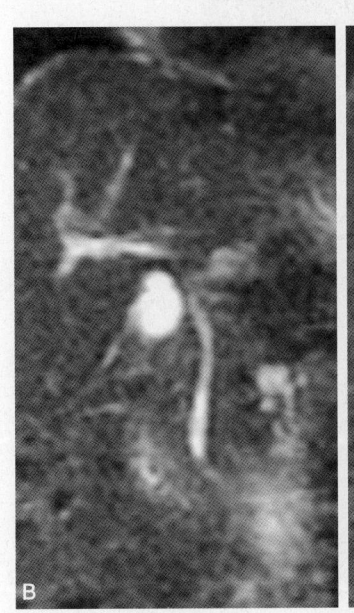

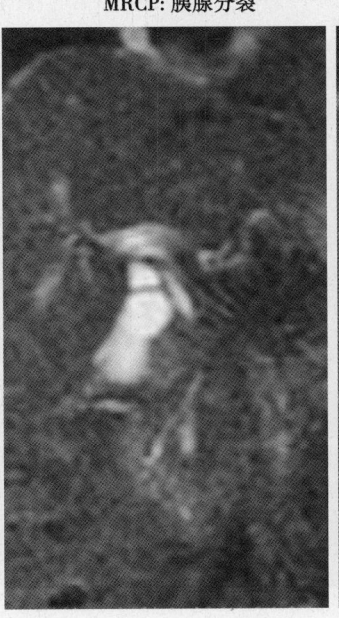

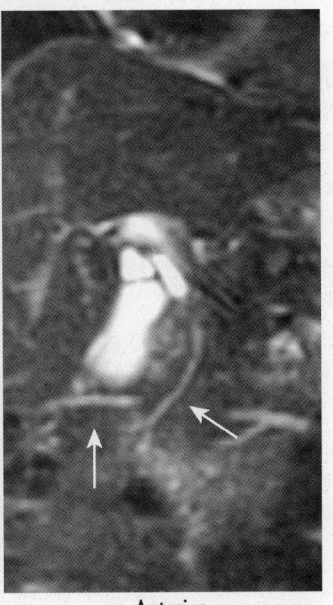

Posterior

Anterior

图 2.48　（A）壶腹水平，磁共振胰胆管成像（MRCP），T2 加权冠状位图像显示十二指肠（D）、胰头及胆总管（弯箭头）和胰管（直箭头）。（B）MRCP 显示胰腺分隔。前位显示位于十二指肠之间、主胰管（斜箭头）上方的副胰管（垂直箭头）的各种解剖类型。主胰管和副胰管是分开的，副胰管主要引流胰颈和胰体，主胰管主要引流胰头的钩突部分

淋巴引流

肝脏和胰腺

　　肝脏和胆囊的淋巴引流主要引流至肝十二指肠韧带内沿肝动脉排列的淋巴结(图2.49)。胰腺的淋巴引流主要流向毗邻动脉和静脉的淋巴结(图2.50)。

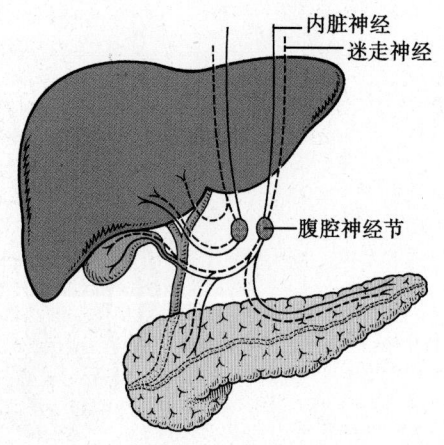

图2.50　注意来自腹腔神经节支配肝脏和胰腺的交感神经和副交感神经的分布,主要和大动脉伴行

肝脏和胰腺的神经支配

　　肝脏和胰腺的神经支配(图2.50)来自腹腔神经节的分支,包含交感和副交感成分。

　　　　　　　　　　　　　　　（孙星　译　张志伟　审）

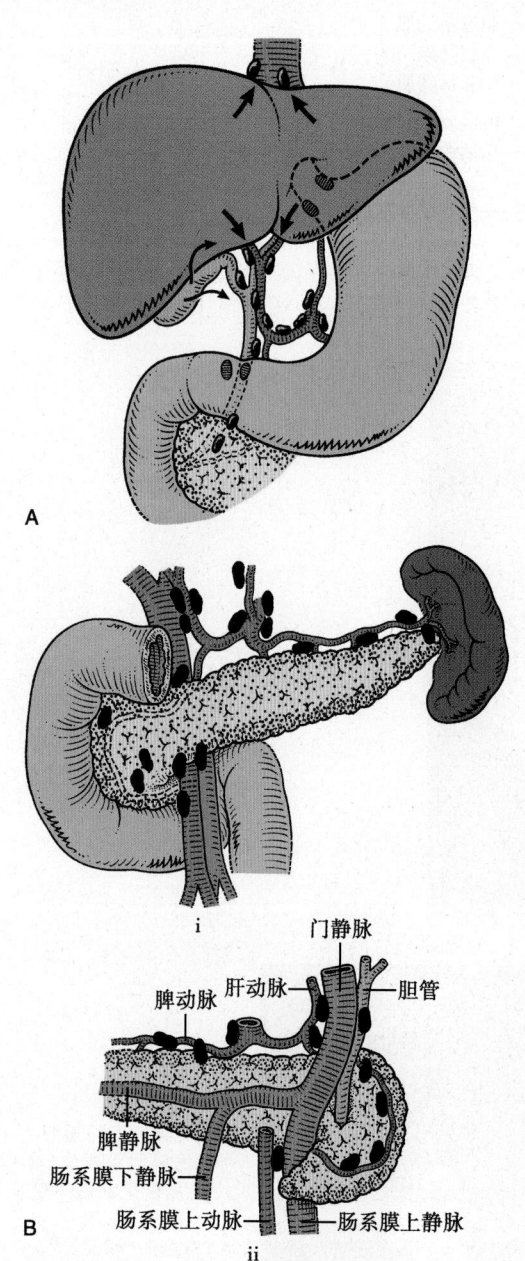

图2.49　(A)肝脏的淋巴引流主要流向肝门处的肝十二指肠韧带淋巴结和沿肝动脉、门静脉分布的淋巴结。胆囊的淋巴引流部分流向肝,但也可经胆囊淋巴结流向肝十二指肠韧带淋巴结和胰腺上淋巴结。(B)i:大量淋巴结沿肠系膜上静脉及胰腺边缘分布,引流至脾门淋巴结;沿胰腺上缘排列的淋巴结引流至胰腺上淋巴结,并可流向腹腔干和肝总动脉根部淋巴结。胰腺上缘表面和肝总动脉右侧通常有一个与之关系密切的大淋巴结,手术中常需切开并提起此淋巴结以显露门静脉的前表面,能达到和切断胃十二指肠动脉一样的效果。ii:大量淋巴结沿胰十二指肠后动脉弓排列

第 3 章

手术病人的肝功能评估

Paul J. Karanicolas

术前注意事项

随着人们对肝脏解剖认识的逐渐加深和外科技术的不断改进,肝脏切除的安全限度在不断扩大。在过去的几年里,部分肝切除术仅限于解剖性切除和小楔形切除。普遍共识是,肝切除的安全限阈为至少能保留两个具有充分的流入流出脉管以及胆道引流的相邻肝段(Adams et al,2013;Charnsangavej et al,2006)。这一传统共识,对肝脏外科助益良多,但仍有改进的需要,主要原因有以下两方面。第一,各种外科技术的发展已经允许临床上实施超出上述共识的更大范围的肝切除,包括:诱导预留肝脏(future liver remnant,FLR)增生[如二步肝切除术、门静脉栓塞术(portal vein embolization,PVE)、联合肝脏离断及门静脉结扎的分次肝切除术(associating liver partition and portal vein ligation for staged hepatectomy,ALPPS)];节约肝实质的非解剖性肝切除(见第108章)等。通过上述及其他可能的技术,我们有可能在保证术后肝功能正常的情况下,安全地切除所有肝段的肿瘤。第二,准备选择行部分肝切除术的病人中,接受术前化疗或有其他背景肝损伤危险因素的病人越来越多。在这些病人中,保留两个相邻肝段的最低要求,则有可能过于宽松,有可能导致病人面临肝切除术后肝衰竭这一不可接受的风险(见第71、92、100和103章)。考虑到有背景肝病的病人往往需要接受更大范围肝切除或行非解剖性肝切除,因此全面评估肝功能是至关重要的。肝切除术后肝功能取决于预留肝脏的数量和质量。因此,对肝切除术适应性的最佳评估应包括对预留肝脏体积和功能的测量。这对于已证实存在肝脏背景疾病或存在风险的病例尤为重要,例如:酗酒、肝炎、肝硬化、非酒精性脂肪性肝炎和化疗相关肝损伤(如窦性梗阻综合征、脂肪变性和化疗相关脂肪性肝炎)。外科医生在考虑对具有上述危险因素的病人进行大范围肝切除时,除了考虑预留肝脏体积外,还应考虑一些肝功能指标。本章就预留肝脏评估的这两个关键组成部分进行详细介绍。

预留肝体积评估

肝切除范围(如切除肝段数量)与术后肝功能不全的风险密切相关,这很容易理解并且也相对容易评估。然而实际上,肝脏剩余体积更能预测术后转归,因此精确测量肝脏剩余体积至关重要。此外,由于肝段解剖和体积存在着较大变异,仅评估剩余肝段的数量是不够的。在大多数病人中,右肝占肝脏总容积(total liver volume,TLV)的一半以上,但实际上右肝体积占比范围可从49%到82%,相应的左肝的体积占比范围为17%~49%(Abdalla et al,2004)。因此,为了准确地评估大范围肝切除的预留肝体积(超过四段的肝切除术),需要针对肝脏各部分的容积进行专门的影像学研判。

容积评估技术

肝脏体积测量最常用的技术是计算机断层扫描(computed tomography,CT)或磁共振成像(magnetic resonance imaging,MRI)(Heymsfield et al,1979;Huynh et al,2014;Karlo et al,2010;Suzuki et al,2013)。也可以利用其他成像模式来测量肝体积,但CT和MRI是最常用于病灶表征分析和手术规划的影像学检查手段,通常不需要额外的检查。于CT和MRI的断层图图像上依次标记预切除线,导出目标面积再乘以切片厚度(图3.1)。

由于肝脏总体积因病人个体差异而存在变异,因此预留肝脏容积通常以FLR与TLV的比值表示。FLR的测量是相当标准的,但有TLV计算是存在变量的。最简单和最直观的方法为:手工在不同平面上追踪肝脏的边界,再使用软件以与FLR计算相同的方式计算肝脏的总容积。这种方法有几个局限性。最值得注意的是,实际上肝脏的总体积中包含了肿瘤的体积。这是存在问题的,因为肿瘤体积对肝功能并没有贡献,因此错误地提高了TLV值,继而错误地降低了预期的FLR/TLV比。人工测量每个肿瘤的体积,然后从TLV中减去它,可以得到全

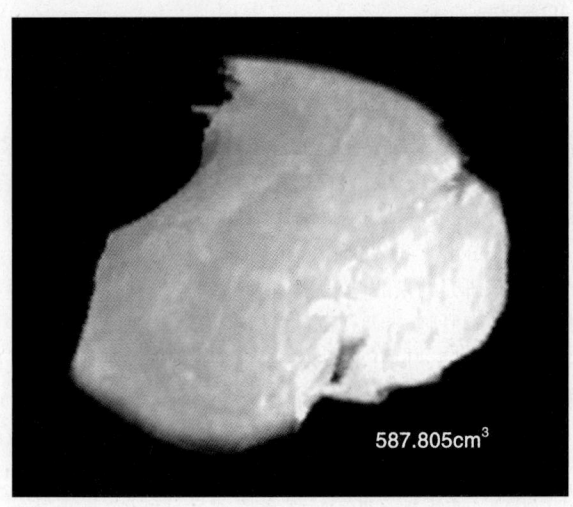

587.805cm³

图 3.1 基于核磁共振影像的容积评估

功能肝体积。这可以纠正 TLV 的计算偏差,但需要大量的劳动且容易出现测量误差(Kubota et al,1997)。TLV 的直接测量技术还受制于一些其他的因素,例如由于胆道或血管梗阻,肿瘤外的肝实质功能往往并不正常。而 FLR 因为不包含肿瘤,所以其评估通常不存在上述局限性。

日本学者 Urata 和他的同事(1995)首次提出了另一种替代方法,估算全肝体积(total estimated liver volume,TELV),并用于肝脏移植中。该方法不是直接测量 TLV 并减去肝肿瘤体积,而是基于体表面积(body surface area,BSA)来估计 TLV。西方学者研究发现该公式用于西方病人时,TELV 平均被低估约 323cm³(Heinemann et al,1999;Vauthey et al,2000),因此该公式被修正后用于西方病人。学者们针对修正后的公式 TELV = −794+1 267×BSA 进行了广泛的研究,发现不同的研究单位使用不同的 CT 设备和不同三维重建技术,都可以得到一个精确估计的 TLV 数值(Vauthey et al,2002)。当用 TELV 作分母来计算 FLR 比率(如 FLR/TELV),其合成比称为标准 FLR(standardized FLR,sFLR)。

最近的一项研究将测量的 TLV 与 TELV 进行了比较(Ribero et al,2013)。该研究针对 243 例接受大范围肝切除(3 个或 3 个以上肝段)的病人进行。这两种测量方法在人群中有很强的相关性;但超重病人[身体质量指数(body mass index,BMI)>25],由于其 TELV 显著升高,导致 sFLR 相对较低。该研究中,基于外科医生的安全限量,用 TLV 评估的病人中有 47 例判定为肝体积不足,用 TELV 评估的病人中有 73 例被判定为肝体积不足。在 TLV 评估认为肝体积足够而接受肝切除的病人中,TELV 评估认为体积不足的病人,预后明显差于两种评估方法都判定为肝体积足够的病人。因此作者认为 TELV(如 sFLR)是更好的预测术后肝功能不全的测算方法。

过去几年中,已经开发了一些更复杂的软件来简化容积评估。研究表明,这些评估方法非常精确,可以由外科医生和实习生在个人电脑上进行,其结果可与经验丰富的放射科医生的结果相媲美(Dello et al,2011;van der Vorst et al,2010)。Simpson 及其合作者(2014)在最近的一项研究中,使用半自动计算机软件系统(Scout,Pathfinder Technologies;田纳西州纳什维尔)进一步强调了这种方法的价值。

容积阈值

尽管测量 FLR 的方法不断改进,但从文献报道看,临床应用仍存争议。非常明确的是,FLR 较低的病人必然伴随着肝功能障碍风险增加,但确切的肝切除安全限量最低阈值仍然存在争议。一些研究试图阐明这个基本问题,得出了不同的结论(Ferrero et al,2007;Kishi et al,2009;Lin et al,2014;Pulitano et al,2014;Schindl et al,2005;Shoup et al,2003)。研究对象的异质性造成了研究结果的差异,比如有些病人具有背景肝病但有些却具有健康肝脏,计算 FLR 方法存在差异(TLV vs. TELV),PVE 适应症不同,肝功能不全定义也不尽相同。此外,只有两项研究利用正式的受试者工作特征(receiving operator characteristic,ROC)曲线分析其结果以确定最佳的 FLR 阈值,但这两项研究都存在样本量偏小的局限性(Ferrero et al,2007;Schindl et al,2005)。考虑到这些公认的重要差异,肝脏背景正常病人的最佳 FLR 阈值似乎在 20% 到 30% 之间。

术前接受化疗的病人存在背景肝损伤的风险,影响肝部分切除术后肝脏再生(Dello et al,2014;Narita et al,2011;Kele et al,2013)(见第 71 章和第 100 章)。普遍共识是,接受广泛术前化疗的病人或有肝损伤背景的病人需要更大的 FLR 才能进行安全的肝切除术,然而确切的阈值仍然存在争议。两项研究研究了这个问题,并进行了正式的 ROC 曲线分析,结果显示最佳阈值分别为 31% 和 48.5%(Ferrero et al,2007;Narita et al,2012)。最大的一项研究,纳入了 194 例行扩大右侧肝切除术的病人,根据术前化疗的程度进行分层,长疗程化疗定义为化疗超过 12 周者(86 例)(Shindoh et al,2013b)。使用最小 P 值方法,作者得出结论,在这些病人中,预防术后肝功能不全的最佳 FLR 阈值为 30%。

由于对背景肝损伤程度定义也存在差异,存在潜在肝病病人的最佳 FLR 阈值更加不确定(见第 71 和 103D 章)。一些作者主张,所有慢性肝病病人行右侧肝切除术前都应行 PVE,而另一些人则采用高达 40% 的保守阈值(Farges et al,2003;Suda et al,2009)。考虑到背景肝功能的重要性,在有显著肝脏疾病背景的情况下,在进行大部肝切除术之前,应考虑进行额外的功能测试来评估预留肝脏。

门静脉栓塞的反应

在肝切除后肝衰竭风险增高的病人中,可通过术前拟切除侧 PVE 来诱导预留肝脏增生(Hemming et al,2003)(见 108C 章)。一般 PVE 后 2~6 周复查横断面成像,并重新计算 FLR(或 sFLR)。虽然肝脏增生程度(degree of hypertrophy DH,PVE 前后 FLR 的绝对差)可能更有意义,但仍可以用同样的阈值来评估 PVE 后的 FLR(Ribero et al,2007)。PVE 除了具有治疗价值外,还可以看作是一种类似于心脏负荷测试的诊断测试。PVE 后 FLR 没有实质性增长的病人,则应高度怀疑具有背景肝脏疾病,需要谨慎对待。

外科医生注意到 DH 取决于从 PVE 到重新影像评估的间隔时间,于是提出将一些增生率的指标纳入考量范畴。动态增长率(kinetic growth rate,KGR)可以由 DH 除以 PVE 后的周数来表示(Shindoh et al,2013a)。一项针对 107 例肝切除治疗结直肠肝转移的研究(sFLR 均大于 20%)提示,KGR 是比绝对 sFLR 或 DH(曲线下面积 0.830)更能准确预测术后肝功能不全的指标(Shindoh et al,2013a)。在本研究中,KGR 小于 2% 每周的病人肝功能不全发生率为 21.6%,90 天死亡率为 8.1%,而 KGR 大于 2% 每周的病人无肝功能不全、无 90 天死亡。在一项针对 153 名 PVE 术后接受大部肝切除术的病人的类似研究中,PVE 术后绝对 FLR 与肝衰竭的相关性较低(Leung et al,2014)。DH 和 KGR 都是肝衰竭的良好预测因子(AUC 分别为 0.80 和 0.79)。值得注意的是,KGR 大于 2.66% 每周的病人,无一例发生肝切除术后肝衰竭。

综上,对于 FLR(或 sFLR)不足以行安全性肝切除的病人,对 PVE 的反应可以很好地衡量预留肝脏增生的能力。PVE 后 FLR 应结合其他增生程度的评价指标来综合分析,才能对肝切除术后肝功能不全风险进行最佳预测。

预留肝脏功能评估

虽然行大部肝切除术之前需要对预期的 FLR 容积进行全

面评估,但一个完整的评估最好能包括预留肝脏的背景质量。肝功能评估的最佳方法应该是准确的、无创的、廉价的、对预留肝脏具有特异性,且广泛可重复性的。然而目前临床应用的技术中,没有一种能满足所有这些标准,也没有一种经常用于常规评估中。然而,一些新的技术展示了良好的应用前景,进一步的研究有可能使其在常规肝功能评估中发挥作用(表 3.1)。

临床评分系统

最简单、应用最广泛的评估肝功能的方法依赖于实验室检查,或单独使用或合并到临床评分系统中。临床医生对临床实践中常规使用的肝脏实验室检测非常熟悉,这些检测包括肝细胞损伤的酶学测量(丙氨酸转氨酶、天冬氨酸转氨酶和碱性磷酸酶),以及肝脏代谢标志物(胆红素)和合成功能的标志物[白蛋白和国际标准化比值(international normalized ratio, INR)]。虽然这些实验室检测缺乏敏感性和特异性,但只要发现异常都应该进行进一步的背景肝功能损害的原因探究。

学者们开发了 Child-Turcotte 分级系统及之后的 Child-Pugh 评分系统以预测合并门静脉高压症的病人外科治疗的死亡风险。此后 Child-Pugh 评分系统也被用于预测肝硬化病人

接受各种其他手术的风险。Child-Pugh 评分很容易通过三项现成的实验室检测(胆红素、白蛋白和 INR)和两项临床诊断(腹水和脑病)计算出来。Child-Pugh 评分可以很好地反应肝硬化病人整体肝功能状态,可用于选择适宜接受肝切除的病人,尤其是肝细胞癌病例。一般而言,A 级的肝硬化病人可以考虑手术治疗,B 级肝硬化病人应谨慎决策,C 级肝硬化病人应避免手术。在没有肝硬化的病人中,哪怕存在实质性背景肝功能障碍,Child-Pugh 评分也基本都是正常的。在这种情况下,Child-Pugh 评分无法预测术后肝功能障碍,需要进行其他检测。

在肝脏移植中,终末期肝病(model for end-stage liver disease,MELD)评分模型常用于指导器官分配。与 Child-Pugh 评分类似,MELD 评分也采用简单的实验室检查指标,包括血清胆红素、肌酐和 INR,但计算起来比较麻烦。MELD 评分最初被用于预测肝硬化病人的短期生存,后来也被用于预测长期生存。在接受肝部分切除术的肝硬化病人中,MELD 评分大于 8 是围术期死亡率和较低的长期生存率的重要预后因素(Delis et al,2009;Hsu et al,2009;Teh et al,2005)。相比之下,没有背景肝损伤的病人,MELD 评分与较差的预后没有密切相关性(Rahbari et al,2011;Schroeder et al,2006;Teh et al,2008)。

表 3.1　现有肝功能评估方法的比较

评估方法	原理	优势	局限性
预留肝脏容积(MRI,CT)	预留肝体积越小,预后越差	易于利用常规影像检查进行计算 可由外科医生完成 可同时进行手术规划	不能评估肝脏储备功能 存在背景肝病时,肝脏安全切除限量不明确
预留肝脏对门静脉栓塞的反应	门静脉栓塞后肝脏未能有效增生提示存在潜在肝损害	易于利用常规影像检查进行计算 可由外科医生完成 可同时进行手术规划	需要进行侵入性手术,并非所有病人都需接受门静脉栓塞
临床评分系统(Child-Pugh、MELD 等)	评分系统与其他检测手段的不良结果相关	容易计算 无创	对于背景肝功能异常评估不够敏感
ICG 清除率	ICG 由肝脏代谢,ICG 清除率低提示潜在的肝功能障碍	可以很好地评估肝储备功能	耗时较多 评价全肝功能,无法针对预留肝脏进行评估
肝胆核素闪烁成像	99mTc-GSA 与肝细胞受体结合 肝脏代谢99mTc-IDA 衍生物 两者摄取不足提示肝功能障碍	兼顾解剖性和功能性评估 有可能特异性地针对预留肝脏 可与 SPECT 结合	高度的系统变异性和高度的检测机构间差异 应用受限
其他代谢功能评估手段(利多卡因半乳糖,13C 呼吸试验)	几乎完全由肝脏代谢(P450),清除率低表明潜在的肝功能不全	与其他肝功能指标相关	应用并不广泛 与临床结果相关的数据有限 系统变异性高 耗费时间 评估针对全肝功能,难以针对预留肝脏 受环境因素影响大
钆塞酸二钠(Gd-EOB-DTPA)增强核磁	由肝细胞摄取和清除,摄取不良表明肝功能障碍	可作为例行检查 常用于术前评估 有可能针对预留肝脏进行特异性评估 提供其他信息	与术后临床结果无直接相关性
瞬态弹性体学	提供肝纤维化评估	无创	依赖操作者 与临床结果无关

ICG,吲哚菁绿;SPECT,单光子发射计算机断层成像;99mTc-GSA,锝-99m 标记的半乳糖人血白蛋白;99mTc-IDA,锝-99m 标记的亚氨基二乙酸。

因此,对于考虑行部分肝切除术的肝硬化病人,Child-Pugh评分和MELD评分可以很好地衡量整体肝功能。对于Child-Pugh B/C级或MELD评分大于8的病人,外科医生应谨慎处理,并考虑其他治疗方法。上述临床评分系统在检测非肝硬化病人的背景肝损伤以及预测术后肝功能障碍风险方面不够敏感,对于这些病人还需要其他方法来评估肝脏功能。

肝脏摄取、代谢和排泄的测量

吲哚菁绿清除率

吲哚菁绿(indocyanine green,ICG)清除率是应用最广泛的肝功能定量指标。ICG是一种能与白蛋白结合的水溶性三碳菁染料,在静脉注射后迅速均匀地分布在血液中。ICG以类似于胆红素和毒素的方式被肝脏从血液中清除,然后以原型排泄入胆汁。因此,ICG清除率反映了血流依赖性清除率、肝细胞摄取能力和胆道排泄能力。

ICG清除率检测包括静脉注射ICG,然后每隔5分钟静脉采血持续到第15分钟。ICG清除率也可以通过脉冲分光光度法进行无创测量,从而实时监测肝功能(Okochi et al,2002;Sakka et al,2000)。ICG检测结果可表示为注射后15分钟循环中ICG的残留百分比(ICG-R15)、血浆消失率(ICG plasma disappearance rate,ICG-PDR)和消除速率常数(ICG-k)。一些研究认为,ICG-R15建议阈值为14%~20%,ICG-R15值升高与肝切除术后并发症相关,(Das et al,2001;Fan et al,1995;Lau et al,1997)。

尽管ICG清除率作为一种简单的肝功能检测方法理论上极具吸引力,但一些局限性限制了其应用。ICG清除率的检测结果在高胆红素血症病人,或肝内血液分流,或肝血窦毛细血管化病人中是不可靠的。此外,ICG清除率评估的是肝脏的整体功能。因此,当肝脏存在摄取异质性时(例如,被切除的部分肝脏由于肿瘤或胆道梗阻等原因功能并不正常),其结果可能会被误导临床判断。最后,ICG检测并未将肝脏切除范围或预留肝脏容积纳入评估范畴。因此,学者们尝试创建整合了ICG检测的评分系统和决策树来突破这些局限性。

核成像技术

理论上,核成像是一种非常有吸引力的术前肝脏评估方法,它结合了解剖因素(FLR容积)、整体及局部肝功能评估。在过去的几十年里,人们尝试使用放射性药物成像法来评估肝脏功能。应用最广泛的是锝-99m(^{99m}Tc)标记的半乳糖血清白蛋白(GSA)闪烁成像术和锝-99m标记的亚氨基二乙酸(IDA)衍生物肝胆闪烁成像(HBS)。这两种方法虽然原理不同,解读方式也有差别,但都能提供全肝和区域肝脏的功能定量数据。

^{99m}Tc-GSA是一种糖蛋白类似物(腹水唾液糖蛋白),与肝细胞细胞膜上的受体结合并被肝细胞吸收。慢性肝病导致肝细胞糖蛋白受体减少并伴随血浆糖蛋白蓄积。进行动态闪烁成像检测时,需要静脉注射99m的Tc-GSA,然后通过于心脏和肝脏体表投影区放置的伽马相机获取图像。通过计算几个参数来描记肝脏^{99m}Tc-GSA摄取范围,包括肝脏摄取比[LHL15(受体指数:15分钟时肝脏摄取/肝和心脏摄取和)]和血液清除比(HH15[血液清除指数:15分钟时心脏摄取/3分钟时心脏

摄取])。在肝硬化病人中,^{99m}Tc-GSA摄取与其他常规肝功能检测具有很好的一致性(包括ICG清除率),且在相当一部分病人中,与ICG清除率相比,^{99m}Tc-GSA摄取可更好地预测肝病的组织学严重程度(Kwon et al,1995;Nanashima et al,2004)。一些小型研究表明^{99m}Tc-GSA摄取不良与肝切除术后并发症有关(Kim et al,1997;Nanashima et al,2004;Takeuchi et al,1999)。然而,^{99m}Tc-GSA摄入受到操作者和检测机构间差异的限制,也不能测量区域肝功能(Koizumi et al,1997)。为了解决这一局限性,将^{99m}Tc-GSA闪烁成像与静态单光子发射计算机断层扫描(static single-photon emission computed tomography-CT,SPECT-CT)相结合,从而实现对^{99m}Tc-GSA摄取的三维测量。动态SPECT-CT检查有助于预测术后肝功能衰竭;但是,这一方法与动态^{99m}Tc-GSA闪烁成像一样,仍然面临观察者间差异和环境因素的影响(Beppu et al,2011;Iimuro et al,2010;Satoh et al,2003)。因此,虽然这一方法在病人术前评估中非常有前景,但在推广应用之前,其测量流程还需要进一步标准化。

^{99m}Tc-甲溴菲宁是一种有机IDA衍生物,具有与ICG相似的性质:高肝脏摄取,低胆红素置换和低尿路排泄。利用这一衍生物进行的测试采用与^{99m}Tc-GSA扫描相同的方式进行,利用伽马相机留取影像并计算类似的参数和比率。此外,摄取率要除以病人的体表面积(BSA),以弥补代谢需求的差异。^{99m}Tc-甲溴菲宁肝胆闪烁成像与ICG清除率有很好的相关性,有可能成为一个好的术后肝功能标志物(Bennink et al,2004;de Graaf et al,2010a;Dinant et al,2007;Erdogan et al,2004)。肝胆闪烁成像也可以与SPECT-CT相结合,对FLR进行三维评估,尤其PVE术后的病人(de Graaf et al,2010b)。^{99m}Tc-甲溴菲宁肝胆闪烁成像的局限性同样来自观察者之间和检测机构之间的差异。虽然与更传统的方法相比,这些技术有很大的优势,但在广泛应用于临床前,还需要进一步的研究以确保检查结果在不同的条件下具有良好的可重复性。

其他代谢功能测定方法

除ICG以外,还有一些化合物也几乎完全由肝细胞色素P450系统代谢,有望成为肝脏功能的潜在标志物。例如,利多卡因主要在肝脏代谢为单乙基甘氨酸(monoethylglycinexylidide,MEGX)。MEGX检测已在移植和危重症医学领域展开研究,且与其他肝脏代谢检测手段似有一定相关性(Oellerich et al,2001;Reichen,1993)。但由于其可靠性差且需要频繁监控,这一检测手段存在很大的局限性。因此,目前其在肝功能术前评估领域的应用尚处于研究阶段。半乳糖的消除能力也可以准确反映肝脏的代谢功能,但同样受到操作约束和环境条件改变等因素的制约(Ranek et al,1976)。最后,还有各种遵循相同原则进行的13C呼气测试,包括^{13}C-甲基沙丁呼气测试(LiMAx;Humedics,Berlin)(Cieslak et al,2014;Stockmann et al,2009)。同样,这些测试也存在着观察者间可靠性差和生理条件不同带来的变异,因此仍处于实验阶段(Afolabi et al,2013)。

磁共振成像肝特异性试剂

增强磁共振可以提供高分辨率的肝脏解剖横断面评估以及肝脏肿瘤的准确表征。MRI在检测肝脏原发性和转移性肿瘤方面比CT更敏感、更特异,大多数中心在肝切除术前常规行

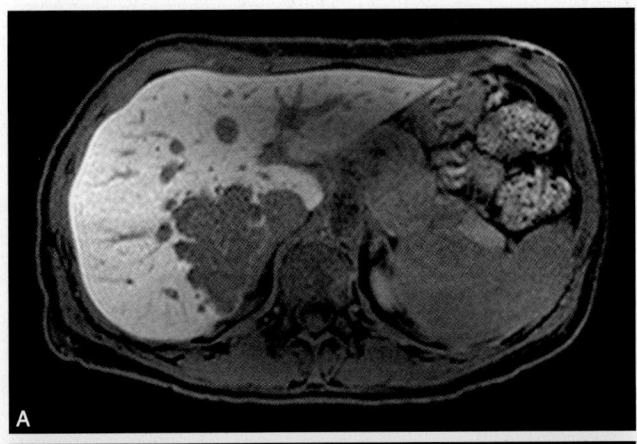

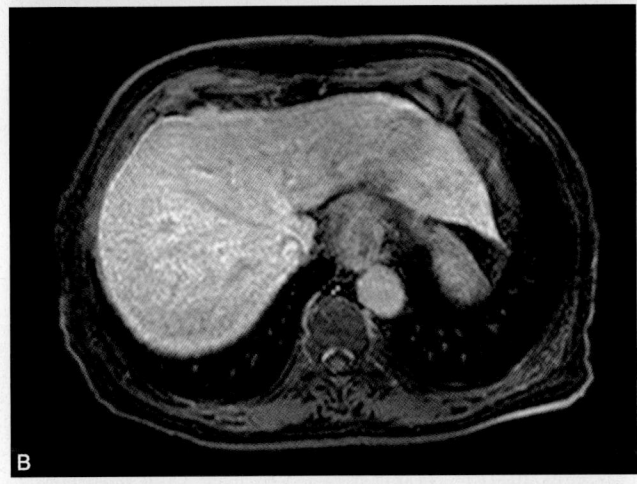

图 3.2　两个病人的 Gd-EOB-DTPA 磁共振增强成像显示一个是正常摄取(A),另一个弥漫性摄取降低(B)

MRI 检查(Zech et al,2014)。钆乙氧基苄基二甲基脲(Gd-EOB-DTPA)是一种肝脏特异性造影剂。在肝脏正常时,造影剂 50% 经肝胆排泄(Van Beers et al,2012)。Gd-EOB-DTPA 提升了肝脏局部病灶和弥漫性肝病的检出效能以及表征判定能力。鉴于肝脏具有摄取清除 Gd-EOB-DTPA 的能力,因此 Gd-EOB-DTPA 作为造影剂的增强 MRI 应该也可以评估背景肝脏功能(图 3.2)。

一些小型研究已经证实了 MRI 呈现的 Gd-EOB-DTPA 摄取与常规肝功能测量的相关性(Nilsson et al,2013;Nishie et al,2012;Saito et al,2014)。利用 Gd-EOB-DTPA 增强核磁进行肝功能评估具有一定的理论和实践优势。首先,MRI 在病人的术前评估中经常被常规使用,不需要进行额外检查。其次,在存在非均质摄取时,功能评估可以集中在预留肝脏区段,而不是像大多数其他功能定量测试那样计算全肝脏的摄取。最后,MRI 可提供背景肝损伤的可视化评估,如脂肪变性和纤维化,从而有助于术前决策。但由于缺乏能够证明 Gd-EOB-DTPA 摄取与肝切除术预后之间明确关系的前瞻性数据,MRI 在功能性肝脏评估的临床应用有所降温。Gd-EOB-DTPA 增强磁是否真的像理论上那样是肝功能评估的万能手段,还需要进一步的研究来证实。

瞬时弹性成像

超声瞬态弹性成像(transient elastography,TE)是一种用以评估肝纤维化程度的检查手段。超声瞬态弹性成像具有无创和快速的明显优势,但受限于观察者间显著变异性以及客观的解剖变异性(Kawamoto et al,2006;Sandrin et al,2003)。此外,虽然超声瞬态弹性成像的结果与肝纤维化的程度相关,但其异常对肝切除预后的影响尚不清楚。因此,在将这种成像方式纳入常规临床评估实践之前,还需要进行进一步的研究。

纹理分析

纹理分析是一种基于像素强度的空间变化来描述图像中兴趣区域的技术。以 CT 成像为基础,纹理分析有可能量化难以直接评估的增强区域间的差异。一些研究显示了这种新技术在肿瘤诊断、表征和预后方面的潜在应用价值。在最近的一项研究中,Simpson 和合作者分析了接受大部肝切除的病人,术前的 CT 扫描的纹理分析在预测术后肝衰竭方面表现良好(2015)。纹理分析有可能成为术前风险分层的一种新方法。

结论

肝胆外科医生现在有多种工具用以进行术前肝功能评估。金标准仍然是通过横断面成像(CT 或 MRI)以容积为基础评估 FLR。对于那些可能存在肝容积不足或背景肝损伤的病人,PVE 除了具有治疗作用以外,预留肝脏对 PVE 的反应也可以作为其能评估的一部分。肝脏摄取、代谢和清除的定量测量,包括 ICG 清除率、核闪烁成像和 MRI 肝特异性造影,可能在评估临界 FLR 容积或背景肝病程度中发挥作用,但目前上述手段的临床应用受到生理变异和可重复性差的制约。这些技术的进一步完善,有可能催生结合体积和功能评估 FLR 的新算法或决策辅助工具的发展。

(卢倩 译　董家鸿 审)

第4章

胰腺生理及功能评估

Alessandro Paniccia and Richard D. Schulick

胰腺是一个具有内分泌(如糖稳态)和外分泌(如营养物质消化)功能的复杂的后腹膜腺体器官。成人胰腺长约15cm,重约60~100g,但其大小随年龄或病理状态(如胰腺炎、肿瘤)变化较大(Gray,2000;Syed et al,2012)。胰腺胚胎发育起源于内胚层的两个独立原基——腹胰芽(来源于肝憩室)和背胰芽(来源于发育中的十二指肠)。约妊娠第5周时,腹胰芽与发育中的十二指肠顺时针旋转并与背胰芽融合(Cano et al,2014;Pan & Wright,2011)。最终腹胰芽形成下胰头和钩突。背胰芽构成胰腺腺大部,包括成人上胰头、胰体和胰尾。在此过程中,腹胰芽和背胰芽的主导管融合形成主胰管(Wirsung 管)。主胰管通过十二指肠大乳头(法特壶腹)引流胰腺的大部分分泌液。通常还存在一支来源于背胰芽的引流导管,形成副胰管(Santorini 管)。副胰管通过位于十二指肠大乳头前上方2cm的小乳头引流部分胰头的分泌液(Boron & Boulpaep,2012)。

胰腺接受来自腹腔干和肠系膜上动脉的丰富动脉血供。静脉引流最终流入门静脉(Moore et al,2013)。另外,胰腺受多支神经支配,包括发自内脏神经的交感神经,发自迷走神经的副交感神经与肽能神经元(释放胺和多肽)等(Mussa & Verberne,2013;Rodriguez-Diaz,et al,2011a)(见第2章)。

胰腺内分泌部

胰岛是胰腺内分泌部的功能单元,具有重要的维持糖稳态功能。根据胰岛复杂的细胞结构和调节系统,现在被定义为胰腺内部的微器官(Barker et al,2013)。健康成人的胰腺大约有一百万个胰岛,均匀分布于整个胰腺,大约占胰腺重量的1%~2%。每个胰岛直径在50~300μm,包含数百至数千个内分泌细胞(Boron & Boulpaep,2012)。

结构

胰岛中含有5种主要的细胞类型:α、β、δ、F 和 ε 细胞。在人体中,胰岛 α 细胞占所有胰岛细胞的35%,主要分泌胰高血糖素。胰岛 β 细胞约占55%,主要分泌胰岛素和胰淀素。占不到10%的胰岛 δ 细胞主要分泌生长抑素,而占少于5%的胰岛 F 细胞分泌胰多肽。胰岛 ε 细胞占胰岛细胞的不到1%,分泌脑肠肽(Jain & Lammert,2009)。

胰岛中不同细胞类型的分布和构成随物种有所变化。兔、大鼠和小鼠动物模型证实 β 细胞主要占据胰岛的中心位置而非 β 细胞主要分布在胰岛外围(Cabrera et al,2006)。最近在人体中的研究则显示人体中不同的胰岛细胞分布,其中大部分的α、β、δ 细胞沿胰岛血管分布而无特殊规律(Cabrera et al,2006)。另外,大约70%的 β 细胞似与非 β 细胞有接触,表明其具有旁分泌交互的倾向(Barker et al,2013)。人体胰腺中胰岛的区域位置与胰岛细胞构成非常重要(Barker et al,2013)。位于胰体和胰尾的胰岛具有更高比例的 α 细胞和更低比例的F 细胞,而位于钩突部分的胰岛则具有更高比例的 F 细胞和更低比例的 α 细胞。需注意的是,β 细胞和 δ 细胞在整个胰腺中比例几乎一致(Boron & Boulpaep,2012)。

胰岛含有丰富的轴突终末和血窦,参与大量的神经内分泌和非神经旁分泌调节。最近应用三维重建轴突终末区域的研究显示,人体胰岛的自主神经分布与啮齿类的不同(Rodriguez-Diaz,et al,2011a)。与此前理解的相反的是,人 β 细胞的副交感胆碱能系统神经支配较弱(Rodriguez-Diaz,et al,2011a)。反而是交感神经终末穿入人胰岛支配血管的平滑肌细胞,精准调节胰岛血流。结果是,交感神经通过调节含内分泌激素的局部血流间接影响下游内分泌细胞(Rodriguez-Diaz,et al,2011a)。

胰岛接受大约20%的胰腺动脉血流,其分布明显受到消化不同时期的影响(Bonner-Weir,1993)。另外,在包括人类在内的多个物种中发现腺泡门静脉系统负责引流胰岛血流和分泌的激素到腺泡部分(Merkwitz et al,2013)。因此胰岛分泌的激素被直接运送到腺泡细胞中,在此处发挥局部调节作用。另外,对胰腺内分泌和外分泌功能的局部调节作用则由几个神经多肽发挥,包括神经肽 Y,胃泌素分泌肽和降钙素基因相关肽(CGRP)等。

胰岛素的合成和储存

1923 年,两位加拿大外科医生——Banting 和 Mcleod 因发现胰岛素被授予诺贝尔生理和医学奖(Banting,1926)。这种含51 个氨基酸的多肽主要功能为在进食和饥饿状态下维持血糖水平在 4~8mmol/L(70~140mg/dL)(Rorsman & Braun,2013)。另外,胰岛素还调节脂与蛋白质代谢。编码胰岛素的基因位于第 11 染色体短臂,在胰岛 β 细胞中翻译成称为前胰岛素原的前激素原。前胰岛素原包含一段 24 个氨基酸的前导序列,随后为三个称为"B""C""A"的结构域。随后的剪切过程自基因翻译开始一直持续到最终分泌。首先,前导序列的剪切在内质网中发生,形成胰岛素原。因胰岛素原随后进入反式高尔基体的分泌颗粒中,另外的蛋白酶剪切了中部的 31 个氨基酸的 C 肽。最终形成包括由两个二硫键链接的一段 A 链和一段 B 链的成熟的胰岛素肽段,释放入分泌泡。剪切下来的 C 肽和其他中间产物,如胰岛素原,保留在分泌颗粒中,并最终与成熟胰岛素一同释放(Boron & Boulpaep,2012)。成熟的胰岛素多肽具有 4 分钟的血浆半衰期。它迅速被表达胰岛素受体的靶器官内吞并在肾脏和肝脏降解(Marques et al,2004)。需要注意的是,C 肽血浆半衰期为 30 分钟,并在肾脏中完整排出,因此成为临床重要的内源性胰岛素分泌的标志物(Jones & Hattersley,2013)。

胰岛素分泌的刺激-分泌偶联

基于啮齿类动物中早期研究工作,胰岛细胞移植的兴起引致对人体 β 细胞调节功能的全新理解。胰岛素由胰岛 β 细胞经两种机制释放:无刺激和刺激分泌。无刺激分泌或基础胰岛素分泌每 6~8 分钟发生一次(Song et al,2002)。刺激分泌则由几种刺激诱发,包括葡萄糖、氨基酸(如精氨酸)、乙酰胆碱(acetylcholine,ACh)、谷氨酸和肠降血糖素如胃抑肽(inhibitory peptide,GIP)和胰高血糖素样肽-1(glucagon-like peptide-1,GLP-1)。而细胞外葡萄糖浓度的变化则是控制 β 细胞功能的主要因素。

胰岛 β 细胞的主要葡萄糖转运体是 GLUT-2,在啮齿类动物中高度表达(van de Bunt & Gloyn,2012),以及最近在人 β 细胞发现高表达的 GLUT-1 和 GLUT-3(图 4.1)(McCulloch et al,2011)。GLUT 转运体使细胞内外的葡萄糖浓度达到平衡。如果血糖浓度高于 5mmol/L,则 β 细胞的葡萄糖激酶激活达到胰岛素分泌的精细调节(Tan,2014)。这些酶作为"葡萄糖感应器"在葡萄糖磷酸化为葡萄糖-6-磷酸中发挥作用(Lenzen,2014;Matschinsky et al,1998)。葡萄糖-6-磷酸在 β 细胞中聚集,并被代谢产生细胞内三磷酸腺苷(adenosine triphosphate,

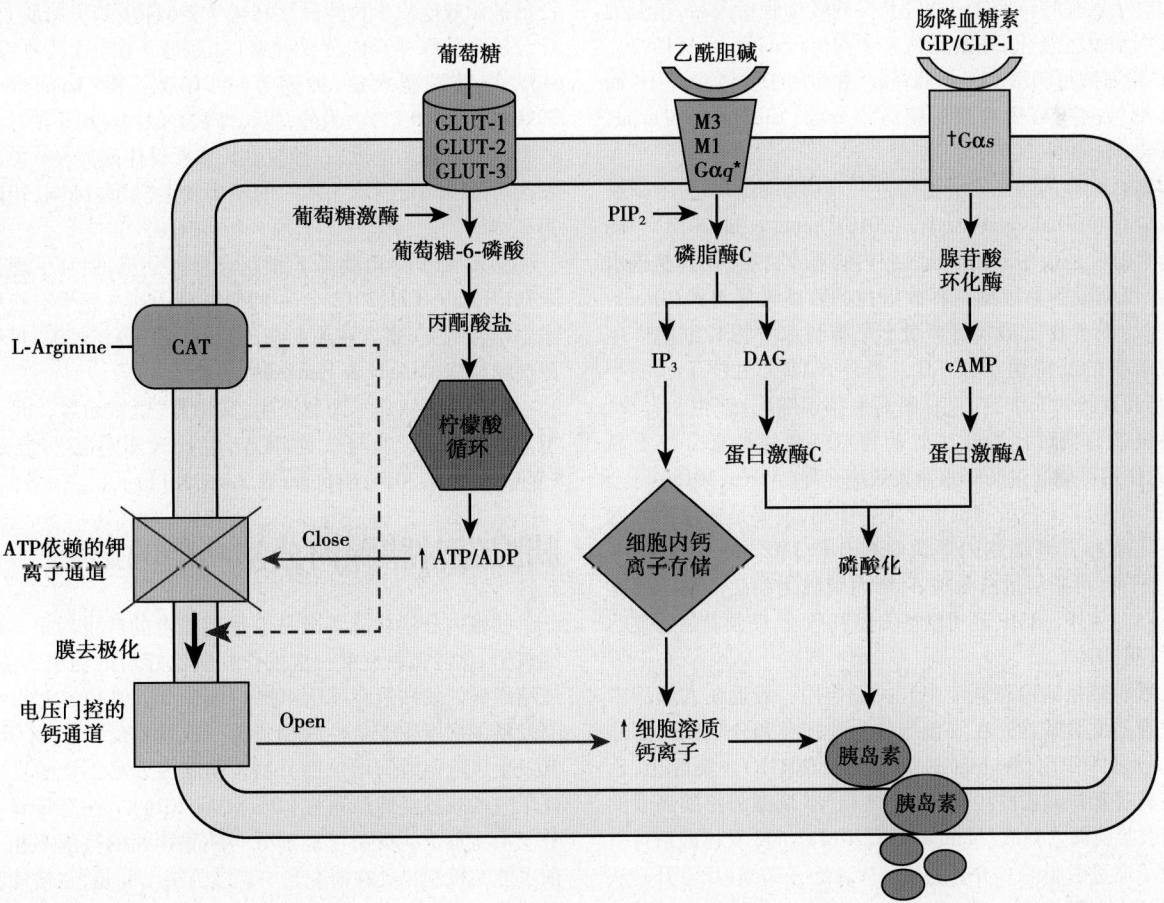

图 4.1 胰岛素分泌的刺激-分泌偶连。胰岛素在食物摄入后分泌;葡萄糖、乙酰胆碱、肠降血糖素和氨基酸是最重要的生理性促分泌素。葡萄糖通过葡萄糖转运体 GLUT-1 和 GLUT-3(小部分通过 GLUT-2)进入人胰岛 β 细胞。进入胰岛 β 细胞后,葡萄糖被细胞内葡萄糖激酶(GCK)磷酸化为葡萄糖-6-磷酸并最终产生三磷酸腺苷(ATP),使细胞质内 ATP/ADP 比值升高。细胞内 ATP 含量的升高可关闭 ATP 依赖的钾离子通道。钾离子通道关闭升高的细胞膜电位促进电压门控的钙通道开放,导致细胞内钙浓度升高。精氨酸是正电位氨基酸,被阳离子氨基酸转运体(CAT)摄入后可引起胰岛 β 细胞的去极化;随后导致电压门控的钙通道开放,引起钙离子流入细胞。细胞内钙离子增加可触发含胰岛素的分泌颗粒外排。乙酰胆碱由迷走神经传出神经和胰岛 α 细胞释放,与毒蕈碱乙酰胆碱受体 M3 结合,M3 与磷脂酶 C 偶联,导致 IP₃ 和二酰基甘油(DAG)的产生。最终 IP₃ 触发细胞内钙离子和 DAG 的释放,引起蛋白激酶 C(PKC)激活。肠降血糖素[胃抑肽(GIP)和胰高血糖素样肽-1(GLP-1)]结合于 G 蛋白偶连受体的细胞外结构域通过激活腺苷酸环化酶介导信号转导,升高细胞内环磷酸腺苷(cAMP)浓度引起蛋白激酶 A 激活。最终激活的蛋白激酶 C 和蛋白激酶 A 引起胰岛素的磷酸化和分泌。Gαq,可激活磷脂酶 C(PLC)的膜相关异源三聚体 G 蛋白;Gαs,可通过激活腺苷酸环化酶激活 cAMP 依赖通路的膜相关异源三聚体 G 蛋白;PIP₂,磷脂酰肌醇-4,5-二磷酸

ATP)。β细胞胞膜富含ATP依赖的钾通道,在ATP剧增时关闭,导致细胞膜去极化(Rorsman et al,2014;Yang et al,2014)。细胞膜去极化可激活电压门控L型钙通道,导致钙离子内流(Rorsman & Braun,2013;Rutter & Hodson,2013)。细胞内钙离子浓度升高可引起分泌颗粒的边缘化,并与细胞膜融合引起内容物外泌,其中包括胰岛素及其中间产物(如C肽)(Yang et al,2014)。该过程是胰岛素分泌的第一期,此中胰岛素在葡萄糖摄入后的3~5分钟内快速释放并在10分钟内终止。胰岛素分泌第一期缺失是2型糖尿病(T2DM)的最早期代谢陷陷之一(Nagamatsu et al,2006)。胰岛素分泌的第二期较为持久(分泌后2~3小时达到平台期),但其调节机制并未清晰(Henquin,2009;Huang & Joseph,2014)。然而,最近的数学模型显示第二期以细胞内含胰岛素的分泌颗粒募集和迁移为特征(有别于第一期的分泌颗粒停靠在胞膜下),且为依赖于葡萄糖浓度的反应(Stamper & Wang,2013)。

精氨酸(L-精氨酸)是另一种著名的胰岛素促分泌素。在通过阳离子氨基酸转运体(CAT)介导的β细胞摄入后,精氨酸可引起细胞膜去极化,并激发钙离子内流(Smith et al,1997)。另外,L-精氨酸可刺激GLP-1的释放,并作用于受体GLP-1R而增强β细胞内葡萄糖刺激的胰岛素分泌(Clemmensen et al,2013;Tolhurst et al,2009)。

胰岛β细胞的胰岛素分泌可进一步由肠胰轴中的肠降血糖素效应介导(Diab & D'Alessio,2010;Opinto et al,2013)。肠降血糖素效应是指在十二指肠肠腔内的营养物质(尤其是碳水化合物)可刺激肠黏膜细胞释放潜在的胰岛素促泌素(Drucker,2013)。营养物质摄入可刺激十二指肠和空肠K细胞产生和释放著名的肠降血糖素-GIP。另外,GLP-1由位于远端小肠、结肠和直肠的L细胞(又称肠高血糖素细胞)产生和释放。已知口服葡萄糖可比静脉注射葡萄糖刺激胰岛素分泌更高25%,此作用可能通过肠降血糖素效应介导(Ahrén,2013)。

GIP和GLP-1在肠胰轴中起主要作用,主要是通过激活腺苷酸环化酶和升高细胞内环磷酸腺苷(cAMP)的浓度产生。cAMP的升高可激活蛋白激酶A,继而磷酸化和激活细胞外泌相关蛋白。另外,cAMP还可激活L型钙通道,使胰岛素释放达到高峰(见前述)。

乙酰胆碱在糖稳态调节中起关键作用。最近在人胰岛中报道发现乙酰胆碱首先在α细胞作为非神经旁分泌信号而非神经信号发挥作用(Rodriguez-Diaz,et al,2011b)。实际上,乙酰胆碱通过毒蕈碱乙酰胆碱受体M3和M5刺激分泌胰岛素的β细胞引起胰岛素释放(Molina et al,2014)。M3受体激活可引起钙离子通过磷脂酶C介导的肌醇-1,4,5-三磷酸(IP₃)升高从细胞内钙库内释放(Ruiz de Azua et al,2011)。另外,乙酰胆碱还可通过δ细胞M1受体刺激生长抑素的分泌。因为生长抑素可抑制胰岛素分泌,因此可能内源性胆碱能信号可产生对β细胞的直接刺激和间接抑制作用,从而进一步调节胰岛素的分泌调节(Molina et al,2014)。

胰高血糖素和其他的胰岛激素

胰岛可分泌许多其他类型的激素,包括胰高血糖素(α细胞)、生长抑素(δ细胞)、胰多肽(F细胞)和脑肠肽(ε细胞)

(Jain & Lammert,2009)。另外,胰岛含有多种多变的小细胞可分泌胰抑素、血清素和组织血管活性肽(VIP)(Ohta et al,2011;Sanlioglu et al,2012;Valicherla et al,2013)。胰高血糖素是一种有29个氨基酸的多肽(分子量3.5kDa),可通过糖原分解、糖异生和酮再生升高血糖浓度而起到拮抗胰岛素的效应(Cryer,2012)。在蛋白摄入后,胰岛α细胞会反应性分泌胰高血糖素入门静脉系统。生理浓度下的胰高血糖素主要在肝组织中通过激活cAMP通路发挥作用,在此促进糖异生和间接促进酮再生(Ramnanan et al,2011)。另外,胰高血糖素还可通过脂酰肉碱转位酶系统(CAT)间接激活脂肪酸氧化。这可导致酮体β羟丁酸和乙酰乙酸的增加,并自肝脏排出至其他组织用于代谢原料。血糖浓度升高和胰岛素和生长抑素的旁分泌效应可抑制胰高血糖素的产生(Gylfe & Gilon,2014)。

生长抑素主要由胰岛δ细胞产生,亦可在其他器官如下丘脑和胃肠道D细胞产生,主要作为抑制性激素发挥作用。生长抑素可抑制胰岛素、胰高血糖素、胃泌素和VIP的效应。其广泛的抑制效应使生长抑素及其化学类似物(如奥曲肽)成为治疗分泌型胰腺神经内分泌肿瘤(如胰岛素瘤)及其他疾病(如库欣病、肢端肥大症、类癌等)的有效药物(Lamberts et al,1996)(见第65章)。另外,生长抑素类似物可用于治疗一些外科手术并发症。最近,一种多生长抑素受体配体——帕瑞肽被发现可显著减低胰腺手术后的胰瘘发生(Allen et al,2014)(见第27章)。

胰多肽(PP)由胰岛F细胞产生和分泌,但其生理作用仍未知(Holzer et al,2012)。一些研究显示如在胰十二指肠切除术中切除钩突(富含胰岛F细胞)导致PP分泌缺失,可引起胰源性糖尿病(Maeda & Hanazaki,2011)。

脑肠肽由胰岛ε细胞产生,又称为"饥饿激素",是一种中枢活性神经肽,参与代谢调节、生长激素分泌和能量平衡(Wierup et al,2014;Heppner & Tong,2014)。

胰腺炎对胰腺内分泌功能的影响

胰腺内分泌功能不全是急性胰腺炎的严重后果。最近研究表明,急性胰腺炎第一次发作住院治疗后的糖尿病前期和/或糖尿病的发病风险高达40%(Das et al,2014)。大约15%的新发糖尿病发生于急性胰腺炎第一次发作后的12个月内,且其发生风险随时间增加而升高。胰腺内分泌不全的发展似独立于急性胰腺炎的严重性(Das et al,2014)。这意味着导致内分泌功能不全的机制可能部分与胰腺坏死的范围不相关。目前可能的机制仍处在研究当中。应当指出的是,在慢性胰腺炎病人中发生糖尿病的风险可高达80%(Ito et al,2007;Levy et al,2006)(见第57和58章)。

胰腺外分泌部

胰腺外分泌部占腺体的80%~90%,分泌大部分的消化酶和大约每日2 000mL的无色无味等渗富含蛋白的碱性(pH 7.6~9.0)液体。胰腺外分泌功能主要由神经内分泌系统调节,在解剖结构和生理功能上与胰腺内分泌部结合并协助其功能调节(Barreto et al,2010)。

胰腺外分泌部结构

胰腺外分泌部主要由两个不同但相结合的部分组成:腺泡和导管网络。

腺泡

胰腺腺泡是功能单元,主要参与产生和分泌消化酶(每日6~20g)。其由15~100个锥形细胞(高度约30μm)组成,又称为腺泡细胞(Cleveland et al,2012)。腺泡细胞是极化状态的上皮细胞,富含粗面内质网且细胞顶端含丰富的分泌性酶原颗粒。腺泡在中央导管周围向心性排列,与闰管的远端相连续,且由闰管引流。数个腺泡结构构成一个胰腺小叶,并由菲薄的结缔组织间隔与其他小叶分隔。

导管网络

胰腺导管网络主要有两个重要功能:外分泌液由腺泡向十二指肠的运输和产生富含碳酸氢盐和电解质的溶液(图4.2)。由导管网络排出的碳酸氢盐和水促进腺泡外分泌液的转运和胰管的冲洗,最重要的是,可优化含胰酶的溶液 pH(Hegyi & Petersen,2013)。

胰腺导管网络起自来源于不同腺泡的小闰管,并融合形成小叶内导管,用于引流独立的胰腺小叶。小叶内导管随后引流至较大的小叶间导管,并排空至主胰管,通过法特壶腹排出胰

液至十二指肠(Pandiri,2014;Ashizawa et al,2005)。

胰腺导管网络由高度特异性但形态和功能多变的上皮细胞组成(Cleveland et al,2012)。小闰管细胞具有极少的细胞质和鳞状上皮外形的特征。相反的是,主胰管细胞则具有富含线粒体的细胞质和具备立方上皮形态。

导管细胞含有大量的细胞质碳酸酐酶,是产生碳酸氢盐的必需的酶(Ishiguro et al,2012)。

中央腺泡细胞

立方上皮的中央腺泡细胞在闰管腺泡和导管细胞连接处存在。与腺泡细胞形态不同的是,中央腺泡细胞更小(直径约10μm),核浆比更高,且具有长细胞质突起可增加与其他细胞(如中央腺泡、腺泡和胰岛细胞)的接触面(Cleveland et al,2012;Leeson & Leeson,1986;Pour,1994)。中央腺泡细胞的功能尚在研究当中,但一些研究提示其可能是多潜能胰腺细胞前体细胞,可能参与恶性转变(Seymour et al,2007;Stanger et al,2005)。

导管上皮腔

导管上皮腔(又称胰管腺体)沿胰管分布,并形成盲囊或胰管的小分支。盲囊上皮细胞由柱状细胞组成,特征是富含核上性细胞质和基底型细胞核(Cleveland et al,2012)。虽然其生理功能尚有待研究,但有证据表明这些细胞可在慢性上皮损伤时

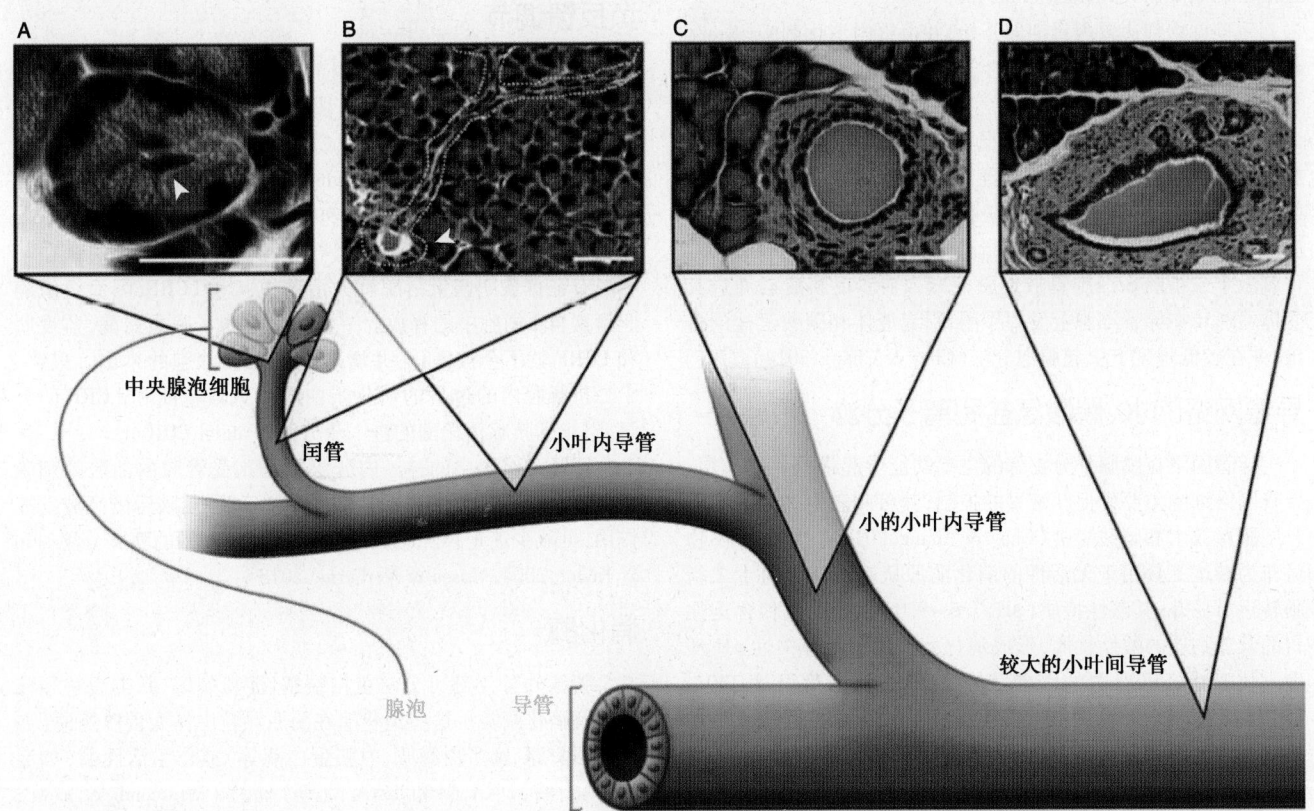

图4.2　胰腺导管网络的解剖结构。(A)位于闰管和腺泡细胞连接处的(白色箭头;标尺:10μm)。(B)起源于腺泡的(又称终末导管)由含极少细胞质和具有鳞状上皮形态的细胞组成。闰管汇合成小叶内导管(白色箭头),被覆立方上皮,可引流独立的胰腺小叶(标尺:10μm)。(C)小叶内导管形成小的小叶间导管并最终汇合成。(D)较大的小叶间导管,被覆立方上皮(标尺:10μm)。胰腺外分泌液最终到达主胰管,通过法特壶腹(未标出)释放入十二指肠(Adapted from Reichert M,Rustgi AK:Pancreatic ductal cells in development, re-generation,and neoplasia,J Clin Invest 121:4572—4578,2011)

选择性扩增。有研究者假设导管上皮腔的细胞可能在一定程度参与黏液性上皮化生和胰腺上皮内瘤样病变的发展（Strobel et al，2010）（见第9B章）。

胰腺外分泌部的神经内分泌调节

胰腺分泌的消化期和消化间期

胰腺的外分泌可暂时分为消化期和消化间期。在两餐之间，小肠移行性肌电复合体（MMC）引起胰腺外分泌功能的周期性激活（消化间期）（Zimmerman et al，1992）。调节MMC的胆碱能刺激引起胰腺周期性分泌富含碳酸氢盐的分泌液（每60~120分钟）。此分泌可促进小肠中细菌和食物残渣的排出，但其功能尚未得到证实（Pandol，2010）。

进食后即出现消化期，由三个不同时期组成，即头期、胃期和小肠期。每一时期由食物在胃肠道的位置决定，并由不同的分泌信号调节（Pandol，2010）。

头期由食物的形态、气味、味道、和咀嚼动作引起，可通过迷走神经刺激外分泌功能（Power & Schulkin，2008）。这一时期的胰腺外分泌液中主要含消化酶和少量的碳酸氢盐，意味着此期主要是腺泡型分泌。乙酰胆碱是此期的主要神经递质，而腺泡细胞已显示可表达G蛋白偶联受体（GPCR）用于胃泌素释放肽（GRP）和VIP释放，意味着这些肽类可参与头期过程（Anagnostides et al，1984；Holst et al，1983）。

一旦食物到达胃内胃期即开始，并由胃内消化刺激（Kreiss et al，1996）。此期可分泌少量的含酶的消化液，并有极少量的水和碳酸氢盐分泌。

当食糜和胃酸进入十二指肠，小肠期即开始。此期中，主要的调节机制之一是由迷走神经背核介导的血管迷走肠胰反射。食糜在十二指肠中的存在使肠神经的传出纤维激活，并刺激胰腺内节后神经元释放乙酰胆碱。另外，氢离子（pH≤4.5）可刺激十二指肠S细胞释放促胰液素入血。促胰液素通过其受体GPCR在导管细胞上发挥作用，引起液体和碳酸氢盐的排出，并在较低程度上引起腺泡分泌（Chey & Chang，2014）。

导管网络的水、碳酸氢盐和离子分泌

导管网络在胰腺外分泌部的主要功能中起最重要的作用。导管网络细胞主要受促胰液素的控制，其可刺激中央腺泡和导管细胞释放水和碳酸氢盐（Chey & Chang，2014）。这些分泌物可作为转运工具用于无活性的消化酶原从腺泡细胞向十二指肠转运。另外，其碱性特质（pH，7.6~9.0）和帮助中和含运往胃的营养物质的酸性食糜，形成消化酶作用的最佳中性pH环境。胰腺外分泌液中的碳酸氢钠（NaHCO$_3$）浓度可达140~150mmol/L，氯离子浓度与碳酸氢盐浓度互补，维持碳酸氢根和氯离子浓度之和在大约160mmol/L（Ishiguro et al，2012）。

促胰液素同时可增加器官的血流供应（Chey & Chang，2014）。在进食过程中，胰腺的血流可从0.2~0.3mL/min增加至4mL/min（Pandol，2010）。

胰腺外分泌调节

胰腺外分泌功能由一个包含神经、激素和旁分泌介质的复杂网络紧密调节。许多神经递质、激素和生长因子可影响胰腺的外分泌功能。这些介质包括，乙酰胆碱和儿茶酚胺、促胰液素、一氧化氮（NO）、VIP、GRP、神经肽Y、甘丙肽、P物质、CGRP、胃泌素/缩胆囊素（CCK）及脑啡肽等（Barreto et al，2010；Chandra & Liddle，2012；Chandra & Liddle，2014）。

有证据表明毒蕈碱样受体（M1和M3）在腺泡细胞上大量表达并参与调节外分泌功能，使乙酰胆碱成为主要的神经递质（Nakamura et al，2013）。这一证据在研究CCK功能和机制的研究中得到支持。在胰腺外分泌的小肠期，十二指肠的I细胞（亦在空肠中存在）在摄入脂肪、蛋白质和少量的淀粉后反应性释放CCK。CCK随后引起消化酶和胆汁从胰腺和胆囊中的排泌。尽管人腺泡细胞中只发现低水平的CCK受体表达，但胰腺内迷走神经终端则大量表达CCK受体（Miyasaka et al，2002；Niebergall-Roth & Singer，2006；Singer & NiebergallRoth，2009）。这些受体与CCK结合并在腺泡细胞近端释放乙酰胆碱，意味着胆碱能通路可调节外分泌功能。另一研究证明阿托品可阻止CCK对胰腺外分泌的影响，从而支持了CCK的这一功能假说（Li et al，1997；Mussa & Verberne，2013；Owyang，1996；Soudah et al，1992）。

一些摄入的营养物质可直接或间接调节胰腺细胞功能。氨基酸，尤其是苯丙氨酸、缬氨酸、甲硫氨酸和色氨酸是潜在的胰腺外分泌刺激物。另外，导管内的脂肪酸、甘油单酯和小部分的葡萄糖亦可在小肠期刺激消化酶的分泌（Pandol，2010）。

负反馈调节

胰腺外分泌部的负反馈调节由近端和远端小肠来源的信号提供。已明确的主要因素有监视肽、管腔缩胆囊素释放因子（luminal CCK-releasing factor，LCRF）、促胰液素释放因子（如磷脂酶A$_2$）和酪酪肽（peptide tyrosine tyrosine，PYY）（Barreto et al，2010；Li et al，2001；Liddle，1995；Moran & Kinzig，2004；Naruse et al，2002）。这些酶的作用依赖于管腔内胰蛋白酶的存在与否。有证据表明胰蛋白酶可失活监视肽和LCRF，因而组织缩胆囊素自I细胞中的释放。一旦食糜占用了胰蛋白酶，监视肽和LCRF就不会被消化，并增加CCK自I细胞的排出。最终，十二指肠腔内的过量的消化蛋白酶导致监视肽和LCRF的分解，阻止了胰腺消化酶的进一步分泌（Pandol，2010）。

回肠和结肠中的神经内分泌L细胞受管腔内油酸的刺激而释放PYY。这是一种中枢活性的神经肽，在脑后极区域发挥作用，可减少迷走神经胆碱能介导的CCK刺激的胰腺分泌（Lin & Taylor，2004；Mussa & Verberne，2013）。

消化酶

胰腺外分泌部可分泌蛋白裂解、淀粉裂解、脂类裂解和核酸裂解消化酶类。这些消化酶在酶原颗粒中作为蛋白酶原（如胰蛋白酶原、糜蛋白酶原、中型蛋白酶等）或作为活性酶（如淀粉酶、酯酶、DNA酶和RNA酶等）储存（Whitcomb & Lowe，2007）。另外，酶原颗粒含有称为胰腺分泌型胰蛋白酶抑制剂（pancreatic secretory trypsin inhibitor，PSTI）的胰蛋白酶抑制剂分子（Kazal et al，1948）。PTSI与胰蛋白酶在其催化部位形成稳定的复合体，阻止其非必需的激活（Pubols et al，1974）。

腺泡激活后，酶原颗粒与腺泡细胞膜顶端融合，释放内容物至胰腺闰管并最终到达肠腔。十二指肠腔内存在一种刷状缘糖蛋白多肽酶-肠激酶,可通过移除胰蛋白酶原的 N 端六肽片段激活胰蛋白酶。活性胰蛋白酶参与其余胰腺酶原的催化激活过程(Whitcomb & Lowe,2007)。

腺泡细胞的一个特点是其可在饮食过程中调节消化酶的合成。尽管腺泡细胞此调节机制尚未明确,但可推断的是调节过程发生在基因转录水平。

腺泡细胞刺激分泌偶连

细胞内钙浓度升高是刺激腺泡细胞释放含消化酶的分泌颗粒的基本事件(图 4.3)(Low et al,2010)。跨膜异源三聚体 G 蛋白是胰腺腺泡细胞促分泌素和产生第二信使释放细胞内钙离子的主要受体(Messenger et al,2014)。促胰液素和 VIP 可结合于特定的 GPCR 并引起腺苷酸环化酶的激活、cAMP 的产生,以及蛋白激酶 A 的激活等(Chey & Chang,2014)。

CCK、乙酰胆碱、蛙皮素/GRP、PAR-2-激活蛋白酶及 P 物质等可结合相应的 GPCR,并最终通过激活磷脂酶 C 和产生 IP_3 发挥作用(Singer & Niebergall-Roth,2009;Weiss et al,2008)。IP_3 则与其内质网上的受体结合以激活钙离子释放。最终,激活的蛋白激酶 A 和蛋白激酶 C 磷酸化特异性细胞内蛋白而引起胰酶的分泌。

导管细胞刺激分泌偶连

导管细胞的顶端和底侧部参与刺激偶连的分泌过程(图 4.4)。导管细胞的顶端膜配有 cAMP 激活的氯离子通道(亦称囊性纤维化跨膜传导调节子)、氯-碳酸氢根交换体(SLC26A3/A6)及水通道蛋白 5(AQP5)。其底侧膜则富含钠氢交换体、钠钾 ATP 酶、钾离子传导通道及 AQP1(顶端膜和底侧膜均有)。导管细胞间部则表达两种主要的导管分泌刺激因子(肠促胰液素和乙酰胆碱)受体(Ishiguro et al,2012;Steward & Ishiguro,2009)。肠促胰液素与其细胞膜受体结合,导致腺苷酸环化酶和蛋白激酶 A 的激活。乙酰胆碱则结合于其细胞膜受体引起

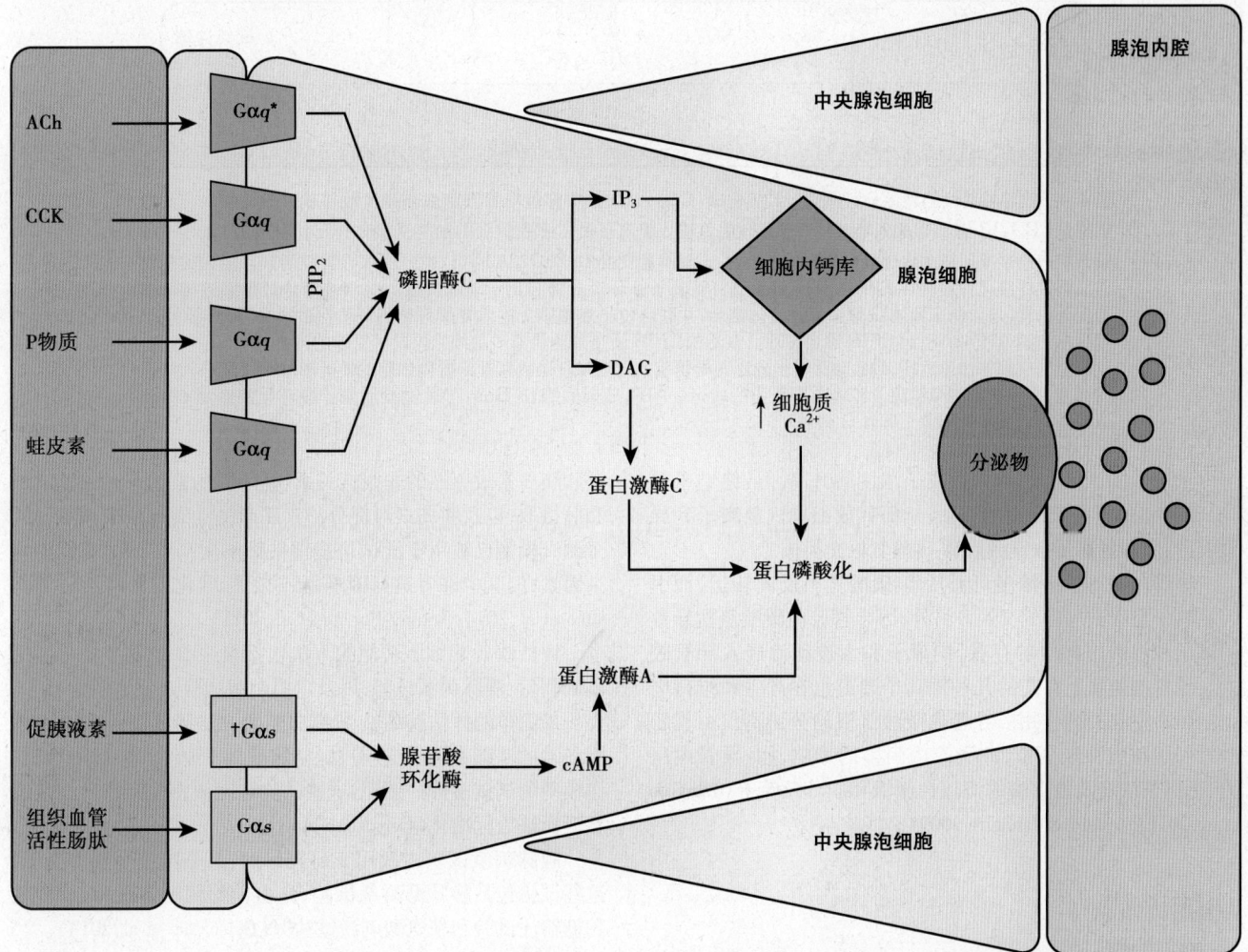

图 4.3　胰腺腺泡细胞的刺激分泌偶连。腺泡分泌的主要促分泌素结合于两种细胞表面异源三聚体 G 蛋白受体。乙酰胆碱(Ach;腺泡分泌的主要促分泌素)、缩胆囊素(CCK)、P 物质和蛙皮素通过异源三聚体 G 蛋白偶连受体(GPCR)和磷脂酶 C 发挥作用。导致两个主要信号分子的产生:IP_3 促进钙离子从细胞内钙库内释放;DAG 促进蛋白激酶 C(PKC)的激活。细胞质钙离子浓度的升高和激活的 PKC 可引起蛋白磷酸化和消化酶分泌。促胰液素和组织血管活性肠肽(VIP)通过异源三聚体 GPCR 和腺苷酸环化酶发挥作用。细胞质 cAMP 的升高可引起蛋白激酶 A(PKA)激活,最终引起蛋白磷酸化和消化酶分泌。中央腺泡细胞是终末导管细胞,与腺泡细胞密切接触可具备多潜能胰腺细胞前体的功能。Gαq,可激活磷脂酶 C(PLC)的膜相关异源三聚体 G 蛋白;Gαs,可通过激活腺苷酸环化酶激活 cAMP 依赖通路的膜相关异源三聚体 G 蛋白;PIP_2,磷脂酰肌醇-4,5-二磷酸

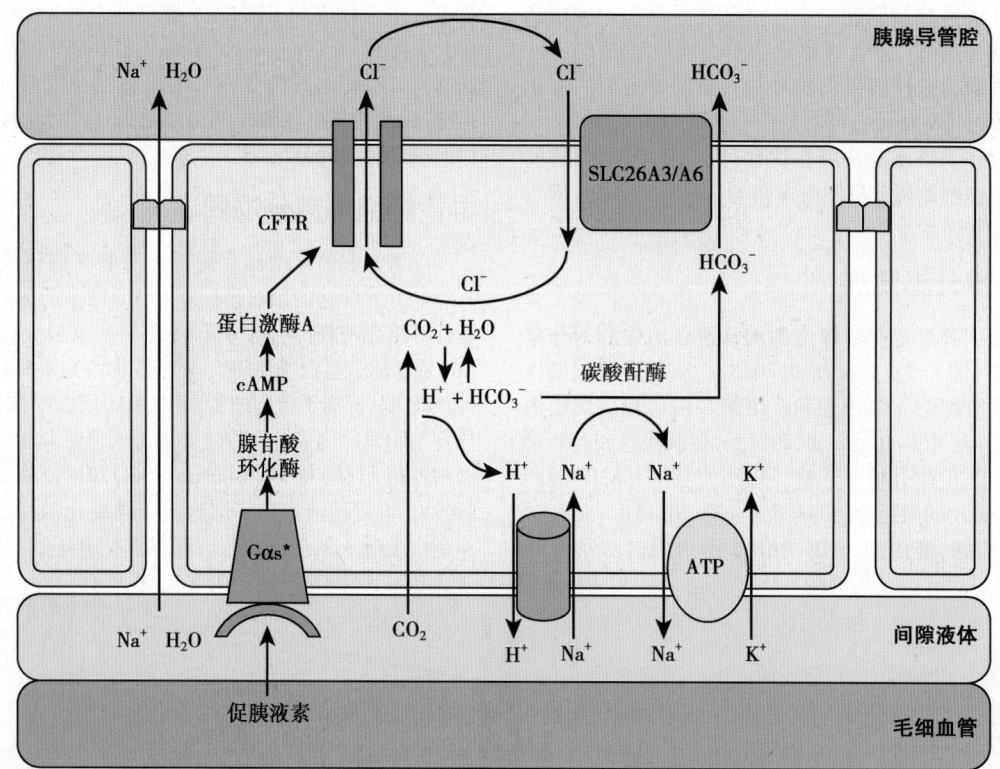

图 4.4　胰腺导管细胞刺激分泌偶连。二氧化碳（CO_2）从血液中穿过导管细胞底侧膜扩散并被碳酸氢酶水化形成碳酸（H_2CO_3）。最终碳酸解离成氢离子和碳酸氢根。氢离子由位于底侧膜的钠氢交换体排出，引起碳酸氢根在导管细胞内的聚集。细胞内碳酸氢根随后通过氯-碳酸氢盐交换体（SLC26A3/A6）被分泌入导管腔而换入腔内的氯离子。囊性纤维化跨膜转导调节子（CFTR）通道将氯离子循环至导管腔用于新的交换。促胰液素是最重要的导管细胞促分泌素，与异源三聚体 G 蛋白偶连受体结合，并联合位于底侧膜上的腺苷酸环化酶。引起的 cAMPK 升高可激活蛋白激酶 A（PKA）引起 CFTR 通道激活。激活的 CFTR 通道加速氯离子从细胞内向导管腔的排出，引起顶端膜氯-碳酸氢盐交换体加速运转，导致碳酸氢根分泌入导管腔的量增加。碳酸氢盐跨导管细胞的转运形成一个离子和渗透压梯度，有利于细胞旁钠离子和水向导管腔的转运。ATP，三磷酸腺苷；Gαs，可通过激活腺苷酸环化酶激活 cAMP 依赖通路的膜相关异源三聚体 G 蛋白

蛋白激酶 C 的激活和细胞内钙离子浓度的升高。最终结果是 cAMP 依赖的氯离子通道的激活，从而释放细胞内氯离子到导管腔内，增加氯离子浓度激活氯-碳酸氢根交换体。

导管内氯离子高浓度可激活氯-碳酸氢根反向转运，而引起氯离子与碳酸氢根的交换。另外，因导管腔内碳酸氢盐导致的离子和渗透压梯度的存在，钠离子和水被动渗透入导管腔内。导管细胞膜上存在的几种钾离子通道也在产生和维持电化学压力中起关键作用。导管内碳酸氢根的分泌不仅由胃肠激素和胆碱能神经调节，亦受腔内因素的影响，如：导管内压力、钙离子浓度及蛋白酶的病理性激活和胆汁反流等（Ishiguro et al，2012；Steward & Ishiguro 2009）。

功能评估

内分泌功能评估

胰腺内分泌功能的评价围绕胰岛 β 细胞的功能评估展开。评估需涉及胰岛 β 细胞产生胰岛素的能力、胰岛 β 细胞对促分泌素刺激的反应性及周围组织对胰岛素的抵抗（2 型糖尿病的特征）。尽管这些因素对准确评价胰岛 β 细胞功能非常重要，但生理状态下的评价则相对烦琐。其中的条件包括胰岛素分

泌和胰岛素敏感性的非线性关系、循环胰岛素的非一致性清除和肝摄取，以及胰岛素对促分泌素刺激的动态反应变化等。几个测试模型已被用于尝试包揽评估影响胰岛 β 细胞功能的复杂因素，但其中许多执行困难，且缺乏标准化或精确性（Cersosimo et al，2014；Antuna-Puente et al，2011）。

评估胰岛 β 细胞功能的方法包括血浆 β 细胞产物浓度的基础测量、静脉刺激试验，以及口服刺激试验。

最简单的评估胰岛 β 细胞功能的方法需要测量空腹血浆胰岛素的基础水平、空腹 C 肽、空腹胰岛素原/胰岛素比值及稳态模型测试试验等。然而，这些试验常因敏感性和特异性范围宽泛而缺乏标准化（Cersosimo et al，2014）。

静脉刺激试验主要用于研究目的，其临床应用较为受限。这些试验包括静脉糖耐量试验、高血糖葡萄糖钳试验、梯度葡萄糖输注试验和精氨酸刺激试验等（Cersosimo et al，2014）。

临床实践中常用口服刺激试验，包括口服葡萄糖耐量试验（oral glucose tolerance test，OGTT）和混合餐耐量试验（meal tolerance test，MTT）。OGTT 和 MTT 更模拟生理性刺激胰岛素分泌，可引出肠降血糖素效应（Elrick et al，1964）。另外，两种试验利用数学模型将胰岛素分泌水平在多变的血浆葡萄糖浓度中达到标准化（Cersosimo et al，2014）。OGTT 在临床中广泛应用，方法为夜间禁食后受试者口服约 75g 的葡萄糖（Cobelli et al,2007）。采集基础和口服葡萄糖后的血样检测血清胰岛素、葡萄糖、C 肽浓度和其他指标。

OGTT 中 2 小时葡萄糖值处于 7.8～11.0mmol/L 为糖耐量受损，而 2 型糖尿病时此值≥11.1mmol/L（American Diabetes Association,2013）。该试验的最大缺点之一是其依赖于不可预测和多变的小肠对葡萄糖的吸收率。

外分泌功能评估

成人胰腺外分泌功能不全常为胰腺炎症疾病的结果（如慢性胰腺炎）（见第 57 和 58 章），或为胰腺或胃部手术后的并发症,可导致脂肪、蛋白质和碳水化合物的消化不良（Nakamura, et al,2009b）。最终可导致脂肪泻（24 小时内粪便脂肪>7g）、体重下降及营养不良。人体胰腺具备大量的功能储备,因此在明显的脂肪泻出现之前已有超过 90% 的胰腺实质丧失（Levy et al,2014）。虽然影像学检查［如 CT、磁共振胆胰管成像（magnetic resonance cholangiopancreatography，MRCP）、内镜逆行胰胆管造影（endoscopic retrograde cholangiopancreatography，ERCP）］可容易发现进展期的胰腺炎症反应,但轻微或早期的慢性胰腺炎常常仅有轻微的解剖改变,因此难以诊断（Busireddy et al,2014）。后一种情况下胰腺功能试验可有较好作用。

胰腺功能试验（PFT）可分为两大类:间接试验和直接试验（表 4.1）。

间接 PFT 是无创试验,关注消化酶减退或缺失引起的结果（如脂肪泻）评价。

直接 PFT 的目的是鉴定和量化胰腺分泌内容物（如消化酶、碳酸氢盐、分泌量）,一些试验需要以摄入餐食或促分泌素（如肠促胰液素、缩胆囊素）来刺激胰腺分泌。直接 PFT 又可分为有创试验,需要双腔胃十二指肠管置入,及无创试验（敏感性较低）。内镜下的直接胰腺功能试验（ePFT）则在内镜直视下采集十二指肠第二段的胰腺分泌液（Law et al,2012;Tayler & Parsi,2011）。另外,内镜超声的使用可同时评价胰腺实质的结构性改变（Albashir et al,2010）。每种试验均已发展出不同的测试方法,但目前仍无作为金标准的试验产生。

表 4.1　胰腺外分泌功能试验

间接试验	直接试验
粪便脂肪定量	**无创试验**
定性（苏丹染色）	血清胰蛋白酶原
定量（72 小时粪便收集）	粪便糜蛋白酶
月桂酸荧光素试验	粪便弹性蛋白酶-1
^{13}C 混合甘油三酯呼吸试验	**有创试验**
	Lundh 试验
	促胰液素试验
	缩胆囊素试验
	促胰液素-缩胆囊素试验
	促分泌素和影像学
	促胰液素-增强磁共振
	促胰液素-增强 MRCP

间接胰腺功能试验

间接胰腺功能试验无创且病人耐受性良好,但与直接试验相比其敏感性较低,尤其在一线外分泌功能不全早期尤甚。其中最无创的方法是定量粪便脂肪量。其可以是定性的（苏丹染色）或定量的（72 小时粪便收集）,并常在胰腺治疗反应性评价中使用（Lindkvist,2013）。常用方法中,病人需要连续 5 天摄入 100g/d 的食物,并从第三天开始采集 3 天的全部的粪便。如每日粪便脂肪含量大于 7g 则为异常,可诊断为脂肪泻。这种试验对试验实施者是一种负担,且其诊断用途仅限于进展期的胰腺功能不全。

月桂酸荧光素试验以往被认为是最准确的无创试验,但其应用限于胆盐缺乏、肾脏功能衰竭、乳糜泻和胃切除后症候群等病人中,并已被临床弃用（Elphick & Kapur, 2005;Friess & Michalski,2009;Lankisch et al,1983）。

^{13}C 混合甘油三酯呼吸试验是另一种可定量脂肪吸收不良的试验。该试验需口服^{13}C 底物,且依赖于小肠胰腺脂肪酶活性。^{13}C 底物最终在小肠脂肪酶消化下水化分解,产生^{13}CO$_2$ 被肺内皮细胞吸收和释放,并以质谱或红外分析定量。该试验是粪便脂肪试验的替代试验,类似于所有的间接试验亦受限于胰腺功能不全早期的精确性不佳（Keller et al,2014;Nakamura et al,2009a）。

直接胰腺功能试验

无创直接 PFT 旨在定量粪便或血清水平的胰酶（如血清胰蛋白酶原、粪便糜蛋白酶和粪便弹性蛋白酶）。虽然易于操作且病人耐受性良好,但无创 PFT 却受限于其低敏感性和无确定性结果,尤其在慢性胰腺炎早期病人中应用尤甚。另外,粪便胰酶测定可导致非胰腺胃肠功能紊乱和腹泻情况下的假阳性结果。

血清胰蛋白酶原是针对进展期胰腺功能不全的一种敏感性和特异性高的试验,但其准确性在胰腺功能不全较早期较低。胰腺功能不全诊断的临界值是血清胰蛋白酶原浓度低于 20ng/mL（Jacobson et al,1984）。

粪便糜蛋白酶浓度可用来评估胰腺功能不全。糜蛋白酶由胰腺腺泡细胞特异性合成和分泌。该试验受外源性胰酶摄入影响,需要在测试前至少停服胰酶 2 天（Molinari et al, 2004）。另外,糜蛋白酶因在小肠中转运过程中逐渐降解,并可在腹泻时被稀释导致假阳性结果,而并不是一个理想的标志物。

粪便弹性蛋白酶-1 相比于粪便糜蛋白酶更为可靠。弹性蛋白酶-1 不受外源性胰酶摄入的影响,因此在小肠转运中更稳定。有证据表明该试验对胰腺功能不全具有较高的敏感性和特异性（Leeds et al,2011）。粪便弹性蛋白酶试验的结果与影像学发现（ERCP、磁共振神经成像）（Bilgin et al,2008）或更敏感的直接有创胰腺试验（促胰液素试验）密切相关（Löser et al, 1996;Stein et al,1996）。粪便中弹性蛋白酶-1 小于等于 15μg/g（粪便标本 ELISA）对慢性胰腺炎的胰腺功能不全有诊断价值（Benini et al,2013）。然而,粪便弹性蛋白酶-1 试验在胰腺切除后的结果并不可靠,因胰腺功能不全通常不单因胰腺功能下降（如异常激素刺激、异常食物与消化液混合、腔内酸性环境）

引起(Benini et al,2013)。另外,粪便弹性蛋白酶-1不受外源性胰酶摄入影响,因此不能用于评估胰酶替代治疗的反应性(Leeds et al,2011;Nøjgaard et al,2012)。

有创的直接PFT需要使用双腔采集管,其中一根管置入十二指肠中采集胰腺分泌液,另一根管置于胃窦部防止胃液流入十二指肠。在摄入食物或促分泌素进行试验之前需用荧光内镜确认置管位置,然后采集1~2小时的胰腺分泌液。另一个替代方法是,在内镜直视下通过胰管直接置管或内镜的吸引通道直接采集胰液。Lundh试验作为较早出现的试验,是通过摄入标准餐(300mL含15%碳水化合物、6%脂肪和5%蛋白质的溶液)达到刺激胰腺分泌的生理性刺激(Lundh,1962)。在标准餐刺激下释放的内源性促胰液素和缩胆囊素是刺激胰液分泌的必要条件,因此Lundh试验依赖于正常的十二指肠黏膜功能(Lundh,1962;Pandol,2010)。激素刺激试验是直接有创胰腺试验的基石。其利用外源性摄入促胰液素、缩胆囊素、或联合促胰液素和缩胆囊素作为可靠的刺激胰腺分泌的方法(Jowell et al,2000;Somogyi et al,2003)。

促胰液素试验需要静脉输注人工合成促胰液素(0.2μg/kg),随后每15分钟连续采集4次十二指肠液。此试验测量4次十二指肠液中的碳酸氢盐浓度。当4次中有1次的十二指肠液碳酸氢盐浓度低于80mEq/L时可诊断外分泌功能不全,而当此值低于50mEq/L时可诊断严重外分泌功能不全(Chowdhury & Forsmark,2003)。另外,该试验可定量总分泌量及总碳酸氢盐分泌量。当碳酸氢盐浓度不明确时该试验可作为第二诊断试验。虽然理论上可行,但该试验因十二指肠液采集不完整导致其准确性降低而未被广泛应用。

为克服胃十二指肠置管困难,其中之一的替代方案为纯内镜促胰液素试验(endoscopic secretin test,ePFT)。该试验具有与传统促胰液素试验类似的准确性。该试验中,在促胰液素刺激后的0、15、30、45和60分钟用内镜分别抽取十二指肠液并分析其碳酸氢盐浓度(Stevens et al,2007;Tayler & Parsi,2011)。

另一替代方案为使用ERCP从胰管中直接抽取纯胰液进行分析。然而此方法获得的结果并不满意(Draganov et al,2005)。使用缩胆囊素或受体激动剂(蛙皮素)的缩胆囊素试验也被用来测量胰酶分泌功能。这些试验的简单版本是测量在80分钟内收集的十二指肠液中的酯酶浓度,使用临界值为780IU/L(Conwell et al,2002)。可使用促胰液素-缩胆囊素试验同时评估腺泡和导管胰腺外分泌功能。该试验需连续采集十二指肠液且测量总分泌量、碳酸氢盐浓度和消化酶浓度(Lieb & Draganov,2008)。某些病人可能存在某个特定消化酶的明显缺陷,因此在碳酸氢盐浓度基础上测量多于一种消化酶(如淀粉酶、酯酶、类胰蛋白酶等)可提高试验敏感性。促胰液素-缩胆囊素试验的一大缺点是促胰液素刺激后胰腺分泌的大量消化液和缩胆囊素刺激的胆囊收缩,可最终导致消化酶的稀释。为避免假阳性结果的出现,一些研究者建议使用灌注标志物。

最近兴起的试验是联合使用促分泌素刺激试验和影像学技术。例如促胰液素-增强磁共振与促胰液素-增强MRCP(Balci et al,2010;Bian et al,2013;Hansen et al,2013)。促胰液素-增强磁共振应用弥散加权MRI成像评价受促胰液素刺激后的胰腺毛细血管血流和胰腺分泌液的增加。另外,促胰液素-增强MRCP评价十二指肠填充度作为胰腺分泌功能的评估(Sanyal et al,2012)。尽管越来越多的研究关注于发展这些胰腺外分泌功能试验,但仍需进一步研究评估其对比于有创试验金标准的表现。

(卢倩 译 董家鸿 审)

第 5 章

肝脏血流：生理、监测及临床意义

Simon Turcotte

由于来自肝动脉（hepatic artery, HA）和门静脉（portal vein, PV）的双重传入血液供应，肝脏中的循环是独特的（请参阅第 2 章）。在通过肝静脉（hepatic veins, HV）返回心脏之前，富含氧气的动脉血和富含营养的门静脉血在肝实质微循环中合并以维持肝脏的复杂功能。本章概述了如何控制肝血流（liver blood flow, LBF）以将肝灌注维持在可接受的生理范围内，描述了用于 LBF 测量的技术，并探讨了血流改变的临床情况。

生理

肝脏的血流供应

肝脏特有的双重传入血液供应导致进入血液中 75%~80% 是部分脱氧的门静脉血，流出于胃、肠、脾和胰腺。其余的是由肝动脉携带的来自主动脉的充氧良好的血液。动脉和门静脉的混合发生在肝细胞周围的窦状小管微循环的末端分支中，这些肝细胞从外围向着小叶小静脉排列成大致多面体状的

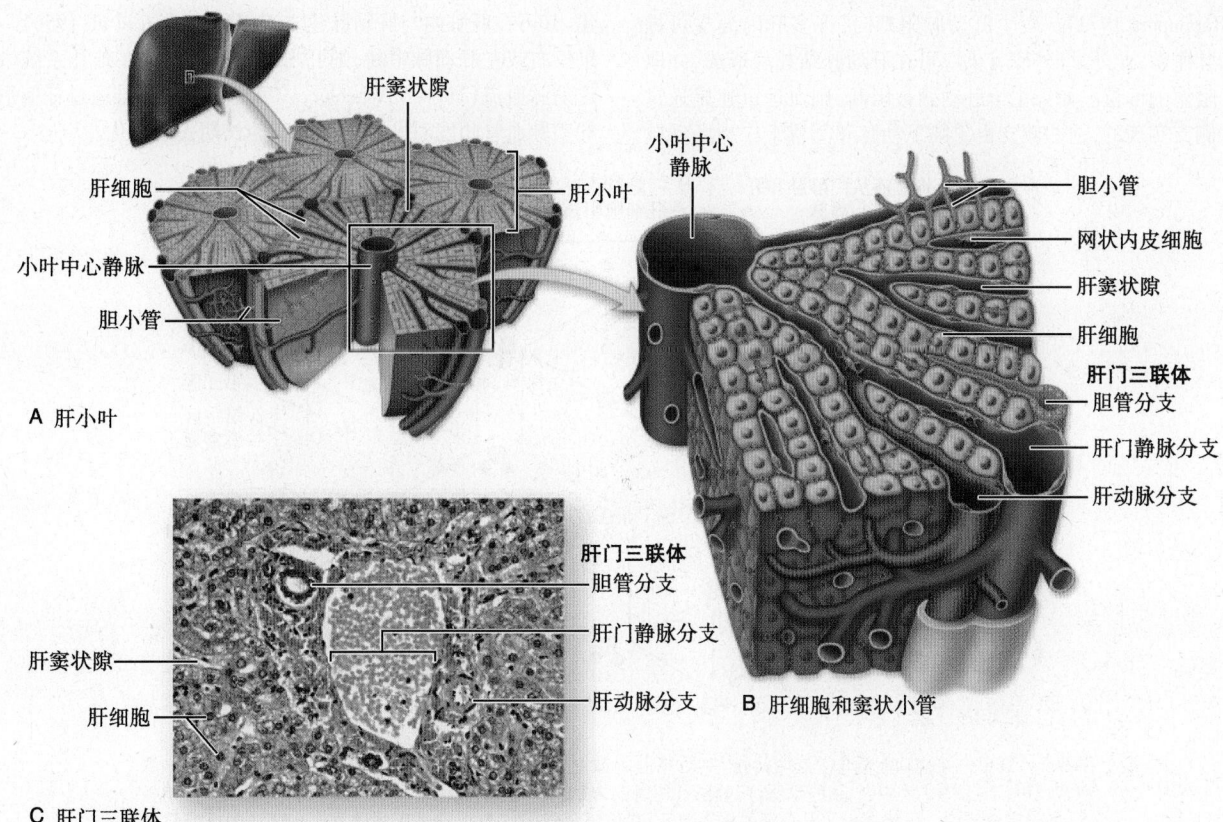

图 5.1　肝脏微循环。肝脏由数千个称为肝小叶的大致为多面体的结构组成，肝小叶是器官的基本功能单位。某些哺乳动物（例如猪）的肝小叶在四面都被结缔组织分界，但结缔组织却很少，它们的边界在人很难区分。（A）一小条中心静脉穿过每个肝小叶的中心突出，并有几组限定外周的血管。周围血管主要集中在结缔组织中，这些结缔组织包括 Mall 空间中的门静脉，包括门静脉的分支和肝动脉的分支，以及胆管的分支。这些组成了肝门三联体。（B）每个小叶的两个血管都散发出窦状小管，窦状小管在肝细胞板之间延伸并排入中央静脉。（C）显微照片，显示在 Mall 空间内的肝门三联体的成分（苏木精和伊红；×220）（From Mescher AL: Junqueira's Basic Histology: Text and Atlas, 12th ed. New York, 2009, McGraw-Hill）

小叶(图5.1)。小叶中心静脉排入肝静脉,下腔静脉(inferior vena cava,IVC)。尽管肝脏占总体重的2.5%,但肝脏占的心排血量却接近25%。总LBF在800~1 200mL/min的范围内,相当于每100g肝脏湿重约100mL/min。每100g肝湿重,肝血量估计为25~30mL,占人体总血量的10%~15%。窦状小管占血液体积的60%,而其余40%位于大血管(肝动脉、门静脉和肝静脉)中(Greenway & Stark,1971;Lautt,1977a)。因此,肝脏是重要的血液库,在心力衰竭时其血液容量会大大增加,或者在发生出血事件的情况下,通过快速排出肝脏可补偿多达25%的出血。血液进入循环系统(Lautt,2007;Lautt & Greenway,1976)。

肝动脉

在高压/高阻力系统中,肝动脉通常向肝脏提供大约25%的总血流量(每100g肝组织为25~30mL/min)。肝动脉中的平均压力与主动脉中的平均压力相似。由于动脉血中的氧气含量较高,肝动脉提供了肝脏50%的氧气需求量。此外,肝动脉通过胆管周围神经丛为肝内胆管提供了唯一的血液供应(图5.2)。肝小叶,肝小动脉直接排空或通过胆管丛进入窦状小管。直接的动脉与肝静脉的连接通常不存在,但可能在肝脏疾病中发生。在肝实质内,血液从动脉系统流经门静脉循环和窦状小管时压力逐渐降低。暗示主要通过①胆管丛中的窦前小动脉阻力和②间歇性关闭小动脉来保护门静脉血流免受动脉压(Rappaport,1973)。发生动脉阻塞时,许多肝内分支可提供动脉血源;此外,肝外侧支供应可在肝动脉结扎后形成,并取决于阻塞的部位。如果主干肝动脉被阻断,则血运重建是通过肝外侧支实现的,这些侧支由①膈下动脉和②胃十二指肠动脉

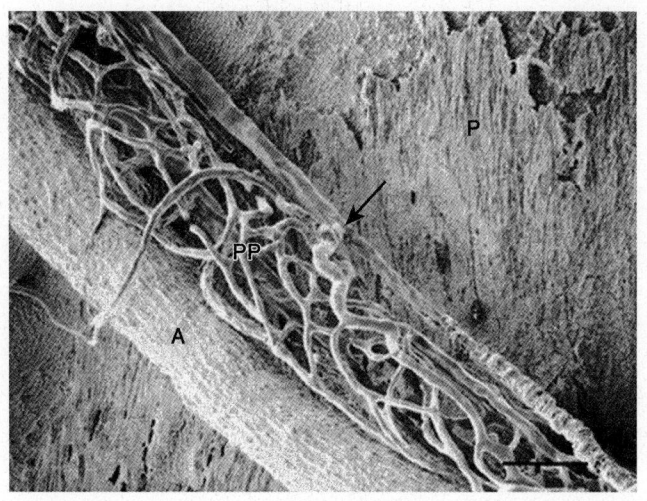

图5.2 动脉周围神经丛。大鼠的门静脉(P),肝动脉(A)和胆管动脉丛(PP)的模型,显示小动脉和丛之间的连接(箭头)。胆道周围神经丛在胆管周围形成致密的鞘。比例尺=100μm。(From Grisham JW, Nopanitaya W: Scanning electron microscopy of casts of hepatic microvessels:review of methods and results. In Laut W:Hepatic Circulation in Health and Disease. New York,1981,Raven Press,Figure 4,p 98.)

组成,后者血流来自肠系膜上动脉(Rappaport & Schneiderman,1976)。肝动脉的结扎主要通过过度的膈下循环导致血运重建,其可在肝脏内与肝动脉建立连接(Jefferson et al,1956)。如果仅右或左肝动脉中断,则肝内跨叶吻合术会在结扎系统中重建动脉血流(Mays & Wheeler,1974)。因此,很难通过任何形式的动脉血管闭塞对肝脏进行彻底的长期去动脉化。

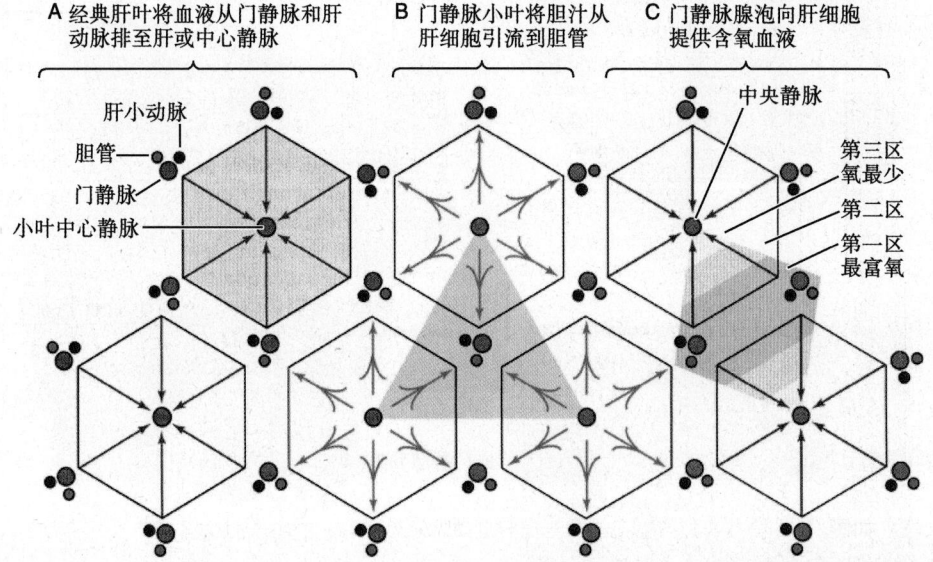

| A 经典肝叶将血液从门静脉和肝动脉排至肝或中心静脉 | B 门静脉小叶将胆汁从肝细胞引流到胆管 | C 门静脉腺泡向肝细胞提供含氧血液 |

肝小动脉
胆管
门静脉
小叶中心静脉

中央静脉
第三区 氧最少
第二区
第一区 最富氧

图5.3 肝单位结构功能概念。迄今为止,关于将肝的微血管单位称为以肝静脉为中心的小叶还是一个腺泡,以"肝门三联体"为中心,由肝动脉,门静脉和胆管的末端分支组成,被包裹在限定Mall空间的细胞限制板上,尚无完全共识。已经提出了三个相关概念单元,它们强调了肝细胞活性的不同方面。(A)经典小叶强调肝细胞的内分泌功能,因为血液从中流过,流向小叶小静脉。(B)门管小叶强调肝细胞的外分泌功能和胆汁从三类小叶区域向中心的肝门三联体的胆管流动。每个胆管排出的面积大致为三角形。(C)Rappaport提出的肝泡概念强调了沿窦不同距离的血液中不同的氧和营养含量,每个门静脉区的血液在两个或多个经典小叶中供应细胞。每个肝细胞的主要活性取决于其在氧气/营养素梯度上的位置:第一区的门静脉细胞获得最多的氧气和营养素,并且其代谢活性通常不同于第三区的中枢肝细胞,暴露于最低的氧气和营养素浓度(From Boron WF,Boulpaep EL(eds):Medical Physiology:A Cellular and Molecular Approach. Philadelphia,2005,Saunders Elsevier)

门静脉

在无瓣膜，低压/低阻力的静脉系统中，门静脉通常将大约75%的血液流向肝脏（每100g肝重量90mL/min）。肠系膜上下静脉与脾静脉结合形成门静脉，并共同收集整个肝前内脏血管床（食管下端至直肠的肠道以及胰脏和脾脏）的静脉血流。当通过直接插管测量时，门静脉在人当中的压力范围为6~10mmHg（Balfour et al,1954）。门静脉压力主要取决于肠系膜和内脏小动脉的收缩程度，以及肝内血管阻力。由于门静脉血源于毛细血管后床，因此部分脱氧。但是，由于其流量大，它可以提供肝脏正常氧气需求量的50%~70%。在空腹状态下，门静脉血中的氧饱和度接近85%，高于其他全身静脉。如果门静脉血流量显著减少，则肝的供氧量会减少，但损伤降低到最小可通过增加摄取肝动脉氧气能力，而非增加血流量来实现（Lautt et al,1987）。

肝静脉

肝静脉系统是整个内脏循环的系统性引流道。平均 LBF为1.5L/min 被认为是普通男性的正常值，但范围可能相当宽（1~2L/min）。在正常情况下，肝静脉和IVC中的自由压力为1~2mmHg，比在窦状小管和门静脉中测得的压力低1~5mmHg。门静脉压力梯度定义为门静脉和IVC之间的压差，已成为门静脉血肝脏灌注压力的有用临床指标（Berzigotti et al,2013）。肝脏中的压力梯度非常低，在5mmHg的范围内，而其他器官在115mmHg的范围内（Lautt,2009）。正常情况下，肝静脉血中约有三分之二充满氧气，但是当肝细胞提取氧气时，氧气向肝脏的低输送量可能会明显减少。在静止状态下，肝脏约占人体总氧气消耗量的20%。

肝脏微循环

虽然肝脏组织的形态和功能单位一直是一个争论的问题，但六边形多面体形肝小叶涵盖了肝微血管亚基，由肝动脉、门静脉和胆管末端分支的肝门三联体组成。一个窦状小管的网络，以及一个小叶传出的小静脉是一种广为接受的框架（Ekataksin & Kaneda,1999；Malarkey et al,2005）（见图5.1）。被淋巴系统和自主神经包围的肝门三联体在Mall的空间中平行，穿过肝实质，并形成门静脉。淋巴管转运蛋白和其他大分子由于肝细胞摄取的阻碍而被困在血管外，如肝硬化，这反过来又会导致腹水的形成（见第76章）。肝窦与肝毛细血管床相对应，代表了微循环的组织，其中发生了养分供应和肝细胞清除代谢产物的过程，胆小管紧密地聚集在肝细胞周围，并沿与肝窦内血液相反的方向聚集。如图5.3所示，肝脏的组织学和生理学研究提出了三种相关的方式来查看肝脏的微循环，强调了不同功能方面对各种病理过程的分类有用。

除不存在基底膜外，肝窦的结构特点是其独特的内衬，由内皮细胞组成，内皮细胞具有由小窗孔穿透的扩展过程。这些开窗开孔排列成10~50个孔的簇，形成直径为150~175nm的所谓"筛板"（图5.4）。筛板占据了整个内皮表面的8%，并且在整个窦状小管的长度上大小或分布都不均匀。直径减小，但从周缘区到小叶中心区的频率增加，这导致更高的小叶中心孔率（Braet & Wisse,2002；Wisse et al,1985）。窗台是动态结

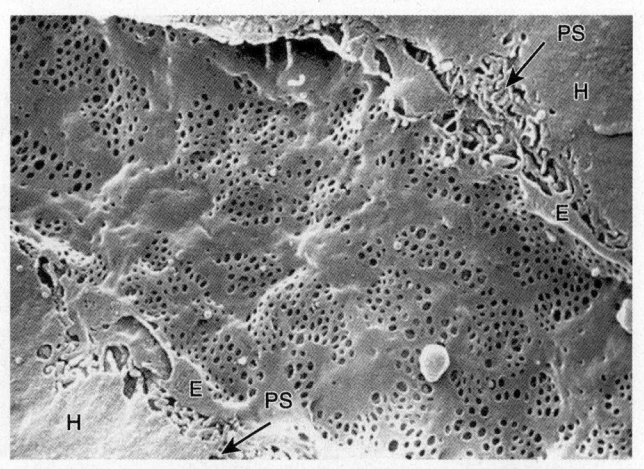

图5.4　血管窦状小管内壁。电镜观察肝内窦状小管的内皮腔表面显示分组的窗孔。在边界处可以看到这种不连续的血窦和肝细胞(H)中的内皮细胞(E)的边缘。在这两个细胞之间是薄的窦间隙(PS)，从肝细胞表面向其投射微绒毛。血浆通过窗孔自由地进入血窦周围空间，在那里，肝细胞的大量膜可去除许多高分子量和低分子量的血液成分和营养物质，以进行存储和加工。肝细胞合成和分泌的蛋白质（例如白蛋白，纤维蛋白原和其他血液蛋白质）被释放到窦周间隙（×6 500）（From Mescher AL：Junqueira's Basic Histology：Text and Atlas, 12th ed. New York, 2009, McGraw-Hill；and Eddie Wisse, Electron Microscopy Unit, Department of Pathology, University of Maastricht,The Netherlands.）

构，响应于窦状血流和灌注压力的变化而收缩和扩张（Smedsrød et al,1994）。红细胞仍被限制在窦状小管内，而与白蛋白一样大的分子可以通过开窗并进入 Disse 的小空间，然后才与肝细胞的微绒毛接触（Lautt,2009）。

如图5.5所示，在肝窦状小管中发现了其他独特的细胞成分，例如肝星状细胞（hepatic stellate cell, HSC）（Friedman,2008）和库普弗细胞（Kupffer cell,KC），它们可能会响应多种肝细胞而调节窦状微循环（McCuskey,2000）。在内皮细胞壁的外部，HSC（也称为储脂细胞、Ito 细胞或肝窦周脂肪细胞）是在 Disse 空间中围绕内皮细胞外部均匀分布的收缩细胞。在肝细胞中富含基底微绒毛的表面和窦状小管衬砌细胞之间。除了其众所周知的重要性，如视黄醇的新陈代谢以及作为肝纤维化对损伤的重要作用因子（见第7章和第76章），HSC 还能通过挤压内皮细胞来压缩窦状直径，因此在肝细胞中起着重要作用。通过肝窦状小管调节血流量（Rockey,2001；Zhang et al,1994）。KC 是肝脏特异的巨噬细胞，与 HSC 相比，KC 锚定在窦道的腔侧，约占肝细胞总数的15%，约占总人口的80%体内的巨噬细胞（Lautt,2009）。KC 的大体结构有时会到达窦状小管的对面，胞质过程代表着血流障碍，可以分泌大量的血管扩张剂一氧化氮，但它们对窦状小管微循环的直接调节作用尚不清楚（Lautt,2009；Vollmar & Menger,2009）。

肝血流量控制

满足肝脏生理功能所需的肝血流量主要受固有的生理机制控制，这些机制独立于外部神经支配和血管活性剂。取而代之的是，动脉和门静脉回路的相互关系是肝灌注的主要贡献者。

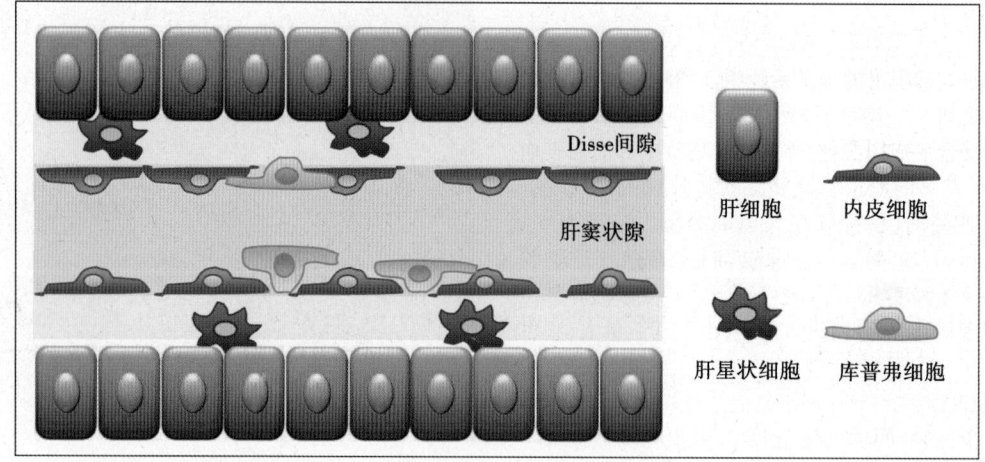

图5.5   肝星状细胞和库普弗细胞与肝脏微循环有关。收缩性肝星状细胞均匀分布在 Disse 的空间内,内皮细胞的外部,分布在 Disse 的空间内,即肝细胞基底微绒毛丰富的表面与窦内壁细胞之间的空间。库普弗细胞是肝脏特异的巨噬细胞,锚定在窦状小管的管腔侧。它们可以分泌血管活性介质,并且细胞的变大可能代表窦状流动障碍

肝内血流调节

肝动脉缓冲反应   为了维持肝功能和清除代谢产物,必须有充足且均匀的肝血流向肝脏。由于肝脏不能控制门静脉血流,肝门静脉血流只是肝内脏器官的流出,因此肝血流保持恒定的主要机制依赖于肝动脉血流的调节(图5.6)。尽管这种现象是在 19 世纪末和 20 世纪初观察到的(Burton-Opitz,1911;Gad,1873),但它已被 Lauttin 在 1981 年表征并归类为肝动脉缓冲反应(hepatic arterial buffer response,HABR)。

HABR 代表肝动脉响应门静脉血流的变化而在窦道水平上产生代偿性流量变化的能力(见图5.6):如果门静脉血流减少,肝动脉会扩张并增加其血流当门静脉流量增加时,类固醇和肝动脉会收缩(Jakab et al,1995;Lautt et al,1990)。在接受

腹部手术的病人中,门静脉的暂时性闭塞导致肝动脉血流量急剧增加约 30%,而肝动脉的暂时性闭塞对门静脉血流没有明显影响。HABR 似乎可以在各种生理和病理条件下进行手术,甚至已被建议在产前进行手术(Ebbinget et al,2008)。HABR 的出现主要受腺苷(一种有效的血管扩张剂)的冲洗作用所调节。尽管腺苷以恒定的速率产生并分泌到 Mall 的空间中(见图5.1),但其浓度取决于从 Mall 的空间向窦状小管冲刷的速率。当门静脉血流量减少时,腺苷被洗去的次数减少,腺苷浓度升高导致肝动脉扩张。重要的是,在 Mall 空间中发现的腺苷来源仍有待阐明。如果严重降低门静脉血流量,则缓冲液反应会导致肝动脉最大化扩张,这是由于无法通过动脉内输注腺苷而产生额外的扩张反应;相反,当门静脉血流量加倍时,肝动脉会最大限度地收缩,即使动脉内使用去甲肾上腺素亦不能产生进一

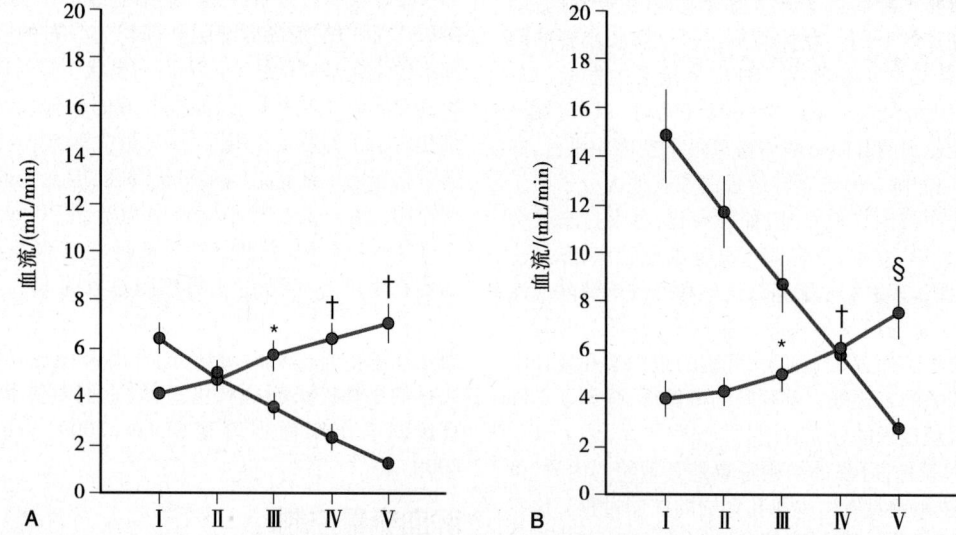

图5.6   肝硬化(**A**)和对照肝脏(**B**)的肝动脉缓冲反应。在门静脉血流量减少(空心圆)时,肝动脉血流量不断增加(实心圆)。肝硬化肝门静脉血明显减少,但缓冲液反应得以保留。值的表达方式为均值±标准误,每只动物进行三次重复测量(n=6)。* $P<0.05$ vs. Ⅰ 和Ⅱ;† $P<0.05$ vs. Ⅰ、Ⅱ和Ⅲ。§ $P<0.05$ vs. Ⅰ、Ⅱ、Ⅲ和Ⅳ(From Richter S,et al(eds):Impact of intrinsic blood flow regulation in cirrhosis:maintenance of hepatic arterial buffer response. Am J Physiol Gastrointest Liver Physiol 279:G454-G462,2000.)

步收缩。(Lautt et al,1990)。尽管 HABR 足以在从最大血管扩张到最大血管收缩的整个范围内调节肝动脉中的血管张力,但该机制能够缓冲降低的门静脉流量的 25% ~ 60%(Lautt et al,1985)。

尽管腺苷似乎是 HABR 的主要介体,但在完全去神经的动物肝脏(Mathie et al,1980)和移植的人类肝脏(Henderson et al,1992;Payen et al,1990)中的研究表明,传入感觉神经和神经肽可能有贡献。其中部分门静脉闭塞时的 HABR 部分受损(Biernat et al,2005;Ishikawa et al,1995)。最近研究还显示,肝脏中产生的血管活性气体硫化氢(H₂S)似乎通过增加肝动脉电导率使 HABR 几乎翻了一倍,反过来,其抑制作用却相反(Siebert et al,2008)。

肝脏流入不受肝脏内在的新陈代谢需要的控制　直到 1970 年代中期,人们一直认为肝动脉血流处于肝脏的代谢控制之下。对于大多数器官,假定通过其需氧量估计的肝脏代谢参与了血管流量控制,但是已经确定肝脏通常接受的氧气超过了所需的氧气,并且可以提取更多的氧气来补偿减少的氧气递送(Bredfeldt et al,1985;Lautt,1976,1977b)。另外,独特的单向窦状荧光排列排除了从肝实质或静脉血扩散回肝动脉阻力血管的物质。在其他研究中,该概念已被等容血液稀释或肝酶上调所例证,导致肝实质中的氧气被剥夺,但这不会导致肝动脉扩张(Lautt & Greenway,1987)。因此,即使肝脏实质细胞在代谢应激期间会释放出大量有效的血管活性分子,肝脏的代谢需求也无法控制肝动脉血流。

术语自动调节是指面对灌注给定器官的动脉压力变化,局部动脉血流量保持恒定的趋势。总的来说,在肝脏中自动调节的程度被认为很小,并且在动物模型中已经报道了混合结果(Eipel et al,2010)。实际上,腺苷的洗脱可能很好地解

释了肝动脉的自动调节作用,因为在门静脉血流减少而导致肝清除率降低而导致肝动脉血管舒张的情况下,由肝动脉支流产生的内源性腺苷会导致高的窦状腺苷浓度(Ezzat & Lautt,1987)。

窦状水平肝内阻力的调节　窦状小管的血压和血管阻力很低,因此从门静脉血流到肝静脉血流的整个肝脏的压力梯度仅为大约 5mmHg。低压梯度显著,考虑到肝动脉在动脉压下提供了 30% 的肝窦状小管流量。在多个动物模型中研究了如何维持肝压梯度。大约 60 年前,Knisley 提出在窦状小管的入口和出口都存在类似括约肌的结构,这些结构可以维持门静脉压力梯度,但事实证明它们是与物种有关的(Lautt,2009;Kniselyet al,1957;Vollmar & Menger,2009)。在人类中,尽管在肝微血管亚基的所有片段中均发现了平滑肌细胞,但尚未描述过这种括约肌样结构来控制肝内血流。

相反,越来越多的证据表明,与窦状小管有关的收缩细胞(例如 HSC 和窦状小管内皮细胞)通过与血管活性介质的复杂相互作用,可以动态调节肝微血管血流量。在如此低的窦状小管灌注压力下,单细胞水平的局部调节器可能会主动控制窦状小管内向肝静脉的流量。HSC 可能会扩张以向外拉动内皮细胞并扩大窦状小管的空间(见图 5.5);然而,这似乎没有被证实(Vollmar & Menger,2009)。已经描述了许多已知的通过作用于 HSC 收缩来控制血管紧张度的内皮介质(表 5.1),特别是①内皮源性舒张因子一氧化氮(NO)(Palmer et al,1987)、②内皮收缩性内素-1(ET-1)因子(Hickey et al,1985;Yanagisawa et al,1988),以及③两种血管扩张性气态分子:一氧化碳(CO)(Furchgott & Jothianandan,1991;Lin & McGrath,1988)和 H₂S(Hosoki et al,1997;Zhao et al,2001)。除 H₂S 之外,尚不清楚这些血管活性剂对 HABR 的直接贡献(Eipel et al,2010)。

表 5.1　肝内血管活性分子和调节微循环的途径

血管活性物质	功能	酶系统	细胞源分布	靶细胞	途径
血栓素 A₂	血管收缩,血小板活化和聚集,白细胞黏附	COX-1,COX-2	SEC,KC	血小板,白细胞	TxA₂ R
前列腺素 I₂	血管扩张,抑制血小板聚集	COX-1,COX-2	SEC	SEC,HSC	PGI₂ R
血管紧张素 Ⅱ	血管收缩	ACE	HSC	HSC	AT1
一氧化氮	血管舒张	eNOS	SEC	VSMC,HSC	sGC
一氧化氮	血管舒张	iNOS	SEC, KC, VSMC, HSC, HC	VSMC,HSC	sGC
内皮素-1	血管收缩		SEC,HSC,KC	VSMC,HSC,SEC,KC	ET_A R,ET_B2 R
内皮素-1	血管舒张		SEC,HSC,KC	SEC	ET_B1 R
一氧化碳	血管舒张	HO-1	SEC, KC, VSMC, HSC, HC	VSMC,HSC	sGC
	血管舒张	HO-2	HC	VSMC,HSC	sGC
硫化氢	血管舒张	CSE(CBS)	HSC,HC	VSMC	K_ATP 通道

ACE,血管紧张素转换酶;AT 1 血管紧张素 Ⅱ 的 1 型;CBS,胱硫醚合酶;COX-1、COX-2,环氧合酶-1 和 2;CSE,胱硫醚裂解酶;eNOS,内皮型一氧化氮合酶(Ⅲ型);ET_A R,内皮素 A 型受体;ET_B1 R,内皮素 B1 型受体;HC,肝细胞;HO-1,可诱导的血红素加氧酶;HO-2,组成型血红素加氧酶;HSC,肝星状细胞;iNOS,诱导型一氧化氮合酶(Ⅱ型);K_ATP,三磷酸腺苷(ATP)敏感钾通道;KC,库普弗细胞;PGI₂ R,前列腺素 I₂ 受体;SEC,窦状小管内皮细胞;sGC,可溶性鸟苷酸环化酶;TxA₂ R,血栓素 A₂ 受体;VSMC,血管平滑肌细胞。

From Vollmar B,Menger MD:The hepatic microcirculation:mechanistic contributions and therapeutic targets in liver injury and repair. Physiol Rev 89:1269-1339,2009.

影响肝脏流量的肝外因素

内源性因素

血气张力　高碳酸血症(动脉血中的二氧化碳分压 $PaCO_2$ >70mmHg)会增加门静脉血流量并减少肝动脉血流(Hughes et al,1979a),而低碳酸血症($PaCO_2$ < 30mmHg)会同时降低(Hughes et al,1979b)。系统性缺氧(动脉血中的氧分压 PaO_2< 70mmHg)导致动脉血流减少,但对门静脉的贡献无影响(Hughes et al,1979c)。代谢性酸中毒的反应类似于高碳酸血症所引起的反应,而代谢性碱中毒基本上没有明显作用(Hughes et al,1981)。交感神经系统被认为是在高碳酸血症和低氧状态下观察到的肝动脉血管收缩的原因(Mathie & Blumgart,1983)。

交感神经系统　肝脏是重要的血液储备库,其血液量的50%可通过神经刺激而动员(Greenway & Lautt,1989)。去神经实验表明交感神经系统不参与肝脏的基底动脉张力(Mathie & Blumgart,1983)。肝交感神经刺激会引起肝动脉血管收缩和血流量减少,这似乎是继发于自身调节反应之后(Gre-enway & Stark,1971)。感觉神经支配的大鼠和猪的门静脉局部闭塞时其动脉缓冲反应减弱(Ishikawa,1995)。门静脉压力由于门静脉阻力的增加而增加,仅在血管床的交感刺激引起肠道或脾脏血流量减少时门静脉流量会减少。尽管肝动脉同时含有 α-肾上腺素受体和 β-肾上腺素受体,门静脉系统被认为只包含 α 受体(Richardson & Withrington,1981)。剂量低时,肾上腺素会引起肝和肠系膜动脉血管舒张,而剂量大时,会在肝动脉和门静脉血管床和主动脉循环中发生血管收缩(Greenway & Stark,1971;Richardson & Withrington,1981)。

其他内源性血管活性药物　内源性血管活性剂的应用会影响肝动脉阻力(Lautt et al,1984)。目前尚不了解这种肝内跨血管作用的机制,但很可能小动脉和小静脉之间的紧密解剖联系可能允许这种作用,并且可能是通过内源性药物(例如肠激素)最终控制肝动脉血流的一种手段。胃泌素、促胰液素、胆囊收缩素和血管活性肠肽可引起肝动脉的血管舒张。由于胰高血糖素对肠系膜血管具有强大的血管舒张作用,因此肝血流量显著增加,但胰岛素对肝循环的血流动力学影响很小。此外,降钙素基因相关肽和神经激肽的拮抗剂可显著降低肝动脉血流量,表明其在动脉血管系统中的存在(Biernat et al,2005)。组胺引起肝动脉扩张,仅在狗中引起肝静脉收缩。缓激肽是一种有效的肝动脉血管舒张剂,对门静脉系统几乎没有作用。大多数前列腺素能使肝动脉血管床扩张。然而,前列环素并不影响肝动脉血流,而是通过对肝前血管床的血管扩张作用而增加门脉血流量。加压素通过肠系膜动脉血管收缩来降低门静脉血流压力,但对肝动脉的作用可变。5-羟色胺被认为介导了门静脉神经根的血管收缩。

肝外源性 NO 引起肝动脉肠系膜血管床的血管舒张。内皮素分子可发挥强大而持久的全身性收缩作用(Miller et al,1989;Zhang et al,1994),对肝血流也有直接影响。内皮素减少肝灌注(Kurihara et al,1992),增加门静脉压力(Bauer et al,1994;Isales et al,1993;Tanaka et al,1994;Tran-Thi et al,1993),并减小窦状小管直径(Bauer et al,1994;Okumura et al,1994;Zhang et al,1994)。血管紧张素降低了肝动脉和门静脉血流

量,并且是在肝动脉上产生明显血管收缩作用的少数物质之一。相反,内源性或外源性的 H_2S 可以以 NO 无关的方式逆转去甲肾上腺素诱导的血管收缩(Fiorucci et al,2005)。

外在因素

麻醉剂　麻醉剂对 LBF 的作用主要是在 30 年前的动物模型中进行研究。在氟烷吸入过程中,肝动脉和门静脉血流量与心排血量并行降低,而血管阻力变化不大(Hughes et al,1980;Thulin et al,1975)。恩氟尿烷与氟烷的作用相似,使得肝动脉血管阻力随着外周血管阻力一起降低(Hughes et al,1980)。NO 浓度在 30%~70% 时会降低肝动脉和门静脉血流,可能是由于对 α-肾上腺素受体的普遍刺激作用所致(Thomson et al,1982)。异氟烷对肝动脉和门静脉血流的影响最小,静脉注射(IV)芬太尼对肝内脏血流的影响较小(Nagano et al,1990)。低剂量的硫喷妥酮可收缩肝动脉和肠系膜的血管床(Thomson et al,1986)。

肝脏血流和灌注的测量

最早的测量 LBF 的方法涉及直接的侵入性技术,例如血管内装置或静脉血流采集(Burton-Opitz, 1910, 1911;MacLeod & Pearce,1914)。目前,肝静脉压力梯度(HVPG)的测量仍然是评估门静脉高压症的金标准技术(Berzigotti et al,2013)(见第76 章和第 87 章)。随后开发了通过使用多种指标清除技术间接测定血流量的方法,往往被肝病的存在所影响。这些技术中的一些在计划主要肝切除术时仍可用于评估肝功能。到目前为止,多普勒超声(D-US)是最常用的第一线非侵入性技术,用于评估肝血管形成和指导临床管理。可用的方法主要为以下三个方面:①单血管中的流量,②总 LBF,以及③肝组织灌注。知识框 5.1 列出了目前用于实验和临床的技术。

知识框 5.1　目前用于测量肝脏血流的方法摘要

在单个容器中流动

电磁流量计*

　肝静脉直接和楔形压力测量

　*多普勒超声

瞬态弹性成像(间接)

总肝血流量

肝细胞排泄

　*吲哚菁绿

　半乳糖

网状内皮摄取

　*锝-99m-硫胶体

指示剂稀释

　红细胞(铬酸盐-51)

　人血白蛋白(碘-131,锝-99m)

指示剂分级

　微球(各种标记)

肝组织灌注

惰性气体清除率(氙-85,氪-133,氢气)

激光多普勒血流计

体内荧光显微镜

近红外线光谱

*常见临床用途。

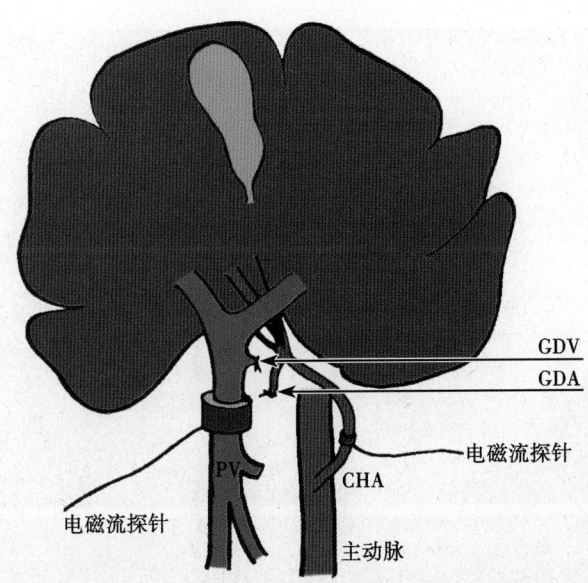

图 5.7　用电磁流探针测量犬肝血流量的实验装置。将探针放置在门静脉（PV）和肝总动脉（CHA）周围。如图所示结扎胃十二指肠静脉（GDV）和胃十二指肠动脉（GDA），以确保探针测得的流量是实际灌注肝脏的流量

单血管流量与门静脉高压的评估

侵入性技术

电磁流量计　用电磁流量计探头直接和连续地测量肝动脉和门静脉血流量仍然是评估单个血管流量的最佳可用手段。尽管该技术已在使用大型动物的实验中得到广泛应用，但由于在放置探针时需要进行相对广泛的血管解剖以及会过高估计真正的肝组织血流量，使得该技术在临床上的应用受到了限制。另外，探针的相对运动会引起误差和重复校准的需要。使用该技术，被麻醉的受试者的总 LBF 被确定为大约 1L/min，其中肝动脉提供了大约 25%（Schenk et al，1962）。电磁探针也已在术中用于评估肝手术或移植后肝硬化（Ohnishi et al，1987）的血流动力学状况（Takaoka et al，1990）。图 5.7 说明了使用电磁流量计进行的非典型实验准备。因为 US 探头直接固定在血管上，所以该系统已成功用于研究肝移植病人术中情况（Henderson et al，1992）和术后静脉和肝动脉血流量的测量（Payen et al，1990）。

经颈肝静脉压力测量　由于门静脉高压是造成肝硬化大多数临床后果的原因，因此门静脉压的测量对于指导慢性肝病病人的临床治疗至关重要。当前，非侵入性测量还没有超过侵入性技术的准确性。可以通过肝的肝穿刺或经静脉穿刺术直接测量门静脉压力，但由于腹膜内出血和内脏穿孔的风险而很少使用。取而代之的是，通过经颈静脉入路直接测量肝静脉楔压已被开发为一种安全且可重现的技术，以评估门静脉高压症（图 5.8）。如前所述，门静脉和 IVC 之间的压力梯度代表肝门灌注压力，其正常值高达 5mmHg。HVPG 用楔入肝静脉压（wedged hepatic venous pressure，WHVP）与游离肝静脉压（free hepatic venous pressure，FHVP）之差计算得出（请参阅第 87 章）。基于以下概念：当肝静脉中的血流被楔形导管阻塞时，静态的血液柱会从先前连通的血管区域（在此情况

下为肝窦）传递压力。因此，WHVP 是肝窦压力的量度，而不是门静脉压力本身的量度。与肝硬化一样，由于纤维中隔和结节的形成，肝窦状隙的通讯丢失，并且肝窦状隙压力与门静脉压力相平衡。众所周知，WHVP 可以充分反映酒精性肝病，丙型肝炎相关性（Perelló et al，1999）和乙型肝炎相关性肝硬化（Iwao et al，1994）的门静脉压力，这是肝硬化最常见的病因。推荐使用带气囊的导管来测量 HVPG（Bosch et al，2009），因为所测量的肝脏循环量大于通过楔入导管尖端获得的肝脏循环量，从而提高了测量的可靠性和准确性（Maleux et al，2011）。

无创技术

多普勒超声　以首个描述者克里斯汀·多普勒（Christian Doppler）命名的现象，多普勒估计流量的原理很简单：流量是目标血管中测得的平均血液速度与血管横截面积的乘积。存在两种形式的多普勒超声（Doppler ultrasound，D-US）设备：第一类是由带有 US 探头的流量计直接放置在容器上组成的。用这种设备进行的测量是侵入性的。第二个由组合的图像扫描仪和流量计（双工）组成，通过它可以透皮和无创地测量血管中的流量（请参阅第 15 章）。在对麻醉犬进行的实验中，发现通过透皮多普勒双工系统测量的门静脉血流与安装在门静脉上的电磁血流探针之间具有良好的相关性（Dauzat & Layrargues，1989）。由于彩色多普勒技术的发展和高频换能器探针分辨率的提高，使得检查精度得以提升，并且由于该技术提供了肝脏形态学评估，等价且可在床旁进行，D-US 已成为广泛的第一线技术。在已知的网状变性病人中，D-US 能够诊断出临床上明显的门静脉高压症的比率超过 80%，但敏感性不超过 4%～70%，特别是在有代偿的病人中（Berzigotti et al，2013）。对于临床上显著的门静脉高压，门静脉内的血流逆转率为 100%。D-US 对于检测门静脉，肝静脉和肝动脉血栓形成非常准确（Rossiet et al，2006）。此外，D-US 可用于经颈静脉肝内门体分流术（transjugular intrahepatic portosystemic shunt，TIPS）的非侵入性随访（Abraldes et al，2005）（见第 87 章）。

总血流量

清除技术

经由肝动脉或门静脉到达肝脏的物质同样被充分提取（Lautt et al，1984），并且肝脏唯一清除的指示物质从血流中消失的速率与 LBF 成正比。LBF 测量的间接清除方法最早是由 Bradley 及其同事于 1945 年应用于人类的，它依赖于菲克（Fick）方程。Bradley 小组获得的流量测量结果取决于以下事实：静脉注射的溴磺酞已从血流中清除，并被肝细胞排泄到胆汁中。他们通过确定将静脉内浓度保持在恒定水平的染料的静脉输注速率并通过测量溴磺酞的动静脉浓度差异来间接得出肝溴磺酞的去除率值，从而能够计算出总肝血流量。在一组健康个体中获得的平均值为 1.5L/min。

吲哚菁绿（ICG）是另一种依赖于肝细胞提取胆汁的物质。它最初设计用于测量血流量，后来用于通过测量功能性肝细胞质量来评估肝功能（请参阅第 3 章）。最初进行肝静脉插管以计算 ICG 的真正提取效率，因为它不能完全清除肝脏（Caesar

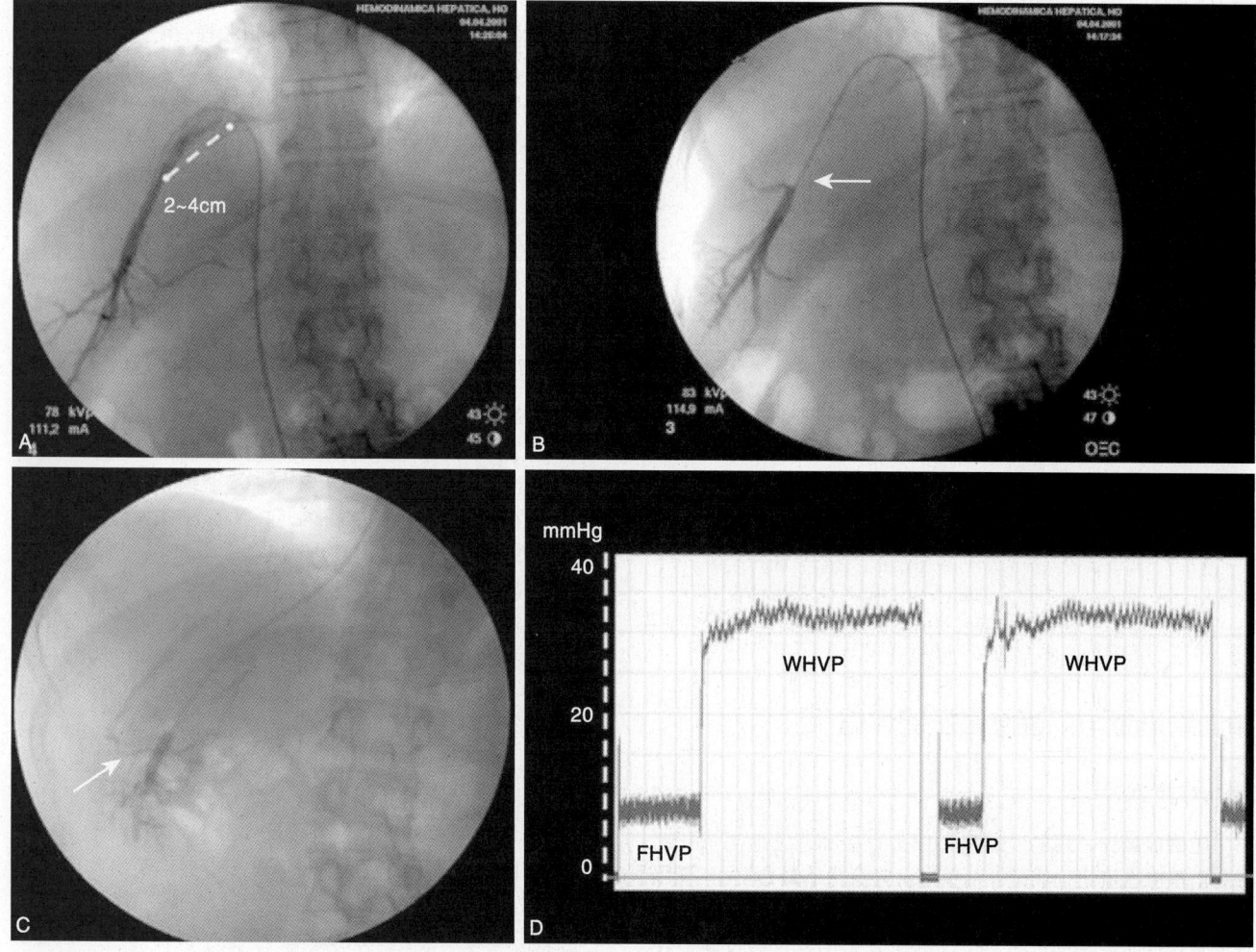

图 5.8　肝静脉压的测量。(A) 游离肝静脉压(FHVP) 的测量是通过将无导管尖端保持在距下腔静脉开口 2~4cm 处的肝静脉中。(B) 楔形肝静脉压(WHVP) 是通过使导管顶端的血管造影球囊(箭头) 膨胀而阻塞肝静脉来测量的。通过在气囊膨胀的情况下向静脉中缓慢注入 5mL 对比染料来确认肝静脉是否充分闭塞。请注意气球远端的典型楔形图案。(C) 通过其他交通肝静脉注射对比染料(箭头) 会妨碍正确测量肝静脉压力。(D) 使用多通道记录仪和经过充分校准的换能器获得的在肝静脉中测得的压力的典型示踪(From Berzigotti et al: Assessing portal hypertension in liver diseases. Expert Rev Gastroenterol Hepatol 2013;7:141-155)

et al,1961)。现在,许多研究人员使用原始方法的简化版本,在该方法中,ICG 以单次静脉推注而不是输注的方式给药,肝提取效率是通过分析外周血采样或脉冲染料密度法得出的清除曲线来确定的,并且通过使用置于手指上的光学传感器来获取数据(Akita et al,2008;Okochi et al,2002)。ICG 血浆消失率是最常用的参数,正常范围为每分钟 16% ~ 25% ,在 20 分钟时几乎完全消失(Sakka,2007)。它是目前临床上使用最广泛的定量肝功能检测方法(Clavien et al,2007)。该技术的局限性包括肝内和肝外分流引起的肝血流的变化,或门静脉血栓形成,这在肝病中很常见。

过去已经研究了其他肝清除技术,例如肝库普弗细胞对胶体的清除(Dobson & Jones,1952),以及半乳糖(Keiding,1988)、山梨醇(Zeeh et al,1988)、孟加拉红(Combes,1960)或普萘洛尔(George,1979)的肝细胞清除。肝功能正常的病人,这些物质的更完全肝提取可以克服需要插管肝静脉的需求。1980 年代开发的胶体提取方法的修改允许推导肝动脉与总 LBF 的比率,称为"肝灌注指数"。该技术的基础是能够通过动态闪烁成像技术确定静脉内注射锝-99m-硫胶体后,从动脉和门静脉供给

中肝活性积累的时间间隔(Fleming et al,1981)。

其他生理学技术

　　指标稀释　指示剂稀释法也依赖于从菲克方程(Stewart,1897)推导的斯图尔特-汉密尔顿原理(Stewart-Hamilton principle)的应用。原则上,肝血流量与稀释引入指标的肝血量成正比。该方法涉及将未被肝脏清除的标记物质注射到肝动脉和门静脉中。肝静脉浓度的变化可通过采血或通过外部检测器监测肝同位素活性来测量。因此,只要指示剂保留在血管腔内且在取样前不被排泄,这种方法就独立于肝细胞功能且可靠。改良的热稀释技术已被用于测量人体的门静脉血流量(Biber et al,1983)。当存在肝内或肝外分流时,指示剂稀释法高估了肝组织的真实血流量,尽管在肝硬化病人中可以通过热稀释来测量合子血流量(Bosch & Groszmann,1984)。

　　指标分数　Sapirstein 在 1956 年首次描述了通过心排血量的分数分布来测量局部血流。简而言之,将已知量的放射性微球体注入左心室,并以已知速率从外周动脉中抽取参考样品。然后从各种血管床中提取微球,它们的沉积与心排血量成比

例。可以通过这种方法直接确定肝动脉血流量,但通过在肝前内脏器官中增加血流量值可以间接发现门静脉血流的贡献。对微球肝内分布的检查提供了一种评估不同肝脏区域动脉血流模式的方法(Greenway & Oshiro,1972)。因为微球法需要事后去除感兴趣的器官以进行放射性或比色法测量,所以组织重量的附加测定使得能够计算每克的流量(即组织灌注)。微球可用于确定门体分流的程度。肝脏中的分布分数可以通过门静脉注射后相对于全身(肺)活性来测量,也可以通过将第二个放射性微球直接注入脾或肠系膜静脉系统来估计(Groszmann et al,1982)。

肝组织灌注

惰性气体清除

通过利用放射性气体[例如氪(^{85}Kr)和氙(^{133}Xe)]根据特定的分配系数在组织和血液之间平均分配的事实,可以测量将这些气体注入肝血供应后的清除率。注射并迅速扩散到整个肝脏后,气体从组织中清除到血液中,单次通过肺部后几乎完全从体内清除掉。清除率与肝组织灌注成正比,这可以通过使用标准公式来计算(Leiberman et al,1978)。放置在裸露的肝脏表面或上方的 Geiger-Müller 管或半导体(硅)探测器记录的^{85}Kr 的 β-发射,而单个闪烁晶体或 γ 相机经皮监测^{133}Xe 的γ-发射;后者设备可同时测量许多感兴趣区域中的肝组织灌注。惰性气体技术对病人的伤害最小,其准确性不受肝细胞疾病或非灌注分流的影响。但是,在进行多次研究时,即使在同一受试者内,也存在一定的变异性。首先在肝循环中使用惰性气体方法的是 Aronsen 和同事(1968a),他们记录了注射 Xe 后^{133}Xe 的 γ 发射。同位素的盐溶液进入门静脉。

激光多普勒血流仪

激光多普勒血流仪(laser Doppler flowmetry,LDF)是一种较新的但已建立的技术,用于实时测量肝脏中微血管 RBC 的灌注。通过用低功率激光照射组织并在独立的光电探测器内捕获反向散射光,可以将移动细胞的多普勒频移作为电信号传输。显示出来自肝脏的 LDF 信号与全器官灌注呈现线性关系(Shepherd et al,1987),并且该技术已显示出对器官流量的快速变化敏感(Almond & Wheatley,1992)。该技术已成功地应用于人类肝移植过程中的 LBF 测量(Seifalian et al,1997)。该技术的主要缺点是,由于激光探测的组织体积小,LDF 信号只能用于测量任意区域,而不是单个区域的绝对血液灌注。

体内荧光显微镜

最早在 1846 年 Waller 在青蛙舌头的微血管中描述了活体显微镜。使用这种技术,可以看到单个的窦状小管和末梢小静脉,并且可以看到它们的直径和红细胞通过它们的速度的变化(Menger & Messmer,1991)。从形态分析到病理事件的研究,荧光染料的引入拓宽了肝脏体内显微镜的范围。但是,从血流动力学角度来看,活体荧光显微镜存在解释上的问题(Sherman et al,1990)。在灌注肝脏中,发现门静脉血流量增加 2.5 倍与血窦 RBC 速度仅增加 22% 有关,这表明门静脉血流量的变化对毛细血管的通过时间仅有轻微的影响(Sherman

et al,1996)。

近红外光谱学

近红外光谱是一种非侵入性技术,使用光的透射和吸收来测量血红蛋白和线粒体的氧合。与只能穿透几毫米的可见光相反,可以通过多达 80mm 的组织检测到近红外光(700~1 000nm)。这项技术在猪的内毒素休克模型中的应用已被验证(Nahum et al,2006),并在活体供体移植的肝静脉闭塞过程中进行了术中定量的充血和线粒体氧化还原,从而证实了该技术在肝脏氧化中的应用(Ohdan,2003)。

调查技术

正交偏振光谱成像已被用于获得与荧光显微镜相当的肝脏微循环图像,但不需要荧光染料(Langer et al,2001)。该系统依赖于血红蛋白的吸收,可以区分直径为 5μm 的单个毛细管中的单个 RBC。使用该技术的手持设备的研究已应用于健康的活体供者,以获得血窦 RBC 速度和血流量(Puhl et al,2003)。光谱成像的最新技术是侧流暗场成像,其中被二极管扫描包围的光导可以检测微循环中的红细胞和白细胞而无表面反射(Cerný et al,2009)。

已经发现通过磁共振成像(MRI)测量的门静脉血流量与 D-US 流量探针测量的流量高度相关(Pelc et al,1992)。随后,该技术已用于测量人肝移植供者中的门静脉血流量(Kuo et al,1995)。具有高分辨率和压缩感测技术的 MRI 进一步的方法学改进可能会导致其在人类肝动脉和静脉循环研究中的越来越多的应用(Dyvorne et al,2015)。

瞬态弹性成像(transient elastography,TE)是一种用于肝纤维化的非侵入性评估的经过充分验证的技术(Castera et al,2012)(请参阅第 3 章)。测量是通过位于振动器轴上的超声换能器进行的,从而传递了低振幅和低频的振动,引起了在肝脏组织中传播的电波,并通过脉冲回波测量了肝脏的传播速度。由于纤维化是组织刚度和肝对门静脉血流抵抗力的主要决定因素,因此近年来 TE 被测试为获得数值,客观和独立于操作者的非侵入性新方法 HVPG 的替代值(Castera et al,2012)。在这个新兴领域中,一些文献支持高肝硬度(≥21.1kPa)和低肝硬度(<13.6kPa)可以准确地排除临床上显著的门静脉高压,但较大的不确定性(在 13.6kPa 和 21.1kPa 之间)限制了 TE 在 HVPG 的精确评估中的使用(Berzigotti et al,2013)。

临床相关性

失血性休克、灌注不足和缺血再灌注损伤

总 LBF 大约与出血程度有关,而门静脉血流量与心排血量无关地减少;但与冠状动脉,肺和脑循环相似,直到达到极低的血压,肝动脉血流才会减少。结果,尽管氧气提取量大大增加以保持正常的总氧气消耗,但倾向于维持肝脏氧气供应(Smith et al,1955)。肝血容量在心力衰竭中可显著增加,并且可补偿其大容量血管出血的 25%(Lautt,2007)。

早已认识到称为休克肝的临床本质,通常与心源性或出血性休克有关(Birgens et al,1978)。肝灌注不足引起的肝功能异

常在病理上表现为小叶中心坏死,临床表现为腹痛,胆汁淤积性黄疸和血清转氨酶明显升高。Champion 和同事（1976）提出了归因于缺血的三个阶段的肝损伤,只要不引起其他损伤（例如败血症）,就可以解决最初的肝功能障碍。Gottlieb 及其同事（1983）表明,创伤后人的肝功能异常与肝血流速度降低（高达静息水平的 70%）有关。受伤后肝血流量显著降低,尽管所有内脏氧气输送减少,但由于肝脏提取量增加,氧气消耗保持正常。

在缺血状态下,急性期蛋白（C 反应蛋白、纤维蛋白原、铜蓝蛋白、触珠蛋白）的上调相对于其他肝蛋白（如白蛋白和转铁蛋白）的产生具有较高的优先级（Sganga et al,1985）。最近,出血性休克已被认为可导致广泛的血管内皮功能障碍和 NO 内皮化合成障碍。血管内皮一氧化氮在缺血期间继续由肝脏表达,被认为可以保护免受严重出血引起的最初肝损伤。相比之下,由于肝细胞和库普弗细胞中可诱导的一氧化氮合酶的激活,那更长的出血性休克（持续时间大于 6 小时）诱导 NO 的产生大大增加（Peitzman et al,1995）。

在移植时代,缺血和再灌注对肝脏的影响已得到越来越多的研究和理解。缺血再灌注对肝脏内皮和实质的损害是由许多相互关联的现象引起的,包括局部释放的氧衍生自由基的作用和血管收缩剂的过量形成（Wendon,1999）。内源性 NO 倾向于在早期再灌注中保护肝脏和肝缺血后的血管舒张期（Wang et al,1995）。缺血也是热激蛋白产生肝脏组织的主要信号。热休克蛋白预处理通过间歇性门静脉夹闭的实验研究表明,缺血后氨基转移酶水平降低,胆汁产生改善（Terajima et al,1999）。

肝脏萎缩

肝萎缩是由于大量减少了含有 LBF 的肝营养物质引起的（请参阅第 6 章）。萎缩程度取决于血流剥夺的程度,并可以根据剥夺的来源进行分布,包括门静脉或肝动脉血流或其组合。据报道,一个多世纪以前,通过 Eck 瘘管使门静脉完全转移后,犬肝发生萎缩和脂肪变性（Hahn et al,1893）。从肝脏部分或完全转化门静脉血流会导致萎缩。完全的门静脉血流转移和所有门静脉侧支的中断导致的肝萎缩比由左右门腔静脉吻合引起的门静脉血流的部分偏离更严重（Bollman,1961）。肝萎缩程度与门静脉血流量减少之间的精确关系尚待确定,主要是因为门静脉血和由此产生的代偿性肝动脉血的相对组成和贡献。

认为门静脉转移后的肝脏萎缩不会导致绝对流量的减少,而是由于门静脉血中肝营养物质的有效损失。尽管通过 IVC 有效地保存了门静脉灌注,但是通过门腔转位进行门静脉血流转移的大鼠的相对肝脏重量却有所减少（Guest et al,1977）。具有"部分门腔转位"（Marcioro et al,1967）或"内脏血流分裂"（Starzl et al,1973）的犬肝胰腺十二指肠脾胃血液转移,其肝叶萎缩,尽管所有组织均显示正常组织灌注肝脏区域（Mathie et al,1979）。

从组织学上讲,动脉阻塞会导致缺血性变化,例如线粒体肿胀,细胞膜分散,血小板聚集和 Disse 空间的扩大（Mallet-Guy et al,1972）。连接肝动脉后,肝脏的命运在很大程度上取决于功能性副动脉循环的程度（Rappaport & Schneiderman,1976）。

如果结扎的侧支有限,则在肝动脉结扎后可能会发生肝梗死和坏死,从而导致死亡。但是,肝动脉结扎仅在有足够的侧支的情况下导致肝腺泡外围的短暂性缺血变化（Ⅲ区,见图 5.3）。肝动脉结扎后萎缩可发生在具有代偿性侧支供应的肝节段中,以防止坏死。低门静脉血流量,有限的氧饱和度和叠加的感染会加剧肝动脉血流缺乏的影响（Rappaport & Schneiderman,1976）。

急性和慢性胆管阻塞对肝血流的影响

胆管阻塞可明显影响肝血流动力学。通常,在存在慢性胆道梗阻的情况下 LBF 会降低,从而导致肝功能障碍。相反,早期梗阻导致胆管压力的急剧增加导致 LBF 的总体增加,它试图在压力梯度增加的情况下保持足够的流量,对抗胆汁的分泌和排泄,试图保持足够的流量（见第 8 章）。大多数证据表明,肝脏对胆道梗阻的血流动力学反应直接或间接与胆管压力的变化有关。鉴于肝门三联体中 Mall 的空间有限（见图 5.1）,可以想到的是,胆汁压力的增加可能会压缩门静脉容积血管,从而导致动脉血流增加（Kanda et al,1996）。完全胆管阻塞的犬的急性胆管压力升高会增加肝动脉血流量 250%,但不会影响门静脉血流量。慢性胆管阻塞后降低 LBF 的确切机制尚不清楚。尽管增加的门静脉血管阻力是公认的根本原因,但这种阻力变化的主要部位被认为是窦状隙前的（Reuter & Chuang,1976）,窦状隙的（Bosch et al,1983）或窦状隙后的（Tamakuma et al,1975）。显性门静脉系统分流的发展与分流与门静脉血流之间的负相关也可以促进肝下分流（Bosch et al,1983；Ohlsson,1972）。

长期阻塞的缓解并不会导致正常的血流动力学恢复,提示不可逆的肝内血管损害（Aronsen et al,1969）。此外,胆总管结石病和黄疸病人术前减压超过 2 周后,其有效 LBF 的降低持续了 1~5 年（Aronsen,1968b）。Hunt（1979）使用[133]Xe 清除技术记录了大鼠早期的血流动力学反应,连续测量大鼠胆管结扎后 1 周每天的 LBF。术后第一天总 LBF 稳定下降至术后 5 天的稳定水平,约为术前值的 50%。Mathie 及其同事（1988）通过测量 LBF 的各个门静脉和肝动脉成分,证实了胆管结扎后总 LBF 的减少。在完全结扎胆管的狗中使用电磁流量计,观察到肝动脉和门静脉血流量分别减少了 36% 和 44%。他们还显示肝内门静脉阻力增加 200%,但肝动脉阻力增加幅度较小。同样,结扎慢性胆管的犬门静脉血流量减少,并发展为窦状小管门静脉高压症和广泛的门体分流（Bosch et al,1983）。

因此,慢性胆道阻塞可导致两种血流动力学的后果:与继发性胆汁纤维化相关的门静脉高压（见第 76 章）和胆道减压后休克。约有 20% 的胆道梗阻病人经历了临床上显著的门静脉高压症（Blumgart et al,1984；Sedgwick et al,1966）。这些病人的胆道减压手术风险显著。因肝下和导管周围静脉曲张出血的风险以及术后可能发生的肝衰竭,使得狭窄修复变得复杂（密集的纤维粘连,肝门导管受累和感染）。除了慢性胆管阻塞的血流动力学后果外,阻塞性胆道管的突然减压还导致黄疸犬减压 30 分钟内所嫁接的肝静脉压力、门静脉压力和动脉压突然降低,从而导致低血压和休克（Tamakuma et al,1975）。同样,Steer 及其同事（1968）报道,黄疸犬的胆道梗阻血管快速针头减压可导致 1 小时内动脉压,中心静脉压和门静脉压降低;他们得出的结论是,慢性胆道梗阻的突然减压会导致肝脏内液体的隔离,从而导致有效循环血浆容量的减少和随后的低血压。

肝脏切除和再生

成年肝脏在通过肝细胞增生引起的损伤中具有恢复其细胞量的显著潜力。正常肝残余物的肝再生在部分切除肝后迅速进行(Aronsen et al,1970;Blumgart et al,1971)(见第 6 章和第 108D 章)。在不进行血运重建的情况下进行部分肝切除通常会使流向肝脏的总血流变化很小。发生这种情况的原因是,这是因为总流量的主要贡献者门静脉受肝脏内事件的影响小于肝前内脏床动脉阻力血管的控制造成的。另一方面,肝脏无法直接控制其门静脉血流可能会导致门静脉灌注不足,实质质量减少。因为基本上相同的总血流被重新分配到较小的肝脏组织,所以在原位残余中预期组织灌注的相应增加(mL/最小单位组织重量),实验研究支持了这些期望。在三分之二的肝切除术后立即观察到大鼠肝组织灌注的增加(Rice et al,1977;Wheatleyet al,1993;Wu et al,1993)。肝灌注的增加主要归因于门静脉血流,因为大鼠部分肝切除术后 24 小时肝动脉血流量低,肝动脉阻力高。

在人类中,切肝后肝脏残余物中组织灌注立即增加约120%(Mathie & Blumgart,1982)。60% 的部分肝切除术会导致40% 的残留肝组织中的门静脉流量增加一倍(Troisi et al,2005)。实验证据表明,门静脉流量增加引起的肝内切应力是肝脏再生的调节因子(Nobuoka et al,2006;Schoen et al,2001)。然而,由于 Mann(1944)提出部分切除后肝脏的再生增生是门静脉血流的一种功能,并且通过门静脉导流可以预防该功能,因此与肝再生有关的门静脉血流转移的重要性仍在争论中。然而,再生性增生通常发生在门静脉转移性动物的部分肝切除术后,其中没有门静脉血的直接供应,肝组织灌注也没有通常的肝切除术后增加(Fausto,2000)。

肝移植中的肝血流量和血流动力学研究

尽管存在神经支配,但原位肝移植(orthotopic liver transplantation,OLT)后,肝动脉缓冲液反应仍得以保留(Eipel et al,2010;Henderson et al,1992)。在 Payenand 同事(1990)进行的一系列实验中,OLT 连续 7 天每 12 小时连续夹紧门静脉会导致肝动脉血流量的相互增加。正常供体器官的 OLT 不能使晚期肝病的内脏和全身血流动力学改变正常化(Henderson,1993)。实际上,全肝血流量在 OLT 后 6 个月仍保持较高水平(Hadengue et al,1993;Navasa et al,1993),这主要是由于门静脉血流量(Henderson et al,1992;Paulsen & Klintmalm,1992)。这表明基线 LBF 可能处于直接的交感神经控制下,在 OLT 后失去控制,导致无抵抗的上升。奇静脉流量也保持较高水平,OLT 后长达 4 年的时间也有其他个体分流的记录(Navasa et al,1993)。这些门-体侧支途径的连接已显示增加门静脉血流量(Fujimoto et al,1995)。

OLT 对人类病人的血流动力学后果很难解释,原因有以下几个:①晚期移植候选者肝功能衰竭的原因多种多样;②使用免疫抑制剂,例如环孢素,会引起动脉高压;③为了控制 OLT 后的系统性高血压,还可以给病人使用血管扩张药,这可能会导致心排血量持续增加。心排血量数据相互矛盾,一组报告值持

续升高(Hadengue et al,1993),其他组显示 OLT 后 2 周和 2 个月下降(Navasaet et al,1993)。Gadano 及其同事(1995)强调,诸如贫血和败血症等因素可能是 OLT 术后血流动力学异常的原因。在最近的 970 例回顾性研究系列中,中位随访 5.3 年后,多达 10% 的 OLT 术后病人发生新发性心力衰竭,其中大多数是非缺血性病因(Qureshi et al,2013)。

小肝综合征

活体供体部分肝移植的出现和可切除界限的扩大引入了小型综合征的现象,从而使整个门静脉血流经肝小残余而导致动脉血流量明显减少。假设是由完整的 HABR 引起的(Michalopoulos,2010)。在猪模型中,门静脉血流至移植物,移植物与受者的肝脏体积比为 2∶3 和 1∶3,反映血流与移植物大小成反比(Smyrniotis et al,2002)。在有右叶活体供体移植的病人中,移植物的门静脉血流量增加了两倍以上,而动脉血流量显著减少,可能使总血流量保持在可接受的生理范围内(Marcos et al,2000;Rocheleauet al,1999)。肝动脉流量不足的后果包括轻度胆汁淤积和合成功能延迟至缺血性胆管炎和实质性梗死(Demetriset al,2006)(见第 120 章)。

尽管动脉血流障碍似乎是由无活性的 HABR 引起的,但在过去曾多次将其归因于脾动脉盗窃综合征(Manner et al,1991;Nüssler et al,2003)。这种现象描述了脾功能亢进病人的主要血液流向脾或胃十二指肠动脉的肝动脉流量受损。在通过 D-US 分析的全器官肝脏接受者中,肝动脉血管收缩反应为门静脉过度灌注,而此时的 HABR 则产生较高的抵抗指数,使得动脉灌注不良(Quintini et al,2008)。在对 650 个 OLT 的回顾性分析中,已经报告了 5.1% 的脾动脉综合征的发生率,并提倡对有发展为脾动脉综合征风险的病人结扎脾动脉进行预防性治疗(Mogl et al,2010)。一项前瞻性研究表明,脾动脉的术前栓塞可改善术后活体供体移植功能(Umeda et al,2007)。由于脾动脉闭塞通过减少脾循环中的血流而降低了对远端肝动脉血流的抵抗力,因此减少了门静脉血流,故建议将脾动脉盗窃综合征的名称更改为脾动脉综合征,从而强调原因是门静脉过度灌注而不是动脉虹吸(Quintiniet al,2008)。

门静脉高压

门静脉高压症是门静脉及其侧支腔内压力持续升高的状态,伴有肝硬化最严重的并发症,包括腹水、肝性脑病和胃食管静脉曲张破裂出血(de Franchis et al,2010)(见第 76、81 和 82 章)。通常使用大于 12mmHg 的平均 HVPG 来定义门静脉高压,因为在低于此压力的情况下不会发生静脉曲张出血(Garcia-Tsao et al,1985)。HVPG 的测量现在被认为是临床事件的最佳替代方法之一,使用不同的阈值来指导肝硬化病人的治疗,并且 10mmHg 或更高的值可预测静脉曲张和肝代偿失调(表5.2)(Berzigottiet al,2013)。

血流动力学

影响门静脉高压的血流动力学因素是通过适用于门静脉系统的抗流原理来最好地理解的。门静脉压力取决于两个基本成分:门静脉血流和门静脉血管阻力。门静脉高压症可能是由于肝前内脏血管系统肝门静脉血流量的显著增加,肝内门静

表5.2 根据肝硬化代偿期或代偿期的肝静脉压梯度阈值的预后意义

临床情况	HVPG(mmHg)	阈值风险增加
代偿性肝硬化	10	胃食管静脉曲张的存在（Garcia-Tsao et al，1985）和发展（Groszmann，2005）
		无静脉曲张病人的第一次临床失代偿（Ripoll，2007）
		肝癌的发展（Ripoll，2009）
		肝癌手术后失代偿（Bruix，1996；Llovet，1999）
	12	静脉曲张破裂出血（Garcia-Tsao et al，1985；Gluud，1988；Lebrec，1980；Merkel，1992；Vorobioff，1996）
	16	静脉曲张病人的第一次临床失代偿（Berzigotti，2011）和死亡率（Merkel，2000）
肝硬化失代偿	16	静脉曲张再出血和死亡率（Stanley，1998）
	20	未控制静脉曲张出血的病人主动静脉曲张出血（Abraldes，2008；Moitinho，1999）
	22	酒精性肝硬化和急性酒精性肝炎病人的死亡率（Rincon，2007）
	30	发性细菌性腹膜炎（Sersté，2006）

From Berzigotti A，et al：Assessing portal hypertension in liver diseases. Expert Rev Gastroenterol Hepatol 7：141-155，2013.

脉阻力（IHPR）的增加或两者兼而有之。尽管概念上很简单，但多种因素可能会影响系统的组成部分和门静脉高压的病理生理。

门静脉高压性肝硬化病人的血流动力学特征是门静脉压力增高，肝门静脉血流减少以及广泛的肝外副静脉网络（由高动力内脏和全身循环系统提供）。肝外分流可能至少占门静脉流量的50%，而据观察，实际到达的肝细胞的80%会通过肝内分流绕过肝血窦血管床（Okuda et al，1977）。肝硬化病人肝外分流流量的大小直接通过热稀释法评估无融合血流量。值得注意的是，该值比无门静脉高压的病人高300mL/min（Bosch & Groszmann，1984）。尽管对肝硬化病人来说，肝动脉对总LBF的相对贡献可能比健康个体更大，但也显示33%动脉血可能通过肝内分流流向全身静脉循环（Groszmann et al，1977）。Vallance & Moncada提出了以下假设："内毒素血症引起的NO刺激性分泌可能导致门静脉高压的外周血管阻力低"（Pizcueta et al，1992）。根据他们提供的初步实验证据，表明了全身性和内在性的血管阻力增加。服用一氧化氮抑制剂后肝硬化大鼠的全身和内脏血管阻力增加。尽管内毒素血症可能是导致晚期肝硬化失代偿的原因，但血流动力学改变是由于动物模型中的NO引起的（Lee et al，1996；Niederberger et al，1995）。组成型NO合酶似乎在离散的解剖位置上调，例如在肠系膜动脉的上皮以及食管，胃和空肠黏膜中（Mathie，1999）。

门静脉血流的方向已被提议为门静脉高压症的病理生理学的促成因素。肝内疾病的进展和肝血窦压力的增加被认为是导致门静脉流动逆转的原因，这会通过剥夺营养来进一步加重伤害（Warren & Muller，1959）。但是，逆流或肝痪的门静脉流量相对较少。Gaiani和同事（1991）报告说，经评估的228例病人中有3.1%的发生率，而多达9%的病人中描述了肝内门静脉逆转，并且在Child-Turcotte-Pugh C肝硬化病人中几乎全部见到（Tarantinoet et al，1997）。

在门静脉高压症中，在高动力阶段，肠系膜血流量增加的重要性可能不及因影响血窦血流动力学的局部调节机制相互作用而引起的IHPR升高（Grosz-mann，1990）。传统上认为门静脉压力升高的原因是门静脉根部周围的纤维化侵袭，导致

IHPR升高。肝硬化的发病机制涉及最初的肝细胞坏死和炎症，随后HSC转化为肌纤维母细胞。HSC激活导致Disse空间的胶原化（Martinez-Hernandez，1985）（见第7章）。HSC的激活与多种因素有关，例如炎症介质，细胞因子，生长因子和内皮素（Lee et al，2015）（见第11章）。窦状内皮细胞的毛细血管化是通过内皮细胞孔的脱孔或丧失以及基底膜的出现而发生的（Varin & Huet，1985）。在肝硬化肝中，血管阻力部位仍不清楚。然而，由于在纤维间隔内可发现门静脉和肝小静脉，因此可能涉及门静脉，肝小静脉或两者的收缩或变形（Keltyet et al，1950）。肝纤维化的发展，纤维膜隔的发展以及结节和循环的异常导致持续的IHPR和门静脉压力。肝硬化中门静脉血流量逐渐减少，但动脉阻力降低而动脉流量增加，提示缓冲反应无反应。肝硬化大鼠的研究表明，在基线条件下，肝动脉血流量比正常对照组要高（Richter et al，2000）。通过在活体供肝移植的晚期肝硬化病人中进行术中测量，证实了这一发现（Aoki et al，2005）。临床上，内脏循环的血管舒张可能会增加肝外侧支循环的流量，导致静脉曲张破裂出血。

治疗方法

门静脉高压症的医疗和外科管理策略努力通过降低肝外静脉曲张血管（主要是食管和胃血管）的压力和血流来提高病人的生存率，同时保持足够的门静脉血流到肝脏（见第81~87章）。门静脉分流和药物减少门静脉流量可以提供有效的减压，但两者都剥夺了肝脏的门静脉流量。

通过减少肠系膜血管床的肝门静脉炎，研究了多种药物来降低门静脉高压。在将心率降低25%的剂量下，β阻滞剂普萘洛尔明显降低了在其他情况良好的肝硬化病人再出血的风险（Lebrec et al，1981）（见第82章）。普萘洛尔通过两种机制发挥作用：由于β1-肾上腺素心脏受体阻断和β2-肾上腺素受体在内脏血管中的拮抗作用而降低心排血量，从而使α-肾上腺素受体的血管收缩膨胀调控不受抑制，导致门静脉血流和压力降低。血管加压素可引起广义的虹吸血管收缩（Bosch et al，1988），而生长抑素对内脏血管床的作用是特定的（Kravetz et al，1984），其结果是胰高血糖素释放抑制和直接血管收缩。血

清素可能在维持门静脉压力增加方面发挥重要作用，平滑肌 5-羟色胺受体拮抗剂已被证明能降低肝硬化的压力（Hadengue et al，1987；Mastai et al，1989）。

虽然最初认为肝硬化的 IHVR 是不可逆转的，但有证据表明它可以在药理学上降低（Bhathal & Grossman，1985）。观察到硝基磺酸异山梨酯和单硝酸异山梨酯降低门静脉高压动物的门静脉压力（Blei & Gottstein，1986），并增加肝硬化病人的肝（但不是酶）血流（Navasa et al，1989），表明它们可能通过降低肝内门静脉血管阻力发挥作用。医用透气胶带在肝硬化病人中应用硝酸甘油可在不影响肝血流的情况下降低门静脉压力（Iwao et al，1991），静脉输注硝酸甘油可使肝硬化病人的 IHVR 下降 24%（Groszmann，1990）。在动物模型中，前列腺素 E_2、内皮素受体拮抗剂异丙肾上腺素、硝普钠、罂粟碱和维拉帕米可降低 IHVR（Ballet，1991；Bhathal & Grossman，1985；Reichen & Le，1986；Reichen et al，1998）。

使用 TIPS，第一次由 Rossle 和他的同事（1989）报告，现在主要取代分流手术。TIPS 目前是治疗难治性病人复发性静脉曲张出血的首选方法（Parker，2014）（见第 87 章）。

门静脉高压的外科治疗可以通过许多门体分流术之一进行；门静脉分流术的最初临床应用是在 Eck（Whipple，1945）描述 50 年后报告的（见第 85 和 86 章）。分流手术的血流动力学后果取决于所执行的特定分流、疾病的性质和严重程度、以及病人的血流动力学状况。端侧到端侧的门静脉分流将所有门静脉血流从肝脏转移，而较少的完全分流减少门静脉的流量与分流降低门静脉压力的程度成正比。肝动脉流量可能会增加 100%，但即使是最大流量的增加通常也只能部分补偿肝门血流的损失（Mathie & Blumgart，1983b）。肝脏耗氧量往往通过增加从可用动脉供应中提取氧气来维持。总门静脉分流术在降低门静脉压力和防止食管静脉曲张出血方面非常有效。然而，由于肝循环旁路，肝衰竭和脑病是手术的常见并发症。因此，局部分流，如侧侧、中腔、近端或远端脾肾分流，在技术上可行的情况下是可行的。选择性分流，如远端脾肾分流（Warren），通过脾静脉减压到左肾静脉，保持门静脉完整，是有效的，但通常过于耗时，用于紧急手术。

目前关于治疗方法的共识是：门体分流术在预防和治疗肝硬化病人静脉曲张出血方面取得了一致意见（de Franchis et al，2010；Garcia-Tsao & Bosch，2010）。

预防静脉曲张出血　所有肝硬化病人在诊断时应通过内镜检查静脉曲张。治疗潜在肝病，在可能的情况下，可以减少门静脉高压症，并防止其临床并发症。没有任何药物被证明有效地防止静脉曲张的形成。有红色标记或 Child-Turcotte-Pugh C 型肝硬化的小静脉曲张病人出血风险增加，因此应使用非选择性 β 阻滞剂治疗。中至大静脉曲张病人也可以受益于内镜下结扎术，以预防静脉曲张出血发作（初级预防）（见第 82 章）。在有足够资源和专业的临床中心，HVPG 测量可以常规用于"判断/识别"预后和治疗指征（见表 5.2）。在非选择性 β 阻滞剂的慢性治疗后，HVPG 从基线下降至少 20%，或下降到 12mmHg 或以下，已被证明在临床上与静脉曲张出血的初级预防有关。

急性出血的治疗（见第 83 章）　关键的初始步骤包括气道保护，特别是在精神状态改变或血流动力学不稳定的病人中，用液体和血液制品复苏，以及纠正凝血功能障碍和血小板减少症。静脉曲张出血的病人往往是由于伴随的感染过程（自发性细菌性腹膜炎、尿路感染或肺炎）而引起的细菌性感染，当早期开始经验性抗生素治疗时，临床试验显示出更好的结果。降低门静脉压力的血管收缩药物（生长抑素和血管加压素类似物）和内镜下静脉曲张消除（结扎和硬化剂治疗）是最初治疗的主要手段（见第 82 和第 83 章）。如单个试验和 Meta 分析所示，这一初步策略控制了 80%～85% 的出血发作（Gonzalez et al，2008）。早期评估预后对于指导进一步的管理很重要，因为处于治疗失败高风险的病人受益于早期 TIPS 放置（72 小时内）（Garcia-Pagan et al，2010）（见第 87 章）。在内镜下，20mmHg 或更高的 HVPG、Child-Pugh C 级和活动性出血是预测 5 天再出血治疗失败的最一致的变量（Bambha et al，2008）。在某些情况下，TIPS 可能不是一种选择，例如，在门静脉血栓形成的情况下，应该进行手术分流或血管离断术（Dagenais et al，1994）（见第 84～86 章）。急诊门腔分流术在此背景下止血成功率达 95%。然而，手术的死亡率并不是无关紧要的，而是一般与病人肝功能的状况有关。大约 40% 的病人经历了门腔手术分流后的肝性脑病和肝功能不全加速。肝衰竭是大约三分之二在急诊门腔分流术后死亡的原因。球囊填塞仅应作为一种临时措施用于大出血，直到建立起确定的治疗（Garcia-Tsao & Bosch，2010）。

肝脏肿瘤的血流

已经证明，肝脏肿瘤，无论是原发性还是继发性，几乎完全用动脉血灌注（Bredis & Young，1954）。然而，来自神经内分泌肿瘤的肝细胞肝癌和肝转移瘤比大多数其他原发性或转移性肝肿瘤更动脉化和坏死少。因此，当通过计算机断层扫描和 MRI 进行造影评估时，肝实体病变的动脉摄取可提供重要的鉴别诊断信息，前提是除静脉强化外还需在动脉强化时获取图像（Forner et al，2008）（见第 18、19、91 和 93 章）。肿瘤组织的新生血管缺乏平滑肌，因此对血管收缩剂没有反应，从而增加了化疗药物的释放和保留。血管收缩剂肾上腺素、去甲肾上腺素和血管紧张素改善了人和动物模型对肝脏肿瘤的细胞毒性药物传递，但这并没有转化为常见的临床实践（Bloom et al，1987；Goldberg et al，1991；Hemingway et al，1991）。

各种经动脉技术已被用于选择性栓塞和向肝脏肿瘤提供化疗，与周围的肝脏相比，肿瘤从肝动脉循环中获得的血液供应不成比例地更大（见第 96 章）。栓塞通常与明胶海绵一起进行，几周后溶解，但其他惰性剂也被使用，可能更有效地封堵血管。一些中心使用惰性颗粒而不进行化疗（即温和栓塞），但大多数中心将该程序与化疗（即经导管动脉化疗栓塞）结合。多柔比星、丝裂霉素和顺铂是最常使用的药物。栓塞材料会导致暂时的血液流中断，并有可能改善肿瘤组织中化疗药物的摄取，从而降低全身毒性（Liapi & Geschwind，2010）。碘油和药物洗脱珠在肿瘤中也被用作化疗的载体。最近，钇-90 的放射性微球被使用。这些主要是在姑息治疗中针对不适合肝切除或移植的肝细胞癌病人进行。目前尚不清楚化疗药物的添加是否提供了更多的好处，而不仅仅是阻断肝动脉供应所产生的坏死（Lammer et al，2010；Llovet et al，2002；Lo et al，2002；Malagari et al，2010；Maluccio et al，2008；Salem et al，2011）。

肝动脉灌注化疗,由连接到皮下放置的端口或泵的导管输送,也可有效地用于将高剂量化疗直接输送到肝脏,用于治疗结直肠癌、肝转移和无法切除的肝内胆管癌病人(Goere et al,2010;Jarnagin et al,2009;Kemeny,2013;Kemeny et al,2009)(见第 99 章)。

腹腔镜对肝血流量的影响

在腹腔镜手术中使用 CO_2 气腹已被证明可以大大减少与腹腔内压力平行的门静脉流量(Jakimowicz et al,1998;Schilling et al,1997)。在高压气腹中,有大量的数据支持维持 HABR 效应,使用荧光微球的大鼠模型在门静脉血流减少时支持保存的肝动脉血流(Yokoyama et al,2002)。但这没有得到其他人的支持(Richter et al,2001),他们在腹腔镜手术中看到动脉和门静脉血流平行减少。大多数外科团队在腹腔镜肝切除术时使用 10~14mmHg 气腹,这可以很好地控制出血(Trranchart et al,2015)(见第 105 章)。病例对照分析表明,与开腹手术相比,气腹正压可能是解释腹腔镜下失血减少的主要因素(Trranchart et al,2013)。一些团体建议在腹腔镜手术中避免头部定位和压力大于 15mmHg,以保持 LBF(Junghans et al,1997;Klopfenstein et al,1998)。到目前为止,在大约 6 000 例腹腔镜肝切除术中使用 CO_2 气腹的没有重大事故报告(Dagher et al,2014)。此外,猪模型已被前瞻性地证明,腹腔镜肝切除术中经常发生多种气体栓塞,而没有对血流动力学造成明显改变(Jayaraman et al,2009;Schmandra et al,2004)。

致谢

谢谢 Blumgart、Wheatley、Mathie 和 Rocha 博士他们以前对本章的贡献。

(戈佳云 译　张万广 审)

第 6 章

肝再生：机制及临床意义

Jeroen de Jonge and Kim M. olthoff

与其他实体器官相比，人类肝脏在受到中毒性损伤、慢性炎症和手术切除后有着独有的再生能力。在文献中，再生、增生和肥大是同义词，但是从细胞学的角度来看，增生这个词是最准确的。受损的肝叶并不会像蜥蜴的尾巴再生那样重新长回来，而是残余肝脏有一种增生反应（被定义为细胞数量增加），导致其外观肥大（被定义为肝脏体积增大）（Lory et al，1994）。再生这一过程受到人体高度监管，涉及多种细胞类型、肝外信号、复杂的分子通路以及细胞间的相互作用。在维持正常代谢功能的同时，肝再生的启动和细胞内生长反应的微妙平衡是生存所必需的。无法维持这一平衡将引发术后肝功能不良，并最终导致肝功能衰竭。

肝脏再生的临床意义

今天，不论是治疗良性还是恶性疾患，肝脏手术已是常规开展并安全完成。肝切除和肝移植取得的重大进展，依赖的是肝脏具有在两周内恢复大部分功能肝体积的能力（Humar et al，2004；Kamel et al，2003；Marcos et al，2000；Pomfret et al，2003）。根治性肝肿瘤切除受到限制和移植后小肝综合征的原因，是残余肝或者移植肝体积不足造成的高并发症发生率和高死亡率（图 6.1）。当肝胆外科和肝移植外科医生不断扩大肝切除手术的规模和追求其复杂性时，更加深入地了解肝再生变得越来越重要。现在通过诱导化疗或者创新的治疗策略来增加残余肝体积，很多以前被认为是不可切除的肝肿瘤转变为可完整切除（Clavien et al，2007）。门静脉栓塞（portal vein embolization，PVE）、门静脉结扎，还有做到极致的，联合肝脏离断和门静脉结扎的二步肝切除术（associating liver partition and portal vein ligation for staged hepatectomy，ALPPS），这些技术会造成同侧半肝萎缩而对侧半肝增生，对伴有基础肝脏疾病的病人特别有价值。由于肝脏手术的成功率越来越高，越来越多合并有潜在肝脏疾病，甚至是肝功能 Child-Pugh A 级的肝硬化和一定程度的门静脉高压的病人，现在也被认为是肝切除的合适选择（Boleslawski et al，2012；Chen et al，2012；Zhong et al，2014）。然而，患有代谢综合征、伴有脂肪变性的病态肥胖或非酒精性脂肪性肝炎（nonalcoholic steatohepatitis，NASH）的病人以及 70 岁以上肝脏储备功能受限的老年病人，肝脏手术后肝功能衰竭的风险还是会增加（Belghiti et al，2000；McCormack et al，2007）。

大约 50% 的结直肠癌病人在病程中会发生肝转移。近十

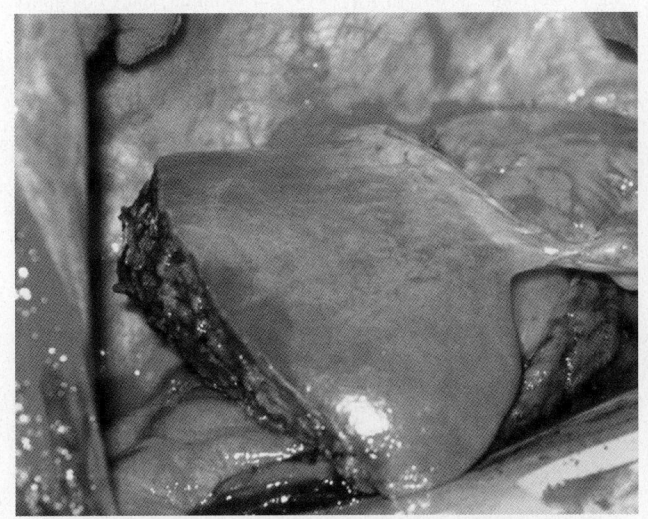

图 6.1 极限肝切除术或最小体积肝移植。这是一个"极端"肝切除的病例，结直肠癌肝转移行肝切除后只保留了肝脏 IV 段。在这种情况下，病人的康复完全依赖于肝脏强健的再生能力（Courtesy of Professor Peter Lodge，The Leeds Teaching Hospitals，Leeds，UK；and Cees Verhoef，Erasmus MC，Rotterdam，Netherlands.）

年以来，随着化疗的巨大进步，结直肠癌肝转移的可切除率已经逐渐增加了 20% 到 30%（Chua et al，2010；Robinson et al，2011；Uetake et al，2015）。因此，更多的病人在新辅助化疗或诱导化疗后进行肝转移灶切除手术，而化疗对肝实质有着相当大的影响并抑制肝再生。

肝再生在肝移植中也至关重要。在死亡供体肝移植中，由于从获得到移植所需的保存期以及供体可能发生的损害，肝细胞丢失以缺血再灌注（ischemia/reperfusion，I/R）损伤的形式发生。由于供体器官的稀缺，越来越多的边缘性供肝被接受用于肝移植，这样就增加了肝脏在 I/R 损伤和免疫抑制药物使用的微环境中再生和恢复的需要。肝移植的一个里程碑式的进步，就是能够使用从已故或者活体供者获得肝段进行肝段移植。在后一种情况下，移植手术的成功依赖于供体和受体相对快速的肝再生。如何确定所需的最小功能肝体积是保证移植成功和供体安全恢复的一个主要问题。供体移植物大小、受体体重、门静脉高压、I/R 损伤和受体疾病严重程度都会影响移植后肝脏的再生和恢复需求（Lee，2015）。减少供体肝切量、最小化供体风险，将会增加受体小肝综合征的发生并对术后恢复造成真正的挑战。

肝再生的基本特征

肝再生模型

　　肝再生在 1931 年由 Higgins 和 Anderson（1931）开创的实验模型中得到了最清晰的展示。在这个模型中，一个简单的三分之二的部分肝切除（partial hepatectomy，PHx）后，没有对残余肝叶的功能造成损害。这意味着残余的肝叶在 5~7 天内增大以代偿被切除的肝量。其他著名的肝再生模型往往与广泛的肝组织损伤和炎症相关，包括使用肝脏毒素，比如乙醇（Ethanol，EtOH）（Kaplowitz，2002）、四氯化碳（Carbon tetrachloride，CCl₄）（Reynolds，1963）和半乳糖（Galactosamine，GalN）（Dabeva & Sahafritz，1993）、胆管结扎术（Kounturas et al，1984）或门静脉结扎术（Bilodeau et al，1999），以及 I/R 损伤（Jaeschke，1998）。较新的模型包括转基因白蛋白启动子尿激酶型纤溶酶原激活剂（Urokinase-type plasminogen activator，uPA）融合结构（Heckel et al，1990），FAH/RAG2 基因敲除小鼠（Azuma et al，2007；Strom et al，2010）和 PHx 斑马鱼（Kan et al，2009）。由于在每个不同模型中不同的毒性物质会损伤特定的肝细胞亚群，而 PHx 是研究肝再生反应的首选体内模型。Debonera 及其同事（2001）的研究证明，在大鼠肝移植模型中，I/R 损伤后观察到的再生信号与 PHx 后观察到的相同。

肝再生的一般特征

　　手术切除后的肝再生是通过现有成熟细胞群的增殖来实现的。这些细胞包括肝细胞、胆管和有孔内皮细胞、库普弗（Kupffer）细胞和 Ito 细胞（星状细胞）（Gressner，1995）（图 6.2）。增殖肝细胞的细胞增殖动力学与产生的生长因子表明，肝细胞提供有丝分裂刺激，导致其他细胞增殖。细胞增殖程度直接与肝脏损伤程度成正比（Bucher & Swaffield，1964）。肝细胞的 DNA 合成率在肝切除后即刻开始增加，处于细胞周期的静止状态（G₀）的肝细胞进入 G₁ 期，经过 DNA 合成（S 期），最终进行有丝分裂（M 期）。非实质性肝细胞启动稍晚，大约在 Kupffer 和胆管上皮细胞启动后 48 小时，在内皮细胞启动 96 小时以后开始诱导 DNA 合成（Grisham，1969；Widmann & Fahimi，1975）。第一个 DNA 合成高峰，在啮齿类动物发生在肝切除后 40 小时，在灵长类动物则在 7~10 天。在小动物身上，需要 1 周到 10 天的再生反应使肝脏恢复到切除前的肝体积。来自活体肝移植的临床研究表明，在肝切除术后 2 周内，人类肝脏发生大量的再生，然后在切除术后 3 个月基本完成再生过程（Olthoff，2015；Everson et al，2013；Emond et al，2015）。

　　肝细胞增殖始于肝小叶的门静脉周围区域（Rabes et al，1976），然后在 36~48 小时内进展到中央周围区。PHx 术后第 3~4 天肝组织学特征是毛细血管周围有大量的小肝细胞，并最终形成真正的肝窦。肝基质成分也从含高度层粘连蛋白变纤维粘连蛋白和 Ⅳ 型、Ⅰ 型胶原蛋白为主。70% 的肝切除后，理论上需要每个残余肝细胞 1.66 个增殖周期才能恢复到原始的肝细胞数量。事实上，残余肝叶中的大多数肝细胞（年轻大鼠为 95%，高龄大鼠为 75%）都参与 1~2 个增殖事件（Stocker & Heine，1971）。然而，肝细胞具有几乎无限的再生能力，因为移

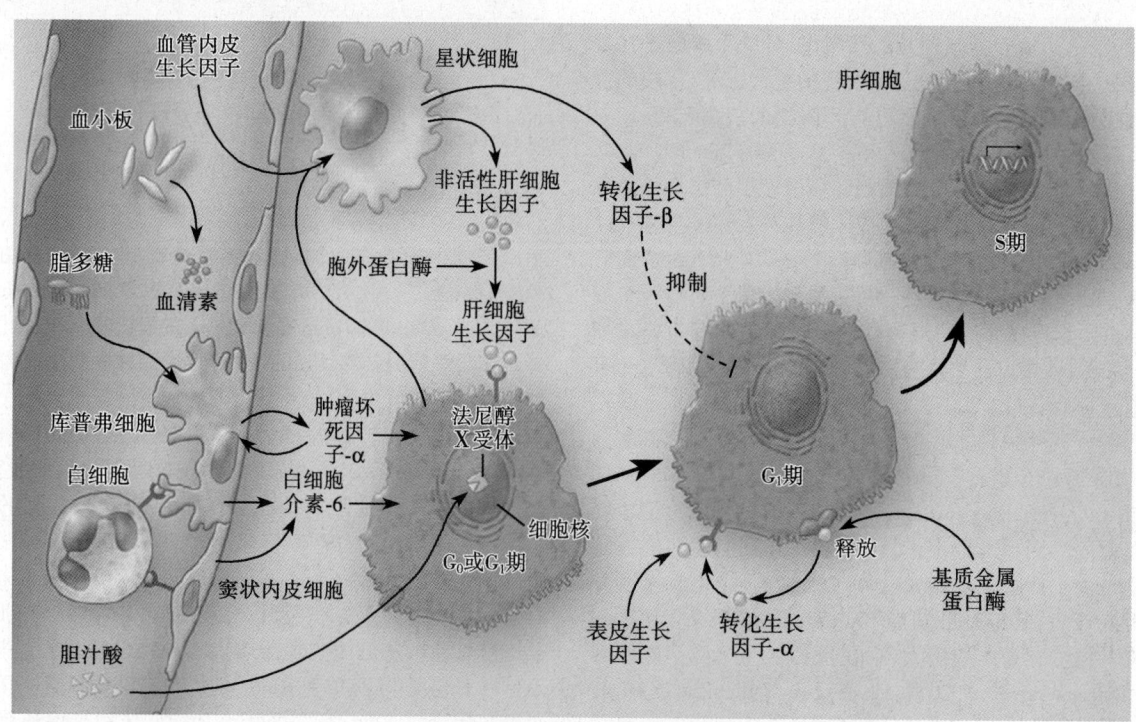

图 6.2　大范围肝切除术后肝再生启动的信号通路。肝切除术后，非实质性细胞，如星状细胞、库普弗细胞、白细胞和血小板被可溶性因子激活。结果 Kupffer 细胞释放肿瘤坏死因子-α 和白细胞介素-6。细胞因子促发残余肝细胞启动，同时细胞外蛋白酶如尿激酶型纤溶酶原激活剂等细胞因子将不活跃的肝细胞生长因子转化为其活性形式。细胞因子和生长因子协同作用，启动静止肝细胞（G₀ 期）的肝细胞重新进入细胞周期，从 G₁ 期到 S 期，导致 DNA 合成和肝细胞增殖。代谢负担表现为血液中胆汁酸的积累，胆汁酸进入肝细胞，促使蛋白质和 DNA 合成增加。转化生长因子-β 阻断了进一步的复制（From Clavien, et al：Strategies for safer liver surgery and partial liver transplantation. N Engl J Med 356：1545-1559,2007.）

植数百个健康的肝细胞经过最少69次倍增即可重建整个受损的肝脏(Rhim et al,1994)。

肝脏干细胞

与其他再生组织(骨髓、皮肤)相比，外科创伤后的原发性肝再生并不依赖于一小群前体细胞(干细胞)。然而，由于半乳糖胺等药物造成的肝损伤，肝细胞失去复制能力，在这种情况下，被称为"卵圆细胞"的细胞群增殖以取代肝实质(Fausto & Campbell et al,2003)，尽管这种模式在老鼠身上受到质疑。在卵圆细胞损伤后，确定肝细胞以外的其他细胞是否是新肝细胞来源的不同方法中，均未发现此类肝干/祖细胞的证据(Schaub et al,2014;Yanger et al,2014)。

人类的情况如下，肝前体细胞(hepatic progenitor cells, HPC)参与急性大面积肝坏死后肝脏的重建，在慢性肝病中也发现了此种情形(Roskamsl et al,1998)。人类HPC来源于Hering管(Carpentier et al,2011;Carpino et al,2011;Rodrigo Torres et al,2014)，在由于乙酰氨基酚肝损伤修复中发挥重要作用(Kofman et al,2005)。Huch及其同事(2015)研究了允许这些成人胆管衍生的双潜能祖细胞从人类肝脏长期扩张的条件，这使得疾病建模、毒理学研究和再生医学成为可能。与其他组织一样，有说服力的证据证明在人类肝脏干细胞可以是原发性肝脏恶性肿瘤包括肝细胞癌(hepatocellular carcinoma, HCC)的始祖细胞。Prominin-1(CD133)和Sal样蛋白4(Sal-like protein 4, SALL4)已被确认为HCC的肿瘤干细胞标志物(Ma,2012;Oikawa et al,

2013;Song et al,2008;Tang et al,2008,2012;You et al,2010)。

增殖诱导：启动和细胞周期进展

在PHx后的几分钟内，特异性即刻早期基因在残余肝细胞中即被激活(Haber et al,1993)。这些基因包括在正常细胞周期进程中发挥重要作用的原癌基因，例如JUN、FOS、MYC和KRAS(Morello et al,1990;Taub,2004;Thompson et al,1986)以及转录因子核因子(transcriptional factors nuclear factor, NF)-κB、信号转导和转录激活因子3(Signal transducer and activator of transcription 3,STAT3)、激活蛋白1(Activator protein-1,AP-1)和CCAAT增强因子结合蛋白β(CCAAT enhancer-binding protein-β,C/EBP β)(Cressman et al,1995;FitzGerald et al,1995)。

历史上曾认为，肝再生的开始是一种血流依赖性反应，PHx后相对血流量的增加导致肝细胞增殖和增生(Starzl et al,1977)。从最近的部分肝移植模型实验中，我们得知，增加门静脉流量[从通用的100mL/(100g·min)(肝组织重量)增加到200mL/(100g·min)]对肝再生至关重要。然而，如果门静脉流量超过250mL/(100g·min)(门静脉过度灌注)，则该进程将被完全取消(Hesseimer et al,2011)。在副交感大鼠上的实验表明，体液因子的存在在PHx后诱导肝脏生长中发挥作用(Moolten & Bucher,1967)。

白细胞介素-6(interleukin-6, IL-6)和肿瘤坏死因子-α(tumor necrosis factor-α,TNF-α)一直以来被认为是肝再生最早的几种转录因子激活的触发因子(Cressman et al,1996;Yamada et al,1997)(图6.3)。IL-6缺陷或TNF-α受体缺陷小鼠中，肝

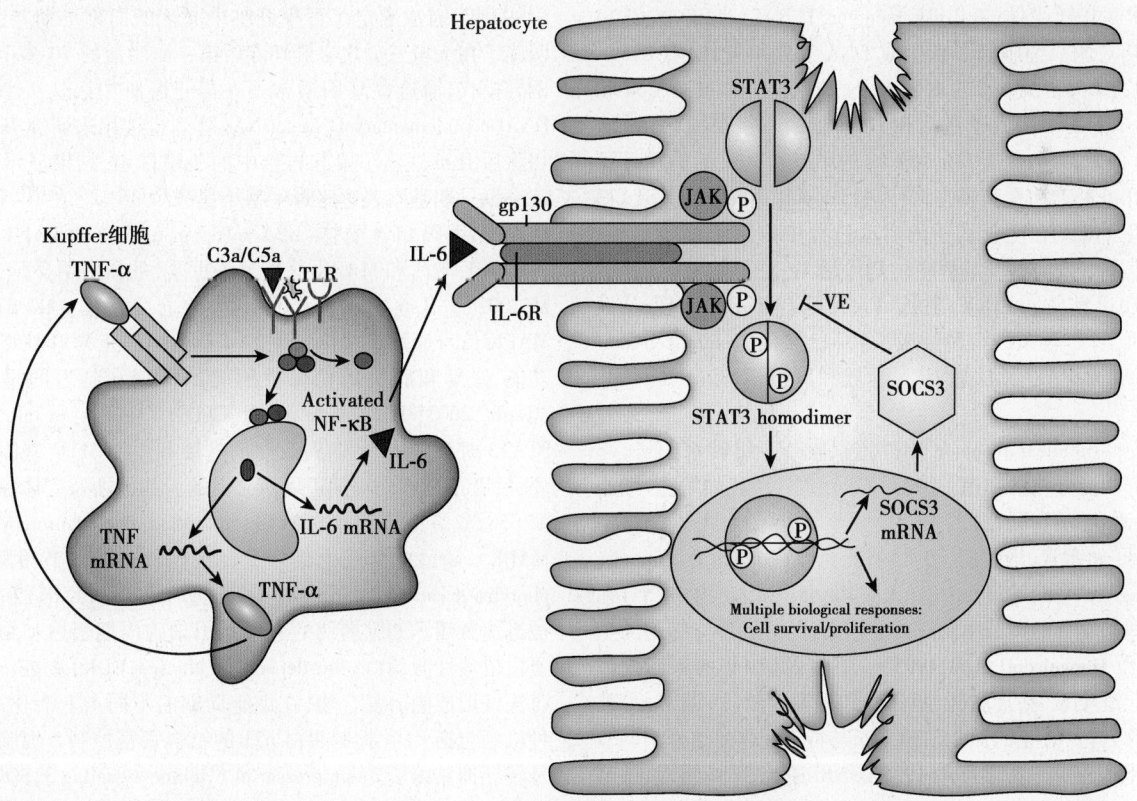

图6.3　受先天免疫系统的刺激，Kupffer细胞产生并分泌白细胞介素-6和肿瘤坏死因子-α以启动肝再生反应。IL-6通过信号转导子和转录激活因子3激活来促进肝细胞增殖;反过来，这种反应由细胞因子信号转导抑制因子3负调控。gp130,糖蛋白130;IL-6,白细胞介素-6;IL-6R,白细胞介素-6受体;JAK,Janus激活激酶;mRNA,信使RNA;NF-κB,核因子κB;P,磷酸;SOCS3,细胞因子信号转导抑制因子3;STAT3,转录激活因子3;TLR,Toll样受体;TNF-α,肿瘤坏死因子-α(From Alison et al; Stem cells in liver regeneration,fibrosis and cancer;the good,the bad and the ugly. J Pathol 217;282-298,2009.)

切除后的肝再生会延迟（Streetz et al，2000），但并未完全取消（Fujita et al，2001；Michalopoulos et al，1984）。因此，其他血液源性有丝分裂原，如肝细胞生长因子（hepatocyte growth factor，HGF），在肝再生过程中被认定为肝生长因子（Fausto，2000）。正常肝脏中的肝细胞在没有一组"启动"事件将其转换为反应状态的情况下，不会对有丝分裂信号作出反应。Webber 及其同事（1994 年）描述了这一点，他们确定了触发肝脏对损伤反应的启动因素和伴随的生长因子及其受体，使有竞争力的肝细胞进入到细胞周期中。启动是通过释放预先生成的细胞因子来完成，这些细胞因子随后激活转录因子复合物，并使细胞从细胞周期 G_0 进入 G_1 期。生长因子包括强有力的肝细胞有丝分裂因子 HGF、转化生长因子 α（transforming growth factor-α，TGF-α）和肝素结合表皮生长因子（heparin-binding epidermal growth factor，HB-EGF）。这一过程进一步被共有丝分裂原，如胰岛素、胰高血糖素、类固醇激素、雌二醇和肾上腺素控制，通过下调生长因子抑制物如激活素 A 和转化生长因子 β，促进有丝分裂原的活性。

到目前为止，有一些因子被确认与肝再生开始时启动因子和生长因子的释放有关。第一种是由革兰氏阴性菌在肠道内生产的内毒素脂多糖（lipopolysaccharide，LPS）。循环中的脂多糖是 Kupffer 细胞启动级联反应导致肝细胞复制的一个最强信号。使用抗生素治疗的大鼠和无菌啮齿动物在 PHx 后 DNA 复制高峰出现延迟，进一步证实了 LPS 的重要性（Cornell et al，1990）。该信号依赖于 MyD88（髓样分化初级反应基因 88），但 LPS 受体 Toll 样受体（Toll-like receptor，TLR）2、TLR2 和 CD14 在 PHx 后对调节细胞因子产生或 DNA 复制不起作用（Campbell et al，2006）。另一个主要发现是，在缺乏补体成分 C3a 和 C5a 的小鼠，其细胞因子激活和 DNA 复制严重受损（Strey et al，2003）。尤其是，缺乏 C3a 和 C5a 的小鼠在 PHx 后肿瘤坏死因子和 IL-6 的产生受到损害，核因子 kappaB（NF-κB）和 STAT3 活化不良。uPA 在生长因子的启动过程中扮演着重要角色。uPA 及其下游效应器纤溶酶原在 PHx 后 1~5 分钟内增加并迅速裂解 HGF 前体 pro-HGF，阻断 uPA 可延迟 HGF 的出现，从而延迟肝再生，而阻断纤溶酶原激活物抑制剂（plasminogen-activator inhibitor，PAI）可加速 HGF 释放和肝再生（Currier et al，2003）。

核受体（nuclear receptor，NR）超家族是一组转录因子，起着诱导肝功能分化的作用。NR 是不同稳态过程（如发育、细胞分化、代谢、增殖和凋亡）的主转录调节因子，并且可以通过不同的信号（如激素、维生素、脂质）进行调节（Karpen & Trauner，2010；Wagner et al，2011）。NR（人类 48 个，啮齿动物 49 个）在肝脏生理和发育的调节中发挥关键作用，同时也参与细胞的生长和分化（Mangelsdorf et al，1995）。一些 NR 由小的亲脂配体（如激素、维生素、膳食脂肪、胆汁酸和外源性物质）调节，另外的 NR，命名为"真正的孤儿"，独立于与特定配体的结合来调节转录（Mangelsdorf & Evans，1995），NR 还与肝脏再生调节（Huang et al，2006；Vacca et al，2014）和肝脏疾病的病理生理学有关。

NR 是研究控制肝细胞增殖药物方法的合适靶点（Vacca，2013），因为它们会调节一些对肝再生和肝癌至关重要的早期改变，比如转录因子（AP-1、NF-κB、STAT3 和 C/EBPβ）的激活，

即刻早期基因［FBJ 小鼠骨肉瘤病毒癌基因同源物 FOS、JUN、MYC 禽骨髓细胞瘤病毒癌基因同源物、肝再生因子-1（LRF-1）、早期生长反应-1（EGR-1）］、细胞因子和生长因子的表达（Huang et al，2006；Turmelle et al，2006）。此外，许多 NR 配体也可在没有肝损伤的情况下诱导肝细胞增殖（即"直接增生"）（Columbano & Shinozuka，1996；Columbano et al，2005；Locker et al，2003），包括纤维酸盐（PPAR-α 的激动剂）、甲状腺激素和卤代烃 TCPOBOP（构成性雄激素受体的激动剂）（Columbano & Ledda-Columbano，2003；Ohmura et al，1996）。在 70% 小鼠肝切除模型中，NR-FXRβ、PPAR-δ 和 THRA mRNA 的表达水平代表了增殖细胞的身份证，因此这些 NR 作为肝增殖的候选生物标记物和新的药理方法的潜在靶点具有较高的亮度（Vacca et al，2014）。

另一个触发肝细胞协同再生反应的体液因子也被发现。细胞外三磷酸腺苷（adenosine triphosphate，ATP）作为一种快速作用的信号分子出现，在 PHx 之后，导致 c-Jun-氨基末端激酶（c-Jun-amino-terminal kinase，JNK）信号的快速瞬时激活，诱导即刻早期基因 FOS 和 Jun，以及 AP-1 DNA 结合活性（Gonzales et al，2010；Tackett et al，2014）。

肝再生中不同的细胞内途径

肝再生在维持生命中的重要性被大量特征明确的相关通路证实，而事实上，通常只会在缺乏"关键"途径的实验模型中，肝再生才有所减缓或延迟。Mohn（1990 年）和 Haber 及其同事（1993 年）首次鉴定了再生肝脏中激活的即刻早期基因，他们明确了在大鼠三分之二肝切除后第一周激活的 70 多个基因的诱导模式，而这些基因通常不在静止肝脏中表达。小鼠互补 DNA（complementary DNA，cDNA）阵列也被用来研究 IL-6 在肝切除后 IL-6 缺陷小鼠肝再生中的关键作用，结果显示 IL-6 缺陷小鼠早期基因表达比野生型小鼠减少 36%。在 IL-6 缺失的情况下，编码 uPA 受体（uPA receptor，uPAR）和 PAI-1 的基因（对 HGF 激活和 MAPK 途径至关重要）的激活明显延迟（Li et al，2002）。IL-6 通过 gp130/IL-6R 复合物激活 JAK/STAT3 和 MAPK 信号通路。这导致激活一系列编码正常肝脏特定代谢功能、修复和肝脏损伤保护所需的即刻和延迟的早期基因（Taub，2003；Wuestefeld et al，2003；Zimmers et al，2003）。STAT3 对细胞从 G_1 期到 S 期的进展和激活 MYC 基因至关重要，后者正是细胞周期进展所必需的。其他涉及受体酪氨酸激酶 p38、丝裂原活化蛋白激酶（mitogen-activated protein kinase，MAPK）、磷酸化细胞内信号途径细胞外信号调节激酶（phosphorylated extracellular signal-regulated kinases，pERK）和 JNK 也被迅速激活。细胞周期的进展是由细胞周期蛋白和细胞周期蛋白依赖性激酶（cyclin-dependent kinases，CDK）调控。各种组合连接形成激酶复合物，在细胞周期的不同点上活化，并由多种机制包括 CDK 抑制蛋白 p21 的结合紧密控制。细胞因子信号转导抑制因子 3（suppressor of cytokine signaling 3，SOCS 3）和转化生长因子 β（TGF-β）也通过 IL-6 调节，为这一过程提供反馈信号。其他研究证实了 NF-κB 的重要性（Arai et al，2003；Fukuhara et al，2003；Togo et al，2004），由于过度切除而失败的肝脏凋亡基因（Fas 和 caspases）立即上调（Morita et al，2002）（图 6.4）。

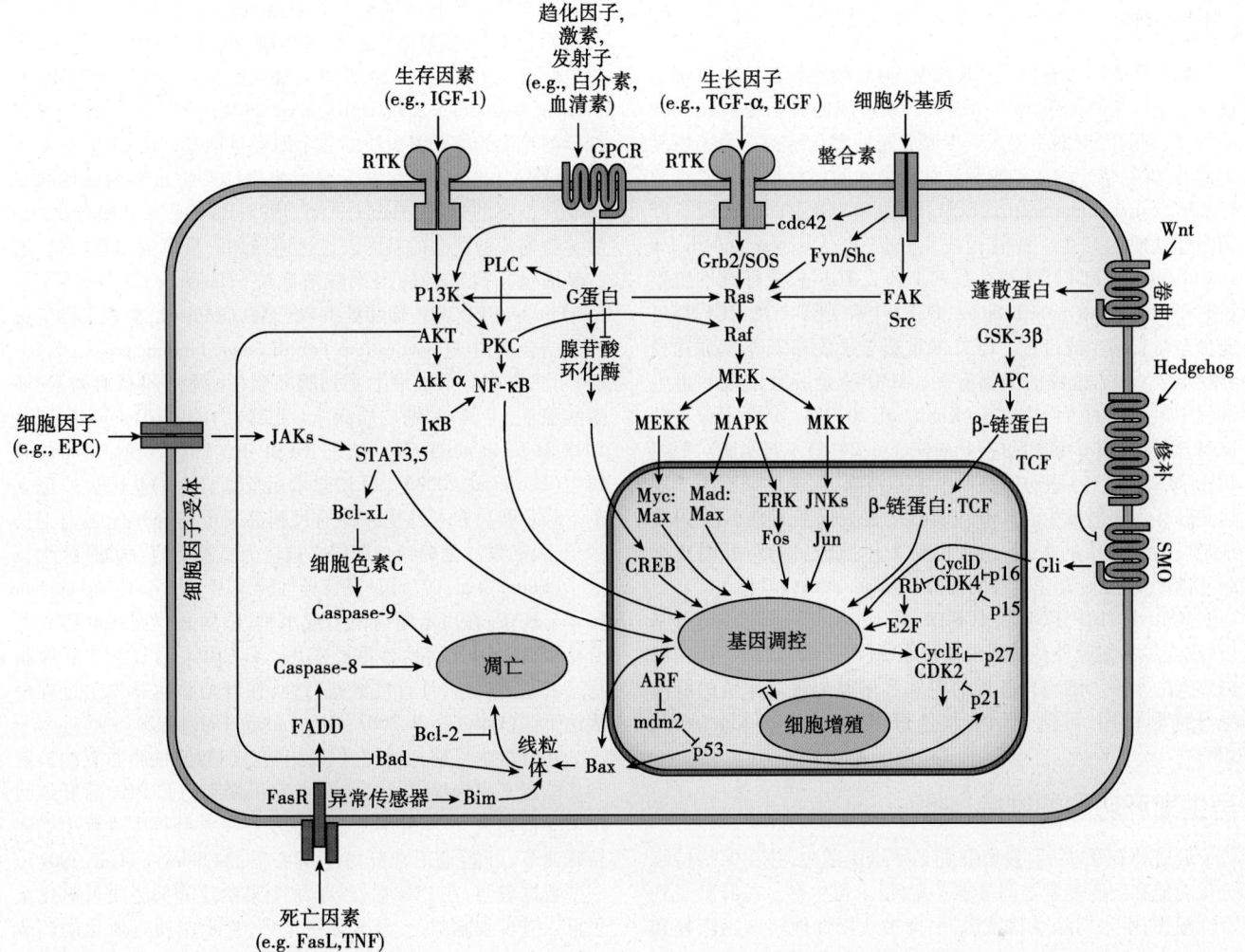

图 6.4　肝再生的细胞内通路。多种细胞内信号通路被迅速激活。细胞周期的进展受细胞周期蛋白和细胞周期蛋白依赖激酶(CDK)的调控,并受到多种机制的严格控制,包括 CDK 抑制蛋白的。比如 p21。APC,活化蛋白 C;ARF,ADP 核糖基化因子;Bcl,B 细胞淋巴 2;CREB,cAMP 反应元件结合蛋白;EGF,表皮生长因子;EPC,内皮祖细胞;ERK,细胞外信号调节激酶;FADD,Fas 相关死亡域;FAK,黏着斑激酶;FasR,Fas 受体;GPCR,G 蛋白偶联受体;GSK,糖原合成酶激酶;IGF-1,胰岛素样生长因子-1;JAK,Janus 活化激酶;JNK,c-Jun-氨基末端激酶;MAPK,丝裂原活化蛋白激酶;MEK,MAP/ERK 激酶;MEKK,MAP/ERK 激酶;Mt,线粒体;NF-κB,核因子 κB;PI3K,肌醇磷脂 3-激酶;PKA,蛋白激酶 A;PKC,蛋白激酶 C;PLC,磷脂酶 C;RTK,受体酪氨酸激酶 C;SMO,平滑(蛋白质);SOS,Sevenless 蛋白质之子;Src,肉瘤;STAT,信号转导与转录激活剂;TCF,T 细胞因子;TGF,转化生长因子;TNF,肿瘤坏死因子(Original from http://en. wikipedia. org/wiki/File:Signal_transduction_pathways. png.)

　　如上所示,肝再生的启动与强烈的炎性细胞信号有关。有必要控制这种炎症,以便于再生通路的进行。NF-κB 抑制和泛素编辑 A20 蛋白(TNFAIP3)在肝脏的损伤保护反应中起着关键作用,尤其是它的抗炎功效(da Silva et al,2014)。

　　A20 在 PHx 后显著上调,通过抑制 NF-κB 保护肝细胞免受凋亡和持续炎症的影响(da Silva et al,2013;Longo et al,2005)。A20 还能促进细胞增殖,优化代谢控制和肝切除后肝再生的能量生产,表现为细胞色素 c 氧化酶或线粒体复合物Ⅳ的酶活性增加(Damrauer et al,2011)。因此,以 A20 为基础的治疗方法可能有助于肝切除术后肝功能衰竭的防治。

　　细胞因子诱导的一氧化氮合酶(induced form of nitric oxide synthase,iNOS)在清除氧自由基和防止细胞凋亡方面也起着重要作用,这种作用是由 IL-6 和 TNF-α 介导的不受控制的兴奋反应引起的(Rai et al,1998)。HGF/c-Met 途径对于支持肝脏损伤后 DNA 合成非常重要,并激活磷酸肌醇 3 激酶(phos-

phoinositide 3-kinase,PI3K)、ERK 和丝氨酸苏氨酸激酶 Akt/蛋白激酶 B(serine-threonine kinase Akt/protein kinase B,Akt)等多种下游通路(Huh et al,2004)。这一通路与 Wnt/β-catenin 信号通路相互作用,后者在过去几年中已成为肝脏生物学领域的前沿(Monga,2011)。HGF 水平的升高导致 β-catenin 的核移位的解离(Monga et al,2002)以及该途径下游靶点的上调,如 cyclin D1、MYC、uPAR、基质金属蛋白酶(matrix metalloproteinases,MMP)和 EGF 受体(Michalopoulos et al,1997)。血管内皮生长因子(Vascular endothelial growth factor,VEGF)与肝脏内皮细胞相互作用,增加非实质性细胞产生 HGF(LeCouter et al,2003)。

　　在移植环境下,SFS 大鼠肝移植的微阵列分析显示,在再灌注后的早期,血管收缩和黏附分子基因上调,随后与灌注和细胞死亡相关的基因上调,与能量代谢相关的基因下调(Man et al,2003),这在临床死亡供体和活体供体肝移植(living-donor liver transplantation,LDLT)的情况一致(de Jonge et al,2009)。

肝脏重塑

新生肝脏的重塑始于内皮细胞、星状细胞和胆管上皮细胞等非实质性细胞的再增殖和成熟。新形成的肝细胞形成簇状结构，复制的内皮细胞侵入其中形成新的窦状结构。为了恢复正常的结构，位于内皮细胞和肝细胞之间的星状细胞合成细胞外基质（extracellular matrix，ECM）蛋白和 TGF-β1，后者调节肝细胞外基质的产生。血管内皮生长因子（Vascular endothelial growth factor，VEGF）、血管生成素 1 和 2、TGF-α、成纤维细胞生长因子（fibroblast growth factor，FGF）-1 和 FGF-2 及 HGF 都可能参与血管的生成过程。ECM 的重塑与尿激酶/纤溶酶原途径和膜结合 MMP 途径的激活有关。MMP-9 是肝脏重塑和再生过程中最活跃的蛋白质之一（Kim et al，2000）。MMP 不仅重塑 ECM，而且还调节免疫反应（Duarte et al，2015）。与脂肪对照组相比，*MMP-9*($^{-/-}$)脂肪肝显示白细胞浸润、促炎性细胞因子表达和肝坏死明显减少。MMP-9 活性的丧失保留了血小板-内皮细胞黏附分子-1 的表达，后者也是 I/R 损伤后脂肪肝内皮细胞-细胞连接处血管完整性的调节剂（Kato et al，2014）。

MMP 与 HGF、EGF 和 TGF-β1 联合作用共同重塑细胞外基质，改变多种细胞外基质蛋白如胶原、纤维蛋白、层粘连蛋白和内皮素的水平。细胞外基质的成熟和增厚似乎对增殖的肝细胞有抑制作用，可能预示着快速肝再生的结束（Kim et al，1998）。

再生期肝功能的维持

肝脏体积丢失后，残留肝脏必须迅速适应，并在保持持续分化功能和细胞复制之间寻求平衡，以求得生存。在肝脏受到毒性损伤、手术切除或移植后，平衡被戏剧性地转移到恢复和再生的关键任务上，肝脏正常的代谢功能有所牺牲。肝脏恢复丢失的肝体积、修复组织损伤和解决炎症问题的成功与否，将决定肝脏支持正常代谢功能的能力，决定肝脏的恢复能力（Huang & Rudnick，2014；Strey et al，2004）（图 6.5）。编码参与调节糖异生的酶和蛋白质的数个即刻早期基因的表达，是 PHx 后补偿失去的糖原含量并为整个生物体产生足够葡萄糖的一个非常重要的过程（Haber et al，1995；Rosa et al，1992）。PHx 后参与葡萄糖稳态的基因表达迅速增加。最值得注意的是，这些基因包括磷酸烯醇丙酮酸羧激酶（phosphoenolpyruvate carboxykinase，PEPCK）、葡萄糖-6-磷酸酶（G6Pase），胰岛素样生长因子结合蛋白-1（insulin-like growth factor binding protein-1，IGFBP-1），并在转录水平上受到胰岛素（下调）、胰高血糖素/环磷酸腺苷（上调）和糖皮质激素（上调）的控制（Diamond et al，1993；Mohn et al，1990）。缺乏 IGFBP-1 的肝脏表现出异常的肝再生（Leu et al，2003）。肝切除术后反糖异生的基因表达也立刻下降。胰岛素本身是一种通过胰岛素受体介导的强力生长因子，胰岛素和葡萄糖长期以来被认为是重要的"肠源性"生长因子（Starzl et al，1975）。肝特异性转录因子（hepatocyte nuclear factors，HNF）在决定葡萄糖生成水平、脂肪酸代谢和肝特异性分泌蛋白表达方面具有重要作用。C/EBPα 调节参与肝糖脂稳态的基因表达，具有抗增殖特性，在肝切除后肝再生过程中表达下调（Costa et al，2003；Mischoulon et al，1992）。

在肝再生早期，肝脏会积聚脂肪。但暂时性脂肪变的机制和功能意义尚未确定。抑制肝细胞积聚脂肪和 PHx 后肝细胞增殖受损相关，表明肝细胞积聚脂肪在正常肝再生过程中受到特殊调节，可能是正常肝再生所必需的（Shteyer et al，2004）。一些数据表明，在 PHx 后，给予维生素 E 治疗降低脂质过氧化水平可以减少细胞凋亡，显著促进增殖，提示脂质过氧化的调节

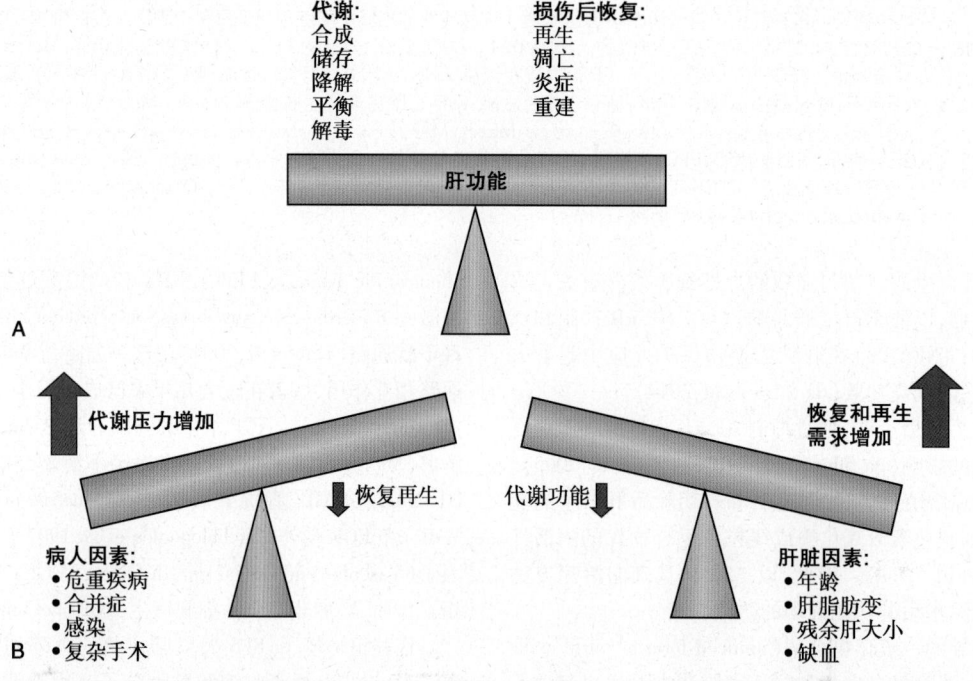

图 6.5　肝再生与肝功能维持之间的代谢平衡。（A）在相对平静的时候，肝脏代谢功能和持续的肝细胞替换或重建是平衡的。（B）在应激期或损伤或切除后，对代谢功能或再生和恢复的需求增加。如果由于病人的身体状况代谢需要很大，肝脏内可能没有足够的能量平衡来充分再生，肝脏可能无法恢复。如果再生和修复的需求是压倒性的，代谢功能会降低，并影响病人的预后

在肝脏再生过程中起作用(Ronco et al,2002)。PHx 后门静脉周围肝细胞的分裂和复制需要线粒体脂肪酸 β-氧化。PPAR-α 可能是控制能量流的一个重要调节因子,对肝损伤修复和肝再生很重要(Anderson et al,2002)。

在对活体肝移植基因表达谱的微阵列分析中,我们发现,EBPα 表达下调,HNF4α 和 PPARα 的表达下调(de Jonge et al,2009)。许多其他肝脏特异性基因的表达,如 IGFBP-1 和 G6Pase,在基础状态下由 HNF-1 调节,而 HNF-1 的转录活性在肝再生过程中通过与生长诱导转录因子 STAT3 和 AP-1 结合而上调(Leu et al,2001)。

关于肝脏在再生过程中如何适应代谢需要的新观点,可能来自通过依赖于组蛋白脱乙酰基酶 SIRT1 对脂质、葡萄糖和胆汁酸代谢的严格调控(Ruderman et al,2010)。胆汁酸对 PHx 后的肝再生也很重要(Huang et al,2006),胆汁酸有毒性,当过量存在时,可导致肝细胞死亡。因此,胆汁酸代谢的精细调控来对脂质、葡萄糖的严格调控,其代谢是通过 Ⅲ 类烟酰胺腺嘌呤二核苷酸-1 依赖性组蛋白脱乙酰酶 sirtuin 1(SIRT1)来完成(Ruderman et al,2010)。SIRT1 在低能量供应情况下激活,并将营养状态和代谢稳态联系起来。它调节腺苷单磷酸激活蛋白激酶(AMPK)。与 SIRT1 相反,雷帕霉素在哺乳动物的靶点(mammalian target of rapamycin,mTOR)在高能条件下被激活,并控制细胞生长和增殖(Sengupta et al,2010)。mTORC1 促进蛋白质合成,这对维持肝脏内环境稳定和对损伤做出适当反应至关重要。法尼醇 X 受体 FXR(NR1H4)是胆汁酸、脂质和葡萄糖代谢的主要调控器。最近,SIRT1 作为肝脏再生反应的关键调控因子,通过 FXR 和组蛋白的去乙酰化控制胆汁酸稳态、蛋白质合成和细胞增殖,以及调节 mTOR 的作用被进一步明确(Garcia Rodriguez et al,2014)。

肝再生的终止

肝脏的大小受到高度调节的,是由机体的功能需要来控制。这一观察结果推断出存在一种肝脏/人体质量比的再调节器,即"肝稳定器"。

从 LDLT,我们得知供体和受体之间在标准肝体积(LV)重建百分比方面存在差异(3 个月时为 80% 对 93%),这可能是由于需要功能性肝体积来补偿长期肝病的需要(Olthoff et al,2015)。

肝脏中最著名的抗增殖因子是 TGF-β 和激活素等相关家族成员(Derynck & Zhang,2003)。TGF-β 主要由肝星状细胞产生,但在早期,它与 SKI 原癌基因(SKI proto-oncogene,SKI)和 SKI 样原癌基因(SKI like proto-oncogene,SnoN)形成抑制复合物(Macías Silva et al,2002),使肝细胞最初对 TGF-β 的作用产生抵抗(Koniaris et al,2003)。随后,TGF-β 通过异构化受体复合物起作用,该复合物随后磷酸化 SMAD 家族的蛋白质(果蝇蛋白母抗十肽 MAD 和秀丽隐杆线虫蛋白 SMA 的蛋白质同源物),特别是 SMAD2 和 SMAD3(Lonn et al,2009)。miRNA 23b(microRNA 23b,miR23b)表达下调可进一步促进终止期 TGF-β1/SMAD3 信号通路的激活(Yuan et al,2011)。激活后,Smad2、Smad3 和 Smad4 在同一个复合体中组装,转移到细胞核中并激活。Smad2/3-Smad4 复合物转运到细胞核,激活负调控细胞周期的靶基因(Nakao et al,1997)。活性氧物种(reactive oxygen species,ROS)促进 TGF-β 的合成和活化(Koli et al,2008),这可能是缺血再灌注后肝再生减少的原因。TGF-β/Smad 信号相互作用可恢复 SFS 肝移植模型的再生(Zhong et al,2010)。

类似地,激活素 A 阻断肝细胞有丝分裂,当其细胞受体水平降低时,在肝再生过程中显示信号减弱。一旦肝再生终止,其受体水平就会恢复(Date et al,2000)。激活素受体信使核糖核酸(mRNA)的表达水平决定门静脉结扎和 PHx 中的肝再生(Takamura et al,2005a,2005b)。SOCS 是抑制 STAT 蛋白酪氨酸磷酸化的细胞因子信号传导的重要负调控因子。业已证明,肝脏中的 IL-6 信号导致 SOCS3 的快速上调,这与随后磷酸化 STAT3 的下调相关,从而终止 IL-6 信号(Campbell et al,2001)。此外,C/EBPα 在肝再生终止中的作用也得到了证实。C/EBPα 和染色质重塑蛋白 HDAC1 的复合表达抑制了肝细胞增殖的其他关键调控因子:C/EBPα、p53、FXR、SIRT1、PGC1α(过氧化物酶体增殖物激活-γ 协同激活因子-1)和端粒酶逆转录酶。C/EBPβ-HDAC1 复合物还抑制葡萄糖合成酶 PEPCK 和 G6Pase 的启动子。C/EBP 和染色质重塑蛋白的适当合作对于术后肝再生的终止和肝功能的维持似乎至关重要(Jin et al,2015)。

进一步的研究表明,作为肝脏生长的调节因子,核受体可以检测血中的胆汁酸水平(Huang et al,2006)。此外,哺乳动物基因 *Mst1* 和 *Mst2*(与果蝇 Hippo 激酶信号级联中的基因相似,在发育过程中调节翅膀质量)也可以控制肝细胞增殖(Dong et al,2007)。YES 相关蛋白(YAP)在哺乳动物中的过度表达与转基因小鼠模型中果蝇河马激酶级联反应中的最后一个基因 Yorki 相对应,导致肝脏大量增生,达到体重的 25%。YAP 转录激活细胞周期蛋白,如 Ki-67 和 c-Myc 以及凋亡抑制剂,其通过激活 Hippo 途径的磷酸化阻断其向细胞核的穿梭能力(Reddy & Irvine,2008)。因此,河马激酶通路可能在决定肝脏整个大小方面具有决定性作用(Hong et al,2014;Plouffe et al,2015;Wu et al,2015;Zheng et al,2011)。

肝萎缩

典型的肝萎缩是由门静脉血流阻塞,或者是由胆管慢性梗阻引起的。当一侧肝脏萎缩发生时,对侧肝叶会代偿性增生肥大,解剖学上导致肝脏绕肝门轴旋转,最常见的是门管三联结构的旋转,导致肝脏严重扭转,肝脏表面解剖学标记明显改变(图 6.6)。近年来,外科医师有时在残留肝体积(FLR)很小的情况下,术前利用门静脉栓塞来诱导对侧肝脏增生。

肝萎缩的机制

萎缩性肝细胞死亡一般分为坏死和凋亡。这种区别很重要,因为坏死是细胞在遇到无法抗拒的损伤时发生的不受控制的创伤性破坏,而凋亡是生理学上可诱导的,高度协调的级联事件。坏死细胞的细胞膜完整性受到破坏,溶血酶体酶泄漏,引起大的炎症反应。细胞凋亡是能量依赖性的,它允许细胞收缩和死亡而不诱发炎症反应。凋亡细胞的特征是细胞膜气泡化、染色体凝聚和细胞核 DNA 断裂(Steller,1995)。

门静脉性肝萎缩

临床上肝萎缩最常见的原因是门静脉引起的;门静脉栓

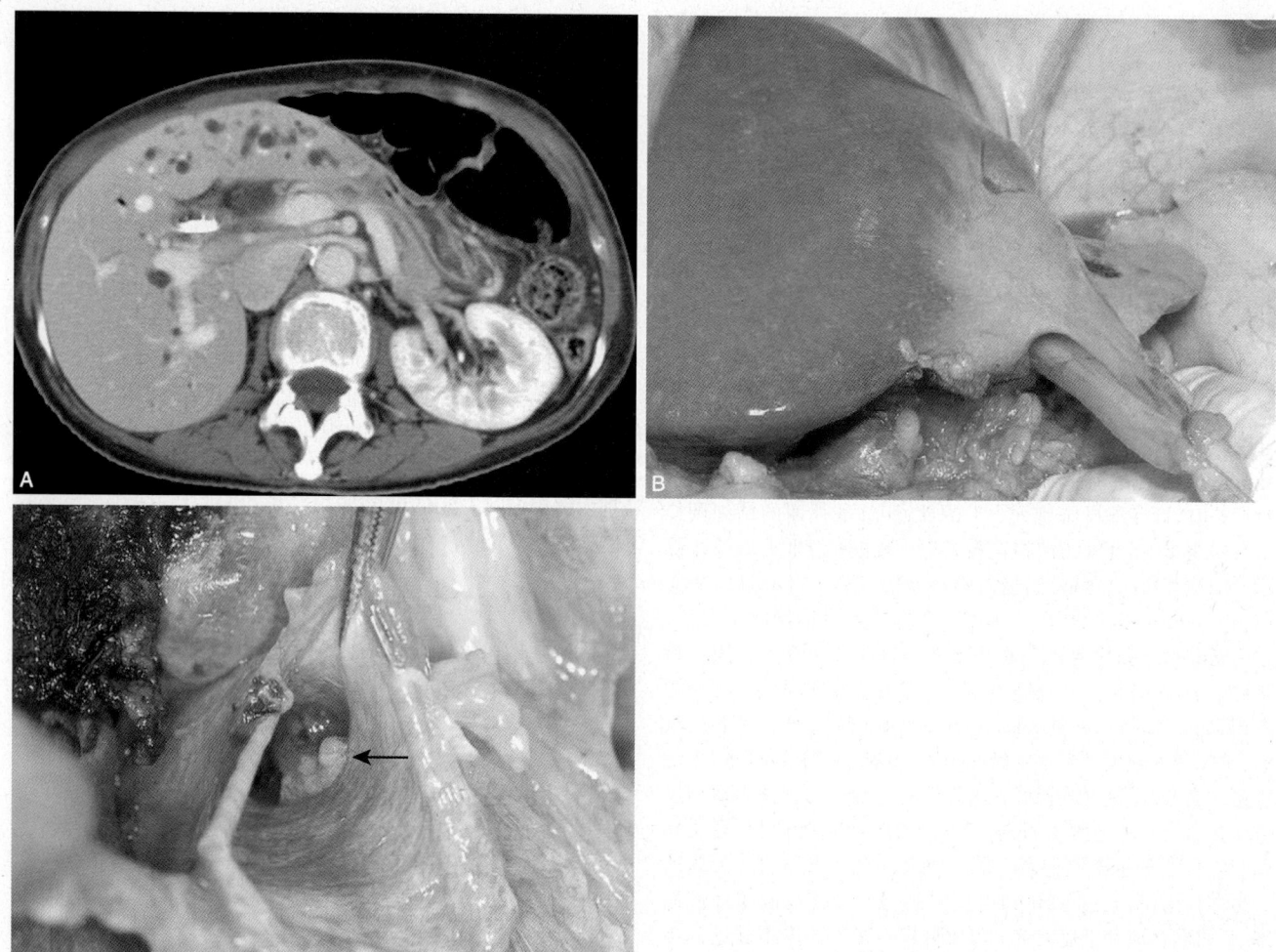

图6.6　肝萎缩。（A）累及左肝管的肝门部乳头状胆管癌病人肝脏的计算机断层扫描表现。肝萎缩和肝内胆管扩张主要在肝左叶。（B）同一病人肝脏的大体外观。（C）图胆总管管腔内视图，显示肿瘤从左肝管内突出（箭头）

塞导致肝脏局部缺血，在这种情况下，肝萎缩是继发于坏死和凋亡的肝细胞死亡的结果（Ikeda et al，1995；Shibayama et al，1991）。肝小叶中心区缺血性坏死主要发生在细胞死亡后的前3天。坏死肝细胞周围的区域主要发生凋亡性细胞死亡，而且在坏死消退后凋亡还会持续很长一段时间。含氧量和线粒体功能将决定细胞是发生坏死还是凋亡（Nishimura et al，1998）。大鼠门静脉缺血模型证实了 caspase 依赖性凋亡，并表明 Kupffer 细胞参与活性氧底物和其他急性期反应物的生成，并最终导致线粒体功能障碍和凋亡（Kohli et al，1999）。

胆汁性肝萎缩

　　胆管梗阻导致肝萎缩的分子机制更多的是表现为细胞凋亡，很少或没有急性坏死的参与。胆汁淤积导致毒性胆盐积聚，通过 Fas 介导的途径诱导细胞凋亡。这种情况下，肿瘤坏死因子-α 和 Fas 配体与 Fas 死亡受体结合，导致一系列细胞内事件的发生，包括线粒体释放细胞色素 c 和激活凋亡介导的半胱氨酸蛋白酶。在 Fas 基因缺陷小鼠中，胆管结扎抑制细胞凋亡，与野生型小鼠相比，肝损伤和肝纤维化程度更低（Canbay et al，2002；Gujral et al，2004；Miyoshi et al，1999）。然而，最近的数据表明，胆总管结扎后，非缺血性的坏死/肿胀是导致细胞死亡过程的主要模式，细胞肿胀但不伴有凋亡性 caspase-3 的激活（Fickert et al，2005）。

萎缩的临床原因

　　肝门部胆管癌导致的大的胆管梗阻是胆汁性肝萎缩的常见原因。胆道阻塞，通常伴有门静脉损害导致肝萎缩，确诊时大约20%的病人有外科手术切除的机会。10%至15%的胆囊切除术后胆管狭窄也会导致肝萎缩（Hadjis & Blumgart，1987；Pottakkat et al，2009）。胆总管结石和肝胆管结石，还有乳头状瘤、囊腺瘤和颗粒细胞瘤等良性肿瘤也是导致肝萎缩的常见原因（Blumgart & Kelly，1984）。华支睾吸虫和蛔虫等寄生虫性胆道感染引起的胆道狭窄，也会导致胆道梗阻和相应的肝萎缩。虽然目前肝动脉放射性栓塞技术广泛用于 HCC 的治疗，提高肝癌可切除性，但是单独的肝动脉闭塞不会导致肝萎缩，（Toso et al，2010）。用钇-90 或钬-166 进行肝叶放射性栓塞，其发射的 β 射线会引起肝坏死导致该叶肝萎缩。这种"放射性肝切除术"促进对侧肝叶生长，3 个月后对侧肝脏中位增大可达24%（Garlipp et al，2014；Vouche et al，2013），这可能使患侧肝脏切除成为可能。

萎缩引起的代偿性肝再生

在肝栓塞部位,Kupffer 细胞释放 TNF-α,后者导致对侧肝细胞肿胀和增生。此外,未栓塞肝叶门静脉血流增加可诱导增殖,并激活参与肝再生的多条促生长信号转导通路,包括 c-Jun 和 MAPK 通路。对侧肝脏中的 Kupffer 细胞也开始产生肿瘤坏死因子-α,通过增加门静脉血流量或通过循环生长因子的直接作用来刺激肝再生(Kim et al,2001)。还有肝损伤部分的星状细胞产生 HGF(Parekkadan et al,2007;Skrtic et al,1999)。肝缺血部分 Kupffer 细胞分泌的 HGF 的 mRNA 水平上调到了正常水平的 10~20 倍(Hamanoue et al,1992)。

影响肝再生的因素

病人相关因素

年龄

肝年龄是影响肝细胞再生的重要因素。老年肝脏再生不如年轻肝脏快,表现为急性损伤后肝再生延迟和肝移植后肝功能受损(Burroughs et al,2006;Feng et al,2006)。啮齿动物模型显示,老年动物在 PHx 后胸腺嘧啶激酶表达减少和摄取延迟,年轻和老年肝脏的 DNA 合成量和肝细胞复制时间也存在显著差异(Taguchi et al,2001)。CDK 抑制剂 p21 在老年小鼠肝脏中高水平表达,细胞周期 G 2/M 期的调节因子 cyclin B1 也是一样(Ledda-Columbano et al,2004)。研究显示,衰老与生长激素分泌以及 Foxm1B 表达的进行性下降有关(Wang et al,2002)。用生长激素治疗老年小鼠可以帮助恢复肝细胞增殖,增加 Foxm1B 和细胞周期蛋白 B1 的表达,显著降低 p27 蛋白水平(Krupczak Hollis et al,2003)。最近发现,糖原合成酶激酶 3β-细胞周期蛋白 D3 途径在老年肝脏再生能力丧失中发挥了关键作用,这可以通过外源性生长激素替代来克服这一点(Jin et al,2009)。此外,衰老将肝脏生长停滞的 C/EBP-α 途径从 CDK 抑制转为 E2F 转录抑制,这阻断了 PHx 后和组织培养模型中旧肝脏 c-Myc 启动子的激活(Iakova et al,2003;Timchenko,2009)。在临床层面上,一些关于活体供者移植的出版物报告说,随着供者年龄增加到 45 岁以上,移植物存活率随之下降(Abt et al,2004),尽管这背后的具体机制尚不完全清楚。对于老年和年轻肝脏的基因差异表达知之甚少,但来自器官共享联合网络(United Network for Organ Sharing,UNOS)数据库的结果显示,老年供肝对长时间冷缺血的抵抗力下降(Cassuto et al,2008),可能与线粒体对氧化应激的高度耐受性有关(Lenaz et al,2000)。

胆道梗阻

胆汁淤积导致毒性胆盐积聚,后者通过 Fas 介导的信号通路诱导肝细胞凋亡。在这一途径中,TNF-α 和 Fas 配体与 Fas 死亡受体结合,导致线粒体释放细胞色素 c,激活凋亡介导的 caspases。与野生型小鼠相比,在 Fas 缺陷小鼠中,胆管结扎导致肝细胞凋亡受损,损伤和纤维化较少(Canbay et al,2002;Gujral et al,2004;Miyoshi et al,1999)。其他与胆管梗阻导致肝再生能力下降有关的分子机制包括 c-Myc(Tracy et al,1991)、c/EBP 和 cyclin E 等的表达受到抑制(Nakano et al,2001)。HGF(Hu et al,2003)、EGF(Bissig et al,2000)和 IL-6(Fujiwara et al,2001)的产生也发生了改变。胆道梗阻最后还会损害肠肝循环,从而对肝再生能力产生负面影响。与临床相关的是,梗阻性黄疸的胆汁外引流可显著抑制 PHx 后的肝再生(Suzuki et al,1994),而胆管内引流可保持这种能力(Saiki et al,1999)。在 PHx 前口服胆汁酸的大鼠模型中证实了这一机制。FXR 信号通路的激活显著增加肝再生(Ding et al,2015)。

糖尿病

胰岛素是门静脉血中最重要的肝营养因子之一(Starzl et al,1975)。胰岛素样生长因子结合蛋白,一种与胰岛素类似的分子,在 PHx 后也显著升高(Demori et al,2000;Ghahary et al,1992)。因此,糖尿病病人胰岛素和胰岛素样生长因子的分泌受到损害,可阻止 PHx 后的肝再生,这反映在术后第一天 RNA、DNA 和蛋白质合成减少(Yamada et al,1977)。PHx 后残余肝脏线粒体磷酸化活性的增强与胰岛素分泌受损程度成正相关。通过脾脏进行胰岛素基因转移可在不造成肝损伤的情况下促进肝再生,并改善糖尿病大鼠肝切除术后的营养状态(Matsumoto et al,2003)。临床 PVE 的多元回归分析表明,糖尿病是肝叶非栓塞性增生肥大减少的危险因素(Imamura et al,1999)。这些结果表明胰岛素在肝脏再生中的重要性,应该充分重视在肝脏手术和 PVE 中对血糖进行严格的控制(Yokoyama et al,2007)。

营养状况

肝再生是一个代谢密集型的生理过程,需要大量的能量。肝切除术后肝再生与能量代谢紊乱有关,其机制是 ATP 与其水解产物无机磷的比值降低。这种能量消耗状态反映在肝功能的生化指标上,与肝细胞团的恢复过程平行(Mann et al,2002)。毫无疑问,营养支持是最符合生理的促进肝再生的方式,但是,关于具体哪些特定营养素对人类肝再生的影响最大,这个问题目前仍然没有明确的答案(Holecek,1999)。从动物模型我们知道营养不良与术后高死亡率和 PHx 后肝再生减少有关(Skullman et al,1990)。在改善营养状况时,应首先进行肠内营养,因为研究表明,在 70% 肝切除后,给予肠内营养的大鼠比给予肠外等热量营养的大鼠显示出更多的体重增加(Delany et al,1994)。最近,一项小型试验表明,补充富含支链氨基酸营养素的活体肝移植受者在移植后早期的营养状态得到改善,移植后的分解代谢期也缩短了(Yoshida et al,2012)。谷氨酰胺是 DNA 和蛋白质合成的来源之一,补充谷氨酰胺可以促进肝再生(Ito & Higashiguchi et al,1999)。必需脂肪酸是肝细胞膜的组成部分,是多种功能介质的前体,在肝再生中也发挥重要作用。有意思的是,葡萄糖补充剂对肝再生有抑制作用,与 C/EBP-α、p21 和 p27 的表达增加相关(Weymann et al,2009),尽管之前的研究并没有发现这种作用(Nishizaki et al,1996)。

性别

已知性类固醇激素能短暂诱导肝细胞增殖和改善脂肪酸

代谢(Repa et al,2000年)。在肝细胞上有雌激素受体,在啮齿动物和人类中,PHx后血清雌二醇显著增加(fracavilla et al,1989)。17β-雌二醇预处理可以在体外试验中诱导肝细胞DNA合成,在体内试验则加速肝再生;当PHx后不久给予三苯氧胺(tamoxifen,一种混合雌激素激动剂/拮抗剂)时,会减缓肝再生(fracavilla et al,1989)。相反,PHx后男性和雄性大鼠的睾酮水平下降。然而,没有临床证据表明人类肝切除术后肝再生在性别间存在显著差异。

固有性肝病:脂肪性肝炎

　　肝再生反应会受到固有性肝病,如脂肪性肝炎、肝纤维化和肝硬化的严重影响。脂肪性肝炎是一种在普通人群中更为常见的疾病(Adams et al,2005;Bhala et al,2011),对肝切除病人的管理提出了挑战。肝脂肪变会在数个分子水平上影响肝再生。脂肪堆积与自由基损伤引起的肝细胞线粒体损伤有关。患有脂肪性肝炎大鼠的肝脏在PHx后出现有丝分裂延迟和死亡率增加,这可能是由于肿瘤坏死因子和IL-6信号异常表达所致(Selzner et al,2000)。PHx后ob/ob小鼠(脂肪性肝炎模型)脂肪肝中,JNK和ERK的协同诱导被破坏,AKT得到增强,PEPCK受到抑制(Yang et al,2001)。细胞周期蛋白D1的诱导随着STAT3和ATP水平的降低而被取消,这可能会阻止细胞周期的进展。脂肪酸氧化引起的自由基损伤是导致肝细胞线粒体损伤的主要原因。细胞色素P-450的诱导异常也是脂肪肝中所发现的病理生理机制之一,可能导致肝再生不良(Farrell,1999;Kurumiya et al,2000;Neuschwander-Tetri et al,2003)。潜在脂肪变性的存在对大范围肝切除术后的并发症发病率和死亡率有相当大的影响(Behrns et al,1998;de Meijer et al,2010;Vetelainen et al,2007),如果出现明显的脂肪变性(≥30%),并发症的发生率会明显增高(Kooby et al,2003)。脂肪性肝炎,或在脂肪浸润的情况下的急性感染,具有更高的风险,并最终导致肝纤维化和肝硬化。

　　在移植中,中重度脂肪肝行肝移植(>30%至≥60%)后有较高的原发性无功能、较高的转氨酶指标和较低的移植存活率(Verran et al,2003年),原因可能在于炎症加剧和无法启动修复和再生机制。进行性瘢痕化和肝纤维化导致星状细胞向细胞外基质分泌异常胶原细胞(Kim et al,1998)。肝再生障碍被认为是营养物质和肝营养因子向肝细胞弥散减少的结果,最终由瘢痕牵缩造成的肝脏结构异常形成物理屏障,阻止肝细胞增殖(Poynard et al,1997)。

药物治疗

　　许多外源性药物可以影响肝再生,包括常用处方药和新辅助化疗药物。许多影响肝再生的药物,也诱发肝脂肪变,包括某些抗心律失常药、抗生素、抗病毒药物、抗惊厥药、类固醇、钙通道阻滞剂、他汀类药物和降糖药。β受体阻滞剂和非甾体抗炎药(nonsteroidal antiinflammatory drugs,NSAID)对肝再生有着更直接的负面影响。β受体阻滞剂通过降低进入肝脏的门静脉血流量和阻断肾上腺素的营养作用而对肝再生造成损害。NSAID直接抑制C/EBP-β介导的肝再生通路中的环氧化酶。β-受体阻滞剂或非甾体抗炎药治疗的啮齿动物在PHx后肝再生延迟(Hong et al,1997;Rudnick et al,2001)。尽管在服用β

受体阻滞剂或非甾体抗炎药的病人肝切除术后病态率或死亡率的增加中没有反映出这种效应,但在肝切除手术前必须考虑到任何药物对肝再生的潜在不利影响。

　　如今越来越多的病人在新辅助化疗或诱导化疗后接受肝切除手术。化疗药物引发的肝毒性主要是肝窦阻塞综合征(sinusoidal obstruction syndrome,SOS),与奥沙利铂(Eloxatin,Sanofi Aventis,Bridgewater,NJ)有关(Rubbia Brandt et al,2004),以及与伊利替康(Campto,Pfizer,New York)有关的脂肪性肝炎(chemotherapy-associated steatohepatitis,CASH)(Vauthey et al,2006)。这种化疗相关的脂肪性肝炎增加了术后死亡率,特别是术后肝功能衰竭导致的死亡(Fernandez et al,2005)。肝窦阻塞也会对大范围肝切除后的肝再生造成障碍,增加术后并发症发生率,但可通过同时使用贝伐单抗来阻止其发生(Avastin,Hoffmann LaRoche,Indianapolis,IN)(Rubbia Brandt et al,2011;Vigano et al,2013)。贝伐单抗是针对血管内皮生长因子为靶点的单克隆抗体,与细胞毒性化疗联合使用,可以提高转移性结直肠癌病人的手术可切除率(Grunberger et al,2015)和生存率(Hurwitz et al,2004)。精心设计的临床前研究已经证明,抑制血管生成可以抑制伤口愈合(Scappaticci et al,2005)。贝伐单抗似乎不会对人PHx后的肝再生产生负面影响(D'Angelica et al,2007)。动物研究表明肝脏再生依赖于VEGF和血管生成(Drixler et al,2002)。在小鼠模型中,与对照组相比,抗血管内皮生长因子受体治疗对PHx后的肝再生和细胞增殖有轻微损害(Van Buren et al,2008)。临床上,如果在肝切除术前至少6~8周停用贝伐单抗,就不会对术后肝功能造成影响(Reddy SK et al,2008;Zorzi et al,2008)。

　　关于用于治疗肝细胞癌的多激酶抑制剂索拉非尼(nexavar)的作用,实验研究有相互矛盾的结果。肝脏手术前停药,索拉非尼对肝再生没有影响;然而,在对小鼠的一项研究中,肝切除后给索拉非尼影响了晚期肝再生,并观察到磷酸ERK水平降低和伤口延迟愈合的并发症(Hora et al,2011)。然而,在另一项大鼠实验中,没有发现与索拉非尼用药相关的肝再生的显著变化(Shi et al,2012)。

肝移植

　　肝再生在肝移植中也至关重要。在死亡供体肝移植中,肝细胞的丢失是以I/R损伤的形式发生的,这是由于从获得供体到移植的必要保存期以及供体可能发生的损伤。移植后再生机制积极参与,这取决于损伤的时间长度和程度(Debonera et al,2001;Olthoff,2002)。同样,失去同种免疫反应的肝细胞需要替换。在将SFS移植物移植到更大的受体中时,再生也是必要的。这是成人到成人活体肝移植(adult-to-adult living-donor liver transplantation,AALDLT)的情况(Olthoff,2003)。AALDLT的缺血性损伤最小,因为其移植肝保存期最短;然而,这项技术提供了一种移植物,根据定义,它太小,需要充满活力的肝细胞迅速增殖。移植仅占成人预期肝体积的50%~60%,受体(和供体)必须依靠部分肝脏的快速再生,来维持肝脏所需的基本代谢功能。美国国立卫生研究院(National Institutes of Health,NIH)赞助的成人到成人活体供者移植(A2ALL)的研究项目调查了许多供体和受体因素在肝再生中的作用。残余肝脏或移植物的大小对再生的速率和再生的肝量影响最大(Olthoff et al,2015)。

在一项人类肝脏再生相关分子机制的初步研究中,我们注意到完全再生供体与不完全再生供体肝基因表达的差异,即主要与细胞增殖、炎症、代谢(氨基酰转移 RNA 合成)和应激途径(急性期反应)相关的基因是最显著的调控通路。相反,再生不良组在切除前后的表达变化很小。再生不良肝脏的基因组结构缺乏明显变化,表明其恢复和再生分子通路的启动可能受到抑制或延迟(Hashmi et al,2015)。

缺血性损伤

冷、热缺血性损伤是肝移植过程中不可避免的组成部分。在整个肝移植的长时间冷缺血后,随着如前所述的肝再生标记物的上调,细胞周期通路开始启动。当缺血性损伤加重时,细胞因子、转录因子和即刻早期基因的表达和激活明显增强,更大规模肝细胞复制也开始启动(Debonera et al,2001)。肝脏只能承受一定程度的"不可逆"缺血性损伤,损伤程度过大,肝脏或同种异体移植物无法维持肝功能平衡和保持肝再生能力,导致肝功能不全和移植失败(Debonera et al,2002)。此外,最近的研究表明,在移植冷保存过程中的血流量缺乏,通过下调转录因子 Kruppel 样因子 2(Kruppel-like factor 2,KLF2)的表达,显著恶化肝窦内皮细胞(liver sinusoidal endothelial cells,LSEC)的保护表型,而 KLF2 负责协调多种保护基因的转录,包括一氧化氮的内皮合酶(endothelial synthase of NO,eNOS)、抗血栓分子血栓调节蛋白,或抗氧化转录因子 NRF2 等保护基因(Gracia Sancho et al,2010;Peralta et al,2013;Russo et al,2012)。

小肝组织

肝组织的移植量已被证明是移植后成功恢复的一个重要因素。早期关于移植后肝再生的实验研究表明,移植体小肝综合征适应其环境并达到与原始天然肝脏相同的大小(Kam et al,1987)。很明显,移植物的大小与受体的比例至关重要,因为移植物太小会降低存活率(Francavilla et al,1994)。这些发现与活体供者移植的早期临床经验相关,因为一些肝段移植物出现了"小肝综合征",明显与肝功能损害有关,表现为胆汁淤积时间延长,组织学改变与缺血性损伤一致,与预后不良相关。移植体积小于计算标准肝体积 40% 的肝移植移植物存活率低,并伴有长期高胆红素血症(Emond et al,1996;Kiuchi et al,1999;Lo et al,1999;Zhong et al,2006)。A2ALL 研究中肝段移植物功能障碍的发生导致病人的预后恶化(Olthoff et al,2015)。部分肝移植的动物模型研究了在 50% 和 30% 移植体积的情况下再生反应和缺血损伤之间的相互作用。如果缺血损伤最小,部分移植物表现出强大的再生反应。然而,很明显,当这些部分移植物受到较长时间的缺血损伤时,对存活率则有显著负面影响,表现为肝脏广泛坏死,无法启动或维持再生反应,生存率降低。这些发现显示,小肝综合征对移植本身以外的额外损伤的耐受性也降低(Debonera et al,2004;Selzner et al,2002)。

尽管 AALDLT 的缺血性损伤已经是最小化了,但活体捐献中移植所需的临界肝体积的界定仍缺乏统一意见。大多数研究中心将临界体积定义为移植物与受体体重之比或标准体积的百分比。目前还没有报告有统一的测量手段来准确评估移植物体积与受体的关系。活体供者和劈离肝移植的临床

经验表明,移植物与受体体重比的下限为 0.8%,或标准肝体积的 40%。供体和受体的特性,以及移植本身的因素,对这些最小可接受的标准肝体积有显著的影响。在暴发性肝功能衰竭、严重门静脉高压症和严重疾病的病人,如终末期肝病模型(model for end-stage liver disease,MELD)评分高的病人,以及代谢应激明显的病人,可能比在可选择条件下移植的稳定病人需要更多的肝体积(Marcos et al,2000)。虽然 AALDLT 在急性发作肝衰竭病人中通常是成功的,但是在世界上部分地区,由于无法获得死亡供体来移植,因此西方的许多中心没有开展 AALDLT,因为很难确定部分移植物是否有足够的肝体积来支持这种受体的恢复(Campsen et al,2008;Olthoff et al,2011)。额外压力刺激的累积,如合并败血症或肾功能衰竭,可能会使体积相对较小的肝移植物功能衰竭。

免疫抑制的影响

在移植物环境中,需要抑制宿主免疫反应以避免急性移植物排斥反应,而抑制这种反应可能会干扰需要主动肝再生的肝移植物的恢复。免疫抑制方案中常规使用的糖皮质激素已被证明在 PHx 模型和缺血性肝损伤移植模型中会显著抑制细胞周期的进展(Debonera et al,2003;Nagy et al,1998;Tamasi et al,2001)。环孢素和他克莫司可能以剂量依赖的方式对肝再生造成不同的影响(Francavilla et al,1991)。西罗莫司则具有抗增殖作用,干扰肝细胞复制(Francavilla et al,1992;Palmes et al,2008)。肝细胞的快速复制和较小的移植肝体积也可能干扰某些药物的代谢和药代动力学。初步研究表明,AALDLT 受体在术后早期需要的他克莫司剂量低于接受整体移植的病人(Trotter et al,2002)。测量这些受体肝功能恢复的能力将有助于评估这些再生部分肝移植的肝细胞功能和代谢需求。

供者年龄

与在非移植环境下的肝再生一样,较老的移植肝的再生速度不如年轻的移植肝快。一项活体供体的临床研究显示,与中老年供肝相比,年轻供体肝移植后的移植物/标准肝体积更大。老年移植肝在术后早期的凝血酶原时间更长(Ikegami et al,2000)。来自 UNOS 数据库的统计数据表明,老年供者的活体移植物存活率低于年轻供者(Abt et al,2004),在 NIH A2ALL 研究中,随着供体和受体年龄的增加,短期和长期的存活率反而有所下降(Olthoff et al,2005,2015)。在死亡供体移植环境中,年龄在 55 至 60 岁之间的移植物长期存活率较低,冷缺血时间更长(Cassuto et al,2008)。年龄可能影响活体供体和受体肝脏的再生和恢复。尽管目前没有明确的年龄限制,许多团体还是将捐献者的年龄上限限制在 50~60 岁。

炎症:病毒性肝炎和细菌感染

关于肝细胞快速增殖如何影响其他体内进程,我们知之甚少。一般细菌性炎症和一些病毒感染,如乙型肝炎和丙型肝炎病毒,特别是小鼠巨细胞病毒(Marshall et al,2005;Sun & Gao,004;Tralhao et al,2002)均被报道会抑制肝再生。病毒感染相关因素抑制肝再生的确切机制尚不清楚,尽管它可能部分通过抑制细胞周期依赖性分子来介导。因为在美国大多数肝移植病人都患有丙型肝炎,所以了解移植物中这种强烈的再生反应

是对丙型肝炎病毒(hepatitic C virus,HCV)阳性个体的病毒复制动力学有多大的影响是很重要的。研究人员注意到,HCV RNA复制在增殖细胞中明显增强,表明病毒复制受细胞周期依赖性因子的调节(Erhardt et al,2002)。临床上,进展性肝病被报道与肝细胞增殖增加有关(Poynard et al,1997)。另外,HCV核心蛋白已被证明与细胞生长促进和调节因子有着显著的相互作用,这可能会影响肝再生(Blindenbacher et al,2003;Hayashi et al,2000;Lee et al,2002;Ray et al,1998;Shrivastava et al,1998)。早期单中心研究表明,活体供体肝移植受者较死亡供体肝移植受者HCV复发时间更早、更严重;然而,这在任何前瞻性对照研究中都没有得到验证(Berenger,2006;Ghobrial et al,2002;Shiffman et al,2004;Terrault et al,2007)。

伴随的细菌感染也会影响肝脏再生。早期研究报告显示:肝脏切除前炎症情况下大鼠肝再生增强,这是由于LPS的刺激;促炎细胞因子如IL-6、TNF-α以及HGF的上调(Sekine et al,2004;Weiss et al,2001);所有这些都是肝再生的主要介质。最近的一项研究结果更符合临床观察结果——在肝切除合并腹腔内脓毒症的大鼠模型中,肝再生动力学显著延迟,炎症加剧,促炎细胞因子释放增加(Seehofer et al,2007)。在肝移植术后第一周发生的早期移植物功能障碍(early allograft dysfunction,EAD)病人中,炎症与肝再生不良的关系得到证实。EAD与围手术期的炎症反应和25种细胞因子、趋化因子和免疫受体的特异性模式有关。EAD病人在术后早期表现出较高的单细胞趋化蛋白-1(monocyte chemoattractant protein-1,MCP-1)、IL-8(CXCL8)和RANTES(调节活化,正常T细胞表达和分泌;CCL5)趋化因子水平,提示NF-κB通路上调,此外,与T细胞免疫相关的趋化因子和细胞因子水平升高,包括干扰素-γ诱导单因子(monokine induced by interferon-γ, MIG;CXCL9)、干扰素-γ-诱导蛋白-10(interferon-γ-inducible protein-1,IP-10;CXCL10)和IL-2R(Friedman et al,2012)。

其他因素

其他一些因素可能影响肝移植后的再生反应。如门静脉血流增加意味着更快速的肝再生(Jiang et al,2009)。除了移植物自身的细胞量减少之外,门静脉血流动力学也发生改变,移植物受到门静脉血流量增加和压力增加的双重影响。门静脉流量增加到基线水平以上两倍将会加速病人恢复(Eguchi et al,2003);然而,另一方面,严重的门静脉过度灌注将导致肝再生减少和死亡率增加,被认为是移植物小肝综合征的核心(Hesseimer et al,2011年;Tracy et al,1991年)。对于严重的门静脉高压症以及需要调节门静脉血流的病人,建议采用较大和较年轻的供体。肝静脉引流不畅可抑制肝再生(Scatton et al,2008年),其相应的肝段会随着时间的推移而逐渐萎缩。与肝切除术一样,雌性可能对小鼠模型中部分移植物的再生产生积极影响(Yokoyama et al,2007)。雌激素可能是由于可以减轻炎症反应和减少氧自由基产生而对各种压力有更好的耐受性,从而促进肝再生。然而,即使在移植方面,也没有临床证据支持这些实验研究的结论。

促进肝脏再生的实验策略

虽然临床上还没有任何可靠的干预措施来改善肝再生,然而仍然有许多方法在实验环境中都取得了成功。在大范围肝切除术或在肝移植中使用SFS移植的情况下,通常会出现IL-6和TNF-α水平升高的强烈启动反应,但细胞周期进展的诱导失败(Debonera et al,2004)。在动物模型中,这个问题可以通过单次注射HB-EGF来克服(Mitchell et al,2005)。另一种可能在SFS移植情况下有用的策略是阻断高级糖基化终产物受体(receptor for advanced glycation end products,RAGE)。阻断RAGE通过增加TNF和IL-6的产生和增强抗炎症细胞因子IL-10的表达,大大提高了85%肝切除术后大鼠的存活率(Cataledegirmen et al,2005)。最近,TGF-β作为目前已知的最有效的生长抑制多肽,在SFS肝移植模型中的作用被评估。SFS肝移植后,TGF-β1显著升高,形成异源受体复合物。这种复合物的磷酸化激活Smad家族的蛋白质,特别是Smad2和Smad3(Lonn et al,2009)。活化的Smad2和Smad3与Smad4形成复合物,进入细胞核,激活表达调控蛋白的靶基因,发挥其对肝细胞增殖的抑制作用。Smad7是一种抑制性Smad,与TGF-β受体复合物稳定相关,并被证明能抑制TGF-β依赖的细胞周期阻滞(Zhong et al,2010)。因此,抗TGF-β治疗有望成为临床实践中上促进SFS移植肝再生的新策略。

临床意义

术前何时刺激肝再生

当我们知道当残余肝体积太小时,围手术期并发症的风险会增加,尤其是对有病变肝脏来说,手术切除前精确评估肝脏功能是很困难的(Yigtler et al,2003)。肝切除术后肝功能恢复较快,但往往难以精准评估。传统的临床血液检查和肝脏活检是不足以精确评估肝功能的。Child-Pugh分级和MELD评分系统只是对肝脏功能储备的粗略分级,主要适用于肝硬化病人。胆红素、白蛋白、国际标准化比率和血小板计数仅在晚期肝硬化中出现异常。磁共振成像(MRI)或计算机断层扫描(CT)可以准确地测量残余肝体积,但定量检测就不那么准确了。传统的肝切除手术前测量肝体积的方法会导致对功能性残余肝体积的估计不准确,因为存在扩张的胆管、多个肿瘤、未发现的病变、因胆汁淤积或先前化疗而受损的肝体积、胆管炎、血管栓塞、脂肪肝或肝硬化,或肿瘤生长引起的肝段萎缩和/或肥大(Azolay et al,2000;Kubota et al,1997)。由于病人间肝脏体积存在显著差异,术前通过CT准确体积测算是必要的。在活体供肝肝移植中,由于供肝功能正常,因此可以用总肝体积(total liver volume,TLV)和残余肝体积(functional residual liver,FRL)来预测术后肝功能。然而,受体病变肝脏的总肝体积并不是一个有用的功能指标,根据移植物重量与受体体重比(graft weight-to-recipient body weight ratio,GRBWR)或基于受体BSA的标准化肝体积计算的值用于预测最小足够移植肝体积(Higashiyama et al,1993;Vauthey et al,2000)。在肝段移植中,建议GRBWR大于0.8%或移植物重量比(移植物重量除以受体的标准肝脏重量)大于40%,以期达到移植物和病人存活率超过90%(Lo et al,1999)。相比之下,切除80%功能性肝体积的扩大肝切除只能在没有慢性肝病的情况下的肝胆恶性肿瘤中进行(Abdalla et al,2002)。扩大肝切除手术推荐的最小残余功能肝体积在正常肝脏中需要大于 25%，在伴有中重度脂肪肝、胆汁淤积、肝纤维化、肝硬化或化疗后等肝脏"受伤"的情况下，需要大于 40%，(Shoup et al,2003)。定量肝功能测试检测肝脏代谢或提取受试化合物的能力，可以识别疾病早期肝功能受损的病人，但在预测大范围肝切除后肝脏再生能力方面的应用有限。吲哚菁绿清除率(ICG)被认为是一种准确的肝功能储备评估方法，可以帮助预测手术死亡率(Lau et al,1997)，但是更多关于使用定量肝功能测试的手段，如蛋氨酸呼气试验、胆酸清除率、肝脏单光子发射 CT 扫描、肝脏闪烁扫描和磷-31 磁共振波谱等来测量病肝功能的研究正在进一步被发现(Corbin et al,2002)。与 ICG 和 CT 容积数据等方法相比，肝胆闪烁显像是一种可重复的精确工具，可用于评估功能性肝摄取和排泄、术前肝功能储备和残余肝功能，还可以监测术后肝功能的再生(Dinant et al,2007)。对未来残余肝体积的评估可以区分哪些病人最有可能受益于术前促进肝增生的技术，如 PVE 或肝动脉栓塞。

对于活体捐献者，建议至少保留 30% 的残余肝量，以尽量维持供者安全。A2ALL 研究详细调查了一系列活体捐献者的定量肝功能，发现捐赠后早期肝功能有显著变化，随后出现了门静脉压力升高的临床表现，如血小板降低和脾脏增大(Emond et al,2015;Everson et al,2013;Trotter et al,2011)。这是否会对捐赠者产生长期影响仍不得而知。

应用门静脉栓塞促进肝再生

选择性门静脉栓塞技术针对大肿瘤或肝功能异常的病人，通过减少需要切除的肝体积，诱导 FLR 增生到接近目标值。决定哪些病人在大块肝切除前做 PVE 的标准主要是 FLR 的大小；影响肝功能的因素，包括既往的化疗、肝炎和肝硬化；以及所计划手术的复杂性(Abdalla et al,2001;Yigitler et al,2003)。当预测 FLR 在正常肝脏小于 20% 到 25% 的肝体积，在肝功能受损的肝脏小于 40% 的肝体积时，建议术前采用 PVE(Hemming et al,2003)。PVE 对肝脏的刺激类似于 PHx，增加循环中的 IL-6 和 TNF-α(Feingold et al,1988;Koga & Ogasawara,1991)，激活有丝分裂级联反应。事实上，PVE 后对侧肝脏增大小于 5% 是肝切除后肝衰竭的强有力的预测指标(Ribero et al,2007)。在未结扎的肝叶中观察到 HGF 的 DNA 合成和 mRNA 表达显著增加(Uemura et al,2000)，而在结扎的萎缩肝叶中，HGF 的表达仅略微升高，肝细胞增殖的负调节因子如 TGF-β 和 IL-1β 则强烈表达。重要的是要记住，这些因素也可能促进 FLR 中的肿瘤生长，应考虑在 PVE 期间继续化疗以治疗恶性肿瘤(Covey et al,2008;Pamecha et al,2009)。

联合肝脏离断和门静脉结扎的二步肝切除术(ALPPS)

2012 年，一项激进的新型手术方式被引入，以刺激增生不良的残留肝脏(Schnitzbauer et al,2012)。在这两步手术中，首先离断 Ⅱ/Ⅲ 段和 Ⅳ 段之间的肝实质，同时结扎门静脉右支。在第二阶段，进行扩大的右半肝切除术。这种手术方式最初受到质疑和阻碍，因为手术死亡率高达 11% 到 19%，并发症发生率高达 40%(de Santibanes & Clavien,2012;Schadde et al,2015)，但是随着经验的增加和更好的病人选择，在围手术期死亡率没有增加的情况下获得了更好的疗效(Hernandez Alejandro et al,2014)。虽然 ALPPS 似乎是一种有前途的技术来选择病人促进肝再生，但仍然有许多人建议在尝试该手术之前考虑其他替代方法，如充分的门静脉和肝静脉栓塞(Vauthey & Mise,2014)。

缺血预处理促进肝再生

肝切除、移植和创伤可导致组织缺氧时间延长，细胞代谢转化为厌氧途径。再灌注和氧输送的恢复会导致肝损伤，这种现象被称为缺血/再灌注(I/R)损伤，它会损害肝再生(Selzner et al,1999)。在肝脏切除术中，临床第一次尝试减少缺血损伤是通过中断长时间缺血间期和多个短时间再灌注来实现的(Makuuchi et al,1987)。IPC 对肝脏的保护作用涉及许多不同的机制，包括抑制大范围肝切除术后细胞凋亡和保护细胞 ATP 含量。(Clavien et al,2003;Rudiger et al,2002)。最近进行的一项人类 cDNA 微阵列研究表明，缺血预处理(ischemic preconditioning,IPC)可触发 IL-1Ra、iNOS 和 Bcl-2 的过度表达，从而抵消缺血诱导的促凋亡和促凋亡激活(Barrier et al,2005)。IPC 还被认为通过上调 TNF-α 和 IL-6 等细胞因子、各种热休克蛋白和下调 TGF-β 来促进肝再生(Gomez et al,2007)。通过 10 分钟的门管三联阻断和 10 分钟的再灌注进行的缺血预处理在肝脏切除术，特别是对轻中度脂肪肝病人(Clavien et al,2003)和肝移植(Franchello et al,2009;Jassem et al,2009)都是有效的。药物诱导热休克蛋白对肝切除术后肝功能的恢复可能起到有益的作用，但仍有待进一步临床试验证实。

化疗后肝脏的再生潜能

如前所述，越来越多的肿瘤病人在手术前接受多种药物的广泛化疗。与未接受化疗的病人相比，大范围肝切除术后并发症发生率和死亡率，化疗组均明显高于对照组(Fernandez et al,2005;Vauthey et al,2006)。化疗对肝再生的有害影响随着化疗疗程总数的增加而增加，并在 5 个疗程后急剧上升(Karoui et al,2006)。因此，我们主张在行大范围肝切除前，含 FOLFOX/FOLFIRI(5-FU,leukovorin,奥沙利铂/伊立替康)的化疗周期不超过 6 个，并在化疗结束 3 周再手术。抗血管内皮生长因子单克隆抗体贝伐单抗有着较长的半衰期，理论上应该在手术前 6 到 8 周停止使用，这就需要在手术时机上与肿瘤内科医生密切合作。最近有报告，在同样的情况下显著受损的肝脏反而过度增生(Aussilhou et al,2009)，但这也可能归因于高强度的伴随化疗(Vauthey & Zorzi,2009)。因此，贝伐单抗使用后与手术之间的最佳窗口仍然不确定(Clavien et al,2007)。

新视野与未来展望

干细胞治疗

肝再生过程中，除了肝细胞增殖和肝前体细胞参与之外，骨髓源性细胞具有作为肝细胞移植的能力(Alison et al,2009;Duncan et al,2009;Friedman & Krause,2009)。成人骨髓包含两个定义明确的干细胞群：造血干细胞(hematopoietic stem cells,HSC)和间充质干细胞(mesenchymal stem cells,MSC)，前者产生所有成熟的血液细胞谱系,后者可以分化为骨、软骨、肌肉和脂肪。通过分析啮齿动物和人类雄性、雌性骨髓移植后的肝脏样本,发现了骨髓向肝细胞分化的证据(Alison et al,2000;Lagasse et al,2000;Oertel & Shafritz,2008;Theise et al,2000)。然而,这种情况在多大程度上发生及其机理仍在争论当中(Fausto,2004;Oertel et al,2008)。造血干细胞的再繁殖率一般从0.01%到高达40%不等,但往往都被高估了(Hall et al,2012)。

　　在关于造血干细胞获得肝细胞表型的机制的讨论中,干细胞和肝细胞的融合(Vassilopoulos et al,2003;Wang et al,2003)和干细胞向肝细胞的横向分化,这两种机制均已经得到证明(Harris et al,2004;Jang et al,2004)。在有严重肝病的病人中发现了最高水平的骨髓源性肝细胞,这表明组织损伤可能促进骨髓源性肝细胞的植入。动员的骨髓干细胞主要表达趋化因子受体 CXCR4。同时,其配体(SDF-1)mRNA 水平在受损肝组织中升高。这些结果提供了一个线索,即 CXCR4/SDF-1 的相互作用可能对来自骨髓的祖细胞动员到受损的肝脏很重要(Khurana & Mukhopadhayy,2007)。临床上,在良性和恶性疾患肝部分切除后,骨髓中的成体干细胞释放被证实(De Silvestro et al,2004;Gehling et al,2005),并且 PVE 后对侧肝脏骨髓来源的干细胞的再生增加了 2.5 倍(am Esch et al,2005)。另外的研究报告称,在肝损伤的情况下,骨髓间充质干细胞也能促进肝脏修复(Duncan et al,2009)。从人类脐带(Yan et al,2009)、脂肪组织(Banas et al,2008)、骨髓(Kuo et al,2008)和大鼠骨髓(Abdel-Aziz et al,2007)中分离出来 MSC,后者改善了急性肝损伤的啮齿动物的肝功能(例如,四氯化碳注射)。

　　MSC 或 MSC 衍生的肝细胞在肝损伤中的治疗作用包括三个主要机制。首先,骨髓间充质干细胞与代谢缺陷的肝细胞融合后,产生具有正常肝细胞功能的细胞(Kallis et al,2007;Lagasse et al,2000;Wang et al,2003)。第二种机制是急性损伤时MSC 分泌的可溶性因子。将人 MSC 条件培养基注入经 D-半乳糖胺(即急性肝损伤)治疗的大鼠,24 小时后大鼠的肝功能即得到改善(Parekkadan et al,2007;van Poll et al,2008),凋亡减少 90%,肝细胞增殖数量增加三倍。70%肝切除术后也显示出同样的表现,与细胞增殖、血管生成和抗炎反应相关的细胞因子和生长因子的肝脏基因表达均上调(Fouraschen et al,2012)。

　　最后一种机制,间充质干细胞的旁分泌效应可通过共享微泡发挥作用(Herrera et al,2010)。含蛋白质和 RNA 微粒的细胞间交换被认为是一种越来越重要的细胞-细胞间的通讯方式,MSC 可能通过微泡穿梭的 mRNA 水平转移来重新引导分化的肝细胞的行为(Deregibus et al,2007;Ratajczak et al,2006)。在疾病背景下,输注(骨髓)MSC 对肝衰竭病人显示出一些有利的效果(Peng et al,2011)。一些针对慢性肝衰竭病人的 I 期临床试验方案采用向肝硬化病人输注自体骨髓细胞,结果显示临床评分略有改善(Houlihan & Newsome,2008;Lin et al,2008)。然而,骨髓也可能含有具有纤维化分化潜能的细胞,这些细胞对终末期肝纤维化会有显著作用(Forbes et al,2004;Russo et al,2006)。因此,MSC 治疗有时被称为是一把双刃剑,人们担心 MSC 分化为参与纤维化反应的肌纤维母细胞而促进肝硬化(di Bonzo et al,2008)。不过该领域的最新出版物表明,使用 MSC 是安全的,并且对肝纤维化有着有益的作用(Chang et al,2009;Li et al,2012;Pan et al,2014;Roderfeld et al,2010;

Zhao et al,2009)。因此,MSC 介导的肝细胞移植治疗在实验性肝损伤模型中具有显著改善肝功能和提高动物存活率的作用,其在术后肝再生中的作用仍有待进一步明确。

去细胞化肝脏基质与肝组织工程

　　由于移植器官的短缺,对肝组织工程等替代模式的研究势头强劲。这种工程化的肝脏组织不仅可以用于肝移植,而且可以用来为大范围肝切除后的肝功能衰竭提供支持治疗。这一领域的一个创新性进展是认识到细胞外基质(extracellular matrix,ECM)在维持肝细胞分化表型中的重要作用。最近,人们开发了一些策略,通过去细胞化过程从肝脏获得完整的 ECM(图 6.7)。

　　这一策略是基于从器官中移除细胞,留下构成 ECM 的结构和功能蛋白的复杂混合物(Caralt et al,2014),然后重新播种适当的细胞群(Sabetkish et al,2014;Zhou et al,2014),再连通血流和胆道系统。利用整个器官的去细胞基质作为肝细胞样细胞的三维支架,一个功能齐全的生物工程肝移植有望成为现实。

　　目前临床应用的主要障碍之一是如何选择一种细胞来源进行肝再生。到目前为止,成人原代肝细胞是首选,但缺乏高质量的人肝细胞限制了组织工程的应用。

　　随着能够将成年体细胞重编程到多能干细胞的状态(induced pluripotent stem cell,iPS)的技术的出现,现在有可能产生大量可诱导的人类肝细胞(iHEP),然后利用这些细胞将肝脏生物支架再细胞化(Berger et al,2015;Hay et al,2008a,2008b;Huang et al,2011;Sekiya & Suzuki,2011;Sullivan et al,2009;Yu et al,2013)。

　　然而,人们担心这些细胞形成胆管的可塑性,这也是临床应用可移植肝基质工程的主要障碍。这个问题的可能解决方案来自最近发现的双电位类肝器官(Huch et al,2015)。这些细胞对 Lgr5 呈阳性,Lgr5 是 Wnt 激动剂 R-海绵蛋白的受体。取决于培养基的成分的不同,它们能够分化为肝细胞或胆管细

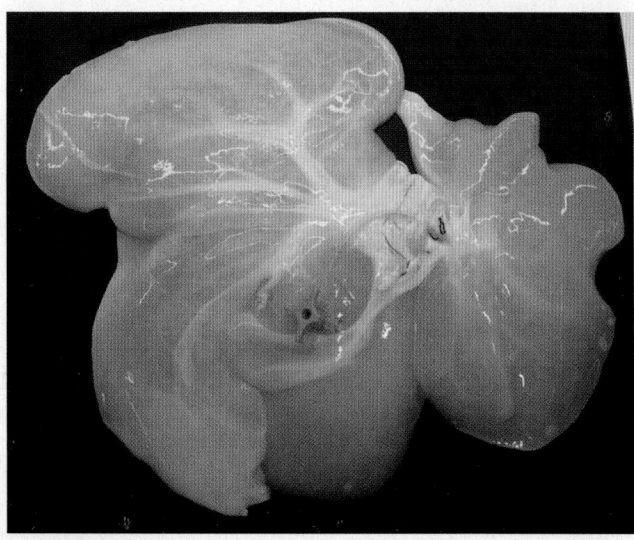

图 6.7　去细胞化肝脏支架。用 4% Triton X-100 和 0.1%氨以 60mL/min 的低流速处理猪肝约 16 小时。血管结构,如腔静脉仍保持其强度,而肝细胞外基质所有细胞被完全处理了

胞,后者作为胆管的前体。去细胞化肝基质复杂的时空环境,另外加上肝脏非实质细胞的参与,可能为此类器官的功能分化提供理想的生态微环境。这确实是一个不断发展和及时的研究领域,有许多正在进行的研究,其中肝再生的知识是必不可少的。

miRNA 在肝再生中的作用

一个被称为微 RNA(microRNA,miRNA)的微小调控 RNA 家族被发现在控制肝功能和功能障碍的各个方面,包括肝细胞生长、应激反应、代谢、病毒感染和增殖、基因表达和肝表型的维持等具有深远的作用(Ambros,2004;Elmen et al,2008)。miRNA 是一种小的内源性非编码 RNA,通过与目标 mRNA 的 39 个未翻译区域进行碱基配对,在转录后抑制蛋白质编码基因的表达(Bartel,2004;Grimson et al,2007)。

2002 年,miR-122 被鉴定为肝脏中丰富的 miRNA(Lagos-Quintana et al,2002),并被认为是成人肝脏中分离出的最常见的 miRNA(Chang et al,2004)。使用不同的方案沉默 miR-122,证明 miR-122 在肝脏整体新陈代谢调节中的重要作用(Esau et al,2006;Krutzfeldt et al,2005)。在高脂饮食小鼠中沉默 miR-122 可显著降低肝脏脂肪变,这与胆固醇合成率降低和肝脏脂肪酸氧化的刺激有关。miRNA 在急性肝功能衰竭病人自发恢复方面存在差异,与未恢复的病人相比,急性肝功能衰竭病人血清和肝组织 miR-122 水平显著升高,miRNA 靶基因包括血红素加氧酶-1、程序性细胞死亡 4、CDK 抑制剂 p21、p27 和 p57 表达的强烈下调,对肝脏再生造成损害(John et al,2014)。除部分肝切除后 miR-122 和 miR-21 上调外,其他 miRs:miR-22a、miR-26a、miR-30b、miR378、Let-7f 和 Let-7g 表达均下调。抑制

miR33 可改善小鼠 PHx 后的肝再生,表明 miRNA 是肝再生过程中肝细胞增殖的关键调节因子(Bandiera et al,2015;Chen et al,2011;Cirra Salinas et al,2012;Song et al,2010)。同样在肝移植中,miRNA 150、663 和 503 的表达抑制与再生成功相关,可以用来判断肝再生成功与否(Salehi et al,2013)。

在小鼠肝切除模型中,随着年龄的增长,上调的 miRNA 可通过靶向不同种类的谷胱甘肽-S-转移酶而导致与衰老相关的氧化防御能力下降(Maes et al,2008),拮抗这些 miRNA 可逆转衰老肝脏肝再生和氧化防御机制的下降。

总结

自 20 世纪以来,关于肝脏再生的知识已经从一个真正神秘的黑匣子事件迅速演变成对这个惊人复杂多步骤过程中涉及的通路的充分理解。关于肝脏再生的动力学和冗余的细胞内信号通路已经了解很多,但是对于肝脏再生启动和停止的确切信号我们仍然知之甚少。我们在肝再生和预防肝衰竭方面的先进知识保证了更安全的良恶性疾病的大范围肝切除,以及活体肝移植的顺利完成。

尽管我们有了更好的理解,但在肝再生不足导致肝功能衰竭的情况下,治疗选择几乎没有结构性的进展。对正常肝脏再生失败的病人,如何采用治疗策略来增强肝脏再生,从而将肝脏切除的可能性推到一个新的水平,这就面临着新的挑战。此外,在促进肝细胞增殖的同时,我们必须非常谨慎,不要因为我们的治疗而刺激原发性或转移性肝癌病人肿瘤的生长。

(张峰 译　张志伟 审)

第7章

肝纤维化：机制及临床意义

Diana Vetter, Scott L. Friedman

肝纤维化是急性或慢性肝损伤时瘢痕形成过程。在肝脏受到急性损伤后，肝实质细胞通过再生来维持肝组织的质量和功能。这一急性过程伴随着炎症和纤维化反应，但细胞外基质（extracellular matrix, ECM）沉积有限。相反，长期慢性肝损伤导致生长因子、蛋白水解酶、血管生成因子和纤维化细胞因子持续产生，分泌大量胞外基质，在肝细胞结节周围形成瘢痕组织，进而改变微血管结构（Friedman, 2004；Lee et al, 2015）（图7.1）。肝硬化作为纤维化的晚期阶段，最终导致肝功能受损和门静脉高压及其相关并发症。

通常情况下，由肝纤维化发展至肝硬化，再到导致明确的临床症状，整个过程需要数十年的时间。但有些疾病能加速这一进程，例如反复发作的严重急性酒精性肝炎，亚急性重型肝炎（特别是由药物毒性所致）以及肝移植病人再次感染丙型病毒性肝炎导致的纤维化、胆汁淤积。此外，有报道称在同时感染急性丙型肝炎病毒和人类免疫缺陷病毒（human immunodefi-ciency virus, HIV）的人群中也会伴随肝纤维化的发生（Fierer et al, 2008）。

遗传和环境因素也能影响肝纤维化的进程。例如，许多涉及炎症反应［如 Toll 样受体 4（Toll-like receptor 4, TLR4）（Guo et al, 2009）］或免疫反应（Powell et al, 2000）的候选基因多态性可能会影响肝纤维化的进展。在 HCV 中，7 个基因标签的形成在评估肝硬化发展的风险方面具有良好的预后价值（Huang et al, 2007），并已在两个独立的队列研究中得到了进一步验证（Pradat et al, 2010；Trepo et al, 2011）。然而，随着高效且耐受性好的 HCV 治疗方法的建立，使得大多数病人最终都会接受治疗，而不再受肝纤维化进展风险的影响，这也使得这种基因检测在 HCV 疾病中的作用逐渐减弱。不幸的是，对于非酒精性脂肪肝疾病（nonalcoholic fatty liver disease, NAFLD），类似遗传风险评分的开发一直难以捉摸，这可能是因为该疾病的异质性更高。

正常肝脏

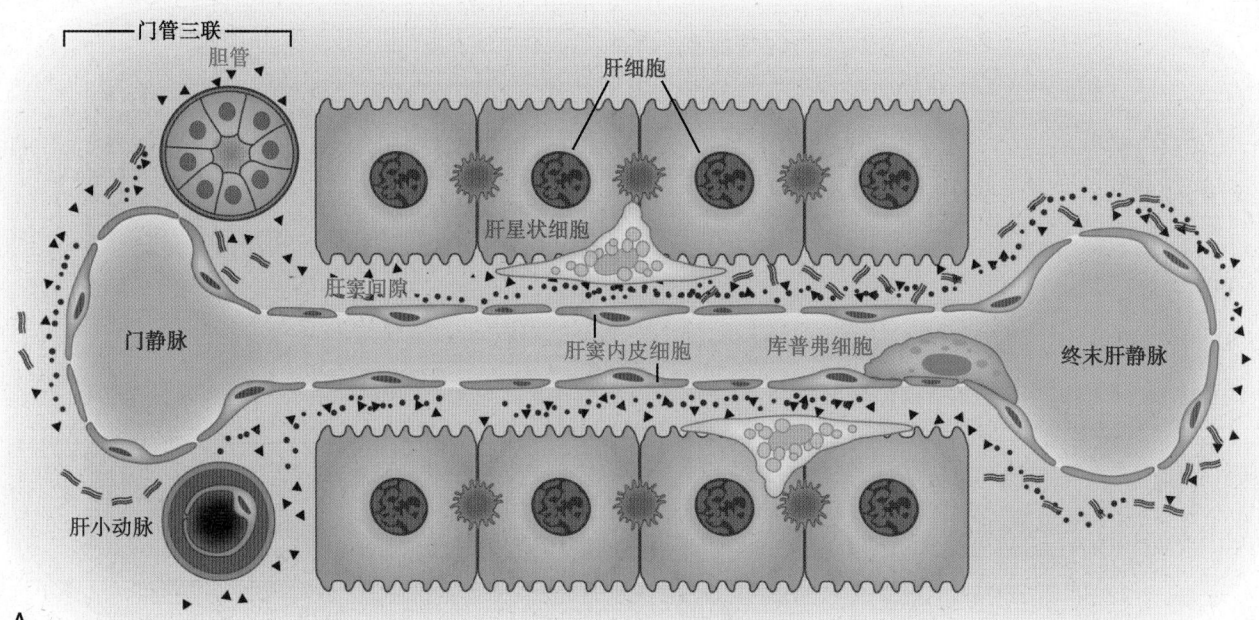

图7.1 肝纤维化中的基质和细胞改变。正常肝实质包含上皮细胞（肝细胞）和非实质细胞：开窗的窦状内皮、肝星状细胞和库普弗细胞（KC）。（A）肝窦通过受限于肝窦间隙的低密度基底膜状基质与肝细胞分离，保证了代谢交换。损伤后，肝星状细胞被激活并分泌大量细胞外基质（ECM），导致隔膜逐渐增厚。

纤维化的肝脏

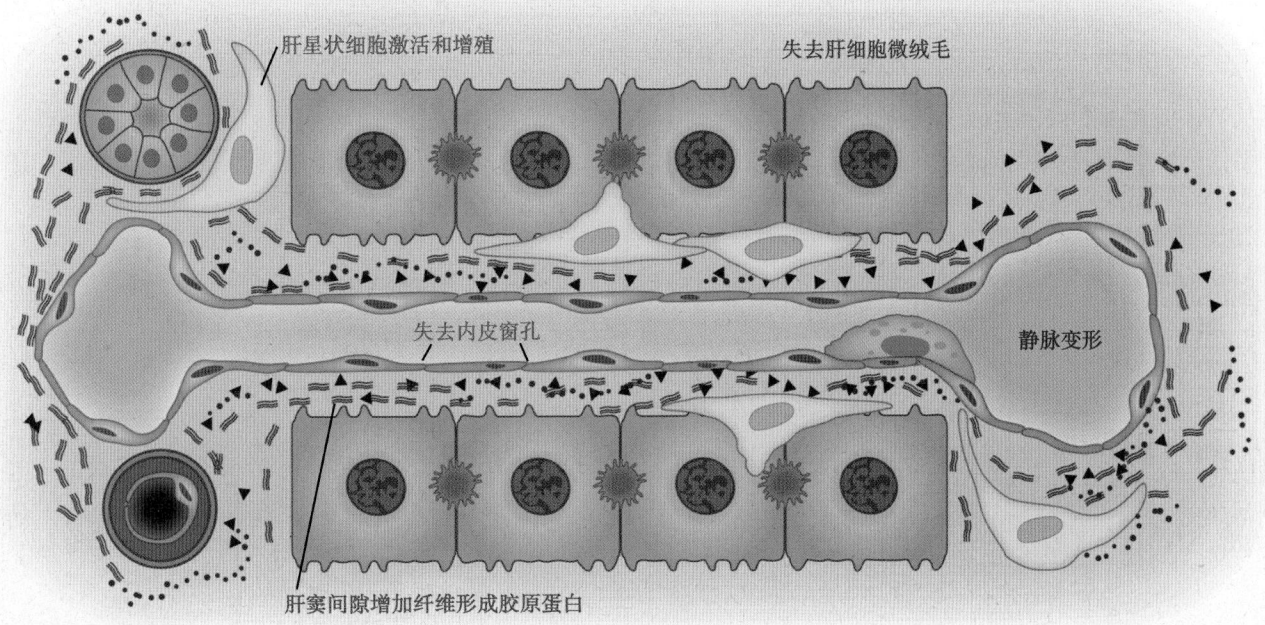

肝星状细胞激活和增殖　　失去肝细胞微绒毛

失去内皮窗孔　　静脉变形

肝窦间隙增加纤维形成胶原蛋白

- ━ ━ ━ 纤维形成胶原蛋白(Ⅰ、Ⅲ、Ⅴ型)
- ∷∷∷∷∷ 基底膜胶原蛋白(Ⅳ、Ⅵ型)
- ◢◣◥◤ 糖复合体(层粘连蛋白、纤维粘连蛋白、糖胺聚糖、生腱蛋白)

B

图 7.1(续)　(B)肝窦间隙的 ECM 沉积会导致内皮窗孔和肝细胞微绒毛丧失,进而损害门静脉血和肝细胞之间正常的双向代谢交换以及导致门静脉高压的发生(From Hernandez-Gea V,Friedman SL:Pathogenesis of liver fibrosis,Annu Rev Pathol 6:425-456,2011)

在西方国家,肝纤维化的主要病因是慢性 HCV 和 HBV 感染、酒精滥用,以及非酒精性脂肪性肝炎(nonalcoholic steatohep-atitis,NASH)(见第 70 章和第 71 章)。作为对慢性损伤的普遍组织反应,纤维化也发生在许多其他器官(心脏、肺、肾)中,通常是持续炎症的结果。值得注意的是,多达45%的死亡与某种程度的纤维化有关(Wynn,2008),这强调了纤维化反应的重要性,也解释了对该领域日益增长的研究兴趣。数十年来,纤维化一直被认为是一种不可逆转的疾病,可发展为肝硬化,增大了发生肝细胞癌和肝功能衰竭的风险。这意味着一旦肝硬化出现,肝移植是肝纤维化唯一的可能治愈方法。

过去 35 年的研究已经使人们对肝纤维化的细胞和分子机制有了更深入的了解,发现了紧密调控的病理生理过程,并明确了肝星状细胞(hepatic stellate cell,HSC)是肝纤维化发生的中心细胞类型(Friedman et al,1985),而最重要的是揭示了肝纤维化的潜在可逆性及可能的治疗靶标。

肝纤维化的分子机制及细胞机制

肝脏的实质细胞和非实质细胞的解剖结构有助于其发挥免疫器官的独特作用,并解释了肝脏对损伤的反应。肝脏主要由上皮细胞(肝细胞和胆管细胞)以及包括肝巨噬细胞(库普弗细胞)、窦状内皮细胞和肝星状细胞在内的非实质细胞组成。越来越多的包括库普弗细胞在内的特殊免疫细胞已经被识别,包括树突状细胞、自然杀伤(natural killer,NK)细胞和自然杀伤T(natural killer T,NKT)细胞,强调肝脏是先天免疫调节的关键

器官(Crispe,2014;Gao & Radaeva,2013)(见第 10 章)。

肝包膜以隔膜的形式伸入肝脏,描绘出形成肝脏的结构单元——肝小叶。肝小叶形成六边形结构的门静脉三联(包括门静脉、肝动脉和胆管的分支),位于肝小叶的外围,中心具有门静脉分支(见图 7.1)。肝板从中央静脉向外辐射,并被肝窦彼此隔开。肝窦形成肝门静脉和肝动脉分支与中央静脉之间的连接元件。库普弗细胞、NK 细胞、NKT 细胞和树突状细胞都存在于肝窦中,均为先天免疫系统的重要组成部分。窦状内皮与肝细胞之间的内皮下空间也称为肝窦间隙。位于肝窦间隙中的肝星状细胞与内皮细胞、肝细胞直接接触。窦状内皮细胞有大量窗孔,可使血浆从肝窦的血液中畅通无阻地流入肝窦间隙。通过这种结构,肝细胞和肝星状细胞直接暴露于来自肠道引流的静脉血血浆中。

肝纤维化的常见诱发因素

对肝脏的持续损伤导致加剧的炎症状态,进而激活肝星状细胞,使纤维化和抗纤维化的平衡向纤维化倾斜。病毒感染,活性氧(reactive oxygen species,ROS)和胆汁酸是肝脏最常见的应激信号(图 7.2)。一项体外研究进一步表明,游离脂肪酸可通过间接激活肝星状细胞细胞促进纤维生成(Wobser et al,2009),这可能与脂肪肝的发病机制有关。

在酒精性肝病中,乙醇会降低肠道蠕动,增加上皮通透性,并促进革兰氏阴性菌的过度增殖。因此,通过 TLR4 信号复合物,门静脉血中的脂多糖(lipopolysaccharide,LPS)浓度升高,从而通过减少的烟酰胺腺嘌呤二核苷酸磷酸(NADPH)氧化酶生

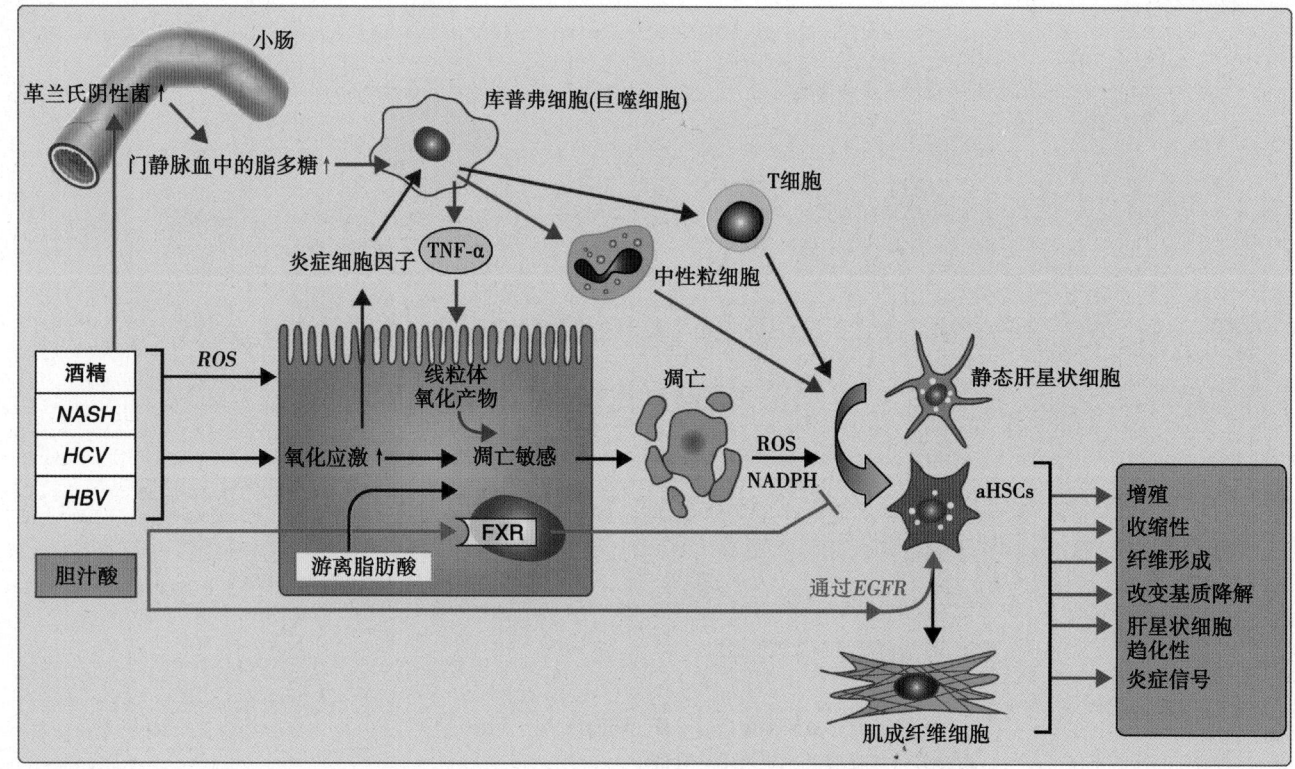

图7.2 细胞损伤及纤维化的信号通路。本图描绘了细胞损伤和纤维化的关键途径。慢性肝损伤的主要原因是酒精、非酒精性脂肪性肝炎(NASH)、病毒感染以及胆汁淤积状态下的胆汁酸。以上因素激活肝星状细胞(HSC)是肝纤维化的关键事件。酒精可促进小肠革兰氏阴性细菌过度生长和/或降低肠道完整性,从而增加门静脉血中的脂多糖(LPS)。LPS激活库普弗细胞(肝巨噬细胞),通过肿瘤坏死因子-α(TNF-α)增加肝细胞中线粒体氧化剂的产生,从而增加对细胞凋亡的敏感性。库普弗细胞还促进T细胞和嗜中性粒细胞的局部积累,与凋亡的肝细胞一起刺激肝星状细胞的活化。NASH对肝细胞造成损害,或乙型/丙型肝炎病毒(HBV,HCV)感染会促进氧化应激,进一步增加凋亡敏感性。游离脂肪酸也会增加肝细胞的细胞内氧化应激。胆汁酸通过法尼醇 X 受体(farnesoid X receptor,FXR)途径抑制肝星状细胞的活化。EGFR,内皮生长因子受体;ERK-1,细胞外信号调节激酶-1;NADPH,还原烟酰胺腺嘌呤二核苷酸磷酸;ROS,活性氧;TNF-α,肿瘤坏死因子-α;NASH=非酒精性脂肪性肝炎;HCV=丙型肝炎病毒;HBV=乙型肝炎病毒;NADPH=还原型烟酰胺腺嘌呤二核苷酸磷酸;aHSCs=活化肝星状细胞;FXR=法尼醇 X 受体

成 ROS(Paik et al,2003;Roh & Seki,2013;Vazquez-Torres et al,2004;Zhang et al,2012)。氧化剂随后上调库普弗细胞中的核因子κB(nuclear factor kappa B,NF-κB),导致肿瘤坏死因子-α(tumor necrosis factor-α,TNF-α)的产生增加(见图7.2)。TNF-α继而诱导中性粒细胞浸润并刺激肝细胞中的线粒体氧化剂产生,然后上调肝细胞中凋亡途径的活性。此外,ROS 和乙醛(乙醇的主要代谢产物)均可激活肝星状细胞并激活炎症信号(Maher et al,1994)。有趣的是,酒精性肝病中许多肠道缺陷在 NASH 也有相同症状,而微生物群的性质及肠道黏膜完整性作为脂肪肝疾病的决定因素也引起了更多的关注(De Minicis et al,2014;Dumas et al,2014;Fouts et al,2012)。

在 HCV 感染中,病毒逃过免疫防御反应后感染了肝细胞(Wang et al,2013)。这引起氧化应激,进一步导致炎症细胞募集和肝星状细胞活化。肝星状细胞活化可以由 HCV 通过膜受体激活(Mazzocca et al,2005;Schulze-Krebs et al,2005),也可以由 HBV 直接激活(Martin-Vilchez et al,2008)(见第70章)。

胆汁酸是肝毒性物质,通常靶向作用于肝细胞,但也可损伤胆道上皮(Higuchi & Gores,2003)。除上述可能造成的损伤外,胆汁酸作为核受体[特别是法尼醇 X 受体(farnesoid X receptor,FXR)]配体的作用也越来越多地引起人们的重视。研究发现,FXR 可影响肝细胞代谢模式,调控胆汁分泌及其组成

(Adorini et al,2012)。值得注意的是,在动物模型中,垂直袖状胃切除术的治疗也得益于 FXR 信号调控,使得仅仅通过肠道 FXR 调节就足以使得 NASH 病人体重减轻并改善其代谢参数成为可能(Ryan et al,2014)。

在许多肝脏疾病中,由 ROS 介导的氧化应激是引起损伤的常见方式,导致受损的肝细胞凋亡或坏死,从而释放 ROS(Nieto et al,2002)和 NADPH 氧化酶,两者均激活肝星状细胞(Canbay et al,2004)。受损的肝细胞还会释放激活库普弗细胞并刺激活化 T 细胞募集的炎症性细胞因子和可溶性因子。这种炎症环境进一步激活附近的肝星状细胞。胆汁酸还通过激活表皮生长因子受体直接诱导肝星状细胞的增殖(Svegliati-Baroni et al,2005)。与肝细胞相反,肝星状细胞通过排出胆汁酸而免受胆汁酸诱导凋亡的影响(Svegliati-Baroni et al,2005)。

在美国和西欧国家,儿童和成人肥胖率逐年上升,NAFLD越来越流行(见第71章)。事实上,以 NAFLD 为适应证的肝移植百分比正在迅速上升。随着更多的病毒性肝炎病人通过有效的抗病毒药物治愈,以及肥胖症患病率的上升,这可能会进一步增加肝移植中以 NAFLD 为适应证的百分比(Charlton,2013)。NAFLD 可以发展为 NASH,继而发生肝纤维化和肝硬化(Loomba & Sanyal,2013;Michelotti et al,2013;Noureddin et al,2013;Singh et al,2014),但发病机理尚未完全了解。然而,

研究表明多重交叉病理过程可能参与其中,包括胰岛素抵抗、氧化应激、脂肪因子平衡的改变、脂毒性、微生物组的作用和炎症反应的增强(De Minicis et al,2014;Tacke & Yoneyama,2013;Wree et al,2013)。

肝星状细胞的激活:肝成肌纤维细胞

肝星状细胞已成为肝脏纤维化和修复反应的中央调节剂(图 7.3)(Hernandez-Gea & Friedman,2011)。健康肝脏中,肝星状细胞是一种静止的细胞类型,包含细胞质类视黄醇脂滴,是体内维生素 A 的主要储存点,并表达结蛋白和神经胶质原纤维酸性蛋白(Friedman,2008b)。在肝损伤期间,肝星状细胞被一系列炎症和损伤信号激活,包括受损的肝细胞和胆道细胞、ECM 组成变化、促血管生成生长因子[如血管内皮生长因子(vascular endothelial growth factor,VEGF)和血管生成素]及纤维化细胞因子[包括转化生长因子-β(transforming growth factor-β,TGF-β)、结缔组织生长因子(connective tissue growth factor,CTGF)、血管紧张素 II 和瘦素](Lee et al,2015;Lemoinne et al,2013)。

肝星状细胞的活化伴随着类视黄醇滴的丢失和 α-平滑肌肌动蛋白的积累。α-平滑肌肌动蛋白可增强肌纤维的细胞收缩能力。活化的肝星状细胞以表达 α-平滑肌肌动蛋白和结蛋白为特征。但是在肝星状细胞在细胞内丝的表达模式上存在异质性。高度激活的肝星状细胞组分也称为肝成肌纤维细胞(hepatic myofibroblasts,MFB)(Friedman,2008a),该类细胞也经常出现在皮肤、肾脏、肺、骨髓和胰腺等多种组织伤口愈合的部位(Iwaisako et al,2014;Lua et al,2014)。各种纤维化细胞类型在肝纤维化中的相对重要性可能取决于肝损伤的起因。最近通过基因改变的报告基因小鼠进行的命运追踪研究表明,肝星状细胞是在实质肝病中 MFB 的主要来源(Mederacke et al,

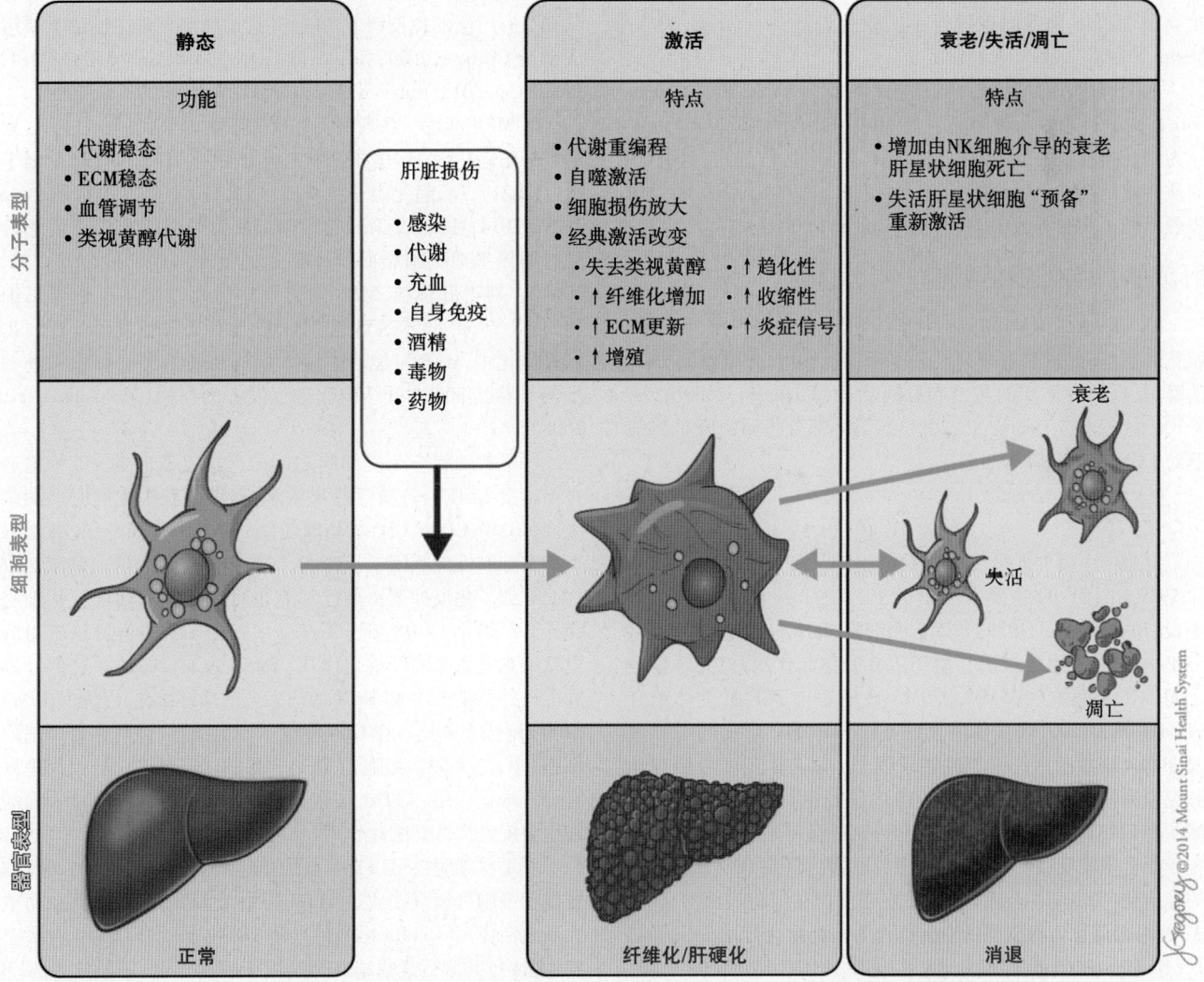

图 7.3 肝星状细胞在正常及病态肝脏中的功能、特征和表型。肝星状细胞可能以几种不同的表型存在,每种表型具有不同的分子和细胞水平的功能和特征,在肝脏的稳态和疾病发生中发挥显著作用。静止的肝星状细胞对于肝脏的正常代谢功能至关重要。肝损伤引起静止的肝星状细胞向其激活表型转化,导致代谢重编程,增加自噬以满足代谢需求,实质损伤放大,以及激活的肝星状细胞/肌成纤维细胞的"经典"表型特征表现。通过这些变化,活化的肝星状细胞驱动纤维化应对损伤,导致肝硬化的发生。随着肝脏损伤的消退,活化的肝星状细胞可以通过以下三种途径之一消除:细胞凋亡、衰老、回复到失活的表型。衰老的肝星状细胞很可能会被自然杀伤(NK)细胞介导的细胞死亡清除,而失活的星状细胞仍然保持"预备"状态以应对新的肝损伤。激活的星状细胞数量减少有助于大多数(但不是全部)病人的纤维化或肝硬化消退和肝脏修复。肝星状细胞清除的三种途径对纤维化消退的相对作用尚不清楚。ECM,细胞外基质(From Lee YM,et al:Pathobiology of liver fibrosis- a translational success story,Gut 64:830- 841,2015)

2013),而胆道门静脉的成纤维细胞在胆汁淤积性肝病中也具有一定作用(Perepelyuk et al,2013;Wells,2014)。

肝星状细胞激活在概念上可以分为两个阶段。第一阶段是启动,旁分泌刺激引起基因表达和表型的早期变化。这主要是由于周围 ECM 变化,以及暴露于脂质过氧化物和受损细胞产物所致。第二阶段是永存,这是由于刺激对维持活化表型和纤维化的影响所致。越来越多的转录因子在细胞核内调节肝星状细胞激活,包括过氧化物酶体增殖物激活受体(peroxisome proliferator-activated receptors,PPAR)、类视黄醇受体、肝 X 受体、REV-ERBα、NF-κB、FXR、GATA4、维生素 D 受体、JunD、Kruppel 样因子 6 和 FOXF1(Lee et al,2015;Mann & Mann,2009)。许多细胞类型非特异性和特异性的膜受体及信号通路也控制着肝星状细胞生物学,包括酪氨酸激酶受体、趋化因子受体和整联蛋白(Lee et al,2015)。除这些新途径外,在对表观遗传学如何通过组蛋白修饰和 miRNA 作用来改变肝星状细胞生物学和纤维化方面也取得了实质性进展(Lee et al,2015;Mann,2014)。

如上所述,门静脉成纤维细胞(Beausier et al,2007;Ramadori & Saile,2004)和骨髓衍生的 MFB(Russo et al,2006)也被认为是受损肝脏中的胶原生成细胞。较早的研究虽表明上皮-间质转化是纤维化细胞的来源(Rygiel et al,2008),但最新发现强烈反驳了其在肝脏中的重要性(Chu et al,2011)。

肝成肌纤维细胞的功能

肝 MFB 的功能与其原始状态下静止的细胞不同,可促纤维化和有丝分裂,具有趋化性和血管调节作用,并可控制 ECM 的降解,也具有重要的免疫和吞噬功能(Friedman,2008b;Gao & Radaeva,2013;Gao & Xu,2014)。下一部分将回顾肝星状细胞对 ECM 沉积和降解的调控。

纤维生成

肝脏中主要的促纤维信号是细胞因子 TGF-β1(Bachem et al,1989)。TGF-β1 主要由 MFB 分泌(Bissell et al,1995),但血小板(Bachem et al,1989)和库普弗细胞(Bilzer et al,2006)也可分泌。TGF-β1 通过激活 Ⅱ 型 TGF-β 受体起作用,该受体募集 Ⅰ 型 TGF-β 受体。SMAD2 和 SMAD3 随后与 TGF-βI 受体结合(Dooley et al,2001),被磷酸化后募集 SMAD4。形成的三异聚复合物入核并激活纤维原性转录因子。TGF-β 还可激活有丝分裂原激活的蛋白激酶(MAPK)p38 途径(Cao et al,2002),刺激了非 SMAD 依赖性 Ⅰ 型胶原型合成,并且与 SMAD 依赖型 Ⅰ 型胶原合成相反,转录后调节 Ⅰ 型胶原蛋白信使 RNA(mRNA)的稳定化(Tsukada et al,2005)。整联蛋白在细胞表面对 TGF-β1 的局部活化为将整联蛋白拮抗作为抗纤维化疗法提供了前景(Henderson et al,2013)。除了 TGF-β1,CTGF(Lipson et al,2012)和 Hedgehog 信号传导也被认为是肝损伤和修复中的重要纤维生成介质(Michelotti et al,2013;Xie et al,2013)。

增殖

MFB 增殖的主要刺激因素是有丝分裂原血小板衍生的生长因子(platelet-derived growth factor,PDGF)(Borkham-Kamphorst et al,2004),此外还有其他有丝分裂原,包括血管内皮生长因子(VEGF)和成纤维细胞生长因子(Mann & Marra,2010)。PDGF-β 受体(肝星状细胞中的关键受体亚型)下游的所有途径均促进增殖。第一,MAPK 刺激 c-Jun N 末端激酶(Schwabe et al,2001)。第二,PDGF 受体刺激 RAS/RAF 复合物,及有丝分裂原诱导的细胞外激酶和细胞外信号调节激酶(Schwabe et al,2001)。第三,PI3K 途径的激活导致 AKT(蛋白激酶 B)的激活和 70S6 激酶的磷酸化(Reif et al,2003)。

免疫调节

肝脏是免疫原性降低的微环境,这对于应对门静脉大量抗原暴露是必要的(Crispe,2003)(见第 10 章)。这一特点解释了跨 ABO 屏障的肝移植耐受性,并且可能导致 HBV 或 HCV 感染的慢性状态(尽管免疫应答发生,病毒仍会持续存在)。抗原进入肝窦后首先会遇到经典的抗原呈递细胞(库普弗细胞,树突状细胞),随后可能会接触到肝窦间隙中的肝星状细胞。肝星状细胞有广泛的免疫调节功能,并且是局部免疫原性的重要组成部分(Crispe,2014;Gao & Radaeva,2013;Gao & Xu,2014;Jiang et al,2013;Kubes & Mehal,2012;Watanabe et al,2009)。

肝 MFB 产生一系列促炎和抗炎细胞因子(见第 11 章),并通过分泌趋化因子[单核细胞趋化蛋白-1、IL-8、C-C 趋化因子 21(CCL21)、CC 趋化因子受体 5(CCR5)]募集淋巴细胞(Gao 和 Xu,2014;Marra & Tacke,2014),放大了炎症反应。活化后通过诱导 T 细胞凋亡而发挥深远的免疫抑制活性(Yu et al,2004)。对于肝移植,MFB 通过程序性死亡配体 1 诱导 T 细胞凋亡(Yu et al,2004)可能使肝脏具有局部免疫耐受性。在肝纤维化中,MFB 可能通过摄入疾病相关的淋巴细胞来进一步调节淋巴细胞在肝纤维化进程发挥的作用(Muhanna et al,2008)。

肝星状细胞与免疫细胞之间的作用是双向的。T 细胞通过干扰素-γ(IFN-γ)激活肝星状细胞,肝星状细胞同时上调刺激性(CD80、CD86、CD54)和抑制性(B7-H1)表面分子,并增强炎症和抑制性细胞因子。然而,抑制分子被认为覆盖刺激对应物而导致了免疫抑制。淋巴细胞也可以通过激活肝星状细胞介导肝纤维化。CD8 阳性 T 淋巴细胞比 CD4 T 淋巴细胞对肝星状细胞有更多的纤维化作用(Safadi et al,2004)。这部分解释了合并感染 HIV 和 HCV 的病人会加速纤维化,因为其 CD4:CD8 细胞比率降低。在 CD4 阳性 T 淋巴细胞(以前称为 T 辅助细胞)中,由 T 辅助细胞 2(Th2)介导的体液免疫在肝损伤中具有促纤维化作用,而 Th1 细胞通过 IFN-γ、TNF-α 和 IL-2 介导的细胞免疫发挥抗纤维化作用(Shi et al,1997)。

肝星状细胞还可以充当抗原呈递细胞(Winau et al,2007)。肝星状细胞可以直接通过 TLR4 与细菌 LPS 相互作用,从而放大其激活作用。TLR4 信号传导使 TGF-β 假受体-BMP(骨形态发生蛋白)和激活素膜结合抑制因子表达下调,进而放大 MFB 的纤维化活性(Seki & Brenner,2008)。TLR4 信号通路不仅可以由包括 LPS 在内的外源配体激活,还可以由内源配体(如高迁移率族蛋白 B1)激活(Pradrere et al,2010;Roh & Seki,2013;Wang et al,2013)。TLR4 的内源性配体的发现已成为更深认知的一部分,即包括肝星状细胞在内的许多细胞都具有被称为炎症小体的细胞内机制。炎症小体可转导细胞损伤产生的信号(Henao-Mejia et al,2012;Kubes & Mehal,2012;Vandanmagsar et al,2011;Wree et al,2014)。理解炎症小体功能对于揭示 NAFLD 和 NASH 中炎症和纤维化的发病机理特别重要。

血管调节

MFB 在肝窦的血流调节中起重要作用,并且可能导致晚期肝病的特征性门静脉高压(见第 76 和 79 章)。内皮素-1(ET-1)的释放可以通过内皮素 A 型(ETA)受体来刺激收缩(Khimji & Rockey,2011),从而促进组织收缩,增加门静脉阻力,并产生门静脉高压。另一方面,MFB 和内皮细胞也分泌 ET-1 的生理拮抗剂一氧化氮(NO)。

肝纤维化的结构特征

在肝纤维化中,胶原蛋白的总量增加至六倍,而实质质量(如肝细胞)却逐渐减少。ECM 的组成也随疾病的进展而变化(见图 7.1)。肝窦间隙的Ⅳ型胶原蛋白被Ⅰ和Ⅲ型间质性胶原蛋白取代。另外,肝窦血管内皮细胞下方的不连续基底膜被连续的基底膜所代替,并减少了肝窦的窗孔。孔隙率的降低(也称为"毛细血管化"),再加上窦周纤维化、瘢痕收缩和肝内分流形成,导致肝静脉压力增加和门静脉高压形成。由 MFB 产生的原纤维胶原还通过盘状蛋白结构域受体和整联蛋白与 MFB 相互作用(Olaso et al,2001),从而抑制细胞凋亡并增加 MFB 增殖。

随着纤维化瘢痕的成熟,不仅胶原蛋白的含量增加,而且通过赖氨酰氧化酶 2(lysyl oxidase 2,LOXL2)、组织转谷氨酰胺酶以及含Ⅰ型血小板结合蛋白基序的解聚蛋白样金属蛋白酶 2(a disintegrin and metalloproteinase with thrombospondin-type repeats metalloproteinase with thrombosponin motif 2,ADAMTS2)的化学交联,瘢痕也变得越来越不可溶(Kesteloot et al,2007)。实际上,肝星状细胞是这些交联酶的重要来源(Perepelyuk et al,2013)。交联使原纤维隔逐渐抵抗基质金属蛋白酶(matrix metalloproteinases,MMP)的蛋白水解作用。长期以来临床认为,损伤速度越慢,瘢痕的可逆性也越差,这得到了动物研究的支持。在动物研究中,即使是短期的晚期纤维化也是可逆的。因此,瘢痕的可逆性可能主要受到胶原蛋白交联程度的限制。在临床上,增加的间隔厚度和较小的结节大小(两者均反映了纤维化分期更晚)是临床预后较差的重要预测指标(Nagula et al,2006)。增加胶原蛋白溶解度的治疗表明,LOXL2 抗体在肝脏和其他器官的纤维化动物模型中具有显著的抗纤维化作用(Barry-Hamilton et al,2010),从而使其进入纤维化和癌症的临床试验(Nishioka et al,2012)。

调控胶原蛋白沉积和降解

胶原蛋白的沉积和降解受到严格控制。MMP 是降解纤维状胶原蛋白(Ⅰ型和Ⅲ型胶原)和非胶原 ECM 底物的关键酶(Iredale et al,2013)。组织抑制剂金属蛋白酶(tissue inhibitor metalloproteinases,TIMP)是其主要拮抗剂,可通过灭活蛋白酶和抑制 MFB 细胞凋亡来发挥作用(Murphy et al,2002)。

肝损伤中,间质胶原酶水平的降低和 MMP 抑制剂水平的增加均造成失衡,这有利于减少肝纤维化中原纤维胶原的降解。人类间质胶原酶 MMP-1、MMP-8 和 MMP-13 和啮齿类动物中的 MMP-13 释放Ⅰ型三螺旋胶原,这是纤维化肝脏中的主要

胶原,因此每个 α 链都是存在于切割胶原蛋白的酶的活性位点(Iredale et al,2013)。其他 MMP(如 MMP-2)无法解开三螺旋胶原蛋白,因此无法单独降解完整的Ⅰ型胶原蛋白。在早期肝损伤中,MMP-2 降解存在于内皮下空间的低密度基底膜(Zhou et al,2004)。原纤维形成基质替代会损害肝细胞的分化和功能。在进行性纤维化期间,MMP-1(人类)或 MMP-13(啮齿动物)表达降低,MMP-2 表达增加(Milani et al,1994;Preaux et al,1999)。同时,组织抑制剂金属蛋白酶(TIMP)-1 和 TIMP-2 的表达增加,可抑制胶原降解的 MMP(Murphy et al,2002;Ramachandran & Iredale,2009)。

肝巨噬细胞被越来越多地认为是基质降解的关键细胞决定因素,其中树突状细胞和其他炎性细胞有一定贡献(Jiao et al,2012;Mitchell et al,2009;Tacke & Zimmermann,2014)。在小鼠模型中,巨噬细胞在肝纤维化进展过程中增强了纤维形成,而在分解过程中,巨噬细胞通过增加 MMP-13 生成加速基质降解(Fallowfield et al,2007)。更重要的是,肝损伤中巨噬细胞的异质性很强,在纤维化消退期间,一个称为 Ly6c-lo 细胞的子集与降解基质有关(Pellicoro et al,2014;Ramachandran & Iredale,2012;Ramachandran et al,2012)。尽管在鉴定肝纤维化消退中的关键纤溶细胞取得了重大进展,但因 MMP-1 仅在肝脏中以低水平表达,尚不清楚何种间质胶原酶在纤维化消退中起主要作用。

肝纤维化的诊断和临床

许多有慢性肝病的病人在最初发现时已处于肝纤维化晚期,因为早期纤维化通常没有症状。因此,临床医生必须对隐匿性纤维化保持高度警惕,特别出现转氨酶不明原因升高、脾脏肿大、其他肝病征兆以及同时或单独由实验室或影像学检查出的门静脉高压的现象(见第 79 章)。

当怀疑存在慢性肝病时,肝活检仍是对肝纤维化进行诊断和分期的金标准。然而,肝活检是一种侵入性操作,具有不良事件的风险,并且同样重要的是,采样(Bedossa et al,2003;Ratziu et al,2005)和病理学家之间的诊断都可能存在很大差异(Bedossa et al,2003)。对于 HCV 感染(Regev et al,2002)和 NAFLD(Ratziu et al,2005),至少有三分之一的活检组织在左右肝叶之间存在一个纤维化阶段的分期差异。活检不足与轻度和中度纤维化诊断病例的增加密切相关,也导致肝纤维化在被发现时已经相当严重,这都表明对肝纤维化的程度和频率估计严重不足(Bedossa et al,2003)。

纤维化有几种常用的组织学分期系统(见第 76 章)。Knodell 提出的组织学活动指数评分将肝纤维化分为三个阶段(Knodell et al,1981),而在 Ishak 评分系统中肝纤维化则分为六个阶段,其中包括肝硬化的两个阶段("不完全"和"完全"肝硬化)(Ishak et al,1995)。METAVIR 评分(来自法国研究人员小组的缩写)是一种简单、被广泛应用的五个阶段评分系统(METAVIR Cooperative Study Group,1994;Poynard et al,1997),也是全世界最常用的评分系统。它结合了纤维化评分 F0~F4 和活动评分 A0~A3,这些评分评估了坏死性炎症的水平。具体来讲,F0=无纤维化,F1=无隔的纤维化,F2=少隔纤维化,F3=有大量隔纤维化但无肝硬化,F4=肝硬化;此外,A0=无坏

死性炎症活动,A1＝轻度坏死性炎症活动,A2＝中度坏死性炎症活动,A3＝严重坏死性炎症活动。

在 NAFLD 中,一个独立评分系统被用于对炎症和纤维化进行分期(Brunt et al,2011;Kleiner et al,2005;Sanyal et al,2011),这个系统强调了与病毒性肝病不同疾病进展的关键组织学特征(见第 71 章)。具体而言,NAFLD 和 NASH 以及酒精性肝病主要位于中心小叶,而不是病毒性肝病典型的门静脉分布。NAFLD 根据 Kleiner 系统分为第 0 阶段＝无纤维化,第 1 阶段＝窦旁或门静脉周围纤维化(1a:轻度,第 3 区;1b:中度,第 3 区;1c:门静脉/门静脉周围),第 2 阶段＝门静脉和窦旁周围纤维化,第 3 阶段＝桥接纤维化,第 4 阶段＝肝硬化。

针对不同病因导致肝纤维化有其他评分系统。例如,Ludwig 和他的同事提出了一个四阶段的系统以评估原发性胆汁性肝硬化(Ludwig et al,1978)和硬化性胆管炎(Ludwig et al,1981)的肝纤维化。

肝纤维化分期越来越多地通过计算机形态计量学对肝活检标本中胶原蛋白的绝对定量,而不是使用由离散阶段组成的不连续评分系统。即使在 NASH 中,胶原蛋白比例的区域评估也能更好地预测临床结果,因此这个分期方法正迅速普及,特别是当肝纤维化分期作为临床试验的最终结果时(Calvaruso et al,2009;Huang et al,2014;Manousou et al,2013)。

准确定量及非侵入性检测是肝纤维化诊断亟待解决的问题,相关研究也正在稳步推进。计算机断层扫描(CT)和磁共振成像(MRI)等横断面成像研究可以捕捉到晚期肝病的特征,如结节和门静脉高压征(脾肿大,尾状叶增大,食管静脉曲张)。弥散加权 MRI 测量水的表观弥散系数,该参数取决于组织结构。与确定晚期纤维化的其他非侵入性操作相比,其更具优势(Murphy et al,2015)。MR 方法的最新进展包括 MR 弹性成像(Loomba et al,2014),MR 脂肪含量以及其他相关技术(Banerjee et al,2014;Noureddin et al,2013b & 2013a;Tang et al,2014)。人们也在努力开发用于量化总肝脏胶原蛋白或弹性蛋白含量的新型 MR 探针(Ehling et al,2013;Fuchs et al,2013)。

疾病及其致病原因的信息可在生化指标上有所反应,如肝细胞损伤[天冬氨酸转氨酶(AST)、丙氨酸转氨酶(ALT)],胆汁淤积性肝损伤(胆红素、碱性磷酸酶),胆合成功能受损(载脂蛋白、胆固醇、凝血因子、α2-巨球蛋白、透明质酸、白蛋白、球蛋白),循环中内源性或外源性物质清除受损(胆红素、胆汁酸、咖啡因、利多卡因代谢产物、溴硫素、美沙西丁、吲哚菁绿、胆酸盐、氨)(Everson et al,2012)。这些检测均评估了肝纤维化引起的肝功能受损,并且比肝损伤或形态学检查具有可定量和更敏感的优势。几十年来,相比肺组织分析,肺功能检查(如肺活量测定法)一直是肺疾病临床评估的主要手段。我们可以预期,肝脏疾病中功能性检测而非结构性评估将取得更大的进展。

生化检查

结合与纤维化相关的血清分子的检测是一种更直接的方法。这些血清分子包括与 ECM 沉积或降解有关的分子和与纤维化相关的特定纤维化细胞因子。许多血清检测组合在评估预测纤维化分期和预后时,具有更高的敏感性和特异性。迄今为止,没有单个分子,而是不同分子的组合,在排除明显的纤维

化中显示出最佳的敏感性和阴性预测价值。

研究最多的血清组合检测是 AST/血小板比率指数(Wai et al,2003)、Fibrosis-4 指数(Sterling et al,2006)、Forns 测试(Forns et al,2002)和专有 FibroTest(FT;Biopredictiv,Paris)(Imbert-Bismut et al,2001)。比较新的专有生物标志物评分包括 HepaScore(Quest Diagnostics,Madison,NJ)(Leroy et al,2014)和 FibroMeter(Cales et al,2005)。当选择了适当的临界值时,所有这些生化检查能较好地甚至完全地排除严重的纤维化(F3～F4),但在区分轻度和中度纤维化时这些检测的作用就大大减弱。检测的灵敏度根据肝脏疾病的病因也有所不同。鉴于肝活检取样偏差和实验室间检测差异,这些检测存在缺乏理想金标准的困境(Gressner et al,2009)。真正的金标准的缺失意味着,血清检测的应用永远无法获得公正评估(Mehta et al,2009)。

总体而言,这些血清标志物的表征具有基本的可比性(Castera et al,2013)。尽管仅靠这些药物不可能在抗纤维化药物的临床试验或慢性肝病的治疗中评估短期疾病的进展,但它们确实可以预测长期结果,因此在将来可能会有一定用途(Mayo et al,2008;Ngo et al,2006)。

细胞外基质分子的血清测定

血清测定法可以检测与 ECM 沉积或降解相关的循环分子,及与纤维化相关的细胞因子。其中,增强型肝纤维化(enhanced liver fibrosis,ELF)指标组已获得较好证实(Parkes et al,2011)。该方法结合了 ECM 转换标志物[TIMP-1、透明质酸、胶原蛋白Ⅲ(P3NP)的氨基末端肽]。与临床生化指标(年龄、体重指数、糖尿病或空腹血糖受损、AST:ALT 比、血小板、白蛋白)相比,ELF 检测识别轻度、中度、重度纤维化效果更好,以及参照根据 Kleiner 评分进行的肝活检,两个评分均显示出临床生化指标改变的病人亚组中接受者操作特征曲线(AUROC)值更好(Adams & Angulo,2007;Angulo et al,2007)。如果使用 ELF 评估纤维化(灵敏度和特异度分别为 90% 的阈值),研究者得出结论是 48% 的病人可避免进行肝活检。

肝纤维化相关的细胞因子和趋化因子

在与肝纤维化相关的细胞因子和趋化因子中,TGF-β1 是肝星状细胞产生 ECM 的主要刺激因素。在慢性肝病中,TGF-β1 的 mRNA 水平升高,同时伴随着 Ⅰ 型胶原蛋白的 mRNA 水平升高(Houglum et al,1994)。在 HCV 相关的慢性肝病中,血清 TGF-β 水平与 Knodell 纤维化评分相关,但与临床、生化及病毒学参数无显著相关性(Nelson et al,1997)。有趣的是,一组 HCV 病人在 IFN 治疗后纤维化没有改变,而其坏死性炎症组织学水平降低,TGF-β 水平也降低了(Roulot et al,1995)。因此,TGF-β 血清水平不仅与纤维化评分相关,而且还可能与坏死性炎症相关。肝损伤后 PDGF 上调,其含量与纤维化的严重程度相关(Yoshida et al,2014)。

蛋白质组学和糖组学

蛋白质组学和糖组学是具有广阔前景的新兴无创诊断方法。蛋白质或糖蛋白的表达模式可以通过血清样品的质谱分析来评估(Miller et al,2014;Paulo et al,2013;Rodriguez-Suarez et al,2012)。血清蛋白 N-聚糖诊断代偿性肝硬化具有与 FT 相

似的 AUROC 值,与 FT 的结合可提高检测的灵敏性和特异性(Callewaert et al,2004)。

硬度评估

纤维化评估的另一种方法是使用多种设备来测量肝脏的硬化程度。第一类是 Fibroscan(FS;Echosens),它使用振动控制瞬时弹性成像。尽管 FS 是第一个用于临床评估硬度的方法,现在也有其他技术可用于此目的,包括声辐射力脉冲成像(Lupsor et al,2009;Rifai et al,2011)和剪切波弹性成像(Ferraioli et al,2012)。如上所述,还可以通过 MR 弹性成像来评估硬化程度,且具有评估整个肝脏的优势(Loomba et al,2014)。但与其他技术相比,评估 FS 的经验和发布的数据要多得多。

对于 FS,肝组织越硬,波传播越快。结果以千帕(kPa)表示(Kettaneh et al,2007;Sandrin et al,2003)。FS 评估的虚拟组织圆柱体至少比活检标本大 200 倍,因此更能代表肝实质,FS 可以提供比肝活检更准确和可重现的肝硬化影像。FS 在疾病早期也有潜在价值,该阶段纤维化可能分布不均,肝活检可能低估了肝脏的纤维化程度。此外 FS 的观察者间差异性非常低。但对于患有肥胖症、腹水或急性肝炎的病人,FS 准确性受到限制。FS 已被广泛评估(Alkhouri et al,2013;Castera et al,2013),并已在多个欧洲和亚洲国家以及美国和加拿大获得许可。

需要谨记的是,硬化不仅可以由纤维化引起,还可以由水肿或炎症引起,急性肝炎可以产生与肝硬化相当的硬度值,因此结合临床解释结果至关重要。肥胖病人的应用能力和数据准确性有所降低,虽然新型探针可能克服这个问题。对 HCV 病人结合应用 FS 与 FT,两种方式在 70% 至 80% 的受试者中结果一致,在肝纤维化程度更高的受试者中结果一致性更高。与肝活检相比,在 84% 至 94% 的病例中证实了结果,并且 FS/FT 倾向于对纤维化进行偏低评价(Castera et al,2005)。最近的研究集中在评估其在 NAFLD 和 NASH 中的准确性(Alkhouri et al,2013;Kumar et al,2013)。为了协助这项工作,FS 添加了受控衰减参数技术估计肝脏脂肪含量(de Ledinghen et al,2012)。

评估血管变化可以更好地预测晚期疾病病人的治疗结果。具体而言,跨肝压力梯度或肝静脉压力梯度(hepatic venous pressure gradient,HVPG)可很好地预示临床恶化(Ripoll et al,2007)。该技术虽然是侵入性检查,但已更多地应用于临床试验。无需肝导管即可捕获与 HVPG 相同信息的无创成像方法正在开发之中。

总而言之,所有这些非侵入性方法都可以准确地区分轻度纤维化或无纤维化的病人和疾病晚期的病人,但在区分纤维化中间阶段时可靠性较差。实验室间的差异造成了很大的结果差异性,但另一方面,对病人做出假阳性诊断结果的风险得到了很好的控制。尽管在 NAFLD 病人中,FT、ActiTest(Biopredictiv)和 FS 或 ELF 指标组的组合似乎是肝活检良好的无创替代方法,但仍需要确定其在病人个体管理中的价值。这些测试对纤维化的正确分期、分级,甚至可能优于肝活检(Poynard et al,2004)。

尽管有其局限性,但迄今为止,没有任何单独一项测试能够与获得整体信息(炎症,纤维化,脂肪变性,结构)的肝活检所相匹配。无创替代方法的作用在于改善肝活检的纤维化分期

和分级,其次通过对肝功能异常的病人进行筛查,以识别肝纤维化可能性更高而需要进一步评估或治疗的病人,进而减少肝活检的数量。我们可以合理地期待非侵入性检查的预后价值,以及通过评估血清标志物、肝功能、血管变化和组织学的检查进行组合评估疾病的进展或对治疗的反应。但是,我们仍然需要纵向研究以使这种期待变得更加清晰。

治疗策略

对肝纤维化途径的阐明为在慢性肝病开发抗纤维化疗法提供了一个合理的框架(图 7.4)。作用于多个目标的方法正在研究之中,最终结合使用多种疗法以获得最大功效可能是有利的。迄今为止,尚未批准任何抗纤维化疗法用于临床,但目前有数十种药物正在临床试验中。因此这个具有重要意义的成功临床试验似乎指日可待。

肝纤维化的可逆性:"不可退的点"

纤维化是不可逆的且不断发展的状态这一概念已不再被认为是准确的。去除致病因素通常可以逆转不同病因造成的肝纤维化(Friedman & Bansal,2006)。例如:降低乙肝病毒感染病人的病毒载量,用聚乙二醇化干扰素和利巴韦林或直接作用的抗病毒药清除丙肝病毒(D'Ambrosio et al,2012;Marcellin et al,2013)[但不维持 IFN 单药治疗(Di Bisceglie et al,2008)];停止摄入乙醇;NASH 病人降低体重或减肥手术(Lassailly et al,2014;Tai et al,2012);自身免疫性疾病病人降低铁、铜含量或免疫抑制治疗,在实验中和临床上已表明可限制纤维化进程,甚至在某些病人会逆转肝硬化。事实上,去除致病因素是最有效的抗纤维化疗法。

尽管破坏性刺激去除后,纤维化、炎症和胆管增生减少,但再生结节可能会自主逐渐生长。这就提出了是否存在"不可退的点"的关键问题,即使彻底清除潜在疾病也将不能改善肝硬化状态。随着时间的推移,胶原纤维的交联增加,使纤维隔膜逐渐抵抗金属蛋白酶的蛋白水解作用,低氧刺激肝星状细胞分泌促血管生成因子(如 VEGF 和 Angiopoietin-1),从而诱导增殖和运动(Nakamura et al,2007)。然而,特别是 VEGF 的拮抗作用可能是有害的,因为它在停止实验性肝损伤后也能在恢复肝脏结构中起作用(Yang et al,2014)。总体而言,一旦主要病因减轻,多达 70% 的肝硬化病人将发生纤维化消退,但是在那些疾病继续进展的病人中,血管生成和纤维生成之间可能存在正反馈回路,即使清除主要病因,这种反馈仍持续存在,导致肝内脉管系统持续异常。

肝损伤导致肝细胞凋亡的预防

肝损伤期间肝细胞的凋亡是与库普弗细胞和肝星状细胞激活相关的促炎症反应事件(Canbay et al,2004)。因此,研究关注于抑制促凋亡级联反应的胱天蛋白酶,从而使慢性肝损伤中的肝细胞凋亡死亡最小化。在外科手术中,可通过减少切除过程中的血管阻断时间(Pringle 手法)、缩短移植手术中的缺血再灌注时间来减少肝细胞损伤。减少缺血-再灌注损伤(如间歇性钳夹或药物)的实验方法值得继续研究以保持肝细胞的完整性。

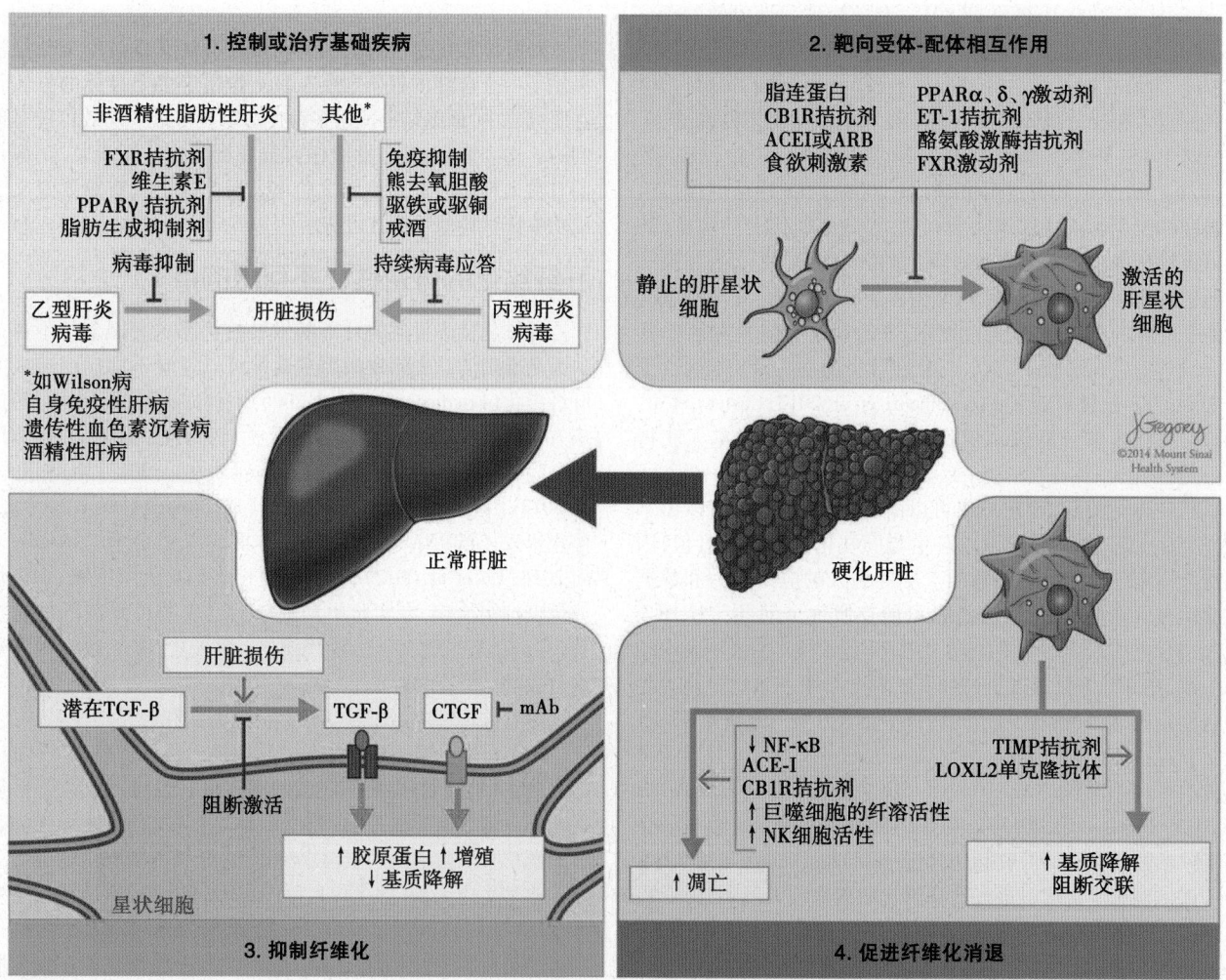

图 7.4 抗纤维化疗法可能导致纤维化消退的机制。1. 控制或治疗基础疾病的特异疗法仍是最有效的抗纤维化方法。2. 靶向受体-配体相互作用的成熟药物或实验阶段药物可减少肝星状细胞(HSC)的激活以减轻纤维化的发展。3. 抑制功能最强的促纤维化途径(如,防止潜在 TGF-β 活化或阻断 CTGF 活性)是更有希望的抗纤维化策略。4. 以下三种方式可促进纤维化的消退:通过药物、NK 细胞或纤溶巨噬细胞增强活化肝星状细胞的凋亡;通过增加细胞外基质的降解;通过拮抗剂阻断与 LOXL2 的交联。ACEI,血管紧张素转换酶 I 抑制剂;CB1R,1 型大麻素受体;CTGF,结缔组织生长因子;ET-1,内皮素 1;FXR,法尼醇 X 受体;LOXL2,赖氨酰氧化酶 2;NASH,非酒精性脂肪性肝炎;NF-κB,核因子 κB;NK,自然杀伤;PPAR,过氧化物酶增殖物激活受体;SVR,持续病毒应答;TGF-β,转化生长因子-β;TIMP,金属蛋白酶组织抑制剂;UDCA,熊去氧胆酸(From Lee YM, et al: Pathobiology of liver fibrosis- a translational success story, Gut 64:830- 841, 2015)

胱天蛋白酶(caspase)抑制药

凋亡可以功能性拮抗有丝分裂,共同调节稳态细胞的更新。凋亡的两个主要途径是外在途径(由死亡配体-死亡受体介导,依赖于 caspase-8)和内在途径(由 BCL2 诱导的线粒体功能障碍和 caspase-9 及其效应 caspase-3、-6 和7 下游激活调控)。泛胱天蛋白抑制剂被用于评估细胞凋亡抑制的治疗作用。在临床前研究中,泛半胱氨酸蛋白酶抑制剂 Z-VAD-FMK 能够降低扩大肝切除术后急性肝衰竭大鼠的死亡率(Yoshida et al,2007)。其他胱天蛋白抑制剂可减少啮齿类动物的缺血再灌注损伤,减少胆管结扎后小鼠纤维形成(Canbay et al,2004),并且在蛋氨酸/胆碱缺乏(MCD)饮食诱导的 NASH 小鼠模型中也能减少纤维形成,并改善后者肝脂肪变性和纤维化,但肝损伤没有得到改善(Witek et al,2009)。

当前有一项泛半胱氨酸蛋白酶抑制剂用于不同病因肝病病人的临床试验。Emricasan(以前被称为 IDN-6556)可抑制具有炎症作用的 caspase-1,因此该药应具有抗炎作用。在 2 周治疗中,HCV 为基础疾病的病人亚组中 AST 和 ALT 水平显著降低,而 HCV mRNA 水平不受影响,无不良事件发生(Pockros et al,2007)。该药物正在不同的肝脏疾病中开展试验。胱天蛋白酶抑制剂到目前为止被认为是安全的,因为死亡受体基因缺失的动物自发性肿瘤没有增加。尽管如此,长期给药后肿瘤出现的潜在可能仍然是一个令人担忧的问题。

抑制肝星状细胞的活化或成肌纤维细胞的失活

受损肝细胞通过 NADPH 的作用以 ROS 释放形式的氧化应激代表了主要的纤维化刺激。因此,抗氧化剂可能有益于抗纤维化,包括维生素 E(Sanyal et al,2010)、水飞蓟素、CYP2E1 抑制剂(Nieto et al,2002)、磷酸胆碱、半胱胺(Dohil et al,2011)或 S-腺苷-L-蛋氨酸。氧化应激在酒精性肝病和 NASH 病人中起着尤为重要的作用。原则上,抗氧化剂应有效治疗炎性肝病,而建立抗氧化剂活性的努力被市售产品质量参差不齐所困扰,特别是因为这些化合物通常可以通过非处方途径获得,并且其效力未受到监测。

鉴于在糖尿病中的广泛应用,PPARγ 激动剂已在 NASH 和 HCV 的临床试验中进行了测试(Belfort et al,2006),但其活性有限且与非预期的体重增加有关,尤其是在 NASH 病人中(Sanyal et al,2010)。PPARγ 核受体在肝星状细胞中表达,实验中 PPARγ 的过表达可使 MFB 恢复到其静止状态(Hazra et al,2004)。PPARγ 配体可以通过改进配方克服在临床试验中的一些不良反应,值得进一步评估。

WNT 信号传导与肺和肾纤维化有关,并且据报道还可以通过增强肝星状细胞活化和存活来促进肝纤维化。这表明 WNT 拮抗作用可能是肝纤维化的有用靶标(Boulter et al,2012;Ren et al,2013;Zhu et al,2012),但尚未开展试验,部分原因是 WNT 信号传导的复杂性及其作用的多样性。

诱导成纤维细胞凋亡

由于纤维化的自然分解会导致细胞凋亡和 MFB 清除,利用这些天然分解途径的方法引起了研究者的关注。活化的肝星状细胞/MFB 除凋亡外,还可以回复到失活状态,这一过程部分受 PPARγ 信号驱动(Kisseleva et al,2012;Troeger et al,2012)。

驱动 MFB 凋亡的一种方法是 TIMP 拮抗作用。TIMP 可发挥抗凋亡作用并且阻断基质蛋白酶,所以 TIMP 表达下降或中和将通过增加的凋亡和增加瘢痕分解而利于 MFB 清除(Iredale et al,1998)。然而,由于人类细胞似乎通过增加抗凋亡蛋白 BCL-2 表达而具有更强的抗凋亡活性,这种方法向人类转化具有挑战性(Novo et al,2006)。

NF-κB 是一种抑制 MFB 凋亡的核转录因子,因此任何抑制 NF-κB 的化合物都值得评估,尤其是通过对 JunD 拮抗作用而发挥作用的化合物(Smart et al,2006)。NF-κB 拮抗作用的一个例子是蛋白体抑制剂硼替佐米,它可延长 kappaB-α 抑制剂(IκB-α;一种天然存在的 NF-κB 胞质抑制剂)的半衰期(Elsharkawy et al,2005),阻止其转移到细胞核并充当转录因子。相关化合物,包括胶体毒素或磺胺嘧啶,通过调节 NF-κB 的转录发挥类似的作用。例如,用 NF-κB 抑制剂胶体毒素处理啮齿类动物,借助特定技术目标靶向 MFB 并选择性地诱导 MFB 凋亡,加快在实验性肝损伤中纤维化的消退(Douglass et al,2008)。此外,与对照组相比,NF-κB 诱饵增加了 TNF-α 诱导的 MFB 细胞凋亡,并降低了四氯化碳(CCl₄)诱导的纤维化(Son et al,2007)。

影响 CCAAT/增强子结合蛋白(CCAAT/enhancer-binding protein,CEBP-B)的磷酸化可能导致胱天蛋白酶激活和肝星状细胞凋亡增强。CEBP-B 是主要在脂肪、肝和免疫组织中表达的转录因子。当 CEBP-B 被核糖体 S-6 激酶(RSK)磷酸化时,caspase-8 活化从而导致 MFB 凋亡(Buck & Chojkier,2007)。因此,直接激活 RSK 或 caspase-8 将导致 MFB 细胞凋亡。

受体-配体介导的 MFB 凋亡途径可能是潜在的治疗靶标。例如,大麻素 1(CB1)受体的激活导致胶原蛋白沉积增加,并保护 MFB 免受凋亡,而 CB2 受体通过诱导细胞内氧化应激而具有促凋亡作用。相应地,CB1 基因敲除小鼠或 CB1 拮抗剂处理的小鼠(Teixeira-Clerc et al,2006)以及 CB2 受体刺激的小鼠(Munoz-Luque et al,2008),在 CCl₄ 或硫代乙酰胺(thioacetamide,TAA)处理或胆管结扎处理后,显示出较少的纤维化和更多的 MFB 细胞凋亡,而 CB2 敲除小鼠显示 CCl₄ 诱导的纤维化增加(Julien et al,2005)。由于中枢神经系统(CNS)的影响,已停止了针对肥胖症和 NASH 的全身性 CB1 受体拮抗剂试验,而不进入 CNS 的新一代外周 CB1 拮抗剂正在开发中,将可能在抗纤维化中起主要的作用。

NK 细胞直接与早期活化的 MFB 表达的视黄酸早期-1(RAE-1)配体相互作用,并可以导致凋亡(Radaeva et al,2006)。然而,这种作用在失去了 RAE-1 表达的成熟 MFB 中丧失了,从而限制了其在晚期纤维化治疗性 NK 细胞介导 MFB 死亡的潜力(Gao & Radaeva,2013)。

脂肪因子脂联素和瘦素是天然的反调节剂。瘦素由 MFB 产生并促进其活化(Ikejima et al,2002;Marra,2002),对肝损伤中的 MFB 具有促纤维化作用(Saxena et al,2002)。相反,脂联素促进 MFB 凋亡(Ding et al,2005),并在体外和体内抑制肝纤维化(Kamada et al,2003)。脂联素可能成为有效的抗纤维化剂,尤其是在 NASH 中。

阻断成肌纤维细胞-细胞外基质的相互作用

ECM 和 MFB 相互作用是一种正反馈机制,这可能适合治疗性拮抗作用。MFB 通过 α/β-整联蛋白与 ECM 相互作用(Zhou et al,2004),从而减少了细胞凋亡并增加了 MFB 的增殖。这导致增加的 I 型胶原蛋白沉积,进一步促进了纤维化 MFB 的存活(Issa et al,2003)。因此阻断 MFB-ECM 相互作用可能导致 MFB 凋亡增加。这已经通过用蛇毒蛋白 echistatin、中和抗体或 siRNA 干扰 α3β2-整联蛋白而得到证实(Zhou et al,2004)。探索整联蛋白 α5β6 拮抗作用的类似研究正在进行。基于类似概念,有研究者提出通过阻断整联蛋白来减弱 TGF-β 活化(Henderson et al,2013)。这个工作仍在临床前期开发中,但对人类研究有重要意义。

介导炎症的拮抗化合物

因为炎症发作并刺激肝纤维化,有人提出使用抗炎药来治疗肝纤维化。许多药物具有抗炎症活性,例如,皮质类固醇已被用于治疗自身免疫性肝炎数十年。己酮可可碱可能通过下调 TGF-β1 和 CTGF 信号传导发挥其抗纤维化活性(Raetsch et al,2002),但己酮可可碱也可上调 TIMP-1,降低其抗纤维化作用。它还抑制了库普弗细胞中的 NF-κB,从而减少了 TNF-α 的产生,其影响尚不确定。最新临床研究显示己酮可可碱在酒精性肝病中为阴性结果,因此对该药的研究热情正在减弱(Park et al,2014)。

趋化因子的拮抗作用可能是一种更合理的抗炎症治疗策略,因为趋化因子与人类肝脏疾病的关系越来越密切(Marra 和 Tacke,2014)。趋化因子受体的小分子拮抗剂有良好的耐受性,目前正在对动物和人类开展研究(Ochoa-Callejero et al,2013)。

肾素-血管紧张素系统也可以放大炎症反应,并且在帮助理解肝纤维化中已发挥了重要作用。血管紧张素 II 是在慢性损伤的肝脏中由活化的肝星状细胞表达的血管收缩肽(Bataller et al,2003b;Paizis et al,2002),可诱导肝脏炎症并刺激肝星状细胞的纤维化作用,包括细胞增殖、细胞迁移、促炎性细胞因子分泌和胶原蛋白合成(Bataller et al,2000;Bataller et al,2003a 和 2003c)。该系统的抑制剂在临床上在相当长的时间里被用于治疗高血压,这使其在人上的使用更具可能。对有慢性 HCV 感染和 NASH 病人的初步研究表明,阻断剂对纤维化进展具有积极作用(Colmenero et al,2009;Oakley et al,2009;Yokohama et al,2004)。

熊去氧胆酸(UDCA)对原发性胆汁性肝硬化的纤维化具有有益作用。UDCA 释放的一氧化氮衍生物可在动物模型中减轻炎症、纤维化和门静脉压力(Fiorucci et al,2003)。UDCA 还可激活具有抗纤维化特性的孕烷 X 受体(Beuers et al,2009)。

最近在动物模型中和 NASH 的 II 期临床试验中,已经发现另一种核受体 FXR 的配体也具有抗纤维化作用(Neuschwander-Tetri et al,2014;Zhang et al,2009),计划开展更大规模的 III 期试验。

肝星状细胞激活的选择性拮抗途径

在慢性肝损伤的情况下,成纤维、增生、促血管生成、血管收缩和促炎性介质协同作用促进肝纤维化的发生。因此,我们正在努力寻找抑制这些通路的方法。

已有多种方法直接作用于阻断促纤维化的 TGF-β 信号传导途径。实验评估了可溶性 II 型 TGF-β 受体(George et al,1999),TGF-β 阻断抗体、TGF-β 反义寡核苷酸或干扰 TGF-β 下游信号转导药物的作用(见图 7.4)。然而,系统性阻断 TGF 途径具有理论上的局限性,因为除了刺激伤口愈合和纤维化之外,TGF-β 还是不可控炎症的主要抑制剂,并且在诱导上皮分化和触发细胞凋亡中发挥重要作用。这导致了 TGF-β 抑制剂的一般和长期使用存在安全性顾虑,特别是在有慢性肝炎的病人中。CAT-192 的首次临床研究增加了对 TGF-β 阻断剂的使用的担忧。CAT-192 是一种重组人抗体,可中和皮肤全身性硬化症病人的 TGF-β,临床试验表明发病率和死亡率显著升高,且没有治疗效果的证据(Denton et al,2007;Yingling et al,2004)。由于对系统性中和 TGF-β 的担忧日益增长,当前主要的研究方向是通过阻断参与细胞表面 TGF-β 活化的整联蛋白,从而实现在细胞表面上对 TGF-β 的局部抑制。

为拮抗 PDGF,将 PDGF 激酶抑制剂与肝星状细胞-选择性载体(甘露糖-6 磷酸修饰的人血清白蛋白)联合应用可显著减少胆管结扎诱导的纤维化(Gonzalo et al,2007)。甲磺酸伊马替尼(Gleevec)是一种临床上使用的 PDGF 受体酪氨酸激酶抑制剂,也可减轻动物模型中的增殖、迁移和纤维化(Gordon & Spiera,2011;Kim et al,2012;Kuo et al,2012;Yoshiji et al,2005)。其他新药(如尼洛替尼)也带来了新的希望(Liu et al,2011)。索拉非尼是一种被批准用于治疗肝癌的多激酶抑制剂,在动物模型中也显示出抗纤维化活性(Hong et al,2013),证明了受体酪氨酸激酶(如 PGDF-R)在纤维化和癌症中的作用。然而,索拉非尼的不良反应(如皮疹、腹泻、手足综合征)对于癌症病人是可接受的,但对无症状的肝纤维化病人则不可接受。因此,耐受性更好的激酶抑制剂是更有前景的抗纤维化化合物。

除阻断肝星状细胞刺激因子外,激活肝星状细胞抑制因子也是另一种可能性。肝细胞生长因子(HGF)能抑制肝星状细胞活化,降低 TGF-β 水平,并促进肝星状细胞凋亡(Kim et al,2005)。但是,这一方式具有潜在的致癌作用,可能会限制其治疗用途。HGF 缺失变体和 HGF 模拟物的临床试验正在进行中。

在啮齿类动物中,ETA 受体的阻断会导致血管紧缩或在 ET-1 结合时产生瘢痕收缩,而给予血管扩张药(前列腺素 E2 和 NO 供体)则具有抗纤维化的特性(Feng et al,2009;Rockey,2013)。一方面,ET 受体阻滞剂具有良好的前景;另一方面,这些药物对其他适应证的临床试验显示出不可接受的肝毒性(Kenna et al,2015)。因此,在可以彻底解决安全问题之前,这类药物的开发都被暂停。

骨髓来源的间充质干细胞具有抗纤维化作用,一方面通过分泌 HGF 来增加肝星状细胞凋亡,另一方面通过 MFB 产生的 IL-6 刺激后,释放 IL-10 和 TNF-α 来减少肝星状细胞的增殖(Parekkadan et al,2007a;& 2007b)。这使干细胞疗法成为纤维化疗法的一大研究方向。然而,源自骨髓的间充质干细胞也会在包括肝脏在内的各种器官 MFB 形成瘢痕中发挥作用(Russo et al,2006)。目前,自体和干细胞以及骨髓疗法的一个关键问题是其不完整的表征,因此所移植细胞的确切组成尚未标准化

（Moore et al,2014）。因此,未来研究的关键目标是了解并完全控制此类疗法的细胞组成,以确保其作用可预测和可再现。

增强细胞外基质降解

目前很多方法研究如何增加 ECM 的降解,而不仅仅是阻止其生产。动物数据表明,最先进的方法是通过 LOXL2 抗体来阻断胶原蛋白的交联（Barry-Hamilton et al,2010）。如前所述,调节 ECM 转换的两个主要家族是降解胶原蛋白和非胶原 ECM 底物的 MMP 家族,和抑制 MMP 活性并对 MFB 具有抗凋亡作用的 TIMP 家族（Murphy et al,2002）。另一种方法是用单克隆抗体封闭 TIMP-1,在动物模型中逆转了 CCl_4 诱导的纤维化（Parsons et al,2004）。

尽管在临床上尚无抗纤维化药物获批用于治疗肝纤维化,但广泛而合理地开发了一系列有前途的化合物,这意味着在不久的将来可能会取得成功。如何进一步寻找治疗靶点并在体内和临床试验中证明其有效性是未来的挑战,这需要长期的随访研究。另一大挑战是如何为临床试验定义清晰而明确的终点,以确保治疗效果显著。因此,为肝纤维化的诊断、随访和评估预后找到良好的无创替代方法,是开发和评估更好治疗方案的重要的第一步。

（张斌豪 译 张必翔 审）

第8章

胆汁分泌与胆道梗阻的病理生理学

Henry Anthony Pitt and Attila Nakeeb

概述

分泌胆汁是肝脏的主要功能之一,其主要有两个作用:①肝脏代谢产物(胆红素、胆固醇、药物和毒素等)的排泄,②促进肠道吸收脂质和脂溶性维生素。最近,人们通过观察到的胆汁酸与肠道微生物组群之间的相互作用,发现胆汁酸还具有重要的信号传导功能。胆汁酸通过激活受体来调节脂质、葡萄糖和能量的代谢。胆汁成分的改变还会导致胆石症(见第 32 章)及其并发症,如胆囊炎(见第 33 章)和胆总管结石(见第 36 和 37 章)。另一方面,胆汁流动受阻会改变人的凝血系统、免疫系统甚至所有器官功能。本章将讨论胆汁分泌的生理学,胆道梗阻的病理生理学,以及梗阻性黄疸的治疗。

胆汁分泌

胆汁的形成

正常生理情况下,胆汁主要有两个作用,分别是排泄有机化合物(如胆红素和胆固醇)和促进肠道吸收脂质。胆汁分泌的形成是由肝细胞主动转运溶质,然后水分被动转运进入毛细胆管。水约占胆汁体积的 85%。胆汁中的主要有机溶质是胆红素、胆盐、磷脂和胆固醇。胆红素是红细胞的分解产物,通过肝脏葡萄糖醛酸转移酶与葡萄糖醛酸结合,主动排泄到邻近的毛细胆管中。正常情况下,有一个大的酶储备池以应对胆红素产生过剩的情况(譬如溶血状态)。

胆盐是肝细胞合成的类固醇分子。人类的胆盐主要为胆酸和鹅去氧胆酸,约占 80%。初级胆盐与牛磺酸或甘氨酸结合,在肠道细菌的作用下形成次级胆盐,即脱氧胆酸盐和石胆酸盐。胆盐的作用是溶解脂类并促进其吸收。磷脂的合成与胆盐合成一并在肝内进行。卵磷脂是人体胆汁中的主要磷脂成分,占胆汁中磷脂的 95% 以上。胆汁的最后一个主要成分是胆固醇,也主要由肝脏合成,少量来源于饮食摄入。

肝脏每天分泌的正常胆汁量为 750~1 000ml。胆汁分泌量受神经因素、体液因素和化学因素调节。迷走神经兴奋能增加胆汁分泌量,而内脏刺激会导致血管收缩,肝血流量减少,从而导致胆汁分泌量减少。胃肠激素(如胰泌素、胆囊收缩素、胃泌素和胰高血糖素等)均能通过促进水和电解质的分泌来增加胆汁量。这种调节效应可能并不作用于肝细胞而发生在他处。最后,调节胆汁分泌量最重要的因素是肝细胞合成胆盐的速率,而这个速率又受胆盐的肠肝循环调控。

胆汁成分

肝胆汁和胆囊胆汁的成分基本相同,但由于胆囊能吸收水分,其浓度变化很大(表 8.1)。胆囊既能通过钠氢泵(Na^+/H^+)主动吸收水分,也能通过水通道蛋白被动吸收水分。氯离子(Cl^-)和碳酸氢根离子(HCO_3^-)都通过囊性纤维化跨膜传导调节因子(cystic fibrosis transmembrane regulator,CFTR)被胆囊上皮吸收(Swartz-Basile et al,2007)。胆囊分泌氢离子、吸收碳酸氢根离子改变了胆汁的酸碱平衡,使之由肝胆汁中的碱性变为胆囊胆汁中的酸性。

胆囊黏膜虽也能吸收钙(Ca^{2+})和镁(Mg^{2+}),但胆囊对钙的吸收率比对钠和水的吸收率低,这导致胆囊中钙浓度明显增加。同样,胆囊不会主动重吸收胆红素,因此胆囊中胆红素浓缩高达 10 倍。因此,胆红素钙晶体的沉淀(胆色素结石的主要成分)更可能发生在胆囊内。此外,胆脂、胆盐、磷脂和胆固醇都在胆囊中浓缩。胆汁在胆囊浓缩后,其溶解胆固醇的能力会发生变化。随着胆囊胆汁的浓缩,微胶粒助溶的胆固醇含量升高,而磷脂胆固醇囊泡的稳定性却大大降低。机制上,胆固醇

表 8.1 肝胆汁和胆囊胆汁成分表

成分*	肝胆汁	胆囊胆汁
钠	160	270
钾	5	10
氯	90	15
碳酸氢根	45	10
钙	4	25
镁	2	4
胆红素	1.5	15
蛋白质	150	200
胆汁酸	50	150
磷脂	8	40
胆固醇	4	18
总固体	-	125
pH	7.8	7.2

实际测定值范围可能较大

*除 pH 外,所有测定值单位均为 mg/L。

结晶沉析优先来自泡相胆固醇,而不是来自微胶粒相胆固醇,因此浓缩胆汁的净效应是形成胆固醇结晶(Klein et al,1996)。

胆盐的分泌

胆汁由肝细胞分泌排送到毛细胆管,然后进入小胆管。形成胆汁流主要依靠胆盐分泌所产生的渗透压。人体每日约产生 500~600mg 的胆汁酸。胆盐池主要位于胆囊内,其次是在肝脏、小肠和肝外胆管。胆汁酸以胆固醇为原料合成,主要通过两条途径:一条是经典途径合成胆酸,另一条途径是合成鹅去氧胆酸。经典途径是人体合成胆汁酸的主要方式。因此,60% 到 70% 的胆汁酸池由胆酸及其代谢物脱氧胆酸组成,而鹅去氧胆酸在人体胆汁中的含量较低(Holm et al,2013;Kullak-Ublick et al,2004)。

在血浆中,胆汁酸通过与白蛋白或脂蛋白结合运转。在肝脏 Disse 腔(窦周间隙)内,肝细胞能非常高效地摄取胆汁盐,这一过程由钠依赖机制和钠非依赖途径所介导。钠依赖途径占牛磺胆酸摄取量的 80% 以上,但不到胆酸摄取量的 50%(Meier & Stieger,2002)。近年来鉴定出一些在这一过程中起关键作用的转运蛋白(图 8.1)。胆盐转运蛋白被称为牛磺胆酸钠协同转运多肽(sodium-taurocholate cotransporting polypeptide,NTCP),只在肝脏中特异性表达,位于肝细胞基底外侧膜。肝脏对胆汁酸的钠非依赖性摄取主要是由一个称为有机阴离子转运多肽(organic anion transporting polypeptides,OATP)的转运蛋白家族介导的。与 NTCP 相比,这些转运蛋白具有更广泛的底物亲和力,并能转运包括胆盐在内的多种有机阴离子。OATP-C 是主要的钠非依赖性胆盐摄取系统,OATP-A 也吸收胆汁酸,OATP-8 则介导牛磺胆酸的摄取。

细胞内胆汁酸转运发生在几秒钟之内。胆汁酸跨细胞运转可能有两种机制:一种是胆汁酸通过胆汁酸结合蛋白从基底外侧膜转移到小管膜(Crawford,1996);另一种是通过囊泡转运细胞胆汁。相反,胆盐在肝细胞毛细胆管膜上的转运是胆盐从血液分泌到胆汁中的限速步骤。

毛细胆管内胆盐浓度是肝细胞内胆盐浓度的 1 000 倍。这种梯度需要一种主动转运机制,即三磷酸腺苷(adenosine triphosphate,ATP)依赖途径。ATP 结合盒转运蛋白(ATP-binding cassette transporter,ABCB)11[以前称为胆盐输出泵(bile salt export pump,BSEP)]在这一过程中起着关键作用(Henkel et al,2013)。ABC 转运蛋白介导代谢产物、肽、脂肪酸、胆固醇和脂质等在肝脏、肠、胰腺、肺、肾、脑和巨噬细胞中的转运。虽然 AB-CB 11 是单价胆盐进入毛细胆管的主要转运蛋白,但多药耐药相关蛋白-2(multidrug resistant-related protein-2,MRP2)——多药耐药蛋白家族的一员——也能将硫酸化胆盐以及葡萄糖醛酸化胆盐转运到毛细胆管。MRP2 还能调节多种其他有机阴离子的外排,包括结合胆红素、白三烯、谷胱甘肽二硫化物、化疗药物、尿酸、抗生素、毒素和重金属等(Gerk & Vore,2002)。

最近的研究表明,胆汁酸是调节脂质、葡萄糖和能量代谢的信号分子(Li & Chang,2015)。胆汁酸的这种功能主要由核受体法尼醇 X 受体(farnesoid X receptor,FXR)和 G 蛋白偶联受体(G-protein-coupled receptor,TGR5)介导。小肠和大肠中的胆汁酸调节肠道微生物群、肠促胰岛素的分泌和成纤维细胞生长因子(fibroblast growth factors,FGF)15 和 19 的产生。这些 FGF 反过来调节脂质、葡萄糖和能量代谢,可能在胃旁路手术后快速改善血糖控制中发挥作用。此外,FXR 和 TGR5 还存在于其他组织中,如心脏和肾脏,因此可能有助于解释胆道梗阻时这些器官发生的功能障碍(Swann et al,2011)。

胆汁脂类分泌

与胆盐相比,胆脂类、磷脂和胆固醇在胆汁形成中起次要

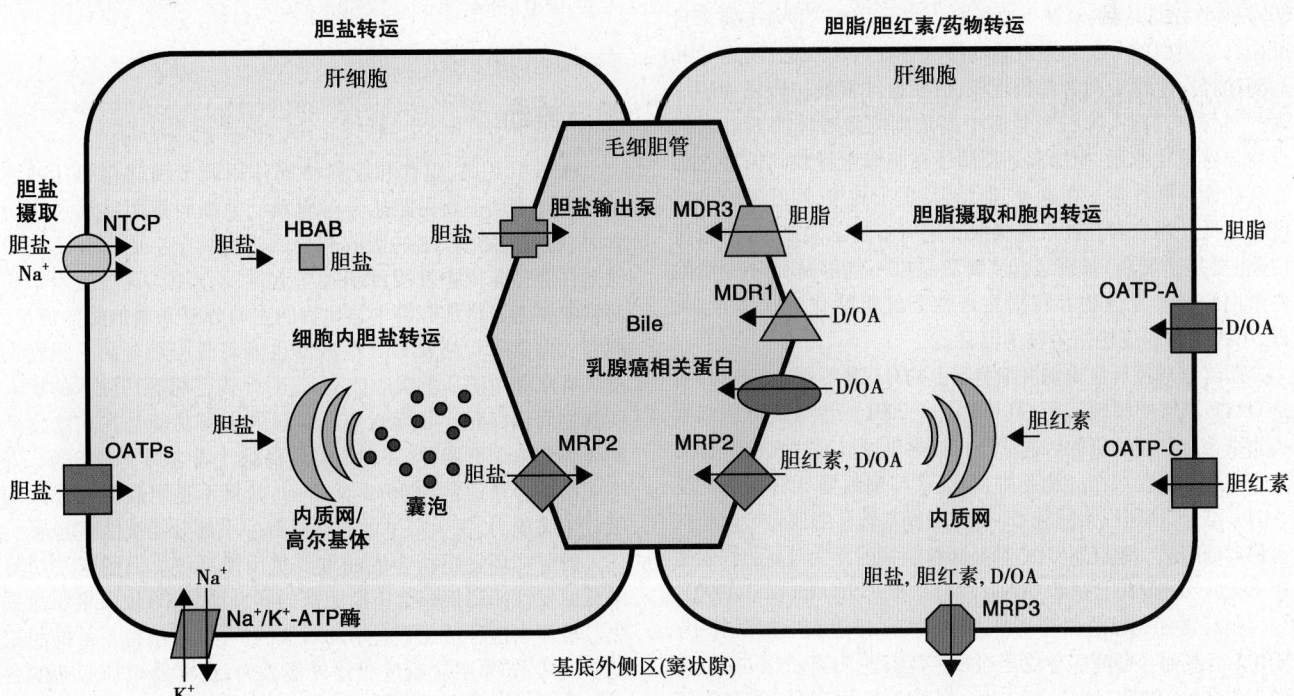

图 8.1　人肝脏胆汁形成。ATP,三磷酸腺苷;D/OA,药物/有机阴离子;HBAB,肝胆汁酸结合蛋白;OATP,有机阴离子转运多肽;MDR,多药耐药蛋白;MRP 多药耐药相关蛋白;NTCP,钠离子-牛磺胆酸共转运蛋白

作用。磷脂和胆固醇主要以血浆中的低密度脂蛋白为原料在肝细胞从头合成。与胆盐分泌相比,人们对胆脂分泌的了解较少;然而,胆脂分泌对于胆固醇清除、肠道膳食脂质吸收以及胆汁酸诱导的肝细胞和胆管细胞损伤的细胞保护至关重要(Arrese & Accatino,2002)。

　　磷脂分泌涉及将磷脂转运到毛细胆管质膜的内叶(Elferink & Groen,2000)。人体中,MDR3 转运体将磷脂从毛细胆管膜的内小叶转运到外小叶。进行性家族性肝内胆汁淤积症 3 型就是发生于 MDR3 缺乏的病人(Kullak-Publick et al,2004)。这些病人的胆汁中没有磷脂酰胆碱,因此不会与胆盐混合形成微胶粒。如此,有毒性的胆盐损伤胆管上皮,导致新生儿胆汁淤积、妊娠胆汁淤积和成人肝硬化。

　　转运蛋白在胆固醇分泌中的作用还不清楚,已有的发现是 ABC 转运蛋白 ABCG5 和 ABCG8 参与植物类固醇的清除(Lee et al,2001)。胆固醇是高度非极性的,不溶于水,因而不溶于胆汁。维持胆固醇溶解于胆汁的关键是形成微胶粒,一种胆盐-磷脂-胆固醇复合物。胆盐是两亲性化合物,包含亲水基和疏水基。在水溶液中,胆盐的亲水基向外,磷脂结合到微胶粒结构中,将胆固醇装载到微胶粒中心的疏水部分。这样,胆固醇就可以稳定地溶解于在水溶液中。

　　微胶粒作为胆固醇唯一载体的概念受到了挑战,因为许多胆固醇还能以囊泡形式溶解于胆汁中。从结构上讲,这些囊泡是由胆固醇和磷脂形成的脂质双层结构。囊泡的最简单、最小形式是单层结构,囊泡可发生聚集形成多层囊泡。目前的理论表明,胆固醇过剩,超出大囊泡溶解胆固醇能力时,可发生晶体沉淀(图 8.2)。

胆红素分泌

　　网状内皮系统降解衰老红细胞时释放血红素。每天大约 80% ~ 85% 的胆红素来源于血红素。剩下 15% ~ 20% 主要来自肝血红素蛋白的分解。胆红素的形成存在两种理论:酶途径和非酶途径。生理上两者都很重要,但在血红素最初转化为胆绿素的过程中,肝脏、脾脏和骨髓中高浓度的微粒体酶血红素氧合酶起着重要作用;胆绿素还原酶还在胆绿素释放到循环之前将其还原为胆红素。在这种"非结合"的形式中,胆红素的溶解度非常低。胆红素在被肝脏摄取和进一步加工之前,与血浆蛋白(主要是白蛋白)紧密结合。肝脏是唯一能够从循环中清除白蛋白胆红素复合物并将潜在毒性胆红素酯化为水溶性、无毒、单连接和非连接衍生物的器官。

　　胆红素通过肝血窦侧肝细胞膜上的 OATP-C 摄取。OATP-C 是 OATP 家族的膜转运蛋白(Cui et al,2001),参与结合胆红素和非结合胆红素的摄取。非结合胆红素也可以通过自由扩散的方式穿过肝窦膜。在肝细胞中,胆红素与葡萄糖-S-转移酶的驱动因子结合,由胆红素尿苷-5'-二磷酸糖基转移酶催化形成胆红素葡萄糖醛酸。胆红素 UDP 糖基转移酶基因突变与高胆红素血症、Crigler-Najjar 综合征和 Gilbert 综合征相关(Iganagi et al,1990)。

　　胆红素葡萄糖醛酸苷主要通过 MRP2 排泄到毛细胆管中。MRP2 也在葡萄糖醛酸导管胆盐和广泛有机阴离子(包括抗生素头孢曲松)的转运中发挥作用。MRP3 表达于肝细胞和胆管细胞基底外侧膜,参与胆红素单葡萄糖醛酸的转运。此外,MRP3 还可防止胆汁淤积时结合胆红素、胆盐和其他有机阴离

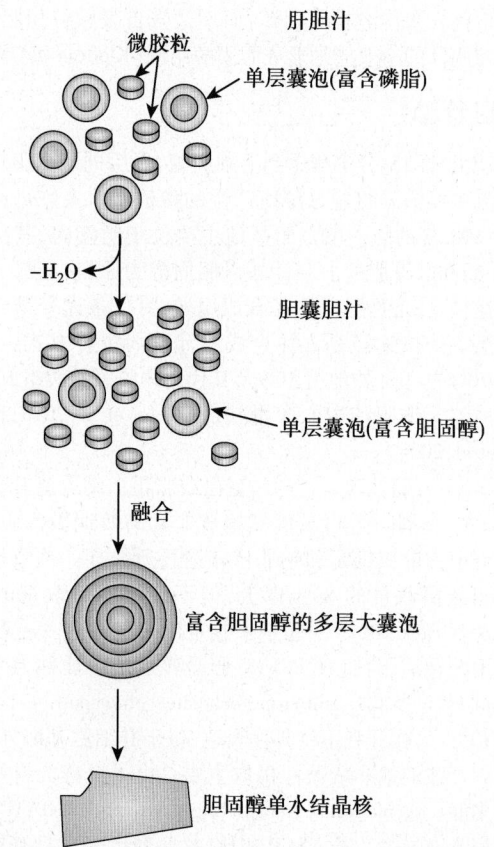

图 8.2　胆汁浓度驱动磷脂和胆固醇从囊泡向微胶粒净转移。磷脂比胆固醇转移效率更高,导致剩余(重塑)囊泡的胆固醇富集。这些胆固醇囊泡的聚集形成单水胆固醇的多层结晶(From Vessey DA,1990:Metabolism of drugs and toxins by the human liver. In Zakin D,Boyer TD〔eds〕:Hepatology:a textbook of Liver Disease,2nd ed. Philadelphia,WB Saunders,p 1492.)

图中标注:
肝胆汁
微胶粒
单层囊泡(富含磷脂)
−H$_2$O
胆囊胆汁
单层囊泡(富含胆固醇)
融合
富含胆固醇的多层大囊泡
胆固醇单水结晶核

子在细胞内的积聚。

胆汁流动

　　Oddi 括约肌、胆管和胆囊协同作用调节和储存胆汁的流动。胆汁流动主要由胆盐分泌驱动。毛细胆管胆汁通过胆小管时,通过电解质、水的吸收和分泌进行调节。胆管分泌碳酸氢盐在胆盐非依赖性胆汁流动中起重要作用。胃肠激素中胰泌素主要通过增加胆管中氯化物的主动分泌来增加胆汁流量;胆囊收缩素和胃泌素等其他激素也能刺激胆管分泌。胆管上皮具有水和电解质的吸收能力,这对曾接受胆囊切除术的病人两餐之间储存胆汁非常重要。胆囊的主要功能是在非饮食期间储存和浓缩肝胆汁,并在进食后将胆汁输送到十二指肠。人类胆囊的容量通常约 40ml 至 50ml,如果不是胆囊具有强大的吸收浓缩能力,每天产生的胆汁只有一小部分能被储存起来。

　　肠肝循环是胆盐合成的重要负反馈系统。回肠末端切除术或原发性回肠疾病会中断胆盐的肠肝循环,导致大量胆盐丢失。机体在这种情况下会增加胆盐的产量,以维持正常的胆盐池。同样,如果胆盐通过胆管外瘘丢失,也需要增加胆盐的合成。然而,除胆盐损失过多等异常情况外,胆盐合成量与损失量基本相当,以维持胆盐池大小恒定。在非饮食期间,大约 90% 的胆汁酸池存在于胆囊中。

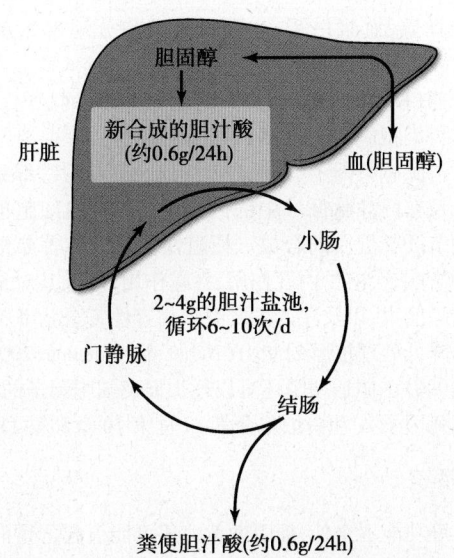

图 8.3　胆盐的肠肝循环。肝脏从血浆中摄取胆固醇的。胆汁酸以 0.6g/24h 的速度合成,并通过胆道系统排泄到小肠。胆盐大部分在回肠末端被重吸收,并送回至肝脏进行提取和再提取 (Modified from Dietschy JM: The biology of bile acids, Arch Intern Med 130:482-474,1972)

肠肝循环

胆盐在肝脏合成并结合,分泌到胆汁中,暂时储存于胆囊,从胆囊进入十二指肠,在小肠(尤其是回肠)重吸收,再通过门静脉返回肝脏。胆汁酸在肝脏和肠道之间的这种循环称为肠肝循环(图 8.3)。肠肝循环中胆汁酸的总量称为循环胆汁池。这是一个高效的系统,重吸收近 95% 的胆盐。总胆汁盐池约含 2~4g 胆盐,每天循环 6~10 次,其中只有约 600mg 胆盐实际被排泄到结肠中。在结肠中,细菌主要作用于胆酸盐和鹅去氧胆酸盐这两种胆盐,形成次级胆盐,即脱氧胆酸盐和石胆酸盐。事实上,胆汁酸的个体化特征与肠道微生物有着密切关系(Swann et al,2011)。细菌酶通过解离、脱氢、脱羟基和硫酸化等反应修饰初级胆汁酸。反过来,胆汁酸又限制细菌的繁殖和过度生长。胆道梗阻时,胆盐、胆脂、胆红素、胆汁流量和胆盐的肠肝循环等生理会发生显著改变。

胆道梗阻

胆道梗阻病人的评估和处理是普外科医生面临的常见问题。过去的 40 年里,我们对黄疸病人的病理生理学、诊断和治疗的认识取得了重大进展。同样,在围手术期管理和手术处理

等方面也取得了进展,提高了黄疸病人的生存率。梗阻性黄疸影响多个器官或系统,包括肝、肾、心血管、血液学和免疫系统。本节将探讨胆道梗阻的原因、病理生理和治疗。

黄疸原因

导致黄疸的原因有:①胆红素生成增加,②肝细胞摄取胆红素受限,③胆红素结合减少,④胆红素进入毛细胆管的转运或排泄改变,或⑤肝内或肝外胆管阻塞(表 8.2)。胆红素产生过剩、摄取障碍和胆红素结合减少等都会导致以非结合性胆红素升高为主的高胆红素血症。胆红素转运、排泄障碍以及胆管阻塞等则主要是以结合性胆红素为主。有些病人有多种代谢障碍,例如继发性肝细胞功能障碍可能发生在肿瘤所致胆道梗阻病人身上。因此,该黄疸分类系统是将复杂疾病过程的简化。

胆管梗阻可进一步分为以下几种情况:①完全梗阻,②间歇性梗阻,③慢性不完全梗阻,以及④节段性梗阻(知识框 8.1)。胆道完全梗阻的病人会出现临床黄疸,而间歇性梗阻的病人可能会出现疼痛、瘙痒、发热等症状和血液生化的改变,而不一定会出现临床黄疸。慢性不完全性梗阻(见第 7 章)和胆汁性肝硬化(见第 76 章)病人最终会进展为肝纤维化。

病理生理学

胆道梗阻对胆管产生局部影响,进而导致肝功能紊乱,最终引起广泛的全身效应。黄疸病人出现肝功能不全、肾功能衰竭、心血管损害、营养不良、出血、感染和伤口并发症的风险增加,其围手术期死亡率和并发症发生率也会增加。

肝胆系统

肝细胞排列呈板状结构,血液沿肝索从门静脉流向中央静脉。在这些肝板内,相邻肝细胞的小顶端区域形成一个管状腔,即毛细胆管,是胆汁最初形成的部位。胆汁从毛细胆管网流向胆小管,随后进入大胆管。胆道梗阻时,毛细胆管扩张,微绒毛扭曲肿胀。梗阻时间较长时,肝内胆小管增生,同时毛细胆管的长度和弯曲度增加。

胆道系统压力通常较低(5~10cmH$_2$O);但是,在胆道完全或部分梗阻的情况下,胆道压力可以接近 30cmH$_2$O。当胆道压力增加时,肝细胞和胆管细胞之间的紧密连接被破坏,导致胆管和毛细胆管通透性增加。胆汁内容物可以自由回流到肝窦,导致多核白细胞浸润门静脉汇管区。接着,纤维蛋白生成增加,网状蛋白纤维沉积,随后转化为 I 型胶原(见第 5 章至第 7 章)。肝外胆管则表现为黏膜萎缩和鳞状上皮化生,随后在胆管上皮下层出现炎性浸润和纤维化(Karsten et al,1991)。

表 8.2　黄疸分类

胆红素代谢障碍	主要升高的胆红素种类	举例
产生增多	非结合性	先天性血红蛋白病,溶血,多次输血,败血症,烧伤
肝细胞摄取障碍	非结合性	吉尔伯特病(Gilbert's disease),药物毒性
胆红素结合减少	非结合性	新生儿黄疸,克里格勒-纳贾尔综合征(Crigler-Najjar syndrome)
转运或排泄改变	结合性	肝炎,肝硬化,杜宾-约翰逊综合征(Dubin-Johnson syndrome),罗托综合征(Rotor's syndrome)
胆道梗阻	结合性	胆总管结石、良性狭窄、慢性胰腺炎、硬化性胆管炎、壶腹周围癌、胆道恶性肿瘤

知识框 8.1　引起胆道梗阻的常见疾病

Ⅰ型:完全性梗阻

胰头肿瘤

　胆总管结扎

　胆管癌

　胆囊癌

　肝实质肿瘤(原发性或继发性)

Ⅱ型:间歇性梗阻

胆总管结石

　壶腹周围肿瘤

　十二指肠憩室

　胆总管囊肿

　多囊性肝病

　胆道寄生虫

　胆道出血

Ⅲ型:慢性不完全性梗阻

胆总管狭窄

　先天性胆道闭锁

　外伤(医源性)

　硬化性胆管炎

　放射治疗后

　胆肠吻合口狭窄

　慢性胰腺炎

　囊性纤维化

　Oddi 括约肌狭窄

Ⅳ型:节段性梗阻

创伤性

　肝内胆管结石

　硬化性胆管炎

　胆管癌

胆道梗阻除了影响胆管结构外,胆道压力升高还会影响肝细胞分泌胆汁。在胆道梗阻和胆道压力升高的情况下,由于胆固醇和磷脂的分泌减少相对比胆汁酸的更明显,胆汁变得不容易形成结石。如胆道梗阻缓解,胆道压力恢复正常,胆固醇和磷脂分泌的恢复也比胆汁酸更快,因而这种情况下容易产生结石,可能导致为减黄而放置的双腔支架管早期发生堵塞。

多位作者报道,梗阻性黄疸时肝脏大血管和微血管灌注均受损。活体荧光显微镜显示,肝外胆道梗阻 3 天后失灌注肝血窦的数量显著增加。同时,有灌注肝血窦的平均直径减少 35%,流速减少了 25%(Koeppel et al,1997)。肝脏灌注的这种改变有助于解释为何梗阻性黄疸病人在接受肝切除术后发生肝功能不全的风险增加(见第 103 章)。肝外胆道梗阻及黄疸也能改变肝脏分泌、代谢和合成等重要功能。当胆道压力升高超过 20cmH$_2$O 时,肝细胞不能有效地对抗高压致肝脏分泌胆汁减少。导致肝细胞的排泄产物直接回流到血液系统,产生全身毒性。

黄疸病人药物代谢(如抗生素)的能力降低,这些药物通常会分泌到胆汁中(Blenkhran et al,1985)。梗阻性黄疸时胆汁酸浓度增加,抑制肝细胞色素酶 P450,从而降低肝内氧化代谢的速度。此外,异常高浓度的胆汁酸可诱导肝细胞凋亡(细胞程序性死亡)(Patel et al,1994)。梗阻性黄疸还会导致肝细胞的

合成功能降低,血浆白蛋白、凝血因子和分泌性免疫球蛋白(IgA)浓度的降低就说明了这一点。

库普弗(Kupffer)细胞是组织巨噬细胞,是网状内皮系统在肝脏的主要类型(见第 10 章)。正常情况下,库普弗细胞能有效过滤并清除感染因子、受损的血细胞、细胞碎片、纤维蛋白降解产物以及在门静脉循环中的内毒素。库普弗细胞也与肝细胞协同调节肝脏蛋白的合成。梗阻性黄疸对库普弗细胞有严重的不利影响,会减少内吞作用、吞噬作用,降低其对细菌和内毒素的清除能力,以及减少主要组织相容性复合物Ⅱ类抗原的表达从而降低处理抗原的能力(Nehez & Anderson,2002;Puntis & Jiang;1996)。胆道梗阻还可以增加促炎细胞因子的水平,包括肿瘤坏死因子-α 和白细胞介素-6(见第 10 章和第 11 章)。

心血管系统

除了肝功能不全外,梗阻性黄疸还可能引起严重的血流动力学和心脏紊乱。阻塞性黄疸的实验动物容易出现低血压,出血时会表现出过度的低血压反应。动物实验研究表明,胆管结扎能引起以下反应:①心肌收缩力降低;②左心室压力降低;③对 β-激动剂药物(如异丙肾上腺素和去甲肾上腺素)的反应下降;以及④外周血管阻力下降(Ma et al,1999)。Lumlertgul 等(1991 年)在一项包含 9 例梗阻性黄疸或胆汁淤积性黄疸病人的研究中发现,注射正性肌力药物多巴酚丁胺后,黄疸病人左室射血分数的反应明显较正常人减弱。Padillo 等(2001 年)也报道了 13 例病人,发现血清胆红素浓度与左室收缩功能呈负相关。这些病人在成功地行胆道内引流后,心排血量、顺应性和收缩力显著增加。黄疸病人心功能低下和总外周阻力下降,这是他们比非黄疸病人更容易发生术后休克的最可能的原因。

肾

人们多年前就已发现黄疸与术后肾功能衰竭之间的关系。据报道,术后急性肾损伤的发生率高达 10%,但因手术性质而异。此外,据报道黄疸病人发生肾衰竭的死亡率高达 70%(Fogarty et al,1995)。梗阻性黄疸病人发生肾功能衰竭可能与下列因素相关:①心功能下降;②低血容量;③胆盐对肾 FXR 和 TGR5 受体的影响;④内毒素血症。

梗阻性黄疸引起心功能下降,导致肾灌注减少。心排血量下降也能导致心房扩张和心房钠尿肽(atrial natriuretic peptide,ANP)的产生增加,ANP 是一种已知的刺激尿钠排泄的激素,可对抗保水保钠激素的作用,抑制口渴机制,并使外周血管扩张。实验动物和肝外胆管梗阻病人的血浆 ANP 水平均升高(Padillo et al,2001)。

除了前面讨论的黄疸对心脏和外周血管的直接影响外,梗阻性黄疸时血清胆汁酸水平升高还对肾脏有直接的利尿和排钠作用,导致细胞外液容量显著减少及血容量下降。狗实验中,肾动脉内注入胆汁能使尿量增加,促排钠和排钾。这种利尿作用可能是由于肾脏产生前列腺素 E$_2$ 增加(Green & Better,1994),其作用于 FXR 和 TGR5 受体的效应也可能参与其中(Swann et al,2011)。

黄疸病人出现肾衰竭的另一个重要因素是内毒素血症(图 8.4)。大约 50% 的梗阻性黄疸病人外周血中含有内毒素

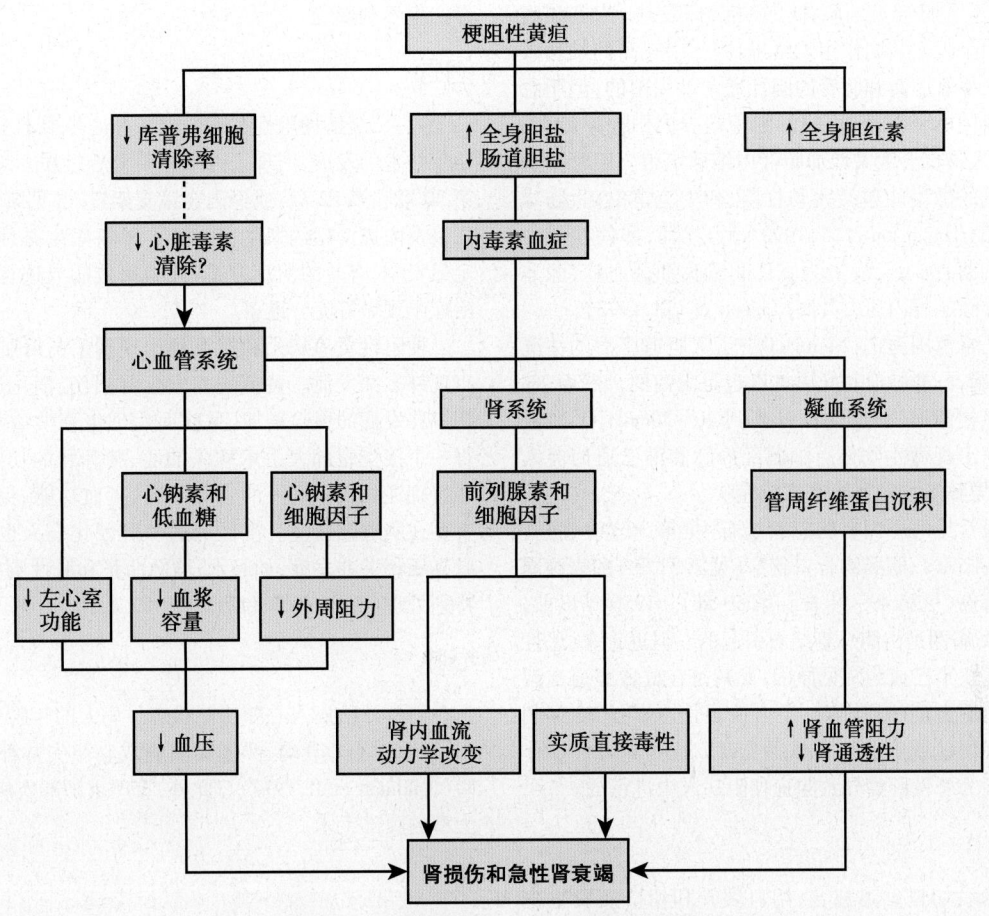

图 8.4 梗阻性黄疸导致肾功能损害或急性肾损伤

（Hunt et al,1982）。可能是由于肝脏库普弗细胞对内毒素的清除率降低；另外，由于胆盐能阻止内毒素吸收并抑制厌氧菌生长，肠腔内缺乏胆盐也可能是原因之一。内毒素还导致肾血管收缩，肾血流量再分配（肾皮质灌注下降），以及凝血功能紊乱，包括激活补体、巨噬细胞、白细胞和血小板等（Hunt et al，1982）。结果导致肾小球和管周纤维蛋白沉积。再加上肾皮质血流量减少，最终导致合并肾功能衰竭的黄疸病人出现肾小管和肾皮质坏死。

凝血功能

黄疸病人普遍存在凝血功能紊乱。最常见的是凝血酶原时间延长。是因为肠道缺乏胆汁，致使肠道吸收维生素 K 障碍。静脉注射维生素 K 能纠正这种凝血障碍。小肠内胆汁水平下降还可能导致其他脂溶性维生素和脂肪吸收减少，从而导致体重下降和钙的流失。后者还有一个原因，即前面提到的循环中内毒素增加，可进一步导致凝血异常。

动物实验中发现，内毒素影响凝血因子 XI 和 XII 的代谢，并导致血小板损伤，以及直接损伤血管内皮（Hunt et al,1982）。此外，黄疸时内毒素释放会导致轻度的弥散性血管内凝血以及纤维蛋白降解产物增多。Hunt 等已经证明，术前存在内毒素血症或纤维蛋白降解产物水平的升高会使黄疸病人出血风险增加。除内毒素血症引起的相关问题外，合并肝硬化的病人常存在脾功能亢进和纤溶，会有血小板减少等其他问题。合并门静脉高压的肝硬化病人进一步加重了凝血功能障碍。

免疫系统

与非黄疸病人相比，黄疸病人手术后脓毒血症发病率更高，很大程度上是由于细胞免疫缺陷而更容易感染（见第 10 章和第 12 章）。1992 年，Cainzos 等证实了黄疸与迟发型超敏反应改变之间的关系。一项实验检测了 7 种皮肤抗原，59 名健康对照者中有 76% 的人免疫功能健全，而 118 名黄疸病人中免疫功能健全的人只有 16%。几项动物实验研究显示，胆管结扎会引起 T 细胞增殖受抑（Thompson et al,1990）、中性粒细胞趋化性降低（Andy et al,1992）、细菌吞噬功能缺陷（Scott Conner et al,1993）和自然杀伤细胞活性受抑制（Lane et al,1996）等。如前所述，梗阻性黄疸时网状内皮系统功能下降，特别是库普弗细胞清除循环细菌和内毒素的能力降低。人体研究还表明，黄疸能导致 T 淋巴细胞增殖减少（Fan et al,1994）、黏附分子表达减少（Plusa et al,1996）和单核细胞功能改变（Lago et al,2006）。

梗阻性黄疸病人的感染并发症也与肠道缺乏胆汁有关。胆道梗阻时肠道菌群移位增加（Deitch et al,1990）。梗阻还导致胆汁肠肝循环中断，胆汁酸的乳化抗内毒素作用丧失；因此，更多的内毒素通过肠道吸收经门静脉进入循环。黄疸病人更易发生感染的主要因素包括肠内胆汁减少或缺失、细胞免疫缺陷和网状内皮细胞功能受损等。

急性胆管炎是指胆道系统的细菌感染，其严重程度从自限性的轻度感染到危及生命的严重感染（见第 43 章）。Charcot

于 1877 首次描述了胆管炎的临床三联症,即发热、黄疸和腹痛。胆管炎是两个因素共同作用的结果:胆汁中较高的细菌浓度和胆道梗阻。尽管胆囊和胆管的胆汁通常是无菌的,但胆总管结石或其他原因所致阻塞时,胆汁细菌培养的阳性率增高;同样,胆管内植入物也会大大增加胆汁内细菌定植。胆管炎病人胆汁中最常见的微生物包括大肠杆菌、肺炎克雷伯菌、肠球菌和脆弱类杆菌(Thompson et al,1990 a)。然而,即使胆汁内存在高浓度的细菌,也不会发展为临床胆管炎和菌血症,除非同时存在梗阻导致胆管内压力升高(Lipsett & Pitt,1993)。

胆道压力正常范围为 7~14cmH$_2$O。正常胆道压力的情况下,即使胆汁有菌,肝静脉血和肝周淋巴也是无菌的。然而,部分或完全性胆道梗阻时,胆管内压升高到 20~30cmH$_2$O,血液和淋巴中会迅速出现微生物体。细菌经静脉和淋巴道回流入血引起菌血症,导致发热和寒战等临床症状。

胆道梗阻最常见的原因有胆总管结石(见第 36 章)、胆管良性狭窄(见第 42 章)、胆肠吻合口狭窄(见第 31 章)和壶腹周围癌或近端胆管癌(见第 49~51 章和第 59 章)。1980 年以前,约 80% 的胆管炎病例是由胆总管结石引起的。但近年来,恶性肿瘤造成的胆道狭窄已成为常见原因,尤其是在放置胆道支架后。已知的引起菌血症的原因有:经内镜胆管造影、经皮穿刺肝胆管造影和经内镜或经皮途径放置支架。这些介入性操作通常是在被诊断为恶性肿瘤导致胆道梗阻病人中进行的。

伤口愈合

黄疸病人术后切口延迟愈合、切口裂开和切口疝发生率高。梗阻性黄疸病人皮肤中丙羟化酶活性降低。丙基羟化酶是氨基酸脯氨酸结合到胶原中所必需的,被用作合成胶原。1990 年,Grande 等检测了 95 例肝外胆管梗阻病人和 123 例胆囊切除的非黄疸病人的皮肤丙基羟化酶活性,他们发现黄疸病人的皮肤羟化酶活性仅为对照组的 11%。在恶性肿瘤的黄疸病人亚组中,丙基羟化酶活性低于对照组的 7%。随着梗阻的缓解,该酶的活性增加到对照组的 22%。有趣的是,在良性疾病所致梗阻的黄疸病人中,丙基羟化酶活性将恢复到对照组的 100%。

其他因素

黄疸病人面临的其他问题有厌食、体重减轻和营养不良。肠道缺乏胆盐会影响食欲。此外,胰腺或壶腹周围恶性肿瘤病人可能有十二指肠部分梗阻或胃排空异常,某些情况下是由于肿瘤浸润腹腔神经丛。胰腺或壶腹肿瘤病人也可能有胰腺内分泌和外分泌功能不全。后者可能会进一步加重其他营养缺陷,继而进一步导致免疫缺陷。

最近一些研究表明,梗阻性黄疸引起的许多生理紊乱需要很长时间才能逆转。例如,1981 年 Koyama 等已经证明,即使在胆道梗阻解除 7 周后,肝脏线粒体功能也没能恢复正常。这种梗阻性黄疸所造成的长期效应也体现在淋巴细胞、多形核细胞和库普弗细胞功能上。因此,即使通过经皮或内窥镜支架暂时缓解胆道梗阻的病人,术后仍有可能出现严重并发症,因为手术时病人仍可能存在肝功能紊乱。此外,Strasberg 等 2014 年的一项分析表明,术前黄疸可能对胰腺癌手术切除病人的长期生存产生不利影响。

治疗

过去,缓解梗阻性黄疸的唯一办法是手术干预;然而,随着治疗技术的发展,出现了许多非手术治疗方法,如经皮穿刺(见第 30 章和第 52 章)或经内窥镜支架置入(见第 29 章)、球囊扩张以及内窥镜括约肌切开术等。外科医生必须为每位病人制定最安全、有效的治疗方案,并为每位病人进行手术或非手术治疗干预做好充分准备。

梗阻性黄疸病人和严重到出现黄疸的肝脏疾病病人容易出现许多并发症。黄疸病人发生肾损伤、消化道出血、感染和切口并发症的风险增加(见前面病理生理学章节)。必须考虑每一个接受腹部大手术病人的心、肺和肾的功能。此外,还必须特别注意黄疸病人的营养状况、凝血功能、免疫功能以及是否存在胆道败血症。慢性肝病和肝硬化病人也可能发生门静脉高压相关并发症,如腹水、静脉曲张和肝性脑病等,这些需要特别处理(见第 76 章和第 79 至 82 章)。

心肺

需要评估病人心肺功能状态。病人的年龄、心肌梗死现病史、充血性心力衰竭、严重瓣膜病或心律失常都会增加手术风险(Goldman et al,1977)。此外,有严重肺部疾病的病人不适合大型的腹部手术。

肾

黄疸病人,尤其是合并肝硬化和胆管炎病人,发生肾功能不全的风险增加。维持足够血容量和纠正脱水对于避免发生肾脏并发症是非常重要的。黄疸病人的液体管理相当复杂,因为液体过载和不足都会有问题。因此,部分病人可能会从经中心静脉导管或经肺动脉导管(不太常用)等有创性的血流动力学监测中获益,这些办法有助于评估血容量。

某些口服胆盐已被证明可以有效预防术后肾损伤。1983年 Cahill 的一项研究中,24 名术前未口服胆盐的黄疸病人中,有 54% 的病人存在内毒素血症,其中三分之二的病人伴有肾损害。相比之下,术前 48 小时内每 8 小时给予 500mg 脱氧胆酸钠的 8 例黄疸病人均未出现门静脉或全身内毒素血症,也未出现肾损害迹象。

营养

营养不良是梗阻性黄疸手术的重要危险因素(见第 26 章)。1988 年 Halliday 等发现,梗阻性黄疸术后死亡病人的体重、中臂围、全身钾含量和对皮肤试验抗原的反应性均显著降低。意大利的一项研究(Foschi et al,1986)发现,术前经皮胆道引流 20 天的病人中,肠内高营养可以显著降低手术的并发症发生率和死亡率。尽管良性胆道疾病病人多数营养充足,但恶性肿瘤所致梗阻病人往往存在不同程度的营养不良。因此,对于这类病人应评估营养状况,必要时提供营养支持。

凝血功能

梗阻性黄疸、胆管炎或肝硬化病人容易术中出血。梗阻性黄疸病人最常见的凝血功能障碍是凝血酶原时间（prothrombin time，PT）延长，通常可通过注射维生素 K 纠正。严重黄疸和/或胆管炎病人也可发展为弥散性血管内凝血（disseminated intravascular coagulation，DIC），需要输注血小板和新鲜冰冻血浆。胆管炎病人 DIC 的逆转还需要控制可能存在的败血症，除使用全身抗生素治疗以外还应该行胆道引流。

肝硬化病人凝血异常通常是多因素的，包括继发于脾功能亢进的血小板减少，PT 及部分凝血活酶时间延长（partial thromboplastin time，PTT）和纤维蛋白溶解。如果 PT 延长，应给予维生素 K。如果没有效果和/或 PTT 也延长，应给予新鲜冰冻血浆。血小板减少症通常可以通过术中输注血小板来治疗。如果病人凝血时间缩短，纤维蛋白原降低，则可能需要使用 ε-氨基己酸。

瘙痒

瘙痒常常令黄疸病人烦恼不安。瘙痒的确切原因尚不清楚，可能与循环中胆汁盐、组胺和中枢神经系统阿片受体的水平增加有关。部分病人中，可以通过给予胆盐结合剂（如考来烯胺）缓解瘙痒。各种镇静剂和抗组胺药也能缓解黄疸病人的瘙痒。然而，解除胆道梗阻仍是治疗瘙痒最有效的方法，支架置入术后可以迅速改善，尽管有时可能需要一周左右的时间。

胆管炎

有人认为胆道败血症也是黄疸病人的主要危险因素（见第 43 章）。当胆管部分或完全阻塞时，管腔内压力增加，梗阻近端的胆汁感染，导致胆管炎。胆管炎病人可出现右上腹疼痛、发热和/或黄疸（Charcot 三联征）。"中毒性"胆管炎病人——除 Charcot 三联征外还会出现休克和精神错乱（Reynold 五联征）——如仅用抗生素治疗死亡率较高，需要急诊胆道减压。

1989 年 Gigot 等提出了 7 个急诊胆道减压的适应证：①急性肾损伤，②肝脓肿，③肝硬化，④恶性疾病所致的高位狭窄，⑤经皮穿刺肝胆管造影，⑥女性和⑦高龄。然而，急诊外科处理与较高的并发症发生率和死亡率相关；因此，对于 5% 至 10% 保守治疗无效的胆管炎病人，经皮和经内镜胆道引流术是有效治疗方法。1992 年 Lai 等报道了 82 例急性重症胆管炎病人，发现内镜引流术比手术引流的并发症发生率（34% 比

66%）和死亡率（10% 比 32%）要低。关于胆管炎病人细菌学和抗生素管理方面更全面的讨论见第 12 章和第 43 章。

术前引流

术前经内镜或经肝胆管减压术降低黄疸并逆转其全身效应，是降低黄疸病人手术风险的一种方法。然而，几项前瞻性随机研究表明，常规术前胆道引流（preoperative biliary drainage，PBD）并不会降低梗阻性黄疸病人的手术并发症发生率或死亡率（Hatfield et al，1982；Lai et al，1994；McPherson et al，1984；Pitt et al，1985；van der Gaag et al，2010，Wig et al，1999）（表 8.3）。此外，荟萃分析还得出结论：术前胆道引流会增加而不是减少手术和引流操作的总体并发症（$P<0.001$）；对降低死亡率或减少住院时间也没有益处（Fang et al，2013，Sewnath et al，2002）。事实上，几项回顾性研究也已经证明，接受胰腺或胆道切除术的病人中，术前胆道减压的感染并发症（切口感染、胰瘘）发生率更高，甚至死亡率也更高（Sewnath et al，2002；Sohn et al，2000）。

有些前瞻性研究中，术前减黄引流时间较短（10~18 天），可能不足以逆转严重梗阻性黄疸导致的多种代谢异常和免疫功能障碍。动物和人体研究均表明，代谢和免疫功能的恢复需要在胆道梗阻缓解后至少 6 周才能恢复（Clements et al，1993；Kennedy et al，1994；Thompson et al，1990b）。同样，动物研究还明确表明，胆汁回流肠道比胆管外引流具有显著的优势（Roughneen et al，1986）。

尽管这些研究数据表明常规 PBD 好处有限，但对于某些合并严重营养不良、胆道败血症或肝门恶性肿瘤需要行肝切除的病人，PBD 可能有一定价值（Farges et al，2013）。关于后者，已发表的关于 PBD 的研究数据多数来自壶腹部恶性肿瘤病人。而近端胆管梗阻需要行大范围肝切除术的病人则是一个完全不同的亚组。欧洲一项多中心研究表明，术前对保留侧肝脏减黄引流能使接受右半肝切除的病人受益（见第 51 章和第 103B 及 103C 章）。近端胆管肿瘤或狭窄病人术中解剖分离胆管会有难度，术前放置的经肝导管可能有帮助。另外，放置经肝导管可以作为放置长期经肝支架的桥接治疗。最后，接受新辅助治疗的病人需要术前引流。在这些病人中，金属支架的问题较少也无需额外费用（Walter et al，2015）。

表 8.3　术前胆道引流的前瞻性随机试验

第一作者，年份	引流方式	死亡率，PBD	死亡率，未行 PBD	并发症发生率，PBD	并发症发生率，未行 PBD
Hattfield，1982	经皮	4/29	4/28	7/29	4/28
McPherson，1984	经皮	11/34	6/31	17/34	13/31
Pitt，1985	经皮	3/37	2/38	30/37	20/38
Lai，1994	经内镜	6/43	6/44	28/43	18/44
Wig，1999	经皮	1/20	4/20	12/20	10/20
van der Gaag，2010	经内镜	15/102	12/94	75/102	37/94
总计（%）		40/265（15.1）	34/255（13.3）	169/265（63.8）*	104/255（40.0）

* $P<0.001$ vs. 未行 PBD。
PBD，术前胆道引流。

小结

在过去的几十年里,人们在了解胆汁分泌和黄疸病人诊疗能力等方面取得了巨大的进步。现在,临床医生对正常的胆汁盐、胆汁脂质和胆红素生理等方面均有了更好的认识,也可以说引起黄疸的疾病属于正常代谢缺陷疾病。同样,研究者还阐明了黄疸引起的多种病理生理效应,解释了为什么黄疸会增加围手术期并发症发生率和死亡风险。

(项帅 译　张必翔 审)

肝肿瘤的分子特征研究进展

Matthias S. Matter and Jesper B. Andersen

概述

原发性肝癌是全球范围内发病率增长最快的恶性肿瘤之一。潜在的慢性炎症性肝病,不仅会在几十年后致使肝脏形成致癌微环境导致肝癌发生,还常影响治疗方案的实施。如以恶性转化的细胞为目标,可以观察到大量的分子学和形态学形式。因此,提高我们对肝癌分子发病机制的现有认识,特别是基因异质性的认识,对于改善当前的临床策略和病人预后至关重要。这在其他癌症中已然实现。比如乳腺癌,划分病人亚群和精确个体化治疗促其得以实现。在肝胆系统癌症中,许多问题仍然有待研究,如初始恶性转化的细胞起源和演变过程、肿瘤可塑性背景以及致病原因的特征。持续存在的改变可能引起遗传性耐药(肝胆胰肿瘤的特征)、转移和疾病复发,下一代测序(next-generation sequencing, NGS)和其他新的分子及细胞学/组织学技术已经开始用于探究这些改变。然而,肿瘤基因型中同期出现的畸变存在异质性,如何去解读仍然很复杂,染色体出现致病性畸变会造成诸多影响,例如治疗。在这一章中,我们将全面介绍目前肝胆系统癌症的分子生物学研究进展。主要讨论胆道癌症,即胆管癌(cholangiocarcinoma, CCA),总体上属于一种难治性肿瘤,人们对其分子发病机制了解甚少(另见第9B、9C和9D章)。我们将讨论如何在临床上应用基因组学成果协助诊断和治疗,以改善病人预后。

胆管癌的分子改变

CCA 的发病机制是一个多步骤过程(Andersen, 2015),通常起源于慢性胆道炎症以及随之而来的外部刺激导致的胆道损伤(胆汁淤积)。胆汁酸排泄障碍导致异常的细胞因子信号传导,通过激活生长因子促进胆管细胞增殖。促炎因子如白介素6(interleukin-6, IL-6)和转化生长因子-β(transforming growth factor-β, TGF-β)的释放会促进胆管细胞生长及分子畸变产生。脱氧核糖核酸酶(deoxyribonuclease, DNA)修复蛋白(deoxyribonuclease damage repair, DDR)和抑癌基因受损、原癌基因激活将导致恶性转化,以及大量关键信号通路失控,例如环氧合酶2(cyclooxygenase-2, COX2)、磷脂酰肌醇3激酶(phosphatidylinositol-3-kinase, PI3K)、鼠胸腺瘤病毒癌基因同源物1/蛋白质激酶B(v-akt murine thymoma viral oncogene homolog 1/protein kinase B, v-akt, AKT)/哺乳动物雷帕霉素靶蛋白(mammalian Target of Rapamycin, mTOR)、表皮生长因子受体(epidermal growth factor receptor, EGFR)、ERB-B2 受体酪氨酸激酶受体(ERB-B2 receptor tyrosine-kinase receptor, ERBB2)、RAS/RAF/丝裂原激活蛋白激酶(mitogen-activated protein kinase, MAPK)、肝细胞生长因子、Janus 激活激酶/信号转导和转录激活剂(Janus activating kinase/signal transducer and activator of transcription, JAK/STAT)、IL-6 和血管内皮生长因子(vascular endothelial growth factor, VEGF)(Andersen, 2015; Andersen & Thorgeirsson, 2014; Marquardt & Andersen, 2014)等。上皮和间质之间的相互作用会导致不受控制的增殖、存活、血管生成、侵袭和转移。

许多研究评估了单个基因在 CCA 中的作用(主要是使用免疫组织化学技术),包括对预后的潜在影响以及作为诊断标志物的作用(Andersen et al, 2012; Oishi et al, 2012; Sia et al, 2013a; Wang et al, 2013)。最近的整合基因组学方法(基于微阵列的研究)深度评估了 CCA 中的分子因素(Andersen et al, 2012; Oishi et al, 2012; Sia et al, 2013a; Wang et al, 2013)。研究显示 238 个基因与高危风险组具有临床相关性,能预测总体生存率和无复发生存率(Andersen et al, 2012)。这些基因包括 36 个独立的生存基因,大多数是胆管特异性的,属于 β-连环蛋白/骨髓增生病、肿瘤坏死因子和血管内皮生长因子受体(vascular endothelial growth factor receptor, VEGFR)/ERBB 等信号通路。

染色体畸变

几种比较基因组杂交技术(comparative genomic hybridization, CGH)(阵列 CGH)已用于研究肝胆肿瘤的染色体失衡。一项纳入 5 篇文章的荟萃分析研究了 98 例肝内 CCA(intrahepatic CCA, iCCA)病人,确定了位于 1q、5p、7p、8q、17q 和 20q 常染色体增益,以及位于 1p、4q、8p、9p、17p 和 18q 常染色体的丢失(Andersen & Thorgeirsson, 2012)。McKay 等(2011)分析了 32 例病人,其中 7 例 iCCA, 13 例肝门部胆管癌(perihilar cholangiocarcinomas, pCCA)和 12 例远端胆管癌(distal cholangiocarcinomas, dCCA),他们发现 CCA 亚组在 16q、17p、17q、19p 和 19q 中有相同的增益。有趣的是,这些染色体区域在肝胆肿瘤的发生发展过程中编码两个重要的基因: *ERBB2/HER2*(chr17q12)和 *MAP2K2/MEK2*(chr19p13),这些基因在许多临床试验中作为常用药物的靶标。其他疾病中,单核苷酸多态性(single nucleotide polymorphisms, SNP)可以作为诊断和判断预后的标志物。CCA 的大规模全基因组关联研究非常有限;但是,在肝细胞癌(hepatocellular carcinoma, HCC)(Li et al, 2012b)和胰腺癌中(例如 PanScan 联盟)(Amundadottir et al, 2009; Petersen et al,2010)已经完成了多个此类项目。Sia 等(2013a)使用 SNP 阵列分析了 149 个 iCCA 病例并确定了几个焦点拷贝数量的变化,包括 1q 和 7p 处的增益以及 3p、4q、6q、8p、9p、9q、13q、14q、17p 和 21q 的缺失。总之,这些数据揭示了普遍的遗传学倾向(例如染色体臂 1q 和 7p 存在增益)以及与 HCC 有结构重叠的趋势(即存在 1q、8q、11q 和 17q 的增益及 4q、8p、13q 和 17p 的缺失)(Andersen & Thorgeirsson,2012;Marquardt & Andersen,2012)。

深度测序时代的体细胞突变检测

在 CCA 中,深度测序首先用于肝吸虫相关肿瘤遗传变异的检测(Ong et al,2012)。作者对 8 例吸虫相关的肿瘤和与其匹配的瘤旁正常组织进行全外显子测序。他们使用 Sanger 测序检测了涉及 187 个基因的总共 206 个体细胞突变以验证他们的结果。每个肿瘤中非同义突变(蛋白质改变)的数量为 19~34 个,平均 26 个。主要的体细胞置换突变是 C：G>T：A。(COSMIC 数据库：333/545,61% 的病例)。体细胞突变常可见于 TP53(44.4%)、KRAS(16.7%)和 SMAD4(16.7%)等基因。另外还发现了 10 个新的基因突变,包括 MLL3、ROBO2、RNF43 和 PEG3 的失活突变,以及 GNAS 癌基因的激活突变。这些基因参与组蛋白修饰,基因组不稳定性和 G 蛋白偶联信号传导。与吸虫相关的 CCA 相比,15 例非吸虫相关的 CCA(10 例 iCCA 和 5 例肝外 CCA)展现出了这种区域特定危险因素相关的特有基因模式(Chan-On et al,2013)。该研究还包括 108 例吸虫感染相关的 CCA 和 101 例非吸虫相关 CCA 的流行筛查。非吸虫感染 CCA 的平均体细胞突变率为每肿瘤 1~62 个,平均 16 个;明显比吸虫感染肿瘤变异负荷低(平均体细胞变异为 26 个)。在某种程度上这可以解释为什么寄生虫感染会导致癌症发病风险增加。重要的是,Chan-On 等(2013)发现了染色质修饰基因的显著变异,例如 BAP1(BRCA1 相关蛋白 1)(10%)和 ARID1A(富含 AT 的相互作用域 1A)(10%),他们还证实了 IDH1(异柠檬酸脱氢酶 1)和 IDH2 基因中存在关键的体细胞突变。除了这些基因变异外,他们还发现 AGPAT6、ATP10A、BRPF3、CCT8L2、GPR112、HMCN1 和 LRRIQ1 等基因中存在重复突变。在另一组体细胞突变率为 13~300 个/基因组(平均 39 个/基因组)的 32 例 iCCA 病人的分析中,发现了多个染色质重塑因子存在失活突变,主要存在于 BAP1(25%),ARID1A(19%)和 PBRM1(17%)(Jiao et al,2013)。有趣的是,作者发现 47% 的 iCCA 病例在至少一个染色质修饰基因中具有体细胞改变,且这种改变并不单独存在,进一步暗示了表观遗传变化的连续性。因此,具有 IDH 基因变异的病人 3 年生存率显著降低,约为 33%,而具有野生型 IDH 的病人则为 81%。这些病人(包括染色质重塑因子突变的病人)由于其肿瘤基因型可能对某些药物的敏感性发生变化,例如脱甲基剂和组蛋白脱乙酰酶抑制剂等药物。

一项来自中国人群的最新研究中,作者做了 7 例 iCCA 及其周围非肿瘤组织的全外显子测序(Gao et al,2014)。有趣的是,这些病人均为首次接受治疗,且无任何肝脏或胆道疾病背景。该研究显示突变频率为 7~192 个/肿瘤,与当前其他研究相当。不过,作者发现该组病例中 A：C 或 G：T 变异更为常见,而其他研究中常见变异为 A：G 或 C：T,两种变异发生频率比为 3.7：1,包括 G/C 核苷酸的主要变化。有趣的是,肝细胞癌中也较频繁地出现颠换现象(Guichard et al,2012;Huang et al,2011),提示至少一部分原发性肝脏肿瘤有着共同起源。该研究还包括了 124 例肿瘤病人的患病率筛查,一个重要的发现是 3 型蛋白酪氨酸磷酸酶非受体(protein tyrosine phosphatase non-receptor type 3,PTPN3)的基因激活较常见(41%)(Gao et al,2014),且与 PTPN3 蛋白表达上调及疾病复发存在关联。PTP 家族中的 9 个成员(PTPRB、PTPRQ、PTPRS、PTPRZ1、SBF1、SBF2、MTMR3 和 EYA1)中发现了重复突变,导致总体突变频率增加到 51.6%,使得 PTP 家族成为 iCCA 中最主要的途径。最近,Morris 等(2011)报道,敲减 S 型蛋白酪氨酸磷酸酶受体(protein tyrosine phosphatase receptor type S,PTPRS)基因能导致 EGFR 和 PI3K 的激活,这两者是 iCCA 中常见的失调通路,意味着 PTP 家族可能成为重要的治疗靶点(表 9A.1)。

对热点突变或癌症相关基因组等目标区域进行直接分析可能更容易转化指导临床实践。最近一项研究应用靶标特异性外显子组测序方法(杂交捕获库)检测了福尔马林固定的 28 例 iCCA 病例中的 182 个与癌症相关的基因(Ross et al,2014)。这项研究得出的结论是:三分之二的检测标本中发现了能干预的基因组异常,这表明至少有 67% 的病人可能通过基因方法实现个体化治疗或优化临床决策。此外,一项纳入了 75 例 CCA 病人的研究,基于 NGS 主要检测了 236 个基因的热点区域,将已确定的变异划分到几个选定的细胞途径,包括 MAPK(35%~55%)、哺乳动物雷帕霉素靶蛋白(mTOR)(25%~40%)、DNA 修复(16%~45%)、染色质重塑(15%~33%)和成纤维细胞生长因子(5%~13%)等信号传导途径(Churi et al,2014)。有趣的是,他们根据基因突变情况将参与该研究的病人纳入最适合的临床试验,包括 7 例野生型 KRAS 病人(用厄洛替尼治疗维持疾病稳定)、1 例 KRAS 突变病人(经帕唑帕尼和曲美替尼治疗维持疾病稳定)、2 例 B-Raf 原癌基因、丝氨酸/苏氨酸激酶(BRAF)突变病人(对 BRAF 抑制剂达到部分应答)和 1 例接受 c-MET 抑制剂的病人(氟代脱氧葡萄糖正电子发射断层扫描下呈现明显的代谢应答)。相比之下,接受曲妥珠单抗或拉帕替尼治疗的两名 ERBB2 突变的病人则没有明显疗效。药物作用有限可能表明需要联合治疗,即抑制主要靶标下游的信号传导途径,如 MAPK、PI3K/AKT/mTOR 或前列腺素 E_2(prostaglandin E2,PGE 2)/COX2 等途径。

易位

最近的 NGS 数据显示,CCA 中 FGFR2 基因融合发生率较高,包括 FGFR2-BICC1(2/4)(Wu et al,2013)、FGFR2-KI-AA1598(1/28)(Ross et al,2014)、FGFR2-TACC3(1/28)(Ross et al,2014)、FGFR2-AHCYL1(7/66)(Arai et al,2014)和 FGFR2-MGEA5(1/6)(Borad et al,2014;Graham et al,2014)。有趣的是,Borad 等(2014)在 50%(3/6)的 iCCA 病例中发现了 FGFR2 基因融合。这是目前唯一一个同一病人的肿瘤标本既包括转录组(RNAseq)数据又有全基因组测序数据的研究。Arai 等(2014)研究了 100 多例 CCA 病人,他们在约 14%(9/66)的 iC-CA 病例中发现了 FGFR2 重排。有趣的是,FGFR2 能激活 MAPK,而大多数 CCA 病例中都存在 MAPK 的激活。这些数据说明,评估 CCA 中 FGFR 抑制剂(BGJ398 和 PD173074)的疗效

表 9A.1　肝胆胰肿瘤体细胞关键突变

靶基因	CCA	HCC	PDAC [‖]
端粒维持			
TERT 启动子	NR	20%~60%	NR
WNT/β-Catenin			
CTNNB1,AXIN1/2,APC	0%	2%~35%	9%
细胞周期及 DNA 修复			
TP53	7%~36%	18%~35%	41%~85%
CKN2A/B,CDKs,RB1,ATM	4%~7%	4%~12%	3%~25%
IRF2	0%	0%~5%	NR
凋亡			
TNFRSF10A/B,TRADD,CASP,XIAP,MCL1 [*]	0%~21%	8%~20%	NR
染色质重塑因子			
ARID1A	10%~36%	10%~16%	0%~9%
ARID2	NR	2%~18%	NR
BAP1	11%~20%	NR	4%~25%
MLLs	0%~17%	1%~8%	8%~9%
PBRM1	0%~13%	0%~3.5%	0%~2%
PI3K/mTOR/RAS 途径			
ERBB1-3	0%~25%	0%~10%	NR
KRAS	0%~40%	0%~1.5%	90%~100%
NRAS	7%~17%	NR	NR
HRAS	NR	0%~1%	NR
RPS6KA3	NR	0%~9%	NR
PIK3CA,PIK3C2G	4%~17%	0%~2%	0%~2%
PTEN	7%~11%	0%~2%	0%~9%
TSC1	0%~4%	0%~1%	0%~9%
表观遗传学			
IDH1,IDH2,IDH3A	0%~36%	0%~1%	NR
蛋白质酪氨酸磷酸酶			
PTPN 家族	41%~52%	NR	0%~2%
FGF 途径			
FGF19	NR	4%~15%	NR
FGFR2	0%~14%	0%~2%	NR
FGFR2 融合基因产物 [†]	50%	NR	NR
JAK/STAT 途径 [‡]			
JAK1	NR	0%~9%	0%~17%
IL6R	NR	0%~26%	NR
IL6ST	NR	2%~3%	NR
氧化应激反应			
NRF2	NR	0%~8%	NR
KEAP1	NR	0%~6%	NR
TGF-β/SMAD 途径			
TGF-β,TGFBR1/2	0%~4%	0%~1%	0%~6%
SMAD4	0%~17% [§]	0%~1%	20%~27%

[*] iCCA 中发现基因扩增。

[†] iCCA 中发现 *FGFR2* 基因与 *BICC1*、*KIAA1598*、*AHCYL1* 和 *MGEA5* 等发生融合。

[‡] iCCA 中未发现体细胞突变；但通常超过 50%的 iCCA 存在该途径激活。

[§] iCCA 中报道的 *SMAD4* 突变与肝吸虫感染有关。

[‖] 胰腺癌中观察到体细胞突变与肝胆肿瘤的有重叠。PDAC 中的关键突变是 *KRAS*、*TP53* 和 *SMAD4*。

CCA，胆管癌；HCC，肝细胞癌；iCCA，肝内胆管癌；NR，未报道体细胞突变；PDAC，胰腺导管腺癌。

有一定必要性。重要的是,荧光原位杂交(fluorescence in situ hybridization,FISH)可以检测到 *FGFR2* 易位(Graham et al,2014),这使其成为一种可能的诊断工具。

表观遗传学改变的后果

表观基因组异常是人类发生癌症的常见特征,肝胆肿瘤发病的分子机制也不例外。参与基因调控的表观遗传机制包括组蛋白修饰,DNA 甲基化和非编码 RNA。关于组蛋白修饰改变对胆管细胞转化的影响以及 CCA 对基于表观遗传学疗法的反应,目前还知之甚少。然而,在过去的几年中,NGS 研究发现染色质重塑因子以及 IDH 在肝胆癌症发展中非常重要。

异常 DNA 胞嘧啶-鸟嘌呤二核苷酸(CpG)甲基化

CCA 许多重要的癌症相关基因中存在启动子高甲基化(Isomoto,2009;Sandhu et al,2008)。肿瘤抑制基因的表观遗传沉默颇为常见,例如 *p16^INK4a*/*CDKN2A*(17%~83%)、*SOCS3*(62%)、*RASSF1A*(31%~69%)、*p15*(54%)、*CDH1*(17%~49%)、*hMLH1*(19%~45%)、*APC*(27%~47%)、*p14^ARF*(19%~30%)和 *GSTP1*(15%~31%)等。

DNA 甲基化的研究仅限于有选择的候选基因。最近一项研究分析了 102 个肝吸虫相关 iCCA 中的 26 个选定基因,发现 *DcR1/Dicer1* 的独特启动子在肿瘤组织中超甲基化(相比邻近癌旁组织),该基因编码阿片结合蛋白/细胞黏附分子样蛋白(opioid binding protein/cell adhesion molecule-like,OPCML)(Sriraksa et al,2011)。利用 Illumina 27K 甲基化阵列(Illumina,San Diego)对 28 个 CCA 组织进行全基因组分析并与相邻正常组织相比,共鉴定出有 1 610 个差异表达的 CpG 位点(Sriraksa et al,2013)。这些 CpG 位点涉及 603 个高甲基化基因以及组蛋白甲基化,包括同源框(homeobox,*HOX*)基因、多梳抑制复合体 2(polycomb repressive complex 2,PRC2)、EED 和 SUZ12 的靶基因。差异甲基化区域(differentially methylated regions,DMR)的全基因组综合分析中,Goepert 等(2014)研究了 10 个 iCCA 和 8 个肝外 CCA。有趣的是,研究者发现 WNT、TGFb、PI3K、MAPK 和 NOTCH 等信号转导途径相关基因大量富集,而这些信号是 iCCA 中常见的关键途径。

有学者在 *IDH1* 和 *IDH2* 基因中观察到了频繁的突变(Borger et al,2012;Wang et al,2013)。IDH 突变与 CpG 启动子 shores 区域中富集的高甲基化有关,表明转录过程全局失调(Wang et al,2013)。有力的支持是,最近有人认为 IDH1 为一种表观遗传变阻器,突变后会重塑基因组格局,对转录机制产生全局性的影响,从而触发改变细胞分化过程(Turcan et al,2012)。重要的是,最近发现 IDH 突变会导致肝细胞核因子 4a(hepatocyte nuclear factor 4a,HNF 4a)失调,阻碍肝细胞分化从而促进胆管癌发生(Saha et al,2014)。

慢性肝脏炎症和表观遗传异常环境共同为肿瘤提供了生存信号。细胞周期蛋白依赖性激酶抑制剂 p16 常在表观遗传修饰下而沉默,并被认为是原发性硬化性胆管炎病人的预后标志物(Ahrendt et al,1999),表明这种改变是恶性过程的早期事件。同样,炎症信号,例如 AKT,可以通过 JAK/STAT 途径触发

释放细胞因子并促进肿瘤发生(Isomoto et al,2005;Kobayashi et al,2005)。实际上,启动子高甲基化沉默的细胞因子信号传导抑制剂 3(suppressor of cytokine signaling 3,SOCS3)是 CCA 的常见靶标(Isomoto et al,2007)。SOCS3 表达下降导致 IL-6/STAT3 信号和随后的自分泌反馈环的激活,同时肿瘤微环境内的旁分泌信号也被激活。

非编码 RNA 格局的变化

微 RNA(microRNA,miR)作为基因组的关键变阻器,可调节细胞存活、自噬、干细胞性和对治疗反应等关键特性。许多研究已经探讨了 miR 的异常表达和在 CCA 细胞系中的生物学意义(Braconi et al,2010;Meng et al,2006;Meng et al,2008;Mott et al,2007),证明肿瘤生长、对治疗的反应和炎性细胞因子表达之间存在关联。Kawahigashi 等(2009)的研究首次描绘了 iCCA 的细胞系(HuCCT1 和 MEC)相对于正常胆管上皮细胞(HIBEpiC)的 miR 差异表达的全面概况。他们鉴定出了特有的 27-miR 标记,包括 8 个正常胆管上皮特有 miR(即 miR22、miR125a、miR127、miR199a、miR199a*、miR214、miR376a 和 miR424)下调[如果来自相同前体(pre-miRNA)发夹的每个臂(-3p 或 5p)的微 RNA 数量不均,则用星号表示最不丰富的 miR]。最近的两项研究描绘了 iCCA 中的 miR 表达(Chen et al,2009;Selaru et al,2009)。Searu 等(2009)发现通过 miR21 的表达水平可以区分 iCCA 和正常胆管。此外,miR21 的表达增加与程序性细胞死亡 4 和金属蛋白酶组织抑制因子 3 的表达减少有关,提示 miR21 可能是一种致癌 miR(oncomir)。该 miR 还可以调节磷酸酶和张力蛋白同源物依赖的 PI3K 信号激活,从而影响 CCA 的化疗敏感性(Meng et al,2006)。另一项研究发现,与 10 个正常胆管细胞相比,27 个 iCCA 中有 38 个差异表达的 miR(Chen et al,2009)。有趣的是,分层聚类分析时根据 CA19-9 抗原水平将临床样本分为两类。CA19-9 是一种血清分泌的黏蛋白型糖蛋白,常被用作 CCA 的预测因子,与手术切除后的不良预后相关(Huang et al,2004)。此外,血管侵犯的状况与病人分层有显著相关性。最近,iCCA 中发现 miR200c 可以防止上皮-间充质转化(epithelial-to-mesenchymal transition,EMT)(Oishi et al,2012)。通过 miR 和基因表达谱的综合分析发现 miR200c 与神经细胞黏附分子 1(neural cell adhesion molecule 1,NCAM1)的表达存在关联,NCAM1 是肝脏细胞干性表型的标志物。在中国人群 iCCA 中发现了另一种微 RNA(miR204),它通过调节 Slug、E-钙黏着蛋白和波形蛋白的表达,在控制 EMT 中起关键作用(Qiu et al,2013)。同样,抑制 miR214 可通过直接靶向 Twist 来促进 iCCA 细胞系(Huh28 和 HuCCT1)发生 EMT(Li et al,2012a)。有必要对"miR-基因"调节进行进一步研究,将有助于明确 miR 在 EMT 和 iCCA 发生中的作用,明确 miR 的预测和预后意义以及其在治疗中的潜力。

CCA 分子分析的未来方向

目前 CCA 病人的诊断和临床治疗中,尚未常规进行分子分析(Bridgewater et al,2014)。然而,我们预测在不久的将来,对 CCA 潜在分子发病机制日益深入的认识将在临床实践和治疗学中具有广泛的意义。

CCA 的诊断可以通过辅助分子分析来支持,特别是在细胞学标本上。CCA 倾向于沿着胆管系统纵向生长,通常很难获得有代表性的活检标本。因此,怀疑胆道狭窄是由恶性肿瘤导致时,通过内镜逆行胰胆管造影术(endoscopic retrograde cholangiopancreatography,ERCP)获取细胞学刷片是首选方法。这些标本被细胞病理学家分为:①良性或阴性,②模棱两可,或③阳性。然而,胆管细胞的细胞病理学评估用以诊断 CCA 具有较差的临床敏感性,通常低于 50%(Barr Fritcher et al,2014)。不过,其特异性接近 100%。ERCP 刷片获得的细胞学证据敏感性较低可能是因为取样误差或细胞学解释的局限性;细胞学层面阅片可能很困难,尤其是在慢性炎症背景下或标本中仅存在少数几个肿瘤细胞。

FISH 是一种细胞遗传学技术,可用于检测和定位染色体上是否存在特定 DNA 序列,因此,通过提高整体敏感性可进一步协助细胞学诊断(Barr Fritcher et al,2014)。FISH 在互补 DNA 上结合荧光标记探针,可在荧光显微镜下观察。可以针对特异性染色体畸变设计 FISH 探针,例如预示恶性转化可能的染色体丢失或增益。此外,FISH 探针具有位点特异性,可用于检测结构变异,如染色体扩增(HER2 或 MET)或易位(间变性淋巴瘤激酶-棘皮动物微管相关蛋白 4 或 FGFR2)。原则上,FISH 探针可以随机分类,并且仅受荧光信号数量的限制。评估 FISH 在细胞病理学诊断中的价值的研究主要集中在 UroVysion FISH 方法上(Abbott Molecular, Des Plaines, IL)。这种商业化的测定方法最初是为诊断膀胱癌而开发的,它包含针对 3 号、7 号和 17 号染色体的探针,以及针对 9p21 的位点特异性探针(INK4 位点基因编码 p16/14 和 p15)。几篇文献证明 FISH 在 CCA 诊断中的特异性上与常规细胞学相同,但其敏感性明显更高(Barr Fritcher et al,2014;Vasilieva et al,2012)。由于辅助 UroVysion FISH 技术不是直接为 CCA 开发的,因此可能有必要设计一套实验方法,更适合于 CCA 相关的遗传异常检测,可提高细胞病理学诊断的敏感性。而且,FISH 分析可以联合使用,如与血清 CA19-9 检测水平或与 KRAS 突变分析等联合,以提高 CCA 诊断的准确性(Barr Fritcher et al,2013;Kipp et al,2010)。其他技术还包括流式细胞仪检测 ERCP 获得细胞的 DNA 含量。还有数字成像分析使用光谱数据能对细胞成分进行定性分析(Rumalla et al,2001;Ryan and Baldauf,1994)。然而,这两种技术都还处于实验阶段,需要进一步评估其在辅助细胞病理学诊断中的价值。

与分子分析还未广泛应用于辅助诊断的情况类似,目前分子分析也尚未用于指导 CCA 病人的治疗,而基因组学分析已经常规用于检测肺癌或结肠癌的预测性标记物,以指导靶向治疗。然而,临床上常规检测 KRAS、MAPK/MEK、ERBB、IL-6/STAT3、IDH1/2、FGFR2 和 MET 等可药物靶向的信号途径中的分子畸变可能只是一个时间问题。然而,目前尚不清楚通过基质辅助激光解吸/电离成像质谱技术测量的蛋白质组学谱在不久的将来是否能在病人治疗中发挥作用(Le Faouder et al,2014)。

下一代测序技术的临床应用

NGS 技术的出现,在将癌症基础研究转化应用于临床带来巨大机遇的同时,也带来了巨大的挑战。除了相关花费较高,生成的数据量和分析深度也超过了目前的数据解读能力,尚难以转化为有用的临床信息(Stadler et al,2014)。此外,这些技术的转化应用还需要多学科团队的培训和协作。多学科团队不仅包括医疗卫生工作者,还包括分子生物学家和生物信息学家,甚至病人自身。建立合理使用 NGS 技术的伦理和临床合法标准仍困难重重,如何将其整合到诊断流程中也是一个问题(McCarthy et al,2013)。

要成功将基因组学常规应用于原发性肝癌的临床诊疗,必须解决该疾病独有的几个问题。首先,基因组学数据转化应用不仅需要常规病理检查,还需要保存完好的标本,这就需要将强制活检写进当前指南。此外,肿瘤存在分子和细胞(例如基质浸润)的异质性,对当前治疗方式均不敏感;成功制定个体化治疗方案需要对每例病人各自的基因组图谱进行测序分析。由于潜在肝脏疾病以及细胞多样性,可能还需要额外取样以检测非肿瘤组织微环境,这将使情况进一步复杂化。

分子变化谱很大程度上取决于肝脏疾病的种族、病因和地域背景。越来越多的人认识到了显著的分子异质性,发现肝胆癌症中并不一定只有某一种特定的癌基因元凶。这是未来临床试验设计的关注点。因此,需要非常大的研究队列获得足够的数据以鉴别和治疗具有相似分子特征的病人。

过去的十年中,已绘制出了人类癌症基因组结构变异的详细图谱。该图描绘了通常肿瘤是如何在约 140 个基因的基因内突变下发展的,这些基因隶属于参与常见细胞活动(细胞命运,细胞存活和基因组维护)的 12 条不同的信号传导途径。该结构的改变是促进细胞转化的主要基因驱动因子(Vogelstein et al,2013)。临床上,可以针对这些基因定制 NGS 模块常规用于突变检测,有助于提供敏感性高的诊断信息,指导治疗决策。

在过去的几年中,科技的进步提高了我们对分子复杂性和肿瘤异质性的认识,使我们对肝癌的发生有了更好的了解。为了实现肝胆癌症治疗模式向精准医疗的转变,多中心联合和国际合作对未来取得成功至关重要。鉴于最近 3 期临床试验的失败(Worns and Galle,2014),肠胃病学和肝病学将需要进入"下一代测序时代"。

(项帅 译　张必翔 审)

第9B章

胰腺恶性肿瘤及癌前病变的分子病理学

Jaclyn F. Hechtman and Christine Iacobuzio-Donahue

胰腺癌概述

胰腺导管腺癌（pancreatic ductal adenocarcinoma，PDA），通常被称为"胰腺癌"，是男性和女性的第四位常见癌症（American Cancer Society，2014）。胰腺导管腺癌的确诊对病人来说意味着生存希望渺茫，总体生存率不超过 6%（Siegel et al，2013）。美国癌症协会的统计数据反映了 PDA 的死亡率高。2014 年，大约 46 420 名美国人被诊断为 PDA，大约 39 590 人死于该病（American Cancer Society，2014）。

在过去的二十年里，我们对胰腺导管腺癌的分子学基础和病因学的理解有了很快的提高（Hruban et al，2001；Jones et al，2008，2009；Wu et al，2011）。尽管如此，该病的临床管理，包括一级预防、早期发现和更好的针对性治疗选择，在过去十年中并没有显著改变。目前，治疗这种疾病的唯一方法是手术切除。不幸的是，只有大约 20% 的病人能够手术切除（Allen et al，2013）。本章旨在：①阐述尽管每种肿瘤都有很多共同的分子事件，但是不同肿瘤的临床作用是不同的；②着眼未来，讨论这种致命疾病的早期诊断和早期治疗策略。

胰腺导管腺癌进展模型

在胰腺癌研究的第一个时期（图 9B.1，图 9B.2），分子生物学和病理学领域共同建立了胰腺导管腺癌从多步进展模式达到顶峰的模型（Hruban et al，2001）。胰腺研究的第二个时期（见图 9B.1 和 9B.2）则确定了胰腺导管腺癌复发的靶向性改变以及可能的治疗靶点（图 9B.3）。这种缓慢的、连续的过程可能是胰腺导管腺癌主要发生在 60 岁和 70 岁的人身上的原

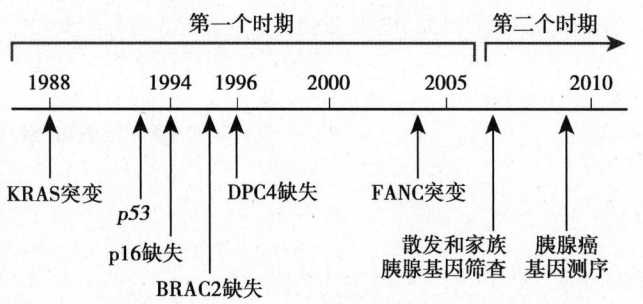

图 9B.1 胰腺癌研究中具有里程碑意义的基因发现。第一个时期的突出表现是发现了肿瘤抑制基因，如 *DPC4* 和 *p16* 的缺失。第二个时期的突出的表现是发现和确认从胰腺癌病人分离和纯化肿瘤组的基因组分析

因。这种逐步发展过程中可确定的病理标记是胰腺上皮内瘤变（pancreatic intraepithelial neoplasia，PanIN）（Hruban et al，2001；图 9B.4A、C）。这些病变被认为是胰腺癌的癌前病变。一般认为胰腺上皮内瘤变发展为胰腺导管腺癌通常需要数年时间，并且胰腺上皮内瘤变在病理上分为无细胞异常增生的低级别胰腺上皮内瘤变（PanIN-1）（见图 9B.4A），到有细胞异常的中间病变（PanIN-2），如假分层、拥挤或核增大（见图 9B.4B），到由全层异常增生/原位癌（见图 9B.4C）组成的高级别病变（PanIN-3）。虽然低级别的胰腺上皮内瘤变多是偶然发现的，而高级别的胰腺上皮内瘤变更常见于胰腺导管腺癌病人的胰腺组织。

支持胰腺上皮内瘤变是胰腺导管腺癌癌前病变的关键证据如下，在侵袭性癌症附近的胰腺上皮内瘤变中发现了类似的标志性分子缺陷（Biankin et al，2003；Luttges et al，2001a；Maitra et al，2002；vanHeek et al，2002；Wilentz et al，2000a）。在早期胰腺上皮内瘤变中经常发现 Kirsten 大鼠肉瘤癌基因（Kirsten rat sarcoma oncogene，*KRAS*）突变，包括 PanIN-1（Shi et al，2009），而参与脱氧核糖核酸酶（DNA）修复机制或转化生长因子-β（TGF-β）信号转导的基因，如肿瘤蛋白 53（*TP53*）和 *SMAD4*，在该进展模型的后期发生改变（Murphy et al，2013）。也有研究表明，在具有 PDA 遗传风险的病人胰腺中可能发现胰腺上皮内瘤变的概率更高，这再次印证了 PanIN 确实是胰腺导管腺癌癌前病变的假设（Shi et al，2009）。

一旦胰腺导管腺癌形成，进一步的基因改变将随着时间的推移继续发生，从而产生种植转移（如腹膜或远处）的亚克隆（瘤内异质性）（Yachida et al，2010）。据估计，亲代胰腺导管腺癌（pancreatic ductal adenocarcinoma，PDAC）克隆平均需要 6.8 年才能产生特定的转移病灶。

导管内乳头状黏液瘤

导管内乳头状黏液瘤（Intraductal papillary mucinous neoplasms，IPMN）是一种公认的临床和病理实体（图 9B.4D）（Hruban et al，2004）。导管内乳头状黏液瘤通常产生可鉴别影像学特征是胰腺导管扩张，主要累及主胰管（主胰管型导管内乳头状黏液瘤）、次级胰管（分支管型导管内乳头状黏液瘤）或两种胰管（混合型导管内乳头状黏液瘤）。区分支管型和主管型很重要，因为前者更可能累及胰头钩突，且与低度不典型增生和较低侵袭性癌相关（Correa-Gallego et al，2013）。大约 30% ~ 40% 的切除的导管内乳头状黏液瘤伴有浸润性腺癌，而腺癌与

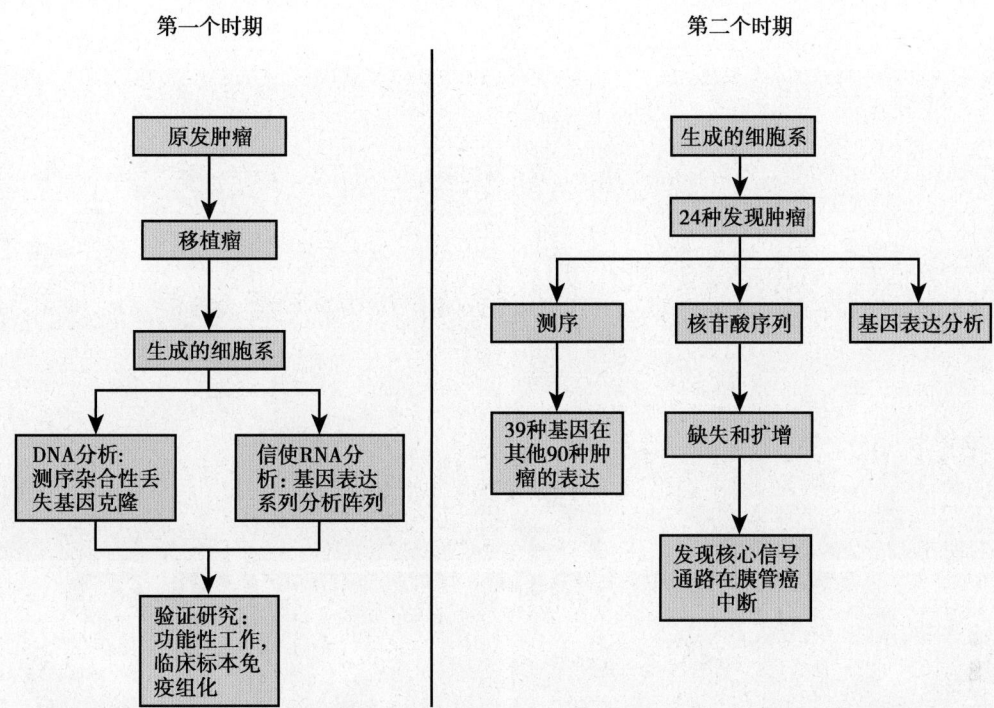

图 9B. 2　两个时期遗传研究的发现简化流程图。在第一个时期（左），切除的胰腺癌进行异种移植，并分离基因组 DNA 进行基因分析的一个区域或推定的肿瘤抑制或癌基因。在第二个时期（右），结合先进的设备和技术和高通量测序允许对胰腺癌基因组进行基因组调查

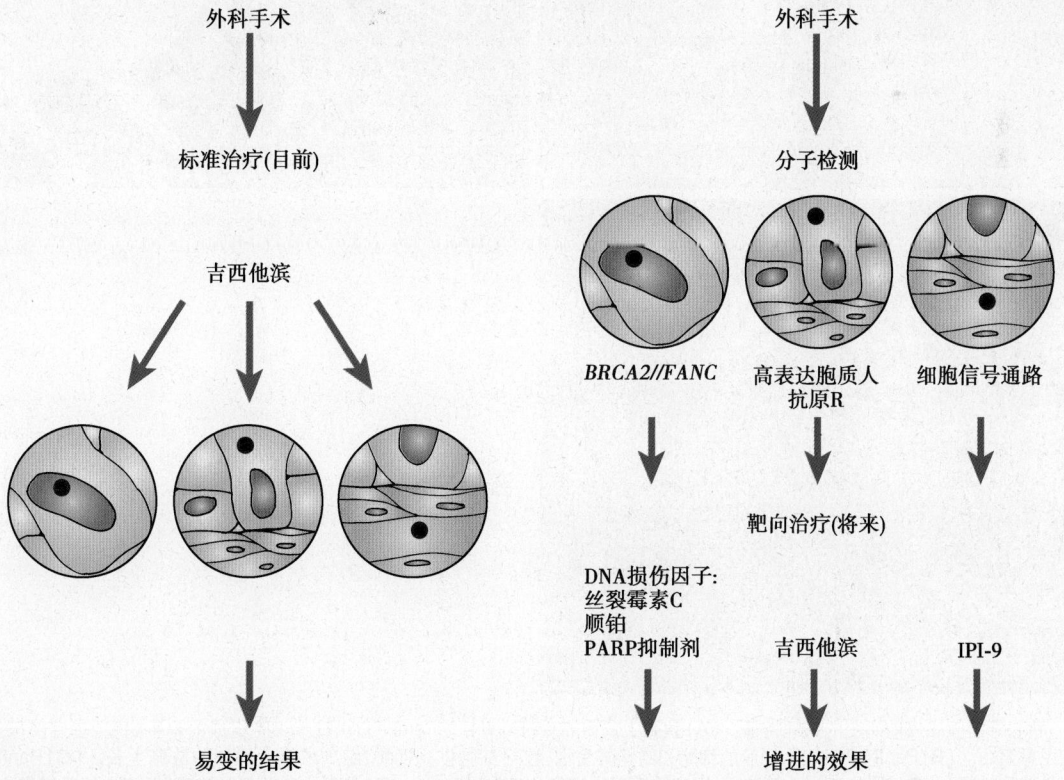

图 9B. 3　胰腺导管腺癌的靶向治疗策略。左侧，目前的治疗策略。右侧，将来的治疗策略。IPI-9 是 IPI-926 的缩写，是一种 Hedgehog 细胞信号通路（胰腺导管腺癌的基质成分）抑制剂。PARP，多聚（ADP-核糖）聚合酶（Courtesy Jennifer Brumbaugh，Thomas Jefferson University，Philadelphia.）

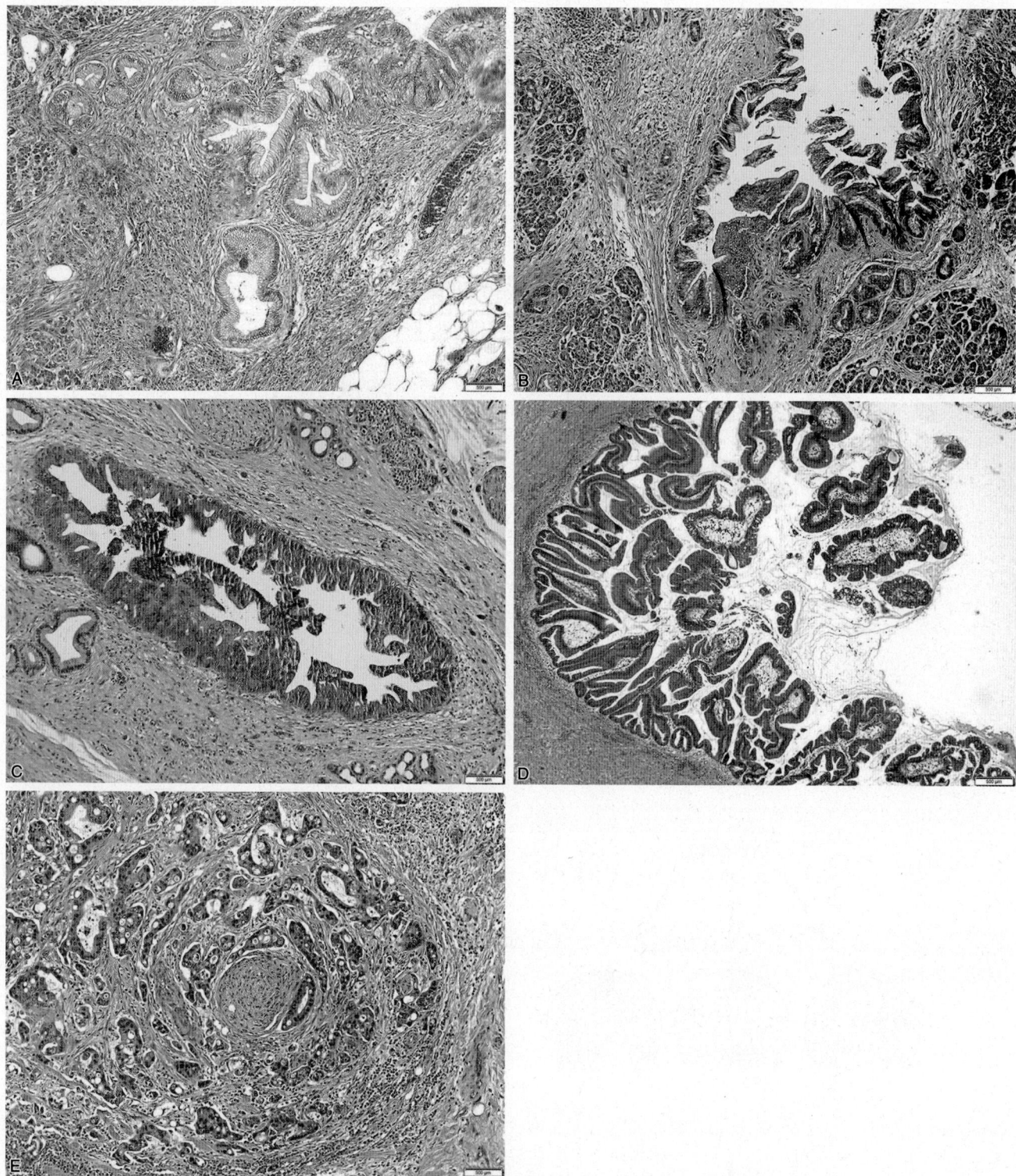

图 9B.4   胰腺导管腺癌癌前病变的病理特征。(A) 胰腺上皮内瘤变 (PanIN)。PanIN-1，由柱状细胞组成的扁平病变，基底部可见良性细胞核和核上黏蛋白。(B) PanIN-2 表现为轻度的细胞和结构异型性，包括细胞排列拥挤、细胞核增大和细胞成簇生长。(C) PanIN-3 表现为复杂的乳头状结构，上皮细胞出芽进入管腔，衬里细胞表现出高度的细胞异型性。(D) 导管内乳头状黏液瘤 (IPMN) 伴低度发育不良，表现为由含有黏蛋白的细胞规则排列而成的乳头状瘤。(D) IPMN 伴高度发育不良，乳头分支复杂，乳头状瘤细胞表现出明显的细胞异型性。(E) 浸润性，中度分化的 PDA 可形成有棱角的坏死腺管，并侵犯神经周围间隙

主胰管型 IPMN 的相关性最强。大约一半发生在导管内乳头状黏液瘤内的非侵袭性癌是所谓的胶质（黏液）癌，其余大部分为管状腺癌，管状腺癌在组织学上与发生在胰腺上皮内瘤变的浸润性导管腺癌难以区分（Adsay et al, 2002）。与其他导管型胰腺癌相比，与导管内乳头状黏液瘤相关的胶质（黏液）癌预后较好，5 年生存率为 60%（Maire et al, 2002）。

胰腺上皮内瘤变和导管内乳头状黏液瘤显示出一些共同的特征。例如，两者都是固有的导管内病变，主要由柱状、产生黏液的细胞组成，这些细胞可以呈扁平状生长或产生乳突；这些病变表现出一系列细胞和结构上的异型性，并可引起胰腺浸润性腺癌（图 9B.4E）。区别两种病变的一个重要特征是，胰腺上皮内瘤变是镜下病变，而导管内乳头状黏液瘤是宏观病变。并且，识别导管内乳头状黏液瘤及其与胰腺上皮内瘤变的区别也很重要，有两个原因：①导管内乳头状黏液瘤相关的胶质癌的预后明显优于胰腺上皮内瘤变或导管内乳头状黏液瘤相关的管状腺癌（Adsay et al, 2001）；②导管内乳头状黏液瘤有多灶性病变的倾向；因此，接受部分胰腺切除术并留下残余胰腺的病人，即使最初切除的病变是非侵袭性的导管内乳头状黏液瘤，也需要终生随访（Sohn et al, 2004）。

导管内乳头状黏液瘤的遗传分析已经揭示了常规导管腺癌中许多相同基因改变的异常，包括 KRAS2、TP53 和 CDKN2A 基因的突变，尽管 IPMN 中这些改变发生的频率和肿瘤进展阶段与胰腺上皮内瘤变不同（Hruban et al, 2004；Sessa et al, 1994）。例如，与胰腺上皮内瘤变正相反，导管内乳头状黏液瘤只有一半的分析病例出现 KRAS 突变（Amato et al, 2014）。此外，在 30% 的高级别胰腺上皮内瘤变（PanIN-3）和 55% 的胰腺导管腺癌中出现 SMAD4 的异常，而在导管内乳头状黏液瘤中则很少见（Iacobuzio-Donahue et al, 2000）。IPMN 也可能包含这种肿瘤特有的基因改变。在超过 70% 的导管内乳头状黏液瘤中发现了 GNAS 的激活突变，其中一个亚组显示 RNF43 基因失活（Amato et al, 2014）。有趣的是，导管内乳头状黏液瘤表型差异（稍后描述）与突变之间的相关性已被确定；GNA 的激活突变在胃和肠型导管内乳头状黏液瘤肿比胰胆管型导管内乳头状黏液瘤更加常见，而 KRAS 突变在胃和胰胆型导管内乳头状黏液瘤中更为常见（Amato et al, 2014）。胰腺囊肿液中 GNAS 和 KRAS 突变的分子检测可能有助于导管内乳头状黏液瘤的诊断，并将其与其他囊性病变区分开来，包括伴有囊变的神经内分泌肿瘤、良性假性囊肿、实性和囊性假乳头瘤。然而，阴性结果并不排除黏液囊性肿瘤（Singhi et al, 2014）。

胰腺上皮内瘤变与导管内乳头状黏液瘤之间的另一个区别在于尾部分化因子 CDX2 的表达，CDX2 是小肠分化的标志物，大多数导管内乳头状黏液瘤均可表达 CDX2，尤其是与浸润性胶状癌相关的导管内乳头状黏液瘤，然而这在胰腺上皮内瘤变和那些可导致类似导管腺癌的浸润性癌症的导管内乳头状黏液瘤中都不常见（Adsay et al, 2004）。在导管内乳头状黏液瘤中 CDX2 的表达通常与一种小肠上皮核黏蛋白 MUC2 的表达相关，然而 CDX2 的缺失通常与一种胆汁核黏蛋白 MUC1 的表达和 MUC2 的不表达相关。这些结果表明，在胰腺导管内可能存在两种不同的致癌途径（Adsay et al, 2002）：第一个被称为小肠通路，可以导致表达 CDX2 和 MUC2 的导管内乳头状黏液瘤，它将进展为预后较好的胶状癌；第二个是胰胆通路，可以导致不表达 CDX2 和 MUC2 而表达 MUC1 的胰腺上皮内瘤变和一部分导管内乳头状黏液瘤，这两者都可以进展为预后较差的传统导管腺癌。

胰腺导管腺癌的遗传学

胰腺癌的基因组（DNA）突变

胰腺癌的多数基因异常具有许多与其他实体瘤相似的特征，因此这些基因异常包括关键基因的点突变、染色体（复制数目）畸变、线粒体 DNA 突变、端粒异常和 DNA 序列启动子甲基化所致的表观基因沉默。单个胰腺肿瘤平均包含 63 个基因突变，主要是点突变，但其中只有一小部分突变是引发肿瘤所必需的（Jones et al, 2008）。

胰腺癌遗传学分析领域可以按时间顺序细分（见图 9B.1）。首先，始于 20 世纪 80 年代末，历时近 20 年具有里程碑意义的研究发现了 KRAS 激活、SMAD4 和 BRCA2 突变以及 CDKN2A 沉默（见图 9B.1 和 9B.2 左图）。其中一些发现激发了胰腺癌领域以及 PDA 亚型的特殊分型领域新的研究思路（Iacobuzio-Donahue et al, 2009）。最近，在先进的 DNA 测序技术的帮助之下，研究人员已经能够对各种胰腺癌亚型的整个基因组进行测序（见图 9B.1 和 9B.2 右图）。

复制数目畸变

虽然在现今已被认为是基本技术，宝贵的细胞遗传学分析早在十几年前就发现染色体畸变几乎发生于每一例胰腺癌中，但是胰腺癌的细胞遗传学分析显示了多重的、非随机的数目和结构改变（Griffin et al, 1995；Sirivatanauksorn et al, 2001）。最常见的数目异常包括 6、12、13 和 18 号染色体的缺失，以及 7 和 20 号染色体的增加。结构异常（染色体内的断裂点）通常包括 1p 和 1q、3p、4q、6q、7q、17p、11p、11q、15q、16q 和 19q（Rigaud et al, 2000）。传统细胞遗传学的技术局限性给识别受染色体断裂影响的基因带来了挑战。等位基因分型通过使用多态性微卫星标记与匹配的正常组织的基因组相对比来确定丢失的区域，从而识别染色体总丢失区域，也称为杂合性丢失（loss of heterozygosity，LOH）分析。等位基因分型的基本原理是双等位基因失活，即肿瘤抑制基因需要双等位基因失活。最常见的情况是一个等位基因的基因内突变，然后是另一个等位基因的遗传质丢失。识别单等位基因或双等位基因缺失或突变的区域有助于了解邻近的、新的、众所周知的肿瘤抑制基因的作用。使用大约 80 个胰腺癌异种移植物和 386 个微卫星标记对胰腺癌进行了具有里程碑意义的等位基因型分析（Iacobuzio-Donahue et al, 2004）。这项工作发现了肿瘤抑制基因 CDKN2A、TP53 和 SMAD4 附近的染色体区域的等位基因丢失。胰腺上皮内瘤变的等位基因型分析也已使用显微解剖样本进行，正如预期的那样，LOH 在许多与侵袭性癌相同的染色体区域都可以看到，包括 9p、17p 和 18q（Luttges et al, 2001b；Yamano et al, 2000）。尽管这种变化在大多数同步的癌前病变中是不明显的（即在胰腺上皮内瘤变和相关癌症中丢失了相同的等位基因），但在高级别的胰腺上皮内瘤变的病变中，偶尔也会出现克隆性差异，这些病变与同期浸润性癌有着明显的遗传差异（Yamano et al,2000)。这些发现在肿瘤异质性和克隆性癌细胞耐药性方面可能具有重要的临床意义。

比较基因组杂交(comparative genome hybridization,CGH)技术识别基因组的扩增和缺失,并用不同的染料对正常和肿瘤基因组序列进行差异标记。两种染料的相对比例可表明癌细胞相关的损失或增加的区域,比例为1∶1表示与正常DNA相比拷贝数没有变化。传统的CGH是在中期价差上进行的,存在分辨率低和无法精确绘制和放大缺失的各个区域的问题(Mahlamaki et al,1997)。阵列CGH的分辨率明显优于传统技术,范围在500~30kb之间,允许精确定位缺失和扩增子边界以及靶基因。阵列技术还提供了更有效地使用探针研究大量基因扩增的能力。阵列CGH胰腺癌分析发现了大量的复发拷贝数异常,包括骨髓细胞瘤癌基因(c-MYC)(8q)、表皮生长因子受体基因(EGFR)(7p)、KRAS(12p)、AKT2(19q)和NCOA3(20q)的扩增,以及SMAD4(18q)、CDKN2A(9p)、FHIT(3p)和MAP2K4(17p)的缺失(Aguirre et al,2004;Calhoun et al,2006;Holzmann et al,2004)。

利用高密度单核苷酸多态性阵列,Calhoun和他的同事们(2006)调查了所有商业化的胰腺癌细胞系。简而言之,这项研究提供了这些细胞系的高分辨率和详细的断点图,并发现了癌细胞系的两个亚类,原始染色体不稳定表型(chromosomal instability,CIN)和多孔染色体不稳定表型(holey CIN)基因型(Calhoun et al,2006)。也许,用高密度阵列对肿瘤细胞进行全面分类将成为未来判断预后分子特征的一部分。

特异性基因突变

等位基因分型提供了深入研究肿瘤抑制基因的区域,但不能像癌症基因激活那样限定基因组表达增强的区域。简单地说,野生型肿瘤抑制基因可以"刹住"超速行驶的车辆(细胞),但如果发生突变,这些"刹车"就会出现缺陷,车辆无法停车。用类似的汽车类比,原癌基因,以一种被称为癌基因的突变形式,成为"加速器",而这些"启动信号"在将正常细胞转化为恶性表型时通常是至关重要的。

与其他实体瘤一样,胰腺癌中改变的基因包括三个功能类:癌基因、肿瘤支持基因和保护基因。一个被认为在胰腺癌中被破坏的保护基因家族是Fanconi贫血互补组的基因,它们参与基于同源重组的DNA损伤修复(D'Andrea et al,2003)。Fanconi贫血病人的临床表现多种多样,包括再生障碍性贫血和罹患癌症的高风险。BRCA2是这种DNA修复途径的一员,在家族性胰腺癌的一个亚组中发生突变(Murphy et al,2002)。这导致了对易发性癌症中其他范科尼贫血基因突变的研究。在核心复合体FANCC和FANCG中发现了两个基因的体细胞突变,但在散发性胰腺癌中很少见(van der Heijden et al,2003)。通过其他现代技术,Jones和同事们(2009)发现FANCN(PALB2)是家族性胰腺癌中发现的另一个突变基因。

这种核心复合物的突变和DNA修复机制具有重要的治疗意义(图9B.5、表9B.1;见家族性胰腺癌部分)(Van der Heijden et al,2004)。与大多数体内实验不同,具有等基因细胞系的异种移植小鼠(FANCC缺乏和成熟)在单剂量的有效丝裂霉素C链内交联药物后肿瘤消退(van der Heijden et al,2005)。虽然除了FANN、FANCC和FANCG之外,Fanconi互补组的其他

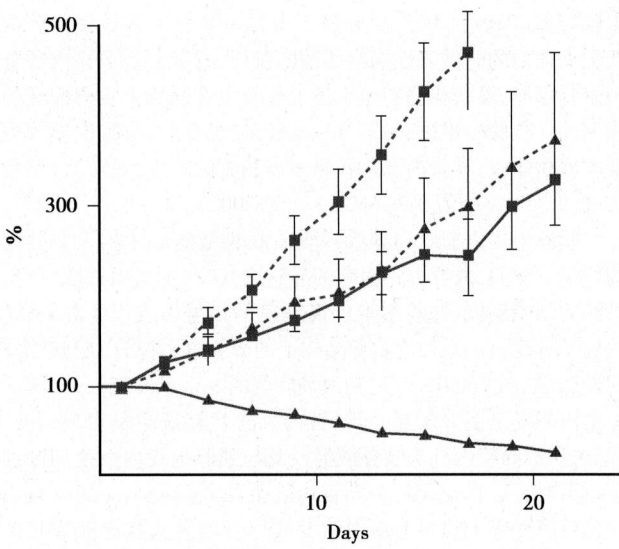

图9B.5   临床前模型显示了一个成功的针对Fanconi缺陷肿瘤的靶向治疗策略。丝裂霉素C(5mg/kg)单剂量治疗移植胰腺癌细胞株的裸鼠。注意FANCC缺陷的PL11细胞(正方形)与逆转录病毒纠正的FANC-proficient-PL11细胞(三角形)的超敏反应和肿瘤消退情况。实线表示治疗过的小鼠;灰色线表示没有治疗对照。BRCA2缺乏的CAPAN1异种移植细胞也有类似的敏感性(From van der Heijden MS,et al:In vivo therapeutic responses contingent on Fanconi anemia/BRCA2 status of the tumor,Clin Cancer Res 11(20):7508-7515,2005.)

突变尚未被描述,并且PDA中这些突变的频率很低,但是其他FANC基因的缺陷(即FANCA)很可能是一些家族性和散发性PDA的直接原因。

癌基因

几十年来对胰腺癌的研究表明,KRAS激活是肿瘤发生的早期重要事件,这也许是最好的证据。染色体12p上的KRAS癌基因是最常见的突变癌基因,高达90%的胰腺癌含有密码子12、13和61的突变(Caldas et al,1994b)。激活突变会破坏KRAS基因产物的内源性三磷酸鸟苷(guanosine triphosphate,GTP)酶活性,从而产生在细胞内信号转导中具有组成活性的蛋白。KRAS突变发生在肿瘤发生的早期阶段,大约30%的胰腺上皮内低级别瘤变(PanIN-1)病变发生了KRAS突变(Hruban et al,2000;Moskaluk et al,1997)。胰腺癌的第一个小鼠模型是由突变型KRAS2在鼠胰管上皮中的组成性过表达产生的,这突显了其在胰腺癌发生中的重要性(Hingorani et al,2003)。该模型被进一步开发为功能强大且有用的胰腺导管腺癌前期临床模型(Hingorani et al,2005)。关于老鼠模型和胰腺癌的一些好的资料已经发表(Frese et al,2007;Karreth et al,2009;Olive et al,2006;Tuveson et al,2005)。

具有野生型KRAS基因的胰腺癌很少发生BRAF的点突变,BRAF是RAS/RAF/丝裂原活化蛋白激酶(mitogen-activated protein kinase,MAPK)信号通路中的另一个基因,从而解释了为什么这些基因的突变在胰腺癌中以相互排斥的方式发生(Calhoun et al,2003)。这突出了在胰腺癌发展中识别导致相似途径的不同分子靶点的重要性,以及发现一种可以针对一条途径而不是一个基因的药物的重要性。多项研究表明,靶向KRAS可能在调节肿瘤发生中的血管生成方面发挥潜能。

表 9B.1 具有遗传胰腺癌倾向的遗传综合征

综合征/疾病	基因	基因检测注意事项	胰腺癌的风险	可用的靶向治疗/临床相关
遗传性乳腺癌/卵巢癌综合征(HBOCS)	BRCA1, BRCA2	NCCN 检测标准要求有乳腺癌和卵巢癌的个人或家族史	BRCA1:2.26 倍*; BRCA2:3~9 倍[†]	交联化疗药物(丝裂霉素 C,顺铂,苯丁酸氮芥,美法仑)PARP 抑制剂
黑斑息肉综合征	STK11(LKB1)	指示病例的诊断一般以临床资料为依据/工作指标为依据	132 倍;终身风险约 36%[§]	PJS 相关癌症的报道野生型 STK11 基因缺失,以及其他等位基因的种系突变,一些散发的 PDA 表现出 STK11 的体细胞突变[‖]
遗传性胰腺炎	PRSS1, SPINK1, CFTR, CTRC	检测指南基于有或无胰腺炎家族史的症状[¶]	50~67 倍;终身风险 44%[a,b]	肿瘤易感性可能是由于 PDA 细胞的有丝分裂刺激和克隆生长,这是在反复的组织破坏之后发生的正常愈合反应的一部分[b]
FAMM 黑色素瘤综合征	CDKN2A	记录过的病人/患有多个黑色素瘤的家庭	13~39 倍[†]	80% 的 PDA 中存在体细胞 p16 改变[c]
遗传性非息肉性大肠癌(HNPCC;Lynch 综合征)	MLH1, MSH2, MSH6, PMS2	贝塞斯达指南[†](肿瘤 MSI/IHC)阿姆斯特丹临床标准 II (生殖系研究)		MSI-H 胰腺癌切除后可能有较好的预后,可能是由于对肿瘤强烈的免疫反应所致[d]
家族性腺瘤性息肉病(FAP)	APC	APC 是结肠腺瘤 ≥20 的病人	相对风险 4.46[e] 终身风险约 2%[f]	一些理论认为胰胆管分泌物影响该区域腺瘤和癌症的发展[g]
囊性纤维化(CF)	CFTR	基因分型可识别 IV 型和 V 型突变的病人,这些突变很可能代表胰腺功能正常的病人[h]	相对风险 5.3[i]	修饰基因或环境因素在风险分层中也很重要(例如,黏蛋白基因在 CF 和 PDA 中都有发现)[j]

*From Thompson D, et al: Cancer incidence in BRCA1 mutation carriers, J Natl Cancer Inst 94(18):1358-1365, 2002.

[†]From Brand RE, et al: Advances in counseling and surveillance of patients at risk for pancreatic cancer, Gut 56(10):1460-1469, 2007.

[‡]From Giardiello FM, et al: Increased risk of cancer in the Peutz-Jeghers syndrome, N Engl J Med 316(24):1511-1514, 1987.

[§]From Giardiello FM, et al: Very high risk of cancer in familial Peutz-Jeghers syndrome, Gastroenterology 119(6):1447-1453, 2000.

[‖]From Su GH, et al: Germline and somatic mutations of the STK11/LKB1 Peutz-Jehgers gene in pancreatic and biliary cancers, Am J Pathol 154(6):1835-1840, 1999.

[¶]From Ellis et al: Genetic testing for hereditary pancreatitis: guidelines for indications, counseling, consent, and privacy issues, Pancreatology 1(5):405-415, 2001.

[a]From Lowenfels AB, et al: Hereditary pancreatitis and the risk of pancreatic cancer: International Hereditary Pancreatitis Study Group, J Natl Cancer Inst 89(6):442-446, 1997.

[h]From Howes N, et al: Clinical and genetic characteristics of hereditary pancreatitis in Europe, Clin Gastroenterol Hepatol 2(3):252-261, 2004.

[c]From Rozenblum E, et al: Tumor-suppressive pathways in pancreatic carcinoma, Cancer Res 57(9):1731-1734, 1997.

[d]From Nakata B, et al: Prognostic value of microstaellite instability in resectable pancreatic cancer, Clin Cancer Res 8(8):2536-2540, 2002.

[e]From Giardiello FM, et al: Increased risk of thyroid and pancreatic carcinoma in familial adenomatous polyposis, Gut 34(10):1394-1396, 1993.

[f]From Burt RW: Colon cancer screening, Gastroenterology 119(3):837-853, 2000.

[g]From Wallace MH, et al: Upper gastrointestinal disease in patients with familial adenomatous polyposis, Br J Sur 85(6):742-750, 1998.

[h]From Krysa J, et al: Pancreas and cystic fibrosis: the implications of increased survival in cystic fibrosis, Pancreatology 7(5-6):447-450, 2007.

[i]From Maisonneuve P, et al: Risk of pancreatic cancer in patients with cystic fibrosis, Gut 56(9):1327-1378, 2007.

[j]From Singh AP, et al: MUC4 expression is regulated by cystic fibrosis transmembrane conductance regulator in pancreatic adenocarcinoma cells via transcriptional and post-transcriptional mechanisms, Oncogene 26(1):30-41, 2007.

FAMM,家族性多发痣;IHC,免疫组化;MIS-H,微卫星不稳定型(高频型);MSI,微卫星不稳定型;NCCN,美国国家综合癌症网络;PARP,聚(ADP 核糖)聚合酶;PDA,胰腺导管腺癌。

Modified from Showalter SI, et al: Identifying pancreatic cancer patients for targeted treatment: The challenges and limitations of the current selection process and vision for the future, Expert Opin Drug Deliv 7(3):1-12, 2010.

Matsuo 及其同事们(2009)发现,KRAS 致癌基因过表达可增加血管生成,促进人胰管上皮细胞产生 CXC 趋化因子和血管内皮生长因子(vascular endothelial growth factor, VEGF)。这种上调通过 MAPK 通路和 c-JUN 信号起作用(Matsuo et al, 2009)。KRAS 突变已被证明与胰腺癌 VEGFA 过表达和预后较差有关(Ikeda et al, 2001)。到目前为止,针对 PDA 病人的 KRAS 激活的研究显示并不成功。也许 KRAS 激活是胰腺肿瘤发生的关键早期事件,但是一旦细胞癌变,就不需要结构性的 KRAS 激活,也不需要致癌成瘾。

其他与胰腺癌有关的癌基因包括 MYC 和 EGFR,它们可以在不同的癌症亚群中突变(GNAS)或扩增(MYC)。MYC 转录的过度表达发生在大约 50%~60% 的胰腺癌中,并且已被证明与 KRAS 有协同作用(Aguirre et al, 2004; Han et al, 2002; Stellas et al, 2014)。

肿瘤抑癌基因

位于染色体 9p 上的 CDKN2A 是胰腺癌中最常见的失活基因,发生在 90% 的病人中(Caldas et al, 1994a; Schutte et al, 1997

年）。*CDKN2A* 属于细胞周期蛋白依赖性激酶抑制剂家族，通过细胞周期蛋白依赖性激酶 CDK4 和 CDK6 介导的 G1-S 检查点抑制细胞周期进程。纯合子缺失（40%）、第二等位基因缺失的基因内突变（40%）和启动子甲基化导致的表观遗传沉默（10%~15%）都是导致基因失活的原因。*CDKN2A* 功能的丧失贯穿于肿瘤发生的整个过程，病变出现在不同的胰腺上皮样瘤变中：30% 的 Panin-1A 和 Panin-1B、55% 的 Panin-2，以及 71% 的 Panin-3 病变显示核 p16 蛋白表达缺失（Wilentz et al，1998）。在大约 30% 的胰腺癌中，*CDKN2A* 纯合子缺失包含甲硫腺苷磷酸化酶（MTAP）基因，这提供了潜在的治疗益处，因为已经开发出特异性地抑制 *MTAP* 缺陷细胞生长的靶向治疗（Chen et al，1996）。

多达 80% 的胰腺癌染色体 17p 上有 *TP53* 基因的失活。尽管在一些 PDA 中也会发生纯合缺失，这种失活最常通过基因内突变和第二个等位基因的丢失来发生。在 DNA 损伤的情况下，*TP53*（P53）蛋白可以停止细胞周期并激活细胞凋亡。人们认为：*TP53* 基因失活让 DNA 受损的细胞能够继续存活，并且导致其他基因突变的积累，最终导致肿瘤发生。*TP53* 蛋白的过度表达与突变状态并无关联。通过免疫组化检查，*TP53* 的积累仅见于进展期胰腺内皮高级别瘤变，这与 *TP53* 是胰腺癌进展中的"晚期"遗传事件一致（Maitra et al，2003）。具有突变体 TP53 的胰腺导管腺癌细胞具有更大的转移倾向（Morton et al，2010）。值得注意的是，在一个实验模型中，*BRCA2* 基因不能在具有完整野生型 *TP53* 状态的癌细胞中被人工破坏（Gallmeier et al，2007；Hucl et al，2008）。

55% 的胰腺癌中存在染色体 18q21 上 *SMAD4* 基因的失活，其中纯合缺失占 30%、基因内突变和第二等位基因丢失占 25%。*SMAD4* 功能的丧失会干扰细胞表面受体 TGF 家族下游的细胞内信号转导，导致生长抑制减弱和增殖不受控制。*SMAD4* 突变不仅在胰腺导管腺癌中最常见，而且在其他癌症中也常见，大约 15% 的结直肠癌和 10% 的胃癌中有 *SMAD4* 突变（Cerami et al，2012）。与 *TP53* 类似，*SMAD4* 功能丧失是胰腺癌进展过程中的一个晚期遗传事件，*SMAD4* 的丧失仅见于少数胰腺上皮内高级别瘤变（PanIN-3）病变（Maitra et al，2003）。手术切除标本病检示 *SMAD4* 失活病人预后差，远处转移可能性更大（Blackford et al，2009；Iacobuzio-Donahue et al，2009）。此外，在一项对 PDA 病人进行尸检的研究中，*SMAD4* 的丢失与远处转移程度高度相关。下游靶点的识别可能使胰腺癌中 *SMAD4* 依赖性信号的恢复，从而改善预后（Cao et al，2008）。

在少数（5%~10%）胰腺癌中，有几种抑癌基因被灭活，包括 *STK11*（染色体 19p）（Sahin et al，2003）、*TGFBR1*（染色体 9q）、*TGFBR2*（染色体 3p）、*RB1*（染色体 13q）（Jaeger et al，1997）和 *MAP2K4*（染色体 17p）（Su et al，1998）。*MAP2K4* 功能已在许多模型中得到了证实，但其在胰腺癌中缺失的主要原因仍不清楚（Cunningham et al，2006）。

另外，在 TCGA 数据中，报道了约有 14% 的胰腺导管腺癌的 DNA 水平的开关/不可发酵蔗糖（*SWI/SNF*）复杂基因成员中富含 AT 的相互作用域 1A（*ARID1A*）出现异常，主要是基因缺失和截短突变，而另外 6% 的胰腺导管腺癌则降低了信使 RNA（mRNA）*ARID1A* 水平，而没有相应的 DNA 异常，表现为表观遗传畸变（Bianikin et al，2012；Cerami et al，2012）。*ARID1A* 的异常与磷脂酰肌醇-3-激酶（PI3K）通路的上调以及对 PI3K 和 AKT 抑制的敏感性有关（Samartzis et al，2014）。

混合谱系白血病 3（*MLL3* 或 *KMT2C*）是一个参与组蛋白甲基化和转录共激活的基因。它起着抑癌作用，在约 18% 的胰腺癌中经常发生突变，其中最常见的突变类型是截短突变（移码和无义突变）（Bianikin et al，2012；Cerami et al，2012）。

其他管家基因

除了经典的癌基因或肿瘤抑制基因，管家基因（除了 Fanconi 贫血相关基因）已被证明在肿瘤发生中发挥作用。理论上，管家基因并不直接影响细胞的生长和增殖，而是阻止 DNA 损伤的积累和人类基因组关键外显子序列的累积突变。家族背景下，DNA 损伤修复基因（*MLH1*，*hMSH2*）功能缺失发生在一小部分胰腺癌中，但据报道约 17% 发生在散发性、非家族性病例中（Borelli et al，2014；Ghimenti et al，1999；Nakata et al，2002）。组织学上，这些微卫星不稳定性癌症包括低分化的癌症，具有合胞体生长模式、肿瘤边缘扩大、广泛坏死和瘤内淋巴细胞浸润。这种罕见的变异被称为髓样癌，以区别于更常见的 PDA（Wilentz et al，2000b）。尽管结肠癌的研究试图将 MSI 状态与 5-氟尿嘧啶的反应联系起来，但其他研究对这些说法提出了质疑（Brody et al，2009a）。

端粒长度异常

端粒是染色体臂末端的序列 TTAGGG 的六聚体重复，在细胞分裂期间赋予染色体稳定性，并防止末端变得"混乱"（Gisselsson，2003）。换句话说，完整的端粒结构可以防止染色体融合，从而可能防止染色体不稳定（Greenberg et al，2005；Raynaud et al，2008）。事实上，已经假设端粒功能障碍是染色体不稳定性的更重要通路之一，染色体不稳定性是大多数以非整倍性和广泛的染色体重排为特征的实体癌的特征。原位端粒长度直接可视化的发展是理解端粒长度异常和癌症发展的一个突破（Meeker et al，2004）。van Heek 及其同事们（2002）的一项研究表明，端粒长度异常是胰腺癌中最早可证明的遗传异常之一，与正常管上皮相比，90% 以上的最低级别胰腺上皮内瘤变的病变显示端粒明显缩短（van Heek et al，2002）。有人推测，完整的端粒可能在胰管中起"管家"的作用，而胰腺上皮内瘤变的病变中端粒的丢失为染色体异常的逐步积累奠定了基础，最终导致肿瘤的发生。

替代基因沉默：表观遗传异常

尽管经典的两次打击假说假设肿瘤抑制基因沉默是由基因内突变和等位基因缺失共同造成的。已经很明确的是，自 1990 年代以来，沉默的表观遗传机制对许多癌症的发生频率和患病率可能同样重要。（Baylin et al，2000）。表观遗传沉默主要通过在肿瘤抑制基因启动子区域所谓 CpG 岛的高甲基化而发生的，从而导致转录失活。在癌症中，启动子的优先高甲基化发生在肿瘤细胞中，从而导致基因表达下调，但在相应的正常细胞中不会发生。表观遗传沉默在胰腺癌中很常见，往往涉及在肿瘤抑制或关键稳态通路中发挥作用的基因（例如 *CDKN2A*、*E-cadherin*、视黄酸抑制、骨细胞蛋白、*SOCS1*），或两者都有作用的基因(Sato et al,2003;Ueki et al,2000)。

　　胰腺癌前体病变中也发现了基因异常甲基化,并倾向于发生在中晚期病变(PanIN-2 和 PanIN-3)(Fukushima et al,2002)。尽管启动子高甲基化在癌症发病机制中的作用已经得到了广泛的研究,但最近的数据表明,候选基因中的启动子低甲基化在癌症的发生发展中也可能是重要的。在胰腺癌中显示优先低甲基化的基因——SERPINB5、S100P、MSLN、PSCA 和 CLDN4,与健康胰腺相比,在癌症中通常过表达,这表明表观遗传机制可以在任何方向影响基因表达(Sato et al,2003b)。

　　有报道表明胰腺导管内乳头状黏液瘤中启动子甲基化引起的异常表观遗传沉默,包括 SOCS1 和 CDKN2A 基因的甲基化(Sato et al,2002)。胰腺导管内乳头状黏液瘤基因表达的全局分析显示 LCN2、LGALS3、CTSE、CLDN4 和三叶因子家族的三个成员 TFF1、TFF2 和 TFF3 过表达(Satoet al,2004a;Terris et al,2002)。这些全局分析还显示,CLDN4、CXCR4、S100A4 和 MSLN 在侵袭性胰腺导管内乳头状黏液瘤中的表达水平显著高于非侵袭性胰腺导管内乳头状黏液瘤,提示这些蛋白可能参与了侵袭过程(Sato et al,2004b)。

胰腺癌的核心信号通路的破坏

　　现代的分子生物学已经发展到允许高通量的胰腺癌基因组调查(图 9B.1 和 9B.2 右图)。从而使我们对肿瘤发生过程中分子途径的相互作用有了一些清晰的认识。这项高通量分析显示胰腺癌平均含有 63 个基因发生了基因改变(Jones et al,2008)。在这项工作中,Jones 和他的同事结合了现代分子技术,报告了调查的所有胰腺癌基因组中有 67%~100% 在 12 个核心信号通路和过程中具有遗传异常。这些途径经过后来的研究证实,包括细胞凋亡、DNA 损伤控制、G1 到 S 期转变的调节、Hedgehog 信号通路、嗜血细胞黏附、整联蛋白信号通路、c-JUN N-端激酶信号通路、KRAS 信号通路、侵袭调控、小 GTP 酶依赖性信号通路(KRAS 除外)、TGFB 信号通路和 WNT/NOTCH 信号通路(Biankin et al,2012;Jones et al,2008)。

　　最近,已经在 SLIT/ROBO 通路途径的基因(SLIT、ROBO1 和 ROBO2 的突变和缺失)、肝配蛋白(EPHA5 和 EPHA7)和第三类信号素(SEMA3A 和 SEMA3E 的扩增突变)中确定了轴突引导途径基因的遗传异常(Biankin et al,2012)。这些基因参与了细胞生长、转移和侵袭(Mehlen et al,2011),与前一段列出的一些通路重叠。

　　不同于白血病的某些亚型是由单一的"靶向"癌基因驱动的,我们已经了解到胰腺癌是由大量基因的遗传改变导致的,这些基因通过不同的途径发挥作用。Jones 及其同事们(2008)的研究表明,靶向破坏途径的生理效应而不是单个靶基因可能是有益的。事实上,针对多个通路或通路中的多个点可能符合"综合杀伤力"概念的早期临床前和临床成功案例(Ashworth,2008)。

家族性胰腺癌

　　大约 10% 的胰腺癌表现为家族聚集性(Petersen et al,2003)。如果有两个一级亲属患有胰腺癌,那么其他一级亲属

患胰腺癌的风险将增加 6~18 倍。在有 3 个或 3 个以上一级亲属患有胰腺癌的家庭中,这种风险增加 32~57 倍(Klein et al,2004;Tersmette et al,2001)。在这些家族性癌症中,只有少数是由已知基因的种系突变引起的已知癌症综合征引起的。已包含在表 9B.1 中。有可能对胰腺癌相关基因和疾病进行"靶向治疗"。因此,本表格强调了解可能导致这些家族胰腺癌的遗传病变的重要性。

　　例如,正如本章前面提到的,Fanconi 贫血是一种罕见的常染色体隐性癌症综合征,最初是由 FANC/BRCA 通路中多个 FANC/BRCA 互补群中的一个突变引起的(Mathew,2006)。这个途径中的一个基因,当通过双等位基因突变删除时,该途径中的一个基因 RCA2 与癌症风险大大增加。BRCA 基因在 RAD51 修复途径的 DNA 修复中起关键作用(Gudmundsdottir et al,2006)。丧失功能性 BRCA1 和 BRCA2 通过损害 DNA 双链断裂修复的关键功能,将染色体不稳定性传递给细胞(Ashworth,2008)。DNA 损伤剂如丝裂霉素 C 或顺铂可以有效地杀死 BRCA2 或相关基因缺失的细胞(见图 9B.5)(Hussain et al,2004)。

　　目前,多聚(二磷酸腺苷-核糖)聚合酶[poly(adenosine diphosphate-ribose)polymerase,PARP]抑制剂在其他癌症类型(卵巢癌、乳腺癌)的早期试验中具有与链内交联剂类似的前景(Farmer et al,2005)。当然,胰腺癌是一种逻辑化的肿瘤系统,在其中可以测试新的 PARP 抑制剂与其他 DNA 损伤剂的组合。用 PARP 抑制剂靶向 FANC-BRCA 通路也可导致综合杀伤力,从而创造了方便而偶然的治疗窗口(Ashworth,2008)。这一治疗窗口的构成依赖于健康细胞具有完整的 DNA 修复机制,因此能够管理和修复 DNA 损伤剂造成的损伤。相反,由于缺失了这种修复机制的一个关键方面,肿瘤细胞将无法修复损伤(即 BRCA2;见图 9B.5)。

　　家族性癌症中 FANC-BRCA 通路突变的识别也有可能阐明散在癌症的治疗。已有研究表明,大约 25% 的散发性乳腺癌和卵巢癌表现为 BRCA 样表型(Turner et al,2004)。数据来源于 BRCA1、FANCC、FANCG 和 FANCF 的甲基化研究(Turner et al,2004)。进一步的研究是必要的,有必要进行进一步的研究,但是将来可能会散发胰腺癌以研究所有肿瘤特征(转录后修饰、多态性、CGH 分析)以及对家族史的彻底分析可能会揭示某些散发性胰腺肿瘤中的"BRCA 倾向",这有助于治疗的个性化(Martin et al,2010)。重点关注的 DNA 修复微阵列分析还可以阐明其他癌症易感基因。

　　值得注意的是,最近的一份报告显示,PALB2(以前称为 FANCN)是一种突变形式遗传的基因,能在少数家族性 PDA 中产生终止密码子。在 96 例家族性胰腺癌中,有 3 例发现该基因发生突变,每一种都产生不同的终止密码子(Jones et al,2009)。在一项类似的研究中,作为对照队列的 1084 名相似种族的病人中均未发现 PALB2 的截断突变,因此排除了多态序列变异。这表明,PALB2 是继 BRCA2 之后的第二大遗传性胰腺癌突变基因(Jones et al,2009)。因此,尽管目前很多家族性胰腺癌尚无已知的遗传基础,但许多人认为罕见突变等位基因的常染色体显性遗传是这些癌症的最可能原因。在明显的"散发性"(非家族性)胰腺癌病人中,BRCA2 基因中有 7% 包含种系突变,这种低外显率模式是阿什肯纳兹犹太人人群中所特有的

（Goggins et al,1996）。也许没有单一基因导致了其他家族性的胰腺导管腺癌，其致癌作用可能是核心途径与环境协同作用的最好例证（Yeo et al,2009）。因此，在这种家族性胰腺癌中，没有一个基因被证明在复杂的肿瘤发生过程中仅通过单一的路径被破坏。

其他几个已知的与胰腺导管腺癌相关的遗传综合征，包括家族性非典型痣和多发黑色素瘤综合征（FAMM）和 Peutz-Jeghers 综合征（PJS）。FAMM 来源于 9p21.3 染色体上 *CDKN2* 的微缺失，尤其是 *p16INK4a*（Gruis et al, 1995；Ranade et al, 1995）。因此，*CDK4/6* 功能不受抑制。有报道显示，在一些 FAMM 家族病例中，具有阻止 *CDKN2* 结合的 *CDK4* 突变，而不是 *CDKN2* 微缺失（Zuo et al,1996）。FAMM 病人患黑色素瘤的风险约为 80%，患胰腺导管腺癌的风险约为 20%（Rustgi et al, 2014）。PJS 是一种由抑癌基因 *STK11*（*LKB1*）突变引起的常染色体显性综合征。这种综合征最常见的症状是遍布小肠和大肠的息肉，肌肉组织呈分枝状，这些病人会发展成各种类型的癌，包括胰腺导管腺癌。大约四分之一的 PJS 病人在 75 岁时出现胰腺导管腺癌（Korsse et al,2013）。

另一种可能发展成胰腺导管腺癌的情况是遗传性胰腺炎。这些病人携带 *PRSS1* 基因的种系突变，该基因编码阳离子型胰蛋白酶原。已经描述了多种突变；最初是 *R117H*，导致胰蛋白酶水解位点被消除，无法使胰蛋白酶失活（Whitcomb et al,1996）。遗传性胰腺炎病人到 75 岁时患胰腺导管腺癌的相对风险是 35 倍。建议进行饮食调节，包括降低甘油三酸酯的摄入量以及戒烟或饮酒，以降低发展为慢性胰腺炎的风险。

胰腺癌的 RNA 转录异常

多项研究分析了胰腺癌，并将其基因表达谱与健康的胰腺组织进行了比较，以识别过度表达和表达不足的差异基因，（Argani et al,2001a；Crnogorac-Jurcevic et al,2001；Geng et al, 1998；Iacobuzio-Donahue et al,2002,2003a,2003b；Ryu et al, 2001,2002）。一项使用高密度寡核苷酸微阵列对胰腺癌进行的综合分析发现，在癌症组织中有 217 个基因过表达是正常组织的三倍或更多（Iacobuzio-Donahue et al,2003）。通过寡核苷酸、cDNA 微阵列和基因表达序列分析（serial analysis of gene expression,SAGE）三个平台，我们发现（角蛋白 19、视黄酸诱导 3、分泌型白细胞蛋白酶抑制剂、分层蛋白、四次跨膜蛋白 1 和转谷氨酰胺酶 2）6 个基因在胰腺癌中过度表达。这 6 个基因中的一个或全部在早期检测或治疗中的未来作用仍有待阐明。

差异表达基因的鉴定不仅有助于进一步了解胰腺癌的基础生物学，而且还为鉴定早期诊断、影像学和新的治疗策略的标志物提供了沃土。间皮素（mesothelin,MSLN）被 SAGE 鉴定为在胰腺癌中过表达的基因，并且通过免疫组织化学证实其局限于肿瘤上皮（Argani et al,2001b）。这种鉴定导致针对间皮素抗原的胰腺癌疫苗的开发以及与间皮素抗体结合的免疫毒素的研制（Thomas et al,2004）。1 期临床试验表明，所研究的间皮素抗体药物具有良好的耐受性，晚期癌症的病人通常在间皮素抗体治疗后病情稳定（Hassan et al,2007；Hassan et al, 2010）。2013 年，美国食品药品监督管理局批准了间皮素抗体药物 CRS-207 与一种刺激粒细胞-巨噬细胞集落刺激因子的药物 GVAX 联合使用（Le et al,2012）。

转录后调控

近年来，有力的证据表明，基因的转录后调控可直接影响肿瘤的发生过程（Lopez de Silanes et al,2003,2005）和癌细胞对化学疗法的敏感性（Brody et al,2009a；Constantino et al, 2009；Gorospe,2003）。转录后基因调控与基因突变或启动子甲基化对基因表达具有相同的影响。转录后调控的一种有效机制涉及 RNA 结合蛋白，其中一种 RNA 结合蛋白肿瘤人类抗原 R（Hu antigen R,HuR）在许多肿瘤系统中被证明是重要的，它是 Hu 家族中广泛表达的成员，通过转录后调控介导细胞对应激和 DNA 损伤的反应（Hinman et al,2008）。在具有不良病理特征和不良预后的肿瘤中检测到升高的 HuR 细胞质表达（Lopez de Silanes et al,2005）。研究表明，在某些细胞应激因素如紫外线 C 照射、热休克、缺氧、他莫昔芬等药物作用（Hostetter et al,2008），以及放线菌素 D 的条件下，HuR 可通过与这些 mRNA 3′非翻译区（3′untranslated region,UTR）中富含 AU 的元件结合而与某些凋亡或存活 mRNA 转录本结合。在肿瘤发生方面，HuR 已经被证明可以结合并稳定 p21、p53 和 cyclin A 等蛋白（Gorospe,2003）。例如，Gorospe 和同事（2003）表明，在 UVC 照射的压力下，HuR 可以增强 p53 等蛋白质的翻译。因此，HuR 在细胞应激和损伤中的作用使其可能在胰腺癌细胞的肿瘤发生过程和化疗急性细胞反应中发挥关键作用。

体外和体内研究表明，与对照组相比，具有 HuR 过表达的 PDA 对吉西他滨（胰腺癌的标准化学治疗方法）极为敏感（Constantin et al,2009；Richards et al,2010）。与细胞质 HuR 水平升高的病人相比，细胞质 HuR 水平低的病人死亡率增加了七倍（图 9B.6）（Constantino et al,2009）。

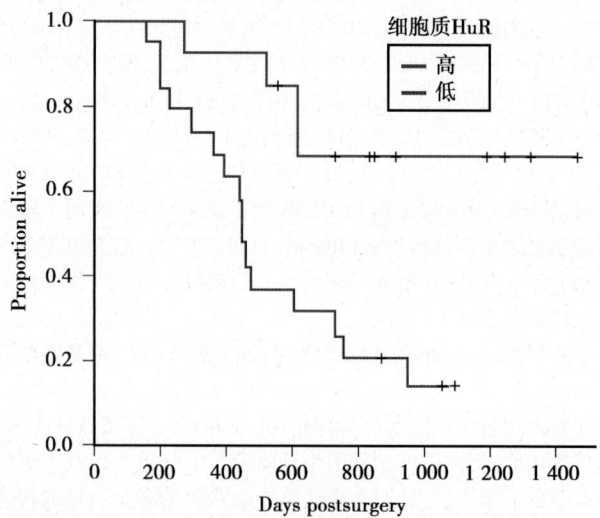

图 9B.6   肿瘤人类抗原 R（HuR）的细胞质状态可以将按标准化学疗法（吉西他滨）治疗的胰腺癌病人分为两类：高反应者（高细胞质 HuR）与无反应者（低细胞质 HuR）（From Costantino CL,et al：The role of HuR in gemcitabine efficacy in pancreatic cancer：HuR up-regulates the expression of the gemcitabine metabolizing enzyme deoxycytidine kinase,Cancer Res 69（11）：4567-4572,2009.）

微小 RNA

微小 RNA(miRNA)定义为 RNA 序列的短非编码区(22 个核苷酸),可以有效调节基因表达模式。miRNA 已被证明可以调节许多与疾病和发育相关的基因,并且它们的表达具有组织特异性(Rosenfeld et al,2008)。这些 miRNA 特有的属性使其成为公认的,功能强大且独特的候选生物标志物(Mardin et al,2009)。尽管了解这些 miRNA 的意义可能更加困难且乏味,但是发现胰腺癌中 miRNA 的存在可能非常有价值,因为已证明 miRNA 可以区分各种疾病状态和组织,包括胰腺炎、胰腺导管腺癌、IPMN 和健康标本(Mardin et al,2009)。此外,研究表明,miRNA 分子标记可以对长期和短期幸存者进行分层(Bloomston et al,2007)。

其他胰腺肿瘤的分子遗传学

腺泡细胞癌

与胰腺导管腺癌不同,腺泡细胞癌(acinar cell carcinomas,ACC)中 KRAS 的激活突变并不常见(Chmielecki et al,2014)。对 17 个 ACC 的全外显子组测序发现了热点激活突变序列,包括 2 例肿瘤中出现的 GNAS p. R201C 和 1 例肿瘤中出现的 BRAF p. V600E 以及肿瘤抑制因子的突变,包括 SMAD4、TP53、视网膜母细胞瘤 1(RB1)、磷酸酶和张力蛋白同源物(phosphatase and tensin homolog,PTEN)以及 ARID1A(Jiao et al,2014)。除了点突变和插入缺失外,在 44 例纯或混合分化的腺泡细胞癌中,有 6 例(14%)中鉴定出 SND1-BRAF 融合。表达这种融合的转染子表现出 MAPK 途径活性的增强以及对 MAP/细胞外信号调节蛋白激酶(extracellular signalregulatedprotein kinase,ERK)激酶(MEK)抑制剂曲美替尼的敏感性(Chmielecki et al,

2014)。表观遗传变异也已经被确定,包括 10% 到 20% 的 ACC 中的微卫星序列不稳定性(Jiao et al,2014;Liu et al,2014)。

胰腺神经内分泌肿瘤

胰腺神经内分泌肿瘤(pancreatic neuroendocrine tumor,PanNET)也具有与胰腺导管腺癌和腺泡细胞癌不同的分子特征。胰腺神经内分泌肿瘤缺少 KRAS、SMAD4 和 CDKN2A 突变,只有极少数(约 3%)具有 TP53 突变。相反,散发型的这种肿瘤经常带有死亡域相关蛋白/基因(death domain-associated protein/gene,DAXX)/α-地中海贫血 X 连锁的智力低下蛋白/基因(alpha-thalassemia X-linked mental retardation protein/gene,ATRX)突变(43%)或多发性内分泌瘤 1 型(multiple endocrine neoplasia type 1,MEN1)突变(44%)(Jiao et al,2011)。

除散发型外,胰腺神经内分泌肿瘤还被视为与种系突变(包括 MEN1)相关的各种遗传性肿瘤综合征的组成部分,这归因于突变引起 MEN 和 von Hippel Lindau 综合征的 MEN1 和 VHL 基因功能丧失,与这些综合征相关的胰腺神经内分泌肿瘤被认为更多地遵循一种侵袭性较弱的过程。

最后的想法和观点

目前,我们正处于研究胰腺癌分子方面的一个有趣而关键的时刻。研究团体拥有丰富的资源可供使用,范围从病人数据库到复杂的测序设备。即将到来的胰腺癌研究的时代需要外科医生、病理学家、分子生物学家和医学肿瘤学家通力合作,最终实现更好、更个性化的治疗。当前的研究还需要提供更好的早期检测标志物,以便医生可以有更多机会预防癌症的形成,而不是在为时已晚之前尝试治愈它。

(杨宏强 译 张志伟 审)

第 9C 章

胆管恶性肿瘤的分子发病机制

Jason K. Sicklick and Paul T. Fanta

胆管癌

胆管癌(cholangiocarcinoma,CC),或胆管腺癌在西方国家是第六大胃肠道肿瘤。1840 年由 Durand-Fardel 首次描述(Olnes & Erlich,2004),这些恶性肿瘤起源于胆道系统的胆管细胞。肿瘤可以发生在肝脏(如肝内胆管癌,intrahepatic cholangiocarcinoma,IHCC),肝外胆管(如肝外胆管癌,extrahepatic cholangiocarcinoma,EHCC),或者胆囊(如胆囊癌,gallbladder cancer,GBCA)。这些胆道恶性肿瘤合在一起构成了一个罕见性预后不良的恶性肿瘤集合。这些肿瘤病人临床确诊时往往已处于晚期,并且化疗效果不佳。导致这些晚期肿瘤病人的治疗目的常常是姑息性质的(Ishak et al,1994)(见第 47、49、50 和 51 章)。由于这些肿瘤的罕见性和共同的细胞起源,这三种类型肿瘤的治疗是相同的。然而,随着二代测序和其他分子技术的发展,这些肿瘤类型可被细分为有独特基因特征的不同疾病。这些分子特征检查在靶向特定通路的药物的临床试验设计中可能非常重要。

分类

绝大多数的胆道肿瘤是腺癌(Nakeeb et al,1996),并且常常发生在或靠近肝管汇合部。后者是属于肝外胆管癌的范畴(见第 51 章),在耶鲁大学病理学家 Kaltskin 首次对该类病人进行详细描述后,美国癌症联合会第 7 版指南和美国国立综合癌症网络(National Comprehensive Cancer Network,NCCN)指南中进一步分类为肝门部胆管癌(或 Klatskin 瘤)和远端胆管癌(Benson et al,2014)。Bismuth(1992)按照相对于肿瘤处于胆道分叉和肝叶的胆管的精确位置进一步将肝门部胆管癌进行分类。这种分类方法对肿瘤位置的描述和手术规划非常有帮助。与肝门部胆管癌相比,远端胆管癌在所有胆道肿瘤中所占比例相对较小,而处于肝外胆管中间部位的肿瘤则更为罕见(见第 59 章)。最后,与上述情况相比更少见的是累及或扩散至整个胆道系统的肿瘤。

胆管癌也可以发生在肝内胆管,组成一个肝内或周围胆管癌的亚组(见第 50 章)(Liver Cancer Study Group of Japan,2000)。肝内胆管癌按照生长特点可分类为三组,即肿块型,导管周围浸润型,以及导管内生长型(Liver Cancer Study Group of Japan,2000)。直到前不久,国际疾病分类(International Classification of Disease,ICD)仍将肝内胆管癌与肝细胞癌合称为原

发性肝脏肿瘤(Khan et al,2002a,2002b)。但这两者明显是不同的肿瘤,在第 2 版和第 3 版国际疾病分类法肿瘤分类(ICD-O-2/3)中已经尝试改正这一问题。然而在第 2 版中,Klatskin 瘤被分类为一个独特的组织学类型,但是这与肝内而非肝外肿瘤有交叉。而在第 3 版中,Klatskin 瘤与肝内肝外肿瘤都交叉(Khan et al,2012)。除了上述提及的分类问题,大多数在过去被称为原发部位不明的肝脏腺癌可能被认为不属于肝内胆管癌范畴。总的来说,这些 ICD 分类的改变影响了肝内胆管癌和肝外胆管癌发生率。

流行病学

尽管罕见,但胆管癌在特定人口群体和地理区域有一个明显高的发病率(见第 50、51 和 59 章)。胆管癌的发病高峰是 70 岁左右,发病率男性较女性稍高(Olnes & Erlich,2004)。IHCC 和 EHCC 在美国的年度报道的发病率是大约 0.6~1.0/10 万人(Welzel et al,2006),每年大约有 5 800 新发病例。有趣的是美国流行病监测和最终结果数据库(Surveillance, Epidemiology and End Results,SEER)数据显示肝内胆管癌的年龄标化发病率(age-standardized incidence rates,ASIR)从 1990 年的 0.59/10 万人逐渐增加到 2001 年的 0.91/10 万人(Khan et al,2012)。紧随其后的是急剧的下降,直到 2007 才停滞在 2007 年的 0.60/10 万人。肝外胆管癌的年龄标化发病率直到 2001 年都保持相对稳定,大约 0.80/10 万人。之后它开始增长到 2007 年的 0.97/10 万人。这些趋势与 2001 年 ICD-O-2 到 ICD-O-3 的转变相符合。因此,尽管肝外胆管癌的发病率时常在变化,而肝内胆管癌的发病率在美国一直在增加。

美国以外,胆管癌的发病率明显不同,可能是由于感染因素,环境危险因素(即久坐的生活方式、饮酒、吸烟和饮食),有毒化学物质的暴露和基因组学差异。疾病发病率最高的地方是泰国东北部(96/10 万人),是其西部发生率的 100 倍。流行病学研究显示全球的肝内胆管肿瘤的死亡率在不断增加,但是肝外肿瘤保持不变或下降,具体原因并不明确。世界卫生组织调查的 1979 年到 1998 年(Ishak et al,1994)美国、英国、法国、意大利、日本和澳大利亚的死亡率的数据显示肝内胆管癌的死亡率,除了日本女性,所有国家中男女性别都是增加的。更近一些的,一项美国研究使用 SEER 数据库的数据调查了肝内胆管癌发生的趋势,这些数据代表了超过 10% 的美国总人口。从 1976 年到 2000 年的数据分别按照年龄、性别和种族进行分析。

肝内胆管癌的发病率增加了 165%，从 0.32/10 万人（1975—1979 年）增加到到 0.85/10 万人（1995—1999 年）。这种增长反映在所有的组别中，但在男性黑种人中最高（139%），接下来是男性白种人（124%）和女性白种人（111%）。这种发病的增加可能是由于一部分地区检测的增加（Olnes & Erlich，2004）。然而因肿瘤检测导致的发病率增加通常是与早期疾病或小肿瘤病人的比例增加是相关的。但肝内恶性肿瘤发病率的增加与早期恶性肿瘤（组织学上认为是肿瘤或更小的病灶）比例的明显改变是不相关的（Broome et al，1996）。此外，假如这种增长是由于诊断模式的改善如 MRI 和 CT，其发病率似乎也并没有像预期一样保持不变（Khan et al，2002a；Shaib & El-Serag，2004；Taylor-Robinson et al，2001）。相反地，肝外胆管癌的发病率没有表现出类似的改变，并且是在下降的。根据 SEER 的数据，美国肝外肿瘤的年龄标化死亡率从 1979 年的 0.6/10 万人下降到了 1998 年的 0.3/10 万人；年龄标化发病率在同一时期从 1.08/10 万人下降到 0.82/10 万人。

尽管影像技术在进步，但大多数病人仍被认为是无法行手术治疗的，并且往往会在诊断后 12 个月以内死亡。除了缺乏有效的治疗外，胆管炎导致的败血症，频繁地进行与胆道梗阻相关的介入治疗以及进展性的肝衰竭共同导致了其高死亡率（Shaib & El-Serag，2004）。虽然胆道肿瘤相对罕见，但是近些年人们对这些疾病的生物学研究越来越感兴趣（Khan et al，2002a；Patel，2001，2002；Taylor-Robinson et al，2001）。

慢性胆道炎症和胆汁淤积

临床危险因素

已报道的胆管癌的危险因素有多种，包括感染、先天因素、炎症性疾病、药物、环境暴露和毒素（Patel，2014）。在一项 SEER 数据库的研究中，Welzel 及其同事发现除了已经确定的危险因素（如胆总管囊肿和胆管炎）外，胆汁性肝硬化、胆石症、肝内胆管结石、酒精性肝病、非特异性肝硬化、糖尿病、甲状腺毒症和慢性胰腺炎、肥胖症、慢性非酒精性脂肪性肝病（nonalcoholic fatty liver disease，NAFLD）、乙型肝炎病毒感染、丙型肝炎病毒感染、人类免疫缺陷病毒感染和吸烟与这些肿瘤的发生有关（Welzel et al，2006）。考虑到这些因素中的三个（即 HCV 感染，慢性 NAFLD 和肥胖症）在美国的发生率在上升，并且仅与肝内胆管癌相关，作者得出结论，这些条件可能解释了肝内胆管癌和肝外胆管癌的不同的发病趋势。这些数据也支持了 Palmer 及其同事更早的一项报道，他们曾给肝内胆管癌进行文献综述和病例对照研究的荟萃分析，报道显示这类恶性肿瘤的主要危险因素包括肝硬化、慢性乙肝和丙肝、饮酒、糖尿病和肥胖症（Palmer et al，2012）。

基于上述的诱发因素，慢性胆道上皮炎症这一共同主题似乎是胆道恶性肿瘤发生的一个重要的诱发因素。原发性硬化性胆管炎（primary sclerosing cholangitis，PSC；见第 41 章）是诱发胆管癌最常见的因素，PSC 病人中报道的肿瘤发生率在 8% 到 40%（Khan et al，2002a）。与散发的病例相比，PSC 病人往往在生命早期就患有胆管癌（在 30 岁到 50 岁年龄组最常见）（Bergquist et al，1998；Pitt et al，1995）。实验和流行病学数据也显示了在胆管癌和肝吸虫感染间病原学的关联，尤其是麝猫后

睾吸虫，华支睾吸虫则还不太明确（见第 45 章）（Watanapa，1996）。胆道系统的先天异常，先天性肝纤维化和胆总管囊肿（胆管囊性扩张），在年龄超过 20 岁以后也占了 15% 的恶变风险，其平均发病年龄在 34 岁（见第 46 章）（Scott et al，1980）。此外，如果有未经治疗的胆总管囊肿，其风险增加到了 28%（Lipsett et al，1994；Ohtsuka et al，2001）。胆汁淤积、胰液反流、胆汁酸的活化（van Mil et al，2001）及致癌物的去结合也都被认为是与慢性炎症相关的致癌推动因素。最后，胆道腺瘤和乳头状瘤与胆管癌的发生也有联系。

临床危险因素的生物学

在诱发慢性胆道炎症和胆汁淤积中起作用的是几种潜在的机制。

胆汁含量和异生素的解离

胆汁酸盐转运蛋白的多态性（如 BSEP、ATP8B1 和 ABCB4）可导致胆汁含量不稳定和环境毒素（即异生素）的解离，这种毒素之前是在肝脏结合的（Jacquemin，2001；Meier et al，2004；Thompson & Strautnieks，2001）。在先天胆道异常的背景下，这种过程增加了胆管癌的风险（Kubo et al，1995）。这些杂合个体如果继续暴露于导致胆道慢性炎症的因素中，他们成年时对胆管癌的易感性会增加（Kubo et al，1995）。

DNA 诱变剂

有研究表明，在胆管癌组织中可以鉴定出致突变的脱氧核糖核酸酶（DNA）加合物，提示了暴露于 DNA 损伤剂的可能（Khan et al，2003）。二氧化钍，一种在 1960 年代被禁的放射性对比剂，在暴露多年以后与胆管癌的发展息息相关，可能使胆管癌的发生风险增加 300 倍（Hardell et al，1984；Sahani et al，2003；Shaib & El-Serag，2004）。橡胶和化学工业的副产物，包括二噁英和亚硝胺（Sorensen et al，1998）以及酒精和吸烟（Chalasani et al，2000）的暴露也与胆管癌的发生有关联。

遗传综合征

林奇综合征是一种 DNA 错配修复导致的常染色体显性遗传疾病，它与结直肠、内分泌、胃部、卵巢、胰腺、输尿管、肾盂、胆管和大脑部肿瘤的高发病率有关联（Shigeyasu et al，2014）。林奇综合征的病人胆管癌的相关生存风险大约为 2%。虽然林奇综合征是遗传相关性疾病而非环境相关的，但是在胆管恶性肿瘤的发生过程中经常出现 DNA 的修复。

分子发病机制

胆道肿瘤的分子发病机制现在成了一个越来越热门的研究领域。在拥有了包括 NGS 在内的先进的分子分析技术以后，人们在这类恶性肿瘤基因基础的理解方面取得快速进展。胆道肿瘤的剖析显示出肝内胆管癌，肝外胆管癌和胆囊癌有不同的分子改变，可协助各自的鉴别，这兴许也会帮助确定每种肿瘤亚型治疗方案选择。本章节无法展示出所有与胆管癌相关的已知的分子改变，仅专注于那些现有报道中发生信号通路改变并导致病理表型的改变研究（图 9C.1）。

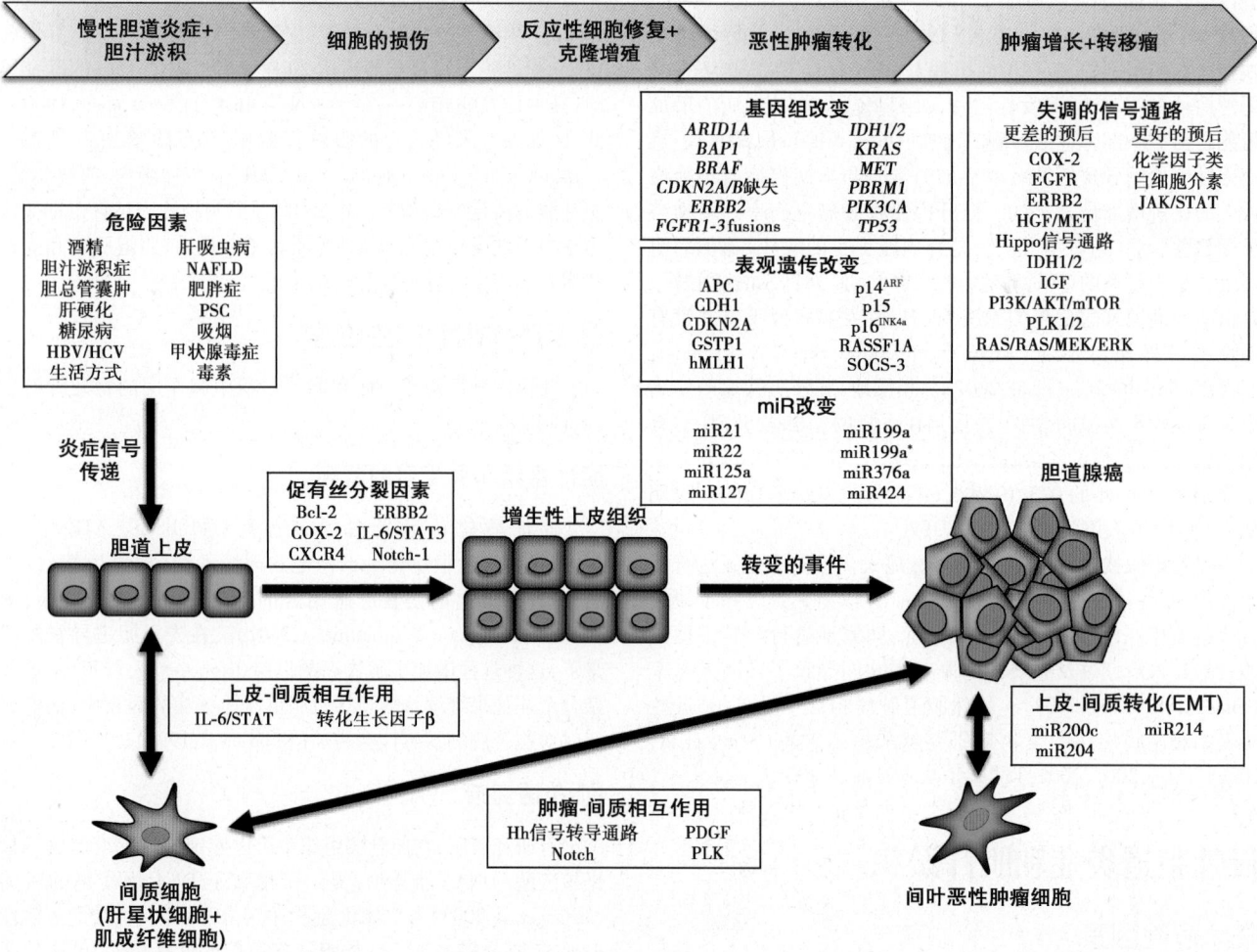

图 9C.1　胆道恶性肿瘤的 Vogelgram 组合模型。良性胆道上皮转变成胆道腺癌需要经过多个阶段，包括多种危险因素导致的慢性胆道炎症和胆汁淤积，随之而来的是细胞的损伤、活性细胞修复、克隆增殖、恶性转变、肿瘤的生长和转移。每个阶段都由多种因素调节，包括上皮-间质相互作用、有丝分裂原、基因组改变、表观遗传学改变、微 RNA、信号通路调节障碍、上皮-间质转化以及肿瘤-间质相互作用。APC，腺瘤性结肠息肉；ARID1A，富含 AT 相互作用结构域；BAP1，BRCA1 相关蛋白 1；BRAF，B-Raf 原癌基因；CDH1，钙黏蛋白 1；CDKN，细胞周期依赖性激酶抑制剂；COX-2，环氧合酶 2；EGFR，表皮生长因子受体；ERBB2，ERB-B2 受体酪氨酸激酶；FGFR，纤维生长因子受体；GSTP1，谷胱甘肽-S-转移酶 pi 1；HBV/HCV，乙肝/丙肝病毒；HGF，肝细胞生长因子；hMLH1，人 mutL 同系物 1；IDH，异柠檬酸脱氢酶；IGF，胰岛素样生长因子；IL-6，白介素 6；JAK，Janus 活化激酶；mTOR，哺乳动物雷帕霉素靶蛋白；NAFLD，非酒精性肝病；PDGF，血小板衍生生长因子；PI3K，磷脂酰肌醇-3-激酶；PIK3CA，磷脂酰肌醇-4,5-二磷酸-3-激酶催化亚基 α；PLK，polo 样激酶；PSC，原发性硬化性胆管炎；SOC-3，糖转运蛋白；STAT，信号转导子和转录激活子；TGF-β，转化生长因子 β

胆管上皮损伤和修复的生物学

胆道恶性肿瘤与其他肿瘤的发展相似，被认为是一个依赖环境因素和宿主遗传因素相互作用的多阶段的过程。大多数胆管癌的环境危险因素会导致慢性胆道炎症继而启动修复机制，最终导致恶性肿瘤的发生。

理论上由于血流灌注（例如小叶中心与门静脉周围）的改变，每个细胞对暴露于炎症刺激下的效应是不同的，以及细胞色素 P450 表达水平、胆汁酸盐的浓度、炎症因子的水平（如细胞因子，免疫监视细胞如库普弗细胞和肝星状细胞）（见第 7 和 10 章）都是不同的。基于这些因素，我们可对这种异质性进行推断，不同的克隆群体的出现是基于细胞对各种刺激的反应的差异。在这一章节中，我们综述了与胆道恶性肿瘤相关的潜在的宿主因素。

细胞色素 P450 的基因多态性

细胞色素（cytochrome，CYP）P450 酶复合体存在基因的多态性，这是一个组成型和诱导型酶的大家族，它们在环境毒素和内源性化合物的氧化代谢上起了重要的作用。这些基因的多态性在外源和内源性毒素在肝脏生物转化时起着至关重要的作用。胆管癌的发生和其他依赖于慢性损伤和修复的肿瘤一样，可能一部分是由宿主对毒素损害的反应能力来调节的。

有几种 CYP 参与了羟固醇的氧化，羟固醇是胆固醇氧化的产物，在炎症相关的疾病包括肿瘤中其表达的调节发生障碍。最近有一项着眼于 CYP39A1 的研究，它可以使 24-羟基固醇代谢并在炎症反应和氧化应激中起重要作用（Khenjanta et al,2014）。免疫组织化学分析显示 70% 的胆管癌病人有 CYP39A1 的低表达，并与转移有关。在后睾吸虫相关的胆管癌中,13 位病人肝脏中发现了 CYP2A6 和 CYP2E1 的功能和表达的改变(Yongvanit et al,2012)。这项报道表明 CYP2A6 活性增强和 CYP2E1 活性减弱可能参与了胆管癌的发展。最近肝外胆管癌样本的分子分析显示 CYP 代谢通路有明显的改变,包括一些转录因子,例如 GSTA1 和 GSTA3,这可能导致基因表达的异常和肿瘤的发生(Qi et al,2014)。因此,CYP 活性的差异可能借助于调节慢性炎症、病毒性肝炎、寄生虫感染和复发性胆管炎参与疾病的起始和/或发展(Khan et al,2005)。

MRP2/ABCC2

Hoblinger 及其同事(2009)曾报道多药耐药相关蛋白 2(multidrug resistance-associated protein 2,MRP2/ABCC2)是一种三磷酸腺苷结合盒(triphosphate-binding cassette,ABC)转运蛋白,它表达于肝细胞和胆管细胞的顶端膜。ABCC2 在胆道清除内源和外源毒素化合物过程中起重要作用。ABCC2 基因 28 号外显子的突变 c.3972C>T 与肿瘤的发生风险相关。

MUTYH 与 NEIL1

Forsbring 及其同事(2009)最近发现人 mutY DNA 糖苷酶(human mutY DNA glycosylase,h-MUTYH)和 Nei 样 DNA 糖苷酶(Nei-like DNA glycosylase,NEIL)1 基因编码 DNA 糖苷酶参与了氧化损伤的修复,以及这些基因的突变,均与胆管癌相关。

活化诱导的胞嘧啶核苷脱氨酶

其他一些工作提示慢性炎症在胆道恶性肿瘤发生中起至关重要的作用。Komori 及其同事(2008)发现活化诱导的胞嘧啶核苷脱氨酶(activation-induced cytidine deaminase,AID)的炎症前细胞因子诱导的畸变产物是 DNA/RNA 编辑酶家族的一名成员,它可以将胆管炎症与导致胆管癌发生的基因易感性增强联系起来。这种异常的 AID 产物是在肿瘤坏死因子 α(tumor necrosis factor-α,TNF-α)刺激时诱导转录因子 kappa B(nuclear factor kappa B,NF-κB)依赖通路激活而产生的。AID 在胆管细胞的异常表达会导致体细胞内肿瘤相关基因突变,包括 TP53、c-MYC 以及周期依赖激酶抑制剂 A(cyclin-dependent kinase inhibitor A,CDKN2A)启动子区域序列。在人类组织样本研究中,逆转录聚合酶链式反应分析显示在 30 份胆管癌组织中有 28 份(93%)AID 有明显增加,在正常肝脏中仅能检测到微量的 AID。免疫组织化学实验显示所有受检的胆管癌组织样本的癌细胞中都表现出内源性 AID 蛋白的过度生成。另外,通过免疫组织化学实验,在 20 个原发性硬化性胆管炎病人中,16 个病人可检测到 AID 的表达。

人 CYP1A2 与芳香胺 N-乙酰转移酶(NAT1 和 NAT2)

CYP1A2、NAT1 和 NAT2 基因已经被证明是个体对某些类型的恶性肿瘤易感性的潜在修饰因子。Prawan 及其同事(2005)在泰国胆管癌病人间评估了 CYP1A2、NAT1 和 NAT2 基因多态性的关系。总共 216 名胆管癌病人,以及 233 名对照组人群接受了 PCR 检查。总共分析了 2 个 CYP1A2 等位基因(CYP1A2 * 1A 野生型和 * 1F),6 个 NAT1 等位基因(NAT1 * 4 野生型、*3、*10、*11、*14A 和 *14B),以及 7 个 NAT2 等位基因(NAT2 * 4 野生型、*5、*6A、*6B、*7A、*7B 和 * 13)。

CYP1A2 * 1A/ * 1A 基因型与 CYP1A2 * 1F/1 * F 相比表现出癌症风险降低(调整比值比 0.28;95% 置信区间 0.08~0.94)。而 NAT2 * 13 与 * 6B 和 * 7A 的频率分布与较低胆管癌风险相关。这项研究结果提示 NAT2 的多态性可能是胆管癌的独立风险因素的一个调节者。

三叶因子家族

三叶因子家族 1(trefoil factor family1,TFF1)在胃部的黏膜保护和肿瘤抑制方面起决定性的作用。为找出它在胆管恶性肿瘤中发挥的作用,我们检查了不同程度的不典型增生的样本。这些样本包括肝内胆管结石导致的肝内胆管癌,伴肝内胆管结石的胆管上皮不典型增生,不伴有不典型增生或肿瘤的肝内胆管结石,不伴肝内胆管结石的肝内胆管癌以及作为对照的正常肝脏(Sasaki et al,2003)。与正常对照肝脏相比,有肝内胆管结石的胆管上皮细胞 TFF1 的表达是增加的($P<0.01$)。在伴有肝内胆管结石的胆道上皮不典型增生和非侵袭性肝内胆管癌中,TFF1 是广泛表达的,并且 MUC5AC 胃黏蛋白通常是和 TFF1 共定位的。尽管在 MUC5AC 表达量一定的情况下,TFF1 的表达在侵袭性肝内胆管癌中的表达是明显下降的。在以上样本中总共检测到了 4 种错义突变:其中 3 种可在 2 个伴有肝内胆管结石的非侵袭性肝内胆管癌中找到(29%),另一种可在侵袭性肝内胆管癌中找到(11%)。没有检测到 TFF1 基因的杂合缺失的情况。在侵袭性肝内胆管癌中 TFF1 表达水平的降低可以由 TFF1 启动子区域的甲基化来解释。肝内胆管结石、胆管上皮不典型增生和非侵袭性肝内胆管癌中胆管上皮细胞 TFF1 及 MUC5AC 的上调可能影响胃上皮化生和早期肿瘤病变发生。在这种条件下,TFF1 表达水平的下降可能会导致细胞增殖增加,然后促成肝内胆管癌的侵袭性。

胆道上皮增殖

一些因毒素暴露而引起的潜在慢性胆管损伤,以及内在宿主因素或遗传基因多态性的调节,可能导致一个过度的修复反应,进而造成胆道细胞的增殖。

有丝分裂因子

有丝分裂刺激导致 DNA,RNA 和蛋白合成的增加,以及免疫调节的增加与胆道肿瘤的发生密切相关。麝猫后睾吸虫能够产生促进有丝分裂的物质,例如谷胱甘肽-S-转移酶(GST),在促进胆管癌中起重要作用。在 NIH-3T3 鼠成纤维细胞和非人类肿瘤胆管上皮细胞 MMNK1 中,GST 均表现出一个剂量依赖的促增殖功能,同时伴随着磷酸化鼠胸腺瘤病毒原癌基因同系物 1(v-akt murine thymoma viral oncogene homolog 1,AKT)和磷酸化胞外信号调节激酶(extracellular signal-regulated kinase,ERK)的激活(Daorueang et al,2012)。其他的丝裂原也能激活这些通路。重组人类 TFF2 能够刺激增殖以及触发 EGFR 的磷酸化,并使下游的 ERK 激活,这表明 EGFR/丝裂原激活的蛋白激酶(mitogen-activated protein kinase,MAPK)通路的激活在胆管癌中有潜在的促有丝分裂效应(Kosriwong et al,2011)。此外,TFF 家族成员也已经认为可以作为胆管癌潜在的生物标记物。有研究对胆管癌,胆管不典型增生和无疾病的对照者的胆管上皮组织中的基因拷贝数,mRNA 的水平以及蛋白表达进行了评估,发现 TFF1、TFF2 和 TFF3 的 mRNA 水平在胆管癌组织中明显增加。

在健康的组织中,细胞衰老将导致细胞生长不可逆地停止。然而,恶性肿瘤细胞可通过激活端粒酶而保持染色体长度不变,以此来阻止这种过程。这种现象可在胆管癌细胞中观察到,而在正常胆管细胞中观察不到。研究数据提示 IL-6 刺激因素可以部分解释这种现象,原因是 IL-6 可以作为胆管癌生长的自分泌促进剂。IL-6 刺激会导致端粒酶活性增强,减少细胞的衰老,从而加快胆管癌的生长(Yamagiwa et al,2006)。此外,IL-6 与肝细胞生长因子(hepatocyte growth factor,HGF)结合后在体外实验中可加速胆管癌细胞的生长,并快速诱导前列腺素合成的释放,进而导致以 MAPK、蛋白激酶 C 以及钙调蛋白为主的下游的信号转导(Wu et al,2002)。总的来说,上述的丝裂原,或许还有其他的,能够促进胆管癌的增殖。

恶性转变

基因表达分析

2009 年 Miller 及其同事利用手术切除下来的冰冻样本,研究了胆道系统肿瘤包括肝内胆管癌、肝外胆管癌及胆囊癌的分子改变。无监督的聚类分析法显示来自不同部位的恶性肿瘤没有出现单独聚集现象,这意味着胆道恶性肿瘤亚组之间的总体的基因表达模式没有差异。虽然有个别的肿瘤亚型没有出现单独聚集,但是当和正常胆管上皮相比较时可以观察到差异性的基因表达的独特模式。这里用韦恩图描述了三种胆道肿瘤亚型之间基因转录改变的关系(图 9C.2)。总共有 165 个共同的差异性表达基因出现在三种肿瘤亚型中。这里选择性地在表 9C.1 中列出了一些共同的差异性表达基因。

拷贝数的改变

在上述同一研究中(Miller et al,2009)使用基于阵列的基因组杂交对比(array-based comparative genome hybridization,aCGH)分析,对基因拷贝数的改变进行研究。在病人间,甚至是相同的肿瘤亚型(即肝内胆管癌、肝外胆管癌和胆囊癌),可以观察到染色体不稳定的程度有相当大的异质性。例如一些病人几乎每个染色体臂都有改变,而其他一些诊断相同的病人

却几乎没有染色体结构的改变。尽管存在这种异质性,3p、6q、8p、9p 和 14q 的染色体片段在所有三种肿瘤亚型中都有缺失。如果扩大三种肿瘤亚型的染色体区域,1q、3q、5p、7p、7q、8q 和 20q 也将包括在内。这些表达分析和 aCGH 的数据提示这三种胆道肿瘤在分子特征上是非常相似的。

然而更近的一项研究显示即便是在肝内胆管癌之中,也有不同的模式。它们用单核苷酸多态性阵列分析了 149 例福尔马林固定的肝内胆管癌样本,找出了数个相似但不相同的拷贝数改变(copy-number alterations,CNA),包括在 1q 和 7p 增加以及在 3p、4q、6q、8p、9p、9q、13q、14q、17p 和 21q 的缺失(Sia D. et al,2013)。虽然在染色体臂 1q 和 7p 的增加似乎更频繁一些,但是在各种研究之间差异比较大,DNA 拷贝数的增加在 0% 到 73% 不等(Endo et al,2002;Sirica,2008;Sirica et al,2002)。

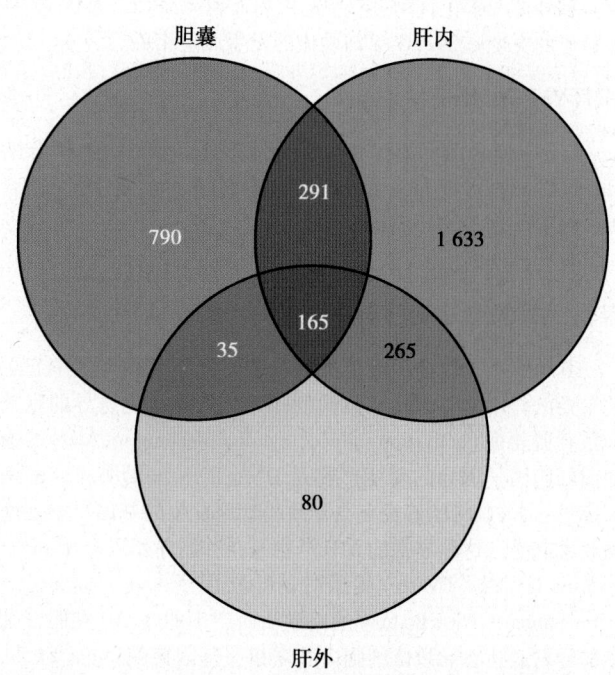

图 9C.2　胆管癌中共有基因表达的改变。这里用维恩图来描述各种胆管癌亚型之间转录改变的关系。肝内、肝外和胆囊肿瘤中,总共有 165 个表达有明显改变的共有基因

表 9C.1　胆囊癌、肝内胆管癌和肝外胆管癌中前十位表达明显改变的基因以及它们在每种肿瘤亚型中表达的倍数变化(△)

△ 胆囊癌	△ 肝内胆管癌	△ 肝外胆管癌	基因	基因描述	染色体定位	通路功能
58	11	11	PRM2	核苷酸还原酶 M2	2p25-p24	核苷酸代谢
41	6	10	PTTG1	垂体肿瘤转化 1	5q35.1	细胞周期
26	9	7	TYMS	胸苷酸合成酶	18p11.32	核苷酸代谢
19	4	5	CDK1	细胞分裂周期 2,G1 到 S,G2 到 M	10q21.1	细胞周期
18	4	7	CCNB2	细胞周期蛋白 2	15q22.2	细胞周期
−13	−27	−14	CDKN1C	细胞周期依赖激酶抑制剂 1C (p57,Kip2)	11p15.5	G1 到 S 细胞周期
−61	−27	−26	ALDH1A2	乙醛脱氢酶 1 家族,成员 A2	15q21.2	代谢/生物合成
−67	−20	−7	CNN1	钙调蛋白 1,basic,平滑肌	19p13.2-p13.1	肌肉收缩
−85	−50	−18	CES1	羧酸酯酶	16q22.2	伊立替康通路
−102	−30	−24	DES	肌间线蛋白	2q35	肌肉收缩

二代测序前时代

在过去数年里随着基因组学革命性的改变，NGS 所需的花费、测序时间和分析时间都有明显的减少。全基因组测序和数百个肿瘤特异基因的靶向测序帮助我们更好地认识和理解参与胆道恶性肿瘤的原癌基因和抑癌基因。在 NGS 之前的时代，几项研究显示在 21% 到 100% 的病例中可见原癌基因 *KRAS* 的表达异常，近乎 37% 的胆管癌样本中有抑癌基因 TP53 的改变（Isa et al，2002）。这些基因改变与胆管癌中一种更具有侵犯性的表型有关（Isa et al，2002）。在病人的胆汁和胰液中也鉴定出了 *KRAS* 和 *TP53* 突变（Isa et al，2002；Itoi et al，1999），但是 *KRAS* 和 *TP53* 的突变分析在诊断胰胆管肿瘤时并不优于传统的组织病理检查。但结合病理和突变分析可以提高诊断的灵敏度（Aishima et al，2002；Isa et al，2002；Itoi et al，1999）。

二代测序后时代

和过去一次只能测序一个基因的研究相比，现在的研究都是利用 NGS 来更有目的性地或更加广泛性地描述肿瘤的特征。在 2012 年，Borger 及其同事研究了 287 例病人的胃肠道恶性肿瘤，包括胆道、结直肠、胃食管、肝脏、胰腺和小肠的肿瘤（Borger et al，2012）。他们评估了 15 个已知的癌症基因中的 130 个位点特异性的基因突变。鉴定出的基因突变有：KRAS（35%）、TP53（22%）、磷脂酰肌醇-4,5-二磷-3-激酶催化亚基 α（phosphatidylinositol-4,5-bisphosphate-3-kinase catalytic subunit alpha，*PIK3CA*，10%）、原癌基因丝氨酸/苏氨酸蛋白激酶（B-Raf protooncogene，*BRAF*，7%）、结肠腺瘤样息肉蛋白（adenomatosis polyposis coli，*APC*，6%）、神经母细胞瘤 RAS 病毒癌基因（neuroblastoma RAS viral oncogene，*NRAS*，3%）、异柠檬酸脱氢酶 1（isocitrate dehydrogenase 1，*IDH1*，2%）、v-AKT 小鼠胸腺瘤病毒癌基因同源物 1（v-AKT murine thymoma viral oncogene homolog 1，*AKT1*，1%）、β1-联蛋白（β 1-catenin，*CTNNB1*，1%）和同源性磷酸酶-张力蛋白（phosphatase and tensin，*PTEN*，1%）。虽然 *IDH1* 的突变在其他胃肠道恶性肿瘤中比较罕见，但在前 12 个胆道恶性肿瘤中有 3 个（25%）鉴定到这种突变。为了更好地理解 *IDH1* 和 *IDH2* 的突变，额外检测了 75 例胆道恶性肿瘤，加起来总共 87 例（肝内胆管癌 N=40、肝外胆管癌 N=22、胆囊癌 N=25）（表 9C.2）。

表 9C.2　胆道肿瘤最常见的体细胞突变

作者（年份）	Borger（2012）	Jiao（2013）	Chan-On（2013）	Chan-On（2013）
（N）	（40 IHCC+22 EHCC+25 GBCA）	（32 IHCC+8 GBCA）	（10 IHCC+5 EHCC）	（8 麝猫后睾吸虫相关 IHCC）
ARID1A	未知	15.0%	26.7%	12.5%
BAP1	未知	17.5%	26.7%	0.0%
BRAF	1.1%	0.0%	0.0%	0.0%
FGFR2	未知	10.0%	0.0%	0.0%
IDH1	9.2%	10.0%	20.0%	0.0%
IDH2	1.1%	5.0%	0.0%	0.0%
KRAS	9.2%	2.5%	20.0%	37.5%
PBRM1	未知	17.5%	0.0%	0.0%
PIK3CA	3.4%	7.5%	0.0%	0.0%
TP53	6.9%	20.0%	20.0%	50.0%

表 9C.3　胆道肿瘤亚型最常见的体细胞突变

	IHCC（N=40）	EHCC（N=22）	GBCA（N=25）
AKT1	3%	0%	0%
APC	0%	0%	4%
BRAF	3%	0%	0%
CTNNB1	0%	0%	4%
IDH1	20%	0%	0%
IDH2	3%	0%	0%
KRAS	5%	23%	4%
NRAS	5%	0%	4%
PIK3CA	0%	0%	12%
PTEN	3%	0%	0%
TP53	5%	14%	4%

From Borger DR, et al：Frequent mutation of isocitrate dehydrogenase（IDH）1 and IDH2 in cholangiocarcinoma identified through broad-based tumor genotyping，Oncologist 17：72-79，2012

表 9C.4　胆道肿瘤亚型最常见的体细胞突变和免疫组织化学改变

基因	IHCC（N=120）	EHCC（N=25）	GBCA（N=64）
IDH1	14%	0%	1.5%
KRAS	17%	28%	13%
TP53	8%	44%	41%

免疫组织化学	IHCC（N=434）	EHCC（N=126）	GBCA（N=244）
ERBB2 过表达	1.5%	18%	15%
PBRM1 缺失	21%	15%	53%

From Holcombe RF，et al：Tumor profiling of biliary tract carcinomas to reveal distinct molecular alterations and potential therapeutic targets，J Clin Oncol 33（Suppl 3）：abstr 285，2015

表 9C. 5　胆道肿瘤亚型最常见的体细胞基因组改变		
	IHCC（N=412）	EHCC（N=57）	GBCA（N=85）
总基因组改变/病人	2.9	4.4	4
ARID1A	17%	12%	13%
BRAF	5%	3%	1%
CDKN2A/B 缺失	18%	17%	19%
ERBB2 扩增	3%	11%	16%
FGFR1-3 融合和扩增	11%	0%	3%
IDH1/2	20%	0%	0%
KRAS	22%	42%	11%
MET 扩增	4%	0%	0%
PI3KCA	5%	7%	14%

From Ross JS, et al: Comprehensive genomic profiling of biliary tract cancers to reveal tumor-specific differences and genomic alterations, J Clin Oncol 33(Suppl 3): abstr 231,2015

结合这些胆道恶性肿瘤的队列,10.3% 的病例中可发现 *IDH1* 和 *IDH2* 的突变。在子集分析(表 9C. 3)中,只有肝内胆管癌(9/40,23%)有 *IDH1*(20%)或 *IDH2*(3%)发生突变,肝外胆管癌或胆囊癌中都没有。因此 *IDH1* 的突变被认为是肝内胆管癌的一个分子特点,并可能成为潜在的肝内胆管癌特异性治疗的靶标。与此相对的是,*KRAS*(23%)和 *TP53*(14%)在肝外胆管癌中占主导地位,而 *PIK3CA*(12%)突变在胆囊癌中最常见。这项研究首次报道了这类致命性肿瘤的特异性异常基因,提供了新的可能治疗靶点。早期的研究无法在分子上区分肝内胆管癌,肝外胆管癌和胆囊癌,而这项研究是一个很好的范例,使我们现在可以识别出在每种胆道癌亚型中基因子集的特异性改变。

这项研究在 2012 年发表后,又有数项用全基因组测序分析的研究报道。在美国的一项 32 例肝内胆管癌的研究中,研究者在多染色质重塑基因中鉴定出许多失活突变,包括 *BAP1*(17.5%)、*ARID1A*(15.0%)和 *PBRM1*(17.5%)(见表 9C. 2)(Jiao et al,2013)。与之前的报道相似的是,他们也在之前 *IDH1*(10%)和 *IDH2*(5%)的热门位点上鉴定出频繁突变。然而,与之前研究对比,在 9 例胆囊癌研究样本中 TP53(20%)是基因改变最频繁的。

新加坡的一项独立研究中,Chan-On 及其同事(2013)分析了亚洲和欧洲的 209 例胆管癌样本,其中 108 例是由麝猫后睾吸虫感染引起的,101 例是由非麝猫后睾吸虫相关的病原导致。全基因组测序(肝内胆管癌 N=10 和肝外胆管癌 N=5)发现了 *BAP1*(26.7%)和 *ARID1A*(26.7%)的一些常见的体细胞突变,以及高比例的 *IDH1*(20%)、*KRAS*(20%)和 *TP53*(20%)的突变。与肝内非麝猫后睾吸虫相关的肿瘤相比,吸虫相关的肝内胆管癌在 TP53(50%)和 KRAS(37.5%)的突变有更高的比率。另外,它们的结果表明在 ARID1A(12.5%)的突变较少,甚至在 BAP1 或 IDH1 没有突变。这项研究不仅证实了前述的美国那

项研究中发现的频发的体细胞特定基因的改变,并证明了在相同肿瘤亚型中不同的病原体与不同的体细胞突变(例如 *BAP1*、*IDH1*、*KRAS*、*TP53*)有关。

随着精准医疗的发展,越来越多的病人有机会对其所患肿瘤进行分子分析。近期利用不同的分子平台开展了两项大型的胆道恶性肿瘤分析研究(Holcombe et al,2015;Ross et al,2015)。这些研究给予我们对各种亚型中发生的不同分子改变更深的认识(表 9C. 4 和 9C. 5)。在第一项研究中,使用商业多平台服务(Caris Life Sciences,Phoenix,AZ)分析评估了 815 个病例(肝内胆管癌 N=434,肝外胆管癌 N=126,胆囊癌 N=244,没有特别说明的 N=11)(Holcombe et al,2015)。测试项目包括测序(Sanger 测序和 NGS)和蛋白水平分析(免疫组织化学技术)。这项分析中,受测的 47 个基因中有 24 个有突变,最高的比率是 *TP53*(28%)、*KRAS*(18%)、*IDH1*(9%)和 *SMAD4*(6%)。乳腺癌 1/2(*BRCA1/2*)基因突变分别在 41 例中可见 3 例(7.3%),40 例中可见 5 例(12.5%)。在分析各自的肿瘤类型时,*IDH1*(14%)的突变仍是肝内胆管癌的分子特征,而 *KRAS*(28%)和 *TP53*(44%)的突变在肝外胆管癌中占主导地位。此外 TP53(41%)的突变在胆囊癌中最常见。染色体修饰剂 *BAP1* 和 *PBRM1* 的互斥蛋白的丢失分别为 17% 和 27%。肝外胆管癌(18%)和胆囊癌(15%)比肝内胆管癌有明显更高的 HER2 过表达。胆囊癌则表现出一个频率较高的 *PBRM1* 低表达。多平台肿瘤分析显示了胆道恶性肿瘤更多不同的生物标志物的特性,给予我们对这些疾病的生物学认识以及潜在的治疗干预措施。

在第二项研究中,使用商业综合基因组分析(genomic profiling,GCP)服务(Foundation Medicine,Cambridge,MA)评估了 554 例病例(肝内胆管癌 N=412,肝外胆管癌 N=57 和胆囊癌 N=85)(Ross et al,2015)。CGP 基于杂交、延伸连接反应的核酸捕获文库进行,182 个肿瘤相关基因的 3 230 的外显子加上 14 个频发重排的基因的 37 个内含子的平均覆盖深度超过 600X。CGP 阵列包括碱基置换突变、插入/缺失(INDEL)、CNA 和融合/重排。三种胆管癌亚型在细胞周期调节(例如 CDKN2A/B 缺失,17%～19%)和染色质重塑(ARID1A,12%～17%)中的基因组改变是相同的。但 *FGFR1-3* 的融合/扩增(11%)突变、*IDH1/2* 突变(20%)、*BRAF* 突变(5%)和 *MET*(即 c-MET 或 HGFR)扩增突变(4%)在肝内胆管癌中更常见,而 KRAS 的突变频率(22%)相对较低。肝外胆管癌和胆囊癌有一个 *ERBB2*(即 HER2 或 HER2/neu)扩增突变的高比率(分别是 11% 和 16%),与上文中 HER2 过表达的报道,以及更早之前 *MET* 和 *ERBB2* 原癌基因的表达增加的报道相符合(Aishima et al,2002)。*KRAS* 突变(42%)在肝外胆管癌中占主导,而 *PIK3CA* 突变(14%)在胆囊癌中是最常见的,这与 Borger 及其同事的研究(2012)相符合。

总的来说,NGS 数据证明了以下发现:肝内胆管癌有高频的 *ARID1ABAP1*、*IDH1*、*KRAS*、*PBRM1* 和 *TP53* 突变;肝外胆管癌有高频的 *ARID1A*、*KRAS* 和 *TP53* 突变;胆囊癌有高频的 *PIK3CA* 和 *TP53* 突变。

在胆道恶性肿瘤中存在着多种多样的基因组改变,可帮助

肿瘤相互鉴别,也可能给临床提供有效的治疗靶点。

表观遗传学的改变

许多人类肿瘤都有不同程度的表观遗传学改变。表观遗传机制参与了基因的调节,包括 DNA 甲基化,组蛋白的修饰和非编码 RNA 的调节(noncoding RNAs,ncRNA)。明确这些胆道恶性肿瘤发生过程中表观遗传改变所起作用的研究越来越热门。胆道上皮的转变过程中,组蛋白修饰改变所起的作用方面的数据有限。某些基因启动子的异常过度甲基化在胆管癌中已有报道,包括一些肿瘤抑制基因,例如 $p16^{INK4a}$、$RASSF1A$ 和 APC。此外在原发性硬化性胆管炎中,$p16^{INK4a}$ 启动子的 CpG 岛中的点突变可能发挥和甲基化等效的作用,均可导致基因失活(Taniai et al,2002)。另外 SOCS-3(传统糖转运蛋白)启动子的过度甲基化可在 27% 的胆管癌中发现,这种甲基化与 IL-6/STAT3 通路激活有关。其他相关的异常甲基化基因包括 Runt 相关转录因子 3(runt-related transcription factor 3,RUNX3)和 $p14^{ARF}$,RUNX3 在 42% 的肝内胆管癌中有变化,$p14^{ARF}$ 可以阻止 TP53 降解从而导致细胞周期停滞,据报道这些改变发生在 18% 的肿瘤之中(Patel,2014)。事实上,自从 2010 年以来超过 40 项研究评估了几乎所有对胆管癌发生有影响的基因。不幸的是,由于队列太小,病人的异质性以及他们潜在的危险因素等原因,诊断性和判断预后的生物标志物方面的研究一直没有定论(Andersen et al,2012;Andersen et al,2013;Andersen et al,2014;Sia et al,2013)。

新兴的基因组平台,最近的一些整合基因组研究同时分析了染色体改变、基因组改变、表观遗传学改变和转录的改变(Andersen et al,2012;Oishi et al,2012;Sia D. et al,2013;Wang et al,2013)。在其中一项研究中,Andersen 及其同事(2012)鉴定了 238 个相关的高风险基因。这些特异性基因被进一步凝练到了 36 个基因,它们大多是一些胆管上皮细胞特异的非生存依赖基因,包括 CTNNB1、MYC、TNF、血管内皮生长因子受体(vascular endothelial growth factor receptor,VEGFR)和 ERBB。

微 RNA 的改变

近些年,一些新的证据提示非编码 RNA,比如微 RNA(miR)的表达在肿瘤发生中可能非常重要,因为它们能调节许多基因的表达,这些基因可以调控一些重要的过程,例如细胞生存、自噬、干细胞特性以及对治疗的反应。所以 miR 可以与肿瘤的异质性联系起来,也是基因组病人分层的重要决定因素(Coulouarn et al,2009;Oishi et al,2012)。在体外实验情况下,几个团队研究了 miR 的异常表达和生物意义(Braconi C et al,2010;Meng et al,2006;Meng et al,2008;Mott et al,2007),并将它们与肿瘤生长、治疗的反应以及炎症因子(Stutes et al,2007)的表达相联系起来。miR 已有许多报道,包括调节 PTEN 依赖的 PI3K 信号通路激活的原癌基因 miR(例如 miR-214 和 miR-21)(He et al,2013;Kawahigashi et al,2009),与异常信号通路相关的 miR(例如 HGF/MET 和 IL-6)以及维持干细胞特征的 miR(如 miR-200c)。其他一些研究者也描述了上皮-间质转化相关的基因,包括神经元细胞黏附分子 1、Slug/E-cadherin/vimentin 和 Twist,分别由 miR-200c,miR-204 和 miR214 调控(Li et al,2012;Oishi et al,2012;Qiu et al,2013)。将胆管癌细胞系与正常胆管上皮细胞比较也可发现 8 种 miR 的下调(如 miR22、miR125a、miR127、miR199a、miR199a *、miR214、miR376a 和 miR424)。尽管每种 miR 作为肿瘤相关 miR 或预后标记物的具体作用还有待研究,但 miR 在胆管癌发生过程中似乎发挥着重要的作用。

肿瘤生长和转移

信号通路调节异常

胆道恶性肿瘤的发展和转移似乎是由各种各样的细胞信号通路推动的,这些信号通路参与了胚胎/干细胞信号通路(例如 Wnt、Hh、Notch、Hippo)、生长因子(例如 EGF、HGF/MET、VEGF)、细胞内信号转导(例如 KRAS/MAPK)、细胞因子信号(例如 IL-6/STAT)以及细胞周期过程(例如 PLK)(Sia et al,2013)。

胚胎信号

人们逐渐认识到胚胎信号通路在多种类型恶性肿瘤的发生中的重要性。Hedgehog(Hh)、Notch、Wnt/β-联蛋白以及 Hippo 信号通路在增殖、生存、自我更新、胚胎发育以及肿瘤中是重要的调节因素。Hh 通路已被证实可以调节肝脏中肿瘤-间质相互作用,并刺激胆管癌细胞的增殖、转移、侵袭(Kim et al,2014)。Hh 也可以直接调节胆管癌的生存能力(El Khatib M et al,2013)。类似地,Notch 通路也被证明可调节增殖、转移、侵袭以及 EMT,也可和 TP53 一同调节细胞生存(El Khatib et al,2013)。Notch 受体 1 和 3 的异常表达在肿瘤发展过程中起重要作用,Notch 通路蛋白 DLL4 与肝外胆管癌和胆囊癌的低生存率相关(Yoon et al,2011)。尽管包括 APC 在内的一些基因的突变很罕见,Wnt/β-联蛋白通路仍然具有一定的重要性,但在胆管癌中可能不像其他一些通路一样关键。最后 Hippo 信号通路是一种肿瘤抑制通路,巨噬细胞刺激蛋白 1/2(macrophage-stimulating 1/2,MST1/2)基因的缺失突变最近被证明能够导致肝细胞肝癌(hepatocellular carcinoma,HCC)(Zhou et al,2009)。MST1/2 的失活可导致 yes 相关蛋白 1(yes-associated protein 1,YAP1)原癌基因的激活以及 Fas 受体(FAS receptor,FasR)诱导的凋亡的抵抗。FasR 又叫作凋亡抗原 1(apoptosis antigen 1,APO-1)、白细胞分化抗原 95(cluster of differentiation 95,CD95)或者肿瘤坏死因子受体超家族成员 6(tumor necrosis factor receptor superfamily member 6,TNFRSF6)。此外,YAP1 介导的 Notch 和 Wnt 信号激活的过度表达可以诱导 Notch 下游靶点物的表达。最近,YAP 在胆管癌中被证实可以通过调节分泌性促血管生成蛋白的表达来调节增殖,抵抗凋亡以及促进血管生成(Marti et al,2015)。而且研究证明核内 YAP 的表达可以作为 FGFR 导向性治疗反应的生物标记物(Rizvi et al,2016)。总的来说这些信号通路在疾病发展中举足轻重,信号通路间的联系和作用有待进一步的研究。

表皮生长因子受体

虽然 EGFR 家族成员在体细胞中的突变较为罕见,但胆管癌中发生这些受体的过表达的情况在 10% 到 32%。另外 EGFR 的异常磷酸化可激活 MAPK 信号通路,并且 p38 信号通路可增加环氧化酶 2(COX-2)的表达。反过来说,其在促进肿瘤生长的同时也抑制了凋亡。虽然体外实验情况下使用埃罗替尼(erlotinib)抑制 EGFR 已在胆管癌细胞增殖中证实,体内使用拉帕替尼(lapatinib)进行 EGFR 和 ERBB1/ERBB2 双重抑制还是有必要的。

肝细胞生长因子(HGF)/MET

胆道恶性肿瘤中 HGF/MET 通路突变较为罕见,但也有过相关报道指出在肝内胆管癌中存在 MET(HGF 的受体)的扩增。反过来,HGF/MET 也可以激活许多通路,包括 MAPK、PI3K 和 STAT,继而刺激胆管癌细胞转移和侵袭。

血管内皮生长因子和血管生成通路

VEGF 是细胞生成的信号蛋白,可以刺激血管生成。几乎半数肝内胆管癌中都有 VEGF 的改变,与预后不良相关。虽然已经有一些靶向治疗的应用的研究,例如索拉非尼、靶向野生型的 BRAF 和 VEGFR,但是胆管癌模型研究得到的临床前数据是令人失望的。

IL-6/JAK/STAT 细胞因子信号

IL-6 是一种在胆管癌中过度表达的炎症因子,并通过自分泌或旁分泌机制调节生长。胆管癌中观察到的 IL-6 过度表达可能是 *SOC-3* 的表观遗传沉默导致的(Isomoto et al,2007)。IL-6 与其受体(gp130)结合会导致其与 Janus 激酶(JAK1,JAK2 或 TYK2)异源二聚化,进而促进 STAT3(即 JAK/STAT 通路)和/或 MAPK 通路的激活。IL-6 可调节生长因子受体的甲基化,端粒酶的活性以及 miR 的表达(Meng et al,2008;Wehbe et al,2006)。因此抑制 IL-6 信号通路被作为一个新的治疗靶点(Braconi et al,2010)。

polo 样激酶

polo 样激酶(PLK)是一个丝/苏氨酸激酶家族,参与一些关键过程的调节,包括细胞周期发展(G2/M 转化)和胞质分裂。靶向 PLK-1 已被证实可以增加 5-氟尿嘧啶的功效(Thrum et al,2011),PLK-2 在胆管癌中是 Hh 通路的中间介质(Fingas et al,2013)。当前 PLK 的抑制剂在不断发展。

上皮-间质转化

上皮-间质转化(EMT)、间质-上皮转化(MET)和上皮-间质相互作用(EMI)三个概念常常被混称为 EMT 这一个术语(Sicklick,2013)。事实上只有在第一种现象中,上皮细胞失去其极性和细胞间的黏附,同时获得了迁移和侵袭性并成为间质细胞,被认为是转移的始动因素。如之前所讨论的,miR200c 被证明可阻止 EMT(Oishi et al,2012),而 miR204

可调节 EMT 相关的基因(Zha et al,2014),以及 miR214 的抑制可促进 EMT(Li et al,2012)。miR 对基因调节的研究有必要继续进行,以确定 miR 在胆管癌发生、预后和治疗中的作用。

肿瘤-间质相互作用

肝星状细胞(hepatic stellate cells,HSC)是肝实质的内的基质细胞,同时拥有神经和肌纤维母细胞的特征(见第 7 章)。HSC 是参与肝纤维化和硬化的主要细胞类型。另外,门静脉的肌纤维母细胞对肝纤维化也有贡献。人们逐渐认识到肿瘤-间质相互作用在肝脏恶性肿瘤发生和肝纤维化过程中正性或负性的作用(Fingas et al,2011;Kim et al,2014;Magistri et al,2014)。由于胆管癌是一种很强的促结缔组织增生能力的肿瘤(Kajiyama et al,1999),并且微环境是肿瘤发生发展的关键要素,这些相互作用与肝内胆管癌是密切相关的。肝脏的间质成分在肝内胆管癌的发病机制中认识越来越深刻(Adersen et al,2012;Chuaysri et al,2009;Massani et al,2013)。

许多通路可以调节肿瘤-间质相互作用的过程。例如 Hh 通路可以调节 HSC(Sicklick et al,2005)。HSC 可以通过 Hh 通路的激活来刺激胆管癌细胞增殖、迁移、侵袭和血管生成。这使得胆管癌细胞对 Hh 的抑制所导致的坏死更加易感(Kim et al,2014)。另外肌纤维母细胞衍生血小板衍生生长因子-BB 可以通过 Hh 依赖的过程保护胆管癌细胞免受 TNF-α 相关的凋亡诱导配体(TNF-α-related apoptosis-inducing ligand,TRAIL)的细胞毒作用(Fingas et al,2011)。Hh 的靶基因的表达产物骨桥蛋白,是肝内胆管癌病人生存时间的独立预测因子(Sulpice et al,2013)。

这个领域其他的一些机制研究也不断地出现。肝内胆管癌组织中产生血管紧张素 II(Ang II)可以分别通过自分泌和旁分泌的方式调节胆管癌细胞的增殖、激活和 HSC 血管紧张素 II 类型 1(AT1)受体的表达(Okamoto et al,2010)。离体情况下胆管细胞的迁移和生存由 HSC 产生的基质细胞衍生因子-1(stromal cell-derived factor-1,SDF-1)与胆管细胞上 SDF-1 受体 CXCR-4(C-X-C chemokine receptor type 4)的作用来调节(Gentilini et al,2012)。有趣的是 Ang II 也可通过激活的 HSC 与 SDF-1/CXCR4 轴的相互作用来促进 EMT(Okamoto et al,2012)。另外由 HSC 产生的 IL-1β 可以在胆管癌细胞中诱导 CXCL5(C-X-C motif chemokine 5)的表达。在肿瘤中,CXCL5 的表达与根治性肝切除后的低整体生存率相关(Okabe et al,2012)。总的来说,调节旁分泌肿瘤间质通路有可能成为控制肝内胆管癌的发展的一个有效的靶标。

总结

过去十年间,我们对环境危险因素、基因组改变、肿瘤的异质性和胆道腺瘤相关的上皮间质相互作用/转化有了更深的认识。基于一些胆道上皮慢性炎症的潜在问题,宿主介导的反应,以及随后的恶性肿瘤的发展,我们对胆管癌的分子发病机制进行了综述。依靠一些分子分析技术,显示出了许多靶向治疗的候选靶点,包括 MET、EGFR、ERBB2、FGFR、JAK/STAT、RAS/RAF/MAPK、PI3K/AKT/mTOR、Wnt/Hh/Notch/Hippo 以及 IDH 通路。表观遗传和 miR 作用的数据也在不断更新,给这个领域的进一步研究提供潜力。识别和分类这些体细胞改变,并将这些改变与临床结果相联系起来兴许可以帮助我们创造出新的治疗方法,增强早期诊断的能力,识别危险人群,并最终改善这些恶性肿瘤的生存。

(张占国 译　张志伟 审)

第9D章

肝炎及肝癌发生的分子生物学

Masafumi Shimoda and Jack R. Wands

分子病因学概述

分子遗传学的最新进展强调了肿瘤发生的多步骤过程。癌症是一种涉及异常染色体重排、遗传突变和肿瘤抑制基因表观遗传沉默的遗传性疾病。与病因无关的是,肝细胞癌(hepatocellular carcinoma,HCC)通常在损伤-炎症-再生的部位发展,这些部位可以发生肝细胞的持续更新,从而导致染色体畸变的积累。在这种情况下,肝细胞的单克隆种群会形成癌前病变,并随着其他基因组的改变而变成发育不良的细胞,最终变成HCC。癌前病变和HCC中积累的遗传改变导致参与肝转化的许多生长因子信号转导途径的激活和失活。与慢性肝损伤有关的肝细胞转化增加可能是肝癌发生的主要特征。另一个核心问题是肝炎病毒是否直接促进了疾病的发展,尽管肝炎病毒是全世界HCC发生的主要原因。越来越多的证据表明,乙型肝炎病毒(HBV)和丙型肝炎病毒(HCV)通过特定的病毒-细胞蛋白相互作用在HCC的分子发病机制中发挥直接作用。

流行病学

原发性肝癌在男性中是第五大常见的癌症,在女性中为第九。据估计2012年有782 000名新诊断为原发性肝癌的病人(SEER Cancer Statistics Factsheets 2007—2011)。在发达国家5年生存率不足15%,美国的生存率是16.6%,使肝癌成为仅次于胰腺癌的第二大致命肿瘤。肝癌的不良预后使它成为导致男性死于癌症的第二大原因,在女性中是第六位。据估计,2012年全世界约有745 000人死于肝癌(Ferlay et al,2015)。

原发性肝癌由肝细胞、胆管上皮细胞和成纤维细胞形成的多种不同组织学类型的肿瘤组成,其中最常见的是HCC,占所有肝肿瘤的70%~85%。全世界大约80%的HCC是由HBV或HCV或合并两者的慢性感染引起的。HCC在全球分布不均,肿瘤患病率最高的地区包括西非、中非、东亚和东南亚,其中中国占全世界病例的50%以上。值得注意的是,HBV在这些地区同样高度流行,在日本HCV则更为流行。大洋洲,北美、南美、北欧和东欧患病率较低。

在HBV和HCV持续性高感染区和持续性低感染地区,HCC发病率的趋势可能不同(El-Serag & Rudolph, 2007)。1977—1982年和1993—1997年的比较研究表明,新加坡、日本、中国部分地区的HCC发病率已经开始下降(Parkin et al, 2002)。发病率下降显然是由于80%以上新生儿已完成HBV的疫苗接种(Chang et al, 2009),因为这些国家的慢性HBV感染通常是在很小的时候通过母婴传播或兄弟姐妹传播获得的。相比之下,在澳大利亚、美国和英国等一些国家,由于慢性丙肝病毒感染,HCC的发病率迅速上升。例如,在美国,HCC是增长最快的癌症相关死亡原因。肝癌的年发病率从1978年到1980年的每10万人2.6例上升到2010年的每10万人8例,其中3/4为HCC(El-Serag & Kanwal,2014)。发病率增加的原因尚不完全清楚,但能更加反映出HCV的持续流行性感染和作用(McGlynn et al,2001)。

在世界大多数地区,年龄特异性HCC发病率在75岁及以上达到峰值。除非洲外,女性的发病高峰比男性高5年。最近的趋势表明在美国的发病高峰在年轻化。

HCC的发病率和死亡率也存在显著的性别和种族差异。男性发病率几乎是女性的三倍,最可能的解释是男性有更多的危险因素,如暴露于肝炎病毒感染、过量饮酒、吸烟和肝脏中铁含量增加(El-Serag & Rudolph, 2007)。此外,雄激素受体与HBV基因组相互作用也可以加速HCC的进展。同一地区HCC的发病率也因种族和民族的不同而不同。在美国,亚裔的HCC发病率和死亡率是非裔美国人的两倍,而非裔美国人则是白人的两倍(El-Serag & Rudolph,2007)。这些差异可以部分解释为各种族中主要危险因素的积累。

危险因素

与大多数恶性肿瘤不同,肝癌有明确的外部危险因素,即HBV或HCV的慢性感染,至少可以占80%(见第70章)。表9D.1总结了HBV和HCV诱发的HCC的主要流行病学特征。慢性HBV感染是HCC的主要原因,据估计全球HBV携带者约3.5亿~4亿,占全世界人口的5%。发展中国家约59%的HCC病人和发达国家约23%的HCC病人为慢性HBV感染(美国癌症学会,2011)。与未感染的普通人群相比,HBV携带者中HCC的相对风险升至5~100倍,依赖于多种因素,包括HBV载量、肝硬化和黄曲霉毒素B1(aflatoxin B1,AFB1)(El-Serag,2012)。乙型病毒性肝炎肝硬化发展而来的HCC的5年累积发病率在高流行地区为17%,在欧洲和美国为10%。此外,HBV相关性HCC病人中有70%~90%的人群合并肝硬化。

慢性HCV感染是HCC的第二大诱因。全世界的HCV携带者约为1.8亿,占全球人口的2%。发展中国家约33%HCC和发达国家约20%HCC的发生归因于HCV持续感染(美国癌

表 9D.1　HBV 和 HCV 诱发的 HCC 流行病学特征比较		
	HBV	HCV
病毒携带者（%全球人口）	3.5亿~4.0亿（5%）	1.8亿（2%）
高度流行地区	亚洲,撒哈拉以南非洲,美拉尼西亚,密克罗尼西亚	非洲,南亚和东亚,南美
HCC 相对风险	5~100 倍*	15~20 倍
肝硬化的 5 年累计 HCC 发生率	10%（欧洲和美国）17%（东亚）	17%（欧洲和美国）

*取决于多种因素,包括 HBV 负荷,肝硬化的存在以及黄曲霉毒素 B1 的暴露。

From El-Serag HB, Kanwal F: Epidemiology of hepatocellular carcinoma in the United States: Where are we? Where do we go? Hepatology 60:1767—1775,2014; and El-Serag HB: Epidemiology of viral hepatitis and hepatocellular carcinoma, Gastroenterology 142:1264-1273,2012.

症学会,2011）。与 HCV 阴性人群相比,HCV 感染者的 HCC 风险增加了 15~20 倍（El-Serag,2012）。在发达国家,丙型肝炎肝硬化病人中 HCC 的 5 年累积发病率为 17%,日本则为 30%（Fattovich et al,2004）。日本 HCV 相关 HCC 的高发病率可能是由于 HCV 1b 基因型的流行。AFB1 是由黄曲霉和相关真菌产生的,污染中国和撒哈拉以南非洲地区的玉米、水稻和花生。饮食中高浓度的 AFB1 会使 HCC 的发病风险增加 4 倍,慢性 HBV 感染者接触 AFB1 可以使发病风险增加 60 倍（Kew,2003）。这种 AFB1 暴露与慢性 HBV 感染之间的协同效应被高度重视,因为在世界某些地区,AFB1 暴露与慢性 HBV 感染率较高。

过量酒精摄入（>50~70g/d）是 HCC 另一个明确的危险因素。在美国,1996—1999 年间饮酒导致的 HCC 占全部病人的 20% 以上（Davila et al,2004）。Donato 及其同事（2002）研究发现酒精摄入量为 60~140g/d 时,HCC 相对风险呈线性增加 5 倍。在不伴 HBV 和 HCV 感染的酒精性肝硬化病人中,HCC 五年累积发病率为 8%（Fattovich et al,2004）。酒精本身不太可能有直接的致癌作用,但是过量摄入酒精可以通过促进肝硬化而间接影响肝癌的发生,在酗酒者中发现超过 80% 的 HCC 是在肝硬化基础上发生的。一些研究也观察到大量饮酒和肝炎病毒感染具有协同作用。归因于重度饮酒的 HCC 的相对风险为 2.4 倍,而与慢性 HCV 感染相结合则增加到 50 倍（Hassan et al,2002）。酗酒者同时感染 HCV 可使 HCC 风险增加 2 倍,而 HBV 感染可将这种风险增加 1.2~1.5 倍（Donato et al,2002; Jee et al,2004）。

越来越多的证据表明,包括肥胖、糖尿病和非酒精性脂肪性肝病（nonalcoholic fatty liver disease,NAFLD）在内的代谢功能障碍是 HCC 的重要危险因素,尤其是在发达国家（见第 71 章）。几项大样本队列研究显示,肥胖是 HCC 的一个明确的危险因素,可以使风险增加 1.5 倍~4 倍,而且男性比女性更容易患与肥胖相关的 HCC。糖尿病也被列为 HCC 的中等强度危险因素,可使风险升高 2~4 倍（El-Serag & Rudolph,2007; Starley et al,2010）。非酒精性脂肪性肝炎（nonalcoholic steatohepatitis,NASH）是 NAFLD 的一种更具侵略性的形式,被认为是导致大量隐源性肝硬化的原因之一,而隐源性肝硬化更容易发展为

HCC。不过 NAFLD 病人的 HCC 总发病率远低于病因明确的病人（Starley et al,2010）。

其他危险因素包括血色素沉着症和肝卟啉症。值得注意的是,每天饮用咖啡能降低普通人群中 25%~75% 的 HCC 发病率,该效应具有剂量相关性（Inoue et al,2005）。这种作用可能是由于甲基黄嘌呤咖啡因抑制了转化生长因子-β（transforming growth factor-β,TGF-β）信号,从而减轻肝纤维化（Gressner,2009）。

遗传和表观遗传改变

慢性炎症伴随着肝细胞损伤和再生持续循环,这一过程可以长达 20 年~40 年,进而促进肝纤维化、肝硬化甚至肝癌的发生和发展（图 9D.1A）（见第 7 章）。病理上,HCC 最早发生在肝硬化结节内,形成区域性的腺瘤增生或发育不良。这些细胞最终变得更不典型,进而完成完整的恶性转化过程（Theise et al,2002）。和其他恶性肿瘤一样,肝细胞癌是一种 DNA 疾病,往往伴有癌基因和抑癌基因改变并逐渐累积。诱导细胞转化的基因畸变可能需要积累 20 到 40 年的时间,这表明肝癌变涉及一个多步骤的过程。

持续性 HBV 或 HCV 感染最终导致终末期肝病,即肝硬化。80%~90% 的 HCC 起源于肝硬化,慢性炎症环境中持续的细胞损伤和再生增加了基因组的改变,从根本上促进了癌变。此外,宿主对抗病毒感染的炎症反应,包括星状细胞的活化、促炎细胞因子的释放,增加氧化应激和 DNA 损伤从而加速肝癌的发生（Bataller & Brenner,2005; Giannelli et al,2005; Ogata et al,2006）。在炎症存在的情况下,这一过程的循环往复不仅增加了基因组改变的机会,而且还导致染色体的不稳定性。例如,在 43% 的癌旁组织和约 50% 的肿瘤中可以观察到超倍体（Laurent-Puig & Zucman-Rossi,2006）。这种基因组不稳定的分子机制包括端粒酶功能异常,染色体分离缺陷和 DNA 损伤应答（图 9D.1B）。

全基因组分析的最新进展,包括全基因组测序和 DNA 阵列技术,为癌基因或抑癌基因的改变提供了更详细的信息。这些复杂的研究得出一个重要的结论,即 HCC 并不明显依赖于某个特定的基因,而且 HCC 的基因组改变也相当广泛。因此,发展分子靶向治疗 HCC 非常具有挑战性。然而在 HCC 基因组中也发现了一些经常突变的基因,包括端粒酶逆转录酶（telomerase reverse transcriptase,TERT）,p53 和 β-联蛋白。

端粒缩短是慢性肝病的一个关键特征,可以使肝细胞持续增殖。在人类肝癌中,端粒缩短仅与染色体不稳定性（染色体的获得,损失和易位）增加呈正相关,这一相关性是通过染色体融合实现的（Plentz et al,2004）。一项关于端粒酶缺陷型小鼠的研究表明,端粒功能障碍可引发肿瘤形成（Farazi et al,2003）。值得注意的是,90% 的人类 HCC 均显示出端粒酶的高度激活（Lee et al,2004; Nagao et al,1999; Shimojima et al,2004）。在一些 HBV 诱导的 HCC 中发现病毒基因组整合到 TERT 位点可能导致端粒酶表达增加（Ferber et al,2003; Fujimoto et al,2012; Murakami et al,2005）。最近,对 TERT 启动子区域的直接测序显示 59% 的 HCC 具有重复性体细胞突变,这可能导致 TERT 的激活（Nault et al,2013）。其他关于端粒酶生物

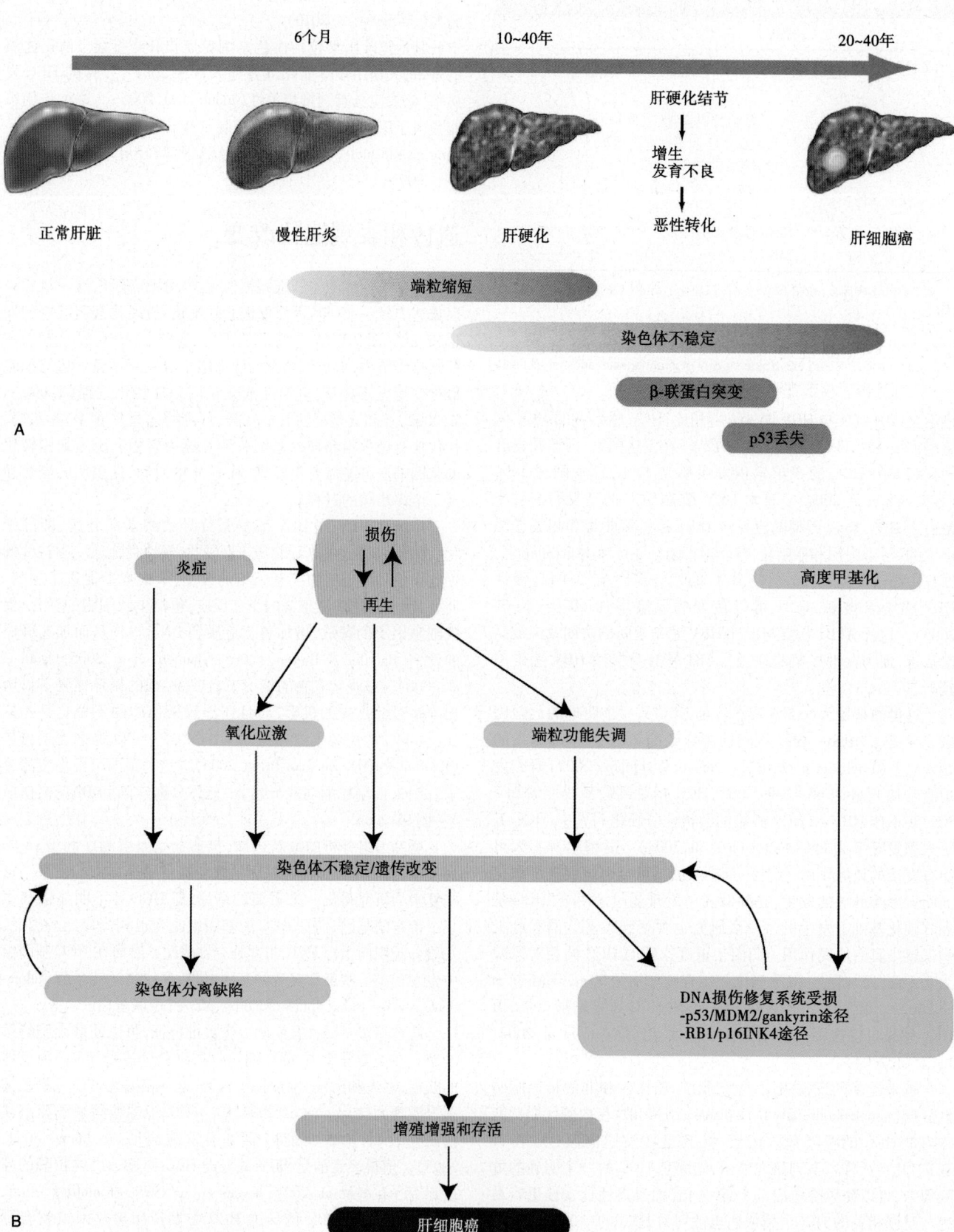

图 9D. 1   （A）肝脏疾病的进展和慢性炎症相关的遗传事件改变。（B）肝癌发生的常见机制。许多因素导致染色体不稳定和其他遗传改变，从而导致肝细胞癌的形成

学的发现表明端粒酶 RNA 组件基因(telomerase RNA component gene,TERC)mRNA 的扩增和染色体 10p 端粒酶抑制剂的等位基因丢失(Nishimoto et al,2001;Takeo et al,2001)。对 TERC 敲除小鼠的研究可以部分解释 HCC 细胞中存在端粒酶活化和端粒缩短的情况(Farazi et al,2003)。这一研究表明端粒酶的再激活对晚期肿瘤进展是必要的,再次激活的端粒酶维持肿瘤细胞中已经发生缩短的端粒长度,防止肿瘤细胞发生凋亡。

DNA 损伤-反应途径是调控细胞周期检查点和防止 DNA 损伤细胞进一步增殖的保障措施。多项研究报道,p53、MDM2、RB1、p16INK4a(又称 CDKN2A,即周期蛋白依赖性激酶抑制剂 2A)和 gankyrin 等关键调控分子在人类 HCC 中出现功能受损。p53 蛋白由转化蛋白 53(transforming protein 53,TP53)基因编码,是一种通过诱导细胞周期阻滞,然后激活 DNA 修复系统来维持基因组完整性的主要分子。当 DNA 发生过度损伤时,p53 引发细胞凋亡。TP53 是 HCC 中突变最多的基因之一,其突变往往导致其功能丧失。根据地区的不同,突变频率在 11% ~ 35%(Tornesello et al,2013)。频率的区域差异部分归因于暴露于 AFB1 引起的特定突变。在超过 50% 的 AFB1 相关肝癌中发现了 TP53 密码子 249(R249S)错义突变,这是 AFB1 诱导的肝癌的主要原因。因此,在 AFB1 水平较高的非洲和亚洲,HCC 中 TP53 突变较为常见。在 20% ~ 40% 没有 AFB1 暴露分子证据的 HCC 中发现了 TP53 的其他突变。p53 途径的异常往往是由一些分子不能适当调节 p53 功能引起的。MDM2 是靶向肿瘤抑制蛋白(包括 p53 和 RB1)的 E3 泛素连接酶。值得注意的是,gankyrin(由 PSMD10 编码)在人类 HCC 中 100%(n = 34)存在过表达,可通过 MDM2 促进这种蛋白的降解(Higashitsuji et al,2000,2005)。全基因组拷贝数变异分析发现干扰素调节因子 2(interferon regulatory factor 2,IRF2)是 HCC 中激活 p53 途径的新型肿瘤抑制基因,同时表明 IRF2 仅在 HBV 相关的 HCC 出现并且功能缺失突变频繁(Guichard et al,2012)。CDKN2A 基因编码两个剪接变异产物 p16INK4a 和 p14ARF,它们可以正向调节 p53 和 RB1 信号通路。由于启动子区域的甲基化,在 30% ~ 70% 的人类 HCC 中 CDKN2A 基因的表达被抑制(Jin et al,2000;Liew et al,1999;Matsuda et al,1999;Weihrauch et al,2001)。在 15% ~ 20% 的肿瘤中发现 CDKN2A 所在的 9p 染色体发生失异质性(loss of heterogeneity,LOH)(Boige et al,1997;Laurent-Puig et al,2001;Nagai et al,1997)。有趣的是,当 TP53 也发生突变时,HCC 中的 CDKN2A 却很少发生缺失(Tannapfel et al,2001)。总之,p53 和 RB1 通路受损是 HCC 常见的遗传特征。

经典的 WNT 通路(无翼型)在许多癌症类型的发展中起着核心作用,并且是由 CTNNB1 基因编码的 β-联蛋白(catenin)信号的关键调节因子。CTNNB1 是 HCC 中最常见的突变基因,突变比例为 20% ~ 40%(Cieply et al,2009;Tornesello et al,2013)。激活突变经常发生在 3 号外显子上,导致 β-联蛋白的核内聚集,从而诱导 WNT 应答基因表达。事实上,在 HCC 细胞和临床 HCC 样本中,β-联蛋白的核内聚集与 HCC 病人更具侵袭性的表型和不良预后有关(Inagawa et al,2002)。另一个在典型 WNT 通路中经常突变的基因是 AXIN1,它编码一种负向调控 WNT 信号通路的细胞质蛋白。6.8% ~ 15.2% 的 HCC 中可以

发现 AXIN1 突变(Guichard et al,2012;Satoh et al,2000),AXIN1 的功能丧失突变导致 β-联蛋白降解减少以及核定位。

基因组的表观遗传调控是基因整体表达的基本决定因素。表观遗传调控因子被认为是肿瘤抑制因子,因为针对癌基因组的二代测序已经确定了表观遗传调控因子的频繁突变,包括染色质重塑蛋白和组蛋白修饰蛋白。目前已经在 HCC 基因组中发现 6% ~ 17% 的 ARID 家族存在突变,其中包括 ARID1A、ARID1B 和 ARID2(Fujimoto et al,2012;Guichard et al,2012;Li et al,2011)。通过与 SWI/SNF 染色质重塑复合体连接,ARID 家族蛋白进一步与转录因子发生结合,并招募重塑活性到特定基因。ARID 家族基因功能缺失突变导致肿瘤发生的机制尚不清楚,但 ARID 家族基因很可能与肿瘤增殖、去分化和抑制凋亡有关(Wu & Roberts,2013)。MLL 和 MLL3 是正向调节基因转录的组蛋白甲基转移酶,MLL 基因易位常见于婴儿白血病中,但在 HCC 中 MLL 家族功能缺失突变的意义尚不明确(Nakagawa & Shibata,2013)。表 9D.2 总结了 HCC 的关键基因改变。

表 9D.2　HCC 中常见的基因突变

基因缩写	基因改变	频率/%
端粒维护		
TERT	启动子的激活	20 ~ 60
WNT/β-联蛋白		
CTNNB1	功能获得突变	20 ~ 40
AXIN1	功能缺失突变	3 ~ 16
细胞周期		
TP53	功能缺失突变	11 ~ 35
CDKN2A	杂合性丧失	15 ~ 20
	启动子失活	30 ~ 70
增殖		
IRF2	功能缺失突变	5
IGF2R	等位基因缺失	0 ~ 13
表观遗传修饰		
ARID1A	功能缺失突变	10 ~ 17
ARID1B	功能缺失突变	7
ARID2	功能缺失突变	6 ~ 16
MLL3	功能缺失突变	4

From Ding J,Wang H:Multiple interactive factors in hepatocarcinogenesis,Cancer Lett 346:17-23,2014;and Marquardt JU,Thorgeirsson SS:SnapShot:hepatocellular carcinoma,Cancer Cell 25:550,2014

由于染色体的获得和缺失、基因中的点突变,拷贝数对癌基因和抑癌基因的表达和功能都有影响。然而最近的研究表明表观遗传机制,例如 DNA 甲基化和短的非编码 RNA(21 ~ 23 个核苷酸)或称为微 RNA(microRNA,miRNA)也有助于癌基因和抑癌基因的异常表达。目前已经在人类 HCC 中检测到异常的 DNA 甲基化模式(Kanai et al,1999;Thorgeirsson & Grisham,2002;Yu et al,2003)。更重要的是,在肝癌发生的早期已能检测到 DNA 的高度甲基化,并往往随着肿瘤进展而程度增加(Lee et al,2003)。高度甲基化的特异性靶基因包括 CDKN2A、

PTGS2、CDH1、PYCARD、GADD45B 和 DLC1。在人类 HCC 细胞系中,甲基化直接影响 CDKN2A、GADD45B 和 PTGS2 的表达(Higgs et al,2010;Liew et al,1999;Matsuda et al,1999;Murata et al,2004)。

此外,miRNA 通过与其互补的靶序列结合使 mRNA 不稳定性增加,进而发生降解,导致无法生成蛋白质。一些研究显示,与癌旁组织相比人类 HCC 组织中某些 miRNA 发生异常表达。例如,在人 HCC 中表达的 miR-21,可以靶向 PTEN 抑癌基因(Meng et al,2007)。miRNA-122 可以靶向细胞周期调节因子 cyclin G1(Gramantieri et al,2007),在正常肝细胞中含量很高,对于肝细胞的稳态至关重要。通过对基因敲除小鼠和临床样本研究揭示了其在肝癌发生中的意义(Kojima et al,2011;Tsai et al,2012)。有证据表明,miRNA 的异常表达与肝癌发生的多步骤过程有关。在鼠和人的肿瘤中,miR-26a 的表达减少,导致细胞周期蛋白 D2 和 E2 促进细胞增殖的活性增强。此外,当外源性 miR-26a 在小鼠体内过表达时,容易形成多个 HCC,可以观察到对疾病进展的实质性保护,这表明可能有一种治疗这种疾病的方法(Kota et al,2009)。这些结果表明,基因表达的表观遗传学和转录后调控在肝癌发生中起重要作用。

信号转导通路

癌基因和抑癌基因的遗传改变会影响涉及肿瘤细胞增殖和活性的多种信号转导途径。与其他肿瘤类型的受影响信号相比,HCC 细胞中受影响的信号转导途径的频谱更加不均一,人类 HCC 中的关键途径经常发生失调,例如 WNT/β-联蛋白、ERBB/ERK/PI3K 和 IGF/IRS/ERK/PI3K 级联通路(图 9D. 2)。

WNT/β-联蛋白途径能够调控细胞增殖、运动性和分化。WNT 蛋白是与细胞表面受体 Frizzled(FZD)结合的配体,可稳定细胞质中的 β-联蛋白蛋白,并使其发生核转位,从而上调 WNT 反应基因(Thompson & Monga,2007)。在 WNT 信号缺失的情况下,由于糖原合成酶激酶 3β(GSK-3β)/腺瘤性息肉病大肠杆菌(APC)/AXIN 激酶破坏复合物激活所产生的蛋白降解作用,胞质内的 β-联蛋白含量较低。然而,当 WNT 配体结合到卷曲/低密度脂蛋白受体相关蛋白 5/6(LRP-5/6)/DVL 受体复合物上时,GSK-3β 会抑制 β-联蛋白的磷酸化,从而使得其在细

图 9D. 2   图片展示的是涉及肝癌发生的三个信号转导途径的主要组成部分。在 WNT/β-联蛋白通路中,β-联蛋白的积累受 WNT 配体调节。ERBB 和 IGF/IRS 通路均利用下游酶激活,包括 RAS/RAF/MEK/ERK 和 PI3K/AKT 通路。AKT,v-Akt 小鼠胸腺瘤病毒癌基因同源物;APC,抗原提呈细胞;AXIN,轴蛋白;ERK,细胞外信号调节蛋白激酶;ERBB,红细胞增多症(ERB)-B 受体酪氨酸激酶;FZD,卷曲蛋白(受体);GRB2,生长因子受体结合蛋白 2;GSK,糖原合成酶激酶;GTP,三磷酸鸟苷;IGF-1R,胰岛素样生长因子-1 受体;IKK,κB 激酶抑制剂;I/R,缺血/再灌注;IRS,胰岛素受体底物;LEF,白细胞增强因子;MEK,丝裂原活化蛋白激酶;mTOR,哺乳动物雷帕霉素靶蛋白;TCF,T 细胞因子;TGF,转化生长因子

胞质中发生积累。然后，β-联蛋白分子被转运到细胞核中并与T细胞因子(TCF)/白细胞增强因子(LEF)转录因子结合，该复合物充当转录调节因子。最后，TCF/LEF/β-联蛋白复合物促进靶基因的激活，包括cyclin D1(CCND1)、骨髓瘤病毒致癌基因(myelocytomatosis viral oncogene,MYC)、前列腺素-内过氧化物合酶2(prostaglandin endoperoxide synthase 2,PTGS2)和JUN，从而导致HCC细胞增殖。

如前所述，CTNNB1功能获得性突变或AXIN1功能缺失性突变导致核内β-联蛋白积累，免疫组化染色测定β-联蛋白发生核内聚集的频率在17%~75%(Fujito et al,2004;Inagawaet al,2002;Ishizaki et al,2004;Mao et al,2001;Wong et al,2001)。这些发现表明β-联蛋白的核积累是HCC中WNT信号发生激活的极佳生物标志物。更重要的是，β-联蛋白激活发生在发育不良细胞致癌过程的早期，表明WNT/β-联蛋白通路直接参与了肿瘤的形成(Calvisi et al,2001,2004;de la Coste et al,1998;Merle et al,2004;Thorgeirsson & Grisham,2002)。

其他在WNT/β-联蛋白信号激活中起主要作用的细胞表面分子称为FZD受体。人体内共有10种FZD受体(FZD1~FZD10)。研究表明有23%~59%的HBV相关HCC过表达FZD7。过表达的FZD7通过与FZD-配体WNT3的相互作用导致人的肿瘤和HCC细胞系中该途径的激活(Kim et al,2008;Pez et al,2013)。FZD7过表达增强了细胞的运动和侵袭能力。在小鼠肝细胞癌模型中，FZD7过表达发生在发育不良结节和HCC组织中，而在正常肝脏中不出现(Merle et al,2004,2005)。这些发现表明，FZD7过表达是肝肿瘤发生过程中的常见事件，它促进了肿瘤细胞的运动和侵袭。

受体酪氨酸激酶(receptor tyrosine kinases,RTK)和下游的信号转导，包括促分裂原活化蛋白激酶(mitogen-activated protein kinase,MAPK)途径和磷脂酰肌醇3-激酶(phosphatidylinositol-3-kinase,PI3K)/AKT途径，在肿瘤细胞的增殖和生存中起着核心作用。ERBB家族(尤其是ERBB1)、MET原癌基因、IGF-1受体(IGF-1 receptor,IGF-1R)是在HCC细胞中经常被激活的RTK。ERBB家族由四个RTK组成，包括ERBB1/EGFR/HER1、ERBB2/HER2/NEU、ERBB3/HER3和ERBB4/HER4。当配体与ERBB1受体结合时，就会发生自磷酸化，从而通过生长因子受体结合蛋白2(growth factor receptor bound protein 2,GRB2)衔接分子与PI3K结合。当磷酸化的ERBB1与GRB2结合时，该复合物激活大鼠肉瘤(rat sarcoma,RAS)癌蛋白，从而导致RAF丝氨酸/苏氨酸激酶活性增强。活化的RAF激酶触发MEK/ERK激酶以及ERK，后者转移到细胞核并上调癌基因的转录，例如FBJ鼠骨肉瘤病毒癌基因同源物(FOS)、JUN和MYC。当磷酸化的ERBB1与PI3K结合时，ERBB1激活PI3K和下游的AKT激酶。AKT磷酸化许多重要分子，包括雷帕霉素靶蛋白(mTOR)、GSK-3β和kappa B激酶抑制剂(inhibitor of kappa B kinase,IKK)，以促进肿瘤细胞的增殖和生存。

已经证实，ERBB1和ERBB3分别在68%和84%的HCC中过表达，这与更具有临床侵袭性的表型相关(Ito et al,2001a)。ERBB的配体包括表皮生长因子(EGF)、TGF-α、肝素结合型EGF(HB-EGF)、双调蛋白、β-纤维素和上皮调节蛋白。其中TGF-α和HB-EGF蛋白可能在HCC的发病机制中起作用。在肿瘤形成早期TGF-α经常被上调(Schaff et al,1994;Yeh et al,

1987;Zhang et al,2004)。在小鼠模型中，HCC发生在TGF-α过表达的转基因小鼠中，而TGF-α敲除的小鼠可以抵抗化学诱导所产生的肝肿瘤，表明TGF-α的上调与致癌过程密切相关(Jhappan et al,1990;Russell et al,1996)。HB-EGF蛋白是一种有效的肝细胞分裂原，可以在59%~100%的HCC中检测到(Inui et al,1994)。此外，在中度或高分化的早期HCC发现HB-EGF过表达(Ito et al,2001b)，提示HB-EGF是引发疾病的重要配体。因此，与邻近的非肿瘤组织相比，HCC中的MAPK活性增加。

IGF信号通路是一个明确的调节能量代谢和细胞生长的途径。它包括配体、受体、衔接分子以及下游的MAPK和PI3K/AKT通路，配体有IGF-1,IGF-2和胰岛素。当配体结合受体(包括IGF-1R同型二聚体和由IGF-1R和胰岛素受体组成的异二聚体)，从而激活其激酶结构域时，该途径的激活开始。然后，激活的受体会磷酸化衔接蛋白(例如IRS-1和IRS-2)，从而触发MAPK和PI3K/AKT信号级联反应。该途径的负性调控因子是IGF-2R和IGF结合蛋白(IGF-binding proteins,IGFBP)。IGF-2R是一种诱骗受体，IGF-2仅与之结合，而下游分子不被激活。IGFBP-3是IGFBP的主要形式，是一种可以与循环中IGF-1和IGF-2结合的中和肽(Pollak,2008)。

许多证据已经证实，IGF通路的失调参与了恶性转化、癌症发展乃至对抗癌药的耐药性，HCC也是如此。综合分析104例HCC病例，在21%的病例中发现了IGF途径激活，即存在磷酸化的IGF-1R(Tovar et al,2010);在25%的病例中发现了IGF-2的过表达、IGFBP-3的下调或IGF2R的等位基因缺失，这些均导致通路的激活。另一报告显示，IGF-2配体在16%~40%的肿瘤以及增生异常组织中过度表达，这表明IGF-2可能通过自分泌和/或旁分泌机制发挥作用(Breuhahn et al,2006)。IRS衔接子在HCC的发展中也很重要，IRS-1在大多数人HCC中都过表达(Cantarini et al,2006;Nishiyama & Wands,1992)，其通过MEK/ERK通路的激活促进肿瘤细胞增殖，进而增加肿瘤大小和进展(Tanaka et al,1997)。组成性MEK/ERK通路激活也可能通过RAF激酶抑制剂蛋白(RKIP)的下调而发生，从而促进HCC细胞的增殖和迁移(Lee et al,2006)。在90%的人类HCC中发现了RKIP的下调，表明RKIP作为肿瘤抑制蛋白在这种疾病中扮演着重要角色。在大多数人肿瘤组织和HCC细胞系中也发现IRS-2过表达(Boissan et al,2005)。HCC中IGF信号通路的发现提示了一种潜在的治疗方法，推动了一些中和IGF-1受体的单克隆抗体和拮抗IGF-1R的小分子药物的开发，目前这些药物正在进行实体肿瘤和HCC的临床前和早期临床试验(Pollak,2008)。

由于HCC通常是富血管性肿瘤，血管生成途径是一个新兴且有希望的分子治疗靶点。血管生成是受许多因素调节的复杂过程，例如血管内皮生长因子(vascular endothelial growth factor,VEGF)、血小板衍生生长因子(platelet-derived growth factor,PDGF)和碱性成纤维细胞生长因子(basic fibroblast growth factor,bFGF)。VEGF及其受体VEGF-R1、-2和3在HCC中过表达，并且VEGF的过表达与预后不良有关(Dhar et al,2002;Tseng et al,2008)。PDGF在新生血管周围募集周细胞和平滑肌细胞，这是动脉的重要组成部分。bFGF参与内皮细胞迁移、毛细血管分支和蛋白酶活性，对血管生成也至关重要。这些生长因子结合并刺激血管生成细胞上相应的受体,并激活随后的信号通路,包括 MAPK、PI3K/AKT、SRC 和磷脂酶 C(phospholipase C,PLC)-AKT 通路。索拉非尼是一种小分子多激酶抑制剂,可以使 VEGF 受体、PDGF 受体、猫肉瘤病毒癌基因同源物(v-Kit Hardy- Zuckerman 4 feline sarcoma viral oncogene homolog,KIT)和 B-Raf 原癌基因(BRAF)失活(Wilhelm et al,2006)。它是第一个已被证明对晚期肝癌有效的药物(Llovet et al,2008)。因此,抗血管生成方法可能成为 HCC 全身治疗的主流方式,目前正在进行许多使用此类药物的临床试验。

肝癌干细胞

就分裂潜力和细胞分化发挥的细胞特异性功能而言,肿瘤中存在一个等级。一小群具有最高潜能和未分化状态的肿瘤细胞会产生大量肿瘤,这种未分化的肿瘤细胞,称为癌症干细胞(cancer stem cells,CSC)或肿瘤起始细胞,能够通过不对称分裂自我更新并不断产生分化细胞(Sell & Leffert,2008;Visvader & Lindeman,2008)。肿瘤干细胞理论的临床价值在于,CSC 通常对传统的抗癌药物和放疗具有耐药性,当 CSC 随着血液或淋巴液被带到远处的器官时,可以形成转移灶。因此,根除癌细胞是非常困难的,我们的治疗应该针对耐药的 CSC 以及对常规治疗敏感的分化程度更大的肿瘤细胞群。在 HCC 中,由于肝 CSC 容易进行分离和分析,CSC 表面标志物的识别引导我们更深入地了解肝 CSC。肝 CSC 表面标志物包括 CD133、CD90、EpCAM、CD13、CD24、OV6 和 CD44(Ding & Wang,2014)。为了有效靶向肝 CSC,必须找到用于扩展和维持干细胞特性的特定途径。一些研究已证实 TGF-β、Janus 激活激酶/信号转导子和转录激活因子 3(Janus activating kinase/signal-transducer and activator of transcription 3,JAK/STAT3)、NOTCH 和 PI3K/AKT/mTOR 通路对肝 CSC 的激活和功能至关重要(Wen et al,2013;Wu et al,2012;Zhao et al,2013)。

乙型肝炎病毒

HBV 是肝病毒科的典型成员,这些病毒也可以感染鸭子、地松鼠和土拨鼠。这些小的、部分双链 DNA 病毒包含四个重叠的开放阅读框(open reading frames,ORF),包括 preC/core、preS/S、P 和 X,其中感染鸭子的病毒缺少 X(图 9D. 3A 和 B)。PreC/核心 ORF 编码 precore 蛋白[乙型肝炎早期抗原(HBeAg)的前体]和核心蛋白(HBcAg)(核衣壳的组成部分)。PreS/S ORF 编码三种蛋白质,包括大(L)、中(M)和小(S;HBsAg)蛋白。在所有由 preS/S 转录产物产生的蛋白质中,S 约占 90%。P 基因编码 DNA 依赖性 DNA 聚合酶,该酶也具有逆转录酶和 RNase H 活性。部分双链 HBV 基因组(长度约 3.2kb)存在于核衣壳内。X 区域编码多功能蛋白 HBx。虽然 HBx 不是 HBV 颗粒的组成部分,但它被认为在病毒复制中起着至关重要的作用。乙肝病毒急性和慢性感染似乎并不会对肝细胞产生病变作用;然而,病毒颗粒的一些成分可以激活宿主的免疫反应,进而细胞毒性 T 细胞(CTL)消除被 HBV 感染的肝细胞(Bertoletti & Ferrari,2003;Fattovich,2003)。这种免疫反应诱导持续的肝细胞损伤和再生循环,从而导致肝硬化和 HCC 肿瘤形成。

HBV 通过一个或多个尚未确定的细胞表面受体进入肝细胞,并随后去除包膜糖蛋白(图 9D. 3C)。最近牛磺胆酸钠共转运多肽被鉴定为该病毒的候选受体,但需要进一步验证(Ni et al,2014;Yan et al,2012)。部分双链 DNA 被修复并在细胞核中形成共价闭合环状 DNA(covalently closed circular DNA,cccDNA)的一部分,作为前基因组 mRNA 转录和在其他物种病毒复制的稳定模板。在慢性病毒感染期间,该 cccDNA 模板仍存在于细胞核中,并可能在肝脏中终生存留(Wands,2004)。

HBV 的 DNA 随机整合到肝细胞染色体中,并作为非选择性插入诱变剂。涉及重复、易位和缺失的继发性染色体重排表明,HBV 整合的主要致癌作用可能是使宿主细胞 DNA 的基因组不稳定增加。超过 90% 的 HBV 相关 HCC 病人中,发现病毒 DNA 片段已整合到宿主基因组中。从肿瘤组织中提取的 DNA 的 Southern 印迹分析所示,大多数 HCC 都包含高分子量的整合形式。该事件是随机发生的,因为未检测到常见的染色体插入位点(Bréchot,2000)。但是,对 HBV DNA 整合位点的大规模分析表明,在某些特殊情况下,整合事件会破坏特定调节基因的功能(Murakami et al,2005)。值得注意的是,在所研究的 50 例 HBV 相关的肿瘤中,3 例 HBV 诱导的 HCC 中观察到病毒 DNA 插入 TERT 基因。并出现端粒酶重新激活,提示 HBV 整合到 TERT 位点是这些肿瘤中一个重要的病理事件。

另一个经常受到 HBV 整合影响的基因家族包括参与钙信号传导的基因家族。研究表明,HBV DNA 可插入到 SERCA(肌浆网/内质网钙腺苷三磷酸酶)的编码基因中,该基因在调节细胞内钙水平中起着关键作用,并作为第二信使参与细胞增殖和程序性细胞死亡途径(Chami et al,2000)。总的来说,HBV 靶向整合到涉及染色体完整性和生长因子介导的信号通路的细胞基因,但在绝大多数肿瘤中,病毒整合在整个宿主基因组中都是随机的(Murakami et al,2005;Paterlini-Bréchot et al,2003)。因此,HBV 与肝细胞 DNA 的结合产生特异性和非特异性的基因改变,从而促进肝癌的发生。

针对表达 HBV 相关基因(如 HBx)以及截断的 preS/S 区域的转基因小鼠模型研究,充分证实了它们在肝肿瘤发展中的作用的(如图 9D. 4 所示)(Chisari et al,1989;Kim et al,1991)。在这方面,最完善的是转基因编码 HBx 蛋白。这是一种在哺乳动物肝炎病毒中高度保守的具有 154 个氨基酸的分子(Chen et al,1993),并且具有多功能性和多效性,可调节细胞功能,包括转录、信号转导、DNA 修复、蛋白质降解和细胞周期调控(Murakami,1999)。在病毒复制过程中,HBx 蛋白定位于细胞质中,少量存在于细胞核中。胞质内 HBx 激活 RAS/RAF/MEK/ERK、PI3K/AKT 通路、SRC 激酶和 JAK/STAT 信号通路,增强细胞增殖能力(Bouchard & Schneider,2004)。HBx 的组成性表达可以引起胰岛素/IGF-1/IRS-1/MEK/ERK 信号通路的激活,进而促进肝癌的发生(Longato et al,2009)。此外,据报道核 HBx 虽然不直接与 DNA 结合,但起转录共激活剂的作用。已知受 HBx 表达影响的生长分子包括环腺苷单磷酸(cyclic adenosine monophosphate,cAMP)反应元件结合蛋白(cAMP response element binding protein,CREB)、激活转录因子 2(activating transcription factor 2,ATF2)、激活增强子结合蛋白 2(activating enhancer binding protein 2,AP-2)和 CREB 结合蛋白/p300(Bouchard & Schneider,2004)。

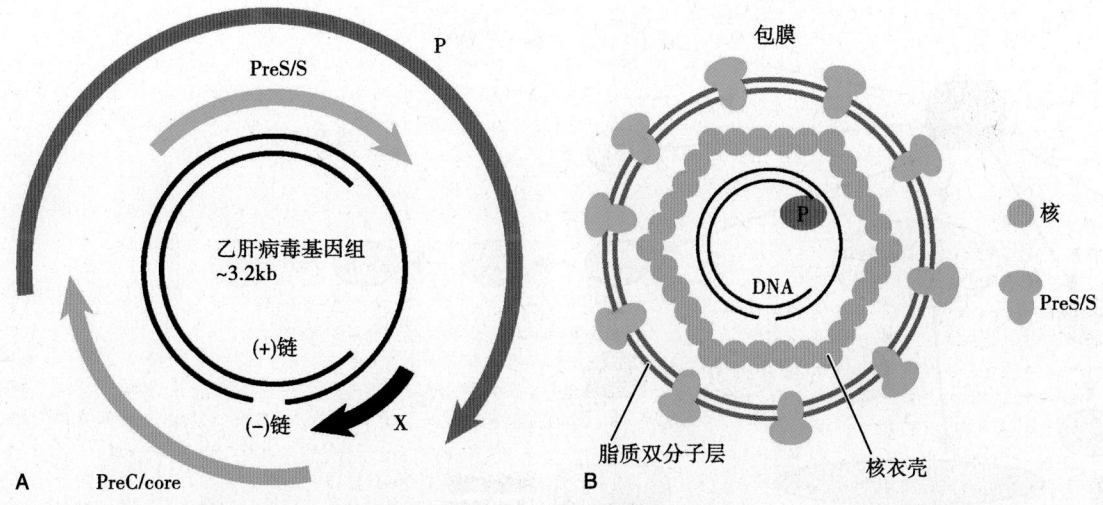

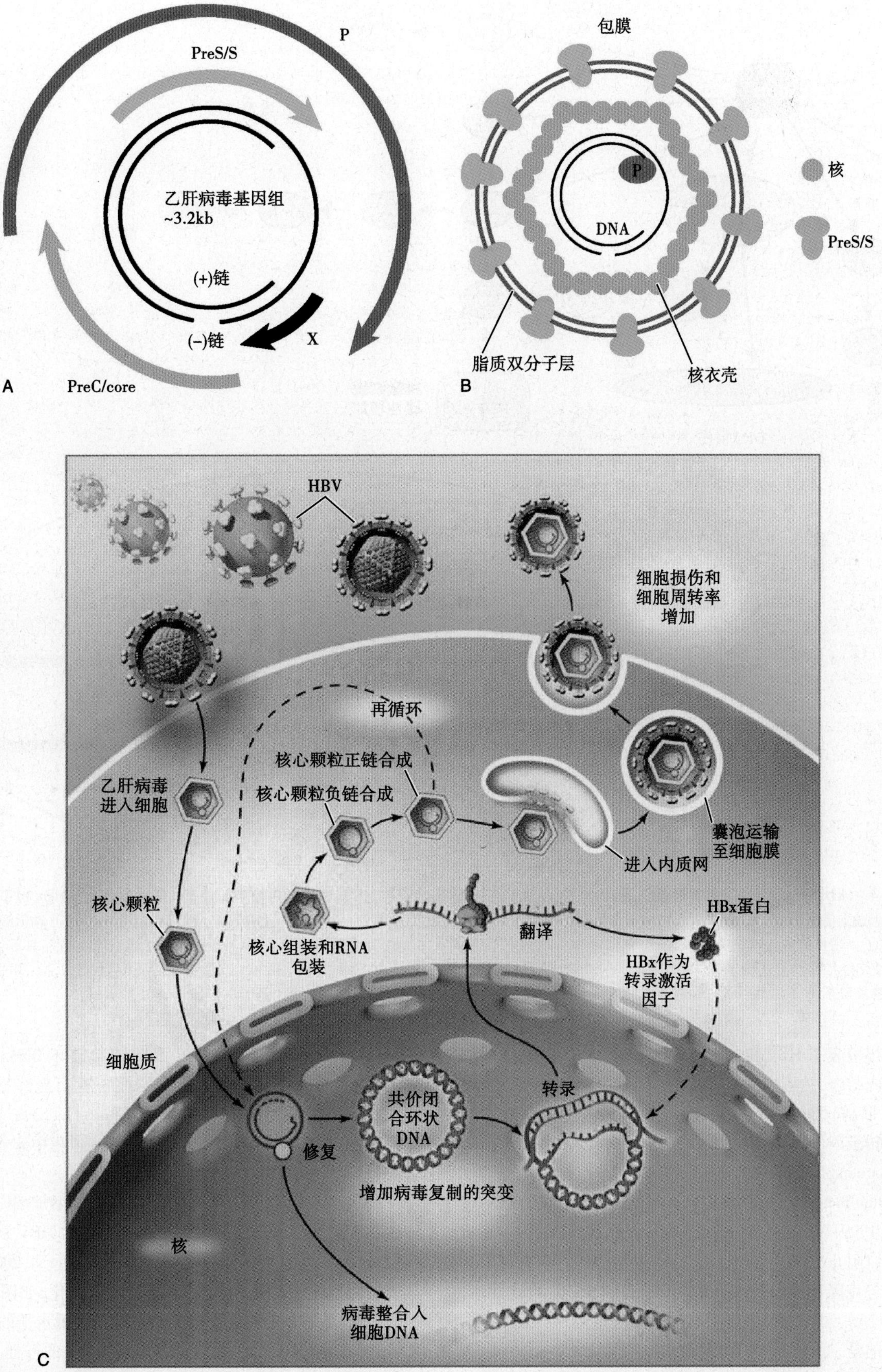

图 9D. 3　（A）乙型肝炎病毒（HBV）DNA 基因组的结构，显示了生成 preC/core、preS/S、P 和 X 蛋白的四个开放阅读框。（B）传染性 HBV 颗粒的结构，含有 HBV 基因组和聚合酶（P）的核衣壳以及包裹了 preS/S 蛋白的脂双层包膜。（C）HBV 的生命周期，表现为病毒通过受体进入，随后 HBV DNA 脱壳和转位到细胞核，修复生成共价闭合环状 DNA（cccDNA）形式，作为复制所需的前基因组和其他 mRNA 的转录模板（From Wands JR：Prevention of hepatocellular carcinoma，N Engl J Med 351：1567-1570，2004. Copyright © 2004 with permission from Massachusetts Medical Society. All rights reserved. ）

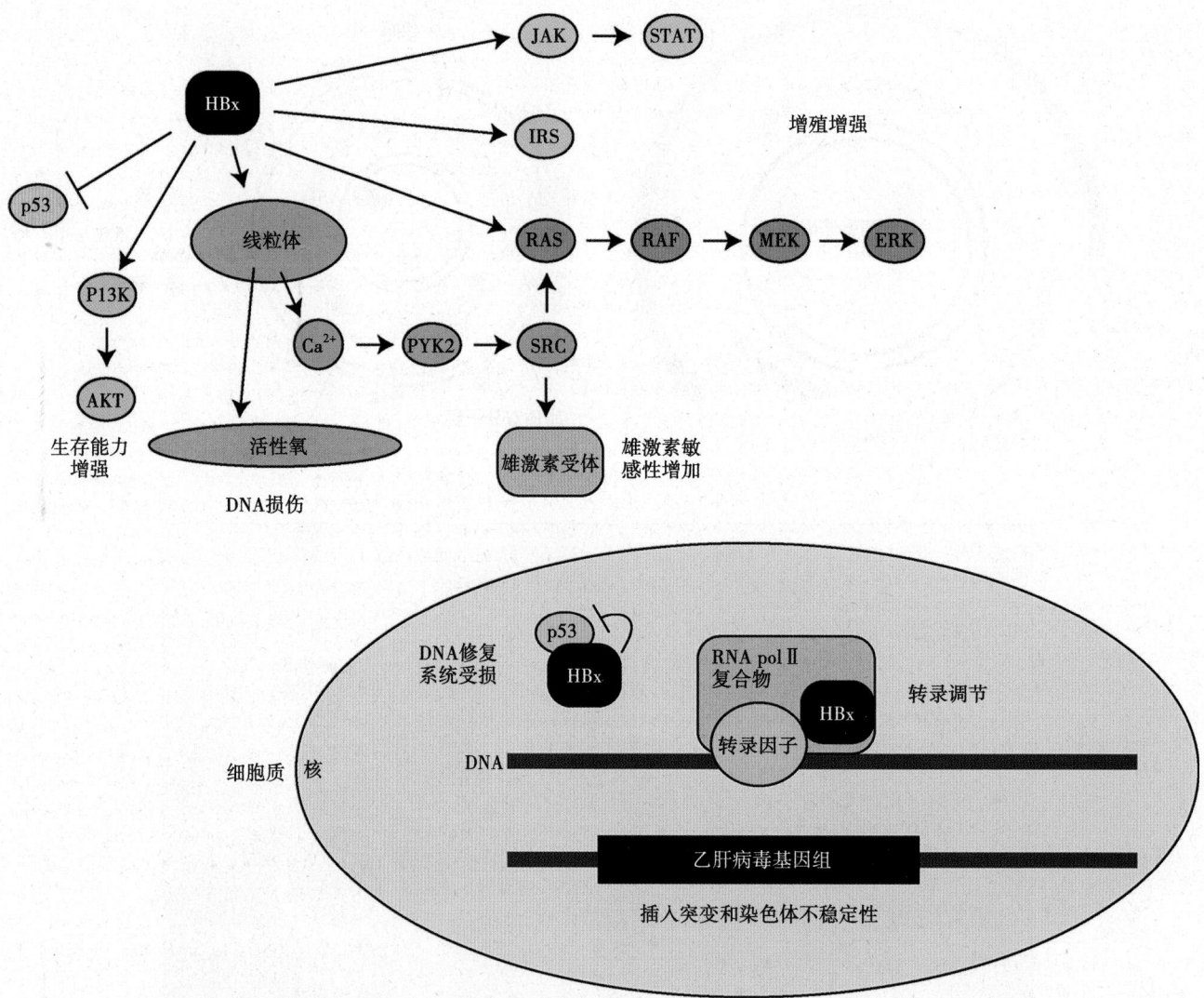

图 9D. 4   HBx 蛋白的特征及其在肿瘤形成中的作用。HBx 在乙型肝炎病毒(HBV)诱导的癌变中起着至关重要的作用。HBx 位于细胞质中,激活细胞信号级联。这种病毒非结构蛋白也可以抑制 p53 介导的细胞凋亡。核 HBx 通过与 RNA 聚合酶复合物的相互作用调节一组转录因子。在持续的病毒感染期间,HBV 基因组整合到宿主基因组中并促进染色体不稳定。AKT,v-Akt 小鼠胸腺瘤病毒癌基因同源物;ERK,细胞外信号调节蛋白激酶;HBx,乙型肝炎病毒 X 蛋白;IRS,胰岛素受体底物;JAK,Janus 激活激酶;MEK,丝裂原活化蛋白激酶;PI3K,磷脂酰肌醇 3-激酶;PYK,富脯氨酸酪氨酸激酶;RAF,Raf-1 原癌基因;RAS,大鼠肉瘤(癌蛋白);SRC,肉瘤(蛋白)

　　一些报道表明 HBx 和 p53 抑癌蛋白之间存在相互作用。HBx 与 p53 结合,并可能抑制其功能。例如 HBx 在细胞核中与 p53 结合,抑制 p53 应答基因的表达。细胞核内的 HBx 也改变了 p53 与转录因子的关系,如切除修复交叉互补组 3(excision repair cross complementation group 3,ERCC3)和转录因子 Ⅱ H(transcription factor Ⅱ H,TF Ⅱ H),他们参与核苷酸切除修复(Jia et al,1999;Wang et al,1994,1995)。此外,HBx 的表达已被证明可以阻止 p53 介导的细胞凋亡,并为 HBV 感染的肝细胞提供优势克隆选择(Elmore et al,1997;Huo et al,2001;Wang et al,1995)。

　　有趣的是,通过与富含脯氨酸的酪氨酸激酶 2(proline-rich tyrosine kinase 2,PYK2)和 SRC 激酶相互作用,HBx 可以触发线粒体释放钙离子,导致 HBV DNA 复制增强(Bouchard et al,2001)。钙的释放和线粒体膜中 HBx 的定位会引起氧化应激,产生活性氧(reactive oxygen species,ROS)(Bouchard et al,

2003;Yang & Bouchard,2012)。ROS 直接破坏 DNA,导致 DNA 复制异常。HBx 还影响雄激素信号通路,这可能部分解释 HBV 相关的 HCC 中男性占主导的现象(Chiu et al,2007)。综上所述,这些发现表明 HBx 在肿瘤发展的多步过程中起着复杂而多效的作用。

　　越来越多的证据表明,病毒因素会大大增加 HCC 的风险,如核心和前核心启动子区域自然突变产生的 HBV 复制水平改变(Baptista et al,1999;Kao et al,2003;Kuang et al,2004)。高病毒复制表型使受感染的肝脏更容易发生转化,如图 9D. 3C 所示。最后,随着诊断技术发展到足以检测极低水平的血清 HBV DNA(<100 拷贝/mL)的水平,发现越来越多的慢性 HCV 感染病人也同时感染了低水平的 HBV。在这种情况下,HBV 保持其致癌特性,并且有证据表明,隐匿性 HBV 感染(少于 10 000 病毒体/mL 血清)可能与不明原因的慢性肝炎和肝硬化有关(Wands,2004)。

丙型肝炎病毒

HCV 是黄病毒科的成员,也是肝炎病毒属的唯一成员(Tellinghuisen & Rice,2002)。HCV 基因组由长度约为 9.6kb 的单股正链 RNA 组成(图 9D. 5A)。HCV RNA 包含一个大的 ORF(约 9.0kb),其结构和非结构编码区分别位于病毒基因组的 5' 和 3' 端附近。已发现 5' 和 3' 非翻译(untranslated,UTR)结构域对于病毒 RNA 的复制必不可少。HCV RNA 的翻译可以通过位于 5' UTR 的内部核糖体进入位点(internal ribosome entry site,IRES)启动。单个 ORF 编码一个由大约 3 000 个氨基酸组成的多蛋白前体,在宿主和病毒的几种蛋白酶作用下分裂成 10 个较小的蛋白质。这 10 个病毒相关分子包括 3 个结构分子[core(C)、E1 和 E2]和 7 个非结构分子(p7、NS2、NS3、NS4A、NS4B、NS5A、NS5B)蛋白。Core 区域形成一个包含 HCV

基因组的核衣壳,核衣壳被脂质双分子层组成的包膜所覆盖,其中包含两个结构蛋白 E1 和 E2。p7 的功能尚不清楚,似乎是一种具有离子通道活性的跨膜蛋白。NS2 是一种金属蛋白酶,可以使 NS2 和 NS3 之间裂解。NS3 是一种丝氨酸蛋白酶,可以产生 NS4A、NS4B、NS5A 和 NS5B 病毒蛋白,还具有 RNA 解旋酶和核苷三磷酸酶(nucleoside triphosphatase,NTPase)活性。NS4A 是 NS3 活性的辅助因子。NS4B 是位于内质网(endoplasmic reticulum,ER)细胞质侧的完整膜蛋白,与复制酶复合物的装配有关。NS5A 蛋白被认为是 RNA 复制酶复合物的组成部分,在逃避宿主细胞免疫反应中发挥作用。NS5B 是一种 RNA 依赖的 RNA 聚合酶,对 HCV 基因组的复制至关重要。

HCV 的生命周期包括至少六个不同的阶段:锚定/进入、翻译、加工、基因组复制、组装和释放进入循环(图 9D. 5B)。HCV 颗粒附着在肝细胞膜上,通过 CD81、SR-BI、claudin-1 和 occlu-

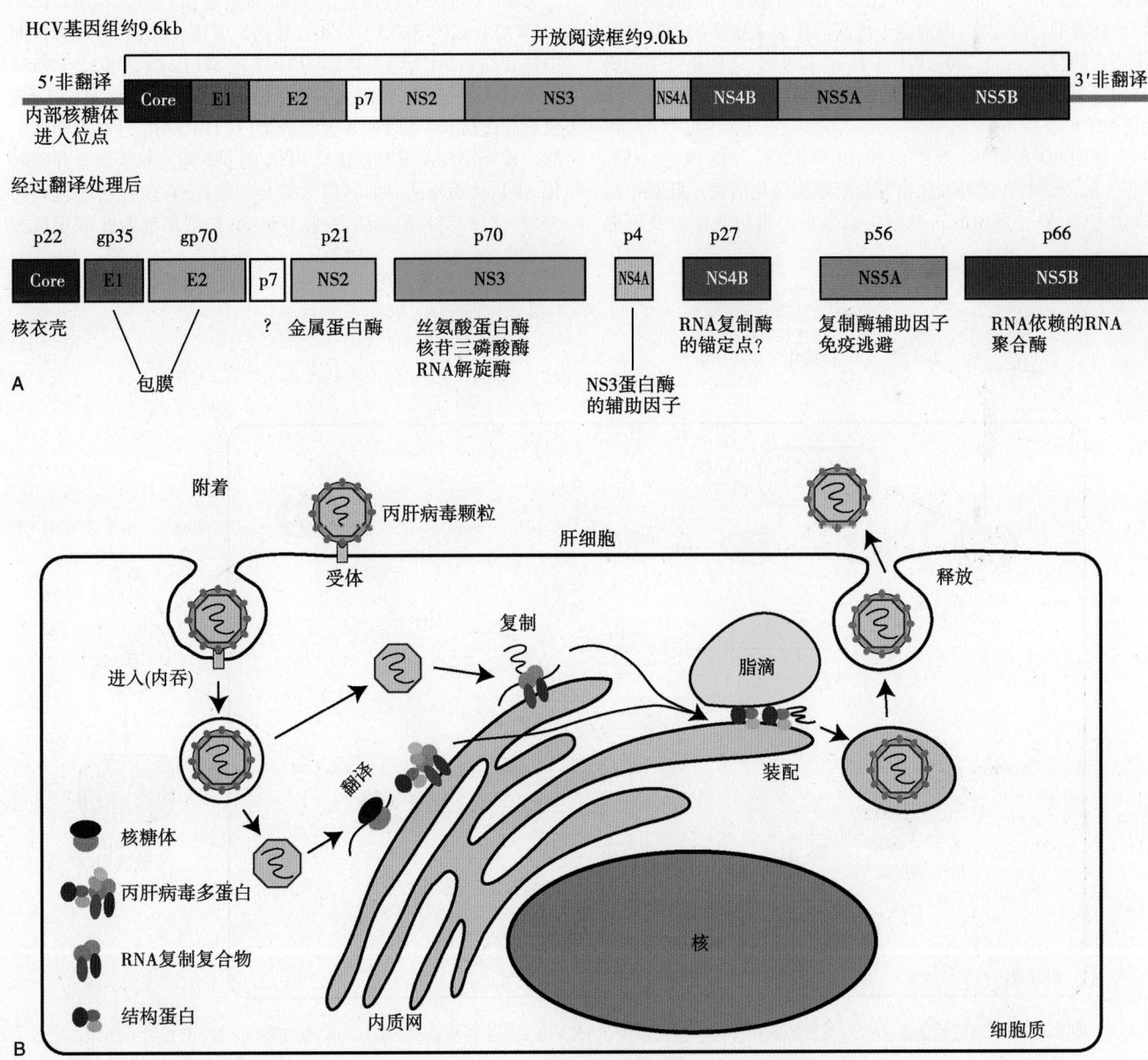

图 9D. 5　丙型肝炎病毒(HCV)及其复制过程图。(A)HCV 基因组的组成部分,显示 HCV RNA 的结构。图示 HCV 蛋白,包括它们在 HCV 复制中的作用。(B)HCV 的生命周期显示病毒复制的已知步骤,包括病毒的附着/进入、翻译、复制、加工、组装和释放到血液中

din 等关键蛋白进入细胞。进入肝细胞后，核衣壳被送到细胞质，HCV RNA 被释放并立即翻译。大多蛋白在 ER 的胞质侧被加工，而非结构蛋白与一些宿主蛋白一起形成一个复合物并开始 RNA 基因组的复制。病毒颗粒由结构蛋白组装而成，RNA 基因组被包裹在由脂质和内质网形成的膜之间。组装好的颗粒被运送到细胞膜上，并通过胞吐方式释放到血液中。重要的是，与 HCV 复制相关的整个过程仅限于细胞质；与 HBV 不同的是，病毒 RNA 不会形成 DNA 中间体，因此 HCV 基因组不能整合到宿主细胞 DNA 中。

在持续的 HCV 感染过程中，慢性肝炎向肝硬化的演变可能是由宿主对各种病毒蛋白表位的免疫反应介导的。慢性 HCV 感染可能是由于在病毒活跃复制过程中形成的免疫逃避的结果。HCV 的 RNA 聚合酶缺乏校对能力，有助于病毒种群的快速多样化；因此，由于选择压力，突变型 HCV 可以逃脱适应性免疫应答（Rehermann & Nascimbeni，2005）。此外，一些病毒蛋白，包括 NS3 和 NS5A，可能由于细胞干扰素活性的减弱而导致病毒的持续存在，而细胞干扰素活性对于病毒的消除是必不可少的（Foy et al，2003；Polyak et al，2001）。这些免疫逃避机制促进 HCV 感染的慢性化，从而导致肝脏炎症、肝硬化和 HCC（图 9D.6）。

如图 9D.6 所示，至少四种 HCV 蛋白，包括核心、NS3、NS5A 和 NS5B，在体外和体内均具有细胞转化活性。肝脏中过表达 HCV 核心蛋白的转基因小鼠显示出脂肪变性以及肝癌

（Moriya et al，1998）。另外，核心蛋白在体外具有转化潜力（Ray et al，1996）。HCV 核心蛋白结合许多细胞蛋白并调节 RAF/MEK/ERK 信号转导通路。核心蛋白还通过上调肝星状细胞中 TGF-β 的表达来增强 TGF-β 途径，进而促进纤维进程（Bataller et al，2004）。体外过表达 HCV 核心蛋白可以增强肝癌细胞的增殖，这种现象是归因于 WNT1 表达的上调，提示在病毒主动复制过程中 HCV 核心蛋白表达与 WNT/β-联蛋白信号通路反应的后续激活之间存在功能联系（Fukutomi et al，2005）。

NS3 已被证明与野生型 p53 蛋白形成复合（Ishido & Hotta，1998）。NS3 通过调节 p53 的活性抑制亮氨酸羧基甲基转移酶 2（leucine carboxyl methyltransferase 2，LCMT2）基因的转录，该基因编码细胞周期调节因子 p21WAF1/CIP1。此外，NS3 以剂量依赖的方式抑制 LCMT2 启动子活性，并刺激细胞生长（Kwun et al，2001）。

NS5A 蛋白可以通过与其他细胞蛋白（例如 GRB2、p53、p21WAF1/CIP1 和 CDK2）相互作用来发挥转录调节作用，进而抑制肝细胞凋亡，导致持续的 HCV 感染（Reyes，2002）。NS5A 可能对基因表达和细胞生长产生影响的一种潜在机制，这一现象是通过与 p53 和 TATA 盒结合蛋白（TBP）功能性结合而产生的。另外，NS5A 可以直接与 PI3K 的 p85 调节亚基结合并磷酸化 AKT，从而激活促细胞存活信号。最近，有研究已经观察到 NS5A 介导 PI3K 的激活，致使 GSK-3β 失活而导致 β-联蛋白在

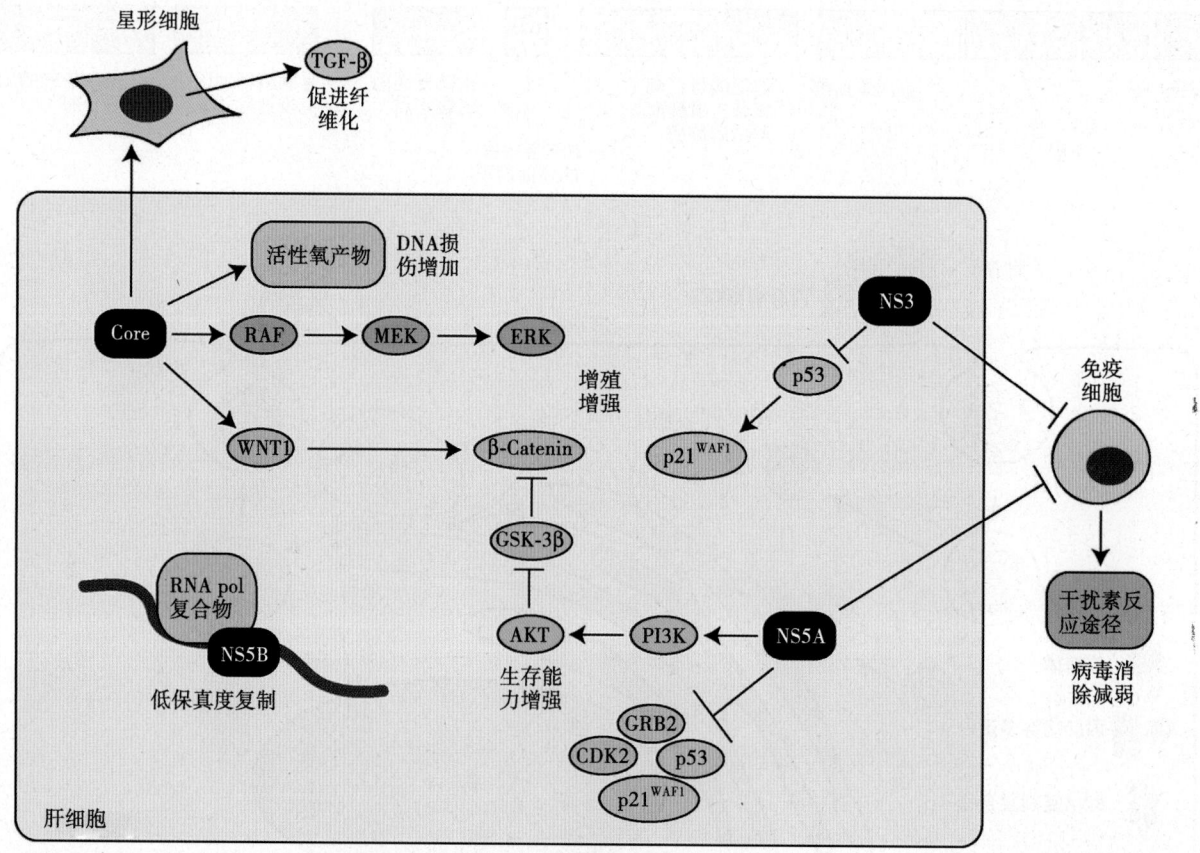

图 9D.6   丙型肝炎病毒（HCV）蛋白的致病作用。该图说明了 HCV 蛋白（包括核心、NS3、NS5A 和 NS5B）如何调节细胞功能。这些蛋白通过激活信号通路和星形细胞以多种方式促进肝癌发生，抑制对病毒的免疫反应，在肝脏中产生氧化应激。AKT，v-Akt 小鼠胸腺瘤病毒癌基因同源物；CDK2，周期蛋白依赖性激酶 2；ERK，细胞外信号调节蛋白激酶；GRB2，生长因子受体结合蛋白 2；GSK-3β，糖原合成酶激酶-3；MEK，丝裂原活化蛋白激酶；PI3K 磷脂酰肌醇-3-激酶；pol，聚合酶；TGF-β，转化生长因子-β

细胞质和细胞核中维持稳定并积累（Milwarde at al，2010；Street et al，2005）。

　　另一个在 HCV 诱导的 HCC 中被激活途径是涉及持续病毒感染过程中 ROS 产生增加所导致的氧化应激。事实上，已在 HCV core 转基因小鼠的肝脏中发现 ROS 的产生增加（Moriya et al，1998）。另外，表达全长 HCV 基因组的转基因小鼠中的铁负载促进了 HCC 的形成，再次表明慢性氧化应激参与了 HCV 介导的 HCC 的发病机制（Furutani et al，2006）。氧化应激诱导的肝癌发生的机制涉及染色体不稳定性增加和由 ROS 作用产生的宿主细胞 DNA 突变（Machida et al，2006；Naganuma et al，2004）。因为病毒复制发生在内质网膜上，而病毒核心蛋白阻碍了内质网的功能，因此 HCV 可以借助内质网应激直接诱导肝细胞内脂质积累（Lonard et al，2004）。HCV 感染引起的肝脂肪变性可促进氧化应激和 ROS 产生（Koike，2005）。总的来说，许多 HCV 蛋白被认为是通过持续刺激细胞增殖、增加细胞生存、诱导基因组不稳定性和促进免疫逃逸而在持续病毒感染期间促进肝细胞转化。

未来发展方向

　　在后基因组时代，通过二代测序和基因芯片技术对肿瘤进行全面检测，很有可能更准确地揭示从正常肝脏到发育不良再到 HCC 的分子遗传变化。此外，表观遗传学分析、miRNA 功能和癌症干细胞生物学的快速发展将极大地增强我们对 HCC 分子发病机制的理解。传统的以 DNA 复制机制为靶点的抗癌药物，对 HCC 生长的治疗作用有限，因此需要确定新的分子靶点。迄今为止，与其他癌症类型（包括乳腺癌、结肠癌和肺癌）不同，除索拉非尼外，大多数针对 HCC 的分子靶向疗法的临床试验均未产生预期的结果（请参阅第 101 章）。失败的原因是多种多样的，但我们应该从每次试验中学习，并进一步加深对肿瘤细胞特性改变的理解（Llovet & Hemandez-Gea，2014）。这些研究强调了阐明肝癌发生的分子机制的重要性，最终可能诞生针对这种致死性疾病的"个体化"医疗方法。

（张占国 译　张志伟 审）

第10章

肝脏免疫学

Steven C. Katz，Zubin M. Bamboat，Venu G. Pillarisetty，Ronald P. DeMatteo

免疫学基础

免疫系统由两个主要部分组成:天然免疫和获得性免疫(图 10.1;Janeway,2001)。天然免疫是指机体对来自病原体或肿瘤细胞的危险信号的第一道防线。天然免疫细胞包括自然杀伤(natural killer,NK)细胞、巨噬细胞和树突状细胞(dendritic cells,DC)。天然免疫细胞表达能够接收病原体或宿主细胞上的危险信号的受体。这种模式识别受体(pattern recognition receptors,PRR)能够使天然免疫细胞对感染或宿主损伤做出快

速反应。PRR 与来自微生物的保守分子结合,包括脂多糖,其他细菌细胞壁部分和病原体核酸。PRR 信号和随后的反应导致入侵的病原体或肿瘤通过吞噬作用或释放各种细胞毒性或炎症因子被破坏。通过细胞因子分泌和抗原递呈,天然免疫的激活最终会激活 T 细胞和 B 细胞等获得性免疫细胞。天然免疫系统和获得性免疫系统之间的交互作用将非特异性的初始免疫反应串联到具有长期免疫记忆能力的高度特异的免疫体系中。

获得性免疫包括抗原特异性应答,这一应答在初始免疫反

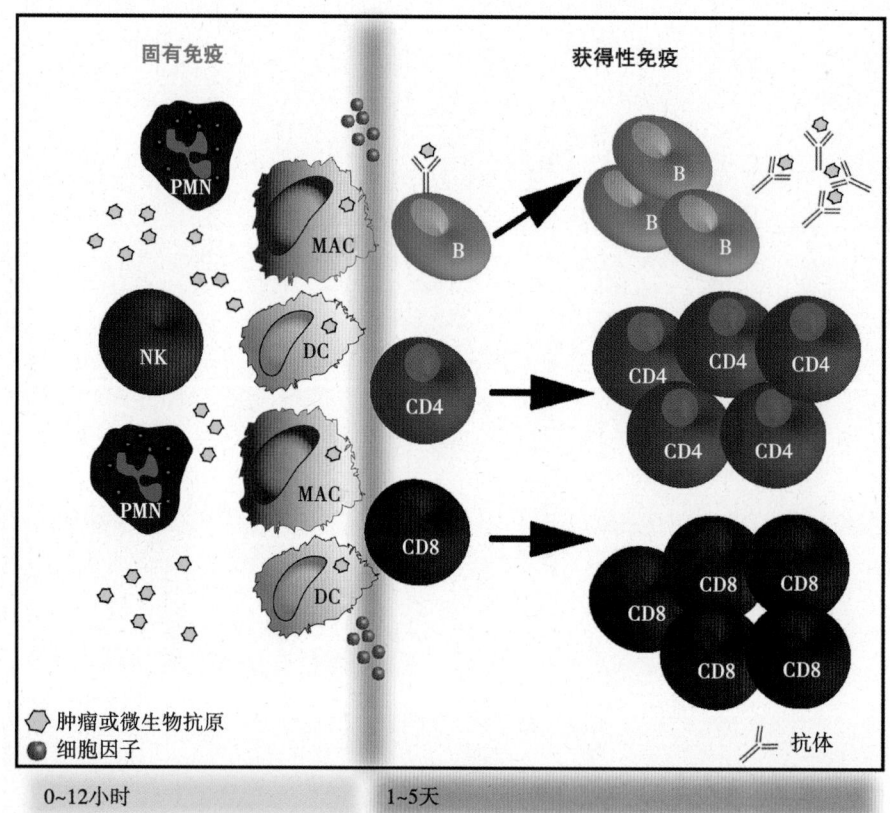

图 10.1　天然免疫和获得性免疫。(A)天然免疫是机体对感染的最初防御,它包括某些补体蛋白、上皮屏障、自然杀伤细胞(NK)、中性粒细胞[多形核细胞(PMN)]、巨噬细胞(MAC)等吞噬细胞和树突状细胞(DC)等抗原提呈细胞。天然免疫细胞可以直接杀死肿瘤或被感染细胞,然后将抗原呈递给获得性免疫细胞。(B)获得性免疫是指机体对特定目标的免疫反应,发生时间比天然免疫迟。获得性免疫由 B 细胞(B)介导的体液免疫(可溶性的)和 T 细胞介导的细胞免疫组成。天然免疫和获得性免疫通过细胞直接接触和分泌细胞因子的方式相互调节。B 细胞分泌抗体对抗感染,同时激活机体破坏病原体的机制。T 细胞介导的免疫发生在抗原提呈后,在 CD4T 细胞的帮助下,CD8 T 细胞直接杀伤细胞

应中初次发生,而在重复暴露于特定病原体后,这一应答可迅速发生。获得性免疫系统包括在血液、淋巴组织和非淋巴器官(包括肝脏)中循环的 T 和 B 淋巴细胞。T 和 B 细胞表达高度特异的细胞表面受体,能够识别特定抗原。T 细胞活化需要通过抗原提呈细胞(antigen-presenting cells,APC),如 DC。APC 在主要组织相容性复合物分子(majorhistocompatibility complex molecules Ⅰ,MHC Ⅰ或 MHC Ⅱ)的作用下介导 T 细胞的抗原递呈。此外,APC 通过共刺激分子提供一个关键的"第二信号",且上述反应由分泌的细胞因子进一步调节(图 10.2)。一般来说,CD4+辅助性 T 细胞识别 MHC Ⅱ上结合的抗原片段,而 CD8+细胞毒性 T 细胞识别 MHC Ⅰ上结合的抗原片段。此外,CD4+ T 细胞(辅助性 T 细胞或 Th 细胞)的几个亚群协调和极化免疫反应以应对特定情况。

虽然激活天然免疫和获得性免疫对于对抗病原体和恶性肿瘤细胞是必不可少的,但是过度的免疫反应会导致严重的组织损伤。免疫系统通常能够区分"自我"和"非自我",并由许多调节机制控制。在 T 细胞发育过程中,胸腺内的自身反应性细胞通过一个选择过程被清除。调节性 T 细胞(regulatory T cells,Treg)和骨髓来源的抑制细胞(myeloid-derived suppressor cells,MDSC)等细胞类型调节外周免疫反应,预防自身免疫。免疫抑制性受体,包括程序性死亡受体-1(programmed death-1,PD-1)和细胞毒性 T 淋巴细胞相关抗原-4(CTLA-4),是 T 细胞功能的关键调节剂,与抑制细胞协同工作,限制和控制免疫反应。如后文所述,Treg、MDSC 和肝脏中的免疫抑制通路共同创造了一个高度耐受性的环境。肝内耐受是肝脏免疫学的一个

基础部分,是肝脏作为免疫器官最重要的特点,并使肝脏介于摄入外源性抗原和次级淋巴器官之间的中心地位。

肝脏的免疫耐受和免疫反应之间的平衡由肝内免疫细胞和相关信号通路紧密调节。肝脏免疫的几个特点表明,在正常生理条件下,这种平衡倾向于免疫耐受(图 10.3)。第一,肝脏是常见的肿瘤转移部位,提示恶性肿瘤细胞能够利用肝内免疫抑制状态。第二,在小鼠体内可在不使用免疫抑制的条件下完成同种异体肝脏移植,而对人类的肝脏移植,所需要的免疫抑制要比肾脏或其他实质性器官移植少。第三,免疫系统往往无法清除慢性乙型和丙型肝炎病毒感染。此外,在动物模型上,口服或门静脉注射异体蛋白可导致免疫耐受。另一方面,肝脏是一些自身免疫反应的发生场所,包括原发性硬化性胆管炎和原发性胆汁性肝硬化。尽管肝脏免疫系统在控制良恶性疾病中起着重要作用,但对肝脏免疫学的研究仍然处于初级阶段。这一章节我们回顾了目前对肝脏免疫细胞功能及其在疾病中所起作用的研究进展。

解剖结构

由于肝脏的血供主要来源于门静脉,而门静脉主要是收集来自小肠的血液,所以餐后肝脏会接受很大的抗原负荷。门静脉的血流缓慢通过巨大的肝血窦网,肝血窦是由缺乏基底膜的窗孔内皮细胞不连续排列而形成的(图 10.4)。肝血窦中血流缓慢,从而允许血液中的白细胞以及肝血窦中的内皮细胞能有效地捕获抗原。肝脏的网状内皮系统,包括肝窦内皮细胞(liver sinusoidal endothelial cells,LSEC)和 Kupffer 细胞(Kupffer

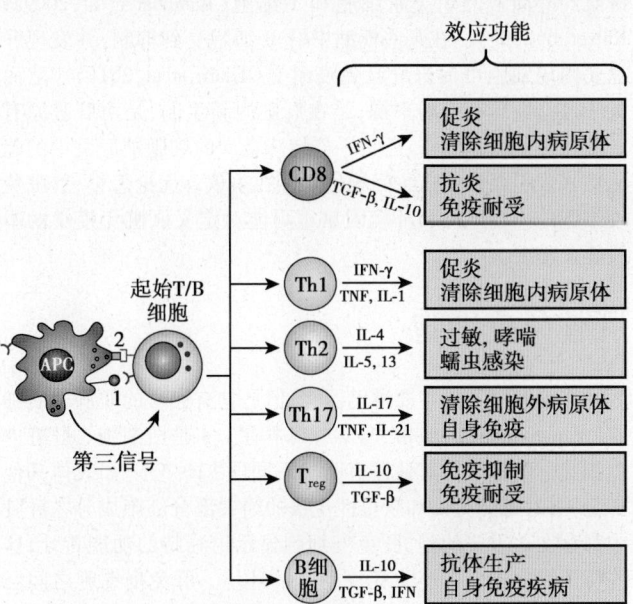

图 10.2　抗原提呈细胞对 T 细胞和 B 细胞的指令。抗原提呈细胞(APC)和初始 T 或 B 细胞之间的信号 1(抗原提呈)、信号 2(共刺激)和信号 3(细胞因子的产生)控制接下来的获得性免疫反应。初始 CD4+T 细胞可分化为 Th1、Th2、Th17 和 Treg 四种类型的 T 细胞,每种类型的 T 细胞都具有不同的细胞因子和特定的效应功能。紧接着,CD4+ T 细胞调节 CD8+ T 细胞,CD8+ T 细胞分别分化为能够杀死外来病原体或抑制免疫反应的细胞毒性或调节性细胞。B 细胞能分化成具有分泌细胞因子和产生抗体功能的细胞,在对抗肿瘤、病原体和自身免疫性疾病的反应中发挥作用

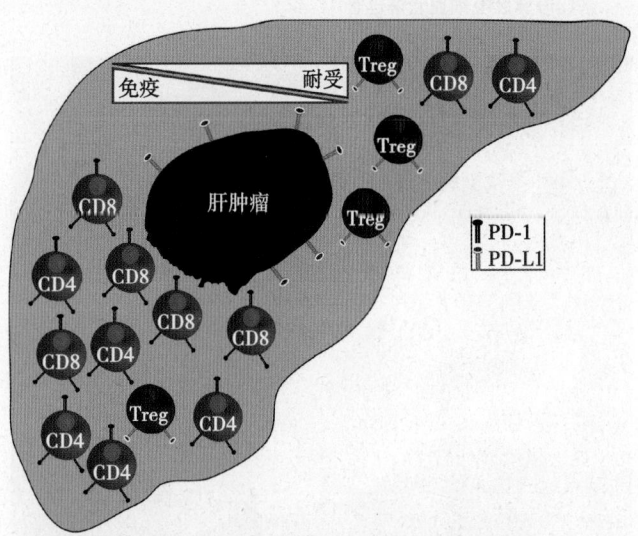

图 10.3　肝脏中免疫耐受和免疫响应之间的平衡。肝脏在诱导免疫耐受和过度免疫反应之间表现出一种平衡。肝脏作为致耐受性器官的例子包括了其在口服耐受,慢性肝炎感染和移植中的作用。此外,肝脏是癌症病人最常见的远处转移性疾病之一。相反,肝脏也是许多自身免疫性疾病的部位,例如自身免疫性肝炎,原发性硬化性胆管炎和原发性胆汁性肝硬化。当效应 CD4+和 CD8+ T 细胞未被调节性 T 细胞或免疫抑制通路如程序性死亡受体-1(PD-1)/程序性死亡配体-1(PD-L1)轴抑制时,就会发生对肝内抗原的免疫反应(左)。相反,当调节性 T 细胞增加或者免疫抑制途径上调时,会产生耐受性(右)。肝细胞也可以呈递抗原并表达免疫调节分子(From Saied A, et al. Immunotherapy for solid tumors—a review for surgeons, J Surg Res 187:525-535, 2014.)

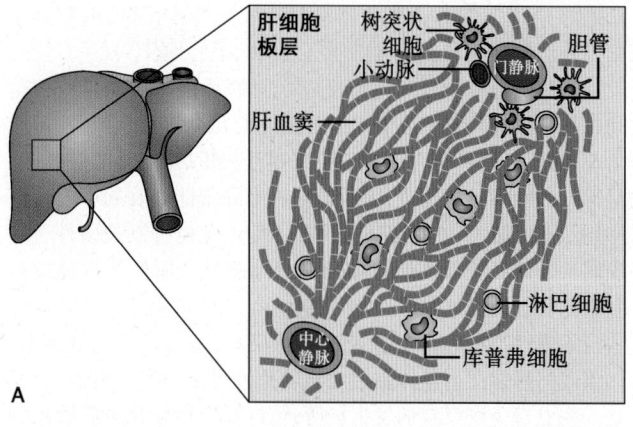

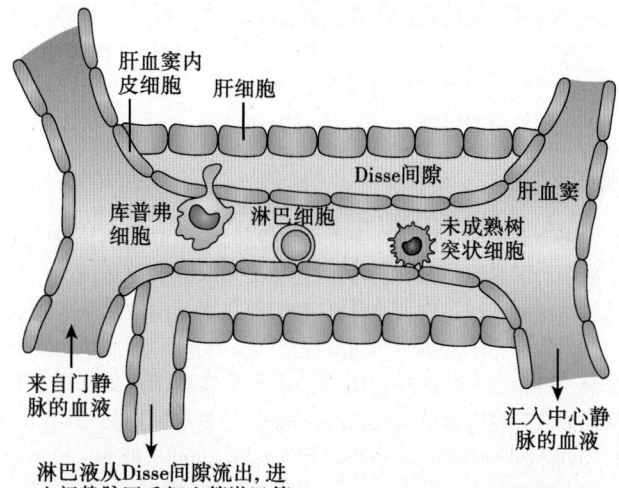

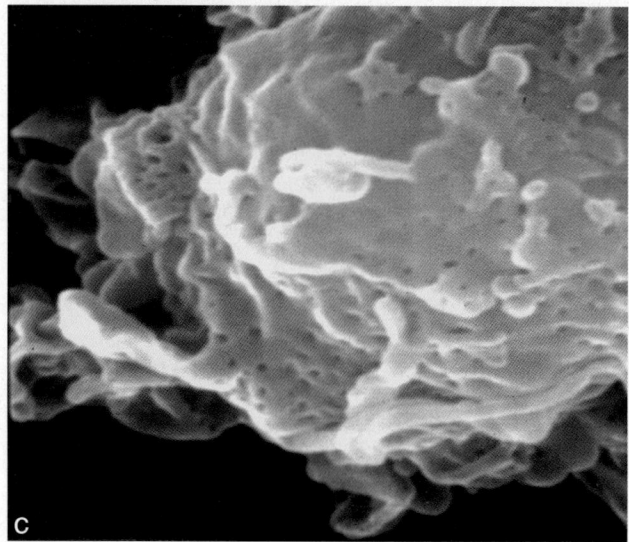

图 10.4 肝脏微血管解剖。(A)肝脏由肝小叶组成,每一小叶则根据其相对于肝门血管和中央静脉的位置来定义。(B)肝血窦内皮细胞(LSEC)围成肝血窦,且细胞膜上有窗孔。在肝血窦中存在着大量的免疫细胞,这些细胞可以穿过肝血窦内皮进出同肝细胞相邻的 Disse 间隙(窦周隙)。(From Crispe IN:Hepatic T cells and liver tolerance,Nat Rev Immunol 3: 51-62,2003.)(C)电子显微镜(×20 000)显示了 LESC 细胞膜的经典膜孔的形态(From Katz SC:Liver sinusoidal endothelial cells are insufficient to activate T cells,J Immunol 173: 230-235,2004.)

cells,KC)能高效地从门静脉血中提取抗原(Katzet al,2004)。LSEC 捕获和处理抗原的水平与专门的 APC(如 DC)相当。肝脏的微观结构也有利于血液中的白细胞和肝实质细胞、肝脏内的免疫细胞之间的相互作用。肝脏的微观结构和流变学特征有助于高效的抗原提呈和免疫细胞间的相互作用。

耐受和免疫抑制

可对口服摄入抗原和同种肝移植物诱导较强的免疫耐受,是肝免疫学的最有趣的部分之一。从最终结果来看,对口服摄入抗原的耐受显然是对机体有利的。在动物试验模型以及肝脏移植术后病人的临床研究中,已经发现移植的肝脏比其他实体器官更易被受体接受。在同种异基因移植中,对同一供者,肝脏移植可以对同时进行的肾脏移植产生保护作用(Creput et al,2003)。另一方面,肝脏原发性和转移性肿瘤利用肝内免疫抑制来逃避免疫系统的清除。对肝脏耐受性的深入了解可能有助于干预治疗,以刺激癌症免疫或控制炎症条件下的肝脏免疫细胞功能。

目前有多种理论试图揭示肝脏免疫耐受的原因。一种理论认为,与发生胸腺耐受的机制类似,在肝脏发生了抗原特异性 T 细胞克隆缺失。另一种理论认为,同种异基因移植物会释放大量可溶性 MHC Ⅰ,可能封闭了细胞毒性 T 细胞。人们认为 Kupffer 细胞和自然杀伤细胞在肝脏耐受的发展中起着重要作用,因为两者中任何一个耗尽都与口服耐受的丧失相关。肝树突状细胞和 T 细胞也在肝脏耐受中起着重要作用,因为肝脏的树突状细胞和 T 细胞的免疫源性少于淋巴组织源性器官如脾脏和外周血的树突状细胞和 T 细胞(Bamboat et al,2009a; Katzet al,2005)。在某些模型中肝 B 细胞受到抑制,并发现肝血窦内皮细胞可促进肝脏免疫耐受(Thorn et al,2014)。然而关于这些特殊细胞的来源,是在肝脏内新生的,是由肝脏原有的免疫细胞变化而来,还是一群特殊类型的细胞被肝脏中的趋化信号吸引而来?这个问题仍然存在争议。无论怎样,肝脏免疫细胞的内在差异和环境因素很可能对定义肝脏免疫学的本质至关重要。

肝脏免疫细胞

尽管肝脏不是主要淋巴器官,但是它有大量的非肝实质细胞(nonparenchymal cells,NPC),其中有 1/4 是白细胞。肝脏内白细胞群的组成与其他器官明显不同(图 10.5)。如人体其他部位一样,天然免疫和获得性免疫的绝大部分细胞成分在肝脏中都存在。重要的是,肝免疫细胞显示出独特的功能特性,这些特性倾向于促进产生免疫耐受的环境。肝免疫细胞之间巨大的异质性使我们无法对其功能进行简单概括。肝脏免疫细胞多种效应可能是高度关联的,这使得对他们的研究变得既有趣又具有挑战性。

抗原提呈细胞

实验和临床观察发现抗原通过肝脏可引起免疫耐受,这恰好解释了肝中的抗原呈递问题(Li et al,2004)。抗原提呈细胞(APC)在激活获得性免疫反应和连接天然免疫和获得性免疫中起着至关重要的作用。DC、LSEC、Kupffer 细胞和肝 B 细胞均

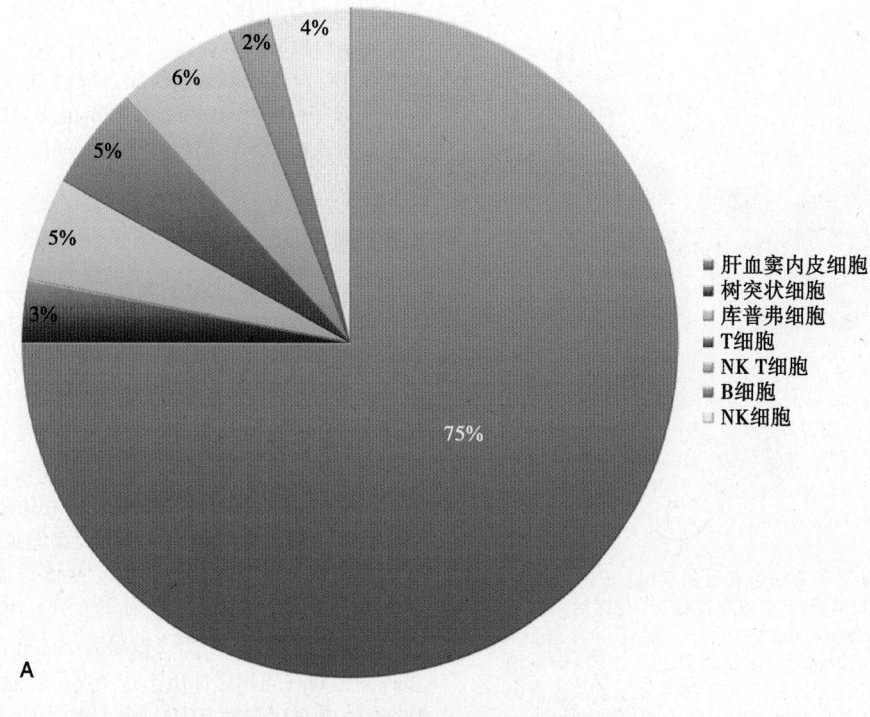

肝血窦内皮细胞
树突状细胞
库普弗细胞
T细胞
NK T细胞
B细胞
NK细胞

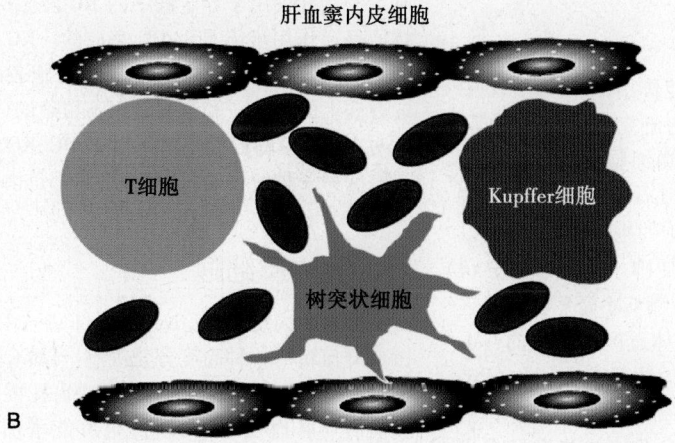

图 10.5　肝脏免疫细胞的组成。（A）在用胶原蛋白酶分解鼠类肝脏并离心移除肝细胞后进行流式细胞分析。肝血窦内皮细胞占到了肝脏非实质细胞的大部分（75%）。在肝脏白细胞中 NK T 细胞和 KC 细胞占比较高。肝 DC 在亚群组成和功能上都是独特的。（B）LSEC 围成的肝血窦是肝 T 细胞、KC 和 DC 相互作用协调免疫反应的场所

参与肝内抗原呈递。APC 呈递特定抗原的方式可以显著地改变抗原特异性 T 细胞的免疫应答。特别是当抗原呈递同适宜的辅助刺激分子相配合时，T 细胞增殖发育，逐渐表现出其免疫表型和相应的免疫功能（图 10.6）。相反，若抗原呈递时不存在辅助刺激分子，则会导致免疫力的缺乏和 T 细胞的死亡，这是两种外周诱导和维持免疫耐受的机制。

树突状细胞

树突状细胞（DC）是一种少有的异种白细胞，主要负责外周抗原的捕获继而向免疫效应细胞呈递抗原。DC 现被认为是免疫系统中最有潜力的 APC。根据细胞表达整合素 CD11c 的情况分离了鼠类动物的 DC，未成熟的 DC 专门负责捕获抗原，然后移行至淋巴结，在那里它们可以同 T 细胞相互作用。当遇到病理性刺激，如细菌的脂多糖，DC 发生表型和功能的变化，由此它们捕获抗原的能力被削弱了，但它们表达的 MHC Ⅱ 类分子和 T 细胞辅助刺激分子增加。辅助刺激分子的表达对于顺利进行抗原呈递和有效的 T 细胞激活非常重要。炎症能够促进 DC 的成熟过程，即 DC 表达更多的 MHC 和辅助刺激因子，从而增加抗原呈递和 T 细胞激活效率。

有非常多的著作研究了来自鼠类骨髓祖细胞或人外周血单核细胞的 DC 在体外生长对其功能的影响。有关直接从脾、淋巴结或甲状腺中分离出的 DC 的研究也很多。然而，由于肝脏中的 DC 很少，有关肝 DC 表型及功能的研究也很少。这些早期的研究显示，肝树突祖细胞是相对不成熟的细胞，免疫刺激性弱，可引起免疫耐受（Lau & Thomson, 2003; Luet al, 1994, 2001）。

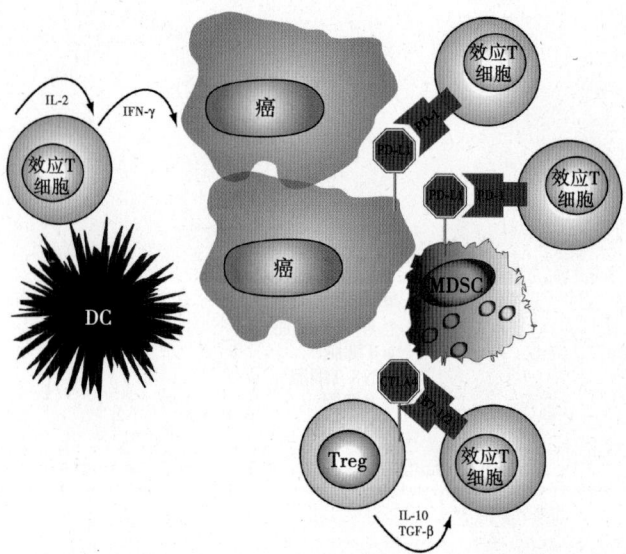

图10.6 抗原种类决定了 T 细胞激活的状态。三种主要的 APC:DC、巨噬细胞和 B 细胞。免疫应答取决于呈递给 T 细胞的抗原种类。APC 的类型和辅助刺激分子的存在与否对于 T 细胞是免疫无能还是可以被激活至关重要。除非免疫抑制细胞或免疫抑制信号介入(右),APC 向 T 细胞呈递抗原通常会触发获得性免疫反应(左)(From Khan H,et al:The prognostic value of liver tumor T cell infiltrates,J Surg Res 191:189-195,2014.)

为了更好地了解肝 DC 在肝脏的功能作用,最近研究集中于研究新鲜分离的肝 DC。在我们的最初研究中,我们增加肝 DC 的数量以便于分离。因为粒细胞-巨噬细胞集落刺激因子(granulocyte-macrophage colony-stimulatory factor, GM-CSF) 已被用于在肝脏非实质细胞中促进树突祖细胞的生长,而且我们以前发现在体内 GM-CSF 的过度表达可以使脾中的髓系树突状细胞数量增加(Miller et al,2002),所以推测 GM-CSF 也可促进肝 DC 的增殖。我们发现,通过腺病毒载体过度表达出的 GM-CSF 可使具有高度免疫刺激性的肝 DC 的数量大大增加(Pillarisetty et al,2003)。我们还发现很大一部分被 GM-CSF 募集入肝的细胞是 DC 祖细胞,这些细胞可以在培养基中发育成 CD11c+的 DC,这种现象预示 DC 的生长可以在肝脏中进行。我们用免疫组化的方法定位被募集的细胞,发现肝 DC 围绕中央静脉集中分布,而 DC 祖细胞散在分布于整个肝实质中。

我们增加肝 DC 的实验明确了肝 DC 在肝脏中的生长情况。他们发现同那些相对研究得比较充分的脾 DC 相比,CD11c+的肝 DC 是未成熟的,只有很弱的免疫刺激性(Pillarisetty et al,2004)。相比脾 DC,肝 DC 的 MHC Ⅱ 类分子和辅助刺激分子有不同的表达。髓系(CD11b+)和淋巴系(CD8α+)肝 DC 约分别占肝 DC 总数的 10%,同它们在脾中对应的同类细胞一样,这两种细胞都可以有效地激活 T 细胞。而其余大量的肝 DC 表达少量或不表达 CD11b 和 CD8α,只有非常弱的免疫刺激性。这些实验表明,正是有这些特殊 DC 的存在才使得肝脏整体的 DC 的天然免疫刺激性减弱。最近,我们发现肝脏中 CD11c^hi DC 亚群对于可溶性蛋白的有效表达是必需的(Plitas et al,2008)。利用 CD11c^hi DC 敲除的转基因小鼠模型,我们发现肝脏中抗原特异性 CD8+ T 细胞的激活仅发生在 CD11c^hi DC 存在的情况下。

目前对肝脏 DC 的研究现已扩展到人类。我们发现,与自体血液 DC 相比,从人肝脏中新分离的 DC 更具有免疫耐受性。人肝脏 DC 对 T 细胞的激活能力较弱,它可以通过产生抗感染性细胞因子白介素-10(interleukin-10, IL-10) 来诱导原始 CD4+ T 细胞向具有抑制作用的调节性 T 细胞分化(图 10.7; Bamboat et al,2009a)。

库普弗细胞

肝脏巨噬细胞,即库普弗细胞(Kupffer cells,KC),长久以来一直被视为肝中主要的吞噬细胞。KC 是体内最多的一群巨噬细胞,起源于血中的单核系祖细胞。通常,KC 存在于肝血窦中,也可以移行至 Disse 间隙与肝细胞发生相互作用(图 10.4)。目前认为,KC 在抗原呈递过程中起到了重要的作用并与门静脉免疫耐受有关。有证据显示 KC 也许可以调控 T 细胞与抗原的反应,并在肝的同种异基因移植中介导免疫耐受(Sun et al,2003)。

一些可更加精确地描述细胞亚型的技术使有关 KC 和其他一些传统意义上的免疫细胞的一些概念受到质疑。特别是流式细胞术(图 13.4)的出现,使我们可以根据细胞表面的标志物来界定细胞种类,而非仅根据大小或是其他的一些粗糙的很多种细胞共有的物理性质。这一点可以通过事实证明:很多肝 DC 表达表面标志物 CD11b,并且这一标志物通常是由单核细胞系表达并被用于界定肝中的 KC。很多过去认为属于 KC 的抗原呈递作用可能是由 DC 完成的。KC 和 MDSC 也有一些类似的细胞表面标记物表达。依据细胞表面标记物来界定细胞的方法上的不统一和继续使用不精确的分离细胞的方法,导致了对 KC 认识的含混不清。对于 DC、KC 和 MDSC 在功能上的重叠的另一种解释是,这三种细胞都是由一种共同的前体细胞分化而来。

肝血窦内皮细胞

肝血窦内皮细胞(liver sinusoidal endothelial cells, LSEC)是围成肝血窦的一种高度分化细胞。LSEC 可以根据其细胞膜上的窗孔加以区分(图 10.4)。这些窗孔可选择性地允许抗原在肝实质与肝血窦之间穿行,也可能增加抗原提呈的表面积。LSEC 所处的位置使其可以同那些穿行于门静脉系统的抗原和免疫细胞进行相互作用。

一些研究显示 LSEC 不仅可围成肝血窦,起到屏障的作用,还是一种免疫细胞,能够捕获、呈递抗原并激活 T 细胞(Knolle & Limmer,2001)。然而,同 KC 一样,有关 LSEC 的免疫功能还存在着相当大的争议。与早期的研究相反,最近我们发现尽管 LSEC 在体外或体内都有非常强的捕获各种抗原的能力,但它们在缺乏外源性刺激的情况下无法激活 T 细胞(Katz et al,2004)。这个结论和早先的研究结果存在着差异,这种差异的造成可能是由于作者采取了一种更特异的分离细胞的方法。研究显示,LSEC 没有独立激发 T 细胞介导的免疫反应的能力。然而,这一发现并不能排除 LSEC 同 KC 和 DC 一样,在肝中起到了非常重要的抗原呈递作用的可能。

效应细胞

T 细胞

与其他肝脏免疫细胞一样,肝内 T 细胞具有独特的特性,

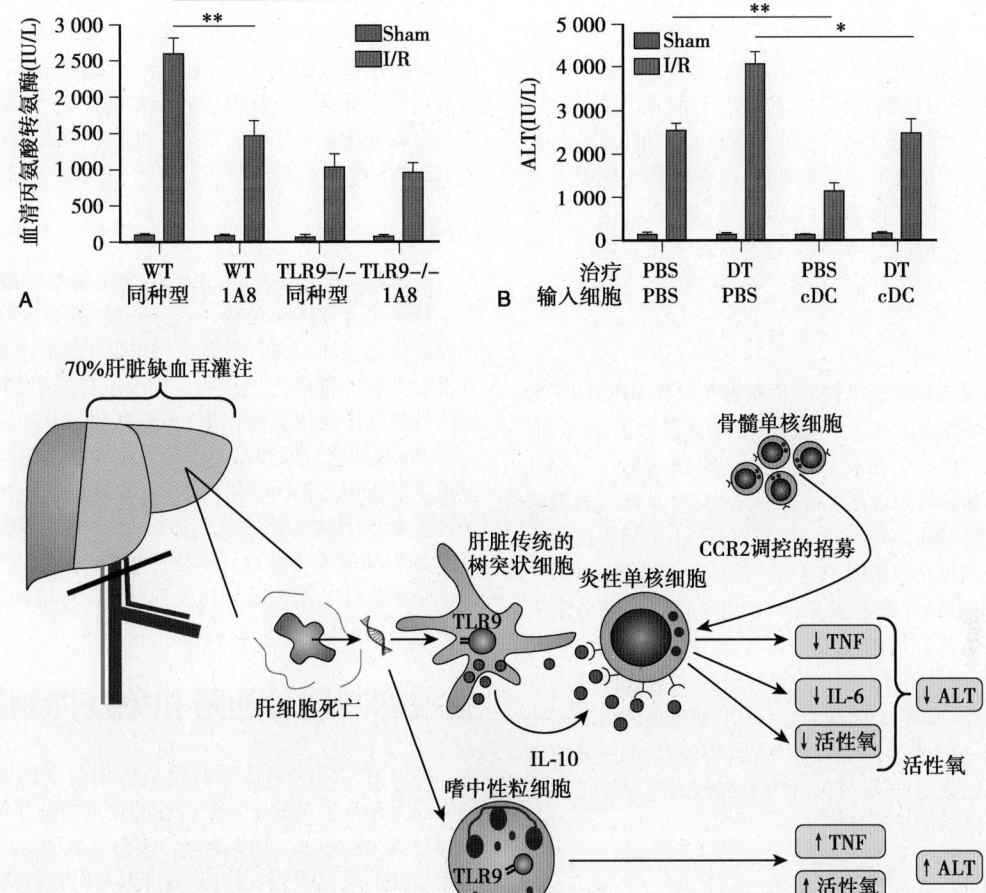

图 10.7 在肝缺血再灌注(I/R)时,Toll 样受体 9(TLR9)在中性粒细胞和树突状细胞中的作用。(A)使用抗体去除野生型(WT)和 TLR9 敲除小鼠的中性粒细胞或者是同种型对照。然后,小鼠接受了假手术(sham)或 1 小时的肝段缺血,再灌注 12 小时(I/R)。最后测定血清丙氨酸转氨酶(ALT)。(B)通过单次注射白喉毒素(DT),选择性地减少转基因小鼠的传统树突状细胞(cDC)。对照组小鼠注射磷酸盐缓冲生理盐水(PBS)。12 小时后,在假手术或缺血再灌注之前,给小鼠静脉注射 cDC 或 PBS。12 小时后测定血清 ALT。(C)在肝脏部分缺血再灌注(70%缺血)后,肝细胞死亡导致宿主 DNA 释放,通过 TLR9 激活 cDC 和中性粒细胞。cDC 产生白细胞介素 10(IL-10),抑制炎症单核细胞的功能。从而产生较少的炎性细胞因子[肿瘤坏死因子(TNF)、IL-6]和活性氧(ROS),减少肝损伤。相反,中性粒细胞 TLR9 的激活导致 TNF 和 ROS 生成增加,从而使得 ALT 水平上升。* P<0.05; ** P<0.01 (A,From Wiley InterScience. Bamboat ZM,et al: Toll-like receptor 9 inhibition confers protection from liver ischemia-reperfusion injury, Hepatology 51:621-632,2009; B and C,modified from the American Society for Clinical Investigation. Bamboat ZM,et al: Conventional dendritic cells reduce ischemia/reperfusion injury in mice via IL-10, J Clin Invest 120:559-569,2010.)

使它们能够促进维持肝脏免疫耐受的环境。T 细胞是一群具有异质性的获得性免疫细胞,具有免疫和免疫抑制功能。CD4 辅助 T 细胞(Th1 和 Th2 细胞)协调免疫应答,CD8 细胞毒性 T 细胞杀伤感染的宿主细胞或恶性肿瘤细胞,Treg 发挥免疫调节作用。肝脏也有丰富的非经典 T 细胞亚群,包括 NKT 和 γδ T 细胞。APC 和 T 细胞之间相互作用的性质,以及因此 T 细胞的功能极化,决定了特异性免疫反应的结果。

T 细胞的分类根据是其表面的抗原受体。肝脏含有完整的 T 细胞亚群,尽管每个群体的相对比例与淋巴器官不同。更为广义的 T 细胞分型,可分为所谓的传统 T 细胞和非传统 T 细胞。传统 T 细胞表达 αβ T 细胞受体,并同时表达 CD4 或 CD8。这种 T 细胞是人体中最常见的 T 细胞,而在小鼠体内则占到其全部肝 T 细胞总数的 1/3。非传统 T 细胞表达 NK 标识物或 γδ

T 细胞受体,占肝 T 细胞的大多数,大约各占 50% 和 10%。肝脏中含有大量的表达 FOXP3 的 Treg。另外肝脏也含有被称为 Th17 细胞的 T 细胞,这些细胞能够产生炎症细胞因子 IL-17。Th17 细胞在促进肝脏炎症和纤维化疾病中发挥重要作用。

传统 T 细胞可以识别特殊的肽抗原,即 APC 表面的 MHC Ⅰ类或Ⅱ类分子,这决定了 T 细胞的多样性。αβ T 细胞受体具有高度可变性,免疫系统中存在大量 T 细胞,每一种分别识别由 APC 呈递的不同抗原。CD8+ T 细胞对 MHC Ⅰ类分子上的肽链产生应答。除了红细胞,几乎体内所有细胞都表达 MHC Ⅰ类分子。被激活的 CD8+细胞成为细胞毒 T 淋巴细胞。CD4+ T 细胞又称为辅助 T 细胞,可识别专职 APC 表面的 MHC Ⅱ类分子。CD4+ 细胞亚群,Th1 和 Th2 细胞,通过分泌细胞因子,作用于附近的效应细胞,调控并进一步增强免疫应答。

CD4+和CD8+细胞间相互作用的重要性显而易见。越来越多新近的研究显示在脾和淋巴结中,这两种细胞的比例将近2∶1,而肝脏中,两者的比例正好相反(Crispe,2003)。然而,我们用新的细胞分离技术进行实验,初步数据显示,在肝与脾和淋巴结中,两种细胞的比例相同,均近似为1.5∶1。之前的研究也支持肝内T细胞注定会凋亡或死亡的观点。相比之下,我们发现肝T细胞的功能在肝内受到抑制,但在转移到脾脏或受到体外刺激时可以解除这种抑制(Katz et al,2005)。这一发现提示肝内T细胞功能障碍是可逆的,这意味着潜在的免疫治疗的机会。

γδ T 细胞

γδ T 细胞的受体相对变化较少,但它可在没有MHC的情况下识别多种非肽类抗原。γδ T 细胞占肝T细胞总数的10%,而在血液或淋巴结中仅占T细胞总数的很小部分(<5%)。γδ T 细胞还在皮肤和黏膜接触面高度表达,作为应对非典型的细菌和病毒类病原体的早期免疫应答的组成成分,γδ T 细胞被认为通过分泌刺激和趋化性细胞因子起到了调控免疫应答的作用。γδ T 细胞可以影响αβ T 细胞的激活,还由于可以早期分泌干扰素(IFN)-γ,被认为在肿瘤免疫中发挥重要作用(Gao et al,2003)。我们的一项针对于γδ T 细胞的研究表明这种细胞也具有免疫抑制特性(Katz et al,2005)。γδ T 细胞在肝中的高比例显示它们具有一种重要的免疫学功能,但有待进一步的研究。与大多数淋巴细胞群体一样,肝内T细胞间的异质性使我们无法对其功能进行简单概括。

自然杀伤 T 细胞

自然杀伤(NK)T细胞同时具备传统 T 细胞和 NK 细胞的特点,需要依靠某些 T 细胞和 NK 细胞的表面标志物来界定。大多数 NK T 细胞会对 CD1d 具有拮抗作用,CD1d 是一类 MHC Ⅰ类分子样的糖蛋白。CD1d 在 APC 和肝细胞上都有表达。NKT 表达固定的 T 细胞受体链,这些受体在物种间保守,表明NKT 细胞在对病原体的先天免疫反应中发挥重要作用。活化的 NK T 细胞具有产生原始辅助 T 细胞(Th1 和 Th2)细胞因子IFN-γ 和 IL-4 的能力。

在肝脏中,NK T 细胞占 T 细胞的比例比其他器官要大。另外,NK T 细胞的扩散也已经在一些肝损伤的模型,譬如肝脏部分切除术中被发现。NK T 细胞已被证明在肝脏炎症性疾病和感染的清除机制中发挥重要的作用。在小鼠模型试验中,清除 NK T 细胞后观察到消除了试验性肝炎的影响。缺失 NK T 细胞的小鼠更容易成为病毒和细菌感染的宿主。NK T 细胞现在也被认为在对肝脏肿瘤的免疫监视中发挥了一定的作用。鼠类原发和转移瘤模型的数据表明 NK T 细胞可以介导对肿瘤的排斥和抑制作用,某种程度上这是由于它们具有分泌 IFN-γ的能力(Teng et al,2007)。在其他小鼠模型中的研究表明,肝脏 NKT 细胞具有抑制 T 细胞增殖的能力,因此有助于抑制肝内的免疫功能。

自然杀伤细胞

NK 细胞是天然免疫的主要应答细胞,与 T 细胞不同,NK细胞不具有特异性抗原受体。通过表达多种激活和抑制性受体,NK 细胞可以与靶细胞上的配体结合。NK 细胞被激活后能够分泌杀伤介质和细胞因子(如 IFN-γ),以不受 MHC 限制的方式直接溶解被病毒感染的细胞和肿瘤细胞。NK 细胞是小鼠和人肝脏淋巴细胞的主要组成部分(图 10.5),介导病毒性和自身免疫性肝炎的炎症反应。与血液中的 NK 细胞相比,肝脏中具有较弱细胞杀伤能力的 NK 细胞亚型所占比例更大,因此人肝脏 NK 细胞具有较弱的溶解能力(Burt et al,2009)。

B 细胞

B 细胞与 T 细胞一起介导获得性免疫反应。B 细胞通过产生抗体来介导体液免疫。在一些特定的情况下 B 细胞也可以发挥抗原呈递功能。虽然人们很少注意肝 B 细胞,但它们在肝淋巴细胞中所占比例很大。B 细胞在肝脏的病毒性和自身免疫性疾病中发挥重要作用(Novobrantseva et al,2005)。相比之下,肝 B 细胞对肝肿瘤的作用却很少被忽视。我们小组最近报道了肝脏中的 MDSC 通过下调 CD80 抑制肝 B 细胞,CD80 是一种参与 T 细胞活化的共刺激分子(Thorn,2014)。这可能是肝 B 细胞功能改变导致肝内耐受的机制。我们需要进一步的工作来了解肝 B 细胞是如何受到肝内微环境的影响,进而影响肝内疾病的。

免疫抑制信号通路和免疫抑制细胞

抑制或共同抑制信号通路是肝内耐受的重要调控机制。在实验室和临床试验中最受关注的免疫抑制受体是 CTLA-4 和PD-1(Brahmer et al,2012;Finn,2008)。PD-1 和 CTLA-4 轴是 T细胞活性的关键调控方式,肿瘤可以利用它们诱导 T 细胞抑制(见图 10.6)。CTLA-4 在活化的 T 细胞和 Treg 上表达,阻断CTLA-4 的激活可使受抑制的 T 细胞功能恢复。与 CTLA-4 一样,PD-1 是一种共抑制受体,但具有独特的生物学特性。PD-1有两个已知配体:PD-L1 和 PD-L2。许多肿瘤细胞和免疫抑制细胞都表达 PD-L1,而 PD-L1 参与 PD-1 导致 T 细胞功能衰竭(Curiel et al,2003)。衰竭的 T 细胞产生细胞因子、增殖和肿瘤溶解的能力明显减弱。虽然阻断 CTLA-4 或 PD-1 可能导致自身免疫性或炎症性毒性,但靶向阻断肝脏中的 PD-1 可能对正常的肝组织有保护作用。在动物模型中,我们最近证明 PD-1的阻断可以使肝内的 T 细胞恢复功能,同时减少对正常肝实质的损伤(Licatæt al,2013)。

Treg 是 CD4 T 细胞的一种亚型,可以通过抑制抗原特异性T 细胞调控免疫耐受(Shevach,2002)。转录因子 FOXP3 可以调控 Treg 的分化,同时也可以作为在实验中识别 Treg 的标记物。Treg 通过多种机制介导免疫抑制,包括分泌致耐受细胞因子和表达 PD-L1。MDSC 与 Treg 协同工作,促进肝内免疫抑制环境的形成。MDSC 是一组来源于髓系的异质细胞。表型上,MDSC 具有不成熟中性粒细胞、单核细胞或 NK 细胞的特征。MDSC 表达 PD-L1,并通过产生抑制性细胞因子和酶来促进 T细胞的抑制。Treg 和 MDSC 可能都是肝免疫耐受的重要因素,同时也是抑制针对肝内感染或癌产生的免疫反应的重要因素。

细胞因子

细胞因子(见第 11 章)是一种能够在免疫细胞之间进行通讯

的小分子蛋白,通过传递信号来调控对肿瘤或病原体的免疫反应。细胞因子大致可以分为两类,即天然免疫细胞因子和获得性免疫细胞因子(表 10.1)。细胞因子也可以根据它们是炎症性的还是抗炎症性的来区分。单个的细胞因子的功能与微环境和靶细胞特征有关。尽管已经有数百种细胞因子被发现,我们在这里只讨论少数被证明在肝脏产生并对肝脏有重要影响的细胞因子。

表 10.1　天然免疫和获得性免疫中的细胞因子

细胞因子	主要来源	主要靶点:生物学效应
天然免疫		
TNF-α	巨噬细胞、T 细胞、DC	内皮细胞:活化
		中性粒细胞:活化
		下丘脑:发热
		肝脏:合成急性期时相蛋白
		肌肉和脂肪:分解代谢
		多种类型的细胞:凋亡
IL-1	巨噬细胞、内皮细胞	内皮细胞:活化
		下丘脑:发热
		肝脏:合成急性期时相蛋白
趋化因子	巨噬细胞、内皮细胞、T 细胞、成纤维细胞、血小板	白细胞:趋化、活化、向组织内转移
IL-12	巨噬细胞、DC、NK DC	T 细胞:Th1 细胞分化
		NK DC 细胞、NK 细胞和 T 细胞:IFN-γ 的合成,增加细胞毒作用
IFN-α、IFN-β	IFN-α:巨噬细胞、浆细胞样 DC 细胞	所有细胞:抗病毒状态、抑制 IL-12 产生、共刺激因子和 MHC Ⅱ 类分子的表达
	IFN-β:成纤维细胞	
IL-10	巨噬细胞、T 细胞(主要是 Th2 细胞)	巨噬细胞、DC 细胞:抑制 IL-12 产生和共刺激因子和 MHC Ⅱ 类分子的表达
IL-6	巨噬细胞、DC 细胞、上皮细胞、T 细胞	肝脏:急性期时相蛋白的合成
IL-15	巨噬细胞、其他细胞	NK 细胞:增殖
		T 细胞:增殖(记忆性 CD8+细胞)
IL-18	巨噬细胞	NK 细胞和 T 细胞:合成 IFN-γ
获得性免疫		
IL-2	T 细胞	T 细胞:增殖、增加细胞因子的合成、Fas 介导的细胞凋亡
IL-4	CD4+ T 细胞(Th2 细胞)、肥大细胞	B 细胞:IgE 的同型转换
		T 细胞:Th2 细胞分化、增殖 NK DC 细胞和 NK 细胞:增加 IFN-γ 的产生
IL-5	CD4+ T 细胞(Th2 细胞)	嗜酸性粒细胞:活化,增殖
IFN-γ	CD8+ T 细胞(Th1 细胞)、NK DC 细胞、NK 细胞	巨噬细胞:活化
		B 细胞:受调理素作用和补体修饰的 IgA 亚类的同型转换
		T 细胞:Th1 分化
		多种细胞:增加 MHC Ⅰ、Ⅱ 类分子的表达,增加 T 细胞的抗原呈递作用和抗原表达
TGF-β	T 细胞(调节性)、巨噬细胞、其他类型细胞	T 细胞:抑制增殖和效应器的功能
		B 细胞:抑制增殖;产生 IgA
		巨噬细胞:抑制作用
淋巴细胞毒素	T 细胞	中性粒细胞:募集和活化
		淋巴样细胞的产生
IL-13	CD4+ T 细胞(Th2 细胞)	B 细胞:IgE 的同型转换
		上皮细胞:增加黏膜生成
		巨噬细胞:抑制作用
IL-17	CD4+ T 细胞(Th17)	骨髓祖细胞:中性粒细胞的产生
		成纤维细胞和内皮细胞:IL-6 和 G-CSF 的产生

Modified from Abbas AK:Cellular and molecular immunology. Philadelphia,2003,Saunders Elsevier.

肿瘤坏死因子-α

TNF-α 最初是从用脂多糖处理过的动物体内分离出来的,其名称的获得在于它被发现可以在体内和离体实验中溶解肿瘤细胞。肿瘤坏死因子-α 是最重要的炎性因子之一。它可以直接调节天然免疫,经常会产生全身的效应。TNF-α 主要由巨噬细胞受到革兰阴性细菌细胞膜上表达脂多糖的刺激后产生。T 细胞、肥大细胞、DC 和 NK 细胞同样可以产生 TNF-α。TNF-α 受体存在于大多数细胞类型上,而 TNF-α 受体家族是一大类蛋白质,在炎症和免疫反应中具有许多作用。

白细胞介素 6

IL-6 是一种多效性的细胞因子,它在肝脏内高表达并对天然免疫和获得性免疫都有作用。它由 DC 细胞、巨噬细胞、T 细胞、B 细胞、内皮细胞、成纤维细胞和角质细胞合成。IL-6 的产生是对 TNF-α 的早期反应的结果,并且 IL-6 被认为可以通过诱导肝细胞生成急性期时相蛋白产生而放大肝脏内炎症反应。作为促进早期炎症反应的一部分,IL-6 还可以刺激骨髓内中性粒细胞前体的分化。IL-6 与 TGF-β 协同促进 Th17 细胞的增殖。此外,实验模型证明 IL-6 的缺失会损害 DC T 细胞的刺激功能。然而,IL-6 基因敲除的小鼠肝脾中仍然可以有正常数量和种类的 DC 细胞(Bleier et al,2004)。IL-6 还被认为在肝脏的再生中具有重要作用。我们最近发现,血清 IL-6 水平与肿瘤肝转移灶的肝内 T 细胞免疫治疗活性相关(Saied et al,2014)。

Ⅰ型干扰素(IFN-α 和 IFN-β)

IFN-α 是一大类结构相似的细胞因子,它们在免疫系统抗病毒感染的过程中起关键作用。IFN-α 是由免疫细胞产生的,而 IFN-β 可以由成纤维细胞等多种细胞在其自身被病毒感染后产生。传统上认为,IFN-α 认为是由巨噬细胞产生的;但是,最新的证据表明类浆细胞样树突状细胞是 IFN-α 最主要的产生者(Siegal et al,1999)。Ⅰ型干扰素刺激被病毒感染的细胞产生酶,干扰病毒 RNA 或者 DNA 复制从而发挥直接的抗病毒作用。Ⅰ型干扰素还可以增加被病毒感染的细胞表面 MHC Ⅰ型分子的表达,增大其被 CD8+细胞毒 T 细胞杀死的可能性。此外,Ⅰ型干扰素可以抑制细胞的增殖。干扰素-α 已被临床应用于病毒性肝炎的治疗和黑素瘤的辅助治疗。

干扰素-γ

IFN-γ 是Ⅱ型干扰素。它是典型的促炎细胞因子,与抗肿瘤免疫反应相关。它可以活化巨噬细胞并且通过 MHC Ⅰ类和Ⅱ类分子途径增加抗原呈递,从而发挥连接天然免疫和获得性免疫的作用(Schroder et al,2004)。它由 T 细胞、B 细胞、NKT 细胞、DC 和巨噬细胞产生。IFN-γ 促进 Th1 驱动的细胞毒性 T 细胞应答,这对清除病毒感染细胞或肿瘤至关重要。此外,IFN-γ 可促进 APC 上 MHC 的表达,增强 NK 细胞的细胞毒性活性。血清 IFN-γ 水平的升高与临床免疫治疗的良好反应有关。

免疫系统在良性肝脏疾病中的作用

肝内免疫细胞在影响肝脏的各种炎症、感染和肿瘤疾病中发挥重要作用。我们对肝脏免疫细胞生物学特点和肝内免疫细胞亚群之间的相互作用的理解,极大地促进了我们对肝病发病机制的认识。以下章节将重点介绍肝脏免疫系统在各种良性肝脏疾病中的作用。

移植

移植免疫学已经对肝脏作为免疫器官的独特特性有了重要的认识。与其他器官不同,在动物的移植模型中,肝脏可以跨越 MHC 限制而被接受(Qian et al,1994)。此外,在肝移植受者中,常常发生系统性的、供体特异性的耐受(Kamada et al,1981)。在人体中,肝移植可以保护来自同一捐赠者的其他器官(Rasmussen et al,1995),而受体通常可以完全摆脱免疫抑制(Mazariegos et al,1997)。同种异体移植的抗排斥反应和促进肝外耐受的独特能力说明了肝免疫细胞的免疫抑制特性。

小鼠原位肝移植模型的建立为深入了解肝脏免疫反应的调节机制提供了机会(Qian et al,1991)。在被认为有助于肝耐受的因素中(知识框 10-1),微嵌合体和诱导活化 T 细胞凋亡已被深入地研究且广泛接受。尽管供者细胞在移植受者体内持续存在,微嵌合体被认为是器官移植接受的先决条件(Starzl et al,1992,1996)。来自供体肝脏的高抗原性负荷以及供体 APC 在受体淋巴组织中的持续存在,可能给受体提供持续的同种异体刺激源(Sriwatanawongsa et al,1995;Suzuki et al,1988)。同种异体反应的受体 T 细胞的持续激活导致其彻底缺失,同时诱导了系统耐受。特定供体来源的肝 APC,如 DC 和 KC,在嵌合诱导耐受中的作用尚不清楚。尽管新近分离的肝树突状细胞通过产生 IL-10 表现出耐受性潜能(Bamboat et al,2009a),其他研究表明,供体来源的肝树突状细胞主要是受者 T 细胞分化为促进排斥反应的刺激性亚型(Bosma et al,2010)。

KC 的免疫调节作用也被广泛研究。KC 参与了口服摄入耐受的诱导和淋巴细胞凋亡,这已被认为是肝移植免疫抑制的机制之一(Callery et al,1989)。最近,KC 被证明在诱导抗原特异性 T 细胞耐受中起着关键作用(Breous et al,2009),并被认为是通过前列腺素的产生来抑制 T 细胞反应(You et al,2008)。尽管有证据表明 KC 具有耐受性,但在小鼠肝移植模型中,使用氯化钆来抑制 KC 功能并没有显示对肝移植存活产生影响。关于 KC 在肝移植中作用的不同发现可能反映了耐受性MDSC 和注射前巨噬细胞的相反作用,两者与 KC 有相当大的表型重叠。

知识框 10.1　导致肝耐受的因素

- 通过释放可溶性 MHC Ⅰ类抗原的免疫抑制
- 不同功能的淋巴细胞群(KC、DC、NK 及 NKT 细胞、LSEC)
- 来自门静脉循环的恒定抗原负荷
- 诱导活化 T 细胞凋亡
- 微嵌合体
- 肝 APC 未成熟表型及耐受功能(DC、KC、LSEC)
- 肝脏内 Th1 和 Th2 分布的改变(有利于 Th2)
- 抑制细胞的存在(Treg and MDSC)
- 免疫抑制途径(CTLA-4,PD-1)

Modified from Gershwin ME, et al: Liver immunology. Philadelphia, 2003, Hanley and Belfus.

肝内 T 细胞对耐受性和凋亡反应的总体偏倚可能是同种异体肝移植存活的原因（Crispe，2003）。活化的 T 细胞及其随后在肝脏内的凋亡被认为是诱导肝脏耐受和接受同种异体肝移植的另一个重要组成部分。最近发现肝星状细胞（HSC）通过 PD-L1/PD-1 轴介导肝 T 细胞凋亡（Charles et al，2013）。HSC 也可能诱导 Treg 的扩增，这是影响 T 细胞耐受性的另一个机制（Dangi et al，2012）。

从更为临床的角度来看，因乙型或丙型肝炎继发终末期肝病而移植的病人在移植后往往会经历更高的病毒载量（继发于抗排斥免疫抑制机制）。肝移植后病毒性疾病的复发是不可避免的，这是移植失败最常见的原因之一（Brown，2005）。最近，供体淋巴细胞过继免疫疗法为解决移植受者的复发性病毒性疾病提供了一些鼓舞人心的见解。移植时从供体肝脏中提取的富集 NK 和 NKT 细胞的淋巴细胞在体外活化 2 天后，然后再回输到移植受体中。采用过继疗法的病人在移植 1 个月后的丙型肝炎病毒载量明显低于对照组（Ohira et al，2009）。利用人肝细胞嵌合小鼠，作者发现过继性转移活化的供体淋巴细胞可通过产生 IFN-γ 而起到保护作用。其他研究组也认为，抗原特异性 CD8+ T 细胞是通过产生 IFN-γ 来预防移植受者肝炎复发的重要细胞（Jo et al，2009）。

尽管肝脏免疫系统在肝脏和全身耐受中起着重要作用，但人类的免疫机制仍然不清楚。多种抑制细胞类型和重叠的免疫抑制途径可能相互作用，在肝内形成一个耐受网络。了解控制肝脏耐受性的机制对移植有重要意义，因为这将有助于设计新的方法来降低免疫抑制相关的发病率和死亡率。

肝炎

乙型肝炎病毒（HBV）和丙型肝炎病毒（HCV）是非细胞性、嗜肝性病毒，可引起急慢性肝病（见第 70 章）。世界范围内的疾病负担巨大，估计有 5 亿人感染了这两种病毒（世界卫生组织数据）。如果把乙肝和丙肝病毒感染者患肝硬化和肝癌风险会增加这一因素考虑在内，社会成本就会更大。免疫介导或炎性性肝实质破坏是病毒性肝炎常见的最终途径。肝脏中存在大量 KC 和 DC，可对病毒抗原产生 TNF-α，导致局部高水平的炎性细胞因子和不良的宿主细胞损伤。同样，肝脏中的 T 细胞、NKT 细胞和 NK 细胞产生 IFN-γ，IFN-γ 也通过激活 KC 和 DC 增强局部免疫应答。与此一致的是，慢性活动性肝炎在形态学上表现为碎片状坏死和以单核细胞为主的浸润（Ferrari et al，1999）。

尽管免疫细胞被激活，细胞因子不断分泌，但宿主往往无法清除 HBV 或 HCV。因此，为了成功地控制病毒并减少副作用，持续的抗原特异性免疫反应是必要的（Gerlach et al，1999；Maini et al，2000）。宿主对多种病毒表位的识别也是有利的，因为它理论上可以最大限度地减少逃避免疫系统的突变体的出现。不幸的是，针对 HBV 和 HCV 的有效 T 细胞反应易受 PD-1/PD-L1 免疫抑制通路和 Treg 的抑制（Fuller et al，2013）。肝脏的耐受性倾向可能抑制对 HBC 和 HCV 的获得性免疫，这部分解释了这些病毒感染的持续性。

在实验模型中显示的一些其他的宿主参数，可改变对病毒性肝炎感染的免疫反应。由于垂直传播给新生儿通常会导致终生持续感染，因此年龄会影响感染的结果。在肝炎动物模型中，当最初的感染不能引起急性炎症反应时，慢性病毒感染更常发生。在土拨鼠中，病毒接种后有无急性感染与惰性、慢性病程相关（Nakamura et al，2001）。

毫无疑问，新兴的研究工具将进一步揭示病毒持久性和治疗抵抗力的免疫机制，其中包括利用人类肝细胞和免疫细胞重组的嵌合体小鼠的开发（Manz & Di Santo，2009）。将人肝细胞移植到免疫缺陷小鼠体内，将有助于大规模筛选抗人肝病毒的药物。最近，已经开发出来一种具有免疫能力的人源化小鼠 HCV 感染模型（Chen et al，2014）。嵌合小鼠模型将有助于研究人员首次在体内研究人类嗜肝病毒对人类感染免疫反应的影响。

自身免疫性肝炎

自身免疫性肝炎（autoimmune hepatitis，AIH）是一种导致肝硬化的特发性疾病。与前面强调的肝耐受相关的疾病状态的章节不同，AIH 是肝免疫系统过度活跃的表现。AIH 可能反映了促炎症免疫反应和免疫抑制因子之间的不平衡，后者包括 PD-1/PD-L1、Treg 和 MDSC。它以女性为主，其特点是免疫球蛋白 G（IgG）自身抗体水平升高（Obermayer Straub et al，2000）。自身免疫性肝炎的实验模型是以刀豆蛋白 A（ConA）治疗小鼠为基础的，刀豆蛋白 A 是一种已知在体外激活 T 细胞的植物凝集素。单次静脉注射 ConA 可导致严重的肝损伤，并与 CD4+ T 细胞活化、TNF-α 和 IFN-γ 的产生有关。进一步的研究表明，NKT 细胞是 CD4+ T 细胞介导 ConA 肝炎的最重要亚群。通过观察注射 α-半乳糖神经酰胺（一种通过 CD1d 结合的 NKT 细胞激活剂）导致类似于 ConA 肝炎的损伤形式，也证实了 NKT 细胞在介导自身免疫性肝损伤中的重要性。AIH 还与 Treg 功能障碍有关，导致 Th17 功能亢进和过度炎症（Grant et al，2014）。AIH 的发病机制强调了肝脏内促炎症免疫过程和抑制炎症免疫过程平衡的重要性。

原发性胆汁性肝硬化

原发性胆汁性肝硬化（primary biliary cirrhosis，PBC）是一种自身免疫性肝病，导致肝内胆管破坏，随后出现胆汁淤积和肝硬化（Bergasa et al，2004；Lindor et al，2009）。大多数 PBC 病例与针对自身抗原的抗线粒体抗体（95%）和抗核抗体（50%）有关。CD4+辅助性 T 细胞和 CD8+细胞毒性 T 细胞失调是 PBC 发病的重要机制。门静脉管淋巴浸润和胆管上皮细胞 MHC Ⅱ类分子异常表达的发现支持了这一观点。因为胆管上皮细胞是 PBC 损伤的主要靶细胞，其 MHC 分子和细胞因子的表达可能在 PBC 的发病机制中起重要作用。PBC 病人肝内 Th17 活性程度与疾病的严重程度相关，IL-17 促进过度纤维化（Yang et al，2014）。除致病性 T 细胞起作用外，原发性胆汁性肝硬化病人的胆管上皮细胞通过趋化因子 CX3CL-1 吸引单核细胞，并过度表达炎性细胞因子 IL-6 和 TNF-α（Shimoda et al，2010）。

原发性硬化性胆管炎

原发性硬化性胆管炎（primary sclerosing cholangitis，PSC）由肝内和肝外胆管破裂所引起（Lee & Jonas，2007；见第 41 章）。其发病机制被认为是由于细菌通过病变的肠上皮进入门静脉循环后,肝脏内的免疫激活所致。这种疾病与 T 细胞侵入门静脉管有关。此外,循环中促炎细胞因子的增加也被证明与疾病的进展有关。病理性 Th17 细胞对细菌和 PRR 活性的反应能增加 PSC 病人的感染风险(Katt et al,2014)。最终导致胆汁性肝硬化和胆管癌的风险显著增加。大多数 PSC 病例与潜在的肠内感染性疾病,特别是溃疡性结肠炎有关。与大多数主要影响女性的自身免疫性疾病相比,PSC 影响男性的概率是女性的两倍。

缺血/再灌注损伤

目前普遍认为肝脏缺血/再灌注(ischemia/reperfusion,I/R)损伤是创伤、循环性休克、部分肝切除和肝移植的后果。它可导致供体器官短缺,是术后移植功能障碍和发病率的主要决定因素(Clavien et al,1992)。在肝脏 I/R 过程中,内源性分子的释放通过与 Toll 样受体(Toll-like receptors,TLR)的相互作用激活先天免疫细胞,从而向宿主发出危险信号(Lotze et al,2007)。这种“危险信号”或危险相关分子模式(danger-associated molecular patterns,DAMP)可分为细胞内蛋白质、核酸或在宿主细胞损伤后释放的细胞外基质成分(见图 10.7)。随后的宿主先天性免疫反应导致附属组织损伤,最终导致肝细胞死亡和全身炎症反应。这种损伤是由于先天免疫细胞上的 TLR 无法区分,来源于自体组织释放的 DAMP 的感染性配体所致。目前的治疗手段仅仅是支持性治疗,这突出表明需要有效的方法来管理 I/R 引起的器官损伤病人。

利用分段肝 I/R 小鼠模型,我们报道了肝 DC 和 TLR9 在肝 I/R 过程中对宿主免疫应答的调节作用(Bamboat et al,2009b)。缺血期间释放的肝细胞 DNA 与多种肝脏免疫细胞中的 TLR9 结合,从而导致肝脏损伤。使用 TLR9 基因敲除小鼠,我们发现 TLR9 信号的整体缺失可以保护肝脏免受 I/R 损伤。有趣的是,TLR9 激活的免疫效应似乎是细胞特异性的。在中性粒细胞中,宿主 DNA 结合 TLR9,通过产生炎性细胞因子和活性氧(reactive oxygen species,ROS)加剧损伤。相反,树突状细胞对宿主 DNA 的反应是通过产生抗炎性因子 IL-10 来减少损伤,而抗炎性因子 IL-10 通过抑制从骨髓迁移到肝脏的炎性单核细胞的功能来提供保护作用(见图 10.7)。人肝树突状细胞在基线和 TLR 激活后也有分泌大量 IL-10 的倾向(Bamboat et al,2009a)。T 淋巴细胞也在 I/R 组织损伤中发挥作用,Th17 细胞促进中性粒细胞的灌注(Kono et al,2011)。进一步了解 DAMPs 和 PRR 在免疫细胞上的复杂的相互作用,将有助于研究出合理、更有效的方法来抑制肝脏 I/R 损伤。

梗阻性黄疸

梗阻性黄疸导致肝内炎症,且黄疸病人由于免疫紊乱而会增加并发症的风险(Armstrong et al,1984)。我们研究小组的报告称,胆管结扎与免疫抑制性肝 Treg 的表达有关,后者抑制 T 细胞对 DC 刺激的反应(Katz et al,2011)。随后,我们报道了结扎胆管时肝 T 细胞功能的抑制也是由于 PD-1 表达增加所致。如上所述,PD-1 是已知的抑制 T 细胞功能的免疫抑制分子。因为 PD-1 还介导了肝脏中的反常促炎效应,因此抑制 PD-1 是增强肝脏 T 细胞功能的一个引人注目的方法(Licata et al,2013)。

肝部分切除术

与大多数其他哺乳动物器官不同,肝脏在切除或外伤后具有再生能力(见第 6、103 和 108C 章)。这一独特的特性使活体供体部分肝移植和恶性肿瘤行大部肝切除成为可能。对部分肝切除术(partial hepatectomy,PH)的早期反应涉及肝 NPC 和肝细胞中 NF-κB 的激活,它通过产生 ROS、TNF-α 和其他炎症因子引起其他的损伤。在这段时间内,IL-6 和 IL-10 的产生增加,有利于形成一种更为抗炎症的状态,从而限制免疫介导的损伤并促进肝细胞再生。据报道,在小鼠模型中,肝树突状细胞在 PH 后扩张(Castellaneta et al,2006)。PH 后,肝 DC 产生 IL-10,促进抗炎性 T 细胞的发育。这些数据提示肝 DC 固有的耐受特性可能有助于肝切除后肝细胞的再生。

与肝脏 I/R 一样,PH 导致多种危险信号的释放,这些信号将 PRR 结合在先天免疫细胞上,触发一系列调节实质再生速率的信号事件。细胞内信号分子髓样分化初级反应 88(MyD88)在几乎所有 TLR(TLR3 除外)下游起作用,其缺陷导致小鼠 PH 模型的预后较差(Seki et al,2005)。相比之下,TLR3 的缺失(以独立于 MyD88 的方式发出信号)或阻断另一个 PRR(receptor for advanced glycation end products,RAGE:晚期糖基化终产物受体)的信号,促进了大块肝切除术后的肝再生和存活(Cataldegirman et al,2005;Zorde Khvalevsky et al,2009)。这些数据表明,不同的 TLR 和 RAGE 之间存在一种平衡,这种平衡控制着部分肝切除术的实际结果。确定限制大面积损伤后再生的机制,是扩大肝移植范围、挽救因癌症和毒性损伤而死亡的肝脏和宿主的关键。

药物性肝病

药物毒性导致肝衰竭的发病率正在以惊人的速度增加,是发达国家急性肝衰竭最常见的原因(Lee,2007)。这种损伤的特点是毒素诱导肝细胞死亡和激活先天免疫系统。这会触发一连串的促炎性信号,导致肝细胞进一步死亡,最终导致肝衰竭。利用小鼠对乙酰氨基酚肝损伤模型,很好地描绘了肝脏免疫系统各组成部分的作用。LSEC 被认为通过 TLR9 检测肝细胞 DNA 介导肝损伤,导致 pro-IL-1 和 pro-IL-18 的产生,它们被一种叫作炎症小体的细胞内蛋白复合物裂解成活性形式(Imaeda et al,2009)。随后发生广泛的炎症,导致额外的实质损伤。

细菌性和寄生虫性肝病

肝内免疫抑制不仅与肝移植的耐受性有关,而且可能在肝脏对各种细菌和寄生虫的易感性方面发挥作用(见第 12、45、72、73 和 74 章)。肝脏易发化脓性脓肿的影响,特别是在接受复杂内镜、皮肤和外科治疗的恶性胆道疾病病人中(Mezhir et al,2010)。宿主对肝内细菌的反应导致脓肿的形成,以减少感染的传播。中性粒细胞通过入侵细菌释放的趋化信号和补体的激活被招募到感染部位。继而中性粒细胞释放细胞因子和活性氧,促进炎症和杀死细菌。

肝蠕虫感染,如血吸虫病、棘球蚴病和蛔虫病,在其生命周期中有一个肝期。血吸虫病动物模型有助于了解肝脏免疫系统与寄生虫之间的关系。成虫在门静脉产卵后,卵被困在肝窦内,引发免疫反应,导致肉芽肿形成。嗜酸性粒细胞和中性粒细胞介导的早期免疫反应是刺激性的。后来,肝脏内的细胞因子谱转变为抗炎性,并在病程中持续存在,最终导致肝脏纤维化(Burke et al,2009)。KC、IL-4 和 IL-13 被认为在血吸虫病感染过程中对免疫反应的转变起主要作用(Hayashi et al,1999)。

免疫系统在恶性肝脏疾病中的作用

关于肝脏免疫系统在恶性肿瘤中重要性的证据来自以下数据:①与自体血液相比,恶性肿瘤病人的人类肝脏样本中含有的 NK 细胞比例过高且抗肿瘤功能降低(Burt et al,2009);②肝 T 细胞浸润预测转移性结直肠癌病人术后生存率(Katz et al,2009)。肿瘤内淋巴细胞(tumor-infiltrating lymphocytes,TIL)是对肿瘤抗原的特异性宿主反应。TIL 可用于治疗目的或研究预后信息(Rosenberg et al,1986)。TIL 已经被证明可以预测多种实体瘤的预后,其影响程度取决于肿瘤部位和疾病阶段(Gooden et al,2011)。越来越多的研究将 TIL 作为原发性和转移性肝癌预后的预测指标。我们对肝内抗肿瘤免疫的不断发展的认识,将有助于开发利用免疫调节剂和过继细胞疗法的新治疗方法。

原发性肝癌的免疫应答

肝细胞癌(HCC)是世界范围内最常见的恶性肿瘤之一。肿瘤细胞的免疫反应已被证明是肝癌病人生存的潜在决定因素(Fu et al,2007;Gao et al,2007;Sasaki et al,2008)。高密度的树突状细胞、T 细胞亚群和肿瘤相关巨噬细胞都被认为是肝癌的有利预后因素(Cai et al,2005)。因为潜在的炎症过程驱动着 HCC 的癌变和进展,所以 TIL 对 HCC 的反应发生在一个比转移性肿瘤更复杂的生物学环境中。

HCC TIL 与邻近正常肝组织中的 T 细胞进行了比较,HCC TIL 反映了一种更高的免疫抑制状态。Mathai 等(2012)证明,HCC TIL 人群的 Treg 数量高于正常肝组织,Treg(FOXP3$^+$)与总 T 细胞(CD3$^+$)比值的增加与分化不良独立相关。此外,FOXP3$^+$与 CD8$^+$TIL 比值高与肝癌病人较短的总生存时间和无病生存时间相关(Mathai et al,2012)。肝癌内的免疫抑制也可能归因于 TIL 上 PD-1 的表达增加。如前所述,PD-1 是一种抑制 T 细胞分裂和细胞因子产生的免疫抑制受体(Wu et al,2009)。PD-1 与肝癌细胞上检测到的 PD-L1 结合。Treg 和 PD-1$^+$TIL 的存在反映了免疫抑制环境,但是因为抗 PD-1 抗体目前正用于多种实体瘤的临床应用,这可能是一个治疗机会。

胆管癌病人的 TIL 反应亦有研究。胆管癌(cholangiocarcinoma,CCA)是第二常见的原发性肝恶性肿瘤,大多数病人不适合手术治疗。对 123 例经手术切除的肝内 CCA 病人的研究表明,IL-17$^+$(Th17)和 FOXP3$^+$(Treg)TIL 主要在 CCA 肿瘤内富集,而 CD8$^+$TIL 在肿瘤边缘最为丰富。IL-17$^+$TIL 计数是病人生存率下降的独立预测因子,反映了 Th17/Treg 平衡在肝病中的重要性(Gu et al,2012)。与 HCC 相似,PD-L1 的表达与 CCA 分期和肿瘤分化程度有关(Ye et al,2009)。这些研究能提高我们对 CCA 免疫反应和肿瘤驱动的免疫抑制的认识,可能为新的治疗方案和改善风险分层提供见解。

转移性肝癌的免疫应答

肝转移疾病的高患病率可能由多种因素造成。有证据表明,肝脏免疫系统的特殊特性可能在这种倾向中起重要作用。如前所述,在肝脏、树突状细胞和 T 细胞中发现的先天性和获得性免疫的主要介质在其亚型分布上是独特的,并且偏向于耐受性功能(Katz et al,2005;Pillarisetty et al,2004)。此外,肝脏含有抑制性细胞,如 Treg 和 MDSC,它们也可能促进肝内转移集落的建立。

一些研究表明,大肠癌肝转移(colorectal liver metastases,CRLM)的肝内获得性免疫反应可预测切除术后复发和死亡。CD4$^+$和 CD8$^+$T 细胞都在 CRLM 内被激活,激活的 CD4$^+$T 辅助细胞可能促进细胞毒性 CD8$^+$T 淋巴细胞的肿瘤选择性活性(Wagner et al,2008)。肝切除术后,CD8$^+$肿瘤内 T 细胞数量高的病人更可能存活 10 年或更长时间。在存活 10 年或以上的病人中,31% 的病人有高水平的 CD8$^+$T 细胞。相比之下,存活不到 2 年的病人中只有 8% 的 CD8$^+$TIL 水平较高(Katz et al,2009)。此外,TIL 亚群的比例可能比单个 TIL 计数提供更多的生物学信息。在 CRLM 病人中,CD8$^+$与 CD4$^+$TIL 的比值高是一个独立的预测切除术后长期生存率的指标,包括临床风险评分。在最近的一项研究中,CD4$^+$与 CD3$^+$的比值和 CD8$^+$与 CD3$^+$的 TIL 比值高与改善和无复发生存率显著相关(Katz et al,2013)。

正如在原发性肝癌中所报道的,TIL 比率,包括 FOXP3$^+$Treg,是 CRLM 切除术后预后的预测指标。FOXP3$^+$与 CD4$^+$的比值和 FOXP3$^+$与 CD8$^+$的 TIL 比值高是短期总生存率的独立预测因子。FOXP3$^+$与 CD4$^+$TIL 的比值高的病人 5 年总生存率为 34%,而比值低的病人为 51%(比值比=1.6;P=0.03)。同样,FOXP3$^+$与 CD8$^+$的比值高的病人 5 年生存率为 35%,而 FOXP3$^+$与 CD8$^+$TIL 的比值低的病人 5 年生存率为 46%(风险比=1.5;P=0.05)(Katz et al,2013)。前期研究尚发现 FOXP3$^+$TIL 计数也是神经内分泌肿瘤肝转移术后预后的预测因子(Katz et al,2010)。此外,肿瘤 MHC Ⅰ 的表达也与免疫功能和预后相关(Turcotte et al,2014)。

CRLM 研究的一个重要结论是,尽管 TIL 谱良好的病人更有可能获得良好预后,但大多数病人并未表现出有效的瘤内免疫应答。我们推测免疫抑制的肝内免疫细胞和免疫抑制途径限制了效应 T 细胞的功能。这为有效的过继细胞免疫治疗和抑制途径抑制,以克服抑制内毒素抗肿瘤免疫的因素,提供了一个治疗机会。

肝癌的免疫治疗

尽管许多研究者试图操控免疫系统来治疗癌症(Hunder et al,2008),但很少有人试图直接针对肝内免疫细胞。肿瘤免疫治疗的主要目的,特别是对肝癌,是在逆转肝内抑制的同时,传递或诱导有效的抗肿瘤免疫。在动物模型中,通过激活肝脏免疫细胞、消耗支持细胞或阻断免疫抑制途径(如 PD-1/PD-L1 轴)来逆转肝内耐受。在小鼠黑色素瘤肝转移模型中,我们先前证明了 DC 产生 IL-12 在激活 NK 细胞对肿瘤保护作用中的重要性(Miller et al,2002b)。尽管与血 NK 细胞相比,人肝 NK 细胞具有较少的溶解潜能,但我们发现,在 KC 和 TLR3 配体存在下激活时,人肝 NK 细胞确实有能力成为有效的抗肿瘤细胞(Burt et al,2009)。

除了树突状细胞外,最近关于肝癌病人癌周单核细胞作用的研究也引起了免疫学家和肝病学家的广泛关注。肝癌癌周基质中活化的单核细胞通过表达免疫抑制分子 PD-L1(Kuang et al,2009)促进肿瘤的耐受和发展。此外,最近发现 PD-L1 的肿瘤表达可作为肝癌切除病人复发的预测因子(Gao et al,2009)。抗 PD-1 和 PD-L1 等分子的封闭抗体目前已被批准用于人类。

如上所述,大多数病人未能获得有效的抗肿瘤免疫,可能是由于肝内间隙的免疫抑制性质。基因修饰的嵌合抗原受体 T 细胞(CAR-T)为 CRLM 提供了一种有效的抗肿瘤免疫途径。CAR-Ts 是从病人自体 T 细胞中产生的,利用逆转录病毒系统来设计免疫受体的表达,免疫受体在肿瘤抗原[如癌胚抗原(CEA)]的作用下被激活。在我们最近的肝转移免疫治疗(hepatic immunotherapy for metastases,HITM)Ⅰ 期试验中,我们证明了肝动脉抗 CEA CAR-T 灌注治疗 CRLM 病人的安全性和令人鼓舞的临床疗效(Saied et al,2014)。未来的 HITM 试验将结合区域性 CAR-T 输注和免疫调节剂,以克服肝内抑制。创新的组合免疫治疗方法可能比单药治疗策略取得更大的临床成功。

总结

肝脏含有多种免疫细胞,表现出强烈的耐受倾向。尽管对口服摄入抗原和移植环境的耐受性是有利的,但肝内免疫抑制可能被病原体和恶性肿瘤细胞利用以逃避检测和破坏。我们对肝脏免疫系统的理解以及它与整个免疫系统的关系仍在继续探索中。加深对肝脏免疫细胞生物学特点和免疫抑制途径信号的认识,将为利用肝内免疫系统来治疗良恶性疾病提供机会。

（丁则阳 译　张必翔 审）

第11章

肝胆胰疾病相关的细胞因子

Jason Maggi and George Miller

总览

细胞因子作为一种小分子蛋白质,在人类应对各种刺激时起重要作用。这些非结构性蛋白可以直接作用于细胞并影响细胞之间的通讯。绝大多数细胞因子可以依据其分泌时间,分泌水平及分泌环境而发挥不同的功能,包括促进和抑制炎症发展。肝脏具有广泛的免疫功能,大量研究表明细胞因子是肝病发展、再生和修复的关键介质。尽管没有明确地定义,但胰腺炎的病理生理也源于类似的关系。阐明这些细胞因子与疾病间的潜在机制将促进人们对肝脏,胆道以及胰腺外科疾病自然史的了解。尽管所有有核细胞均能产生细胞因子,但在没有有效刺激的情况下其生产几乎为零。本章回顾了这些刺激以及参与肝脏,胆汁和胰腺疾病病理生理的特定细胞因子。此外要特别关注其在外科疾病中的作用以及作为潜在的治疗靶点。

细胞因子、刺激和信号

免疫识别和 Toll 样受体

对微生物病原体和生物污染的威胁需要快速识别并产生免疫反应,以最大限度地减少对宿主细胞的损害。内源性免疫系统是抵抗微生物病原体的第一道防线,它可以通过细胞表面受体和抗原呈递细胞区分自我与非我。而这种防御机制的核心就是识别细胞损伤的能力。

肝胆系统和胰腺由于与胃肠道具有紧密的生理关系,决定了其在免疫应答的发展中起着至关重要的作用。血液向肝脏门静脉回流的过程中包含了大量的抗原和微生物产物,这将促进免疫耐受的形成以及炎症介质的响应(Carvalho et al,2012)。对细胞损伤和微生物的识别是通过细胞内和细胞表面表达的模式识别受体(pattern recognition receptors,PRR)来实现的(Michelsen Arditi,2007)。

在肝脏中最重要的 PRR 受体之一即为 Toll 样受体(Toll-like receptors,TLR)家族。TLR 是人体细胞中发现的存在 10 个跨膜受体的家族。尽管它在正常状态下的保护性免疫发挥至关重要的作用,但其失调或持续性的应答反应将对宿主产生灾难性的影响。因此,TLR 被认为是多种肝脏疾病发展的重要的因素,并作为潜在的治疗靶点而被广泛研究(表11.1)。

表 11.1 肝、胆和胰腺疾病中的 Toll 样受体

受体	已知配体	位置	相关疾病
TLR2	肽聚糖 血凝素 膜孔蛋白	胞外	急性胰腺炎 胰腺癌 缺血/再灌注损伤 酒精性肝病
TLR3	DS-DNA(病毒)	胞内	慢性胰腺炎 胰腺癌 乙型病毒性肝炎 丙型病毒性肝炎 肝细胞肝癌
TLR4	脂多糖	胞外	急性胰腺炎 酒精性肝病 非酒精性脂肪性肝病 肝硬化 肝纤维化 肝细胞癌 缺血/再灌注
TLR7/8	SS-RNA(病毒) RNA-免疫球蛋白复合物	胞内	乙型病毒性肝炎
TLR9	DNA-免疫球蛋白复合物 未甲基化的"CpG"DNA	胞内	急性胰腺炎 胰腺癌 乙型病毒性肝炎 丙型病毒性肝炎 肝细胞肝癌 肝纤维化 肝硬化 酒精性肝病

CpG,胞嘧啶鸟嘌呤二核苷酸;DS,双链;SS,单股;TLR,Toll 样受体。

内毒素和免疫反应

脂多糖(lipopolysaccharide,LPS)是革兰氏阴性菌所独有的,是目前研究最多的致病性相关激活因子之一。LPS 作为促炎性免疫细胞因子的激活剂,在组织损伤和脓血性休克的发展中起着重要作用,因而被归类为内毒素(Charles A. Dinarello,2004)。尽管 LPS 对于疾病的作用机制尚未明确,但其在激活宿主固有免疫反应中的作用是显而易见的(表11.2)。此外,人们对于由 LPS 引发的分子信号传导通路的研究也仍在继续,这将为潜在的靶向治疗领域打开大门(图11.1)。

169

表 11.2　宿主防御对脂多糖的反应和内毒素血症

急性期反应	宿主防御
温度调节	核心温度升高 抗菌反应
免疫学	补体激活 白细胞增多症（中性粒细胞增多） 促炎症反应（IL-1α，IL-1B，TNF-α，IL-1R，TGF-β，蛋白酶抑制剂） B 细胞刺激，抗体产生
凝血	蛋白 C 减少 抗凝血酶Ⅲ降低 细胞黏附增加 凝血级联反应激活 组织因子生成增加 前列腺素生成 血小板聚集，血小板活化因子 纤维蛋白原
新陈代谢	脂解反应 氨基酸动员 葡萄糖代谢改变 皮质类固醇激素生成增加

*IL，白介素；IL-1R，白介素-1 受体；TGF-β，转化生长因子-β；TNF-α，肿瘤坏死因子-α。

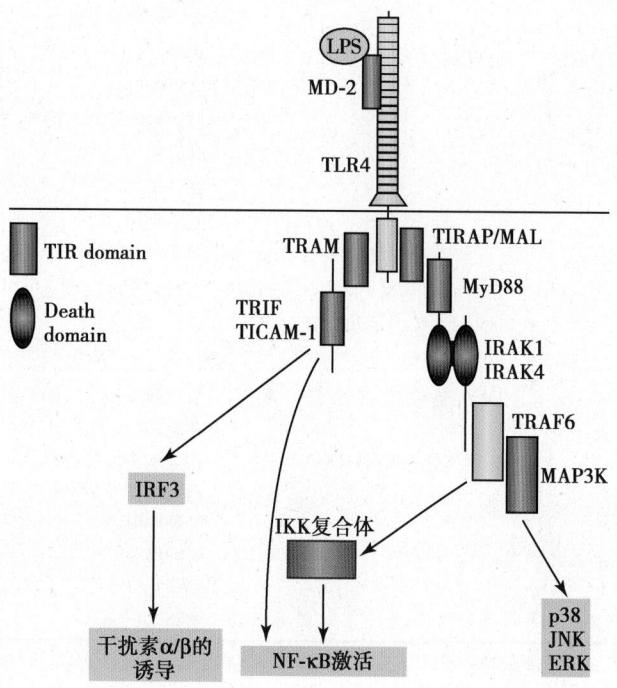

图 11.1　脂多糖（LPS）信号转导。LPS 结合蛋白（LBP）-内毒素复合物与 CD14 结合并相互作用。带有 Toll 样受体 4（TLR4）和 MD-2 膜蛋白，激活细胞内 MyD88 依赖性和非依赖性途径，最终导致核因子 κB（NF-κB）活化和 I 型干扰素的产生。ERK，细胞外信号调节激酶；IKK，NF-κB 激酶抑制剂；IRAK，白介素 1 受体相关激酶；IRF3，干扰素调节因子 3；JNK，Jun 激酶；MAL，MyD88 适配器样；MAP3K，促分裂原活化激酶；MD-2，髓样分化蛋白 2；TICAM-1，TOLL 样受体衔接分子 1；TIRAP，Toll 样/白介素 1 受体（TIR）含结构域的衔接蛋白；TRAF，肿瘤坏死因子受体相关因子；TRIF，包含 TIR 域的适配器诱导干扰素（IFN）-β；TRAM，Toll 受体相关分子；TRIF，Toll 受体相关干扰素激活剂（From Miyake K：Innate recognition of lipopolysaccharide by Toll-like receptor 4-MD-2，Trends Microbiol 12：186-192，2004）

内毒素占据了大部分的革兰氏阴性细菌外膜。这些内毒素主要由三种成分组成：一个保守的脂质 A 区，一个核心寡糖和一个外部 O-特异性寡糖链，该链对每个细菌菌株都有特异性，并使宿主产生不同的抗体。脂质 A 部分通过与宿主血清蛋白和细胞受体的相互作用从而产生 LPS 相关的炎症效应（Ulevitch & Tobias，1999）。虽然这些 LPS 成分与宿主蛋白和脂蛋白结合本身并没有害处，但其会产生促炎因子，从而引起急性脓毒血症反应（Gioannini & Weiss，2007）。

宿主的固有免疫对 LPS 的识别和应答是高度有序的，且对于防止瀑布式的炎症反应和脓毒血症至关重要。尽管机体系统需要高灵敏度反应以快速动员宿主的保护机制，但这种反应的自我限制同样不可忽视，因其可以防止不可逆的组织损伤并恢复体内炎症平衡。大量的研究已表明多种细胞外和细胞表面宿主蛋白严格遵循有序的互作关系，包括 LPS 结合蛋白（LBP）、CD14、髓样分化蛋白 2（MD-2）以及 Toll 样受体 4（TLR4）。

宿主通过结合 LPS 和 LBP 形成 LPS-LBP 复合物的方式启动对 LPS 的固有免疫应答（Thomas et al，2002）。在内毒素休克的初始急性阶段，LBP 核糖核酸（RNA）和蛋白质合成的增加表明了 LBP 在开始这种炎症级联反应中的重要性（Hallatschek et al，2004）。LBP 是肝细胞分泌到血液中的一种 58kDa 糖蛋白，它以高亲和力结合 LPS 的脂质 A 部分，并促进其向 CD14 阳性细胞转移并发挥作用。

尽管已经发现有多种细胞受体可以与 LPS 结合，但 CD14 分子具有特异性促进机体对 LPS 的固有免疫细胞应答的功能。CD14 是一种糖基磷脂酰肌醇锚定蛋白，常作为 LPS-LBP 复合物的配体结合蛋白。由于缺乏能够进行信号转导的细胞内结构域，CD14 复合物的功能主要是促进信号转导的增强。这可以通过以下事实得以证明：即使在比 CD14 复合物所需剂量高出 1 000 倍的情况下，仅单独依靠纯化的内毒素聚集物并不能产生同样的细胞激活效应（Weiss，2003）。

该通路的初始信号传导成分是 TLR4。尽管 LPS-TLR4 复合物在正常肝脏细胞中表达水平较低，但越来越多的证据表明该复合物的失调在慢性肝病发病机制中产生影响。此外，该复合物与细胞外蛋白 MD-2 将共同起到催化细胞内信号传导级联的作用（Nagai et al，2002）。MD-2 虽然可以在没有 TLR4 的情况下直接与 LPS 结合，但是 TLR4 刺激以及随后的细胞内信号传导级联似乎只能通过 LPS-LBP 复合物来实现。TLR4 细胞内信号传导是通过募集 Toll 样和白介素（IL）-1 受体（TIR）域相互作用的衔接子分子进行的。髓样分化因子（MyD88）是 MyD88 依赖的白细胞介素-1 受体（IL-1R）途径的信号转导蛋白，对脂多糖诱导的前体性细胞因子的产生至关重要。这已在 MyD88 缺陷的小鼠中证实了肝急性期蛋白的产生（Kawai et al，1999；Yamamoto et al，2004）。同时，利用含有 TIR 结构域的衔接子分子诱导干扰素-β（IFN-β）（TRIF），通过 MyD88 独立途径进行 TLR4 信号传导。该途径对 IFN-β 和 IFN 诱导性基因的产生至关重要（Yamamoto et al，2003）。

TLR4 所介导的下游信号通路将导致核因子-κB（NF-κB）即诱导激酶（NIK）的激活，从而造成 NF-κB 分子从细胞质向细胞核的迁移（Yang et al，1999）。这个过程，伴随着 NF-κB 依赖基因和丝裂原激活的蛋白激酶（mitogen-activated protein kinases，MAPK)的转录，产生了大量与内毒素反应相关的促炎因子（Alexopoulou et al，2001）。

该系统对宿主的保护体现在通过对 LPS 的信号传导和增强以激活固有免疫应答，从而增强对革兰氏阴性菌感染的保护。然而，一个失调的免疫反应将导致极具破坏性的宿主反应，正如脓毒血症所表现的那样。因此，我们需要一个特异性的调控机制以应对潜在的休克反应、多器官功能衰竭或死亡。

之前暴露于 LPS 的巨噬细胞对重复刺激的反应降低，这种 LPS 相关的免疫耐受性对于负向调节机体免疫反应是至关重要的（Medvedev et al，2006）。在细胞层面水平上，RP105 和 TLR4 同系物可以竞争性抑制 LPS 和 TLR4 之间的相互作用（Divanovic et al，2005）。在 TIR 的结构域 TLR4，过表达的 E3 泛素蛋白连接酶抑制剂 TRIAD3A 可以促进 TLR4 和 NF-κB 的下调（Chuang & Ulevitch，2004）。这些例子，连同其他多种功能调节 TLR4 信号的蛋白质，可以被证明是对抗破坏性炎症反应的潜在靶点。

为了直接防御革兰氏阴性菌和 LPS 的有害影响，多形核白细胞（polymorphonuclear leukocytes，PMN）具有产生 LPS 拮抗蛋白以及杀菌/通透性增加蛋白（bactericidal/permeability-increasing protein，BPI）的能力。BPI 是脂质转移/LBP 蛋白家族的一员，它能够结合脂质底物，如 LPS 中的脂质 A 部分。其储存在 PMN 的初级颗粒中，健康血液中的 BPI 浓度非常低。然而，其浓度水平随着 LBP 水平上升而上升以便应对急性炎症反应（Froon et al，1995）。作为 LBP 的同源物，BPI 可以结合内毒素聚合物和革兰氏阴性细菌，但其亲和性远高于 LBP。BPI 具有中和多种内毒素的功能，且可以与革兰氏阴性细菌引起细胞毒性作用，并使革兰氏阴性细菌-BPI 复合物被 PMN 吸收而不激活 CD14（Fierer et al，2002）。此外，BPI 具有直接抑制 LBP-内毒素和 CD14 相互作用的能力并抑制随后的细胞活化。多项研究已表明重组的 BPI 可以直接抑制 LPS 介导的单核细胞激活（Heumann et al，1993）。BPI 的内源性 LPS 抑制能力促使人们进一步研究其作为内源性毒素炎症的潜在治疗手段。重组 BPI 已在人体试验中证明可以显著降低内毒素和循环肿瘤坏死因子-α（TNF-α），并在降低与严重脑膜炎球菌败血症相关的发病率方面取得一定的成功（Levin et al，2000）。进一步的研究将继续确认 BPI 作为潜在的抗血管生成药物的作用（Wu et al，2003）。

肿瘤坏死因子超家族

TNF 家族距最初发现 TNF-α 以来，已进行了将近 40 年的广泛研究。该配体家族由 20 多种主要为 II 型跨膜蛋白和 30 多种受体组成，对免疫应答、细胞增殖和凋亡具有深远影响（Bazzoni & Beutler，1996；Grewal，2009）。此外，该家族的一些成员还具有广泛的促炎作用。

TNF-α 最初是从 LPS 攻击的小鼠体内分离得到的。（Carswell et al，1975）。它最初被合成为 26kDa 与细胞表面相关的分子。接着被基质金属蛋白酶（matrix metalloproteinase，MMP）降解产生可溶性的 17kDa 形态（Moss 等人，1997）。TNF-α 主要由单核细胞和巨噬细胞分泌，是一种急性期蛋白，通过其细胞相关的和或可溶的形态，可作用于肾小球旁和内分泌信号通路。除了在细胞坏死和凋亡中起作用外，它还被认为是严重的

炎症反应的重要生理病理因素（知识框 11.1）。TNF-α 诱导的炎症反应对血管内皮细胞会产生重要的影响，它可以通过改变黏附分子增加内皮细胞的流动从而促进血管舒张和毛细血管通透性增加，并增加一氧化氮和环氧合酶（COX）的生成。

由 TNF-α 所触发的次级介质因子如 IL-1、IL-6、IL-10、IFN-γ、血小板活化因子、肾上腺素、皮质醇和生长激素将进一步导致细胞损伤以及有害的炎症反应。这一激活作用将导致如脓毒性休克等病理生理反应的发生（Tracey & Cerami，1994）。

知识框 11.1　肿瘤坏死因子 α 对细胞和全身的影响

细胞

淋巴细胞

激活细胞毒性 T 细胞

　T 细胞集落形成

多形核淋巴细胞

超氧化物的产生

　吞噬作用增加

　增加细胞黏附

单核细胞/巨噬细胞

诱导细胞因子产生

　趋化作用

　新陈代谢增加

内皮细胞

凝血增加

　血管通透性增加

　诱导一氧化氮合成酶

　预防纤溶

　诱导内皮黏附分子

　诱导前列环素

　促进血管生成

成纤维细胞

诱导胶原酶产生

　基质金属蛋白酶生成增加

系统性

中枢神经系统

核心温度升高

　厌食症

　垂体功能障碍

　星形胶质细胞和小胶质细胞的生成增加

胃肠道

缺血

　出血

　急性期蛋白质释放

　肝脾肿大

心血管

休克和组织损伤

　血管通透性增加

　心动过速

　心血管损伤

内分泌

胰岛素抵抗

　蛋白质分解代谢

　压力激素释放

　肾上腺出血

TNF-α 除了炎症反应外,越来越多的证据表明其在细胞凋亡过程中同样起到重要的作用。虽然这是一种自然的保护性宿主机制,但 TNF 过表达也会导致细胞异常死亡。TNF 受体组的一些成员拥有"死亡区域",这是激活细胞凋亡蛋白酶——半胱-天冬氨酸蛋白酶(Caspase)和其他信号分子的蛋白质相互作用区域,它可以促进基因转录以及氧和氮反应物的产生。这在非酒精性脂肪性肝病的小鼠模型中得到证实,其中 LPS 诱导的 TNF-α 上调加速病理性肝细胞的破坏(Leist et al,1995)。TNF-α 因其公认的抗增殖特性和其对血管通透性的影响,长期以来一直被视为一种潜在的化学治疗药物而被广泛研究(Roberts et al,2011)。然而,由于副作用严重,其系统性应用受到了限制。在健康志愿者中低剂量 TNF-α 的给药产生中性粒细胞的急性激活,反映为 IL-6、IL-8 和急性期蛋白的血浆浓度的快速升高。此外,参与者还表现出淋巴细胞,嗜碱性粒细胞和嗜酸粒细胞的持续减少(Corssmit et al,1997)。鉴于 TNF-α 剂量增加是化疗方案中需要的,例如单独使用肢体灌注,必须持续全身监测以调整输注速度(Sorkin et al,1995)。

白介素 1

与 TNF 超家族相似,IL-1 是一种非常有效的先天免疫和炎症反应激活的细胞因子。由于发现 IL-1 的 I 型受体的胞质域与 TLR 的胞质域十分同源,因此,预期可以出现类似的炎症免疫反应(Dinarello,2009)。然而,不同于其他大多数细胞因子家族,IL-1 家族的成员在抑制性先天免疫反应中发挥着积极作用(Garlanda et al,2004)。

IL-1 家族由 11 个配体组成,包括 IL-1F1、IL-1F2 和 IL-1F3,它们起着特定的 IL-1 家族受体拮抗剂的作用(Weber et al,2010)。IL-1 主要通过诱导多种免疫介质的基因表达来产生免疫应答。IL-1 介导的 COX-2 和诱导型一氧化氮合酶的产生以及细胞间黏附分子-1 和血管细胞黏附分子-1 的表达增加可以观察到这一点(True et al,2000)。在内源性免疫激活的情况下,这些产物以及与其他细胞因子的相互作用,将促进炎症发生,血管舒张和激活的炎症细胞向组织迁移。与其他细胞因子家族一样,IL-1 的激活可以通过脂多糖发生。此外,其他因素如 TNF-α、补体 C5a、缺氧或 IL-1 配体本身同样可以诱导 IL-1 信使 RNA 转录增加。虽然 IL-1F1 的前体几乎出现在所有的非造血细胞中,但它的分泌或在循环中并不活跃。它在缺氧状态下上调,当细胞内浓度增加时将促进炎症介质前体的转录(Werman et al,2004)。作为细胞内的前体分子,具有活性的 IL-1F1 分子仅从坏死细胞释放,产生无菌性炎症并诱导其他促炎分子,包括 IL-1F2(Chen et al,2007)。与 IL-1F1 前体相反,IL-1F2 前体没有组成性活性,主要存在于单核细胞中,巨噬细胞和树突状细胞中(Unlu et al,2007)。其处理和分泌需要依赖细胞内的半胱氨酸裂解蛋白酶 caspase-1,这是 IL-1F2 分泌的限速步骤(Netea et al,2009)。抑制 IL-1F2 以及 IL-1 家族其他成员的分泌已成为减轻 IL-1 介导的炎症反应和疾病发生的主要研究领域(Martinon & Tschopp,2004)。IL-1F1 和 IL-1F2 效应的阻断仍然是治疗自身免疫性疾病的一个热点领域。多种实验模型已证实了小鼠模型中肝纤维化的降低(Kamari et al,2011)(见第 7 章)。此外,随着对 IL-1 介导的慢性炎症在肿瘤发展过程中的作用的认识,对 IL-1 在癌变中的作用机制研究也

在持续进行(Matsuo et al,2009),而抑制 IL-1F1 已被证明可减少肝细胞肝癌的发展(Sakurai et al,2008)。未来对 Caspase 和 IL-1 抑制剂的研究可能为阻止肿瘤进展提供新的见解。

白介素 6

IL-6 可以通过影响细胞分化、增殖和凋亡参与细胞凋亡,此外 IL-6 还可在其他功能中发挥重要作用,包括免疫调节和肿瘤发生(Elinav et al,2013)。IL-6 属于细胞因子的第九个超家族,该家族包括了白血病抑制因子、抑癌蛋白 M、心肌营养素-1、神经营养因子和 IL-11。该家族所有成员均可利用信号转导受体糖蛋白 130kDa(gp130)进行信号转导,这使其有望成为未来治疗的潜在靶点。通过结合配体形成 gp130 同型二聚体后,其信号传导主要通过激活 Janus 激酶和转录通路进行。

IL-6 在造血系统和内源性免疫反应中均有广泛的作用。已有研究表明 IL-6 调节在 IL-17 产生的 T 细胞和调节性 T 细胞之间的平衡中起着重要作用。IL-6 的过量生成和 T 辅助(Th)细胞的过表达被认为是多种自身免疫性疾病发展的关键因素(Kimura & Kishimoto,2010)。众所周知,IL-6 和 IL-11 对细胞增殖有着重要的影响,而且在肝细胞癌的发展中同样起着至关重要的作用(图 11.2)(见第 91 章)。目前的研究也正聚焦于在实体瘤中如何抑制这些细胞因子。

Fas 配体

通过表达克隆的方式鉴定 FAS 配体(FASL 或 CD95L),结果证实该膜相关蛋白也属于 TNF 超家族成员(Suda et al,1993)。起初认为 FAS 仅作用于诱导细胞凋亡,但进一步的研究表明 FAS 是炎症反应、癌变和细胞增殖的一个关键因素(Pe-

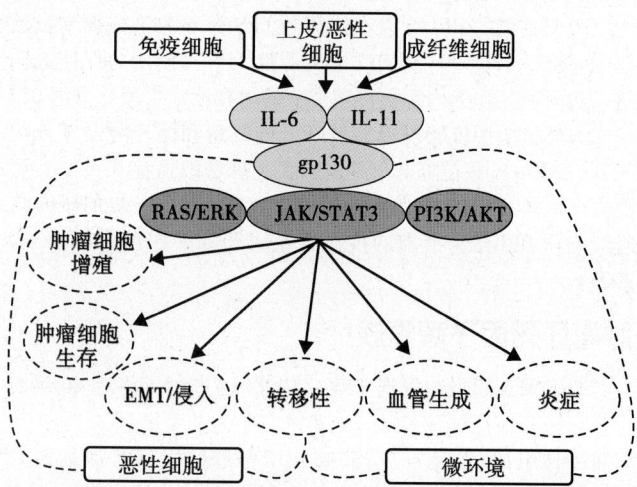

图 11.2 癌症中的白介素(IL)-6 和 IL-11 信号传导。白介素 6 和 IL-11,由免疫细胞、成纤维细胞、上皮细胞和恶性细胞激活 JAK/STAT3、SHP-2-RAS-ERK 和 PI3KAKT 途径,它们通过这些途径诱导细胞增殖、存活、EMT/侵袭、转移、血管生成和炎症。AKT,蛋白质激酶 B;EMT,上皮-间质转化;ERK,细胞外信号调节激酶;gp130,糖蛋白 130;JAK,Janus 激活激酶 PI3K,磷脂酰肌醇-3-激酶;RAS,大鼠肉瘤(蛋白质);STAT,信号转导子和转录激活子(From Taniguchi K, Karin M: IL-6 and related cytokines as the critical lynchpins between inflammation and cancer, Semin Immunol 26:54-74, 2014)

ter et al,2007)。FAS 的活化已被证实可以触发细胞凋亡,因为在淋巴细胞和自然杀伤细胞表面可以观察到 FASL 的存在,这将促进感染的细胞和转化的细胞的清除。此外,在小鼠模型中,随着 FAS 信号通路的上调可以观察到快速的致死性肝炎(Huang et al,1999)(见第 9D 和 70 章)。一个 5 个阶段的膜结合 FAS 激活模型详细描述了含 FAS 细胞的 caspase 依赖的快速凋亡(Lee et al,2006)。通过金属蛋白酶裂解 FAS 也可以以可溶性的形式存在。这种可溶性的 FAS 被认为是 FAS 受体拮抗剂,可以抑制膜结合 FAS 的凋亡信号通路。

FAS 参与细胞凋亡分离过程中的功能仍在研究中。虽然 FAS 被认为广泛存在于淋巴细胞或髓系细胞中,但目前的研究表明它还存在于各种各样的非淋巴细胞中。可溶性的 FASL 已被证实可以通过 NIK 信号通路和磷脂酰肌醇 3 诱导炎症反应(O'Reilly et al,2009)。在这些情况下,FAS 的链接会产生多种趋化因子,如 IL-8 和单核细胞趋化蛋白-1,并在不激活的条件下招募中性粒细胞。这与 FAS 的凋亡特性是截然相反的。FAS 在肝细胞中的非凋亡功能就显得十分重要,这些细胞具有高表达的 FAS。在小鼠实验中也证实,FAS 与部分肝切除术后的肝细胞再生密切相关(见第 6 章)(Desbarats & Newell,2000)。FAS 还通过与 TLR 信号通路的相互作用在肠上皮细胞的炎症反应中发挥作用。因此,FAS 的这些特性更接近于 TNF/肿瘤坏死因子受体 1(TNFR1)系统的功能。

此外,FAS 和肿瘤发生之间的联系仍在被继续探索。研究表明,FAS 的增加将诱导趋化因子的产生,并通过 MAPK 信号通路促进肿瘤的侵袭和转移(Barnhart et al,2004)。此外,血清可溶性 FAS 水平的升高与多种类型肿瘤的生存率降低有关(Konno et al,2000;Ugurel et al,2001)。这支持了这样一种观点,即 FAS 在某些生理情况下,不仅可以作为非凋亡通路的信号,还可能是促癌进展的信号。

转化生长因子-β

转化生长因子-β(transforming growth factor-β,TGF-β)是另一种多效性细胞因子,可以参与细胞分化、迁移、血管生成和凋亡等多种细胞功能(Massague,2008)。它在细胞内以潜伏的形式储存,直到被多种因子激活,包括 MMP、整合素以及血小板反应蛋白 1(Ge & Greenspan,2006)。其下游作用具有很强的环境和细胞依赖性,这对 TGF-β 来说十分重要。主要的信号转导机制是依赖磷酸化 SMAD2 和 SMAD3 的,它将允许转位进入细胞核并导致基因激活(Shi & Massague,2003)。此外,它的激活可以通过 SMAD 依赖的通路,但最主要是通过 MAPK 通路。TGF-β 的生物学功能常常是矛盾的,它既可以抑制细胞的生长,又可以促进肿瘤的进展。这种功能的转换可以发生在信号通路的多种位点上。在 SMAD 依赖的通路中,活性复合物的形成位置似乎在 TGF-β 转化为致癌特性中发挥了作用,因为在许多晚期肿瘤中,SMAD3 的连接区域磷酸化程度远高于 c 末端区域(Wrighton et al,2009)。突变虽然不常见,但也在肿瘤发生发展中发挥重要作用,而在胰腺癌中随着 SMAD4 失活,突变率将明显增加(Goggins et al,1998)。此外,失调的 TGF-β 信号通路通过促进肝祖细胞产生结缔组织生长因子而与肝纤维化的进展相关(Gressner et al,2002)(见第 7 章)。

肝细胞因子及胰腺调节肝细胞因子表现

无论是局部还是系统,肝脏对宿主的炎症反应和实质损伤将产生多效性反应。体内多达 80% 的巨噬细胞属于库普弗细胞,因此肝脏对炎症介质的产生有重要影响。即使细胞因子在肝脏中的基本表达很低,但作为抵抗肝循环细菌产物的第一道非特异性防线,需要一个快速而协调的反应来保护宿主。多项研究已经证实了肝细胞因子的作用,在静脉内毒素注射后的肝静脉插管显示,体循环中大量的 TNF-α 和 IL-6 来自内脏床(Fong et al,1990)。越来越多的证据也证实了肝星状细胞在募集和诱导白细胞中作用,即放大了白细胞的免疫反应。正如多种对诱导性肝损伤的研究所述,T 细胞和 NK 细胞的浸润可以增加 TNF-α、FASL 和 TGF-β 的生成(Melhem et al,2006)。这些细胞因子表达水平的增加可以通过多种机制损伤宿主,这在肝损伤和肝再生的研究中都得到了证实。

细胞因子与肝急性期反应

在对肝损伤的反应中,IL-1、IL-6 和 TNF-α 的释放是刺激急性期反应蛋白过表达的主要原因。虽然细胞因子刺激的转录因子可以产生大量的急性期蛋白,但组成活性蛋白,如白蛋白、转铁蛋白和凝血因子XII的水平则成比例下降(Baumann & Gauldie,1994)。这些发现解释了慢性肝病人中出现的低蛋白血症,并与不良的临床预后相关。急性期蛋白的生成可以被分为两个不同的组,它们受特异性细胞因子和信号传导机制的影响。I 型蛋白质,如 c 反应蛋白、血清淀粉样蛋白 A 和补体 C3 主要受 IL-1 和 TNF-α 影响;II 型蛋白质,如纤维蛋白原、α1 抗胰蛋白酶和铜蓝蛋白则主要受 IL-6 的刺激(Moshage,1997)。这些蛋白质在急性反应中有广泛的作用,包括促炎和抗炎反应(表 11.3)。例如,结合珠蛋白和血凝素都是抗氧化剂,保护机体不受活性氧侵袭,结合珠蛋白还有助于血管生成,这对肝脏再生是至关重要的(Cid et al,1993)(见第 6 章)。过度和不受控制的炎症反应会导致宿主组织的不可逆损伤,因此需要反向调节机制。IL-1 受体拮抗剂参与了急性反应的缓解,IL-1 受体拮抗剂(IL-1ra)是一种重组合成的内源性 IL-1 抑制剂,通过 IL-1 受体拮抗剂预处理后组织的炎症进展明显得以缓解。IL-6 在反应早期是一种极强的炎症刺激因子,被认为可以通过一个负反馈调节来抵消这种效应以减少多种炎症细胞因子的产生(Xing et al,1998)。另外,IL-1 和 IL-6 通过激活下丘脑-垂体-肾上腺轴从而可以诱导类固醇激素的产生。糖皮质激素释放的增加促进了游离氨基酸向肝脏转移,提供了抵抗急性期炎症所必需的底物。

细胞因子和胰腺

特异性细胞因子在胰腺功能障碍中的作用因其多效性作用而复杂化。胰岛细胞在良好状态下产生多种细胞因子,调节 B 细胞的功能和分化。IL-1 表达水平的增加将刺激 B 细胞增殖以应对外源性刺激。然而,长期的应激与胰岛细胞功能障碍和破坏是相关的。通过小鼠模型已经证明了 TGF-β 细胞因子在 1 型糖尿病进展中的作用,而且这种细胞因子浓度的升高与儿童糖尿病微血管并发症的增加有关(Zorena et al,2013)。

表 11.3 肝急性期蛋白及其主要生物学功能

急性相反应物	主要生物学功能
分泌型病原体识别受体（PRR）	
C 反应蛋白	小五环素；识别细菌的磷酸胆碱和多糖。介导补体激活和吞噬作用。诱导巨噬细胞释放 ROS 和细胞因子
血清淀粉样蛋白 P	小五环素；钙离子依赖性的细菌脂蛋白配体结合。与补体和基质成分的相互作用
肽聚糖识别蛋白 2	肽聚糖识别蛋白 2；水解细菌肽聚糖中 MurNAc 和 L-丙氨酸之间的乳糖键；消除微生物肽聚糖以防止过度炎症
蛋白酶抑制剂	
α1-抗胰凝乳蛋白酶	丝氨酸蛋白酶抑制剂；组织蛋白酶 G 抑制剂
α1-抗胰蛋白酶	胰蛋白酶抑制剂。中性粒细胞弹性蛋白酶的灭活剂。中性粒细胞趋化性的调节和中性粒细胞超氧化物生成的抑制
α2-巨球蛋白	血浆蛋白。抑制丝氨酸、半胱氨酸、天冬氨酸和金属蛋白酶。具有细胞因子、生长因子和激素结合功能。调节有丝分裂原和抗原驱动的 T 细胞反应
胰分泌胰蛋白酶抑制剂	特定胰蛋白酶抑制剂，可防止胰蛋白酶原自动激活
α1-半胱氨酸蛋白酶抑制剂	溶酶体半胱氨酸蛋白酶的内源性抑制剂
补体系统的组成部分	
C3	补体系统的核心组成部分，由经典、替代和凝集素途径激活
C4	经典补体途径。用作 C3 转化酶
C9	溶解膜攻击复合物的一部分。入侵病原体上跨膜孔的形成
C4b 结合蛋白	人补体抑制剂。加速 C3 转化酶的降解
因子 B	C3 转化酶的形成。替代途径的放大
C1 抑制剂	丝氨酸蛋白酶抑制剂。补体丝氨酸酯酶的灭活剂。凝血系统中凝血因子 XI 和 XII 的灭活剂
铁稳态	
铁调素	肝脏分泌的杀菌蛋白。人体铁稳态的主要调节器。通过抑制铁的供应而作为一种抗菌肽
铁蛋白	类铁蛋白超家族成员。维持铁稳态
金属螯合蛋白和转运蛋白	
结合珠蛋白	对血红素铁的恢复至关重要，结合游离血红蛋白，发挥抑菌和抗氧化功能。通过肾小球滤过减少游离血红蛋白的损失
血浆铜蓝蛋白	具有广泛氧化酶特异性的血浆蛋白。调节体内铜铁转运的体内平衡
血红素结合蛋白	在系统水平上清除血红素。对血红素的亲和性最高，发挥抗氧化功能
凝血和纤溶系统	
纤维蛋白原	凝血因子。炎症反应的重要调节器
纤溶酶原	酶原。转化为活性丝氨酸蛋白酶。通过纤溶酶介导的造血细胞定向迁移调节炎症反应
组织纤溶酶原激活物	高特异性丝氨酸蛋白酶。两种主要纤溶酶原激活物之一。作为一种纤维蛋白原因子。细胞外基质结构的调节。通过与整合素、内吞受体和生长因子的多重相互作用支持细胞迁移和侵袭
纤溶酶原激活物抑制剂 1	两种纤溶酶原激活物的生理抑制剂
蛋白 S	维生素 K 依赖性血浆糖蛋白。在 V a 和 VII a 因子降解过程中，作为活化蛋白 C 的辅因子
其他急性期蛋白	
血管紧张素原	蛋白酶抑制剂。转化为血管紧张素。肾素-血管紧张素-醛固酮系统的一部分
受体拮抗蛋白	白介素 1 家族成员。抑制白介素 1α 和白介素 1β 的活性
α1 酸性糖蛋白	抑制中性粒细胞的活化，通过巨噬细胞上体白介素 1 受体拮抗剂的表达
急性期血清淀粉样蛋白 A	载脂蛋白。影响胆固醇代谢。降温。抑制 PGE_2 和氧化爆发

PGE_2，前列腺素 E_2；MurNAc，N-乙酰异丁香酚酸；ROS，活性氧。

（Modified from Bode JG et al；Hepatic acute phase proteins-regulation by IL-6- and IL-1-type cytokines involving STAT3 and its crosstalk with NF-κB-dependent signaling，Eur J Cell Biol 91：496-505，2012. ）

TGF-β 也被认为是慢性胰腺纤维化（见第 54 和 55 章）和胰腺癌（见第 59 章）的一个促进因素。在慢性胰腺炎中发现 TGF-β 的表达水平升高，这与纤维化的进程和胰岛素抵抗密切相关。据推测，对 TGF-β 的刺激不敏感进而出现的水平升高，将导致其对胰腺癌的抑制效应转变为促增殖效应，同时伴有细胞因子的影响（表 11.4）。因此，TGF-β1 和 TGF-β2 受体水平升高与晚期癌症紧密相关，且与病人的总生存率下降有关（Javle et al，2014）。

细胞因子和细胞凋亡

肝脏免疫过程的存在是为了防止肝细胞及宿主受到过度的损害，并促进组织损伤的修复。然而，过度的或长时间的刺激将使得原本的保护机制转变为细胞死亡或凋亡的调控过程。TNF-α 似乎是引起细胞凋亡的主要细胞因子；在许多情况下，如内毒素血症，它肯定是一个不可或缺的因素（Xaus et al，2000）。然而，由于其复杂的多效性，其确切的作用机制仍不清楚。这可以从以下事实得以观察，敲除 TNF-α 的肝细胞系并不表现出大量的凋亡，此外，TNF-α 通过其激活 NF-κB 在影响细胞生存中扮演重要角色。而 NF-κB 的激活对肝脏炎症和防止凋亡十分重要（Bohlinger et al，1996；Reinhard et al，1997）。因此，TNF-α 的促炎和凋亡信号作用之间的平衡决定了不同的生理病理途径。

TNF-α 凋亡信号通路激活 Caspase-8 和-3，从而启动配体介导的凋亡过程。这些细胞内蛋白酶在凋亡级联反应中的重要性显而易见，因为 *Caspase3* 基因敲除小鼠比野生型小鼠对致死性肝炎和大规模细胞损伤具有更强的抵抗力（Nicholson & Thornberry，1997；Woo et al，1999）。通过配体结合一组被称为

表 11.4　细胞因子及其在胰腺癌中的作用

细胞因子	功能
促炎药	
白介素 6	促进血管生成 与恶病质相关 与预后不良相关
白介素 8	促进血管生成 促进迁移/转移 与侵袭性和肿瘤进展相关
肿瘤坏死因子-α	促进迁移/转移 与恶病质相关 与预后不良相关 用于 I／II 期临床试验
白介素 1	与侵袭性相关 促进移民/转移
消炎药	
转化生长因子 β	促进免疫逃避 与预后不良相关 用于 I／II 期临床试验
10 号	促进免疫逃避 与预后不良相关

（Modified from Roshani R et al：Inflammatory cytokines in human pancreatic cancer，Cancer Lett 345：157-163，2014.）

死亡受体的受体所发出的信号，这些 Caspase 得以激活。这些受体属于肿瘤坏死超家族，包括 FAS、TNFR1 和 TNF 相关的诱导凋亡配体受体 1。通过与它们各自配体的结合激活了凋亡蛋白酶并启动了程序性的凋亡。另外，Caspase-8 的抑制被认为与细胞的坏死直接相关（图 11.3）。

肝细胞凋亡的核心是 FAS/FASL 系统的上调，这已出现在多种疾病中。考虑到 FAS 和 TNF-α 之间的相似性，它们在凋亡通路的信号转导中可能有很多重叠（图 11.4）。多项研究表明，FAS 表达和携带 FASL 的细胞数量在乙型和丙型肝炎病人的感染细胞中增加（Mochizuki et al，1996；Yoneyama et al，2002）。此外，如肝损伤时所见，升高的胆盐水平可以促进 FAS 向质膜转移，进一步促进凋亡级联反应（Sodeman et al，2000）。

细胞凋亡效应因子的识别为治疗打开了潜在靶点的大门，Caspase 抑制剂已被证明可以增加接受肝切除术的小鼠的存活率（Yoshida et al，2007）。此外，靶向 FAS 途径可减少暴发性肝衰竭的进展。进一步阐明这些途径将为治疗提供更多的靶点。

一氧化氮

由于氧化还原和氧化应激参与了细胞分裂和凋亡等过程，因此它们的改变在多种疾病状态下均得到广泛的研究（Wink et al，1999）。氧化应激意味着氧化剂和抗氧化剂之间的失衡；当抗氧化系统受损时，氧化还原状态达到有害水平，细胞损害的风险得以显现。

肝细胞氧化还原状态平衡的核心是一氧化氮（NO）水平。NO 是一种半衰期极短的微小疏水分子。它由一氧化氮合成酶（nitric oxide synthase，NOS）所生成，而 NO 的存在可以通过诱导 NO 合成酶（inducible nitric oxide synthase，iNOS）的产生而大大增加。iNOS 在所有肝细胞系中均有表达，它可以由 IL-1，TNF-α，和 LPS 诱导生成（Sass et al，2001）。NO 在肝细胞的细胞功能中起着复杂的作用。在低氧化还原的稳态条件下，NO 在肝脏中起保护作用，且已被证明可以抑制细胞凋亡和减轻线粒体功能障碍（Chen et al，2003；Wang et al，2002）。NO 作为 S-亚硝基化的电子受体从而起到一个保护性分子的作用，它将抑制凋亡蛋白酶的激活（Kim et al，2000）。上调的 iNOS 在炎症反应的扩散中同样起着重要的作用，如前所述，它对宿主细胞是起着保护作用的。NO 还可以诱导热休克蛋白 70 的表达（Kim et al，1997）。这些蛋白可能通过重新折叠肝脏中受损的蛋白，通过调节 Caspase 的活性和血红素氧合酶-1 的表达，从而具有防止细胞凋亡的保护机制。NO 还能结合可溶性鸟苷酸环化酶，这将使细胞内环磷酸鸟苷水平增加，从而抑制细胞凋亡和凋亡蛋白酶活性（Rodrigo et al，2004）。

在氧化应激和氧化还原状态改变的条件下，由于持续的氧化损害和炎症进展，iNOS 的上调与损害效应密切相关。对小鼠模型的研究表明，抑制 NO 合成可以明显减少肝损伤，而 iNOS 被认为是酒精诱导性肝损伤必备的条件（McKim et al，2003）。病毒性肝炎也与 iNOS 表达增加有关，一些研究表明 iNOS 诱导水平与疾病严重程度之间存在关联（Atik et al，2008）。由此看来，一氧化氮的保护或破坏作用可能因细胞水平和氧化还原条件而有所不同（表 11.5）。

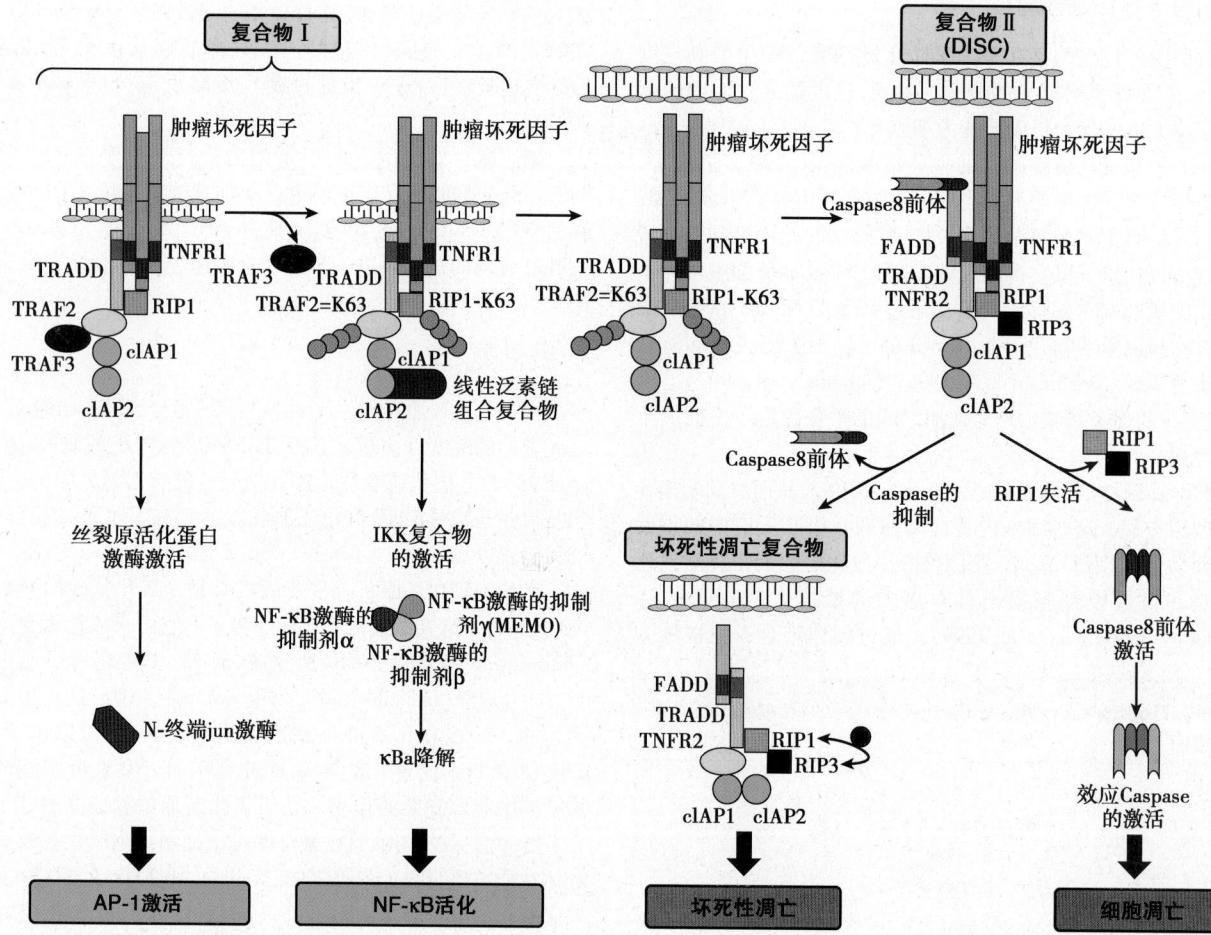

图 11.3　TNFR1 激活导致形成不同的信号复合物。TNF 与 TNFR1 的结合最初涉及跨膜信号传导复合物(复合物 I)的结构,其中受体通过衔接蛋白 TRADD 与 RIP1 和也适用于 TRAF2、TRAF3、cIAP1 和 cIAP2。复合物 I 还能够通过 IKK 复合物激活转录因子 NF-κB。两种 TNFR1 衔接蛋白可以经历构象变化,从而导致信号复合物的内在化和衔接子的变化与受体结合的蛋白质。这种新的信号复合体(复合体 II 或 DISC)与复合体 I 的不同之处在于 TRADD,caspase-8 前体和 RIP3 也与 TNFR1 相互作用。在这种复合物中,RIP1 和 RIP3 的失活会导致 Caspase-8 的激活,从而触发 Caspase-8 的激活。凋亡过程。在半胱氨酸蛋白酶激活被抑制的条件下,RIP1 和 RIP3 可能被磷酸化,导致细胞死亡通过不依赖胱天蛋白酶的过程而被称为坏死病。AP-1,激活蛋白-1;FADD,FAS 死亡域;IKK,NF-κB 激酶抑制剂; I κB,NF-κB 抑制剂;JNK,N-末端 Jun 激酶;K63,赖氨酸(位置)63;LUBAC,线性泛素链组装复合体;MAP3K,促分裂活化蛋白激酶;NF-κB,核因子κB;NF-κB 诱导激酶;TNF,肿瘤坏死因子;TNFR1,TNF 受体 1;TRADD,具有死亡域的 TNF 受体相关蛋白;TRAF,TNF 受体衔接因子(From Cabal-Hierro L, Lazo PS:Signal transduction by tumor necrosis factor receptors,Cell Signal 24:1297-1305,2012)

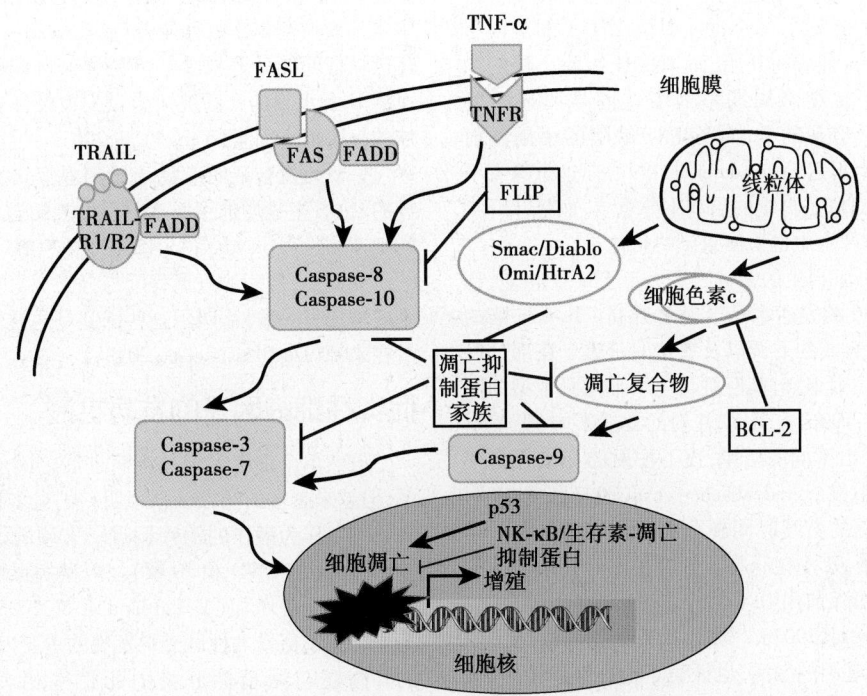

图 11.4 凋亡信号通路的调控。凋亡细胞的死亡需要多种因素的相互作用。这些相关因子被紧密有效的组织起来以介导凋亡信号。在凋亡过程中通过激活 Caspase3 和 8 发出细胞死亡信号,FAS 和 TNF-α 均表现出重合。细胞凋亡的激活会立即导致细胞死亡,除非这种死亡被有效的抗凋亡信号所抑制。转录因子如 NF-kB 和 p53 通过上调或下调细胞核中凋亡相关基因的表达来调控细胞凋亡。BCL-2,B 细胞白血病/淋巴瘤(细胞凋亡调节剂)-2;FADD,FAS 死亡结构域;FLICE,FADD 样白细胞介素 1β 转化酶;FLIP,FLICE 抑制蛋白;HtrA2,HtrA 丝氨酸肽酶 2;NF-κB,核因子 κB;Smac/Diablo,caspase 的线粒体驱动激活器/低 pI 的凋亡结合蛋白的直接抑制剂;TNF,肿瘤坏死因子;TNFR,肿瘤坏死因子受体;TRAIL,肿瘤坏死因子相关的凋亡诱导配体;TRAIL-R1,TRAIL 受体 1;XIAP,凋亡蛋白的 X 链抑制剂 (From Wang K,Lin B:Inhibitor of apoptosis proteins (IAPs) as regulatory factors of hepatic apoptosis,Cell Signal 25:1970-1980,2013.)

表 11.5 iNOS 在肝损伤中的作用		
条件/诱导剂	没有效果	机制
体内		
内毒素血症	防护性 有毒的	抑制细胞凋亡 氧化应激 循环衰竭
肿瘤坏死因子-α	防护性	抑制细胞凋亡
CCL₄	防护性	减少氧化应激
肝再生	防护性	抑制细胞凋亡
缺血/再灌注	有毒的	氧化损伤
失血性休克	有毒的	直接毒性,激活炎症
酒精性肝损伤	防护性	不清楚
体外		
肿瘤坏死因子 α 抗体	防护性	抑制 caspase/凋亡 HSP70 上调
H₂O₂	防护性	血红素加氧酶-1 上调
对乙酰氨基酚	防护性	调节谷胱甘肽水平

CCL₄,四氯化碳;HSP70,70kDa 热休克蛋白。
Modified from Li J,Billiar TR:Nitric oxide. Ⅳ. Determinants of nitric oxide protection and toxicity in the liver,Am J Physiol 276:G1069-G1073,1999.

肝组织再生

肝脏具有一种特殊的损伤后自我修复能力,它是实体组织中唯一具备对损伤或缺损组织进行自我再生的器官(见第 6、103 和 108 章)。这种能力与其他器官有很大的不同,因为其他器官均是通过瘢痕形成的方式来达到愈合(Fausto et al,2006)。然而,在某些疾病状态下,肝脏细胞损伤超过其再生能力时,健康的上皮组织也会被结缔组织所取代,比如说肝纤维化以及肝硬化的发生。对肝脏再生机制的深入研究可以为预防慢性肝病探求新的潜在治疗靶点。

肝组织再生的过程概括描述为三个阶段:①起始,②增殖,③终止(Zimmermann,2004)。利用转基因小鼠和特异性细胞因子抑制剂的研究已经证明了 TNF-α 和 IL-6 在肝再生起始阶段的重要性(Michalopoulos & DeFrances,1997)。肝部分切除术后,肝内炎性细胞因子出现表达上调,血清在 5 天内即可检测到 TNF-α 和 IL-6(Abshagen et al,2007)。而在增殖阶段主要由促进有丝分裂的因子所调控,例如肝细胞生长因子。而终止阶段主要与 TGF-β 家族有关,包括 TGF-β1,卵泡抑素和激活素。联合抑制这些 TGF-β 家族可以阻碍增殖阶段的正常终止(Oe et al,2004)。

越来越多的证据显示 TNF-α 通过 TNFR1 进行信号传导,这在肝脏再生的启动过程中十分重要。在肝损伤的 30 分钟内,TNF-α 的表达水平可以通过 NF-κB 通路出现显著上调(Yang et al,2005)。实验表明,向小鼠注射抗 TNF-α 的抗体将延迟肝脏的再生和 DNA 合成的开始,而 TNFR1 敲除小鼠的增殖阶段将显著延迟而且细胞周期基因表达同样明显下降(Shimizu et al,2009)。有趣的是,向 TNFR1 缺陷的小鼠注射 IL-6 可以修复这种再生延迟(Yamada et al,1997)。这意味着不仅 TNF-α 以外的因素对肝脏再生的启动十分重要,而且 TNF-α 和 TNFR1 在影响 IL-6 产生中也扮演重要的角色。

IL-6 已被证实是肝脏再生的关键因素。与 TNF-α 相似,部分肝切除术后不久 IL-6 的表达水平会显著升高。IL-6 缺陷的小鼠表现出肝脏 DNA 合成的下调以及增殖的延迟。在部分肝切除术前给这些小鼠注射 IL-6,其肝脏再生水平与野生型的同类相当(Cressman et al,1996)。然而,注射的方式不同(经皮下注射或静脉注射)展现出不同的结果,皮下注射的小鼠存活率明显高于静脉注射的小鼠(Blindenbacher et al,2003)。这表明 IL-6 的表达水平和暴露的持续时间在肝细胞再生的过程中均扮演重要的角色。此外,IL-6 在肝脏再生过程中起着保护性的作用。在小鼠肝部分切除前用 IL-6 治疗可减轻肝部分切除后的氧化功能障碍(Jin et al,2007)。通过 IL-6 介导的细胞周期阻滞和 DNA 错配修复基因的激活,也证实了这种保护作用,确保了再生过程的正确性(Tachibana et al,2014)。

IL-6 的充分生成以及随后的肝增殖过程与 TNF-α 和 TNFR1 的激活密切相关。然而,正如前面所讨论的,TNF-α 也能有效地促进细胞凋亡。而且触发凋亡通路似乎是由 NF-κB 的激活所决定的。通过抑制 NF-κB 并调控 TNF-α,小鼠肝脏表现出上调的 Caspase3 和 Caspase9 并出现大规模的肝细胞凋亡(Xu et al,1998)。相似的,在肝部分切除术后使用腺病毒载体抑制 NF-κB 会迅速出现肝损伤(Iimuro et al,1998)。这些结果说明 TNF-α 信号通路除与 IL-6 生成有关之外,还是诱导肝细胞再生的 NF-κB 依赖的基因转录的必需物。

肝脏、胆道和胰腺疾病内毒素和细胞因子的作用机制

晚期肝病病人对全身内毒素血症的易感性增强,这在没有晚期疾病或终末器官功能障碍的病人中很少发生。血浆内毒素水平在多种肝脏疾病病人中出现,且升高程度与疾病的严重程度相关(Lin et al,1995)。细菌移位的概念是活性菌群通过肠黏膜进入肠系膜淋巴结和无菌组织(Berg & Garlington,1979)。

肝癌晚期病人肠道细菌过度生长与细菌移位的发生密切相关(Chang et al,1998;Llovet et al,1998)。然而,其他因素也可能导致菌群移位。我们观察到肝硬化病人肠黏膜的结构变化以及渗透性的增加,这将导致肠道紧密结构的改变(Pascual et al,2003;Zuckerman et al,2004)。使用非选择性 β-受体阻滞剂降低门静脉压力将缓解这种移位,并减少血清 IL-6 和 LBP 的水平(Reiberger et al,2013)。此外,多种疾病状态,如失血性休克,可产生类似的通透性增加(Kompan et al,1999)。

疾病状态和易位增加会刺激肠道相关淋巴组织产生多种细胞因子,产生一种利于细菌移位的炎症状态。胆道结扎的小鼠表现出内脏固有层 TNF-α 含量升高以及肝纤维化加速

(Hartmann et al,2012)。同样,在肝硬化病人的肠系膜淋巴结中也发现血清 TNF-α 水平升高(Genesca et al,2003),抗 TNF 抗体已被证明能显著减少细菌易位(Frances et al,2007)。此外,血清 IL-6 水平的升高被认为是失血性休克模型中肠通透性增加的一个促进因素(Yang et al,2003)。

一氧化氮被证明有助于肠道黏膜屏障的完整性。LPS 诱导的 iNOS 生成增加了肠道单层细胞的通透性,进而导致 10 倍的细菌易位(Forsythe et al,2002)。一项对于 44 位肝硬化病人的研究显示,疾病的进展程度与分泌一氧化氮的 CD14+ 巨噬细胞的增加呈一致性,暗示这些细胞是通透性增加的细胞因子的潜在来源(Du Plessis et al,2013)。

促炎性细胞因子的发病机制

虽然单个细胞因子和疾病进展之间不可能建立直接的联系,但越来越多的间接证据证明它们对多种疾病进程具有影响并且可以作为潜在的治疗靶点。失调的细胞因子与肝炎病理转归有关(见第 9D 和 70 章)。丙型病毒性肝炎感染的病人肝细胞凋亡显著增加(McPartland et al,2005)。TNF-α 已被证明是人类和小鼠暴发性肝衰竭发展的重要因素,血清 TNF-α 水平的升高还与酒精性肝炎的死亡率相关(Rachakonda et al,2014)。在乙型和丙型肝炎病人中 TNF-α 水平升高与肝纤维化水平相关(Akcam et al,2012),而感染丙型肝炎的病人表现出疾病进展与可溶性 FAS 水平升高的相关性(Hayashi & Mita,1997)。可溶性 FAS 和 TNF-α 水平增高还与丙氨酸转氨酶水平和疾病严重程度增高一致(Raghuraman et ak,2005)。此外,IL-6 水平升高与丙型肝炎病人肝脏相关死亡率密切相关(Nakagawa et al,2015)。对乙型肝炎感染小鼠的研究表明 IL-6 过表达改变了细胞周期调节和受损的肝脏再生(Quetier et al,2013)。

然而,在晚期病毒性肝炎中,TNF-α 水平的升高通常与感染细胞的凋亡和肝再生并不相符。这大概率是由于 NF-κB 激活增加抑制了 TNF-α 的细胞凋亡作用(Collins et al,2014)。研究发现,使用抗 TNF-α 具有抗病毒的作用,可促进感染细胞的凋亡并抑制其再生(Brenndorfer et al,2010)。这些结果表明,细胞因子和清除病毒感染细胞的能力之间存在复杂的相互作用关系。

同样,在酒精性肝炎病人中,血清中 TNF-α 和 IL-6L 高水平似乎在疾病进展程度中起着重要作用。在急性酒精性肝炎病人中,这些细胞因子的表达水平与病人 180 天死亡率密切相关(Rachakonda et al,2014)。与健康对照组相比,这些病人的内毒素水平酒精性肝炎病人中也显著升高,而且内毒素浓度与死亡率相关(Fujimoto et al,2000)。内毒素水平升高可能是由于 LPS 产物经肠道易位至肝脏导致其暴露增加所致(Pinzone et al,2012)。增强的炎症反应可能是通过 LPS/LBP 途径激活库普弗细胞介导的,这为酒精性肝炎的治疗提供了一个潜在的治疗靶点(Sandahl et al,2014)。

异常信号通路也与恶性肿瘤的进展有关。FAS 的低表达与肝癌进展过程中正常凋亡机制的缺失有关(Fukuzawa et al,2001;Shin et al,1998)。IL-6 的表达水平与肝细胞癌的预后不良有关(Jang et al,2012;Ohishi et al,2014)。此外,虽然一氧化氮与癌症的发生没有直接联系,但在肝癌病人中 iNOS 水平的

升高与 COX-2 的表达对病人生存率有显著的负面影响（Rahman et al，2002）。

梗阻性黄疸的实验模型显示细胞因子水平的类似变化，TNF-α 和 IL-6 被确认为主要的细胞因子（见第 8 章）。与对照组相比，胆总管结扎小鼠中内毒素介导的先天免疫系统刺激将明显促进 TNF-α 和 IL-6 的产生（Badger et al，2012；O'Neil et al，1997）。这些发现提示了巨噬细胞对 LPS 的作用敏感。在梗阻性黄疸中库普弗细胞的功能改变增强了巨噬细胞对 LBP 的反应性，这也支持了上述结果（Minter et al，2005）。虽然 IL-6 水平在引流和解除梗阻后下降（Akiyama et al，1998），但 IL-6 水平下降得越慢，蛋白水平也将越低，胆汁培养阳性率也越高。虽然目前还不能得出 IL-6 水平与病人预后之间存在直接联系的结论，但恶性胆道梗阻引流术后 IL-6 持续升高与死亡率升高有关（Yilmaz et al，2013）。

细胞因子在缺血-再灌注损伤中的作用

缺血再灌注（I/R）损伤依旧是器官恢复足够血流量后出现功能障碍的重要原因。这种类型的损伤在各种手术下都可以出现，包括移植、主动脉手术、选择性肝切除，以及与创伤相关的疾病。虽然 I/R 损伤的确切机制尚不清楚，但有相当多的证据表明与缺血损伤后多种细胞因子的释放有关（Liu et al，2000）。TNF-α 在 I/R 损伤中起着核心作用。小鼠模型显示，缺血 90 分钟后以及再灌注 60 分钟后，TNF-α 水平均显著升高（Colletti et al，1990）。虽然促使 TNF-α 释放的确切机制尚未明确，但其产生似乎主要取决于库普弗细胞的激活。在大鼠中，对经 I/R 处理后从肝脏分离的库普弗细胞分析显示，与对照组相比，TNF-α 的生成增加了几百倍。抗 TNF-α 抗体治疗能显著降低 TNF-α 和 IL-6 的产生（Wanner et al，1999）。对 TNF-α 生成影响的调节主要是通过 NF-κB 的激活。NF-κB 的活性在缺血 5 分钟后增加至少 66%（Li et al，1999）。此外，抑制 NF-κB 激活了明显可以减少肝细胞凋亡和 Caspase3 的活性（Giakoustidis et al，2010）。这类似于诱导血红素氧合酶-1，其功能是抑制 TNF-α/TNFR1 导向的肝细胞凋亡（Kim et al，2013）。

NOS 似乎也是肝缺血再灌注损伤的一个因素。NOS 的内皮亚型（eNOS）在再灌注过程中作为一种保护分子的作用。与野生型小鼠相比，eNOS 敲除小鼠在缺血后的肝损伤程度更为严重。此外，TNF-α 的表达水平也较野生型小鼠高出 5 倍（Hines et al，2002），这提示 eNOS 对细胞因子的损伤有保护作用。这种保护作用已超出了肝脏，因为 NO 也被证明可以降低移植大鼠肝肺综合征的发生率（Diao et al，2012）。

尽管有这些结果，但通常很难确定炎症介质与不良临床结果之间的联系。对接受胸腹主动脉瘤修复的病人的研究将进一步了解这种联系；手术中，主动脉的夹闭会产生显而易见的 I/R 损伤，表现为促炎性细胞因子的大量释放（Welborn et al，2000）。对灌注后 2 小时和 24 小时的外周血白细胞微阵列分析发现，与多器官功能障碍进展相关的 146 个基因发生了变化。41 个基因在灌注后 2 小时表达增加，其中一些参与了先天免疫反应（Feezor et al，2004）。同样，在一项对 25 名接受胸腹主动脉瘤修复手术的病人的研究中，高水平的中性粒细胞 NF-κB 可以强烈预测多系统器官衰竭和死亡的发生（Foulds et al，2001）。

细胞因子在肝肿瘤消融中的作用

对于不适合切除的肝肿瘤，多种射频消融技术已被用于肝癌的局部控制，以提高整体生存率（见第 98 章）。虽然消融的机制不同，但所有消融技术的目的是尽可能保留功能残肝的基础上控制肿瘤细胞。然而，与肝切除不同的是，消融技术后灭活的肿瘤残片仍保留在原位，这使得大量的肿瘤抗原释放导致免疫反应和细胞因子改变。

射频消融术将瘤内细胞加热至 60℃～100℃，使其形成凝固性坏死（见第 98B 章）。为了达到最佳控制效果，射频消融应达到肿瘤周围组织边缘 1cm 的范围（Dodd et al，2001）。虽然肿瘤大小一般限制为 3cm 以获得适当的治疗边界（Berber et al，2004），但热传递技术的进步正在扩大这一极限。在对 17 名 RFA 治疗的病人的研究中，在治疗后 48 小时内并没有观察到细胞因子（TNF-α、IL-1、IL-6、IL-1R、IL-10）的明显改变。此外，全血样品的 LPS 刺激显示保留了正常细胞因子产生的能力，这表明邻近的库普弗细胞被凝固性坏死所灭活（Schell et al，2002）。然而，在大容量 RFA 的大鼠模型中，50%～60% 肝容量的治疗可以显著提高 TNF-α 和 IL-6 的指标（Ng et al，2006）。这表明肿瘤大小和所治疗的肝脏体积都可能限制疗效、治疗的安全性。

最近的肿瘤消融技术是不可逆电穿孔（见第 98C 章）。这种疗法利用短而强的电穿透细胞膜，增加其通透性。这将允许在没有热效应的情况下切除大量的组织。初步的动物研究表明，与肝切除组相比，该方式处理后 CD4+ T 淋巴细胞和 IL-10 水平显著升高（Li et al，2012），这将开启未来辅助免疫治疗的可能性。进一步的研究正在进行中，以充分揭示电穿孔和炎症反应之间的关系。

未来发展方向

随着对细胞因子的功能及其在某些分子通路中的作用的了解，在过去的十年里，对这些分子的靶向研究取得了巨大的进展。目前，药物既可以作为某些细胞因子的抑制剂也可以作为诱导，用于慢性自身免疫性疾病、感染性疾病及其并发症。此外，对内毒素和炎症反应的抑制的研究也在持续的进展。而利用这些进展，靶向细胞因子治疗以抑制肝、胆道和胰腺疾病显然是未来研究的主打方向。

细胞因子治疗多种肝病的效用已经为人所知。半衰期为 75 小时的干扰素 IFN-α 用于慢性丙型肝炎的联合治疗已超过 15 年。这一临床突破证明了细胞因子治疗肝脏疾病的可行性。然而，由于这些细胞因子的功能多效性，抑制或诱导单个靶点是难以治疗肝脏、胆道和胰腺疾病的。疾病发展的驱动力并不是由单个因素或介质决定的，而是由多种网络和通路之间的相互作用所驱动的。因此，利用这些细胞因子的已知作用来增强免疫反应是目前研究的热点领域。细胞因子诱导的杀伤细胞-自体淋巴细胞诱导的细胞因子如 IL-1 和 IL-2-在治疗肝癌的一期和二期临床研究中表现出良好的效果（Ma et al，2012）。目前三期临床研究也在持续进行中。

靶向 Toll 样受体来实现胰腺导管腺癌病人的抗肿瘤作用也是目前的研究领域。巨噬细胞活化的脂肽-2，即 TLR2 和

TLR6 的合成受体激动剂,在 R2 切除的肿瘤中表现出良好的疗效。目前 TLR2 合成激动剂在小鼠胰腺癌模型中显示出了作为肿瘤疫苗佐剂的前景(Huynh et al,2012)。鉴于该受体家族在细胞信号传导中的重要性,TLR4 也是一个潜在的治疗靶点。尽管有一些初步的成功,但在 TLR 拮抗剂作为治疗药物之前还有很多工作要做。多个针对 TLR 作为潜在治疗靶点的临床试验也将持续进行(Aranda et al,2014)。

虽然抗内毒素适用于脓毒血症的治疗,但使用其作为一种缓解炎症反应的方式可以被应用于多种疾病。然而,大量关于抗内毒素抗体的临床应用的研究结果却令人失望。其疗效缺乏的潜在原因可能有很多种。病人选择的异质性,治疗的持续时间以及非标准化的准备均被认为是潜在的原因。此外,革兰氏阴性菌中脂质 A 结构的多样性增加了开发有效治疗方法的难度。尽管在早期遇到了挫折,但考虑到市场上相对缺乏新的抗生素,对抗内毒素作为亚单位疫苗的进一步研究似乎是一个有趣的选择(Cross,2014)。研究人员观察到,针对炎症反应下游介质的调制器,特别是在类风湿关节炎的治疗中,取得了更大的成功。目前 5 种 TNF 阻断剂已在美国获批应用于临床治疗。TNF-α 阻断剂英夫利昔单抗(remicade)和阿达木单抗(humira)也被用于治疗复杂性克罗恩病。此外,一种合成的 IL-1 受体拮抗剂阿那白滞素(kineret),目前也正用于治疗类风湿性关节炎。

随着对这些药物机制的进一步了解,它们在肝脏、胆道和胰腺疾病中的应用将会越来越广泛。尽管多种细胞因子和通路之间复杂的相互作用关系使得靶向特异性分子在肝胆和胰腺疾病中显得非常困难,但正是这种复杂性为未来的干预提供了诸多待发掘的潜在治疗机会。

（楼健颖 译　刘景丰 审）

第 12 章

肝胆胰外科相关感染

Nicholas Spinelli, Matthew S. Strand, and Ryan C. Fields

感染是造成外科病人出现并发症甚至死亡的一个重要因素。而且,术后出现的感染并发症不管在医学或公共领域正在成为一个详细审查的热点问题。这种对感染和围手术期并发症认识的增强,正在被美国外科医师协会(American College of Surgeons,ACS)发起的主要质量成果的倡议,如美国国家外科质量改进计划(NSQIP)所驱动。因此,对于医生或其他卫生保健提供者来说,理解外科病人感染的自然病程并最大可能地预防它是十分必要的。

至于肝胆和/或胰腺病人的感染的照护是十分具有挑战性的,尤其是在术前使用过胆道仪器的病人行大块肝切除或胰腺切除术后。虽然肝胆胰外科亚专科在过去的几十年里取得了巨大进步,但是这些手术后的并发症的发生率还是较高的。尤其是感染仍是术后的主要并发症。现今肝胆胰外科术后 30 天的手术部位感染(surgical-site infection,SSI)率仍高达 20%~40%。感染也与住院天数、手术时间、输血和失血、ICU 滞留时间和再入院率密切相关。除了这些短期后果,长期后遗症包括可能延误的辅助治疗。

本章的目的是理解肝脏、胆管树和胰腺切除后可能并发的感染范围,并增进对重要的外科特异的感染危险因素的识别。我们也回顾了可减少病人术前、术中和术后感染风险的潜在的照护措施。由于总体缺少 I 级证据来指导临床决策,围绕着某些推定的可降低感染风险的方法现仍存生着争议。

本章开始我们先简短回顾一下正常的阻止感染微生物进入肝胆系统和胰腺的防御机制;然后,明确地定义术后感染,后者可被分成 SSI 和远处感染。并在肝胆胰外科文献中辨识、翻找出外科特异的风险前,对 SSI 的一般风险因素和可预防 SSI 的常用措施作出预警。

正常机体的防御机制

正常存在于胃肠道 GI 的细菌可直接侵入到肝脏和胆管树,造成肝脓肿和上行性胆管炎。这些微生物也可通过肝脏进入体循环,可能导致败血症和脓毒性休克。这些病理状态在健康人并不常发生,因为机体存在多重的器官-系统水平的防御机制。在这章节,我们尤以对肝胆系统和胰腺的防御机制感兴趣。

病原微生物可通过两条主要途径进入肝脏。第一条是从胃肠道输送血液入肝的门静脉系统。除了吸收的营养物质,门静脉血也含有肠道细菌和毒素,如不经肝脏进行适当的廓清可

能会致病。第二条进入肝脏的途径是逆行通过胆道系统。体循环中已经存在的病原菌也可通过第三条途径——动脉入肝血流进入肝脏。静脉输液和心内膜炎是发生上述情况的两种重要机制(图 12.1)。

肝脏和胆道系统都含有重要的可阻止肠源性微生物形成肝内感染(如肝脓肿)和/或到达体循环的防御机制。通常,防御机制可分成三种类型:物理性、化学性和免疫性(表 12.1)。肝脏内单一最重要的防御是由库普弗细胞提供的免疫性防护。它们来源于血循环中的单核细胞,代表了存在于人体内约 90% 的组织巨噬细胞。库普弗细胞不断地暴露于肠源性微生物和内毒素中,导致它们被激活成为吞噬细胞。一旦被激活,库普弗细胞也释放各种细胞因子、前列腺素类物、一氧化氮和活性氧等并发挥其免疫功能(见第 7、10、11 章)。此外,库普弗细胞还可间接调节其周围的肝细胞、星状细胞、血管内皮细胞和其他存在于肝内的免疫细胞的表型。如果没有库普弗细胞,经门静脉进入肝内的肠源性微生物和毒素将会自由通过进入体循环。在评估术后潜在的感染并发症的发生率时肝切除术后减少的库普弗细胞量是一个重要的考量。

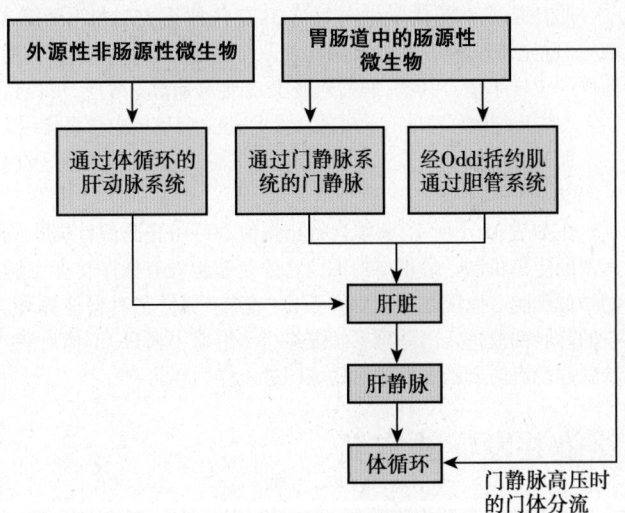

图 12.1　微生物有多种途径可进入肝内。血流中存在的外源性细菌可经静脉药物滥用或心内膜炎、通过动脉系统进入肝内;而肠道细菌主要是通过门静脉血流或通过胆管系统进入肝内。这些肠源性微生物如果不能被宿主的肝内防御机制清除,就会入侵体循环。有门-体分流的病人因门静脉血绕过肝内的防御机制而直接进入体循环,增加了肠源性菌血症的风险

表 12.1　宿主肝胆系统和胰腺的正常的防御机制

	肝胆系统	胰腺
物理性	胆道括约肌	胰管括约肌
	肝细胞紧密连接	胰腺细胞紧密连接
	胆汁流	胰腺流
	黏液	黏液
	纤毛	纤毛
化学性	胆盐	胰液
免疫性	库普弗细胞	
	免疫球蛋白 A	免疫球蛋白 A
	纤连蛋白	—
	补体	补体

　　门静脉高压，无论是窦前性、窦性或窦后性的，均会损毁库普弗细胞廓清门静脉入肝血流中的肠源性微生物和毒素的能力。门静脉梗阻导致门静脉血经不断形成的侧支分流进入体循环。根据不同的分流程度和门静脉高压，这可能导致大量的门静脉血绕过库普弗细胞，因此，增加了败血症的风险（见图12.1）（见第76和81章）。

　　胆管系统有多种途径防止致病性微生物逆行入侵至肝内。这些防御机制早先已分类列举。从物理屏障的观点来看，Oddi括约肌可有效阻止细菌上行进入肝内，但是肝胆胰外科手术或其他操作（如内镜下胰胆管造影术，括约肌切开术和/或放置支架）常常消除了这种保护机制，是术后发生感染并发症的一个重要原因。胆管炎、感染性休克是最严重的并发症。微观的物理防御机制也存生于胆管系统。紧密连接可在胆小管和肝窦之间形成物理屏障，防止肝内胆汁和血液的混合。每个小胆管上皮细胞均含有一根纤毛，有助于使胆汁向肝外胆管排泌。肝外胆管产生的黏液可防止胆管上皮细胞和细菌的长时间接触。这些特征可促进胆汁排泌出肝脏，因此，可防止任何细菌的上行性逆行进入胆道系统。

　　胆盐是感染的化学性屏障并具有几种重要特性（见第8章）。首先，胆盐所具有的抑菌和杀菌特性使之具有能保持肠道菌群的正常平衡。其次，胆盐对肠上皮细胞有营养效应，可保持肠上皮防止细菌移位的有效屏障。最后，胆盐具有抗内毒素作用。

　　胆道系统也含有免疫活性物质对抗感染，包括免疫球蛋白A、纤连蛋白和补体。

　　正如表 12.1 所示，胰腺含有相类似的可阻止肠源性微生物入侵的防御机制。最重要的不同之处是胰腺没有像库普弗细胞的类似细胞。原因在于胰腺并不像"窗口"那样正对着体循环。它的静脉回流进入门静脉系统最终进入肝脏。所以，不像肝脏，胰腺并没有防御肠源性微生物试图进入体循环。

感染并发症的定义

　　术后感染并发症的定义可考虑分成两大类，手术部位感染和远处感染。

手术部位感染

　　美国疾病预防和控制中心（Centers for Disease Control and Prevention，CDC）基于感染的物理层面定义手术部位感染（SSI）。

　　表浅切口 SSI 是指皮肤和/或皮下组织感染；而深部切口 SSI 指的是腹壁肌层和筋膜层的感染。而腹腔内的感染定义为器官/腔隙 SSI（图 12.2）。每种类型 SSI 的详细定义见知识框 12.1。需注意的是这些 SSI 定义也被美国外科医师协会用于国家外科质量改进计划（National Surgical Quality Improvement Program，NSQIP）中 SSI 的定义。

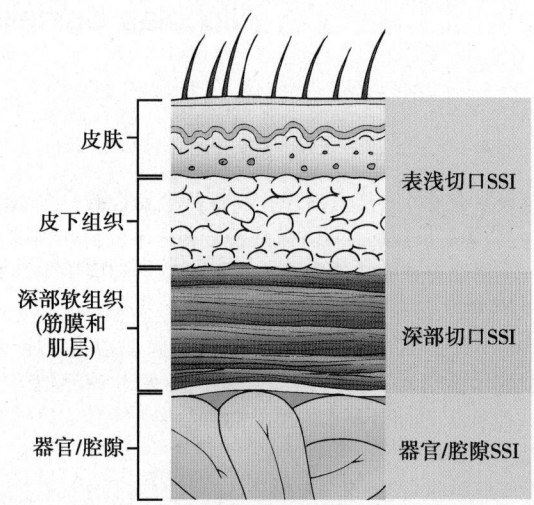

图 12.2　根据疾病预防和控制中心的定义，手术部位感染（SSI）是基于感染的物理层面进行分类的。表浅切口 SSI 是指感染位于皮肤和/或皮下组织，而深部切口 SSI 指的是腹壁肌层和筋膜层的感染。而腹腔内的感染定义为器官/腔隙 SSI（Modified from Mangram AJ, et al. Guideline for prevention of SSI, 1999. Hospital Infection Control Practices Advisory Committee. Infect Control Hosp Epidemiol 20（4）:250-278，1999；quiz 279-280.）

知识框 12.1　手术部位感染（SSI）的定义

表浅切口 SSI

术后 30 天内发生的感染，并且仅限于切口的皮肤和皮下组织，而且病人至少具有以下一项特征：

A. 从表浅切口有脓性引流液，伴或不伴有实验室证实。

B. 从表浅切口中无菌分离获取的引流液和组织，培养出微生物。

C. 至少有一项下述症状或体征：疼痛或触痛，局部水肿、红肿或热感。外科医生通常故意敞开表浅切口，除非切口组织培养阴性。

D. 由外科医生或主治医生诊断表浅切口 SSI。

深部切口 SSI

术后 30 天内发生的感染，并且累及切口的深部软组织（如筋膜和肌层），而且病人至少有下述一项特征：

A. 从深部切口但不是从手术部位的器官/腔隙内引流出脓性引流液。

B. 当病人至少有下述一项症状或体征时：发热（>38℃），局部疼痛或触痛，深部切口自发裂开或被外科医生故意敞开，除非切口组织培养阴性。

C. 在再次手术、组织病理学检查或在影像学的直接检查中，发现深部切口脓肿或其他深部切口感染证据。

D. 由外科医生或主治医生诊断深部切口 SSI。

器官/腔隙 SSI

术后 30 天内发生的感染，并且累及部分解剖结构（如器官或腔隙），不同于手术过程中暴露或操作的切口感染，而且病人至少有下述一项特征：

A. 从器官或腔隙中引流出脓性引流液。

B. 从器官或腔隙中无菌分离获取的引流液和组织，培养出微生物。

C. 在再次手术、组织病理学检查或在影像学的直接检查中，发现器官或腔隙中脓肿或其他深部切口感染证据。

D. 由外科医生或主治医生诊断器官或腔隙 SSI。

远处感染

远处感染是指远离切口和手术野的感染:呼吸道感染、泌尿道感染和插管相关的血循环感染。

发生手术部位感染的一般危险因素

发生术后 SSI 有两大重要的风险来源,病人特异性因素和操作相关因素结合在一起,产生不同程度的风险。

病人相关的危险因素

最近的一篇综述回顾讨论了病人引发的危险因素,有些危险因素可能在手术时没有被修正,重要的是在病人接受护照时要认识到这些风险。特别是,SSI 的病人相关的危险因素包括年龄、营养状况、有无糖尿病、是否吸烟、肥胖、有无存在身体远隔部位的感染、定植的微生物、免疫应答改变和术前停留时间长短等。很多这些病人相关的危险因素在被美国外科医师协会(ACS)国家外科质量改进计划(NSQIP)所考虑应用于手术风险计算器(http://www. riskcalculator. facs. org)。此由 ACS 赞助所设计的在线工具被用来评估术后可能的并发症风险,包括感染并发症,基于一种特有的程序。在术前决策过程中,无论对于外科医生还是病人,这都可能是一种重要的临床辅助工具。

作者在上述综述中也包含了全面的讨论,详细描述了可用于防止 SSI 的一般措施。在照护病人的各个阶段,减少感染的风险怎么强调都不为过(表 12.2~12.4)。

表 12.2　预防手术部位感染的术前一般干预措施

干预措施	证据	参考文献
术前降低糖化血红蛋白至<7%	Ⅱ级数据	Anderson et al,2008
术前 30 天戒烟	Ⅱ级数据	Anderson et al,2008;Mangram et al,1999
术前 7~14 天对于有严重的营养风险的病人给予特异性营养补充或肠内营养;除了有严重营养不良的病人,术前不应常规给予肠外营养	Ⅰ级和Ⅱ级数据但不均匀性	Anderson et al, 2008;Anonymous, 1991;Mangram et al, 1999;Weimann et al,2006
充分治疗术前感染,如泌尿道感染	Ⅱ级数据	Anderson et al,2008;Mangram et al,1999
目前并不推荐无选择地给病人用莫匹罗星软膏(外用抗感染药)去除定植菌群	Ⅰ级数据	Anderson et al, 2008;Kalmeijer et al, 2002;Konvalinka et al, 2006;Laupland & Conly,2003;Mangram et al,1999;Perl et al, 2002;Suzuki et al,2003
鉴定并去除定植的金黄色葡萄球菌携带可能是一种有用的干预措施,但需进一步的调查	有限的Ⅰ级数据	Hacek et al,2008;Rao et al,2008
目前并不推荐术前用氯己定淋浴洗澡	Ⅰ级数据	Anderson et al,2008;Mangram et al,1999;Webster & Osborne, 2007,2012

表 12.3　预防手术部位感染的围手术期一般干预措施

干预措施	证据	参考文献
只有在毛发干扰手术时剃去毛发;可通过术前修剪或使用脱毛剂;术前或围术期手术部位不剃毛	Ⅰ级数据	Anderson et al, 2008;Bratzler & Hunt, 2006;Kjonniksen et al, 2002;Mangram et al,1999;Springer,2007
术前采用杀菌的外科消毒剂或酒精为基础的杀菌剂擦洗清洁手术团队成员的手和前臂	Ⅱ级数据	Anderson et al,2008;Mangram et al,1999
手术部位周围用合适的杀菌剂消毒准备,包括酒精、氯己定或碘伏等	Ⅱ级数据	Anderson et al,2008;Digison,2007;Mangram et al,1999
对于大多数的清洁-污染和污染操作,和选择性的清洁操作,预防性给予抗生素;针对可能的病原菌使用合适的抗生素	强Ⅰ级数据	Anonymous, 1999;Bratzler & Hunt, 2006;Classen et al, 1992;Mangram et al,1999;Springer,2007
皮肤切开 1 小时前给予预防性抗生素(万古霉素和氟罗喹诺酮在皮肤切开 2 小时前)	强Ⅰ级数据	Anonymous, 1999;Bratzler & Hunt, 2006;Classen et al, 1992;Mangram et al,1999;Springer,2007
对于病态肥胖病人使用更高剂量的预防性抗生素	有限的Ⅱ级数据	Forse et al,1989;Mangram et al,1999
只有在有很大的耐甲氧西林金黄色葡萄球菌感染风险时使用万古霉素	Ⅰ级数据	Anderson et al, 2008;Anonymous, 1999;Bolon et al, 2004;Finkelstein et al,2002;Mangram et al,1999
手术室足够通气并尽量减少手术室人员流动,清洁仪器和器械并表面涂布核准的消毒剂	Ⅱ级和Ⅲ级数据	Anderson et al,2008;Mangram et al,1999
避免急骤灭菌	Ⅱ级数据	Anderson et al,2008;Mangram et al,1999
小心触摸组织,根除死腔,并坚持标准的无菌操作原则	Ⅲ级数据	Anderson et al,2008;Mangram et al,1999

表 12.3　预防手术部位感染的围手术期一般干预措施(续)

干预措施	证据	参考文献
将污染或感染的伤口敞开,可能的例外是穿孔阑尾炎术后的伤口	有限的 I 级、II 级数据	Brasel et al,1997;Cohn et al,2001;Mangram et al,1999
如果手术时间较长,短半衰期的预防性抗生素需术中再次给予(如手术时间>3 小时头孢唑啉需再次给予);或大量失血时	有限的 I 级、II 级数据	Mangram et al,1999;Scher,1997;Swoboda et al,1996
保持术中体温正常	I 级数据,一些矛盾的 II 级数据	Anderson et al,2008;Barone et al,1999;Bratzler & Hunt,2006;Kurz et al,1996;Mangram et al,1999;Sessler & Akca,2002;Springer,2007;Walz et al,2006

表 12.4　预防手术部位感染的术后一般干预措施

干预措施	证据	参考文献
手术操作后 24 小时内停止预防性抗生素(对于心脏和肝移植手术是 48 小时内);最好是关腹后停止预防性抗生素的使用	I 级数据	Anonymous,1999;Barie,2000;Bratzler & Hunt,2006;DiPiro et al,1986;Mangram et al,1999,McDonald et al,1998;Springer,2007
术后第 1 天和第 2 天,保持血糖水平 <200mg/dL(11.1mmol/L)	II 级数据	Anderson et al,2008;Bratzler & Hunt,2006;Carr et al,2005;Furnary et al,1999;Lazar et al,2004;Springer,2007;Zerr et al,1997
监测伤口以防手术部位感染	III 级数据	Anderson et al,2008;Mangram et al,1999

很多这些一般预防措施都被整合进围术期手术护理路径中,并应用于一项由托马斯杰弗逊大学主持的胰十二指肠切除术病人的回顾性研究中。结果显示接受外科手术护理路径的病人术后切口感染率(7.7%)比没有者(15%)更低,差异有统计学意义(P=0.01)。

操作相关的危险因素

　　SSI 最重要的来源是病人的内源性微生物菌丛。必须牢记,一次无菌操作的中断都会导入外界微生物使任何病人经历一次感染并发症。但是本节的目的是我们对外科手术本身怎样引起感染的风险感兴趣。通过审查 CDC 的伤口分类系统,在最一般的意义上这也许最能理解。伤口分成四种不同的级别(知识框 12.2),随着伤口分级的增加,随之发生感染并发症的风险也增加,这可用增加暴露外科术野于病人的内源性微生物菌群来解释。

知识框 12.2　外科切口分类

I 类切口

被称为清洁切口。它们定义为是无感染的手术切口,无炎症发生,不侵入呼吸道、消化道、生殖道或未感染的泌尿道。因此,唯一可能进入伤口的微生物是那些来自皮肤的微生物。

II 类切口

被称为清洁-污染切口。包括在控制条件下进入过呼吸道、消化道、或泌尿生殖道的切口,且没有异常污染。特别地,涉及胆道、阑尾、阴道和口咽部的手术,如果没有感染证据或在技术上遇到重大突破,也包括在这一范畴内。对于 II 类切口和主要腹部手术,除了皮肤菌群外,还会有来自定殖在胃肠道管腔结构里的微生物的额外污染。

III 类切口

污染切口。它们包括开放的、新鲜的、意外创伤的伤口。包括胃肠道有大溢液的手术和有急性非化脓性炎症的切口。

IV 类切口

被称为脏的感染伤口。他们的定义是有失活组织残留的旧创伤和那些现存有临床感染或内脏穿孔的伤口。

在下一节里,我们将更仔细地调查肝胆胰外科病人行特定手术操作后感染的风险。

术后感染并发症的外科特异性风险因素的讨论

肝切除术

　　肝切除术后 SSI 的范围包括先前定义的表浅切口 SSI、深部切口 SSI 和器官/腔隙 SSI。器官/腔隙 SSI 可进一步分为①腹腔内肝周的脓肿和②腹腔内肝外脓肿(见第 27 章)。而且,这些病人也有远隔部位感染的风险,包括循环的血感染、呼吸道感染和泌尿道感染。术前、术中和术后均存在感染的风险(表 12.5)。

降低术前感染风险

　　肝切除术后的感染并发症和术前肝脏的状态、切除的肝实质量和术后肝功能障碍相关联。Yang 和同事(2014)发现肝硬化和肝内胆管结石是术后发生 SSIS 独立的术前危险因素(见第 44 章)。肝内胆管结石作为 SSI 的危险因素也被 Uchiyama 及其同事的研究所证实(2011)。Garwood 及其同事(2004)收集的资料发现肝切除量的大小与术后的感染并发症相关。这项研究也认定高龄和多个其他病共患状态是发生感染并发症的重要因素。Schindl 及其同事(2005)将肝切除量、残肝体积和术后发生感染之间建立起联系。虽然尚无一个精确的残肝体积量来预测术后感染的发生,但严重的肝功能障碍和术后感染的发生有明显的相关性。而且,残余肝体积过小和体重指数(BMI)过高可预测术后的严重肝功能不全。Nanashima 及其同事(2014)的一项回顾性调查分析肝切除术后的病人发现与 SSI 相关的因素。肝衰竭与深部 SSI 明显相关。

表 12.5　肝切除术后感染并发症的危险因素

作者及年份	标题	研究类型	病人数量	目的/目标/终点	病人总体	结果和结论
Yanaga et al,1986	Intraperitoneal septic Complications after hepatectomy	回顾性	149	探讨肝切除术后腹腔脓毒症并发症的围手术期危险因素	择期肝切除术	肝切除术后腹腔脓毒并发症发生率为 12.8%。卡方检验显示肝切除术后腹腔脓肿与右肝叶切除或扩大右肝叶切除、年龄>65 岁,手术时间>5h,手术失血>3L,和术后出血需再次开腹。作者认为限制手术时间和出血量对预防肝切除术后腹腔内脓毒症是重要的
Garwood et al,2004	Infectious complications after hepatic resection	回顾性	207	评估肝切除术后外科感染的特点,以确定导致术后死亡率增加的因素	肝切除术	肝切除术后总感染率为 33%(9 例中的 3 例)。肝切除术后死亡率为 33%(9 例中的 3 例)。感染组的手术时间(7.9h vs.5.6h,P=0.02)较无感染人均从培养物中分离出耐甲氧西林金黄色葡萄球菌。染组明显延长。虽然手术时间是术后感染唯一有统计学意义的危险因素,但作者认为高龄、合并症和肝切除范围是影响肝切除术后感染的风险因素
Schindl et al,2005	The value of residual liver volume as a predictor of hepatic dysfunction after major liver resection	前瞻性	104	探讨肝切除术后残余肝体积与术后并发症的关系	择期肝切除术	术后感染率 31.7%。22 例病人的残肝容积<26.6%;11 例术后出现严重肝功能障碍,11 例术后出现肝功能障碍。11 例术后出现严重肝功能障碍的病人中有 8 例(72.7%)发生感染,而 11 例无严重肝功能障碍病人中仅有 2 例(18.2%)发生感染(P=0.030)。作者认为,术后感染的风险,相比较残余肝容量,与术后肝功能障碍的发生率更为密切相关
Togo et al,2007	Perioperative infection control and it seffectiveness in hepatectomy patients	回顾性	535	评估四个不同时期肝切除术后 SSI 的危险因素	肝切除术,伴或不伴胆肠重建	肝切除术后总的感染率在 4 个时间段内下降,从 44.7%下降到 24.1%、15.0% 及 9.2%。肝切除术后发生 SSI 的独立危险因素包括使用丝线缝合[调整风险比(ARR)4.56]和胆瘘(ARR 22.99)。作者主张小心谨慎地手术操作,做胆道造影,用酿胭脂检查胆漏,使用合成可吸收缝合线
Pessaux et al,2007	Randomized clinical trial evaluating the need for routine nasogastric Decompression after elective hepatic resection	前瞻性	200	探讨择期肝切除术后常规鼻胃管减压的价值	择期肝切除术	鼻胃管减压病人肺炎发生率较高(13.0% vs. 5.0%,P=0.047)。在死亡率、住院时间和肠功能恢复方面没有差异。作者结论:肝切除术后常规鼻胃管减压没有优势,且增加了肺部并发症的风险

表12.5　肝切除术后感染并发症发生的危险因素（续）

作者及年份	标题	研究类型	病人数量	目的/目标/终点	病人总体	结果和结论
Togo et al, 2008	Usefulness of absorbable sutures in preventing SSI in hepatectomy	前瞻性大鼠模型，回顾性人体分析	313	评价人工可吸收缝合线（薇乔线）在预防肝切除术后SSI中的作用	肝切除而不重建胆道	在动物模型中，肝切除术所用丝线中的细菌数量是薇乔线的1 000倍。在病人分析中，薇乔线组的SSI和肝切面感染的发生率（分别为3.2%，1.6%）明显低于丝线组（11.2%，8.8%）；$P=0.0045$）。丝线组SSI的调整风险比（ARR）为3.4。手术时长（ARR 7.31）和胆漏（ARR 17.5）也是SSI的独立预测因子。作者的结论是，使用合成可吸收缝合线，而不是丝线，可以预防肝切除病人术后发生SSI
Okabayashi et al, 2009b	Risk factors and predictors for SSI after hepatic resection	回顾性	152	确定预防肝切除术后SSI的危险因素和预测因子	肝切除术	术后总感染率为14.5%。SSI的独立危险因素是BMI>23.6（OR 3.7）、EBL>810mL（OR 4.4）、术后胆漏（OR 5.2）和术后按比例增减使用胰岛素（OR 1.2）而不是人造胰腺。作者认为，术后高血糖、胆漏、肥胖和高术中出血量与术后感染风险相关，术后使用人造胰腺是一种安全、有益的血糖控制装置
Kobayashi et al, 2009	Risk factors of SSI After hepatectomy for liver cancers	回顾性	405	比较肝癌肝切除术后发生SSI和未发生SSI的临床病理因素	肝切除不伴胆道重建	SSI的总发病率为5.8%。SSI的独立危险因素为中肠道损伤（OR 20.08）、>出血量2 000mL（OR 4.4）和>年龄65岁（OR 2.4）。作者认为，对肝切除术后存在感染危险因素的病人应预防性抗生素可降低感染发病率
Uchiyama et al, 2011	Risk factors for postoperative infectious Complications after hepatectomy	前瞻性收集，回顾性分析	308	澄清肝切除术后手术部位感染SSI的发生率	肝切除术	SSI的总发生率为11.0%。与肝细胞癌或肝转移癌而行肝切除术相比，因肝内胆管结石而行肝切除的病人术后SSI更常见（分别为23.8%，11.3%和2.7%，$P<0.001$）。作者认为，术后SSI与感染的胆汁有关
Moreno Elola-Olaso et al, 2012	Predictors of SSI after liver resection: a multicentre analysis using National Surgical Quality Improvement Program data	前瞻性	2 332	确定肝切除术后SSI的预测因素	肝段、半肝或肝三区切除术	术后总感染率从9.7%的肝段切除术到18.3%的肝三区切除术。SSI的独立预测因子包括血清钠>145（OR 6.05）、低蛋白血症低于平均值（每低1mg/dL）（OR 0.67）、血清胆红素>1.0（OR 1.7）、需要透析（深部腔隙感染的OR为0.46）、手术时间延长（深部腔隙SSI超过平均值）和手术后1年内是吸烟（深部腔隙SSI的OR为1.66）
Arikawa et al, 2011	Risk factors for SSI after hepatectomy for hepatocellular carcinoma	回顾性	171	探讨肝癌肝切除术后发生SSI的危险因素	肝细胞癌肝切除术	SSI的总发生率为21%。肝切除术后发生SSI的独立危险因素是胆漏和失血过多。作者认为术后胆漏是降低术后感染发生率的首要因素

表 12.5　肝切除术后感染发生危险因素（续）

作者及年份	标题	研究类型	病人数量	目的/目标终点	病人总体	结果和结论
Harimoto et al, 2011	Prospective randomized controlled trial investigating the type of sutures used during hepatectomy	前瞻性随机	125	评估缝合材料对肝切除术后 SSI 的影响	肝切除不伴胆道重建	整体的 SSI 比率为 13.6%。SSI 的独立危险因素是出血量>1 000ml(OR 7.6)。尽管使用丝线与使用可吸收微乔术后发生 SSI 的比率无统计学差异(15.8% vs. 11.3%),但乔线组的感染愈速速度更快(28 天 vs. 54 天),P<0.05
Pessaux et al, 2013	Identification and validation of risk factors for postoperative Infectious complications Following hepatectomy	前瞻性收集,回顾性分析	555	确定肝部分切除术后感染并发症发生危险的风险因素	择期肝切除术	术后感染并发症总发生率为 24.3%。术后感染并发症的独立危险因素有鼻胃管(OR 1.8)、输血(OR 1.9)和糖尿病(OR 2.4)。术后感染唯一的手术上的独立危险因素是门静脉切除(OR 5.5)。术后感染并发症的危险因素为术前胆道引流(OR 1.9)、输血(OR 2.1)、糖尿病(OR 2.9)和房颤(OR 3.6)。作者认为,解除上述危险因素可以降低肝切除术后感染并发症的发生率
Nakahira et al, 2013	Proposal for a subclassification of hepatobiliary pancreatic operations for SSI surveillance following assessment of results of Prospective multicenter data	前瞻性收集,回顾性分析	1 926	评估肝胆手术的差异,以确定 SSI 监测的最佳细分	肝胆胰外科手术,不包括胆囊切除术	肝胆胰手术后感染并发症的总发生率为 23.2%。肝切除术后 SSI 的独立危险因素是引流管放置(OR 2.8)和手术时间>5h(OR 2.9)。作者的结论是,肝切除术和非肝切除术的肝胰胆管手术对于 SSI 的发生率有所不同,在 SSI 监测中应分别进行评估
Sadamori et al, 2013	Risk factors for organ/space SSI After hepatectomy for HCC in 359 recent cases	回顾性	359	目的探讨肝切除术后 SSI 的病原菌、处理方法、结果和特点	肝癌肝切除术,不重建	肝切除术后 SSI 的总发生率为 14.5%,其中切口 SSI 为 6.7%,器官/腔隙 SSI 为 8.6%。肝切除术后发生 SSI 的独立危险因素为:手术时间>280min(OR 2.32)、重复肝切除(OR 3.43)、输血(OR 7.56)和胆漏(OR 3.01)
Nanashima et al, 2014	Associated factor swith SSIs after hepatectomy: predictions and Counter measures by a retrospectivecohort study	回顾性	526	阐明肝切除术后 SSI 的相关因素	肝切除术	肝切除术后 SSI 的总发病率随时间的不同从 5%到 8% 不等。浅表性 SSI 的独立危险因素包括未使用血管密封装置(OR 3.1)。深部 SSI 的独立危险因素为男性(OR 2.0)、肝衰竭(OR 3.3)和胆漏(OR 4.8)
Kurmann et al, 2014	Hepatic steatosis is associated with SSI after hepatic and colorectal surgery	回顾性	231	调查肝脏脂肪变性对开放性腹部手术病人术后 SSI 的影响	肝或结肠切除术	SSI 的总发生率为 29.3%。脂肪变性病人的 SSI 率为 47.5%,非脂肪变性病人为 26.6%(P <0.05)。肝脂肪变性是接受肝切除术(OR 10.33)或结肠切除术 SSI 的独立危险因素(OR 6.67)病人发生 SSI
Yang et al, 2014	Risk factors of SSI after hepatic resection	回顾性	7 388	评估肝切除术后 SSI 的危险因素	肝切除术	总体 SSI 发生率为 9.4%。多变量分析,切口感染和器官/腔隙感染唯一的独立危险因素是肝内胆管结石病(OR 分别为 1.58 和 1.66),肝硬化(OR 分别为 1.61 和 1.70)和输血(OR 分别为 1.32 和 1.71)

肝切除移除了大量的库普弗细胞团,后者是肝脏廓清门静脉血中肠源性微生物及其毒素的主要防御机制。肝切除也会导致胆汁分泌减少、降低了与之相关的有益的胆盐化学和免疫学效应。肝切除术如行胆道重建则将取消 Oddi 括约肌的物理屏障,进一步增加感染的风险。取决于肝切除的量,一个合理挑选的外科病人的正常健康的肝脏可能会代偿这些防御机制。但是,这在那些有肝病的病人身上可能不会发生。因此,为减少肝切除术后的感染并发症的风险,术前开始全面地甄别那些先前存在肝病的病人是十分重要的。当对肝脏的健康状态不确定时,辅助评估方法如肝活检和门静脉压力的测定可能是必要的。

在这节里,关于术前减轻感染风险的肝实质的切除量被提出讨论,因为拟切除的肝实质量通常在病人被带入手术室前会被提出来(见第 100 和 108 章)。全面的评估可允许外科医生对于特定的病人进行小心地裁制其合适的操作程序。对于所拟定的肝切除,术后肝功能障碍及其相关的术后感染并发症的风险是否太高了,然后可能需要全面考虑其他的治疗方式。例如,肝实质保留技术如肝段切除术,消融术或甚至是基于动脉的治疗方式可能是需要的。在预期残余肝体积有问题的病人应考虑术前门静脉栓塞。当不能承受术后并发症的风险时,不手术或取消手术可能是明智的做法。

在肝切除病人的整体治疗方案中应考虑全身化疗的应用,尤其是适宜于那些直结肠癌肝转移的病人。新辅助化疗因其对肝脏的负面效应,包括肝脂肪变性,脂肪性肝炎,和肝窦阻塞综合征,从术后感染的观点上看不是理想的选择,理论上会增加感染的风险。其应用仍有争议。但是,最近 Scilletta 及其同事(2014)的一项回顾性研究发现新辅助化疗并不明显增加直结肠癌肝转移病人肝切除术后 SSI 的风险(见第 71 和 100 章)。

Nordlinger 及其同事(2008)主持的一项随机对照研究,比较了有或无围术期化疗的可切除的直结肠癌肝转移病人。围术期化疗方案是术前或术后的六个周期的 FOLFOX4(5-氟尿嘧啶+甲酰四氢叶酸+奥沙利铂)。每组各有 182 个病人入组。分析的感染并发症包括切口感染,腹腔内感染和泌尿道感染。发现在围术期化疗组病人的上述并发症趋向于更高,但没有统计学差异。因此,从术后感染的观点来看,对可切除的直结肠癌肝转移病人,肝切除术前的化疗是安全的。

其他可影响肝切除术后感染并发症的术前因素包括:高龄,糖尿病,肥胖,存在开放性伤口,高钠血症,低白蛋白,血清胆红素升高,透析,有合并症,重复肝切除,肝脂肪变性(Garwood et al,2004;Kurmann et al,2014;Moreno Elola-Olaso et al,2012;Okabayashi et al,2009b;Pessaux et al,2013;Sadamori et al,2013;Togo et al,2007)。要注意的是很多这些先前存在的状况在手术前可能不会被修正。因此,不能过分强调按照病人的一般状态来考虑肝切除规划。ACS 的风险计算器(http://www.riskcalculator.facs.org)对个体病人的预期的术后恢复也可提供一些有价值的洞察,并有助于术前的决策。正如先前讨论的那样,这种最近发展起来的工具可帮助外科医生评估不良后果的发生概率,包括术后感染并发症。

降低术中感染风险

有几种术中的风险因素与术后感染并发症相关。在最近的文献报告中相关因素包括胆漏,手术时间长短,失血量增加,和术中肠道损伤。因此,为试图减少这些危险因素,通过细致的精准技术、迅速地改进手术质量以避免过多失血和医源性损伤周围结构是十分重要的。一旦肝脏被离断,要特别注意辨识和处理术中胆漏。例如,一些外科医生常规在肝断面上覆盖一层过氧化氢,冒绿色小泡的一些小的胆漏就会变得更明显了。

术中空气渗漏试验新近被发现是一种很有效的发现胆漏的方法,可减少术后胆道并发症的发生率(Zimmitti et al,2013)。这种操作包括:将上腹部浸没入生理盐水中并夹闭胆总管远端后,经胆囊管放置的导管、注射空气进入胆管树,冒气泡的位点就是有胆漏的地方,并直接修复。作者比较了 103 例术中行空气渗漏试验的和 120 例对照组病人的肝切除术后的胆道并发症发生率,这两组病人均没有胆道重建。作者注意到术后胆漏在空气渗漏试验组的发生率更低(1.9% vs. 10.8%,P=0.008)。这种辅助操作法似乎容易应用并可有效防止术后胆漏。这可能对肝切除术后感染并发症的发生产生积极的影响,但仍需进一步的验证。

关于肝实质离断技术,没有任何一种或组合的方法显示更有优势。因此,推荐外科医生使用自己最熟悉的技术,并尽可能少地残留坏死肝实质量。我们也相信手术结束时吸尽淤积的血液和胆汁是十分重要的(见第 103 章)。关于在肝切除中使用可吸收缝线或丝线对感染并发症的影响也被研究过。结果相互冲突。在一项回顾性分析中发现丝线与术后 SSI 明显相关(Togo et al,2007)。这也被大鼠的动物实验所证实(Togo et al,2008)。但是,一项前瞻性的随机对照研究发现对于术后感染,丝线和薇乔线之间无明显差异(Harimoto et al,2011)。

围术期抗生素

美国卫生系统药学杂志出版的抗生素预防的临床实践指南代表了当前推荐的术前预防性抗生素使用方法(Bratzler et al,2013)。它们不包括对伴或不伴有胆肠重建的肝切除术者,或对那些有术前胆道引流病人的具体建议。不管怎样,这个指南,对胆道手术操作提出建议,包括胆囊切除术,胆总管探查术和胆总管小肠吻合术。这个指南指出与这些特异手术相关的最常见微生物包括大肠埃希菌、克雷伯菌属、和肠球菌。对开放的胆道手术推荐的抗生素是头孢唑啉;替代的药物是氨苄青霉素-舒巴坦、头孢替坦、头孢西丁和头孢曲松。需要注意的是,无论如何,没有头孢菌素覆盖肠球菌(见第 12、29 和 30 章)。

对于所有的择期肝切除病人,不管是否预期胆肠重建,预防 SSI 的合理的措施是预防性给予抗生素。正如先前提到的,预防性抗生素的临床实践指南推荐的胆道手术的抗生素是头孢唑啉。理论上这种药也可被用于肝切除病人。不管怎样,我们通常将术前覆盖范围扩大到第二代头孢菌素或碳青霉烯类抗生素。我们目前较倾向于厄他培南,因为它是单药覆盖面广且每天给药。无论用哪种药,都应在皮肤切开的 60 分钟内给药,并在术中适当地再次给药以保持足够的组织浓度水平。

预防性抗生素的临床实践指南声明,通常"预防 SSI 的抗菌药物使用的最短有效时间尚不清楚",但是"对大多数手术操作来说术后给予抗菌药物是不必要的。"这种观点进一步被一新近日本的探讨切除术后预防性抗生素使用价值的随机对照试验所支持(Hirokawa et al,2013)。总共研究了 241 例肝切除病人,一半病人接受术后抗生素,而另外一半不给。比较两组的感染症状,全身性炎症反应综合征的发生率,感染并发症,SSI,或远隔部位感染均无明显差异。作者得出结论,术后预防性抗生素并不能预防肝切除术后的感染。我们术后不常规使用预防性抗生素。

引流

文献中研究了两种类型的引流。Nakayama 及其同事(2014)评估了应用皮下引流对预防切口感染的作用。在关闭筋膜后,在皮下放置一 10Fr 的连接负压的引流,但并不能显著降低切口感染率。

腹腔内引流已被系统地分析。留置腹腔引流的原理是发现和防止肝切除术后万一发生胆漏而形成的胆汁瘤。胆漏和随后的胆汁瘤形成,正如上所述,是肝切除术后感染并发症的一个重要助因。不管怎样,在选择性的肝脏手术,文献中的总体趋势反映出并不支持使用引流。在选择性的肝脏手术后,前述的预防性引流与大多数胃肠道手术后引流可能是不必要的普遍观点相一致。Petrowsky 及其同事(2004)对胃肠手术中的预防性引流进行系统回顾和荟萃分析,提示大多数胃肠道手术不放引流也能安全实施。鉴于肝脏外科的特殊性,这篇论文建议外科引流不一定能预防胆汁瘤形成,也不总能预防经皮引流的需要。反对在选择性肝切除中预防性引流给出了甲级推荐。这观点被几项随机研究(Belghiti et al,1993,Fong et al,1996,Liu et al,2004)和一项系统回顾(Gurusamy et al,2007)所支持。一项较新的多中心的国际性前瞻性研究也得出结论,术中放置外科引流并不能预防额外经皮引流的必要性(Brooke-Smith et al,2015)。

降低术后感染风险

鼻胃管减压

Pessaux 及其同事(2007)主持的一项随机临床试验审查了在选择性肝切除要后鼻胃管减压的功用。作者随机选取了 200 位病人有或无鼻胃管减压,使用鼻胃管者明显增加了肺炎和肺不张的发生率,但并不减少总体的外科并发症,医疗发病率,住院死亡率,肠梗阻的持续时间和住院时间。作者得出结论,常规鼻胃管减压没有提供任何好处。我们的肝切除病人不常规使用鼻胃管。

早期肠内营养和合生素

行肝切除病人的早期肠内营养的观念已被研究。Richter

及其同事(2006)的一项关于开腹肝切除术后的早期肠内营养的系统回顾分析指出,与肠外营养相比较,肠内营养是安全的,并可降低术后并发症的发生率。作者特别指出肠内营养者较肠外营养具有明显更低的切口感染和导管相关的感染发生率。但是肺炎和腹腔内脓肿并没有显著减少。应该注意的是,在这篇综述中,通常在术后第二天经术中放置的空肠营养管给予肠内营养。我们不提倡在健康的肝切除病人中放置空肠营养管,但对于营养不良的病人,早期经预设计的空肠营养管给予肠内营养要优于胃肠外营养。

肠内营养可支持肠屏障功能,减少起源于肠道系统的菌血症的风险。但是,肠腔内菌群平衡的扰乱也会为肝脏手术的感染铺平道路。这一点在肝硬化病人中尤为明显(Yeh et al,2003)。合生素治疗,即结合了益生菌和益生元的治疗,作为一种潜在的可减少肝脏外科术后感染发病率的方法已被研究。益生菌是指可改善肠腔内微生物菌群平衡的活菌。益生元是可增强有益菌生长的化学物质。有几项研究令人鼓舞的结果表明,合生素治疗有助于预防肝脏手术后的感染并发症,尤其是胆管癌病人(Kanazawa et al,2005;Sugawara et al,2006;Usami et al,2011)。

术后加速康复外科(enhanced recovery after surgery,ERAS)路径在改善肝脏外科术后的疗效方面已显示出有希望的前景(Hughes et al,2014)。ERAS 路径的重要组分包括肝切除前 2 小时仍持续营养,不置鼻胃管,术后早期进食。虽然没有研究来特异地审查 ERAS 路径对感染并发症的影响效果,从感染的角度来看,避免围术期的饥饿理论上是有好处的,这也许在以后将得到证实。因此,对那些行常规肝切除的病人应考虑 ERAS 路径。

血糖控制

自从 van Den Berghe 及其同事发表的具有里程碑意义的论文(2001)证明强化胰岛素治疗可改善预后,对外科病人严格控制血糖就有了更多关注。肝切除病人的血糖代谢障碍已被研究。Huo 和同事(2003)的研究提示糖尿病病人因肝癌而行肝切除术后的肝功能代偿不全发生增加。Little 及其同事(2002)展示糖尿病病人因直结肠癌肝转移而行肝切除者术后死亡率增加。Ambiru 及其同事(2008)证实术后血糖控制不好的肝胆胰外科病人 SSI 发生率增加。因此,肝切除术后严格的血糖控制是最重要的。控制血糖的方法包括按血糖高低呈比例增减胰岛素和持续输注胰岛素;但也有用其他不那么传统方法。一种闭环人工胰岛系统被证实可减少肝切除病人的 SSI(Okabayashi et al,2009a)和肝功能障碍(Okabayashi et al,2011)。高胰岛素正葡萄糖钳夹技术已得到很有前途的结果。Fisette 及其同事(2012)的一项研究显示这种方法可减少肝切除术后的并发症,包括感染。

肝门部胆管癌病人的术前胆道引流

对肝外的肝门部胆管癌病人在预测手术入路和术后结果时,肝切除前进行胆道引流是一重要的考虑。有梗阻性黄疸的病人肝切除术后倾向于更差的预后(Belghiti et al,2000)。因此,肝门部胆管癌伴梗阻性黄疸的病人择期行肝切除术前胆道引流开始变得普遍。但是这种操作与术前胆管炎相关,相对近期的文献也已证实它与术后并发症增加,尤其是感染并发症相关(Ferrero et al,2009;Hochwald et al,1999)。这引起了人们的疑问:是否对拟行肝切除的肝门部胆管癌病人常规术前胆道引流。事实上,最近 Liu 及其同事(2011)的回顾性研究提示术前不应常规胆道引流。但是不管怎样,有资料显示术前胆道减压在某些情况下起重要作用,包括功能性残肝体积非常小的病人(Kennedy et al,2009)及可能的右肝切除(Farges et al,2013)。最近美国国立综合癌症网络(NCCN)的指南推荐,对残肝体积非常小的病人,通过内窥镜逆行胆管造影术或经皮肝穿刺胆道造影术行胆道引流和门静脉栓塞术以增加功能性残肝体积。目前不推荐常规胆道引流。(见第 27 和 51 章)

胰腺切除术

胰腺病患的位置和性质决定了不同的胰腺切除术。借助于现代影像学技术,常可在术前决定切除方式。最常用的切除方式包括胰十二指肠切除术和远端胰腺切除术(若是癌肿常伴脾切除术)。因此,研究胰腺切除术后的感染并发症集中于这两种手术。病灶摘除术和中段胰腺切除术比较不常见。

胰十二指肠切除术和远端胰腺切除术后的 SSI 范围包括先前定义的表浅切口 SSI,深部切口 SSI,和器官/腔隙 SSI。对于胰十二指肠切除术,器官/腔隙感染可按参与的吻合口被进一步分类:腹腔内脓肿,或与胆漏、胰漏或肠漏相关的感染的液体积聚,或它们之间的组合。远端胰腺切除术后的器官/腔隙感染主要与胰漏有关。和其他腹部大手术一样,这些病人也有出现与吻合口漏或继发于血肿感染无关的脓肿的风险。不可控的腹腔内脓毒症也可能需再次剖腹探查。而且,这些病人进展为远处感染,包括血循环感染、胆管炎、呼吸道感染、泌尿道感染和艰难梭状芽孢杆菌。

先前讨论 SSI 的一般危险因素适用于胰腺切除的病人;但是,有一些特定于胰腺切除术的危险因素值得讨论。这些是根据病人护理的每个阶段提出的:术前、术中和术后。在许多情况下,也许不能明显地改变风险。尽管如此,了解潜在的风险因素很重要,以便病人术后可以在适当的警觉下进行监测。

降低术前感染风险

身高体重指数(BMI)和营养状态

BMI 增加是胰腺切除术后感染并发症的一危险因素(表12.6)。House 及其同事(2008)研究了 356 例因胰腺腺癌而行胰十二指肠切除术的病人的术后并发症,目的是识别出术前病人与术后并发症发病率相关的影像学因素。并发症发生率为 38%,最常见的是胰漏/脓肿,伤口感染和胃排空障碍。在BMI 超过或等于 30 的病人的切口感染发生率要明显升高(P=0.03)。作者也确定术前轴位影像显示内脏脂肪的程度与较高的整体并发症和胰漏发生率相关。

Su 及其同事(2010)分析了 101 例行胰十二指肠切除术病人的术后感染并发症,研究了 19 个围手术期变量,以确定哪些变量可以预测感染的发病率。作者注意到感染并发症发生率为 55%。他们认为高 BMI(BMI>25)显著增加了手术时间,是术后严重感染并发症(包括菌血症、腹腔内感染和肺炎)的唯一独立危险因素。

更大的多中心研究数据已经得出了关于胰腺切除术后BMI 和并发症发病率之间相关的类似结论。Greenblatt 及其同事(2011)使用 ACS-NSQIP 数据库试图为接受胰十二指肠切除术的病人制定一个预测工具。作者检查了可能预测围手术期发病率和死亡率的术前因素。虽然这项研究并不是特意设计来预测谁会引起感染并发症的。但作者发现最常见的胰十二指肠切除术后的并发症包括脓毒症(15.3%)、SSI(13.1%)和呼吸并发症(9.5%)。1 342 例病人总体并发症发生率为 27.1%。BMI 升高是发病率的一个重要预测因子(在调整混杂变量后),发病率随着 BMI 的增加而增加。其他预测因素包括老年、男性、依赖功能状态、慢性阻塞性肺病、类固醇使用、出血性疾病、白细胞增多、血清肌酐升高和低蛋白血症。

Kelly 及其同事(2011)试图确定远端胰腺切除术后并发症发生的术前和手术危险因素。作者也使用了多中心前瞻性的 ACS-NSQIP 数据库。他们的努力涉及对接受远端胰腺切除术的病人开发出一种风险评分法。这项研究包括 2 322 例病人。总体 30 天的并发症和死亡率分别为 28.1% 和 1.2%。与 Greenblatt 及其同事(2011)的分析相似,这项研究并不是专门针对感染性并发症设计的。但是,最常见的并发症是败血症,SSI,和肺炎。多变量分析表明高 BMI 是术后并发症的一项术前预测因素。其他与术后并发症相关的术前变量包括男性、吸烟、使用类固醇、神经系统疾病、术前全身炎症反应综合征/脓毒症、低蛋白血症、肌酐升高以及血小板计数异常。

术前营养状况不佳是胰腺切除术病人发生 SSI 和其他术后并发症的另一个重要危险因素(见表 12.6)(见第 26 章)。La Torre 及其同事(2013)收集了 143 例因癌症接受胰腺切除术病人的资料进行回顾性评估,注意到营养不良与胰腺外科术后发病率之间的关系。可使用几种不同的有效筛选工具来定义营养不良。多变量分析表明,营养不良可由营养不良通用筛查工具和营养风险指数(nutritional risk index,NRI)定义的,是总体并发症发病率(包括 SSI)的独立危险因素。Shinkawa 及其同事(2013)在检查了 64 例胰十二指肠切除术后有关的 SSI 潜在围手术期危险因素证实了这些发现。根据美国疾病预防控制中心的定义,33% 的病人出现了 SSI。通过对围手术期因素进行多因素 logistic 回归分析,作者发现胰漏或者 NRI 为 97.5 或更低是 SSI 的独立危险因素。然后,作者对术前和术中危险因素(不包括术后发生的胰漏)进行了多变量回归分析,发现 NRI 小于 97.5 仍然是 SSI 的独立预测因子。

如上所述,在胰腺切除术之前,要改变上述的术前危险因素可能是困难的,甚至是不可能的。尤其当切除的适应证是癌症或疑似癌症时,这是很常见的。在这些情况下,迅速进入手

表 12.6　胰腺切除术后感染并发症的危险因素:术前危险因素

作者及年份	标题	研究类型	病人数量	目的/目标/终点	病人总体	结果和结论
House et al, 2008	Preoperative predictors for complications after pancreaticoduodenectomy: impact of BMI and body fat distribution	前瞻性收集,回顾性研究	356	术后并发症	胰十二指肠切除术	总的并发症发生率为38%,最常见的是胰瘘或脓肿、切口感染和胃排空延迟。多变量分析显示胰腺无萎缩和中心型肥胖的程度(以内脏脂肪衡量)与术后并发症有关。肾后内脏脂肪厚度>2cm的病人出现更多的并发症(51%对31%)和胰瘘(24%对10%)。BMI>30kg/m²的病人切口感染明显较多(21% vs. 12%)
Su et al, 2010	Factors influencing infectious complications after pancreatoduodenectomy	前瞻性收集,回顾性研究	101	术后感染并发症	胰十二指肠切除术	19个术前变量与术后感染发病率相关。56%的病人出现术后感染并发症。严重感染(菌血症、腹腔内感染、肺炎)在BMI>25病人中明显增多(67%比24%)。BMI显著增加于未术时间,是术后感染的唯一独立危险因素
Greenblatt et al, 2011	Preoperative factors predict perioperative morbidity and mortality after pancreaticoduodenectomy	前瞻性收集,回顾性研究	4945	30天并发症和死亡率	胰十二指肠切除术	总并发症发生率为27.1%。脓毒症(15.3%)、SSI(13.1%)和包括肺炎在内的呼吸系并发症(9.5%)是最常见的并发症。术前与30天发病率显著增加相关的因素有BMI>25、年龄>80岁、男性、依赖功能状态、COPD、类固醇使用、出血障碍、白细胞增多、血清肌酐>88.4μmol/L和白蛋白<34g/L
Kelly et al, 2011	Risk stratification for distal pancreatectomy using ACS-NSQIP: preoperative factors predict morbidity and mortality	前瞻性收集,回顾性研究	2 322	30天并发症和死亡率	远端胰腺切除术	总并发症发生率为28.1%。脓毒症(8.7%)、SSI(5.9%)和肺炎(4.7%)是最常见的并发症。发病的独立预测因素包括男性、BMI>30、吸烟、类固醇使用、神经系统疾病、术前SIRS/脓毒症、人血白蛋白<34g/L、血清肌酐>124μmol/L和血小板计数异常(<50×10^9/L 或>400×10^9/L)
La Torre et al, 2013	Malnutrition and pancreatic surgery: prevalence and outcomes	回顾性	143	SSI,并发症发病率,死亡率,住院时间	胰十二指肠或远端胰腺切除术	营养不良通用筛查工具(MUST)评估的营养状况和营养风险指数(NRI)是胰腺切除术后并发症的独立因素
Shinkawa et al, 2013	NRI as an independent predictive factor for the development of SSI after pancreaticoduodenectomy	回顾性	64	SSI	胰十二指肠切除术	总体SSI率为33%。胰瘘(OR 26.8)和NRI<97.5(OR 6.5)是SSI的独立危险因素

术室可能是谨慎的选择,特别是在明确可切除的和其他健康的手术候选者。然而从医学角度来看,超过三分之一的即将接受胰十二指肠切除术的病人可被认为是临界候选人(Tzeng et al,2014)。这些病人术后具有较高的患病率(包括感染并发症)以及死亡率的风险。因此,正如 Tzeng 及其同事们建议的那样,外科医生们应该坚决地考虑在术前改善这些"临界的可切除的 C 型"病人的状况,以减轻感染/总体发病率和死亡率。那些接受新辅助治疗的病人应利用这段时间,将其作为调整 BMI、改善营养/功能状况、控制高血压和/或戒烟的"机会窗口"。对于可手术切除但有明显可逆性功能缺损的肿瘤病人,在药物优化的情况下给予新辅助治疗是值得的。无论新辅助治疗是由放化疗还是单独化疗组成,任何一种术前治疗对于术后并发症来说都被认为是安全的(Araujo et al,2013;Cheng et al,2006;Cho et al,2014;Heinrich et al,2008)。

术前胆道引流

有胆道梗阻的胰头肿块进行术前胆道引流仍有争议。早期研究表明,高胆红素病人行胰十二指肠切除术后,围手术期死亡率较高(Bottger et al,1999;Braasch et al,1977;Lerut et al,1984)(see Chapters 29,30,and 66)。最近的研究也显示术前黄疸对于因腺癌而行胰头切除术的病人来说是一个不良的预后因素(Strasberget al,2014)。然而,文献继续表明手术前试图使胆红素降至正常可能会有在术后显现出的有害影响。

有完整的 Oddi 括约肌和正常的胆道系统的健康病人,基于前面讨论的所有原因,其胆汁是无菌的。但胰头肿块引起的梗阻性黄疸可导致胆汁淤滞。这反过来又促进了细菌在胆管系统的定植,尤其是行胆道检查并放置支架引流后(Limongelli et al,2007)。胆管系统中存在细菌被称为菌胆症(bacterobilia)。当存在于肝脏和胆管树中的宿主正常防御机制被胆汁中的临界水平的细菌压倒时,而胆道又没有充分引流,则致病性肠道微生物就可能通过肝脏进入体循环,引起脓毒症(即胆管炎)。

胰腺癌病人出现胆管炎而未尝试行胆道减压的情况是非常罕见的。然而,如果发生这种情况,需要的治疗是抗生素与胆道引流,正如东京指南所述(Gomi et al,2013;Miura et al,2013)。在美国,典型的引流手术包括经皮肝穿刺胆道减压或内镜逆行胆道造影。更常见的情况是,在术前择期胆道引流的过程中或引流后不久就发生了胆管炎。不幸的是,这些术前发生胆管炎的病人术后并发症的风险增加,特别是与感染有关的并发症(Kitahata et al,2014;Kondo et al,2013)(表12.7)。

病人仅仅存在菌胆症,常与术前胆道引流有关,这增加了术后感染并发症的风险(Cortes et al,2006;di Molaet al,2014;Howard et al,2006;Jagannath et al,2005;Lermiteet al,2008;Limongelli et al,2007;Povoski et al,1999a,1999b;Sivaraj et al,2010)(见表12.7)。因此,对于那些可切除的病人,术前胆道引流应充分考虑,特别是最近的多中心随机试验表明常规的

术前胆道引流增加了术后并发症的总体发生率(van der Gaag et al,2010)。

有些病人会常规行术前胆道引流。一组病例包括了那些术前接受了几个月的新辅助治疗的交界可切除的胰头癌病人,尽管这些病人因术前胆道引流时间延长而可能会增加术后感染并发症,但该操作程序似乎是相对安全的,其相关的风险也并非不可避免(Gerke et al,2004;Pisterset al,2001)。

另一组包括有明显黄疸症状的病人在术前常规行胆道引流,他们需要超过 1 周的时间等待手术。正如 Howard 及其同事(2006)所证明的,这个队列中的术前胆道引流似乎也是相对安全的。这项研究的作者调查了 138 例因梗阻性黄疸而接受手术(包括胆肠吻合)的病人的菌胆症(基于术中胆汁培养)和感染并发症之间的关系。86 例(62%)病人术前放置胆道支架,而 52 例(38%)没放。91 例有菌胆症的病人中有 69 例来自支架组,22 例来自另一组。共有 31 例(22.4%)病人发生感染并发症,其中大多数发生在支架组(23 例 vs. 8 例)。但这种差异没有统计学意义。亚群分析显示,放置支架的病人伤口感染率(P = 0.03)和菌血症(P = 0.04)的发生率明显升高。作者认为术前胆道支架置入增加了术中胆汁培养阳性、菌血症和伤口感染的病人数量。但他们也注意到术前支架植入术并不增加感染和非感染并发症的总体发病率、死亡率或住院时间。作者最后指出,对于有黄疸正等待转诊到合适的手术中心的病人术前胆道引流并非不合理。表 12.8 是从术中采集的胆汁中获得的各种微生物的汇编。因为 Howard 及其同事(2006)在美国印第安纳波利斯进行了他们的研究,所列的胆汁细菌学结果可能代表了典型的美国肝胆胰外科手术病人体内存在的细菌。

降低术中感染风险

术前抗生素

现行的预防性抗菌药物的临床实践指南措施将胰十二指肠切除术作为胃十二指肠的一项操作,来自 SSI 的最常见的微生物培养是大肠杆菌、变形杆菌、克雷伯菌、葡萄球菌、链球菌、肠球菌,有时也包括拟杆菌属。推荐的预防性药抗菌是术前单剂量的头孢唑林。指南不建议术后 24 小时以后继续使用抗菌药物覆盖。尽管有这些指南,但针对胰腺切除的预防性抗菌药在具体药物的使用和持续时间方面还没有得到很好的评价。Donald 及其同事(2013)认为指南推荐的预防性抗菌药可能不适合接受胰十二指肠切除术的病人。他们提出了使用哌拉西林-他唑巴坦来扩大围手术期抗生素覆盖范围的观点。其他作者主张基于术前胆道引流时获得的胆汁培养结果来选择围手术期预防性抗菌药物(Sudo et al,2007,2014)。Sourrouille 和同事(2013)建议对接受胰十二指肠切除术的病人进行 5 天疗程的术后抗菌预防。这显然是肝胆胰外科一个值得研究的领域,以便使围手术期抗菌治疗可以标准化。由于在前面"肝切除"小节里提到的原因,我们的做法是在术前给予一个剂量的厄他培南。

表 12.7　胰腺切除术后感染并发症的危险因素：术前胆道引流

作者及年份	标题	研究类型	病人数量	目的/目标/终点	病人总体	结果和结论
Kondo et al,2013	Selection of prophylactic antibiotics according to the microorganisms isolated from surgical site infections (SSIs) in a previous series of surgeries reduces SSI incidence after pancreaticoduodenectomy	回顾性	116	SSI	胰十二指肠切除术	根据手术时间将病人分为两组。"早期"组接受标准的术前抗生素治疗，"晚期"组根据"早期"组发生的手术部位感染情况选择预防性抗生素治疗。SSI 的独立危险因素包括术前胆管炎（OR 2.8）和属于干"早期"组（OR 2.9）。
Kitahata et al,2014	Preoperative cholangitis during biliary drainage increases the incidence of postoperative severe complications after pancreaticoduodenectomy	回顾性	127	术后并发症	胰十二指肠切除术	评价了胆外引流和胆内引流对术切除术病人术后并发症的影响。总的并发症发生率为 33%。术前胆管炎在经内引流的病人比经外引流的病人中更为常见（22.4% vs. 1.7%）。术前胆管炎是胰十二指肠切除术后严重并发症的唯一独立危险因素（OR 4.61）
Povoski et al,1999a	Preoperative biliary drainage: impact on intraoperative bile cultures and infectious morbidity and mortality after pancreaticoduodenectomy	回顾性	161	确定术前胆道引流对术中胆汁培养及术后感染发病率的影响	胰十二指肠切除术	术后感染并发症的发生率为 29%，最常见的是切口感染（14%）和腹腔内脓肿（12%）。术前胆道引流与术中胆汁培养阳性（P<0.001）、术后感染并发症（P=0.022）、切口感染（P=0.045）和死亡（P=0.021）有显著相关性。也与腹腔内脓肿有关（P=0.061）。作者的结论是术前应避免胆道引流
Povoski et al,1999b	Association of preoperative biliary drainage with postoperative outcome following pancreaticoduodenectomy	回顾性研究	240	确定术前胆道支架和/或引流是否与胰十二指肠切除术后发病率和死亡率的增加有关	胰十二指肠切除术	术后感染并发症的总发生率为 34%，最常见的是伤口感染（16%）和腹腔内脓肿（14%）。术前胆道引流而不是单独胆道内支架并发症（P<0.025）、感染并发症（P<0.014）、腹腔内脓肿和死亡（P<0.037）有显著相关性。作者得出结论，应避免在原本可切除的待手术病人中行术前胆道引流

表12.7　胰腺切除术后感染并发症的危险因素(术前胆道引流)(续)

作者及年份	标题	研究类型	病人数量	目的/目标/终点	病人总体	结果和结论
Jagannath et al,2005	Effect of preoperative biliary stenting on immediate outcome after pancreaticoduodenectomy	前瞻性收集,回顾性分析	144	检验术前胆道支架置入对胰十二指肠切除术后早期结果的影响	胰十二指肠切除术	术后感染并发症的发生率为26.4%,包括切口感染(21.5%)和脓毒症(13.9%)。术中胆汁培养阳性与术后发病率(0.001)和死亡率($P=0.019$)明显相关。并发症包括出血、胰漏、切口感染、脓毒症和感染并发症。术前胆道支架植入术与术中胆汁培养阳性无显著相关性,除非支架植入术伴有胰腺炎、胆管炎、出血或支架远端移位
Cortes et al,2006	Effect of bile contamination on immediate outcomes after pancreaticoduodenectomy for tumor	回顾性	79	比较感染和无菌胆汁的病人行胰十二指肠切除术后的结果	胰十二指肠切除术	术后感染并发症的总发生率为49%。65%的病人胆汁培养呈阳性,其中80%行内镜胆道引流。在培养阴性组中,14%的病人术前有胆道引流。胆汁培养阳性组的总体并发症较高(77% vs. 59%,$P=0.05$),特别是感染性并发症(65% vs. 37%,$P=0.003$)。在有感染并发症的病人中,有49%的病人感染与胆汁培养相符。97%的细菌对头孢唑林具有抗药性
Howard et al,2006	Influence of bactibilia after preoperative biliary stentingon postoperative infectious complications	回顾性	138	探讨梗阻性黄疸病人术前胆道支架植入术后菌血症与术后感染并发症的细菌学相关性	梗阻性黄疸	术后感染并发症总发生率为22.4%。62%的病人术前放置胆道支架而38%没有。放置支架的病人有更高的切口感染率($P=0.03$)和菌血症($P=0.04$)较高。作者的结论是,术前胆道支架置入增加了菌胆症、菌血症和切口感染率,但不会增加并发症发病率、死亡率或住院时间
Limongelli et al,2007	Correlation between preoperative biliary drainage, bile duct contamination, and postoperative outcomes for pancreatic surgery	前瞻性收集,回顾性分析	220	探讨胰腺手术病人术前胆道引流、术中胆汁培养与术后并发症和死亡率的关系	胰十二指肠切除术,全胰切除术,胆道旁路手术	术后感染并发症的总发生率为45%,包括切口感染(29%)、腹腔内积液(16%)和脓毒症(13%)。51.4%的病人术中胆汁培养阳性。感染并发症(OR 1.8;$P=0.03$)和切口感染(OR 2.8;$P=0.002$)与术前胆汁培养阳性显著相关。作者认为术前胆道引流可促进术中胆汁培养阳性,后者可能增加感染并发症的风险

表 12.7 胰腺切除术后感染并发症的危险因素：术前胆道引流（续）

作者及年份	标题	研究类型	病人数量	目的/目标/终点	病人总体	结果和结论
Lermite et al, 2008	Effect of preoperative endoscopic biliary drainage on infectiousmorbidity after pancreatoduodenectomy: a case-control study	前瞻性收集，回顾性分析	124	报告胰十二指肠切除术病人的术前内镜下胆道引流对术后感染发生率的影响	胰十二指肠切除术	术后感染并发症总发生率为 28.6%；有 89.3% 的术前胆道引流病人的胆汁培养呈阳性，而术未引流组为 19.4%（$P<0.001$）。有 50% 的引流组病人发生感染并发症，在，而未引流组病人只有 21.4%（$P=0.05$）。作者的结论是，外科手术病人应避免常规的术前胆道引流，胆管炎、接受新辅助治疗或需广泛评估的术前评估的病人有可能例外
Sivaraj et al, 2010	Is bactibilia a predictor of poor outcome of pancreaticoduodenectomy?	前瞻性收集，回顾性分析	76	探讨胰十二指肠切除术后胆汁感染与术后感染并发症的关系	胰十二指肠切除术	术后感染并发症发生率 35.5%。胆汁培养阴性 46%，阳性 54%。胆汁培养阳性病人有更高的术后感染并发症、切口感染发生率（$P=0.015$）、腹腔脓肿（$P=0.002$）、菌血症（$P=0.0043$）、肾功能不全（$P=0.037$）和更长的平均住院时间（16 天 vs. 10 天；$P=0.0002$）。作者主张只在严格选择的病例中进行术前胆道引流
van der Gaag et al, 2010	Preoperative biliary drainage for cancer of the head of the pancreas	多中心随机试验	202	比较胰头癌病人术前胆道引流与单纯手术治疗的疗效	胰十二指肠切除术	术后感染并发症的总发生率为 23%。接受引流的病人中有 74% 发生与胆道引流或手术相关的严重并发症，而在没有接受引流的病人中只有 39%。严重的并发症包括胰腺炎、胆管炎、出血、胆道支架阻塞或更换、胃肠道穿孔，胃排空延迟、胆漏，吻合口漏，腹腔内脓肿、切口感染、门静脉血栓形成、肺炎、心肌梗死，或需要再次开手腹。引流不会增加死亡率和住院时间，作者认为术前引流增加了并发症的发生率
di Mola et al, 2014	Influence of preoperative biliary drainage on surgical outcome after pancreaticoduodenectomy: single-center experience	前瞻性收集，回顾性分析	131	确定术前胆道引流和或胆道内支架是否与胰十二指肠切除术后的发病率和死亡率相关	胰十二指肠切除术	总发病率和死亡率分别为 54.6% 和 3%。术前胆道引流明显增加并发症（OR 10.18；$P<0.001$）。最常见的并发症包括切口感染（$P<0.001$）、胰切除术后出血（$P<0.001$）、高血糖（$P=0.0185$）和胰瘘（$P=0.036$）。各组间生存率无显著差异。作者的结论是，除了经典的适应证，术前胆道引流应选择性地用于可切除的胰头癌

表 12.8　胆汁细菌学

微生物	菌胆症病人（N=91）	术前行胆道支架的菌胆症病人（N=69）	术前未行胆道支架植入术的菌胆症病人（N=22）
肠球菌	52(57)	47(68)	5(23)
克雷伯菌属	27(30)	18(26)	9(41)
酵母菌	21(23)	14(20)	7(32)
大肠杆菌	16(18)	16(23)	0
金黄色葡萄球菌	13(14)	10(14)	3(14)
肠杆菌属	13(14)	8(12)	5(23)
乳酸杆菌属	8(9)	8(12)	0
韦荣球菌属	7(8)	6(9)	1(5)
产气荚膜梭菌	6(7)	6(9)	0
具核梭杆菌	6(7)	6(9)	0
α-链球菌	6(7)	4(6)	2(9)
拟杆菌属	4(4)	2(3)	2(9)
普雷沃菌属	4(4)	4(6)	0
球拟酵母属	2(2)	2(3)	0
枸橼酸杆菌属	2(2)	1(1)	1(5)
其他	10(11)	8(12)	2(9)

Modified from Howard TJ, et al: Influence of bactibilia after preoperative biliary stenting on postoperative infectious complications. J Gastrointest Surg 10(4): 523-531, 2006.

在本报告中，138 名因阻塞性黄疸而手术的病人进行了术中胆汁和术后感染并发症的细菌培养。91 例病人术中胆汁细菌培养阳性。在 91 例菌胆症病人中，69 例术前行胆道支架植入术，22 例未行。数值为病人人数（百分比）。

其他术中危险因素

胰漏是决定胰腺切除术后并发症发病率的最重要危险因素之一（Behrman et al, 2008; Shinkawa et al, 2013; Sugiuraet al, 2012; Watanabe et al, 2012)（表 12.9）(见第 66 章)。大部分并发症发生的原因是腹腔内感染和胰漏之间存在的密切关系。

Behrman 及其同事（2008）回顾性研究了 196 例胰腺切除术的病人，目的是识别出腹腔内脓毒症的危险因素。其中大约 16% 的病人发生了腹腔内积液的感染，并发现显性胰漏和软性残胰者是其发生发展的具有统计学意义相关因素。作者还观察到感染液体的积聚可在术后相对早期发生，外科医生应该有一个较低的门槛来做影像学检查并引流这些积液，许多积液含有多种微生物。

Sugiura 及其同事（2012）回顾性研究了 408 例接受胰十二指肠切除术的病人发生 SSI 风险因素。其中 61 例发生了切口 SSI，而 195 例发生了器官/腔隙感染。经多因素分析，以下是切口 SSI 的显著危险因素：手术时间大于 480 分钟（OR 3.22）、主胰腺直径小于或等于 3mm（OR 2.18）、腹壁厚度大于 10mm（OR 2.16）。同时，以下是器官/腔隙 SSI 的重要的危险因素：胰漏（OR 7.56），使用半封闭式引流（OR 3.68），体重指数 BMI >23.5（OR 3.04），主胰管直径≤3mm（OR 2.21），手术操作时间超过 480 分钟（OR 1.78）。胰漏显然是器官/腔隙感染的最大危险因素。

预防胰腺切除术后的胰漏仍然是普通外科和肝胆胰外科领域的中心问题。Schmidt 及其同事（2009）研究了胰十二指肠切除术后病人发生胰漏的术前和围手术期危险因素。首先，他们证实了胰漏病人术后伤口感染和腹腔内脓肿的发生率较高的观点。第二，他们确定了发生胰漏的几个手术危险因素。他们的多变量分析显示，内凹式套入胰肠吻合术和闭式吸引腹腔引流是胰漏的预测因素，而慢性胰腺炎和术前胆道支架植入术是胰漏的保护因素。尽管有这些发现，但最近的一项综述（Schoellhammer, 2014）表明，没有任何一种胰腺吻合是最优的，需要更多的研究来证明确定最佳吻合技术。同时，作者也得出结论，没有证据支持常规使用胰管支架或局部封闭剂可预防胰漏。

最近的一项随机试验研究了帕瑞肽（pasireotide）作为预防术后胰漏的可能辅助药物（Allen, 2014）。帕瑞肽是一种生长抑素类似物，其半衰期比奥曲肽要长。作者将 300 名接受胰十二指肠切除术或远端胰腺切除术的病人在围术期随机分配给予帕瑞肽或安慰剂。主要结点为胰瘘、胰漏或 3 级以上脓肿的发生。在接受帕瑞肽治疗的病人中，这一结点明显更低（9% vs. 21%，P=0.006）。作者的结论是，这种药物降低了胰腺切除术病人术后发生具有临床意义的胰瘘/漏或脓肿的发生率。

关于胰远端切除术，Hamilton 和同事们（2012）进行了一项随机对照试验观察网状强化钉枪缝合关闭远端胰腺的疗效。作者随机分配 54 名病人进行网状加固，46 名病人未进行网状加固，主要结果为临床显著的胰漏。没有网状强化的病人发生国际胰瘘研究组（ISGPF）定义的 B 级和 C 级胰漏的频率较高（20% vs. 1.9%，P=0.0007）。

表 12.9　胰腺切除术后感染并发症的危险因素:围术期风险因素

作者及年份	标题	研究类型	病人数量	目的/目标/终点	病人总体	结果和结论
Behrman et al, 2008	Intraabdominal sepsis following pancreatic resection: incidence, risk factors, diagnosis, microbiology, management, and outcome	回顾性	196	评估胰腺切除术后腹腔内脓毒症的危险因素、微生物学和处理方法	择期胰腺切除术	在研究人群中,16.3%的病人出现腹腔内脓毒症。腹腔内脓毒症的显著危险因素是明显胰瘘(18.8% vs. 5%)和残余软腺(74.2% vs. 42.3%),其住院时间显著延长(28.5 天 vs. 15.2 天),死亡率显著升高(15.6% vs. 1.8%)。作者得出结论:胰腺切除术后腹腔内脓毒症与残余软腺和明显胰瘘有关,而腹腔内脓毒症增加住院时间和死亡率。他们还指出,这种并发症通常发生在术后早期,而且经常涉及多种微生物
Ball et al, 2010	Perioperative blood transfusion and operative time are quality indicators for pancreatoduodenectomy	前瞻性收集, 回顾性分析	4 817	评估围手术期红细胞输注和手术时间作为胰十二指肠切除术后 30 天并发症发生率和死亡率的危险因素	胰十二指肠切除术	总并发症发生率和死亡率分别为 37% 和 3%。32% 的人接受了输血。输血病人的并发症发生率(46% vs. 33%)和死亡率(5.3% vs. 1.9%)均增加($P<0.05$)。随着输注红细胞量的增加,发病率逐步增加($P<0.01$)。手术时间的延长与 30 天发病率($P<0.001$)和死亡率($P<0.01$)的增加有关。作者的结论是红细胞输注和手术时间与并发症发生率相关,是胰十二指肠切除术的合适质量指标
Procter et al, 2010	General surgical operative duration is associated with increased risk-adjusted infectious complication rates and length of hospital stay	前瞻性收集, 回顾性分析	299,359	评估普通外科病人的手术时间与感染并发症的关系	普通外科病人	手术时间的增加与住院时间的增加独立相关。对于持续 1 小时或更短时间的手术,感染发生率的 OR 标准定为 1。手术时间每增加 1.5 小时,感染发病率的调整 OR 值增加 1
Sugiura al, 2012	Risk factor of SSI after pancreaticocoduodenectomy	回顾性	408	评估胰十二指肠切除术病人 SSI 的危险因素和细菌组成	胰十二指肠切除术	术后感染并发症总发生率为 62.7%。手术时间>480min(OR 3.22)、主胰管直径<3mm(OR 2.18)、腹壁厚度>10mm(OR 2.16)是切口 SSI 的独立危险因素。器官腔隙 SSI 的独立危险因素为:胰瘘(OR 7.56)、使用半封闭引流系统(OR 3.68)、体重指数>23.5kg/m²(OR 3.04)、主胰管直径<3mm(OR 2.21)、>手术时间 480min(OR 1.78)。作者认为减少胰瘘、缩短手术时间和使用封闭引流系统可以降低 SSI 的发生率

表 12.9　胰腺切除术后感染并发症发生的危险因素:围术期风险因素(续)

作者及年份	标题	研究类型	病人数量	目的/目标/终点	病人总体	结果和结论
Watanabe et al,2012	Risk factors for intraabdominal in-fection after pancreaticoduode-nectomy—a retrospective analy-sis to evaluate the significance of preoperative biliary drainage and postoperative pancreatic fistula	回顾性	206	评估胰十二指肠切除术后发生腹腔内感染的危险因素,重点关注术前胆道引流和胰瘘的发生	胰十二指肠切除术	腹腔内感染的总发生率为21.4%。多变量分析显示胰瘘是腹腔内感染的独立危险因素(OR 9.58)。术前胆道引流不会增加腹腔内感染的发生率。作者认为术前胆道引流可能不会增加感染发生率
Shinkawa et al,2013	Nutritional risk index (NRI) as an independent predictive factor for the development of SSI After pan-creaticoduodenectomy	回顾性	64	确定术前营养筛查评分与胰十二指肠切除术后发生SSI的关系	胰十二指肠切除术	总体 SSI 率为 33%。胰瘘(OR 26.8)和 NRI<97.5(OR 6.5)是 SSI 的独立危险因素。作者认为使用 NRI 可以帮助评估胰十二指肠切除术后的感染风险
Sudoet al,2014	Perioperative antibiotics covering bile contamination prevent ab-dominal infectious complications after pancreatoduodenectomy in patients with preoperative biliary drainage	前瞻性	254	针对术前胆道引流术中的胆汁污染,评估围手术期抗生素策略,以预防胰十二指肠切除术后腹部感染并发症	胰十二指肠切除术	术中胆汁培养阳性在胆道内引流(85%)和胆道外引流(90%)引流病例中显著高于术引流病例(26%)(P<0.001)。术引流、内引流和术外引流病例的总并发症发生率(分别为23%、23%和25%)和腹部感染并发症(分别为13%、17%和14%)没有差异。手术时间>360min 与腹腔内感染并发症相关(P=0.045)。作者认为,对于术前有或术前胆道引流的胰十二指肠切除术病人,围手术期抗生素覆盖胆汁中污染的细菌可预防腹部感染

其他影响胰腺切除术后感染发病率的手术危险因素包括手术时间的延长（Ball et al，2010；Procter et al，2010；Sudo et al，2014；Sugiura et al，2012；Wang et al，2007）和需要围手术期输血（Ball et al，2010）（见表 12.9）。Procter 和同事（2010）通过 ACS-NSQIP 数据库对 299,359 例普通外科手术（包括胰腺切除术）进行了回顾性分析，寻找与感染并发症相关的危险因素。他们的多变量分析表明，手术时间延长是感染并发症和住院时间延长的独立危险因素。Ball 及其同事（2010）证实了这一点，他们仅对经 ACS-NSQIP 数据库确认的胰十二指肠切除术病人进行了回顾性分析。他们的研究包括了 4 817 名病人，并确定较长的手术时间与手术并发症和死亡率相关。此外，术前输注红细胞与 30 天的并发症的发病率呈线性关系。因此，作者建议输血和手术时间应作为胰十二指肠切除手术的质量指标。

另一个常被讨论的话题是关于腹腔引流的使用。尽管最近的文献表明腹腔引流可能是不必要的，甚至是有害的（Adham et al，2013；Behrmanet al，2015；Conlon et al，2001；Correa-Gallego et al，2013；Fisher et al，2011；Mehta et al，2013；Paulus et al，2012；vander Wilt et al，2013），但最近的一项随机的前瞻性多中心试验得出结论："在所有胰十二指肠切除术病例中，不用腹腔引流会增加并发症的发生频率和严重程度"（Van Buren et al，2014）。这项最新研究随机选取了 137 名接受胰十二指肠切除术的病人，一半病人保留腹腔引流而另一半没有。对这些病人进行了一系列并发症的前瞻性随访。由于两组病人的死亡率存在显著差异，这项研究被提前终止。引流组的死亡率为 3%，而未引流组的死亡率为 12%。除此之外，没有腹腔引流的胰十二指肠切除术与每个病人并发症数量的增加、至少有一种并发症分级为 2 级或更高的病人数量的增加，以及并发症的平均严重程度更高显著相关。从感染的角度来看，不放腹腔引流的胰十二指肠切除术后病人的腹腔内脓肿的发生率更高（25% vs.10%，P=0.027）。因此，这项研究为在胰十二指肠切除术时放置腹腔引流管提供了强有力的证据。放在其他关于这个主题的同时期文献背景下考虑，关于腹腔引流的最佳方案尚不清楚，应针对每个特定的病人进行个体化处理。此外，术中放置引流管并不总能避免术后早期经皮引流术（Conlon et al，2001）。如果在胰十二指肠切除术时放置引流管，引流管的取出时间也有争议。最近的前瞻性研究，包括一项随机试验，表明基于引流液淀粉酶水平的早期引流管拔除可以降低术后并发症、包括感染性并发症的发生率（Bassi et al，2010；Kawai et al，2006）。

综上所述，在手术层面上降低胰十二指肠切除术或远端胰切除术的风险包括通过仔细的手术操作技术高效地执行手术以避免不必要的失血。在行胰十二指肠切除手术中如何减少胰瘘，目前尚无统一的技术方法。胰十二指肠切除术中的胰肠吻合方法仍然是根据外科医生的偏好进行，但必须细致地完成。对于远端胰腺切除术，使用生物可吸收的网状支撑的钉枪关闭胰腺残端在防止胰瘘方面似乎是有希望的。围手术期应用帕瑞肽可以有效地减少胰十二指肠切除术和远端胰切除术后的胰瘘。腹腔引流管的使用和何时拔除仍存在争议。

降低术后感染风险

如前所述，术后血糖控制对手术后病人的预后有重要影响。Ambiru 及其同事（2008）研究了 265 例肝胆胰外科手术病人，并对 SSI 的发生进行了前瞻性评估。多变量分析显示，术后血糖控制不良是 SSI 的独立危险因素。血糖低于 200 的病人发生 SSI 的比率为 20%，而未接受胰岛素输注治疗的病人为 52%（P<0.01）。因此，胰腺切除术后病人的血糖控制尤为重要，特别是因为一些以前没有糖尿病的病人可能最终需要胰岛素治疗。

在减轻肝切除术病人感染并发症方面，合生素疗法已经显示出一些有希望的结果（见"肝切除术"部分）。在胰头切除术后也可以看到类似的结果。Rayes 及其同事（2007）进行了一项随机、双盲试验，以评估合生素疗法在保留幽门的胰十二指肠切除术病人中的潜在益处。该研究共纳入 80 例病人。所有病人在术后立即经手术时放置的鼻空肠管开始接受肠内营养。实验组给予肠内营养加合生素，对照组给予肠内营养加安慰剂。给予合生素的病人术后感染并发症发生率为 12.5%，而对照组为 40%（P=0.005）。虽然这一证据似乎令人注目，但我们并不常规使用鼻空肠管。我们也不提倡常规在手术中放置空肠造口营养管，因为我们觉得其相关的并发症发病率大于其益处（Padussis et al，2014）。

（叶晟 译 董家鸿 审）

第二部分
诊断技术

第13章

肝胆胰疾病临床研究

Ali W. Majeed and Ahmed Al-Mukhtar

肝胆胰疾病的发病方式多种多样,这取决于病人的基本情况和发病进程。急性发作常伴有炎症,而疼痛是其主要症状。黄疸是许多良恶性肝胆胰疾病的共同特征。全面完整的病史询问、以基本血液学检测为主的临床检查,是病人诊疗流程的关键起点。随着高分辨率扫描技术的普及,可能会使医生倾向于"先做扫描,再就诊",这是必须避免的。全面的临床评估将指导进一步检查项目的适用性,包括基于特定个体的健康状况、合并症以及个人或家属意愿,从而仔细权衡相关检查或干预的潜在风险或获益。本章描述了肝胆胰疾病的常见症状和体征,基本检查的价值,以及这些初步评估如何指导进一步的临床诊疗。同时,也详细介绍了特殊肝胆胰疾病的临床表现和研究进展。

社会环境和就业对探究肝胆胰疾病(如酒吧工作人员的慢性酒精性肝病和/或胰腺疾病)与职业的关系非常重要。必须准确记录饮酒量,因为持续大量饮酒会影响慢性肝病或胰腺疾病的治疗。少数情况下,临床上会遇到某些病人通过闻到酒精味道的方式吸入酒精,但否认酒精摄入,这一点值得注意。如果病人同意,可以进行血液酒精含量的检测,应获取包括任何重大疾病和腹部手术的既往史,记录合并症和运动耐量,因为这将指导外科医生评估未来在必要时进行外科干预的可行性(见下文)。

病史

医生应该从主要症状(主诉)开始询问病史,然后系统性地对肝胆胰相关症状进行询问,然后对全身其他系统进行常规的问诊。同时,应该包括家族史、药物史、社会环境、工作和旅行史。

腹痛是一种常见的临床表现,对其部位、严重程度、放射性和发病速度的详细询问将为鉴别诊断提供线索。急性胰腺炎的特征是突发的严重上腹部疼痛放射至背部(见第55和56章),而右上腹痛可能提示急性胆囊炎(见第33章)。任何相关的恶心和呕吐都应与黄疸史(巩膜)、尿液和大便颜色以及相关的瘙痒一起记录。消瘦(体重减轻)提示恶性疾病可能。恶心和呕吐是肝胆胰病急性发作的常见表现,可能是胃恶性疾病导致输出梗阻的一个特征。腹胀可能是肠梗阻的急性表现或者慢性肝病或恶性肿瘤所致的腹水或肠梗阻的表现。脂肪泻的特征是排出伴有恶臭的大便,漂浮于水上,可能表明胰腺外分泌不足(见第57、58和62章)。任何呕

血或黑便史都应考虑门静脉高压,需要立即进行内镜检查(见第81章)。呼吸短促和踝关节水肿提示低蛋白血症可能,以上症状可发生于许多急慢性肝胆胰疾病。家族史可能提示家族性肝胆胰疾病,药物史的询问也很重要,尤其是当肝功能异常时。

腹部查体

任何腹部检查前都必须先对病人进行全面检查(如:男性乳房女性化)(图13.1)。首先需要注意手部症状,包括杵状指(图13.2)、手掌红斑/肝掌(图13.3)、匙状甲(图13.4)和扑翼样震颤均是慢性肝病的特征(见第76章和第81章)。接下来检查眼睛,是否存在眼睑苍白和黄疸(图13.5),此外,检查口腔和舌判断机体是否脱水。"胎儿肝"是指肝硬化失代偿期病人呼出气具有特有的水果味,由呼出的硫醇引起。然后是腹部,将其充分暴露在良好光线下对于进行全面详尽的腹部检查

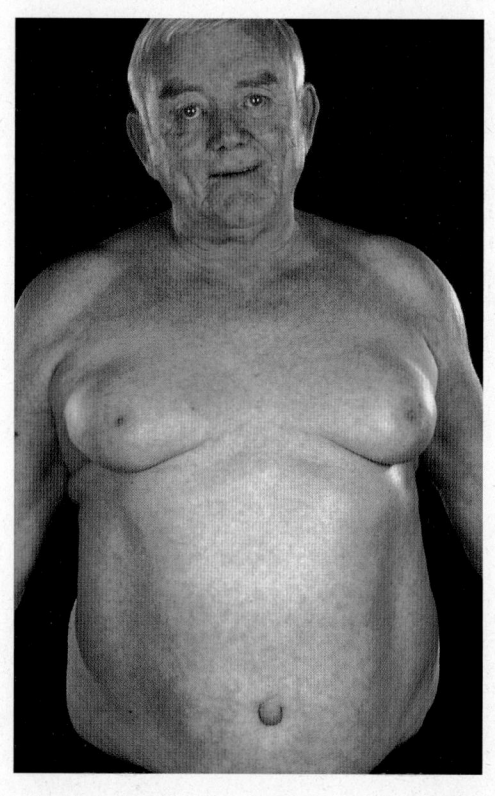

图 13.1 双侧女性化乳房

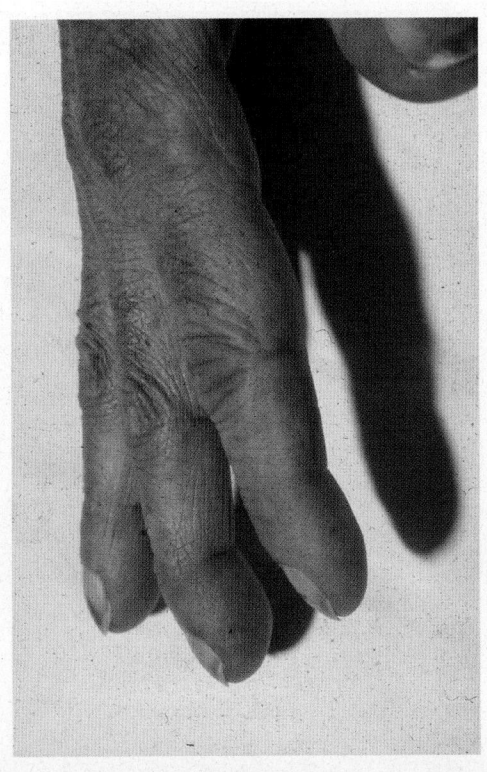

图 13.2　杵状指

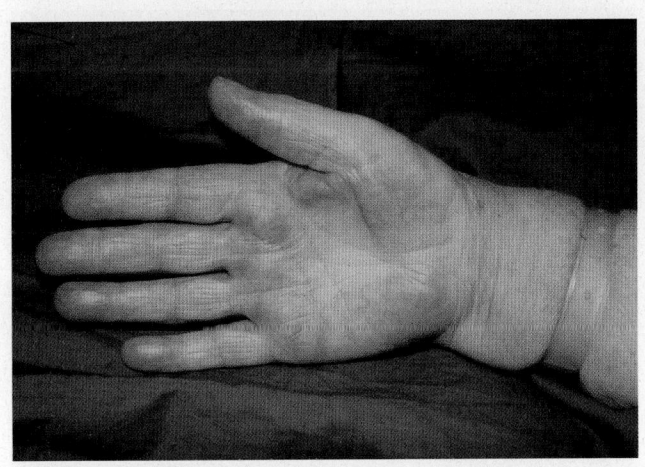

图 13.3　肝掌

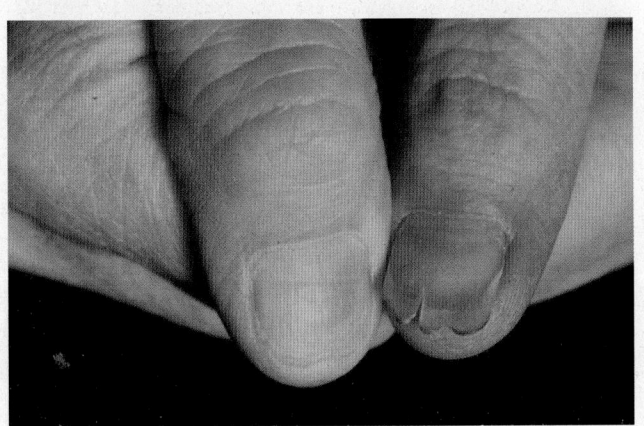

图 13.4　匙状甲

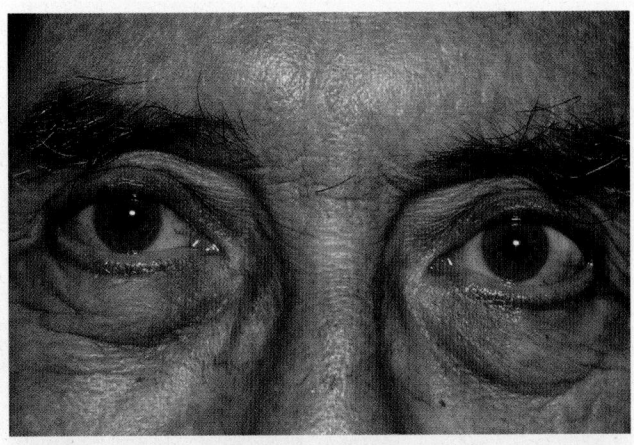

图 13.5　黄疸

很重要。应特别注意既往腹部手术留下的瘢痕、腹部膨隆和变色区。蜘蛛痣(图 13.6)提示慢性肝病可能。从脐静脉放射的曲张静脉(水母头)可能表明门静脉阻塞(图 13.7 和 13.8)。腹部触诊应该从一般的轻柔浅触诊开始,寻找明显的肿块或触痛区域。而最后检查病人所示的疼痛区域是明智的选择。更深的触诊则是为了寻找更深的触痛和肿块,紧接着是肝脏(和胆囊)和脾脏的触诊。

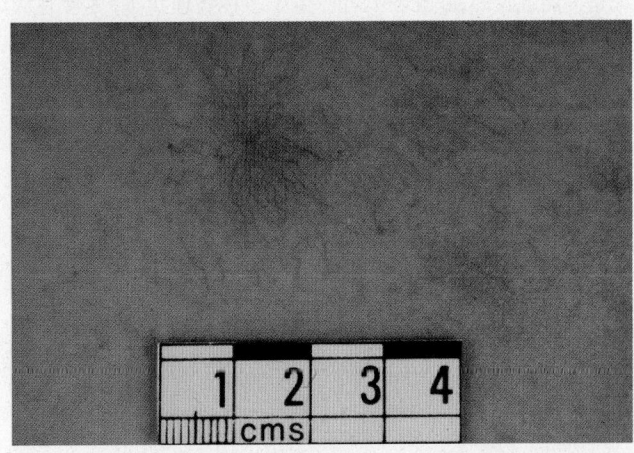

图 13.6　肝硬化病人蜘蛛痣

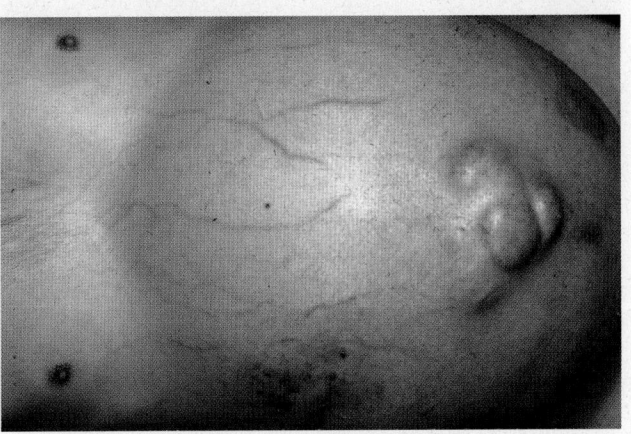

图 13.7　脐周静脉曲张

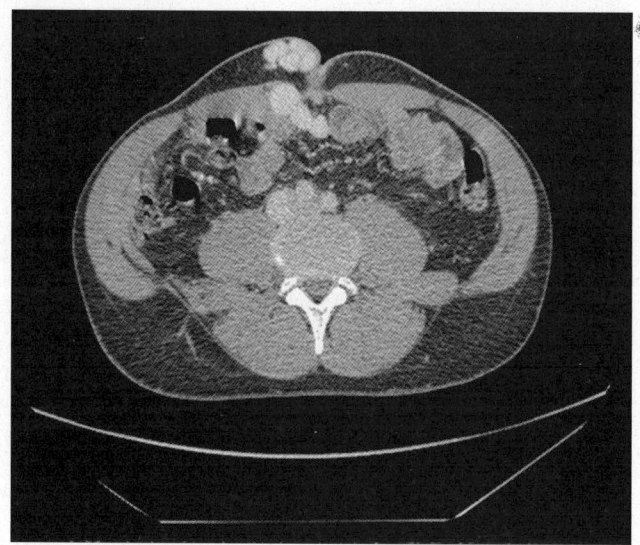

图 13.8　CT 扫描显示脐周曲张静脉

　　用触诊和叩诊相结合的方法从上到下检查肝脏,以确定其边界。肝上界叩诊浊音可一直上延至第五肋间。听诊也很重要,因为门静脉高压时可听到静脉血流杂音,肝细胞癌时可听到杂音。正常肝脏通常是不可触及的;然而,对于极瘦个体,前缘是可能触及的,肝脏肿大可产生于多种病理状态,尽管有从肝右叶发出的舌状延伸——Riedel 叶(无病理学意义)可能被误认为是肿瘤(图 13.9)。肝肿大的病因见知识框 13.1。肝叶可能增生肥大而被触及,此情况可见于半肝萎缩或肝切除术后。肝体积减小也是一种重要的病理状态,因为这可能发生于肝硬化和某些类型的肝炎。两者间具备一定的一致性/相关性;坚硬、结节状的肝脏通常代表有转移灶存在,而柔滑的增生结节可能是由于肝硬化所致(图 13.10)。腹水(图 13.11)引起

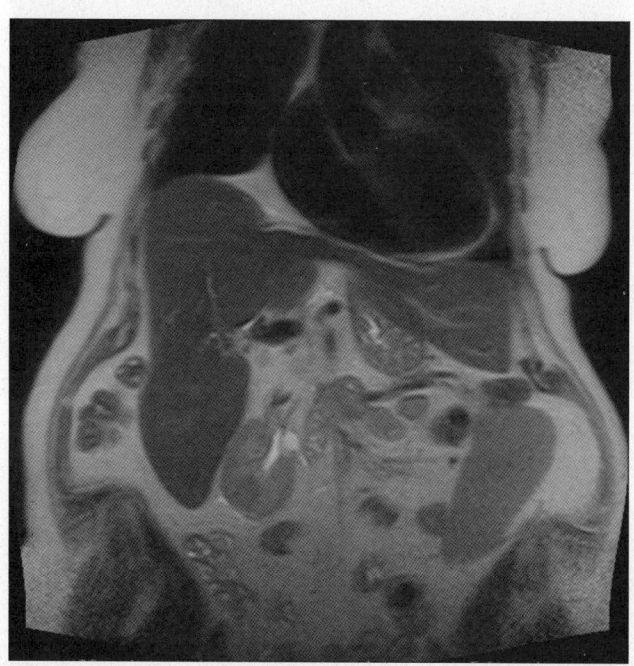

图 13.9　肝 Riedel 叶 (附垂叶) 的冠状 MRI 成像。这种正常的变异——从肝右叶伸出的舌状物,在体检时可能被误认为是肿块或肝脏肿大。注意"游走脾"

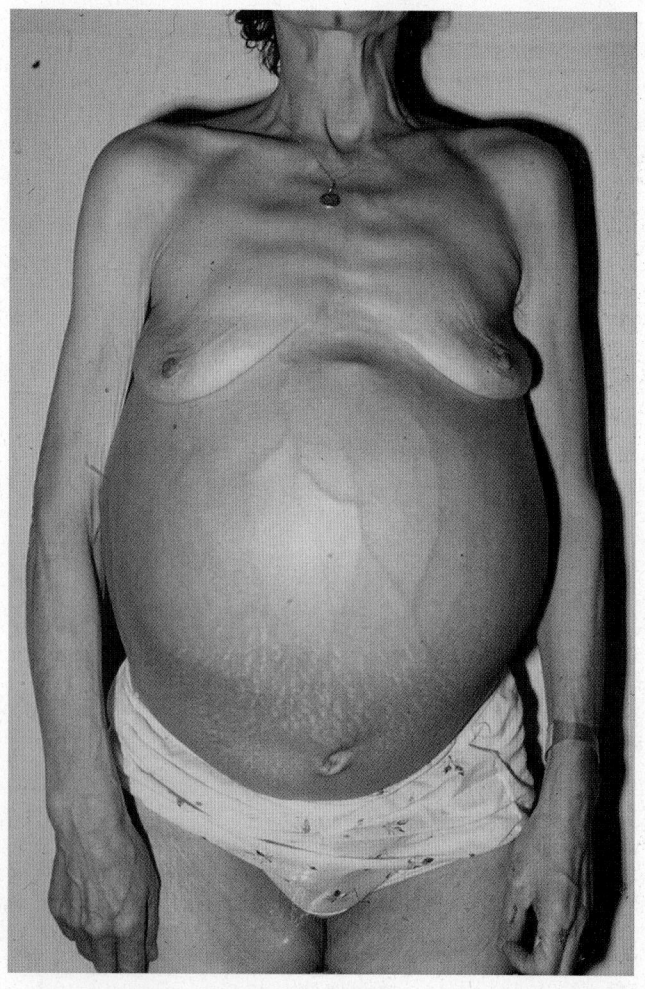

图 13.10　巨型肝肿大

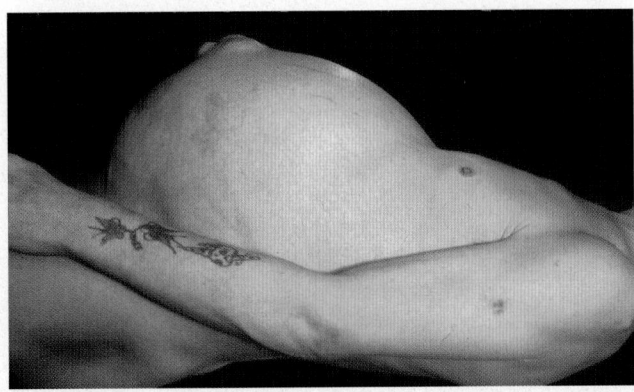

图 13.11　1 例肝硬化腹水伴脐外翻及静脉扩张病人

腹胀,应通过重度腹水时的液体刺激和中度腹水时的移动性浊音来明确。最后,应该检查脚踝是否存在可凹性水肿。

脾脏检查应从右髂窝开始,向左肋下区进行,因为这是脾肿大发生的方向(图 13.12)。病人向右旋转 45° 可能有助于触诊,因为脾脏将移动到检查者的右手区。在这个检查过程中,需要左手辅助支撑胸腔,通过将胸腔向右牵拉来放松皮肤和腹部肌肉组织。叩诊具备一定价值,如存在腹水,脾脏可能被冲击触诊到。若脾脏重度肿大,其前边界的缺口可能会变得明显。脾肿大的原因列在知识框 13.2 中。

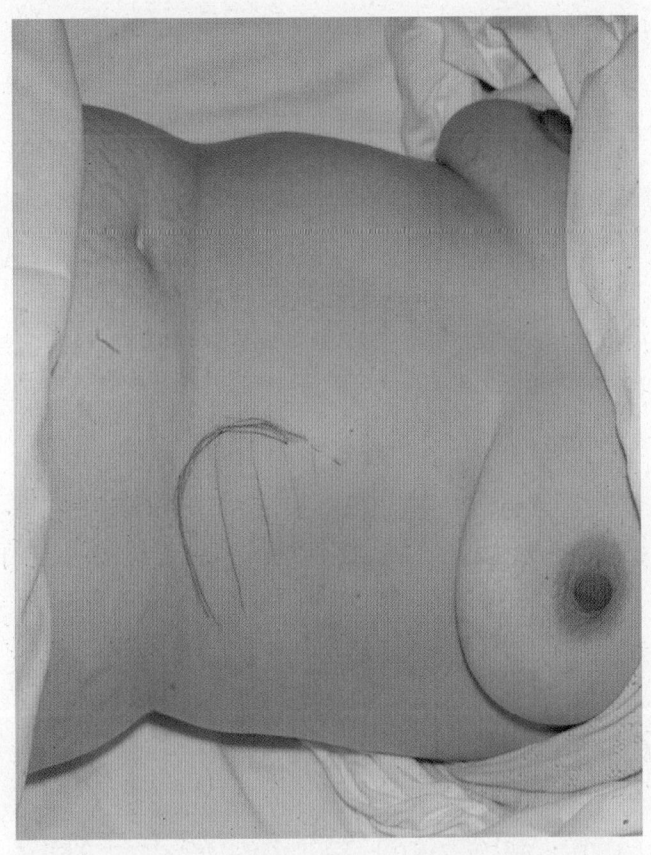

图 13.12　胆囊性黄疸脾肿大病人

门静脉高压

门静脉高压是由肝内或肝外门静脉阻塞引起的(见第 76 和 79 章)。肝内门静脉阻塞可伴有脾肿大和腹水。扩张的腹壁静脉也可继发于门体分流术,引起水母头(见图 13.7 和 13.8)。门体分流术最常见应用的部位是胃食管交界处,因为此处常见食管静脉曲张;任何上消化道出血的迹象,无论是呕血还是黑便,都应通过急诊内镜检查明确。由于门体分流术的应用,这些病人很少会发生痔疮或直肠下静脉曲张(图 13.13)。

肝外门静脉高压通常是由门静脉血栓形成引起的,因此,明确是否存在新生儿脐周感染史、严重腹腔内败血症或胰腺炎、胰腺癌或可能导致高凝状态的血液病是非常重要的。这些病人几乎存在脾肿大,常伴有血细胞三系减低。在这种情况下,肝脏是正常的,但可能存在腹水。在肿瘤或慢性胰腺炎引起脾脏阻塞的情况下,左上腹部可触及的脾脏伴有门静脉高压。

根据 Child-Pugh 评分对实质性肝病的严重程度进行分级(表 13.1),如果慢性肝病合并肝细胞癌的发生,则 Child-Pugh 评分是评估疾病进展和耐受干预措施的重要工具。

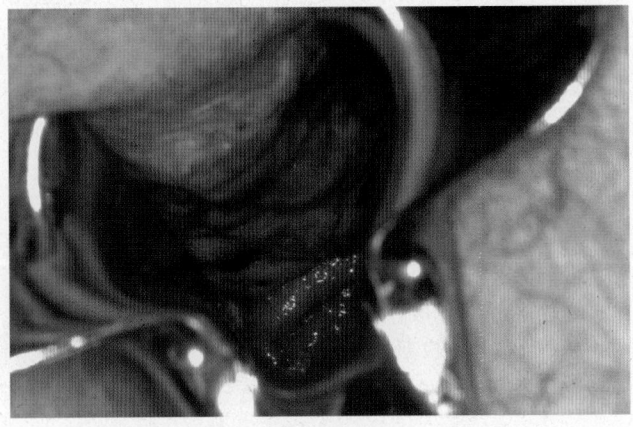

图 13.13　直肠静脉曲张(肛门镜下)

表 13.1 Child-Pugh 评分			
	A	B	C
血清胆红素	<2.0mg/dL	2.0~3.0mg/dL	>3.0mg/dL
血清白蛋白	>35g/L	30~35g/L	<30g/L
凝血酶原时间	10~12 秒	13~15 秒	>15 秒
腹水	无	轻度	重度
肝性脑病	无	轻度	重度

胆红素 1mg/dL≈17.1μmol/L。

酒精性肝病

酒精性肝病的症状和体征可能与酒精中毒或继发于肝功能异常直接相关。病人醉酒后常会发生反复跌倒,产生瘀斑和外伤。行胸部 X 线片检查时发现多处"陈旧性"肋骨骨折,需要与这些行为相联系。酒精性神经病病人有可能会合并营养不良。

急性酒精性肝炎通常在大量饮酒后发生,并可伴随肝脏压痛,黄疸,发热和白细胞增多。病人经常出现反复的上腹部疼痛,程度可能较重。病人常自诉大量饮酒后出现上述症状。应注意通过血清淀粉酶检测排除急性胰腺炎可能。急性酒精性胃炎也可能出现这些症状。酒精性肝病晚期病人可能伴随其他肝脏损害表现(例如门静脉高压、腹水、肝肿大和男性双侧乳房发育)(见图 13.1)。失代偿性肝功能衰竭将导致肝性脑病,黄疸,腹水,疲劳,烦躁不安,容易出现瘀伤,情绪波动,通常伴有营养不良。

原发性胆汁性肝硬化

原发性胆汁性肝硬化或慢性非化脓性坏死性胆管炎通常发生于中年女性。无症状者可能于常规检查中被诊断,伴随有肝肿大、自身抗体升高或血浆碱性磷酸酶升高。最早的症状通常是黄疸出现前的持续瘙痒,但是之后病人可能会出现明显的黄疸。肝脾肿大;黄色瘤,常见于手掌和眼周;白癜风和关节炎。原发性胆汁性肝硬化通常与结缔组织病相关(见第 112 章)。

原发性硬化性胆管炎

溃疡性结肠炎和克罗恩病与肝胆疾病有关,尤其是原发性硬化性胆管炎(见第 41 章)。重要的是要对任何原因不明的肝功能不全的病人进行详细的胃肠系统检查。该病症状通常不明显,可伴瘙痒,右上腹不适,疲倦和体重减轻。有时可能会出现发热,寒战或者畏寒。查体可能发现肝脾肿大。

布-加综合征

布-加综合征(Budd-Chiari syndrome)是以肝静脉流出道阻塞为特征,梗阻可能是肝内或肝外(见第 88 章)。急性静脉阻塞通常是继发于另一种病理过程,并伴有腹痛、呕吐、肝肿大、腹水和黄疸,症状可能较轻。肝衰导致的死亡通常进展很快。慢性肝静脉阻塞通常伴有腹水和肝肿大。如果下腔静脉被肿瘤或血栓阻塞,则下肢伴有明显水肿和腹部浅静脉明显扩张。确诊依赖于影像学检查。

血色素沉着病

血色素沉着病是一种铁超载状态,通常会影响肝脏。铁沉积过多会导致纤维化和肝硬化,并增加肝细胞癌发生风险。临床上,血色素沉着症通常出现在 40~60 岁,以男性为主。症状通常是非特异性的,伴有嗜睡、色素沉着、体毛减少、性欲减少、关节痛和糖尿病——通常是由于胰腺受累。查体可能发现肝肿大,腋窝、腹股沟和生殖器色素沉着,以及睾丸萎缩。通过血液学检查进行诊断,包括血清铁,血清铁蛋白和血清转铁蛋白。肝损伤可通过肝活检评估。

多囊性疾病和巨大肝囊肿

多囊性疾病的症状通常是由肿块引起的肝肿大或其中的大囊肿的影响(图 13.14)。腹胀和呼吸困难常见,由于胃部压力可能会引起早饱和呕吐。急性腹痛通常是由于囊内感染或囊内出血(见第 75 和 90B 章)。

自身免疫性肝炎

自身免疫性肝炎(autoimmune hepatitis,AIH)病人可能会出现非特异性症状,包括疲劳、厌食、黄疸和关节痛,有 10% 的病人可出现急性肝功能衰竭。目前已经发现两种类型的 AIH:1 型发生在老年病人(主要是女性)中,其特征是抗核抗体或抗平滑肌抗体(分别为 ANA 和 SMA)阳性;2 型 AIH 见于较年轻的病人,其特征是抗肝肾微粒体 1 型(抗 LKM-1)抗体阳性,比 1 型更严重。自身免疫性疾病的发生率高达 30%,因此临床上疾病诊断时需要排除该疾病。这些疾病包括干燥综合征,自身免疫性甲状腺炎,溶血,类风湿性关节炎,溃疡性结肠炎和特发性血小板减少性紫癜(见第 70 章)。

妊娠相关肝病

临床上外科医生可能会遇见妊娠期急性脂肪肝,伴有肝包膜下血肿或破裂导致的腹腔内大出血。可能需要进行剖腹手术以清除血块和止血。处理要点是对症支持治疗,该病死亡率较高。

急性肝衰竭

急性肝衰竭(acute liver failure,ALF)是以健康肝脏大量肝细胞受损为特征,可合并肝性脑病。这可能是由于过量服用对乙酰氨基酚的毒性反应而发生的,通常是由于大量病毒感染或由暴发性自身免疫性肝炎引起。很少有因为对药物的特异反应会引起该病,ALF 死亡率高,需要密切监护。症状包括瘙痒、

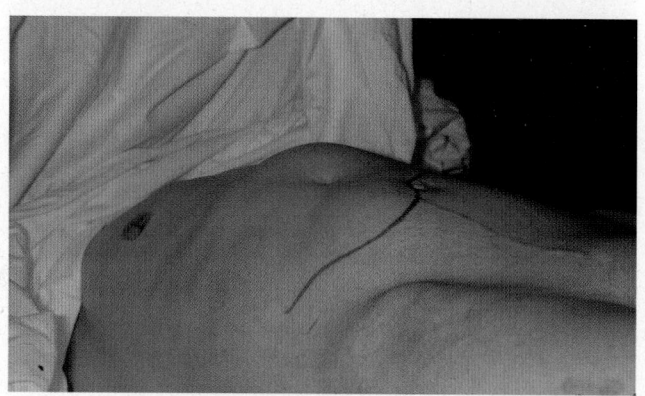

图 13.14　巨大肝囊肿所致的右上腹包块

黄疸、右上腹疼痛或不适(类似急性胆囊炎)和非特异性流感样症状。根据病史、血清氨基转移酶明显升高和凝血酶原时间迅速增加来确诊。虽然有部分病例自愈,但肝移植是唯一有效的治疗方法。供肝短缺决定了标准的制定,这些标准可以帮助预测 ALF 病人是否有恢复潜力或是否需要进行肝移植。已经提出了各种标准,其中最著名的是终末期肝病模型(知识框13.3)和国王学院医院的标准。大多数标准使用凝血酶原时间/国际标准化比值、血清胆红素、血清肌酐、动脉血 pH 和肝性脑病对病人的疾病严重程度进行分类。慢加急性肝功能衰竭时常发生,其特征是肝硬化急性失代偿、多器官衰竭和高死亡率。目前这被认为是一个临床病症,并且最近已经开发了用于其预后的评分系统(Karvellas et al,2014;Theocharidou et al,2014)(见第 79、80 和 114 章)。

知识框 13.3　MELD 评分计算公式

MELD = 3.78×ln[血清胆红素(mg/dL)] + 11.2×ln[INR] + 9.57×ln[血清肌酐(mg/dL)] + 6.43 病因(0:瘀胆性或酒精性;1:其他)

INR,国际标准化比值;ln,自然对数。胆红素 1mg/dL ≈ 17.1μmol/L;肌酐 1mg/dL ≈ 88.4μmol/L。

知识框 13.4　肝胆胰疾病实验室检查

血液学检查
全血细胞计数:红细胞沉降率,网织红细胞计数,血红蛋白水平,Coombs 凝血功能检查(凝血酶原时间)

肝功能检测
结合和未结合胆红素水平,天冬氨酸转氨酶,丙氨酸转氨酶,γ-谷氨酰转移酶,碱性磷酸酶
蛋白质(白蛋白,球蛋白)

免疫学、血清学检查
抗线粒体抗体
平滑肌和抗核抗体
免疫球蛋白
乙型肝炎表面抗原
甲型肝炎免疫球蛋白 M 抗体
丙型肝炎抗体
戊型肝炎抗体
巨细胞病毒抗体
E-B 病毒抗体
钩端螺旋体凝集素
筋膜补体固定测试
阿米巴补体固定试验
包虫补体定型试验
梅毒的 Wasserman 反应和其他血清学检查

肿瘤标志物
癌胚抗原(CEA)
甲胎蛋白
癌抗原(CA)19-9
α1-抗胰蛋白酶水平

其他检查
血清淀粉酶
血清对乙酰氨基酚水平
血清氨
血浆铜蓝蛋白水平
铁和铁结合能力
血酒精浓度
尿液(尿胆原,血铁蛋白)
粪便(卵和寄生虫)

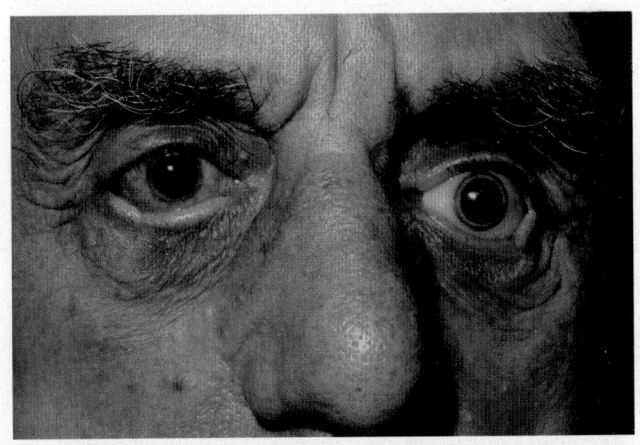

图 13.15　转移性眼黑色素瘤病人肝脏移植引起的黄疸

肝占位

　　肝脏具有大的肿块病人病初可能会出现右上腹不适或触及右上腹包块。通常情况下,病人是因为出现黄疸、非特异性腹部症状或恶性肿瘤随访过程中进行影像学检查而被发现,若是肝脏肿块是意外发现,则需要积极获取完整病史,尤其要注意胃肠道和呼吸道症状。应记录口服避孕药和合成代谢类固醇药物的详细信息和服用时间,同时应该考虑病毒性肝炎可能。相关既往史,特别是其他恶性肿瘤。某些恶性肿瘤(例如葡萄膜黑色素瘤)可能在肝脏转移前潜伏多年(图 13.15)。应当进行全面的腹部查体,尤其当存在腹部肿块和腹水时,并且在初次评估时必须进行直肠指检。应寻找黄疸,肝功能不全和侧支循环开放的征象。全面的血液和生化检查(知识框 13.4)应包括对凝血因子和常见肿瘤标志物(甲胎蛋白、癌胚抗原、CA19-9、CA125)的评估。在排除可能治愈的疾病之前,肝肿块活检不应贸然进行,因为对于恶性肿瘤可能存在肝外播散的风险,其中最重要的两个是结直肠癌肝转移和原发性肝细胞癌(见第 89~95 章)。

胆囊及胆管疾病

胆囊

　　吸气引起右侧肋缘下压痛和拒按(墨菲征),提示急性胆囊炎(见第 33 章)。如果在梗阻性黄疸的情况下可触及胆囊,则表明胆道恶性梗阻(Couvoisier 征),这通常是由于胰头癌所致(见第 62 章)。未能触及胆囊并不能排除恶性疾病,肝门部恶性梗阻时,胆囊一般不能触及。间歇性胆囊可触及可能提示壶腹周围癌的存在(Kennedy & Blumgart,1971)。胆囊膨胀,胆结石合并败血症征象提示胆囊积脓可能。在这种情况下,需要急诊行经皮穿刺引流,择期行胆囊切除术。另外,也可行急诊胆囊切除术。

急性胆囊炎

　　急性胆囊炎可能始于持续的钝痛,期间疼痛程度逐渐加重,通常是 2 天左右,并且可能伴有厌食,恶心,呕吐和发热(见第 33 章)。上述症状起因于扩张、阻塞和感染的胆囊的急性炎

知识框 13.5 胆管炎诊断东京指南

A. 全身炎症
A-1:发热和/或发冷
A-2:实验室数据:炎症反应的证据
B. 胆汁淤积
B-1:黄疸
B-2:实验室数据:肝功能异常检查
C. 成像
C-1:胆道扩张
C-2:影像学病因学证据(狭窄、结石、支架等)
疑似诊断:A 中的一项加上 B 或 C 中任一项
确定诊断:A 中一项,B 中一项和 C 中一项
注意:
A-2:白细胞计数异常、血清 C 反应蛋白水平升高和其他指示炎症的变化
B-2:血清 ALP、GGT、AST 和 ALT 水平升高
其他有助于诊断急性胆管炎的因素包括
腹痛(右上腹或上腹)和胆道疾病史,例如胆结石、既往胆道疾病、放置胆道支架
在急性胰腺炎中,很少观察到显著的全身性炎症反应。当鉴别诊断困难时,需要进行病毒学和血清学检查。
阈值:
A-1. 发热>38℃
A-2. 炎症反应证据
白细胞<4×10⁹/L 或>10×10⁹/L
CRP≥1mg/dL
B-1. 黄疸的总胆红素≥2mg/dL
B-2. 肝功能异常检查
ALP(IU)>1.5×STD
GGT(IU)>1.5×STD
AST(IU)>1.5×STD
ALT(IU)>1.5×STD
(STD 是正常值的上限。)

ALT,丙氨酸氨基转移酶;ALP,碱性磷酸酶;AST,天冬氨酸转氨酶;CRP,C 反应蛋白;GGT,γ-谷氨酰转肽酶。胆红素 1mg/dL≈17.1μmol/L。

知识框 13.6 急慢性胆囊炎

急性水肿性胆囊炎
急性坏死性胆囊炎
急性化脓性胆囊炎
胆囊穿孔
胆源性腹膜炎
胆囊周围脓肿
胆道瘘
急性气肿性胆囊炎
急性钙化性胆囊炎
胆囊扭转
慢性结石性胆囊炎
慢性黄皮肉芽肿性胆囊炎

症。由于局限性腹膜炎的原因,病人更喜欢静躺,咳嗽或打喷嚏可能加剧疼痛。急性胆囊炎通常伴有右上腹压痛(腹膜刺激)和全身感染的征象(发热,白细胞计数升高,C 反应蛋白[CRP]升高)相关,因此需要抗生素抗感染治疗。感染梗阻的胆囊有时破裂引起全腹膜炎或肝脓肿。定期查看急性胆囊炎病人很重要,若是使用抗生素不能使疼痛和压痛迅速缓解,则

需考虑行经皮胆囊引流(胆囊造口术)(见第 30 章)或急诊胆囊切除术(见第 35 章)。急性胆管炎和急性胆囊炎诊断东京指南于 2013 年更新(知识框 13.5 和 13.6),并对急性和慢性胆囊炎和感染的各种形式和等级进行了详细分类(Kimura et al,2013)。

胆绞痛

胆绞痛是一种不同于急性胆囊炎的临床病征,通常呈渐减趋势,在数小时内疼痛逐渐加剧。高峰时常常伴有呕吐,然后疼痛在随后的几个小时内逐渐消退。疼痛通常会放射到背部(Berhane et al,2006),并且这种胆囊痛被认为是由胆囊伤害感受器引起的,这是由于胆囊对抗胆囊颈梗阻强烈收缩引起胆囊内压力升高所致。胆绞痛通常是自限性的,右上腹长期的疼痛通常由于"化学性"胆囊炎所致。疼痛发作频率可能有很大差异,某些病人发作间期的间隔可能是很多年;也有人可能会经常感到不适。有病人自诉疼痛是由某些食物(通常是脂肪食物)诱发,导致一些病人因为担心会引发疼痛发作(恐惧症)而害怕进食。

胆石症

有症状的胆石症是胆囊切除术的适应证,无症状胆结石不需要干预(Schmidt et al,2011)(见第 32 章)。但是,尽管进行了数十年的研究,胆囊结石疾病的症状仍然很难定义(Johnson & Jenkins,1975)。丹麦的一项针对腹部症状与胆结石之间关系的大规模流行病学调查结果认为:各种腹部症状对胆结石的预测价值非常低。在有胆结石的病人中,右上腹腹痛的发生率与无胆结石的病人相似,但既往有胆囊切除术史的病人发生率更高(Jorgensen,1989;Jorgensen et al,1991)。意大利一项针对胆石症的大规模多中心研究显示,在意大利人群中,上腹部或右上腹疼痛放射到右肩、病人被迫休息、对煎炸或高脂肪食物不耐受等,这些均是胆囊结石较好的预测因子(Corazziari et al,2008)。最近瑞典一项对 503 例无胆结石的病人进行了 5 年追踪的研究报告指出,胆结石的发生率为 1.39/100 人年,并且这些病人在出现胆囊结石前后,症状没有发生变化(Halldestam et al,2009)。根据症状对接受超声检查的病人进行回顾性分析,结果表明:这些病人中约有一半患有胆结石或胆囊病变(Warwick et al,2014)。关于胆囊切除术后症状缓解的研究表明,大量病人(多达 40%)在接受胆囊切除术后症状不会缓解,并且在 10 年的随访期里持续存在(Lamberts et al,2014)。症状问卷评估显示 90% 的病人有所改善,对全身症状的感知可能会影响这些结果,如美国麻醉医师学会(ASA)二级病人(他们患有轻度全身性疾病)报告症状缓解较轻(Lamberts et al,2013,2014)。一项针对功能性和非功能性胆囊在胆囊切除术后症状结局的对比研究显示结局无差异(Larsen et al,2007)。来自芬兰的基于问卷的症状研究指出术前症状重的病人与轻症相比,缓解症状更明显(Lill et al,2014)。基于问卷调查的症状结果研究表明,术后症状总体改善,但安慰剂效果未知(Lien et al,2010)。一项重大研究概述了医生判断胆囊切除术指征的认知差异(Scott & Black,1991)。作者将 252 例病人的病史分为两个小组,其中一个由外科医生组成,另一个由医生组成的混合小组。混合小组认为 41% 的手术适合适应证,30% 不合适,但外科医

生认为 52% 的适合手术,2% 的不适合,另外 46% 无法确定。一项韩国的研究表明:腔镜胆囊切除术改善结肠和消化不良症状(Kim et al,2014),但不会改变病人胃排空的模式(Bagaria et al,2013)。重要的是要准确记录消化不良或非典型症状,并应告知病人胆囊切除术存在不能缓解某些或所有症状(Kirk et al,2011;Zinsmeister et al,2011)。胆石症发生率随着年龄的增长而增加,年龄较大的病人合并复杂的疾病且预后较差(Kuy et al,2011)。

肥胖人群胆结石

流行病学研究显示,肥胖病人的胆结石患病率较高,而体重指数为 40kg/m² (Banim et al,2011)或更高的病人胆囊结石的风险增加了 8 倍。快速减肥会增加患胆囊结石的风险(Grover & Kothari,2014;Moon et al,2014)(见第 32 章)。有趣的是,胆结石的形成发生在病程的早期,并与胆囊收缩功能受损有关(Al-Jiffry et al,2003)。由于减肥手术(例如胃横切术和旁路术)的常规开展,因此有必要考虑预防性胆囊切除是否合理。这些病人的胆囊结石发生率从 5% 到 30% 不等,其中有症状的比例很高,需要进行胆囊切除术(Nagem et al,2012;Tsirline et al,2014)。对 13 项研究的荟萃分析得出的结论是,预防性胆囊切除术是不合理的(Warschkow et al,2013)。腹腔镜胃旁路术现在已成为常规手术,致使肝胆胰病房的症状性或复杂性胆石症病人越来越多。腹腔镜辅助经内镜逆行胰胆管造影(endoscopic retrograde cholangiopancreatography,ERCP)对此类病人是可行的(Grover & Kothari 2014)。

胆道梗阻

传统上,疼痛是黄疸病人的典型特征。肿瘤引起的胆道梗阻病人通常是无痛性黄疸,而急性疼痛发作或长期间断性黄疸发作且伴有疼痛的病人常患有胆结石病。如果发生胆管炎,还会出现寒战和发热(见第 43 章)。当黄疸不伴疼痛,而胆囊可触及,尤其是伴随体重减轻时,常提示恶性肿瘤(见第 62 章)。背痛通常提示胰腺占位。慢性胰腺炎和胰腺肿瘤可以这种方式表现出来。慢性胰腺炎病人偶尔会出现黄疸,尤其是在急性发作时,黄疸可能伴有内分泌和外分泌不足的症状(糖尿病、脂肪泻、吸收不良)(见第 57 和 58 章)。

肝门胆管汇合处的恶性疾病常伴有黄疸,但在这种情况下,胆囊常不可触及(见第 51B 章)。瘙痒可能是胆道阻塞的最初特征,但在长时间胆汁淤积的情况下,瘙痒可能与胆道部分梗阻有关,在原发性胆汁性肝硬化中较显著。碱性磷酸酶通常在部分胆道梗阻中显著增加,而胆红素可能仅略微升高。碱性磷酸酶水平的显著升高或升高可能是早期恶性或良性胆管狭窄的唯一征兆。

梗阻性黄疸与肝细胞性黄疸的差别在过去很少存在争议。肝功能检查(表 13.2)通常可以判断黄疸是否为梗阻性,但并非总是如此。鉴别胆道阻塞的原因和程度至关重要。超声是初步影像学检查的首选,可诊断胆道梗阻并确定病因和梗阻程度。通常情况下,如果超声检查显示胆囊结石,需要磁共振胰胆管造影成像(MRCP)来确认胆管结石的存在(见第 19 章)。如果看不到胆结石,则计算机断层扫描(CT)对于评估胆道梗阻更为有用(见第 18 章)。

无症状胆管扩张

有时,病人因无关原因行腹部超声检查偶然发现胆管扩张。这些病人通常被转诊为肝胆外科医师以作进一步评估。如果没有胆道症状并且肝功能检查结果完全正常,则无须采取进一步措施。胆总管(common bile duct,CBD)会随着年龄的增长而扩张,并且可能随着先前的胆囊切除术而扩张(Benjaminov et al,2013;Hunt & Scott,1989;Majeed et al,1999;McArthur et al,2013;Wu et al,1984)。如果病人有症状和/或肝功能异常,应进行 MRCP 以排除胆管结石的存在。内镜超声检查(endoscopic ultrasonography,EUS)在这种情况下非常准确,尽管其比 MRCP 更具侵入性(Holm & Gerke,2010),但对幽闭恐惧症病人来说是一个不错的选择。

胆管结石

人的胆管对急性扩张很敏感,胆结石阻塞胆管下端可能会引起上腹部疼痛,并可能扩散到胸部和背部。由于胆固醇胆管结石比胆汁轻,胆囊的任何扩张可能会导致这些结石漂浮而解除阻塞。胆管结石的症状通常是间歇性黄疸,伴有上腹部疼痛。超声对胆管结石的诊断不够灵敏或没有特异性(Boys et al,2014),由于肝功能检查结果异常是胆管结石最敏感的预测

表 13.2　肝功能检查及其临床用途

血清学检测	正常范围	临床应用
胆红素		
总胆红素	0.1~1.0mg/dL	黄疸/胆道梗阻/胆汁淤积症时升高
结合胆红素	0.1~0.4mg/dL	胆道阻塞或胆汁淤积引起升高
未结合胆红素	0.2~0.7mg/dL	溶血或吉尔伯特病引起升高
碱性磷酸酶	30~120IU/L	胆道梗阻(部分或完全)
天冬氨酸转氨酶(AST)或血清谷氨酸草酰乙酸转移酶(SGOT)	6~40IU/L	提示肝病预后。酒精性肝病引起升高(SGOT∶ALT 为 2∶1)
丙氨酸转氨酶(ALT)或血清谷氨酸丙酮酸转氨酶(SGPT)	7~40IU/L	肝细胞损伤引起升高(病毒、酒精、血色素沉着症)。在酒精性肝病中 AST 通常更低,而在暴发性肝病(对乙酰氨基酚、病毒)中 AST 水平是非常高的
γ-谷氨酰转肽酶(GGT)	0~42IU/L	酒精性肝病引起升高
白蛋白	35~53g/L	在慢性肝功能不全,胰腺疾病导致营养不良时降低
凝血酶原时间	10~12 秒	胆道梗阻时间长时降低;慢性肝功能不全的标志

胆红素 1mg/dL≈17.1μmol/L。

指标,因此如果检查异常,建议行 MRCP 进一步检查(Videhult et al,2011)(见第 36 和 37 章)。

胆管炎

急性胆管炎是部分或完全胆道系统阻塞所致感染(见第 8 章和第 43 章)。夏科特(Charcot)三联征是急性胆管炎的经典表现,包括黄疸,腹痛,寒战和发热。低血压和意识混乱通常是急性化脓性胆管炎的特征,其中胆管充满脓性胆汁(Reynold 五联征)。急性胆管炎的诊断和治疗东京指南最初于 2007 年发布,最近已更新(Takada,2013)。知识框 13.5 总结了这些内容。

无结石性(功能性)胆道痛

功能性胆道痛被认为是胆囊和/或 Oddi 括约肌"功能性"运动障碍的结果(Behar et al,2006)。功能性胆汁和胰腺疾病罗马Ⅲ委员会(Rome Ⅲ Committee on Functional Biliary and Pancreatic Disorders)已定义了胆囊运动功能障碍引起腹部疼痛。这些标准列在知识框 13.7 中。胆道和胰腺痛应根据部位、严重程度、发作方式和持续时间,以及不存在典型胃肠道反射障碍、功能性消化不良和肠易激综合征来定义。另外,还应除外胆结石,胆汁淤渣或微石症。在胆囊切除术后超过 12 个月,且疗效确切,没有复发性疼痛的情况下,通过在 30 分钟内连续静脉内注入胆囊收缩素(cholecystokinin,CCK)八肽,胆囊排泄异常的比例应小于 40%。功能性胆道疾病的检查应包括上消化道内镜检查、经皮和内镜超声检查(以排除微结石症)以及胆汁取样以检查微结石症和胆固醇晶体。CCK 的输注速率又可以直接影响胆囊排空,但目前关于 CCK 的输注速率尚无共识。Delgado-Aros 等人(2003)和 DiBaise 等人(2003)报告了基于异常 CCK 刺激的胆囊排空的胆囊切除术的症状益处进行研究的荟萃分析。他们发现没有足够证据支持凭借 CCK 刺激胆囊排泄来选择病人用于胆囊切除术。Rastogi 等人(2005)以及 Ozden 等人(2003)也报告了类似的发现。最终得出的结论是,该测试并非胆囊切除术后症状缓解的预测指标(Edwards,2014;Smythe et al,1998)。有趣的是,在一项前瞻性随机研究中,研究了单纯性胆囊结石病人的症状发展,CCK 刺激的排泄分数大于 60% 与症状的发展相关。

尽管通过数学建模获得了一些认识,但对于结石性和非结石性胆囊痛的病因和发病机制知之甚少(Ahmed et al,2000;Bird et al,2006;Li et al,2011,2013;Ooi et al,2004;Wegstapel et al,1999)。非结石性胆道疼痛病人行胆囊切除术的临床结局

与结石性胆道疼痛的临床结局相似,大约三分之二的病人出现症状缓解(Ahmed,2011;Wybourn,2013)。因此,我们目前建议对罗马Ⅲ标准所定义的出现反复发作和严重症状的病人进行胆囊切除术,但应告知其结局的不确定性,并应明确记录该知情告知。

Oddi 括约肌功能障碍

胆道形态正常的病人可能存在 Oddi 括约肌功能障碍,当胆囊切除术后症状持续存在时,通常可以将其作为一种潜在的诊断。目前存在一种争议,未切除胆囊的病人不应诊断为 Oddi 括约肌功能障碍。胆囊切除术的潜在风险远大于内镜胆管治疗或 Oddi 括约肌测压术,且两种治疗方式并发的症状也无法区分。Oddi 括约肌功能障碍分为胆道型和胰腺型(知识框 13.8)。胆道型又分为Ⅰ、Ⅱ和Ⅲ型。胆道Ⅰ型定义为疼痛,两次以上的肝功能检查结果升高,造影剂引流延迟,并且 ERCP 时 CBD 直径扩大至 12mm 或更大。胆道Ⅱ型为疼痛,且仅伴Ⅰ型中的一个或两个标准。胆道Ⅲ型被定义为反复胆道型疼痛,不伴Ⅰ型中的任一标准。Toouli(2009)认为,准确的括约肌测压数据对于 Oddi 括约肌功能障碍的诊断至关重要。括约肌功能障碍的侵入性检查和/或括约肌切开术,存在导致多达 30% 的病人发生胰腺炎的风险。建议预防性植入胰管支架作为降低这种风险的一种手段,已有证据支持这种做法。进行括约肌切开术之前将肉毒杆菌毒素注射到括约肌中,这也被看作是一种"治疗测试"。综述相关文献,Sgouros 和 Pereira(2006)认为:胆囊括约肌切开术可分别可靠地治疗Ⅰ型、Ⅱ型和Ⅲ型病人,分别使得 85%、69% 和 37% 的症状缓解,胰腺括约肌切开术可能会使 75% 的病人受益。他们总结指出括约肌测压是干预的金标准。括约肌测压本身可能会引起胰腺炎,因此应首先进行 MRCP,超声检查和肝次氨基二乙酸胆总管造影的无创检查。Milwaukee 标准是括约肌切开术后胆道型病人预后富有价值的总结(表 13.3)。根据疼痛发作后胰腺酶是否升高以及胰管扩张大于 5mm,胰腺型 Oddi 括约肌功能障碍也可分为Ⅰ型、Ⅱ型和Ⅲ型。对于患有胰腺炎的病人,重要的是要排除引起急性胰腺炎的常见原因(见稍后的急性胰腺炎)。非侵入性检查包括胰泌素刺激的胰管超声检查和胰泌素诱导的 MRCP。侵入性检查包括胰腺 Oddi 括约肌测压,肉毒杆菌毒素注射或支架引流,目前推荐采用内镜下胰腺 Oddi 括约肌切开术(Behar,2006)。

知识框 13.7　功能性胆囊疾病罗马Ⅲ标准

诊断标准,必须包括以下所有内容:
1. Oddi 括约肌和功能性胆囊病标准
2. 胆囊存在
3. 转氨酶、结合胆红素和淀粉酶/脂肪酶正常

罗马Ⅲ功能性 Oddi 括约肌病标准

诊断标准必须包括以下两项:
1. 功能性胆囊和 Oddi 括约肌病标准
2. 淀粉酶/脂肪酶正常

支持标准

与至少两次疼痛发作有关的短暂血清转氨酶,碱性磷酸酶或结合胆红素升高

知识框 13.8　罗马Ⅲ标准(Oddi 括约肌和功能性胆囊病)

临床特征

伴有右上腹或上腹疼痛且必须具备以下所有特征:
症状持续 30 分钟或更长时间
症状以不同的间隔反复出现(非每日出现)
疼痛达到一个稳定的水平
疼痛程度中等到重度致使病人中断日常活动或至急诊就诊
排便不能缓解疼痛
改变体位不能缓解疼痛
抑酸剂不能缓解疼痛
排除其他可解释该症状的功能性疾病

支持标准

可能出现以下一种或多种伴随症状:
恶心和呕吐
疼痛放射至背部或右侧肩胛区
午夜痛醒

表 13.3　基于异常 Oddi 括约肌压力值频率括约肌切开术缓解疼痛的 Milwaukee 标准

胆道型	异常测压频率	测压法通过括约肌切开术缓解疼痛的可能性		括约肌消融前测压
		异常	正常	
1 型 胆道型疼痛 异常 AST 或 ALT>2 倍正常值 ERCP 造影剂延迟排泄>45min 扩张的 CBD>12mm	75%~95%	90%~95%	90%~95%	无须
2 型 胆道型疼痛 只有上述标准的 1 条或 2 条	55%~65%	85%	35%	强烈推荐
3 型 只有胆道型疼痛	25%~60%	55%~65%	<10	强制执行

ALT,丙氨酸转氨酶;AST,天冬氨酸转氨酶;CBD,胆总管;ERCP,内镜逆行胰胆管造影。
From Hogan(1988)and Geenen(1989).

胰腺

急性胰腺炎

急性胰腺炎通常伴有严重的上腹痛,进展迅速,呈持续性,一般持续数小时(见第 55 和 56 章)。疼痛常始于上腹部,但可能很快扩散到整个腹部并放射到背部。有时,病人可能会向前坐而缓解,但大多病人会静卧蜷缩在床上。疼痛发作时可能十分突然,与消化道溃疡穿孔相似,而实际上,急性胰腺炎很难与其他导致急性腹痛的疾病相鉴别,如心肌梗死、肺炎或胸膜炎。频繁的呕吐和小肠中液体滞留可能导致快速而严重的脱水。即使利用鼻胃管引流也不能缓解病人的呕吐症状,恶心是一个持续的典型特征。由于继发于腹膜后的炎症扩展,刺激膈肌也可能引起呃逆。

急性胰腺炎病人可能表现出严重的休克症状,包括心动过速、呼吸急促、低血压和意识模糊。也可能出现另一个极端,病人可能看起来很好,几乎没有症状体征。病人入院时可能无症状,但因炎症进程可导致发热,面部潮红和轻度黄疸。在腹部检查时通常发现上腹部有明显的压痛,但是缺乏在穿孔性溃疡中发现的明显肌紧张。麻痹性肠梗阻可能导致腹部膨胀,并伴有鼓音和肠鸣音减弱。此后可见典型体征,由于筋膜平面内瘀斑,胰腺腹水和胸腔积液导致脐带周围变色(卡伦征;图 13.16)或两腋侧变色(Grey-Turner 征;图 13.17)。腹部几乎不伴有肿块,除非炎症过程导致胰腺脓肿或较大的假性囊肿。急性胰腺炎的一般特征可能包括意识混乱、神志不清、低氧血症、甚至成人呼吸窘迫综合征。此外还有低钙血症,但很少导致神经肌肉激惹的临床体征。

极少情况下,急性胰腺炎不会引起严重疼痛,这些病人可能会被漏诊,从而导致预后不良(Lankisch et al,1991)。重要的是面对任何突发休克或无尿的病人时,要意识到这种状况存在,尤其是胆道手术、ERCP、冠状动脉搭桥术后病人或外伤病人。因此,详问病史至关重要,包括既往史和家族史,尤其是儿童。应积极搜寻酗酒、胆绞痛、黄疸、近期手术或 ERCP 的病史。约有一半的急性胰腺炎是由胆结石引起的,25% 是由酒精引起的。20%~25% 病因不明,被称为特发性胰腺炎。急性胰

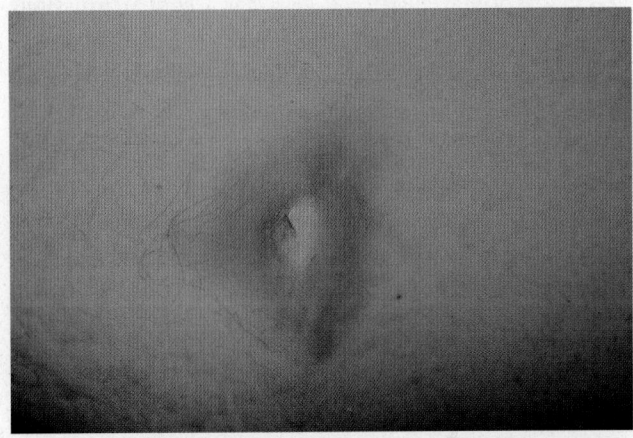

图 13.16　卡伦征(Cullen sign;脐周瘀斑)——急性胰腺炎病人

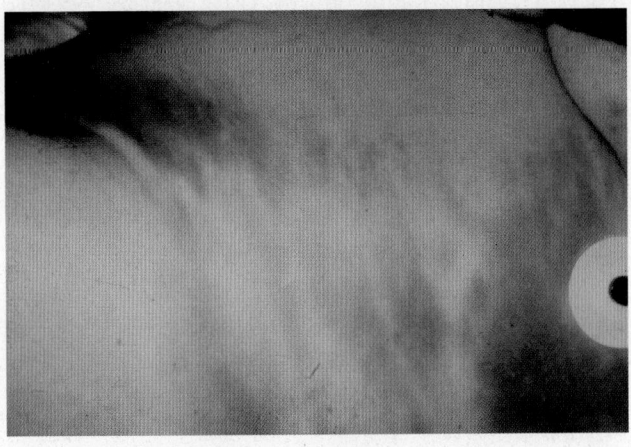

图 13.17　Grey-Turner 征(侧腰部瘀斑)——出血性胰腺炎病人

腺炎也可能继发于:ERCP(见第 29 章);腹部手术,特别是对胃、十二指肠和胆道的手术;冠状动脉搭桥术;外伤;某些病毒性疾病,尤其是腮腺炎。与酗酒的关联因国家和城市化而差异较大,在美国部分城市中高达 65%。人群中,胆道疾病占 30%以上,筛查胆结石相关胰腺炎病人的粪便显示胆结石存在在大多数人中(Kelly,1976),促使人们推测胰腺炎是由于在 Vater

表 13.4　胰腺损伤分级

分级[*]	损伤类型	损伤的描述
I	血肿	轻微挫伤,无导管损伤
	裂伤	表浅裂伤,无导管损伤
II	血肿	大的挫伤,无导管损伤或组织缺损
	裂伤	严重裂伤,无导管损伤或组织损伤
III	裂伤	远端横断或实质损伤合并导管损伤
IV	裂伤	横断或实质损伤涉及壶腹
V	裂伤	胰头严重损伤

[*]将多处伤害的一期改为III级。

壶腹中的一过性结石所致。术后胰腺炎占 5% ~ 10% (Thompson et al,1988);约有 10% 的 ERCP 病人会发生高淀粉酶血症,但只有 1% 的会经历严重的急性胰腺炎。创伤性胰腺炎也存在地域差异(Jones,1985);穿透性创伤在美国更常见,钝性创伤以及由交通事故造成的伤害在英国常见。胰腺损伤由 Moore 等人在 1990 年提出 Moore 分级,并被美国创伤外科协会推荐应用(表 13.4)。其他罕见原因包括甲状旁腺功能亢进症、高脂血症和某些药物,包括类固醇、硫唑嘌呤、利尿剂、非诺贝特、美沙拉嗪和血管紧张素转化酶抑制剂(Douros et al,2013;Ksiądzyna,2011;Nakashima & Howard,1977),虽然有人建议不要将胰腺炎归因于药物(Tenner,2014)。但是即使排除了所有这些原因,大约 25% 的病人也没有明确的病因。急性胰腺炎的病人性别比实际上是相等的,但女性发病的峰值年龄较大,主要是胆结石导致;在男性中,发病的峰值年龄较低主要因为酗酒。

诊断和分级

血或尿淀粉酶升高是诊断急性胰腺炎的必备条件,血清淀粉酶仅用于诊断。淀粉酶水平不能反映胰腺炎的严重程度,也不能提示可能的临床进程。有时病人的腹部疼痛会晚于高淀粉血症出现,需要通过 CT 扫描进行诊断。此时,升高的尿淀粉酶可能会对诊断有所帮助。一旦诊断胰腺炎,就需要对其严重程度进行分级。在严重程度分级中要考虑的主要因素是初始炎症发作时对全身的影响。包括呼吸道(pO2、呼吸急促)、肾脏(尿量、尿素、肌酐)和心血管(心动过速、低血压)表现。目前有多种临床评分系统。其中,修订后的亚特兰大分类很全面(Banks,2013;Talukdar,2014)。此外还有诸如急性胰腺炎的严重程度床旁指数等其他评分系统(Senapati,2014;Zhang,2014)。这些系统旨在预测从轻度自限性发作到伴有严重的败血症、坏死和多器官衰竭的急性胰腺炎进展过程。尽管在严重程度评分中未考虑年龄,但有严重合并症的老年病人的中重度胰腺炎预后更差,死亡率更高。

胰腺假性囊肿可能是急性胰腺炎的后遗症。可能会因其占位效应(胃或十二指肠受压)或败血症而引起症状,抑或可能侵蚀血管而导致假性动脉瘤,并伴有大出血的风险。

慢性胰腺炎

慢性胰腺炎几乎没有慢性病的病理表现或诊断特征,诊断通常取决于病史和特殊检查(见第 57 和 58 章)。病人可能出现营养不良、体重减轻的征兆,可能出现由于胰头纤维化压迫 CBD 而导致的黄疸,并且在背部或腹部可能出现红斑(图 13.18)。少数情况下,若假性囊肿或胰管破裂,则可明显见到明显的肿块,此外有的病人会出现脾肿大和胰腺腹水。

慢性胰腺炎很难诊断和治疗,排除诸如胰腺癌等其他相关疾病至关重要。一旦确诊,需要注意以下几点:①找出任何诱发因素;②对疾病的严重程度进行分级;③记录任何形态学和功能改变以评估疾病进展。酗酒是慢性胰腺炎最常见的诱因之一,此外还有胆道疾病、环状胰腺(Dowsett et al,1989)等先天性异常、导管异常以及甲状旁腺功能亢进等原因。该病还存在常染色体显性遗传的形式,因此家族史至关重要(Teich,2008)。目前发现 PRSS1-PRSS2 和 CLDN2-MORC4 基因位点的多态性与酒精性和非酒精性慢性胰腺炎有关(Derikx et al,2015;Rai et al,2014)。但该病很少与某些特定的药物或饮食相关。

疼痛是慢性胰腺炎最常见的症状,也是最难控制的。疼痛通常位于上腹和肋下区域,会放射到背部。疼痛严重时,病人常会前倾或蜷缩以减轻不适,甚至可能四肢伏地以减轻压力。有时候,疼痛还会放射到左肩,这些病人可能长期感到不适,也可能只是间歇性发作。在某些情况下,摄入酒精可引起剧烈发作,但目前还没有明确的关联。在许多情况下,疼痛带来许多

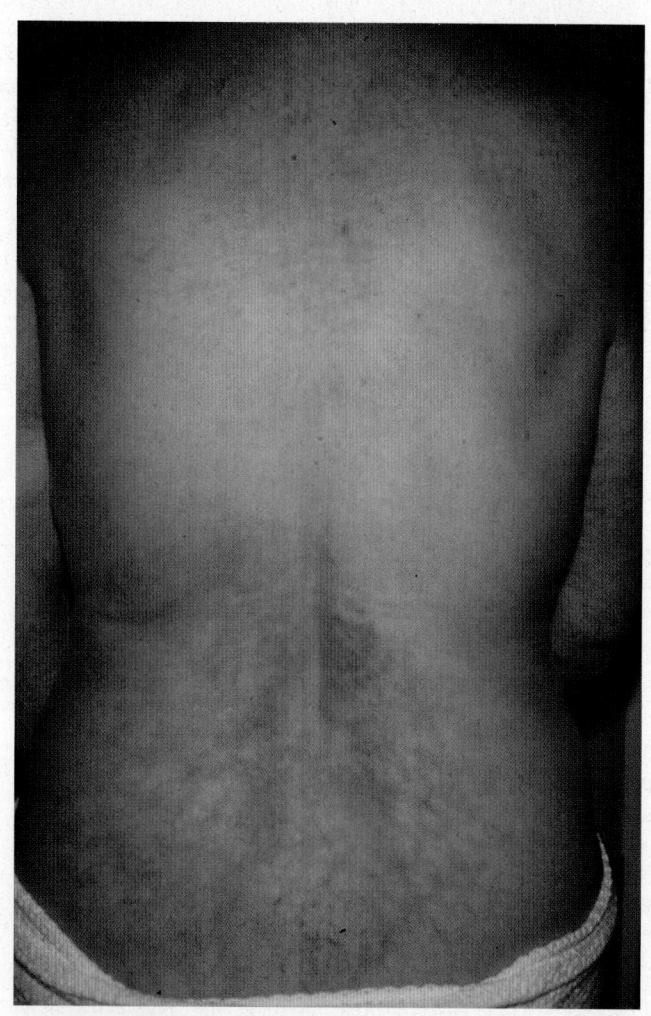

图 13.18　该病人有长期慢性胰腺炎,影响胰腺的大小,并伴有严重的左侧腰背痛。长时间局部热敷会导致明显的红斑皮疹

不利影响,可以影响病人的家庭、社会和职业活动,并可能对生活质量造成毁灭性影响。在许多情况下,疼痛病人会出现阿片成瘾和酒精成瘾,而这些病人将很难进行评估。

由于脂肪酶产生减少和脂肪吸收不足,病人可能还会有明显的脂肪泻(Di Magno,1982)。大便次数增多,粪便苍白量多,带有难闻的气味,漂浮难以冲走。但脂肪泻并不是慢性胰腺炎病人的共有特征。而且有些病人由于使用了阿片类药物镇痛,甚至可能出现便秘的情况。

在疾病的后期,部分病人可能会出现糖尿病。随着慢性胰腺炎的发展,胰腺可能会出现内分泌功能丧失,最初病人仅需要饮食控制,随着病程进展可能还需要口服降糖药甚至胰岛素。慢性胰腺炎的其他一般特征可能包括体重减轻、恶心呕吐、黄疸,甚至由于脾静脉血栓形成而导致的胃肠道出血,尽管这种情况很少见。

营养不良是慢性胰腺炎病人的共同特征,反映在恶病质和低血清白蛋白水平。应该考虑联合专业的肝胰胆管营养师,并在干预前给予一段时间的细口径鼻胃管营养。

胰腺癌

胰腺癌起病隐匿,通常没有明显的体征,直到病灶无法切除时可能才出现某些症状(见第 61 和 62 章)。病人可能出现体重减轻的症状,当病变位于胰头部时,会导致早期 CBD 阻塞,从而引起阻塞性黄疸,其他症状并不明显。如果远端胆管阻塞,胆囊可能会扩张(Courvoisier 征)。腹部肿块和腹水是晚期症状,通常预示着无法手术。全身症状也并不常见和具有特异性,有可能会出现迁徙性血栓性静脉炎,而恶病质往往是唯一的发现。

胰腺癌晚期特征是疼痛、消瘦和黄疸。疼痛通常较重,难以忍受,并向背部放射。病人夜间平躺时会加重,这提示肿瘤扩展到腹膜后,已不可切除。消瘦可能是标志性体征,在许多胰体肿瘤病人中,消瘦可能是唯一的症状,当出现疼痛时,大多会出现胰周组织的浸润。病人体重下降越快,病变切除的可能性越小(Bakkevold et al,1992)。黄疸可能伴随严重瘙痒,但这种经典症状仅表现在胰头癌病人身上,当胰体尾癌病人发生黄疸时,通常表示肿瘤已经发生肝门或淋巴结转移。

在胰腺癌确诊前两年内,约有 5% 的病人合并有糖尿病(Pannala et al,2009)。其他体征如腹水、上腹肿块或锁骨上淋巴结肿大(Virchow 征)等常常提示已经失去了手术机会。由于缺乏特定的体征和症状,导致慢性胰腺炎和胰腺癌的鉴别诊断十分困难。通常,影像学无法明确鉴别诊断,即使在术中也有高达 15% 的可能无法鉴别(Mao et al,1995)。

胰腺疾病病人检查

在急性胰腺炎病人中,通常根据病史以及血清淀粉酶和脂肪酶水平进行诊断,升高的血清淀粉酶可能很快下降,如果在发作后 2~3 天进行测量可能是正常的,病人的尿淀粉酶可能升高;然而,增强 CT 通常可以确诊,但仅限与胆结石相鉴别。超声通常是首选的检查方法,因为它一方面可以检测胆结石,另

外,在适当的情况下病人可以行内镜检查和内镜括约肌切开术(见第 29 章)。在急性胰腺炎的病人中,十二指肠和小肠常充满气体,而超声对 CBD 结石的检测则较不可靠。

血清淀粉酶对预测急性胰腺炎的严重性没有价值。目前已开发的 Ranson-Glasgow 评分系统仅在发病 48 小时后才能较准确预测结局。CRP 等炎症标志物也很有价值,但与 Ranson-Glasgow 评分相似,可能直到发病 48 小时后才能准确评估严重程度。病人的急性生理表现、年龄和慢性健康评估是入院时严重程度的更准确预测指标,但其复杂性限制了其常规临床应用。

在发病后 1 周或之后仍然存在不适或改善后再次恶化的病人,应怀疑胰腺缺血/坏死,并行增强 CT 检查。病人起病时伴有严重胰腺炎表现则极有可能发展为全身性炎症反应综合征,需要非常仔细和密切地观察,并注意维持液体平衡,加强营养和预防败血症。预防性使用抗生素有一定意义,可预防感染性胰腺坏死的进程。对于临床生化性严重胰腺炎病人,应与重症监护医生共同管理。随着病程发展,病人可能出现胰腺假性囊肿,引起疼痛或挤压临近的胃部等器官,出现恶心、呕吐或早饱等症状。另外,假性囊肿在 CT 扫描中很容易被检测。持续的全身性败血症通常表明感染的胰腺坏死的存在,细针穿刺可证实。

慢性胰腺炎病人行血清学检查淀粉酶,脂肪酶和弹性蛋白酶等对诊断价值不大,但 CRP 可能提示急性炎症。粪便弹性蛋白酶可能提示外分泌不足,而常规的血液学和生化检查,包括糖化血红蛋白,对提供内分泌评估的基准具有重要价值。

由于尚无明确的标志物,因此区分胰腺癌和某些慢性胰腺炎可能比较困难,而特殊的淋巴浆细胞硬化性胰腺炎通常伴有血清免疫球蛋白 G 升高(见第 57 章)。肿瘤标志物 CA19-9 对诊断胰腺癌的敏感性为 80%,特异性为 75%(Kim et al,1999),其水平可能与肿瘤体积相关,可治愈肿瘤其值可能为正常水平(Eloubeidi et al,2004;Sohlieman et al,2003),这限制了其作为筛选工具的作用。高水平的 CA 19~9 与高其转移性相关(Maithel et al,2008)。目前提倡对于 CA19-9 水平大于 150kU 和非结合胆红素大于 300kU/L 的病人行腹腔镜检查(Halloran et al,2008)已确定是否存在影像学检查未发现的转移性病灶。

增强 CT 扫描可提供肿块大小和性质的信息,尤其有助于区分实性与囊性病变,血管受累或包膜以及淋巴结转移(见第 18 章)。在胰腺癌的分期中,没有发现钆类造影剂增强磁共振成像比多排 CT 有显著优势(Park et al,2009),而多排 CT 的诊断率更高(Satoi et al,2009)。MRCP 可用于鉴别胰腺囊性肿块、观察导管轮廓,超声内镜可有助于壶腹肿瘤的评估(Kahaleh et al,2004),以及用于引导胰腺囊肿抽吸以及获得胰腺内肿瘤活检(见第 19 章)。

肝胆胰外科主要术式的适应证评价

肝脏大部切除术(大多用于肿瘤切除)对病人的生理及代谢影响极大,病人围手术期死亡率和并发症发病率风险均较大。因此,需要对这种风险进行量化,这样病人及其家属才能

做出明智的选择(见第 24 和 25 章)。例如:边缘性可切除胰腺癌高龄病人需要进行血管切除和重建,术后 30 天内死亡风险较低,但病人合并并发症导致无法出院,致使预后不良。肝大部切除术也是如此,肿瘤切除术的风险评估必须包括所有可能的结局:术后复发、无切除的预期生存、其他替代治疗的生存情况。目前已有许多评分系统用于量化与手术相关的风险,以明确临床判断,包括美国麻醉医师学会(ASA)分级、修订的心脏风险指数(RCRI,也称 Lee 指数),以及死亡率和发病率相关的生理和手术严重程度评分(POSSUM)等。最近,已经采用了客观健康评估以协助预测较差的结局,包括 6 分钟步行测试(6MWT)、间歇性步行(ISW)测试和心肺运动测试(CPET)。其中,CPET 最有可能成为预测接受大部肝、胰切除术病人死亡率和严重发病率的指标(Snowden,2013)。

（夏锋 译 张志伟 审）

第14章

影像诊断新技术

Richard Kinh Gian Do

迈入 21 世纪,放射学领域取得了巨大的发展。诊断成像技术不断进步,包括医疗设备的创新,例如双源多探测器计算机断层扫描的发明;造影剂的创新,例如磁共振成像(magnetic resonance imaging, MRI)所用的肝细胞特异性含钆对比剂;定量功能成像的标准化,例如磁共振弥散加权成像(diffusion-weighted imaging, DTI);以及图像分析的创新,例如纹理分析是一种可作为研究肿瘤异质性的影像组学方法。在这一章中,我们将回顾一些与肝胆胰肿瘤相关的诊断影像学的新兴技术。

双源多探测器计算机断层扫描

多探测器技术的发展促进了 CT 医学成像的创新和优化,可以使腹部扫描速度更快,获得的图像分辨率更高,从而产生亚毫米级各向同性的图像体素,以进行多平面重建和三维立体成像(见第 18 章)。新的剂量调节技术也减少了病人的辐射剂量暴露。然而,与肝胆胰肿瘤相关的 CT 成像中更令人兴奋的技术则是双源 CT(dual energy-source multidetector computed tomography, DECT 或 DSCT)(Coursey et al, 2010; Heye et al, 2012)。为理解这项技术,有必要介绍一些 CT 成像的物理原理。

CT 基于 X 射线的应用,最早是由 Wilhelm C. Roentgen 于 1895 年发现的。X 射线代表的电磁波(光子)具有高能量及短波长,可以穿过大多数物体,使我们能够"看透"身体。人体内不同元素的 X 射线衰减(或相互作用)程度与每种元素中存在的电子数量有关。元素的原子序数越高,可以与 X 射线相互作用的电子数量就越多。简而言之,由于光电效应,当 X 射线穿过高钙(Ca^{20})的骨骼时,比它穿过其他由原子序数较低的氢(H^1)、碳(C^6)、氮(N^7)和氧(O^8)组成的软组织更容易发生散射或被吸收。原子的密度是造成 X 射线衰减的另一个因素,由于空气中原子(和电子)的密度较低,肺在 X 线片和 CT 上是透光(暗色)的。另一方面,碘化静脉造影剂在 CT 中的应用,部分也是基于碘(I^{53})的高衰减,它能更频繁地散射和吸收 X 射线,从而提供有关血管和器官增强的信息。

在单源(或传统)CT 中,X 射线是由 X 射线球管中的加速电子产生的,加速电子受到峰值电压 kVp 的影响,kVp 决定了所发射 X 射线的可预测能谱。通过加入第二束不同 kVp 的 X 射线,人们不仅可以根据电子密度创建 CT 图像,还可以计算出体内存在的特殊物质的浓度。双源 CT 因而利用了特殊元素的

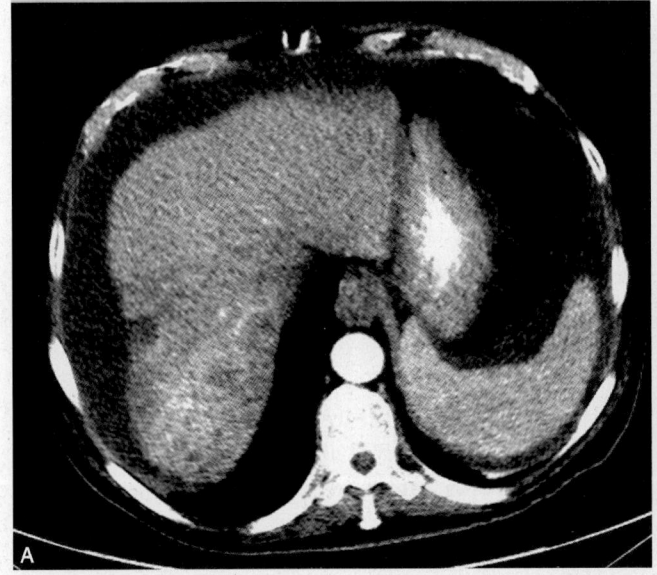
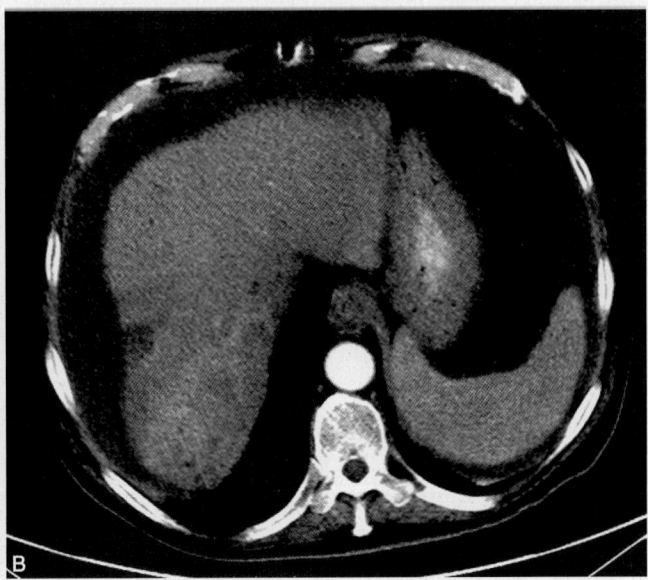

图 14.1 双源 CT 扫描一例浸润性肝细胞癌病人的计算机断层成像(CT)图像。肝窗的动脉期(A 和 B)和门静脉期(C 和 D)显示了一个模糊的右肝后叶肿块,该肿物动脉期增强,在低 KEV(60)的动脉期图像(A)中比在传统更高 KEV(77)的图像(B)中显示得更好。低 KEV 图像(A 和 C)的噪声则大于高 KEV 图像(C 和 D)

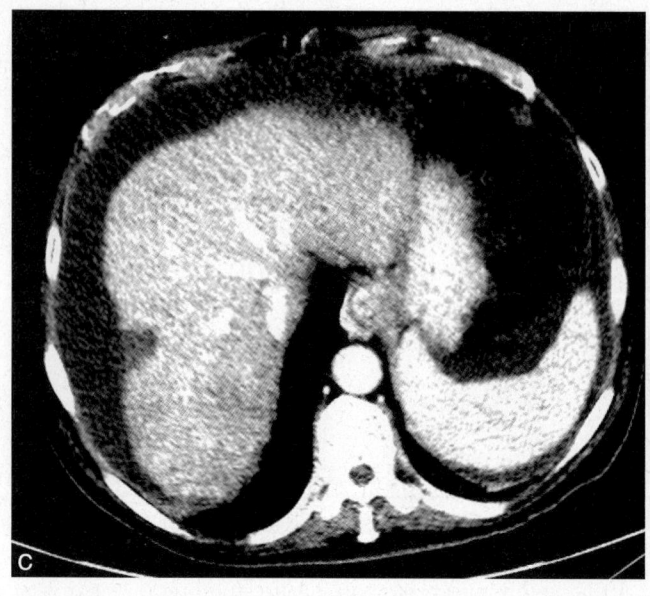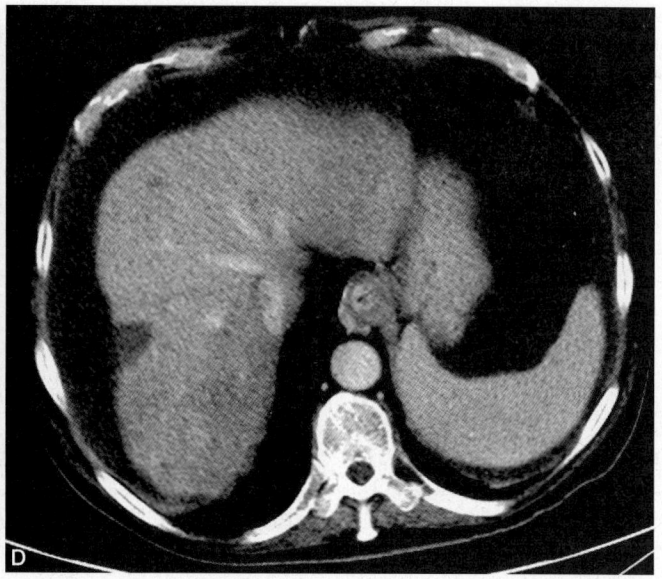

图 14. 1(续)

"特征性"X 射线相互作用剖面,如钙(Ca^{20})和碘(I^{53})。

DECT 的潜在应用很多,主要分为两个功能。首先是改变碘和其他元素的影像对比度,例如,通过使用碘化造影剂增强肿瘤的显著程度。在低剂量的 X 射线下,碘化造影剂的衰减比软组织的衰减更大,这可以增强细微病变的明显程度。潜在应用包括提高肝细胞癌(Altenbernd et al,2011)、肝转移灶(Robinson et al,2010)以及胰腺癌(Macari et al,2010)的检测效果(图 14.1)。DECT 的第二种应用依赖于其对特定元素的定量,如钙或碘。碘的定量有助于我们检测治疗反应,例如,通过了解肿瘤增强程度而评估肿瘤血运情况(Uhrig et al,2013)。脂肪定量,例如检查肝脂肪变风险的病人,这也是该技术另一种潜在的应用。虽然随着应用的增加,DECT 已越来越受欢迎,但其仍然存在一些障碍,包括标准化以及供应商之间在硬件和软件方面的差异(Morgan,2014)。然而,DECT 对某些元素的量化潜能,包括量化碘的摄入,对于探索医学成像定量工具的放射学家而言,仍然具有较大吸引力。

磁共振功能成像

MRI 和 CT 具有相似之处:腹部器官的横断面高分辨率成像,利用静脉造影增强组织差异。类似于 CT 技术的进步,MRI 技术的进步得益于硬件的升级,从而更快地获得分辨率更高的图像。然而,MRI 相对于 CT 的优势来自其可频繁地对病人进行成像而不存在电离辐射的风险,以及新的软组织对比机制(见第 19 章)。

磁共振成像基于核磁共振(NMR)的原理,利用了质子(H^1)固有的磁性及其电磁相互作用。例如,组织对比度可来自影响组织弛豫率的化学环境的差异(如 T1 与 T2 加权成像)、显微和宏观运动的差异(如弥散加权成像和血管流动敏感成像)、电磁环境(如磁化率成像)以及许多其他的差异。运用 MRI 成像进行的软组织对比机制有很多种,并且数量还在不断增加中,而利用不同生物学状态(例如血红蛋白的氧合作用)的新扫描序列也正在不断研发中。在众多扫描序列中,两种强调功能性(而不仅仅是结构性)MRI 应用,即动态对比增强 MRI(dynamic contrast-enhanced MRI,DCE-MRI)和弥散加权 MRI(DWI 或 DW-MRI),受到了越来越多的关注。

DCE-MRI 是一种辨别器官和肿瘤脉管系统的非侵袭性检测技术,有潜力作为生物学标志物预测多种癌症或评估其预后反应(Hylton,2006)。肿瘤对化疗的反应传统上是通过测量肿瘤的大小来评估的,比如参照实体肿瘤反应评价标准的指南。经过细胞毒疗法,肿瘤体积缩小被视为对治疗具有良好的反应。然而,由于新的靶向治疗可能抑制血管生成或起到细胞抑制剂的作用,传统的基于肿瘤收缩率的反应标准可能低估了治疗效果。通过 DCE-MRI 检测肿瘤血管数量,可以更好地预测肿瘤对抗血管生成或靶向治疗的反应。DCE-MRI 是在几分钟内对器官或身体部位进行重复成像,并记录在此期间静脉注射造影剂的初始摄取量和随后的分布(图 14.2)。虽然动态对比增强 CT 在技术上也可达到类似的效果,但是拍摄多幅 CT 图像所导致的电离辐射增加限制了它的发展。MRI 可将钆(Gd)对比剂在血管和间质中的到达和分布不断成像,并通过药代动力学模型将目标器官(或肿瘤)的信号强度变化转化为灌注参数(Do et al,2009)。

DCE-MRI 获取的定量灌注参数反映了钆从血管到血管外间隙的交换率,这些参数包括血管间隙与细胞外血管外间隙之间的体积传递常数 K^{trans}、细胞外血管外间隙与血管间隙之间的反向容积转运常数(kep),以及血管容积分数(ve)。例如,人们可以在基线水平测量这些参数,并在治疗后的随访扫描时进行比较。由于灌注参数来自 DCE-MRI,这项技术最初应用于评估抗血管生成治疗,但它的应用已扩展到其他靶向化疗药物。虽然已有越来越多的研究评估 DCE-MRI 在肝胆肿瘤中的应用(Konstantinidis et al,2014;Taouli et al,2013),但由于 DCE-MRI 的成像方案在各医学中心之间存在差异,这项功能性成像技术的研究和推广均受到了限制。由北美放射学会组织的定量成像生物标志物联盟正在努力减少成像参数的变异并提高其标准化。

DCE-MRI 针对肝脏成像的另一重要功能是使用肝胆造影

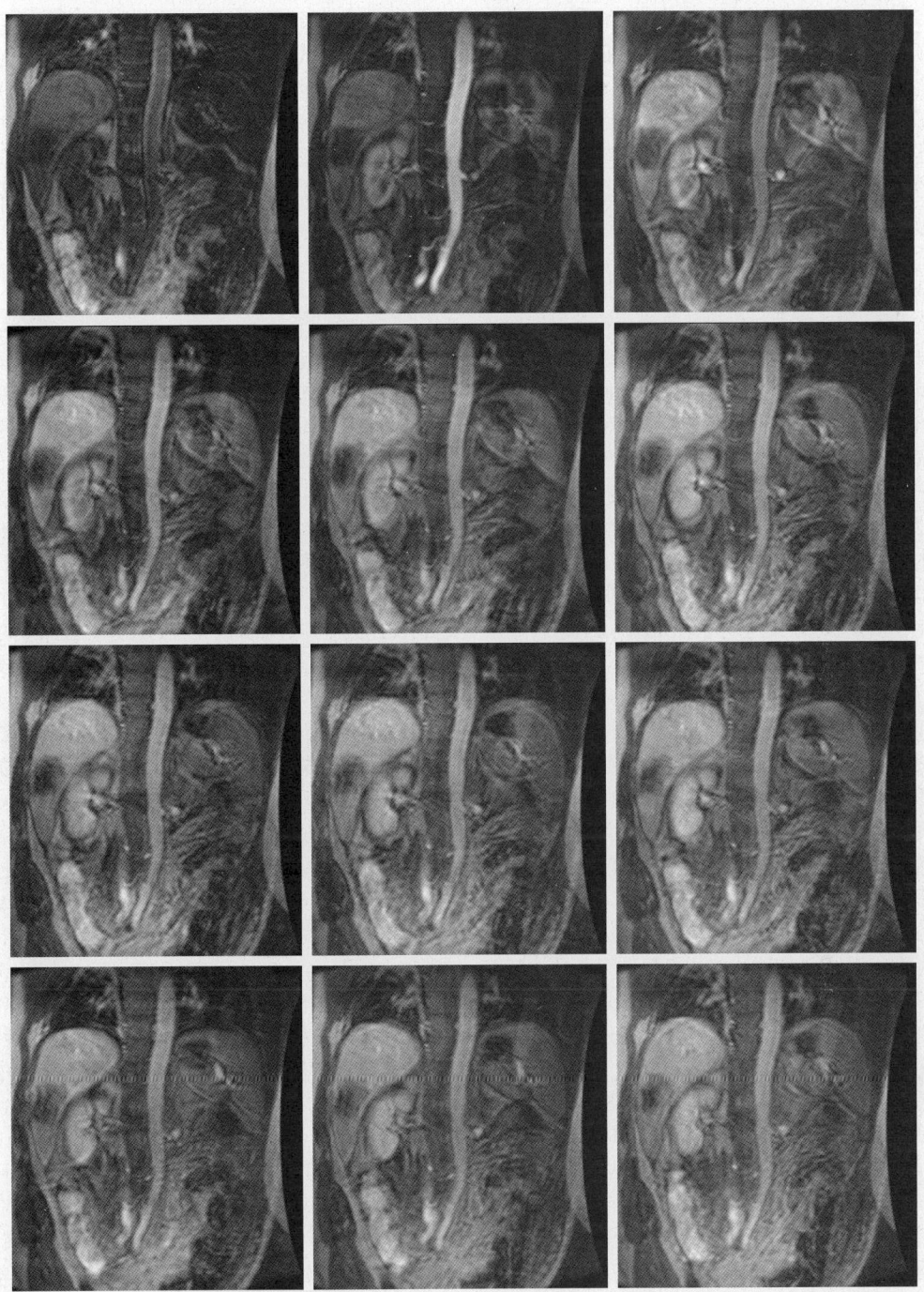

图 14.2　间隔 5 秒的腹部连续斜冠位磁共振（MR）图像，分别扫描于静脉注射造影之前（第一张图，左上角）和之后。在右肝叶肝内胆管细胞癌增强之前，造影剂已可见到达腹主动脉（第一排的第二张图）。整个肿瘤通过动态对比增强 MRI 序列成像，图中仅显示了不同时间点的一个穿过肿瘤中央的代表性切面

剂同时评估肝脏血管供应（通过肝动脉和门静脉）以及肝脏功能（Sourcebron et al，2012）。虽然大多数含钆的磁共振造影剂通过肾排泄，但钆塞酸二钠（Gd-EOB-DTPA）几乎均等地由肾和胆汁排泄。因此，它通常被认为是一种双功能造影剂，可以在同一项研究中同时评估肿瘤和肝实质的增强情况（Sirlin et al，2014）。Gd-EOB-DTPA 的应用现已得到拓展，并将在第 19 章中进一步讨论。

　　DWI 是一种替代和补充 DCE-MRI 的功能成像技术，可以帮助预测和监测肿瘤对治疗的反应（Hamstra et al，2007；Padha-ni et al，2009；Thoeny & Ross，2010）。使用 DWI 技术，可以测量表观扩散系数（ADC），该系数可评估生物组织中的水扩散度。通过测量肿瘤中的 ADC 值，就可以间接测量肿瘤在基线水平时和治疗后发生坏死时的细胞数量。ADC 与肿瘤细胞数量呈反比关系，这可能与增殖性肿瘤中细胞膜的存在有关，因为细胞膜是水分子运动的屏障。因此，具有较高脂质屏障浓度的快速生长的肿瘤细胞具有较低的 ADC 值。大多数治疗会导致细胞膜完整性的破坏，造成更多的水扩散及更高的 ADC 值。在肝细胞癌（Chapiro et al，2014）和结直肠癌肝转移（Cui et al，

2008;koh et al,2007)中,ADC 可分别用于评估化疗栓塞和化疗的反应。另一项研究也发现使用 DWI 技术能够很好监测肝细胞癌对索拉非尼(sorafenib)的反应(Schrader et al,2009)。作为肿瘤细胞数量及坏死的间接测量技术,DWI 是评估治疗反应的理想生物标志物。有关 DWI 的进一步讨论请参阅第 19 章。

诊断标准

虽然功能成像技术,如 DCE-MRI 和 DWI,是通过定量的方法来确定肿瘤的特性,但大多数放射诊断仍然依赖于对图像的主观判断。例如,CT 和 MRI 在肝胆病变的初步评估中发挥着关键的作用。例如了解偶然发现的孤立性肝脏肿块的特征:血管丰富的孤立性肿瘤可能是良性肿瘤(例如局灶性结节性增生)、具有恶性潜能的肿瘤(例如肝腺瘤)或原发性恶性肿瘤(例如肝细胞癌)。肿瘤增强的时间模式、肿瘤的异常外观、在不同 MRI 序列下肿瘤区别于邻近肝实质的显著程度,这些都是影像学家阅片时用作诊断线索的一些图像特征。虽然 CT 和 MR 成像技术可能在不同的医疗中心之间实现了标准化,但不同的放射科医生在图像解读上的差异仍然很大。因此,一个新兴的研究重点集中在放射科医生的诊断标准上。一项回顾性的放射学研究(针对不同临床问题的成像方式的准确性)讨论的内容正是不同专家之间对图像结果的解释如何达成共识(Bankier et al,2010)。在常规的临床实践中,对影像资料的个人解读多过共识解读是经常发生的事情。因此,临床医生依赖于放射科医生的专业水平(那些被临时分派去为他们的病人读片的放射诊断医师的培训和专业知识水平),放射科医生需要及时为病人的影像结果做出诊断报告。

减少放射诊断医师间读片的潜在差异的方法之一就是建立影像学诊断标准。例如,很多学术组织都公布了各自的肝细胞癌诊断标准(Cruite et al,2013)(见第 91 章)。肝癌的影像学诊断在病人护理、指导治疗选择、甚至肝移植的分配等方面都具有独特的作用。美国放射学会(ACR)于 2013 年首次发布了一系列肝细胞癌诊断指南,称为肝脏影像报告和数据系统(LI-RADS)(Mitchell et al,2014)。ACR 定期更新 LI-RADS 指南,以帮助标准化肝细胞癌的 CT 和 MR 成像的报告和数据采集(http://www.acr.org/Clinical-Resources/Reporting-and-Data-Systems/LI-RADS)。在它最初发布后不久,LI-RADS 就被发现与美国肝病研究协会(AASLD)(Bruix et al,2011)及器官获取和移植网络(OPTN)(Wald et al,2013 年)公布的标准之间存在细微的差异,这些差异后来在 2014 年的修订版中得到了解决。尽管如此,对于上述三组标准,肝癌的影像学诊断均主要依赖于肿瘤动脉期血管丰富程度的评估,以及门静脉期或延迟期的"强化减退"的特征检测。

CT 和 MR 成像中"强化减退"的概念很简单,即病灶在动脉期初次增强后,其增强程度低于肝实质。但 LI-RADS 建议仅在"洗脱现象"明确时才予以确认。众所周知,放射科医生对"洗脱现象"的解释具有一定的差异性(Liu et al,2013)。事实上,自 LI-RADS 首次发布以来,一项大规模的观察者间差异性研究表明,放射科医生对于"洗脱现象"的判断只有中等程度的一致性(Davenport et al,2014)。LI-RADS、AASLD 和 OPTN 指南中关于肝细胞癌影像学诊断标准的一致性充其量也只是中

等以上。因此,尽管诊断指南努力标准化发展,放射诊断医师在特定临床场景中仍然表现出很大的差异性,这也成为临床处理方面不确定性的来源之一。减少这种差异性的进一步努力可能会以认证程序的形式出现,类似于 ACR 乳腺摄影仪认证程序和联邦乳腺摄影仪质量标准法案中对乳腺成像仪的要求。这些研究是对影像诊断中固有的且超越影像技术本身的差异性的重要认可。

放射组学

医学影像解读中的差异性部分源于放射诊断医师视觉评估中固有的主观性。减少这种差异性的一种方法是通过使用计算机软件来辅助医学图像解读和成像特征的量化分析。放射组学(radiomics)是一个日益发展的研究领域,其重点是通过能比医生提供更多、更好信息的自动或半自动软件,提取大量医学图像的高级定量特征,从而提高图像分析效果(Lambin et al,2012)。图像特征的量化可包括:CT 或 MRI 单个像素水平上肿瘤增强的描述,通过织构分析(纹理分析)测量肿瘤异质性,描述肿瘤相对于周围器官的边界等。那些可重复性高和信息量丰富的特征被抽提出来随后将与治疗结果或基因表达(即放射基因组学)进行相关性分析。放射组学的基本假设是,恶性肿瘤的基因组学和蛋白质组学模式可以在宏观的图像特征中得以展现。对于肿瘤而言,CT 和 MRI 常见的一项特征是成像的异质性,这也是放射组学研究的主题。

目前,肿瘤在影像学上的异质性虽然经常被发现,但放射诊断医师和计算机软件都很少能对其进行量化评估。影像学上观察到的肿瘤异质性可能反映分子和细胞动力学的差异,这可能是病人的个体化特征,也可能据此预测目前使用得越来越多的靶向治疗的反应(Gatenby et al,2013)。Gatenby 和他的同事们提出,肿瘤的异质性增强是基于灌注不足,产生显著的微环境选择压力,对这种异质性的适应性反应可导致肿瘤内部出现遗传变异。定量研究肿瘤的影像学异质性,可揭示不同肿瘤之间遗传背景的差异,从而为肿瘤的个体化治疗奠定基础。

多项研究已经开始显示纹理分析对于多种肿瘤预后判断中的潜力。图像的纹理分析可以定义为对空间像素强度级别(例如灰度级)的差异性的测量。因此,与其简单地通过主观的视觉评估判断某肿瘤看起来比另一个更具异质性,不如根据公认的纹理参数,如对比度、熵和其他高阶统计量,对异质性进行定量的测量(图 14.3)。已有报道描述放射组学具有捕捉肺癌及头颈部癌症中肿瘤的异质性并分析其与基因表达模式的相关性的潜力(Aerts et al,2014)。目前,在肝胆胰肿瘤已也开展了放射基因组学部分研究(Rao et al,2014;Segal et al,2007)。

纹理分析不仅限于肿瘤的影像学检查,在肝硬化的发展过程中,肝脏会表现出特征性的结节状轮廓,肝实质的外观也会发生改变,逐渐呈网状增强模式。许多研究已经分析了纹理分析在 MRI 定量肝纤维化中的潜力(Bahl et al,2012;House et al,2015)。肝实质的纹理分析也有潜力预测肝大部切除术后的肝衰竭风险(Simpson et al,2014)。因此,定量图像分析不仅用于预测肿瘤的诊断和治疗,还可用于预测肝脏和胰腺的功能。

图 14.3 以两例病人（A 和 B）的计算机断层扫描图像举例说明肝实质的织构差异。第二例病人（B）的目标区域的矩形放大样本的异质性比第一例病人（A）更大，这可以通过织构参数进行量化

总结

近几十年来，放射学领域取得了巨大成就，成像技术不断发展，成像扫描更快、分辨率更高。新的成像设备、造影剂和功能检测技术不断涌现，为医疗决策提供了更好的生物学信息。

然而，影像技术和放射诊断医师本身的差异性会影响影像研究的诊断效果，并日益成为当前研究的热点。这种认识导致了影像学报告和图像采集参数的标准化，进而推动基于计算机分析技术应用和放射学组的快速发展。

（王百林 译 肖震宇 审）

第 15 章

肝胆胰的超声影像

Jill S. Gluskin

超声基础知识

超声具有用途广泛、低成本、实时性和便携性等优点,是一种理想的成像技术。超声不会对操作者或病人造成有害的生物学影响,是一种安全的诊断工具。同时,多普勒超声还可以对血流动力学进行评估。尽管具有以上这些优点,超声成像也有其局限性而影响了它的应用。例如超声波无法穿透骨骼或空气,这会使视野受到限制并影响病变的观察。超声成像的质量及其诊断的准确性也取决于操作者,在很大程度上受操作者技能和经验的影响。

超声诊断原理

在超声诊断应用中,换能器发出短暂的声能脉冲,并将其传输到人体内,从声界面反射出来,再由换能器接收。软组织中的平均声速为 1 540m/s,脂肪中声速降低,骨骼中声速增加。超声单元使用精确的定时来分析和处理回波中包含的信息,包括频率、振幅和相位信息。超声单元假定声音的传播速度是匀速的,以计算反射脉冲的界面深度,然后生成图像。根据脉冲回波原理可以推断接收到的回波所在的位置、性质和运动。反射回波的强度被定义为图像上不同的灰度。

不同的超声波传感器针对特定频率进行了优化。低频换能器具有较低的分辨率和较大的穿透深度,因此适用于成像较深的结构,如腹盆组织。高频换能器具有较好的空间分辨率,但高频声衰减快,组织穿透性差。因此更适用于浅表软组织。目标结构的深度是选择换能器频率的主要决定因素。

灰阶超声及伪影

组织的回声性是指超声波相对于周围组织的反射或透射。基于灰度成像,图像显示上的结构可以被描述为无回声(均匀黑色)、低回声(深灰色)或高回声(浅灰色)(图 15.1)。

组织谐波成像是一种灰阶超声设置,可用于经腹超声描绘囊性病变和含有回声物质(如空气、钙化或脂肪)的病变。谐波成像也能改善高体重指数病人的病灶可视性(Choudhry et al,2000)。

临床上有许多有用的声学伪影。声学增强就是其中一种伪影,当声波在含液体的结构中传播时,会使液体后面的组织显得更为明亮。之所以会出现这种情况,是因为超声波装置会根据声波的传播深度进行一定的衰减调整,从而使含液体结构的后方组织回声被错误地放大。声学增强有助于描述囊性结构(图 15.2)。有些结构可以使声波比周围组织衰减更快,并

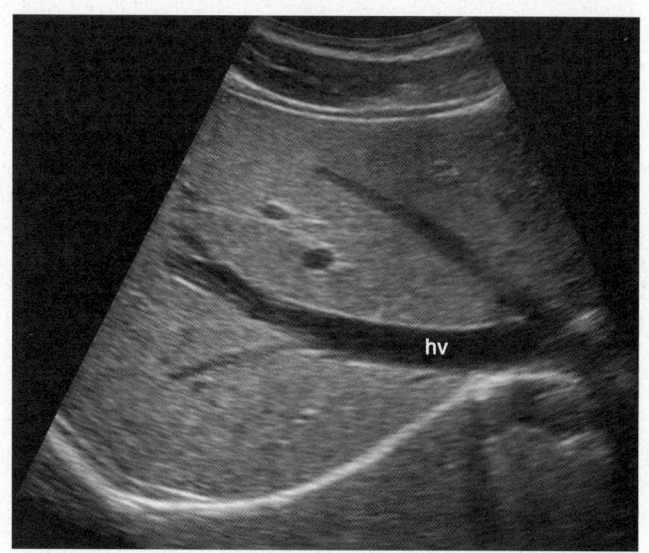

图 15.1 肝脏的横切面灰阶超声图像显示肝右静脉(hv)是一个包含无回声液体的结构。注意静脉壁是高回声的;后方高回声曲线代表膈

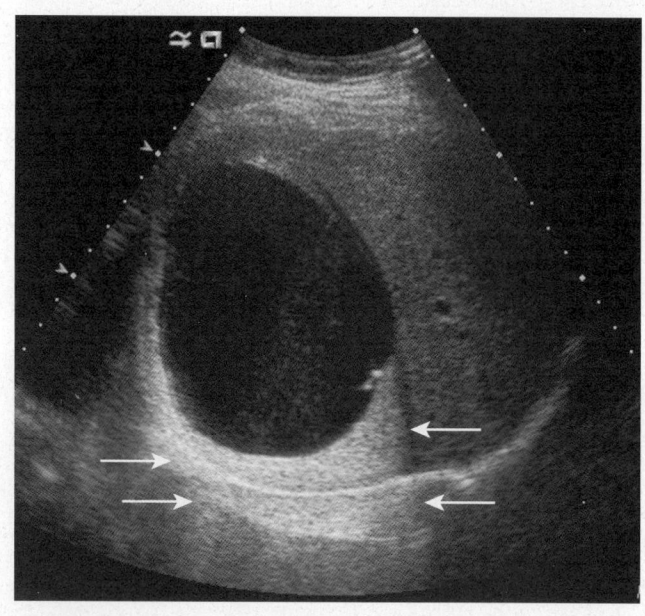

图 15.2 肝良性囊肿,壁薄而光滑。注意其后方的声学增强(箭头)是囊性病变的典型特征

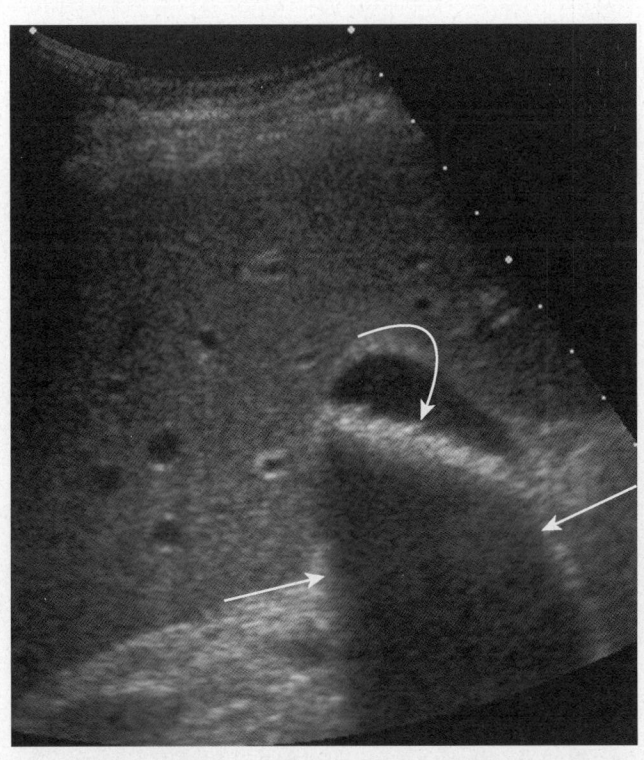

图 15.3　胆囊中层积的胆囊结石（弯箭头）并形成后方声影（直箭头）

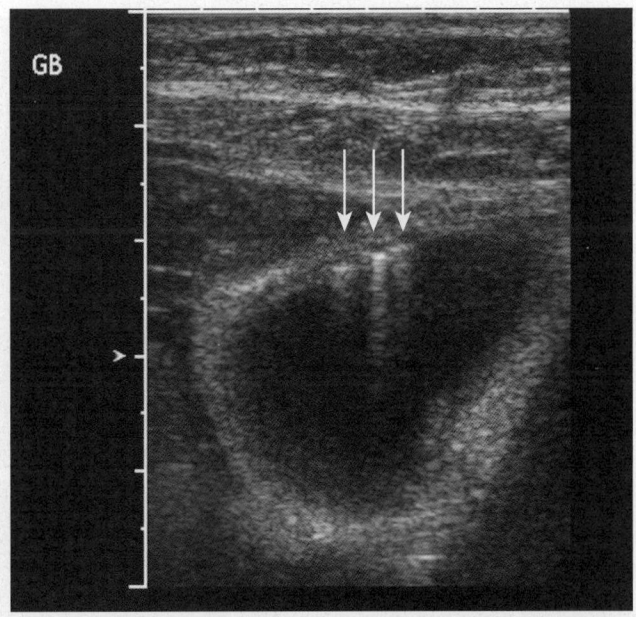

图 15.4　胆囊腺肌症,胆囊壁可见明亮的反射物（箭头）,其回声后方形成彗星尾伪影

在其后方投射出一个暗声阴影,称之为声影。声影通常发生于强反射物如钙化灶,或强衰减物如致密肿瘤。声影是胆结石的一个特征,与活动性结合有助于区分胆结石和胆囊息肉（图15.3）。

某些伪影会表现为并不存在的结构。当超声束在两个平行的高反射面（如充满液体结构的壁）之间来回反射时,由于超声处理器的传播设定而产生伪影回波,就会产生混响伪影。混响可能会在液体中产生假回声,或使囊性结构呈现为实性结构。彗星尾伪影是一种当两个反射面间隔很近时形成的回声,例如在点状晶体内,可形成平行、均匀分布、呈三角锥形的回波带。彗星尾伪影可以识别手术夹,也是胆囊腺肌症的特征性表现（图15.4）。闪烁伪影是一种彩色多普勒伪影,有助于检测和证实结晶和钙化,特别是在钙化没有显示声影的情况下。闪烁伪影发生在强反射物后方,在彩色多普勒上表现为红色和蓝色像素混合的湍流;然而在频谱多普勒检查时仅显示为噪声。还有一些超声伪影不在本章的讨论范围,读者可参考相应文献（Campbell et al,2004;Feldman et al,2009;Rubens et al,2006）。

多普勒超声

多普勒超声是根据血细胞的后向散射来识别和评价血管内的血流。与发射的脉冲相比,运动目标返回的回波频率发生变化。频率的变化与反射器相对于换能器的速度成正比,并由多普勒效应定义。多普勒成像可以评估血管通畅性、血流方向、流速和频谱波形。有三种不同的多普勒显示:彩色、功率和频谱多普勒（图15.5）。

彩色多普勒提供有关运动方向和流速差的信息。来自红细胞的回声以不同的颜色表示流向或远离换能器。用户可以修改颜色分配和显示速度范围。颜色显示的色调和饱和度随着速度的增加而逐渐变化,并在最高值时颜色达到白色方向去饱和。当血流速度超过多普勒设置最高值的时候会发生颜色混叠,导致颜色在所显示刻度附近来回环绕,使图像看起来好像血流反转。血管狭窄的彩色多普勒表现包括颜色混叠、管腔内颜色紊乱和周围软组织中的颜色杂音,提示存在与高速射流和狭窄后湍流有关的干扰。这些狭窄的表现需要通过灰阶和脉冲波多普勒分析来进一步证实。彩色多普勒成像的局限性包括对声波角度的依赖、无法在图像中显示整个多普勒频谱以及由混叠和噪声引起的伪影。

功率（或振幅）多普勒是彩色多普勒的一种补充技术,可显示回波信号的总振幅,但不显示流向。功率多普勒信号比彩色多普勒信号对血流检测更为敏感,对声波角度的依赖较小。它不受混叠影响,对噪声也不敏感。功率多普勒在低血流部位检测方面作用最大、可用于观测不完全梗阻区域的缓慢血流,显示血管内病变。现代超声设备已程序化设置扫描模式,无论是彩色还是功率多普勒模式,均可自动优化速度刻度和脉冲重复频率,以增加低流量时的灵敏度。

在进行频谱多普勒检查时,一个样本体积光标被置于目标血管区域,并显示整个速度范围的实时波形,而不是彩色多普勒图像中的平均速度。动脉波形的特点是舒张（译者注:原文如此）时血流受限,阻力高;舒张时血流连续,阻力低。在狭窄的部位,血流不是层流,而是湍流,频谱多普勒波形反映了红细胞以不同的速度运动。在狭窄部位可以看到频谱增宽和频谱波形下填充的区域,而不是狭窄而清晰的痕迹。

阻力指数（RI）是利用频谱多普勒获得的一种有用的度量标准,它反映了流入压力的强度和下游微血管床的阻力。此计算是在动脉频谱多普勒波形上进行的,并测量收缩峰值和舒张末期速度之间的差异。低于预期的阻力指数可能是由于①收缩速度降低,表明流入受阻,或②由于下游整体血管紊乱或扩张,舒张流量增加。阻力指数升高接近1提示下游阻力极高,几乎没有舒张血流。

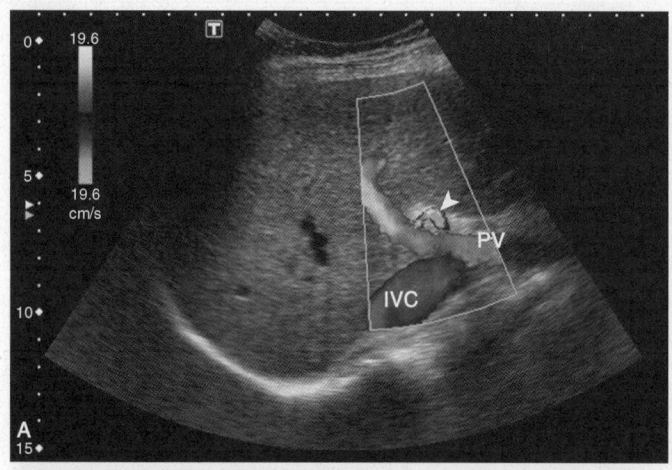

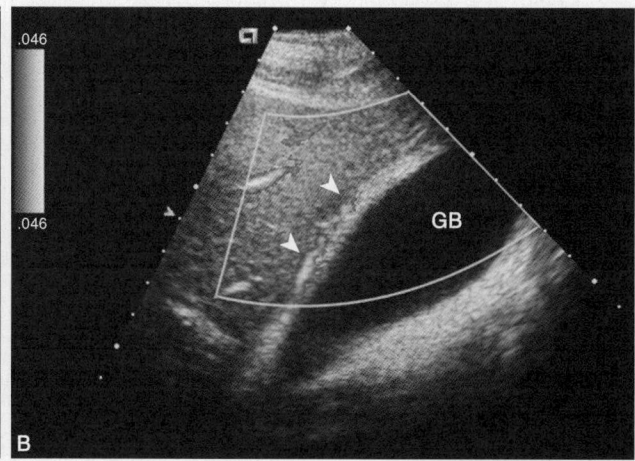

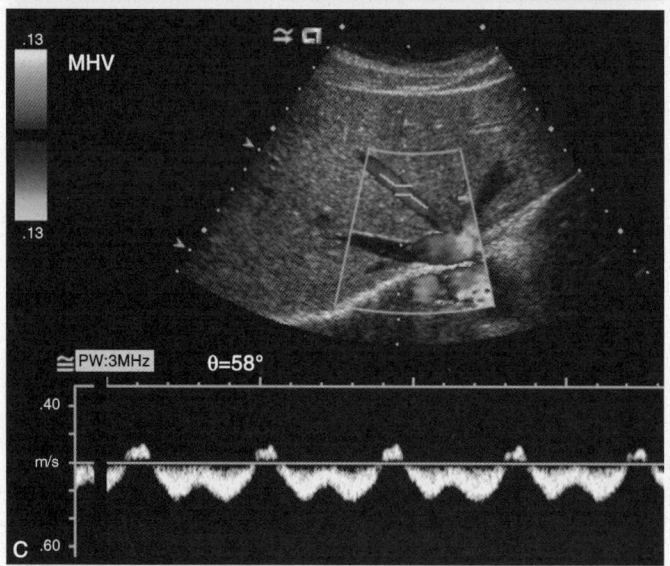

图 15.5　肝脏的多普勒超声。(A)彩色多普勒模式显示平均流速,图像左侧的条形图显示血流是流向或远离传感器的方向;门静脉(PV)显示向肝血流;下腔静脉(IVC)显示血流方向为远离换能器;肝动脉(箭头)由于高速流动和混叠而呈现混杂信号;(B)功率多普勒显示的是血流的振幅而不是方向,它对低流量和小血管很有用,如图中胆囊(GB)壁血管所示(箭头);(C)频谱多普勒显示随时间变化的血流模式,当角度修正后,它可以测量真实速度;样本光标置于血管内,如图中所示的横切面肝中静脉(MHV)图像;血流变化是由右心房压力变化引起的

肝脏超声

肝脏正常解剖

　　正常肝脏轮廓光滑,回声均匀。肝实质与脾脏相比呈低回声,与肾实质相比呈等回声或稍高回声。肝脏的大小通常通过肝右叶的纵切面图像来测量。Gosink 和 Leymaster(1981)发现,当肝中线肝脏测量值≥15.5cm 时,75%的病人表现为肝脏肿大。在右锁骨中线,正常肝脏平均长度为 10cm,标准差为1.5cm(Niederau et al,1983)。对大多数病人来说测量肝脏长度就足够了,但由于肝脏形状的可变性,三维超声容积分析更有助于精确评估肝脏的大小(Treece et al,2001;Wilson et al,2009)。

　　肝脏的 Couinaud 分段解剖如图 15.6 和 15.7 所示(参见第2 章)。通过超声可以清晰地识别血管标志并进行 Couinaud 肝段解剖结构的划分(Lafortune et al,1991;Soyer et al,1994)。超声图像是通过避开骨骼和空气的声学窗口获取的,与常规计算机断层扫描(CT)和磁共振(MR)的标准横切面肝脏断层图像相比有所不同。

　　肝脏超声图像在肋下或肋间入路最易获取,病人宜取仰卧位或左侧卧位。门静脉左支近端位于肝外,向前、向左行走,因此通常在剑突下区最容易观测,而门静脉右支及其分支则在右肋下入路最容易观测。当门静脉左支较早发出时,在肋下视角容易将门静脉右前、右后支误认为是门静脉左支和门静脉右支。

肝脏占位

肝脏占位的检测和特征

　　超声声像图上的回声是决定病变显著程度的主要因素。如果具有明显的低回声或高回声,即使是很小的病灶也很容易被超声检测到(Eberhardt et al,2003)。而与邻近肝脏回声相似的较大肿物可能更难识别。病灶大小和身体习性是影响病灶检测的重要因素(Eberhardt et al,2003)。在灰阶超声上,肝脏肿物根据内部结构不同可分为囊性、低回声或高回声(相对于肝脏)肿物。大多数囊性肿物是良性的(参见第 46、75 和 90B章)。低回声是许多恶性肿瘤的特征。肝脏高回声肿物既包括良性病变如血管瘤或局灶性脂肪沉积,也包括恶性肿瘤如肝细胞癌和转移癌。

　　超声与 CT 和 MRI 的图像融合有助于病灶的定位和介入治疗。放置在扫描区域附近的电磁感应器和连接在超声波探

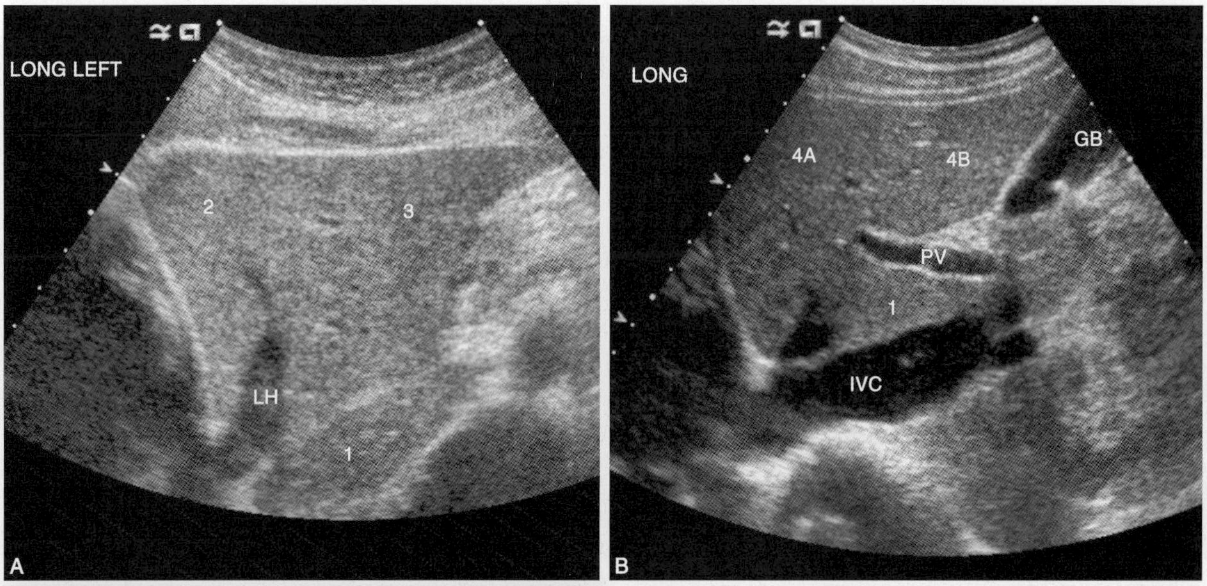

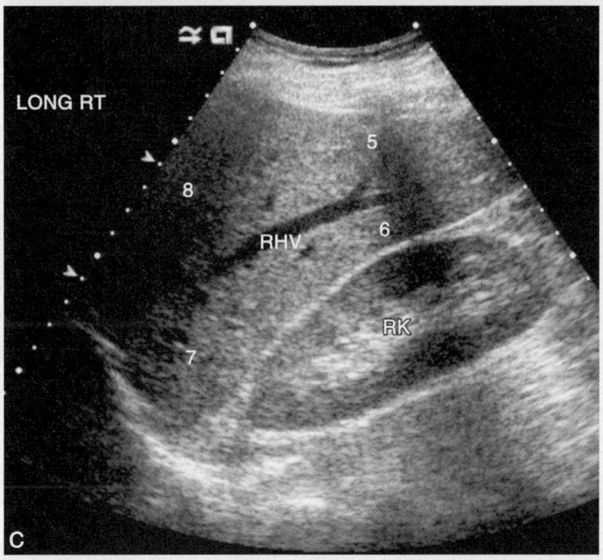

图 15.6　正常肝脏纵切面超声图像。(A)肝左叶,肝段已编号。LH:肝左静脉。(B)肝左叶Ⅳ段,肝段已编号。GB,胆囊;IVC,下腔静脉;PV,门静脉。(C)肝右叶,肝段已编号。RHV,肝右静脉,RK,右肾

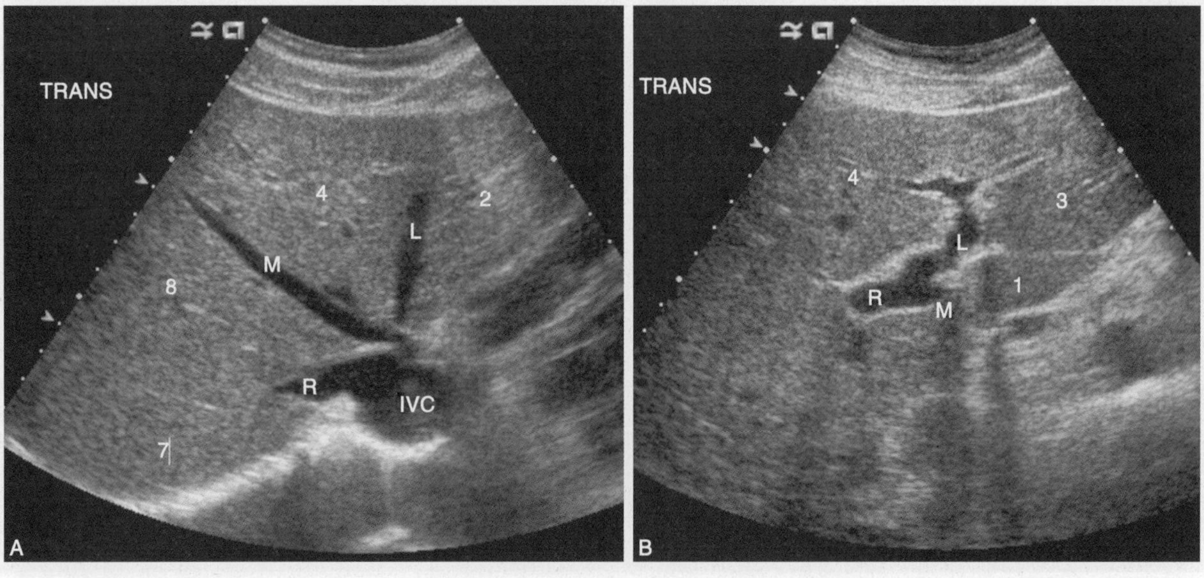

图 15.7　肝脏的横切面图像。(A)肝静脉水平的横切面声像图,肝段已编号。IVC,下腔静脉,L,肝左静脉;M,肝中静脉,R,肝右静脉。(B)门静脉分支水平肝左叶的横切面图像。L,门静脉左支,M,门静脉主干上端,R,门静脉右支。

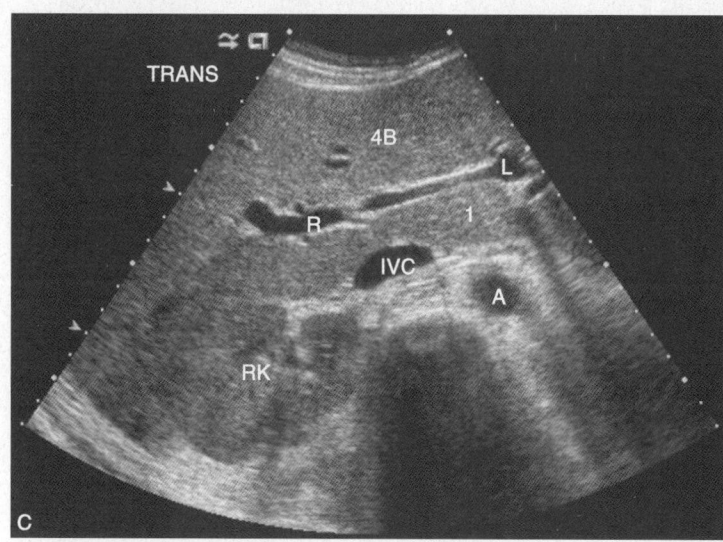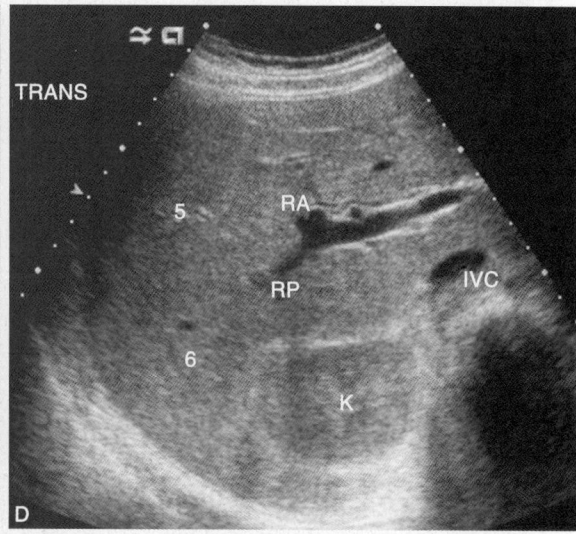

图 15.7(续)　(C)门静脉左支(LPV)和门静脉右支(RPV)分叉处的横切面图像,ⅣB 段和Ⅰ段已标注。A,主动脉,IVC,下腔静脉,L,肝左静脉,R,肝右静脉,RK,右肾。(D)肝右叶下部Ⅴ、Ⅵ段横切面图像。IVC,下腔静脉,K,右肾,RA,门静脉右前支,RP,门静脉右后支

头上的感应器可以跟踪传感器的位置和移动方向。超声检查时通过初始扫描识别解剖标记,然后通过导航软件将解剖标记与下载到超声设备中的 CT 和 MRI 图像融合(Ewertsen et al,2008)。在进行实时超声扫描的同时,CT 或 MR 图像被重建成类似的定向平面(图 15.8)。图像可以并排显示,也能以混合、重叠的格式显示。在一项增强超声与 CT 实时融合的对比研究中,Jung 及其同事(2009)发现,图像融合识别出的病灶比单纯 CT 识别出的病灶要多。类似的仪器还可以通过全球定位系统导航进行针道追踪和组织采集。

超声造影在肝脏局灶性病变诊断中的作用

　　超声造影又称作对比增强超声(CEUS),由于其无创实时成像能力,已经发展成为一种肝脏局灶性病变诊断的有效工具。超声造影剂是静脉注射的微气泡,其在超声场中具有高回声和振荡性,可以增强灰阶、彩色和频谱多普勒超声的信号。气泡能够通过肺循环起到左侧血池增强作用。超声造影剂仅存在于血管内,不会扩散到间质,可进行多次注射以评估病变的不同特征(即动力学曲线)或评估不同的病变。因为血液池中共振微泡的回声会放大,超声对极低浓度的造影剂也非常敏感。为了获得最佳质量的图像,超声扫描技术应该根据不同的造影剂而对成像设置进行优化,通常使用低机械指数(LMI)设置来使气泡破坏最小化。

　　微气泡停留在循环中,允许在造影剂穿过成像区域时进行连续评估。血管期分为动脉期(10~40 秒)、门静脉期(40~120

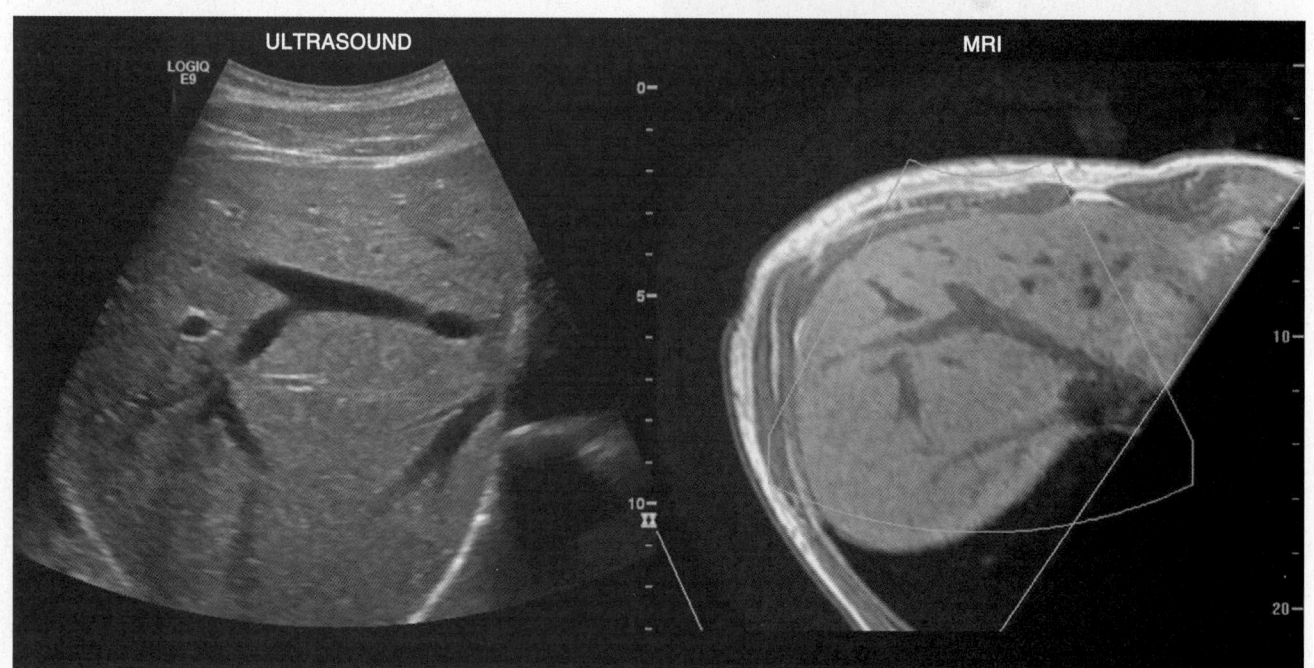

图 15.8　图像融合技术显示肝脏的横切面超声图像与相同的方向和切面的磁共振融合图像(Courtesy GE Healthcare,Little Chalfont,United Kingdom.)

秒)和晚期实质期(大于120秒)(Wilson & Burns,2006)。对肝脏和肝脏局灶性病变的观察包括造影剂的进入、峰值增强和减退,在任何阶段都可能出现持续的增强和减退。正常的肝实质在门静脉期显著增强,而病灶的增强表现与背景肝实质有明显不同,表现为增强的肝实质内更为显著的增强。持续增强,意味着病灶相对于肝脏保持等回声或高回声,是一个提示良性病变的有利征象。在门静脉期,良性血管瘤和局灶性结节增生(FNH)的持续增强程度等于或大于肝脏(见第90章)。而造影剂在门静脉期的减退,意味着病变与邻近肝脏相比呈低回声,是一个不利的征象,提示与恶性组织学如肝细胞癌和转移癌相关(Brannigan et al,2004;Quaia et al,2004;von Herbay et al,2010;Wilson et al,2009)。这些增强模式可用于鉴别肝脏良性和恶性局灶性病变,并将在随后的各病变小节部分进一步描述(Brannigan et al,2004;Ding et al,2005;Wilson & Burns,2006)。

　　超声造影提高了肝脏局灶性肿物和肝脏病变的检测能力,与非增强超声相比,超声造影能够看到更多和更小的病变。造影剂还提高了诊断的准确性和可信度(Albrecht et al,2003;Albrecht et al,2004;Blomley et al,1999;Bryant et al,2004;Harvey et al,2000;Quaia et al,2004;Strobel et al,2009)。对熟练的操作者而言,超声造影对恶性肿瘤的识别与CT和MRI相比具有相似的准确性(Trillaud et al,2009)。在动脉期成像中,病灶的表现具有很高的一致性,而在门静脉期则不太一致,这通常归因于超声造影剂停留在血管内,而CT和MR造影剂可扩散到间质(Wilson & Burns,2006)。超声造影剂没有肾毒性,即使肾功能受损也不是禁忌证(Jang & Yu,2009)。

　　总之,CEUS提供了高时空分辨率的实时动态评估能力,使其成为多模成像的重要组成部分。微泡造影剂在欧洲和亚洲已得到广泛应用。在美国,食品和药品监督管理局(FDA)尚未批准微泡造影剂用于非心用途;因此,用于腹部成像需要使用FDA批准的产品。在美国,使用现有造影剂的CEUS的临床作用仍在审查中,新的造影剂也正在开发和改进。超声造影研究是一个迅速发展和扩展的领域,具有许多潜在的应用,例如成像、增强疗法和药物递送。

肝脏良性病变

囊性肿物

　　肝良性囊肿显示平滑,几乎看不到囊壁,其后壁可见声学增强,超声上没有内部回声(见图15.2)(参见第75章和第90B章)。有些囊肿存在部分间隔、薄间隔或皱褶壁。单纯性肝囊肿超声即可确诊,无须进一步检查。血管、动静脉瘘或动脉瘤在灰阶超声上亦可表现为囊性,但在多普勒成像上可显示内部血流,很容易与单纯囊肿鉴别。淋巴瘤肿物呈明显低回声,在灰阶超声图像上类似单纯囊肿,但在彩色多普勒上可显示内部血管。当囊肿多发,同时存在于肾脏或胰腺时,应考虑多囊性疾病。

　　当囊液内有内部回声、壁不规则或增厚、壁结节、实性区或钙化时,该囊性肿物称作复合性囊肿。复合性囊肿需要与出血、感染和肿瘤等进行鉴别。囊肿内出血可表现为内部固体成分、间隔和层积碎片,但不会检测到血管。外伤性肝血肿最初表现为高回声,随着时间的推移会演变为低回声和囊性(Kor-

ner et al,2008;McGahan et al,2006)。

　　脓肿最初可呈实性,然后呈囊性,并伴有碎片,脓肿壁通常是富血供的(图15.9)(参见第72章)。包虫性囊肿则表现多变,既可表现为单纯的充液囊肿,也可能表现为包含破裂和分离的内膜,还可表现为包含子囊肿和/或回声物质,或显示钙化(Lewall & McCorkell,1985)。当包虫囊肿合并感染时,则会失去其特征性的声像图表现,呈弥漫性高回声(参见第74章)。

　　囊性肿瘤,如胆管囊腺瘤和囊腺癌,可多房呈性,根据囊液内容物的不同,囊腔显示不同的回声(参见第90B章),囊肿可表现为壁结节性、结节性增厚间隔以及壁或间隔钙化(Buetow et al,1995;Levy et al,2002)。某些转移瘤也可能是囊性的,后文将进行讨论。

肝血管瘤

　　血管瘤是典型的均匀高回声局限性肿物,伴有细微的声学增强(图15.10A)(参见第90A章)。回声增强是由于血管瘤内的多个血管界面所致。虽然血管瘤是富血供的,但血流非常缓慢,通常没有明显的多普勒信号。约20%的血管瘤表现则不典型,有的可见一个薄的回声边缘,有的表现为中央呈网格状或颗粒状的胶原样病灶。较大的血管瘤常因中央纤维化、坏死和黏液变性而缺乏血管瘤的典型特征。当背景肝脏因脂肪变性而呈高回声时,血管瘤可表现为相对于肝实质的低回声(Bartolotta et al,2007;Liu et al,2009)。

　　在CEUS中,血管瘤的典型表现为动脉期周围结节性增强。在门静脉期和晚期肝实质期,有向心性的增强进展,完全或部分填充瘤体,没有减退(图15.11)(Brannigan et al,2004;Quaia et al,2004;Wilson & Burns,2006;Wilson & Burns,2010)。

　　如果超声显示血管瘤的典型表现,并且病人没有危险因素、潜在的肝病史(肝炎、酗酒、脂肪肝等)或恶性肿瘤,则无须进行进一步检查(Leifer et al,2000)。一项对213名超声检查呈典型血管瘤表现且无肝脏恶性肿瘤风险的病人的研究发现,只有1名病人在长期随访中发现恶性肿瘤,并得出结论认为低风险病人的典型血管瘤不需要随访。这一建议不适用于肝硬

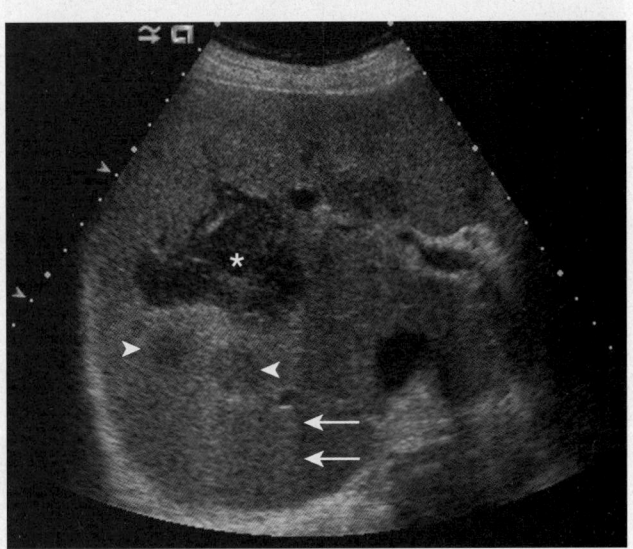

图15.9　肝神经内分泌转移瘤栓塞后肝脓肿(无尾箭头)。脓肿(星号)包含混合性液体,其后方可见声学增强(长箭头)

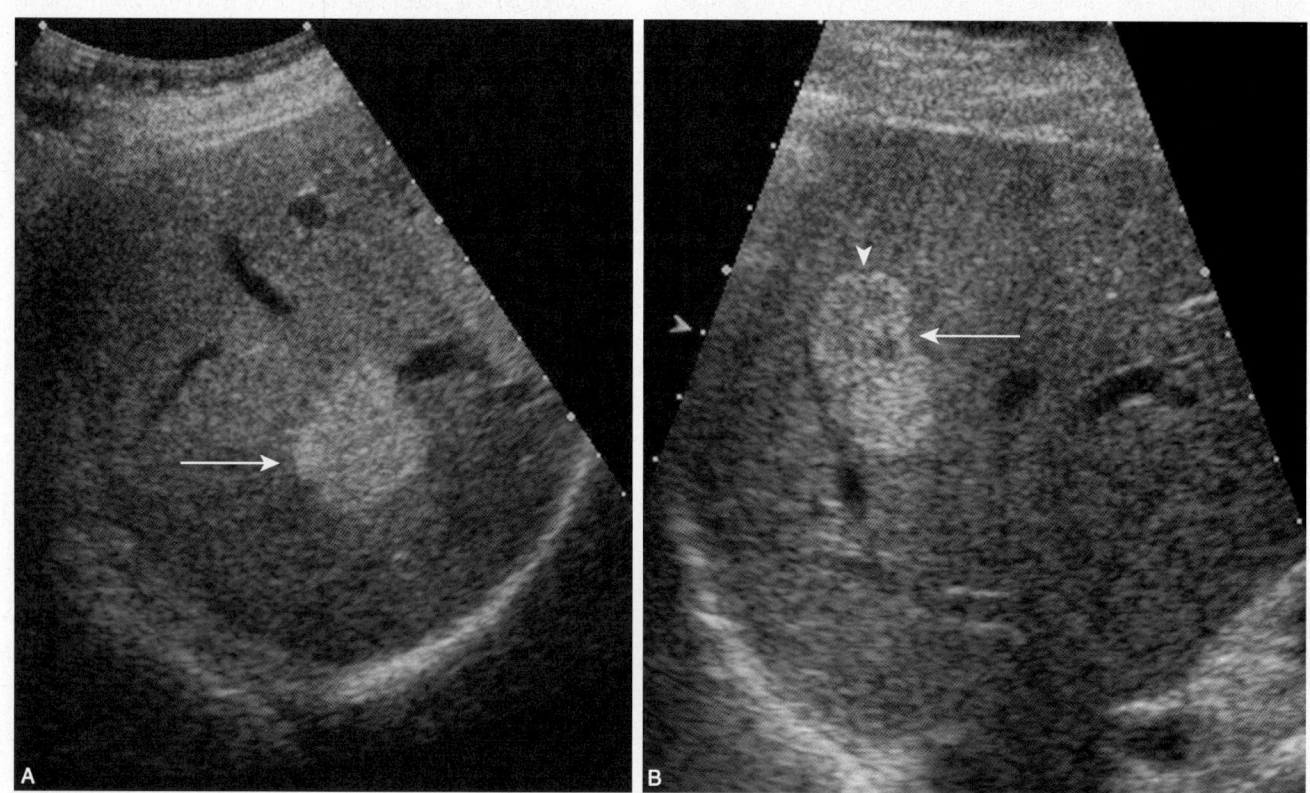

图 15.10　肝血管瘤。(A)右叶纵切面声像图显示一个边界清楚的强回声血管瘤(长箭头)。(B)不典型血管瘤(箭头),内部不均一,由纤维变性或黏液变性引起,可见回声较薄边缘(无尾箭头)

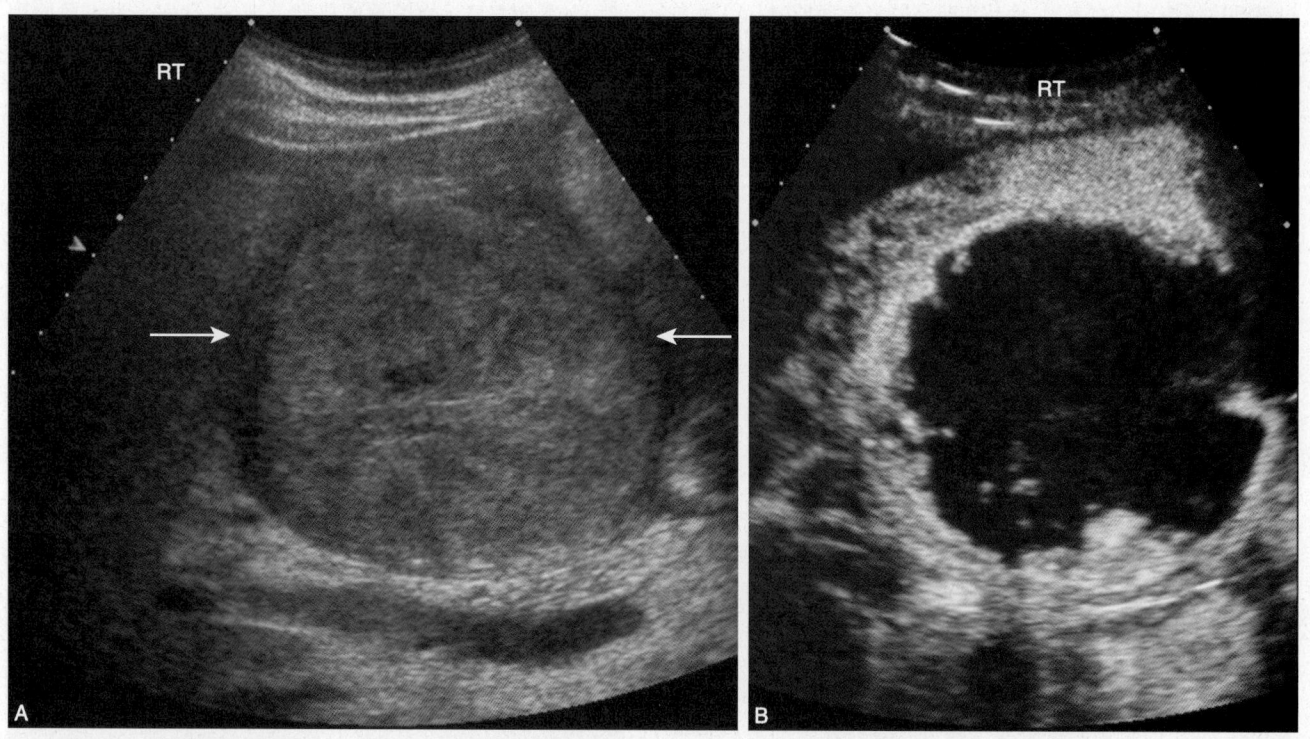

图 15.11　巨大不典型血管瘤。(A)基线灰阶图像显示一名腹痛病人主要位于肝左叶的等回声肿物(箭头)。(B)动脉早期(19 秒)超声造影显示肿物周边呈球状强化,但无中心强化。

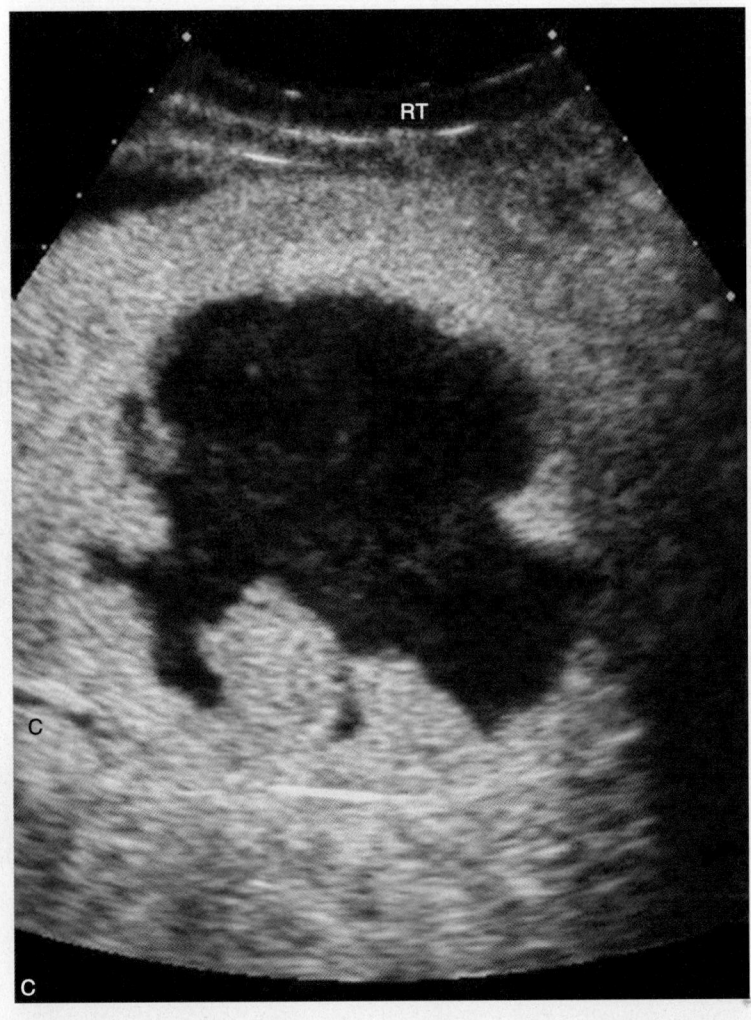

图 15.11(续)　（C）在门静脉期(56 秒)，肿物表现出更明显的周边球状强化，与血管瘤一致(Courtesy Paul S. Sidhu, King's College Hospital, London)

化、肝炎或慢性肝病的病人，这些病人患肝癌的风险增加，也不适用于有癌症病史的病人。在 1982 例肝硬化病人的研究中，超声显示 44 例病人呈现血管瘤样病变；在随访中，其中一半证实为肝细胞癌，一半为血管瘤(Caturelli et al, 2001)。因此，对于有肝癌风险的病人，任何回声性病变都应该进一步评估和随访。

局灶性结节增生

局灶性结节增生(focal nodular hyperplasia, FNH)具有平滑的分叶状轮廓和可变回声(参见第 90A 章)。当 FNH 呈等回声时，在超声上很难观察到，但细微的血管移位或轮廓异常可能会引起对病变的注意(Buetow et al, 1996; Hussain et al, 2004)。超声诊断 FNH 的一个关键是在多普勒超声上呈现中央动脉供血的迂曲轮辐状血管的特征性表现(图 15.12)，中央瘢痕有时很明显，但通常在 CT、MRI 或 CEUS 上更为显著。典型的 FNH 动脉期造影增强包括中央星状强化动脉。病变在动脉晚期变得均匀，在门静脉期表现为持续增强，通常伴有低回声的中心瘢痕(Brannigan et al, 2004; Dietrich et al, 2005; Kamaya et al, 2009; Quaia et al, 2004; Ungermann et al, 2007; Wilson & Burns, 2006; Wilson & Burns, 2010)。持续的门静脉期增强有助于区

分 FNH 和恶性肝脏病变(Kim et al, 2009; von Herbay et al, 2010)(图 15.13)。

肝腺瘤

肝腺瘤(参见第 90A 章)可有不同的回声，但由于脂肪含量高多呈高回声。腺瘤内出血时可能形成囊性区，也可合并钙化(Grazioli et al, 2001)，多普勒成像通常可见瘤内静脉(Bartolozzi et al, 1997; Golli et al, 1994)。在超声造影动脉期，腺瘤特征性表现为由变形动脉发出的弥漫性或向心性血管强化。门静脉期的表现则不尽相同，既可表现为与肝实质相同的等增强，也可表现为轻微的减退(Bartolotta et al, 2007; Kim et al, 2006; Kim et al, 2008; Ricci et al, 2008; Wilson & Burns, 2010)。

肝脏恶性肿瘤

肝细胞癌

超声可用于肝细胞癌高危病人的筛查(参见第 91 章)(Bruix & Sherman, 2011; 欧洲肝脏病学会, 2012)。当用作筛查监测时，超声的敏感性在 58% ~ 89% 之间(Bolondi, 2003)。一项对超声检测早期肝癌的荟萃分析显示，平均敏感性为 63%，

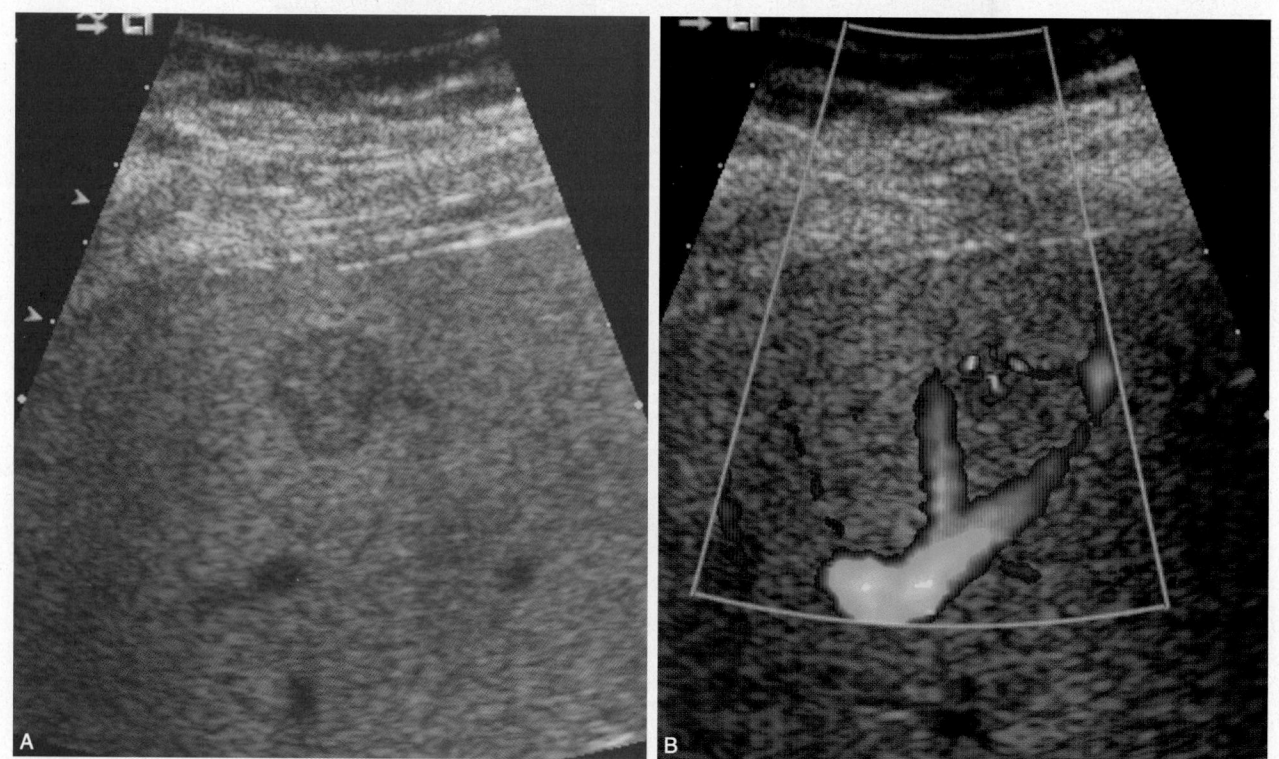

图 15.12　局灶性结节增生(FNH)。(A)低回声 FNH 的灰阶图像,FNH 的病变通常不易察觉,该病人肝实质脂肪变性背景回声使 FNH 更为显著。(B)彩色多普勒图像显示一条迂曲的血管,其辐轮状图像在频谱图上显示为动脉波形

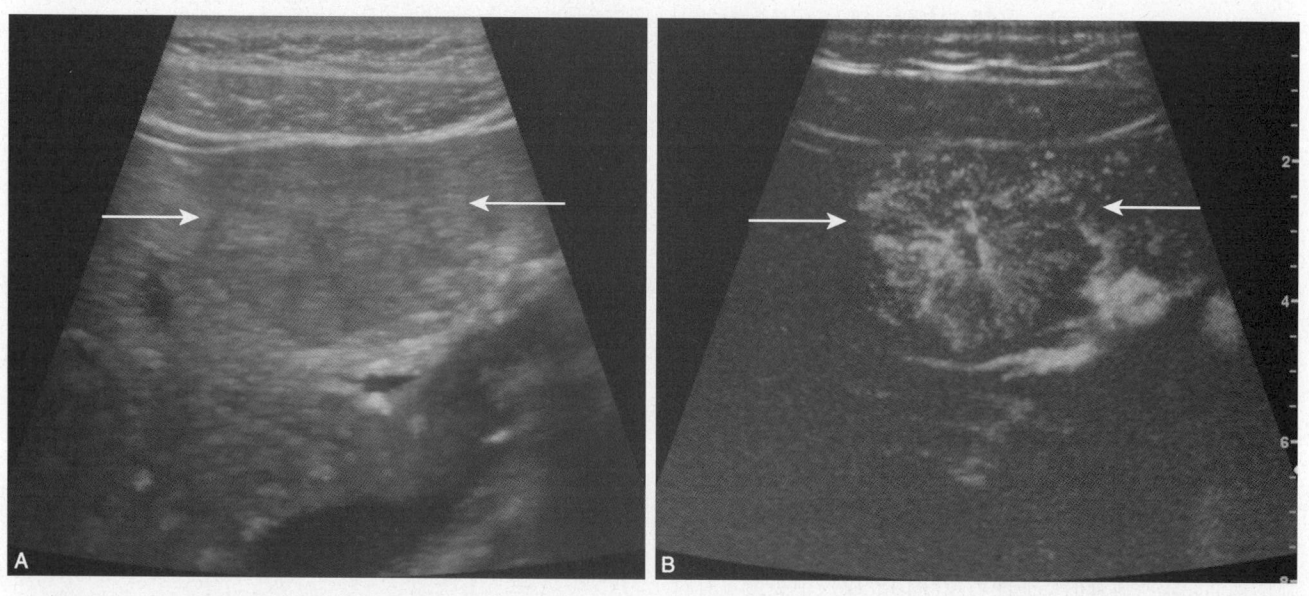

图 15.13　超声造影显示局灶性结节增生(FNH)。(A)在灰阶影像上,肝左叶可见一等回声肿物(箭头)。(B)注射造影剂 12 秒后,FNH(箭头)显示中央瘢痕和特征性轮辐状血管增强。

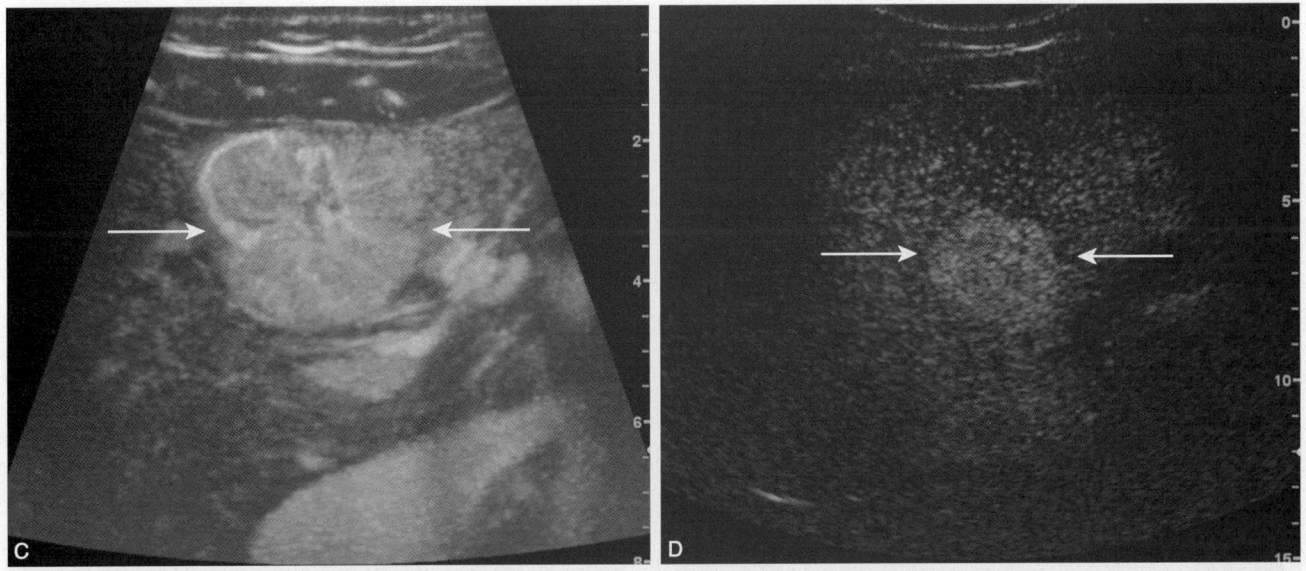

图 15.13(续)　(C)FNH(箭头)在 18 秒时增强最明显。(D)注射造影剂 5 分钟后,FNH(箭头)仍表现为增强,且相对于肝脏呈高回声 (Courtesy GE Healthcare,Little Chalfont,United Kingdom.)

与年度监测相比,每 6 个月进行一次超声检测的敏感性更高 (Singal et al,2009)。尽管超声可以检测到慢性肝病病人 1~ 2cm 大小的结节,但假阳性率很高,主要是高级别的增生异常结节所致(Serste et al,2012)。一项对比超声筛查和未筛查肝硬化病人的研究显示,参与筛查的 Child-Pugh B 级肝细胞癌病人的中位生存率(17 个月对比 12 个月)和 1 年、3 年和 5 年生存率均有所提高,而 C 级病人的生存率则没有通过筛查得到改善(Trevisani et al,2007)。

肝细胞癌可能是孤立、多发或弥漫性的,也可延伸到胆管并引起胆道梗阻或胆道出血(Kojiro et al,1982)。小的肝癌结节(<5cm)通常呈低回声,但也可能因肝脏脂肪变性而呈高回声(Caturelli et al,2001;Choi et al,1993)。由于液化坏死和纤维化,较大的肝癌常常是异质性的(Tanaka et al,1983)。合并严重肝硬化时,超声检测肝细胞癌的作用可能较为有限(Bennett

et al,2002)。

肝细胞癌有静脉侵犯形成门静脉或肝静脉癌栓的倾向(图 15.14)。急性良性血栓和癌栓均可表现为门静脉扩张,因此门静脉扩张不是两者的特征性区别。频谱多普勒扫查时血栓只会显示为噪声,癌栓在频谱多普勒下可显示为离肝性肝动脉血流,这是一种病理表现(Giorgio et al,2004;Lencioni et al,1995;Shah et al,2007;Tanaka et al,1993)。与常规灰阶、彩色多普勒和频谱多普勒超声相比,超声造影在检测门静脉和肝静脉癌栓形成方面更具有诊断优势(Rossi et al,2006)。

肝细胞癌在超声造影下的特征更为明显,与 CT 表现高度一致,但超声造影最适合识别>2cm 的病变(Giorgio et al,2004;Inoue et al,2009;Jang et al,2009;Quaia et al,2007)。在动脉期,肝细胞癌的典型表现为动脉变形,通常是富血供,但有时也可表现为等血供。门静脉期肝细胞癌的典型表现为减退,但有时

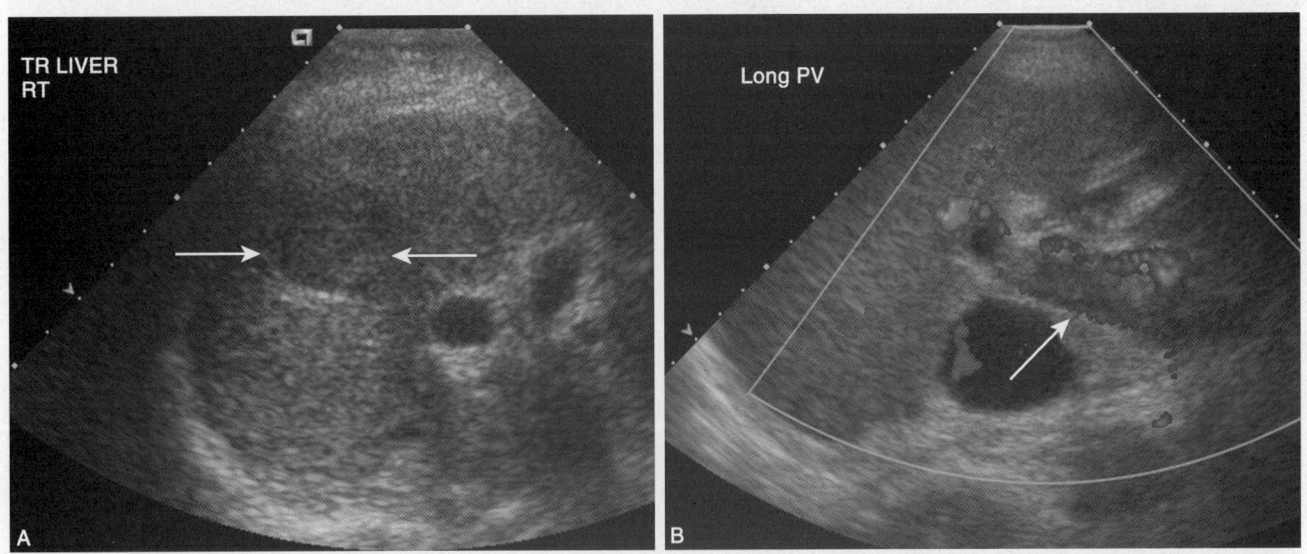

图 15.14　肝细胞癌(HCC)伴门静脉癌栓形成。(A)横切面图像显示右肝叶低回声 HCC(箭头)。(B)门静脉主干的横切面图像显示仅剩一丝微弱的血流(箭头所示)。腔内几乎充满了低回声性栓子。

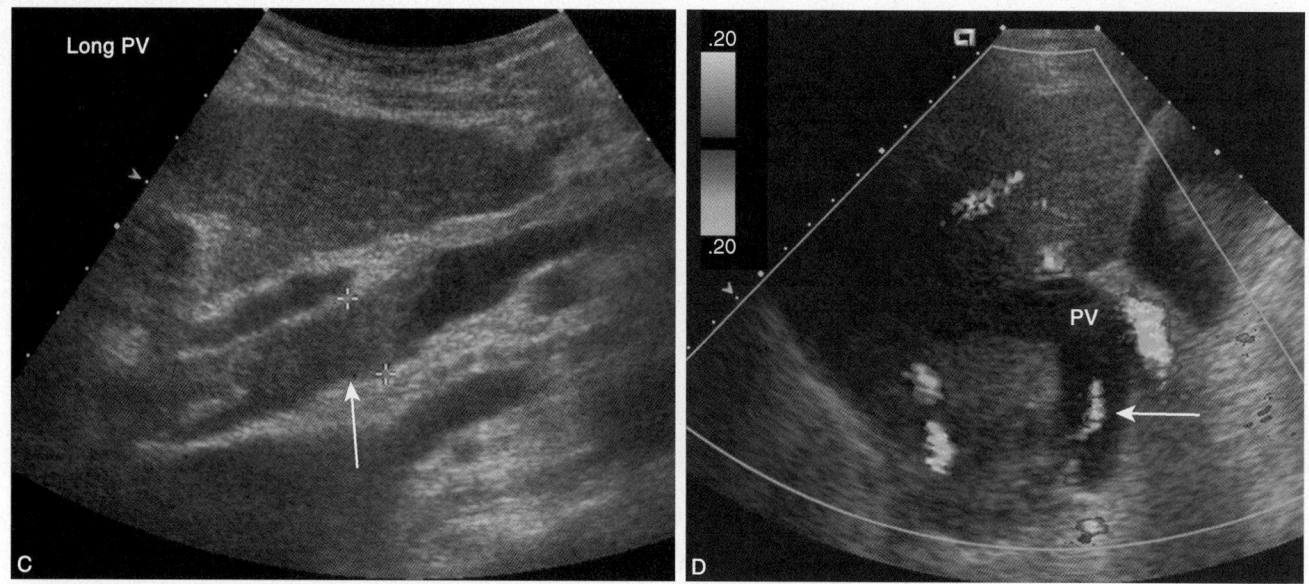

图15.14(续)　(C)门静脉主干的纵切面图像显栓塞的范围(箭头)。(D)门静脉主干的彩色多普勒图像证实低回声栓子内有动脉血流(箭头);这是癌栓的病理性特征。PV,门静脉

也表现为延迟减退或无减退。由于多达22%的肝细胞癌表现为延迟减退(Jang et al,2007)(图15.15),因此门静脉期的观察应延长至300秒。

纤维板层肝细胞癌是一种预后较好的肝癌,其特征性表现为巨大的孤立性肿物,多见于无潜在肝脏疾病的青少年或年轻人。在超声上纤维板层肝癌很容易确诊,肿物呈分叶状,具有可变回声,可合并有钙化(Chung et al,2009)。1/3~2/3病人可在灰阶超声上看到中央瘢痕,但在超声造影下瘢痕表现更为明显(McLarney et al,1999;Smith et al,2008),局部淋巴结可见肿大。

肝转移癌

根据原发恶性肿瘤的不同,转移灶的超声表现可能有所不同(参见第92、93和94章)。转移癌最常见的表现是低回声或

病灶周围低回声晕(图15.16)。低回声晕对应于转移灶周围的纤维化、血窦压迫和肿瘤新生血管沉积(Kruskal et al,2000;Wernecke et al,1992)。低回声转移灶通常是由转移性乳腺癌、肺癌、胰腺癌、胃癌和食管癌引起的。对低回声或低回声晕病灶的鉴别诊断中,除转移癌外还应考虑淋巴瘤和肝细胞癌。淋巴瘤由于其均质的细胞结构而呈低回声,可能表现为弥漫性浸润或多个明显的低回声病灶,后者多见于非霍奇金淋巴瘤或获得性免疫缺陷综合征相关性淋巴瘤(Townsend et al,1989)。

有回声的转移灶可见于肝细胞癌或胃肠道恶性肿瘤。血道转移灶也是典型的高回声,如肾细胞癌、胰岛细胞瘤、类癌和绒毛膜癌(Marchal et al,1985;Rubaltelli et al,1980;Tanaka et al,1990)。钙化转移可见于结肠黏液腺癌及其他原发灶。当转移灶呈弥漫浸润时,如乳腺癌或肺癌,则很难发现单个病灶。

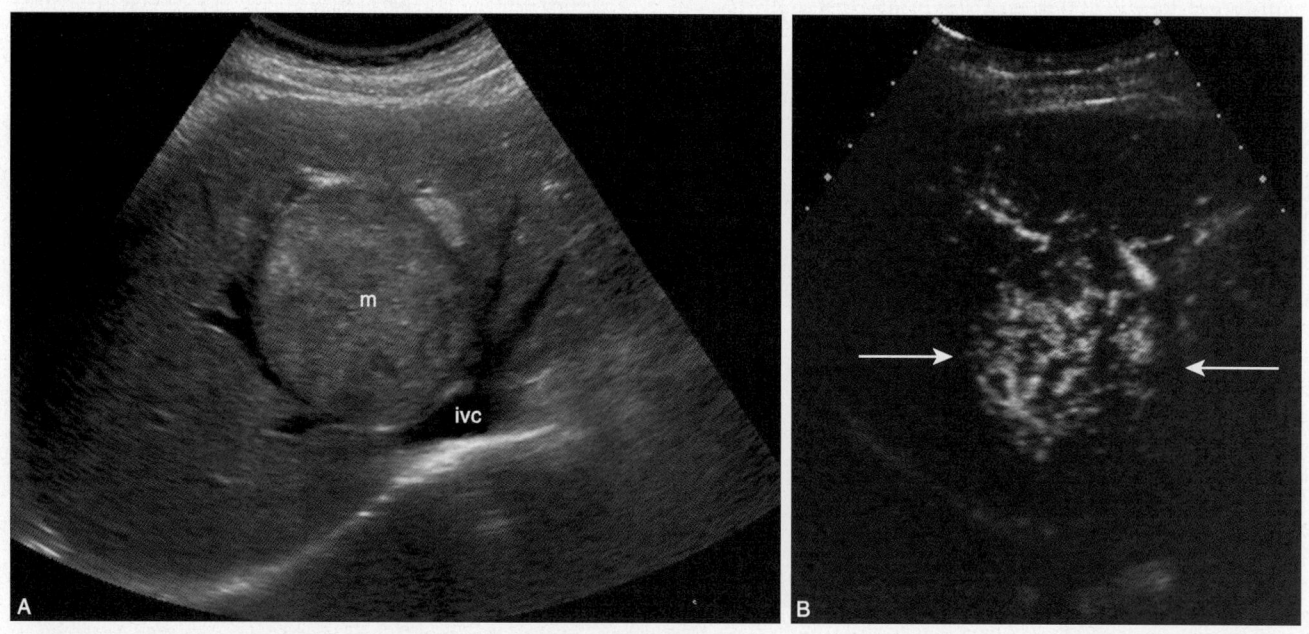

图15.15　肝细胞癌。(A)横切面灰阶图像显示一巨大肝细胞癌(HCC),肝静脉受肿瘤(m)挤压而张开。ivc,下腔静脉。(B)超声造影的动脉早期和门静脉期可见富血供性肝细胞癌(HCC)(箭头)中的血管畸形。

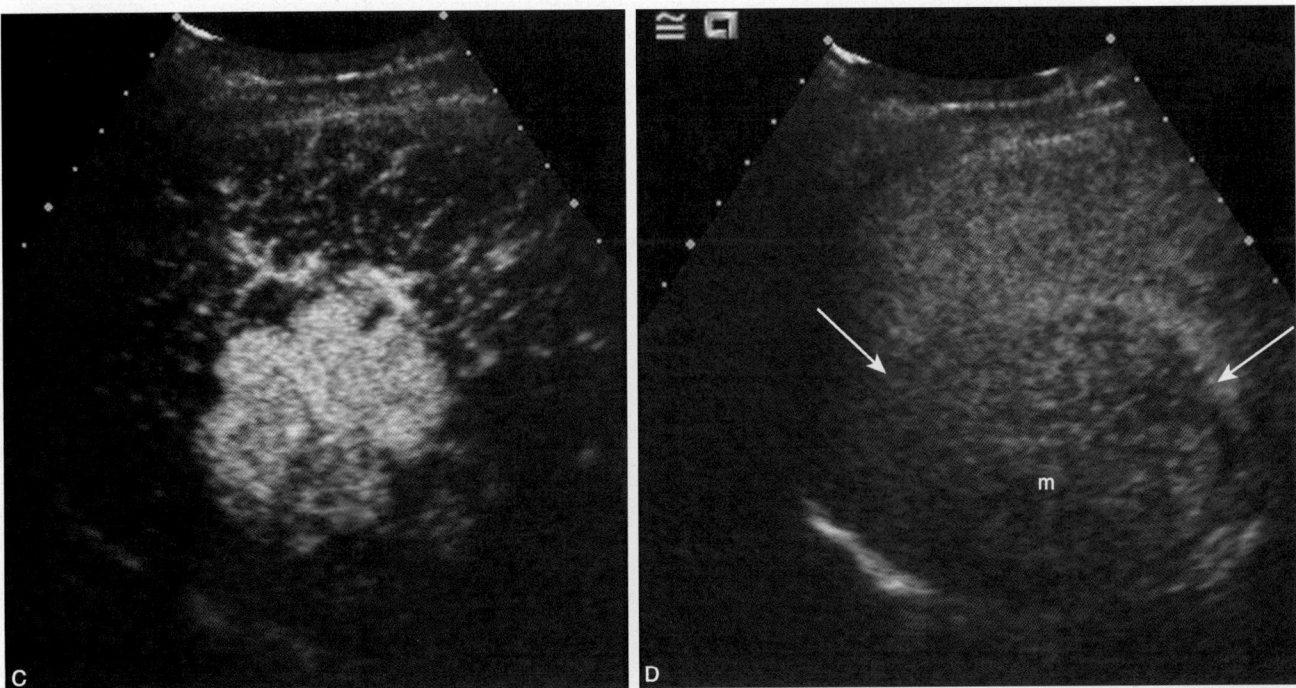

图 15.15(续)　(C)动脉门静脉期峰值图像显示肝癌呈明显增强。(D)直到盐水冲洗结束 4 分钟后,HCC(箭头)才显示非常缓慢和微弱的减退(Courtesy Stephanie R. Wilson.)

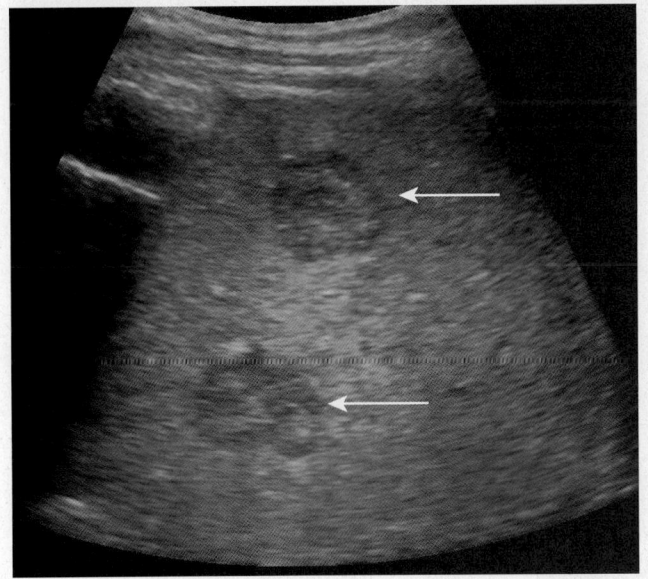

图 15.16　肝转移瘤伴低回声晕。肝转移性神经内分泌肿瘤(箭头)其外周有低回声晕,呈靶征,低回声晕通常表示恶性病变或少数情况下的感染性病变

弥漫性肝转移特别容易误诊为肝硬化,因为这些治疗或未治疗的转移灶可引起类似肝硬化的纤维化反应(Fennessy et al,2004;Young et al,1994)。

囊状肝转移见于卵巢和胰腺囊腺癌,以及黏液性结肠癌。由于肿瘤多种植于肝脏表面,卵巢囊性转移癌的特点是多位于周边肝实质。合并中心坏死的转移瘤如肉瘤,也可表现为囊性,但其壁厚而结构复杂,内容物通常也明显不同,根据这些特点可将转移瘤与单纯囊肿区分开来。

与灰阶超声相比,CEUS 可提高单个转移瘤的检出率,在某些情况下,CEUS 可显示比 CT 更多更明显的病变(图 15.17)

(Albrecht et al,2003)。肝转移癌常在超声检查时发现,但 CT 是确定病变范围、肝内病灶数目和有无肝外转移的首选方法。CT 和 MRI 对治疗效果的评估也更为准确,因为治疗导致的脂肪肝可能会掩盖因化疗而缩小或回声改变的病变。

弥漫性肝病的超声诊断

脂肪肝

脂肪肝通常在肝脏超声检查时偶然被发现,也可见于肝功能检查异常病人进行影像学评估时(参见第 71 章和第 100 章)。肝细胞内脂肪沉积导致肝回声增强,透声性减低,门静脉回声边界消失(图 15.18A 和 B)。根据超声诊断脂肪肝是一个挑战,因为回声不是一个定量指标。根据脂肪沉积是局灶性还是全身性以及是否合并其他肝脏疾病,其表现会有所不同。尽管缺乏明确证据,一些研究者主张比较肝和右肾与脾和左肾之间的相对回声。因为正常脾脏的回声比肝脏强,如果肝脏和右肾的回声差异大于脾脏和左肾的回声差异,那么肝脏的回声即为异常(Tchelepi et al,2002)。

脂肪肝的肝脏轮廓保持光滑,可存在肝肿大。脂肪变性影响超声对肝实质的评估,因为超声穿透力降低可能导致无法发现病灶。此外,通常在正常肝脏背景下出现高回声的病变,如血管瘤,可能在脂肪肝中呈现低回声。肝脏中的脂肪沉积可能是弥漫均质性的、斑片状的或局灶性的。局灶性脂肪沉积区通常呈楔形,呈高回声,常见于一些特殊区域,比如沿着邻近镰状韧带的Ⅳ肝段腹侧面分布。局灶性脂肪沉积也可能呈叶状、圆形、块状或沿血管周围分布。在后两种病例,MRI 有助于确认异常病灶是脂肪沉积而不是肿物。局灶性脂肪沉积不应具有挤压效应,因此肝内脉管穿过这些回声增强的区域时不应移位。然而,这一表现并非完全特异性的,因为有时一些肿物性病变同样也可能不发生血管移位。

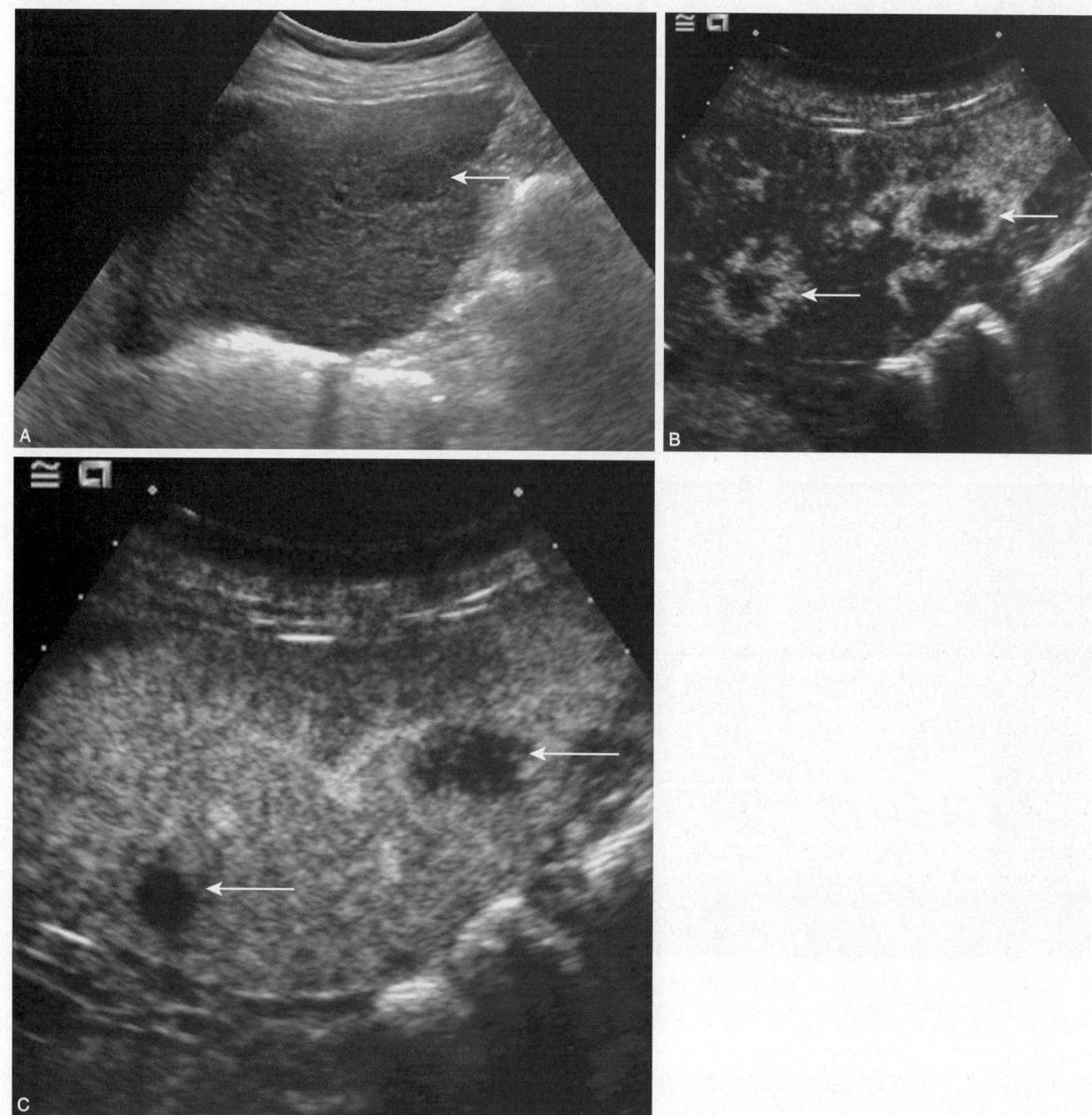

图 15.17 超声造影检查肝转移癌。(A)灰阶图像显示代表转移的低回声肿物(箭头)。(B)在造影剂注射后的动脉-门静脉期,肝转移癌(箭头)有周边环形增强,现在可清晰地看见另外一个病变。(C)转移灶(箭头)的造影剂在不到一分钟的时间内完全排出;图像于 54 秒时拍摄(Courtesy Stephanie R. Wilson.)

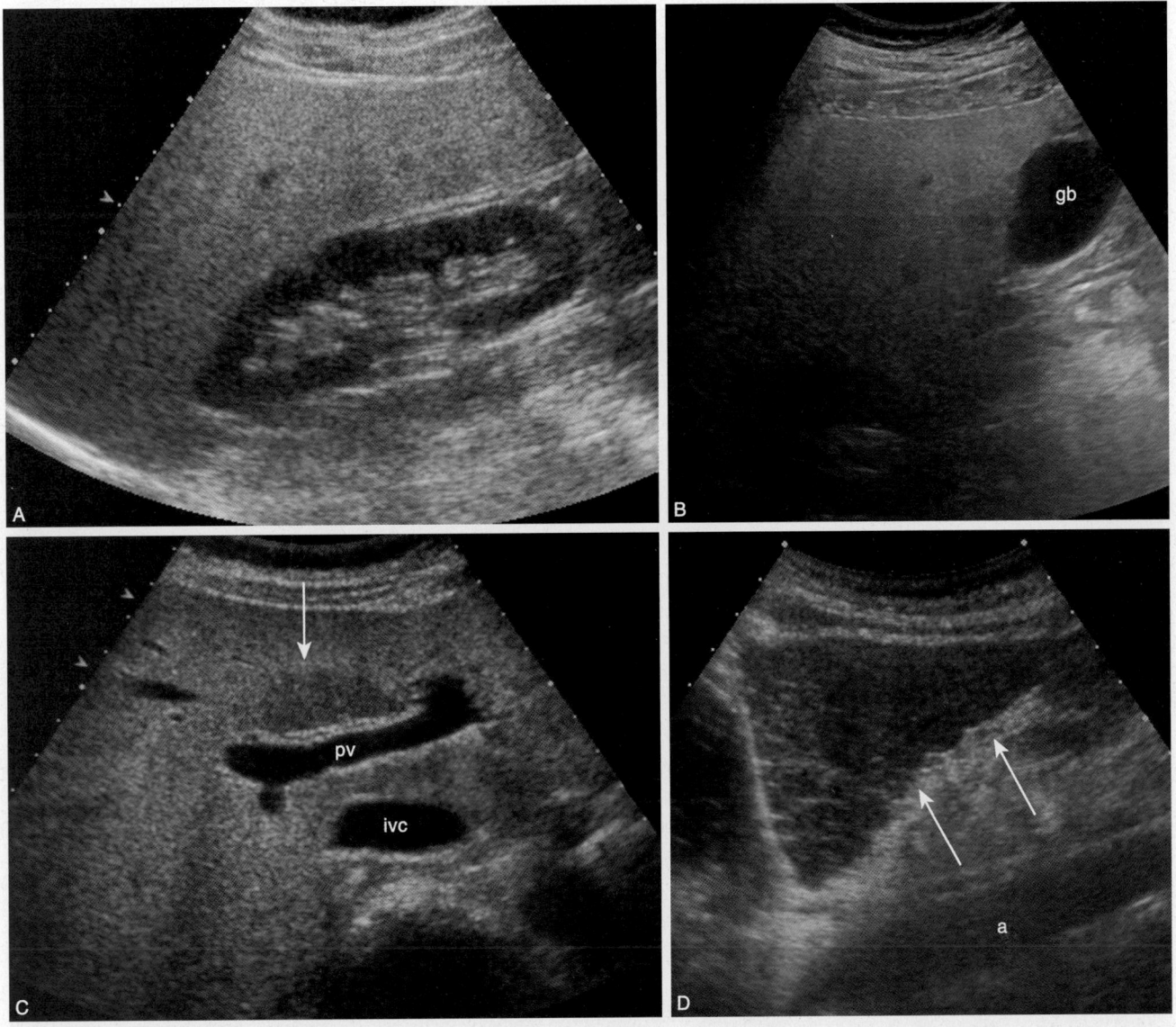

图 15.18 弥漫性肝病。(A)肝脂肪变性,右叶纵切面,脂肪肝的肝实质相对于右肾呈明显高回声。(B)严重的肝脏脂肪变性会产生明显的声衰减,导致后方肝脏显示欠佳。gb,胆囊。(C)另一例脂肪肝中的非受累区,横切面图像显示肝门前方Ⅳ肝段的低回声区(箭头)。ivc,下腔静脉;pv,门静脉。(D)肝硬化,肝脏缩小,回声变粗,表面呈结节状(箭头)。a,主动脉

在弥漫性脂肪肝中,某些区域可免于受累(图 15.18C)。这些区域是典型的非门静脉灌注区域,如胆囊周围(胆囊静脉)和肝门区域。非脂肪受累局灶区是一个边界清楚的低回声区,呈节段性分布,通常位于门静脉分叉前的Ⅳ肝段或胆囊附近,其周围脉管走行不受影响,当具备上述典型特征时脂肪肝的诊断更为可靠。

病毒性肝炎

包括超声在内的大多数影像学检查对急性肝炎的诊断既不敏感也不特异。肝炎的最终诊断(参见第 70 章)通常基于临床和实验室检查,影像学可用于排除其他诊断(Mortele 与 Ros,2001)。肝炎最常见的超声表现是肝脏肿大。超声检查可发现门静脉周围水肿,但在 CT 或 MRI 上表现更为明显。有时,超声可能显示肝实质回声非常低,形成一种被称为"星夜"肝("starry night" liver)的外观,因为门静脉周围回声在异常暗的肝脏背景上非常引人注目(Mortele & Ros,2001;Tchelepi et al,2002)。肝炎也可引起胆囊的继发性改变,表现为胆囊壁的不规则片状增

厚,尤其是在甲型肝炎中(Tchelepi et al,2002)。

肝硬化

超声对肝硬化的诊断既不敏感也不特异,但某些发现可提示肝硬化的存在。表面结节是肝硬化最可靠的征象(参见第 76 章),与表面结节相比,肝脏深部的结节是判断肝硬化更为敏感的征象(Filly et al,2002)(图 15.18D)。体积再分配包括右叶的体积减小和左叶及尾状叶的相对肥大。肝硬化的其他声像特征包括回声增粗和肝实质回声不均(Caturelli et al,2003)。

门静脉高压的形态学特征包括脾肿大、腹水、门静脉血流方向逆转和静脉曲张。门静脉直径可超过 13mm,但并非总是如此。肝硬化肝脏中常出现肝动脉增粗、迂曲,不应误认为是扩张的胆管或侧支静脉;彩色多普勒和频谱多普勒有助于区分。

超声弹性成像的作用

慢性肝病病人的预后和治疗在很大程度上取决于肝纤维化

的程度和进展。在慢性丙型肝炎中，纤维化影响抗病毒治疗的指征(欧洲肝脏研究协会，2011)。肝活检是肝纤维化评估的金标准，但其具有侵袭性，且只能采集肝的一小部分样本，对于需反复评估或不均匀分布肝纤维化的病人评估来说并不理想。超声弹性成像是一种无创性的工具，可以通过测量组织弹性来评估肝纤维化。它允许评估比肝活检样本更大的肝实质体积。值得注意的是，肝弹性可能受到纤维化以外的其他因素的影响，包括急性病毒性肝炎、水肿、血管充血和肝外胆汁淤积(Arena et al，2008；Coco et al，2007；Millonig et al，2008；Millonig et al，2010)。病人进行超声弹性测量时取仰卧位，右臂高于头部，以获得最佳的肋间通道。肥胖或肋间隙狭窄病人的评估价值可能有限。

剪切波弹性成像依赖于外力或聚焦超声束辐射力引起的组织位移。组织的位移引起弹性剪切波的传播，并由超声换能器检测。剪切波的速度与组织弹性有关；组织越硬，剪切波传播越快。剪切波速度用 m/s 或 kPa 表示，使用杨氏模量(Sarvazyan et al，2011)。

超声弹性成像方法主要有两种。瞬态弹性成像(transient elastography，TE)使用安装在振动器轴上的超声换能器。瞬态振动时在其下方组织中引发弹性剪切波。该装置使用脉冲回波技术来测算剪切波的速度。TE 技术速度快，同一操作者和不同操作者之间结果重复性高，但合并腹水的病人使用受限(Fraquelli et al，2007；Goyal et al，2009)。

实时弹性成像利用聚焦超声束的辐射产生剪切波。超声换能器采用多普勒类似技术测量剪切波传播。与 TE 不同，实时弹性成像可以集成到传统的超声设备中，并与常规肝脏超声检查相结合。操作者通过实时声学窗口进行检测，肝脏硬度测量由灰阶图像来引导。进行测量的区域至少在前方被膜下2cm 处，以避免混响伪影的影响，同时还要避开肝脏局部病变和大血管。实时弹性成像不受腹水的限制。这项技术在商业上已有多家厂商可以提供，在检测肝硬化和不同阶段肝纤维化

方面有着良好的结果(Ferraioli et al，2014；Fraquelli et al，2007；Friedrich-Rust et al，2007)。

超声弹性成像对肝脏局灶性病变的评估作用仍在研究之中。与健康肝脏相比，良性和恶性病变更为致密或硬度增加。此外，背景肝实质的硬度也随纤维化程度不同而有明显变化。在一些研究中，良恶性病变弹性成像测量值的差异具有统计学意义；然而，肝脏良性和恶性局灶性病变之间的数值重叠使得该技术作为诊断工具还不够可靠。

血管评估

门静脉血流应朝向肝脏(顺行或向肝)，并应产生始终高于基线的波形。心脏变异性引起肝静脉搏动并通过肝实质传导，这在正常的门静脉波形中形成了一个阶段性变化的模式，合并肝硬化和脂肪肝的情况下这种变化会降低(Colli et al，1994)。门静脉和肝动脉应同向流动。彩色多普勒显示门静脉和肝动脉血流方向相反即可证实存在门静脉逆行性血流。门静脉的流速为 16~40cm/s(McNaughton & Abu Yousef，2011)。

由于心脏搏动，肝静脉波形呈阶段性变化，表现为主要是顺行血流基础上的交替顺行和逆行血流，(见图 15.5C)。当肝静脉或下腔静脉(IVC)狭窄时，波形变平，这是静脉受累的敏感信号。

肝动脉波形是一种低阻力波形，具有快速的收缩期上行和持续的顺行舒张期血流，预期 RI 值为 0.55~0.7。

门静脉血栓形成与海绵样变性

门静脉血栓形成可由高凝状态、炎症性疾病、脓毒血症、骨髓增生性疾病、肿瘤和最常见的门静脉高压症引起(Rossi et al，2006)(图 15.19)。灰阶超声表现包括门静脉管腔内的固体物质，可能是无回声、低回声、等回声或高回声。门静脉直径可正常或扩张。多普勒成像可显示血管内缺乏彩色血流或未完全充满彩色的区域。肿瘤栓子可以通过栓体内动脉波形的存在来区别于普通血栓，这是一个特殊的表现，但不是非常敏感

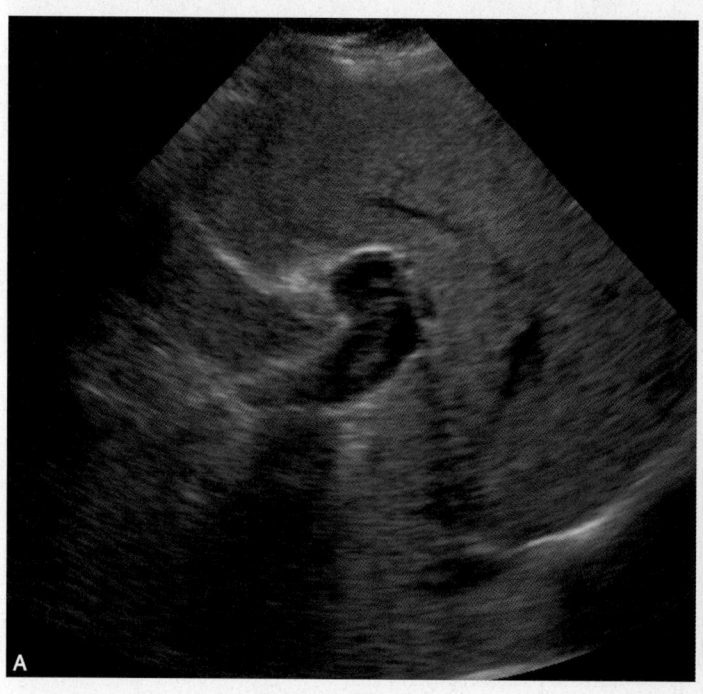
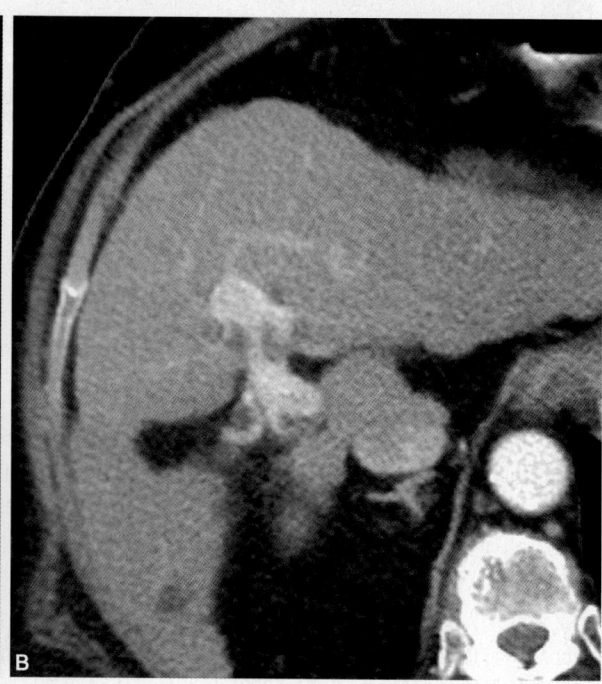

图 15.19　肝硬化病人门静脉高压症导致的左肝门静脉栓塞。(A)灰阶超声显示左肝门静脉为非阻塞性回声。(B)增强 CT 成像上的表现

（Rossi et al，2006）（见图 15.14）。CEUS 提高了门静脉系统血栓的检测率，并有一些特征性表现（Rossi et al，2006）。门静脉系统血流速度非常缓慢时可能导致超声诊断门静脉血栓的假阳性。CT 或 MRI 可用于门静脉血栓的进一步确认，尤其是在肝移植术前的评估中。

在长期门静脉血栓形成的情况下，通过血栓的再通和侧支静脉的增粗，在肝门形成了向肝的侧支静脉循环（de Groen et al，1999）。这种现象称作门静脉海绵样变性，在超声上表现为围肝门区域有大量的迂曲血管，门静脉主干无显影（图 15.20A）。这些侧支血管的总体流向是朝向肝脏（向肝性）。对于肝硬化病人，应使用频谱多普勒来确定曲张静脉的静脉特征，因为在彩色多普勒上增粗和迂曲的肝动脉可能会有类似的

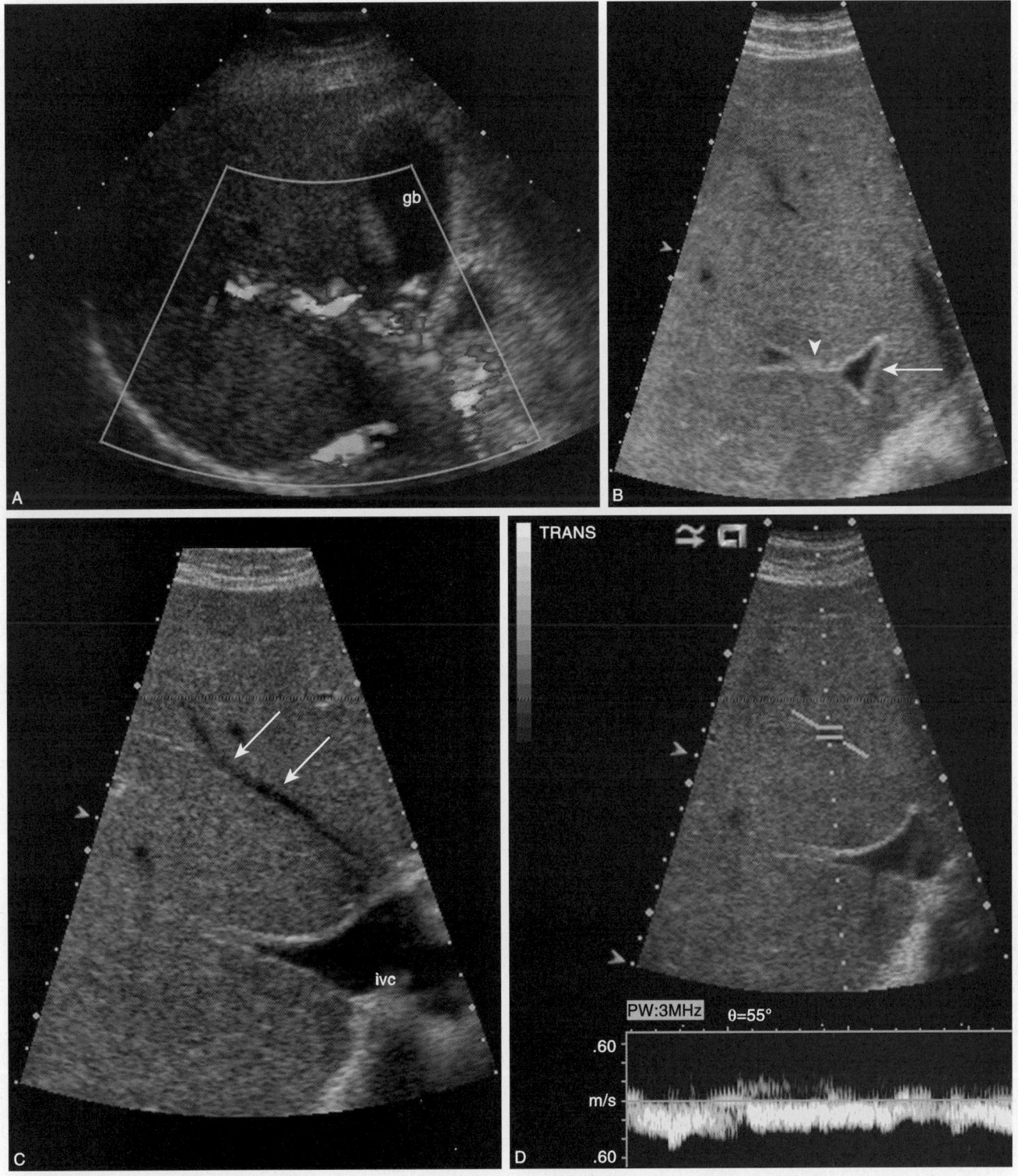

图 15.20　肝脏血管疾病。（A）门静脉海绵样变性，由于侧支血管众多，门静脉血供呈迂曲状。gb，胆囊。（B）静脉阻塞性疾病病人的流出道阻塞。横切面上，肝内下腔静脉（长箭号）明显狭窄，部分肝右静脉（箭头）消失。（C）肝中静脉（箭头）狭窄。ivc，下腔静脉。（D）肝中静脉显示平坦的多普勒血流，符合静脉部分阻塞的表现

表现。在慢性门静脉血栓形成和海绵状转变中,肝脏的形态可能会发生扭曲,Ⅰ段和Ⅳ段增大,左侧肝段和/或周围肝组织萎缩(Tublin et al,2008;Vilgrain,2001;Vilgrean et al,2006)。

布加综合征与静脉阻塞性疾病

布加综合征是一组以肝静脉流出道梗阻为特征的疾病,梗阻可发生于下腔静脉、肝静脉或肝内小静脉水平(参见第87章)。肝小静脉阻塞性疾病罕见,表现为小静脉弥漫性狭窄。布加综合征的病因各异,包括血液学异常导致的静脉血栓、肝内肿瘤引起的静脉阻塞、放疗和化疗导致的静脉网或肝小静脉损伤(Cura et al,2009)。

静脉阻塞和腹水是布加综合征急性期的主要特征。肝脏变大,回声不均匀,肝静脉汇合处的影像学表现可见肝静脉狭窄、肿瘤包绕、管腔内栓子或缺乏正常的肝静脉结构。彩色多普勒可显示肝静脉血流改变和明显的侧支静脉。频谱多普勒检查可显示更多来自中央阻塞或狭窄所致高速血流区域的平坦波形(Grant et al,1989;Ralls et al,1992)(图15.20B-D)。在慢性期,肝内和肝外静脉侧支形成,并出现再生性结节(Brancatelli et al,2002;Brancatelli et al,2007)。尾状叶由于通过独特的肝短静脉直接回流至下腔静脉,因此通常不受影响;肝内静脉侧支通过尾状叶形成回流,导致尾状叶增生肥大(Bargallo et al,2003)。大约25%的布加综合征病人也合并门静脉血栓(Mahmoud et al,1997)。

肝移植评估

超声是评价肝移植的首选方法。早期发现移植并发症对于维持移植物功能至关重要;因此,在任何移植中心都必须随时可进行专业的超声检查。超声监测的频率因机构而异,血管通畅性的首次评估通常在移植后1天内完成(参见第113章和第120章)。

肝移植术后血管并发症的总发生率约为9%(Caiado et al,2007;Quiroga et al,2001),多普勒超声是主要的评估手段。肝动脉血栓形成是一种严重的并发症,因为它影响移植肝的胆管存活。在自然状态下的肝脏中,动脉侧支(主要来自膈动脉)可以在结扎肝动脉后维持胆管血供(Bekker et al,2009)。在移植肝脏中,这种动脉侧支血管最初是不存在的,至少需要2周才能形成。因此,在移植后早期,胆管仅由肝动脉供血。

儿童早期肝动脉血栓形成的发生率高于成人,并且随着围手术期护理的改善而降低。对1990—2007年间发表的71项早期肝动脉血栓形成临床研究的回顾发现,动脉血栓总发病率为4.4%,而儿童和成人的发病率分别为8.3%和2.9%(Bekker et al,2009)。肝动脉血栓形成的原因包括解剖技术原因(扭转、吻合口狭窄)和非生理原因,如免疫因素、凝血异常和感染特别是巨细胞病毒感染(Pastacaldi et al,2001)。肝动脉血栓的平均发现时间约为7天(Bekker et al,2009)。大多数肝动脉血栓是通过常规超声检查发现的,此时病人无症状或仅有肝功能检查升高。肝动脉血栓形成导致的胆管缺血可导致胆管炎反复发作、肝内脓肿形成、胆管狭窄或胆漏,而暴发性肝坏死并

不常见(Garcia Criado et al,2002)。

超声检查显示,正常肝动脉波形表现为快速的收缩期上行程和持续的舒张期血流,阻力指数在0.5~0.8。正常的收缩加速时间,从舒张末期到第一个收缩峰值,通常<0.08s。当彩色和频谱多普勒超声提示肝固有动脉和肝内动脉无血流时,即可诊断肝动脉血栓形成。

肝动脉狭窄发生在大约5%~11%的移植受者中,通常在移植后3个月内发生于吻合口处(Caiado et al,2007)。如果能直接观察到吻合口位置,彩色多普勒可表现为焦点混叠,频谱多普勒则显示血流速度升高。更为常见的是,肝动脉仅在吻合口下游的肝门处可见。在吻合口狭窄的情况下,肝固有动脉下游和肝内动脉会出现小慢波,又称"小波形延迟"(图15.21)。这种波形的特点是收缩峰值速度减慢,RI值小于0.5,加速时间延长超过0.08秒(Caiado et al,2007;Tamsel et al,2007)。在慢性肝动脉血栓形成时,有时肝内动脉可出现柏氏波形。这意味着侧支动脉血供已经形成,其阻尼血流类似于肝动脉狭窄的波形(Caiado et al,2007)。因此,在所有移植肝进行多普勒超声检查时,必须对肝门的主要肝动脉和肝内的肝左、右动脉都进行检查。在术后早期,肝动脉RI值可能升高,这一发现有时与供体年龄较大或冷缺血时间延长有关(Caiado et al,2007;Shaw et al,2003)。

静脉方面,门静脉和肝静脉移植并发症相对较少(见图15.21)。门静脉狭窄和血栓形成的发病率约为1%~2%(Caiado et al,2007;Tamsel et al,2007)。门静脉血栓形成可能是由于手术中的技术问题、先前的门静脉血栓形成、下游阻力增加(例如肝静脉流出障碍)、门静脉血流缓慢或高凝状态所致。当血流在不同的多普勒模式下消失或在灰阶超声上显示高回声血栓时,可诊断门静脉血栓形成。血栓形成可疑时可进行其他影像学检查如CT或MRI来确认。

经颈静脉肝内门体分流术的评估

经颈静脉肝内门体分流术(transjugular intrahepatic portosystemic shunt,TIPS)(参见第87章)是一种治疗方法,可用于降低合并门静脉高压并发症病人的门静脉系统压力。分流术通常连接右门静脉和右肝静脉,将血流从门静脉转移到全身循环。门静脉中的血流应指向TIPS分流道,因此彩色多普勒应显示门静脉分支的逆向血流和门静脉主干的顺行血流。

多普勒超声可用于评估评估分流道通畅情况,判断是否合并TIPS分流道狭窄。TIPS超声评估通常在TIPS术后第二天进行,然后定期进行常规监测。门静脉高压加重的症状可能提示TIPS狭窄或血栓形成,通常建议进行进一步超声检查。TIPS分流道的流速范围为90~200cm/s(Abbitt,2002;Tchelepi et al,2002)。彩色和频谱多普勒无血流对分流道血栓形成敏感性为100%,特异性为96%(Abbitt,2002)。TIPS狭窄的表现包括角度校正分流速度<50cm/s、>250cm/s或肝静脉近端逆行血流(Abbitt,2002;Dodd et al,1995;Fidelman et al,2012;Zizka et al,2000)。其他作者发现,与基线相比,支架峰值流速增加或减少超过50cm/s对分流狭窄诊断的敏感性为93%,特异性为77%(Dodd et al,1995)。

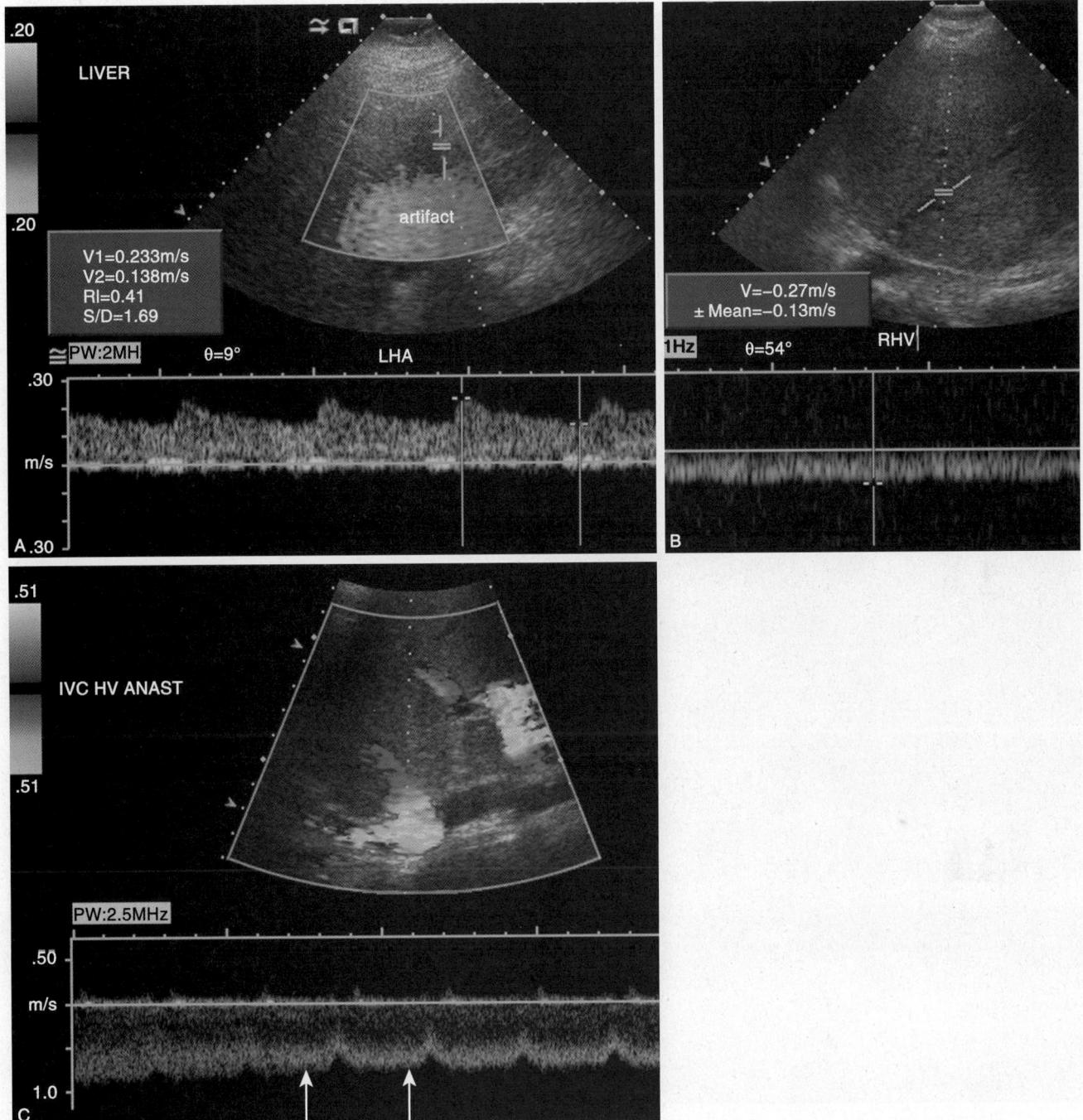

图 15.21 肝移植术后血管并发症。(A)肝左动脉(LHA)小波形延迟提示肝动脉狭窄或血栓形成,波形显示动脉上升减弱和舒张期高血流,阻力指数小于 0.5。(B)背驮式肝移植术后肝右静脉(RHV)双频谱多普勒血流图显示单相平坦血流,提示吻合口狭窄。(C)于血流混叠区域放置样本的双频普勒显示静脉吻合狭窄处有高速湍流(箭头),定位局灶性狭窄范围

胆囊和胆管树的超声

解剖与技术

　　胆囊位于肝左叶和肝右叶交界处的肝下表面,而交界处在上面是由肝中静脉界定,下面由叶间裂确定。超声检查最好从右肋间入路以病人仰卧或左侧卧位的方式显示(见图 15.22)。Heister 螺旋瓣通常在胆囊颈部可见。胆囊可自行折叠或有底肾盂盖。胆囊扩张时评估最好,因此病人应在扫描前禁食。

　　当病人处于左侧卧位,从右肋间入路观察胆总管最佳,这便于使用肝脏或胆囊作为声学窗口。但是,左侧卧位会使肠道气体流向右侧,并可能使远端胆管模糊。或者通过直立体位或右侧卧位并使胃充满液体,可改善远端胆总管的可视性。左、右肝管位于门静脉汇合点的前面,在肋下横行超声图像是最佳的视角。胆管的二级分支可能在门静脉肝段分支附近被看到。

　　几种技术有助于增强胆道的可视性。组织谐波成像可改善对比度并降低评估胆道时的混响和旁瓣伪影导管(Ortega et al,2001)。使用加压和频率、增益、滤波器和音阶的最佳技术

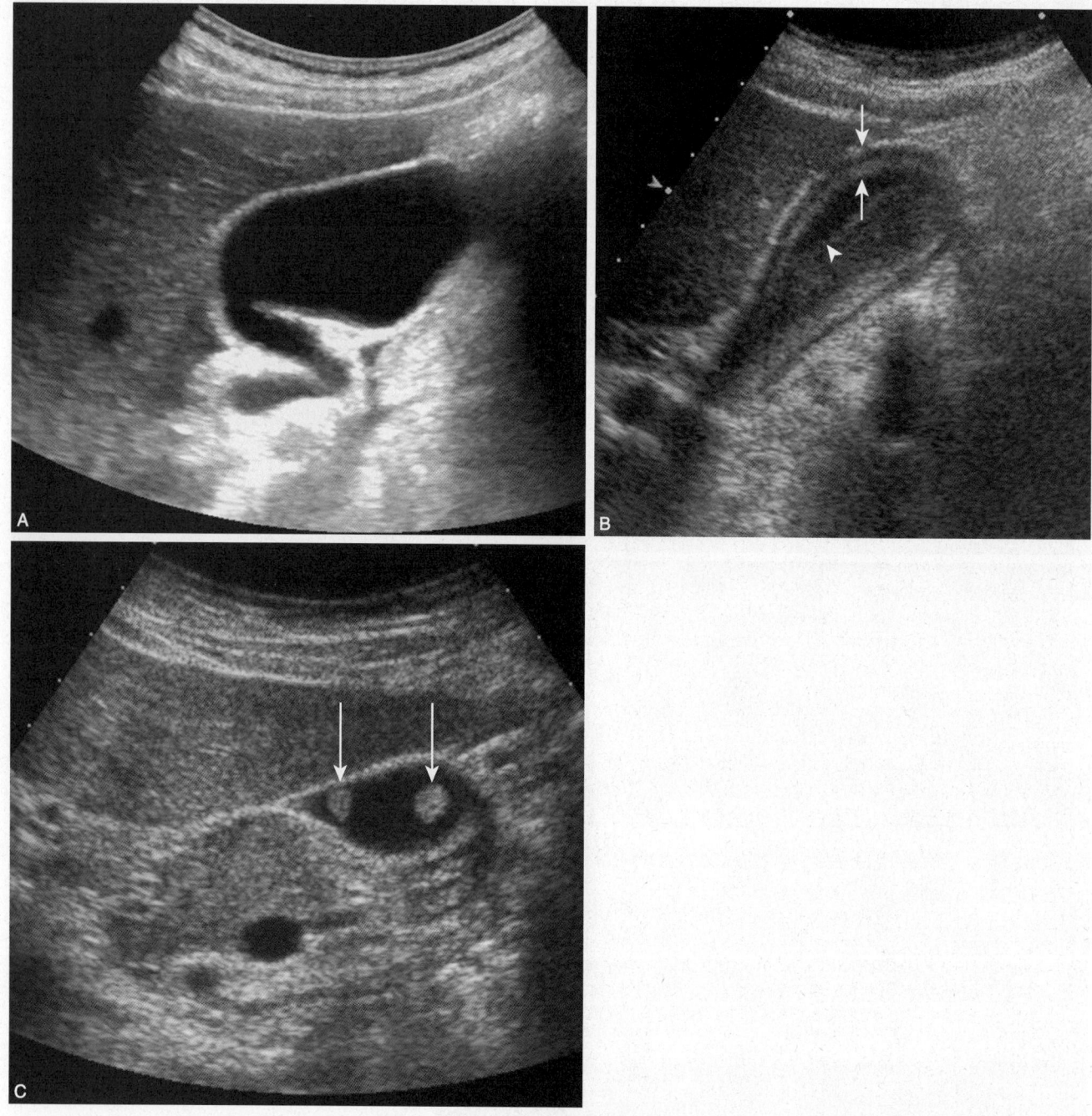

图 15.22   胆囊。(A)胆囊颈部的正常纵向胆囊图像。(B)炎症引起的胆囊壁增厚(长箭头)、向后分层(无尾箭头)。(C)胆囊息肉(箭头),注意无声影。

参数将产生最有利的超声图像。

胆囊

胆囊结石和胆汁淤泥

　　胆囊结石显示为随体位变动而变动的高回声,后方伴声影(图15.23;见图15.3)。通过体位变动来区分胆囊结石和胆囊息肉很重要,因为胆囊结石是可移动的,而息肉是固定的。结石大小是决定超声声影的主要因素,且通常小于3mm的结石很难有声影。可以优化显示胆囊小结石声影的技术因素包括增加换能器频率、设置胆囊结石的聚焦区深度、改变病人体位

使多个结石聚集在一起以及在彩色多普勒仪上显示闪烁的伪影。胆囊颈结石可能难以显现,但当病人左侧卧位检查时,可使结石滚入胆囊体或胆囊底。胆囊颈固定的结石常导致胆囊炎发生。如果大结石或多个结石充满整个胆囊腔,则胆汁可能很少。发生这种情况时,胆囊结石可通过胆囊前壁的回声,结石的回声前表面以及结石的后部声影产生的"壁回声阴影"征兆进行诊断。新月形的低回声胆汁将胆囊壁与回声区分开(见图15.23D)。相反,瓷化胆囊的胆囊壁本身有钙化作用,因此没有低回声的新月胆汁将胆囊壁与回声分开。

　　胆囊淤泥是黏性的回声胆汁,无声影,有时呈圆形,称为"肿瘤样淤泥"。大约15%病人的胆汁淤泥会形成胆囊结石。

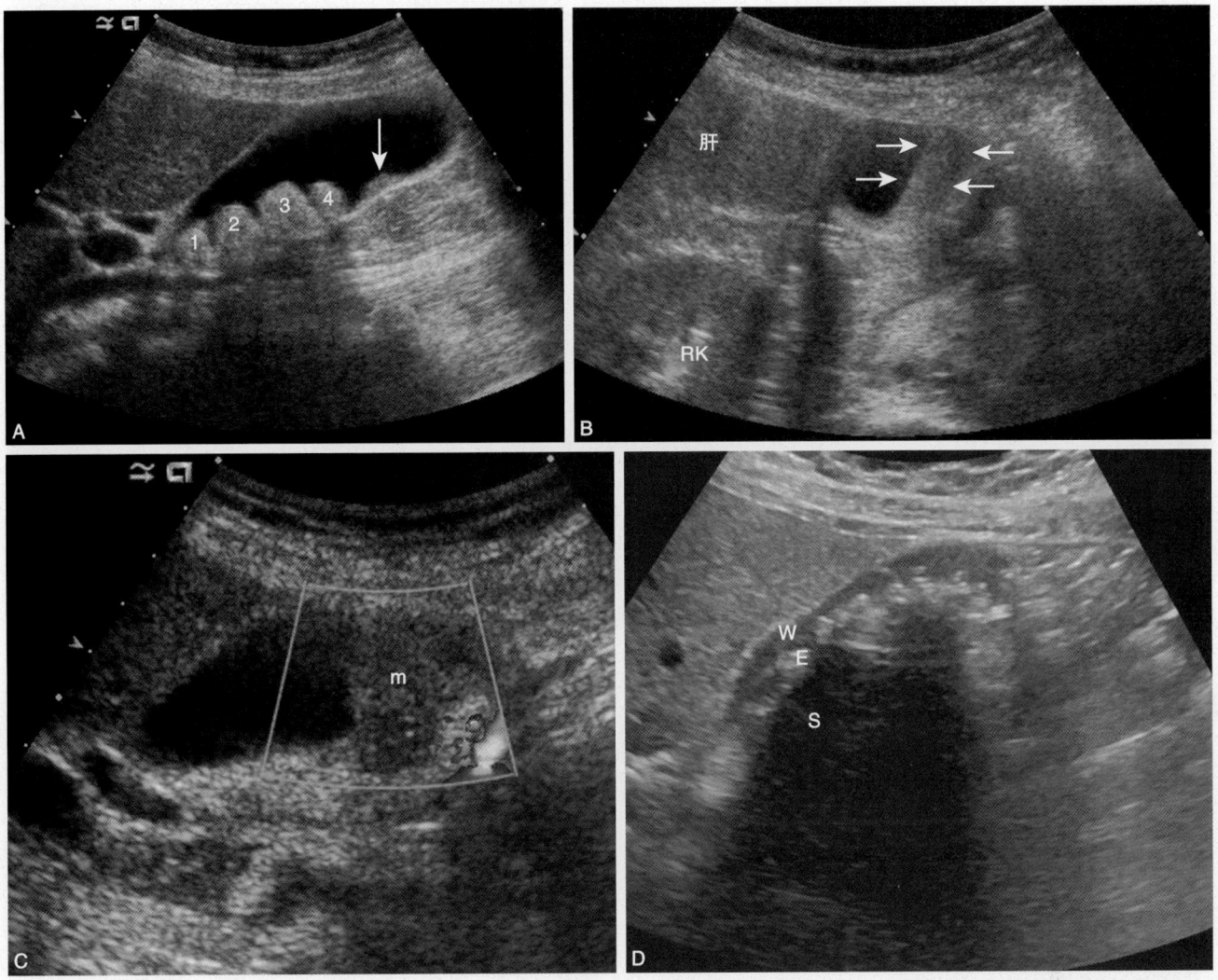

图 15.23　胆囊结石和胆囊癌。(A)胆囊的纵向观显示带有声影的分层结石(编号)。在胆囊床也可见少量淤积(箭头)。(B)胆囊底部观显示可疑肿瘤的局灶性胆囊壁增厚(箭头)。RK,右肾。(C)在彩色多普勒成像中看到肿瘤内有血流信号。(D)结石填满胆囊腔,由胆囊前壁、胆囊结石的前表面回声以及胆囊结石的后部声影形成壁-声-影(WES)征象

淤泥会掩盖小结石的界面。淤泥将随位置变化而变化并缓慢移动,而胆囊结石在实时超声检查中能快速滚动。

胆囊炎

急性胆囊炎(参见第 33 章)是由于胆囊管或胆囊颈的阻塞,通常是胆囊结石引起的。胆囊因黏膜的化学炎症而膨胀,产生具有壁水肿和炎症的紧张而柔软的胆囊。对于胆囊炎的诊断,超声的灵敏度为 80%～100%,特异度为 60%～100%,阳性预测值为 90%～94%(Harvey & Miller,1999;Ralls et al,1985)。急性结石性胆囊炎的超声检查结果包括胆囊结石,胆囊壁增厚大于 3mm,胆囊周围液体和超声墨菲征阳性。胆囊结石、胆囊壁增厚和墨菲征加在一起具有 92%～95%的阳性预测值(Ralls et al,1985;Smith et al,2009;Teefey et al,1991)(图 15.24)。

在肺气肿性胆囊炎中,胆囊壁中的回声气泡会产生混响伪影。在这种情况下,胆囊坏死、坏疽和穿孔是可能的。坏疽性胆囊炎在糖尿病病人或白细胞计数大于 15×10⁹/L 的病人中更常见(Fagan et al,2003)。坏疽性胆囊炎的超声特征包括从脱落的黏膜浮起的腔内膜、胆囊壁中的空气遮蔽病灶、胆囊壁破裂和胆囊周围脓肿的形成(Jeffrey et al,1983)。胆囊壁增厚是非特异性的,可见于多种胆囊疾病和胆囊外的病理状况。在没有原发性胆囊壁疾病的病人,弥漫性胆囊壁增厚发生在多种全身性疾病过程中,例如低白蛋白血症、充血性心力衰竭、肝炎和胰腺炎(van Breda Vriesman et al,2007)。

增生性胆囊炎和胆囊息肉

增生性胆囊炎(参见第 49 章),例如胆固醇沉积症和腺肌病,可引起局灶性或息肉样胆囊壁增厚。胆固醇沉积症是由胆囊壁中异常胆固醇沉积导致壁不规则或息肉样腔内肿块引起的。胆固醇沉积症通常表现为多发性小的(1～10mm)无阴影息肉,它是由非依赖性具有回声斑点和小叶轮廓的囊壁所致(见图 15.22C)。胆固醇息肉是良性的,无恶性潜能(Ito et al,2009;Levy et al,2002;Terzi et al,2000)。腺肌病是一种良性增生性胆囊病,无胆囊壁黏膜和固有肌层增生引起的恶性潜能。壁间憩室被称为 Rokitansky-Aschoff 窦,其储存胆汁,沉积为胆固醇结晶,并以在增厚的胆囊壁中具有特征性的彗星尾征的囊

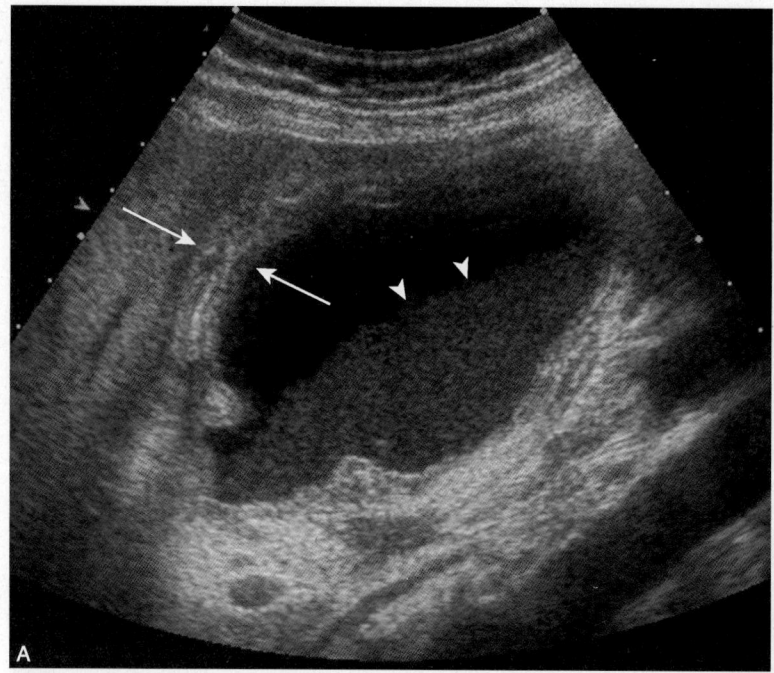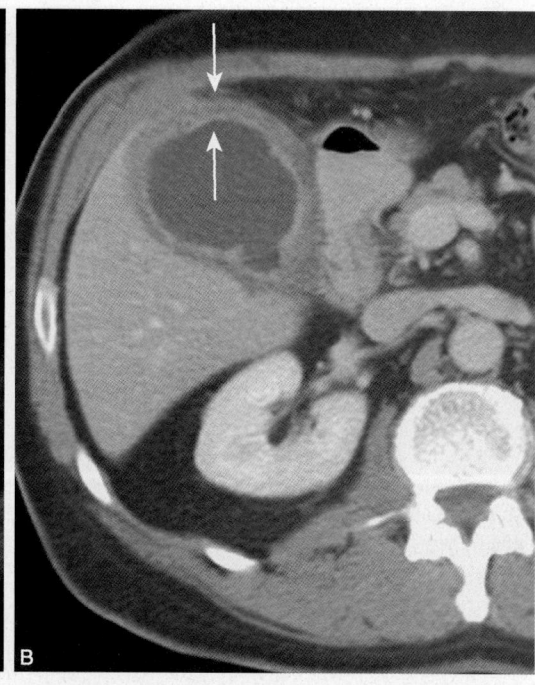

图 15.24   急性胆囊炎。(A)纵向超声检查显示胆囊扩张,不规则壁增厚(长箭头),分层(无尾箭头)。(B)计算机断层扫描显示胆囊壁增厚(箭头)

性空间出现(Levy et al,2002)(参见图 15.4)。腺肌病中胆囊壁增厚可能是局灶性或弥漫性的。胆囊底的壁增厚最常见。当它发生在胆囊体时,会产生环形收缩的沙漏形胆囊。腺肌病的瘤样区域称为腺肌瘤。

大多数偶然发现的息肉样胆囊病变是非肿瘤性的,代表胆固醇息肉或炎性息肉(Corwin et al,2011)。罕见地,这些可能是肿瘤性的,例如腺瘤,并且向腺癌的恶性转化是一个问题。腺瘤往往是孤立且均匀的高回声,但随着腺瘤体积的增加而变得更加不均匀,并且可能有蒂或无蒂。邻近腺瘤的胆囊壁增厚可能提示恶性肿瘤。在有息肉样胆囊病变的病人中,恶性肿瘤的危险因素包括病人年龄(>60 岁)、胆结石并存和息肉样病变的大小(直径>10mm)(Terzi et al,2000)。大于 10mm 的息肉中恶性肿瘤的患病率为 37%~88%(Ishikawa et al,1989;Koga et al,1988)。有人建议对大于 10mm 的无症状息肉和有症状的胆囊息肉要考虑手术(Wiles et al,2014)。超声检查通常会跟踪小于 10mm 的无症状胆囊息肉,而小于 6mm 的无症状胆囊息肉可能不用随访或延长随访间隔(Pedersen et al,2012)。

胆囊癌

胆囊癌(参见第 49 章)可能显示为无蒂或息肉状的肿块,胆囊壁增厚或填充胆囊腔并延伸至邻近肝脏的浸润性肿块(Wibbenmeyer et al,1995)(图 15.25)。当肿块占据胆囊腔时,可能导致胆囊结石移位或"被困"在胆囊腔内。胆囊癌的继发征象包括黏膜层回声不连续,在胆固醇晶体中没有回声斑点以及大于 60cm/s 的高速动脉血流。胆囊壁的选择性黏膜钙化与胆囊癌显著相关,而弥散性壁内钙化则不相关(Stephen & Berger,2001)。胆囊癌通常连续延伸至肝ⅣB 和 V 段或肝门,可能直接累及主胆管而引起继发性胆道梗阻。胆囊癌也可能存在邻近的淋巴结肿大。超声在检测胆囊原发性和局部性肿瘤扩散方面表现良好,但 CT 对于更准确地评估可切

除性、疾病远处扩散和腹膜转移是必不可少的(Bach et al,1998)。

在腹腔镜手术治疗胆囊结石的时代,重要的是在术前超声检查中仔细评估胆囊,以排除隐匿性胆囊癌并规划合适的手术方法。大约 47% 的胆囊癌在腹腔镜胆囊切除术中被偶然发现(Duffy et al,2008)。对于这些病人,建议进行彻底的手术切除和腹腔镜戳孔部位的切除(D'Angelica et al,2009;Duffy et al,2008;Winston et al,1999)。

胆管

胆总管囊肿

胆总管囊肿(参见第 46 章)根据扩张胆管节段的位置可分为:Ⅰ型为梭状肝外胆管扩张,Ⅱ型是肝外胆管憩室,Ⅲ型是胆总管末端扩张,Ⅳ型是多灶性扩张,Ⅴ型是肝内胆管的囊性扩张,与 Caroli 类似(Todani et al,1977)。对于 Caroli 病,囊肿可能很大,并且在超声检查中与胆管的连接并不总是很明显。在成像方面,重要的是要显示胆管连接处,从而区分胆道多囊性疾病。来自囊泡边缘的纤维血管束的动脉信号也可能有助于诊断(Miller et al,1995)。

胆道梗阻

通常在肝动脉交叉处附近进行肝外胆管的测量,测量管腔从内壁到内壁。胆总管的管腔直径通常不超过 6mm。胆囊切除术后直径可能没有变化或仅略有增加(Abitt,2002;Feng & Song,1995;Mueller et al,1981)。年龄的影响是有争议的,即使在老年人中胆总管直径通常不超过 7mm(Bachar et al,2003;Horrow et al,2001;Perret et al,2000)。文献中的阈值变化是由于样本量、病人人群和混杂变量的影响。

肝内胆管扩张的定义不太明确。肝内胆管应大于相邻门

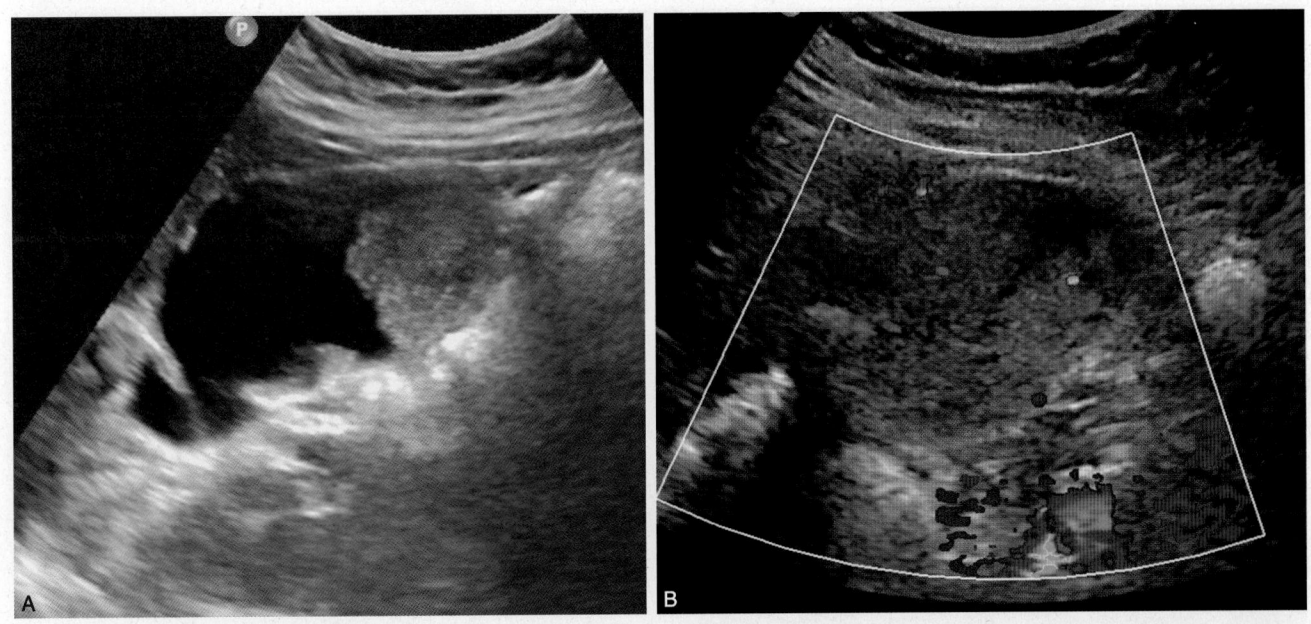

图 15.25　胆囊癌。(A)胆囊的灰阶纵向图像显示胆囊底有实性不规则肿块。(B)该病灶的横向彩色多普勒图像显示内部血管,可疑肿瘤。病理证实为胆囊腺癌

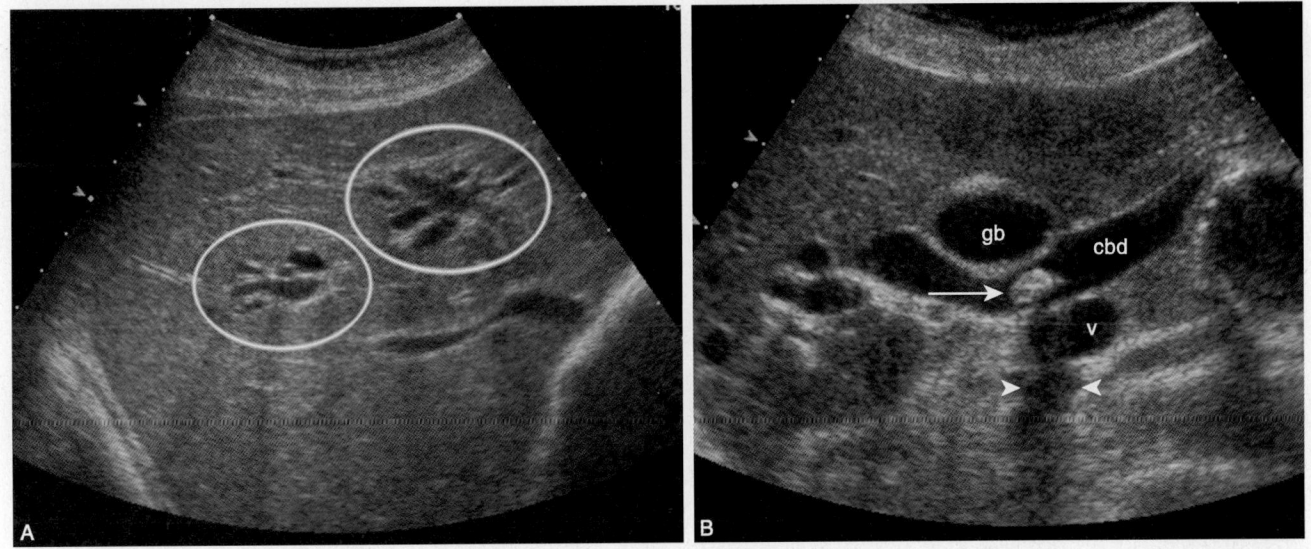

图 15.26　胆总管结石引起的胆道梗阻。(A)肝脏的横断面超声图显示"双轨"征(圆圈区域),与肝内胆管扩张相一致。(B)胆总管(cbd)的纵向观显示回声结石(长箭头)产生声影(无尾箭头)。gb,胆囊;v,门静脉

静脉的 2mm 或大于 40%,才能被认为是扩张的。"双轨"征是由平行于门静脉分支的扩张胆管引起的(图 15.26)。肝内胆管扩张最好在左肝叶的横向图像中发现。应评估胆管扩张的方式,以确定其在两个肝叶中是对称的还是位于肝脏的一部分。为了确定阻塞的程度,横向追踪左、右主肝管至其交界处,并获得肝和胆总管的横断面图。通过这种方法,可以将肝内梗阻与肝外梗阻区分开,通常可以确定梗阻的病因(图 15.27)。

胆管扩张通常是由阻塞引起的。胆管结石表现为腔内充盈缺损(参见图 15.26B),其可以是肝内或肝外的。结石可能形成或倒流至肝内胆管中,并且小结石可能会误认为是空气(请参阅第 36 和 37 章)。因为胆管结石周围的胆汁很少,并且由于结石可能很小,所以可能不会总是引起声影。经腹超声仍然依赖于操作者,但是当由经验丰富的检查者进行时,对胆总管结石具有很高的诊断准确性(Rickes et al,2006)。胆管内的碎屑或较稠厚的胆汁可能会导致胆管内部回声和液平,但是碎屑不会遮挡,并且会随位置变化而移动。如果血凝块为逐步形成,胆道出血可能分层或出现回声和肿块状(见第 125 章)。结直肠癌转移或肝细胞癌引起的胆管内肿瘤也可能表现为胆管内肿块。

肿瘤通常会使胆管扩张,不会产生声影(Ghittoni et al,2010;Jhaveri et al,2009)。胆道蛔虫病的梗阻与胆管内的管状结构有关,蠕虫的运动是具有特征性的(Lim,1990)。胰腺癌、胆囊癌和胆管癌均可引起胆道扩张。

胆道阻塞的模式和胆管壁的出现也有助于诊断。化脓性胆管炎的复发表现为胆管扩张,胆管内结石和节段性扩张,多发于肝左叶(参见第 39 章)。肝叶萎缩也可能存在。原发性硬

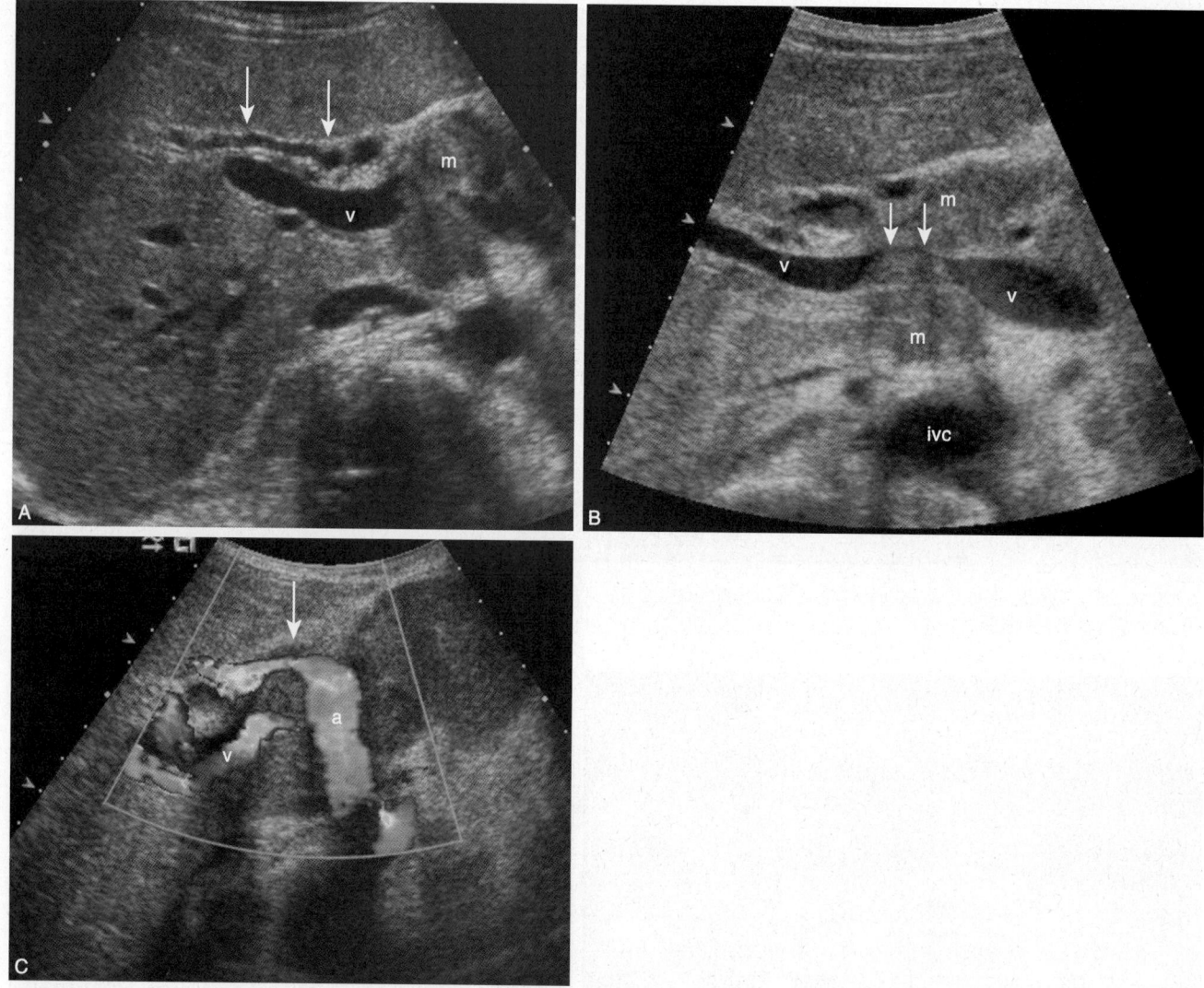

图15.27　肝门淋巴结肿大引起的胆道阻塞和血管包绕。(A)肿块(m)阻塞了轻度扩张的胆总管(箭头),并累及门静脉主干(v)。(B)结节肿块(m)包绕着明显变窄的门静脉(v)(箭头)。ivc,下腔静脉。(C)彩色多普勒图像显示肝动脉变窄(a;箭头),扩张接近包绕的肝段。v,门静脉

化性胆管炎会引起胆管的串珠状外观、胆管壁增厚、胆管狭窄和不连续的扩张区域;扩张胆管中的腔内回声代表碎屑,如脓液、淤泥或脱落的上皮(请参阅第41章)。与艾滋病相关的胆管炎也可见到管壁变厚。对于邻近左门静脉脐部的肿瘤,胆管扩张或胆管壁增厚可能是胆管受累的线索。

对于考虑进行外科手术切除或姑息性胆道引流的胆道梗阻病人,应仔细评估扩张胆管的分布,以确定治疗方法。应注意任何与主胆管不连通的孤立胆管节段,因为孤立的胆管节段可能会改变手术方式,并且胆道引流可能需要放置多个引流管(Jarnagin et al,2001)。

胆管癌

胆管癌是肝内或肝外胆管的肿瘤(参见第47章)。周围型肝内胆管肿瘤直径一般较大,而肝外胆管肿瘤直径一般较小,并常常表现为阻塞性黄疸。胆管癌可能是高回声或低回声。

周围型肝内胆管癌的表现为局灶性肝肿块,可能是单个的或伴有卫星病变。肝内胆管癌在25%的病例中伴有周围胆管扩张,可能有包膜牵缩,缺乏低回声光晕和静脉血栓形成;这些

特征有助于区分周围型胆管癌与肝细胞癌(Chung et al,2009;Soyer et al,1995)(参见第50章)。

肝门部胆管癌多发于胆道汇合处,产生典型的肝段性上游胆管扩张,肝门部扩张的左右肝管突然截断且互不相通。多数肝门部胆管癌是等回声的,一些较大的肿瘤可能具有低回声的边缘,尤其是在涉及肝脏的情况下(Bloom et al,1999)。超声检查通过肿瘤的位置和胆管阻塞的分布来证实肿瘤累及胆管的程度(Hann et al,1997)。肝门部肿瘤通常导致肝叶萎缩(请参阅第51章)。

在超声检查中,肝外胆管癌可表现为沿胆管壁浸润性扩散,结节性胆管壁增厚或呈乳头状(Hann et al,1997)。乳头状肿瘤是息肉状膨胀性胆管内肿块,其预后和手术结局均较好(Jarnagin et al,2005)。经验丰富的操作者用超声可以正确地识别出96%的肝外胆管癌,并且可以证明肿瘤沿胆管壁浸润(Lim,2003;Robledo et al,1996)。

在放置胆管引流管之前,最好通过超声评估胆管肿瘤受累情况,因为气胸或支架伪影可能会影响对肿瘤边缘的判断,胆道引流减压后胆道阻塞的情况可能变得不明显。门静脉常受累,

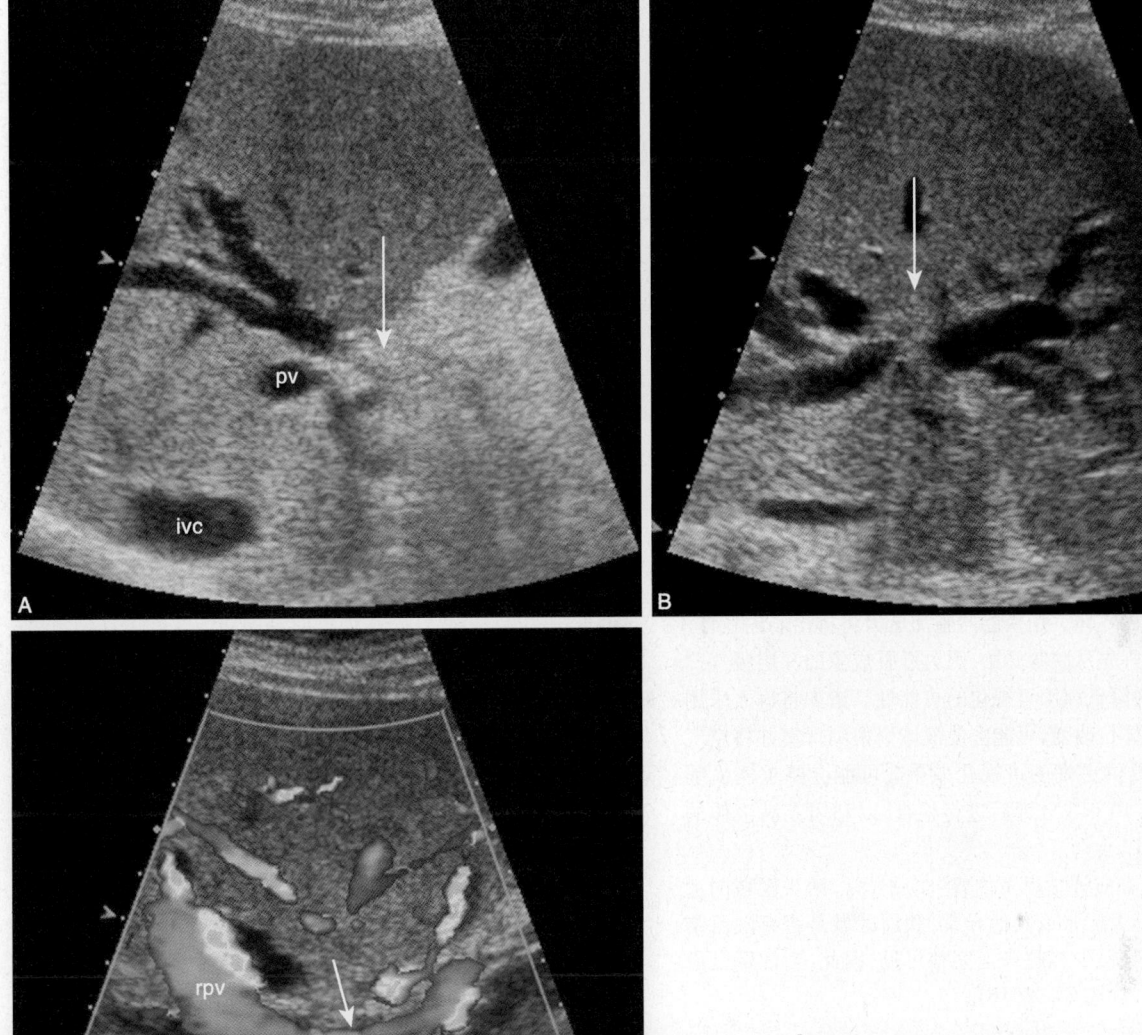

图 15.28　Klatskin 肿瘤(肝门部胆管癌)。(A)肝总管纵向观显示与肿瘤狭窄一致的锥形段(箭头)。ivc,下腔静脉;pv,门静脉。(B)胆道汇合处的横断面图像显示在分叉处有肿瘤回声(箭头)及两个肝叶扩张的胆管。(C)如彩色多普勒横向图像所示,门静脉左支变窄并被包绕(箭头)。rpv,右门静脉

可能被包绕或闭塞。门静脉的状况和胆管扩张均有助于确定手术方法(de Groen et al,1999;Jarnagin et al,2001)(图 15.28)。

超声造影有助于胆管癌的诊断和分期(Lim et al,2006;Xu et al,2010)。Khalili 及其同事(2003)报道,可切除性的正确预测从非超声造影检查的 69% 提高到超声造影后的 96%。用于分期的超声检查通常涉及其他成像方式。

胰腺超声

解剖与技术

胰腺在上腹前肾旁间隙中横向走形,位于胃和肝左叶深处

(请参阅第 2 章)。胰体和胰尾的背/后边界是以脾静脉为标记(图 15.29)。脾静脉和肠系膜上静脉合共干后的门静脉是部分胰颈的标志。胰头和胰腺勾突部分包绕着脾静脉和肠系膜上静脉合干后的门静脉,使胰腺组织位于静脉的前方和后方(Sirli & Sporea,2010)。腹腔干标志着腺体的颅侧边界。胰尾有轻微的颅侧压痕,可能延伸到脾门。

正常的胰腺回声性良好、均匀,且对肝脏来说是等回声或高回声。胰管可能是可见的,尤其是在瘦弱的病人中,因为无回声管状结构沿着胰腺的长轴方向,直径通常不大于 2mm,在尾部逐渐变细或变得不可见。横断面图像上,通常可以在胰头后侧的横截面中看到胆总管(参见图 15.29)。胃十二指肠动脉通常可以在沿胰头右前部的横截面中看到。

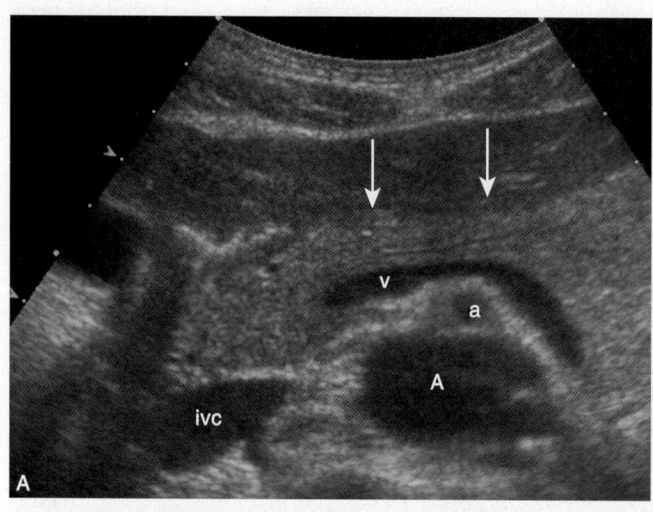
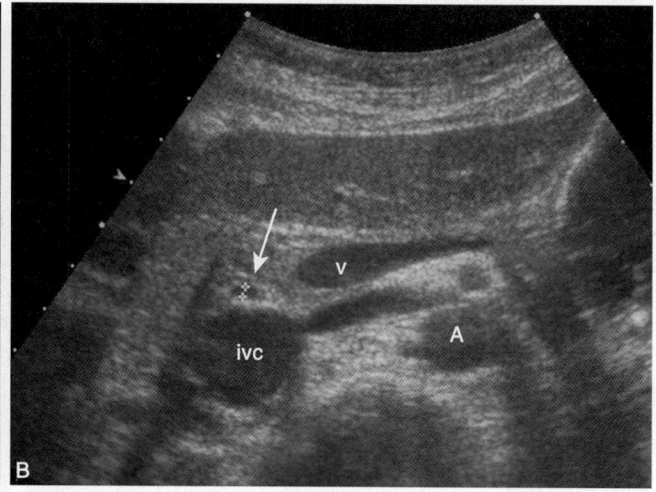

图 15. 29　正常胰腺。(A) 正常胰腺和邻近血管解剖的横断面图像。显示了胰体 (箭头)。a, 肠系膜上动脉；A, 主动脉；ivc, 下腔静脉；v, 脾静脉。(B) 胆总管胰腺段 (光标；箭头)。A, 主动脉；ivc, 下腔静脉；v, 脾静脉

由于其位于中线和后部，当病人处于仰卧位时，部分胰腺通常会被胃中的气体遮盖。最佳情况是，病人应在扫描前禁食数小时以减少肠内气体。用换能器施加压力将排出肠内气体。腹部超声检查最好先从胰腺开始，因为肝脏成像的深层吸气扫描会导致吞气，并降低胰腺可视化的可能性。诸如将病人采用直立坐姿之类的体位改变，可能会使液体聚集到胃窦并将空气排入胃底，从而提供更好的可视化效果。可能会要求病人喝 500ml 水，然后在 10~15 分钟后进行检查，以利用充满液体的胃作为回声窗口。

胰腺超声检查应评估以下内容：实质异常，胰头区域的远端胆总管，胰管是否扩张或其他异常，胰周区域是否有淋巴结肿大或积液。胰腺很少在超声上完整可见，因此，当怀疑是原发性胰腺病变时，首选 CT 或 MRI。

胰腺炎

急性胰腺炎是引起腹痛的常见原因，通常可以通过临床表现和实验室检查来诊断 (见第 55 章)。胰腺炎的超声检查结果通常很细微，包括不同的实质回声或回声的局灶性改变、具有轮廓凸起的局灶性肿块样异常、前缘不清晰和胰周积液 (Finstad et al, 2005)。急性胰腺炎可能是局灶性或弥漫性的，可能无法与局灶性肿块区分开。在胰腺炎的背景下评估的其他发现是胆道问题，例如胆道结石或胆管扩张，腹水和胸腔积液。超声检查可疑胰腺炎的主要目的是检查胆道和胆囊异常。尽管 CT 是衡量急性胰腺炎的严重程度和范围的首选技术，但超声检查有助于确定疾病是否由胆结石触发，因为据报道 CT 对胆结石的检测灵敏度低至 25% (Chan et al, 2006)。

超声检查可以发现急性胰腺炎的并发症，例如胰周积液和血管并发症 (例如脾或门静脉血栓形成，脾动脉假性动脉瘤)。胰腺实质和胰周积液随时间发展和演变，可能是无菌的、感染的或出血的。典型的假性囊肿是局限的、囊壁光滑的球形无回声肿块，并伴有后声增强 (图 15.30)，有时是多灶的，在一段时间内可能会发展成囊壁钙化。彩色多普勒仪应始终用于评估任何上腹部的囊性肿块，包括在胰腺炎中所见的囊肿，以区分积液与胰腺炎的其他并发症 (如假性动脉瘤)。彩色多普勒

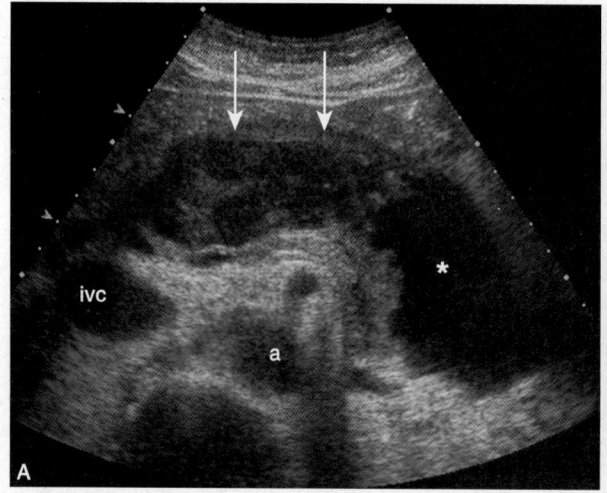
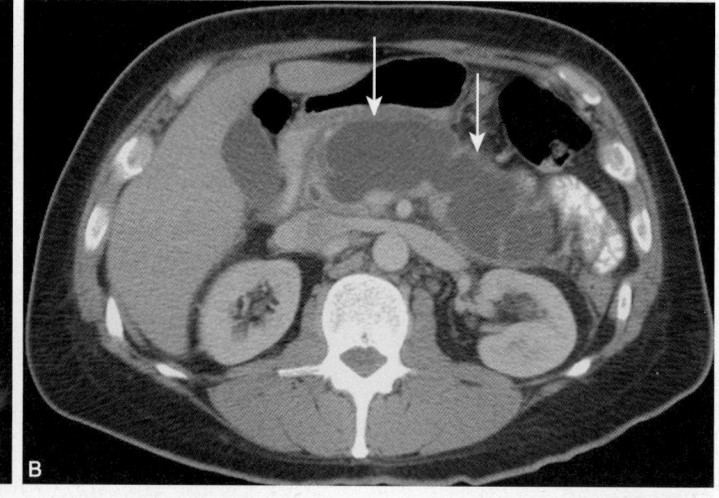

图 15. 30　胰腺假性囊肿。(A) 胰腺的横断面超声显示胰尾囊肿 (星号)，并向胰体延伸 (箭头)。a, 主动脉；ivc, 下腔静脉。(B) 计算机体层摄影扫描证实广泛的假性囊肿 (箭头)

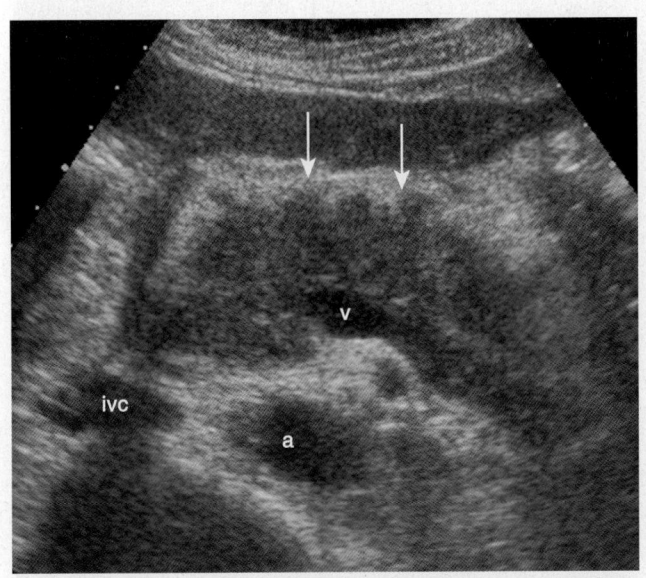

图 15.31　自身免疫性胰腺炎。胰腺的横断面图像显示胰腺弥漫性肿大，边缘清楚且外观呈分叶状（箭头）。a，主动脉；ivc，下腔静脉；v，脾静脉

还可以检测脾静脉血栓形成，这种疾病发生在急性胰腺炎后的 1%～3% 的病人中（Balthazar，2002）。超声不能可靠地确定是否存在胰腺坏死，脓肿或出血。CT 或 MRI 可提供更准确的评估。超声造影可用于评估急性胰腺炎，以识别诸如胰腺坏死等并发症，这些并发症表现为混杂的不增强区域（Ardelean et al，2014）。超声造影的好处是可以在病人的床边进行超声检查。

胰腺的慢性炎症最终会导致胰腺实质的瘢痕形成和破坏，产生一个小的萎缩性腺体，其边缘界限不清，并且呈斑片状混合回声。主胰管可能会变得扩张和不规则（Bolondi et al，1989）。钙化可能发生于胰管内或实质内，并且可能在彩色多普勒上显示出亮的伪影。局灶性低回声炎性肿块可能发生在慢性胰腺炎中，可能难以与癌区分开。在低回声灶性肿块内发现钙化有助于区分这两个实体病变，并提示其病因是慢性胰腺炎，而不是癌变（参见第 57 章）。

自身免疫性胰腺炎通常表现为局灶性或弥漫性胰腺肿大，前缘模糊不清，胰管不扩张（Araki et al，2006；Sahani et al，2004）（图 15.31）。这种类型的胰腺炎通常对类固醇有反应，最近超声造影检查的研究表明，造影剂注射后血管分布明显的程度与炎症的病理分级直接相关，与纤维化程度呈负相关（Numata et al，2004）。

胰腺肿瘤

胰腺实体瘤

尽管最好通过 CT 进行分期，但超声检查可以检测到胰头腺癌，因为超声可以作为评估黄疸、右上腹痛或上腹痛的初步影像学研究。胰腺腺癌通常表现为不明确的低回声肿块，伴有

其上游胰管的扩张和远端胰腺的萎缩（图 15.32）（参见第 61 和 62 章）。胰管和胆总管扩张的"双管征"是胰头腺癌的可疑影像学发现。由于病人的身体状况和过多肠气的影响，在超声检查中胰体或胰尾肿瘤的显示也不相同。彩色多普勒超声检查通常不显示胰腺腺癌内增多的血管。尽管如此，多普勒超声评估仍可用于显示包绕在局部进展期疾病中的胰周血管，如腹腔干和肠系膜上血管。超声弹性成像在胰腺中的应用正在研究中，经内窥镜超声方法的研究比经腹方法更多。使用弹性成像技术最初的研究目的是区分纤维化严重且坚硬的恶性病变与纤维性较轻的良性病变（如局灶性炎症）。内窥镜超声弹性成像的另一种用途是协助选择细针抽吸目标。

与腺癌相比，胰腺的神经内分泌肿瘤通常为血管丰富的肿块，为等回声或低回声，轮廓分明，边缘光滑（参见第 65 章）。功能性肿瘤通常比无功能性肿瘤更早出现，并且体积较小。较大的肿瘤可能显示内部坏死和钙化。术中超声可用于定位胰腺神经内分泌肿瘤。在有 I 型多发性内分泌肿瘤的病人中，实时术中扫描还可以帮助确定其他可能 CT 没有检测到的厘米以下的神经内分泌肿瘤（Shin et al，2009）。

在超声检查中有些类似胰腺肿块。胰腺局灶性脂肪缺乏或脂肪浸润均可表现为肿块状，以及局灶性胰腺炎（如沟槽状胰腺炎）。其他误导包括先天性轮廓异常、复杂的假性囊肿和可能类似胰腺肿块的脂肪瘤。

胰腺囊性肿瘤

囊性胰腺肿瘤（参见第 60 章）可分为两大类：浆液性和黏液性囊性肿瘤。根据囊肿的内部结构和大小，可在影像学研究中进行区分。浆液性囊腺瘤通常是良性肿瘤，边界清楚。内部表现取决于单个囊肿成分的大小，通常在 1～20mm。许多微小的囊性占位可能无法单独分辨并产生多个界面，因此，囊性成分通常是回声或实性的。内部结构通常被描述为具有蜂窝状或海绵状外观（图 15.33）。由相对较大的囊肿组成的浆液性肿瘤在超声检查中会显示为部分实性肿块，且周围有囊性区域。中央星状瘢痕是许多浆液性囊腺瘤的特征，可能显示为回声或钙化灶影（Hutchins & Draganov，2009；Yeh et al，2001）。

黏液性囊性肿瘤通常表现为单囊或多囊性病变，具有较厚的隔膜和较厚的囊壁，并且通常位于胰体和胰尾。黏液性囊性肿瘤具有恶性潜能，并且实性囊壁结节是可疑恶变的。导管内乳头状黏液性肿瘤（intraductal papillary mucinous neoplasms，IPMN）是由胰腺导管系统上皮产生的囊性肿瘤，其特征在于导管内乳头状生长和大量黏蛋白产生，导致导管扩张。侧支型 IPMN 通常表现为胰腺实质内的单囊小囊肿或多囊性囊肿。主干型 IPMN 可能仅表现为主胰管扩张（图 15.34）。IPMN 有发展为癌症的可能，任何实性成分或囊壁结节都与恶性肿瘤有关（请参阅第 60 章）。

内镜超声检查可更好地显示内部囊肿结构和引导液体抽吸，可用于评估囊性胰腺肿瘤（参见第 16 章）。

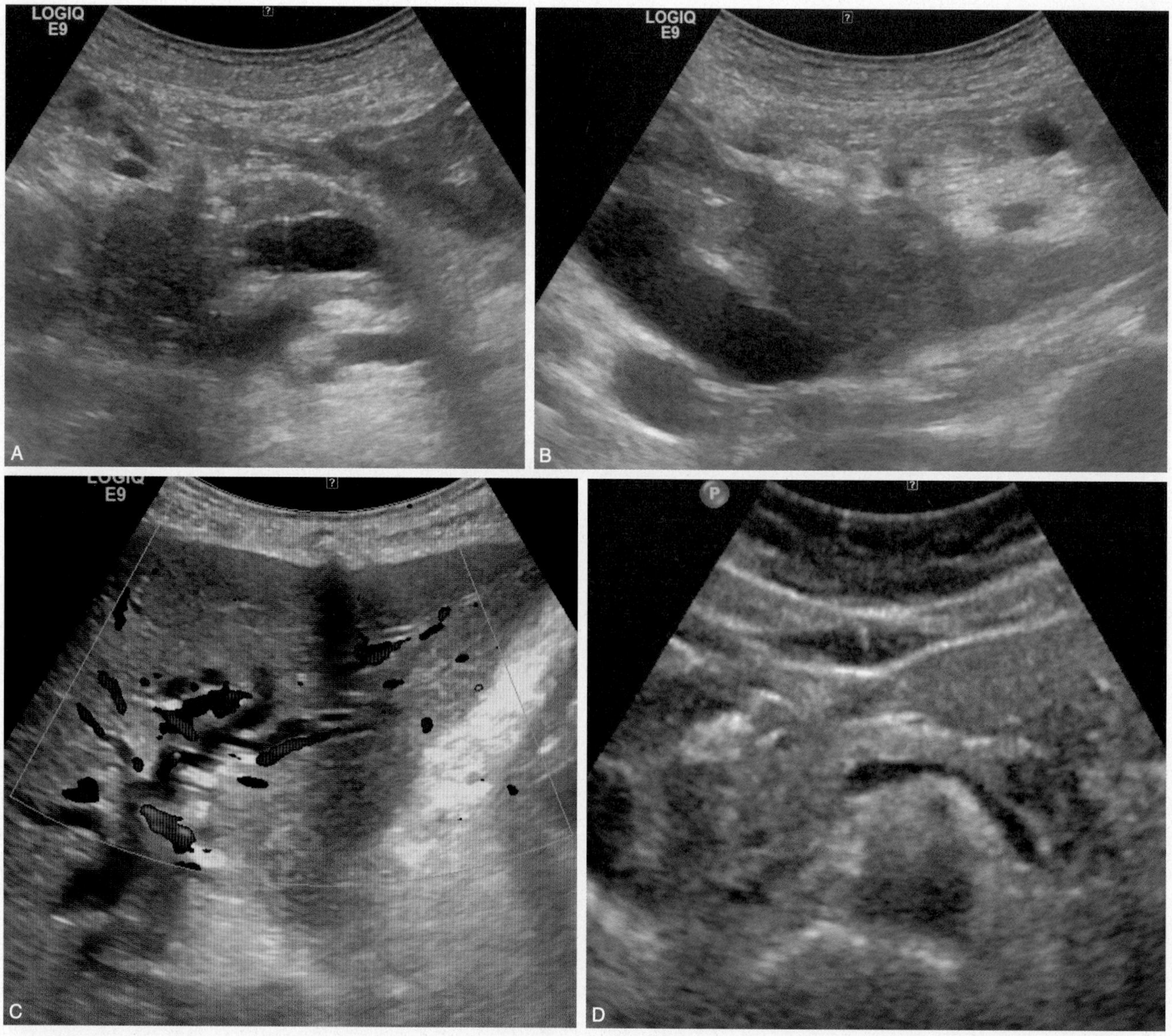

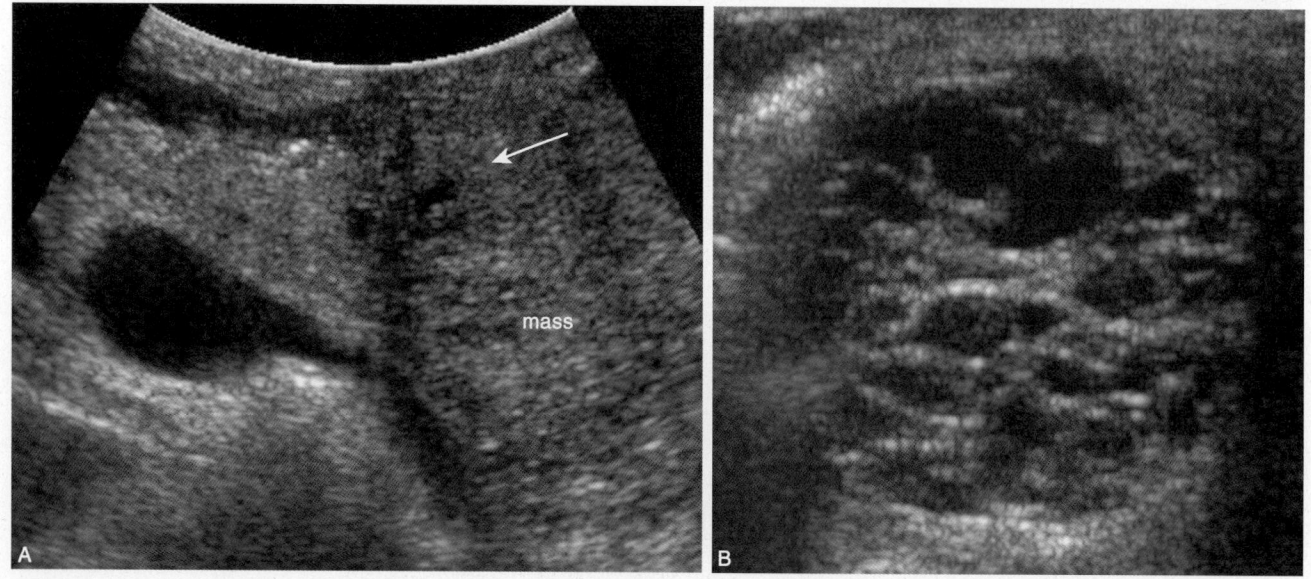

图 15.32　胰腺腺癌的病例。低回声胰腺实性肿块致上游主胰管扩张(A)胆总管扩张(B)和肝内胆管扩张(C)。(D)另一例病人胰尾的低回声肿块

图 15.33　胰腺浆液性囊腺瘤。胰腺的横向术中超声图像。(A)胰尾肿瘤有一个小的囊肿(箭头)。(B)在放大的高频图像上,肿瘤具有蜂窝状结构

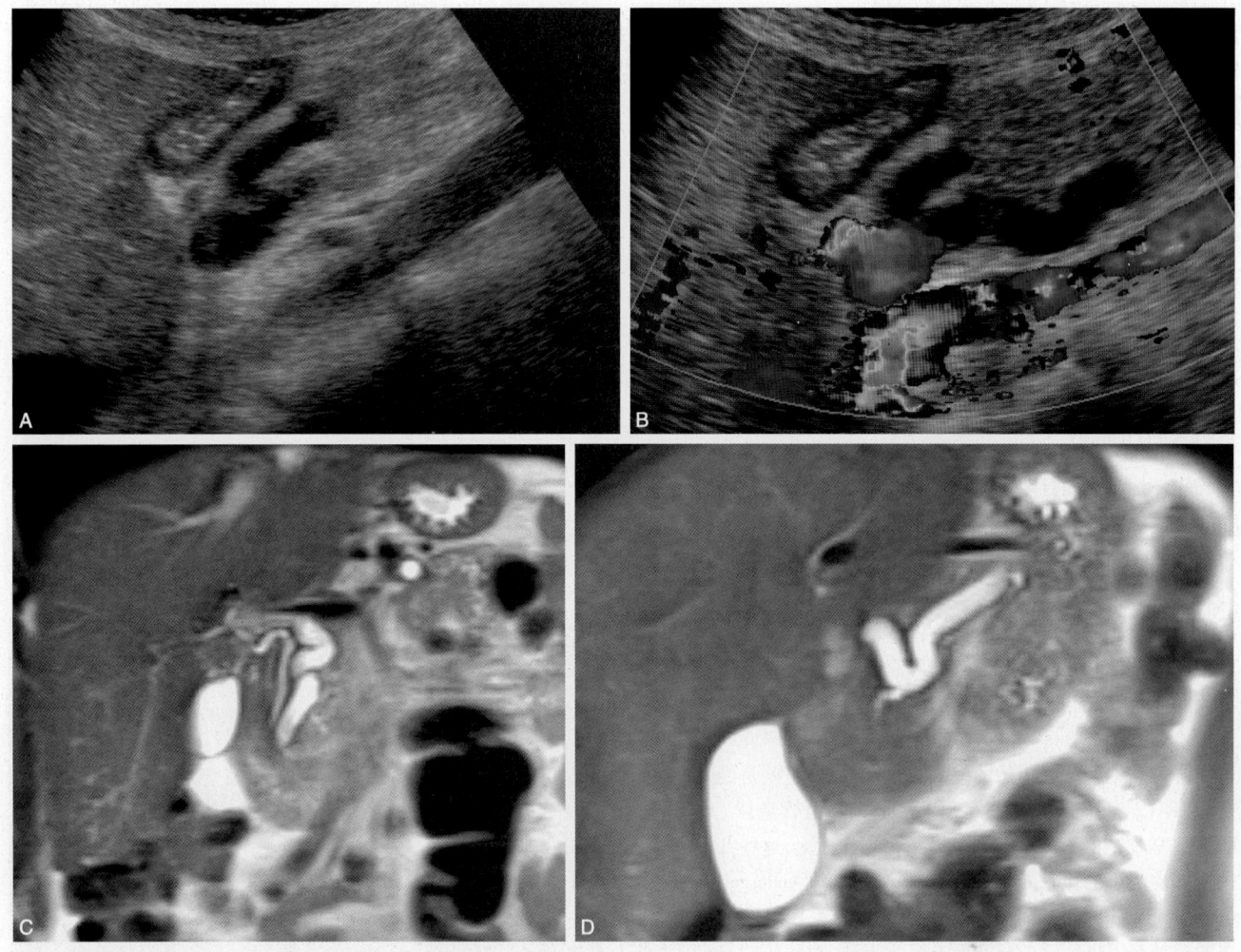

图 15.34　主胰管内乳头状黏液性肿瘤(IPMN)。灰阶(A)和彩色多普勒(B)图像显示了主胰管扩张和迂曲。相关冠状磁共振图像(C和 D)显示扩张的胰管全过程中没有肿块阻塞

结论

　　超声是一种有用且安全的成像方式,可以评估和随访肝脏、胆囊、胆管树和胰腺的异常情况。尤其由于胆囊和胆道相对于相邻实体器官的囊性特性,其固有的对比度分辨率非常好。多普勒超声检查是肝血管评估的重要和有价值的组成部分。腹部超声检查通常被用作初步筛查以确定异常部位,并且通常可以提供诊断或初步的鉴别诊断。当超声检查尚无定论时,在腹部超声检查中增加断层 CT 或 MR 成像有助于诊断。

(吴延海　罗顺峰 译　刘景丰 审)

第 16 章

胆道及胰腺的内镜超声影像

Suhail Bakr Salem, Mark Andrew Schattner, and Hans Gerdes

影像和诊断

胰腺和胆道的良恶性疾病的诊断依赖于详细的病史和全面的体检,以及相关临床检验结果。然而,肝和胰腺实质的脉管解剖的影像学资料已经发展成为精确诊断和指导治疗的关键。常规的 X 线不能提供所需的软组织分辨率,但是超声(见第 15 章)、计算机断层扫描(CT;见第 18 章)和磁共振成像(MRI;见第 19 章)在对几乎所有可能与胆管或胰腺病理状况有关的症状、体征或实验室异常的常规调查中,已成为重要的无创检查方法。

胆管和胰管系统成像的侵入性检查方法,主要是经皮胆管造影(PTC)(见第 20 章)或经内镜逆行胰胆管造影(ERCP)(见第 29 章)在治疗上仍然很重要,但在诊断上,这些几乎完全被侵入性较小的检查方法所取代。内镜超声(endoscopic ultrasonography,EUS)已成为诊断和治疗的重要手段。它的高分辨率图像补充了更广泛的横断面影像学表现,对疾病的早期诊断和较小病变的检测具有更高的灵敏度。线性阵列回声显微镜通过引导针头和设备通过内窥镜,取活检和治疗干预。本章讨论了放射和线性超声技术在胰腺和胆管良恶性疾病的诊断、分期和治疗中的应用。

内镜超声技术

胰腺位于胃的后方,通过胃壁和十二指肠的内镜超声成像很容易看到胰腺。探头在十二指肠内可观察胰头、钩突、壶腹、胰管、胆总管及周围血管和淋巴结结构。探头在胃中,可以看到胰腺体和尾部、胆囊和肝左叶。此外,腹腔、脾脏、肝脏和肠系膜上动脉,以及肠系膜上静脉和门静脉都可以清楚显像(见第 1 章)。

正常胰腺实质回声均匀(图 16.1),肿瘤通常呈低回声,边界不规则,与正常组织有明显区别(图 16.2)。大的胰腺肿瘤可能由于超声对肿瘤的穿透有限而难以完全评估。相反,小的胰腺肿瘤常被 CT 或 MRI 漏诊,而 EUS 很容易显示。例如,胰岛细胞瘤通常被包裹并且很小,但通过 EUS 可以被发现,表现为边界清楚的低回声病变(见第 65 章)。其他神经内分泌肿瘤,如胃泌素瘤,在胰腺实质内可能是等回声,如果不仔细、多次、实时成像,则很难识别(图 16.3)。由于壶腹肿瘤靠近十二指肠壁、胆总管和胰管的关系,在 EUS 上也常被发现和进行分

期(图 16.4)(见第 59 章)。肝外胆管肿瘤也可以通过 EUS 进行检测和详细描述(图 16.5)。

胰腺囊肿通常是无回声的,边界清楚,因此即使很小也很容易识别(见第 60 章)。一些囊肿可能有内部回声或实性区域,这可能要考虑是黏液性病变或相关肿瘤(图 16.6 和 16.7)。

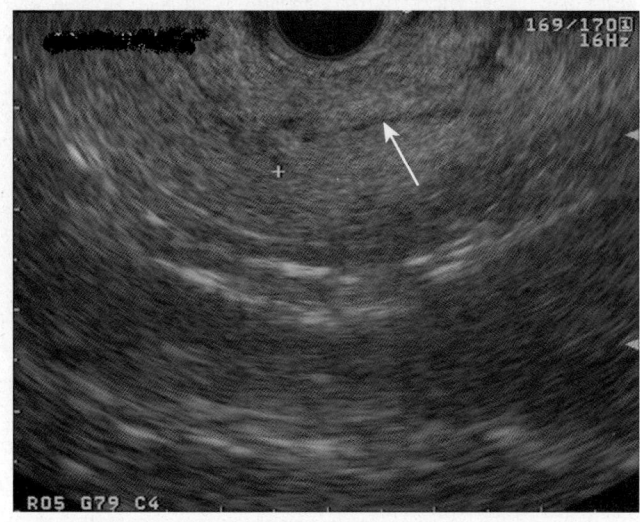

图 16.1　正常内镜下胰腺超声图像,主胰管较细(箭头)

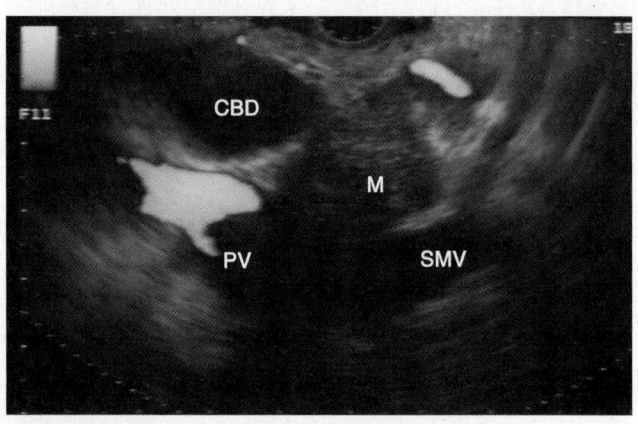

图 16.2　胰头实性、不规则、低回声肿块(M),表现为扩张的胆总管(CBD)突然终止并与门静脉汇合[门静脉(PV)和肠系膜上静脉(SMV)]。内镜超声引导下细针穿刺细胞学检查证实为腺癌

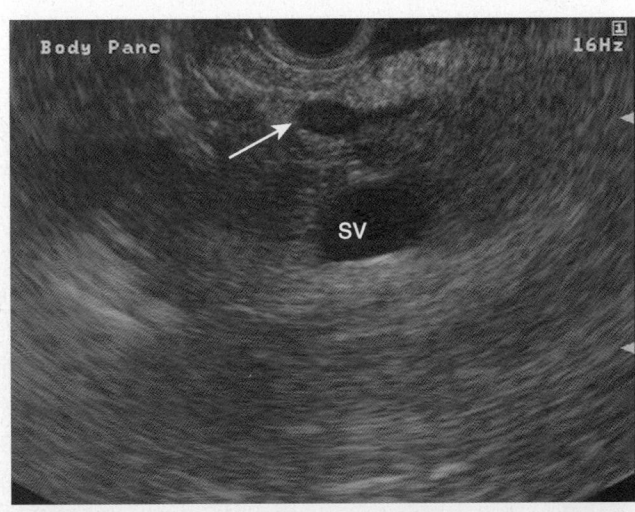

图 16.3　胰腺内小的、边界清楚的、低回声的胰岛素瘤(箭头),脾静脉(SV)在下方

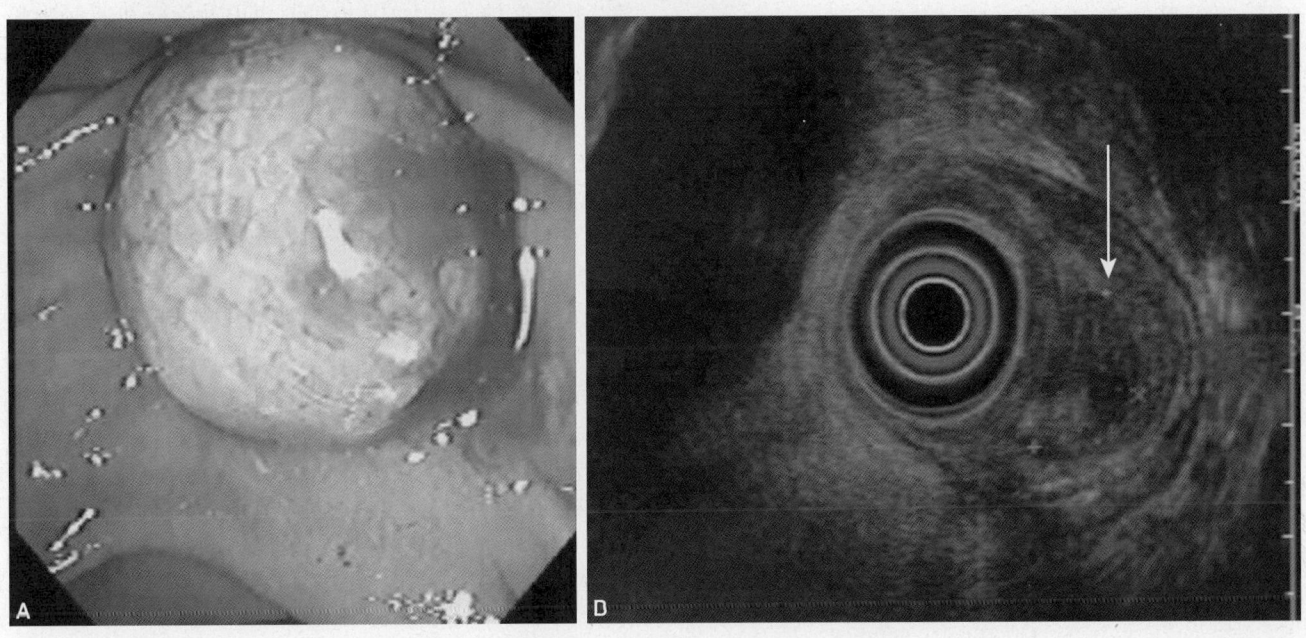

图 16.4　壶腹肿瘤的内镜(A)和内镜超声(B)成像(箭头)

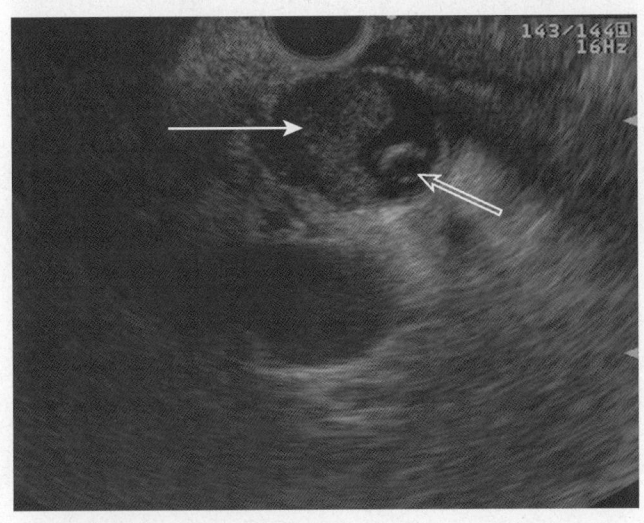

图 16.5　胆总管处胆管癌表现为低回声肿块(实心箭头),可见胆管内支架(空心箭头)

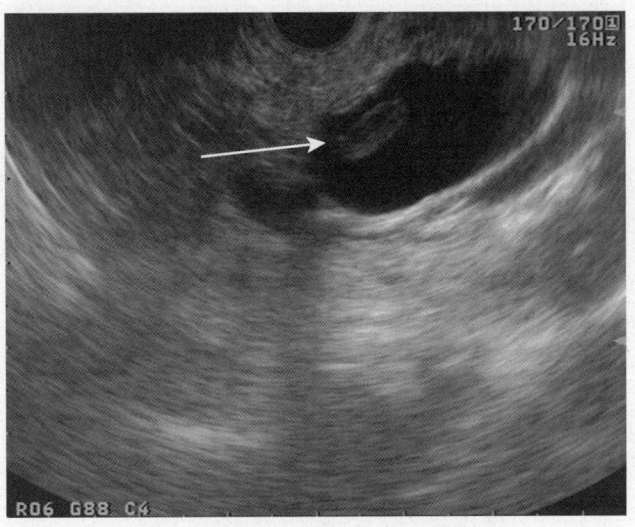

图 16.6　胰头黏液性囊性病变伴壁结节(箭头)

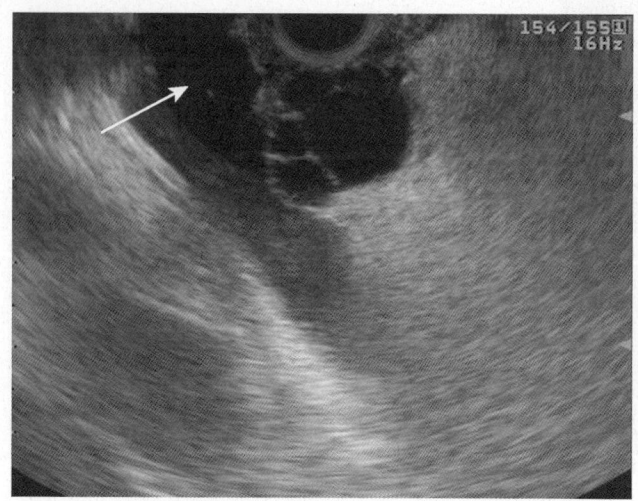

图 16.7　胰头多节段黏液囊性病变(箭头)

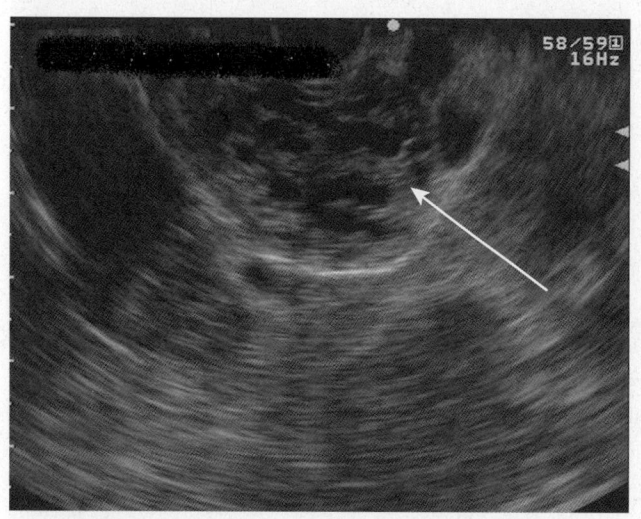

图 16.8　胰头浆液性囊腺瘤的典型微囊性表现(箭头)

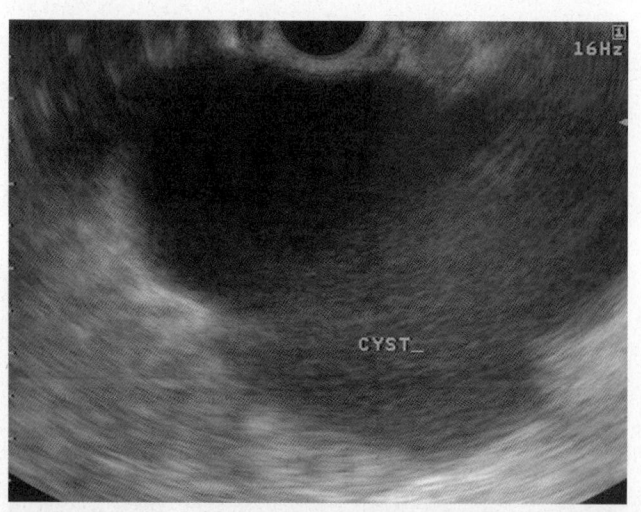

图 16.9　巨大碎片填充的胰尾部假性囊肿

利用多普勒血流可以很容易地将囊肿与血管区分开。浆液性囊腺瘤也可能与胰腺呈等回声,需要仔细成像以正确识别(图 16.8)。假性囊肿的大小和声像图特征可能有所不同,但通常缺乏一个离散的壁和间隔,特别是在急性期。然而,内部回声通常被视为坏死碎片所致(图 16.9)。

内镜超声引导下细针穿刺活检

　　线列阵内镜超声的发展,使超声引导下的细针穿刺(ultrasound-guided fine-needle aspiration,EUS-FNA)和活检技术得以发展,它能与内窥镜垂直扫描一个区域(从而与活检通道一致)。EUS 引导下的抽吸或活检指征包括对疑似胰腺癌或壶腹周围癌的病理确诊,对病因不明的胰腺肿块或淋巴结的评估,以及对胰腺囊肿的抽吸,以帮助区分黏液性和炎性或浆液性病变。EUS 引导的细针穿刺也为 EUS 引导的治疗技术提供了平台(见内镜超声引导治疗和新疗法章节)。

内镜超声细针抽吸技术

　　EUS 探头在十二指肠或胃内靠近靶病变,通常小于 3cm。然后用多普勒血流检查该区域,以确保针道中没有重要的血管结构。然后,将 25、22 或 19 号针头引导到目标病变部位。针尖和针轴用于细针穿刺产生明亮的高回声图像,这可以让我们实时跟踪针头,以确保精确定位目标病灶内(图 16.10)。理想情况下,在细针穿刺时,细胞病理学家或细胞技术专家应在场,以确定穿刺的样本足够。或者进行多次穿刺(最多 7 次),以确保获得足够的细胞学标本(LeBlanc et al,2004)。囊液也可以被抽吸并送检做细胞学、肿瘤标志物和化学分析(图 16.11)。由于新针头的开发,也可以获得细针活检(Iglesias-Garcia et al,2011)。与单纯的细胞学标本相比,这些针头可以获取保留原组织结构的标本。

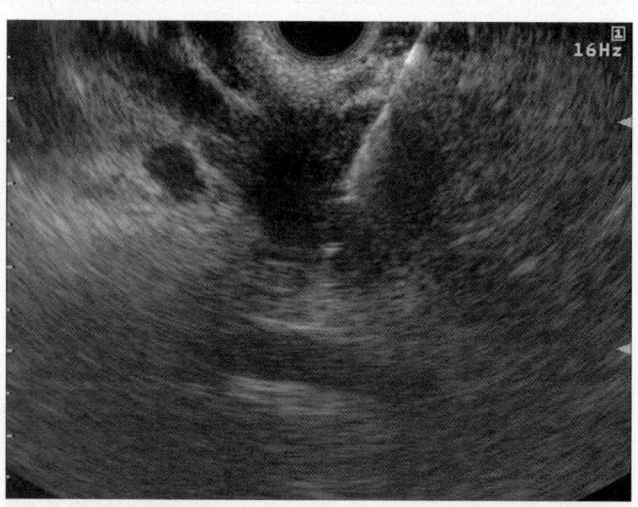

图 16.10　胰头部实性肿块的细针穿刺的明亮外观

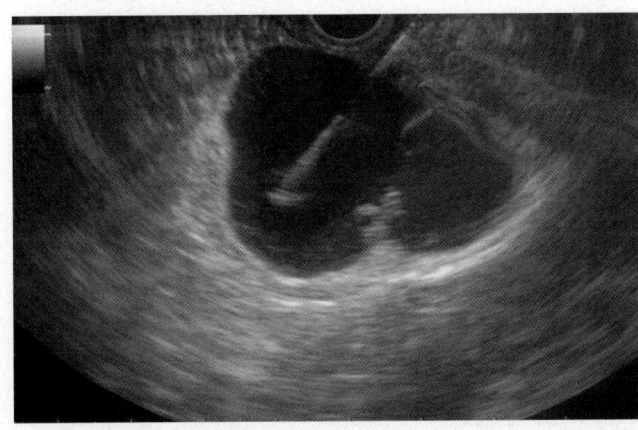

图 16.11　细针抽吸囊液

胰腺癌的诊断

内镜超声细针穿刺胰腺实性病变

　　胰腺实性肿块可能是原发性胰腺癌、神经内分泌肿瘤、转移性病变或局灶性胰腺炎。这些肿块很小时可能很难在非侵入性成像上看到。内镜超声可以对胰腺进行高分辨率成像，并有助于细针穿刺的引导。可切除的胰腺病变一般不需要术前内镜超声加细针穿刺。然而，局部晚期胰腺癌病人在化疗或放疗开始前需要组织学确诊。组织获取用于分子检测，在指导治疗方面也发挥着越来越大的作用。此外，在诊断不确定的情况下，如自身免疫性胰腺炎，内镜超声加细针穿刺可以提供有用的信息，帮助区分需要手术的病人从而获益。

　　EUS-FNA 对疑似胰腺癌病人的诊断具有很高的准确性，其敏感度为 77% ~ 95%，特异度为 94% ~ 99%，阳性预测值（PPV）为 98% ~ 100%，阴性预测值（NPV）为 86% ~ 92%（Brugge et al，2010；Chen et al，2012；Puli et al，2013；Turner et al，2010；Wiersema et al，1997；Yusuf et al，2009）（表 16.1）。相比之下，经皮 CT 引导活检的敏感度为 87%，NPV 仅为 58%（Hartwig et al，2009）（见第 22 章）。同样，胆管造影时刷取细胞学的敏感度也很差（约 40%），还不能充分排除癌症（Wakatsuki et al，2005）。EUS-FNA 应被视为胰腺内或胰腺附近病变的首选检查方法。在对 102 例 CT 引导活检阴性的疑似胰腺癌病人的前瞻性研究中，EUS-FNA 的敏感度为 95%，特异度为 100%，PPV 为 100%，NPV 为 92%（Gress et al，2001）。使用 EUS-FNA，通常是通过十二指肠或胃壁进行穿刺，可将肿瘤针道播散和腹膜种植转移的风险最小化，因此很适合那些即将手术的病人（Fornani et al，1989）。尽管 EUS-FNA 的准确度已经得到充分的证实，但细针活检显示了可比的敏感度和特异度，分别为 90% 和 100%，在诊断困难的情况下，保留组织结构有利于诊断（Iglesias-Garcia et al，2011）。分子遗传学分析有望提高 EUS-FNA 的诊断能力（见第 9B 章），虽然这还不是常规临床实践的一部分。在一项研究中，发现 87% 的胰腺导管腺癌病人存在 *KRAS* 突变（Ogura et al，2012），结合标准细胞组织病理学评估，*KRAS* 突变分析使 EUS-FNA 的敏感度和特异度分别提高了 5% 和 6%。尽管提高了诊断准确率，但仍可能出现假阳性细胞学评估从而导致不必要的手术，尤其是在自身免疫性胰腺

炎的病例中（Learn et al，2011）。EUS 获得的标本必须结合实际情况，包括临床病史、实验室和血清学数据，以及影像学研究，以尽量减少误诊的风险。

内镜超声细针抽吸治疗胰腺囊性病变

　　胰腺囊性病变仍然是诊断和治疗的难点（见第 60 章）。鉴别诊断包括潴留囊肿/单纯囊肿、假性囊肿、囊性肿瘤和实性肿块的囊性变性（表 16.2）。EUS 提供整个胰腺的详细成像，包括囊肿的位置和数量、大小、导管扩张或相通、慢性胰腺炎的征象、囊肿壁厚、壁结节、乳头状突起和囊内结构如间隔、碎片和肿块成分。潴留囊肿通常是小的、薄壁的、单房的，它没有恶性潜能，不需要治疗。假性囊肿是急性感染的结果（见第 55 和 56 章），当它们变为慢性时，在 EUS 上表现为厚壁，并且可能在囊肿腔内有碎片（见图 16.9）。它们可见于胰腺内或胰腺附近，常与胰管相通。FNA 会抽吸带有炎症细胞的黏稠液体，但囊液中上皮细胞和肿瘤标志物（癌胚抗原）水平低或检测不到；相反，淀粉酶通常显著升高。

　　对于囊性肿瘤，区分黏液性和乳头状肿瘤与浆液性病变是很重要的（见第 60 章）。浆液性肿瘤没有恶性潜能，除非出现症状或侵犯血管结构，否则不需要切除。典型的浆液性囊腺瘤是由一个蜂窝状的微囊泡组成，与胰管没有联系（见图 16.8）。它们可以很大，在成像中显示中央区星状钙化。乳头状病变和实性假乳头状肿瘤，有恶性转化的危险，应手术切除。黏液性病变如黏液性囊性肿瘤（mucinous cystic neoplasm，MCN）和导管内乳头状黏液性肿瘤（IPMN）也具有恶变潜能。黏液囊肿通常由一个或多个大的囊腔组成，囊壁或间隔增厚（见图 16.7）。MCN 恶变潜能的特征包括直径>4cm、壁结节、肿块性病变和外周卵壳样钙化（Reddy et al，2004）。在 IPMN 的病例中，区分主胰管和侧支胰管的类型在临床上是很重要的，因为前者在多达 62% 的病人中是恶性肿瘤（Tanaka et al，2012）。尽管横截面成像可能有助于显示主胰管 IPMN 的扩张胰管特征，但在 EUS 上也可以显示与主胰管的交通。

表 16.1　EUS 在胰腺、壶腹部和肝外胆管肿瘤诊断和分期中的表现特征

	敏感度	特异度	准确度
胰腺肿瘤			
诊断*			
肿瘤>3cm	86%~95%	94%~99%	86%~94%
肿瘤<3cm	85%~95%	87%~100%	93%~100%
肿瘤分期	—	—	72%~98%
淋巴结分期	—	—	44%~66%
壶腹部肿瘤			
诊断	—	—	93%~100%
可切除性	—	—	61%~88%
胆管肿瘤			
诊断*	—	—	43%~86%
TN 分期	—	—	60%~80%

*包括使用细针抽吸获得细胞学结果。

表 16.2　胰腺囊性病变的影像学特征及液体分析

	EUS 形态学	胰管相通	淀粉酶	癌胚抗原	细胞学
潴留囊肿	单腔,薄壁	不	可变	低	正常导管或中心核细胞
假性囊肿	单腔,厚壁有碎片	是	很高	低	炎症细胞,无上皮细胞
浆液性囊腺瘤	中心钙化的微囊泡	不	低	低	小立方细胞,糖原染色阳性
黏液性囊腺瘤	大囊泡,间隔厚	偶尔	低	高	不典型导管细胞,黏蛋白染色阳性
IPMN	扩张的、弯曲的胰管和/或侧支	是	高	高	不典型导管细胞,黏蛋白染色阳性

IPMN,导管内乳头状黏液瘤。

　　尽管这些解剖特征很有帮助,但单凭 EUS 通过囊肿形态无法确定病变特征(Ahmad et al,2003;Brugge et al,2004;Tanaka et al,2012)。通过 EUS-FNA 抽吸囊肿液体可以进一步帮助诊断。囊肿液可以分析肿瘤标志物、淀粉酶和分子标志物,为细胞病理学评估提供材料。囊肿液往往是少细胞的,因此细胞学的敏感度和阴性预测值较低(Centeno et al,1997;Sedlack et al,2002)。黏稠液体和黏蛋白染色阳性提示有黏液性病变。检测胰腺囊液中几种肿瘤标志物的浓度,发现 CEA 最有价值。更高浓度的 CEA 能准确地预测黏液性病变,尽管最优的临界值并没有得到普遍认同,但囊液中 CEA 浓度超过 192ng/mL 时预测黏液性病变的敏感度为 73%,特异度为 84%,准确度为 79%(Brugge et al,2004;Cizginer et al,2011)。

　　虽然囊液 CEA 水平有助于黏液性病变的诊断,但与恶性肿瘤的发生无关。囊液 CEA 分析的另一个局限性是,它需要至少 1ml 的液体,如果囊腔很小或液体非常黏稠,则很难通过针头抽出。最近,囊液 DNA 分析显示有希望区分黏液性和非黏液性囊肿,这种分析只需 200μL 液体即可完成。KRAS 突变、高 DNA 含量和多态性等位基因缺失是黏液囊肿的标志。在一项大型验证性研究中,早期 KRAS 突变伴等位基因缺失对恶性囊肿的特异度和敏感度分别为 96% 和 37%(Khalid et al,2009)。白细胞介素-1β(IL-1β)最近被认为是一种潜在的高级别异型增生或恶性肿瘤的生物标志物(Maker et al,2011),手术切除的标本如果有高度不典型增生或癌则抽吸的囊液中可发现高浓度的 IL-1β。尽管如此,仍然缺乏一种可靠和足够敏感的恶性肿瘤标志物。

内镜超声细针抽吸术的并发症

　　胰腺 EUS-FNA 是一种安全的手术方法。报告的胰腺炎发病率为 0%~2%(Eloubeidi et al,2004b;Gress et al,2002a;O'Toole et al,2001;Williams et al,1999)。在对近 5 000 例实体性胰腺肿块的 EUS-FNA 进行的多中心分析中,胰腺炎的发生率为 0.3%,且大多数病例临床上是轻度的(Eloubeidi et al,2004b)。EUS 引导下胰腺囊肿抽吸同样安全,胰腺炎发生率小于 1%,总并发症发生率约为 2%(Lee et al,2005)。在实体性病变的 EUS-FNA 后发生菌血症是不常见的,其发生率与诊断性上消化道内镜检查相似;因此,预防性使用抗生素是不必要的(Janssen et al,2004;Levy et al,2003)。然而,早期评估 EUS 引导下囊肿抽吸的数据显示感染性并发症增加,因此建议对所有接受该手术的病人进行常规预防使用抗生素(Adler et al,2005)。严重的腔外出血是一种罕见的并发症,发生率低于 1%(Affi et al,2001)。

胰腺癌分期

　　在美国通常采用的分期方法是美国癌症联合委员会公布的方法(见第 62 章)。它遵循肿瘤淋巴结转移(TNM)分期系统,如表 16.3 所示。

表 16.3　AJCC 胰腺癌分期

TNM 定义	
原发肿瘤(T)	
TX	无法评估
T0	没有原发性肿瘤的证据
Tis	原位癌
T1	肿瘤局限于胰腺内,直径≤2cm
T2	肿瘤局限于胰腺内,直径>2cm
T3	胰腺外扩散,无腹腔干或 SMA 受累
T4	侵犯腹腔干或 SMA
区域性淋巴结(N)	
NX	无法评估
N0	无区域性淋巴结转移
N1	有区域性淋巴结转移
远处转移(M)	
MX	无法评估
M0	无远处转移
M1	有远处转移
AJCC TNM 分期	
0 期	Tis,N0,M0
I 期	
I A	T1,N0,M0
I B	T2,N0,M0
II 期	
II A	T3,N0,M0
II B	T1~T3,N1,M0
III 期	T4,N0~N1,M0
IV 期	T1~T4,N0~N1,M1

AJCC,美国癌症联合委员会;SMA,肠系膜上动脉;TNM,肿瘤淋巴结转移。
From Edge SB,Byrd DR,Compton CC,eds. AJCC Cancer Staging Manual. 7th ed. New York,NY:Springer,2010.

内镜超声下 TNM 分期

一些胰腺 EUS 成像报告首次描述了其检测和诊断胰腺和壶腹周围肿瘤的能力（Kaufman & Sivak，1989；Yasuda et al，1988）。然而，随后的研究评估了 EUS 对肿瘤分期和评估可切除性的能力（Rosch et al，1992；Tio & Tytgat，1986）。虽然胰腺癌术前评估的一般方法集中在 TNM 分期，但这种分期的实用性值得怀疑，特别是因为 TNM 分期不一定与可切除性相关。在分期准确性方面，最初的研究倾向于 EUS 与 CT。然而，随着 CT 高分辨率、多探头技术的发展，CT 已与 EUS 的准确性相当，甚至超过 EUS，再次成为首选。这同样适用于术前评估胰腺大的肿瘤（>3cm）的血管侵犯和可切除性。

表 16.1 总结了 EUS 对胰腺肿瘤的诊断和分期的特点。例如，使用 TNM 癌症分期系统，Muller 等（1994）表明，EUS 对胰腺癌分期的准确度为 75%，而 CT 为 56%，MRI 为 57%。一项针对胰腺癌的诊断和分期的 EUS 与多排 CT 进行比较的前瞻性研究还发现，EUS 在诊断和肿瘤分期方面更为准确（DeWitt et al，2004）。在 80 位接受评估的病人中，EUS 和 CT 的检测胰腺肿块的敏感度分别为 98% 和 86%（P = 0.012）。两种方式在淋巴结分期（44% vs. 47%）和可切除性预测（88% vs. 92%）上是等效的。相比之下，另一项最近的研究倾向于 CT，其肿瘤分期的准确度为 74%，淋巴结分期的准确度为 62%，可切除性的准确度为 83%，而 EUS 分别为 62%、65% 和 72%（Soriano et al，2004）。

EUS 最好的应用可能是在影像学检查不清楚的病人中诊断出胰腺小肿瘤（<3cm）（见表 16.1）。多项研究表明，EUS 在评估小于 3cm 的胰腺病变方面优于 CT 扫描。例如，Muller 等（1994）报道，以手术病理学为金标准，对 EUS 的敏感度为 93%，对 MRI 的敏感度为 67%，对 CT 的敏感度为 53%。此外，在确定 Vater 壶腹肿瘤的诊断和分期方面，EUS 远远超过 CT 和 MRI，以确定局部切除或根治性切除是否合适（见表 16.1）。其他报告以及我们的经验表明，EUS 可用于评估有胰管和/或胆管扩张但原因不明的病人。在这种情况下，内镜超声可用于鉴别壶腹、胰腺或胆管的小肿瘤以及非肿瘤性原因，例如结石病、慢性胰腺炎或解剖结构异常，这在使用慢性麻醉药的病人中可能会发现（Zylberberg et al，2000）。因此，当怀疑有胰腺肿块，但无法通过标准的影像学手段识别出胰腺肿块时，如果临床上需要进一步确诊，则应考虑 EUS。一项大型回顾性研究报道，当 EUS 结果显示胰腺正常时，EUS 在胰腺癌诊断中具有很高的特异度，阴性预测值为 100%（Klapman et al，2005）。

内镜超声检测血管侵犯情况

早期 EUS 在评估胰腺癌中主要用于判定血管受累方面的准确性。在这方面，Yasuda 等（1993）报道 EUS 的准确度为 79%，而 CT 的准确度为 41%，血管造影的准确度为 72%。Rosch 等（1992）表明，EUS 能够正确识别 40 例壶腹和胰腺癌手术病人中的 95% 门静脉侵犯，相比之下，血管造影术为 85%，CT 为 73%，经皮超声为 55%。这些作者还发现，EUS 不能可靠地检测到动脉鞘是否被侵犯。

早期研究受到批评，因为研究将 EUS 的发现与手术时外科医生的直接评估进行比较，而不是与通过病理证实的血管侵犯进行比较。Slanian 等（2005）通过回顾性研究比较术前 EUS 结果与手术后标本病理学结果，包括黏附于脉管系统的肿瘤，来仔细研究此问题，在这些研究中报道的 EUS 对血管侵犯的敏感度、特异度、阳性预测率（PPV）和阴性预测率（NPV）分别为 50%、58%、28% 和 82%，但仅在门静脉、肠系膜上静脉和脾静脉受侵时结果更好。一项对包括 1 308 例病人在内的 29 项研究的荟萃分析，评估了 EUS 对血管侵犯的评估，结果显示，敏感度为 73%，特异度为 90.2%（Puli et al，2007）。最近的另一项研究比较了基于动脉侵犯或包裹的可切除性的 EUS 和 MRI 分期，MRI 的灵敏性、特异度、NPV、PPV 和准确度分别为 78%、96%、92%、88% 和 91%，而 EUS 分别为 33%、100%、81%、100% 和 82%，但这些差异无统计学意义（P = 0.13）（Borbath et al，2005）。

新辅助放化疗后的术前重新评估

胰腺癌治疗的研究最近集中于先化疗和放疗的新辅助治疗，再尝试根治性切除（参见第 68 章）。几项研究调查了 EUS 重新评估已完成新辅助治疗的病人的能力，大多数研究表明 EUS 在确定可切除性方面并不比 CT 更好。在一份报告中，EUS 正确评估了 40% 的残余肿瘤分期和 90% 的淋巴结状态，但错误地提示了 43% 的肿瘤浸润（Bettini et al，2005）。这些结果表明，肿瘤床、胰腺和淋巴结的炎症改变会改变解剖结构，并模糊了正常组织平面之间以及肿瘤与正常组织之间的区别。

胆管癌的诊断和分期

原发性胆管癌（见第 51 和 59 章）通常表现为无痛性黄疸。尽管经皮超声和 CT 扫描可靠地显示了胆道扩张，但它们在显示肿瘤时准确性较差，尤其是在肿瘤小于 2cm 的情况下。ERCP 是评估肝外胆管狭窄的主要侵入性方式。诊断标本可以通过对狭窄部胆管进行细胞学刷片获得，但敏感度较低，仅为 40% ~ 50%（Ponchon et al，1995；Victor et al，2012；Wakatsuki et al，2005）。通过使用线性和径向超声内窥镜以及高频径向微型探头在胆管内行超声检查（通过 ERCP 示波器的工作通道通过导丝进入胆管），在这方面，EUS 已成为用于诊断和分期的有用技术。

为了检测胆道阻塞的良性疾病，如胆总管结石，EUS 敏感度为 89% ~ 94%，特异度为 94% ~ 100%，比经皮 US、CT、MRCP、ERCP 或术中胆道造影更为准确（Garrow et al，2007；Tse et al，2008）（请参见第 15、18、19 和 23 章）。如果可见胆道狭窄，且胆管壁不规则、增厚（>3mm）可提示恶性肿瘤（见图 16.5）。还可以看到穿过胆管壁层或邻近的胰腺肿块的低回声浸润。EUS-FNA 在诊断胆管狭窄中的灵敏度在 43% ~ 86%（DeWitt et al，2006；Eloubeidi et al，2004a；Rosch et al，2004）（参见表 16.1）。最近，大量单中心经验的结果表明，EUS 在肝外胆管癌的评估中可能很有用（Mohamadnejad et al，2011）。与三期 CT 扫描和 MRI 相比，EUS 的肿瘤检测效果更好。EUS-FNA 显著提高了诊断率，特别是对于远端胆管肿瘤，总体敏感度为 73%。此外，EUS 确定可切除性的敏感度和特异度分别为 53% 和 97%。

导管内超声也可以提供有关浸润深度、病变最大纵向范围以及是否存在其他器官和主要血管的浸润,尤其是门静脉浸润的分期,据报道其准确度为 60%～80%(Inui & Miyoshi,2005;Tamada et al,1995,1998)。标准的超声内窥镜在肿瘤分期中准确性较差,但可以检测局部淋巴结肿大,并可以通过 FNA 进行组织采集。

内镜超声引导治疗

腹腔丛神经松解术

在胰腺癌导致疼痛的病人中,经 EUS 引导的腹腔丛神经松解术已被证明是手术或经皮手术的安全有效的替代方法(请参阅第 62 章)。线性阵列超声内窥镜在胃内可以很容易地识别出腹腔轴(图 16.12),它为患有胰腺癌正在分期和诊断的病人提供了一种缓解癌症相关疼痛的快速方法。最近的两项荟萃分析显示,在 1 到 6 个月的随访期内,72% 至 80% 的病人持续性疼痛得到改善(Kaufman et al,2010;Puli et al,2009)。此外,在 EUS 引导的神经松解后,可以减少止痛药的需求,从而减少阿片类药物引起的副作用。最近的研究表明,向腹腔轴双侧注射乙醇比单侧或中央注射更有效(Puli et al,2009;Sahai et al,2009),并且没有神经系统并发症或胰腺炎的报道。(O'Toole & Schmulewitz,2009;Puli et al 2009)。一项针对早期 EUS 指导的神经松解术的随机、双盲、对照试验进行了研究,以预防无法手术的胰腺癌病人的疼痛发展(Wyse et al,2011),接受 EUS 引导的神经松解术的病人在 3 个月时疼痛明显减轻,并且有减少麻醉剂使用的趋势。

引流假性囊肿和胰周积液

EUS 作为一种微创而有效的技术,可用于急性胰腺炎后或胰腺切除术后胰周液体的引流(Lopes et al,2007;Varadarajulu et al,2007)(参见第 27、30 和 56 章)。细针用于穿刺抽吸液体,导丝用于腔内支架置入,通过实时成像和多普勒血流,可以避免损伤器官和血管结构,因此,与经皮方法相比,并发症如出血

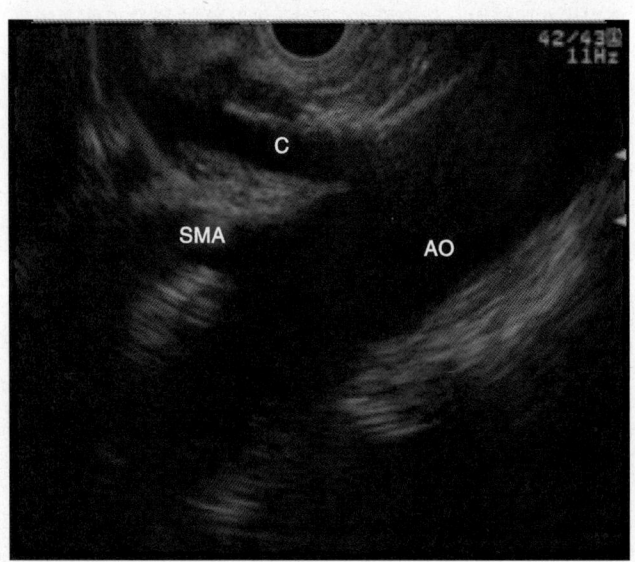

图 16.12　内窥镜超声检查显示腹主动脉(AO)起源的腹腔干(C)和肠系膜上动脉(SMA)

和穿孔更少。假性囊肿通常包含大量坏死碎片,通常需要进行内窥镜清创术,并且坏死物不能通过放置支架有效地排出。这项技术也已经应用于胰腺远端切除术后胰周液体的引流(Tilara et al,2014;Varadarajulu et al,2009)(参见第 66 章)。与经皮引流技术相比,EUS 引导的胰周液体引流具有良好的成功率(Kwon et al,2013)(见第 27 章),EUS 引导的引流消除了对外部引流设备的需求,并减少了囊腔皮肤瘘的风险。最新设计的支架使胰周液体的引流更加简单有效(Shah et al,2015)。总之,需要综合考虑积液的大小和位置,通过多学科方法最终确定最佳的引流方法。

肿瘤定位

细针穿刺术通过 EUS 可以安全地进行胰腺小肿瘤的术前定位(Farrell et al,2009;Gress et al,2002b)。这排除了术中超声的需要,并可能帮助外科医生进行更小范围的胰腺切除。EUS 引导的肿瘤内定位在胰腺肿瘤行靶向放疗中也发挥了重要作用(Pishvaian et al,2006;Sanders et al,2010;Yan & Van Dam,2008)。这种适形放疗法可将对周围组织的损害降至最低。

新型疗法

EUS 引导的无水乙醇消融囊肿已有报道(DeWitt et al,2009;Gan et al,2005)。无症状且单腔胰腺囊肿的病人通过 FNA 针注射并用无水乙醇灌洗囊肿进行治疗,据记录,囊肿完全消融的病人占 30%～35%。最近,无水乙醇已与紫杉醇联合使用(Oh et al,2011),在 62%～78% 的病人中达到了完全的成功率。最近也有研究报道了一小部分病人通过射频消融治疗胰腺囊肿(Pai et al,2013)。尽管取得了这些进展,但是仍然存在对囊肿残留上皮的担忧,这些残留上皮在消融后囊肿可能仍然存在。此外,尚无证据表明消融可降低恶性肿瘤的风险,需要切除或持续观察随访。

在患有晚期腹部恶性肿瘤的病人中,可能同时发生十二指肠和胆道梗阻。传统上,这些病人需要经皮或外科胆道引流,因为通常无法通过 ERCP 经乳头减压。EUS 引导的经十二指肠或经胃胆管引流是一种通过内部引流的新方法(Will et al,2007;Yamao et al,2008;Park et al,2009)。与假性囊肿引流相似,扩张的胆总管或左肝管通过 EUS 用 FNA 针穿刺,进行胆管造影(图 16.13A),然后插入导丝,扩张导管,并在胆总管十二指肠造口或肝胃造瘘中放置金属支架(图 16.13B)。最近的一项研究直接比较了 ERCP 和 EUS 引导的胆汁引流(Dhir et al,2015),短期结果显示 EUS 与 ERCP 相当,不良事件发生率相似,胰腺炎风险更低。最近,在 ERCP 失败的病人中,EUS 引导的胆汁引流与经皮引流也进行了比较(Khashab et al,2015)(见第 29 章),EUS 引导的胆汁引流同样有效,不良事件更少,减少了再次干预的需要,并降低了成本。

EUS 引导的实体瘤的瘤内治疗正在积极研究中。已经评估了几种治疗物,包括培养活化的淋巴细胞、病毒载体、溶瘤病毒和放射性粒子(Chang et al,2000;Hecht et al,2003;Hecht et al,2012;Jin et al,2008;Senzer et al,2004)。早期研究已经确定了安全性,并证明了大多数病人的副反应小并且肿瘤稳定。在动物模型中已经确定了使用 EUS 进行胰腺射频消融和冷冻治

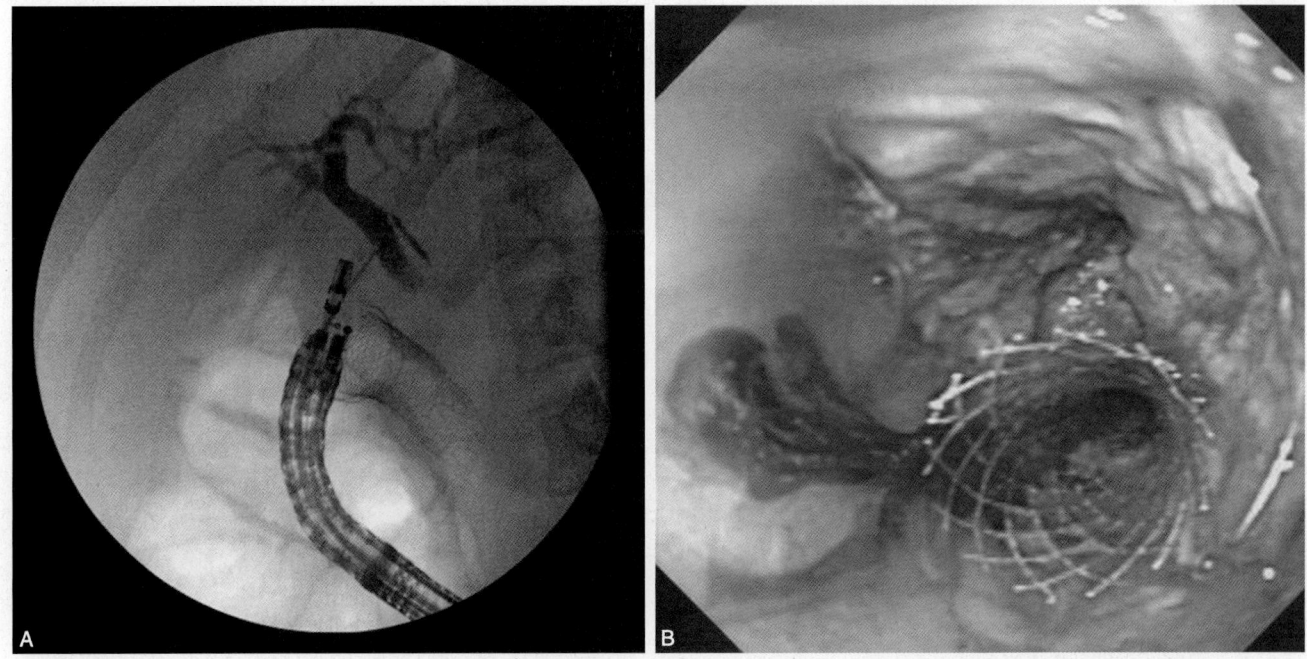

图 16.13　（A）通过细针穿刺术经 EUS 引导胆总管穿刺行胆道造影并行胆汁引流。（B）自动扩张金属支架展开后的 EUS 图像

疗的可行性和安全性（Carrara et al,2008;Goldberg et al,1999）。

总结

　　EUS 是术前评估胰腺和胆道畸形病人的重要工具。它提供了胰腺和胆管的详细影像,并弥补了无创放射成像。对于最初看似可疑的胰腺癌或胆管癌的病人,多排 CT 扫描有助于鉴别那些有明显肿块、转移性疾病和血管受累的病人,EUS 在这种情况下的用途是有限的,除非使用 EUS 引导的细针穿刺术进行病理诊断。对于 CT 或 MRI 检测到的小肿瘤、壶腹病变或模糊不清的病人,EUS 的高灵敏度有助于提供诊断,并具有很高

准确性确定肿瘤的分期和可切除性。由于 EUS 对鉴别远处转移性疾病的敏感性较差,因此 CT 扫描和腹腔镜检查仍将是评估需要手术的胰腺癌和胆管癌病人的重要工具。EUS-FNA 是评估疑似胰腺或肝外胆管实性或囊性肿块病人的一种安全且有价值的工具。与非侵入性成像相比,它具有更高的诊断敏感性和特异性,并允许在同一过程中进行组织采样。随着分子检测的改进,EUS-FNA 作为诊断手段的实用性可能会提高。同样地,EUS-FNA 已不仅用于胆道和胰腺疾病的诊断而且还用于治疗。

（董汉华 译　张志伟 审）

第 17 章

核医学在肝胆胰疾病诊断与治疗中的应用

Simone Krebs and Mark Dunphy

核医学技术能够应用放射性化合物进行多种疾病的影像学诊断和内照射治疗。本章将讨论核医学影像技术在肝、胆、胰疾病影像诊断中的应用。有关肝脏肿瘤的微球放射标记栓塞治疗将单独讨论(见第 96B 章)。其他的一些并非专门针对肝胆胰疾病的、以治疗剂量使用放射性药物的核医学治疗,我们也将在文中提及(例如生长抑素受体靶向的放射性核素治疗),有兴趣的读者可以通过引文进一步了解。

一般来说,核医学影像诊断,或称闪烁显像,包括正电子发射断层扫描(positron emission tomography,PET),为肝胆胰专业的临床医师提供了一种无创的诊断方法,能够辅助诊断和定位特定类型的肝胆胰疾病,评估肝胆胰器官的功能,还能判断治疗的效果。总的来说,核医学影像是一种对病人机体组织的细胞生物学临床检测;大多数放射性药物在人体组织内的蓄积或摄取取决于组织中活细胞的生物分子组成以及组织灌注情况。

闪烁显像的诊断准确性与多个因素有关,比如不同的检测手段、检测方法(包括特异性放射性药物的使用及其检测方法)、疾病的类型和病人的身体条件。因此,肝胆胰外科的医师必须综合分析每个病人核医学影像的诊断数据、病人的临床体征和其他临床检查结果,以提高临床诊断的准确性并作出治疗决策。总体来说,核医学技术对病人的诊治有着相当的积极作用。

本章回顾了临床文献报道中核医学技术在肝胆胰疾病领域的应用,并着重关注了核医学技术的最新进展。我们主要回顾的是近 10 年的文献,因为根据经验,10 年前核医学相关研究所采用的方法和技术不能反映当今的最新临床现状。在过去 10 年里,核医学的诊断和治疗技术有了长足的进展和革新,包括商用核素显影成像系统的重大改进(特别是杂交"融合成像"系统)的出现,以及图像数据处理、新型设备和新的放射性药物的引进,对影像诊断和核素治疗起到了极大的推动作用。

因此,我们建议读者注意肝胆胰疾病文献和指南中引用的核医学文献的日期,尤其是当文献中涉及核医学对临床诊断和决策的影响时。部分指南会引用过去几十年前过时的核医学研究结果,这主要是考虑到世界各地的临床核医学技术发展水平并不同步,比如不同医疗中心检查的敏感性和特异性往往有较大的差别。在不同的医疗中心进行核医学的诊断操作时,尽管专业术语相同[如氟脱氧葡萄糖(fluorodeoxyglucose,FDG)PET/计算机断层扫描(computed tomography,CT)],也会因为硬件(如扫描器)或方法(如给予示踪剂剂量、基于软件的数据处理算法、辅助药物等)的不一致从而造成诊断结果上的差异,因

此很多中心其实并不具备目前最先进的技术水平。本章讨论了目前核医学在肝胆胰疾病方面诊断和治疗程序的最新标准,以及核医学在肝胆胰疾病方面的诊断准确性和临床重要性。

目前,最新的核医学技术对基础硬件的要求非常高。典型的例子是使用标准放射性药物氟-18 FDG 的 PET 成像,用于肝胆胰肿瘤的影像诊断(以及其他应用)。为了进行 FDG-PET 检测,需要非常昂贵的回旋加速器设备来产生放射性同位素^{18}F,同时除了每年的人员工资、物资和维护费用外,还需要数百万美元的建设成本(2015 年标准)。在病人注射氟-18FDG 之后,需要进一步使用 PET 结合 CT 进行扫描,其中 PET-CT 杂交成像系统也需要花费数百万美元进行采购和维护。即使在发达国家,也不是每个病人都能够及时地享受到这些先进的核医学诊疗技术,当然这些涉及社会经济因素,在此不过多讨论。而其他的核医学诊疗手段,具有相对较低的成本,并可用于大多数国家和地区的病人,因而对于肝胆胰疾病的诊治也很重要。如果有需要,读者可以联系当地的放射科或搜索互联网,以找到最近的医疗机构提供本文中介绍的相关核医学技术服务。

在简要介绍放射性核素的药理学、影像诊断和治疗,以及核医学在肝胆胰疾病中的常规应用后,我们将进一步讨论目前在特殊肝胆胰疾病中的核医学应用临床适应证。在影像诊断的方法上,我们讨论的重点是如何针对特定的肝胆胰疾病,综合考虑核医学的诊断准确性(灵敏性、特异性)和潜在缺陷,从而选择更合理的核医学影像检查手段(在必要时还需要对病人进行适当的准备工作)。对于少数针对特定肝胆胰疾病的核医学治疗手段,本章主要根据其临床效果进行文献总结。在每一小节中,我们将讨论当前临床工作中的特定放射性药物及其在具体肝胆胰疾病诊治中的应用。本章还精选了部分最新的、目前尚在研发阶段的与肝胆胰疾病相关的放射性药物作简要介绍。

放射性药物在肝胆胰疾病中的应用主要包括三个方面:肝胆胰癌症的诊断和评估、肝胆胰癌症的治疗和肝胆胰器官功能的评估,以及间接地发现引起肝胆胰器官功能障碍的疾病。由美国食品药品监督管理局(FDA)批准的现行临床药典记载了多种不同的放射性药物在一个或多个主要医学专业中的诊断和/或治疗作用,而大多数与肝胆胰疾病并不特别相关,也超出了本章讨论的范围。在此我们只讨论那些对诊断和治疗肝胆胰疾病有重要意义的放射性药物。同样,我们并没有全面回顾文献中描述的新型示踪剂,而主要讨论未来 10 年可能在肝胆胰疾病方面广泛应用于临床的放射性药物中的"佼佼者"。

放射性药物

放射性药物广泛应用于各种疾病的影像诊断和内照射治疗,本章仅讨论其在肝胆胰疾病中的应用。放射性药物是含有放射性核素的化合物,也可以简称为"放射性同位素"。放射性同位素是一种能量上不稳定的原子,它通过以某种形式释放能量(辐射),比如发射伽马射线、正电子粒子或贝塔粒子,从而达到稳定或更稳定的低能量状态(从母态过渡到子态)。(母体)放射性同位素原子释放能量的过程称为物理衰变、分解或跃迁。能量衰变导致原子变成同一元素的不同同位素,例如放射性同位素锝-99m 衰变为稳定同位素锝-99,或通过嬗变转化为另一种元素(例如放射性同位素氟-18 衰变为元素氧的一种稳定形式,即氧-18)。同时还可能存在其他形式的核衰变(例如从高能量的不稳定放射性同位素到低能量但仍然不稳定的子放射性同位素的转变)。给予微量(放射生物学效应未达到检测水平)或治疗量的放射性药物时,可用于诊断显像或治疗。在放射性药物的复方制剂中还含有其他活性成分和非活性成分。在放射性药物中,放射性同位素原子常通过化学键形成分子,因此,该分子也具有放射性。

与任何药物一样,每种放射性药物的体内药代动力学特性都由其分子结构和相关的物理化学性质所决定。药代动力学特性包括放射性药物在全身组织中的分布(生物分布)、代谢和排泄情况(包括药物的经胆汁排泄和经尿液排泄)。在某种程度上,放射性药物的体内药代动力学取决于载体的理化性质(例如口服放射性药物的配方可能会影响其生物利用度和生物分布)以及不同的用药途径(如外周静脉注射、经肝动脉导管注入等)。

在放射性药物的配方中,放射性分子的质量都属于微量,通常在皮克(pg)级。这种小剂量的放射性分子不会对人体组织产生已知的药理学作用,但是皮克级放射性分子释放出的放射性足以用于诊断、成像和治疗。放射性药物中用于影像诊断的非放射性成分含量相对较高,但通常也小于 $100\mu g$,其过敏反应、其他副作用或药效学效应也很少见。核医学专家有时候也会将放射性药物与一些具有相对较高含量和生物学活性的、不具有放射性的同类或相关的化合物共同应用于放射性治疗。

术语"放射性示踪剂""示踪剂剂量"或"放射性示踪剂剂量"通常用于使用微量放射性标记分子来进行分子生物学的研究。这种检测剂量的放射性示踪剂不会影响被检测的生物分子系统或干扰目标的检测过程。在本章中,放射性示踪剂指未达到生物活性剂量的放射性示踪药物,仅用于诊断成像。治疗性放射性药物是指使用相对较高剂量的放射性药物,能够在体内诱导治疗性放射生物学效应,稍后我们将会讨论。治疗性放射性药物的放射性可用于影像诊断和放射治疗。这种显示治疗性放射性药物在病人体内分布的临床成像被称为治疗诊断学(如检测或量化放射性药物的肿瘤靶向情况)。

在目前的临床实践中,大多数与肝胆胰疾病相关的放射性药物都是通过静脉注射的,唯有经肝动脉灌注放射性示踪剂例外。

核医学的影像诊断

核医学专家通过综合相关技术、药理学和生物学分析,报告病人的影像诊断结论。本节重点介绍影像科医师和临床医师如何正确解读核素扫描影像,并对病人进行合理的检查前准备,从而避免误读影像和诊断失误给病人的治疗带来不利的影响。

一般来说,诊断性核素成像是一种非侵入性的检查,它使用扫描仪器来检查放射性药物在体内的分布。如前所述,放射性药物的体内分布成像可看作是放射性药物学在人体血液中(如传统的血浆药代动力学)以及全身组织/器官中的活体药代动力实验。总体来说(尽管对于肿瘤剂量-反应相关性的研究来说,药物在肿瘤中的浓度可能是主要的关注指标),在诊断成像中,放射性药物本身并不是研究重点。相反,体内放射性药物的分布最常被用作影像诊断的生物标志。也就是说,示踪剂可以作为非侵入性生物标记被扫描仪检测到,用于测定体内生物生理过程或临床分子生物靶点,可以在一定程度上替代组织活检。在现代"分子医学"的时代,和其他药物一样,一种特定的放射性药物通常能够靶向一个或多个体内生物学过程以及特定疾病(或生理过程)中的组织生物分子靶点。

迄今为止,还没有发现任何放射性药物化合物只能与一种特定的生物分子结合。然而,一些化合物,如放射性标记抗体、放射性标记小分子和其他类型的制剂,确实具有非常高的选择性和亲和性,只与少数几种生物分子结合,而与其他类型的分子完全不结合,我们称之为靶向制剂。虽然这类药物能够针对特定的生理过程和生物分子,进而用于诊断成像(或靶向治疗),但这一过程也同样能够在其他生理病理条件中发生,因此仍然不能保证 100% 的特异度。例如,前列腺特异性膜抗原(prostate-specific membrane antigen, PSMA;更确切的名称为谷氨酸羧肽酶Ⅱ),一度被认为是在前列腺癌的组织内特异性表达,因此作为生物标志物(比如作为 PSMA-靶向放射性标记的抗体)应用于成像。但是后来发现其在体内其他组织和大多数肿瘤的新生血管系统中也有一定表达。尽管如此,PSMA 仅在少数非前列腺组织中高表达,对前列腺组织仍然具有高选择性。由于药理学和生物学特异性不够完善以及可能存在潜在的影像伪影,我们也不能期待诊断显影剂,甚至放射性标记抗体具有绝对的特异性。

然而,只要闪烁显像所表明的特定疾病类型与临床印象(基于临床表现与实验室检查的初步推断)一致,闪烁显像就相当于具有高精度、无创性的虚拟体内免疫组化检测。如果不一致,就需要对闪烁成像检查的结果进一步确定,以确保更准确的治疗决策。

核素扫描仪检测到的成像信号是由病人体内的放射性药物产生。放射性药物中的放射性同位素以其特有的发散方式进行物理衰变。现代化的核扫描仪,如 PET 扫描仪、伽马照相机探测到的是以光子的形式存在的发射能量。由摄像系统探测光子产生的信号,经计算机软件处理和分析后确定光子起源的方向/位置(无论是在二维平面还是三维空间),对信号数据进行分析处理后生成图像,进而使得放射性药物在病人体内的生物分布可视化。

核素扫描显示的放射性同位素的生物分布是否代表放射性药物(分子)的生物分布? 如果放射性药物在病人体内成像之前没有发生化学转化(例如经过某种代谢),那么答案是肯定的。否则,放射性同位素的分布图像显示的将是生物分布的复合信息,包括放射性药物和其代谢后的化学产物(亦即仍含有放射性同位素原子的反应产物)。通常,放射性药物的体内代谢会产生放射性代谢物,包括一种或多种放射性同位素。这种代谢物可以作为核素扫描的成像靶点,例如,用^{18}F FDG-PET 成像来检测肿瘤中 FDG 代谢物的浓度。放射性代谢产物包括放射性标记的分子以及在体内代谢产生的游离的、未结合的元素形式的放射性同位素。这些放射性代谢产物通常与完整的放射性药物母体具有不同的体内药代动力学特性。因此,核素图像显示的放射性示踪剂生物分布是各种生物分布的组合:原放射性药物的分布和一个/多个放射性代谢产物的分布。这种体内代谢的发生通常不影响诊断。相反,代谢产生的放射性代谢产物往往会滞留在组织中,如在肿瘤细胞 PET 成像时 FDG 会发生沉积,胞质己糖激酶产生的游离脱氧葡萄糖-6-磷酸等放射性代谢产物会集聚在细胞之中等等。

由于放射性药物及其代谢产物的放射性同位素是相同的,仅靠图像数据分析无法辨析核素影像中的复合生物分布。然而,在临床实践中这种情况很少,因为在临床广泛使用的放射性药物一般都有着相似的体内药物动力学特点,即能代表亲本化合物或相关放射性代谢产物的生物分布,从而具有重要的生物学"意义"。本章讨论了每一种与肝胆胰疾病相关的放射性药物在闪烁显像中的生物标记物扫描的意义。用于影像诊断的放射性同位素注入病人体内后,核素扫描仪就能够检测其发出的辐射。

放射性药物的影像诊断在临床上可能有多种不同的名称,包括:①一般术语,如核素成像或闪烁显像,②两种核医学成像技术(PET,SPECT/SPET),③涉及一些核医学检查手段(例如治疗诊断学成像)。

医学术语"闪烁显像"(拉丁语"scintilla""spark")指的是临床闪烁照相机中的晶体探测器捕捉到放射性药物所发射的伽马射线击中晶体时所产生的光(例如在病人接受放射性药物注射后,扫描其体内发出的光)。这些在晶体探测器产生的闪烁被成像系统识别和处理,最终产生核素图像。

在放射科的常规检查中(如 X 线平片、CT、MRI、超声),核素扫描需要的时间最长。因为除了病人需要接受扫描仪的检测之外,检查全过程也很耗费时间(从检查开始到结束),如需要注射放射性药物,以及等待放射性药物在体内充分分布(比如病人可能需要在一次检查中接受多次扫描)。因此,核素扫描检查的总时间受多种技术、生物以及临床相关变量的影响。最常见的给药途径是静脉注射。注射后,在病人接受仪器扫描前需要延迟一定的时间,以使得放射性药物扩散到全身,并达到成像最佳的生物分布。在获取每一张图像的数据时,病人都必须扫描足够的时间以使得扫描仪收集到可靠的放射性信号或计数,从而确保获得的图像能够满足视觉分析。低计数的图像在视觉上是"嘈杂"的。成像系统收集足够完成诊断图像的光子所需要的具体时间,主要取决于放射性同位素的内在属性、放射性药物的使用剂量、与周围体内组织相比放射性药物在靶组织(如肿瘤)中的浓缩程度、成像系统检测光子的能力,以及光子数据是如何构建图像的。根据核素成像类型的不同,在注射放射性药物之后至开始扫描之前,都会有一段不同长度

的等待时间,以允许放射性药物达到最佳的体内生物分布,如注射 FDG 1 小时后再进行 PET 扫描。最后,影像科医师会根据诊断准确性的要求决定是否需要额外对病人进行扫描或使用特殊的技术。临床医师可以事先告知病人核素扫描检查的时间较长,以帮助病人做好心理准备。

核素扫描仪可分为两类:PET 扫描器和标准伽马照相机。它们的设计是分别为两种不同类型的放射性药品(放射性同位素)量身定做的:发射正电子的(用于 PET 照相机)和发射伽马射线的(用于标准伽马照相机)。

在 PET 成像中,PET 相机的晶体检测到的辐射来自正电子湮灭后产生的伽马射线。PET 放射性药物释放的正电子会遇到它的反物质:它所处环境中的任何电子。这两个粒子在相遇时"湮灭",将所有粒子质量(m)转化为纯能量(E)。这种湮灭反应是爱因斯坦相对论的一个经典理论:$E=mc^2$。由于正电子和电子的质量普遍恒定,正电子湮灭所产生的能量总是相同的,即 1 022 千个电子伏特(keV),无论涉及的是正电子的哪种同位素(如氟-18、碳-11、镓-68)。1022keV 的湮灭能量瞬间分裂成两个光子:每个 511keV 的伽马射线。这对伽马射线以相反的方向传播。现代 PET 系统的设计都是由一圈晶体探测器环绕着检查床。一对这样的湮灭光子以光速离开人体,将会撞击 PET 环上的两个探测器,两个撞击事件几乎同时发生。这两次相同时间的撞击,每一次大约 511keV 能量,从而被 PET 电路识别为一个真正的信号,而其他没有发生同时撞击或能量不合乎标准的信号被作为干扰忽略。一个真实的信号将向系统反馈两个探测器之间的空间线上发生了湮灭的信息。通过分析 PET 成像过程中收集到的数百万个这样的信号,沿着不同"响应线"(一对探测器之间的假想线)形成的环状结构,复杂的计算机算法可以推断出病人体内的放射性分布和浓度,即放射性物质的浓度,以及同位素的生物分布。值得注意的是,PET 扫描仪不能区分不同的正电子发射同位素(例如^{18}F、^{11}C、^{68}Ga)。来自不同的正电子发射同位素所产生的能量信号,在 PET 扫描仪上显示的是完全相同的 511keV 射线。因此,如果对一个病人同时注射两种不同的放射性药物(例如放射性标记的^{18}F 和^{68}Ga),PET 扫描仪将无法区分放射性信号是从^{18}F 还是^{68}Ga 发出的。因此,病人不能同时注射两种不同的 PET 放射性药物,因为这样做的结果是一种"混合"的 PET 扫描。在这种情况下,检查无法得知在病人检测的组织部位有多少放射性信号分别代表两种不同的 PET 示踪剂。

标准(非 PET)伽马照相机的设计是为了检测放射性同位素,这些同位素通过发射(未配对的)能量较低的伽马射线而衰变,通常能量低于 PET 成像中的 511keV 能量射线(光峰)。这一过程也通常被称为单光子成像,以区别于同时探测两个光子的 PET 成像。相比之下,单光子成像是指相机检测来自不发射正电子的放射性同位素的(未配对的)光子。一些非 PET 放射性同位素具有放射性衰变,其特征是能够发射出一个以上能级的光子,例如常见的单光子成像同位素铟-111 同时发出与成像光子有关的两种光子,它们的能量不同,分别为 173 和 247keV。

扫描系统处理光子数据以确定体内信号的空间来源后,计算机工作站的核医学技术人员使用软件重建数据,供医学影像专家进行视觉评估和分析。如何从视觉上显示体内放射性药

物的生物分布取决于获取数据成像的方法。这种生物分布图像可以具有二维(2D)平面外观或(虚拟的)三维(3D)外观(例如传统的轴位、冠状位和矢状位视图显示数据切片,类似于CT)。图像可以代表一个或几个时间点的生物分布,也可以以影像的方式显示生物分布的时间依赖性变化。

以从前到后的平面显像来表示放射示踪剂生物的分布时,将有可能会得到两个或多个器官或体内其他组织示踪剂聚集的重叠图像(在二维平面),从而可能会影响放射性示踪剂的检测或评估(例如肿瘤检测)。断层(SPECT 和 PET)核医学成像技术通过三维成像的方法显示摄入的放射性示踪剂,可以有效避免这一潜在的问题。然而,闪烁显像的空间分辨率有限,可能很难通过示踪剂的积累来定位较小的组织结构(例如如果肿瘤位于或邻近摄入示踪剂的正常器官,那么摄入示踪剂的小肿瘤可能会难以显示)。此外,相比使用标准 SPECT 摄像机系统的二维平面扫描,采用单光子显像剂的 SPECT 检查常需要更长的扫描时间,而二维成像往往已足以满足临床需要。使用SPECT 成像的重要性主要体现在特殊检查、临床研究和特殊病人。PET 通常被定义为断层扫描(3D 成像),包括使用复杂的信号分析算法的环形 PET 摄像机检测系统(我们稍后会讨论)。利用发射伽马射线的(非 PET)放射性药物进行核素扫描仍然是目前标准的核素检查手段。近年来,研究者们还利用伽马照相机探索了应用 PET 放射性药物(如 FDG)的单光子发射的平面(2D)成像甚至是三维成像技术。然而,使用 PET 放射性药物的伽马相机成像在诊断上明显较为逊色,并非目前最新的成像技术。

"我可以在同一天做两个核医学检查吗?"

这个问题是核医学专家或前台预约人员常常需要面对的,因而了解正电子发射(PET)同位素和单伽马光子发射(非PET)同位素之间的区别就显得格外重要。与发射正电子的放射性同位素不同,用于单光子成像的放射性药物中发射伽马射线的同位素具有各种能级。当病人同时注射两种含有不同放射性同位素的放射性药物时,伽马相机可以区分并利用这些能级将一种放射性同位素的生物分布与另一种分开。也就是说,让相机一次只接收并检测一种特定放射性同位素能级特征的光子,之后再对另一种放射性同位素进行同样的处理。但是,不同的单光子成像放射性同位素的发射能量可能会出现重叠,特别是当其中一种放射性同位素发射的能量相对较高时。这是因为部分发射的射线会损失一些能量并落入另一种放射性同位素的能量(keV)范围内。PET 放射性药物产生的 511keV伽马射线能量较高,会对单光子放射性药物的成像产生干扰,干扰的严重程度和技术因素有关。因此,在进行 PET 扫描后需要等待一段时间,以保证在使用另一种单光子放射性药物或其他 PET 放射性药物成像之前,PET 放射性药物已经在病人体内衰减并被清除。

以常见的放射性药物^{18}F FDG 为例,我们中心根据已知的^{18}F 半衰期(1.9 小时)和对病人注射的示踪剂的剂量不同(最大示踪剂 12mCi),通常在病人接受^{18}F FDG 注射后 20 个小时或更长时间之后才进行核素成像分析。也就是说,在尝试用另一种放射性药物成像之前,必须等到 PET 同位素完全消失(衰变)后再进行成像。通常的经验性做法是等待 10 个半衰

期——这个半衰期指的是同位素的物理半衰期。[①]

值得注意的是,单光子放射性药物成像可以在 PET 扫描之前立即进行,而无需等待单光子放射性药物消失;这是因为非PET 放射性同位素的光子通常能量较低,因而不会干扰对 PET放射性药物的能量相对较高的 511keV 光子的检测。少数非PET 放射性同位素确实会发射出 511keV 或更高能量的光子,但即使这些高能光子来自先前的非 PET 放射性药物,通常也不妨碍即刻进行的 PET 扫描。这是由于非 PET 放射性同位素的高能光子不是成对产生的,所以这些光子将在随机方向上撞击PET 探测器。而正电子发射断层扫描将忽略在湮灭光子对的典型重合模式中检测不到的光子。因此,正电子断层扫描仪通常能检测到真实的正电子放射性药物信号,而不会受到病人体内残留的非正电子放射性药物的明显干扰。但是,情况如果颠倒过来结局就不同了:残留的 PET 放射性药物会干扰另一个PET 或非 PET 放射性药物的检测,直到延迟的时间达到一定数量的半衰期干扰才会消失。在短时间内为同一个病人开具两个或两个以上的核素扫描检查的临床医师,必须意识到这一潜在的"放射性同位素冲突"问题。如果不确定做法是否合适时,应咨询影像科医师或其他有经验的专家,从而以最佳的方式安排检查的优先次序。

正电子发射成像相比单光子发射成像的优势

与单光子发射成像相比,PET 成像的优势在于其检测方法可以更精准地确定辐射的来源部位。因此,由 PET 数据重建的扫描图像空间分辨率(通常为 4~5mm,而 CT 为 1mm)比由单光子伽马数据重建的图像的分辨率(通常为 12~15mm)更好。根据 Nyquist 定理,与单光子成像相比,这种更优良的分辨率使得 PET 采集的数据在成像分析时能提供更好的放射性浓度定量。而单光子成像对比 PET 成像的优势则是可以在同一个病人体内同时检测和区分两种或两种以上不同的伽马射线示踪剂,这是 PET 无法做到的。用于单光子成像的非 PET 同位素能发射具有多个特征能级的伽马射线,这些能级可以通过信号处理来区分。单光子成像系统由于硬件配置的缘故在临床上更容易普及,从而能够服务更多的临床医师和病人。

总的来说,PET 成像难以普遍推广的原因包括成像硬件的成本较高,以及需要机构或商业来源的 PET 同位素。由于^{18}F 等同位素的半衰期较短(约 2 小时),这些同位素只能从当地获取。不过近年来全球范围内的 PET 设施的数量在迅速增长,目前估计美国国内 PET 成像设施的分布已经能够覆盖约 80% 的人口。

监管机构的政策可能也在一定程度上限制了核医学技术的推广应用。例如,美国药典中 PET 肿瘤成像剂基本上只有一

[①] 物理半衰期是放射性同位素的一种固有特性,即核衰变的速率。例如,在一个瓶子里有一定量的放射性同位素,在一个物理半衰期之后,瓶子里剩余的放射性同位素就会减少一半(其放射性也只剩下之前的一半)。生物半衰期是一项药动学参数,即病人的机体清除一种(放射性)药物的速率(通过尿液或者粪便排出体外)。因此,在一定量的放射性药物进入病人体内后,它从人体内消失的速度是由物理半衰期和生物半衰期联合决定的,称为有效半衰期。经过 10 个^{18}F 的半衰期之后,人体内^{18}F 减少的速度会大于以物理半衰期推算出来的速度,因为还有部分^{18}F 通过泌尿系统排泄出体外了。

种,即 FDA 批准并在临床普遍使用的 FDG;而欧洲某些地区获批使用的 PET 肿瘤成像剂并不只限于一种。在美国,许多其他的 PET 肿瘤显像剂在特定的几个医疗中心可供临床使用,但仅限于 FDA 批准的研究性新药(investigational new drug,IND)申请,而 IND 申请限定了符合 PET 试剂使用的特定条件和特定病人。此外,PET 放射性药物的合成必须符合 FDA 严格的监管标准,只有某些商业实体和少数医疗中心能满足这些标准。在某些欧洲国家,有关人用放射性药物合成的管理标准与美国标准相比较为宽松,并且一般认为微克级放射性药物的使用从本质上来说是低风险性的。

融合成像

临床上通常将 PET 和单光子成像与计算机断层扫描(CT)成像相结合,用于融合成像,即 PET/CT 和 SPECT/CT。在融合成像中,PET 或 SPECT 的 3D 图像与 CT 数据相结合,使人体组织中示踪剂的生物分布/定位可视化。临床研究表明,融合成像可以综合核素显像和 CT 图像分析的准确性优势,例如融合成像可以提高对放射性示踪剂敏感的肿瘤的检测精度,而在融合成像中闪烁显像(PET 或 SPECT)还能够更好地显示在 CT 检测中显示不佳或容易被忽视的病灶,反之亦然。CT 的数据还可用于进行衰减校正,这项重要技术可以提高 PET 或 SPECT 的定量精度。融合成像是核医学发展中的里程碑,使其摆脱了既往不准确的特点。

目前,我们已经可以实现 SPECT 或 PET 扫描仪和 CT 扫描仪耦联设计,这样 CT 扫描可以和闪烁显像无缝衔接地完成,甚至病人在检查床上可以不用改变体位就能一次性完成所有检查。

在 PET/CT 和 SPECT/CT 融合成像中,需要注意的是其中 CT 扫描的质量标准并不是固定的:它可以是标准的诊断质量(即与单独设计、独立工作的最先进的 CT 扫描仪的扫描质量相同),也可以是较差甚至极差的诊断质量。比如 CT 扫描在较低的电流(mA)下进行时,产生的图像信噪比比较低,细节模糊,也更容易产生伪影(例如射线硬化伪影)。而胸部影像有可能是在肺的呼气相末获得,从而并非标准的最大吸气相。有时如果病人难以坚持躯干 PET/CT 检查时要求的 15~25 分钟的标准举臂动作(这也是标准的胸部 CT 扫描体位),则只能在病人上肢放置在躯干两侧的情况下进行 CT 扫描。在这个体位下,手臂会阻碍 CT 射线,降低躯干 CT 图像的质量。此外,融合成像也不能使用标准 CT 检查中常用的口服或静脉用碘造影剂。这种质量相对较差的 CT 扫描在临床中是比较常见的,甚至有时临床医师会在能够进行标准质量 CT 扫描时特意使用低质量 CT 扫描。比如,如果病人最近已经接受过具有诊断价值的 CT 扫描时,通常会采取这种措施,因为此时低剂量的、非增强 CT 足以满足 PET 或 SPECT 扫描的基本需要。尤其在融合成像中,非诊断性的 CT 在多数情况下已经能提供足够必要的解剖细节,以确定器官内哪些组织参与了放射性示踪剂的摄取,并提供衰减校正,即基于 CT 测量的组织密度和深度对闪烁显像的数据进行修改,从而提高闪烁显像的精度,尤其是在定量方面[如 PET 定量测量,也被称为标准摄取值(standardized uptake value,SUV)]。与从较薄的或密度较低的人体组织中发射的光子相比,从更深层次或密度更大的身体组织中发射的衰变光子

在组织相互作用中会损失更多的能量。衰减校正旨在解决该问题,从而更准确地测量组织示踪剂的浓度。

从本质上来说,融合成像中的 CT 扫描得到的是非诊断性的、模糊的图像;有些图像虽然可能有轻微的模糊,读片人仍然可以识别毫米级的组织结构(例如小的肺结节),而有些图像可能没有临床意义(例如,身体的某个区域可能会受到射线硬化伪影或其他 CT 伪影的影响)。申请 PET/CT 或 SPECT/CT 检查的医师必须清楚其中的 CT 是否具有诊断价值,以及是否需要申请有诊断价值的 CT 扫描,或者是否需要另外申请有诊断价值的 CT 扫描。同样,提供 PET/CT 或 SPECT/CT 报告的影像专家可以通过告知其中的 CT 是否等同于标准的有诊断价值的 CT 扫描,来帮助申请检查的医师获取更全面而准确的信息。如果检测到阳性的 CT 影像,影像专家需要进行相应的解释,即使在质量较差的非诊断性 CT 中也是如此。然而,临床医师不能因为 PET/CT 或 SPECT/CT 报告中描述的 CT 征象的存在而认为该 CT 结果具有诊断价值。根据经验,不同医疗中心和不同型号的融合扫描仪所配套的 CT 成像质量差别很大。因此建议临床医师在评估融合成像结果时也要考虑伴随 CT 的质量,特别是在外院进行的核素扫描检查。

除了融合 CT 扫描,第一代临床 PET/磁共振成像(magnetic resonance imaging,MRI)和 SPECT/MRI 成像系统在一些医疗中心已经可供使用,并在未来 10 年内将逐步扩大应用规模。目前的相关临床经验较少,现有的临床研究主要集中在配套 MRI 的技术验证和优化上。

"所有 PET 或 SPECT 扫描仪的水准是否相同?"

如何判断一所医疗中心内的 PET 或 SPECT 扫描仪是否代表最新的技术? 就目前来说,PET/CT 和 SPECT/CT 融合扫描仪具有最先进的技术。有文献指出,物理集成的联合 PET/CT 的融合成像扫描仪对肿瘤的诊断准确性优于将 PET 和 CT 扫描仪分别得到的数据进行整合。近来,每年都有新型的商业化 PET/CT 扫描仪进入市场。

临床证据显示这些创新对疾病的诊疗有着重大意义。临床研究表明就检测肿瘤部位的能力而言,最先进的迭代法重建 PET 图像优于旧的过滤反投影法,这不仅有理论的支持,也有数据和模型研究的有力支持。

放射性药物的药理学和生物学

放射性药物包括各种用于成像、放射治疗或两者兼有(诊断治疗试剂)的放射性化合物。放射性药物被放射性同位素标记后,发出的放射线可以用来成像。单次剂量的核素诊断显像剂通常含有微量(微克级)的放射性化合物,具有最低剂量的毒性,理论上不会产生生物学效应。FDA 批准的放射性药物在标准诊断剂量下在体内仅产生放射安全标准水平以下的辐射。

与其他药物一样,每种放射性药物的药理性质(如给药途径、生物利用方式、代谢方式、生物分布、药代动力学以及与其他药物或物质的潜在相互作用等)都有所不同。有时,核素扫描检查需要病人在使用放射性药物前数小时至数天进行特殊的准备。例如,病人可能需要禁用某些非处方药或处方药,因

为这些药物可能会对病人体内的放射性药物造成影响。在必要时,病人的准备方式需要根据所使用的放射性药物做出调整。肿瘤医师如果对这些信息不够了解则应当向核医学专家咨询。

核医学专家必须掌握每种放射性药物的药理学特点(例如体内生物利用度、代谢特点、生物分布),以及在什么情况下需要做出调整(例如疾病状况、病人的生理变化、与内源性或外源性物质的相互作用)。疾病状况包括核素扫描检查的适应证(例如检测肿瘤)或者出现意外情况(例如检测肿瘤的病人并发肺炎)。不同的病理变化也可能有着相似的影像学表现。例如,肿瘤病人在使用闪烁显像检测肿瘤时,非恶性的病灶结节可能与恶性的肿瘤病灶表现相似,呈现出示踪剂的大量聚集。

影响核医学诊断特异性的因素有:所使用的放射性药物、正在检测的疾病病理或生物过程,以及对假阳性结果的预测等。例如,对于居住在结核病流行地区的病人,FDG-PET 的特异性较低:结核病灶吸收 FDG,呈现与肿瘤相似的表现。对于疑似胆囊炎的病人进行肝胆系统闪烁显像检查,如果未按要求禁食,就可能会出现提示胆囊管梗阻的假阳性结果。核素扫描中如果检测到放射性药物在肝胆排泄后通过胆管进入胆囊腔,则可以排除胆囊管梗阻的诊断。然而,进食导致的正常消化过程会引起胆囊的生理性收缩,在胆囊管内形成压力梯度,从而阻止排泄的放射性示踪剂进入胆囊。核素扫描中胆囊的示踪剂异常表现既可能是生理性的也可能是因为胆囊管病理性阻塞(例如胆囊结石)引起的。

放射性药物的辐射剂量

根据数十年的放射量测定研究,诊断成像时放射性药物产生的辐射剂量水平较低,通常比传统认为的有风险的辐射暴露水平低一个或多个数量级。如果是出于治疗目的,某些放射性药物则必须以相对较高的放射性剂量给药。足量放射剂量水平(并且在身体组织中的浓度达到足够的水平)的药物将在病人的病变组织和其他器官内引起急性放射性生物学效应,这既有潜在的治疗作用也会产生不良的副作用。

病人从放射性药物中吸收的辐射剂量取决于使用的放射性同位素、给药的放射剂量[以贝克勒尔(Bq)为单位,通常使用百万贝克勒尔(MBq);或居里单位,通常使用毫居里(mCi)],以及放射性药物在全身的药代动力学和生物分布(biodistribution),而这是由放射性药物分子(或元素)的物理化学特性决定的。

诊断性核素成像在肝胆胰肿瘤中的应用

放射性药物的分子理化特性和给药途径(如静脉、口服)使其在肿瘤部位聚集,同时也决定了放射性药物在体内的生物分布和清除途径(多是经尿液或肝胆排泄)。肝胆胰肿瘤治疗领域的核医学技术已经有了长足的进展,但目前可用于肿瘤学方面的放射性药物还不多。在不同国家之间,主要由于经济和监管方面的因素,临床使用的药物类型以及使用程度也有所不同。

完整的放射药物药典包括那些尚未在肿瘤学方面进行临床应用,但对肝胆胰肿瘤病人的诊治至关重要的药物(例如用

于术前心肌灌注成像、"核负荷测试")。本节主要讨论在肝胆胰肿瘤诊治过程中放射性药物在诊断和治疗方面的应用。

放射影像诊断对于肝胆胰肿瘤病人的治疗十分重要,特别是对于肿瘤检测、疾病分期、制定治疗计划和评估肿瘤治疗的效果等。对于这几种应用,多数的肝胆胰肿瘤临床指南建议使用标准 CT(见第 18 章)、MRI(见第 19 章)和/或超声(见第 15 章)对病人进行放射学评估[美国国家综合癌症网络(NCCN),2015],但是除了个别特殊用途之外,指南并不推荐核医学显像(例如 PET)作为标准检查。CT、超声、MRI 以及 X 线平片对解剖细节的显示优于核医学检查,但是核医学成像是综合评估体内生理学和分子生物学的最佳临床影像手段。值得注意的是,我们所说的 PET/CT 优于 CT 并不等同于 PET 优于 CT(再次说明,PET/CT 中的 CT 质量往往低于标准的独立 CT)。

一般来说,如果一线的放射影像学检查(CT、MRI、超声)的结果并不确定,肝胆胰癌症指南认为 FDG-PET/CT 成像具有重要的辅助诊断价值。指南不推荐 FDG-PET 作为一线影像学检查,主要是因为报道 FDG-PET 在肝胆胰肿瘤领域中特有价值的临床研究还不多,而不是因为临床研究表明 FDG-PET 没有这样的价值。此外,PET/CT 的技术和方法学在近几年有了长足的发展,诊断准确率有了显著的提高,而且目前仍在持续发展中。如前所述,最新的临床研究有可能会促使肝胆胰肿瘤学指南在不久后进行更新。

肿瘤核医学

总的来说,核医学成像在肿瘤领域的应用既包括与 CT、MRI、超声等检查相同的用途(如肿瘤检测、疾病分期、治疗评估),还包括其独有的临床应用(如肿瘤药物动力学及生物学表型分析、疾病诊断、药效学和药物的生物分布分析)。这些特有的临床应用只能用于特定的放射性药物和肿瘤类型。在肝胆胰肿瘤中这些应用仍然处于研究阶段,但是在某些非肝胆胰肿瘤中已经开始常规临床使用,例如使用 FDG-PET 来鉴定淋巴瘤或生殖细胞肿瘤的残余软组织是否还有活性。

目前的肿瘤影像学研究正在探索利用核医学成像在临床上的应用,尤其是通过闪烁显像(特别是 PET)跟踪放射性标记的药物在病人体内的分布和药代动力学,使临床医师能够追踪体内抗肿瘤药物,评估肿瘤和靶器官对药物的摄取、聚集和清除。核素显像分析能够提供前所未有地提供抗肿瘤药物靶向肿瘤能力的药代动力学信息,将来可能有助于临床医师进行病例筛选、制定给药策略和治疗效果的评估(Dunphy & Lewis,2009)。本章节讨论的重点是最新核素显像技术的应用及优势,并初步介绍一些正在研究中的最新核素显像药物。

氟脱氧葡萄糖正电子发射断层扫描

在过去的 15 年内,FDG-PET 迅速发展成为临床肿瘤学中里程碑式的成像方式,在各类肿瘤的分期和治疗评估中都显示出较高的诊断效率。FDG,即氟代脱氧葡萄糖,是一种葡萄糖的类似物,其中 ^{18}F 占据了葡萄糖中 2 号碳原子上的羟基的位置(图 17.1),这改变了葡萄糖原本的代谢方式。使用静脉注射后,静脉内的 FDG 渗透到组织中,然后被葡萄糖转运蛋白摄取到组织细胞中。注射后 45~90 分钟,血中 FDG 浓度降至相对较低水平,此时大部分组织对 FDG 的吸收变少,多数组织和

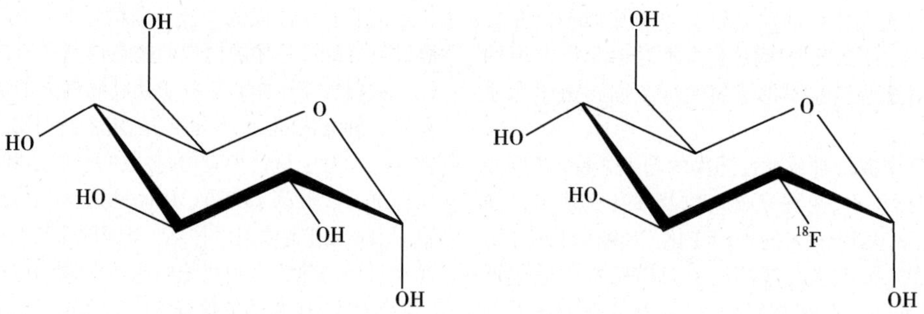

图 17.1 葡萄糖的分子结构(**左图**)和^{18}F-氟脱氧葡萄糖的分子结构(**右图**)

肿瘤中的 FDG 浓度保持相对稳定。在注射 FDG 后的 45~90 分钟后开始进行 PET 扫描是当前的标准做法。通常对于肝胆胰肿瘤的成像,只有在特定的情况下才会进行全身扫描。

FDG 进入细胞以后被己糖激酶转化为氟脱氧葡萄糖-6-磷酸,分子极性增强导致其不能再穿过细胞膜。在大多数细胞内,FDG 都能以这种方式滞留从而充当示踪剂。FDG 磷酸化后不会被进一步代谢,即便是能够代谢葡萄糖-6-磷酸(G6P)的酶。而正常肝组织是一个例外。在肝细胞中,检测灵敏度水平以内的氟脱氧葡萄糖-6-磷酸会被重新转化为 FDG,非极性的 FDG 可能会扩散并离开肝细胞,甚至离开肝脏。临床 FDG-PET 研究证明了这一点,FDG 的肝内浓度在注射大约 1 小时后开始下降。在其他正常组织中,FDG 的去磷酸化并逃逸相对非常少见。在多时间点检测时,绝大多数肿瘤在最初的两个或者更多时间点都能高效捕获 FDG。在感染或炎症组织中,研究人员发现示踪剂的浓度从注射后大约 1 小时开始显著下降,这点类似于肝脏。因此多时间点检测可疑组织中的 FDG 是否出现逃逸也许可以鉴别假阳性 PET 结果中的嗜 FDG 炎性组织(如感染组织、治疗后炎性组织浸润)与真正的嗜 FDG 肿瘤。然而,旨在验证这一假设的文献报道结果并不完全一致,临床研究仍在继续。目前的常规做法仍然是单个时间点的 FDG-PET 成像。

使用 FDG-PET 检测肿瘤的基本原理是,肿瘤细胞通常(并非绝对)能够比非肿瘤细胞聚集更多的 FDG,并且器官中的肿瘤组织和周围正常组织之间形成 FDG 浓度差异。肿瘤对 FDG 的这种亲和力在 PET 图像上表现为相对于其他健康组织更高浓度的 FDG 聚集,形成"热区"图像。

多数肿瘤都会大量摄取 FDG,尽管有些肿瘤不会。内科学家、诺贝尔奖获得者 Otto Warburg 很久以前就在多个肿瘤细胞系中观察到,即使在正常的氧浓度下,肿瘤细胞的糖酵解比例也比正常细胞高得多。在供氧充足的条件下,正常细胞中葡萄糖代谢通常会进入线粒体三羧酸(tricarboxylic acid,TCA)循环通路;葡萄糖-三羧酸循环代谢能使每个葡萄糖分子产生最多的能量底物[三磷酸腺苷(adenosine triphosphate,ATP)],以满足细胞的生物需求。三羧酸循环依赖有氧环境来正常进行,在正常细胞中如果缺氧,葡萄糖代谢会进入胞浆中的无氧糖酵解途径,每个葡萄糖分子产生的 ATP 会少得多。然而 Warburg 观察到,在肿瘤细胞中,葡萄糖主要是通过糖酵解途径代谢的,而与肿瘤细胞是否有充足的供氧无关。肿瘤细胞的这种特性就是 Warburg 效应。根据 Warburg 的假说,肿瘤细胞对葡萄糖的代谢效率偏低,每个葡萄糖分子提供的 ATP 较少,而这是由肿瘤细胞线粒体代谢的缺陷所导致的。Warburg 效应已经被实

验观察所证实,但在有些肿瘤细胞中仍存在例外:这些肿瘤细胞的葡萄糖代谢方式和正常细胞相似。然而,Warburg 的假说却并不正确:葡萄糖代谢从线粒体三羧酸循环到糖酵解的转变并不是对葡萄糖的低效率利用,而是对葡萄糖的"重新利用"。现已证实,在许多细胞系中,这种异常的糖酵解有利于肿瘤细胞的增殖。糖酵解虽然只产生少量的 ATP 分子,但在糖酵解过程中产生的葡萄糖衍生代谢物可以在其他合成代谢途径中被用来合成大分子,这些大分子对于肿瘤细胞的分裂和增殖至关重要。而为了满足能量需求,这些肿瘤细胞不再主要依赖葡萄糖供能,转而利用其他营养分子尤其是谷氨酰胺来为三羧酸循环提供原料(Wise & Thompson,2010)。

Warburg 效应在一定程度上解释了为何 FDG-PET 成像时肿瘤组织对 FDG 这种葡萄糖类似物会有较高的亲和力。PET 扫描在宏观组织水平上(再次说明,空间分辨率约 4mm)体现了肿瘤的 FDG 亲和力。PET/CT 图像和报告里的"嗜 FDG 肿瘤"是指肿瘤内环境中受各种生物分子和生物过程影响的肿瘤细胞和非肿瘤细胞的复合体。在肿瘤中检测到的 FDG 亲和力主要来自肿瘤细胞而不是其他细胞。然而,肿瘤微环境内其他成分的 FDG 亲和力有时仍是有临床意义的,特别是在治疗后,这可能会影响检查结果的准确性,正如之前所讨论的那样。肿瘤细胞的 FDG 亲和力可能是由癌基因突变导致,这类基因能直接或间接地影响糖代谢。例如,在侵袭性肿瘤中常发生的驱动细胞增殖的癌基因突变,一般与葡萄糖代谢转为糖酵解和葡萄糖消耗增加有关。肿瘤细胞的 FDG 亲和力也受肿瘤微环境(如缺氧)诱导的表观代谢改变的影响。有时候,肿瘤的整体 FDG 亲和力在相当程度上甚至主要是来自肿瘤内肿瘤细胞以外的细胞成分,例如浸润的炎症细胞,当肿瘤细胞本身的 FDG 亲和力不高或者当组织内炎症细胞浸润程度较高时更是如此。例如,炎性细胞如果在治疗前聚集在肿瘤坏死区域周围,治疗后就有可能广泛浸润整个肿瘤。标准 FDG-PET 指南一般建议在化疗后的 6~8 周后或者放疗后的 2~3 个月后再进行 FDG-PET 复查。根据临床经验,治疗成功的肿瘤往往在治疗后的头几周内依旧表现出明显 FDG 亲和力,这是因为炎症细胞浸润了治疗后的肿瘤,可能是为了清除治疗成功后的坏死、凋亡的组织碎片。

当使用 PET 来鉴别或者定位肿瘤时,肿瘤科医师和影像专家必须了解哪些因素会影响肿瘤的 FDG 亲和力和 FDG-PET 诊断的灵敏度:肿瘤大小、治疗方案和靶器官的背景 FDG 亲和力。根据奈奎斯特(Nyquist)定理,毫米大小的肿瘤的 FDG 信号因低于 PET 探测器的灵敏度而无法准确评估。如果肿瘤的

FDG 亲和力非常高以至于对 FDG 的摄取显著高于背景组织，则仍有可能被检测到。然而，毫米级肿瘤通常缺乏足够的 FDG 亲和力从而出现"体积过小因而无法使用 FDG-PET 鉴别"的结果。

肿瘤的治疗方式和有效性不同也会影响肿瘤的表观 FDG 亲和力(Liu et al,2006)。肿瘤的 FDG 亲和力是组成肿瘤的细胞的 FDG 亲和力总和。研究表明，FDG-PET 无法检测到残留的微小病灶。例如，治疗不彻底的肿瘤组织的平均 FDG 信号可能很低，但是却包含存活的肿瘤组织。就分期而言，治疗前进行 FDG-PET 评估相对于治疗后再检查结果更加准确(Liu et al,2006)。FDG-PET 也存在假阳性结果，例如在肿瘤治疗后已没有残余病灶的情况下依然检测到 FDG 聚集。治疗后，残留的 FDG 聚集可能代表炎症细胞(活跃的炎症细胞极易摄取FDG)的浸润，因为有大量的破碎组织需要清除。肿瘤的放疗和手术切除都会引起局部组织的炎症，导致 PET 图像的表现类似肿瘤的残留，这大大降低了 FDG 的实用性，因此通常需要在手术或放疗结束几周以后才能再次应用 FDG-PET 评估病灶。

某些正常器官会具有短暂或持续的高 FDG 亲和力，这种超过原发肿瘤和转移性肿瘤的高亲和力会给肿瘤检测带来一定困难。脑组织具有较高的 FDG 亲和力，因为它依赖于葡萄糖代谢供能，因此 FDG-PET 检测肿瘤脑转移的灵敏度有限。心肌、骨骼肌、脂肪组织、肾上腺和消化道组织的 FDG 亲和力不是一成不变的，因而有时会干扰 PET 分析的结果。骨髓有时具有高水平的 FDG 亲和力，比如近期接受过肿瘤全身治疗或使用过骨髓刺激药物(如 GCSF)引发骨髓造血反应等。因此，在需要对骨结构进行评估时，专家建议在最后一次全身治疗或骨髓刺激药物治疗结束数周之后再进行 FDG-PET 检查，以待骨髓的 FDG 亲和力恢复正常。FDG 通过泌尿系统排泄，排泄的 FDG 的放射性信号会干扰肾脏和膀胱的 PET 成像。肝、肺和其他组织的背景 FDG 亲和力较低，通常不会明显影响肿瘤的成像。

肿瘤并发的其他疾病如果具有较高 FDG 亲和力，在闪烁显像时可能会出现类似于肿瘤性疾病的表现，因而会限制 FDG-PET 对肿瘤诊断的特异性。在闪烁显像中，这类情况主要包括各种感染性或其他炎症性疾病以及由于增生或发育不良导致的疾病。FDG 体内分布的某些正常变化或尿路中排泄FDG 的局部累积也可能出现类似高 FDG 亲和的肿瘤的表现。

除肿瘤检测外，FDG-PET 还可用于疾病首次分期或再次分期，以评估肿瘤对治疗的反应。通常可以在治疗前和治疗后进行两次 FDG-PET 检查以便比较，利用肿瘤 FDG 亲和力的变化作为肿瘤细胞团大小变化的指标(即肿瘤应答)。在多种肿瘤中，如果前后对比 FDG 的亲和力发现明显降低常预示结果较好，不变或升高常预示结果较差。如果没有治疗前的 PET 作为对照，虽然也可以在化疗后进行 PET 检查评估肿瘤的情况，但得到的结果可能不准确，例如，反应增生性淋巴结炎和未彻底治疗的转移性腺瘤在 PET 图像上可能有相似的表现(异质非特异性 FDG 亲和)。肿瘤在治疗后可能存在残留的 FDG 亲和力，常使得临床医师担心是否仍存在耐药的肿瘤细胞。在有对照的 FDG-PET 结果的情况下，如果发现残留的 FDG 亲和力相比原肿瘤的 FDG 亲和力显著降低，这表明肿瘤治疗反应良好。也就是说，分析治疗前后肿瘤 FDG 亲和力的变化情况比单纯

治疗后 FDG 亲和力低的现象能更好预测肿瘤对治疗的反应。此外还有些特殊情况也需要注意。如前所述，某些肿瘤组织尽管存在相当体积的活性肿瘤细胞，却缺乏 FDG 亲和力，因此把治疗后 PET 扫描发现肿瘤 FDG 亲和力消失作为肿瘤对治疗反应的指标有时会引起误判，除非治疗前的 PET 扫描就已经证明肿瘤是具有高 FDG 亲和力的。

结直肠癌的肝脏转移

来自美国国家癌症综合治疗联盟(NCCN)(2015)、欧洲肿瘤医学学会(ESMO)(van Cutsem et al,2014)和欧洲注册肿瘤医疗(EURECCA)的最新指南，已经就 FDG-PET/CT 在结直肠癌(colorectal cancer,CRC)诊治中的潜在作用和不足(van de Velde et al,2014)方面达成一致。我们在这部分重点讨论潜在可切除的结直肠癌肝转移。

对于有肝转移但无肝外转移的肿瘤病人，彻底切除肝转移瘤相对于现有的其他治疗方法能更好地提高长期存活率(见第 92 章)。手术前，必须确认肝转移瘤是可切除的(基于 CT 和/或 MRI 成像)，并且没有肝外转移。结直肠癌转移最常出现在肝脏，其次是肺部；中枢神经系统、骨骼、肾上腺和脾脏的转移在结直肠癌病人中的发生率不到 10%(Kemeny et al,2014)。

对于结直肠癌分期，一般认为 FDG-PET/CT 仅作为对 CT 和 MRI 的辅助，后二者因其优良的空间分辨率仍然是目前最主要的检查手段，能够通过无创方式获取病人最精确的解剖细节。而这些信息对于制定手术方案和评估肿瘤对治疗的反应(缩小或生长)来说至关重要。然而，尽管 FDG-PET/CT 的空间分辨率较低，但其检测结直肠转移的敏感性往往是最高的，因而对于从影像学角度判断肿瘤转移是否可切除来说至关重要。根据 EURECCA 指南引用的一篇荟萃分析(Kinkel et al,2002)，FDG-PET/CT 在检测结直肠肝转移方面的敏感性最高(加权平均敏感度为 90%~92%)，总体特异性与超声、CT 和 MRI 相当(van de Velde et al,2014)。值得一提的是，2002 年的荟萃分析讨论的 CT 和 MRI 检查目前已不再是最先进的技术。不管怎样，FDG-PET/CT 目前在确定结直肠癌分期方面还不是主要的检查手段，但是指南建议 PET/CT 应该在必要时使用，特别是在 CT 或 MRI 无法确定是否存在肿瘤转移时(NCCN,2015)。

为了凸显与最新 CRC 初次分期方法的"相关性"，指南所参考的 FDG-PET/CT 临床研究应满足下列条件：①仅限于 CRC 病人，②仅限于治疗前使用过 FDG-PET/CT 检查，③仅应用PET/CT 检查，尤其是使用当前最新硬件和软件方法的 PET/CT，当然也不仅限于 PET(在诊断价值上不如 PET/CT)。

对于检测结直肠癌的远处转移，FDG-PET/CT 在治疗前(初次分期)诊断转移的效果最好(Akhurst et al,2005;Nahas et al,2008)，并且在检测肝和肺转移方面非常敏感(Nahas et al,2008)，这两个脏器也是远处转移最常发生的地方(Jemal et al,2006)。

总体而言，FDG-PET/CT 在检测肝转移方面是公认优于传统 CT 的(Abdel-Nabi et al,1998;Even-Sapir et al,2002;Kinkel et al,2002)，但这两种方法在显示毫米级肝脏病变方面的敏感性不佳(Fong et al,1999;Ruers et al,2002)。FDG-PET/CT 和 MRI 在诊断肝转移方面具有同等的敏感性，至少就单个病人是否存在肝转移而言是如此。MRI 比 FDG-PET/CT 能发现更多的毫

米级肝脏病变(即更敏感)。

对于经增强 CT 扫描或血清肿瘤标记物检测都没有发现远处转移征象的病人,目前 NCCN 的大肠癌指南并不提倡常规使用 FDG-PET/CT 进行初步分期或治疗后随访监测,除非是在 CT 结果不确定情况下的进一步检查,或者是存在病人无法进行增强 CT 扫描的情况(Abdel-Nabi et al,1998)。NCCN 指南建议临床医师考虑将 FDG-PET/CT 用于存在潜在可切除的远处转移(同步或异时)的病人的检查,以避免不必要的手术(NC-CN,2015)。ESMO 2014 结直肠癌指南与当前 NCCN 指南在关于 FDG-PET/CT 的作用方面观点一致(van Cutsem et al,2014)。

在接受常规影像学检查后准备进行肝切除的病人中,FDG-PET 扫描发现 18%~32% 的病例有肝脏以外的疾病(图 17.2)(Boykin et al,1999;Lai et al,1996;Ruers et al,2002),因而在早期的 PET 临床试验中,20% 到 40% 的病例的治疗方案进行了相应的调整(Fong et al,1999 年;Ruers et al,2002),在随后的临床试验中,近 25% 的病例也因此改变了根治性手术的手术方案(Joyce et al,2006)。Fernandez 和他的同事(2004)发现,与对照组相比,通过 FDG-PET 检查进行术前分期的肝转移病人的 5 年生存率要高得多。一项对可切除的多次转移瘤病例进行的随机临床试验发现,FDG-PET/CT 检查对病人的生存率没有影响,但 PET/CT 检查的结果使得 8% 的病人的手术方案进行了

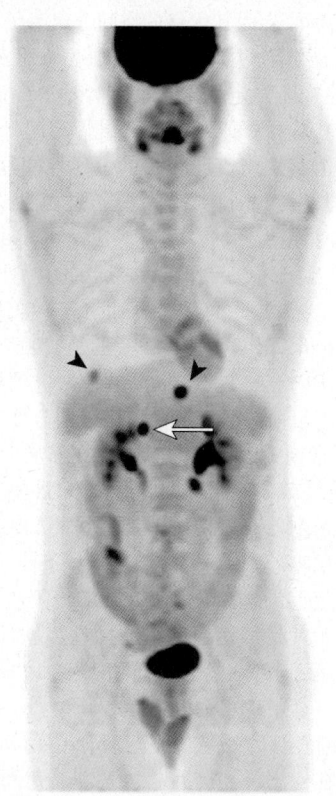

图 17.2　图示为一个结肠癌病人的[18]F-氟脱氧葡萄糖(FDG) PET 扫描图像。该病人因为存在肝转移正在接受化疗。这是三维最大强度投影(MIP)的 PET 扫描,覆盖了从颅中窝至近端大腿的全部区域。从图中可见两枚肝转移结节表现出了高代谢活性(箭头处)。FDG-PET 检查也能检测到肝脏之外的病变,比如图中右肾上腺区域可见一个不到 1cm 的高代谢活性病灶(箭头处;标准摄取值为 14.2),是前次 PET 检查图像中尚不存在的新发病变,考虑为肿瘤转移的可能性大。而最近的增强 CT 扫描检查遗漏了这个病灶

相应的调整(2.7% 的病例因 PET/CT 发现肿瘤不可切除而取消了手术切除的方案;1.5% 的病人因常规 CT 评估不够准确而根据 PET 的结果增加了术中肝脏的切除范围;3.4% 的病人的手术方案根据 PET/CT 的结果切除范围扩大到了其他的脏器)。然而,在另外 8.4% 的病人中 PET/CT 存在假阳性结果,这表明我们在根据 PET/CT 检查结果确定肿瘤可切除性的过程中需要持谨慎态度,最好能加做组织活检或另外的影像学检查(Moulton et al,2014)。例如,在 FDG-PET 提示可疑征象但在 CT 上缺乏相关的表现时,可以用 MRI 来进一步确定(或者排除)诊断。

NCCN 指南认为在评估结肠癌化疗的效果方面,FDG-PET/CT 的临床价值有限。指南的作者也提到了存在假阴性和假阳性结果的可能性,并引用了一篇与指南观点相反的综述,该文章提示 FDG-PET"在监测结直肠癌病人对治疗的反应方面似乎有效,但需要进行更大规模的研究"(Delbeke & Martin,2004)。

NCCN 指南还建议,对于血清癌胚抗原(CEA)水平持续升高而增强 CT 检查并没有发现肿瘤的病人,临床医师可以考虑使用 FDG-PET/CT 来进行评估。一篇综合了 11 项临床试验(510 名病人)的系统评价报道 FDG-PET/CT 检测(常规 CT 检查后)隐匿性肿瘤复发的敏感度和特异度分别为 94%(95% CI 89%~97%)和 77%(95% CI 66%~86%)(Lu et al,2013)。

不能切除的肝癌

对于肝癌病人来说,手术切除治疗的效果最好,然而某些病人是无法接受手术的(例如由于肿瘤进展的程度、基础肝病或其他基础疾病导致手术禁忌)。对于无法手术切除的原发性或继发性肝脏恶性肿瘤,核医学在诊断和治疗方面都提供了更多的选择。

通过肝动脉介入插管注入钇-90(^{90}Y)标记的树脂或玻璃微球可以对肝脏肿瘤进行放射栓塞治疗,目前 FDA 批准的适应证包括肝脏原发肿瘤或肿瘤负荷以肝脏为主的疾病(见第 96B 章)。生长抑素受体(somatostatin receptor,SSTR)靶向的放射性核素治疗主要用于治疗恶性类癌,包括原发性或继发性肝脏肿瘤(但并不限于肝脏原发肿瘤或肿瘤负荷以肝脏为主的疾病)(见第 93 章)。SSTR 靶向放射性核素疗法在美国主要处于研究阶段,而在欧洲已经开始了广泛的应用,我们稍后会提到。

Kennedy 等人于 2012 年报道 FDG-PET/CT 检查有助于发现对[90]Y 微球放射栓塞治疗敏感的肝脏肿瘤,同时也能够评估其他治疗方法的治疗效果。然而,根据目前的肝胆系统肿瘤指南,无论对于可切除还是不可切除的肿瘤,尚无足够充分的临床证据支持常规使用 FDG-PET/CT 来评估肝胆系统肿瘤的治疗效果。标准增强 CT 和 MRI 在肿瘤评估方面的作用是无可替代的,而 FDG-PET/CT 是否具有更大的价值尚未经证实。我们期待今后的指南能够推荐 FDG-PET/CT 用于评估肝肿瘤的"代谢反应",特别是对于具有 FDG 活性的肿瘤。此外,FDG-PET/CT 成像目前只在几个大型医疗中心内作为介入放射学(interventional radiology,IR)套餐(扫描仪位于 IR 工作组内)的一部分使用,用于在肿瘤消融术后立即评估消融治疗的有效性,以便在必要时能够马上再次进行消融治疗(Ryan et al,2013)。随着临床数据的积累,这项技术应该会得到普遍的应用。

使用 SSTR 靶向显像剂特别是铟-111(^{111}In)放射性标记的奥曲肽([111]In 奥曲肽)的核素闪烁显像技术在评估肝脏肿瘤方面有一定的临床应用前景,主要用于检测 FDG-PET 难于发现的类癌。与 FDG-PET 类似,尽管[111]In 奥曲肽显像通常用于预测类癌对使用奥曲肽类药物(我们将稍后讨论)的治疗反应(非放疗),但目前的指南及共识并不推荐使用[111]In 奥曲肽显像来评估肝脏肿瘤的治疗效果。

肝细胞癌病人的治疗

首次诊断(参阅第 91 章)

肝细胞癌(hepatocellular carcinoma,HCC)可以经超声、CT 和 MRI 检查确诊。NCCN 指南(2015)没有对 FDG-PET/CT 在 HCC 中的应用给出建议和讨论。不过指南推荐,对伴有可疑骨骼症状的病人进行分期时可以常规使用 99mTc 标记的示踪剂(如亚甲基二膦酸盐)进行核素扫描检查。2012 版欧洲肝脏研究学会(EASL)和欧洲癌症研究与治疗组织(EORTC)的联合指南与 NCCN 指南观点一致,一般认为核医学影像检查在肝癌分期中的作用是有限的,应该仅在必需时才使用。

指南不建议对于 HCC 常规应用 FDG-PET 检查的原因,可能是 FDG-PET 诊断 HCC 的假阴性比例不容忽视。有些未经治疗的活性 HCC 组织在 CT 和 MRI 中显示得很清楚,但该组织与 FDG 的亲和力可能和周围的正常组织没有区别,因而在 FDG-PET 扫描显像中就很难显示出来。而即使在 HCC 组织与 FDG 亲和力较强的病例,FDG-PET 图像上显示肿瘤组织的 FDG 浓度可能也仅仅是轻度高于周围组织。相关研究亦建议要注意存在低 FDG 摄取的 HCC 的可能,尤其是对于高度表达葡萄糖-6-磷酸酶的 HCC(这种情况下 FDG-6-磷酸会被代谢分解后再排出细胞)(Torizuka et al,1995)。高分化的 HCC 更容易出现 FDG 检测不敏感的情况,而低分化 HCC 则相反(Lee et al,2004;Torizuka et al,1995)。因此,虽然从诊断学角度来说 FDG 敏感性不高会影响检查的效果,但是从另一个角度来说这也意味着病人的 HCC 的恶性程度较低和预后较好(Shiomi et al,2001)。

不推荐常规行 FDG 检查的另一个原因是 HCC 的发病一般只局限于肝脏本身,而 FDG 在其他肿瘤中(如非小细胞肺癌)的主要优势则是在于检测局部或者远处的转移。

鉴于 FDG 的上述不足,已有临床试验在探寻新的示踪剂可能,如[11]C 标记的醋酸盐(Hwang et al,2009)或者[11]C 标记的胆碱(Yamamoto et al,2008),初步的研究结果显示这些示踪剂对于高分化的 HCC 检测效果优于 FDG,而 FDG 对于低分化的 HCC 效果更好,这说明两类示踪剂对于 HCC 的检测效果是互补的。但是[11]C 的半衰期只有 20 分钟,这限制了其推广使用。如果要使用[11]C 作为示踪剂,医疗中心必须配备价值数百万美元的粒子回旋加速器以及相关的专业放射化学技术以就地合成这种放射性核素。

肿瘤治疗效果的评估

如前所述,目前的指南不建议常规使用包括 PET 在内的所有核医学检查对 HCC 进行任何目的(包括治疗后的疗效评估)的影像学评估。然而在其他很多肿瘤(如乳腺癌、淋巴瘤、食管癌、胃癌等等)中,FDG-PET/CT 已经成为评价肿瘤治疗效果的标准检查,在临床诊疗过程中起着关键作用。根据文献的报道,在这些疾病中,治疗后肿瘤出现 FDG 亲和力降低,不仅可作为判定肿瘤代谢降低和肿瘤细胞数减少的生物指标,还与组织病理学反应相关,具有重大的预后判断价值。而传统的 CT 或 MRI 检查仅显示治疗前后肿瘤体积变化的情况(比如按照实体瘤疗效评价标准(RECIST)进行的评估),是无法准确判断病理学变化和预后的(Wahl et al,2009)。

使用 FDG-PET/CT 评估肿瘤治疗的疗效是有一定前提条件的:当肿瘤在治疗前就显示出一定的 FDG 亲和力时,我们才能将其作为判断肿瘤代谢活性的生物指标;而且这种亲和力要足够强,PET 检查才能检测到治疗后亲和力的显著降低,从而 PDG 才能作为准确反映肿瘤代谢和细胞数量下降的指标,最终评估预后。实体瘤疗效评价标准(PERCIST)(Wahl et al,2009)把"治疗前肿瘤 FDG 亲和力水平达标"定义为治疗前的 FDG 亲和力达到肝脏标准摄取值(SUV)的平均值与两倍标准差(由 PET 仪器自动得到)之和的 1.5 倍以上。

与其他肿瘤(如乳腺肿瘤和淋巴瘤)往往具有较高的 FDG 亲和力从而对 PET 扫描敏感不同,HCC 常表现出较弱甚至缺失 FDG 亲和力,在正常肝脏组织的 FDG 背景上可能难以被 PET 检测到。因此,如果需要确定 HCC 是否具备足够的 FDG 亲和力,有必要在开始治疗前就完成一次 FDG-PET/CT 检查,但是这样做的成本收益比值得商榷,因为仅一次 FDG-PET/CT 检查就需要花费数千美元(2015 年)。由于 HCC 对 PET 扫描敏感性不高,实际临床工作中常会遇到许多不具备疗效评估价值的阴性 PET 扫描结果。因此,为实现较高的性价比,应当综合临床、病理、实验室生物标志物分析等各种技术来制订方案,实现在 PET/CT 检查前就能准确预测病人 HCC 组织的 FDG 亲和力是否达标。在前列腺肿瘤方面已经有类似成熟的方案,即通过抽血检查生物标志物(如血清前列腺特异抗原(PSA)倍增时间)预测肿瘤的 FDG 亲和力和 PET 扫描的阳性率,为肿瘤的治疗制定更加个体化的、更有效的 FDG-PET 评估方案(Schoder et al,2005)。

尽管 HCC 对 PET 检查的敏感性往往不高,有报道证实 PET 能够用来评估某些治疗手段对于 FDG 高亲和的 HCC 的治疗效果,例如经肝动脉化疗栓塞(transarterial chemoembolization,TACE)(Torizuka et al,1994)。

复发

HCC 往往发生在已有肝硬化的肝脏(病毒性或其他类型),其转移一般全部或大多数发生在肝脏内部(见第 76 和 89 章)。同样地,复发也常发生在既往治疗过(例如消融)的部位,或者在肝内其他地方新发。Hayakawa 和同事对 FDG-PET 检测 HCC 病人术后复发的情况进行了研究,样本包括 CT 或 MRI 影像学提示有疑似复发表现(组 1)或者 CT 和 MRI 无异常发现但伴有可疑的血清肿瘤标志物异常(组 2)。FDG-PET/CT 检查在两组中显示出了分别为 53% 和 41% 的敏感度,而特异度在两组都是 100%。组 1 的数据表明 FDG 检查目前还无法取代 CT 和 MRI 作为检测复发的一线影像学手段的地位。而根据组 2 的数据分析结果,作者认为在 CT 和 MRI 检测复发无效的情况下,可以将 FDG-PET/CT 作为二线检查手段(Hayakawa et al,2014)。Wang 和同事在 2013 年报道 FDG-PET/CT 检测 HCC 有 97% 的敏感度和 83% 的特异度(n=32)。目前的观点认为,在治疗前 FDG-PET/CT 检查对 HCC 的敏感度不会超过 90%(一般情况下比该值更低)。

胆管癌(参阅第 50 和 51 章)

胆管癌是目前第二常见的肝脏肿瘤。胆管癌一般对于 FDG 较为敏感,PET 检查的阳性率高。一项发表于 2014 的荟萃分析综合了 10 项临床研究,发现 FDG-PET/CT 检测胆管癌总体可以达到 82% 的敏感度和 75% 的特异度,对于肝内肿瘤的诊断敏感性高于肝门部和其他部位的肝脏肿瘤(Annunziata et al,2014)。胆道的炎症(即胆管炎)会导致对 FDG 的亲和力上升,可能会干扰 FDG 对胆管肿瘤的检测或产生假阳性结果(见第 43 章)。

FDG-PET/CT 在检测胆管癌的肝内和肝外转移方面较为敏感。尽管目前的 NCCN 指南认为 FDG-PET/CT 在胆管癌治疗中的作用总体来说"尚不明确",但这些指南也指出"来自回顾性研究的较新证据表明:对于具有切除可能的胆管癌病例,FDG-PET/CT 检查可能有助于判断局部淋巴结和远处是否存在转移"(NCCN,2015)。

肝脏局灶性病变

肝脏局灶性病变的鉴别诊断包括各种病理类型的病变,例如局灶性结节增生(focal nodular hyperplasia,FNH)、肝腺瘤、肝细胞癌、纤维板层样癌、再生结节、血管瘤和肿瘤转移(见第 90 章)。肝脏病变的检测与鉴别通常依靠显示解剖结构的影像学:CT、MRI 和超声(美国医疗保健研究与质量局,2014)。在有些条件下上述检查足以确立诊断(例如单纯性肝囊肿或肝血管瘤)。而对于大多肝脏实质性病变,血液检查有助于更准确地鉴别诊断(例如对于可疑 HCC 的血清甲胎蛋白检查),如果前述影像学检查考虑有恶性可能的话有时还需要进一步行组织活检来确诊。一般来说核素扫描在诊断肝脏病变中的作用有限,属于二线检查(AHRQ,2014)。但对于少数病例,在通过肝脏 CT/超声/MRI 检查、临床病史分析和血液检查缩小鉴别诊断的范围后,核素扫描也能为最终确诊提供一定的帮助。

美国放射学会(ACR)在"鉴定新发病变的适用标准"(AHRQ,2014)中建议首选的影像学检查只有 CT 或 MRI,而认为核素扫描能提供的帮助非常有限(见第 18 章和第 19 章)。对于已存在肝脏以外恶性肿瘤的病人,如果 CT 或 MRI 不能确定肝脏病变的类型,FDG-PET/CT 检查可能会对诊断有一定帮助,特别是在病人既往做过 FDG-PET/CT 检查证明肝外肿瘤与 FDG 有较高亲和力的情况下(如果肝脏内病灶是转移灶,那么也应该是 FDG 高亲和的);在肝外肿瘤是神经内分泌肿瘤(neuroendocrine tumor,NET)时,特别是当 NET 在治疗前表现为非 FDG 亲和的情况下,使用放射性标记的 SSRT 成像将更有帮助,因为 FDG 阴性的 NET 一般分化更好,并且容易聚集 SSTR 示踪剂(见第 93 章)。

肝癌的核医学影像检查主要包括常用的[18]F 标记的 FDG-PET 扫描,以及检测神经内分泌肿瘤肝转移的靶向 SSTR 的 SPECT 成像(以[111]In 标记的喷曲肽或[68]Ga 标记的奥曲肽类似物

作为示踪剂)。然而,良性肿瘤和非肿瘤性病变也可能具有类似恶性肿瘤的高 FDG 亲和力。同样,非 NET 肿瘤(例如肝细胞癌、前列腺癌、某些类型的肺癌)以及某些良性肝脏肿瘤(见后文)也可能对靶向 SSTR 的示踪剂有着高亲和力。因此,美国放射学会的指南建议对于有肝脏之外的原发癌症的病人可以行 FDG-PET/CT 检查,而对于有 NET 病史的病人则建议使用靶向 SSTR 的成像检查(例如使用奥曲肽),这样可以提高发现肝内转移的概率。在结直肠癌的病人,结合血 CEA 水平分析,有助于判断 FDG 阳性病灶是否确实为肝转移灶。

某些良性的肝脏局灶性病变(肿瘤性或非肿瘤性)也表现有 FDG 聚集,与肝脏的恶性病灶相似(见第 90A 章)。而一些其他类型的肿瘤包括 HCC(有活性的)即使并非起源于神经内分泌细胞,也可能会聚集奥曲肽示踪剂(Dimitrouloupoulos et al,2007)。奥曲肽类似物能靶向 SSTR,特别是 SSTR2、3 和 5。虽然 SSTR 在 NET 组织中含量丰富,但 SSTR 并不是癌症特异性的、发生了突变的"癌蛋白",甚至也并非神经内分泌组织特异性的。在肝局灶性病变的常见鉴别诊断(如 FNH)中,SSTR 的表达是否升高目前尚不清楚。有少数文献报道记录了肝脏良性病变中放射性标记的奥曲肽类似物的浓度出现异常升高;只有一例报道中描述肝腺瘤没有聚集放射性标记的奥曲肽;当然,也不能因为没有文献报道过假阳性结果,就武断地认为假阳性结果不会出现(Rubi et al,1999)。支持前述结论的文献报道很少,因此也很可能会被今后新的文献报道推翻。因此,临床医师如果想应用奥曲肽成像来鉴定肝脏病灶是否为 NET,应该考虑验前概率以及可能需要用核素扫描结果指导组织活检以确诊。

如果结构成像检查已经将诊断的范围缩小到疑似 FNH(见第 90A),但还不能完全确定时,[99m]Tc 示踪剂核素扫描对确诊有一定的帮助。在 SPECT 显像上 FNH 病灶内[99m]Tc 标记的硫溶胶(sulfur colloid,SC)浓度会出现异常增高,其机制是由于 FNH 病灶内会有富含[99m]Tc 的库普弗细胞大量聚集,而周围正常肝实质内[99m]Tc 的聚集相对较少。因此,FNH 病灶在 SC-SPECT 成像上将表现为一个"热区"。三维 SC-SPECT 成像的灵敏度优于二维平面的闪烁显像(因此一般将三维的 SPECT 作为标准成像方式)。

然而,因为 SC-SPECT 成像是以视觉上的"热区"作为诊断标准,其诊断 FNH 的敏感度是很差的,只有 50%~60% 左右。也就是说,并非在所有 FNH 组织内聚集的 Kuppfer 细胞都会比周围正常组织更多(Chung et al,2010)。当肝脏病灶的直径小于 1.5cm 时,检查的敏感度还会进一步下降,因为此时病变的大小已经超出了 SPECT 的空间分辨率极限,此时平均容积效应将会增强,从而更加难以检测到病变处示踪剂的异常聚集。某些 FNH,包括一些直径大于 1.5cm 的 FNH,对示踪剂的摄取比正常肝组织还少,在成像时表现为"冷区"。还有一些 FNH 在 SC-SPECT 成像中与正常肝组织没有明显差异,也被称为"温区"。"温区"这个名词有时会引起误解(比如可能被误解为与正常组织之间仍存在小于"热区"的差异),因此建议使用专业术语"等信号区"来描述这种情况。

在使用"热区"作为诊断标准时,SC-SPECT 对于 FNH 的诊断特异性很高。就目前的经验看来,仅有 FNH 病灶对于示踪剂的吸收能够形成"热区"图像。也有一些 FNH 表现为"等信

号区"，此时病灶与正常肝组织对示踪剂的摄取没有显著的差异。

　　除了使用 SC-SPECT 检测 FNH，也有研究者开始尝试使用胆道的闪烁显像，即使用⁹⁹ᵐTc 标记的异氟醚或甲溴苯宁之类的胆道示踪剂（详见后文的肝胆闪烁显像）。FNH 组织中的肝细胞会正常分泌胆汁，因此也会摄取和分泌这些示踪剂。但是 FNH 病灶中特有的胆小管引流异常会使成像结果表现为示踪剂的异常聚集和胆管内出现示踪剂淤滞。少数相关研究表明，胆道闪烁显像的诊断灵敏度非常高，甚至能达到 92%（Boulahdour et al，1933）。高分化的 HCC 有时也会呈现相似的胆道闪烁显像表现。有人提出，FNH 与 HCC 的胆道闪烁显像表现还是存在一定差异的：相比 FNH，HCC 对于示踪剂的清除更快（例如在注射示踪剂后 5~10 分钟评估就会发现二者的差异）。关于胆道闪烁显像能否鉴别 FNH 与 HCC，仅凭目前的临床数据还无法得出结论。总的来说，FNH 的 FDG-PET 成像结果多种多样，但是大多数都没有明显的阳性表现：FNH 可以表现为轻度的高代谢（FDG 亲和）或低代谢（非 FDG 亲和），也可能与周围正常组织表现相同。根据我们的经验，只有极少数 FNH 表现为对 FDG 有明显的亲和力（Kurtaran et al，2000）。

　　作为肝脏病变的重要鉴别诊断之一，肝血管瘤的闪烁显像特征包括对示踪剂摄取偏低，从而在⁹⁹ᵐTc 标记的 SC-SPECT 成像上显示为"冷区"，在 FDG-PET 成像上则显示为与心脏血池相同或偏低的示踪剂摄取情况，一般较周围正常肝组织为低。在放射性标记红细胞的核素成像中，肝血管瘤则会呈现"热区"表现。这种成像特点在大于 1.0~1.5cm 的病灶中会比较明显，平均容积效应和空间分辨率的限制会使得较小的病灶被背景信号掩盖。如果在⁹⁹ᵐTc 标记红细胞的核素扫描中出现这种"热区"表现，基本就可以确立肝血管瘤的诊断（特异度可达100%），尽管有部分个案报道了其他病变也出现这种核素扫描的特征（例如肝血管肉瘤）。当肝血管瘤的直径超过 1.4cm 时，⁹⁹ᵐTc 标记红细胞成像的敏感性也随之升高。

胰腺疾病的诊断和随访

胰腺癌（参阅第 59 和 62 章）

检测

　　2012 年一项综合了 16 项研究 804 名病人的 Meta 分析发现，FDG-PET/CT 对于识别胰腺癌的诊断灵敏度和特异度分别为 87% 和 83%（Wu et al，2012）。PET/CT 上可疑病灶的可能性比为 5.84（95% CI 4.59~7.42），而如果 PET 上为阴性，这个比值是 0.24（95% CI 0.17~0.33）。2014 年的一项 Meta 分析（与 2012 年的那一项包含许多相同数据）得到相似的结论：FDG-PET/CT 对于评估可疑的胰腺癌经计算具有 90% 的混合灵敏度及 76% 的特异度（Rijkers et al，2014）。

　　临床报道一致认为，包括标准质量的增强 CT 扫描的 PET/CT 比无对比剂、低辐射剂量、"非诊断"CT 协议的 PET/CT 具有更高的诊断准确性，两者的诊断灵敏度分别为 91%（95% CI 86%~96%）和 88%（95% CI 78%~100%），特异度分别为 88%（95% CI 73%~100%）和 81%（95% CI 69%~94%），尽

管没有统计学差异（P>0.05）（Wu et al，2012）。上面提及的这种非诊断性 CT 协议类型，是融合 PET/CT 成像的标准方法，研究主要是为了获得 PET 数据，将获取或者已经单独获得标准的 CT。

　　许多非癌性胰腺疾病可以引起高代谢状态，在 PET 上可不同程度可显示，如局灶性高代谢病变或者相对弥散的高代谢胰腺疾病（Santhosh et al，2015）。文献报道 FDG-PET 的假阳性情况包括非癌性实性病灶，如局灶性急性和慢性胰腺炎、肿块型胰腺炎、自身免疫性胰腺炎和感染性胰腺疾病（见第 55 和 57 章）。

　　然而，胰腺中定性为"强烈"高代谢活性的焦点，经常被报道对胰腺癌具有相对高的诊断准确性，在一项研究中其灵敏度和特异度分别为 90% 和 93%（Santhosh et al，2013）。如果不加选择地严格遵循"焦点"的标准，则可能会降低诊断的敏感性；例如，局灶性高代谢性胰腺恶性肿瘤可能会发生弥漫性或广泛的高代谢性胰腺炎（例如由于胰管阻塞），而高代谢性疾病在 FDG-PET 上总体表现为不可分割且非局灶性。仔细检查伴随 CT 或最近的 CT（具有静脉造影剂的标准质量），可以帮助识别和区分并存的胰腺疾病进程。

　　尽管术语"强烈"作为高代谢活性的描述是主观的，但是使用定量参数（例如常规 SUV）似乎并不能提高诊断的准确性，实际上可能会降低诊断的准确性。此外，考虑到技术差异和众多型号的 PET/CT 扫描仪之间缺乏强制性校准，由一个医疗中心的经验制定的任何特定 SUV 阈值（最好地将癌症与非癌症区分开）不一定适用于另一个医疗中心。此外，某些非癌性胰腺病变（例如，感染性）比一些癌性胰腺病变（例如，主要为囊性）将表现为更加嗜 FDG。胰腺病变的评估需要考虑病变的 CT 表现，为了获得最佳的解剖学特征，首选对比增强 CT。如果病变主要是囊性，即使恶性肿瘤也可能是 FDG PET 阴性，而即使是实性非癌性胰腺病变也可以像癌性实体胰腺病变一样嗜 FDG（例如良性实性假乳头状瘤）（Kim et al，2014）。实际上，如果一个实体瘤的活性接近血池活性（即最小的 FDG 亲和力），则与通常为嗜 FDG 的实性假乳头状瘤相比，更有可能是胰腺癌或 NET（Guan et al，2013）。

　　因此，最佳的 PET/CT 分析似乎主要是对 CT 表现（囊性或实性），PET 的范围（局灶性与弥漫性胰腺嗜 FDG 疾病），以及 PET 的相对强度（对 FDG 亲和力越强通常越要怀疑是癌症）的定性评估。然而，FDG PET/CT 将一个胰腺肿块定性为癌症（或非癌症）的诊断准确性仍有限。

分期（参阅第 62 章）

　　标准指南认为，除了标准放射影像学（CT、MRI、超声）所提供的数据之外，增加 FDG PET/CT 在胰腺癌分期中潜在价值的临床数据，不足以推荐将 FDG PET/CT 作为胰腺癌分期的标准组成部分。但是，2015 NCCN 指南指出："[FDG]PET/CT 可在高危病人进行正规胰腺 CT 检查后检测出胰腺外转移灶；"高危状态包括边缘性可切除病灶，血清 CA19-9 显著升高，原发灶较大或区域淋巴结肿大（CT 上）（NCCN，2015）。FDG PET/CT 对胰腺癌的主要作用是通过准确检测出不被先前常规 CT 或 MRI 发现的远处转移病灶，使病人分期升高。FDG PET/CT 对转移灶的诊断特异度通常报道为 90% 或更高（Wang et al，2014），在

两项研究中,它改变了超过 20%~30% 的病人的肿瘤可切除状态(Bang et al,2006;Chang et al,2014)。

PET/CT 对胰腺癌分期的一个潜在的局限性在于伴随的 CT,通常是低剂量、非对比、"非诊断性"影像。通常使用非诊断性伴随 CT,因为它适合于提供 PET 数据的解剖定位和衰减校正,同时使病人比常规 CT 暴露于更少的辐射剂量(mA)。然而,相对较低的辐射剂量和缺乏静脉对比剂使伴随 CT 真正无法诊断胰腺癌肿瘤(T)分期(即标准 TNM 分期的 T 分期)(AJCC,2010)。非增强的伴随 CT 常常无法检测到血管侵犯(Strobel et al,2008),而 PET 在评估大小方面通常不如 CT,因为其空间分辨率较差。

PET/CT 在分期中的潜在优势在于检测淋巴结和远处转移(N 和 M)。迄今为止的研究报道 FDG PET/CT 对检测胰腺癌淋巴结转移的敏感度范围很广,在 Wang 和其同事的 2014 年文献综述中,其敏感度范围为 0%~57%。这种差异可能由于用于研究的样本量较小(每项研究 n=14 或更少),但提示 PET/CT 对淋巴结(N)的敏感性太低,无法指导手术中决定淋巴结清扫的必要性和程度。

对于转移(M)分期,FDG PET/CT 对于远处转移的检测似乎具有相对较高的特异度,高达 91%~100%(Wang et al,2014)。对于肝脏转移灶(胰腺转移的常见部位),在各个医疗中心之间所报道的 FDG PET/CT 敏感度差异很大,从 22% 到 88%。肝转移灶大小可能在厘米以内,并且由于部分容积平均效应(如前讨论),PET 对厘米以内肿瘤的敏感性较低。另外,正常肝脏也会生理性积聚 FDG。尽管 PET 读取器通常认为正常肝 FDG 摄取的信号强度相对较低(例如,与正常脑组织或有时心肌中 FDG 的大量生理积聚相比),但就 PET 影像上的肿瘤/背景对比而言,肝摄取已足够高且可以降低肝脏转移瘤的可见性,尤其是对于也表现出相对较低 FDG 亲和力的胰腺肿瘤。尽管报道的百分比存在差异,临床研究的主要报告显示,FDG PET/CT 在检测肝转移瘤方面似乎比常规 CT 更好,虽然大多数都是病例少于 20 例的小型研究,限制了统计置信度(Wang et al,2014)。与 FDG PET/CT 相比,就每个病灶而言,MRI 似乎对肝脏转移瘤具有更高的诊断敏感性,尤其是对于厘米以内的肝脏转移灶。

FDG PET/CT 对检测骨转移的敏感性明显优于标准 CT。骨转移可能仅与 CT 上的细微溶骨性改变有关,或可能完全不可见;CT 隐匿转移主要包括浸润骨髓的转移。MRI 至少在诊断骨转移方面与 FDG PET/CT 一样准确。体部 MRI 不是胰腺癌的标准检查方法,而 FDG PET/CT 通常可提供躯干视野。在其他部位,例如肺和腹膜,FDG PET/CT 的诊断准确性似乎与标准 CT 相似;与带有非诊断性伴随 CT 的 PET 相比,专用的对比增强 CT 扫描显著提高了 PET/CT 对腹膜转移的检测。

对于采用图像引导的调强方法进行放射治疗规划,FDG PET/CT 可以与专用结构成像(CT 或 MRI)相结合,与单独使用结构成像相比,能帮助优化放射野轮廓,更好地界定胰腺肿瘤体积和病理性淋巴结肿大(NCCN,2015)。

胰腺肿瘤反应和复发

NCCN 指南目前不建议 FDG PET/CT 用于评估肿瘤对化疗或放疗的反应。然而,关于 FDG PET/CT 在检测胰腺癌反应中

潜在作用的综述表明,在预测有利的组织病理学反应和预测病人预后(即病人结局分层)方面,它总体上优于常规 CT 或 MRI。多项临床试验表明,胰腺肿瘤高代谢活性的变化(通过比较治疗前 PET 扫描与治疗后或治疗中 PET 扫描来衡量)与(预测的)组织学反应,放射学(CT 或 MRI)反应或病人反应(例如总生存或无进展生存期)相关(Wang et al,2014)。值得注意的是,在局部进展无法切除的胰腺癌病人(n=32)中,Topkan 及其同事(2011)发现,在 50.4Gy(分割剂量 1.8Gy/min)放化疗后肿瘤高代谢活性(即 SUV 参数)下降幅度超过平均水平的病人,5-氟尿嘧啶(5-FU)和吉西他滨治疗组具有更长的中位总生存期(17.0 vs.9.8 个月;P=0.001),无进展生存期(8.4 vs.3.8 个月;P=0.005)和局部无进展生存期(12.3 vs.6.9 个月;P=0.02)。在多变量分析中,对于这三个结局中的任何一个,在 FDG PET/CT 上有利的"代谢反应"的预测价值仍具有统计学意义。其他研究也已经报道了对放化疗有利的 FDG PET/CT 肿瘤代谢反应与不可切除的局部进展期胰腺癌的有利生存结局之间有统计学显著相关性(Bang et al,2006;Chang et al,2014;Schellenberg et al,2010)。一项研究表明,FDG PET/CT 对化疗(无放疗)治疗不可切除的疾病具有相似的预测能力(Maisey et al,2000)。

对于可切除的胰腺癌,FDG PET/CT 可以准确预测吉西他滨和顺铂对新辅助化疗的组织学反应,尽管 PET 反应和组织学反应均与生存结局无关(Heinrich et al,2008)(见第 62 和 68 章)。显然,这种特殊的新辅助方法能够根除某些病人的大部分肿瘤负荷,但是可以推测与随后的手术相比,这种作用微不足道。新辅助疗法可能对微残留肿瘤负荷有影响;新辅助治疗有反应者和无反应者在手术后均有微残留,但有反应者的微残留较少。微小病灶残留量的差异可能会带来生存优势,而这项小型研究(n=24)不易发现。该研究结果强烈支持将 FDG PET/CT 用作胰腺癌的研究性临床反应生物标志物。这项研究表明,FDG PET/CT 在新辅助治疗结束时可以无创地检测胰腺癌的组织学反应。未来的胰腺癌研究应探讨新辅助治疗早期时肿瘤的 FDG PET/CT 反应是否可预测新辅助治疗结束时的后续组织学反应,如其他类型的癌症所显示的那样。FDG PET/CT 似乎是用于识别无效的胰腺癌新辅助治疗的极好的无创生物标志物,可用于在治疗过程中早期识别较差的肿瘤反应,避免不必要的新辅助治疗毒性,并能够换用其他新辅助方案。

通过升高的血清肿瘤标志物的水平可以检测出胰腺癌的复发,具有很高的诊断敏感性;但血清学检测不能区分疾病复发的解剖位置(例如,在切除瘤床或新转移灶中)。一些小型研究表明,在可疑复发的情况下,常规 CT 后的 FDG PET/CT 将改变多达 44% 病人的治疗策略(Sperti et al,2010)。

与标准的 CT 或 MRI 相比,FDG PET/CT 能够更好地识别胰腺癌手术部位的局部复发(Sperti et al,2010)。FDG PET/CT 检测到局部复发的敏感度为 67%~96%,而 CT 和/或 MRI 的敏感度为 39%~50%(Kitajima et al,2010;Wang et al,2014)

FDG PET/CT 在检测淋巴结、腹膜种植和骨骼复发方面似乎优于常规 CT。对于可疑的嗜 FDG 淋巴结、腹膜病变和骨质热区,FDG PET/CT 的诊断敏感度和特异度通常大于 90%。标准 CT 对淋巴结转移的敏感度约为 60%,对腹膜复发的敏感度

为 50%，对于骨转移的敏感度低于 5%（Kitajima et al，2010）。如上所述，在胰腺癌和其他肝胆胰癌症中，FDG PET/CT 通常比常规 CT 对淋巴结转移具有更高的敏感性，因为它可以识别未肿大淋巴结中的亚厘米级淋巴结转移（而 CT 依赖于异常淋巴结肿大来进行肿瘤检测）。对于检测是否有肝转移复发，MRI 比 FDG PET/CT 具有更高的敏感性。如所讨论的，FDG PET/CT 在肝转移最早出现时检测可能优于标准 CT。评估 FDG PET/CT 与 CT 的对复发检测的研究通常只包括少数有肝转移的病例，而常有许多复发但没有肝脏受累的病人；Kitajima 及其同事的研究（2010）中 4 例有肝转移和 41 例无。此类研究表明，FDG PET/CT 和 CT 都具有几乎完美的特异性（即没有肝复发的假阳性），但由于提供的数据太少，无法对比较诊断敏感性得出可信的印象（更不用说统计学有意义的分析）。

胰腺功能评估（参阅第 4 章）

对开发胰腺内分泌和外分泌功能基于示踪剂的 PET 检测方法的临床研究正在进行中。糖尿病（1 型和 2 型）与 β 细胞团的损失相关。为了防止糖尿病进展，保存 β-细胞团是一个研究性的治疗目标，可靠的 β-细胞团的无创生物标志物将对糖尿病的研究提供重要帮助。二氢丁苯那嗪（dihydrotetrabenazine，DTBZ），一种新型 PET 显像剂，作为 β-细胞团的一种候选放射性示踪剂已进入人体临床试验（Blomberg et al，2013）。DTBZ 看起来很有希望，但是还需要进一步的研究验证。

胰腺外分泌功能可以通过直接和间接测量。某些外科手术与胰腺外分泌和内分泌功能不全的潜在并发症有关。当前，直接检测具有最佳的诊断准确性，但具有相对侵入性（例如，需要置管）。甚至相对无创的间接检测在临床上也很麻烦（例如，需要病人粪便的收集和相关的延误）。研究人员已经评估了 PET 放射性示踪剂（例如^{11}C 甲硫氨酸和^{11}C 乙酸盐）的胰腺摄取，将其作为胰腺外分泌功能的无创实时生物标记物（Hyun et al，2014）。尽管初步数据令人鼓舞，但这些 PET 方法仍处于研究阶段。

胃肠胰腺神经内分泌肿瘤（参阅第 65 章）

神经内分泌肿瘤的"个体化"精准医学领域不断发展的重大进步使得胃肠胰腺神经内分泌肿瘤（gastroenteropancreatic neuroendocrine tumors，GEP-NET）病人的诊断和治疗策略得到改进，并提高了 5 年和 10 年生存率。尽管 GEP-NETs 非常少见，但在美国其发病率和患病率从 1973 年的 1/100 000 增加到 2003—2007 年的 3.65/100 000（Lawrence et al，2011）。GEP-NET 是一类异质性肿瘤，可以分为来源于胰腺的和体内其他部位的 NET。这种异质性反映在治疗方法的多模式中。

当前，美国 NET 的诊断性核医学成像实践标准与欧洲相比存在不同，亚洲和其他地区的标准也多种多样。美国和欧洲的 NET 动态显像都使用靶向在 NET 上通常过度表达的生长抑素受体（SSTR）的放射性示踪剂。这些放射性示踪剂是生长抑素的放射性标记衍生类似物，通常在分子结构上与治疗性生长抑素衍生物奥曲肽几乎相同。奥曲肽和其他生长抑素类似物用于治疗过表达 SSTR 的 NETs。

在美国，FDA 批准的在 NET 动态显像中标准使用的放射性示踪剂是^{111}铟（In）-放射标记的 SSTR 结合的八肽类似物，奥曲肽（^{111}In-喷曲肽）。^{111}In 是一种（非 PET）放射性示踪剂，允许平面和 SPECT/CT 动态显像。在欧洲和其他地方，NET 动态显像使用的是结构相似的用于 PET/CT 的^{68}镓（^{68}Ga）放射性标记的生长抑素类似物，特别是^{68}Ga-DOTA-TOC，^{68}Ga-DOTA-NOC 和^{68}Ga-DOTA-TATE（Virgolini et al，2010）。不同的临床标准很重要，因为在多个临床试验中将^{111}In-喷曲肽动态显像与^{68}Ga 放射性示踪剂对比，基于每个病灶和每个病人，多次证明使用^{68}Ga SSTR PET/CT 示踪剂的 NET 动态显像对过表达 SSTR 的 NETs 具有明显优越的诊断敏感性，并且具有相当的诊断特异性。因为靶定 SSTR 的动态显像通常用于预测 NET 对 SSTR 靶向治疗的敏感性（例如，使用奥曲肽或其他生长抑素类似物），因此使用具有最高诊断敏感性和准确性的诊断方法检测 NET SSTR 过表达对于制定最佳治疗决策至关重要。

在欧洲许多地区，采用^{68}Ga SSTR PET/CT 示踪剂进行 NET 动态显像是目前的标准做法（Virgolini et al，2010）。同位素^{68}Ga 是由台式发生器产生的（不需要回旋加速器），并且放射性标记过程不需要特殊的放射化学技术（Eppard et al，2014）；这促进了^{68}Ga 放射性示踪剂在整个欧洲医疗中心之间的使用。尽管^{68}Ga SSTR PET/CT 示踪剂相对于 FDA 批准的^{111}In-喷曲肽具有明显的诊断优势，但我们发现^{68}Ga SSTR PET/CT 仅在少数几个美国主要医疗中心采用，作为 FDA 赞助的研究性新药（IND）申请中的一项临床试验的一部分。美国最近采用相对严格的合成人用 PET 放射性示踪剂的 FDA 标准，实际上排除了一些欧洲国家的做法，这些做法允许医学中心自行决定购买^{68}Ga 发生器并开始合成 SSTR PET 放射性示踪剂。

肽受体放射性核素成像与治疗

肽受体放射性核素成像和治疗是一个快速发展的有前途的领域。NET 的分子谱，及频繁过表达某些标志物（如 SSTR），为进展期病人的代谢成像和治疗方法的发展提供了平台（参阅第 93 章）。

生长抑素受体家族由不同的亚型组成，属于 G 蛋白偶联受体。大约 70% ~ 90% 的 GEP-NET 会表达不同的 SSTR，主要是 2 亚型，在较低水平上也表达 1 亚型和 5 亚型受体（Reubi et al，1984，2001）。在确定用于诊断和治疗的最佳放射性示踪剂方面取得了相当大的进展。

在 1980 年代初期，开发了不同放射性示踪剂的 GEP-NET 的功能成像，最初是^{123}碘（^{123}I）和^{131}I MIBG（Katsas et al，2001）。异碘苄基胍（metaiodobenzylguanidine，MIBG）与去甲肾上腺素具有相似的结构特征，因此被交感神经系统和副交感神经系统的儿茶酚胺分泌细胞吸收和储存。放射性碘标记的 MIBG 主要用于功能性嗜铬细胞瘤、副神经节瘤和髓母细胞瘤的成像工具，而对 GEP-NET 仅显示有限的敏感度（10% ~ 50%）。

奥曲肽作为首个生长抑素类似物（somatostatin analogue，SSA）被引入临床应用。1994 年，FDA 批准了^{111}In-二亚乙基三胺五乙酸（DTPA）-奥曲肽（Octreoscan，Mallinckrodt，St. Louis，MO）作为临床显像剂（Kaltsas et al，2001；Mukherjee et al，2001），优先经过肾排泄并具有对 SSTR2 的高亲和力。^{111}In-DTPA-奥曲肽是 GEP-NET 病人核医学成像的金标准（Reubi et al，

2001）。SSTR 动态显像对高分化（1 级和 2 级）肿瘤的敏感度超过 80%。核医学协会、欧洲核医学协会和欧洲神经内分泌肿瘤学会已经发布了 ^{111}In-DTPA-奥曲肽动态显像指南。通常，在注射 24 和 48 小时后可获得平面图像和 SPECT 图像。使用 SPECT/CT 等多模态技术，可以同时关联功能和解剖定位。SSTR 动态显像技术的应用包括原发 GEP-NET 及其转移灶的定位，以进行初步诊断、后续评估和治疗反应评估。它用于预测对基于受体靶向疗法的治疗反应的工具。

用于 PET（PET/CT）成像的镓标记的生长抑素类似物在肿瘤检测中具有更高的灵敏度（>90%），成像时间点更早（静脉注射后 1~3 小时），为病人提供了更多便利（Mukherjee et al, 2001）。这有望取代 ^{111}In-DTPA-奥曲肽动态显像术，成为未来的标准（图 17.3）。

垂体、甲状腺、肾脏、肝脏和脾脏中 SSA 的生理摄取可能会干扰 SSTR 动态显像的评估，较小的病灶（<1cm）也会干扰。对于 Ki-67 指数高（指 SSTR 表达丢失和去分化）的 NET，以及仅表达低水平 SSTR2 的胰岛素瘤，应考虑使用 ^{18}F-FDG PET 进行全身显像。

肽受体放射性核素治疗（PRRT）依赖于 SSTR 配体和所选的放射性同位素的结合，优选是中到高能量的 β 发射体，其会产生辐射诱导的 DNA 损伤。选择的放射性同位素包括 ^{111}In、^{90}Y 和 ^{77}镥（^{77}Lu）（Kaltsas et al, 2004；Kwekkeboom et al, 2010）。然而，为了将 SSTR 配体和 ^{111}In 以外的放射性同位素结合，需要开发一种通用的螯合剂分子，从而引入了 1,4,7,10-四氮杂环癸烷-1,4,7,10-四乙酸（DOTA）（Wester et al, 2002）。为了开发具有更高亲和力和优先靶向特定生长抑素亚型的不同配体，引入了诸如 ^{177}Lu 和 ^{90}Y DOTA-TOC、DOTA-TATE 和

DOTA-NOC 等药物，这些药物目前在临床试验中用于成像和治疗（Krenning et al, 1993；Rufini et al, 2006）。^{90}Y 是 β 发射体，最大组织穿透为 12mm，半衰期为 2.7 天。^{177}Lu 是中等能量的 β 发射体，最大组织穿透力为 2mm。^{177}Lu 还发出低能伽马射线，从而可以使用相同的治疗化合物进行动态显像和随后的放射量测定（参阅第 93 章）。

在用 ^{90}Y-DOTA-TOC 治疗后获得的完全和部分应答程度与在用 ^{177}Lu-DOTA-TATE 治疗后获得的相同。大多数研究报告了 20% 至 35% 病人的客观应答率。在无进展生存期和总生存期方面的结果（分别为 16~33 个月和 22~46 个月），可与 SSA、化疗或其他新的"靶向"疗法相媲美（Kwekkeboom et al, 2008；Valkema et al, 2006；van Essen et al, 2007；Waldherr et al, 2001, 2002）。此外，一项针对 265 名接受 ^{177}Lu-DOTA-TATE 治疗的 NET 病人的长期随访研究表明，其生活质量和症状改善了 40% 至 70%（Khan et al, 2011）。PRRT 的长期严重副作用包括肾衰竭或骨髓增生异常综合征（MDS）/白血病。因此，在 PRRT 中必须使用融合带正电荷的氨基酸来保护肾脏（Bodei et al, 2003）。

改善抗肿瘤功效的最新方法包括将不同疗法联合使用，例如将 PRRT 与放射增敏化疗药（例如喜树碱、吉西他滨、5-FU 或其前药卡培他滨）联合（Barber et al, 2012；van Essen et al, 2008）或与其他靶向治疗联合，如依维莫司或舒尼替尼。其他放射性核素（例如 α-发射体或放射性核素组合）以及动脉内给药（肝动脉）的应用正在评估。

正准备将 PRRT 应用在新辅助治疗中以实现肿瘤缩小，从而进行根治性手术。这已成功应用于两名胰腺 NET 病人中（Kaemmerer et al, 2009；Stoeltzing et al, 2010）。

靶向生长抑素的另一种方法依赖于结合受体拮抗剂而不是激动剂的实现。SSTR 激动剂的结合导致受体介导的内化、降解和细胞内捕获，而生长抑素拮抗剂并不内化，从而提供了与更多受体位点结合且保留时间更长的可能性（Ginj et al, 2006；Hanyaloglu & von Zastrow, 2008；Wang et al, 2012）。诸如 DOTA-BASS 和 DOTA-JR11 的拮抗剂正在评估中（Wild et al, 2011, 2014）。

核医学领域的最新进展不仅在诊断和分期中起着关键作用，而且在 NET 生物学特性的鉴定中也起着关键作用，从而指导和验证新的治疗方法，并扩大了个体化医学的范围。

肝胆动态显像

肝胆动态显像（或胆道动态显像）是指放射性示踪剂的诊断性影像学，可评估肝脏灌注、肝细胞功能和肝胆引流（参阅第 3 章）。肝胆动态显像最常见的临床应用是检测胆囊炎，包括通常由胆囊管阻塞引起的急性胆囊炎和通常与胆囊正常收缩能力受损有关的慢性胆囊炎。当使用最佳方法时，最先进的肝胆动态显像技术对检测急性和慢性胆囊炎均具有很高的诊断敏感度和特异度，通常为 90% ~ 95% 或更高。知识框 17.1 列出了其他值得注意的，但不太常见的肝胆动态显像的临床适应证；诊断准确性因每个适应证而异。

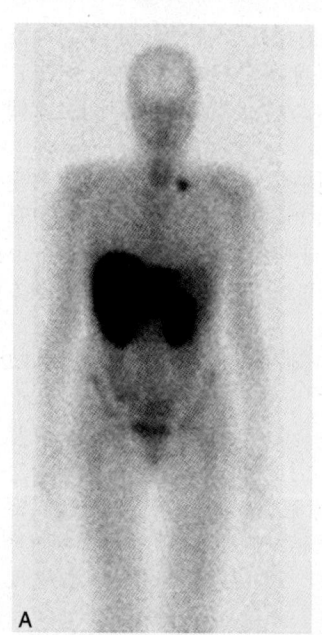
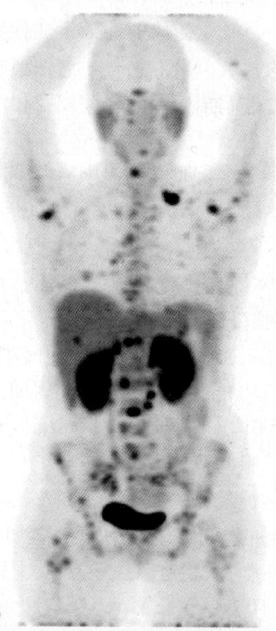

图 17.3 异常 ^{111}铟奥曲肽扫描。（A）神经内分泌肿瘤女性病人的左锁骨上淋巴结。（B）不到 1 周后进行了 ^{68}镓（^{68}Ga）奥曲肽正电子发射断层显像（PET）扫描，发现除了在奥曲肽显像中显示的锁骨上淋巴结，还有多处骨骼和腹腔内淋巴结异常。显示出 ^{68}Ga 奥曲肽扫描更高的敏感性（Images courtesy Dr. Michael Hofman.）

1. 成人功能性胆源性疼痛综合征
2. 小儿功能性胆源性疼痛综合征
3. 急性胆囊炎
4. 右上腹疼痛变异型
5. 胆道系统开放
6. 胆漏
7. 新生儿高胆红素血症(胆道闭锁与新生儿肝炎"综合征")
8. 评估胆道小肠旁路手术(例如 Kasai 手术或肝门空肠吻合术)
9. 肝移植评估
10. 输入袢综合征
11. 胆道扩张的评估(例如胆总管囊肿)
12. 胆囊排胆分数的计算
13. 肝部分切除术前肝脏功能评估
14. 显示肝分叶异常
15. 肠胃(十二指肠胃)反流评估
16. 胃切除术后食管胆汁反流
17. Oddi 括约肌功能障碍
18. 局灶性结节性增生与其他肝肿瘤的鉴别

From Tulchinsky M,et al:SNM practice guideline for hepatobiliary scintigraphy 4.0. J Nucl Med Technol 38:210-218,2010; and American College of Radiology,Society for Pediatric Radiology:ACR-SPR practice parameter for the performance of hepatobiliary scintigraphy. Amended 2014 (Resolution 39). www.acr.org.

一般地,尽管存在各种各样的肝胆疾病,但大多数肝胆医学会的指南只将诊断性肝胆显像用于极少数特定的临床适应证,通常作为二线显像模式。这是因为通过动态显像获得的有关肝功能和胆道引流的信息可以确认肝胆功能障碍的存在,但通常并不能阐明许多疾病的潜在病因,而且通常无须成像,通过临床检查和血液学检查也可以诊断出肝胆功能障碍。例如,胆汁淤积通常可以通过胆道显像来确切地识别出来,但是成年人的胆汁淤积综合征有多种病因。EASL(2009)指南未提及肝胆动态显像;反而,超声是区分肝内和肝外胆汁淤积的主要非侵入性成像方法,磁共振胰胆管造影(MR cholangiopancreatography,MRCP)和内镜超声(endoscopic ultrasound,EUS)作为潜在后续的诊断性成像方法,可用于原因不明的胆汁淤积。

在目前的最新实践中,肝胆动态显像使用^{99m}Tc 放射性标记的亚氨基二乙酸(IDA)衍生物;最常见的是^{99m}Tc 放射性标记的地索苯宁或甲溴苯宁。尽管 HIDA 实际上是特定的^{99m}Tc 放射性标记 IDA 化合物利多苯宁的名称,许多临床医生仍将这些放射性示踪剂的肝胆动态显像粗略地称为"HIDA 扫描",利多苯宁在肝胆动态显像广泛应用于临床医学实践时,是当时使用的主要放射性药物。利多苯宁不再被广泛使用,因为随后的药物,特别是地索苯宁或甲溴苯宁,在体内的药代动力学方面更具优势(图 17.4 和表 17.1)。

放射性标记的 IDA 化合物具有共同的药代动力学(PK)特性,主要区别在于程度或特定特性。全经静脉注射,并与血浆蛋白(主要是白蛋白)松散结合;离开血流后,IDA 示踪剂在 Disse 间隙(窦周隙)中与血浆蛋白分离,然后被肝细胞摄取到肝内,接着被肝排泄到肝内胆管树中,随后随胆汁通过 Oddi 括约肌进入小肠而被清除。

这些化合物还与胆红素共享 PK 特性。胆红素、血红素分解代谢的终产物,通过高亲和力、不依赖钠离子的有机阴离子转运蛋白从血液循环吸收到肝细胞,和 IDA 放射性示踪剂共享这一转运蛋白。在肝细胞内部,胆红素被代谢为更易溶于水的结合形式。但是 IDA 放射性示踪剂不会改变形式。结合的胆红素和 IDA 放射性示踪剂均通过能量依赖性主动转运(特别是转运蛋白 ABCC2;Bhargava et al,2009)从肝细胞中排出,然后与胆汁的其他成分(例如胆固醇、胆汁酸)一起排入胆管树。

在明显的高胆红素血症中,由于胆红素的循环水平高,并使用相同的转运蛋白,可以通过竞争载体介导的 IDA 放射性示踪剂转运,来抑制其肝脏摄取。在严重的高胆红素血症中,可以注射更高活性(MBq)的 IDA 放射性示踪剂,但不希望通过"占位效应"来减少竞争性抑制,因为较高的放射性示踪剂剂量仍仅包含纳克级(微量)的 IDA 化合物;而不论活性如何,肝脏都可能吸收相同百分比的放射性示踪剂剂量。但是,希望通过使用更高的给药活性(MBq),吸收的百分比将产生更多的光子,并从肝脏和胆道树中产生更多的信号,从而获得更好的闪烁显像图像。在中重度高胆红素血症中,^{99m}Tc 放射性标记的甲溴苯宁可能优于地索苯宁,因为甲溴苯宁具有更高的肝摄取率(Tulchinsky et al,2010)。

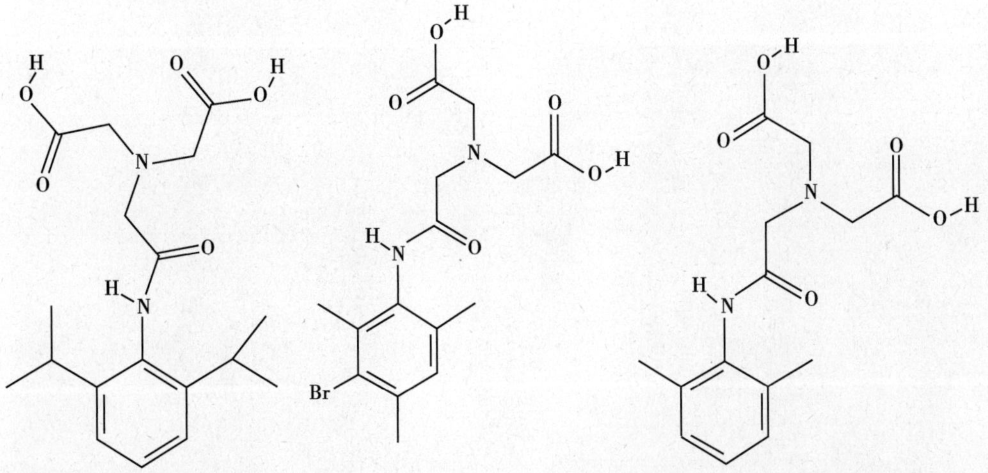

图 17.4　讨论的胆道放射性示踪剂亚氨基二乙酸(IDA)分子组成。此处显示的 IDA 分子未附着到^{99m}锝(^{99m}Tc)同位素放射性标记上。左图:二异丙基 IDA 或地索苯宁。中图:溴三乙基 IDA 或甲溴苯宁。右图:二甲基 IDA 或利多苯宁,又称为 HIDA(肝 IDA 示踪剂)。这些化合物的主要区别在于沿苯环的成分。当进行放射性标记时,每种胆道放射性示踪剂均包含两个 IDA 配体与一个^{99m}Tc 原子结合的双结构复合物(未显示)

表 17.1　常见肝胆动态显像示踪剂的药代动力学特性

IDA 示踪剂	肝脏摄取/%	肝脏清除半衰期/分钟	2~3 小时肾脏排泄（平均值范围/%）	高胆红素血症中 2~3 小时肾脏排泄（平均值和范围/%）[*]
99mTc 地索苯宁	88	19±3	<9	—
99mTc 甲溴苯宁	98	17±1	1(0.4~2.0)	3(0.2~11.5)

[*] 甲溴苯宁,根据药品说明书。血清胆红素水平平均升高至 9.8mg/dL(1.7~46.3mg/dL)。胆红素 1mg/dL≈17.10μmol/L。
IDA,亚氨基二乙酸类似物。
From Krishnamurthy GT,Turner FE,1990:Pharmacokinetics and clinical application of technetium 99m-labeled hepatobiliary agents. Semin Nucl Med 20:130-149.

肝胆动态显像首先是对肝实质功能的测定(参见第 3 章)。放射性标记的 IDA 化合物的肝脏排泄是依赖能量的主动转运过程,取决于完整的肝细胞功能。缺乏或异常低的 IDA 放射性示踪剂的肝脏摄取表示肝实质功能障碍,通常为弥漫性肝病变(例如肝炎)。"肝摄取不良"的定义是在闪烁显像强度上,示踪剂注射后 5 分钟的肝脏示踪剂摄取在视觉上等同于心脏血池中存在的示踪剂。正常情况下,注射后 5 分钟内肝内示踪剂浓度应大于心脏血池示踪剂中循环示踪剂的浓度(图 17.5)(Kwatra et al,2013)。但是,在肝损伤的急性期,IDA 放射性示踪剂的摄取可以保持相对完整,需再次指出,IDA 放射性示踪剂的肝细胞摄取不依赖 ATP。在肝损伤的急性早期,ATP 介导的肝细胞 IDA 放射性示踪剂排泄停止可以先于其肝摄取显著

降低(如闪烁显像可检测)。鉴别分析和可能遇到的临床情况将在后面讨论。但是,从本质上讲,IDA 示踪剂和胆汁排泄量显著减少,以及胆汁(示踪剂)流经胆道树的缺乏是严重肝功能不全的征象,这可能是由原发性肝功能不全引起的(例如,严重的肝炎),而不是胆道引流的机械性梗阻(导致继发肝功能不全)。

胆汁的产生取决于正常的肝细胞功能。如果肝实质功能障碍严重,胆汁的产生和胆汁流量将减慢,甚至停止,直到肝细胞恢复。类似地,由于严重的肝实质功能障碍和相关的 IDA 放射性示踪剂肝摄取不足,IDA 放射性示踪剂的肝排泄及其通过胆道的引流在闪烁显像上也很少或无法检测到。

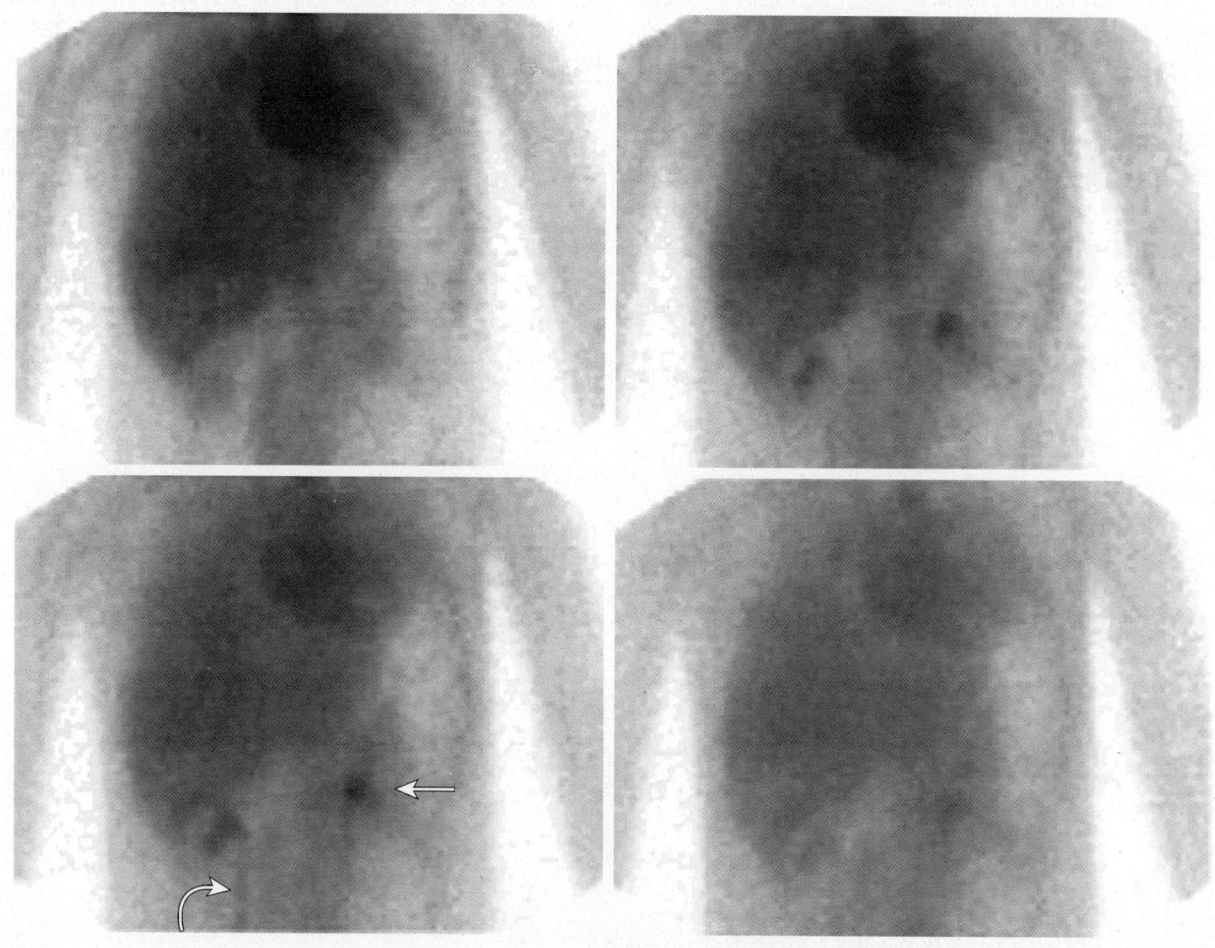

图 17.5　这项研究显示严重的肝细胞功能障碍,肾脏的示踪剂清除率增加。注意心脏血池和肝脏中活性的平行降低。肝脏下方的两个亮点是由左右肾盂的活性所致。直箭头指向左肾盂;弯箭头指向右侧输尿管。图像分别在注射后第 2、15、25 和 60 分钟采集。

正常肝胆 IDA 放射性示踪剂扫描

再次注意到,"HIDA 扫描"通常专门指 ^{99m}Tc-利多苯宁,已不再常规使用。除非另有说明,否则本节将讨论使用常用的 ^{99m}Tc 标记的 IDA 示踪剂——甲溴苯宁和地索苯宁的最新成像技术。标准准备后,在健康个体中使用两种示踪剂进行的闪烁显像法得出的结果相似。

根据具体的临床适应证,病人的准备情况会有所不同,但通常包括禁食(除非病人没有胆囊;例如在胆囊切除术后)和避免或中和近期使用阿片类药物(知识框 17.2)(Tulchinsky et al, 2010)。建议有胆囊的病人禁食,因为肝胆显像检查常规的重要参数之一是检测胆囊腔内排泄的放射性示踪剂,特别是如果病人的临床体征和症状提示胆囊炎。如果在胆囊腔内未检测到排泄的放射性示踪剂,则可能是胆囊管梗阻的征象,如在成人急性胆囊炎中所见。为了使肝外胆道树中排出的放射性示踪剂通过胆囊管进入胆囊,必须有一个沿该方向移动胆汁的压力梯度。当胆囊收缩时,压力梯度沿相反方向,将胆汁从胆囊腔排出胆囊管,进入胆总管。这是进食时会发生的生理过程,胆汁进入十二指肠帮助消化从胃进入的食物。十二指肠从胃中吸收大量营养,释放出胆囊收缩素(cholecystokinin, CCK);CCK 引起胆囊收缩并使 Oddi 括约肌松弛,从而使胆囊储藏的浓缩胆汁被排入十二指肠。因此,在最近进食的病人中,循环 CCK 水平相对较高,胆囊通常会收缩,排泄的示踪剂可能不会进入胆囊腔。由健康胆囊的生理收缩引起的胆囊腔内没有排泄的示踪剂类似(病理性)胆囊管梗阻的表现,可能在动态显像时被误诊为符合急性胆囊炎(见第 33 章)。指南通常建议成年人至少 2 小时的空腹时间,但最好是 6 小时,这可能是基于常规固体餐后正常胃(和十二指肠)的排空时间。对于婴儿来说,通常的禁食时间只有 2 小时,这可能是因为婴儿饮食是流质的,而液态食物的胃十二指肠排空速度要快于固态食物。在空腹状态下,神经和激素的冲动会导致 Oddi 括约肌主要保持闭合,胆囊管主要保持开放;这会阻止胆汁流入肠道(通过 Oddi 括约肌),并产生一个压力梯度,将胆汁(和 IDA 示踪剂)导流入胆囊中。禁食期间,胆囊仍会发生某些阶段性收缩,Oddi 括约肌会松弛,可搅动胆汁并避免某些胆汁成分的沉淀。因此,在准备良好的健康个体中,观察胆囊和肠道中排泄的示踪剂所需的时间会出现正常的变异性(即正常值的范围)。

长时间禁食超过 24 小时(包括在高营养支持期间)也与排出的 IDA 示踪剂不能进入胆囊腔有关,在闪烁显像上可能产生误导性的表现。这可能是由于胆囊腔内胆汁淤积物的聚积,以非病理性方式阻塞胆囊管。临床研究表明,对于禁食时间较长的病人,作为病人肝胆管动态显像准备工作的一部分,使用合

> **知识框 17.2　肝胆动态显像:要点**
>
> "标准"的肝胆动态显像表现被定义为注射后在不同时间内血池、肝脏、胆道树和小肠中存在的示踪剂的量。
>
> **常规病人准备**
>
> 空腹(仅在存在胆囊的情况下):
>
> - 婴儿 ≥2 小时
> - 成人 ≥2~6 小时
> - 但不要 >24 小时禁食
>
> 阿片类药物:等待 ≥4 个半衰期,或中和(例如纳洛酮)。

成的 CCK 八肽("辛卡利特")"排空"胆囊是有利的。辛卡利特的预处理通常是以 0.02μg/kg 剂量在 30~60 分钟内缓慢静注。一项指南建议,肝胆示踪剂注射可以在缓慢的辛卡利特输注预处理后 15~30 分钟进行(Tulchinsky et al,2010)。尝试更快地注射辛卡利特会引起病人不适的症状,尤其是胃肠道不适(例如腹部绞痛),并且会诱发胆囊颈的收缩痉挛,特别是如果以大剂量的方式给药时,会导致胆囊管阻塞,而本来辛卡利特预处理旨在松弛胆囊管;痉挛会持续约 1 小时(Mesgarzadeh et al, 1983)。

如果病人没有胆囊,则肝胆显像无须禁食。阿片类药物(例如吗啡)会急性诱导 Oddi 括约肌强烈而持久地收缩。如果病人最近接受了阿片类药物治疗,则排泄的放射性示踪剂从胆管树进入十二指肠的过程可能会因副作用而延迟。如果由于持续的阿片类药物作用而导致胆汁到肠道的转运在注射后延迟超过 3~4 个小时,则可以模拟胆总管梗阻的表现(例如,由胆总管结石引起的)。为了避免这种潜在的诊断缺陷,病人应在肝胆显像前避免使用阿片类药物。一项指南建议等待特定阿片类药物的四个半衰期(Tulchinsky et al,2010)。或者,可给予纳洛酮来逆转阿片类药物的作用(Patch et al,1991)。

后面将讨论针对肝胆闪烁显像较不常见适应证的其他病人准备方式。

通常在动态显像上评估的体内肝胆参数是注入的 IDA 示踪剂的肝脏摄取和排泄,以及随后通过胆道树排泄进入小肠的放射性示踪剂的胆道引流。这些是时间依赖性的生物过程。这样,肝胆闪烁显像通常包含动态成像,采集一段时间内肝区的一系列闪烁图像,往往是前后平面图像,然后可以将它们显示得像电影画面,以进行视觉和定量评估示踪剂的摄取和排泄是否以正常量和在正常时间范围发生(图 17.6)。例如,肝胆闪烁显像通常始于一系列连续的肝区平面图像,每个平面图像是持续时间为 1 分钟的一帧,从放射性示踪剂注射时开始,总共采集 1 小时。核医学学会提供有关图像采集方案的详细技术建议的指导文件(网上可获取)(Tulchinsky et al,2010)。

肝胆闪烁显像图像的分析基于在预期时间点在预期位置的示踪剂的视觉检测,并且通常基于半定量的视觉评估血池、肝脏、胆道树和胆道中存在的示踪剂的量是否适合于注射后的时间点。可以通过数字化感兴趣区(ROI)分析来辅助定量分析,以生成数字指标。

两种 ^{99m}Tc 标记的 IDA 示踪剂均从血液中迅速清除。通常,到注射后 10 分钟,血液循环中滞留的放射性示踪剂剂量不到 15%;如果在闪烁显像视野中,心脏血池中示踪剂的量在此期间会大大下降。两种示踪剂主要通过肝胆排泄从体内清除,通常只有少量尿液排泄,并且在其他器官中没有示踪剂蓄积。示踪剂在注射后约 10 分钟达到最大肝内浓度,肝脏摄取通常在 5 分钟后在视觉上是明显的。注射后 1 小时,在正常个体的肝外胆道树中都可以检测到这两种示踪剂,而在 30 分钟时,可以在 90% 个体的胆总管中检测到排泄的示踪剂。肝内胆管树中通常较早可检测到,有时在注射后 10 分钟即可检测到。通常,肝内胆管树在肝左叶的外侧区域比在肝右叶的外侧区域更清晰可见,这可能是由于肝右叶通常较厚实,导致从其内部发出的闪烁显像信号的衰减。

存在于肝外胆道树中排泄示踪剂的量是重要的变量,而且

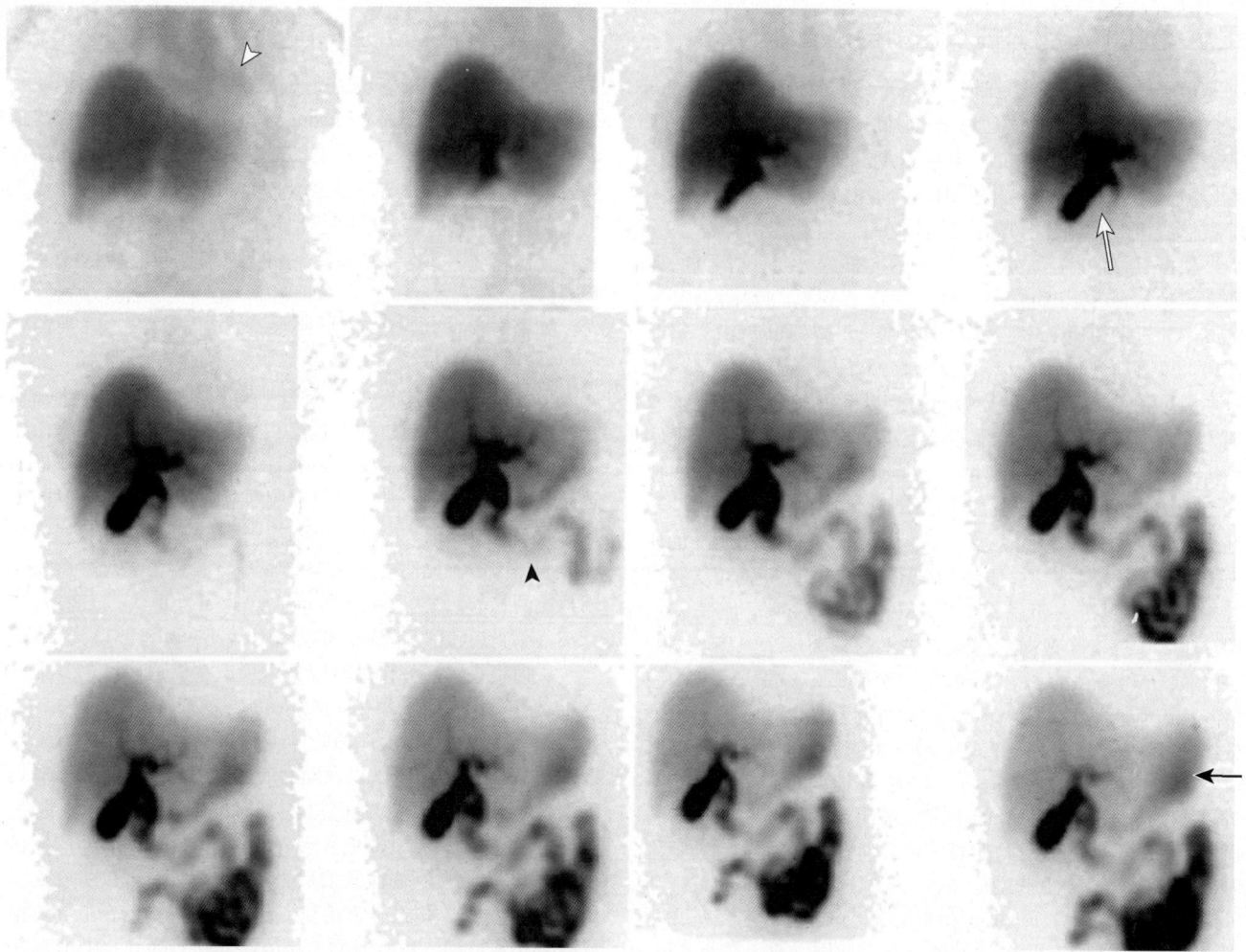

图 17.6　正常的肝胆亚氨基二乙酸显像。示踪剂注射后即开始获取前位投影的肝脏序列图像；每个图像持续 5 分钟。连续图像显示放射性示踪剂通过肝摄取迅速从全身清除(例如心脏血池消失,白色无尾箭头),随后示踪剂迅速从肝胆排泄),排泄的示踪剂迅速流过肝外胆管树,进入胆囊腔(白色长箭头)。排泄的示踪剂从胆管树进入十二指肠,经肠蠕动排入远端肠袢(黑色无尾箭头)。一种非典型的偶然发现是胆道示踪剂的肠胃反流(黑色长箭头)

注射后其出现的时间点也很重要。达到最大肝脏摄取量后,肝脏会清除示踪剂(通过排泄),通常的半衰期约为 30(±15)分钟(Drane & Johnson,1990;Williams et al,1984)。通常,在注射后30~60分钟,三分之一的注射剂量已进入或通过胆总管。排泄的示踪剂以约 30(±20)分钟的半衰期(从胆总管峰值活性)从胆总管清除(Drane & Johnson,1990)。

在正常胆道解剖的健康人体内,排泄的示踪剂通过 Oddi 括约肌从胆道树进入十二指肠。在成像过程中,这对影像专家来说是显而易见的,如果通过肠道蠕动将示踪剂从十二指肠排入远端小肠,则这一点就变得尤为明显。注射后 1 小时,在大多数健康人(80%)的肠道中可检测到排泄的示踪剂。在一些健康的个体中,从胆道到肠道的转运需要更长的时间,特别是那些在治疗前接受辛卡利特的人(这是自相矛盾的现象)(Kim al et,1990)。后面将讨论如何区分生理性延迟与病理性胆总管梗阻。排入肠道的示踪剂停留在肠道中,没有明显的肠道放射性示踪剂的重吸收或肝肠循环。有时可观察到示踪剂的肠胃反流;其临床意义尚不明确。

最后,在注射后 1 小时内应可见胆囊。在适当的临床情景中,1 小时后胆囊仍不可见可以诊断胆囊管梗阻,这是急性胆囊炎的标志,诊断准确性很高。在某些病人中,可以采取确认性措施(例如吗啡增强)。

因此,肝胆闪烁显像的病理有以下一种或多种显示:

- 肝示踪剂摄取异常低
- 示踪剂肝滞留异常延长
- 排泄的示踪剂异常延迟出现在胆道树
- 排泄的示踪剂异常延迟出现在小肠

再次的,与目前的药物(例如^{99m}Tc 放射性标记的地索苯宁和甲溴苯宁)相比,现在已很少使用放射性示踪剂^{99m}Tc-利多苯宁。^{99m}Tc-利多苯宁的肝清除时间(半衰期约 40 分钟)比^{99m}Tc 放射性标记的地索苯宁和甲溴苯宁化合物的肝清除时间(两者均约 15~20 分钟)要慢得多。较早的文献,甚至在最近的肝胆闪烁显像指南中通常建议在放射性示踪剂注射后 3~4 小时或更晚获得延迟成像。对于^{99m}Tc 的利多苯宁,由于示踪剂的肝胆排泄缓慢,可以在注射后 3 到 4 小时或更长时间成像;如果在注射后预期的 1 小时之前尚未看到胆囊充盈或胆道-小肠转运,则可行延迟成像,因为正在进行肝胆转运的肝脏中仍存在大量放射性示踪剂。但是,使用^{99m}Tc 放射性标记的地索苯宁和甲溴苯宁,肝胆清除率相对较快。注射后 2~4 个小时,肝脏通常基本上是"空"的放射性示踪剂,阻碍了延迟成像。此时,如果示踪剂已经从肝脏和胆道树的其余部分清除,就不能指望放射性示踪剂会延迟填充胆囊。另一方面,在某些情况下,使用较新的药物进行延迟成像仍然是合乎逻辑的方法。患有严重肝细胞功能障碍的病人(无论是继发于胆道梗阻还是由单独的肝病引起),功能异常的肝细胞对胆道示踪剂的吸收和分泌可能会异常延迟,并且通过胆道树的胆汁流也会大大减慢;在 4 小时甚至 24 小时延迟成像可能有助于评估这些病人的胆汁流量(Ziessman,2014)。

增强肝胆动态显像

肝胆动态显像可以采用药物干预,主要是苯巴比妥、吗啡和辛卡利特。

苯巴比妥用于新生儿黄疸的胆道闪烁显像评估(参见第 1 章和第 40 章)。如果没有胆道闭锁,用苯巴比妥对病人进行预处理将刺激胆汁产生和胆汁流动,并增加肝胆放射性示踪剂排泄可见的可能性。它减少了胆道梗阻假阳性显像表现的可能性。

吗啡用于胆囊管梗阻的胆道闪烁显像检查(参见第 33 和 49 章)。如果在预期的时间范围内未观察到胆囊腔内排出的胆汁示踪剂积聚,则吗啡给药通常会使 Oddi 括约肌收缩并使生理性胆囊收缩松弛;如果不存在胆囊管的病理性梗阻(例如与结石或非结石性胆囊炎有关),则胆道放射性示踪剂会在胆囊内积聚的可能性增加。它减少了胆囊管梗阻的闪烁显像假阳性表现的可能性。因为吗啡会收缩 Oddi 括约肌,所以在闪烁显像时通常在使用吗啡之前先确认胆道示踪剂进入小肠,首先排除胆总管梗阻,然后再尝试排除胆囊管梗阻。如果由于胆囊不显示而决定使用吗啡,但是注射的胆道示踪剂已经从肝脏和胆道树清除到小肠中,则在病人吗啡给药之前通常需要"加压"注射胆汁示踪剂,使放射性示踪剂再次流过胆道树。

辛卡利特在胆道闪烁显像中用于评估胆囊管或胆总管梗阻或胆囊运动障碍(参见第 33 章)。辛卡利特给药会导致胆囊收缩和 Oddi 括约肌松弛。如果可能有或超声检查明显提示胆囊胆泥淤积(例如由于病人静脉高营养或长期禁食而引起),可在放射性示踪剂之前给予辛卡利特排空胆囊;胆泥会阻碍示踪剂在胆囊中积聚,造成类似胆囊管梗阻的显像表现(假阳性)。如果胆囊腔内有胆道示踪剂积聚(无胆囊管梗阻),怀疑胆囊运动障碍(例如,与胆囊炎有关),则可使用辛卡利特以其排胆分数(对辛卡利特反应后放射性示踪剂从胆囊腔排空的分数)来评估胆囊对辛卡利特反应的正常性。

右上腹痛

成年病人腹痛的治疗方法在本书的其他地方详细介绍(参见第 33 章)。简而言之,对于强烈提示急性胆囊炎的急性临床体征和症状,病人可能直接被带入手术室进行胆囊切除术,而无须术前影像学检查,或者可进行急诊腹部超声评估。如果超声显示胆囊结石症和胆囊炎的征象,则可进行胆囊切除术。如果没有胆结石和胆囊炎的超声征象,则可能要进行肝胆闪烁显像以鉴别胆囊管梗阻,这是成人急性结石或非结石性胆囊炎的典型病因。对于成年人的慢性或复发性腹痛,必须评估排除非胆源性病因以及胆源性疾病。使用胆囊收缩素的肝胆闪烁显

像可用于诊断胆囊功能障碍(Zakko et al,2015)。对于儿童来说,胆囊炎并不常见,通常与诸如镰状细胞病或囊性纤维化等诱因相关;闪烁显像表现也可能与成人的征象不同。

急性胆囊炎(参阅第 33 章)

直到 2000 年的原始临床研究中,据报道胆道闪烁显像对疑似急性结石性胆囊炎的敏感度和特异度分别为 87% ~ 98% 和 81% ~ 100%(Ziessman,2003)。Kaoutzanis 及其同事(2014 年)回顾了他们在急诊科诊治的急性上腹部疼痛病人(n = 406)的经验(2014 年),病人可能单独接受腹部超声(n = 132),仅接受闪烁显像(n = 46)或两种检查都做(n = 228),具体取决于当时临床医生的判断。它们对急性胆囊炎的敏感度分别为:超声为 73%;闪烁显像为 92%;两者同时检查为 98%。尽管必须怀疑选择偏倚会影响结果,但研究结果表明,肝胆闪烁显像:①在评估急性腹痛病人(通常同时与腹部超声一起)时仍具有标准作用,这仍然是一线影像学检查,②在适当的临床背景下,单独或与超声联合使用对急性胆囊炎的术前诊断具有很高的敏感性。

注射放射性示踪剂后,肝胆闪烁显像通常始于收集 1~2 分钟不间断序列的短暂(1~3 秒)、连续的肝脏图像,称为血流相。这些图像可以动态的、电影的方式显示,使示踪剂通过血流的过程可视化,包括其最初通过肝脏的过程。如果存在胆囊炎,则周围的肝实质也可能有炎症。这种组织炎症通常与组织充血有关,在血流相,会在胆囊周围显现出异常的"红色"活性,称为"边缘征"。边缘征表明胆囊周围的肝脏炎症,通常与胆囊本身的严重炎症有关。边缘征与并发胆囊炎,特别是胆囊坏疽和穿孔的风险增加有关。在大约 25% ~ 35% 的急性胆囊炎病人中可以看到边缘征(Ziessman,2014)。

在血流相后,通过闪烁显像技术监测放射性示踪剂的肝细胞摄取和排泄,通常以一系列 1~5 分钟连续的肝脏图像进行监测至少 60 分钟。在此期间,影像学专家评估肝胆示踪剂清除,以获得预期的正常闪烁显像表现(如前所述)。成人的急性胆囊炎几乎总是与胆囊管的病理性梗阻有关,无论胆石症影响了胆囊管还是非结石性胆囊炎(即胆囊颈壁的炎症和水肿,从而阻塞了胆囊管)。此外,在大多数健康人中,在注射后 30 ~ 60 分钟内胆囊内会积聚排泄的胆道放射性示踪剂。影像专家必须警惕模拟胆囊示踪剂积聚的"胆囊管征"。胆囊管征是沿肝总管和胆总管走行,在胆囊管预期位置上的示踪剂积聚的无延长的点状焦点。胆道闪烁显像的胆囊管征表示胆道放射性示踪剂在近端胆囊管内(最靠近并与胆总管连通)的局灶性积聚,这可能发生在胆囊管梗阻中,当胆结石位于胆囊管更远端,阻塞胆汁从胆囊流出的通道。当胆囊区域积聚的胆道示踪剂不延长,而是比平时更像点状且更小时,应怀疑胆囊管征。如果诊断不确定,可以通过 SPECT/CT 进一步评估可疑的胆囊管征,以确认胆囊腔中不存在排泄的示踪剂。

如前所述,在少数没有胆囊管病理性梗阻的健康人中,由于与胆囊生理性收缩相关的胆汁向内流动受到生理性梗阻,胆囊腔在最初的一小时内不会积聚排泄的示踪剂。为了尽量减少这些收缩,建议病人在检查前禁食。但是,即使正确地禁食,这种收缩也会发生。在这些人中,通常在注射后 3~4 小时会发生胆囊松弛和示踪剂积聚。为了提高胆囊不显影作为胆囊管

梗阻的闪烁显像生物标志的诊断特异性,指南建议影像学专家获得延迟成像或不延迟的话给予吗啡(Tulchinsky et al,2010)。如果在给予吗啡治疗后胆囊仍不显影,则诊断胆囊管梗阻的特异性更高。因此,如果胆囊在最初的 1 小时内没有积聚排泄的示踪剂,标准指南建议常规使用吗啡增强,或者延迟成像,但仅在确认胆道示踪剂通过 Oddi 括约肌进入肠道后,以排除胆总管梗阻。

考虑到假阴性结果,胆管闪烁显像对非结石性急性胆囊炎的诊断敏感度似乎较低,可能为 70%~80%,而结石性急性胆囊炎的诊断敏感度为 90% 以上(Tulchinsky et al,2010;Ziessman,2014)。许多非结石性急性胆囊炎病人会表现出胆囊示踪剂积聚(无胆囊管梗阻)。存在边缘征或胆囊排胆分数异常低时,尽管胆囊有示踪剂积聚,仍可诊断为非结石性胆囊炎,以提高诊断灵敏度(Ziessman,2014)。在成年人中,通常是结石性胆囊炎,而非结石性胆囊炎则相对少见。然而,在儿童病人中,急性胆囊炎通常是非结石的。对于可疑的成人和儿童非结石性胆囊炎,我们的标准做法是通过闪烁扫描测定胆囊排胆分数(如果胆管动态显像不存在胆囊管梗阻),以优化诊断敏感性。

慢性胆囊炎(参阅第 33 章)

慢性胆囊炎病人通常会出现长期反复发作的胆绞痛症状。超声检查发现慢性胆囊炎通常伴有胆囊结石。超声发现胆囊结石以及典型的临床体征和症状是胆囊切除术的主要指征。对于患有可疑的慢性胆囊炎(例如,非典型的临床体征和症状,无胆囊结石)或对胆囊切除术耐受性较差(例如,由于合并症)的病人,可进行胆道闪烁显像。在结石性或非结石性慢性胆囊炎中,胆囊管通常是开放的,胆囊会显示为放射性示踪剂积聚。胆囊炎的显像特点是胆囊运动障碍,在经辛卡利特刺激的胆道动态显像上表现为低于 38% 的异常低的胆囊排胆分数(gallbladder ejection fraction, GBEF)(Tulchinsky et al,2010;Ziessman,2014)。急性胆囊炎与慢性胆囊炎一样,可观察到胆囊运动障碍(低 GBEF),因为在两种病人中,发炎的胆囊平滑肌组织会出现功能障碍。GBEF 检测在示踪剂于胆囊腔内积聚出现后开始。同样,如果需要吗啡增强,仍然可以进行辛卡利特 GBEF 检测,尽管低数值 GBEF 无法诊断,但正常的 GBEF 结果可以可靠地排除胆囊运动障碍和胆囊炎。当胆囊被排泄的示踪剂充分"填充"时(通常在示踪剂注射后 30~60 分钟),再注射辛卡利特。

除吗啡外,还有多种药物与低 GBEF 结果有关,可能导致胆囊炎的误诊,包括(但不限于)阿托品、钙通道阻滞剂、奥曲肽、孕酮、吲哚美辛、茶碱、苯二氮䓬和组胺-2 受体拮抗剂。因此,在检查时应评估病人的用药情况。除胆囊炎外,其他许多状况也与较低的 GBEF 结果有关,包括肥胖、乳糜泻、肝硬化、肌强直性营养不良和糖尿病。

肝外胆管阻塞

如前所述,在大多数情况下,在健康的志愿者中,胆道显像示踪剂会通过肝胆引流,并且在注射后 1 小时内可检测到排泄的示踪剂进入十二指肠。在大约三分之一的健康志愿者中,直到第二个小时左右才在闪烁显像上观察到排泄的示踪剂进入十二指肠的情况;这可能由于 Oddi 括约肌的短暂/阶段性生理

收缩。在这些健康志愿者中,示踪剂进入肠道的时间相对较晚,在肝外胆管树中可见到排泄的示踪剂,等待一旦 Oddi 括约肌松弛,就排入肠道。此外,胆管显像前经辛卡利特预处理的病人似乎更有可能表现出非病理性的胆汁肠道转运延迟,至少在辛卡利特输注相对较快的情况下(Kim et al,1990)。

胆道动态显像可以诊断出肝总管或胆总管的病理性梗阻。胆石症(胆管结石症或极少的 Mirizzi 综合征)(参阅第 36 和 37 章)或肿瘤(例如胰头肿块压迫邻近的胆管)(第 51、59 和 62 章)可导致肝外胆管梗阻。由于结构性影像学检查(CT、超声或 MRI)通常可识别与肿瘤相关的胆道梗阻,因为在诊断时通常已经存在胆管扩张。相比之下,梗阻性胆石症在临床上通常表现为急性胆源性疼痛;在胆石症致胆管梗阻后最初的 24 到 72 小时内,胆管可能尚未明显扩张以致在结构影像学上疑诊。胆管显像可以证实结构影像学阴性而临床怀疑的急性肝外胆管梗阻。此外,先前接受过胆管梗阻治疗的病人可在治疗后持续性胆管扩张;如果这些病人因可疑的胆绞痛而复诊,则结构性影像学检查可能显示胆管慢性扩张,但意义不明。而胆管动态显像可以证实此类病人临床怀疑的急性复发性肝外胆管梗阻。

急性肝外胆管梗阻被描述为具有"高度"梗阻或"部分"程度梗阻的胆管显像的表现(Ziessman,2014)。如果存在以下表现,则可以诊断肝外胆道树的急性高度梗阻:

- 病人具有血液学检查提示的良好的肝功能,以及胆管显像所显示的肝脏快速摄取示踪剂和从血池中迅速清除示踪剂。
- 注射后 1 小时内,在肝外胆道树中检测不到或很少出现胆道示踪剂。

如果存在这两种表现,则可能诊断为肝外胆管梗阻,而其他病因相对罕见(Ziessman,2003)。但是,如果肝功能不全,则由于肝脏胆汁产生缓慢,排泄的示踪剂进入肝外胆管的时间可能会延迟。肝功能不全可能由于真正的胆管梗阻(在这种情况下更可能是慢性而不是急性的)或单独的非梗阻性病因(例如肝炎,肝硬化)。如果为肝功能不全,延迟成像将提高检测特异性,即有助于避免误诊胆管梗阻(图 17.7)(Ziessman,2003)。

肝外胆管的部分阻塞与下列胆管动态显像表现有关:

- 肝脏摄取通常会很迅速(除非病人也患有与胆道梗阻无关的肝功能不全)。
- 排泄的示踪剂迅速出现在肝外胆道树。
- 在注射后的第一个小时内,从肝外胆道树清除排泄的示踪剂不存在或很少。
- 在使用辛卡利特后或在延迟的时间点,从肝外胆道树进一步清除进入肠内的示踪剂少于预期。

正常情况下,在注射示踪剂后 1 小时,大约有一半的胆道示踪剂已从肝胆树排入肠道,通常在第一个小时的显像上明显可见肝外胆道树中示踪剂的净含量逐渐下降(Drane & Johnson,1990)。示踪剂注射后 1 小时的小肠内显影缺乏对部分梗阻敏感(约 98%),但不是高度特异性的,这是由于胆汁排入肠内的正常变化,与 Oddi 括约肌的阶段性生理收缩有关(Williams et al,1984)。可以获得延迟成像,允许 Oddi 括约肌可能发生的生理收缩,来检测胆汁进入小肠。或者,可通过辛卡利特处理诱导 Oddi 括约肌松弛,以避免延迟。如果有胆囊,则在使用辛卡利特之前必须正常积聚排泄的示踪剂,以排除胆囊管

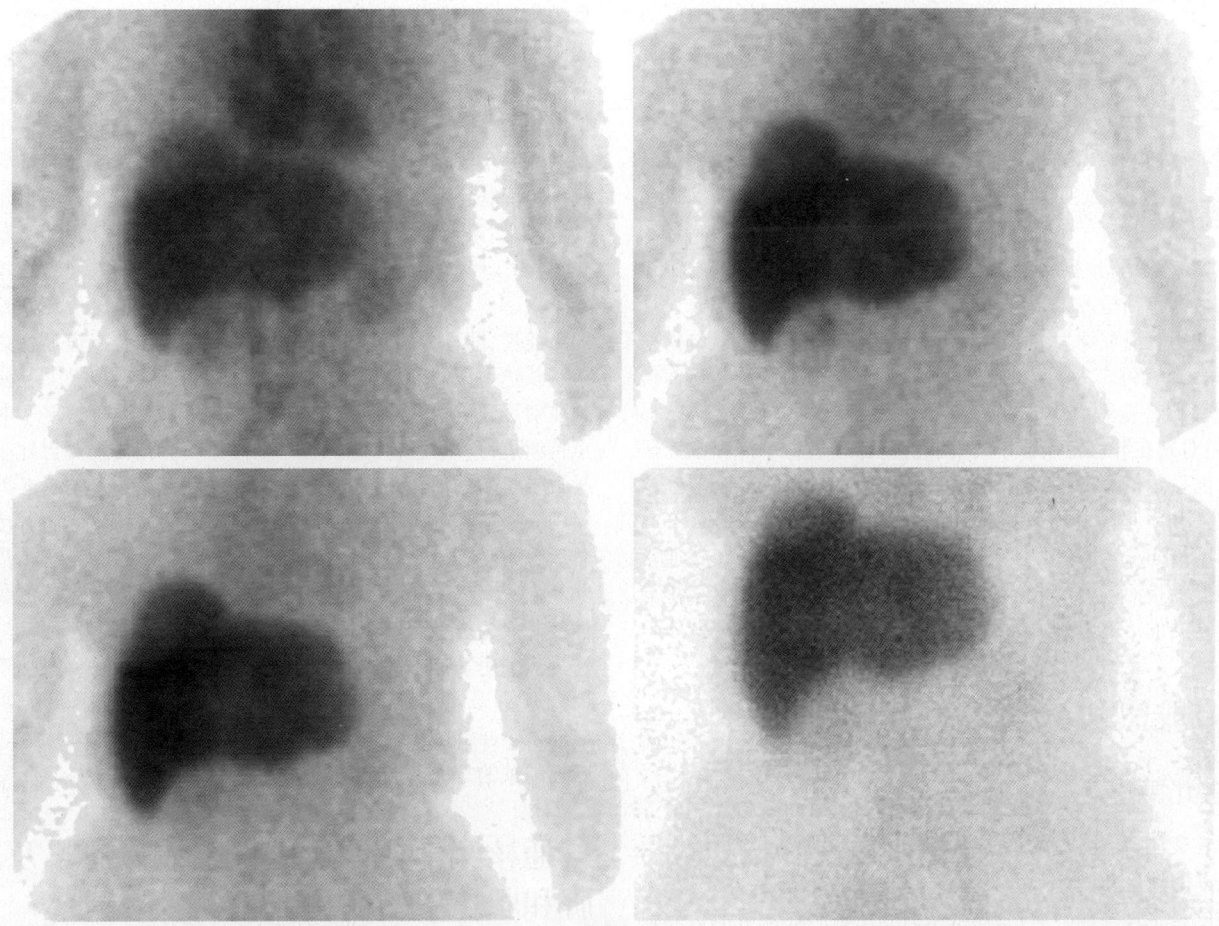

图 17.7　完全胆道梗阻。注射后立即在 30 分钟、60 分钟和 3 小时后获得图像。没有发现严重的肝细胞功能障碍；全身示踪剂清除有些延迟（在 30 分钟时仍可检测到心脏血池），但肝脏显示出迅速可见的示踪剂摄取。示踪剂注射后 1 小时，在肝外胆道树中未检测到排泄的示踪剂。在适当的临床情境中，这种动态显像特征疑为急性高度肝外胆管梗阻。当肝细胞功能受损时，在注射示踪剂后 3~4 小时持续缺乏可检测到的排泄示踪剂，增加了诊断的可信度

梗阻。如果在使用辛卡利特后或在延迟的时间点，从肝外胆管树排泄的示踪剂清除进入肠道仍低于预期，则可以诊断部分胆管梗阻的特异度约为 85%（Ziessman，2014）。为了清楚起见，胆石症不是使用辛卡利特的禁忌证。

胆囊切除术后综合征和 Oddi 括约肌功能障碍（参阅第 38 章）

胆囊切除术后综合征是指与胆囊切除之前类似的腹痛复发，主要是上腹痛（右上腹）和消化不良，伴或不伴黄疸。它基于各种可能的肝胆表现，并发生于 10%～20% 接受过慢性胆囊炎手术的病人中（Black et al，1994）。一项研究报道该病的发病率甚至高达 40%，多发于女性（Macaron et al，2011）。症状可能出现于手术后 2 天至长达 25 年内。肝胆方面的原因包括结石残留或复发、胆道狭窄、胆漏、慢性胆汁瘤或脓肿形成、胆囊管残留过长、Oddi 括约肌梗阻以及胆盐引起的腹泻或胃炎。然而，在大多数病人中，其他肝外疾病（例如反流性食管炎胃炎、肠易激综合征、慢性胰腺炎）是造成胆囊切除术后疼痛综合征的原因（Jaunoo et al，2010）。

Oddi 括约肌功能障碍存在于 1%～14% 的该类病人中（Baillie，2010；Bar-Meir，1984）。功能障碍可能是由于真正的狭窄引起或继发于括约肌痉挛。诊断和治疗方法的建立具有挑

战性。括约肌切开术被认为是有效的治疗方法，但可能并发出血和胰腺炎。已经探索胆道显像和 Oddi 括约肌测压作为确定诊断以支持治疗干预的方法。

目前已经发表了的各种基于胆道显像的评估定性图像分析的方案，建议在放射示踪剂注射前 15 分钟完成 3~10 分钟内的辛卡利特输注（Sostre et al，1992）。但是，另一项研究表明，Oddi 括约肌测压优于动态显像（Cicala et al，1991）。随后，另一份研究指出，尽管动态显像法的灵敏度与优越的测压法相比较小，但在预测治疗成功的较高准确性上却可媲美（Cicala et al，2002）。

手术后胆道并发症

胆道动态显像可以对与各种手术相关的胆道并发症的诊断评价产生积极影响，例如腹腔镜胆囊切除术（见第 38 和 42 章），部分肝切除术（见第 27 和 103 章）或肝移植（见第 120 章）。例如，胆管损伤是与腹腔镜胆囊切除术相关的并发症，报道的发生率在 0.4%～0.6%（McMahon et al，2000）。胆管损伤可能导致胆管梗阻或胆漏。CT 和超声是评估可疑并发症的一线成像手段；非特异性表现包括胆囊窝或腹膜腔积液。胆道显像可以无创性评估胆道梗阻和胆漏，并可用于描绘超声或 CT 检测到的积液的特征，特别受益于使用 SPECT/CT 显示积液

（在 CT 上）和异常示踪剂在积液内积聚（在融合 SPECT/CT 上）。多数胆漏在胆囊管残端处观察到，动态显像的特征表现包括示踪剂在胆囊窝、肝门附近或膈下间隙积聚。SPECT/CT 对于具有复杂的术后肝胆解剖结构（例如肝空肠吻合术后状态）的病人也有利，有助于明确胆道引流模式。

肝移植

如果适用，根据标准肝移植指南，术后肝移植病人的胆道成像目标包括检测由于肝动脉血栓形成或狭窄、复发性原发性硬化性胆管炎或原发性胆汁性肝硬化引起的胆道吻合口狭窄（见第 120 章）。为了实现这些目标，标准指南的重点是行内镜逆行胰胆管造影、MRCP 和超声。尽管几乎没有提及动态显像，但对其在肝移植人群中的潜在价值已经进行了许多临床研究。已显示使用 IDA 型示踪剂进行肝胆动态显像可以准确诊断成人和小儿病人的胆道并发症（Gelfand et al，1992；Kim et al，2002；Kurzawinski et al，1997）。但是，评估器官排异反应（通常通过肝活检诊断）的研究有限，特别是在胆汁淤积和器官排异反应之间的可靠鉴别方面（Brunot et al，1994；Kim et al，2002）。

儿童成像

新生儿黄疸

在美国，新生儿黄疸的发病率一直在增加，目前影响了大约 2/3 的新生儿（Schwartz et al，2011）。在大多数婴儿中，黄疸的病因是生理性的。但是，高浓度的非结合胆红素可能会导致永久性神经系统损害，称为慢性胆红素脑病或核黄疸。甚至中度升高的胆红素水平也可能引起永久性神经发育障碍（neuro-developmental impairment，NDI）或胆红素引起的神经功能障碍（bilirubin-induced neurologic dysfunction，BIND）。各种病因包括感染、同种免疫、胆红素结合和运输的遗传性障碍以及胆道畸形。胆道闭锁、胆汁淤积症和胆总管畸形手术后临床效果相对较好。尽早确定潜在病因是改善相关发病率和死亡率的关键因素。在病理性黄疸中，新生儿肝炎和胆道闭锁占 70% ~ 80%；Alagille 综合征和 α1-抗胰蛋白酶缺乏症占 10% ~ 15%（Nadel，1996）。临床上的难题是该疾病具有相似的临床表现和血液检查结果。然而，如果存在胆道闭锁，则需要紧急外科手术以达到儿时最佳效果。^{99m}Tc-IDA 胆道显像在评估新生儿黄疸方面起着重要作用。肝胆动态显像术以 ^{99m}Tc 标记的甲溴苯宁为首选药物，因为其肝摄取率高。

胆道闭锁

胆道闭锁是新生儿胆汁淤积的常见原因，新生儿中发病率为 1/15 000 ~ 1/8 000（Sokol et al，2003）（参见第 40 章）。胆道闭锁在胚胎期或围产期发生，并且已经提出分为不同的亚组，寻找潜在病因的研究工作仍在进行（Davenport，2005；Mack & Sokol，2005）（参见第 1 章）。病理特征包括进行性炎性改变，随后导致肝内和肝外胆管闭塞。治疗方法是外科手术，主要是 Kasai 手术以及肝移植。出生后头两个月之内的早期诊断至关重要。

胆道动态显像作为排除胆道闭锁的方法很有价值，但不能

作为确切诊断胆道闭锁的方法。如果动态显像时在胆囊或小肠中发现排泄的胆道示踪剂，则可排除胆道闭锁（Ziessman，2014）。但是，如果无法检测到胆道示踪剂进入小肠，则动态显像结果的诊断解释尚不清楚。胆道闭锁确实在动态显像上表现为缺乏示踪剂排入胆囊或小肠，因此结果可能是胆道闭锁引起的。但是，肝炎或其他病因（无胆道闭锁）引起的严重肝细胞功能异常，或与之相关的无胆汁产生和（无梗阻）胆汁流动停止，或由于小叶间胆管缺乏，也可能导致胆汁排入胆囊或小肠异常缺乏。鉴于严重肝细胞功能异常导致胆道显像无法诊断的可能性，两种方法很常用：①儿童病人通常在胆道显像之前接受长达 5 天的苯巴比妥［5mg/（kg·d）］治疗，以及②在示踪剂注射后，胆道显像成像检查通常在长达 24 小时的多个时间点持续进行，以允许可能的胆汁缓慢流动。扫描前苯巴比妥可导致转氨酶的活化和胆汁生成的增加，从而提高特异性。2013 年的一项荟萃分析报告，对诊断胆道闭锁的敏感度和特异度汇总后分别为 98.7%（范围 98.1% ~ 99.2%）和 70.4%（范围 68.5% ~ 72.2%）。胆道显像术在胆道闭锁中近乎完美的敏感性使其成为排除胆道闭锁的有效方法。其有限的特异性表明，作为示踪生物标志物的胆道示踪剂进入胆囊或小肠缺乏，不足以肯定地诊断胆道闭锁并指导是否需要手术干预的决策（Kianifar et al，2013）。胆道动态显像在诊断上可作为"排除"胆道闭锁的方法。

普通核医学在评估成人恶性疾病累及肝脏和胆道中的作用

硫胶体成像

在过去的几十年中，放射标记的硫胶体（SC）闪烁显像技术为肝脏和脾脏的大体结构评估提供了有用的手段。现代 CT、MRI 和超声提供了远远优越的器官结构/解剖学描述，除了一些非常特殊的肝脏适应证外，在解剖学成像中几乎完全取代了胶体闪烁显像。例如，胶体闪烁显像仍然被用作描述肝脏病变特性的二线或三线成像（例如之前讨论过的 FNH），并且在某些医疗中心仍被用作肝动脉灌注显像的诊断辅助手段（见下文）。硫胶体闪烁显像还有其他临床适应证，可用于肝胆胰疾病以外的其他疾病（例如，淋巴闪烁显像，作为骨髓炎放射性标记的白细胞成像的诊断辅助手段，或用于检测脾脏种植），尽管全面的讨论不在本章范围之内。

胶体闪烁显像是一个笼统的术语，因为已开发出多种放射性标记的胶体微粒用于人体研究。在美国，^{99m}Tc 标记的硫胶体是临床肝脏闪烁显像中唯一常用的放射性胶体。^{99m}Tc 标记的 SC 是颗粒状化合物。注射给人体的 ^{99m}Tc 标记的 SC 微粒尺寸为 0.1 ~ 1.0μm。静脉注射后，^{99m}Tc 标记的 SC 通常在肝脏中浓度最高，然后是脾脏摄取少些，而骨髓摄取相对较低（图 17.8）。这种肝脾骨髓的生物分布反映了 ^{99m}Tc 标记的 SC 颗粒通过网状内皮系统中的吞噬细胞（包括肝库普弗细胞）从血流中清除。血液清除通常很快（半衰期为 2 ~ 3 分钟），因此可在注射后 20 ~ 30 分钟开始闪烁显像。在数小时内，^{99m}Tc 标记的 SC 的分解代谢可以通过游离的 ^{99m}Tc 高锝酸盐分解代谢产物的闪烁显像征象而变得可见；^{99m}Tc 高锝酸盐的征象包括（延迟时

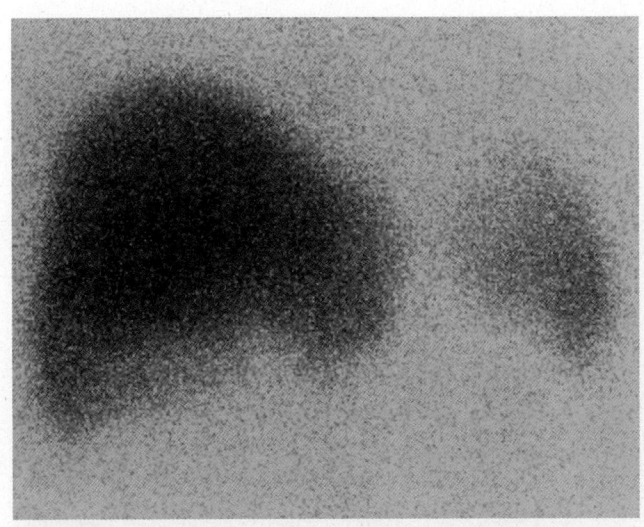

图 17.8　锝 99m(^{99m}Tc)标记的硫胶体显像的正常表现。显示了腹部的前位投影。左侧较大团块的是肝脏。较小的是脾脏。有时无法检测到椎体骨髓中硫胶体示踪剂的积聚，尽管在该病人中并非如此

间点)胃和甲状腺中放射性同位素的积聚以及尿中放射性同位素的排泄。

讨论将集中在肝脏方面，胶体生物分布中的显著异常是胶体移位，该术语表示肝脏^{99m}Tc 标记的 SC 浓度在视觉上小于脾脏浓度，这是异常闪烁显像生物分布。^{99m}Tc 标记的 SC 的脾脏浓度通常低于肝脏浓度的闪烁显像强度。这种异常可能是由^{99m}Tc 标记的 SC 异常低的肝摄取或异常高的脾摄取引起的。与肝摄取低有关的病因的典型例子包括弥漫性肝病，例如晚期肝硬化和严重肝炎。在观察到这种关联的情况下，研究人员已经探讨了肝脏胶体摄取是否可以作为肝功能的半定量生物标记。至少在一项研究中(Esmaili et al，2008)，闪烁显像半定量摄取测量与 Child-Pugh 分级(肝功能指标)之间未发现相关性。肝右叶和左叶胶体摄取减少，同时尾状叶摄取不减少与 Budd-Chiari 综合征(肝静脉血栓形成)有关(Oppenheim et al，1988)。

肝实质内"冷缺损"或放射性缺损(胶体摄取缺乏或相对较低的病灶)的鉴别很广泛(Oppenheim et al，1988)，包括肝癌、转移瘤和许多其他病理情况。由于平面和 SPECT 扫描的分辨率有限，只有大于 1.5~2cm 的肝病灶才能被可靠地检测为胶体示踪剂的冷病灶或热病灶。如前所述，据我们所知，与周围肝脏摄取相比，^{99m}Tc 标记的 SC 浓度局部升高(热点)的唯一肝脏病灶是局灶性结节性增生。尽管^{99m}Tc 标记的 SC 肝热点在 FNH 的诊断中似乎具有很高的特异性，很可能是确诊的(Herman et al，2000；Shamsi et al，1993)，但热点征对 FNH 的检测灵敏度相对较差。

肝动脉灌注研究

肝动脉灌注疗法(hepatic arterial infusion therapy，HAIT)是直接输注治疗性化合物(例如化疗药或放射栓塞剂)来治疗肝恶性肿瘤(原发性或继发性)(参阅第 96、99 和 102 章)。临床研究表明，与门静脉或全身静脉输注相比，动脉灌注可提高肿瘤对某些化疗药物的吸收(Callahan & Kemeny，2010)。肝恶性肿瘤(通过肿瘤新生血管)从动脉系统获取/刺激营养血液供

应。健康的肝组织主要从门静脉系统接收血液。

肝动脉输注闪烁显像(HAIS)也称为肝动脉灌注闪烁显像，是对通过肝动脉导管直接输注的放射性核素的生物分布成像；肝动脉导管通常在(固有)肝动脉中用以输注化疗药，当 HAIS 与 HAIT 放射栓塞同时进行时(例如，用^{90}Y 放射性标记的树脂或玻璃微球或^{131}I 放射性标记的碘油治疗)，导管也可放置于肝叶或肝段的动脉分支内。在适合的情况下，HAIS 可以用于①以确保输液系统(例如，肝泵-储液-导管系统)的完整性和功能，并确保输液的生物分布符合预期(接下来讨论)，和/或②在输注治疗性放射性微球或乙碘油(超液化碘油)之前或之后，预测或测量肝辐射剂量。

用于 HAIT 和 HAIS 的动脉导管的植入涉及不同的技术。可以通过外科手术植入(例如 Watkin 技术)或使用微创方法(例如介入放射学)将导管引入肝动脉中(参见第 99 章和第 102 章)。导管可以间歇地放置(例如作为顺序或循环治疗的一部分)或长期放置(例如连接到植入的药物输送装置或输液港)。导管可以连接至皮下植入港或输液泵系统。泵可实现缓慢、连续的药物输注，这是肝动脉化疗的常用方法；这样的系统在美国更常见。在港-导管系统中，植入的港可以连接到外部泵系统。在欧洲，临时放置的导管和港-导管系统更为常见。

在治疗前用于 HAIS 的放射性示踪剂为^{99m}Tc 聚合白蛋白(MAA)。注入的^{99m}Tc MAA 是放射性标记的颗粒，平均直径为 25~50μm，阻塞它遇到的第一个微血管腔。注入数十万个标记了微量活性的 MAA 颗粒。放射性标记的 MAA 颗粒在体内保持完整状态数小时。悬浮在少量生理盐水(例如 2mL)中的示踪剂溶液，由经过技术和装置培训的护士或医师注入泵或暂时放置的导管中。示踪剂输入液，经过生理盐水冲洗，通过连接的导管进入肝动脉或分支的血流。输液的注射速度可以很慢(例如，<1mL/min)，这在某种程度上模拟了 HAI 化疗中典型的缓慢泵注速度。输液也可以快速注射(例如≥1mL/s；推注)，快速将输液注入肝动脉，在血流中产生湍流，使注射液和血液更均匀、更迅速地混合。肝动脉血流是层流的，特别是沿动脉的笔直段。通常 HAIS 不建议进行大剂量推注示踪剂液，因为推注压力可能会导致示踪剂逆流进入其他腹腔干分支并出现肝外示踪剂积聚(Kaplan et al，1978)。

缓慢注入示踪剂时，肝外示踪剂积聚通常是由于肝动脉解剖结构变异，例如有肝外内脏的供血分支(例如胃、胰腺、胃肠道)。但是，当将示踪剂推注时，此类肝外示踪剂的积聚可能仅仅是推注技术的结果。真正的异常动脉分支通常必须在 HAIT 之前栓塞，以避免肝外器官毒性。因此，HAIS 的目的之一是排除肝动脉解剖结构变异引起的肝外灌注。

为了确定①注入的 MAA 是否在整个下游肝脏或靶向肝亚区中正确分布，以及②不存在肝外灌注，这需要了解相应的腹部解剖结构。SPECT/CT 可为注入的^{99m}Tc MAA 提供出色的解剖定位。

另外，^{99m}Tc 标记的硫胶体闪烁显像可以在 HAIS 之前立即进行，以提供肝(和脾)的大致解剖轮廓(见图 17.8)。由于^{99m}Tc-MAA HAIS 和^{99m}Tc-SC 闪烁显像使用相同的^{99m}Tc 同位素，与^{99m}Tc SC 相比，要注射更多的^{99m}Tc MAA(活性，MBq)，因此后续 HAIS 扫描中的信号主要代表^{99m}Tc MAA。但是，对于^{99m}Tc-MAA 肝分布的均匀性评估，可能会因^{99m}Tc-SC 和^{99m}Tc-

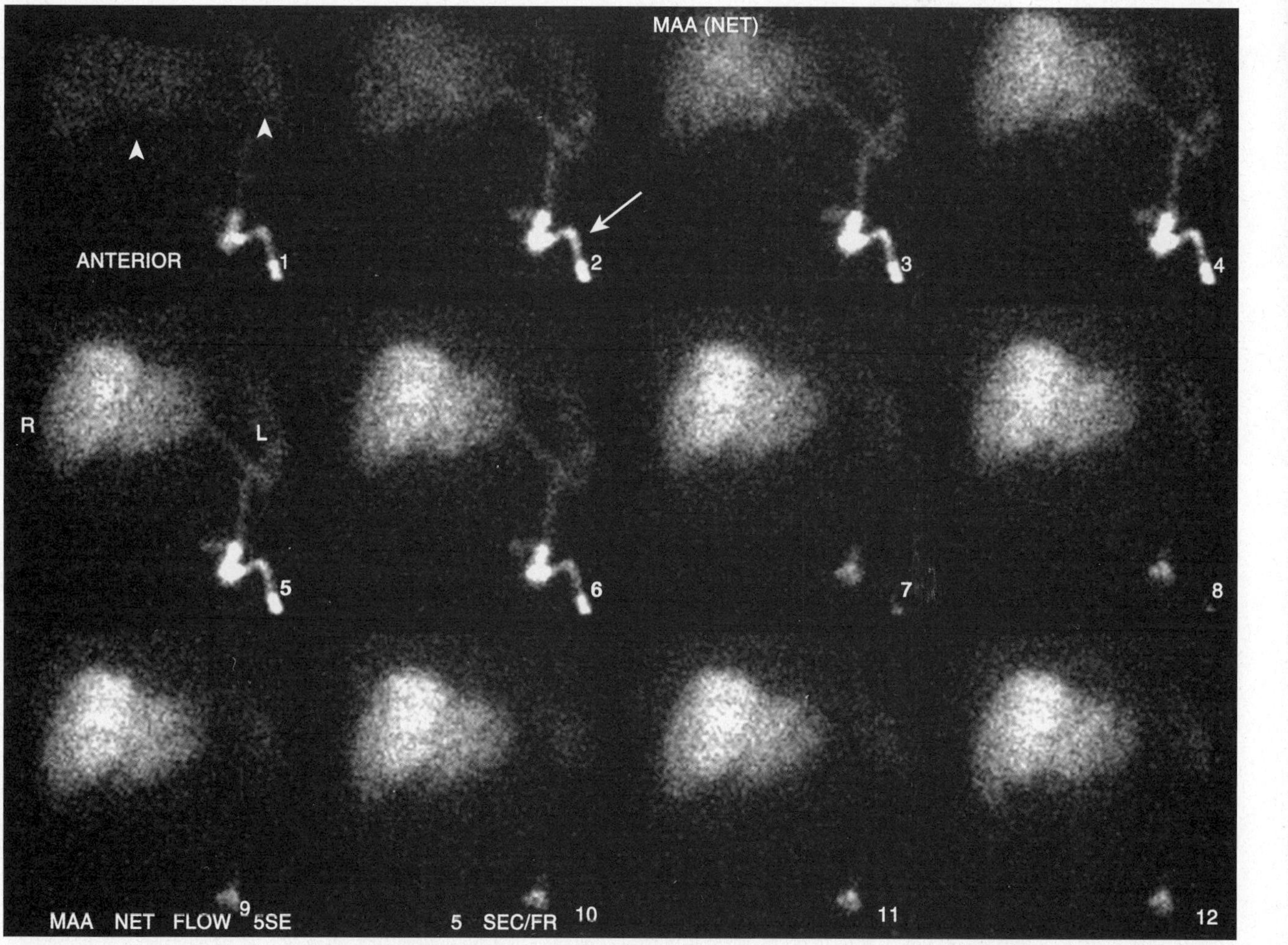

图 17.9　正常肝动脉灌注动态显像。通过植入的肝泵-导管系统缓慢推注锝 99m（⁹⁹ᵐTc）聚合白蛋白（MAA）到肝总动脉期间，获得连续的腹部图像。每幅图像的持续时间为 5 秒。在第一幅图像上，在将⁹⁹ᵐTc MAA 注入肝脏之前，在肝脏和脾脏区域（无尾箭头）可检测到微弱的活性；这种微弱的活性来自⁹⁹ᵐTc 标记的硫胶体示踪剂，该示踪剂在显像之前使用以获取总体解剖轮廓（见正文）。缓慢注射时观察到⁹⁹ᵐTc-MAA 通过泵导管时的流动情况（长箭头）。随着输注完成，可以看到整个肝脏中⁹⁹ᵐTc-MAA 输注液的逐渐积聚。没有发现⁹⁹ᵐTc-MAA 输注液的异常肝外积聚。与肝脏不同，脾脏活性在整个帧数中保持较低且恒定；因此，动态成像可以确认脾脏活性的仅为⁹⁹ᵐTc 标记的硫胶体

MAA 信号之间的重叠而产生混淆。此外，如果在注射⁹⁹ᵐTc-SC 后，进行⁹⁹ᵐTc-MAA 闪烁显像之前发生任何延迟，则⁹⁹ᵐTc-SC 代谢降解和游离高锝酸盐的释放会产生胃示踪剂摄取，可能在⁹⁹ᵐTc-MAA 显像上模拟了胃的肝外灌注。在 2 分钟或更长时间内缓慢注入⁹⁹ᵐTc-MAA 可获得动态图像，从而可以检测到指示真正的⁹⁹ᵐTc-MAA 信号的肝内或肝外示踪剂摄取增加，而任何残留的⁹⁹ᵐTc-SC 或游离高锝酸盐在⁹⁹ᵐTc-MAA 输注的动态成像过程中，信号将保持不变（图 17.9）。没有⁹⁹ᵐTc SC 的⁹⁹ᵐTc-MAA SPECT/CT 的优势在于具有 SPECT 图像，该图像仅代表⁹⁹ᵐTc-MAA 的生物分布，尽管 CT 通常比⁹⁹ᵐTc-SC 闪烁显像对病人的放射剂量更高。

　　HAIS 的异常表现包括肝灌注不全、肝外器官灌注、导管阻塞和导管渗漏（图 17.10）。诸如此类的异常 HAIS 发现通常会通过 X 射线血管造影（透视）或 CT 肝动脉造影进行进一步检查，以指导后续治疗。在一项对植入了肝动脉泵-导管系统病人的临床研究中，在 9% 的病人泵植入后的 HAIS 研究发现了异常；主要是肝外灌注（占异常研究的 63%）（Sofocleous et al, 2006）。肝内灌注不全异常（即，当预期全肝都灌注时，仅分布于一部分肝脏）占异常病例的 12%。肝内灌注不全的异常应与肝内输注液的分布不均鉴别，后者没有亚区缺乏输注液的摄取。MAA 灌注液的肝内分布可能是不均匀的，部分可能是由于层流现象；在某些情况下，大的肝肿瘤可能吸引肝动脉血流远离其他肝区。但是，根据现有文献，如果在整个肝脏中都可以检测到 MAA 输注液，那么分布不均本身就没有明确的临床意义。根据我们的经验，肝内摄取的不均匀性相对常见，并且与不良结局没有明确关联。但是，如果在一个或多个肝脏亚区中出现明显、超出预期的缺乏 MAA 灌注液（不仅仅是相对较低），则该表现具有临床意义，可能是肝内动脉解剖结构异常、导管错位或动脉分支阻塞（例如狭窄或血栓形成）的结果。包括我们自己的经验在内的病例发现，在 HAIS 上异常肝脏灌注不全，可以预示未检测到灌注液的这些亚区的肿瘤反应较差，而同一病人中 HAIS 上灌注良好的肿瘤反应较好（Borzutzky & Turbiner，1985）。因此，异常的肝脏灌注不全值得进一步研究。

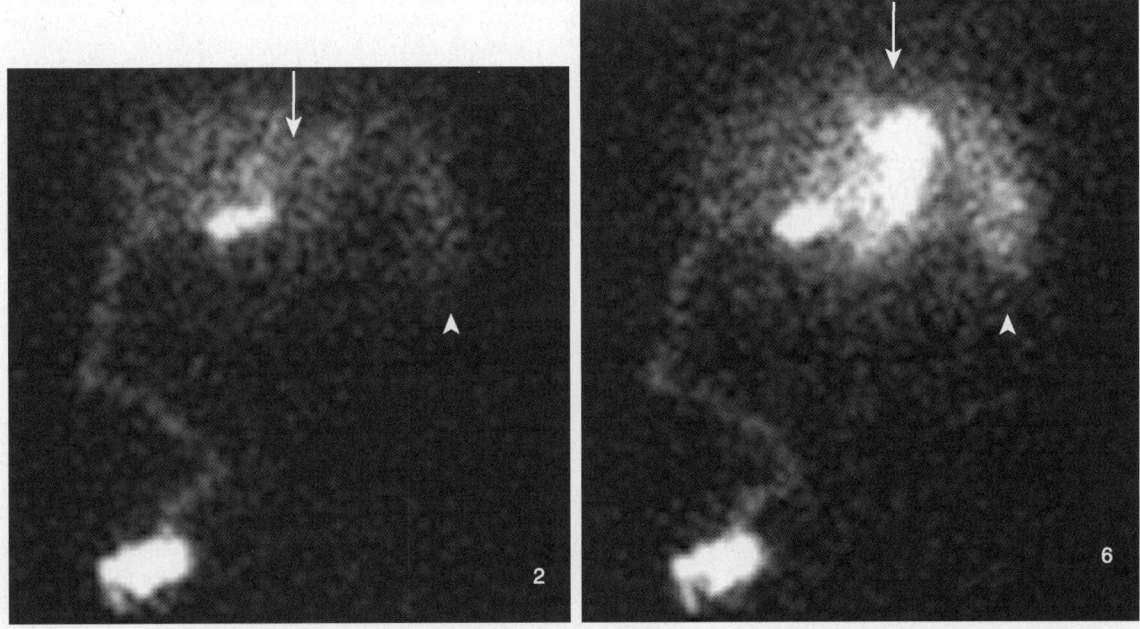

图 17.10　异常肝动脉灌注动态显像。在 1 分钟内通过肝泵导管系统将锝 99m(^99mTc) 聚合白蛋白(MAA) 输注到肝总动脉,从获得的一系列每帧 5 秒的图像中显示选定的两个前位腹部图像。在输注 5 秒时获得上方图像,在 30 秒时获得下方图像。可见在脾脏(无尾箭头)和胃胰腺区域(长箭头)^99mTc MAA 的异常逐渐积聚。肝内活性仍然低而恒定(表明这仅仅是先前的^99mTc 标记的硫胶体显像的残余活性;见正文)。随后,X 线泵动脉造影确定了严重的肝动脉狭窄,动脉血流重新逆流至胃左动脉和脾动脉

用于评估肝泵 HAIS 异常的 X 射线泵血管造影在大约 25% 的异常 HAIS 研究中未能发现相应的异常(Sofocleous et al,2006)。在那些情况下,重复进行 HAIS,并且在几乎所有情况下,先前已确定的 HAIS 异常在闪烁显像上均不再明显。在少数 HAIS 异常持续存在的情况下,再次进行射线照相或 CT 研究,并成功识别出相应的异常血管。研究人员提出了一种通过 X 射线相关成像评估异常 HAIS 病征的策略;如果射线照相没有问题,则在 2~3 周内重复进行 HAIS,以寻找 HAIS 的自发正常化。

(姜立　董水林 译　陈孝平 审)

第18章

肝胆胰疾病的 CT 影像

Seth S. Katz

影像学总论和发展史

计算机断层扫描（computerized tomography，CT）是一个相对成熟的断层成像诊断技术。通过不同组织对 X 射线衰减能力不同（可通过对比剂改变）描绘解剖结构和病灶特征。与磁共振成像（magnetic resonance imaging，MRI）这种新兴的医疗成像技术相比，CT 在平面和 z 轴（层间）的分辨率方面仍然保持优势。

自 1970 年代开始使用以来，特别是近二十年通过提高扫描质量和速度，提升影像显示的简便性，使 CT 在临床诊断中的应用得到巨大的发展。1980 年代后期出现的螺旋扫描 CT 和 1990 年代发展的多排螺旋 CT（multi-detector spiral computer tomography，MDCT）是提高成像质量的关键革新（Goldman，2008）。螺旋扫描是指病人在扫描架下平滑移动，通过滑环使架旋转，加快了扫描速度。增加 z 轴的探测器数量可以接收更多球管发射的 X 射线（一次可以获取多个轴向断面图像），能提高扫描速度，并获得更薄的层厚（z 轴分辨率）。扫描时间的

缩短，甚至扫描较大的体型的病人也仅需几秒钟，远低于一次屏气的时间，可以降低呼吸运动的影响，并且获得肝脏和胰腺的多期影像（肝动脉期、门静脉期和延迟期）。一次屏气可以对肝脏进行多次扫描。MDCT 有更小的准直，可以改善分辨率并将肝脏小病变灶的检出率提高 46%（Weg et al，1998）。当前的阵列尺寸（当下大部分设备至少使用 64 排或 124 排探测器）可以在所有平面取得 1mm 以下的分辨率。虽然最薄层的数据不会常规重建或显示，但只要原始数据保留，就可以根据需要重建出任意层厚（高于最薄层厚，一般 128 排 CT 最薄，层厚是 0.625~0.31mm，根据供应商不同略有差异）的影像数据。轴位采集的数据可以重建出冠状位，矢状位和斜位的高质量图像，所有平面的成像分辨率一致，达到所谓"完美三维成像数据"或"各项同性体素"。PACS 技术的引入改善了 CT 影像的显示效果，可以快速储存、检索、显示和浏览 CT 数据。PACS 工作站明显提高放射学家对于复杂影像结果的解读能力。同时，可以通过快速滚动的方式观看临近的层面（电影化播放），有助于评估管道和其他结构，比如扩张的胆管和肝脏血管。影像的放大和

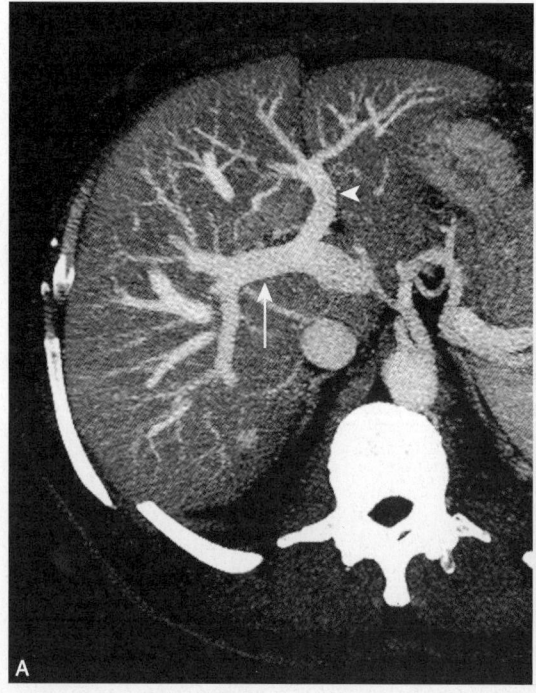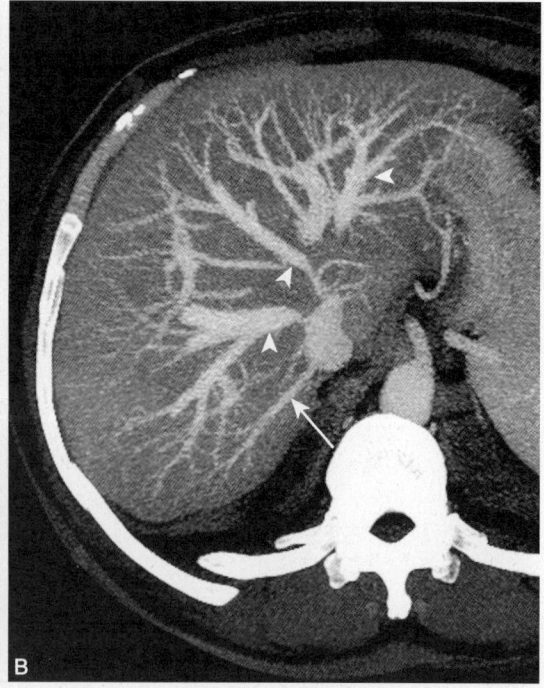

图 18.1 （A）厚层 MIP 清晰显示门静脉主干分为右支（长箭）和左支（箭头），门静脉右支分为前支和后支，门静脉左支分为中间支和外侧支。（B）厚层 MIP 清晰显示 3 支主要肝静脉（箭头）和 1 支副肝静脉（长箭）汇入下腔静脉

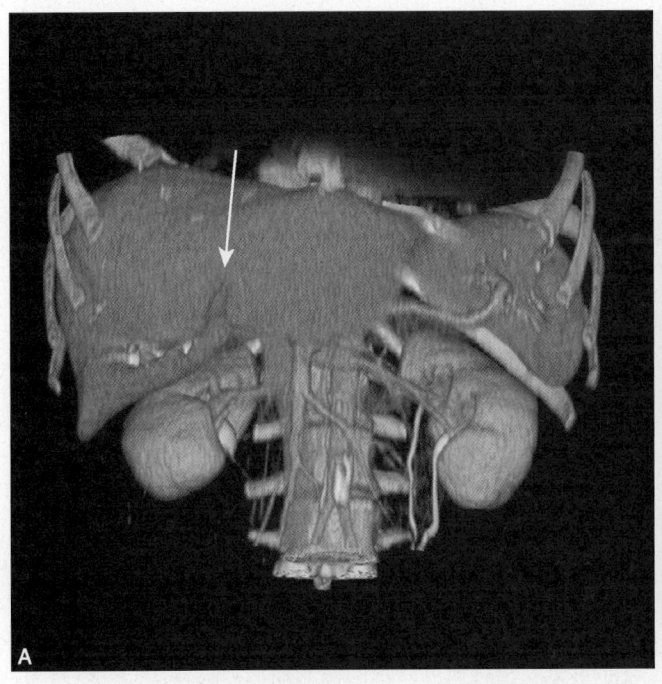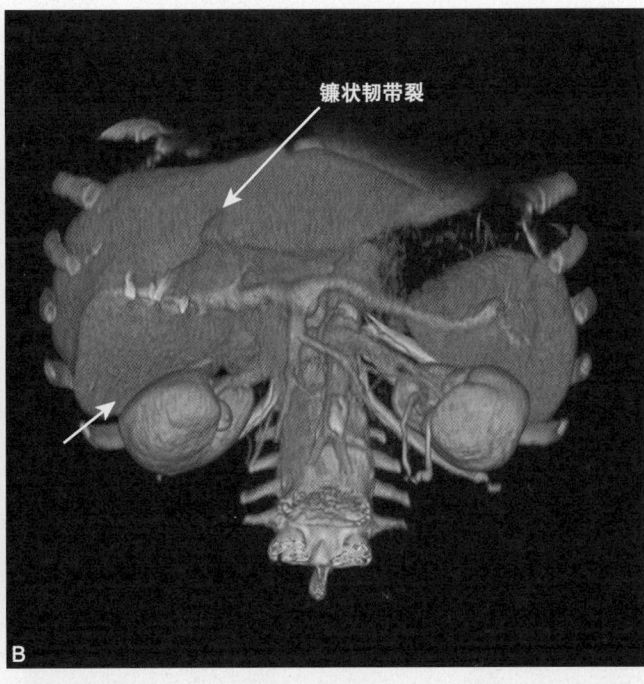

图18.2　（A）增强 CT 获得数据进行容积再现（VR）三维重建,显示肝脏外部轮廓,箭头示显示为镰状韧带形成的切迹。（B）同一病人通过三维重建翻转显示肝脏底面,长箭所示显示胆囊窝的金属夹和肝脏裸区

对比度改变有利于对影像的解读。目前有其他一些后处理技术投入应用（Johnson et al,1996,2003；Magnusson et al,1991；Rubin,2003；Salgado et al,2003；Zeman et al,1994）,比如最大密度投影（maximal intensity projection,MIP）只将特定信号值显示为最亮结构。MIP 成像可以将门静脉期数据重建为高分辨率的门静脉和肝静脉图像（图 18.1）。容积再现（volume-rendered,VR）重建技术可将复杂解剖结构重建为逼真的三维模型,并可任意角度旋转（图 18.2）（Johnson et al,1996,2003；Rubin,2003；Zeman et al,1994）。将轴位图像重建为三维模型可以更加直观。肝动脉的解剖结构（图 18.3）和肝脏各管道结构

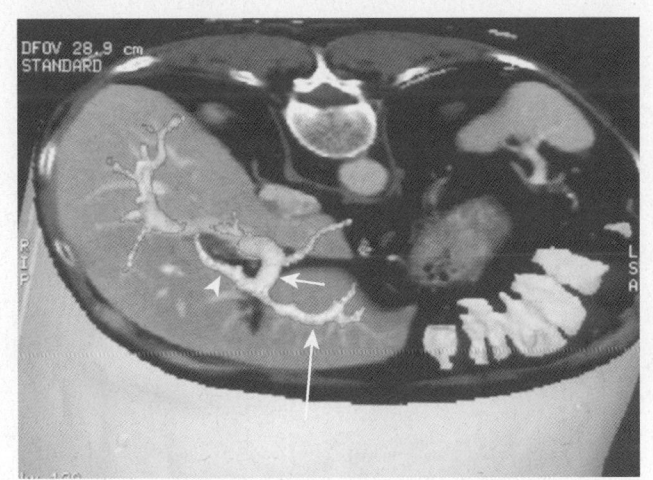

图18.4　三维重建显示左门静脉走行（短箭头）,从肝圆韧带切迹向上,然后弯向前方和下方分为中支（无尾箭头）和外侧支（长箭头）

与肝实质及肝叶的关系（图 18.4）均可清晰呈现。还可从旋转模型的任何角度观看血管与肿瘤的关系,从而帮助外科医生于术前了解术中可能遇到的风险（图 18.5）（见第 66、103、104 章）。

尽管 MRI 在组织对比度,功能成像（和病灶性质鉴别方面）具有优势,但 CT 凭借更好的空间分辨率,更高的可用性以及更低的成本成为目前评估肝脏和胰腺疾病最常用的检查方法。CT 成像最大的缺点是电离辐射,而且近几十年来病人的辐射暴露剂量持续增加,它已经得到越来越多的公众关注并推动更多的技术革新。

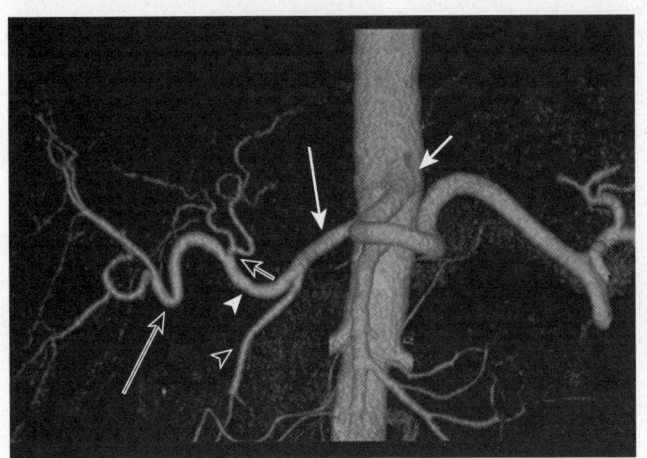

图18.3　CT 血管成像。三维重建技术显示典型动脉解剖分支,腹腔干（实心短箭头）分为脾动脉、肝总动脉（实心长箭头）和胃左动脉。肝总动脉分为胃十二指肠动脉（空心无尾箭头）和肝固有动脉（实心无尾箭头）,肝固有动脉分为肝左动脉（空心短箭头）和肝右动脉（空心长箭头）

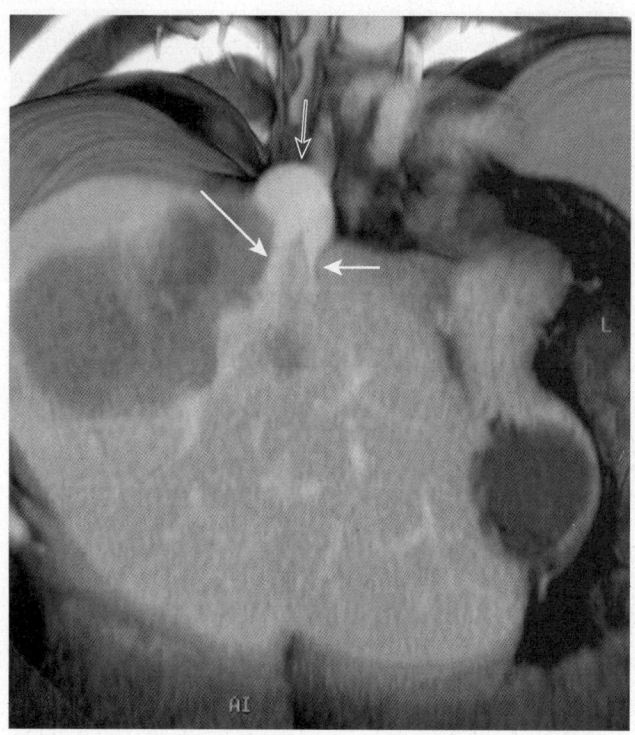

图 18.5　体积渲染三维重建显示巨大的结肠癌转移灶位于肝右叶并累及左内叶。肿块紧贴肝中静脉(长箭头)与下腔静脉汇合处(空心箭头)。肝中静脉及左肝静脉(短箭头)分别汇入下腔静脉

最近的技术进步

一些最新的研究方向有望对肝胆胰 CT 成像有相当积极的推动作用:提高成像质量同时降低辐射剂量,提高发现病灶的敏感度,评估铁和脂肪沉积的功能,明确病灶性质和识别潜在的弥漫性病变。

早期的 MDCT 倾向于使用高剂量射线,肝脏和胰腺检查越来越多地使用多相 CT 检查,因此降低辐射剂量就成为优先考虑的问题(Brenner & Hall,2007)。尽管近十年自动曝光控制系统的应用使辐射剂量降低 20%~40%,但 CT 成像的基本算法,被称为滤波反投影(filtered back projection,FBP),在近四十年的 CT 发展历程中都没有改变。2011 年前后,一种被称为自适应统计迭代重建的"部分迭代"重建算法逐渐应用于临床。与 FBP 相比,单位剂量产生的噪声更低,图像质量更好,从而可以减少 20%~40% 的辐射剂量。

当前的计算机硬件更为强大,使一些新的,以前不能使用的处理器密集迭代重建算法可以应用于临床。其中一种被称为基于模型的迭代重建算法,可以在保证肝脏成像质量的前提下,将辐射剂量降低至经典 FBP 方法的 10%~30%(Pickhardt et al,2012),或 ASIR 算法的 59%(Shuman et al,2013,2014)。

在过去十年另一个持续发展的技术是双能 CT(DECT)。这项技术是指单个放射源交替产生束能量("快速切换"或 rs-DECT)或使用两个能量不同的放射源产生图像("双源 CT"或 dsDECT)。在肝脏、胆道系统和胰腺中的应用就包括"材料特异性成像"和"虚拟单色成像"(Morgan,2014)。在肝脏,"虚拟

铁成像"被用来评估肝脏铁的沉积,其结果不会被脂肪沉积干扰(Joe et al,2012)。与之相对应,"虚拟无铁成像"可以用来评估脂肪沉积而不会被肝脏铁沉积状况影响(Zheng et al,2013)。"虚拟碘成像"有助于鉴别原发性肝癌的癌栓和普通血栓(肝细胞癌)(Qian et al,2012)。在胰腺,"虚拟单色"dsDECT 的低千伏峰值图像(Macari et al,2010)和"虚拟单色"rsDECT 的低千电子伏图像(Patel et al,2013)已被证明可以增强对导管腺癌等乏血供肿瘤的显示。相关技术还可以用于诊断肝脏的富血供肿瘤。低能量虚拟单色成像可以提供强大的表面渲染三维动脉影像,高能量虚拟单色成像可以减少胆管支架和夹子周围的金属伪影(Morgan,2014)。在一些机构,上述图像已经被常规上传至 PACS 系统以供临床应用。在影像判读过程中可以连续显示虚拟单色图像,有利于病变的探查。初步的研究数据显示,材料特异性碘成像可以提高神经内分泌肿瘤的可探查性,增加对囊内复杂病灶的敏感性(Chu et al,2012)。

一种叫作纹理分析的方法,目前还没有应用于临床,但显示出一定的应用前景。而且它的应用不局限于 CT,可以分析任何成像方法原始数据中像素强度的变化。初步结果显示,特定的肝脏纹理特征可以预测结肠癌病人的预后(Miles et al,2009),可以发现传统方法无法显示的结肠癌肝转移病灶(Rao et al,2014),可以在术前对大范围肝切除术后发生肝功能衰竭的风险进行分层风险评估(Simpson et al,2015)。纹理分析也显示出在鉴别富血供病变方面的应用前景,有可能增加肝细胞癌、肝腺瘤和局灶性结节增生(focal nodular hyperplasia,FNH)等病变非侵入性诊断的特异性。

CT 在肝胆成像中的应用

CT 传统上主要用于发现肝脏病变,明确病变性质和治疗后随访。现在因为磁共振有更好的组织对比度,所以被认为比 CT 更适合用来明确病变性质(见 19 章)。但是 CT 扫描速度快,覆盖范围大,在评估腹膜、远处淋巴结和其他位置的远处转移方面有优势,而且由于空间分辨率高,非常适合评估重要血管是否被肿瘤侵犯。因此 CT 是恶性肿瘤病人术前分期和血管评估的首选检查。

CT 对于肝脏切除术和其他局部治疗的前评估非常重要,以门静脉和肝静脉为解剖标志,可将肿瘤定位于特定的肝段(图 18.6)(见第 2 章)并且明确病灶与周围血管的关系。这些信息决定了根治性切除的范围(图 18.7 和图 18.8)。如果预期的肝切除范围比较大,可以通过容积再现三维重建技术评估肝段或肝叶的萎缩或者代偿性肥大(图 18.9)。手动或自动肝脏分割并计算肝脏体积,可以评估是否有足够的剩余肝脏体积以避免肝衰竭的发生。CT 还可以识别肝硬化和肝纤维化等影响残余肝脏再生的因素(尽管没有磁共振成像清晰)。

动脉相早期高分辨率成像(CT 血管成像)可用来评估肿瘤侵犯动脉的程度、范围和腹腔干的解剖变异(超过一半的人有腹腔干变异)(Michels,1955)。手术中视野经常会因病人肥胖、既往手术、肿瘤和局部炎症而受到影响,因此术前了解腹腔内的解剖变异有助于手术规划和术中操作,避免医源性损伤(Winston et al,2007)。识别解剖变异对肝动脉栓塞和肝动脉

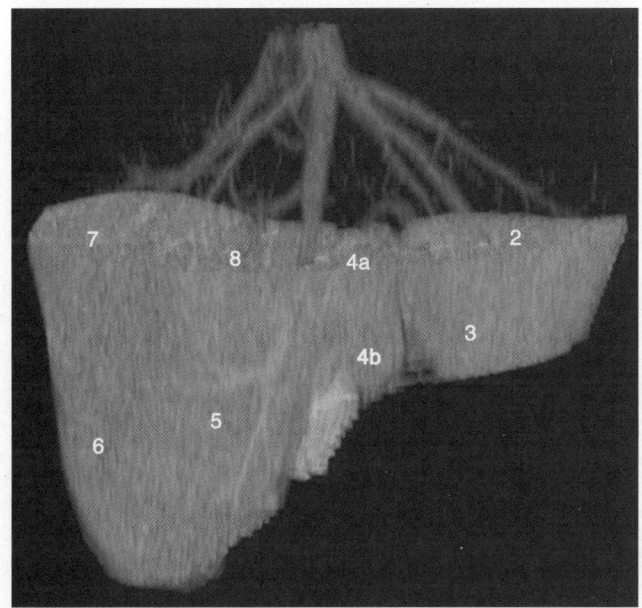

图 18.6　通过轴位 CT 扫描数据行容积再现三维重建。上半部分肝脏实质被移除以显示肝静脉穿过肝实质汇入下腔静脉，胆囊描绘成绿色，肝段分别被标记

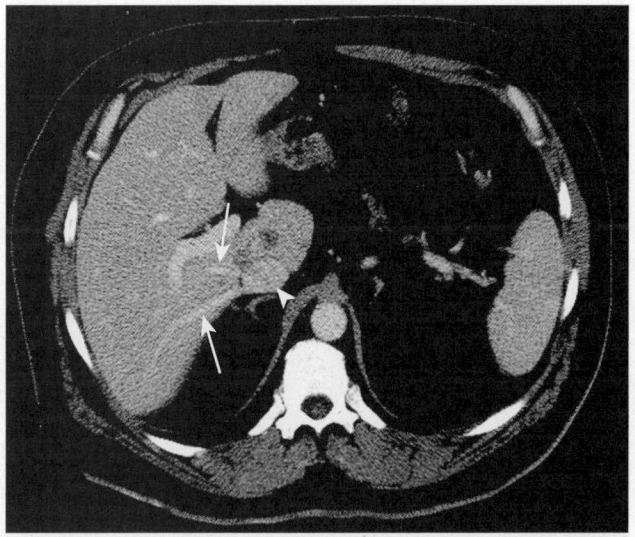

图 18.8　增强 CT 显示肝脏 I 段的恶性肿瘤，邻近下腔静脉（无尾箭头）。两支肝段静脉汇入（长箭头）下腔静脉

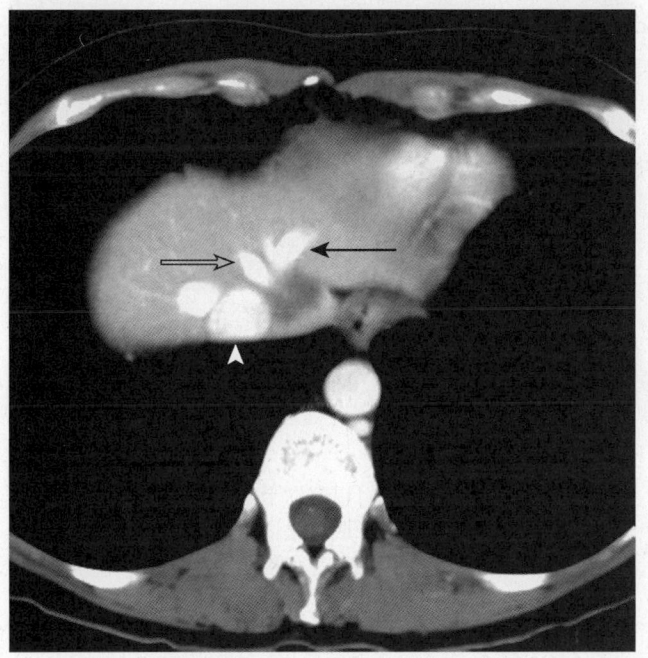

图 18.7　增强 CT 显示位于肝脏 I 段的恶性肿瘤，邻近肝中静脉（空心长箭头）、肝左静脉（实心长箭头）汇入下腔静脉处（无尾箭头）。肿块虽小，但它的位置决定了需要做大范围肝切除才能达到无瘤切缘

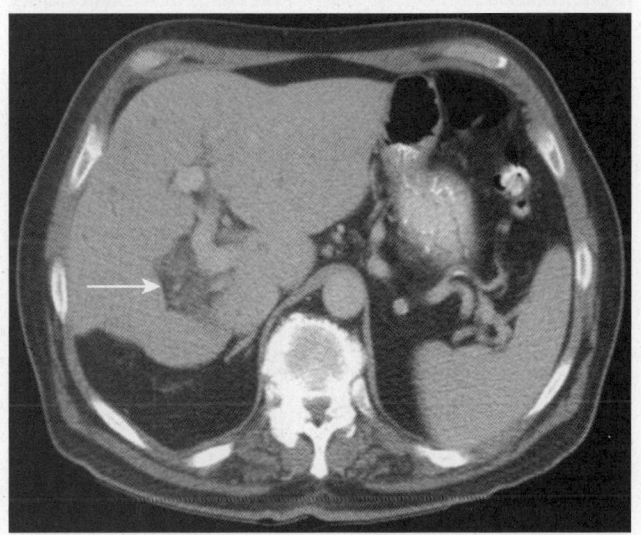

图 18.9　肿瘤侵犯门静脉右支（箭头）导致肝右叶萎缩。注意肝门有逆时针转位

化疗泵植入至关重要。MDCT 获得的高分辨率图像使 CT 血管成像很大程度上替代侵入性插管血管造影，用于指导动脉化疗泵植入（图 18.10）（见第 2 章和第 103 章）。动脉相晚期图像（包含在"三期"图像中）用来检测富血供肝脏病变。

技术和方法

　　根据适应证，目前最先进的肝脏 CT 评估可以包括平扫期、静脉对比增强早期（CT 血管成像）和动脉晚期、门静脉期和延迟期的任何组合。口服"阳性"对比剂（水溶性碘化剂或钡剂）通常用于常规检查，一些机构现在提倡使用口服水作为阴性对比剂并作为 CT 血管成像的标准操作。因为大多数肝脏肿瘤与邻近的肝实质相比是乏血供的，在门静脉期更加明显，因此通常只需要门静脉期图像。肝癌和某些转移肿瘤，包括神经内分泌肿瘤、肾细胞癌、黑色素瘤和甲状腺癌的检查通常需要三期成像，包括平扫、动脉晚期和门静脉期的图像。延迟期现在被认为对发现（Bruix & Sherman, 2011）和随访（Lencioni et al, 2010）肝癌具有重要作用。常规采用的层厚是 5mm，放射科医生可以根据需要提供更薄层厚的图像。除了轴位图像，还可以重建冠状位和矢状位的图像（2.5mm），一些特殊的检查比如 CT 血管造影还可以提供三维重建图像。

肝脏 CT 平扫

　　肝脏 CT 平扫通常包含在肝脏三期成像中。正常肝脏 CT

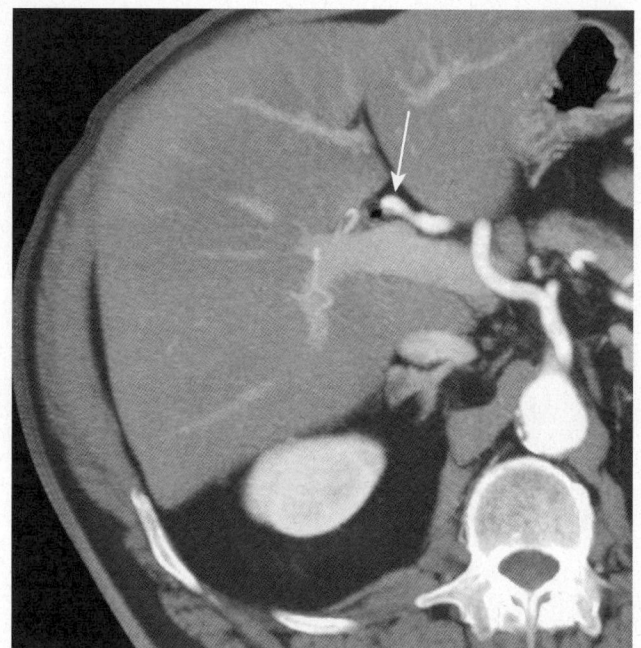

图 18.10   动脉期图像显示肝右动脉走行于肝总管的前方（箭头），十二指肠乳头切开导致肝总管内有气体

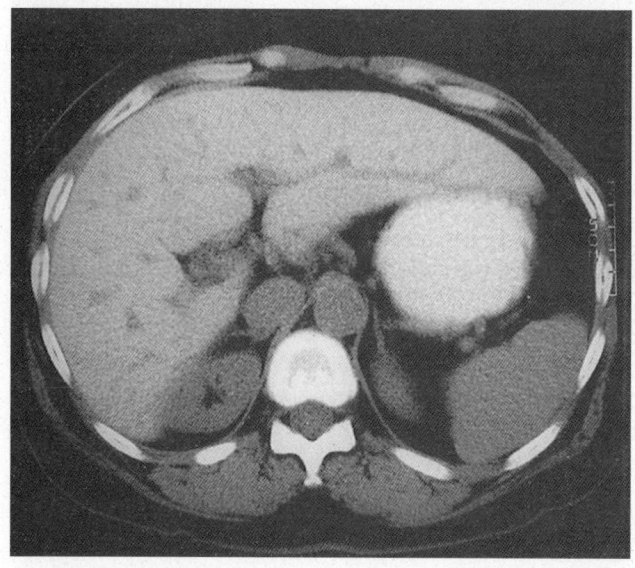

图 18.11   血色素沉着症病人肝脏 CT 平扫显示肝脏 CT 值弥漫性增加,高于脾脏

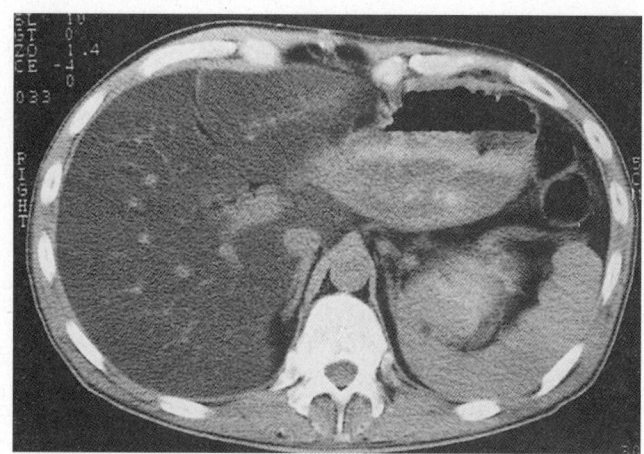

图 18.12   脂肪沉积病人 CT 平扫显示肝实质 CT 值低于血管、肝包膜和脾脏

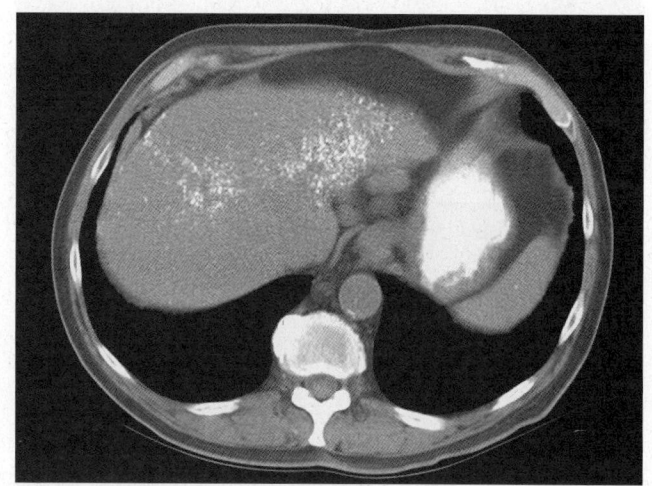

图 18.13   淀粉样变病人 CT 平扫显示肝脏多发钙化

al,1990)。

肝脏对比增强 CT

静脉使用含碘对比剂可以有助于病灶的定位、定性和血管成像。对比剂注射速度对于成像质量非常关键,因此需要高效的压力注射器来完成。门静脉提供肝脏 75% ~ 80% 血供,而肝动脉仅提供 20% ~ 25% 血供。大部分肝肿瘤血供来自肝动脉（Fournier et al,2004;Honda et al,1992)。不同类型病灶具有不同的强化时间,这决定了评估病灶的最佳时间窗。

动脉期影像   动脉最大强化时间受很多因素影响,比如心功能和水合状态。有很多方法可以估计不同病人的动脉最大强化时间,比如固定时间、定时推注（Kalra et al,2004)和自动衰减检测。CT 血管成像所使用的早期动脉相成像需要较大的注射速度(4~6ml/s)。注射对比剂之后 20~30 秒开始采集图像,这时动脉强化最明显,静脉和腹腔脏器还没有开始强化。CT 血管成像使用的对比剂和常规增强 CT 是一样的,因此早期动脉相成像和可以列入常规增强或三期增强 CT 检查。口服阳性对比剂会影响动脉成像,因此通常使用水来替代。获得的影像在轴位可以达到 1.25mm 层厚,在正交平面可以达到 2.5mm 层厚,在 PACS 系统上还可以得到动脉的三维人工分割容积渲

值通常在 54~60HU,由于肝脏糖原和铁贮存较多,通常比脾脏 CT 值高 8HU 左右。在血色素沉着症（图 18.11)、糖原贮存疾病、Wilson 病、珠蛋白生成障碍性贫血、镰状细胞病以及应用某些特殊药物如胺碘酮和顺铂时,肝脏 CT 值通常会升高。肝脂肪变是肝脏 CT 值异常下降的最常见原因（图 18.12)。这些改变在应用血管内对比剂时通常被掩盖,此外钙化（图 18.13)或出血在平扫 CT 会有更好的显示效果。

与门静脉和胆管类似,肝脏肿瘤含有更多的水分,CT 值低于正常肝实质。肝脏组织和肿瘤之间的 CT 值差异可能会很小,虽然通过窄窗宽可以增强对比度,但是通过静脉对比剂可以增强病灶与肝脏之间 CT 值的差异（Tidebrant et

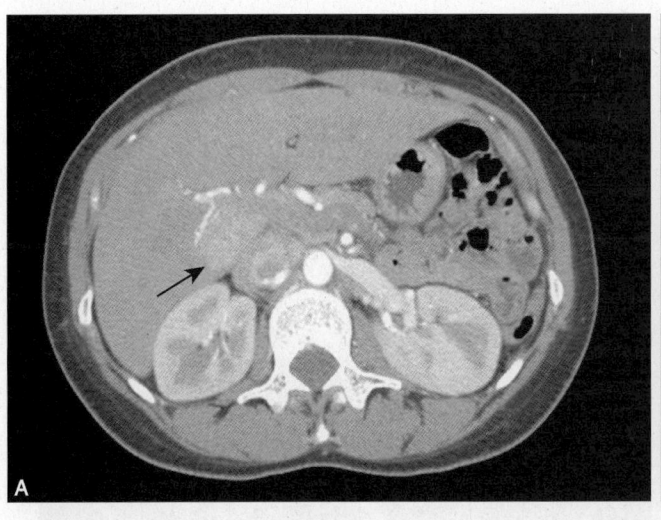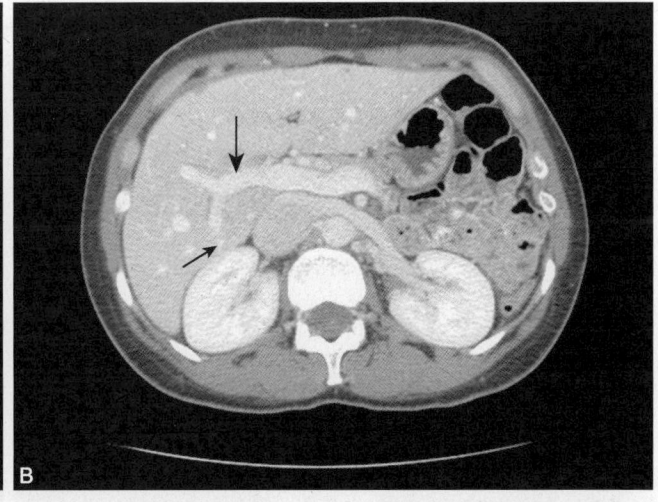

图 18.14 （A）动脉期显示肝右动脉，Ⅵ段可见轻微强化的富血管肿块，被证实为 FNH（箭头）。（B）同一水平门静脉期显示门静脉右支及分支强化（大箭头）。肿块（小箭头）密度比正常肝组织低

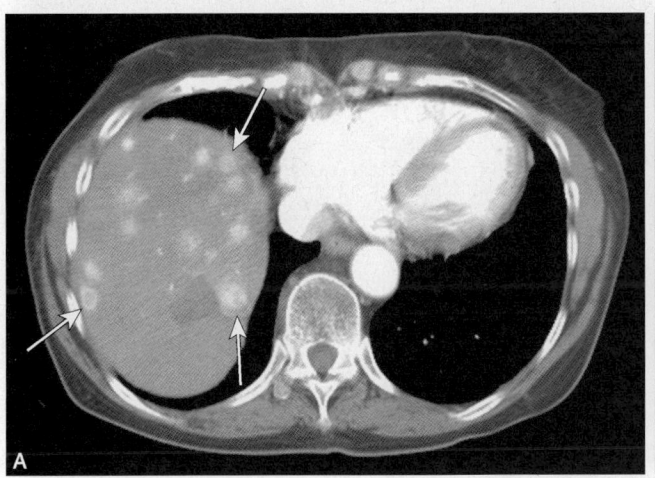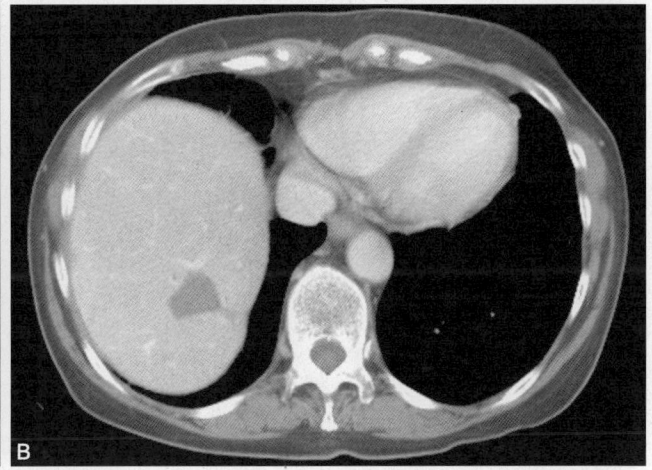

图 18.15　肾癌转移病人动脉期及门静脉期影像。（A）晚期动脉相显示多发增强灶（箭头）。（B）同一水平门静脉期未显示病灶，低密度病变是病灶治疗后改变

染图像。

晚期动脉相成像是在对比剂注射 40 秒以后采集图像，通常用来检查富血供病灶。局灶性结节增生和肝海绵状血管瘤等病灶（在本章节有更详细的介绍）（见第 90 章）在动脉期和门静脉期有特征性的强化方式（图 18.14）。原发性肝癌和转移性肿瘤等恶性富血供肿瘤在晚期动脉相强化明显，但在门静脉期经常呈等密度，因此很难在门静脉期显示（图 18.15）。因此，如果怀疑病灶是原发性肝癌或转移肿瘤，需要三期增强 CT 来评估病灶性质。

门静脉期影像　正常肝脏实质在对比剂注射后 70 秒左右达到最大强化。此时被称为门静脉期。在门静脉期，乏血供病灶和周围正常肝实质的强化差异最大，门静脉和肝静脉也可以清晰显示。门静脉期是肝脏 CT 检查必不可少的一部分。

延迟期影像　原发性肝癌（见第 91 章）等富血供的恶性肿瘤在动脉期后的某些时间点会表现为低密度灶，有时在门静脉期可以观察到，但有些时候需要到延迟期才会出现（Iannaccone et al，2005；Liu et al，2012）。因此当怀疑是肝癌，通常会使用 4 期成像：在 3 期成像检查后加做 3~5 分钟的延迟期显像（被称

为后静脉期或平衡期）。肝内胆管癌在 3 期成像中可能很难被发现，这时也需要加做延迟显像（见第 50 章）。延迟期的最佳时间并没有特殊规定，一般常规延迟 5~12 分钟。

解剖

肝胆系统的详细介绍参见第 2 章。CT 轴位图像的显示方位是：受检者取平卧位，脚朝向观察者而头部远离观察者。观察者从脚向头侧观察病人的影像，所以肝脏在观察者的左侧。

总体形态学

肝脏有 3 个叶间裂，可作为划分肝段的标志（见第 2 章），但在 CT 轴位图像上仅能显示其中 2 个。脐裂（也称为肝圆韧带裂）是位于肝脏膈面前下方的切迹。位于人体中线略偏右，走行大致在矢状面内（图 18.16D）。它含有圆韧带和周围的脂肪，是肝左外叶和左内叶上方的分界标志。脐裂内有左肝肝蒂走行，因此它与左门静脉裂含义并不相同。门静脉裂是分开肝蒂而不是包含它们。左门静脉裂沿肝左静脉走行，是肝脏左外叶和左内叶下方的分界标志。

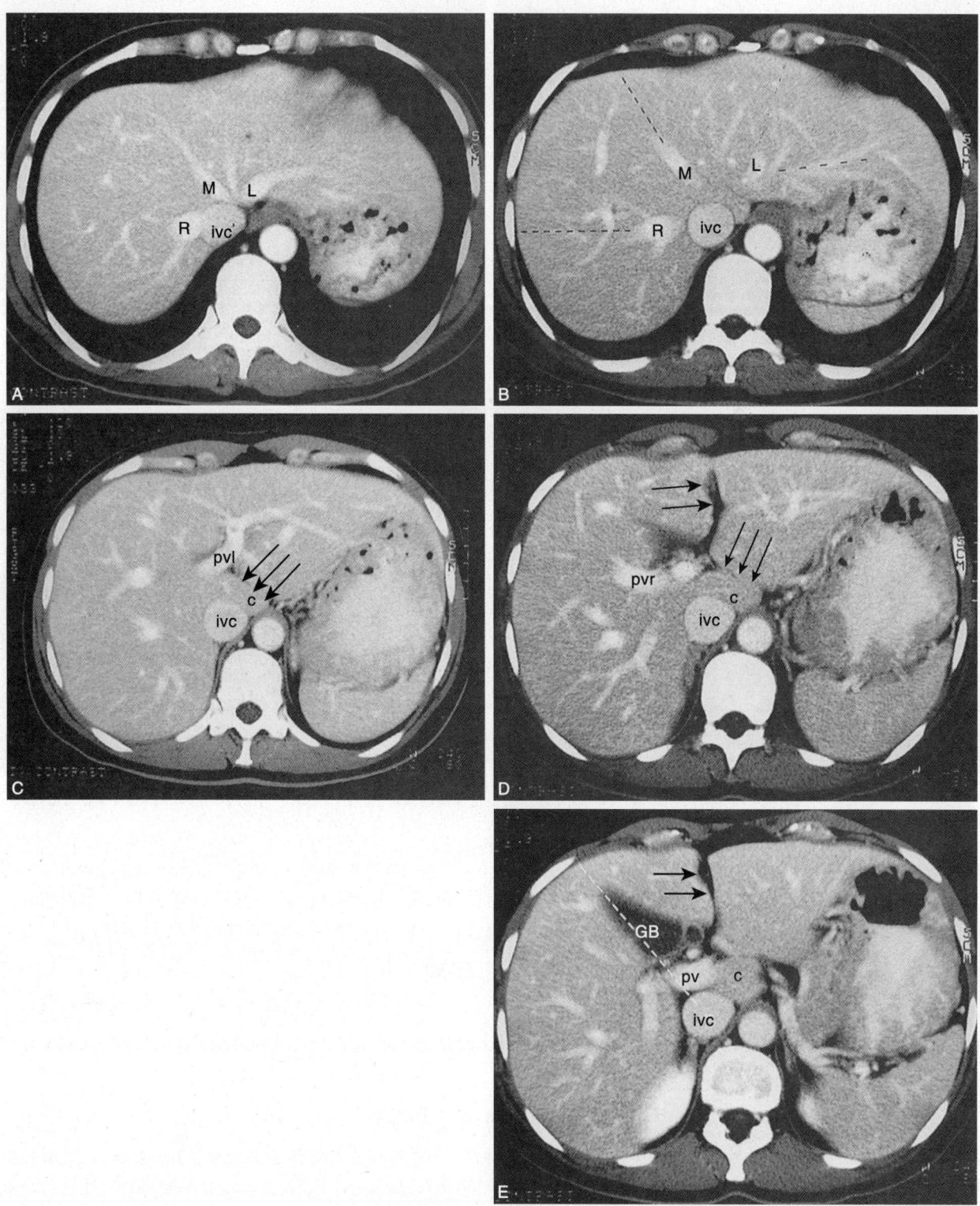

图 18.16 CT 影像中正常肝脏分段和血管解剖。(A) 在头侧断面,可以看到三支肝静脉(R,肝右静脉;M,肝中静脉;L,肝左静脉) 汇入下腔静脉(ivc)。(B) 肝静脉将肝脏分为若干扇区。肝右静脉将肝右叶分为右前扇区和右后扇区,肝中静脉和叶间裂将肝脏分为肝左叶和肝右叶;肝左静脉将 II 段和 III 段分开。(C) 肝脏中部的断面显示门静脉左支(pvl),腔静脉韧带裂(箭头) 划分尾叶(C) 和左外叶。(D) 下一个层面显示门静脉右支(pvr),可见肝圆韧带裂(大箭头) 将 IV 段和肝左外叶分开。(E) 靠近足侧的断面,可以看到胆囊,从它的中点到下腔静脉的连线即是叶间裂的延长线

静脉韧带裂是另一个表面标记,可以在 CT 轴位图像上显示(图 18.16C),它将肝脏 Ⅱ、Ⅲ 段与肝脏尾叶分离开,并与肝圆韧带延续。

肝中裂是一个不完整的结构,将肝脏分为左叶和右叶。肝中裂很难在 CT 轴位图像上显示,定向在垂直于冠状面和矢状面的垂直平面上,下方沿胆囊窝分割肝脏脏面(图 18.16E),上方沿肝中静脉走行(图 18.16B)。

肝段解剖

Bismuth 于 1982 年根据肝脏解剖提出功能性肝脏分段,这对外科手术有重要的帮助。1957 年 Couinaud 分段方法在第 2 章有所介绍。CT 影像的肝脏分段方法是基于肝脏静脉解剖(入肝的门静脉和出肝的肝静脉)和一些形态学特征。肝脏被三个主要的肝静脉分为四个扇区,每个扇区有独立的门静脉、肝动脉血供和胆管引流。上述扇区被门静脉裂进一步分割。

轴位增强 CT 在膈水平很容易显示三个肝静脉的走形,因此在这个平面可以很容易进行肝脏的扇区分割(见第 2 章)。叶间裂沿着肝中静脉走行将肝脏分为肝左叶和肝右叶(图 18.16E)。肝右静脉裂沿肝右静脉走行将肝右叶划分为两个扇区,同样的,肝左静脉裂沿肝左静脉走行将肝左叶划分为两个扇区。

在足侧,下腔静脉和胆囊之间的连线相当于肝中静脉向下的延长线,将肝脏分为肝左叶和肝右叶(图 18.16E)。肝圆韧带裂与肝左静脉走行的投影一致,将肝左叶划分为左外扇区和左内扇区,右前扇区和右后扇区之间的界限在足侧是肝右静脉走行的延长线,没有显著的解剖标识或血管标记。门静脉主干在轴位上的平面将扇区分为上(Ⅱ、Ⅳa、Ⅷ 和 Ⅶ),下(Ⅲ、Ⅳb、Ⅴ 和 Ⅵ)肝段。三维重建 CT 影像可以帮助肝脏分段。

血管解剖

肝静脉主干行走于肝脏扇区之间,在肝外走行较短(Blumgart et al,2001)。肝右静脉直接汇入下腔静脉,肝中静脉通常与肝左静脉汇合后进入下腔静脉。数支肝短静脉从肝脏背侧汇入下腔静脉,一些病人还有副肝右静脉,即粗大的右下静脉。

脾静脉和肠系膜上静脉在胰颈后方汇合形成门静脉,向右上方进入肝十二指肠韧带。门静脉与肝固有动脉平行走行,肝固有动脉位于门静脉的前内侧,胆总管位于门静脉的前外侧。门静脉进入肝实质后,逐级分支供应每个扇区和肝段(图 18.1A)。门静脉的变异并不少见(图 18.17)。Covey 等 2004 年报道在 200 名病人中有 35% 存在变异。

标准的肝脏动脉血供来源于腹腔干发出的肝总动脉。肝总动脉分出胃十二指肠动脉和肝固有动脉(图 18.13)。肝固有动脉在进入肝脏前分为肝右动脉和肝左动脉,但其分支部位变异较大。Michels 等(1955)通过尸体解剖发现 55% 的人存在肝动脉和腹腔干变异,该结果后被 CT 证实(图 18.18 和 18.19)。肝动脉的变异对手术和其他血管相关操作,特别是肝动脉化疗泵植入具有重要的意义。

胆管解剖

胆管解剖和变异在第 2 章中讨论得非常详细。简要来说,肝内胆管走行与门静脉走行基本一致(图 18.20、18.21)。

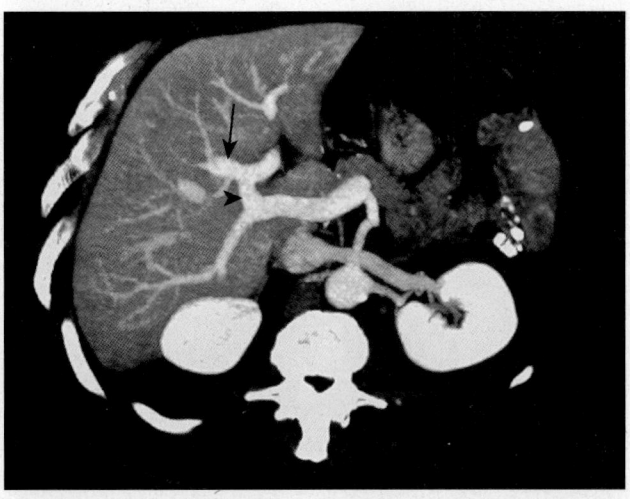

图 18.17 门静脉解剖变异。厚层 MIP 显示支配右前扇区的门静脉(长箭头)与门静脉左支共干(无尾箭头)

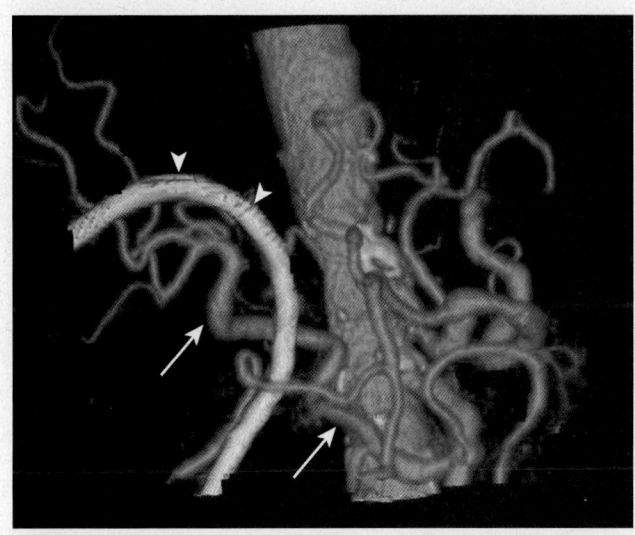

图 18.18 三维容积渲染 CT 血管成像显示替代肝右动脉(长箭头)起源于肠系膜上动脉,沿内置支架的胆总管(无尾箭头)后方走行

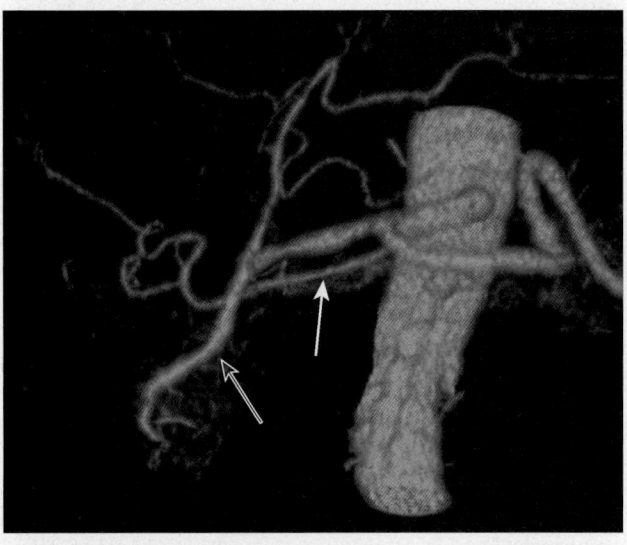

图 18.19 三维容积渲染 CT 血管成像显示肝右动脉(实心箭头)起源于腹腔干并走行于胃十二指肠动脉(空心箭头)后方

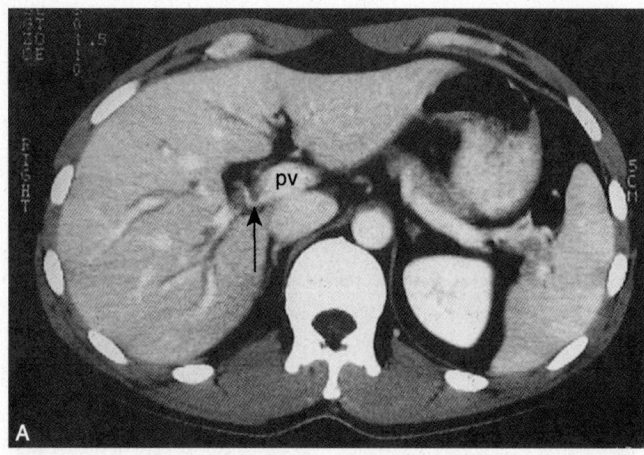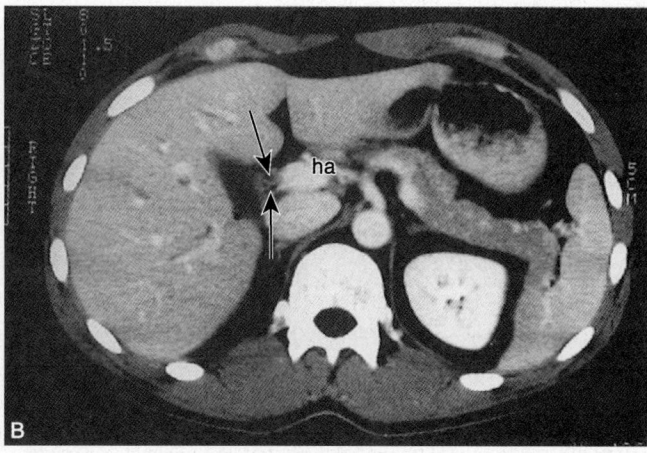

图 18.20　增强 CT 显示病人胆道系统有轻度扩张。(A)肝内胆管显示为紧邻门静脉的树枝状低密度结构。(B)肝门足侧的层面显示肝十二指肠韧带中的肝总管和胆囊管(箭头)。肝动脉(ha)位于更居中的位置

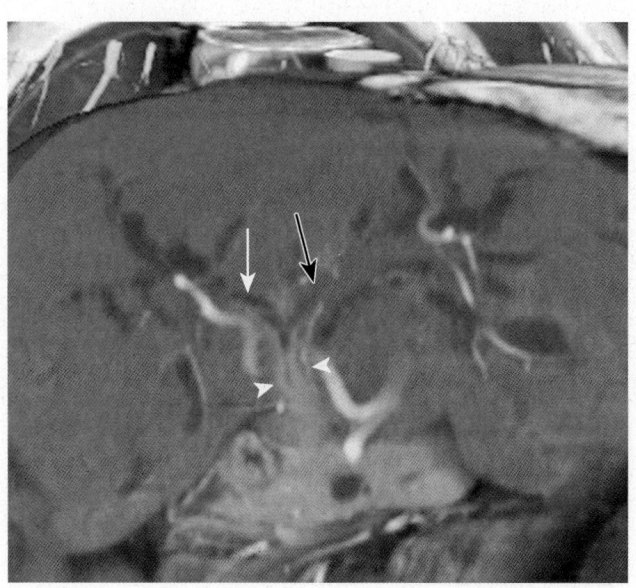

图 18.21　右肝管(白色长箭头)和左肝管(黑色长箭头)汇合的冠状位重建显示肝内胆管广泛扩张。注意胆总管的增厚和强化(无尾箭头),提示病人在胆囊切除术后胆囊癌复发

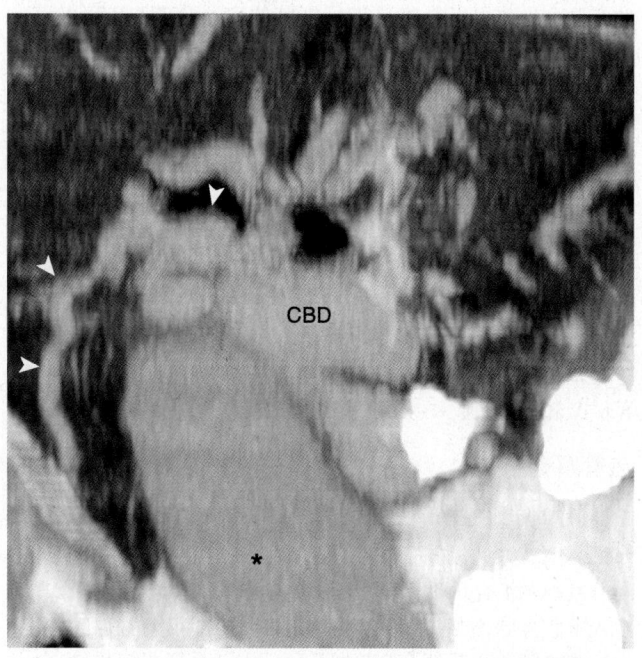

图 18.22　增强 CT 冠状位重建。肝内胆管和胆总管(CBD)扩张。注意扩张的胆囊(星标),肝Ⅳ段胆管变异,直接汇入胆总管(箭头)

左肝管和右肝管在门静脉主干分叉点前方汇合为肝总管,并在肝十二指肠韧带左侧,门静脉前方向后下方走行,在胰头水平进入腹膜后,并沿胰腺后外侧走行,与胰管汇合后进入法特壶腹(肝胰壶腹)。

　　胆总管在增强 CT 扫描中表现为胰头的后外方直径 3~6mm 的水样密度的管状结构(0~20HU)。正常情况下直径大于或等于 9mm 就认为是胆管扩张,但老年人的胆管直径常常达到 7~10mm。胆管扩张在胆囊切除术后常见。如果胆管没有异常扩张,传统 CT 很难显示肝内胆管。而磁共振由于具有良好的组织分辨能力,特别是在 T2 加权相,对胆管的显示更具优势。随着薄层扫描和静脉对比剂的使用,1~3mm 的胆管也能被显示(Liddell et al,1990),如果胆管扩张,还能发现胆管的变异(图 18.22)。

病灶鉴别

　　肝脏通常采用标准的腹部软组织窗宽和窗位(窗宽 350~400HU,窗位 35~50HU),并使用 PACS 软件。额外使用窄窗宽和低亮度(窗宽 150HU,窗位 50~100HU)可以更好显示门静脉期乏血供肿瘤和动脉期富血供肿瘤。恶性和良性疾病可能同时存在,因此对于多发病变,需要逐一评估病灶(图 18.23)。将伴发的良性病变误认为是恶性肿瘤对病人治疗方案的制定会有严重的影响。评估病灶大小时需要常规比较同一病灶在增强 CT 各期的大小。Nazarian 等(1999)证明结肠癌肝转移病灶在 CT 增强图像中明显比平扫图像中要小。

肝脏良性肿瘤或肿瘤样病变

肝囊肿(第 75 和 90B 章)

　　肝囊肿为常见疾病,其发病率约为 2%~7%(Horton et al,

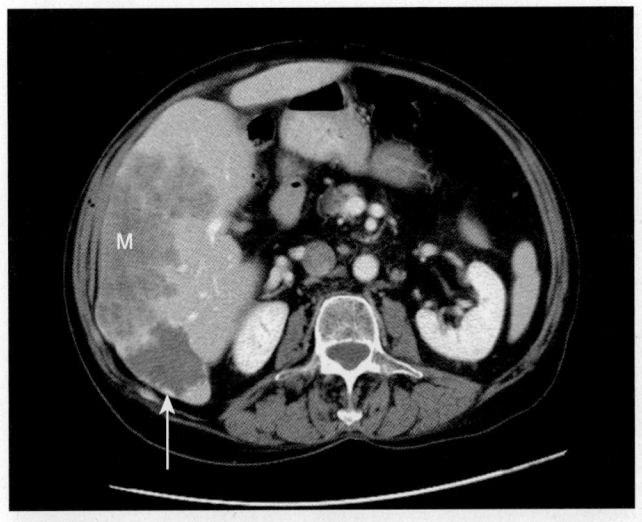

图 18.23 临近肝海绵状血管瘤的转移性肿瘤(M)。注意血管瘤内不连续的外周结节状、块状增强(箭头)

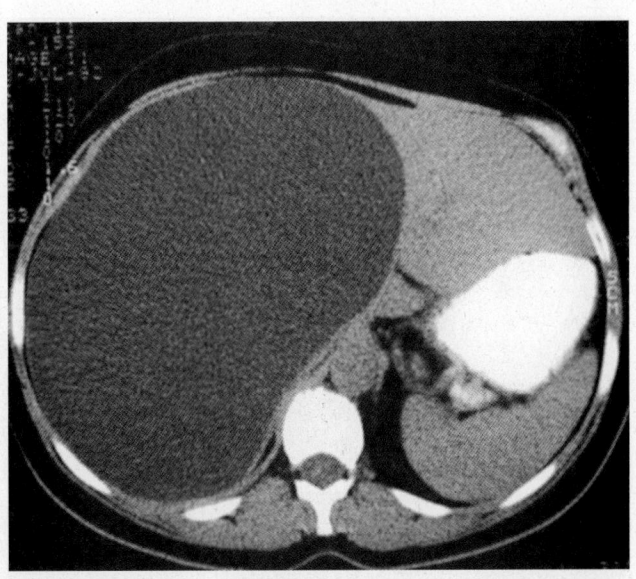

图 18.25 肝右叶巨大囊肿,包膜完整,呈均质性,水样密度

1999),通常是偶然发现,没有恶性倾向。肝囊肿可能为先天性或后天获得。先天性肝囊肿更为常见,通常认为是胆管发育不良并与其他胆管失去交通。囊壁被单层立方上皮或柱状上皮覆盖,分泌大量浆液(Blumgart et al,2001)。后天获得囊肿通常继发于炎症、创伤或寄生虫病。

在 CT 影像上,肝囊肿通常表现为圆形或卵圆形,分界清楚,有很薄的囊壁,在注射静脉造影剂时并不增强。有时临近强化的肝脏实质被囊肿压迫,类似于增强的囊壁,可能会干扰诊断。多发的肝囊肿可能与多囊肾(图 18.24)、多囊肝或 von Hippel-Lindau 病(脑视网膜血管瘤)相关。

尽管小囊肿并不影响肝实质,但较大的囊肿会导致肝叶萎缩和对侧肝叶代偿性增生。大的囊肿会可能使病人感觉不适或继发胆道梗阻(图 18.25),这是需要治疗的指征。

肝海绵状血管瘤(见第 90A 章)

肝海绵状血管瘤是肝脏常见的实质肿瘤(Blumgart et al,

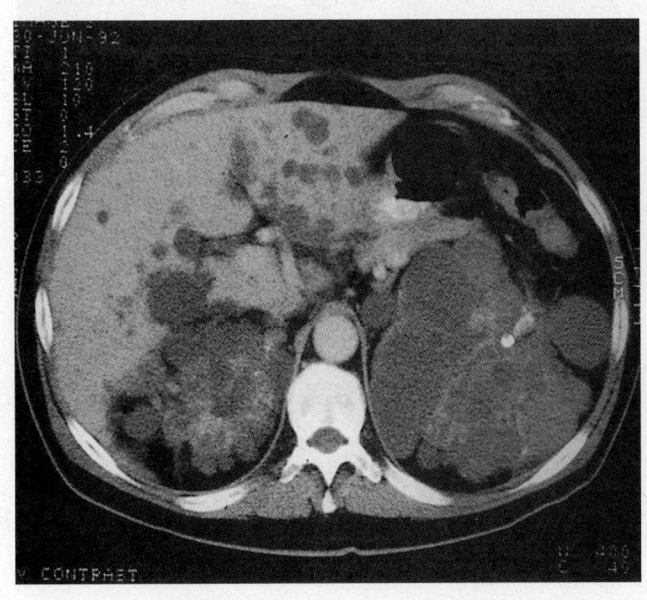

图 18.24 多囊肾病人合并多发肝囊肿

2001),多为偶然发现。有报告尸检发现发病率是 7%(Karhunen,1986),常见于女性(Horton et al,1999)。肝海绵状血管瘤的大小不等(<1cm 到>40cm);特大的肿瘤被称为巨大肝海绵状血管瘤(Blumgart et al,2001)。瘤体由内皮覆盖的血管腔组织组成,被纤维组织分割,其血供多来源于肝动脉(Horton et al,1999)。

肝海绵状血管瘤平扫时密度低于周围肝组织,增强 CT 影像中有特征性的强化方式。动脉期可看到周边环形强化,外周结节状强化的 CT 值与腹主动脉相同(图 18.26A)。门静脉期和延迟期呈现进行性向心性强化(图 18.26. B-D)-病灶周边向中心强化"填充"(Leslie et al,1995;Nelson & Chezmar,1990)。

巨大血管瘤(直径 6~10cm)(Bouras et al,1996;Mitsudo et al,1995;Ros et al,1987)在常规 CT 表现为非均质性,中心部分由于栓塞、透明样变和纤维化,形成密度较低的瘢痕(Ros et al,1987)。在动脉期可看到外周结节状增强,但在稍后的延迟影像中巨大血管瘤并不能被造影剂完全充填(图 18.27)(Vilgrain et al,2000)。较大的血管瘤有腹痛、腹围增加、饱胀感以及恶心和呕吐等症状(Blumgart et al,2001)。其他并发症包括 Kasabach-Merritt 综合征,一种全身性纤溶和血小板减少的凝血病,肿瘤内出血、自发破裂导致腹腔积血(Vilgrain et al,2000)、血管瘤蒂扭转(Tran-Minh et al,1991)。如果需要手术治疗,CT 血管成像可以显示肿瘤的供血动脉,对手术切除有帮助。

局灶性结节增生(见第 90A 章)

局灶性结节增生(focal nodular hyperplasia,FNH)发病率为 0.9%(Nguyen et al,1999)~3%(Karhunen,1986),在肝良性肿瘤中居第二位。好发于女性,年轻人居多(Nguyen et al,1999)。FNH 通常因其他疾病做 CT 扫描时偶然发现,腹部 CT 的应用普及使 FNH 的检出率升高(Carlson et al,2000)。组织病理学显示,FNH 包含被纤维隔膜包裹的结节状增生组织和纤维结缔组织,周围有炎症细胞浸润的增生胆管和畸形血管(Nguyen et al,1999;Wanless et al,1985)。

FNH 在平扫 CT 上表现为等密度或稍低密度。平扫 CT 的

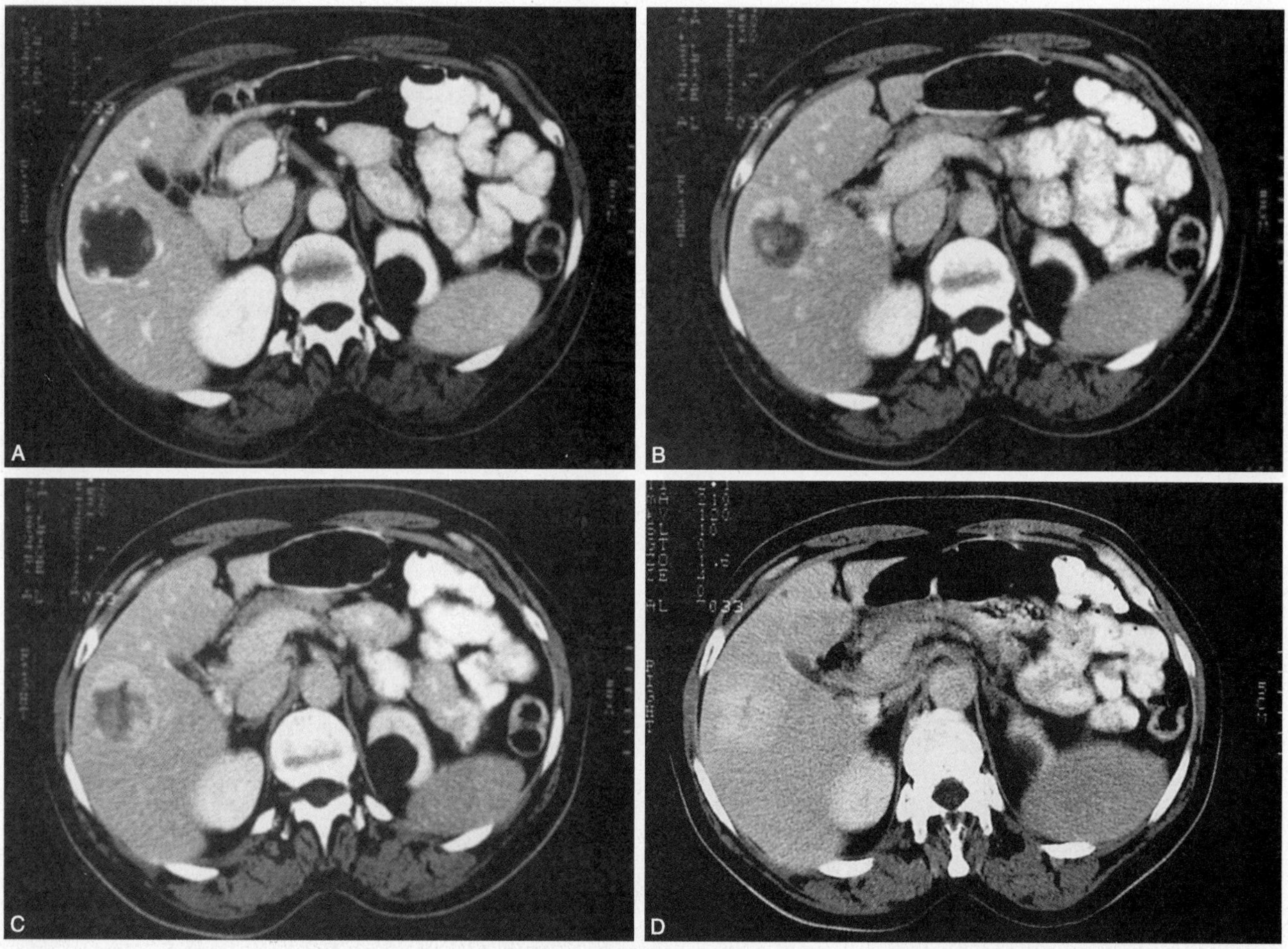

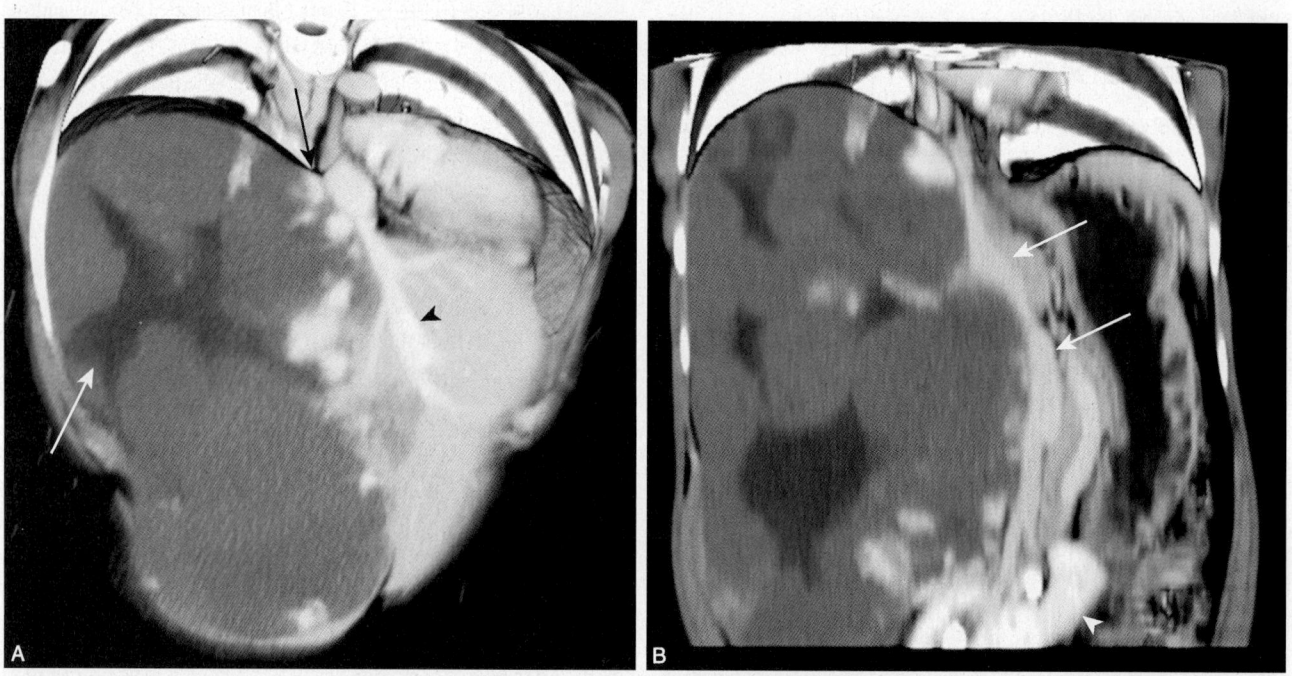

图 18.26   肝右叶海绵状血管瘤表现出典型的强化方式,从病灶边缘(A-C)开始,最终呈现全部强化(D)

图 18.27   (A)巨大肝海绵状血管瘤 CT 三维重建。观察方位是病人面向前方,观察者从病人足侧向头侧观察。注意病灶边缘结节状增强(黑长箭头),中央低密度斑(白长箭头)。病灶紧邻肝左静脉(无尾箭头)和下腔静脉。(B)同一个病人的冠状位 CT 三维重建显示巨大病灶将下腔静脉(长箭头)向左侧推移,将右肾(无尾箭头)向下方推移。手术切除效果良好(Courtesy L. H. Blumgart,MD.)

价值在于明确非典型 FNH 的表现,如有无肿块内出血、肿块内脂肪沉积以及钙化(Carlson et al,2000)。由于 FNH 动脉血供丰富,其典型表现为动脉晚期/门静脉早期弥漫性均匀高强化(图18.28),随后在门静脉晚期恢复为等密度(图18.29)(Carlson et al,2000)。中心瘢痕是有意义的征象,它最初表现为低密度,在门静脉晚期和延迟期表现为逐步强化。尽管几乎所有的组织学检查均能发现中心瘢痕,但仅有 1/3 能在 CT 影像上观察到(Shamsi et al,1993;Welch et al,1985)。

腺瘤(见第 90A 章)

肝腺瘤为少见的肝脏良性肿瘤,女性好发。通常是单发,仅有 30% 的病例为多发病灶(Foster & Berman,1977)。肝腺瘤病是指病人有 10 个以上的多发腺瘤而没有合并其他危险因素(Flejou et al,1985)。肝腺瘤的发生与口服避孕药密切相关(Blumgart et al,2001),其他危险因素还包括 I 型糖原贮积症(Labrune et al,1997)和使用含雄激素的类固醇(Soe,1992)。

肝腺瘤包含被扩张的肝窦所分割的大片肝细胞。这些肝窦血供仅来源于外周肝动脉。细胞内和细胞外脂肪沉积时,肉眼即可观察到肿瘤中有脂肪(Ichikawa et al,2000)。肝腺瘤缺乏结缔组织支撑(Levy & Ros,2001),一旦中央坏死很容易导致出血(Leese et al,1988)。最近的免疫组化进展将肝腺瘤分为四个亚型:HNF1α 突变、β-catenin 突变、炎性腺瘤(最常见)和未分类腺瘤(Zucman-Rossi et al,2006)。炎性腺瘤最容易出血,而 β-catenin 突变腺瘤最容易发展为肝细胞癌(Katabathina et al,2011)。

腺瘤的 CT 表现经常和局灶性结节增生或肝癌类似。平扫 CT 中肝腺瘤与正常肝组织密度相仿,动脉期表现为边界清楚的均匀强化的富血供病灶,有时可见包膜(30%),在门静脉期增强减退(Grazioli et al,2001)。较大腺瘤容易发生出血,CT 影像多表现为不均匀强化。外周强化提示包膜下有较大滋养血

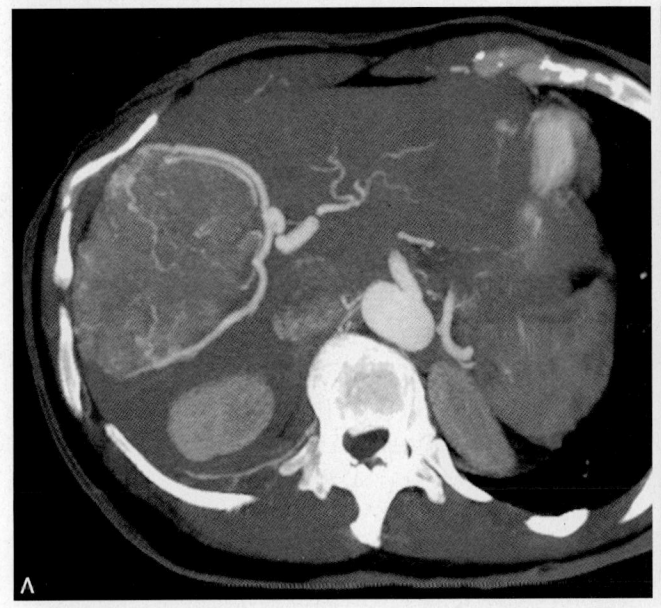
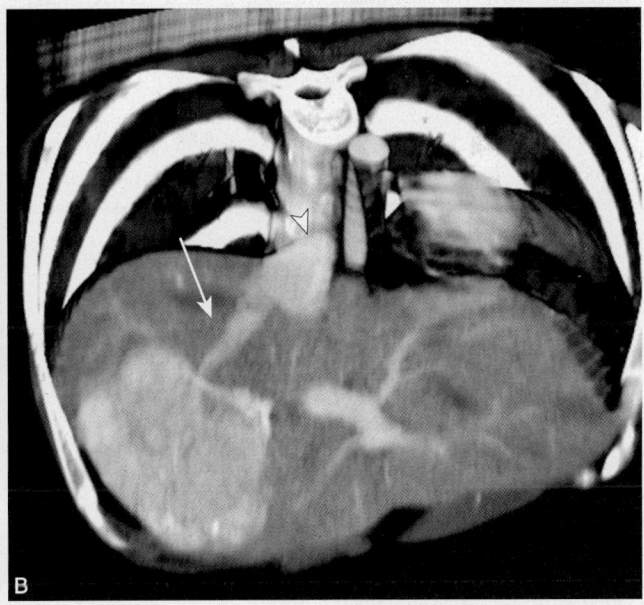

图 18.28 局灶性结节增生。(A)增强 CT 晚期动脉期图像显示肝右叶一个边界清楚的富血供肿块及其供血动脉。(B)倾斜冠状位三维重建显示肿块的静脉回流静脉已显影,并汇入下腔静脉,此时主要的肝静脉尚未显影

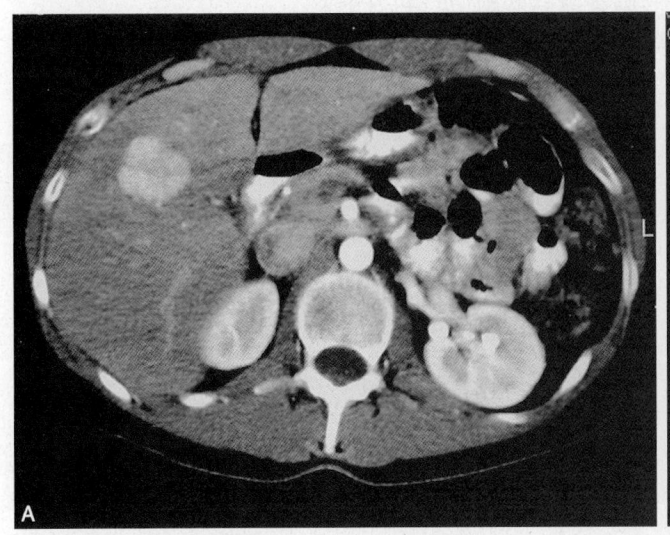
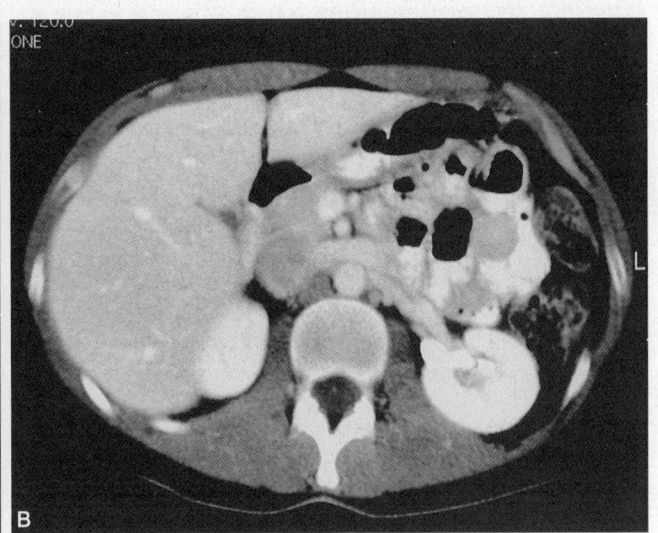

图 18.29 局灶性结节增生。(A)动脉期显示位于Ⅳ/Ⅴ段的增强灶,包膜完整。(B)门静脉期,病灶与正常肝组织密度相等,难以辨别

管,表现为向心性增强。平扫 CT 可以分辨出瘤内出血和脂肪沉积,10% 的小病灶中可以观察到钙化(Grazioli et al,2000,2001)。虽然上述特征是非特异性的,但最近的一项关于特定腺瘤亚型的 MRI 特征的研究发现肝腺瘤内均质的脂肪沉积与 HNF1α 突变亚型相关(van Aalten et al,2011)。目前还没有相似的关于多排螺旋 CT 影像特征与不同亚型关系的大样本研究(Katabathina et al,2011)。

胆管错构瘤(见第 48 和 90A 章)

胆道错构瘤又被称作 von Meyenburg 综合征,是常见良性肿瘤,由杂乱的胆管和胶原纤维组成 a(Horton et al,1999)。肿瘤直径通常在 1~15mm 之间,与胆管树间无交通,可散发于整个肝脏(Wei et al,1997)。虽然肝脏错构瘤多为多发病灶(Blumgart et al,2001),但它也可为单发。它缺乏特异性的 CT 影像学特征,因此经常被误诊为肝囊肿,转移性肿瘤或小脓肿(Eisenberg et al,1986;Lev-Toaff et al,1995;Sada & Ramakrishna,1994)。它的 MRI 影像也容易被误认为囊肿。

胆管腺瘤(见第 48 和 90A 章)

胆管腺瘤是良性肿瘤,通常无症状,多偶然发现(Welch et al,1985)。它通常是单发有包膜的小病灶,大小为 1~10mm 之间。CT 表现为低密度或等密度病灶,增强 CT 扫描时,肿块轻度强化或不强化。由于没有特异性的影像学特征,只有组织学检查能作出明确诊断(Horton et al,1999)。

感染性疾病

细菌性肝脓肿(见第 72 章)

近期手术、胆道疾病、憩室炎、克罗恩病和酒精中毒都容易发生肝脓肿。梭菌属和革兰氏阴性杆菌如艰难梭菌和大肠埃希菌是常见的病原体,可以通过胆道或门静脉系统进入肝脏(Mergo & Ros,1997)。逆行胆道感染和门静脉炎是最常见的肝脓肿病因(Murphy et al,1989)。

由于广谱抗生素的大量使用,肝脓肿的临床表现和 CT 表现差异很大(Halvorsen et al,1984)。肝脓肿根据大小可分为小脓肿(<2cm)和大脓肿(较大的融合性病灶)。小脓肿在增强 CT 通常表现为边界清楚的低密度小病灶。病灶可能散发或聚集融合(Jeffrey et al,1988)。大脓肿可表现为具有光滑边缘的单个脓腔,也可表现为具有间隔和碎片的边界不规则的复杂结构。大部分大脓肿在平扫 CT 中表现为边界清楚的低密度肿块。脓肿的 CT 值取决于脓肿形成时间,当脓肿成熟后表现为更低的 CT 值。有厌氧菌感染时会出现气泡,增强 CT 中脓肿周边和内部分隔可出现强化。脓肿通常有较厚的壁,在增强 CT 中表现为强化(图 18.30)。此外,由于毛细血管通透性增加,脓肿壁的外周肝组织会出现强化,称为双靶征(Mendez et al,1994;Murphy et al,1989)。

真菌性肝脓肿(见第 72 章)

真菌性肝脓肿通常见于免疫抑制病人,表现为播散性小脓肿,最常见的病原体是白色念珠菌,其他病原体包括隐球菌、组织胞浆菌和毛霉菌等。真菌性肝脓肿在增强 CT 表现为低密度

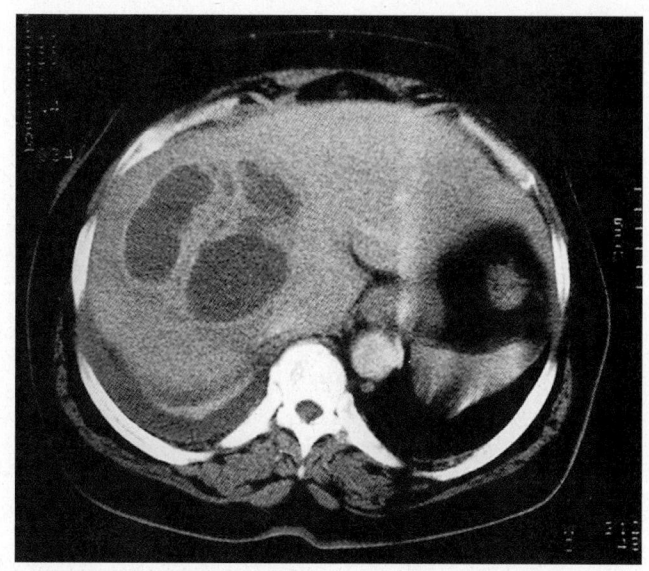

图 18.30   细菌性肝脓肿的增强 CT 显示强化的脓肿壁和脓腔内的分隔。可以看到右侧反应性胸腔积液

的小病灶,大小从几毫米到 1.5cm 不等。可能会出现牛眼征,即病灶中央强化,周围环绕低密度带。在怀疑罹患肝脾真菌性脓肿的免疫抑制病人的诊断中,动脉期 CT 图像较门静脉期图像更为敏感,病灶区分度更好(Metser et al,2005)。

肝棘球蚴(见第 74 章)

在棘球蚴病疫区,肝棘球蚴病很常见,表现为单发的大囊肿或边界清晰的多发囊肿,囊肿内通常还包括子囊(图 18.31)。50% 的囊壁有钙化(图 18.32),囊肿内钙化也多见。病灶完全钙化提示寄生虫已经死亡,但部分钙化并不能说明寄生虫没有活性(Pedrosa et al,2000)。75% 的病例可见到子囊(de Diego Choliz et al,1982;Murphy et al,1989)。25% 的病例囊肿与胆道相通(de Diego Choliz et al,1982)其中 5%~10% 的病人囊肿自发破裂,内容物流入胆道并造成胆管炎的症状。肝多房棘球蚴的影像和临床表现与侵袭性肝肿瘤相似,表现为有不规则边缘的混合密度病灶(Didier et al,1985)。

阿米巴肝脓肿(见第 73 章)

全世界 10% 的人口感染过溶组织阿米巴原虫。阿米巴肝脓肿是阿米巴病最常见的肠外并发症,发病率约 8.5%(Ralls,1998)。阿米巴肝脓肿在 CT 影像上表现为边缘清晰的水样密度病灶,边缘有强化带,内有单房或多房。阿米巴肝脓肿的一个特点是有突出肝表面的趋势,这有助于将它与其他肝脏病变区别开来(Radin et al,1988)。CT 影像没有特异性,需要做血清学检查明确诊断。

弥漫性肝细胞疾病

脂肪沉积(见第 71 章)

脂肪沉积即脂肪肝,常见于化疗病人或罹患糖尿病、囊性纤维化或营养不良等系统性疾病的病人,CT 上表现为低密度灶。除非与脾脏密度仔细对比,轻微的脂肪变性很难发现。正常肝组织 CT 值比脾脏高 6~12HU,肝组织 CT 值低于脾脏密度

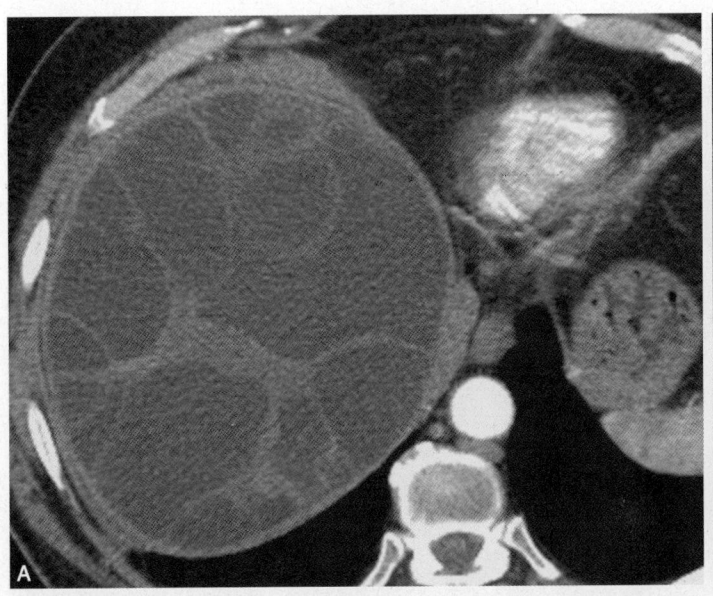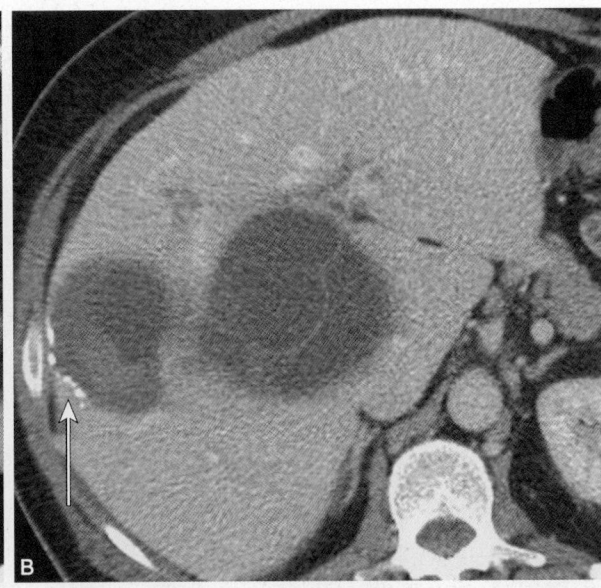

图 18.31 增强 CT 显示肝右叶多房的棘球蚴囊肿,注意其中一个囊肿壁的钙化(箭头)

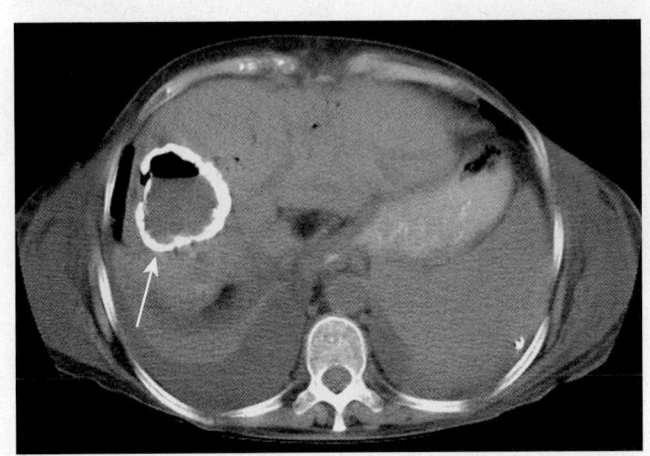

图 18.32 平扫 CT 显示棘球蚴囊肿的钙化环(箭头)。囊内可见气体

是脂肪沉积的最早征象。脂肪沉积进一步进展,肝脏实质 CT 值可低于肝内血管。通常情况下脂肪沉积表现为弥漫性和均质性(图 18.12),偶尔也有非均质性局部浸润,影像学表现类似于肿块(图 18.33)。当肿块中有正常血管走行时,应当怀疑有脂肪沉积的可能(图 18.34)。

熟悉局部脂肪沉积和局部脂肪缺失的常见部位很重要,可以避免误诊为肿瘤。局部脂肪沉积常见于肝Ⅳ段临近镰状韧带部位(Ohashi et al,1995;Paulson et al,1993)和胆囊周围(Yoshimitsu et al,1997)。局部脂肪缺失的常见部位为肝Ⅳ段的后部(Matsui et al,1995;White et al,1987)和胆囊窝周围。局部脂肪缺失可能与异常的静脉引流相关,因为这些区域没有门静脉主干来源的血流(Gabata et al,1997;Marchal et al,1986;Matsui et al,1995)。

脂肪肝中出现局部脂肪缺失可能继发于肿瘤,这是由于肿瘤压迫使门静脉血流减少所致。根据压迫门静脉的位置,这种局部脂肪缺失可表现为楔形、外周、肝段或肝叶的相对密度减低(Grossholz et al,1998)。

平扫 CT 比增强 CT 能更好地显示脂肪浸润,因为造影剂注射速度和扫描时间均能显著影响肝脏和脾脏的密度比值,而该比值正是分辨脂肪肝和正常肝脏的关键数据。因此,不同的扫描方式导致该比值不同,限制了增强 CT 在脂肪肝诊断中的应用(Jacobs et al,1998;Johnstone al,1998)。如果 CT 不能确诊局部低密度是否为脂肪浸润或是肿瘤,需要做包括常规化学位移成像在内的肝脏 MRI 进一步明确诊断。

肝硬化(见第 76 和 103D 章)

CT 可清晰显示肝硬化形态改变。典型的 CT 表现为条带或区域的融合性纤维化,左外叶和尾叶相对增生,右叶(特别是右后叶)和左内叶萎缩(图 18.35)(Torres et al,1986),再生结节使肝表面,特别是增生的肝脏表面出现结节状的轮廓(Martí-Bonmatí & Delgado,2010)。第一个用影像学评估肝硬化的指标是尾状叶与肝右叶宽度比大于 0.65(Harbin et al,1980)。随后一个基于磁共振影像的研究(Awaya et al,2002)显示该比值的界值为 0.74,因为该研究将尾状叶的后界定为门静脉右支分叉处,而不是门静脉主干。其他肝硬化的典型影像学表现还包括肝门处门静脉前方间隙的增大,胆囊窝扩大和叶间裂的普遍增宽(Brancatelli et al,2007)。肝硬化的间接证据包括门静脉高压症的表现:腹腔积液、脾大、门体间交通支曲张,特别是脐静脉再通。MDCT 结合三维重建可以帮助明确门体交通支的开放范围,比如胃左静脉、胃短静脉、食管胃底静脉、脾肾交通支、胃肾交通支和副脐静脉及腹壁静脉(Kang et al,2002)。

Budd-Chiari 综合征(见第 88 章)

布-加综合征(Budd-Chiari syndrome)指继发于肝静脉血流阻塞的慢性肝静脉淤血。CT 特征性改变为肝脏肿大和腹水,肝静脉闭塞或有血栓形成(图 18.36)。由于淤血,平扫时肝实质密度降低;尾状叶在慢性病程中增生肥大,因而在增强 CT 时可正常强化,而残余肝脏则片状强化(Vogelzang et al,1987)。20% 病人合并有门静脉血栓。充血性心力衰竭病人的增强 CT

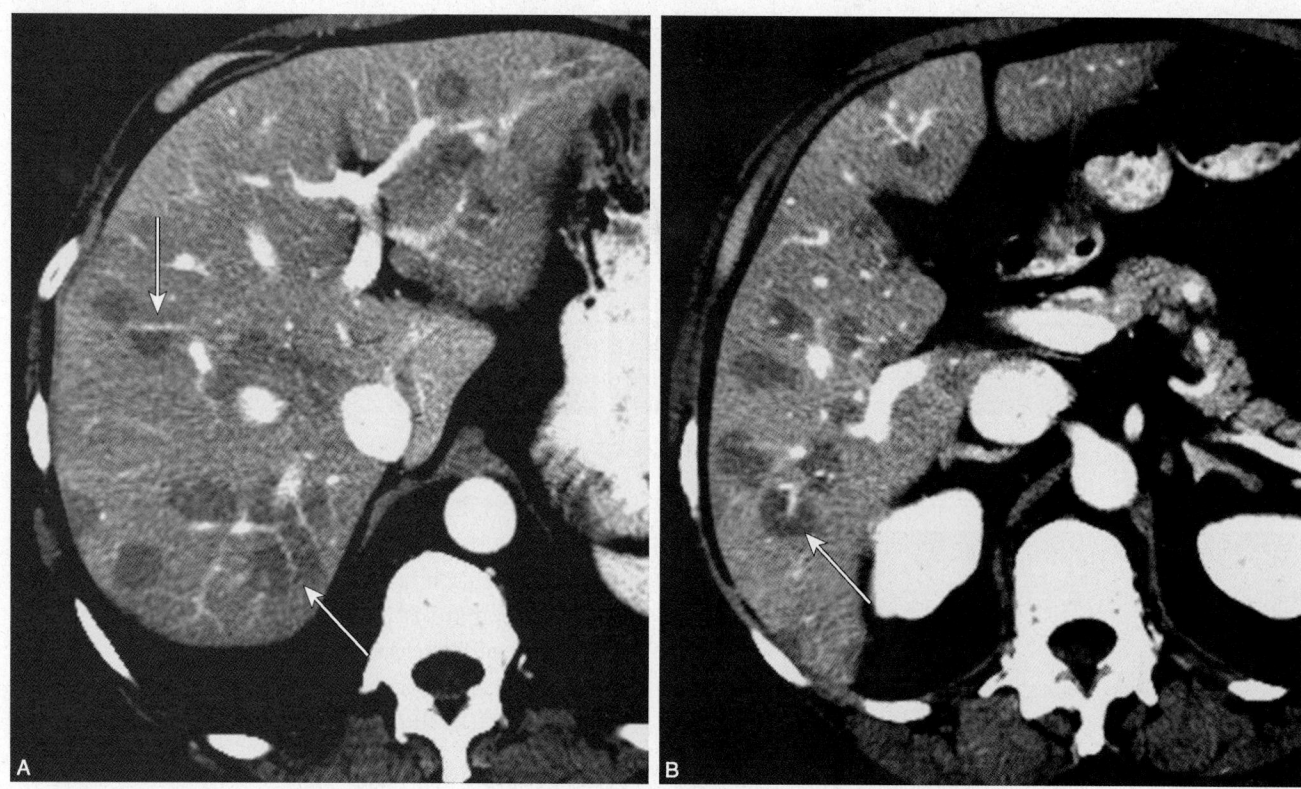

图 18.33 肝脏的两个不同平面可见多个脂肪浸润灶。增强 CT 发现一个乳腺癌病人的肝脏有多个低密度病灶(白箭头)。注意这些病灶并没有占位效应,没有挤压肝脏血管。病灶长期稳定,磁共振检查提示脂肪沉积

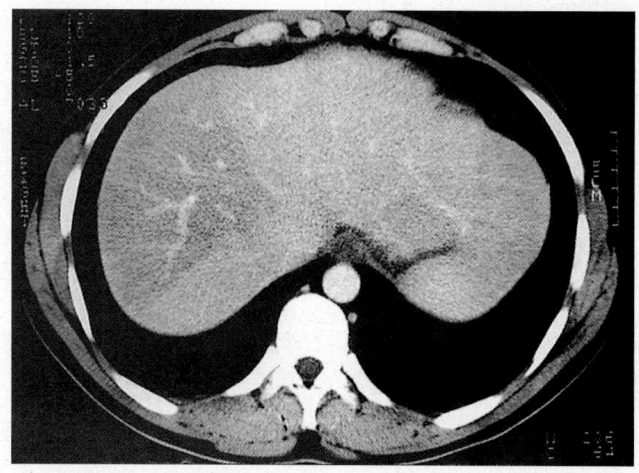

图 18.34 局部脂肪沉积。肝右叶楔形低密度病灶,通过该区域的肝血管走行正常

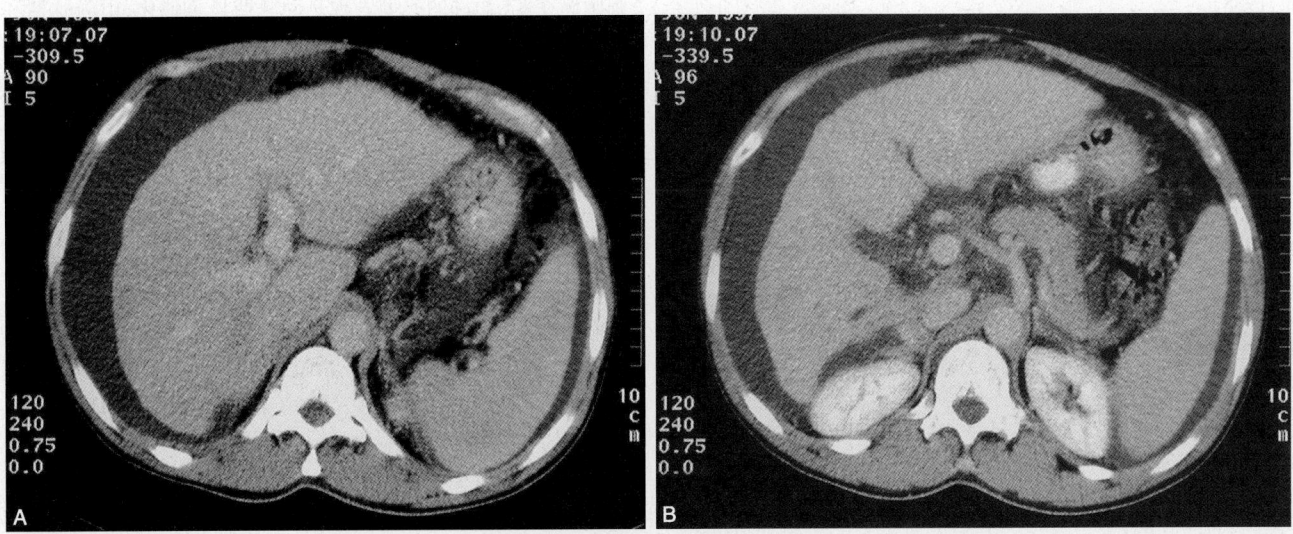

图 18.35   肝硬化。(A)肝脏呈现不规则外形。(B)由于右肝萎缩,左肝和尾状叶增生,胆囊勾画出的叶间裂偏向右侧

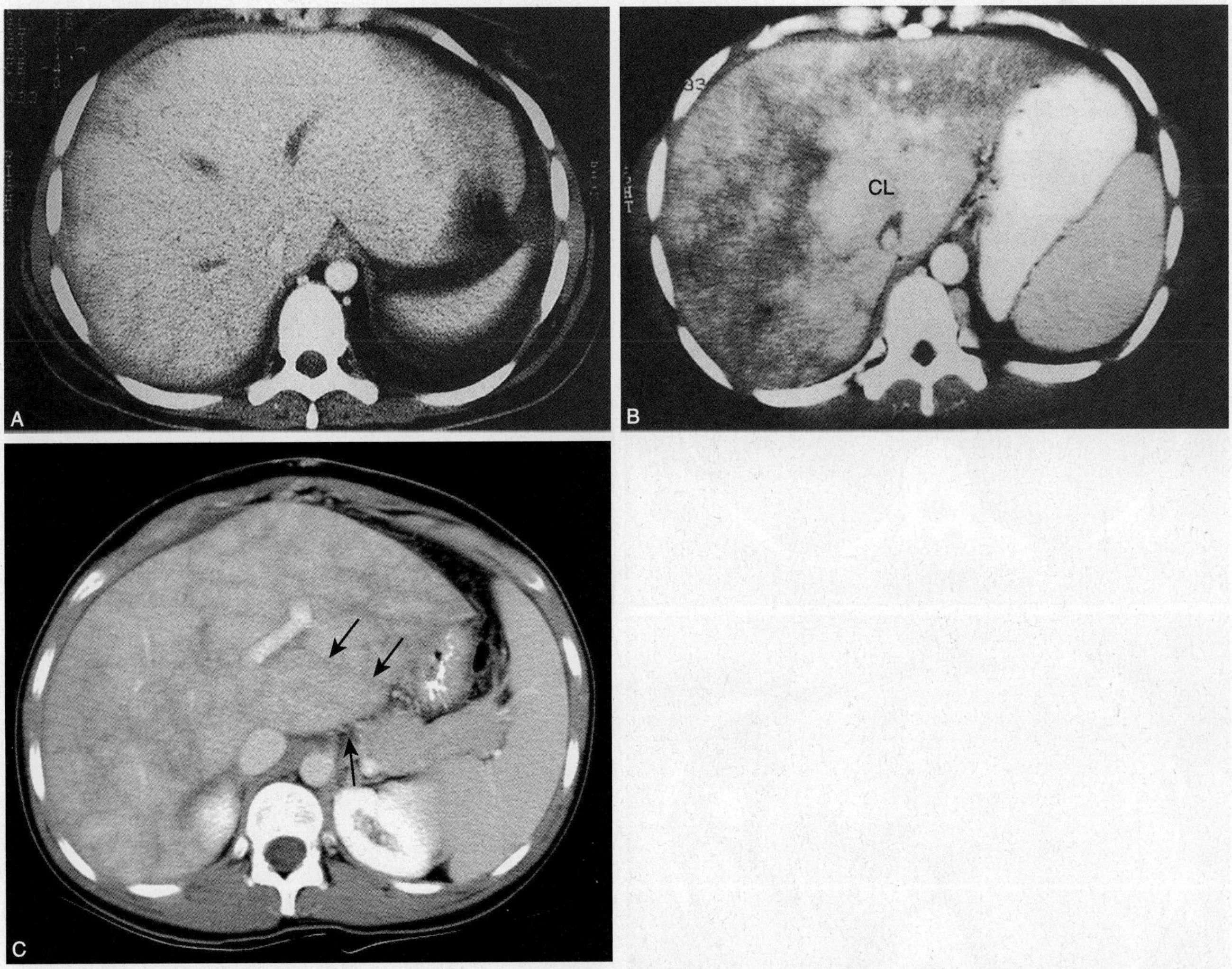

图 18.36   (A)增强 CT 显示急性 Budd-Chiari 综合征,由急性肝静脉血栓形成引起,肝静脉没有强化。周围实质可见斑片状强化。(B)慢性 Budd-Chiari 综合征,由先天性肝后下腔静脉狭窄引起,可见尾状叶(CL)增大和肝实质均匀强化。可见脾肿大。(C)Budd-Chiari 综合征,肝静脉闭塞继发于阵发性夜间血红蛋白尿,增强 CT 显示尾状叶增大,实质呈斑片状强化(箭头)

中也可看到片状强化,但其肝静脉是开放且扩张的(Moulton et al,1988)。

肝脏梗死

肝脏梗死较为少见,由供应肝叶或肝段的肝动脉或门静脉血供障碍引起。CT表现为肝段或亚肝段范围边界清楚的楔形低密度灶,一直延续到肝脏表面。在增强CT中,病灶轻微强化,外周有强化带。无菌性梗死也可见气体形成,但并不意味着合并感染。肝脏梗死的晚期并发症是近端胆管中断引起的胆汁瘤。

肝脏的恶性病变

肝细胞癌(见第91章)

肝细胞癌是世界范围最常见的原发性肝脏恶性肿瘤,在亚洲、东南亚、撒哈拉以南非洲发病率最高。尽管在西方发病率较低,但美国的肝癌发病率持续上升(Arakawa et al,1986)。肝细胞癌最重要的危险因素包括肝硬化、乙型肝炎和丙型肝炎。70%的肝癌由肝硬化发展而来(Blumgart et al,2001)。肝硬化再生结节和纤维化导致肝实质变形,同时也会影响肝动脉和门静脉血流。这些变化可能混淆肝硬化和肝脏恶性肿瘤(Baron & Peterson,2001),因此与没有肝硬化的病人相比,在肝硬化病人中诊断肝细胞癌更为困难。

无创方法诊断肝细胞癌的局限在于影像表现的多变。肝细胞癌在CT影像的典型表现是动脉期显著强化,门静脉期和延迟期呈现低密度影,即"廓清现象"(图18.37)。但是有些肿瘤仅在延迟期有廓清现象,有的甚至没有,有的病灶动脉期不强化。另一个典型的特征是门静脉期或延迟期肿瘤包膜强化。肝细胞癌病人,特别是合并肝硬化的原发性肝癌容易侵犯门静脉(图18.38)(Freeny et al,1992)、肝静脉和下腔静脉(图18.39)(Smalley et al,1988);门静脉中发现强化的癌栓是肝癌合并肝硬化的特征。大肝癌(>5cm)多表现为不均匀强化(Stevens et al,1996),肿瘤中可能有坏死或脂肪变性。5%的肝细胞癌病人发生自发破裂和腹腔出血(Blumgart et al,2001),肿瘤也可能侵犯胆管导致梗阻。在没有肝硬化的病人中,肝细胞癌常表现为较大的富血供单发病灶或主瘤中央坏死,周围有卫星灶(图18.40)(Brancatelli et al,2002;Winston et al,1999b)。而在肝硬化病人中,肝细胞癌通常表现为多发小病灶。

一项纳入1 329例病例的大样本研究显示,肝硬化背景下CT诊断肝细胞癌的假阳性率是8%(Brancatelli et al,2003)。局部纤维融合、暂时性肝密度异常、海绵状血管瘤、紫癜和再生结节等良性病变均可被误诊为肝细胞癌。再生结节只有在改变肝脏形态或有铁沉积时才会在CT上显示出来(平扫CT显示高密度影)。典型的再生结节在动脉期不强化,这是与典型肝细胞癌相区别的重要特征,它在门静脉期和延迟期与周围组织密度相同,因此很难发现(Baron & Peterson,2001)。

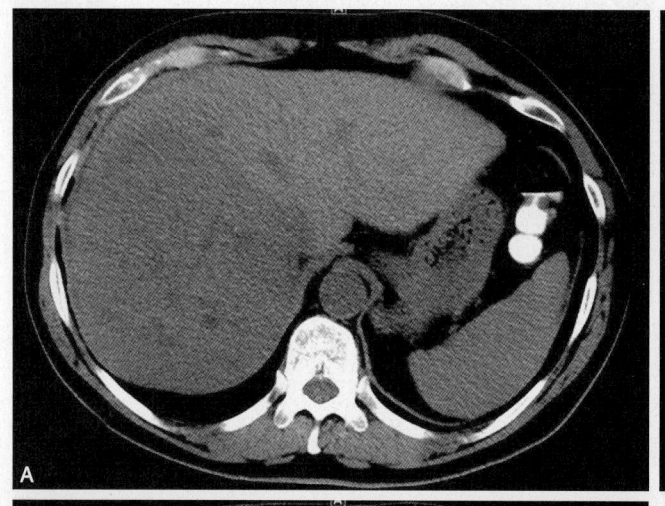

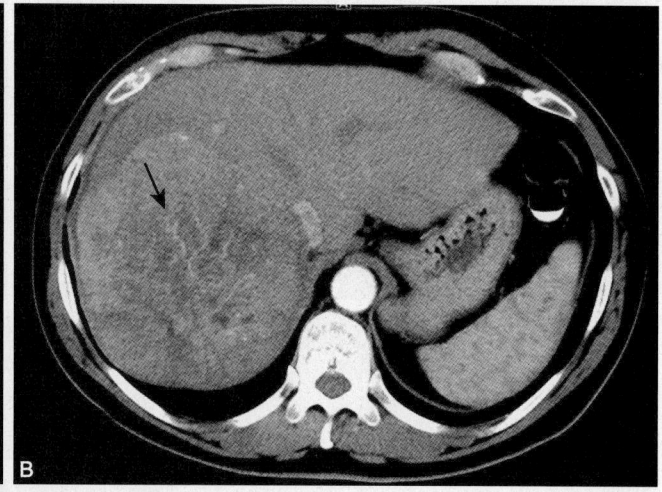

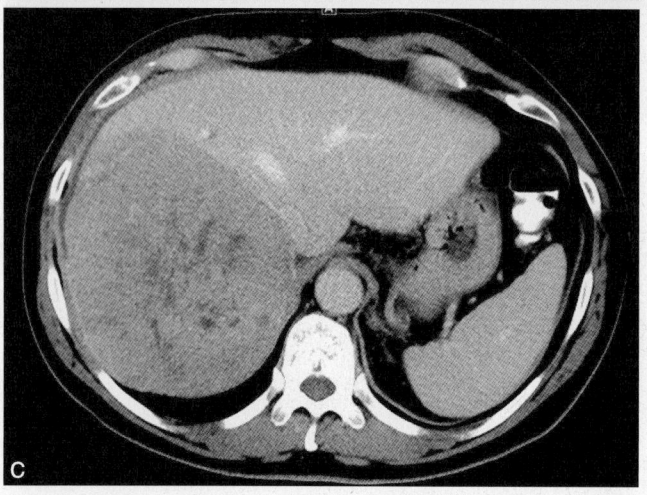

图18.37 大肝癌病人平扫,动脉期和门静脉期CT图像。(A)平扫CT显示低密度肿块。(B)动脉期显示肿瘤由小动脉供血,呈现不均匀强化。(C)门静脉期肿瘤强化弱于周围肝实质,呈现出"廓清现象"

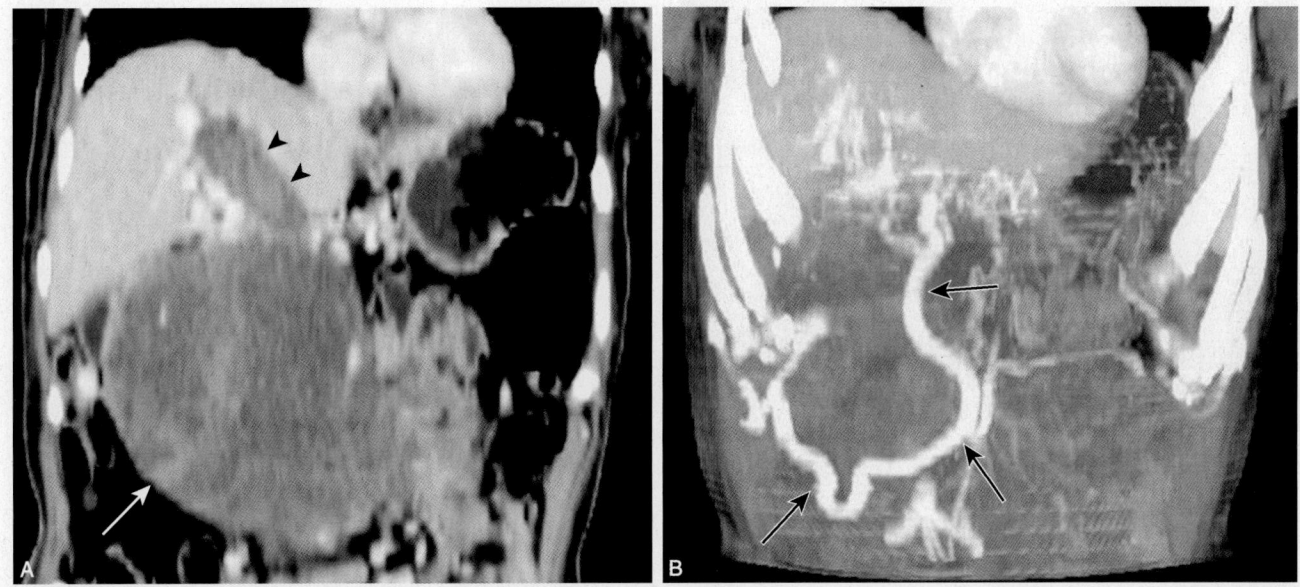

图 18.38　(A) 增强 CT 显示外生性肝癌 (长箭头),伴有门静脉主干癌栓形成 (无尾箭头)。(B) 同一病人的冠状位 MIP 显示肿瘤有丰富的侧支静脉 (长箭头)

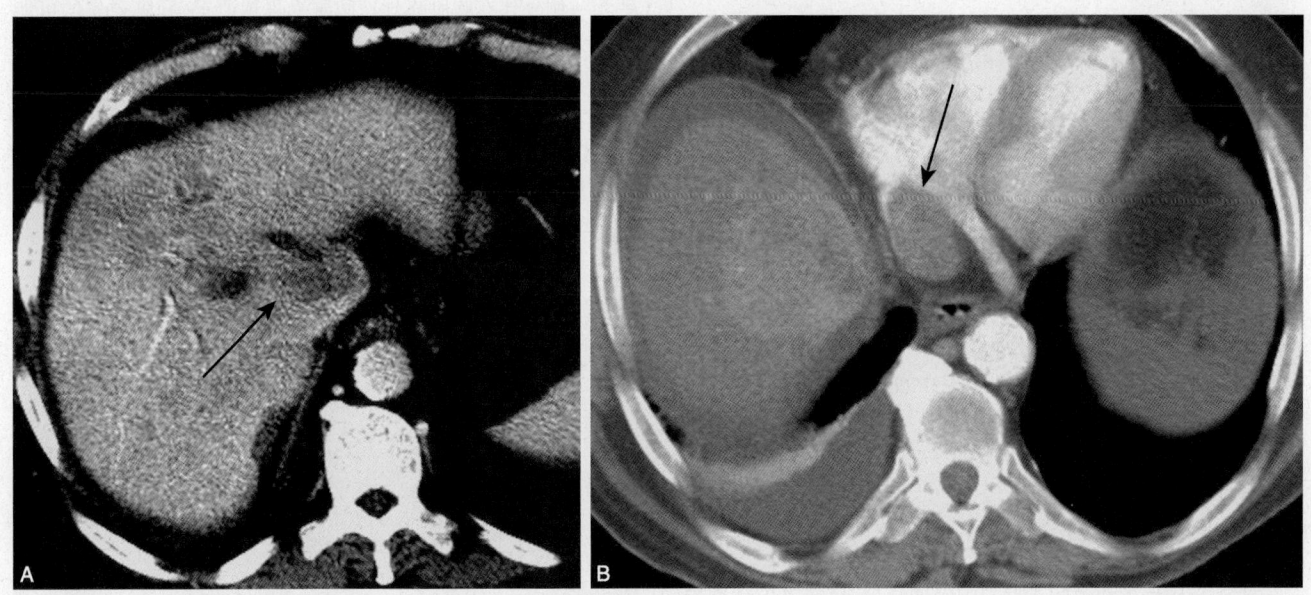

图 18.39　原发性肝癌。(A) 增强 CT 显示肿瘤位于 Ⅰ 段 (箭头)。(B) 下腔静脉癌栓延续至右心房 (箭头)

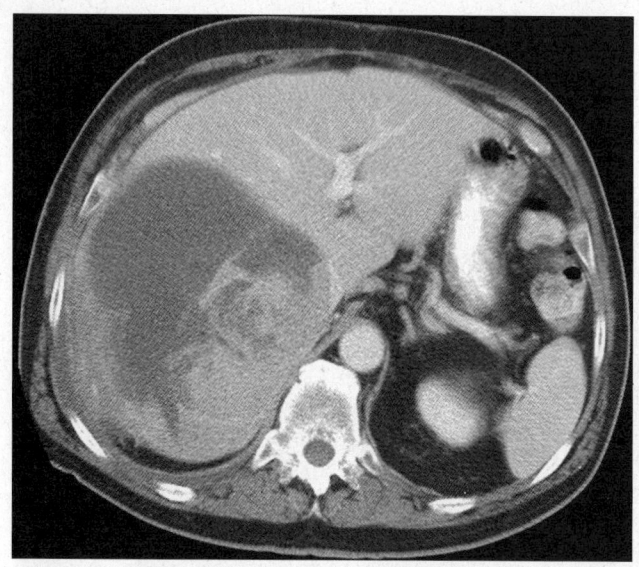

图 18.40　无肝硬化背景的原发性肝癌

增生结节是癌前病变,与再生结节的区别是增生结节有细胞异型性和异常的动脉血供。尽管大部分增生结节与再生结节类似,在 CT 上看不到,但高级别增生结节与肝细胞癌一样在动脉期有明显的强化(Baron & Peterson,2001)。

具有肝硬化或其他危险因素的人群肝细胞癌的预期患病率逐渐增高,而 CT 和 MRI 诊断仍有困难,上述因素促成了 2011 年肝成像报告和数据系统的发展(Liver Imaging Reporting and Data System,LI-RADS)。它使用统一的术语,其目标是对肝脏检查结果,特别针对高危病人结果进行分类,旨在减少影像学描述的不确定性和错误。随后它经历了两次更新,最近一次是在 2014 年(美国放射学院,LI-RADS,2014 版),使其与器官获取和移植网络(OPTN)分类一致。该系统核心内容是提出"确诊肝癌"标准:①门静脉中有强化的癌栓;②直径>1cm 而<2cm 的富血供病变,至少满足 3 个主要特征中的 2 个;③直径≥2cm 的富血供病变,至少满足 1 个主要特征。主要特征包括:廓清现象,肿瘤包膜强化和"快速生长"。"快速生长"的定义是:6 个月以内肿瘤直径增加≥50% 或任意时间段肿瘤直径增加≥100% 或出现直径≥1cm 的新发病灶。病灶如果仅符合上述部分标准被认为是"疑似肝癌"。尽管使用磁共振对系统进行初步评估(Davenport et al,2014)显示,LI-RADS 为了提高影像学诊断的可重复性,对肝癌概率进行了太多的分层,但其提出的"确诊肝癌"和"疑似肝癌"的标准已在临床广泛应用。

纤维板层癌(见第 91 章)

纤维板层癌最初被归为肝细胞癌的一种,被命名为纤维板层肝细胞癌,但由于它的临床、病理和影像学特征与原发性肝细胞癌截然不同,所以重新命名为纤维板层癌。纤维板层癌通常发生在没有肝硬化或其他相关危险因素的青少年或青壮年,其患病率仅为原发性肝癌的 1% ~ 9%(Berman et al,1980;Craig et al,1980;Goodman et al,1985;Pinna et al,1997)。其诊断主要与局灶性结节增生相鉴别,两者有相同的好发年龄段(见第 90A 章)。

纤维板层癌在平扫 CT 中呈现出边界清楚的单发分叶状低密度肿块,中央有瘢痕(McLarney et al,1999)。35% ~ 55% 的病灶有钙化,这有助于与局灶性结节增生的鉴别诊断(Brandt et al,1988;Friedman et al,1985;Soyer et al,1991)。在动脉期和门静脉期,纤维板层癌中央瘢痕周围的肿瘤组织呈现不均匀强化(McLarney et al,1999),而局灶性结节增生肿瘤组织呈现均匀强化。在延迟影像,肿块表现为均质性强化,偶尔中心瘢痕也会增强,易与局灶性结节增生混淆,因而强调需要多期增强 CT 评估病灶。纤维板层癌没有包膜,但肿瘤周围的肝组织被压迫可形成假包膜(McLarney et al,1999)。如果同时有血管侵犯、淋巴结肿大、肺转移或腹膜种植,高度提示纤维板层癌。

肝血管肉瘤(见第 89 章)

肝血管肉瘤的危险因素包括血色素沉着症、放疗和某些化合物如聚氯乙烯、砷和二氧化钍。肝血管肉瘤在 CT 上表现为浸润性生长的高度强化肿块(Silverman et al,1983)。钍的沉积可能使肝脏、肝周淋巴结和脾脏出现散在高密度影。组织学呈现"海绵状"的血管肉瘤与肝海绵状血管瘤的强化方式类似,在延迟期呈现全部或部分与周围肝组织等密度(Itai & Teraoka,1989;White et al,1993)。

肝淋巴瘤

原发肝淋巴瘤极为少见,但肝脏却是霍奇金和非霍奇金淋巴瘤常见的转移部位。尸检发现 50% 非霍奇金淋巴瘤和 60% 的霍奇金淋巴瘤病人有肝转移。大约 6% ~ 20% 的霍奇金淋巴瘤病人有肝脏受累表现(Castellino,1982;Fishman et al,1991;Sandrasegaran et al,1994)。肝脏受累通常伴有淋巴结病灶,几乎无一例外伴有脾脏病灶。脾脏受累越严重,肝脏受累的可能性越大(图 18.41 和 18.42)。

肝脏受累在 CT 上的表现通常为弥散性病变,只有 10% 的病例为单结节性病灶。由于肝脏转移为弥漫性,所以 CT 诊断的敏感性较低。一般认为,在出现影像学改变之前病变累及范围已经非常广泛,CT 可能只显示肝肿大而没有局灶性病变。弥漫性或浸润性疾病导致门静脉区不规则浸润。

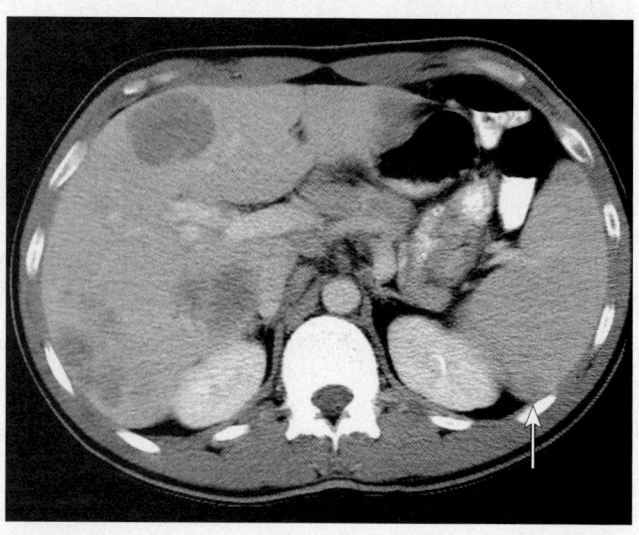

图 18.41　增强 CT 显示淋巴瘤累及肝脏和脾脏。注意脾脏的低密度病灶(箭头)

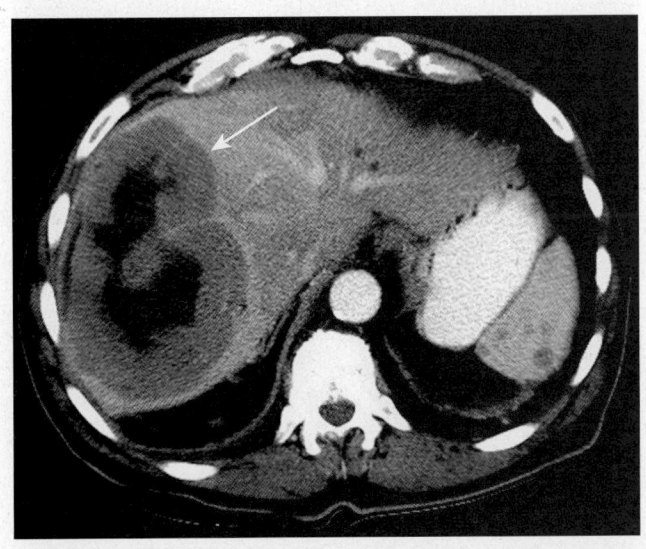

图 18.42　肝右叶单发巨大淋巴瘤。可见脾脏小病灶(箭头)

肝转移癌(见第 92~94 章)

　　肝脏是恶性肿瘤第二常见的转移部位,仅次于淋巴结。肝脏接受体循环和门静脉双重血供,同时有促进肿瘤生长的激素,上述因素构成了肝脏转移的微环境。转移瘤的 CT 影像表现与原发肿瘤的血供特点、转移灶的大小,坏死程度和不同成像技术有关(见肝胆成像"技术和方法"部分)。形状为圆形、卵圆形或不规则形,边界清晰或边界不清,或成结节状。在平扫 CT 时密度通常低于周围肝实质。

　　增强 CT 可以提高发现病灶的敏感性。乏血供转移瘤在门静脉期增强不明显,与周围肝实质相比呈低密度。而富血供转移瘤在门静脉期可能无法显示,但在动脉期有明显增强,可清晰显示(图 18.15)。黏液癌转移瘤可见点状或不规则状钙化。囊性转移灶通常有附壁结节,液平或分隔,良性囊肿结构则更为简单。治疗后的转移灶影像学表现会发生改变,病灶会因坏死而密度降低(图 18.43 和图 18.44);比如胃肠道间质瘤肝转移灶在接受伊马替尼治疗后在增强 CT 上表现为囊状结构

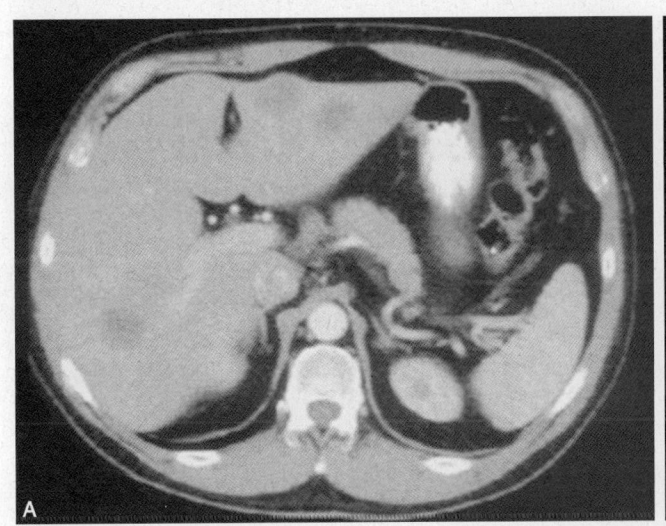
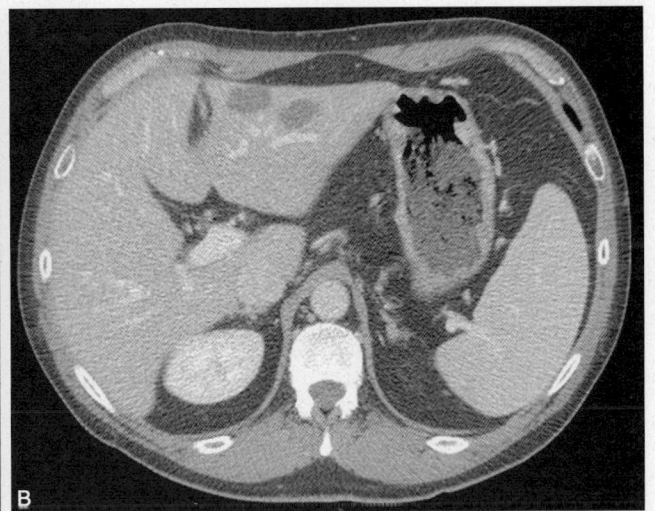

图 18.43　结肠癌肝转移(A)治疗前。(B)治疗后

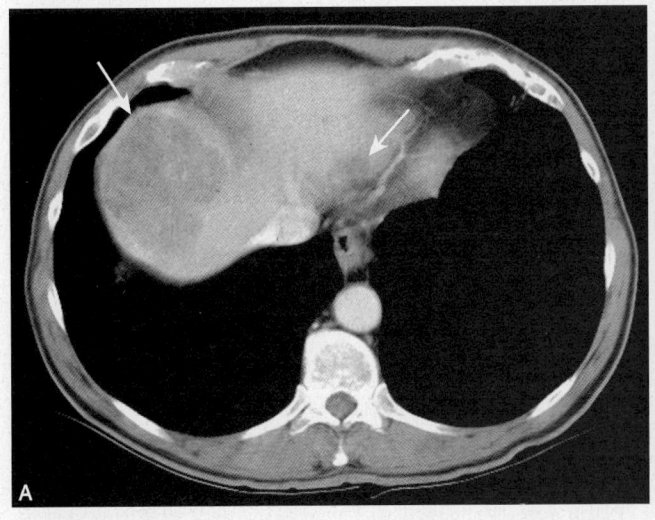
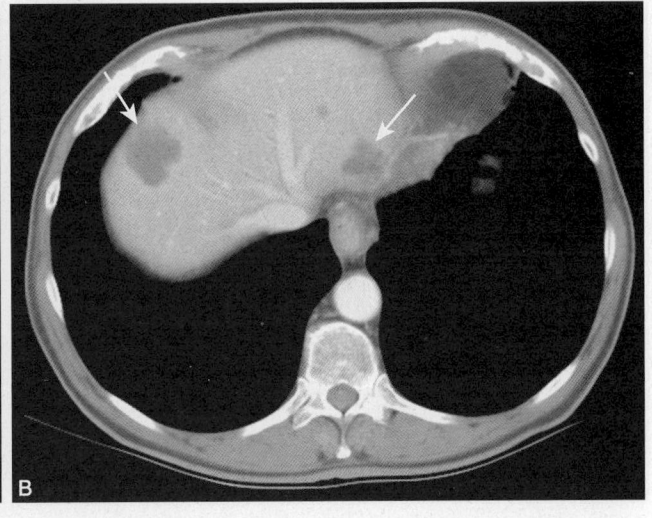

图 18.44　胃肠道间质瘤肝转移病人的增强 CT。(A)治疗前,肝右叶和左叶均可见不均匀强化的肿块(箭头)。(B)治疗后,病灶密度减低,有囊性改变(箭头)

（Choi et al，2007）。因此在评估有胃肠道间质瘤病人的肝脏 CT 图像时，需要了解病人是否接受了治疗，并与治疗前的影像资料对比。转移瘤可能压迫或侵犯近端胆管，使胆道扩张（图 18.45）。

胆道系统

MDCT 技术的进步拓展了 CT 在胆道系统疾病中的引用。一次呼吸周期即可获得高分辨率薄层扫描图像，电影化播放和多层面图像可以追踪扩张胆管至梗阻的位置。肝内外胆管扩张的 CT 影像表现为液体密度的管状或圆形结构，可用来诊断胆道梗阻（图 18.21）。但是胆管直径与临床梗阻程度并不总是有直接关联。在间断的结石梗阻和肝外胆管轻度梗阻等疾病中胆管直径可能是正常的。相反，胆道在手术或胆道梗阻的自然缓解（如结石排出）后可能会永久扩张；在这类病人中，CT 表现可能错误地提示胆道梗阻。当 CT 影像与临床或生化证据存在差异时，临床证据通常更重要，磁共振胰胆管造影（magneticresonance cholangiopancreatography，MRCP）或直接经皮或内镜胆道造影可解决此问题。

胆囊结石

CT 诊断胆囊结石不如超声。但可以发现某些对其他检测方法不敏感的结石。当结石有钙化或含有 CT 值低于胆汁的成分（如含有气体或富含胆固醇），CT 影像就可以发现。混合型胆固醇结石与胆汁密度相仿，在 CT 上很难察觉。

胆囊炎（见第 33 章）

CT 不应该作为诊断急性胆囊炎的筛查技术，但偶尔，胆囊炎病人的临床表现可能会不典型，需要通过 CT 明确诊断。急性胆囊炎常表现为胆囊扩张、胆囊壁增厚和胆结石，但大多数慢性胆囊炎病人的表现并不典型。胆囊周围肝实质内有模糊的透亮区提示胆囊炎（图 18.46）。胆囊壁水肿多见于急性胆囊炎，具有重要的临床意义，但也可见于腹腔积液或低蛋白血症的病人。胆囊内胆汁的密度通常会增加，出血性胆囊炎病人的密度增加更明显，这是一种罕见的并发症。

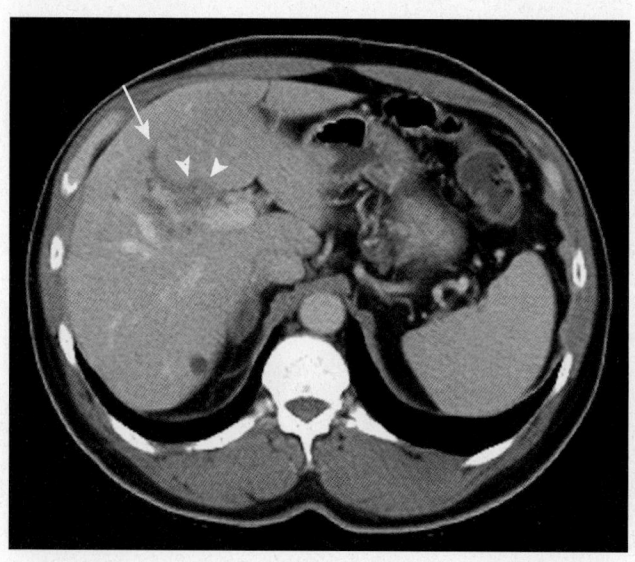

图 18.45　结肠癌肝转移病人的增强 CT 显示浸润性生长的肿瘤侵犯胆管（箭头）。注意扩张的胆管（长箭）

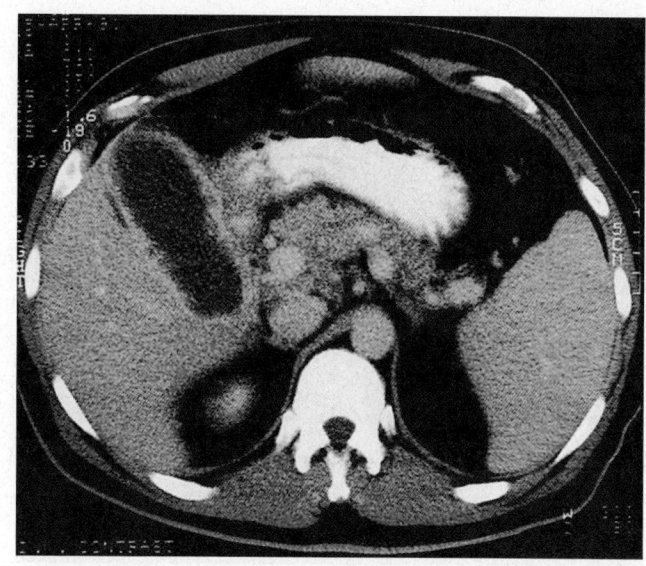

图 18.46　急性胆囊炎。CT 显示胆囊增大，胆囊壁增厚，胆囊周围积液，未见胆囊结石

尽管无并发症的胆囊炎的无特异性 CT 表现，但 CT 对于胆囊周围脓肿、气肿性胆囊炎或胆囊穿孔等并发症的诊断有特异性，可确定病人是否需要紧急手术。CT 对于胆囊坏疽的诊断具有特异性，表现为胆囊壁、腔内或黏膜内可见气体，不规则的胆囊壁强化和胆囊周围脓肿（Bennett et al，2002）。

Mirizzi 综合征

Mirizzi 综合征是指肝总管被哈特曼囊或胆囊管内嵌顿的结石压迫梗阻。胆囊胆管瘘和胆囊小肠瘘是常见的并发症。术前明确 Mirizzi 综合征的诊断十分重要，可以避免不必要的胆道探查和胆管永久性梗阻。Mirizzi 综合征的典型 CT 特征是发现邻近结构（紧靠胆管的部位）嵌顿的结石，梗阻近端胆管扩张，下游胆管不扩张。胆囊颈附近可见不规则的水肿（图 18.47）。由于 CT 并不总能显示典型表现，因此需要进一步胆道造影或 MRCP 检查以明确梗阻性质以及是否存在胆瘘。

胆石症（见第 36 和 37 章）

超声对诊断胆石症的灵敏度很低，只有 18%～22%，而 CT 有 76%（Baron，1987）。这需要在技术上非常注意，一旦发现管腔有改变，需要在可疑范围内做薄层扫描（3～5mm）以确定结石的存在。胆管结石最为明确的指征为管腔内高密度钙化或靶征，即胆汁围绕高密度结石形成晕圈。梗阻胆管内钙化结石的诊断对于影像学家并不困难，大部分假阳性结果是胆固醇结石，因为胆固醇结石密度与胆汁相仿，难以发现。有 1/3 的病人有胆管扩张而不伴有胆管结石，同样可能诊断错误。

肝内胆管结石（见第 39 章）在西方国家极为少见，通常与医源性胆道狭窄有关（图 18.48）。当结石很小没有钙化，胆管没有明显扩张时，CT 诊断价值有限。肝内胆管结石依肝段或亚肝段胆管根部结石的不同而呈现不同的影像表现。在亚洲病人中，胆色素结石继发于反复发作的化脓性胆管炎，结石碎片布满整个胆道系统，胆汁的密度高于正常胆汁。可见明显的胆管扩张，经常表现为较大的肝内胆管扩张而周边的小胆管不扩张，通常还可见到肝外胆管壁偏心性和弥漫性增厚（Schulte et al，1990）。

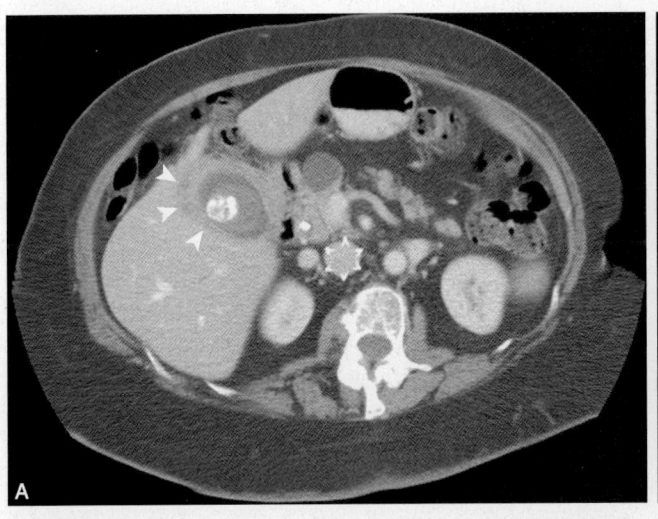
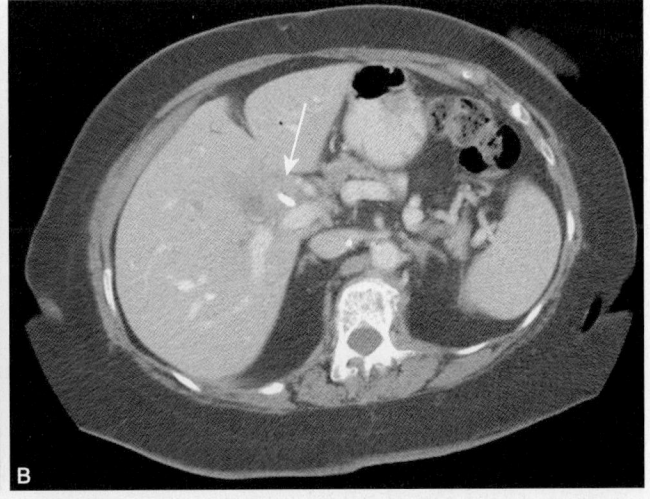

图18.47 Mirrizi综合征。(A)增强CT显示钙化结石,胆囊壁增厚,胆囊周围广泛炎症改变(箭头)。(B)胆管内支架周围广泛的炎症改变

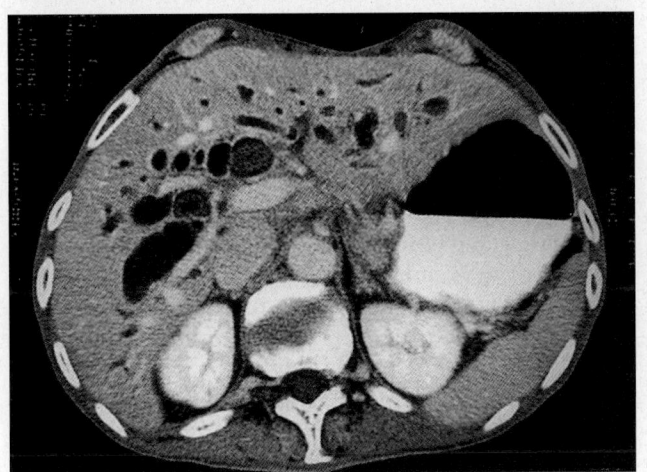

图18.48 肝内胆管结石。胆肠吻合术后吻合口狭窄造成肝内胆管扩张。胆管内可见层状非钙化结石

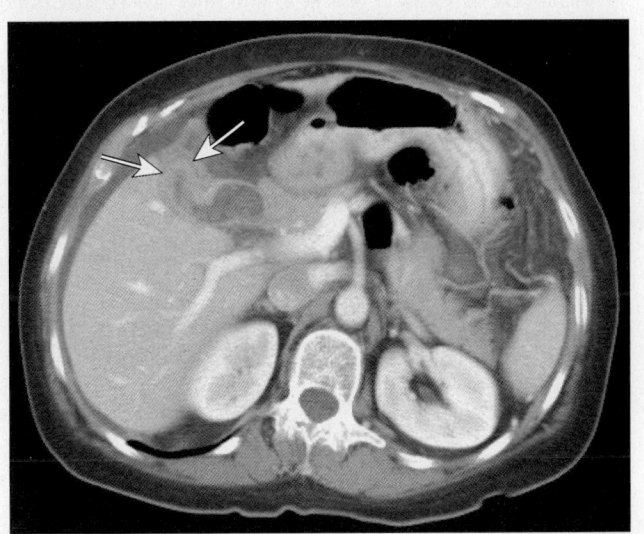

图18.49 增强CT显示原发性胆囊癌病人的胆囊壁局灶性增厚(箭头)

胆囊癌(见第49章)

胆囊癌在美国胃肠道恶性肿瘤发病率中排第6位。危险因素包括女性、年龄、绝经后状态和抽烟(Khan et al,1999)。胆囊结石是另一个危险因素,74%~92%的胆囊癌病人合并胆囊结石(Lowenfels et al,1985;Nagorney & McPherson,1988)。胆囊壁钙化被称为瓷化胆囊,罹患胆囊癌的风险很高。以前的研究显示10%~25%的瓷化胆囊病人发展为胆囊癌(Berk et al,1973),但最新的研究显示瓷化胆囊患癌风险并没有之前报道的那么高,而且风险与钙化类型相关(广泛钙化的风险低于部分钙化的病人)(Kim et al,2009;Stephen & Berger,2001)。大部分胆囊癌病人确诊时已经是进展期。早期胆囊癌通常因合并胆囊结石和胆囊炎而被偶然发现。约1%行胆囊切除的病人意外发现胆囊癌(Wanebo & Vezeridis,1993)。

胆囊癌的CT表现包括胆囊区肿块(见于40%~65%的病人),局部或弥漫性胆囊壁增厚(见于20%~30%的病人)(图18.49)和胆囊内息肉样肿块(见于15%~25%的病人)(图18.50)(Franquet et al,1991;Lane et al,1989;Yeh,1979;Yum &

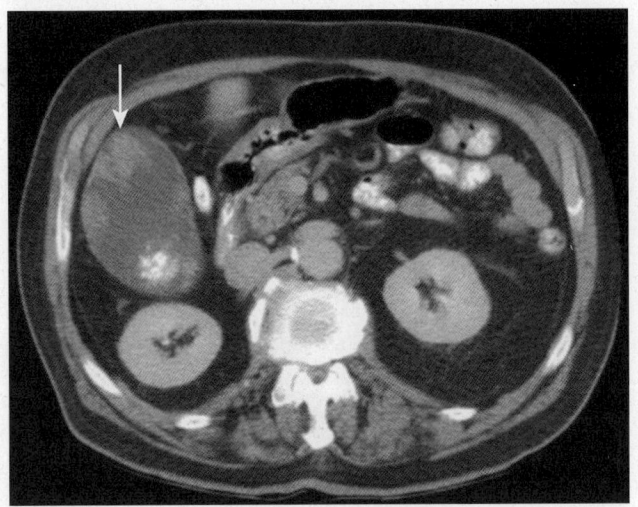

图18.50 胆囊癌。胆囊扩张,内有钙化性结石。结节状软组织从胆囊壁延伸至管腔(箭头)

Fink,1980)。其他的影像学表现取决于胆囊癌侵犯范围。胆囊癌经常侵犯邻近器官,胆囊壁很薄时更容易侵犯。胆囊肌周结缔组织与肝脏小叶间结缔组织相连,有利于肿瘤直接向肝实质扩散(Henson et al,1992)。最容易受胆囊侵犯的脏器依次为肝脏、结肠、十二指肠和胰腺(Sons et al,1985)。

胆囊位于肝脏Ⅳb段和Ⅴ段之间,因此胆囊底部癌在早期可直接侵犯上述肝段(Blumgart et al,2001)。如果胆囊癌侵犯周围肠管导致结肠瘘或直肠瘘,胆囊腔内可出现气体。胆囊漏斗部和胆囊管的肿瘤可能侵犯并阻塞胆总管和门静脉,影响手术切除(Blumgart et al,2001)。

肿瘤沿胆囊管生长侵犯肝外胆管,或是淋巴结转移压迫肝外胆管,或者肿瘤在管腔内生长均可导致胆囊扩张,可以在CT影像上观察到相应征象(Levy et al,2001)。胆囊癌突破胆囊壁可导致腹膜种植转移。

腹腔镜胆囊切除作为有症状的单纯胆囊结石的首选治疗已被广泛接受(Southern Surgeon's Club,1991)。大约15%~30%的胆囊癌病人是腹腔镜胆囊切除术后病理学检查发现的(Clair et al,1993)。腹腔镜胆囊切除的一个严重并发症是导致潜在胆囊癌的扩散(Winston et al,1999a)。Wibbenmeyer等在1995年报道腹腔镜胆囊切除后胆囊癌复发早于开腹手术。胆囊癌可能在穿刺孔复发,甚至在行补救性肝脏切除时切除穿刺孔也不能阻止穿刺孔复发。复发肿瘤可沿腹腔前壁生长,并侵犯网膜脂肪(图18.51)。这些结果强调了在选择腹腔镜胆囊切除时需要在术前通过影像学评估是否有胆囊癌可能。

胆管癌(见第50和51章)

胆管癌是一种相对少见的起源于胆管上皮的恶性肿瘤,好发于60岁以上老人。危险因素包括肝吸虫病、原发性硬化性胆管炎、先天性胆总管囊肿(包括Caroli病)、胆石症、胆汁淤积、胆胰管汇合异常、丙肝、肝硬化、酒精性肝病、溃疡性结肠炎、2型糖尿病、甲状腺功能亢进和胰腺炎(Valls et al,2013)。

日本肝癌研究组(1997)根据肿瘤大体观将胆管癌分为三个亚型:肿块型、胆管周围浸润型和胆管内型,分别与早期文献中"结节状""硬化型/浸润型"和"外生型"或"乳头状"相对

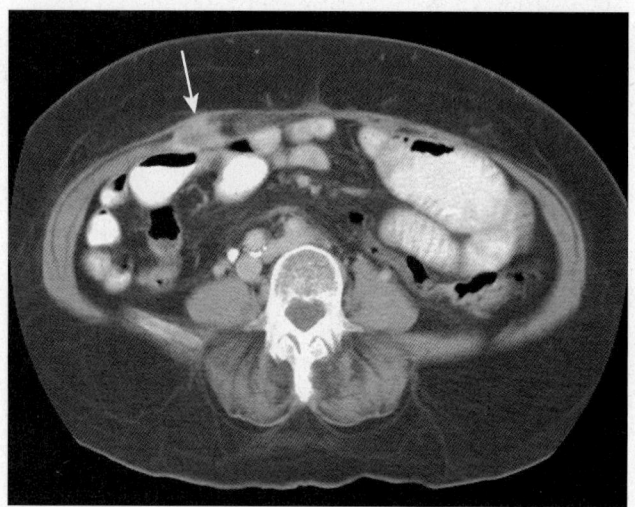

图18.51   有腹腔镜胆囊切除的病人的增强CT。前腹壁内可见强化病灶(箭头),提示腹腔穿刺孔胆囊癌复发

应。同时包含胆管周围浸润和肿块的混合型胆管癌也很常见。第7版美国癌症联合会(AJCC)分期指南(Edge et al,2010)将胆管癌划分为肝门部胆管癌、远端胆管癌和肝内胆管癌。这三种胆管癌的临床及影像学表现截然不同(Han et al,2002)。肝门周围部位最常见,占发病总数的60%~70%;远端部位少见,为20%~30%;肝内最少,为5%~15%(Matos et al,2010;Patel,2006)。

肝门部胆管癌(见第5章)   一般来说,肝门周围肿瘤的影像学特征包括肝内胆管扩张、胆管壁增厚、胆管内病变和肿瘤扩散到邻近肝脏和/或血管。肝门部肿块截断胆管,其上游胆管扩张而下游胆管不扩张。因为这个征象是诊断的关键,因此需要在胆道引流前行CT检查(Valls C,et al,2013)。其他的影像学证据还包括胆管纠集、肝叶萎缩(Engelbrecht et al,2015)。CT在发现肿瘤和定位方面非常出色;有报道准确率达到91%(Feydy et al,1999)。

大部分肝门部胆管癌是管周浸润型(Valls et al,2013),约占70%(Matos et al,2010)(图18.52)。通常表现为管壁局灶性增厚伴管腔闭塞(Han et al,2002),也可能仅表现为管壁不均匀强化和管腔狭窄。延迟期可能看到低密度软组织影侵犯胆管周围脂肪。但是在胆管内型,侵犯胆管周围脂肪的肿瘤组织可能是高强化(Valls et al,2013)。大部分管腔狭窄是恶性的,因此一定要保持警惕直至明确诊断。恶性狭窄通常比良性狭窄累及范围更长(≥18~20mm),管壁更厚(≥2mm),在动脉期或门静脉期胆管壁有强化(Choi et al,2005)。

像肝内胆管癌一样,肿块型肝门部胆管癌表现为不均匀的乏血供肿块,在动脉期和门静脉期有外周强化,在延迟期有中央强化。

胆管内型肝门部胆管癌是最少见的类型(8%~18%),其特点与其他类型肝门部胆管癌不同:以沿胆管各节段多发病变为主,并有乳头状组织学特征。世界卫生组织认可"胆管内乳头状瘤"一词,以涵盖所有胆道导管内瘤变。这一类型的肿瘤容易切除,预后较好(Engelbrecht et al,2015)。CT可观察到不对称的胆管扩张,在扩张最严重的胆管内可见软组织肿块。与肿块型和胆管周围浸润型不同,胆管内型很少侵犯肝脏(Han et al,2002;Valls et al,2013)。

只有完整切除肝外胆道和受累肝脏,病人才有可能长期存活(Jarnagin & Winston,2005),因此手术前需要使用MDCT根据Jarnagin等2001年提出的肝门部胆管癌分级系统评估病灶可切除性:

1. 肿瘤侵犯胆管的范围
2. 血管侵犯
3. 肝叶萎缩
4. 远处转移

CT可以沿扩张胆管追寻至梗阻部位(图18.53),并可明确梗阻原因(Zandrino et al,2002)。CT血管重建可发现沿门静脉和肝动脉生长的肿瘤。最近的meta分析(Ruys et al,2012)显示:MDCT对诊断门静脉侵犯的敏感度达到89%,特异度达到92%,对于肝动脉受侵犯的敏感度达到84%,特异度达到93%(对胆管侵犯范围评估的准确度达到86%)。另一项纳入27例病例的小样本研究中,MDCT胆管分期的准确度有87%,而MRI准确度为85%,评估血管侵犯的特异性和敏感性依赖于影

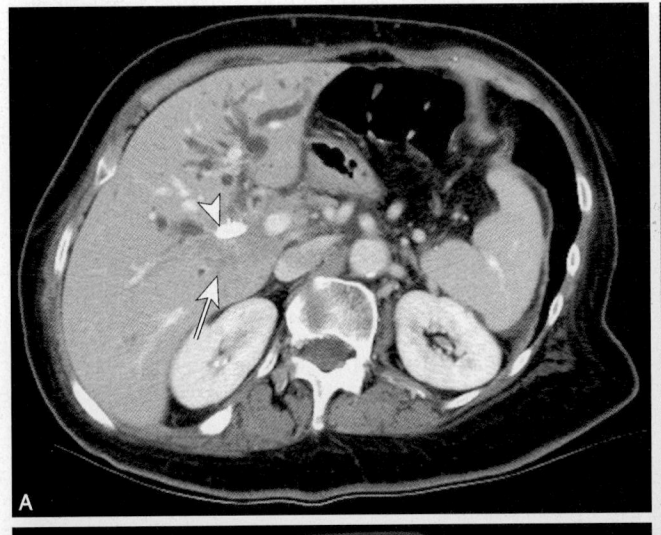

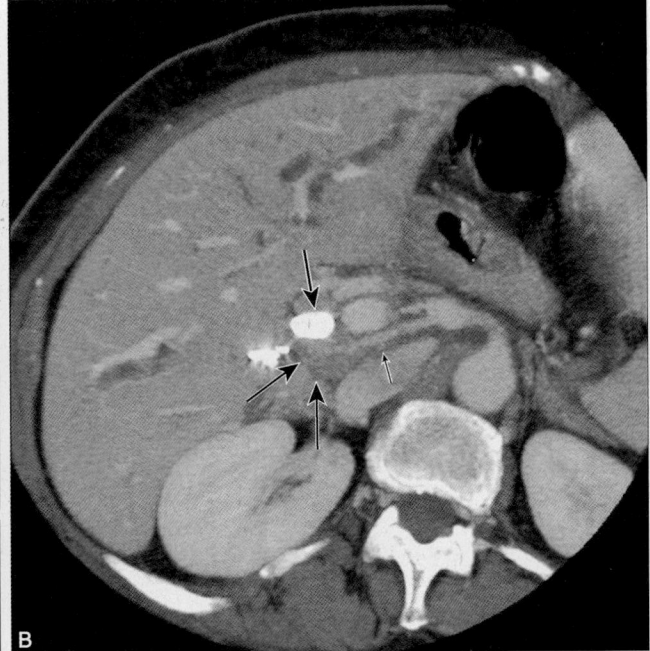

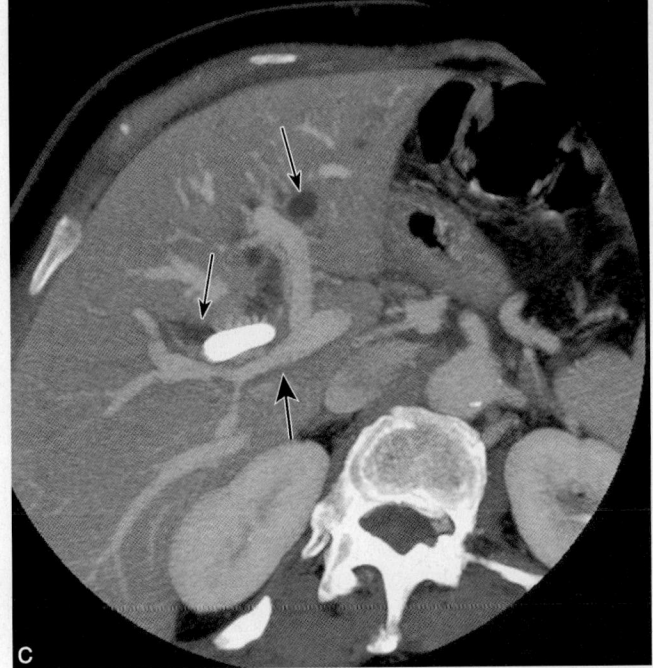

图 18.52　肝门部胆管癌。(A) 周围 CT 显示侵袭性低密度肿瘤 (长箭头) 围绕胆管内支架 (无尾箭头)，肝内胆管扩张。(B) 轴位增强 CT 显示肿瘤融合 (大箭头) 包围起源于肠系膜上动脉的替代肝右动脉 (小箭头)，并导致肝内胆管扩张。(C) 斜轴位最大强度投影显示肿瘤侵犯导致门静脉右支狭窄 (大箭头) 和肝内胆管扩张 (小箭头)

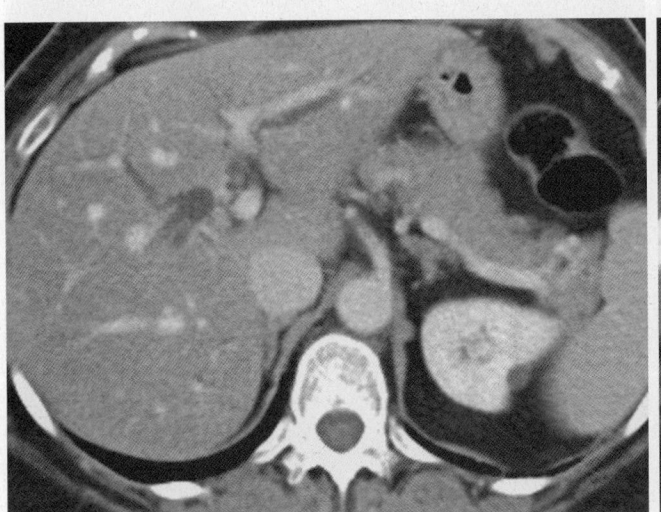

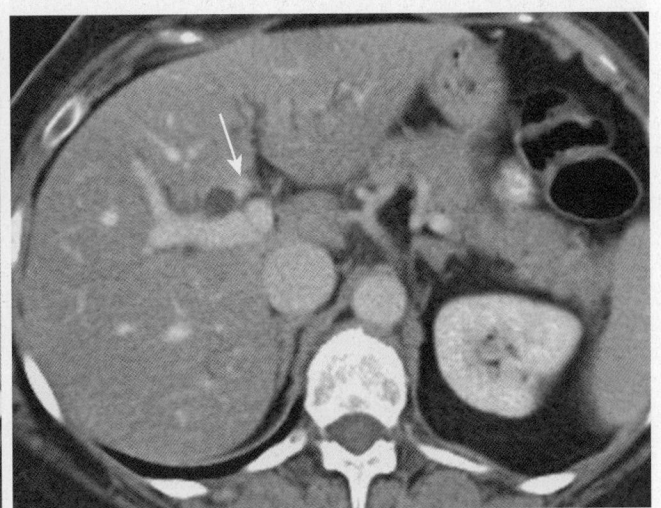

图 18.53　胆管癌。两个不同层面的肝脏增强 CT 显示肝门部强化肿块导致胆管梗阻，引起肝内胆管扩张 (箭头)

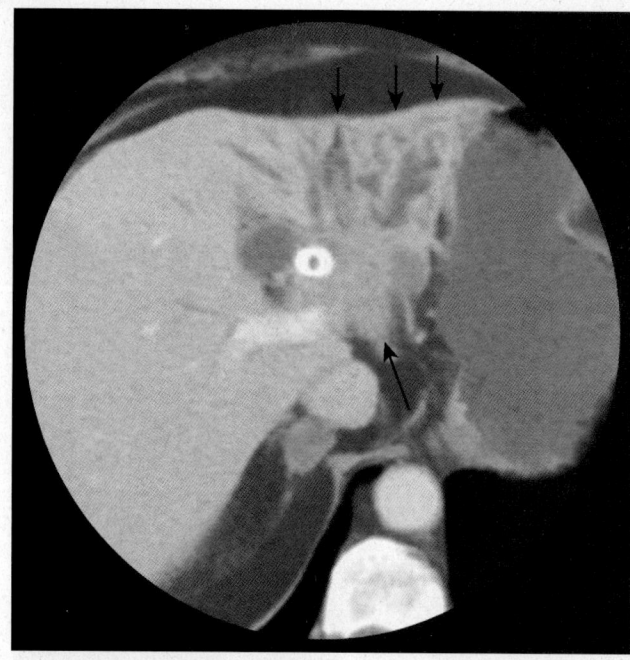

图 18.54　浸润型肝门部胆管癌。斜轴位重建图像。肝左叶浸润型肿瘤(长箭头)导致肝左叶胆管扩张(短箭头)。肿瘤沿门静脉右支生长,肝左叶轻度萎缩

像医生的经验。CT 同样可以显示肝叶萎缩。胆管梗阻导致同侧肝脏中度萎缩,门静脉受侵犯梗阻会引起病侧肝叶迅速重度萎缩(图 18.54)(Jarnagin & Winston,2005)。行胆道引流时必须考虑肝脏萎缩的情况,因为引流萎缩肝脏的胆管仅能缓解胆管炎而并不能降低黄疸(Jarnagin & Winston,2005)。

远端胆管癌(见第 59 章)　胆外胆管癌中最常见类型为浸润性胆管癌。其影像学和病理学特征为:肿瘤常常表现为梗阻部位的肿块或胆管壁增厚,有时会侵犯胆管周围脂肪组织。远端胆管癌的诊断和治疗与胰头癌相似(Blumgart et al,2001)。

尽管远端胆管癌中胆管内型仅占很小的比例,但远端胆管却是胆管内型最常见的发病部位(Baer et al,1990)。影像学表现与肝门部肿瘤类似。肿块的强化取决于肿瘤是否与胆管壁固定或分离,增强时可出现节段性胆管壁不对称增厚。肿瘤易碎,易脱落,可导致间歇性或部分胆道梗阻(Lim et al,2003)。一些乳头状肿瘤产生大量黏液,导致胆管严重扩张(Lim et al,2004)。

肝内(外周)胆管癌(见第 50 章)　肿块型最为常见,占所有病例的 60%(Kim et al,2011)。在增强 CT 上,外周胆管癌表现为边缘强化的低密度肿块(图 18.55),肿块周围胆管局部扩张。肿块强化延迟(5~15 分钟)(Keogan et al,1997;Lacomis et al,1997;Valls et al,2000),其原因可能是肿瘤内有较多的纤维间质(Valls et al,2000)。最近发现约 30% 的病灶表现出不典型的强化模式(多见于有慢性肝病背景或小病灶),其特征是动脉期病灶强化,没有廓清现象。这些非典型病灶可能分化程度比较好,所以纤维基质成分少而胆管癌细胞成分多,长期预后较好。

胆道囊性肿瘤(囊腺瘤和囊腺癌)(见第 90B 章)

胆管囊腺瘤(biliary cystadenoma,BCA)是一种少见的良性囊性病变,90% 发生在女性,特别好发于 42~55 岁年龄段(Ishak et al,1977)。虽然是良性肿瘤,但切除后有可能会复发,并且有进展为恶性胆管囊腺癌(biliary cystadenocarcinomas,BCAC)的可能。BCAC 在男性和女性中发病率更均衡,好发年龄比 BCA 大 10 岁(Soares et al,2014)。BCA 多发于肝内(83%),但偶尔见于肝外(13%)或胆囊(0.02%)(Devaney et al,1994)。

胆管囊性肿瘤(biliary cystic tumors,BCT)的 CT 表现多为内有分隔的多房性囊性病变,单房病灶少见(图 18.56)。囊液性质(血性、黏液性、蛋白质性或胆汁性)决定了它在 CT 影像中的密度(Buetow et al,1995a)。BCT 多数位于肝左叶。囊壁和间隔可能会有钙化,增强 CT 中间隔可有强化(图 18.57)。在描述间隔特征方面,超声比 CT 敏感度高。囊内间隔增厚是区别单纯囊肿和 BCT 的重要特征(Choi et al,2010)。尽管如此,横断面成像在区分不同类型的复杂囊性病变(包括出血性

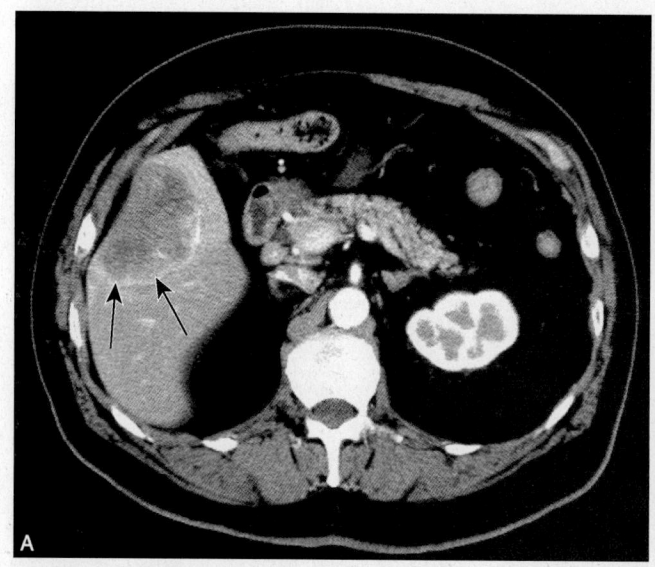

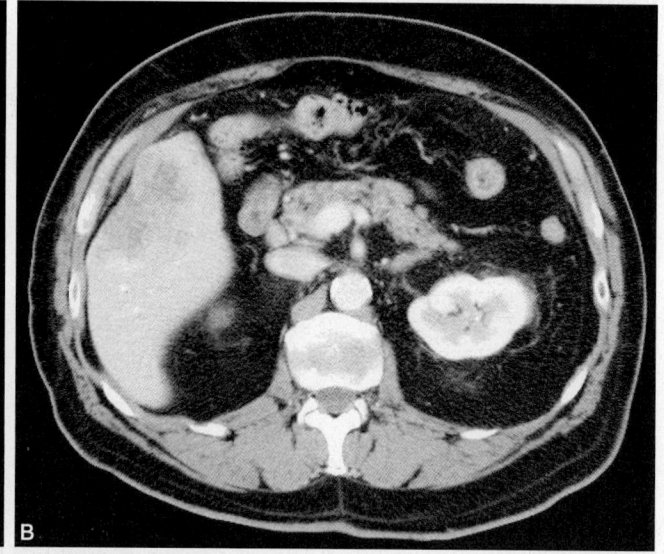

图 18.55　外周胆管癌病人动脉晚期和门静脉期 CT 图像。(A)动脉晚期图像显示肝右叶一个边缘强化,内部密度不均的肿块(箭头)。(B)门静脉期图像显示肿块中央不均匀强化

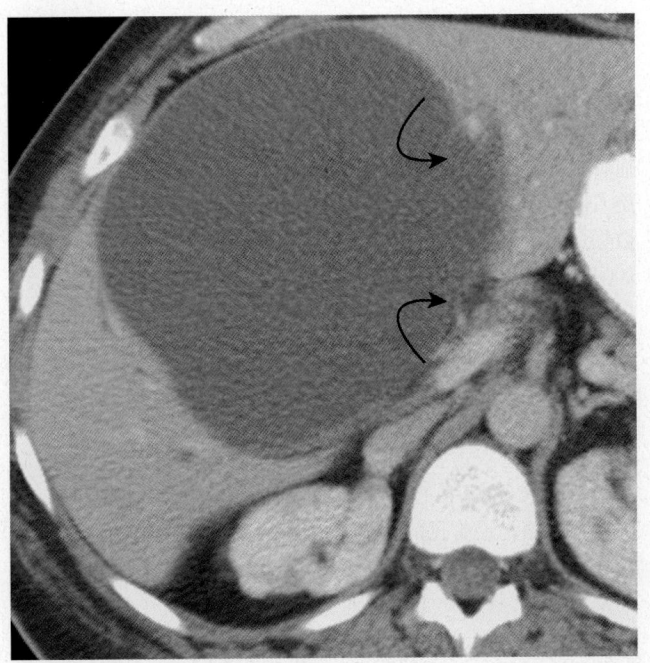

图 18.56　胆管囊腺瘤。增强 CT 显示巨大囊性病灶内部可见小分隔（弯箭头）

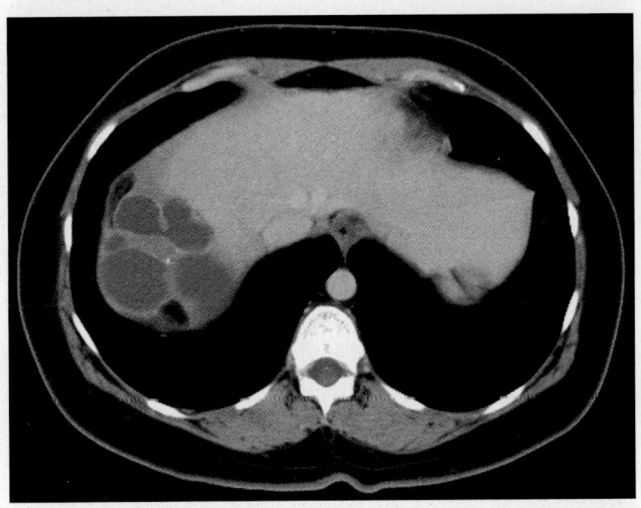

图 18.57　胆管囊腺瘤切除后复发。肝切缘可见一个多房性囊性病变，可见间隔强化和钙化

囊肿）的准确性仍然相对较低（Soares et al，2014）。在一个小样本的报道中，囊内碎片，相关胆管扩张和壁结节高度提示 BCAC（Seo et al，2010）但是最近的一个大样本多中心研究（主要应用 CT）发现，通过囊肿特征，包括多房，囊壁结节和胆管扩张（Arnaoutakis et al，2015），无法明确诊断 BCAC，这与之前其他研究结果一致（Buetow et al，1995a）。

胰腺的 CT 影像：历史和作用

CT 的螺旋扫描方式问世后，可在造影剂注射后的不同时间段快速完成对胰腺的评估，给胰腺的 CT 评估带来了革命性的变化（Ferrucci，1999；Ishiguchi et al，2001；Mertz et al，2000；Van Hoe & Baert，1997）。通过急速的数据采集、回溯断层定位

及全方位的 3D 视角，多排螺旋 CT 进一步提高了胰腺的 CT 成像质量（Ferrucci，1999；Horton & Fishman，2000；Ishiguchi et al，2001；Johnson et al，2003；Mertz et al，2000；Rubin，2003；Van Hoe & Baert，1997）。当前，CT 在胰腺疾病诊断中的应用包括初步筛查、实性和囊性病变的辨别、恶性肿瘤术前分期、良性病变的观察随访及恶性病变的术后随访。此外，CT 扫描还应用于胰腺炎的诊断与评估。同肝脏的扫描类似，模态的空间分辨率尤其适用于恶性疾病术前评估血管的受累情况。

技术和方法

胰腺的 CT 成像依赖于静脉造影增强后肿瘤组织与正常胰腺的差异。静脉造影剂的应用是保证准确诊断的必要措施，同时也需要 CT 专用的加压注射器来保证造影剂注射的时间和剂量。同肝脏影像一样，也有数种方法能应用于胰腺影像，为每个病人确定最大强化相时间，包括时间修正（由于心功能变化引起的次优显像和水化状态）、定时推注（Kalra et al，2004）以及商品化试剂可以在血管结构达到预定衰减的时候自动启动扫描。

最初用于评价胰腺的 CT 扫描推荐进行四期评估，但近期报道实际应用三期评估，而略去了早期动脉相的扫描，因为在晚期动脉相评估胰腺实质和胰周血管更为理想（Fletcher et al，2003）。增强前的 CT 扫描用于评估胰腺组织钙化并为后续的增强期扫描定位。静脉造影剂以 4~6ml/s 的快速注射，一般 30~40 秒后，开始晚期动脉相和胰腺相的扫描，可明显区分胰腺肿瘤和正常实质，也可用于发现胰腺内分泌肿瘤病人血供丰富的肝转移瘤。最后是常规的门静脉期，大概在造影剂注射 70~90 秒后，可用于评估胰腺导管腺癌的肝转移病灶（Bashir & Gupta，2012；Cantisani et al，2003；Takeshita et al，2002）以及一些胰腺的原发性病灶。

胰腺增强扫描前需要口服 750~1 000ml 水作为造影剂的阴性对照，用于区分血管和胃肠道（Lawler & Fishman，2002；Soriano et al，2004；Takeshita et al，2002），并可评估肿瘤侵犯邻近肠管的情况。图像分析通常基于 2.5mm 的层厚扫描，以避免阳性的口服造影剂和有助于后期的三维重建分析。

胰腺癌术后随访的病人进行 CT 扫描时需要口服并静脉注射造影剂。病人在扫描前 45 分钟口服 750ml 含 2% 硫酸钡的混悬剂。静脉注射造影剂需要用相对较小的 20G 留置针，速度控制在 2.5ml/s。通常只需要门静脉期扫描及 5mm 的薄层扫描，但也有特殊情况下需要进行更薄层的扫描。

胰腺解剖

正常胰腺在腹部的常规 CT 影像上可以清楚显像（见第 2 章）。胰腺属于腹膜后器官，位于十二指肠肠袢和脾脏之间，前面被胃覆盖，后面和下面为十二指肠第三段。胰腺与血管的位置关系是判断手术可切除与否的关键。胰腺体尾部位于脾静脉前方，头颈部和钩突部与肠系膜上血管与腹腔干关系密切。正常胰腺有一个脂肪面完全包围肠系膜上动脉，但在肠系膜上静脉和胰头之间没有脂肪面（图 18.58）。

有些病人存在胰腺局部或弥漫性脂肪浸润（图 18.59）。在这种情况下，胰腺最好通过周围血管和肠管辨认。若脂肪浸润严重，则可以细致观察胰腺内部的血管。残留的少量正常胰岛容易和胰腺肿瘤相混淆。

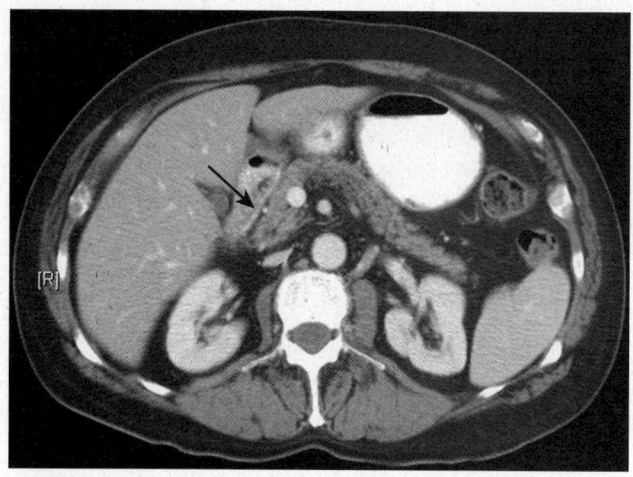

图 18.58　正常胰腺。注意胰腺前缘的胃十二指肠动脉（箭头）

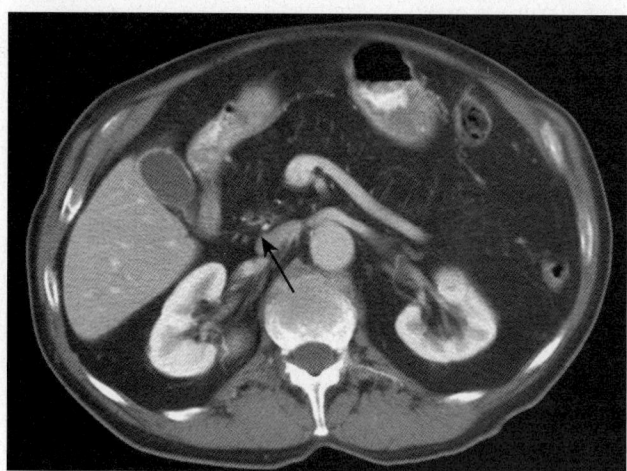

图 18.59　胰腺广泛被脂肪组织取代。在胰头部位可见残存的少量胰腺腺泡组织（箭头）

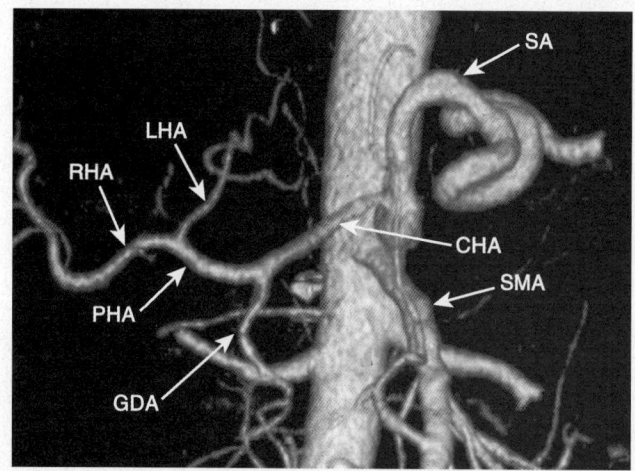

图 18.60　肝脏血管系统 CT 血管造影图像。CHA，肝总动脉；GDA，胃十二指肠动脉；LHA，肝左动脉；PHA，肝固有动脉；RHA，肝右动脉；SA，脾动脉；SMA，肠系膜上动脉

血管在 CT 血管造影图像上非常清晰（Ferrari et al,2007；Horiguchi et al,2008；Ibukuro,2001；Ibukuro et al,1995；Yamada et al,2000）。除腹腔干、肠系膜上血管及其大分支血管外，包括胃十二指肠动脉、胰十二指肠动脉及胰腺分支血管在内的小血管也能在常规 CT 血管造影图像上显示（图 18.60）。多排螺旋 CT 能更细致地评估这些小血管同时得到更清晰的三维重建数据（Fishman & Horton,2001；Fishman et al,2000；House et al,2004；Johnson et al,2003；Takeshita et al,2002）。

胰腺肿瘤

胰腺导管腺癌（见第 59 和 66 章）

胰腺导管仅占胰腺组织的 4%，但 90% 的胰腺恶性肿瘤起源于胰管（Cubilla & Fitzgerald,1975；Morohoshi et al,1983）。胰腺导管腺癌是最常见的胰腺癌，是恶性肿瘤中的第四大死亡原因，好发于老年人群（Kim et al,2004）。临床表现取决于肿瘤的发生部位，胰尾肿瘤在早期表现不明显，出现临床症状时往往已有远处转移，胰头或壶腹周围的肿瘤较早出现临床症状，50% 的病人表现为典型的胆道梗阻症状。经过术前的可切除性评估后，有些病例手术切除可以治愈，但手术的死亡率和并发症的发生率分别为 2.8% 和 40%（Wagner et al,2004）。

胰腺导管腺癌在 CT 上表现为低密度肿块，胰腺轮廓破坏（图 18.61 和 18.62）。早期发现需要非常仔细辨认，小病灶在 CT 上表现为正常胰腺实质的等密度（Yoon et al,2011），因此很难早期诊断。一项回顾性研究发现，在胰腺癌病人组织学诊断之前的 62 次 CT 扫描中，各有一半的病例分别在确诊前 2~6 个月或 6~18 个月有可疑胰腺癌的 CT 影像特征（Gangi et al,2004）。胰头部肿瘤多伴有胆管或胰管扩张。梗阻部位附近的胰腺组织多出现萎缩，虽是肿瘤的继发表现，但常能够在早期提示肿瘤的位置。

胰腺癌发现时多已到进展期，存在血管包裹或侵犯、胰周扩散、肝脏转移或腹腔积液（图 18.63 和 18.64）。在做根治性切除术前，应评估肠系膜上血管、肝总动脉及腹腔干。肿瘤侵犯门静脉主干并非手术禁忌，门静脉主干可以节段性切除后再行吻合（Chae et al,2003；Lygidakis et al,2004；Nakao et al,2004；

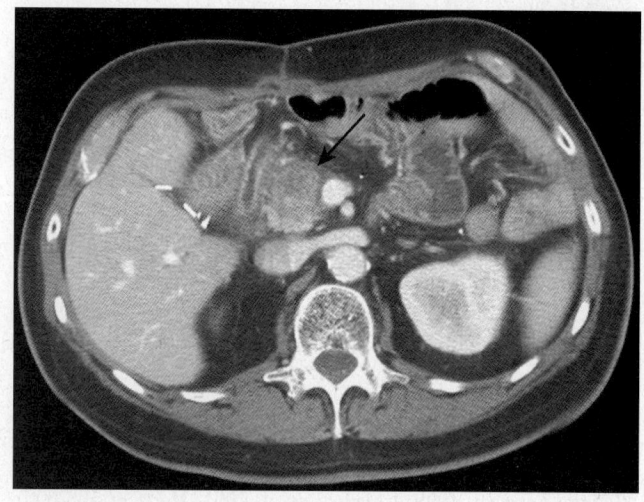

图 18.61　胰头处低密度肿块（箭头）

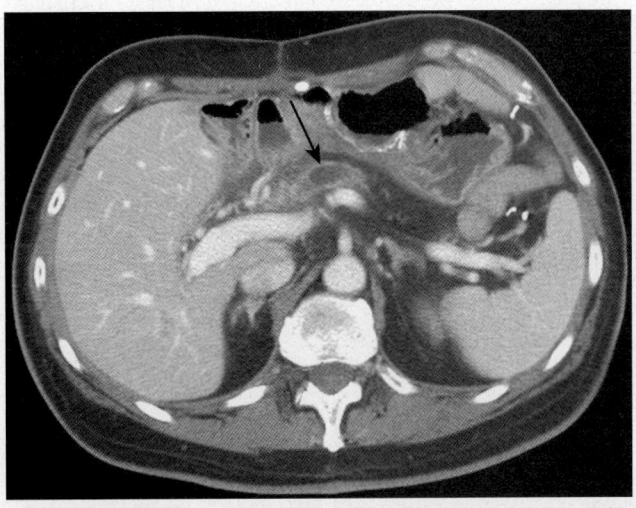

图 18.62　胰头癌继发胰管扩张（箭头）

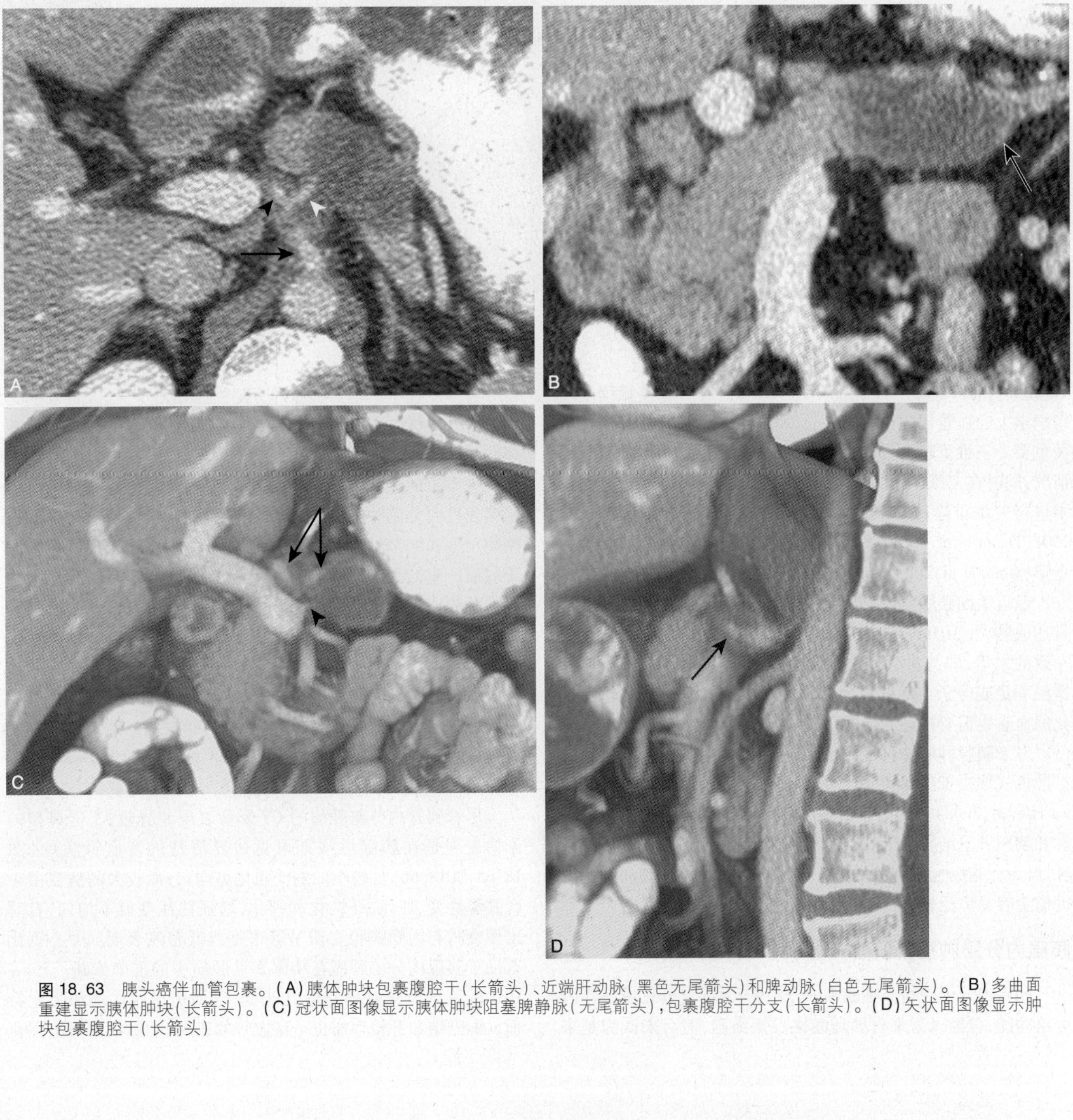

图 18.63　胰头癌伴血管包裹。（A）胰体肿块包裹腹腔干（长箭头）、近端肝动脉（黑色无尾箭头）和脾动脉（白色无尾箭头）。（B）多曲面重建显示胰体肿块（长箭头）。（C）冠状面图像显示胰体肿块阻塞脾静脉（无尾箭头），包裹腹腔干分支（长箭头）。（D）矢状面图像显示肿块包裹腹腔干（长箭头）

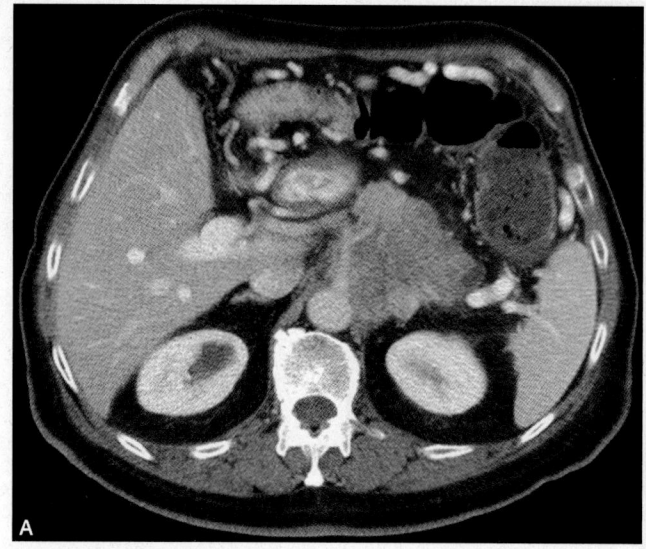

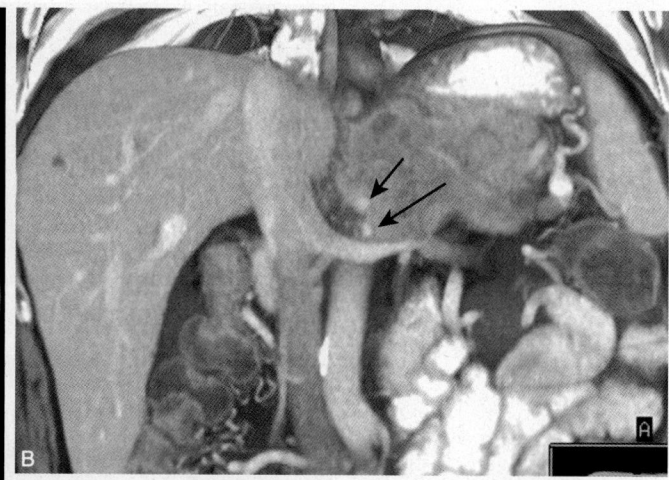

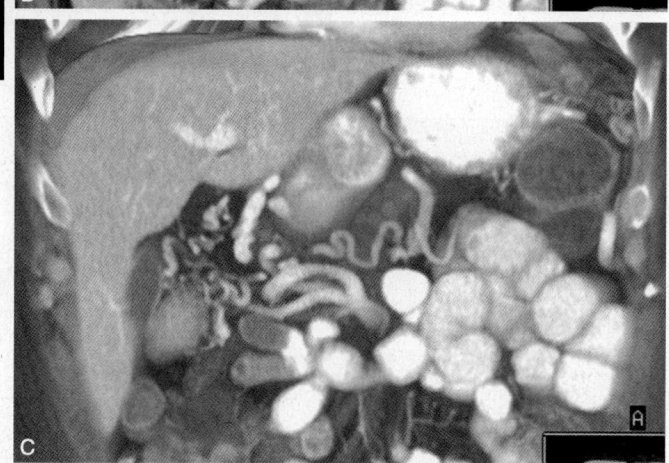

图 18.64 胰腺大肿块伴血管包裹和侧支血管形成。(A)胰体尾肿块包裹腹腔干和其分支。(B)冠状面图像显示胰腺肿块包裹腹腔干和肠系膜上动脉(箭头)。(C)冠状面图像显示脾静脉被肿瘤包裹后形成广泛侧支血管

Yoshimi et al,2003)。有研究表明影像学上血管的接触程度与组织学上的血管侵犯密切相关,因此 CT 影像上的血管评估至关重要。三维重建可以在冠状面和矢状面上观察血管的受累情况,同时在三维工作站上可以利用最大强度投影和量绘制技术进行三维重建(Prokesch et al,2003;Tamm & Charnsangavej,2001;Tamm et al,2001)。曲面重建图像能更好地显示血管的走形(Gong et al,2004;Vargas et al,2004)。

最近美国胰腺学会和腹部放射协会就导管腺癌的标准报告达成共识(Al Hawary et al,2014),主张在描述血管受累使用一致的术语,即与血管环绕接触超过 180 度称为包绕,与血管接触不足或等于 180 度称为毗邻。对待疑似的变窄或轮廓变化的血管也需要描述。

对于胰腺肿瘤转移性的探讨,有研究认为胰头肿瘤的特定扩散模式取决于胰腺背侧或腹侧胚胎学原位癌的起源(Kitaga-wa H et al,2008)。局限于腹侧胰腺的肿瘤通常沿肠系膜上动脉和胰周淋巴结转移,而起源于背侧胰腺的肿瘤转移至肝总动脉、肝十二指肠韧带和胰周淋巴结。同时来源于腹侧和背侧的肿瘤更容易广泛转移。

胰腺内分泌肿瘤(见第 65 章)

胰腺内分泌肿瘤又称胰腺内分泌癌,大部分分化成熟伴内分泌功能,曾经以为来自胰岛朗格汉斯细胞,但后来认为是来自导管多能性干细胞。胰腺内分泌肿瘤相对少见,人群发病率约为 1:100 000,占胰腺肿瘤的 1%~2%。该类肿瘤发病年龄多在 40~60 之间,无明显性别差异,大部分胰腺内分泌肿瘤病例只有零星的症状,只有 1%~2% 伴有家族综合征,最常见的是多发性内分泌肿瘤 1 型、von Hippel-Lindau 综合征、神经纤维瘤病 1 型和结节性硬化症(Lewis et al,2010)。临床表现取决于肿瘤产生的激素活性(或无活性)(Kulke,2003)。有激素活性的肿瘤比无激素活性肿瘤更早出现症状。总体来说,胰腺内分泌肿瘤的预后要好于胰腺导管腺癌。

多期增强 CT 扫描是疑似胰腺内分泌肿瘤病人首选的检查,平均敏感度约 84%。多个研究证实动脉期的影像敏感度高于门静脉期(Megibow,2012)。然而,两期扫描的结果可以相互补充,因为有些病变只有在静脉期才能被发现(Lewis et al,2010)。

尽管胰腺内分泌肿瘤的 CT 影像表现差异较大,但典型的影像表现是在胰腺增强期可见边界清楚的富血管病灶(图18.65 和 18.66)。较小的病变强化更均匀,而较大的病变由于合并囊性变、坏死、纤维化和钙化,增强往往变得不均匀,有时出现衰减与周围胰腺实质呈等密度或低密度表现。中心钙化有助于胰腺内分泌肿瘤在胰腺实性肿瘤中的准确诊断。5%~10% 胰腺内分泌肿瘤呈囊性改变,伴周边增厚的环形强化特征。淋巴结和肝转移瘤也呈富血管的表现,动脉期图像上强化

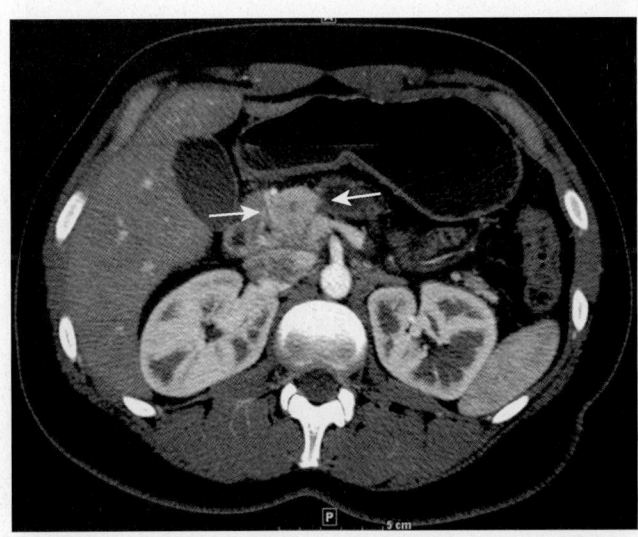

图 18.65　CT 胰腺实质期(动脉晚期)富血供的胰头内分泌肿瘤(箭头)

明显。

胰腺囊性肿瘤(见第 60 章)

胰腺囊性肿瘤包括良性、癌前及恶性病变等一大类病变的统称,其中五种最常见的疾病是胰腺导管内乳头状黏液性肿瘤(intraductal papillary mucinous neoplasm,IPMN)、黏液性囊性肿瘤(mucinouscystic neoplasm,MCN)、浆液性囊腺瘤(serous cystadenoma,SCA)、囊性胰腺内分泌肿瘤(cystic pancreaticendocrine neoplasms,PEN)和实性假乳头状瘤(solid pseudopapillary neoplasm,SPN)。特别是有恶变可能的黏液性的 IPMN 和 MCN,很难与胰腺囊性病变鉴别。为了解决这个问题,在过去十年中已经形成了多个关于胰腺囊性病变影像学检查及处理的专家共识。其中较有影响两个是美国放射协会(ACR)偶然病变委员会 2010 年发布的白皮书的一个部分(Berland et al,2010)和国际胰腺学会 2012 年更新的共同声明(Tanaka et al,2012)。ACR 白皮书提出了一种算法方法来对所有偶然检测到的无症状病人中缺乏固体成分的囊性病变,而国际共识旨在更具体地处理疑似黏液性病变的病人。尽管两者在侧重点和推荐有所不同,但在某些情况下,这两个准则都支持影像学的动态观察随访(Allen et al,2003;Visser et al,2004)。这两个指南都认为对于胰腺囊性肿瘤 MRI 优于 CT,但根据已发表的文献报道,两种方法在胰腺囊性病变诊断的准确性上几乎没有差异(Visser et al,2007),所以 CT 还是用得更多一些。白皮书中认为病变是否需要监测随访多取决于肿瘤大小,对于那些没有症状及实性成分的囊肿病变病人,只有直径大于 3cm 不能明确是良性的浆液性囊肿病变病人,才有需要行进一步有创检查的必要。国际共识侧重于两组影像特点的描述:"高危特征"包括主胰管管径大于 9mm 和实体成分强化,"预警特征"包括主胰管管径 5～9mm,胰管管径突然变细伴远端胰腺萎缩,没有强化的囊壁结节,直径

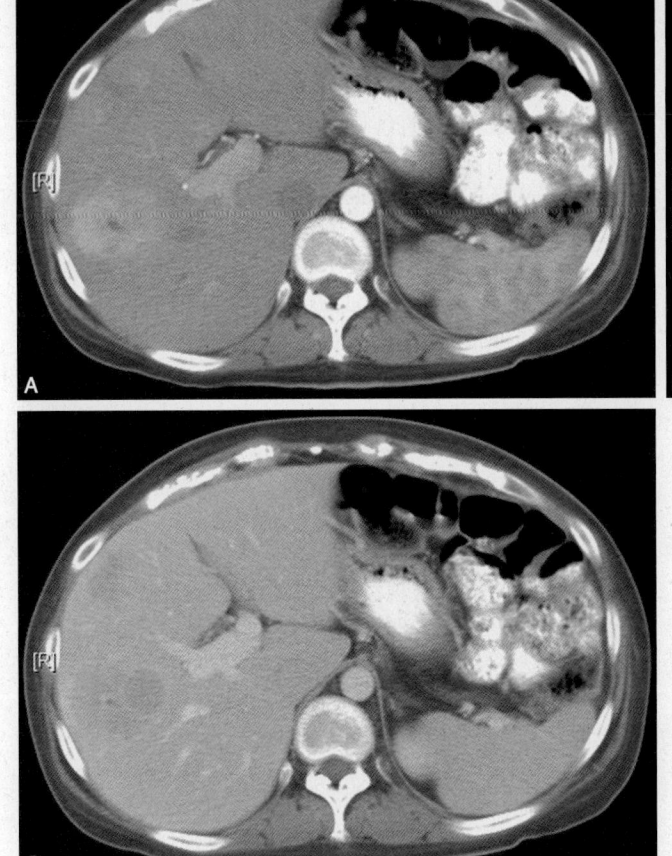

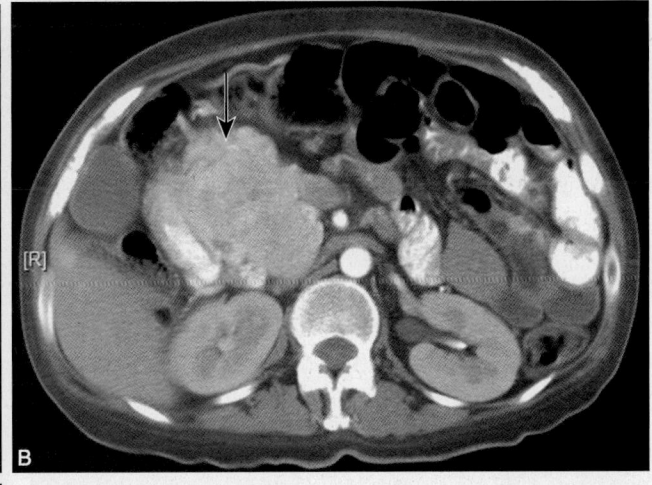

图 18.66　胰腺内分泌肿瘤。(A)动脉期扫描显示原发于胰岛细胞的富血供肝脏转移癌。(B)动脉期扫描(箭头)。(C)门静脉期肝转移癌密度低于肝实质

大于3cm。只有病灶，没有上述影像学特征，同时也没有临床症状（梗阻性黄疸和胰腺炎）的病人，同样需要影像学的动态检查。潜在的问题是对于某种影像学特征，不同的放射科医生的报告可能不会完全吻合（Do et al,2014）。虽然两个共识对胰腺囊性病变提出诊疗及处理意见，但目前还都没有得到临床上的普遍重视，特别是一些大型的专科中心，专家会根据他们自己的临床判断和影像检查来制定个体化的决策。

胰腺导管内乳头状黏液性肿瘤（IPMN）（见第60章）　IPMN可能是最常见的胰腺囊性肿瘤，由主胰管或其分支产生黏蛋白，可表现出一系列不典型增生从低级别到高级别，甚至浸润性癌的病理特征（Katabi & Klimstra,2008）。发病率男性高于女性，平均年龄68岁，约占胰腺囊性病变的30%。病人一般表现为非特异性的腹部症状或胰腺炎症状。虽然CT检查日益普遍，但IPMN的发现往往都是因为其他原因行CT检查而意外发现的胰腺小病灶（Basturk et al,2009;Laffanet al,2008）。

根据影像学特征或组织病理检查，IPMN分主胰管型、分支胰管型和混合型（Bassi et al,2000;Freeman,2008;Nagasaka & Nakashima,2001;Nakamura,2002;Ogawa et al,2008;Tan et al,2009）。有研究强调了这种分类的临床意义，分析了2003年至2010年收集的病例资料，发现主胰管型和混合型的浸润性癌的发病率为44%～45%，而分支胰管型只有16.6%（总病例数是3568，总体浸润性癌的发病率为30.8%）（Tanakaet al,2012）。在未发生浸润性癌的IPMN病例中，主胰管型和混合型后期癌变的风险也更高一些（Levy P,2006）。

分支胰管型IPMN在CT上表现为液体衰减（0～20HU）圆形或管状病灶簇，或者单个大于5mm的病灶（图18.67），同时连接的主胰管不扩张（Pedrosa et al,2010）。病变最常见于胰头，可能会压迫胆总管，导致肝内胆管的扩张（图18.68）。主胰管型IPMN的特点是弥漫性或节段性扩张，直径大于5mm，无其他可以发现造成梗阻的病灶。混合型则兼有分支型和主胰管型的特点（Tanakaetal,2012）。

产生黏蛋白的主要是肿瘤细胞而不是肿瘤上皮细胞。然而，当出现CT可见的实性壁结节和强化的（在任何相）实性病灶，可能就是肿瘤病灶。浸润性癌和高级不典型增生都与这些特征有关，包括主胰管扩张（Anand et al,2013;Kawamoto et al,2005;Kim et al,2014;Sugiyama et al,2003）（图18.69），因此也

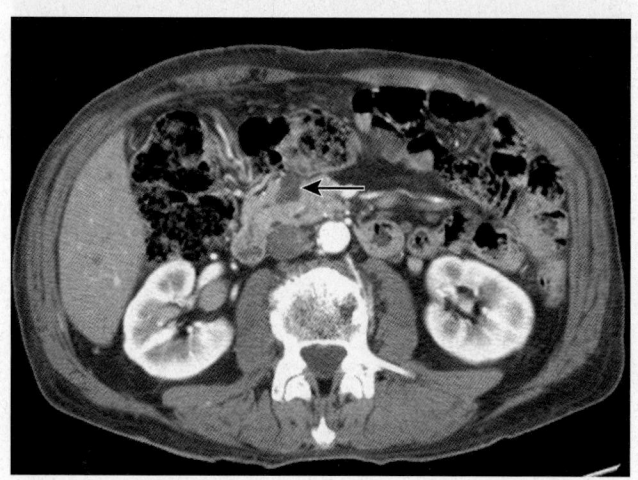

图18.67　胰体部胰管内乳头状黏液瘤（箭头）

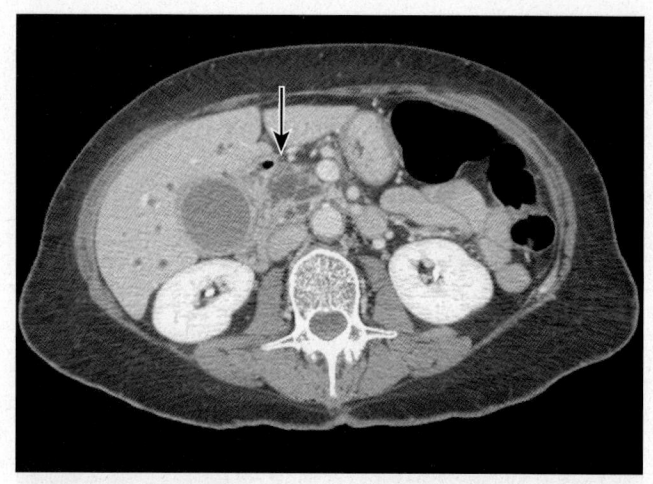

图18.68　胰体部胰管内乳头状黏液瘤（箭头）伴胆管扩张

被归类总结，并被纳入国际共识准则。

尽管分支型IPMN是唯一一个于主胰管相交通并且唯一一个呈多灶性改变的囊性病变，但在CT或MRI上很难与SCA和MCN鉴别（Visser et al,2007）。典型的分支型IPMN呈"葡萄样"簇状表现，而MCN更像是"橘子样"改变。

浆液性囊腺瘤（SCA）（见第60章）　胰腺浆液性囊腺瘤多在其他原因的CT检查中偶然发现，肿瘤多生长缓慢，男女发病率约1:2。浆液性囊腺瘤的平均发病年龄63岁，而黏液性囊腺瘤/癌的平均发病年龄为54岁。临床症状主要包括腹痛或背部疼痛，其他症状包括恶心、呕吐及体重减轻等少见。最初将浆液性囊腺瘤称为小囊腺瘤，因为有大囊腺瘤的报道而改用现在的名称（Anderson & Scheiman,2002）。

浆液性囊腺瘤的大小从1mm到10cm不等，生长缓慢，一半的病人没有任何症状，一旦发现的时候病灶就很大了（图18.70和18.71）。囊腺瘤外层有纤维膜包裹，内部有许多小囊。有时肿瘤小以致分辨率有限的CT很难发现，但超声和MRI能清楚地反映囊肿特征（Allen et al,2003;Sahaniet al,2002;Visser et al,2004）。当出现中心星状瘢痕周围有增强的放射状隔膜囊肿排列时，则有助于诊断。浆液性囊腺瘤与黏液性肿瘤及部分IPMN很难鉴别（Chaudhari et al,2007;Kim et al,2006;Visser et al,2008;Warshaw et al,1990），典型的改变并不多见，因此，许多浆液性囊腺瘤也只有在切除后才能被准确诊断（Chu et al,2014）。

黏液性囊腺瘤（MCN）（见第60章）　以含有卵巢型基质的组织为特征，MCN如今几乎被认为是围绝经期女性的唯一肿瘤（>95%）（Basturk et al,2009）。MCN最常见于胰体和尾部，病理表现多样，包括良性黏液分泌上皮、不典型增生、原位癌和浸润性肿瘤。

MCN典型的CT表现是位于胰体或胰尾，呈圆形内有小腔的囊性病变。与IPMN不同，MCN仅在瘘管形成时才与主胰管相通，不趋于多发。形态学上多为橘子样球形，而不是典型IPMN的葡萄样簇状外观，后者为多个小囊腔或单发囊腔大于SCA，且伴有假包膜（Tanaka et al,2006）。

由于没有区分良恶性的影像学标准，之前认为的明智之举就是将所有的癌前病变一切了之（Sarr et al,2000;Visser et al,2004;Wilentz et al,2000）。一项有52例病理证实是黏液性囊性肿瘤女性病人的研究初步分析了恶性病变的影像学特征

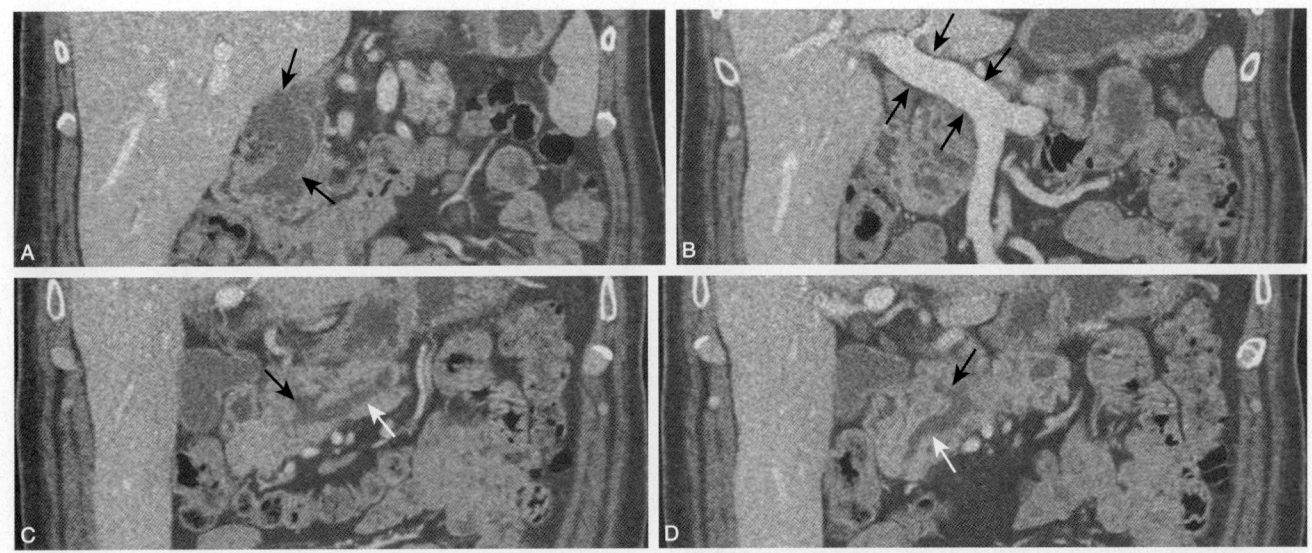

图 18.69　胰管内乳头状黏液瘤。(A-D)肿瘤侵犯引起的主胰管(白箭头)和分支胰管(黑箭头)的扩张。(B)未见血管侵犯情况,术中及术后病理也未见侵犯血管,图中见正常的门静脉(箭头)

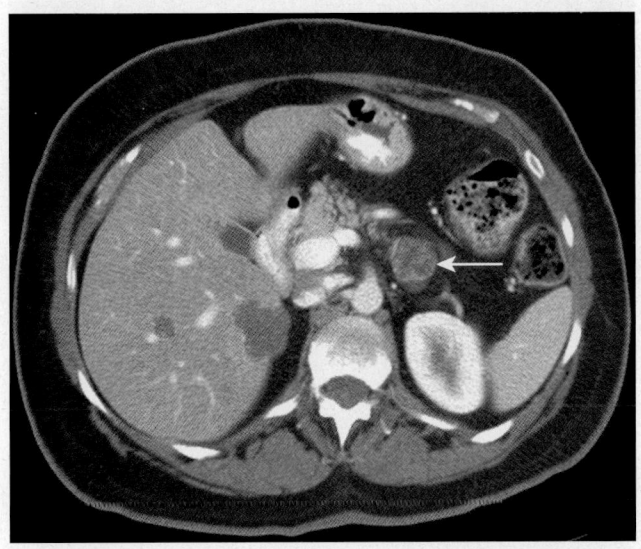

图 18.70　CT 显示胰尾呈低密度改变浆液性囊腺瘤及肝血管瘤

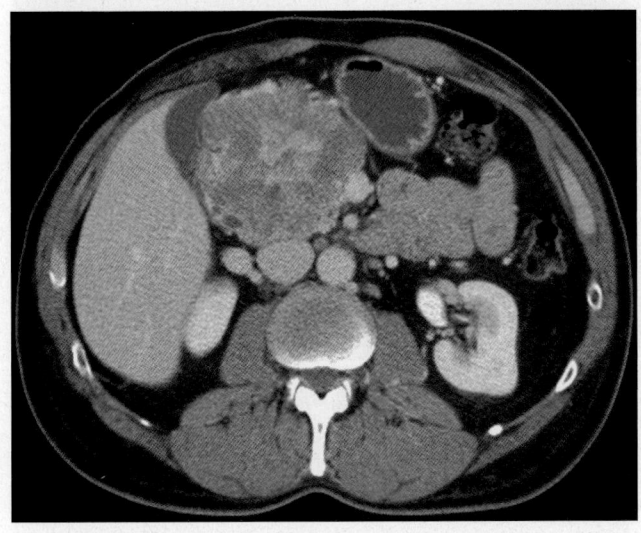

图 18.71　CT 门静脉期显示的胰头浆液性囊腺瘤

(Procacci et al,2001),包括壁厚大于 2mm、壁内有间隔和钙化(图 18.72)。最近,2012 国际共识指南将 MCN 纳入管理方案,在某些情况下支持动态影像学检查,并且认为在这些关注的特征中,实性部分的强化、壁结节和大小是最重要的。

实性假乳头状瘤(SPN)(见第 59 和 60 章)　SPN 以前有其他几个名字,包括实性乳头状上皮瘤。SPN 在临床上很少见,生物学行为呈多样化。多数人认为是低度恶性(Madan et al,2004),并建议一旦发现就积极切除(Megibow,2012)。一篇综述总结了世界范围内的 292 例 SPN,14.7% 为恶性(Mao et al,1995),恶性比例随病人年龄和肿瘤大小而增高(Lam et al,1999)。据报道,SPN 约占所有胰腺恶性肿瘤的 0.13% 到 2.7%,发病年龄在 10 到 63 岁之间(平均 38 岁),女性较男性占比多 84%(Butte et al,2011),是年龄 30 岁以下最常见的胰腺恶性肿瘤(Crawford,1998;Cubilla & Fitzgerald,1980;Lam et al,1999)。据以前的文献,SPN 临床症状包括腹痛、腹部肿块、消化不良伴腹胀及早饱感等(Buetow et al,1996;Yoon et al,2001)。较新的文献报道,SPN 大部分病人有临床症状,最常见的是腹痛,较少出现恶性、呕吐、体重减轻、黄疸及背痛(Butte et al,2011)。一般情况下,实验室检查正常,无肿瘤标记物升高,如癌抗原 19-9(CA19-9)和癌胚抗原(CEA)或血清淀粉酶。

CT 上表现为肿瘤可以在胰腺的任何位置出现,直径常大于 3cm,有包膜伴内部不均匀低密度衰减,包括出血、囊腔和软组织。大多数病灶呈实性和囊性,一些呈实性,少数完全呈囊性(Butte et al,2011)。早期(动脉)相增强相对不均匀,在后期相增强逐渐均匀(Megibow,2012)。周围钙化(图 18.73)并不少见(Buetow et al,1996),但这种情况意味着肿瘤更具侵袭性。可能因为腹部横切面的图像检查应用增多,越来越多更小的肿瘤(小于 3cm)被发现。SPN 小肿瘤的特征与典型的特征有所不同,表现为胰腺实质期实性病灶边缘弱强化(动脉期晚期),后强化逐渐增强(Baek et al,2010)。由于有复发的风险,病人术后也应该行影像学检查随访。

其他胰腺囊性肿瘤　囊性肿瘤也可能继发于实体肿瘤的退化。神经内分泌癌可以坏死后出现囊性退化(图 18.74)(见第 65 章)。黏液性肿瘤可以侵犯邻近结构,表现为囊性肿块(图 18.75)。

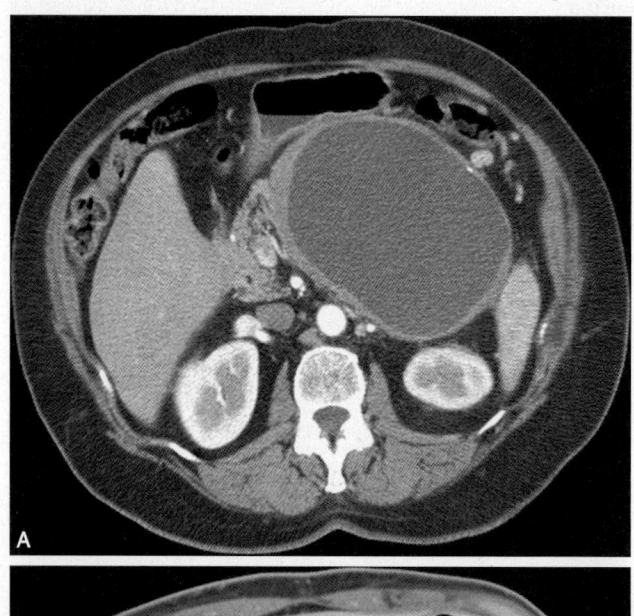

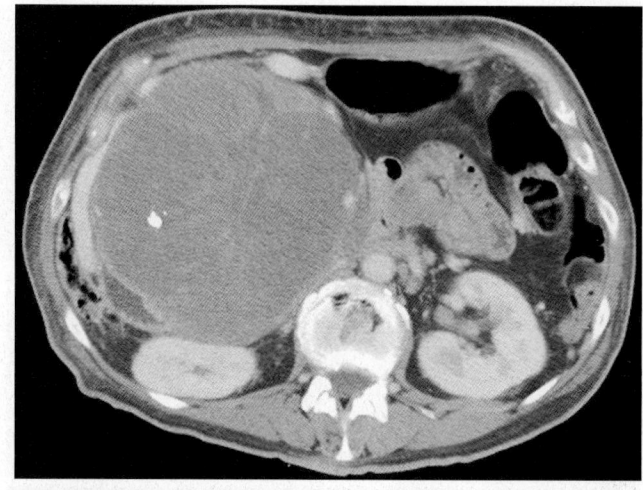

图 18.73 门静脉期扫描显示胰腺乳头状上皮瘤伴钙化

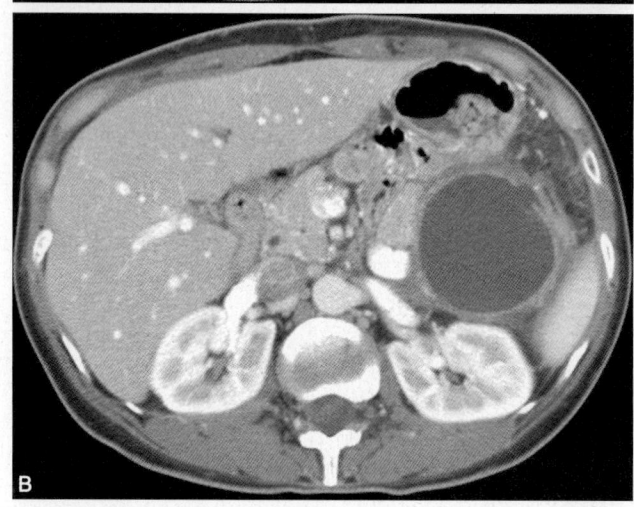

图 18.72 黏液性囊腺癌。(A) 增强 CT 显示厚壁囊肿伴点状钙化。(B) 增强 CT 显示厚壁囊肿伴囊壁溃疡形成

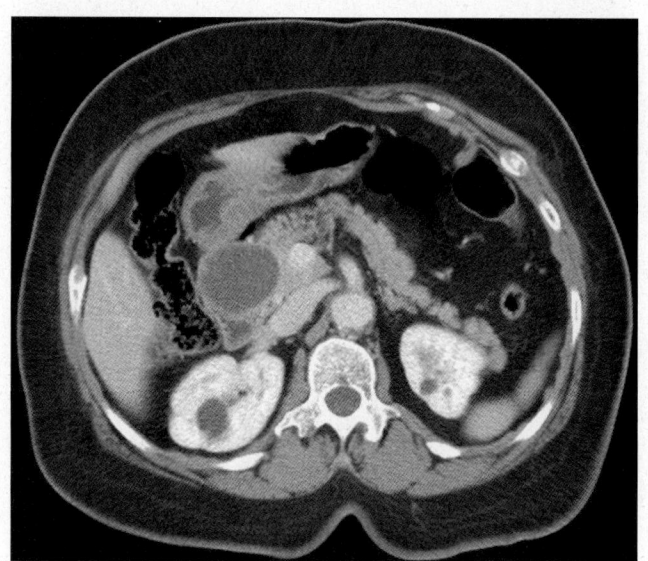

图 18.74 门静脉期扫描显示胰腺神经内分泌肿瘤伴囊性退变

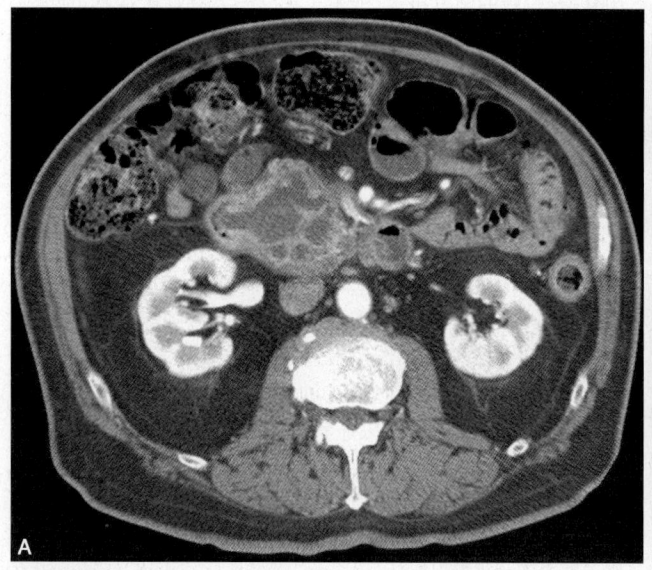

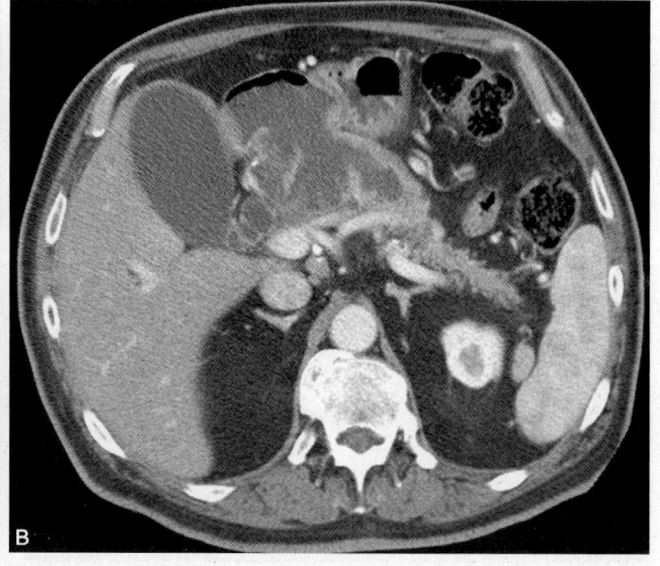

图 18.75 胰管内乳头状黏液瘤伴浸润性黏液性囊腺癌。(A) 浸润到乳头的巨大多囊性肿瘤。(B) CT 显示肿块侵犯到胃和十二指肠

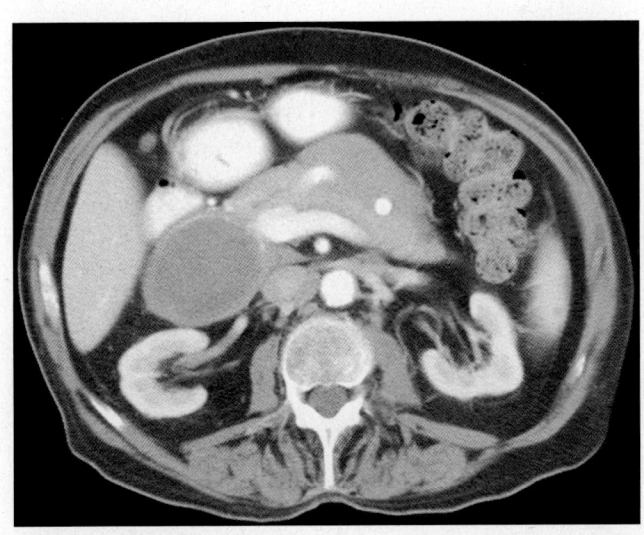

图 18.76　胰腺淋巴瘤。未出现血管受压狭窄

胰腺转移性疾病（见第 64 章）

一项手术和尸检病理回顾研究（Adsay et al,2004）显示,胰腺转移癌最常见的原发灶分别是肺癌、胃肠道癌和淋巴瘤。除胰腺外,这些恶性肿瘤已在病人体内广泛转移。和其他部位的淋巴转移瘤一样,胰腺淋巴瘤并不阻塞血管,而是形成包裹,这一点有助于诊断（图 18.76）。探查胰腺转移癌是要持怀疑态度的,因为胰腺部位的肿瘤最常见的还是起源于胰管的原发性胰腺癌。如果临床怀疑转移癌,则需针对最可能的原发部位进行检查。肾癌病人在常规 CT 检查或三期 CT 检查中可能发现富血管的胰腺转移癌（图 18.77）。

胰腺腺泡细胞癌（见第 59 章）

胰腺腺泡细胞癌主要发生在老年人群,峰值年龄在 60 岁,发病率男性明显多于女性。胰腺腺泡细胞癌大约占所有胰腺肿瘤的 1%,是胰腺外分泌癌,肿瘤细胞阻止胰酶分泌（Cubilla & Fitzgerald,1975;Morohoshi et al,1983）。病理特征为有相对明显的边界,有少量促结缔组织增生的间质,肿瘤细胞呈巢状

或条索状排列。胰腺腺泡细胞癌可发生在胰腺任何部位,但以胰头、胰颈和钩突多见（Holen et al,2002;Klimstra et al,1992）。初发的临床症状包括腹痛、腹胀、进食后呕吐和黄疸。有些病人没有临床症状,偶然发现肿块后前来就诊,血清肿瘤标志物可以正常,但 AFP、CEA 和 CA19-9 可以轻度升高。

CT 上肿瘤边界清楚,有薄层强化包膜,中心坏死,内部可有钙化（图 18.78）。钙化可作为重要的鉴别点,因为只有 2% 的胰管腺癌和 22% 的无功能胰岛细胞瘤出现钙化（Buetow et al,1995b;Eelkema et al,1984）。有研究（Chiou et al,2004）发现肿瘤直径为 3.3～18cm,平均 7.2cm。多数情况下,CT 图像上肿瘤密度比正常胰腺实质低,也有少数情况肿瘤在早期动脉相表现为富血管强化并一直持续到门静脉期。

胰腺炎症性疾病

胰腺炎（见第 54～58 章）

最常见的胰腺囊性肿块不是恶性肿瘤,而是急慢性胰腺炎的一种并发症。中重度胰腺炎病人中有 50% 出现腹腔积液,其中又有 50% 的病人在 6 周内自行吸收（Baron & Morgan, 1997; Byrne et al,2002）,10%～15% 的病人在包膜形成后发展为假性囊肿。慢性胰腺炎病人更容易形成假性囊肿,发生率为 20%～40%。

胰腺炎的常见病因有酗酒、胆囊结石、高脂血症、药物损伤、胰腺分裂、胰腺外伤及 ERCP 并发症（Baron & Morgan, 1997）,临床表现为恶心、呕吐、上腹部疼痛。血清淀粉酶常用于监测病情,但急性胰腺炎的病人可能正常,非胰腺疾病的病人也可能升高。血清脂肪酶的升高支持急性胰腺炎的诊断。

中度急性胰腺炎在 CT 上表现为胰腺肿大,边界模糊。因胰腺受累部位不同,可以出现单侧或双侧肾前筋膜增厚（图 18.79 和 18.80）。急性腹腔积液时胰酶含量高,没有明显的包膜。

急性腹腔积液发生时胰腺也出现水肿,胰周积液,没有明显包膜。液体可局限或经胰腺渗漏到腹膜后,50% 可自行吸收。在胰腺炎发生 4 周后（图 18.81）,外渗或外漏的胰液被肉芽组织囊壁包裹形成急性假性囊肿（Baron & Morgan,1997）,囊壁无上皮组织,界限清楚,囊内可有分隔。

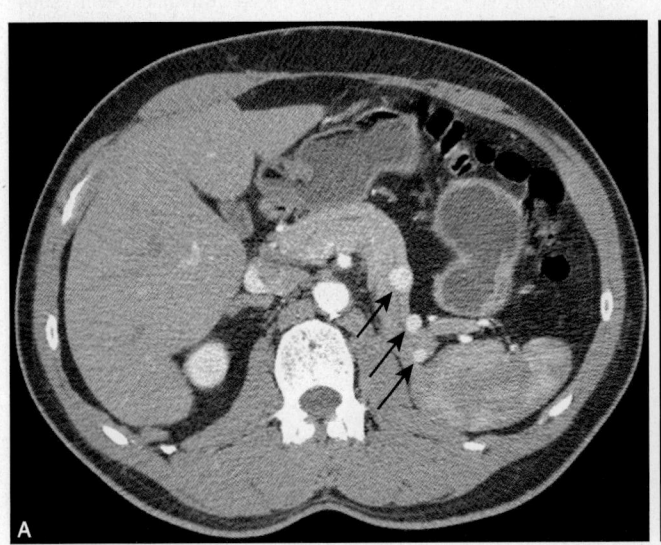
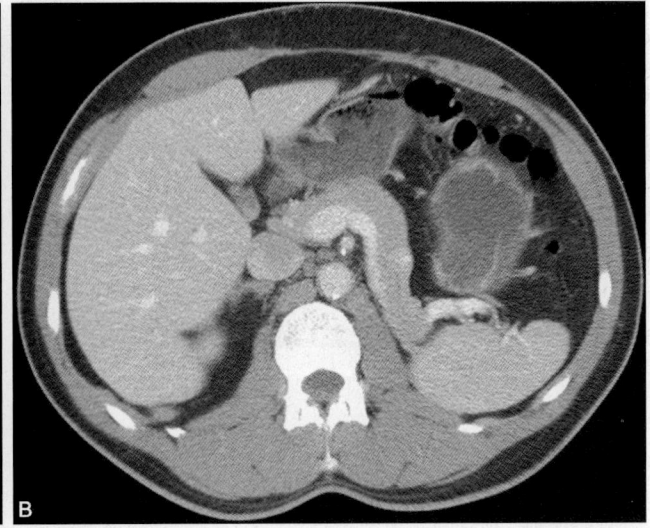

图 18.77　肾癌的胰腺转移。（A）CT 血管造影显示富血管胰腺转移灶（箭头）。（B）门静脉期图像显示肿块明显缩小

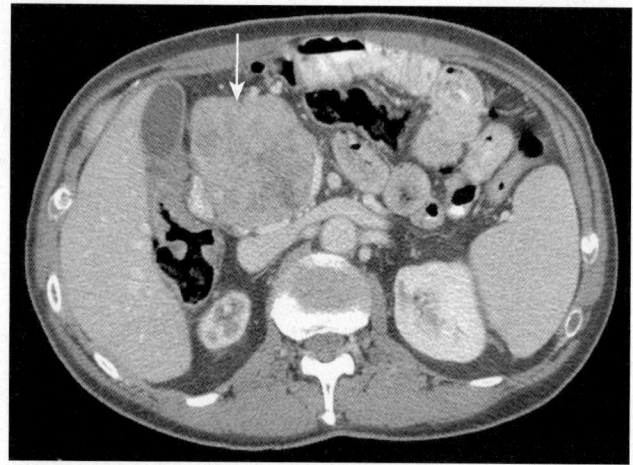

图 18.78　胰腺腺泡癌(箭头)

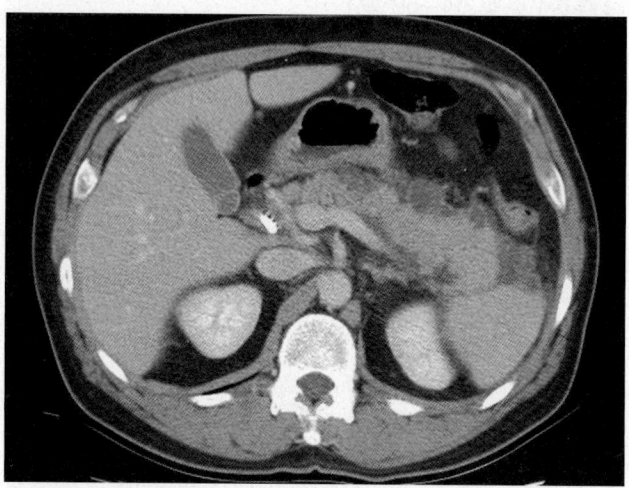

图 18.79　胰腺炎累及胰腺体尾部。可见脾和左肾上腺之间的脂肪面消失

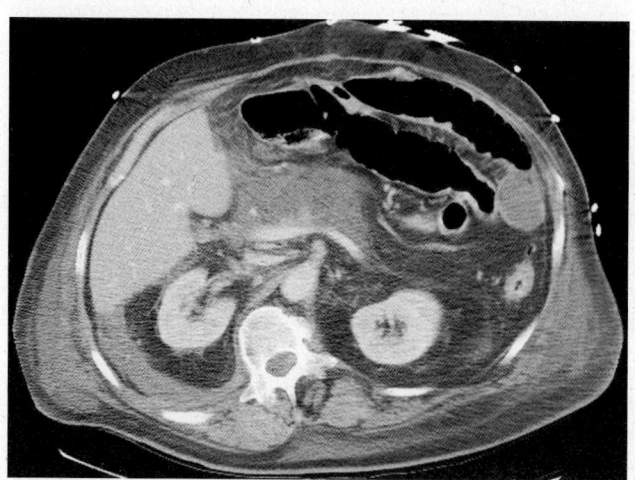

图 18.80　胃切除术后发生的重症胰腺炎伴组织结构消失

淋巴浆细胞性(自身免疫性)胰腺炎(见第 59 章)

淋巴浆细胞性胰腺炎也称自身免疫性胰腺炎(Kawaguchi et al,1991;Kim et al,2004b;Yoshida et al,1995),最初被描述为"胰腺原发性硬化"(Sarles et al,1961)。特征是在胰管及分支

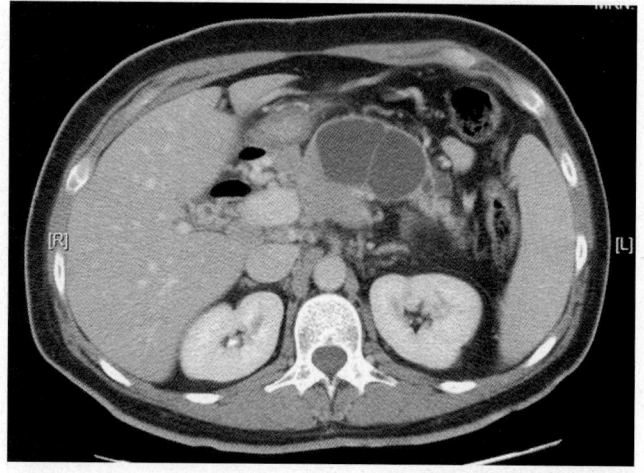

图 18.81　门静脉期胰腺假性囊肿。病人也同时存在胰岛细胞瘤

周围形成混合炎症性浸润中心,伴闭塞性静脉炎(Hardacre et al,2003)。如今被认为是 IgG4 相关硬化性疾病的胰腺病理表现(Vlachou et al,2011),男性的发病率是女性的两倍。临床表现和胰腺囊腺癌相同,出现腹痛、黄疸、体重减轻、CEA 或 CA19-9 升高,血清淀粉酶和脂肪酶轻度升高,但不是主要特征,有 37% ~ 76% 的病人出现 IgG 升高和高丙种球蛋白血症(Kimet al,2004)。尤其是 IgG4 经常升高,其他自身抗体也一样,如类风湿因子和抗核抗体等。病人也可能出现无痛性梗阻性黄疸(Kamisawaet al,2007)。

影像学上可有弥漫性、局灶性和近来多见的多灶性这三种表现(Kajiwaraet al,2008)。弥漫性改变最多见(图 18.82),表现为腺体"香肠样"弥漫性增大,伴小叶轮廓和胰腺裂的消失。局灶性改变不常见,表现为单发肿块,多发生于胰头,类似导管腺癌,仅伴主胰管轻度扩张。在局灶性和多灶性病变中,CT 表现为病灶呈低密度,强化减弱,纤维化时可伴延迟期的中度强化(Vlachou et al,2011)。受累区域可有胶囊样的低密度环或晕,主胰管受累会变窄或走行异常,钙化和胰周积液罕见。

由于这种疾病都全身多器官受累,影像学上也可表现为胆总管、肝内胆管和胆囊壁的增厚或狭窄(Kawamoto et al,2004;

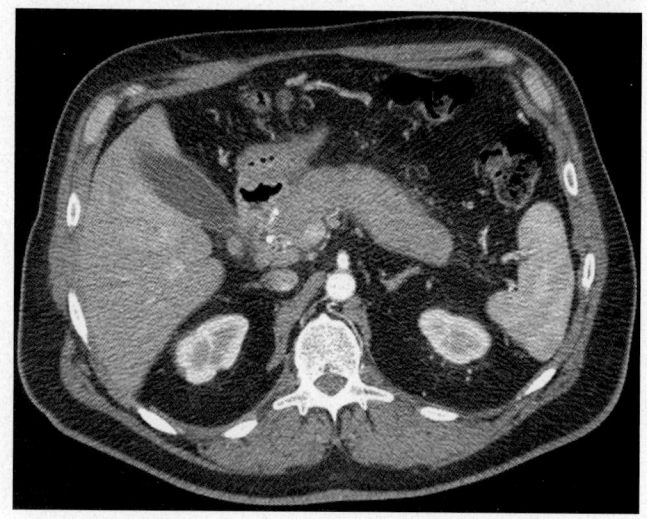

图 18.82　淋巴浆细胞性胰腺炎导致弥漫性胰腺肿大

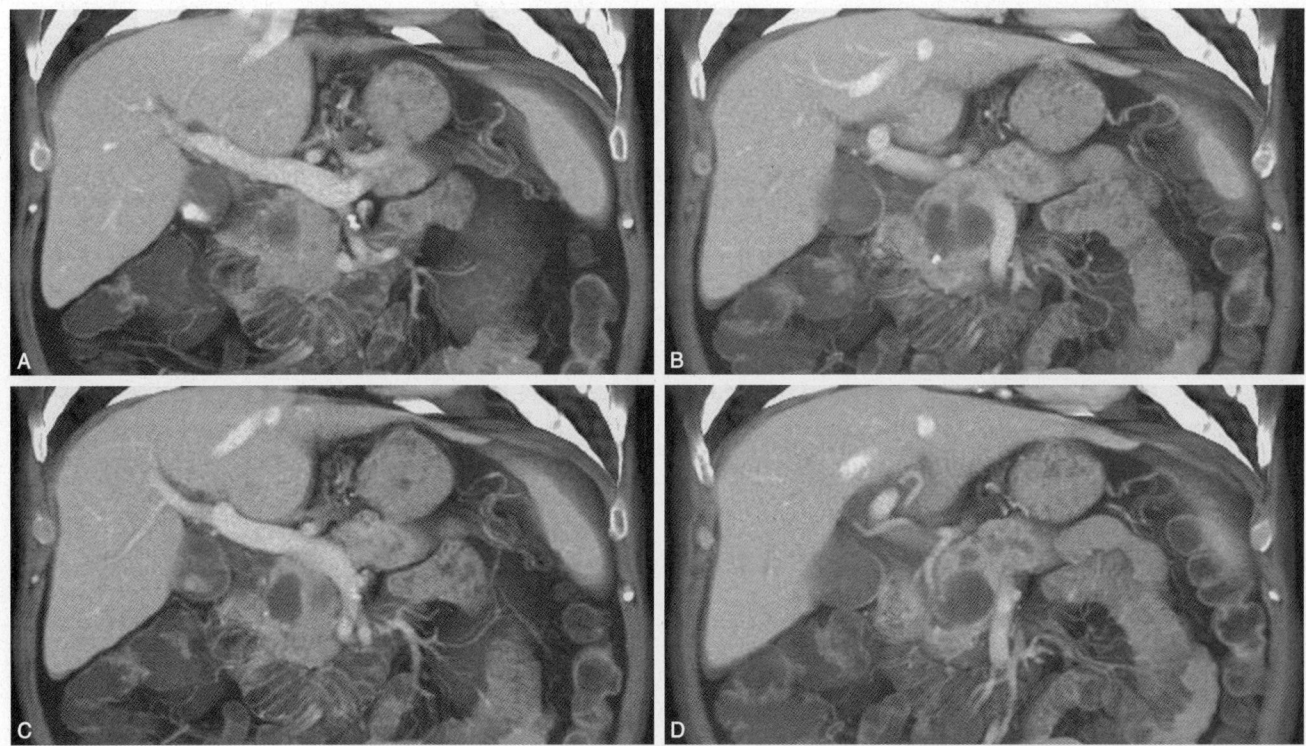

图 18.83　沟槽型胰腺炎。(A-D) 十二指肠壁壶腹旁囊肿伴胰管囊状扩张。病理检查未发现恶性肿瘤,十二指肠壁呈慢性炎症及纤维化改变,邻近胰腺呈慢性局灶性胰腺炎改变,胆囊呈慢性胆囊炎改变

Takahashi et al,2008)。肾脏受累也很常见,表现为低密度圆形病灶或楔形皮质结节,周围皮质病变和肾盂病变,腹膜后及淋巴结受累不常见(Vlachou et al,2011)。

局灶性淋巴浆细胞性胰腺炎有时伴有局限性的主胰管狭窄和远端扩张,就很难与胰腺癌区分。但由于这类疾病对皮质类固醇经验性治疗有效,临床及影像学变化有助于明确诊断。如果没有诊断性治疗或 IgG4 的检测阴性,则需要剖腹探查行进一步诊断(Learn et al,2011)。

沟槽型胰腺炎

沟槽型胰腺炎发病的解剖区域位于胰头背侧、十二指肠降部及胆总管之间,由 Becker 第一次报道,Stolte 和他的同事命名(Becker,1973;Stolte et al,1982)。病人初发症状一般是由于十二指肠狭窄而引起的腹痛和呕吐,该病很难同沟槽型胰腺癌鉴别诊断。慢性炎症引起胰头和十二指肠之间的沟槽区域形成板状瘢痕,从而导致肝外和肝内胆管的扩张。十二指肠狭窄可能导致十二指肠肠壁增厚和沟槽区域囊性病变的形成(Gabata et al,2003;Lauffer et al,1999;Triantopoulou et al,2009)(图18.83)。胰管扩张较胆管扩张少见,活检有助于沟槽型胰腺炎与沟槽型胰腺癌鉴别诊断。

其他非肿瘤性胰腺肿块:异位脾组织

异位脾组织是少见的胰腺肿块样疾病,多发生于胰尾(图 18.84)。尸检上发现大于 10% 的病人存在副脾,其中有大约 20% 出现在胰腺尾部或其周围(Halpert & Alden,1964;Halpert & Gyorkey,1959;Lauffer et al,1999)。异位脾

组织一般在 CT 上表现为类圆形肿块,边界清楚,小于 2cm,和脾脏同时强化(Mortele et al,2004),但仍然难以诊断。日本的一项研究采用 CT 血管造影发现胰腺内的异位脾组织和脾脏同时强化(Miyayama et al,2003)。如果 CT 仍难以诊断,可行对比增强的 MRCP,其中更多的序列可以识别脾脏组织,或者利用锝 99 标记的热变性红细胞扫描技术(Ota et al,1997)。

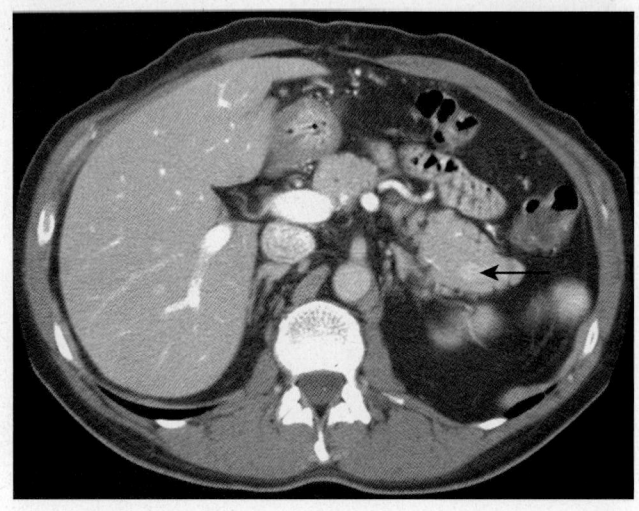

图 18.84　位于胰尾部的富血供的异位脾组织(箭头)

（陈琳　程琪　译　陈孝平　审）

第19章

肝胆胰疾病的磁共振成像

Scott R. Gerst and Richard Kinh Gian Do

磁共振成像(magnetic resonance imaging, MRI)是一种断层多维成像技术(图19.1)。MRI使用磁场和射频脉冲产生出具有出色组织对比度和出色空间分辨率的图像。20世纪40年代,Bloch等人(1946年)和Purcell等人(1946年)首次将核磁共振原理描述为体外化学分析方法。几十年后,Damadian(1971)和Lauterbur(1973)应用了这些基本原理来设计MRI以进行活体内成像。如今,MRI被广泛用作全身医学成像工具,以达到显示和区分正常组织和病理组织的作用。

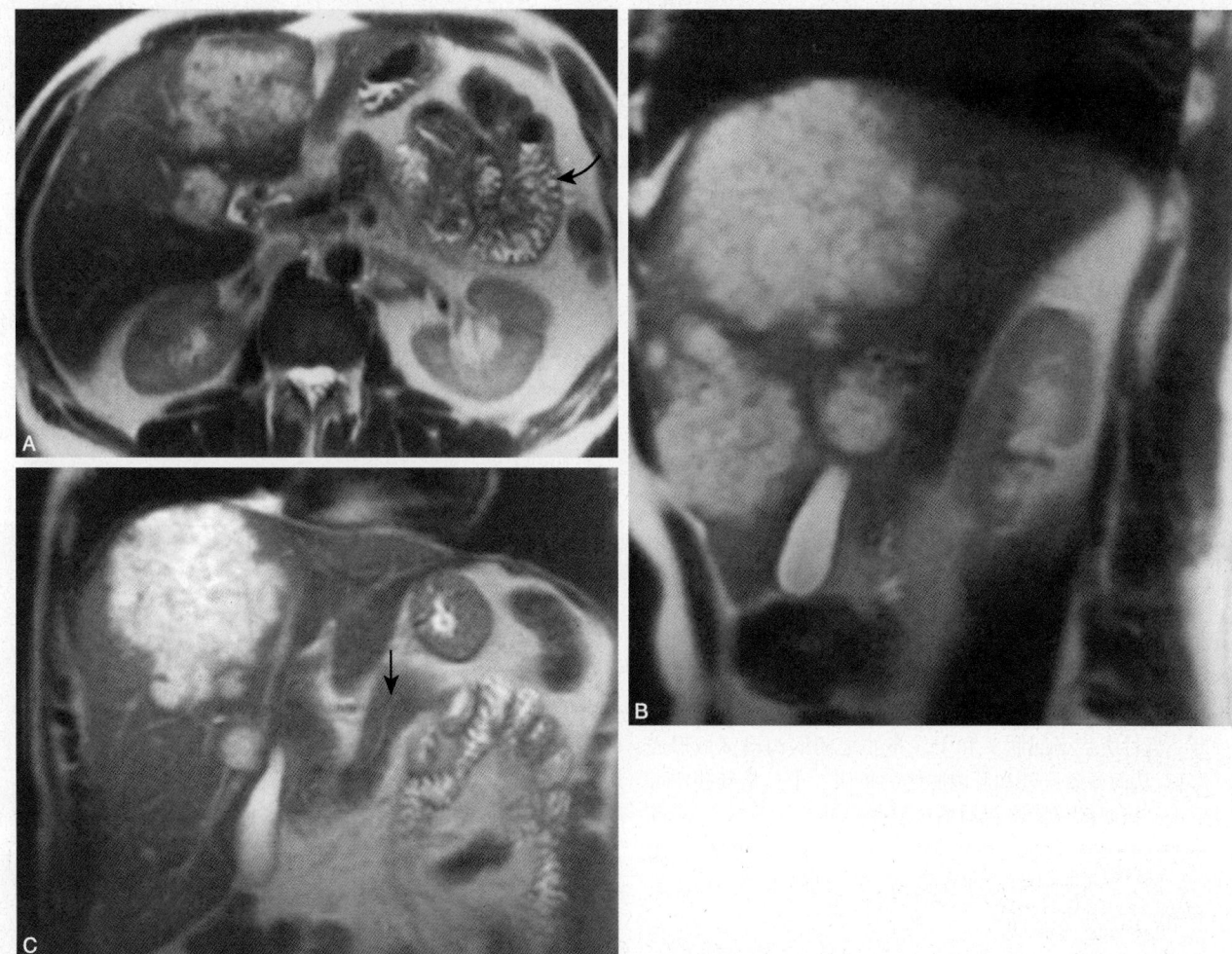

图19.1 多发肝转移的病人通过肝脏的多平面T2加权图像。(A)横轴位图像。(B)矢状位图像。(C)冠状位图像。可以使用多种技术来获取这些图像。含有液体的组织结构,包括小肠(弯箭头,A)、胆囊、胆管树和胰管(箭头,C)显示出高亮信号

磁共振成像原理

MRI 利用存在于某些原子核(包括氢原子)中的磁矩或自旋获得的信号。当放置在较大的静态磁场中时,原子核会在与磁场平行或反平行的方向上排列,称为拉莫尔频率的旋转或自旋。该频率取决于所成像核的特定类型和磁场强度。在临床实践中,最常见的成像核是氢(H^1),因为它在人体中的含量很高,大部分为水。还可以通过其他原子核包括磷(P^{31})、钠(Na^{23})和碳(C^{13})MRI 成像。

当在静态磁场中不受干扰时,具有磁自旋的核处于平衡状态:几乎相等数量的核处于平行或反平行排列。两种状态之间的微小差异会产生净磁矩。在以共振拉莫尔频率通过射频(RF)脉冲激励之后,从磁矩产生可测量的信号。当体内的受激核返回平衡状态时,以电磁场的形式释放能量,该能量被接收器线圈捕获产生信号。该发射信号的强度决定了组织的信号强度(SI)。精确的组织 SI 取决于几个因素,包括纵向弛豫(T1)、横向弛豫(T2)、质子密度(本质上是存在的核数)和流量。可以操纵这些因素中的某些因素(例如,通过 T1 和 T2 加权)以创建突出显示各种软组织特性的图像。

所有组织都具有沿纵向弛豫时间的固有 T1 值,该值在 200~800ms 之间变化。T2 时间或横向弛豫时间是垂直于磁场长轴的信号损耗的量度,对于大多数组织而言,通常在 20~200ms 之间变化。可以利用各种软组织固有的 T1 和 T2 时间差异来改善图像 对比度和诊断准确性。例如,具有长 T1 弛豫时间的自由水在标准 T1 加权成像中为低信号,而在 T2 加权成像中则为显著高信号。因此,所谓的 T2 加权成像序列(例如 MR 胰胆管造影术中使用的序列)会突出显示高水含量的结构(例如胆管和胰管),同时会降低其他器官的信号。

扩散加权 MRI(diffusion weighted MRI,DWI)是一种替代性组织造影剂,其产生的图像取决于水扩散的局部幅度。肝脏的 DWI 可以用于帮助检测局灶性肝病灶,尤其是转移灶,也可以用于评估肝实质的变化,例如肝纤维化。起初,由于与传统的 T1 或 T2 加权成像相比,它对脑血管意外后脑部早期变化的敏感性增强,因此引起了人们极大的兴趣。DWI 在人体成像中的应用最初受到硬件和软件限制的困扰,在 21 世纪早期得到解决。随着接收器线圈设计的新进展,用于获取图像的梯度线圈的改进以及通过呼吸或导航技术的运动校正,DWI 已成为肝胰胆管成像中的功能性成像序列(Taouli et al,2010)。

磁共振成像的安全性

MRI 对大多数病人而言是安全的。但是,医师和病人应注意一些重要的考虑因素,例如 MR 造影剂的安全性,病人(包括他们的植入物)与扫描仪的强静磁场以及用来生成图像的 RF 场之间发生相互作用的风险。磁场间的相互作用会导致磁性动脉夹移位或导致防心律失常的起搏器和除颤仪失灵,从而具有潜在的风险。根据美国放射学院提出的新的 MRI 安全指南(MR 安全专家小组,2013 年),许多 MRI 设施都有适当的筛查程序来解决潜在禁忌设备的问题。但是,转诊医师应了解其本地影像中心对 MRI 安全性的处理流程,例如其对具有 MR 条件或 MR 不安全的起搏器进行判别的能力。

MRI 对轻度肾功能不全的病人有一定影响。CT 中使用碘造影剂会增加造影剂引起的肾病的风险。但是,严重肾功能不全的病人使用静脉注射的钆(Ga)造影剂可能会导致肾系统性纤维化(nephrogenic systemic fibrosis,NSF)。NSF 是与软组织和器官内游离钆沉积有关的严重且可能致命的并发症,会导致硬皮病样纤维化。NSF 的确切病因机制仍然未知,但是肾小球滤过率(GFR)<30mL/min 的病人,尤其是患有严重终末期疾病(GFR<15mL/min)的病人,NSF 的风险增加。另外,具有较低热力学稳定性的线性造影剂比其他造影剂具有更大的风险。如果可能的话,对于 GFR<30ml/min 的病人,应使用更稳定,更低风险的大环类药品。对于 GFR<15mL/min 的病人,造影剂的使用应仅在必要时进行,在仔细评估风险与获益后,并在可能的情况下与肾脏病专家协商。自从最初 NSF 被报道以来,迅速的国际调查、信息传播和政策的迅速调整导致 NSF 案例数量急剧下降。自 2009 年以来,NSF 在多个国家已基本消失(Bennett et al,2012;Grobner,2006;Idee et al,2014)。

磁共振胰胆管成像

MR 胰胆管成像术(MR cholangiopancreatography,MRCP)是一种用于评估胆管和胰管的成像技术,在影像学良性疾病以及胆道系统恶性肿瘤的综合评估中起着重要的作用(Mandelia et al,2013;Singh et al,2014;Vaishali et al,2004)。重 T2 加权图像用于提供胆道和胰管解剖结构的概览,消除周围结构的信号。MRCP 可获得出色的诊断质量图像,具有很高的灵敏度,并能准确评估管腔的扩张,狭窄和管腔内异常(Hekimoglu et al,2008;Palmucci et al,2010;Palmucci et al,2010;Sandrasegaran et al,2010)。当前的 MRCP 技术可以生成横断面图像和最大强度重建图像(图 19.2),并且重建图像类似于通过内镜逆行胰胆管造影术(ERCP)或经皮肝穿刺胆管造影获得的直接对比增强胆管造影照片(PTC;请参见第 18 章)。MRCP 是非侵入性的,避免了 ERCP 或 PTC 相关的潜在并发症(Zhong et al,2004)。

MRCP 的基本原理是使用 T2 加权成像将信号强度高的静态或缓慢移动的流体(包括胆汁)突出显示。T2 值较短的周围组织(包括腹膜后脂肪和实体内脏器官)的信号显著降低。除了重 T2 加权序列之外,MRCP 扫描方案还包括常规的中间 T2 加权序列和 T1 加权序列以评估周围的结构。用于获取胆管造影图像的 MR 特定技术包括屏气、呼吸屏和导航仪门控技术,这些技术可以在病人自由呼吸时也生成图像。

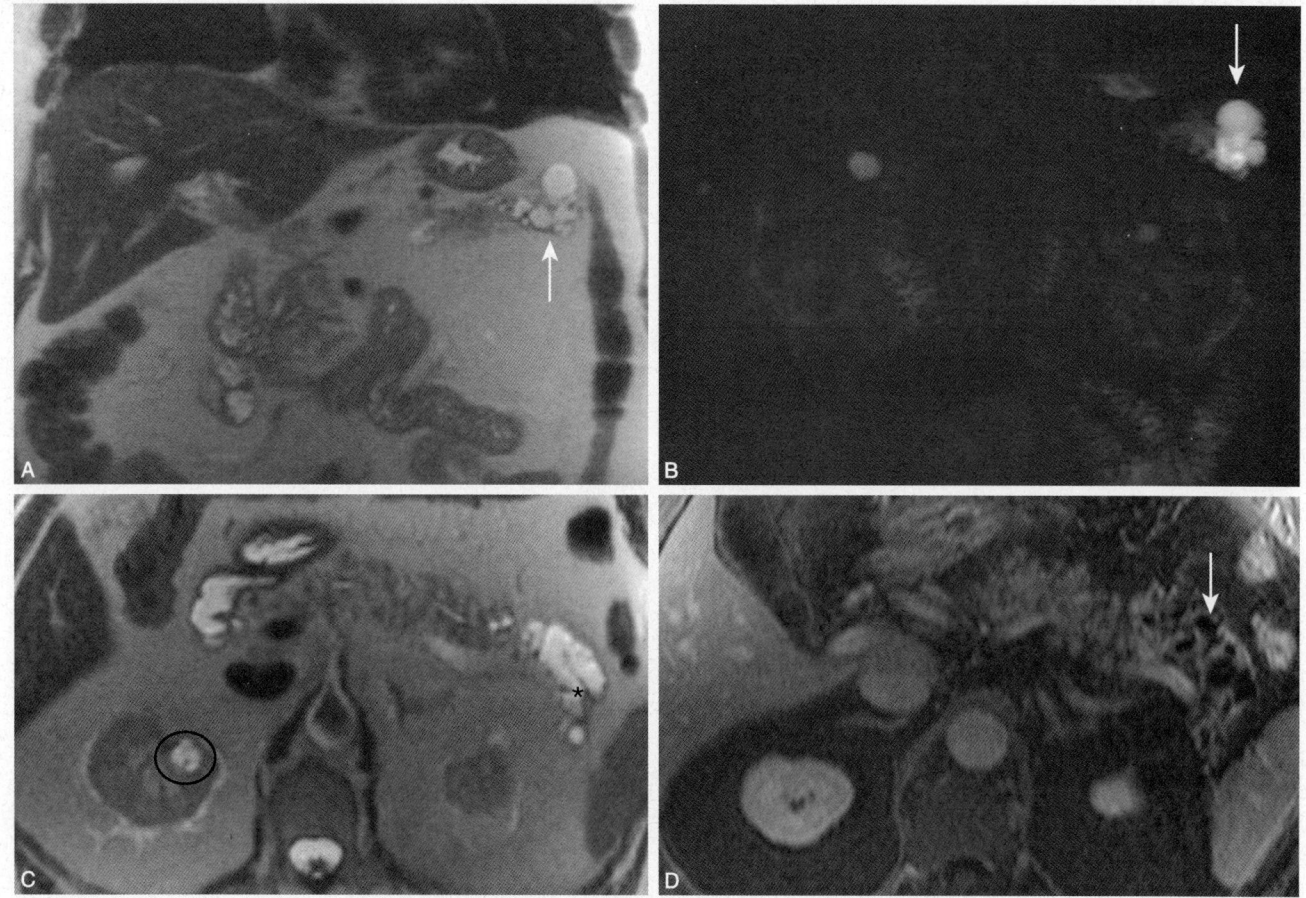

图 19.2　胰腺尾部混合性主导管和分支导管内乳头状黏液瘤(IPMN)。(A)冠状位 T2 加权图像。病变 T2 信号较高,表明胰腺尾部有囊性内容物,并显示多个薄隔膜(箭头)。(B)冠状位三维最大强度投影 T2 加权磁共振胰胆管造影图像。多隔囊性胰尾肿块明显(箭头)。(C)轴位 T2 图像。主胰管扩张(星标),多发隔膜明显。偶然发现右肾囊肿,囊壁较薄(圆圈)。(D)静脉注射钆对比剂后的轴位 T1 加权脂肪饱和图像。病灶内的许多隔膜增强(箭头)。部分病变呈结节状,病变已被切除。组织病理学显示,这是一例 IPMN,病灶内有非侵袭性黏液腺癌病灶。非浸润性粘液癌病灶

磁共振成像造影剂

　　MRI 造影剂主要通过改变各种软组织的固有 T1 弛豫时间来发挥作用。在肝胆系统中,MRI 造影剂更有助于肝脏病变的检测,以及明确肝脏异常病灶特征。用于肝胆成像的 MRI 造影剂分为两个基本类别:细胞外造影剂(extracellular fluid contrast,ECF)和具有附加肝胆排泄的造影剂。过去,最常用的造影剂是 ECF 剂,例如钆喷替酸葡甲胺(Gd-DTPA),最初分布在血管内,并迅速扩散通过血管外间隙,类似于碘造影剂在计算机断层扫描(CT)中的作用(请参阅第 18 章)。在增强模式中,良性和恶性肝病灶之间的差异已有很好的报道,以后将在各个实体中进行讨论。

　　与传统的 ECF 造影剂不同,已经开发了几种新的肝胆特异性造影剂,用于获得更多的功能信息。这些肝胆特异性造影剂不同程度地被有功能的肝细胞组织吸收,并通过胆汁以及肾脏排泄。已获批的肝胆特异性造影剂包括锰福地吡三钠、ado 酸二丁胺、ado 酸(Gd-EOB-DTPA)。ado 酸二甲酯(MultiHance;

Bracco Imaging,Cranbury Township,NJ)和乙氧基苄基-二亚乙基三胺五乙酸(Eovist/Primovist;Bayer Healthcare,Wayne,NJ)。尽管剂量和药代动力学不同,但是这些造影剂都是静脉内给药。它们在动态期(常规用 ECF 药物进行)和延迟的肝细胞特异性期均具有双重成像能力。这些药物可提供有关肝实质、胆管和肝血管的全面信息(Burke et al,2013;Seale et al,2009)。

磁共振成像的正常肝脏表现

　　MRI 通常用于评估弥漫性和局灶性的异常病灶。在肝脏MRI 中,使用了平扫 T1、T2 和 DWI 序列。在 T1 加权图像上,正常肝实质比脾脏明亮(高信号强度),而在 T2 加权图像上,脾脏比肝脏相对明亮(图 19.3)。尽管大多数肝病灶在 T1 加权图像上的信号强度较低,但在 T2 加权图像上它们的强度变化更大,囊肿和血管瘤通常具有最高的 T2 信号强度。造影前后 T1 加权信号图像用于评估肝实质与肝脏病灶的增强模式。如果使用肝胆造影剂,则需要获取肝胆期的图像。

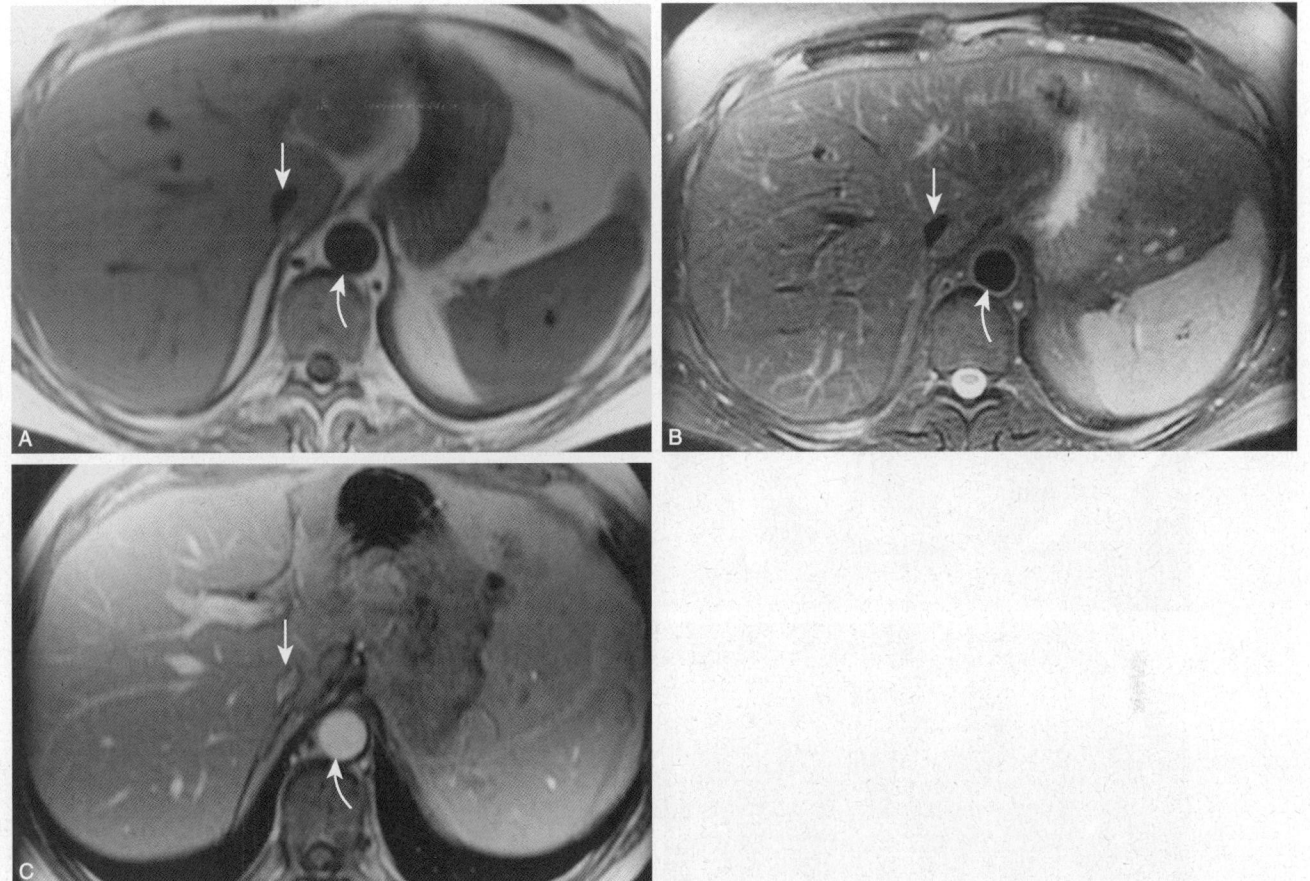

图 19.3　正常肝磁共振图像。(A)T1 加权自旋回波图像。相对于脾脏信号,肝脏更明亮(高信号强度)。血管中有正常的流空信号,表现为极深色区域(直箭头,下腔静脉肝内部分;弯箭头,主动脉)。(B)T2 加权快速自旋回波图像。由于肝脏/脾脏反差,正常脾脏比肝脏亮。注意血管内的流空(直箭头,下腔静脉肝内部分;弯箭头,主动脉)。(C)增强

弥漫性肝病

脂肪肝

脂肪可能由于多种原因在肝细胞中蓄积,包括酒精摄入、糖尿病、药物和肥胖症(请参阅第 71 和 100 章)。肝脂肪变性可能是弥漫性、斑片状或局灶性。脂肪肝的模式与灌注区域差异有关。由于 CT 上的局灶性脂肪和局灶性肝病灶密度均较低,因此可能难以区分。此外,局部脂肪缺乏可能与增强 CT 上的肿瘤增强影像相似。尽管解剖边界和位置可能有助于诊断,但由于信号特征不同,在 MRI 上更容易区分。利用脂肪和水质子之间的共振频率的微小差异,T1 加权同相和反相成像可以区分同一体素内脂肪和水的信号(图 19.4)。使用快速梯度回波技术,共享同一体素的脂肪和水质子将"同相"或"反相"180度成像。脂肪和水含量相对相等的组织在异相序列中会显得很暗,因为来自脂肪和水的信号"同相"并且可以相互抵消(Boll et al,2009;Springer et al,2010)。在反相成像时,相对于周围的脂肪肝,脂肪缺乏区域将保持高信号。在标准的 T1 加权成像中,局灶性脂肪区域可显示信号的增加。T2 加权图像上的外观取决于所获取序列的类型以及是否使用脂肪饱和度。在评估肝脂肪变性背景下的局灶性病变时,MRI 具有利用这些信号差异以及应用弥散加权和增强成像的能力,比 CT 具有优势。

具有插值功能的新型屏气三维(3D)T1 技术可实现快速单次呼吸,并增加了脂肪和水的区分(Bashir et al,2012)。增强特征也有助于诊断,因为局灶性脂肪肝增强应与周围正常肝实质一致。这一点很重要,因为其他病变[包括肝细胞癌(hepatocellular carcinoma,HCC)和腺瘤]中也可能含有少量脂肪(请参阅第 90A 和 91 章)。

铁沉积病

肝铁沉积可能是由于原发性遗传性血色素沉着症或继发性非遗传性系统性超负荷引起的(请参阅第 76 章)。原发性血色素沉着病是一种常染色体隐性遗传疾病,其特征是肠道铁吸收异常,并且铁在非网状内皮组织器官中蓄积。这种疾病主要发生在肝细胞中,后期其他脏器(包括胰腺和心脏)更可能受累。与 T1 加权同相序列上的脾脏相比,肝脏显示出异常低的信号强度。T1 加权梯度回波序列对于检测肝实质内铁的存在非常敏感,这是由于铁的存在导致局部磁场不均匀。原发性或遗传性血色素沉着病的诊断非常重要,因为该病可能直到疾病晚期才被发现,其长期后遗症包括纤维化、肝硬化和原发性肝细胞癌。

基于器官受累的模式,有时可将继发性原因引起的非遗传性全身性铁超负荷与原发性血色素沉着病区分开。非遗传性全身性铁超负荷通常与肝硬化病人多次输血,骨髓增生异常综

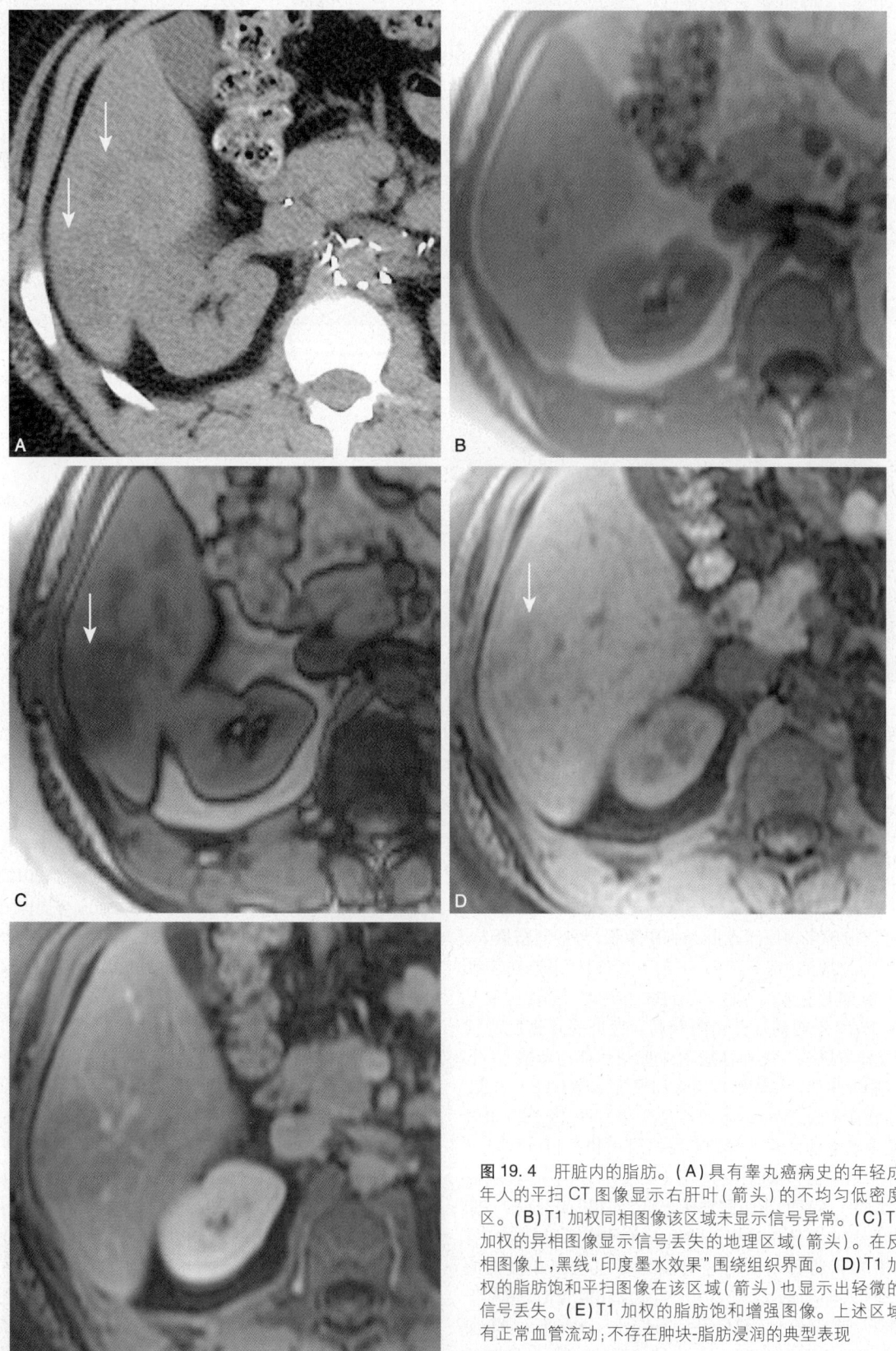

图 19.4　肝脏内的脂肪。(A) 具有睾丸癌病史的年轻成年人的平扫 CT 图像显示右肝叶（箭头）的不均匀低密度区。(B) T1 加权同相图像该区域未显示信号异常。(C) T1加权的异相图像显示信号丢失的地理区域（箭头）。在反相图像上，黑线"印度墨水效果"围绕组织界面。(D) T1 加权的脂肪饱和平扫图像在该区域（箭头）也显示出轻微的信号丢失。(E) T1 加权的脂肪饱和增强图像。上述区域有正常血管流动；不存在肿块-脂肪浸润的典型表现

合征或铁吸收异常有关（QueirozAndrade et al, 2009）。在继发性铁超负荷中，网状内皮系统（reticuloendothelial system, RES）中主要存在铁蓄积，脾和骨髓中铁沉积较早，而肝沉积较晚。如果铁沉积仅限于 RES，则称为含铁血黄素沉着症。如果看到

非 RES 器官受累，则称为继发性血色素沉着症。这些明显的特征和病人的病史通常可以帮助临床医生鉴别诊断。MRI 非常适合识别由于铁沉积引起的异常信号强度，并且梯度回波成像已被证明可以可靠地量化肝铁负荷（图 19.5）（Mavrogeni et al,

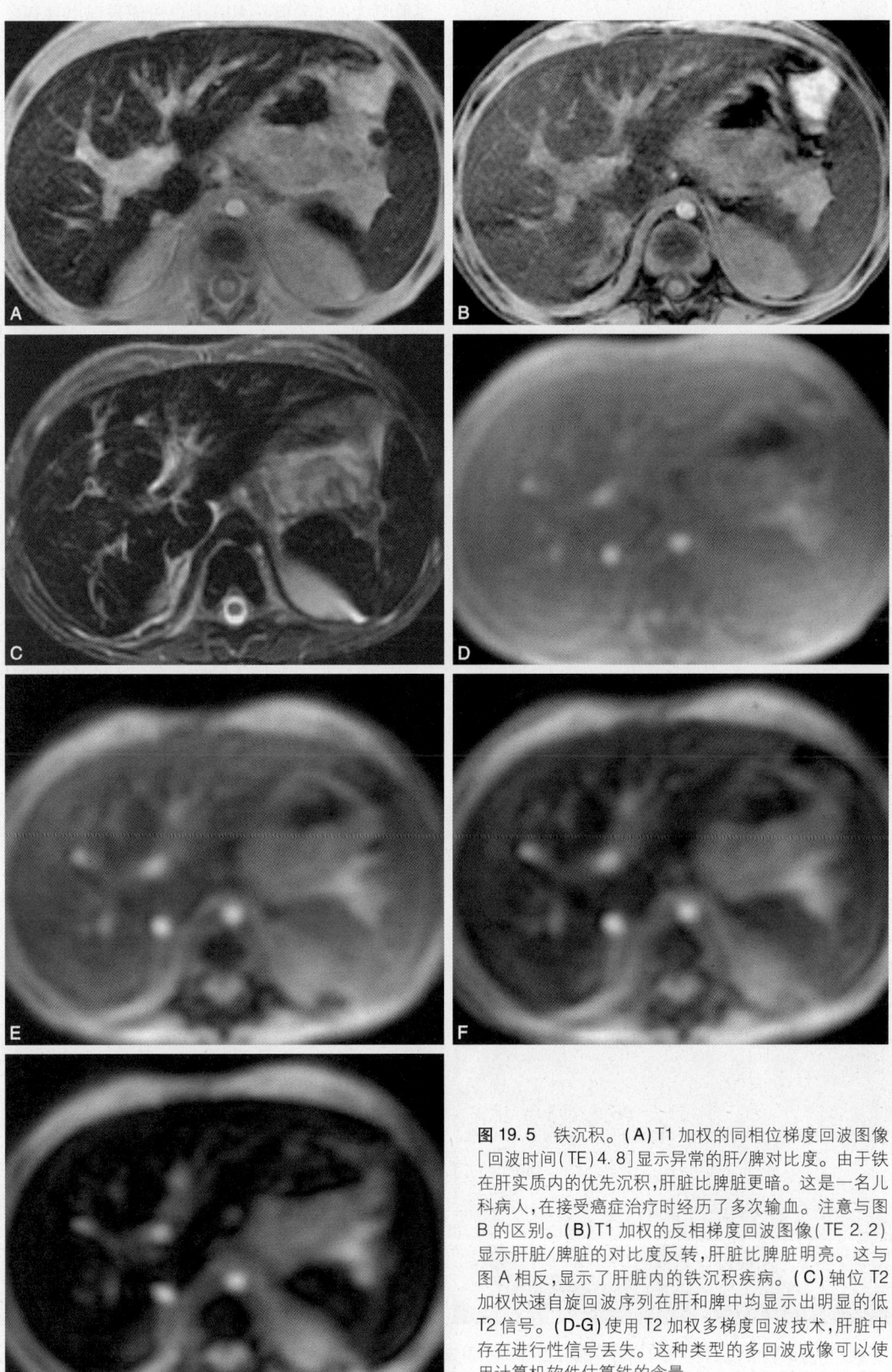

图 19.5　铁沉积。（A）T1 加权的同相位梯度回波图像［回波时间（TE）4.8］显示异常的肝/脾对比度。由于铁在肝实质内的优先沉积，肝脏比脾脏更暗。这是一名儿科病人，在接受癌症治疗时经历了多次输血。注意与图 B 的区别。（B）T1 加权的反相梯度回波图像（TE 2.2）显示肝脏/脾脏的对比度反转，肝脏比脾脏明亮。这与图 A 相反，显示了肝脏内的铁沉积疾病。（C）轴位 T2 加权快速自旋回波序列在肝和脾中均显示出明显的低 T2 信号。（D-G）使用 T2 加权多梯度回波技术，肝脏中存在进行性信号丢失。这种类型的多回波成像可以使用计算机软件估算铁的含量

2013；QueirozAndrade et al，2009）。铁定量可能具有间接的附加用途；例如，有限的数据表明，这可能有助于预测患有骨髓增生异常综合征和急性髓性白血病的同种异体干细胞移植之前的非复发死亡率（Wermke et al，2012）。

局部肝病

MRI 优于 CT 的优势在于，通过改良的软组织对比度以及新颖的组织对比机制，可以提高肝脏病变的特征性。我们将讨论常见的良性和恶性肝脏病变，并强调成像的差异性特征。熟悉典型的 T1 和 T2 病变信号以及增强特征，将有助于临床医生开发一种评估最常见肝脏病变的方法。

囊肿

囊肿是常见的肝脏病变，可能是偶发性的（见第 75 和 90B 章），或与多囊肾有关（图 19.6）。体积过小难以在 CT 上鉴定的小囊肿（<1cm），很容易通过 MRI 诊断。在 MRI 上，单纯的囊肿是一种非增强性病变，与脑脊液相似。在 T1 加权图像上信号强度均较低，在 T2 加权图像上均非常明亮。囊肿在 T2 加权图像上保持明显的高信号，类似于脑脊液、胆管和胰管中的流体。

血管瘤

肝血管瘤（参见第 90A 章）是肝脏的良性肿瘤。据估计发病率为 20%（Albiin，2012）。因此，大多数血管瘤通常是在其他影像学检查中偶然发现的，例如 CT 或超声。MRI 非常适合诊断血管瘤，并且是影像学检查的首选方式。在 T1 加权图像上，血管瘤与周围的肝实质相比是低信号，边缘光滑，边界清楚，并且经常分叶。在 T2 加权图像上，与正常肝脏相比，血管瘤呈明显高信号。血管瘤还倾向于在重 T2 加权序列上保持高信号，几乎与囊肿的程度相同，并且与周围的肝实质相比更加明显。注射造影剂后，周围结节存在不连续的增强，随后部分或全部被造影剂填充，已经证明对血管瘤的诊断非常准

确（图 19.7；Silva et al，2009）。

静脉注射造影剂后动态、增强 MRI 有助于提高肝血管瘤诊断的特异性，并使该病灶与其他病灶（包括转移瘤和 HCC）区别开来（Albiin，2012 年）。较大的血管瘤上述特征更为明显，尽管巨大的血管瘤在 MRI 上也可能表现出具有多变的信号强度和中央瘢痕（Prasanna et al，2010）。但是，问题来自较小的血管瘤，可能会出现造影剂快速填充，并表现为富血供的、均匀的病变。这些较小的病变（通常<1cm）可以通过其 T2 信号特征和增强模式中与血管同时强化的特征来区分（Albiin，2012）。另外，与转移瘤相比，在 DWI 序列中，血管瘤具有更高的表观扩散系数值（Miller et al，2010）。在使用肝胆造影剂增强评估时必须谨慎，由于重叠的细胞外动态期和造影剂肝胆期的排泄可能会混淆典型的血管瘤增强表现，并导致动态增强时出现造影剂的"假性廓清"，使表征更加难以鉴别（Goshima et al，2010）。出于这个原因，我们不建议在首次肝脏病灶检测中使用钆塞酸作为造影剂，而应使用传统的 ECF 作为造影剂。

硬化性血管瘤的诊断是一个挑战，其影像学表现通常与肝脏恶性肿瘤相似。有限的数据表明，硬化症的进展表现为相应的 T2 信号降低，而高增强程度降低，这可能与纤维化区域有关。随时间的推移，邻近的肝包膜回缩和邻近的楔形瞬时灌注变化以及病灶变小都可能为诊断提供线索，但根据临床情况可能需要进行活检以确诊（Ridge et al，2014）。

局灶性结节性增生

局灶性结节性增生（focal nodular hyperplasia，FNH；请参见第 90A 章）是继血管瘤之后第二大最常见的肝脏良性肿瘤。病理上，FNH 包含正常肝脏的所有成分，并可能具有中央纤维性瘢痕，显示出延迟的增强，并被肝细胞和小胆管包围（请参阅第 89 章）。FNH 与成人口服避孕药的使用有关（Scalori，2002），在儿童中与化疗有关（Do et al，2011；Sudour et al，2009 年）。在 T1 和 T2 加权图像上，大多数 FNH 与正常肝实质具有相同信号

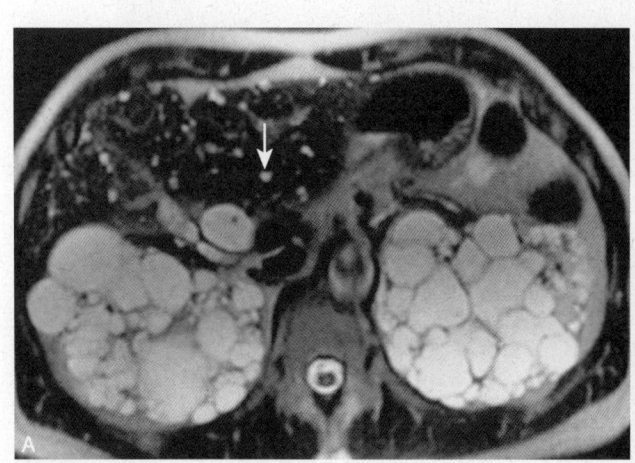
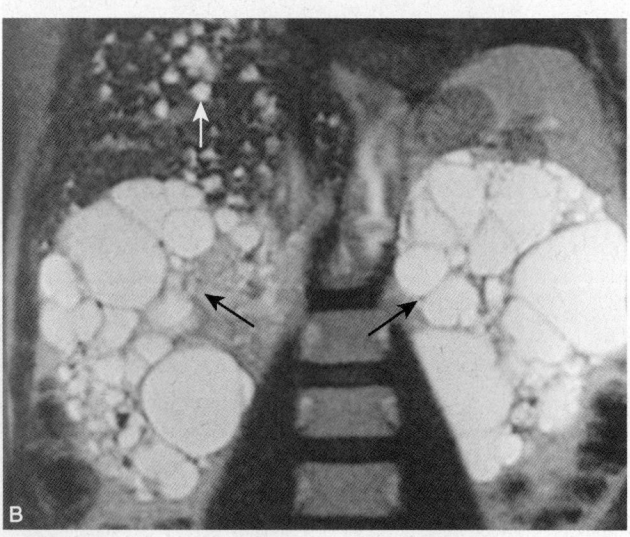

图 19.6　肝囊肿与多囊肾相关。（A）在肾脏水平的轴位 T2 加权图像显示双侧肾脏增大，并伴有多个高信号囊肿。在该平面上几乎没有正常的肾脏实质，并且可见多个小肝囊肿（箭头）。（B）通过肾脏的冠状位 T2 加权图像显示出类似的表现，肾脏包含多个囊肿（黑色箭头），并可识别出较小的肝囊肿（白色箭头）

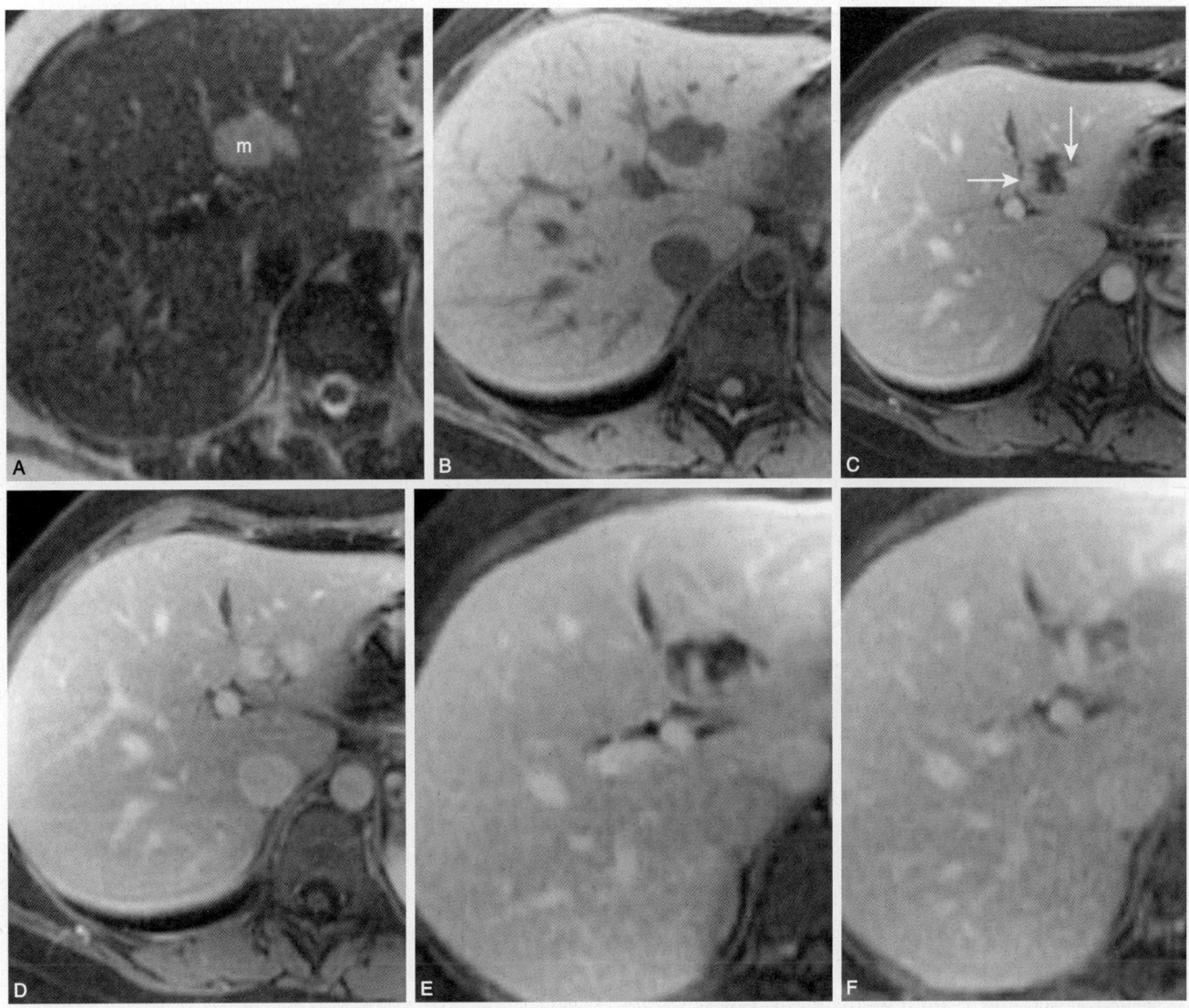

图 19.7　进行性硬化的肝血管瘤。（A）重 T2 加权的图像[回波时间（TE）150]显示肿块（m）相对肝实质具有超强的对比度。（B）在相同层面平扫 T1 加权脂肪饱和度图像显示，与背景实质相比，肿块的信号低。（C）门静脉早期 T1 加权增强扫描门静脉早期显示该肿块周围的周围结节增强（箭头）。在此阶段，病变部分无法显示出增强。（D）平衡 T1 加权增强扫描平衡期对比度显示病变已部分填充到中央部分。该发现群是肝血管瘤的典型特征。（E-F）5 年后在门静脉和平衡期成像中进行 T1 加权对比扫描后的同一病变显示出较少的高密度增强，并且显示出轻微的尺寸缩小，与发展中的硬化症一致。与非硬化性血管瘤相比，硬化性血管瘤可能显示尺寸减小，而高增强程度较小，相关的包膜回缩和 T2 信号降低

强度，少数出现 T1 轻度低信号或 T2 轻度高信号（图 19.8A 和 B）。当讨论病灶的相对 T1 和 T2 信号时，我们均假定为正常背景的肝实质。在铁沉积的肝脏中，铁沉积会分散地降低肝实质的信号强度，因此可以预期 T1 和 T2 相对高信号。这可能在伴有铁沉积的儿科肿瘤病人中见到（Do et al,2011）。通常，通过正常肝血管的位移可以看到 FNH，而经典 FNH 在静脉内注射造影剂后显示出强烈的动脉期增强，而门静脉期或延迟期成像则缺乏说服力。

FNH 的一个共同特征是中央瘢痕的存在。通过使用 ECF 造影剂（图 19.8C），这种显著特征是在 T1 加权图像上表现出低信号，在 T2 加权图像上表现出高信号，延迟强化/增强（图 19.8C）（Karam et al,2010）。对于大多数 FNH，肝胆期可出现强化，类似于或高于正常的肝实质。值得注意的是，如果使用肝胆碱钆塞酸二钠，则相对于该病变中存在的肝细胞，中央瘢

痕（如果存在）通常不会增强。

肝腺瘤

肝细胞腺瘤（hepatocellular adenoma，HCA）（参见第 90A 章）也是良性肝病灶，但与 FNH 不同，它可能与一系列并发症相关，包括腹痛、出血和极少的癌变。HCA 与口服避孕药或类固醇的使用密切相关，在育龄妇女中更为常见。新型的小剂量口服避孕药与 HCA 的关联性较弱。尽管 HCA 被发现时直径可能很大，但它们却往往偶然地被发现，并且直径通常＜4cm（Grazioli et al,2012）。如果发生腹腔内出血，HCA 可能会危及生命。尽管影像学特征各不相同，但包括增强特征、病灶内脂质和延迟肝胆期影像学检查的低信号在内的多种特征的组合可能有助于提高诊断的可信度（Mohajer et al,2012）。尽管如此，没有出血的小腺瘤可能很难与无中央瘢痕的 FNH 和分化

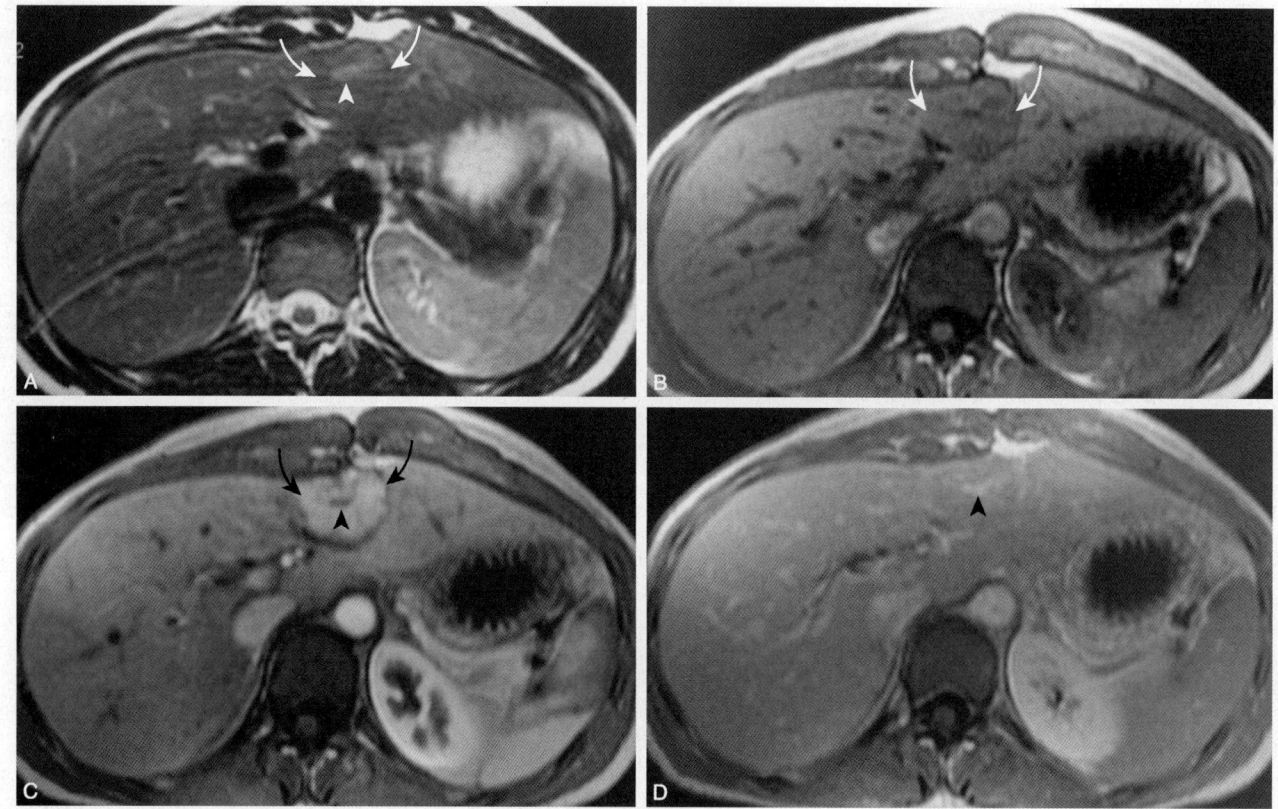

图 19.8　局灶性结节性增生（FNH）。（A）T2 加权图像显示的肿块与肝实质相同（箭头）。在该肿块的中心为线性的高信号瘢痕（箭头）。（B）平扫 T1 加权梯度回波图像显示肿块（箭头）对肝脏轻度低信号类似。（C）动脉期 T1 加权梯度回波序列显示，相对于肝实质，质量明显增强（箭头）。在 T2 加权图像上明亮的中央瘢痕在该时期（箭头）没有显示出增强。（D）增强平衡期图像显示肿块与背景肝实质等强度。FNH 的中央瘢痕显示出延迟增强（箭头）特征

良好的 HCC 区别开。

　　最近，已有关于腺瘤的不同遗传亚型，并表现出不同的行为、组织病理学和成像特征的报道。上述不同亚型的 HCA 包括炎症型，肝细胞核因子-1α（HNF-1α）和 β-连环蛋白（β-catenin）突变的 HCA（见第 89 章）。值得注意的是，一些腺瘤可能既被认定为 β-catenin 突变，又可被认定为炎症型。一组仍未分类，并且包含其他 HCA，没有任何遗传异常（Grazioli et al, 2013）。炎症型 HCA 是最常见的亚型（占 HCA 的 30%~50%），通常在有口服避孕药史的女性中见到，通常在 T1 加权像上表现为低信号，在 T2 加权像上表现为高信号，并且常常不均质。它们通常显示出中等程度的动脉增强，持续的动态增强以及肝胆期的可变摄取（Grazioli et al, 2013）。在增强模式中，可反映为功能不良的肝细胞，无伴随静脉的小动脉，扩张的胆管和扩张的肝血窦的混合形式。MRI 上可见少量病灶内脂质。这些 HCA 的一小部分在动态增强后期显示出造影剂的脱效应，而其他则保持类似血管瘤的对比度。在肝胆期也可以看到延迟的外周边缘强化（Grazioli et al, 2013）。

　　HNF-1α 突变的 HCA（占 HCA 的 30%~35%）几乎只在女性中发现，并且经常显示出大量病灶内脂质。它们在动脉期的增强作用不如炎症型 HCA，并且通常在肝胆期的信号较低。它们在门静脉期或平衡期也可能保持低信号，但这可能是由于对比后 T1 加权成像的反相位特性（Grazioli et al, 2013）。

　　β-catenin 突变的 HCA（占 HCA 的 10%~15%）与患有糖原贮积病、雄激素使用等相关，男性居多，也更有可能发生恶变。表现为中等程度的，常常是不均匀的动脉期增强，这种增强可能持续存在，但在动态后期和延迟期可变。尽管 T1 低信号和 T2 高信号很常见，但经常存在异质性。这些病变显示谷氨酰胺合成酶表达的弥漫性上调，尽管它也可能存在异质性。这与 FNH 不同，FNH 显示的是地图样的谷氨酰胺合成酶表达分布在肝静脉附近（A garwal et al, 2014；Balabaud et al, 2013；Grazioli et al, 2013）。

　　未分类的 HCA（占 HCA 的 10%）没有特定的遗传或组织病理学异常。由于诊断频率不高，经验仍然有限，尚未确定这些病变的具体影像学特征。

肝脓肿/感染

　　在临床上怀疑有肝脓肿的病人，CT 是常规的选择（请参见第 72 章）。具有更多非典型症状的病人可能会导致诊断困难。尽管有些病人表现出脓肿的症状，而其他病人则没有，可疑有脓肿或胆漏的病人可作 MRI 影像学检查。脓肿通常是 T2 加权图像上的高信号，中间信号强度的不规则边缘围绕着高信号外边缘。脓肿通常在 T1 加权图像上是低信号，除非它们内有出血或蛋白质碎片。加用造影剂后，边缘增强，而中央部分没有增强。影像学发现可能与包括胆囊癌在内的恶性肿瘤相似。也可能发生感染性囊性肝病，例如细粒棘球绦虫感染。囊型包虫病通常表现为内部薄壁的多房子囊，且没有增强。周围的低

T1 和 T2 信号边缘,以及与可能的暴露史的相关性,可能为诊断提供更多线索(见第 74 章)(Qian et al,2013)。

肝转移瘤

肝脏是恶性肿瘤血源性扩散的最常见部位(请参阅第 92~94 章)。其他肝脏病变,包括血管瘤或局灶性脂肪浸润,用 CT 或超声成像时可能看起来与转移灶相似。通常,在 T1 加权图像上转移瘤是轻度低信号,而在 T2 加权图像上转移是轻度高信号。除非它们是坏死的、黏液性的或囊性的,否则在 T2 加权图像上的转移灶不如血管瘤或囊肿那么明亮,并且随着 T2 加权的增加[回波时间(TE)更长],转移灶变得不那么明显。某些转移瘤是富血供的,在动脉期成像中最好观察,例如原发性神经内分泌肿瘤、肾细胞癌肝转移或肝细胞癌的肝内转移。然

而,大多数转移灶是乏血供的,对比增强后,与其他良性病变相比,边界欠清晰(图 19.9)。在使用造影剂后,转移瘤常表现为早期的边缘强化。这些外围边缘可能会洗脱,并在延迟的图像上表现为低信号(图 19.10)。较大的转移灶往往有厚厚的不规则增强边缘,以及合并中心坏死区域。多项研究表明,肝胆造影剂增强 MRI 的准确性优于增强 CT(Lafaro et al,2013)。ECF 和肝胆造影剂增强 MRI 也表现出比正电子发射断层扫描(PET)CT 成像更高的敏感性和特异性,特别是对于较小(<1cm)的病变,以及肝胆造影剂增强 MRI 与 PET 成像相结合可能会提高诊断的准确性(Donati et al,2010;Maegerlein et al,2015;Seo et al,2011)。MRI 的动脉期成像还可以在术前提供解剖学细节。然而,与 MRI 相比,CT 血管造影可提供更高的空间分辨率。

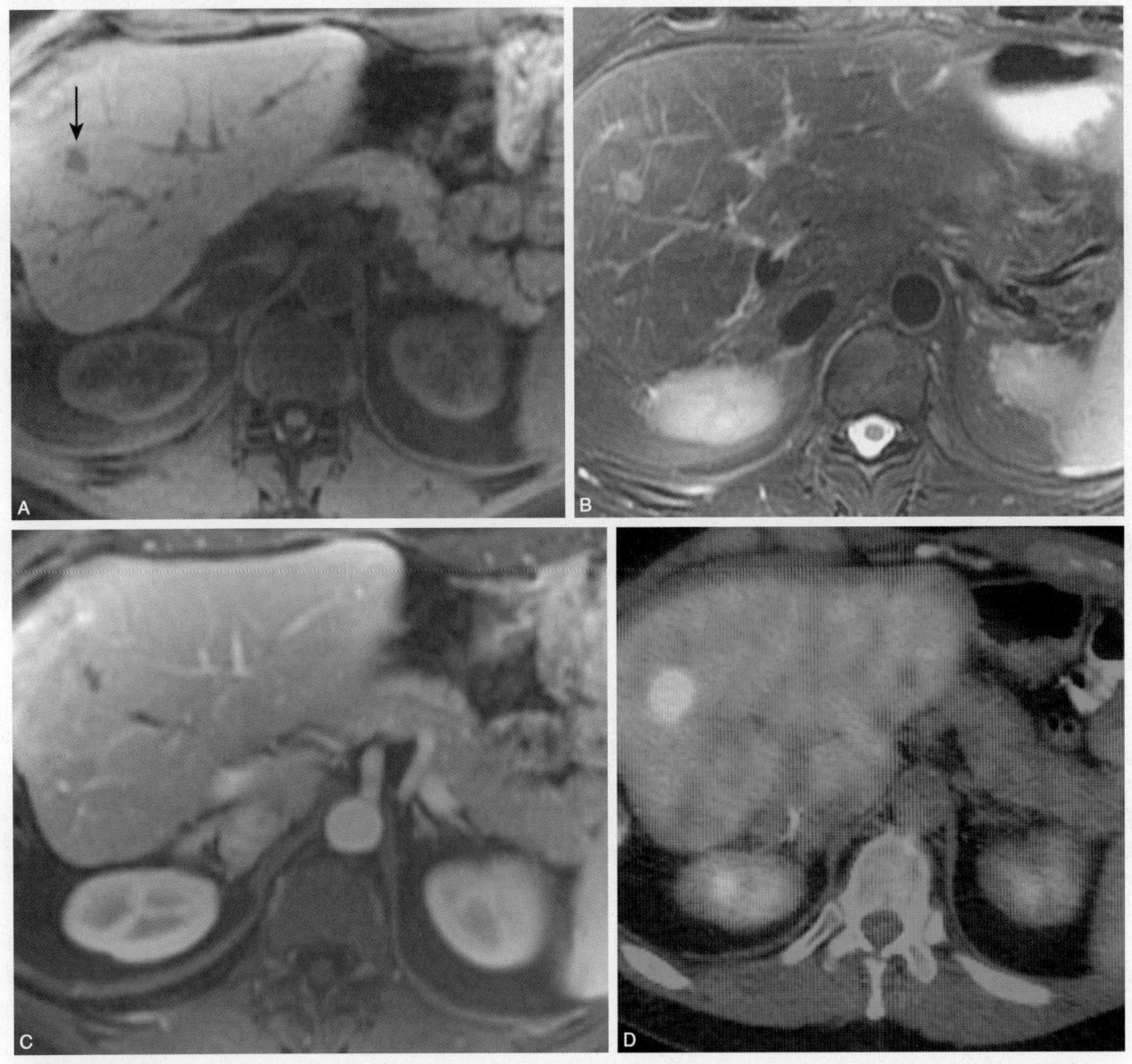

图 19.9 大肠癌的肝转移。(A)T1 加权图像显示了肝脏 IVB 段内的低信号强度转移(箭头)。(B)T2 加权图像显示肿块相对于背景肝实质信号稍高。(C)造影剂增强后,T1 加权的脂肪饱和度图像显示病灶为中央低信号,与周围的正常肝实质相比,边缘增强的区域较小。(D)融合计算机断层扫描/氟代脱氧葡萄糖-正电子发射断层扫描图像证实病灶内摄取了示踪剂,与活动性肿瘤一致。注意血管瘤的表现差异(见图 19.7)

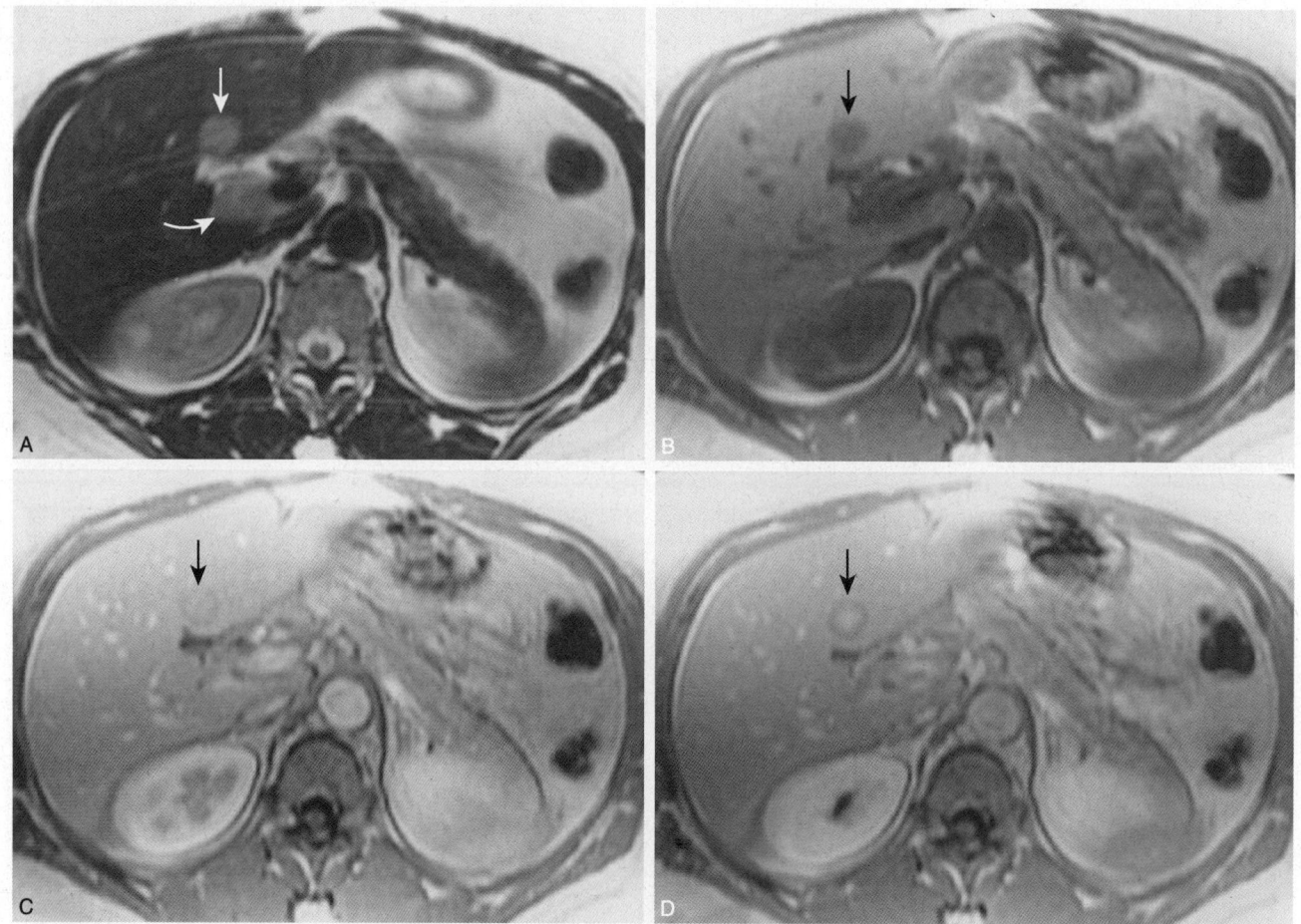

图 19.10   乳腺癌的肝转移。(A) T2 加权图像显示肝脏内有一个小病变 (直箭头),呈稍高信号。肝门淋巴结肿大 (弯曲的箭头)。(B) 增强对比度,T1 加权的梯度回波图像显示了对肝脏无意义的良好定义的肿块 (箭头)。(C) 增强后 T1 加权梯度回波图像显示在动脉期 (未显示) 不规则增强的周围部分开始被廓清,提示靶征出现较早 (箭头)。(D) 延迟强化梯度回波图像显示了该病灶中央部分的持续填充,外周已经廓清 (箭头)

肝细胞癌

CT 和超声对 HCC 的诊断 (请参阅第 91 章) 可能具有挑战性。HCC 通常与肝硬化和肝实质不均质有关 (图 19.11),因此增加了区分局灶性肝病变的难度。存在肝硬化的肝脏既显示结节性肝轮廓,又显示肝实质多结节性改变。这些结节代表从再生结节或异型增生结节到 HCC 的疾病谱。这些结节性病变通常被认为是疾病发展的多个步骤,从良性发展到恶性,反映为肝实质损伤和瘢痕形成 (Lee et al,2012)。MRI 在 HCC 评估中的优势在于,与再生性或增生性结节或背景性肝硬化的肝脏实质相比,癌变区域在信号强度、扩散、血池以及功能性肝细胞增强和生长方面表现出差异。MRI 在评估血管浸润方面也比其他方式更有优势。

HCC 通常在 T1 加权图像上呈低信号,而在 T2 加权图像上呈高信号,并且显示动脉期超增强和门静脉期或延迟期廓清,但是信号强度可能是可变的 (Silva et al,2009),特别是对于 <2cm 的早期 HCC (Rhee et al,2012)。在 T2 加权图像上,由于坏死区域的缘故,更大、分化更差的 HCC 可能信号不均匀 (图 19.12)。异质性区域可能表明中度至低分化的肿瘤 (Witjes et al,2012)。HCC 可能显示高 T1 信号 (图 19.13)(Basaran et al,2005),并且具有细胞内脂质的病变在 T1 加权反相位显示信号丢失。细胞内脂质可能是没有典型增强模式的小型 HCC 的重要线索,因为早期 HCC 有时在动脉期是乏血供的 (Rhee et al,2012)。

动态 MRI 门静脉后的廓清以及异质性增强与中至低分化的肿瘤有关。较多的高分化肿瘤可能不显示出廓清现象 (Okamoto et al,2012;Tan et al,2011;Witjes et al,2012)。除廓清外,在动脉显性期信号强度低且随后增强的肿瘤周围包膜还与微血管浸润相关,以上重要特征的临床意义非常显著 (Witjes et al,2012)。与良性或增生性结节相比,发育不良结节也可能过度增强,但它们通常呈低 T2 信号,在平衡期相对于背景肝实质更加均质和等强度,并且在延迟肝胆期显像时可变,具有鲜明的特征 (Cruite et al,2010)。在 HCC 中,绝大多数情况下,在胆期表现为低信号,一小部分显示出内部摄取的变化,可能反映了肿瘤的分化程度或特定的酶产生和肿瘤受体 (Cruite et al,2010)。分化良好的 HCC 可能在肝胆期出现造影剂滞留,且信号强度增加。

由于功能成像的复杂性和重叠,加之多模态的可用性,目前已经进行标准化管理,以改进有关成像表现的标准化报告以及有关随访和筛查成像建议的沟通。美国肝病研究协会 (AASLD) 在 2010 年发布了修订建议,建议每 6 个月结合血清 α-甲胎蛋白

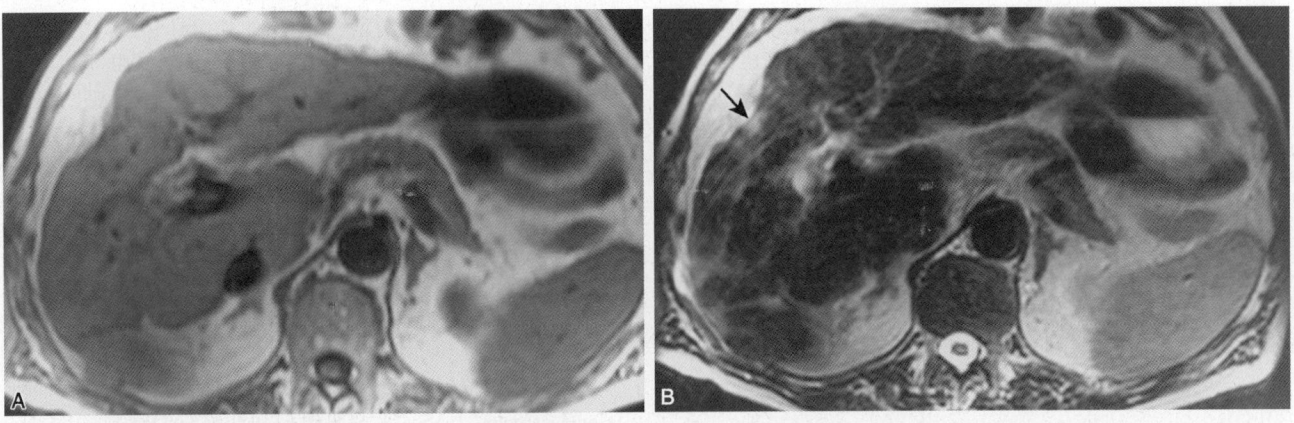

图 19.11 肝硬化。(A)门静脉水平的 T1 加权自旋回波图像显示左叶和尾状叶肥大,肝右叶萎缩。(B)相同水平肝脏的 T2 加权图像显示萎缩的右叶轻度异质信号不均匀,排除了潜在的肿块。同时显示肝脏局灶性瘢痕形成(箭头)

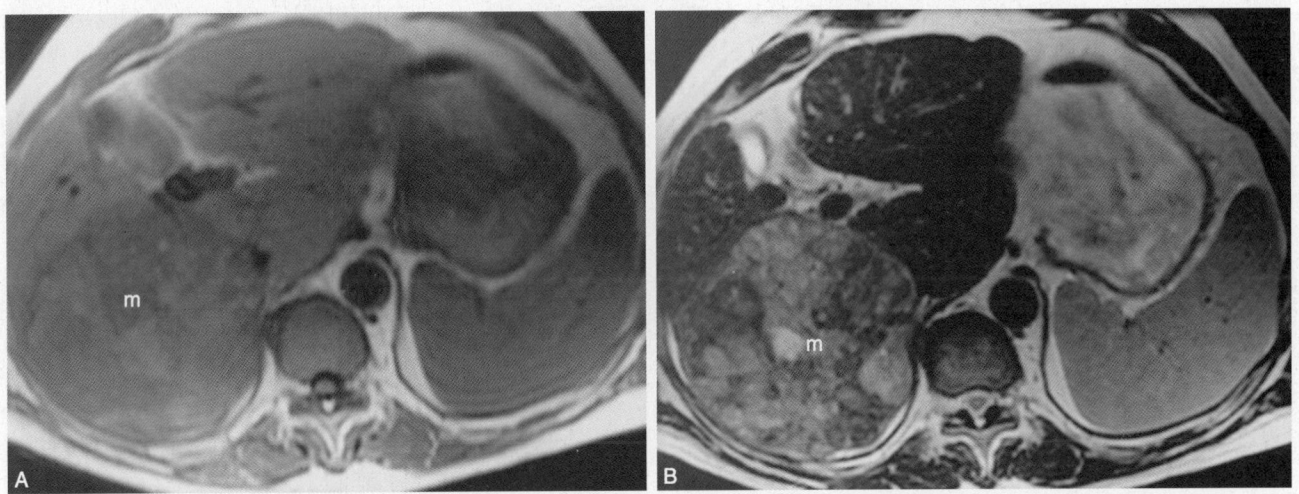

图 19.12 大型肝细胞癌显示出马赛克图案。(A)T1 加权图像显示肝脏中存在较大的不均匀肿块(m)。注意肥大的左肝叶和尾状叶。(B)T2 加权图像还显示肿块(m)信号不均匀,相对于同一肿块的其他部分,组织岛呈高信号。这种模式称为镶嵌模式,可以在肝细胞癌中看到,特别是当病变较大时

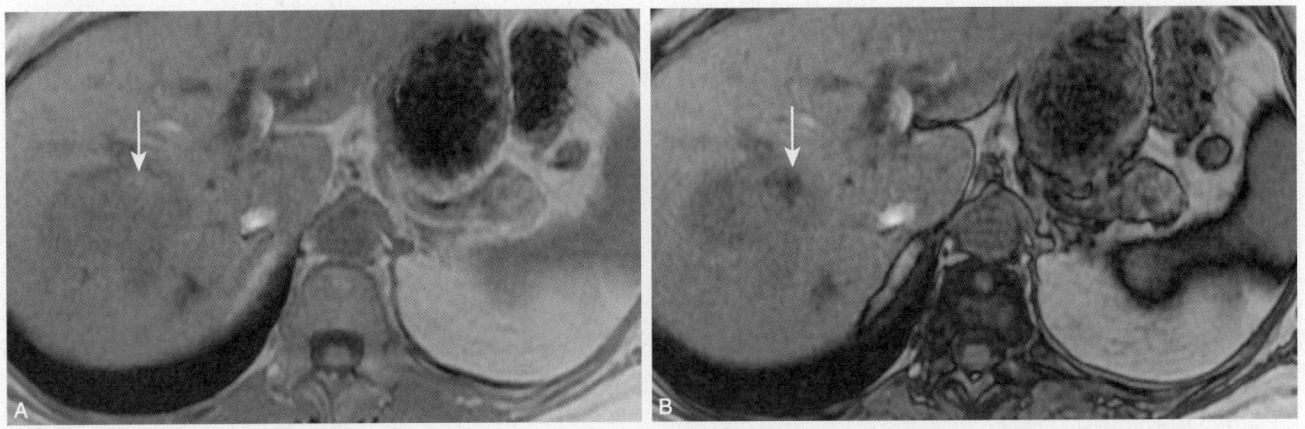

图 19.13 含有细胞内脂质的肝细胞癌。(A)T1 加权的同相梯度回波图像显示肝脏中的肿块比正常实质信号低,内部有一小部分明亮的信号(箭头)。(B)T1 加权异相梯度回波图像显示相同区域(箭头)信号丢失,符合脂肪和含水组织的混合物

（AFP）对有超声风险的病人进行 HCC 筛查。MRI 成像的重点是动脉期的明显增强和门脉期/延迟期廓清,活检可提高对不确定病变的敏感性(Tan et al,2011)。由美国放射学院以及肝脏和肠器官移植委员会(OPTN)支持的一项倡议——肝脏成像报告和数据系统(LI-RADS)也发布了有关 HCC 分类的指南。2014 年对 LI-RADS 进行了修订,以更好地结合 OPTN 和 AASLD 有关超声筛查中生长和恶变检测的指南。LI-RADS 成像解释算法还包含辅助功能,例如,结节内结节或马赛克征象、病灶内脂肪、扩散受限以及病灶周围或日冕状增强(http://nrdr.acr.org/lirads/)。尽管继续进行修订是不可避免的,但共识指南将鼓励报告标准化,改善沟通并最终改善决策。使用较新算法的阅片人之间的一致性在专家而言往往是中等到相当高,但对于新手而言则较低,这表明标准的实施可能需要学习曲线(Davenport et al, 2014)。

肝纤维板层癌

纤维板层癌(fibrolamellar HCC, FLHCC)是一种罕见的 HCC,发生在年轻人中,并且在分子学和临床上(参见第 91 章)等多个层面上与常规肝癌不同。发病的平均年龄为 25 岁,并且常有淋巴结转移(Ganeshan et al,2014)。FLHCC 可能有中央瘢痕,由于纤维改变,这些瘢痕在 T1 加权和 T2 加权图像上的信号强度往往较低。尽管 FNH 也可能具有中央瘢痕,FNH 瘢痕通常显示出 T2 信号增加。然而,这一点并不总是可靠的区分特征(Ganeshan et al,2014;Kim et al,2009)。FLHCC 可表现为早期异质性增强和可变的洗脱,并且可能在肝胆期显示部分肝细胞内造影剂积聚(Meyers et al,2011)。FLHCC 发生腹部和胸部转移也很常见,绝大多数病例出现>2cm 的病灶(Do et al, 2014)。

较少见的肝肿瘤

淋巴瘤

肝淋巴瘤中大多数是非霍奇金淋巴瘤。MRI 显示大小不等的肿块,通常在 T1 加权图像上信号强度低,而在 T2 加权图像上信号强度高(Coenegrachts et al,2005;Rizzi et al,2001),但不如其他良性肝脏病变,例如血管瘤或囊肿。信号强度的这种差异使得确定病变的恶性性质相对容易,然而却无法确定特定的肿瘤类型。淋巴瘤在早期动态阶段可能相对增强,而在后期则呈等增强(Coenegrachts et al,2005)。淋巴瘤的影像学特征与其他恶性肝病灶存在重叠。

血管平滑肌脂肪瘤

肝血管平滑肌脂肪瘤(hepatic angiomyolipoma,HAML)是一种罕见的肿瘤,在女性中更为常见,目前对影像学诊断提出了挑战(见第 89 和 90 章)。

尽管细胞外脂质在 HAML 中是典型的,但它们通常表现出轻快、高密度的增强软组织成分和洗脱作用,与其他肝恶性肿瘤(如肝细胞癌)重叠。HAML 通常被认为是良性的孤立性肿瘤,包括三个要素:平滑肌、厚壁血管和成熟的脂肪组织(Cai et al,2013),尽管它们也可以不带脂肪存在(Butte et al,2011)。有限的数据表明,边界清楚、含脂质的肿瘤具有较薄的外周增强边缘,缺乏肿瘤包膜和早期引流静脉可能为诊断提供线索,特别是对于没有肝硬化或血清 AFP 升高的病人(图 19.14)(Cai et al,2013;Du et al,2012)。手术切除仍然是可取的,因为有报道说 HAML 出血和包膜破裂,以及由于体积过大压迫引起的静脉阻塞或 Budd-Chiari 综合征。此外,病理分析对于诊断确认仍然至关重要。标记的免疫组化染色可能会提高准确性(Du et al,2012)。

间质肿瘤

在肝脏中很少有间质起源的肿瘤,包括肝血管肉瘤(hepatic angiosarcoma,HAS)、平滑肌肉瘤和纤维组织细胞瘤(Anderson et al,2009)。这些肿瘤的 MRI 表现是非特异性的。它们在 T1 加权图像上通常信号较低,而在 T2 加权图像上则信号较高,具有异构增强功能。HAS 通常表现为过度增强,通常为周围性,但有时为中心性和不规则性,并在血池中较晚延迟的阶段进行性填充。尽管与海绵状血管瘤相似,但 HAS 可能还表现出离心或"反向"增强模式,并表现出更大程度的变异性和异质性,与良性血管瘤中通常见到的结节性、不连续性、团块状增强相比,其周围增强程度更高。HAS 通常是多个、大小不一、涉及肝叶,并且迅速生长。据报道中位生存期不到 6 个月(Huang et al,2014;Pickhardt et al,2015)。

上皮样血管内皮瘤

上皮样血管内皮瘤(Epithelioid hemangioendothelioma,EH)是成年人的一种罕见肿瘤,应与婴儿和儿童的血管内皮瘤区分开来。尽管可能会发生肝外转移,但 EH 的预后要好于肉瘤等其他实质性肿瘤。EH 通常在 T1 加权图像上信号强度低,在 T2 加权图像上信号强度高,但不及血管瘤。它们还可能在 T1 和 T2 加权图像上显示出明显的靶样信号(Economopoulos et al,2008)。注射 Gd-DTPA 后,可能会看到不规则的结节和同心增强。EH 也可能出现包膜回缩,有助于明确诊断(Lin et al,2010)(请参阅第 89 章)。

胆管囊腺瘤与胆管囊腺癌

胆管囊腺瘤与胆管囊腺癌是罕见的肝脏肿瘤,主要表现为囊性肿块,含有增强的分隔物(图 19.15;参见第 89 和 90B 章)。这些病变在 T1 加权图像上可能是低信号,中等信号或高信号,具体取决于团块中的蛋白质或出血量,并且通常在 T2 加权序列上是高信号的。囊壁的强化或内部不规则软组织结节以及内部出血已被证明与囊腺癌有关。然而,有时候依然很难区分(Arnaoutakis et al,2015;Qian et al,2013;Wang et al,2012)。据报道,在肝细胞造影剂的肝胆期成像中与胆管系统相通,有助于将这些肿瘤与非肿瘤性单纯性肝囊肿区分开来(Billington et al,2012;Marrone et al,2011)。感染性囊肿也可能与胆道连通,例如,与肝包虫病引起的复杂囊肿。

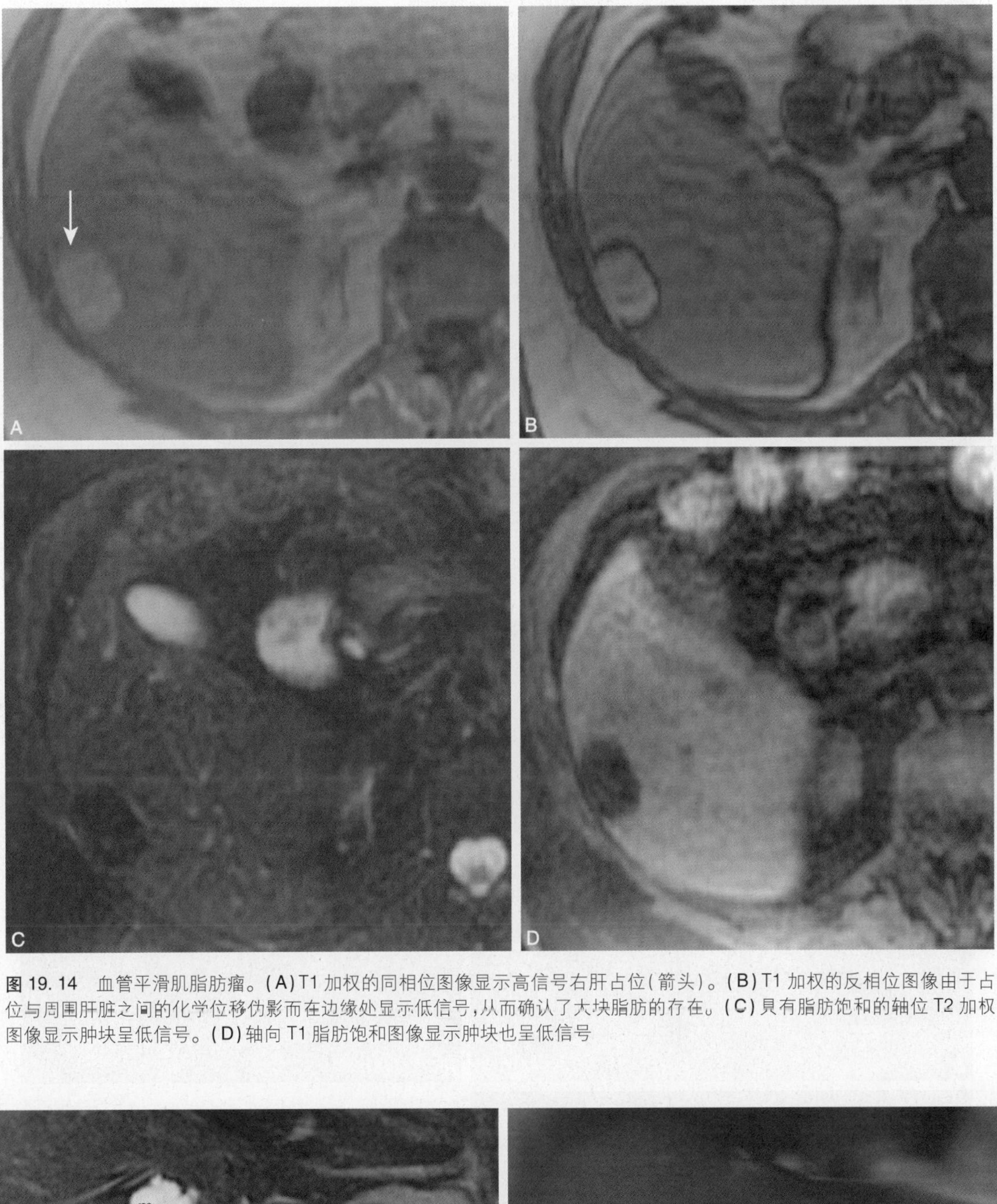

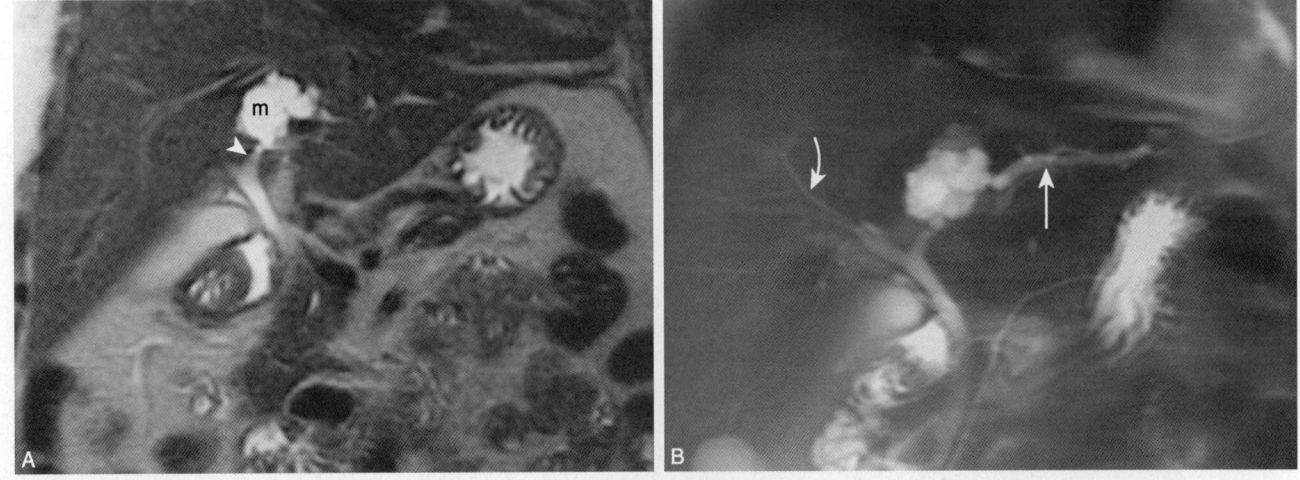

图 19.14　血管平滑肌脂肪瘤。(A)T1 加权的同相位图像显示高信号右肝占位(箭头)。(B)T1 加权的反相位图像由于占位与周围肝脏之间的化学位移伪影而在边缘处显示低信号,从而确认了大块脂肪的存在。(C)具有脂肪饱和的轴位 T2 加权图像显示肿块呈低信号。(D)轴向 T1 脂肪饱和图像显示肿块也呈低信号

图 19.15　胆管囊腺瘤。(A)冠状 T2 加权图像显示了靠近左肝导管(箭头)的分叶状肿块(m)。(B)在斜冠状位图像显示,清晰的高信号肿块与左侧轻度扩张的胆管根部相交通(直箭头)。右侧的正常胆管根部清晰显示(弯箭头)。

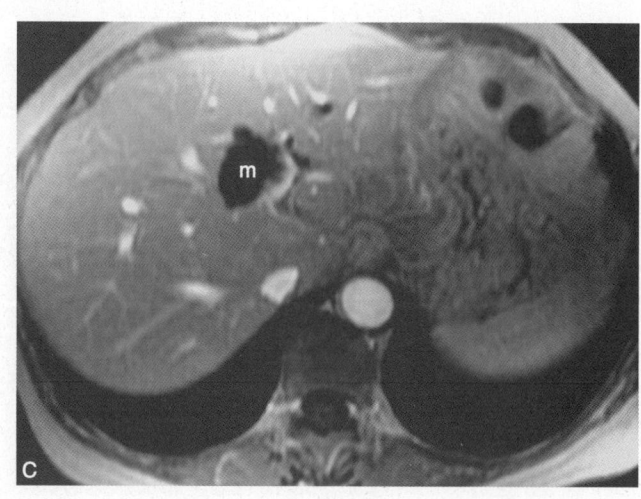

图 19.15(续)　(C)增强后,T1 加权梯度回波图像该肿块(m)未显示增强

胆道肿瘤

胆囊癌

与其他检查手段相比,MRI 可以提供更多关于胆囊癌的特征信息。然而,它与可能伴发的胆囊炎症状态的鉴别可能是困难的(参阅第 33 和 49 章)。与炎症相关的持续性的黏膜和黏膜下层增厚不同的是,胆囊癌 MRI 的增强后表现存在差异性,通常表现为多发胆结石的病人中胆囊壁不规则增厚的 T2 信号增高(Tan et al,2013)。胆囊结石是胆囊癌的高危因素。由于

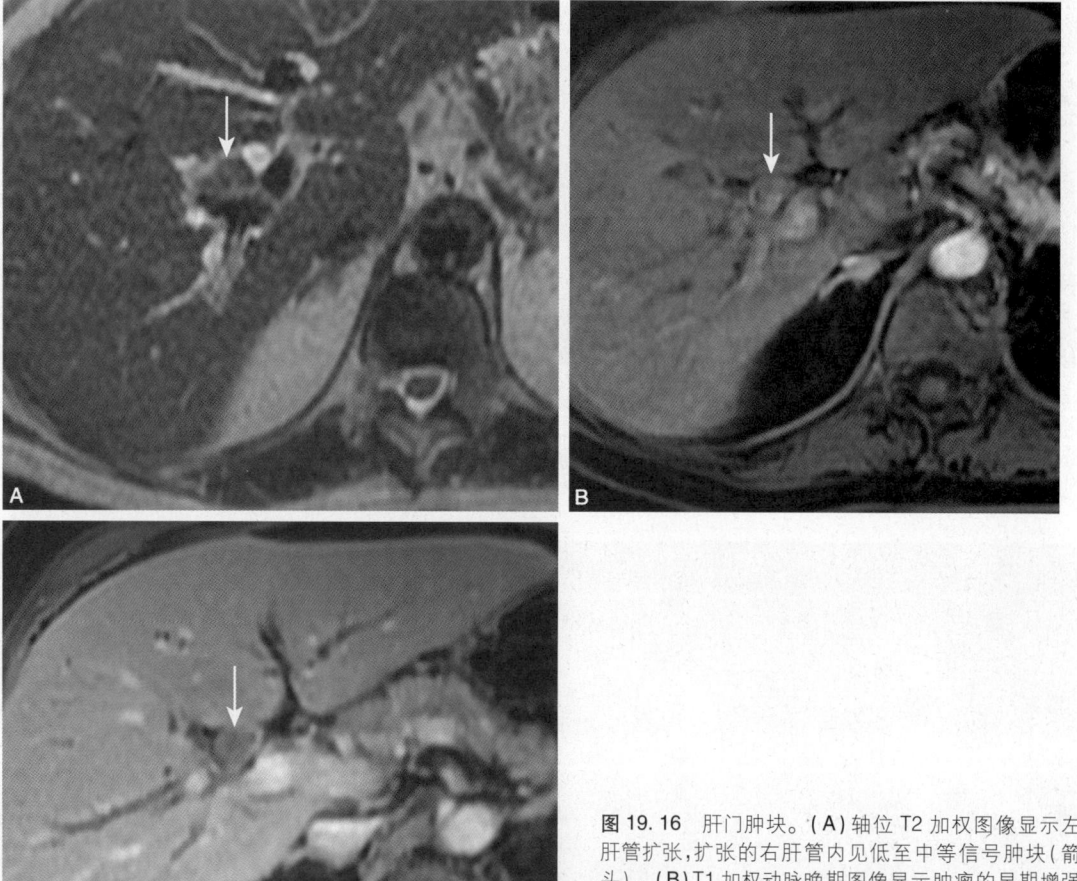

图 19.16　肝门肿块。(A)轴位 T2 加权图像显示左肝管扩张,扩张的右肝管内见低至中等信号肿块(箭头)。(B)T1 加权动脉晚期图像显示肿瘤的早期增强(箭头)。(C)门静脉期 T1 加权成像显示肿块(箭头)内造影剂廓清。肝硬化病人肝活检结果显示分化较差的肝细胞癌。肝细胞性肝癌侵犯胆管导致胆管梗阻、扩张并不常见。尽管肝癌和胆管癌可能同时存在,但是现在越来越多地认识到一种独特的类型:混合型肝癌-胆管癌

MRI 出色的组织对比能力,能够在多个平面上直接成像的特征,胆囊癌的肝脏浸润并扩散到局部淋巴结可以通过 MRI 进行鉴别,是评估上述病变的最佳选择(Dai et al,2009;Sikora et al,2006),DWI 为原发病灶以及淋巴结或肝转移提供了更高的敏感性和特异性(Tan et al,2013)。氟脱氧葡萄糖(FDG)PET 成像还可提高对淋巴结或远处转移性疾病的敏感性和特异性(Lee et al,2010)。

胆管癌

胆管肿瘤(参见第 50、51 和 59 章)可能位于肝内、肝门部或肝外,表现为肿块或导管周围浸润或导管内乳头状(Chung et al,2009)。肿瘤可沿胆管壁显示局灶性结节增厚或为孤立的肝内肿块。中央型的肝门胆管癌是常见,通常伴有胆管扩张。周围胆管扩张是胆管肿瘤常见的间接征象,也有一部分表现为中等的,轻度的 T2 信号升高(图 19.16)。尽

管多期成像 CT 血管造影可提供更高的空间分辨率,MRI 可以很好地评估肿瘤与血管的受侵程度和连续性(Peporte et al,2013),并且增强 MRI 在评估淋巴结和远处转移时有更好的准确性(Aljiffry et al,2009)。胆管、门静脉、肝动脉侵犯的程度已经被着重评估并应用于肿瘤的分期及术前影像学。

外周团块型的肝内胆管癌约占总病例的 10%,通常具有 T2 高信号,同时小叶异质性团块伴随周围增强并且逐渐向心填充(图 19.17)(Hennedige et al,2014,Kang et al,2012 年)(请参阅第 50 章)。肝脏内常有卫星病灶,这些病灶在肝细胞延迟期往往显示低信号强度(Chung et al,2009;Kim et al,2011;Peporte et al,2013)。肝内胆管癌可能显示周围的包膜挛缩伴有周围血管环绕,通常无血管癌栓(Chung et al,2009)。较小的肿瘤,尤其是当肿瘤的尺寸<4cm 时可能显示出早期,更均匀的动脉强化(Kim et al,2011)。胆管导管内乳头状肿瘤是罕见的胆

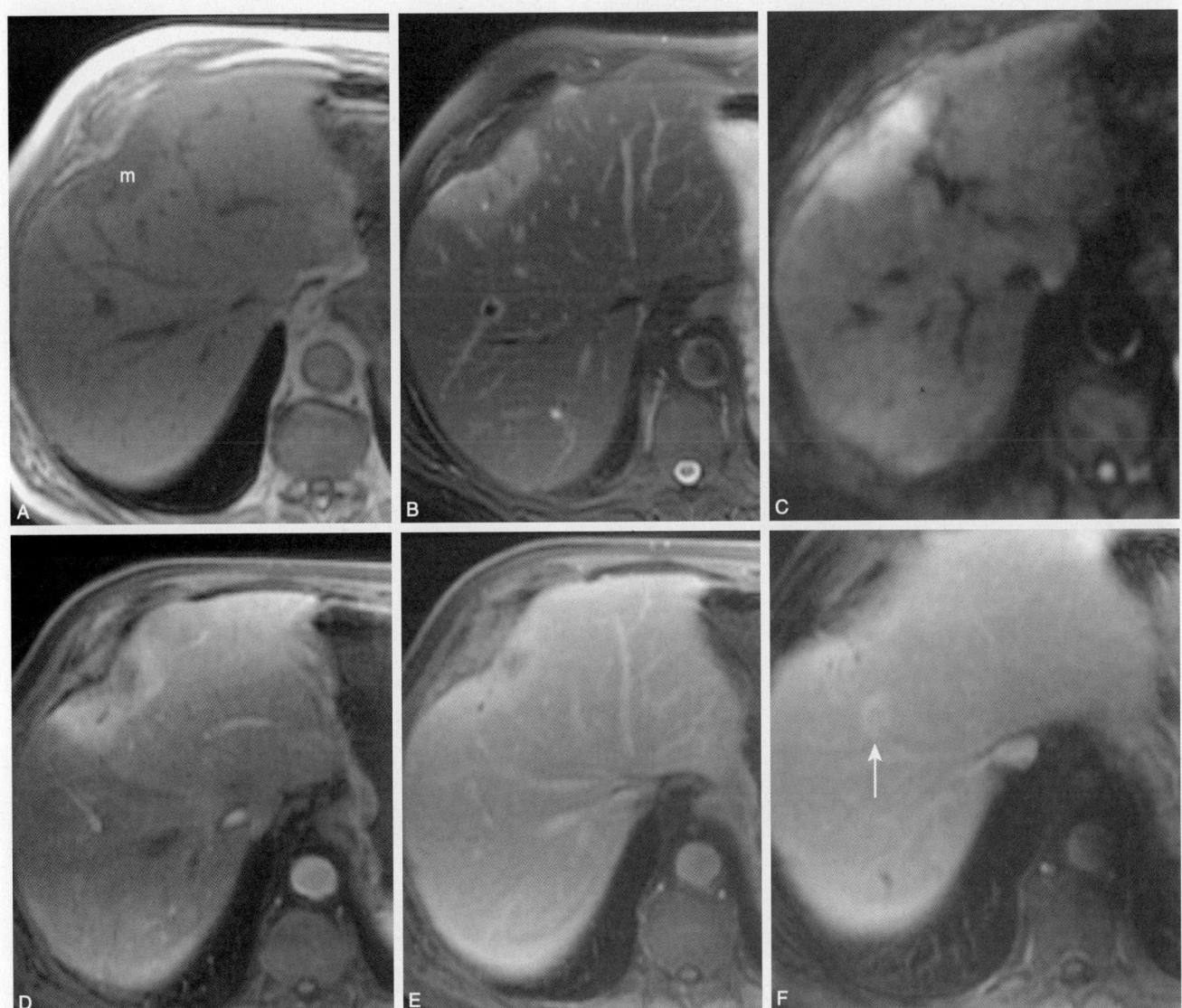

图 19.17　肝内胆管癌的占位性病变。(A)T1 加权的同相梯度回波图像显示了存在包膜皱缩的外周低信号肿块。(B)T2 加权的脂肪饱和图像显示了肿块呈高信号。(C)扩散加权图像显示肿块比肝脏亮,扩散受限。(D)动脉晚期 T1 加权的脂肪饱和对比增强后图像显示外周增强。(E)在注射造影剂后,T1 加权的门静脉期仅显示肿块的部分增强。(F)T1 加权对比增强图像,在门静脉晚期的另一层面上显示了一个额外的卫星病灶(箭头),其大小较原发灶小,边缘强化,是肝内转移的典型征象

道肿瘤,其特征与胰腺导管内黏液性肿瘤相似。大多数肿瘤发生在肝门附近或肝外胆管中,并且临床结果优于常规胆管癌(Rocha et al,2012)。

胆道良性疾病

胆囊结石和胆总管结石

　　胆囊结石在 T2 加权图像和 MRCP 序列上较好识别(图19.18;请参阅第 32、33 和 36 章)。它们通常在充满胆汁的胆囊中呈现为低信号强度。超声具有较高的灵敏度和较低的成本,因此通常是评估单纯性胆囊结石或胆总管结石的方式,但是 MRI 对胆总管结石的诊断更为有效(Johnson et al,2010;Sa-

maaraee et al,2009)。MRI 常规进行的冠状位 T2 加权成像可以很容易地识别出胆总管结石(图 19.19)。MRCP 也可以很容易地评估胆囊切除术后是否有残余结石,尽管夹子可能会对围手术期的检查产生影响。如果 MRCP 上没有发现结石,这可能可以避免行 ERCP。

胆总管囊肿

　　胆总管囊肿(见第 46 章)表现为肝外胆管扩张,可能伴有肝内胆管扩张。该疾病是一种相对罕见的先天性异常,通常在10 岁之前出现。经典的三联征包括明显的肿块、腹痛和黄疸。囊肿可能与慢性炎症有关,并增加了胆管癌的风险。目前已经描述了五种类型的胆总管囊肿(Lee et al,2009;Todani et al,1977):除 Ⅱ、Ⅲ、Ⅳa、Ⅳb 和 Ⅴ 型外,Ⅰ 型还被细分为 A、B 和 C。近来,

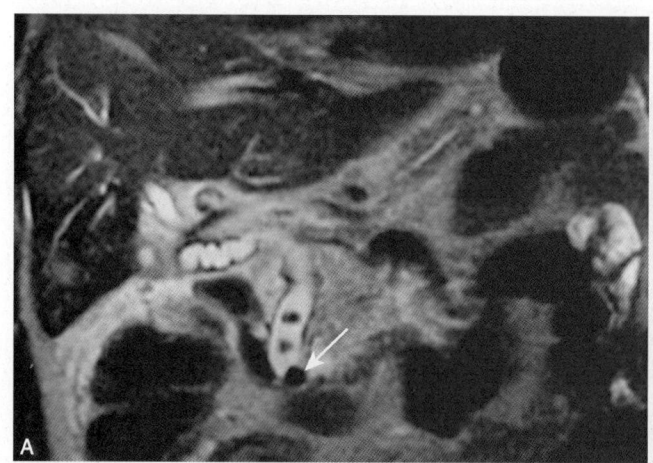
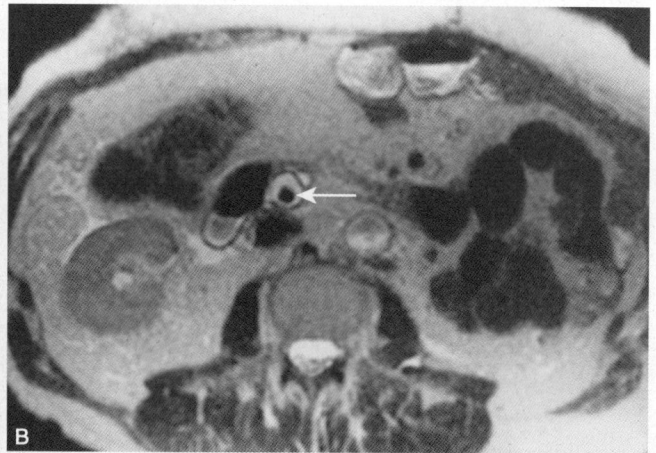

图 19.18　胆囊结石。(A)病人胆囊切除术后通过胆总管的冠状位 T2 加权单次快速自旋回波图像显示胆总管内有多个结石。请注意胆总管远端壶腹水平的结石嵌顿(箭头)。(B)使用相同技术的轴向 T2 加权图像还显示远端胆总管中有一块被胆汁包围的结石(箭头)

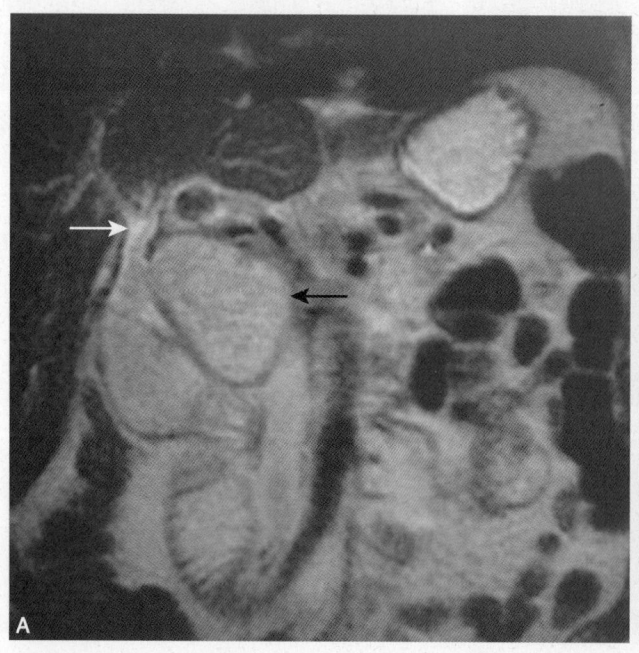
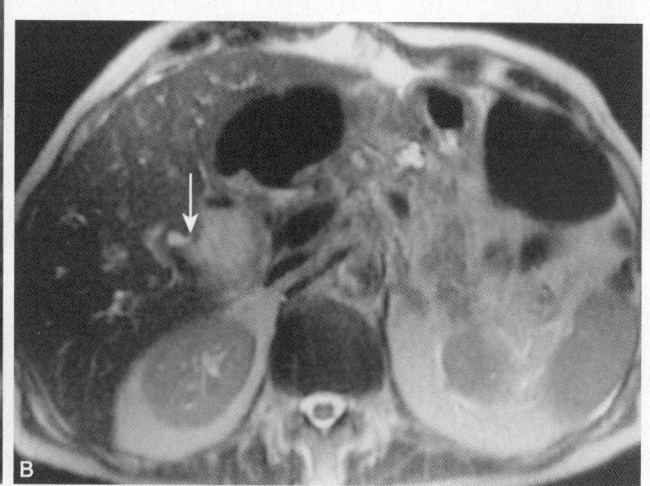

图 19.19　输入袢综合征。(A)胰腺十二指肠切除术后胰腺癌病人冠状 T2 加权序列。该病人进行了肝空肠吻合术(白色箭头)。与其他肠段相比,输入袢明显扩张(黑色箭头),没有发现机械阻塞。(B)通过吻合水平的轴向 T2 加权图像(箭头)显示该部位无狭窄,输入袢扩大

已经提倡放弃数字分类系统,而是使用更具描述性的,临床上有意义的命名法(Visser et al,2004)。MRI 不仅非常适合诊断这些囊肿,而且还可以对囊肿的类型进行分类。3D MR 胆管造影不仅可以描绘出正常和异常的解剖结构,而且还可以获得直接冠状位成像和基于肝细胞特异性的造影剂后的延迟扫描(Gupta et al,2010)。

术后胆道并发症

外科手术的并发症包括胆漏、脓肿形成和胆道狭窄(请参阅第 27 章和第 30 章)。尽管在术后立即进行其他影像学检查以评估胆漏和脓肿也是谨慎可行的做法,但 MRI 无疑是最适合评估术后胆道情况的。手术后胆管损伤可能是由多种原因引起的,但是这些都可能导致相同的结果-吻合口狭窄。MRCP 特别适合评估此问题。吻合口附近的手术夹可能会在 CT 扫描过程中产生条纹伪影,但目前使用的手术夹对 MRI 的影响较小。MRI 具有多平面功能和出色的组织对比度,并且 MRCP 序列可以最大限度地减少对伪影的敏感性,从而可以更好地显示吻合口区域并提高诊断有效性(见图 19.19)。最近,肝细胞对比剂通过延迟肝胆期扫描使得胆管树显影,这可以提高诊断有效性,以评估活动性胆漏、解剖变异和胆总管结石(Boraschi & Donati,2014;Gupta et al,2010)。

胰腺

胰腺实体瘤

胰腺实体瘤包括肿瘤性和非肿瘤性起源(参阅第 59 章)。尽管仅凭 MRI 特征可能有助于预测病因,但不同实体瘤之间可能存在成像特征重叠。影像学特征结合临床表现和人口统计学数据通常可以指导治疗并预测诊断。肿瘤病因包括所有起源于胰腺的肿瘤,例如腺癌、实性假乳头状瘤、神经内分泌肿瘤或胰腺淋巴瘤转移、淋巴瘤和其他罕见可能涉及胰腺的肿瘤(Low et al,2011)。除了增强特征(如神经内分泌肿瘤的早期动脉增强)外,造影前信号特征(如实性假乳头状瘤中出血所致的 T1 信号增高)可能为诊断提供了线索。非肿瘤病因包括局灶性胰腺炎、副脾、局灶性脂肪浸润、先天性异常和其他罕见病因。胰腺内出现的脾组织在所有 MRI 序列上均显示出与脾脏平行的信号强度和增强特征。局灶性胰腺炎可能与胰腺癌难以鉴别。然而,与局灶性胰腺炎相比,在腺癌中通常见到 DWI 的扩散受限(Fattahi et al,2009;Kartalis et al,2009)。局灶性胰腺炎也可能导致主胰管的不规则变窄,与胰腺癌导致的胰管突然中断和上游扩张并伴有实质性萎缩相反(Low et al,2011;Siddiqi et al,2007)。

胰腺癌

MRI 和 MRCP 对胰腺癌(参见第 59 和 62 章)的评估很有帮助。弥散加权和动态增强的 T1 加权 MRI 序列对胰腺癌的特征描述和分期尤其有用(Tamm et al,2012)。MRI 通常被认为在评估血管浸润或包绕(肿瘤周围>50% 的血管周长),局部区域肿瘤扩展和肝转移方面非常准确(Tamm et al,2012),尽管最近的数据表明 MRI 可能低估了肿瘤大小(Hall et al,2013;Legrand et al,2015)。与其他影像学检查类似,使用 MRI 技术评估淋巴结转移尚不够准确。胰腺癌亚型可以根据影像学特征、病人人口统计学特征和临床表现进行预测,尤其是神经内分泌肿瘤。然而,在实体瘤和囊性肿瘤的影像学表现和位置上存在重叠。初步数据表明,胰腺癌中肿瘤增强的程度可能与肿瘤的分期有关(Laaustein et al,2010)。

胰腺囊性病变

近年来,随着影像学的增强和空间分辨率的提高,对胰腺囊性病变的检出率(参见第 60 章)得以提高,越来越多的病例被偶然发现。随着时间的推移,良性病变也可能发展为恶性病变。可能的诊断包括良性病变,例如假性囊肿、浆液性囊腺瘤和真正的上皮囊肿;可能发生恶性变性的良性病变,例如导管内黏液性或实质性黏液性囊性肿瘤;恶性病变,如罕见的囊性或坏死性腺癌或囊性神经内分泌肿瘤(Kucera et al,2012)。多种成像方式可用于鉴别和描述胰腺囊性病变的特征,包括超声、CT 和 MRI。

导管内乳头状黏液性肿瘤

由导管内、主导管或混合型的导管内乳头状黏液性肿瘤(intraductal papillary mucinous neoplasms,IPMN)引起的囊性病变已被越来越多见(Campbell et al,2015),国际胰腺病学协会已发布了对其治疗的共识性指南,最后修订于 2012 年(请参阅第 60 章)。国际胰腺病学协会根据"高风险"或"令人担忧"的特征对病人进行分层,并有关于切除、内镜超声和影像学随访的指南(Tanaka et al,2012)。最近的修订包括将主导管扩张>5mm(无明显原因)作为令人担忧的特征,还将肿瘤直径≥3cm 由高风险降为令人担忧(Tanaka et al,2012)。MRI 成像可改善软组织的对比度,从而可以最佳地描述令人担忧或高风险的特征,例如分隔的增厚囊壁、结节或软组织成分。单次快速自旋回波 T2 加权序列特别有用,因为囊性病变的 T2 信号较高且在这些序列上很亮,并且与主导管的交通可能更明显(Acar et al,2011;Campbell et al,2015 年)。尽管与主导管或混合型亚型相比,分支型 IPMN 的恶性发病率较低,但最近的荟萃分析显示,分支型 IPMN 中的胰管壁上的结节与恶性肿瘤的相关性更高,可能需要手术切除(Kim et al,2014)。对比剂给药后的评估有助于评估囊肿壁的不规则性或软组织成分的增强。对囊肿内容物进行分子分析以评估与 IPMN 相关的基因突变或基因沉默可能会提高诊断检查的准确性(Freeny et al,2014)。

自身免疫性胰腺炎

自身免疫性胰腺炎的发生率增加最可能是由于病人(健康管理)意识增强,从而增加了检出率(Vlachou et al,2011)(参见第 59 章)。影像学特征可能提示诊断,并与临床特征相关,包括血清 IgG4 升高,临床表现相对惰性以及对皮质类固醇疗法的反应。自身免疫性胰腺炎可能是弥漫性、局灶性或多灶性的,由于相关的纤维化,常表现为异质性的 T1 低信号,轻度的 T2 高信号和延迟强化。纤维化也可能显示弥漫性 T2 低信号(Vlachou et al,2011)。可能存在弥漫性主胰管狭窄或不规则,以及上游胆总管扩张或壁增厚。可能还有胰腺周围的高信号影,在对比后的 T1 和 T2 加权成像中似乎出现低信号(Heyn et al,2012)。局灶性病变,尤其是当胰头伴有相关的上游胰管和总胆管扩张时,可能会与导管腺癌相似。胰腺外表现也可能存在于与 IgG4 相关的硬化性疾病谱中,包括胆管、肾脏和腹膜后受累(Kim et al,2013)。

(陈志宇 译　董家鸿 审)

第20章

直接胆道造影技术：方法、技术和作用

Robert H. Siegelbaum and Robin B. Mendelsohn

核心信息

直接胆管造影是指在透视引导下通过经皮、内镜或术中放置的导管将造影剂注入胆道系统进行成像。经皮经肝胆管造影（percutaneous transhepatic cholangiography，PTC）和内镜逆行胰胆管造影（endoscopic retrograde cholangiopancreatography，ERCP）属于非手术手段。然而，因为非侵袭性的检查手段如磁共振成像（MRI）和对比增强计算机断层扫描（contrast-enhanced computed tomography，CECT）的存在，直接胆管造影的适应证需严格把关（Bakhal et al，2009；Miller et al，2007；Stroszczynski & Hünerbein，2005）（见第18章和第19章）。如今，ERCP和PTC通常仅作为介入治疗一部分进行，如胆管引流、支架置入、结石取出或狭窄扩张等（见第29章和第30章）。

磁共振胰胆管成像（magnetic resonance cholangiopancreatography，MRCP）或CECT属于无创的检查手段，检查过程中一般不需要镇静，相对安全。多平面重建的成像方法可以提供全面的视野，使整个胆管和胰管可视化（图20.1）。重建三维数据可以达到类似于诊断性胆管造影的效果，其优势在于能够通过旋转图像更清晰地展现胆管和胰管的解剖结构。相比之下，直接胆道造影只能显示胆管树中有造影剂充盈的部分（图20.2）。在使用PTC进行直接胆道造影时，即使有多个经皮穿刺或注射部位，也应同时进行断层成像，以确保全部胆道显影。

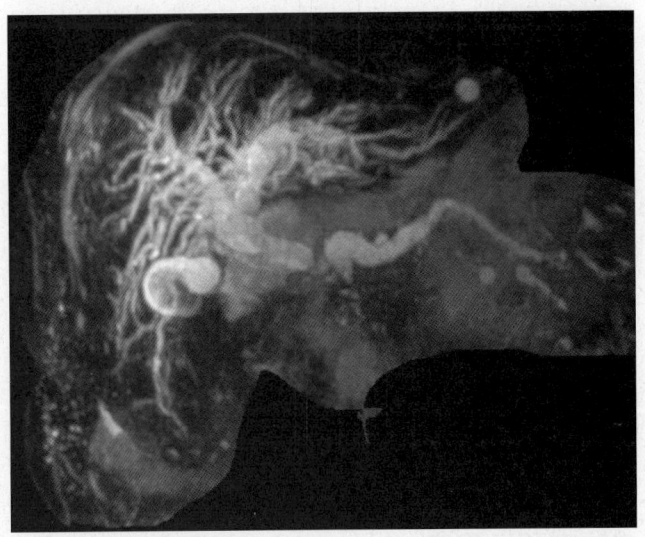

图20.1　磁共振胰胆管成像（MRCP）。三维成像显示胰头占位病人肝内外胆管以及胰管明显扩张

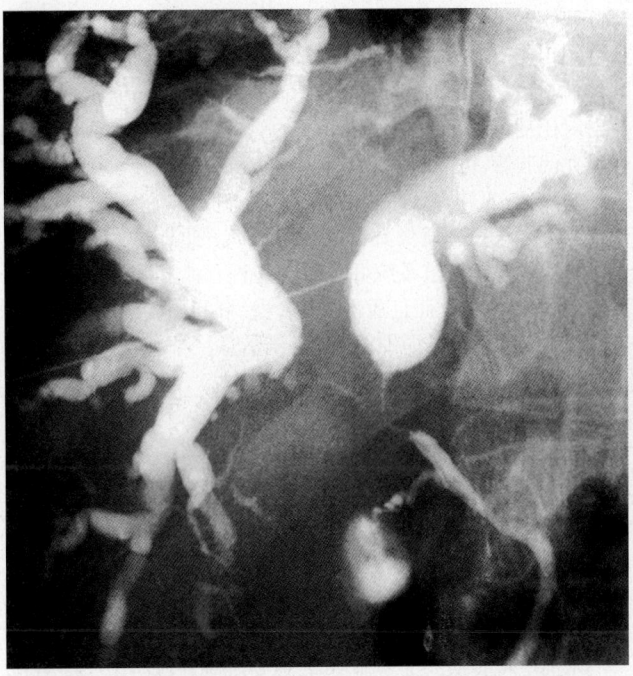

图20.2　肝门胆管癌累及一级左右肝管。左右肝管需分别穿刺

肝脏的断层成像可以在有旋转冠脉造影功能的透视室进行，如果有在线CT扫描仪，也可以通过直接CT成像进行。此外，与PTC或ERCP相比，MRCP和CECT可以显示胆管壁、与胆管相邻的结构（如囊肿和肿瘤）以及与肝脏相邻的结构等，通常诊断的准确率更高。

经皮经肝胆管造影

历史

历史上首例胆道荧光成像为1921年由Burckhardt和Müller报道，当时是通过经皮胆囊穿刺对胆道进行造影成像。首例经皮经肝胆管造影（PTC）在1937年由Huard和Do-Xuan-Hop报道，通过对比剂碘化油进行胆道造影。15年后（1952），Carter和Saypol提出用水溶性对比剂进行造影，PTC才作为一种诊断手段开始普及。在随后的几年中，大量研究学者（Flemma & Shingleton，1966；Glenn et al，1962；Mujahed & Evans，1966；Seldinger，1966；Shaldon et al，1962；Weicher，1964）对诸多不同

337

的方法学细节进行了阐述,其中包括不同尺寸的带套和未带套针头以及不同的穿刺部位和方向等。然而,这个过程仍有着极大的胆汁性腹膜炎的风险和小概率的出血风险,尤其是对存在胆道梗阻的病人。精细针头技术的使用直到 1969 年才由千叶大学的 Ohto 和 Tsuchiya 首次提出。随后很多的研究报告表明使用精细针头经肝穿刺可以减少并发症的发生,于是精细针头技术逐渐成为标准被广泛使用。

在胆道疾病的诊断中,PTC 本质上已经被无创成像技术所取代了。1985 年,Kadir 指出不到 5% 的胆道系统疾病相关病人会用到穿刺引流手段。随着断层成像技术尤其是 MRCP 的不断完善(见 19 章)(Park et al,2004;Romagnuolo et al,2003;Simone et al,2004;Vaishali et al,2004;Zhong et al,2003),经皮经肝胆管造影仅作为介入治疗一部分进行。

利用 MRCP 或者 CECT 进行的胆道成像是无创且无需镇静的,相对安全(见 18 和 19 章)。而对胆管的进行直接穿刺和注射对比剂,只有与穿刺胆管相通的管道会被成像出来。若存在孤立的胆管,可能需要进行多次经皮穿刺才能使整个胆道系统完整显像(见图 20.2)。在进行多次经肝穿刺时,CT 成像对保证胆道系统完全显像具有极大的帮助。此外,MRI 和 CECT 还可以成像整个胆道系统并且确定是否有孤立胆管及其严重程度(见图 20.1)。而且通过对胆管壁、肝和周围组织的成像,MRI 或 CECT 还可以提供额外的解剖信息。

准备

理想情况下,所有病人在行 PTC 之前都完善断层成像检查(CECT 或 MRI),有肝脏切除手术史的病人尤其如此。首选的影像学检查方法是 MRI 或 CECT,此类检查方法能够提示胆道的梗阻程度、肝脏位置、门静脉通畅度、肝胆管与其他结构的关系、有无肿瘤或肝叶萎缩等,所有这些都能极大地提高穿刺的成功率。

术前应检查病人的凝血功能,必要时应进行纠正。按照相关机构规定签署知情同意书,并完善术前讨论。可对病人予以一定的镇静处理,包括使用抗焦虑药如咪达唑仑或阿片类药物如芬太尼等。所有病人在术前 1 小时均应预防性使用广谱抗生素(根据医疗机构偏好)预防感染。

过程

由于造影剂的比重大于胆汁的比重,在行 PTC 检查时,检查床最好是倾斜位,这样可以用较少的造影剂来显影全部胆管。

右侧穿刺

摆好体位后,消毒铺巾,在右侧腋中线选择一个穿刺点,通常为肋膈角以下的一个或两个肋间。穿刺部位一般保持在第九肋间以下,以避免进入胸膜腔。皮下注射 1% 利多卡因,用 11 号手术刀做一个小的皮肤切口。为了避免肋间血管撕裂,应在透视引导下,选用 21 或 22 号、15~20cm 的千叶式针在离目标穿刺点最近的肋骨上方推进。对存在胆管扩张的病人进行初次穿刺时,实时超声引导有很大帮助(Covey & Brown,2008)。穿刺位置和方向是根据病人术前的影像学检查来选择的(图 20.3A 和 B)。

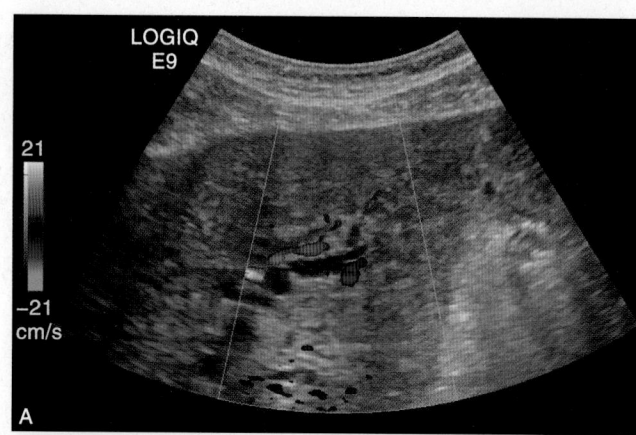

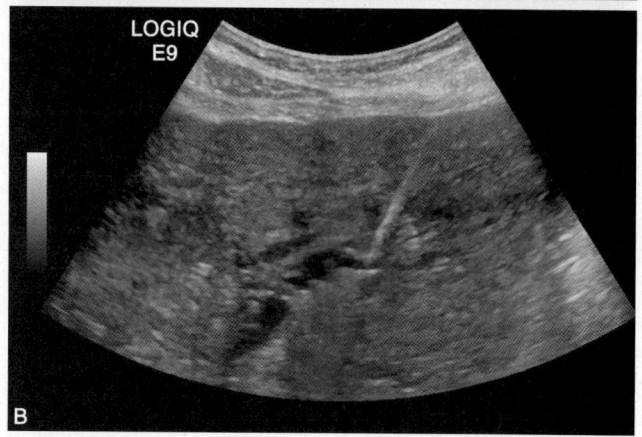

图 20.3　实时超声引导有助于初次穿刺扩张的胆管。(A)左肝彩色多普勒显示Ⅲ段胆管扩张。(B)21 号针穿刺扩张胆管的静态灰阶超声图像

穿刺过程中应注意避免损伤胆囊或肝外胆管。在注射少量水溶性造影剂的同时缓慢拔出针头,直到找到胆管。造影剂进入胆管时会有油滴在水中的现象。造影剂进入血管时则会出现快速清除的现象。如果拔针过程中没有成功进入胆管,可调整穿刺方向后重新插入。一般不建议将针头完全从肝脏抽出,应尽量减少肝包膜的损伤。在穿刺存在困难时,特别是无胆管扩张的病人,在选择新的经皮穿刺点之前,可以多次使用同一穿刺点进行尝试。如果在多次尝试后仍不能成功,则应选择一个新的穿刺部位。存在胆道梗阻的病人,轻轻注射 10ml 碘造影剂就足以使胆管显影。胆道不存在梗阻时,则通常需要较大量的造影剂。当胆管完全显影时,应截取不同角度的图形并储存,以便于识别胆管的特定结构,并识别出异常显像。

左侧穿刺

肝脏左外侧叶的大小和解剖位置有很大的差异,术前应仔细检查影像学资料以选择最佳的穿刺部位。虽然左侧穿刺可以通过右肝经腋前入路进入第Ⅳ段胆管,但通常首选的方法是剑突下入路进入第Ⅱ段或第Ⅲ段胆管。与右侧胆管穿刺一样,存在胆管扩张时,推荐使用实时超声引导,能够简化穿刺过程(Covey & Brown,2008)。

成功率和准确度

胆道梗阻的病人行 PTC 的成功率约为 95%~100%(Har-

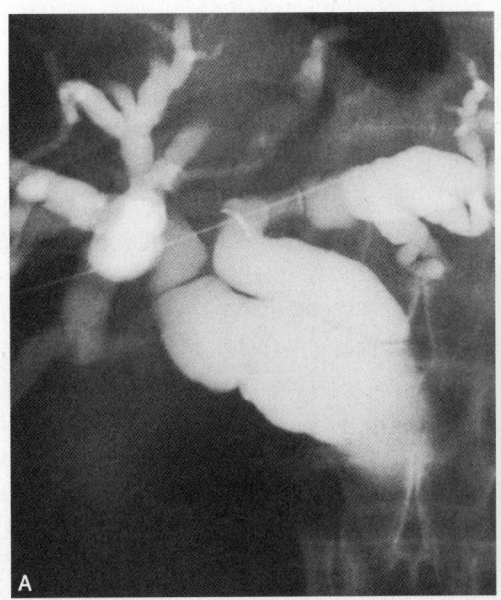
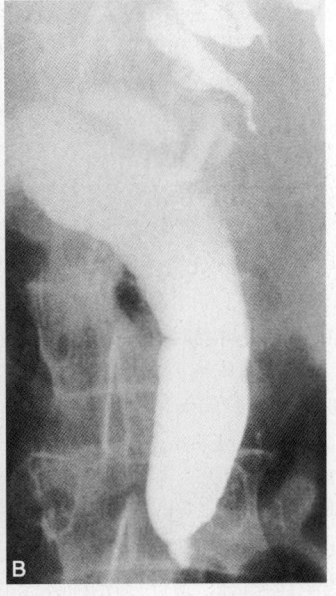

图 20.4　壶腹癌。(A)病人仰卧时,近端的造影图像给人一种高位胆管梗阻的假象。不同于真正的梗阻,该区域的边缘是模糊的。(B)病人半卧时,造影剂汇聚在真正的梗阻部位,该区域的边缘是清晰的

bin et al,1980;Jain et al,1977;Mueller et al,1981)。无胆道梗阻的病人其成功率为 60%~95%。无胆道梗阻的病人其成功穿刺的可能性会随着穿刺次数的增加而增加(Jaques et al,1980)。目前,PTC 对胆管梗阻的显像无法判断疾病的良恶性(Hadjis et al,1985;Wetter et al,1991)。胆汁细胞学检查和断层成像技术等有助于明确梗阻的具体原因。

误区

显影不充分

造影剂注射不足时可能导致胆道显影不充分,从而对胆道的梗阻程度做出错误判断。该问题主要发生在完全性梗阻的病人身上,显影不充分时,其显示的梗阻边缘(假阳性)是模糊的(图 20.4)(Kittredge & Baer,1975)。对于高位的胆管梗阻,特别是存在解剖变异时,只有直接胆管穿刺才能对看到孤立的胆管段进行成像。如果选择了错误的胆管,或者需要额外的胆管穿刺却没有进行时,则可能会漏诊胆管损伤和胆漏。

胆管扩张

没有胆管扩张并不能排除有临床意义的胆道梗阻。硬化性胆管炎、获得性免疫缺陷综合征和化疗等引起的胆管硬化等疾病,可伴有胆管破裂,虽存在梗阻但胆管扩张可不明显。相反,胆管扩张并不总是意味着胆道梗阻。例如,卡罗里病或胆总管囊肿等,其影像学表现为胆管扩张,但并无梗阻。

并发症

PTC 极少出现严重并发症,发生概率仅约 3%(Harbin et al,1980)。最常见的并发症有胆漏(1%~2%)、败血症(2%~3%)和出血(0.2%~0.4%)等。其他罕见的并发症包括气胸、胆汁胸、与穿刺有关的结肠损伤和脓肿形成等。第九肋间间隙以下穿刺可明显降低胸膜和肺部并发症的发生率。适当的预

防性使用抗生素可以降低感染性并发症的发生,如败血症和脓肿形成等。应注意不要过度扩张胆管,因为胆管的显影和不完全引流容易引发胆管炎(Covey & Brown,2008),尤其是存在孤立胆管的情况下。

内镜逆行胰胆管造影

历史

内镜逆行胰胆管造影(ERCP)(见第 29 章)于 1968 年被首次报道(McCune et al,1968),并迅速成为肝胆胰疾病病人的重要诊断方法(Cotton,1977;Cotton et al,1972;Freeney,1988;Oi et al,1970)。在过去的 40 年里,科技和技术的进步扩大了 ERCP 的适用范围。侧视十二指肠软镜的出现使法特壶腹乳头插管变得更加简易(Kasugai et al,1971;Ogoshi et al,1970;Takagi et al,1970)。此外,除诊断价值之外,ERCP 还延伸出相应的治疗手段,包括括约肌切开术(Classen et al,1975;Cotton et al,1976;Kawai et al 1974)和支架植入术(Laurence et al,1980;Soehendra et al,1980)等。ERCP 是一种相对复杂的手术操作,相较常规内镜手术,ERCP 更难掌握,培训时间较标准胃肠道手术要多 1 年时间。

适应证

除了少数情况外,诊断性 ERCP 在很大程度上已被无创成像技术所取代。2002 年,美国国立卫生研究院主办了一次关于 ERCP 的讨论会议,提出了 ERCP 的适应证(Cohen 等人,2002年)。会上指出 ERCP、MRCP 和超声内镜对胆总管结石的诊断具有高度的敏感性和特异性。然而,随着诊断性成像技术的发展,ERCP 已经逐渐成为以治疗为主要目的的干预手段。避免不必要的 ERCP 是减少相关并发症的最佳方法,实施 ERCP 的内镜医师应具备适当的培训和专业知识。2005 年,美国胃肠内

镜医师学会发表的指南认为,ERCP 主要是一种治疗胰胆管疾病的方法(Adler et al,2005)。因此,ERCP 的开展通常以治疗为主要目的,极少在没有治疗成分的情况下实施。

技术

大多数 ERCP 是作为门诊手术在院内手术室进行,也可以在门诊中心进行。鉴于 ERCP 是一个复杂的手术,需要特殊的设备和培训,在进行 ERCP 之前必须充分考虑该手术的风险和获益。病人应保持清醒,有定向能力,并能给予知情同意。在少数情况下,病人不能给予知情同意时,近亲可以授权同意。病人年龄和临床表现很重要。老年病人可以安全地接受 ER-CP;他们出血和穿孔的风险与年轻病人相同,且实际上老年病人术后发生胰腺炎的风险更低(Badalov et al,2009)。

获得授权同意后,病人将被带入一个含 C 型臂仪器的房间,以便在手术过程中进行透视检查。静脉镇静应在心电监测下进行。过去,常使用麻醉药(哌替啶和氟哌利多)和苯二氮䓬类药物(咪达唑仑或地西泮)的组合。最近,丙泊酚替代了这一功能,丙泊酚是一种短效的镇静药和健忘症药,恢复迅速。研究表明,丙泊酚比咪达唑仑镇静更有效,更安全,且术后恢复更快(Fanti et al,2004;Wehrman et al,1999)。在某些情况下,如内镜手术预计有困难,或病人有明显的合并症,或病人有任何功能性或机械性肠梗阻的迹象,可以采用全身麻醉。手术时应给予经鼻道吸氧,可以避免病人出现低氧血症,据报道,约 40% 的病人在进行 ERCP 时会出现低氧表现(Woods et al,1989)。在整个手术过程中,应由一名专职护士持续监测病人的心电图、血压、血氧饱和度和全身状况等。以诊断为目的时,不推荐常规使用抗生素。手术过程中用到的所有内镜设备,包括内镜,都应经过化学或气体消毒。

病人保持半卧位,调整 C 臂机位置,以便于术中进入十二指肠大乳头。用侧视十二指肠镜对十二指肠大乳头进行探查。对于行 Billroth Ⅱ型胃空肠吻合术的病人,为顺利进入十二指肠大乳头,可能需要用到标准的前视上内镜或儿童结肠镜。在插入乳头前,应常规检查胃和十二指肠的情况。十二指肠大乳头通常位于十二指肠的降部,少数情况下其位置可能有所偏移。通常情况下,十二指肠大乳头很容易识别,但在某些特殊情况下,乳头会因恶性肿瘤或胰腺炎等原因发生变形,或隐藏在皱褶后或憩室内,导致插管困难。

胆总管的开口通常位于乳头的左上角。大多数情况下,胆总管和主胰管共用同一个通道,有少数病人胆总管和主胰管是分开的。小乳头位于大乳头上方约 1~2cm 处。可选择直接插管或切开括约肌进入胆总管。研究表明,与插管相比,括约肌切开术能更容易和更快地进入胆管(Karamanolis et al,2005;Laasch et al,2003;Rossos et al,1993)。近年来,一些内镜医师采用导丝辅助插管。与传统的造影剂注射技术相比,导丝辅助插管技术是否应成为首选仍存在争议。导丝技术避免了造影剂注射相关的静水压问题,并降低了胰管损伤的风险,从而从理论上降低 ERCP 术后胰腺炎的风险。然而,试验数据却好坏参半。最近对 12 个随机试验共计 3 450 名病人进行的 meta 分析得出结论:导丝引导技术有较高的插管成功率(84% 对 77%),ERCP 术后胰腺炎的风险较低(3.5% 对 6.7%)(Tse et al,2013)。然而,一项对 1 249 名病人进行的前瞻性试验显示,导丝组(5.2%)与对照组(4.4%)相比,ERCP 术后胰腺炎的发生无显著性差异(Mariani et al,2012)。

插管困难时,一些方法可以帮助插管。有十二指肠运动过度时,可通过静脉注射 0.25~1mg 胰高血糖素来缓解症状。如果意外插入胰管,可放置胰管支架帮助插管,一方面,胰管支架能够堵塞胰管开口,另一方面,特别是在解剖结构扭曲的情况下,能为内镜医师提供更多有关胆管角度的信息(图 20.5)(Goldberg et al,2005)。另一项技术是在胰管内放置一根导丝,这样能够提供更多有关最佳插管角度的信息(图 20.6)。该技术的研究报道有限,但这种技术似乎不会增加 ERCP 术后胰腺炎的风险(Draganov et al,2005;Saad,2004)。其他更具侵入性的手术,包括带或不带胰管支架的括约肌切开术,也能提高成功率,但是即使是有经验的医师,该方法也会增加相关并发症(包括出血、穿孔和胰腺炎)的风险(Harewood et al,2002),应谨慎选择。

十二指肠憩室较为常见,几乎总是位于十二指肠降部乳头附近。尽管一般没有症状,但患有憩室的病人通常合并有胆石症。虽然没有明确的数据支持,但通常认为壶腹周围憩室会增加插管的难度(Rajnakova et al,2003;Tham & Kelly,2004)。

对于手术改变了解剖结构的病人,ERCP 可能十分具有挑战性。在行 Billroth Ⅱ式胃空肠吻合术的病人中,胆管插管的成功率大幅下降(Forbes et al,1984)。该类病人的乳头位于输入袢,内镜很难穿过去。此外,与标准 ERCP 相比,此类病人乳头的定位是颠倒的。在行胃空肠 Roux-en-Y 吻合术的病人中,由于 Roux 袢较长,内镜甚至很难触及乳头。同时,由于乳头的位置特殊,就算乳头被成功识别,插管可能仍然非常困难(Byron et al,2002)。最近,有报道双气囊小肠镜能够成功地进入输入袢(Sato et al,2005)。该技术常只有三级医院能够提供。行减肥手术的病人实施 ERCP 是非常困难的,一般不对此类病人尝试 ERCP。

选择性插管胆管后,在透视下注入造影剂,随后获得胆管的解剖图像。不同内镜医师对造影剂的选择不同。很多人在寻找结石时选用半强度对比剂。在手术过程中,可使用各种专用内镜活检钳或细胞刷从胆胰管系统获得标本用于病理和细胞学检查,同样,也可以从 Vater 壶腹、十二指肠和胃中取材。

胰管造影

胰管成像是 ERCP 行胆道造影时的重要辅助手段。胰管造影可以识别狭窄、结石和其他阻塞性病变等。一般建议在注射造影剂时对胰管进行导丝插管,以降低胰管内的静水压,降低 ERCP 术后胰腺炎的风险。一般来说,胰管长约 20cm,口径不一。随着年龄的增长,胰腺逐渐萎缩和纤维化。主胰管的直径也随着年龄的增长而增加,尽管一项研究发现 40 岁以下病人的胰管长度与年龄较大的病人相比没有明显差异。然而,在 40 岁以上的病人中,胰管直径明显增大(Anand et al,1989)。

一些解剖变异,如胰腺分裂(图 20.7),也可以在胰胆管造影上识别(见第 2 章)。这种异常的解剖在 ERCP 手术中报道的比例约 7.5%,可以通过经小乳头开口插入主胰管进行造影来证实(Bernard et al,1990)。

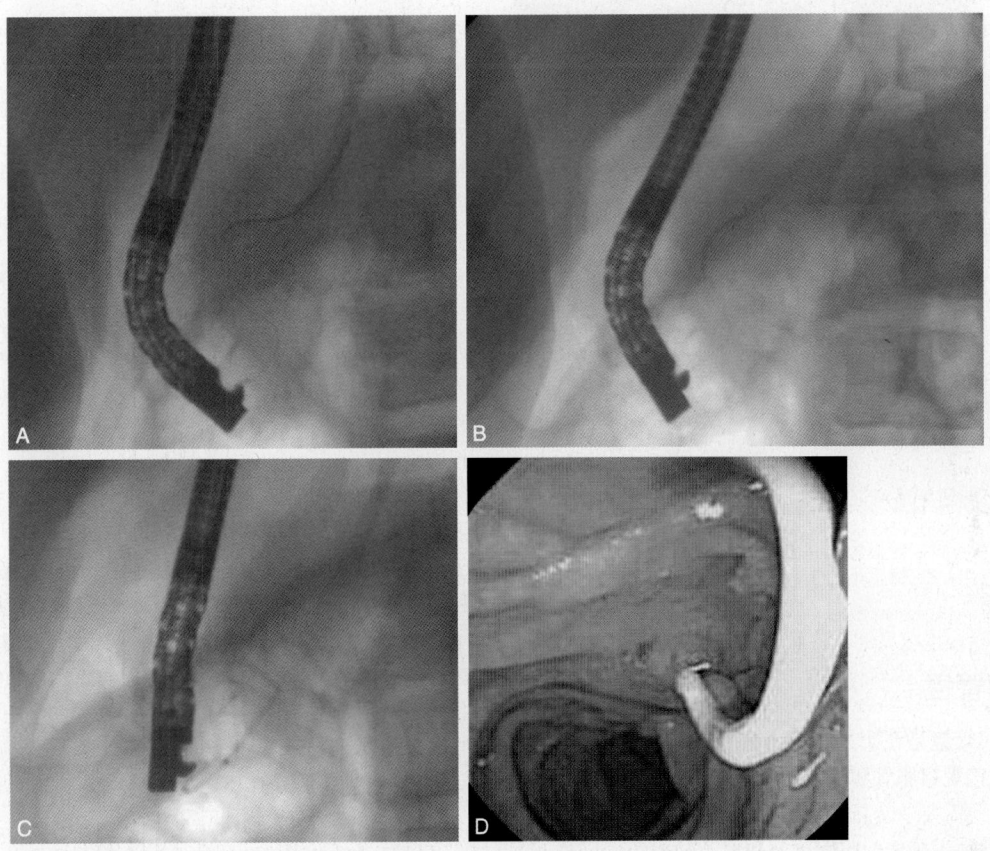

图 20.5　胰管支架放置。(A)导丝进入胰管。(B)注入造影剂确认胰管位置。(C)置入含完整防脱组件 5F×5cm 的胰管支架。(D)内镜所见胰管支架

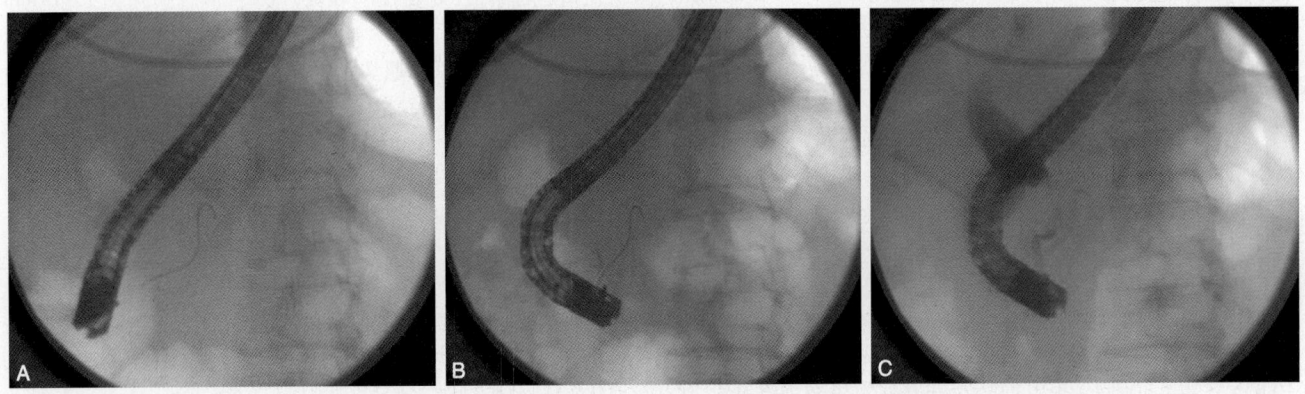

图 20.6　在胰管内放置导丝以便于胆管插管。(A)在胰管内置入导丝。(B)为内镜医师提供更多胆管角度的信息,在透视指导下完成插管。(C)注入造影剂确认胆总管位置

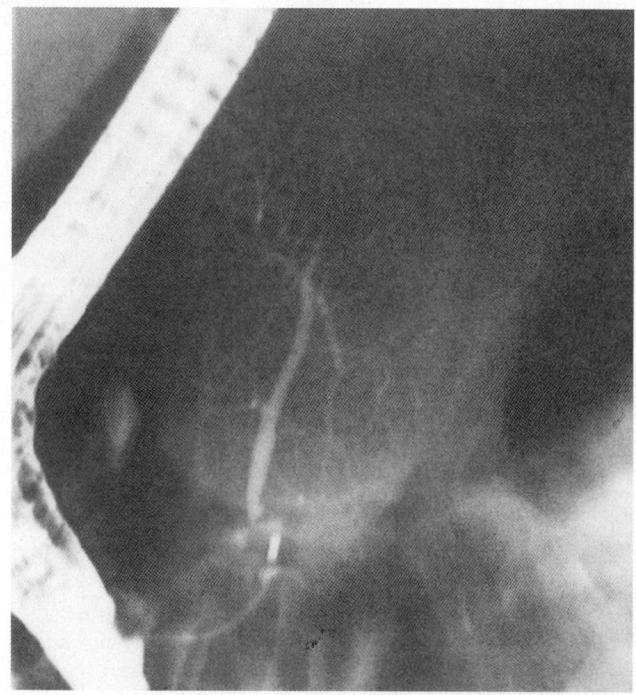

图 20.7 胰腺断裂。通过大乳头注射造影剂使主胰管（Wirsung 管）的近端显影，通过小乳头注射造影剂使副胰管和主胰管的远端显影

胆道镜和胰管镜

胆道镜和胰管镜是在十二指肠镜的通道的基础上使用微型内镜，可以直接观察胆管和胰管。鉴于这项技术使用了两种不同的内镜，因此需要一套新的技能来执行这些操作。诊断性胆道镜可用于评估不确定的胆管狭窄和充盈缺损等。同样，诊断性胰镜检查可用于评估胰腺狭窄和导管内乳头状黏液性肿瘤等。研究表明，这是一种精准的诊断胆胰管疾病的工具。（Fukuda et al,2005；Itoi et al,2010；Yamao et al,2003）。一项纳入 87 名病人的前瞻性多中心研究报告显示，有 92.1% 的情况下，内镜医师可以仅通过解读胆管影像，对胆道疾病的良恶性做出判断（Osanai et al,2013）。胰胆管镜检查的并发症包括菌血症、出血和胰腺炎等。一项回顾性研究报告显示，与单纯 ERCP 相比，胰胆管镜检查会增加相关并发症的风险，并且有较高的诱发胆管炎的风险（Sethi et al,2011）。

并发症

ERCP 的并发症包括与内镜手术相关的一般并发症和 ERCP 特有的并发症。并发症的发生率在不同的文献报道中有所不同。一项前瞻性研究的系统综述回顾了 21 项共 16 855 名病人的研究，报告的特定并发症发生率为 6.9%，死亡率为 0.33%（Andriulli et al,2007）。内镜医师的经验和病例数量也会影响并发症的发生率。在奥地利进行的一项研究中，将每年进行 50 次以上 ERCP 手术的内镜医师与每年进行的 ERCP 手术少于 50 次的相比较。研究发现，前者的成功率（86.9% vs 80.3%；$P<0.001$）要明显高于后者，且总的并发症发生率要更低（10.2% vs 13.6%；$P=0.007$）（Kapral et al,2008）。

胰腺炎

ERCP 最常见的并发症是胰腺炎，报告的发病率从 1% 到 40% 不等，但最常见的报告约为 3%~5%（Andriulli et al,2007；Cheng et al,2006；Christensen et al,2004；Freeman et al 2001；Loperfi do et al,1998）（见第 54 章）。儿童 ERCP 术后胰腺炎的发病率很低，一项研究显示约为 2.5%（Iqbal et al,2008）。ERCP 术后胰腺炎公认的定义为术后 24 小时出现新的腹痛或腹痛加剧，淀粉酶为正常值的 3 倍及以上，需要住院治疗（Cotton et al,1991）。分类如下，如果住院时间为 2~3 天，则为轻度；如果住院时间为 4~10 天，则为中度；如果住院时间超过 10 天，出现假性囊肿或出血性胰腺炎，或者需要外科干预的，则为重度。ERCP 术后胰腺炎应与暂时性无症状高淀粉酶血症区别开来，后者约在 40%~75% 的病例中有发生，并在 1~2 天内消失（Classen & Demling,1975；Okuno et al,1985）。大多数 ERCP 术后胰腺炎是轻微的，通常能够在几天内通过禁食和静脉输液来解决。治疗方法与其他原因引起的胰腺炎相同。

ERCP 术后胰腺炎的发病机制有很多。乳头切开、胰管内固定或胰管注射可能对胰管造成机械损伤是可能的机制之一（Johnson et al,1997）。另外，电灼引起的热损伤所导致的水肿和导管阻塞等也是其一（Ratani et al,1999）。注射造影剂所产生的静水压也可能是导致损伤的一个因素。理论上，这种造影剂本身可能会导致化学或过敏性损伤。然而，使用低渗透压的非离子造影剂在预防 ERCP 相关胰腺炎方面没有比相对便宜的离子造影剂更具优势（Hannigan et al,1985），meta 分析显示使用不同造影剂在 ERCP 术后胰腺炎方面没有显著差异（George et al,2004）。

尽管目前尚不清楚这些机制是独立还是共同作用的，但最近的数据有助于阐明与 ERCP 术后胰腺炎的独立危险因素，包括病人相关和手术相关的因素等。这些风险因素是可以累积的（Freeman et al,2001）。病人相关因素包括年龄小、女性、正常血清胆红素值、复发性胰腺炎、ERCP 术后胰腺炎史和 Oddi 括约肌功能障碍等。手术相关因素包括插管困难、胰管注射、括约肌切开术、胰括约肌切开术、小乳头括约肌切开术、球囊括约肌成形术、壶腹切除术和 Oddi 括约肌测压等。一项研究表明，学员参与也是一个独立危险因素（Cheng et al,2006）。然而，大多数研究并没有显示病例数量与胰腺炎发病率之间的相关性（Freeman et al,2001；Loperfi do et al,1998；Testoni et al,2010）。

已经有不少研究探讨了降低胰腺炎风险的具体技术和措施，包括尽量减少插管次数，尽量避免非必要的胰管插管，以及尽量减少进入胰管中造影剂的体积，避免胰管过度扩张或"腺泡化"等。

临时放置胰管支架也可以降低并发症风险。一项 meta 分析显示，高风险病人使用胰管支架后，ERCP 术后胰腺炎发生率降低了约三分之二（Singh et al,2004）。因此，对于高风险的病人，可选择性地考虑放置胰管支架。研究表明，胰管支架在治疗性括约肌切开术、预防性括约肌切开、球囊括约肌成形术、内镜下壶腹切除术和困难的乳头插管中均起到一定的帮助作用（Fazel et al,2003；Freeman et al,2004；Singh et al,2004）。

关于预防 ERCP 术后胰腺炎的药理学研究已有不少。最近一项系统综述分析了共 85 项随机临床试验和 28 项 meta 分析,结果显示肛塞非甾体抗炎药(NSAID)可有效降低 ERCP 术后胰腺炎的风险,在高危病人中尤为如此。此外,也有学者认为口服生长抑素、舌下含服硝酸甘油和一些蛋白酶抑制剂等能有一定效果,但目前仍需进一步的临床试验加以验证。(Kubiliun et al,2015)

非甾体抗炎药能够抑制前列腺素合成、磷脂酶 A2 活性和中性粒细胞/内皮细胞黏附等,这些都被认为在胰腺炎的发病机制中起主要作用,因此非甾体抗炎药可能在 ERCP 术后胰腺炎的预防中发挥作用。一项纳入 10 个随机对照试验共 2 269 名病人的 meta 分析显示,使用非甾体抗炎药可降低 ERCP 术后胰腺炎的风险(HR 0.57;95% CI 0.38~0.86;$P=0.007$)(Ding et al,2012)。然而,这些研究在非甾体抗炎药的类型、给药途径和给药时机方面都极不相同。一项随机、安慰剂对照、双盲的高危病人临床试验显示,术后立即接受吲哚美辛栓的病人比对照组(9.2% vs.16.9%)更不易发生 ERCP 术后胰腺炎($P=0.0005$),且发展为中重度胰腺炎的概率更低(4.4% vs.8.8%;$P=0.03$)(Elmunzer et al,2012)。一项纳入了四项研究共 1 470 名病人的 meta 分析显示,与安慰剂相比,使用吲哚美辛栓的病人胰腺炎发生率明显降低(OR 0.49;95% CI 0.34~0.71;$P=0.0002$)(Yaghoobi et al,2013)。另一项 meta 分析将吲哚美辛栓与胰管支架置入术进行了比较,结果显示:在 ERCP 术后胰腺炎的预防中,单纯使用吲哚美辛栓要优于胰管支架置入术(OR 0.48;95% CI 0.26~0.87)(Akbar et al,2013)。欧洲胃肠道内镜学会(ESGE)的指南建议,对没有禁忌证的病人,在行 ERCP 之前或之后均应立即常规预防性使用肛塞 NSAID 药物(Dumonceau et al,2014)。

生长抑素及其类似物奥曲肽能够抑制胰腺分泌、降低 Oddi 括约肌压力、调节细胞因子和诱导胰腺腺泡细胞凋亡等,理论上能够预防 ERCP 术后胰腺炎的发生。然而,相关的临床研究却结论不一。一项纳入 7 项高质量研究共 3 130 名病人的 meta 分析显示,大剂量使用生长抑素可有效预防 ERCP 术后胰腺炎(Rudin et al,2007)。另一项纳入 17 项研究共 3 818 名病人 meta 分析显示,若给药超过 12 小时或以药丸的形式给药,生长抑素和大剂量奥曲肽可预防 ERCP 术后胰腺炎的发生(Omata et al,2010)。而相关的随机临床试验却结论不一。一项涉及三家医院共 391 名病人的双盲、安慰剂对照随机临床研究,将病人随机分为 2 组,于 ERCP 术前 30 分钟给药,分别接受 500ml 含 3mg 生长抑素的生理盐水和 500mL 普通生理盐水,持续滴注 12 小时。研究发现生长抑素组的胰腺炎风险显著降低(3.6% vs. 安慰剂组的 9.6%;$P=0.02$)(Lee et al,2008)。另一项研究涉及 133 名病人,研究将病人随机分为 3 组,分别接受连续输注生长抑素 12 小时,仅在 ERCP 术前输注生长抑素以及仅输注安慰剂,结果发现三组之间没有显著差异(Chan et al,2008)。最近一项随机试验显示,510 名病人在插管前随机输注 250μg 生长抑素,紧随以 250μg/hr 的速度微泵 4 小时,结果发现与安慰剂对照组相比,ERCP 术后胰腺炎的发生率没有显著差异(Concepcion et al,2014)。此外,当胰腺炎进展时,使用生长抑素并不能改善其诊疗过程(Phillip et al,1985)。因此,仍需大量的研究来阐明生长抑素在 ERCP 术后胰腺炎预防

中的作用。

硝酸甘油作为一种平滑肌松弛剂,可降低 Oddi 括约肌压力,从而降低 ERCP 术后胰腺炎的风险。七项随机对照研究中只有三项显示硝酸甘油有效,但三项阳性研究中有两项使用舌下含服硝酸甘油(Kubiliun et al,2015)。其中一项研究纳入了 186 名病人,在术前 5 分钟随机接受 2mg 的舌下硝酸甘油与安慰剂,结果发现硝酸甘油组的胰腺炎发生率较低(7/90 vs.17/96;$P<0.05$)(Sudhindran et al,2001)。另一项研究纳入了 74 名病人,在术前 5 分钟随机接受 5mg 舌下硝酸甘油和 100mg 维生素 C。结果发现硝酸甘油组 ERCP 术后胰腺炎发生率(7.9%)比安慰剂组(25%;$P=0.012$)要低(Hao et al,2009)。然而,在这两项研究中,对胰腺炎的定义并没有统一,这可能是导致对照组胰腺炎发生率高的原因。最近对 300 名病人进行的一项随机对照试验显示,吲哚美辛栓和舌下硝酸甘油联合应用在预防 ERCP 术后胰腺炎方面优于单纯吲哚美辛栓(6.7% vs.15.3%;$P=0.016$)(Sotoudehmanesh et al,2014)。未来仍需更多的研究来进一步阐明硝酸甘油在 ERCP 术后胰腺炎中的作用。

蛋白酶抑制剂,如甲磺酸加贝酯、甲磺酸钠非司他丁和乌司他丁等,因为蛋白水解酶的激活可能参与胰腺炎的发病,亦有不少蛋白酶抑制剂在 ERCP 中应用的研究。对 18 项研究共 4 966 名病人进行的一项 meta 分析显示,蛋白酶抑制剂的使用显著降低了 ERCP 术后胰腺炎的风险(Seta & Noguchi,2011),但目前没有确凿的证据支持蛋白酶抑制剂的使用。最近的一项试点研究探讨了积极的围手术期水化是否能降低 ERCP 术后胰腺炎的风险,结果发现积极的水化组中没有病人发生胰腺炎,而标准水化组中有 17% 的病人发展成胰腺炎(Buxbaum et al,2014)。今后仍需更多的研究来证实这些发现。其他药物包括分泌素、皮质类固醇、别嘌呤醇和外用肾上腺素等,都有相关报道,但结果不一致,目前不推荐使用。

感染

ERCP 术后一个严重的并发症是术后感染的进展,最常见的是胆管炎和胆囊炎。在一项对 21 项前瞻性研究共 16 855 名病人进行的系统调查中,感染性并发症的发生率约为 1.4%(Andriulli et al,2007)。

胆管炎最常见于胆道引流失败或不完全时。肝门梗阻和硬化性胆管炎病人,其不完全引流的可能性更高,因此术后发生胆管炎的风险更高(Bangarulingam et al,2009;Rerknimitr et al,2004)。其他危险因素包括黄疸、内镜中心规模小和延迟行 ERCP(Loperfido et al,1998;Navaneethan et al,2013)。胆管炎的治疗包括抗生素应用和解除梗阻。研究表明,预防性使用抗生素显著降低了 ERCP 术后菌血症的发生率,但对术后胆管炎的发生没有显著影响(Sauter et al,1990)。两项 meta 分析未能证明常规使用预防性抗生素的益处(Bai et al,2009;Harris et al,1999)。造影剂中添加抗生素也没有任何益处(Jendrzejewski et al,1980)。

另外,有研究发现内镜器械可能是 ERCP 中严重感染的病原体来源之一(Earnshaw et al,1985)。通过受污染的内镜传播的最常见的微生物是沙门菌(Axon,1991),因此,必须确保对用于 ERCP 的内镜设备进行充分的消毒或灭菌。

出血

　　出血是诊断性 ERCP 的罕见并发症,最常见于括约肌切开术。括约肌切开术后出血的危险因素包括术中出血、伴发血小板减少或凝血障碍、括约肌切开术后 3 天内开始抗凝,以及内镜医师的低病例量等(Freeman et al,1996)。

　　在对乳头进行操作时,很少会出现 Mallory Weiss 撕裂引起范围外伤或黏膜下出血。(Loperfi do et al,1998)。此外,亦有腹部血管、肝脏和脾脏损伤导致腹腔出血的病例报告(Lo et al,1994;Wu & Katon,1993)。

穿孔

　　与 ERCP 相关的最常见的穿孔类型是腹膜后穿孔,通常与括约肌切开术相关,发病率在 0.5% ~ 2.1% (Cotton et al,1991)。在对 21 项前瞻性研究共 16 855 名病人进行的系统调查中,Loperfi do 及其同事(1998 年)报告了 101 例穿孔(0.6%)和 10 例穿孔死亡(0.06%)病例。游离的肠壁穿孔相当罕见,通常与异常的解剖结构有关,如管腔狭窄或有 Billroth Ⅱ 胃切除术史(Wilkinson et al,1994)。

　　穿孔的处理取决于穿孔的大小、位置和临床表现。游离的肠壁穿孔通常需要手术治疗。也有报道使用内镜夹治疗十二指肠穿孔(Katsinelos et al,2005;Solomon et al,2012)。

经皮经肝胰胆管造影或内镜逆行胰胆管造影

　　第 2 章讨论了胆管的解剖学。了解常见的胆管分支变化对于准确解读胆管造影至关重要,如图 20.8 和 20.9 所示;节段命名法见表 20.1。在肝右叶中,后段相较于前段位于更外侧,因此胆管造影上最外侧的导管通常是下方的Ⅵ段和上方的Ⅶ段。通常,汇合处附近的弧形管道为后区胆管(图 20.10 和 20.11B)。根据 Healey 和 Schroy(1953 年)的研究,28% 的病例中,此弧形管道为右后叶胆管,在左侧与左肝管交汇;22% 的病例中,此弧形管道为是后区胆管(见图 20.9B 和 20.11B),6% 的病例中为前区胆管(见图 20.9C 和 20.11D)。少数情况下,

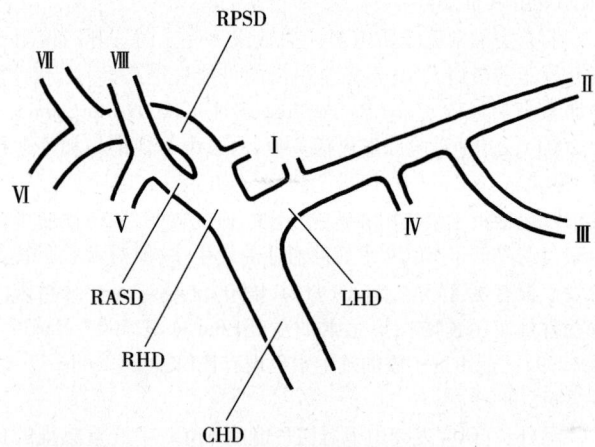

图 20.8　标准肝内胆管解剖。各肝段的命名采用 Couinaud 法(见表 20.1)。CHD,肝总管;LHD,左肝管;RASD,右前叶肝管;RHD,右肝管;RPSD,右后叶肝管

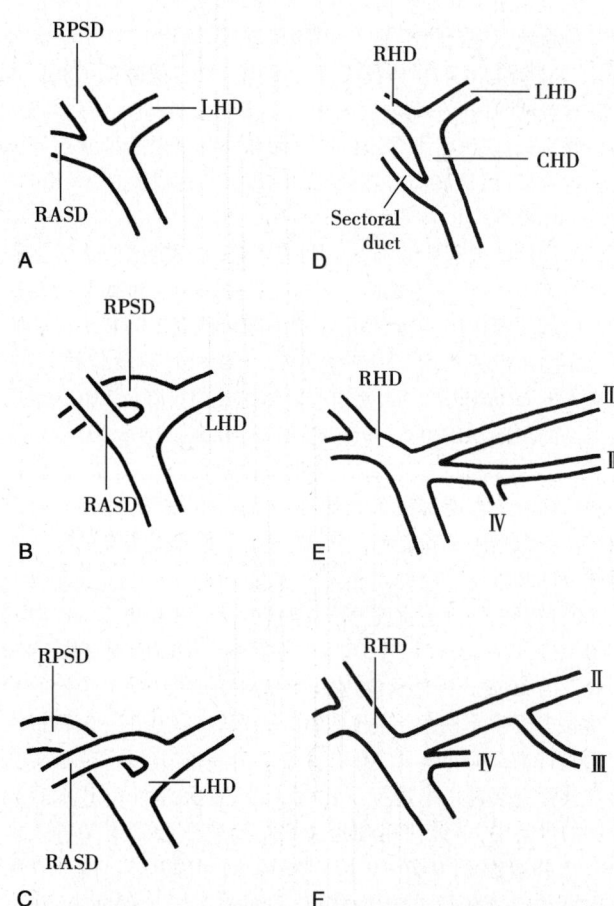

图 20.9　肝门胆管解剖变异。各肝段的命名采用 Couinaud 法(见表 20.1)。CHD,肝总管;LHD,左肝管;RASD,右前叶肝管;RHD,右肝管;RPSD,右后叶肝管

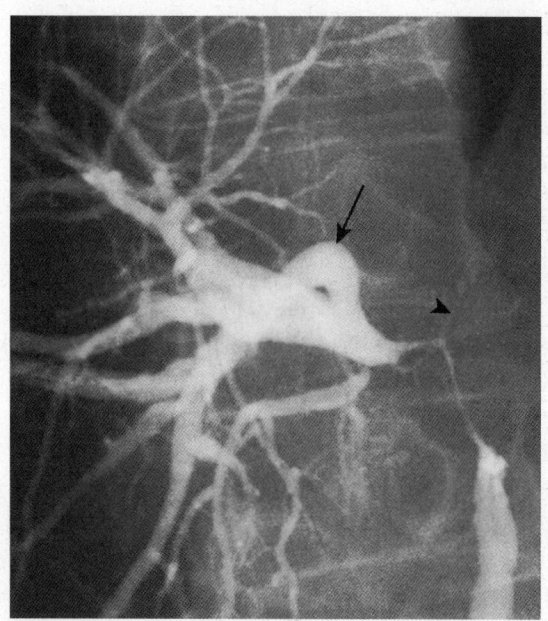

图 20.10　肝门胆管癌侵犯右肝管、肝总管近端和弱显影的左肝管(无尾箭头)。右后叶肝管表现为弧形管道(长箭头)

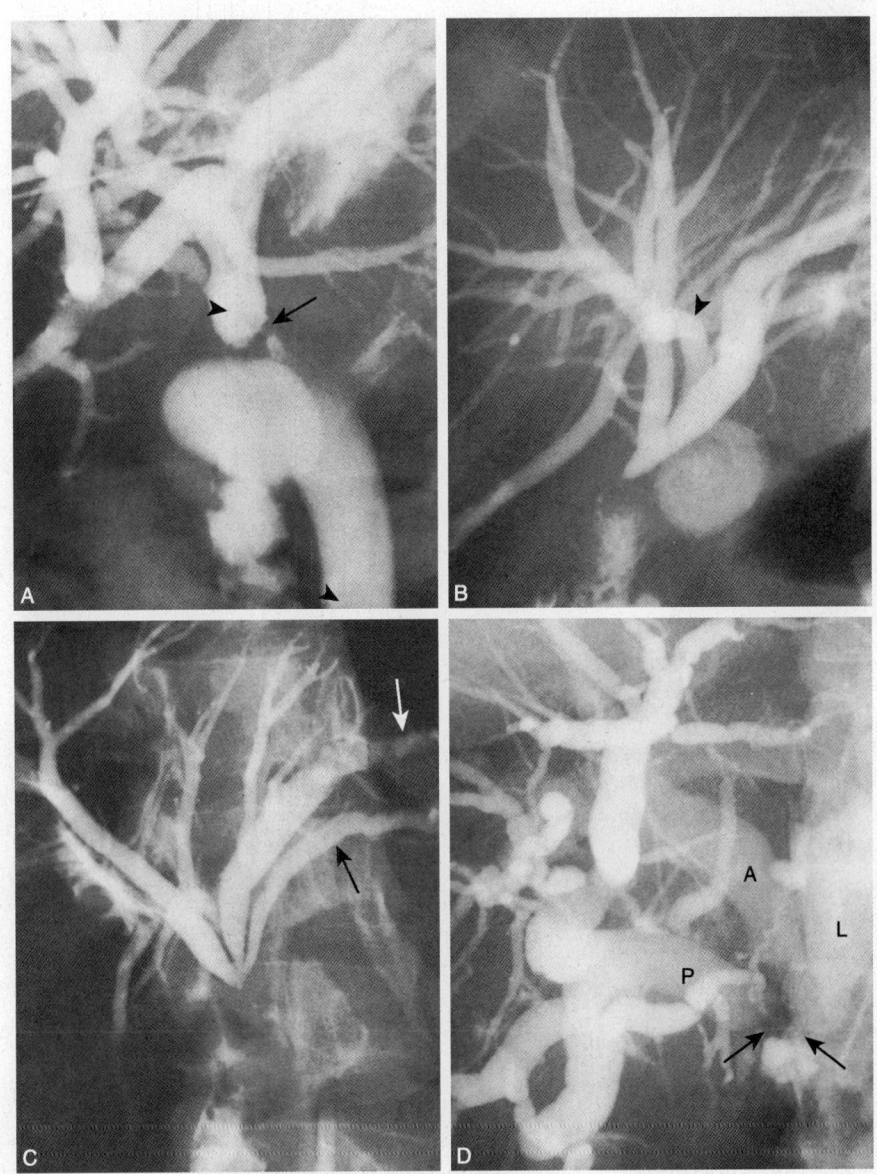

图 20.11　胆囊切除术后胆管狭窄分级（Bismuth 分型）。(A) Ⅰ级（距左、右肝管汇合处 >2cm；无尾箭头）：结石位于狭窄的上下（长箭头）。(B) Ⅱ级（距汇合处 <2cm）：有胆肠吻合术史；右后叶肝管（无尾箭头）呈过度的弓形，变异进入左肝管。(C) Ⅲ级（汇合处狭窄，但左右肝管未完全分离）：Ⅱ段（白色箭头）和Ⅲ段（黑色箭头）的肝管独立汇合。(D) Ⅳ级（左、右肝管因狭窄而分离）：右前叶肝管（A）直接汇入左肝管（L），后者与右后叶肝管（P）因狭窄而分离（箭头）

表 20.1　肝段命名方法	
Ⅰ	尾状叶
Ⅱ	左外侧上段
Ⅲ	左外侧下段
Ⅳ	左内侧段或方叶
Ⅴ	右前下段
Ⅵ	右后下段
Ⅶ	右后上段
Ⅷ	右前上段

右后叶胆管会自上而下直接进入肝总管（图 20.12）。根据 Couinaud（1957 年；见图 20.9A）的统计，在 12% 的病例中，左、右导管的汇合表现为三分叉，而不是二分叉。

在肝左叶中，92% 的病人上、下外侧段和Ⅱ、Ⅲ段的胆管与脐裂位于一条线上或位于脐裂的右侧。在后一种情况下，方叶（Ⅳ段）的胆管可全部或部分汇入Ⅱ段胆管。第Ⅱ段和第Ⅲ段

的胆管很少会汇入或邻近汇合处（见图 20.9E 和 20.11C），只有 1% 的病例第Ⅳ段的胆管直接汇入肝总管（见图 20.9F）（Healey & Schroy，1953）。

尾状叶的胆管常难以辨认。通常可见到有两到三个胆管汇入肝右后叶胆管、右肝管或左肝管（Healey & Schroy，1953）。可辨认的尾状叶胆管通常只有几厘米长，向下或向右行走。

左肝管（平均长度 17mm）比右肝管（平均长度 9mm）长得多，肝外走行较长。PTC 测量的胆管的正常平均直径如表 20.2

表 20.2　50 例直接胆道造影测量得出的正常平均胆管直径
胆管直径/mm
右肝管 =4.7
左肝管 =5.2
肝总管 =6.5
胆总管 =7.6

From Okuda K, et al: Frequency of intrahepatic arteriovenous fistula as a sequela to percutaneous needle puncture of the liver, Gastroenterology 74: 1204-1207, 1978.

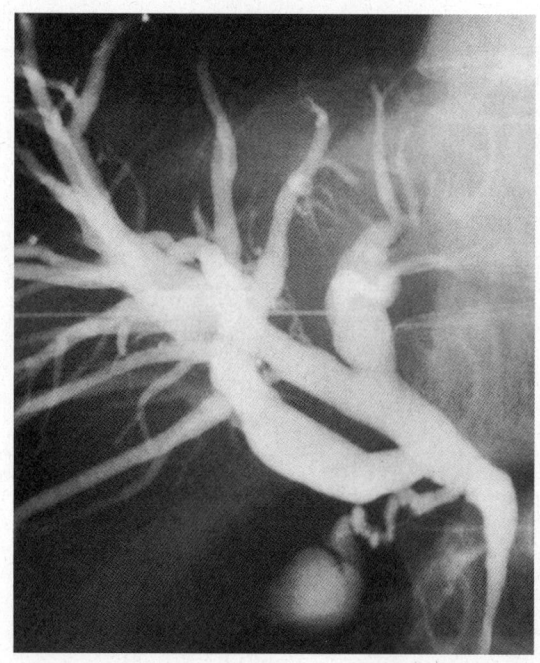

图 20.12　胰腺炎导致胆总管长段不完全狭窄。右后叶肝管与肝总管的交汇处位置低,是不常见但很重要的一种变异

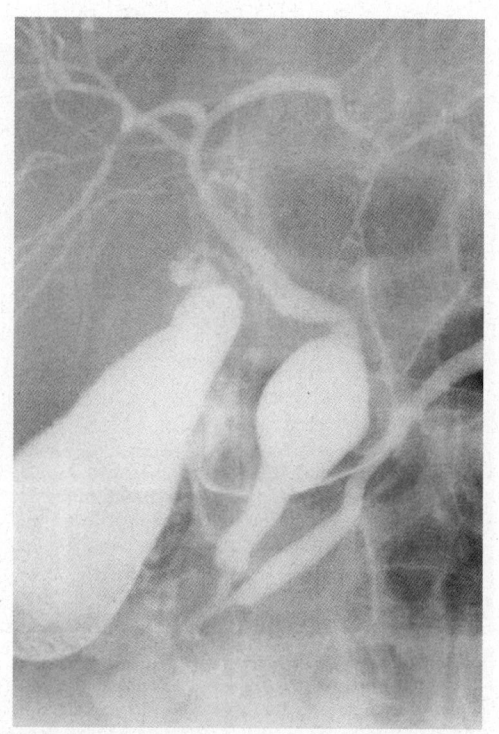

图 20.13　胆囊

所示。这些数字要大于真实的胆管尺寸,因为直接胆管造影会使胆管扩张,并且造影剂的"点片"效应亦会使图像放大。造影显示的胆管放大率约为 40%(Nichols & Burhenne,1984),影响包括结石、导管和狭窄在内的所有图像结构。

　　ERCP 测量的肝外胆管直径正常值上限在 9~14mm(Niederau et al,1984)。结合放射学和压力学研究(Poralla 等人,1985 年),发现即使在没有肝外胆汁淤积的情况下,胆管直径和其中的压差也随着年龄的增长而增加。超声测量的胆管直径小于 ERCP 测量的胆管直径(Niederau et al,1984)。肝胆系统的异常解剖包括胆管或肝内胆管的囊性扩张(图 20.13)(卡罗里病;见第 46 章)。胆囊管与肝总管连接处有很大的差异。连接处低的病人其胆囊管一般较长(图 20.14),如果没有正确识别,可能会导致手术困难。特别是胰头癌行姑息性胆道短路手术作胆囊空肠吻合的病人,术后黄疸未缓解或很快复发。

说明

　　直接胆管造影由于只能显示胆管管腔,存在缺乏特异性的问题。几乎没有什么特异的影像学表现。不论是良性还是恶性疾病,它们在胆管造影成像上有很大的重叠。结合病人的病史、血液标记物、相关影像学表现和临床情况等通常可以显著缩小鉴别诊断的范围。然而,必须强调的是,由于许多胆道疾病的胆管造影表现难以区分,因此常常需要活检来排除恶性肿瘤或证实可疑的诊断。

胆漏

　　胆漏表现为胆管损伤处的造影剂自由外渗。胆管损伤以医源性胆管损伤最常见,也可能是继发于创伤。在胆漏处可见到相关的胆汁团。胆漏通常可以通过超声、CT 或 MRI 等无创成像技术进行诊断,但由于肝内胆管通常不扩张,影像上胆漏可能不明显。^{99m}Tc-亚氨基二乙酸(HIDA)肝胆显像在其他影像学检查不明确的情况下可能有助于诊断。ERCP 能有效地诊断

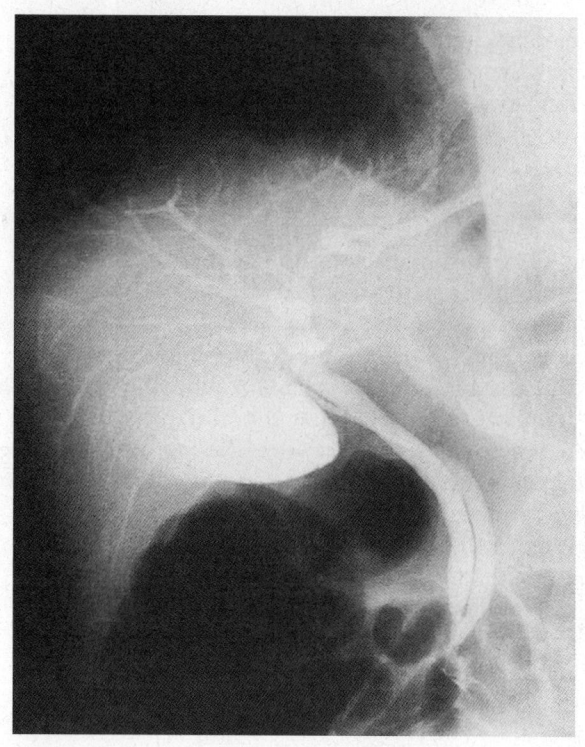

图 20.14　长的胆囊管

胆漏,但通常是在预期介入治疗的情况下进行的。

充盈缺损

气泡、血块、结石、原发性和继发性胆管癌、寄生虫病

　　气泡最常见的表现是完美的圆形和分布到非独立结构。

PTC 比 ERCP 更易出现胆管血块。胆道出血有时需要 48 小时以上的才能止血,当严重出血时,胆道造影可能呈放射状,也可能掩盖其他充盈缺损(见第 125 章)。

结石(见第 36 和 39 章)是胆道系统最常见的充盈缺损。胆囊结石和原发性胆管结石的鉴别包括多面的外观和向重力方向移动的倾向。结石可表现为离散的充盈缺损(图 20.15 和 20.16)或充满整个胆管的放射状结构,后者见于结石发生在复发性化脓性胆管炎、胆管囊性疾病或胆道狭窄附近等。结石嵌顿可能很难与胆道狭窄或肿瘤区分开来。

原发性胆管癌(见第 51 章),特别是乳头型胆管癌,也可表现为胆管充盈缺损(图 20.17)。T 型充盈缺损也可以被检测到

(图 20.18)(Torok & Gores,2001),乳头型胆管癌可能由于黏蛋白的产生而导致充盈缺损(图 20.19)。其他恶性肿瘤,包括黑色素瘤和胆管内转移,如结肠癌,也是引起胆管造影充盈缺损不多见的原因(Riopel,1997)。

寄生虫感染,如包虫病(见第 74 章)和蛔虫或华支睾吸虫感染(见第 45 章)等,在世界各地均有分布,也可以表现为胆管

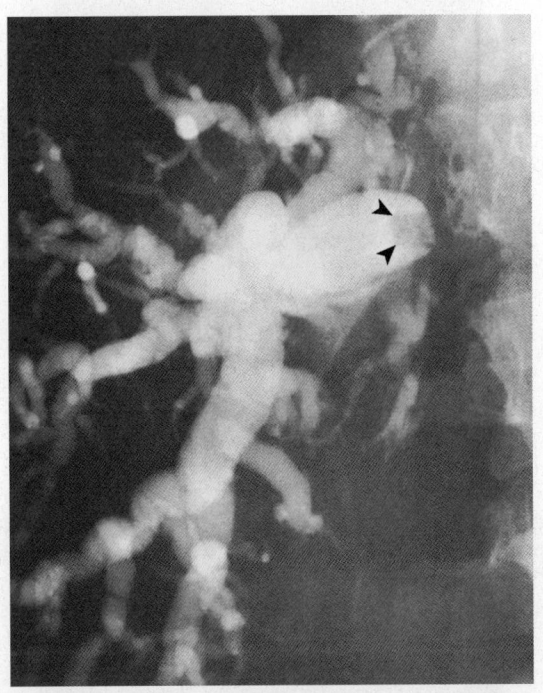

图 20.17　乳头型肝门胆管癌(无尾箭头)。只有右侧肝管显影

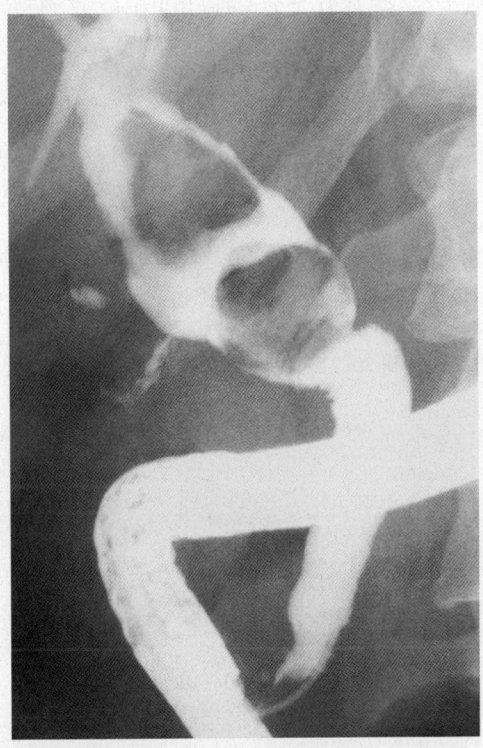

图 20.15　胆囊结石

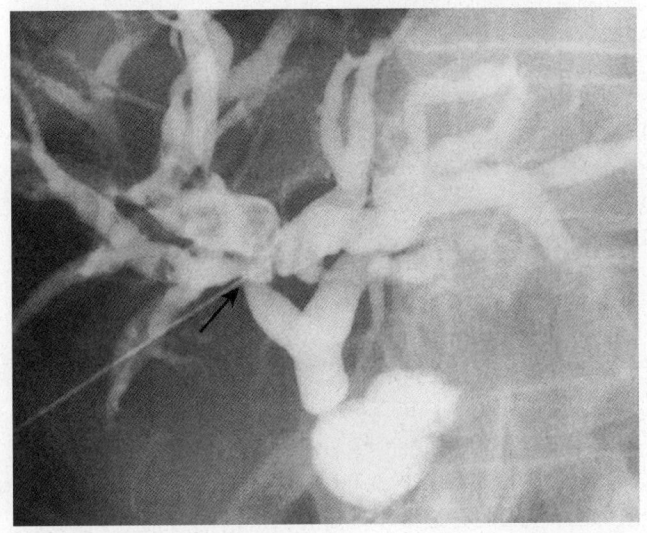

图 20.16　右肝管良性狭窄(箭头),近端有多个胆管结石。胆肠吻合口部分狭窄

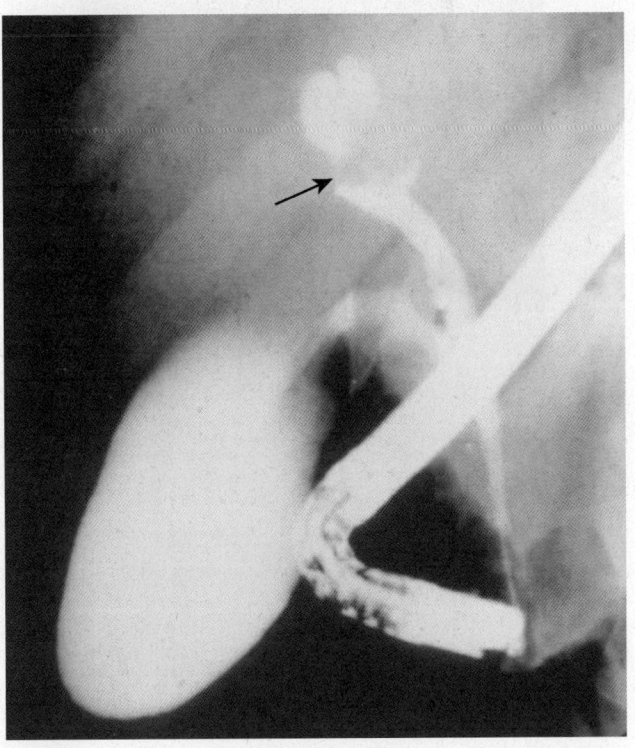

图 20.18　乳头型胆管癌(箭头)侵犯肝总管时的"高尔夫球座"表现

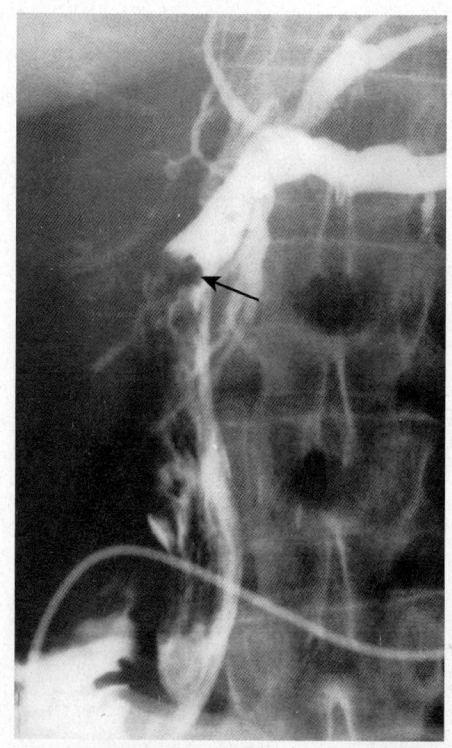

图 20.19 鼻胆管造影使左肝管显影。左肝管主干内有一小的黏蛋白高分泌的乳头型胆管癌（箭头）。黏液蛋白导致肿瘤下方的胆总管扩张，呈束状充盈缺损（Courtesy Dr. A. Speer.）

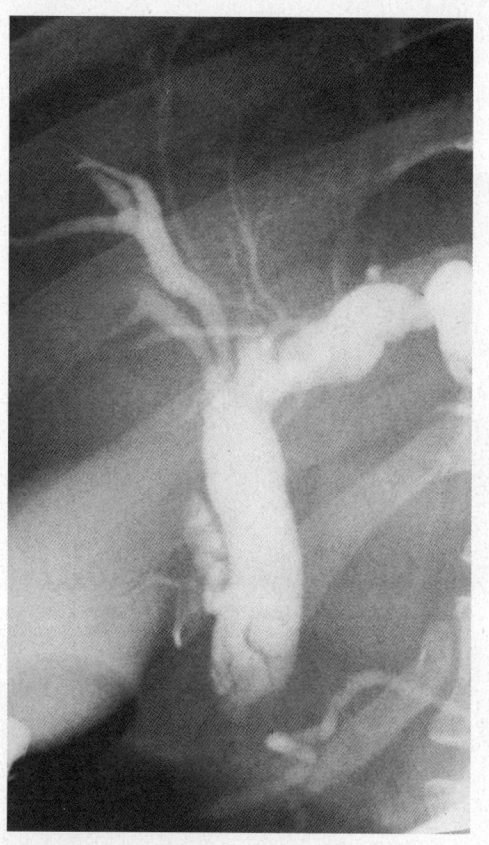

图 20.20 远端胆管的肝吸虫，表现为"胆管泥"

内充盈缺损。部分肝包虫囊肿（5%～10%）破裂进入胆管后在造影上可能与胆总管结石类似。钙化囊肿在 X 线片上易于识

别，子囊肿可引起胆道梗阻。若 X 线片上钙化囊肿不明显，也可通过发现胆道造影中的胆管狭窄伴梗阻来识别。若存在巨大的包虫囊肿，造影可能见到胆道口径极不规则和肝内分支的广泛移位（Cottone et al，1978；Dyrszka & Sanghavi，1983；Ibrahim & Kawanishi，1981）。

蛔虫是一种常见的蠕虫，在非洲和亚洲的一些地区流行率为 90%（见第 45 章）。如果蠕虫通过 Oddi 括约肌，可能导致急性胰腺炎或胆汁淤积综合征（Winters et al，1984）。急性期，偶尔可从壶腹中发现并取出蠕虫，胆道造影亦可检出。

华支睾吸虫感染与吃生肉有关。根据粪便虫卵检查，该病的患病人数约占香港总人口数的 60%。这种蠕虫能穿透乳头进入胆管。在一项对 31 个病人的 ERCP 研究中，典型的丝状、波浪状或椭圆形形状被认为是蠕虫在病理学上的表现。其他常见的胆管造影表现包括广泛扩张、充满胆管泥和结石的肝外胆管、主要见于左肝管分支的肝内胆管狭窄等（Yellin & Donovan，1981）。华支睾吸虫卵是胆管结石形成的核心（Lam et al，1978）。Naval 和他的同事（1984 年）报道了其成功地用内镜进行胆道冲洗来清除虫卵。

肝片吸虫侵入胆道也可能引起严重的病变（见第 45 章）。在慢性期，肝片吸虫感染可类似于硬化性胆管炎（Hauser & Bynum，1984）。ERCP 表现为胆管扩张，远端胆管有不明原因的淤泥（图 20.20 和 20.21）。

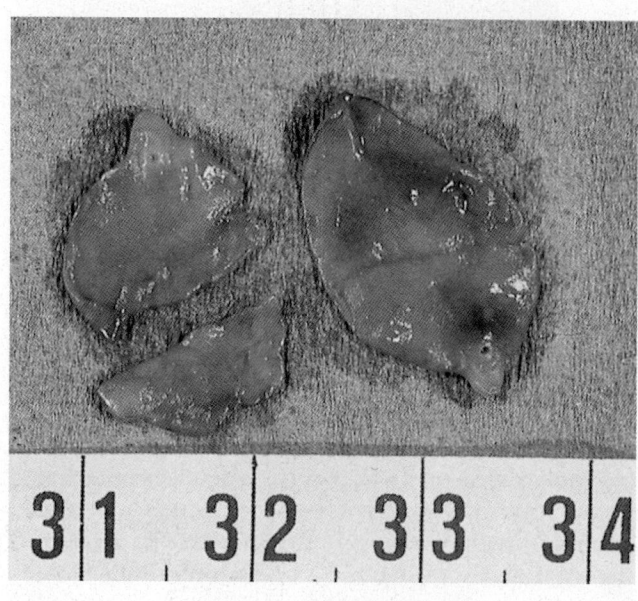

图 20.21 被取出的肝吸虫

结论

直接胆管造影在胆道疾病诊断中的作用大部分已被无创成像方式所取代，如 MRCP 和增强 CT。这些非侵入性技术具有对整个胆管、胆管壁和胆管管腔以外的其他结构进行可视化的能力，提高了诊断准确性和临床实用性，已成为胆管造影的金标准。直接胆管造影术通常作为介入治疗的一部分用于临床。

（龚伟 译 刘景丰 审）

第 21 章

诊断性血管造影技术在肝胆胰疾病中的适应证

Hooman Yarmohammadi

概述

随着无创性影像诊断技术的进步,经导管血管造影术的临床适应证发生了大幅改变。无创影像诊断技术包括多排计算机断层扫描成像(multidetector computed tomography, MDCT)(见第 18 章)和磁共振成像(magnetic resonance imaging, MRI)(见第 19 章)。这些技术可以准确显示内脏动脉和静脉的精细结构,并且避免了血管造影术相关的并发症。

经导管血管造影术以往常用于评估肝动脉解剖结构、肝切除术前规划、评估胰腺癌或胆管癌血管侵犯及确定腹部肿瘤的发生部位。然而,这些适应证现已完全被 CT 血管成像(见第 18 章)和磁共振血管成像(magnetic resonance angiography, MRA)(见第 19 章)所取代。目前,经导管血管造影术的主要适应证是以治疗和干预为目的,包括消化道出血的介入栓塞(见第 27、124 和 125 章)、肝动脉栓塞和化疗栓塞(见第 96A 章)、放射栓塞治疗前定位及动脉解剖评估(见第 96B 章)和灌注化疗(见第 99 和 102 章)。

成像技术的发展,包括 C 臂锥形束技术的进步,使得利用非选择性 C 臂计算机断层扫描(CBCT)进行单次采集,就能实现血管解剖结构的三维(3D)可视化,这就可以在栓塞过程中从多个投影角度观察到与靶肿瘤相关的血管树。除此以外,另一个技术进步就是混合成像的发展。混合成像,即图像的融合,是通过两种成像方式的融合得到独特的图像,可以提供任一单一技术都无法提供的图像信息。导管性血管造影术可以与断层扫描成像技术相结合,通常是和 MDCT 结合,偶尔也有 MRI,这些图像经过后期处理后可以将解剖结构以三维可视化形式呈现。

在本章中,我们将讨论与肝胆胰手术相关的血管造影解剖学以及目前肝胆胰导管性血管造影的主要适应证。此外,还将讨论胰腺隐匿性神经内分泌肿瘤的定位。关于内脏静脉的讨论包括了静脉解剖、静脉采血、基于导管的静脉成像技术以及手术或经皮静脉介入前的静脉成像。

血管造影技术

在过去几年中,血管造影术配套的成像技术已更新为最先进的方式。以往的胶片血管造影术已纷纷被数字平板探测器和双平面血管造影术所取代。双平面血管造影能够在 3D 视图中生成高质量的图像。这些技术进步减少了造影剂的应用,使

病人和介入医师的辐射暴露更少。

导管血管造影术可根据不同的手术方式选择在清醒镇静或全身麻醉下进行,大部分手术安排在门诊进行,有部分病人因控制疼痛等原因需要过夜留院观察。在诊断性或治疗性经导管血管造影术之前,所有病人均在门诊候诊,由手术医师对手术适应证进行检查。此外,还需评估病人是否有任何心脏、肺或肾脏疾病史;既往血管造影术或其他手术史;全身体格检查,包括详细的脉搏检查和气道、肺和心脏的评估。最后,对病人体力状况(performance status)进行评价,大多数机构使用美国东部肿瘤协作组(ECOG)评分或者卡氏(Karnofsky)评分。手术医师向病人详细解释手术过程,告知手术的风险及获益后由病人签署知情同意书。

术前需进行的实验室检查包括:血清肌酐或估计肾小球滤过率、血细胞比容水平、血小板计数和国际标准化比值(INR)。此外,在我们的实践中,基线的 12 导联心电图也需要检查。

对有严重合并症的病人,术前需由心内科或老年医学专家进行会诊,以确保清醒镇静或全身麻醉的安全性。

如果病人肾功能不全,建议采取一些预防措施,以降低造影剂引起肾衰竭的风险。这些措施包括应用碳酸氢钠溶液及 N-乙酰半胱氨酸进行治疗。虽然这些药物的有效性仍存在争议,但由于其危险性小,目前已被大多数医师采用。

穿刺部位出血的风险较低,1% 的股动脉穿刺和 3% 的上肢穿刺会并发血肿。出现血小板减少或 INR 延长等异常血液指标时,出血风险会增加。纠正潜在凝血功能障碍的必要性取决于具体的手术过程和操作者的偏好。根据美国介入放射学会(SIR)指南共识的建议,导管血管造影(动脉介入的指引导管达到 7F)被归类为具有中度出血风险的 II 类程序。SIR 建议病人的血小板计数 $>50×10^9$/L,INR ≤ 1.5(Patel et al,2013),同时建议病人术前 6 小时停止进食,在动脉造影前、中、后静脉补液以减少造影剂对肾功能的不利影响,手术后还应鼓励病人大量饮用液体。

穿刺部位最常选择右股动脉,临床上也可根据具体情况选择左股动脉、腋动脉、肱动脉或桡动脉作为备选穿刺部位。近年来,选择桡动脉进行穿刺的医师越来越多,特别是在心脏介入治疗领域。考虑到出血的并发症,经桡动脉入路穿刺病人术后即可行走,这通常也是病人所看重的。此外,最近的研究表明,桡动脉入路和股动脉入路的操作过程和临床疗效是相似的(Kiemeneij et al,1997)。目标穿刺部位消毒、铺巾,大多数中心使用 21 号穿刺针在实时超声引导下进行动脉穿刺。超声检查

可以评估股总动脉的质量,显示股深动脉的位置,并检测从腹部延伸到穿刺部位的异常静脉。穿刺针进入血管后,置入合适的导管至目标血管中。获得足以用于诊断的图像后,将导管移除,并使用多种闭合装置之一来闭合动脉穿刺口。病人在术后接受观察直到从麻醉中恢复过来,大多数病人可以在2~4小时后出院。

肝胆胰的动脉解剖

动脉解剖

　　动脉解剖在前述章节已经讨论过(见第1章和第2章),这里只作简要回顾。最常遇到的解剖结构(图21.1)是胃左动脉、脾动脉和肝总动脉(CHA),三者均起源于腹腔干。肝总动脉分为胃十二指肠动脉(GDA)和肝固有动脉,后者再分为肝左右动脉。胃右动脉通常起源于肝左动脉的基底部,胆囊动脉通常源自肝右动脉(RHA),但这些动脉的起源存在相当大的变异(Kobayashi et al,2014)。此外,副十二指肠动脉(十二指肠上动脉或十二指肠后动脉)也经常出现并需要识别出来,这对计划栓塞、化疗栓塞和放射性栓塞是很重要的。

　　图21.2显示了正常肝动脉供应的情况,常见的变异类别是肝左动脉(LHA)发自胃左动脉,RHA发自肠系膜上动脉(SMA)。识别肝左、右动脉的部分或全部的变异起源是十分重要的。当整个动脉来自一个变异的起源,它被称为替代。如果整个动脉干没有发生起源变异,那么相关血管称为附属。例如,如果右叶由起源自CHA的RHA以及从SMA起源的RHA供血,那么后者称为附属RHA。如果整个右叶由从SMA起源的动脉供血,则称为替代RHA。

　　按照Couinaud肝脏分段,大多数病人中Ⅰ、Ⅱ、Ⅲ和Ⅳ段的供血动脉是LHA及其分支,Ⅴ、Ⅵ、Ⅶ和Ⅷ段的供血动脉是RHA及其分支。Ⅳ段的分支动脉是最容易出现变异的,虽然Ⅳ段供血动脉最常起源于LHA,但它也可能由RHA发出,在早期研究中它曾被误称为"肝中"动脉。ⅣA段(通常发自LHA)和ⅣB段(通常发自RHA)动脉的起源变异比较容易识别。此

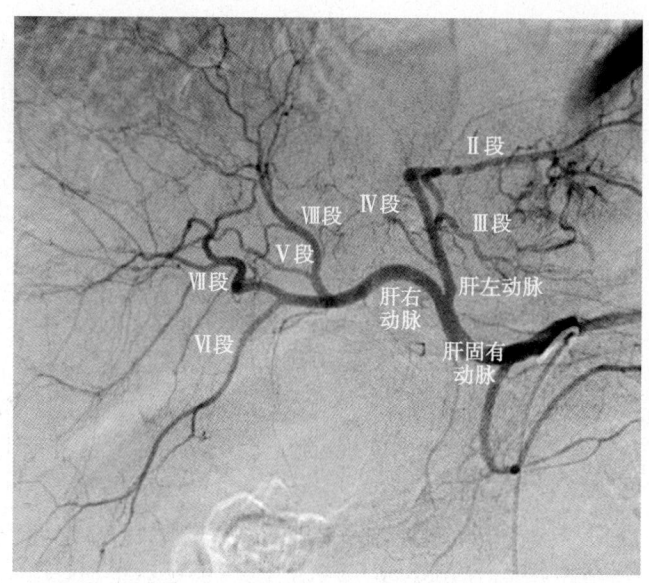

图21.2　肝脏的动脉解剖。其他血管按照它们供血的Couinaud肝段标记

外,Ⅳ段动脉分支向肝外延伸为镰状韧带供血的变异也常见到。为避免误栓,在进行栓塞、化疗栓塞或放射性栓塞时识别这些血管是非常重要的。

　　RHA通常分为前(腹)支和后(背)支,前支通常接近垂直方向,供应肝的Ⅴ和Ⅷ段;后支通常更接近水平方向,供应肝的Ⅵ和Ⅶ段。一般需要多角度成像来辨别前后支,同后前位成像相比,右前斜成像时前支向内侧移动,后支向外侧移动。在肝动脉治疗(见第96章和第99章)、肝大部切除、部分肝切除(见肝第103章)或活体肝移植(见第104章和第117章)之前,整个肝脏的分段动脉供应情况应该明确。

　　胰腺的动脉供应有一定的变化。胰头的血供情况比较一致,发自SMA的胰十二指肠下动脉和发自GDA的胰十二指肠上(前、后)动脉形成血管弓供血胰头(图21.3)。胰横动脉沿着胰腺长轴的中间部分运行,可能起自胰头的胰前弓,也可能直接起自GDA或来自胰背动脉的分支,后者可能起源于CHA或者脾动脉(图21.4)。一些来自脾动脉的小分支供应胰体和胰尾,但这些动脉的数量和位置各不相同,在临床上须对每个病人进行识别。

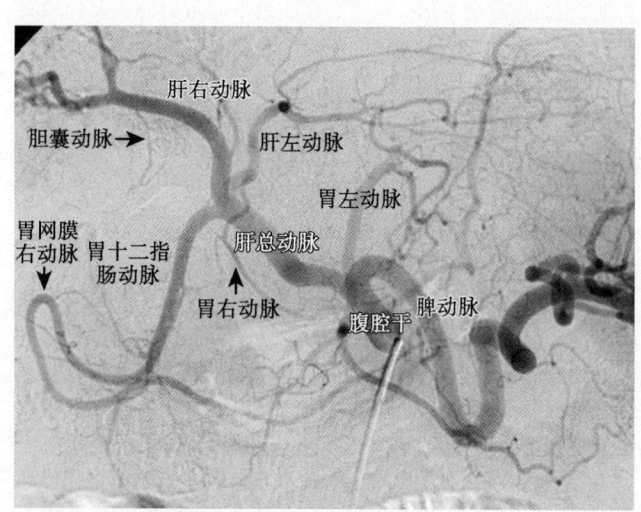

图21.1　常见的腹腔动脉解剖结构

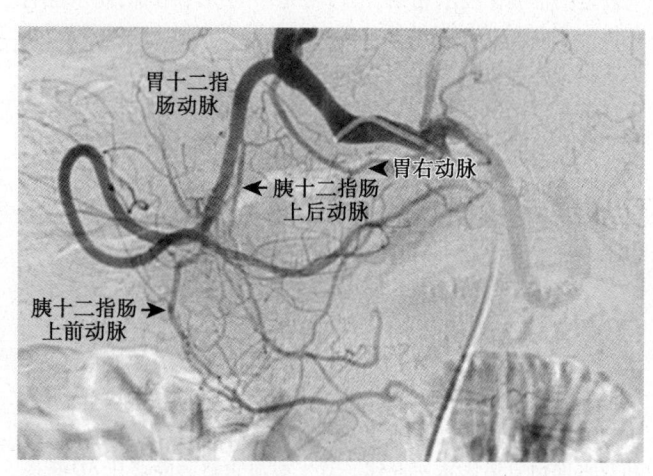

图21.3　胰腺的动脉解剖

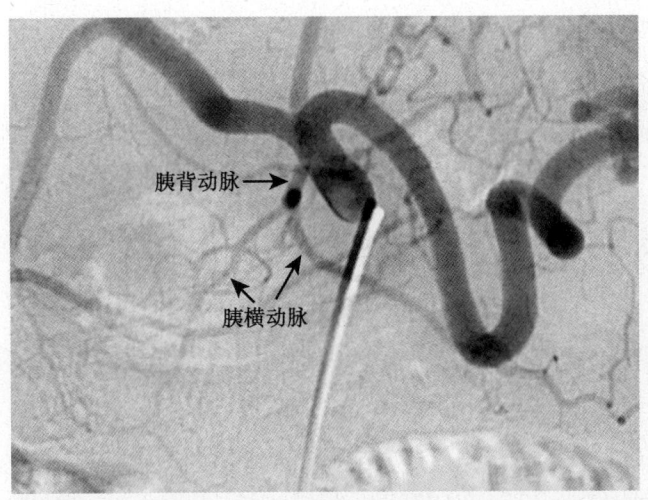

图 21.4　胰腺的动脉解剖

（图中标注：胰背动脉、胰横动脉）

静脉解剖

脾静脉与肠系膜上静脉（SMV）汇合形成门静脉主干（见第 2 章）。肠系膜下静脉通常在毗邻汇合处进入脾静脉，但它也可以在汇合处或者接近汇合处尾部进入肠系膜上静脉。冠状静脉最常汇入刚超过 SMV 和脾静脉的汇合处的门静脉主干起始部。胰腺回流静脉的数量和位置各不相同。多个较小的未命名静脉直接流入脾静脉。典型的情况是胰十二指肠上前静脉直接汇入门静脉，胰十二指肠上后静脉汇入 SMV，胰十二指肠下静脉在胰尾边缘处汇入 SMV。门静脉从胰腺中线附近向肝脏斜行，最后发出分支供给肝脏左右叶，这种分支情况（包括之后节段的分支）是可变的，必须针对每个临床病人进行识别。

血管造影的适应证

如本章前面所述，过去的那些适用诊断性导管血管造影术的适应证已被多排 CT 血管造影（multidetector computed tomography angiography，MDCTA）所取代，包括：通过内脏血管造影术判断是否存在血管侵犯，从而评估胰腺和胆道肿瘤的可再切除性；对肝肿瘤血管造影鉴别海绵状血管瘤与肝细胞癌；肝大部切除术前获得肝脏动脉解剖结构图等。针对这部分适应证，MDCTA 可提供更高的灵敏度和诊断准确性。在极少数情况下，有一些特殊的关键解剖信息无法由 MDCTA 确定，例如，在活体部分肝切除术之前，需要确定支配肝脏 IV 段的动脉起源和路径。在这种情况下，导管血管造影术能够发挥积极的作用。

一种较为罕见的情况是断层扫描成像识别的巨大肿瘤，来源器官却无法确定。其中大部分是来自腹膜后的大肉瘤，且很难排除是否来源于胰腺。类似的情况还有，巨大的右肾上腺或肾肿瘤与肝实质边界混淆。在鉴别这些特殊病例时，导管血管造影术可以通过显示主要的动脉血供来判断肿瘤起源部位。

近年来，动脉造影最常见的适应证是在原发性或转移性肝恶性肿瘤中开展动脉介入治疗，如栓塞、化疗栓塞、放射性栓塞或灌注化疗，本书的其他部分将具体讨论这些介入治疗（见第 96 章和第 99 章）。在栓塞、化疗栓塞和放射性栓塞等过程中，动脉解剖结构的精确识别是非常重要的。由于疏忽导致栓塞

颗粒、放射栓塞颗粒或化疗药物注入胃或十二指肠动脉可能导致严重的不良后果（Riaz et al, 2009）。从肝内到食管下段、胃和膈肌的分支通路也是同等的重要（Miyayama et al, 2009）。

如本章前面所述，大多数现代血管造影术已配备了 CBCT 成像技术。该技术使用带有平板探测器的固定 C 臂系统，得到三维 CT 图像（Tacher et al, 2015）。CBCT 允许介入医师从肝动脉的变异分支来识别肝外灌注（图 21.5），提高了许多图像引导操作的可行性、有效性和安全性。

目前在肝胆胰系统中进行导管血管造影的其他适应证如下：

1. 肝脏、脾脏和胰腺出血的治疗
2. 动脉闭塞性疾病的诊断
3. 动脉狭窄的诊断和治疗
4. 内脏动脉瘤的治疗
5. 血管炎的诊断
6. 其他内脏血管疾病的诊断
7. 功能性胰腺神经内分泌肿瘤的定位

出血的治疗

肝脏、脾脏或胰腺出血通常继发于医源性或非医源性创伤（见第 122~125 章），但也可能在真菌性动脉瘤或胰腺炎病人中自发产生。血管造影一般不用于确定是否存在动脉的出血，而是用于精确定位和治疗出血的血管。本章中主要回顾出血的主要特征，动脉出血栓塞将在本书其他章节进行讨论。

脾脏出血

脾脏出血的最常见原因是钝性外伤，目前非手术治疗是脾出血的常规治疗手段。脾动脉栓塞术可以提高创伤性脾损伤非手术治疗成功率（Schnuriger et al, 2011）。在一项为期 15 年的研究中，对 625 名病人组成的两个队列进行比较，结果发现脾栓塞术可使脾出血非手术治疗成功率从 77% 提高到 96%（Rajani et al, 2006）。脾动脉造影和脾动脉栓塞的适应证基于如下 CT 表现：脾实质内外的造影剂泄露、假性动脉瘤、大量腹腔积血或严重脾损伤等级（Schnuriger et al, 2011）。美国创伤外科协会建议对 III~V 级脾损伤进行血管造影（Raikhlin et al, 2008）。

目前，脾脏栓塞常应用以下 2 种技术：第一种是使用弹簧圈或 Amplatzer 封堵器（AGA Medical, Plymouth, MN）阻塞近端脾动脉，第二种是使用明胶海绵或弹簧圈进行选择性脾内小动脉栓塞。近端脾动脉闭塞后，胃短动脉和胃网膜动脉弓可维持脾脏活力。由于脾内动脉没有明显的侧支途径，脾栓塞通常会导致不同程度的脾梗死，具体程度取决于被栓塞的动脉大小。两种脾栓塞技术导致大面积梗死和严重感染的发生率相当（Ekeh et al, 2013）。脾远端栓塞具有较高的梗死率，但梗死一般仅限于栓塞部位远端的节段，临床症状不明显。总之，目前研究对于应使用近端栓塞还是远端栓塞尚无定论。据报道，多达 34% 的病人中出现了包括发烧、胸腔积液和部分脾梗死在内的轻微并发症，也有 14% 的病人中观察到了包括脾脓肿、脾梗死、脾萎缩和术后出血等严重并发症（Ekeh et al, 2013）。

肝脏出血

肝脏出血可能由钝性或穿透性创伤导致（见第 122 章），但

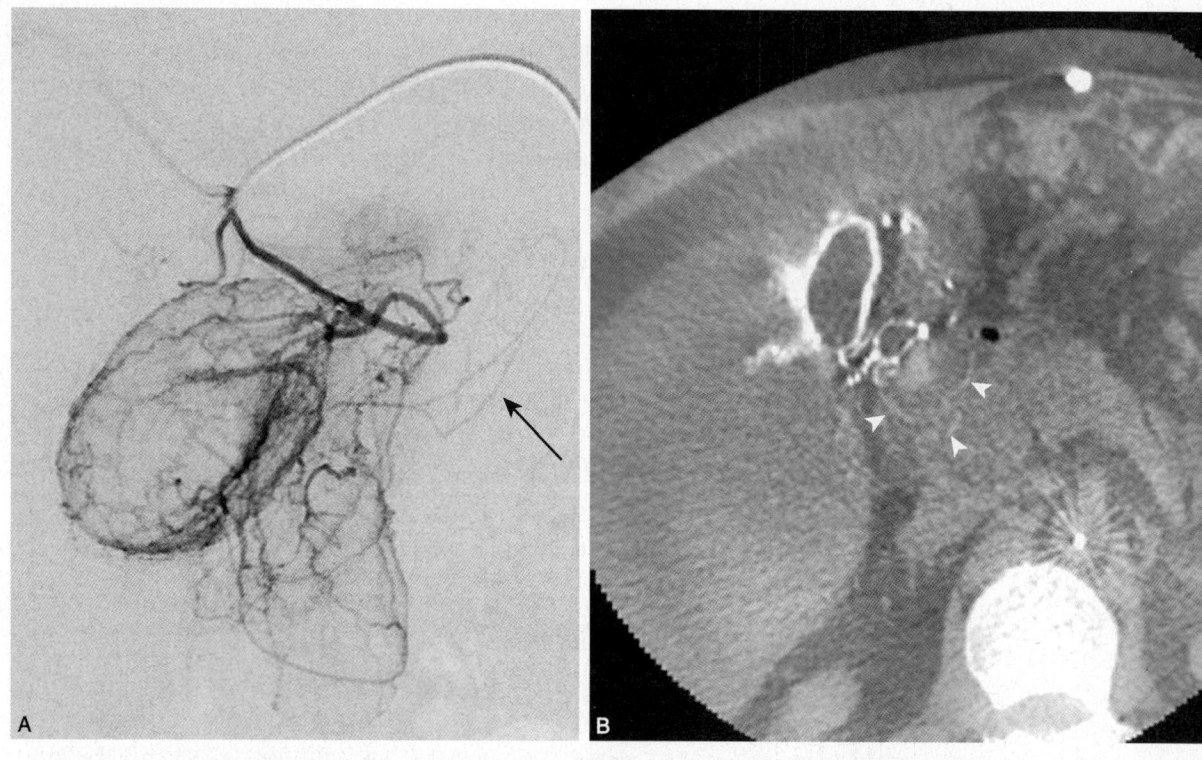

图 21.5　C 臂计算机断层扫描(CCT)检测肝外灌注情况。(A) 选择性胆囊动脉造影显示胆囊和向内延伸的几个分支(长箭头)。**(B)** 在胆囊动脉造影剂注射期间进行 CCT,显示了十二指肠的异常灌注(无尾箭头)(Courtesy Daniel Sze,Stanford University.)

最常见的原因是与肝活检(见第 22 章)或经皮经肝胆管引流术(percutaneous transhepatic biliary drainage,PTBD)相关的医源性损伤(见第 30 章和第 52 章)。造影剂外渗,假性动脉瘤形成和/或动静脉瘘等动脉造影征象均能提示出血源(见第 124 章)。当发现散在出血时,首选使用同轴微导管在损伤区域的远端和近端放置螺旋弹簧栓子进行超选择性导管栓塞。与脾内动脉不同,肝内动脉系统存在丰富的侧支循环,因此行近端闭塞责任动脉大多无效。对继发于钝性创伤的弥散性出血,使用明胶海绵微粒进行栓塞可能是有用的辅助手段。

与钝性脾损伤一样,非手术治疗已成为血流动力学稳定的肝出血病人的首选治疗方法,该方法的成功率超过 90%(Christmas et al,2005)。肝血管栓塞的两个主要适应证:一是对血流动力学稳定且影像学证据表明有活动性动脉出血的病人进行首次出血控制,二是对有持续出血或血流动力学不稳定的肝实质损伤进行手术探查和充填后的辅助止血控制。此外,如果发现血流动力学不稳定的病人能够成功恢复,则可以通过导管栓塞进行有效治疗(Misselbeck et al,2009)。当 CT 扫描提示有血管损伤时,动脉造影在鉴别易栓塞的动脉损伤中的成功率较高。

钝性创伤继发的肝动脉损伤,经过栓塞后并发症发生相对频繁(Letoublon et al,2011)。在一项回顾性研究中,Letoublon 及其同事报告并发症发生率达 70%,包括:肝缺血、梗死、肝衰竭、胆囊缺血、胆漏和脓肿形成。显然,栓塞引起的这些并发症可能难以与创伤潜在后遗症区分开来。

当胆道引流管放置后有血液流出,或经肝实质介入治疗后病人出现继发于胆道出血的黑便时,可怀疑是医源性的肝动脉损伤。这部分病人 CT 检查可显示异常表现或无明显异常,如

临床上怀疑肝动脉损伤时,病人应行肝动脉造影检查明确。医源性损伤病人通常有一个单独的不连续的出血源,可通过超选择性动脉栓塞术来解决。与钝性损伤病人相比,医源性肝损伤的范围通常较小,故而此类病人栓塞术并发症发生率较低。

胰腺出血

胰腺出血较常见于胰腺炎(见第 56 章)或胰腺手术(见第 66 和 67 章)后的病人中,因外伤后引起胰腺出血的情况并不常见。胰腺出血可发生在腹膜后,也可从腹膜后经胰管进入腹腔或胃肠道(胰性血液)。25% 的胰腺炎病人出现血管并发症,这通常是由动脉引起的。蛋白水解酶与剧烈的炎症反应可侵蚀小动脉分支,形成血管外渗灶或小假性动脉瘤。尽管仅有约 2%~5% 的病例会发生这种并发症,但一旦发生就可能危及生命。假性囊肿可能侵蚀小动脉分支,导致假性囊肿内出血,也可能侵蚀大动脉分支,造成大假性动脉瘤(图 21.6)。这些假性动脉瘤最常见于脾动脉或其分支(60%~65%),其次是 GDA(20%~25%)、胰十二指肠动脉(10%~15%)、肝动脉(5%~10%)和胃左动脉(2%~5%)(Aswani et al,2015;Kirby et al,2008)。

据报道,MDCT 在检测急性胰腺炎病人的假性动脉瘤时敏感性有 90%,但是可能看不见胰内动脉中的微小动脉瘤(Hyare et al,2006)。当病人有明显出血的临床证据,或 CT 扫描显示假性动脉瘤时,需要进行动脉造影和栓塞。当可以根据血管造影确定出血部位时,88% 的病人可以通过栓塞治疗来控制出血(Mansueto et al,2007)。

血管造影和栓塞术是治疗胰腺手术后出血并发症的一种可行且安全的方法(Casadei et al,2014;Yekebas et al,2007)。

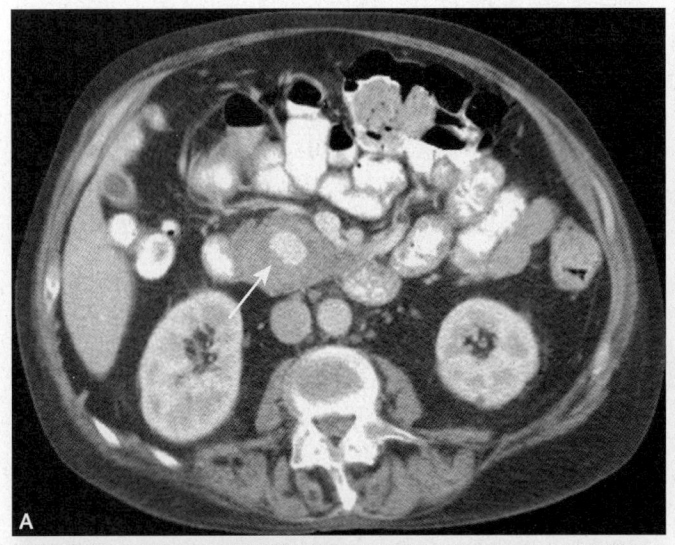

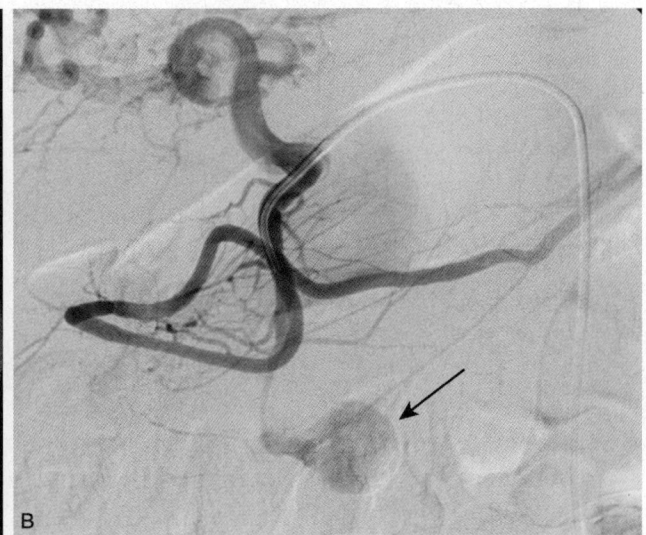

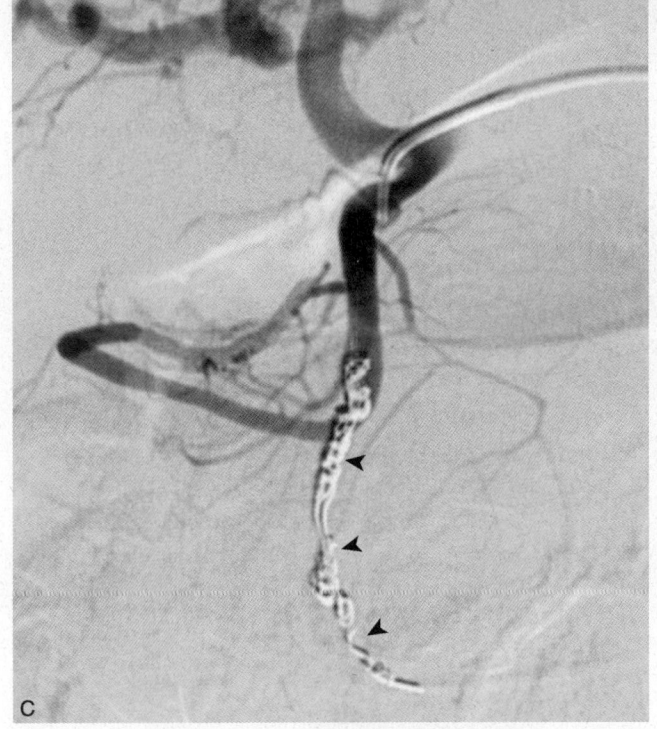

图 21.6　线圈栓塞治疗继发于胰腺炎的假性动脉瘤。(A)增强计算机断层扫描显示胰头假性动脉瘤(长箭头)。(D)选择性胃十二指肠动脉造影显示假性动脉瘤(长箭头)起源于胰十二指肠前上动脉分支。(C)假性动脉瘤被线圈(无尾箭头)阻塞

Yekebas 及其同事(2007 年)报告了 1 669 例胰腺部分或全切除术后的病人中有 5.7% 发生了严重出血。在最近的一项研究中,Casadei 及其同事(2014 年)则报告了因胰腺和壶腹周围疾病而进行胰腺切除术的 182 例病人中有 9.8% 出现了严重出血。胰腺出血在临床上可能表现为胃肠道出血、腹膜后或腹膜内出血,或经皮/手术放置的引流管出血。当建立胰-空肠吻合时,吻合口破裂可能会导致出血部位的错误定位,具体而言:腔外出血部位可通过开裂的吻合口排入肠内,或者在吻合处的肠腔出血可延伸至管腔外部,引起腹膜内血肿或通过引流管出血。

血管造影术在这些病人的诊断和治疗中是非常有用。为了诊断和治疗胰腺切除术后出血而采取血管造影的 43 名病人中,成功定位并栓塞了 25 名病人的出血部位,控制出血的成功率达到 80%(Yekebas et al,2007 年)。血管造影阳性率较低的原因可能是胰腺切除术后病人发生静脉出血的概率很高。在

这些病人中,由于潜在的病理因素或外科手术并发症继发了脾脏或肠系膜上静脉压迫或闭塞,许多病人都出现了区域性门静脉高压。动脉造影很少能发现静脉外渗,但 CT 可能提示这一问题。如果脾静脉受压是可能的病因,那么脾静脉的经皮肝穿刺支架植入术可能有效。

动脉闭塞性疾病的诊断

许多累及腹腔干主要分支以及 SMA 的动脉疾病,可以通过 MDCT 或 MRA 进行充分评估。然而,对于小分支的病理学描述,如血管炎或细微的病理变化,则可能需要经导管血管造影以提供更多的形态学细节。

由于动脉粥样硬化和弓状正中韧带压迫腹腔干而引起的动脉闭塞性疾病是常见疾病,通常不影响肝胆胰手术的进行。但原位肝移植手术是个例外,此时保持肝动脉血流的畅通是必

要的,必须通过手术或血管介入来纠正血流。另一个值得关注的领域是胰十二指肠切除术,尤其是在黄疸病人中,此时需要阻断 GDA 来中断从 SMA 到肝脏的逆行动脉血流,同样可能导致肝缺血和坏死。此外,纤维肌性发育不良可能很少涉及 SMA,但相关的临床后遗症是极其罕见的。在极少数情况下,SMA 也可能受到弓状正中韧带的影响。

动脉狭窄的诊断和治疗

肝动脉吻合口狭窄在原位肝移植术后病人中的发生率高达 11% ~ 12%(见第 116 章和第 120 章)(Duffy et al,2009;Kim et al,2012)。虽然这些狭窄可通过多普勒超声检测和 MDCTA 确认,但一般会进行导管血管造影以完善形态学轮廓并评估狭窄程度,以准备进行血管内治疗(Vaidya et al,2007)。肝动脉吻合口狭窄通常会导致同种异体移植后功能障碍,肝动脉狭窄也可能更为弥漫(图 21.7)。严重狭窄可导致肝动脉血栓形成。胆管血供源自肝动脉,供肝切除后,其胆管已缺乏侧支动脉供应,动脉供血不足通常导致胆管狭窄和潜在的弥漫性胆管梗死。肝动脉血栓形成可能导致不可逆的同种异体移植损伤,可能需要重新移植。如果在晚期胆管损伤前发现肝动脉狭窄,采用球囊血管成形术和/或支架置入术进行血管内治疗是必要的。

内脏动脉瘤的治疗

内脏动脉瘤是累及腹腔、脾、肠系膜上或肠系膜下动脉及其分支的罕见瘤体(见第 124 章),患病率为 0.1% ~ 2%(Hemp & Sabri,2015;Tulsyan et al,2007)。真性动脉瘤同时累及动脉壁三层结构,通常由动脉粥样硬化或发育异常导致,且与胰腺炎性疾病中出现典型的假性动脉瘤不同。根据动脉瘤的大小和位置,破裂死亡率从 25% 到 100% 不等(Cordova & Sumpio,2013)。

脾动脉是最常见的受累动脉,其次是肝动脉。育龄妇女的脾动脉瘤尤其令人关注,因为它们在分娩时容易破裂。大多数

脾动脉瘤呈囊状,位于动脉的中远端(Nosher et al,2006)。内脏动脉瘤的破裂率为 3% ~ 20%(Lagana et al,2006)。脾动脉瘤的血管内治疗取决于动脉瘤的曲度和位置。支架置入更多适用于近端脾动脉瘤,弯曲血管中的远端动脉瘤则通常采用弹簧圈栓塞治疗(Hemp & Sabri,2015)。

传统外科切除或结扎是治疗内脏动脉瘤的金标准;然而,血管内治疗已在很大程度上取代了开放性切除。大型研究报告血管内治疗技术的成功率为 89% ~ 98%(Hemp & Sabri,2015;Sachdev et al,2006;Tulsyan et al,2007)。血管内治疗与手术治疗相比,住院时间更短,分别为 3.8 天和 12 天。

血管炎的诊断

血管炎

由于 MDCT 可能看不到特征性的微动脉瘤和动脉狭窄区域,因此肝动脉系统的血管炎仍有可能需要经导管血管造影来提供更高的分辨率以明确诊断。肝脏受累最常见的血管炎是结节性多动脉炎,虽然累及内脏动脉,并可以观察到胰腺炎、胆囊炎和肝功能不全等表现,但可能不会出现症状。在系统性红斑狼疮和韦格纳肉芽肿病病人中也发现有合并肝动脉异常的病例。在大多数病人中,基础诊断是明显的,而血管造影检查使得诊断更加容易。

其他内脏血管疾病的诊断

节段性动脉中膜溶解

节段性动脉中膜溶解(segmental arterial mediolysis,SAM)是一种罕见的血管疾病,需要导管血管造影来确诊。其病理特征表现为平滑肌细胞质的非炎性破坏,从而引起动脉夹层和动脉瘤的形成。病变呈多灶性并伴有跳跃区,常累及肠系膜上动脉、肝动脉、肾动脉和中结肠动脉,这些症状在 40~60 岁的病人中表现十分典型(图 21.8)。临床上,这些病变容易脱落堵塞

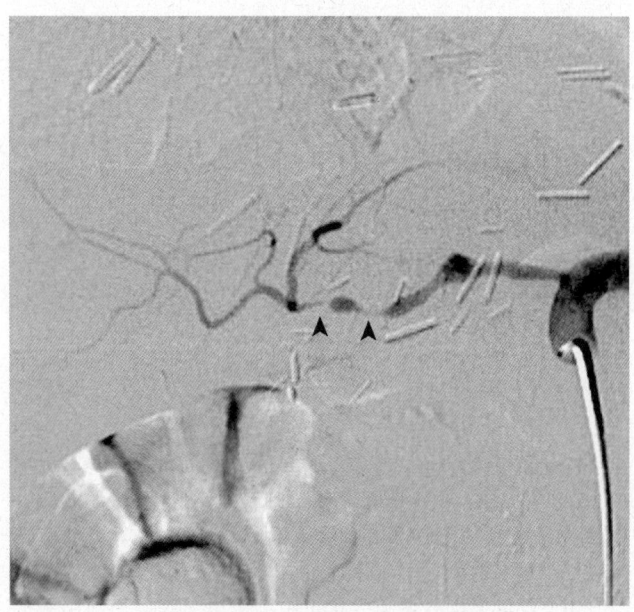

图 21.7　原位肝移植后肝动脉狭窄。腹腔动脉造影显示肝动脉轻度弥漫性狭窄,伴有两个严重狭窄区域(箭头)

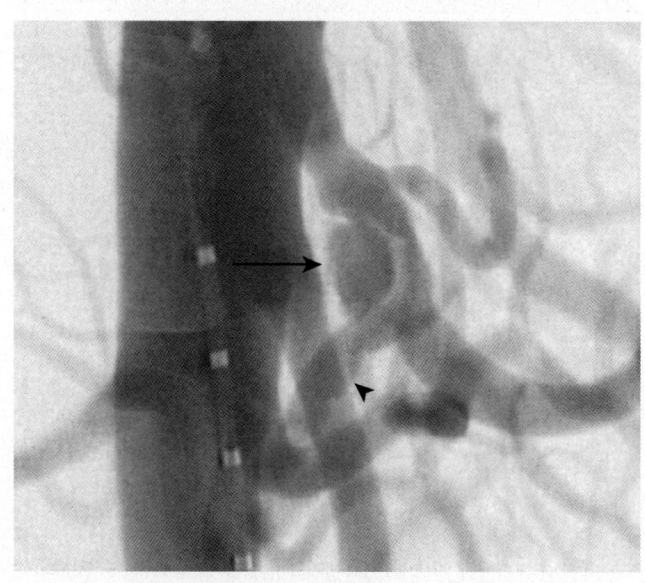

图 21.8　节段性动脉中膜溶解(SAM)。腹主动脉造影显示腹腔动脉内有夹层及小动脉瘤(长箭头),肝总动脉中有不规则起伏(无尾箭头),这是典型的 SAM 征象

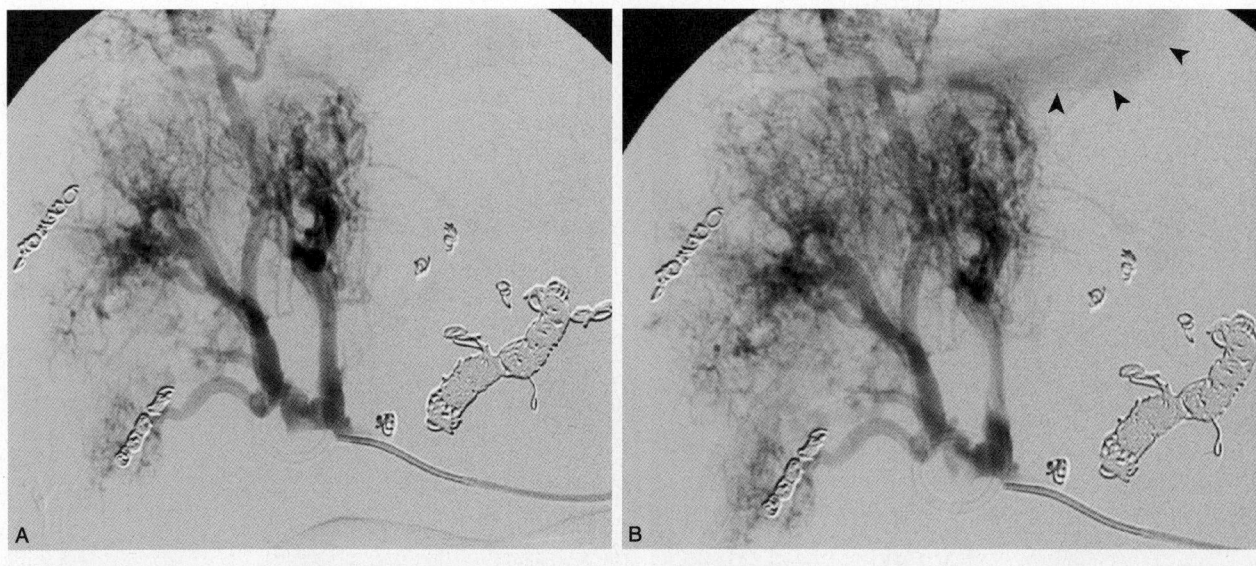

图 21.9　遗传性出血性毛细血管扩张（HHT）。（A）选择性肝动脉造影发现典型的 HHT 征象：肝内血管紊乱扩张。肝移植手术前需要放置弹簧圈。（B）随后，可见肝静脉早期不透明表现（无尾箭头）

和破裂，进而导致腹腔大出血。有研究者报道可采用弹簧圈栓塞非危急（noncritical）动脉床进行治疗（Davran et al，2010）。

遗传性出血性毛细血管扩张

遗传性出血性毛细血管扩张（hereditary hemorrhagic telangiectasia，HHT）又称 Osler-Weber-Rendu 综合征，是一种以皮肤和黏膜毛细血管扩张为特征的常染色体显性血管疾病。HHT 还与肺和肝循环中的动静脉畸形有关，可能危及生命。诊断通常基于家族史和临床诊断。断层成像技术，包括超声、CT 或 MRI，在诊断 HHT 累及的内脏中有着重要作用。将血液分流至肝静脉系统的肝动脉畸形最初可在断层成像中发现，但其结果可能是非特异性的。肝动脉血液分流至肝静脉系统的畸形可以通过导管血管造影诊断（图 21.9）（Memeo et al，2008）。虽然这种疾病已经用经导管技术来治疗，但由于有诱发肝衰竭的风险，栓塞疗法目前已不再流行。如果病人出现高输出性心力衰竭，则可行原位肝移植进行治疗。

紫癜性肝炎

紫癜是一种网状内皮系统的异常，最常见于肝脏（即紫癜性肝炎）（见第 89 章）。其病理特征是充满血的囊性间隙，大小从几毫米到一厘米不等。这种异常与人类免疫缺陷病毒感染以及某些药物的使用有关，包括免疫抑制剂、抗代谢药和口服避孕药等。虽然其多为良性疾病，但却可引起自发性大出血，因此在肝脏出血的研究中可能会通过血管造影观察到（Choi et al，2009）。在血管造影中（图 21.10），病变容易被视为结构紊乱的无定形管道团，特征类似于 HHT 或血管瘤。不过，由于其缺乏与肝静脉系统分流，根据这一特征可同 HHT 区别开来；而且其不能持续保持清晰到静脉晚期相，这一点可用于与血管瘤进行鉴别。

功能性胰腺神经内分泌瘤的定位（见第 65 章）

1991 年以来，钙刺激动脉造影术出现并不断发展（Doppman et al，1991）。当影像学检查可以准确检出胰腺病变时，则

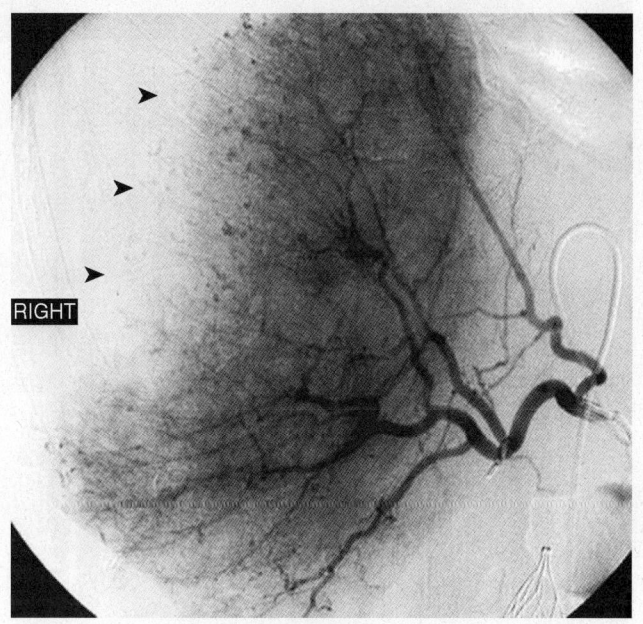

RIGHT

图 21.10　紫癜性肝炎。在肝实质中可见多发小造影剂聚集影。这个病人有自发的出血，造成肝实质的位移（无尾箭头）

没有必要采用钙刺激动脉造影术，但当影像学无法确定病变位置时，它可作为一种非常有用的辅助诊断手段（图 21.11）。该项检查经胰腺供血动脉选择性注入 1mL 10% 的葡萄糖酸钙，肿瘤细胞会脱颗粒并释放胰岛素到门静脉循环中。从肝静脉获得连续血液样本，当含有肿瘤的胰腺部位注射了葡萄糖酸钙时，胰岛素的浓度会明显升高。通过连续注射供应胰腺不同区域的动脉，可以确定肿瘤的位置。GDA 供应胰腺的头部，SMA 供应胰腺头部和钩突，而脾动脉则供应胰腺体和尾。起源于脾动脉和 CHA 的胰腺小分支动脉对确定胰腺动脉供应的大致区域是很重要的。Guettier 等研究（2009 年）表明，钙刺激动脉造影术是外科上定位胰岛素瘤最敏感的技术，其准确率为 84%，假阴性率为 11%，假阳性率为 4%。

目前对脾脏、肠系膜上静脉和门静脉系统进行经皮经肝穿

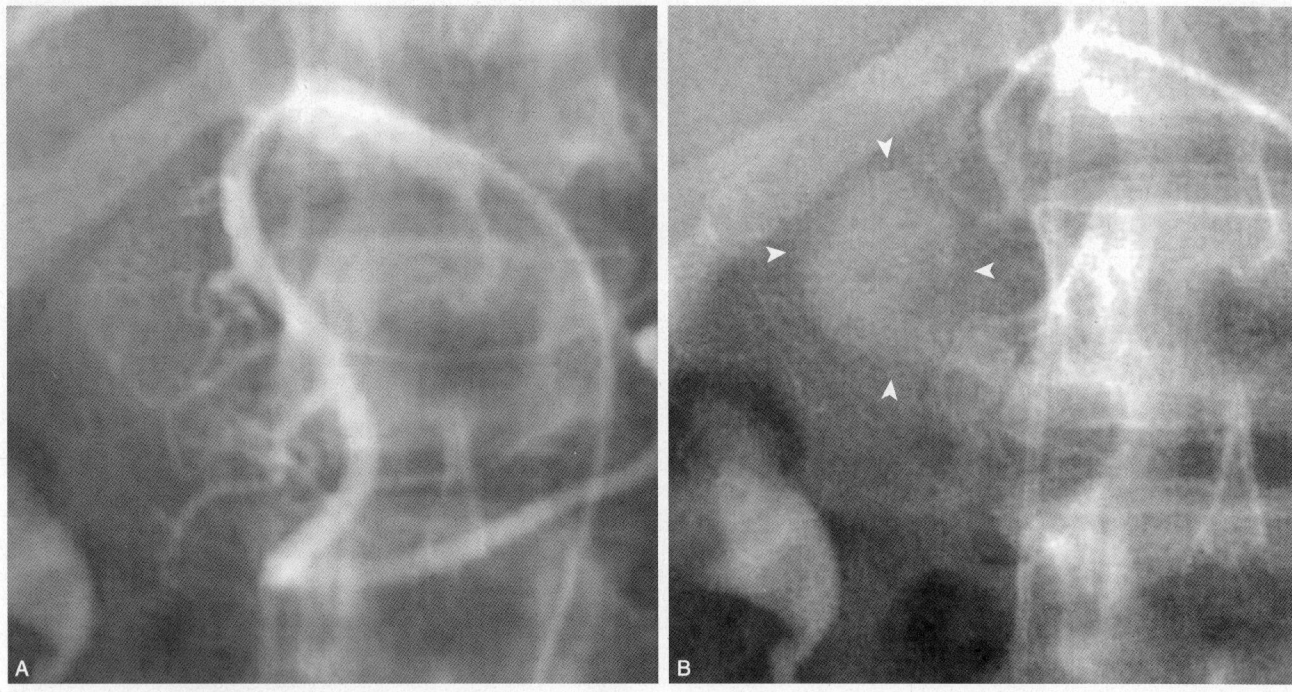

图 21.11   胰岛素瘤。(A)选择性十二指肠动脉造影显示在动脉期没有明确的异常。(B)在毛细血管期发现了隐约的血管增生区域,可能代表胰岛素瘤(无尾箭头)。通过钙刺激静脉采血证实为肿瘤区域

刺取样,可用于诊断胰腺隐匿性神经内分泌肿瘤。这可与钙刺激动脉造影术联合,也可以在没有刺激的情况下进行,因为直接或邻近静脉支流取样时激素浓度较高。

胰岛素瘤

90%以上的胰岛素瘤是单发良性肿瘤,手术切除可以治愈。这些肿瘤是源自胰岛的常见肿瘤(见第 65 章)。双相薄层 CT 扫描和内窥镜超声扫描(endoscopic ultrasonography,EUS)的结合使用是诊断这些肿瘤的最有效方法(Jackson,2005)。成像技术的进步使 CT 和 MRI 诊断胰岛素瘤的灵敏度分别提高到 80% 和 70% 以上(Nikfarjam et al,2008)。EUS 检测和定位胰岛素瘤的敏感性为 82%~94%(Mclean,2004)。

胃泌素瘤

胃泌素瘤是佐林格-埃利森(Zollinger-Ellison)综合征的病因,约三分之一的病人发病类型为Ⅰ型多发性神经内分泌肿瘤(MEN,multiple endocrine neoplasia)。一半的胃泌素瘤发生于胰腺,而胰腺外的胃泌素瘤则大多发生于十二指肠,约 60%~90% 的胃泌素瘤为恶性肿瘤。偶发的胃泌素瘤应手术切除;对于Ⅰ型 MEN 病人,由于肿瘤的复杂多样性以及无法确定手术能否带给病人的生存获益,是否行手术切除仍有争议。

约 90% 病人的胃泌素瘤的诊断和定位可以通过生长抑素受体显像联合 EUS 来确定。血管造影可用于隐匿性胃泌素瘤的定位。原理与胰岛素瘤的定位相同;不过除了葡萄糖酸钙以外,分泌素也可用作刺激剂。动脉刺激静脉采血(arterial stimulation venous sampling,ASVS)在胃泌素瘤检测中的敏感性为 70%~100%(Cohen et al,1997;Turner et al,2002)。

与胰岛素瘤相比,胃泌素瘤的血供较少,更难进行血管造影检测。没有 ASVS 的单独血管造影的灵敏度小于 50%。此外,50% 的胰腺外部的胃泌素瘤检测更加困难,通常需要超选择性导管插入术来对十二指肠进行评估。

胰高血糖素瘤

胰高血糖素瘤可能偶发,也可能与Ⅰ型 MEN 相关。这些肿瘤的体积通常比胃泌素瘤或胰岛素瘤大;因此,可以通过断层成像或 EUS 来实现肿瘤定位。Equchi 等于 2012 年报道了 8 例血供丰富和血糖水平升高的胰腺肿瘤病人,经 ASAV 成功定位了胰高血糖素瘤。

静脉造影术

MDCT、磁共振静脉造影和超声三者通常足以描述绝大多数病人的主要的内脏静脉及其分支。断层成像可以准确描绘胰腺中的肿物与脾静脉和肠系膜上静脉的关系,还具有使所有的静脉结构同时显色(不透明化)的优点。然而,在某些临床情况下,是需要以更高的清晰度来显示静脉结构。这些情况包括在怀疑有阻塞的情况下经皮静脉介入,或偶尔进行外科门体分流术。

最常见的显示内脏静脉的技术是经动脉门静脉造影,其中选择性脾脏和肠系膜上动脉造影和进入静脉期的延迟成像,可以分别显示了脾脏和肠系膜上静脉的结构(图 21.12)。当需要详细显示静脉的解剖结构时,可以经动脉注射更高剂量的造影剂,从而提高静脉的清晰度。

如需进行非常详细的诊断,还可以在 MDCT 期间进行经动脉门静脉造影(图 21.13)。MDCT 的对比灵敏度增加,加上多平面和 3D 重建,可以使静脉可视化,这是任何其他单一技术无法实现的。这在门静脉闭塞且同时考虑进行复杂的静脉重建或旁路的情况下特别有用。

内脏静脉的直接静脉造影可以通过三种途径实现:经颈静脉、经肝和经脾。在经颈静脉途径中,将导管置入颈静脉并前

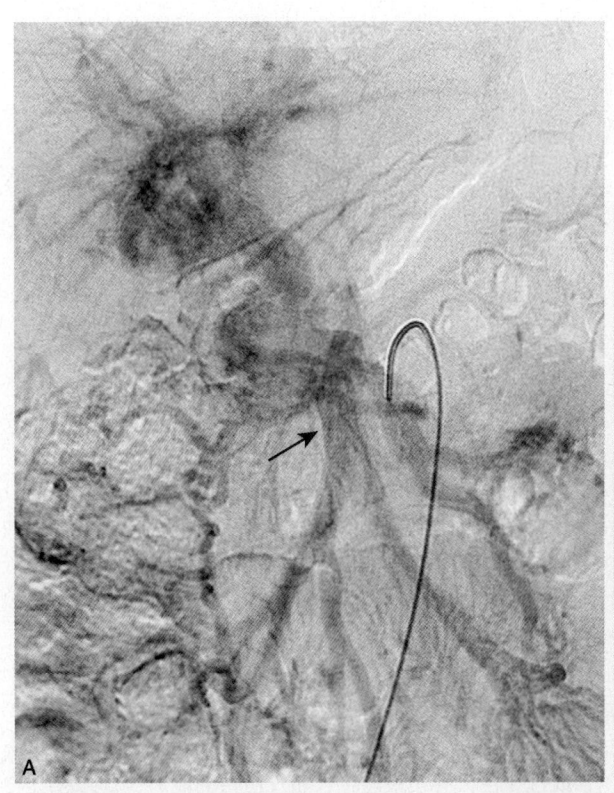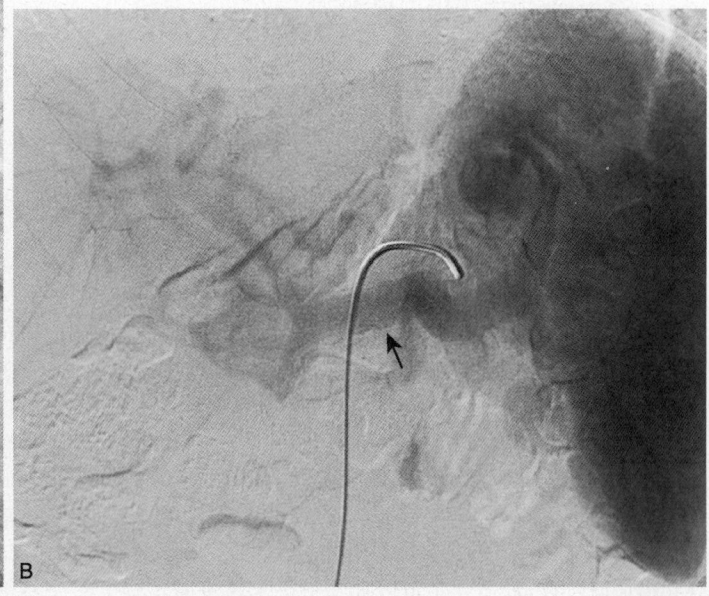

图 21.12　门静脉海绵样变性病人的动脉门静脉造影。(A) 肠系膜上动脉造影后静脉期显示出肠系膜上静脉 (箭头) 和门静脉的海绵样变。(B) 同一病人的脾动脉造影后静脉期显示出脾静脉 (箭头)

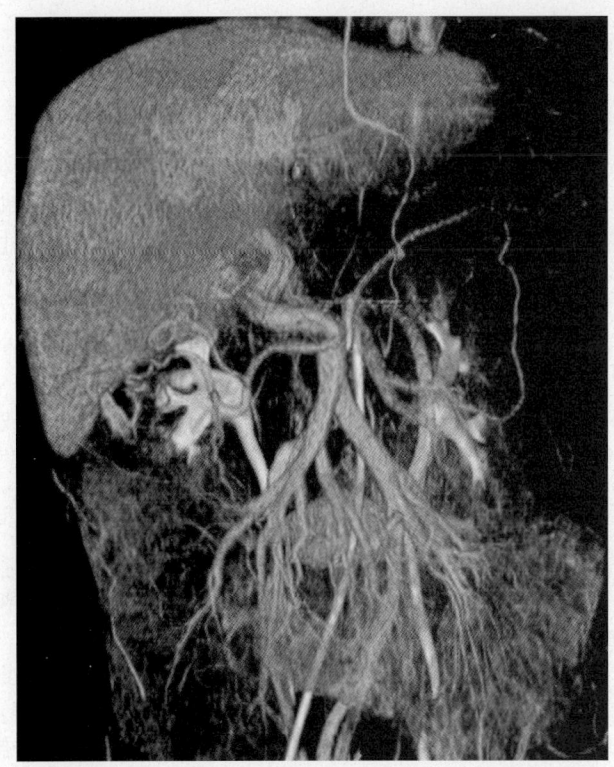

图 21.13　肠系膜上动脉造影后通过 MDCT 进行三维重建，很容易观察到肠系膜上静脉和海绵样变性

进至肝静脉，通过该导管可以获得游离压和楔入压。用这两个压力计算出校正的肝窦压，并将其用于评估门静脉高压。肝实质的活检 (经颈静脉肝活检) 可在有需要时进行。通过楔入肝静脉的导管或球囊导管注入二氧化碳，可以获得门静脉的图像。如果需要进行直接的门静脉造影术，则可以使用一种特殊设计的针，通过介入肝实质和进入门静脉，脾或肠系膜上静脉系统的导管，穿刺进入门静脉。该手术几乎仅在接受经颈静脉肝内门体分流术的病人中进行，但也可用于门静脉和 SMV 血栓形成的病人 (Liu et al, 2009)。

门静脉系统也可以通过经皮肝穿刺途径进入 (Scmiz-Oysu et al, 2007)。右上腹常规消毒后，在实时超声引导下穿刺肝内门静脉根部，采用 Seldinger 技术放置血管鞘，然后使用标准的导丝和导管，通过血管鞘选择性地进入脾静脉和 SMV 及其分支。一旦采集完诊断图像或完成了静脉介入治疗，便可将导管拔出。然后，通过各种技术对肝穿针道进行止血，包括置入明胶海绵、弹簧圈展开或注射纤维蛋白胶。经皮肝穿刺静脉造影通常作为直接胰腺静脉采血、肝大部切除前门静脉栓塞以刺激对侧增长、肝移植术后门静脉吻合口狭窄的评估和处理，以及内脏静脉血栓形成后溶栓药物的给药，或偶尔用于控制内脏静脉出血。

经皮脾穿刺造影也可用于显示脾静脉和门静脉及分支的解剖结构。由于该检查方法较为陈旧，一般已被 MDCT 或磁共振静脉成像所代替。但在婴儿中，断层成像的临床价值尚无定论，而且由于股动脉的直径较小，经动脉门静脉造影存在风险。不过，它仍可作为门体分流术的一种替代。

经皮内脏静脉置管也可以选择经脾入路，该技术与经肝入路置管相同 (Tuite et al, 2007)。该操作通常与经皮操作联合进行，以评估肝移植术后的门静脉狭窄或闭塞，当无法从体循环进入时，它也可以与脾肾静脉旁路术的评估和治疗结合使用。

（曾永毅 译　刘景丰 审）

第 22 章

经皮穿刺活检

Anne M. Covey, Lynn A. Brody

概述

影像引导下的针刺活组织检查术是对体内几乎所有体表不可触及的肿块进行诊断的主要方式。尽管对肿块进行穿刺活检可行，适应证不断扩大，但并不总是被推荐。像其他有创操作一样，活检前应对其相关风险进行评估。针刺活组织检查用于组织学诊断，其活检结果将影响病人的治疗方案。其适应证包括：术前明确诊断、非手术病人明确诊断、器官功能障碍的评估、获取材料进行受体或基因突变的评估。随着医学进入个体化治疗的时代，最后一个适应证变得越来越重要（见第9章）。

获得组织的方法有多种，包括：经皮针刺活组织检查、腔内活组织检查术和经静脉的活组织检查术。针的规格大多为25～14号，除中枢神经系统以外，几乎所有可以检测到的异常都可行活检术。大多数的穿刺针内部都含有内芯，当针尖到达合适位置后就可以在获取标本前退出内芯。这种内芯可以避免穿刺到非目标区域的组织标本。细小的针（25～20号）可以获取细胞学标本，以及获取标本进行培养和流式细胞学检查。稍大的针（19～14号）用于获取组织核心来进行评估组织结构。核心标本中所见的恶性肿瘤细胞可以有助于疾病的诊断，包括淋巴瘤、肉瘤、胸腺瘤或者间皮瘤。核心活检有助于获取实质器官标本以明确器官功能障碍/衰竭。核心标本还用于诊断高分化肝细胞癌（HCC）或肝脏良性肿瘤；用于免疫组化染色（IHC）和/或突变检测，指导靶向治疗；多数病理实验室可以对福尔马林固定材料进行IHC。在很多实力较强的实验室，细针活检所得到的标本即可满足要求。用细针穿刺活检得到的组织块，假设能提供足够的细胞数、适当的溶剂和嵌板，就可能开展免疫组化检测（Fowler & Lachar, 2008）；利用细胞学材料也可以开展突变分析（Boldrini et al, 2007）。随着不同的策略和技术的发展及应用，细针穿刺得到非常少量的DNA就能满足突变分析（Kanagal-Shamanna et al, 2014）。基于设备和技术，不同的实验室和操作者有各自的个人偏好。同时进行细针穿刺和核心穿刺，材料联合使用，才可能得到最佳的结果（Sigel et al, 2011；Stewart et al, 2002）。

为提高诊断性活检的可行性和减少并发症，安排和实施活检时，应进行高质量的图像分析研究。对某些病人的影像资料仔细分析可以获得明确的诊断，从而避免有创的活组织检查。操作前仔细研究影像学资料，有利于选择最合适的引导形式和病人的体位，预判和避开特殊的组织，避免损伤，例如肺、肠道

和血管。对影像学资料有了解，在知情同意谈话时，才能对潜在风险进行准确的介绍。根据检查前的影像学资料，活检可以有计划地、避免非常规或不能持久的姿势、复杂的针刺角度以及困难的呼吸配合。另外，仔细的计划可以减少CT引导下活检过程中病人受到的辐射；在许多病例，特别是CT透视检查病人时，病人受到的主要辐射剂量是发生在局部化/规划阶段（Sarti et al, 2012）。高质量的影像参考可减少局部拍片量和更低剂量参数。

活组织检查前，影像资料的研究可以更为便利地定位肿块增殖活跃区。巨大肿块快速生长超过血供的能力，就会发生区域性坏死，其坏死区域获取的标本无诊断价值。增强CT、MRI或者PET更能准确定位，准确得到诊断标本。

活组织检查术

细针抽吸活组织检查

有限扫描确定病变位置，制订相应计划；使用一种或多种形式的扫描方法引导穿刺针的放置。穿刺针可以单独使用，或者与引导针共轴性使用。引导针通常是大一号。使用引导针时"裸"针的选择由操作者决定。单针技术的优点在于易于提取标本而不用通过另外一个针来操作，而且针道细小。使用引导针的优势是易于从同一位置取出多个标本，还可以考虑栓塞针道。

实时（超声、X线透视、MR或CT透视）或间断（常规CT或MRI）引导并评估针的位置，一支25～20号单独或套管穿刺针到达目标部位（Billich et al, 2008）。

穿刺针尖端有各种样式的外形。许多医生使用千叶型针，其针尖和内芯是斜面设计。本文比较喜欢Westcott针，除了它的斜面针尖外，在尖端近侧侧面上还有一个槽，而这能使手术者更准确地定位区域以吸取细胞活检。

确认细针的位置后，将一次性注射器连接在穿刺针上。当针在组织中进退的同时，拉动注射器的活塞以完成抽吸过程，获取标本。在抽吸结束后退出穿刺针，同时在玻璃片上处理样本。完成活检组织的涂片后，进行快速分析（如快速血细胞分类）或乙醇固定后免疫组织化学染色。针和吸管里剩余的组织均采用细胞保存液进行漂洗，用于细胞块分析。根据可能的诊断、特殊研究的要求和细胞病理学家的喜好，选择合适的储存液。对于怀疑非霍奇金淋巴瘤的病人，使用营养丰富的培养材

料漂洗针和吸管可以获得进行流式细胞学的组织学样本（如 Roswell Park 纪念研究所培养基）。如怀疑感染，材料可进行培养研究。

在理想的情况下，一名细胞病理学家或细胞技术员能够提供组织样本的迅捷诊断，可以提高活组织检查的敏感性，减少操作时间，降低获得诊断性样本所需要的穿刺次数（Nasuti et al，2002；Tsou et al，2009）。

针吸活组织检查

细针和针吸活组织检查的组织定位技术业已完善。为了获得比较好的针吸组织样本，目标病变最大直径至少为 1cm，尽管从更小的病变中也可以得到有用的标本。针吸活组织检查的活检针较粗（14～19 号），穿刺过程中应小心避免穿透中等大小动脉，这种动脉缺乏大动脉的肌肉层，有较强的出血趋势；穿透结肠可能导致腹膜炎或脓肿。针吸活组织检查的大小和样式多样，包括"活检枪"和切割针，手动控制针在病变内进出来获取病理标本。

为了保证标本的准确性，玻片应进行前期准备，由细胞病理学家或细胞技术员即刻评估。在被福尔马林或盐水固定前，将活检组织样本放在玻片上，轻轻地移动，使得细胞集中在玻片上。应避免过度用力的准备，因为会消耗标本的细胞结构和 DNA 含量（Rekhtman et al，2015）。除了组织样本外，往往同时获得了细胞学研究的标本，而这也增加了该方法的诊断范围。核心样本常常保留在福尔马林液中。偶尔需将样本放在盐水中或盐水纱布上保持其"新鲜"，进行特殊研究。保存在盐水中的细胞最终都会因盐溶液渗透性的入胞而导致细胞的溶解。保存在盐水中的活组织标本在几个小时内需要固定或是冷冻，避免组织标本的变质。快速冷冻的组织可用于随后的研究。活检组织处理方法因研究机构不同而有差别，开始活检前，病理学家应确定处理样本的方法。对用于器官实质研究的活组织检查，与侧面带槽的针相比较，end-cut 针可以得到更多带有肝小叶或肾小球结构的诊断标本（Constantin et al，2010）。对于明确器官功能障碍/衰竭诊断，过程中需无接触操作；根据病理医生个人喜好和研究需要，选择福尔马林或盐水。

早期有作者提倡同时行细针抽吸活检术和针吸活组织检查，最大化每次活检的诊断价值（Sigel et al，2011；Stewart et al，2002）。近来文献报道细针抽吸活检术可提高肝癌和肝硬化结节的鉴别诊断准确性（Geramizadeh et al，2012），但针吸活组织检查特别适合用于鉴别诊断高分化肝癌和肝硬化结节样增生（第 76 章），和诊断良性病变，包括：肝血管瘤、腺瘤和局灶性结节性增生（Kulesza et al，2004；Kuo et al，2004）（第 90 章 A）。Yang 等（2004）叙述了一种有趣的方法：根据细针抽吸活检术标本涂片的外观鉴别高分化 HCC 和良性病变；恶性肿瘤呈细颗粒状，良性病变细针抽吸的硬的核心呈碎片状。作者将其归咎于组织的网状状态。

影像学引导

超声

超声（第 15 章）常在经皮肝活检时使用。超声应用广泛、价廉，而且便携。超声可以在床边，也可以在 CT 检查不可行的住院病人中使用。大于 1cm 的病变比较容易看到，而且超声可以在针穿透皮肤进入组织时实时观察。超声特别适用于随呼吸运动的较小肿块和很难使用介入方式定位的肿块。小口径针的可视性困难，因此许多厂家通过特殊设计而加强它的超声可视性。

超声的另一个优势是可以多维成像，而且不使用离子化放射物质，而减少了病人和操作者的暴露。这在确定方向来获取肝膈顶部病变样本时更为方便，避免损伤肺组织而导致的气胸。而 CT 提供的二维成像，常常需要复杂的三角测量才能获得相同结果。超声造影有助于确定肿瘤的最有活性部位。超声的局限性包括术者本身的差异性和超声对空气、脂肪和骨组织的低穿透性，限制了一些病变的超声成像。除此之外，无法呼吸配合的病人在镇静状态下可以使某些肿块（如小或高的病变）成像清楚。

计算机断层扫描

计算机断层扫描（CT）（第 18 章）在经皮活检术中是一种比较常用的引导方法，能提供详细解剖细节，操作者可以设计出一条比较安全的从皮肤到组织的入路，在完全清晰可见的情况下获取组织。超声不能很好显像或操作者的超声水平不熟练时，CT 是肺、胰腺、肾上腺、腹部和腹膜后淋巴结以及骨和肝脏组织活检比较好的引导方法。

CT 透视

现在很多制造商提供 CT 透视作为诊断扫描仪的一种选择，接近于实时情况下产生 CT 图像。操作要求术者暴露于电离辐射环境中，并要求术者穿着铅衣；但部分医生喜欢此种方法，因为缩短了有效图像和操作穿刺针之间的间隔时间。

锥束 CT

锥束 CT，有时被称为 C 形臂 CT，使用平板状 X 线探头环绕病人做环形投照，X 射线分散形成锥束形。可多层面进行图像重建，围绕多个层面进行三维重建。对于腹腔和盆腔软组织分辨率低于传统 CT，但对肺和骨骼的分辨率高，可用于相应组织的穿刺活检的引导。另外，途径设计和针导向软件可以辅助操作者进行穿刺针的放置（Floridi et al，2014）。

磁共振成像

随着开放-孔形磁共振成像（MRI）系统和非金属活检针及监测设备的应用，MRI（第 19 章）成为经皮活组织检查的引导方法之一。MR 的高对比分辨率可以定位超声和平扫 CT 难以发现的病灶，任意平面摄像则提高了难以安全接触或在轴位难以达到的病变的定位（Stattaus et al，2008）（图 22.1）。MRI 的高费用、使用上的限制以及耐受 MRI 的针的相对缺乏，MR 引导下活检主要应用于超声或 CT 无法发现或定位病变的病人。同时，需要确保拥有非金属、耐受 MRI 的设备和病人可以耐受 MRI 透视。

透视有助于进行胆道活组织检查术。良性和恶性胆道狭窄（第 42 和 51 章）常有类似的胆道造影影像，很少能够仅仅

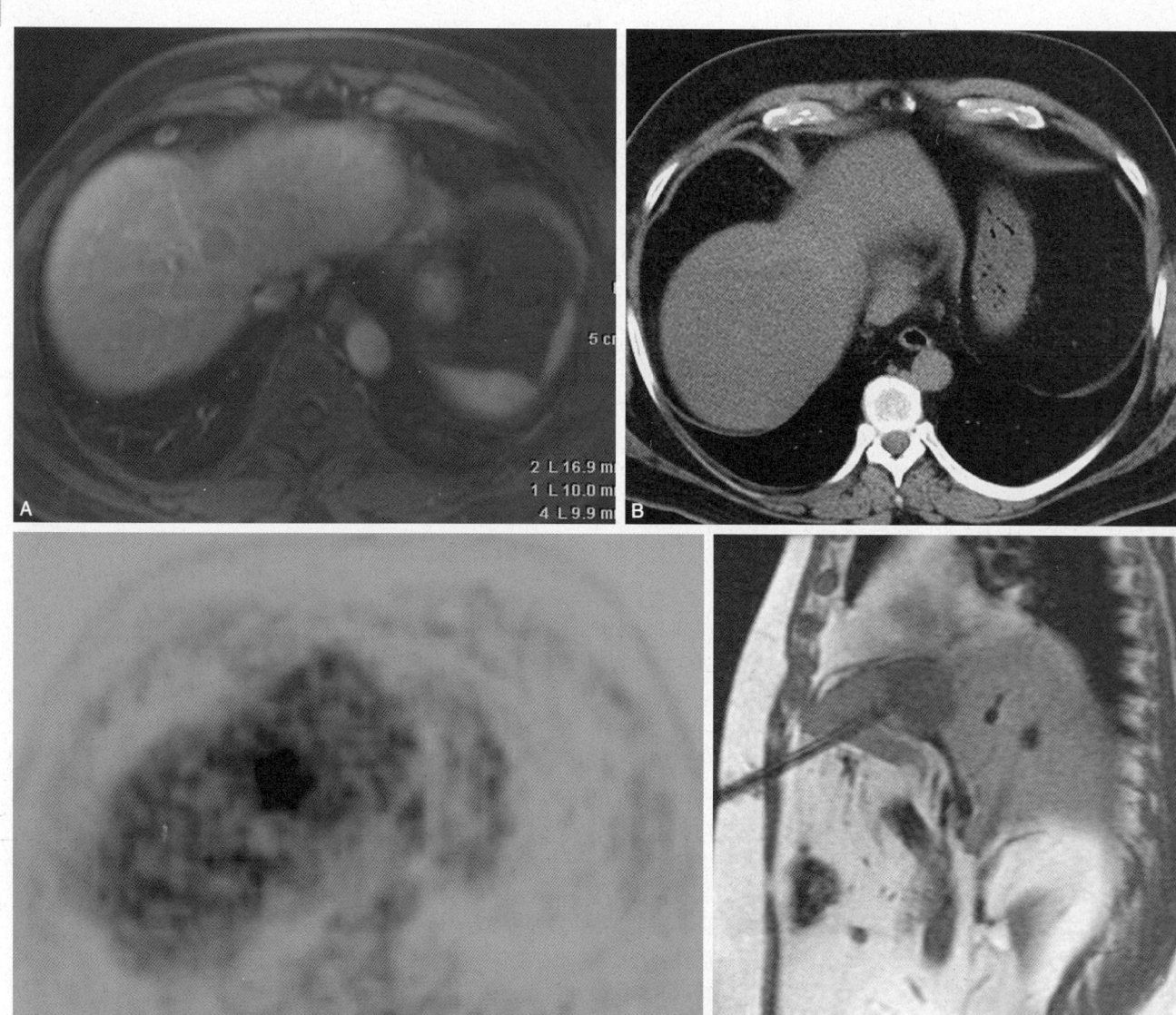

图 22.1　MR 引导下经皮肝活检术。(A)一位患有乙肝的病人注射造影剂后在轴位 T1 相显示Ⅳ段有一个局灶病变。(B)CT 平扫未发现病变。(C)这个病灶在 PET 扫描中呈高代谢。(D)在 MR 引导下矢状平面成功地完成肝活检,避免导致气胸。活检标本病理证实为肝细胞癌

通过图片就可以区分(Corvera et al,2005;Hadjis et al,1985)。可以通过腔内(第 29 章)或直接经皮方法(第 30 章)获得胆道内病变组织。成功行胆道减压后,经皮肝穿刺胆道引流术允许直接经胆道行腔内活检术。活检钳或刷式活检导管可经胆管获取可疑区域的活检组织样本(图 22.2)。活检钳敏感性为 40%~80% ,高于刷式活检的 30%~60% ,两种方式特异性都达到 98% (Govil et al,2002;Stewart et al,2001;Weber et al,2008)。当联合使用胆管内镜提供病变的直接影像时,敏感性最高(Ponchon et al,1996)。与单一方式比较,两种方式联合可获得更优的结果。Kulaksiz et al(2011)发现单用刷式活检敏感性为 49% ,单用活检钳 69% ,联用为 80% ;发现恶性肿瘤的特异性为 100% 。近来关于一种新的经皮活检钳技术的报道显示其敏感性为 93.3% ,特异性 100% ,阳性预测值为 100% ,阴性预测值为 70% ,总体准确性为 94.2% (Patel et al,2015)。

或者,可以当胆道树不透明后,透视引导下直接经皮经肝穿刺胆道病变(Chawla et al,1989)(第 30 章)。此技术最适用于胆管内固有病变,也可用于胆管附着病变。应用此技术,自胆管引流导管内注射造影剂以显影胆管异常,自前腹壁穿刺病变获取标本。通过倾斜透视图像或实时图像,确定针的准确位置,可以看到针在胆管、导管或两者的移动(图 22.3)。透视技术还有助于引导肺部结节的经皮活检和肝肾的非目标性的经静脉活检。

正离子发射计算机断层扫描

偶尔情况下,有些病变需要^{18}F-氟脱氧葡萄糖(FDG)正离子发射计算机断层扫描(PET)技术进行导航。在这些情况下,PET 和 CT 引导穿刺针的准确放置。特定病灶有不同的 FDG 集聚性;PET 可以引导对病变代谢率最高的部分进行定位。操作者要注意病人是一种辐射源,PET 引导下介入时主要的辐射来自于和病人近距离接触的时间段(Ryan et al,2013)(第 17 章)。

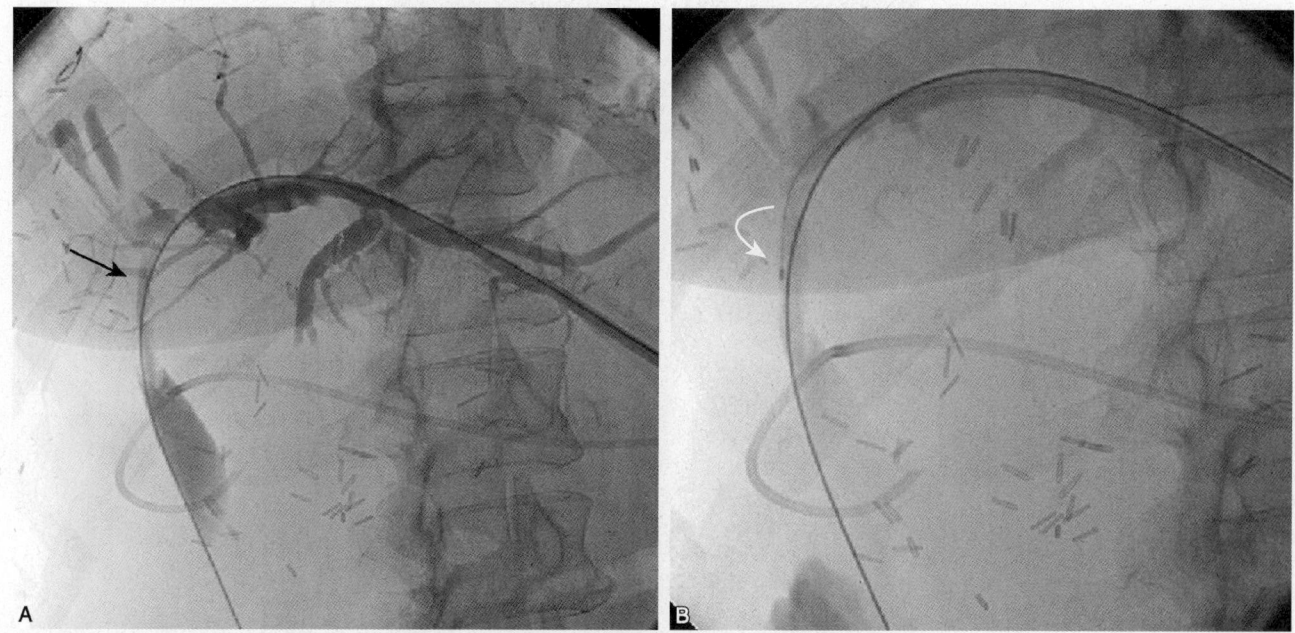

图 22.2　胆道刷活检。(A)经肝胆道造影显示高位胆道狭窄(箭头),先前的活检刷检查是非诊断性的。(B)一个刷子(弯箭头)进入狭窄处,获得的细胞学样本。标本诊断为胆管癌

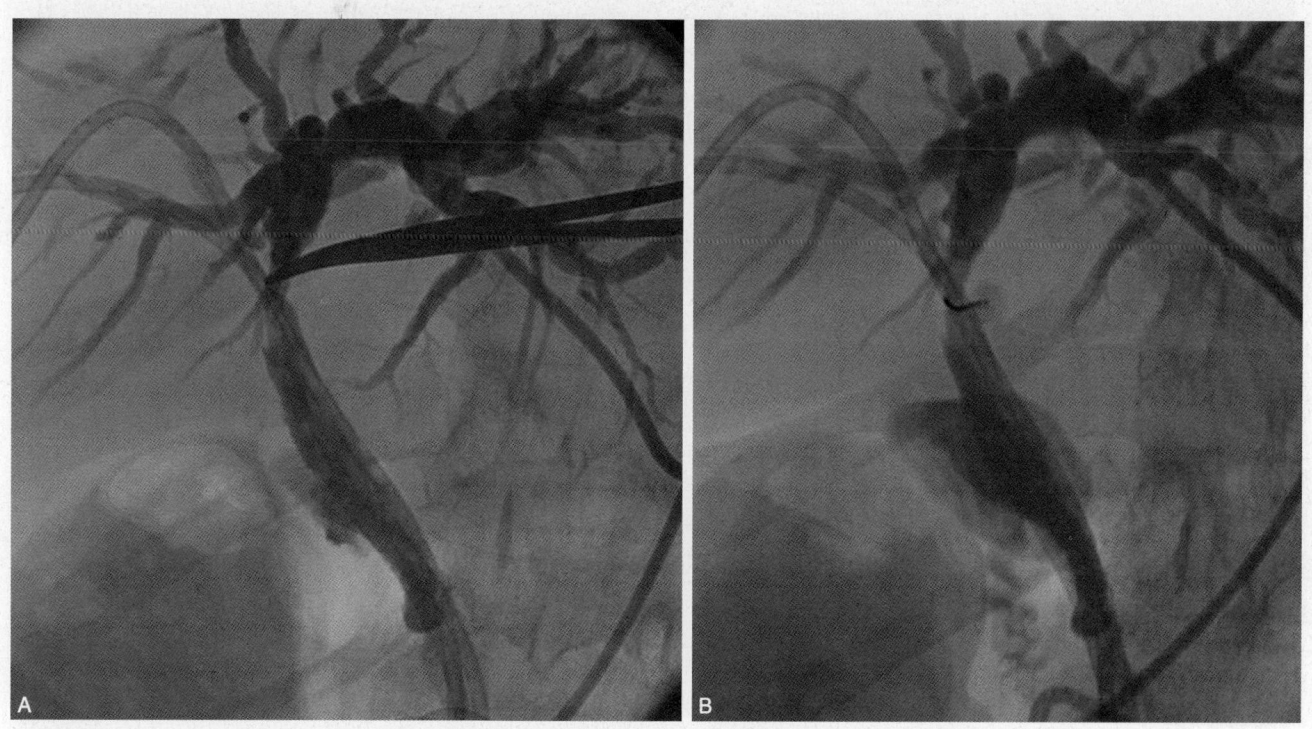

图 22.3　经皮胆道活检术。(A)经肝胆道造影显示了病因不明的高位胆道狭窄(钳子标记处)。(B)透视指导下,22 号的针(弯箭头)定位狭窄处。

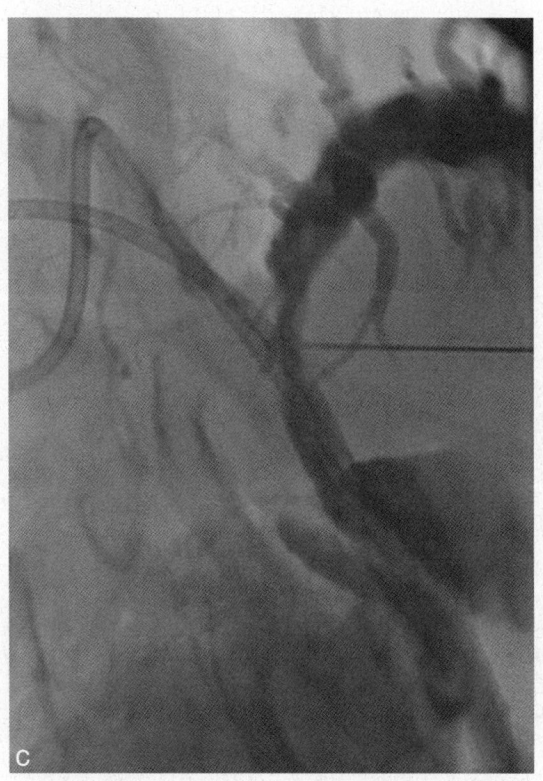

图 22.3(续)   (C)侧位片确定针的位置在胆管狭窄处

其他引导技术

融合多种形式的新技术正在得以开发。例如:CT 和 MRI 与超声,同时获得一种技术的清晰度和另一种技术的实时图像。也可以融合 PET 图像(第 17 章)来获取代谢最高部位。另外,操作机器人导航系统来优化穿刺针放置的速度和准确性。

特别区域的活组织检查术

肝活检

经皮肝活检常常用来判断肝脏局限性肿块的性质、肝硬化的程度和原因以及肝功能紊乱的原因(第 76 和 89 章)。现今的影像学检查方法,包括 B 超、CT 和 MRI,使对门诊病人小而深的病变都可进行活检术,其死亡率很低。伴随着当今技术的发展,几乎所有的肝脏病变都可以经皮定位;大多数大于 5mm 的肝脏病灶都可行活检术(Yu et al,2001),细针穿刺活检术的敏感性为 69% ~ 97%(Ohlsson et al,2002)。

局灶性肝病变

局部的肝病变可以是单发或多发。在单发性病变的诊断中,某些良性病变包括囊肿、血管瘤、局限性结节状增生和腺瘤,通过高质量横断层面成像即可以确诊,无需行活组织检查(见第 15、18、19 章)(Gibbs et al,2004;Hussain et al,2004;Kim et al,2004)。在所有单发性肝脏病灶中都应该考虑到上述疾病,除非已明确诊断的癌或患原发性肝细胞癌风险较高的病人。

肝细胞癌可通过影像学和临床标准来诊断(第 91 章)。根据美国肝病研究学会(AASLD)指南,在肝硬化病人中,大于 1cm 的病变可根据 CT 或 MRI 上典型的动脉期强化、静脉期或延迟期减退的典型表现诊断为 HCC(Bruix & Sherman,2011);美国国家综合癌症网络指南在直径≥2cm 病变方面与上述指南一致;但对于 1~2cm 病变,建议两种影像学检查结果一致后诊断为 HCC(Benson et al,2009)。当考虑诊断为 HCC,而不符合上述标准时,应考虑活检。有包膜的小肿瘤更可能是高分化肿瘤,需要获取核心组织来区分高分化癌和正常组织、肝硬化。因为存在肿瘤播散的风险(Chaudhry et al,2004;Durand et al,2007;Perkins,2007),当根治性治疗可行时,应咨询肝胆外科医生、参考最新的影像学资料和标准后,实施活检术。根据 AASLD 的建议,肝活检时要警惕针道种植和错误取样的问题;Saborido 及其同事(2005)的文章报道 Child B 或 C 期肝硬化、分期 I ~ III 期肿瘤大于 3cm 并结节样转移和甲胎蛋白(AFP)高于 200ng/mL 的病人,移植术后复发率升高;他们也指出,明确诊断是非常重要的,因为决定了肝移植的优先权(Rockey et al,2009)。

多发实性病灶多说明是转移性病变。肝活检的目的是:①明确有原发疾病的病人存在转移性病变,②在初期发现时确定肿瘤类型和分期,③获取组织用于基因分析,④获得病人实验治疗的组织样本。

肝实质活检术

肝功能异常、慢性肝炎和明确或怀疑肝硬化病人,可以采用针吸活组织检查来进行疾病的分级和分期(第 9D 和 76 章)。胃肠病学专家既往在没有影像指导下完成了大部分的肝活检术;偶尔,特殊解剖、肥胖或紧急情况时需行影像引导下的活检术。尽管 18 号或更大的针使用更为广泛,通过 20 号或更大的针却可以获得合适的组织活检(Guido & Ruggae,2004;Maharaj et al,1986)。Schiano 及同事(2005)进一步建议最好获取长度最少 1cm 的标本。也可用于移植肝和移植前供肝的组织活检。但最后一种情况的适应证还存在争议。Herrero 和同事(2014)推荐根据 Vancouver Forum(Barr et al,2006)的建议在临床上或影像学原因提示需要的潜在捐肝者行肝活检,但不作为一个常规流程。

经静脉活检术

存在凝血障碍或需要测定肝静脉压时,经颈静脉的肝活检术可以作为经皮活组织检查的有效替代方法(Behrens & Ferral,2012;Garcia-Compean & Cortes,2004)。尽管经静脉活检更加具有侵袭性,但采用经静脉活检的方式减小了凝血障碍病人严重出血的风险性,因为活检导致的出血仍然回流入静脉循环中而不进入腹腔,经皮活检时出血则进入腹腔。采用适宜的避免穿破肝包膜的技术对于保证安全是至关重要的。

该项活检术常常将一个静脉鞘从右侧颈内静脉放入肝静脉,通常是肝右静脉。测得的压力值可以评估门静脉高压的原因(窦前性、窦性和窦后性)和程度。活检针通过该鞘进入肝实质而获得组织学样本(图 22.4)。应该避免从周围肝组织内活检的方法,因为经周围静脉活检可增加肝包膜刺伤和腹内出血的风险性。

经静脉活检术仅仅在非定向的实质活检中有所帮助,并不适用于局限性病变。肾脏的经静脉活检术也已报道,有助于评估有凝血功能障碍的病人的肾脏功能不全(Misra et al,2008)。这对于有凝血障碍、需要同时行肝和肾实质活检的病人尤为实用。

其他器官的活检术

肾上腺活检

肾上腺是发生转移性疾病的好发脏器,也易发生很多良性肿瘤,5% 的病人发生腺瘤(Abecassis et al,1985;Libe et al,2002)。高质量的 MRI 和肾上腺 CT 可以鉴别腺瘤和转移灶,避免了行肾上腺活检(Davarpanah & Israel,2014;National Institutes of Health,2002)。在部分病人,诊断仍然不能明确时,需行活检术。对于后侧行所有左侧和部分右侧肾上腺活检,一般需要经肺脏,需要考虑到发生气胸的可能性。右侧肾上腺可以选择侧方经肝实质进行活检,避免导致气胸(图 22.5)。一些作者提倡病人同侧侧卧位进行活检,减少此体位时肺下叶的充气,和降低穿过肺组织或为了避开肺组织引起的穿刺平面偏移的可能性(图 22.5C)。

胰腺活检

虽然影像技术进步和医师们的不懈努力,但大多数胰腺癌病人初始诊断时就无法切除。针刺活检术仍是组织诊断所需要的,以便着手治疗。仔细评估操作前的影像学检查,以便选择最安全的穿刺入路。内镜超声(EUS)逐渐成为比经皮穿刺活检更优的选择(16 章)。如果 EUS 引导下活检或得不到充足的材料时,经皮穿刺活检仍是必要的。胰腺前方是结肠、脾脏

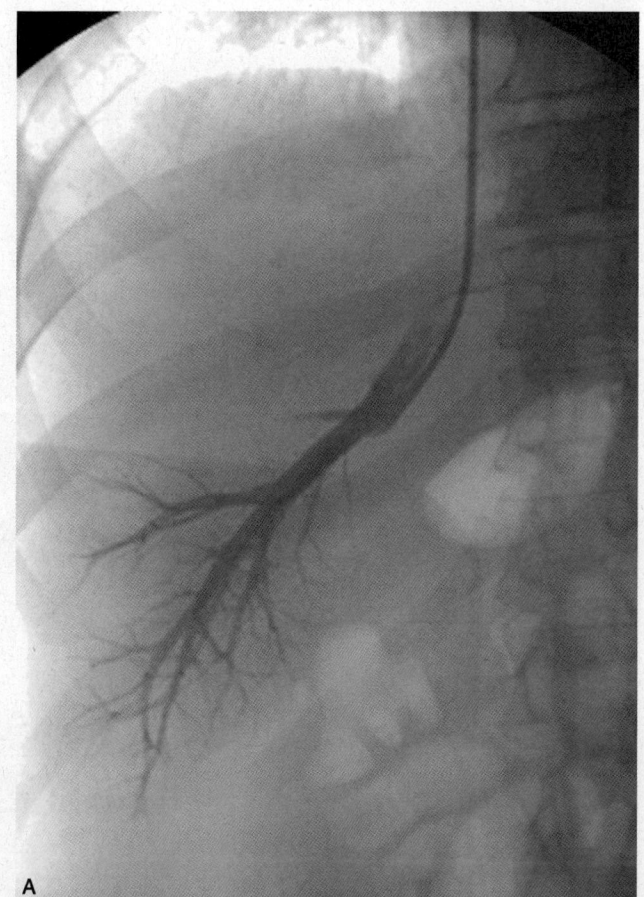

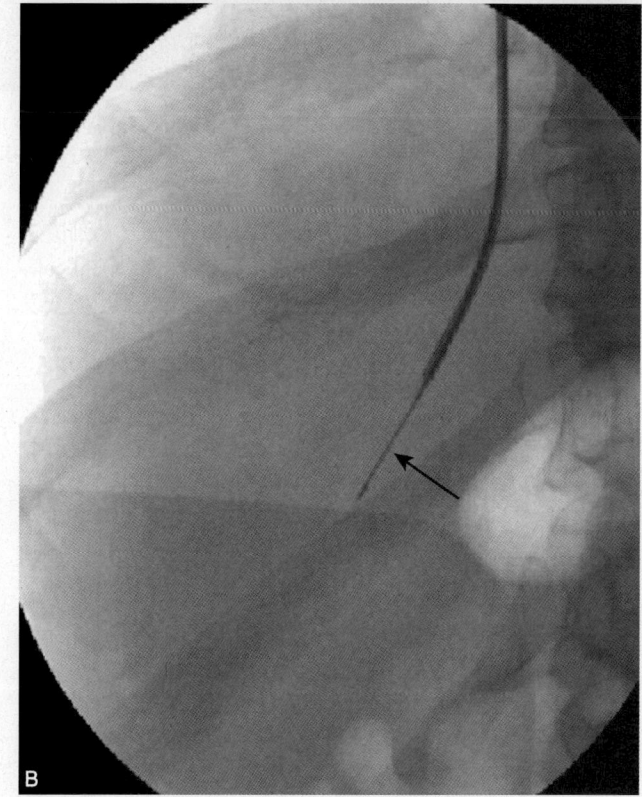

图 22.4　经颈静脉肝活检术。(A)通过经右颈内静脉置入的鞘形成的右肝静脉像。(B)20mm 外鞘(箭头)的 19 号可弯曲自动活检针通过金属管直接向前进针,获得活检标本

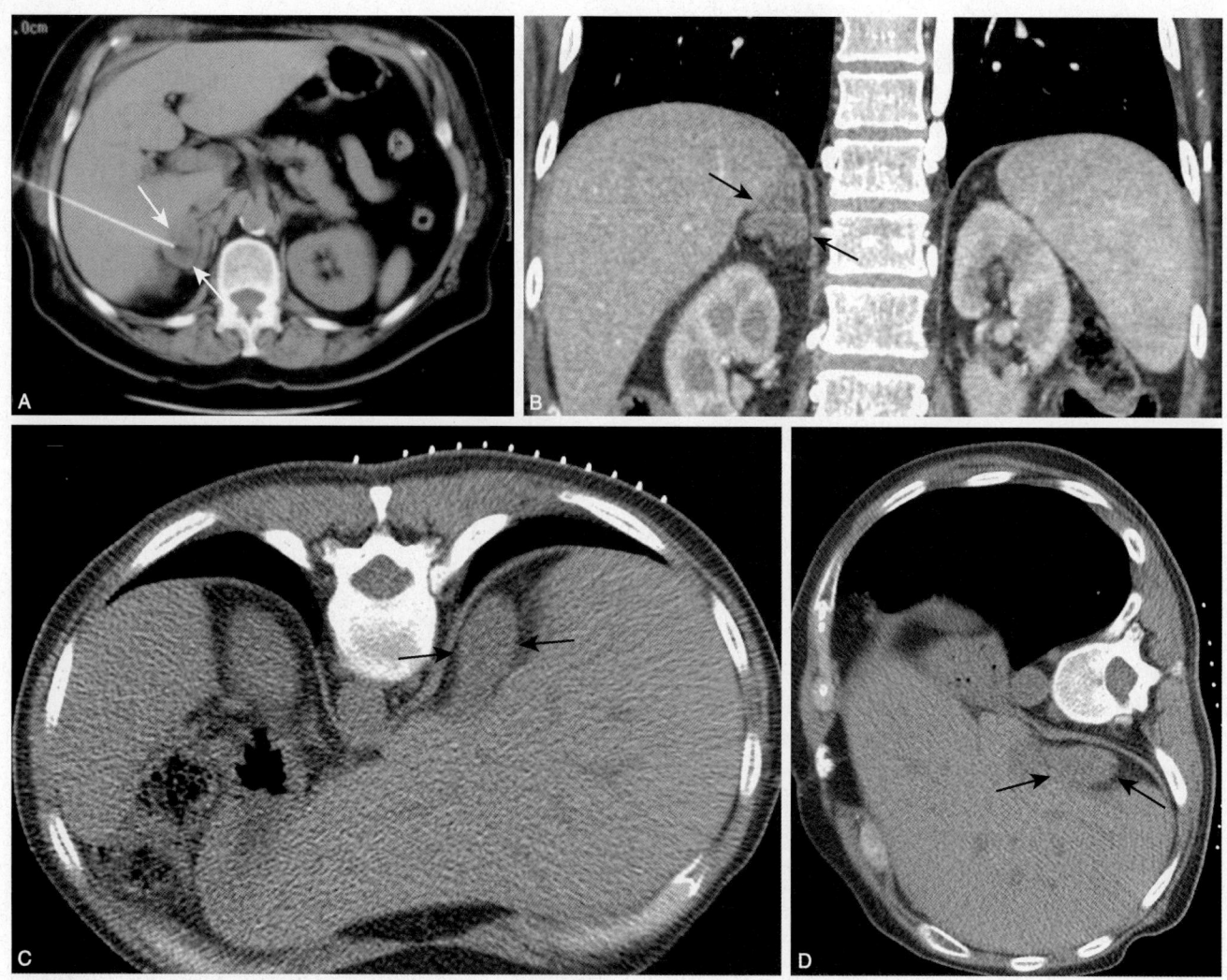

图 22.5　肾上腺活检。（A）经肝右侧肾上腺肿块活检（箭头），避免了气胸的风险。（B）增强 CT 冠状平面显示肝右侧肾上腺肿块（箭头）。（C）病人俯卧位，皮肤与肾上腺肿块间可见肺组织（箭头）。（D）当病人右侧卧位时，肾上腺肿块活检不会穿过含气的肺组织

或肠系膜血管这些我们穿刺时比较担心的脏器，所以从前方进入胰腺可能是很难的。作者常常采用从后方跨过腔静脉（Sofocleous et al，2004）或跨肝的方法行胰腺活检术，尤其是病变发生在胰腺头部或钩突部位时（图 22.6）。

腹膜后和盆腔活检术

腹膜后和盆腔活检术大多用来诊断淋巴结肿大的病因。恶性肿瘤病人怀疑通过腹膜后淋巴结转移时，使用简单易行的细针抽吸活检术可明确诊断。淋巴瘤时，活检标本应该依靠于实践和专业知识，进行流式细胞学检测和/或外科病理学检测（核心）。

活组织检查有时可用于怀疑为软组织肉瘤的诊断。外科医生为了防止减少局部复发风险，会切除针道，因此对于可切除的病人，应与外科医生讨论进针路径。活检组织学标本对原发肉瘤的诊断分类中是有帮助的，需行针吸活组织检查。如果复发成为关键时，仅仅行细胞学检查就可以做出诊断。女性盆腔肿块可能是附件来源病人，针刺活检术只有在排除卵巢癌或在妇科肿瘤专家会诊后，才能考虑采用。活检本身可能导致腹腔感染，病人失去手术机会只能行腹腔化疗。另外，根据之前

的指南，超声引导下经直肠或经阴道途径是得到盆腔深部病理的最佳途径。

肺和纵隔活检术

肺活检可以在 CT、CT 透视、CBCT 或传统透视介导下完成。目标病灶的大小、位置和性质，操作者的经验，和设备决定了采用哪种活检术。常常在 CT 引导下进行纵隔活检。使用的针的大小和获得样本的类型因临床适应证而不同。据报道，恶性肺肿瘤病变的针刺活检术诊断率高达 90%（Swischuk et al，1998）。肺活检可有效提供转移性疾病、原发肿瘤、和/或感染性疾病的标本。个体化用药已经应用于原发性肺癌的治疗。不久前，这种模式应用到所有非小细胞癌的治疗中。但近来研究显示其病理亚型和特定的分子学改变影响对不同化疗和靶向药物的应答（Moreira et al，2012；Travis et al，2010）。例如，针对内皮生长因子的人源化单克隆抗体-贝伐单抗，因有增加导致肺出血的风险，而禁用于鳞状细胞癌（Johnson et al，2004）。与鳞状细胞肺癌相比，腺癌对抗叶酸制剂-培美曲塞的应答更好（Scagliotti et al，2008）；与非吸烟或既往吸烟较少的病人相比，有表皮生长因子基因（EGFR）突变的腺癌病人对络氨酸激

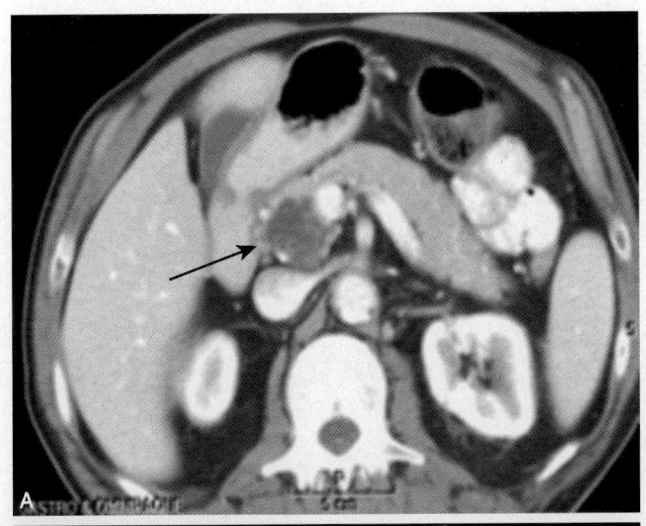
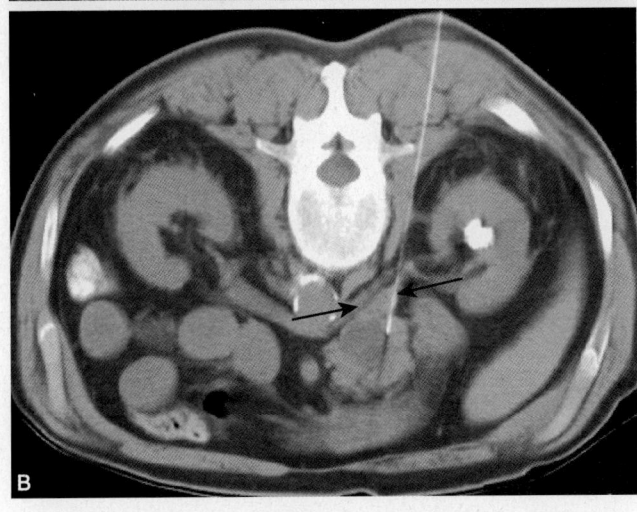

图 22.6　经腔静脉的胰腺活检术。（A）增强 CT 扫描显示一例既往非小细胞肺癌的病人，胰头的一个囊性肿块（箭头）。（B）病人俯卧位，22 号针经腔静脉活检术确诊了转移的诊断，下腔静脉如箭头所示

酶抑制剂的应答更佳（Mok et al，2009）。对此类病人，络氨酸激酶抑制剂在一线治疗后的维持效果要高于作为二线治疗药物（Wang et al，2011）。KRAS 和 ALK 的突变也显示影响对治疗的反应（Eberhard et al，2005；Kwak et al，2010）。

骨活检

骨活检常在 CT 引导下完成，而 MRI 和透视也在使用。最近，有人报道使用 CBCT 和针引导软件进行活检取得非常好的结果（Tselikas et al，2015）。骨活检常规使用比组织或软组织活检时使用的穿刺针更大（11～15 号）。纯粹溶骨性病变则是例外，因为小号的针就足以记录转移和存在骨皮质破坏的情况下穿透骨头。对于可能接受外科治疗者，需和外科医生讨论穿刺入路，确保破坏一个无关区域不会影响计划过程。Liu 和同事（2007）发表了一份实用的骨肿瘤活检的解剖学指南，并进一步强调和外科医生进行沟通的必要性，以最大化病人接受恰当外科治疗的机会。

并发症

任何侵袭性的检查都存在风险。活组织检查的风险包括

出血、气胸、感染、胆漏以及肿瘤的针道种植转移。因涉及的脏器不同，风险不同。为了减少出血的风险，在活检前所有的病人均需进行适当的实验室检查，包括全血计数和凝血功能。尽管各个机构和各个医生之间的标准存在差异，血小板计数大于 50 000/μl，国际标准化比值（INR）<1.5，对于大多数病例而言是可以接受的。尽管决定行活检前仔细考虑，血小板减少的病人在补充血小板的情况下可以进行活检。对于 INR 值升高的病人，需要输入血浆或补充维生素 K。未接受肝素治疗的部分凝血活酶时间（PTT）延长，常源于循环抗心肌磷脂，通常无临床意义。在选择的病例，出血时间可用于评估 PTT 延长的临床意义。如果可以，建议停用抗血小板药物，减少出血的风险；应权衡停用抗血小板药物的风险和活检时出血的风险；偶尔，这种平衡帮助病人在维持日常用药的情况下完成活检检查。

肝脏活检后出血的危险小于 1%（Piccinino et al，1986）。在很多病例，出血是自限性的，保守治疗包括观察和水化即可。对于出血更明显和/或出血引起症状的病人，可能需行肝血管造影和受损动脉栓塞（图 22.7）。一些专家主张在活检后通过针将可吸收性明胶海绵（Gelfoam）碎片置入活检通道，但这并未显示降低大出血危险的确切作用（Hatfield，2008）。

肝活检术后与影像学发现不符的疼痛常常为胆汁性腹膜炎导致（Ruben & Chopra，1987）。针在通过胆囊、胆囊管和扩张的胆管时需密切注意。如果不经意地穿刺到胆囊，在针退出前，尽可能完全地抽空胆囊。如果胆道下游无梗阻因素，肝活检术后发生可识别的胆漏的概率是很小的。

肾上腺肿块和肝脏膈顶部病变的活组织检查术有时需经过肺脏底部，而这存在发生气胸的风险。肺活检术后的两个最常见并发症是咯血和气胸（Covey et al，2004）。大约 10% 的肺活检病人术后可能发生咯血，通常是自限性的，但也可能是致命的。20%～大于 40% 的病人活检术后可发生气胸，但是需要放置胸腔引流的约为 6%～12%。尽管病变深度、胸膜表面被穿刺次数、病人体位（俯卧位降低气胸风险）已经显示会影响气胸的可能性。但与活检技术相比，气胸的风险更多地与病人因素相关。老年和患有慢性阻塞性肺病的病人，更有可能发生需要治疗的气胸（Covey et al，2004；Hiraki et al，2010；Takeshita et al，2015）。症状性气胸或进展性气胸经常需要住院，通过小口径（通常是 8～12 号）的胸腔引流术治疗。很多方法尝试降低需要放置胸腔引流管的活检后气胸发生率。这些方法包括：自体血凝块注入针道（Herman & Weisbrod，1990），明胶海绵悬液栓塞针道（Tran et al，2014），穿刺针拔出后迅速翻转体位（Kim et al，2015），使用商业针道栓子等。一些研究报道"栓塞组"发生需要胸腔引流的气胸发生率较低，其他方式则没有相关报道；至于哪种技术更优，至今没有达成一致。纵隔活检术后出血性心包填塞是比较少见，但是有可能威胁生命的并发症（Kucharczyk et al，1982）。

低氧血症可能是其特点，可以通过监护仪上的血压降低、脉压变小和心电图上振幅的减少与医源性气胸相鉴别。通过心脏和心包的扫描可以迅速明确诊断，可通过直接放置心包引流管进行治疗。

经皮穿刺导致的针道种植转移是一种令人担忧的并发症。活检距转移发生的间期为 6～24 个月（Kosugi et al，2004；Schotman et al，1999）。其整体风险好像高于报道，现在的看法是在

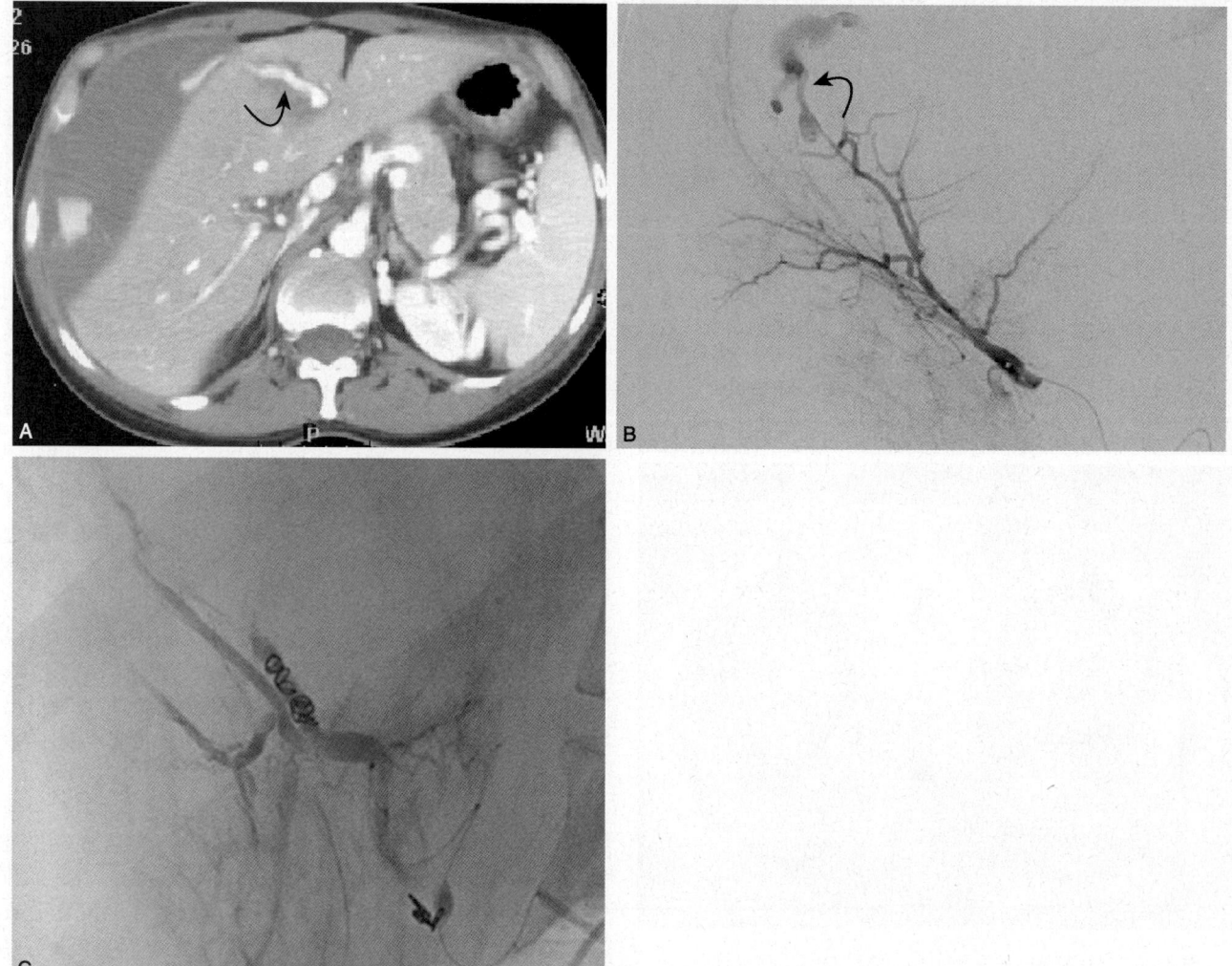

图 22.7   肝活检的出血并发症。(A)肝活检术后 5 天增强 CT 扫描显示巨大被膜下血肿(弯箭头),伴有肿块造影剂的活动性外渗(弯箭头)。(B)血管造影显示在Ⅷ段周围动脉活动性外渗(弯箭头),被不锈钢材质的弹簧圈成功栓塞(C)

HCC 中的风险发生率为 2% ~ 3%(Perkins,2007;Stigliano et al,2007)。尽管这种概率相对较小,但由于针道或腹腔种植转移使病人无法根治的可能性,应对每个病人都分析风险/获益。因此,许多外科医师并不主张对怀疑是恶性同时可以完全切除的病人行经皮活检术(Al-Leswas et al,2008;Cha et al,2002);这种观点在移植医生面对 HCC 病人或其他恶性疾病正进行新的肝移植物评估的病人尤为强烈(第 115 章)。

结论

针刺活组织检查是诊断肿瘤、器官功能不全的原因和复发或转移性疾病分期的确切并安全的检查措施。进行活检以提供材料进行基因检测的越来越多。并发症发生不多见,大部分是易于治疗或自限性的。管道种植转移也有报道,但是发生率极低。不存在所谓的"阴性"活检(Phillips et al,1998)。没有恶性肿瘤的诊断依据,则需要明确一个特定的良性诊断。如果细胞学检查出现非特异性结果(包括炎症或反应性改变、纤维组织或正常组织)或出现非典型细胞,应根据疾病可能性预测,考虑行再次活检术或者严密随访观察病情变化。

尽管经皮针刺活检术是一项技术完善且安全性好的诊断工具,但随着功能或分子影像学的不断进步,经皮活检术的地位也发生了变化。除非活检术不再是必要的,我们应该无止境地力求降低死亡率和提高活检术的诊断率。

(张磊 译   张志伟 审)

第 23 章

术中诊断技术

Kelly M. Collins and M. B. Majella Doyle

概述

20世纪90年代以来,肝胆胰疾病的诊治有了很大的进步。现在的外科医生拥有许多重要的辅助手段对良、恶性疾病进行准确的术前评估和规划。增强CT(见第18章)、超声内镜(EUS)(见第16章)、磁共振成像(MRI)(见第19章)和内镜逆行胰胆管造影(ERCP)(见第20和29章)等技术的进步,极大地改进了肝胆胰良、恶性疾病的治疗。然而,尽管诊断技术众多,但目前肝胆胰疾病的治疗仍离不开术中诊断方法的合理应用,尤其在手术探查过程中遇到挑战和有意外发现时。本章将阐述超声、胆道造影和腹腔镜探查等术中诊断方法在肝胆胰手术中的应用。

术中超声检查

术中超声(intraoperative ultrasound,IOUS)可用于开腹和腹腔镜手术,是一个很有价值的工具。它可以用来评估肝胆系统的解剖,定位肿瘤,判断病灶的范围和可切除性以及胰腺肿瘤肠系膜血管的受累情况(Jakimowicz,1993)。IOUS也可以用来评估胆管结石。

肝脏疾病

肝脏的评估

20世纪80年代初期,肝脏IOUS开始被用于临床,随后在肝脏恶性疾病手术中常规应用(Belghiti et al,1986;Bismuth & Castaing,1985;Bloed et al,2000;Gouillat et al,1992;Gozzetti et al,1986;Gunven et al,1985;Makuuchiet al,1981;Nagasue et al,1984;Olsen,1990;Solomon et al,1992)。早期的报道显示,由于能够更准确描述肿瘤和大血管、胆管之间的关系,并发现术前影像学检查没有发现的其他肝脏肿瘤,IOUS经常能改变肝脏恶性肿瘤的手术方式(图23.1)。Bismuth等(1987)发现,在210例原发性或继发性肝脏恶性肿瘤病人中,IUOS检查能为35%的病人提供额外的信息,并改变了20%病人的手术计划。Parker等(1989)也报道了相似的结果,IOUS改变了49%病人的手术策略。Kruskal和Kane新近的研究(2006)证实了IOUS通常比术前影像学检查能够多发现25%~35%的肝脏病灶。D'Hondt等(2011)研究了MRI和/或CT以及IOUS在418例肝脏恶性肿瘤病人中的应用情况,发现IOUS改变了69例病人

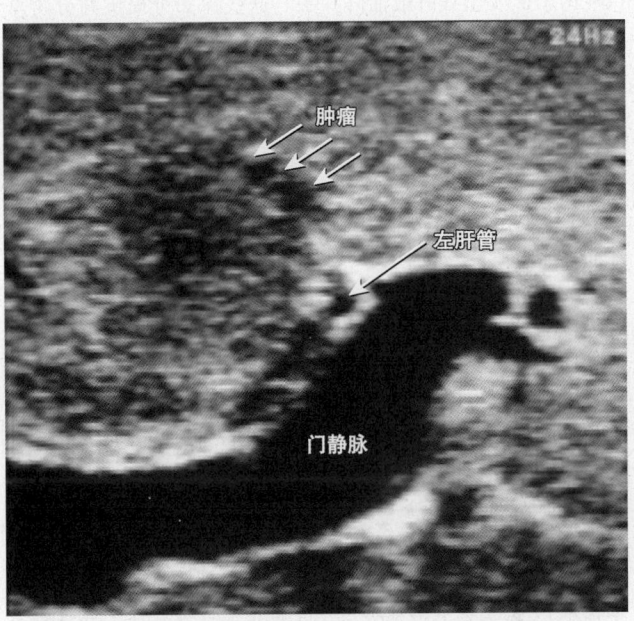

图23.1 第Ⅳ段基底部肿瘤的IOUS影像(箭头)。左右门静脉分支的汇合处。扩张的左肝管提示可能存在肿瘤

(16.5%)的手术规划,并在11.2%的病人中发现了额外的病灶。每种检查方法和病理的相关度如下:8层多排CT(MDCT)为0.627;64层MDCT为0.785;增强MRI为0.657;IOUS为0.913(D'Hondt et al,2011)。IOUS的获益与否取决于术前影像学检查的类型和质量。如果术前检查方法得当,质量可靠,即使术中有额外的发现,也不会影响手术计划(Jarnagin et al,2001)。无论如何,肝实质的评估和手术计划的制定需要一套完整的辅助检查方法。

一些报道的结果表明IOUS能够提高肝胆恶性肿瘤的可切除率(Jarnagin et al,1999;Lo et al,1998;Soyer et al,1993)。近年来的研究发现IOUS的应用可导致15%~25%的手术计划的改变(Jarnagin et al,2001;Kruskal & Kane,2006;Zacherl,2002)。

在评估肝脏实质时,超声医师必须首先评估肝内病变的范围,再评估血管闭塞或受侵犯情况。当术前遇到不明确或者具有挑战性的病灶时,外科医生应该预见到术中可能需要借助IOUS,在术前与放射科医生联系,以确保人员和设备的术中可用。

超声医师应该熟悉常见肝内病灶的特征(见第15和48章)。典型的肝血管瘤质地柔软,和邻近的肝实质相比,无明显的血流或血流较少,具有高回声和边界清晰的特点(Moody &

367

Wilson,1993),有时伴有后方回声增强。结直肠癌肝转移常呈高回声或与邻近的肝实质等回声,周围常常有境界不清的低回声环包绕,使病灶表现为"牛眼征"或"标靶征"(见第15和92章)。黏蛋白变异的结直肠转移癌内含钙化灶时会伴有声影。肝细胞癌(HCC)常常侵犯大血管并导致肝门区淋巴结肿大(Jeffers et al,1988)(见第15和91章)。

技术问题

IOUS在肝段切除或非解剖性肝切除,以及部分性肝移植中的应用日益增多。它能够动态和精确地观察肝肿瘤和大血管以及胆管结构间的关系。适合肝脏手术的探头包括高频(6~10MHz)T型线阵或曲阵探头。这些探头可提供高分辨率的图像,并且能够识别10~12cm深的1~2mm大小的病灶。彩色多普勒探头能够进一步判断肿瘤和正常血管的关系。

IOUS的技术一直在不断演进。腹腔镜手术中应用IOUS时,尤其要注意套管的放置部位(见第105章)。由于肝脏表面的天然水分可以提供充分的声学耦合,因此操作时无需使用耦合凝胶。首先,把探头放在横向的位置,确定左、右肝蒂的汇合点后开始肝脏的检查。先检查右侧各肝段的肝蒂,再检查左侧各肝段的肝蒂。通过从外周向汇入下腔静脉方向探查的方法就可以显示每一条肝静脉。把探头放在头侧、中线的位置,角度朝向心脏,这样可以非常容易地识别肝静脉。检查肝脏只要很轻的压力就可以了。在所有超声学检查中,均应观察左肝静脉和中肝静脉汇合处的特征性表现。如果需要扫描整个肝脏来寻找转移灶,应从Ⅱ段最左侧开始,探头矢状位轻触肝脏,从左向右、自上而下、前后重叠完成对整个肝脏的检查。对于肝实质深部无法扪及的病灶可以使用多焦点扫描进行定位。当扫描右肝上部、右后膈下裸区及其表面病灶如错构瘤时,必须特别小心,因为要充分检查这些区域非常有挑战性。一旦确定并测量病灶后,应该及时保存图像。

由于可以产生声影,因此可以用电凝在肝脏表面标记出病灶的计划切缘。利用病灶和其他结构的关系或者直接测量的方法,可以评估出病灶的深度。

胆道疾病

胆管树的评估

由于腹腔镜胆囊切除术已经成为胆囊疾病的标准治疗方法(此处指的是胆囊良性疾病—译者注),因此术中腔镜超声也成为了胆道造影的可替代方案(见第35和36章)。由于腔镜超声具有安全、高效以及经济的优势,故被推荐作为术中评估胆管结石的首选检查方法(Machi et al,1999)。在腹腔镜胆囊切除术中诊断疑似胆管结石时,IOUS准确性比胆道造影更高或相当(Catheline et al,1999;Siperstein et al,1999;Tranter & Thompson,2003)。腔镜超声尤其在降低胆道和血管损伤风险方面更具优势。Perry等(2008)报道了一项在1995—2005年间应用腔镜超声的前瞻性研究,396例因胆囊结石行腹腔镜胆囊切除的病人中,有236例(60%)术中使用了腹腔镜超声检查。超声对于检测胆总管结石有100%的阳性预测率,99.6%的阴性预测率,敏感度92.3%,特异度100%(Perry et al,2008)。然而,IOUS的熟练掌握需要时间去练习,这或可解释

其在胆道疾病中没有被广泛使用的原因。

对于胆囊癌和胆管癌的分期来说,腔镜超声是一个有用的辅助工具(见第49~51章)。超声检查不仅能发现隐匿的肝转移灶,还有助于明确肿瘤的范围及其与胆道系统的关系。多普勒彩色血流成像有助于鉴别胆汁淤积与息肉或其他腔内肿瘤。腔镜超声还可以用来评估胆管狭窄和恶性胆管梗阻以进行手术重建的规划,例如胆管旁路手术。Berber和Siperstein(2004)在一篇综述中对这些方法进行了总结。

技术问题

从右侧肋缘下或脐周套管进入,可以获得胆管树和胆囊的最佳成像。使用5或7MHz的探头,经过肝脏来检查胆囊。应该放置鼻胃管或口胃管进行胃肠减压。使用7MHz的探头通过减压的十二指肠或胃窦来检查胆总管。避免将探头直接放在胆管表面,那样会限制其灵敏度。彩色血流成像有助于区分胆总管和门静脉,识别胆囊管汇入胆总管的部位,以及胆管解剖变异。

胰腺疾病

胰腺的评估

IOUS在胰腺疾病中主要用于对恶性肿瘤进行腹腔镜分期。它的作用在于判断有无血管侵犯、肝转移以及可切除性。术前影像学评估判断为可切除的病人中,大约有20%~35%有隐匿性转移灶或者局部侵犯,而无法进行根治性手术。这些内容将在腹腔镜分期章节中进一步讨论(见第62章)。

IOUS在胰腺手术中还可以用来定位胰岛细胞瘤(见第65章)。这些位于胰体尾部特别小的病灶有时很难肉眼识别或扪及,而术中超声可以帮助鉴别这些位于胰体尾部的良、恶性肿瘤或癌前病变(Hayashibe et al,2005)。此外,超声还能帮助识别胰腺炎病人胰管的畸形,这对于行囊肿胃吻合等引流手术是有帮助的。

技术问题

IOUS在胰腺和壶腹周围肿瘤分期中是有用的一个辅助工具。在腹腔镜手术时,可以经右上腹或左上腹的套管沿着胰腺长轴的方向横向置入探头。可以通过脐周的套管对胰头、胰颈和钩突进行成像,用7MHz的探头直接放在胰腺表面或其表面的大网膜进行探查。

术中胆道造影术

在择期胆囊切除术中,为检查有无胆总管结石和明确胆管解剖,术中胆道造影术(intraoperative cholangiography,IOC)常常被使用到。但当行胆道肿瘤手术或肝切除术时,IOC的作用有限(Sotiropoulos et al,2004)。有意思的是,Mirizzi在1937年首次报道IOC这一方法时,却是将其用于检查晚期胆道肿瘤病人的胆管树解剖(见第35章)。

胆总管结石

用IOC检查胆总管结石时必须考虑两个因素(Hyser et al,1999;Sigel et al,1983;Tokumura et al,2002)。首先,当临床或者

血清学检查发现转氨酶升高而怀疑胆总管结石时,大多数能通过术前超声(见第 15 章),ERCP(见第 20 章),或者磁共振胆胰管成像(MRCP)(见第 19 章)确诊。胆总管结石常见的临床表现有梗阻性黄疸,胆管炎,合并肝功能异常的胆绞痛,急性胰腺炎。临床上无症状性胆总管结石发生率很低,大约每 25 例病人中仅有 1 例(Metcalfe et al,2004;Nugent et al,2005)。即使在胆囊切除术中残留胆总管结石,这些结石(如果有的话)也很少出现相应的临床症状(Sarli et al,2003a)(见第 36、37 章)。Charfare 和 Cheslyn-Curtis(2003)研究了 600 例腹腔镜胆囊切除术后胆管残留结石的发生率,对 438 例病人(73%)进行了中位时间为 3 年的随访后发现,仅有 7 例病人(1.2%)有残留胆管结石。

其次,行 IOC 要考虑的第二个因素是假阳性结果并不少见,发生率可达 4%(Metcalfe et al,2004)。因此,对不怀疑胆总管结石的病人无需常规进行 IOC,否则可能会导致不必要的胆总管探查或 ERCP 检查,增加了病人和医保的费用。

胆管损伤

20 世纪 80 年代后期,IOC 的应用为避免潜在的胆管严重损伤带来了可能。今天,腹腔镜胆囊切除术在美国是最常见的腹部外科择期手术(见第 35 章),每年有超过 75 万病例。胆管损伤虽然少见,但却是一个严重的术后并发症(见第 38 和 42 章)。胆管损伤通常由技术失误或对胆管辨认不清造成。技术失误包括胆总管无意中被横断,或者手术夹被误夹在胆总管上,伴或不伴随后的胆总管横断。

Way 等(2003)定义了四种类型的胆总管损伤:Ⅰ 型损伤指胆总管壁的切开(如胆总管不全离断),多发生在胆总管被误认为胆囊管时;Ⅱ 型损伤指肝总管侧壁的损伤;Ⅲ 型损伤最常见,表现为把胆总管误认为胆囊管而横断,这种情况在术中难以及时发现;Ⅳ 型损伤指把右肝管误认为胆囊管的损伤。

Flum 等(2003)分析了从 1992 年到 1999 年的国家医疗保险数据后发现,在 160 万例胆囊切除术的病人中,共约有 8 000 例(0.5%)发生胆管损伤。术中行 IOC 者发生胆管损伤的比例为 0.39%,而未行 IOC 者发生比例为 0.54%(P<0.001)。如果未行 IOC,校正后的胆管损伤相对危险度为 1.71(95% CI 1.38~2.28)。与经验更丰富的同行相比,如果不做 IOC,那些没有经验的外科医生造成胆管损伤的可能性是前者的两倍。在更早前的研究中已经发现了这一现象(Fletcher et al,1999)。

IOC 的另一个潜在好处是能够及时地诊断和治疗胆管损伤(见第 42 章)。理论上,IOC 应该在离断推测的胆囊管之前进行。如果造影证实插管在胆总管,而不是胆囊管,那么可以将造影管拔除,然后通过一期修补或放置 T 管来处理胆总管损伤,而不需要行胆管重建。T 管可以使缺损较大的胆总管愈合而不形成狭窄,在胆囊切除术后数周造影后拔除,无须再次手术。当Ⅲ型损伤即胆总管完全横断发生时,如果不做胆道造影,术中几乎很难发现,直到术后有典型的临床表现和明显的并发症,治疗上需要开腹胆肠吻合术进行修补。因此,IOC 不仅可以预防胆管损伤,还可以减轻胆管损伤的危害(Giurgiu et al,1999)。

争议

近年来,在择期胆囊切除术中常规行 IOC 备受质疑,至今仍争论不休(Massarweh & Flum,2007;Metcalfe et al,2004;Mills et al,1985;Nickkholgh et al,2006;Soper & Brunt,1994)。反对者认为常规胆道造影增加了胆管并发症(如狭窄)和胰腺炎的发生风险,浪费时间和金钱,而且在术中解剖清晰、可确保安全的情况下,很少需要 IOC(见第 35 章)。支持者则认为常规胆道造影安全、准确、快捷和经济(Amott et al,2005;Wenner et al,2005)。尽管我们更倾向于有选择地使用 IOC,但我们认为每一种方法的成功与否存在较大的变数,而且取决于每一位术者对胆囊切除和胆道造影的熟悉程度。无论选择性地还是常规术中胆道造影,外科医生对于造影结果的判读至关重要。Way 等(2003)报道了 43 例经胆道造影证实的胆管损伤,只有 9 例在术中得到了正确地诊断。

技术问题

行 IOC 的第一步是在胆囊颈的交界处确认胆囊管(Yamakawa,1976)。将胆囊向侧方牵拉,游离胆囊管和胆囊动脉,廓清 Calot 三角区域的脂肪以及覆盖在表面的腹膜,在靠近胆囊颈侧的胆囊管做一小切口(不超过管周径的 50%)。在腹腔镜下,经胆囊管插管的最佳入路是经右侧肋缘下套管或者脐周套管(我们更倾向于前者)。然后从胆囊管切开处直接置入长 60cm 的 5 号锥形胆道造影管。用一把特定的胆道造影钳(Olsen 胆道造影钳)固定造影管,以确保插管在位(Decker et al,2003)。开腹手术时,可以用丝线结扎固定造影管。

也可以使用经皮穿刺的方法行胆管造影。用一根至少 2 英寸(约 5cm)长的 14 号针经腹壁另行穿刺进入胆囊管,将 5Fr 造影管经穿刺针直接置入胆囊管。不管用哪种方法,首先要经造影管注入生理盐水确认其通畅后,再注入造影剂,进行造影成像。完整的图像应显示造影剂进入十二指肠,左右肝管显影。

腹腔镜分期

发现不可切除的病灶,避免不必要的手术,对肝胆胰恶性肿瘤的治疗尤为关键。尽管超声内镜、ERCP、CT 和 MRCP 等诊断方法不断在改进,仍有 20%~25% 的病人在术中发现影像学检查遗漏的隐匿病灶(de Rooij et al,1991;Espat et al,1999;Lillemoe et al,1999)。肿瘤分期力求明确肿瘤的大小和特征、侵犯临近脏器的范围和远处转移的情况。

从 20 世纪 80 年代开始使用腹腔镜以来,腹腔镜检查越来越多地被用于肝胆胰恶性肿瘤的分期。Jarnagin 等(2000)在一项纳入了 186 例原发性和转移性肝癌病人的队列研究中,有 25% 的病人在腹腔镜探查分期中发现了不可切除的病灶,65% 的病人免于不必要的开腹手术。相似地,在 50 例胰腺癌和壶腹周围癌病人中,Callery 等(1997)用腹腔镜探查发现了 11 例为不可切除肿瘤(D'Angelica et al,2003;Vollmer et al,2002)。这些研究证明了腹腔镜分期可以判断可切除性,识别转移灶,帮助专科医生针对肝胆胰恶性肿瘤制定根治性或姑息性手术方案(知识框 23.1)。然而,这一方法是否能产生更多的获益仍然存在争议,特别是在术前影像学检查更为有效的时代。腹腔镜探查避免非治疗性开腹手术的潜在优势包括:恢复快,住院时间短,并发症少,生活质量高,开始辅助化疗的时间短,住院费用减少。缺点包括可能的并发症,手术时间和费用增加,穿刺孔种植可能(知识框 23.2)。

手术技术

技术问题

　　腹腔镜的肿瘤分期一般在全麻下进行。病人仰卧于手术台,完善与开腹相同的手术准备,标记好拟采用的腹部手术切口。在我们中心,我们首选沿双侧肋缘下两到三横指的切开线做切口。胰腺肿瘤病人行脐下 1cm 的切口,肝胆肿瘤病人则在锁骨中线行 1cm 的切口。两者均在直视下切开筋膜和腹膜,置入 5~10mm 的钝圆套管后,开始注气,气流速度开始设置为 2L/min,然后逐渐增加到 15L/min,以达到所需要的 10~14mmHg 腹内压的要求。

　　我们用一个 5mm 或 10mm、30°角的内镜去探查腹腔。当需要活检或使用腹镜超声时,我们更喜欢采用多孔法,否则使用单孔法。左右两侧上腹部直视下放置两个以上的套管。胰腺肿瘤病人中,将另一个 5mm 套管沿着切开线放置在中线右侧(图 23.2)。进腹后进行系统的探查,尽量分离粘连以便全面探查腹腔内脏器及腹膜。检查腹腔所有 4 个象限内存在的腹膜结节,任何可疑病灶均使用标准活检钳获取样本,并送组织学检查(图 23.3)。如果临床提示肿瘤,则同时行腹膜细胞学检查。其步骤如下:腹腔内注入 200ml 温盐水并轻微搅动,从左、右肝下间隙和盆腔吸取灌洗液送细胞学检查。

　　检查完腹膜后,要注意检查肝左叶前后面以及肝右叶前面和下面(图 23.4)。接着检查肝十二指肠韧带、Winslow 孔和肝门有无肿大的淋巴结(图 23.5)。摘除任何可疑的淋巴结并行病理学检查。病人置于 10° Trendelenburg 体位,大网膜被牵向腹腔左上象限,可以检查 Treiz 韧带和横结肠系膜下方表面有无转移结节和淋巴结肿大(图 23.6)。

　　病人再次平卧位,通过左上象限套管置入牵引器将肝脏外叶上抬。打开小网膜探查肝脏尾状叶和下腔静脉。注意检查并避免损伤变异的左肝动脉。从这个有利的位置,检查胰头前方、胃后壁,以及包含胃左动、静脉的"胃柱(gastric pillar)"(图 23.7)。沿着胃左动脉至其根部,可以检查腹腔干(知识框 23.3)。

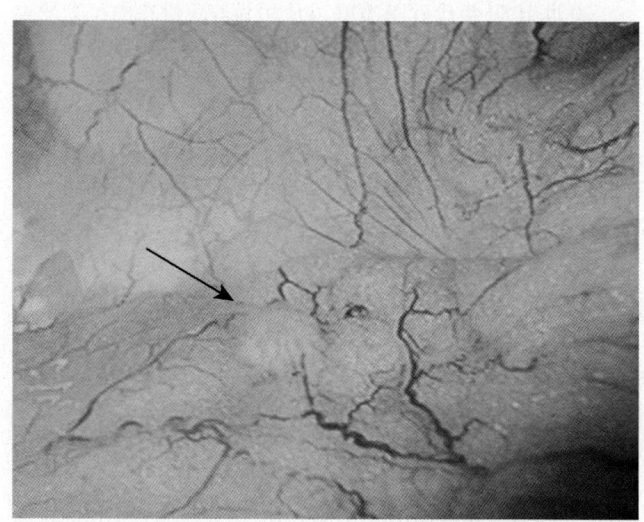

图 23.3　腹膜结节。箭头所示为转移性结节,可以轻易通过杯状钳进行活检

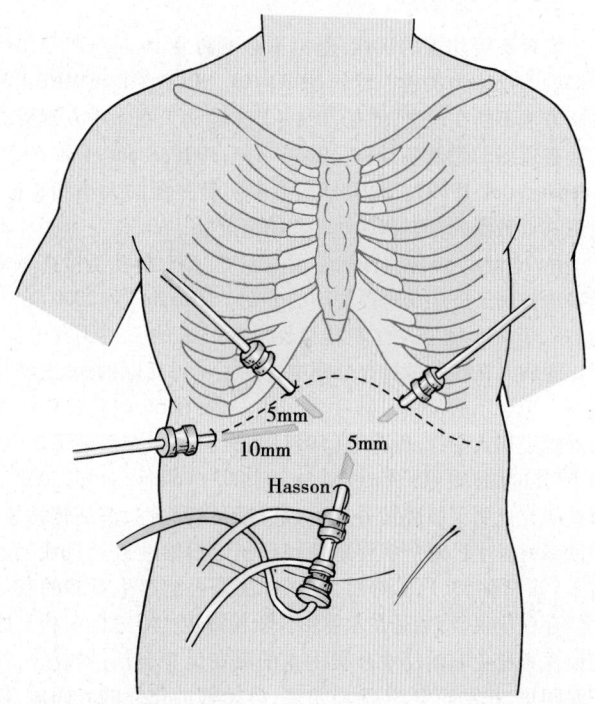

图 23.2　腹腔镜分期的套管放置。因肝脏肿瘤行腹腔镜分期的病人,沿肋缘下切口置入镜头

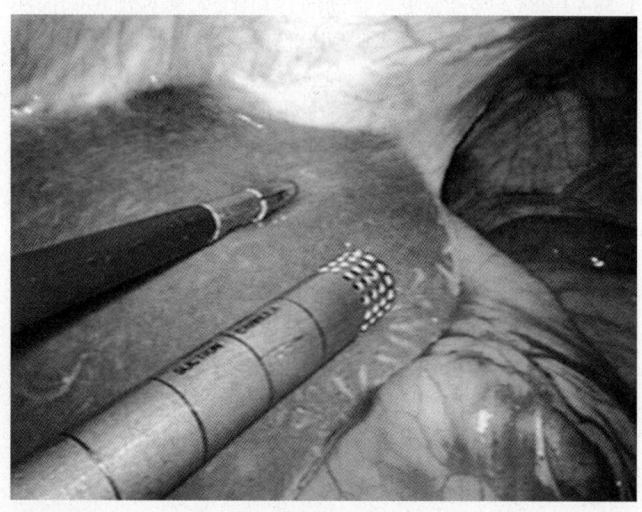

图 23.4　肝脏探查。联合使用一个钝圆的 10mm 套管和一个 5mm 抓钳

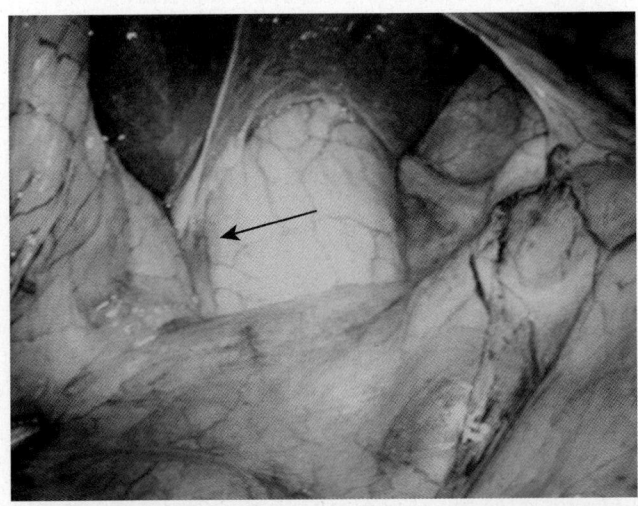

图 23.5　从左侧（如图）或右侧探查肝十二指肠韧带。肝门肿大的淋巴结（箭头）如图所示

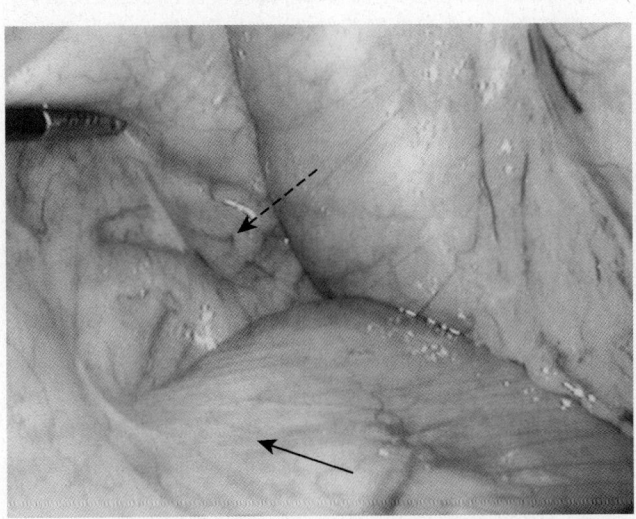

图 23.6　探查 Treiz 韧带。近端空肠（实线箭头）和肠系膜下静脉（虚线箭头）如图所示

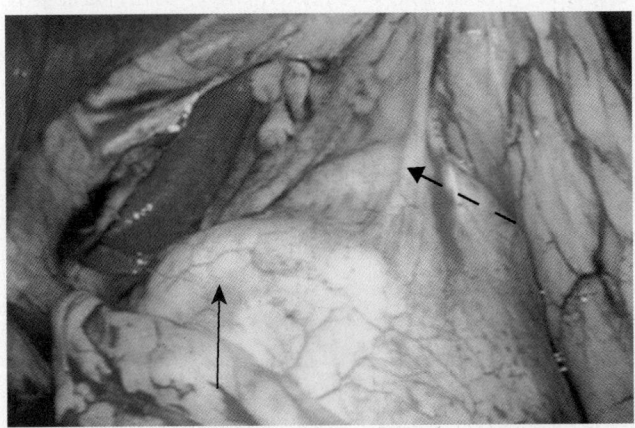

图 23.7　网膜囊。"胃柱"（虚线箭头）和肝动脉（实线箭头）如图所示

知识框 23.3　腹腔镜分期的步骤

检查腹腔
放置腹腔镜套管
滴入 200ml 生理盐水,吸取细胞学样本
评估原发肿瘤
检查肝脏和肝门
打开小网膜,检查肝尾状叶、下腔静脉、腹腔动脉和网膜囊
检查 Treiz 韧带,结肠系膜、十二指肠和空肠
腹腔镜超声

From Conlon KC, Brennan MF: Laparoscopy for staging abdominal malignancies, St Louis, 2000, Mosby.

腹腔镜超声

超声可以用来辅助诊断性腹腔镜检查。前面已经描述过术中超声系统地检查肝脏、胆管树和胰腺。将 6~10MHz 的 T型线阵或曲阵探头放置在肝左外叶上检查 Ⅰ、Ⅱ、Ⅲ 段。然后将探头移到右肝并置于肝穹隆,显示下腔静脉。向前移动探头可以显示肝静脉和门静脉。

探头横向放在肝十二指肠韧带上,可以检查肝总管,肝动脉和门静脉（图 23.8）。同样的,在门静脉的汇合部（指门静脉起始部——译者注）,可以显示脾静脉和肠系膜上静脉。最后,检查肠系膜上动脉,评估其与胰腺肿瘤的关系。胃结肠韧带处放置探头,逐步向足侧探查,再通过小网膜孔进行检查。腔镜超声有助于对可疑病灶进行活检和针吸细胞学检查（图 23.9,知识框 23.4）。

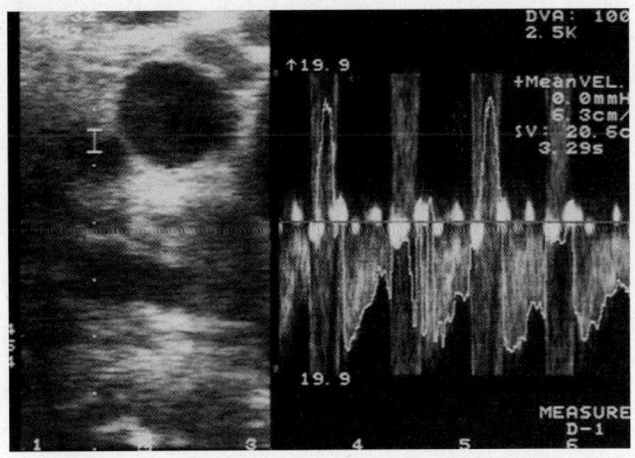

图 23.8　腹腔镜超声检查肝十二指肠韧带。多普勒使得肝动脉的确认更方便

知识框 23.4　腹腔镜超声的步骤

置入腹腔镜超声探头
检查肝脏左外叶,右叶
横向扫描肝十二指肠韧带
确认肠系膜上动脉,门静脉和脾静脉
检查胰腺
评估肿瘤

From Minnard EA, et al: Laparoscopic ultrasound enhances standard laparoscopy in the staging of pancreatic cancer, Ann Surg 228: 182-187, 1998.

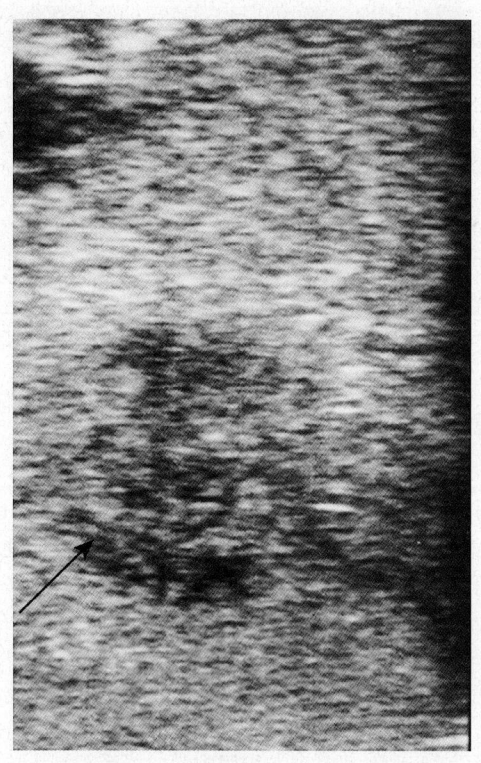

图 23.9 胰腺癌病人的肝转移灶(箭头)

并发症

腹腔镜肿瘤分期的并发症发生率较低,只有 1%~2%。主要的并发症和其他腹腔镜手术类似,包括出血,内脏穿孔和感染。认为对怀疑恶性肿瘤的病人不宜做腹腔镜探查分期是一种误解。早前报道的一例恶性腹水的病人在腹腔镜检查术后 2 周出现穿刺孔肿瘤种植,引发了人们的顾虑(Dobronte et al,1978)。1990 年代以后的研究也令人担忧穿刺孔肿瘤种植复发,报道显示穿刺孔肿瘤复发率为 0.8%~2%(Curet,2004;Nieveen van Dijkum et al,1999;Pearlstone et al,1999)。然而,Shoup 等(2002)在一项纳入了 1 650 例诊断性腹腔镜手术病人的研究中发现,所有病人共置入 4 299 个套管,穿刺孔肿瘤复发率是为 0.8%(13 例);但只有 5 例发生在局部肿瘤的病人,其余 8 例发生在肿瘤已发生转移的病人中。这项研究的结果提示穿刺孔复发是疾病进展的标志,而不是腹腔镜检查导致的结果。总的来说,Shoup 等认为从肿瘤学的角度来看腹腔镜分期是安全的。这一观念现已经被其他学者证实,例如 Velanovich(2004)的研究显示了腹腔镜分期的穿刺孔复发率(3%)与开腹探查的切口复发率(3.9%)是相近的。

潜在可切除疾病的腹腔镜分期

肝胆恶性肿瘤

肝胆恶性肿瘤的可切除性最开始根据 CT 或 MRI 来判断。然而,腹腔镜检查在发现隐匿病灶中发挥了重要作用(Jarnagin et al,2001a;Jeffers et al,1988;Lightdale,1982;Torzilli et al,2002)。在初始被认为是可切除的病人中,大约有 20%~25% 在腹腔镜检查时发现隐匿的病灶而无法行根治性手术,因此免

于行开腹手术(Conlon et al,2003;Weber et al,2002)。

除了术前影像学检查的质量,腹腔镜检查是否有益还取决于原发病。例如,肝门部胆管癌很少发生腹膜转移,但常常却因为肿瘤局部侵犯和/或包绕血管而无法切除,这种情况很难通过腹腔镜检查来判断。因此,肝门部胆管癌腹腔镜探查的获益就会比其他疾病如胆囊癌的诊断获益少,因为胆囊癌常常发生腹膜转移。

在肝细胞癌中,腹腔镜检查可用于评估肝硬化程度和判断可切除性。Weitz 等(2004)在一项对接受腹腔镜分期的肝细胞癌病人的研究中发现,有 22% 的病人免于行不必要的开腹手术。过去 10 年报道的因腹腔镜分期获益的病人占 16%~57%。

在一项前瞻性研究中,D' Angelica 等(2003)研究了腹腔镜分期在可切除(影像学标准)肝胆恶性肿瘤病人中的应用。在 1997—2001 年间,共 401 例病人接受腹腔镜检查;291 例(73%)完成,88 例(22%)未完成,22 例(5.5%)失败。84 例在腹腔镜检查时发现为不可切除,其总发生率为 21%。69 例病人在开腹探查中发现了病灶不可切除,总的假阴性率为 22%。假阴性率高的主要原因未能发现淋巴结转移和血管受侵犯。

腹腔镜检查在诊断腹膜结节(准确率 80%)和肝脏疾病(准确率 63%)方面最为准确;而在判断淋巴结转移(准确率 7%)和血管侵犯(准确率 18%)方面最不准确(D' Angelica et al,2003)。提高腹腔镜检查获益的因素包括:外科医生关于可切除性的术前判断,腹腔镜探查分期的全面性,腹腔镜超声的使用,以及原发病。获益最大的是胆囊癌和胆管癌,最小的是结直肠转移癌(Callery et al,1997;D' Angelica et al,2003;John et al,1994)。

腹腔镜分期也可以用于结直肠转移癌的评估(Rahusen et al,1999)(见第 92 章)。大约近一半的病人在诊断为结直肠癌后会发生肝转移,但只有 20% 的病人可行根治性肝部分切除。多数学者认为肝硬化,肝外转移和肝左、右叶均有肿瘤是肝切除的相对禁忌证。Thaler 等(2005)报道,对术前判断为可切除的结直肠癌病人进行腹腔镜分期和术中超声检查,结果有 67%(46/69)的病人未能按原计划接受手术。在 46 例不可切除的病人中,18 例无法进行任何治疗,28 例采用其他治疗方案(如局部治疗或者姑息性置入肝动脉化疗泵)(Thaler et al,2005)。在原计划行射频消融的 36 例病人中,有 14 例在行腹腔镜分期/术中超声检查后改变了治疗方案(Thaler et al,2005)。

为改进腹腔镜分期在结直肠癌肝转移病人中应用,有学者建议采用临床风险评分(CRS)来判断哪些病人更可能出现术前影像学难以检出的隐匿病灶。临床风险评分纳入了五项临床指标,都是影响术后预后的独立危险因素,每项指标赋值 1 分。大于 2 分的病人中,有 42% 的病人腹腔镜检查发现为不可切除;0~1 分病人中,则为 0(知识框 23.5)(Grobmyer et al,

知识框 23.5 判断肝外转移风险的临床风险评分标准

淋巴结阳性肿瘤
原发肿瘤和发现转移之间的无瘤时间<12 个月
肝脏肿瘤数目>1(基于术前影像学检查)
术后 1 个月内癌胚抗原>200ng/mL
最大肝脏肿瘤的大小>5cm

From Jarnagin WR,et al:A clinical scoring system predicts the yield of diagnostic laparoscopy in patients with potentially resectable hepatic colorectal metastases,Cancer 91:1121-1128,2001b.

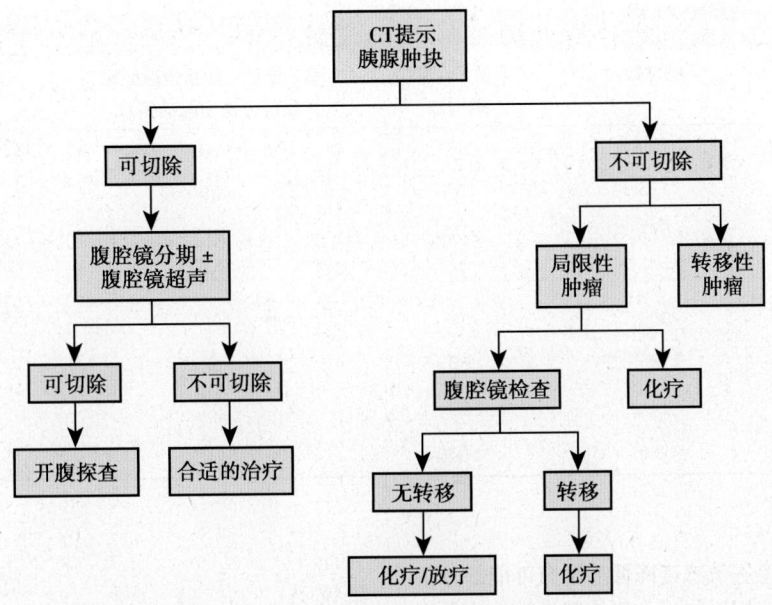

图 23.10 腹腔镜分期在胰腺癌治疗中的应用

2004；Jarnagin et al，2001b）。Mannand 等（2007）在 200 例接受腹腔镜分期的结直肠癌病人中对该评分模型进行验证后发现，临床风险评分可预测发现不可切除病灶的可能性（P<0.001）以及是否需要进一步腹腔镜检查判断其可切除性（P<0.001）；腹腔镜检查并不会改变 CRS 评分 0~1 分病人的治疗，然而它改变了 2~3 分（18/129 例）和 4~5 分（21/40 例）病人的治疗过程（Mann et al，2007）。应用这样的评分模型以指导对高危病人行腹腔镜检查，这样可以提高腹腔镜检查的成功率。

胰腺癌和壶腹周围癌

腹腔镜分期在胰腺癌中的应用见图 23.10。只有少数胰腺癌和壶腹周围癌（见第 62 和 63 章）病人适合行根治性切除（Conlon & Brennan，2000；Conlon & Minnard，1997；Jimenez et al，2000）。与肝癌的治疗相似，开始可据高分辨率增强 CT 初步评估可切除性。影像学检查可以预测 57%~88% 病人的可切除性（Contreras et al，2009；Freeny，2001；Mayo et al，2009；Pisters et al，2001）。联合其他的影像学检查方法，如 MRI、ERCP、EUS 和 PET 等可以增加 CT 评估的准确性。

根据 2009 年关于胰腺癌治疗前评估的专家共识，美国肿瘤外科学会指南对腹腔镜检查的使用建议如下：

1. 对于明显可切除的胰腺癌，基于很有可能获益的临床指标，腹腔镜检查术可以选择性地应用。临床指标包括：大于 3cm 的胰头肿瘤，胰体和胰尾的肿瘤，CT 不能确定的肿瘤，以及 CA19-9 升高（>100U/mL）。

2. 对于局部晚期不可切除的胰腺癌，且没有远处转移的影像学证据，腹腔镜分期可以用来排除潜在的转移灶以优化治疗策略（Callery et al，2009）。

1988 年，Cuschieri 等首先报道了腹腔镜分期在胰腺癌中应用的经验。在这篇报道中，腹腔镜检查证实了 73 例病人中有 42 例肿瘤无法切除，主要是因为腹膜或网膜转移。此后，腹腔镜技术不断完善，到现在腹腔镜在判断可切除性方面已经可以与开腹探查相提并论。Warshaw 等（1990）在 88 例病人中比较

了 CT、MRI、血管造影术和腹腔镜检查术的准确性。结果发现，腹腔镜检查确诊为腹膜转移的 22 例病人中，CT 并未发现腹膜转移，MRI 被证实没有更多的优势；腹腔镜检查的敏感度为 96%，其中有 1 例术前影像学分期偏早。最近他们还报道了 39 例（44%）在螺旋 CT 上没有发现转移性病变，但在腹腔镜检查时发现了转移而避免了开腹手术的病人。腹腔镜分期已经成为日间手术，进一步减少了住院时间。Reddy 等（1999）在随后的研究中验证了这一结果，29% 的病人免于进一步的手术治疗。最近的一项前瞻性研究（Doran et al，2004）报道了 239 例胰腺癌病人接受腹腔镜分期的结果。在这些病人中，CT 判断 190 例为可切除，行腹腔镜检查后发现，大约 15% 的病人为不可切除而免于开腹手术。这项研究提示高分辨率影像学检查能增加诊断的准确性，但同样也表明，即便 CT 日臻先进，仍然不能很好地发现腹膜转移。

随着影像学的进步，腹腔镜检查的有效性日益受到了挑战。1996 年，Conlon 等报道了 Memorial Sloan Kettering 癌症中心的经验。该研究回顾性分析了 1992—1994 年间 115 例影像学可切除肿瘤病人的资料，发现约 38% 的病人在腹腔镜分期时发现无法切除（知识框 23.6）（Conlon，1996）。然而，他们随后的一项研究发现，腹腔镜检查的有效性有所下降。在 1 045 例影像学诊断为胰腺或胰周肿瘤的病人中，只有 12% 的胰腺肿瘤病人在行诊断性腹腔镜检查时诊断为不可切除；腹腔镜检查使胰腺癌病人获益更多，而壶腹部、胆管下段、十二指肠和神经内

知识框 23.6　判断胰腺癌不可切除的标准
组织学证实肝脏、浆膜、腹膜或网膜转移
肿瘤扩散到胰外
冰冻切片证实腹腔干或肝门高位淋巴结转移
肿瘤包绕门静脉，腹腔干、肝动脉或肠系膜上动脉的侵犯或包绕

Data from Conlon KC, Brennan MF: Laparoscopy for staging abdominal malignancies, St Louis, 2000, Mosby; and Conlon KC, Minnard EA: The value of laparoscopic staging in upper gastrointestinal malignancy, Oncologist 2: 10-17,1997.

表 23.1　胰腺癌腹腔镜分期的研究

参考文献	病例数	CT 显示可切除病例数	CT 显示可切除但腹腔镜显示无法切除病例数	腹腔镜改变手术计划的比例/%
Reddy 等,1999	109	99	29	29
Jimenez 等,2000	125	70	39	31
Conlon & Brennan,2000	577	577	211	36
Vollmer 等,2002*	72	72	22	31
Doran 等,2004	305	190	28	15
Contreras 等,2009†	58	58	18	31
Mayo 等,2009†	86	86	24	28
White 等,2008	1 045	1 045	145	14

* 除外壶腹癌。

† 仅胰腺癌(包括胰头和体/尾)。

分泌肿瘤则较少。腹腔镜检查敏感度降低的原因可能部分是因为 MDCT 和薄层扫描的应用增加了术前的影像学检查的准确性(White et al,2008)。

除具有恢复快的优势外,有学者还发现腹腔镜分期在发现隐匿性转移灶方面优于开腹探查术(Shoup et al,2004)。Contreras 等(2009)进一步证实了该结论,他们发现在 4 年间共 52 例潜在可切除的胰腺肿瘤中,腹腔镜分期比开腹探查更容易发现隐匿性转移灶(32% vs. 18%)。其他中心也报道了相似的结果(表 23.1)。

腹腔镜超声可以进一步提高腹腔镜分期的敏感度。然而,超声有技术要求,尚不清楚多数中心是否常规使用这一辅助手段。John 等(1995)报道超声的辅助将腹腔镜分期的敏感度由 65% 提高到 80%。Callery 等(1997)报道腹腔镜超声联合腹腔镜分期的特异度为 96%,敏感度为 92%。Vollmer(2002)等研究了 72 例胰头癌病人,结果发现 22 例有转移病灶而无法手术切除,仅通过腹腔镜探查只能发现其中的 14 例;剩下的 8 例病人腔镜超声显示发生了大血管的包绕或肝转移。Minnard 等(1998)报道,在腹腔镜分期结果不确定时,腹腔镜超声改变了 14% 病人的手术规划。超声有助于诊断静脉(42%)和动脉(38%)的受累,从而排除根治性切除。

争议

反对常规腹腔镜分期者认为由于血管受累和局部侵犯导致的不可切除肿瘤只有经开腹探查才能确诊(Friess et al,1998)。还有学者认为腹腔镜检查的作用仅限于那些不需要行胆道或胃旁路等姑息性手术的病人(Andren-Sandberg et al,1998;Holzman et al,1997)。腹腔镜分期的有效性某种程度上是由恶性肿瘤的类型所决定的(Brooks et al,2002;Vollmer et al,2002)。腹腔镜分期在壶腹部和十二指肠肿瘤中的作用不明显,因为这些肿瘤往往出现症状早,因而在诊断时发生转移的可能性小。相反,腹腔镜分期对无功能性胰岛细胞瘤(指不引起病人血清激素水平异常升高的胰腺内分泌肿瘤——译者注)或许更有价值(Hochwald et al,2001),其大多表现为巨大肿块,并常常合并有转移灶。在一些比较激进的中心,即使肿瘤不可切除,不管是否行姑息性旁路手术仍开腹探查,在此类中心,诊断性腹腔镜检查的优势相对较少。最后,腹腔镜分期的争议还在于成本高、耗时长,以及放射影像技术的进步使得其诊断价值下降(Spitz et al,1997)。

（程张军 译　刘景丰 审）

第 24 章

术中及术后早期管理

Mary Fischer, Vittoria Arslan-Carlon, and Jose Melendez

概述

随着手术适应证的改进、肝脏外科技术以及围手术期护理的进步,使越来越多的高龄病人及以往认为不能手术的病人接受了肝胆手术。尽管术后并发症有所增加,但最近的研究表明,在无肝硬化的病人中,肝切除术的安全性不断提高(Agrawal et al,2011;Cescon et al,2009;Kingham et al,2014;Mullen et al,2006);然而,即使是在三级医疗中心,并发症的发生仍很显著(Aloia et al,2009,Kamiyama et al,2010;Kingham et al,2014;Kneuertz et al,2012)。本章介绍了非肝硬化病人接受肝胆手术特有的围手术期麻醉注意事项,重点介绍了麻醉护理人员(anesthesia care provider,ACP)在降低并发症发生方面的作用。

术前评估

降低风险,改善预后

影响术后并发症发生的因素包括但不限于:合并基础疾病、可降低手术风险的围手术期护理、术后肝脏残余体积以及发生不良事件时的抢救能力。目前,术前识别出预后不良的高危人群仍存在挑战,虽然麻醉医师为改善围手术期安全性做了各种努力,但其结果并不总是显而易见。

临床工作中,有许多评分系统可以帮助进行风险评估。通过将病人的数据信息输入到多变量的预测模型中,获得其发病率和死亡率的个体化风险评分,从而指导手术方案和知情同意(Moonesinghe et al,2013)。但一些手术风险预测模型,不仅仅基于病人的术前一般情况,也并非针对特定的手术,同时使用起来较为复杂,例如计数死亡率和发病率的生理学和严重度评分(POSSUM)(Jones et al,1992)。麻醉医师更喜欢不太复杂的风险评分系统,例如美国麻醉医师协会的身体状况评分(表24.1)(Saklad,1941),该评分系统通过使用可以和病人情况进行比较的量表,对病人进行评分,而不是进行个体化的风险预测(Adams et al,2012)。但是,即使麻醉医师获得了病人的风险预测或风险评分情况,也可能不清楚哪些麻醉管理因素是围手术期并发症发生的独立危险因素,并对其采取预防措施以改善预后。另一种预测方法是使用生物标志物(如血浆 B 型钠尿肽浓度)来预测并发症的发生;但在肝脏手术中缺少特异性指标(Cuthbertson et al,2007)。

麻醉管理可能是"苏菲的选择":麻醉医师采取一种措施来防止并发症的发生,但这种并发症发生的风险可能会通过另一种途径增加。同时,由于病人术前可能存在着一种或多种合并症,这些合并症会大大增加术后不良事件的发生率,因而麻醉护理也存在风险。术后出现并发症的一个关键性因素是无法识别病人是否存在风险,因此术前应进行适当评估(Jhanji et al,2008)。由于麻醉护理是辅助性的而不是治疗性的,因而一般情况下我们认为麻醉护理是不会引起并发症的。如今,极少情况下会出现由麻醉行为而直接导致病人出现并发症,但麻醉仍可能影响围手术期的预后。鉴于麻醉药物的作用时间较短,人们并不清楚麻醉管理对病人影响时间。目前,预防术后出现麻醉相关伤害方面已发生了转变,例如维持常温和 β 受体阻滞或控制速度的输液管理等,我们在手术室中做出的选择可能不仅在术中或术后短期内对病人产生影响,而在病人离开麻醉监护病房(postanesthesia care unit,PACU)后的较长时间里也会产生影响(Grocott et al,2012)。

病人术后 30 天内并发症的发生率,比术前风险和术中因素对病人的术后生存率的影响更大(Khuri et al,2005)。目前已经证实,术后并发症的发生,会对肝切除术后病人的预后产生不利影响;因此,采取相应措施,来减少围手术期并发症的发生,不仅会降低治疗成本,还可能会进一步提高肝切除术的疗效(Correa-Gallego et al,2015;Ito et al,2008)。考虑到麻醉干预对术后长期预后和成本的影响,密歇根州外科质量协作组织相应地扩大了针对麻醉相关工作人员以及操作过程数据收集和协助工作。收集术前和术中数据,从而比较麻醉护理和最佳护理模式的差异(Kheterpal,2011,2012)。并建立护理过程和预后的评价标准,从而在缺少前瞻性试验的情况下,推荐最佳的临床操作标准。所以这些数据是外科医师和麻醉师合作的基础。

尽管不可能消除所有的危险因素(如年龄),或者避免所有的潜在后果(如疼痛),但是有些危险因素可以被干预。因而,详细评估和纠正所有可干预的危险因素,并结合最佳实践指南是我们预防并发症的最佳选择。目前,医学指南更新迅速,通过循证实践,我们认识到"科学的答案"可能会随着时间的推移而变化(Neuman et al,2014;Prasad et al,2013)。病人人群随着年龄的增加,伴随的合并症更多,同时一些慢性疾病的医疗管理在不断的优化,这些意味着,目前阶段某种疾病的影响可能与过去几年完全不同。而由于在大型医疗中心,多学科诊疗团队可以为病人提供最佳的术前准备,同时在发生不良事件时,具备可最大程度降低其对病人影响的能力,因而病人进行肝脏外科手术可能会得到更好的治疗。(Fong et al,2005;Nathan et al,2009)。

表 24.1　美国麻醉医师协会身体状况评分（ASA-PS）

ASA 分类		举例
ASA Ⅰ	正常健康病人	健康；不吸烟；不饮酒或极少饮酒
ASA Ⅱ	轻度全身疾病病人	吸烟者；超过少量饮酒；妊娠；肥胖；糖尿病控制良好；高血压控制良好；轻度肺部疾病
ASA Ⅲ	重度全身疾病病人	糖尿病，高血压控制不佳；既往有 MI、CVA、TIA、心脏支架病史；COPD；ESRD；透析；活动性肝炎；植入起搏器；射血分数低于 40%；先天性代谢异常
ASA Ⅳ	患有持续危及生命的严重全身性疾病的病人	近期有 MI、CVA、TIA、心脏支架病史；进行性心脏缺血或严重瓣膜功能障碍；植入性 ICD；射血分数低于 25%
ASA Ⅴ	濒死病人，不经过手术无法存活	濒死病人，不经过手术无法存活；腹部或胸部动脉瘤破裂；颅内出血伴占位效应；严重心脏病变面容的肠缺血
ASA Ⅵ	已被宣布脑死亡且器官用于移植的病人	

急诊需要在评分基础上加一级。
COPD，慢性阻塞性肺疾病；CVA，脑血管意外；ESRD，终末期肾病；ICD，植入型心律转复除颤器；MI，心肌梗死；TIA，短暂性缺血发作。

心脏评估

尽管由于麻醉和手术技术的改善，围手术期意外的发生率下降，但心脏并发症仍然是围手术期的一个重大问题。术前准备首先需要对病人发生围手术期心脏意外的风险进行充分的评估。临床病史、体格检查和心电图通常可提供足够的数据来评估心脏意外的风险。评估病人的心脏风险可使用 Lee 修订的心脏风险指数（Lee Revised Cardiac Risk Index，LRCRI），LRCRI 通过确定 6 个独立风险因素的简单指数，来确定心脏并发症的风险百分比（Lee et al，1999）。围手术期主要的心脏意外（perioperative major cardiac event，PMCE）为术后 30 天内发生心源性死亡、心肌梗死或肺水肿，其风险是病人自身风险、机体功能以及与手术相关的心脏应激的总和。除非是急诊手术，否则合并活动性的心脏疾病应考虑暂停手术，但由于大多数 PMCE 风险是无症状的，LRCRI 仅显示出了中等的预测性能（Ford et al，2010）。如果冠状动脉疾病缺少冠状动脉 CTA 的结果，将导致低估 PMCE 风险较低，因而一些人建议在 LRCRI 中增加这种无创检查（Hwang et al，2015）。2014 年美国心脏病学院/美国心脏协会（ACC/AHA）关于围手术期心血管评价和非心脏手术护理的指南，是评估具有临床危险因素的病人围手术期心脏风险的极佳框架（Fleischer et al，2014）。

心功能状态可以用代谢当量来表示，也可以简单地表示为能否进行各种活动，如爬 2 层楼梯或走 4 个街区（Eagle et al，2002；Girish et al，2001）。多年来，对于治疗冠状动脉阻塞，围手术期管理已从冠状动脉血运重建术转向了以预防心肌供氧不足和稳定冠状动脉斑块为目标的药物治疗。目前，术前心脏检查、心脏支架植入术和冠状动脉血运重建仅在与非手术环境相同的适应证下进行（Neuman et al，2014）。

持续的围手术期药物治疗的风险和获益情况较为复杂。围手术期使用 β-受体阻滞剂（perioperative β-blockade，PBB）已被证明可降低冠状动脉疾病病人围手术期缺血事件和心肌梗死的发生率，但对无冠状动脉疾病病人来说，获益与潜在危害存在疑问（Goldman，2001；Lindenauer et al，2005）。2008 年，围手术期缺血研究评价（POISE）试验完全改变了人们对 PBB 的观点，证实 PBB 的卒中发病率影响超过了其对 PMCE 的预防作用（Devereaux et al，2006）。POISE 证实了在使用 PBB 的低

风险病人中，麻醉医师发现会出现术中低血压和心动过缓增加。PBB 指南的修订在 2009 年迅速跟进。指南建议已经使用 β 受体阻滞剂的病人继续使用 β 受体阻滞剂，对于高危病人应继续使用 PBB，但对于围手术期，不建议对低危病人使用 PBB。对于存在心肌供需失衡风险的病人，围手术期仍应使用 β 受体阻滞剂来控制急性高血压和心动过速。同样，对于是否中断双联抗血小板治疗或阿司匹林的使用，以平衡支架内血栓形成风险以及围手术期出血风险也具有挑战性（Newsome et al，2008）。POISE-2 试验表明，围手术期阿司匹林在 30 天内并没有降低 PMCE，但确实增加了围手术期出血（Devereaux et al，2014）。该试验中只有少数病人进行过冠状动脉支架植入术，并排除了金属支架植入不足 6 周或药物洗脱支架植入不足 1 年的病人。

心脏疾病医生、外科医生和麻醉医生之间的沟通对于活动性或静止性冠状动脉病病人的管理至关重要。在我们医院，医疗咨询同时考虑了 ACC/AHA 病人的临床因素（病人是否有活动性心脏疾病；计划手术为低风险还是高风险；机体功能是否良好；是否需要进一步试验）和 LRCRI[是否为高危型手术；是否有缺血性心脏病史；是否有充血性心力衰竭病史；是否有脑血管病史；是否有糖尿病（胰岛素依赖型）；是否有肾功能不全（肌酐>176.8μmol/L）]，从而确定病人进行计划手术的风险是否可接受，或在手术或围手术期进行药物干预前是否需要进一步检查（Neuman et al，2014）。

老年病人还将接受老年医学评估，以测试病人的认知功能、跌倒风险和术后谵妄风险。该评估还包括关于谨慎使用药物的建议，以及减少病人住院期间谵妄和镇痛药使用的非药物策略。

在有酗酒史的肝胆疾病病人中，心脏评估需要强调对心肌收缩功能的评价。酒精性心肌病有两种基本模式：收缩功能受损的左心室扩张和顺应性降低，以及收缩功能正常或增强的左心室肥厚。

肺部评估

尽管护理水平不断提高，但呼吸系统疾病病人发生术后肺部并发症（postoperative pulmonary complications，PPC）的风险仍然较高。在肝脏手术后 PPC 发生的频率和严重程度与心血管

并发症的发生情况相差无几(Kingham et al,2014)。

对 PPC 危险因素的研究存在许多局限性,但存在一些一致的模式。PPC 的重要危险因素包括:肺部疾病、吸烟、术前动脉血氧饱和度低、术前一个月内急性呼吸道感染、年龄、术前贫血、手术部位(上腹部,尤其是膈肌附近,或胸内手术风险最高),手术持续时超过 2 小时,急诊手术(Canet et al,2010;Warner,2000)。尽管在患有肺部疾病的病人中 PPC 的风险增加,但尚未确定禁止手术的肺功能水平。肺功能检查或动脉血气分析异常均不能用于预测风险。因此,这些检查仅作为术前优化肺部情况的一部分,提示在围手术期使用一个疗程的全身性皮质类固醇或抗生素,或者建议应考虑延迟手术(McAlister et al,2003)。次极量心肺运动试验是一种无创性的客观试验,用于测量病人的无氧阈值。机体功能较差,尤其是无氧阈值较低与术后并发症和死亡风险较高相关(Older et al,1999)。该检查较为昂贵,然而,机体功能较差或呼吸困难的病人可通过该检查确定并发症风险,从而获益(Snowden et al,2010)。尽管假定健康的病人预后更好似乎是合理的,但最近的一项研究表明,心肺运动试验的结果不应阻碍病人接受肝脏手术(Declan et al,2014)。减少 PPC 的干预措施包括戒烟、术前运动训练、术后早期活动、术后肠胃外营养和疼痛控制等(Smetana et al,2006)。

尽管肥胖给麻醉师带来了显著的挑战,但肥胖本身并不是 PPC 的显著危险因素,不应用于拒绝病人进行肝脏手术。肥胖病人有两个亚组:一组为"代谢健康的肥胖";另一组为"代谢不良的肥胖"(Glance et al,2010)。当肥胖病人符合以下三个或三个以上标准时——腹部肥胖、甘油三酯升高、高密度脂蛋白降低、胆固醇升高、高血压和葡萄糖耐受不良——病人的 PPC 发生率将增加 2.5%(Neligan & Fleischer,2006)。肥胖病人有患多种呼吸紊乱的风险,包括阻塞性睡眠呼吸暂停(obstructive sleep apnea,OSA)、肥胖-低通气综合征和限制性损伤。体重的增加还导致耗氧量和二氧化碳生成增加。考虑到这些问题,OSA 病人中发生急性 PPC 的可能性是正常人的 2 倍(Dindo et al,2003)。许多 OSA 病人未被确诊,但肥胖与 OSA 有很强的关系。ASA 通过实践指南解决了这一问题,包括术前评估病人是否患 OSA,并对疑似存在风险的病人进行密切的术后监测(Gross et al,2006)。目前尚不清楚 OSA 筛查是否会影响手术并发症的发生,但在肝脏手术前询问肥胖病人是否存在可能提示睡眠呼吸暂停的症状是合理的。在我们机构,对所有肥胖病人进行 STOP(打鼾、疲劳、观察到的呼吸暂停、高血压)-Bang(身体质量指数、年龄、颈围和性别)问卷调查(Chung et al,2012)。考虑到肥胖和 OSA 与多种疾病的相关性——静脉淤滞、肺栓塞、高血压、脑血管意外、心肌病、心律失常和缺血性心脏病的风险增加——麻醉师能够与病人就发病率和死亡率风险增加进行知情讨论,并与病人护理团队的其他成员合作,确定是否应在术前采取相应干预措施,以尽量降低并发症发生的风险(Gupta et al,2001)。多导睡眠图是诊断 OSA 的金标准,但价格昂贵,资源有限。最合理的方法是检查室内空气脉搏血氧定量法。如果病人的血氧饱和度水平低于 96%,则需要进一步检查。已证明持续气道正压通气(CPAP)治疗 2 周可有效纠正异常通气驱动并改善心脏功能(Loadsman et al,2001)。

肝切除术后,静脉血栓栓塞(深静脉血栓形成、肺栓子)的风险较高,并且在肥胖病人中更高。由于担心出血风险可能超过药物预防的获益,以及认为肝大部分切除术后凝血功能异常可预防该不良事件的错误观念,肝大部分切除术后这类预防并不常规。ACP 和外科医生应就风险与受益进行讨论。

肝脏评估(见第 3 章)

肝病的危险因素和症状并不像其他器官系统那样明确。肝功能不全没有单一的生物标志物;相反,肝病的诊断需要高度谨慎,并仔细询问临床病史以确定肝病的特定风险因素,如既往输血、黄疸、旅行、文身、高危性行为、非法药物使用、过量饮酒或化疗(Suman et al,2006)。

肝胆手术的手术预后与肝脏疾病的严重程度以及肝切除术的范围相关。大多数肝切除术是针对转移癌进行的。在这些轻度或代偿良好的肝病病人中,尽管大量化疗预治疗可能对围手术期结局产生负面影响,但其手术预后很可能与普通人群的预后难以区分(见第 100 章)。另一方面,考虑到肝细胞癌(HCC)倾向于在肝硬化肝脏中发生,HCC 病人的肝脏功能比转移性疾病病人相对较差(Fattovich et al,2003)。

术前筛查的目标是在不需要进行广泛或有创性的检查情况下,确定是否存在肝脏疾病。肝功能检查可以测量肝功能的不同方面,但作为一组检查,它们缺乏特异性,常受非肝功能的影响。这些生化标志物无法定量肝细胞功能障碍。相反,麻醉医师经常面对无症状病人的肝功能检查异常。一般而言,对于丙氨酸转氨酶和天冬氨酸转氨酶水平轻度升高且胆红素浓度正常的无症状病人,很少有取消手术的指征。在有显著异常的病人中,考虑到肝脏手术病人的风险较高,有必要进行额外的检查以评价是否存在潜在的肝硬化或脂肪变性。同时,必须要进行血清学检测以排除病毒性肝炎和人类免疫缺陷病毒感染。

从大范围的肝脏切除术到分段切除手术的转变并不能消除最可怕的并发症——术后肝衰竭(postoperative liver failure,PLF),剩余肝脏不能发挥其代谢功能(见第 100 章和第 108 章)。PLF 的风险与剩余肝脏的体积和功能密切相关。目前标准的方法是联合三维 CT 容积测定来测量残余肝体积(remnant liver volume,RLV)(Denys et al,2002),并建议在肝切除术前判断是否适合进行门静脉栓塞(Vauthey et al,2000),但研究显示,RLV 的术前虚拟计划(Pathfinder 软件;Pathfinder 疗法,Nashville,TN)将比 CT 扫描能更准确地预测 RLV(Simpson et al,2014)。由于无论是由术前饮酒、化学疗法还是代谢综合征引起的肝细胞功能障碍,都难以定量,因而功能成像技术和虚拟计划的发展有希望确定剩余肝脏的体积和健康状况,并追踪肝脏功能的恢复情况(Simpson et al,2014;Wakamatsu et al,2010)。

酒精使用障碍

不健康饮酒的病人因与饮酒相关的医学后果以及生理依赖和戒断反应而导致围手术期风险增加。高达 50% 接受胃肠道癌症手术的病人有酒精利用障碍。研究发现,许多手术病人在术前评估中没有合理评估饮酒情况(Chang & Steinberg,2001)。由于住院而戒酒,病人有发生酒精戒断综合征(alcohol withdrawal syndrome,AWS)的风险。对不健康饮酒病人的术前评估应包含有效的筛查方法,以确定是否存在大量饮酒,检测酒精堆积所引起的终末器官损伤，并在术前及时干预以解决饮酒问题。有几种筛查工具可用于识别酒精利用障碍，作者更喜欢使用酒精依赖筛查问卷（CAGE）问卷。AWS 的预防应在入院时开始。有证据支持使用苯二氮䓬类药物作为一线治疗（Schuckit，2014）。推荐两种方法：固定的剂量或根据症状进行治疗方案调整。这些病人在麻醉诱导和维持期间对麻醉药物的需求可能发生改变。术后 90 天最常见的并发症为感染、出血和心肺功能不全；然而，当病人在手术期间酗酒时，这些并发症的发生率才会增加（Rubinsky et al，2013）。对于手术期间酗酒的病人，AWS 的发生与住院时间延长和死亡率增加相关（Chang & Steinberg，2001）。

黄疸

高胆红素血症的病因可能有阻塞性或非阻塞性原因（见第 3、8 和 51B 章）。无论根本原因如何，黄疸都会对结局产生不利影响。与肝细胞障碍相关的胆红素升高不同，梗阻性黄疸通常见于胆道梗阻病人，如果手术是为了解除梗阻原因，则并非肝切除的禁忌证。在临床上，发生急性胆管炎风险较高的情况下，术前应快速胆道减压和静脉注射抗生素，并应延迟手术直至感染消退（见第 43 章）。术前胆道引流（通过经皮或内窥镜方法）不能改善没有感染证据的病人围手术期的并发症的发生率，因此不推荐常规使用。胆红素升高是发生术后肝功能衰竭的危险因素。胆道梗阻会影响肝脏血流动力学。虽然急性胆道梗阻与肝血流量增加有关，但慢性梗阻并非如此，其缓解与恢复正常的压力无关。胆道梗阻时血流动力学紊乱的确切原因尚不清楚，但与门静脉阻力增加可能存在一定关系。胆源性脓毒症可能加剧血流动力学的不稳定性。高胆红素血症病人是低中心静脉压（low central venous pressure，LCVP）辅助肝切除术术后出现肾功能受损风险增加的病人的亚群（Melendez et al，1998）。外科医生和麻醉师必须详细讨论风险与受益情况。

无血手术：血液保护

在肝切除术的早期，术中大量失血是常见的，因而需常规输注血液制品，其并发症发生率和死亡率高得令人无法接受（Foster & Berman，1977）（见引言和第 117~120 章）。肝切除技术的进步大大降低了术中失血量和输血率；然而，围手术期输血仍然是围手术期并发症发生率和死亡率增加的有效的预测因素（Cescon et al，2009；Jarnagin et al，2002；Kingham et al，2014）。近年来，无需输血的肝切除已越来越可能。

病人血液管理基于三大支柱：检测和治疗术前贫血、减少围手术期红细胞损失和优化贫血治疗（Spahn 和 Goodnough，2013）。细致的术前计划对避免围手术期异体输血至关重要。必须评估任何出血性病史和抗凝管理，包括停用对凝血有不良影响的药物（例如乙酰水杨酸、非甾体抗炎药和抗凝剂）。在贫血病人中，铁治疗可能有助于提升术前的血红蛋白。术前自体献血（preoperative autologous donation，PAD）也被用于减少对同种异体红细胞产品的需求（Brecker 和 Goodnough，2001）。然而，PAD 可能无法避免同种异体血液，因为几乎一半的术前献血病人，在手术当天即发生贫血，而提高红细胞的术前策略所需的时间比通常为获得最佳疗效所需的合理时间要长。手术开始时血红蛋白水平低的病人接受同种异体血液的风险更高

（Armas-Loughran et al，2003）。此外，PAD 成本较高，这可能与记录错误有关，但每捐献两个单位，通常只有一个单位被使用（Goldman et al，2002 年）。如果病人预后较好且手术无出血，则会丢弃自体单位。其他血液保护策略，如术中血液回收（血液回输装置）和急性等容血液稀释（acute normovolemic hemodilution，ANH），已成功用于肝大部分切除术病人和有相应信仰的病人（Jabbour et al，2005）。两项前瞻性研究显示，ANH 可减少较大范围肝切除术中病人的平均红细胞输注量（Jarnagin et al，2008；Matot et al，2002）。输血的危险因素是肝硬化、肝切除范围和门静脉高压。人们开发了一个具有良好鉴别能力的评分来预测肝切除术期间红细胞输注的必要性（Sima et al，2009），随后，用该评分建立列线图中，以预测哪些病人在肝切除术期间从 ANH 中获益以减少输血（Frankel et al，2013）。

术中管理

肝切除术麻醉的主要目标是尽可能减少失血量，在失血和血管阻断过程中维持术中血流动力学稳定，并遵循适当的输血方案。

肝脏血流

麻醉和手术对肝血流的影响对术中管理具有重要意义。肝脏的独特之处在于它拥有双重入肝血供，占心排血量的 20%（见第 8 章）。大部分肝血流（70%）通过门静脉，并流经肝窦、肝静脉、腔静脉最终返回右心房，其余部分则来源于肝动脉。肝脏还是一种低阻力的储血器官，可在血容量过多时储存血液，在血容量不足时作为血源。虽然肝脏流出可能不同，但门静脉和肝动脉血流的相互关系使肝脏流入是恒定的（Lautt，2007）。当门静脉血流增加时，肝动脉血流减少，当门静脉血流减少时，肝动脉血流增加。这是肝动脉缓冲反应，通过肝动脉调节其张力，使肝血流维持在稳定状态。而肝动脉的张力变化不会影响门静脉血流情况。

静脉，尤其是内脏静脉，顺应性比动脉高得多（Gelman，2008），α-肾上腺素受体密度更高，对交感神经激活的敏感性高于动脉（Birch et al，2008）。肝血流与整个肝脏的灌注压（平均动脉压或门静脉压减去肝静脉压）成正比，与内脏血管阻力成反比。HPB 的自身调节并不显著；因此，总肝血流（动脉+门静脉）可通过"手术相关"因素（刺激、收缩或操作）和几个"麻醉相关"因素（正压通气、麻醉技术或药物对灌注压或内脏血管阻力的影响）进行调整。

由于大部分血流都是通过门静脉输送的去饱和血红蛋白，因此向肝脏的氧气输送可能已经微不足道。因而通过降低体循环压力来降低肝血流，需要进行计划周密的麻醉，从而最大限度地改善氧供需关系。一个很好的经验是，我们应避免任何可能导致体循环压力和血流显著减少的因素（心排血量诱导的低血压、低血容量、麻醉剂过量）。

挥发性麻醉剂

麻醉剂肝毒性

应用氟烷后的暴发性肝坏死和黄疸（"氟烷性肝炎"）较罕

见(每 6 000~35 000 次麻醉药输送中发生 1 次),但通常是致命的。氟烷性肝炎是由氟烷代谢及其代谢产物与肝脏蛋白结合后形成三氟乙酰化蛋白,刺激易感个体形成抗体而启动的免疫现象。随后氟烷再暴露时,这些抗体介导大量肝坏死。由于恩氟烷、异氟烷和地氟烷的代谢程度远低于氟烷,因此恩氟烷、异氟烷和地氟烷引起的暴发性肝炎远少于氟烷(Elliot et al,1993)。1987 年,美国食品药品监督管理局得出结论,异氟烷暴露与术后肝炎之间无明确相关性。七氟烷代谢与其他挥发性麻醉药不同,因为它不会导致三氟乙酰化肝蛋白,应用七氟烷后的免疫肝炎尚未见报道。随着发达国家氟烷和恩氟烷从临床实践中消失,而异氟烷、地氟烷或七氟烷均无肝毒性,麻醉剂挥发性肝毒性不再是一个重要问题(Elliot et al,1993)。

血流动力学

挥发性麻醉药通过影响心排血量和体循环压力,以剂量依赖性方式降低肝血流。在需要保存内脏血液的情况下,异氟烷被认为是首选药物。与任何其他挥发性麻醉剂相比,使用异氟烷时,肝血流和肝动脉缓冲反应维持得更好(Berendes et al,1996a)。此外,异氟烷显示可减弱与手术和肝脏操作相关的肝脏耗氧量增加。地氟烷对肝功能和肝细胞完整性没有有害影响。地氟烷麻醉与异氟烷的肠道血流相关的肠道血流量明显大于等效异氟烷。这种差异不能仅靠全身血流动力学来解释。异氟烷和去氟烷组的总肝血流量无差异,表明完整的肝动脉供应缓冲了地氟烷的反应(O'Riordan et al,1997)。除了少数例外,七氟烷似乎与异氟烷和地氟烷相似。吲哚菁绿清除率在七氟烷麻醉期间保存较好。七氟烷对局部肝血流的作用与异氟烷相似(Ebert et al,1995)。

一氧化二氮广泛用于肝病病人。研究显示其不会导致肝病加重(Lampe et al,1990)。一氧化二氮的拟交感神经作用可降低肝血流。

静脉麻醉剂和肌肉松弛剂

吸入麻醉药可以提供麻醉所需的所有方面,但今天大多数麻醉师选择多种药物来达到他们的目标:制动、失忆、自主反射抑制、肌肉松弛和镇痛。在过去几十年中,静脉麻醉取得了巨大的进展,其结果是全静脉麻醉现在已成为传统吸入麻醉剂的可行的替代方案。使用多种药物的麻醉医师利用了作用机制不同但治疗效果相似的药物的相互作用,与单独使用较高剂量的药物相比,通常可以通过较小的毒性和较快的恢复实现麻醉剂的治疗目标。

肝脏在生物转化中起主要作用,药物通过该过程分解成更容易消除的代谢产物。影响药物肝脏消除的主要机制是肝血流变化和肝细胞生物转化药物进而排泄的能力的变化。肝细胞功能和肝血流这两种机制在肝胆手术中病人麻醉药的选择中具有重要作用,因为即使肝功能或血流量的微小变化也能改变药物及其代谢产物的浓度。高排泄药物(氯胺酮、氟马西尼、吗啡、芬太尼、舒芬太尼、利多卡因)与肝血流量直接相关,通过肝脏时基本清除。蛋白结合、酶诱导、肝内分流和麻醉药对肝血的影响可能影响药物的消除,且排泄率高。代谢清除率降低导致药物峰浓度升高,消除半衰期变化极小。低提取药物是指通过肝脏后浓度变化不大,取决于肝脏内在清除率(肝脏大小、总酶容量)的药物。低提取率药物(苯二氮䓬类)的消除更多地取决于肝脏的代谢能力,而较少地取决于肝血流。在肝功能受损的病人中,这类药物会经历延长的活动时间,峰值水平不会增加。

静脉麻醉剂和肌肉松弛剂的安全性是没有争议的,或尽管肝功能不全也可使用多种药物达到相同的效果,然而,越来越多的麻醉师倾向于不受肝功能影响的药物。尽管在肝脏手术中阿片类药物的使用是恰当的,并且管理与其他腹部手术相似,但是瑞芬太尼(一种短效快速作用的阿片类药物,通过持续输注给药并通过血浆酯酶代谢)比芬太尼更受欢迎。肌松药阿曲库铵和顺阿曲库铵均发生霍夫曼降解和酯水解,两者均不依赖于肝功能。右美托咪定(一种 α2 受体激动剂)和氯胺酮确实取决于肝功能;但是,在围手术期,其较弱的镇痛作用降低了挥发性药物蒸汽的最小肺泡浓度和术后阿片类药物的需求(De Kock et al,2001;Lin et al,2014)。

硬膜外麻醉

肝切除术是在全身麻醉加或不加胸段硬膜外阻滞下进行的。硬膜外阻滞可用于术中或仅用于术后镇痛。由于肝脏在术后凝血级联反应中的作用(Matot et al,2002)以及硬膜外麻醉(epidural Anesthesia,EDA)可能导致液体治疗和输血增加(Page et al,2008),其获益-风险比存在争议。研究不支持常规使用 EDA 和硬膜外镇痛(epidural analgesia,EPA)而不使用全身麻醉和肠道外镇痛的方法来预防术后死亡(Park et al,2001;Rigg et al,2002;Wijeysundera et al,2008)。尽管如此,拥护者指出,局部麻醉可能还有其他几个优点,尤其是与术后 EPA 联合使用时:更好的疼痛控制、减轻应激反应、减少挥发性麻醉剂的需求和减少围手术期阿片类药物的需求。

使用胸部 EDA 进行肝脏手术的最有力论据可能是其对免疫应答的调节及其对组织微灌注的影响(Siniscalchi et al,2015)。临床前数据、动物研究和回顾性综述证明了在某些类型的癌症中复发率降低的可能性。动物研究表明,无论对血流动力学的影响如何,EDA 可能在改变组织微灌注和保护组织免受缺血性损伤方面具有重要作用。麻醉医师可能仅仅通过加入局部麻醉就能够影响癌症病人的短期和长期结局,这一观点很有吸引力,尽管尚未得到证实,还需要更多的前瞻性随机研究。

特殊麻醉剂注意事项

肝切除术麻醉

对于肝切除术,术中失血量、死亡率和并发症发生率之间的关系已得到证实(见第 103 章)。为了尽量减少失血,通常的麻醉操作是进行肝切除术时保持 CVP 低于 5mmHg。由血管损伤引起的失血与血管壁上的压力梯度和损伤半径的四次方成正比。如果将 CVP 从 15mmHg 降低到 3mmHg,通过腔静脉损伤的失血量就会下降至少 5 倍。LCVP 不仅减少了等式的压力分量,而且通过减少血管扩张使血流的径向分量最小化(图 24.1)。LCVP 麻醉旨在预防腔静脉和肝静脉扩张,便于游离肝脏和分离肝后腔静脉,尽可能减少实质横断期间的肝静脉回流

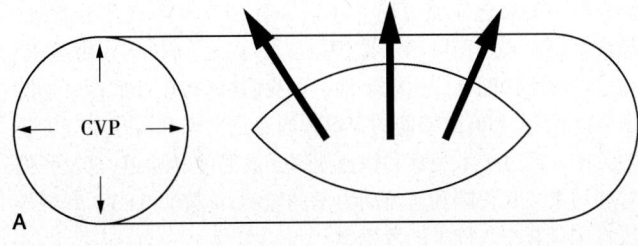

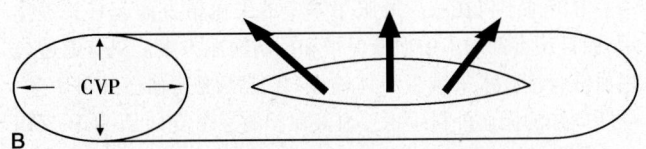

图 24.1　不同中心静脉压(CVP)条件下的腔静脉损伤情况。(A)高 CVP。(B)低 CVP。CVP 升高导致腔静脉扩张,随后损伤直径增大,出血驱动压力升高

出血,并有助于控制意外的静脉损伤(Melendez et al,1998)。

在横断实质之前,LCVP 麻醉通常与手术过程中血管阻断(Pringle 技术)相结合(Cunningham et al,1994)。

20 年前,作者发明并报告了一种简单、有效和可重现的技术,用于减少使用液体限制和麻醉剂扩张血管的肝切除术病人的术中失血量(Melendez et al,1998)。大约在同一时间,他们描述了一种复杂的 LCVP 管理技术(Rees et al,1996)。使用了硬膜外阻滞和静脉硝酸甘油。这些病人常需要术中多巴胺进行全身压力支持。该技术相对更为繁琐,给已经具有挑战性的情况增加了不必要的复杂性。尽管如此,两种方法均有助于改善结局,并在大型医疗机构继续实践(Correa-Gallego et al,2015;Dunki-Jacobs et al,2013;Jones et al,2013;Lin et al,2014)。

低中心静脉压技术:全身麻醉

多年来,作者所在机构的全身麻醉 LCVP 辅助肝切除术一直在发展,但仍然适用于两个原始支柱:液体限制和药物血管舒张。这种麻醉技术在历史上依赖于中心静脉导管的存在,以提供血流动力学信息,并在需要快速复苏的情况下快速可靠地进入(Melendez et al,1998)。然而,在无血肝切除的时代,为避免与中心静脉插管相关的发病率,我们的临床实践已放弃了中心静脉导管的常规使用。作者尚未采用 CVP 的替代指标:颈外静脉压、外周静脉压、经食管超声心动图的下腔静脉直径、使用手持式超声器械的下腔静脉塌陷性或每搏输出量变化(Dunki-Jacobs et al,2013);相反,我们的 LCVP 的成功目前是基于外科目视检查腔静脉或外科医师报告的静脉背部出血量。病人仍应做好大容量输血的准备,尽管很少需要。麻醉师和外科医生之间的密切合作继续进行,以便可以预测可能存在的差异,并可以采取适当的措施。液体管理是 LCVP 麻醉的一个重要方面。术中液体管理分为两个阶段。

1 期:前期

肝切除术前期开始于麻醉诱导,结束于肝实质离断和止血完成时。在此阶段,要完成控制门静脉和肝动脉流入量,解剖

腔静脉和肝静脉。在 60% 的情况下,使用间歇性阻断灌注(Pringle 技术)进行肝实质横断(Kingham et al,2014)。

该阶段避免了液体过量,并利用了麻醉药的血管舒张作用。这一阶段避免了液体过量,并利用了麻醉药物的血管扩张作用。术前暂停整夜液体输注,并以 1mL/kg/hr 的平衡晶体溶液维持液体需求,直至肝切除术完成。可间歇性给予小液体推注或血管活性药物以维持血流动力学稳定。当外周张力降低,而标本送出前,在允许范围内持续进行最小液体输注,由于抗利尿激素减少和在允许范围内的相对低血压,会导致可控的少尿。

使用溶于氧气的异氟烷和芬太尼联合麻醉。异氟烷可提供血管舒张,对心肌的抑制作用极小(Schwinn et al,1990)。与对心排血量和体循环压力的最小影响一致,芬太尼对肝血流和氧输送无影响,并且由于其不含毒性代谢物,给药方式与任何腹部手术相似,无需任何减量(Trescot et al,2008)。在离断肝脏前不久,舌下含服硝酸甘油。异氟烷、芬太尼和舌下含服硝酸甘油的联合应用为肝切除术提供了有利的 LCVP 环境。

2 期:后期

肝切除后期为第二阶段,在标本送出和止血固定后开始。在这个阶段,液体处方的目的是让病人以正常血容量离开手术室。

目标导向的个体液体治疗

基于心排血量优化或使用血液流量和动脉压的动态指数来指导液体需求的目标导向个体液体治疗(goal-directed individual fluid therapy,GDT)很有吸引力,并且已经变得更加常见(Cannesson,2010)。微创血流动力学监测技术(食管多普勒、动脉波形分析)的可用性和液体反应性动态参数的使用,允许使用协议化 GDT 策略。功能性血流动力学参数为病人的液体反应性提供了具体数值,并且比使用标准静态参数更可靠,例如血压、心率、尿量,甚至 CVP(Auler et al,2008)。最近的一项 meta 分析支持对接受腹部手术的病人进行 GDT,以改善术后康复并降低并发症发生率(Pearse et al,2014)。肝脏手术使病人暴露于心功能不全的时期,这是因为麻醉导致的血管舒缩张力和压力感受器反应性的丧失,或者因为失血和血液流动的机械阻塞。在所有情况下,每搏输出量将下降,组织的整体氧气输送也将下降。GDT 的目标是早期(麻醉诱导时或麻醉诱导前)监测低血容量和低灌注,以主动避免低灌注。早期主动 GDT 可能会影响 LCVP 减少失血的有效性。尽管大多数肝脏手术不会导致严重的组织灌注不足,但肝门阻断技术确实会发生一定程度的灌注不足,并在复苏前增加组织灌注损伤。目前对于缺血再灌注损伤(ischemia reperfusion injury,IRI)还没有被批准的治疗方法,IRI 是在手术切除病变组织后,血液流回健康肝组织时发生的炎症。IRI 可损伤血管屏障,尤其是内皮糖萼(Chappell et al,2014),部分原因是补体沉积,补体是一种杀死肝细胞并损害肝细胞再生的蛋白质(Chappell et al,2014)。而由于手术也会产生细胞因子风暴,相对低灌注和免疫调节的结合会改变微循环,引起亚临床损害。尚不清楚 GDT 用于肝脏

手术是否可以避免病人免受这种伤害。但已证明 GDT 联合肝脏手术在术后加速康复（enhanced recovery after liver surgery，ERAS）中有效（Hughes et al，2014；Jones et al，2013）。我们机构最近的一项肝脏手术随机试验显示，术中 GDT 是一种安全的技术，允许较少的术中液体，但不影响 30 天的总体并发症发生率。肝切除术的最佳围手术期液体复苏策略仍未明确。

中心静脉压较低：硬膜外麻醉

EDA 可用于在肝脏手术期间提供 LCVP 的条件（Feltracco et al，2008；Jones et al，2013）。尽管进行了大量动物和人体研究，但胸部 EDA 对肝血流的影响尚不完全清楚。一项使用吲哚菁绿血浆消除率的早期研究显示，EDA 导致平均动脉压和肝血流降低（Kennedy et al，1971）。使用吲哚菁绿和 EDA 的另一项研究得出结论，通过容量输注维持正常血压不会改变其血流动力学效应；但是，血流的降低可被多巴胺逆转（Tanaka et al，1997）。使用去甲肾上腺素以改善 EDA 诱导的病人的动脉血压下降，会出现肝血流显著下降（Meierhenrich et al，2009）。

随后，这些研究显示过度简化了影响肝血流的众多因素：血流动力学、自主神经系统、循环神经体液制剂和局部代谢产物（腺苷）。目前公认，这样的多重调节机制提供了重叠的控制以维持组织灌注（Siniscalchi et al，2015）。EDA 可通过交感神经阻滞、全身血流动力学甚至局麻药的循环效应干扰所有这些因素。内脏静脉的 α-肾上腺素受体密度较高，在维持应激血容量（Vs）和非应激血容量（Vu）之间的比例方面起主要作用（Gelman，2008）。Vu 在血流动力学上无活性，但当静脉收缩改变时，这相当于输入大量血液。控制通气和 EDA 均可减少静脉回流，必须与 Vs 增加相伴以维持血流动力学。Vs 和静脉回流的降低可以通过液体灌注增加静脉容量来恢复，或通过 α-受体激动剂来增加顺应性静脉的交感神经张力来恢复，而顺应性静脉可以从 Vu 流失到给予 Vs。使用血管升压药的临床优势是维持组织血流，但避免液体灌注。但是，实施 LCVP 的临床医生应意识到这种方法可能会降低安全系数。低 Vu 本身无害。在不改变标准血流动力学参数的情况下，可能会损失高达 1 000mL 的血液。然而，除了这一点，当血液从 Vu 到 Vs 的动员大致完成时，即使是微小的静脉回流降低，无论是通过 Pringle 技术、腔静脉压迫或失血，都会迅速导致血流动力学恶化。LCVP 辅助肝脏手术期间的血管加压药当然是合理的；然而，它可能延迟识别危险的低血容量。

另一方面，如果输注液体以抵消 EPA 的血流动力学效应，这可能导致肝切除术后过度水合和浓缩红细胞输注增加（Page et al，2009）。肝脏是唯一可通过自主神经系统监测局部血流的器官，尚不清楚硬膜外麻醉对灌注压的影响是否可被血管加压药逆转，而 EDA 对液体平衡的影响也不清楚。

空气栓塞

在横断过程中保持较低的中心压力以尽可能减少肝血窦出血的目标，必须与一个尽可能减少夹带空气的风险的中心压力进行平衡。LCVP 麻醉下术中空气栓塞风险可能增加。排除麻醉气体混合物中的氮，以监测呼气氮是有必要的。限制气体混合物中的氧化亚氮可防止扩散介导的循环空气尺寸增加。经食管超声心动图可用于监测空气栓子，但该技术较为敏感，并且可过度诊断临床重要事件。在我们机构，在开放性肝切除术期间，手术和麻醉期间的警惕和沟通是发现和治疗空气栓子的关键。通过手术观察和快速闭塞开放的静脉通道，以及我们对呼气末二氧化碳和血流动力学的监测，能降低 LCVP 麻醉导致临床显著空气栓子的发生率。

无血手术：血液保护、输血

麻醉师不仅在减少肝脏手术中的失血量方面起着关键作用，而且还有助于术中血液保护和控制输血方案。只有通过应用血液管理技术来减少异体输血，才能实现无血外科手术，众所周知的无血外科手术。血液保护的三个支柱是：①积累病人自身的血液，②减少失血，③回收病人自身的血液（Spahn 和 Goodnough，2013）。肝脏麻醉师应熟悉回收技术、术中红细胞回收和血液稀释、可能有助于减少肝脏大手术中同种异体红细胞输注的操作。自体红细胞回收（术中自体输血）包括从手术伤口中回收病人流出的血液，清洗或过滤，并将血液回输至病人体内。肝切除术常因癌症而施行。由于担心癌细胞的潜在播散，在肿瘤手术中已排除了细胞挽救，但白细胞耗竭因子的可用性允许细胞挽救在癌症手术中使用。另一种节约输血的技术是急性等容血液稀释（ANH）。ANH 是一种回收技术，可由麻醉师在术中进行。诱导后从病人体内抽出血液，代之以晶体液或胶体液。取出的血液在室温下储存在手术室中，并在手术结束时输注给病人。在肝大部分切除术中进行的两项 ANH 随机研究显示，需要输注同种异体红细胞的病人百分比显著降低（Jarnagin et al，2008；Matot et al，2002）。正常血容量性贫血的耐受性很重要，必须注意，不要将红细胞输注导致的低血压和血容量不足的短暂获益与有益结局混淆。阈值为 7g/dL 的限制性输血方法已被证明可减少血液使用，且不会对重症病人（Holst et al，2014）以及肝切除术病人（Wehry et al，2015）造成危害。

在最近的一篇综述中，Kingham 及其同事报告称，输血在 20 年中下降了 50%，但围手术期失血和输血仍然与并发症发生率相关。Cannon 及其同事（2013）特别指出，浓缩红细胞输血与肝切除术病人的术后并发症相关。输血与并发症的相关性不应解释为直接的因果关系；相反，重要的是接受极少量输血的肝脏手术病人具有较高的并发症发生率（Kooby et al，2003）。输血病人的感染并发症增加：输血越多，总并发症和感染并发症的发生率越高（Page et al，2009）。原因未知，但提出的一种可能机制是"输血相关免疫调节"（Vamvakas et al，2014）。接受储存 29 天或更长时间血液的病人的感染率是未输血病人的 2 倍。一种假设是，当储存的红细胞分解时，它们会释放细胞因子，可降低免疫功能（Vamvakas，2002）。可以假设，如果减少输血，也会减少并发症。ANH 的前瞻性试验减少了红细胞输注，但未降低发病率（Jarnagin et al，2008）。

大多数肝脏手术是针对癌症进行的，研究已经检测了在原发性和转移性癌症病例中癌症进展和红细胞输注的相关性。因为在麻醉学杂志中报告了大鼠输血促进癌症进展（Atzil et al,2008),有人认为麻醉师输注红细胞可影响长期存活率。人体研究不支持动物研究。一项对 1 300 例转移性结直肠癌肝切除术病人的回顾性综述报告,对生存率的主要影响是术后即刻,但输血不能预测长期生存率(Kooby et al,2003)。仅接受自体血或 ANH 输血的病人也没有更好的无病生存期(Correa-Gallego et al,2015;Kooby et al,2003)。术后并发症,尤其是感染和其他肿瘤相关因素,如肿瘤浸润淋巴细胞,是长期癌症生存的更主要决定因素(Khan et al,2014)。HCC 切除术期间手术失血量是复发和生存率的预测因素;但是失血量与肿瘤特征和手术范围相关(Katz et al,2009)。红细胞输注无疑与肝脏手术中的死亡率和发病率增加相关;然而,输血可能是一个或多个其他更直接的与并发症相关的变量的替代标志物。

微创肝切除术

随着创新的手术技术的发展,麻醉医师不断调整策略。腹腔镜肝切除术(laparoscopic liver resection,LLR)的受益与失血量较少和术后恢复较早相关(Ito et al,2008),但报告的所有比较均为回顾性分析,因此与巨大的选择偏倚相关。气腹诱导可预测的肺和肾反应以及相位血流动力学变化。腹膜内注气和直立倾斜导致肝血流受损,继发于心排血量减少(Berendes et al,1996b;Eleftheriadis et al,1996)。在经过充分筛选的病人中,这些变化的后果并不相关。然而,由于气腹、定位和机械通气对心肺功能影响的挑战加上较长的手术时间,其腹腔镜肝切除术可能并不是每个病人的正确选择。定位前,病人的准备应与开放性手术相同,包括在意外发生大血管出血的情况下进行大容量输血的能力。应制订方案,并准备开腹手术的器械托盘和设备,以防中转开腹的情况。而由于 LCVP 辅助肝切除术的风险与获益尚不清楚,麻醉师和外科医生在腹腔镜或机器人肝脏手术病例开始前进行病情讨论则十分重要。

气腹压迫门静脉,减少门静脉血流,并可能减少横断时的肝背部出血。开放性切除术失血量的减少是基于保持意外静脉损伤的半径较小和血压较低,从而减少通过创面的失血量。但是,实际上在 LLR 中,回撤可能会扭曲血管,将其支架打开。液体管理因定位和肺顺应性降低导致的血流动力学受损而变得复杂。气腹时肾实质和静脉受压是 LLR 时少尿的病因。这些影响是可逆的,通常不会造成损害。然而,许多麻醉师倾向于优化血管内容量,以尽量减少腹内压(IAP)对肾脏和心脏功能的影响。LLR 期间的气体栓塞(气体栓塞)问题仍有争议。一些作者认为几乎没有问题,一些作者则认为这对病人安全构成威胁(Min et al,2007)。争辩论围绕的理论是,当 IAP 超过CVP 时,气体栓塞就会发生(Eriksson et al,2011)。而由于无论CVP 是否大于或小于 IAP,均可能发生气体栓塞,因此当 CVP 超过 IAP 时,不会阻止气体栓塞的发生(Fors et al,2012)。正压通气引起压力和流量的静脉回流节律性变化。由于在流量较高的阶段夹带导致静脉开放,腹部的气体可能到达静脉循环。肝脏手术期间的二氧化碳和氩气束凝固均与气体栓塞相关(Vibert et al,2006)。

消融

大部肝切除术减少,而同时进行手术和进行或不进行消融

的肝切除术增加。肿瘤消融技术的发展一直是肝癌的主要进展之一。良性或恶性肝脏肿瘤的消融治疗通常用作手术的替代方法,主要目的是在不损伤周围健康组织的情况下消融不良区域。在我们机构,消融术主要用于同时进行大肝切除术或合并症导致无法进行大肝手术的实质性保留手术。目前可用的治疗方法,如低温冷冻、非选择性化学消融、聚焦超声、射频消融(radiofrequency ablation,RFA)、微波消融(microwave ablation,MWA)或电穿孔,均有各自的优缺点和特殊应用。在我们机构,麻醉护理人员(ACP)可以在开放或腹腔镜手术或在介入室经皮消融的过程中护理接受消融手术的病人。在 RFA 或冷冻治疗的早期,经验和日新月异的技术已经克服了 ACP 面临挑战的许多问题,并以新的关注点取代。RFA 是迄今为止最常用的手术;但是,由于技术原因,MWA 和不可逆电穿孔变得很常见。MWA 更快,可用于较大的肿瘤,产生更大的细胞溶解(Groeschl et al,2014)。电穿孔需要使用心电图同步器来保护病人免受心律失常和致密肌肉松弛的影响,以防止上部肌肉收缩(Ball et al,2010)。

术后护理

肝胆外科在各大医疗中心越来越常见,肝胆术后恢复正变得与其他腹部大手术难以区分。肝胆手术后引起代谢和功能改变的一些问题是所有腹内大手术所共有的,而另一些问题是独一无二的,需要对肝脏生理学有深入的了解。术后即刻关注的问题是心肺功能和氧合受损、出血和血管内容量、肝肾功能障碍、谵妄、镇痛和感染(见第 25 章)。

重要的实验室检查有血细胞比容、电解质包括镁和磷、血清肌酐、血尿素氮、凝血酶原时间/部分凝血活酶时间、转氨酶和胸片。在我们机构,大多数肝脏大手术后的病人在麻醉后恢复室第 1 天恢复,然后转移到普通病房。这使得麻醉师能够继续参与病人的术后管理,确保他们将接受适当的护理,并且不会因潜在可避免的麻醉并发症而发病。

心肺

根据近期对因恶性肿瘤接受肝切除术的病人进行的回顾,在过去 30 年中,心肺并发症减少了 50%(心血管:20% ~ 13% ;肺部:30% ~ 9%)(Kingham et al,2014)。这种改善与保留实质的手术减少失血量、降低输血率和改善围手术期液体管理相平行。

心脏功能障碍

术后心肌梗死的发生率可以通过更好的病人筛查和优化来解释;然而,面对已知的冠状动脉疾病,术前血运重建不能带来获益,这可以首先通过 ACP 管理围手术期应激情况的整体技能水平来解释,其次是围手术期心肌梗死的性质。高血压、心动过速、缺氧、贫血或低血压触发的过度需求与供应(2 型心肌梗死)可导致缺血(Landesberg et al,2009)。麻醉医师可以在术中和术后处理这些情况。急性斑块破裂和血栓形成也可能发生缺血(Landeberg et al,2009)。由于高血压、心动过速(剪

切力)、高凝状态和手术相关炎症反应增加,这些事件更常发生在手术环境中。POISE 试验为降低心率同时避免围手术期低血压(避免心肌梗死和卒中)的计算策略提供了可信度。麻醉师应能够处理可能诱发心肌梗死的血流动力学问题,但对炎症和高凝的触发因素知之甚少,尚未通过麻醉方法进行调整。参与不可预防事件的 ACP 可能对其临床警戒和挽救病人的能力存在质疑,或者他们可能会觉得自己和那些参与可预防事件的人一样负有个人责任(Gazoni et al,2012)。

非心脏手术后的心肌损伤很常见,不一定表现为缺血特征(症状或心电图表现)。在一项大型国际研究中测量的肌钙蛋白 T 升高报告,无论缺血特征如何,肌钙蛋白 T 升高均可独立预测 30 天死亡率(Botto et al,2014)。

肺功能障碍

术后肺部并发症(PPC)包括肺炎、呼吸衰竭、支气管痉挛、胸腔积液、肺不张、低氧血症、基础慢性肺部疾病加重等。肺不张和胸腔积液是肝切除术后麻醉和手术的常见后果。这些小问题能通过积极的术后肺清理(排出黏液和分泌物)和早期活动得到解决,不需要进一步干预。

术后至少有三种机制导致肺功能受损。首先,被手术横断破坏的呼吸肌(腹肌)将不能正常工作。其次,病人可能会限制呼吸肌的运动,以尽量减少术后疼痛。最后,内脏传入神经的刺激可显著改变呼吸肌的激活。例如,切除胆囊可激活迷走神经传出,从而产生对发汗活动的抑制。值得注意的是,腹腔镜手术可能改善前两种致病机制,但不能改善第三种,腹腔镜手术后仍可观察到肺功能显著下降。

ACP 在 PPC 的预防中起关键作用。术前准备、术中处理和术后即刻护理可对该发病率的发生产生重大影响。众所周知,全身麻醉诱导(全Ⅳ麻醉和吸入麻醉)可减少肺容量并导致依赖区肺不张(Putensen et al,2009;SerpaNeto et al,2012)。为了改善氧合,ACP 应用高潮气量和高吸入氧浓度(FiO_2)。通过吸收性肺不张的高 FiO_2 也与术后肺不张的发生有关(Edmark et al,2003)。与所有腹部手术一样,肝脏手术后术中肺不张引起的氧合受损在术后持续数天(Duggan et al,2005)。已报告肺不张和 PPC 相关,但不是因果效应(Milic-Emili et al,2007)。有实验工作将肺不张区域与移位和细菌生长增加联系起来,为感染提供了最佳条件(Van Kaam et al,2004)。无论病因如何,PPC 均可增加30 天死亡率(Canet et al,2010)。

鼓励使用高潮气量(10~15mL/kg)通气以预防肺不张,导致通气气道峰压较高,这已被证实与急性肺损伤相关(Fernandez-Perez et al,2009)。低潮气量通气(6~8mL/kg 理想体重)联合呼气末正压(positive end-expiratory pressure,PEEP)(6~8mmH₂O)和每 30min 复张操作(肺保护性通气)已证实可降低急性呼吸窘迫综合征病人的死亡率,并降低腹部手术后有 PPC 风险的病人的 PPC 发病(Futier et al,2013)。然而在大型回顾性队列中,大多数麻醉师在不增加 PEEP 或呼吸动作的情况下降低潮气量(可能是因为其对血流动力学的影响),这可能导致死亡率增加(Levin et al,2014)。作者推测这是潮气量通气较

低导致的肺不张增加。肺保护性通气被认为是 ERAS 或最佳护理的标准,以进一步降低 PPC 的发生率,并作为护理质量和安全性的指标。肝脏 ACP 必须在每例病人的基础上权衡肺保护性通气的证据以及高 PEEP 和呼吸动作对静脉回流减少或肝脏充血的影响。

术后呼吸衰竭最常见的定义是需要机械通气超过 48 小时或计划外术后重新插管。既存呼吸疾病的性质和程度决定了给定标准麻醉剂对呼吸功能的影响。ACP 在预防呼吸肌相关 PPC 中起关键作用。在阻塞性肺病病人中,高气道阻力有利于深慢呼吸,这在腹部切口较大的病人中可能是不可能的。使用阿片类药物治疗这种疼痛将降低每分钟通气量并导致呼吸抑制。对接受胸部和腹部手术的病人进行的 meta 分析表明,与静脉输注镇痛相比,接受硬膜外镇痛的病人发生术后肺炎的概率降低了近 50%,这加剧了肝切除术后病人对该选择的争议(Popping et al,2008)。

对于肝切除术后药物药效学和药代动力学发生改变的病人,必须特别注意麻醉消除和残留药物效应,尤其是镇静、镇痛和神经肌肉阻滞剂。在最近的一项前瞻性队列研究中,无论是否四联监测和逆转剂的使用,中效神经肌肉阻滞剂的使用均与术后脱饱和(90%)和重新插管有关(Grosse-Sundrup et al,2012)。在 33 769 例手术病例的队列中,术后前 3 天内计划重新插管与院内死亡风险增加 72 倍相关(Brueckmann et al,2013)。

最近的一项系统综述和 meta 分析表明,与仅辅助供氧相比,在腹部手术后使用早期 CPAP 预防低氧血症可降低 PPC 的发生率(Ferreyra et al,2008)。

在没有硬膜外麻醉的病人中,肝脏手术后预期的呼吸功能受损可能会妨碍早期拔管,尤其是气体交换相关的任何基线异常。如果必须对病人进行机械通气,可在数小时内发生膈肌无力、萎缩和呼吸肌疲劳。与所有肌肉相似,完全休息可导致膈肌萎缩,因此必须采取允许病人触发的方式,例如辅助控制通气,以维持膈肌的功能(Powers et al,2008)。

静脉血栓栓塞

接受癌症手术的病人发生静脉血栓栓塞(venous thrombo-embolism,VTE)的风险为中度(Agnelli et al,2006;Alcalay et al,2006;Catheline et al,2 000)。指南建议在接受普外科手术的病人中,如果出血风险未能抵消 VTE 风险,则 VTE 风险至少为中度(3%)(Gould et al,2012),使用低分子量肝素以预防血栓。肝大部分切除术后,对术后出血的担忧,加上由于凝血功能异常而错误地假定了保护作用,尽管有相反的证据,但通常会妨碍常规预防性的使用(Tzeng et al,2012)。在我们机构最近的一项回顾性综述中,2.6% 的病人发生术后 VTE,与术后较高的国际标准化比值(INR)独立相关,低分子量肝素与 VTE 发生率或出血并发症无关(Nathan et al,2013)。肝切除范围更广和手术失血量更高的病人 VTE 发生率更高。尽管 INR 升高且血小板计数降低,但接受大肝癌手术的病人处于正常凝血甚至高凝状态,并存在静脉血栓栓塞的风险;然而,对于药理学预防来说尚无共识意见(Barton et al,2013)。

肝功能障碍(见第 79 章至第 81 章)

黄疸

部分肝切除术后的肝再生涉及 24~72 小时的快速细胞分裂,可通过细胞磷代谢的显著变化表征(Zakian et al,2005)。肝切除术后的标准治疗应包括用磷酸钾补充Ⅳ液体(30~40mmol/d)。

肝部分切除术后早期出现轻度黄疸比较常见,特别是行肝大部分切除术的病人,术后数天内出现一过性自限性高胆红素血症,可能因血肿重吸收和输血溶血而加重。

门静脉循环是无瓣膜的:压力的变化通过整个门静脉循环传递,正常肝脏的大窦结区域对门静脉血流的阻力很小。肝切除后,对门静脉血流的阻力会增加,直到肝脏再生。通常,这种门静脉压力的增加几乎没有什么后果。如果剩余肝脏的大小或健康程度不足以进行肝脏的代谢功能,病人可出现小肝综合征,表现为凝血功能障碍、胆汁淤积、高胆红素血症和腹水。对于这些病人,维持肝血流和灌注压对避免肝动脉血栓形成、肝动脉血管痉挛或门静脉血栓形成具有重要意义。

不能解决的进行性黄疸预示着一个更严重的问题。有人认为术后肝功能不全的定义是胆红素峰值大于 120μmol/L。在 1 059 例接受肝切除术的非肝硬化病人队列中,术后胆红素大于 120μmol/L 与 30% 的肝性关闭不全死亡概率相关(Mullen et al,2006)。然而,在同一队列中,70% 存活,强调了识别任何可能导致高胆红素血症的可纠正问题的重要性,如手术时胆管损伤、胆漏、感染或功能性肝脏血管窄迫。内镜逆行胰胆管造影或影像学检查将有助于诊断。

凝血

凝血因子的半衰期为 6 小时,因此凝血因子的亲和力很可能迅速演变。常规肝切除术后,通常会发生一过性和自限性凝血酶原时间或 INR 延长,通常无需输注新鲜冷冻血浆(FFP)或给予其他药物即可缓解。与接受较小手术的病人相比,接受肝大部分切除术的病人术后 INR 峰值较高(中位数 1.6),7 天内血小板计数最低值较低(中位数 148 000)(Nathan et al,2013)。常规胃肠外给予维生素 K(10mg/d)通常可在 48 小时内纠正凝血异常。可以通过 FFP 实现更快速的纠正,但很少需要,除非 INR 超过 2 或存在持续术后失血的其他问题(Martin et al,2003)。如果凝血功能障碍持续存在,应考虑纤维蛋白原异常血症。

腹水

腹水(见第 81 章)可由以下几种因素引起:①白蛋白和蛋白质合成受损;②肝血窦和内脏毛细血管内静水压增高;③肝和内脏淋巴液生成过多,导致淋巴液漏出到腹膜腔;④限制或减少腹膜淋巴管对水和蛋白质的重吸收;⑤继发于醛固酮增多症、交感神经兴奋增加、前列腺素和激肽代谢改变的肾脏钠潴留;⑥肾脏水排泄受损,部分是由于抗利尿激素浓度增加所致。肝胆手术后 1~2 周的血清白蛋白下降,本身在临床上一般不重要。即使存在重度低白蛋白血症,输注白蛋白也无益处。腹水的内科处理强调卧床休息和限钠。如果未发生自发性利尿,则开始醛固酮拮抗剂螺内酯治疗。在腹水病人中,由于主要过程和药物治疗,通常会发生电解质异常(低钠血症、高钾血症、低氯血症和低钾血症)和收缩性碱中毒。如果腹水对药物治疗无效,腹腔穿刺可提供暂时缓解。如果发生危及生命的并发症,如心脏或呼吸功能受损,这些病人需要转至重症监护室。

肾功能不全

肝胆手术后,可能会出现快速进展性肾衰竭,尽管在常规切除术后并不常见(Correa-Gallego et al,2015;Melendez et al,1998)。这种术后急性肾衰竭(acute renal failure,ARF)通常在与肝衰竭或多器官功能障碍不相关时好转。主要鉴别诊断包括急性肾小管坏死、肾前性氮质血症和肝肾综合征。术后肾功能不全与围手术期输血、LOS、其他严重并发症、30 天和 90 天死亡率、较大切除量和年龄相关(Correa-Gallego et al,2015;Kim et al,2014)。

最近,通过使用一个大型国家数据库,评价了接受腹内手术的病人围手术期急性肾损伤(acute kidney injury,AKI)的手术特异性风险(Kim et al,2014)。结果表明,在接受腹内手术的病人中,重度 AKI 的风险差异很大,取决于具体手术。肝胆手术(肝脏和胰腺,择期和急诊)的 ARF 发生率为 1.8%,校正风险为 1%。作者假设,AKI 可能是一系列不同原因和后果的疾病,取决于其发生的临床背景。Kim 及其同事(2014)的报告中,类似时间段内的回顾性综述评价了 LCVP 辅助肝切除术后的重度临床 AKI。临床相关 AKI 罕见(<1%),其中一半病人在短期随访期间消退(Correa-Gallego et al,2015)。肝切除术后的术后发病率分析反映了这些结果(Virani et al,2007)。尽管 Kim 仅分析了严重终点(肌酐>176.8μmol/L,透析),并且可能低估了 RIFLE(风险、损伤、衰竭、肾功能丧失和终末期肾病)标准定义的具有临床意义的 AKI 的发生率,该综述分析了实验室数据,能够将 RIFLE 标准应用于生化 AKI 的发生率(Correa-Gallego et al,2015)。尽管在接受 LCVP 辅助肝切除术的病人中,生化定义的肾功能不全是相对常见的事件(16%),但这是一种一过性现象,其临床意义有限。肝切除术后的术后发病率分析反映了这些结果(Virani et al,2007)。

目前尚无 ARF 的标准定义,但共同标准为生化(血清肌酐相对于基线升高 50μmol/L 或 50%,或超过设定水平,例如>500μmol/L)或临床(少尿伴尿量<400mL/d),两者兼而有之,或需要肾脏替代治疗。最近的发展是 RIFLE 分类,它寻求基于生化和尿量标准的组合来标准化 ARF 的定义。

生化 ARF 的发生率本身并不是反对在肝切除术中使用 LCVP 麻醉的论据。一些允许的临床相关肾功能不全在该病人人群中是非常罕见的事件,这与关于其他类型大手术的已发表文献一致(Bihorac et al,2013)。证据不支持 LCVP 辅助肝脏手术增加显著 AKI 的发生率。

葡萄糖代谢

缺糖导致肝糖原分解,以维持正常血糖。肝内储存的糖原耗尽后（12~24 小时），肝脏必须从其他底物合成葡萄糖（糖异生）。激素、胰岛素、胰高血糖素和肾上腺素是这些过程的重要调节剂。总的来说，术后病人似乎容易发生继发于糖原储备减少、胰岛素水平升高和糖异生受损的低血糖，但危险的低血糖罕见，当其存在时，必须提高对急性肝衰竭的怀疑。在大多数切除术中，切除术后 12~24 小时内可使用不含葡萄糖的等渗盐水溶液，随后应输注常规葡萄糖溶液并监测葡萄糖水平。

镇痛

肝切除术后，大多数病人在手术室拔管。直到最近，人们还是默认术后疼痛本质上是炎症的疼痛，加上可能是切断神经的一些直接疼痛。随后，已经证明手术疼痛和炎症疼痛之间存在重要差异（Brennan，2005）。从临床角度来看，更重要的是，一些药物可有效治疗手术疼痛或炎症，如阿片类药物，而其他药物则为单一效果。由于能更好地理解疼痛途径以及通过 ERAS 缩短和简化尤其是老年病人的住院流程，多模式镇痛的成功引起了广泛关注。术后疼痛管理已从使用初代或椎管内阿片类药物单药治疗显著发展为多模式阿片类药物保留镇痛。今天的治疗清单包括非甾体抗炎药物/环氧化酶-2 抑制剂、局部麻醉剂、N-甲基 d-天冬氨酸拮抗剂、α2-拮抗剂、胸段硬膜外导管、Ⅳ病人自控镇痛和切口导管（White & Kehlet，2010）。

尽管阿片类药物经受了术后镇痛的时间的考验，但这些药物，无论是硬膜外输注还是胃肠外输注，均并非无不良反应；因此，现在提出了靶向多模态阿片类药物保留镇痛算法。这些算法对于接受肝脏手术的病人可能不安全；相反，考虑到肝脏在药物生物转化和凝血中的作用，选择必须因人而异。

硬膜外镇痛

ASA 术后循证的疼痛管理指南是通用的，当适应肝脏手术时可能会造成混淆。基于网页的基于手术类型的术后疼痛管理（Procedure-Specific Postoperative Pain Management，PROSPECT）是由麻醉师、外科医生和外科科学家组成的协作组，推荐针对不同外科手术的最佳术后疼痛管理，以及支持或反对镇痛技术侵入性和疼痛对结局的影响的论据（Neugebauer et al，2007）。肝脏手术不是代表性的，可参考的手术尚不清楚。

最常用的切口是肋缘下或中线，伴随胸壁有明显的头向回缩。因此，病人的疼痛更类似于开胸术后病人的疼痛。对于肝脏手术后的术后疼痛，急性疼痛治疗服务主要为胸部 EPA 提供稀释的局部麻醉剂，前提是椎管内给药将在远低于全身给药所需的剂量下产生等同或改善的镇痛效果。尽管胸部 EPA 可为胸腹手术提供优越的疼痛缓解效果（Joshi et al，2008）并减少 PPC（Popping et al，2008），但由于术后凝血功能可能发生变化，因此在肝脏手术中使用 EDA 留置导管的相对风险仍存在争议。此外，肝切除术后的头号并发症是腹部感染，PPC 比胸外科手术更少见，由手术操作（胸腔积液或胆漏）导致的并发症多于病人的合并症。因为理论上存在脊髓血肿的风险，INR 升高或血小板计数减少会影响导管拔除的时机（Siniscalchi et al，2015）。近年来，无血肝手术，已知的高凝状态（尽管 INR 升高和血小板计数降低）以及留置导管在术后接受抗凝治疗的其他

外科手术中的安全性让我们重新评估其在肝切除病人中的风险与获益。关于肝脏手术病人硬膜外使用的安全性，尚无临床指南。美国区域麻醉学会（ASRA）概述的凝血缺陷病人椎管内镇痛的放置和移除指南也适用于肝切除术（Apfelbaum et al，2012）。

最近，基础科学和回顾性综述表明，癌症手术中的麻醉管理可能会影响病人的长期生存。目前正在进行几项多中心前瞻性试验，以检查使用局部麻醉是否能真正减少癌症复发。肝脏手术最有趣和最直接的假设是 EDA 是否能改善免疫功能和增加对术后感染的抵抗力。

手术应激和疼痛可能诱导淋巴细胞耗竭，这可能与术后感染并发症的风险相关。尽管与全身阿片类药物治疗相比，术后疼痛减轻不会影响与单核细胞活化和表型改变相关的循环细胞因子，但在动物中有证据表明 EPA 可影响淋巴细胞分布，增加术后 CD4/CD8 比值和 B 细胞，并减少自然杀伤细胞。人体研究尚未显示这种免疫保护作用（Cata et al，2013）（见第 11 章）。EDA 联合 EPA 通过改变循环中白细胞表面分子 CD11b 和 CD62L（L-选择素）显著降低病人术后炎症反应的数量，因此二者是早期检测术后应激反应炎性标志物的更灵敏标志物（Chloropoulou et al，2013）。由于肝脏在免疫和炎症过程中的作用，EDA/EPA 能否减弱中性粒细胞的黏附能力，以及改善病人对感染的抵抗力，这对于肝脏手术可能比其他类型的手术更为重要。

腹腔内感染

腹腔感染是现代肝脏手术最常见的并发症（Kingham et al，2014）。已证实接受肝切除术的癌症病人的术后并发症可降低无病生存期和疾病特异性生存期（Ito et al，2008）。其机制尚不清楚，但围手术期炎症和感染是当前的理论。术后胆红素、失血、输血、肝大部分切除术和肝切除术联合结肠切除术均显示与并发症相关。并发症（尤其是感染）是强有力的预测因素，也是疾病特异性生存率不良的可能原因（Correa-Gallego et al，2015；Ito et al，2008）。引起肝脏低血流状态的常见情况是败血症。胆道操作和放置胆道支架、培养阳性胆汁、残留胆石、腹水、失血和输血均可能诱发腹腔感染。接受肝门部胆管癌肝切除术的病人存在术后感染并发症的特殊风险。预防医院获得性感染总是比治疗感染好。

腹部感染的初始治疗属于介入放射学领域。超声和 CT 用于定位经皮引流的积液，通常无后遗症（见第 27 章）。附着在白细胞和葡萄糖上并能显示高代谢需求（生物成像）的放射性同位素即将用于未来识别腹部采集物。

谵妄：脑病

谵妄（暂时无法集中注意力和清晰思考）发生在 1/5 接受大手术的老年病人中。谵妄与恢复较慢和结局较差相关，可能启动恶性循环（谵妄、身体约束和治疗谵妄的药物；术后并发症；然后产生更多谵妄）。我院有以早期支持治疗为基础的日常防护和干预方案，包括加大监测力度，更好地缓解疼痛，避免多药共用，营养良好。但从预防或治疗的角度来看，目前尚无

一个降低术后发生率的目标。氯胺酮是一种已使用 50 年的麻醉剂,新的研究表明,除了术中常规麻醉外,即使在术中低剂量使用氯胺酮,也可降低谵妄的风险(Khan et al,2015)。

通常采用 West Haven 脑病标准对脑病进行分级(Ferenci,2013)。它试图半定量病人精神状态的分级,从轻微的无意识到嗜睡、意识模糊和昏迷。临床上,病人精神状态的突然改变或扑翼样震颤的发作,即一种与伸肌张力丧失有关的波状震颤,就是肝性供血不足的体征,应尽快寻找肝性脑病的原因和开始治疗。任何围手术期因素,包括胃肠道出血、感染、药物、饮食和脱水均可诱发肝性脑病(Sladen,2008)。肝性脑病的确切发病机制尚不清楚。内源性氨的蓄积与脑病的发生有关,并被认为是病因;然而,它只是蛋白质代谢紊乱的标志。在酸性环境中,氨获得氢离子成为离子铵(NH_4^+),离子铵不能穿过脂质膜,但能进入中枢神经系统。在碱性环境中,离子铵失去氢离子成为氨,氨是非离子化的,可自由穿过脂质膜并进入中枢神经系统。氨在脑水肿的发生中起着重要作用,因为星形胶质细胞摄取肠道内细菌产生的氨,并将其转化为谷氨酰胺,后者具有相当的渗透活性。氨还会引起神经递质合成和释放、线粒体功能和神经元氧化应激的额外变化(Norenberg et al,2014)。标准治疗旨在降低氨和其他潜在毒性代谢物的水平。应纠正与氯化钾相关的代谢性碱中毒。饮食中限制蛋白质的摄入比通过口服乳果糖或利福昔明减少肠道蛋白质的吸收更为可取(Mas et al,2003)。

（毕新宇 译　刘景丰 审）

第 25 章

肝胆胰疾病病人的围手术期重症监护

Louis P. Voigt, Stephen M. Pastores, and Neil A. Halpern

引言

接受肝胆外科手术或胰十二指肠切除术的病人,尤其是手术范围大或存在并发症者,可能需要入住重症监护病房(intensive care unit,ICU)。与普通人群相比,患有慢性肝病(例如由于酗酒、感染乙型或丙型肝炎病毒引起的肝硬化、酒精性或自身免疫性肝炎、原发性胆汁性肝硬化、硬化性胆管炎和血色素沉着病)的病人在大手术后发生并发症的风险增加(参阅第 81 和 103D 章)。仔细的术前评估、计划、监测和改善病人的身体状况,可以减少慢性肝病的负面影响,降低肝胆胰外科的术前并发症和死亡风险。尽管本章主要关注肝硬化和慢性肝病病人的围手术期特殊情况,但是对胰十二指肠切除术病人的术前评估和可能发生的围手术期并发症也进行了简要讨论。

术前评估和护理

肝硬化病人在肝胆胰外科手术以及非肝外科大手术后具有更高的发病率和死亡率(Nguyen et al,2009)。在评估慢性肝病病人的围手术期风险时,应考虑三个主要因素:肝功能储备、合并症和拟行手术的复杂性。

Child-Turcotte-Pugh 评分评估肝功能储备和终末期肝病评分模型

有数种评分方式可用于评估肝功能储备(参阅第 3 章)。最常用的是 Child-Turcotte-Pugh(CTP)和终末期肝病模型(model for End-Stage Liver Disease,MELD)评分(表 25.1)(Nicoll,2012)。CTP 评分是基于是否存在肝性脑病、腹水程度、凝血酶原时间以及血清白蛋白、胆红素水平,代表肝脏合成功能障碍的程度。该评分将肝硬化分为三类。A 级(5~6 分)是指肝功能代偿良好的肝硬化,B 级(7~9 分)和 C 级(10~15 分)分别对应轻度和重度肝功能失代偿状态的肝硬化。A 级肝硬化病人的择期或急诊非肝脏手术死亡率为 0%~7.1%,B 级为50%,C 级为 84%~100%(Franzetta et al,2003;Hayashida et

al,2004)。

2000 年,出现了 MELD 评分(Malinchoc et al,2000)。MELD 评分是基于凝血酶原时间-国际标准化比值(PT-INR)和血清胆红素、肌酐水平,其计算公式如下:

$$MELD 评分 = 9.6 \times \ln[血清肌酐(mg/dL)]$$
$$+ 3.8 \times \ln[血清胆红素(mg/dL)]$$
$$+ 11.2 \times \ln[INR] + 6.4$$

MELD 评分的分值从 6~40。即使中等程度 MELD 评分(>9)的病人在接受肝细胞癌(HCC)肝切除术后也可能产生不良的预后(Delis et al,2009)。MELD 评分与 CTP 评分密切相关,是接受择期或急诊手术的肝硬化病人术后死亡率的准确预测指标(Farnsworth et al,2004;Fayad et al,2015;Hoteit et al,2008)。

肝脏的影像学检查(例如磁共振成像)和功能试验,例如单乙基甘氨酸二甲苯胺试验和吲哚菁绿清除率(ICG),已被用于评估肝脏对手术创伤的耐受能力以及预测肝切除术后并发症和死亡率。联合应用 MELD 评分和 IGC(MELD-ICG)的数据显示,有望预测经颈静脉肝内门体静脉分流术(transjugular intrahepatic portosystemic shunts,TIPS)的结果,但不适用于肝切除术的病人(Zipprich et al,2010)。

合并症

数种肝内(例如酗酒、病毒和自身免疫性肝炎、门静脉高压症)和肝外的[例如重度肥胖、糖尿病、急性肾损伤(acute kidney injury,AKI)]合并症可能会对肝硬化病人肝癌和非肝癌手术的结果产生负面影响(Hickman & Macdonald,2007)(参阅第 24 章)。手术禁忌证包括急性酒精性肝炎、代偿性自身免疫性肝炎、急性肝衰竭、顽固性腹水、自发性细菌性腹膜炎(spontaneous bacterial peritonitis,SBP)、静脉曲张出血、难以控制的肝肺综合征和门肺高压症(Czaja,2009)。慢性丙型肝炎和肝硬化的病人,合并糖尿病会增加发生腹水、肾功能不全和细菌感染的风险(Elkrief et al,2014)。对于自身免疫性和病毒性肝炎

	可能的分数	肝性脑病	腹水	白蛋白	胆红素	PT-INR	肌酐
表 25.1 评估肝功能储备的评分系统							
CTP	5~15	+	+	+	+	+	−
MELD	6~40	−	−	−	+	+	+

CTP,Child-Turcotte-Pugh;MELD,终末期肝病模型;PT-INR,凝血酶原时间-国际标准化比值。

的病人，术前宜进行免疫调节和抗病毒治疗，应增加类固醇的剂量以减轻肾上腺功能不全（Chan，2005；Hadziyannis，2006；Keeffe et al，2008；Lau et al，2005；Marcellin et al，2008）。腹水、上消化道出血、营养不良、贫血、血小板减少、伴或不伴 AKI 的电解质紊乱以及术前感染是肝硬化病人围手术期并发症和死亡的危险因素（Ziser et al，1999）。术前胆汁淤积和肝脂肪变性也是发生主要并发症（包括死亡率在内）的重要危险因素（McCormack et al，2007）。

腹水、门静脉高压和静脉曲张出血

腹水易导致细菌性腹膜炎、伤口愈合延迟，由于功能残气量（functional residual capacity，FRC）降低易导致呼吸功能下降（Gupta et al，2000）（参阅第 81 章）。完全控制腹水可能需要几个月的时间，低钠饮食、合理使用利尿剂和/或大量穿刺放腹水都是有效的方法。穿刺术中静脉注射白蛋白溶液可降低围手术期低血容量性休克和死亡的风险（Kwok et al，2013）。

通过瞬时弹性成像可早期识别门静脉高压症，该病症增加了医院内死亡风险（Berzigotti et al，2013；Bureau et al，2008；Nguyen et al，2009）。肝硬化病人接受各种手术（如胆囊切除术、冠状动脉搭桥术、腹主动脉瘤修复术、结直肠手术）后发生曲张静脉出血、细菌性腹膜炎和院内死亡的风险与门静脉高压症相关的腹水和静脉曲张密切相关（Csikesz et al，2009；Nguyen et al，2009）（参阅第 77 章）。多普勒超声可以证明门静脉系统的血流量异常，血流异常程度与死亡率的增加有很好的相关性（Harrod-Kim & Waldman，2005）。此外，肝静脉压力梯度、MELD 评分和白蛋白水平也可以预测肝硬化病人的临床失代偿状态（Ripoll et al，2007）（见第 81 和 82 章）。

对门静脉高压症的病人术前应进行干预以降低肝静脉压力和静脉曲张破裂出血的风险。奥曲肽（octreotide）和利尿剂的联合使用可改善门静脉及全身血流动力学（Kalambokis et al，2006）。此外推荐单独使用非选择性 β-受体阻滞剂如普萘洛尔（propranolol）或纳多洛尔（nadolol），或与硝酸盐及食管静脉曲张结扎联合应用。TIPS 亦可作为一种替代性选择（de Franchis & Baveno，2010；Escorsell et al，2002；Garcia-Pagán et al，2009；Lo et al，2002），适用于顽固性或不耐受利尿剂的腹水病人，同时应密切监测接受 TIPS 的病人是否发生肝性脑病（Qi et al，2015）。中至高度 MELD 评分（>15）的病人 30 天内死亡风险高，不宜接受 TIPS 治疗顽固性腹水（Ferral et al，2004；Schepke et al，2003）。并发顽固性腹水的肝硬化病人也禁用 β-受体阻滞剂。由于这些病人的术后发病和死亡率很高，因此应避免进行腹部手术（Serste et al，2010）（见第 79 和 87 章）。

营养

营养状况的通用参数（体重、体重指数和白蛋白水平）可靠性较差，肝硬化病人的营养不良状态通常被低估（Juakiem et al，2014）。高达 40% 的肝硬化病人合并严重的营养不良，这是一种会增加围手术期并发症和死亡风险的严重问题（Sam & Nguyen，2009）（参见第 26 章）。营养不良的肝硬化病人如果合并糖尿病会增加罹患肝性脑病的风险（Kalaitzakis et al，2007）。

因此，改善肝硬化病人的营养状况可能与改善预后有关。优先选择口服饮食和通过鼻胃管的肠内营养，此法也可以安全地用于食管静脉曲张的病人（Hebuterne & Van biervliet，2011）。支链氨基酸因其具有降低肝性脑病风险的作用而被提倡，但其真正的益处却很小（Harrison，2006；Marchesini et al，2003）。经皮内镜下胃造口术（percutaneous endoscopic gastrostomy，PEG）置管在并发腹水和门静脉高压症的病人中应避免使用，因为在 PEG 导管插入过程中可能会穿破静脉曲张血管，引起难以控制的出血（Rahnemai-Azar et al，2014）。由于可能增加高血糖、感染、液体超负荷、氮质血症和肝功能障碍的风险，不建议行短期肠外营养（Badia-Tahull et al，2012）。

贫血

即使没有肝功能失代偿或食管静脉曲张，贫血仍是肝病的常见并发症，通常在肝硬化起病后约 40 个月逐步发展（Qamar et al，2009）。包括出血、溶血、脾隔离症、肝功能障碍、营养不良以及铁和维生素缺乏症在内的多种因素参与到贫血的发生发展中。通常仅在有记录的缺铁情况下才应补充铁。自体输血和促红细胞生成素的成功应用，可以减轻红细胞输血的需求（Kato et al，2009；Silver et al，2006）。

凝血障碍

与贫血相似，肝硬化病人的凝血异常也很常见。其原因很多，包括肝脏合成功能下降、凝血因子合成异常、营养不良、维生素 K 缺乏症、血小板减少症和异常纤维蛋白原血症（Qamar et al，2009）。术前 PT-INR 延长且怀疑有维生素 K 缺乏的病人宜进行为期 3 天的静脉注射维生素 K 的试验（Shah et al，2014）。对于需要停用口服抗凝的病人，术前一天口服甲萘氢醌（menadiol，维生素 K 的水溶性制剂）可以在手术当天使 PT-INR 正常，并且不会导致术后对华法林产生耐药性（Woods et al，2007）。

最近的研究未能将出血风险的增加与凝血酶原时间（prothrombin time，PT）延长或激活部分凝血活酶时间（activated partial thromboplastin time，aPTT）延长之间建立明确的相关性（Tripodi & Mannucci，2011）。随着对肝硬化凝血模式有了更好的理解，在没有出血的情况下不再提倡常规输注新鲜冰冻血浆来纠正延长的 PT-INR 和 aPTT（Monroe & Hoffman，2009；Northup & Caldwell，2013）。但是，围手术期团队最终的决定通常是个体化的。过多的新鲜冰冻血浆输注会导致容量超负荷，并可能加重腹水。人重组活化因子 Ⅶa（rFⅦa）或凝血酶原复合物浓缩物是急性出血病人血浆的有效替代品（Pabinger et al，2008；Romero-Castro et al，2004），但是尚未对其进行严格试验。当存在出血且血清纤维蛋白原水平低于 1g/L 时，建议给予冷沉淀治疗（Anderson et al，2013）。有关浓缩纤维蛋白原有益的数据仅限于创伤和大量出血（Fenger-Eriksen et al，2008）。对于中度血小板减少症，血小板浓度小于 50×10^9/L 的病人，在实施侵入性手术前，建议先输注血小板（Johansson，2009；Rebulla，2001）。使用去氨加压素是抢救难治性出血的方法，特别是在存在 AKI 的情况下，但其在慢性肝病中的益处仍然存在争议（Shah et al，

2014)。

心血管和呼吸参数

慢性肝病病人倾向于发生呼吸性碱中毒。大量腹水时腹围增加可导致限制性通气障碍、FRC 降低和低氧,穿刺可改善呼吸参数(Gupta et al,2000)。由于普遍存在吸烟和糖尿病,肝硬化病人也有患冠状动脉疾病的风险(Dam et al,2013;Hickman & MacDonald,2007)。肝硬化病人通常具有类似于系统性炎症反应综合征(systemic infl ammatory response syndrome,SIRS)的高动力性血流动力学特征,即高心输出量以及肺、内脏和周围床的血管舒张(Cazzaniga et al,2009;Moller & Henriksen,2008)。酒精性肝和铁超负荷的病人易患心肌病和心律不齐(Moller & Henriksen,2008)。

肝肺综合征和肺动脉高压

肝肺综合征(hepatopulmonary syndrome,HPS)在晚期肝硬化中较为常见,常伴有门肺高压症。这是由于各种毒素积聚并绕过肝硬化的肝脏而引起肺血管系统改变(Ho,2008)(参阅第79 章)。HPS 的体征和症状包括缺氧、直立性低氧血症、棒状和蜘蛛状血管瘤(Singh & Sager,2009)。经胸超声心动图与生理盐水或气泡造影剂的对比可识别出肺内和右向左心的分流,提示 HPS 存在(Rodriquez-Roisin et al,2005)。HPS 的严重程度可以通过标记的大颗粒白蛋白肺灌注扫描和动脉血气分析来定量。HPS 使肝硬化的总体预后不良(Fauconnet et al,2013)。HPS 病人进行肝内和肝外手术的全身麻醉显著增加围手术期风险(Mazzeo et al,2004)。术前动脉血氧分压(PaO2)为50mmHg 或大颗粒白蛋白扫描定量分流分数为 20% 或更高者,心肺并发症的死亡率更高(Arguedas et al,2003)。

肺动脉高压是 HPS 的必要组成部分,易诱发术中心律失常和心脏骤停(Porres-Aguilar et al,2012)。门肺高压症病人的死亡率很高,其 1 年和 5 年生存率分别为 54% 和 14%(Swanson et al,2008)。门肺高压症通常无症状且难以诊断。右心导管置入术有助于确定肺动脉高压的各种原因,而且是门肺高压症的最佳诊断方法(Krowka et al,2006)。重度 HPS 相关性肺脉高压病人应在全身麻醉下行择期手术,手术应在使用血管扩张药控制肺动脉高压之后进行。

电解质

在酗酒和慢性肝病的病人中,电解质异常很常见。低钠血症是由于排泄自由水的能力受损所致,常发生在严重腹水、肝性脑病、SBP 和肝肾综合征(hepatorenal syndrome,HRS)的情况下(Angeli & Merkel,2008)。应通过各种方法明确并纠正低钠血症的病因,如改善液体缺乏或限制液体输入,可以谨慎而暂时地使用血管加压素 2(V2)受体拮抗剂,例如考尼伐坦(conivaptan)、沙他伐坦(satavaptan)和利希普坦(lixivaptan)(Kwo,2014)。使用襻利尿剂、慢性呼吸性碱中毒或营养不良可能导致其他电解质失衡(低钾血症、低镁血症和低磷血症),因此应在手术前予以纠正以限制心律不齐,腹膜炎和肝性脑病的发展。

感染

肝硬化病人发生感染,尤其是 SBP 的风险增加(Khan et al,2009)。在肝硬化病人中,感染使死亡率增加四倍,中位死亡率为 38%(30% 在感染后 1 个月内死亡,而另外 30% 在 1 年内死亡)(Arvaniti et al,2010)。SBP 的危险因素包括胃肠道出血、代谢性碱中毒、脱水、低钠血症和高 MELD 评分(Obstein et al,2007)。SBP 导致病人死亡率增加,而高龄、肾功能不全、菌血症和 MELD 评分升高使死亡率进一步恶化(Cho et al,2007;Khan et al,2009;Nobre et al,2008)。通过诊断性腹腔穿刺术可以证实 SBP 的存在,尤其是在伴有大量腹水的情况下(Kuiper et al,2007)。若存在 SBP,则应推迟择期手术,直到感染得到充分控制。应用喹诺酮类药物进行预防性肠道净化可预防高危病人(例如发生胃肠道出血或腹水中蛋白质水平较低者)发生SBP(Loomba et al,2009;Terg et al,2008)。

手术过程

外科手术的复杂程度影响手术的结局(参见第 24、77 和103D 章)。手术的时间和围术期的管理应考虑手术的性质,麻醉药的使用,肝硬化的严重程度、偶尔急性发作的程度和肝病原因,紧急手术和不定期的剖腹手术死亡率很高(Demetriades et al,2004;Georgiou et al,2009)。胆囊切除术和脐疝、腹股沟疝的修复性手术并发症及死亡风险最低。而胰腺手术、心血管和创伤手术的并发症及死亡风险最高(De Goede et al,2012)。与腹腔镜和择期手术相比,心血管手术、开腹胆囊切除术、子宫切除术、肾切除术和经尿道前列腺切除术的发病率和死亡率也更高(Csikesz et al,2009;Filsouf et al,2007;Pavlidis et al,2009;Shaheen et al,2009)。

胆胰外科评估

胆囊、胆管和胰腺癌的手术始终非常具有挑战性,需要经验丰富的外科和麻醉团队。在过去的四十年中,标准化的Kausch-Whipple 胰十二指肠切除术治疗胰头癌的死亡率有了明显增加(Richter et al,2003)(见第 66 和 67 章),包括心肺不良事件、瘘、胃排空延迟、败血症和出血等术后并发症很常见(Schmidt et al,2004)。

基于胰腺手术中生理功能评估及手术应激评分的术后发病率预测模型结果好坏参半(Deyle et al,2011;Hashimoto et al,2010)。其他评分系统可进行术前危险分层,预测与胰十二指肠切除术相关的主要并发症以及筛选合适病人。术前胰腺切除(PREPARE)评分是基于多个变量评分系统,包括收缩压、心率、血红蛋白水平、白蛋白水平、美国麻醉医师协会分级、选择性手术还是急诊手术、原发胰腺疾病与否。PREPARE 评分在识别胰腺手术的低危、中危和高危病人时非常准确(Uzunoglu et al,2014),其他预测因素包括胰腺质地、胰管直径和手术失血量等(Braga et al,2011)。

术中管理

肝硬化病人术中护理的核心内容包括:谨慎选择麻醉剂、

镇静剂,机械通气管理。在出血和液体转移/丢失的情况下维持足够的血容量,控制血糖,纠正电解质紊乱,改良手术技术,避免体温过低以及在相对贫血和存在凝血障碍情况下调整失血量(请参阅第 24 章)。

麻醉剂和镇静剂的选择

麻醉剂、肌松剂、镇痛药和镇静剂的种类和剂量应考虑肝脏合成和清除功能受损的程度(Hoetzel et al,2012)。与正常人群类似,肝病病人可以实施气管插管及诱导。由于不通过肝脏或肾脏排泄,阿曲库铵(atracurium)和顺阿曲库铵(cisatracurium)可作为气管插管首选的神经肌肉阻滞剂(Hoetzel et al,2012)。因肝脏代谢较少,在肝病病人中,异氟烷(isoflurane)和七氟烷(sevoflurane)仍然是首选的吸入麻醉药(Nishiyama et al,2004)。在这两种药物中,由于异氟烷对肝血流的影响极小,因此更常选用。由于肝毒性的风险较高,通常不选用安氟醚(enflurane)和氟烷(halothane)(Berendes et al,1996)。

大多数麻醉剂、镇静剂和镇痛药在肝脏中广泛代谢,在患有慢性肝病的病人中其半衰期通常发生变化(Bosilkovska et al,2012)。肝硬化延迟了阿芬太尼(alfentanil)的消除清除,而芬太尼(fentanyl)、舒芬太尼(sufentanil)和瑞芬太尼(remifentanil)的代谢未受到影响(Delco et al,2005)。蛋白结合率的降低和分布容积的增加阻碍了肝硬化病人中咪达唑仑(midazolam)的清除(Verbeeck,2008)。瑞芬太尼静注因起效和消除作用迅速而被推荐用于诱导。在外科手术或内窥镜手术中,与咪达唑仑相比,丙泊酚(propofol)因其恢复时间更短,药代动力学更好,加重亚临床脑病的倾向更小,在镇静麻醉中越来越受到青睐(Khamaysi et al,2011)。通常来说,应避免或限制在手术中使用阿片类药物。

机械通气管理

从通气的角度出发,肝硬化是腹腔镜探查术中使用二氧化碳的相对禁忌证。即使在没有急性肺损伤/急性呼吸窘迫综合征的情况下,也只提倡低至中度潮气量(tidal volume,VT)。因为较大的 VT 可能导致腹部高血压,加重呼吸性碱中毒,发生气压伤,降低心室前负荷,最终产生全身性低血压和多器官损伤(Determann et al,2010)。由于弥散功能障碍、通气-血流不匹配和功能性残气量(functional residual capacity,FRC)降低,慢性肝病病人发生低氧血症的风险增加(Polverino et al,2014),应用肌肉松弛剂和吸入性麻醉剂可以降低氧耗量。由于死亡率高,在门肺高压症未得到控制的情况下严禁手术(Kawut et al,2005)。

液体/血液丢失和血流动力学参数

谨慎筛选病人、控制切除的肝脏体积、减少术中失血有助于改善围手术期并发症的发生率和死亡率。尽管存在全身性液体超负荷,但有效循环容量减少的情况也是经常存在的(Cazzaniga et al,2009),在手术的起始阶段可能与进入腹膜腔时行腹水清除而引起的明显液体移位有关。由于门静脉高压症和凝血障碍的存在,可导致术中出血过多,并可能使手术复杂化。血栓弹力图已被提倡用于指导术中监测和治疗凝血障碍(Luddington,2005)。术前即刻静脉输液可减少血流动力学改变并预防与血容量不足相关的并发症,例如肝性脑病和术后 AKI。有时需要大剂量输注血液制品或静脉输液以维持血流动力学稳定性。应使用胶体溶液如白蛋白(伴血管收缩剂)可以最大限度地降低加重门静脉高压和容量超负荷的风险(Appenrod et al,2008)。

肝切除期间维持低中心静脉压(central venous pressure,CVP)的麻醉技术可降低失血、肾衰竭和死亡的风险(Melendez et al,1998)。每搏变异量是 CVP 监测的另一种方式,它是监控术中失血的有用指标,并且可以安全地指导肝切除过程中静脉输液和给药(Dunki-Jacobs et al,2014;Harimoto et al,2013)。术中输血是肝切除病人并发症和死亡的先兆(Neeff et al,2014)。肝细胞癌切除过程中失血增加是癌症复发和死亡的独立预测因子(Katz et al,2009)。

电解质紊乱的纠正

纠正电解质异常对预防心律失常和血流动力学损害十分重要。与正常人群相比,慢性肝病病人由于柠檬酸盐负荷增高,在大量输血期间发生急性低钙血症更为常见(Chung et al,2012)。在术中出血和低血压的情况下应考虑静脉注射钙剂,有助于维持血管肌肉张力并止血。术中及术后应监测血清钾、钙、镁和磷的水平,并应迅速纠正电解质异常(Hayter et al,2012)。

手术技术的改进

在过去的十年中,肝脏外科技术的进步已显著改善了术后结局(Rowe et al,2009;Schiffman et al,2015;Vavra et al,2014)(参阅第 103 章)。减少术中失血,采用间歇性肝门血流阻断进行缺血预处理以及其他可保留较大体积肝实质的技术,是获得这些有利结果的主要原因,在大容量中心更是如此(Aragon & Solomon,2012;Heizmann et al,2008)。但另一方面,在近期的随机对照试验和荟萃分析中并未证明缺血预处理的益处(O'Neill et al,2013;Ye et al,2014;Zhu et al,2014)。

在胰腺手术方面,保留幽门的胰十二指肠切除术与经典的 Whipple 手术在治疗胰腺癌的中期和长期结局方面没有差异(Diener et al,2014;Tran et al,2004)。另一方面,保留幽门的方法具有明显的优势。例如手术时间短,住院时间短,失血量和输血量减少,胃排空延迟的发生率降低以及对长期消化功能和营养状况具有更持久影响(Niedergethmann et al,2006)(参阅第 66 章)。

术后管理

尽管进行了周密的计划、谨慎的病人选择以及合理的术中监测和管理,一些病人仍发生了肝衰竭,这是最令人担忧和紧张的术后并发症。慢性肝病病人还容易发生其他术后并发症,例如腹腔间隔室综合征、液体紊乱和静脉血栓栓塞(venous thromboembolism,VTE)。

肝硬化会增加 AKI、脓毒血症、入住 ICU 和术后死亡的风险，尤其是与酒精依赖、肝性脑病和上消化道出血相关时（Lin et al,2013）。高 MELD 评分、入住 ICU、需要机械通气和持续性肾脏替代治疗是住院时间延长以及短期、长期死亡率的预测指标（Bahirwani,2013；Cholongitas et al,2009；Levesque et al,2014）。入住 ICU 的肝硬化病人中，序贯器官衰竭评分和 MELD 评分可以更加准确地预测死亡率，而三个或三个以上器官衰竭的病人的死亡率为 90%（Cholongitas et al,2006）。术后死亡的三个主要危险因素为高龄、MELD 评分≥20 以及美国麻醉医师协会分级 Ⅳ 级和 Ⅴ 级（Teh et al,2007）。

术后肝衰竭

肝衰竭通常的临床表现为肝性脑病、高胆红素血症和凝血障碍，可导致急性呼吸衰竭、有/无肝肾综合征的肾衰竭、血小板减少症和获得性凝血功能障碍。数种术后标准已用于预测肝功能衰竭及死亡率。50-50 标准，以凝血酶原时间少于 50%（或 PT-INR>1.7）和血清胆红素大于 50μmol/L 为组合，是预测肝切除术后因肝功能衰竭而入住 ICU 病人第 3 天和第 5 天死亡率的有效指标（Balzan et al,2005；Paugam-Burtz et al,2009）。Mullen 标准（术后 1~7 天胆红素峰值>120μmol/L）相比 50-50 标准能更准确地预测肝切除术后肝衰竭的死亡（Filicori et al,2012）。肝性脑病和高胆红素血症病人避免肝毒性药物治疗，应使用小剂量递增的止痛剂和其他药物以达到预期的治疗效果，并应用乳果糖和粪便软化剂（Wright & Jalan,2007）。N-乙酰半胱氨酸在肝切除术后肝衰竭的治疗中并没有带来任何生存获益（Robin-son et al,2013）。肝移植是最有效的治疗方法，使用肝脏辅助装置进行短暂的支持治疗的效果仍不确定（Schilsky,2011；Sussman et al,2009）（参阅第 79 章）。

液体管理和腹腔间隔室综合征

肝硬化病人容易出现术后低血压、血管舒张、SIRS 的高动力状态以及门静脉高压症（Cazzaniga et al,2009）。手术过程可能导致明显的液体移位，即使在术前无门静脉高压症的稳定肝硬化病人中也可能发生腹水，合理地静脉输液可以保护肾功能并预防腹水（Cholongitas et al,2006）。少尿通常是由于血管内容积减少而腹水再积聚所致，需要静脉注射胶体和血管加压剂，如去甲肾上腺素（norepinephrine）及特利加压素（terlipres-sin）治疗。而不应使用利尿剂或 α-肾上腺素受体激动剂，如米多君（midodrine）（Appenrodt et al,2008；Belcher et al,2013）。

发生高张力性腹水易导致伤口裂开、AKI、腹膜炎和腹腔间隔室综合征。腹腔间隔室综合征是指腹腔内压力急剧升高超过 20mmHg 并导致一种或多种器官功能障碍（Malbrain et al,2007）。其危险因素为肥胖、休克/低血压、脓毒血症、大量晶体复苏以及腹部手术（Holo-dinsky et al,2013）。腹腔间隔室综合征很常见，并且容易形成因静脉回流减少而导致低血压，FRC 减少和呼吸机不同步而导致低氧血症，肾脏和肠灌注减少而导致 AKI 和肠缺血的恶性循环（Daugherty et al,2007）。目前，通过膀胱导管测量腹腔内压力是诊断的主要手段，应通过建立适

当的复苏终点来避免过度液体输入（Vidal et al,2008）。给予血管升压药并限制大量静脉输液可以恢复血流动力学稳定性，保护肾功能并预防紧张性腹水和腹腔间隔室综合征的发生，而穿刺和手术减压则是防止器官损害和伤口裂开的必要措施（An & West,2008；Levesque et al,2011）。

急性肾衰竭和肝肾综合征

AKI 在接受肝切除病人中的发生率大约 15%，与病人既往已有的心血管疾病、术前血清丙氨酸氨基转移酶升高、潜在的肾脏疾病和糖尿病有关（Slankamenac et al,2009）。慢性肝病病人的术后 AKI 可能是由于围手术期使用肾毒性药物、血容量不足、肾实质疾病和 HRS 引起的（Gines & Schrier,2009）。避免使用肾毒性药物、合理使用静脉输液和升压药是 AKI 的有效治疗策略。

HRS 是晚期肝病病人术后严重的肾脏并发症，表示循环功能障碍引起了功能性肾衰竭（参阅第 79 章）。HRS 发生的潜在机制包括肾内血管收缩、感染或有效血容量减少（例如出血、腹膜液体引流或应用利尿剂）引起的内脏循环动脉血管显著舒张（Salerno et al,2007）。HRS 有两种类型：1 型 HRS 通常与肾功能快速恶化、胆红素和凝血酶原时间延长有关。2 型 HRS 的特点是与难治性腹水相关的逐渐发展的肾功能损害，程度相对较轻（Angeli & Merkel,2008）。知识框 25.1 总结了国际腹水俱乐部对 HRS 的更新诊断标准 Arroyo et al,1996；Salerno et al,2007）。急性肾小管坏死可能与 HRS 难以区分，因为两种疾病在尿液分析方面具有相似的表现和结果（Gines & Schrier,2009）。

单独应用血管收缩剂［特立加压素（未在美国批准）或去甲肾上腺素］或与白蛋白及 TIPS 联合应用是 HRS 的主要治疗方法（Alessandria et al,2007；Gluud et al,2012；Martin-Llahi et al,2008；Nassar Junior et al,2014；Sanyal et al,2008；Sharma et al,2008）。对血管收缩剂或 TIPS 无反应的病人以及原位肝移植的潜在候选病人可以实施连续或间歇性的肾脏替代疗法，约 50% 病人的肾功能可能恢复（Fabrizi et al,2013）。应用诺氟沙星（norfloxacin）进行一级预防具有显著的生存获益，并且可以减少 SBP 和 HRS 的发生（Fernandez et al,2007）。利用分子吸附剂再循环系统改善肾功能的新数据显示这种疗法具有较好的前景（Lavayssiere et al,2013）（参见第 80 章）。

贫血和出血

过量输血、大量腹水、门静脉压力升高和感染会增加术后静脉曲张破裂和出血的风险，尤其合并凝血障碍和血小板减少

知识框 25.1　国际腹水俱乐部对肝肾综合征的诊断标准

1. 存在晚期肝功能衰竭和肺动脉高压
2. 肌酐（>1.5mg/dL 或 133μmol/L）
3. 无休克、无细菌感染、未应用肾毒性药物、无腹泻过多或肾脏液体丢失
4. 停用利尿药并使用 1.5L 等渗盐水扩充血浆容量后，肾功能没有持续改善
5. 无明显的蛋白尿（<500mg/d）
6. 无尿路梗阻证据
7. 低尿量（<500ml/d）和低尿钠（<10mmol/L）

症时(García-Pagán et al,2012)。肝静脉压力梯度与门静脉高压的严重程度无关(Bellis et al,2007),但≥10mmHg 的肝静脉压力梯度与高龄、肝硬化和肝功能储备减少具有相关性(Bureau et al,2008)。对于急性静脉曲张出血的病人,MELD 评分≥18、入院后 24 小时内红细胞输血需求量≥4U、内镜下的活动性出血,是 6 周死亡率及 5 天内静脉曲张再出血的独立预测因素(Bambha et al,2008)。

静脉曲张破裂出血需要输注血液制品和应用药物治疗,包括特利加压素、白蛋白和奥曲肽等(Abid et al,2009;Martin-Llahi et al,2008)。如同血栓弹力图所显示,并发感染的肝硬化病人在抗活化因子 X 和内源性类肝素方面易出现变化(Montalto et al,2002;Triantos et al,2014;Zambruni et al,2004)。预防性使用抗生素可以防止急性胃肠道出血病人的感染和再出血,并减少输血需求(Hou et al,2004;Pohl et al,2004)。在并发腹水的病人中,应用腹腔穿刺术可以降低肝静脉压力梯度和血管壁张力,预防胃肠道出血(Silkauskaite et al,2009)。

肝硬化病人术后贫血可能需要输注红细胞,特别是在外科手术或胃肠道出血的情况下。血细胞压积保持在 21%~24% 之间即可,因为过多的输血会导致静脉曲张再出血的风险增加(de Franchis & Baveno,2010)。对于接受联合抗病毒药物治疗的慢性丙型肝炎病人,红细胞生长因子对贫血的治疗似乎有益(Del Rio et al,2006),但还缺乏可使术后血液制品使用量减少的依据。

最近的研究表明,出血风险的增加与 PT 或 aPTT 延长之间没有明显的相关性(Tripodi & Mannucci,2011),因此输注新鲜冰冻血浆纠正非出血病人凝血障碍的传统策略已被放弃。此外,新鲜冰冻血浆输注可能导致容量超负荷,且不能纠正凝血缺陷或降低出血风险(Tinmouth,2012;Tripodi et al,2012)。rFⅦa 在急性静脉曲张破裂出血病人中的常规使用存在争议(Bendtsen et al,2014;Bosch et al,2008)。目前还缺乏在肝硬化和术后出血病人中成功使用四因子凝血酶原和纤维蛋白原复合物的依据。

镇静镇痛管理与肝性脑病

在肝硬化病人中,镇静剂和麻醉剂的分布容积增加,肝内代谢减慢,清除延迟(Delco et al,2005)。晚期肝硬化通常并发肾功能不全,增加了发生不良事件的风险。因此,应调整镇静和镇痛药物的剂量,以防止肝性脑病和其他并发症加重(Verbeeck,2008)。麻醉药和镇静剂的不当使用会减弱呼吸驱动力,造成延迟拔管或再插管,进而导致肺不张、误吸和术后肺炎。

因其肝脏代谢有限,在可选用的麻醉剂中,首选瑞芬太尼(Uchida et al,2011)。为防止凝血障碍、血小板减少和血肿的风险,通常应避免持续进行硬膜外镇痛。在一系列研究中发现,病人自控镇痛是一种安全有效的治疗肝切除术后疼痛的方法(Roy et al,2006)。与苯二氮䓬类药物相比,丙泊酚是一种更好的镇静药物,因为它的恢复时间更短,可以进行更可靠的连续神经系统评估(Khamaysi et al,2011)。尽管数据有限,但右美托咪定(dexmedetomidine)因其起效和恢复迅速,也可作为静脉注射丙泊酚的潜在替代品(Wang et al,2014)。由于非甾体类

抗炎药可能引起消化性溃疡、抑制肾前列腺素合成引起液体潴留、使 HRS 持续发展、抗血小板活性、引起胃肠道刺激和诱发肾功能衰竭导致出血,因此需要谨慎使用(Bosilkovska et al,2012;Dwyer et al,2014)。

肝性脑病病人需要评估和治疗感染,并口服乳果糖或乳糖醇栓剂(Wright & Jalan,2007)。用于治疗肝性脑病的二线疗法为口服抗生素,包括新霉素(neomycin)、甲硝唑(metronidazole)和利福昔明(rifaximin)(Al Sibae & McGuire,2009)。

肝再生、高血糖和营养

低磷血症在肝切除术后早期频繁发生,应及时予以纠正(George & Shiu,1992)。发展为低磷血症的肝衰竭是术后肝功能不全和死亡的标志(Squires et al,2014)。肝再生是肝细胞增殖的长期代偿过程,可以通过磁共振波谱成像来评估(Fausto et al,2006;Zakian et al,2005)(参阅第 6 章)。胰十二指肠切除术后早期出现高血糖增加了并发感染、胃排空延迟和再次手术的风险(Eshuis et al,2011)。

肝切除术后提倡早期肠内营养,可明显减少术后并发症(Richter et al,2006)。与肠内营养相比,肝硬化病人计划性肝切除术前 7 天肠外营养和术后 7 天持续肠外营养可减少脓毒症并发症的发生,降低死亡率(Fan et al,1994)。由于一些随机试验和系统综述的结果相矛盾,肝胆胰手术后营养支持的益处和推荐的方法尚有争议(Fan et al,1994;Koretz et al,2012)。目前,即使在肝再生期间或在急性胰腺炎的情况下,也尚无具体的指南或建议(Poropat et al,2015)。

胰十二指肠切除术后护理

Kausch-Whipple 手术的术后并发症(如吻合口漏、瘘和腹腔积液)的发生率相对较高,并且会因胰肠吻合的方式、胰腺质地和术中输血而异(Fathy et al,2008)(参阅第 27 和 66 章)。腹腔脓毒症相对常见,在出血的情况下,肺炎、腹腔脓肿和多器官功能障碍综合征(multiorgan dysfunction syndrome,MODS)是导致 2%~5% 死亡率的主要原因(Satoi et al,2006)。早期发现是成功治疗胰瘘最重要的一步,在没有脓毒血症、出血或多器官功能障碍综合征的情况下,大多数病人可在外科病房进行治疗(Ho et al,2005)。有时需要进行影像学检查,少数病人可能需要静脉注射抗生素、输血和闭式引流。是否需要手术探查和病人预后通常取决于后腹膜的破坏程度和炎症程度(Ho et al,2005)。

由于胰十二指肠切除术后并发症,高达 18% 的病人可能需要入住 ICU。因感染性休克伴多器官功能衰竭和出血而入住 ICU 病人死亡率接近 20%(Welsch et al,2011)。预防性应用奥曲肽对胰十二指肠切除术后的胰瘘发生率及总体并发症没有影响(Yeo et al,2000)。围手术期应用帕瑞肽(pasireotide)可以显著减少术后胰瘘、渗漏或脓肿的发生(Allen et al,2014)。

静脉血栓栓塞的预防

与正常人群相比,肝硬化病人由于贫血、血小板减少以及肝脏无法产生促凝物质,出血风险更高。然而,这些病人在血

栓形成蛋白和抗凝蛋白以及其他内源性产物之间可能达到微妙的平衡(Senzolo et al,2009)。相较于凝血障碍,严重的血小板减少症才是侵入性手术后出血的最重要的危险因素(Giannini et al,2010;Rockey et al,2009)。

在合并肝硬化和非肝硬化慢性肝病的病人中,VTE 的风险相对较高(Sogaard et al,2009)。尽管存在血小板减少症和凝血障碍,术后血清白蛋白水平较低时仍可能发生 VTE(Dabbagh et al,2010;Northup et al,2006)。对于具有中等 VTE 风险(即 Caprini 评分<5 和 Rogers 评分<10)的肝硬化术后病人,在发生出血可能产生严重后果的情况下,围手术期宜尽早采用间歇式气压加压装置和/或分级加压弹力袜进行早期活动和机械性血栓预防(Gould et al,2012)。

当出血风险降低时,宜采用普通肝素或低分子量肝素进行药理性血栓预防(Barclay et al,2013)。一般不需要采用静脉加压超声进行定期监测以及常规放置下腔静脉滤器(Gould et al,2012)。尽管在选择治疗 VTE 所用的肝素类型时必须考虑肾损害,但最近的荟萃分析显示低分子肝素和普通肝素在肝素诱导的血小板减少和/或血栓形成的发生率方面没有显著差异(Morris et al,2007)。

(仇毓东 译 樊嘉 审)

第 26 章

肝胆外科围手术期营养管理

Farzad Alemi, D. Owen Young, and William S. Helton

肝胆胰手术中营养支持的目标

在肝胆胰手术病人中营养支持的目标是恢复和保持健康,同时将术后发病率和死亡率降至最低。营养干预应力图维持或恢复免疫力,支持新陈代谢,并减轻损伤后的分解反应。对于肝脏手术,营养支持应努力恢复特定的肝细胞功能,减轻肝细胞的缺血/再灌注损伤,并在切除、消融和/或移植后更好地维持肝细胞功能和再生。对于胰腺和胆道手术,营养支持应努力补充病人术前的营养不良,优化内分泌和外分泌功能,预防或减轻癌症相关的厌食-恶病质综合征,恢复营养基质、微量元素和维生素的正常消化和吸收。

除了提供纠正蛋白质-热量营养不良的基本成分外,营养支持策略还包括识别营养相关问题高风险的病人亚群,并为每位病人的器官、细胞和组织提供疾病特异性的营养需求。这种营养科学的新方向被称为营养药理学,它是基于这样的观察,即对手术和感染的免疫炎症反应的个别成分可以通过及时给予特定的营养物质、特定的浓度和特定的营养途径来影响和控制。利用营养药理学的原理,临床医生和科学家已经观察到可以通过营养手段来影响健康和疾病。本章前半部分将讨论与疾病和治疗相关的生理和解剖因素,这些因素容易导致肝胆胰疾病病人在术前和术后出现营养不良。本章后半部分将重点讨论营养支持,不仅强调谁应该接受营养支持,而且强调何时、如何、以何种配方接受营养支持。

影响营养状况的肝脏代谢变化

肝脏在营养物质的代谢和吸收中起着至关重要的作用,它是协调蛋白质和碳水化合物代谢的核心。晚期肝病病人代谢通常是分解性的,对碳水化合物不耐受,肌肉蛋白分解增加(Eigler et al,1979)。这种分解代谢的增加被认为部分与胃肠道黏膜屏障的缺陷有关,它导致内毒素和细菌从肠道转移到腹腔和门静脉系统(Helton,1994)。转移的内毒素刺激腹膜单核巨噬细胞和肝脏中的 Kupffer 细胞释放促炎细胞因子和介质,对氨基酸、蛋白质、脂质、碳水化合物和微量矿物质的代谢产生不利影响(Andus et al,1991)。

肿瘤坏死因子(tumor necrosis factor,TNF)是由肝脏 Kupffer 细胞对内毒素或缺血/再灌注损伤产生的上游细胞因子信号。TNF 启动了一连串的炎症事件,这些事件在肝脏切除和肝移植手术诱导的多种肝脏损伤的发病机制中非常重要。对胆道梗阻病人的胆道操作所诱发的内毒素血症也能刺激 TNF 的释放,并介导与胆道梗阻和感染环境下的手术相关的败血症反应和器官衰竭(Nolan,1981)。TNF 和白细胞介素-6(interleukin-6,IL-6)导致肝脏蛋白合成的重新优化,包括加速生产急性期蛋白,减缓结构蛋白的合成。间接证据表明,肠外营养(PN)也削弱了肠道屏障,使内毒素从肠道中逃逸出来,然后刺激 Kupffer 细胞释放细胞因子(Fong et al,1989)。

肝损伤发病机制中的抗氧化营养消耗问题

肝病、胆道梗阻、细菌或病毒感染以及营养不良的病人,其抗氧化防御能力受损,氧化应激增加(Bell et al,1992;Burra et al,1992)。消耗肝脏抗氧化剂的其他因素包括吸烟、酒精摄入、全身麻醉和手术(Bulger & Helton,1998)。动物研究表明,肝细胞损伤的一个主要病理生理事件是在感染(Sugino et al,1989)、肝脏切除(Ouchi et al,1991)或肝移植(Serino et al,1990)引起的氧化应激增加时内源性抗氧化剂的消耗。

慢性肝病病人的胆盐池和胆盐的肠肝循环发生了改变(见第 8 章),这导致微粒形成障碍,从而引起脂肪和脂溶性维生素 A、D、E 和 K 的吸收不良。接受肝移植的肝硬化病人血浆中的维生素 E、A 和胡萝卜素的含量会进一步减少,而在移植后,含量会更加减少(Goode et al,1994)(见第 76 章和第 112 章)。

维生素 E

维生素 E 具有清除中间过氧自由基的能力,因此能够中断脂质过氧化的链式反应(Birlouez-Aragon et al,2003),它还是脂质过氧化的自由基链式反应最重要的抑制剂。对啮齿类动物的研究表明,补充维生素 E 可明显减轻肝脏缺血/再灌注损伤和肝脏脂质过氧化作用(Sugino et al,1989)。在体外,生理浓度的维生素 E 可抑制脂多糖刺激的 Kupffer 细胞分泌 TNF,这表明亚正常组织或血浆中的维生素 E 水平可能促进巨噬细胞因子的释放(McClain et al,1994)。

术后 1 小时内,血浆中的维生素 E 水平明显下降。在肝缺血大鼠模型中,肝脏 α-生育酚(维生素 E 的一种活性形式)水平在再灌注的第 1 小时内明显降低(Maderazo et al,1990,1991)。梗阻性黄疸常与内毒素血症有关,并导致 Kupffer 细胞产生氧自由基和一氧化氮,从而抑制蛋白质的合成(Curran et al,1990)。内毒素血症还可降低内源性抗氧化剂谷胱甘肽、维生素 E 和辅酶 Q 的水平(Marubayashi et al,1986)。

维生素 E 对肝胆系统有多种保护作用。它能减轻内毒素血症(Powell et al,1991)、肝细胞膜脂质过氧化和缺血/再灌注损伤后的细胞损伤(Lee & Clemens,1992)。大剂量的肠内摄入维生素 E 可抑制动物感染模型中 TNF 的释放(Bulger et al,1997)。在这些条件下,补充维生素 E 可以提高败血症病人的生存率(Yoshikawa et al,1984)。α-生育酚也显示出对热和冷缺血/再灌注损伤的保护作用(Eum et al,2002;Gondolesi et al,2002)。这些动物研究表明,在肝胆胰手术病人通常所处的情况下,维生素 E 对肝功能和生存有保护作用。尽管有上述证据,但还没有临床试验证明维生素 E 对肝胆胰手术病人有益处。

维生素 C

抗坏血酸(维生素 C)是许多参与清除自由基的酶所需要的辅助因子。50% 的酒精性肝病病人存在维生素 C 缺乏(Muller,1995),在吸烟的酗酒者中维生素 C 缺乏的比例可能更高。维生素 C 可再生 α-生育酚,并与维生素 E 抑制自由基介导的细胞损伤的能力密切相关(Sardesai,1995)。同时服用抗坏血酸和 α-生育酚比单独服用任何一种更有效地抑制氧化(Niki et al,1995)。维生素 C 和维生素 E 在防止脂质过氧化和细胞损伤方面具有协同保护作用,因此这些维生素应该一起使用,以获得最大的潜在效益(Bulger & Helton,1998)。一项针对肝脏切除病人的前瞻性的随机研究表明,在再灌注前输注 10mg α-生育酚醋酸酯和 1g 抗坏血酸,可以减少血浆脂质过氧化和急性肝损伤,减少术后并发症(Cerwenka et al,1999)。

ω-3 脂肪酸

摄入富含 ω-3 脂肪酸(ω3FA)的鱼肝油可以诱导肠道(Sun et al,2014)和肝脏的 Kupffer 细胞(Billiar et al,1988)释放细胞因子和前列腺素。这些观察表明,肝胆胰手术前后的肝细胞功能可通过摄入特定的营养素和维生素进行调节(Helton,1994),因此肝胆外科医生有可能通过营养手段来影响病人的治疗结果。ω3FA 也被认为是通过增加肝脏灌注来维持术后肝功能。一项对 21 项随机对照试验的荟萃分析显示,围手术期服用 ω3FA 可明显减少住院时间、感染和肝功能检测(Li et al,2014)。

梗阻性黄疸

黄疸病人常因口服摄入量减少加上吸收不良而出现厌食和体重减轻。约 45%~70% 的梗阻性黄疸病人出现营养不良,表现为体重下降大于 10%,白蛋白小于 30g/L,三头肌皮肤褶皱减少,迟发性超敏反应性受损(Foschi et al,1986)。梗阻性黄疸导致的主要营养障碍是脂肪和脂溶性维生素吸收不良。此外,由于膳食脂肪未被吸收,微量矿物质,如磷酸盐、钙、镁和锌等形成盐分,进而损失(Shronts,1988)。

梗阻性黄疸的胆汁性败血症病人通过将蛋白质合成从代谢型蛋白质合成转变成急性期蛋白质合成而导致营养不良(O'Neill et al,1997)。这种蛋白质合成的重新优化是内毒素刺激 Kupffer 细胞产生 TNF、IL-6、二十烷类化合物和其他直接抑制蛋白质合成的炎症介质的结果(见第 43 章)。由于这些失常,一些作者主张对接受肝胆胰手术的病人进行术前胆道减压(preoperative biliary decompression,PBD)。然而,多中心临床研

究和 Cochrane 分析表明,没有证据支持或反驳在等待手术的恶性胰胆疾病病人中常规进行胆汁引流和支架植入(Mumtaz et al,2007;Wang et al,2008)(见第 29、30、51 和 52 章)。另一方面,如果肝脏残余体积估计小于或等于 30%,那么对于因肝门胆管癌而进行扩大肝切除术的病人,可能应该进行术前胆道减压(见第 108 章)。为了扭转慢性内毒素血症的卡他性作用,恢复肝脏蛋白合成,胆道感染的病人在肝胆胰大手术前至少应进行 4 周的胆道减压治疗,使肝细胞恢复蛋白合成能力。

肝硬化和肝衰竭

肝硬化病人有多种激素和代谢改变(见第 79 章),这些改变导致脂肪和肌肉丢失、生长受阻、葡萄糖不耐受、高胰岛素血症、胰岛素抵抗、血浆降糖素和儿茶酚胺增加、血清游离脂肪酸升高、糖醇升高、低蛋白血症、高氨血症、低磷血症,以及血浆和脑脊液氨基酸原的改变(Achord,1987;Henriksen et al,1985;Petrides & De Fronzo,1989;Riggio et al,1984)。这些代谢异常导致脂肪、蛋白质和碳水化合物的代谢改变。此外,为提供能量而进行的骨骼肌蛋白质分解增加,最终导致肌肉消瘦。此外,外周脂肪分解增加,利用脂肪和碳水化合物的能力下降,导致高血糖和高脂血症(Katz,1986)。除了肝硬化的代谢改变外,肝硬化病人还容易出现营养不良的问题,包括厌食、恶心和呕吐导致的饮食摄入量减少,以及为了防止脑病而实施蛋白质限制的常见做法。对于已经营养不良的病人,应该放弃常规蛋白质限制的做法,因为它加剧了与营养不良相关的固有问题,并抑制了肝脏的再生(知识框 26.1)。

肝脏切除

肝脏切除后,再生的肝脏会发生许多新陈代谢的改变(见第 6 章)。克雷布斯循环(即三羧酸循环)的活性被抑制,肝线粒体的还原-氧化状态也被抑制,通过 β-氧化的方式从使用葡萄糖转为使用脂肪作为首选的能量来源(Nakatoni et al,1981)。由于高血糖和高胰岛素血症会超压脂肪组织释放脂肪酸,并减少肝脏产生酮体(Riou et al,1986),因此在术后即刻(<6 小时)应避免高渗葡萄糖输注和胰岛素的使用(Ozawa,1992)。这些

知识框 26.1   肝硬化的营养不良原因

膳食摄入不足
厌食、恶心、酗酒、饮食限制(蛋白质、脂肪、钠、水分)

吸收不良/消化不良
胆汁淤积症、腔内胆汁缺乏症、并存的胰腺外分泌不足、脂肪吸收不良

分解代谢增加
肌肉蛋白质分解

蛋白质合成减少
肝细胞生长激素受体、IGF-1 和 IGF-BP、肝脏运输蛋白、纤维蛋白原、凝血因子、脂蛋白减少

药物治疗效果
新霉素:绒毛萎缩、腹泻、缺锌
乳糖:腹泻、缺锌
利尿剂:缺钾、缺镁、缺锌
消胆胺:腹泻、脂溶性维生素缺乏症

IGF,胰岛素样生长因子;BP,结合蛋白。

代谢变化凸显术前、术中和术后血糖控制的重要性,例如术前碳水化合物的补充。

提供足够的蛋白质对确保肝脏再生至关重要。特定类型的蛋白质补充饮食,如核苷-核苷酸补充型肠外营养液,可以改善肝切除术后的蛋白质合成(Ogoshi et al,1989)。再生的肝脏对特定氨基酸的需求增加,在饮食中提供这些氨基酸可以加速肝再生。在肝脏切除后,A 系统氨基酸转运体的合成剧烈增加,该转运体转运丙氨酸、丝氨酸和蛋氨酸。而 N 系统(谷氨酰胺、组氨酸、天冬酰胺)或 ASC 系统(如半胱氨酸)并不显著增加(Fowler et al,1992)。系统 A 活性的增加取决于进入门静脉系统的胰高血糖素和胰岛素分泌以及底物氨基酸的供应(Dolais-Kitabgi et al,1981);系统 N 和系统 ASC 没有类似的调节机制(Fowler et al,1992)。这一事实支持了这样的论点,即葡萄糖肠内给药是首选的营养途径,因为其影响胰岛素释放,而胰岛素的释放对再生肝脏的功能是至关重要的(Ozawa,1992)。

John 及其同事(1992)报道,对大鼠行 70% 肝切除后给予脂肪热量占 45% 的营养,与肠内相同比例的饮食相比,肠外营养明显损害肝脏再生和白蛋白合成,引发胆汁淤积,并增加死亡率。全肠外营养(total parenteral nutrition,TPN)营养的大鼠死亡率为 68%,肠内营养的大鼠死亡率为 9%,饲料营养的大鼠死亡率为 8%。TPN 营养的大鼠死亡率的增加可能由于细菌转移和脂多糖在肠道内迁移增加,并大大超过残余 Kupffer 细胞团有限的吞噬能力(van Leeuwen et al,1991)。死亡率的增加也可能是静脉注射葡萄糖过量的结果,它对肝脏底物代谢有不利影响(Ozawa,1992)。大鼠肝脏切除后肠外营养的致命后果可以通过减少热量和氨基酸负荷来减轻。

移植

在肝移植后的前 6 小时,移植肝脏对葡萄糖的利用受到影响,直到线粒体的氧化还原状态得到改善(Ozaki et al,1991)(见第 113 章)。在此期间,肝脏优先使用脂肪酸氧化生成三磷酸腺苷(adenosine triphosphate,ATP)(Ozaki et al,1991;Takada et al,1993)。6 小时后,正常工作的移植肝脏将底物使用从脂肪转移到葡萄糖,而功能不正常的肝脏则继续使用脂肪。新陈代谢的这种转变可以通过测量总酮体的血浆浓度和动脉酮体比值来跟踪(Takada et al,1993)。基于这些观察,Takada 及其同事建议,在术后早期给葡萄糖应小剂量,且不用胰岛素,以避免抑制外周脂肪的动员。在线粒体呼吸恢复和三羧酸循环活跃时,葡萄糖的输注量应缓慢增加。当线粒体的氧化还原状态得到充分改善时,可给予氨基酸和增加葡萄糖的量。已有研究表明,在活体供体肝移植受者术后第 1 周内,通过门静脉输注胰岛素可改善肝功能,增强肝脏再生能力(Xu et al,2009)。

供体肝脏的营养状况可能是影响移植物功能的一个重要因素。最初,人们认为从空腹捐献者获得的肝脏比从肝脏捐献时注射葡萄糖的捐献者获得的肝脏更容易发生缺氧性肝损伤,这是因为空腹组中没有糖原作为糖酵解的葡萄糖来源(Bradford et al,1986)。随后在动物肝移植模型(Astarcioglu et al,1991)和人类肝脏供体(Cywes et al,1992)中的研究表明,供体在冷保存前给予葡萄糖可增加肝糖原和 ATP 含量,并减轻移植后的肝损伤。

空腹和进食对冷保存和再灌注后移植肝脏功能的影响很复杂,对其了解还不完全。目前尚无指南支持肝移植供体的特定营养方案或营养支持指南。然而,利用药物营养学的原理,有可能调节移植肝脏对缺血/再灌注的反应。

肝细胞癌

肝细胞癌(hepatocellular carcinoma,HCC)病人通常会出现进行性体重减轻、厌食、营养不良和肌少症,因为大多数病人有肝硬化(见第 91 章)。肝硬化可导致 Cori 循环(乳酸循环)活动增加,蛋白质周转率增加,氨基酸组成改变,糖原生成增加,脂质氧化增加,从而导致能量消耗不足(Holroyde & Reichard,1981)。如果出现黄疸,这些病人常发生脂肪吸收不良。营养不良的肝硬化或慢性活动性肝炎和 HCC 病人,通常初诊时即为临床晚期。这些病人一般不应该接受手术,因为手术的死亡率较高(Bruix & Sherman,2011)。

胰腺疾病病人的营养问题

胰腺疾病病人营养不良的病因分析

胰腺疾病病人围手术期营养不良的因素有很多(见第 62 章)(知识框 26.2)。这些因素可能与疾病本身或其治疗有关。营养不良可能在患病很长时间后才出现,也可在急性期或治疗相关并发症时突然出现。例如,慢性胰腺炎和腹痛的病人可能会因为禁食、饮食限制、外分泌或内分泌不足、胰腺和/或胆管梗阻以及慢性吸收不良而出现重度营养不良(见第 57 和 58 章)。急性重症胰腺炎病人,尤其是那些急性叠加慢性胰腺炎的病人,由于危重病症和败血症引发的分解代谢,有发生重度营养不良和代谢紊乱的风险(见第 55 和 56 章)。尽管并存这些多种风险,重症急性胰腺炎病人最好采用口服和/或肠内营养(enteral nutrition,EN)(Bakker et al,2014)。关于急性胰腺炎病人的营养支持的详细讨论在第 54 章中涉及。

胰腺癌(见第 62 章)

胰腺癌与被称为癌症厌食-恶病质综合征(Inui,2002;Ryan et al,1998)的严重代谢紊乱有关。此综合征表现为厌食、组织消瘦、营养不良、体重减轻和失去代偿性进食。其发病机制是

知识框 26.2　胰腺疾病营养不良的原因

膳食摄入不足
厌食-恶病质综合征、恶心、餐后疼痛的食物恐惧症、正餐前腹胀、痉挛、腹泻

吸收不良/消化不良
外分泌不足、胆汁淤积、腔内胆汁缺乏症、脂肪吸收不良
维生素缺乏症
内分泌不足、糖尿病、胰岛素不敏感

分解代谢增加
急性炎症、感染、肿瘤影响、久坐不动的生活方式

手术影响
肠梗阻、胰瘘、胃排空延迟、乳糜性腹水

药物治疗效果
恶心、呕吐、厌食、腹泻、便秘、黏膜炎

由促炎细胞因子介导的碳水化合物、蛋白质、脂肪及能量代谢紊乱以及瘦素的总体增加所致（Bruera et al, 2000；Tisdale, 2003；Walker, 2001）。在癌症病人中，胰腺癌厌食症的发生率最高，80%的此类病人在初诊时就有厌食症。胰腺癌病人厌食-恶病质的严重程度越高，不仅干扰治疗，而且生存期越短（Bachmann et al, 2008；Martin et al, 2014）。因此，胰腺癌病人或许是所有接受肝胆胰手术的病人中最有可能从营养支持策略中获益的人群。

胰腺外分泌功能不全

胰腺良性和恶性疾病的病人可出现胆道和/或胰管梗阻，从而导致消化吸收不佳而引起营养不良。大多数胰腺癌病人在确诊时都会出现营养不良和体重下降。Sikkens 观察到，75%的胰腺癌病人在确诊时有胰腺外分泌不全，该比例在随后两个月内增加到 92%（Sikkens et al, 2014）。胰腺癌病人外分泌不全的病因尚不完全清楚，但可能与以下几个方面有关：第一，很多病人胰头内主胰管梗阻，胰液不能流入十二指肠；第二，长期的胰管梗阻导致胰腺萎缩；第三，胰腺癌主要发生在老年人病人，胰腺外分泌功能随年龄增长而减退；第四，很多胰管梗阻病人会出现胰腺炎，从而降低外分泌功能。Matsumoto 和 Traverso（2006）观察到，大多数因胰头疾病而接受胰十二指肠切除术的病人，术后外分泌明显减少（用粪便弹性蛋白酶 1 的减少来衡量）。

明显的外分泌不全会导致脂肪泻，表现为油腻、恶臭的粪便、腹部痉挛、腹胀、排气增加和腹泻。轻度外分泌不全可能不伴有任何症状，因此在寻找消化不良、吸收不良和体重减轻原因时可能被忽视。由于外分泌不全在胰腺癌病人中非常常见，因此可以主张在确诊时为所有有症状的病人提供胰酶。另一方面，无症状病人应通过粪便分析来寻找脂肪滴（刚果红染色）和/或粪便弹性蛋白酶 1 测定来评估外分泌不全。后者是诊断外分泌不全诱发脂肪泻最简单、最方便的方法（Friess et al, 2009）。未治疗或未识别的脂肪泻可导致明显的体重减轻、营养不良、维生素缺乏、生活质量差和治疗延误（Klapdor et al, 2012）。在一项研究中，三分之一接受医疗康复的慢性胰腺炎病人的体重指数（BMI）低于 20kg/m²，四分之一有严重的脂肪泻（Armbrecht, 2001）。脂溶性维生素（A、D、E 和 K）的缺失在黄疸和外分泌不全病人中都很常见。多项研究报告显示，慢性胰腺炎和胰腺癌也导致维生素 D 缺乏（Cho et al, 2013；Klapdor et al, 2012）。此外，血清 25-羟基维生素 D-25（OH）D 水平<20ng/mL 的病人与>20ng/mL 的病人相比，预后更差（Cho et al, 2013）。

胆道梗阻

胰头疾病病人的胆道梗阻可能与营养不良有关。一旦通过手术或非手术手段（如内镜下支架或经皮引流）使胆道梗阻得到缓解，营养不良就会得到纠正（见第 8 章）。新近发生的梗阻性黄疸病人，如果没有严重营养不良，并且有手术指征，不一定需要在术前进行术前胆道减压。事实上，对于这类病人，术前胆道减压是不鼓励的，因为它大大增加了术后感染性并发症的发生率（Mezhir et al, 2009）。另一方面，长期梗阻性黄疸并伴有严重营养不良的病人在接受腹部大手术前进行一段时间营养补充，病人很可能会从中获益。对于接受任何类型的肝胆胰手术的病人都是如此。这类病人最好用内镜下的术前胆道减压作为综合营养补充计划的一部分。不幸的是，内镜下引流有时不成功，需要经皮经肝胆管减压（percutaneous transhepatic biliary decompression, PTBD）。在这种情况下，应立即或在病人病情稳定时进行会合手术，将 PTBD 转换为内镜支架，以便胆汁回流到十二指肠（见第 29 章和第 30 章）。胆汁重新输入近端小肠是一个重要的问题，由于完全性胆道梗阻或胆管损伤引起的胆管断裂而需要长时间的术前胆道减压时，将导致代谢紊乱和营养不良，因为胆汁的过度损失可导致脱水、代谢性酸中毒、胆汁蛋白的进行性损失和吸收不良。将胆汁重新输入小肠，通过胆盐的肠肝循环，改善脂肪的消化吸收，减少肝脏胆汁的产生。大多数病人可以耐受每 4 小时向小肠内输注 150mL 或更少的胆汁，可以教他们在家里自己进行。但如果病人有空肠造口或胃空肠造口营养管，则最好是持续胆汁回输。肠道胆汁回输的另一种方法是以熊脱氧胆酸（300mg，每日 4 次）的形式提供口服胆汁盐，形成微粒供脂肪吸收（Tripathy et al, 1996）。

完全性胆道梗阻或截断的营养不良病人可能需要专门的半流质饮食以避免脂肪吸收不良。富含中链甘油三酯（MCT）的饮食优于含有长链甘油三酯的饮食。这些病人同样有脂溶性维生素缺乏的风险，应通过口服或喂食管提供水溶性维生素 A、D、E 和 K。

疼痛

胰腺疾病病人由于肿瘤、胰管梗阻和/或胰腺炎累及腹腔神经丛，往往会出现严重的腹痛。当腹痛因进食而加重时，病人会避免食物摄入或改变饮食习惯，从而导致营养不良状态（Rasmussen et al, 2013）。在许多情况下，病人会不自觉地避免某些食物，如那些含有脂肪的食物，这会在一段时间后导致体重下降。服用大剂量麻醉药控制疼痛的病人也可能出现胃肠道动力改变及便秘，也会导致食物摄入减少。

癌症对代谢的影响

人们多年就已知癌症对营养和代谢的直接不良影响，但对其知之甚少。胰腺癌诱发恶病质的机制大部分未阐明，但相信部分是通过激活刺激系统性炎症的促炎介质来调节的，而炎症的程度与预后不良有关（Fearon et al, 2006；McMillan et al, 2009, 2013）（见第 11 章）。蛋白质吸收不良加上分解增加导致体重减轻，并通过降低淋巴细胞数量、白介素、辅助 T 细胞和 T 细胞的产生而削弱免疫监视功能（Kanda et al, 2011）。胰周组织和肿瘤也刺激 TNF-α 的释放，TNF-α 在恶病质和分解代谢中起着关键的作用（Todorov et al, 1996）。

外分泌不足、肿瘤影响、疼痛、酗酒等综合因素导致胰腺疾病病人营养不良，对病人预后和治疗有不利的影响。仅以体重衡量营养不良的程度，病人体重下降通常超过病前的 25%（Wigmore et al, 1997）。还有人观察到，80%以上的病人在诊断时就出现了恶病质，这一比例随着疾病的进展而增加（Tisdale, 2003），并与不良预后有关（Bachmann et al, 2008）。这些新陈代谢和营养变化对治疗计划产生了不利影响，往往会延误手术和化疗，并导致病人状态逐渐恶化。

营养不良与胰腺切除术

胰腺切除术的围手术期并发症相对较高(见第 27 章和第 66 章)。虽然已经有一些新策略来减少和有效管理胰腺切除术后的典型并发症,如胰瘘和感染,但优化围术期营养状况仍是一项具有挑战性的工作。胰腺手术,特别是胰十二指肠切除术后并发症,经常会加重术前的慢性吸收不良状态和体重下降(Sanford et al,2014)。此外,新辅助化疗可使术前已经边缘化的营养状态进一步恶化,使已经营养不良的病人在手术时面临更多的风险(Attar et al,2012;Bozzetti et al,2009)。有报道称,在新辅助化疗期间防止体重下降可提高病人的总生存率(Naumann et al,2013)。这一事实强调了筛查和识别有营养风险的胰腺癌病人,并在术前采取措施恢复和防止体重下降的重要性(Sanford et al,2014)。

胰腺切除术的适应证正在扩大,包括更多的老年病人的良性和交界性疾病,如导管内乳头状黏液性肿瘤。在一项综述中,接受胰十二指肠切除的老年病人中,有近 50% 的病人是因为良性疾病而接受胰十二指肠切除(Sanford et al,2014)。由于这类病人胰十二指肠切除术后的生存时间更长,因此有效管理术后的营养副作用至关重要。观察表明,良性疾病行胰十二指肠切除术后诊断为有营养风险的病人,每 3 名中就有 1 名在 5 年内死亡,而无营养风险的病人中每 14 名只有 1 名死亡(Sanford et al,2014)。最近的试验表明,多达 88% 的术前病人处于中度到高度的营养不良风险中(La Torre et al,2013)。这些数据揭示识别有营养风险病人的重要性,以便在术前启动营养补充策略。

胰腺切除对营养的影响

营养不良的病人接受肝胆胰手术发生腹腔和全身并发症的风险增加,生存率降低(Windsor,1993)。营养不良会导致伤口愈合不佳,更易感染,并因毛细血管壁脆弱和凝血功能受损而增加出血量(Kanda et al,2011)。术前营养不良已被证明是胰十二指肠切除术后并发症的独立预测因素,导致并发症发生率明显升高,住院时间延长 4 倍(La Torre et al,2013)。严重营养不良的胰腺远端切除术病人术后并发症的风险增加到了 6.0~8.8 倍(Sierzega et al,2007)。直觉告诉人们纠正营养不良能改善预后或减轻风险。不幸的是,支持这一论点的前瞻性临床试验数据很少。一项前瞻性临床试验显示,对具有高术前营养不良风险的病人,术前 7 天营养支持随后再行腹部手术,可以降低营养不良病人的手术并发症(Jie et al,2012)。因此,早期营养评估对减少并发症和总体住院时间有重要意义(Kruizenga et al,2005)。

和消化道手术一样,胰腺切除术也经常发生感染和肠梗阻等并发症。然而,胰十二指肠切除或远端胰腺切除术还有胰腺手术特有的并发症,包括胰瘘、胃排空延迟和乳糜性腹水。虽然这些并发症发生率高可能是多种因素造成的,但必须重视并解决它们与营养状态(包括术前和术后)之间的相互作用(Zhu et al,2013)。

乳糜性腹水

胰腺切除术后发生乳糜漏的概率高达 11%(Hilal et al,

2013)。乳糜漏可通过简单的饮食调整来治疗,包括改为低脂或无脂肪饮食或富含 MCT 的饮食,这将减轻淋巴丛消化脂肪的负担。一些外科医生更倾向于采用肠外营养和使用生长抑素类药物,以进一步协助治疗并加速解决胰瘘,尽管支持这种做法的证据很弱(Kuboki et al,2013)。患有乳糜漏的病人术后营养不良的风险增加,这不仅是因为低脂饮食提供的热量较少且不可口,还因为外排的乳糜导致蛋白质损失。饮食调整后,糜烂性腹水通常会自行缓解,不需要进一步的手术干预。糜烂性腹水与胰十二指肠切除后早期肠内营养有明显关系(Kuboki et al,2013)。尽管一旦开始保守管理,就没有进一步的并发症或死亡发生,但乳糜性腹水还是会导致腹腔引流时间延长和术后 10 天内出院的可能性降低(Hilal et al,2013)。

胃排空延迟

胃排空延迟是胰十二指肠切除术后最常见的并发症,它明显延迟恢复足量口服肠营养的时间和耐受性,并加剧了术前营养不良的状态。胃排空延迟明显延长了住院时间,并与术后并发症和死亡率的增加有关(Hu et al,2014)。胰十二指肠切除后胃排空延迟的确切病因尚不完全清楚,可能是多因素的。其中一个原因被认为与源自胃动力触发点的迁移导致运动复合体的破坏有关。一项荟萃分析表明,胃排空延迟最可能的原因是术后并发症(Hu et al,2014),尤其是术后胰瘘和/或腹腔积液(Hashimoto et al,2010;Liu et al,2014)。具有明显胃排空延迟的病人通常需要长时间的胃肠减压,并且可能在数周或数月内无法恢复正常的胃排空。当这种情况发生时(平均有 20% 的病人),最好的方法是将鼻肠管放置至胃空肠吻合口远端,或在发生持续性呕吐时同时进行经皮胃减压。研究显示,常规的术后肠内营养既可加重(Martignoni et al,2000)也可减轻胃排空延迟(Zhu et al,2013)。许多外科医生已经使用多种原理和技术来应对这种并发症,包括术前营养支持、术中放置空肠营养管或术后放置鼻空肠营养管。Zhu 证明了通过鼻空肠管启动早期肠内营养后胃排空延迟明显下降,并推测鼻空肠管的机械效应及其通过胃空肠造口有助于胃和肠道的运动(Zhu et al,2013)。还有一些人认为,只有当病人在术后第 7 天还不能恢复足够的口服摄入时,才应放置鼻空肠营养管。然而,不止一项荟萃分析未能确定任何特定的手术技术或护理过程可以降低胃排空延迟的发生率(Hu et al,2014;Wu et al,2014)。

胰瘘

胰腺切除术最可怕的并发症是胰瘘。虽然导致胰瘘的因素很多,包括手术技巧、腺体质地、胰管大小和支架放置(Kanda et al,2011),但其发生率和严重性仍与营养不良有关。营养风险是 Sierzega 等(2007)确定的唯一与远端胰腺切除术后病人胰瘘相关的独立风险因素。其他报告称,肥胖病人(BMI > 25kg/m²)在胰腺远端切除术后的胰瘘发生率往往会增加(Sledzianowski,2005)。Kanda 及其同事(2011)支持这一发现,他们发现低 BMI 的病人往往不常发生胰瘘。作者推测,体重减轻与胰周脂肪量有关,营养不良导致的胰腺质地变化可能与远端切除术中最终的胰瘘率有关。另一方面,Sanford 及其同事(2014)报道,年龄大于 65 岁的病人,营养风险评分(Nutritional Risk Score,NRS)高,胰十二指肠切除术后胰瘘的风险也高,而年龄小于 65 岁的病人则无此风险。该研究表明,不仅仅是营养风险,年龄对营养风险的影响,也影响胰瘘的发生率。因此,有必要进行更多的研究,以明确营养状况与胰瘘之间的关系。

识别有可能出现术后并发症的病人

研究者已经做出了巨大的努力来开发营养评分系统或营养评估的方法,以识别肝胆胰手术围手术期并发症和死亡率高的病人。理想的术前营养评估测试应包括量化营养不良和体重消耗的严重程度,以及估计手术干预所引起的代谢应激的大小(Schiesser et al,2009)。

营养评估应在术前开始,并在病人的整个治疗过程中持续进行。彻底的营养评估包括:①临床和饮食史;②体格检查,评估肌肉质量和力量;③评估血清白蛋白、前白蛋白和 C-反应蛋白;④确定维生素和矿物质的含量;⑤确定营养需求量(知识框 26.3)。既往史应该集中在病人的营养摄入和习惯、术前 1 个月和 6 个月内体重减轻的程度和速度(Windsor,1993)、饮酒、黄疸时间的长短,以及大便形式的改变,这可能提示脂肪吸收不良和脂肪泻。评估术前营养状况的方法有很多种。

人体测量

人体测量的优点是客观、快速和易于解释。已有多种人体测量方法对营养不良的程度和风险进行测评,如中臂围和三头肌皮褶厚度(Durnin & Womersley,1974)。尽管这些评估模式便宜且易于操作,但很少用于肝胆胰手术病人的营养评估。其他方法则使用肌肉萎缩的替代指标,如手握力,来评估蛋白质-能量营养不良(Alvares-da-Silva et al,2005)。这些评估尽管可以与其他评分系统结合使用提供临床营养的信息,但这些评估很大程度上被证明并不能完全反映营养状态特征。

知识框 26.3   营养评估

临床评估

饮食和病史
    体育活动
    过去 6 个月的体重下降

体检

体重
皮肤变化
腹水
肌肉质量和力量

客观评价

生物电阻抗分析
双能 X 射线吸收仪
计算机断层扫描肌肉质量分析

蛋白质合成功能

白蛋白、转铁蛋白
前白蛋白、凝血酶时间
C 反应蛋白

维生素、矿物质、微量元素缺乏

维生素 A、D、E、K、B_6、烟酸、叶酸、B_{12}
硫胺素、镁、钾、锌、铁、磷

生物电阻抗

体细胞质量的变化可以作为营养状态的一个标志物。其可以使用生物电阻抗(bioelectrical impedance,BEI)进行测量(Pirlich et al,2000)。生物电阻抗直接测量身体对交流电的阻抗。不同的身体成分,包括体细胞质量、体脂肪和瘦体质量,可以分别测量并用于确定病人的营养状态。BEI 已被证明可以可靠地预测消化道手术病人的生存和手术并发症(Schiesser et al,2009)。

肌少症

BMI 被广泛用于病人风险模型中。然而,BMI 不能反映身体成分的多样性;相同 BMI 的病人在瘦肌肉和脂肪的组成上可能有明显的不同。瘦肌肉质量相对不足,称为肌少症,与癌症病人的功能减退、体弱、围手术期并发症、腹部手术后住院时间延长和较差的长期预后有关(Harimoto et al,2013;Janssen et al,2002;Lieffers et al,2012;Tan et al,2009;van Vledder et al,2012)。术语"肌少症"最初用于描述与年龄相关的肌肉质量下降(Rosenberg,1989),但现在越来越多地被认为是癌症病人较差生存率的独立风险因素,与年龄无关。肌少症不应与恶病质相混淆,后者的特点是体重下降和肌肉萎缩的时间较短。肌少症是在很长一段时间内发展起来的,在老年人中,它与体重减轻无关(Walrand et al,2011)。因此,许多体重和 BMI 在正常范围内的病人可能有未被发现的肌少症,并有围手术期并发症和不良预后的风险。许多肥胖病人可能看起来并无营养不良,但他们的骨骼肌质量有明显的隐性消耗,使他们处于特别高的术后并发症风险中,因为过重的体重加上肌肉质量的减少会导致行动不便,呼吸功能差,并延长康复时间(Lieffers et al,2012)。现在将既肥胖又有肌少症的病人归为"肌少症性肥胖"。据报道,肌少症性肥胖是癌症病人生存率低的最有力的独立预测因素之一,并与机体功能状态下降、耐受化疗、手术和其他侵入性治疗的能力下降有关(Martin et al,2014;Prado et al,2008)。由于肥胖症的患病率持续上升,通过影像学诊断识别隐匿性肌少症是一种越来越重要的方法,应该用于识别有营养风险的病人。

肌少症的病理生理学尚不十分清楚。目前尚不清楚肌肉质量的明显下降是否是某些人衰老的自然和不可改变的结果,治疗或生活方式干预是否可以减缓或逆转它亦有待阐明(Walrand et al,2011)。年龄相关的肌少症被认为是由与肌肉细胞衰老相关的因素和外在因素(如生长激素和胰岛素样生长因子-1 的减少)造成的(Kalyani et al,2014)。肌少症导致 II 型骨骼肌纤维优先萎缩,导致肌肉力量相对于耐力的损失。癌症、自身免疫性疾病、人类免疫缺陷病毒感染、肝硬化、内分泌功能障碍等多种慢性疾病状态都会导致肌肉快速流失。营养不良、激素和其他信号通路的改变,以及炎症因子和细胞因子被认为是慢性病病人肌少症发展的主要机制(Kalyani et al,2014;McMillan et al,2009)。

已有多种技术被用于确定肌少症的存在和程度。临床上最适用的方法是使用计算机断层扫描(CT)成像来估计瘦肌肉质量(Janssen et al,2002;Mourtzakis et al,2008)。该方法通过测量单张 CT 图像中 L3 水平的腰肌面积来估计瘦肌肉质量,其中要去除身高因素(总腰肌面积[mm^2]/身高[m^2])。如果这些数值在女性中 $<385mm^2/m^2$ 或在男性中 $<545mm^2/m^2$,则病人有肌少症。在基于 CT 影像学的回顾性研究中,接受肝移植、原发性肝癌或结直肠癌肝转移肝脏切除和胰腺切除的肌少症

病人围手术期并发症增加,术后死亡率增加,总生存期和无复发生存期更差(Englesbe et al,2010;Harimoto et al,2013;Itoh et al,2014;Peng et al,2012;Valero et al,2015;van Vledder et al,2012;Voron et al,2015)。一项在肝移植病人中进行的研究发现,血清白蛋白和末期肝病模型(MELD)评分与肌少症相关性较差,强调了传统的营养不良测量方法可能低估了这些病人的风险(Englesbe et al,2010)。

一些研究已将肌少症确定为肝硬化病人死亡的独立风险因素(Meza-Junco et al,2013;Montano-Loza et al,2011;Montano-Loza,2014)。在一项针对肝硬化病人的研究中,70% 接受 TIPS 术的病人的肌少症得到改善,与肌少症没有改善或恶化的病人相比,其死亡率较低(9.8% vs. 43.5%)(Tsien et al,2013)(见第 79章)。其他研究显示,运动结合补充蛋白质或氨基酸可以逆转老年人的肌少症(Evans et al,2014;Yang et al,2012)。这些观察结果在对确定为肌少症的病人进行肝胆胰手术前,为其开具运动和补充蛋白质的处方提供了支持(Evans et al,2014)。

血清生化标志物

虽然没有任何一个实验室检测能诊断营养不良,但通过简单的血液测试就可以获得数据是许多实验室检测的优点。快速和容易测量的特点促进了血清标志物在预测模型中的使用,并方便快速的手术判断和治疗决策。

白蛋白

血清白蛋白作为营养状态的标志物已被广泛研究,白蛋白水平低已被证明是手术预后不良的敏感预测因子(Billingsley et al,2003;Gibbs et al,1999;Lai et al,2011)。Gibbs 分析了超过50 000 名手术病人,证明随着白蛋白水平降低,手术并发症和死亡率(尤其是败血症和感染)明显增加(Gibbs et al,1999)。在肝胆胰手术中,血清白蛋白已作为围手术期风险的标志物。白蛋白与其他营养不良的标志物联合使用可预测胰十二指肠切除后的死亡率(Venkat,2011)。对肝脏手术,由于合并肝硬化病人血清白蛋白水平与肝功能有关,因此血清白蛋白较难用作营养标志物(Piquet et al,2006)。而肝移植术前血清白蛋白

与移植后并发症之间同样被认为存在相关性(Fusai et al,2006)。然而,鉴于血清白蛋白作为急性期反应物,其不应作为营养状况的唯一预后指标。

前白蛋白

前白蛋白又称转甲状腺素,是一种由肝脏合成的运输蛋白。白蛋白的半衰期约为 20 天,而前白蛋白的半衰期为 48 小时,与白蛋白不同,前白蛋白的处理速度很快,是衡量营养状况的更好指标。因此,使用血清前白蛋白较白蛋白可以更准确地评估短期的营养状况(Beck et al,2002)。不幸的是,与白蛋白一样,前白蛋白也是一种急性期反应物,其测量结果可随慢性疾病状态而变化。Huang 等(2012)研究了 Child-Pugh A 级病人肝脏切除的结果,发现血清前白蛋白与术后肝衰竭有明显的相关性。这种关系是营养消耗的结果还是内在肝脏疾病的结果仍然未知。

营养评分系统

考虑到人体测量和生化测定的局限性,将这两种方法的主要特征整合,可以建立更准确的营养评估方法及预测性好的评分系统。尽管存在许多不同的模式,但常用评分系统包括营养风险指数(NRI)、营养风险评分(NRS)、主观整体评估(SGA)、营养不良通用筛查工具(MUST)和格拉斯哥预后评分(GPS)。

营养风险指数

由退伍军人事务全肠外营养组开发的营养风险指数(Nutritional Risk Index,NRI)(知识框 26.4)根据血清白蛋白和目前体重与平时体重的比值计算风险值。用这个评分系统反映营养风险和预测不良结果已经得到验证(Cohendy et al,1999)。NRI 使用简单,可以界定拟手术的高风险梗阻性黄疸病人。在一项研究中,NRI 小于 83.5 的梗阻性黄疸病人术后死亡风险明显增加,住院时间延长,但并发症发生率并没有增加(Clugston et al,2006)。Shinkawa 及其同事(2013)回顾了超过 60 例胰十二指肠切除病人,并在多变量分析中证明 NRI 是手术区感染的独立风险因素。

表 26.1　营养风险评分

营养状况受损		疾病严重程度(≈需求增加)	
无:得分 0	正常营养状况	无:得分 0	正常营养需求
轻:得分 1	3 个月体重减轻>5%,或食物摄入量低于正常需求的 50%~85%	轻:得分 1	髋部骨折*,慢性病人,特别是急性并发症:肝硬化、COPD*、慢性血液透析、糖尿病、肿瘤
中:得分 2	2 个月体重减轻>5%,或 BMI 在 18.5~20.5 范围合并一般情况受损或食物摄入量低于正常需求的 25%~60%	中:得分 2	腹部大手术*、卒中*、严重肺炎、血液恶性肿瘤
重:得分 3	1 个月体重减轻>5%(3 个月体重减轻>15%),或 BMI<18.5%合并一般情况受损或前一周食物摄入量为正常需求的 0%~25%	重:得分 3	颅脑损伤*、骨髓移植*、重症监护病人(APACHE>10)
得分	+	得分	总得分

年龄≥70 岁,在以上总分+1=年龄调整总分。

评分≥3:病人在营养方面存在风险,启动营养护理计划。

评分<3:病人每周重筛一次。如果病人计划进行大手术,就要考虑预防性的营养护理计划以避免相关的危险状态。

*表明一项试验直接支持对病人进行该诊断的分类。

From Kondrup J,et al:Nutritional risk screening(NRS 2002):a new method based on an analysis of controlled clinical trials,Clin Nutr 22(3):321. e36,2003.

APACHE,急性生理和慢性健康评价;BMI,体重指数;COPD,慢性阻塞性肺疾病。

知识框 26.4　营养风险指数

营养风险指数 =［0.1519×血清白蛋白(g/L)］+［41.7×目前体重 (kg)/通常体重*(kg)］
>100：没有营养不良
97.5~100：轻度营养不良
83.5~97.5：中度营养不良
<83.5：严重营养不良

*通常体重是指病前 6 个月或以上的稳定体重。

知识框 26.5　格拉斯哥预后评分

CRP 水平(>1.0mg/dL)和低白蛋白血症(<35g/L)= 2 分。
CRP 水平(>1.0mg/dL)或低白蛋白血症(<35g/L)= 1 分。
CRP 水平(<1.0mg/dL)和正常白蛋白血症(>35g/L)= 0 分。

CRP,C-反应蛋白。

营养风险评分

营养风险评分(Nutritional Risk Score,NRS)(表 26.1)由欧洲肠外和肠内营养学会于 2002 年首次提出的一种筛选方法,包括病人年龄、手术前一周的食物摄入量、体重减轻、BMI 和潜在疾病的严重程度等指标(Kondrup et al,2003)。对 100 多个对照营养试验的回顾性分析证实 NRS 是可靠和可重复的(Schiesser et al,2008)。对 600 多名接受消化道手术的病人进行前瞻性分析时,NRS 能够识别出营养不良的病人,这些病人并发症明显更多和住院时间更长(Schiesser et al,2008)。美国外科医生学会国家外科手术质量改进计划已经对 NRS 进行了调整,以对老年病人进行术前分层。推荐对老年和癌症病人采用血清白蛋白、BMI 和体重减轻程度等指标进行术前筛查(Chow et al,2012)。当出现以下任何一个特征时:BMI > 18.5kg/m², 白蛋白<30g/L, 或前 6 个月平均体重下降大于总体重的 10%, 提示严重的营养不良风险,这会增加围手术期并发症和死亡率(Sanford et al,2014)。单因素和多因素分析显示,在老年病人中,严重营养不良风险的病人生存率明显较差。使用这些指南筛选出具有严重营养不良风险的老年病人因良性或交界性肿瘤接受胰十二指肠切除术后 5 年总生存率较非老年病人相比明显下降(65% vs.93% ,P<0.001)(Sanford et al,2014)。作者认为,良性疾病合并低 NRS 的病人应采用非手术治疗或不治疗,除非他们的 NRS 改善到预期术后结果较好时。

主观总体评估

主观总体评估(Subjective Global Assessment,SGA)通过分析病人报告的营养健康参数提供营养评估(Detsky et al,1987)。SGA 使用的要素包括饮食摄入量的变化、体重减轻、功能能力、肌肉萎缩的迹象、下肢水肿和消化道症状。营养不良的严重程度由训练有素的检查员打分,用于围手术期风险的分类。SGA 是一种广泛使用的评估工具,其优点是不受水钠潴留或腹水的影响(Gunsar et al,2006)。然而,SGA 的缺点是主观性和观察者之间的差异性,这与病人的记忆和检查者的培训有关。当与其他营养评估工具或营养生化标志物结合使用时,SGA 能够预测胰腺术后发生并发症病人,准确率在 82% ~90% 之间(La Torre et al,2013)。

营养不良通用筛查工具

营养不良通用筛查工具(Malnutrition Universal Screening Tool,MUST)评分与 SGA 评分高度一致,可用于识别有营养不良风险的病人(Loh et al,2012)。MUST 的计算方法是使用 BMI、体重减轻和持续 5 天以上的没有或可能没有营养摄入的急性疾病评分(图 26.1)。与 NRI 或 SGA 不同,MUST 使用简单,可以快速进行(通常<5 分钟),并且费用较低(Tu et al,2012)。与 SGA 相比,MUST 对围手术期死亡率、住院费用和住院时间有良好的预测能力(Kyle et al,2006)。Loh 及其同事(2012)证明,尽管 BMI 正常,但 3/4 的病人由于近期体重下降有较高的营养不良风险。这项研究强调了无意向体重下降的重要性,它被发现是术后不良预后的独立显著预测因素。La Torre 等(2013)报告了 143 名因恶性肿瘤接受胰腺手术的病人队列,并使用 MUST 进行营养筛查,他们发现,与营养风险低的病人相比,MUST 认为营养不良风险高的病人手术部位感染率高 5 倍,术后住院时间长 4 倍,术后并发症率为 53%。由 MUST 界定的营养不良是总体并发症发生率的独立预测因素。

格拉斯哥预后评分

格拉斯哥预后评分(Glasgow Prognostic Score,GPS)(知识框 26.5)是为了量化恶性肿瘤的全身炎症反应的程度而创建的,最初是作为预测生存的标志物而引入的。GPS 根据病人是

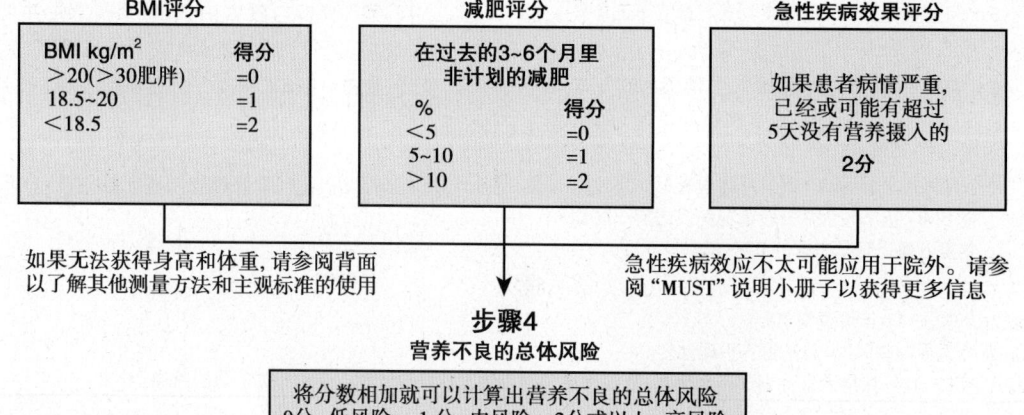

图 26.1　营养不良通用筛查工具(MUST)

否存在低白蛋白血症（<35g/L）或 C-反应蛋白升高（>10mg/L），将病人分为 0、1 或 2 分（Forrest et al，2003）。GPS 已被证明能预测癌症病人的不良生存率，并与营养不良、体重下降增加、围手术期并发症发生率增加和不良活动状态密切相关（McMillan et al，2013）。Glen 及其同事（2006）证明，对于那些接受姑息性短路手术的无法根治的胰腺癌病人来说，GPS 是一个明显的生存预测因子（独立于 TNM 分期）。对 120 多名晚期胰腺癌病人的分析表明，中位总生存期与 GPS 之间存在明显相关性；得分 2 分的病人总生存期为 1.8 个月，而 0 分的病人总生存期为 8.3 个月（Martin et al，2014）。虽然 GPS 所评估的营养状况和全身炎症之间的确切相互影响尚不完全清楚，但 GPS 是衡量肝胆胰手术病人预后的一个好方法。

肝胆胰手术病人的营养支持

肝胆胰手术前后营养支持的主要目标是尽快恢复病人健康和功能（知识框 26.6 和 26.7）。有三种主要的方法可以达到这个目标。第一种方法是使病人尽快恢复口服摄入；可以通过术后快速康复（enhanced recovery after surgery，ERAS）方案来实现。第二种方法是支持和/或恢复正常的消化和肠道吸收。第三种方法是在术前识别营养不良状态并加以纠正。目前没有研究数据支持营养良好的肝胆胰手术病人常规使用营养支持。事实上，前瞻性的随机试验表明，对营养良好的手术病人施用肠外营养与较高的术后并发症发生率有关（Brennan et al，1994；Buzby，1991）。相反，重度营养不良或缺乏特定维生素的病人可能会从术前和术后营养支持中获益（Buzby，1991；Evans et al，2014；Halliday et al，1988）。

大多数营养不良的肝胆胰疾病病人不需要专门的营养支持来纠正他们的营养缺乏，因为多数情况下，他们的营养不良是长时间热量摄入不足的结果，而不是消化不良和吸收不良或特定维生素缺乏的结果。纠正这些病人的营养不良只需要提供足够数量的适当底物（脂肪、蛋白质和碳水化合物）（Klein et al，1997）。需要补充多少时间的营养可以降低手术并发症的风险目前尚无共识或指南。专家们建议，对于严重营养不良的病人，至少要口服营养补充 7 天，最好是 2~3 周，或者直到血清前白蛋白上升到正常范围为止（Evans et al，2014；Jie et al，2012；Klein et al，1999）。

知识框 26.6　术后营养支持一般指南

口服途径>肠内营养>经皮留置中心导管>全肠外营养

热量：25~30kcal/（kg·d）

氮：1~1.5g/（kg·d）

葡萄糖：≤5mg/（kg·min）

脂肪热量：≤总热量的 30%。

1kcal≈4.2kJ。

知识框 26.7　围手术期营养并发症的处理

厌食症：刺激食欲的药物

乳糜性腹水：低脂饮食/中链甘油三酯

胃排空延迟：频繁、少量进食，空肠造瘘管，全肠外营养

胰腺功能不全：胰酶

腔内胆汁缺乏症：胆汁回输，口服熊去氧胆酸

营养途径

有几种方法为病人提供术前和术后营养支持。最常见的和符合生理性的是根据病人的需要定制口服饮食。如果病人无法口服饮食或口服无法满足其估计的热量需求，应放置鼻胃或鼻十二指肠营养管，即使病人已知食管静脉曲张。如果病人不能或不愿意接受鼻肠肠营养管，应考虑使用腹腔镜、介入放射学或经皮内窥镜方法放置进食空肠造口或胃造口管。吸收不良的严重营养不良病人如果肠内营养出现腹泻，可以给予部分肠内营养，并通过外周静脉途径注射平衡热量、蛋白质、脂肪、微量元素和维生素，直到他们的肠道消化和吸收能力适应并能耐受更多的肠内营养（Kondrup et al，2003）。

肠内营养比肠外营养的生理优势是维持肠道免疫力和屏障完整性，预防肠道微生物的移位，减少术后感染、败血症及治疗费用（Hilal et al，2013；Kuboki et al，2013；Zhu et al，2013）。然而，空肠营养可能导致和/或加重胰十二指肠切除后胃排空延迟。Martignoni 及其同事（2000）的研究显示，术后空肠肠内营养明显增加鼻胃插管次数，延长住院时间。

肠内配方应根据病人消化和吸收营养的能力来选择。对于大多数病人来说，标准的肠内饮食就足够了，如知识框 26.6 中列出的一般营养指南。没有临床证据支持给予超生理量的底物［例如，超过 5mg/（kg·min）的葡萄糖或超过 2g 蛋白质/（kg·d）］。相反，有证据表明，营养不良的病人"过度营养"，特别是碳水化合物和/或富含欧米伽-6 脂肪酸的饮食可能会造成伤害（Buzby et al，1988；Heidegger et al，2007）。在少数情况下，特殊配方的饮食可能对肝胆疾病或胰腺外分泌不全病人有利。例如，由脂肪吸收不良引起的腹泻病人可能对富含 MCT 的饮食有更好的耐受性，而 MCT 不需要形成微粒进行吸收或处理。理论上，通过单独给予水溶性脂肪酸或联合高剂量的抗氧化剂来抑制对疾病和手术的促炎反应，有可能改善病人的治疗效果（Braga et al，2012；Ok et al，2003；Persson et al，2005）。支持这一理论的临床证据已经开始出现，但还需要更多的研究来确定哪些病人最有可能受益（Wu et al，2012）。

肠外营养

在极少数情况下，当病人无法通过口服和肠内营养途径满足其总的营养需求时，加用肠外营养是恰当的。如果需要肠外营养应至少等到手术后 7~10 天再开始，以避免不良后果（Casaer et al，2011；Heidegger et al，2007；Marik，2011；Martindale et al，2009）。由于肠外营养相关的感染性并发症率和成本均较高，仅用于消化道解剖异常且肠内营养不可行或失败的病人（Braunschweig et al，2001；Heyland et al，2003；Kreymann et al，2006；Martindale et al，2009；Meier et al，2006；Plauth et al，2006；Weimann et al，2006）。高质量的研究发现常规肠外营养对接受肝胆胰手术的病人术后 2 周内并没有好处（Bengmark，2012）。长期肠外营养可导致肝细胞脂肪变性和胆汁淤积性肝功能障碍（Bauer and Kiehntopf，2014）。在胰腺手术中，胰十二指肠切除后常规术后肠外营养增加并发症发生率（Brennan et al，1994；Gianotti et al，2000）。当使用肠外营养时，重要的是不能给病人过量的热量［例如，病人给予的热量应<30kcal/（kg·d）］，并且应使用胰岛素控制血糖（血清葡

萄糖 5.6~8.3mmol/L）。

肠内和肠外营养

一些临床医生已尝试将肠内和肠外营养结合起来，以更快地满足病人的总热量需求。Zhu 和同事（2013）报道了他们对胰十二指肠切除后病人进行肠内联合肠外营养与术后仅接受肠外营养的病人进行比较的结果。与仅接受肠外营养的组别相比，联合组在并发症、住院时间和感染方面明显减少。此外，胰十二指肠切除特有的并发症如胃排空延迟和高血糖也减少了。

营养支持是手术后快速康复计划的一部分

在过去的十年中，随着 ERAS 的出现，围手术期的营养方案发生了很大的变化（Kehlet，1997）。ERAS 是一个多模式和多学科的管理途径，其目标是通过减轻手术的分解应激反应，更快地恢复病人的健康和功能。ERAS 的一个核心原则是限制术前禁食，并在术后尽快恢复口服摄入。目前的 ERAS 指南推荐（A 级证据）在麻醉前 2~3 小时使用口服碳水化合物补充物（Lassen et al，2012；Viganò et al，2012；Weimann et al，2006）。这种方法已被证明可以减轻病人心理和生理压力，改善术中和术后血糖控制，减少骨骼肌蛋白溶解和乏力，恢复肠道蠕动，并减少胰十二指肠切除后的胃排空延迟（Viganò et al，2012）。ERAS 在肝胆胰手术病人中的可行性、安全性和实用性近来得到证实。ERAS 可降低并发症发生率和缩短住院时间（Balzano et al，2008；Braga et al，2014；Coolsen et al，2013；Gerritsen A et al，2014；Hendry et al，2010；Hughes et al，2014；Jones et al，2013；Kagedan et al，2015；Lassen et al，2012；Revie et al，2012；Wong-Lun-Hing et al，2014）。虽然一些 ERAS 计划包括术前 5~7 天给予免疫增强饮食补充物，但这种饮食补充剂对接受肝胆胰手术 ERAS 的病人的价值尚未确立。

大多数按 ERAS 方案管理的病人没有出现重大并发症，肠道功能迅速恢复，能在手术后 24~48 小时内耐受正常饮食的摄取，并且与手术类型无关（Hughes et al，2014；Kagedan et al，2014，Revie et al，2012；van Dam et al，2008）。相反，脱离 ERAS 途径的病人（例如在手术后几天内不能耐受口服饮食）通常有潜在的重大并发症，如肝衰竭、腹腔积液、瘘或全身感染。Kagedan 等（2015）在一项系统性文献综述中，报道了 10 项针对接受胰十二指肠切除病人的 ERAS 研究。鼻胃管在手术结束或术后第 1 天停止使用。在大多数研究中，病人在术后第 1 天或第 2 天即可进食，并可以耐受固体食物。一项关于胰十二指肠切除后五种营养途径的系统性回顾得出结论，口服饮食是首选的营养途径，没有证据支持胰十二指肠切除后常规的肠内或肠外营养（Gerritsen et al，2013）。Lassen 等（2012）观察到接受重大上消化道手术（包括所有类型的肝胆胰手术）的病人在术后第 1 天开始按意愿正常饮食是安全的。肝脏手术病人的 ERAS 方案常规允许病人从手术当晚开始常规饮食（Coolsen et al，2012；Dunne et al，2014；Hughes et al，2014；Jones et al，2013；van Dam et al，2008）。这些研究表明，接受胰十二指肠切除或肝脏切除术的病人不需要长时间的胃肠减压，也不需要等待肠道功能恢复后才能耐受口服饮食。然而，有些病人不能耐受早期口服进食，目前也没有可靠的方法来识别这些病人。尽管如此，如果没有新临床研究证明术后早期口服饮食对病人有害，应允许病人在重大肝胆胰手术后不久就按意愿正常进食。

免疫调节营养

尽管人们对接受肝胆胰手术的病人给予免疫调节营养（immune-modulating nutrition，IMN）和抗氧化剂越来越感兴趣，但其是否有益存在争议（Evans et al，2014）。一些荟萃分析指出，术前口服 7~14 天的富含 ω-3 脂肪酸、精氨酸和谷胱甘肽的口服补充剂可降低上消化道手术术后并发症的风险，尤其是感染的风险（Braga et al，2013；Burden et al，2012；Marik et al，2010，Marimuthu et al，2012）。ω-3 脂肪酸术前肠外给药也被证明可以降低 HCC 肝切除术病人的 IL-6 和 TNF 水平（Wu et al，2012）。其他综述报告没有确凿的证据支持在消化道手术或移植中使用 IMN（Evans et al，2014；Langer et al，2012）。然而，许多人认为对所有接受高风险手术的病人给予口服 IMN 和补充剂是有价值的（Evans et al，2014；Martindale et al，2009），许多使用 ERAS 的中心将 IMN 作为多模式围手术期护理计划的一部分（Burden et al，2012）。

维生素

维生素被认为是围手术期营养的重要组成部分。例如，有报道指出四分之三的胰腺癌病人在确诊时是缺乏维生素 D 的，维生素 D 缺乏与不良预后相关（Cho et al，2013）。2005 年一项对 47 名肝脏部分切除病人的安慰剂对照双盲研究表明，接受含有维生素 E 的输液组在重症监护室（ICU）的住院时间明显缩短，并且天门冬氨酸氨基转移酶、丙氨酸氨基转移酶和谷氨酸脱氢酶得到改善（Bartels et al，2004）。维生素 C 在围手术期愈合中具有重要的临床意义（Cevikel et al，2008）。活跃的吸烟者体内和循环中的维生素 C 明显减少，应在术前补充。维生素 C 的浓度在围手术期明显降低，并且随着住院时间的延长和并发症的发生其浓度会进一步下降（福岛 et al，2010）。维生素 C 的减少会对围手术期恢复的其他指标产生不利影响，如肌肉无力、疲劳和体能状况（Lukaski，2004）。虽然随机临床试验尚未显示术前给予维生素 A、D、E、C 可以降低围手术期并发症发生，但这样做是有生理意义的，也是安全的（Evans et al，2014）。当考虑到维生素便宜、安全、易得，且肝胆胰手术病人有氧自由基介导的损伤风险时，对有术后并发症风险的病人术前给予数天维生素 E、C 是合理的。

益生菌和益生元

最近，营养支持科学的一个关注领域是将益生菌和益生元与肠内营养联合使用，以提高肠道免疫力。一项前瞻性、随机、双盲试验给予肝移植术病人肠内营养联合乳酸菌和益生菌，将肝移植术后的细菌感染率从 48% 降低到 3%（Rayes et al，2005）。这使得 ICU 和整体住院时间和抗生素治疗时间缩短。Zhang 等（2013）回顾了 67 名服用益生菌和益生元的肝移植病人，结果显示，与对照组相比，感染率从 30% 降至 9%。Sugawara 及其同事（2006）将 100 多名因胆管癌进行肝切除的病人随机分配到术前、术后服用益生菌或标准术后补充剂，发现益生菌组的术后感染并发症发生率较低（12% vs. 30%）。

食欲刺激剂

改善围手术期营养不良的一种策略是使用食欲刺激剂。最常见的方法是通过口服醋酸甲地孕酮（一种孕酮衍生物）。甲地孕酮增加食欲的机制尚不清楚，但据推测是抑制 TNF 和其他促炎细胞因子的作用。一项 Cochrane 综述对 1 000 多项研究进行了分析，得出结论：甲地孕酮会增加约 25% 病人的食欲，导致约 10% 的病人体重增加，但不会改善生活质量。由于甲地孕酮会导致血栓、水钠潴留和死亡的风险增加，一些作者对常规使用甲地孕酮持谨慎态度（Ruiz Garcia et al，2013）。

四氢大麻酚（tetrahydrocannabinol，THC）是在大麻植物中发现的主要精神活性成分，也被研究为一种食欲刺激剂。合成 THC 被称为屈大麻酚，可作为处方药 Marinol 出售。其确切的作用机制尚不清楚，推测是下丘脑中的大麻素受体参与了增加营养摄入的动机和奖励机制（Fride et al，2005）。在癌症病人中，THC 对食欲和体重维持的影响喜忧参半。在 243 名癌症病人中进行的一项多中心随机双盲试验显示，使用大麻没有统计学意义上的食欲改善（Strasser et al，2006）。要确定大麻对肝胆癌病人的益处，还需更多的研究。

特定疾病的个体化管理

非酒精性脂肪肝和非酒精性脂肪性肝炎

肥胖症的流行迅速导致了非酒精性脂肪肝（nonalcoholic fatty liver disease，NAFLD）和非酒精性脂肪性肝炎（nonalcoholic steatohepatitis，NASH）的发生（见第 71 章）。两者发病率正在增加，在西方国家发病率超过 6%（Torres et al，2012）。尽管西方国家约有 30% 的病人肝脏内有过多的脂肪堆积，但在病态肥胖者中这一比例高达 80%（Zelber-Sagi et al，2011）。NAFLD 和 NASH 与糖尿病和肥胖等风险因素密切相关，并可发展为肝硬化和 HCC（Nishikawa et al，2013）。肝脏内脂肪含量增加已被证明会影响术后恢复。脂肪肝病的动物模型显示肝切除术后肝脏再生能力和 DNA 合成减少，导致并发症和死亡率增加（Dai et al，2006）。Hoppe 等（2015）在一组肝切除病人中证明，与正常对照组相比，NAFLD 和 NASH 病人的肝功能和恢复减慢。与同龄的乙肝病人相比，因 HCC 进行肝切除术的脂肪肝病人的并发症（59% vs. 30%）和死亡率（12% vs. 1.4%）明显更高（Wakai et al，2011）。

NAFLD 和 NASH 病人肝内脂肪的肝脏毒性作用随着体重的减轻是可逆的。Taitano（2015）梳理了接受减肥手术的病态肥胖病人术前和术后的肝脏活检标本，发现 75% 的病人脂肪变性和小叶内炎症得到缓解，大于 90% 的病人脂肪性肝炎得到缓解。这些观察结果凸显了肥胖病人饮食、营养和减肥的重要性，不仅对肝病的预防，而且对手术效果也有重要影响。显然，考虑进行肝脏切除术的病人，如果怀疑或证实患有 NAFLD 或 NASH，应进行饮食咨询和医学监督下的减肥。

肝硬化和肝功能衰竭

肝硬化住院病人（见第 79 章和第 80 章）的并发症和死亡率很高（Rice et al，1997）。由于营养不良是这些病人的主要问题，因此在考虑手术时应进行营养支持。前瞻性随机临床试验表明，这些病人通过积极的日常饮食仍无法满足其营养需求时，可通过鼻胃管或十二指肠管进食，可降低住院死亡率和并发症发生率（Cabré et al，1990）。因此建议除非有禁忌，所有接受急诊手术的住院肝硬化病人通过肠道营养。如果消化道功能正常，不建议在这些病人中使用肠外营养（Braga et al，2009；Braunschweig et al，2001；Heyland DK 等；2003；Kreymann et al，2006；Martindale RB et al，2009）。

由于晚期肝病的代谢失调会影响所有三大营养元素，因此任何饮食干预都需要补充这三种元素。肝病病人的热量需求通常会增加［35～40kcal/（kg·d）］，尤其是有腹水时（McCullough & Tavill，1991）。蛋白质的需要量取决于病人目前的营养状况、耐受蛋白质的能力以及肝性脑病的病史。在非肝性脑病病人中，建议每 kg 干重摄入 1～1.5g 蛋白质。如果存在肝性脑病，则应进行全面的饮食史检查，以确定可耐受的蛋白质量，建议每天至少提供 0.5～0.7g/kg 干重的蛋白质。根据腹水和水肿的严重程度，限制液体和钠的摄入。建议每天至少摄入 2g 钠，因为低钠饮食味道差，而且通常会进一步减少口服食物的摄入量，加重病人的营养不良。顽固性腹水的治疗应更多地依靠积极的利尿剂和腹腔穿刺，而不是急剧限制液体摄入量和限盐。肝硬化和肝功能衰竭的病人通常有磷酸盐、镁和锌等微量营养素缺乏的情况，应监测这些营养元素并在必要时通过静脉注射途径积极补充（Shronts，1988）。

对肝功能不全病人口服支链氨基酸（BCAA）可改善无事件生存期、血清白蛋白浓度和生活质量（Bianchi et al，2005；Marchesini et al，2003；Muto et al，2005）。BCAA 服用组的 MELD 和 Child-Turcotte-Pugh 评分变化比对照组小，血清总胆红素和血清白蛋白维持得更好。服用 BCAA 的人肝硬化相关并发症的发生率也降低（Kawamura et al，2009）。BCAA 还可以减少丙肝肝硬化病人的炎症，减少氧化应激的产生，并可能减少 HCC 的发生（Ohno et al，2008）。但一项 Cochrane 综述得出的结论是，在接受肝胆胰手术的病人中，BCAA 的服用对术后并发症发生率、死亡率或感染没有好处（Koretz et al，2012）。

肝脏切除

在西方国家，大多数接受肝脏切除术的病人（见第 103 章和第 108 章）没有肝硬化，术前或术后不需要专门的营养支持。大多数病人可以在手术当晚进食固体食物，按照 ERAS 方案摄入碳水化合物，并在术后第一天安全地开始口服饮食。几乎所有的病人都能在 5 天内耐受完全的日常饮食。对接受肝脏切除的营养不良病人，应在术前和术后通过口服和/或肠内接受营养补给。

强烈建议病人在术后早期（<6 小时）不要接受高浓度葡萄糖输注，因为这可能会干扰肝脏对脂肪酸的优先利用以获得能量和肝脏再生。如果在肝切除术后数小时内需要营养支持，并且预计病人将无法口服饮食（例如，在气管插管状况下），则应考虑术中放置鼻十二指肠或空肠管。

一些前瞻性随机临床试验指出，给予富含 BCAA 的肠外营养对接受肝脏切除术的病人有好处。Fan 和同事（1994）研究表明，对于因 HCC 而进行肝切除术的肝硬化病人，术前和术后服用富含 BCAA 的肠外营养有益。与对照组相比，补充肠外营养的组减少了败血症(17% 对 37%),肝功能恶化和腹水等并发症。肠外营养组的术后死亡率也比对照组低 45%。在另外两项研究中,Okabayashi 及其同事(2008,2011)报道,口服富含碳水化合物和 BCAA 的营养素可减少慢性肝病病人因 HCC 肝切除术后并发症,并改善术后生活质量。目前尚无数据支持在无肝病的肝切除术病人中使用 BCAA。

肝移植

临床和实验观察表明,营养在肝移植的几乎所有方面都起着极其重要的作用(见第 112 章)。捐献者的状态、移植肝脏的功能、受者的整体健康状况、排斥过程、免疫抑制药物的吸收和代谢以及各种代谢途径都受到营养物质及其使用方式的影响。临床观察表明,营养不良的肝移植病人比营养良好的病人疗效要差得多(Porayko et al,1991)。他们的感染发生率和 3 个月死亡率是营养良好的肝移植病人的两倍(Harrison et al,1997)。移植前的营养状况和疾病的严重程度与住院期间的感染有不可分割的关系(Meril et al,2009)。营养不良的程度也与在 ICU 天数、机械通气天数和住院时间有明显的相关性,并与移植后的死亡率有明显的相关性(Meril et al,2009;Pikul et al,1994)。

营养不良的等待移植的病人应接受积极的营养建议和支持(Cabré & Gassull,2001;Hasse et al,1995;Mehta et al,1995)。补充营养,包括维生素,以减轻进一步的营养缺失并补充损失。摄取热量不足的病人应通过软鼻饲管输注肠内营养。与大多数人和医生所认为的相反,这些管子有很好的耐受性,可以使用几个月,病人没有太多的困难或不适。在接受肝移植的营养不良病人中常规使用肠外营养(Reilly et al,1990)不再被认为是合适的,因为大多数病人在移植后数小时内就可以通过鼻十二指肠管或鼻空肠管成功并安全地给予肠内营养(Mehta et al,1995;Sekido et al,2003)。在一些研究中,术后早期开始肠内营养(<24 小时)能明显降低术后感染率(Hasse et al,1995;Martin et al,1993;Mehta et al,1995;Wicks et al,1994)。在 Hasse 及其同事(1995)报告的一项前瞻性随机研究中,接受肠内营养的病人在术后前 2 周内没有病毒感染。肠内营养组的细菌和总体感染率也有所下降(分别为 14% vs.29% ,21% vs.41%)。肝移植术后病人立即通过肠内途径进食,也比给予肠外营养的病人减少了术后肠梗阻的发生(5% vs.28% ;P<0.01),并更早地开始口服饮食(8 天 vs.12 天;P = 0.07)(Mehta et al,1995)。BCAA 补充剂已被证明可以通过增加白蛋白合成和改善肝功能来改善移植后早期的代谢和营养异常(Yoshida et al,2012)。

胰腺癌

胰头癌病人最常见的症状(见第 62 章)是外分泌不全和脂肪泻。Sikkens 等(2014)报道,在一组胰腺癌病人中,外分泌不全的发生率为 66%,2 个月后增加到 92%。幸运的是,这种营养不良可以很容易地通过胰酶替代治疗来纠正,应在每餐和零食中服用胰酶(Domínguez-Muñoz,2011;Sikkens et al,2010)。即使在手术或药物治疗无效的情况下,缓解外分泌不足也能明显缓解症状,提高生活质量。胰头癌也可导致胆道梗阻。由于新辅助化疗更多地作为胰腺癌多学科治疗方法的一部分,胆汁的肠道内引流更易被接受,可以通过内镜支架或经皮引流和回输来实现。事实上,在胆道梗阻的情况下,许多化疗药物不能安全使用。

总结

必须仔细关注肝胆胰病人的整体临床状况、饮食不足、营养不良的程度、代谢紊乱、消化吸收障碍,以确定适当的营养支持水平和类型。不适当的营养支持,特别是通过肠外营养提供过量的热量和不良的血糖控制,有潜在危害的。越来越多的证据表明,在特定的条件下对特定的病人进行特定的营养管理,可以调节正在接受手术的肝胆疾病病人的代谢情况。在给病人开具营养治疗处方之前,应咨询具有肝脏代谢经验和专业知识的临床医生或营养师,对病人进行评估,提供营养建议,并监测病人的治疗过程。

(王晓颖 译　董家鸿 审)

第 27 章

需要干预的术后并发症的诊断与治疗

stephen B. Solomon, James F. Griffin, Matthew J. Weiss, and Franz Edward Boas

概述

在过去的 20 年中,在美国进行的复杂胰腺和肝脏切除手术的数量稳步增加,同时相关围术期死亡率显著降低(Allen,2007;Cameron & He,2015;Dimicket,2004;Jarnagin et al,2002;Nathan et al,2012;Winter et al,2006)。这在一定程度上得益于高通量中心的外科专业化和集中化趋势。在这些高通量中心中,许多复杂的手术都呈现出手术数量越多围术期死亡率越低的趋势(Finks et al,2011;Nathan et al,2009;Stitzenberg et al,2009;Valero et al,2015)。但是,尽管观察到围术期死亡率下降,但并发症总体发生率无明显改善,大多数大宗病例报道显示无论是胰腺还是肝脏切除手术,其总体并发症发生率仍高达35%~45%(Cameron & He,2015;Kneuertz et al,2012;Nathan et al,2009;Vin et al,2008)。

出现这种低死亡率与高并发症率的差异情况表明术后并发症的处理能力已有提升,对于部分过去很可能会导致死亡的严重并发症目前已有能力可以治愈。(Bassi et al,2001;Sohn,2003)。这一方面归功于对手术相关并发症的认知提高和高质量影像技术的发展使外科医生对术后并发症的发生可以做到更早和更有效的检测和诊断;另一方面是由于对手术并发症的处理模式已由既往的再手术为主转向基于介入技术与内镜技

术为主的微创治疗模式,后者更有效且并发症更少(Sohn,2003;Vin et al,2008)。现在,放射介入科医生已成为复杂肝胆胰外科疾病病人诊疗团队中的必需成员,他们对于吻合口漏、腹腔脓肿和术后出血的微创治疗显著改善了病人的预后(Mezhir,2013;Sohn,2003)。

本章将主要针对与胰腺和肝脏切除相关的常见术后并发症的诊断和分级系统进行概述。并将根据最新的文献详细讨论每种并发症的处理方式,重点是介入技术的应用。

胰腺切除手术

在 20 世纪 80 年代之前,胰腺切除手术相关的高并发症发生率和高死亡率导致许多外科医生几乎视胰腺切除手术为禁区。后来,随着手术技术和诊疗技术的显著提升,一些高通量中心的手术死亡率从 25% 降至 2% 左右,而高并发症发生率基本保持不变(Cameron & He,2015)(见第 66 章)。表 27.1 列出了自 2000 年以来报道的几个大样本胰腺切除术后的并发症发生率和死亡率的相关文献。对于胰十二指肠切除术(pancreaticoduodenectomy,PD),围手术期总死亡率 1.6%~9%,而总体的并发症发生率为 35%~45%(Büchler et al,2000;Cameron & He,2015;Mezhir et al,2009;Muscari et al,2006;Winter et al,2006)。

表 27.1 胰腺切除术后并发症发生率和围术期死亡率

文献	研究期限	病例数	并发症率(%)	围术期死亡率(%)
胰十二指肠切除术				
Büchler et al,2000	1993—1999	331	127(38)	7(2)
Muscari et al 2006	1995—1999	300	117(39)	28(9)
Winter et al,2006	1970—2006	1 175	415(35)	26(2)
Mezhir et al,2009*	2000—2005	340	147(43)	9(3)
Braga et al,2011	2002—2010	700	432(67)	27(4)
Cameron & He,2015	1969—2012	2 000	894(45)	31(1.6)
胰体尾切除术				
Kooby et al,2008*†	2002—2006	342	334(98)	1(0.3)
Kleef et al,2007	1993—2006	302	105(35)	6(2)
Goh et al,2008	1986—2006	232	107(46)	7(3)
Nathan et al,2009	1984—2006	704	232(33)	7(1)

表 27.1 胰腺切除术后并发症发生率和围术期死亡率(续)

文献	研究期限	病例数	并发症率(%)	围术期死亡率(%)
胰中段切除术				
Sauvanet et al,2002[†]	1990—1998	53	22(42)	1(2)
Roggin et al,2006	1993—2005	10	6(60)	0(0)
Crippa et al,2007[†]	1990—2005	100	58(58)	9(9)
Adham et al,2008	1987—2005	50	18(36)	0(0)
Ocuin et al,2008	2000—2007	13	12(92)	1(8)
Hirono et al,2009	1999—2008	24	12(50)	1(4)
全胰切除术				
Karpoff et al,2001	1983—1998	35	15(54)	1(3)
Billings et al,2005[‡]	1985—2002	99	32(32)	5(5)
Müller et al,2007	2001—2006	100	38(38)	6(6)
Reddy et al,2009	1970—2007	100	69(69)	8(8)
Watanabe et al,2015[‡]	1990—2013	44	14(32)	2(5)
Epelboym et al,2013	1994—2011	77	37(49)	2(3)

[*] 病例对照研究。
[†] 多中心研究。
[‡] 包括全胰切除病人。

表 27.2 胰腺切除手术相关的常见并发症

文献	病例数	并发症率 N(%)	胰瘘 N(%)	腹腔积液或脓肿 N(%)	胃排空延迟 N(%)	术后出血 N(%)	伤口感染 N(%)	再次手术 N(%)
胰十二指肠切除手术								
Büchler et al,2000	331	127(3)	7(2)	4(1)	54(16)	12(4)	13(4)	13(4)
Muscari et al,2006	300	117(3)	50(1)	15(5)	–	18(6)	–	–
Winter et al,2006	1 175	415(35)	52(4)	38(3)	161(14)	–	91(8)	35(3)
Reid-lombardo et al,2007[*]	1 507	–	196(13)	7(6)	187(12)	54(4)	–	53(4)
Mezhir et al,2009[†]	340	147(43)	20(6)	23(7)	29(9)	12(4)	46(14)	–
Braga et al,2011	700	432(67)	200(29)	42(6)	105(15)	36(5)	58(8)	56(8)
Camerom and He 2015	2 000	894(45)	295(15)	–	410(21)	32(2)	222(11)	69(3.5)
胰体尾切除术								
Kooby al,2008[*][†]	342	170(50)	99(29)	–	–	–	36(11)	6(2)
Kleef al,2007	302	105(35)	35(12)	14(5)	14(5)	10(3)	8(3)	26(9)
Goh et al,2008	232	107(46)	72(31)	–	–	–	17(7)	11(5)
Nathan et al,2009	704	232(33)	203(29)	36(5)	–	–	–	40(6)
胰腺中段切除手术								
Sauvanet et al,2002[*]	53	22(42)	16(30)	3(6)	1(2)	2(4)	2(4)	3(6)
Roggin et al,2006	10	6	3(30)	–	–	1(10)	–	1(10)
Crippa et al,2007	100	58	44(44)	15(15)	2(2)	1(1)	–	1(1)
Asham et al,2007[*]	50	18(36)	4(8)	7(14)	–	3(6)	–	6(12)
Hirono et al,2009	24	12(50)	15(63)	1(4)	1(4)	0	1(4)	0
全胰切除术								
Karpoff et al,2001	35	15(54)	NA	–	–	–	–	–
Billings et al,2005[‡]	99	32(32)	NA	6(6)	8(8)	–	4(4)	2(2)
Müller et al,2007	100	38(38)	NA	2(2)	8(8)	2(2)	2(2)	15(15)
Reddy et al,2009	100	69(69)	NA	–	11(14)	14(14)	18(18)	–
Epelboym et al,2013	77	37(49)	NA	–	–	–	–	–
Watanabe et al,2015[‡]	44	14(32)	NA	–	4(9)	–	2(5)	–

[*] 病例对照研究。[†] 多中心研究。[‡] 包括全胰切除病人。–:无数据;NA:不适用。

胰腺切除术后相关并发症发生率高,其中一些为胰腺切除手术的特定并发症,主要发生在手术部位(出血、渗漏、梗阻),而另一些并非胰腺手术的特定并发症,是所有大型手术都有可能出现的(例如:深静脉血栓形成、心律失常、肺炎)。本章主要讲述与胰腺切除手术技术本身导致的最常见的严重并发症。包括胃排空延迟(DGE)、腹腔积液或脓肿、胰瘘和术后出血。表 27.2 所列为 2000 年以来的几个高通量中心的并发症研究数据,表 27.3 所列为约翰·霍普金斯大学单中心的研究数据。

表 27.3　胰腺导管腺癌行胰十二指肠切除术术后并发症(N= 1 175)	
项目	N(%)
围手术期死亡率	26(2)
1970 年代(N=23)	7(30)*
1980 年代(N=65)	3(5)*
1990 年代(N=514)	10(2)
2000 年代(N=573)	6(1)
并发症发生率	415(38)
1970 年代(N=23)	无数据
1980 年代(N=65)	7(30)
1990 年代(N=514)	158(31)*
2000 年代(N=573)	250(45)
再手术率	35(3)
其他类型并发症	
胃排空延迟	161(15)
伤口感染	91(8)
胰瘘	52(5)
心脏并发症	27(4)
腹腔脓肿	38(4)
胆管炎	26(2)
脓毒血症	19(2)
胆漏	16(2)
淋巴漏	11(1)
尿路感染	11(1)
消化性溃疡	10(1)
肺炎	10(1)
急性胰腺炎	5(1)
小肠梗阻	3(0.3)
住院时间中位数	9(4~375)
1980 年代	16(10~51)*
1990 年代	11(7~373)*
2000 年代	8(4~375)

*$P<0.05$,与 2000 年代相对比。
Winter J, et al, 2006:1423 pancreaticoduodenectomies for pancreatic cancer:a single-institution experience. J Gastrointest Surg 10(9):1199-1210; discussion 1210-1211.

胰腺切除术后并发症的定义和分级

对文献报道的术后并发症进行研究并非易事,因为各文献存在定义的不一致性和命名的不准确性(见第 66 章)。在术后胰瘘(postoperative pancreatic fistula POPF)的定义正式确立之前(Bassi et al,2005),胰漏、胰瘘和腹腔脓肿等表述就体现了定义的不一致和命名的不准确这一问题(Mezhir,2013)。其实三者是胰瘘的三种相互重叠的临床表现,即胰腺吻合口出现撕裂和胰液漏出(或在胰体尾切除术、胰腺中段切除术的胰腺残端缝合处的破裂和渗漏)。例如,需要置管引流的腹腔积液可以合理地报告为腹腔脓肿;而当引流液检测富含淀粉酶时,则可以诊断为胰漏。如果胰漏的引流需持续一段时间,就有可能报道为胰瘘。所以,同一种并发症由于缺乏标准化的、可量化的评价指标来可靠地区分这些差异,就可能会造成同一种并发症在不同的文献报道中以三种不同的名称报告。Bassi 和他的同事(2004)曾就报道中的胰瘘的定义进行过系统性评价,并研究了报道中存在的不一致性。他们采用了大多数文献报道中的四种常用的定义:逐一对每组胰腺切除手术病人进行再验证。结果显示:对于各研究中心的同一组的研究病例,胰瘘的发生率可统计为 10%~29% 不等。这种定义的不一致性也反映在所有文献的胰瘘报告数值中:文献中实际报告的胰瘘的发生率也在 2%~29% 大幅波动(Braga et al,2011;Büchler et al,2000;Muscari et al,2006;Reid-Lombardo et al,2007)。

尽管准确地定义某种并发症很困难,但是用一种标准化的方式进行精准的评估和表述某种并发症不仅对于提高治疗质量至关重要,而且能够对不同术式、不同医疗中心甚至不同外科医生之间作出有意义的对比分析。因此,几家研究机构基于 1982 年以来一直被美国国立卫生研究院(National Institutes of Health NIH)癌症治疗评估项目用于临床试验的不良事件通用术语标准(Common Terminology Criteria for Adverse Events,CTCAE)研究制定出了手术并发症的分类和分级标准。(Clavien et al,1992,2009;DeOliveira et al,2006;Grobmyer et al,2007)。该标准为每个并发症提供了一个简单、统一的定义,并根据并发症的临床影响和是否需要侵入性治疗将并发症严重程度进行分级。表 27.4 展示了该标准应用于胰腺切除术后并发症示例。需要注意的是只有当需要进行更具侵入性的治疗时,并发症等级才会提高。外科文献中提到的 Clavien-Dindo 手术并发症分级就是这样定义的。Clavien 和他的同事在 1992 年认识到手术并发症报告的不一致性,提出了一个以标准化方式对其进行定义和分级系统。正如 Clavien 所定义的那样,并发症是任何偏离正常术后进程的事件,与后遗症不同,后遗症是手术固有的"术后遗留症状"(例如,腿部截肢后无法行走),也包括未能实现的手术目标,比如"未能达到治愈标准"(例如,手术后残留的肿瘤)。该系统于 2004 年更新为 Clavien-Dindo 分级标准,该系统根据给定并发症的假定远期预后及纠正该并发症是否需要侵入性治疗措施来确定其严重性(Dindo et al,2004)。该系统由五个等级和一个可以附加到任何等级的后缀"d"类别组成,其中两个等级都有亚类。Ⅰ级和Ⅱ级并发症轻微,不需

表 27.4　根据 CTCAE 对术后并发症进行定义和分级：示例

定义	1 级	2 级	3 级	4 级	5 级
胃轻瘫					
胃壁肌肉的不完全性麻痹，导致胃排空延迟	轻微恶心，早期腹胀，正常饮食	需要置入胃管或促胃肠动力药物	体重减轻且不能口服进食；需额外措施	–	–
腹腔感染					
腹腔内积液、积脓伴感染症状	–	–	静滴抗生素或需要穿刺或介入治疗	危及生命需要抢救	死亡
术后出血					
腹腔内出血	–	少量出血	需要输血；介入，内镜治疗，或再次手术	危及生命需要抢救	死亡
切口感染					
创伤相关的感染过程	–	局部感染	静滴抗生素或需穿刺或介入	危及生命需要抢救	死亡
胰瘘					
胰腺与其他器官或解剖位置间的瘘道	无症状，仅需临床观察，无需干预	有症状，胃肠功能受影响	胃肠功能严重受影响，完全肠外营养或需住院甚至手术	危及生命需要抢救	死亡

抗生素干预包括抗真菌和抗病毒治疗。
Modified from http://www.ctep.info.nih.gov.

要特殊治疗（Ⅰ）或仅需药物治疗（Ⅱ）。需要侵入性干预（内窥镜治疗、介入治疗或外科手术）的并发症被分类为等级Ⅲ级，同时根据是否需要全身麻醉分为Ⅲa 级或Ⅲb 级。Ⅳ级并发症为危及生命，需要进入重症监护病房（ICU）监护治疗。Ⅳ级又分为Ⅳa 级（单器官功能障碍）和Ⅳb 级（多器官功能障碍）。病人死亡被认为是Ⅴ级并发症。最后，后缀"d"可以应用于前四个等级中的任何一个等级，以表明在出院时存在残疾。近年来，该系统已在外科文献报道中广泛使用，以提高手术并发症报道的一致性。此外，许多外科专科也采用了这一策略，以判断和报告各自领域内的并发症。

术后胰瘘：一种统一的报告方式

国际胰瘘研究小组（ISGPF）—一个由国际胰腺外科专家组成的小组，认识到需要制定一个能被普遍接受的、客观的胰腺吻合口漏的定义以及分级标准（Bassi et al, 2005）。他们使用 CTCAE 方法制定出一个简单而宽泛的定义，该定义不仅能涵盖相关并发症-胰漏、腹腔积液和胰瘘，同时还可以根据相应临床影响对三种并发症进行区分。POPF 定义为：术后第 3 天或 3 天之后的引流液中淀粉酶含量大于正常血清淀粉酶的 3 倍。（Bassi et al, 2005），然后，基于临床表现、特殊药物治疗、超声或计算机断层扫描检查、持续引流、与 POPF 相关的死亡、感染迹象、脓毒症和再入院（表 27.5）等 9 个标准将并发症等级分为 A、B 或 C 级。A 级胰瘘没有明显影响，不需要干预，而 C 级病人临床状况各不相同，可能需要肠外营养支持、ICU 监护治疗和穿刺引流。

自从 ISGPF 制定出术后胰瘘的定义及建立分级标准以来，许多机构已经使用 ISGPF 定义和分级系统来报告胰瘘的发生

表 27.5　国际胰瘘研究小组胰瘘分级系统

项目	A 级	B 级	C 级
基础状态	好	一般	不好
支持治疗	不需要	需要/不需要	需要
PPN/TPN/抗生素；生长抑素类似物			
影像结果	阴性	阴性/阳性	阳性
引流时间≥3 周	否	是/否	是
再次手术	否	否	是
因胰瘘致死	否	否	是/否
临床感染症状	否	否	是
脓毒血症	否	否	是

PPN，部分肠外营养；TPN，完全肠外营养。
POPF 定义为：术后第 3 天或 3 天之后的引流液中淀粉酶含量大于正常血清淀粉酶的 3 倍。一旦出现术后胰瘘，可根据该系统标准进行分级。
Modified from Bassi. C, et al: Postoperative pancreatic fistula: an international study group (ISGPF) definition. Surgery 138 (1): 8-13, 2005.

率和治疗效果，其中包含有独立的前瞻性研究。Pratt 及其同事（2006）前瞻性分析了 176 例 PD 病人的术后并发症。术后确认出现胰瘘的 53 例（30%），其中 A 级胰瘘 26 例（49%），B 级胰瘘 21 例（40%），C 级胰瘘 6 例（11%），没有出现因胰瘘所致死亡病例。与 B 级和 C 级相比，A 级胰瘘病人住院时间短，出现继发并发症少，但 B 级和 C 级病人的出现继发并发症发生率无显著性差异（分别为 76% 和 100%；$P = 0.2$）。与 B 级病人相比，C 级病人需要转 ICU 接受治疗的概率更高、输血量更多和住院时间更长。6 例 C 级胰瘘病人中有 5 例出院后转康复中心

继续治疗，其频率明显高于 A、B 级胰瘘病人。同时胰瘘等级越高住院期间花费越高。总之，这项研究验证了 ISGPF 分类标准：A 级胰瘘预后较好，而 B 级和 C 级胰瘘需要更长的住院时间和更高的医疗费用。

胰腺切除术后并发症的处理

术后胰瘘

根据 ISGPF 的定义，术后胰瘘 POPF（见表 27.5）是与胰腺切除手术相关的最常见和花费最多的并发症。术后一旦出现非正常的腹部不适、恶心、心动过速和发热等非特异性体征和症状都应怀疑胰瘘可能。术后胰瘘有一系列的表现形式，包括一过性吻合口漏、腹腔脓肿和明显的瘘管形成。考虑到出现胰瘘病人的相关并发症发生率显著提高，为制定有效的胰瘘预防策略，专家们进行了大量研究。开展最多的一类研究是使用生长抑素类似物的药物治疗，结果却不全相同。生长抑素是一种抑制激素，可减少胰腺、胃肠道和胆道的激素的外分泌。Klempa 和他的同事（1979）首次提出了外分泌抑制预防 POPF 的想法，他们报道围术期持续应用生长抑素的并发症发生率较低。一种名为奥曲肽的长效生长抑素已被用于研究对胰腺手术术后胰瘘发生的影响，几项欧洲研究首先报告了应用奥曲肽可使胰腺切除手术总体并发症发生率降低，包括 POPF（Büchler et al,1992；Friess et al,1995；Montorsi et al,1995；Pederzoli et al,1994）。然而，美国的一些研究显示使用奥曲肽后 POPF 的发生率没有降低，这与欧洲的研究结果不同（Lowy et al,1997；Yeo et al,2000）。一种新的生长抑素类似物叫作帕瑞肽，与奥曲肽相比，帕瑞肽具有更长的半衰期和更广泛的结合效应，最近的研究结果显示帕瑞肽在降低 POPF 率方面有良好的前景。艾伦和同事（2014）在 300 名接受 PD 或胰体尾切除术的病人中进行了一项单中心、随机、双盲的围手术期皮下注射帕瑞肽试验，观察到皮下使用帕瑞肽组的 POPF 比使用安慰剂组的 POPF 低，该差异具有统计学意义（9%：21%；$P=0.006$）。这些研究结果将需要通过更多的前瞻性研究来验证，但目前大家对这种可行的新疗法的前景持乐观态度。

一旦出现 POPF，根据定义，只有 B 级和 C 级有临床意义，需要特殊干预。单纯的 A 级胰瘘可以保守治疗，包括充分的腹腔引流（见影像学引导下的腹腔引流）（见第 30 章）、禁食，以及营养支持（见第 26 章）。如果担心腹腔内感染，可以经验性使用抗生素治疗，所有的引流管都应该放在适当的位置，并监测引流情况。在保守治疗的情况下，多达 90% 的病例会在 4 周内自发性瘘口闭合（Machado,2012）。

保守治疗 POPF 的一个关键因素是禁食，这样可以防止食物对胰腺外分泌的刺激。然而，长时间的禁食会导致营养迅速耗尽和伤口愈合延迟，因此提倡两种形式的营养支持来维持病人的营养供应直到胰瘘消失：完全肠外营养和鼻空肠管或空肠营养管给予肠内营养（Malleo et al,2014）（见第 26 章）。

传统上，完全肠外营养一直是 POPF 营养支持的主要方式，因为它避免了食物对胃肠道分泌的刺激，并且能够满足所有必要的营养需求。然而，与完全肠外营养相关的长期并发症也很明显，包括脓毒血症、代谢紊乱、肝硬化和伴有肠道屏障功能障碍的胃肠道萎缩（Klek et al,2011；Malleo et al,2014）。肠内营养可避免这些并发症，因为它不需要长期的中心静脉置管，而且它对胃肠道有营养作用。最初，有人担心肠内营养会增加胰腺外分泌，使 POPF 延长或恶化。然而，B 级 POPF 病人的完全肠外营养和肠内营养的随机对照研究显示，肠内营养组瘘口闭合的概率是完全肠外营养组的两倍以上，闭合的时间更短，总成本更低（Klek et al,2011）（见第 26 章）。

胃排空延迟

胃排空延迟（delayed gastric emptying DGE）是一种无机械性梗阻的功能性胃轻瘫，是消化道手术，尤其是胰腺手术后的常见并发症。在许多情况下，DGE 与并发腹腔内脓肿或 POPF 有关，可明显导致住院时间延长和住院费用的增加（Beane et al,2014；Yeo et al,2002）。根据表 27.2 中的研究显示 PD 术后 DGE 的发生率从 9% 到 21% 不等，根据使用的定义的不同，许多报道中的 DGE 发生率更高。2007 年，国际胰腺外科研究小组（ISGPS）提出了一项共识定义，根据是否需要胃管、进食后是否呕吐和是否需要促胃动力药物治疗的三种临床状况将 DGE 分为 A、B 和 C 级（表 27.6A 和 B）（Wente et al,2007）。此外，此共识强调病人必须首先接受上消化道造影或内镜评估以排除机械性梗阻，如术后早期小肠梗阻或吻合口狭窄。随后的基于此共识的研究显示，术后 DGE 发生率为 14%~45%，不同级别的发生率分别为 6%~27%（A 级）、7%~11%（B 级）和 1%~12%（C 级）（Akizuki et al,2009；Chong et al,2015；Malleo et al,2010；Park et al,2009；Welsch et al,2010）（Akizuki et al,2009；Chong et al,2015；Malleo et al,2010；Park et al,2009；Welsch et al,2010）。新的定义实际上导致了一系列报道的 DGE 发生率增高，因为曾经的 DGE 定义比现在的定义更加严格（Akizuki et al,2009；Malleo et al,2010）。

胃排空延迟的治疗通常为支持性治疗：包括开始禁食和重新插入胃管进行胃减压。一旦上消化道造影或内镜检查排除了机械性梗阻，病人则需要开始服用促胃肠动力药物来改善症状和缩短恢复时间。如果症状持续时间较长，病人可能还需要其他形式的营养支持，并需要进行影像学评估，以寻找胃排空延迟的次要原因，如腹腔内脓肿等。

胃排空延迟的发病原理尚不清楚，可能是多因素造成的，其中一个原因可能是血液中胃动素水平降低，胃动素是一种位于十二指肠和近端小肠的促运动性多肽激素（Yeo et al,1993）。红霉素是一种大环内酯类抗生素，作为胃动素激动剂，可与其受体结合以刺激胃排空。多项随机对照研究显示，胰腺术后使用红霉素会降低 DGE 发生率，降低胃管再插入率，缩短胃管插管时间，缩短禁食时间（Ohwada et al,2001；Yeo et al,1993）。基于该研究，红霉素现在经常用于术后胃排空延迟的预防性治疗。

表 27.6A　ISGPS 胰腺切除术后胃排空延迟定义

DGE 分级	胃管放置时间	术后不能耐受普食的时间	呕吐/胃膨胀	促胃动力药物的使用
A 级	4~7 天或重置胃管 POD>3 天	POD<7 天	有或无	有或无
B 级	8~14 天或重置胃管 POD>7 天	8~14 天	有	有
C 级	>14 天或重置胃管 POD>14 天	15~21 天	有	有

Modified from Wente MN, et al: Delayed gastric emptying (DGE) after pancreatic surgery: a suggested definition by the International Study Group of Pancreatic Surgery (ISGPS). Surgery 142(5):761-768,2007.

表 27.6B　ISGPS 胰腺切除术后胃排空延迟分级标准

临床状况	A 级	B 级	C 级
基础状态	好	一般	不好
合并其他并发症	无	可能有胰漏/胰瘘/腹腔脓肿	可能有胰漏/胰瘘/腹腔脓肿
特殊药物治疗	可能需要促胃动力药物	需要	需要
营养支持治疗	可能需要	需要部分肠外营养	术后需要大于 3 周的完全的肠内或肠外营养
诊断性评估	不需要/需要	可能需要(CT,内镜,上消化道造影)	需要行内镜或消化道造影
侵入性治疗	不需要	不需要	可能需要穿刺引流,再次手术
延长住院时间	是/否	是	是

Modified from Wente MN, et al: Delayed gastric emptying (DGE) after pancreatic surgery: a suggested definition by the International Study Group of Pancreatic Surgery (ISGPS). Surgery 142(5):761-768,2007.

如果病人无法在术后 7~10 天内恢复进食,则应该给予肠内营养或肠外营养的治疗(Braga et al,2009)。Beane 和他的同事(2014)报告显示,当术后第 10 天开始补充营养时,病人恢复正常饮食的时间更早(第 24 天 vs. 第 36 天;P=0.05),再次入院的发生率更低(25% vs.65%;P<0.01)。如果术中放置空肠营养管,则首选肠内营养;否则,应使用部分肠外营养或完全的肠外营养。在胃排空延迟短期恢复无望的情况下,为降低与长期完全肠外营养相关的感染、代谢障碍和胃肠道并发症的风险,有必要在内镜下放置胃空肠营养管,以进行肠内营养支持。

胰腺切除术后出血

术后大出血是胰腺手术最令人畏惧和潜在致命的并发症

之一。据报道,胰腺切除术后大出血的发生率为 1%~8%,占胰腺切除手术围术期总死亡率的 11%~38%(Wente et al,2007b)。胰腺切除手术后出血的表现也各不相同,因为出血可能发生在很多不同的部位,出血的严重程度和出血的时间也差异很大。国际胰瘘小组(ISGPS)已制定了"胰腺切除术后出血"的定义与共识以标准化术后出血的评估和报告。根据出血时间(早期或晚期)、部位(消化道内或消化道外)和严重程度(轻度或重度),将其定义分为 A、B 和 C 级(Wente et al,2007b)。具体定义和分级标准见表 27.7A 和 B。

胰腺切除术后出血:定义、标准和分级

总体分级主要基于出血发生时间和严重程度,A 级由所有早期轻度出血事件组成,C 级由所有晚期严重出血事件组成。

表 27.7A　ISGPS 对胰腺切除术后出血的共识

出血时间
- 早期出血:出血时间在术后 24 小时之内
- 晚期出血:出血时间在术后 24 小时之后

出血部位
- 腔内出血:消化道内出血,如胃或十二指肠的吻合处,或胰空肠吻合处、应激性溃疡、假性动脉瘤出血
- 腔外出血:消化道外出血,如腹腔内动静脉出血、切除区域弥漫性渗血、吻合口处渗血,假性动脉瘤出血

严重程度

轻度
- 中小量失血(从引流管、胃管或 B 超检查发现出血,血红蛋白浓度下降<30g/L)
- 无明显临床症状,无需特殊治疗,或只需要扩容或输血的非侵入性治疗(例如:手术期间或手术结束后 24 小时内 2~3U 去白悬浮红细胞,手术后 24 小时后输入 1~3U 去白悬浮红细胞)
- 不需要再次手术或介入性治疗造影栓塞;为防止其他意外状况发生而需要内镜下止血治疗的吻合口出血

重度
- 大量失血:血红蛋白浓度下降≥30g/L
- 有明显临床症状:如心动过速、低血压、少尿、低血容量性休克,需要输注>3U 去白悬浮红细胞)
- 需要侵入性治疗:如介入性血管造影栓塞或再次手术

Wente MN, et al: Delayed gastric emptying (DGE) after pancreatic surgery: a suggested definition by the International Study Group of Pancreatic Surgery (ISGPS). Surgery 2007;142(5):761-768,2007.

表 27.7B ISGPS 胰腺切除术后出血分级系统

分级	出血时间、部位、严重程度	临床状况	诊断措施	治疗措施
A 级	早期,腔内或腔外,轻度	良好	临床观察,监测血色素,超声,必要时 CT	无特殊治疗
B 级	早期,腔内或腔外,重度;晚期,腔内或腔外,轻度	通常良好/一般罕有生命威胁	临床观察,监测血色素,超声,CT,血管造影,监测内镜	需要输血,ICU 监护,内镜止血,介入栓塞术或早期再次手术止血
C 级	晚期,腔内或腔外,重度	糟糕,严重威胁生命	血管造影,CT,内镜	确定出血部位,介入栓塞,内镜止血或再次手术治疗,ICU 监护

Wente MN, et al. Postpancreatectomy hemorrhage (PPH): an International Study Group of Pancreatic Surgery (ISGPS) definition. Surgery 142 (1):20-25,2007.

B 级由早期重度出血和晚期轻度出血组成。根据出血来源所有等级可进一步细分为消化道内出血或消化道外出血,根据出血部位不同选择不同的治疗干预措施类型。这个分级系统旨在提供一个明确的治疗方向即:A 级出血不会有明显的临床影响,B 级出血需要特殊治疗和较长的住院时间,C 级出血可能危及生命,需要侵入性治疗(Wellner et al,2014)。

出血的发生时间可能在手术后 24 小时内(早期)或之后(晚期)。早期出血多因术中止血不彻底,而晚期出血则多因腹腔内炎症(胰漏、腹腔脓肿、肠瘘和吻合口溃疡)导致血管侵蚀或假性动脉瘤形成(Rajarasinam et al,2008;Wellner et al,2014;Welsch et al,2011)。在一项研究发现,晚期出血是最致命的,因为它可能突然发生在手术后几天到几周,通常是在术后 7~32 天之间(Choi et al,2004),并且经常表现为突然的大量出血。

根据出血对术后恢复的影响程度,将出血的严重程度分轻度或重度。轻度出血的临床影响很小,其定义为血红蛋白浓度下降小于 30g/L,需要输注不超过 3U 去白悬浮红细胞,并且不需要侵入性治疗。重度出血则危及生命,其特征为血红蛋白快速下降 ≥30g/L,并伴有明显的血容量丢失(心动过速、低血压、少尿)的临床表现,需要输注超过 3U 去白悬浮红细胞和/或侵入性治疗。

位置是指出血的来源,既可以是腔内(出血到胃肠道),也可以是腔外(出血到腹腔)。腔内出血通常源于吻合口处和或边缘出血或应激性溃疡以及胰腺断端出血,临床表现为黑便/便血、呕血或胃管引流出血液。腔外出血则源于胰周血管破裂、腔外闭合重建部位、假性动脉瘤、术区表面渗血。这种形式的出血可从伤口和腹腔引流管处明显看到出血,也可能没有外部出血的迹象。值得注意的是,如果腔外出血源于吻合失败,如胰肠吻合裂开,则腔外出血也可以表现为腔内出血。

胰腺切除术后出血标准的有效性研究

尽管 ISGPS 的专家们试图制定一套明确的指南来标准化胰腺切除术后出血的定义,但到目前为止,验证研究报告的结果并不是完全一致。这在一定程度上是因为用于回顾性分析的数据通常包含临床上的轻度出血事件。此外,出血的定义依赖的是临床症状,这些症状并不一定与术后出血或手术出血相关。考虑到这一点,几项验证研究缩小了其评估范围,仅将该定义应用于严重出血、延迟性出血和/或手术部位出血(Correa-Grego et al,2012;Grützmann et al,2012;Rajarasinam et al,2008;

Yehuda et al,2014)。这些研究报告胰腺切除术后出血的总发生率从 3% 到 10.4% 不等,个别研究的胰腺切除术后出血发生率为 A 级无、B 级 0.6%~1.7% 和 C 级 1.2%~1.4%(Correa-Grego et al,2012;Grützmann et al,2012;Rajarasinam et al,2008;Wellner et al,2014;Yehuda et al,2014)。而这些胰腺切除术后出血病人的死亡率从 3%~29% 不等,其中绝大多数死亡(71%~100%)与 C 级出血有关。

另外有两项研究,包括一项前瞻性研究(Ricci et al,2012)和一项回顾性研究(Welsch et al,2011),则严格按照书面的共识定义进行研究,其报告的胰腺切除术后出血的发生率要高得多,为 27%~29%。A 级出血发生率为 1.8%~4.8%,B 级为 15.2%~20.4%,C 级为 5.4%~9.2%,胰腺切除术后出血病死率为 7.3%~19.4%。这些研究表明,胰腺切除术后出血的发生率较高而死亡率较低,这是因为有更多的轻度出血事件纳入。在许多病例中,病人有与手术无关的出血、输血和死亡,这就导致了更多的假阳性的发生。例如,在手术室需要输血以进行扩容复苏、在发生脓毒血症时需要输注液体和血液制品进行扩容、因合并心血管方面疾病而需要较高血红蛋白指标而需要输血,以及其他的原因的手术出血等,都被视为术后出血(Ricci et al,2012;Welsch et al,2011)。尽管有这些缺点,但这两项研究都表明 ISGPS 定义基于严重程度、临床影响和死亡率确实能将不同等级的胰腺术后出血有效地区分开来。

区分胰腺切除术后出血类型最重要的因素是出血时间,不同的出血时间代表不同的的出血机制,从而导致两种不同的死亡率。目前的文献表明,胰腺切除术后早期出血占所有的 9%~36%,与晚期出血相比,无论其严重程度或部位如何,预后都更好(CorreaGrego et al,2012;Rajarasinam et al,2008;Ricci et al,2012;Wellner et al,2014;Welsch et al,2011)。在 Welsch 和他的同事对 796 例行胰十二指肠切除手术病人的研究中(2011),35%(81/232)的胰腺切除术后出血是早期出血,早期出血的死亡率为 1.2%,晚期出血者的死亡率为 10.6%。较早的研究(那些没有严格应用 ISGPS 定义的研究)显示术后出血的死亡率则高得多,为 18%~64%(Choi et al,2004;Rajarasinam et al,2008;Yekebas et al,2007)。这是因为早期出血和晚期出血是由不同的原因造成的,从而对总体生存率有影响。早期出血通常是由于技术上止血不足造成的,而晚期出血通常发生在病情较重的病人,并伴有其他的并发症如 POPF、感染/脓毒血症和胃排空延迟。每一种额外的并发症其各自的并发症发生率和死亡率都会使胰腺切除术后出血的死亡率增加,这导致了晚期出血的总死亡率高。到目前为止,Yekebas 及其同事研究表明:在他们的研究中,所有 14 例与胰腺切除术后出血相关的死亡都是晚期出血,其中 13 例(93%)伴有 POPF。14 例中只有 2 例(14%)的直接死亡原因是出血(Yekebas et al,2007),其他 12 名病人死于其他危重疾病,包括脓毒血症、肝功能衰竭和肺部并发症。

胰腺切除术后并发症的影像学检查及影像引导的介入治疗

胰腺切除术后的影像学检查

影像引导的介入治疗是治疗胰腺手术后并发症的常用方法。胰十二指肠切除术后,12%~22% 的病人需要经皮介入治疗(Sohn,2003;Zink et al,2009)(见第 66 章)。如果根据临床表现或实验室检验结果怀疑有并发症,术后应进行影像学检查。

计算机断层扫描(CT)是术后评估胰腺最常用的影像学检查方法。CT 可以检测到的并发症包括吻合口漏、脓肿、瘘和术后出血(Scialpi et al,2005)(见第 18 章)。

积液如血肿、脓肿和胰腺假性囊肿可在 CT 上识别(图 27.1)。边缘强化提示脓肿或假性囊肿,腹腔积液中含有气体提示感染或肠漏。肠漏常有一个含有气体和液体的细小管道,从肠吻合口延伸到脓肿。CT 前口服的造影剂若渗入脓肿,则可以诊断肠漏(见第 18 章)。

术后出血可以用 CT 血管成像来评估,包括平扫和动脉期。血肿在 CT 平扫上可见高密度影(CT 值>20HU)。活动性动脉出血在动脉期增强 CT 扫描上可看见造影剂外溢。在延迟期图像上,如果有活动性出血,渗出的造影剂会继续扩散。另一方面,假性动脉瘤则表现为间歇性出血,其呈现为动脉旁的强化结构,且在延迟的 CT 图像上仍保持其形状(图 27.2)。

磁共振胆胰管成像(MRCP)是一种液体敏感性的磁共振成像(MRI)序列,可以清楚地显示胰管、胆管、瘘管和积液。MRCP 通常重建为矢状位和冠状位图片以及三维(3D)图像。

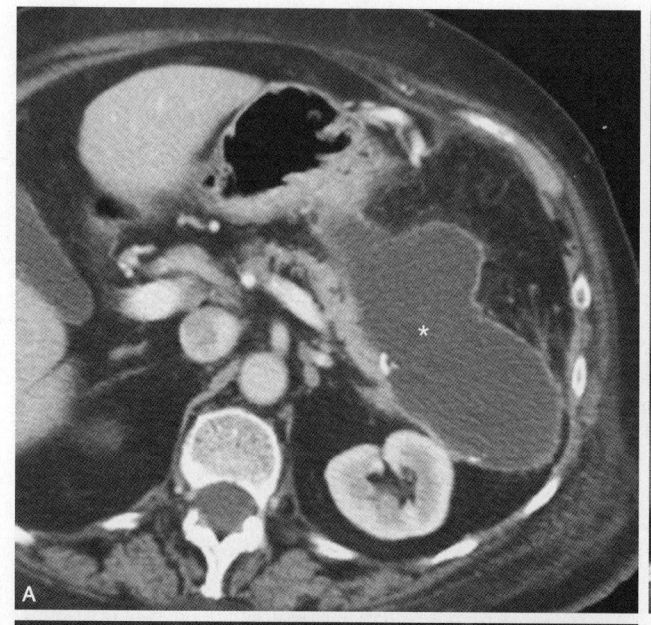
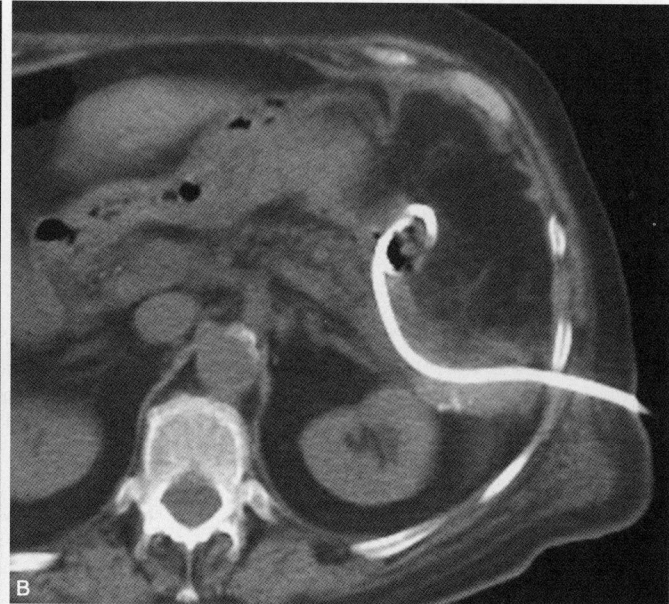
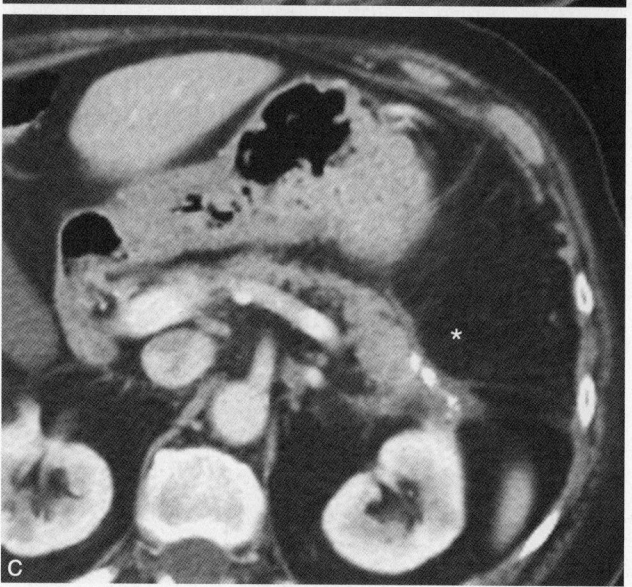

图 27.1　女性,77 岁,因神经内分泌肿瘤行胰体尾切除术。(A)术后在术区出现大量边缘强化的液体,怀疑有脓肿或假性囊肿(星号)。(B)CT 引导下穿刺置入 10F 引流管引流积液。抽出褐色液体进行分析,结果显示淀粉酶升高,细菌培养阴性,与胰漏相符。引流量明显减少后拔除引流管。(C)引流管拔除 10 个月后随访显示胰漏已愈合(星号)

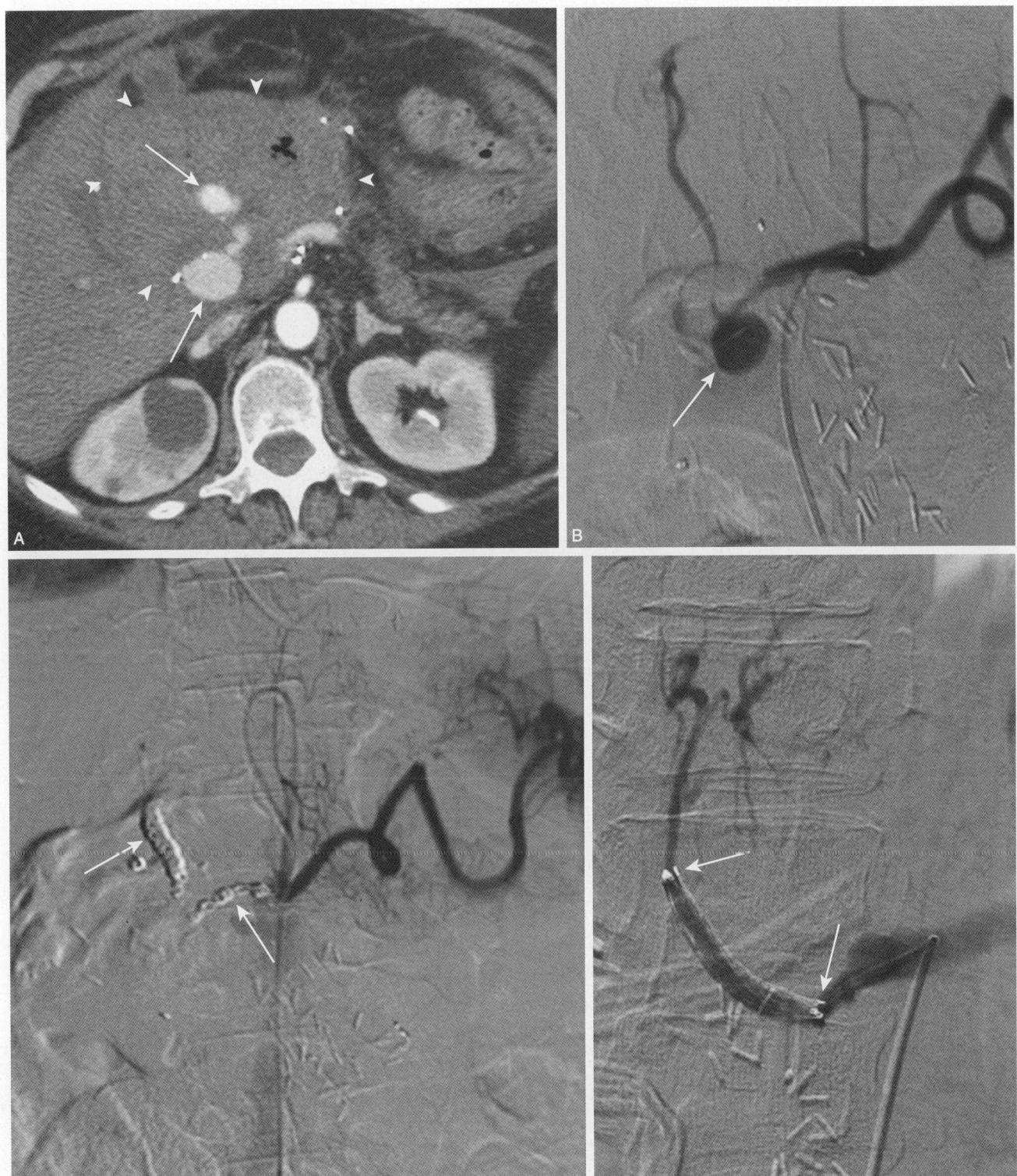

图 27.2　一位 63 岁女性胰腺癌病人在胰十二指肠切除术后 3 周有出血的临床表现。(A) CT 血管成像显示肝下间隙有一个大的血肿(无尾箭头),血肿内有强化,与胃十二指肠动脉起始处的假性动脉瘤(长箭头) 一致。(B) 动脉成像证实胃十二指肠动脉假性动脉瘤(长箭头),用弹簧圈同时栓塞肝固有动脉(远端血流) 和肝总动脉(近端血流)。(C) 栓塞后血管造影显示肝动脉(长箭头) 内有弹簧丝,肝动脉无强化,胃十二指肠动脉假性动脉瘤消失。(D) 46 岁男性,胰十二指肠切除术后胃十二指肠动脉残端出血,在肝动脉内放置覆膜支架(箭头之间) 治疗。覆膜支架置入可保留肝动脉血供

75%的胰瘘病人在 CT 上可以确定胰瘘的位置,而 93% 的胰瘘病人在 MRCP 上可以确定胰瘘的位置,显示 MRCP 诊断率更高(OToole et al,2007)(见第 19 章)。

放射介入技术在胰腺切除术后的应用

许多胰腺切除术后并发症通过影像学引导下经皮介入治疗,减少了再次手术的必要。胰十二指肠切除术后最常见的放射介入操作有:腹腔脓肿穿刺引流(72%)、经皮穿刺胆道引流(percutaneous biliary drainage,PBD)(18%)和血管造影或栓塞(10%)(Baker et al,2008)(见第 20、21 和 30 章)。

影像引导下的腹腔穿刺引流

术后腹腔脓肿可以通过超声或 CT 引导经皮穿刺引流(见图 27.1)。小脓肿(<3cm)通常仅需使用抗生素治疗,但较大的脓肿即需要抗生素又需要穿刺引流。影像学引导下的腹腔穿刺引流的并发症很少见,但也偶会有出血、脓毒血症和腹膜炎等并发症。

脓肿通常使用 Seldinger 技术进行穿刺引流。在超声或 CT 引导下,穿刺针被推进到脓腔中。在抽吸确认穿刺针进入脓腔后,通过针孔将一根坚硬的导丝经穿刺针内孔置入脓腔中。然后取出针头,并将引流管套入导丝经其引导置入脓腔,拔除导丝并固定引流管。通常,在稀薄的浆液性脓腔中放置 8~10F 的引流管,而在稠密的、带血的脓腔中需放置 10~12F 的引流管。非常厚的脓腔需要用更大的引流管,例如粗达 20F 的"猪尾巴管"或粗达 36F 的直引流管。一项回顾性研究显示,7F 和 14F 引流管对腹腔脓肿引流具有同样的效果(Röthlin et al,1998)。胆道引流管因有额外的侧孔,常应用于范围较大的多房脓肿引流。

放置引流管后,脓肿即可被充分引流,引流液则送去做革兰氏染色和培养,还可以检测引流液淀粉酶含量(用来评估有无胰漏)和引流液胆红素含量(用来评估有无胆漏)。引流液与血清胆红素比率>5 表示存在胆漏(Darwin et al,2010),引流液与血清淀粉酶比率>5 表示存在胰漏(Shinchi et al,2006)。

引流管的管理

引流管应每天用生理盐水冲洗两至三次,以防堵塞。通过向脓腔内注射组织纤溶酶原激活物(tPA)可以改善脓腔的引流。一项研究显示,采用此方法引流治疗成功率为 89%(Beland et al,2008)。但对于手术后的脓肿引流,应该权衡使用组织纤溶酶原激活物的益处和出血的风险。

如果引流量持续较多,表明存在胰漏或肠漏。引流管口应放置在漏口附近,以实现最佳引流。当引流管的引流量减少时,可将"猪尾巴管"换成直引流管,以使瘘口旁的脓腔塌陷缩小加速愈合。直引流管可以在几天或几周的时间内逐步退出以利于瘘口慢慢关闭。也有些特殊病例,即使其临床情况良好、脓腔没有残余、引流管中也没有液体引流出的情况下,但在脓腔造影时仍可以看到瘘管。这叫单向胰漏,通常可以安全地拔除引流管。长期持续性胰漏的管理将在后面讨论(参见胰外瘘的介入治疗)。

引流管内的引流量持续较少时多表示脓腔内液体已被充分引流,但也可能是引流管堵塞或移位。引流管周围渗出脓液表明引流管堵塞,堵塞的引流管可以通过导丝引导下予以更换。

在引流管引流通畅的情况下,当每日引流量小于 20mL、病人没有发热、没有管周皮肤周围渗漏时可以拔除引流管。在拔除引流管之前,需复查 CT 或脓腔造影。通过脓腔造影即可判断引流管是否堵塞或移位、残余脓腔的大小、以及是否存在未引流到的脓肿或瘘,CT 扫描可以观察到引流管的位置和残存脓腔。若 CT 显示引流管周围残留积液则表明存在引流管堵塞或引流不通畅。

有研究显示腹腔积液的中位引流时间为 11 天,脓肿中位引流时间为 29 天,胰漏中位引流时间为 30 天(Zink et al,2009)。

胰外瘘的介入治疗

胰腺手术后可出现存在胰外瘘的胰漏。大多数胰漏在保守治疗 1 个月后消失,这些治疗措施包括空肠营养管进食、生长抑素类似物注射、假性囊肿引流和内镜下胰管支架置入术(Cabay et al,1998;Klek et al,2011;Voss & Pappas,2002)。但是如果存在胰管横断,或是有近端胰管狭窄,以及胰漏量较大,那么胰瘘很可能会持续存在(Voss & Pappas,2002)。

目前已有几种经皮介入治疗方法可将胰腺重新连接到胃肠道以将胰液从瘘口分流,从而使瘘口愈合。如果瘘口处形成假性囊肿,则可以进行囊肿胃造瘘术(手术、内窥镜或经皮)。如果胰管扩张(直径>4mm),可以经皮穿刺,经胰管内向胃与肠道放置引流管(Cope et al,2001)。然而,由于胰外瘘存在自然减压,胰管通常是不扩张的。如果胰管不扩张,则可以通过胰外瘘管将封堵器放置到胰管中,从而提供经皮穿刺胰管置管并将其引流到胃中的穿刺靶点(Boas et al,2015)。

经皮胆道引流

参见后面的"胆汁瘤和胆漏的介入处理"和"胆管狭窄的介入处理"。

血管造影、栓塞和覆膜支架置入术(见第 21 章和第 30 章)

胰腺切除术后出血的病人不到 10%,但术后出血的死亡率高(Puppala et al,2011)。大多数术后出血发生在手术后第 19 天左右,通常在大出血之前会有前哨出血(Otah et al,2002)。因此,胰腺手术后 3 天以上出现引流管或消化道出血,即使出血量较少,也应立即进行评估。这种术后出血通常是由于手术中血管损伤或胰液侵蚀血管壁所致。

在血流动力学稳定的病人中,CT 血管成像可以发现出血的血管。在病人活动性出血时进行 CT 血管成像最有可能看见阳性结果。对于血流动力学不稳定的病人应立即直接进行动脉血管介入造影和介入治疗,或立即再次手术。

胰腺手术后假性动脉瘤和动脉出血最常发生在胃十二指肠动脉,其次是肝动脉、肠系膜上动脉和脾动脉(见第 124 章)。在大约 85% 的病人中,假性动脉瘤可通过介入下行弹簧圈栓塞而成功封堵止血(Tsai et al,2007)。在肝功能正常的病人中,单侧的肝动脉可以安全地进行栓塞,因为栓塞侧肝叶可由门静脉和肝内动脉侧支供血(Nicholson et al,1999)。脾动脉近端也可以安全地进行弹簧圈栓塞,因为脾脏存在双侧供血,因此不会出现完全性梗死。(Yamamoto et al,2008)。

假性动脉瘤和动脉出血也可以使用覆膜支架进行治疗,其在治疗假性动脉瘤的同时也保留了动脉远端血供(Heiss et al,2008;Suzuki et al,2009)。覆膜支架对于以下情况特别有价值:胃十二指肠动脉残端破裂出血(弹簧圈栓塞在技术上可能不可行)、远端脾动脉假性动脉瘤(脾梗死风险较高)、肝总动脉和肝固有动脉假性动脉瘤(保留肝脏的动脉血供)及肠系膜上动脉假性动脉瘤(保留肠道的动脉血供)。

胰腺切除术后出血的介入栓塞和覆膜支架置入治疗的案例如图 27.2 所示。

肝切除术

肝切除术被广泛用于治疗多种肝脏疾病,包括肝恶性肿瘤和良性肿瘤、肝胆管结石、包虫病和肝脓肿。在 Foster 和 Berman 1977 年发表的那篇里程碑式的论文中,对 621 例肝切除手术病人进行了多中心分析,其围术期总死亡率为 13%,而在大范围肝切除术的病人中,这一比例甚至更高(20%)。从那以后,肝切除死亡率显著降低,高通量中心报告的死亡率目前在 0%～3%(表 27.8)(Adam et al,2006;Cescon et al,2009;Huang et al,2009;Hyder et al,2013;Imamura et al,2003;Jarnagin et al,2002;Koffron et al,2007;Palavecino et al,2010;Poon et al,2004;Rees et al,2008)。不幸的是,其他结果并没有与死亡率同步改善,以致总并发症发生率仍报告在 14%～45% 的范围(见第 103 章)。自 Foster 和 Berman 时代以来,肝胆外科领域得到较快发展,这得益于对肝脏解剖学的更深理解、断层成像技术的进步、肝实质离断器械的更新与应用、麻醉技术的改进以及对病人的术前准确评估。这些进步在最近对 1990—2011 年间接受肝切除的 2 056 名病人的多中心研究中得到了反映(Hyder et al,2013)。在 Hyder 及其同事的这项研究中,肝切除术后 90 天内的死亡率为 1.6%,总并发症发生率为 19.3%,肝脏手术特有的并发症包括术后腹水(2.5%)、胆漏(3.2%)、出血(0.9%)、脓肿(0.7%)和肝功能不全/衰竭(0.5%)。值得注意的是,虽然出血在当前总并发症发生率中只占很小的比例,但在 30 年前,它是导致肝切除术后死亡的主要原因(Foster & Berman,1977)。表 27.9 列出了自 2000 年以来在几个大宗病例报道中大范围肝切除术后常见的并发症。

表 27.8　部分高通量单中心肝切除术后的并发症发生率与死亡率

文献	研究年限	病例数	原发肝脏或胆道肿瘤 N(%)	转移瘤 N(%)	良性肿瘤 N(%)	大范围肝切除 N*(%)	总并发症发生率 N(%)	死亡率 N(%)
肝肿瘤(原发+转移)								
Jarnagin et al	1991—2001	1 803	375(21)	1249(69)	161(9)	1568(87)	817(45)	55(3)
Imamura et al	1994—2002	1 056	522(49)	188(18)	205(19)	305(29)	208(20)	55(3)
Poon et al	1989—2003	1 222	878(72)	156(13)	188(15)	757(62)	396(29)	0(0)
Koffron† et al	2001—2006	300	43(14)	60(20)	177(59)	119(40)	27(9)	NR
Huang et al	1986—2005	2 008	1 663(83)	12(86)	834(42)	638(32)	2819(14)	12(0.6)
Cescon et al	1986—2007	1 500	673(45)	532(36)	295(20)	479(32)	337(23)	45(3)
Palavecino et al	1998—2007	1 557	247(16)	1 249(80)	61(4)	958(62)	407(26)	15(1)
肝转移瘤								
Rees et al	1987—2005	929	结直肠转移	–	–	605(65)	242(26)	14(2)
Adam et al	2016	1 452	NCNN 转移	–	–	799(55)	320(22)	32(2)

*肝切除术或扩大肝切除术
†仅腹腔镜切除
NCNN,非结肠、非神经内分泌;NR,未报道。

表 27.9　肝切除术后常见并发症

文献	病例数	总并发症率 N(%)	需要输血 N(%)	肝衰竭 N(%)	肝周脓肿 N(%)	胆漏/胆汁瘤 N(%)	无菌性肝周积液 N(%)	肺部并发症 N(%)	胸腔积液 N(%)	切口感染 N(%)
Jarnagin et al 2002	1 803	817(45)	880(49)	99	110(6)	47(3)	97(5)	344(19)	154(9)	94(5)
Imamura et al 2003	1 056	208(20)	230(22)	1	87(8)	97(9)	NR	274(26)	194(18)	43(4)
Poon et al 2004	1 222	396(32)	414(34)	47	33(3)	NR(6)	NR	164(13)	63(5)	115(9)
Cescon et al 2009	1 500	337(23)	548(37)	86	41(3)	56(4)	NR	NR	97(7)	NR
Hyde et al 2013	2 056	396(19)	NR	9	15(7)	65(3)	NR	19(9)	47(2)	7(3)

NR,未报道。

肝切除手术相关并发症

术后肝功能衰竭(posthepatecomy liver failure,PHLF)是肝切除术后最严重的并发症之一,其发病率在文献报道中差异很大,为 1.2% ~ 32% 不等(Rahbari et al,2011a)(见第 103 章)。国际肝脏外科研究小组(ISGLS)将其定义为术后肝脏不能维持其正常的合成、排泄和解毒功能且进行性恶化,其特征是术后第 5 天起国际标准化比值(international normalized ratio,INR)仍然增高,并伴有高胆红素血症。(Rahbari et al,2011a)。它可能造成两种结局:一是不需要特殊干预的一过性肝功能下降(A级),二是进展成为暴发性肝功能衰竭和多器官功能衰竭(C级)(Kauffmann & Fong,2014)。PHLF 病人的死亡率随着肝功能衰竭的分级增加而急剧上升,A、B 和 C 级的死亡率分别为0%、12% 和 54%(ReissFelder et al,2011)。其危险因素包括术中大量失血、手术时间延长和肝切除体积大于 50% 的大范围肝切除(Kauffmann & Fong,2014;Nonami et al,1999)。一旦发生多器官功能衰竭,高胆红素血症和凝血障碍则很难纠正,治疗方案主要依靠支持性治疗,严重的病例需要转移到 ICU 进行插管、透析、升压和输液,以支持维护多个衰竭的器官系统功能。不幸的是,进展到此步并未能通过保守治疗好转的病人最终需要肝移植才能存活(Kauffmann & Fong,2014)。在 Hyder 和他的同事(2013)的研究中,只有两名病人(0.1%)需要人工肝治疗,然后进行"挽救性"肝移植。

胆漏

胆漏是肝切除术后的常见并发症,发生率为 3.6% ~ 12% 不等(Erdogan et al,2008)。其发生部位多在残肝的断面、肝管的闭合残端以及肝外胆管的损伤部位。一旦出现胆漏,可能会延长住院时间和引流管引流时间,严重者甚至需要再次手术。ISGLS 将胆漏定义为术后第 3 天起腹腔引流液胆红素浓度升高(至少是血清胆红素浓度的 3 倍)(Koch et al,2011)。这可以通过手术时放置的腹腔引流管或通过侵入性干预(即经皮置管引流或再次剖腹)来确定。A 级胆漏是暂时性的,几乎没有临床影响;B 级胆漏需进一步的诊断,可能需要经皮穿刺置管引流;C级胆漏因存在胆汁性腹膜炎需要再次开腹手术治疗。一项对949 例肝切除病例的前瞻性、多中心研究显示,胆漏的总体发生率为 7.3%,其中 A 级 45%、B 级 46% 和 C 级 9%(Brooke-Smith et al,2015)。发生胆漏者其死亡率为 7.2%,无胆漏者其死亡率为 1.1%(P<0.001)。有 16 名胆漏病人(23%)接受了逆行性胰胆管造影术(ERCP)或经皮肝穿刺胆道造影,30 名胆漏病人(43.5%)需要经皮穿刺置管引流或再次手术。有意思的是,术中放置引流管被确认为胆漏的独立危险因素,且当出现胆漏时同样需要外科或介入干预。在术中置有引流管的病例中,出现A 级漏为 100%,出现 B 级漏为 91%。这表明正如 ISGLS 所定义的那样,大多数胆漏是可以自愈的,几乎没有临床影响,而术中放置的引流管只是提供了一个生化诊断的途径。

需要注意的是,复杂肝切除(如肝门部胆管癌手术)涉及胆道重建,其胆漏发生率高于常规肝切除手术,而且通常需要更复杂的处理措施(见第 51、52 和 103 章)。

肝切除术后出血

ISGLS 对肝切除术后出血(posthepatectomy hemorrhage,PHH)的定义如下:在引流管或影像学上可明确观察到的出血且符合以下任何一种情况:①血红蛋白水平下降超过 30g/L;②术后需要输注浓缩红细胞(PRBC)以纠正血红蛋白下降;③需要侵入性干预(如介入栓塞或再次剖腹手术)(Rahbari et al,2011)。与其他共识所定义的一样,PHH 的分级也是从 A 级到 C 级,A 级出血可能需要输注浓缩红细胞但不超过 2U,B 级需要输注超过 2U 的浓缩红细胞,而 C 级在输血后还需要进行侵入性干预。PHH 通常发生在手术后 48 小时内,多为肝断面和膈肌表面的血管出血。手术、中心静脉压(CVP)升高以及Valsalva 动作(例如咳嗽和排便等)可能会使出血加剧(Kauffmann & Fong,2014;Lim et al,2014)。还有些出血原因尽管很少见但确有发生,如:术中动脉损伤所致的迟发性出血、下腔静脉的肝短静脉残端的结扎线或夹子脱落。对 835 例肝切除进行的 PHH 内部验证结果显示,PHH 发生率为 3%,其中 14% 为A 级,43% 为 B 级,43% 为 C 级(Rahbari et al,2011)。A、B 和 C级的住院期间死亡率分别为 0%、17% 和 50%。

减少术中出血的技术和方法

许多研究均表明术中失血、输血和大范围肝切除都是导致各种类型死亡和并发症的主要因素(Jarnagin et al,2002;Rahbari et al,2011C;Wei et al,2003)(见 24 章)。在 2002 年,Jarnagin 及其同事通过多元分析,确定肝段切除的数量和手术出血量是预测术后并发症发生率和死亡率的预测因素。此外,术中失血、输血、肝切除范围与术后肝功能衰竭和胆漏发生率的增加有特定相关性(Brooke-Smith et al,2015;Kauffmann & Fong,2014;Nonami et al,1999)。认识到这点后,外科医生非常关注于对减少术中失血、输血以及限制性肝切除技术的提高。比如肝实质保留方法的广泛应用就是明显的例证。多项研究表明,采用这类方法的围术期并发症发生率较低,且对手术后肿瘤学效果并无影响(deHaas et al,2008;Gold et al,2008)(见第 108 章)。肝脏外科的另一个主要进展是肝切除术中低中心静脉压的麻醉理念。多项高质量的研究表明,保持较低的中心静脉压(<5mmHg)可减少失血量和降低输血率,降低再手术率,减少肾功能障碍的发生并可以降低总体并发症发生率(Li et al,2014;Melendez et al,1998;Wang et al,2006)(见第 24章)。

多种为提高手术效率和在肝实质离断过程中止血的技术和设备已经被广泛研究和应用,以确定它们对术后并发症发生率的影响(Pamecha et al,2009;Poon,2007)。多项随机对照研究表明,无论是钳夹法、切割闭合器、脉管封闭系统或是多功能超声刀(即 LigaSure、Covidien、Boulder、CO)均未显示出某一种方法具有最好的效果。这可能是由于开展这些研究的中心都是高通量中心,这里的肝脏外科医生具有丰富的手术经验,从而使得这些方法之间的细微差距难以体现出来(Arita et al,2005;Ikeda et al,2009;Palavecino et al,2010;Patrlj et al,2010)。在 Cochran 最近发布的一篇系统性评价中,作者分析了 7 个比较肝实质离断方法的随机对照研究后得出结论:钳夹法是首选的肝实质离断方法(Pamecha et al,2009)。他们的结论是基于肝实质离断设备速度较慢且昂贵,与钳夹法相比较,在缩短时间或减少出血方面并没有优势(见第103 章)。

肝切除术后并发症的影像学检查及影像引导治疗

肝切除术后的影像学检查

超声、CT、肝胆放射性核素（HIDA）扫描和 MRI/MRCP 是广泛应用于肝脏和胆道系统的无创性诊断方法。术后胆汁瘤、血肿和脓肿也可以用这些方法检测出来。

胆汁瘤在影像上的典型表现是肝切除平面附近的包裹性积液。积液的边缘强化提示存在感染，但这不具备特异性。在某些情况下，可能需要抽吸积液来判断是否存在感染。术后的胆汁瘤、血肿或浆液积聚最初可能是无菌的，但可能进展为脓肿。包裹性积液中有积气则提示有感染或肠漏。手术过程中使用的局部止血材料也可能产生气泡（见第 18 章和第 19 章）。

HIDA 扫描，也称为肝胆动态闪烁成像，是一种可以显示胆漏的核医学检查方法（Sandoval et al，1997）。虽然 99mTc 标记的 HIDA 在很大程度上已经被其他放射性示踪剂所取代，但术语"HIDA 扫描"仍然普遍使用。正常的 HIDA 扫描最初显示肝脏摄取放射性示踪剂，随后排泄入胆管、胆囊和小肠。在其他地方出现示踪剂聚集则表明有胆汁外漏。HIDA 扫描通常是用伽马相机获取的二维图像，但也可以使用单光子发射计算机断层扫描获得融合的 3D 图像。此种 3D 图像有助于更精确的解剖定位（见第 17 章）。

磁共振胰胆管成像（MRCP）是一种针对查看胆管而优化的磁共振成像方案（见第 19 章）。它可以显示胆管树的解剖结构和任何相关的胆汁瘤。当使用静脉造影剂如钆塞酸二钠（Eovist）进行检查时，MRCP 也可以显示胆漏（Aduna et al，2005）。（通常情况上，MRCP 是不需要静脉造影剂的）MRCP 比 HIDA 扫描分辨率高，对胆管树的显示比 CT 更清晰。

急性和亚急性血肿在 CT 上表现为高密度积液，此外，活动性出血可以通过对比增强 CT 上的造影剂外渗来显示（见第 18 章）。

肝切除术后的介入治疗

肝脓肿引流

小的肝脓肿可以仅用抗生素治疗，较大的（>3cm）单个肝脓肿可以联合经皮穿刺引流和抗生素治疗，而较大的多房肝脓肿经皮穿刺引流治愈率较低，可能需要手术（Hope et al，2008）（见第 12 章）。脓腔内注射组织纤溶酶原激活物有助于治疗单靠经皮肝穿刺引流难以奏效的多房肝脓肿（Beland et al，2008）。当存在胆道梗阻时，要成功治疗脓肿，必须解除梗阻的胆道狭窄。位于肝脏顶部附近的脓肿常需经胸膜腔途径穿刺引流。但经胸膜腔途径穿刺引流有导致脓胸的风险。

胆汁瘤和胆漏的介入治疗

肝肿瘤切除后，胆汁可能从损伤的胆管、胆肠吻合口或肝断面渗漏出来形成胆漏。胆汁渗漏可导致胆汁性腹膜炎，或引起胆汁性积液感染。这些胆汁性积液可以在 CT 或超声引导下经皮穿刺引流（图 27.3）。当感染的胆汁瘤被引流时，引流液最初看起来是脓性的，待感染控制后可能会有持续的胆汁渗漏。理想情况下，引流管应该放在胆漏处附近，以获得最佳的引流效果（见第 42 章）。

一定时间的胆汁引流量可用来监测胆汁渗漏量，小的胆汁

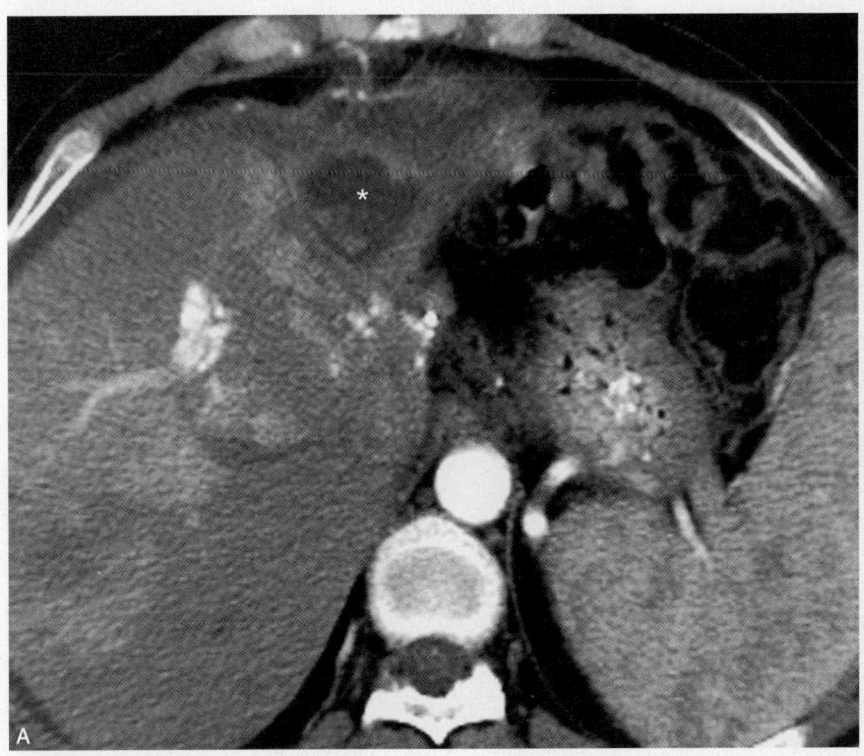
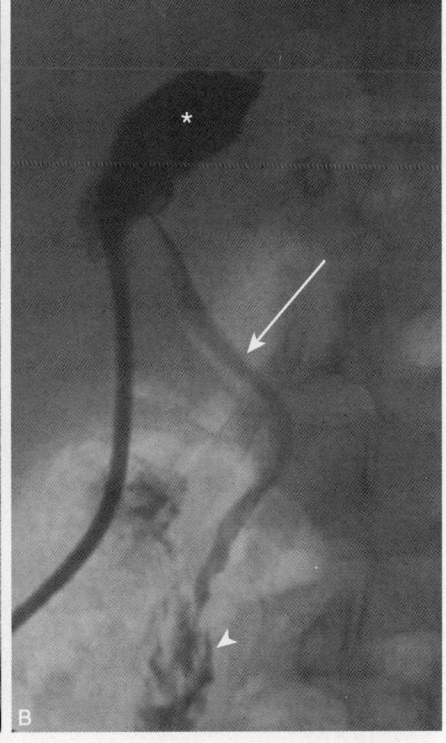

图 27.3　46 岁男性乙型肝炎病人，肝细胞癌行左肝部分切除术后。（A）术后 CT 显示肝切缘（星号）有液体聚集，经皮穿刺置管引流。（B）经引流管造影可见一个小的胆汁瘤（星号所示）与胆总管相通（长箭头），造影剂流向十二指肠内（无尾箭头）。行 ERCP，胆总管内放置塑料支架以减少胆漏的渗漏量

渗漏可以自愈(Viganò et al,2008)。在肝切除术10天后,持续引流量大于100mL/d的胆漏可以通过内镜或经皮穿刺置管引流来治疗,这样既可以给胆道系统减压,又能将胆汁从胆管缺损处分流出来,从而能使胆漏愈合(见图27.3)。若存在肝门部胆管完全横断,通常需要手术修复(见第42章)。

高位胆管损伤(肝门分叉处或以上)和胆肠吻合口漏这两种损伤都很难通过内镜介入治疗,因此经皮穿刺胆道引流是首选方法。ERCP比经皮穿刺胆道引流侵袭性小,是治疗肝脏断面渗漏和胆总管漏的首选治疗方法(见第29章和第30章)。

平均经过1~3个月的引流后,经皮胆道引流可使88%~100%的术后胆漏得到治愈。(Cozzi et al,2006;Ernst et al,1999)。难治性胆漏可以通过手术、门静脉栓塞(Hai et al,2012)或使用N-氰基丙烯酸正丁酯胶栓塞胆管(Vu et al,2006)来治疗。

胆管狭窄的介入治疗

术后胆道狭窄可发生在肝切除(见第103章)、胆囊切除(见第38章和第42章)、胆总管空肠吻合、肝移植(见第120章)和其他手术之后。这些胆道狭窄可由术中直接损伤胆道、缺血或肿瘤复发造成。良性狭窄和恶性狭窄在影像上很难区分,可能需要活检。胆道狭窄常会导致黄疸和胆管炎。

低位胆管梗阻(胆总管或肝总管到肝门隆突部)可通过ERCP放置塑料或金属胆道支架予以治疗(见第29章)。高位胆管梗阻和胆肠吻合口狭窄都很难通过内镜进行治疗,可以通过经皮胆管引流或金属支架置入来治疗(见第30章)。金属支架通常只用于恶性梗阻,因为它们的通畅时效有限,当用于良性疾病时,其通畅时效平均为30个月(Tesdal et al,2005)。

如果穿刺引流管不能通过胆道狭窄处,可放置经皮胆道外引流管。如果胆道狭窄处可以通过,则可放置一根在梗阻部位两侧都有侧孔的内/外胆道引流管。如果胆道内/外引流管无

渗漏、感染或明显血性胆汁漏,则可以夹闭引流管,但应每天用10ml生理盐水冲洗以保持通畅。

胆道引流管通常每3个月更换一次,以防止堵塞。但如果计划进行胆管扩张术或其他干预措施,则需增加更换频率。经狭窄以远处胆管注入造影剂进行胆管造影可以评估胆漏或胆道狭窄的恢复情况。如果胆管损伤在胆道造影上显示已经解决,则可以更换为胆管外引流管以保持进入胆管的通道,同时可试夹闭引流管,且2周内不能冲洗。如果病人通过夹管试验(没有发烧,没有明显的导管周围渗漏,没有胆红素升高),那么引流管就可以安全地拔除。

良性胆道狭窄的非手术治疗通常是通过内镜放置塑料胆道支架,或经皮胆管穿刺引流。胆管扩张术可以在放置或更换胆道引流管的过程中使用高压气囊进行。要松弛狭窄胆管周围致密的纤维组织,通常需要气囊高压和较长时间的胆管扩张术(长达15分钟)。肝内胆管狭窄常用8mm球囊扩张,胆总管处狭窄常用10~12mm球囊扩张。胆管扩张术可以每隔2~14天重复一次(Cantwell et al,2008;Zajko et al,1995)。对于良性胆道狭窄,胆管扩张术联合胆道内/外引流首次治疗的长期(25年)有效率为59%,再次治疗成功率为80%(Cantwell et al,2008)。但是对于身体状况良好的病人,这些方法都不奏效时应立即考虑手术治疗(见第42章)。

恶性胆道梗阻可通过胆道外引流来治疗胆管炎和皮肤瘙痒,以及降低胆红素水平以便更早接受化疗。对于预期寿命有限的不可手术切除病人,可以放置金属胆道支架(经皮或内镜)减轻胆道梗阻症状。对于恶性胆道梗阻者金属胆道支架可保持平均11个月的通畅期(Dahlstrand et al,2009)。

出血并发症

见前面的"血管造影、栓塞和覆膜支架置入术"部分。

(毛先海 译 刘景丰 审)

第28章

肝胆肿瘤与生活质量

Julie N. Leal, Piera Marie Cote Robson, and Michael I. D' Angelica

生活质量和健康相关生活质量:生存曲线下隐藏着什么?

生活质量(quality of life, QoL)是一个复杂的概念,它随着时间和文化的不同而变化,它不能由单一的参数或测量来确定。在最宽泛的概念中,生活质量被定义为个人在他们所生活的文化背景和价值体系下,以及与他们的目标、期望、标准和关注有关的情况下,对自己在生活中所处地位的看法(世界卫生组织,1993)。生活质量是多维的,受到健康/疾病领域以外的许多因素的影响,包括经济保障、工作满意度、个人自由等等。在医学领域,尤其是在外科领域,我们真正感兴趣的是健康或潜在的疾病状况和疾病治疗对生活质量的影响。为了理解健康相关生活质量(health-related quality of life, HRQoL)概念,其基础在于理解什么是生活质量,同时还需要深入理解什么是"健康"。1946年世界卫生组织(WHO)将"健康"定义为身体、精神和社会等方面处于非常良好的状态,而不仅仅是没有疾病或体质正常(世界卫生组织,1946)。虽然还没有全球公认的定义,但从生活质量和健康定义来推断,健康相关生活质量指的是疾病及其治疗对个体功能状态、疾病相关症状、以及心理和社会健康的影响(Roila & Cortesi,2001)。

医生对疾病及其治疗对病人影响的关注一直是临床医学不可或缺的一部分。从希波克拉底时代开始,医学就被灌输了"以不伤害为第一原则"的信条。过去,医学界盛行"家长式作风",虽然没有忽略病人对疾病的主观感受,但是病人的感受也得不到重视,医生的诊治决策主要体现了医生的专业判断。直到以病人为中心的医疗保健模式出现,明确和标准化的健康相关生活质量评估才走到了许多临床研究的前沿。

HRQoL的规范评估植根于对慢性病(如糖尿病、关节炎、跛行等)的研究。在慢性病研究中,治愈不是治疗目标,病人通常会伴有长期的功能限制,病人需要对此进行适应和调整。就像在任何新的研究领域中常见的那样,最初的努力充满了复杂性:生活质量定义模糊、缺乏标准化、可验证和整体概括性的特别问卷可以使用。在肿瘤学领域,早期化疗虽然提高了病人生存率,但副作用很大,因此评估"生存质量"显然是非常必要的(Izsak & Medalie,1971)。然而,大多数肿瘤学领域的早期报道中,HRQoL的研究仅仅集中于通过功能指数评估的单个QoL参数,如KPS评分(Karnofsky Performance Score)(Karnofsky & Burchnel,1948)和ECOG评分(Eastern Cooperative Oncology Group)(Oken et al,1982)。

这些早期研究缺乏多维评价,没有针对病人的个体化评估,按照目前的标准并不能真正反映病人的HRQoL。

近年来,医学在定性分析领域有了很大进步。Efficace与团队(2007)回顾分析了1990—2004年发表的HRQoL数据,发现在HRQoL的实施和报告方面有一个重要的学习曲线。根据最低标准清单,2000年之前进行的研究中有39.3%被认为是可靠的,而在2000年之后发表的研究中这一比例为64.3%。因此,HRQoL研究数量的增加与结果评估和报告改进是伴行的,这一点令人鼓舞。

HRQoL研究的改进使人们越来越意识到它作为肿瘤学和外科领域中对治疗干预结果评价的重要性。1996年美国临床肿瘤学会的一份政策声明强调了HRQoL评估的重要性,声明中说"作为临床终点,生存质量是仅次于生存期的第二重要指标"(Sloan & Dueck,2004)。在这份最初的政策声明发布近20年内,大多数内外科医生都认同QoL评估的重要性,而且大多数人对HRQoL结果的含义都有基本的理解。然而,持怀疑态度的人仍然存在。批评者认为HRQoL测量过于主观,报道的结果深奥难懂,缺乏清晰的临床含义/数字化的评价标准,因而限制其在临床的合理应用(Whalen & Ferrans,2001)。

为了解决这些问题,Wilson和Cleary(1995)开发了一个概念性框架,其中概述了不同健康结果之间的关系。这个模型将这些关系描述成一个从基本的生物过程到临床症状再到心理和社会影响的连续体。该模型的流程可看作从细胞层面到个人层面,再到社会背景下的个体。此外,它强调了这样一个事实,即了解病人个体特征及其环境因素将极大地有助于医生解读病人的临床症状、功能状态和健康感受。虽然这个模型中的联系简单,但它提供了一个基本的模板来评估临床参数和HRQoL之间复杂的相互关系。描述和阐明这些关系将有助于提高HRQoL结果在临床的推广应用。

最近,很多媒体都在强调"病人报告的结果"(PRO)的重要性。这个术语不是HRQoL的同义词,而是包含了更广泛的结果。基本上,PRO包括病人在未经临床医生或其他任何人干预情况下报告的健康状况的方方面面(U.S. Food and Drug Administration,2006)。此外,诸如KPS或ECOG评分之类的量表,虽然有价值且经过良好验证,但并不是真正的HRQoL量表。它们只是测量一个功能领域,而没有评估与疾病相关的症状/心理和/或社会功能等重要因素。此外,KPS和ECOG评分通常是基于临床医生对病人状态的感知来报告的,这已被证明与病人自己的感知存在显著不同(Schag et al,1984)。此外,还有许多被报道为 HRQoL 的症状评估。然而，这些评估没有将单个病人放在个体化背景下考量。真正的 HRQoL 评估需要与病人一起进行多维评估，以了解疾病/患病经历对病人自己生活的影响。只有这样，HRQoL 才能真正反映"生存曲线下的内涵"。

为什么以及何时要将 HRQoL 作为外科手术结果的衡量标准？

手术对病人来说是个体的，也是实时的，而且在很大程度上是不可逆转的。在这种高风险的背景下，评估手术结果对健康相关生活质量（HRQoL）的影响是至关重要的。将收集到的信息整合到知情同意过程和临床决策中是 HRQoL 的最终目标。最近综合了 33 项外科肿瘤学随机研究的综述表明，在三分之二包含 HRQoL 数据的临床研究中，HRQoL 信息影响了临床决策和/或促进了手术同意过程。HRQoL 数据整合在近年来的临床研究中更为常见，反映了外科医生对其重视程度日益增加（Blazeby et al，2006）。同样，研究表明，与病人及其家人沟通医治过程相关信息和生活质量信息有助于改善医患关系，调整病人预期，并提高病人对医疗行为的满意度（Chen et al，2013；D'Angelica et al，1998；Detmar et al，2002；Passik & Kirsh，2000；Velikova et al，2004）。此外，量表已经从通用模板发展到疾病/部位特异性，其敏感性越来越高。因此，临床医师的关注点也越来越多的倾向于将 HRQoL 作为并发症率、死亡率和存活率等结果的预测/预后变量。利用欧洲癌症研究与治疗组织（EORTC）的生活质量问卷（QLQ）-C30（核心 30 项）中的 HRQoL 数据对 30 项随机临床研究进行的 Meta 分析显示，将 HRQoL 参数（身体功能、疼痛、厌食）添加到社会人口学和临床变量中，可以提供预测预后的价值，显著提高生存模型的预测准确性（Quinten et al，2009）。此外，身体功能领域内的病人评分（KPS、ECOG 等）已被证明是多种不同癌症预后的独立预测因子（Gotay et al，2008；Quinten et al，2011，2014）。

对于肝胆手术结果更特异的评估方法是，综合生活质量、社会行为和身体功能等被证明可以用来独立预测结直肠肝转移（CRLM）病人的生存结果，并提高包括标准生物医学数据在内的生存模型的预后评估价值（Earlam et al，1996；Efface et al，2006；Maisey et al，2002）。在肝细胞癌（HCC）病人中也观察到了类似的结果（Yeo et al，2006）。目前尚不清楚 HRQoL 是否仅仅反映了对病人整体健康状况的高度敏感评估，而其他方法没有评估；或者 HRQoL 评估是否影响了其他重要领域，如自我护理/治疗的依从性，从而影响了病人的生存。现在可以明确的是，评估 HRQoL 有助于病人签署知情同意和医师制定临床决策，并帮助改善医患关系和管控病人预期，从而改善病人预后。因而，评估 HRQoL 是优化手术病人管理所必需的。

与任何结果评估一样，确定适合评估的临床方案至关重要。因此，外科医生有责任定义这些相关评估方法的设置。在这些设置中，HRQoL 的终点是将产生临床上有意义的/可操作的结果。研究表明，对于外科病人来说，最重要的评估信息包括评估姑息介入或手术的临床价值。两者的生存结果相近，但并发症/副作用存在显著差异（Blazeby et al，2006；Bruner et al，

2004；Byrne et al，2007；Langenhoff et al，2001；Sajid et al，2008；Velanovich，2001）。事实上，姑息手术的目的是减轻不可治愈疾病病人的临床症状，主要目标是改善或维持 HRQoL（Hofmann et al，2005）。在这些特定的临床研究中纳入 HRQoL 评估将最大限度地提高 HRQoL 观察结果的临床适用性。

外科医生、病人或护理人员：由谁收集 HRQoL 信息？

实际操作上，最初的调查基于外部观察者（通常是护士或临床医生）的判断来评估治疗对病人生活质量的影响。通常，这包括对症状和整体生活质量的评估。这种获取 HRQoL 数据的方法不可避免受到观察者自己主观"标准"的影响，因而存在偏倚。多项研究评估了观察者与病人各自评估的生活质量代理评级之间的一致性，普遍发现这两种评估结果之间的相关性很小（Choiniere et al，1990；Kahn et al，1992；Presant，1984；Slevin et al，1988；Sprangers & Aaronson，1992；Stephens et al，1997）。鉴于这些发现，人们通常认为，QoL 量表的有效性和结果的严谨性取决于病人的报告。然而，在病人随访期间，这种必不可少的自我报告有时候会成为一个争议性问题。当病人疾病状态恶化和症状加重时，病人可能无法填写量表，从而导致非随机性的数据丢失，这是 QoL 研究中的一个重大挑战（Bernhard et al，1998；Hahn et al，1998）。Feinstein（1987）创造了 HRQoL 测量工具的"敏感性"一词，用来表示与实施 HRQoL 评估相关的实际问题。许多调查或量表是不切实际的，可能在完成填写所需的时间和长度上令调查对象不堪重负，导致"问卷倦怠"和随后的病人退出。其他问题，如病人是否识字和量表是否是母语等，也可能会对病人能否独立完成量表产生影响。最近的 HRQoL 量表是针对病人进行开发和验证完成的。然而，为了优化 HRQoL 研究中的收益，某些情况下可能要求医生、护士、照顾者、研究管理员，甚至翻译代表病人完成问卷调查。

HRQoL 评估方法、工具和解读

早期癌症临床试验的 HRQoL 评估没有标准的量表，默认使用的是简单的专门针对临床试验的调查问卷，这些问卷使得在不同试验之间进行比较，甚至在相同疾病的病人之间进行比较都非常困难（de Haes & van Knippenberg，1985）。这些发现推动了 QoL 研究的一个新纪元，多种评估 QoL 的标准化量表得到快速发展。到目前为止，已有 800 多种不同质量的 QoL 临床结果量表存在，可以通过病人报告结果和生活质量工具数据库（PROQOLID）（http://www.proqolid.org）进行访问。大量的量表突显了 HRQoL 领域的进步，然而，它也会使文献的研究和解读变得具有挑战性。以下部分简要概述了量表的一般概念，外科试验中常用的特定量表见于表 28.1A 和表 28.1B。

要使 HRQoL 结果与其他评估的临床变量在同一水平上受到认可，量表的科学严谨性是必不可少的，它取决于三个主要概念：可靠性、有效性和响应性/敏感度。可靠性是指量表无随机误差的情况，包括可重复性和内部一致性。有效性是指量表

表 28.1A　通用和特定疾病的健康相关生活质量量表

量表	作者,年份,国家	量表类型	生活质量衡量标准的描述	说明	HPB特定模块	评价
医学研究 36 项结果简表(SF-36)	Ware,1992,美国	通用量表	36 个问题;8 个健康状况指标:一般健康认知、身体功能、生理问题造成的角色限制、情绪问题造成的角色限制、社会功能、身体疼痛、活力(精力充沛/疲劳)、一般心理健康	8 个健康状况指标评分;每个健康状况指标所包含问题的得分相加并求平均值,即为该健康状况指标的评分(0~100);评分越高表示 HRQoL 越好	否	在跨度广的疾病进程和治疗方法间比较;对疾病/健康状况的变化反应不敏感
诺丁汉健康报告(NHP)	Hunt,1985,英国	通用量表	38 个问题;6 个领域:身体活动、疼痛、社会隔离、情绪反应、精力、睡眠	得到 6 个领域的评分;每个领域包含问题的得分进行加权、求和并求出平均数,即为该范围的评分(0~100),评分越高表示 HRQoL 越差	否	衡量病人感知到的痛苦
疾病影响报告(SIP)	Bergner,1981,美国	通用量表	136 个项目,2 个领域,12 个类别:物理领域:步行、活动、身体护理、运动;社会心理领域:社会互动、沟通、警觉行为、情感行为、睡眠、饮食、家庭管理、娱乐、就业	对每一项进行评分和加权,给出总分(%)、2 个领域分数、12 个类别分数,评分越高表示 HRQoL 越差	否	问卷耗时长(20~30 分钟)
EuroQol EQ 5D-5L	EuroQol 组织,1990,英国	通用型/偏好型	EQ-5D-5L(描述性系统):5 个维度,5 个严重程度级别:活动能力、自我护理、日常活动、疼痛/不适、焦虑/抑郁	每个维度都有一个表示所选级别的数字,把每个维度的数字组合起来,得到与特定健康状态相对应的 5 位数字;偏好值是根据经验推断的估值(0~1)	否	自填问卷具有最小化的受试者偏差;EQ-5D-3L 的修订版将严重程度从 3 级提高到 5 级,以提高敏感度并减少天花板效应
Spitzer 生活质量指数(QLI)	Spitzer,1980,澳大利亚	通用索引	EQ-VAS(视觉模拟量表)5 项:日常活动、生活卫生支持展望	VAS:对受访者总体健康的量化测量(自评);评分越高表示 HRQoL 越好	否	产生了 3 种类型的数据:1. 说明各领域问题的程度;2. 人口加权健康指数;3. 自我评估健康状况
幸福感质量量表(QWB)	Fanshel & Bush,1970,美国*多重适应	通用型/偏好型	评估日常功能的 3 个量表,3 个级别(回忆期为 6 天):行动能力、体力活动、社会活动+症状/问题复合体	每一项得分为 0~2,然后相加得出总分(0~10),分数越高表示 HRQoL 越好;使用经验导出的偏好值:每个量表的功能级别与最不希望报告的症状/问题相结合,给出单个幸福感评分:0(死亡)到 1(完全功能),评分越高表示 QoL 越好	否	由外科医生完成问卷,而非病人;改进版本为病人自行评估。在患有确定病症的病人中是可靠的。观察者填写版本(26 个症状/问题复合体):对观察者来说,问卷是冗长、复杂、困难的,要接受特定的培训。受试者填写版本(QWB-SA,58 个症状/问题复合体)

表 28.1A 通用和特定疾病的健康相关生活质量量表(续)

量表	作者,年份,国家	量表类型	生活质量衡量标准的描述	说明	HPB 特定模块	评价
癌症治疗功能评估-总则 (FACT-G)	Cella,1993,美国	特定疾病:癌症	27 个项目,4 个领域:身体(7)社会/家庭(7)情感(6)功能(7)	每个项目在 Likert 量表上的得分为 0~4;给定领域中的项目被相加,以得出每个领域的总得分,将每个领域的得分相加,得出总分,评分越高表示 HRQoL 越差	是	不同癌症之间具有可比性,对随时间变化的敏感度适中,存在有关临床重要变化随时间变化的已发表数据,允许改进并说明
欧洲癌症研究与治疗组织生活质量问卷-核心30 项(EORTC QLQ-C30)	Aaronson,1993,荷兰	特定疾病:癌症	30 个条目;9 个多条目量表+6 个单条目量表:5 个功能量表:身体角色、社会认知情绪 1 个全球健康/生活质量量表 3 个症状量表:疼痛、疲劳、恶心/呕吐	将对量表中的每个项目进行评分,并报告从 0 到 100 的总体评分;评分越高的功能/全局量表表示 HRQoL 越好	是	不同癌症之间具可比性;对癌症相关变化敏感;随时间变化的重要临床表现数据已有发表,有更好阐释的空间
功能性生活指数-癌症(FLIC)	Schipper,1984,加拿大	特定疾病:癌症	22 个项目,5 个领域:身体健康和能力、情绪状态、社交能力、家庭状况、恶心	症状评分越高/项目越多表示 HRQoL 越差	否	单一分数对变化缺乏敏感度
胃肠道生活质量指数(GQLI)	Eypasch,1995,德国、加拿大	疾病特异性:任何胃肠道疾病	36 个项目,5 个反应类别(回忆超过 2 周):核心症状项目,身体项目,心理项目,社会项目,疾病具体项目	将所有问题的分数相加得出总分;评分越高,生活质量越好;对所有项目的分数进行相加得出总分;评分越高,生活质量越好	否	评估有关肝脏、胰腺和胆道系统的各种疾病的生活质量。单一分数对变化缺乏敏感性

表 28.1B 模块化疾病特定的健康相关生活质量量表

核心问卷	模块	作者,年份,国家	关于生活质量评估的描述	评价
癌症治疗的功能评估(FACT)	肝胆子量表(HS) FACT+HS = FACT-Hep	Heffernan et al,2002,美国	FACT-G+18 项子量表,包括与以下相关的肝胆胰特定问题:黄疸 胃肠道梗阻 疲劳/精力 每个项目都打分(0~4),然后加起来给出总分	HS 可以与 FACT-G 的身体和功能领域评分相结合,在 HS 结束时给出试验结果指数(TOI)和 7 个附加问题(未评分),解决 HAIP 和胆汁引流问题
	FACT 肝胆症状指数-8(FHSI-8)	Yount et al, 2002,美国	18 项 HS 量表中的 8 个主要症状,包括:疼痛 恶心 疲劳(×2 项) 黄疸 体重减轻 背痛 胃痛/不适 * 针对临床医生对完成和解释多维 QOL 评估所需的时间和资源的担忧而制定	简要指数与 FACT-G 和 FACT-Hep 的分数有很好的相关性;根据表现状况/治疗区分病人的能力;状况足够,但不如 FACT-G 子量表或 HS 好;主要是以胰腺癌为基础开发的

表 28.1B　模块化疾病特定的健康相关生活质量量表（续）

核心问卷	模块	作者,年份,国家	关于生活质量评估的描述	评价
欧洲癌症研究与治疗组织生活质量问卷-核心 30 项（EORTC QLQ-C30）	胰腺癌（QLQ-PAN26）	Fitzsimmons et al,1999,英国	包含 26 个条目的子量表,包括与胰腺相关的项目: 症状 治疗 情绪问题	例如: 疼痛(腹部、背部、体位、夜间) 饮食限制 胃肠道症状 恶病质 体重减轻 黄疸 瘙痒 腹水
	大肠癌肝转移（QLQ-LMC21）	Kavadas et al,2003,英国	21 项子量表。包括与 CRLM 相关的项目: 症状 治疗 情绪问题	例如: 疼痛(腹部、背部) 进食问题(早饱) 疲劳 嗜睡 黄疸 味觉异常 手脚发麻 紧张 情绪低落
	肝细胞癌（QLQ-HCC18）	Blazeby et al,2004,美国	18 项子量表,包括与 HCC 相关的项目: 症状 治疗 情绪问题	例如: 乏力 全身黄疸 疼痛 发热
	胆管癌、胆囊癌（QLQ-BIL21）	Friend et al,2011,英国	21 项子量表,包括与 CCA/GB-CA 相关的项目: 症状 治疗 情绪问题	例如: 饮食 饱腹感 黄疸 乏力 焦虑 疼痛 紧张 忧虑

CCA,胆管癌;CRLM,结直肠肝转移;GBCA,胆囊癌;HAIP,肝动脉灌注泵。

对它拟评估目标的评估情况,包括评估内容、评估标准和评估结构有效性等。响应性是指在随访和治疗期间,量表检测和评估病人情况变化的能力。一个好的评估量表在病人情况没有任何变化的情况下是稳定的,而在病人情况发生微小变化时能够评估出来。从实践的角度来看,响应性取决于调查问卷设计的问题数量以及潜在需要回答的问题数量。必须优化问卷项目数和相关的回答,以确保充分的回答,而不会创建过于烦琐的问卷,使受访者经历"问题疲劳",从而增加无回复率和数据缺失率。第四个参数"敏感性"也很重要,它指的是需要在实用性和量表要可靠、有效和灵敏的基本必要性之间取得战略平衡(Feinstein,1987)。除了选择可靠、有效、敏感和实用的量表外,还必须彻底了解特定疾病的进展情况和干预的预期效果(Avery & Blazeby 2006)。

一般而言,从内容角度来看,HRQoL 量表通常由数量可变的"域"组成,其中包含侧重于特定健康/疾病的域(即身体、社会、情感、角色、全球功能)的信息。反过来,每个域包含许多项目(问题或陈述),受访者必须提供答案,要么是绝对的(例如

Likert 量表),要么是视觉模拟形式。每一项都是单独评分的,然后将给定域中所有项目的分数相加,以给每个域一个特定的分数(Fraser,1993)。对于大多数多维工具来说,将领域分数结合起来给出一个单一的值作为总体 HRQoL 的评价是不标准的,也不够有效。

到目前为止,还没有用于评估 HRQoL 的"金标准"量表。量表或者是基于健康的-提供表示 HRQoL 的每个域的各亚组分数,或者是基于偏好的——提供从 0(死亡)到 1(完全健康)的单个数字(健康指数评分),其代表病人在单个时间点的主观健康状态。偏好值通常是从基于人群的研究中得出的,应用于病人报告的健康状态,以给出单一的 HRQoL 评分/指数。量表可以进一步分类为三个临床相关的类别:一般的 QoL、疾病特定的 HRQoL 和模块化的 HRQoL 量表。

外科试验中使用的通用量表主要包括医疗结果调查 36 项简表(Medical Outcomes Survey 36-item Short Form,SF-36)、诺丁汉健康报告(Nottingham Health Profile,NHP)和疾病影响报告(Sickness Impact Profile,SIP)。这些量表中的每一个都产生多

个对特定领域赋值的健康情况，并提供病人 HRQoL 的整体概况。这些量表允许跨疾病状态和治疗类型进行比较。然而，完成这些调查可能很耗时，而且灵敏度可能不足以确定具体与不同疾病和/或治疗相关的 HRQoL 的变化。基于偏好的工具，如幸福感质量量表（Quality of Well-being Scale，QWB）和 EuroQol-5D3L/5L（EQ-5D-3L），产生单一的分数/指数/效用。这些量表工具往往对病人情况变化不敏感，在关注 HRQoL 的外科治疗试验中使用频率较低。然而，这些基于偏好的评估方法是必要的，经常被用于卫生经济学和政策制定。当给定健康状态的偏好值与时间值（病人在给定疾病状态中花费的时间）相结合时，可以生成基于质量修正的寿命年（quality-adjusted life-year，QALY）。然后可以结合治疗/程序成本来确定每个 QALY 的成本，并且可以评估干预决策的经济效用。目前，医疗保健费用过高。当我们向着越来越精准的医学迈进、向着越来越需要（复杂）规划的医学迈进时，医疗保健费用只会增加，因此医疗干预的成本效用评估将是必不可少的。

特定疾病的量表侧重于评估单一的疾病状态。在肝胆外科和癌症领域，两个最常用的量表是癌症治疗的整体性功能评估（FACT-G，27 项）和 EORTC QLQ-C30（图 28.1）。这些类型的量表更多地关注与癌症及其治疗相关的预期变化。因此，它们对 HRQoL 的变化更敏感，有利于不同癌症类型之间的比较，但不能推广到其他疾病状态。模块化方法是癌症病人评估所特有的。它指的是将核心癌症问卷与针对特定疾病部位（即胰腺、肝脏、胆道模块）的验证模块结合使用（Langenhoff et al，2001）。这种方法是基于这样一个假设前提，即虽然不同癌症之间的疾病（治疗）效果具有相似性，但每个原发肿瘤部位也与一组独特的 HRQoL 问题相关。模块化方法的使用提高了检测 HRQoL 中微小但与临床相关的变化的敏感性。这种方法已经被 EORTC 推广，其中核心的 EORTC QLQ-C30 问卷与特定部位和/或症状的量表配对/补充。经过验证可用于肝胆胰（HPB）肿瘤的位置特异性模块包括：胰腺癌模块（PAN26）、结直肠癌肝转移模块（LM21）、肝细胞癌模块（HCC18）和胆管癌/胆囊癌模块（BIL21）。第二种模块化方法是在北美开发和验证的，它使用 FACT-G 作为核心问卷，并辅之以特定部位/症状的模块，如肝胆亚量表（FACTHep；图 28.2）。尽管 FACT-G PLUS 补充模块与 EORTC QLQ-C30 PLUS 补充模型似乎有相似之处和潜在的重叠，但经过比较，发现这两个量表可以评估 HRQoL 的不同方面（Kemmler et al，1999）。这些量表的综合性使其提供了更高的敏感度；然而，就完成量表评估所需的时间和资源而言，其实用性在某些情况下可能令人望而却步。在此基础上，已经尝试开发简明量表。Young 和他的同事（2002）根据肝胆亚量表开发并测试了一个八项症状量表，该量表与总体 FACT-G 评分有很好的相关性；然而，其根据病人情况/治疗状况区分病人的能力是有限的。总体而言，这些简化的量表不如对 HRQoL 的多维评估那样敏感或可靠；然而，其实用性使它们成为有吸引力的替代选择。

中文

欧洲癌症研究与治疗组织生活质量问卷-核心30项(3.0版)
EORTC QLQ-C30

我们想了解有关您和您的健康的一些情况。请自己回答所有的问题，圈出最适合你的数字。没有“对”或“错”的答案。你所提供的资料我们将严格保密。

请填写您的姓名：
您的出生日期(年、月、日)：
今天的日期(年、月、日)：　31

	没有	有点	相当	非常
1. 当您做一些费力的动作，比如提沉重的购物袋或行李箱时，您是否感到困难？	1	2	3	4
2. 长距离步行时，您是否感到困难？	1	2	3	4
3. 在户外短距离散步时，您是否感到困难？	1	2	3	4
4. 在白天，您是否必须卧床或坐在椅子上？	1	2	3	4
5. 您在进食、穿衣、洗漱或上厕所时，是否需要别人帮助？	1	2	3	4

在过去的一周中：	没有	有点	相当	非常
6. 您的工作或者日常活动是否受到体能限制？	1	2	3	4
7. 您的业余爱好和休闲活动是否受到体能限制？	1	2	3	4
8. 您曾感到气短吗？	1	2	3	4

图 28.1　欧洲癌症研究与治疗组织生活质量问卷（EORTC QLQ-C30）。使用该调查问卷需要填写用户协议，并且可以通过网站 www.orortc.be/home/qol/downloads/index.html 访问

在过去的一周中：	没有	有点	相当	非常
9. 您有过疼痛吗？	1	2	3	4
10. 您曾需要休息吗？	1	2	3	4
11. 您曾感到睡眠不好吗？	1	2	3	4
12. 您曾感到虚弱吗？	1	2	3	4
13. 您曾感到没胃口吗？	1	2	3	4
14. 您曾感到恶心想吐吗？	1	2	3	4
15. 您曾呕吐过吗？	1	2	3	4
16. 您曾有便秘吗？	1	2	3	4
17. 您曾有过腹泻吗？	1	2	3	4
18. 您曾感觉疲乏吗？	1	2	3	4
19. 疼痛妨碍您的日常生活吗？	1	2	3	4
20. 您是否很难集中注意力做事，例如读报或看电视？	1	2	3	4
21. 您曾感到紧张吗？	1	2	3	4
22. 您曾感到忧虑吗？	1	2	3	4
23. 您曾感到容易动怒吗？	1	2	3	4
24. 您曾感到情绪低落吗？	1	2	3	4
25. 您曾感到记事困难吗？	1	2	3	4
26. 您的身体状况或治疗过程，妨碍了您的家庭生活吗？	1	2	3	4
27. 您的身休状况或治疗过程，妨碍了您的社交活动吗？	1	2	3	4
28. 您的身体状况或治疗过程，造成了您的经济困难吗？	1	2	3	4

以下问题，数字 1~7 代表从"很差"到"很好"的等级，请在 1 至 7 之间圈出对您最合适的答案。

29. 您如何评定过去一周中您的整体健康状况？

　　　　1　　　2　　　3　　　4　　　5　　　6　　　7

很差　　　　　　　　　　　　　　　　　很好

30. 您如何评定过去一周中您的整体生活质量？

　　　　1　　　2　　　3　　　4　　　5　　　6　　　7

很差　　　　　　　　　　　　　　　　　很好

图 28.1（续）

肝胆肿瘤治疗功能评价量表(4.0版)

下表是其他和你患同样疾病的病人所讲的一些重要问题。针对过去7天的情况,请在每一行圈出或标记一个数字,作为您对这些问题的回答。

	身体健康	没有	很少	有些	相当	非常
GP1	我感到精力不足	0	1	2	3	4
GP2	我感到恶心	0	1	2	3	4
GP3	由于身体状况,我无法满足家人的需求	0	1	2	3	4
GP4	我感到疼痛	0	1	2	3	4
GP5	治疗的副作用给我带来烦恼	0	1	2	3	4
GP6	我感觉不舒服	0	1	2	3	4
GP7	我需要卧床	0	1	2	3	4

	社会/家庭和睦	没有	很少	有些	相当	非常
GS1	我感觉我和朋友关系亲近	0	1	2	3	4
GS2	我得到了家人的情感支持	0	1	2	3	4
GS3	我得到了朋友们的支持	0	1	2	3	4
GS4	我的家人接受了我的病情	0	1	2	3	4
GS5	我很满意家人对我关于病情的沟通交流	0	1	2	3	4
GS6	我感觉我和伴侣(或我的主要支持者)很亲近	0	1	2	3	4
Q1	无论你目前的性生活水平如何,请回答以下问题。如果您不想回答,请勾选此框□并转到下一部分。					
GS7	我对我的性生活满意	0	1	2	3	4

	情绪稳定	没有	很少	有些	相当	非常
GE1	我感到悲伤	0	1	2	3	4
GE2	我满意我对待疾病的态度方式	0	1	2	3	4
GE3	我对疾病的斗争正在失去希望	0	1	2	3	4
GE4	我感到紧张	0	1	2	3	4
GE5	我害怕死亡	0	1	2	3	4
GE6	我害怕我的病情恶化	0	1	2	3	4

图 28.2　肝胆肿瘤治疗功能评价量表 (Courtesy Dr. David Cella at www. FACIT. org;copyright 1987,1997. Permission for use must be obtained by contacting Dr. David Cella at www. FACIT. org ord-cella@ northwestern. edu.) 。

功能良好		没有	很少	有些	相当	非常
GF1	我能够进行工作(包括家务)	0	1	2	3	4
GF2	我的工作很充实(包括家务)	0	1	2	3	4
GF3	我能够享受生活	0	1	2	3	4
GF4	我已经接受了我的病情	0	1	2	3	4
GF5	我睡眠很好	0	1	2	3	4
GF6	我平时的娱乐活动能使我感到快乐	0	1	2	3	4
GF7	我对我现在的生活质量感到满意	0	1	2	3	4

其他问题		没有	很少	有些	相当	非常
C1	我感到胃胀或胃痉挛	0	1	2	3	4
C2	我的体重在减轻	0	1	2	3	4
C3	我能控制大便	0	1	2	3	4
C4	我的消化功能良好	0	1	2	3	4
C5	我有腹泻	0	1	2	3	4
C6	我食欲很好	0	1	2	3	4
Hep1	我对自己的外表改变不满意	0	1	2	3	4
CNS7	我感到背部疼痛	0	1	2	3	4
Cx6	我被便秘所困扰	0	1	2	3	4
H17	我感到疲惫	0	1	2	3	4
An7	我能够进行日常活动	0	1	2	3	4
Hep2	我被黄疸(皮肤黄染)所困扰	0	1	2	3	4
Hep3	我有发热(体温过高)	0	1	2	3	4
Hep4	我感到皮肤瘙痒	0	1	2	3	4
Hep5	我的味觉发生了改变	0	1	2	3	4
Hep6	我有寒战、发冷	0	1	2	3	4
HN2	我感到口干	0	1	2	3	4
Hep8	我感到胃部不适或疼痛	0	1	2	3	4

(通用版)

图 28.2(续)

表 28.2　健康相关生活质量评价的证据水平

证据水平	方法	说明
低	单个项目（症状/性能/VAS）	通常是为单一的研究而开发的 通常没有心理测量学验证
中级（A）	原有量表的转换	传统心理学和精神病学量表的改编 假设测量方法在癌症病人中是可靠和有效的（例如 Beck 抑郁量表）
中级（B）	单个 HRQoL 域的评估	在 HRQoL 的单个领域内测量多个单项指标 通常侧重于身体健康和/或治疗毒性/副作用的测量（例如：绩效评分）
高	多维评估	最高级别的 HRQoL 证据 评估多个领域（身体、社会、情感、角色、精神等）的多个子量表 特定疾病（例如：FACT、EORTC QLQ-C30、FLIC）

FACT，癌症治疗功能评估；FLIC，功能性生活指数-癌症；VAS，视觉模拟量表。
From Table 1 in：Passik，et al：The importance of quality of life endpoints in clinical trials to the practicing oncologist. Hematol Oncol Clin N Am 14（4）：877-886，2000.

HRQoL 不仅仅是量表各个部分的总和，指数形式的总体评估是对单一领域评估的补充，而不是替代。人们通常认为，对病人总体 HRQoL 感知的单次评估比单个领域计分评估的聚合度更好，在单个领域评估中每个领域被给予同等的重要性，并估计出"平均"QoL（Aaronson，1988；Osoba，1994）。理想情况是，最佳的 HRQoL 评估策略应该包括整体和特定领域的评估。

大量可用的量表和潜在的组合可能是数不胜数的，这使得对 HRQoL 文献的解释/评估变得困难。要对 HRQoL 文献进行批判性评价，必须了解用于确定 HRQoL 结果的量表，以便对结果的稳定性做出判断。表 28.2 概述了基于所使用量表的心理学特点的 HRQoL 证据级别。低水平是指为单一研究开发的事实问卷，中水平是指没有在兴趣研究小组中开发或验证的问卷（心理评估、抑郁量表等），高水平是指以多维的疾病特异方式评估产生的上述量表。关于如何解释/评估涉及 HRQoL 的研究，有两篇已发表的优秀的综述文章（Guyatt et al，1997；Wu et al，2014）。这两个综述都提供了一种标准的方法来进行文献的严格评价，并提供了一种将 HRQoL 整合到循证医学中的方法。

肝胆肿瘤病人的 HRQoL 研究

在过去的十年中，HRQoL 的评估和报告呈指数级增长。用于癌症病人，特别是用于肝胆胰恶性肿瘤病人，可靠、有效和灵敏的量表开发也导致相关 HRQoL 研究的数量和质量均有大幅增加。

因为 HRQoL 与晚期肝胆胰恶性肿瘤病人的手术治疗和姑息干预有关，下面几节重点介绍相关 HRQoL 的现状。表 28.3～28.7 总结了文献中的最新报道，以及肝胆胰恶性肿瘤领域 HRQoL 里程碑式的研究。

胰腺切除术

尽管胰腺切除术的手术技术和围手术期护理取得了进步，但手术并发症发生率仍然很高（20%～30%）（见第 27、62 和 66 章）。此外，胰腺癌即使得到根治性切除，病人长期生存率也很低。鉴于高并发症率和低生存率，对于接受胰腺切除术的胰腺癌病人进行可靠的 HRQoL 评估就显得非常必要。

由于上述研究兴趣的增加，相关量表研究设计和方法得到了极大发展，显著提高了这一不断扩大的知识体系的研究质量（表 28.3）。

与正常人群相比，胰腺癌病人通常会出现相当多的症状，并面临更高的 HRQoL 受损风险（Belyaev et al，2013；Chan et al，2012；Ljugman et al，2011；Muller-Nordhorn et al，2006）。胰腺手术后 HRQL 的评估结果差异很大，严重依赖于所研究的队列和与手术相关的评估时间。在精选的局部可切除病人中，据报道术后 3 个月的 HRQoL 有所改善（Crippa et al，2008；Y EO et al，2012）。然而，更多研究提示胰腺切除后 HRQoL 评分稳定和/或下降（Belyaev et al，2013；Crippa et al，2008；Ljugman et al，2011；Mbah et al，2012；Muller-Nordhorn et al，2006；Nieveen van Dijkumet et al，2005；Schniewind et al，2006）。这些研究中观察到的异质性可能是多方面的，与疾病阶段、使用的 HRQoL 量表、测量的时间/频率和随访时间的差异有关，而且不限于此。

术后早期 HRQoL 的评估通常代表一种短暂的状态，主要反映了病人从手术的急性影响中恢复的情况。这些研究无疑使外科医生能够更好地开展术前告知，改善知情同意流程并帮助病人调整手术预期。然而，为了揭示手术切除对 HRQoL 结果的真实临床影响，必须进行长期随访。在最近的一项前瞻性纵向研究中，采用 SF-36 量表，对行胰十二指肠切除术后 12 个月的壶腹周围癌病人进行了 HRQoL 评估。尽管在纳入的癌症类型中存在异质性，且最初 HRQoL 出现了下降，但是，当术后 12 个月进行评估时，在大多数子量表上观察到 HRQoL 显著改善（Chan et al，2012）。同样，一组接受胰腺癌部分切除术的病人在术后 6 个月和 12 个月时，用 EORTC QLQ-C30 量表评估的 HRQoL 也有显著改善。虽然基线测量是在术后获得的，而且后来的研究发现 HRQoL 改善被高估了，但总体结论仍然是相同的（Halloran et al，2011）。胰腺切除术后，病人往往会经历与手术相关的 HRQoL 下降，但是绝大多数研究支持在术后第一年内 HRQoL 逐渐改善/恢复到基线水平。

迄今为止，针对良性和恶性病变，几项研究已经比较了接受不同类型胰腺切除手术病人的 HRQoL，包括经典的胰十二指肠切除术（PD）与根治性胰十二指肠切除术（RPD）、保留幽门的胰十二指肠切除术（PPPD）与保留胰腺实质的胰腺切除术（PSP）；采用不同的重建技术，对良性和恶性适应证进行胰胃

表 28.3　胰腺手术与健康相关生活质量的研究

第一作者,期刊,年份	人群(病人)	研究目的/生活质量终点	研究设计,N,HRQoL评估时间点	生活质量量表	生活质量评估结果	说明
胰腺切除术						
Nguyen,《胃肠外科杂志》,2003	壶腹周围癌病人随机分为 PD 组或 RPD 组(PD+腹膜后淋巴结清扫术)	主要结果:术后 HRQoL	横断面,N=105(55 PD 和 50 RPD);在单一的、非标准的术后时间点评估 HRQoL	FACT-Hep	评估在术后平均 2.1 年完成。长期随访 PD 和 RPD 病人的 HRQoL 和 GI 功能状态无差异。RPD 病人术后并发症发生率较高(29%~43%,$P=0.01$)	
Van Heek,《外科年鉴》,2003	不能切除的壶腹周围癌病人随机分为双旁路手术(HJ+GJ)或单旁路手术(HJ)	主要结果:GOO 的发展次要结果:HRQoL	前瞻性随机试验,N=65(36 HJ+GJ,单独 29 HJ),术前、出院时和出院后每个月进行 HRQoL 评估,为期 6 个月	EORTC QLQ-C30+PAN26 模块	2/36 例 HJ+GJ 和 12/29 例 HJ 病人发生 GOO($P<0.01$)。在术后早期下降后,HRQoL 在术后 4 个月恢复到基线水平,组间没有差异	两组术后前 4 个月量表完成率均 >90%,最后 2 个月完成率均为 75%
Billings,《胃肠外科杂志》,2005	需要 TP 的壶腹周围肿瘤病人(良性和恶性)	主要结果:纵向 HRQoL	横断面配对设计,N=27 TP;TP 队列年龄/性别与 ID-DM 队列 1:1 匹配;在单一的、非标准的术后时间点评估 HRQoL	SF-36 健康调查,糖尿病人 HRQoL 评估(ADD HRQoL)EORTC Pan26,未经验证的机构调查	平均随访时间:术后 7.5 年。TP 队列的 SF-36 功能、身体健康和一般健康得分较低($P<0.05$)。ADD 的 HRQoL 评分降低,但与 IDDM 对照组没有差异	仅评估 TP 病人在接受调查时无疾病存活(平均 7.5 年),"健康幸存者"偏倚
Nieveen van Dijkum,《英国外科杂志》,2005	行 PD 的可切除胰腺肿瘤(良、恶性)与行双旁路手术(HJ+GJ)的不能切除胰腺肿瘤的比较	主要结果:纵向 HRQoL	前瞻性纵向研究,N=114(PD=72,HJ+GJ=42);术前、术后、1.5 个月、3 个月、6 个月、9 个月和 12 个月的随访评估	医疗结果研究(MSO-24)、胃肠道 HRQoL 指数(GIQLI)	在最初的下降之后,两组的 HRQoL 评分在术后 3 个月恢复到基线水平。两组在出院前 8 周观察到 HRQL 迅速下降	
Schmidt,《外科肿瘤学年鉴》,2005	胰腺肿瘤(良、恶性)行 PG 或 PJ 重建术的 PD	主要结果:HRQoL 和长期发病率	横断面,N=104(PG=63,PJ=41);在单一的、非标准化的术后时间点评估 HRQoL	EORTC QLQ-C30+PAN26 模型,未经验证的机构评估胃肠道症状	133 例存活病人中有 104 例接受了问卷调查(平均评估时间为术后 6.4 年)。PJ 组和 PG 组的总体 HRQoL 是相同的。PG 组多项胃肠道症状不能明显减轻,但脂泻、早饱、厌食明显增加。PJ 病人的胃肠道症状没有改变,但确实报告了与黄疸相关的症状减轻	仅评估了调查实施时存活的病人子集(平均为 6.5 年),"健康幸存者"偏倚
Shaw,《肝胃病学》,2005	接受 PD 治疗的胰腺肿瘤(良性和恶性)	主要结果:纵向 HRQoL	横断面配对设计,N=49 PD;PD 队列年龄/性别与因良性疾病接受开腹胆囊切除术的病人 1:1 匹配;在单一的、非标准化的术后时间点评估 HRQoL	EORTC QLQ-C30+PAN26 模块	术后 42 个月平均评估。帕金森病病人和匹配的对照组之间的整体健康状况相似。与接受良性疾病 PD 治疗的病人相比,恶性 PD 病人的身体和角色功能降低,疲劳、肌肉无力和体重增加的症状也更多	

表 28.3　胰腺手术与健康相关生活质量的研究(续)

第一作者,期刊,年份	人群(病人)	研究目的/生活质量终点	研究设计,N,HRQoL评估时间点	生活质量量表	生活质量评估结果	说明
Wehrmann,《欧洲胃肠病和肝病杂志》,2005	内镜胰管支架置入术病人中不能切除的胰头癌合并胰管梗阻和餐后上腹痛的病人	主要结果:HRQoL 与疼痛控制	前瞻性纵向研究,N=20;术前、术后4 周和 12 周的HRQoL 评估	Spitzer QLI	19/20 例病人手术成功。病人报告疼痛和HRQoL 在 4 周时有明显改善($P<0.01$),但在 12 周时再次下降到术前水平	完成率:术前100%,4 周100%,12 周16/19(84%)
Muller-Nordhorn,《消化》,2006	连续住院的不同阶段胰腺癌病人	主要结果:胰腺癌病人的 HRQoL次要结果:症状与 HRQoL的关系	横断面配对设计,N= 45（44%,4期）入院后单个时间点评估HRQoL	EORTC QLQ-C30和 EuroQol（EQ-5D-3L）	在胰腺癌病人中,全球HRQoL 以及所有子量表测量都降低了。疲劳和疼痛与较差的HRQoL 显著相关	
Schniewind,《英国外科杂志》,2006	接受 PD 或PPP 治疗的胰头癌病人	主要结果:纵向 HRQoL	前瞻性纵向研究,N=91（PPD = 34,PPPD = 57）;术前、术后 3、6、12和 24 个月进行HRQoL 评估	EORTC QLQ-C30+PAN26 模块	两组病人的总体及各子量表术后 HRQoL 均有所下降,但在 3~6个月后恢复到基线水平。在幸存者中,没有观察到 HRQoL 的差异	完成率:术前56%,3 个月,幸存者 72%;24 个月,56%
Han,《肝胃肠道病》,2007	胰腺肿瘤(良性和恶性)经PD 或 PPPD治疗后在 ≥治疗 3 年后无瘤存活	主要结果:长期胃肠功能结果和HRQoL	横断面,N=67（23个 PD 和 44 个PPPD）;在单一的、非标准化的术后时间点评估HRQoL	EORTC QLQ-C30	与 PPPD 病人相比,PD病人报告的脂肪泻和糖尿病症状较少,但报告的排气、腹泻和疲倦症状较多。PP-PD 组的全球 HRQOL子量表平均得分高于PD 组($P>0.05$)	
You,《外科》,2007	因胰十二指肠肿瘤接受 PD治疗的男性-1 病人	主要结果:围手术期结果和存活率。次要结果:HRQoL	横断面研究,N= 28;在单一的、非标准的术后时间点评估 HRQoL	EORTC QLQ-C30与一种独特的症状指数	术后平均 5.4 年评估HRQoL。治疗组的总体 HRQoL 评估结果与普通人群没有差异,但恶心/呕吐、腹泻和食欲不振的症状更严重($P\leqslant0.02$)。与无症状病人相比,有症状病人的 HRQoL显著降低($P=0.05$)	
Crippa,《胃肠外科杂志》,2008	新诊断的不同阶段的胰腺癌病人(登记时疗程不详)	主要结果:HRQoL 和分期/治疗生存率	前瞻性纵向研究,N=92,分为 3 组:第 1 组:手术治疗的局部疾病（28,30.5%）;第 2 组:局部晚期疾病（34,37%）;第 3 组:转移性疾病（30,32.5%）,在登记时评估 HRQoL,然后进行 3 个月和 6 个月的随访	FACT-Hep	整个队列的中位数 OS为 9.8 个月。第 1 组(切除组)病人的HRQoL 明显改善(P=0.03)。第二组(局部进展,各种治疗)没有变化,第三组(转移性疾病,各种治疗)随着时间的推移持续下降	总体生存状况不佳,但手术后 HRQoL 有所改善

表 28.3　胰腺手术与健康相关生活质量的研究(续)

第一作者,期刊,年份	人群(病人)	研究目的/生活质量终点	研究设计,N,HRQoL评估时间点	生活质量量表	生活质量评估结果	说明
Kostro,《比利时奇鲁吉卡学报》,2008	潜在的可切除胰腺癌病人,随后接受根治性 PD 或姑息性双旁路(HJ+GJ)或单独剖腹手术	主要结果:纵向 HRQoL	前瞻性纵向研究,N=54 例(PD 26例,DBP 17 例,剖腹手术 11例);术前、术后1、2、3、6 个月进行 HRQoL 评估	EORTC QLQ-C30+PAN26	病人组之间的总体 HRQoL 没有差异。姑息性 HJ+GJ 术后立即出现症状增加,但 HRQoL 可接受。死亡前八周,所有子量表和总体 HRQoL 均迅速下降	完成率:术前100%,1 个月46/54(85%),2 个月 42/54(78%),3 个月31/54(57%),6 个月 22/54(41%)
Halloran,《胰腺病学》,2011 年	接受部分胰腺切除术的胰腺癌病人	主要结果:胰腺外分泌不足;次要结果:HRQoL、营养、症状	前瞻性纵向,N=40;仅在术后 1.5 个月、3 个月、6 个月和 12 个月评估HRQoL	EORTC QLQ-C30	总体而言,HRQoL 在 6个月($P=0.03$)和 12个月($P<0.01$)时增加,身体和角色功能在 3 个月时增加($P=0.03$),社会功能在 6个月和 12 个月时改善(分别为 $P=0.03$ 和 $P<0.01$),胰腺外分泌功能不足时HRQoL 有恶化趋势	术前没有评估HRQoL;基线=术后 6 周;HRQoL 的改善可能被夸大
Ljungman,《世界外科杂志》,2011	可切除的壶腹周围癌病人	主要结果:胰腺癌治疗的成本效益;次要结果:HRQoL	回顾性队列,N=119;与年龄匹配的健康对照组比较,术前、术后早期(<1 年)或术后晚期(1~5年)进行 HRQoL评估	SF-36 健康调查和效用指数(SF-36-6D 基于偏好的效用指数,得分 0=死亡,1=健康)	研究组各时间点HRQoL 指数均低于对照组($P<0.05$),治疗组术前、术后早期HRQoL 指数(0.69)与术前(0.65)、术后早期(0.63)比较差异无统计学意义($P>0.05$);治疗组术前、术后早期 HRQoL 指数(0.69)与术前(0.65)、术后早期(0.63)比较差异无统计学意义($P>0.05$)	HRQoL 数据仅适用于 58 名病人(37 名早期病人和 27名晚期病人);晚期病人数据受到"健康-幸存者偏倚"的影响
Walter,《欧洲外科肿瘤学杂志》,2011	接受姑息性切除(PR)或双旁路(HJ+GJ)治疗晚期胰腺癌病人	主要结果:PR和 HJ+GJ之间的纵向HRQoL	前瞻性纵向研究,N=86(61 HJ+GJ,25 PR);术前、出院时、术后3 个月和 6 个月进行 HRQoL 评估	EORTC QLQ-C30	除了在 6 个月时躯体功能子量表的评分较差之外,HJ+GJ 组的HRQoL 明显好于 PR组,症状得到改善	完成率:基线100%,出院78/86(91%),3/58/86(67%),6/41/86(48%)
Chan,《胃肠外科杂志》,2012	接受 PD 的壶腹癌病人	主要结果:纵向 HRQoL	前瞻性纵向研究,N=37;术前、术后1、3、6 和 12 个月进行 HRQoL评估	SF-36 健康调查	术后 1 个月,躯体功能($P<0.01$)和情感功能($P<0.03$)均无明显下降。3 个月时心理健康显著提高($P=0.02$),6 个月时躯体功能($P<0.01$)、躯体疼痛($P=0.01$)、社会功能($P=0.01$)显著改善。12 个月时,这些变化持续存在,活力($P=0.02$)和情感角色($P<0.01$)均有明显改善	完成率:术前100%,1 个月29/37(78%),3 个月 26/37(70%),6 个月28/34 个存活者(82%),12个月 28/28 个存活者(100%)

表 28.3 胰腺手术与健康相关生活质量的研究(续)

第一作者,期刊,年份	人群(病人)	研究目的/生活质量终点	研究设计,N,HRQoL评估时间点	生活质量量表	生活质量评估结果	说明
Mbah,《胰腺杂志》,2012	接受胰腺切除术的胰腺癌病人	主要结果:有并发症和无并发症病人胰腺切除术后的HRQoL	前瞻性纵向研究,N=34,术前、术后2~3周、6周、3个月和6个月进行HRQoL评估	ORTC QLQ-C30和FACT-Anemia	在术后早期下降之后,HRQoL在6周时恢复到基线水平。总体而言,并发症发生率为21%,在有并发症和无并发症的病人中,HRQoL评分没有差异(P=0.11)。6个月时认知功能评分明显下降(P=0.02)	HRQoL数据收集作为前瞻性试验的一部分,检查肿瘤切除期间术中自体输血的安全性;还对出院时贫血程度的HRQoL进行了评估
Belyaev,Langenbecks《外科学档案》,2013	接受胰腺切除术的胰腺疾病病人(良性和恶性)	主要结果:按程序和诊断进行纵向HRQoL比较	回顾性队列研究,N=174(105例恶性,69例良性);术前、术后3个月和24个月的HRQoL评估,包括与年龄匹配的人群正常值的比较	SF-36健康调查	HRQoL在所有时间点均比正常人群差,P=0.03。术后早期HRQoL在接受远端胰腺切除术的病人中最好,而在TP病人中最差。与良性诊断相反,癌症病人术后HRQoL较低,并持续下降至24个月。良性肿瘤/胰腺炎病人最初下降,随后在24个月后缓慢恢复	完成率:术前100%,3/133/174(76%),24/83/174(48%)
Roberts,HPB(牛津),2014	接受TP治疗胰腺肿瘤(良、恶性)病人	主要结果:TP和匹配的IDDM之间的总体HRQOL和糖尿病特异性问题	横断面配对设计,N=28TP;与IDDM组年龄/性别匹配的TP队列;在单一的、非标准化的术后时间点评估HRQoL	EORTC QLQ-C30+PAN26模块及糖尿病问题区域量表	TP组的躯体(P<0.01)、认知(P<0.01)、社会功能(P=0.02)和工作能力(P=0.01)均较IDDM组差。疲劳、恶心/呕吐和失眠的症状也更严重(P≤0.01);然而,在糖尿病特有问题上没有观察到差异	在调查随访期间,有88/123名TP病人死亡;33名生存者有28名完成调查
Epelboym,《外科研究杂志》,2014	接受TP治疗的胰腺肿瘤病人	主要结果:TP术后的发病率/死亡率;次要结果:总体上,TP后胰腺特异性和糖尿病特异性的HRQoL	横断面配对设计,N=17个TP;TP队列在年龄/性别/手术适应证上与接受PD且术后有或发展为糖尿病(PD+DM)的病人匹配;在单一的、非标准化的术后时间点评估HRQoL	EORTC QLQ-C30+PAN26模块与糖尿病病人生活质量评估(ADD-QOL)	术后平均45个月进行HRQoL评估。TP组和PD+DM组之间的HRQoL总体和胰腺特异性指标没有差异。糖尿病对HRQoL有负面影响,TP组和PD+DM组之间无差异	TP病人有较多的低血糖事件(2例需要住院),但由于数量较少,没有统计学意义
Serrano,《国际放射肿瘤学生物学物理学杂志》,2014	接受新辅助放化疗的可切除或交界可切除的胰腺癌病人	主要结果:放化疗、手术期间和术后的HRQoL	前瞻性多机构Ⅱ期临床试验,N=55;在基线、新辅助治疗2周期后、手术后、开始治疗后6个月和间隔6个月进行HRQoL评估,为期2年	EORTC QLQ-C30+PAN26模块和FACT-HEP	经过2个周期的放化疗后,HRQoL与基线无显著差异。放化疗结束时总体HRQoL与基线无统计学差异(EORTC QLQ-C30)或临床差异(FACT-G),但胰腺疼痛改善,身体功能评分下降,腹泻症状明显增加。在接受全胰切除的病人中,生活质量和大多数子量表在6个月后恢复到基线水平	作为新辅助放化疗(吉西他滨+奥沙利铂+放疗)Ⅱ期临床试验的一部分,对可切除或交界可切除胰腺癌病人的HRQoL进行评估;未手术组依从性差,不纳入长期分析

表 28.3　胰腺手术与健康相关生活质量的研究（续）

第一作者，期刊，年份	人群（病人）	研究目的/生活质量终点	研究设计，N，HRQoL评估时间点	生活质量量表	生活质量评估结果	说明
Hartwig，《外科学年鉴》，2015	接受 TP 治疗的局部晚期或中央型胰腺肿瘤病人	主要结果：围手术期发病率/死亡率和存活率；次要结果：纵向 HRQoL 总体和与健康对照的比较	前瞻性纵向研究，N=81 例（良性疾病 25 例，恶性疾病 56 例）；TP 队列年龄/性别与健康对照组相匹配；术前和术后 1、2、3、4、5 年进行 HRQoL 评估	EORTC QLQ-C30 +PAN26	TP 病人和匹配对照组的总体 HRQoL 评分无差异，但 TP 组所有功能量表（身体、情绪、社交、角色、认知）评分在所有时间点均显著降低。根据手术适应证（良性与恶性），整体 HRQoL 和功能评分没有差异，但恶性疾病病人在接受 TP 后第 1 年和第 2 年的症状更严重（P<0.01）	初步分析包括 596 例 TP 或完整胰腺切除术；只有 81 名在研究中心进行随访的病人可以进行 HRQoL 评估

DBP，双搭桥；DM，糖尿病；FACT，癌症治疗功能评估；GJ，胃空肠吻合术；GOO，胃输出端梗阻；HJ，肝管空肠吻合术；IDDM，胰岛素依赖型糖尿病；MSO，医疗结局研究；OS，总体生存。PG，胰胃吻合术；PJ，胰空肠吻合术；PPPD，保留幽门的胰十二指肠切除术；QLI，生活质量指数；RPD，根治性胰十二指肠切除术；TP，全胰腺切除术。

吻合术（PG）和胰肠吻合术（PJ）进行比较（Billings et al，2005；Epelboym et al，2014；Han et al，2007；Nguyen et al，2003；Schmidt et al，2005；Shaw et al，2005；You et al，2007）。一般来说，无论其手术类型（PD、RPD、PPPD 和 PSP），因良性疾病行部分胰腺切除术的病人都具有相似的长期 HRQoL 评分，以及 EORTC QLQ-C30 量表的社会、功能和角色评分。此外，对根治性切除的恶性肿瘤病人的长期 HRQoL 研究表明，HRQoL 的变化趋势与手术类型和/或消化道重建的类型无关。

全胰腺切除术（TP）是一项重要的手术，但是具有不可逆转的长期后果——胰腺功能不全。接受 TP 的病人依赖口服外源性胰酶来预防吸收不良综合征/慢性腹泻，以及严格的胰岛素给药方案来控制血糖和减轻糖尿病。意料之中的是，TP 可能对许多 HRQoL 域造成重要影响。一项针对局部进展期胰腺中央型肿瘤（良性和恶性）病人的纵向研究，纳入 32 名接受 TP 治疗的病人，在术后和此后 4 年每年评估 HRQoL。有趣的是，在健康正常人群和整个 TP 人群之间没有观察到 HRQoL 平均评分的差异；然而，TP 组人群的身体功能明显较低。与良性病人相比，接受 TP 治疗的恶性肿瘤病人有更高的症状量表评分，这表明这一群体对 HRQoL 的负面影响更大。鉴于这项研究的每个时间点可评估的病人数量都很少，其长期结果难免受到"健康幸存者"偏倚的影响（Hartwig et al，2015）。

将年龄和性别分别进行匹配后，Billings 和他的同事（2005）比较了 27 名接受 TP 治疗的恶性肿瘤长期幸存者（平均 7.5 年）的 HRQL 结果。与一般人群相比，TP 病人的生活质量和健康状况受到了负面影响，但与其他原因的胰岛素依赖型糖尿病（IDDM）病人相比，这种差异不再存在。同样，Epelbom 和他的同事（2014）比较了接受 TP 治疗的 IDDM 病人和接受 PD 治疗的 IDDM 病人的 HRQoL。TP 组病人发生低血糖事件的数量稍多，但总体 HRQoL 评分没有明显差异。随后的一项研究将 TP 病人与 IDDM 病人配对，并使用 EORTC-QLQ-C30 加上 PAN26 模块比较总体 HRQoL 评分和糖尿病病人的特定生活质量评分。总体而言，TP 病人报告的全球 HRQoL 比匹配的 ID-DM 病人更差；然而，当使用糖尿病专用量表时，两组没有显著差异（Roberts et al，2014）。这些研究表明，尽管 TP 影响 HRQoL，但观察到的变化与单纯 IDDM 病人和/或其他类型的胰腺切除病人的变化相当。这表明，如果 TP 是病人的手术适应证，即使存在对术后胰腺功能不全的担忧，也不应该将手术治疗选项排除。

许多胰腺癌病人发现较晚，就诊时失去了根治性切除的机会。当今虽然进入以经皮穿刺置管和内镜治疗为代表的微创治疗时代，但是姑息手术解除胃和胆道梗阻，对于部分晚期胰腺癌病人仍然适用（参见第 69 章）。在一项随机研究中，Van Heek 和他的同事比较了预防性肝管空肠吻合术（HJ）加胃空肠吻合术（GJ）与单纯减黄手术（HJ）后的 HRQoL。在 HRQoL 评估方面，两组之间没有观察到显著差异。然而，在 HJ+GJ 组中到幽门梗阻和需要再次手术干预的风险降低了 18%。遗憾的是，该研究对于那些因为幽门梗阻而需要辅助干预的病人和无幽门梗阻的病人，没有重新评估和比较其 HRQoL，这影响了该研究长期 HRQoL 的可信性（Van Heek et al，2003）。晚期胰头癌的姑息性切除被建议作为预防性手术旁路手术（HJ 加 GJ）的替代方案，其潜在的好处是减轻与晚期胰腺癌相关的疼痛。当直接比较时，姑息性切除和旁路手术在手术并发症率/死亡率和/或总生存率方面没有显著差异。此外，尽管有观点认为姑息切除有助于控制疼痛和提高潜在的 HRQoL，但根据 EORTC QLQ-C30 量表评估，接受姑息性切除治疗的病人实际上在情绪、认知和社会功能方面的下降幅度比单纯手术旁路手术要大得多（Walter et al，2011）。综上所述，这些研究结果表明，就生存期或 HRQoL 而言，姑息性切除并不具有优势。因此，姑息手术切除在晚期胰头癌的治疗中应慎用。

再次强调，姑息治疗的首要目标是症状管理和维持生活质量。为此，Wehrmann 和他的同事利用 Spitzer 生活质量指数（Quality-of-life Index，QLI），辅助疼痛控制和阿片类止痛剂的使用，对胰腺支架治疗顽固性恶性疼痛进行了评估。病人为不能切除的胰腺癌，每 4 周对基线和干预后的总体生活质量进行评估。支架置入与 4 周后疼痛控制显著改善有关,并持续到 12 周。QLI 评分与疼痛评分平行,在置入 4 周时间点与基线相比有所改善,置入 12 周时恢复到基线水平(Wehrmann et al, 2005)。因此,对部分晚期胰腺恶性肿瘤且疼痛明显的病人,胰管支架植入术可以短期改善疼痛控制和 HRQoL,从而可以作为这些病人姑息治疗的合理选择(见第 69 章)。

肝切除术

在肝脏外科的发展初期,手术死亡率在 30% 到 60% 之间,很少实施非必须的肝切除。然而,与胰腺外科相似,随着外科技术、围手术期护理和多学科团队管理的改进,与肝切除相关的并发症率和死亡率已经显著降低(从>50% 降至 2% ~ 3%)(Jarnagin et al,2002)(见第 103 章)。因此,肝切除已成为许多肝脏肿瘤最终治疗的目标。原发性和转移性肝癌病人越来越多地通过肝切除术改善了生存结果;然而,关于肝切除术对 HRQoL 的影响仍然需要探讨。目前,我们以心理测试有效和临床适用的方式来评估 HRQoL 的能力日益增强,从而与肝脏切除和肝肿瘤治疗相关的 HRQoL 研究的数量和质量都大幅增加(表 28.4)。

表 28.4　肝切除术与健康相关生活质量的研究

第一作者,期刊,年份	人群(病人)	研究目的/生活质量终点	研究设计,N,HRQoL 评估时间点	生活质量量表	生活质量评估结果	说明
肝切除术						
Poon,《外科学档案》,2001	接受 HR 治疗的 HCC 病人	主要结果:纵向 HRQoL	前瞻性纵向研究,N=76(66 个 HR,10 个对照-接受 TACE 治疗的不能切除的肝癌);每 3 个月进行 HRQoL 评估,为期 2 年	FACT-G,翻译为中文	在 3 个月时,HR 组的整体 HRQoL、PWB、EWB 和 SWB 较基线显著改善,并维持到术后 2 年;未切除对照组的 HRQoL 评估在 3 个月时无变化,从 9 个月开始下降。疾病复发与平均 HRQoL 显著下降相关($P<0.001$)	疾病复发采用 TACE、全身化疗和/或 BSC 治疗
Chen,《国际肝胆胰疾病杂志》,2004	接受 HR 治疗的原发性肝癌病人	主要结果:短期和纵向 HRQoL	前瞻性纵向研究,N=36;术前评估 HRQoL;术后 2、5 和 10 周;4、6 和 9 个月;以及 1、1.5 和 2 年进行 HRQoL 评估	胃肠道生活质量指数(GQ-LI)	平均 GQLI 在术后 2~10 周下降,4 个月后逐渐恢复到基线水平,9 个月时逐渐恢复到基线水平。GQLI 平均得分高于基线测量。疾病复发与 HRQoL 的稳步下降有关	47%(17/36)的病人在 9 个月的随访期间死亡
Langenhoff,《英国外科杂志》,2006	接受 HR 治疗的肝脏恶性肿瘤病人(CRLM、CCA、HCC 和其他肝转移癌)	主要结果:短期和纵向 HRQoL	前瞻性队列研究,N=97[组 1=HR(n=60),组 2=开腹时不能切除(n=19),组 3=初诊时不能切除(n=20)];在基线和 0.5、3、6 和 12 个月随访时进行 HRQoL 评估	EORTC QLQ-C30 和 EQ-5D-3L + EQ-VAS	第 1 组:整体和功能性 HRQoL 减少;2 周时 EQ-VAS 和症状减少,3 个月恢复到基线水平;12 个月稳定或改善;第 2 组:整体和功能性 HRQoL 减少;2 周时 EQ-VAS 减少,症状增加,并持续下降和持续症状;第 3 组:第 2 周或第 3 个月的整体、功能或症状、HRQoL 域或 EQ-VAS 无变化,第 6 个月的整体和功能域特异性生活质量下降	
Eid,《癌症》,2006	接受 HR 或外科 RFA 治疗的肝脏恶性肿瘤(CRLM、CCA、HCC、其他转移瘤)病人	主要结果:不同手术方式干预下 HRQoL 的比较	前瞻性纵向研究,N=40 例(大块肝切除 24 例,小范围肝切除 8 例,RFA 8 例);基线、出院、首次术后随访、6 周、3 个月和 6 个月时进行 HRQoL 评估	FACT-HEP、FHSI-8、POMS、EORTC QLQ-C30 + PAN26 模块;全球变更量表评级(6 个领域,等级 −7 至 +7)。	与小范围肝切除或 RFA 相比,大范围肝切除在 6 周时 FACT-HEP 的物理和功能领域评分降低。干预后 3 个月和 6 个月的 HRQoL 测量结果差异无统计学意义($P>0.05$)。所有 HRQoL 指标(POMS、EORTC QLQ-C30/PAN36、FHSI-8、全球评级量表)都有类似的趋势	

表 28.4　肝切除术与健康相关生活质量的研究(续)

第一作者,期刊,年份	人群(病人)	研究目的/生活质量终点	研究设计,N,HRQoL 评估时间点	生活质量量表	生活质量评估结果	说明
Lee,《外科肿瘤学杂志》,2007	HCC 病人	主要结果:肝癌病人的 HRQoL 与人群正常和治疗类型之间的比较	横断面队列研究,N = 161(121 HR,31 TACE,8 PEI,1 BSC),在单个时间点评估 HRQoL	WHOQoL-BREF 和 EORTC QLQ-C30	与人群常模相比,HCC 与社会心理领域的减少和环境领域的改善相关;与 TACE/PEI/BSC 相比,HR 与 HRQoL 的改善相关	70% 的乙型肝炎
Martin,《外科》,2007	接受 HR 治疗的 CRLM、CCA 或 HCC 病人	主要结果:恢复 HRQoL 基线的时间	前瞻性纵向研究,N = 32 例(24 例大范围肝切除术,8 例小范围肝切除术);在同意、出院、首次术后随访、6 周,然后是 3、6 和 12 个月时进行 HRQoL 评估	FACT-HEP,FHSI-8,EORTC QLQ-C30+PAN26 模块,POMS;全球评级量表(6 个领域,−7 至 +7)	大范围肝切除术与术后 HRQoL 各项指标下降相关;在 6 周时观察到 HRQoL 最低点评分,并在 3 个月后恢复到基线值。小块肝切除与出院时所有测量指标的减少有关;首次术后随访时观察到最低的 HRQoL 评分,术后 6 周恢复到基线水平	大块肝切除术 ≥3 个 Couinaud 肝段的切除
Dasgupta,《英国外科杂志》,2008	接受 HR 治疗的肝恶性肿瘤(包括 CRLM、CCA、HCC、其他转移)病人	主要结果:纵向 HRQoL	前瞻性纵向研究,N = 103(74 个 CRLM,9 个 CCA,8 个 HCC,12 个其他);在基线、6 个月、12 个月和 36~48 个月评估 HRQoL	EORTC QLQ-C30	身体功能领域评分从基线下降持续到术后 6 个月,呼吸困难/疲劳等都增加。在 12 个月时,身体功能和疲劳恢复到基线水平,但呼吸困难持续。在 36~48 个月内无复发者较疾病复发者总体 HRQoL 明显改善	最后一次随访时存活 44/103(43%)
Banz,《世界外科杂志》,2009	良、恶性疾病行 HR 治疗,至少随访 6 个月	主要结果:术后诊断(良性/恶性)对 HRQoL 的影响	横断面队列研究,N = 135(89 例恶性疾病,46 例良性疾病);在单一的、非标准化的术后时间点评估 HRQoL	EORTC QLQ-C30 + LM21 模块	与诊断为良性疾病的病人相比,因恶性疾病接受肝切除术的病人具有相似的总体和自我评估的 HRQoL。然而,恶性组的身体功能评分以及疼痛、疲劳和社会功能评分较差	术后平均 27 个月进行 HRQoL 评估
Bruns,《世界胃肠病学杂志》,2010	良、恶性疾病行 HR 治疗,至少随访 3 个月	主要结果:HRQoL 和识别与/预测 HRQoL 下降相关的变量	横断面队列研究,N = 96(恶性 76 例[原发性 21 例,转移 55 例],良性 20 例);在单一的、非标准化的术后时间点评估 HRQoL	SF-12(心理成分量表[MCS]+身体成分量表[PCS])、临时性症状和疼痛量表	MCS 在良性与恶性以及原发性与转移性癌症病人中显著降低($P < 0.05$)。生活质量不受性别、年龄或术后并发症的影响。症状/疼痛的增加和日常活动的减少与 PCS/MCS 的恶化相关	术后 3~36 个月进行一次 HRQOL 评估
Wiering,《英国外科杂志》,2011	接受 HR 治疗的无肝外转移的 CRLM ≤4 的病人	主要结果:短期和纵向 HRQoL	前瞻性纵向研究,N = 138(117 例接受 HR 治愈,19 个开腹不能切除);在基线时评估 HRQoL,然后 3 周、6 周和 3 个月~3 年进行 HRQoL 评估	EQ-5D-3L+EQ-VAS	总体而言,术后 3 周和 6 周的总体 HRQoL 下降。治愈性 HR 与总体 HRQoL 在 3 个月时恢复到基线水平并可以稳定到术后 3 年。研究期间,在开腹手术中被发现不能切除的病人的生活质量持续下降。在一段时间内,疾病复发与 HRQoL 下降相关。易于再次切除的复发病人的总体 HRQoL 评分与从未复发的病人相似	

表 28.4　肝切除术与健康相关生活质量的研究(续)

第一作者,期刊,年份	人群(病人)	研究目的/生活质量终点	研究设计,N,HRQoL 评估时间点	生活质量量表	生活质量评估结果	说明
Rees,《临床肿瘤学杂志》,2012	正在接受 HR 治疗的 CRLM 病人	主要结果:纵向 HRQoL	前瞻性纵向研究,N=232;术前、术后 3、6 和 12 个月进行 HRQoL 评估	EORTC QLQ-C30 + LM21 模块	20%的病人在基线时有严重的症状。术后 3 个月,所有功能评分均下降,症状严重的比例增加,6 个月时功能评分恢复至基线水平,此后趋于稳定。10%的病人在术后 1 年仍有严重的疼痛和性功能问题	
Miller,《美国外科杂志》,2013	HR>2 肝段的肝脏恶性肿瘤(包括 CRLM、CCA、HCC、其他转移瘤)	主要结果:贫血和术后并发症对短期 HRQoL 的影响	前瞻性纵向研究,N=41 例(CRLM 16 例,HCC 9 例,CCA 4 例,其他 12 例);术前、术后第一次访视、术后 1.5、3、6 个月进行 HRQoL 评估	EORTC QLQ-C30,FACT-贫血,整体变化量表评级(−7 至+7)	贫血组各时间点的社会功能领域得分均较低。主要并发症与 6 周和 6 个月时疼痛增加有关,但在任何领域特定的生活质量量表中均无差异	出院时贫血<100g/L;总并发症发生率 34%,主要并发症发生率 25%
MISE,《世界外科杂志》,2014	接受 HR 治疗的 HCC 病人	主要结果:纵向 HRQoL;次要结果:围手术期 HRQoL 预测因素的确定	前瞻性纵向研究,N=69;术前和术后 3 个月~1 年进行 HRQoL 评估	SF-36 健康调查	PCS 在手术后没有改变。在 9 个月时,MCS 较基线和人群常模显著改善;女性、年龄>70 岁、胸腹联合切口、肿瘤>5 cm、ICGR-15<10%与 3 个月时 PCS 恶化有关;3 个月时没有临床变量可预测 MCS	
Rees,《英国外科杂志》,2014	评估接受 HR≥5 年治疗的 CRLM 病人	主要结果:长期的 HRQoL	前瞻性队列的长期随访,N=68;术后≥5 年在单一、非标准化时间点评估的 HRQoL 值	EORTC QLQ-C30 + LM21 模块	总体而言,长期随访时所有领域的评分均为优秀,且较基线有显著改善;<5%的病人报告症状严重;持续性症状包括周围神经病变、性功能障碍、便秘和腹泻	术后中位数为 8(6.9~9.2)年的 HRQoL 评估

BSC,最佳支持治疗;CCA,胆管癌;CRLM,结直肠癌肝转移;EHD,肝外疾病;EWB,情绪健康;FACT-G,癌症治疗功能评估-通用;FHSI-8,FACT-肝胆症状指数-8;HCC,肝细胞癌;HR,肝切除术;ICGR-15,吲哚青绿 15 分钟滞留率;LM21,结直肠肝转移模块;PAN26,胰腺癌模块;PEI,经皮乙醇注射;POMS,情绪状态报告;PWB,身体健康;RFA,射频消融;SF-12,12 项量表;SWB,社会健康;TACE,经动脉化疗栓塞;VAS,视觉模拟评分;WHOQoL-BREF,世界卫生组织生活质量简明评估。

术后早期 HRQoL 主要反映手术相关因素(如切口疼痛、活动受限、并发症等)。迄今为止,已有多项研究评估了肝切除对 HRQoL 的短期影响(Chen et al,2004;Eid et al,2006;Langenhoff et al,2006;Martin et al,2007;Miller et al,2013;Wiering et al,2011)。在接受原发性肝癌(肝细胞癌/肝内胆管癌)肝切除术的病人中,术后 2~10 周胃肠生活质量指数(GQLI)的平均得分显著下降(Chen et al,2004)。在最初的下降之后,4 个月后逐渐恢复到基线水平;而在没有复发的病人中,术后 9 个月时其平均 GQLI 比基线水平高。肝切除术后 HRQoL 的这种趋势已经在多项研究中观察到(Eid et al,2006;Langenhoff et al,2006;Martin et al,2007;Miller et al,2013;Wiering et al,2011),并且无论是哪种肿瘤类型(原发/转移)或 HRQoL 评估量表(EORTC QLQ-C30、FACT-G、FACT HEP、GQLI 等),这种趋势看来都是相似的。虽然肝切除的范围可能会改变术后 HRQoL 下降的程度/持续时间,但在没有肿瘤复发的情况下,HRQoL 总体变化趋势保持不变(Chen et al,2004;Eid et al,2006;Martin et al,2007)。与接受根治性切除的病人形成鲜明对比的是,在开腹手术时被发现患有不可切除疾病的病人经历了总体 HRQoL 和

所有功能子量表的稳步下降,并在整个随访过程中一直存在相关症状(Langenhoff et al,2006;Wiering et al,2011)。未能切除肝脏恶性肿瘤的开腹手术对术后早期和长期的 HRQoL 结果都有负面影响。因此,仔细的术前评估对于避免病人接受这种"开关手术"干预至关重要。

与术后短期 HRQoL 相比,肝切除术后的长期评估(≥3~6 个月)受手术操作的影响较少,而与病人个体和疾病特异性因素更加有关(Banz et al,2009;Bruns et al,2010)。总体而言,与正常人群相比,肝细胞癌(HCC)病人的心理和社交能力较差(Lee et al,2007);并且,与接受经动脉化疗栓塞(TACE)、经皮无水乙醇注射和/或最佳支持治疗的 HCC 病人相比,接受根治切除的病人 HRQoL 得到显著改善(见第 91、96 和 98 章)。在一项对肝功能代偿的肝癌病人行肝切除治疗的长期评估中,在 3 个月时观察到平均 HRQoL 和子量表评分有显著改善,并持续到术后 2 年(Poon et al,2001)。而在对照组,接受 TACE 治疗的肝癌病人没有观察到这样的改善。Chen 和他的同事(2004)也在接受肝细胞癌切除的病人中观察到了类似的长期趋势。然而,也有研究结论与之不符。2014 年,Mise 和他的同事

(2014)观察到肝癌切除后 SF-36 的生理量表没有变化,精神量表变化很小。不同量表(疾病特异性 FACT-G 与通用 SF-36)对病人情况变化的敏感度不同,这可能部分解释上述研究结果之间的差异。由于肝癌病人的长期 HRQoL 评估在很大程度上可能依赖于潜在的肝病类型和严重程度以及其他相关的合并症,未来的 HRQoL 研究有必要对这些潜在的混杂因素进行分层。

结直肠肝转移(CRLM)是肝脏切除最常见的适应证,多项研究评估了这些病人的长期 HRQoL(Banz et al,2009;Bruns et al,2010;Diouf et al,2014;Earlam et al,1996;Langenhoff et al,2006;Rees et al,2014)(见第 92 章)。基于文献,人们通常认为,HRQoL 在术后早期下降之后会逐渐恢复到基线水平,在长期随访中甚至会超过基线评分。同样,CRLM 病人肝切除术后,疾病特异性症状和症状量表评估倾向于遵循类似的轨迹。然而,在 Rees 及其同事最近的一项研究(2012)中,将 EORTC QLQ-C30 与肝脏特异性模块结合使用,发现多达 10% 的病人在 CRLM 切除后 1 年出现持续的严重疼痛症状和性功能下降。这项研究队列的长期随访表明,在中位数 8 年的随访中,5% 的病人有明显的症状(Rees et al,2014)。因为这项研究没有说明术前或术后化疗以及进一步治疗的使用情况。因此,很难辨别报告中的长期持续性症状是否与 CRLM、肝切除、先前的原发肿瘤手术或正在进行的肿瘤治疗有关。

虽然可切除的 CRLM 病人的总生存率在不断提高。但不幸的是,需要进一步治疗的疾病复发很常见,这可能会影响病人的 HRQoL。在 Wiering 及其同事精心设计的前瞻性研究(2011)中,对接受肝切除且肝脏转移灶小于或等于 4 个 CRLM 病人进行了为期 3 年的跟踪调查,并在预定的时间点评估了 HRQoL。总体

而言,疾病复发与 EQ-5D-3L 加 EQ-VAS(视觉模拟量表)评估的 HRQoL 下降有关。然而,这种 HRQoL 的下降可以通过对复发疾病进行再次根治性切除来缓解。接受再次根治性切除病人的 HRQoL 评分与从未复发的病人相似。Dasgupta 和他的同事(2008)还报告,在 CRLM 复发的情况下,EORTC QLQ-C30 的 HRQoL 整体都有所下降。在 HCC 复发后也观察到了类似的 HRQoL 降低(Chen et al,2004;Poon et al,2001),再次切除复发 HCC 后,其 HRQoL 趋势与 CRLM 复发再次根治后平行(Tanabe et al,2001)。因此,目前认为肝脏恶性肿瘤(原发或继发)行肝切除术后复发虽然预示着较差的 HRQoL,但如果能实现再次根治性切除,这种 HRQoL 下降可能只是暂时的。

肝肿瘤的局部治疗

局部治疗(LRT),包括肝动脉栓塞术和消融术可用于原发性和转移性肝肿瘤的根治性治疗和/或姑息治疗(见第 96~98 章)。这些治疗均使用经皮方法,从而避免了开腹或腹腔镜手术的并发症。除了普通栓塞(肝动脉栓塞)外,化疗和放疗还可以通过 TACE 和钇-90(^{90}Y)微球放射栓塞(见第 96 章)局部输送到肝脏病灶。消融疗法因用于诱导细胞损伤/死亡的试剂/能源而异,包括热疗(射频、微波或冷冻疗法)(见第 98B 和 98C 章)、电疗(不可逆电穿孔)(见 98C 章)和化学治疗(酒精注射)(见 98D 章)技术。LRT 在肝脏肿瘤治疗中的应用日益增加,其对并发症率/死亡率和存活率的影响在文献中报道很多。一般来说,这些"硬指标"类的临床结果在不同的区域治疗中是相似的;因此,评估原发性和转移性肝肿瘤的 HRQoL 和 LRT 的研究正在迅速兴起(表 28.5)。

表 28.5　肝肿瘤局部治疗与健康相关生活质量的研究

第一作者,期刊,年份	人群(病人)	研究目的/生活质量终点	研究设计,N,HRQoL 评估时间点	生活质量量表	生活质量评估结果	说明
局部治疗						
Steel,《精神肿瘤学》,2004	接受 TACE(顺铂)栓塞治疗或 ^{90}Y 放射治疗的 HCC 病人	主要结果:HRQOL 与生存期	前瞻性队列研究;N=28;术前和术后 3、6 和 12 个月进行 HRQoL 评估	FACT-Hep	总体而言,治疗后 6 个月内两组的 HRQoL 和所有子量表的得分都从基线下降。治疗 3 个月时,^{90}Y 组 FWB 和 HRQoL 总分均高于对照组(P<0.01)。在 6 个月时,FWB 与 TACE 相比仍有明显改善,但总体 HRQoL 无差异	总体而言,各组之间 6 个月内的存活率没有差异;仅有 14 名病人在 6 个月时可以评估
Ruers,《外科肿瘤学年鉴》,2006	外科射频消融术±手术切除与全身化疗(CTX)治疗不可切除的 CRLM 病人	主要结果:纵向 HRQOL 和生存期的比较。	前瞻性纵向研究,N=201(117 例 HR,45 例外科消融,39 例 CTX)生存数据;随机选择的队列成员术前和术后 3、6、9 和 12 个月的 HRQoL 评估;N=109(53 例 HR,29 例外科消融,27 例 CTX)	EuroQol-5D-3L 和 EORTC QLQ-C30	两组间基线 HRQoL 接近。所有组在术后 3 周都经历了 HRQoL 和身体功能的下降。消融组和 HR 组在 3 个月时恢复到基线水平,而 CTX 组没有恢复到基线水平。HR 组的 HRQoL 明显高于消融组和环磷酰胺组,而消融组的 HRQoL 在治疗 3~12 个月明显高于环磷酰胺组(P<0.05)	所有病人均接受首开腹手术;消融组和环磷酰胺组(分别为 31 个月和 26 个月)的中位 OS 无差异

表 28.5 肝肿瘤局部治疗与健康相关生活质量的研究(续)

第一作者,期刊,年份	人群(病人)	研究目的/生活质量终点	研究设计,N,HRQoL 评估时间点	生活质量量表	生活质量评估结果	说明
Wang,《生活质量研究》,2007	接受 TACE 或 TACE + 经皮射频消融治疗的 HCC 病人	主要结果:短期术后 HRQoL	前瞻性纵向研究,$N = 83$(43 例 TACE,40 例 TACE + RFA);术前和术后 3 个月进行 HRQoL 评估	FACT-G	TACE+RFA 组术后 3 个月 FACT-G、SWB、FWB 总分明显高于 TACE + RFA 组($P < 0.01$)。影响 HRQoL 的因素有 Child-Pugh 分级和肿瘤复发	
Bonnetain,《生活质量研究》,2008	接受他莫昔芬、TACE 或 BSC 姑息治疗的晚期 HCC(主要是酒精相关性肝硬化)病人	主要结果:确定基线 HRQoL 评分在预测总体生存中的价值	2 项随机临床试验的回顾性研究,$N = 489$;HRQoL 仅在基线评估	Spitzer QLI	基线时较高的 Spitzer QLI 与中位 OS 增加相关($P<0.01$)。除了在分类系统(Okuda/CLIP/BCLC)中使用的常见变量外,HRQoL 是影响生存的唯一最好的预后因素	综合 2 项肝癌姑息治疗随机对照试验的 HRQoL 数据:①从他莫昔芬治疗至最佳支持治疗($N = 416$),②从 TACE 至仅接受他莫昔芬($N = 122$)
Kalinowski,《消化》,2009	不可切除的肝癌病人;仅接受^{90}Y 治疗的神经内分泌肿瘤转移病人	主要结果:^{90}Y 的安全性和有效性;次要结果:纵向 HRQoL	前瞻性纵向研究,$N=9$;术前和术后 3、6、9、12 个月进行 HRQoL 评估	EORTC QLQ-C30 + LMC21 模块	总体而言,平均 HRQoL 评分最初的下降发生在^{90}Y 之后。在 6 个月时,大多数病人的 HRQoL 评分有所改善,随后在 12 个月时有下降的趋势	晚期 HRQoL 下降与肿瘤复发/疾病进展相关
Kuroda,《胃肠病与肝病杂志》,2010	经皮 RFA 联合或不联合 BCAA 治疗的 HCC 病人	主要结果:补充 BCAA 和不补充 BCAA 的 RFA 术后肝功能和营养状况的比较;次要结果:HRQoL	前瞻性队列研究,$N=49$;术前和 1 年时进行 HRQoL 评估	SF-36 健康调查	BCAA 组总体健康、身体和社会功能均有改善(各亚组均 $P<0.05$),无 BCAA 组 RFA 后 HRQoL 无明显变化	仅限丙型肝炎病人
Wible,《血管与介入放射学杂志》,2010	接受 TACE 治疗且既往未经其他治疗的 HCC 病人	主要结果:HRQoL;次要结果:接受≥3TACE 治疗的病人的 HRQoL	前瞻性纵向研究,$N=73$(≥3TACE $N=23$);术前和术后 4、8 和 12 个月时进行 HRQoL 评估	SF-36 健康调查	基线 HRQoL 明显低于正常人群。心理健康评分在术后 4 个月有改善,但在术后 8 个月和 12 个月无明显改善($P=0.05$)。随着时间的推移,研究队列中没有观察到 HRQoL 的其他变化。接受≥3 次 TACE 手术的病人在第一次和第二次手术后心理健康状况有所改善,但仅在第一次手术后身体疼痛有所改善(分别为 $P < 0.01$,$P = 0.05$),活力评分下降($P=0.04$)	完成率:4~48/73(66%)、8~38/73(52%)、12~28/73(38%)
Eltawil, HPB(牛津),2012	接受 TACE 治疗的不能切除、不能消融的原发性肝肿瘤(HCC 和 ICC)病人	主要结果:HRQoL 和治疗效果	前瞻性纵向研究,$N=48$ 名病人;在第一次 TACE 治疗前和随后每次手术前(3~4 个月)进行 HRQoL 评估	WHOQoL-BREF	总的 HRQoL 在 TACE 后的 12 个月内没有下降。在第三次 TACE 治疗(约 1 年)后,观察到身体健康领域有下降的趋势($P=0.08$),并与 AFP 和肿瘤大小的增加相一致	

表 28.5　肝肿瘤局部治疗与健康相关生活质量的研究（续）

第一作者,期刊,年份	人群(病人)	研究目的/生活质量终点	研究设计,N,HRQoL 评估时间点	生活质量量表	生活质量评估结果	说明
Shun,《肿瘤学家》,2012	接受 TACE 治疗的 HCC 病人	主要结果:单一 TACE 手术后的短期 HRQoL;次要结果:与术后 HRQoL 变化相关的变量	前瞻性队列研究,$N = 89$;出院前 3 天、出院后 4 周和 8 周时进行 HRQoL 评估	SF-12 健康调查,症状困扰量表(SDS),医院焦虑和抑郁量表(HADS)	平均 HRQoL 从出院到术后 8 周均有改善。在所有时间点,身体部分得分都低于精神部分得分。与较低身体成分得分相关的因素:年龄、新诊断、较高水平的症状困扰和抑郁。与较低精神成分得分相关的因素:男性、复发性疾病、较高水平的焦虑和抑郁	
Toro,外科肿瘤学,2012	接受 HR、TA-CE、经皮 RFA 治疗或 NT 的 HCC 病人	主要结果:所有 HCC 病人的 HRQoL 与治疗无关	前瞻性纵向研究,$N = 51$(14 例 HR,15 例 TA-CE,9 例 RFA,13 例 NT);术前、术后 3、6、12 和 24 个月进行 HRQoL 评估	FACT-HEP	HR 组术后 HRQoL 各领域均有明显改善,且均明显高于其他治疗组($P < 0.05$ 或 $P < 0.01$),与其他治疗组比较差异有显著性($P < 0.05$)。RFA 术后平均 PWB 和 EWB 较 TACE 和 NT 明显改善	计算各时间点 HRQoL 较基线的变化百分比。比较各组的平均变化百分比
Salem,《临床胃肠病和肝病》,2013	接受 TACE 或 ^{90}Y 治疗的 HCC 病人	主要结果:术后短期 HRQoL	前瞻性队列研究,$N = 56$(27 例 TA-CE,29 例 ^{90}Y);术前、术后 2 周和 4 周进行 HRQoL 评估	FACT-Hep	治疗组之间总体 HRQoL 无差异。在 4 周时,^{90}Y 组的 SWB、FWB、栓塞治疗特异性评分(ESS)较 TACE 组有较大改善,总体 HRQoL 和 TOI 有改善的趋势	接受 ^{90}Y 治疗的病人肿瘤负荷较大,病变较晚期;ESS 包括以下几项:疼痛、治疗副作用引起的困扰、工作能力、腹泻和食欲
Hamdy,《埃及寄生虫学学会杂志》,2013	接受经皮 RFA 或 TACE 治疗的 HCC 病人	主要结果:短期术后 HRQoL	前瞻性队列设计,$N = 120$[40 例 TACE,40 例 RFA,40 例无 HCC 的 HCV(对照)];术前和术后 1 个月的 HRQoL 评估	SF-36 健康调查	在基线时,与对照组相比,RFA 组和 TACE 组的身体功能、精力/疲劳、疼痛和一般健康状况明显较差。RFA 组在治疗 1 个月时所有 HRQoL 领域均有明显改善($P < 0.05$),而 TACE 组则无明显改善	仅限丙型肝炎病人
Huang,《英国外科杂志》,2014	接受 HR 治疗或经皮射频消融治疗小肝癌(<3cm)病人	主要结果:纵向 HRQoL 与生存率	前瞻性纵向研究,$N = 389$(HR,RFA);术前、术后 3、6、12、24 和 36 个月进行 HRQoL 评估	FACT-Hep	两组间基线 HRQoL 接近。对于两组病人来说,在术后最初的下降之后,HRQoL 在 6~12 个月时持续改善并超过基线值。与 HR 相比,RFA 组在各个时间点的 HRQoL 总分均显著高于 HR。多因素分析显示,HR 与较差的 HRQoL 独立相关	仅限乙肝病人;两组之间的 DFS 和 OS 没有差异;所有时间点的调查完成率均>95%

表 28.5 肝肿瘤局部治疗与健康相关生活质量的研究(续)

第一作者,期刊,年份	人群(病人)	研究目的/生活质量终点	研究设计,N,HRQoL 评估时间点	生活质量量表	生活质量评估结果	说明
Kollics et al,《国际肝病》,2015	不能切除的单纯肝细胞癌,接受 SIRT 或 TACE 治疗保留肝功能的病人	主要结果:安全性和术后短期 HRQoL	试验性随机对照试验,N = 18(8 例 SIRT,10 例 TACE),术前和术后 1、6 和 12 周进行 HRQoL 评估	FACT-Hep	两组间局部肿瘤控制的治疗效果接近(73%的疾病控制 TACE 与 77% 的疾病控制 SIRT)。在基线时,SIRT 病人的 PWB 评分明显较差;然而,在术后 6 周或 12 周时,各组之间在总体 HRQoL 或子量表上没有观察到差异	SIRTACE 是一项开放标签的多中心随机对照研究;TACE 以间隔 6 周为周期开展,直到治愈或疾病进展(黄金标准)与单次 SIRT 相比

AFP,α-胎蛋白;BCAA,支链氨基酸;BCLC,巴塞罗那临床肝癌分期;BSC,最佳支持治疗;CLIP,意大利肝癌计划 HCC(肝细胞癌)分期系统;CRLM,结直肠癌肝转移;CTX,全身化疗;DFS,无病生存;EWB,情绪健康;FACT,癌症治疗的功能评估;FWB,功能良好;HAE,肝动脉栓塞;HCC,肝细胞癌;HCV,丙型肝炎病毒;Hep,肝胆;HR,肝切除;ICC,肝内胆管癌;NT,不予处理;Okuda,Okuda 肝癌分期;OS,整体生存率;PWB,身体健康(FACT);QLI,生活质量指数;RCT,随机对照试验;RFA,射频消融;SIRT,选择性内照射放疗;SWB,社会福祉(FACT);TACE,经动脉化疗栓塞;TOI,试验结果指数;WHOQoL-BREF,世界卫生组织生活质量项目(WHOQoL-100 的简写形式);90Y,钇 90 放疗栓塞。

肝细胞癌(HCC)是最常见的原发性肝脏恶性肿瘤(见第 91 章)。由于 HCC 通常发生在肝硬化的背景下,其治疗决策取决于肿瘤特征/疾病负担、肝功能和一般健康状态评分。肝移植和肝切除是主要的治疗方法;然而,这些仅适用于少数病人(见第 103 和 115 章)。因此,LRT 已成为许多肝癌病人的主要治疗手段。虽然有些肝细胞癌病人可能治愈,但更多病人通过 LRT 仅可以控制肿瘤进展和改善症状。因此,人们对与 LRT 相关的 HRQoL 的兴趣主要集中在这一非治愈病人群体。另外,LRT 也被用于治疗神经内分泌肿瘤(NET)和 CRLM 中的肝转移,但关于其对 HRQoL 影响的研究数据非常有限(Kalinowski et al,2009;Ruers et al,2006)。

与已有研究人群相比,HCC 病人的总体 HRQoL 较低(Hamdy et al,2013)。多项研究评估了接受 LRT 治疗的 HCC 病人术后短期(0~3 个月)的 HRQoL(Hamdy et al,2013;Kolligs et al,2015;Salem et al,2013;Shun et al,2012;Wang et al,2007)。一般说来,无论采用何种治疗方式(TACE/90Y 放射栓塞/射频消融[RFA])和/或何种 HRQoL 量表,大多数病人在治疗后早期(1~3 周)会经历总体 HRQoL 的短期下降。而治疗后 4~12 周,大多数子量表/领域(生理、情感、社交、精神/心理)、整体 HRQoL 和症状的则会出现改善。

LRT 对长期 HRQoL 的影响也被广泛评估(Eltawil et al,2012;Huang et al,2014;Kuroda et al,2010;Steel et al,2004;Toro et al,2012;Wble et al,2010)。与短期评估相似,大多数长期研究报告称,无论采用何种 LRT 方式,HRQoL 都会早期下降;然而,HCC 病人接受 LRT 治疗的长期 HRQoL 结果存在争议,这可能是由于 HCC 的发病基于不同的肝病背景(丙型肝炎病毒肝硬化与乙型肝炎病毒肝硬化)(见第 70 和 76 章)。Steel 及其同事(2004)发现,TACE(顺铂)或90Y 放射栓塞术后 6 个月内,整体的 HRQoL 和所有子量表都呈现持续下降。有趣的是,在这项研究中,尽管在治疗开始时肿瘤负担更重,报告的 HRQoL 更低,但与 TACE 治疗相比,接受90Y 放射栓塞治疗的病人在随访 3 个月和 6 个月时的功能状况更好。其他关于 TACE(Eltawil et al,2012;Wble et al,2010)以及 RFA(Kuroda et al,

2010)治疗不能切除 HCC 的研究报告称,在长期随访期间,HRQoL 参数没有显著变化。Toro 及其同事(2012)评估了接受肝切除、RFA、TACE 或不接受任何治疗(NT)的病人的长期 HRQoL。除 NT 组外,所有病人(切除、RFA、TACE)均报告 HRQoL 从治疗后 3 个月到 24 个月持续改善。在这项研究中,与 TACE 组和 NT 组相比,接受 RFA 治疗病人的身体和情感健康状况明显好于 TACE 组和 NT 组。在最近的一项比较小肝癌(<3cm)病人接受肝切除术和 RFA 的研究中,也观察到了 RFA 后长期 HRQoL 的改善(Huang et al,2014)。HRQoL 不仅是一个重要的临床结果,而且研究表明,在接受经动脉栓塞治疗的肝细胞癌病人中,基线 HRQoL 是预测治疗后病人整体生存率的最重要相关因素之一(Bonnetain et al,2008)。

到目前为止,没有一种 LRT 方式在 HRQoL 评估方面被证明优于所有其他治疗方式。而且,除了一项非常小样本的(N = 18)探索研究外,所有研究都是非随机化的,因此容易受到与疾病和病人相关的固有选择偏倚的影响。回顾分析表明,一般而言,与 TACE 相比,90Y 放射栓塞和 RFA 有更好的 HRQoL(Hamdy et al,2013;Salem et al,2013;Steel et al,2004;Toro et al,2012),TACE 联合 RFA 比单独 TACE 产生更好的结果(Wang et al,2007)。TACE 和90Y 放射栓塞术通常用于治疗多灶性肿瘤,而 RFA 适用于小的孤立病灶或小体积的多灶性肿瘤;在没有随机对照或对肿瘤/肝功能进行匹配的情况下,在各种治疗方式间进行比较分析,其临床价值是有限的。最近完成了一项小样本、随机对照的 TACE 与选择性内放射治疗的探索研究。HRQoL 是试验的次要终点,使用 FACT-Hep 量表,在随访 6 周或 12 周时两个治疗组之间没有观察到显著差异。

尽管存在文献数量有限、病人样本量小、研究群体异质性和缺乏随机性研究等不足,基于已有研究仍然可以得出结论,HCC 病人接受 LRT 治疗后的 HRQoL 在短期内得到改善,而长期结果则存在争议,这很可能是受到病人个体差异和疾病特异性的影响。此外,TACE、RFA 和90Y 放射栓塞术的临床适应证和病人群体存在显著差异。目前,没有一种 LRT 方法能够一直保持较高的 HRQoL。总体而言,在不能切除、不能移植的肝脏肿瘤病人中,LRT 仅能做到局部疾病控制,并可能在干预后的 6~12 个月改善病人的整体 HRQoL。

姑息治疗

尽管胰腺、肝脏和胆管肿瘤的外科手术技术随着时代不断发展,但多达 85% 的肝胆胰恶性肿瘤病人就诊时已是晚期,失去了手术根治的机会。这种情况下,因肿瘤解剖位置而引发的严重并发症很常见,通常需要外部干预来改善相关症状。此时,治疗的目标是姑息性的。干预措施以维持或改善 HRQoL 为首要,在改善症状同时尽量将并发症率降至最低。

胃输出衶梗阻

恶性胃输出端梗阻(GOO)发生在幽门处或十二指肠被肿瘤从外部压迫,和/或由于局部肿瘤浸润而导致胃或十二指肠内阻塞(见第 69 章)。恶性胃输出端梗阻在壶腹周围癌中发生率约 20%~30%,其后果是导致病人衰弱。与恶性胃输出端梗阻相关的主要症状包括早饱、腹胀、恶心、呕吐、反流和腹痛,通常会导致食欲减退、体重减轻和恶病质。恶性胃输出端梗阻的治疗不仅是改善症状的关键,而且对合适的病人恢复或开始其他抗肿瘤治疗也至关重要。在内镜和微创技术发展之前,恶性胃输出端梗阻的治疗需要开腹实施旁路手术[胃空肠吻合术(GJ)]。近年来,腹腔镜和内镜技术的进步推动了恶性胃输出端梗阻微创治疗的发展,包括腹腔镜胃空肠吻合术(LGJ)、经皮内镜胃造口术/空肠造口术(PEG/PEJ)或内镜下/透视下的十二指肠支架置入术(DS)。治疗决策前需要对病人预期寿命、每次干预的风险和收益、重复干预的潜在可能以及对 HRQoL 的总体影响等进行评估和平衡。在恶性胃输出端梗阻进行姑息性干预时,仅一项研究将 HRQoL 作为主要评估结果,而更多将其作为次要评估结果(表 28.6)。应该注意的是,许多与恶性胃输出端梗阻治疗相关的 HRQoL 研究使用了专为此类病人群体设计的量表,称为胃输出端梗阻量表(GOO-SS)(Dolz et al,2011;van den Berg et al,2013;van Hooft et al,2009)。虽然该量表只评估一个领域(身体),但它经常作为 HRQoL 的替代指标。

表 28.6	恶性胃输出口梗阻姑息性干预与健康相关生活质量的研究					
第一作者,期刊,年份	人群(病人)	研究目的/生活质量终点	研究设计、病例数(N)和 HRQoL 评估时间点	生活质量量表	生活质量评估结果	说明
胃输出口梗阻						
Mehta,《外科内镜》,2006	随机分配到 DS 或 LGJ(56% 胰腺癌)治疗的恶性 GOO 病人	主要结果:发病率,疼痛和短期 HRQoL	随机临床试验,N = 27(14 例 LGJ,13 例 DS);术前和术后 1 个月进行 HRQoL 评估	SF-36 健康调查	13/14 成功的 LGJ 与 10/13 成功的 DS。LGJ 术后并发症较多,LOS 时间较长。DS 组的平均身体健康评分在 1 个月时有明显改善(P<0.01),而 LGJ 组的 HRQoL 无明显变化	住院死亡率,两组均较高:23%(3/13)LGJ 和 17%(2/12)DS
Schmidt,《美国外科杂志》,2009	接受姑息治疗的恶性 GOO 病人:旁路手术、PEG、PEJ 或 ES	主要结果:短期 HRQoL	前瞻性队列研究,N=47(旁路手术 16 例,PEJ/PEG 7 例,ES 24 例);术前、术后 1 个月和 3 个月进行 HRQoL 评估	EORTC QLQ-C30 + STO22 模块	在 3 个月时,ES 组和手术组的整体 HRQoL、生理和社会功能均有改善,与基线相比,GOO 症状减少(仅 ES 组有统计学意义)。手术组术后 1 个月身体功能下降不明显,但术后 3 个月有所回升。PEG/PEJ 组无明显变化	中位 OS=64 天;在所有时间点(5 个 ES 和 5 个手术)只有 10 名病人完成了 HRQoL 问卷;初始手术成功率:ES 为 70%,旁路手术为 100%
Van Hooft,《胃肠内镜》,2009	接受姑息性 ES 的恶性 GOO 病人	主要结果:症状缓解(GOO-SS);次要结果:安全性、有效性和总体 HRQoL	多中心单项前瞻性试验,N=51;术前、4 周和双月进行 HRQoL 评估	EORTC QLQ-C30、EQ-5D-3L +VAS	术后 GOO 症状(GOO-SS)持续改善,而整体 HRQoL(QL2 子量表和 EQ-VAS)在 ES 后没有变化	中位 OS=62 天;技术成功率为 98%。临床上发生支架功能障碍 7 例(14%),移位 1 例(2%)
Van Hooft,《斯堪的纳维亚胃肠病杂志》,2010	接受姑息性 ES 治疗的恶性 GOO 病人	主要结果:根据基线评估确定生存的预测因素	来自 2 个多中心单项前瞻性试验的联合数据,N = 101;仅对 HRQoL 进行基线评估	EORTC QLQ-C30、EQ-5D-3L + EQ-VAS	世界卫生组织:(HR 2.63;95% CI 1.68~4.12,P<0.01)、处方药使用(HR 2.42;95%CI 1.38~4.25,P<0.01)和 EORTC 疼痛评分(HR 1.01;95%CI 1.00~1.01,P=0.04)与 OS 较差独立相关	中位 OS=82 天,尽管 EORTC 疼痛评分为 1.01 的 HR 在统计学上不显著,但临床相关性值得怀疑

表 28.6　恶性胃输出口梗阻姑息性干预与健康相关生活质量的研究(续)

第一作者,期刊,年份	人群(病人)	研究目的/生活质量终点	研究设计、病例数(N)和 HRQoL 评估时间点	生活质量量表	生活质量评估结果	说明
Dolz,《胃肠病学与肝病学》,2011	接受姑息性 ES 治疗的恶性 GOO 病人	主要结果:技术相关手术成功、临床有效和短期 HRQoL	多中心单项前瞻性试验 N = 71(十二指肠肿瘤 38 例,GJ 吻合口复发肿瘤 15 例,胃窦肿瘤 18 例);术前和术后 1 个月进行 HRQoL 评估	EuroQol-5D-3L	术后 GOO 症状明显改善,而 HRQoL 无明显变化。支架效果取决于肿瘤部位[GJ 吻合(87%)>十二指肠(70%)>胃窦(29%)]	中位数 OS = 91 天,29/71(40%)完成了术前和术后评估
Van den Berg,《内镜》,2013	接受姑息性 ES 治疗的恶性 GOO(54% 胰腺癌)病人	主要结果:手术成功率和临床效果;次要结果:HRQoL	多中心单项前瞻性试验,N=46;术前和每两个月评估一次 HRQoL,直到死亡	EORTC QLQ-C30 和 EQ-5D-3L + EQ-VAS	由健康状况(QL2)和 EQ-VAS 反映的总体 QoL 在总体随访期间显示出基线和平均得分之间的显著改善。未显示 EORTC 量表的数据	中位 OS=87 天,手术成功率=89%,临床成功率=72%,围手术期并发症发生率=57%(一个或多个并发症)

DS,十二指肠支架;EQ-VAS,EuroQol 视觉模拟评分;ES,内镜支架置入;GOO-SS,胃输出口阻塞症状评分;HR,风险比;HRQoL,健康相关生活质量;LGJ,腹腔镜胃空肠吻合术;LOS,住院时间;OS,总生存期;PEG,经皮内镜胃造口术;STO22,EORTC 胃部特定生活质量模块。

迄今为止,一项针对 27 名恶性胃输出端梗阻病人(56% 为胰腺癌)的随机研究已经完成(Mehta et al,2006),治疗方式为十二指肠支架置入术(n = 13)和腹腔镜胃空肠吻合术(n = 14)。由于病人一般情况较差,住院期间死亡率很高(十二指肠支架置入术组为 17%,腹腔镜胃空肠吻合术组为 23%)。不出意外,与十二指肠支架置入术相比,腹腔镜胃空肠吻合术组住院时间更长(LOS)、术后并发症更加严重。然而,十二指肠支架置入术组的手术成功率(77%)低于腹腔镜胃空肠吻合术组(100%)。在基线水平,SF-36 量表的生理和精神方面的 HRQoL 得分在两组间相近。随访 1 个月的可评估病人中(n = 13,6 例腹腔镜胃空肠吻合术和 7 例十二指肠支架置入术),十二指肠支架置入术组病人的身体 HRQoL 评分有改善,而腹腔镜胃空肠吻合术组的 HRQL 没有变化。因此,在术后 1 个月时,鉴于较短的住院时间、较少的并发症和提高的 HRQoL,十二指肠支架置入术比腹腔镜胃空肠吻合术具有更好的姑息治疗效果;然而,也必须认识到,十二指肠支架置入术的成功率相对较低,并潜在存在需要重复干预的可能。Schmidt 及其同事(2009)在 50 名恶性胃输出端梗阻病人也观察到类似结果,姑息干预(内镜支架植入和胃肠旁路手术)术后 3 个月病人的症状明显减少,总体 HRQoL、身体功能和角色功能都显著改善。

十二指肠支架置入术是用于缓解恶性胃输出端梗阻的新技术,一些前瞻性研究评估了其安全性和有效性,包括 HRQoL 结果、症状缓解情况等(Dolz et al,2011;van den Berg et al,2013;van Hooft et al,2009)。在应用 GOO-SS 评估的研究中,内镜下支架的放置针对改善症状和经口进食。然而,上述三项研究中,随访 1 个月,两项研究都没有观察到 HRQoL 总体评分的变化(Dolz et al,2011;van Hooft et al,2009)。而且上述研究中,未经治疗的 GOO 对照人群的 HRQoL 没有统计。相信随着 GOO 的病情发展,其 HRQoL 应该会下降。假如其总体评分能保持稳定,则表示着积极的 HRQoL 结果。与上述两项研究结果有冲突的是,van den Berg 和他的同事的研究(2013)报告了 ES 后病人总体 HRQoL 有显著改善。这项研究比较了整个随

访期间(非标准化的术后时间点)术前 HRQoL 评估和术后平均 HRQoL;综上,关于十二指肠支架置入对 HRQoL 的影响仍然存在争议,尚未有明确结论。

总体而言,目前胃输出端恶性梗阻行姑息性手术后评估 HRQoL 的临床研究,其病例数量、术后随访以及最重要的治疗有效率等方面都有局限性。胃输出端恶性梗阻多是晚期/终末期恶性肿瘤病人,根据目前文献报道,病人的中位生存期仅有 7 到 20 周。因此,即使是短期的随访也会存在困难。而且,因为问卷/调查的病人代表着一个"健康幸存者"亚群,其结果本身就是有偏倚的。此外,HRQoL 常作为安全性和有效性试验的次要结果;因此,文献报告中关于 HRQoL 的数据非常少(例如,在单次的整体评估中 HRQoL 仅作为方法学来报告,而很少评估子量表等)。并且,HRQoL 的分析和方法论在稳健性方面不是最优。尽管如此,现有的文献表明,梗阻的解除可以消除与恶性胃输出端梗阻相关的主要症状,从而导致 HRQoL 的稳定。恶性胃输出端梗阻的姑息性干预需要对 HRQoL 进行评估。目前,有必要进行前瞻性研究,将 HRQoL 作为主要的结果衡量标准,以明确恶性胃输出端梗阻的治疗与 HRQoL 之间的真实关系。

恶性胆道梗阻

恶性胆道梗阻(MBO)在胰腺癌和胆管癌中很常见(见第 49、51 和 65 章)。事实上,黄疸通常是这些肿瘤的最初临床表现。在某些情况下,高胆红素血症与围手术期风险增加有关,是许多化疗方案的禁忌证。此外,胆道梗阻可能与食欲减退、体重减轻、瘙痒和吸收不良等症状有关,并导致相应脏器明显的功能障碍。采取干预措施缓解恶性胆道梗阻主要有两个方法:第一,通过明确的肿瘤学治疗(手术、化疗)消除相关症状。第二,旁路手术-肝管空肠吻合(HJ)曾经是治疗恶性胆道梗阻的主要方法。然而,在当今时代,内镜下支架置入和放射引导下经皮肝管引流(PBD)成为解除黄疸的最常见姑息治疗方式(Artifon et al,2006;Mihalache et al,2010)(见第 29 章和第 30

章)。最近,又发展了腔内近距离放射治疗(intraluminal brachy-therapy,ILBT)恶性胆道梗阻的新技术。初期研究表明,经过腔内近距离放射治疗后,病人 HRQoL 有所改善(Aggarwal et al, 2013)。关于如何确定恶性胆道梗阻的介入治疗方法是非常复杂的工作,除考量肿瘤解剖位置外,还必须考虑病人预期寿命、后续肿瘤治疗、治疗方法的安全性/有效性、治疗后的 HRQoL 等。到目前为止,已经有多项研究评估了恶性胆道梗阻的管理策略,其中许多研究纳入了对 HRQoL 的评估分析(表 28.7)。

表 28.7 恶性胆道梗阻与健康相关生活质量的研究						
第一作者,期刊,年份	人群(病人)	研究目的/生活质量终点	研究设计, N, 和 HRQoL 评估时间点	生活质量量表	生活质量评估结果	说明
恶性胆道梗阻						
Abraham,《胃肠内镜》,2002	接受姑息性 ES 治疗的 MBO 病人(66% 远端梗阻,12.5%CBD 中段梗阻,21.5% 肝门或肝内胆管梗阻)	主要结果:短期 HRQoL	前瞻性队列研究, N=50;术前和术后 1 个月进行 HRQoL 评估	SF-36 健康调查	总体而言,T-BILI 从基线到术后 1 个月的下降与社会功能和心理健康的显著改善有关;然而,如果基线 T-BILI 非常高(≥ 240μmol/L),则没有观察到社会功能的改善	84% 的病人术后 T-BILI 至少减少 33%;1 个月内死亡率为 25%
Chan,《胃肠外科杂志》,2005	接受 ES 作为初始通畅引流治疗的 MBO 病人	主要结果:支架通畅性;次要结果:发病率、死亡率和短期 HRQoL	环丙沙星与安慰剂在 ES 治疗 MBO 前的随机双盲对照试验, N = 94(安慰剂 50 例,环丙沙星 44 例);术前和术后 1 个月进行 HRQoL 评估	SF-36 健康调查	两组间基线 HRQoL 接近。与基线相比,在 1 个月的随访中,环丙沙星组的社会功能评分有所改善,与安慰剂组相比有显著性差异(P = 0.05)。所有其他子量表和总结性 HRQoL 测量在不同组之间没有差异	中位数 OS 和支架通畅率在两组之间没有差异;然而,环丙沙星组胆管炎较少见
Artifon,《美国胃肠病学杂志》,2006	接受手术旁路(胆总管空肠吻合术或胆囊空肠吻合术)或 ES 治疗转移性胰腺癌合并 MBO 的病人	主要结果:护理费用;次要结果:短期 HRQoL	前瞻性随机试验, N = 30(15 例手术,15 例 ES);术前和术后 30、60 和 120 天进行 HRQoL 评估	SF-36 健康调查	对于整个队列,HRQoL 评分在术后 30 天和 60 天有所改善,随后在 120 天下降到术前水平。在 30 天(P=0.04)和 60 天(P = 0.05),ES 与 HRQoL 显著高于手术(P = 0.04)	OS 中位数和术后并发症率在各组之间没有差异;ES 组(4 270 美元)与 HJ 组(8 320 美元)相比,从治疗到死亡的总体护理成本显著降低
Saluja,《临床胃肠病和肝病》,2008	接受 ES 或 PBD 塑料支架植入术治疗不能切除的胆囊癌肝门部胆管梗阻的病人	主要结果:短期 HRQoL 和胆道引流的临床效果	前瞻性随机试验, N=54(27 个 ES,27 个 PBD);术前、术后 1 个月和 3 个月进行 HRQoL 评估	WHOQoL-BREF-26 和 EORTC QLQ-C30	术后 1 个月,两组的总体 HRQoL 均无变化,但 PBD 和 ES 的症状量表评分均有改善。在 3 个月时,两组在 HRQoL 评估的所有领域都显示出改善的趋势。与 ES 相比,PBD 病人的生理和心理得分有所提高(P = 0.02),而且在 3 个月时症状得分的改善幅度更大	中位数 OS 组间差异无统计学意义(P > 0.05)。PBD 组临床操作成功率(89%)高于 ES 组(41%),PBD 组胆管炎(11%)较 ES 组(48%)发生率低
Robson,《外科肿瘤学年鉴》,2010	接受 PBD 治疗的 MBO 病人	主要结果:短期 HRQoL、症状控制、并发症率/死亡率和治疗效果	前瞻性队列研究, N=109;术前和术后 1 周和 4 周进行 HRQoL 评估	FACT-Hep 和 VASP	VASP 评分(瘙痒症状)在术后 1 周和 4 周显著改善,而以 FACT-Hep 平均评分衡量的总体 HRQoL 显著降低	中位数 OS = 4.7 个月,1 周时死亡率 10%,8 周时死亡率 28%;100% 技术操作成功,但 50% 出现主要并发症

表 28.7   恶性胆道梗阻与健康相关生活质量的研究

第一作者,期刊,年份	人群(病人)	研究目的/生活质量终点	研究设计,N,和 HRQoL 评估时间点	生活质量量表	生活质量评估结果	说明
Larssen,《外科内镜》,2011	接受 ES-SEMS 治疗的恶性胃肠道梗阻病人	主要结果:短期 HRQoL;次要结果:医生和病人评定的治疗效果的比较	前瞻性队列研究,N=162[40(25%)胆道];术前和术后 2 周进行 HRQoL 评估	EORTC QLQ-C30 ±STO22 ± PAN26	接受 SEMS 治疗的胆道梗阻病人的总体 HRQoL 以及恶心/呕吐、食欲不振和瘙痒症状均有明显改善。病人和医生都报告症状有所改善;然而,医生报告的改善程度高于病人	除了胆道梗阻,研究队列还包括接受食管、十二指肠和结肠 SEMS 的病人
Artifon,《临床胃肠病学杂志》,2012	既往行 ERCP 治疗失败,接受 PBD 或 EUS-CD 治疗的 MBO 病人	主要结果:临床和技术操作的成功;次要结果:成本、发病率和 HRQoL	前瞻性随机试验,N=25(13EUS-CD,12PBD);术前、术后 7 天和 30 天进行 HRQoL 评估	SF-36 健康调查	两组在术后 7 天或 30 天的 HRQoL 评估结果均无差异	两组的临床和技术成功率均为 100%;并发症发生率和手术费用在两组之间没有差异
Aggarwal,《近距离放射治疗》,2013	通过 PBD 进行姑息性 ILBT 治疗的 MBO 病人	主要结果:症状控制、HRQoL 和生存率	前瞻性纵向研究,N=18;评估 PBD 前、PBD 后、ILBT 前、ILBT 后和随访时的 HRQoL	EORTC QLQ-C30	PBD 治疗后、ILBT 治疗后及随访后的总体 HRQOL 均无明显改善。躯体和社会功能评分在所有时间点均有改善,失眠症状量表也有所改善。报告瘙痒和黄疸的病人的百分比在每个时间点都有所下降	中位数 OS = 8.7 个月
Barkay,《临床胃肠病学杂志》,2013	接受 ES 治疗的 MBO 病人	主要结果:纵向 HRQoL	前瞻性纵向研究,N=164;术前、术后 30 天和 180 天进行 HRQoL 评估	FACT-G	在 30 天和 180 天时,总体 HRQoL 和 PWB、EWB 和 FWB 子量表均显著改善。体重减轻、食欲下降、瘙痒和疼痛在两个时间点都有明显改善	
Moses,《世界胃肠病学杂志》,2013	接受 ES 治疗的肝外 MBO 病人随机分配到 pc-SEMS 或 PS	主要结果:支架失效的时间;次要结果:发病率、死亡率、KPS、HRQoL	多中心前瞻性随机试验,N=85 人;74 人有 HRQoL 数据(36PS,38pcSEMS);术前在基线和 1、3、6、9、12 和 15 个月进行 HRQoL 评估	SF-36 健康调查	在基线时,SEMS 组的身体功能评分明显较差;此后,各组之间没有观察到差异。pcSEMS 组 1 个月时活力提高,6 个月时身体功能改善。PS 与 1 个月后躯体疼痛、社会功能和心理健康分量表的显著改善相关	在 pcSEMS 组中,支架失效的时间明显延长,胆管炎较少发生;OS 没有差异

CBD,胆总管;EWB,情绪健康;ERCP,内镜逆行胰胆管造影术;ES,内镜支架置入;EUS-CD,内镜超声引导囊肿引流;FACT,癌症治疗功能评估;FWB,功能良好;GI,胃肠道;LBT,腔内近距离放射治疗;KPS,Karnosfsky 体能评分;MBO,恶性胆道梗阻;OS,总体生存;pcSEMS,部分覆盖的自膨式金属支架;PAN26,胰腺癌模块-26;PBD,经皮胆道引流;PS,性能评分;PWB,身体健康;SEMS,自膨式金属支架;STO22,EORTC 胃特异性 QoL 模块;T-BILI,总胆红素;WHOQoL-BREF-22,世界卫生组织生活质量评估(22 项简表);VASP,瘙痒评估视觉模拟量表。

已有研究评估了不同的胆道引流方法,并比较了随后对 HRQoL 的影响。旁路手术治疗恶性胆道梗阻在发达国家并不常见,有关其对 HRQoL 影响的数据也很有限。在巴西,旁路手术仍然很常见。巴西一项研究对转移性胰腺癌病人行内镜下胆道支架置入和旁路手术(胆总管空肠吻合术或胆囊空肠吻合术)进行了比较。不考虑治疗类型,总体 HRQoL 分别在随访 30 天和 60 天时较基线水平有所改善,但在 120 天后恢复到术前水平。然而,与手术组相比,接受内镜下支架置入治疗的病人在所有评价时间点的总体 HRQoL 评分都显著高于手术组。两

组之间在手术并发症或病人生存率方面没有差异。基于这种等效性,根据 HRQoL 的变化,内镜下支架置入可能优于旁路手术。

在过去十年中,用于恶性胆道梗阻的内镜下胆道支架置入和经皮经肝胆道引流技术取得了显著进步。不仅评估这些干预措施的安全性/有效性的研究数量显著增加,而且评估 HRQoL 的研究也大幅增加。用于恶性胆道梗阻的内镜下胆道支架置入技术的发展与临床技术进步紧密相关。内镜下胆道支架置入导致病人总胆红素水平降低,用 SF-36 量表评估,其

中至少 1/3 病人的社会功能和精神状态改善；然而，也有研究表明（Abraham et al，2002），HRQoL 的改善似乎被术前的高胆红素水平所抵消（术前总胆红素≥240μmol/L；术后 HRQoL 参数没有变化）。另外，在一项对 40 名接受自膨式金属支架（SEMS）治疗的内镜下胆道支架置入病人的评估中，基于 EORTC QLQ-C30 量表，治疗后病人总体 HRQoL 得到改善，术后 2 周病人的恶心/呕吐、食欲和瘙痒症状也得到改善（Larssen et al，2011）。Barkay 和他的同事（2013）还使用 FACT-G 问卷评估了内镜下胆道支架置入的恶性胆道梗阻病人，发现在 1 个月和 6 个月的随访中，整体 HRQoL 以及身体、情感和功能幸福感都有所改善。同样，最近一项比较覆膜自膨胀金属支架和塑料支架的研究显示，就 HRQoL 而言，不同治疗方法之间没有差异，而且两种治疗方法在总体 HRQoL 和子量表方面都是呈现趋于改善的趋势（Moses et al，2013）。综上所述，基于目前研究，内镜下胆道支架置入用于恶性胆道梗阻改善了病人术后短期的 HRQoL 和症状；关于术后长期 HRQoL 的结果，由于受到调查完成率大幅下降和长期随访困难的限制，目前尚无定论。

一项纳入 109 例恶性胆道梗阻病人的前瞻性研究中，病人接受经皮经肝胆道引流后瘙痒症状没有明显改善，但经过 FACT-Hep 量表评估，总体 HRQoL 在胆道引流 4 周后显著下降。极高的死亡率（胆道引流后 8 周的死亡率为 28%）突显了该病人群体的虚弱程度和疾病严重程度（Robson et al，2010）。经皮经肝胆道引流后续贯腔内近距离放射治疗，这样既可以减轻局部肿瘤负担，又可以改善胆道引流和缓解临床症状。在一项大宗的腔内近距离放射治疗的临床研究中，18 名晚期癌症病人（胰腺癌、胆管癌、转移性癌症）接受了经皮经肝胆道引流，随后间隔一周进行了两次腔内近距离放射治疗。随着症状的显著改善（瘙痒症 100% 消退），所有评估时间点的总体 HRQoL 以及身体和社会功能评分均有显著改善。只做经皮经肝胆道引流虽然能显著改善胆道梗阻症状，但在没有进一步抗肿瘤治疗的情况下，病人预期的 HRQoL 趋于下降。

内镜下置入胆道支架做的是内引流，操作上难度也不大，最初比经皮经肝胆道外引流更受临床推崇。然而，介入放射学技术的进步和用于经皮给药的内部支架的开发，使得经皮经肝胆道支架置入和内镜下胆道支架置入都可以安全地实现胆道内引流。随着内镜下支架置入和经皮经肝胆道引流的应用越来越多，对这两种方法的多角度比较评估也随之涌现。Saluja 和他的同事（2008）将不能切除的胆囊癌和肝门部胆管梗阻的病人随机分配接受经皮经肝胆道引流或内镜下胆道支架置入。在 1 个月的随访中，两组之间的总体 HRQoL 没有明显变化；然而，在 3 个月时，两组都观察到了 HRQoL 的改善趋势。与内镜下胆道支架置入相比，经皮经肝胆道引流病人的生理和心理领域的 HRQoL 改善更加显著。虽然两组病人的临床症状都得到明显改善，但与内镜下胆道支架置入相比，经皮经肝胆道引流组病人的疲劳症状改善更加明显。相反，对随机分配到经皮经肝胆道引流（PBD）或内镜超声引导胆总管十二指肠吻合术（EUS-CD）两组病人的评估显示，在干预后的 30 天内，HRQoL 没有显著变化（Artifon et al，2012），PBD 组和 EUS-CD 组之间也没有显著差异。看起来，无论采取何种干预措施，解除胆道梗阻本身都能缓解临床症状，从而使得 HRQoL 保持稳定。鉴于恶性胆道梗阻多是较虚弱的病人，HRQoL 保持稳定

可能代表着一个积极的治疗结果。

健康相关生活质量研究面临的挑战及未来发展

尽管 HRQoL 评估已经广泛应用，但是如何实践操作和解读评估结果仍是一个重大挑战。评估 HRQoL 时，提供"P"值并表明统计学有显著差异，这是一个标准的研究；然而，如何解读其临床意义是具有挑战性的，这也是 HRQoL 研究受到批评的原因之一。迄今，这明显限制了 HRQoL 研究成果的临床适用性。截至 2005 年，只有 25% 的 HRQoL 研究报告了它们的临床意义，即适用性（Efficace et al，2007）。目前提出了几种方法来解决这个问题，包括建立最小重要差异（MID）- 即在病人认为有益的关注兴趣领域的最小差异，这将使得对病人的管理发生改变（Jaeschke et al，1989）。存在两种主要方法来确定 HRQoL 结果的 MID：基于分布（基于样本中观察到的分数的估计）和基于锚定（将 HRQoL 差异/变化与其他临床变量或病人的主观评估进行比较或锚定）的方法。虽然不完美，但 MID 提供了一种将 HRQoL 置于临床环境中的方法。MID 的两种测量方法都有支持者；然而，在可行的情况下，最好把两种方法结合，从而挖掘最有价值和最准确的临床信息（Revicki et al，2008）。

当今时代，肿瘤的治疗变得越来越复杂，带瘤生存十分常见，对 HRQoL 的纵向追踪研究就显得至关重要。然而，这种评估受到几个偏差的影响，包括"反应转变"，即病人在治疗/随访过程中重新调整他们对于 HRQoL 的判断标准；随着时间的推移，病情较重的病人完成调查的可能性在变小，因此较长期的评估结果向生存质量好的病人偏倚，即"健康幸存者"偏倚。虽然存在解决上述问题的方法，但实际使用很少，因此这些方法也缺乏验证。此外，长期追踪研究往往受限于调查管理和研究实施的后勤保障困难。

在分析 HRQoL 研究数据时，数据丢失是一个常见且关键的问题。丢失 HRQoL 信息的后果取决于丢失数据的数量和原因。意料之中的是，一些信息会随机丢失；真正令人担忧的是那些并非随机事件的数据"丢失"。目前有多种方法来评估缺失数据的影响，包括统计分析随访完整的病人和随访不完整的病人，探讨各组之间的 HRQoL 指数是否存在差异。如果发生数据丢失事件，该数据就属于"缺失数据"，不可忽视，必须加以说明或解释。鉴于缺失数据对 HRQoL 评估的重要影响，最好的处理方法实际上是预防性的。评估 HRQoL 的试验应该在开始就设计有预防数据丢失的实施策略和严格的随访保障。

HRQoL 的未来发展将以项目反应理论（item response theory）为基础，通过计算机自适应测试，即病人对给定问题的回答决定后续问题，从而实现个性化调查。此外，电子调查逐渐成为标准临床护理的组成部分。这样在每次门诊之前就可以完成问卷调查，为病人和经治医生生成及时反馈，解决病人关注的重要问题，并帮助医护进行决策。同样，为了呼应个体化医学日益高涨的热情，HRQoL 研究人员开发了 GENEQoL 量表，用以评估 HRQoL 结果与遗传学之间潜在联系。鉴于 HRQoL 可以预测临床结果，此类研究的最终目标将是开发具有基因特征的 HRQoL，并将其用于预测病人临床结果（Sloan & Zhao，2006；Sprangers et al，2009）。

HRQoL 在外科领域的研究还处于早期阶段,因此,从研究设计和实施到临床应用,都面临着许多挑战。然而,令人欣慰的是,外科医生和医院对这一领域的关注热情持续高涨。未来,外科医生、统计学家、量表研究人员以及病人之间的合作,将对 HRQoL 在外科治疗中的进一步发展和推广应用发挥重要作用。此外,随着医学的不断发展,诊治技术越来越复杂化,涌现出越来越多挽救/延长病人生命的治疗方法。因此,毫无疑问,HRQoL 评估未来将变得越来越有价值,同时对于指导最佳病人护理来说也显得至关重要。

(杨世忠 译 董家鸿 审)

第四部分

胆道介入技术：放射、内镜和手术

第 29 章

介入性内镜检查技术

Dennis Yang and Christopher John DiMaio

总览

自 1974 年首次报道内镜括约肌切开术以来,诊断性和治疗性胆道内镜技术发展迅速。介入性内镜手术作为胆道疾病外科手术的备选方案,已被广泛接受。尽管内镜下逆行胰胆管造影术(endoscopic retrograde cholangiopancreatography, ERCP)仍然是评估和处理胆道疾病的常用内镜技术,但如内镜超声(endoscopic ultrasound, EUS)等新的内镜技术,在胆道疾病的治疗方面也逐步发展(见第 16 章)。本章重点介绍当前的胆管内镜介入治疗技术。

胆道检查技术

内镜下逆行胰胆管造影术:标准插管技术

选择性插管是利用 ERCP 进行介入治疗的前提。包括标准造影导管和括约肌切开刀在内的多种设备可用于辅助 ERCP 插管。标准造影导管具有一个或多个内腔,可在注入造影剂的同时允许通过导丝以实现插管。与标准造影导管相比,括约肌切开刀在导管的远端还有电外科切割线。该切开刀可在插管后立即进行括约肌切开术。此外,在切割线上施加张力允许括约肌切开刀向上弯曲,这有助于将尖端对准胆道轴线方向进行插管。

有多种技术可用于进入胆道系统。传统方法需要使用导管插入十二指肠乳头,然后注入造影剂进行胆管造影,进一步将导管和/或导丝直接插入胆管。在过去的十年中,相对于造影剂辅助自由插管技术,导丝辅助插管已成为 ERCP 的首选插管方法,其插管成功率高且 ERCP 后胰腺炎(post-ERCP pancreatitis, PEP)发生率较低,因为它降低了造影剂进入胰管的可能性(Cheung et al, 2009; Lee et al, 2009; Tse et al, 2013)。较之大直径的造影导管或括约肌切开刀,具有亲水性尖端的小直径导丝可最大程度地减少十二指肠乳头的损伤,进而有利于胆管插管。在 ERCP 插管时,我们也可以先将造影导管或括约肌切开刀插入乳头开口,再在透视下使用导丝探入到胆总管。

内镜下逆行胰胆管造影术:胰管导丝或支架置入以利于超选胆道通路

当尝试胆管插管但反复进入胰管时,可以使用多种内镜技术来加以挽救。在"双导丝技术"中,有目的地保留第一根导丝在胰管内,再预装第二根导丝来尝试胆管超选插管。从理论上讲,胰管导丝可通过拉直共同通道和胆总管(common bile duct, CBD)来帮助胆管插管。而且在内镜操作中,十二指肠乳头内胰管导丝的方向能提供解剖学上有关胆道插管的最佳线索。此技术在插管复杂情况下有高的成功率,但尚未最终证明它优于标准插管术(Herreros de Tejada et al, 2009; Maeda et al, 2003)。另外,也可以在困难的胆管插管过程中,通过放置胰管支架来代替导丝。胰管支架可通过确保胰管引流并在反复尝试胆管插管时最大限度地减少意外进入胰管,从而降低发生 PEP 的风险(Ito et al, 2010; Lee et al 等, 2012)。

通过"预切开"括约肌切开术打开胆道通路

"预切开"括约肌切开术是指在成功进入胆管之前切开十二指肠乳头的技术。当自由插管技术或导丝引导方法失败时,预切开可能是实现选择性胆管插管的有效技术。针刀(needle-knife, NK)通常用于此过程。NK 具有从导管尖端延伸的、可伸缩的、裸露的电外科手术切割线,可以将裸露的针头插入十二指肠乳头开口中,通常在 11 点至 12 点的位置,沿着胆管轴线切开。该技术的另一种变化是使用 NK 在壶腹口上方直接切开,通过形成胆瘘("fistulotomy")直接进入胆总管。

乳头括约肌预切开术可使胆管插管成功率超过 90%(Navaneethan et al, 2014),但因为是在没有导丝引导的情况下进行切开,仍然存在风险。先前的大型多中心研究已将预切开定为某些不良事件的危险因素,例如急性胰腺炎、出血和穿孔,而与内镜医师的经验无关(Freeman et al, 2001; Masci et al, 2001)。一些研究表明,括约肌预切开术可能是替代困难插管的标志,而不是 PEP 的危险因素(Bailey et al, 2010; Manes et al, 2009)。的确,随后的包括随机和非随机试验的多次荟萃分析研究表明:与反复尝试常规插管后再进行乳头切开相比,进行预切开可能与较低的 PEP 风险率相关(Cennamo et al, 2010; Choudhary et al, 2014)。此外,早期的括约肌切开术与常规插管技术之间的总体并发症发病率相近(Navaneethan et al, 2014)。总而言之,需要重点强调的是,对于标准插管失败且有强烈插管指征的病人,应将括约肌预切开术作为一种备选方案。该方法应由经验丰富的胆道内镜医师实施,该医师应熟悉技术方面的诸多细节。

经胰管预切括约肌切开术(Goff 技术)

Goff 等人(1995)首次描述了经胰管预切括约肌切开术用于胆管插管。在这项技术中,在选择性胰管插管后,通过切割胰管和胆管之间的隔膜,使用标准的括约肌切开刀向胆管侧切开。自引入以来,一些研究表明:与标准的 NK 预切括约肌切开术相比,胆管插管的成功率更高(82% ~ 100%)且没有增加并发症的发病率(Catalano et al,2004;Kapetanos et al,2007)。本章稍后将介绍其他高级胆管插管技术,包括对那些消化道改道手术后的病例。

胆石症的处理技术

胆石症在发达国家是一种流行病,在美国每年造成65亿美元的损失,造成重大的健康负担(Shaffer et al,2006)。胆囊切除术时,多达20%的病人同时存在胆总管结石(Menezes et al,2000)。目前,通过 ERCP 进行胆管括约肌切开术和取石术被认为是胆总管结石症的一线治疗方法(图 29.1A)(见第 36 和 37 章)。

胆管括约肌切开术

内镜下括约肌切开术旨在通过切割乳头和括约肌来切开胆总管的末端。与最初的描述相比,括约肌切开术的基本技术

并未发生明显变化。标准的括约肌切开刀是 Erlangen"拉式"模型,导管内包置一个电外科切割导丝,该切割丝从括约肌切开器尖端露出 20~25mm。切割丝远端的前端,即"鼻子"的直径为 5~10mm。一旦实现远端胆管插管,将括约肌切开刀缓慢收回,直到 1/4~1/2 切割导丝显露在乳头外。括约肌切开刀稍微弯曲,使切割导丝与乳头顶端接触。切开是通过向上弯曲括约肌切开刀并压在乳头顶端进行的,但不要用力,以避免快速的大切开("拉链式切开")(图 29.1B)。常规使用高切割电流与低凝结电流组合,可以降低热传递到邻近胰腺组织的风险,从而将胰腺炎的风险降至最低。括约肌切开的大小因情况而异,并受胆总管十二指肠壁内段长度的限制。通常,括约肌切开应具有足够的大小以允许结石通过胆总管。括约肌切开的大小可通过以下方式来衡量:①弓形状态下的括约肌切开刀可通过该切口;②将扩张的球囊穿过该部位和/或透视下观察胆总管乳头括约肌"腰部"消失。

胆道括约肌成形术

胆管括约肌的内镜球囊扩张术(括约肌成形术)最初被提议作为内镜括约肌切开术的替代方法。在此过程中,在选择性

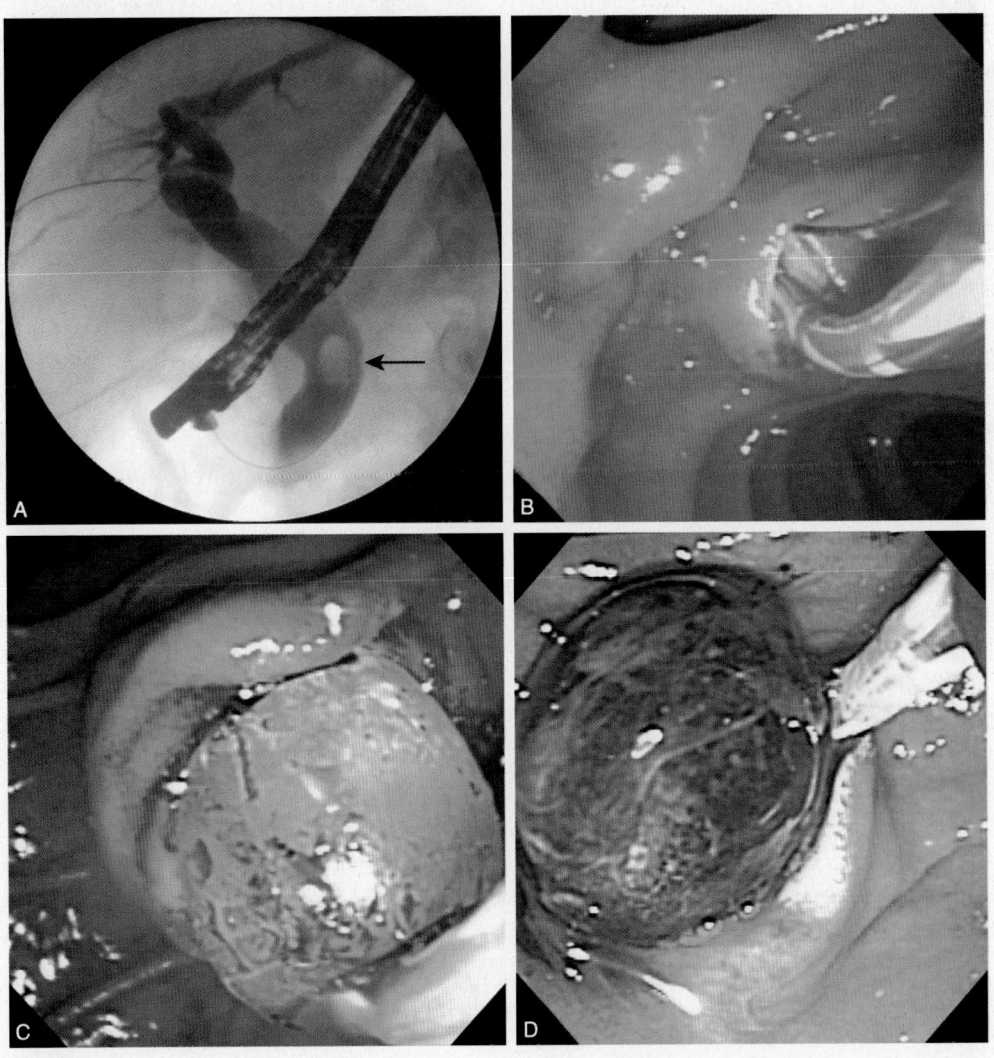

图 29.1　胆总管结石的内镜处理。(A)胆道造影显示胆总管结石引起胆管系统弥漫性扩张(箭头)。(B)胆道括约肌切开术。(C)括约肌成形术。(D)大块结石的取出

胆管插管和将导丝放置在胆管中之后,将带球囊的导管(即CRE球囊或飓风RX扩张球囊;Boston Scientific,MA)沿导丝推进。球囊跨越乳头上,并在内镜和X线透视下用不透射线的造影剂充满球囊(图29.1C)。保持充盈的状态,直到与胆管括约肌相对应的"腰部"消失,通常持续15~30秒。括约肌成形术的最佳球囊尺寸尚未确定,但是通常应避免将球囊膨胀到大于远端CBD直径大小,以免引起胆管损伤(Binmoeller & Schafer,2001)。括约肌成形术的主要优点是通过胆管括约肌的短暂变宽,使得胆管括约肌保持完好,术后功能正常。这对于儿童可能是有利的,因为完整的胆管括约肌可能会降低复发性胆总管结石的风险。此外,由于不需要进行括约肌切开术的切开操作,因此与手术相关的出血风险较低。对于诸如无法进行该过程的、接受抗血小板或抗凝治疗有较高出血风险的病人,可以优先使用该技术。对手术改变了解剖结构、标准括约肌切开术不能安全施行或在技术上有困难的病人,胆管括约肌成形术有助于胆管插管。与括约肌切开术相比,仅进行括约肌成形术的主要缺点是胰腺炎的风险较高而结石清除率较低(Baron & Harewood,2004;DiSario et al,2004)。然而,当联合括约肌切开术时,已有研究显示,对于清除CBD结石,括约肌成形术减少了联合其他技术的需求,特别是在胆管结石较大(≥15mm)的情况下(Madhoun et al,2014;Teoh et al,2013)。此外,已证明括约肌切开术后球囊括约肌成形术是安全的,与单独的括约肌切开术相比,两者的并发症发病率相当(Maydeo & Bhandari,2007;Weinberg et al,2006)。

取石术

多个系列研究表明,内镜括约肌切开术结合球囊或金属网篮可以有效去除82%~100%的胆管结石(Bergman et al,1997;Cotton et al,1980;Natsui et al,2013)(图29.1D)。

取石球囊有不同尺寸(8.5~20mm),在大多数中心,由于其易于使用且没有卡在胆管内的风险,因此是标准的一线取石方法。取石球囊在结石上方充盈(尺寸达到胆管直径)后,然后轻轻回拉至乳头水平。如果存在多个结石,就从最远端的结石开始逐个取出,以避免结石嵌顿。

同样,也有各种尺寸和配置不同的金属网篮用于胆道取石。当收紧篮筐时,结石被夹在金属丝之间,随后通过沿胆管轴线牵引取出篮筐以取出结石。钢丝篮的有效牵引通常可以有效去除CBD内的中型至大型结石或扩张的胆管内"漂浮"的结石,以及在球囊周围滑动的结石。相反,取石球囊可能更适合于去除那些难以夹在金属丝之间,或网篮打开受胆管直径限制而难以网住的小结石或碎片。

碎石术

当结石较大、嵌顿或位于狭窄近端时,标准的结石取出技术可能会失败。目前有多种方法可用于将这些困难的结石破碎再行取出,包括机械碎石术、内镜下导管内碎石术和体外冲击波碎石术。

机械碎石术

机械碎石术由于其易操作和有效性而成为最常用的碎石方法,成功率为90%或更高(Chang et al,2005;Stefanidis et al,

2011)。机械碎石术有两种方法:镜外碎石术方法和内镜一体化方法。使用外部碎石机将结石捕获在标准Dormia网篮,切断手柄,然后取出内镜,将卷曲的金属外鞘沿导丝插入,直到其尖端与结石接触为止,然后通过转动曲柄手柄,将篮筐导丝和外鞘的金属尖端之间的结石压碎来施行机械碎石术。在集成的内镜系统中,包含在金属外鞘中的特殊碎石篮通过内镜的辅助通道插入,一旦结石被捕获在篮子里,强力牵引金属外鞘上的导丝就会导致结石碎裂。失败的最常见原因包括:大小超过2cm的大结石和结石嵌顿。据报道,多达4%的病例在导管内发生篮筐嵌顿或牵引导丝断裂,这可能需要体外应急碎石器或通过手术取出滞留的网篮和结石(Garg et al,2004)。

内镜下导管内碎石术

机械碎石术的失败可能是由网篮的金属丝无法包裹结石而引起,这或许是由于结石占据了胆管内腔的整个直径,而使网篮无法充分打开所致。此外,如果胆管出口狭窄而且结石位于狭窄的上方,或者结石直径大于胆管括约肌切开术和/或括约肌成形术的开口,结石可能无法取出,在这种情况下,通常有必要使用其他方法将结石击碎。

通过胆道镜直视下的胆管内冲击波碎石术是使这些难治性结石碎裂的另一种方式。液电碎石术(electrohydraulic lithotripsy,EHL)中,在流体介质中产生的火花会产生传播性冲击波,该冲击波能够破碎胆管内的结石。激光碎石术(laser lithotripsy,LL)基于将光能转换为机械能的原理。在LL中,将高功率密度的激光聚焦在结石表面会导致物质转变成等离子体状态,形成气态的离子和自由电子集合,随后,等离子膨胀产生振动波,其拉伸或压缩力直接指向结石,导致结石碎裂(DiSario et al,2007)。结石破碎后,可以使用取石球囊和取石网篮将其取出。EHL和LL去除结石的功效相似,清除率为75%~98%(Arya et al,2004;Swahn et al,2010)。据报道,在3%~14%的病例中,发生了EHL和LL不良事件,最常见的是胆管炎和出血,很少发生胆管损伤。考虑到胆管炎或败血症的风险增加,建议对接受胆道镜检查的病人预防性使用抗生素(Piraka et al,2007)。

体外冲击波碎石术

体外冲击波碎石术(extracorporeal shock-wave lithotripsy,ESWL)是一种安全有效传递冲击波的辅助治疗方法。在通过鼻胆管注入造影剂显示结石后,该技术可在超声或X线引导下破碎结石(Tandan et al,2009)。通常需要多次ESWL。据报道,10%~35%的病例出现了包括胆道出血、胆管炎、胰腺炎和心律不齐在内的不良反应(Muratori et al,2010)。随着胆管内碎石术有效性的提高,对ESWL的需求相应减少。一些随机研究表明,与ESWL相比,LL具有更好的结石清除率和更短的疗程(Jakobs et al,1997;Nehaus et al,1998)。因此,ESWL通常不被视为难治性胆管结石的一线治疗。

胆道狭窄的处理技术

ERCP支架置入术是一种标准化的技术,通常用于解除继发于良性和恶性疾病的胆道梗阻(见第42、51和52章)。其目的是减轻胆道梗阻可能发生的并发症,例如黄疸、瘙痒、胆管炎、慢性肝病和肝功能衰竭。

　　胆道狭窄的病因诊断具有挑战性,需要多学科协作,并结合实验室检查、无创和有创成像以及组织采样等方法。本节重点介绍与内镜处理良性和恶性胆道狭窄相关的技术方面和结果。本章稍后将介绍内镜成像和组织采样技术在胆道狭窄诊断中的进展。

胆道支架的类型

塑料支架

　　塑料胆道支架由聚乙烯、聚氨酯或特氟龙组成。支架的直径和长度分别为 5~12F(1F=0.33mm) 和 5~18cm(Pfau et al,2013)。塑料支架有多种形状:笔直的、成角度的、弯曲的、带有侧翼的,或一端或两端卷曲(猪尾管)以便于固定。所有塑料支架都是不透射线的,其中一些在支架的近端和远端带有标记,以利于在 X 线下观察。通过导丝上的推动导管进行支架的置入。支架通畅的持续时间在很大程度上取决于内径的大小,10F 和更粗的支架平均大约持续 3 个月,最终由于细菌定植、污泥或组织碎片而导致支架阻塞(Donelli et al,2007)。

自膨胀金属支架

　　自膨胀金属支架(self-expandable metal stent,SEMS)由不锈钢或各种金属合金(例如镍钛诺(镍和钛的混合物)或铂(铂芯和镍钛合金包壳))组成。这种材料具有延展性,使得 SEMS 可以适应多种形状,而不会影响径向扩张力。SEMS 通过编织的金属丝收缩形成一个圆柱体,由推送导管送达准确位置后释放并塑型膨开。支架的直径和长度分别为 6~10mm 和 4~12cm 不等。与塑料支架相比,更大的支架直径导致支架通畅时间延长(平均6~12个月)。SEMS 可以分为全覆膜、半覆膜或未覆膜支架。覆膜层由有机硅、聚己内酯、聚醚聚氨、聚氨酯或膨体聚四氟乙烯氟化乙烯丙烯衬里组成(Webb et al,2013)。覆膜可减少肿瘤或增生性组织向内生长,但与未覆膜的金属支架相比,其移位率更高(Lee et al,2013)。通常可以拔除部分覆膜或完全覆膜的 SEMS,而未覆膜的支架则被认为是永久性的。

良性胆管狭窄的内镜治疗

　　多数良性胆道狭窄病例继发于医源性损伤,多发生于胆囊

切除术后或胆道手术或肝移植后的胆道吻合处(图 29.2A)(见第 42 章)。缺血性损伤和/或炎症过程也可能导致良性胆管狭窄(表 29.1)。在进行任何治疗性内镜检查之前,均应对胆道狭窄及其病因全面评估。磁共振胰胆管成像(magnetic resonance cholangiopancreatograph,MRCP)是一种无创的成像方式,可以准确地描述胆道的解剖结构,部位和胆道狭窄的长度,从而为 ERCP 提供有用的信息(Costamagna & Boskoski,2013)。

内镜技术

　　ERCP 是在详细评估胆道狭窄的类型和部位后进行的。关键的技术步骤是使用导丝来越过狭窄并实现胆道通路。该过程可能具有挑战性,除了使用可配合导丝的可操纵导管或括约肌切开外,还必须使用不同尺寸和类型的亲水性导丝。尽管并非在所有情况下都需要,但胆管括约肌切开术可能需要,以便于进行狭窄扩张和支架置入等的后续治疗。

表 29.1　胆道狭窄的病因

良性病因	恶性病因
医源性(术后)	胰腺癌
胆囊切除术	胆管癌
胆道吻合	壶腹癌
慢性胰腺炎	胆囊癌
自身免疫性胰腺炎	肝细胞癌
原发性硬化性胆管炎	转移癌
自身免疫性硬化性胆管病	
缺血性	
血管炎	
传染性(病毒,寄生虫,HIV,胆管疾病,肺结核)	
放射治疗	
括约肌切开术	
门静脉胆道疾病	
腹部外伤	

HIV,人类免疫缺陷病毒。

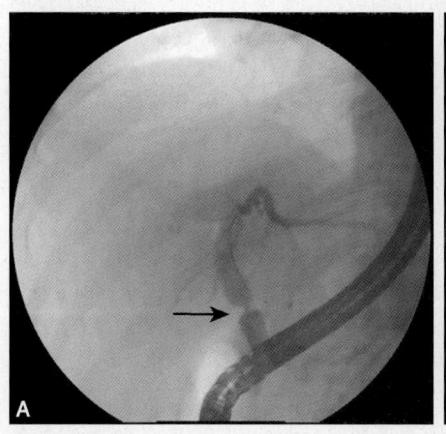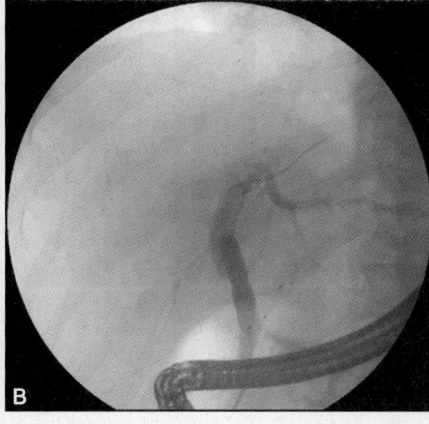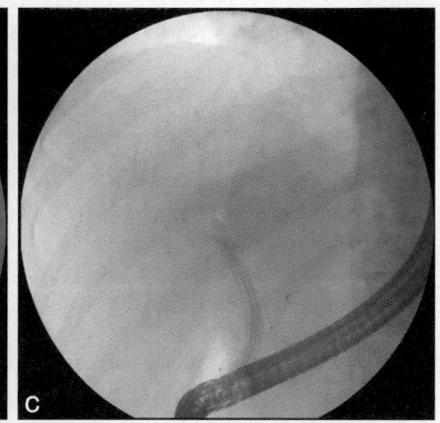

图 29.2　(A)胆道造影显示原位肝移植后良性胆道吻合口狭窄(箭头)。(B)球囊扩张穿过狭窄处。(C)放置三个塑料胆道支架

当狭窄部位不适合机械扩张时，可使用推式扩张导管（楔形）或扩张球囊（直径范围为4~10mm）进行扩张。用稀释的造影剂向球囊充入允许的最大气压，直到狭窄的"腰部"消失为止，并通常保持最大压力状态30~60秒后（图29.2B）。扩张的直径比下游胆管直径大1~2mm是安全的。根据病因，仅狭窄扩张与高回缩率相关，因此支架放置通常对于维持通畅性至关重要（Draganov et al，2002）。通常可以放置多个塑料支架（支架的数量和口径受胆管和狭窄尺寸的限制）或单个覆膜的SEMS，定期更换直到狭窄消除为止（图29.2C）。重点强调的是，放置完全覆膜的SEMS可能会阻塞临近胆管（包括胆囊管）的引流；因此，这种支架最好仅用于远端胆管狭窄，必须在保留胆囊的病人中谨慎使用，因为可能会导致胆囊管的机械性阻塞和随之而来的胆囊炎（Fumex et al，2006）。

良性胆管狭窄的内镜支架置入术的疗效和结果

传统上，球囊扩张和塑料支架置入术一直是内镜治疗良性胆道狭窄的主要手段（Van Boeckel et al，2009）。内镜治疗的长期疗效取决于潜在的病因，与慢性胰腺炎相关的胆道狭窄相比，术后良性胆道狭窄（即胆囊切除术后、肝移植后胆道吻合口狭窄）对治疗的反应更敏感。在术后良性胆道狭窄中，根据Bergman等人（2001）的报告，中位随访9.1年，每3个月更换两个10F支架，共治疗12个月的病人，再狭窄率为20%。在一项针对45例术后胆道狭窄病人的单因素研究中，Costamagna及其同事（2001）在每个ERCP疗程中插入了最大数量的塑料胆道支架（平均值3.2个，范围1~6个），每3个月进行一次支架置换（平均治疗时间12个月），平均随访时间为49个月（2~11年），发现这种激进的胆道支架置入方式与胆道狭窄导致的症状无相关性。相比之下，在慢性胰腺炎的情况下，内镜治疗胆管狭窄的远期效果明显较差。一项研究报告，只有38%的病例成功进行了内镜治疗，剩余病人即使在内镜支架置入术12个月后，狭窄仍持续存在（Cahen et al，2005）。有学者建议使用完全覆膜的SEMS（fully-covered SEMS，FCSEMS）替代塑料支架以治疗良性胆道狭窄（Kaffes et al，2013）。多项研究显示出较高的成功率，一项大型的前瞻性多中心研究报告，总的成功率为90%（Costamagna et al，2001）。但是，与先前使用塑料支架进行的研究相似，对于慢性胰腺炎病人，FCSEM的长期狭窄解决率显著降低（46%~75%）（Poley et al，2012；Tarantino I et al，2012）。这种类型的狭窄难以使用内镜进行治疗。

总体而言，在解决胆管狭窄方面，塑料支架和FCSEMS之间的临床成功率具有可比性，后者内镜检查次数较少（Kaffes et al，2012）。需要进行进一步的前瞻性随机研究，以比较金属和塑料支架在治疗良性胆道狭窄方面的长期疗效、安全性和成本效益。迄今为止，对于良性狭窄的解决方案，理想的支架数量、支架的类型以及支架放置的时间仍存在争议，并且通常因病例情况而异。

内镜处理恶性胆道狭窄

胰腺和胆道恶性肿瘤是恶性胆道梗阻最常见的病因，后者也可能是由于许多其他病因所致（表29.1）。当有适应证时，内镜治疗被认为是胆道减压的主要方法。在进行任何手术之前，应寻求对任何内镜干预措施的适应证和合理性进行多学科

讨论。

术前胆道引流

可切除的胰腺和胆道疾病病人术前是否常规需要胆道减压，这点仍存在争议。从技术角度来看，放置短塑料或金属胆道支架似乎不会干扰随后的胰十二指肠切除术。但是，与直接进行手术的病人相比，常规术前胆道引流可能与并发症增加有关，而不一定与术后结局改善有关。在一项多中心随机对照试验中，对202例可切除的胰腺癌病人进行了研究，术前胆道引流病人（74%）的并发症发病率显著高于诊断后1周内仅接受手术的病人（39%）（Van der Gaag et al，2010）。该研究的局限性包括25%的ERCP失败率和使用塑料支架。在另一项研究中，Aadam及其同事（2012年）报道，接受中位时间为104天新辅助化疗的55名病人，其SEMS通畅率为88%。一项对241名可切除和边缘可切除的胰头癌病人的多中心研究显示，所有接受新辅助化疗的病人都成功放置了SEMS，平均6.6个月，支架闭塞率为5.8%（Siddiqui et al，2013）。因此，尽管并非所有病人都必须在根治性手术之前进行常规内镜干预，但有证据表明，在延迟手术切除的情况下以及在可能从新辅助化疗中受益的边缘可切除疾病的病人中，术前胆道引流有重要作用。可切除性未知的远端狭窄的病人，放置最短长度的SEMS不会干扰随后的胰十二指肠切除术（Cavell et al，2013）。相反，如果胆道狭窄在近端且诊断和/或分期不确定，则可在完成检查后放置塑料胆道支架以进行胆道减压。

胆道远端梗阻的姑息性胆道引流

尽管存在诸多的解剖变异，导致远端胆管的定义不令人满意，远端恶性胆道梗阻通常被定义为位于胆囊管汇入部位远端的胆道梗阻。治疗选择包括手术旁路、经皮减压和内镜支架置入术。对2436例病人进行的大规模荟萃分析表明，与传统的外科旁路手术相比，内镜支架置入术与手术并发症发生的风险更低。总体而言，与塑料支架相比，SEMS在技术成功率、治疗成功率或并发症发生率方面并不占优，但其通畅率较高（Moss et al，2007）。与SEMS相比，塑料支架的通畅率降低与重复进行内镜手术以重建胆道引流和住院天数增加有关（Kaassis et al，2003）。几项研究尚未证明覆膜支架和非覆膜支架在远端恶性胆道梗阻通畅率上的差异，尽管随后的Meta分析表明，覆膜的SEMS通畅时间可能延长，但支架移位和肿瘤过度生长的趋势有所增加（Park do H et al，2006；Saleem et al，2011；Yoon et al，2006）。最终，最佳的支架选择取决于各种因素，包括诊断的确定、再次干预的需要、操作者的专业知识、成本分析以及病人的预期寿命。

胆总管近端的姑息性胆道引流（肝门部）

汇合区的恶性胆道梗阻在技术上可能具有挑战性（见第51章）。胆道梗阻的程度通常根据修订后的Bismuth-Corlette分类进行归类，可以归纳如下：Ⅰ型胆管狭窄累及近端肝总管，而左右肝管汇合部未受累；Ⅱ型累及汇合部但肝段胆管未受累；Ⅲa型和Ⅲb型分别累及右侧或左侧的肝段胆管；而左右两侧肝段肝管均受累则为Ⅳ型（Larghi et al，2008）。在那些存在复杂性狭窄（Ⅱ型及以上）的病人中，放置支架的胆道引流尤其

困难。术前规划时必须使用无创成像(即 MRCP)描绘解剖结构,这有助于减少 ERCP 操作过程中造影剂的注入量以及降低污染未引流区肝段的风险。此外,评估能够提供最佳胆道引流功能的一侧肝叶(即无肝叶萎缩,门静脉和肝段胆管通常未广泛受累),这是至关重要的。在多学科会诊中,评估最佳引流途径(包括经皮途径)极其重要。

对于狭窄部位不涉及左右肝管汇合的病人(Ⅰ型),通常可通过放置单个胆道支架来实现足够的胆道引流。当分叉病变阻塞两个肝叶时,是否需要引流肝脏的两个肝叶存在争议。与有效引流相关的主要决定因素是预定引流的肝脏体积。原则上,当 25% ~ 30% 的肝脏被充分引流时,黄疸通常可以得到缓解(Dowsett et al,1989)。在一项研究中,通过计算机断层扫描(CT)计算得到的预定引流肝叶的体积(>50%)是内镜支架置入后和恶性肝门胆管狭窄后得到有效引流的主要预测因素。实际上,超过 50% 肝叶得到引流也与更长的中位生存期有关(Vienne et al,2010)。因此,无论是否进行单侧或多肝段支架置入术,内镜治疗的目标均应是引流肝叶的体积超过 50%。

多项研究表明,对于大多数不可切除的恶性肝门病变病人,单侧支架置入和引流是足够的。从技术角度来看,与双侧支架相比,单侧支架具有更高的成功率和更低的并发症发生率(De Palma et al,2001;Mukai et al,2013)。Iwano 等人(2011 年)报道,与双侧引流相比,单侧引流与肝脓肿的发生率更低。但是,当 50% 以上的肝脏体积有效引流涉及多个肝段或确保所有梗阻的胆管引流时,可能需要在内镜下插入多个支架。Chang 等(1998 年)报道,双侧引流病人的生存率高于单侧引流。尽管增加了技术难度和花费,但一些研究也报道了与单侧支架置入相比,双侧支架的通畅性更高且减少了再干预的次数(Liberato & Canena,2012;Naitoh et al,2009)。

几项研究表明,考虑到成功率高、通畅时间长、存活时间长和并发症发生率低的原因,SEMS 比塑料支架更为可取(Naitoh et al,2009;Vienne et al,2010)。对于近端恶性胆道狭窄,首选使用非覆膜 SEMS,因为放置覆膜支架可能会阻塞临近胆管的引流。支架置入时,导丝穿过恶性狭窄进入预定用于引流的胆管中(图 29.3A)。放置导丝后,如有必要,可以使用球囊导管或探条进行狭窄段的扩张(图 29.3B)。当支架的远端位于胆管内时,括约肌切开术是没有必要的,而且可以降低支架术后胆管炎的风险。另一方面,当支架的远端突出于乳头之外时,支架更换在技术上要求较低并且更容易进行(图 29.3C)。无论支架的位置如何,所有这些因复杂狭窄而接受内镜治疗的病人都应接受预防性抗生素治疗。

总之,近端胆道梗阻的内镜支架置入术具有挑战性。术前横断面成像和多学科会诊对于选择引流的目标肝实质和最佳途径(经皮与内镜)至关重要。如果采用内镜引流,则以主要的胆道系统为目标,帮助最大程度地引流胆道、限制手术过程中造影剂的使用,并避免向不能有效引流的萎缩性肝段或区域进行插管。

光动力疗法

光动力疗法(photodynamic therapy,PDT)基于光敏剂暴露于适当波长的光后在目标组织中能产生细胞毒性的能力。静脉内注射光敏剂(钠卟吩姆或氨基酮戊酸),并且在随后的 2~4 天内进行 ERCP。通过内镜的辅助通道将与发射波长为 630nm 的二极管激光器耦合的石英纤维导管插入胆管。导管对准光敏性恶性细胞,通过产生氧自由基导致肿瘤细胞死亡。

在一项随机对照试验中,Ortner 及其同事(2003 年)比较了不可切除胆管癌病人中 PDT 联合支架置入与单独置入支架的比较。作者证明,PDT 可延长病人生存期(PDT 联合支架置入组病人生存期平均为 493 天,而单纯支架置入组病人则为 98 天),并改善了胆道引流和生活质量。随后的非随机研究也证明,PDT 可降低血清胆红素并提高了生存率(Kahaleh et al,2008;Prasad et al,2007)。其主要局限性包括适应证有限、成本高、感染风险(胆管炎及肝脓肿等)和光敏反应风险。

射频消融

射频消融(radiofrequency ablation,RFA)通过产生高频交变电磁能,从而导致对目标组织的热损伤(请参阅第 98B 章)。随着新型 RFA 探针的引入,胆管内 RFA 治疗恶性狭窄已变得可行。Habib Endo HBP 探头(EMcision,London,England)是双极 8F 导管,远端末端带有两个相距 8mm 的不锈钢

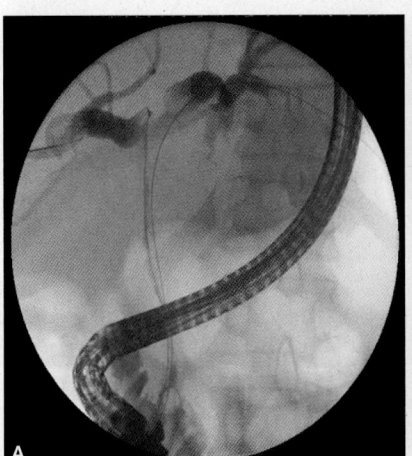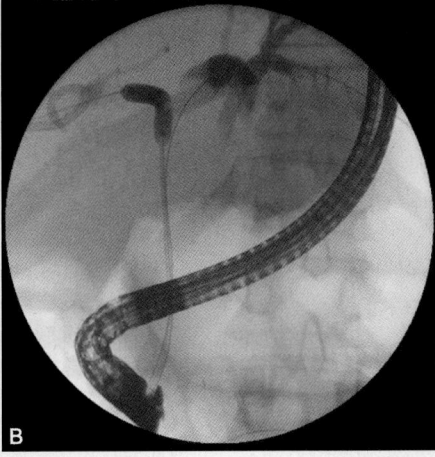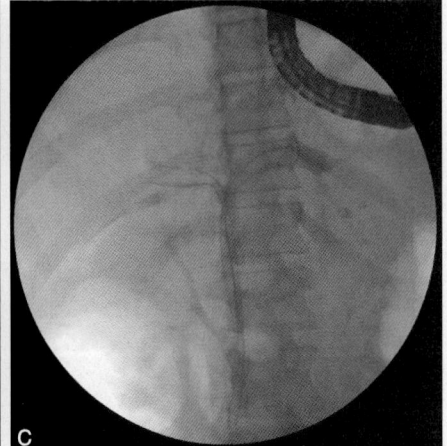

图 29.3 (A)胆道造影显示Ⅲb 型恶性肝门部梗阻,左、右肝管上游扩张。(B)球囊扩张穿过狭窄处。(C)放置双侧未覆盖的金属胆道支架以引流双侧肝叶

电极。可以将探针插入十二指肠镜的工作通道,并通过导丝进入胆管。随后以 10W 的能量每次激活探针 90 秒,导致局部凝血坏死(Webb & Saunders,2013)。

作为恶性胆管狭窄病人的 SEMS 辅助治疗的方式,研究已经证实了 RFA 的安全性和有效性。Figueroa-Barojas 等人(2013年)证明了 RFA 后狭窄直径的改善以及 30 天支架的通畅性。同一组随后比较了置入金属支架联合 RFA 与单独置入支架。在他们的回顾性研究中,RFA 是存活率的独立预测因子,两组之间支架的通畅率相当(Sharaiha et al,2014)。需要包括更长时期的随机对照试验在内的进一步的研究以验证这些初步发现。

胆漏管理技术

胆漏是一种众所周知的由胆道损伤引起的并发症,胆道损伤可继发于创伤(见第 122 章)、医源性(腹腔镜胆囊切除术后)(见第 35 和 38 章)、肝切除(见第 103 章)或移植(见第 120 章)。胆漏可分为高等级或低等级,高级别胆漏显示胆管造影期间造影剂迅速溢出,而低级别胆漏在发生近乎完全的导管内充盈后才显示造影剂渗出(图 29.4A)。内镜治疗的目的是降

低经乳头的压力梯度,从而促进经乳头的胆汁流动,而不是在渗漏部位外渗(Sandha et al,2004)。这可以通过施行胆管括约肌切开术,放置经乳头胆道支架或两者兼而有之来实现。因其潜在的相关风险,在大多数情况下放置塑料胆道支架(选择 7F或 10F)足矣,不需要行括约肌切开术(Katsinelos et al,2008)(图 29.4B)。不必将支架的近端越过胆漏部位,因为通常仅降低胆道内部的压力就足够了,通常将支架放置在适当位置 4~6周。各种研究都报告了内镜治疗胆漏的成功率在 90%~100%之间(Kaffes et al,2005;Kim et al,2014;Ryan et al,1998)。在少数情况下,胆漏难以通过塑料支架置入和/或括约肌切开术进行内镜治疗,在随后的治疗中可以扩大支架的尺寸或放置多个塑料支架,直到有证据证明胆漏消失。一项小规模的初步研究表明,对塑料支架难以处理的胆漏,FCSEMS 可能有一定的作用。然而,这些初步的研究结果并未得到更大的、多中心研究的证实(Kahaleh et al,2007)。

应该注意的是,在存在肝周胆汁渗出的情况下,仅内镜支架置入术不会导致已建立的胆汁漏的重吸收。因此,有症状的胆漏需要经皮引流(见第 27 章和第 30 章)。每天经皮引流管的排泄量低于 10ml,则提示胆漏的好转,可用作移除支架的指标。

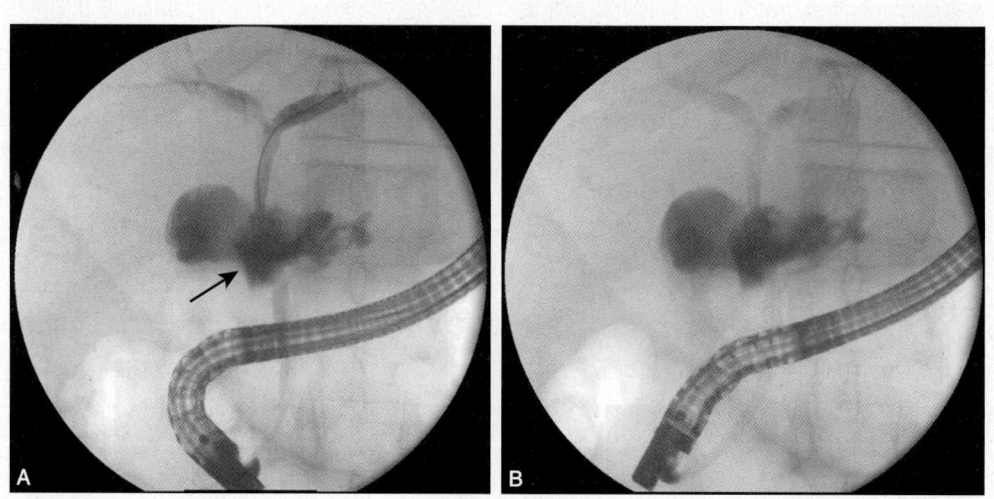

图 29.4　(A)肝移植后胆管造影显示病人胆道吻合口外渗(箭头)与胆漏一致。(B)通过放置塑料支架穿过胆道吻合口治疗胆漏

壶腹腺瘤的内镜治疗

壶腹腺瘤是由十二指肠主乳头或副乳头引起的增生性腺体病变。这些病变可能偶发或在遗传综合征(如家族性腺瘤性息肉病)中出现。如果壶腹腺瘤没有切除,可能会恶变为壶腹癌,据报道,其发病率从 25% 增至 85%(Hirota et al,2006;Seifert et al,1991;Takashima et al,2000)。随着治疗性内镜检查术的进步,内镜下壶腹切除术已成为壶腹腺瘤手术的替代治疗方法(见第 59 章)。

诊断和局部分期

在行内镜下壶腹切除术之前,常规地使用前视和侧视内镜进行术前评估,以进一步显示病变。内镜检查结果包括自发性出血、易碎性、溃疡和硬结,通常与恶性病变有关。在内镜检查

过程中获得的活检标本可以评估增生或未怀疑的癌变,尽管当获得钳取活检标本时,多达 30% 的肿瘤可能会漏掉恶性肿瘤(Elek et al,2003)。因此,目前公认放大内镜和窄带成像技术等先进的内镜辅助技术可用来帮助预测壶腹病变的组织学特征(Uchiyama et al,2006)。

EUS 可评估病变的大小以及壶腹周壁、CBD 和胰管的受累或浸润,对于局部肿瘤分期的诊断,其优于 CT、血管造影和磁共振成像(Chen et al,2009;Manta et al,2010)(见第 16 章)。许多专家认为,较小的病灶(<1cm)无恶性肿瘤的可疑迹象(溃疡、自发性出血、活检为高级别不典型增生或癌),在内镜下切除前不需要进行 EUS 评估(Ballie,2005 年)。超声内镜可以帮助挑选适合内镜切除的壶腹部病变。ERCP 和胆管内超声检查(intraductal ultrasonography,IDUS)还可以帮助检测肿瘤在导管系统的发展情况(De Palma et al,2014)。

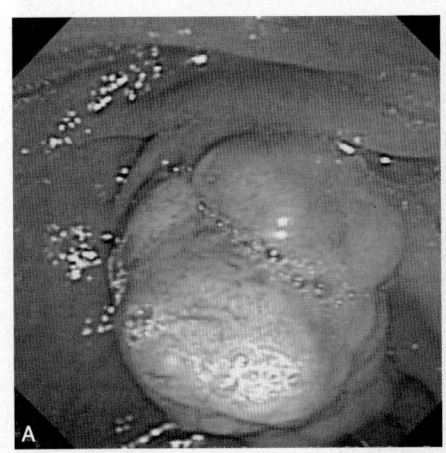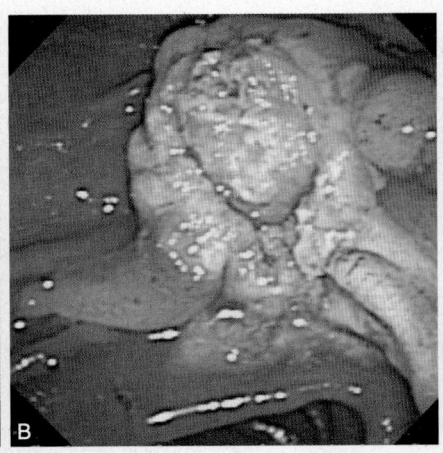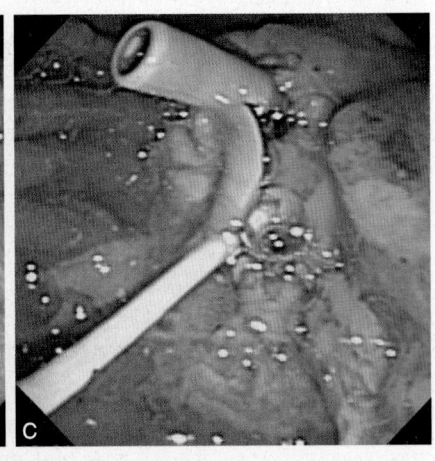

图 29.5　内镜下壶腹部切除术。(A)壶腹腺瘤。(B)整块切除壶腹。(C)随后置入胆管和胰管支架

内镜治疗

一旦排除恶性肿瘤,可以考虑行内镜下壶腹切除术。使用用于结肠息肉切除术的标准单极透热性圈套器来执行此操作。内镜切除的目的是完全除去壶腹病变,最好能整块切除(图29.5A 和 B)。当施行该技术时,通常也要去除壶腹内的胆总管和胰管,因为壶腹病变的中心通常被胆管和胰管牵拉。通常不建议黏膜下注射,黏膜下注射可能使病变中心周围的黏膜升高,形成凹陷中心("山谷效应"),影响整块切除和随后的胆管和胰管的处理(Harewood et al,2005;Irani et al,2009)。

对于大多数壶腹病变,圈套的尖端在肿块的上方靠十二指肠壁放置。然后缓慢打开圈套器,并缓慢推进圈套器导管,以使打开的圈套器环绕病变。一旦实现,圈套器将缓慢闭合,同时将圈套器导管移向病灶底部,然后进行息肉切除术。热疗法(氩等离子体凝固,单极和双极凝固,钕-钇-铝石榴石激光)可以用来对零碎或不完整的残余组织进行电灼切除术,小心地避免过度破坏胆管和胰管开口周围的组织。

大量研究表明,预防性胰腺支架置入术可减少壶腹部切除术后的并发症(Martin et al,2003;Yamao et al,2010)。确实,我们强烈建议预防性放置胰腺支架,因为它可以降低壶腹切除术后发生 ERCP 后胰腺炎的风险(Harewood et al,2005;Singh et al,2004)。切除前或切除后是否进行胰胆管括约肌切开术或支架置入术,这样的 ERCP 通常取决于内镜医师的喜好(图29.5C)。因为在壶腹切除术后识别胰管开口可能具有挑战性,一些作者倾向于在切除前先用亚甲基蓝或靛蓝胭脂红稀释的碘化造影剂进行胰腺造影。从理论上讲,在胆汁染色的胆管开口附近更容易识别蓝色染色的胰管开口,从而有利于切除后的插管(El Hajj et al,2013)。预防性胆道括约肌切开术和/或支架置入术没有得到广泛应用,也没有统一建议,除非担心壶腹切除术后胆道引流不充分(Adler et al,2006)。

接受内镜下壶腹部切除术的病人应接受常规监护。系统评价估计复发率在 0~33%,肿瘤较大和导管内进展是公认的危险因素(Han et al,2006)。内镜检查应使用十二指肠侧视镜进行;时间间隔取决于几个因素:切除标本的组织学和切缘状态、家族性腺瘤性息肉病的病史以及病人的年龄和合并症。此外,如果病理意外发现是恶性,则应转诊进行外科手术。

先进的胆道检查技术

手术改变解剖结构的病人胆道通路技术

手术改变解剖结构的病人的 ERCP 在技术上可能很困难。成功完成此过程需要克服两个主要挑战。第一个挑战是在改变的管腔解剖结构中达到乳头或胆肠吻合。一旦就位,第二个挑战就是要能够使用可用的内镜和附件从改变的位置插管并执行预期的干预。

胃-空肠吻合术(Billroth II)后的 ERCP

切除远端胃并行胃-空肠端侧吻合暨 Billroth II 吻合术。胃-空肠吻合时,输入袢通向十二指肠近端,而输出袢通向远端小肠。ERCP 是通过对输入袢进行插管并从足侧插入乳头来进行的。输入袢长度通常较短,使用常规的侧视十二指肠镜对输入袢进行识别以及在呈锐角的肠袢中前进可能是具有挑战性的。如果这一最初的尝试失败,则使用前视胃镜可以帮助识别正确的肠袢,然后可以用黏膜下注射墨水或通过放置导丝进行标记,以利于随后的十二指肠镜检查(Garcia-Cano,2008)。或者,整个过程可以用一个带帽的前视胃镜或小儿结肠镜进行。透明帽可能有助于通过曲折的输入袢,并有助于稳定选择性胆管插管时的镜体位置。最近的研究报道,成功进入输入袢和选择性胆管插管的比率超过 95%(Anastassiades et al,2013;Ki et al,2015)。

当使用十二指肠镜时,通常在到达十二指肠的第二部分时可见乳头。从这个位置看,乳头似乎旋转了 180°,与标准 ERCP 的 11 点位置相比,胆管插管通常朝 5 点位置。因此,与向上弯曲的乳头切开刀相比,标准造影管对于选择性胆管插管可能更可取。或者可以使用其他设备,例如带有向下"反向弓形"弯曲金属丝的 Billroth II 括约肌切开刀或可旋转括约肌切开刀,以促进这些病人的胆管插管(Maluf-Filho et al,2008)。在一个由 713 名病人组成的大型单中心研究中,使用十二指肠镜进行输入袢进镜和胆管或胰管插管的成功率分别为 87% 和 94%(Bove et al,2013)。同样,在 Billroth II 吻合结构的病人中,采用外套管辅助肠镜检查(单气囊,双气囊,螺旋肠镜)的

ERCP 成功率超过90%（Skinner et al，2014）。

除了与常规 ERCP 相关的潜在风险外，Billroth Ⅱ吻合还增加了不良事件的风险，包括在胃空肠吻合处或输入袢内的穿孔（Faylona et al，1999；Kato et al，2014）。因此，内镜医师应熟悉多种技术，并准备根据手术过程中的具体情况采取不同的策略。

空肠 Roux-en-Y 吻合后的 ERCP

在具有 Roux-en-Y 解剖结构的病人中，包括胆道开口的小肠袢被称为输入袢或胆胰袢（见第42章）。从胆管空肠吻合口到输入袢肠肠吻合口部位的肠管称为输出袢或 Roux 袢。这种类型的手术配置常见于减肥手术的病人（胃 Roux-en-Y 旁路）、胃切除术后的 Roux-en-Y 重建、肝移植和胆管手术。考虑到必须穿过的肠管的长度，Roux-en-Y 解剖对 ERCP 来说是一个重大挑战，这通常是十二指肠镜检查的禁忌证，到达胆管吻合术的成功率低至33%（Lee & Shah，2013）。在尝试进行 ERCP 之前，有必要对病人的手术报告、影像学和先前的操作流程进行全面分析以制定合理的策略。

当十二指肠镜无法进入胆胰袢时，可以使用推进式小肠镜（使用前视式小肠镜或推进式结肠镜）。在一个包括18例病人的病例组中，用推入式小肠镜或小儿结肠镜在达到乳头或胆肠吻合口的成功率很高（82%～86%）（Elton et al，1998），包括单气囊、双气囊和螺旋肠镜在内的深部小肠镜平台被用于进入远端小肠。所有这些技术都是相似的，因为它们依靠套管系统来允许更深的内镜插入。与十二指肠镜相比，更长的肠镜虽然易于通过被手术改变的解剖结构，但是这种优势有很多局限性：首先，缺乏侧视视野可能会使得插管更为困难。其次，更长的内镜其专属配件有限，限制了其诊断和治疗价值。较大直径的胆管支架的使用可能会受到内镜工作通道尺寸的限制，而当较长的内窥镜在手术改变的肠道被扭转或环入时，即使是较小口径的附件也很难通过通道。最后，这些操作过程可能很长（90～120分钟），因而长时间全身麻醉的风险增加（Choi et al，2013）。一项多中心研究评估了长袢手术旁路病人的深肠镜检查，结果发现，只有71%的病例成功达到了乳头或导管吻合术（Shah et al，2013）。在肠镜检查成功的病人中，预期的 ERCP 在85%～90%的病例中完成。这些结果表明，尽管与这些肠镜兼容的 ERCP 配件有限，以及潜在的插管困难，但展望未来，ERCP 成功的主要困难在于能否到达乳头或胆肠吻合处。

鉴于必须横穿较长的 Roux 袢和胆胰袢，对于 Roux-en-Y 胃旁路术病人，经口 ERCP 可能更具挑战性。因此，已经探索了通过残胃直接到达乳头部位的替代途径。先前的研究已经报道了通过外科手术或经皮胃造口术成功施行了 ERCP，主要限制是需要2周的窦道成熟时间，因此该技术不适用于需要紧急 ERCP 的病人（Gutierrez et al，2009；Tekola et al，2011）。相反，为了消除对两步法的需要，腹腔镜检查已被用于创建通向残余胃的入口，通过将十二指肠镜插入 Trocar 就可以立即进行 ER-CP。在一项回顾性研究中，将腹腔镜辅助 ERCP（laparoscopic-assisted ERCP，LA-ERCP）与气囊肠镜辅助 ERCP（balloonent-eroscopy-assisted ERCP，BEA-ERCP）进行比较，在插管率和治疗成功率方面，LA-ERCP 明显优于 BEA-ERCP（100%：59%，P<

0.001）（Schreiner et al，2012）。有学者介绍了一种使用经皮辅助内镜治疗的技术（Law et al，2013）。在该技术中，将胃镜经口推进到排空的胃，然后进行经皮内镜胃造口术。然后扩张胃造口以放置 FCSEMS。然后可以将十二指肠镜穿过支架行进以进行顺行 ERCP。也有报道使用 EUS 获得胃造口的其他技术。在超声内镜下识别出排空的胃部后，可通过使用腔内金属支架制作胃瘘，插入十二指肠镜以进行 ERCP（Kedia et al，2014）。这项技术的主要问题包括因胃瘘体重恢复的风险和支架移位。在批准这些创新技术之前，需要进行更大规模的前瞻性研究。

总之，对于因手术改变的解剖结构而选择建立胆道通路时，要根据病人因素、装备条件和操作者的专业知识，选择个性化的方法。

内镜超声引导胆管引流

据报道，在经验丰富的内镜医师手中，ERCP 对胆管和胰管减压的成功率为90%～95%（Kedia et al，2013）。在最初出现失败的 ERCP 之后，建议的下一步是重新尝试 ERCP。如果再次进行 ERCP 操作不成功，则采用传统的胆道减压方法包括经经皮经肝穿刺引流或手术。随着曲线阵列超声内镜和外围设备的发展，越来越多地报道了超声引导的胆汁引流（Kahaleh et al，2006）。

内镜超声交换技术

当标准 ERCP 失败时，采用 EUS 引导下以顺行方式将导丝留置在胆管中，以利于随后的逆行胆管插管。胆管进入的点（肝内与肝外）取决于可操作性和哪种途径有助于导丝操纵。无论是通过肝内还是肝外方法，都可以使用治疗性线性超声内镜自胃或小肠观察胆管。一旦使用多普勒超声检查确定了无血管平面，就将 EUS 针插入胆管。应努力将针尖朝向足侧，即十二指肠方向（Gupta et al，2014）。吸出胆汁，并注入造影剂以确认胆管系统的解剖。然后将亲水性导丝通过 EUS 针顺行进入胆管并穿过乳头部位。小心地取下超声内镜和针头，同时将导丝保持在适当的位置。然后将十二指肠镜插入并推进到十二指肠，此时可见穿过乳头的导丝。可以用活检钳或圈套器抓住留置导丝的远端，将其从附件通道中引入，然后将插管导管循导丝进入乳头。或者，也可以靠近留置导丝的方式，以标准的逆行方式完成胆道插管。EUS 引导的交会技术的总体成功率和并发症发生率分别为81%和10%（Iwashita et al，2014）。

内镜超声引导下顺行胆道引流

如果由于靠近乳头的管腔阻塞而无法进行 ERCP 或无法触及乳头的情况（例如 Roux-en-Y 胃旁路术病人），可以顺行完成胆管支架的放置。在 EUS 引导下获得胆道通路后，用球囊导管或探条加以扩张，以使支架进入胆道系统，随后在梗阻部位展开。总体而言，小病例系列报道的成功率和并发症发生率分别为77%和5%（Iwashita et al，2014）。

内镜超声引导下腔内胆管引流

ERCP 失败（即管腔阻塞、手术改变了解剖结构、不成功的胆管插管）后，可以考虑采用 EUS 引导的经管腔引流，并且可以替代经皮经肝胆管引流或手术。因为导丝无法穿过乳头

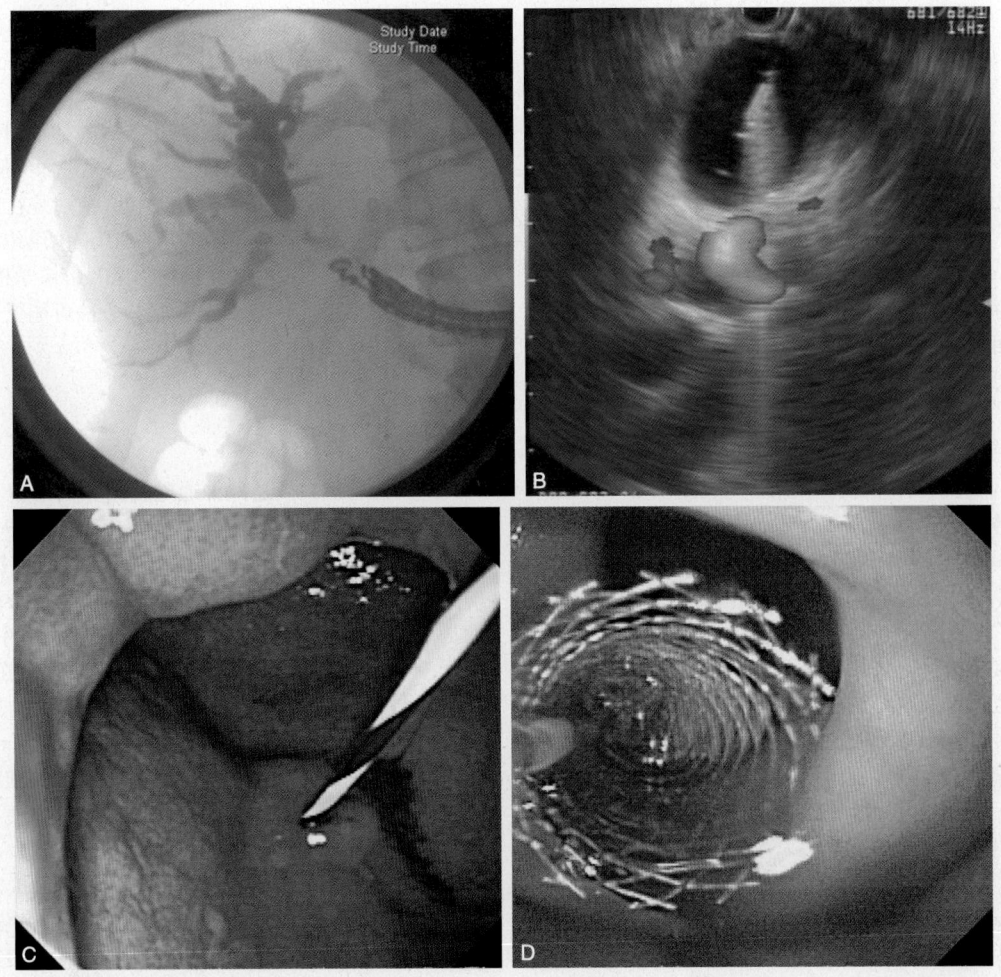

图 29.6　内镜超声（EUS）引导下的胆道引流。（A）胆道造影显示胆管远端完全梗阻伴弥漫性上段扩张。（B）借助超声内镜，穿刺针进入胆总管。（C）在胆总管-十二指肠吻合口中留有导丝。（D）扩张通道后，支架成功展开。

前进（如嵌顿胆道结石、乳头狭窄和肿瘤浸润），EUS 引导的顺行胆道通路不可行，可选择 EUS 引导的经管腔入路，同时还可以进行胆道减压。进入胆道既可以通过肝内途径（肝胃吻合术）或肝外途径（胆总管十二指肠吻合术），两种途径之间有类似的成功率（91% ~ 96%）（Artifon et al，2015 年）（图 29.6A）。不论采用哪种方法，在 EUS 和 X 线引导下均可以进入胆管，然后扩张瘘管和放置支架（图 29.6B 和 D）。据报道，塑料支架（直管或猪尾管）和 SEMS 均使用，总体成功率为 72% ~ 100%（Tarantino et al，2012）。塑料支架与 SEMS 之间没有比较研究，何种支架最佳尚未明确。通常，与 SEMS 相比，塑料支架价格便宜但通畅率较短。在 SEMS 中，未覆膜的 SEMS 与部分或 FCSEMS 相比，前者移位的风险可能较低，如果移位，则胆漏和腹膜炎的风险较高（Itoi et al，2011）。有报道称，采用新型腔内全覆膜金属支架（AXIOS 支架；Xlumena，Mountain View，CA）在超声内镜引导下行胆总管-十二指肠吻合术治疗恶性胆道梗阻（Glessing et al，2015；Itoi et al，2013）。这种新颖的完全覆膜的、宽腔、低断面的支架，可以使胃肠腔和胆管壁紧密并置，从理论上将移位或渗漏的风险降至最低。需要进一步的研究来评估与这些支架相关的疗效及其在 EUS 引导的胆道引流中的作用。

内镜下胆管组织获取和先进的成像技术

随着胆道系统的多种非侵入性影像学检查（包括高分辨率 CT 和 MRCP）的出现，ERCP 作为诊断工具的作用已经减弱。这种趋势的一个明显例外是在怀疑患有恶性胆道梗阻时需要进行 ERCP 并进行组织采样。

胆道组织获取与分析

胆管腔内刷检

ERCP 期间的胆管内刷检，是胆道狭窄下组织获取的标准一线方法，这主要是由于其广泛的可用性和技术可行性。将带护套的细胞学刷在导丝上推进到胆管中，刷子前进到护套末端之外，并且刷子在狭窄部位进行多次往复运动。至少要在狭窄处刷五遍进行采样，以使细胞产量最大化（Barkun et al，2006）。完成后，将刷子重新套上，并拔出导管。

对于胆道狭窄，细胞学刷检的诊断率很低，大多数研究报告其敏感性较差，为 27% ~ 56%（Victor et al，2012）。更长的细胞学刷设计和刷前狭窄扩张都未能最终显示出敏感性的改善（de Bellis et al，2003；Fogel et al，2006）。细胞学刷检敏感性差由于采样错误和细胞量低所致，通常归因于胆管癌的癌组织的特性，多为低分化腺癌，癌组织少，结缔组织多，不易获取癌细胞，以及胰腺腺癌通常仅导致远端胆管的外在压迫而不是直接的侵袭。

胆管内活检

ERCP 期间的胆管内钳活检是另一种常规用于胆道狭窄组织取样的技术。有成年（7F）和儿童（5~6F）口径的多种操作灵活的活检钳。与其他配件类似，活检钳可以进入胆管。尽管在胆道系统中存在留置导丝的情况下并不是必须的，但先前的括约肌切开术可能会加速活检进程（Lin et al，2003）。虽然以前的研究表明，用活检进行组织采样可提供最高的恶性检测率（de Bellis et al，2003），但有荟萃分析表明，刷检和活检具有可比性（合并敏感度分别为 45% 和 48%）（Navaneethan et al，2015）。细胞学刷检和胆管内活检相结合时在组织获取方面已显示出轻度优势，敏感度范围为 60% ~ 75%（Kitajima et al，2007；Rösch et al，2004）（见第 30 章）。

组织样品的分子分析

染色体异常通常见于恶性胆道狭窄（见第 9C 章）。流式细胞术已普遍应用于鉴定组织标本中的非整倍性。数项研究表明，流式细胞术用于 DNA 评估可提高敏感度（42%），但以诊断恶性胆道狭窄的特异度较低（70% ~ 77%）为代价（Ryan et al，1994）。此外，流式细胞术分析需要大量的细胞样本，这对于当前的内镜组织采样技术可能是一个挑战。

已经引入了新的辅助细胞学技术，包括数字图像分析（digital image analysis，DIA）和荧光原位杂交（fluorescent in-situ hybridization，FISH），以提高常规细胞学的诊断率。DIA 使用计算机评估来量化 DNA 含量、染色质分布和核形态，以评估非整倍性。在单中心前瞻性研究中，与常规细胞学检查（18%）相比，DIA 的敏感性更高（39%），但特异度明显较低（分别为 77% 和 98%）（Baron et al，2004）。FISH 是一种细胞遗传技术，它使用荧光探针选择性结合选定染色体的特定部分，从而可以通过荧光显微镜检查对多体性进行评估。与常规细胞学或流式细胞术相比，FISH 的潜在优势在于仅需更少的细胞进行分析

（Fritcher et al，2009；Levy et al，2008）。Gonda 及其同事（2012年）证明，在 FISH 的恶性胆道狭窄诊断标准中包括删除 *9p21* 基因座（*p16*），其敏感度从 47% 提高到 84%，而特异度没有改变。

总体而言，在不确定的胆道狭窄的初步评估中，应进行 ERCP 细胞学刷检和/或胆管内活检。先进的细胞学方法，例如 DIA 和 FISH，可以潜在地提高敏感性，特别是在细胞学和组织学阴性的背景下。应该强调的是，对胆道内组织取样指征进行多学科讨论至关重要。如果根据临床和影像学检查进行手术，则某些狭窄不需要活检，或其他活检方法可能更合适。

先进的内镜胆道成像

经口胆道镜检查

经口胆管镜检查是一种通过使用微型内镜和导管通过十二指肠镜的附属端口插入胆管，直接对胆管进行内镜检查的技术。在基于内镜（"子母"）的系统中，通过十二指肠镜（母镜）的附属通道插入了一个细的内镜（子镜）。该系统的主要局限性是，要求两个独立的内镜医师共同操作程序中的每个范围。相反，基于导管的系统仅需要一个内镜医师。在该系统中，具有四腔导管和允许四向尖端偏转的操作界面的独立仪器连接在十二指肠镜的轴上。然后可以将一根 0.77mm 的光纤探头插入柔性 10F 导管中，然后通过十二指肠镜的辅助通道将其推入胆道。通常需要进行胆管括约肌切开术，以便导管能进入胆管。除了用于光学探头的通道外，导管还包括一个 1.2mm 的附属通道和两个 0.6mm 的冲洗通道（Chen et al，2007）。

经口胆道镜检查已主要用于难治性胆总管结石的治疗（在本章前面讨论）和不确定的胆道狭窄的评估。胆道镜检查可以直接观察和检查胆道上皮的黏膜异常（图 29.7）。胆管镜检查发现不规则的曲折和扩张的血管、胆管内病变、溃疡或乳头状黏膜突出与潜在的恶性肿瘤高度相关（Kim et al，2000）。在一项前瞻性多中心研究中，在 92% 的病例中仅通过肉眼观察就能区分良恶性病变（Osanai et al，2013 年）。此外，在胆道镜检查过程中的直接观察有助于选择性地针对组织取样，研究显示，72% ~ 97% 的病例得到了恰当的活检（Chen et al，2011；Dra-

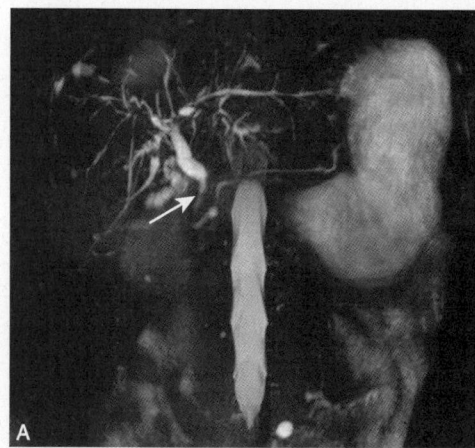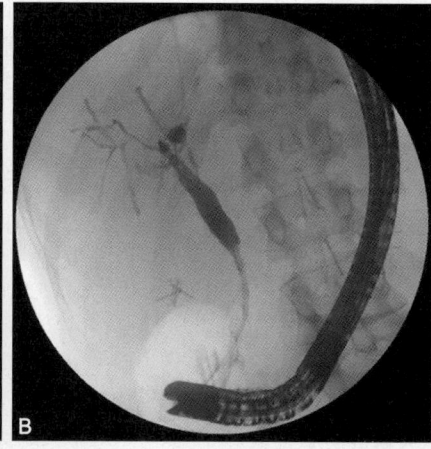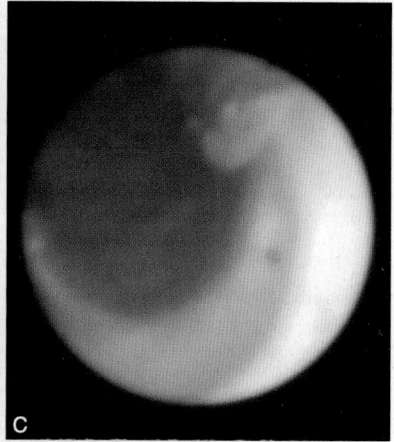

图 29.7   原发性硬化性胆管炎（PSC）显性胆总管（CBD）狭窄的评估。（A）磁共振胰胆管造影显示胆总管远端长段狭窄（箭头）伴上段胆管扩张。（B）胆管造影显示胆总管狭窄较长，上游肝外胆管扩张，肝内胆管呈珠状，与原发性硬化性胆管炎一致。（C）经口胆道镜直接观察胆管，可见光滑、有瘢痕的狭窄

ganov et al,2011),恶性病变的准确率高达 87%(Kalaitzakis et al,2012)。经口胆道镜检查也已用于诊断源于原发性硬化性胆管炎的恶变(Tischendorf et al,2006)和评估肝移植后胆道并发症(Balderramo et al,2013)。总体而言,胆道镜检查代表了一种不断发展的新技术,用于评估未分化的胆道狭窄、排除隐匿性恶性肿瘤和胆道结石的治疗。新型高清晰度胆道镜的引入可能有助于改善胆管检查,并在胆道疾病范围内确定其与常规 ERCP 的辅助作用(Parsi et al,2014)。

内镜超声

EUS 的发展导致了用于胆道超声检查的小口径超声探头(直径 2.9mm 或更小)的发展。这些 IDUS 微型探针通过十二指肠镜的辅助通道通过导丝引入,并进入胆管。与标准 EUS 相比,IDUS 的工作频率更高(12~30MHz),在更高的图像分辨率(0.07~0.18mm)下穿透 2cm(Gabbert et al,2013)。胆管在 IDUS 上显示为三层。最里面的高回声层对应于黏膜和胆汁界面,中间的低回声层对应于不连续的纤维肌层,而最外面的高回声层代表浆膜下脂肪层(Tantau et al,2008)。

IDUS 已用于评估可疑的胆总管结石症。几项研究报道,在正常胆管造影病人中,与 ERCP 和经腹部超声检查相比,IDUS(97%~100%)检查提高了对胆管结石检测的敏感性(81% 和 45%)(Das et al,2001;Ueno et al,1997 年)。然而,由于 EUS 在可疑胆总管结石病人中检测胆总管结石的诊断准确性很高(敏感度为 89%,特异度为 94%),所以 IDUS 在胆道结石病诊治流程中的作用仍有待确定(Garrow et al,2007;Petrov et al,2009)。

几项研究报告了 IDUS 有关胆道恶性肿瘤的发现。这些标准包括低回声团的存在、正常胆管结构的破坏、狭窄的边界(不对称、刻痕)或可疑淋巴结的存在(>1cm,低回声,带有光滑边界的圆形)。在一项前瞻性研究中,ERCP 或 IDUS 与 88% 的病人恶性肿瘤的正确诊断相关,而单独使用 ERCP 的病人则为 76%(Domagk et al,2004)。此外,即使在各种研究中,甚至与标准的 EUS 相比,IDUS 仍能改进胆管癌的局部肿瘤分期(Menzel et al,1999;Tamada et al,2001)。然而,IDUS 的穿透深度受限,并且无法进行细针穿刺,大大限制了其在评估晚期肿瘤扩展以及淋巴结和转移分期方面的效用。

IDUS 是一种有前途的先进内镜成像方法,可实现胆管系统的高分辨率图像。有限的穿透深度和检查更多远端部位的能力阻碍了这一优势。需要进一步研究以确认其作为 ERCP 和 EUS 辅助成像工具的地位。

共聚焦激光内镜检查

共聚焦激光内镜(confocal laser endomicroscopy,CLE)允许对胃肠黏膜实施在体实时高分辨率组织学评估。通过投射共焦孔的低功率激光来实现成像。然后,聚焦在特定组织层上的聚焦光束被光电检测设备捕获,并转换成处理成灰度图像的电信号(Nakai et al,2014)。由于 CLE 依赖于组织荧光,因此在成像前先静脉注射荧光素染料(5~10ml 的 10% 荧光素)以突出组织结构(单个细胞结构、脉管系统)。相邻的正常结构相比,肿瘤组织缺乏对比剂摄取会导致颜色变暗。

当前有两种可用的 CLE 系统:基于内镜的 CLE 和基于探针的 CLE(probe-based CLE,pCLE)。前者太大,因为 CLE 集成在内镜尖端中,因此通常使用可插入十二指肠镜辅助通道的 CLE 探头进行胆道检查。激光(488nm,蓝光)通过探头内的数千条最佳光纤传输(探头的直径为 9mm),随后的共焦图像数据以 12 帧/秒的帧速率采集,有限视野为 325μm。pCLE 可能具有挑战性,因为最佳成像需要探头和病人稳定性。

胆道疾病中行 pCLE 的适应证尚未确定,但研究表明,在可疑恶性胆道狭窄的评估中具有潜在的作用。在一个大的前瞻性多中心研究中,pCLE ERCP 用于胰胆管狭窄的研究,pCLE 在诊断恶性肿瘤方面的数据为 81% 的准确度、98% 的敏感度和 67% 的特异度。与仅使用组织采样的 ERCP 相比,pCLE 的准确度提高到 90%,而 ERCP 为 73%(Meining et al,2011)。尽管取得了这些令人鼓舞的初步结果,但随后的研究表明在胰腺胆管良性和恶性病变的 pCLE 表现的区分方面,内镜医师间存在很大差异(Bakhru et al,2013;Talreja et al,2014)。从业者之间的不一致诠释强调了既需要对进行正规的结构化培训(Dunbar et al,2007),也需要验证当前建立的诊断标准(Meining et al,2012)。

(项灿宏　译　董家鸿　审)

第 30 章

肝胆放射介入技术

Karen T. Brown,Anne M,Covey

肝胆放射介入学

肝脏微创介入技术适用于肝脏疾病范围较广,可分为经血管、胆管和肝实质介入。本章的目的是概述介入的范畴,特指那些在影像学引导下的经皮介入操作,而更详细的内容会在相应章节内阐述。

血管介入

肝脏是一个有丰富血供的器官,由门静脉和肝动脉血提供营养、经肝静脉回流。这些血管是介入放射科医师进行介入治疗的共同路径。

门静脉

经门静脉进入肝脏的血流为其主要的营养血供,其回流内脏和脾脏血液。最常见的门静脉异常是门静脉高压症,这是肝硬化的典型表现(见第 76、81、83、87 章)。门静脉高压症的诊断依据包括脾肿大、血小板减少、静脉曲张、腹水和肝衰竭。1969 年,Rosch 和他的同事们报道了第一例于狗身上进行的经颈静脉门腔分流术(transjugular intrahepatic portosystemic shunt,TIPSS)。13 年后,Colapinto 及其同事(1982)报道了第一次在人身上应用的 TIPSS,由此产生一个由肝静脉经肝实质到门静脉的路径,进而降低了门静脉的压力,缓解了病人顽固性腹水和急性曲张静脉出血。起初,TIPSS 通道是由一系列扩张器或球囊扩张术建立的,成功率有限。在 20 世纪 80 年代中期,Palmaz 金属球囊扩张支架问世后(Palmaz et al,1986),不但大大提高了该技术的成功率,而且使得该技术亦得到了推广。之后,进一步的改进诸如覆膜自膨胀支架的使用,提高了长期的通畅度,使得 TIPSS 不仅成为致命性出血病人的治疗选项,而且也成为治疗难治性腹水的一个有效方法。

TIPSS 最严重的并发症是肝性脑病,这是由于原本经肝的血流分流所致。因此,肝性脑病是其相对禁忌证。其他禁忌证包括右心衰竭、肝静脉闭塞和脓毒症。

对于肝性脑病和门静脉高压症或者左半门静脉高压症(脾静脉闭塞所致的胃静脉曲张)病人,球囊导管闭塞下逆行性静脉栓塞术(balloon-occluded retrograde transvenous obliteration,BRTO)或者球囊导管闭塞下顺行性静脉栓塞术(balloon-occluded antegrade transvenous obliteration,BATO)可能比 TIPSS 的效果更好。BRTO 和 BATO 是对高风险或者已经出血的胃静脉曲张病人进行经导管的硬化剂栓塞。经典的做法是将乙碘油、十四羟基硫酸钠(硬化剂)和空气通过一个三通阀混合而成。

由于肿瘤外压导致门静脉狭窄或者闭塞,在一些病人中产生与肝硬化门静脉高压类似的症状,放置自膨胀支架可缓解静脉曲张和腹水。这种情况常见于局部进展的胆胰系统肿瘤,此时门静脉的支架可改善血小板的减少,并拓宽化疗药物的选择(图 30.1)。

门静脉栓塞(portal vein embolization,PVE)是另一种相对常见的血管介入性操作,为肝切除之前的辅助治疗。当病人的剩余肝体积(future liver remnant,FLR)不足时,需进行体积测定(利用 CT 或者 MRI)或者肝脏储备功能检查(吲哚菁绿清除试验,即 ICG)。FLR 的术前增生可以通过对侧 PVE 来诱导(May et al,2013)(见第 108C 章)。对有肝硬化的病人,大多数外科医生认为 FLR 超过肝脏总体积(TLV)的 40% 是安全的。而无潜在肝病的病人,FLR 大于肝脏总体积的 25% 是可以接受的。其他损害肝功能的危险因素包括糖尿病、既往化疗史和脂肪肝。因此,FLR 必须通过个体化的评估来确定。

PVE 由 Makuuchi 等人于 1989 年首次实施,目的是为了增加肝切除的安全性。原先此操作需经由回结肠静脉,且需开腹和在全麻下进行。尽管结扎门静脉分支可以通过开腹手术来完成,但现在此过程最常用的是经皮途径,常作为门诊手术。用 21G 穿刺针(针管外径为 0.80mm)进行同侧门静脉分支穿刺,再用典型的血管造影导管行门静脉造影和栓塞。栓塞药物选择范围较广,包括乙基碘油(碘油)、明胶海绵、凝血酶、胶水、球型栓塞剂、钢圈、硬化剂等。每一种栓塞药物均可使 FLR/TLR 绝对值增加 8% ~ 10%,但尚无哪一种被证明为最优选的栓塞剂。PVE 并发症不多,最严重的并发症是栓塞了非靶标的门静脉支或者是栓塞了 FLR 门静脉供应支,后者会导致手术不能进行,但发生率不到 1%(van Lienden et al,2013)。

肝动脉

门静脉介入操作最常用于治疗门静脉高压症的并发症,或者像 PVE 之类作为肝切除的辅助措施。经肝动脉的介入术多数用于有效治疗肝脏不可切除的恶性肿瘤或者为了控制外伤导致的出血(见第 21、96、122、124、125 章)。

原发性及转移性肝癌的大部分血供来自肝动脉,而非肿瘤组织的肝实质主要营养血供来自于门静脉。因此,通过肝动脉的治疗方式可以影响肿瘤的血供而不会导致肝实质的损害。

20 世纪 70 年代中期,人们认识到肝脏双血供的特性有助

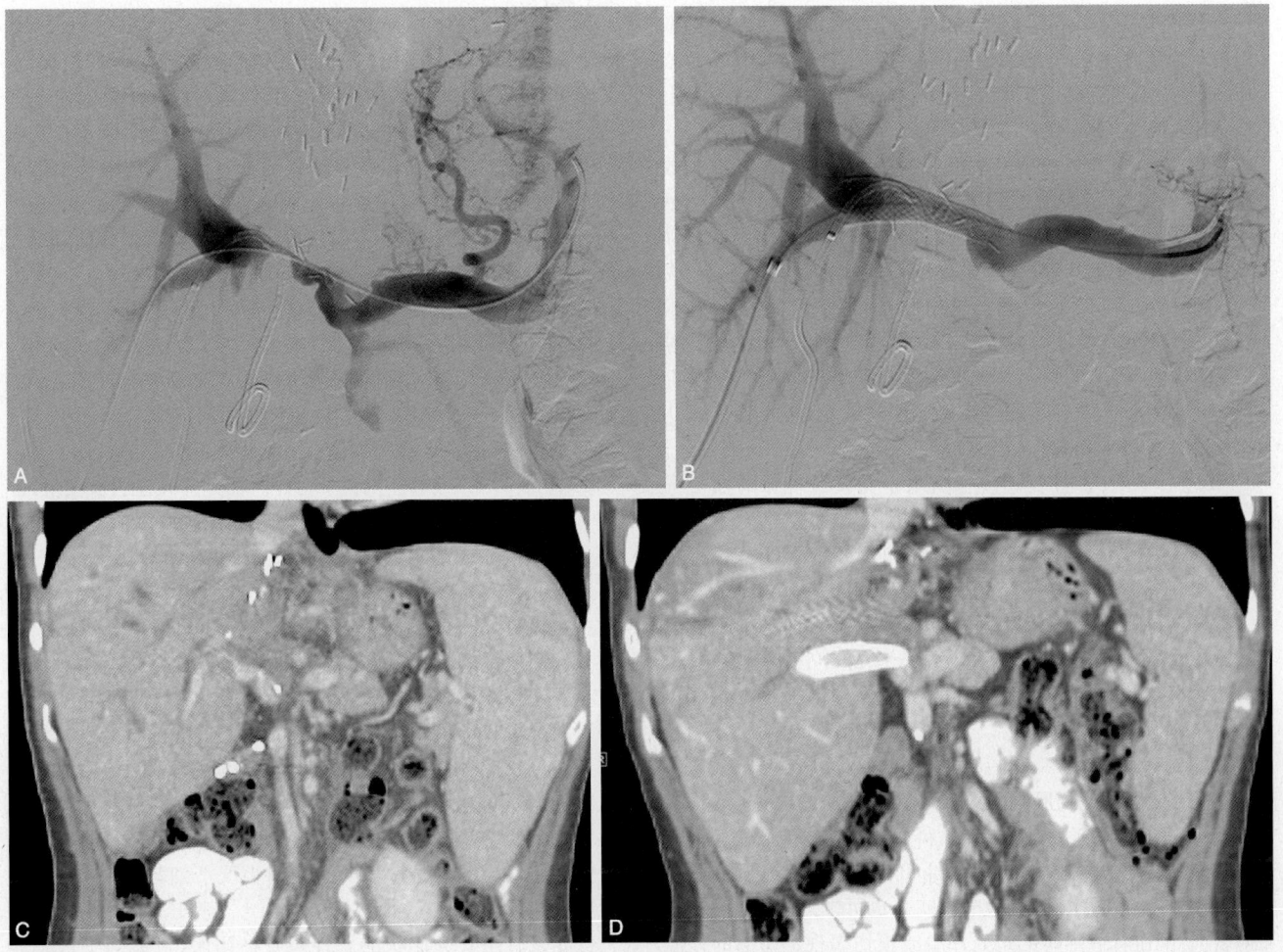

图 30.1　（A）一例胆管癌病人经门静脉造影显示门静脉不规则狭窄，可见曲张静脉，确诊门静脉高压症。（B）在狭窄段放置一个金属支架后，静脉曲张不再显著；门静脉支架之前（C）、之后（D）冠状位 CT 成像，对比显示脾肿大减轻。支架置入后数天，血小板计数从 $70×10^9$/L 增加到 $180×10^9$/L

于进行有效的经动脉治疗，在富血供的神经内分泌肿瘤肝转移和肝细胞癌中 样能产生疗效。随后，经动脉治疗开始应用于多种富血供肿瘤，比如肉瘤、乳腺癌以及其他在影像学上不表现特别富血供的肿瘤例如结肠癌或者胆管癌（肝转移）。

治疗这些肿瘤采用不同的方法，包括化疗灌注、经动脉栓塞（transcatheter arterial embolization，TAE）、经动脉化疗栓塞（transarterial chemoembolization，TACE）、载药微球栓塞（embolization with drug-eluting beads，DEB-TACE）以及放射粒子栓塞（radioembolization，RAE）（见第 96 章）。两项随机对照研究表明，与仅接受最佳支持治疗的病人相比，接受 TACE 的肝细胞癌病人总生存期显著延长（Llovet et al，2002；Lo et al，2002）。目前为止，还没有研究最终证实 TACE、TAE、RAE 之间有显著的总生存期差异（Brown et al，2012）。

经动脉的直接治疗指征包括症状控制（由于神经内分泌肝转移瘤引起的疼痛或者激素相关症状），系统治疗后疾病进展，延长病人生存，以及使某些选择性的肝细胞癌病人得到局部肿瘤的控制以过渡到肝移植。经动脉治疗很少达到治愈性结果，而且要根据疾病的进展来有计划地反复治疗。在疾病负荷小的时候，与消融术联合可以作为一种潜在的治疗手段（见第 98 章）。此时，介入后行消融术可以使得瘤内沉积的满载的栓塞粒子指引消融设备的操作。另外，动脉封堵后消融区域可能会有增大（Tanaka et al，2013）。在某些病例，还可以通过造影发现术前尚未发现的病灶，从而改变治疗策略。

每一种治疗方式的选择标准都是不同的。宽泛地说，没有基础肝病或者肝功能代偿期（Child-Pugh 评分 A 或者 B7）肝硬化、肿瘤不可切除且负荷小于 50% 都可以进行动脉介入治疗。过去，因高死亡率和高并发症率，门静脉闭塞病人被认为是行介入治疗的绝对禁忌。最近，一系列研究表明，门静脉闭塞的病人行 TAE、TACE、RAE 治疗后并没有显著增加其并发症发生率，目前的研究支持在此类病人中选择性进行介入治疗（Kim et al，2009；Lau et al，2013；Maluccio et al，2008）。

不同的动脉介入治疗的并发症谱并不相同。TACE 不常见骨髓抑制和脱发。RAE 的放射性相关肝功能衰竭仅有 1%~2%。动脉硬化和闭塞的发生率在每种方法中都不一样，但都会导致将来的介入操作困难（Miyayama et al，2006）。TACE 和 DEB-TACE 更容易发生动脉狭窄和闭塞（Erinjeri et al，2010；Geschwind et al，2003）。如果造影发现此种情况，经一段时间后肿瘤可能会从肝外血管获得动脉供应，使治疗更具挑战性以及产生更高的非靶向栓塞风险。常见的产生肝外血供的分支包括右膈、内乳、胃十二指肠、肋间和肾包膜动脉等。

经动脉介入治疗的并发症包括异位栓塞、肝功能衰竭、血管损伤和栓塞后综合征。栓塞后综合征在大多数病人都可发生，表现为某种程度的疼痛、发热和或恶心，可持续数日。持续的疼痛提示可能有异位栓塞到胰腺导致的胰腺炎，胆囊或者上消化道的血管栓塞导致的胆囊炎、胃或者十二指肠溃疡等。

肝动脉也是肝移植后介入治疗的通路。导致肝移植失败的众多因素中，肝动脉血栓形成是仅次于原发性移植物功能障碍的第二位重要原因，亦为移植相关死亡率的主要原因。该并发症可由吻合技术导致，包括供体和受体的血管直径不符、吻合时有张力或者扭曲。多数病例的肝动脉血栓形成发生在术后100天内，可以表现为暴发性肝衰竭和/或胆管缺血坏死导致的脓毒症。因为这些病人在抗排斥治疗下机体处于免疫抑制状态，若为胆管坏死导致的革兰氏阴性脓毒血症，治疗是非常困难的（见第120章）。

移植后早期，多普勒超声可以用于探查肝动脉的血流异常。如探查到血流异常，则需考虑采用增强检查（超声、CT或者血管造影）。为了挽救移植的肝脏，如证实有血流异常，即使是无症状者，也应再次手术以重建血管（Pareja et al，2010）。

移植后，肝动脉的并发症包括闭塞、狭窄和假性动脉瘤。对于肝动脉狭窄或者闭塞的大多数病例，经导管接触溶栓、血管成形术和/或支架置入来重建血管是有效的。假性动脉瘤很少见，但确为致命性的并发症，要用覆膜支架来治疗（见第120章和第124章）。

遭受钝性外伤后，肝脏为第二最常被损伤的器官（第一是脾脏）（见第122章）。美国创伤外科协会建立的钝性伤评分表可以用以指导这类病人的治疗（Tinkoff et al，2008）。肝动脉的损伤包括假性动脉瘤，可以是单个病灶也可以是多发的"星空征"表现，即血管造影时的多处外溢或损伤表现。局部的外溢或者假性动脉瘤常用钢圈栓塞治疗，将受损伤的远端或者近端的血管栓塞，或者置入覆膜支架。当有多处损伤时，可能需行微粒栓塞。如前所述，肝脏是双重血供，当门静脉无恙而行肝动脉栓塞时，病人并发症并不多。肝动脉的损伤可发生于医源性的情况下，既可为外科手术后又可为经皮操作后，例如胆管引流或者TIPSS后，处理亦相似，皆可用钢圈栓塞或者放置覆膜支架。

肝静脉

经肝静脉介入是肝脏血管介入中最少用的途径。布-加（Budd-Chiari）综合征是一个潜在危及生命的疾病，为不同病因导致的肝静脉流出道狭窄，发病率约1/1 000 000（见第88章）。急性发病的病人表现为上腹痛和腹水，经过一段时间后，出现肝小叶中心的纤维化以及进展为肝硬化。初始治疗包括全身抗凝，但是单纯抗凝的效果仍有争议。如果病人症状加重，则需进行溶栓、静脉成形术和/或支架置入治疗，有些则需行TIPSS（Copelan et al，2015）。

原位肝移植后可能会发生肝内或者肝上下腔静脉狭窄，会产生类似于Budd-Chiari综合征的临床症状。如果多普勒超声检查发现血流增速，则提示此诊断。静脉造影时，狭窄段的压力梯度大于6mmHg（1mmHg=0.133kPa）即可诊断（Kubo et al，2006）。静脉造影或者在选择性的病例中放置支架可减轻症状和保护肝功能。

胆道介入

随着增强CT和MRI等非侵入性胆道成像技术的发展，为诊断胆道异常而进行侵入性经皮经肝胆管造影术的需求已经大大减少（见第20章）。因此经皮经肝的胆道造影术很少单独用于诊断方面，而是多在胆道介入治疗时使用。经皮经肝胆道引流或者放置支架，可以缓解因阻塞性黄疸引起的症状，包括瘙痒、厌食和胆管炎。胆道引流也用于术前或者化疗前降低胆红素，或者因胆漏而需引流胆汁（Migita et al，2009）。侵入性方法用于治疗胆道结石病或者方便胆管内治疗的情况就更为少见，例如近距离放疗。

总体来说，因放置塑料或者自膨胀式金属支架（self-expanding metal stent，SEMS）可通过Oddi括约肌正常开口而引流整个胆管树，肝总管下端的胆道阻塞（例如低位胆道梗阻）（Bismuth et al，1992）最好经内镜下治疗。在一些高位胆道梗阻（胆囊管开口或者以上部位）的病人，却需采用经皮引流，因为这样处理，既可引流阻塞段胆管的近端，又不污染非梗阻部分。

病人是否需要引流以及最佳的方案是什么，需由多学科讨论决定，包括肝胆外科、胃肠病和介入放射科医生等。操作前，需要有高质量的肝胆管造影来帮助制定计划。增强CT和MRI对于胆道解剖和病变的检出非常有益（见第18章和第19章）。某些情况下，超声可能会为梗阻水平和门静脉的通畅性提供特殊信息，但单独使用超声检查是不够的（见第15章）。胆道介入前，推荐预防性使用覆盖葡萄球菌、链球菌和需氧菌和革兰氏阴性杆菌的广谱抗生素来预防感染。尤其是对已行胆道重建或使用胆道器械后的病人，因为这种情况下细菌定植胆道的发生比例非常高。

在没有胆管炎症状的恶性胆管梗阻时，可能会安放初始SEMS。跟塑料支架相比，放置金属支架的胆管中位通畅时间较长（3~9.1个月对比1.8~5.5个月），但是病人的总生存期没有差异（Levy et al，2004）。当合适时，应首选一期支架置入，因为这样无需外接装置。另外，如果病人有引流不全的胆管，留置一根引流管反而会增加胆管炎的风险，因为细菌定植可在48小时内发生，而置入一期支架，污染引流不完全胆管的机会较少。最后，高位胆管梗阻者的内引流支架下端常常置于乳头上方，在没有肠内容物反流或者外接装置时，可维持胆管树的流畅度，这样即使在病人支架堵塞后，胆管炎的发生率也会大大减少（图30.2）。

金属支架可覆盖聚氨酯，目的是防止肿瘤侵入导致堵塞。但事实并非如此，其可增加并发症如急性胆囊炎（Isayama et al，2004）和支架异位的发生风险（Yoon et al，2006）。因覆膜支架有堵塞肝段胆管的风险，常不建议在高位胆管梗阻时使用。覆膜和裸支架的使用指征仍需进一步的研究对比确定。

胆道活检

某些情况下，胆道梗阻的病因在进行引流时尚未明确。对引流的胆汁可行细胞学检查，但是诊断的敏感性较低。胆道活检对于胆管内病变的病理学诊断（例如胆管癌），以及复发性肿瘤与缺血或术后狭窄的鉴别诊断是有帮助的（见第22章和第51章）。进行胆道引流时，在胆管造影实际狭窄处进行腔内刷检和活检钳取材可以获得标本。这些技术对于腔内病理学的

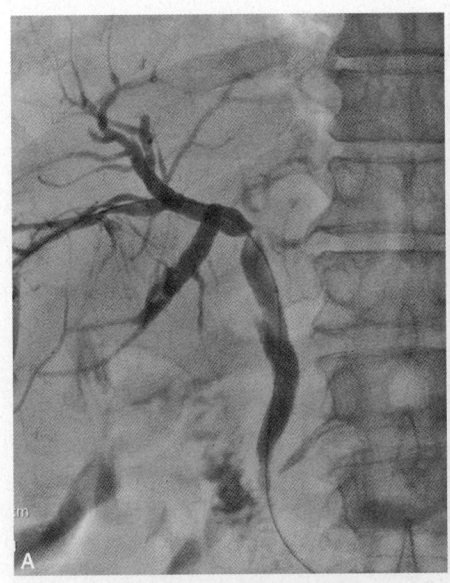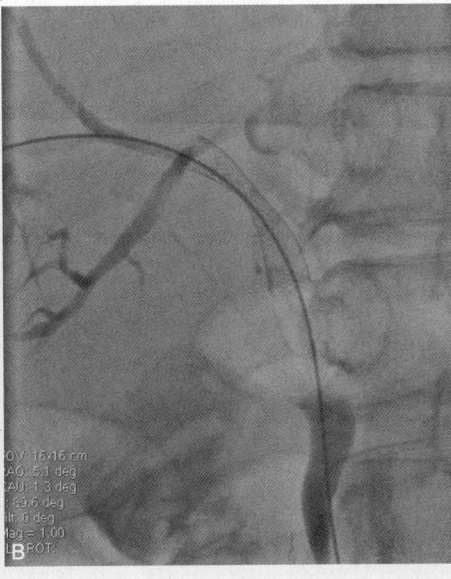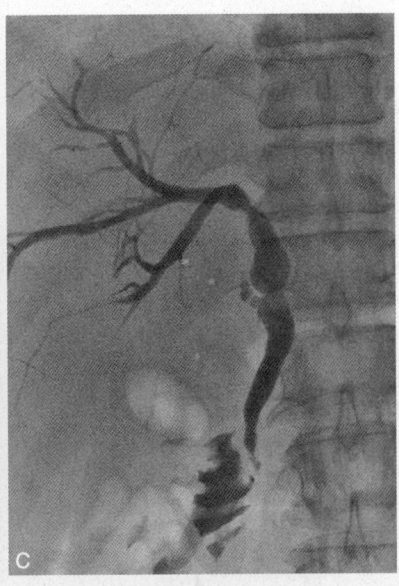

图 30.2　（A）胆道造影显示因转移性结肠癌导致的右肝管的一小段狭窄。（B）支架置入后,狭窄解除、右后叶肝管直接延续至右肝管。（C）造影显示造影剂经 Oddi 括约肌可顺利进入十二指肠

诊断非常有价值（例如胆管癌）,而对外部肿瘤压迫导致的阻塞性黄疸诊断则意义有限（例如肝门部淋巴结及肝实质内肿块）。对于诊断困难的病例,可通过内引流管来保护胆管树,然后进行狭窄处的细针穿刺。胆管造影术引导的细针穿刺可用于腔内和腔外梗阻的诊断。

经皮胆囊穿刺引流术

经皮胆囊穿刺引流最常用于治疗急性非结石性胆囊炎的重症住院病人,但也可用于治疗重症或因伴发病而不能行胆囊切除术的结石性胆囊炎（见第 33 和 34 章）。这个操作亦可提供经胆囊或者胆管树取石的通路,或提供因胆囊管开口以下胆总管梗阻的胆道引流通路。胆囊结石存在时,该操作一般作为延缓措施,即先解决脓毒症并可待病人治疗条件好转,再接受后期的胆囊切除术。

在有胆道梗阻的肿瘤病人中,由于置入 SEMS 而导致胆囊炎的情况并不少见,此时常伴有胆囊结石,而覆膜支架正好覆盖了胆囊管开口汇入处,特别是当胆囊造影显示造影剂限于胆囊管或胆囊内部时（图 30.3）。一些病人随后进行了胆囊切除术,但当采用保守治疗（权宜之计）时,病人可能需要带着胆囊引流管生活。据报道,胆囊造瘘术是治疗极高危结石性胆囊炎病人的有效措施,而这些病人可在置管后仍无症状（Nasim et al,2011）。在胆囊造瘘术后 24~48 小时内,大部分病例的感染症状获得控制。如为非结石性胆囊炎,引流管可在开始引流胆汁时加一个封堵帽,此为胆囊管通畅的明显征象,但此时不能拔除引流管,直到 2~3 周窦道形成后才能拔除（Hatjidakis et al,1998）。与经腹胆囊穿刺比较,经肝胆囊穿刺时窦道的形成时间要更短。而将结石从胆囊中取出的操作应在窦道形成之后进行。

胆石症

胆囊和胆管内结石可通过不同途径和方法被取出（见第 36 和 37 章）。当胆囊切除术后胆总管有结石时,待放置 T 管的窦道形成后经 T 型管取石。如果在胆囊切除术很久后发生的胆管结石,则可以经肝取石。胆管结石可有胆管炎症状也可无症状。经皮取结石的第一步是经皮置入胆道引流管。2~3 周的引流后成熟窦道形成,便可将原来的导管更换为直径更粗的导管。下一步要进行球囊括约肌切开术,随后用球囊把小的结石推至十二指肠。如果结石太大不能通过经扩张后的壶腹部,可用取石网篮打碎、套取或者碎石。一旦管道清理干净,便可换内外引流管置入。病人 1~2 周后返院,经胆管造影检查以确认有无残余胆管结石。如果管道很干净,就可将内外引流管更换为外引流（下端在壶腹部以上）并封堵。如果病人引流管封堵后感觉良好,亦可不做进一步造影检查便拔管。

胆道损伤

钝性或者穿透伤都可损伤胆道,但是外科手术的损伤更常见（见第 42 章和第 122 章）。当腹腔镜胆囊切除术刚刚应用时,胆道损伤的发生率非常高,部分源于经验不足,但现在大多数原因为对胆道的变异认识不充分所致（见第 35 章和第 38 章）。当胆管被钳夹或者横断,除了引流堵塞或者横断的管道,几乎无法行经皮治疗。而术后发生狭窄时,病人可能表现为胆管炎、瘙痒、黄疸或者症状的组合。有时胆道不扩张或者仅仅轻度扩张。经皮建立通道（至胆管树）,然后经过狭窄段（图 30.4）,放置一个内外引流管通过狭窄段,放置时间长达数周直到窦道形成。病人再次返院时,用球囊扩张狭窄处（Lee et al,2012）。大部分病人可成功行胆肠吻合术,长期随访发现仅有 5% 的病人出现再狭窄（Janssen et al,2014）。采用直径小于 10mm 的球囊扩张狭窄的胆总管成功率不高。如第一次扩张后,返院检查发现不成功,则可用更大直径球囊来扩张。一些术者使用切割球囊来进行特殊的抗狭窄扩张,亦得到更好、持久的治疗效果（Murkund et al,2015）。

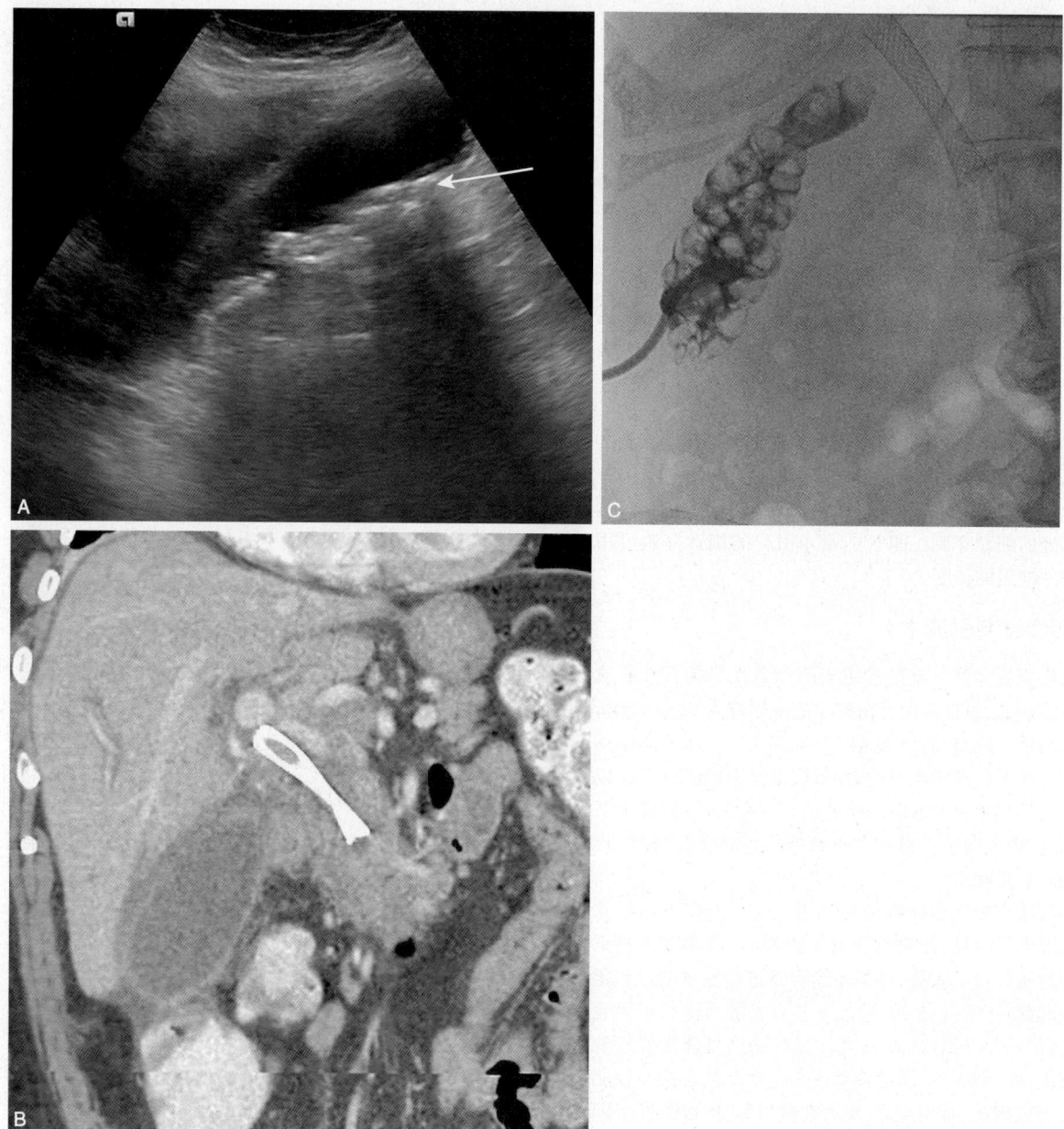

图 30.3　（A）超声证实多发的高回声结石，后方伴有声影（箭头）。（B）冠状位 CT 证实胆囊壁增厚及少量胆囊周围积液，此外可见内镜下支架置入后、延伸至肝总管之前，覆盖了胆囊管开口。（C）胆囊造瘘管置入后造影证实胆囊多发结石且胆囊管无显影以及造影剂进入支架

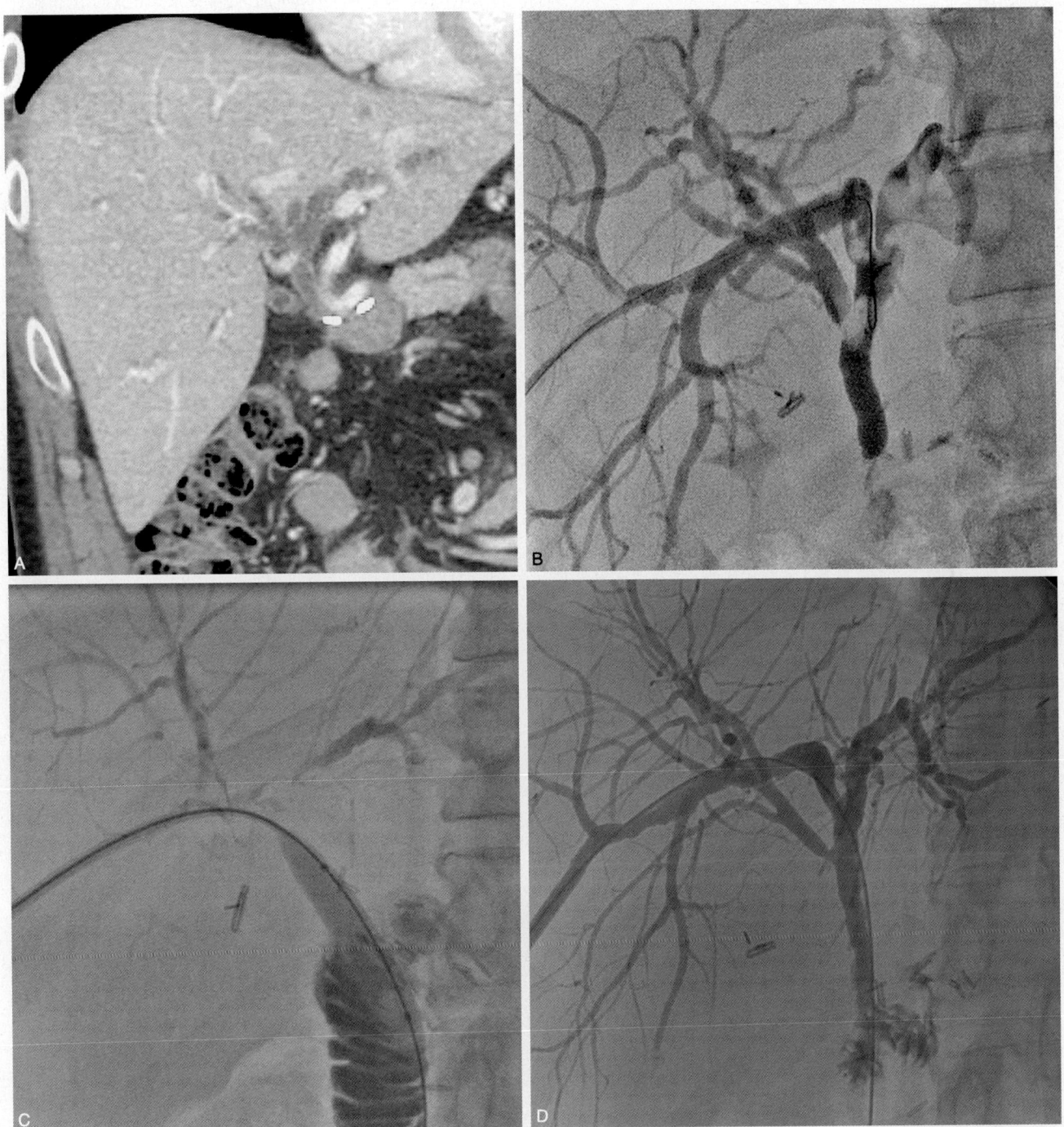

图 30.4　（A）冠状位的 CT 扫描显示胆肠吻合以上的胆管扩张。（B）当置管引流时即时造影见吻合口处的狭窄,充盈缺损为气泡。（C）狭窄被 10mm 的球囊扩张。（D）扩张后三周的胆道造影显示明显通畅的胆肠吻合口

肝囊肿

　　肝囊肿发病率最高为 5%,一般是偶然通过横断面成像检查而被发现(见第 75 章和第 90B 章)。肝囊肿可逐渐增大但很少有症状,尽管当囊肿对邻近结构产生了重力(挤压)效应而会产生一些症状。另外,囊内出血会产生疼痛。单纯的肝囊肿应注意与囊性肿瘤相鉴别。最相似者为囊腺瘤,且有变成囊腺癌的可能性。不幸的是,横断面成像检查并不能很可靠地将这两种占位病变区分开。转移性病灶如果有坏

死,亦会表现得像囊肿,特别是治疗后的胃肠道间质瘤肝转移灶;当然可以根据既往病史和之前的影像学检查进行鉴别诊断。

　　单纯囊肿不需要主动治疗,除非病人有症状而且症状明确与囊肿有关。单纯穿刺引流可提供暂时的缓解,如症状缓解就可证实其关联性,但是穿刺引流后的复发率是 100%。引流后注入硬化剂已被腹腔镜下囊肿开窗术所替代,病人可以耐受而且避免了留置导管所带来的一些问题(见第 75 章)。囊腺瘤因其有癌变风险,亦建议外科手术。

肝脓肿

在美国,大多数肝脓肿是细菌性脓肿(见第 72 章)。由阿米巴原虫引起的阿米巴脓肿、真菌性脓肿各约占肝脓肿的 10%(见第 73 章)。细菌性肝脓肿可由多种细菌引起,通常有病因可循。常见的原因是消化道来源的血行性感染,憩室炎或者阑尾炎病人常伴有肝脓肿。横断面的影像学表现非常典型,可表现为菜花状、有隔膜的复杂集合(图 30.5)。尽管如此,可采用经皮穿刺和抗生素的联合方式成功地治疗肝脓肿,当然有时置管引流可能会延长时间(Mezhir et al,2010)。影像学检查应包括骨盆平面,以便仔细评估可能的病因。有胆道阻塞的病人,特别是既往有胆肠吻合术、经壶腹部置入支架、经皮引流等病史,会有细菌侵入而导致肝脓肿的发生,此时命名为胆汁瘤可能更合适(图 30.6),而且表现较细菌性肝脓肿简单些。感染性胆汁瘤的原因包括支架阻塞、肿瘤复发或者吻合口狭窄,应置管引流直至梗阻被解除。Oddi 括约肌和巴氏括约肌受损病人在行肝肿瘤动脉栓塞术后,也可并发肝脓肿(Mezhir et al,2011)(见第 96 章)。这一点在进行肝动脉栓塞术病人的术前评估中是应该被考虑到的。这些病人通常有胰十二指肠切除术手术史(图 30.7)或由于其他原因导致细菌定植。真正的肝脓肿应该与术后发生的"肝周"脓肿相区别,后者不在肝实质内,通常更容易治疗(图 30.8)(见第 27 和 103 章)。

阿米巴脓肿

阿米巴脓肿不像细菌性肝脓肿,其具有典型的流行区域旅行史(见第 73 章)。病人主诉皆有发热和腹痛,常伴有肝肿大,特别是大的囊肿。当囊肿体积小时,仍需要和细菌性脓肿相鉴别,因发病时尚不能检测到阿米巴抗体,尽管其随后会有典型检查结果。使用甲硝唑后,病人症状便可迅速得到控制,除有破裂外,很少需要更多的治疗措施。一项 57 例病人的随机研究显示,脓肿大小为 5～10cm 时,与单独使用甲硝唑组相比,使用了吸氧和甲硝唑后,病人的发热和腹痛尽管很快得到缓解,但无统计学差异,而且在并发症发病率、死亡率、治疗失败率、白细胞水平降至正常的时间以及住院时间方面,两组病人亦无差异(Bammigatti et al,2013)。

肝包虫囊肿

包虫囊性疾病是一种寄生虫引起的疾病,由细粒棘球绦虫引起(见第 74 章)。其幼虫引起疾病,流行于地中海、中东、南美洲以及新西兰和土耳其等地,这些地区的人群通常与羊和狗密切接触。最常见发病部位是肝脏(50%～80%),其次是肺(5%～30%)。外科手术为治疗的首选方法;但是近年来也开始探索经皮穿刺治疗。2005 年,Paksov 和同事报道了 59 个病人 109 个包虫囊肿的经皮介入治疗过程。治疗方法为经导管注入作为杀虫剂的高渗盐水或者阿苯达唑钠。所有病人在穿刺 48 小时前给予阿苯达唑[给药剂量为 10mg/(kg·d)],并持续 2 个月。治疗前给予苯海拉明和氢化可的松预防过敏反应。两种治疗方法对两组病人皆安全有效,仅高渗盐水组有 1 例复发,与外科报道的 4% 的复发率相比,结果良好。尽管在治疗之初,随着囊液的抽吸和药液冲洗,囊肿会恢复原来大小,但经过一段时间后治疗成功者皆可缩小。

肝脏消融

肿瘤

结直肠癌是第三大常见恶性肿瘤,而且大多数疾病相关死亡是因为转移。多达 50% 的病人在疾病过程中会进展到肝转移(见第 92 章)。其中一半的病人病灶局限在肝脏,这些病人中约 25% 的病灶可被切除。有效的系统性化疗(见第 99 章和第 100 章)和肝切除技术的进步(见第 103 章)改善了病人生存、

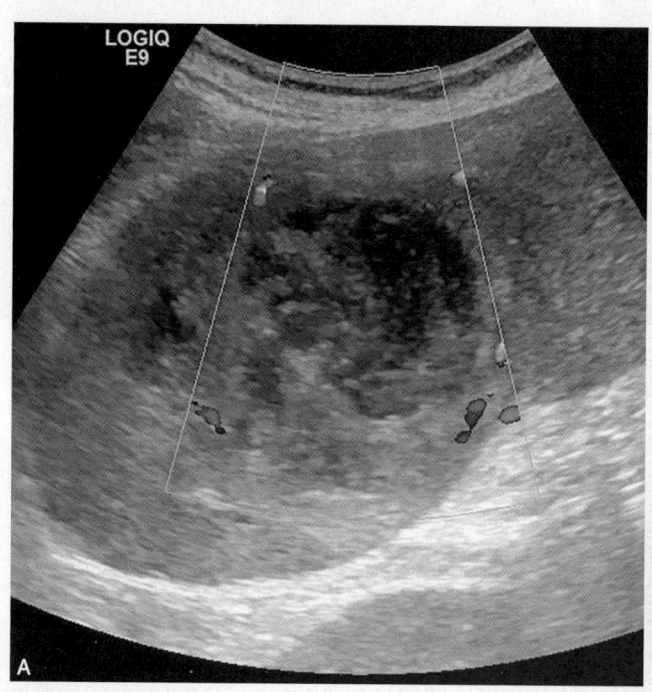
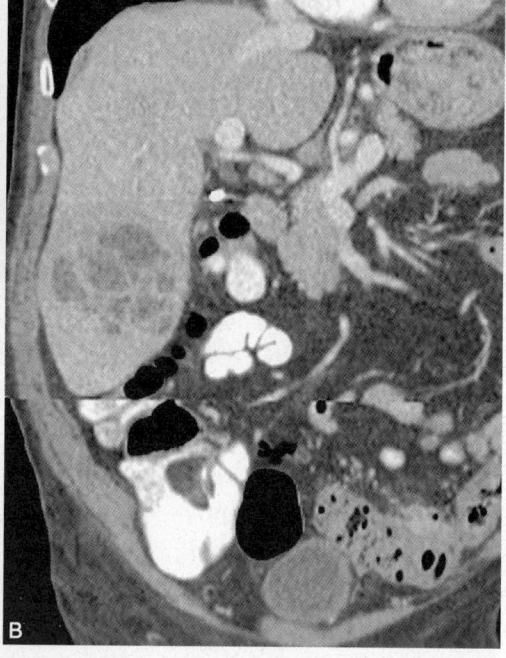

图 30.5　(A)肝脓肿的超声表现:复杂回声,有多个分隔及强回声。(B)细菌性肝脓肿有多个分隔,冠状位 CT 证实为典型的"菜花样"表现

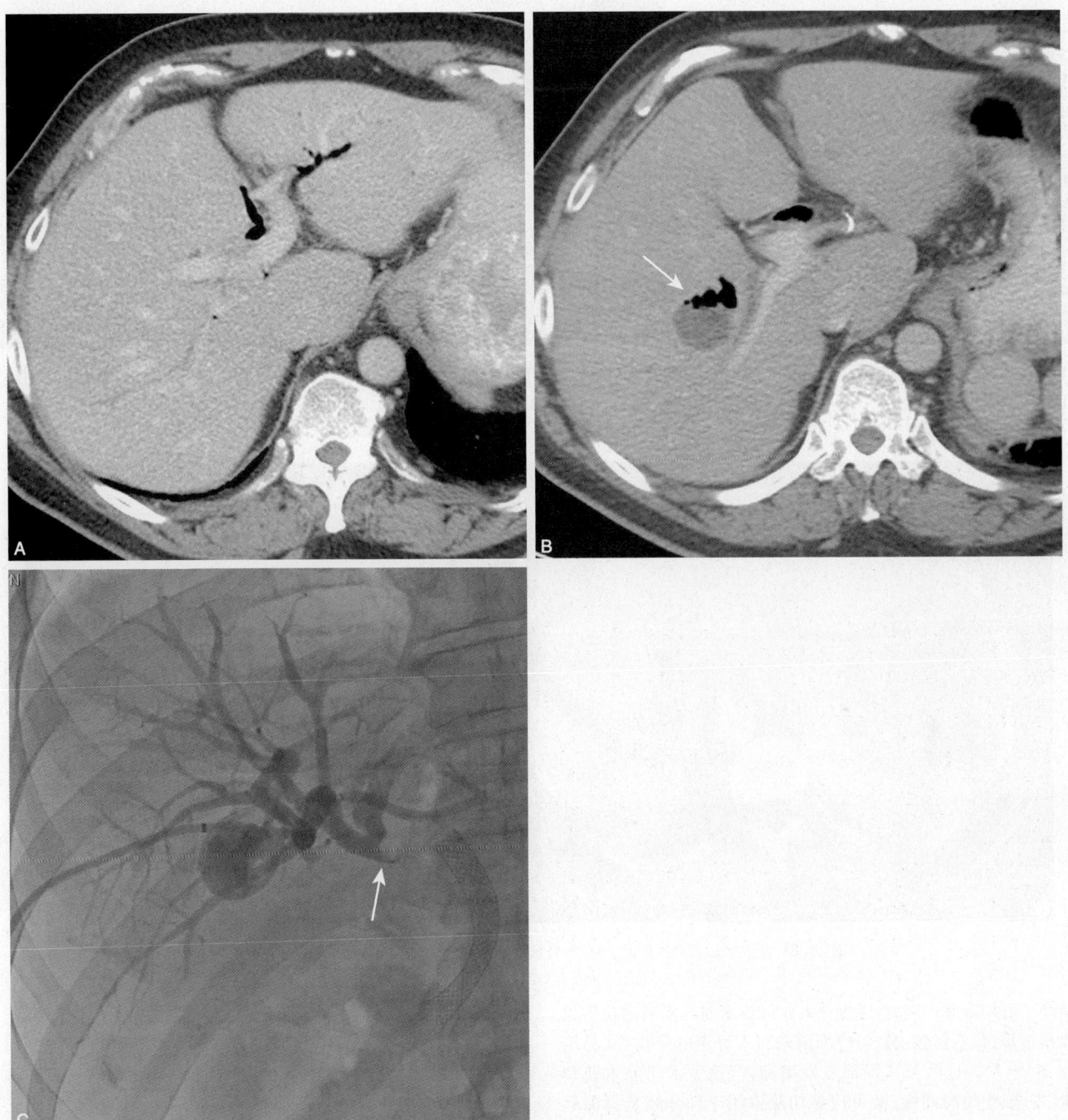

图 30.6　(A)一个胰腺癌病人的 CT 显示远端胆管梗阻,已放置了金属支架。(B)三个月后,病人有发热和白细胞水平升高,CT 显示同一水平位置有气液混杂区域。(C)置管引流一周后造影显示胆管汇合处阻塞性的充盈缺损

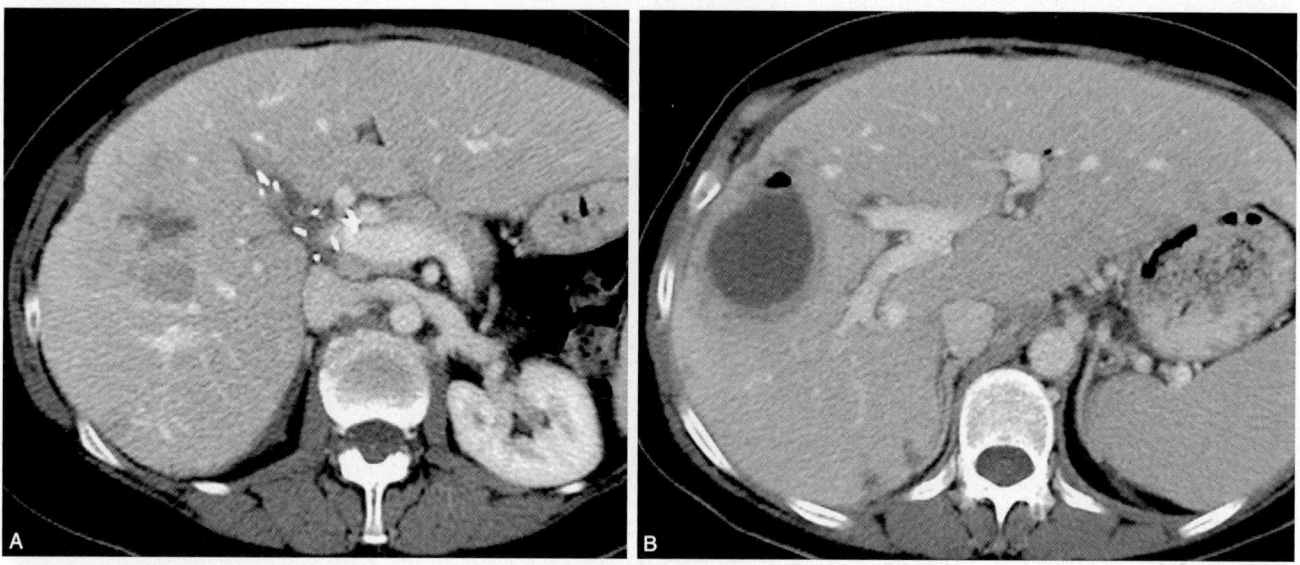

图30.7　(A)病人为神经内分泌肿瘤肝转移,右肝有几个典型病灶。(B)栓塞后3周的CT影像,伴有发热和白细胞水平升高,肿瘤治疗的部位呈现一个厚壁的脓肿

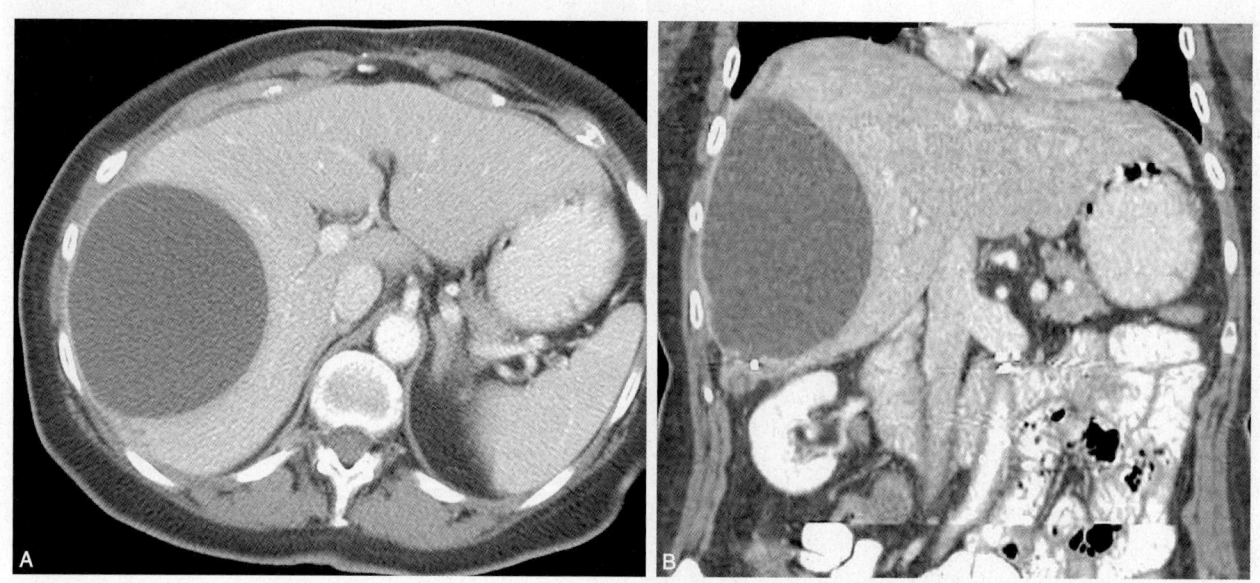

图30.8　病人术后肝周的积液,轴位(A)和冠状位(B)。注意其如何"推挤"肝实质

提高了肝切除率。同时,经皮介入放射技术如经皮消融技术也取得进步,包括射频、微波、冷冻消融和不可逆电穿孔等(见第98章)。尽管这些技术局部复发率高,但比手术切除术花费少、安全、住院时间短,故可代替切除术用于部分经选择的病人。随着丙肝病人筛查的加强和早期发现的小肝细胞癌病人增加,经皮消融技术也常用于肝癌,尤其是那些有肝硬化而且肝病程度重不适合切除的病人,或者作为等待移植的辅助治疗。也有其他肿瘤可能接受消融治疗,但需评估其数目、大小和位置以确保治疗成功率。

治疗标准

尽管肝脏消融在技术上是先进的,但其成功率取决于肿瘤的大小。有研究发现,消融的边缘对于消融的成功很关键,4~8周后的CT如果显示有5mm的边缘,则其局部控制率最佳(Wang et al,2013)。多数的消融术会产生一个椭圆形的凝固性坏死区域,最大长轴约4cm,并受限于局部肿瘤和组织的特性。因此,成功的消融是局部复发率低且肿瘤直径多数小于3cm,最佳为不超过2.5cm。大的或者形状复杂的肿瘤,通过使用多个针重叠消融亦不可能来获得有效治疗结果。肿瘤的位置也同样影响消融效果或者其安全性。对临近高流速血流血管(门静脉、肝静脉、下腔静脉)的肿瘤进行消融时,会伴有冷却效应,使得临近血管壁的部分热量不足、导致边缘效果欠佳,而导致局部复发风险增高。

很难有效地对包膜下肿瘤进行消融治疗。还有诸如胆道或者其他邻近的器官结构,可能被热或者冷损伤,尽管不可逆的电穿孔可以进行部分此类操作,但安全性亦可能无法保证。

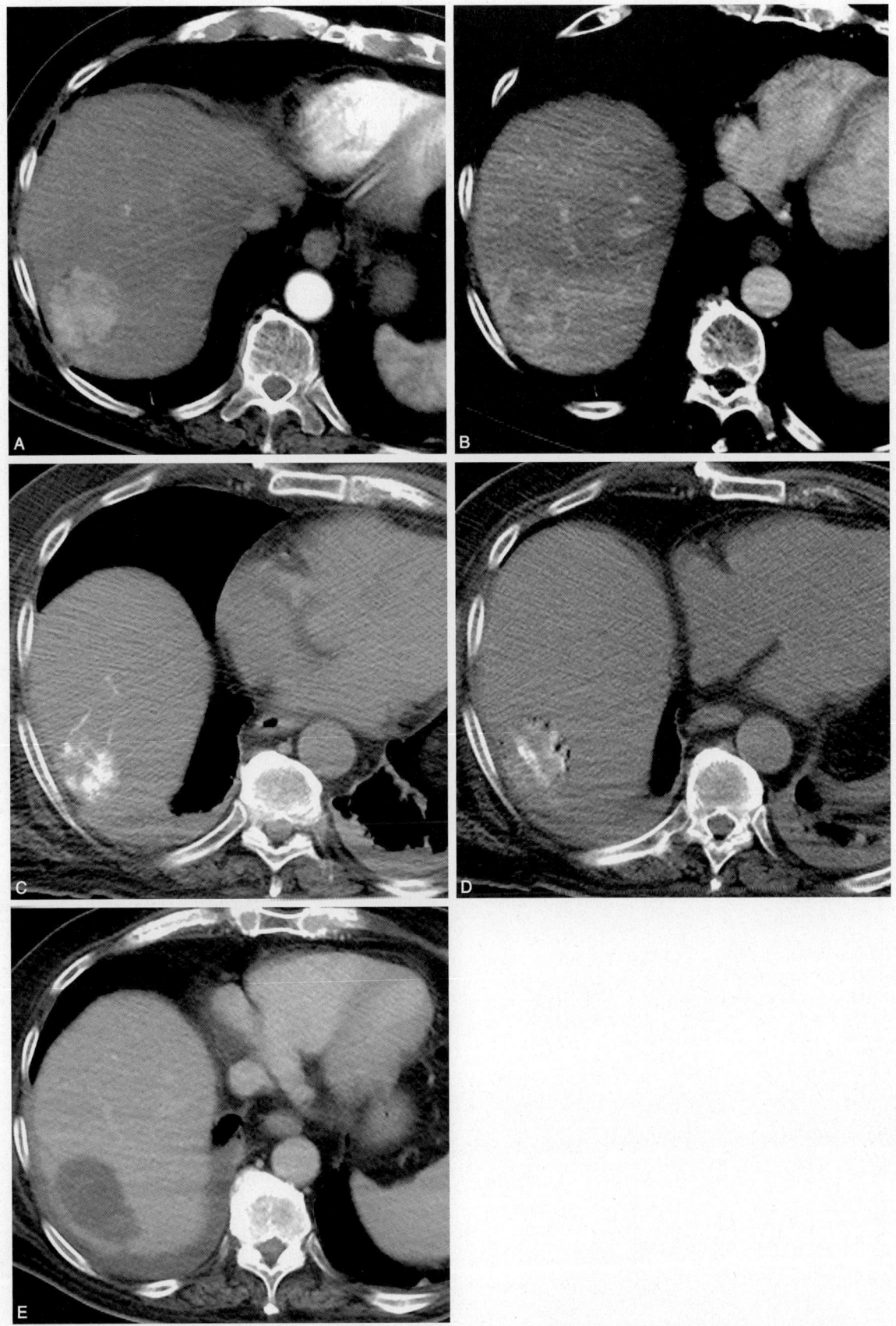

图 30.9　动脉(A)和静脉(B)期 CT 显示一个病人直径为 5cm 的单个肝细胞癌,伴有非酒精性脂肪性肝炎,紧接着栓塞后(C)肿瘤内仍有残留的造影剂,用一根单针的射频电极消融后,可见电极消融的针道和瘤周的小气泡(D)。治疗 6 周后可见影像学的完全缓解(E)

公正地讲，经皮消融的最理想病人是寡转移肿瘤，如：肿瘤不超过3个，肿瘤最大直径均小于3cm，不临近主要胆管或其分支，不临近血流速度快特别是直径大于5mm的血管。局部复发率和病人的生存率亦与肿瘤数目和大小有关，单个肿瘤疗效最好。

消融治疗肿瘤大小的标准在肝细胞癌和其他富血供的肿瘤上可适当放宽，因为这些富血供肿瘤可以首先进行栓塞治疗（图30.9）。此时，消融联合栓塞具有理论上的优点。首先，提供了双重坏死的机会，即使肿瘤暴露于两种彻底坏死的方式下：缺血和致死性高温（Elnekave et al,2013）。由于栓塞导致入瘤动脉血供中断——此为主要供瘤血管，再行消融时就不必克服肿瘤及其边缘环境血流带来的冷却效应，理论上可提高效率，使热损伤效果更好。其次，如紧接着栓塞术后进行消融，对于直径1~2cm的小肿瘤来说，由于栓塞后造影剂滞留，放射影像上目标更清晰，操作更容易。最后，栓塞材料沉积少，可能会有复发的区域被消融覆盖补漏。

结果

遗憾的是，结直肠癌肝转移消融治疗的证据来自于单臂的回顾性研究，尚无前瞻性的随机研究发表（Wong et al,2010）。据报道，结直肠癌肝转移病人的总生存期比例为4%~55%，局部复发率4%~60%。最佳的消融条件（小的肿瘤、局限于肝脏、不临近血管、有经验的介入医生操作）应达到98%的局部控制率（Gervais et al,2009）。对于小的肝细胞癌，三个随机对照研究对比了外科手术和消融术的疗效（Chen et al,2006；Feng et al,2012；Huang et al,2010），其中两个研究报道两组相似，病人3年总生存期生存率都在70%左右，无进展生存期（progression free survival,RFS）生存率50%~60%；只有Huang证实手术比消融好，在5年总生存期生存率（75.7%对比54.8%）和RFS生存率（51.3%对比28.7%）上，手术组病人高于消融组病人。2013年的一篇综述也指出了（Cucchetti et al,2013）此结果可能是因肿瘤的大小而导致。在切除组，98%的肿瘤是单发、直径小于3cm的，在消融组仅47%的肿瘤是单发、直径小于3cm的。这可能提示，经过仔细选择的病人，对于直径小的、单发肿瘤，消融可以取得与切除一样的疗效。

（王葵　译　樊嘉　审）

第31章

胆道探查术和胆肠吻合术

Sean M. Ronnekleiv-Kelly and Clifford S. Cho

概述

用于治疗胆道疾病的微创技术减少了开放手术的必要性。虽然胆道疾病的开放性探查已经不如既往常用,但对于某些具体情况,例如不适合内镜治疗的胆总管结石伴梗阻性黄疸或胆管肿瘤切除后需要胆道整形,更具侵入性的开放手术仍然有应用指征。重要的是,要彻底了解胆道的解剖结构,熟悉各种手术的步骤和方法。包括胆管探查术和胆肠吻合术在内的手术技术是本章讨论的重点。

解剖

了解肝外胆道解剖结构和变异对于手术安全至关重要(见第2章)。引流各肝段的肝内胆管最终汇合为引流右半肝的右肝管和引流左半肝的左肝管,然后汇集于肝门,形成肝总管,这是门管三联中最前面的结构。在80%~90%的病例中,右肝动脉在肝总管后面走向右肝,而在少数病例中,发现肝右动脉在肝总管前面走向右肝。与左肝管相比,右肝管具有较短的肝外段(1.5~2cm),其离开肝实质后在Ⅳb段下方穿行3~4cm。当Ⅳb段较宽时,左肝管呈现较长的肝外横向走行,而当Ⅳb段较窄时,则呈现较短且更倾斜的肝外走行(图31.1)。左肝管和左门静脉在胃肝韧带的腹膜反折内行进;降低ⅣB段底部的肝门板有利于显露这些结构(图31.2)。当左肝管和左门静脉进入脐裂时,它们由左肝动脉和血管分支连接到Ⅱ、Ⅲ和Ⅳ段,引流这些肝段的胆汁。为了最大程度地显露这些结构,通常需要分离脐裂底部的肝组织桥(桥接Ⅲ段和Ⅳ段)(图31.3)。镰状韧带底部的韧带(闭塞的脐静脉)穿过脐裂,将Ⅳ段与Ⅱ段和Ⅲ段分开。Ⅰ段的肝管流入左右胆管系统,大部分引流进入肝总管附近的左肝管。

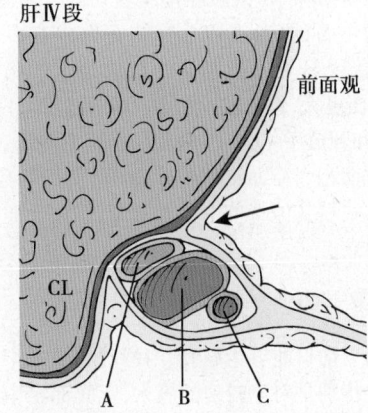

图31.2 矢状切面显示Ⅳ段和尾状叶(CL)与左门管三联的关系,左门管三联包裹在与Ⅳ段底部的Glisson囊融合的小网膜的反折内。箭头表示解剖的切口,以降低肝门板(图31.5)。A.左肝管。B.门静脉左支。注意左肝动脉(C)在脐裂处连接左肝管和门静脉左支

图31.1 显示肝脏节段结构的肝脏展开图。门管三联以分段方式分布在左右肝脏中。左肝管始终在Ⅳ段的底部下方凹陷中肝外行进,将Ⅳ段与尾状叶分隔开(Ⅰ段;见图31.2)。圆韧带标记脐裂,并汇合成门静脉左分支的脐部。每个门管三联由肝动脉、门静脉和胆管组成。注意脐裂中左门管三联的分布,其主要分支向内侧延伸至Ⅳ段,两个主要分支向左叶Ⅱ和Ⅲ段侧向延伸

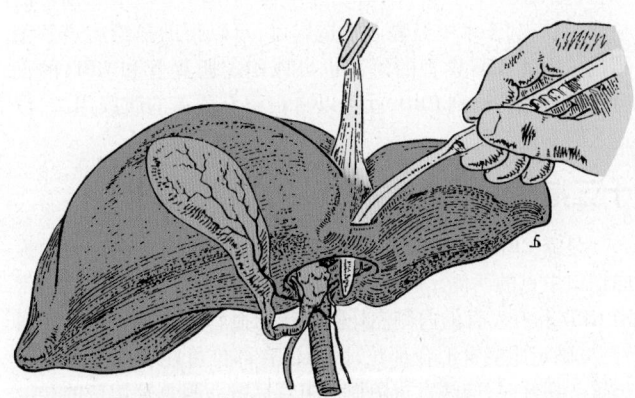

图31.3 肝组织桥常出现于Ⅳ段底部之间,基于此,可以将肝左叶分开。这可以通过将弯曲的导向器穿过其下方并用电热切割来方便地完成。特别是对于胆管的走向是垂直的并且Ⅳ段的基部很短的情况,这种分离可用于帮助进入左肝管。如果存在组织桥,则始终需要进行操作以允许解剖出Ⅲ段胆管(见图31.8)

进行安全的手术操作,术者需要熟悉胆道引流的解剖变异,因为这种变异发生在高达 25% 的病人中(Babel et al,2009)(见第 2 章)。有许多与左右肝管汇合和胆囊管插入相关的胆管变异。尽管左胆道系统相当一致,但右胆道系统容易发生解剖变异;最常见的变异包括右前或右后叶胆管在汇入左胆道系统之前呈现更长的肝外走行(Blumgart et al,1984)。

胆管探查

概述

据估计,约 10% 的美国成年人受到胆石症的影响,其中近三分之一的病人在其一生中需要接受胆囊切除术(见第 32 章)。接受胆囊切除术的病人中,有 10%~15% 患有胆总管(common bile duct,CBD)结石,因此胆总管结石仍然是胆道探查术的最常见病因(Costi et al,2014)(见第 36 章和第 37 章)。有许多技术可用于评估和清除胆总管结石,包括经皮穿刺、内窥镜、腹腔镜手术和开放手术。开放性胆总管探查术(common bile duct exploration,CBDE)仅对一小部分病人是必需的,包括接受开放式胆囊切除术(或腹腔镜胆囊切除术转为开放式)的怀疑有胆总管结石的病人,胆总管结石大或有多个结石的病人,以及需要接受经十二指肠括约肌成形术的病人。开放性CBDE 虽然创伤更大,但其安全性和有效性较高。一项分析显示,内镜手术和开放手术比较,两者在胆管清除率、并发症发生率和死亡率方面相当(Clayton et al,2006)。因为经皮、内窥镜和腹腔镜的方式在其他章节中也有讨论,开放性胆管探查术将是下一节的重点。

切口和显露

右侧肋缘下切口能够为胆囊、门静脉和十二指肠提供满意的显露;或者,特别是对于较瘦的病人,上腹部正中切口可能同样有效。将右结肠外侧腹膜附着处分离,然后从十二指肠游离横结肠肠系膜,提供十二指肠的可视化。充分的 Kocher 手法有助于进入位于肝十二指肠韧带外侧边缘的 CBD。在 Ⅳb 段的底部,进行肝下表面的头侧牵拉,将有利于肝外胆道系统的可视化(图 31.4)。另外,胆囊切除术有利于肝十二指肠韧带的显露,也有利于术中经囊胆管造影术,可以帮助描绘胆道解剖结构。胆囊和胆囊管的解剖也可以确定胆囊管和 CBD 的汇合。一旦成功识别 CBD,就可以自由解剖覆盖的腹膜组织,以进入胆管的前部。

十二指肠上探查

显露 CBD 的前部,并将两条留置缝合线放置在计划的纵向切口中点的两侧。胆总管切口应位于前方,以避免损伤通常沿 CBD 和肝总管的内侧和外侧走行的血管。为避免损伤胆囊管,应确定胆囊管汇合部位,因为汇合部位可能在内侧或后部位置。切开时,应注意避免损伤胆管后壁。胆总管切口的长度取决于胆管的直径和管腔内结石的大小,但通常为 1~2cm。关于该切口位置,另一个需要考虑的因素是胆总管与十二指肠的距离;如果需要进行胆总管-十二指肠吻合术等要适当引流的手术,应尽可能地将切口定位在足够远的位置,以便于对近端

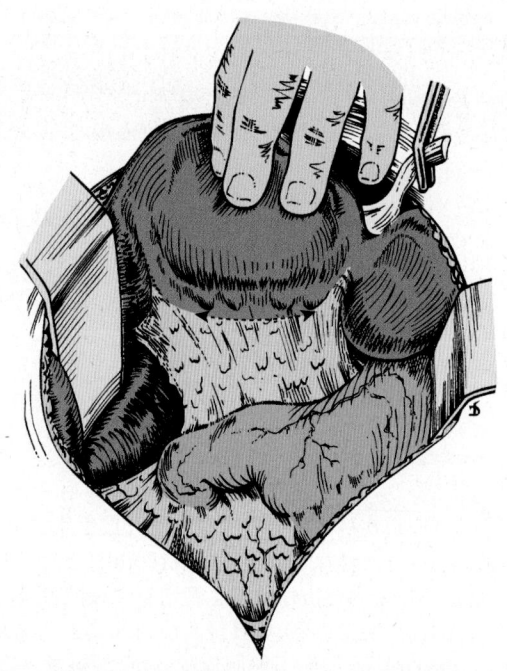

图31.4　为了优化肝外胆道系统的显露,将Ⅳb 段肝脏的下表面向头侧牵拉,这里还描绘了通过降低肝门板进入左肝管的初始切口线。切口正好在 Glisson 囊反折到小网膜的位置(见图 31.2)

十二指肠进行无张力吻合。胆总管切开后,用盐水冲洗胆管(向壶腹部远端)冲洗,可使结石排出。此后,先将未充气的 Fogarty 气囊导管通过壶腹部进入十二指肠。一旦通过触诊扪及导管尖端已进入十二指肠内,再对球囊进行充气并回撤导管,直到遇到阻力,此时表明球囊已位于 Oddi 括约肌位置。对球囊进行缓慢和部分放气,同时施加回撤的持续张力,允许其进入远端 CBD。此时,小心地将球囊重新充气并将导管拉向近端,将残留的结石扫向胆管切口部位。刚性器械如夹子或取石钳可导致胆管损伤,因此通常最好避免使用。可以使用胆道镜来观察残留结石。这些结石还可以通过网篮取出来,网篮通过结石,打开并拉回以捕获之。然后取出胆道镜和捕获结石的网篮。胆管探查术结束时,使用胆道镜检查或进行完整的胆管造影术,以确认近端和远端胆管间隙(Verbesey et al,2008)。

经十二指肠探查术

当胆总管切开术不能清除 CBD 远端的嵌顿结石时,可采用经十二指肠入路。在十二指肠第二部分的侧面行 2~4cm 纵向切口,显露壶腹部。将缝合线放置在切口的两侧以最大化显露。如果难以观察到壶腹部,可以将细导管通过胆总管切口进入十二指肠。在 10 点至 11 点位置切开括约肌,并将括约肌切开至受结石影响或探针(导管)抵达的水平。将切口放置在壶腹部的这个位置,可以最大程度地减少胰管损伤的机会,切口通常选择括约肌计划切开部位的对面。然后取尽结石,用可吸收缝线(括约肌成形术)将 CBD 黏膜贴合于十二指肠黏膜,以避免术后乳头状狭窄。再次通过导管以确认梗阻已解除,并且使用胆道镜检查或胆管造影术来确认是否有残留结石。十二指肠切开口通常是在一期缝合的(Verbesey et al,2008)。如果括约肌成形术不成功,则可以通过胆总管-十二指肠吻合术绕过梗阻部(在胆总管-十二指肠吻合术中讨论)。

T 型管

在胆总管切开术闭合时不强制性使用 T 型管,使用 T 型管的优点是,在胆总管或乳头水肿的情况下可以引流胆汁,以及方便进行术后经 T 型管取石、胆管造影或胆道镜检查;缺点包括 T 型管移位、阻塞和胆汁漏出。虽然使用 T 型管通常是首选方法,但一项分析表明,胆管大多数可以闭合而不会增加发病率或死亡率(Gurusamy et al,2013)。如果使用 T 型管,则选择尺寸为 14F 或尺寸更大的 T 型管,以方便胆管造影和胆道镜检查。T 型管头侧两端的长度需要据实际情况调整,适合的长度是近端不进入左肝管或右肝管,远端不进入十二指肠,并且通过切除 T 型管水平部分的后壁尽量减少管道堵塞的风险,并方便管道移除。将 T 型管置入胆总管切口中,并在管周围用细的可吸收的缝线封闭导管其余部分。注意 T 型管在腹腔内部分应留有足够的长度,以避免术后腹胀显著时出现的长度短缺(和可能的移位)。术后,将 T 型管置于向下引流,直至术后乳头水肿消退 T 型管夹闭,使胆汁生理性流入十二指肠。如果管周围的引流液持续增多,通过胆管造影来检查是否有残留结石引起的继发功能障碍,移位或远端阻塞。如果在 2~3 周时重复胆管造影,结果显示正常,则可以拔除 T 型管。如果胆总管结石持续存在,则夹闭 T 型管以促进结石通过。如果出现胆管炎的体征或症状,可以将 T 型管松开并进行影像学复查。残余结石梗阻可通过 T 型管、内镜或经皮穿刺取石解除。

结果

开放性 CBDE 被证明是一种安全的手术,具有较低的死亡率和发病率。对开放性 CBDE 与内镜逆行胰胆管造影术(endoscopic retrograde cholangiopancreatography,ERCP)进行比较的多项试验分析发现,开放性 CBDE 组与 ERCP 组比较,病人的死亡率(1%∶3%)和并发症发病率(20%∶19%)相似(Dasari et al,2013)。即使在高危病人中,与 ERCP 相比,开放性 CBDE 组病人的死亡率(4%∶6%)和并发症发病率(23%∶16%)相当(Targarona et al,1996)。开放性 CBDE 术后,残留结石的发生率以往低于 ERCP(6%∶20%)(Suc et al,1998)。然而,有研究表明,ERCP 后,残留结石的发生率为 2%~10%,尽管报告的困难情况(即较大结石、胆管炎)发生率较高(Rogers et al,2010;Wan et al,2011)(见第 29 章)。例如,一项在病例数较大的中心开展的关于 ERCP 后残留结石的研究表明,直径小于 2cm 的结石病人中 91.7%者胆总管内结石被清除,而直径大于 2cm 的结石病人中 77.8%者胆总管结石被成功清除(Wan et al,2011)。至于 ERCP 和腹腔镜 CBDE 的选择,由于最新数据相对较少,考虑到安全性和必要性,当侵入性较小的替代方案失败时,开放性 CBDE 仍然是 CBD 结石病人的重要治疗选择。

胆-肠吻合术

概述

计划行胆肠吻合术时需考虑三个关键方面(见第 42 章),包括识别靠近梗阻部位的胆管组织的健康区段;制备消化道区段,例如十二指肠或更常见的 Roux-en-Y 空肠支;以及构建黏膜-黏膜吻合。因此,在进行胆道减压手术前,使用术前影像学清楚地显示胆道解剖结构非常重要。应该指出的是,在绝大多数情况下,不再需要侵入性胆管造影来显示胆道解剖结构。磁共振成像或磁共振胰胆管造影,甚至薄层计算机断层扫描的横断面成像可以准确显示胆管树的解剖结构和潜在疾病(见第 19 章)。使用内镜或经皮胆管造影术对胆管树进行侵入性成像时,可以放置支架,便于在术中识别左右肝管(见第 20 章、第 29 章和第 30 章)。然而,应该强调的是,在大多数情况下,对于有经验的胆道外科医生,识别胆管不需要使用胆管内导管造影。同样重要的是,要认识到胆管造影可导致细菌污染,在胆汁淤积的情况下可能增加胆管炎、胆管周围炎症和术后感染的风险。如果支架不太可能穿过阻塞性病变,也必须谨慎使用经皮引流。将经皮引流管插入排除的胆道段将导致静态胆汁的细菌定植;如果该肝段不能通过后续的手术干预得到减压,则在移除外引流时一定会存在难治性胆管炎风险。这些复杂性强调了,在评估和治疗复杂胆道梗阻特别是胆道感染时,有一个经验丰富的多学科小组的重要性。

根据潜在的疾病情况,有许多选择可以恢复消化道与胆道的连续性。例如,局部探查难以治愈的胆总管结石可能需要胆总管-十二指肠吻合术。其他良性病因,如医源性胆管损伤、既往胆道肠道手术狭窄、胆总管囊肿或炎症性狭窄,可能需要用 Roux-en-Y 胆总管-空肠吻合术或肝管-空肠吻合术修复。此外,良性近端胆管狭窄以及恶性肿瘤(胆管癌)可能需要肝内胆管和空肠之间的吻合。最后,胆囊也可用于促进引流(胆囊-十二指肠吻合术和胆囊-空肠吻合术)。虽然在大多数情况下可以采用非手术措施,但熟悉各种手术技术可以在需要时做出合适的选择(见第 42 章)。

切口和显露

一般选择右肋下切口或伴上中线延伸或左肋下延伸,然后向上抬高和肋缘的头侧牵拉,为构建任何胆道-肠吻合术提供足够的显露。将圆韧带结扎并分开,并将镰状韧带游离至膈肌上。肝圆韧带的牵拉有助于最佳地显示 Ⅱ、Ⅲ 和 Ⅳ 段的血流和胆道引流。如果不进行胆囊减压,胆囊切除术则可能有利于胆囊管的鉴别,胆囊管可以解剖到汇入肝总管的位置。胆囊切除术还将显露与肝门板连续的胆囊板。通过降低肝门板,左肝管可能显露在Ⅳb 段的基部(Blumgart,1987)。通过尾状叶牵拉游离右侧结肠,然后进行充分的 Kocher 操作,将进一步增强胆肠旁路的显露。对于长期胆道梗阻或与同侧肝萎缩和对侧肝肥大相关的病症,必须谨慎操作。在右半肝明显萎缩的情况下,肝门和门静脉结构将以逆时针方式旋转。因此,门静脉将在更前面的位置,并且胆总管或肝总管将向后移位。Ⅳ段肥大突出于肝门,可能使进入门静脉和左胆道系统更复杂(Pottakkat et al,2009)。在非常严重的右肝萎缩的情况下,进入胆道汇合部可能需要胸腹联合切口。

肝管-空肠吻合术

对于需要额外的吻合术(空肠吻合术)的情况,Roux-en-Y 肝管-空肠吻合术是胆道梗阻最常见的手术重建方式。空肠通常与右肝管和左肝管的汇合部远端的肝总管吻合。如果这种

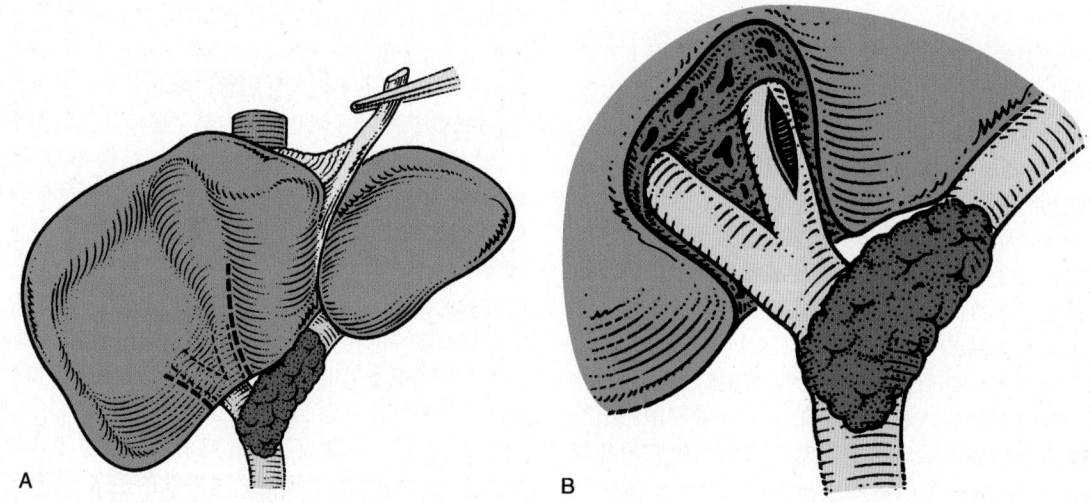

图 31.5 （A）胆管癌术中显露右肝蒂，延伸至左肝管。最初通过控制右门静脉蒂来完成右肝管的肝内显露。在肝门后方和胆囊窝基部进行尾状叶切除术后，可以使用钝直角钳促进右肝蒂的环绕和输送。进一步解剖覆盖的肝实质，可以辨认出右肝管，以及前叶、后叶肝管。（B）切开相关的肝管，通常是前叶肝管，并进行吻合

方法由于肿瘤浸润或高狭窄而不可行，可以通过右肝管或左肝管进行引流。此外，当左肝管无法进入时，可以使用导管引流Ⅲ段（Blumgart et al，1984）。缺点包括必须进行两次吻合术并从十二指肠排泄胆汁。

右肝管入路

当门静脉蒂进入肝实质时，其走行在 Glisson 纤维鞘内。通过将门静脉蒂隔离在肝外位置或通过肝内解剖显露门静脉蒂，可以进入包含右肝管的右门静脉蒂。肝外入路首先降低肝门板；分开沿Ⅳ段后方的腹膜，允许 Glisson 囊与包裹肝门的腹膜反折分离。通过在头侧方向上反折Ⅳ段的基部，该解剖有效地显露了左右肝管的汇合部。通过将该解剖平面向右（在囊板上）继续前行，可以显露右肝管（Strasberg et al，2008）。如果右肝管的肝外部分太短而不能以这种方式的可视化（如通常情况），则可以使用肝内方法。这需要在肝门后方和胆囊窝底部的尾状叶中进行肝切除术。在肝脏切口之间可以通过钝的直角钳来夹住右门静脉蒂，然后可以用于进一步解剖以识别右肝管或前或后截面胆管（图 31.5）（Jamieson 和 Launois，1992）。

左肝管入路

左肝管穿过ⅣB 段下方的肝外途径是从脐裂到肝门。由于其肝外行程较长，左肝管是首选目标。牢固地结扎圆韧带后，牵拉以抬高左半肝。脐裂底部的组织桥不包含大血管，并且可以分开以提高ⅣB 段基底的活动性并有助于左门静脉蒂的显露（图 31.3）。左肝管沿左门静脉延伸，并通过降低肝门板而显露（图 31.6）。通过向前牵拉ⅣB 段，可以使肝切除术显露出足够的左肝管段（Blumgart et al，1984）。

Ⅲ段胆道入路

对于肝门处巨大的不可切除肿瘤，存在可能需要构建更近端的吻合口，这可以通过显露脐裂内左半肝的胆道引流来实现（Blumgart，1987；Jarnagin et al，1998；Voyles et al，1983）。如果

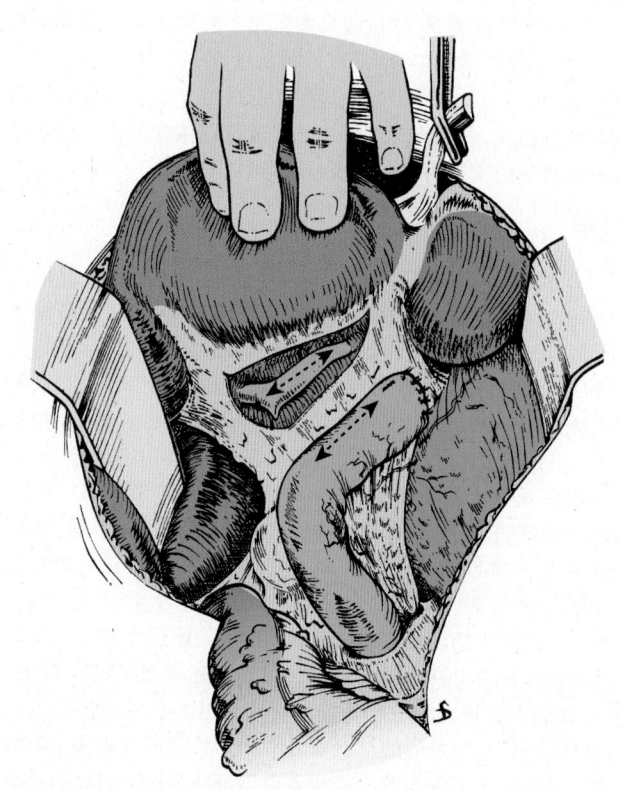

图 31.6 降低肝门板，进行解剖显露左肝管。显露在内侧和右侧的汇合部和右肝管

左半肝没有因长期胆道梗阻而萎缩，即使右半肝胆管引流仍然阻塞，单侧左半肝减压术也能有效解除梗阻性黄疸，恢复肝功能。在一系列评价Ⅲ段旁路入路治疗恶性胆道梗阻的报道中，病人的黄疸和瘙痒得到持久缓解；1 年时通畅率为 80%（Jarnagin et al，1998）。在扩张的左胆管系统中，Ⅲ段旁路入路最为有效，该术式有助于确定肝实质内的Ⅲ段胆管；对于正常口径的胆管，手术难度更大。另外必须记住，如果右胆管系统已被置入仪器或以其他方式定殖并与左肝管隔离，Ⅲ段旁路入路将不能提供足够的引流。

结扎和牵拉肝圆韧带后,将连接Ⅲ和ⅣB段(如果存在)的圆韧带底部的肝实质带分开,以增加Ⅲ段胆管的显露,如果存在胆管扩张,则可能显露更明显。沿圆韧带左侧表浅实质切开可以促进这种显露,通过切开可以显露并打开Ⅲ段胆管,而不会损伤Ⅲ段的血供(图 31.7)。在难以识别的情况下,可以通过使用小号针头抽吸来确认定位。有时也可对Ⅲ段的一部分进行楔形切除,以显露Ⅲ段的胆管(图 31.8)(Blumgart,1987)。为了准备进行胆-肠吻合术,胆管应解剖游离 1.5cm,但不应向外周进行游离。然后以结肠后方式产生去功能化的空肠环,并准备进行吻合术。

吻合口的构建

为了 Roux-en-Y 重建,我们选择了空肠最近端的一个环,它可以在没有张力的情况下靠近吻合口的计划位置。空肠被切断,一个 50~70cm 的环状支以结肠后的方式通过横结肠系膜的无血管部分,到达结肠中动脉的右侧。空肠吻合术可以通过缝合或装订的方式完成。我们通常不使用经吻合口支架;但是如果要使用支架,最好在吻合口构建之前将支架穿过切开的肝管。可以用一根 4-0 或 5-0 可吸收的肠线将支架缝合在导管壁上,缝合在导管壁的外侧(图 31.9),以避免在放置吻合缝线期间无意中发生支架移位。当存在不止一个胆管开口时,最好通过用一排 4-0 或 5-0 可吸收缝线闭合两个胆管来创建单个胆管开口(图 31.10)。

肝管-空肠吻合术可以端对端或侧对侧吻合(见第 42 章)。对于端-侧肝管-空肠切开术,将肝管段切断,并且在距装订线约 2cm 的肠系膜边缘安全距离处形成相邻的空肠切口。空肠切口的长度应短于胆管切口,因为肠管比胆管更有弹性。在胆管中放置一排全层厚、单排间断的 4-0 或 5-0 可吸收缝合线,从内到外缝合,并从病人的左向右操作。在针头完整的情况下,牵拉并抬高这一排缝合线;这一动作有效地拉开了胆管的前部,便于后排缝合线的显露和放置(图 31.11)。使用单排全层间断 4-0 或 5-0 可吸收缝合线将胆管的下边缘缝合到空肠的上边缘,也从病人的左侧到右侧操作。除了用夹子固定的双侧角落的缝合线外,这些缝合线被打结并剪短。然后将先前放置的前缝合线用于完成吻合。每根针穿过空肠,系上并剪短;然后剪掉角落剩余的缝合线。

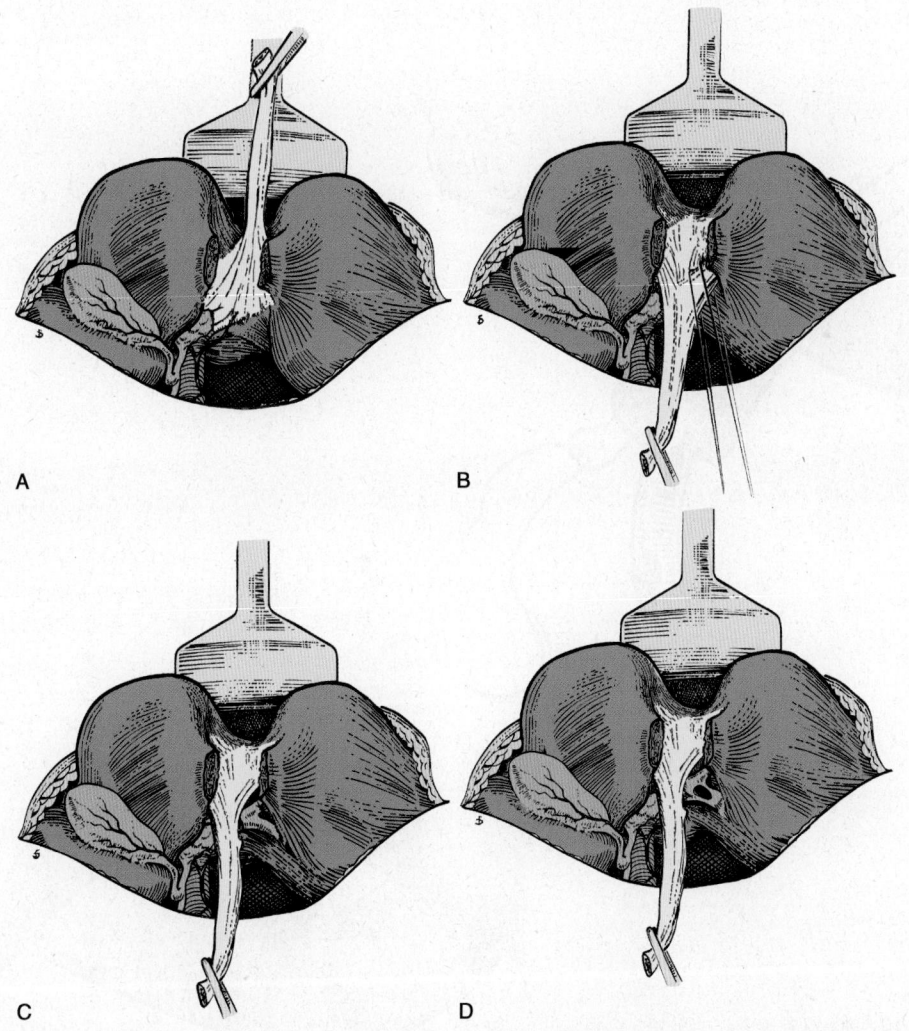

图 31.7　(A)上抬肝脏以便见到它的下表面。Ⅳ段与肝左叶之间的肝桥已被分离。看到肝圆韧带的基部。(B)然后将肝圆韧带向下拉。切开左侧上表面的腹膜,显露进入肝脏的延伸部分。这些延伸部分的左侧在结扎线之间分开,结扎线必须使用动脉瘤针。这部分解剖是繁琐的,应该仔细进行,因为邻近Ⅲ段胆管的凹陷内的出血可能难以控制。(C)Ⅲ段胆管显露。(D)纵向打开胆管进行吻合,这是通过图 31.13 所示的技术进行的

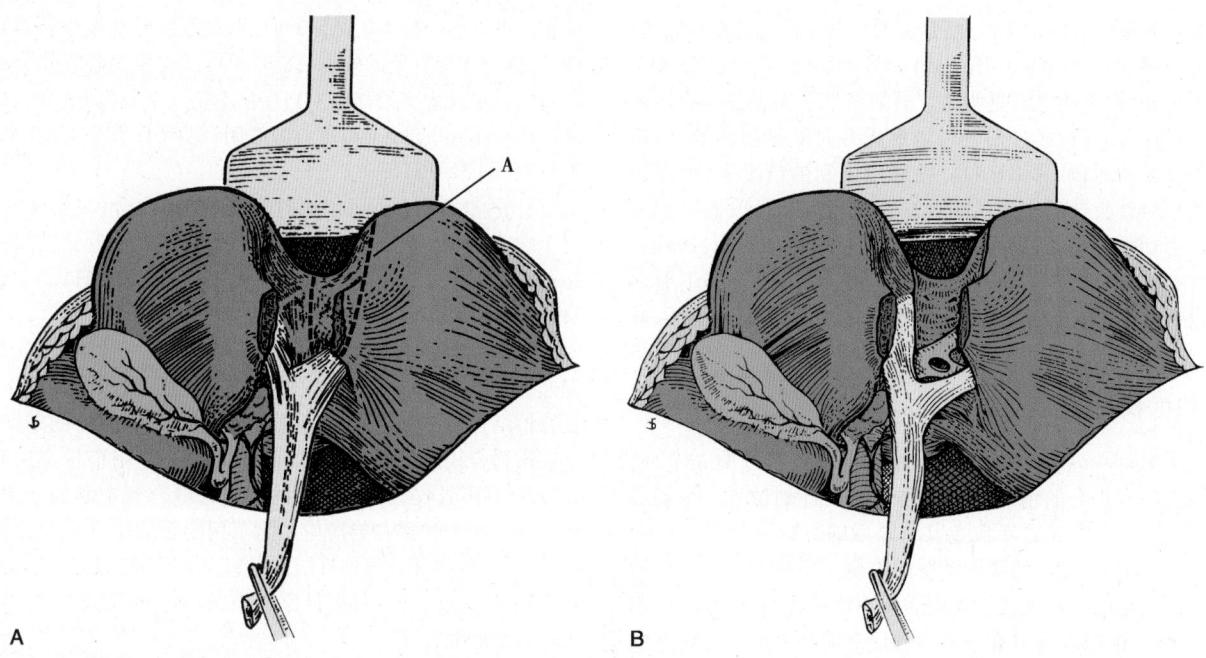

图31.8 （A）肝脏在脐裂中分开到韧带的左侧，可能需要移除一小块楔形肝组织。（B）Ⅲ段胆管显露在其伴随静脉上方和后面的肝分裂底部，并准备好吻合

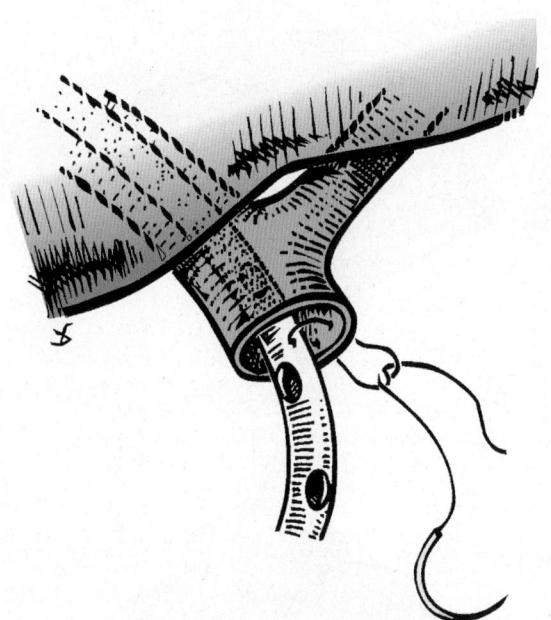

图31.9 经吻合口导管的固定方式。注意，可吸收缝合线以贴合的方式穿过靠近未来吻合术部位的导管壁。这样在吻合术中可以很方便地固定导管

图31.10 吻合术前使邻近的胆管开口相互靠近

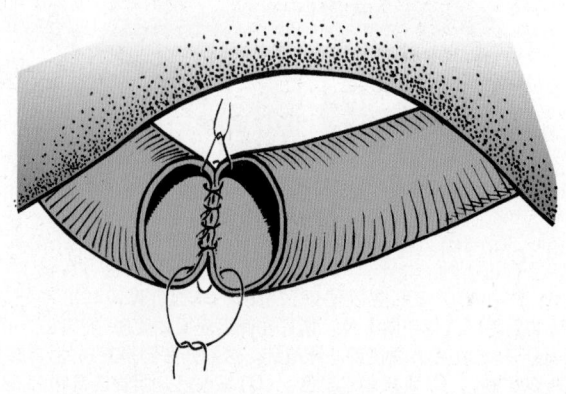

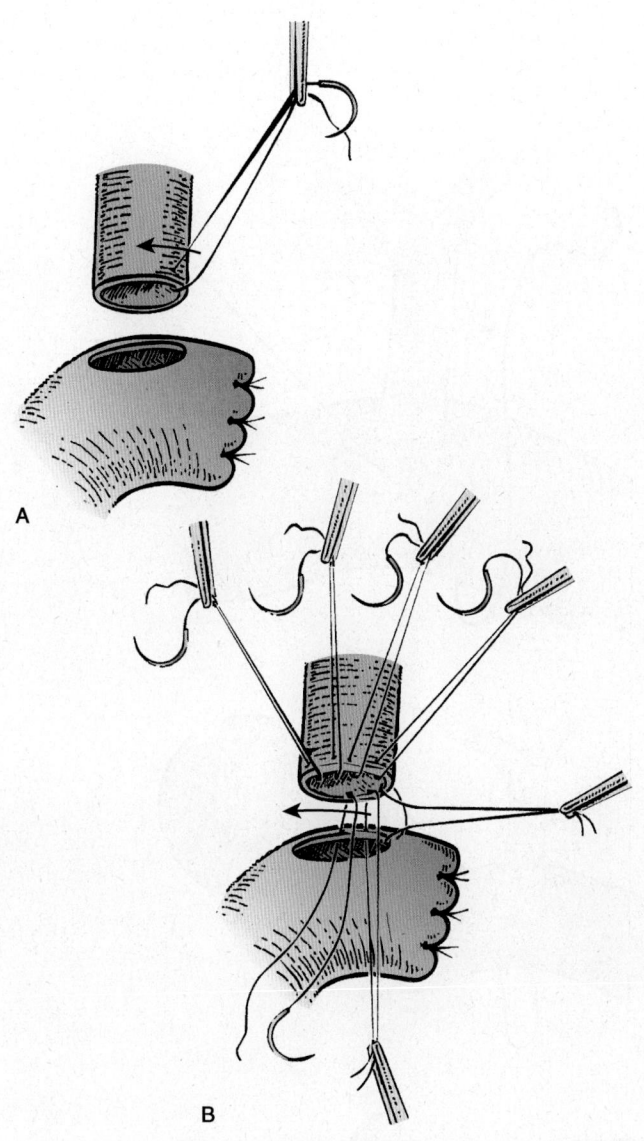

A

B

图 31.11　(A)建立胆-肠 Roux-en-Y 吻合术的第一步。首先缝合线(3-0 薇乔)进行胆管前层缝合,缝合线从内到外,从病人的左侧开始向右侧进行。保留针头,并且保持缝合线排列有序。(B)缝合线的前层升高。这显示了后胆管壁,并且现在放置后排缝合线,再次从左到右进行

在左肝管或Ⅲ段胆管的胆-肠吻合术中,侧侧吻合可能是合适的(图 31.6)。此外,良性狭窄(如医源性)也可以通过这种方式进行治疗。当在近端肝管水平进行减压时,通过将切口延伸到左肝管上可以增加其长度。作一 2.5~3.0cm 的纵向胆管切开口,在距钉线 2cm 处的肠系膜对向部边缘进行相应的空肠切开。前排的全层厚,单排间断 4-0 或 5-0 可吸收线缝合,从外到内缝合,牵拉以便显露后排的位置。全层厚,单排间断 4-0 或 5-0 可吸收线缝合,将胆管下缘与空肠上缘缝合。根据位置,后排缝合线在管腔内打结。随后,使用预先放置的前排缝合线完成吻合;它们在空肠上从内到外传递,线在外面打结(Winslow et al,2009)。

胆总管-空肠吻合术

在远端梗阻的情况下,通常对肝总管或 CBD 进行减压。需要更持久引流的狭窄、壶腹部结石、医源性损伤的情况,以及胆道支架术无效及不可切除的壶腹部周围肿瘤等可以使用胆总管空肠吻合术。与非手术减压方式相比较,手术入路的优点是通畅、彻底性和耐久性,而不需要重复放置或修正支架。

胆总管-空肠吻合术可以行端对侧或侧对侧吻合。对于端对侧技术,进行胆囊管结扎的胆囊切除术,然后在计划的横断处水平结扎 CBD 或肝总管(肝管-空肠吻合术)。在计划的吻合口水平打开胆管,并且移除内胆管支架(如果存在的话)。如果需要,此时也可以收集胆汁进行培养。切断 CBD 的其余部分,远端残端用 3-0 可吸收缝线缝闭。重要的是,确定接近损伤或病灶平面的胆管健康且血运良好,以避免缺血性狭窄。同样,过度向外周解剖胆管可能会影响其血供,所以应注意避免。将空肠的 50~70cm Roux-en-Y 支通过结肠后到达结肠中血管的右侧,并以无张力的方式定位在近端胆管附近。用 3-0 或 4-0 可吸收缝线将导管的后壁连续缝合到空肠上。缝合线和针的尾部保持完整。沿着胆管形成空肠切口,并且使用单排 3-0 或 4-0 可吸收缝线间断地将空肠黏膜贴合胆管黏膜,并且在管腔内打结。然后使用后部一样的缝合线连续缝合完成吻合的前部(图 31.12)。由于管腔小,吻合通常用单层以避免变窄。在吻合口周围放置海绵测试确认没有大的胆漏。

构建侧对侧吻合术的替代方法减少了胆管血管的离断,不切断胆管具有保持胆十二指肠连续性的优点,以便将来可能做 ERCP(Winslow et al,2009)。为了进行这种吻合术,将胆管的前表面显露并纵向切开 2.5~3.0cm,避开胆管周围血管的内侧和外侧位置。然后可以肝管-空肠吻合术相似的方式与对侧完成胆道-肠吻合术(见前文)。一排间断的前(或右)缝合线允许显露后(或左)排位置,将胆管闭合到空肠,然后完成前排吻合(Winslow et al,2009)。

胆总管-十二指肠吻合术

尽管胆总管-十二指肠吻合术具有使胆汁流入十二指肠的生理优势,但该方法仅对远端狭窄或远端 CBD 结石最有效。在游离结肠肝曲之后,进行充分的 Kocher 操作使十二指肠充分游离,以构建无张力吻合。切除胆囊并结扎胆囊管。在十二指肠上 CBD 的前表面上作一 2.5~3.0cm 的纵向切口。相应地,邻近 CBD 的十二指肠沿其上边缘纵向切开(图 31.13)。这会产生彼此垂直的切口(不同于肝管-空肠吻合术中使用的平行切口)。与肝管-空肠吻合术一样,十二指肠切口的长度通常比胆管切口短。然后以垂直于纵向的十二指肠切口的方式进行胆管吻合。利用 4-0 或 5-0 可吸收缝线设置三个角:前两个位于胆管切开的中点和十二指肠切开的近端与远端之间,第三个位于 CBD 切口的远端和十二指肠切开上唇的中点之间。三角缝合线的牵引使胆管切开口的远端部分横向重新定位,便于在十二指肠切开口的上边缘和 CBD 的远端半部之间放置后排可吸收缝线。全层缝合使胆管黏膜贴合十二指肠黏膜。然后可以在胆管切开口的近端和十二指肠前壁的中点之间,利用缝合线设置第四个角。该缝合线的回缩向前覆盖吻合口的剩余前壁,便于放置剩余的前排缝合线(图 31.14)。如前所述,使用单排缝合线可将吻合口狭窄的风险降至最低。

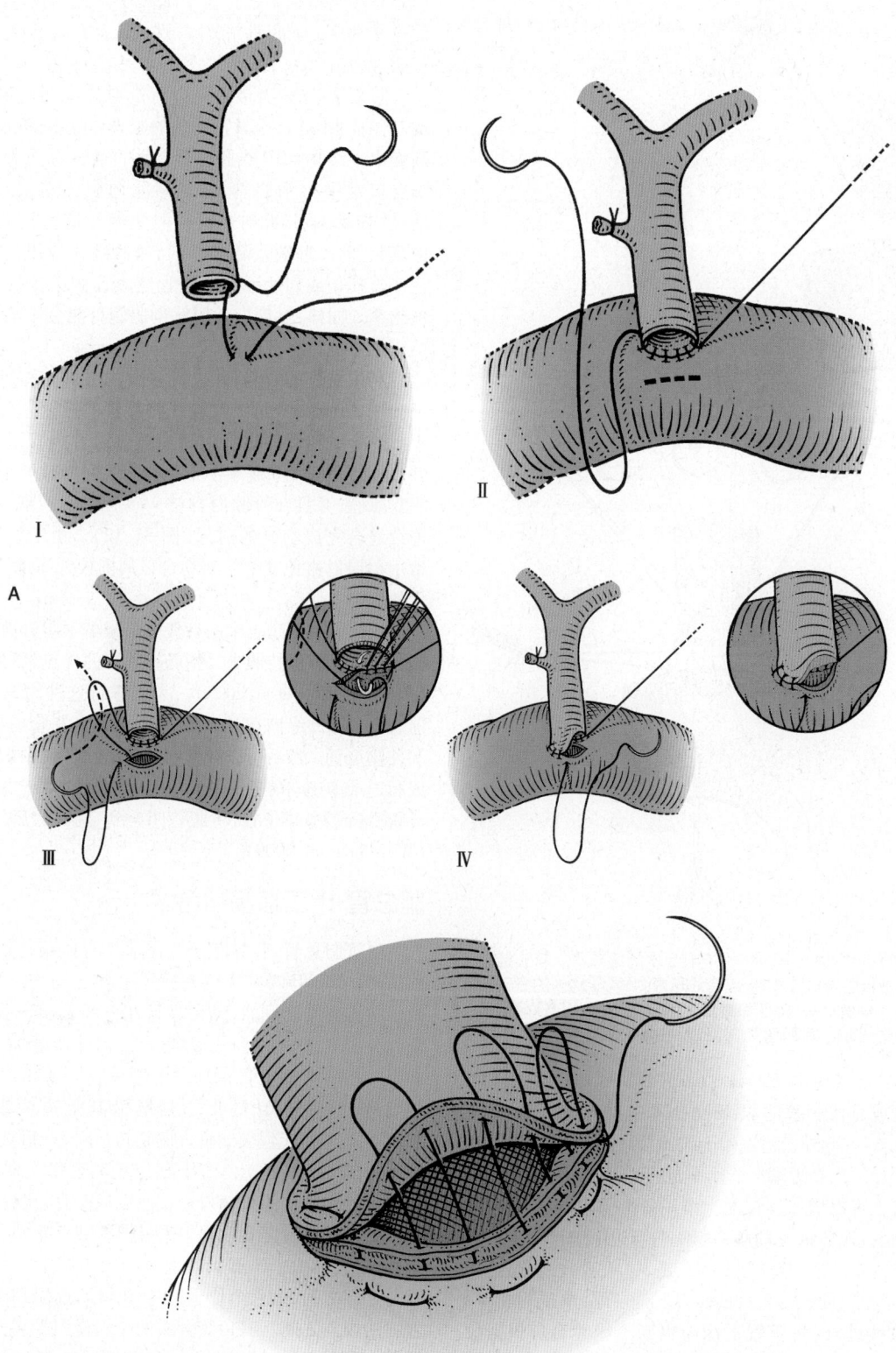

图 31.12 （A）胆总管-空肠端侧吻合的技术。Ⅰ．使用 3-0 薇乔缝合线，将空肠浆膜缝合至胆管的整个厚度。Ⅱ．用缝合线将胆管后壁缝合在空肠浆膜上。虚线表示空肠切口点，该切口点是在连接后层后制作的。Ⅲ．现在缝合线已在前层上发展为连续缝合线或间断缝合线。空肠黏膜的后层不直接缝合到胆管黏膜。然而，在完成前层之前可以插入几根中断的缝合线以接近黏膜（插图）。Ⅳ．吻合完成。插图显示具有黏膜并置的后层。（B）或者，可以打开空肠，并且可以如图所示用连续的聚二噁烷酮缝合线进行黏膜-黏膜吻合

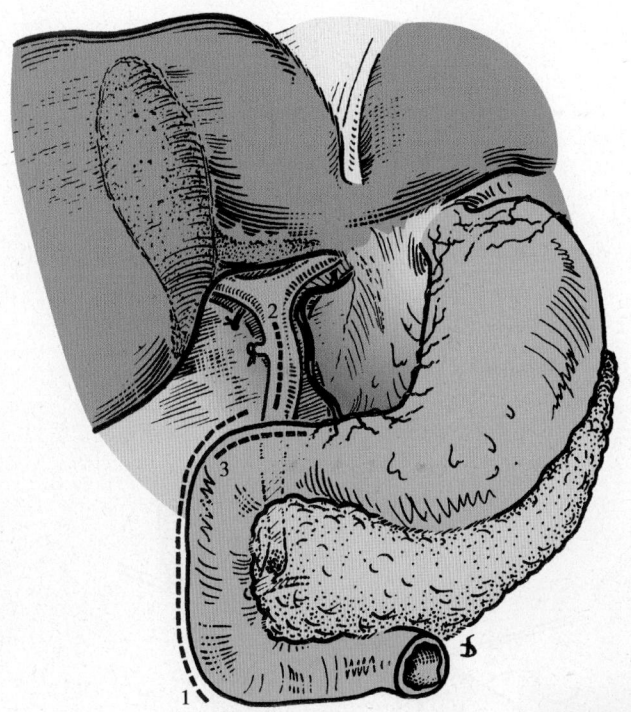

图 31. 13　胆囊切除后,在 Kocher 切口(1)后常规用纵向切口切除胆总管,游离胆总管周围的外侧十二指肠。进行常规胆总管探查。如果存在胆总管-十二指肠吻合术的适应证,则进行吻合术。通过直接测量,将胆总管(2)的切口延伸至 2.5cm。在几乎所有情况下,胆管中的切口进入肝总管。十二指肠球后(3)的切口稍小,因为十二指肠中的造口可以延展以接近胆总管切口

图 31. 14　(A)胆总管和十二指肠切口每侧的中点由可吸收(铬肠线或聚乙醇酸)缝合线(A 和 B)穿过,缝合线从十二指肠切口末端穿过胆总管切口中点。同样地,缝合线通过十二指肠切口的后壁和胆总管切口的下顶点穿过十二指肠切口中点(C)。这些缝线将部分纵行胆总管切开切口转变为横行开口。通过在外部留置缝合线(A 或 B)和中间留置缝合线(C)上施加张力,在十二指肠游离的情况下,将十二指肠和胆总管切口稍稍闭合。(B)可用缝合线完成后壁缝合,将胆总管切口和十二指肠后切口闭合。缝合线完成缝合后,打结使结位于管腔内。同样管壁前壁缝合,将十二指肠前切口(D)平分,并穿过胆管切口的原始顶点。(C)当此等分缝合线(D)向前延展时,结扎的外部留置缝合线和此前排缝合线在外部打结间断缝合线。在剩余的外侧留置缝合线和平分的前排缝合线(D)之间进行缝合,(E)完成该三角形的第三段来完成吻合,最后进行缝合时不能超过后排缝合线。将所有缝合线放置在三角形的一条线中,并在放置后将它们全部系上,这样做的好处是允许在胆总管-十二指肠造口术的内腔被遮住之前进行内部检查。一排缝合线就足够。第二排缝合线会减少胆总管-十二指肠吻合大小,应该避免。缝合线应放置在足够近的位置,以达到胆汁紧闭的效果。十二指肠或胆总管上吻合口处不应显示渗漏迹象。(D)完成的吻合,允许拇指大小的缺损通过十二指肠憩室触诊,其已经被吻合到胆总管和肝总管的位置。根据需要,吻合口可以引流或不引流(渗漏率为 1%)。如果出现这种罕见的并发症,可使用封闭式引流管(Jackson-Pratt 型),便不需要经皮穿刺引流

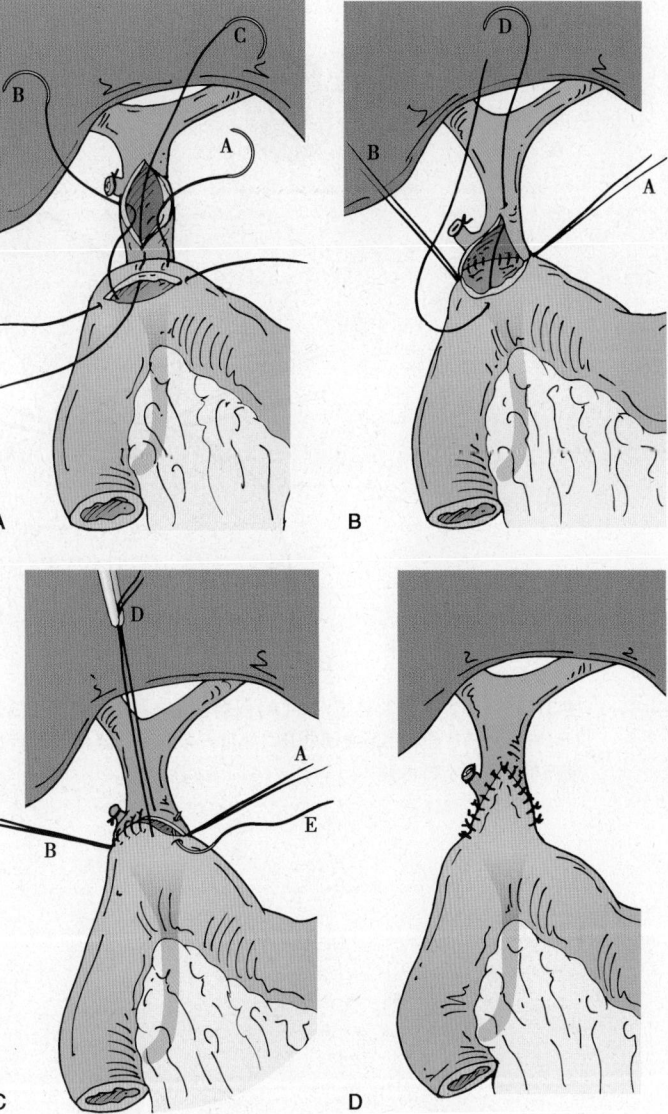

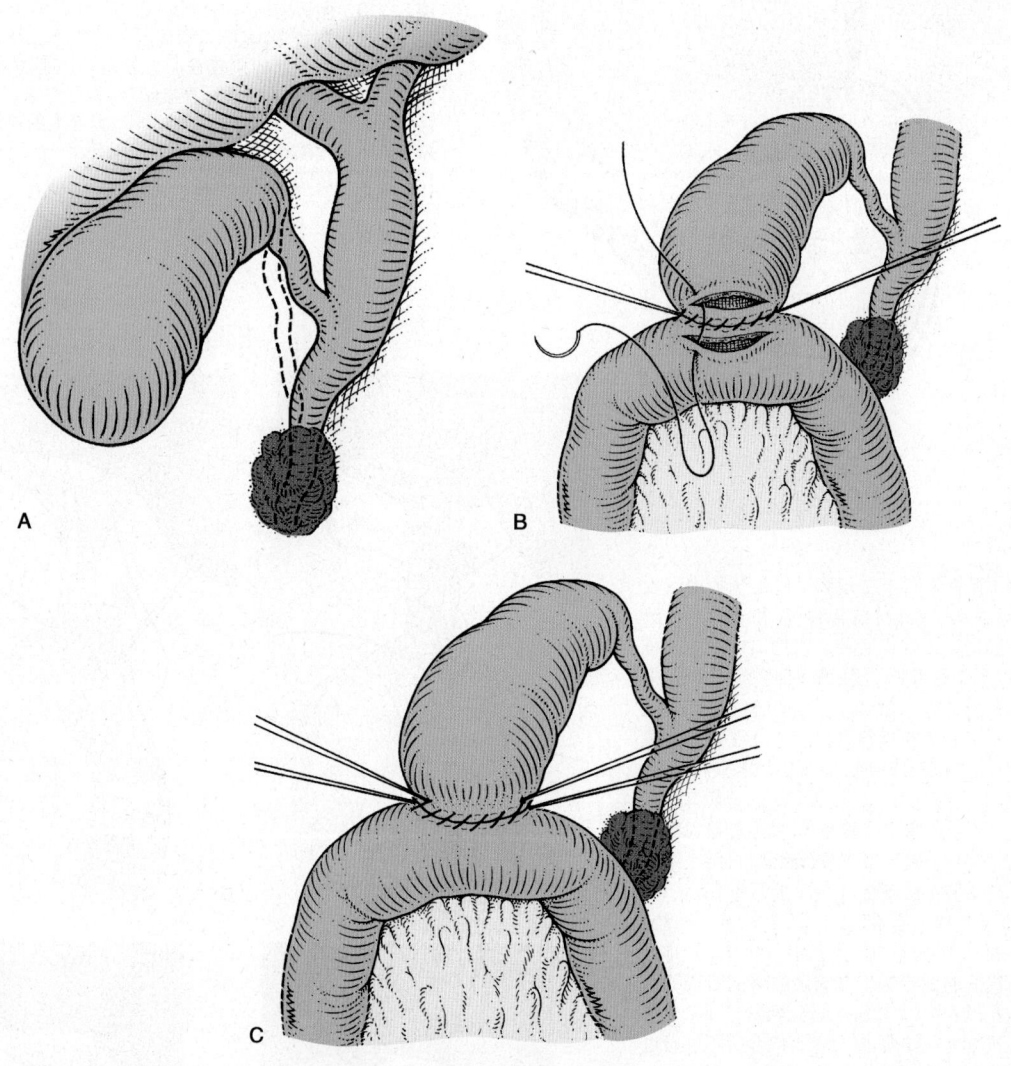

图 31.15 胆囊-空肠吻合技术。(A)胆囊管应与肿瘤上方的胆总管连通。如果进入肿瘤水平(虚线),则禁忌手术。(B)在胆囊基底部和空肠之间的开口处用一条连续的缝合线进行后层的吻合。(C)完成前层的侧-侧吻合(我们不使用相关的肠造口术)

胆囊-十二指肠吻合术和胆囊-空肠吻合术

胆道旁路手术的常见方法是胆囊-十二指肠吻合术或胆囊-空肠吻合术。胆囊-肠旁路相对容易构建，但与直接减压肝外胆管的操作相比，长期通畅率并不理想。因此，胆囊-十二指肠吻合术或胆囊-空肠吻合术的使用，仅限于需要简单手术干预且仅短期缓解的晚期恶性肿瘤(Dayton et al,1980)。对于肿瘤性阻塞梗阻肝门，且梗阻未延伸到胆囊管水平处的情况，胆囊-肠吻合术可能适用。另外一个需要考虑的是胆石症，因为胆囊内的结石使这种手术策略不太可行。

手术中，评估胆囊和胆囊管以确保其适用于胆道减压；具体来说，这项技术需要胆囊管来提供有效的引流。为了构建胆囊-十二指肠吻合术，使用 Kocher 操作来为十二指肠提供足够的活动性以进行无张力吻合术。如果要进行胆囊-空肠吻合术，则选择容易位于胆囊附近的空肠最近端环；不常规使用 Roux-en-Y。胆囊底被间断的 3-0 可吸收缝合线固定在十二指肠或空肠的肠系膜边界。进行胆囊切开术，可以使胆囊排出结石和胆汁，可以送检分析胆汁标本。确定与肝总管的连续性，并对胆囊切开口的作相应的肠切开口。然后放置前排缝合线

以完成吻合(图 31.15)。

结果

在一项对 45 例胆道损伤后重建病人进行的单中心回顾性分析显示，术后胆道狭窄率为 3%，4 年内胆管狭窄率低于 5%(Winslow et al,2009)(见第 42 章)。其他分析也证实了胆道减压的安全性和长效性，低发生率和狭窄形成需要随后的手术干预(Chapman et al,1995;Jarnagin et al,1998;Murr et al,1999;Tocchi et al,1996)。尽管需要进行胆肠旁路术病人的数量有限，无法对各种技术进行比较分析，但较大样本研究显示，其围手术期发病率和死亡率较低，并且具有足够的长期通畅性。对于接受良性疾病胆道重建手术的病人，应考虑延长临床监测时间，因为似乎既有延迟狭窄的风险，又有胆管癌风险的升高。对 1 003 例接受胆道减压病人的回顾性分析显示，行十二指肠括约肌成形术后，5.8% 的病人发生胆管癌；行胆总管-十二指肠吻合术后，7.6% 的病人发生胆管癌；行胆管空肠吻合术后，1.9% 的病人在间隔 132~218 个月之后发生这种癌变(Tocchi et al,2001)。

（方驰华 译　沈锋 审）

第五部分

胆道疾病

第一篇　炎症、感染和先天性疾病
A. 胆囊和胆囊结石

第 32 章

胆囊结石的自然史和无症状胆囊结石

Pierre F. Saldinger and Omar Bellorin-Marin

历史

　　胆囊结石自远古以来就被人们所认识，甚至在古埃及木乃伊的尸检中就已被发现。希腊医生 Trallianus 对人体肝脏的蒂（即胆囊）内存在的结石进行了描述（Glenn & Grafe, 1966）。在16 世纪，Vesalius 和 Fallopius 也对解剖人体时发现的胆囊结石做了描述（Schwartz, 1981）。Fernelius 是第一批在检查粪便样本时记录胆结石的作者之一（Coe, 1757）。基于 Percival 通过使用含有固定气体的水溶解胆结石的体外实验（Percival, 1775），对胆结石治疗的尝试开始于 18 世纪。1788 年，Andree 在他的著作《关于胆病的思考：以及肝脏和胆囊的一些特殊疾病》（*Considerations on Bilious Diseases; and Some Particular Affections of the Liver and the Gallbladder*）中建议，对于有症状的胆囊结石病人，可在空腹情况下，进食少量的姜、橘皮和温水。John Stough Boobs 第一次尝试了用手术治疗胆囊结石，他在 1867 年成功施行了胆囊切开和胆囊结石取出术，被认为是胆囊手术之父（Ellis, 2009）。1878 年，James Marion Sims 首次将胆囊造口术引流胆汁作为治疗胆囊炎的选择方案（Fowler, 1900）。1882年，基于动物实验和尸体研究，Carl Langenbuch 确信切除胆囊在技术上并不是一个困难手术，应该能获得永久性的治愈。他首次成功地实施了胆囊切除术，为症状性胆石症的治疗性外科干预开辟了道路（Halpert, 1932）。一个世纪后，1985 年，Eric Muhe 用一种叫做"胆囊镜"的特制腹腔镜、一个止血夹和一把手枪式握把型剪刀首次施行了腹腔镜胆囊切除术，这代表了外科手术的一个重大进展，开启了胆结石外科治疗的新时代（Walker, 2001）。

流行病学

　　Stinton 等在 2012 年的一篇论文中指出，胆囊结石是现代社会中一个重大的公共卫生问题，影响到 10%～15% 的成年人群，相当于 2 000 万至 2 500 万的美国人已经或将要罹患胆石症（Stinton et al, 2012）。

　　在 20～74 岁的人群中，有 630 万男性和 1 420 万女性受影响，每年花费达 65 亿美元，胆囊结石已成为美国花费最高的消化道疾病，其花费在过去 30 年里增长了 20% 以上（Shaffer, 2006; Stinton, 2012）。胆囊结石的死亡率为 0.6%，相对较低，2004 年美国估计有 1 092 人死于胆囊结石，较 1950 年的 5 000多人明显减少，1979—2004 年胆囊结石病人死亡率下降了50% 以上（Everhart, 2009）。地理位置是胆石症的流行和结石类型的重要影响因素。总的来说，胆固醇结石在西方世界更常见（>85%），而棕色结石在亚洲占多数，主要是由于细菌感染、胆道寄生虫和部分胆道梗阻引起的胆汁淤积所致。这可能反映了环境、饮食和遗传因素的综合差异（Stinton, 2012）。胆结石发生率最高的是美洲原住民，北美印第安人女性胆囊结石患病率为 64.1%，男性为 29.5%。在智利的马普切印第安人中，胆囊结石的发病率也很高，女性为 49.4%，男性为 12.6%（Stinton, 2012）。仅次于美洲原住民，美国女性胆囊结石发病率最高的人群分别是西班牙裔（27%）、非西班牙裔白人（17%）和非西班牙裔黑人（14%）。男性在所有族裔群体中的患病风险都较低，患病率相似（Everhart, 2001）。关于胆囊结石患病率地理差异的详细信息见表 32.1。

胆囊结石发生的危险因素

　　胆囊结石的发生是遗传因素和环境因素综合作用的结果。当来自不同地理区域的人在具有不同饮食规律、体力活动强度和卫生条件的地区旅行和定居时，其胆囊结石的发生率会发生变化，这一点已经得到了证实。胆囊结石形成的常见机制包括胆固醇过度分泌、肠胆盐或胆固醇吸收的改变和胆囊功能减退，导致胆汁中的胆固醇过饱和及成核（见第 8 章）。细菌感染和胆红素负荷增加在黑色和棕色胆囊结石的形成中发挥了作用。下面概述胆囊结石形成最常见的危险因素。

表 32.1　超声评估胆囊结石的地理分布表

研究	地理位置		男性人口/%	女性人口/%
		北美		
Everhart et al,1999,2001,2002		美洲印第安人	64.1	29.5
		西班牙裔	8.9	27
Shaffer,2005		非西班牙裔白人	8.6	16.6
		非西班牙裔黑人	5.3	13.9
		南美		
Miguel et al,1998；Covarrubias et al,1995；Moro et al,2000		智利印第安人	12.6	49.4
Palermo et al,2013		阿根廷	18.2	25
		欧洲		
Glambek et al,1987		挪威	17	21
Loria et al,1994		意大利	2.7	8.4
Mellström et al,1988		瑞士	NR	27
Kratzer et al,1998		德国	5.8	6.3
Martinez et al,1997		西班牙	7.8	11.5
		亚洲		
Khuroo et al,1989		喀什米尔	3.07	9.6
Unisa et al,2011		印度	2	5.6
Shen et al,2014		中国	9.3	9.8
Kono et al,1992		日本	3.6	NR
Chapman et al,2000		新西兰	18.1	23.1
		非洲		
Walker et al,1989		南非	NR	10
Bagi Abdel,1991		苏丹	5.6	5.1

NR,未报道。

年龄

胆囊结石的发病率在所有族裔群体中随着年龄的增长而增加,40 岁以上人群的发病率增加了 4~10 倍,而婴儿和儿童的发病率极低(Chen et al,1998;Einarsson et al,1985)。在一项基于人群的研究中发现,儿童胆囊结石的发病率为 1.9%(Wesdorp et al,2000)。如前所述,在一些特定人群,如美洲印第安人(皮马人),其胆囊结石发病率会增加(30 岁时高达70%),提示胆囊结石与遗传代谢因素有关(Sampliner et al,1970)。患有慢性溶血性疾病(如镰状细胞贫血)的儿童人群也代表了另一个不同的胆囊结石早发群体。在一项对 82 名患有胆石症儿童(0~18 岁)的研究中发现,39% 的胆囊结石病例与溶血性疾病有关(Wesdorp et al,2000)。

性别

女性是胆囊结石发生的危险因素,在大多数研究中,女性胆囊结石的发病率和手术概率是男性的 2 倍或 3 倍(表 32.1)。这在一定程度上可以解释为激素的作用:雌激素可减少胆盐分泌、增加胆固醇分泌,孕激素则通过减少胆囊排空而导致胆汁

淤积。妊娠导致胆泥形成的风险高达 30%。口服避孕药和绝经后妇女低剂量雌激素治疗也增加了胆囊结石形成的风险(Hulley et al,1998;Maringhini et al,1993)。

肥胖、饮食、体力活动和减重

肥胖是胆囊结石发生的一个公认的主要危险因素,病态肥胖病人胆囊结石的发病率为 25%(Li et al,2009)。女性胆囊结石发病率与单纯性肥胖密切相关,而男性则主要与腹部(中央型)肥胖和代谢综合征有关(De Santis et al,1997;Heaton et al,1991;Maclure et al,1989;Tsai et al,2004)。

Paigen & Carey 在 2002 年发表的文章中提到,在过去的 60 年里,胆囊结石的检出率几乎翻了一番,与此同时,结石的成分从胆色素变成了胆固醇。在人类胆囊结石中发现的大多数胆固醇来自食物,只有大约 20% 由肝脏合成(Paigen & Carey,2002)。这就强调了高热量和碳水化合物摄入作为现代社会胆囊结石发生危险因素的重要性。

肥胖病人减重手术后罹患胆石症风险很高。30%～71%的病人在减重手术后会形成胆汁淤积和胆囊结石,每周体重下降超过 1.5kg 是一个危险因素(Shiffman et al,1991;Weinsier et al,1995)。结石可能在手术后 6 周出现,其中 7%~16% 的病人会出现症状。这种现象与减重超过初始体重的 25% 相关(Li et al,2009)。

接受全肠外营养(total parenteral nutrition,TPN)的病人是另一组发生胆囊结石和胆汁淤积的高危人群。胆汁淤积最早在禁食后 5~10 天出现,而所有病人在 TPN 治疗 6 周后均会出现胆汁淤积。当病人恢复进食后,胆汁淤积通常在停止 TPN 后 4 周内得到缓解。经过 3 个月的 TPN 治疗,约 45% 的病人将发展为胆囊结石(Messing et al,1983;Murray et al,1992;Shaffer,2001)。在大型观察和人群研究中,发现低强度的体力活动与胆囊结石的发生有关。这些病人通常也有相关的肥胖和典型的饮食方面的危险因素(Leitzmann et al,1999)。最后,接受长期生长抑素类似物治疗各种疾病(肢端肥大症、神经内分泌肿瘤)的病人,由于胆囊运动和胆汁流出减少,胆囊结石形成的风险会增加(Bornschein et al,2009)。

遗传学

人群研究表明,在胆囊结石的发生因素中,遗传因素占 30%。家族和双胞胎研究有助于了解胆囊结石的形成。与配偶或无关的对照受试者相比,在胆石症的家庭成员中,发现胆固醇结石的比例为 3:1(van der Linden et al,1973),提示家族因素与胆囊结石形成相关。两种性别的同卵双胞胎都发生胆囊结石的概率显著高于异卵双胞胎,这是胆囊结石发生具有遗传倾向的确凿证据(Katsika et al,2005)。肝脏胆固醇过度分泌导致胆汁过饱和和胆固醇结石形成,可能是由于肝脏摄取和合成的胆固醇增加,肝脏合成胆盐减少,肝脏合成胆固醇

酯,包括极低密度脂蛋白(very low density lipoprotein,VLDL)减少,以及胆固醇和胆盐肠道吸收紊乱所致。在转基因或基因敲除小鼠模型和人体中,控制肝脏胆固醇代谢的基因与胆囊结石形成的发病机制有关(表 32.2)。胆囊平滑肌中过量的胆固醇负荷可通过胆囊收缩素 A 受体影响信号传导,并通过诱导胆汁淤积而促进胆囊结石的发展。肠道胆固醇或胆盐的吸收受到严格控制,负责胆固醇吸收(NPC1L1,即尼曼-皮克病 C1 样蛋白 1)或胆固醇排出(ABCG5/G8)的基因参与了某些人群因肠道胆盐丢失而导致胆囊结石的发生。单基因突变导致溶血而增加了黑色结石的发生率,这是由于过量的未结合胆汁酸形成聚合胆红素钙结石。表 32.2 总结了涉及胆石症发病机制相关的基因(Chuang et al,2013;Grünhage & Lammert,2006)。

其他危险因素

某些疾病状态和药物可以通过多种机制导致胆囊结石发生。肝硬化是胆囊结石形成(黑色结石)的危险因素,总体患病率为 25%~30%。肝硬化可导致胆盐合成减少及吸收障碍、慢性溶血和高雌激素状态,这些都有助于胆囊结石的形成(Conte et al,1999)。炎症性肠病、回肠切除和囊性纤维化也会干扰胆盐吸收,导致胆汁和胆固醇过饱和。雌激素和噻嗪类利尿剂可增加胆汁胆固醇分泌,而孕酮可降低胆囊动力。奥曲肽除了引起胆囊功能减退外,还能增加脱氧胆酸的重吸收量,并导致胆固醇过饱和。头孢曲松在胆汁中的大量排泄,可引起胆管假性结石和胆泥,通常在停用抗生素治疗后恢复(Lambou-Gianoukos & Heller,2008)。

表 32.2　涉及胆石症发病机制相关的基因

基因和编码的蛋白质	机制	对人类的意义
ABCB4,ATP 结合盒转运体 B4	减少胆磷脂分泌	+
ABCB11,ATP 结合盒转运体 B11	减少胆盐分泌	+
ABCG5/ABCG8/ABCA1/ABCB1,ATP 结合盒 G5/G8/A1/B1	增加胆固醇肠道排出	?
APOA1,载脂蛋白 A1	增加胆汁胆固醇和胆汁酸输出	+/?
APOB,载脂蛋白 B	减少肝脏 VLDL 分泌	+/?
APOE,载脂蛋白 E	增加肠道胆固醇吸收,降低胆汁酸分泌	+/?
MUC1/MUC2,膜结合黏蛋白 1/2	促进胆囊胆固醇吸收和降低胆囊动力	+/?
CCKAR,胆囊收缩素 A 受体	胆囊收缩	?
ADRB3,β3-肾上腺素能受体	胆囊收缩	?
CETP,胆固醇酯转移蛋白,血浆	增加 HDL 代谢	+
CETP,囊性纤维化跨膜电导调节因子	增加胆汁胆红素分泌和粪便中胆盐的排泄,降低胆汁 pH	+
ANK1、EPB42、SPTA1、SPTB、SLC4A1,与遗传性球形细胞增多相关	增加胆红素负荷	+
HBB,血红蛋白 β,与镰状细胞贫血和地中海贫血相关	增加胆红素负荷	+
AK1、G6PD、GPI、GSR、PGK1、PKLR,与红细胞酶缺乏相关	增加胆红素负荷	+
CYP39A1,羟甾醇 7-α-羟化酶	诱发高胆固醇血症	+
UGT1A1,Gilbert 综合征相关蛋白	增加胆红素负荷	+
NPC1L1,尼曼-皮克病 C1 样蛋白 1	降低胆固醇肠道吸收	+

+,明确证据;?,潜在相关但没有明确的证据;ATP,三磷酸腺苷;HDL,高密度脂蛋白;VLDL,极低密度脂蛋白。

胆囊结石的自然史

高达 80% 的胆囊结石病人不会出现任何症状。出现症状的风险每年为 2%~3%，在 5 年内累积风险为 10%。出现与胆囊结石相关的其他并发症的比例很小（每年从 1% 至 2% 不等），如急性胰腺炎或胆总管结石。鉴于胆囊结石出现症状和相关并发症的风险较低，建议对无症状胆囊结石病人进行非手术治疗（Attili et al，1995；Friedman，1993；Gibney，1990；Gracie & Ransohoff，1982；McSherry et al，1985；Sakorafas et al，2007；Thistle et al，1984）。半数有症状的病人会在一年内出现第二次发作，但在所有病例中，30% 只有一次症状发作。对胆囊结石自然史的分析始于 Gracie 和 Ransohoff（1982）的一项里程碑式的研究，该研究对密歇根大学 123 名在筛查时发现患有无症状胆囊结石的教职员工进行了长达 15 年的随访，其中包括 110 名男性和 13 名女性。在 5 年、10 年和 15 年的随访中，分别有 10%、15% 和 18% 的病人出现症状。没有一个受试者在典型症状出现之前出现并发症。在最初的 5 年里，受试者出现胆绞痛的概率是每年 2%，随后逐年递减。本研究中有 3 例病人出现胆道并发症，均以胆绞痛为先发症状。

Attili 及其同事（1995）也对 151 名胆囊结石病人进行了超过 10 年的随访。在这些受试者中，33 人有症状，118 人在研究开始时无症状。胆绞痛在 2 年内的累积发生率为 12%，4 年内为 17%，10 年内为 26%。在最初无症状组和有症状组中，10 年发生并发症的累积概率分别为 3% 和 7%。作者认为，胆囊结石的自然史可能不像以前认为的那么好。

还有其他几项有关胆囊结石自然史的研究报道。在日本的一项研究中，Wada 和 Imamura（1993）发现，1 850 例胆石症病人中有三分之一有症状，在其余 680 名无症状病人中，20% 的病例出现症状的中位随访时间为 13 年。70 岁以上的病人比 70 岁以下的病人更可能出现症状。McSherry 及其同事（1985）随访了 135 名无症状的男性和女性胆囊结石病人，他们是大纽约健康保险计划的订户。在这些受试者中，10% 出现症状，7% 在 46 个月的中位随访中需要行胆囊切除术。由 193 名无症状病人组成的安慰剂组是化学溶解试验的一部分，并随访了 24 个月（Thistle et al，1984）。在这项研究中，31% 的病人最终出现了胆绞痛，高于先前报道的发生率。这种高症状率可能与对受试者严密监测或要求受试者仅在受试前 12 个月无症状有关。Cucchiaro 及其同事（1990）对 125 名无症状病人进行了 5 年的随访。在此期间有 15 名病人出现症状，2 名病人因胆囊结石并发症需要紧急手术；54 名病人在此期间死于恶性肿瘤、心血管疾病或肾功能不全，但无一人死于胆囊结石。Friedman 及其同事（1989）对 123 名无症状病人进行了 20 年的随访，发现 6% 的病例在确诊后的前 5 年内出现了严重的胆囊结石相关症状。Halldestamm 及其同事（2004）对 120 名无症状病人进行了随访，其中 14 名病人在超过 87 个月的中位观察期间内需要对出现的症状或胆囊结石相关并发症进行治疗。作者计算出在检测出胆囊结石的前 5 年内需要治疗的累积风险为 7.6%。Davide 及其同事（2010）对 580 名无症状的胆囊结石病人进行了为期 8.7 年的随访。随访结束时，453 例（78%）病人仍无症状，10.5% 出现轻度症状（腹痛但无需休息），11.4% 出现严重症状（腹痛需要休息），总的并发症发生率为 3%（出现黄疸或

表 32.3　胆囊结石的自然史				
研究	例数/例	年	胆绞痛/%	胆道并发症/%
Gracie & Ransohoff，1982	123	15	18	2
Attili et al，1995	118	10	26	3
Juhasz et al，1994	110	6	22*	—
Wada & Imamura，1993	680	11~17	20	
Mc Sherry et al，1985	135	4	17	0
Friedman et al，1989	123	5	—	6
Thistle et al，1984	193[†]	2	31	
Cucchiaro et al，1990	125	5	12	2
Angelico et al，1997	426	10	38	
Halldestamm et al，2004	120	7	12[‡]	—
Davide et al，2010	580	8.7	26.9	3

* 接受胆囊切除的病人；[†] 研究前 12 个月无症状；[‡] 症状或并发症。

发热）。58% 的轻度症状病人症状消失，只有 17.4% 的病人接受了胆囊切除术。在严重症状病人中，52% 症状消失，41.3% 接受了胆囊切除术。作者的结论是，有症状的胆囊结石病人可以有相对良性的自然史。然而，考虑到出现症状和/或并发症的风险，对该组病例推荐行胆囊切除术。不同作者报告的胆囊结石自然史的总结见表 32.3。

糖尿病病人可能因代谢综合征、肥胖和胆囊结石家族史的间接影响而有较高的胆囊结石发病率。没有数据显示患有无症状胆石症的糖尿病病人出现症状或并发症的概率更高。因此，不建议对合并糖尿病的无症状的胆囊结石病人进行预防性胆囊切除术（Sleisenger & Fordtran，1993）。

有几种情况可以考虑预防性胆囊切除术。胆囊结石的大小被认为与胆囊癌发生风险更高有关，但这是存在争议的（见第 49 章）。胆囊切除术可能适用于一些胆囊癌高发人群（智利西班牙裔、马普切印第安人和复活节岛的毛利人），即使是无症状的胆石症病人（Grimaldi et al，1993；Randi et al，2006）。在活动性溶血性贫血（如镰状细胞病）的病人中，症状性胆囊结石很难与腹腔脏器梗死等并发症区分开来，预防性胆囊切除术也可适用。预防性胆囊切除术的另一个相对指征是肾移植手术之前或期间或减重手术期间（Bonatsos et al，2001；Graham et al，1995；Shiffman et al，1993）。

胆囊结石、瓷胆囊和胆囊癌（见第 49 章）

胆囊结石与胆囊癌密切相关，总的相对风险（与无胆囊结石病人相比）为 4.9，每年计算风险为 0.02%（Randi et al，2006）。化学暴露、烟草、胆囊癌家族史和胆石症持续时间都是胆囊癌发生的潜在危险因素（Kajal et al，2012；Miyazaki et al，2008）。胆囊结石存在于 60% 至 90% 的胆囊癌病例中（Goldin & Roa，2009），尽管胆囊结石与胆囊癌之间直接的因果关系还没有被证实。但胆囊结石直径大于 3cm 与胆囊癌的风险增高有关；然而，大胆囊结石的存在可能只是反映胆结石和炎症的持续时间，而不是致癌的直接因果关系。此外，全球胆囊癌患

病率的显著差异表明存在其他的影响因素。据估计,病人在首次诊断为胆囊结石的 20 年后,患癌的风险为 1%,风险主要集中在男性(Maringhini et al,1987);然而,鉴于胆囊结石的高发病率和胆囊癌的罕见性,这种估算的风险看起来似乎很高。在某些研究中,随访 10 年内并没有胆囊结石病人发展成胆囊癌。因此,不建议胆囊结石病人行胆囊切除术以预防胆囊癌。在一些患有胆囊结石的群体中,如皮马印第安人、智利人和巴基斯坦妇女,胆囊癌的发病率异常高(每 10 万人中有 12~21 人)(Goldin & Roa,2009)。对于这些特殊的种群,进行预防性胆囊切除以防止胆囊癌的发生可能是合理的。

胆囊钙化在所有胆囊病理标本中所占比例高达 0.8%。长期以来瓷胆囊或弥漫性胆囊钙化被认为是胆囊癌发生的一个重要危险因素,患癌的风险为 12%~62%(Cunningham & Alexander,2007;Stephen & Berger,2001;Towfigh et al,2001)。两项来自美国的研究分析了胆囊切除标本的大数据库,并报告了瓷胆囊中胆囊癌的发病率比先前研究报道的低得多(Stephen & Berger,2001;Towfigh et al,2001)。在一项研究中,钙化相关的胆囊癌仅占 6%,而没有胆囊壁钙化的配对队列为 1%(Schneldorfer,2013)。基于这些数据,至少在西方人群中,瓷胆囊中胆囊癌的发生率应该被视为是增加的,但不及以前报道中的发生率高。瓷胆囊发生胆囊癌的风险虽然小,但比普通人群还是有明显增高,考虑到胆囊癌的高致死性,胆囊钙化的病人需要行胆囊切除术。

（李靖 译　张志伟 审）

第 33 章

胆囊炎

Kaitlyn J. Kelly and Sharon Marie Weber

概述

胆囊炎是胆石症常见的并发症,分为急性胆囊炎和慢性胆囊炎两种类型。急性胆囊炎需急诊处理,经典的治疗方案是抗炎后行胆囊切除术。急性胆囊炎一经诊断,理想的治疗方式是早期行胆囊切除术。如果急诊胆囊切除术不可行,只要急性进程可以控制,症状缓解,可在急性期后择期手术。慢性胆囊炎表现为伴有胆绞痛反复发作的进行性、间歇性炎症过程。该类病人可择期行胆囊切除术。急性非结石性胆囊炎较少见,多发生于危重病人。虽然急性非结石性胆囊炎的定义是胆囊中没有结石,但手术切除的胆囊标本中常有胆泥。

急性胆囊炎

发病机制

结石嵌顿于胆囊出口(胆囊漏斗部或胆囊管)是引起急性胆囊炎的病因(Sjodahl et al,1978)。嵌顿的结石使伴有急性炎症的胆囊扩张、水肿,静脉血回流障碍,继而引发胆囊动脉血栓形成,最终引起胆囊缺血、坏死。由于胆囊底由胆囊动脉终末支供血,因此对缺血最为敏感,是发生胆囊坏疽最常见的部位。胆囊急性炎症可继发胆道细菌感染。急性胆囊炎病人胆汁菌培养阳性率约20%(den Hoed et al,1998),其中胃肠道来源的革兰氏阴性菌,如克雷伯菌和大肠埃希菌最为常见。据报道,行内镜下十二指肠乳头切开术或其他胆道介入手术的病人胆汁菌培养阳性率高达60%(Reinders et al,2011)。

临床表现

多数急性胆囊炎病人表现为严重的持续性右上腹或上腹部疼痛,可放射至肩胛下区,也可表现为由胆绞痛发作引起的间歇性、自限性腹痛。急性胆囊炎病人常伴有发热和白细胞升高,而无并发症的胆绞痛病人较少出现发热和白细胞升高。Murphy 征阳性,即触诊右上腹时因剧烈疼痛而吸气中止。其他症状包括恶心、呕吐和厌食。

鉴别诊断

有些疾病的临床表现与胆囊炎类似,应加以鉴别诊断。这些疾病包括消化性溃疡、胃炎和胃肠炎、肠易激综合征、炎症性肠病、右肺下叶炎症和胆道运动功能障碍。胸部 X 线通常足以

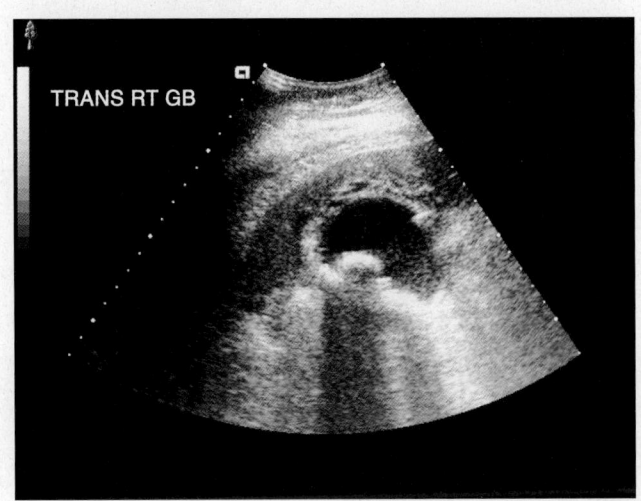

图 33.1 结石性胆囊炎病人超声检查的胆囊横切面图像,显示胆囊结石和胆囊壁增厚

判断右肺下叶是否有炎性渗出。对于超声检查无胆囊结石且有症状的病人,应充分考虑其他诊断,并恰当处理。

影像学诊断与评价

腹部超声(见第 15 章)有助于明确疑似急性胆囊炎的诊断。超声能够发现胆囊内结石、胆囊壁增厚(>4mm)和胆囊周围积液(图 33.1)。此外,当超声探头直接按压胆囊时,病人出现疼痛和吸气暂停(超声 Murphy 征)。传统的灰阶扫描结合临床表现及超声 Murphy 征对诊断急性胆囊炎具有很高的敏感性和特异性,诊断准确度高于 90%(Pinto et al,2013)。其他评估血流的影像学技术,如彩色速度显像超声,有助于特定病例的诊断。

对一些诊断不明确的病例,肝胆闪烁显像(见第 17 章)有一定应用价值。这种核医学检查是利用肝细胞摄取氨基乙酰乙酸衍生物(HIDA、PIPIDA 或 DISIDA),并将其分泌入胆汁的特性进行的。通过锝标记的示踪剂可显示胆道影像。扫描图像显示包括胆囊在内的胆道树,并可见示踪剂快速排入十二指肠。若肝胆扫描影像未显示胆囊,则提示胆囊管梗阻,符合急性胆囊炎的诊断(图 33.2)。

除了观察胆囊充盈程度,闪烁显像还可以评估胆囊排空情况。在闪烁显像检查中,胆囊排空分数(ejection fraction,EF)≤ 35% 可定义为胆囊排空异常,提示胆囊疾病。Middleton 和 Wil-

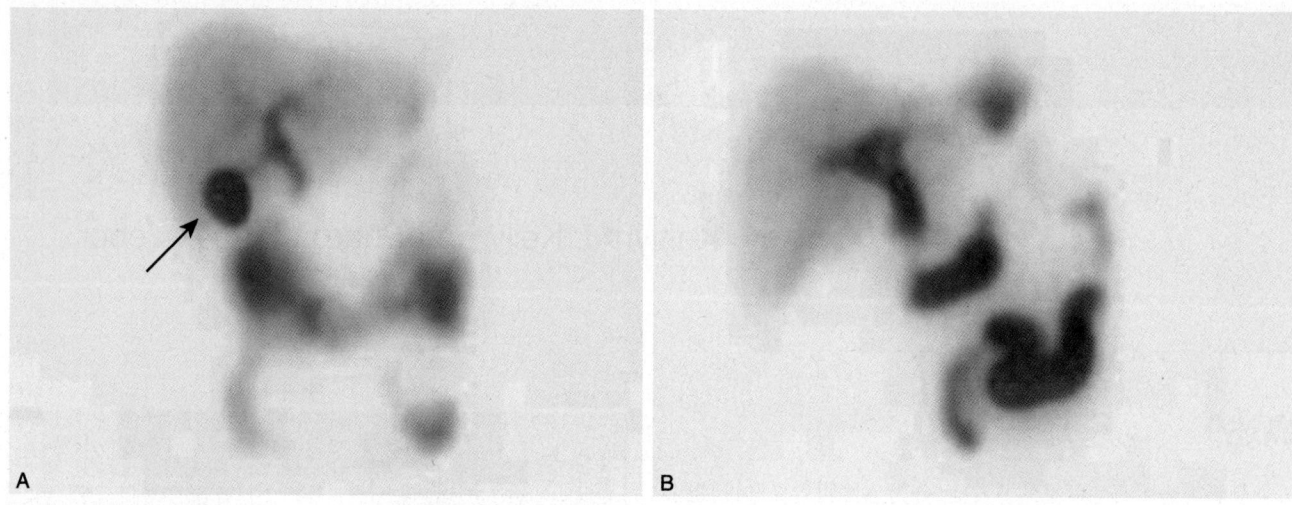

图 33.2   （A）正常肝乙酰苯胺亚氨二醋酸（HIDA）扫描显示胆囊充盈显影（箭头）。（B）异常 HIDA 扫描显示胆囊无充盈，符合胆囊管梗阻（Courtesy Dr. Scott Perlman, University of Wisconsin Hospital and Clinics.）

liams（2001）报道了如下研究结果：141 例行胆囊切除术的病人，术前超声和闪烁显像正常，胆囊充盈正常，但胆囊排空分数≤35%。其中 95% 的病人术后症状明显缓解或消失，41% 的病人胆囊组织病理学检查诊断为胆囊炎。

肝胆闪烁显像不适用于肝功能较差的病人，因为该检查需要肝脏能正常排泄胆汁。肝胆闪烁显像对胆囊炎诊断准确度约 90%，优于单独超声检查。但肝胆闪烁显像相对超声检查更复杂，价格更高，耗时更久，因此，常选择性应用于部分病例（Chatziioannou et al, 2000; Kalimi et al, 2001）。Mahid 等人于2009 年提出一种影像学检查诊断流程：对怀疑患有胆道疾病的病人，先行超声检查，若未明确发现胆结石，建议行胃十二指肠镜检查以排除其他疾病，如消化性溃疡或胃炎。若检查结果仍为阴性，则应行肝胆闪烁显像检查。

计算机断层扫描（computed tomography, CT）（见第 18 章）亦可诊断急性胆囊炎，且提供的解剖学影像较超声检查更为详细。CT 尤其适用于怀疑伴有胆道并发症的病人，如胆囊周围脓肿或诊断不明确的病人。急性胆囊炎的 CT 诊断标准与超声检查相同，包括胆囊壁增厚、胆囊周围低密度影、胆囊扩张、胆汁密度增高、胆囊周围积液和浆膜下水肿。通常 CT 对急性胆囊炎诊断的敏感性不如超声检查，尤其在疾病早期影像学改变不明显时（Fidler et al, 1996; Harvey & Miller, 1999）。

治疗

病人一旦确诊为急性胆囊炎，即应使用肠道细菌敏感的抗生素进行初始治疗。在准备手术的同时，还应禁食、适当补液，必要时注射镇痛药物。

胆囊切除术是急性胆囊炎的首选治疗方式（见第 35 章）。自 Langenbuch 于 1882 年首次施行该手术以来，开腹胆囊切除术就成为急性胆囊炎的标准治疗。20 世纪 80 年代，随着腹腔镜胆囊切除术的出现，胆囊切除术的标准治疗方式逐渐由开腹向腹腔镜转变。腹腔镜胆囊切除术的优点是缩短了术后住院时间和减少了镇痛药物的使用（Coxet et al, 1993），相关详细内容见第 35 章。虽然在大多数情况下腹腔镜胆囊切除术已成为首选术式，但值得注意的是，两组前瞻性随机研究表明，腹腔镜

与小切口开腹胆囊切除术在几项疗效指标上无明显差异（Keus et al, 2008; Majeed et al, 1996）。

早期研究显示，无论是否合并危险因素，急性胆囊炎病人行腹腔镜胆囊切除术的术后并发症与死亡率均高于慢性胆囊炎病人。因此，既往认为急性胆囊炎是腹腔镜手术的相对禁忌证（Flowers et al, 1991）。但后续许多研究表明，急性胆囊炎行腹腔镜手术的安全性有了一定程度的改善（Chandler et al, 2000; Johansson et al, 2003; Lai et al, 1998; Lo et al, 1998）。虽然，在手术时中转开腹率方面比较，接受腹腔镜手术的急性胆囊炎病人要高于接受择期手术的单纯胆绞痛病人（Schirmer et al, 1991），但大多数急性胆囊炎病人（超过 80%）能成功接受腹腔镜胆囊切除术（Papi et al, 2004）。一系列回顾性研究显示，腹腔镜胆囊切除术中转开腹的危险因素包括肥胖（Rosenet al, 2002）、白细胞计数升高（Alponat et al, 1997; Kanaan et al, 2002）和男性病人（Kanaan et al, 2002）。

对于有症状的胆石症病人，其他的新型手术方式包括：穿刺孔直径 2~3mm 的迷你腹腔镜胆囊切除术（Hsieh, 2003）（见第 38 章），切口平均长度 5.5cm 的小切口胆囊切除术（Assalia et al, 1997），单孔腹腔镜胆囊切除术，以及经自然腔道内镜下手术（natural orifice translumenal endoscopic surgery, NOTES），如经阴道内镜下胆囊切除术。目前尚缺乏评估这些手术方式安全性的前瞻性研究，但现有数据表明，这些新型技术可以减少术后疼痛和腹壁瘢痕，缺点是手术时间稍长。

腹腔镜胆囊次全切除术（laparoscopic subtotal cholecystomy, LSC）也被认为是降低急性胆囊炎病人腹腔镜手术中转开腹率的一种术式（Horiuchi et al, 2008; Singhal et al, 2009）（见第 35 章）。手术流程包括当胆囊从胆囊床上分离困难时保留胆囊后壁，当胆囊三角区因炎症难以分辨时，直接烧灼残余黏膜并缝扎胆囊颈。当胆囊症病变严重时，这种术式的确比冒着损伤肝总管的风险在肝门处解剖更安全。Horiuchi 等（2008）研究表明，虽然所有行 LSC 的病人都有暂时性的肝下引流，但腹腔镜手术中转开腹率显著下降且并未增加术后并发症的发生率。这种术式虽然富有创新性，但由于需要特殊手术器械或者需要对外科医生专门培训（或者两者兼具），限制了其在临床

上的推广使用。因此,腹腔镜胆囊切除术以及必要时中转开腹手术仍是急性胆囊炎病人的首选术式。

对围手术期风险较高的急性胆囊炎病人,如有全身性感染或其他潜在合并疾病,优先考虑的治疗方式是经皮胆囊造口置管术(见第 34 章)。置管可在超声或 CT 引导下进行(Hatzidakis et al,2002)。该手术能有效地引流感染的胆汁、降低胆囊压力、缓解因梗阻引起的疼痛,从而降低术后并发症(Akyüreket et al,2005;Byrne et al,2003;Spira et al,2002;Werbel et al,1989)。此外,大多数病人(>80%)的临床症状在短时间内可得到改善(Byrne et al,2003;Hatzidakis et al,2002;Vauthey et al,1993)。如果临床需要,待病人病情稳定后行延期胆囊切除术,且常可在腹腔镜下完成(Spira et al,2002)。Akyürek 等(2005)研究表明,相比保守治疗(禁食水同时静脉应用抗生素)后行延迟的胆囊切除术,高风险的急性胆囊炎病人经皮胆囊造口后行早期腹腔镜胆囊切除术可以显著缩短住院时间和降低住院费用。对于有全身麻醉禁忌的高危病人,可采取经皮取石术(Gibney et al,1987;Wong et al,1999)。单次或多次经皮经肝的胆囊穿刺抽吸术在保守治疗无效的急性胆囊炎合并高危因素的病人中被证明是有效的(Tsutsui et al,2007)。然而,这种治疗方式尚未被广泛应用。

手术时机

关于从诊断为急性胆囊炎到确定实施胆囊切除术的最佳时机,已成为各前瞻性随机对照研究的目标。现有 9 宗关于开腹胆囊切除术的报道及 5 宗腹腔镜胆囊切除术的报道(Papi et al,2004;Siddiqui et al,2008)。研究结论是,胆囊炎病人早期手术(通常定义为<3 天)可能增加如胆总管损伤等术后并发症的发生率。而延迟胆囊切除(诊断胆囊炎后数周)所面临的风险是部分病人在等待手术期间症状复发,导致再次住院和急诊手术(Papi et al,2004)。多中心前瞻性随机研究证实,在接受开腹胆囊切除术病人中,与延迟手术相比,早期手术组病人围手术期并发症和死亡率没有增加,且住院时间更短(Norrby et al,1983;Van der Linden & Edlund,1981)。此外,一项 Meta 分析结果显示,20% 以上的病人在等待手术期间药物治疗失败,其中半数以上病人需要急诊手术;早期行胆囊切除术并未显著增加术后并发症的发生率(腹腔镜手术,$P = 0.6$;开腹手术,$P = 0.2$),但延迟手术组病人住院时间明显延长(Papi et al,2004)。虽然急性胆囊炎发病早期或晚期行胆囊切除术均较为安全,但早期手术显然获益更多。

急性胆囊炎病人行腹腔镜胆囊切除术增加了胆总管损伤等术后并发症的发生风险,这对外科医生提出了特殊的挑战(见第 42 章)。急性炎症进程使胆道区域解剖结构模糊,也会增加术后并发症发生率。数宗前瞻性随机对照研究比较了急性胆囊炎病人早期与延迟行腹腔镜胆囊切除术的临床结果(表 33.1)。虽然早期手术会延长手术时间($P = 0.002$),但这些研究结果一致表明,早期行腹腔镜胆囊切除术与延迟行腹腔镜胆囊切除术病人术后比较,两者的并发症(包括胆总管损伤)与死亡率并无显著性差异(Siddiqui et al,2008),中转开腹手术的比例也未明显增加。但与非急诊择期腹腔镜胆囊切除术相比,早期行腹腔镜胆囊切除术中转开腹率(20%~30%)明显升高。这些研究最重要的发现是,随机分配至延迟手术组的病人会有 15%~30% 行保守治疗失败。尽管与延迟手术组相比,早期手术组病人通常术后住院时间更长($P = 0.004$),但总住院时间明显缩短(累计 $P<0.001$)(Chandler et al,2000;Johansson et al,2003;Kolla et al,2004;Lai et al,1998;Lo et al,1998)。因此,急性胆囊炎病人宜早期行腹腔镜胆囊切除术。Catena 等(2009)提出,在腹腔镜胆囊切除术中应用超声刀有助于止血和避免胆道损伤,另一项前瞻性随机对照实验证实,术中应用超声刀显著降低了急性胆囊炎病人行腹腔镜胆囊切除术中转开腹手术率(Catena et al,2009)。

表 33.1 对比早期/延迟腹腔镜胆囊切除术治疗急性胆囊炎的前瞻性随机对照实验结果

参考文献	例数/例	定义	并发症发生率/%	住院天数/天	中转开腹手术比例/%
Ozkardes et al,2014	60	早期:<24 小时	27	5	13
		延迟:6~8 周	0	8	0
Saber & Hokkam,2014	120	早期:<72 小时	NR	2	5
		延迟:6~8 周	NR	6	2
Gutt et al,2013	618	早期:<24 小时	12	5	10
		延迟:7~45 天	34	10	12
Macafee et al,2009	72	早期:<72 小时	22	6	3
		延迟:3 个月	11	6	3
Kolla et al,2004	40	早期:<4 天	20	6	25
		延迟:6~12 周	15	10	25
Johansson et al,2003	145	早期:<7 天	18	6	31
		延迟:6~8 周	10	8	21
Lai et al,1998	104	早期:<24 小时	9	8	24
		延迟:6~8 周	8	12	8
Lo et al,1998	99	早期:<3 天	29	6	11
		延迟:6~8 周	13	11	23

在对大多数早期与延迟腹腔镜胆囊切除术的对比研究中，都把"早期"定义为出现症状的72小时内。Tzovaras等（2006）进行了一项非随机前瞻性研究，分析了129名因急性胆囊炎入院接受腹腔镜胆囊切除术的病人。根据从出现症状到接受手术的时间，将病人分为3天内、4~7天和7天后三组。结果显示，三组病人在中转开腹率、病死率和术后住院时间上没有显著差异，表明早期胆囊切除术对于病人的益处并不局限于其出现症状后72小时内。

另一个需要考虑的问题是，急性胆囊炎病人何时行腹腔镜胆囊切除术使手术更加经济有效。Lau等（2006）的一项Meta分析研究表明，早期腹腔镜胆囊切除术由于缩短了住院时间，避免了因胆囊炎或胆绞痛而再入院，从而更加节省住院费用。

慢性胆囊炎

发病机制与临床表现

慢性胆囊炎是急性胆囊炎一次或多次发作的结果，或起初并无症状，从胆石症进展而来。多数病人有一次或多次类似临床胆绞痛样的腹痛发作。其实胆绞痛的描述不够准确，因为慢性胆囊炎的疼痛往往长期持续发生，与急性胆囊炎初期的疼痛类似，只是程度较轻且有自限性。慢性胆囊炎所发生的腹痛可能是间断性胆囊出口阻塞的结果。

目前有许多已知的危险因素与胆石症的进展以及之后产生慢性胆囊炎有关。高危人群包括过度肥胖的女性，即使没有胆结石也没有临床症状，却常存在胆囊慢性炎症的病理改变（Calhoun & Willbanks,1987；Csendes et al,2003）。原因可能与这类人群胆汁胆固醇饱和度较高有关（SI George & Shaffer,1993）（见第8章）。黄色肉芽肿性胆囊炎是一种外表近似于胆囊癌的慢性胆囊炎亚型（Agarwal,et al,2013）（见第49章）。其特征是胆囊壁坏死性炎症，常伴有增生性纤维化。组织学表现为在急性和慢性炎症细胞背景下的泡沫细胞。进一步发展导致胆囊壁不均匀增厚和胆囊壁肿物形成，难以与胆囊癌鉴别（图33.3）。鉴于黄色肉芽肿性胆囊炎与胆囊癌病人血清CA19-9均升高，且影像学检查难以分辨，明确诊断仍需病理支持。

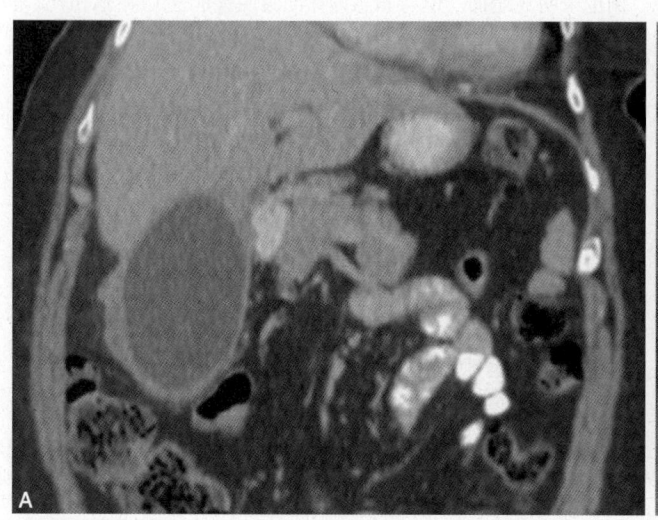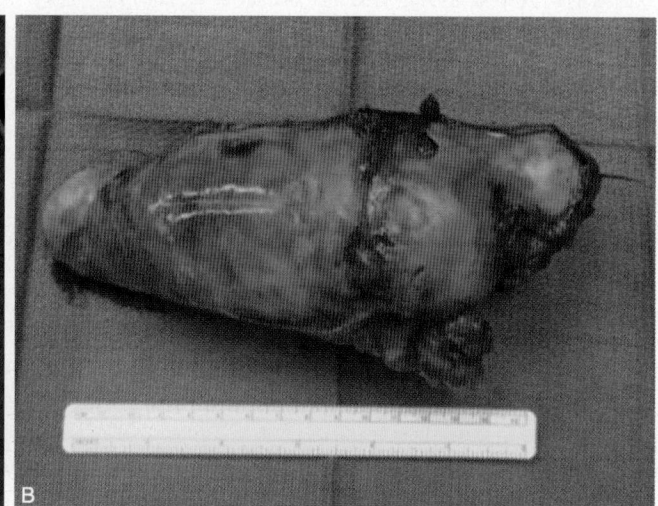

图33.3　（A）慢性右上腹痛病人冠状位可见胆囊扩张及胆囊壁类恶性肿瘤样不均匀增厚。（B）切除的胆囊大体图片，组织坚硬，形态明显异常，病理证实为黄色肉芽肿性胆囊炎

影像学诊断

超声检查常发现胆囊壁环形增厚，伴有胆石。进展期病例可见胆囊萎缩，胆囊壁增厚以及多枚胆石。超声探头直接按压胆囊可出现不适感。超声检查肥胖和症状较轻的病人，常显示胆囊壁没有明显异常（Calhoun & Willbanks,1987）。

治疗

对有症状的慢性胆囊炎病人，应择期行胆囊切除术（见第35章）。大多数病例（≥90%）可应用腹腔镜胆囊切除术。当病人偶有右季肋部不典型疼痛，或轻微疼痛，甚至无痛，或仅有间断性恶心、饱胀感，特别在超声检查发现胆石，却没有慢性胆囊炎的典型表现时，应与可能产生类似症状的其他疾病相鉴别。当胆囊壁不均匀增厚或胆囊壁肿块不排除恶性可能时，可先行腹腔镜手术探查，同时做好中转开腹的准备。对于这样的病例，

外科医生术前应准备好行胆囊癌手术的可能，包括肝部分切除术和区域淋巴结清扫术。术中避免胆囊穿孔和胆汁漏尤为重要。术中可以对任何异常组织进行冷冻切片病理，若肉眼发现疑似恶性肿瘤，则通常按照胆囊癌进行手术（见第49章）。

急性非结石性胆囊炎

发病机制

非结石性胆囊炎通常发生于合并重症的病人，如败血症、严重创伤、烧伤及重大手术恢复期长期不能进食的病人（Gu et al,2014）。在上述情况下，胆囊长时间未受到收缩刺激，胆汁浓缩，形成胆泥。其确切的发病机制仍不清楚，可能是由胆囊缺乏血供、胆汁淤滞和感染共同作用的结果（Hakala et al,1997；Warren et al,1992）。急性非结石性胆囊炎可能通过胆汁

浓缩导致胆泥形成而发病。既往研究表明,非结石性胆囊炎多出现于合并重症的病人,但近期研究指出,未合并重症的门诊非结石性胆囊炎发生率有升高趋势,包括合并动脉硬化性疾病的病人,如高血压、糖尿病(Parithivel et al,1999;Ryu et al,2003;Ssavoca et al,1990)。总的来说,非结石性胆囊炎占急性胆囊炎病例的 5%~15%。急性结石性胆囊炎好发于女性病人,而非结石性胆囊炎以男性病人多见(Kalliafas et al,1998;Ryu et al,2003;Wang et al,2003)。

在一项对严重创伤病人(创伤严重度评分>12 分,重症监护时间>4 天)的前瞻性研究中,超声检查发现非结石性胆囊炎的发病率为 11%(Pelinka et al,2003),与其他报道一致(Imhof et al,1992)。有 3 种高危因素与非结石性胆囊炎发病率升高有关:①创伤严重度评分高;②心率增加;③入院时输血。研究提示,需要长时间辅助通气和营养支持的急性创伤病人是发生非结石性胆囊炎的高危人群(Pelinka et al,2003)。

临床表现

非结石性胆囊炎诊断的难点在于许多病人病情危重,需要呼吸机支持和镇静类药物。症状和体征常被病人的主要疾病或治疗措施所掩盖(Kalliafas et al,1998)。门诊非结石性胆囊炎病人的症状和体征与急性结石性胆囊炎相似,诊断相对容易(Ryu et al,2003)。

最常见的症状和实验室表现有发热、右上腹痛、白细胞增多和高胆红素血症。然而,在合并脓毒血症和严重疾病的病人中,这些检查结果往往是非特异的(Kalliafas et al,1998)。与急性结石性胆囊炎相比,非结石性胆囊炎病人胆囊坏疽和穿孔的发生率较高,这可能与该病的诊断常被延误有关。坏疽、穿孔和脓肿等严重胆囊炎并发症在白细胞升高的老年病人中较常见(Ryu et al,2003;Wang et al,2003),多项研究表明,严重胆囊炎并发症发生的风险为 50%~60%(Kalliafas et al,1998;Swayne,1986;Wang et al,2003)。非结石性胆囊炎术后胆囊病理检查提示,并发症发生率高可能与胆囊壁毛细血管微循环障碍有关(Hakala el al,1997;Warren,1992)。此外,由于原发疾病较重,非结石性胆囊炎病人的死亡率也较高,有报道为 15%(Wang et al,2003)。

影像学诊断与评价

对怀疑为非结石性胆囊炎病人的影像学检查策略与急性胆囊炎相似。首选超声检查,通常显示胆囊扩张、胆囊壁增厚、胆泥,但无胆石(图 33.4;Wang et al,2003)(见第 15 章)。非结石性胆囊炎的超声诊断往往体现出机构差异性,其具有灵敏度和特异性高(Pelinka et al,2003),但准确性较低的特点(Kalliafas et al,1998)。这是由于许多病情危重、依赖肠外营养的病人也有相似的影像结果。超声检查简便,价格便宜,应用广泛。由于能床边检查,可方便地应用于急性危重病人。因此,对怀疑为非结石性胆囊炎的病人,应首选超声检查。

单独采用超声评估急性创伤病人胆囊的异常状态并不完全可靠。一项前瞻性研究对 255 名严重创伤病人进行超声检查。对超声检查符合非结石性胆囊炎诊断且符合相应临床症状(腹痛和/或腹胀,血流动力不稳定或脏器功能衰竭)的病人行胆囊切除术,术后病理结果均为非结石性胆囊炎。少数病人超声检查阳性,但没有相应临床症状。3 周内所有病人的超声

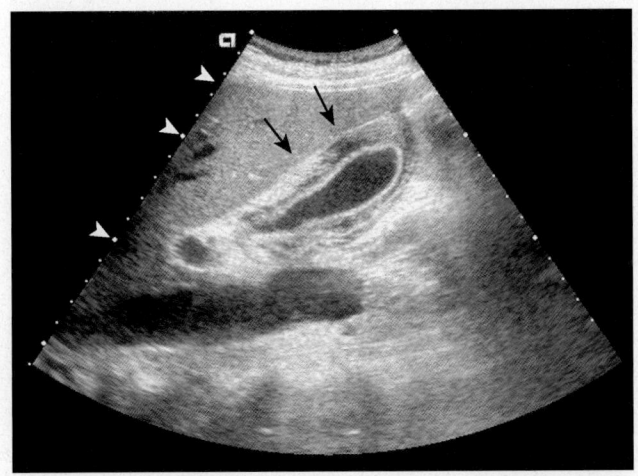

图 33.4　超声显示非结石性胆囊炎病人胆囊壁明显增厚(箭头)

表现都恢复正常。15% 的病人出现胆囊水肿但没有临床症状(Pelinka et al,2003)。这些现象提示,尽管许多危重病人超声检查可出现符合非结石性胆囊炎的异常改变,但只有综合临床表现与超声检查结果,才能确定需要手术治疗的病人。

鉴于对危重病人病因的诊断困难,CT 可作为另一种影像学检查手段。CT 能够提供胸部、腹部和盆腔的全部影像信息,因此能够避免危重病人临床表现产生的诊断误导或者其他原因引起的症状和体征的干扰。CT 的敏感性和特异性优于超声检查(Blankenberg et al,1991;Mirvis et al,1986),缺点是需要将危重病人移出重症监护室。

对体格检查和超声检查后诊断仍有困难的病人,可行肝胆闪烁显像检查。既往报道中,非结石性胆囊炎病人的假阳性率较高(Mirvis et al,1986),但有研究显示,该检查对非结石性胆囊炎的诊断准确性有所提高(Kalliafas et al,1998;Ryu et al,2003)。有研究发现,肝胆闪烁显像对非结石性胆囊炎的诊断敏感性优于 CT 和超声检查(Kalliafas et al,1998;Prevot et al,1999;Puc et al,2002;Ryu et al,2003)。通过给予吗啡使 Oddi 括约肌收缩、胆囊充盈,能提高肝胆闪烁显像诊断的特异性(见第 17 章)。与传统肝胆闪烁显像法比较,该方法可降低假阳性率,提高特异性,但敏感性无差异(Cabana et al,1995;Flancbaum et al,1989;Kalliafas et al,1998)。

治疗

胆囊切除术是非结石性胆囊炎的确定性治疗方法,大多数病例可在腹腔镜下完成。对于危重病人,可经皮胆囊造口置管对胆囊进行减压,引流感染胆汁(见第 34 章),待病人危重状态改善后再考虑行胆囊切除术(Akyürek et al,2005;McClain et al,1997)。非结石性胆囊炎没有急性胆囊炎胆囊出口的慢性梗阻情况,经皮胆囊造口可作为其确定性治疗的一种方法(Davis et al,1999;Vauthey et al,1993)(见第 28 章和第 32 章)。

胆囊炎的并发症

坏疽性胆囊炎

在伴有糖尿病白细胞增多的急性胆囊炎病人中,坏疽性胆

囊炎相当常见（Fagan et al,2003）。此外,可能由于该病的确诊常不及时,非结石性胆囊炎病人发生胆囊坏疽的风险也很高（Kalliafas et al,1998;Swayne,1986;Wang et al,2003）。如上文所述,坏死最常发生的部位在胆囊底部,坏疽性胆囊炎通常为胆囊壁全层坏死,但未必导致胆囊的游离穿孔。一旦发生胆囊穿孔,腹腔内可以发现胆汁样腹水。

由于这些病人全身症状严重,常需行 CT 检查。急性坏疽性胆囊炎的 CT 特异性表现包括胆囊壁、胆囊腔或管腔内膜存在气体,胆囊壁不规则或胆囊周围脓肿。增强 CT 扫描时,可见胆囊壁缺乏强化影（Bennett et al,2002）。

胆囊积脓

胆囊积脓的定义为胆囊内含脓性物质,常与急性胆囊炎有关,继发于胆汁感染和胆囊管阻塞。大多数胆囊积脓的病人伴有结石性胆囊炎,偶见于非结石性胆囊炎（Tseng et al,2000）。胆囊积脓病人的临床过程与其他病因导致的腹腔内脓肿类似。病人最初常有脓毒血症的表现,根据发病时的严重程度,病人需急诊行胆囊切除术或经皮胆囊造口置管（Tseng et al,2000）。对于危重病人最佳的治疗方案是先行临时胆囊造口引流,之后择期再行胆囊切除术。

气肿性胆囊炎

气肿性胆囊炎少见,主要由胆汁内含产气细菌导致。气肿性胆囊炎可见于急性胆囊炎或坏疽性胆囊炎,多发生在男性或糖尿病病人中（Tellez et al,1999）。部分病例可以通过简单的腹部平片发现,但大多依靠超声检查（图 33.5）或 CT 扫描（图33.6）诊断（Bennett & Balthazar,2003;Gill et al,1997;Konno et al,2002）。应对病人采用覆盖梭状芽胞杆菌属的IV代抗生素静脉治疗,继而急诊行胆囊切除术。

Mirizzi 综合征

Mirizzi 综合征是胆囊炎继发的胆道梗阻,在接受过胆囊切

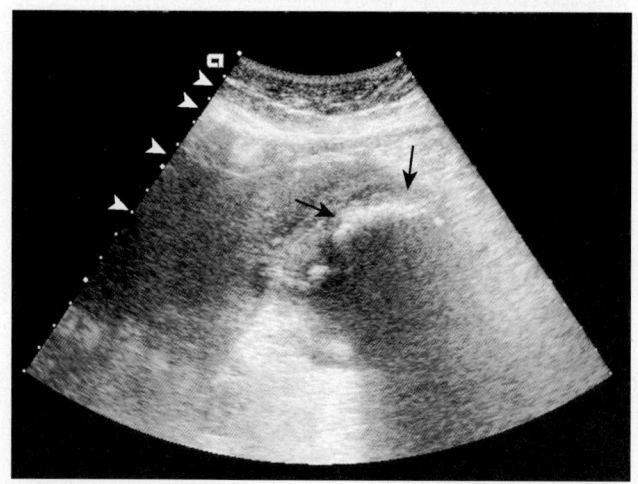

图 33.5　超声显示胆囊壁间积气（箭头）,符合气肿性胆囊炎

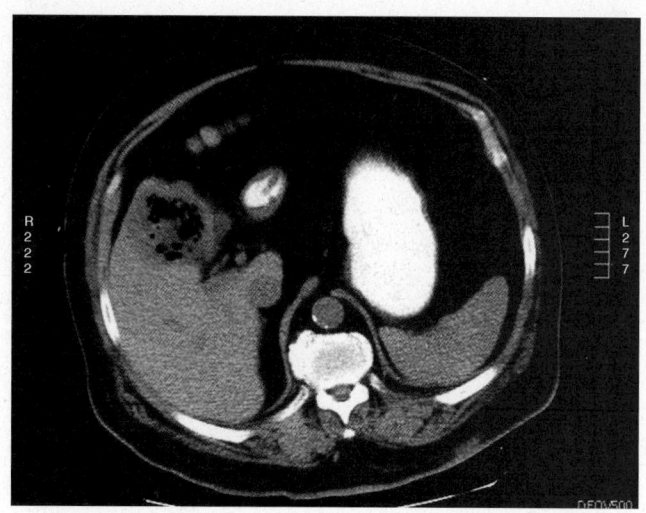

图 33.6　CT 显示（非对比）气肿性胆囊炎病人胆囊内充满气体

除术的病人中发生率为 0.3% ~ 3%（Lai & Lau,2006）。胆囊壶腹部或胆囊管处嵌顿的结石压迫肝总管为 I 型,结石破坏胆囊管进入肝总管形成胆囊胆管瘘为 II 型。病人临床表现为急性胆囊炎的症状,并伴有高胆红素血症和碱性磷酸酶升高。病人行腹腔镜手术,中转开腹率和术后并发症发生率会明显升高。所以一般情况下不推荐行腹腔镜胆囊切除术（Antoniou et al,2009;Lai & Lau,2006）。如果术前发现 Mirizzi 综合征,开腹胆囊切除术是治疗的金标准。如果炎症侵犯 Calot 三角十分严重,在完全清除结石的情况下可行胆囊部分切除术。胆囊切除手术能够解决胆道梗阻并阻断急性炎症过程。但有些病例由于慢性炎症导致胆囊胆管瘘或胆道狭窄,这两种情况都会使手术更加复杂,可能需要重建胆道（见第 42 章）。

胆囊肠瘘

胆囊肠瘘或胆囊穿孔进入邻近的空腔器官,是急性胆囊炎的一种罕见并发症。十二指肠和横结肠是瘘管最常见的部位,瘘管形成可致胆囊减压,短期内可缓解病人症状。这种并发症最常发生在 60 ~ 70 岁的妇女中,并与 Mirizzi 综合征或其他肝胆疾病如胆囊癌相关（Beltran et al,2008;Chowbey et al,2006;Costi et al,2009）。肠道细菌逆行感染胆道各分支,可导致病人胆管炎和肝内胆管积气。此外,10% ~ 15% 的胆囊肠瘘病人,其胆结石会被排入小肠,并出现小肠梗阻,这种情况被称之为胆结石性肠梗阻。在非急性胆囊结肠瘘病人中,慢性腹泻是最常见的临床症状（Costi et al,2009）。

胆囊肠瘘病人需行胆囊切除术,并切除和关闭瘘管。当术中遇到胆囊肠瘘时,应考虑伴发 Mirizzi 综合征。胆结石性肠梗阻病人需行肠切开术取石,并对肠道彻底检查以发现其他结石。瘘管切除术和胆囊切除术可同时进行,如果病人全身状况不稳定、不能耐受较长的手术时间或者胆囊周围炎症严重,一期胆囊切除不安全,也可延迟行二期手术切除胆囊。

（崔云甫　译　董家鸿　审）

第34章

胆囊疾病的经皮入路治疗

Jad Abou Khalil，George Zogopoulos，and Jeffrey Stewart Barkun

概述

胆囊引流术最初是由 Johannes Fabricius（1618）和 Stalpert Von Der Wiel（1667）这两位外科医生偶然间发现的（Hardy，1993）。此后近 200 年仅有零星报道，Bobbs 也曾在院外偶然实施一例胆囊引流术，直到 1878 年 Marion Sims 在巴黎有明确计划地实施了一例胆囊引流术。同年，Sims 实施胆囊引流术数月后，Kocher 和 Tait（Traverso，1976）为胆囊引流术制定了规范的手术步骤，但 Sims 医生并未参与其中。

虽然胆囊切除术（见第 35 章）如今已经成为治疗大多数急性胆囊疾病的金标准，但引流术仍然是治疗部分胆囊疾病的备选方案。例如病人存在严重内科合并症或手术高风险，在这种情况下，胆囊引流术常可以为病人行胆囊切除术作前期准备（Glenn，1977；Skillings et al，1980）。

超声引导下经皮胆囊引流术（percutaneous cholecystostomy，PC）用于治疗急性胆囊炎的历史可以追溯到 1980 年。PC 和用于解除梗阻性黄疸的经皮胆道穿刺置管引流术的发展息息相关。早期病例报道结果显示，PC 可以成功应用于不适合进行开腹胆囊切除术的病人（Eggermont et al，1985）。随后多项队列研究推广了 PC 这项技术，尤其是在不适合胆囊切除术的病人中。在腹腔镜手术时代，PC 依然在广泛开展。在病人罹患胆囊炎且手术风险过高的情况下，PC 已经取代开腹或腹腔镜胆囊引流术，为广大外科医生认可、接受（图 34.1）。在 1994—2004 年期间，美国医疗数据显示，全美范围内针对各种疾病进行 PC 治疗的数量增加了 6 倍。在此期间，绝大多数 PC 是由介入放射科医生进行的（97%）（Duszak & Behrman，2012）（见第 30 章）。在 1998—2010 年之间，1.5% 的结石性胆囊炎和 7.5% 的非结石性胆囊炎病人接受了 PC 治疗，而不是开腹或腹腔镜胆囊切除术（laparoscopic cholecystectomy，LC）（Anderson et al，2013）。

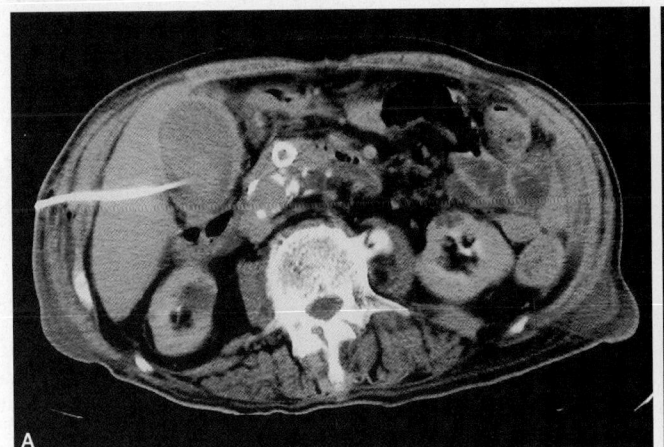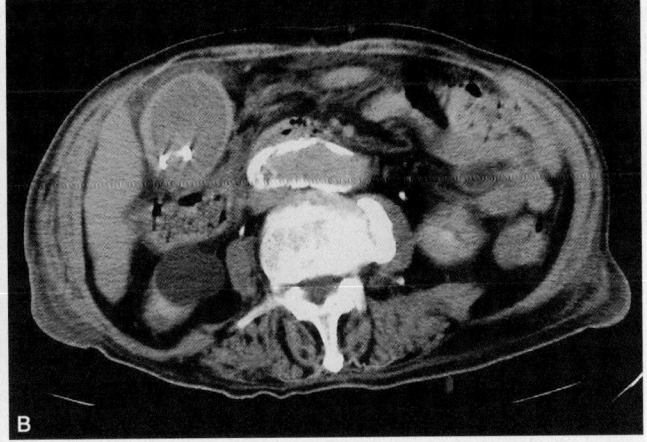

图 34.1 CT 引导下经皮胆囊引流术治疗合并严重动脉硬化和缺血性心脏病的急性非结石性胆囊炎病人。（A）经皮入路置入引流导管；（B）胆囊内的"猪尾"导管。胆囊壁增厚，内含高密度胆泥

除了用于治疗急性胆囊炎外，PC 还提供机会让外科前辈探索胆囊结石的非手术疗法，诸如化学溶解、机械抓取或碎石术（van Sonnenberg et al，1990，1992）。但是，这些治疗方案并未根除结石成因，考虑到胆囊炎的高复发率和 LC 的优势，大多数治疗胆囊结石的非手术疗法均已废弃。在本章中，我们将列举 PC 的适应证和禁忌证，并举例说明 PC 的部分技术要点和可能并发症。我们会特别强调文献证据的质量，并提出关于 PC 治疗的指南。

胆囊疾病经皮入路治疗的适应证和禁忌证

高危病人罹患急性结石性胆囊炎

目前尚缺乏高质量临床试验证据来支持 PC 在急性结石性胆囊炎（acute calculous cholecystitis，ACC）合并严重内科疾病这类病人中的应用（见第 33 章），但 PC 已经广泛应用于临床实

践。外科数据库数据显示,接受 PC 治疗的病人明显比接受 LC 治疗的病人年龄更大且内科合并症更严重(Anderson et al,2013;Smith et al,2013)。

在一项系统回顾中,Winbladh 等纳入了 53 篇研究,以此来对比 PC 和开腹或腔镜胆囊切除术对 ACC 治疗效果,却未能就高手术风险病人行 PC 治疗的适应证做出明确论断,其原因包括:纳入临床研究结果存在差异、样本选择偏倚和病人人群的强异质性(Winbladh et al,2009)。但该研究证实,PC 术后病人死亡率较高(PC 15.4%对比胆囊切除术 4.5%)。PC 术后死亡率高的原因除选择偏倚外,还可能是因为早期研究中报道的死亡率偏高。1995 年之前行 PC 治疗病人的死亡率为 22.1%,而在 1995 年之后,PC 病人死亡率下降至 13.3%(P<0.001)。

在对比 PC 和 LC 的单中心回顾性研究中,Smith 等(2013)划分了两个时间段:1989—1998 年和 1998—2009 年(PC143 例对比 LC286 例),病人匹配因素仅包括时间因素,而不是临床疾病特点。Smith 等发现行 PC 治疗的急性胆囊炎病人的特征在随时间变化:1989—1998 年,100%的 PC 病例均为美国麻醉医师学会(American society of anesthesiologists,ASA)评分 3 分和 4 分的病人;1998—2009 年,ASA 评分 3 分和 4 分这类病人比例下降到了 82%。可见,接受 PC 治疗的 ASA 评分 1 分和 2 分的病人增加了。

波士顿退伍军人卫生服务系统内的回顾性队列研究对比分析了 51 例 PC 治疗和 151 例 LC 治疗的急性非结石性胆囊炎(acute acalculous cholecystitis,AAC)病人。结果再次证实,接受 PC 治疗的病人年龄更大,查尔森合并症指数(Charlson comorbidity index,CCI)、ASA 评分、白细胞计数、碱性磷酸酶水平更高。该项研究的多元线性回归分析结果显示,CCI 分值高是病人接受 PC 治疗的唯一独立预测因子。

目前仅有两项随机对照研究报道了 PC 在急性胆囊炎的应用情况。但是,这两项研究的关注点不同,并且均存在严重的方法学缺陷。Hatzidakis 等(2002)将 123 例超声诊断高风险(急性生理与慢性健康评分>12 分)的 AAC 或 ACC 病人随机分配入 PC 组(63 例)和保守治疗组(60 例)。在该研究中,超声引导 PC 失败率为 5%,PC 失败后病人不可避免地接受 CT 引导 PC 治疗。在该研究早期,研究者使用了肾造口导管而不是更安全的"猪尾"导管,其结果就是使得导管移位率增加为 15%(9/63),其中 3 例(5%)病人需要手术干预,这 3 名病人术中均采取经腹膜入路。另有 3 例(5%)病人因 PC 无法控制临床症状而在术后 30 天内进行胆囊切除术。Hatzidakis 等并未发现 PC 和保守治疗在 3 天症状缓解率和 30 天死亡率上的差异,从而得出结论:保守治疗 3 天后,若病人症状不缓解,则推荐进行 PC 治疗。但是,该研究在方法学上存在重大缺陷,诸如缺少检验效能分析、隐瞒分配措施和盲法。此外,Hatzidakis 等人在该研究期间尚处于学习曲线的上升期,因此,相对于已越过学习曲线的外科医生,该研究中发现的 PC 术后并发症发生率偏高。Akyürek 等(200)将 70 例超声诊断的 AAC 病人随机分配入 PC+早期 LC 治疗组 37 例和 PC+延期 LC 治疗组 33 例,其中 PC+早期 LC 治疗组病人在 PC 术后 3~4 天行 LC 治疗,PC+延期 LC 治疗组病人在 PC 术后 8 周行 LC 治疗,该研究旨在于比较两组病人的住院时间,治疗所需费用和治疗成功率。治疗成功定义为胆囊炎症状体征缓解和白细胞计数减少。PC+

早期 LC 治疗组 37 例病人中有 6 例未行早期 LC 治疗,因为这部分病人 PC 术后 120 小时内急性生理与慢性健康评分(acute physiology and chronic health evaluation,APACHE)持续高于 12 分。PC+延期 LC 治疗组的 33 例病人中有 3 例被排除研究,1 例是因为败血症死亡,而另外 2 例拒绝接受 LC 治疗。该研究结果显示,与 PC+延期 LC 治疗组相比,PC+早期 LC 治疗可以减少病人的住院时间和治疗费用,但未降低腹腔镜手术的中转率。Akyürek 等并未定义纳入或排除标准,也没有定义手术病人的"高危"指标。该研究在方法学上同样存在重大缺陷,诸如检验效能不足、未说明随机方法、缺少盲法、无分配隐藏和出组率高而未修正研究方案等。考虑到这些问题,我们很难根据这项研究的结果给出指南或建议。

考科兰协作组织发表系统回顾(Gurusamy et al,2013)评价了 PC 在高危 ACC 病人中的应用价值,提及上述两篇随机对照试验(Akyürek,2005;Hatzidakis et al,2002),也认为这两项研究质量不佳、偏倚风险高。我们很难就 PC 治疗和保守治疗孰优孰劣给出确切答案,这一问题解决尚需要高质量临床研究证据。迄今为止,规模最大的多中心随机对照试验为 CHOCOLATE 试验,该研究已经公布其方案,但目前仍处于病人入组阶段(Kortram et al,2012)。

总之,尽管缺乏可信的高级别临床研究证据,大多数回顾性、未配对的队列研究结果显示,外科医生通常认为 PC 治疗可以应用于药物治疗无效和高龄、合并严重内科疾病的 ACC 病人。

迟发性急性结石性胆囊炎

早期 PC+延期 LC 治疗方案已经用于治疗晚期 ACC 病人,外科医生认为,相较于急症 LC 治疗,这种方式可以降低腹腔镜手术的中转率(见第 33 和第 35 章)。Karakayali 等的回顾性队列研究对比了早期 PC+延期 LC 治疗(48 例)和急症 LC 治疗(43 例)病人临床数据,其研究对象为 ASA 评分 1 分或 2 分、起病 72 小时以后且保守治疗 48 小时无效的 ACC 病人。该研究结果显示,早期 PC+延期 LC 治疗组病人腹腔镜手术中转率较低,住院时间较短,总并发症发生率也更低(急症 LC 治疗组 40%,早期 PC+延期 LC 治疗组 19%,P=0.029)(Karakayali et al,2014)。

该研究的方法学缺陷主要在于选择偏倚:文章未说明急症胆囊切除术的适应证如何把握,也没有就两组研究对象间的基线差异做多变量调整。Zehetner 等对比 PC 治疗(23 例)和急症 LC 治疗病人的临床数据,其研究对象为起病 72 小时以后且超声确诊的 ACC 病人。Zehetner 等将病人按照年龄、性别、种族、体重指数、糖尿病和败血症进行配对,并且得出和上述文章相反的结论:PC 治疗延长了病人的住院时间,并且 PC 治疗组和急症 LC 治疗组病人主要并发症发生率并无差异。但是,急症 LC 治疗组病人腹腔镜手术中转率明显升高(17%),并且 30 天死亡率也有升高趋势(13%)。该研究中,PC 治疗组病人死亡多由晚期癌症所致,这也说明研究存在明显的选择偏倚,而且这一偏倚并未通过基本信息配对分析纠正。由于研究样本量较小,该文章结论在统计学上也不可靠。

高危病人罹患急性非结石性胆囊炎

大多数队列研究证实,相较于急症腹腔镜或开腹胆囊切除术,PC 治疗可以有效降低高危 AAC 病人的并发症率和死亡率(Simorov et al,2013)(图 34.2)。但和保守治疗相比时,对于"PC 疗法是否仍具有优势"这一问题,各种研究结论尚不一致,某些大样本临床研究数据并未支持 PC 疗法(见第 33 章)。

Anderson 等分析加利福尼亚州州立卫生规划和发展部病人数据库(1995—2009 年)中 43 341 例合并严重败血症或休克的 AAC 病人数据发现,接受 PC 治疗的病人的合并疾病数量多且程度严重,但是经过多变量调整后的数据结果显示,PC 治疗和药物保守治疗病人生存期并无差异(Anderson et al,2014),即使在严重脓毒症或休克、机械通气的病人亚组中的结论也是如此。事实上,仅行胆囊切除术或 PC 序贯胆囊切除术的病人受益最多。该研究未考虑短期评价指标,诸如病人的住院时

间、症状控制率和生活质量指标。这项大规模的临床研究有力地证实了,相对于保守治疗,PC 治疗未能改善无手术适应证的 AAC 病人生存情况。

Anderson 等分析国家住院病人数据库的 58 518 例 AAC 病人结果显示,经过多变量调整(包括性别、年龄、种族、查尔森指数和医院教学状况),PC 组病人胆囊疾病特定并发症和总并发症发生率更低,但死亡率较高、住院时间更长。因此,该研究建议应严格把握 PC 应用于 AAC 和 ACC 病人的适应证。但这项研究并未对比 PC 和保守治疗两种治疗方案的临床效果,并且如此大样本量的回顾性分析不可避免地存在残余混杂等统计学问题。

总之,由于目前大多数研究均为回顾性队列研究,风险评

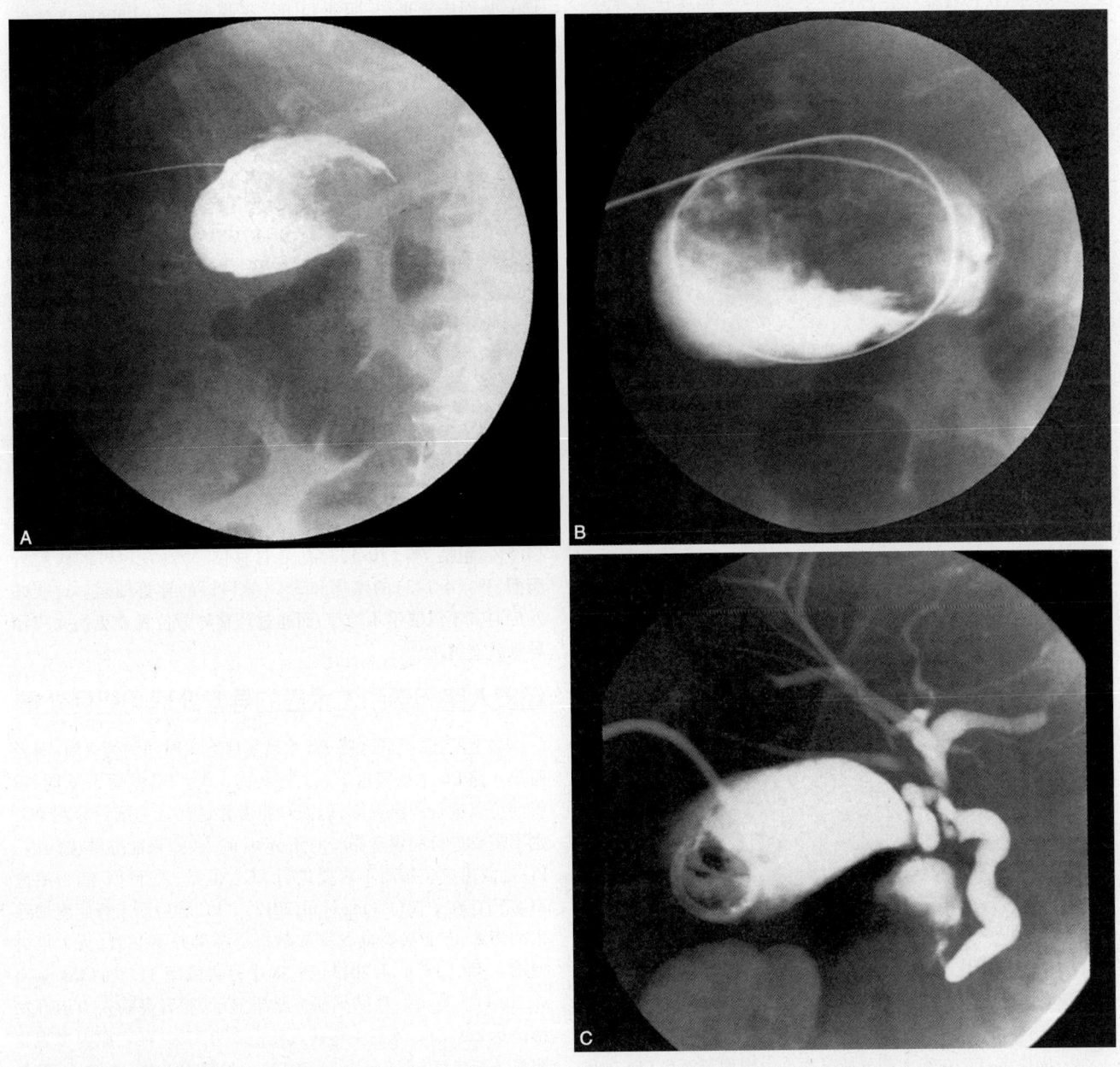

图 34.2　经皮经肝胆囊引流术治疗急性非结石性出血性胆囊炎。超声引导下用 22 号针头对胆囊进行穿刺,余下步骤在荧光透视镜下继续进行。(A)直接胆囊造影显示胆囊漏斗部有较大的填充缺损。(B)将 22 口径针头更换为较大口径针头,并将导丝引入胆囊。将 6.5F 的自固定"猪尾"导管放置在胆囊腔中。最初胆囊管并未显影。(C)急症胆囊引流术后 1 周重复做胆道造影。胆囊管通畅,造影剂可以无阻力地流入十二指肠。胆囊内的大部分胆泥已消失。胆囊引流术 1 周后拔除导管;该病人并不需要进行择期的胆囊切除术

价指标不统一,并且存在明显的残余混杂,我们尚不能确定相对于保守治疗,PC 能否改善重症 ACC 病人的生存情况。

特定病人人群

妊娠期妇女

虽然在妊娠中期实施 PC 治疗已经被证实是安全可行的(Lu et al,2004;Swisher et al,1994),但在妊娠早期和晚期,大多数外科医生由于担心自然流产和早产并不愿意进行 PC 治疗。因此,对于妊娠早期和晚期的妊娠期妇女,只有在药物保守治疗失败后才考虑 PC 治疗。目前尚无大样本队列研究或对照试验等证据证实这一问题,仅有 2 项小样本研究报道了 PC 应用于治疗妊娠期妇女急性胆囊炎、胆绞痛的安全性和可行性。Allmendinger 等(1995)报道了 2 例妊娠期妇女分别于妊娠 30 周和 32 周行 PC 治疗胆囊炎,并且在产后进行择期胆囊切除术。Chiappetta Porras 等(2009)报道了 122 例妊娠早期胆绞痛的病人,其中 4 例因胆囊炎接受胆囊引流术治疗,另有 4 例妊娠晚期病人接受胆囊穿刺吸引术治疗(3 例由于胆绞痛,1 例由于胆囊炎)。该研究结果显示,LC 和 PC 等微创技术治疗妊娠期妇女的胆系疾病并不会导致胎儿、产妇死亡或发生严重并发症。这些病例报道提出,对于妊娠早期或晚期药物保守治疗失败的病人,PC 治疗是安全可行的,可能会替代手术治疗。

原因不明的重症败血症病人

对于败血症原因不明的重症病人,若怀疑存在 AAC 或 ACC,PC 可以提供安全、快速的治疗干预,并且可以用来诊断或排除胆囊病灶。这种方法曾有 2 篇病例报道,样本量为 24 例(Lee et al,1991)和 82 例(Boland et al,1994),胆囊引流术分别成功治疗了 58% 和 51% 的败血症病人。但是,这些病例报道并未进行对照试验。此外,限于当时重症监护室病人长期胃肠道禁食的情况,AAC 发病率可能会比现代重症监护室高。因此,我们推断"诊断性 PC"在现代重症监护中的应用价值较小。

结论

PC 被推荐用于不适合接受开腹或腹腔镜胆囊切除术的病人(Abi-Haidar et al,2012)。PC 治疗 AAC 病人疗效确切,也可以为保守治疗失败、暂时不具备手术条件的 ACC 病人行胆囊切除术作前期铺垫。

技术要点和并发症

穿刺技术

1. 引流术对比吸引术:一项随机试验的结果证实,对于急性胆囊炎病人,引流术优于吸引术,引流术也是目前最主流的 PC 方式。

2. 操作者:PC 在绝大部分情况下是由影像科医生(Duszak & Behrman,2012)(见第 30 章)在超声引导下进行的,但有一项研究报道了外科医生施行 PC 的数据(Silberfein et al,2007),外科医生施行 PC 同样可行,并且穿刺用时更短,但大多数机构不

具备外科医生开展 PC 的条件。无论采用何种方式,熟练掌握超声或 CT 引导穿刺技术才能施行 PC,并且医疗机构应根据相关质量控制标准定期监察 PC 操作质量(Saad et al,2010)。

3. 方法:病人准备包括皮肤消毒和标准无菌措施,镇静,预防性应用或预备阿托品避免发生迷走神经反射(Little et al,2013)。超声或 CT 引导下施行 PC 均可,两者成功率和并发症发生率相似(Loberant et al,2010)。在通过影像学技术确定解剖层面后,使用探查针穿刺入胆囊,随后将导丝插入,沿导丝顺入 7~10F 的"猪尾"导管。在某些机构,其他导管(例如中心静脉导管)可以替代猪尾管使用,但这些导管移位和通畅性等相关数据均有限(Park et al,2005)。经肝脏入路优于经腹膜入路,原因在于经肝脏窦道形成时间更短(经肝 2 周,经腹膜 3 周),从而拔管更快,胆漏和胆汁腹膜炎更少(Hatjidakis et al,1998)。对于腹水或肠管异位病人,经肝入路相较于经腹膜入路也更加安全,原因在于它没有经过腹膜(Ginat & Saad,2008),但是经肝入路施行 PC 发生气胸和胆道出血的可能性更大(van Sonnenberg,1990)。

并发症

对于经验丰富的操作者,PC 的成功率可高达 98.9%(Winbladh et al,2009)并且少有并发症发生。PC 并发症包括出血(2.5%)、气胸(0.5%)和导管移位(低于 1%)(Saad et al,2010)。拔除 PC 导管后,3% 的病人出现严重的胆汁性腹膜炎,另有 3% 的病人出现轻度胆漏(Wise et al,2005)。相较于经肝脏入路,经腹膜入路施行 PC 更易出现胆漏,发生后通常需要手术或再次施行 PC 干预。在一项纳入 35 篇文献的系统评价结果显示,PC 的导管移位率为 8.57%;但是在门诊病人中,PC 的导管移位率可能会超过 8.57%(Winbladh et al,2009)。Smith 等的队列研究报道显示,PC 的导管相关并发症发生率为 14.5%,包括 7%(10/143)的导管移位、5%(7/143)的腹腔外胆漏、3%(4/143)的疼痛和 3%(4/143)的导管梗阻。这些并发症通常不需要手术治疗,而通过调整导管位置或更换大口径导管就能解决。

经皮入路胆囊引流术后的导管处理和胆囊处置

如上所述,经肝入路 PC 术后窦道形成时间约为 2 周,而经腹膜入路 PC 术后窦道形成时间约为 3 周。PC 术后 3~6 周、拔管前可以进行胆囊造影,但如果胆囊管通畅且为细针穿刺 PC,则不需要进行胆囊造影。对于 AAC 病人,如果能够解决病因,PC 足以治愈疾病而不需要进行 LC。但是,关于 PC 能否治愈 ACC 仍存在争议(Chung et al,2012)。PC 术后而未行胆囊切除术的病人,起胆囊炎再发率文献报道结果并不一致:从 1 年再发率 4.1%(Li et al,2013)到 38 个月再发率 11.7%(Chang et al,2014)。英国一项队列研究结果显示,胆囊炎病人 1 年再发率高达 22%,PC 术后 1 年病人死亡率为 37%,死亡原因多为非胆囊结石疾病(Sanjay et al,2013)。虽然 PC 术后推荐行胆囊切除术治疗 ACC,但是一项大样本回顾性分析表明,PC 术后,病人中仅有 40% 在 1 年内接受了择期胆囊切除术,另外有 18% 的病人直到去世也未行胆囊切除术(de Mestral et al,

2013)。因此,外科医生需要谨慎衡量 LC 手术风险和病人预期寿命,尽力降低胆囊炎再发风险和随之发生的并发症、死亡。

经皮入路治疗胆囊结石:有历史价值的治疗方案

　　为了避免 PC 术后的择期胆囊切除术,外科医生已经开发了许多技术。19 世纪 80 年代,体外冲击波碎石术(extracorporeal shock-wave lithotripsy,ESWL)开始流行。ESWL 与口服胆汁盐疗法相结合,有望在不手术的情况下清除胆结石。但是 ESWL 仅适用于数量少于 3 个、直径小于 2cm 的胆固醇结石,并且需要数月的疗程。ESWL 术后胆结石 6 年再发率为 69%,这种治疗方式对大多数病人来说并不适合(Cesmeli et al,1999)。并

且,ESWL 的性价比并不高(Barkun et al,1997),这一方法目前已经废弃。

　　曾经有研究者在 PC 术后应用甲基叔丁基醚(methyl tert-butyl ether,MTBE)这一胆固醇溶剂来溶解胆囊结石。但是,MTBE 使用过程太过烦琐,需要准备耐 MTBE 腐蚀的特殊装置,同时 MTBE 疗程长达数天(Thistle et al,1989)。MTBE 疗法具有一定的历史意义。

　　一项研究建议,在不适合 LC 的病人中,将 PC 导管用作胆囊管支撑管的辅助装置(Elmunzer et al,2011)。这项研究中仅纳入 4 例病人,并且未说明 PC 导管长期通畅性的数据。另外有小样本研究报道,可以通过超声内镜引导经十二指肠引流胆囊内胆汁,但是这一技术至今无人能重复(Lee et al,2007)。

(刘建华 译　张志伟 审)

第 35 章

胆囊切除术：开腹和微创

Flavio G. Rocha and Jesse Clanton

概述

胆囊结石是一种非常常见的病症,成年人群发病率为 10%～20%(见第 32 章)。对于有症状的胆囊结石病人,推荐行胆囊切除术治疗。开腹胆囊切除术一直是首选术式,直到 19 世纪 80 年代末期腹腔镜胆囊切除术的出现。由于在减轻疼痛、降低费用、缩短住院时间等方面成效显著,腹腔镜技术应用初期即在全球范围内迅速普及(Escarce et al,1995;Legorreta et al,1993;Nenner et al,1994;Steiner et al,1994)。此后不久,越来越多人担心这一新的技术与胆总管损伤风险增加有关(见第 38 章和第 42 章)。在认识到这一点之后,逐步增加的认知和教育培训减少了胆总管损伤的风险。腹腔镜胆囊切除术现在被认为是治疗有症状的胆囊结石的金标准(Soper et al,1992)。在过去的几年里,尝试改进腹腔镜技术的方法逐渐涌现,包括缩小和减少戳孔以及发明单孔和机器人手术器械。然而目前,与标准的四孔法腹腔镜胆囊切除术相比,没有令人信服的证据表明这些创新能够改善预后指标(如疼痛、并发症、功能恢复)以及减少费用,而只是在提高病人满意度方面有些作用。因为开腹胆囊切除术越来越少,当代训练的年轻外科医生已经不太熟悉这个操作。本章讨论开腹和腹腔镜胆囊切除技术、腹腔镜胆囊切除术的现状以及技术改进,特别关注减少包括胆管损伤在内的手术并发症的细节。

适应证

不管是开腹还是腹腔镜胆囊切除术,其适应证应该是一样的(知识框 35.1)。由于美国 10%～20% 的人口有胆石症,许多病人因胆囊结石的症状或并发症而接受治疗(见第 32 章)。通常,胆囊结石嵌顿引起的胆绞痛是严重且偶发的,主要表现为右上腹或上腹痛并常向背部放散。疼痛常常在餐后发作,尤其是在进食油腻和辛辣的食物后,有时病人会疼醒。虽然大量的人有胆囊结石,但是对于偶发性胆囊结石的预防性手术仍存在争议。由于只有不到 20% 的无症状胆囊结石病人最终会出现症状,所以对大多数病人来说,预防性手术的风险超过潜在获益(Fendrick et al,1993;Ransohoff & Gracie,1993;Ransohoff et al,1983)。然而,预防性胆囊切除术可能对一些特殊病例是合理的,如镰状红细胞贫血症、长期全肠外营养支持以及实体器官移植后免疫抑制治疗病人。这是因为镰状红细胞贫血症引起的肝脏或血管闭塞性疾病可能难以与急

性胆囊炎鉴别(Tagge et al,1994);移植病人的慢性免疫抑制状态常常掩盖胆囊炎的症状和体征,从而导致潜在的延误诊断和严重并发症风险(Hull et al,1994)。然而,预防性胆囊切除术的时机没有被普遍接受,一些文献报道,移植前应强制筛查和治疗胆道疾病(Girardet et al,1989);一些文献推荐移植后 6 个月行预防性胆囊切除术(Boline et al,1991);还有文献建议,所有无症状胆囊结石病人均应进行择期治疗(Fendrick et al,1993;Steck et al,1991)。有典型胆绞痛症状的无结石病人,当非结石性胆囊炎和胆汁排空障碍明显时也应该考虑胆囊切除术治疗(Soper et al,1991)。其他胆囊切除术的指征还包括胆源性胰腺炎以及直径大于 1cm 的胆囊息肉(见第 49 章)。因其他疾病行手术治疗时,可以考虑对于无症状的胆囊结石附加胆囊切除术,前提是胆囊切除术对于既定手术增加的风险很小。一旦胆囊切除术的适应证确定,接下来就要考虑手术时机。对于急性胆囊炎,手术时机的选择取决于炎症的严重程度(见第 33 章)。除非病人的并发症或血流动力学不稳定不允许手术,否则治疗急性胆囊炎最好的方法还是急诊手术。开腹和腹腔镜胆囊切除术的文献均已确认,通过前瞻性随机试验证实,与延期手术比较,在症状出现 72 小时内进行胆囊切除术减少了并发症并缩短了病人的住院时间(Gurusamy et al,2013;Lo et al,1998)。非急症择期胆囊切除术的手术时机根据病人和医生的意愿决定。

知识框 35.1　胆囊切除术的适应证

胆囊切除术的适应证

有症状的胆囊结石
- 胆绞痛
- 急性胆囊炎
- 慢性胆囊炎

无症状胆囊结石
- 镰状细胞贫血
- 全肠外营养
- 慢性免疫抑制
- 无法立即获得医疗救助(如传教士、军人、维和人员、救援人员)
- 进行其他腹部手术时附带胆囊切除术

非结石性胆囊炎(包括胆汁排空障碍)

胆源性胰腺炎

直径大于 1cm 的胆囊息肉

陶瓷样胆囊

确诊或考虑胆囊癌

腹腔镜与开腹技术

腹腔镜胆囊切除术仍是治疗急性胆囊炎和有症状的胆囊结石最有效的方法。其优点包括:术后疼痛轻、切口疝和腹腔粘连的发生率较低、瘢痕小、病人住院时间短、恢复活动快以及整体花费低(Barkun et al,1992;Bass et al,1993;McMahon et al,1994;Soper et al,1992)。

包含随机对照试验和荟萃分析的大量文献一直致力于比较开放和腹腔镜胆囊切除技术。两个早期大样本的前瞻性随机试验显示了有前景但混合的结果。其中一个大样本的前瞻性随机试验比较了 310 例腹腔镜胆囊切除术和 155 例小切口胆囊切除术,结果显示:腹腔镜组有更高的并发症发生率(9%比 3%),但减少了病人术后镇痛需求并更早地恢复到正常活动和工作(McGinn et al,1995)。而在同一时期,另一个包含200 名病人的前瞻性随机试验证明:两组病人在住院时间、返回工作或完全恢复时间方面没有任何差异(Majeed et al,1996)。然而,这两个研究都是在腹腔镜胆囊切除术开展的相对初期进行的,每一个研究的两组平均住院时间都是 2~3 天,没有考虑现在已常态开展的门诊胆囊切除术。当前,腹腔镜胆囊切除术作为门诊手术已被普遍接受,即使对于老年病人,该手术也被认为是安全的(Rao et al,2013)。在越过了腹腔镜胆囊切除术初始学习曲线后,更多的前瞻性研究结果支持腹腔镜技术的开展。大样本的单中心和多中心研究一致表明:尽管腹腔镜胆囊切除术手术时间稍长,但其有利于减少病人的住院时间和更快地使其恢复正常活动(Ros et al,2001;Rosenmüller et al,2013)。

最初,腹腔镜技术被认为是造成胆管损伤的风险更高(见第42 章)。在广泛开展腹腔镜胆囊切除术的初期,初步报告和小样本病例报道显示:与开腹胆囊切除术可接受的胆管损伤率相比,腹腔镜胆囊切除术的胆管损伤率更高(Dunn,1994;Steele,1995)。随后较大样本的单中心和多中心研究表明:腹腔镜胆囊切除术的胆管损伤率实际上与开腹手术相似,从不足 0.01%到 0.3%。然而,胆管损伤并没有完全消除(Croce et al,1994;Cuschieri et al,1991;Pesce et al,2012;Underwood,2000)。胆管损伤并不是胆囊切除术的唯一并发症,来自意大利一项大样本研究表明,与开腹手术相比,腹腔镜胆囊切除术相关并发症以及系统并发症的发生率更低(Agabiti et al,2013)。

关于有效性,腹腔镜方法和传统开腹手术治疗胆囊结石病同样有效。腹腔镜胆囊切除术后胆源性疼痛的发生率为6.4%~10.6%(Kane et al,1995;Ure et al,1995),和报道的开腹胆囊切除术后的发生率相当。症状缓解率与是否存在胆囊结石相关,在术后 3 个月,有 82% 的胆囊结石病人症状缓解;与之相比,仅有 52% 的无胆囊结石病人症状缓解(Fenster et al,1995)。哪种方法的费效比更优? 这一问题也没有得到证明,一些研究倾向于开腹,另一些研究倾向于腹腔镜(Bass et al,1993;Fullarton et al,1994;McMahon et al,1994)。这可能是影响因素过多所致,其中一个重要因素就是这一腹腔镜常规手术也同样存在广泛的设备选择偏好。

外科医生的手术量也影响腹腔镜的结果,每年超过 15 例腹腔镜胆囊切除术的外科医生拥有更低的中转开腹率和胆管损伤率,更短的住院时间以及更低的院内死亡率(Csikesz et al,2009)。经验和学习曲线效应也起到一定作用,同一个医生早

期病例的胆管损伤率一定会大大高于其后期经验丰富后(Moore & Bennett,1995)。考虑到开腹和腹腔镜技术间的固有区别以及技术的非互通性,这一点不足为奇。

最后,熟悉肝外胆管树和肝门内相邻结构的解剖,尤其是最常见的解剖变异,对任何实施胆囊切除术的外科医生都是至关重要的(见第 2 章)。

腹腔镜技术

手术室设置

在开始手术前,外科医生必须确保所有设备、器械在位和正常运转。这不仅包括常用的腹腔镜器械:夹子、电凝、冲吸器,而且包括胆道造影设备和随时可用的中转开腹器械(知识框 35.2)。病人的每个肩膀上方放置一台显示器,斜朝向对侧。病人取仰卧位,双臂伸出手术台。病人所在手术床的位置需能进行透视(腹腔下方预留自由空间),即便术中胆道造影并不是常规操作。为了有利于良好的术野显露,手术台常需要必要的旋转,此时我们推荐使用合适的肩带和脚踏板,以确保病人的安全。全麻诱导后下胃管抽吸减压。

气腹

气腹对于创建一个腹腔内合适的视野和工作空间至关重要。气腹的建立可采用外科医生认为最舒适的方式,传统方法有 Veress 针和 Hasson 开放法。气腹建立的细节本章不再赘述,但每种方法均已证明在有经验的外科医生手下都是安全有效的(Ahmad et al,2012)。外科医生应该熟悉和掌握多种技术方法。第一穿刺点通常选择在脐下或脐上,具体位置根据病人

知识框 35.2　腹腔镜胆囊切除术的设备和器械

腹腔镜胆囊切除术的设备和器械

腹腔镜成像设备
- 摄像镜头(5mm 和 10mm 尺寸,0°和 30°镜各 1 个)
- 光源
- 显示器(每个肩膀上方各 1 台)

气腹机和气腹管

戳卡(Trocar)(5mm 戳卡多个,10mm 戳卡至少 1 个,肥胖病人用加长戳卡)

分离和切除胆囊器械
- 夹子(5mm 和 10mm 口径)
- 电凝钩
- 吸引器
- 冲洗器
- 内镜下取物袋

处理并发症或特殊情况下用器械
- 圈套器
- 氩气
- 胆道造影设备
  - 胆道造影管(Mixter,Olsen-Reddick,Whistle-tip,等)
  - 造影剂和生理盐水
  - 透视用 C 型臂和显示器

开腹胆囊切除用器械托盘

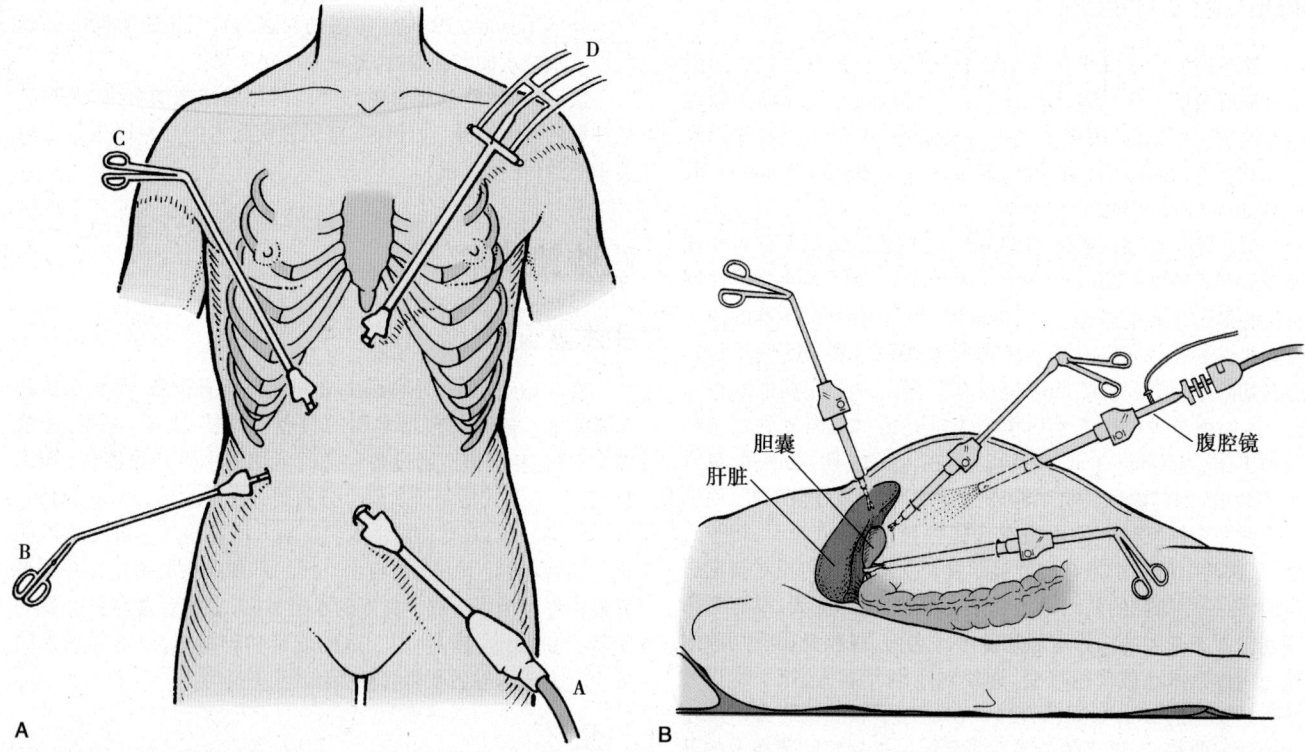

图 35.1 （A,B）腹腔镜胆囊切除术中的戳卡位置。腹腔镜（A）放在脐周,胆囊牵拉（B）和抓持钳（C）放置在右上腹肋下区域,剑突下区域（D）用于分离、电凝和施夹

的体形决定。同样地,也可以选择左上腹或右上腹置入 Veress 针并注气。一旦 CO_2 气腹建立成功,可维持腹内压在 12～15mmHg。注气期间需提醒麻醉医生观察病人有无高碳酸血症、低血压以及心律失常。如有上述情况发生,应立即放气,待病人情况稳定后再次尝试充气。

戳卡套管放置和显露

建立气腹后,脐周放置 5～10mm 戳卡(Trocar)套管,插入 0°或 30°腹腔镜进行全腹腔探查。探查范围除胆囊外还包括胃、肝脏、网膜、肠道以及盆腔脏器,评估有无腹腔其他疾病、粘连程度,计划其他戳卡套管的位置,并排除第一穿刺孔造成的医源性损伤。然后在直视下放置右上腹另外两个 5mm 戳卡套管,一个在右腋前线缘下 1～2cm,另一个在右锁骨中线肋下位置。最后在剑突下放置一个 5mm 或 10mm 戳卡套管,通常在剑突下 2～4cm,具体根据胆囊和镰状韧带的相对位置决定,戳卡尖端应在镰状韧带右侧穿出并朝向胆囊(图 35.1)。此戳卡套管位置太靠上会引起分离困难以及上肢活动受限。如果通过左上腹 Veress 针建立气腹,并置入 5mm 戳卡套管,则可以减去剑突下的套管。

为了有利于腹腔镜下的显露,将病人体位置于 30°头高脚低位,并向左倾斜 15°,这个体位可使网膜、十二指肠和结肠远离肝脏和胆囊。偶尔遇到腹内异常肥胖的病人,需要另外的套管帮助牵拉显露,此时可通过右中腹部 10mm 套管插入扇形拉钩或类似器械,将大网膜向下方牵拉出手术野。

分离和关键安全视野

一旦所有的套管放好,外科医生可以选择通过剑突下套管分离和施夹,而左手既可用于扶镜也可通过右上腹套管抓持胆囊,这往往取决于术中助手的水平以及术者的习惯。以下的描述假定术者左手扶镜子,右上腹两个套管内器械均由助手操作。

无损伤抓钳通过右上腹两个套管进入,抓持并牵拉胆囊。最外侧抓钳首先用来抓胆囊底,抓紧后锁定,并向头侧外侧牵拉胆囊从而使肝脏边缘上抬,有利于胆囊颈的显露。这个操作对于因严重肝硬化或脂肪肝而固定的肝脏比较棘手。对于明显肿大、张力高的胆囊,可采用大口径穿刺针穿刺胆囊底部减压,从而有利于抓持。

当胆囊向头侧充分牵拉,胆囊颈部显露,经右上腹另一个套管置入无创抓钳牵拉胆囊壶腹部。胆囊体部和网膜、结肠肝曲以及十二指肠的无血管性粘连可通过钝性分离和电凝结合的方式,满意剥离至胆囊壶腹平面以下(图 35.2)。向外侧和尾侧牵拉胆囊壶腹,显露 Calot 三角(图 35.3)。剑突下套管置入电凝器械,沿胆囊壁打开胆囊颈部浆膜,距肝脏边缘 1～2mm 沿胆囊两侧持续游离,向内侧牵拉胆囊有助于外侧壁的游离。

一旦胆囊壁的浆膜被打开,注意力应转回 Calot 三角,仔细解剖获得分离"窗口",最终达到关键安全视野(critical view of safety)(Strasberg et al,1995)。"关键安全视野"技术已被广泛采用并被证明可以减少胆囊切除术中的医源性胆管损伤(Strasberg & Brunt,2010)。通过钝性分离和电凝结合的方式,游离胆囊颈周围的组织直至仅剩两个管道样结构：胆囊管和胆囊动脉。分别向内侧或外侧牵拉胆囊壶腹有助于胆囊两侧的显露和游离（图 35.4）。没有必要继续分离到胆总管水平，因为这会增加损伤的风险。分离钳钝性分离、轻推无血管组织可以在胆囊管后方创建一个窗口，分离肝脏边缘的胆囊壁显露胆

囊板。当能够清晰辨认胆囊动脉和胆囊管进入胆囊，而且这两个管道后方只能看到胆囊板，即表示达到关键安全视野，此时切断胆囊管和胆囊动脉是安全的（图 35.5，图 35.6）。此时如果对解剖有疑问，可进行术中胆道造影。有时可以先切断胆囊动脉再游离胆囊板，进而明确胆囊管的位置和走行。

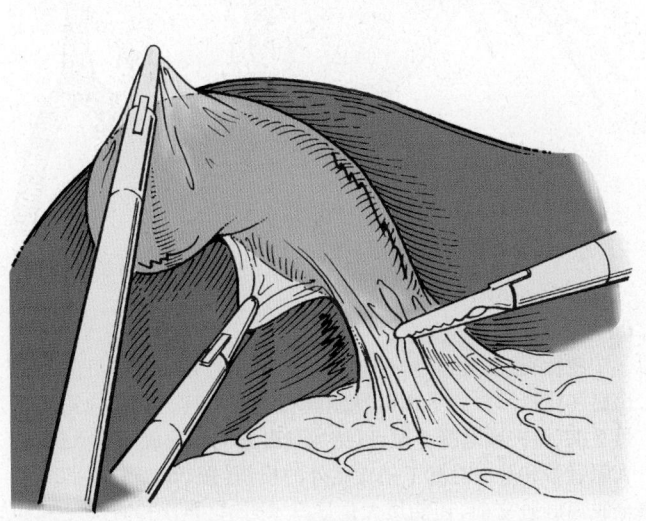

图 35.2　网膜和粘连电凝切断或以无创抓钳小心推开（如图示）

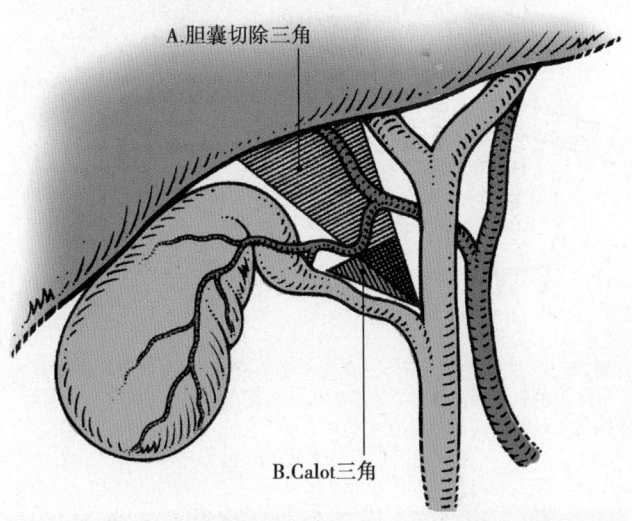

图 35.3　A. 由肝总管、右肝管、胆囊管和肝下缘构成的胆囊切除三角。B. 由肝总管、胆囊管和胆囊动脉构成的 Calot 三角

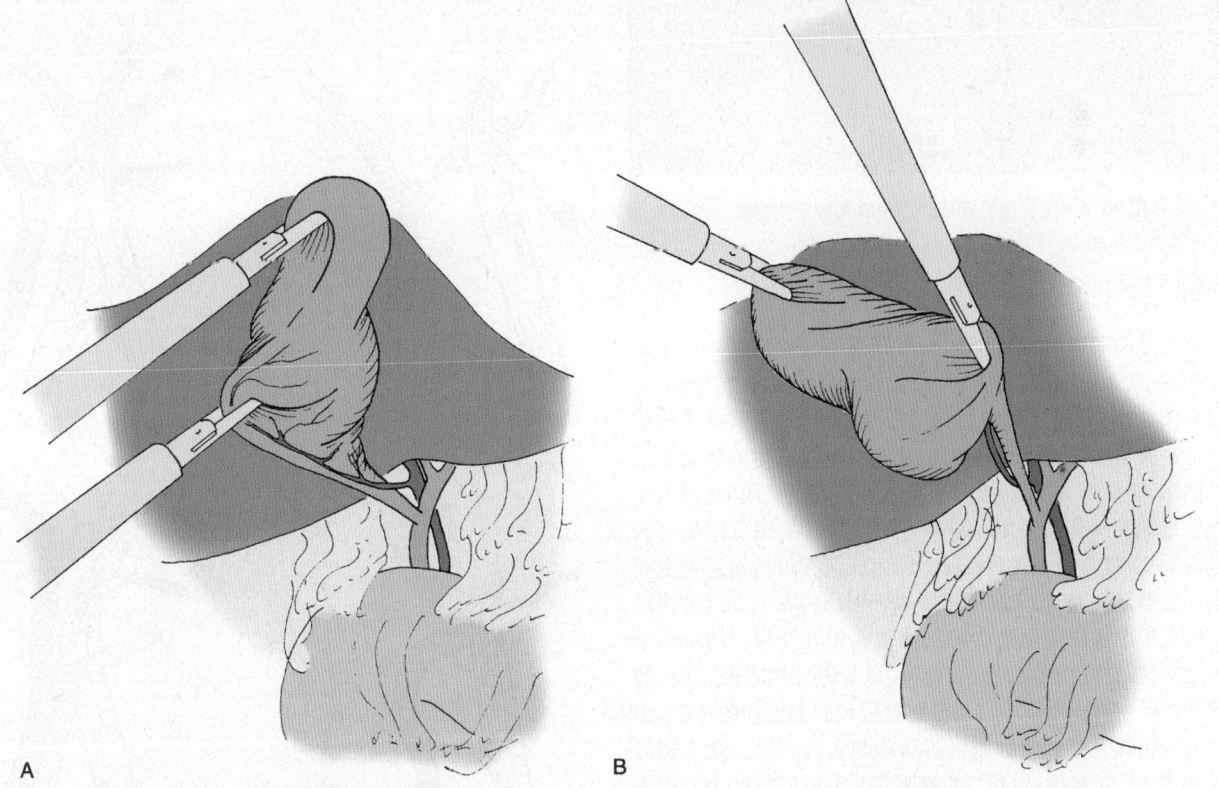

A　　　　　　　　　　　　B

图 35.4　适度牵拉胆囊以显露 Calot 三角（A）及其背面（B）（Courtesy Quality Medical Publishing, St. Louis, MO. ）

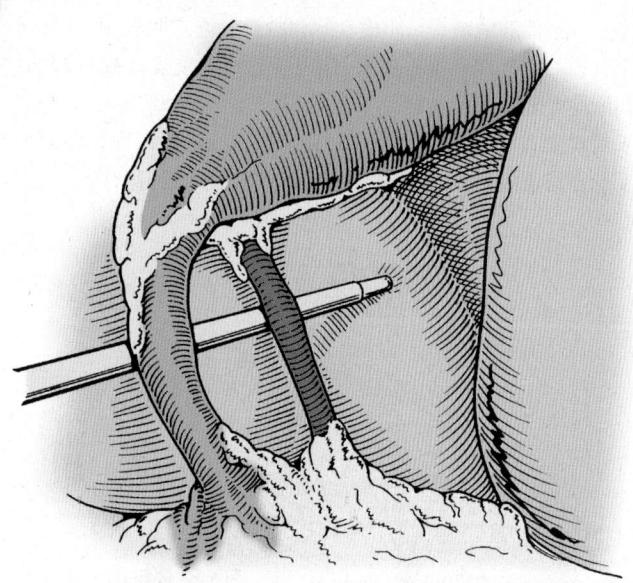

图 35.5　关键视野。肝胆三角完全游离,仅剩胆囊管和胆囊动脉,肝床上的胆囊板被显露。当看到如此画面,进入胆囊的两个管道结构只能是胆囊管和胆囊动脉

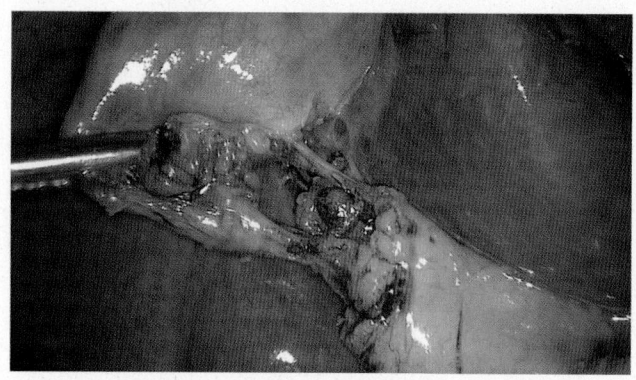

图 35.6　腹腔镜胆囊切除术中的关键安全视野

完成胆囊切除

解剖结构明确后,给胆囊动脉和胆囊管上夹后切断。笔者喜欢用夹子,金属或塑料材质均可。在扣紧每一个夹子前,一定要看清楚施夹钳的后齿,避免损伤周围结构,确定夹子的落位合适。夹子不应该太靠远侧,以免误将牵拉成角的胆总管夹闭。偶尔,胆囊管太粗或炎症重,夹子不能完全夹闭时,可采用胆囊管远端上圈套器关闭。对于有些外科医生用直线型切割闭合器关闭,笔者表示强烈反对。因为任何管道结构粗到需要切割闭合器来切断时,应高度怀疑胆管损伤的发生。这种情况下应慎重考虑术中胆道造影解剖确认或中转开腹。切断两个夹子之间的结构应该用钩剪或直剪,尽量避免用电凝切断,防止残端坏死后夹子脱落。小心沿胆囊板和胆囊壁间的平面,用电凝钩从胆囊壶腹到胆囊底将胆囊从胆囊窝剥除。此步骤需要经常调节牵拉角度,以保持胆囊下部与肝脏间的张力。胆囊底应保持头侧方向牵拉,同时胆囊颈向前上方结合内外侧调节以获得最佳显露(图 35.7)。间断的钝性分离有助于正确平面的显露。

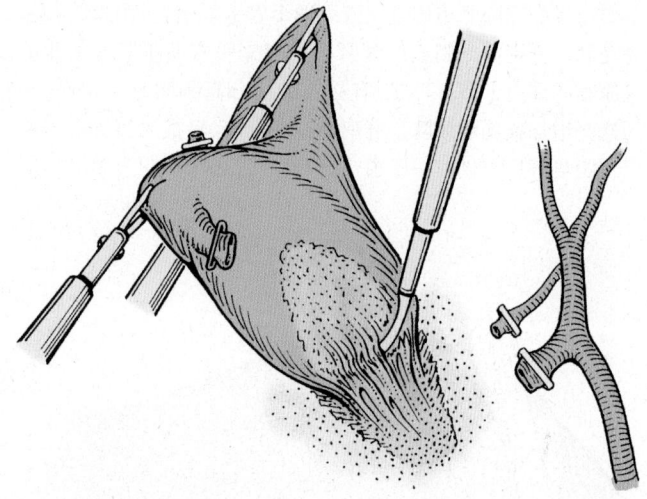

图 35.7　钝头电钩从胆囊床剥离胆囊。向上方牵拉胆囊颈,结合左右摆动保持胆囊和肝床之间的张力

急性炎症时切除胆囊这一步骤可能会很困难。肝脏侧的出血往往提示分离平面跨越胆囊板进入肝实质内。应避免盲目上夹、钳夹或电凝止血,以免加重出血或者造成肝脏血供、浅表胆管蒂和肝中静脉末梢支意外的损伤(图 35.8)。在胆囊完全脱离肝脏之前,还能最大化显露术野时,再次检查夹子和胆囊窝有无出血。轻轻冲洗和吸引有助于确认术野有无出血和胆漏。最后一次检查夹子是否放置稳妥,有无夹全管道和妨碍邻近结构。最后切断胆囊和肝脏间的连接,腹腔镜改从剑突下置入,脐部戳卡置入大抓钳抓紧胆囊颈。胆囊通常经脐

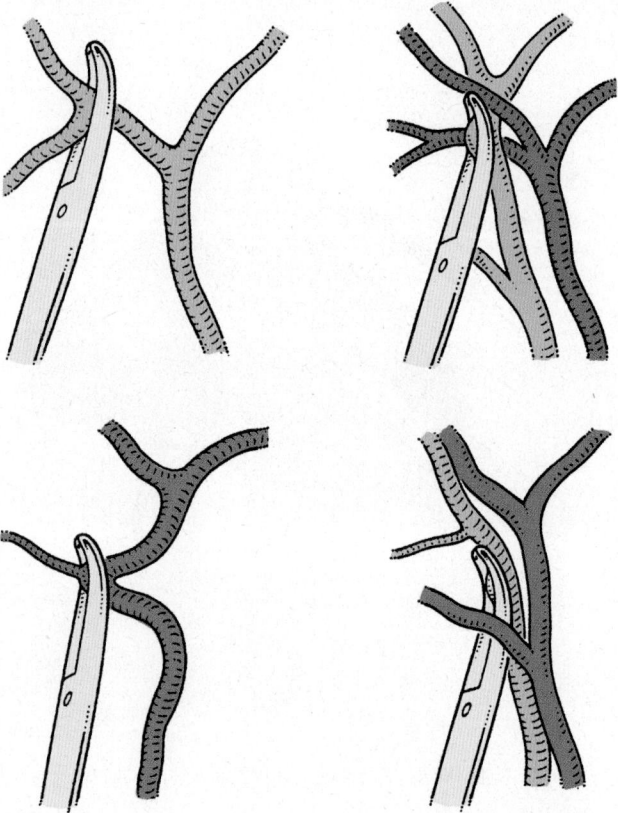

图 35.8　盲目上夹或钳夹止血可导致肝动脉或胆管的损伤

周戳孔取出,因为扩大脐周戳孔比其他戳孔疼痛轻、美容效果好。如果术中胆囊破裂,应将其放入取物袋中取出,以免结石洒落腹腔。对于结石较多或很大的病例,可以用大 Kelly 钳扩张脐部戳孔,一旦标本袋的一部分露出皮肤外,可以打开标本袋取石和吸出胆汁进而有利于取出标本。任何外溢的胆汁和碎片均应充分冲洗并吸干。≥10mm 的筋膜缺损应缝合关闭以免继发切口疝,皮肤切口通过胶水或皮内缝合关闭。

三孔和两孔技术

通过改变腹腔镜胆囊切除术的戳孔数目和类型可以创造新的腹腔镜技术,以尝试优化传统的四孔技术。大部分的研究都是小样本的,但同时也表明这些技术是可行和总体安全的。支持者认为,减少戳卡的数目并没有增加技术难度,同样安全,还能减轻瘢痕和减少费用(Sun et al,2009;Tuveri & Tuveri,2007)。这个技术经典的做法是废除右上腹的 1 个或 2 个戳卡,代之以缝合或(和)无戳卡的针眼抓钳牵拉胆囊底完成(Dan et al,2013)。然而,一个 Cochrane 评价总结出:没有充分证据评价少于 4 个戳孔的腹腔镜胆囊切除术是否真能获益,安全性也没有建立(Gurusamy et al,2014)。为了达到减孔的目的,更多新的器械不断涌现,可能会对结果提升有所作用。直到那时,需要更大样本的研究来证实真实的效果。

单孔腹腔镜手术

单孔腹腔镜(single-incision laparoscopic surgery,SILS)胆囊切除术是对于尝试减少腹腔镜戳孔数量和大小的拓展。与标准的多戳孔腹腔镜不同,SILS 通常通过脐部一个小的经腹切口进行操作。理论上,SILS 可以减轻疼痛,美容效果更好。和三孔或两孔腹腔镜胆囊切除术相似,SILS 经常要附以针眼抓钳和/或胆囊底缝合来牵拉和显露。然而目前,不存在广泛接受的标准技术,这是因为顺利实施 SILS 需要和传统腹腔镜胆囊切除同样的基本技术和器械。几种特殊设计的单孔手术系统和器械目前已经被美国食品药品监督管理局批准。有几个随机对照试验比较了 SILS 和标准或减孔腹腔镜胆囊切除术。然而所有这些研究的样本量都很小,总体并发症发生率也很低。最大宗的一组试验随机分配 200 例病人到 SILS 组和标准四孔组,每组总的不良事件发生率没有明显差别,但在切口并发症包括术后切口疝的发生率,SILS 组更高(Marks et al,2013),标准四孔腹腔镜组切口疝发生率 1.2%,而 SILS 组为 8.4%(P=0.03)。SILS 胆囊切除术的手术时间也通常较标准的腹腔镜手术更长(Marks et al,2013;Tsimoyiannis et al,2010)。两个随机对照试验比较了术后的瘢痕,发现 SILS 组的美容评分更高(Lai et al,2011;Marks et al,2013)。

尽管 SILS 是安全可行的,但病人的选择是一个关键因素。提高美容效果的初心可能要付出切口并发症和切口疝发生率增加的代价。这一权衡在知情同意过程中要完全告知病人。虽然其他的获益还不能确定,真正的安全流程也没能建立,但最重要的是遵循合适的手术原则,包括不管采用任何手术方式都要获得关键安全视野。虽然四孔法腹腔镜胆囊切除术仍然是手术治疗的金标准,但 SILS 在选择性病例也能起到一定的作用。

机器人胆囊切除术

过去十年来,机器人手术的数量不断提高,领域不断拓宽。随着技术的进步和外科团体及公众的关注,机器人已经成为大多数大的医学中心重要组成部分。理论上这是病人需求和公司市场化运作共同推动的。然而,已知的优势包括更清晰的视野、更加符合人体工程学的操作模式以及更短的学习曲线,使得机器人比传统腹腔镜对普外科医生更具吸引力。虽然仅有少量的数据证明使用机器人进行普外科手术可获得一定的效果提高,但机器人的应用得到快速普及。一些组织已经推荐,虽然机器人常规用于简单的手术会因其严重的资源浪费而可能被认为不正确,但是通过施行机器人的简单手术比如胆囊切除术,对于外科医生获取经验、技术和自信来说,这不失为一种好的方式(Jayaraman et al,2009)。胆囊切除术经常是普外科医生尝试机器人辅助手术的首选术式。这主要是因为现代社会胆囊切除术例数多,手术相对容易,外科医生也熟悉。迄今为止,很少有机器人胆囊切除术和腹腔镜手术的比较,也没有随机对照研究。最近,一个 Cochrane 评价总结出:虽然机器人胆囊切除术是安全的,对比腹腔镜胆囊切除术,并没有明显的获益(Gurusamy et al,2012)。由于纳入的研究数量较少,且存在较高的系统性误差和偏倚的风险,其结论存在很大的局限性。

虽然术后结果没有差别,但机器人手术的费用很高。这是由于不仅有高昂的前期购置机器人设备的费用(200 万美元),还有不菲的设备维护费用和一次性手术器械的费用。卫生经济学分析已经证实,不管是单中心研究还是国家样本库资料,机器人胆囊切除术组均比腹腔镜手术组费用高 1 730~8 182 美元(Breitenstein et al,2008;Kamiński et al,2014;Rosemurgy et al,2015)。随着当前对医疗控费的普遍关注,这些花费可能会被禁止,除非机器人手术绝对必需。

近来的趋势是整合机器人和 SILS 技术,单孔机器人手术可以借助机器人的灵活性和操控性克服单孔手术的先天不足。机器人平台比标准单孔手术具有更清晰的视野,减少器械的碰撞,恢复了直觉的器械操控。初步的研究表明:单孔机器人手术不但安全有效,而且比传统 SILS 学习曲线更短(Spinoglio et al,2012)。虽然初始考虑在高度选择性病例应用,但近来的数据显示单孔机器人技术在更广泛的人群应用也是安全有效的(Svoboda et al,2015;Vidovszky et al,2014)。

禁忌证

腹腔镜胆囊切除术的禁忌证包括两类,一类是胆囊切除术的禁忌证,另一类是腹腔镜手术的禁忌证。胆囊切除术(开腹或腹腔镜)的绝对禁忌证包括:难以纠正的凝血功能障碍,任何原因的不能耐受全麻,引起血流动力学不稳定或终末期器官衰竭的严重感染。最后一种情况,根据 2013 急性胆囊炎和胆管炎诊断治疗东京指南,如考虑急性胆囊炎Ⅲ级,病人可采用经皮胆囊置管引流处理(见第 34 章)(Mayumi et al,2007)。待病情稳定后再二期行胆囊切除术。然而,如果病人弥漫性腹膜炎伴血流动力学不稳定,诊断不明,推荐进行开腹手术。开腹探查术可以在确诊的同时快速纠正功能紊乱。相对禁忌证包括肝硬化伴门静脉高压症,严重心肺疾患以及妊娠,最终要取决于外科医生的决定。

随着外科医生经验的积累和技术的进步,腹腔镜手术的禁忌证持续减少。任何开腹胆囊切除术的禁忌证显然也是腹腔镜胆囊切除术的禁忌证。对于血流动力学不稳定的病例,气腹可能会减少静脉回流从而加剧低血压,因此这种情况下不宜采用腹腔镜手术。除了之前的绝对禁忌证,以下情况主要取决于外科医生的理念和经验,包括:可疑胆囊癌、上腹部手术史合并广泛粘连、病理性肥胖和妊娠。

下腹部或盆腔手术史很少对胆囊切除有影响。理想状况下,无瘢痕的脐周区域通常作为腹腔镜手术的第一穿刺点。如不可能,通过左上腹或右上腹 Veress 针方法建立气腹也是安全有效的方法。然后进入 5mm 腹腔镜评估腹中线附近的粘连情况,如有必要再分别置入右上腹或剑突下的戳卡以分离中线下的粘连,最后再置入此位置的戳卡和腹腔镜。

肝硬化

肝硬化被一些外科医师认为至少是腹腔镜胆囊切除的禁忌证,甚至有时包括开腹手术(见第 77 章)。这是因为考虑到牵拉一个沉重、易碎的肝脏很困难,而且有凝血障碍的风险。近来一个大样本的研究表明,肝硬化病人可以很好地耐受腹腔镜手术,与开腹手术相比,腹腔镜胆囊切除术的感染率、出血量、输血率、肝衰竭以及总体死亡率更低,腹腔镜胆囊切除术已成为肝硬化病人的首选术式(Chmielecki et al,2012)。荟萃分析也表明,腹腔镜技术是肝功能 Child A 级和 B 级肝硬化病人的首选,与开腹手术相比,接受腹腔镜胆囊切除术的病人住院时间短、总体术后并发症发生率低(de Goede et al,2013)。为了成功完成肝硬化病人的腹腔镜胆囊切除术,任何凝血功能障碍都应该在术前纠正。术中要仔细观察胆囊床、肝门甚至腹壁有无异常的门体静脉侧支循环。不应限制止血材料的应用,必要时应配备包括氩气刀在内的止血设备。一旦发生腹腔镜下难以控制的出血,应立即中转开腹。胆囊切除完成后,应密切关注切口关闭是否严密,以减少术后腹水渗漏(Poggio et al,2000)。

中转开腹

虽然腹腔镜胆囊切除术是大部分病例的首选术式,但外科医生还是会碰到一些情况下需要中转开腹。中转开腹的选择和时机把握取决于一系列因素,包括外科医生的技术、经验以及对开腹和腹腔镜技术的掌握程度,病人的解剖和病变情况也很重要。一个从开腹胆囊切除术起步的外科医生会更容易中转,而对于开腹手术经验很少的年轻外科医生则喜欢通过先进的腹腔镜技术解决问题。这里不存在观点对与错,保证病人的安全是最终目标。尽管经验欠缺的外科医生中转率更高,一个全国的调查报告中转开腹率为 5% ~ 10%(Livingston & Rege,2004)。

中转开腹的初步原因包括:解剖不清楚或术中并发症不能继续腹腔镜手术,局部病变比如胆总管结石不适于在腹腔镜下或术后经内镜技术取出(见第 36 章和第 37 章)。虽然一些人错误地认为中转开腹是手术的并发症,实际上中转开腹是一种成熟的决断,即使术后病人住院时间更长,也要避免灾难性并发症的发生。有些并发症显然需要中转开腹,例如大出血、肠破裂、严重胆管损伤。开腹手术增加了双手的触觉,在炎症、粘连或变异造成的解剖关系不清时便于手术操作。虽然胆肠内瘘非常罕见,但往往需要在开腹状态下直接处理。

开腹技术

切口

开腹胆囊切除术的经典切口是右肋缘下切口或 Kocher 切口。该切口选在肋缘下 2cm,从中线到腹直肌外缘。切口的长度要根据术野显露的需要和病人体形决定。切开皮肤、皮下组织到腹直肌前鞘,用电凝刀切开腹直肌,肌肉内穿支血管妥善止血,切开腹直肌后鞘和腹膜入腹。

显露和拉钩放置

开腹胆囊切除术的显露对于充分和安全地完成手术至关重要。肝圆韧带两端结扎后切断,偶尔可使用能量器械贴近前腹壁切断。向上用电凝刀切开肝镰状韧带几厘米以利于进一步显露。置入环形塑料切口保护器,随机对照研究已证实其可减少切口感染(Mihaljevic et al,2014)。一个 Thompson 或 Bookwalter 型大拉钩被固定在手术床旁并正确安装。两个腹壁牵开器被放置在切口上方,一个内侧、一个外侧,固定在拉钩系统上。用湿纱垫将肠管向下垫开手术野,肝后放置纱布也可以帮助胆囊上抬入手术野以利于显露。可放置一个可弯曲的大拉钩在纱布上以保持显露,但是一个瘦小的病人不一定需要。另一个拉钩放在肝脏下面胆囊左侧,牵拉肝脏边缘以显露肝门。

分离

逆行胆囊切除术

当施行逆行胆囊切除术时,切除胆囊前要首先确认关键安全视野。关键安全视野是腹腔镜胆囊切除术中的常用技术,但在开腹情况下没有腹腔镜的放大作用,并且因炎症或肥胖而显露困难时,对于外科新手医生更具有挑战。然而,保持相同的原则对于避免意外胆管损伤非常重要。

看清胆囊底并以 Kelly 钳或类似抓钳夹紧(图 35.9A),切开胆囊壶腹上方的腹膜,向前后分离显露胆囊三角,注意紧贴胆囊壁分离。一旦确认胆囊管后吊线不结扎,保持张力以更好显露胆囊管并防止结石移位至胆总管。通常在胆囊管上方可确认胆囊动脉(图 35.9B),并向胆囊侧继续分离,直至看到其末端进入胆囊壁,以免误扎异位的肝右动脉或肝右前支动脉。沿胆囊板进一步游离胆囊,扩大显露范围直至看到关键安全视野。一旦胆囊三角中所有的非血管性结构被完全游离,仅剩两个管道结构进入胆囊且后方为胆囊板,则关键安全视野被确认。触诊胆囊颈管确认有无结石,如有结石可将其挤回胆囊内(图 35.10)。紧贴胆囊壁结扎切断胆囊动脉(图 35.11)。

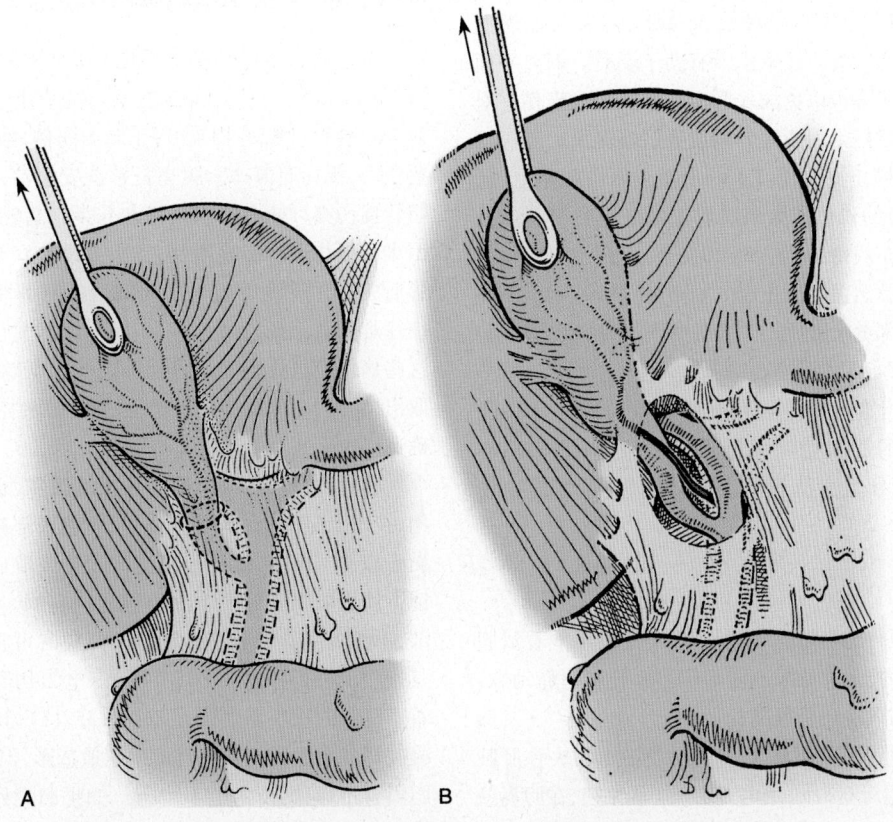

图 35.9　(A)钳夹牵拉胆囊,开始游离胆囊三角。(B)胆囊动脉正常位于胆囊管上方

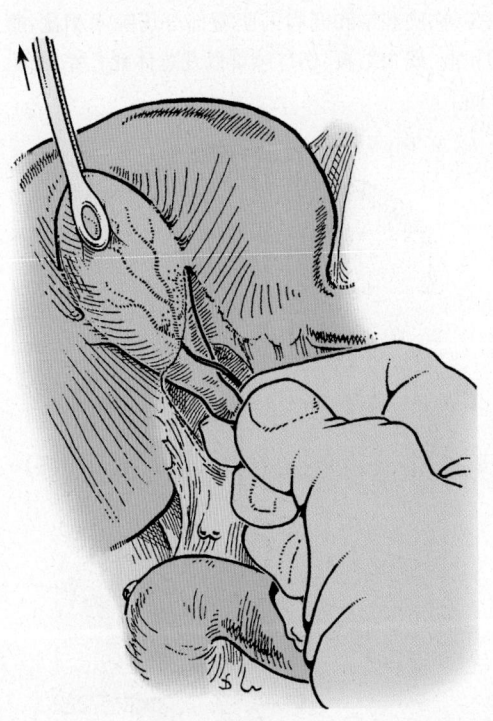

图 35.10　触摸到胆囊管结石,可将其挤回胆囊

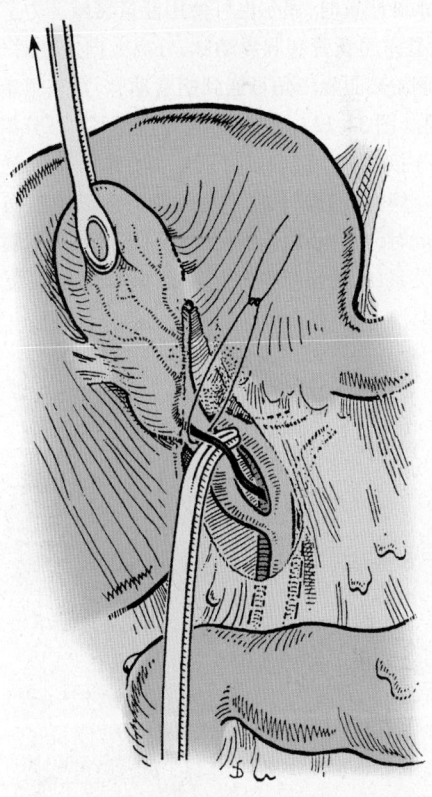

图 35.11　靠近胆囊壁结扎胆囊动脉如果需要术中胆道造影,应在此时进行

在胆囊和胆囊颈管连接处上夹，横向切开胆囊管 2~3mm，远端插入胆道造影管（见第 23 章和第 36 章）。结扎切断胆囊管，从胆囊窝电凝剥离胆囊。轻牵胆囊有助于剥离。剥离平面应紧靠胆囊壁，保留胆囊板以免深入肝实质剥离造成损伤。对于急性胆囊炎病例，最好是用锐性分离或吸引器剥离。胆囊切除后，检查胆囊窝确切止血。任何小的出血点以电凝止血，此时氩气刀止血有一定的价值。如果胆囊床的肝实质撕裂造成活动性出血，可以纱布块持续压迫 5~10 分钟，此时也可应用止血材料，大部分的静脉出血足以止血。如果简单压迫后仍不能控制出血，可采用深部缝合止血，应仔细操作不要损伤邻近胆囊窝基底部的右侧肝蒂。

可在台下切开胆囊检查是否存在结石或肿瘤并评估胆囊管。对于不复杂的胆囊切除无需放置引流管，但如担心胆漏，也可在胆囊窝留置引流管。逐层关腹，皮钉或缝合皮肤切口。

顺行胆囊切除术

有些病例需要顺行胆囊切除术，但是当炎症重不能看清胆囊管时不应采用这一技术。如果不能明辨胆囊管和胆囊动脉，这些病例的胆管损伤风险还是很高的。

首先，一把 Kelly 钳抓住胆囊底部，另一把右弯钳夹住肝脏边缘的腹膜，距肝脏边缘 0.5cm，用电刀切开胆囊浆膜，在胆囊壁和胆囊板间的平面分离，避免分离过深进入肝实质造成损伤。由两侧向胆囊底部分离直至将胆囊从胆囊窝完全剥离。当胆囊表面充血水肿严重时，偶尔也可使用能量器械。为了游离胆囊和更好地显露胆囊管和胆囊动脉，分离方向应朝后外侧进行。继续朝内侧游离胆囊三角可遇到胆囊动脉，紧靠胆囊壁结扎切断胆囊动脉（图 35.12）。继续沿胆囊壶腹部向下分离直至与胆囊颈管的连接部。仔细触摸辨别是否有结石移位至胆囊颈管或胆总管。胆囊管游离长度不应大于 1cm 以免损伤肝总管或胆总管。此时，唯一和胆囊连接的管道应该就是胆囊管。一旦确认解剖关系，结扎切断胆囊管，移除标本，逐层关腹。

胆囊部分切除或大部切除术

术中遇到的有严重炎症的胆囊会限制关键安全视野的获得（见第 33 章）。纤维化或炎症可能会让外科医生把胆总管误认为胆囊管（图 35.13）。对于此类病例，强烈告诫外科医生不要蛮干，要如履薄冰。胆囊炎常能安全治疗直至炎症消退，而胆管损伤则可能造成病人潜在长期伤害甚至死亡。如果手术困难和损伤风险能够预判，且胆囊没有穿孔，可放置胆囊造瘘管后关腹，待药物治疗一段时间后延期手术。不幸的是这一点往往难以认识到，直到进一步手术或胆囊已经被误伤或切开。这些病例应选择胆囊部分切除或大部切除，即切除部分胆囊、取出结石同时保留胆囊后壁，这才是源头控制和手术治疗的正确选择。

胆囊部分切除或大部切除在开腹和腹腔镜手术中均可采用，技术上是相似的。电钩切开胆囊底部减压，偶尔也会在胆囊壶腹部。胆汁、结石和残渣被吸掉或取出，这一操作在腹腔镜下使用取物袋更便于收集胆囊内容物。扩大切口到胆囊颈部，不游离胆囊管和胆囊动脉。开腹时可将手指伸入胆囊，在其指引下进行分离（图 35.14A）。电刀切除胆囊前壁，保留附着于肝脏的一小条胆囊后壁（图 35.15），切除、电凝或氩气喷凝破坏残余黏膜。可进行术中胆道造影，但如果急性炎症造成胆囊管不通，则技术上不可行。如果胆囊残端可见胆汁溢出，则需要外科夹、缝扎或圈套器来关闭。胆囊残端附近放置腹腔引流管，引流可能的胆漏（图 35.14B）。

近来，一项涉及 1 231 例胆囊大部切除的系统回顾和荟萃分析表明：与胆囊全切术相比，胆囊大部切除术后胆漏率更高，而包括胆管损伤在内的总体并发症发生率相当（Elshaer et al，2015）；另外，腹腔镜和开腹的胆囊部分切除术相比，腹腔镜组病人的积液、残余结石、伤口感染以及总体死亡率更低，而胆漏发生率高。

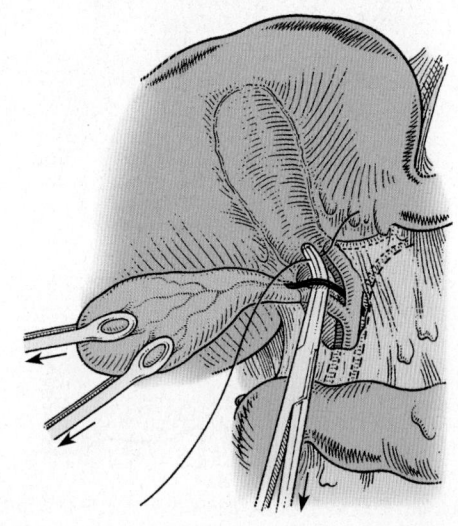

图 35.12 朝胆囊颈内侧顺行剥离胆囊，辨明胆囊动脉后结扎切断

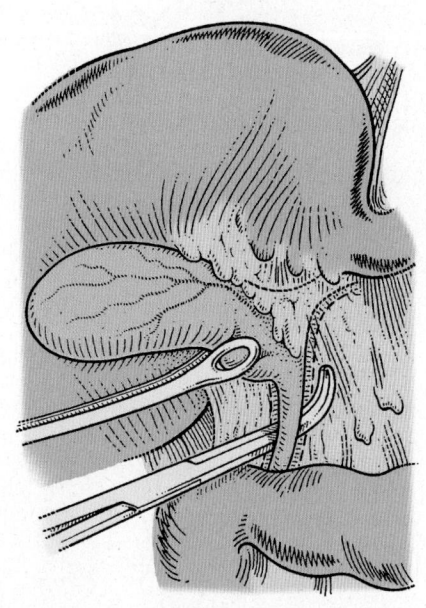

图 35.13 当胆囊壶腹部由于纤维化和炎症无法清晰辨识，可能会将胆总管误认为胆囊管

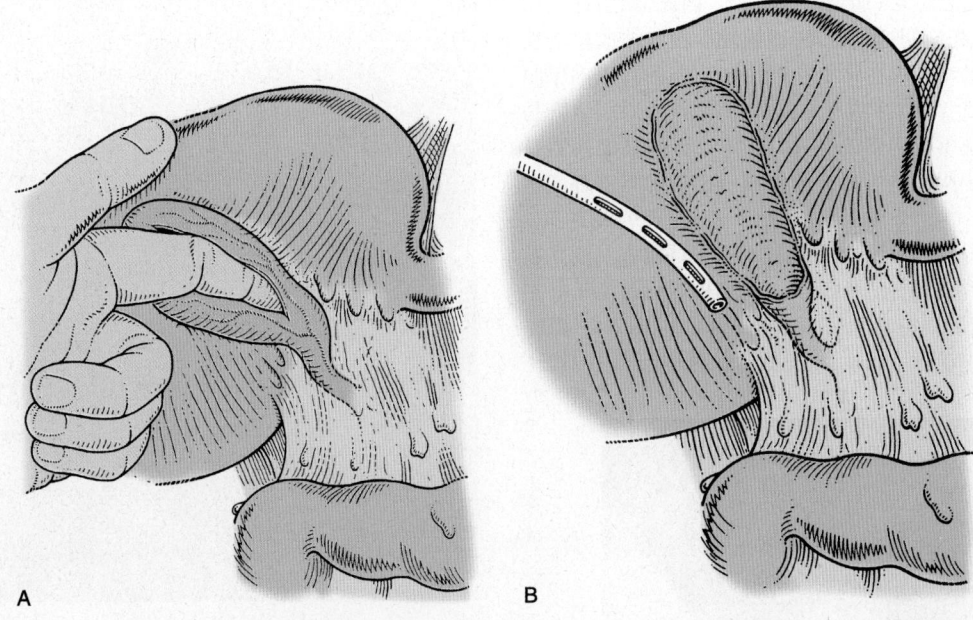

图 35.14　(A)胆囊基底部已被切开,胆囊内伸入一个手指进行触诊。(B)胆囊部分切除。胆囊底体部表浅部分已切除,保留与肝脏连接部分。刮除或电灼残存的黏膜,胆囊壶腹部附近放置负压引流管

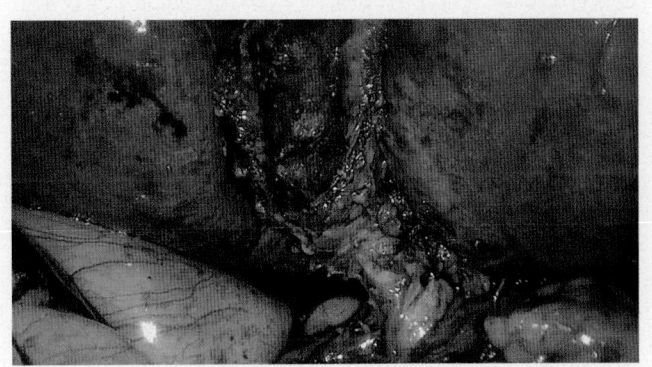

图 35.15　腹腔镜胆囊大部切除术,显示胆囊前壁已切除,保留附着于肝脏的一小条胆囊后壁,切除、电凝或氩气喷凝破坏残余黏膜

术中难题

解剖变异

　　无论是开腹还是腹腔镜,安全施行胆囊切除术的前提是熟悉胆囊和胆管的解剖以及常见变异。胆囊和胆道系统的正常解剖已在第 1 章和第 2 章详细讨论。肝胆解剖变异常见。重复、左位、双叶胆囊或者先天性胆囊缺如都相当少见,且多数情况下可在术前发现,不会合并术后损伤或并发症。我们的关注点集中在能潜在引起意外损伤的相关胆道解剖和变异。胆囊管和肝总管的连接存在很多变异(图 35.16),肝总管的长度为 1~7.5cm,在 22% 的病人中,胆囊管和肝总管并行平均 17mm 后汇合成为胆总管(Newman & Northrup,1963)。继发于反复胆囊炎所致的炎症和瘢痕,胆囊管可明显缩短甚至缺如(Dorrence et al,1999)。这往往不能预测或直到手术时才确定。

　　大样本的胆道造影研究已经证实,几乎一半的病人存在胆道树的解剖变异或先天性异常(Puente et al,1983)。胆囊管可

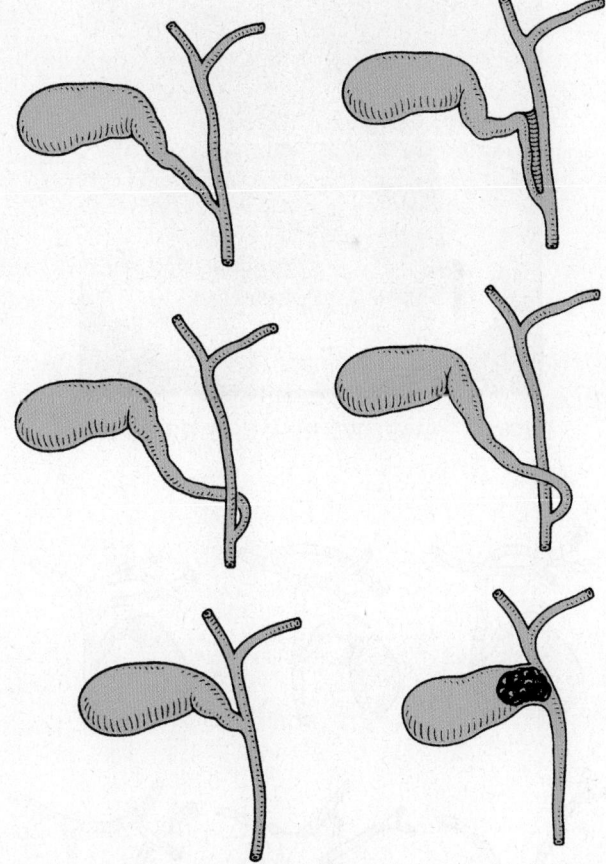

图 35.16　胆囊管和肝总管汇合处变异

以直接汇入右肝管甚至低位的右侧区段胆管(图 35.17)。肝外胆管异常可在 12% 的病人中出现,最常见的就是异常的右侧区段胆管流入肝总管或胆囊管(Berci,1981)。图 35.18 显示了

右区段胆管的常见解剖变异。这些变异一旦发生,往往就是替代胆管,是相应肝段的唯一胆道引流途径。因此,如果这些胆管被阻断,将出现相应胆道梗阻,进而继发肝段萎缩或梗阻性胆管炎。胆囊管的结扎应在异常胆管汇入点的远端,以确保胆道引流畅通(图35.19)。术中所见的解剖异常中,双胆囊管是极其罕见的。了解常见的解剖变异并在术中保持高度警觉是至关重要的。术中胆道造影对于辨别或确定异常胆道解剖是有用的。

　　动脉解剖变异也很常见,如果损伤可造成严重并发症。胆囊动脉大部分起源于肝右动脉(76%),但有时也可起源于肝左动脉、肝总动脉或肝固有动脉(Chen et al,2000)。12%~25%的病人存在双胆囊动脉。另外,当胆囊动脉异位起源时,其经

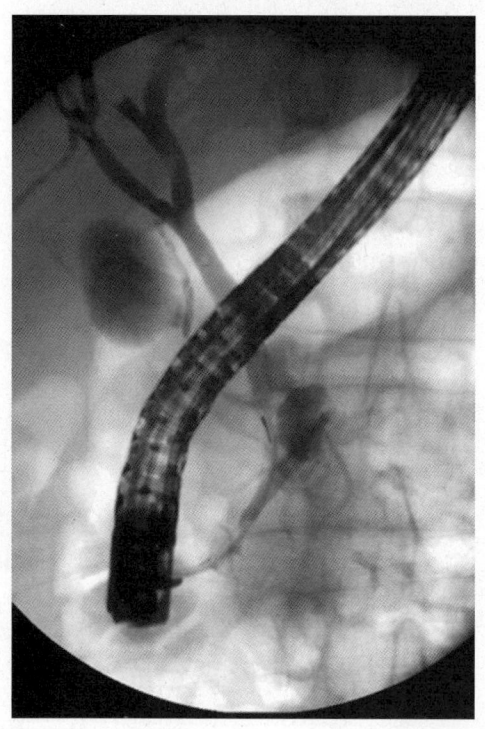

图35.17　内镜逆行胰胆管造影显示胆囊管高度插入

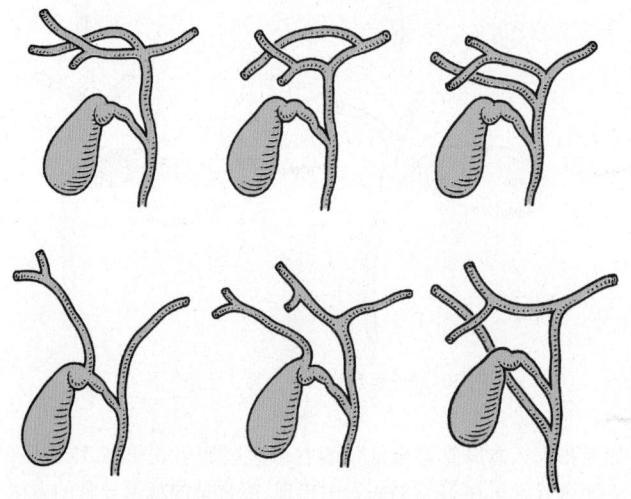

图35.18　肝外胆管和胆囊管汇合处变异

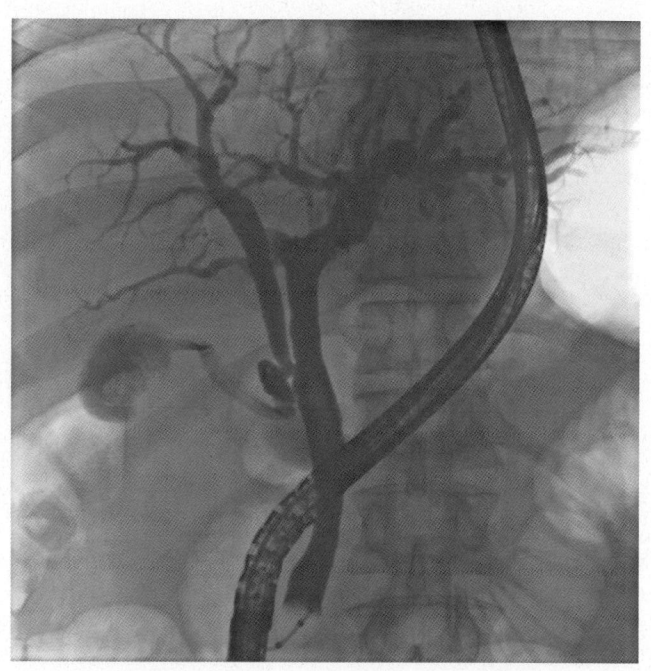

图35.19　ERCP显示异常胆管汇入胆囊管

常穿行于Calot三角外侧(Ding et al,2007)。虽然不是技术上的解剖变异,肝右动脉经常环状靠近胆囊壶腹部而被误判为胆囊动脉。动脉损伤可以合并胆管损伤(血管胆管损伤),其中92%都是肝右动脉损伤,其严重影响并发症的程度和修复难度(Strasberg & Helton,2011)(见第42章)。

胆囊破裂

　　胆囊破裂可能是外科医生术中遇到的最常见问题,尤其对于在胆囊切除学习曲线中的医生。虽然处理胆汁或结石的漏出问题很棘手,但一般不需要中转开腹处理。胆囊破裂初始继发于抓钳的牵拉或电热损伤。虽然难以准确计算全球的发生率,但多达三分之一的病人在胆囊切除术中会发生胆囊破裂(Jones et al,1995)。当胆囊破裂发生时,手术记录中应描述是否有胆囊结石丢失遗落在腹腔内(Gerlinzani et al,2000)。

　　术中胆囊破裂是否会带来不良后果现在仍不清楚。对大部分病人来说,胆囊破裂不会导致即刻的并发症或临床差别(Jones et al,1995;Memon et al,1999)。如果胆囊结石溢出且未从腹腔中取出,可能带来不良后果。胆色素结石常含细菌,可以引起术后感染。有几个病例报道和此类并发症的系列报道,包括胆囊切除术中继发于胆囊结石溢出的腹腔内(Horton & Florence,1998)和腹壁脓肿形成(Eisenstat,1993)。一个前瞻性临床结果分析显示:和非复杂病例相比,意外的胆囊溢出物可导致更高的术后疼痛、肠梗阻和感染的发生率(Suh et al,2012)。

胆管损伤

　　虽然所幸发生率低,胆管损伤仍然是胆囊切除最可怕的并发症之一(见第38章和第42章)。胆管损伤不仅在短期或长期可致命,而且还会引起生活质量下降以及需要延长医学干预的时间(Cates et al,1993;Landman et al,2013)。另外,胆管损伤常会引起诉讼(Asbun et al,1993;Perera et al,2010)。虽然胆

管损伤发生率低，设计合理的研究来评价恰当的治疗和处理措施非常困难，但医源性胆管损伤的发生机制报道很多。有趣的是，大部分胆管损伤由高年资医生造成，且手术时未发现（Bingham et al，2000）。损伤经常由于术者对正常解剖结构的误判造成，而非缺乏知识、技能或判断（Way et al，2003）。对于有经验的外科医生，开腹和腹腔镜胆囊切除的医源性胆管损伤发生率仅为 0.3% 甚至更低。在广泛和快速普及腹腔镜胆囊切除术导致胆管损伤率升高以后，初始推荐常规应用胆道造影来减少损伤（Fletcher et al，1999；Flum et al，2003）。然而，如果在进行胆道造影的同时没有完成正确的解剖结构识别，会带来胆总管或肝段胆管损伤的风险。另外，对术中影像的正确解读能力仍存挑战，胆道造影报告"正常"也可能已存在胆管损伤（Chapman et al，2003）。

之前描述由 Strasberg 教授提出的"关键安全视野"仍是目前减少胆囊切除术中胆管损伤发生率的标准技术。虽然没有 I 类证据证明这一技术直接降低了胆管损伤的发生率，但大量的证据确实支持这一点（Strasberg & Brunt，2010）。由于医源性胆管损伤的发生率低，证明"关键安全视野"技术有效的随机对照研究缺乏可行性。

发生医源性胆管损伤风险较高的常见因素包括：解剖结构误判、短胆囊管、炎症重、既往瘢痕或粘连、肥胖或者出血致视野模糊（Adams et al，1993；Asbun et al，1993；Soper et al，1993）。经典的损伤发生在将胆总管误认为胆囊管进而夹闭，常见情况是如果过于用力向旁边牵拉胆囊管，使胆囊管和胆总管伸展成一条直线，看起来像一条管道。如果错误没有立刻被纠正，术者则经常会继续沿胆总管后上方分离，直至遇到一条"异常的"或"重复的"管道也进入胆囊，如果这一管道被结扎，则近端胆管也被损伤（图 35.20）。

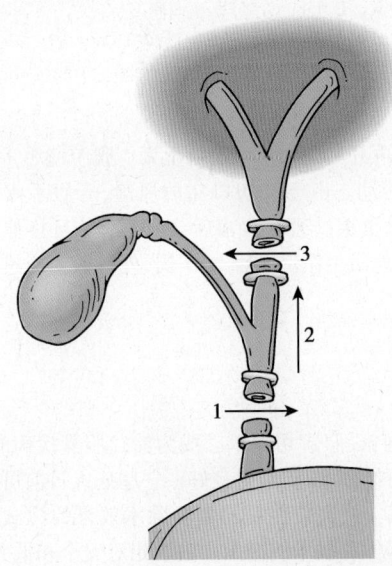

图 35.20　经典的胆管损伤机制。1-胆总管被误认为胆囊管上夹切断。2-继续沿胆总管（想象成胆囊底部）左侧分离。3-医生继续努力从肝床分离想象中的胆囊时会切断胆总管。如果此时看清是胆管结构，也常会认为是双胆囊管或副肝管。胆总管被切断的同时肝右动脉也常常被损伤（From Strasberg SM，Helton WS：An analytical review of vasculobiliary injury in laparoscopic and open cholecystectomy. HPB（Oxford）13：1-14，2011.）

如果胆管损伤在术中发现，外科医生必须要做一个全面评估，不单要评估损伤范围、自己潜在的修复能力，而且要评估病人当前的状态、医院的资源，以及有无肝胆外科专家。通常最谨慎的做法是终止手术，放置引流，关腹并立即转送到肝胆专科中心。专家的早期介入被证明可带来更好的长期效果（Perera et al，2011）。正如前述，如果努力尝试进行困难的胆囊切除，则在造成严重胆管损伤和/或血管损伤方面有显著风险（Strasberg & Helton，2011）。

胆管损伤经常在术后才发现，对于这些病例，外科医生必须保持高度警惕，尽力避免延误诊断。术后几天腹痛症状加重、发热、腹胀，有必要进一步检查，初步的检查包括腹部超声和 CT。如果在胆囊窝、右结肠旁沟、肝肾隐窝及膈下发现积液，应进行经皮穿刺置管引流并采样。Strasberg 示意图很好地描述了胆管损伤的分型（图 35.21）（Strasberg et al，1995）。胆管损伤的范围可通过磁共振胰胆管造影、内镜下逆行胰胆管造影或经皮经肝胆道造影进行评估。大部分简单的术后胆漏可通过单纯引流处理，有时需引流同时行内镜下逆行胰胆管造影术放置胆道支架（Kozarek et al，1994），但是更复杂的损伤需要多学科处理，必要时需要手术修复。胆管损伤的修复和胆肠吻合细节在其他章节讨论（见第 31 章）。

出血

腹腔镜胆囊切除术不可控的大出血发生概率为 0.1% ~ 1.9%，常好发于三个部位：①肝脏，②动脉来源，③戳卡穿刺孔。肝床的大出血相当普遍，现已意识到是肝中静脉近端或末梢支出血，多达 10% ~ 15% 的肝中静脉紧靠胆囊窝走行。大出血通常发生在胆囊切除的最后阶段，在初步的腹腔镜下止血失败后往往需要立刻中转开腹缝扎止血。胆囊动脉的出血可通过上夹控制，前提是安全的解剖标志必须被确认，因为不当的施夹或缝合往往联合肝右动脉损伤，这一点要务必小心。大出血也可以表现为术后的血流动力学指标下降，需要复苏、输血，常常需再次手术。引起这种状况的原因通常是血管夹脱落。

当怀疑戳卡损伤大血管时，必须立即开腹，不要移动戳卡，游离控制损伤的血管。相比之下，如果是小口径的 Veress 针刺入脏器或血管中，手术总体能被完成，术后严密监测相关并发症迹象。另外，如果戳卡划破腹壁内血管比如腹壁上动脉或其分支，也可引起出血。因此在拔除戳卡前，应以腹腔镜从腹内观看戳卡孔，如果看见明显出血，可以电凝止血或戳卡孔两侧全层缝合止血。

肠道损伤

肠道损伤是罕见的并发症，但如果忽视可潜在致命。肠道损伤最常发生在两种情况：一是腹腔镜置入时，另一个是在肝门附近分离胆囊管结构时。腹腔镜胆囊切除术肠道损伤的发生率是 1/1 000 ~ 4/1 000，开放法与 Veress 针建立气腹法均可出现，但开放法更常见。在气腹建立后腹腔镜插入的即刻，应进行简短但全面的腹腔探查以排除损伤。所有其余的戳卡应该在腹腔镜直视下放置，以免损伤或穿通邻近的肠管。手握戳卡的方式应该有一个手指作为"制动器"以免戳卡行程太远。虽然一些损伤可在腹腔镜下修复，但必要时也需毫不犹豫进行中转开腹，以保证充分的修复。

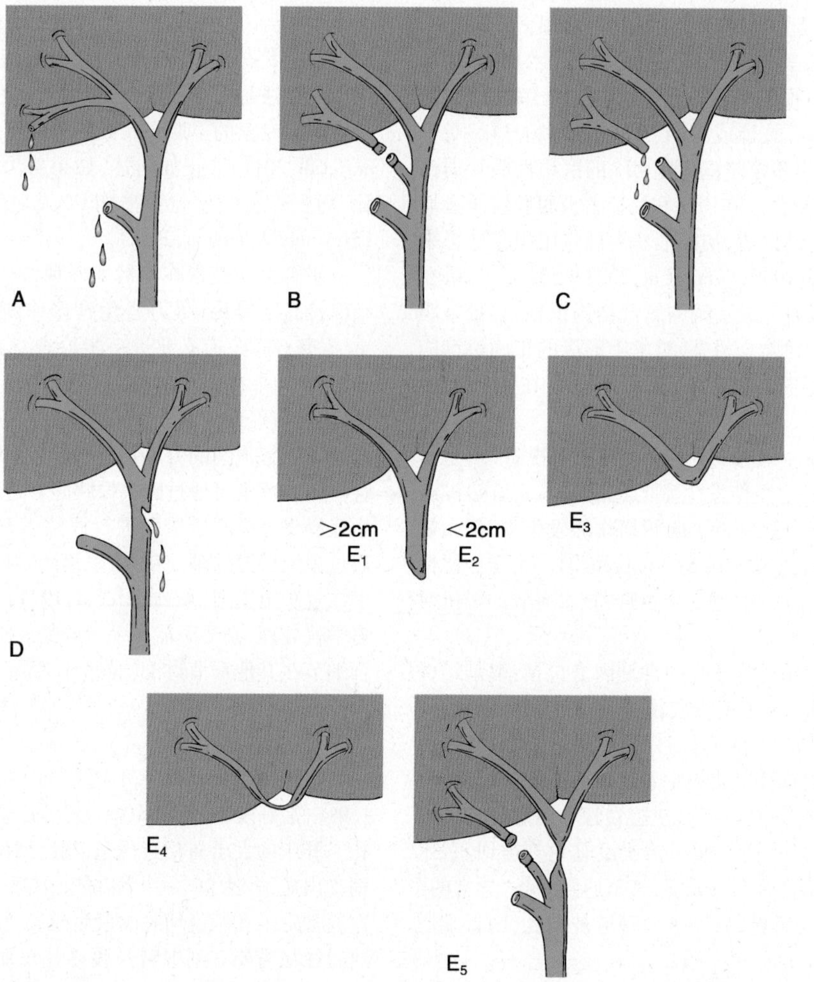

图 35.21 Strasberg 胆管损伤分型。A 型,胆囊管或肝床小胆管漏。B 型和 C 型,损伤均累及异常的右肝管。D 型,胆管主干的侧壁损伤。E 型,根据 Bismuth 分型系统分为多个亚型(From Strasberg SM, et al: An analysis of the problem of biliary injury during laparosopic cholecystectomy. J Am Coll Surg 180:101-125, 1995.)

另外一个胆囊切除术后的可怕并发症是遗漏的肠破裂。严重的腹痛、腹胀,发热,腹泻,持续的膈下游离气体,甚至出现潜在的败血症和继发的血流动力学不稳定,外科医生应警觉这一严重并发症。上述症状通常在术后 3~4 天内出现。通常建议立即剖腹探查以诊断和治疗这一状况。如果病人病程较长,表现为肠外瘘,则标准的引流和营养支持治疗更合适。

术后处理

大部分择期腹腔镜胆囊切除术的病人均可当天出院,这既符合病人意愿又可减少其住院费用。临床或急诊科收入的急性胆囊炎病人术后经常在院观察过夜。其他一些可从过夜观察获益的病人包括:老年人、伴有严重合并症病人、需要大量术后镇痛以及出现并发症病人。病人术后短时间内即可进食,通常从清流食开始逐渐过渡到没有任何特殊限制的普食。切口和转诊疼痛很常见,病人常需口服处方镇痛药物来控制术后疼痛,但一些病人仅使用非处方镇痛药即可康复。除特殊情况

外,术后无需再开具一个疗程的抗生素。腹腔镜手术病人术后应轻微限制活动。由于有切口疝的风险,开腹手术病人术后 4~6 周不鼓励负重。通常在术后 2~3 天,一旦疼痛能很好控制,病人即可返回工作。术后 1~4 周,外科医生应进行常规临床随访。

结论

在发达国家,胆囊切除术已成为治疗胆囊疾病的金标准,且大部分均可微创实施,结果良好。一些病人目前可在移动设施中接受手术。提高腹腔镜胆囊切除术效果的尝试将持续推进新的手术器械和技术的进步。由于相对安全和低并发症,进一步提高可能困难,大部分近期的技术关注在美容或者其他辅助性进步。面对增长的病人和行业压力,这些新的胆囊切除方法,包括单孔腹腔镜和机器人必须保持腹腔镜胆囊切除术的现有标准。

(王宏光 译 董家鸿 审)

胆管结石：临床表现和开腹手术方法与技术

Kevin N. Shah and Bryan Marshall Clary

概述

1889 年，Thornton 首次成功探查胆总管（common bile duct, CBD），Courvoisier 和 Kehr 引入以导管为基础的胆道减压术，标志着胆总管结石治疗的初步开启。多年来，胆囊切除术和胆管切开探查术是胆总管结石病人的标准治疗术式，具有成功率高、并发症发生率低和死亡率低的特点。在开放性手术时代，结石的残留率仅为 1%～3%，长期随访显示，只有约 10% 的病人需要进行再次手术（Gonzalez et al，1997；Hammarström et al，1995；Neoptolemos et al，1987；Targarona et al，1996）。

然而，在过去的几十年里，随着非侵入性成像技术的发展以及经皮穿刺和内镜干预技术的日益成熟，常规的开腹胆囊切除术和胆总管探查术已被逐步替代（见第 19、29、30 和 36C 章）。除了内镜逆行性胰胆管造影术（endoscopic retrograde cholangio pancreatography，ERCP）广泛应用外，腹腔镜和微创技术的发展也使得开腹胆总管探查的实施越来越少。虽然现在大多数胆囊切除术都是通过腹腔镜进行的（见第 35 章），但腹腔镜下胆总管探查术（laparoscopic common bile duct exploration，LCBDE；见第 36B 章）却没有同等普及。这一方面是因为 ERCP 的广泛应用，另一方面是因为 LCBDE 的技术水平要求严格，大多数普通外科医生尚不能常规开展。对美国基层的普通外科医生的调查显示，胆总管结石治疗的首选方法是 ERCP（75%），其次是腹腔镜（21%）和开腹手术（4%）。经验不足和设备的缺乏是限制腹腔镜技术应用于胆总管结石治疗的主要因素（Bingener & Schwesinger，2006）。

尽管如此，开腹胆道探查术仍有相应的适应证。本章对胆总管结石的临床特征进行回顾，重点介绍胆总管结石开腹探查的相关技术。

胆总管结石的病因

胆总管结石可按其来源大致分类（见第 32 章）。最常见的是自胆囊进入胆管的继发性结石。从其化学成分来看，主要是胆固醇结石或黑色素结石。而起源于胆总管的原发性结石主要是褐色（胆红素钙）结石。原发性结石发生在先天性胆囊缺如的病人和前期胆囊切除时胆总管结石已被取净的病人。继发性结石多为胆总管的残留结石，常见于胆囊切除术后不久的病人。虽然继发性结石是胆总管结石中最常见的，尤其是在欧洲和北美，但原发性结石在亚洲更为常见。这主要与东南亚国家及地区，比如新加坡，以及中国台湾省、中国香港地区的肝内胆管结石的高发有关（Kim et al，1995）（见第 39 章）。在中国台湾省所有胆道系统结石病例中，肝内胆管结石的相对发生率极高（>50%），其中约 70% 的病例合并肝外胆管结石。合并炎症、感染的胆总管结石的典型表现包括胆绞痛、黄疸、胆管炎（见第 43 章）和胰腺炎（见第 55 章）。其中，胆绞痛是胆总管结石最常见的临床表现。多数情况下，由胆总管结石停留和排出所诱发的间歇性梗阻会导致胆红素和肝功能酶的波动性升高。如果长时间不治疗，梗阻反复发作可能诱发继发性胆汁性肝硬化。与间歇性梗阻导致的胆绞痛不同，持续的胆道梗阻可诱发胆管炎，典型的表现为 Charcot 三联征（发热/寒战、黄疸和右上腹痛）或 Reynold 五联征（Charcot 三联征加上低血压和精神状态改变）（见第 43 章）。胰腺炎是胆总管结石第二常见的临床表现（见第 55 章），选择合适的胆道造影时机，高达 50% 的胰腺炎病人可以发现胆总管结石。如果不及时治疗，有症状的胆总管结石病人，存在症状进一步加重或出现并发症的风险。一项研究表明，在 6 个月至 13 年的随访期间，超过 50% 的胆道结石病人出现复发，其中 25% 的病人出现严重的并发症（Caddy & Tham，2006）。胆总管结石可能留下严重的后遗症，这也使胆总管结石的诊断和彻底治疗变得非常重要。

有临床表现的结石病人由于长期不治疗可能会出现远期后遗症，故一些人主张在行胆囊切除术时常规行术中胆道造影术，以确保手术时胆管无结石残留。然而，因为许多直径较小的结石会在病人没有临床表现的情况下自然排出，所以无症状的胆总管结石的临床意义和自然病程无法评估。在开腹胆囊切除时期，胆道造影常规实施，应用较普遍，该时期的研究表明，在无任何胆总管结石临床表现的病人中，胆总管结石的发生率为 10%～15%（Coelho et al，1984；DenBesten & Berci，1986；Doyle et al，1982；Ganey et al，1986；Girard，2000；Hampson et al，1981；Lygidakis，1983；McSherry & Glenn，1980）。因此，部分学者提倡术中常规行胆道造影术，即使对于无胆总管结石临床表现的病人也是如此。然而，支持选择性胆道造影的学者指出，常规胆道造影中胆总管结石阳性的病人并未全部出现临床症状。

选择性术中胆道造影在腹腔镜胆囊切除术中的数据得出了类似的结果（Fogli et al，2009）。Collins 及其同事（2004）在术中胆道造影发现，4.6% 的病人存在结石的充盈缺损表现。对于这些病人需保留胆道造影通道，以便进行术后胆道造影。48 小时后 26% 的病人提示胆道造影未见异常，另外 26% 的病人在6周后造影结果提示结石已排出,22例病人(2.2%)在腹腔镜胆囊切除术后6周反复出现胆总管结石,并行ERCP取石(Collins et al,2004)。

术前诊断

在没有胆管炎或胰腺炎等临床症状的情况下,术前胆总管结石的确定通常依赖于血清肝功能测试(liver function test,LFT)和影像学检查。LFT在胆总管结石的诊断价值已被广泛证实(Peng et al,2005;Sgourakis et al,2005)。血清胆红素和碱性磷酸酶是最常用的实验室检查,然而,胆总管结石最敏感、最特异的实验室指标是血清谷氨酰基转移酶,血清谷氨酰基转移酶大于90U/L对胆总管结石诊断的敏感度和特异度分别为86%和74.5%(Peng et al,2005)。

结合临床表现、实验室检查和超声检查(通常为首选影像学检查)(见第15章)对诊断胆总管结石病人的敏感度为96%~98%,特异度为40%~75%(Alponat et al,1997;Koo & Traverso,1996;Trondsen et al,1998)。Liu及其同事(2001)结合临床评估、血清学检查和腹部超声(transabdominal ultrasound,TUS),将胆囊切除术前存在胆总管结石的风险分成四组(极高风险组、高风险组、中风险组、低风险组),其发病率分别是92.6%、32.4%、3.8%和0.9%。采用这种方法对极高风险病人进行筛选,结果92.3%的病人在术前经ERCP确认有胆总管结石,随后转科行内镜下取石。同样,美国胃肠内镜学会(ASGE)在内镜胆总管结石评估指南(ASGE Standards of Practice Committee,et al,2010)中明确了几种胆总管结石的预测因素。腹部超声提示:胆总管结石、上行胆管炎的临床表现和胆红素大于4mg/dL(68.4μmol/L)为"非常强"的预测因子;胆总管扩张(>6mm)和胆红素在1.8~4mg/dL(30.8~68.4μmol/L)区间为"强"预测因子;除胆红素外,LFT异常、年龄大于55岁、临床源性胰腺炎是"中度"预测因子。根据这些预测因子,病人患胆总管结石的风险可分为高、中、低三组。任何"非常强"或两项都"强"的预测因子的存在属于胆总管结石的高风险组。预测因子阴性的属于低风险组,其他属于中风险组。对于胆总管结石高风险的病人,需要采取全面有效的影像学检查和干预措施。对于疑似胆道结石病人,通常采用无创的、广泛使用且价格低廉的TUS作为首选检查,其对胆总管结石特异度较高(95%~100%)。然而,TUS对胆总管结石的敏感度较低(25%~60%),且高度依赖操作人员的经验(Amouyal et al,1994;Sugiyama & Atomi,1997)。如上所述,结合临床表现,胆囊结石或胆总管直径大于6mm等间接证据也可以预测胆管结石。

与TUS一样,标准计算机断层扫描(computed tomography,CT)对检测胆管结石的敏感性较低,但在诊断胆道扩张或排除由胆道肿物引起的胆道梗阻方面最有价值(见第18章)。新一代CT胆道造影技术,结合高分辨率螺旋扫描和三维重建可提供准确详细的信息(Cabada Giadàs et al,2002;Maniatis et al,2003)。该技术敏感度高达97%,特异度为75%~96%(Anderson et al,2008;Cabada Giadàs et al,2002;Gibson et al,2005;Kim et al,2007;Kondo et al,2005;Maniatis et al,2003;Polkowski et al,1999;Soto et al,2000;Zandrino et al,2005)。尽管这些数据表明其准确性可与磁共振胆胰管成像(magnetic resonance cholan-giopancreatography,MRCP)相媲美(见第19章),但螺旋CT胆道造影存在以下几个问题:①造影剂可能引起过敏反应(一项研究表明静脉注射碘酸盐过敏率可高达15%)(Gibson et al,2005);②在存在明显黄疸的情况下,胆道显影不佳(Polkowski et al,1999;Soto et al,1999);③肝内胆管分支的显示受限(Chopra et al,2000;Gibson et al,2005)。

MRCP自1991年引入以来,一直是无创胆道成像的金标准(Wallner et al,1991),并被一些人推荐为检测胆总管结石的术前常规检查(Hallal et al,2005;Shanmugam et al,2005;Taylor et al,2002;Topal et al,2003)(见第17章)。MRCP可提供胆道的精确解剖信息,胆总管结石检测的敏感度为81%~100%,特异度为92%~100%(Hallal et al,2005;Verma et al,2006)。MRCP诊断胆总管结石的准确性可与ERCP(见第19和20章)以及术中胆道造影(intraoperative cholangiogram,IOC)(见第23章)相媲美(Hallal et al,2005;Vargghese et al,2000),但对小结石可能不如超声内镜(endoscopic ultrasound,EUS)敏感(Verma et al,2006)。作为一种诊断性检查,MRCP已在很大程度上取代了ERCP。ERCP曾被认为是术前胆道造影的金标准,因为在所有胆总管结石可疑病人中,非选择性使用ERCP检测到胆总管结石的概率不到50%(Behrns et al,2008;Petrov et al,2008)。此外,ERCP的滥用使超过50%的病人承担了不必要的医源性损伤和死亡风险(Demartines et al,2000)。因此,ERCP更适合作为治疗手段而不是诊断手段。虽然MRCP是目前诊断胆总管结石最准确的无创影像学检查,但它可能会漏检直径小于5mm的结石,低估实际结石的数量(Vargghese et al,2000)。此外,与TUS或CT相比,MRCP价格昂贵,在小型医疗机构中不容易开展,而且在技术上对肥胖病人或有严重幽闭恐惧症病人的使用可能受限制。

早在1990年,EUS被认为是ERCP和MRCP术前胆道结石评估的替代方法(Amouyal et al,1989)(见第16章)。此后,多项前瞻性研究和两项荟萃分析(Garrow et al,2007)指出,EUS的敏感度和特异度分别为89%~94%和94%~95%。一项随机对照试验也表明,与单独使用ERCP诊断胆总管结石相比,基于EUS选择性使用ERCP可避免2/3以上的不必要的ERCP(Petrov & Savides,2009)。此外,基于EUS选择性使用ERCP可降低整体并发症和ERCP术后胰腺炎发生率。综上所述,ERCP最好作为胆总管结石高风险病人的治疗手段,而不是作为初始诊断手段。

干预的时间和顺序

胆囊切除术前的可疑胆总管结石

对于疑似胆总管结石的病人,如何在腹腔镜手术、开放性手术和内镜治疗中选择合适的治疗方式和治疗程序是具有挑战性的。在腹腔镜技术普及之前,胆囊切除前对胆总管采用内镜取净结石并不常见。和接受一期开腹胆囊切除联合胆总管探查治疗相比,有些研究没有提及术前内镜括约肌切开术相关的并发症发生率或死亡率(Heinerman et al,1989;Neoptolemos et al,1988;Stain et al,1991),但有一项研究表明病人在术前行ERCP后再行开腹胆囊切除术,其并发症发生率实际上是有所上升的(Stain et al,1991)。一篇系统综述(Martin et al,2006)表明,开放性手术可以降低死亡率和初次治疗失败的概率,减少每位病人所需的手术次数。基于这些数据,在开放胆囊切除术时代,一期胆囊切除术联合胆道探查术是首选的手术方式。

腹腔镜技术的出现使得术前可疑胆总管结石病人行 ERCP取石越来越普遍,部分原因是腹腔镜胆总管取石术在技术上更具挑战性(见第 36B 章和第 36C 章)。有数据表明,对于擅长腹腔镜下胆总管探查的外科医生,一期腹腔镜治疗(腹腔镜胆囊切除术联合术中胆道造影,胆总管结石行胆总管探查)比术前 ERCP 联合腹腔镜胆囊切除更有效。一些前瞻性随机对照研究比较了这两种治疗策略(Cuschieri et al,1999;Rogers et al,2010;Sgourakis et al,2005),发现两组在胆管取石成功率和病人并发症发生率方面相当,但一期腹腔镜治疗的病人住院时间明显缩短。Cuschieri 和他的同事(1999)总结发现,胆囊切除术前ERCP 取石应适用于高风险病人(有多种并发症、胆管炎、严重胰腺炎的病人),而状态较好的病人(ASA Ⅰ级和Ⅱ级)应采用一期腹腔镜手术。

当缺乏腹腔镜下胆总管探查设备时,外科医生在行胆囊切除术前是否行 ERCP 应仔细考量,因为它可能会导致并发症。尽管大多数 ERCP 后并发症为轻至中度(Andriulli et al,2007),但是也需要考虑到它有严重并发症的风险,如胰腺炎、出血、感染和穿孔。ERCP 的并发症发生率为 10%,死亡率低于 0.5%(Cotton, 1993;Davis et al, 1997;Delorio et al, 1995;Ponsky,1992)。此外,在评估其在可疑结石治疗中的作用时,应考虑到术前 ERCP 增加的费用成本。即使有 LFT 升高和影像学表现等标准,也很难准确预测哪些病人会出现临床相关的胆总管结石。多项研究表明,在生化检查和影像学检查异常的病人中,有 40%~70% 的 ERCP 检查结果呈现阴性,大多是因为结石在进入十二指肠之前继发了短暂性胆道梗阻(Cotton, 1993;Cuschieri et al, 1996;Delorio et al, 1995;Stain et al, 1991;Ponsky,1992)。正如在这一章前面所提到的,ASGE 发布了一套系统的评价方案,根据相关危险因素,包括 LFT、影像学上的胆管内径、有无胆源性胰腺炎或胆管炎,可将胆总管结石的风险性分为高、中、低三种(ASGE, Standards of Practice Committee, et al,2010)。高风险和低风险病人的治疗策略基本已经达成共识。低风险的胆总管结石病人应直接行腹腔镜胆囊切除术(无论是否行 IOC),因为术前行胆总管取石没有必要。

针对高风险病人,特别是需行胆道减压治疗急性胆管炎的病人(Cuschieri et al,1999;Leung,2003)、严重的胆源性胰腺炎和反复发作的胆总管结石病人,胆囊切除术前行 ERCP 是必要的。对于有多种并发症、预期寿命有限或其他情况不能耐受手术的病人,内镜下括约肌切开术(endoscopic sphincterotomy,ES)和胆道减压的 ERCP 有时可以作为不能行胆囊切除术病人的最终治疗方法(见第 29 章)。然而,这一策略对于可耐受手术的病人并不提倡,因为如果不切除胆囊,会有胆道症状复发的风险。在 1995 年由 Hammarstrom 及其同事发表的一项前瞻性随机试验中,将 ES 与开腹胆囊切除术联合胆总管探查术相比较,结果提示 20% 的 ES 病人术后需行胆囊切除术(Hammarstrom et al,1995)。Targarona 及其同事(1996)对高危病人

进行了前瞻性随机试验,将 ES 联合开腹胆囊切除术与单独 ES进行比较,得出了类似的结果。研究发现接受选择性开腹胆囊切除术的病人与单独 ES 治疗的病人相比,复发性胆道症状明显减少(6% 比 21%),再入院次数也减少(4% 比 23%)。与如何治疗高风险和低风险病人已达成共识不同,中风险病人的治疗一直存在争议。最近对中风险病人进行的一项随机临床试验研究(Iranmanesh et al,2014),对比了预防性胆囊切除术联合IOC 和术前 ERCP 联合胆囊切除术两种治疗方式。该研究将50 例病人随机分配到两组,分析住院时间、胆总管干预次数、并发症发生率、死亡率和生活质量等指标,结果表明虽然两组病人在并发症发生率和生活质量上无显著差异,但行预防性胆囊切除术的病人住院时间明显缩短(中位数为 5 天比 8 天),胆总管探查率低。由此,作者认为胆囊切除术联合术中胆道造影可能是首选治疗。对于任何考虑胆囊切除术前行 ERCP 的病人,都应充分考虑使用 EUS 或 MRCP,因为这些检查方法与 ERCP相比,属于非侵入操作,风险较小。

胆囊切除术中胆总管切开探查

腹腔镜在全球范围内已经广泛开展,随着腹腔镜手术经验的增长,外科医生使用腹腔镜胆总管探查处理胆总管结石已经越来越成熟。然而,在发展中国家,由于内镜技术、影像学和腹腔镜技术的限制,开腹胆囊切除术联合胆道探查术仍然是主要的治疗手段。即使在已经可以使用腹腔镜和内镜的情况下,仍有一些病人需要行开腹胆总管探查术(见第 36B 章和第 36C章),这些病人主要包括:①胆总管结石较大或结石嵌顿的病人,以及内镜干预失败者,需要胆肠引流;②有解剖学异常不能内镜治疗者,如既往行胃切除或有十二指肠憩室;③需行开腹胆囊切除术者,包括患有 Mirizzi 综合征、胆肠瘘、严重胆囊炎或高度怀疑癌症的病人。

胆囊切除术后胆总管结石(见第 38 章)

发病率

对于胆道系统结石,无论是否有胆总管结石,大多数行一期手术都是可治愈的,但有些病人在胆囊切除术后会出现胆总管结石的后遗症。在所有接受胆囊切除术的病人中,1%~2%的病人有胆总管结石残留,需要进一步干预(Roslyn, 1993)。未行胆总管探查术的病人开腹胆囊切除后很少有结石残留(Bergdahl & Holmlund,1976),而行开腹胆囊切除术联合胆总管探查术的病人发病率略高,但据报道仍低于 5%(Dayton et al,1984;Kappes et al,1982;Roslyn,1993)。与胆总管探查阴性者比较,胆总管探查阳性者结石残留的发生率更高。二次胆道手术胆总管结石的复发率增加到约 20%(Saharia et al,1977),该比率会在随后的再次手术进一步增加(Allen et al,1981)。

治疗

在处理复发性或残留性胆总管结石时,内镜下和经皮穿刺治疗仍然是首选的治疗方法(见第 30 和 36C 章)。开放性手术适应证通常为非手术治疗失败,另外还要考虑到临床表现、病

人病情、机构专业水平和有无 T 管的影响。

T 管留置状态的残留结石 腹腔镜胆道手术的普及也促使 T 管的使用减少,即使在进行腹腔镜胆总管探查术时,一期缝合已被证明是安全的(Dong et al,2014;El-Geidie,2010)。胆道探查后常规留置 T 管并不常见(见第 31 和 42 章)。如果有 T 管,它为术后胆道系统无创干预提供了机会。在 T 管存在的情况下,术后初期胆总管残留石可通过该通道进行观察、机械取出或 ES。

术后 4~6 周内发现胆总管结石,但没有梗阻或胆管炎的证据,一般不需要治疗。在胆总管探查术后的最初几周内,术后胆道造影发现的 10%~25% 残留结石会自行排入十二指肠,无需进一步治疗。如果结石反复发作,4~6 周后可经 T 管造影取石(见第 30 章)或 ERCP 取石(见第 29 章)。经 T 管取石是一种成功率高、并发症发生率低和死亡率低、性价比高的治疗选择。据报道,其成功率为 95%,并发症发生率仅为 4%(Mazzariello,1978)。Burhenne(1980)报道的 661 名病人无死亡病例。当并发症发生时,大多数情况下可以通过药物治疗,只有 0.2% 的病例需要手术治疗(Mazzariello,1978)。

ES 也被证明是胆总管探查术后 T 管放置早期状态下治疗残留结石的有效方式(Hammarström et al,1996;O'Doherty et al,1986)。虽然 ES 具有相当大的优势,即一旦发现结石残留就可以进行治疗,但由于结石可能会自行排出,因此有些病人可能没有必要进行 ES 治疗。一些学者(Lambert et al,1988)认为,尽管早期研究报道现代内镜设备可能会减轻一些 ERCP 术后出血性并发症,但考虑到经 T 管取石成功率高且并发症发生率低,认为其优于 ES(Christoforidis et al,2004)。经 T 管介入治疗的安全性和有效性使它成为术后首次干预的理想选择,而 ES 是在术后早期 T 管窦道未良好形成、临床不稳定、T 管大小和位置不合适或 T 管取石失败时的最佳选择。如果这些方法均失败,在把握性大,综合考虑并发症发生率和死亡率情况下,可进行手术处理(Cameron,1989;Girard & Legros,1981)。

无 T 管状态下的残留结石或复发性结石 在无 T 管的病人中,ES 应该是胆总管结石治疗的首选(Cameron,1989)(见第 29 章和第 36 章)。大多数关于 ES 的报道表明其对胆总管结石完全清除的成功率超过 85%(Cotton,1984;Dasari et al,2013;Lambert et al,1991)。尽管 ES 的早期并发症发生率在 5% 至 15% 之间,但这些并发症绝大多数都无需急诊手术处理,而且大多数并发症可以保守治疗(Cotton,1984;Dasari et al,2013;Escourrou et al,1984)。据报道,出血、胰腺炎、胆管炎和穿孔是其最常见的并发症,死亡率通常为 0.5%~2%(Lambert et al,1991;Sivak,1989)。晚期并发症(主要是狭窄或新发结石或两者都有)的发生率很低(<10%),而且大多数并发症可以通过内镜处理(Cotton,1984;Escourrou et al,1984;Hammarström et al,1996;Sivak,1989)。

如果 ES 不成功,经皮经肝穿刺治疗有时可以协助胆管取石,特别是当壶腹插管有困难时。然而,内镜治疗的失败往往是由于结石巨大嵌顿或经皮入路不能解决的解剖问题,在这种情况下,手术是最合理的选择(Cameron,1989)。结石残留的再次手术是安全的,手术死亡率低于 2%(Girard & Legros,1981)。

Miller 及其同事(1988)报道了 237 例胆总管结石采用胆总管探查手术治疗或 ES 治疗的经验,结果提示手术组成功率较高,死亡率较低。ES 组并发症发生率相当,但并发症更严重,结论更倾向于手术治疗。Dasari 及同事(2013)系统回顾发现开腹胆管探查优于 ES,但值得注意的是大多数比较开腹胆囊切除联合胆总管探查和 ES 的研究是开放手术时代的,其结论也对应于早期 ERCP 和 ES。因此,在将这些数据推断为现代内镜诊疗经验时应谨慎使用。这些发现强调了手术是治疗复发或残留性胆总管结石的一种有价值、安全有效的方法,即使对于那些胆总管结石 ES 治疗失败的病人。

当胆总管结石残留需要再次手术时,取净石头最佳的治疗流程是胆道切开取石、胆道镜检查、放置 T 管(在许多情况下)和完成胆道造影。这套流程对大多数病人来说是足够的,而且据报道其总失败率低至 3%(Girard & Legros,1981)。然而,其他报告提示其失败率明显更高(Allen et al,1981;Saharia et al,1977),这促使了一些学者(Allen et al,1981;Lygidakis,1982)建议所有行胆总管切开取石术的病人行胆肠吻合术。然而,Tompkins 和 Pitt(1982)和 Cameron(1989)认为不应对所有结石残留或复发的病人均行胆肠吻合术。一般来说,胆肠吻合术在再次手术中适用于以下情况:①胆管远端狭窄或 Oddi 括约肌狭窄;②胆管显著扩张,直径≥2cm;③多发性或原发性胆管结石;④胆管结石无法取净;⑤第三次手术。

经十二指肠括约肌成形术、胆管十二指肠吻合术、胆管空肠吻合术是有效的胆肠引流术式(Braasch et al,1980;Johnson & Harding Rains,1978;Jones,1978)(见第 31 章)。随着 ERCP 的广泛应用,括约肌成形术已很少使用,因为在大多数情况下 ES 治疗已经足够了。在胆总管远端狭窄较长的情况下,ES 不是一个合适的选择,因为它不能解决原发性梗阻的问题。对于直径小于 1~1.5cm 的胆管,括约肌成形术是首选手术方法,因为其避免了吻合口狭窄,但它有较大的术后胰腺炎的风险。在括约肌成形术或括约肌切开后,比较严重的胆管扩张和括约肌不能关闭的病人偶尔会出现复发或原发性结石。在这种情况下,胆管十二指肠吻合术或 Roux-en-Y 胆管空肠吻合术是必要的。胆管十二指肠端侧吻合和端侧 Roux-en-Y 型胆肠吻合是胆总管直径大于 1.5cm 时较好的引流术式,对胆总管明显扩张者有较好的引流效果。对于多发结石或近端胆道系统结石残留,既往有过胰腺炎病史的病人来说,胆总管十二指肠端侧吻合术比侧侧吻合术更好,因为它可以最大限度地减少结石从远端掉落并导致胰腺炎复发的机会。Sump 综合征是一种罕见的胆总管十二指肠吻合术后并发症,内镜治疗是首选治疗方法。如果 ERCP 不能改善症状,胆总管十二指肠吻合术可以改行 Roux-en-Y 胆总管空肠吻合术。

再次手术的临床经验

Girard(2000)回顾了 1969—1990 年在 Maisonneuve-Rose-mont 医院因残留性或复发性胆总管结石而再次手术的所有病人。85 例术前确诊的胆总管结石病人共进行了 88 次手术。其中 85 例是二次手术,3 例病人需要进行第三次手术。胆道再次手术类型共三种:胆总管切开取石联合放置 T 管引流(64 例)、胆总管切开取石联合胆管十二指肠侧侧吻合术(15 例)、胆总管切开取石联合经十二指肠括约肌成形术(6 例)。行三次手术的 3 例病人中,1 例行胆总管切开加 T 管引流术,2 例行胆总管切开联合胆管十二指肠侧侧吻合术。病人平均住院时间为 9.3 天。尽管在 85 名病人中,43 名年龄大于 60 岁,44 名有相关危险因素,但该研究中没有死亡病例。其中有 6 例出现轻微并发症,均不需急诊手术。64 例病人中有 2 例(3%)在第二次手术后的第 4 年和第 5 年胆管结石复发,接受了胆总管十二指肠吻合术。

Girard(2000)另外一篇研究报道了 920 例复发性胆道结石再次手术病人,其中有 15 例死亡(表 36A.1)。另一项研究(McSherry & Glenn,1980)报道了 341 名行胆总管切开取石术治疗残留性或复发性结石病人,有 7 人术后死亡,死亡率为 2%。然而,如果排除因胆管炎或胰腺炎而急诊手术后死亡的 3 例病人,只考虑择期手术,则只有 4 例(1%)复发性胆总管结石病人术后死亡。这些结果表明,残留性或复发性结石病人的总死亡率低于 2%,其中大多数死亡发生在老年病人,死亡率与 ES 相当。

综上所述,ES 已成为残留性或复发性胆管结石的一线治疗方法,但外科手术具有安全性高、死亡率和复发率低的特点。手术仍然是治疗复发性胆管结石的关键手段。和现代医学中的大多数情形一样,多学科联合对治疗复发性胆总管结石很重要。消化内科医生、放射科医生和外科医生应该密切合作,为病人选择最合适的个体化干预措施。在选择开放性手术、腹腔镜手术、经皮穿刺治疗和 ES 时,外科医生不仅要参考已发表的数据结论,还要考虑机构的专业知识和经验。对于出现结石残留的 T 管留置病人,应先采用经 T 管取石或 ES。在没有 T 管的情况下,应该先尝试 ES。如果 ES 治疗失败或有 ES 禁忌证,手术治疗仍是合理的选择。外科手术有很高的成功率、较低的死亡率和并发症发生率。外科医生术前必须结合 MRCP、ERCP 和超声对结石残留做出准确评估。以上这些检查结果均应通过术中胆道造影证实,并通过胆道造影和胆道镜检查确认胆道系统结石已取净。大多数病人不需行胆肠吻合术,但对于某些病人,特别是有多发性或残留结石、胆管扩张(>2cm)和胆总管远端狭窄的病人,可以通过胆肠吻合术获益。

表 36A.1　复发性或残留性胆管结石再次手术的死亡率

参考引文	手术例数	死亡人数(%)
Saharia et al,1977	30	0
Jones,1978	22	0
McSherry & Glenn,1980	341	7(2%)
Allen et al,1981	47	1(2%)
De Almeida et al,1982	22	1(5%)
DenBesten & Berci,1986	86	2(2.3%)
Girard,2000	88	0
总计	920	15(1.6%)

胆总管探查的外科技术

本节将详细介绍开放性胆总管探查的主要技术。总的来说,胆总管探查的目标包括完全取净胆道系统中的结石和建立通畅的胆道引流。胆管探查的首选方法通常是胆总管十二指肠上段切开术,如结石嵌顿无法从十二指肠上段胆管取出,则可采用经十二指肠或壶腹途径取石。壶腹部嵌顿的结石虽然可以通过十二指肠上段入路碎石后取出,但是,相比较而言,经十二指肠括约肌成形术的创伤更小。

探查后应使用胆道镜和胆道造影确认胆道系统内结石是否已取净。胆道镜的价值已经被多方证实(Dayton et al,1984;Kappes et al,1982;Nora et al,1977)。关腹之前应实施胆道造影,因为它不仅可以排查遗漏的结石,还可以显示胆道系统的意外损伤。如果胆道造影技术足够精细,可以很大程度上避免气泡假阳性和整个显像系统模糊的问题,提供清晰可靠的胆道系统图像。

选择性使用胆肠吻合术是降低有症状的继发性或残余结石发生率的另一种方法。虽然我们不建议在首次手术时常规进行胆肠吻合,但对于多发性胆总管结石病人,尤其是结石较大的病人可谨慎选择,其中也包括胆管扩张和老年病人。如果这些情况发生在老年人或低风险病人,胆总管十二指肠吻合术可以避免再次胆总管探查。其他适应证包括:①存在无法取净的肝内胆管结石;②已明确的壶腹部狭窄;③壶腹部结石嵌顿。

十二指肠上段胆管切开术和胆总管探查术

显露术野

用宽叶的、稍微弯曲的拉钩例如 Hartmann("sweetheart")

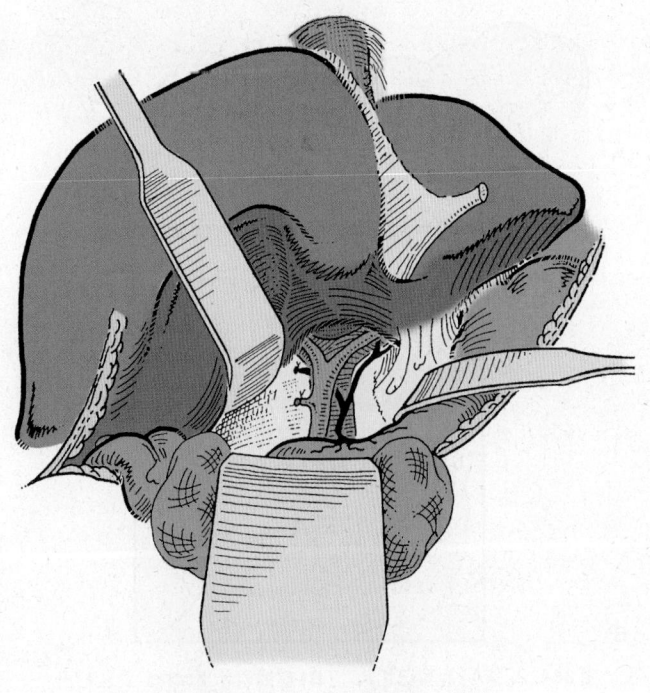

图 36A.1　用纱垫和拉钩显露胆总管

拉钩将肝脏向上拉。拉钩应该足够深,保证拉开肝脏,但弯曲度不能太大,以免伤及肝脏。应在结肠的肝曲上方放置纱垫,纱垫延伸至肝肾韧带和十二指肠的内侧,可使用类似的阔口牵开器将其挡开,以此撑开结肠或十二指肠显露术野(图36A.1)。

再放置一块纱垫将小网膜和胃向左侧撑开。通常在探查胆总管之前将胆囊切除,因为它可能会影响术野显露,尽管在某些情况下牵拉胆囊也可能有助于显露。如果不采用典型的Kocher手法,在胆道探查和随后的胆道镜检查中,不能有效触及和处理胆总管下端(图36A.2)。

胆总管切开术

胆总管切开通常以远端纵形为首选,原因有以下几个方面:第一,对可能需要行胆总管十二指肠吻合术者(见第31章),开口应位于十二指肠上段胆总管底部,以保证吻合口无张力(图36A.3和图36A.4);第二,远端胆道切开术在近端保留了较长一段胆管,也为将来再次手术留出机会(例如狭窄的

修复);第三,通常从此处到十二指肠乳头的距离为7cm或更多,这正是硬质胆道镜胆总管探查所需的长度,这也保证了软质胆道镜的使用(通常要长得多)。胆囊管的解剖结构变异很大,必须小心打开正确的管道(见第2章)。位于胆总管前方或靠近胆总管的胆囊管很容易被错误切开,尤其是胆管扩张时。动作轻柔地抽取胆汁,抽完后将标本送培养(图36A.5)。

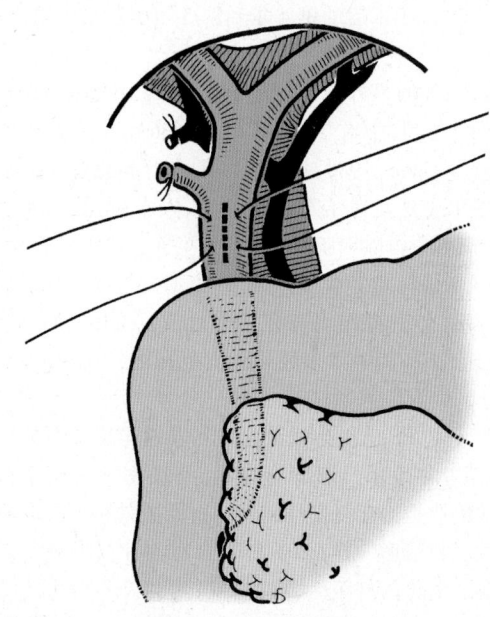

图 36A.3　在十二指肠上方打开胆总管,为必要时行胆管十二指肠吻合术留出空间

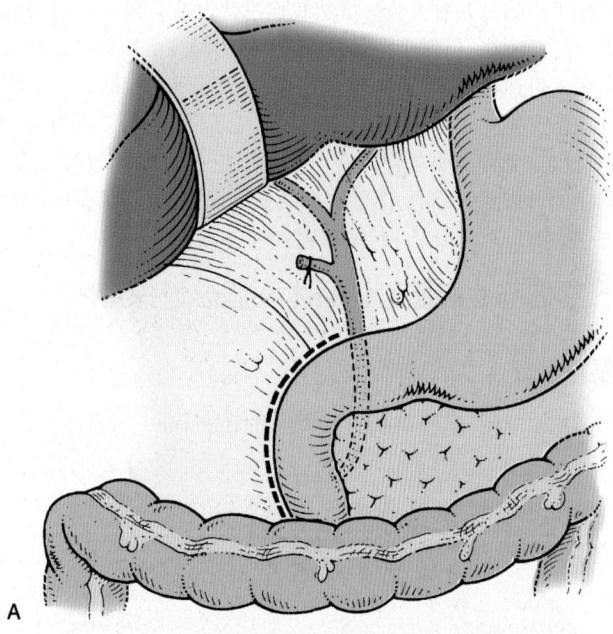

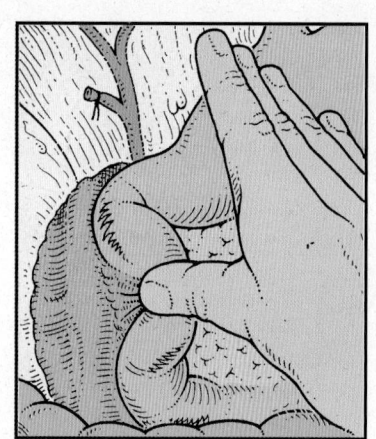

图 36A.2　(A)胆囊已切除。(B)虚线表示 Kocher 手法打开后腹膜的位置以增加十二指肠游离度

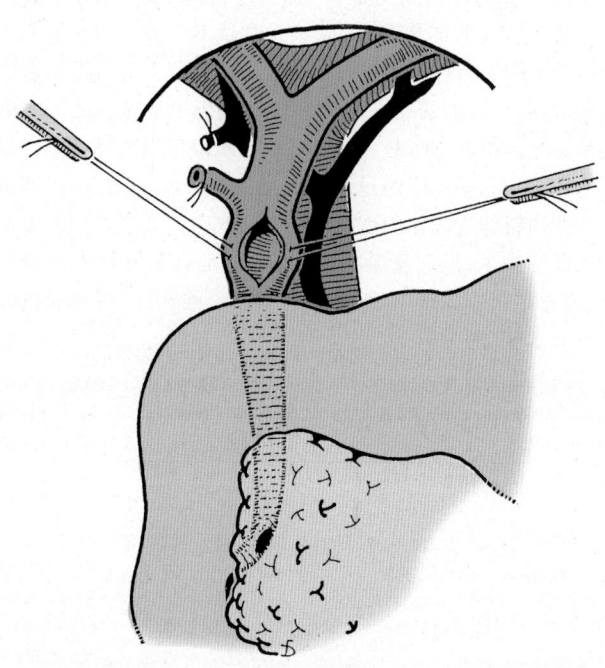

图 36A.4　根据胆总管的粗细和结石的大小,用两根细的可吸收缝合线牵拉胆总管(CBD),以一定的张力保持切口 1～2cm。如果 CBD 没有张力,可能会对后壁造成损伤或造成切口不规则

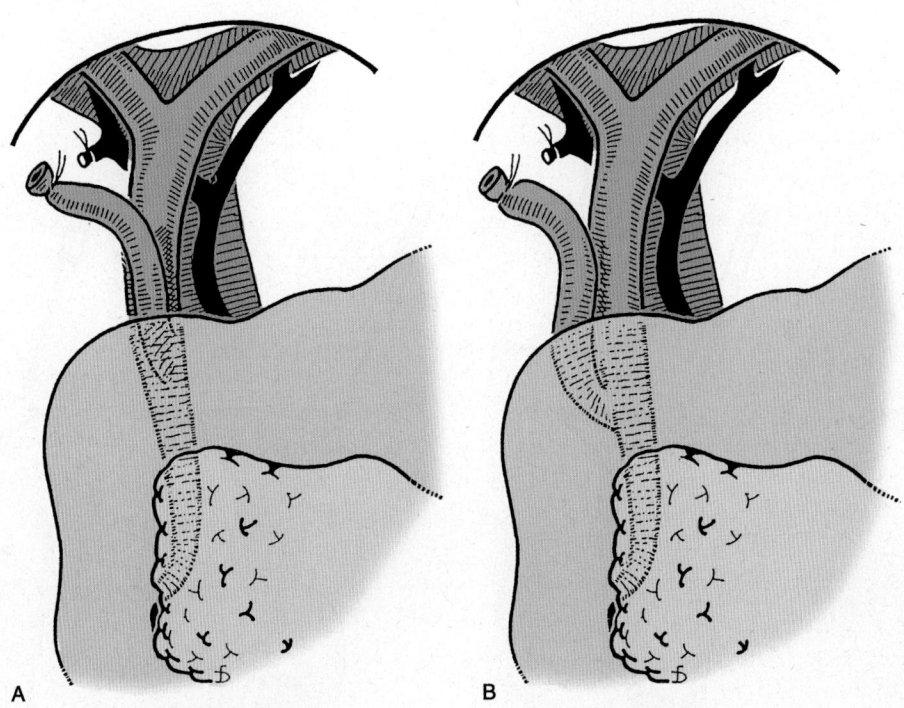

图 36A.5　(A)胆囊管位于胆总管(CBD)的前方,可能会被误切。(B)胆囊管可能与胆总管平行走向,入口较低,类似于扩张的胆总管

胆管探查

为减少探查相关性损伤,应尽量避免使用硬质器械,防止在十二指肠和胰腺之间形成假道(Gunn,1983;Orloff,1978)。任何类型的夹持钳均可因钳夹管壁造成迟发性狭窄。Fogarty球囊导管可以避免以上问题,适合胆总管探查(Fogarty et al,1968;Fox & Gunn,1984)。

外科医生用惯用手持长钳夹住 Fogarty 导管,将其送入胆总管(图 36A.6),导管随之进入十二指肠肠腔。气囊充气,导管后退,直至紧贴十二指肠乳头(图 36A.7)。球囊可在十二指肠降部触及,如需要行括约肌成形术,球囊的位置可作为十二指肠切开的位置。结石通常在胆管内导管管轴方向触及。将气囊放气并轻轻回撤通过十二指肠乳头,然后迅速将气囊再次充气。根据导管拉力突然减弱来判断壶腹部通道位置。此时,外科医生以非惯用手握住注射器,用拇指操作活塞控制气囊膨胀程度。外科医生以惯用手操作长钳轻柔牵拉 Fogarty 导管,将导管向上缓慢拉至胆管切开处(图 36A.8),避免结石滑入近端胆管。如果牵拉方向是前方而非上方,则有胆管切口撕裂的风险(图 36A.9),当胆管切口方向是纵切时,撕裂风险会增加。重复这个步骤,直到远端胆管内结石完全取净。

接下来,在近端胆管重复上述步骤,将导管向上分别重新插入左右肝管。此时,控制气囊膨胀的程度非常重要,因为过度膨胀会损伤胆管,而膨胀不足则有结石残留的风险。正确的充气方法是将气囊充气,直到手指能感受到注射器活塞有阻力为止。当导管回撤到逐渐变宽的胆管时,也应保持此种程度的张力。当胆管切口处出现结石时,必须将结石取出,避免结石落入胆管的其他部分,这一点是非常重要的。

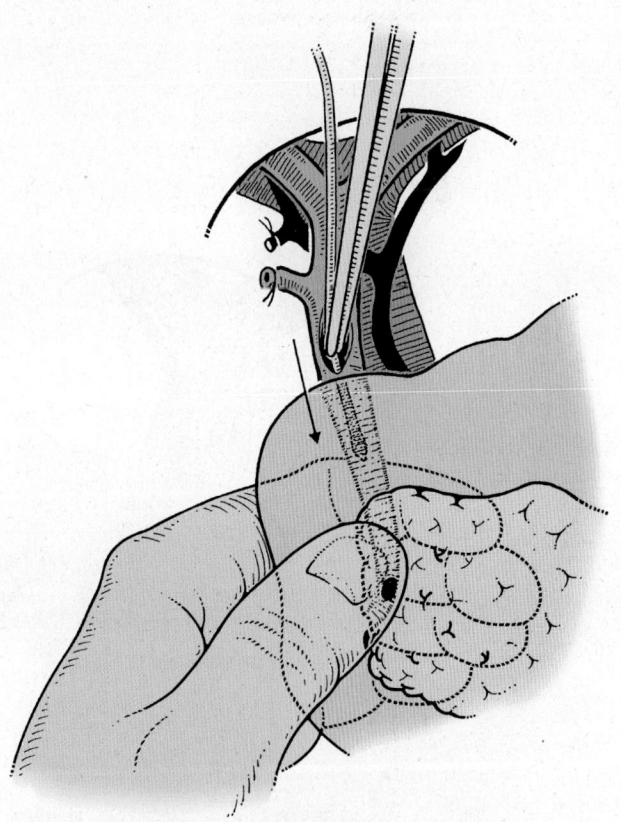

图 36A.6　惯用手操作镊子将 Fogarty 导管送入胆管内。操作者的非惯用手握住游离好的十二指肠,触诊导管以及胰腺段胆管内的结石

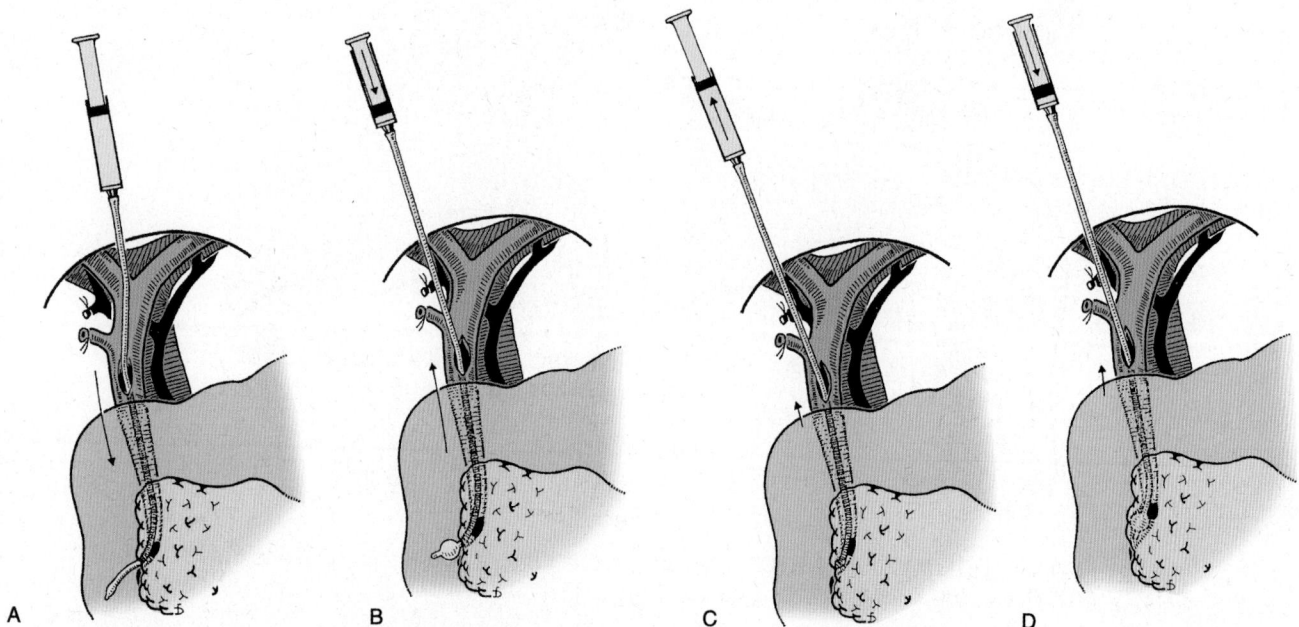

图36A.7 （A）注射器与 Fogarty 导管相连接,对十二指肠内球囊充气。（B）让球囊对着乳头方向回拉 Fogarty 导管。（C）和（D）轻轻给球囊放气直到球囊通过十二指肠乳头,然后给球囊重新充气

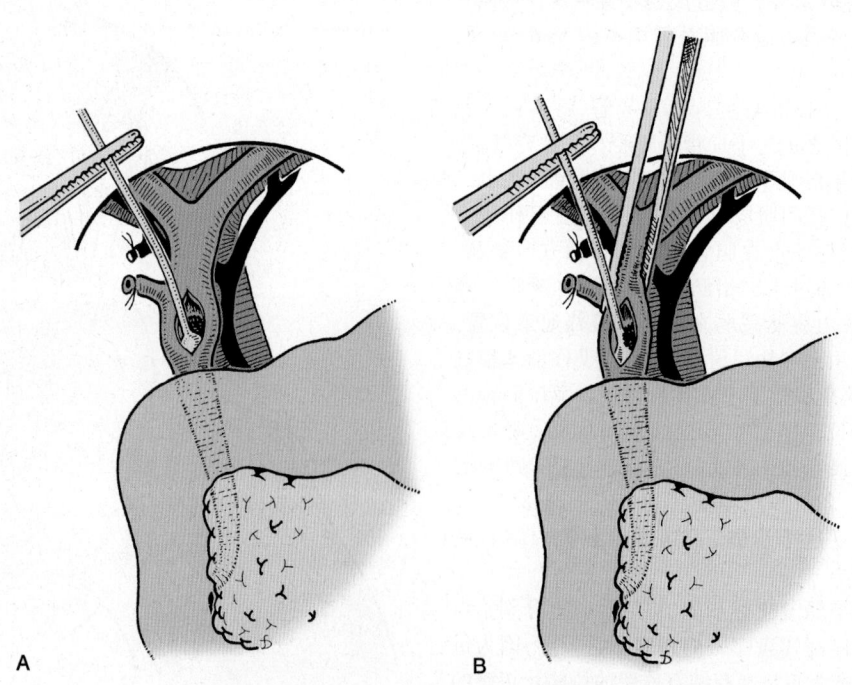

图36A.8 （A）轻轻撤回球囊,取出结石。（B）长镊子阻断肝总管,防止结石向上滑入

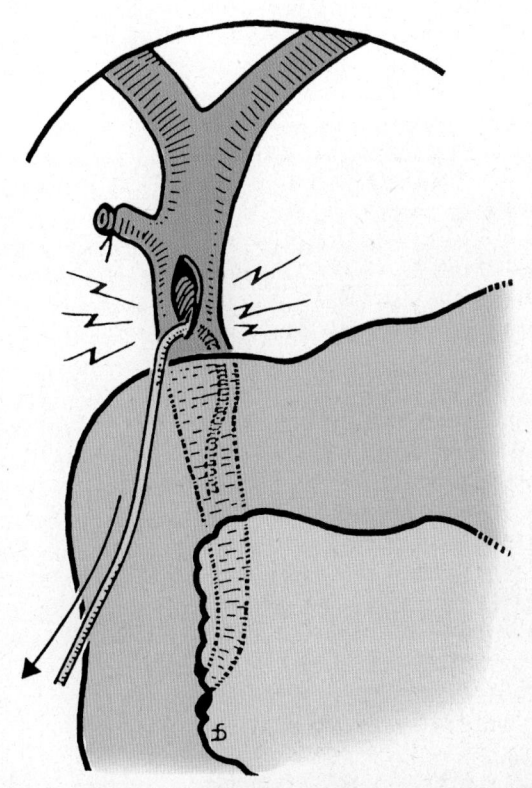

图 36A.9　Fogarty 导管成角牵拉，可能会导致胆总管切口撕裂

胆总管探查后用大量生理盐水冲洗，将小结石、胆泥和碎屑冲入十二指肠或胆管切口处。最后，Fogarty 导管再次进入十二指肠，充盈气囊并向十二指肠乳头回拉。外科医生用惯用手握着导管时，另一只手的食指和中指置于十二指肠的后方，大拇指置于前方，通过触诊确明胆管内是否有残余结石。

胆管探查后的检查

外科医生必须再通过胆道镜和胆道造影进一步检查，确保胆道系统未出现异常（见第 23 章）。

胆道镜

胆道镜探查是胆道系统检查的常用方法。现代胆道镜的镜体较细，可以实现左右肝管和二级胆管结构的完全可视化，并且可以观察到更低一级的胆道结构。与硬质胆道镜相比，软质胆道镜的成本更高，维护较难，但它们可以减少胆道镜探查所造成的创伤。此外，长度的增加使胆道镜功能更完善，可以通过操作通道置入治疗器械。很多胆道镜经验丰富的外科医生推荐使用胆道镜进行胆总管探查和胆道取石（Berci，2000）。胆道取石可通过软质胆道镜的操作端口置入取石网篮来完成。尽量避免使用抓持钳或活检钳这类器械，因为这些器械会对胆管造成一定程度的损伤。

经 T 管胆道造影术

在胆总管切开、留置 T 管并缝合固定后，应行经 T 管胆道造影以保证彻底取净胆道系统的结石。随着手术技巧和造影技术不断完善，T 管胆道造影术已成为排查胆总管探查术后结石残留的理想手段（图 36A.10）。胆囊管残端是残余结石的一个好发部位，经 T 管胆道造影可以显示残端情况，同时判断 T

管的位置是否正确，从而避免术后并发症。一旦有结石残余则必须拔除 T 管，并再次进行胆道探查，这就需要对胆总管进行二次缝合，而这种可能的二次缝合也是经 T 管胆道造影的一个缺点。

T 管引流　T 管引流是解决胆管探查所造成损伤引起的胆管括约肌痉挛和水肿问题标准操作。从理论上讲，胆道引流失败可能会导致肝外胆管压力增加，并在胆管缝合处出现胆漏，诱发胆汁性腹膜炎。但是，正如本章前文所述，多个系列的研究均未发现放置 T 管可降低胆漏的风险，事实上，T 管的放置会延长手术时间和住院时间（Gurusamy et al，2013）。因此，T 管的常规使用受到质疑。T 管放置的主要原因不是防止胆漏，而是为高风险病人的结石残留提供后续治疗的途径。在结石残留的情况下，可以利用 T 管形成的窦道进行介入下造影取石（图 36A.11），甚至直接进行胆道镜探查。T 管的大小应与胆总管的直径相适应，14F 是允许使用的最小尺寸。半径过小的导管不利于后续的介入下造影取石。

T 管的放置　首先，T 管的两个臂必须修短（图 36A.12A）。如果 T 管在胆管内放置得过紧，就容易造成堵塞，并且拔管也很困难，可以通过修剪去掉 T 管的部分后壁来避免这种情况（图 36A.12B）。但是这种做法会给后续的介入手术治疗增加困难，因为导丝容易在后壁的缺损处卡住，可以通过改变 T 管长度或 T 管的分叉处来解决这个问题。改良后的 T 管，用 Desjardin 钳可以轻松地夹住 T 管分叉处，通过胆管切口将其送入胆道（图 36A.13）。将 T 管的长臂置于开口的下端，在切口的上端上方用可吸收缝线做连续或间断缝合，最后一针关闭对应 T 管的开口（图 36A.14）。

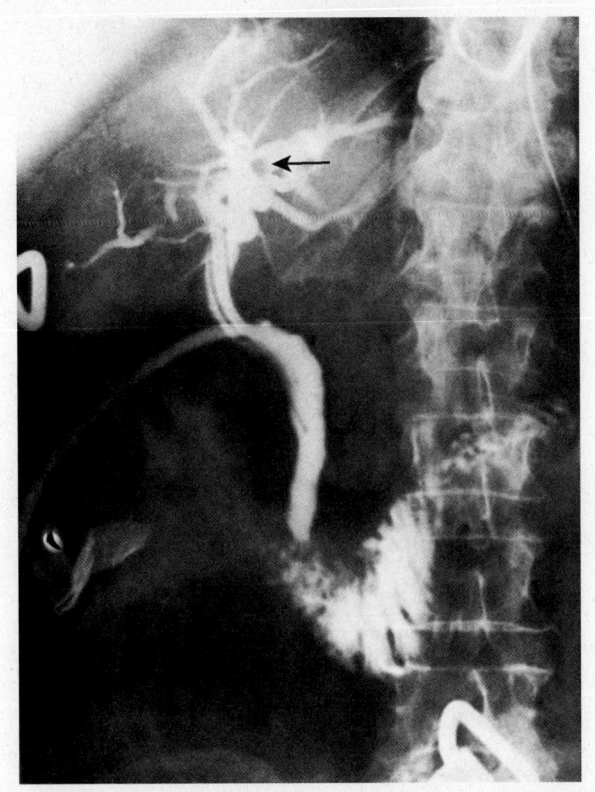

图 36A.10　胆道探查术后的 T 管胆道造影检查发现肝内胆管有残余结石（箭头）

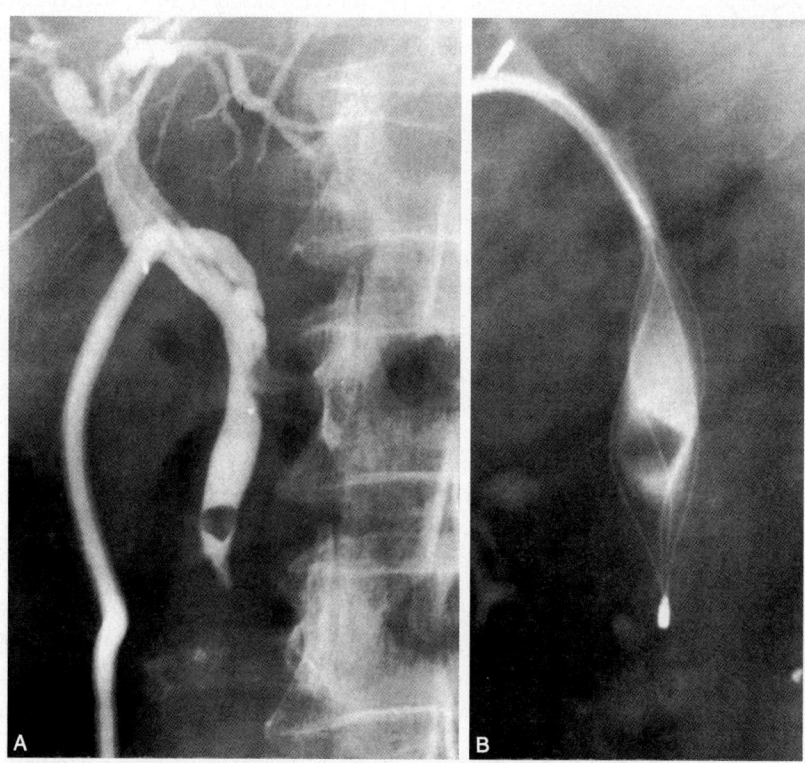

图 36A. 11 (A)术后 1 周 T 管胆道造影显示胆总管远端不规则残留结石。T 管放置在胆囊管汇合处上方的肝总管。(B)确保胆总管残留结石在取石网篮中,从 14F T 管的窦道中完整地取出这块直径为 5mm 的结石

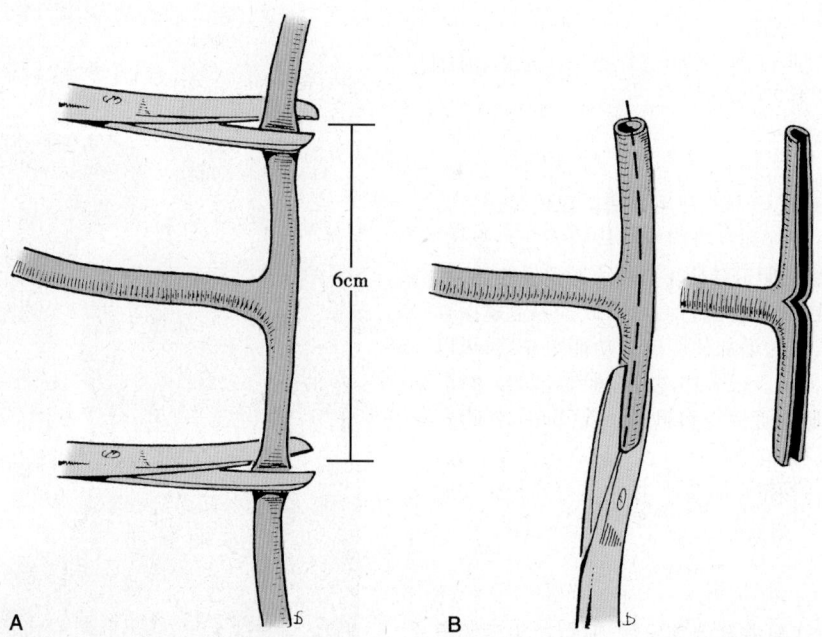

图 36A. 12 (A)通过 T 管的两臂,防止近端梗阻和远端进入十二指肠。(B)通过修剪除去 T 管一半管径防止阻塞和便于移除

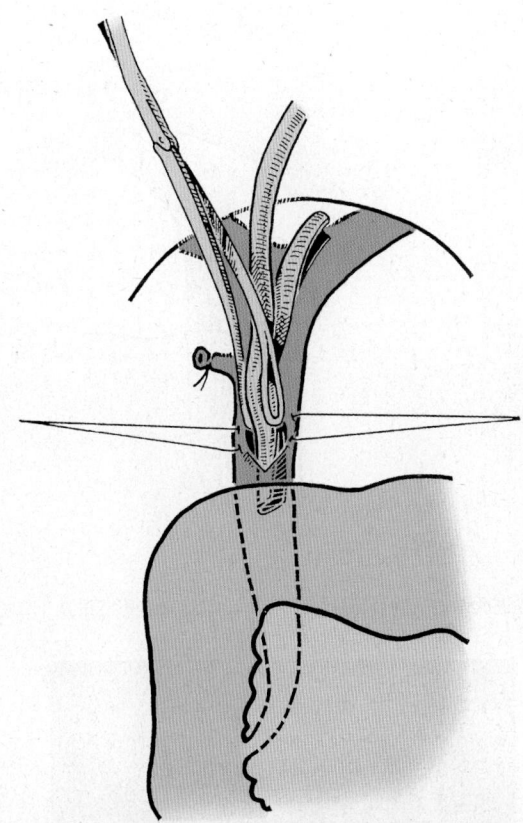

图 36A. 13 用 Desjardin 钳放 T 管

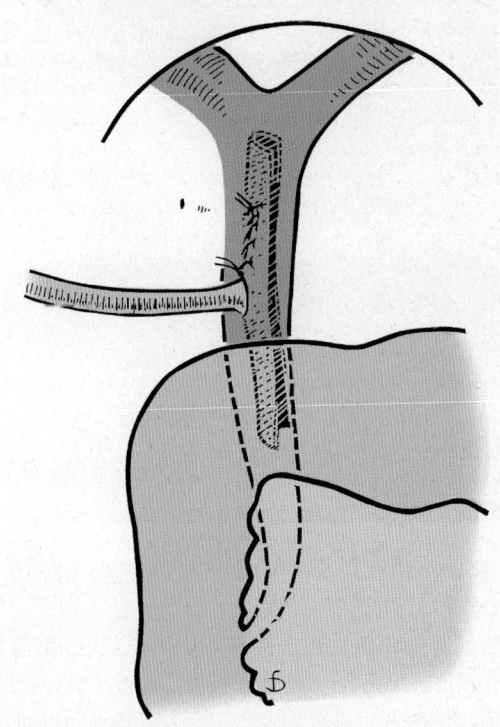

图 36A. 14 从胆总管切口上方开始缝合关闭,让 T 管位于缝合处的下方

胆总管切开术缝合的注意事项

行胆总管切开术时,如果在 T 管上方缝合管壁,必须谨慎操作,以确保 T 管不被缝线缝在胆总管壁上。如果这种情况发生,当拔出 T 管时,胆总管就有被撕裂的危险。T 管的近端臂应修

短,这样它就不会进入并阻塞左右肝管(图 36A. 15)。远端臂也应修短,保证不进入十二指肠,因为一旦进入了十二指肠,它就有可能充当虹吸管。此外,T 管远端臂如通过十二指肠乳头可能引发胰腺炎。T 管引出的正确位置是在肋缘外侧下方(图 36A. 16)。这样也为术后有可能需要的造影下取石提供便利。引流管应放置在右侧腹腔的肝肾韧带处尽可能高的位置。

术后管理 最初,放置 T 管进行体外引流,保持胆汁引流通畅,以消除括约肌的痉挛或水肿。随着壶腹部的胆汁流量的增加,排出体外的胆汁量会减少。若体外引流胆汁量的持续升高,应考虑胆管远端梗阻或 T 管远端壁进入十二指肠。同样,如果胆汁没有引流至体外或在 T 管周围积聚也说明有问题存在,这表明可能存在 T 管阻塞或脱出。T 管引流的情况应通过 T 管胆道造影来评估。如果胆道造影没有发现任何问题,应使 T 管体外引流,直到胆汁通畅地经十二指肠乳头进入十二指肠。在明确胆汁可通畅的流入十二指肠后,可在术后 5~7 天进行 T 管胆道造影。如果造影未发现异常,可在第 7 天或第 8 天轻柔地将 T 管拔出。

如果术后 1~2 周内胆道造影显示有残余结石或其他不能明确的情况,除非病人有胆管炎或胆红素升高的表现,不必进行干预。几天后重复胆道造影,通常会发现结石已经自行排出。如果发现结石残留,但病人情况良好,可关闭引流管,如有不适可重新打开继续引流。大约 5 周后,再次进行胆道造影。如果结石仍然存在,则通过放射介入或 ES 将结石取出(图 36A. 17)。

经十二指肠括约肌成形术

经十二指肠括约肌(Oddi 括约肌)成形术的作用主要是处理壶腹嵌顿的胆总管结石,它还适用于因解剖因素不能行 ES(如 Billroth Ⅱ式胃切除术)以及 ES 失败的病人,有时也可用于需要行 Wirsung 管引流术的胰腺炎病人(Lehman & Sherman,1998)。同样,包虫残余内囊和包膜也可以很容易地从胆总管中取出。如采用有一定角度的 Randall 钳来探查,则探查深度可达左、右肝管。括约肌成形术包括缝合切口括约肌的外缘或两侧缘,以避免将来可能出现的切口狭窄。当切开范围过大时,缝合可帮助切口边缘止血,还能避免十二指肠内容物渗漏、十二指肠后壁穿孔。经十二指肠括约肌成形术的禁忌证是胆总管较宽(>2cm)或括约肌上方有较长的狭窄段。十二指肠憩室或壶腹周围有明显炎症也不宜行该术式。

适应证

经十二指肠括约肌成形术最常见的适应证为胆管结石和胆管炎(见第 43 章)。

远端壶腹部结石嵌顿 嵌顿结石很容易触及,以此引导切开十二指肠也许更安全。此种情况下在十二指肠上段的胆总管切开通常可增加产生假道的危险,以及术后胰腺炎的危险。

多发性及复发性胆总管结石 对于多发性及复发性胆总管结石,括约肌成形术后应进行长期的胆道引流。当从胆总管中取出 20 个或更多的结石时,很有可能仍然存在一个或多个结石(Stain et al,1991)。在这种情况下,胆总管十二指肠吻合术或括约肌成形术可取得良好的效果。

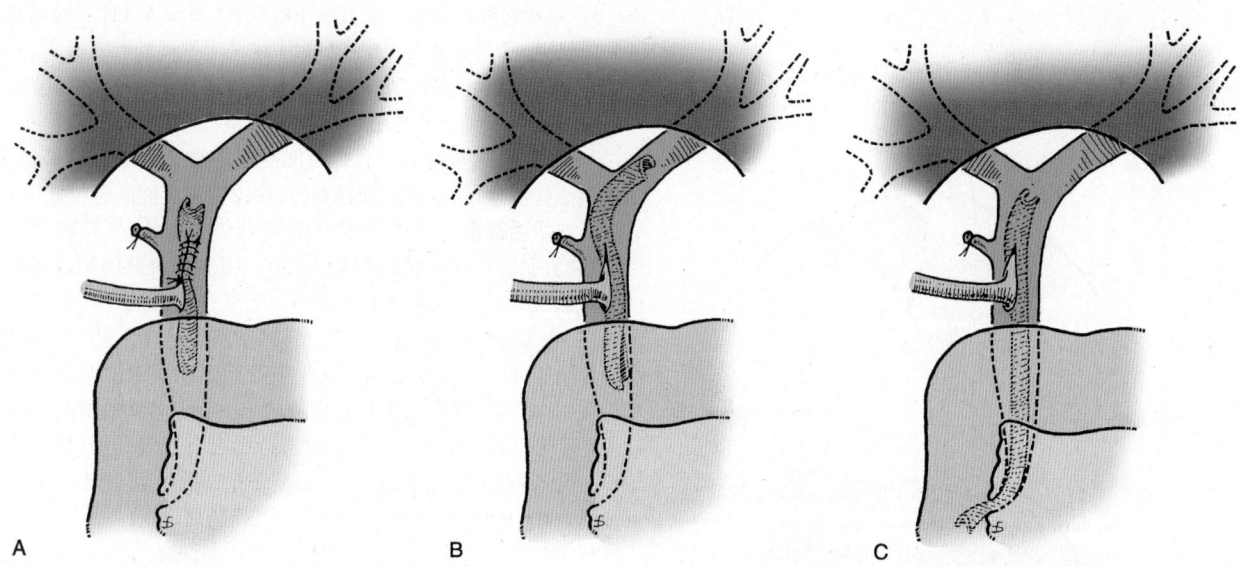

图 36A.15 （A）如图所示,缝线不能缝住 T 管。（B）如图所示,T 管的近端臂不应进入左右肝管。（C）如图所示,T 管远端臂不应进入十二指肠

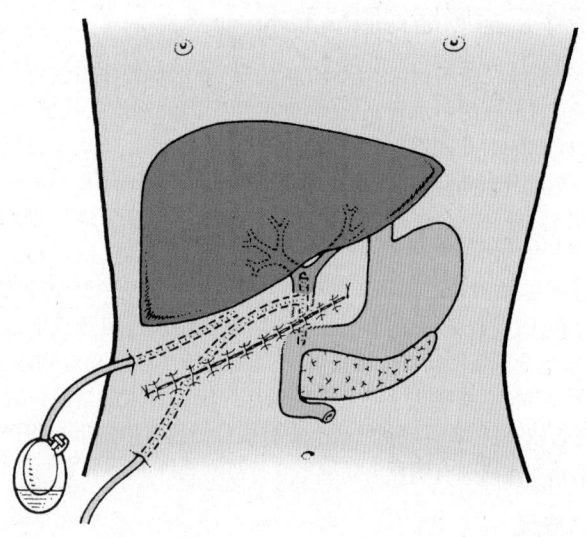

图 36A.16 T 管应从切口一侧引出,并在肝下方的肝肾间隙放置一个闭式引流管

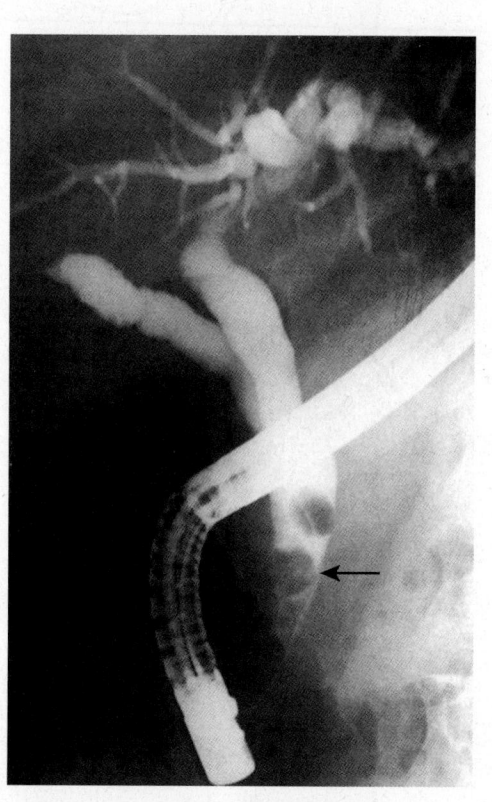

图 36A.17 球囊取出单个结石

十二指肠乳头狭窄 十二指肠乳头狭窄的发病率较前有所下降。当术中发现狭窄时,经十二指肠括约肌成形术可以保证良好的胆道引流,防止再度狭窄（Ramirez et al,1994）。ES 只有 60%～80% 的病例是成功的,死亡率超过 1%（Seifert et al,1982）。此外,对因十二指肠乳头狭窄行括约肌成形术导致再狭窄的可能性是因结石行该术式的 5 倍（Tzovaras & Rowlands,1998）。

化脓性胆管炎（见第 43 章） 如果胆管炎伴十二指肠乳头狭窄和/或胆总管结石,经十二指肠括约肌成形术是一种胆道引流效果理想的手术。

慢性胰腺炎和急性胆源性胰腺炎（见第 55 章至第 58 章） 在慢性胰腺炎中,一些作者报道了取得了较好的远期疗效的术式,如单纯经十二指肠括约肌成形术（Hacaim et al,1994）或附加经壶腹部切开术（Moody et al,1983）或其他 Wirsung 管引流术（Kestens et al,1996）。胆总管下端结石可诱发胆源性胰腺炎,可采用经十二指肠括约肌成形术清除胆总管结石。

手术技术

括约肌成形术包括切开 Oddi 括约肌的胆胰管汇合部（图

36A.18)并部分缝合切口边缘。在此术式中,不涉及胆总管括约肌和 Wirsung 管,其功能也未受到损害。该手术也可称为下括约肌次全成形术(图 36A.19)(Stefanini et al,1977)。在十二指肠降段行小切口进入十二指肠就可以找到 Oddi 括约肌。

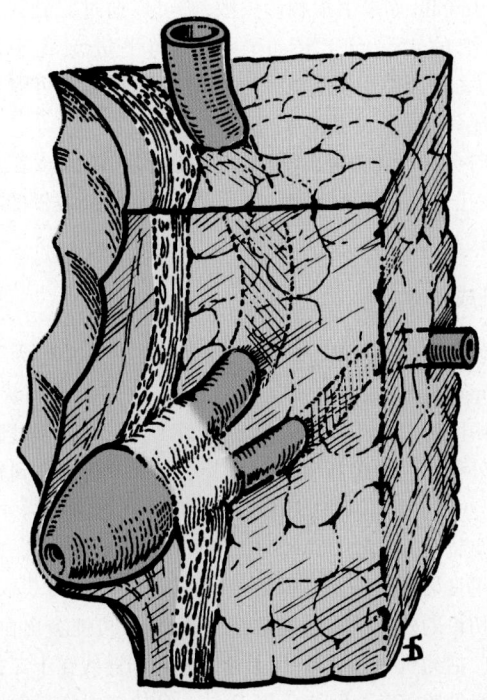

图 36A.18　Oddi 括约肌部分。注意区别乳头,括约肌的共同部分,以及胆总管和 Wirsung 管的 Oddi 括约肌

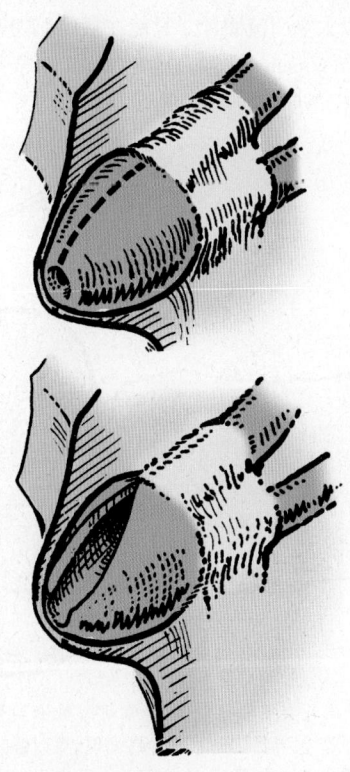

图 36A.19　次全下括约肌成形术只涉及乳头,而胆总管和 Wirsung 管是保留的

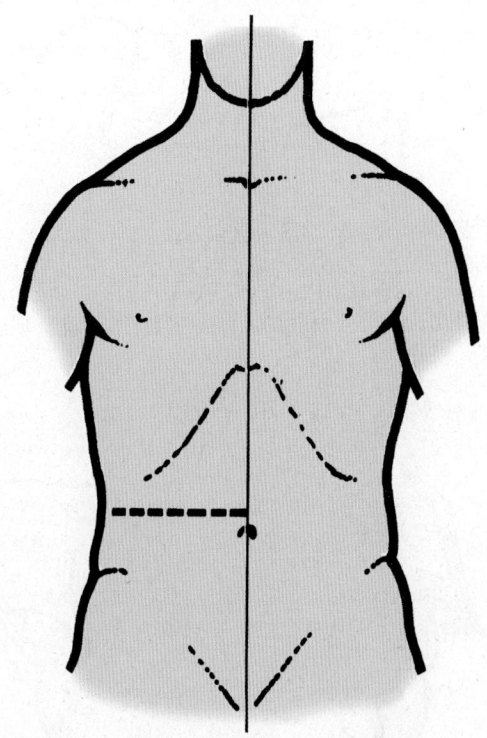

图 36A.20　肋缘下横切口显露良好,术后切口疝发生率低

术前准备、病人体位、切口情况

术前准备、病人体位、备皮均按常规准备。病人仰卧于介入手术台上。首选右肋缘下方做横向切口(Vogt & Hermann,1981)。该切口有助于显露,方便手术操作,尤其适用于肥胖病人,术后切口疝发生率低于垂直切口和斜切口。腹壁切口为第11、12 肋水平从腋中线到正中线的横行切口(图 36A.20)。

术野的准备和显露

打开腹腔后,切口的上缘用大型拉钩显露。将结肠肝曲移向下方,在胃右侧垫两块纱布将其向左移动。用两个大的弧形 Deaver 牵引器将内脏固定在上述位置。为实施括约肌成形术,必须游离十二指肠和胰腺(Kocher 手法)(Moody et al,1983)。助手将十二指肠降部向前、内侧牵拉,然后沿十二指肠降部外侧缘切开后腹膜。切开右半结肠肝区的系膜。此时,助手应将十二指肠向上方牵拉(图 36A.21)。进入胰头后部、肾周脂肪和下腔静脉之间的无血管区域;该区域可见下腔静脉的左缘。显露和游离十二指肠水平部,这对十二指肠乳头的寻找及在无张力情况下关闭十二指肠切口很重要(见图 36A.21)。

十二指肠切开术

十二指肠切开术在十二指肠外侧壁用外科电凝切开。切口紧邻十二指肠降部底端上方,长 10~15mm,外科医生应考虑到以下方面:乳头通常位于十二指肠第二部分下部 1/3 与上部 2/3 的交界处(图 36A.22)。十二指肠切口可以是纵向或横向的。两种类型均适用,只要切口的缝合线始终是横向的即可。我们倾向于纵向切口,因为只有十二指肠上拉钩纵行牵引才会撕扯十二指肠切口。而横向十二指肠切开术在任何角度的牵拉都会撕扯扩大切口。

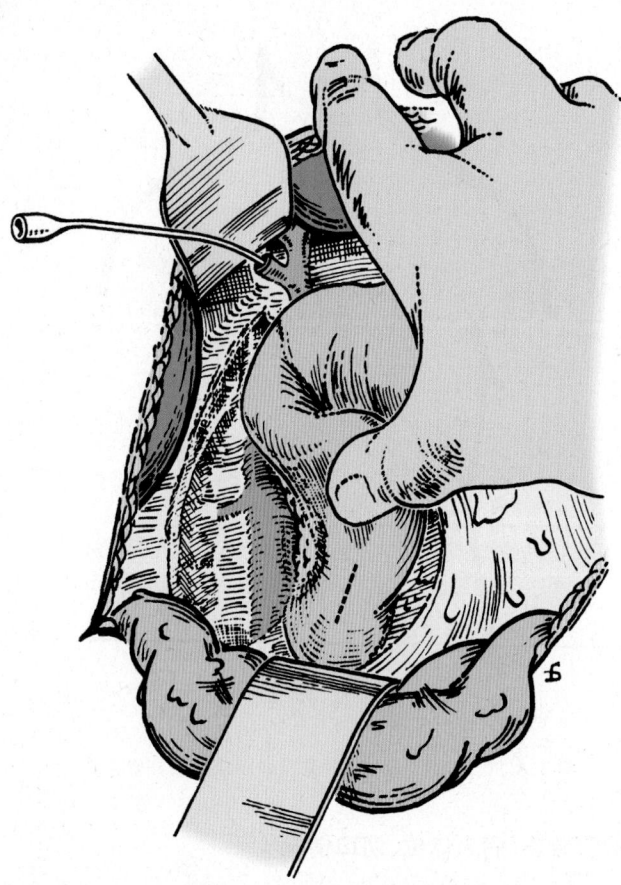

图 36A. 21 重要的是要显露和游离十二指肠的水平部，以便乳头的识别和手术操作，并利于十二指肠切口的关闭

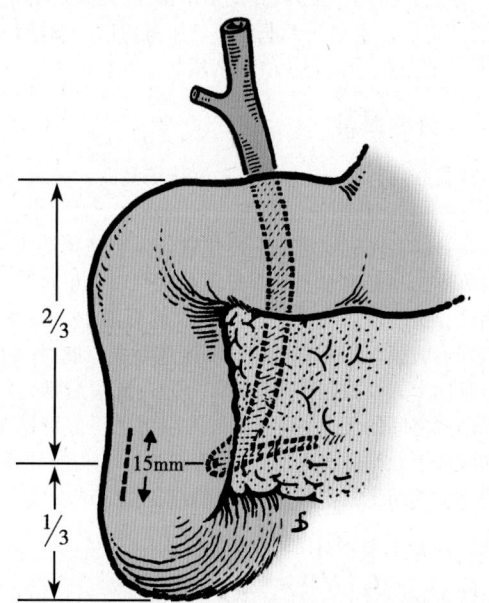

图 36A. 22 十二指肠切开术在十二指肠第二和第三部分交界处的上方进行，外科医生应考虑到乳头通常位于十二指肠降部的上 2/3 和下 1/3 的交界处

十二指肠乳头的识别

十二指肠切开后，15%～20% 的病人在十二指肠内侧壁很容易发现十二指肠乳头，其外形为中间圆形凸起小孔。当乳头

不易被发现时，应通过黏膜褶皱移位和变平来判断。显露过程应格外小心，以免黏膜撕裂，否则会妨碍良好的显露。80% 的病人可以直视下识别乳头。如果不易识别，则可以通过十二指肠切开处将食指穿过十二指肠内侧壁用指腹进行触诊。乳头是一个小隆起，如果手指触诊失败，则可以通过胆囊管残端插入一个细的（5～6F）Nélaton 导管，向下进至乳头处（图 36A. 23）。不能使用硬质探针进行此操作，因为这可能导致假道的形成。

有时会发现乳头很小，很难或不能将导管插入。在这种情况下，该孔口可能是副胰管孔口。主胰管乳头应在较低的位置进行寻找。

括约肌成形术

辨认乳头后，用 Allis 或类似操作钳小心显露。为了避免损伤 Wirsung 管（图 36A. 24）（Partington, 1977），应钳夹侧缘，而不是中间部分。Nélaton 导管（4～5F）从外部或通过胆囊管置入。外科医生沿着导管方向电凝切开——避免碰到塑料导管，因为塑料导管电凝时会熔化——切口长度最好为 4～5mm（在 11 点钟位置）（图 36A. 25）。我们倾向于外科电凝，因为其止血效果良好。当需要进行活检时，应使用手术刀获取，并且只能从切口的外缘取出。通常情况下，伤口可能会出血，需缝合止血。括约肌切开术后，用无创缝针和细缝线在十二指肠黏膜和外缘的胆管壁之间缝合 2～3 针。牵拉缝线将括约肌的切口扩至 6～7mm，每 2～3mm 进行一次横向缝合，直到切开 Oddi 括约肌的整个区域（图 36A. 26）。当切口延长到 10～12mm 时，相应的镊子可以顺利插入（图 36A. 27）。镊子进入胆总管，扩张括约肌，可以大量引流胆汁。只能在括约肌切开处的外缘缝合，以防止损伤 Wirsung 导管。通常 Wirsung 导管开口辨认的依据是小孔流出透明无色的胰液。

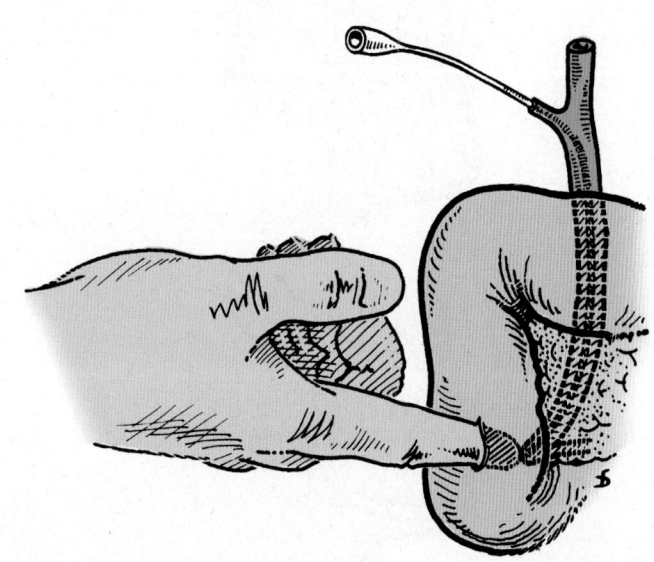

图 36A. 23 如果乳头不容易发现，通常可以触诊到十二指肠内侧壁的一个小隆起。如果乳头仍然不容易发现，可以通过胆囊管残端置入一个细的 Nélaton 导管，让其从乳头小孔伸出。通过十二指肠切开处伸入食指，可发现乳头呈小而厚的隆起

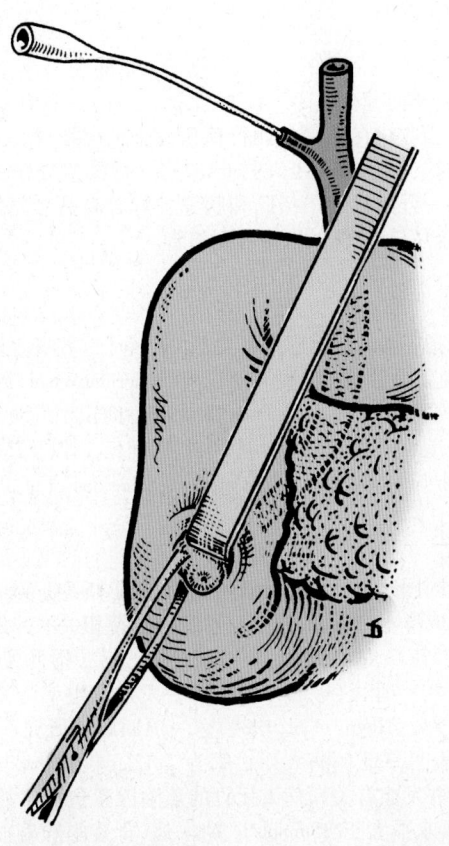

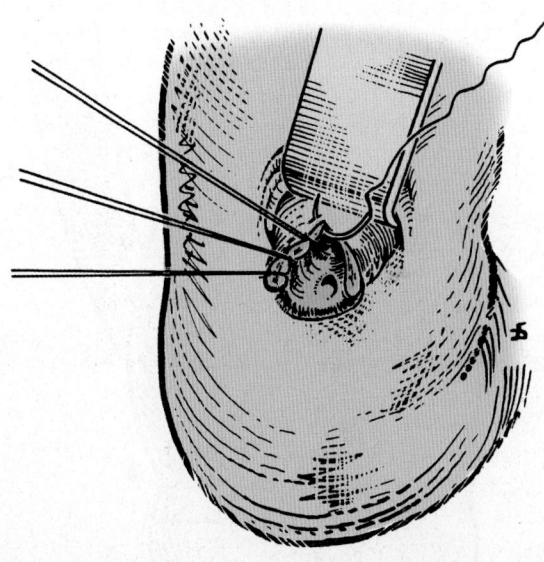

图 36A. 26　括约肌切开后，用无损伤缝针和 3-0 缝线在十二指肠黏膜与胆总管壁间缝数针。缝合应在括约肌切口的外缘，以免损伤在胆总管下内侧并行的 Wirsung 管

图 36A. 24　通过适当的拉钩在十二指肠切口上缘将其拉开。用 Allis 钳轻轻钳夹乳头侧缘牵引显露，不能钳夹中间部分，避免损伤 Wirsung 管

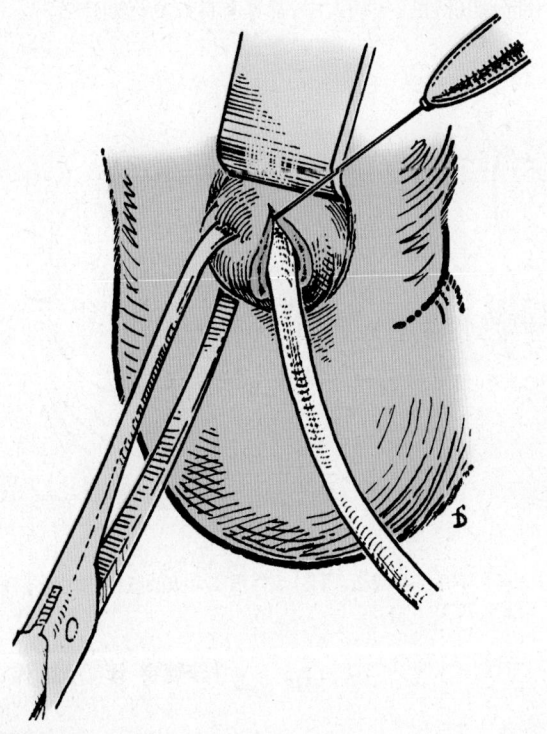

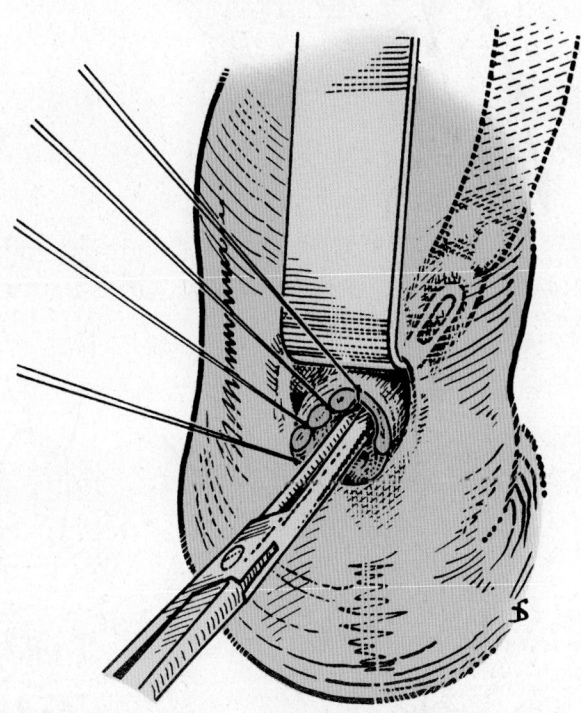

图 36A. 27　当切口延至 10~12mm 长时，括约肌成形术即完成，可以轻易地将 Randall 钳伸入胆总管取出结石或其他异物

胆总管器械探查

　　括约肌成形术后，应用胆总管器械探查并取石（Speranza et al，1982）。将有角度的 Randall 钳插入胆总管，仔细探查，重复操作以确保取出所有结石。再用生理盐水冲洗，并轻轻地将 Nélaton 导管（8~9F）插入胆管，然后迅速撤回，利用虹吸作用将碎小的结石一并取出（图 36A.28）。其他胆总管取石的工具有 Fogarty 导管和 Dormia 篮。通过括约肌成形术置入胆道镜检查是防止结石残留的理想方法。

图 36A. 25　在 Nélaton 导管的引导下，于十二指肠内侧壁上略向外（11 点钟位置）电凝切开，电凝止血效果良好

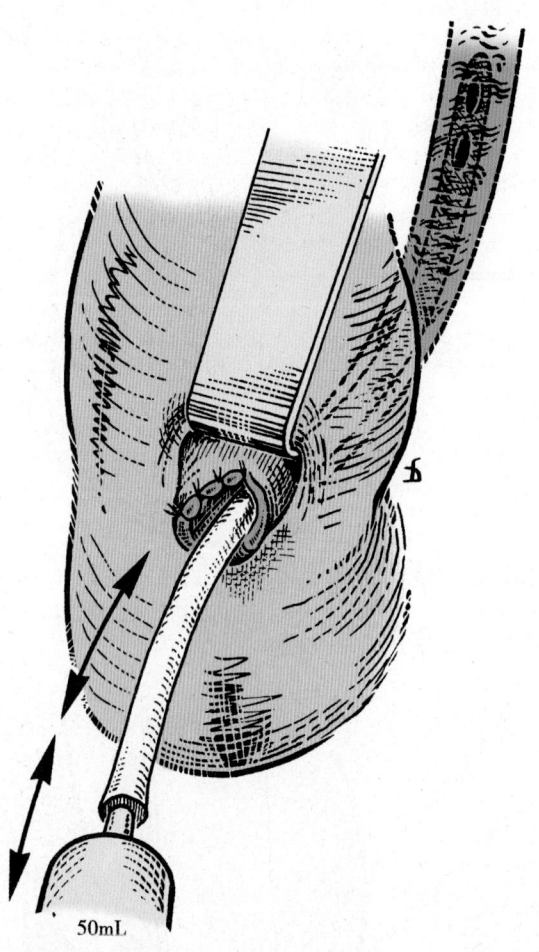

图 36A. 28　取出结石后,通过 Nélaton 导管注入生理盐水对胆总管低压冲洗,使小碎片随着虹吸顺流而下

十二指肠关闭

正如之前所强调的,为了避免十二指肠狭窄,应纵向切开十二指肠,横向缝合关闭。首先,聚拢切口的上下切缘,然后用两根不可吸收线在黏膜外侧行荷包缝合关闭切口。浆肌层以不可吸收线缝合 3~4 针(图 36A. 29)。缝线应处于无张力状态,因此,一开始对十二指肠和胰腺进行游离是必要的。手术完成,闭合切口,无需放置腹腔引流管。

结论

十二指肠括约肌成形术不需要联合经十二指肠上段胆总管切开,避免了后者相关的更高死亡率(Scheridan et al,1987)。残余的胆囊管可用于置入 Nélaton 导管以协助识别乳头。不需要放置 T 管,避免了 T 管留置引起的住院时间延长,以及其容易诱发的胆总管狭窄和感染(Ratych et al,1991;Scheridan et al,1987)。

文献综述

对不同国家 130 位外科医师所实施的 25 541 例经十二指肠括约肌成形术进行回顾性分析,发现早期相关的并发症包括出血(0. 65%)、急性胰腺炎(0. 60%)、十二指肠切口裂开(0. 55%)和胆管炎(0. 50%),总体并发症发生率为 2. 3%,死亡率为 0. 8%(Negro et al,1984)。一项回顾性研究(Sellner et al,1988)表明,333 例病人死亡率为 2. 1%(仅 0. 9% 与括约肌切除相关并发症有关),病人死亡的危险因素包括年龄大于 70岁、胆红素水平大于 85mmol/L、糖尿病、肾衰竭和凝血功能障碍。联合经十二指肠上段胆总管切开术和 T 管留置时,死亡率会增加(Sellner et al,1988)。单纯经十二指肠括约肌成形术(Hacaim et al,1994)或联合经壶腹部切开术(Kelly & Rowlands,1996)对慢性和急性复发性胰腺炎病人,甚至在胰腺分裂症和部分胆源性腹痛病人中,都具有良好的远期疗效。

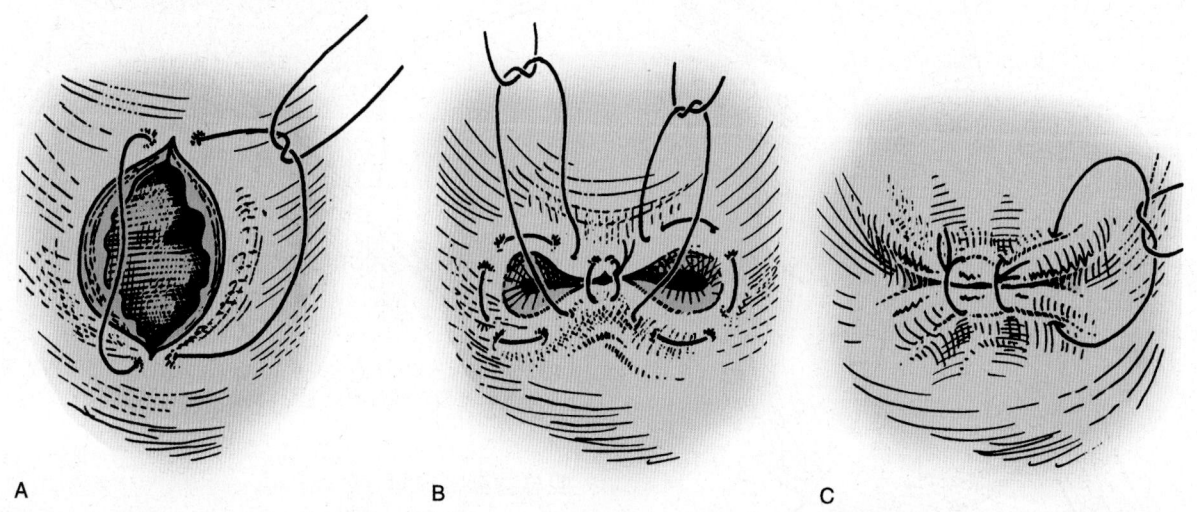

A　　　　　　　　　　　　B　　　　　　　　　　　　C

图 36A. 29　为避免十二指肠狭窄,十二指肠切口应尽量横向闭合。(A)切口上角和下角尽量靠近。(B)用两根不可吸收缝线在黏膜外侧行荷包缝合。(C)浆肌层以不可吸收线缝合 3~4 针作为第二层,缝线应处于无张力状态

(李德宇　译　　张志伟　审)

胆管结石:微创手术方法

Zejka Jutric, Chet W. Hammill, and Paul D. Hansen

概述

在接受胆囊切除术的病人中,有 10%～18% 在术前、术中或术后发现有胆总管结石(Dasari et al,2013)(见第 32 章和第 37 章)。多数胆总管结石继发于胆囊结石。原发性胆总管结石是指在胆总管内形成的结石,比率为 10%～15%(亚洲国家发病率较高)(Ko & Lee,2002)。胆总管结石可以导致一系列临床表现,包括胆绞痛、梗阻性黄疸、逆行性胆管炎(见第 43 章)和胰腺炎(见第 54 章和第 55 章)。这些临床情况在症状和发病率上差异较大,可以表现为轻微症状,也可以引发重症,甚至导致死亡。如果不经治疗,慢性胆总管结石可以引起炎性狭窄、反复感染或者肝硬化。

在过去几十年里,对胆总管结石的处理发生了根本性的变化。以前胆总管结石都要通过开腹手术取出。即使是在 19 世纪 70 年代出现内镜逆行胰胆管造影术(endoscopic retrograde cholangiopancreatography,ERCP)以后,胆总管探查的主要方式仍然是开腹手术(Kroger et al,1975)。在那个年代,开腹胆总管取石的工具和技术优于 ERCP。况且胆囊切除需要开腹手术,胆总管结石就没有必要额外通过微创径来处理。直到 20 世纪 80 年代末腹腔镜胆囊切除术的出现,才使得胆总管结石的微创治疗成为当务之急。

腹腔镜胆囊切除术开展之初,多数普通外科医生尚不具备腹腔镜胆总管探查所需的设备、技术和经验。随着技术的进步、经验积累和工具的创新,关于腹腔镜胆总管探查术和 ERCP 二者孰优孰劣,开始经常引发争论。本章的目的旨在讨论胆总管结石各种微创治疗方法的适应证和技术特点,包括腹腔镜经胆囊管、经胆总管和经十二指肠胆总管探查术,以及腹腔镜胆肠吻合术和腹腔镜辅助 ERCP。

适应证

对于大多数胆总管结石,微创是标准的治疗方式,可选腹腔镜、内镜或经皮穿刺的方法。对于各种微创技术如何选择及其使用次序,需根据具体临床情况决定。此外,主诊医师的能力和经验也会影响治疗方案。外科医生最常碰到的情况:胆囊切除术前确诊或怀疑胆总管结石、在胆囊切除术中或术后发现胆总管结石。

临床实践

术前诊断胆总管结石

临床上逆行性胆管炎(见第 43 章)、胆源性胰腺炎(见第 54 章和第 55 章)以及有症状的胆石症病人,影像学检查怀疑胆总管结石或肝功能检查异常,这些都提示存在胆总管结石。如果初始症状怀疑为胆总管结石,治疗方式常取决于接诊医生的偏好和医院的技术能力。如果高度可疑或已通过非侵入性检查确诊为胆总管结石,首选方案为先做 ERCP 取石再行腹腔镜胆囊切除术,或腹腔镜胆囊切除术结合术中胆道造影,如果胆道造影发现胆总管结石,可选择行腹腔镜下胆总管探查术或术后行 ERCP 取石。

总体而言,基本上所有的市级医疗中心都能开展 ERCP,而且越来越多的社区医疗机构也具备该技术。相比 ERCP,能够熟练开展腹腔镜胆总管探查术(见第 20 章和第 29 章)的外科医生相对较少。ERCP 能高效清除胆总管结石,成功率超过 95%(Kum & Goh,1996)。多数医疗中心能取出直径达 1.5cm 的胆总管结石,拥有碎石技术的中心则可以取出直径达 3cm 的结石(Lenze et al,2014)。因此,在不具备腹腔镜胆总管探查技术的情况下,ERCP 应该在胆囊切除术之前还是之后施行存在争论。反对术前行 ERCP 的主要理由是,80% 的确诊或可疑的胆总管结石在进行 ERCP 干预之前就已自行排出,此时再承担风险和花费来做 ERCP 已经没有必要(Urbach et al,2001)。ERCP 的风险包括急性胰腺炎(3%～7%)、出血(0.3%～1.4%)、逆行性感染(1.4%)和穿孔(0.6%)。ERCP 相关的死亡率为 0.2%～0.9%(Orenstein et al,2014)。支持术前 ERCP 者则认为,如果术前 ERCP 取石不成功,还可以在施行胆囊切除术的同时行胆总管探查,而如果是术后 ERCP 取石不成功,则须再进行第三次外科干预。

对于大部分病人,我们倾向于选择腹腔镜胆囊切除术加术中胆管造影(见第 23 章)。如果胆总管发现结石,再行腹腔镜胆总管探查或 ERCP。但对于并发胆管炎、急性胰腺炎或持续性高胆红素血症(>4U/dL)的病人,我们推荐术前做 ERCP(Chan et al,2008)。术前 ERCP 既能清除胆管结石,同时也能评估是否存在其他病理情况,如结石嵌顿、胆管狭窄或胆管恶性肿瘤等。如果并发逆行性胆管炎,最佳的方案为广谱抗生素和急诊行 ERCP 对胆道减压,因其创伤最小,且兼具诊断和治疗作用(Hui et al,2001)。如果 ERCP 未开展或技术上不可行(例如既往有 Roux-en-Y 胃转流手术史),应考虑经皮经肝胆道减压(见第 30 章)。如果病情需要尽快行胆道减压,而当时没有更微创的治疗措施可以选用时,应选择腹腔镜或开腹手术干预(见第 36A 章)。对于并发胆管炎和胰腺炎的病例,只要病情明显改善,应该在同次住院期间完成胆囊切除术。否则出院后症状经常很快复发,甚至可能导致重症(Chang et al,2000;Li et al,2010)。

内镜超声(见第 16 章)和磁共振胆胰管成像(magnetic resonance cholangiopancreatography,MRCP)(见第 19 章)作为辅助检查对诊断有一定帮助。内镜超声诊断胆总管结石敏感性高,且无诱发胰腺炎风险,可根据其结果有选择性地施行 ERCP(Artifon et al,2009)。MRCP 是无创检查,在确定胆总管有无结石方面相当准确,且能在术前提供胆系解剖信息。一些中心提倡以 MRCP 取代 ERCP,以规避后者的风险,但这可能会使得费用增加。

术中诊断胆总管结石(见第 31 章和第 36A 章)

当术中胆道造影发现胆总管结石时,如果主刀医生经验足够且胆囊管直径适宜,我们建议经胆囊管行胆总管探查术。如果经胆囊管途径不能取出胆总管结石,可选择进一步切开胆总管探查或术后行 ERCP,一些中心可以做术中 ERCP(Moreels,2014;Schreiner et al,2012),但应用尚不广泛。我们的做法是,如果结石小于 2cm 且没有嵌顿,可以选择术后 ERCP。ERCP 可以规避经胆总管探查术相关的并发症,包括胆管狭窄和胆漏(Verbesey 和 Birkett,2008);如果内镜取石把握不大,我们会选择切开胆总管探查。

不少回顾性研究表明,与腹腔镜胆囊切除术联合术后 ERCP 相比,腹腔镜胆囊切除术加胆总管探查术因仅需一次手术干预,故性价比更高,且病人住院时间更短(Cuschieri et al,1999;Nathanson et al,2005;Rogers et al,2010)。最近的一项前瞻性随机对照研究发现,以上两种方案疗效都很确切,总费用也相差不大,不过选择腹腔镜胆总管探查的病人住院时间更短(Rogers et al,2010)。

术后诊断胆总管结石

胆囊切除术后发现胆总管结石,或者无胆囊切除手术计划时通常采用 ERCP 进行治疗。但有时也会出现内镜治疗不成功或由于解剖结构改变无法行 ERCP 的情况。ERCP 失败率为 1%～2%,此时须选择腹腔镜胆总管探查术。同样,如果结石太大导致内镜取石失败,下一步治疗选择腹腔镜胆总管探查术更为合理。如果结石嵌顿或直径太大导致内镜或外科手术皆无法取出,此时可酌情考虑行胆肠吻合(见第 36A 章)。

对于有胃肠道手术史的病人,腹腔镜下胆总管探查术或者腹腔镜辅助 ERCP 或许是唯一的选择。随着 Roux-en-Y 胃转流手术的开展和迅速推广,遭遇 ERCP 无法施行或非常困难的病人日益增多。

技术要点

腹腔镜经胆囊管胆总管探查术

经胆囊管途径是腹腔镜胆总管探查术的首选。Trocar 布局通常采用标准的腹腔镜胆囊切除术布孔,在右侧锁骨中线肋缘下再加一个孔,以便于胆道镜等器械进入胆囊管(图 36B.1A)。胆囊先保留原位,可用来牵开肝脏和对抗牵引胆囊管,以利于导丝、导管和胆道镜插入。首先可采用最简单的方法促使结石通过壶腹部排出,即使用胰高血糖素对 Oddi 括约肌进行药物性松弛(Petelin,1993)。静脉注射 1mg 胰高血糖素并等待 3 分钟后,用生理盐水或造影剂对胆管进行强力冲洗,尝试将结石冲过壶腹部(Ponce et al,1989)。这种方法对胆泥和小于 4mm 结石的成功率最高(Kroh & Chand,2008)。

如果结石无法冲出,还有另外两种方法,即壶腹部扩张术和胆道镜检查。壶腹部扩张术是在透视引导下将一根金属导丝通过胆囊管插入十二指肠,然后通过导丝带入一根直径为 4～6mm、长 4cm 的输尿管球囊,球囊位置跨越壶腹部。透视下确认球囊的位置后,向球囊内注气扩张壶腹部(图 36B.2A)。扩张完成后退出球囊,再次强力冲洗胆管。最后进行胆管造影评估有无残余结石。

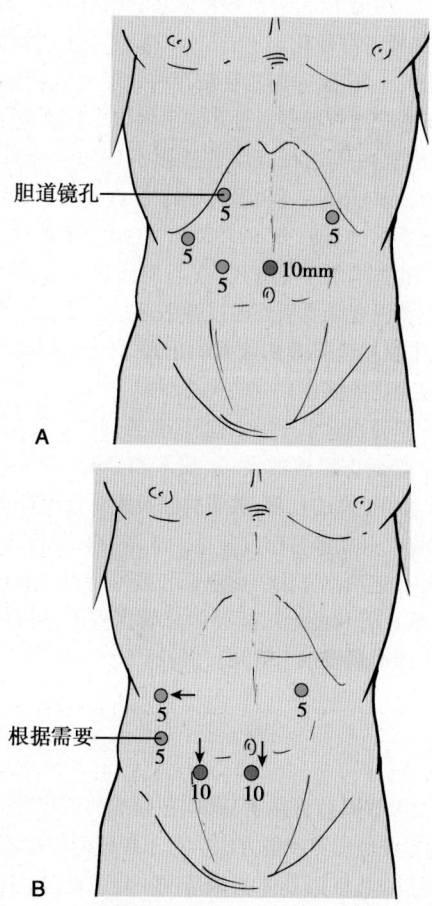

图 36B.1 (A)经胆囊管及胆总管切开途径进行胆总管探查的 Trocar 布局。(B)经十二指肠途径胆总管探查及胆肠吻合的 Trocar 布局

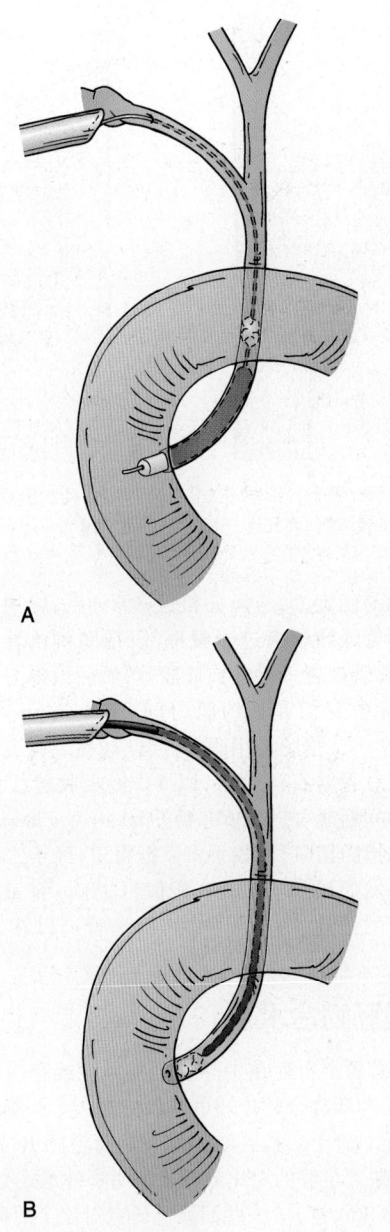

图 36B. 2　（A）经胆囊管途径对 Oddi 括约肌进行球囊扩张。（B）经胆囊管途径胆道镜探查胆总管

将结石勒碎，小的碎块再用网篮套出或通过壶腹部挤入十二指肠；对于难以压碎的大结石，可以从胆道镜工作通道插入激光或机械碎石导丝，在直视下碎石。最后，对于有明显炎症或狭窄的胆管，应考虑活检，因为在胆管结石和梗阻的进程中可能会引发恶变。关于经胆囊管胆总管探查术的并发症，据 Pagani-ni 及其同事（2007）报道为胆漏（1%）、急性胰腺炎（0.5%）和胆囊管破裂（6.8%）。

经验丰富的手术团队进行腹腔镜经胆囊管胆总管取石术的成功率为 80%～90%（Kroh%Chand，2008）。许多原因可能导致腹腔镜经胆囊管胆总管探查失败。有些病人的胆囊管太细、迂曲，甚至闭塞，此时将导管经胆囊管插入胆总管会很困难，甚至不可能。有时胆囊管超低位汇入胆总管或呈锐角汇入，使得探查上段胆管非常困难。结石太大或嵌顿，以及炎症太重，都会增加经胆囊管胆总管取石的难度。遇到这些情况，外科医生须选择是直接切开胆总管探查还是术后做 ERCP。如果胆总管直径小于 1cm 且无大的结石嵌顿，我们倾向于术后行 ERCP 取石，其成功率高而并发症可能性更低。

腹腔镜胆总管切开探查术

腹腔镜胆总管切开术的指征为经胆囊管途径失败或胆总管结石多发、直径大或嵌顿。胆总管直径小于 1cm 时应尽量避免切开（Verbesey & Birkett，2008）。显露胆总管需显露十二指肠降部并游离十二指肠至胰腺水平。胆总管应避免过度游离，以保护上段胆管的血供。胆总管拟切开处两边可以各缝一针（注意保护 3 点和 9 点处的血供）作牵引之用。然后纵行切开胆总管下段，切口长度须足够取出最大的结石和插入胆道镜。通常 1cm 长的切口就能满足需要。

将胆道镜直接插入胆总管，全面探查上段胆管和下段胆管（图 36B. 3）。结石可以通过胆总管切口冲出或直接用无创抓钳取出，也可以通过胆道镜用网篮套出，操作与经胆囊管途径相同。从力学的角度，胆总管切开后取嵌顿结石有优势，但如果结石嵌顿在胰头段也可能需要经十二指肠取出。

如果壶腹部扩张不成功，可以使用胆道镜探查。胆道镜能直观显示胆管和结石，因此有些外科医生喜欢直接选择胆道镜探查而不会去尝试扩张壶腹部。将胆道镜或输尿管镜通过胆囊管插入胆总管（图 36B. 2B）。如果胆囊管太细，可以使用同样的输尿管球囊，小心扩张胆囊管至胆道镜能通过。观察到结石后，可以用胆道镜前端小心地将结石推过壶腹部，或用网篮套出。我们推荐使用螺旋形网篮通过胆道镜工作通道来取石，在直视下插入网篮越过结石到其后方，然后张开网篮回拉，套住结石后收紧网篮，从胆囊管将结石拖出。

网篮取石应小心避免发生损伤，因为网篮是硬的，它可能穿透胆管或插入胰腺。一些作者提倡使用网篮在透视引导下取石或者直接盲套。根据我们的经验，这两种方法成功率相对较低，且造成损伤的风险更高。当结石太大无法通过胆囊管取出时，有两个办法：对于大而软的结石，通常可以通过收紧网篮

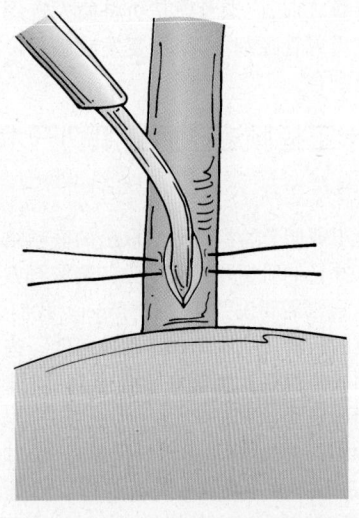

图 36B. 3　经胆总管切开途径使用胆道镜探查胆管。留置缝线牵拉

结石取净且胆管探查完毕后,对胆总管一期缝合,或酌情放置T管。在过去,T管被用于为胆道减压且被认为可以将胆漏风险降到最低,同时还提供了手术后进入胆总管的通道。当然,T管也有潜在的并发症,包括T管移位、胆管糜烂、胆管炎以及胆汁丢失导致营养不良等(Gurusamy et al,2013)。此外,T管还可能引起疼痛,而且还存在管理上的问题。

如果确信胆管结石已取净且远端无梗阻之虞,我们倾向于对胆总管一期缝合而不放置T管。数项随机对照研究已经得出结论,一期缝合并不增加胆漏的发生率(Zhang et al,2009)。这些研究皆表明,不放置T管可缩短病人住院时间,缩短手术时间,降低住院费用,且可使病人更早恢复正常活动(Mangla et al,2012)。况且,由于经胆总管切开清除胆管结石的成功率很高,通常不需要留置T管以提供经皮窦道来清除术后残余结石(Zhang et al,2009)。

我们习惯采用单纯间断缝合关闭胆管切口,缝合间隔均匀以避免胆管缺血。我们通常使用5-0单股慢吸收缝线。如果放置T管,围绕T管两侧缝合数针关闭胆管切口,并通过右侧Trocar孔将T管引出体外,然后通过T管做最后一次胆道造影,再结束手术。T管须放置3周以促使T管周围炎性窦道形成。3周后小心拔除T管,窦道会自动塌陷封闭。如果术后发现残余结石,可经皮T管窦道取石,成功率可达95%(Burhenne,1980)。腹腔镜引流管不常规留置,仅在有胆漏风险或是留置了T管时放置。当病人可进食且没有胆道梗阻征象时,可以夹闭T管。如果夹闭T管没有胆漏的迹象,予以拔除腹腔引流管。

腹腔镜胆总管切开取石术的总体成功率为83%~96%,并发症发生率为5%~10%,死亡率为1%(Verbesey & Birkett,2008)。如前所述,这个手术方式是可能发生并发症的,胆漏(据报道高达14%)和术后胆总管狭窄是最令人忧惧的并发症(Nathanson et al,2005)。胆源性胰腺炎(7.3%比8.8%)、结石残留(2.4%比4.4%)、再手术率(7.3%比6.6%)和总体并发症发生率(17%比13%)与ERCP相似(Nathanson et al,2005)。经胆总管切开途径的最大优势在于:探查上段和下段胆管都更容易,且可以取出任何大小的结石。腹腔镜下手术困难时须考虑中转开腹。当然,腹腔镜下困难的病例常常开腹做也有难度。在中转开腹之前,应先考虑是否将病人转诊至专科医院。如果胆管炎症重或管径细小,结石复发或胆管狭窄风险较高,应考虑行胆肠吻合。

腹腔镜经十二指肠途径括约肌切开术和胆总管探查

对于内镜下或胆总管探查无法取出的嵌顿结石,腹腔镜经十二指肠探查并括约肌切开术可作为备选取石方案(见第36A章),这种手术通常需要设置4~5个Trocar,我们认为其Trocar的布局比经典的胆囊切除术Trocar布局稍低一些比较好,然后在右下腹增加一个观察孔能够在重建壶腹部时提供更好的视角(图36B.1B)。

游离右侧结肠并做Kocher切口以显露十二指肠。抬起十二指肠,在胰头后方放一块纱布将十二指肠垫高,同时纱布也能吸收十二指肠切开时溢出的肠液。在十二指肠降部对系膜缘以电刀或超声刀作纵向切口,显露出十二指肠乳头。如果

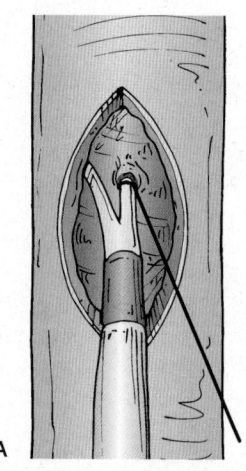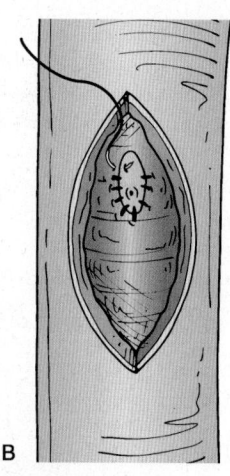

图36B.4　(A)经十二指肠于11点钟位置作括约肌切开。(B)括约肌切开后将胆管黏膜和十二指肠黏膜进行缝合

乳头位置不易确定,而胆囊管和胆总管通畅,可通过胆囊管插入胆道造影管或导丝穿过壶腹部,以帮助辨认乳头。确认乳头后,在胆总管内置入导丝或硅胶管,然后以电刀或超声刀在乳头11点钟位置切开括约肌(Makary & Elariny,2006)。随后,就可以经十二指肠使用胆管导管、球囊或胆道镜进行胆总管探查。胆总管结石清除后,以5-0慢吸收缝线将胆管黏膜与十二指肠间断缝合(图36B.4)(Makary & Elariny,2006),然后关闭十二指肠切口,完成手术。据报道,经十二指肠括约肌切开术的并发症风险与ERCP相似(Carboni et al,2001)。腹腔引流管可酌情放置,如无胆漏,引流管可以在术后几天内拔除。

腹腔镜胆肠吻合术

对于胆总管结石存在中高度复发风险或存在胆总管远端狭窄的病人,胆肠吻合的疗效可能保持最久。胆肠吻合有两种主要方式:胆总管十二指肠吻合术和胆管空肠Roux-en-Y吻合术。目前尚缺乏足够的对比数据来证明哪种术式更具优势(见第31章和第36A章)。一些回顾性研究对比了两种吻合方式,结果显示两者的疗效和并发症发生率均相近(Luu et al,2013;Narayanan et al,2013;Santore et al,2011)。胆总管十二指肠吻合术过去曾受到批评,原因是担心肠内容物反流进入胆总管,导致胆管慢性炎症和反复发作阵发性胆管炎,即"污水池综合征"(Khajanchee et al,2012;Tang et al,2003)。有几位研究者的分析结果表明,与污水池综合征有关的临床症状实际上可能是由于吻合口狭窄所导致(de Almeida et al,1996;Degenshein,1974;Madden et al,1970)。

我们目前首选腹腔镜下胆总管十二指肠吻合术,因其技术上更容易,更符合生理。而且很重要的是,为进一步胆道探查和操作提供了直接的通路(Moraca et al,2002;O'Rourke et al,2004)。然而,在十二指肠炎症较重或作Kocher切口后十二指肠仍不够游离的情况下,胆总管十二指肠吻合可能无法实行。此时,我们会采用腹腔镜下胆管空肠Roux-en-Y吻合术。

腹腔镜胆总管十二指肠吻合术时,Trocar布局与前述经十二指肠括约肌切开术相似(图36B.1B)。作Kocher切口充分游离十二指肠,以确保其与胆总管吻合时不存在张力。Kocher

游离到何种程度取决于个体的十二指肠解剖特点和活动度。然后，显露下段胆总管前壁约2cm。注意解剖平面应保持在胆总管前方，以避免破坏胆总管上段的血供。以腹腔镜超声全面探查确认胆总管及结石的位置后，用电刀或超声刀在十二指肠上方纵行切开胆总管前壁1.5cm，从胆总管切开处插入胆道镜作全面探查。怀疑胆管肿瘤时应取活检。接下来在相邻处十二指肠球后部做1cm顺长轴切口，十二指肠切口会被拉扯扩大，所以其切口应小于胆总管切口（图36B.5A）。

我们采用4-0可吸收缝线单层间断缝合进行胆总管十二指肠吻合。后壁缝合在腔内打结，前壁缝合在腔外打结。做吻合时可采取一些有用的小技巧，每缝一针打一个结可能会影响后续的缝合，而缝合多针都不打结则又会导致缝线之间缠绕不清。为了避免这些问题，我们通常一次缝合2~3针，做好浅部缝合再把深部缝线打结。缝合时交替使用白色缝线和染色缝线，以及在线尾夹上钛夹都有助于理顺缝线和避免缠绕（图36B.5B）。最后检查确定吻合口没有胆汁渗漏，十二指肠与胆总管没有张力。与腹腔镜下括约肌切开术一样，酌情放置引流管并早期拔除。对于吻合口漏风险较高的病人，在进食之前我们会有选择性的做上消化道造影。

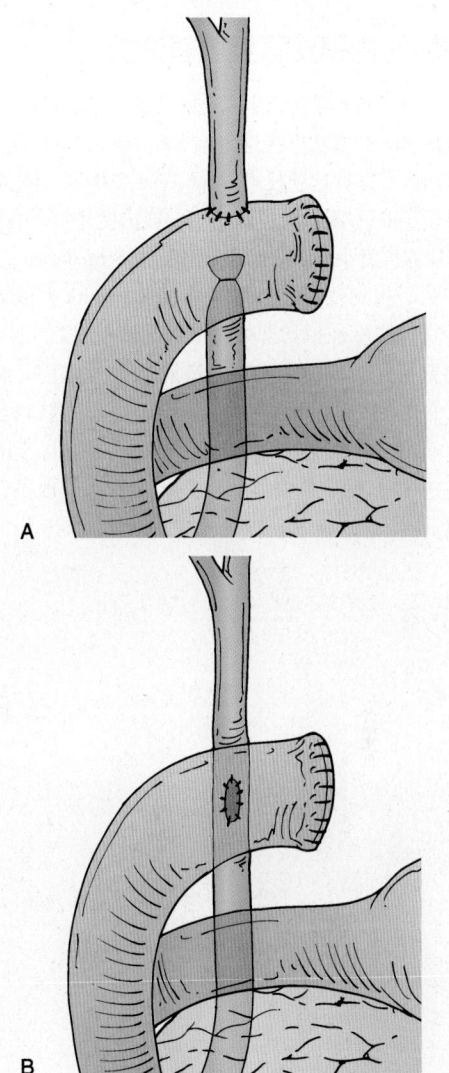

图36B.6　（A）胆管空肠端侧吻合。（B）胆管空肠侧侧吻合

腹腔镜胆管空肠Roux-en-Y吻合术的Trocar布局与括约肌切开和胆总管十二指肠吻合术相似，不过Trocar位置稍低一些可能更有利于空肠的显露和离断。显露肝总管有时需要游离右侧结肠并做Kocher切口。同样使用腹腔镜超声帮助辨认肝门结构。我们通常习惯做胆管空肠端侧吻合（图36B.6A），不过这需要360°分离和横断胆管下段。如果无法做整周游离或存在禁忌（例如肝门有致密的纤维瘢痕），应考虑肝管空肠侧侧吻合（图36B.6B）。

以腔内切割闭合器离断空肠制作Roux肠袢，空肠离断位置距Trietz韧带以远约20cm。同时离断肠系膜，以保证Roux肠袢拖至胆管处无张力。肠袢位置首选经结肠前位。如果结肠前张力过大可采用结肠后位，紧贴结肠中血管右侧在横结肠系膜打孔上提肠袢。肠-肠吻合于结肠下区完成，吻合口距离拟行胆肠吻合处以远约40cm。

胆管空肠吻合采用4-0或5-0的可吸收缝线单层缝合。依据胆管直径可选择间断缝合（胆管直径小于1cm时；缝合方法同胆管十二指肠吻合）或连续缝合（胆管直径大于1cm）。酌情留置外科引流。

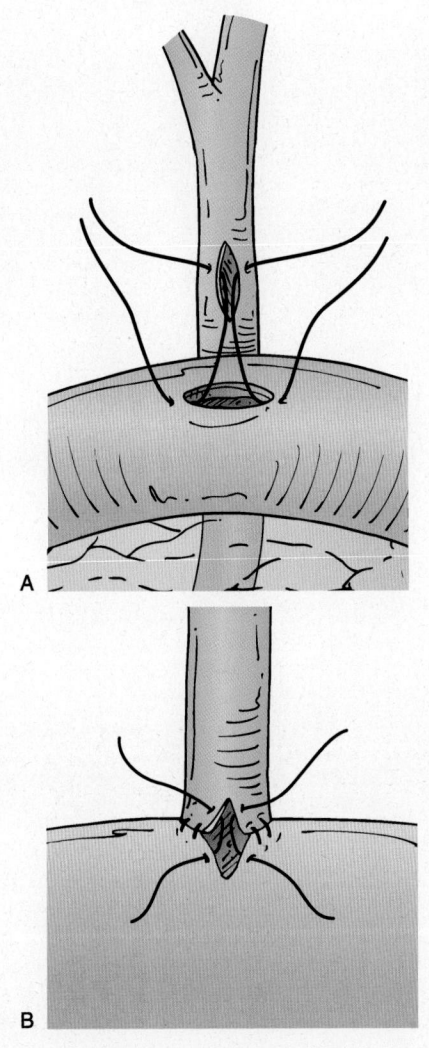

图36B.5　（A）胆总管切口与十二指肠切口的方向。（B）胆总管与十二指肠吻合

腹腔镜辅助内镜逆行胆胰管造影

对有 Roux-en-Y 胃转流手术史的病人,采用双气囊和单气囊小肠镜可使 ERCP 成功率接近 80%（Moreels,2013）,但大多数医疗中心目前没有掌握这项技术（Lope et al,2009）。此时需要在腹腔镜下切开残胃远端行术中 ERCP 和/或内镜超声。有研究表明这种方法比双气囊小肠镜检查性价比更高(Schreder et al,2012)。

腹腔镜下找到残胃并显露其前壁,以 Keith 针或筋膜穿刺缝合装置贯穿腹壁在拟切开处胃壁缝合两针,以供牵引和固定胃壁。胃壁切开的位置应能使内镜顺利通过幽门。将带气囊 Trocar 或单孔腹腔镜装置穿过腹壁直接插至胃造口处,然后通过 Trocar 或单孔腹腔镜装置插入内镜行 ERCP。ERCP 结束后,以 3-0 可吸收缝线关闭胃切口。此类手术一般不需要放置外科引流。

结论

首例腹腔镜胆道手术实施距今已近 30 年。在过去的 30 年里,外科的专业知识、经验和技术都有了质的进步。我们对如何使用以及何时使用微创工具的认识更深刻了,从而极大减轻了胆总管结石病人的痛苦。我们有能力诊断胆管结石并将其与肿瘤进行鉴别,现在胆管结石治疗成功率高,其并发症发生率也在逐步降低。

我们回顾了胆总管结石的多种治疗手段。在诊治此类病人时,外科医生必须客观评估自己的外科技能和整个团队的能力;还必须了解所在医院所拥有的技术手段和人才。最后是,在具体临床实践中对待每一位病人时必须正确选择、合理运用治疗手段。

（尹新民　译　沈锋　审）

胆管结石：内镜及经皮手术方法

Demetrios J. Tzimas and Satish Nagula

历史回顾

在 20 世纪 70~80 年代，内镜逆行胰胆管造影术（endoscopic retrograde cholangiopancreatography，ERCP）的出现改变了对可疑胆道疾病和黄疸的诊断方式（见第 20 章和第 29 章）。与此相似，自从内镜下括约肌切开术（endoscopic sphincterotomy，ES）首次应用于临床（Classen & Demling，1974；Kawai et al，1974），其对胆道疾病的治疗产生了巨大影响，尤其是在胆总管（common bile duct，CBD）结石的治疗方面。在美国，每年大约施行 150 000 例内镜下括约肌切开术，该术式的广泛应用使得内镜取石成为治疗胆总管结石的主要方式。步入 20 世纪 90 年代，随着腹腔镜胆囊切除术的引入，ERCP 联合 ES 作为 CBD 结石最佳疗法的呼声渐涨。必须兼顾病人相关因素、临床判断、操作者的专业水平以及当前的临床试验证据，以确定具体的治疗方案（内镜治疗、经皮取石或外科手术）。尽管 ERCP 的诊断价值在很大程度上已经被磁共振胰胆道造影（magnetic resonance cholangiopancreatography，MRCP）等无创成像方法所取代（见第 19 章），但它仍然是治疗胆总管结石和梗阻性黄疸等胆道疾病的主要非手术方法。

内镜治疗的适应证

胆总管结石病人可以没有临床症状，只是在进行无创影像学检查或直接胆道造影时偶然地发现结石。当然，病人也可以有多种临床表现，如胆汁淤积、疼痛、胆管炎和胰腺炎（见第 32 章）。在 ES 开展的早期（当时只有少数内镜中心掌握该技术），外科专家的批评非常普遍，他们认为只有当老年病人胆囊切除术后存在胆管结石残留或复发时，使用 ES 才会是合理的，因为对此类病人进行开腹 CBD 探查或者二次探查都可能会造成严重并发症（Blumgart & Wood，1978）。ES 在此类病人中确实取得了令人瞩目的成绩，再加上技术的普及、并发症发生率低以及病人强烈的偏好，使得 ERCP 成为治疗 CBD 结石的主要方法。

如今，对于已经证实或者怀疑胆管结石的病人，内镜医师必须将以下这些条件作为内镜治疗的适应证（Early et al 2012；Maple et al，2011）：

（1）急性胆管炎；

（2）影像学检查中查见 CBD 结石，如：腹部超声、超声内镜（endoscopic ultrasound，EUS）、计算机断层扫描（computed tomography，CT）、MRCP 以及术中胆道造影；

（3）高度怀疑 CBD 结石的情况：胆石症，CBD 扩张及肝脏生化指标异常；

（4）胆源性胰腺炎恶化；

（5）复发性 CBD 结石或者胆源性胰腺炎，不适合行切除胆囊手术。

内镜技术

内镜治疗 CBD 结石的设备须包括适宜的内镜装置和高质量的荧光透视。内镜医师团队必须充分掌握 ERCP 的所有基本操作以及进阶技术、可能的并发症和对病人的管理。同时，必须向病人解释内镜治疗的性质、目的、收效、优势、替代方案和潜在风险。

在成功切开括约肌并插管进入胆管深部后，首先应进行胆道造影以确定胆管解剖和结石负荷。通常情况下，ES 是内镜取石的第一步。括约肌球囊扩张是 ES 的一种替代方案，但是这会增加 ERCP 术后重症胰腺炎的风险，因此球囊扩张这个技术现已不再受到青睐（Baron & Harewood，2004；Bergman et al，1997；Disario et al，2004）。标准的"牵拉式"（pull-type）括约肌切开术是从十二指肠乳头口沿 CBD 内壁向头侧作一个垂直切口，其长度视局部解剖结构、CBD 扩张程度以及结石大小而定（平均为 10~15mm）（图 36C.1）。切口所用器械是一种专为内镜下使用而设计的单极电灼烧器。ES 操作的基本技巧包括始终保持导丝张力以及控制电灼烧强度。"智能"电刀（Erbe，Tubingen，Germany；ConMed Endoscopic Technologies，Billerica，MA）内含一种具有功率强度反馈系统的脉冲发生器，从而避免了"拉链效应"（zipper effect），减少了胰腺炎以及出血的发生率。

有时，当标准器械无法插入足够深度时，需要进行括约肌预切开术。这项步骤通常在结石嵌顿导致插管困难时进行。针状刀在这种情况下会更有用，因为 CBD 通常已经明显扩张从而较易切开，切口是从十二指肠乳头开始并向头侧延伸。针状刀造瘘术是该技术的一种变体，切口始于十二指肠乳头上方，将胆总管与十二指肠以人为瘘管相连通。这项技术在治疗效果上与括约肌预切开术相似，通常还会涉及机械碎石术（mechanical lithotripsy，ML），但是术后胰腺炎的发生率可能更低（Mavro-giannis et al，1999）。既往有 Billroth Ⅱ 式胃大部切除术（图 36C.2）和 Roux-en-Y 旁路术手术史的病人会给内镜医师带来特殊的难题，但是许多方法也应运而生以辅助成功插管（Lin et al，1999；Wright et al，2002）并移除 CBD 结石（Bergman et al，2001）。

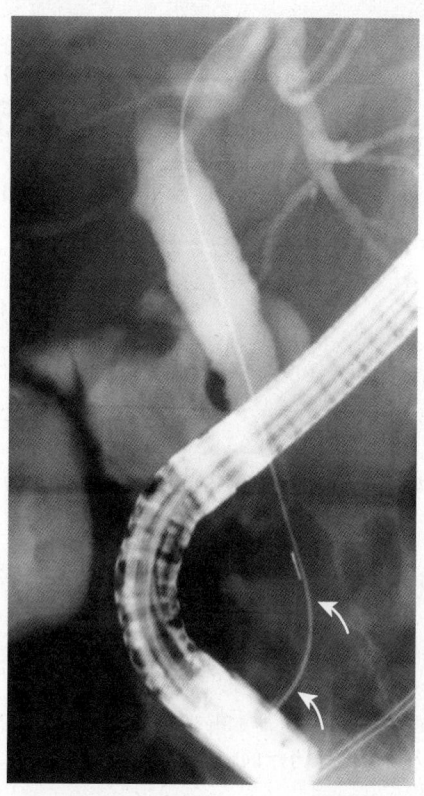

图 36C. 1 内镜下逆行胰胆管造影显示扩张的胆管。单发结石位于内镜下方。导丝和括约肌切开刀均已就位（箭头）

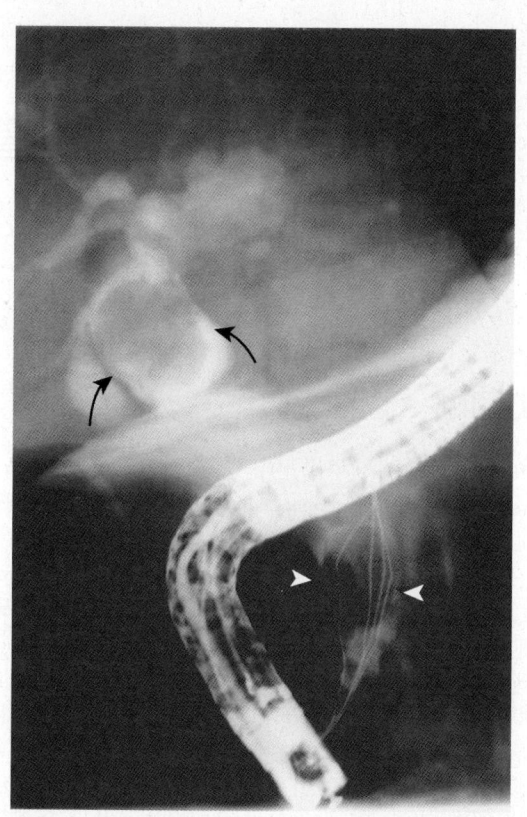

图 36C. 3 内镜下逆行胰胆管造影显示近端胆管（长箭头）的大结石。内镜下括约肌切开术后，远端胆管结石（无尾箭头）由网篮取出

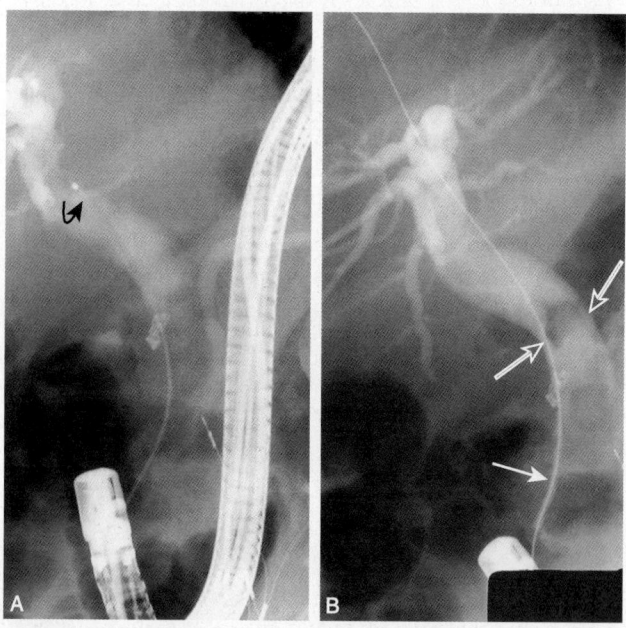

图 36C. 2 （A）Billroth Ⅱ 式胃大部切除术病人的内镜下逆行胰胆管造影显示导管（弯曲箭头）已经插入胆总管。（B）胆总管结石（空心箭头）以及针状刀切开括约肌前所放置的导丝和短小的胆道内支架（实心箭头）

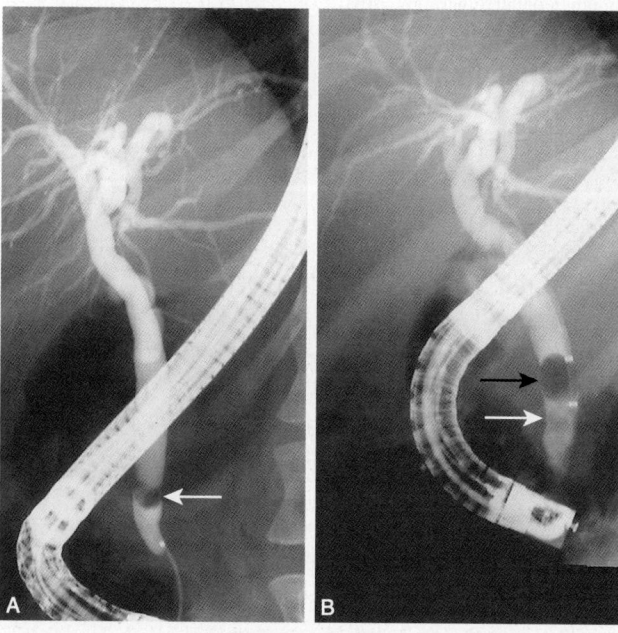

图 36C. 4 （A）内镜下逆行胰胆管造影显示未扩张胆管远端的单发结石（白色箭头）。（B）在内镜下括约肌切开后立即将取石球囊（黑色箭头）置于结石上方，随后将结石取出

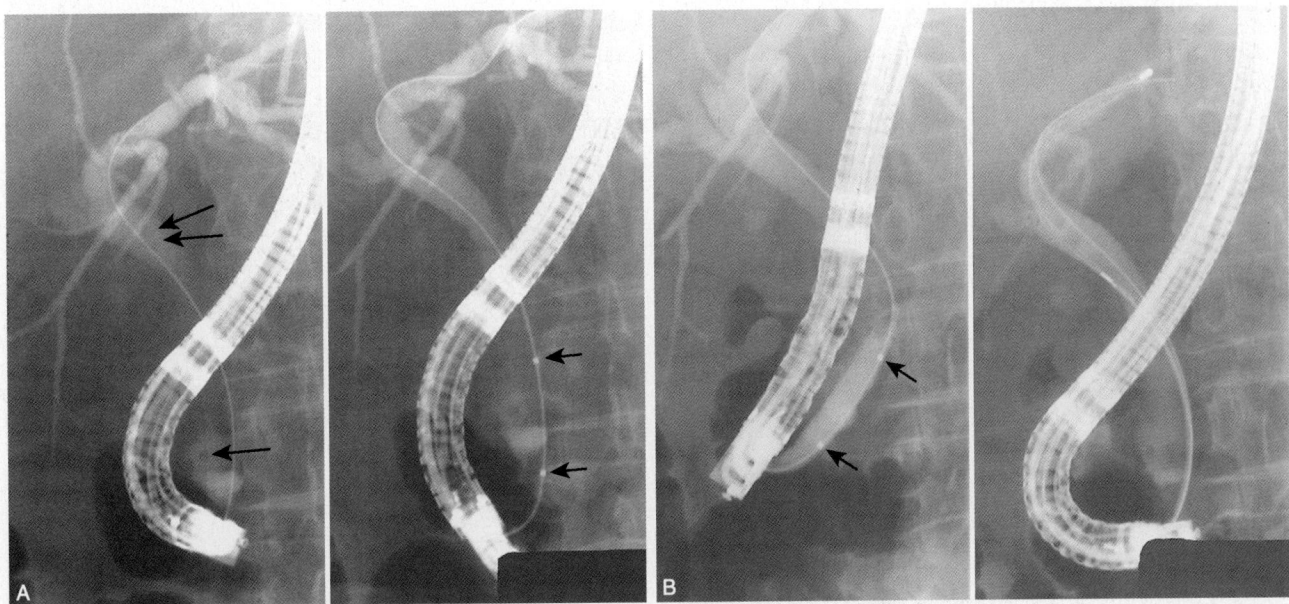

图 36C.5　内镜下逆行胰胆管造影序列展示了球囊扩张取出胆总管小结石的全过程。(A)初始的胆管造影显示了三个小结石(长箭头)、导丝的放置,以及位于两个不透射线标记(短箭头)之间 8mm 扩张球囊的插入。(B)扩张球囊(左图)充气后插入网篮以取出结石(右图)

在标准术式中,ES 结束后应立即行 CBD 取石。最常用的两种辅助工具是 Dormia 网篮(图 36C.3)和 Forgaty 球囊(图 36C.4 和 36C.5),它们清除 CBD 结石的成功率超过 90%。取石后应进行胆道造影,以确认胆管完全通畅。

困难结石

内镜取石过程中所遇到的最难以处理情形,主要是在深部胆管插管时或者括约肌切开时所遭遇的技术困难。这些困难有时是由于难以进入十二指肠乳头,这通常与局部解剖结构变异(异常的十二指肠或者十二指肠乳头)有关,如壶腹周围憩室、既往手术史(Billroth II 式或者 Roux-en-Y 术式)。已有文献描述,针对 Billroth II 式胃大部切除术后病人进行选择性胆管插管是非常具有挑战性的(Lin et al,1999)。能否顺利进行 ES 也是挑战之一,因为内镜视角下的解剖结构是倒置的。在特别困难的病例中,可以选择针状刀行括约肌切开术,使用支架、鼻胆管引流、导丝引导切开,或者采用专门设计的反向操作器械。探讨 Roux-en-Y 术后内镜下胆道插管和括约肌切开术的文献非常有限(Wright et al,2002),但是也有关于球囊或外套管辅助下成功进行 ERCP 的一些案例(Kikuyama et al,2009;Koornstra et al,2008)。

即使 ES 成功实施,仍然会有多种因素影响结石的取出,包括结石的大小、数量、稠度、形状、位置等,以及胆管的因素(如结石平面及其远端的胆管轮廓和直径),是否合并胆道狭窄或者肿瘤。当结石符合下列条件时可能需要运用辅助技术才能将其取出:结石在影像学上看起来比内镜下更大(通常 >15mm),结石数量众多或者质地坚硬,结石呈方形、活塞状、多面体形(贴合胆管壁或者相互堆积),肝内胆管结石,结石位于胆管狭窄的近端或者"乙"状的胆管内。

有许多新技术已经被开发,用于扩张十二指肠乳头口、缩小

结石以及缓解内镜下取石的困难。这些方法包括内镜下乳头大球囊扩张术(endoscopic papillary large balloon dilation,EPLBD)、机械碎石术(mechanical lithotripsy,ML)、体内激光或液电碎石术、体外冲击波碎石术(extracorporeal shock-wave lithotripsy,ESWL)和直接化学溶石。当遇到困难结石时,内镜医师、外科医师和介入放射科医师须共同讨论治疗方案(图 36C.6)。

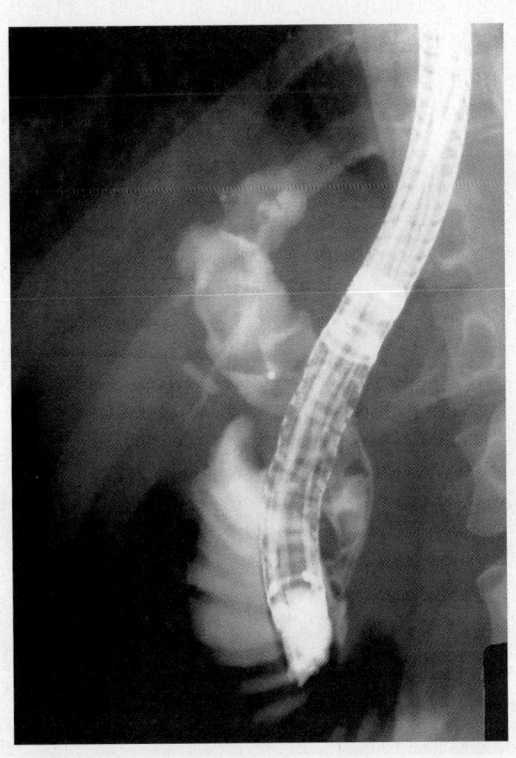

图 36C.6　内镜下逆行胰胆管造影显示胆囊切除术后病人扩张的胆管内存在多个结石,标准的取石术可能难以实施

内镜下乳头大球囊扩张术

即便不具备先进的 ERCP 碎石技术，EPLBD 联合 ES 也是可行的，这极大地提高了困难胆管结石的清除率。EPLBD（12～20mm）联合 ES 的首次报道出现在 2003 年。这项回顾性研究表明，40 例大结石病人中有 38 例的胆管结石（12～20mm）被成功清除（此前的标准技术无法清除此类结石），术后并发症的发生率在可以接受范围内（Ersoz et al，2003）。一项前瞻性研究将 90 名病人随机分为两组：EPLBD 联合 ES 组、ES 联合 ML 组。结果发现两组的胆管结石清除率相似（97.7% 比 91.1%，P=0.36），但是 ES 联合 ML 组的术后并发症发生率明显较高（20% 比 4.4%），其中包括 6 例胆管炎病人和 1 例穿孔病人（Stefanidis et al，2011）。这两组病人在术后胰腺炎、括约肌切开后出血的发生率是相同的（2%）。

进一步的研究表明，内镜下约肌切开联合 EPLBD 可以无需行 ML。一项纳入了 902 名病人的近期综述，将 ES 联合 EP-BLD 与标准 ES 技术进行了比较（Madhoun et al，2014）。研究者们发现，在 EPLBD 组和标准技术组之间，胆管结石清除率并没有差异（98% 比 95%，P=0.6），但是 EPLBD 组病人所需的 ML 更少。EPLBD 的使用将不良事件风险降低了 0.58（0.32～0.74）。

尽管上述研究证明了 EPLBD 的安全性，但是仍然会发生一些罕见却又严重的并发症，如出血、穿孔和胰腺炎（与扩张十二指肠壶腹口有关）。最近的一项综述囊括了 33 篇研究总计 2 924 例内镜治疗，比较了 EPLBD 联合 ES 大切开、EPLBD 联合 ES 小切开以及单独 EPLBD（无 ES）的并发症发生率（Kim et al，2013）。各组不良事件发生率均小于 10%，三组间无显著性差异。严重并发症的发生率，如胰腺炎（均<4%）和穿孔（均<0.5%）都在可以接受的范围之内，三组之间也没有显著性差异。然而，ES 大切开组的出血率最高，为 4.1%，明显高于 ES 小切开组和无 ES 组（分别为 1.3% 和 1.9%）。

一项多中心回顾性研究纳入了 946 名 CBD 结石大于 10mm 并接受 EPLBD 的病人，旨在确定 EPLBD 不良事件的预测因素（Park et al，2013）。根据其研究结果，作者提出了下列建议以提高 EPLBD 的安全性：①该术式的适应证为 CBD 扩张而无远端 CBD 狭窄的病人；②大球囊扩张前应避免完全切开括约肌，以防止穿孔和出血；③逐渐为球囊充气以识别隐匿性狭窄；④如果遇到阻力（表现为球囊呈腰状且持续不变），则停止充气；⑤不要使球囊大小超过上游扩张 CBD 的最大直径；⑥如果取石有困难，应毫不犹豫地转换为其他取石方法，如机械碎石术或者液电碎石术（electrohydraulic lithotripsy，EHL）。

如果操作得当（括约肌部分切开，随后进行 EPLBD 扩张至 CBD 管径大小），ES 联合 EPLBD 是清除 CBD 中多发结石或者大结石安全有效的方法。这不仅缩短了手术时间，而且减少了内镜下碎石技术的使用。

机械碎石术

即使是对于最熟练的内镜医师来说，移除 CBD 内的大结石也是一种挑战。对于传统技术无法移除的结石，ML（见第 27 章）（Leung & Tu，2004；Leung et al，2001）仍然是极好的选择，因为它在首次内镜治疗过程中是安全有效的。机械碎石器是标准 Dormia 网篮的改良版本，具有极高的抗张力强度（图 36C.7）。改良版的网篮在 CBD 中展开，结石被包裹于交织的网线中。此过程可以通过内镜的操作通道实施，也可以在内镜从病人身上移除后，在 Teflon 导丝上加套金属鞘管进行。金属鞘的末端与卷绕装置相连，当摇动卷绕装置时可以拉回网篮，使结石受到金属鞘坚硬末端的挤压并致其破裂。结石碎块可以使用同一网篮、标准取石网篮或者球囊清除。在经验丰富的中心，这项技术可以清除 90% 以上的、标准取石技术难以清除的困难胆管结石，不过可能需要多个步骤才能达到胆管结石的完全清除（Akcakaya et al，2009；Chang et al，2005；Shaw et al，

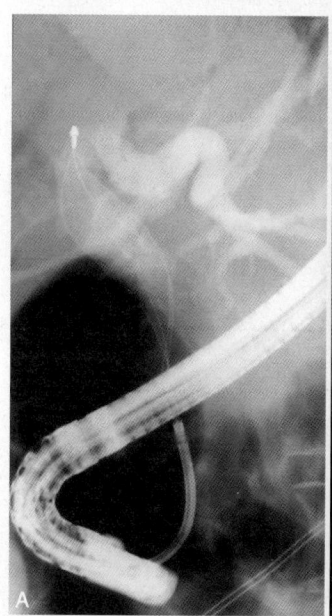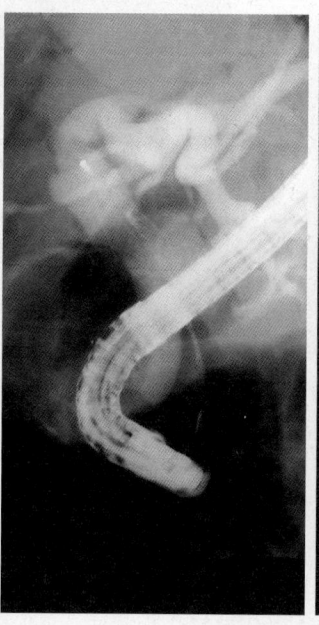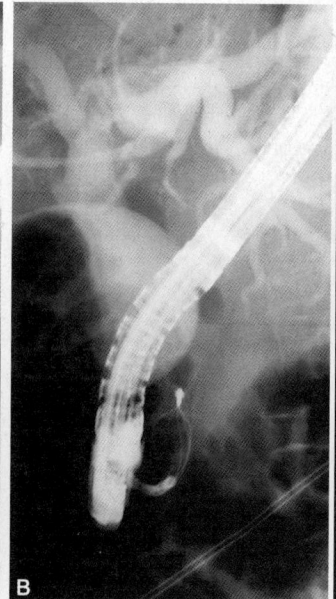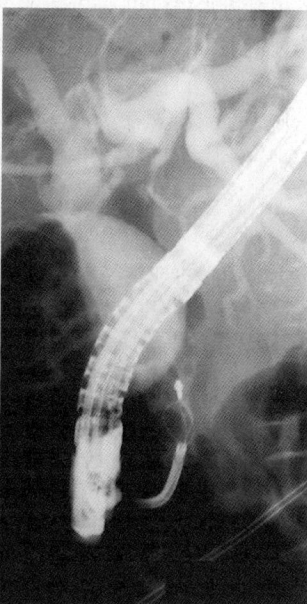

图 36C.7　内镜下逆行胰胆管造影序列展示了经内镜机械碎石术的应用。（A）将带金属鞘的机械碎石篮放置于近端胆管（左图）中，缓慢向结石所在的胆管远端牵拉并将结石包裹（右图）。（B）当结石被包裹于网篮（左图）后开始碎石，结石被网篮钢丝切割（右图）后碎裂

1993；Van Dam & Sivak，1993）。

其他碎石方法

约 5% 的胆道结石病人不适宜采用 ES 和 ML。可以采取的其他方法包括：体内碎石技术（激光或液电探针碎石）和 ES-WL（Adamek et al，1996）。最终决定是选择上述方法还是外科手术，这在很大程度上取决于现有的装备条件和当地医疗机构的专业水平。

液电碎石术

自苏联于 20 世纪 50 年代发明这种在类似采矿过程中粉碎岩石的方法以来，液电碎石术（electrohydrauticlithotripsy，EHL）已经被应用于医疗领域以治疗肾结石，近年来也被用于治疗胆管结石。液电探针由两个位于软管末端的同轴绝缘电极组成，能够以短快的脉冲释放出电火花，导致周围液体突然膨胀并产生压力波，致使结石碎裂（Picus，1990）。在胆道镜定位结石后，应确保结石与电极相接触，同时避免胆管损伤或穿孔（Aljebreen et al，2014；DiSario et al，2007）。可选方法包括子母胆道镜（Hixson et al，1992）和单人操作胆道镜（single-operator cholangioscopy，SOC）系统，如 SpyGlass（Boston Scientific，Natick，MA）直视化系统。当双极电极放置于结石表面时，可以用生理盐水持续冲洗，为冲击波能量传输提供介质，并冲走结石碎块以保持良好的视野（DiSario et al，2007）。多项报告显示，86% 的病人在多次连续碎石后，其胆管结石可以被完全清除（Adamek et al，1996；Arya et al，2004；Hixson et al，1992；Siegel et al，1990）。在一项前瞻性非随机试验中，EHL 在结石清除率方面与 ESWL 相当（Adamek et al，1996）。

迄今为止，对 EHL 进行的最大规模的研究，是一项纳入了 94 名三级医院难治性胆管结石病人的回顾性研究（Arya et al，2004）。研究者采用子母胆道镜在 96% 的病人中完成了碎石，最终结石清除率为 90%。76% 的病人只需进行一次 EHL 治疗，大多数病人不需要进多次碎石来清除残余结石或者结石碎块。术后并发症包括：胆管炎（14%）、胰腺炎（1%）以及胆道出血（1%）（采用肾上腺素及药物得以成功治疗）。在另一项回顾性研究中，术者对 26 名困难胆管结石病人使用十二指肠镜辅助下的单人操作胆道镜进行了 EHL（Farrell et al，2005）。所有病人均达到了胆管结石的完全清除，无任何并发症，58% 的病人只需进行一次 EHL 治疗。最近的一项回顾性研究对 13 名使用 SpyGlass SOC 进行 EHL 的病人进行了分析，结果显示，在平均每名病人接受 1.6 次 EHL 治疗的情况下，胆管结石清除率达到 100%（Aljebreen et al，2014）。只有 1 例病人术后出现胆管炎，采用抗生素保守治疗后好转。

激光碎石术

1998 年，有学者首次报道了使用掺钬钇铝石榴石（Ho-YAG）激光碎石治疗胆总管结石（Burdick et al，1998；Das et al，1998）。在钬激光治疗过程中，需要用生理盐水持续冲洗胆管，以提供能量传递介质并帮助清除结石碎块（Lee et al，2012）。尽管结石已经破碎，仍然需要使用标准技术（如球囊取石或机械碎石）以彻底清除胆管中的结石碎块。一项发表于 2007 年的研究表明，不论结石成分是胆固醇、胆色素还是钙化合物，钬激光都可达到很好的碎石效果（Yates et al，2007）。钬激光在水中的吸收系数较高，具有更好的安全性，其能量吸收比钕激光高 100 倍以上（Maydeo et al，2011）。尽管安全性较好，但是为了防止胆管损伤，进行钬激光碎石术时必须直视胆管以便对任何可能的胆管损伤进行实时评估（Hochberger et al，2003；Sauer et al，2013）。

胆道镜检查通常由两名内镜医师使用子母镜进行操作，然而最近的几项研究证明了 SpyGlass SOC 联合钬激光碎石术的安全性和有效性。2011 年的一项前瞻性研究纳入了 60 名胆总管结石病人，这些病人要么未能通过常规方法治愈，要么被转诊以进行潜在的困难取石治疗（Maydeo et al，2011）。50 例（83.3%）病人使用 Spyglass SOC 系统联合钬激光，仅用 1 次治疗便达到了胆管结石的完全清除，其余病人在一次附加治疗后也达到了胆管结石的清除。其术后并发症包括：3 例病人发热（尽管这些病人的入院诊断包括胆管炎），4 例病人因为疼痛需要住院治疗，1 例病人结石近端的胆道狭窄，使用 10 号胆道支架扩张 3 个月才治疗成功。作者们不确定胆管狭窄是由激光治疗引起的还是结石本身引起的。钬激光联合 Spyglass SOC 也被用于治疗胆囊管结石（cystic duct stones，CDS）以及 Mirizzi 综合征（Mirizzi syndrome，MS）。一项单中心回顾性研究描述了 34 名病人的情况：31 名 MS 病人，3 名 CDS 病人（Bhandari et al，2016）。所有 Mirizzi 综合征病人在一次治疗后均成功取出结石，而 2 例 CDS 病人的结石取出经历了两次治疗。

体外冲击波碎石术

使用各种机型的 ESWL 是内镜下碎石目前公认的替代方法。与体内碎石技术不同，ESWL 无需直接接触结石。在大多数医学中心，术者通过内镜下放置的鼻胆管或者经皮安置的引流管灌注造影剂，再利用荧光聚焦定位结石（Gordon et al，1991；White et al，1998）。Ponchon 和他的同事（1990）报道了使用超声定位系统进行 ESWL 并获得成功，但是对于多发性结石的疗效较差。一系列大型研究（Bland et al，1989；Gilchrist et al，1997；Sackman et al，2001；Sauerbruch & Stern，1989）表明，ESWL 碎石的成功率为 53% ~ 91%，胆管结石清除率为 58% ~ 90%。较为常见的轻微并发症包括：胆道疼痛、胆道出血、暂时性肝功能指标升高以及皮肤瘀点。总之，通过使用内镜技术，如 ML、EHL、激光碎石术和 ESWL，有报道显示 217 例胆管病人中 98% 的病人成功取石，只有 5 例需要外科手术（Schumacher et al，1998）。然而，鉴于目前 EHL 技术和 Spyglass SOC 系统的高效性，ESWL 很少用于胆管结石的治疗。

胆道内假体植入术

在少数情况下，当胆管结石不能完全取出或者不可能取出时，必须插入鼻胆管或胆道内假体（后者更常用）（图 36C.8），以使胆道减压并防止结石嵌顿于远端 CBD。这是一种暂时性的治疗，能够使病人的临床症状得到改善，直到通过额外的内镜或者手术治疗完全清除胆管结石（见第 29 章和第 36 章）。

很少有病人能够耐受鼻胆管超过数日。此外，置管本身的问题（如意外移位）使得临时性胆道内假体置入作为一种替代方案被提出（Kiil et al，1989；Rustgi & Schapiro，1991）。对于难以耐受手术风险的病人，ES 和长期安置胆道内塑料假体被认

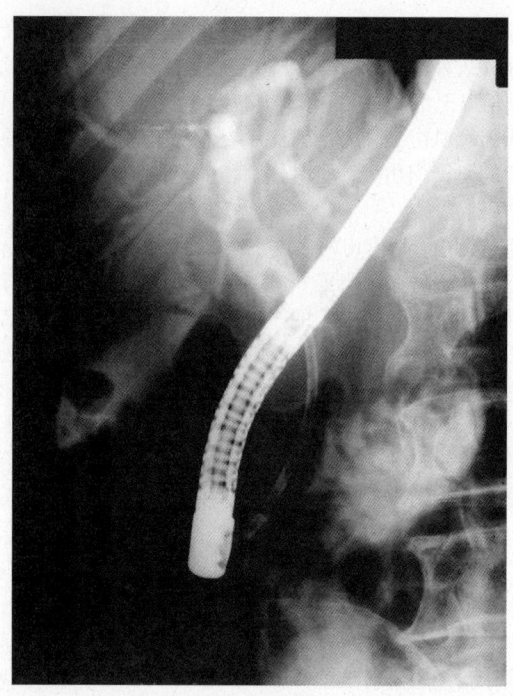

图36C.8　内镜下逆行胰胆管造影展示了一个直径为10F的胆道内支架的放置过程，用于临时治疗由数个胆管结石引起的胆管炎

为是一种非手术选择（Cotton et al，1987；Foutch et al，1989；Nordback，1989；Soomers et al，1990）。在84例因为内镜下无法取出结石而使用永久性塑料支架治疗的病人中，49例（58%）发生了胆道并发症，9例死于并发症。尽管如此，大多数病人在出现并发症之前有较长的无症状间隔，这使得研究者们仍然支持将胆道内支架置入作为一种短期的治疗方案（Bergman et al，1995；Maxton et al，1995）。一项平均随访时间较短（1.5年）的随机研究，将ES联合胆道塑料内支架植入与使用篮式、球囊式或者机械碎石作为最终治疗方法进行了比较，结果发现，支架植入病人的胆管炎发生率（36%）明显高于经内镜常规治疗的病人（14%）。远期并发症风险较高使得永久性塑料支架植入术的概念并不被接受，除非病人有严重的合并症和较短的预期寿命。

全覆盖自膨式金属支架（fully covered self-expanding metal stent，FC-SEMS）能够防止恶性胆管组织向其内生长从而维持金属支架的通畅性。而且，支架上的硅酮涂层能够延长支架寿命，让其作为一种非标准疗法被成功地应用于良性胆道疾病，例如良性胆管狭窄和复杂胆管结石（Deviere et al，2014；Tarantino et al，2012）。根据推测，结石和支架之间的摩擦会使结石缩小，支架穿过十二指肠乳头所产生的径向扩张力也有助于清除胆总管结石（Garcia-Cano et al，2013；Katsinelos et al，2003）。一项回顾性研究纳入了36例复杂胆管结石病人，尽管采用了先进的取石技术，结石的清除仍不完全（Cerefice et al，2011）。放置自膨式金属支架（self-expanding metal stent，SEMS）后，所有病人的胆道引流都立刻通畅。33名病人（94%）在平均接受2.2次ERCP治疗后，胆管结石被完全清除。而且在置入或者移除FC-SEMS后，未发生即刻或者延迟的并发症，只有4名病人发生支架的自发迁移，但是被认为不具有临床显著性。另一项回顾性研究评估了29名长期放置FC-SEMS，治疗困难CBD结石

的病人（通过标准或者先进技术均无法移除）（Garcia-Cano et al，2013）。所有病人在胆道引流方面都取得了成功，支架放置的平均时间为200天。ERCP支架置入术后，13名病人拒绝再次接受ERCP，因此只有16名病人成功取出支架。第二次ERCP后，16例病人中的15例（93.7%）胆管结石被完全清除。对13例拒绝再行ERCP的病人随访6个月以上，没有发现支架置入的相关并发症。在首次ERCP不能完全清除胆管结石的病人中，FC-SEMS置入可以极大提高后续ERCP的成功率，同时也可减少对先进碎石技术的需求。

溶石治疗

接触性化学溶石疗法是指通过留置的鼻胆管、经皮肝穿导管、胆囊造口管或者已有的T管，向CBD内灌注溶剂从而尝试溶石。最初，由于结石溶解的不完全以及并发症，这些药物的疗效令人失望。从1977年开始，一种由70%甘油-1-单辛酸酯和30%甘油-1,2-双辛酸酯组成的半合成植物油被试验性地用于CBD溶石。1977—1983年，从222名临床医生中收集的343例CBD结石的数据显示，完全溶石的成功率仅为25.6%，部分溶石的成功率为28%（Palmer & Hoffmann，1986）。5%的病人出现了导致停药的严重不良事件，包括十二指肠溃疡出血、急性胰腺炎、黄疸、肺水肿、酸中毒、过敏反应、败血症和白细胞减少，但是没有死亡的报道。使用有机溶剂（如脂肪族醚类、甲基叔丁基醚）（Allen et al，1985）的效果同样令人失望，完全溶石率仅为30%~45%。溶剂溢出进入十二指肠和肝内胆管引起了全身性的吸收，导致的相关并发症发生率不能被接受（Brandon et al，1988；Diaz et al，1992；Kaye et al，1990；Murray et al，1988；Neoptolemos et al，1990）。开发螯合溶剂（如乙烯二胺四乙酸）以溶解胆色素结石的预期尚未实现。由于疗效差以及并发症发生率高，接触性溶石疗法目前尚未发挥重要作用，还有待于研究更新的药物和更好的注入方法。

内镜治疗的效果

CBD结石的成功内镜治疗有赖于成功的ES。在目前大多数研究中，ES的成功率都可以达到90%以上，并且随着经验的积累而得到显著改善（Blumgart & Wood，1978；Cotton，1984；Cotton & Vallon，1981；Geenen et al，1981；Leese et al，1985；Schumacher et al，1998；Seifert et al，1982；Siegel，1981）。目前，大多数专家期望在至少90%的成功括约肌切开术后能取出胆管结石。由于胆管结石的大小、数量或者胆管直径处于不利状态，有时结石未能取出或者排出（这种情况通常发生于胆总管胰腺段）。直径小于10mm的结石不会带来太多困难，但是当结石直径大于15~20mm时，其滞留胆管的机会将增加。另一方面，对于成功率的解读必须谨慎，因为专业技能较强的医学中心更有可能接收因为其他医疗机构治疗失败而转入的困难病例，从而使结果产生偏倚。不同国家和不同医疗单位的病人群体也有很大差异，包括：不同的转诊模式、病人的选择和对内镜治疗的态度。来自全球内镜中心的结果（涵盖了独家或综合报道，纳入病人数量从430到9041不等）显示（Cotton，1984；Cotton & Vallon,1981；Freeman et al，1996；Geenen et al，1981；Leese et al，1985；Nakajima et al，1979；Reiter et al，1978；Safrany，1978；Schumacher et al，1998；Seifert et al，1982；Sherman et al，1991；Siegel，1981；Vaira et al，1989），胆管结石清除率在 75% 到 96% 之间，中位数为 91%。

内镜治疗的并发症

尽管在各个医学中心有着不同的适应证和病人选择标准，但是 ERCP 相关并发症的总体发生率却有着非常一致的报道，介于 5% 至 10% 之间（Andruilli et al，2007；Cotton，1984；Cotton & Vallon，1981；Freeman et al，1996；Geenen et al，1981；Leese et al，1985；Masci et al，2001；Seifert et al，1982；Siegel，1981；Vandervoort et al，1996）。一项囊括了所有主要的前瞻性 ERCP 试验（16 855 例）的综述显示，急性胰腺炎的发生率为 3.5%（范围 1.0%~8.7%），胆囊炎或胆管炎的发生率为 1.4%（范围 0~5%），括约肌切开处急性出血的发生率为 1.3%（范围 0.3%~6.2%），穿孔的发生率为 0.6%（范围 0~6.2%），此外还有少数其他的罕见并发症，如取石网篮嵌顿、胆石性肠梗阻。另一方面，解读这些并发症的发生率必须谨慎，因为出血、急性胰腺炎、胆管炎和穿孔的定义往往不同，尽管有许多研究使用的定义是一致的（Cotton et al，1991）。

ERCP 术后胰腺炎的定义是指血清淀粉酶升高至正常值上限的三倍以上，伴有胰腺炎的典型疼痛，导致病人住院时间延长或者再次入院。需要认识到，ERCP 术后单纯性无症状高淀粉酶血症属于正常现象。ERCP 术后胰腺炎的处理与任何典型的急性胰腺炎是一样的（见第 55 章和第 56 章）。尽管大部分的 ERCP 术后胰腺炎发作是轻微而自限的，但是临床医生必须对重症胰腺炎保持警惕。与常规造影引导插管的方法相比，导丝引导插管可将 ERCP 术后胰腺炎的发生率降低约 50%（Tse et al，2013）。ERCP 术后胰腺炎的危险因素包括：Oddi 括约肌功能疑似障碍、既往有 ERCP 术后胰腺炎病史、女性、青年、插管困难和造影剂进入胰管（Freeman et al，1996，2001；Neoptolemos et al，1989；Vandervoort et al，2002）。预防性的胰管支架置入术和围术期肛塞非甾体抗炎药（如双氯芬酸和吲哚美辛）均能将 ERCP 术后胰腺炎的风险降低 50%（Elmunzer et al，2012）。胰管支架置入术联合肛塞非甾体抗炎药的保护作用是正在进行的研究课题。一种新的高效蛋白酶抑制剂甲磺酸萘莫司他，已经在早期试验中表现出显著的疗效，但是进一步的结论还需要更大规模的临床研究（Park et al，2011）。

括约肌切开后导致的出血通常在术中即被发现，但是有些病人可能会发生迟发性出血。尽管目前缺乏相关数据，但是使用抗血小板药物似乎不会增加出血的风险。采用混合电流控制行括约肌切开术，既避免了"拉链效应"，也被推荐为预防出血的方法之一。迟发性出血病人的临床表现与普通的上消化道出血相似，包括血流动力学改变以及黑便。轻度的胆汁淤积可能是由于胆管开口被血凝块阻塞所致。轻至中度出血通常可以通过内镜技术控制，包括括约肌切开处气囊填塞、注射肾上腺素稀释液（1：10 000）、双极烧灼和放置止血夹（Grimm & Soehendra，1983；Leung et al，1995；Wilcox et al，

2004）。暂时置入 FC-SEMS 可以通过长时效地压迫出血部位以提供持久的止血效果，这在一个小规模的病例研究中得到了证明（Debenedet et al，2013）。大动脉出血的病例较为罕见，一旦出现，乳头区的内镜视野会被血液模糊，这将排除任何进一步内镜治疗的可能。在此类病人中，血管造影和对活动性出血部位行超选择性栓塞被证明卓有成效（Maleux et al，2014）。因此，在有介入影像专业的医院中采用外科手术治疗 ERCP 术后出血已经不常见了。

十二指肠穿孔相对少见，要么是与括约肌切开有相关的腹膜后较小穿孔，要么是由于内镜插入造成的十二指肠较大穿孔。穿孔可以无症状，仅表现为腹膜后积气（图 36C.9）或造影剂外渗。即使在有症状的病人中，保守治疗也常常有效，病人可自行恢复，从而避免了潜在的困难手术。偶尔，这种并发症会出现在 ES 术后晚期，伴有腹膜后胆汁的渗入，或者腹腔侧面及腹股沟区脓液的聚集（Leese et al，1985；Neoptolemos et al，1984），这时就需要经皮或者外科手术引流。

胆管炎几乎只发生在 CBD 结石尚未完全被清除的病人，这时应该采取有利于胆汁充分引流的措施（如安置鼻胆管或者胆道内假体），并使用静脉抗生素治疗。胆石性肠梗阻是一种罕见的并发症。需要强调的是对其的识别，因为老年病人的症状可能不明显，可能在 ERCP 及取石术后多日才出现，治疗方式是按照标准流程进行手术（见第 43 章）。

取石网篮嵌顿很少发生于经验丰富的操作者，因为他们已经掌握了很多内镜操作技巧以避免或者挽救该情况。这些技巧包括：①当首次取出大结石时避免收拢网篮，以防止钢丝刺入结石表面；②通过更换手柄，将标准网篮取石术转换为机械碎石术；③扩大 ES 切口，将网篮已经嵌顿的十二指肠镜取出并沿着导管再次插入，或者插入第二根十二指肠镜，又或者在使用大通道（3.7mm 或 4.2mm）内镜时，沿着嵌顿网篮导管的同一个器械通道直接插入括约肌切开刀。

ERCP 术后死亡是罕见的事件。由于介入术直接导致的死亡率在 0~0.94%，平均为 0.3%（Andruilli et al，2007）。死亡原

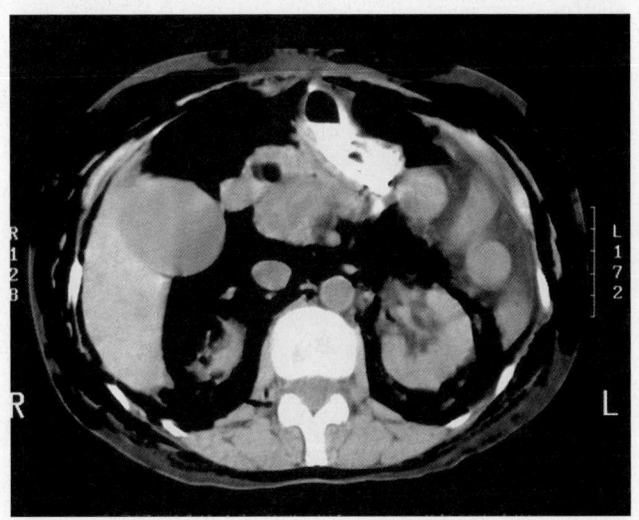

图 36C.9　胃的计算机断层扫描，口服造影剂显示由于内镜下括约肌切开导致十二指肠穿孔，而引起广泛的腹膜后、腹腔内和皮下积气。病人经保守治疗效果不佳

因中,出血、胰腺炎、胆管炎和穿孔的比率大致相同。

远期并发症发生率

对有胆囊切除手术史的病人行 ERCP 联合 ES 治疗,术后进行 1~15 年的长期随访(Cotton,1984;Escourrou et al,1984;Hawes et al,1990;Ikeda et al,1988;Rosch et al,1981;Seifert et al,1982;Sivak,1989)。结果表明,90% 以上的病人无症状,7%~11% 的病人因为结石复发而出现明显的继发症状(5%),伴有或者不伴有 ES 部位狭窄(1.5%~3%),以及胆管炎(2%)。这些远期并发症多数可以通过内镜行进一步的治疗。

腹腔镜和经皮取石

腹腔镜胆总管探查术

腹腔镜 CBD 探查术(见第 36B 章)最早于 20 世纪 90 年代初开展,通常在三级转诊医学中心进行(Khoo et al,1996;Martin et al,1998;Rhodes et al,1995)。胆管探查可以通过胆囊管完成,也可以直接通过切开胆总管完成。经胆囊管途径的侵入性最小,一般不需要任何胆管内操作或者胆道引流。而胆总管切开术则需要闭合 T 管周围的切口,或者在不放置 T 管的情况下直接缝合胆总管切口(可选择性置入顺行性胆道内支架)(Huang et al,1996;Rhodes et al,1995)。胆管结石的平均清除率为 90%,中转开腹率为 4%(Tranter & Thompson,2002)。并发症发生率为 2.5%,中位死亡率为 1%(Strasberg et al,1995)。

已有多个随机临床试验比较了胆囊切除术时的一期腹腔镜 CBD 探查术与二期 CBD 探查术(腹腔镜胆囊切除术之前或之后行 ERCP)的差别(Cuschieri et al,1996;Ding et al,2014;Rhodes et al,1998;Rogers et al,2010)。结果显示,这两组的胆管结石清除率非常相似(75%~95%),并发症和死亡率也相似。研究对比医院参数时发现,一期手术方法的住院时间更短、医院成本更低。通过促进外科医师和内镜医师之间的协调,可以缩短住院时间以及减少相关的费用。虽然一期手术方法看起来与二期手术方法相当,但时这一策略的实施仅限于在腹腔镜胆管探查方面具有良好专业知识的医学中心。实际上大多数医疗机构提供的都是 ERCP 服务,因此在美国,二期手术方法是最常见的策略。

经皮内镜治疗

有 5%~10% 的 CBD 结石病人无法在内镜下将结石清除。目前有两种非手术方式可供选择,即会师术和完全经皮穿刺取石(见第 30 章)。尽管有些胆管结石的位置很深不易取到,但是只要内镜能够到达十二指肠乳头区域,就可采用会师术进行取石。虽然这种治疗方式多用于胆胰管恶性肿瘤所导致的梗阻性黄疸病人,但是它同样可以用于存在局部解剖结构改变(如 Billroth Ⅱ 式手术)或者十二指肠乳头区域结构复杂的病人(如壶腹部大憩室)。会师术分为两步,首先经皮穿刺通过胆管和十二指肠乳头向十二指肠腔内插入一根导丝,然后做 ERCP(Dowsett et al,1989;Martin,1994;Tomizawa et al,2014;

Verstandig et al,1993)。一项关于会师术治疗 CBD 结石的研究表明,行 ERCP 检查的病例中有 0.9%(15/1 753)的病人不能成功地进行胆管插管,这种情况通常是由于十二指肠憩室或者 Billroth Ⅱ 式术后解剖结构改变所致(Calvo et al,2001)。有 3 例病人接受了手术治疗,其余 93% 的病人成功的采用了会师术进行处理。1 例病人因为腹膜后穿孔接受了手术治疗。随访中,只有 1 例病人因 CBD 结石复发而需要再次接受会师术处理。一项关于"内镜下括约肌切开术并发症"的多中心前瞻性研究(Freeman et al,1996)发现,内镜-经皮的联合治疗是发生并发症的一个危险因素,其并发症发生率高达 22.5%,其中 6.5% 为严重并发症。对于经皮胆道入路胆道插管失败病人,超声内镜引导下的会师术正在成为可行的替代治疗方案(Iwashita et al,2012)。

完全经皮经肝胆道镜取石的工作量很大,一般需要多次操作。它主要是治疗肝内胆管结石(Yeh et al,1995)(见第 39 章和第 44 章),也可以用于治疗 CBD 结石。经皮经肝胆道镜取石,需要先建立一个经皮经肝窦道,在窦道形成 7~8 天后通过胆道镜和荧光屏监测而取出结石。在一项关于"31 例内镜治疗胆管结石失败"的研究中,所有病人均成功建立经皮经肝胆管窦道,取石治疗平均需要 5.6 个疗程,87% 病人的结石被全部清除(Van der Velden et al,2000)。所有病人都进行了十二指肠乳头球囊扩张,其中大多数需要行进一步的碎石处理,如 ML、EHL 或者 ESWL。9.7% 的病人发生并发症,如胰腺炎、菌血症等,但是不需要外科手术治疗。4 例经皮经肝胆道镜取石失败的病人接受了手术治疗。

特殊临床状况

妊娠

妊娠期间发生症状性 CBD 结石,无论对诊断还是治疗都是一个巨大的挑战。大约有 1.5% 的孕妇会并发胆道结石疾病(Ellington et al,2015)。相对于透视技术,内镜治疗对于孕妇来说更加安全(Jamidar et al,1995;Kahaleh et al,2004;Simmons et al,2004;Tham et al,2003)。近期一项针对研究者本国范围内住院病人的回顾性研究指出,孕妇发生 ERCP 术后胰腺炎的概率(12%)明显高于对照组(5%)。多因素分析也证实妊娠是 ERCP 术后胰腺炎发生的独立危险因素(Inamdar et al,2016)。

保留胆囊

对于老年病人或者合并有严重基础疾病的病人,通常会在 ERCP 和 CBD 取石术后谨慎地保留其胆囊。ERCP 联合 ES 术后保留胆囊的病人,其短期、长期疗效以及并发症的发生率与胆囊切除病人没有区别(Kaw et al,2002)。在一项纳入 120 例 ERCP 取石成功的胆管结石病人的研究中,学者分析了推迟行胆囊切除术的风险。该研究首先排除了非手术病人,然后将手术病人随机分为两组,一组在 ERCP 术后 6 周内进行腹腔镜胆囊切除术,另一组为观察组,平均随访 2.5 年。观察组中有近一半的病人出现胆道相关症状,包括胆绞痛和胆囊炎,以至于需要进行胆囊切除术或者再次 ERCP 治疗或者两者联合治疗,而在腹腔镜胆囊切除组中却没有这样的问题。同时,观察组也存在较高的腹腔镜中转开腹手术的概率(Boerma et al,2002)。相关的 Meta 分析也证实了这一点,延期腹腔镜胆囊切除术病人存在着胆绞痛(相对风险,14.6 倍)和胆管炎(相对风险,2.5 倍)的可能(McAlister et al,2007)。所以,对于存在严重合并症的病人,医师应权衡并发症风险和手术风险。

疑似胆总管结石病

对于疑似胆总管结石病的病人,必须在胆囊切除之前对其 CBD 结石风险进行评估。以下计算方法可以用于评价各种方案以及影像学检查的相对功效、安全性和成本效益(Tse et al,2004)。只要有 CBD 结石的一个极强预测因素(如:影像学上可见的 CBD 结石,胆管炎或胆红素 > 4mg/dl 或 68.4μmol/L)或者两个强预测因素(如:CBD 扩张>6mm,胆红素在 1.8~4mg/dl 或 30.78~68.4μmol/L),病人均应在术前接受 ERCP。中等强度的预测指标包括:肝功能异常、年龄超过 55 岁、既往胆源性胰腺炎病史。没有任何极强、强或中等强度预测因素的病人属于 CBD 结石的低风险人群,应该直接进行胆囊切除术。所有其他中度风险的病人应该在术前接受 MRCP 或 EUS 检查,如果发现 CBD 结石,则应行 ERCP。不仅如此,还可以根据当地的具体医疗情况,对这些中等风险的病人进行腹腔镜胆囊切除合并术中胆管造影检查,进行腹腔镜胆道探查或者后行 ERCP。对于术前行 ERCP 的病人,尽最大可能缩短 ERCP 和胆囊切除术之间的时间显得尤为重要,这样可以减少手术前 CBD 结石复发的风险。后续研究发现,上述计算方法对于预测 CBD 结石准确度为 60%~70%,其余的病人虽然预测有 CBD 结石,但是 ERCP 却未发现结石(Adams et al,2015;Sethi et al,2016)。

急性胆管炎

CBD 结石引发的急性胆管炎(见第 43 章),在传统上都采取支持疗法并静脉给予抗生素,如果改善不明显或者无改善则应该尽快手术治疗。在早期报道中,急诊手术死亡率为 12%~16%,老年病人的死亡率更高(Boey & Way,1988;Cotton,1984;Thompson et al,1982)。唯一的一项关于"急诊内镜和手术治疗重症胆管炎"的随机对照研究(Lai et al,1992)表明,采用 ERCP 治疗可以使病人的死亡率降低 3 倍(10% 比 32%;P<0.03)。对于血流动力学稳定的病人,应该在行 ERCP 联合 ES 治疗,尽可能清除所有的胆管结石,但是必须注意尽量减少造影剂的剂量(尤其是球囊闭塞的胆管造影术中),以降低术中菌血症风险。对于血流动力学不稳定病人,可简化为两阶段方案来缩短手术时间,即在不切开括约肌的情况下安置塑料胆道支架使得胆道减压,从而缓解胆管炎(Hui et al,2003)。当病人临床状况得到缓解后,再进行第二次 ERCP 并联合 ES 治疗,彻底清除胆管的结石。

胆源性胰腺炎

1901 年,Opic 首次报道了胆囊结石嵌顿于法特壶腹导致

的急性胰腺炎(见第 55、56 章)。他在研究观察中提出了"梗阻理论"来解释胆源性胰腺炎的发病机制。目前的研究表明,胰管和 CBD 共同通路中的结石短暂嵌顿,会导致胰管压力升高,并伴有胰酶的异常活化(Hirano et al,1993)。支持"梗阻理论"的依据包括:85%~90% 的病人粪便中可以找到胆囊结石(Acosta & Ledesma,1974;Kelly,1980a,1980b),需要急诊手术或者内镜治疗的病人中 80% 有 CBD 结石,而延期治疗的病人中只有 5%~30% 存在 CBD 结石(Acostaet al,1978;Kelly,1980a,1980b;Ranson,1979;Stone et al,1981)。

目前,已经有非常成熟的评价体系(如 Ranson、Imrie、Glasgow 和 APACHE II)来评估胰腺炎的严重程度以及可能存在局部并发症(如坏死、出血、感染和假性囊肿形成)、全身并发症(急性呼吸窘迫综合征、弥散性血管内凝血、广泛脂肪坏死及肾衰竭)(Banks,1991)。基于上述标准来评价病人的严重程度,有助于为这些病人选择更合理的治疗方法。大多数病人属于结石一过性嵌顿于十二指肠壶腹部而导致的轻症胰腺炎,结石随后自行排入十二指肠肠腔。这些病人通常只需要单纯的保守治疗,而不需要急诊的有创干预。对于结石持续性嵌顿或者继发感染所导致的重症胰腺炎病人,早期手术或者内镜治疗将结石清除,将有可能终止这一急性的病程并防止短期内症状的反复发作。

早期手术治疗急性胆源性胰腺炎(acute biliary pancreatitis,ABP)仍面临着许多挑战,主要是由于围手术期的并发症和死亡率都很高。虽然有大量的研究比较了早期和延期手术治疗胆源性胰腺炎的疗效,但是仍然无法解释高并发症和死亡率的原因。回顾性对照研究显示,在没有区分病情严重程度的前提上,围手术期死亡率在 2% 到 67% 之间(Acosta et al,1978;Kim et al,1988;Osborne et al,1981;Ranson,1979)。在一项前瞻性研究中,Kell 和 Wagner(1988)把 165 例胆源性胰腺炎病人随机分为早期手术组和延期手术组。重症胰腺炎病人急诊及早期手术的术后死亡率为 48%,而手术延期 48 小时以上的病人死亡率为 11%。与之相比,轻症胰腺炎病人的急诊及早期手术和延期手术死亡率分别为 3.3% 和 0。另一项针对"存在胰周积液的中症和重症胆源性胰腺炎"的研究也证实了上述结论,早期手术病人的并发症发生率为 44%,而延期手术病人的并发症发生率为 6%(Nealon et al,2004)。

上述研究结果有助于避免在胆源性胰腺炎的急性期进行早期手术干预。通常认为,胰腺炎引起的炎症和水肿会改变胆管的解剖结构,从而使手术复杂化并且更易导致胆管损伤(da Costa et al,2015)。然而,最新的一些临床数据正在挑战这一认知。这些数据表明,一旦急性胆源性胰腺炎病人的急性炎症得到改善,就应该寻求早期实行胆囊切除术的机会。

英国的一项回顾性研究,分析了 58 例胆源性胰腺炎病人,在等待接受择期日间胆囊切除手术时的围手术期情况(Cameron et al,2004)。研究发现,一旦等待手术的时间超过 28 天,将有 21% 的病人术后会因为其他意外情况再次入院,如果等待手术的时间在 28 天以内,则不会有病人术后再次入院。切开括约肌不会影响再次入院率,事实上 ES 导致的 ABP 并不会提高再次入院率,但是并发胆囊炎和胆绞痛则会提高

再次入院率。另一项来自欧洲的研究证实了上述结论,该研究回顾分析了 80 例 ERCP 联合 ES 导致 ABP 的病人(Mador et al,2014)。研究者发现,复发性胆道并发症(胰腺炎、症状性 CBD 结石、胆绞痛)在延期行胆囊切除术病人的发生率为 60%,而在早期行胆囊切除术病人的发生率为 2%(P<0.0001)。最近有一项纳入 266 例结石性胰腺炎(轻度)病人的多中心随机对照实验,其中 129 例病人被随机分配至 3 天内行胆囊切除术的立即手术组,137 例病人被随机分配至 25~30 天内行胆囊切除术的暂缓手术组(da Costa et al,2015)。结果显示,暂缓手术组因为胆结石相关并发症(胰腺炎、胆囊炎、胆管炎、黄疸、胆绞痛)再次入院的概率明显高于立即手术组(17% 比 0.5%,P=0.002)。亚组分析比较内镜下括约肌切开术的病人时,上述组间差异仍然很显著。与之前的回顾性研究类似,这两组在住院时间、手术难度、腹腔镜中转开腹手术和医疗资源使用方面并无差异。

由于胆源性胰腺炎的外科治疗模式发生了变化,指南推荐的胆囊切除术在入院指标方面也随之发生了变化。最近的一项回顾性研究,分析了应用急性护理外科学(acute-care surgery,ACS)对胆源性胰腺炎病人的预后有何影响(Murphy et al,2015;Tenner et al,2013)。结果显示,应用 ACS 后,胆囊切除术的索引率从 2.4% 增加到 67%(P<0.001),胆道相关疾病的再次入院率从 16.8% 降低到 7.3%(P=0.04)。尽管 ACS 不是一个新概念,但是该研究表明了入院宣教和及时评估指南推荐的外科相关治疗方法的重要性。

对于急性重症胆源性胰腺炎及合并多器官功能衰竭或者坏死的病人,进行胆囊切除术的数据并不可靠。最近的 Cochrane 系统评价指出,目前尚无证据支持或者反对重症急性胰腺炎病人早期进行腹腔镜胆囊切除术(Gurusamy et al,2013)。这些病人通常会因为其他的危重症或者手术和内镜治疗其他的并发症,如胰腺假性囊肿行囊壁-胃吻合术、坏死性胰腺炎行清创术等,从而延误行胆囊切除术。虽然高危胆石症病人采用 ES 替代胆囊切除术的疗效数据有限,但是对于病情过重或者合并严重基础疾病(重型冠心病、肝硬化)而无法耐受任何手术的病人,内镜下括约肌切开术对于减少胆道并发症的发生有一定的潜在保护作用(May et al,1991)。

内镜治疗胆源性胰腺炎在理论上更具有优势,因为在急症情况下,它可以立即缓解十二指肠壶腹部的梗阻、清除 CBD 内的结石,并且没有手术风险。动物模型和临床研究表明,胆道梗阻的持续时间是决定胰腺炎严重程度的关键因素。理论上,ERCP 能够更早地解决胆道梗阻,进而缓解病情(Kapetanos et al,2010)。但是,对于 ERCP 何时介入 ABP,一直都存在争议。直到最近,才有许多研究提示了早期行 ERCP 的意义(Fogel et al,2014)。既往的指南和评论中有三篇经常被引用的研究,这些研究的证据表明,早期行 ERCP(在 72 小时以内)和括约肌切开术可以明显减少 ABP 并发症的发生率。

Leicester 的研究人员(Neoptolemos et al,1986)首次通过对照研究评估了早期行 ERCP 对胆源性胰腺炎的疗效。121 例可疑的胆源性胰腺炎病人被随机分为急诊行 ERCP(入院

后 72 小时内)组和常规非内镜治疗组。无论治疗策略如何,轻度胰腺炎病人的预后都是相似的。然而,对于重症胰腺炎病人,ERCP 组的并发症发生率从 61% 降低到 24%,住院时间从 17 天减少到 9.5 天,但是 ERCP 组和常规非内镜治疗组的死亡率并无统计学差异。值得注意的是,胆道梗阻和黄疸并不是这项研究的排除标准,其中 11 名病人并发胆管炎。另一项前瞻性研究(Fan et al,1993)将 195 例因为各种原因所导致的急性胰腺炎病人,随机分组为急诊 ERCP 联合 ES 组和仅在临床情况恶化的情况下择期行 ERCP 的保守治疗组。急诊 ERCP 组和保守治疗组的胆道脓毒症发生率分别为 0 和 12%。总体而言,这两组无论是局部并发症(10.3% 比 14.3%)还是全身并发症(10.3% 比 14.3%),均无显著性差异。但是,在重症胰腺炎和 CBD 结石这一亚组病人中,急诊 ERCP 组和保守治疗组的局部及全身并发症的发生率分别为 21% 和 68.8%,死亡率分别为 5.3% 和 25%。值得注意的是,胆管炎和胆管梗阻的病人也被纳入了其中。第三项随机对照研究(Nowak et al,1995)中的 280 例 ABP 病人,均在其发病 24 小时内采取了急诊 ERCP。结果发现约 25% 病人的结石嵌顿在十二指肠乳头处,随即采取了括约肌切开治疗。其余的 205 例病人,无论胆管造影有何发现,均随机被分为传统治疗组和内镜治疗组(括约肌切开术组)。研究发现,内镜治疗组和传统治疗组相比,在降低并发症发生率(17% 比 36%;P<0.001)和死亡率(2% 比 13%;P<0.001)方面均有明显的优势。然而,由于这项研究仅以摘要形式发表,我们显然不可能对其进行深一步得解读。

尽管上述研究均支持针对 ABP 应该早期行 ERCP,但是这些研究中所包含的病例均存在 ERCP 的适应证(胆管炎、黄疸),因此这些研究并不能解答是否所有 ABP 病人都应该接受括约肌切开术。为了避免这个因素的影响,欧洲的一项多中心随机研究针对没有合并胆管炎和黄疸的 ABP 病人,分析了早期行 ERCP 和括约肌切开的意义(Folsch et al,1997)。238 例病人被随机分配到早期 ERCP 组(72 小时内)和保守治疗组。无论胰腺炎的严重程度如何,这两组的总死亡率和并发症发生率并无统计学差别,但是早期 ERCP 组严重呼吸衰竭的发生概率更高(P=0.03)。一项包含有七个具有良好设计的随机对照实验的 Meta 分析也得出了相同的结论(Uy et al,2009)。

根据最新发表的高质量文章所制定的临床指南指出,如果缺乏实验室及临床证据表明存在进行性胆道梗阻或者胆管炎,那么对于 ABP 病人不需要早期行 ERCP 治疗。在没有黄疸或者胆管炎的情况下,应使用无创的 MRCP 和 EUS 等方法来筛查胆总管结石病(Fogel et al,2014;Tenner et al,2013)。

结论

内镜治疗 CBD 结石的疗效很好,目前已经被大家广泛接受。内镜技术以及设备的日趋成熟、完善增加了 CBD 结石治疗的成功率和安全性。在大多数医疗机构,ERCP 联合 ES 是治疗 CBD 结石(无论有无胆囊)的标准方案。内镜技术的进步也

让治疗复杂胆道结石成为可能。围手术期采用内镜治疗胆管结石不仅高效，而且降低了手术探查 CBD 的可能性。急性胆管炎病人需要考虑早期行内镜治疗，但是 ERCP 不推荐用于没有梗阻性黄疸或者胆管炎的胆源性胰腺炎病人。外科医师和内镜医师应该密切合作，对治疗方案以及替代治疗方案进行严格评估，让胆道疾病的内镜治疗得以更加完善。随着新一轮临床实践以及争议的到来，人们不禁想到 20 世纪 70 年代早期的乐观预测，即外科医师处理胆囊结石，内镜医师处理胆管结石，在时隔 40 年后终于得以实现。

（程南生　译　刘景丰　审）

第37章

胆囊结石和胆总管结石：手术方式和时机选择

Mark P. Callery，Rachel E. Beard，Lygia Stewart

胆囊结石

胆囊切除术适应证

无症状性胆囊结石

胆囊结石是影响大众健康的最常见疾病之一。西方国家胆囊结石患病率为10%~20%，其中多数（65%~80%）无症状（Sakorafa et al，2007）（见第32章）。追踪研究无症状性胆囊结石自然病史显示，每年1%~2%的病人会表现症状，10%于5年内出现症状，20%于20年内出现症状。需着重指出，绝大多数病人症状早于并发症出现（Festi et al，2010；McSherry et al，1985；National Institutes of Health Consensus Statement Online，1992；Stewart et al，1989）。因此多数无症状性胆囊结石病人可选择观察策略，仅在症状出现后考虑外科干预（腹腔镜胆囊切除术）。

表37.1 无症状胆囊结石的处理

患病群体	处理方式
健康成人	期待治疗
儿童（无血红蛋白病或溶血性贫血）	期待治疗
糖尿病病人	期待治疗
慢性肝病病人	期待治疗
减重手术同期行胆囊切除术	仅适用于有症状者
已行减重手术的病人	期待治疗
行腹主动脉瘤修复术的病人	期待治疗
肾移植或胰腺移植病人	期待治疗
心脏移植病人	移植术后行预防性胆囊切除术（有争议）
行胃肠道手术的病人	同期胆囊切除术
血红蛋白病/慢性溶血性疾病（镰状细胞病、球形红细胞增多症、椭圆形红细胞增多症、β-地中海贫血）	择期胆囊切除术
胆囊癌高危人群（胆囊结石>3cm，胆囊钙化，北美族裔）	考虑预防性胆囊切除术（即使缺乏随机对照试验证据）

既往推荐患有无症状性胆囊结石的部分特殊人群可行预防性胆囊切除术。但此议题存在争议，推荐意见持续更新。上述特殊人群包括：实体器官移植病人；糖尿病病人；患有慢性肝病、镰状细胞病或其他慢性溶血性疾病的病人；行减重或其他胃肠道手术的病人；罹患胆囊癌高危风险的病人（表37.1）（见第32章）。

既往建议患无症状性胆囊结石的糖尿病病人行预防性胆囊切除术。20世纪60年代晚期的研究显示糖尿病病人行急诊胆囊切除术死亡率较高，但之后的Meta分析则提示糖尿病并非独立危险因素，而其他相关危险因素诸如心血管疾病、外周血管疾病、脑血管疾病及肾前性氮质血症等更易伴发重症急性胆囊炎（Hickman et al，1988；Stewart et al，1989）。近期研究显示行急诊胆囊切除术的糖尿病病人与非糖尿病病人并发症发生率相近。目前合并无症状性胆囊结石的糖尿病病人的治疗策略为期待治疗。

慢性肝病病人胆囊结石发生率为普通人群的2倍，其中多数无症状，但围手术期并发症发生率和死亡率显著升高。Meta分析显示此类病人接受期待治疗的死亡率并未增加（NIH Consensus Statement Online，1992；Stewart et al，1989）。研究表明在经过筛选的Child-Pugh A级与B级肝硬化病人中行腹腔镜胆囊切除术是安全的；由于并发症发生率高，Child-Pugh C级病人（除紧急情况外）禁忌行腹腔镜胆囊切除术（Curro et al，2005）（见第77章）。

由于病态肥胖症与胆石症相关，故行减重手术的病人有较大比例合并胆囊疾病。病人胆石症发病率也更高，与其肥胖和术后体重快速减低均有相关性。研究显示病态肥胖症病人术前胆石症患病率为27%~35%，而术后胆囊结石的发生率增加28%~71%（Wudel LJ，2002）。部分外科医生在病人术后体重快速下降期使用胆汁盐类药物以防止胆固醇结石的形成，但近期研究显示此策略风险-收益比例较低（Benarroch-Gampel et al，2012）。减重手术同期是否应联合行胆囊切除术目前尚存争议，但愈来愈多的研究提示无胆囊结石症状的病人不应行预防性胆囊切除术（D'Hondt et al，2011；Warschkow et al，2013）。减重手术同期未行胆囊切除术的病人，术后若形成胆囊结石，处理策略仍为期待治疗，因此类病人多数仍无症状（NIH Consensus Statement Online，1992）。

可能接受实体器官移植的病人患无症状性胆囊结石时，手术决策应综合考量多种因素。移植病人合并胆石症较为常见，而免疫抑制状态可能增加其感染风险，急诊手术并发症发生率和死亡率亦会升高。针对此议题，近期一项决策分析研究（Kao et al,2005）基于可能性及结局指标,汇总分析已发表的相关研究结果,结论如下：胰腺或肾移植病人患无症状性胆石症,文献结论较为一致,推荐期待治疗（Melvin et al,1998）；对于合并无症状性胆石症的心脏移植病人,Kao 等（2005）推荐在移植术后行预防性胆囊切除术。其他研究也支持此治疗策略,依据是心脏移植病人术后行急诊胆囊切除术的并发症发生率和死亡率较普通人群高（Kilic et al,2013）。亦有研究显示此类病人行期待治疗安全性良好,故此议题尚存争议（Takeyama,2006）。

因非胆囊疾病行开腹胃肠道手术,若术中发现无症状性胆囊结石,在显露充分和保障手术安全性前提下,应切除胆囊。有研究随访了因其他疾病行开腹手术而对无症状性胆囊结石予以期待治疗的病人,结果显示术后胆道系统症状和/或并发症发生率较高（高达 70%）,且术后 1 年内需行胆囊切除术的病人比例较高（高达 40%）。此外,另有研究表明同期联合胆囊切除并不增加围术期并发症发生率（Klaus et al,2002;Stewart et al,1989）。

随着主动脉血管内介入手术发展,需行腹主动脉瘤（abdominal aortic aneurysm,AAA）修复术的病人无症状性胆囊结石的处理方式近来有所更新。既往 AAA 修复术和胆囊切除术同为开放手术,故推荐同期行胆囊切除术以预防术后急性胆囊炎及其并发症。既往研究显示在后腹膜关闭后行胆囊切除术不增加移植物感染及其他并发症发生率,但近期研究表明,即使术中未行胆囊切除,与联合手术相比,死亡率并未增加。故目前的主流处理策略是期待治疗;AAA 修复术后出现症状时再行腹腔镜胆囊切除术,并未增加并发症发生率。此外,血管内 AAA 修复术同期联合腹腔镜胆囊切除术亦有报道（Cadot et al,2002;Pitoulias et al,2012）。

患无症状性胆囊结石的儿童依据病因主要分为两类：合并溶血性贫血（镰状细胞病、β-地中海贫血及血红蛋白病）的病人和因其他原因（全肠外营养、短肠综合征、心脏手术、白血病及淋巴瘤）导致胆石症的病人。前组患儿接受期待治疗可导致并发症发生率增加及术后住院时间延长,故推荐行择期胆囊切除术（Curro et al,2007）。如镰状细胞病患儿合并无症状性胆囊结石,应考虑择期行胆囊切除,因患儿接受期待治疗会使并发症发生率升高 2 倍,但由于需鉴别急性血管闭塞性镰状细胞危象,确诊急性胆囊炎可能较困难（Curro et al,2007）。另外,此类患儿胆总管结石发病率同样较高,研究表明内镜逆行胰胆管造影（endoscopic retrograde cholangiopancreatography,ERCP）可安全地用于患儿进行括约肌切开术及取石术（Al-Salem et al,2012）。与此同时,因其他原因导致的儿童无症状性胆囊结石接受期待治疗安全性良好,17%~34% 的胆囊结石会自行消失（Curro et al,2007）。

最后,已证实胆囊结石与胆囊癌相关（Tewari,2006）（见第 49 章）。Albores-Saavedra 等（1980）回顾检查连续 200 例结石性胆囊炎病人标本,上皮增生、非典型增生及原位癌分别占比 83%、13.5% 及 3.5%。在胆囊癌高发地区,癌变风险随结石增大而增加：直径 2~2.9cm 的结石病人人群癌变相对危险度为 2.4,而大于 3cm 的结石病人人群癌变相对危险度升至 10。北美族裔或合并胆囊钙化的病人胆囊癌发病率也较高。目前建议对大于 3cm 的胆囊结石病人行择期胆囊切除术,但此推荐尚缺乏肿瘤学证据（Gupta et al,2004;Mohandas et al,2006;Tewari 2006）。

症状性胆囊结石

约 30% 的胆囊结石病人会存在临床症状,且一旦出现,常需接受胆囊切除术以改善症状并预防进一步并发症。胆囊结石典型症状的严重程度可涵盖从阵发性疼痛到危及生命的感染和休克（见第 32 章和第 33 章）。

胆绞痛：胆绞痛是症状性胆囊结石最典型的临床表现（见第 13 章）。疼痛通常发生于餐后数小时,特别是高脂或辛辣饮食后,可缓慢加重或呈持续性疼痛,位于上腹部或右上腹（right upper quadrant,RUQ）,常向肩胛骨和右肩后方放射。性质可能为胆囊管结石嵌顿、胆囊收缩所致的内脏疼痛。如疼痛持续并逐渐加重,预示胆囊结石已引发较严重的并发症,如胆囊炎、胆管炎或胰腺炎。疼痛常在数小时后自行缓解,可能会使一些病人萌生疾病消退的错觉。超过 60% 的病人在疼痛初次发作后 2 年内出现复发性疼痛,部分研究亦表明曾发作胆绞痛的病人更易合并胆石症相关并发症,因而胆绞痛成为胆囊切除术最常见的指征。

胆囊炎：约 20% 的胆石症病人会诱发急性胆囊炎（见第 33 章）。胆囊管长期结石嵌顿诱发胆囊炎症为其致病机制,表现为胆囊扩张、水肿,胆囊壁增厚,胆囊周围渗出。部分胆固醇结石病人,因结石无菌,病程初期为无菌性炎症。其他病人胆结石形成的诱因是由于细菌在胆管系统中的定植,因而色素性胆结石中含有细菌微菌落（Stewart et al,2002）,如结石阻塞胆囊管可诱发胆囊感染。对胆囊结石相关感染发病机制的研究表明,胆囊结石中携带细菌的病人常合并更严重的胆道感染。急性胆囊炎亦可并发胆总管结石、胆管炎或胆源性胰腺炎。在一般人群中,5% 的胆囊炎病人合并胆总管（common bile duct,CBD）结石。然而,在老年群体中,这一比率上升到 10%~20%（Siegel & Kasmin,1997）。

急性胆囊炎病人初期处理措施包括：静脉补液、抗炎、禁食以让肠道休息。多数病人应尽快接受胆囊切除术,未能及时手术病人亦可从下列干预措施中获益,如保守治疗或经皮穿刺胆囊引流术。下述若干因素可指导对急性胆囊炎病人的干预措施选择。其中之一即病人是合合并基础疾病,基础疾病严重的病人接受急诊胆囊切除术并发症发生率（20%~30%）和死亡率（6%~30%）较高。2006 年在东京举行的国际共识会议制订了急性胆囊炎和急性胆管炎管理指南,并于 2013 年更新指南（Takada et al,2007,2013）。"东京指南"依据病情严重程度将急性胆囊炎区分为 3 层,有利于急性胆囊炎诊治（表 37.2）（Yokoe et al,2013）。

急性胆囊炎 I 级　I 级轻症急性胆囊炎病人应尽早行胆囊切除术,具备条件可选择腔镜手术。多项研究表明,在急性胆囊炎发作 72 小时内行腹腔镜胆囊切除术成功率较高（Hadad et al,2007;Yamashita et al,2013）。此外,一篇纳入 5 项随机试验的 Cochrane 综述表明早期接受胆囊切除病人住院时间较短,但腹腔镜胆囊切除术早期进行（7 天内）与延迟进行（6 天至 12 周）并发症发生率及中转开腹率无显著差异（Gurusamy & Samraj,2006）。尽管如此,在随机分配至延迟手术组的病人中,中转开腹的比率为 45%,这些病人应在 1 到 6 周内接受胆囊切除术。对于伴有严重合并症的病人,可能需要推迟胆囊切除术,并充分发挥内科治疗优势。此类病人多数可通过抗感染、禁食等措施缓解急性炎症,待一般状况稳定后,可择期行胆囊切除术。

表 37.2　急性胆囊炎严重程度分级东京指南（TG13）

分级	标准
Ⅰ：轻度	不符合更严重等级标准的急性胆囊炎；胆囊轻度充盈，无器官功能障碍
Ⅱ：中度	存在以下一种或多种情况： ①白细胞计数升高（>18×10⁹/L） ②右上腹触及肿块伴疼痛 ③症状持续>72 小时 ④局部感染明显（胆汁性腹膜炎、胆囊周围脓肿、肝脓肿、坏疽性胆囊炎、肺气肿性胆囊炎）
Ⅲ：重度	与下列任何一种器官功能障碍相关： ①心血管系统：低血压需要多巴胺>5μg/（kg·min）或任何剂量的去甲肾上腺素 ②神经系统：意识水平下降 ③呼吸系统：$PaO_2/FiO_2<300$ ④泌尿系统：少尿，血清肌酐>176.8μmol/L ⑤肝脏系统：PT-INR>1.5 ⑥血液系统：血小板计数<100×10⁹/L

FiO_2，吸入气氧浓度；PaO_2，动脉血氧分压；PT-INR，凝血酶原时间/国际标准化比值。

急性胆囊炎Ⅱ级　Ⅱ级急性胆囊炎病人临床表现更加多样。多数病人，尤其仅有Ⅱ级症状且起病缓慢的病人，早期行胆囊切除术可获得较好结局。针对该类人群，若条件允许，可考虑在起病 7 天内行腹腔镜胆囊切除术。若胆囊局部感染严重，建议早期首选胆囊引流（经皮穿刺或手术），在急性感染消退后择期行胆囊切除术（见第 30 和 34 章）。诊治关键在于准确鉴别胆囊局部严重感染病人。一些研究表明，年龄大于 50 岁、男性、糖尿病、胆红素水平升高（>25.7μmol/L）和白细胞增多（白细胞计数>15×10⁹/L）与坏疽性胆囊炎相关（Nguyen et al，2004）。此类征象经常表示存在严重感染，其他相关征象亦包括胃窦梗阻相关症状。表现此类症状的病人应接受横断面成像检查以确定是否存在严重炎症，包括计算机断层扫描（computed tomography，CT）或磁共振成像（图 37.1），如确认，应接受经皮胆囊造瘘术（Takada et al，2007）。在 2013 年更新的东京指南中，经皮经肝胆囊引流仍是针对保守治疗无效的Ⅱ级

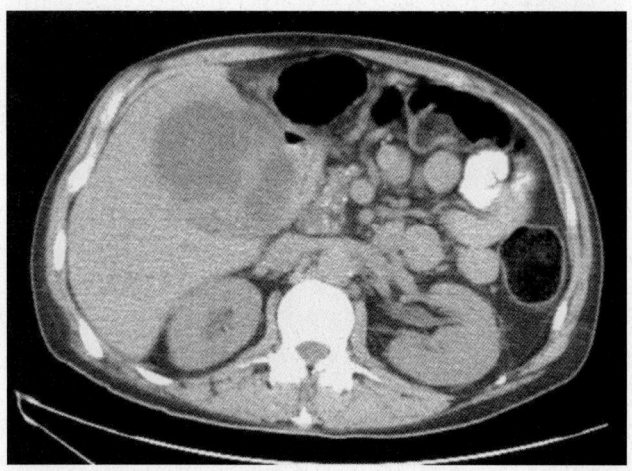

图 37.1　CT 扫描显示伴有严重感染的急性胆囊炎。此病人接受经皮胆囊造瘘术，炎症缓解后择期行腹腔镜胆囊切除

胆囊炎病人的标准治疗方式，其他可选策略如经皮经肝胆囊穿刺术和内镜下鼻胆管引流术（Tsuyuguchi T，Itoi T，et al，2013）。

急性胆囊炎Ⅲ级　Ⅲ级急性胆囊炎病人常合并器官功能障碍，发生率约 6%，尽管少见，但仍需重视，因此类病人需接受高级器官支持和综合治疗（Yasutoshi et al，2013）。由于重症胆囊炎是病人炎症（脓毒性）反应和器官功能障碍的诱因，为治疗严重感染和相关器官功能障碍，需接受经皮胆囊造瘘术（见第 30 和 34 章）。众多研究表明经皮胆囊造瘘术可在 24~48 小时内有效地控制潜在感染（Howard et al，2009）。在极少数情况下，如胆囊穿孔导致胆汁性腹膜炎，可能需要急诊行胆囊切除术。但一般情况下，应避免在Ⅲ级胆囊炎的急性炎症期进行胆囊切除术（Takada et al，2007；Tsuyuguchi et al，2013）。

急性胆囊炎的罕见表现　无胆囊结石亦可发生胆囊炎，称为无结石性胆囊炎，其相关危险因素包含创伤、烧伤以及胃肠道手术（Crichlow et al，2012）（见第 33 章）。产气荚膜梭菌等产气性厌氧菌感染可引起肺气肿性胆囊炎，糖尿病病人为其易感人群，可迅速进展为严重败血症，此时需急诊行胆囊切除术。若胆囊连接肝脏的系膜薄弱，使胆囊活动度较大，可发生胆囊扭转，从而导致胆囊缺血坏死继发胆囊穿孔。局部穿孔可形成胆囊周围脓肿，胆囊游离部位穿孔可导致胆汁性腹膜炎。胆囊炎亦可引起胆囊-十二指肠窦道形成，如结石通过窦道并嵌顿于回盲瓣形成机械性梗阻，称为胆石性肠梗阻（Kimura et al，2013）。

胆囊切除术

腹腔镜和开腹胆囊切除术式选择

对于典型的无并发疾病的症状性胆囊结石，腹腔镜胆囊切除术为首选手术方式（Keus et al，2006；Yamashita et al，2013）。自其问世以来，腹腔镜胆囊切除术比例在世界范围内不断上升，表示该技术已被普遍接受。由于该术式的技术要点在其他章节已有详述（见第 35 章），本节将重点讨论与疾病严重程度相关的手术可行性和安全性，以及腹腔镜和开腹胆囊切除术式选择（Callery，2006）。

对于重症急性和慢性胆囊炎病人，施行腹腔镜胆囊切除技术难度较大、要求较高。外科医生如经验不足不可贸然手术，应向其他有经验的外科医生寻求帮助。此外，术者必须认识到某些情况下需中转行开腹胆囊切除术，且在重症病例中概率更高（Ishizaki et al，2006）。相较开腹手术，复杂性腹腔镜胆囊切除术中更易发生胆管损伤，虽二者统计学未见差异，但后者概率更高（见第 38 章和第 42 章）。急性胆囊炎病人行急诊腹腔镜胆囊切除术，胆管损伤概率是择期腹腔镜胆囊切除术的 3 倍，是急诊开腹胆囊切除术的 2 倍。如术者在腹腔镜下解剖存在困难或难以清楚识别可确保手术安全的关键视野，应果断选择中转开腹（Strasberg et al，1995）。应明确以下危险因素可能增加中转开腹风险，包括男性、重症胆囊炎、黄疸及既往腹部手术史等（Yamashita et al，2013）。

部分外科医生可能难以决定实施开腹胆囊切除术。在过去的 20 多年里，因已很少施行开腹胆囊切除术，期间年轻医生开腹术式的经验积累不足（Schulman et al，2007）。学习腹腔镜技术需足够的经验和训练，由此年轻医生更倾向于腹腔镜手

术，从开腹手术中获得的满足感可能减低。最后，病人希望术后快速康复，医院可能希望缩短病人住院时间及降低住院费用，都会对外科医生构成压力，毕竟中转开腹会延长住院时间及增加病人支出（Lengyel et al，2012）。可能因上述压力诱发某些特殊现象，也许可以部分解释为何持续存在一定概率的胆道损伤，如术者缺乏经验，在需中转开腹时可能忽略甚至抵制这一明智选择，坚持实施腹腔镜手术，进而导致胆道损伤。亦可能存在一些其他情况，即使病情严重需中转开腹，外科医生却过度依赖腹腔镜手术经验而坚持腹腔镜手术。为了预防类似情况发生，需使病人充分知情开腹手术的可能性始终存在，外科医生也应明白需要时应立即寻求帮助，而不是凭借不成熟的腹腔镜或开腹经验坚持手术。从腹腔镜中转开腹胆囊切除术并非手术失败，而是小心谨慎与良好判断能力的体现（Jenkins et al，2007；Wolf et al，2009）。

理想情况下，术者应结合病人临床背景提前预估到有中转开腹的可能性。应提前通知麻醉组及手术组做好行开腹胆囊切除术的准备。开腹手术所需器械应做到随时可用，应沿着预先画好的右侧肋缘下切口线放置腔镜套管。除非需紧急控制出血，术者应可从容地进入右上腹，而不应决定中转开腹感到压力。每位外科医生都应明白没有简单手术，并且为各种可能性做好充分准备。

复杂的开腹胆囊切除术需充分暴露、牵拉，从前侧及后侧分离 Calot 三角后准确识别局部解剖结构，进而从肝床分离并切除胆囊。术者应准确识别胆囊管以减少误判可能性，因仅两种脉管进入胆囊（Callery，2006）。在腹腔镜术中，一旦获得关键解剖视野，即可结扎并离断胆囊管。如未获得关键解剖视野，应通过胆道造影来确定胆管解剖结构。需具备高超的技术和经验，在正确解剖层次内耐心操作，以避免在分离肝床时损伤胆管。部分急性胆囊炎病人，胆囊相对容易从水肿的肝床上"剥离"。而在其他特别是慢性胆囊病人中，从肝床上分离胆囊的操作枯燥乏味，且易出血。止血需耗费时间，且可能需使用氩气刀、电凝、压迫和局部喷洒止血药等多种方法。在一些特殊病例中，特别是肝硬化或重症炎症病人，肝门部解剖结构不易分辨，胆囊次全切除术也始终为可行之选。术者应在手术记录中精确标注在开放或腹腔镜手术中如何识别并离断胆囊管。对于中转开腹手术，应详细说明中转时的情况，强调手术安全和术中决策过程。

经皮胆囊穿刺引流术

经皮胆囊穿刺引流术的适应证包括：伴有重症炎症的Ⅱ级急性胆囊炎，合并相关脏器功能障碍的Ⅲ级急性胆囊炎，或急性胆囊炎病人合并不宜手术的严重内科疾病（Hirota et al，2007；Howard et al，2009；Takada et al，2007；Tsuyuguchi et al，2013；Yamashita et al，2007）。影像学引导下经皮胆囊穿刺术的成功率为98%~100%，且少有操作相关并发症（死亡率和严重并发症发生率为0~6.5%；轻微并发症发生率为0~20%）（Howard et al，2009；Sugiyama et al，1998）。可能并发症包括肝内血肿、胆囊周围脓肿、胆汁性腹膜炎及由于肝脏穿刺和后期导管移位导致的胸腔积液（Yamashita et al，2013）。

急性胆囊炎序贯手术时机选择

一旦急性炎症过程消退，可于早期（1~7天内）或延迟（6~

8周后）择期施行胆囊切除术，手术成功率较高，中转手术比率少于3%（Akyurek N，2005）。但由于缺乏随机对照试验，最佳手术时机目前仍存争议。然而，如经皮胆囊穿刺术后无相关并发症，且病人病情已有改善的情况下，早期施行胆囊切除术可能为更好选择（Yamashita et al，2013）。亦有研究报道，对于高风险、老年、身体衰弱的急性胆囊炎病人，经皮胆囊穿刺引流术应作为确定性治疗方案，但如病人后期未接受序贯胆囊切除术，胆道症状复发率为9%~33%（Griniatsos et al，2008；Sugiyama et al，1998）。

胆总管结石

罗马帝国时期，索兰纳斯（Soranus of Ephesus）已可识别胆总管结石的临床征象，其描述症状包括黄疸、瘙痒、尿色加深和陶土样便。并非所有胆总管结石病人均有上述典型临床表现，但如因症状不典型延误诊治同样存在风险。超过85%的胆总管结石源于胆囊结石迁移至胆总管。在因存在症状接受胆囊切除的病人中，有10%~18%同时合并胆总管结石（Dasari et al，2013）。原发性胆总管结石较少见，常与因良性胆管狭窄、硬化性胆管炎、胆管囊肿等因素引起的胆道感染及胆汁淤积相关。亚洲人群原发性胆总管结石发病率较高，部分与寄生虫感染相关（Kaufman et al，1989）。

无症状胆总管结石

既往文献报道，因术中常规施行胆道造影发现的胆总管结石至少12%的病人并无临床症状（Murison et al，1993），且6%的病人肝功能（liver function tests，LFT）或胆总管直径无异常征象（Majeed et al，1999）。持续随访发现，超过1/3的无症状胆总管结石可在胆囊切除术后6周自发排出（Collins et al，2004）。

诊断依据

因为经常难以明确胆总管结石是否存在，所以可采用基于临床症状、肝功能异常、黄疸、胆总管扩张等风险因素的多种预测模型指导诊断。这些预测模型虽灵敏度很高（96%~98%），但特异度有限（0~70%）（Koo & Traverso，1996）。美国胃肠内镜学会（American Society of Gastrointestinal Endoscopy，ASGE）提出可根据相关风险因素将胆总管结石病人分为低危组（<10%）、中危组（10%~50%）和高危组（>50%），较为实用（ASGE Standards of Practice Committee et al，2010）。

影像学检查策略

经腹超声

经腹超声（transabdominal ultrasound，US）为评估胆总管结石的首选检查（Williams et al，2008）（见第15章）。超声可发现由结石梗阻引起的胆管扩张，部分病人甚至能看到结石（敏感度0.3，特异度1.0）。如肝外胆管直径小于5mm，胆总管结石极其少见；直径大于10mm且存在黄疸时，超过90%的病人存在胆总管结石（Abboud et al，1996）。相较超声，横断面CT检查诊断胆总管结石的灵敏度更高（84%）。螺旋CT优于传统的非螺旋 CT,灵敏度达 88%,特异度达 73% ~ 97%(Tseng et al,2008)。考虑到检查便捷性、费用和辐射显露等多方面因素,US 仍是首选诊断策略。

磁共振胰胆管造影(magnetic resonance cholangiopancreatography,MRCP)是目前可用的最准确的无创检查手段。对中等概率存在胆总管结石或需除外其他鉴别诊断疾病时,MRCP 为标准检查手段。此外,MRCP 亦常用于因解剖学原因难以行 ERCP 的病人(如 Billroth Ⅱ式胃切除术后、Roux-en-Y 胆肠吻合术、十二指肠狭窄等)。然而,高额费用限制了 MRCP 在临床上的常规使用,仍难以成为一线诊断策略。

内镜逆行胰胆管造影

尽管 ERCP 为有创操作,且存在辐射暴露和显著并发症等缺陷,目前仍被认为是最有效的诊断(见第 20 章、第 29 章和第 36C 章)(Andriulli et al,2007)。ERCP 常见并发症包括胰腺炎、出血、胆管炎、穿孔等,且存在一定临床相关死亡率(Katsinelos et al,2014)。在所有腹腔镜胆囊切除术前常规行 ERCP 既不实际且不必要。若过度使用,多数病人胆道造影并未见异常,却会导致高额花费和大量并发症。甚至在半数高危病人(即存在黄疸、胆汁淤积相关肝功能异常、胆总管扩张或胰腺炎病史)人群中,ERCP 也未能发现胆总管结石(Daradkeh et al,2000)。因此,ERCP 如今更多地被用于治疗而非诊断。

内镜超声

内镜超声(endoscopic ultrasound,EUS)诊断胆总管结石高度敏感(Garrow et al,2007)(见第 16 章)。荟萃分析显示 EUS 可减少不必要的诊断性 ERCP(Tse et al,2008)。一篇系统综述发现 EUS 可使 67% 病人避免接受 ERCP,且并发症和胰腺炎发生率较首选 ERCP 减低(Petrov & Savides,2009)。对比 EUS、MRCP 与 ERCP 诊断效能,未见显著差异(Palmucci et al,2010;Verma et al,2006)。

术中胆道造影

胆囊切除术中胆道造影(intraoperative cholangiography,IOC)可准确诊断胆总管结石,同时尽量减少和最大限度地满足 ERCP 诊治需求。在开腹和腹腔镜胆囊切除术中 IOC 均可安全施行。依据检查结果,术者可行胆道冲洗以清除结石或结石碎片。95% 的病人在开腹或腹腔镜下可成功接受 IOC(见第 23 章、第 36A 章和第 36B 章),IOC 诊断胆总管结石的敏感度为 80% ~ 92%,特异度为 93% ~ 97%。然而,胆囊切除术中常规施行还是选择性施行 IOC 仍存争议。当作为常规检查手段,无论是术前疑诊胆总管结石者,还是 3% ~ 4% 的病人虽术前未怀疑胆总管结石存在但术后导致临床症状者,IOC 的灵敏度及特异度均很高。亦有其他研究表明,常规行 IOC 特别有助于减少胆管损伤(Fletcher et al,1999)。然而,此议题相关的随机对照试验样本量均较小,即使纳入各随机对照试验的系统综述亦未能显示存在显著获益(Ford et al,2012)。目前仍缺少证实常规行 IOC 可获益的大规模前瞻性随机对照研究,因此多数外科医生仅选择性施行 IOC。

症状性胆总管结石

胆总管结石的症状与胆管是部分还是完全梗阻相关,可伴

有或不伴有炎性并发症,如胆管炎、肝脓肿或胰腺炎等。在长期病程中,同时亦取决于胆道梗阻的程度和持续时间,胆总管结石可继发胆汁性肝硬化和门静脉高压。由于其临床行为的不确定性和潜在危害性并发症,即使病人无临床症状,目前公认多数情况下胆总管结石均应清除(Williams et al,2008)(见第 32 章和第 36 章)。

胆道梗阻的确定性治疗方法

导管介入操作

ERCP(见第 20 章、第 29 章、第 36B 章和第 36C 章) 由于开腹胆管取石术在治疗成功率和并发症发生率方面均优于 ERCP,在腔镜外科时代到来以前,ERCP 并未广泛应用(Martin et al,2006)。随着腹腔镜胆囊切除术的问世,这一现象随之改变,由于腹腔镜胆总管取石术超出多数外科医生能力,而 ERCP 取石成功率高达 90% 以上,因此后者已成为治疗胆总管结石的一线方案(Rieger & Wayand,1995)。尽管多数病人对 ERCP 耐受性良好,但其并发症发生率仍维持在 10%(Andriulli et al,2007),其中严重并发症发生率为 1.5%,总体死亡率为 0.2% ~ 0.5%(Freeman et al,1996)。当外科-内镜团队在治疗胆总管结石方面经验不足时,对于胆囊切除术前行 ERCP 的需求会明显增加。ERCP 治疗后,由于胆总管结石已取出,故外科医生可以立即自信地实施腹腔镜胆囊切除术。如 ERCP 取石失败,则术者决定手术计划时需考虑于术中处理胆总管结石。相反,在括约肌切开及取石成功率很高的中心,胆囊切除术前 ERCP 治疗率将会降低。如于术中发现胆总管结石,可选择术后行 ERCP 取石,疗效可靠。目前,对于高度怀疑合并胆总管结石的病人,腹腔镜胆囊切除术前行 ERCP 已成为共识。而对于合并胆总管结石可能性较小的病人,则推荐接受进一步影像学检查(MRCP、EUS、IOC),以避免对胆道系统的非必要干预(ASGE Standards of Practice Committee,2010;Tse et al,2004;Williams et al,2008)。

经皮经肝胆管穿刺造影 与 ERCP 相比,经皮经肝胆管穿刺造影(percutaneous transhepatic cholangiography,PTC)更耗时,步骤更为烦琐,且会给病人带来更多压力。但如存在某些阻碍 ERCP 安全施行的解剖因素,如十二指肠乳头插管困难,PTC 常作为备选方案。对于经验丰富的 PTC 团队,胆总管取石的成功率高于 90%,并发症发生率约为 5%(Garcia-Vila et al,2004),但其仍难以成为常规方案。采用 PTC 取石,在正式置入取石网篮前,需逐步增大插管直径以建立取石通道,历时较长。因此,有学者尝试进行简化。Gil 等人(2000)曾报道利用球囊扩张十二指肠乳头,进而使用阻塞性球囊将胆总管结石推入十二指肠的安全性和有效性。腔镜外科医生也逐渐将此方式应用于术中胆道造影。

手术治疗:开腹及腹腔镜术式

前述已讨论胆囊切除术开腹和腹腔镜术式选择,当需考虑胆总管探查(common bile duct exploration,CBDE)时(见第 31 章、第 35 章和第 36 章),如何选择尤为重要。目前,很多实习医师在结束住院培训时,还从未做过开腹胆总管探查术。因许多培训基地首选 ERCP 治疗胆总管结石,他们顺利完成腹腔镜

胆总管探查术的能力也"参差不齐"。

复发性胆总管结石治疗策略

在某些情况下，即便 ERCP 顺利实现胆总管减压和取石，部分病人胆管结石还是可反复出现。对此类病人的治疗选择多样，诊治具有挑战性。内镜下治疗方式可选择十二指肠乳头球囊扩张并同时取出结石，与仅取石相比，可降低胆总管结石的复发率（Tsai et al,2015;Yoon et al,2014）。如非手术治疗无效，则可能需要行胆道引流手术（见第 31 章和第 36A 章）。术式选择如前述：胆总管切开并 T 管引流术，胆总管-十二指肠吻合术，胆总管-空肠吻合术，其中，有证据显示，胆总管-十二指肠吻合术预防结石复发最为有效（Li et al,2007;Matsushima et al,2012;Uchiyama et al,2003）。

胆囊切除术联合术中胆道造影　对多数外科医生而言，无论是开腹还是腹腔镜式，在大部分病人中均可成功实施术中胆道造影。IOC 所用到的对比造影剂可通过直接穿刺胆囊或经胆囊管置管注入，后者更为常见。拍摄 X 线平片已基本被数字荧光成像所取代。IOC 为常规检查手段，多数外科医生均接受过充分培训。虽然腹腔镜下超声胆道造影同样有效，但并未广泛使用，且其实用性受限于较长的学习曲线（Stiegmann et al,1995）。具有发展潜力的新造影技术，如高光谱胆道造影和近红外线荧光胆道造影，在未来可能会得到广泛应用。

腹腔镜胆囊切除术问世以后，由于胆总管损伤发生率较高以及在腹腔镜下无法对胆总管进行触诊等缺陷，常规施行还是选择性施行 IOC 再次成为争论焦点。IOC 能够准确显示胆道解剖结构，可防止术中胆道损伤（Fletcher et al,1999），并可降低损伤严重程度（Woods et al,1995）。而反对者认为，常规施行 IOC 可损伤胆道，且其假阳性结果可导致不必要的胆道探查，从而造成非必要的手术时间及住院费用增加。

根据所预测的胆总管结石发病风险，可选择性施行 IOC。总而言之，如病人合并胆总管结石的可能性较低（肝功能和胆总管直径均正常），胆囊切除术前可不做进一步检查，术中也无需施行 IOC。对于胆总管结石中危人群（孤立的肝功能异常或胆总管增宽征象），则需在术前进一步完善检查（如 MRCP），术中以最低剂量常规行胆道造影。而对于高危病人（黄疸、胆管炎），多数中心倾向于术前实施确定性或治疗性 ERCP（ASGE Standards of Practice Committee,2010）。实际上，这也是目前很多病人会被转诊到更高级别医院的原因，在过去，则往往需接受开腹胆总管探查术。总之，治疗方式的选择取决于病人当地微创医疗条件及水平、经济条件和转诊便捷性等因素。

胆总管探查：经胆囊管或胆总管切开入路选择　如在胆囊切除术中行胆管造影发现胆总管结石，可于术中同期取石。开腹胆总管切开后，可行胆道镜检查、胆道冲洗、取石钳取石、球囊清理胆道，并放置 T 管，但如今此术式已较少施行，甚至在教学过程中也很少提及。取而代之的是腹腔镜胆总管探查（laparoscopic common bile duct exploration, LCBDE），经多年发展，治疗效果满意且应用广泛，详见本书其他章节（见第 36B 章）。多项研究表明，LCBDE 至少在胆总管结石清除率、并发症发生率、死亡率及住院时长等方面不差于术前或术后联合 ERCP，因此推荐有相应设备及足够经验的术者开展此术式（Martin et al,2006）。2013 年，一篇纳入随机对照研究的 Cochrane 综述显示，在清除胆总管结石方面，开腹及腹腔镜胆总管探查术均优于 ERCP，且相关并发症发生率未见升高（Dasari

et al,2013）。对于有经验的术者，LCBDE 与 ERCP 同样安全有效，且前者可避免施行 ERCP 所致的病人不适反应、费用增加以及额外操作可能引起的并发症等问题（Clayton et al,2006;Martin et al,2006）。

尽管腹腔镜下经胆囊管或胆总管切开入路均可安全进行胆总管探查，但由于前者具有高适用性、省时、不侵扰胆总管以及与仅行腹腔镜胆囊切除术并发症发生率相近等优势（Hanif et al,2010;Tinoco et al,2008），而受到多数术者青睐。该术式取石失败的最常见原因是结石体积过大，无法通过胆囊管取出。对于结石直径超过 5mm 的病人，通过胆囊管取石的成功率会明显下降（Stromberg et al,2008），此时需行经胆总管切开探查取石术。但很多术者腹腔镜下切开和缝合经验不足，相较会更加依赖 ERCP 或中转行开腹胆总管探查术。有经验的术者可以取出较大或多发胆总管结石，且成功率高达 90%（Lien et al,2005）。

在胆总管切开探查后，如何封闭胆总管切口，仍有争议。2007 年，一篇 Cochrane 综述分析了开腹行胆总管探查后胆总管一期缝合或常规 T 管引流两种术式，研究显示两者结局无显著性差异（Gurusamy et al,2009）。但在 2013 年发表的 2 篇 Cochrane 综述显示，相较于胆总管一期缝合，无论是开腹还是腹腔镜手术，传统 T 管引流式的手术时间、病人住院时间均有延长，且病人无明显获益（Gurusamy et al,2013a,2013b）。另一篇发表于 2012 年的随机对照试验 Meta 分析显示，腹腔镜胆总管探查术后，行胆总管一期缝合具有比 T 管引流更高的安全性和更好的疗效（Wu et al,2012）（见第 31 章、第 36A 章和第 36B 章）。

胆石性胰腺炎

在西方国家，急性胰腺炎最常见的类型是急性胆石性胰腺炎（见第 54 章和第 55 章）。两种最为普遍接受的胆石性胰腺炎发病机制分别是，胰管胆汁反流和壶腹部结石短暂嵌顿引起的暂时性阻塞。约 80% 的病人为轻症胰腺炎，但 20% 的病人临床病程较为严重，可合并下述并发症，如胰腺坏死，多器官功能衰竭甚至死亡（Acosta et al,1997;Alexakis et al,2007;NIH,2002）（见第 55 章和第 56 章）。

多数胆石性胰腺炎病人就诊时胆道梗阻可自发缓解，因此无需胆道减压。此类病人应在胰腺炎恢复后择期行胆囊切除术。另一方面，部分胆石性胰腺炎病人可同时合并急性胆管炎（见第 43 章）。现有明确证据表明急性胆管炎病人可从内镜胆道引流中获益，因而这些病人应尽早接受胆道减压。

此外，对无胆管炎表现的胆石性胰腺炎病人是否可从胆道减压中获益仍有异议。临床和基础实验研究表明，壶腹部结石嵌顿和胰胆管持续梗阻更易合并严重病程。据此，早期施行内镜壶腹部阻塞结石取出术可改善病人结局（Acosta et al,1997;Alexakis et al,2007）。在 20 世纪 70 年代末至 80 年代中期，有学者曾对急诊胆管减压术是否可作为急性胆石性胰腺炎病人治疗策略之一进行研究，发现该术式会导致重症胰腺炎病人死亡率增加。因此，不推荐在胆石性胰腺炎急性期进行手术治疗。

多项前瞻性随机研究证实，对胆石性胰腺炎病人而言（合并胆管炎病人除外），应在确定性手术治疗前先予以非手术干预。胆石性胰腺炎治疗方法选择取决于疾病严重程度。此方面研究多采用以下评分系统定义重症胰腺炎：Ranson 标准（>3），Glasgow 标准（>3）或急性生理与慢性健康评估（APACHE）Ⅱ评分系统(>8)。其中 Ranson 和 Glasgow 评分标准,具有应用方便和多种评分指标相似等优势(见表37.3)。一篇纳入5项前瞻性随机研究的 Meta 分析评价了无胆管炎的胆石性胰腺炎病人接受早期胆道减压的治疗效果(Moretti et al,2008),发现在预测为重症胰腺炎的病人中,胰腺炎相关并发症显著减少(危险差38.5%;95% CI-53% ~ -23.9%;P<0.0001),但在轻症病人中并发症发生率未见明显改善,死亡率亦无差异。近期,一篇2012年的 Cochrane 综述表明,在无胆管炎或胆道梗阻征象的任何严重程度的胰腺炎病人中,早期 ERCP 和保守治疗之间结局未见差异;但在并发胆管炎或胆道梗阻的病人中,早期 ERCP 可显著降低死亡率和全身并发症发生率(Tse et al,2012)。

表 37.3　急性胰腺炎严重程度 Ranson 和 Glasgow 评分标准

评分标准*	时间条件
Ranson 评分	
年龄>55 岁	入院时
WBC>16×10⁹/L	入院时
空腹血糖>11.1mmol/L	入院时
AST>250U/L	入院时
LDH>350U/L	入院时
尿素氮上升>2.8mmol/L	48 小时
动脉 PO₂<60mmHg	48 小时
血钙<2mmol/L	48 小时
碱缺失<4mmol/L	48 小时
液体潴留≥6L	48 小时
Glasgow 评分	
年龄>55 岁	入院时
WBC>15×10⁹/L	入院时
空腹血糖>11.1mmol/L	入院时
AST/ALT>96U/L	48 小时
LDH>219U/L	48 小时
尿素氮>16mmol/L	入院时
动脉 PO₂<76mmHg	入院时
血钙<2mmol/L	48 小时
白蛋白<34g/L	48 小时

* 死亡率:0~2 分=2%,3~4 分=15%,5~6 分=40%,>7 分=100%。
ALT,丙氨酸氨基转移酶;AST 天冬氨酸氨基转移酶;LDH,乳酸脱氢酶;WBC,白细胞计数。

病人疾病严重程度决定干预时机。在就诊时胆道梗阻已自发缓解和预测为轻症胰腺炎的病人,应在胰腺炎恢复后尽早择期行胆囊切除术。预测为重症胰腺炎和合并胆管炎的病人应接受早期胆道减压(ERCP 或 PTC)。如部分病人胰腺炎不断加重,应在入院后24~72 小时内进行胆道减压(Moretti et al,2008)。对合并胆管炎的病例,应在就诊后24 小时内进行胆道减压。一旦症状缓解,可择期行胆囊切除术。

胆管炎

急性胆管炎相关临床表现包括右上腹痛、黄疸、高热寒战,也被称为 Charcot 三联征(1877)。Charcot 三联征具备较高特异性,但敏感性较低,因并非所有胆管炎病人可同时出现上述症状:90%的病人可出现高热,但只有50% ~ 70%会表现为三联征(Kiriyama et al,2013)。而当病人出现 Reynolds 五联症(1959)即 Charcot 三联征并伴有休克及精神状态改变时,则表示严重胆管炎(Ⅲ级),可合并多器官功能障碍。据报道,急性胆管炎病人中有12% ~ 30%表现为重症胆管炎(Gouma,2003;Kiriyama et al,2013)。

胆管炎是胆管系统的局部感染,对胆管炎的病理生理学研究可指导其治疗方案选择。疾病相关研究表明,胆管炎的感染源通常是携带细菌的胆囊结石。这些细菌存在于胆色素结石基质的细菌微菌落(生物膜)中(图37.2)(Stewart et al,2002)。细菌从生物膜中分离后可引起局部感染,当回流至胆管静脉循环中则会引起更严重症状,包括菌血症和器官功能障碍(Raper et al,1989;Stewart et al,2003)。细菌从胆管进入静脉发生在胆道压力大于 20cm H₂O 的情况下,并且在此压力下,细菌产生黏液的特质也会促进其回流。此外,补体可引起细菌分解释放内毒素,刺激产生诱导败血症的炎性细胞因子。必须指出,除胆总管结石外,良恶性胆道狭窄和胆道吻合口狭窄也可导致胆道梗阻(Kiriyama et al,2013)(见第42章、第49章和第51章)。

2013年更新的东京指南描述了急性胆管炎的三个等级(表37.4):Ⅲ级急性胆管炎病人常伴有器官衰竭,Ⅱ级病人应及时进行早期胆管引流,不满足Ⅱ级和Ⅲ级条件的其他所有病

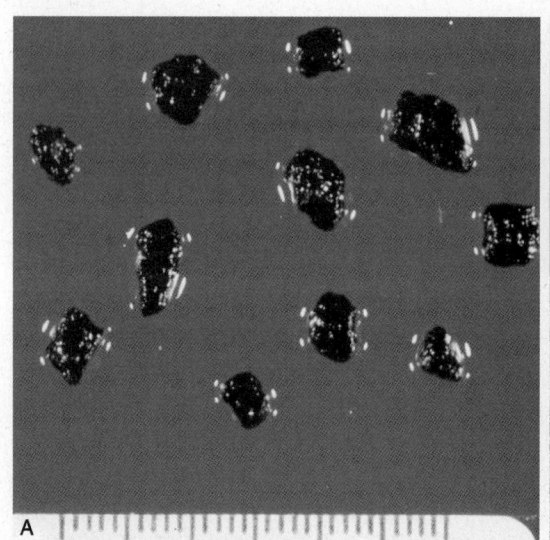
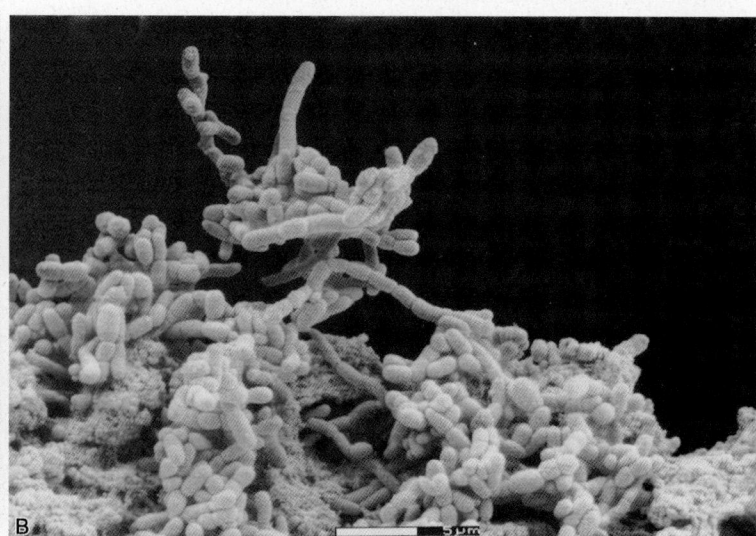

图 37.2　(A)胆囊黑色素结石。(B)黑色素结石的扫描电镜照片,可见细菌微菌落。注意生物膜的菌桥和三维状态(From Stewart L,et al,2002:The pathogenesis of pigment gallstones in Western societies:the central role of bacteria. J Gastrointest Surg 6:891-904.)

表 37.4　急性胆管炎严重程度评分标准东京指南	
分级	标准
Ⅰ级：轻度	初步诊断不满足Ⅲ级（重度）或Ⅱ级（中度）急性胆管炎诊断标准
Ⅱ级：中度	合并以下任意两项： ①白细胞计数异常（>12×10⁹/L，<4×10⁹/L） ②体温升高（≥39℃） ③年龄（≥75岁） ④高胆红素血症（总胆红素≥85μmol/L） ⑤低蛋白（<0.7×正常值上限）
Ⅲ级：重度	合并以下至少一项器官功能不全： ①心血管系统：低血压需要>5μg/（kg·min）多巴胺或任意剂量的去甲肾上腺素 ②神经系统：意识障碍 ③呼吸系统：$PaO_2/FiO_2<300$ ④肾功能障碍：少尿，血清肌酐>176.8μmol/L ⑤肝功能不全：PT-INR>1.5 ⑥血液系统：血小板计数<100×10⁹/L

FiO_2，吸入气氧浓度；PaO_2，动脉血氧分压；PT-INR，凝血酶原时间/国际标准化比值。

人即为Ⅰ级病人（Kiriyama et al,2013）。该指南认为所有疑诊胆管炎的病人均应接受静脉补液和抗生素治疗，且抗菌谱应覆盖最常见胆道微生物：大肠杆菌、克雷伯菌、肠球菌、阴沟肠杆菌、假单胞菌和厌氧性病原体（见第12章）。此外，重症Ⅲ级急性胆管炎病人需器官支持以改善脏器功能衰竭状态。

胆管炎治疗的关键在于胆道减压。因胆管压力升高可促进胆管静脉回流，施行 ERCP 缓解胆道系统压力至关重要（见第29章）。如 ERCP 不可行，可选择 PTC（见第30章）。胆管引流不仅可抑制细菌从胆管到静脉的回流，而且还有助于明显降低胆汁和血清中内毒素水平。对急性胆管炎病人，首选无创手段进行胆道引流，可通过 ERCP 或 PTC 胆道置管实现引流。当医疗中心因缺乏介入放射学或 ERCP 技术经验，或在极少数情况下因病人解剖学异常限制非侵入性手段实施，可行开放式外科引流（Tsuyuguch et al,2013）（见第36A 章）。

东京指南有助于诊治急性胆管炎（表37.4）。对药物治疗无效的Ⅰ级胆管炎病人，24小时之内可施行 ERCP，后序贯施行确定性外科手术治疗（腹腔镜胆囊切除术）；或在药物治疗稳定病情后，外科医生可施行腹腔镜胆囊切除术联合术中胆总管探查（LCBDE）（Miura et al,2007；Takada et al,2007）。上述方案选择取决于病人临床表现以及术者 LCBDE 的经验技术水平等因素。Ⅱ级胆管炎病人则需紧急行胆道减压，而Ⅲ级胆管炎病人需在器官功能不全改善后紧急行内镜或经皮经肝胆管引流。对于Ⅱ级或Ⅲ级胆管炎病人，初始治疗应强调胆道减压，而不是清除所有胆总管结石的确定性治疗。具有活动性感染表现的病人应避免反复尝试取出较大结石的长时间过度操作。一旦急性病症缓解后，即应在胆道减压术后6周内早期施行胆囊切除术，术后并发症发生率并未增加（Li et al,2010）。

内镜逆行胰胆管造影或括约肌切开术后需行胆囊切除术

对于首次发作胆总管结石的病人，在 ERCP 或括约肌切开术后是否需施行胆囊切除术还存在很多争议（见第29章和第36A 章）。回顾性研究表明，在 ERCP 或括约肌切开术后选择等待观察策略的胆总管结石病人，接受胆囊切除术的比率较低（5~14 年为 10%~15%）（Schreurs et al,2004；Sugiyama et al,1998），相关研究多纳入高龄及合并多种内科疾病的病人人群。然而，一篇纳入多项前瞻性随机研究的 Cochrane 综述推荐施行择期胆囊切除术以降低死亡率并减少胆道症状复发，从而降低诸如 ERCP 和胆道造影等重复治疗的必要性（McAlister et al,2007）。其他研究亦支持该结论，尤其是对合并胰腺炎病史或括约肌切开术后超过 6 个月的病人推荐接受胆囊切除术（Archibald et al,2007）。

结论

1970 年，人们甚至难以预测胆囊结石和胆总管结石作为常见疾病，其诊治技术即将取得历史性突破。影像学、微创内镜和腹腔镜技术的发展，尤其联合实施时，可使病人显著获益，胆道外科治疗方式的确已今非昔比。

（杨尹默 译　董家鸿 审）

第38章

胆囊切除术后并发症

Major Kenneth LeeIV, Charles M. Vollmer Jr.

概述

在西方国家,治疗胆囊疾病的胆囊切除术已成为最常见的腹部手术。Carl Langenbuch 于 1882 年进行了首例开腹胆囊切除术(open cholecystectomy,OC)。而第一例腹腔镜胆囊切除术(laparoscopic cholecystectomy, LC)开展于 1985 年(Mühe, 1986),如今已取代开腹手术成为首选术式,因其显著缩短了手术时间、减轻了病人疼痛、缩短了住院天数,以及降低了费用(Begos & Modlin,1994;Keus et al,2006)。目前美国每年大约开展 100 万例腹腔镜胆囊切除术(Tsui et al,2013)。96% 的胆囊切除术以微创方式进行(Tsui et al,2013)(见第 35 章)。

微创技术改善了胆囊疾病的治疗效果,也改变了胆囊切除术的特点。总体而言,胆囊切除病人现在趋于年轻健康,而接受开腹胆囊切除术的病人趋于年长体弱。病情复杂、风险较高时,常常采用开腹手术(Khan et al,2007;Nilsson et al,2005;Shea et al,1998)(见第 35 章)。腹腔镜胆囊切除术本身也在不断发展。随着该术式的普及推广以及被熟练掌握,外科医生试验更先进的微创方法,如单孔和机器人腹腔镜胆囊切除术(Himpens et al, 1998;Navarra et al,1997)。手术指征也被放宽,非结石性疾病的手术数量也在急剧增加(Johanning & Gruenberg,1998)。

腹腔镜时代胆囊切除术指征的放宽,增加了一些罕见和独特的并发症,如胆总管(common bile duct,CBD)损伤、胆囊结石溢出和穿刺孔疝。而且,和开腹胆囊切除术一样,LC 术后也经常有持续存在不明病因的腹痛。本章将探讨胆囊切除术后并发症(postcholecystectomy problems,PCP)的原因以及最佳诊断和治疗策略。

胆囊切除术的适应证

症状性胆石症仍然是胆囊切除术最常见的适应证(见第 32 章)。在美国和欧洲,大约 15% 人口患胆囊结石(Sakorafas et al,2007),至少一半病人在诊断时尚无症状。大多数有症状的病人,由胆囊结石诱发了上腹部或右上腹疼痛,多见于油腻饮食后(见第 13 章)。对于这种情况,胆囊切除术是最常用的治疗方法,可成功消除 70% ~ 90% 的病人疼痛(Berger et al, 2003;Fenster et al,1995;Gui et al,1998)。胆囊管结石嵌顿阻塞胆汁流出可诱发急性胆囊炎。典型表现为发热、右上腹痛、白细胞增多、恶心和呕吐。这种情况下,腹腔镜胆囊切除术也是首选术式,虽然 10% ~ 20% 病例会中转开腹(Gutt et al,2013;

Ingraham et al,2010)。

胆囊癌是一种少见病,美国每年新发病例约 9 850 例(Siegel et al,2012)(见第 49 章)。胆囊切除术是最佳治疗方式之一。胆囊癌预后极差,诊断后 5 年生存率仅为 5% ~ 10%,总中位生存期为 3 ~ 6 个月(Hueman et al,2009)。由于胆囊癌预后差,而且胆囊息肉的良恶性难以区分,因此常用胆囊切除术治疗胆囊息肉。胆囊息肉患病率为 0.3% ~ 12%,息肉的大小与恶性程度最为相关(Koga et al,1988;Sarkut et al,2013;Shoup & Fong,2002)。

功能性胆道疾病是否适合胆囊切除术还存在很大争议。持续存在长时间右上腹痛,却无明确病因(如胆石症),有时候会被评估并被诊断为功能性胆道疾病,包括胆囊功能障碍和 Oddi 括约肌功能障碍(sphincter of Oddi dysfunction,SOD)。尽管这些疾病都有诊断标准(Behar et al, 2006;Geenen et al, 1989),但都不常使用。同时,这些诊断术语在使用时也会发生变化。许多研究表明,胆囊运动障碍病人可从胆囊切除术中受益,其症状缓解率在 66% 至 100% 之间(Chen et al,2001;Freeman et al,1975;Goussous et al,2014;Westlake et al,1990)。

这些适应证以及其他需要胆囊切除术的适应证,已经在美国胃肠和内镜外科医师学会腹腔镜胆道手术指南中进行了总结(Overby et al,2010)。也许并不奇怪,微创手术的并发症率和死亡率低,使得腹腔镜胆囊切除术已经被拓展到无明确手术指征的病人。最近一项回顾性研究发现,约 20% 胆囊切除术病人的手术指征存疑,包括不太可能与胆石相关的模糊症状、个人要求和/或仅在创伤重点超声评估(focused assessment with sonography for trauma,FAST)检查出的胆石症(Pulvirenti et al, 2013)。这似乎是技术进步带来的缺点之一。

胆囊切除术后并发症总发生率

几项大型研究分析了现代腹腔镜胆囊切除术和开腹胆囊切除术后并发症发生率及死亡率。1995 年,Jatzko 及其同事(1995)发表了胆囊切除术后并发症多因素比较研究的结果,证实开腹胆囊切除术的并发症发生率和死亡率(7.7% 和 5%)高于腹腔镜胆囊切除术(1.9% 和 1%)。随后,一项 Meta 分析比较了 98 项腹腔镜胆囊切除术研究和 28 项开腹胆囊切除术研究的情况,腹腔镜胆囊切除术的死亡率为 0.086% ~ 0.16%,而开腹手术的死亡率为 0.66% ~ 0.74%(Shea et al,1996)。本研究未计算全因并发症发生率。最近,一项针对 65 511 例胆囊切除术［均在美国外科医师协会-国家外科手术质量改善计划（ACS-NSQIP）的医院中施行］的分析发现，腹腔镜胆囊切除术后并发症、严重并发症发生率和死亡率分别为 3.1%、1.4% 和 0.27%（Ingraham et al，2010），而在开腹胆囊切除术中则分别为 17.8%、11.1% 和 2.8%。从全美住院病人样本也分析出院内大并发症发生率和死亡率分别为 6.8% 和 0.5%（Murphy et al，2010）。上述研究报告了所有接受胆囊切除术病人的并发症发生率，而瑞士腹腔镜和胸腔镜外科医生协会（SALTS）数据库报告了因急、慢性胆囊炎进行腹腔镜胆囊切除术病人的术中并发症发生率（7%）、术后局部并发症发生率（4%）和术后全身并发症发生率（2.3%）（Giger et al，2006），而死亡率为 0.32%。

这类国家数据库研究还分析了胆囊切除术后并发症的危险因素。Murphy 及同事（2010）通过多因素分析显示腹腔镜胆囊切除术后并发症的危险因素包括高龄、男性和合并症，不包括外科医生经验和医院规模。在他们的分析中，SALTS 团队确定病人特征（性别、年龄、合并症、体重）、临床表现（急性或慢性胆囊炎）以及外科医生经验是围手术期并发症的预测指标（Giger et al，2006）。

胆囊切除术后并发症：概述

胆囊切除术后出现症状未缓解或复发高达 40%（Jaunoo et al，2010；Zhou et al，2003）。因此必须全面了解潜在的胆囊切除术后并发症（PCP）及其诊治。PCP 范围很广，包括易识别的传统并发症及难以检测、病因不确定的并发症，差异很大。可分为三类：早期技术性并发症，即术中或围术期出现、明显与操作技术相关；迟发技术性并发症，与技术相关但通常需要数月乃至数年才出现；功能性问题，通常与手术无关，有时在术前就已存在。需要注意的是，被忽视的胆外疾病可以是胆囊切除术后疼痛的常见病因（Jaunoo et al，2010）。表 38.1 总结了 PCP 的诊断分类。

表 38.1　胆囊切除术后并发症分类

早期技术性并发症	迟发技术性并发症	功能性问题	胆外疾病
胆瘘	胆道狭窄	Oddi 括约肌功能障碍	消化性溃疡
胆管损伤	胆囊结石溢出	胆囊切除术后腹泻	肝脏疾病
出血	残留胆囊或胆囊管结石		胃食管反流病
感染			炎症性肠病
胆总管残余结石			术后粘连
			心身疾病

早期技术性并发症

胆瘘及胆管损伤

腹腔镜胆囊切除术后胆瘘的发生率似乎高于开腹胆囊切除术（见第 27 章和第 42 章），为 1.1%~4.0%（Agarwal et al，2006；Barkun et al，1997；Binmoeller et al，1991；Bjorkman et al，1995；Davids et al，1992；Kim & Kim，2014）。多数腹腔镜胆囊切除术后胆瘘来源于胆囊管残端或肝管的异常分支，包括 Luschka 胆管（Barkun et al，1997；Bergman et al，1996；Kim & Kim 2014；Rustagi

& Aslanian 2014；Ryan et al，1998；Tewani et al，2013；Way et al，2003）。腹痛、发热、腹水和黄疸是最常见的临床表现（Barkun et al，1997；Bergman et al，1996；Kim & Kim 2014；Rustagi & Aslanian 2014；Ryan et al，1998；Tewani et al，2013；Way et al，2003）。术中放置的引流管或术后经皮穿刺管引流出胆汁即可确诊。大部分胆瘘仅通过引流就可以成功治愈。此外，也经常采用内镜下治疗以消除 Oddi 括约肌两端的压力梯度，促使胆汁优先流入十二指肠。尽管有多项研究报告内镜下括约肌切开术治疗轻型胆瘘的成功率高达 80%~100%（Katsinelos et al，2008；Mavrogiannis et al，2006；Ryan et al，1998），但没有明确证据表明优于单纯引流。可以明确的是多数胆瘘极少需要手术治疗，手术现在主要用于治疗大胆管损伤——最令人担忧的胆囊切除术并发症。

尽管腹腔镜胆囊切除术明显优于开腹胆囊切除术，但腹腔镜下胆总管损伤更易发生（0.3%~0.5% 比 0.1%~0.2%）（Southern，1991；Adamsen et al，1997；Deziel et al，1993；Harboe & Bardram，201；Nuzzo et al，2005；Tantia et al，2008；Vecchio et al，1998；Waage & Nilsson，2006）。更加先进的微创手术如单孔 LC，胆管损伤发生率可能更高（Joseph et al，2012）。这和术者经验部分相关。Huang 及同事（1993）回顾分析 350 例腹腔镜胆囊切除术，发现胆总管损伤在外科医生的前 10~15 例手术更常发生。一项多中心研究有类似发现，90% 胆管损伤发生在外科医生的前 30 例手术中（Moore & Bennett，1995）。如今，腹腔镜技术的普及使得医生在外科技术培训阶段就更容易突破学习曲线。最新数据表明，随着腹腔镜经验的增加，胆管损伤率可能正在降低（Grbas et al，2013），而腹腔镜也不再增加胆管损伤的风险（Fullum et al，2013）。无论如何，很大一部分胆管损伤是纯技术性的，与经验无关（Archer et al，2001）。

大胆管损伤的最常见原因是无法确定 Calot 三角的解剖结构（Strasberg et al，1995）。胆总管常被误认为胆囊管。还有一种不太常见的情况，变异胆管被误为胆囊管。腹腔镜胆囊切除术中获得"关键安全视野"，可最小化胆管损伤风险（Strasberg et al，1995；Strasberg & Brunt，2010）。关键视野要求清除 Calot 三角中脂肪和纤维组织，将胆囊与下三分之一胆囊板分离，确认有且仅有两个结构进入胆囊。运用关键视野的好处就是如果解剖不清，外科医生就不能切断结构。然而，什么时候达到以及是否已满足关键视野存在争议。因此，建议术中从前视角、后视角拍照记录关键视野（图 38.1）（Sanford & Strasberg，2014）。除了因误判胆囊管和胆总管造成经典的胆总管直接损伤外，LC 术中过度牵拉胆总管至夹子，可形成"帐篷式"胆总管，从而被夹。这些损伤可导致胆总管狭窄和梗阻，可在放置第一枚夹子时，通过与胆囊管肝总管连接处留有可视距离来避免（Duca et al，2003）。

胆肠连续性存在的胆管损伤可通过内镜处理，但大胆管损伤的主要治疗手段仍然是手术（见第 42 章）。胆管损伤在手术中常常没有被察觉，因此修复通常在损伤之后进行。多项研究表明，无论是即时发现，还是延迟发现的病例，手术修复损伤的成功率很高（Lillemoe et al，2000；Pekolj et al，2013；Perera et al，2011；Sicklick et al，2005）。一项单中心大宗病例研究显示成功率高达 98%，同时死亡率、严重并发症发生率、再次手术和吻合口瘘的发生率低。此项研究包括了即时修复的最新报告（Pekolj et al，2013；Perera et al，2011）。最常用的

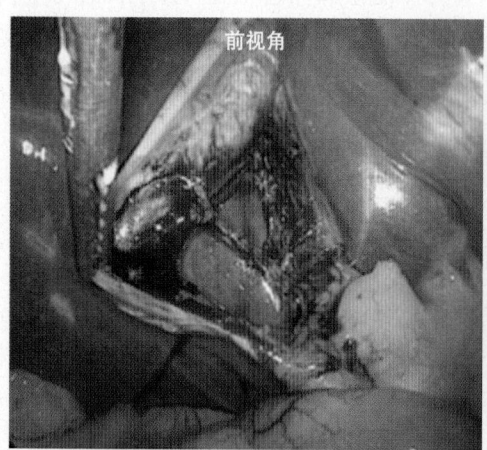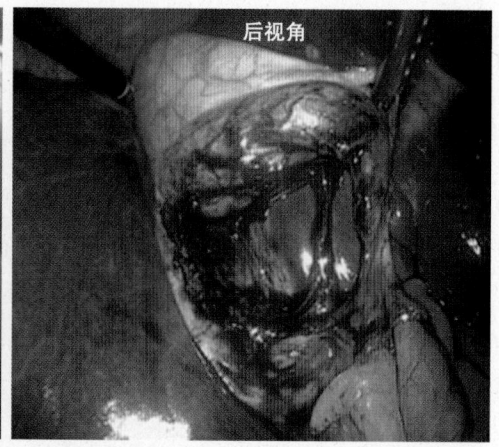

前视角   后视角

图 38.1　双视角关键安全视野。本图显示了肝胆囊三角的完整清除,只有两个结构进入胆囊,以及胆囊与下三分之一胆囊板分离(Image courtesy Steven M. Strasberg.)

修复方法是胆管空肠吻合术(延迟修复中几乎都采用)和放置 T 管一期修复。多项研究表明,胆管损伤应该由有经验的肝胆外科医师来修复,因为非肝胆外科医生的修复显著增加了并发症发生率和修复失败率(Melton & Lillemoe,2002;Perera et al,2011;Stewart & Way,1995)。胆管损伤和狭窄的外科治疗在本书其他地方有更详细讨论。

出血

几项大宗病例研究确定了胆囊切除术病人围手术期出血的风险。ACS-NSQIP 一项 65 511 例北美胆囊切除术病人的研究发现,腹腔镜胆囊切除术和开腹胆囊切除术的出血风险分别为 0.08% 和 0.54%。本组病例需要输血的总体出血率为 0.12%(Ingraham et al,2010)。此外,瑞典一项 48 010 例胆囊切除术的登记研究发现 2.1%病人发生了需要输血的出血、再次手术、腔镜转开腹和/或其他延长住院时间的事件(Persson et al,2012)。

出血发生于胆囊切除术后几个常见位置。Duca 及其同事(2003)对 9 542 例腹腔镜胆囊切除术进行回顾性分析,术中出血 224 例,发生率为 2.3%。出血最常见于胆囊床,他们的经验是用纤维蛋白胶处理。224 例出血病例中,95 例是胆囊动脉边缘损伤出血和更为少见的断端出血。大多数情况下,腹腔镜止血夹即可控制术中出血。1 例因为肝动脉损伤立即中转开腹。最后,大网膜出血 18 例,16 例在腹腔镜下得以控制。术中大量失血的另一原因是误入深面的肝实质,损伤了肝中静脉的远端属支。事实上,10% 病人肝中静脉大分支紧邻胆囊窝,即使轻微肝实质剥离也可能导致严重出血(Ball et al,2006)。

应该要意识到,胆囊切除术中大出血的处理可能也会造成严重后果。一项尸检研究表明,大约 7% 有胆囊切除术史的尸体,其右肝动脉或分支受损(Halasz,1991)。虽然仅有此项损伤可耐受良好,但右肝动脉和胆管的合并伤所造成的后果要严重得多(Stewart et al,2004;Strasberg & Helton,2011),不过死亡仍然不常见。相比之下,涉及门静脉、肝动脉和胆管的严重血管胆管损伤最为严重,常导致死亡(Strasberg & Gouma,2012)。即使发现时及时中转开腹,这些损伤也常发生。外科医生必须认识到严重炎症会导致肝门解剖结构严重扭曲,这种情况下常采用逆行技术。

感染

胆囊切除术后感染罕见。疾病预防与控制中心进行了一项为期 7 年 54 504 名病人的研究,结果显示腹腔镜胆囊切除术手术部位感染(surgical-site infections,SSI)发生率显著低于开腹胆囊切除术(0.62% 比 1.82%)(Richards et al,2003)。开腹手术的多数感染位于体表间隙,此处腹腔镜术后感染较少,更常见于器官之间。正如预期的那样,急诊手术或美国麻醉医师学会评分为 3 分及以上的病人,SSI 发生率更高。

围手术期抗生素预防和常规引流均不能改善胆囊切除术后感染性并发症发生率。多项研究表明,择期胆囊切除术的低危病人未能从抗生素预防中获益(Chang et al,2006;Harling et al,2000;Koc et al,2003;Tocchi et al,2000;Uludag et al,2009)。最近一项胆囊结石手术登记研究证明急诊胆囊切除术也未能从预防性抗生素中获益(Jaafar et al,2014)。未接受抗生素预防病人术后感染率为 6.1%,接受抗生素治疗的术后感染率为 8.4%。

一篇 Cochrane 综述总结了 12 项研究,结论是不建议在单纯胆囊切除术中使用引流管(Gurusamy et al,2007)。最近一项关于急性胆囊炎使用引流管的随机对照试验也显示腹腔内感染率没有差别(Park et al,2015)。

胆总管残余结石

择期胆囊切除术病人胆总管结石发生率为 5% ~ 15%(Clayton et al,2006;Ebner et al,2004;Petelin,2003;Velanovich et al,2006a,2006b;Vezakis et al,2000)(见第 32、36 和 37 章)。在腹腔镜成为胆囊切除术标准术式之前,胆总管结石通常对病人的治疗和预后影响较小。部分原因是因为开腹胆囊切除术后再行经内镜逆行胰胆管造影(endoscopic retrograde cholangio-pancreatography,ERCP)并不比同时探查胆总管更有益(Neoptolemos et al,1987;Stain et al,1991;Stiegmann et al,1992)。向腹腔镜胆囊切除术的术式切换显著改变了疑似胆总管结石病人的治疗方法。目前普遍采用分层方法,即高危病人行 ERCP,中危病人行磁共振胰胆管造影(magnetic resonance cholangiopancreatography，MRCP），低危病人直接进行手术（Shapey et al，2012）。尽管术前在识别和清除胆总管结石取得了进展，但胆囊切除术后胆总管残余结石的发生率仍在 0.2% 至 2.3% 之间（Andrews，2013；Hamad et al，2011；Sanjay et al，2011；Shapey et al，2012）。这种情况下，常常很难鉴别残余结石是术中胆囊操作的后果，还是因为术前影像学检查不准确。

大多数胆总管残余结石病人在 6 周至 1 年内出现症状，最常见的是腹痛和/或黄疸（Sanjay et al，2011）。内镜下括约肌切开术是胆总管结石取石的标准方法，成功率为 87% ~ 100%（Bergman et al，1997；Granke et al，1988；Gupta et al，2008；Kawai et al，1974；Mo et al，2002；Ponchon et al，1989）（见第 29 章和第 36C 章）。值得注意的是，研究发现各临床情况相关的术前、术中和术后 ERCP，无一独具优势（Chang et al，2000；Wright et al，2002）。因此对可疑胆总管结石的治疗流程并不唯一。

迟发技术性并发症

胆囊结石溢出

很少有关于开腹胆囊切除术中胆囊结石溢出并发症的报道（Jacob et al，1979；Rothlin et al，1997）。这是因为开腹胆囊切除术中更容易控制胆囊结石溢出，掉落的胆囊结石更有可能被发现和取出。腹腔镜胆囊切除术中胆囊穿孔比较常见也较难控制。估计 6% ~ 40% 的腹腔镜胆囊切除术会发生胆囊穿孔和胆囊结石溢出（Brockmann，2002；Helme et al，2009；Schafer et al，1998；Soper & Dunnegan，1991）。原因多种，包括分离过程中过度牵拉、器械的直接穿刺，以及从套管取出扩张的胆囊。再加上寻找和取出溢出胆囊结石的难度增加，因此也大大增加了腹腔镜时代胆囊穿孔所致的并发症。

一项 Meta 分析纳入八项研究、累计 500 例以上腹腔镜胆囊切除术，报告了胆囊结石遗失情况：LC 术中结石遗失发生率约 2%，可导致 8.5% 并发症（Zehetner et al，2007）。结石溢出最常见的并发症是脓肿：腹腔内或腹壁脓肿（Dobradin et al，2013；Horton & Florence，1998；Wilton et al，1993；Zehetner et al，2007）。不常见的表现包括瘘管、肝脓肿和菌血症。甚至有结石侵蚀胸腔的报道，引起脓胸和伴有痰的支气管结石。

尽管胆囊结石溢出明显是手术中的事件，但胆囊结石溢出导致的并发症常在手术后数周至数月才出现，因此被称为迟发技术性并发症。据报道，因结石溢出并发症而再次手术的时间最晚为胆囊切除术后 15 年（Arishi et al，2008；Gooneratne，2010）。结石溢出导致并发症只是例外而非一定，因此我们并不建议在胆囊穿孔时就中转开腹。但应努力通过抽吸、镊子夹取和冲洗来取出结石。记录事件也是好的办法，并告知病人结石溢出可导致潜在并发症和/或混淆的影像学检查结果。值得注意的是，溢出的胆囊结石甚至被发现会模拟肝转移和腹膜转移（Arai et al，2012；Dasari et al，2009；Rammohan et al，2012）。

残留胆囊及胆囊管结石

有研究表明，多达 30% 的胆囊切除术后疼痛可能与胆囊切除术后残留胆囊管或胆囊里的结石有关（图 38.2）（Gui et al，1998；Walsh et al，2002）。这种情况下，有时很难确定结石持续

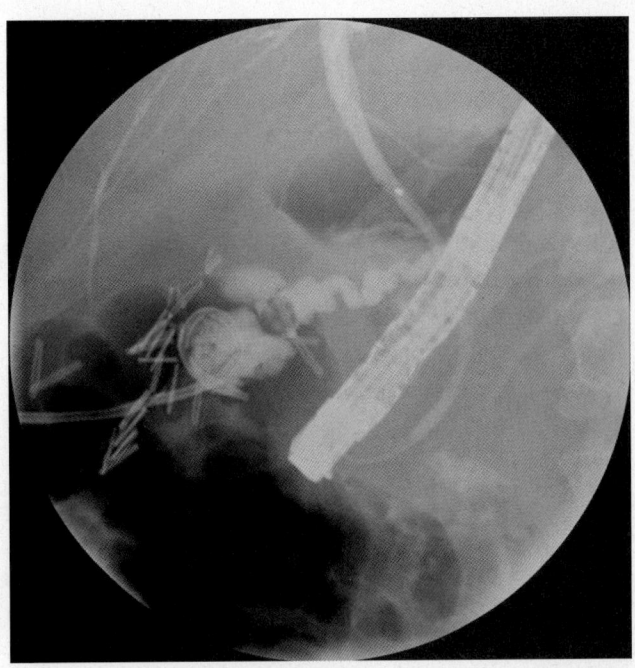

图 38.2　危险胆囊切除术后残留胆囊结石。此病例有一次艰难的胆囊切除术史，内镜逆行胆胰管造影显示，残留胆囊内可见一枚胆囊结石。一根经皮胆囊造瘘管已放置在残留胆囊中

存在于残留冗长的胆囊管中，还是残留胆囊中结石复发。

残留胆囊管结石的患病率难以估计。许多报道都是外科病例，因此仅报道了手术治疗残留胆囊管结石的病例。然而，观察性病例报告表明，腹腔镜时代胆囊切除不完全的情况比开腹时代更常见。这可能部分反映了微创手术时代次全胆囊切除术的流行。腹腔镜次全胆囊切除术首次报道于 20 世纪 90 年代初（Bickel & Shtamler，1993），已被证明是相对安全的（Ji et al，2006；Sharp et al，2009）。然而，对该手术所采用技术的系统评价表明，许多外科医生有意留下一个缝合或钉合关闭的胆囊袋（Henneman et al，2013）。这种方法与开腹次全胆囊切除术相反，后者留下的是与肝脏相连的胆囊后壁，在起始部通过荷包技术关闭了胆囊管（Bornman & Terblanche，1985）。尽管腹腔镜次全胆囊切除术更加方便，但的确增加了结石复发的风险。在一项研究中，腹腔镜次全胆囊切除术后残留胆囊管结石的发生率为 4.19%，而传统腹腔镜胆囊切除术仅为 0.02%（Palanivelu et al，2009）。

因为结石，可通过腹腔镜技术切除残留胆囊和胆囊管，也可开腹。然而，先进的内镜技术有潜力以更小的侵入性解决此问题（Benninger et al，2004；Phillips et al，2014）。Phillips 及同事（2014）最近阐述了他们机构治疗残留胆囊管结石的方法，展现了多学科诊治的潜能。共有 12 例病人，从胆囊切除术到发现残留胆囊管结石的平均间隔为 34.2 个月。所有病人均诉上腹和/或右上腹痛。12 例中有 6 例再次手术，其中 2 例因急性胆囊管阻塞伴炎症而进行急诊手术。这些手术都是先尝试腹腔镜，但都中转开腹。其余 6 例病人接受了 ERCP 非手术治疗。随访 9 例病人，7 例症状缓解。

胆道狭窄

LC 术后，胆总管的良性狭窄较为常见，而且几乎总是与局

部剖切、钳夹或结扎等形式的医源性损伤有关（Kassab et al，2006）（见第 42 章）。这些术后狭窄也可由迟发性"热损伤"或术中阻断缺血引起（Deziel et al，1993；Genest et al，1986）。腹腔镜手术后狭窄的发生率为 0～2.7%，而开腹胆囊切除术为 0.25%～0.5%（Deziel et al，1993；Strasberg et al，1996）。狭窄最常见表现为腹痛、发热和机械性梗阻引起的黄疸。随着时间的推移，胆汁淤积最终会引起胆总管结石和复发性胆管炎（Kassab et al，2006）。

　　胆道狭窄历来都是通过手术重建来处理，如前所述，在有经验的术者手里效果非常好（Lillemoe et al，2000）。然而，最近许多研究报道了内镜或经皮球囊扩张和/或支架置入术作为一种侵入性较小的方法治疗胆道狭窄的安全性和有效性（Gouma，2007；Kassab et al，2006；Vitale et al，2008）（见第 27 章、第 29 章和第 30 章）。虽然安全合理有效，但这些方法普遍需要延长疗程反复更换支架。外科手术仍是治疗大胆管离断、结扎、严重狭窄以及内镜/经皮入路治疗失败的主要手段。关于良性和恶性狭窄的内容在本书其他地方有更详细讨论。

功能性问题

Oddi 括约肌功能障碍

　　负责调节胆汁和胰液流动的结构称为 Oddi 括约肌。它由三部分平滑肌组成：胆总管括约肌，大约长 10mm；胰管括约肌，大致长 6mm；胆管和胰管汇合于十二指肠内的部分，接近 6mm 长（Bistritz & Bain，2006）。括约肌收缩时，会阻止胆汁和胰液向前流动。Oddi 括约肌具有三个主要功能：调节流入十二指肠的流量，防止从十二指肠反流至胆管和胰管，填充胆囊。括约肌功能的调节是复杂的，涉及神经和激素途径。

　　SOD 的诊断仍是难题。胆道和胰腺可能发生变异，诊断标准包括诊断 SOD 及鉴别胆管和胰管亚型（Behar et al，2006）（表 38.2）。胆管 SOD 病人的胆总管括约肌狭窄，而胰管 SOD 病人的胰管括约肌狭窄或两部分均狭窄（Behar et al，2006）。Oddi 括约肌测压（sphincter of Oddi manometry，SOM）是唯一能

够直接评估括约肌动力的检查方法。然而这种检查是侵入性的，有发生并发症的风险，尤其对于正常口径的胆管（Freeman et al，1996；Maldonado et al，1999；Sherman et al，1990）。有一些非侵入性技术可重复应用，但准确性不高（Cicala et al，1991，2002；Corazziari et al，1994；Madacsy et al，2000；Sostre et al，1992；Thomas et al，2000）。

　　胰管 SOD 的特征是胆囊切除术后数年反复发作胰腺炎。由于无法从血清学、影像学或病史中得出明确的病因，因此常称这种胰腺炎为特发性的。反复发作且经生化证实的胰腺炎但无其他病因的病人，应考虑诊断胰管 SOD。一项前瞻性队列研究表明，在这些推测诊断的病人中，Oddi 括约肌切开术，可防止绝大多数病人反复发作胰腺炎（Toouli et al，1996）。内镜下处理能否达到类似效果尚未证实（Behar et al，2006；Elton et al，1998；Tarnasky et al，1998）。

　　胆管变异 SOD 的诊断更为复杂（表 38.2）。根据病人典型胆道疼痛是否伴有肝功能检查（liver function tests，LFT）结果升高和/或胆管扩张，将其分为三组。典型疼痛、肝功能异常和胆管扩张为 I 型胆管 SOD。典型疼痛、伴肝功能异常或胆管扩张（两者非同时出现），为 II 型胆管 SOD。仅有疼痛为 III 型胆管 SOD（Baillie，2010）。胆囊完整时是否会发生 SOD 尚不完全确定，典型胆道疼痛且胆囊完整通常被认为是胆囊功能障碍，在诊断 SOD 前通常行胆囊切除术。

　　胆管 SOD 标准治疗方法是内镜下括约肌切开术（Behar et al，2006；Petersen，2004）。然而，胆管 SOD 三类亚型对手术的反应截然不同。I 型胆管 SOD 病人括约肌切开术后症状改善的可能性很高（>90%），因此推荐行括约肌切开术（Baillie，2010；Behar et al，2006；Rolny et al，1993）。II 型胆管 SOD 病人受益的可能性较小，因此如何治疗存在争议。有人提出，测压发现胆管括约肌基础压力升高的 II 型病人可能会从括约肌切开术中受益，但这仍然是有争议的（Behar et al，2006；Thatcher et al，1987；Viceconte & Micheletti，1995）。III 型胆管 SOD 开始形成共识。一项随机对照试验表明，胆囊切除术后疼痛没有肝功能显著异常或胆管扩张（<9mm）的病人，ERCP 括约肌切开术不会比安慰治疗获益更多（Cotton et al，2014）。因此，不推荐行 ERCP 括约肌切开术。

表 38.2　功能性胃肠病的罗马标准

类型	诊断标准	支持标准	亚型
胆囊功能障碍	①GB 或 SO 功能障碍的诊断标准 ②GB 存在 ③正常的转氨酶、结合胆红素以及淀粉酶或脂肪酶	无	无
胰管 Oddi 括约肌功能障碍	①GB 或 SO 功能障碍的诊断标准 ②淀粉酶或脂肪酶升高	无	无
胆管 Oddi 括约肌功能障碍	①GB 或 SO 功能障碍的诊断标准 ②淀粉酶或脂肪酶正常	血清转氨酶、碱性磷酸酶升高，或结合胆红素升高伴至少两次相关疼痛发作	I 型（胆道疼痛，两次以上 LFT 异常，胆管扩张大于 8mm） II 型（胆道疼痛、LFT 异常或胆管扩张） III 型（胆道疼痛，实验室检查或影像学表现无异常）

GB，胆囊；SO，Oddi 括约肌；LFT，肝功能检查。
　　所有病人的上腹部和/或右上腹部必须有中度至重度疼痛，持续 30 分钟或更长时间，以不同的时间间隔复发，建立到稳定水平，并且不能通过排便、姿势改变或抗酸剂缓解。也必须排除可以解释症状的结构性疾病。这些是功能性胆囊或 Oddi 括约肌疾病的基线标准。

胆囊切除术后腹泻

胆囊切除术后腹泻(postcholecystectomy diarrhea,PCD),定义为每天排稀便三次及以上。患病率很难估计,似在 1% 至 20% 之间,患病率的巨大差异很可能归因于人群和研究方法的异质性。PCD 病因多样。首先,胆汁持续流入十二指肠会导致进入结肠的胆汁酸增加,从而导致分泌性腹泻(Arlow et al,1987)。胆汁酸吸收不良也可参与其中,协同促进腹泻(Ford et al,1992;Merrick et al,1985;Sauter et al,2002;Sciarretta et al,1992;Suhr et al,1988)。其次,由于内容物加速通过结肠,可能会缩短肠道运输时间(Fort et al,1996)。心理和心身因素也可能发挥了作用(Hearing et al,1999;Ros & Zambon,1987;Stefaniak et al,2004)。已有研究评估了胆囊切除术后腹泻的术前预测指标。研究发现年轻肥胖男性病人更有可能 PCD(Fisher et al,2008),虽然其他研究没有发现此类长期预测因子(Yueh et al,2014)。

胆囊切除术后早期进行低脂饮食的确对 PCD 有预防作用(Yueh et al,2014)。PCD 的治疗主要是使用胆汁酸结合剂(如:考来烯胺)和传统的止泻药。正如预期那样,病因不同,文献报道胆汁酸结合剂治疗效果也不同(Arlow et al,1987;Fromm et al,1987;Sciarretta et al,1986)。

胆囊切除术后并发症的诊断

应当对胆囊切除术后疼痛的病人进行系统的评估,掌握合适的诊断工具至关重要。在进行放射学评估之前,应进行完整的病史询问、体格检查和实验室评估,包括 LFT 和胰酶检测。回顾手术记录和已有的影像学结果都会有帮助。随后通过超声检查和胰胆管造影检查来缩小 PCP 病人的鉴别诊断范围。

超声

评估 PCP 病人的首选影像学检查通常是经腹超声(transabdominal ultrasound,TUS)(见第 15 章)。超声成像快速、相对便宜且被广泛应用。高度依赖于操作者,在有经验的手里是可重复的。超声有潜力鉴别 95% 病人的梗阻性和非梗阻性病变,确定 85% 病人的梗阻原因(Baron et al,2002;Eisen et al,2001;Gandolfi et al,2003)。

术后早期,超声在鉴别腹腔积液方面特别有用,如胆汁瘤、脓肿或出血。如果积液量大,则进行超声引导下的穿刺抽液和培养。如果积液性状是胆汁或脓性,则原位放置引流管。胆瘘可保守治疗或采用内镜技术处理,如前所述成功率高。通过这种方式,超声可以对胆囊切除术后腹腔内积液进行早期分类。

TUS 难以进行胆管成像,且超声对胆总管下端结石敏感性降低(Dewbury & Smith,1983;Filip et al,2009)。超声显示胰管也很困难,因为上方覆盖的胃肠道气体通常会遮掩声窗。超声在识别 SOD 中的用途已有研究,但由于低敏感性和可重复性差,所以未能推广(Darweesh et al,1988;Rosenblatt et al,2001;Simeone et al,1982)。

内镜超声(endoscopic ultrasound,EUS)是一种替代方法,可提高胰胆管系统评估的敏感性和准确性(见第 16 章)。即使小的胆总管结石(直径小于 4mm),也可通过 EUS 检测到,准确率高达 98%,稍好于 ERCP(Amouyal et al,1994;Ney et al,2005)。EUS 也被认为是检测残留胆囊结石的最有用方法(Mohamadnejad 等,2014)。如果是少见的疑似肿块,EUS 还可进行细针穿刺活检,其准确性优于 ERCP 刷检(Erickson & Garza,2001;Stewart et al,2001)。由于胰管未被插管,EUS 后发生胰腺炎的风险远低于 ERCP。因此,EUS 适用于血清胆红素升高(伴或不伴碱性磷酸酶升高)和胆总管 TUS 测量值大于 8~10mm 的病人。若结果阴性,则可避免 ERCP,从而降低放射暴露、检查后胰腺炎和括约肌切开术后出血或穿孔的风险。首选 EUS 可避免 1/2 到 2/3 的病人行 ERCP(Filip et al,2009;Petrov & Savides,2009)。

EUS 的缺点是需要镇静剂,不能广泛应用,并且也没有治疗作用,包括无法治疗胆管结石症。此外,对于十二指肠狭窄、手术吻合,及曾行括约肌切开术、括约肌成形术或胆道支架植入术的病人,由于胆道内空气的存在会造成伪影,也限制了 EUS 的应用(Stewart et al,2001)。

胆胰管造影

胆胰管造影可以直接显示胆管树、乳头和胰管,诊断 PCP 病因的敏感性和特异性高。MRCP 越来越多地应用于胆囊切除术后出现相关问题的病人(见第 19 章)。虽然没有治疗价值,但它为胆道和胰腺各种评估过程提供了一种可靠、无创、无需镇静的方法。此外,产生的图像可作为介入治疗的路线图。胆囊切除术后肝功能异常和胆总管扩张(>10mm),但超声未见结石或其他病变证据,可以考虑行 MRCP(Terhaar et al,2005)。

据报道,MRCP 检测胆总管结石的敏感度为 95%~100%,特异度为 88%~97%(Schofer,2010;Tse et al,2006),但也同样存在一些局限性。当检测小于 6mm 的结石时,敏感度就会下降(Terhaar et al,2005;Tse et al,2006),而胆总管十二指肠壁内段结石也可能检测不出(Van Hoe et al,2004)。该检查对于了解胆囊切除术后残余结石以外的各种问题也有价值。MRCP 很容易识别出残留胆囊及隐匿的结石。肝细胞特异性造影剂极大地提高了 MRCP 在评估胆瘘方面的效用。据报道,使用二种中的一种肝细胞造影剂,通过 MR 胆管造影检测胆瘘的敏感度范围为 85%~100%(Park et al,2004;Pilleul et al,2004;Ratcliffe et al,2014)。虽然 MRCP 经常高估狭窄的长度和程度,但胆管狭窄通常表现为管腔信号的短促变窄(Girometti et al,2010)。MRCP 在诊断 SOD 中的作用尚不明确,因为其与 ERCP 或胆道测压的相关性还未得到很好评估。此外,很难鉴别狭窄型和痉挛型乳头。促胰液素增强的 MRCP 有更好的诊断效用,但有关其预测 SOD 能力的数据仍存在争议(Aisen et al,2008)。尽管如此,MRCP 仍应作为评估 SOD 疑似病人胆道异常的一线无创性检查。

ERCP 是诊断和治疗胆道梗阻和/或胆瘘的有效方法(见第 20 和 29 章)。诊断梗阻的敏感性和特异性均大于 95%;发现病变后,还可能可以进行治疗性括约肌切开术、支架置入和/或收集可疑的癌变组织(Barthet et al,2002;Dancygier & Nattermann,1994;Lieb & Draganov,2007;Masci et al,2001)。ERCP 括约肌切开术或支架治疗胆瘘和残余结石成功率高,但也的确会带来并发症的风险。急性胰腺炎是最常见的并发症,在低、高危病人中的发生率分别为 5% 和 40%。此外,胰腺坏死、十二指肠或胆管树穿孔、多器官衰竭

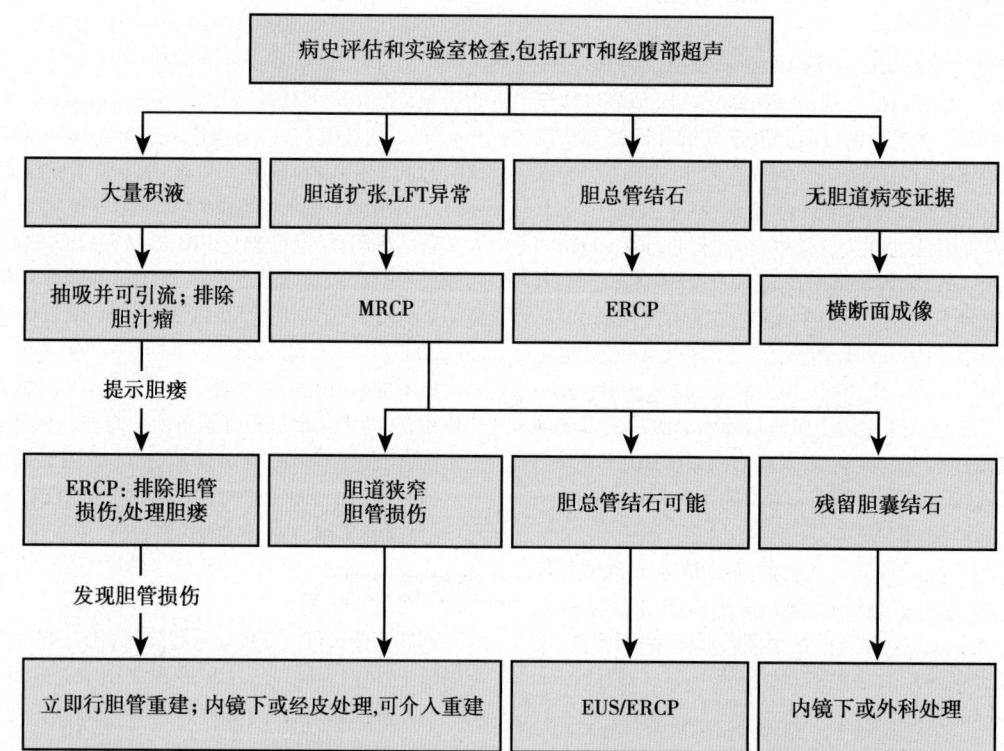

图38.3 胆囊切除术后疼痛的评估和处理。ERCP,经内镜逆行胰胆管造影;EUS,内镜超声;MRCP,磁共振胆胰管造影

和死亡也会发生,尽管不足 1%(Barthet et al,2002;Dancygier & Nattermann,1994;Lieb & Draganov,2007;Masci et al,2001)。某些情况下内镜进入胆管树的通路受限(例如:胃旁路转流手术病人),经皮肝穿刺胆管造影则是一种替代方法。

对于胆囊切除术后疼痛的 SOD 疑似病人,ERCP 也允许同时 SOM。这被认为是诊断 SOD 的有效方法(Khashab et al,2010)。连接到外部传感器的三腔导管分别放置在 Oddi 括约肌的胆总管部和胰管部,视频记录所测量的基线压力、相波幅度、持续时间和频率,以供后续分析(Csendes et al,1979;Geenen et al,1980)。SOD 是一个动态过程,对于有持续症状的病人,一次结果正常的内镜评估可能不充分(Khashab et al,2009;Varadarajulu et al,2003)。在一项针对 13 年期间接受 SOM 的 5 352 名病人的研究中,有 1 037 名 SOM 读数在正常范围内。其中 30 例因持续的症状重复 ERCP,60% 诊为 SOD(Khashab et al,2009)。

肝胆核素显像

接受了胆囊切除术的病人,核素扫描显示静脉内注射的肝胆放射性药物锝-99m[如:肝 2,6-二甲基亚氨基二乙酸(HI-DA)、乙基肝 2,6-二甲基亚氨基二乙酸(EHIDA)、二异丙基乙酰苯胺亚氨基二乙酸(DISIDA)],快速从肝细胞流入毛细胆管,然后进入胆总管,最终经 Oddi 括约肌进入十二指肠(见第 17 章)。对于疑似胆瘘的病人,胆管核素显像的敏感度高达 70%。然而此项检查单独应用有多个缺点。首先,该检查没有评估胆管外结构,因此几乎没有能力诊断胆瘘以外的并发症。其次,胆瘘的部位通常无法确定(Aduna et al,2005)。再次,肝

功能障碍时胆管核素显像敏感性较低。最后,胆管核素显像没有治疗价值。

核素扫描法也已用于 SOD。SOD 病人药物经乳头运输时间明显延迟,肝内外胆道系统可见淤滞。这种定量胆管造影有助于诊断胆囊切除术后怀疑患有 SOD 的病人,但作为独立检查并不可靠(Coraz-ziari et al,1994,2003;Madacsy et al,1999;Shaffer et al,1986)。

横断面成像

如果上述技术无法揭示 PCP 的病因,则可以使用计算机断层扫描(computed tomography,CT)(见第 18 章)或磁共振成像来排除术前未考虑的其他疼痛源(如肿瘤、肋骨骨折、肺炎)。胆囊切除术后并发症,如掉落的结石、脓肿、血肿或疝气,也容易被发现。CT 随时可用、快速,可作为早期分诊手段带来益处。"阴性"扫描结果可以确定术后症状在性质上并不是由明显的器质性疾病引起,从而将检查引导至其他方向。

胆囊切除术后疼痛的评估流程

鉴于胆囊切除术后疼痛的潜在病因不同,当病人出现疼痛时,没有唯一的流程可遵循。然而,建立一个能够评估和排除大多数疑似诊断的通用办法是有益的。图38.3 详细介绍了我们对胆囊切除术后疼痛病人的处理方法。在进行任何影像学检查之前,应进行完整的病史询问、体格检查和实验室评估。LFT 是唯一的最佳实验室检查,LFT 结果正常多少令人放心,因为胆瘘和胆管梗阻时,通常会看到特定模式的紊乱。鉴于 TUS 方便可及、费用以及对各种胆囊切除术后问题可靠的敏感

性或特异性,我们通常更喜欢选择 TUS 作为最初的影像学检查。LFT 和 TUS 的组合检查通常有助于鉴别诊断。如果发现大量液体积聚,可进行抽吸,以鉴别脓肿和胆汁瘤,或者纯粹是积液。如果发现胆瘘,建议行 ERCP 以明确诊断和治疗。如果发现肝功能异常和胆管扩张,除非在超声上发现胆总管结石,否则倾向于选择 MRCP 作为下一项检查。MRCP 能够可靠地识别和区分各种诊断,包括胆总管结石、残留胆囊结石、胆总管狭窄和积液,随后进行确定性治疗。如果 LFT 和超声提示没有胆管病变的证据,应行 CT 扫描,以排除在胆囊切除术前就已经存在的其他潜在病因。如果肝功能正常、超声检查阴性和 CT 扫描阴性,通常不需要进一步住院检查。

结论

胆囊切除术是西方国家最常见的腹部手术,适用于多种适应证。尽管微创方法已极大性地改善了胆囊切除术的并发症发生率和死亡率,但以往罕见和特殊并发症也越来越常见。胆囊切除术后持续性或复发性疼痛很常见,因此必须全面了解其鉴别诊断。PCP 的病因可根据其发病时机以及是器质性的还是功能性的分为三类。对这些病人建立一个实验室和影像学评估的鉴别诊断流程,可帮助医务人员及时明确诊断并开始适当治疗。

(吴文川 译　樊嘉 审)

第 39 章

肝内胆管结石

Itaru Endo, Ryusei Matsuyama, Ryutaro Mori, and Hiroshi Shimada

概况

原发性肝胆管结石(肝内胆管结石)是指左右肝管汇合处以上的胆管内存在的结石。当然存在肝内胆管结石的同时,胆总管(common bile duct,CBD)和/或胆囊内亦可以同时存在结石。原发性肝胆管结石在东亚地区最为常见,以反复发作的胆管炎为特征,若得不到适当治疗,可演变成败血症、胆汁性肝硬化,甚至死亡。其还与肝内胆管细胞癌(cholangiocarcinoma,ICC)的发生有关。虽然城市已成为主要的流行地区,原发性肝胆管结石的发病率有所下降,但随着近年来肝胆外科手术的增加和长期生存率的提高,与过去胆道手术有关的继发性肝胆管结石和胆道畸形相关的肝胆管结石的发生率有所增加。

原发性肝胆管结石可通过超声检查(ultrasonography,US)、计算机断层扫描(computed tomography,CT)和磁共振成像(magnetic resonance imaging,MRI)来诊断。直接胆道造影和CT三维成像对决定性的治疗措施有较大帮助。

原发性肝胆管结石的治疗方法大致可分为肝部分切除术和内镜治疗。治疗方法的选择需要根据每个病人的临床表现和结石位置,因人而异。肝脏切除可以同时消除胆管狭窄,所以结石复发率一般较低。虽然通过内镜治疗可以达到满意的结石清除率,但如果胆管狭窄没有完全解决,结石复发率会比较高,进而可导致胆管炎反复发作,乃至引发ICC。当疾病局限于肝左叶时,并伴有萎缩时,可进行肝切除术。对于双侧肝叶多发胆管狭窄的病人,一般采用经皮经肝胆道镜碎石术(percutaneous transhepatic cholangioscopic lithotomy,PTCSL)联合球囊扩张术来清除结石和治疗胆管狭窄。双侧肝切除术可以提供更好的结石清除率,并且由于有效清除病变肝脏而降低了ICC的风险。即使在西方国家,原发性肝胆管结石也需要谨慎处理可能存在的ICC,应考虑进行10年以上的长期随访。

流行病学

原发性肝胆管结石(肝内胆管结石)常见于东亚病人。然而,即使在亚洲各地区之间,其发病率也不尽相同(表39.1)。在日本,厚生劳动省组织了一个研究小组来评估流行病学和改善预后。该肝胆管结石研究小组在过去40年中进行了7次全国性调查。他们的研究显示,原发性肝胆管结石在所有胆石症病人中的发生率从3%下降到1.8%(Suzuki et al,2014)。虽然原发性肝胆管结石主要发生在亚洲,但随着全球范围内旅行这一现象日益普遍和从亚洲移居到西方国家的人数增多,西方国家的发病率也在增加。

表 39.1 有关原发性肝胆管结石相关报道中肝内胆管结石的发生率

文献,发表年份	国家和地区	病例总数/例	原发性肝胆管结石总数/例	所占比率/%
亚洲				
King,1971	马来西亚	661	120	18.2
Nakayama et al,1984	新加坡	647	11	1.7
Nakayama et al,1991	中国	394	83	21.1
Han et al,1992	韩国	1 344	145	10.8
Uchiyama et al,1996	日本	105 062	2 353	2.2
北美洲和南美洲				
Best,1944	美国	456	35	7.6
Glenn et al,1961	美国	169	22	13.0
Bove et al,1963	巴西	2 000	20	1.0
Yarmuch et al,1989	智利	17 200	251	1.5
欧洲				
Lindström et al,1977	瑞典	804	5	0.6
Simi et al,1979	意大利	2 700	36	1.3

病因学

在 70%~80% 的病例中,原发性肝胆管结石的病因仍然未明。后天因素包括胆汁组分改变、胆道梗阻和胆汁淤滞,而感染则被认为比先天或遗传因素起着更为重要的作用(Balasegaram,1972)。与城市地区相比,农村地区原发性肝胆管结石的发病率更高,这也提示了肝胆管结石的发病率与营养不良和环境因素有关(Hamaloglu,1992;Matsushiro et al,1977)。在日本,随着城市化进程的推进,细菌感染的机会不断下降,这也可以解释胆色素结石发病率的减少。事实上,已经注意到胆汁中细菌的存在的确减少了(从 1913 年的 92.1% 到 1961 年的67.3%)(Nakayama et al,1970)。

肝内胆管结石按成分可分为胆色素钙结石和胆固醇结石(见第 8 章)。胆色素钙结石居多,约占 75%。长期以来,胆道系统的感染一直被认为是胆色素结石的原因之一。Maki 及其同事(Maki et al,1962;Maki,1966)发现含有胆色素结石的胆汁中 β-葡糖醛酸酶活性增加,说明细菌污染引起的 β-葡糖醛酸酶活性增加可能是重要成石因素。葡糖醛酸结合胆红素是胆红素的主要成分,可溶于水。但当它被 β-葡糖醛酸酶(可能来自细菌)水解后,会转化为非结合胆红素,而非结合胆红素的溶解度较低。一般认为,非结合胆红素与胆汁中的钙离子结合,然后以胆红素钙的形式沉积。另一方面,原发性肝胆管结石病人的胆汁中含有大量的己糖胺、己糖(半乳糖和甘露糖)和硫酸化糖蛋白,而从正常胆汁中获得的成分中不含这些硫酸化糖蛋白。据推测,在胆结石中发现的酸性黏多糖,如己糖、己胺和 L-果糖,在碳酸钙颗粒的凝固中提供了一种桥接机制(Matsushiro et al,1968,1977)。尽管西欧有大肠杆菌与 CBD 结石相关的报道,但那里肝内胆管结石的发生率仍然很低,所以单纯的胆道感染不太可能是原发性肝胆管结石的病因。

肝内胆红素钙结石的一个特点是,与胆囊和 CBD 中的胆红素钙结石相比,胆固醇含量相对较高(Shoda et al,1991;Yamashita et al,1988)。肝胆汁中的胆固醇可能是由于肝细胞胆固醇分泌增加而导致的相对胆固醇过饱和,也可能是由于胆汁磷脂和胆汁酸减少而导致的(Shoda et al,1995)。特别是磷脂分泌的减少会导致胆固醇溶解减少,更容易产生成石胆汁(Komichi et al,2003;Nishioka et al,2004;Sakamoto et al,2002)。

胆小管膜上的转运蛋白参与分泌,因此也可能是导致胆汁成分变化的一个因素(Trauner et al,1998)。多药耐药蛋白 3(multidrugresistance protein 3,MRP3)参与磷脂分泌,因此人们关注的是这种转运蛋白在胆石症发展过程中的作用,它是导致胆汁成分变化的膜蛋白,比参与胆红素排泄的多药耐药相关蛋白 2(multidrug-resistance-associated protein 2,MRP2)和参与胆汁酸分泌的胆盐输出泵蛋白(bile salt export pump protein,BSEP)更重要(Gerloff et al,1998;Gros et al,1986)。

慢性胆道炎症的存在已被证明可通过增加黏蛋白核心蛋白(mucin core proteins,MUC)的分泌促进结石的形成。此外,在胆道感染中,病原体相关的分子模式,如细菌脂多糖和脂油酸,与胆管上皮细胞膜上的 Toll 样受体结合。这就激活了细胞内信号分子,如蛋白激酶、核因子 κB、MUC2 和 MUC5 的表达量增加。胆管上皮的炎症细胞因子的产生也增加。这些因素与结石形成和慢性增生性胆管炎有关。

这种疾病本身包括复发性化脓性胆管炎(见第 44 章),它在东南亚地区流行,1930 年由香港大学 Digby 及其同事(1930)首次报道。华支睾吸虫(*Clonorchis sinensis*)、蛔虫(*Ascaris lumbricoides*)和片形吸虫(*Fasciola* spp.)(见第 45 章)可导致胆道上皮的炎症。在华支睾吸虫感染,当虫卵数量较少时,病人通常没有症状,但一旦出现 500 到 1 000 个虫卵,通常会出现胆管阻塞、化脓性胆管炎和肝吸虫病(hepatic distomiasis),因为寄生虫的碎片或虫卵可以作为结石形成的孳生地。粪便或胆汁中的虫卵和外周血嗜酸性粒细胞增多是本病的重要诊断依据。在没有地方性寄生虫感染的地区出现原发性肝胆管结石支持胆道寄生虫可能不是胆石症的主要原因。

在日本原发性肝胆管结石高发地区——长崎县上五岛(约占胆石症的 30%)进行的一项调查中,特异性人类白细胞抗原(A26、B44、BW54、CW7、DR6)的表达高于无肝内胆管结石病人。然而,这些遗传因素的致病作用仍不确定(Furukawa et al,1994)。

继发性肝胆管结石

据推测继发性肝胆管结石可能与过去胆道手术和先天性胆道畸形相关(Kim et al,1995)。先天性胆管囊肿,包括 Caroli 综合征,因其解剖学特征——肝内外胆管的扩张和狭窄而著称(见第 46 章)。肝内胆管结石在先天性胆管囊肿的成年病人中有 12%~17% 的发生率(Matsumoto et al,2003;Morine et al,2013)。随着近来肝胆管外科手术的增加和病人长期存活率的提高,由于胆肠吻合口或胆管端端吻合口狭窄而导致的继发性肝胆管结石有所增加(Pitt et al,1994;Schmidt et al,2002)。

先天性胆管囊肿是一种常伴有肝内胆管狭窄和胆管扩张的疾病。先天性胆管囊肿与肝内胆管结石(Fujii et al,1997)以及胆管癌的高发病率(10.6%~20.3%)(Morine et al,2013;Tashiro et al,2003)有关。先天性胆总管囊肿胆肠转流术后3.5%~23.5% 的病人出现肝胆管结石(Chijiiwa et al,1994;Kim et al,2008;Takeshita et al,2011;Tsuchida et al,2002;Uno et al,1996)。胆汁污染与胆管狭窄、吻合口狭窄和肝肠吻合术(Rouxen-Y)可能是致病因素(Kaneko et al,2005),但发病机制仍不清楚。IVA 型囊肿最常出现晚期并发症,包括肝内胆管结石和吻合口狭窄(Kim et al,2008;Takeshita et al,2011)(见第 31 章和第 42 章)。

除了由于胰液长期刺激胆汁黏膜而增加致癌的可能性外,胆肠吻合口本身也可能由于受污染胆汁的刺激而加速致癌,即使在良性条件下也是如此(Bettschart et al,2002;Hakamada et al,1997;Tocchi et al,2001)(见第 51 章)。先天性胆管囊肿切除术后并发胆道恶性肿瘤的风险为 0.7%~5.4%(Kobayashi et al,1999;Ohashi et al,2013;Takeshita et al,2011;Watanabe et al,1999)。事实上,甚至在胆总管囊肿(choledochal cyst,CC)切除15 年后(Soares et al,2014)胆道恶性肿瘤的风险仍然很高。因此,在先天性胆管囊肿行肝管空肠吻合术后,细致的长期监测是很重要的,因为人们怀疑癌症风险会增加一倍(Tsuyuguchi et al,2014)。

表39.2 原发性肝胆管结石中肝内胆管细胞癌（ICC）的发生率

文献	原发性肝胆管结石例数	ICC例数	所占比率/%
Koga et al,1985	61	3	4.9
Chen et al,1989	1 105	55	5.0
Sheen-Chen et al,1991	101	5	5.0
Chijiiwa et al,1993	85	6	7.1
Kubo et al,1995	113	10	8.8
Liu et al,1998	96	15	15.6
Huang et al,2003	209	5	2.4
Chen et al,2004	103	10	9.7
Cheung et al,2005	174	10	5.7
Herman et al,2005	48	1	2.1
Lee et al,2007	123	3	2.4
Li et al,2012	718	2	0.3

胆管癌

肝胆管结石病人继发胆管癌后往往与不良的长期预后相关（见第51章）。亚洲的中心报道的肝胆管结石病人中胆管癌的发病率在2.1%到16%之间（表39.2）。相比之下，肝胆管结石在西方国家并不常见，发病率高达2.4%（Endo et al，2008；Lindström，1977；Simi et al，1979年；Shore et al，1970）。Vetrone及其同事（2006）在22例接受手术治疗的肝胆管结石病人中，仅发现一例肝外胆管黏膜内腺癌。另一方面，Tabrizian及其同事（2012）报道，在14年的随访期内，伴随性胆管癌的发病率高达23.3%（7/30）。此外，Al-Sukhni及其同事（2008）报道称，在20年的研究期间，42名病人中有5名（12%）发现了胆管癌。Guglielmi及其同事（2014）前瞻性地收集了来自五个意大利三级肝胆中心的161例肝胆管结石病人的队列。从他们的数据库中，23名（14.3%）病人同时患有ICC。从以上报道来看，虽然西方国家肝结石病的总体发病率较低，但东西方国家的合并肝胆管结石的胆管癌的发病率是相似的。因此，即使在西方国家，肝内胆管结石也需要对ICC的可能存在进行仔细地评估。

虽然肝胆管结石与胆管癌的关系已被广泛认识，但其确切的致癌机制尚不清楚。胆管炎引起的持续炎症会导致的反复组织损伤和再生。这种反复的炎症过程可能导致癌变。增生性上皮细胞常呈乳头状瘤或腺瘤样，常与结石有关（Koga et al，1985）。Ohta及其同事（1991）报道，不同程度的增生性胆管上皮与慢性增生性胆管炎有关，并存在于嵌顿结石周围。黏液核心蛋白和细胞角蛋白表达的黏膜异型增生可能是胆管癌的前兆（Zen Y et al，2006）。

目前还没有明确的症状或临床表现与原发性肝胆管结石病人并存胆管癌有关。因此，在所有病例中都应考虑到同时存在胆管癌的可能性，特别是有不寻常表现的病例，如体重减轻、贫血或顽固性疼痛时更应如此（Sheen-Chen，1991）。

Chijiiwa及其同事（1995）报道，在85例原发性肝胆管结石病人中，有6例（7%）死于胆管癌，平均随访时间为6年。Cheon等（2009）也报道，肝内胆管结石病人随访期间胆管癌晚期发生率为4.8%（11/225）。从初始治疗到发生胆管癌的平均间隔时

间为10.7年（6.6~19.7年）。半数病人的胆管癌发病部位与最初的肝胆管结石部位不同。根据日本的一项调查，年龄大于65岁和取石作为唯一初始治疗是随后发展为胆管癌的显著风险因素（Suzuki Y et al，2014）。进一步亚组分析显示，年龄大于65岁和存在胆道狭窄，这两项指标作为有胆肠吻合史病人发生胆管癌的显著危险因素。在无胆肠吻合史的肝胆管结石病人中，左叶的位置和结石复发是发生胆管癌的显著危险因素。部分肝切除术治疗是降低胆管癌风险的重要因素。最近的一项调查显示，胆肠吻合术和肝脏萎缩是胆管癌发展的重要预测因素（Suzuki et al，2012）。胆管癌容易发生在门静脉阻塞的萎缩性肝脏中（Kubo et al，1995）。因此，对伴有肝内胆管结石和胆道狭窄的萎缩性肝脏进行肝切除术可降低胆管癌的风险（Uenishi et al，2009）。此外，有研究表明，服用熊脱氧胆酸（ursodeoxycholic acid，UDCA）可减少胆管癌的发生（Suzuki et al，2014）。

症状

约有60%的原发性肝胆管结石病人发生腹痛、发热、黄疸为表现的Charcot三联征（Liu et al，1998）（见第43章）。这些与化脓性胆管炎有关的症状往往长期反复发作。严重的胆管炎有时伴发肝脓肿和细菌性休克。败血症休克病人常出现感染性休克，病人常发展为弥漫性血管性胆道病。另一方面，有些病人可以没有任何症状。根据日本的一项调查，20%的肝胆管结石病人没有症状（Nimura et al，2000）。在无症状肝胆管结石病人的长期随访中，122名病人中有14名（11.5%）出现症状（Kusano et al，2001）。在难治性病例中，当结石不能完全清除或胆管狭窄不能消除时，肝内胆管结石很可能复发。由于慢性复发性胆管炎所致的胆汁性肝硬化病人会出现症状，往往进展为肝功能衰竭。随访中胆管癌病人常出现腹部肿块、腹水，引起腹胀及体重减轻。

诊断

肝内胆管结石伴发的急性胆管炎可通过全身炎症、胆汁淤积和显示肝内胆管扩张、狭窄和结石形成的影像学表现（Kiriyama et al，2013）来予以诊断。急性胆管炎的严重程度可有多种不同，通常是根据病史和体格检查作出诊断，至少是可疑诊断。发热、黄疸和右上腹部疼痛等为特征的Charcot三联征是急性胆管炎的典型表现。然而，只有50%~70%的病人在急性期表现出这三种特征。

血液检测结果通常显示白细胞计数升高、肝胆酶水平升高和高胆红素血症，大约20%的病人淀粉酶水平也会升高。血液细菌培养通常呈阳性，最常见的分离微生物是大肠杆菌、克雷伯菌和肠杆菌（Herman et al，2005）。若胆汁做细菌检测时，大约85%的病例可以检测到菌株。胆汁培养物通常生长革兰氏阴性菌，如大肠杆菌、克雷伯菌和肠杆菌。由肠球菌和铜绿假单胞菌引起的胆管炎变得更为常见（Csendes et al，1996；Kwon et al，2013）。研究显示，在胆管癌病人中，23名病人中有18名（78.3%）的血清癌抗原（cancer antigen，CA）19-9高（Han et al，2009）。

影像诊断

肝内胆管结石的存在是诊断肝内胆管结石的重要影像学表现,但结石所在胆管分支的位置在治疗规划的制定中也非常重要(Federle et al,1982;Ohto et al,1984;van Sonnenberg et al,1986)。

关于结石的位置,日本肝胆管结石研究小组将仅局限于肝内胆管的结石病人分为 I 型,肝内胆管和肝外胆管结石的病人分为 I E 型,进而按结石部位分为:右侧为 R 型,左侧为 L 型,右侧和左侧为 LR 型,尾状叶为 C 型。根据胆管狭窄部位提出了其他几种分类方法。图 39.1 说明了 Takada 及其同事提出的分类系统(1978 年)。

有价值的影像检查包括超声、CT 和 MRI,但也有一些胆道直接成像方法可供使用,如内镜逆行胆管造影术(endoscopic retrograde cholangiography,ERC)或经皮肝穿刺胆管造影术(percutaneous transhepatic cholangiography,PTC),也可以通过十二指肠乳头或经皮胆管镜检查术(transpapillary or percutaneous cholangioscopy,PTCS)。由于胆管炎(胆管炎也可能与胆石症共存)和以往的胆道手术相关的变化和技术限制,肝内胆管结石的放射诊断可能很困难。因此,可能需要高技巧性的手术操作,如肝切除和/或多种内镜碎石术。故与胆囊炎或胆总管结石病人不同,肝胆管结石病人通常在高流量的三级医院接受治疗。

近年来原发性肝胆管结石的新发病例有所减少,而以前做过胆道重建手术的病人继发肝胆管结石却在增加。继发性肝胆管结石常发生在先天性胆管囊肿手术后。在这种情况下,由于以前曾做过肝管空肠吻合术等胆道重建手术,诊断可能更加困难。

诊断是否并存 ICC 非常重要(见第 50 章),胆管癌可能发生在胆管狭窄的部位,但由于存在结石、炎症或囊肿等基础疾病,单凭影像学的鉴别诊断可能非常困难。因此,ICC 常是在手术中被偶然发现(Chijiiwa et al,2002;Kubo et al,1995;Ohta et al,1991)。对于年龄较大的严重胆管狭窄病人,建议术前进行胆汁细胞学检查和术中切缘冷的冻切片检查。

肝胆管结石包括胆红素钙结石和胆固醇结石。胆红素钙结石常出现在肝门附近的左、右肝管内,常见有狭窄、扩张等严重的形态学改变。另一方面,胆固醇结石,是在节段性和周围胆管分支中发现的较小结石,往往是多发性的。胆管扩张通常只限于结石存在的部位,上游胆管扩张并不常见。此外,通常看不到下游胆管的狭窄,这一发现与胆红素钙结石不同。胆固醇结石在 CT 上是不可见的。

当怀疑肝胆管结石的诊断时,首选应进行无创性的腹部超声检查,如果强烈怀疑肝胆管结石诊断,则应进行 CT 或磁共振胆管造影(magnetic resonance cholangiography,MRC),避免其他不必要的检查。如果证实存在结石,进一步的检查(如直接胆道造影),以确定结石的部位,有助于治疗规划的制定。

腹部超声检查

腹部超声方便、无创,能很好地展现结石和扩张的胆管,因此其是怀疑肝胆管结石时最初的影像学检查方式(见第 15 章)。胆红素钙结石在肝胆管结石中常见,其回声性与肝脏相同或稍高,声影较弱(图 39.2A 和 B)。结石部位远端胆管常扩张。同时,胆固醇结石比周围的肝实质有更高的回声性和更强的声影(图 39.2C)。胆管扩张的区域往往局限于结石所在的位置(Cohen et al,1991;Kim et al,1990)。

其他提示肝胆管结石存在的影像发现包括节段性肝脏萎缩和节段性血流减少(Tanaka et al,1996)。重要的一点是,结石不一定都有声影。胆汁淤积时胆管内也可出现低回声区,并伴有声影,因此应仔细注意其与肝内胆管结石的鉴别诊断(见图 39.2C)。腹部超声的另一个缺陷是,如果胆管内有高回声性的胆汁淤积,则可能无法展现胆管(Liu et al,1998)。

腹部计算机断层扫描

腹部 CT 不仅可以发现结石,还可以提供结石所在的肝内胆管内的位置信息,以及结石部位近端和远端是否有胆管扩张或狭窄(Itai et al,1980)(见第 18 章)。胆红素钙结石含钙量高,在 CT 上表现为高密度(图 39.3)。但肝内胆管结石的含钙量往往低于 CBD 结石,可能因 CT 密度值与胆汁相似而无法分辨。胆固醇结石的像素值几乎与胆汁相同,因此在 CT 上可能无法显示(图 39.4)。

肝胆管结石的节段性肝萎缩是肝切除的指征,因此 CT 上发现萎缩是一个重要发现。CT 上节段性萎缩可表现为胆管分支拥挤、门静脉血流减少、门静脉分支消失(图 39.5)。严重肝脏损害的病人也可有脾大(Lim,1991)。

肝内钙化灶是经常在筛查时被发现,但大多数情况下并不是由于肝内胆管结石,而是由于结核病、出血或寄生虫感染所致。因此,肝胆管结石诊断时还必须考虑其他发现。当黏土状结石充满胆管支的各段时,在影像学检查中可能不易识别结石。

磁共振成像

MRI 没有辐射暴露的风险,可以识别肝内胆管结石和胆管狭窄,对诊断原发性肝胆管结石有较大帮助(Kubo et al,1997;Park et al,2001,2004)(见第 19 章)。在 MRC 中,含水量少的结石与胆汁相比,信号强度相对较低,并表现为充盈缺损(图 39.6)。然而,如果存在胆汁淤积,则浓缩胆汁表现出低信号强度,故结石可能无法诊断,胆管也可能无法显示。胆道积气也有低信号强度,可误诊为"结石",因此必须注意鉴别诊断。此外,在鉴别诊断中,MRC 诊断充盈缺损和胆管狭窄时必须考虑是否合并肿瘤。

原发性肝胆管结石分型

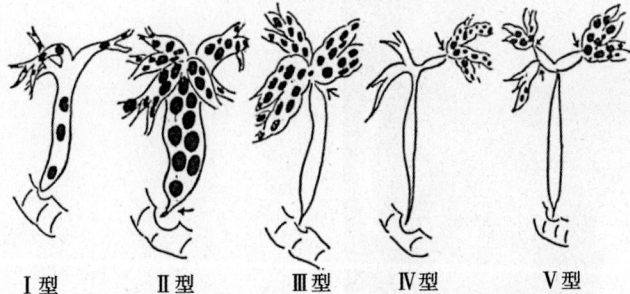

| I型 | II型 | III型 | IV型 | V型 |

图 39.1 Takada 及其同事提出的肝结石分类(1978)。根据结石的位置和狭窄程度分为五种类型。I 型:肝内外胆管无狭窄,胆管系统轻度扩张;II 型:胆管下段或十二指肠壶腹部有胆管狭窄,胆管明显扩张;III 型:肝门部胆管狭窄;IV 型:单侧肝叶胆管狭窄;V 型:双侧肝叶多发性胆管狭窄或双侧先天性胆管囊肿

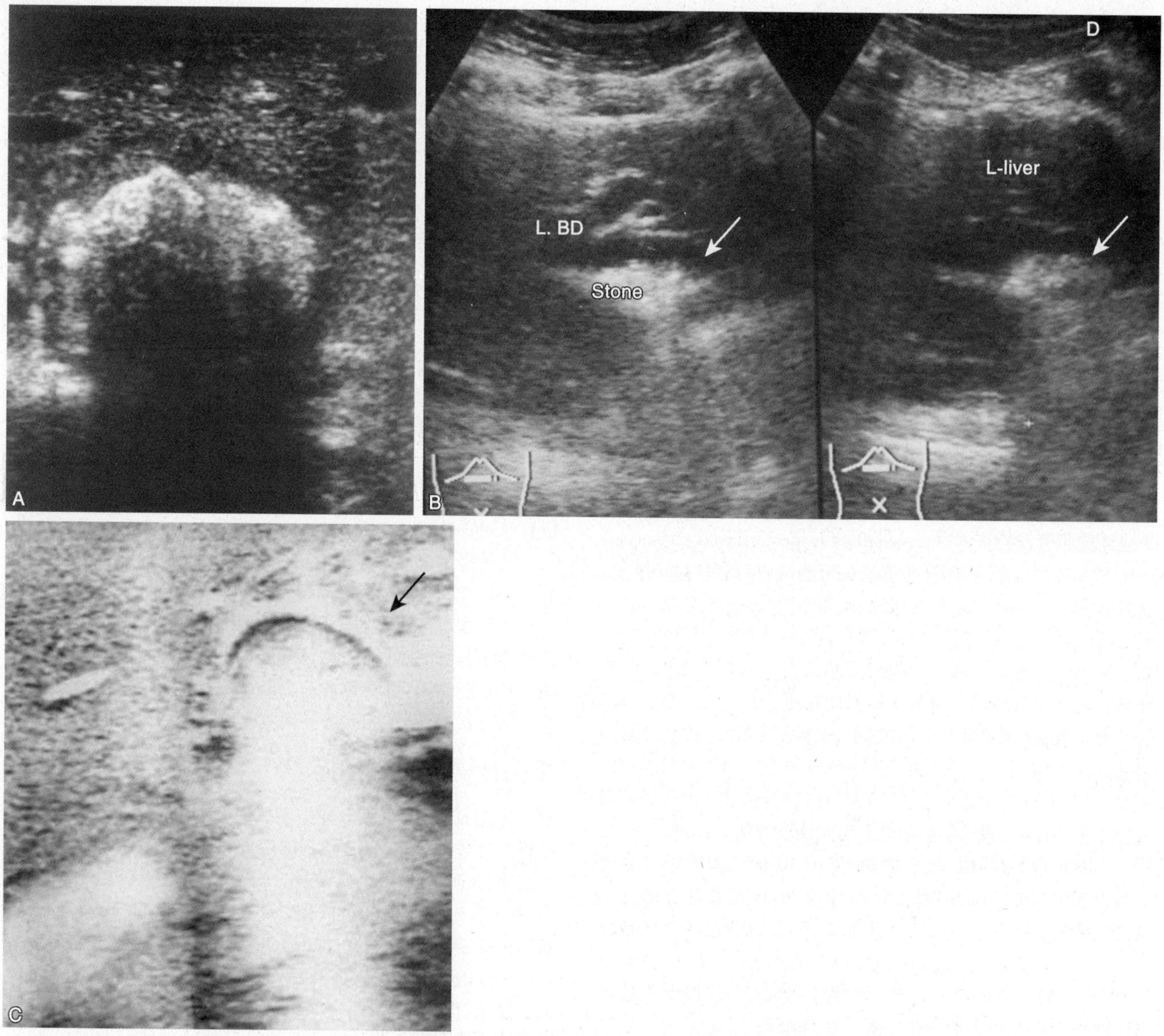

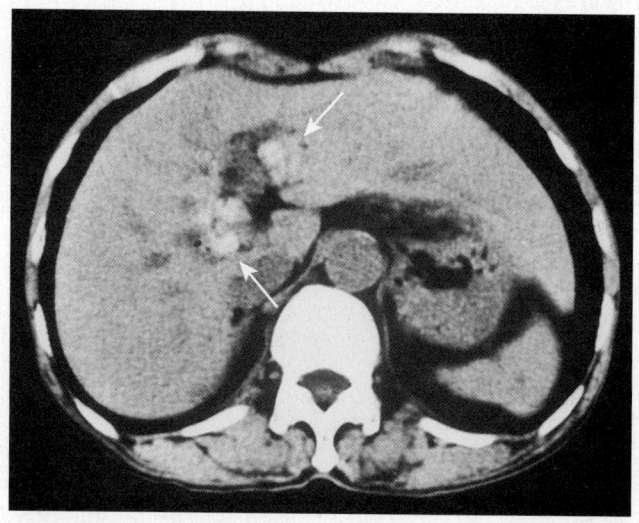

图 39.2 (A)肝脏腹部超声显示一阴影回声团。(B)无阴影的小回声结石群(箭头)。注意节下胆管中度扩张,管壁厚。(C)一强声影结石,呈线状圆形回声(箭头)。L. BD 为左胆管

图 39.3 CT 平扫显示双侧肝叶的高密度阴影(箭头)

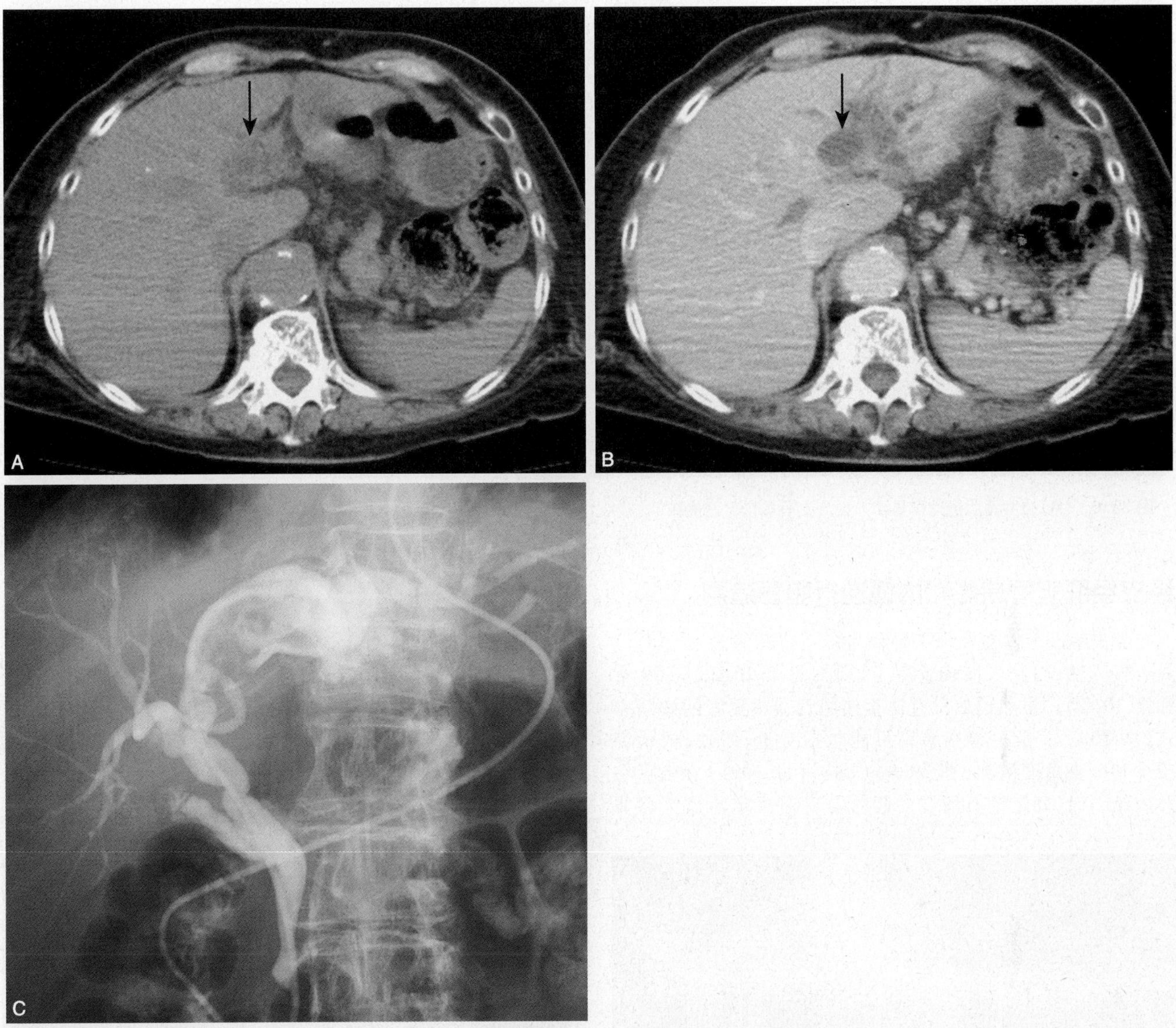

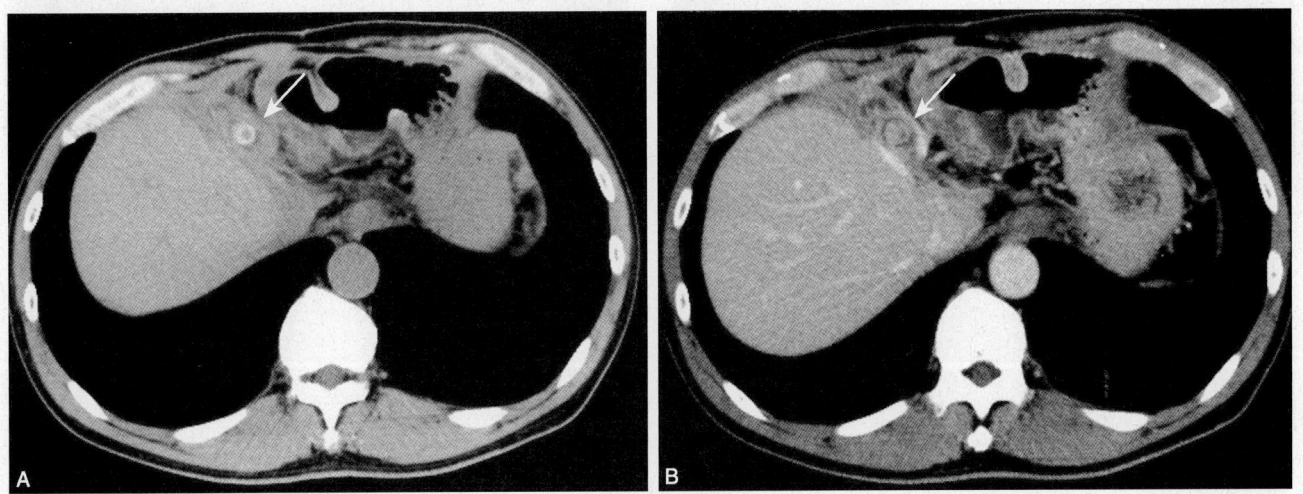

图 39.4　（A）CT 平扫显示肝脏内侧段与脐部相邻的低密度肿块（箭头）。（B）增强 CT 显示圆形低密度病变,提示大结石（箭头）,伴有胆管扩张和左肝萎缩。（C）内镜下逆行性胆道造影显示左肝管内有大结石

图 39.5　（A）CT 平扫显示左半肝有一个环状钙化的结石（箭头）,伴有明显萎缩。（B）增强 CT 显示左半肝严重萎缩。箭头表示肝内结石

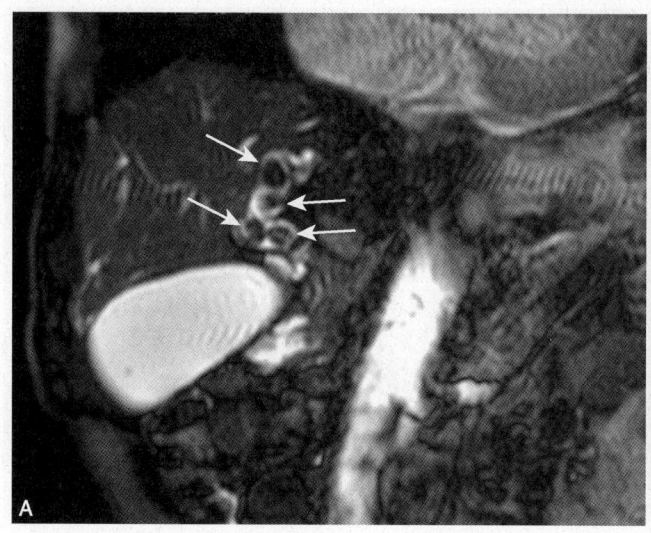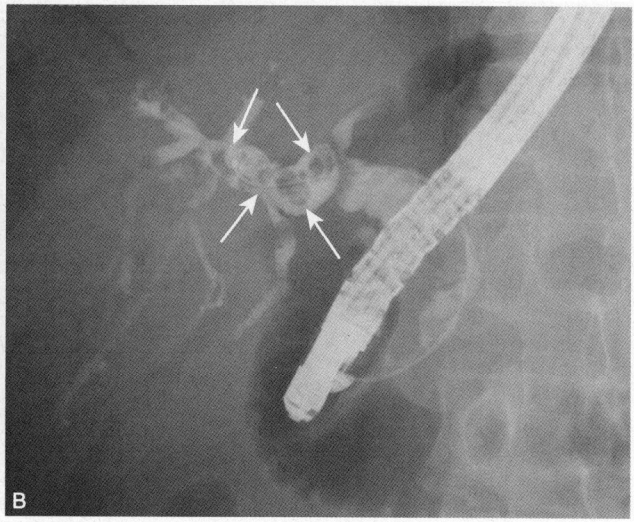

图39.6　（A）磁共振胆道造影显示前区分支有多个低密度结节（箭头）。（B）内镜逆行胆管造影显示扩张的前区分支有多个充盈缺损（箭头）

经皮经肝胆管造影和内镜逆行胆管造影

经皮经肝胆管造影（PTC）和内镜逆行胆管造影（ERC）具有侵入性，因此当前较少用于诊断（见第20章、第29章和第30章）。虽然仍然没有比直接胆管造影更好的诊断方式（图39.7）。胆管检查结果可能包括变直、僵硬、树状突减少和分支角度增加（图39.8）（Lim et al,1991）。当存在肝内结石时，确定结石所在的胆管分支对决定治疗策略非常重要，因此直接胆管造影通常必不可少。胆道镜也是一种有用的检查，依次扩张胆管通路，建立瘘管，然后方可进行胆道镜检查（图39.9）。胆道镜可以直接看到结石和狭窄，并可进行活检和治疗，如结石清除术。对于先天性胆总管囊肿的Roux-en-Y肝管空肠吻合术后发生的肝胆管结石，ERC在技术上是有挑战性的。最近，在这种情况下，双球囊肠镜被用于检查和取石（图39.10A 和 B）（Ono et al,2013）。

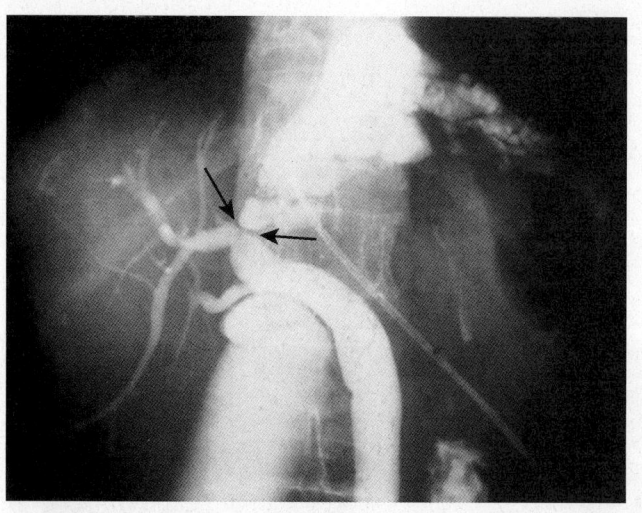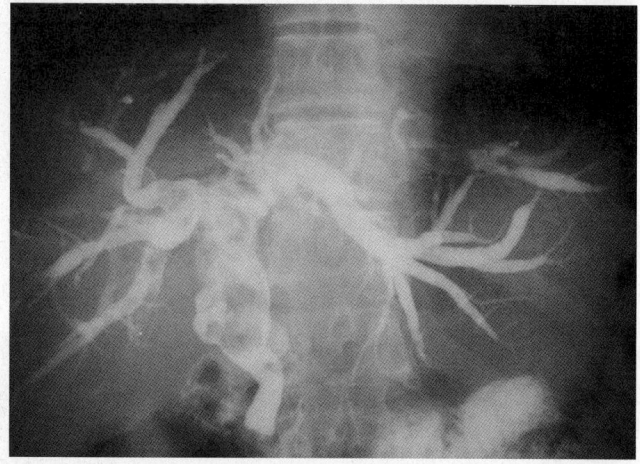

图39.7　经皮经肝胆管引流导管的胆管造影显示左肝管明显扩张，近端狭窄（箭头）

图39.8　内镜下逆行胆管造影显示肝内和肝外胆管的多处充盈缺损。肝内胆管表现为变直、僵硬、树状突减少、分支角增大、突然变细

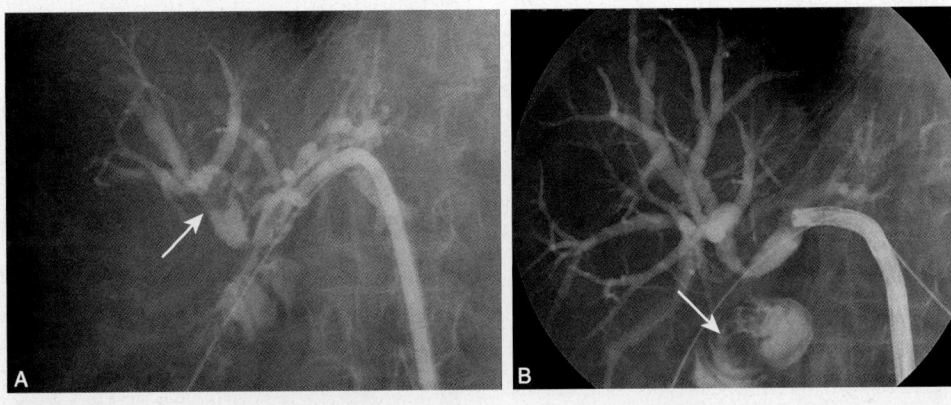

图 39.9　（A）先天性胆总管囊肿切除术后继发肝胆管结石 1 例。经皮胆管镜检查显示右肝管有结石（箭头）。（B）结石被用取石网篮拉入空肠（箭头所示）

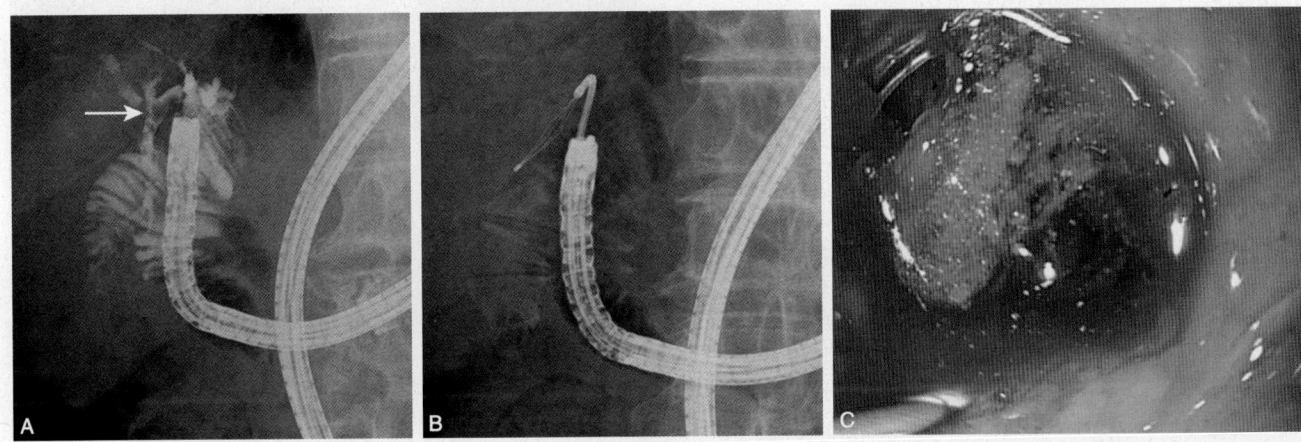

图 39.10　（A）肝门部胆管癌左半肝及尾状叶切除术后继发肝内胆管结石 1 例。双球囊肠镜胆管造影显示右后支有多处结石。（B）然后用网篮取石。（C）右后肝管内可见棕黄色结石

肝胆管结石的治疗

　　所有急性胆管炎病人的初始处理应包括静脉液体复苏和使用抗生素。支持性治疗还可包括有创监测、重症监护，以及对重症胆管炎病人的辅助通气支持。鉴于感染微生物广泛且有可能发生混合感染，因此需要使用广谱抗生素（Gomi et al, 2013）。必须评估胆管炎的严重程度，并进行必要的胆道引流治疗（Kiriyama et al, 2013）。随着引流处理和适当的抗生素治疗，目前急性胆管炎导致的死亡已经减少。然而，在重症胆管炎病例中，仍有 2.1% ~ 14.3% 的死亡率报道（Murata et al, 2011），因此需要对此类病人谨慎处理。

　　肝内胆管结石的确诊治疗一般包括彻底清除结石和解除胆道梗阻。胆道狭窄在肝胆管结石中有 35% ~ 96% 的发生率，是结石和胆管炎复发的主要因素。如果狭窄没有处理，则结石复发率很高。当不能彻底清除结石和消除胆管狭窄时，不可避免地会进展为胆汁性肝硬化，继而发展为胆管癌（Uenishi et al, 2009）。

　　当考虑取石（取石术）时，必须评估狭窄部位、严重程度、结石部位变化、先前的胆道手术以及并发胆管癌的可能性。具体来说，当一侧肝脏萎缩，伴有严重的胆管狭窄和扩张时，应考虑进行肝脏切除。但当结石存在于多个肝段或左右两叶时，即使进行肝切除术，有时也难以完全清除结石。在这种情况下，除肝切除术外，连续的胆道镜取石术可能有效。对于全身状况较差、有多次手术史或胆汁性肝硬化的病人，除了肝切除术，或不做肝切除术，胆道镜下取石术应是首选治疗方法。

药物治疗

　　由于肝胆管结石形成的病因尚未阐明，有效的药物治疗并未明确，因此药物治疗只能起到辅助作用。UDCA 是一种亲水性的胆汁酸，可保护肝脏细胞，并引起胆汁酸或胆红素代谢酶的活性提高，ABC 转运蛋白的活性增加，胆汁流速增加，胆汁黏度下降（Marschall et al, 2005；Paumgartner et al, 2002）。1981 年至 1991 年期间开展的一项观察性研究，纳入了 20 名诊断为 Caroli 综合征的病人，其中 17 例病人有肝内结石。用 UDCA 治疗后，在 12、18 和 48 个月后观察到 3 名病人肝内结石完全溶解（治疗前结石直径 6 ~ 9mm），9 名病人出现部分溶解，3 名病人在治疗 18 ~ 36 个月后结石大小或数量没有进一步减少，6 名病人的结石仍在溶解（Ros et al, 1993）。

　　辛伐他汀主要通过减少胆固醇的合成来降低血浆和胆汁中的胆固醇水平（Smith et al, 2000）。辛伐他汀降低 CBD 中胆汁成石性和胆汁酸疏水性的作用表明，该药可能对胆固醇胆石形成的早期阶段和需要利胆作用的人有效。在欧洲，长期使用

他汀类药物可降低因胆囊结石而需要行胆囊切除术的风险（Bodmer et al,2009）。另一方面，一项来自东亚的研究并不支持他汀类药物的使用与胆石症之间存在有益关联（Chiu et al, 2012）。

经皮经肝胆道镜取石术

随着经皮经肝胆管引流和扩张术技术的发展，无需开腹手术即可将导管置入肝内胆管（图 39.11）（Nimura et al,1988；Takada et al,1995）（见第 30 章和第 52 章）。在 2006 年以前，PTCSL 是非手术碎石最常用的方法。最近在日本，使用 ERC 取石比 PTCSL 更常用（22.7% 比 11.7%）（Suzuki et al,2014）。然而，当内镜逆行胆道镜取石术不合适时，PTCSL 可能是一种替代方法。因此，对于不适合肝切除术或肝切除后需要胆肠吻合术进行连续取石的病人，PTCSL 仍可能发挥清除结石的作用。

根据结石大小，使用取石网篮、电动液压碎石仪或激光碎石仪将结石取出（Jeng et al,2002；Nimura et al,1988；Uchiyama et al,2002）。当存在胆管狭窄时，应使用球囊或扩张器扩张狭窄段胆管（Chen et al,2005；Lee et al,2001；Otani et al,1999）。

在特定病例中，PTCSL 对结石的完全清除率从 63.9% 到 96.4% 不等（表 39.3）。胆管狭窄是妨碍结石完全清除的一个因素。Takada 及其同事（1996）回顾了 86 例接受 PTCSL 的病人，并分析了 27 例取石失败病人的数据。15 例（56%）出现严重狭窄，7 例（26%）出现右后肝管引流变异，4 例（15%）出现严重狭窄和引流变异。根据 Otani 及其同事（1999）的研究，18.2% 的病人（4/22）接受部分肝切除术后仍有残余狭窄，而58.3% 的病人（14/24）接受了 PTCSL 后仍有残余狭窄。彻底清除结石所需的时间也是一个问题，平均治疗次数为 3.9 ~ 6 次。

尽管结石完全被清除，但结石复发率仍有 14.5% 到50.8%（表 39.3），一般来说高于肝切除术后。胆道狭窄是结石复发的常见原因。尽管 Huang 和他的同事（2003）报告了狭窄的存在与结石的复发率没有显著差异，但胆管狭窄病人结石复发的平均时间（11 年比 18 年）明显缩短。Lee 及其同事（2001）

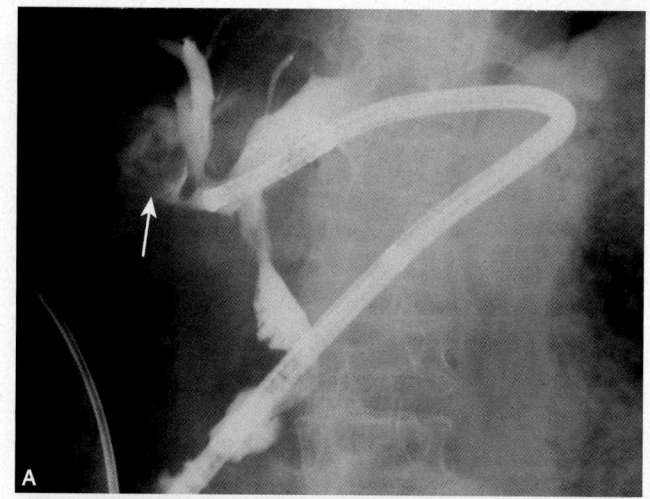

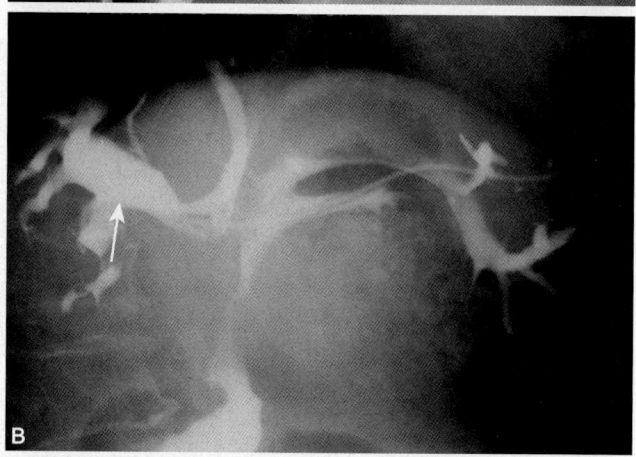

图 39.11　（A）经皮经肝胆道镜左肝管取石术。箭头表示右前分支有结石。（B）采用电液碎石仪和网篮取出右前叶结石。箭头表示取石后没有充盈缺损

报告狭窄和并存胆汁性肝硬化为危险因素（B 型和 C 型儿童占89%，A 型儿童占 29%）。Tsuyuguchi 及其同事（2014）报道，非手术治疗的肝萎缩病人显示长期预后不良。

表 39.3　治疗效果				
参考文献	完全清除率/%	结石复发率/%	手术相关并发症/%	住院死亡率/%
经口胆道镜取石术（POCSL）				
Tanaka et al,1996	36.8	0	—	—
Okugawa et al,2002	63.9	21.7	2.8	0
Cheon et al,2009	57.1	17.9	—	—
Tsuyuguchi et al,2014	57.8	—	—	—
经皮经肝胆道镜取石术（PTCSL）				
Yeh et al,1995	80.0	32.6	28.5	—
Jan et al,1995	83.3	40.0	14.5	—
Otani et al,1999	96.4	31.5	21.4	3.6
Lee et al,2001	80.4	29.4	10.9	—
Huang et al,2003	85.3	49.8	1.6	—
Chen et al,2005	82.4	50.8	17.6	0
Cheon et al,2009	63.9	14.5	3	—

表 39.3　治疗效果(续)

参考文献	完全清除率/%	结石复发率/%	手术相关并发症/%	住院死亡率/%
胆总管探查+T 管引流+术后胆道镜				
Hwang et al,1980	83	—	—	0
Yamakawa et al,1980	92. 1	0	—	—
Choi et al,1982	—	23. 6	—	5. 4
Takada et al,1995	68. 6	3. 4	—	—
Jan et al,1996	84. 9	28. 2	—	—
Li et al,2006	66. 0	35. 7	16. 0	—
肝管空肠吻合术(有/无皮下空肠袢)				
Fan et al,1993	92. 7	15. 8	—	—
Akiyama et al,1994	81. 3	30. 8	—	0
Ker et al,1994	—	13. 8	—	—
Kusano et al,2001	68. 6	30. 6	—	—
Li et al,2006	74. 1	27	—	—
肝切除术				
Tsunoda et al,1985	—	25. 7	—	—
Jeng et al,1996(双侧结石)	92. 5	11. 9	—	5. 5
Fan et al,1993	—	15. 9	32	1. 6
Chen et al,1997(双侧结石)	40~84	12	—	1. 7
Kim et al,1998	64	11	—	3. 9
Liu et al,1998	77. 0	3. 0	29. 0	1. 0
Otani et al,1999	96. 2	5. 6	38. 5	3. 8
Chen et al,2004	98	7. 9	28	2
Cheung et al,2005	98	13	44. 2	0
Lee et al,2007	96	5. 7	33. 3	1. 6
Uchiyama et al,2007	100	13. 9	23. 7	0
Cheon et al,2009	83	18	—	0
Uenishi et al,2009	95	10	—	3. 5
Yang et al,2010(双侧结石)	83. 1	29. 3	46. 3	2. 2
Shah et al,2012(单侧结石)	97. 8	5. 2	—	0
Li et al,2012(单侧结石)	99. 3	6. 2	20. 4	0. 4
(双侧结石)	90. 2	16. 7	38. 5	0. 4

　　需要记住的重要一点是,结石复发与之后发展成为 ICC 有关(见第 50 章和第 51 章)。在 209 例完全结石清除的病人中,随访期间 61 例肝内结石复发,其中有 4 例(6.6%)发生 ICC(Huang et al,2003)。而在 148 例没有结石复发的病人中,只有 1 例 ICC 发生。Jeng 及其同事(1999)比较了因胆道狭窄而复发的肝胆管结石病人反复放置外-内支架和可扩张金属支架(expandable metallic stents, EMS)的情况。他们报道 EMS 组结石复发率明显降低。同时,在狭窄区域放置自膨式金属支架,2 年的通畅率大约为 40%(Siriwardana et al, 2005)。上述结果还是有争议的,包括支架不能用于扩张的

一些建议。

经口胆道镜取石术

　　自 20 世纪 70 年代初出现了内镜下括约肌切开术和取石术以来,内镜下治疗已成为许多不同病症病人的最佳治疗模式,包括急性胆管炎伴肝胆管结石(Suzuki et al,2014)。ERC 与内镜下括约肌切开术的目的是快速减压解决胆道感染(见第 29 章),该治疗允许通过十二指肠乳头取出结石。

　　然而,ERC 取石后残余和复发结石的发生率高于 PTCSL 和肝切除术后。Suzuki 及其同事(2014)报道,ERC 取石术后结

石复发的预测因素是胆道狭窄和扩张。此外,外周结石嵌顿和
管腔角度也是造成困难的原因。

　　由于内镜括约肌切开术会引起胆汁反流和污染,会产生对
肝胆管结石远期疗效的不同影响,尤其当有残留结石时(Tanaka et
al,1996)。因此,如果要避免不良影响,必须彻底清除肝内结石。

　　对于 Rouxen-Y 吻合术和肝管空肠吻合术的病人,内镜下
治疗往往是困难的。然而,最近双气囊肠镜和胆道镜的进展使
得在某些病例中可以直接进行碎石和胆道狭窄的治疗(Ono et
al,2013)(图 39.10)。

手术治疗

　　在 20 世纪 70 年代,主要外科治疗是胆囊切除术,胆管取
石、T 管引流,以使胆囊切除后的残余结石能够被术后胆道镜
清除(Choi et al,1982;Sato et al,1980;Yamakawa et al,1980)。
66%~83% 的病人经术后反复取石,能够成功被清除(图
39.12;表 39.3)。然而,有报道称 T 管取出后结石复发率较高,
为 23.6%~35.7%(Choi et al,1982;Li et al,2006)。目前,胆囊
切除术后胆道取石、T 管引流的应用频率已显著下降(1985—
1988 年的 50.2% 对比 2011 年的 1.0%)(Suzuki et al,2014)。
胆管十二指肠吻合术或经十二指肠乳头成形术也在 20 世纪 70
年代进行过,目前已很少开展。

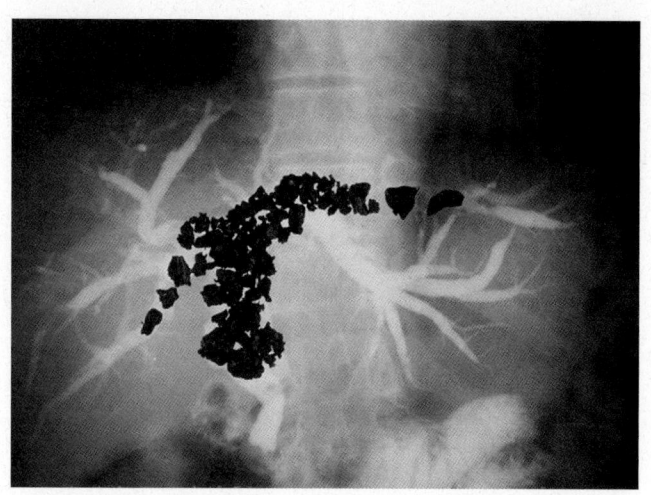

图 39.12　术后通过在胆总管中放置 T 管形成的瘘管进行胆总管取
石术。大量小结石被清除

　　一般来说,肝部分切除的指征是单侧半肝内的结石、严重
胆管狭窄、萎缩和伴有 ICC(图 39.13)。局限于左叶的肝内结
石约占一半,从治愈和治疗时间来看,只有肝切除疗效最好
(Shah et al,2012)。

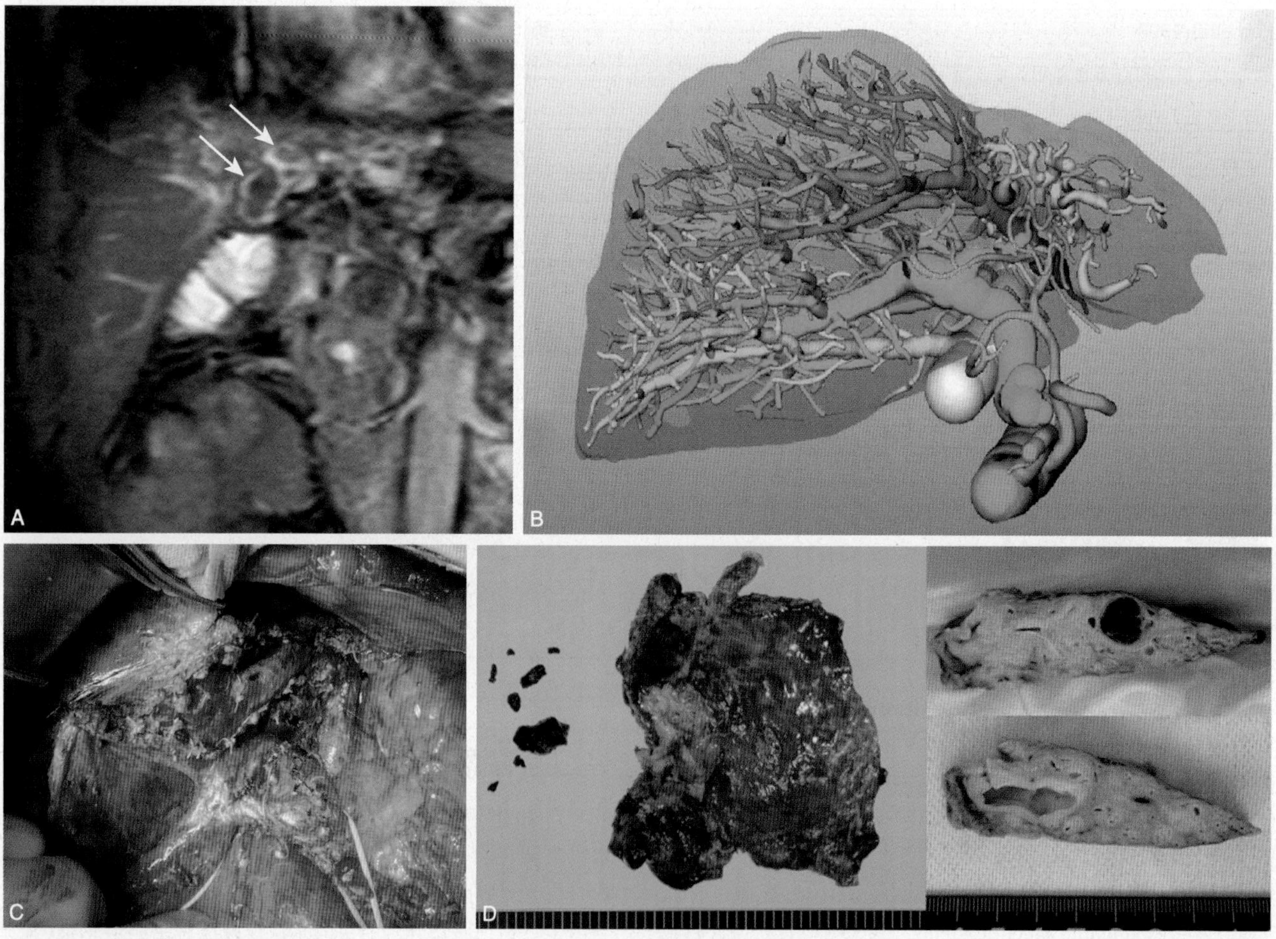

图 39.13　(A)先天性胆总管囊肿切除术后继发肝胆管结石的病例。磁共振胰胆管造影显示左肝管内有一些充盈性缺陷(箭头)。(B)CT 扫描
三维成像显示左半肝明显萎缩,门静脉血流减少。(C)左半肝切除联合尾状叶切除术。右肝管和空肠盲袢的吻合部位完好。左肝管吻合的空
肠口已关闭。(D)切除的标本显示左半肝有明显萎缩和充满结石

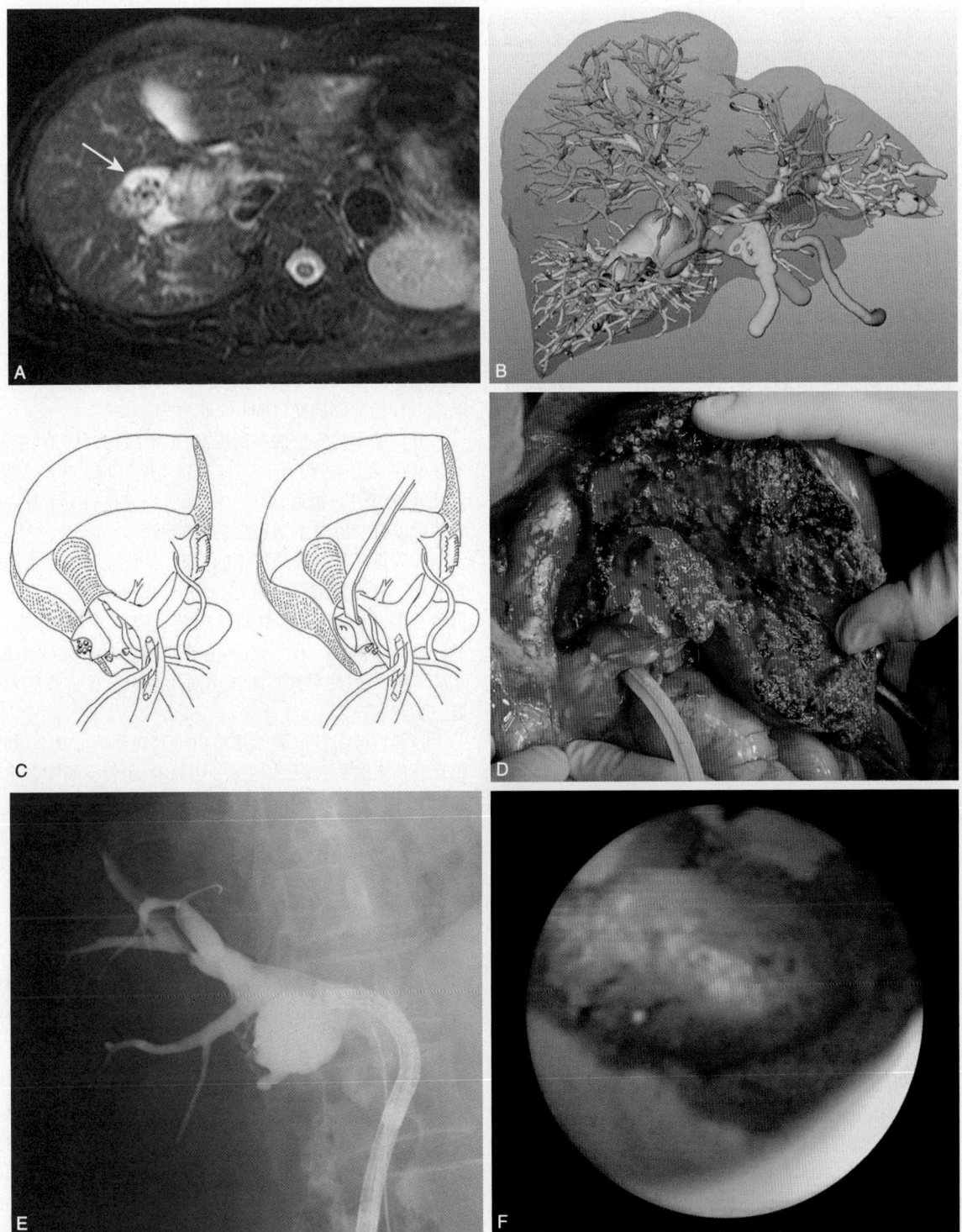

图 39.14 （A）一例原发性肝胆管结石。磁共振图像显示扩张的右后肝管，伴多发结石。箭头表示扩张的右至右后段分支的充盈缺损。（B）CT 三维成像显示左外侧段多发性胆管狭窄和扩张。同时，从右肝管到右后胆管有显著的囊性扩张。左外侧和右后段的门静脉血流均减少。注意无右后胆管狭窄。（C）进行了双侧肝切除术，即左外侧段和右后段切除，并留置 T 管。从右后段支断端取石。然后另外切除孔道，缝合残余扩张的胆管，使之尽量缩小。当时注意不要影响尾叶支。（D）封闭右后支残端。（E）通过胆道镜进行胆道造影。（F）经胆道镜检查后发现有残余结石，随后用篮钳取出

肝切除术后残留结石的发生率通常低于内镜取石术（表 39.3）。无双侧病变者结石复发率为 0~18%。此外，切除萎缩的肝脏和狭窄区域的胆管有望降低 ICC 的潜在发病率（Jan et al,1996；Uneshi et al,2009）。Jan 及其同事（1996）报道了肝切除术与非手术治疗相比的显著优势（结石复发率为 9.5% 比

29.6%，继发性胆汁性肝硬化为 2.1% 比 6.8%，ICC 晚期发展比较为 0 比 2.8%）。

双侧肝胆管结石的治疗比单侧肝胆管结石的治疗复杂。即使在两个半肝上都有肝段受累的病人，萎缩肝段的肝切除术也常常应用（图 39.14）。在这种情况下，建议肝切除术结合术

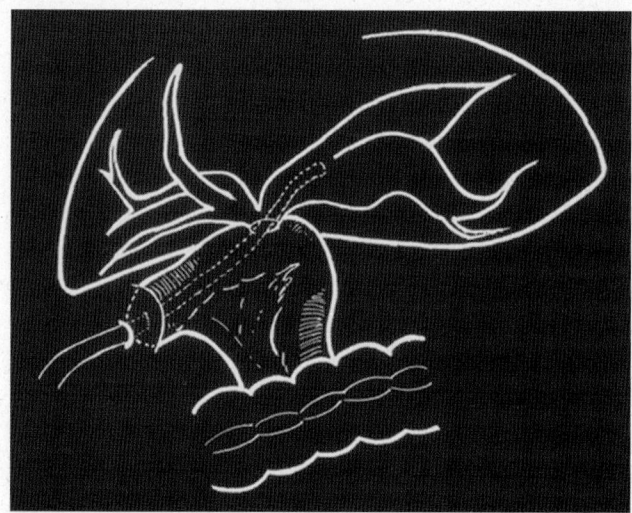

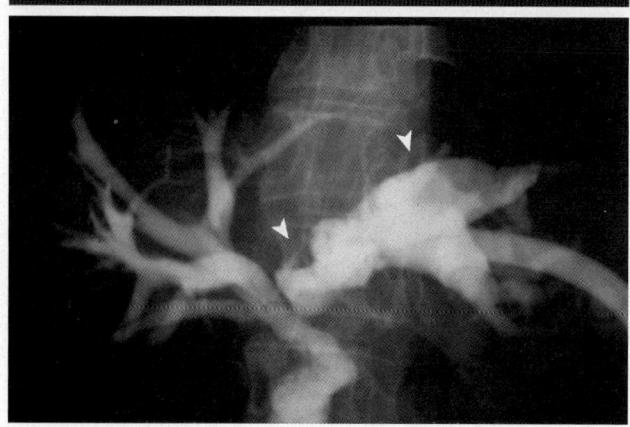

图 39.15　肝管空肠造口术与 Roux-en-Y 空肠盲袢锚定在腹壁上的图纸。术后取石的目的(上)。取石术后胆道造影显示扩张的左肝管内无残余结石(箭头)(下)

后 T 管窦道取石,或 PTCSL 取石,以获得较高的结石清除率。事实上,Chen 及其同事(1997)报道说,尽管 60% 的病人术后当时存在残余结石,但术后 1 年结石清除率达到 84%。此外,为了术后取石和治疗胆管狭窄,长期以来一直在联合开展肝切除和肝管空肠吻合术,同时将空肠盲袢固定在皮下组织的腹壁上(图 39.15)(见第 103B 章)。如果结石在完全清除多年后复发,可以在局部麻醉下处理,将空肠盲袢作为进入胆道系统的入路。一些人认为这是预防细菌逆流到肝脏的有效方法(Herman et al,2005)。然而,肝管空肠吻合术本身可能导致胆管炎(Kusano et al,2001)。Herman 和同事(2010)证实,所有接受肝切除术的病人只显示了好的结果,17 例肝切除并肝管空肠吻合术的病人中 7 例(41.2%)在随访期出现晚期并发症。为了阐明胆肠吻合术的缺点,他们只比较了单侧病变病人,有或无肝管肠吻合术;两组之间有显著性差异,提示了胆肠吻合术对

病人预后的负面影响。同样,Li 等(2006)提出,如果在手术中不能清除肝内结石,在 CBD 内放置 T 管而不是肝空肠吻合术将更有助于术后胆道镜取石。

即使对于双侧肝内结石和狭窄的病人,双侧肝脏部分切除术也可以提供良好的远期效果(Yang et al,2010)。双侧和单侧肝切除术治疗双侧肝内结石后结石复发率分别为 11.8% 和 34.1%。但需要注意的是,双侧切除组 54 例病人中有 3 例与术后肝衰竭有关的住院死亡。扩大实质切除范围以消除慢性增生性胆管炎(persistence of chronic proliferative cholangitis,CPC)的持续存在,可减少结石复发。即使在双侧结石病人中,如果肝脏切除范围与结石受累肝段一致,结石复发率也很低,与单侧结石效果相当(Li et al,2012)。此外,切除慢性增生性胆管炎的肝实质也可减少后期 ICC 的形成,因为 CPC 被认为可能是 ICC 的前驱病变(Ohta et al,1991)。

肝切除术的安全性有所提高,但术后伤口感染、血肿、胆瘘等并发症发生率,仍有 15.7% ~ 38.5%(Chen et al,1997)。Li 及其同事(2012)报道,最后一次胆管炎发作后 1 个月内进行左叶切除或肝切除是术后胆瘘的危险因素。

随着近年来腹腔镜技术的发展,腹腔镜肝切除术越来越多地应用于肝胆管结石的治疗(Cai et al,2007)。虽然病人数量仍然有限,但手术死亡率和残余结石率与开腹肝切除术相当(Lai et al,2010)。另一方面,有报道称术后并发症增加(Zhou et al,2013),因此对其临床作用尚无共识。有必要扩大样本量进一步研究。

弥漫性分布性肝胆管结石由于其病理特征复杂,如反复的胆管炎和多次手术,无法通过肝切除术、胆管空肠吻合术和胆道镜治疗,因此常导致门静脉高压和肝衰竭。对于已经发展到肝功能衰竭的病人,应该进行肝移植手术(Chen et al,2008;Hirohashi et al,2004;Pan et al,2005;Strong et al,2002)(见第 112 章)。

预后

即使肝内结石完全清除,结石复发率也很高。预测肝胆管结石长期预后的主要因素是合并胆管癌、胆管炎、肝脓肿和反复胆管炎引起的胆汁性肝硬化。根据治疗类型和是否存在胆管狭窄,复发率在 0 到 50.8% 之间(表 39.3)。复发的病人可能会发生反复或慢性胆管炎,并在 10 到 20 年内发展为胆汁性肝硬化。此外,ICC 的发生率为 5% ~ 10%。这些病人需要仔细地长期随访,因为已知癌症会在 10~20 年后发生。肝内胆管结石的 10 年生存率为 80% ~ 90%(Jan et al,1996;Uneshi et al,2009)。然而,在伴发 ICC 的病人中,5 年生存率仅为 9%(Chen et al,2004)。

(冯晓彬 译 董家鸿 审)

第一篇　炎症、感染和先天性疾病

B. 胆道狭窄和胆瘘

第 40 章

肝外胆道闭锁

Eliza J. Lee and Heung Bae Kim

概述

　　肝外胆道闭锁(extrahepatic biliary atresia,EHBA)是一种发生于婴儿的阻塞性纤维炎性胆管病,最早由 John Thomson 在 1892 年提出(Hartley et al,2009;Thomson,1892)。该疾病可能累及部分或全部肝外胆道系统,引起胆道树的进行性阻塞,导

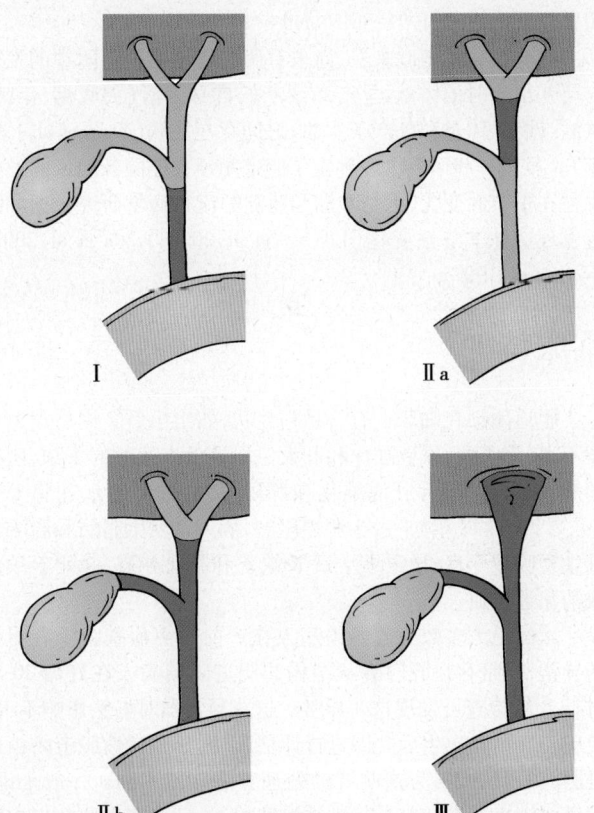

图 40.1　胆道闭锁的分型与解剖。Ⅰ型:胆总管闭锁;Ⅱa 型:肝总管闭锁伴近端肝内胆管囊性扩张;Ⅱb 型:胆囊、胆囊管和胆总管闭锁;Ⅲ型:整个肝内和肝外胆道树闭锁

致胆汁淤积、肝硬化,如果不及时治疗,最终将导致患儿在出生后头几年内死亡。自从 Thomson 博士第一次描述这种疾病的进程以来,只有 Kasai 肝门空肠吻合术(hepatoportoenterostomy,HPE)和肝移植可以改变疾病的进程。

　　肝外胆道闭锁虽然存在多种分型方案,目前使用最广泛的是日本儿科外科医师协会提出的分型。根据胆道梗阻的部位和程度,将肝外胆道闭锁分成三种主要的类型(Ibrahim et al,1997)。在 Ⅰ 型或"远端型"胆道闭锁中,胆总管闭锁,但胆囊和肝管仍保持通畅。在 Ⅱ 型或"近端型"胆道闭锁中,肝总管闭锁,但近端肝内胆管未闭,并通常在肝门内形成囊状结构。Ⅱ型又可细分为 Ⅱa 型和 Ⅱb 型:Ⅱa 型,胆囊和胆总管同时存在且未闭锁;Ⅱb 型,胆囊、胆总管和肝总管全部闭锁。最常见的类型为 Ⅲ 型或"完全型",典型表现是肝内胆管和整个肝外胆道闭锁(图 40.1)。

　　尽管大多数胆道闭锁病人不合并其他畸形,但 10% 的胆道闭锁病人是作为先天性畸形综合征中的一种畸形,如胆道闭锁病人同时合并多脾或无脾、内脏转位、十二指肠前位门静脉、心脏畸形、肝后下腔静脉缺失等畸形,称作"先天性胆道闭锁综合征"(Davenport et al,2006)。

病因

　　尽管我们提高了有效治疗胆道闭锁患儿的能力,但对其病因的认识仍然相当匮乏。根据胆道闭锁与某些综合征和生殖畸形存在关联,以及在某些特定人群中存在较高的患病率,推测可能存在与胆道闭锁相关的潜在的遗传病因。最近的研究发现 jagged 1(Notch 信号配体)和左右模式基因节点辅因子 Cryptic(CFC1)的突变与单独发生的胆道闭锁或胆道闭锁综合征相关(Nakamura & Tanoue,2013)。然而到目前为止,在动物模型中还没有发现可引起胆道闭锁的基因突变,因此应从病因上重视基因和环境之间的相互作用。

　　从组织学上看,胆道闭锁病人的肝脏有明显的炎症反

应,主要在门管区周围有不同的细胞浸润。包括来自先天和适应性免疫系统的细胞系,这些浸润的细胞主要由 CD4[+] 和 CD8[+] T 细胞、自然杀伤细胞、肥大细胞和 Kupffer 细胞组成(见第 10 章)。这些不同的细胞共同促进促炎的 Th1 反应,最终导致白介素-2(interleukin-2,IL-2)、干扰素-γ(interferon-γ,IFN-γ)和肿瘤坏死因子-α(tumor necrosis factor-α,TNF-α)的分泌增加(Davenport et al,2001;Mack et al,2004;Shinkai et al,2006)。尽管这些细胞因子主要在受影响的组织内产生并发挥作用,但血清中这些细胞因子的水平与其他炎症标志物一样可以用作判断疾病严重程度的生物标志物。许多细胞因子,包括 IL-2、IFN-γ、TNF-α、IL-4 和 IL-18,在肝门空肠吻合术后持续上升,据此有学者推测恢复胆道引流并不能改善炎症反应(Feldman & Mack,2012)。虽然这些细胞因子作为临床相关生物标志物的效用较低,但两种可溶性细胞黏附分子,间质细胞黏附分子-1(interstitial cell adhesion molecule-1,ICAM-1)和血管细胞黏附分子-1(vascular cell adhesion molecule-1,VCAM-1)的表达水平已被证明具有一定的临床相关性。在终末期胆道闭锁病人的血清中可溶性 VCAM(soluble vascular cell adhesion molecule,sVCAM)-1 的水平升高,同时发现升高的可溶性 ICAM(soluble interstitial cell adhesion molecule,sICAM)-1 的水平不仅与血清胆红素水平呈正相关,而且可作为婴儿出生后一年内是否需要行肝移植的指征(Kobayashi et al,2001;Narayanaswamy et al,2007)。

在胆道闭锁病人中对在肝脏和残余胆管中的浸润细胞的免疫库进行了进一步的研究,提示胆道闭锁与自身免疫有关。特别是对这些组织中的淋巴细胞的 T 细胞受体 β 链可变区域(T-cell receptor variable region of the β-chain,TCR Vβ)进行分析,证明 TCR Vβ 库受限,表明这些病人的肝脏和残余胆管中的 T 细胞能针对一个特定抗原进行寡克隆扩张(Mack et al,2007)。至于这一特定抗原的本质是什么,一些研究者认为其来自胆道上皮,而另一些研究者认为是某种嗜肝病毒——如巨细胞病毒、呼肠孤病毒、轮状病毒。

Benjamin Landing 于 1974 年首次提出胆道闭锁的病毒假说,该假说主要是基于发现了某些先天免疫系统中的一些常见分子,例如 Toll 样受体水平在胆道闭锁病人中升高,这一表现类似于病毒感染后的免疫激活反应(Landing,1974)。病毒诱导的胆道自身免疫和分子拟态可能都是胆道闭锁病人受累组织中抗原特异性淋巴细胞增殖活化的驱动力。虽然已经证实,接种病毒(如轮状病毒和呼肠孤病毒)的动物模型在生命早期会产生胆道炎症,但这一结论在人体研究中还不是很明确,只是在部分而非全部的胆道闭锁病人中发现了一种始动病毒(Mack,2007)。

此外,虽然许多婴儿在产前和产后都暴露于嗜肝病毒中,但胆道闭锁只发生于一小部分婴儿种,因此胆道闭锁患儿可能存在一些潜在的遗传易感性。随着调节炎症因子代谢和促进胆道纤维化的基因多态性的发现,这一假设得到了证实(Garcia-Barcelo et al,2010)。

最后,越来越多的研究表明,母体微嵌合体是免疫介导损伤的一种方式,一些研究发现胆道闭锁患儿的肝脏内有大量的母源性的 CD8[+] T 细胞(Muraji et al,2008)。在胎儿肝脏和胆道系统中,被父源性抗原激活的这些 T 细胞已被认为是胆道闭锁的潜在病因。与该机制相同的是,对活体肝移植术后移植结果的研究表明,与接受父肝移植的胆道闭锁患儿相比,接受母肝移植的胆道闭锁患儿移植物衰竭和难治性排斥的发生率更低(Nijagal et al,2012)。母肝移植是否因存在母体微嵌合体而导致耐受性更好,父肝移植是否因父源性抗原的特异性排斥而导致预后更差,仍待进一步研究。

流行病学

胆道闭锁是一种罕见的疾病,其发病率在世界各地有所不同。在东亚国家最常见,据报道其发病率高达每 5 000 至 10 000 例活产婴儿中出现 1 例(Shim et al,1974;Nio et al,2003;Tiao et al,2008)。西方国家,特别是来自法国、英国和美国的研究估计,胆道闭锁的发病率为每 1.4 万至 1.9 万例活产婴儿中出现 1 例(Chardot et al,1999;Livesey et al,2009;Yoon et al,1997)。

尽管胆道闭锁在所有种族的婴儿中都存在,但某些种族的婴儿似乎更具易感性。具体来说,在亚洲人口中,中国婴儿似乎特别易感,而美国的研究表明,胆道闭锁在非裔美国人婴儿中的发病率是白种人婴儿的两倍。

目前,尚未发现能够解释与这些种族和地理差异相关的致病基因突变和明确的遗传方式。虽然有过家族性胆道闭锁的报道,但这种情况只是极个别案例,通常胆道闭锁是在家庭内散发产生。有趣的是,在对双胞胎的研究中,若一个婴儿被诊断为胆道闭锁,另一个大都不是胆道闭锁病人。在 30 对同卵双胞胎和异卵双胞胎中,只有两对异卵双胞胎都被诊断为胆道闭锁(Smith et al,1991;Strickland et al,1985)。

从流行病学角度来看,尚未有研究能证明胆道闭锁的发展与婴儿出生时的体重、早产和孕产妇自身因素(如吸烟、年龄、饮酒、教育、体重和已产子女数)之间存在关联(Yoon et al,1997年)。虽然一些研究已经确定了胆道闭锁在美国各地区的发病率存在季节性变化,但是欧洲和亚洲的流行病学研究数据并没有发现这种季节性变化(Livesey et al,2009;Wada et al,2007;Yoon et al,1997)。

临床特征

胆道闭锁在临床上有一系列症状,如出生后 2 周后黄疸持续不退、陶土便、尿色加深和肝大。如果没有及时的干预,所有的病人都会发展为肝纤维化和肝硬化,并伴有腹水和脾大等(见第 76 和 78 章)。由于胆道阻塞,病人常发生脂肪和脂溶性维生素吸收不良,导致维生素 K 缺乏和凝血障碍,并死于颅内或消化道出血。

虽然绝大多数胆道闭锁病人在产前超声检查中没有明显的异常,但是存在肝门囊状结构的胆道闭锁病人在妊娠 20 周时行 B 超检查可发现这一异常。这一异常虽对妊娠影响不大,但应当在婴儿出生后立即进行评估,以区分是囊性胆道闭锁还是胆总管囊肿,因为这两者的处理方法截然不同。一般来说,胆道闭锁患儿在产前是很难被发现的,并且许多患儿在出生后可产生外观正常的胎粪。在多达 50% 的胆道闭锁病人中,最初的粪便是正常的,随着胆道梗阻的日益加重,数周后才出现陶土便。

检查

对疑似胆道闭锁的婴儿的鉴别诊断,应首先做血清肝功能测试,典型病例表现为高结合胆红素血症(>34.2μmol/L)以及谷氨酰转肽酶(γ-glutamyl transpeptidase,γ-GT)和碱性磷酸酶(alkaline phosphatase,AKP)升高。氨基转移酶(谷草转氨酶和谷丙转氨酶)通常只是中度升高,白蛋白、总蛋白、白细胞和血红蛋白水平都在正常范围内。

许多原因可能会导致新生儿高胆红素血症,对疑似胆道闭锁的婴儿进行彻底评估时应考虑到这些常见的病因——囊性纤维化、代谢紊乱如 α₁-抗胰蛋白酶缺乏和 TORCH 感染(弓形虫、风疹病毒、巨细胞病毒、肝炎病毒和其他)。

虽然腹部超声检查很少能诊断出胆道闭锁,但它仍是排查疑似病例的重要和必要工具,因为它有助于区分胆道闭锁和其他解剖因素导致的新生儿黄疸。胆道闭锁病人常见的超声表现包括禁食后胆囊萎缩和肝内胆管缺乏。一些研究发现,约80%或更多的胆道闭锁病人在超声上可表现为肝门高回声或"三角索征"(Humphrey & Stringer,2007)。

部分研究中心提倡采用肝胆亚氨基二乙酸(hepatobiliary iminodiacetic acid,HIDA)显像作为胆道排泄的评估手段。尽管胆道闭锁在 HIDA 显像中的表现与胆汁排泄不足一致,但这不能作为诊断依据,因为某些因素可能限制其有效性。值得注意的是,患有严重肝炎的婴儿可能会表现为放射性示踪剂的吸收减少,导致排泄入肠道的放射性胆汁减少。此外,由于胆道闭锁进程的渐进性,一些患儿最初可能表现出部分放射性示踪剂流入十二指肠,但在疾病后期逐渐消失。鉴于 HIDA 显像的不确定性,越来越多的外科医生开始使用磁共振胰胆管造影术(magnetic resonance cholangiopancreatography,MRCP)来评估新生儿黄疸,这一技术可以提供更为清晰的胆道树影像。一些研究指出,可根据 MRCP 上的肝外胆道树的不显影来诊断胆道闭锁,其敏感度和特异度皆大于90%(Han et al,2002;Guibaud et al,1998)。

尽管胆道解剖的无创成像技术有了进展,但术中胆道造影仍然是诊断胆道闭锁的金标准。虽然内镜下逆行胰胆管造影术(endoscopic retrograde cholangiopancreatography,ERCP)理论上是可行的,但用于婴儿的 ERCP 设备和专业技术仍受限制。术前肝活检安全有效,并且有助于排除新生儿黄疸的其他原因(Balistreri,1985)。虽然经皮肝活检是高度准确的,但并没有发现胆道闭锁特异的组织病理学特征。某些病理改变诸如门静脉或桥接纤维化、胆管增生、炎症或巨细胞性肝炎可以提示胆道闭锁,在非常年幼的婴儿组织样本中上述病理表现可能更不明显,因此将来需要再次活检(Azar et al,2002)。

手术治疗

术前护理

接受手术治疗的胆道闭锁病人的标准术前护理包括围术期使用广谱抗生素,以及纠正预先存在的凝血障碍。目前,虽然有一些外科医生采用术前肠道准备,但这一做法未获证据支持,因此未被广泛使用。

手术技术

肝门空肠 Roux-en-Y 吻合术(Kasai 式)于 1959 年由 Morio Kasai 首次实施,是治疗胆道闭锁病人的初始标准手术方式。在此手术中,切除肝外胆道树,切开肝门板并与 Roux-en-Y 空肠支吻合,从而使胆汁从肝门板内的小管中流出。

手术可以通过右上腹的一个小切口进行。进腹时,应先对腹部进行粗略检查,以确定是否合并相关的异常,如肠道旋转不良或脾脏和门静脉异常,然后再探查肝脏和胆道。在许多病例中,仅凭肉眼就可以明确诊断胆道闭锁,因为肝脏常表现为胆汁淤积或纤维化,并伴有纤维化和萎缩的胆囊。如果胆囊外观正常且通畅或肝门内有囊肿,可抽吸胆囊或囊肿内容物,以判断在进行 HPE 前是否需要进一步的检查。如果抽到透明胆汁("白胆汁"),就不需要额外的检查。如果胆汁颜色较深,建议在分离肝门板之前先做胆道造影(见第 23 章),以便更好地确定肝外胆道的解剖和明确诊断。

为行胆道造影术,首先应在胆囊留置荷包缝线,以确保血管导管或胆道造影导管可以安全地固定在囊腔内。然后通过导管注入造影剂,并借助透视检查以确定胆道解剖。如果造影剂能自由流入肝内胆管和十二指肠,则可以安全地排除胆道闭锁。在这种情况下,应行肝脏活检以明确新生儿黄疸的原因。

如果没有看到完整的胆道树,就必须恢复胆肠的连续性。传统上采取肝门空肠 Roux-en-Y 吻合术的形式(见第 31 章)。无论是哪种胆道闭锁,这个方法仍是恢复胆流的首选术式,就病人生存期和等待肝移植的时间方面,其他替代术式如肝脏胆囊吻合术等都逊于肝门空肠 Roux-en-Y 吻合术(Schecter et al,2013)(见第 112 章)。

尽管对原始的肝门空肠 Roux-en-Y 吻合术进行了些改进,如使用替代肠导管或抗反流瓣膜来降低术后胆管炎的风险,但这些方法尚未被接受,因为它们在预防胆管炎和引流胆汁方面的作用仍受争议(Ogasawara et al,2003;Tsao et al,2003)。

因为大多数患儿最终仍需继续进行肝移植,所以肝门空肠 Roux-en-Y 吻合术的技术改进不应只是寻求优化肝门空肠 Roux-en-Y 吻合术的步骤,更应致力于减少后续肝移植的困难性。尽管最初人们倾向于使用腹腔镜来改善患儿的短期预后(失血、黄疸、胆管炎),但荟萃分析表明,开放手术的短期预后与腹腔镜手术相同,且长期预后如原生肝脏的存活期远远优于微创手术(Lishuang et al,2015)。切口应选择在右肋缘下 1.5~2 指宽处,这样当患儿长大时,切口仍将保持在肋缘下,在需要行肝移植时可再次使用此切口。麻醉诱导后,胆道闭锁病人的肝脏在邻近胆囊处常有一个凹槽,如果能触诊到此处,则有助于显露胆囊窝。虽然许多外科医生提倡全肝游离,但我们通常不进行肝脏游离,以尽量减少粘连的形成,以免将来形成粗大的门静脉侧支。一旦胆囊被暴露,就可以使用单股细丝线进行荷包缝合,并插入一个细的胆道造影导管。在导管插入胆囊后应立即观察胆汁的颜色,在大多数胆道闭锁病人中可发现"白胆汁",说明肝脏和胆囊之间缺乏胆流。胆囊内的金黄色胆汁提示 I 型胆道闭锁或非胆道闭锁的诊断。如果胆道造影能显示出胆总管和十二指肠,而胆囊内有金黄色胆汁,则可以排除胆道闭锁,此时需进一步行肝活检。如果排除胆道闭锁,我们一般会保留胆囊。

一旦确诊为胆道闭锁,就应将残余胆囊从肝脏中剥离出来,沿着肝总管剥离至左右肝管汇合处,注意识别可能穿过该区域的肝动脉分支。通常可以识别、分离并切断代表远端胆总管残余物的纤维索,以便继续使用胆囊作为寻找肝总管残端的指引,有助于进一步剥离至肝门板。应明确肝动脉和门静脉分支。门静脉分叉是重要的解剖标志,尤其在解剖异常或组织质地较差的情况下,识别门静脉分叉对手术至关重要。

在识别和解剖这些结构后,轻轻地牵引肝门板,用手术刀或锋利的微型剪刀在门静脉分叉水平处切断肝门板。我们更喜欢使用腭裂刀。在肝实质更深平面横断肝门板并无裨益,因为这通常会导致瘢痕形成和胆汁引流的减少。虽然我们经常用切除的肝门板的冷冻切片来评估胆管的大小,这样做更多的是为了教学目的,而不是为了评估切除的充分性,因为冰冻切片结果并不能决定手术处理方式,也与总体预后无关。

可以用45cm的Roux-en-Y支完成结肠后位的胆肠吻合,以方便将来肝移植时的胆道重建。端-端而不是端-侧的肝门空肠Roux-en-Y吻合可以避免由于肠道的持续生长而产生一个过长的废用性盲端。

术后病人接受禁食、补液和鼻胃减压治疗,直至肠道功能恢复为止。病人在术后也应立即接受抗生素治疗以预防胆管炎。肝门空肠Roux-en-Y吻合术术后类固醇激素的使用仍然是一个充满争议的话题,因此将在后文讨论。

术后营养支持对肝门空肠Roux-en-Y吻合术病人至关重要,因为胆道闭锁病人拥有较高的基础代谢需求,易继发营养不良;脂肪吸收不良易导致维生素A、D、E和K的缺乏;因门静脉高压症导致的慢性肠病(Hadzic,2012,Pierro et al,1989)。因此,建议所有病人补充维生素和加入中链甘油三酯的高热量饮食,并常规进行营养评估,包括人体测量和身高测量(Hadzic,2012)(见第26章)。

术后结果

自50多年前Kasai发明肝门空肠Roux-en-Y吻合术以来,胆道闭锁患儿的预后有了显著改善。在肝门空肠Roux-en-Y吻合之前的时代,由于缺乏对疾病本身的认识以及缺乏恢复胆道引流的合适方法,胆道闭锁通常是一种致命的疾病(Mowat,1996)。自从有了Kasai的肝门空肠Roux-en-Y吻合术式,HPE术后30天的死亡率很低,为0~5%(Altman et al,1997;Tsao et al,2003)。

一般术后10~14天,胆道引流改善的病人粪便颜色加深,伴随血清胆红素水平呈下降趋势。在选取的全球文献研究中(表40.1),50%~60%的单纯性胆道闭锁病人在接受肝门空肠Roux-en-Y吻合后可出现上述结果(Altman et al,1997;Davenport et al,2011)。这些病人中有一半将持续表现出良好的胆汁流动和黄疸减退,据报道,5年和10年的原生肝脏生存率分别为40%~50%和30%~40%。

表40.1 各国病人HPE术后结果(1989—2011)

研究	国家	年份	病例数	出生后行HPE时间/天	黄疸清除率/%	原生肝脏存活率/%		病人总体存活率/%	
						4/5年	10年	4/5年	10年
Nio et al,2003	日本	1989	108	>65	NR	62	53	69	67
Shneider et al,2006	美国	1997—2000	104	61	≈40	56(2年)	NR	91(2年)	NR
Schreiber et al,2007	加拿大	1985—1995	349	65	NR	36	26	77	75
Wildhaber et al,2008	瑞士	1994—2004	48	68	40	37	33	92	NR
Davenport et al,2011	英国	1999—2009	443	54	55	46	40	90	89
Leonhardt et al,2011	德国	2001—2005	137	57	NR	20	NR	83	NR

HPE,肝门空肠吻合术;NR,未报道。

Modified from Davenport,M."Biliary Atresia."Blumgart's Guide to Surgery of the Liver,Pancreas,and Biliary Tract.5th ed.Vol 1.Philadelphia:Elsevier,2012.595-602.

尽管肝门空肠Roux-en-Y吻合后早期效果良好,但其余一半的病人将继续出现肝脏炎症、纤维化,最终导致肝衰竭。这些病人在肝功能逐渐恶化的情况下,会逐渐出现黄疸、生长迟缓和门静脉高压症,最终需要进行肝移植的平均年龄为5.4岁(Altman et al,1997)。

那些在肝门空肠Roux-en-Y吻合术后疗效不佳的婴儿,肝功能将持续恶化,往往在几个月内发展为肝衰竭。在这种情况下,活体或尸体肝移植仍然是唯一的治疗方式。因此,对肝门空肠Roux-en-Y吻合术没有良好临床效果的病人应立即接受肝移植评估(见第112章)。

尽管有一小宗病例报道发现,接受肝门空肠Roux-en-Y吻合术治疗的病人的原生肝脏可长期存活(>20年),但这只是个案而不是常态。一般来说,胆道闭锁病人5年和10年的总体生存率在70%到90%之间,并且与病人是否接受肝移植密切相关(Davenport et al,2011;Serinet et al,2006)。

术后并发症

胆管炎

胆管炎是肝门空肠Roux-en-Y吻合术后最常见的并发症,其发生率为30%~60%(Ng et al,2014;Ogasawara et al,2003)。它常见于术后头几年,表现为发热、黄疸加重、腹痛和进行性陶土便。虽然目前尚不清楚肝门空肠Roux-en-Y吻合术后发生胆管炎的原因,但已经发现了几种机制,包括肠道内容物经Roux空肠支(失去功能的空肠支)反流至胆管、细菌移位和门静脉淋巴引流受阻（Chuang et al，1998；Ogasawara et al，2003）（见第 43 章）。

胆管炎的诊断通常需结合临床症状和实验室检查，特别是白细胞计数、血清胆红素、C 反应蛋白和氨基转移酶水平的升高。一般情况下，胆管炎发作时的血培养会发现肠道革兰氏阴性菌和厌氧菌。

对肠源性细菌有效的广谱抗生素仍是治疗肝门空肠 Roux-en-Y 吻合术后胆管炎的最有效手段。虽然一些研究中心提倡使用类固醇激素来减少肝活检所见的门管周围炎症，但这不是适用于所有病人的一线治疗方式（Rothenberg et al，1989）。

预防胆管炎仍然是术后护理的重要目标。足够长度的 Roux 空肠支（失去功能的空肠支）是预防胆管炎的基础，此外，预防性使用抗生素不仅可以减少胆管炎的发作次数，而且可以延迟其发作（Bu et al，2003）。对于复发性或顽固性胆管炎病人，除了药物治疗外，重做肝门空肠 Roux-en-Y 吻合术没有任何作用（Muraji et al，2002）。在这种情况下，肝移植是延长患儿生存期的最佳选择。

门静脉高压症

尽管 Kasai 手术可以改善一些胆道闭锁患儿的门静脉高压症，但据估计，无论最初的手术成功与否，高达 30% 至 70% 的病人在肝门空肠 Roux-en-Y 吻合术后其门静脉压力仍将持续升高（Lee et al，2013；Stringer et al，1989）（见第 78 章）。

与成年肝病病人一样，患有门静脉高压的胆道闭锁患儿最常见的症状是腹水和食管静脉曲张，其中三分之二的胆道闭锁患儿的原生肝脏可长期存活（Shneider et al，2012）。半数食管静脉曲张病人在出生后 2～3 年内至少会经历一次食管静脉曲张破裂出血（Kang et al，1993）。虽然许多研究中心常规在患儿 1 岁时行内镜检查，但更多中心倾向于通过实验室检查（血小板计数和红细胞比容）和多普勒超声来监测食管静脉曲张的进展（Duche et al，2010；Hadzic et al，2012）（见第 81 章）。

学者们尚未对胆道闭锁合并门静脉高压症患儿的食管静脉曲张破裂出血的初始预防措施达成共识。研究认为与密切监测相比，使用 β 受体阻滞剂和内镜（注入硬化剂或套扎）来预防患儿食管静脉曲张破裂出血的益处并不明显（Molleston，2003）（见第 82 章和第 83 章）。

食管静脉曲张破裂出血的典型表现为呕血或黑便，出血严重时可危及生命。经典的治疗方法包括密切监测血流动力学、液体复苏、内镜硬化剂治疗或套扎，但后者可能对年幼的病人较难施行。奥曲肽或血管加压素等药物可以帮助降低门静脉压力，并且能使半数以上的病人有效止血（Tuggle et al，1988）。尽管采取了这些干预措施，但部分病人的出血仍不能得到有效控制，因此需要采取其他措施，如放置三腔二囊管或行经颈静脉肝内门体分流术（transjugular intrahepatic portosystemic shunt，TIPS）。

肝肺综合征

肝肺综合征（hepatopulmonary syndrome，HPS）是一种尚不清楚的综合征，其特征是慢性肝病伴有肺内分流和低氧血症，导致肺泡-动脉血氧分压差增加。虽然 HPS 可能发生在任何的慢性肝病病人，但它通常见于胆道闭锁合并脾畸形综合征的病人（Barbe et al，1995；Davenport et al，2006）。虽然 HPS 的确切发病机制尚不清楚，但研究认为无法被肝脏正常代谢的血管活性物质可能导致肺部的异常分流，最终导致病人呼吸困难、呼吸暂停和直立性低氧血症（Tumgor，2014）。肝肺综合征可通过超声造影、大颗粒聚集白蛋白肺灌注显像或肺动脉造影来诊断。

目前尚未有针对 HPS 的有效药物。在成人研究中，多种药物没有表现出临床疗效，包括吲哚美辛、一氧化氮合成酶抑制剂、抗生素和生长抑素（Eshragian et al，2013；Machicao & Fallon，2012；Mohammad Alizadeh et al，2006）。因此，肝移植仍是治疗 HPS 的最佳方法。

恶性肿瘤

虽然病例数仍然很少，但是越来越多接受手术治疗的胆道闭锁病人能够用他们的原生肝脏很好地活到青少年和成年早期。已有大量的相关研究报道，与其他慢性肝病一样，这些潜在肝硬化病人的长期生存是发生肝细胞癌的潜在危险因素（Brunati et al，2007；Hol et al，2008）（见第 91 章）。尽管长期生存的胆道闭锁病人很少，并且肝癌发病率尚不清楚，但仍有一定的癌变风险，因此常规的腹部超声检查和血清甲胎蛋白检测至关重要（Hadzic，2012）。

关于胆道闭锁治疗的争议

术后类固醇

皮质类固醇用于治疗胆道闭锁已经超过 30 年。由于类固醇激素对肝门空肠 Roux-en-Y 吻合术后出现胆管炎的病人有抗炎和利胆作用，还有助于减轻黄疸、降低血清胆红素水平、减少肝移植需求和促进胆道引流，因此此后预防性使用大剂量的类固醇激素获得了学界的支持（Dillon et al，2001；Sokol et al，2003；Escobar et al，2006）。尽管这些研究结果显示出良好的临床疗效，但结果并不具有普遍性，并且这些结果主要是基于回顾性队列研究。

最近的一项荟萃分析未能证明术后接受类固醇激素治疗的婴儿在临床疗效上与未接受类固醇激素治疗的婴儿有显著差异，但这项研究因为样本量有限而受到了质疑（Zhang et al，2014）。

最近开展了一项多中心、双盲的类固醇激素治疗胆道闭锁的随机临床试验（Steroids in Biliary Atresia Randomized Trial，START），选取了美国 14 个研究中心中的一所单位，对 140 名接受肝门空肠 Roux-en-Y 吻合术的胆道闭锁病人随机进行了为期 13 周的术后类固醇激素或安慰剂治疗的对照研究。这项研究未能证实术后接受大剂量的类固醇激素具有明显的临床疗效，术后 6 个月的血清总胆红素水平、原生肝脏 2 年存活率、整个研究期间的血清总胆红素水平在两组之间都没有显著的统计学差异（图 40.2）（Bezerra et al，2014）。更为重要的是，与对照组相比，接受类固醇激素治疗的婴儿出现严重不良反应的时间更早，因此大剂量类固醇激素治疗对这类病人具有不容忽视的风险。

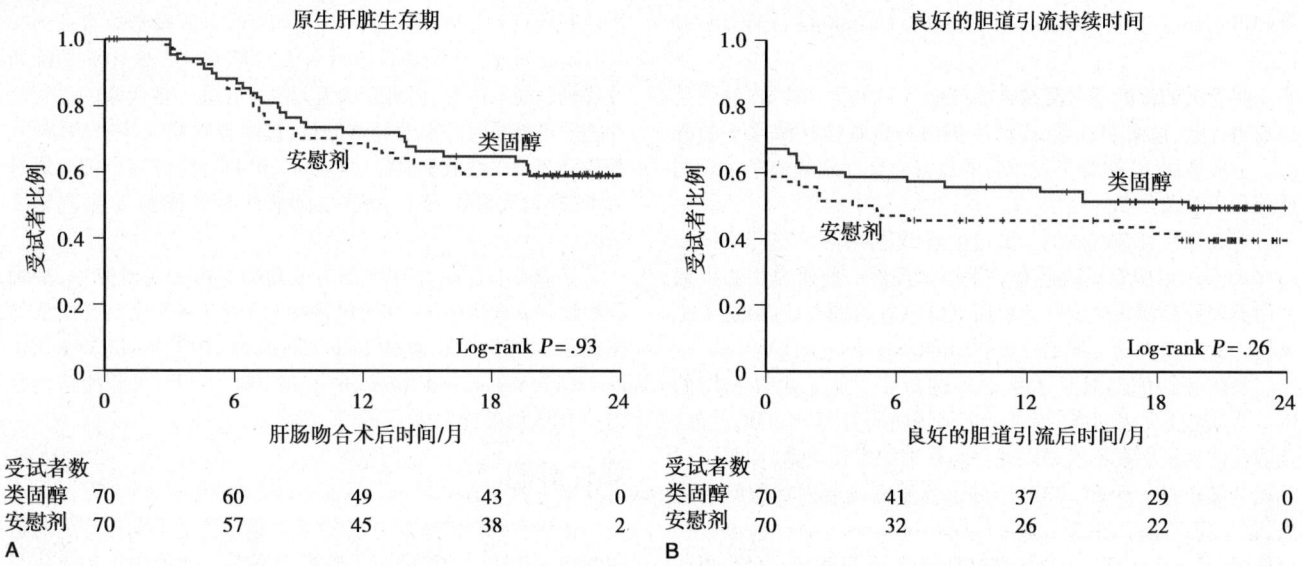

图 40.2　不同治疗组间原生肝脏生存期及胆道引流的 Kaplan-Meier 分析。(A)两组病人在两年内的原生肝脏存活率。(B)24 个月内良好的胆道引流持续时间,定义为总胆红素水平首次低于 25.7μmol/L 到首次升至 25.7μmol/L 或更高的时间段(Modified from Bezerra J et al:Use of corticosteroids after hepatoportoenterostomy for bile drainage in infants with biliary atresia:the START randomized clinical trial. JAMA 311:1750-1759,2014.)

　　研究已证实,在胆道闭锁病人发生肝硬化后再行手术干预预后更差,而肝硬化会随着年龄的增长而进行性恶化。因此,应对胆道闭锁进行早期诊断和手术治疗。虽然有研究提示,在出生后 45 天内行肝门空肠 Roux-en-Y 吻合术将更有利于清除黄疸,但其他研究报道,即使在出生后 100 天行肝门空肠 Roux-en-Y 吻合术对结果也没有影响(Chardot et al,2013;Davenport et al,2004;Wildhaber et al,2008)。长期研究提示,早期接受肝门空肠 Roux-en-Y 吻合术的病人术后 30 年的原生肝脏存活率有所提高,如图 40.3 所示(Chardot et al,2013;Lykavieris et al,2005;Nio et al,2010)。

　　从短期结果分析,并不是所有的胆道闭锁患儿都能从早期的外科干预中获益,只有在特殊情况下如囊性胆道闭锁或胆道闭锁合并脾畸形综合征的患儿行早期外科干预可延长原生肝脏生存期(Davenport et al,2008)。最新的研究数据显示,接受

肝门空肠 Roux-en-Y 吻合术时的年龄更大并不会导致原生肝脏存活期更短,与之相反,在术后 2 个月内清除黄疸和术后 3 个月内预防胆管炎将更有益于原生肝脏的长期存活(Koga et al,2013)。总之,上述研究结果说明这些问题仍待进一步探索,以使早期行手术干预的胆道闭锁患儿获益最大,同时也应找到治疗晚期胆道闭锁患儿的适宜方式。

肝移植

　　随着外科手术、器官保存技术和免疫抑制药物的发展,肝移植已成为众多胆道闭锁患儿的主要治疗方式。在接受初始肝移植治疗的胆道闭锁患儿中,患儿和移植物的 10 年存活率分别为 85.8% 和 72.7%(图 40.4)(Barshes et al,2005)(见第 112 章)。

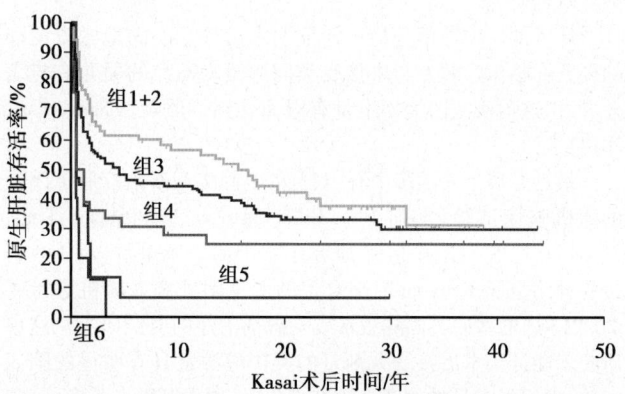

图 40.3　肝门空肠 Roux-en-Y 吻合术后各年龄组的原生肝脏存活率。第 1、2 组为手术年龄 6 天以内;第 3 组为 61~90 天;第 4 组为 91~120 天;第 5 组为 121~150 天;第六组为 151 天以上(From Nio M et al:Impact of age at Kasai operation on short-and long-term outcomes of type Ⅲ biliary atresia at a single institution. J Pediatr Surg 45:2361-2363,2010.)

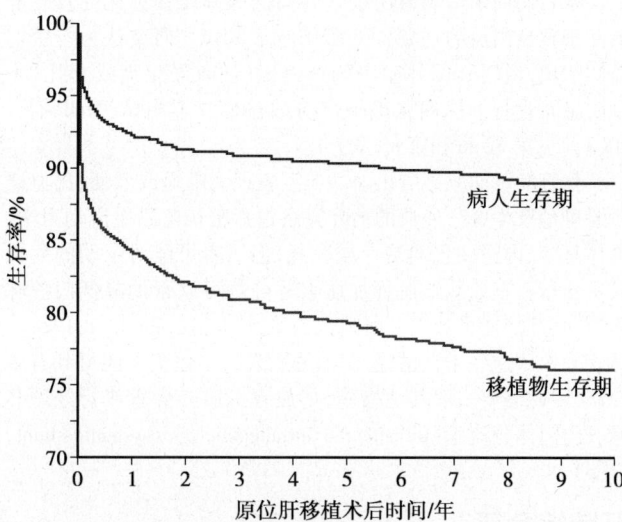

图 40.4　美国接受初始原位肝移植治疗的胆道闭锁病人的存活率和移植物存活率。病人生存期为红线,移植物生存期为蓝线(n=1 976)(From Barshes N et al:Orthotopic liver transplantation for biliary atresia:the U.S. experience. Liver Transpl 11:1193-1200,2005.)

目前,胆道闭锁是儿童肝移植最常见的适应证,许多患儿的肝功能在接受肝门空肠 Roux-en-Y 吻合术后仍不断恶化。在这类病人中,肝移植的临床适应证包括肝门空肠 Roux-en-Y 吻合术后早期反应不良、生长发育不良、胆管炎反复发作和门静脉高压出血。不常见的适应证包括肝肺综合征、肝肾综合征、肝性脑病和顽固性腹水(Shneider & Mazariegos,2007)。

对胆道闭锁患儿供肝分配原则的改变,以及劈裂式活体肝移植技术的提高,显著改善了等待移植的胆道闭锁患儿的预后。鉴于半数病人接受 Kasai 手术后可恢复足够的胆汁引流,因此尽管儿童肝移植取得了进步,但肝移植仍然主要作为胆道闭锁患儿 HPE 术后的补救措施,并不建议作为多数病人的初始治疗方式。因为适合年幼患儿的肝脏供体仍然相对缺乏,并且首次治疗就采用肝移植会使许多患儿接受不必要的长期免疫抑制治疗。

(王坚 译　董家鸿 审)

第41章

原发性硬化性胆管炎

James H. Tabibian, Konstantinos N. Lazaridis, and Nicholas F. LaRusso

概述

原发性硬化性胆管炎（primary sclerosing cholangitis，PSC）是一种慢性、特发性、胆汁淤积性肝病，其组织学特征为胆管周围炎和纤维化。PSC 是一种进行性疾病，可导致终末期肝硬化，是公认的肝胆管和结肠癌变的危险因素，未行肝移植（liver transplant，LT）病人的中位生存期约为 15 年（Jussila et al, 2013; Karlsen et al, 2010b; Weismuller et al, 2008）。尽管在过去几十年中一直在进行研究，但对 PSC 的发病机制仍知之甚少；因此，尚未建立有效的 PSC 药物治疗方法（Chapman et al, 2010; Tabibian et al, 2013a）。由于其渐进特性和缺乏有效的药物疗法，所以即使 PSC 是一种相对罕见的疾病，它仍列于美国肝移植最常见的适应证第五位（UNOS, 2015），也是其他几个国家肝移植的主要指征（Bjoro et al, 2006; Karlsen et al, 2010b）（见第 112 章）。肝移植是唯一被证明能延长终末期原发性硬化性胆管炎病人生命的治疗方法；尽管肝移植有可能治愈疾病，但只提供给合适的入选病人，而且即使是合适的入选病人也可能在肝移植术后出现复发性 PSC 或肝胆管恶性肿瘤（Alabraba et al, 2009; Landaverde et al, 2009）。

流行病学

PSC 最常见于 30~40 岁男性（Angulo et al, 1999），但几乎任何年龄的男性和女性都可能发病。美国人口研究报告称，年龄调整后的男性年发病率（incidence）为 1.25/100 000，女性为 0.54/100 000（Bamba et al, 2003），相当于每天约有 9 例新的 PSC 确诊。据同一个研究报告，推算出 PSC 男性和女性的患病率（prevalence）分别为 20.9/100 000 和 6.3/100 000，因此美国 PSC 病人约为 30 000 例（Bamba et al, 2003）。加拿大（Kaplan et al, 2007）、北欧（Boonstra et al, 2013; Card et al, 2008）和新西兰（Ngu et al, 2011）也报道了类似的统计数字。北美和欧洲国家最近的数据表明，PSC 的发病率可能正在上升（Molodecky et al, 2011）。不幸的是，关于 PSC 的地理分布的流行病学数据在大多数其他国家仍然很难确定。

令人感兴趣的是 PSC 与炎症性肠病（inflammatory bowel disease，IBD）有密切联系。大约 70% 的西方（如美国、英国）PSC 病人同时诊断患有 IBD（Chapman et al, 1980, Wiesner et al, 1989）；相反，只有 3%~5% 的 IBD 病人患有 PSC（Olsson et al,

1991）。值得注意的是，在远东人群中，只有大约 25% 的 PSC 病人伴有 IBD，这种差异可能归因于遗传和/或环境因素（Shorbagi et al, 2008）。PSC 和 IBD 之间显著关联的意义仍不确定，但仍然是一个令人感兴趣的课题，本章稍后将讨论（见"发病机制"和"相关疾病"）。

临床表现

PSC 可以发生于任何年龄段，而且最初的表现可能多样（Wiesner & LaRusso, 1980）。例如，原本健康的个体在血液常规检查时偶然发现 PSC；这与诊断时 15%~40% 的病人无症状的统计数据一致（Talwalkar & Lindor, 2005）。另一种常见的临床情况是已知的 IBD 病人，在血清实验室研究中发现有胆汁淤积情况，进一步的检测显示其结果与 PSC 一致。第三种常见的表现是伴或不伴有急性胆管炎（acute cholangitis）、失代偿性肝病（decompensated liver disease）或伴发胆管癌（cholangiocarcinoma，CCA）的重症病人。PSC 儿童常患有以自身免疫性肝炎（autoimmune hepatitis，AIH）为特征的肝病（El-Shabrawi et al, 1987; Wilschanski et al, 1995），如后文所述（见"相关疾病"）。因此，PSC 的临床表现在一定程度上取决于诊断时所处疾病阶段以及诊断时的年龄。

PSC 没有能明确诊断的症状或体征。在一项研究中，最常见的首发症状有腹痛（20%）、皮肤瘙痒（10%）、腹泻（8%）、黄疸（6%）、疲劳（6%）和发热（4%）（Kaplan et al, 2007）。与其他慢性肝病一样，与健康人相比，PSC 病人的健康相关生活质量明显下降（Younosi et al, 2001），瘙痒是与健康相关生活质量下降特别相关的几个因素之一（Benito de Valle et al, 2012）。

体格检查可显示黄疸、肝大、脾大和/或表皮脱落，或以上均无。随着胆汁性肝硬化（biliary cirrhosis）和门静脉高压（portal hypertension）的发展，可观察到腹水和外周凹陷性水肿。

诊断

PSC 的诊断依赖于：①慢性胆汁淤积性血生化结果，②胆管造影显示多发性肝内和/或肝外胆管狭窄和节段性扩张（图41.1），③肝活检的兼容特征（如慢性胆管炎、胆管增生和胆管周围纤维化）（图 41.2）（Chapman et al, 2010; Holubitsky et al,

1964;Tabibian et al,2013d）。在适当的临床情况下［例如，一名年轻男性患有溃疡性结肠炎（ulcerative colitis,UC）且有胆汁淤积的血清生化结果］，特征性的胆管造影表现通常不需要活检。实际上，肝活检在 PSC 中的主要作用是：①排除其他肝病原因，②诊断小胆管 PSC，③确定疾病阶段（Burak et al,2003）。第一部分将在下一段中讨论，而另两部分将在后续内容中讨论（分别参见"组织病理学"和"自然病程"）。

区分 PSC 和其他病因肝病，特别是继发性硬化性胆管炎（secondary sclerosing cholangitis）（表 41.1）是非常重要的，因为继发性硬化性胆管炎通常起源于已知的病理过程（如胆道损伤、恶性肿瘤），并可能受益于特异疗法（Lazaridis et al,2004）。继发性硬化性胆管炎的一个重要例子是免疫球蛋白 G4（immunoglobulin G4,IgG4）相关胆管病，它属于一类系统性纤维炎性疾病（IgG4 相关疾病），可影响多器官系统，其特征是血清和/或组织 IgG4 水平升高，通常对皮质类固醇治疗有反应（Ghazale,2008）。

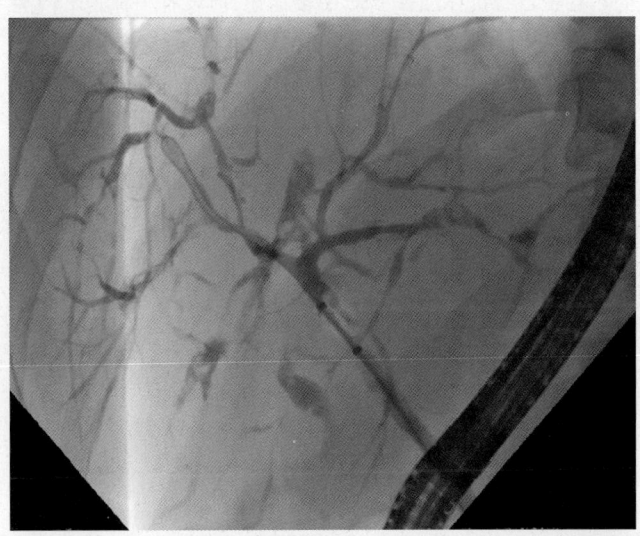

图 41.1 内镜逆行性胆管造影显示原发性硬化性胆管炎的典型胆管造影表现：胆管多发狭窄和扩张

表 41.1 继发性硬化性胆管炎的原因和原发性硬化性胆管炎的相似疾病

感染	AIDS 胆管病（如微小隐孢子虫、CMV）
	蠕虫感染（如支睾吸虫、后睾吸虫、蛔虫）
	复发性化脓性胆管炎（即东方性胆管肝炎）
慢性内、外压迫（良性或恶性）	胆总管结石（如 Mirizzi 综合征）
	胆管癌
	弥漫性肝内恶性肿瘤（如转移性疾病）
	压迫性淋巴结病
	门静脉高压性胆病
	术后损伤或狭窄
	慢性或坏死性胰腺炎
免疫性	免疫性 IgG4 相关疾病
	嗜酸性胆管炎
	肥大细胞性胆管病
	组织细胞增多症 X
	系统性血管炎
	肝同种异体移植排斥反应
	原发性胆汁性肝硬化（与小胆管 PSC 相似）
缺血性	移植后非吻合性狭窄
	动脉内化疗
	放射治疗
先天性和/或特发性	胆总管囊肿（如 Caroli 病）
	进行性家族性肝内胆汁淤积症（与小胆管 PSC 相似）

AIDS,获得性免疫缺陷综合征;CMV,巨细胞病毒;IgG4,免疫球蛋白 G4;PSC,原发性硬化性胆管炎。

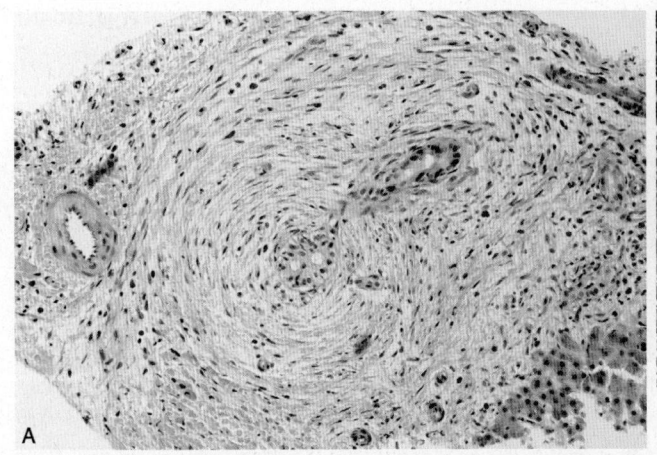

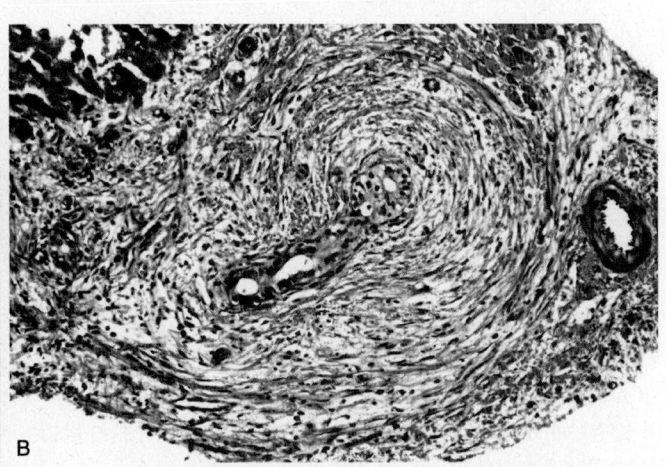

图 41.2 原发性硬化性胆管炎的组织学特征。（A）典型的胆管炎、门静脉周围炎症和胆管纤维化改变（苏木精和伊红染色,×40）。（B）图中可见典型的胆管周围纤维变性，即"洋葱皮"样改变（三色染色法染色,×40）

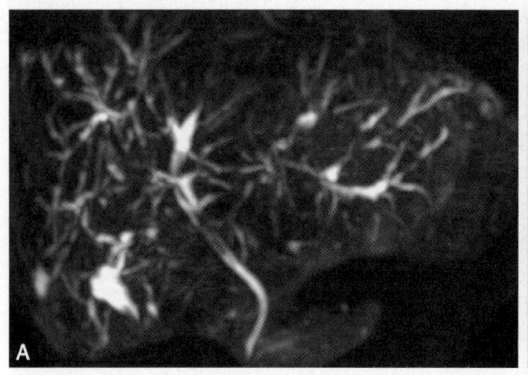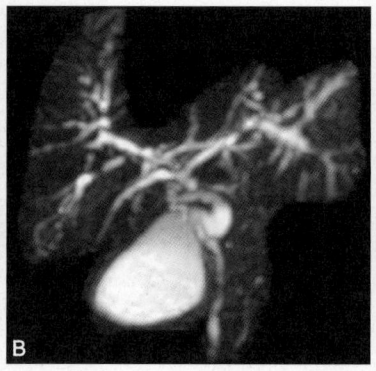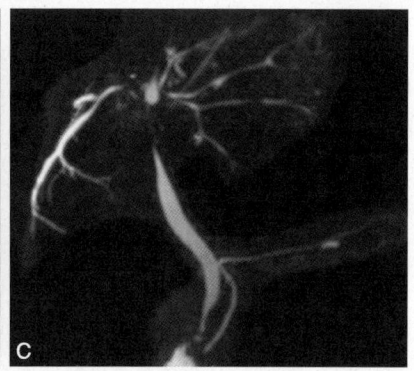

图 41.3　原发性硬化性胆管炎的磁共振胰胆管造影。如图通过最大强度投影三维图像算法显示原发性硬化性胆管炎的特征性影像的三个独立病例。(A) 近端胆总管狭窄和弥漫性肝内狭窄伴病灶上游扩张。(B) 弥漫性肝外胆管狭窄和双侧肝内胆管狭窄及扩张。(C) 严重减少的肝内胆管树,右后肝胆管系统扩张,高位肝总管狭窄

具有历史意义的是,随着 20 世纪 70 年代内镜逆行胆管造影术(endoscopic retrograde cholangiography,ERC)的开展(Cotton et al,1972),PSC 特有的"串珠状"和"被修剪"的胆管树的造影特征使得对该疾病的识别增加(Wiesner & LaRusso,1980)。然而,目前磁共振胰胆管造影术(magnetic resonance cholangiopancreatography,MRCP)已基本取代了 ERC 来明确诊断(Dave et al,2010)(图 41.3)。

值得注意的是,一小部分 PSC 病人会出现正常的血清碱性磷酸酶(alkaline phosphatase, ALK)(Balasubramaniam et al, 1988);因此,出现正常的血清 ALK 并不排除 PSC 的诊断,如果临床病史(如 IBD 的存在)和其他证据表明肝病存在,则不应停止进一步的检查。此外,尽管有持续的胆管造影和组织学异常,一部分 ALK 升高的病人随着时间的推移会自发的降至正常;根据最近的数据,这一部分病人的预后似乎更好,正如那些用熊去氧胆酸(ursodeoxycholic acid,UDCA)治疗而使 ALK 降至正常的病人一样(Al-Mamari et al, 2013;Lindstrom et al, 2013; Stanich et al,2011;Tabibian et al,2013a,2014d)。

其他血清学异常

尽管胆汁淤积性血清肝脏指标是 PSC 的标准,但血清转氨酶水平也可能升高,尽管幅度不大;不超过正常上限三倍的水平是该病的典型特征(Lee & Kaplan,1995)。转氨酶水平明显升高的病人可能同时出现 AIH 的血清学证据和组织学特征(Czaja,1998),因此提示 PSC-AIH 重叠综合征(PSC-AIH overlap syndrome),在下文("相关疾病")中进一步讨论。由于 PSC 病人在初次诊断 PSC 数年后可能出现重叠综合征,因此需要定期监测转氨酶(连同 ALK 和胆红素)。

诊断时 60% 的病人血清胆红素水平正常(Talwalkar & Lindor,2005),但随着 PSC 的进展,胆红素水平趋于升高。结合胆红素的突然、持续增加可能预示着明显的胆管狭窄、胆管结石或 CCA 的发展(Charatcharoenwitthaya et al,2008a),提示需要进一步检查(如 MRCP)。直接胆红素水平正常而非结合胆红素持续或间歇升高可能提示 Gilbert 病(Gilbert disease)。

血清铜、铜蓝蛋白及肝、尿铜常有异常。肝铜水平可升高到 Wilson 病(Wilson disease)和原发性胆汁性肝硬化(primary biliary cirrhosis,PBC)的程度,是长期胆汁淤积的反映(LaRusso er al,1984)。

各种自身抗体已在 PSC 中被描述,但没有一种是 PSC 特异性的,也不清楚是否有致病性。PSC 病人抗中性粒细胞胞质抗体(antineutrophil cytoplasmic antibodies)、抗心磷脂抗体(anticardiolipin antibodies)和抗核抗体(antinuclear antibodies)的发生率分别为 84%、66% 和 53%(Angulo et al,2000)。抗线粒体抗体(antimitochondrial antibodies)和抗平滑肌抗体(anti-smooth-muscle antibodies)在 PSC 病人中很少见,分别提示了其他诊断或重叠综合征。自身抗体检测可能有助于排除其他疾病或鉴别伴有 AIH 的 PSC 病人,但在监测 PSC 活动性方面没有临床意义。

据报道,PSC 病人的血清 IgM、IgE、IgG 和总 IgA 分别升高约 45%、40%、25% 和 10%(Chapman et al,1980;Hirano et al, 2012;Navaneethan et al,2012;Tabibian et al,2014b)。一种免疫球蛋白亚型增加的病人,他的其他亚型水平一般也会增加(Tabibian et al,2014b)。尽管高球蛋白血症(hyperglobulinemias)在 PSC 中的相关性尚不确定,但可以想象,它们可能对 PSC 的预后和/或病理生理学(如 IgG4 胆管病)有尚未认识到的影响。事实上,在最近对日本 PSC 病人的一项研究中,发现低血清 IgE 水平与 CCA 的发展有关(Hirano et al,2012);然而,这一发现不能在美国的病人队列中重复(Tabibian et al,2014b)(见第 50 章和第 51 章)。

影像技术

胆管造影术(cholangiography)是确定 PSC 诊断的关键,ERC 历来是金标准技术(见第 20 章)。典型的 PSC 胆管造影术结果包括贯穿整个胆管树的多发性狭窄和串珠状改变,表示交替性胆管纤维化和扩张的区域(图 41.1)。典型的是肝内和肝外胆管均受累,但 PSC 存在变异(表 41.2),且仅表现为肝内或肝外病变的病人,其受累程度随着时间的推移可能变得更广泛。在一项对 86 例 PSC 病人的研究中,胆管造影时,当肝内胆管充分显影时,分别有 80 例和 85 例存在肝内和肝外胆管受累。20% 的病人同时累及肝内和肝外近端胆管,甚至更少的病人出现小胆管 PSC(small-duct PSC)(即正常胆管造影)。除了

表 41.2 PSC 的分型和特征		
诊断术语	胆管造影	肝脏组织学
经典型 PSC	多灶性肝内外狭窄及所致的近端胆管扩张	典型［即胆道炎症、胆管周围纤维化（按 Ludwig 分类分期）、胆管增生和减少］
肝内型 PSC	多灶性单纯肝内狭窄及所致的近端导管扩张	典型
肝外型 PSC	单纯肝外狭窄及所致的近端胆管扩张	非诊断性的，尤其在早期疾病中
小胆管 PSC	正常	典型

注：上述所有情况在血清实验室检查中通常表现为胆汁淤积。

位置，狭窄的长度和严重程度也可能不同（即纤维化和梗阻的程度）。一些狭窄也可能有恶性肿瘤，而且，区分 PSC 中的良恶性狭窄是一个重大的持续的挑战（MacCarty et al,1985；Tabibian et al,2012a）（见"胆管癌"；见第 51 章）。

尽管 ERC 有优势，但它具有侵袭性和临床并发症。美国梅奥医学中心（Mayo Clinic）的经验表明，在接受 ERC 的 PSC 病人中，手术时间通常更长，需要住院治疗的手术并发症，估计超过 10%。尤其是 PSC 病人行 ERC 的胆管炎发生率高于无 PSC 病人（见第 43 章），而胰腺炎、穿孔和出血的发生率似乎没有高于无 PSC 病人（Bangarulingam et al,2009）。由于 ERC 的风险，MRCP 已成为 ERC 的无创的替代检查（图 41.2）。MRCP 具有与 ERC 相当的诊断准确性，并且在用作初始诊断策略时可以节省费用（Dave et al,2010；Vitellas et al,2002）。MRCP 也适用于同步 MR 弹性成像（simultaneous MR elastography），这是一种新兴的无创性定量评估肝纤维化的技术（以千帕表示）（Rouviere et al,2006）。

一旦确诊为 PSC，腹部超声（见第 15 章）和计算机断层扫描（见第 18 章）有助于监测病人和评估胆管结石（见第 36 章）、肝胆恶性肿瘤（见第 50 章和第 51 章）以及其他并发症。当需要进入胆管树而 ERC 在技术上不可行时，经皮胆管造影术（percutaneous cholangiography）（见第 20 章和第 52 章）是有用的。

组织病理学

仅靠肝活检诊断 PSC 是不够的，而且在大多数情况下，它用于排除其他处理，并确定可并立的组织学检查结果。检查结果包括乏细胞性、混合性、非化脓性的门管区炎症；胆管炎（伴或不伴有胆管减少）；胆汁淤积；由纤维层和水肿构成的胆管周围袖套，形成典型的"洋葱皮"样外观（图 41.2）（Scheuer,1998年）。这种典型的病理学上的发现，在 PSC 肝活检中发现不到10%（但在更大的外科标本中更为常见）（Ludwig et al,1981）。

必须认识到类似于 PSC 中可见的纤维闭塞性胆管炎（fibrobliterative cholangitis）可发生于：①PBC，②较大胆管的机械性梗阻，③肝移植后的胆管减少性排斥反应，④获得性免疫缺陷综合征（acquired immune deficiency syndrome）的胆管病，⑤经动脉内输注氟尿苷（fluxuridine）的病人。作出这些区分是有临

表 41.3 根据 Ludwig 的原发性硬化性胆管炎分期	
Ⅰ 期（门管区）	门管区水肿、炎症和胆管增生；异常不超过限定肝板
Ⅱ 期（门管区周围）	除 Ⅰ 期特征外，还有门管区周围纤维化和炎症；可能存在碎片状坏死
Ⅲ 期（间隔）	除了 Ⅰ 期和 Ⅱ 期的特征外，还有间隔纤维变性或桥接坏死；可能存在胆管减少
Ⅳ 期（肝硬化）	胆汁性肝硬化；可能存在胆管减少

床意义的，例如，区分 PSC 和 PBC，前者是肝外胆管和肝内大胆管受累，及较温和的混合性炎性浸润，但这种区别有时候很难把握（Scheuer,1998）。此外，肉芽肿（granulomas）被认为是 PBC 的特征，约 4% 的 PSC 病人活检中可见（Ludwig et al,1995），强调了进一步收集分析临床数据的重要性。

最常用的肝脏组织学分级系统是 Ludwig 和他的同事（1986）提出的。该系统基于肝实质改变的扩展程度，分为 1 期（门管区炎症）到 4 期（胆汁性肝硬化）（表 41.3）。

发病机制

迄今为止，PSC 的发病机制尚不清楚。普遍认为，遗传易感因素和（目前还不确定的）环境暴露可能都起着基础性作用。此外，现在认为衬于胆管内壁的胆管上皮细胞不仅是损伤的靶细胞，而且可能直接和积极地参与 PSC 的发病（O'Hara et al,2013）。事实上，胆管上皮细胞是一种形态上、生化上和功能上异质且高度动态的细胞群，在生理和疾病状态下具有生物活性（O'Hara et al,2013；Tabibian 和 Lindor,2013）。例如，在识别病原体相关模式分子（PAMP）和其他刺激的反应中，胆管上皮细胞表达一些促炎因子［如肿瘤坏死因子-α、白细胞介素-6（IL-6）、IL-8］和其他生物活性分子（Alvaro et al,2007；O'Hara et al,2011）。胆管上皮细胞合成和分泌这些信号介质，是胆道固有免疫和修复反应组成的一部分，并介导 T 细胞、巨噬细胞、中性粒细胞、自然杀伤细胞和其他固有细胞和招募细胞的招募和激活（O'Hara et al,2013；Priester et al,2010）。这些"活化胆管细胞"过程，特别是在遗传易感个体中，可能会失调，而倾向于发展和进展为慢性肝胆疾病（如 PSC）。例如，最近的数据表明，胆管上皮细胞衰老是慢性胆管细胞损伤反应的一个潜在的基本的细胞表型，实际上也是 PSC 的病因（Tabibian et al,2014f）。细胞衰老是一种复制（G1 期）停滞状态，被认为可抑制损伤细胞的增殖或肿瘤转化（Campisi et al,2007；Jeyapalan et al,2008；Tchkonia et al,2010）；尽管复制性停滞，衰老细胞仍保持代谢活性，在某些情况下，可转变为一种潜在的病理状态，称为衰老相关分泌表型（senescence-associated secretory phenotype, SASP）（Burton,2009；Tabibian et al,2014f；Tchkonia et al,2013）。SASP 细胞已经被证明可以改变其微环境（例如细胞外基质），强化衰老表型（Tabibian et al,2014f），启动促纤维炎性的细胞反应，并加速肿瘤转化（Acosta et al,2008；Burton,2009；Coppe et al,2008；Kuilman et al,2008；Tchkonia et al,2010；Trougakos et al,2006）。胆管上皮细胞衰老的后果及其在 PSC 中的意义是目前研究的一个活跃领域。

已经提出了一些关于 PSC 病因的假说（Gupta et al,2012；

Pollheimer et al,2011a),本文叙述其中两个,并且两个假说都与在 PSC 中起主要作用的胆管上皮(和胆管上皮衰老)相一致:PSC 微生物群假说(the PSC-microbiota hypothesis)(Tabibian et al,2013c,2014e)以及肠道淋巴细胞归巢假说(the gut lymphocyte homing hypothesis)。PSC 微生物群假说部分基于 PSC 和 IBD 之间的显著关联,代表了所谓"肠漏"假说("leaky gut" hypothesis)的扩展(O'Mahony et al,2006)。它设想 PSC 的发展可能是由于:①微生物分子的肠肝循环增加(可能是由于肠屏障功能受损所致),②微生物多样性和/或代谢产物的改变(例如,由于肠道微生物生态失调所致),和/或③胆管上皮或其他肝细胞对微生物分子的一种异常或过度的反应(例如,胆管细胞衰老和 SASP 的诱导)。这一假设得到了各种体外研究(Mueller et al,2011;Tabibian et al,2014g;Yokoyama et al,2006),动物模型(Haruta et al,2010;Hobson et al,1988;Lichtman et al,1991、1992、1995;Yamada et al,1994)和体内研究(Hiramatsu et al,2000;Mistilis et al,1965;O'Hara et al,2013;Olsson et al,1998;Pohl et al,2006;Sasatomi et al,1998;Tabibian et al,2014)的支持。

肠道淋巴细胞归巢假说假定肠道 T 淋巴细胞出现如下情况:①在肠道相关淋巴组织中被激活,②被树突状细胞诱导表达细胞表面受体整合素 α4β7 和 CCR9,③由于其同源配体在肝脏的异常表达而被招募到肝脏,即,地址素蛋白 MADCAM-1 和趋化蛋白 CCL25,通常仅限于肠道(Eksteen et al,2009;Gupta et al,2012)。尽管肝脏在门管区周围内皮细胞上表达这些配体,以及随后 α4β7⁺,CCR9⁺ 的淋巴细胞归巢到肝脏,似乎对 PSC 有相对特异性(Borchers et al,2009;Eksteen et al,2004),这一过程的病理学相关性尚未得到很好的解释,但被认为是启动胆管周围炎症和胆管上皮损伤的一种方式(Gupta et al,2012);因此,维多珠单抗(vedolizumab)作为一种人源化的抗整合素 α4β7 单克隆抗体,其最近应用于临床,可能为检测靶向该亚群 T 淋巴细胞是否能减轻胆管细胞损伤和阻止 PSC 进展提供了一条途径。

遗传因素似乎在 PSC 的发展或改变其表型中起作用,并且可能与上述假设有很好的交叉。一些证据支持遗传因素在 PSC 中的作用。首先,PSC 病人的后代和兄弟姐妹中 PSC 的风险显著增加(危险比 ≈11)(Bergquist et al,2008;Quigley et al,1983)。其次,全基因组相关研究的最新数据表明,人类白细胞抗原(human leukocyte antigen,HLA)基因家族共同代表了与 PSC 相关的最高风险源(Karlsen et al,2010a)。HLA 1 类和 2 类的关联均已被描述,其中包括 B8、DR3、DR2 和 A1(Chapman et al,1983;Donaldson et al,1991;Schrumpf et al,1982;Wiencke et al,2007)。还报告了 PSC 与下列 DRB3*0101:DRB1*0301:DQA1*0501:DQB1*0201 和 DRB1*1301:DQA1*0103:DQB1*0603 单倍型相关(Donaldson & Norris,2002)。此外,MICA(主要组织相容性复合物 Ⅰ 类相关 MIC 基因家族,major histocompatibility complex class Ⅰ-related MIC gene family)的变异在 PSC 易感性中有一定作用;例如,独立于其他 HLA 单倍型,MICA 002 等位基因似乎显著降低了 PSC 的发生风险,而 MICA 008 等位基因增加了这种风险(Norris et al,2001)。第三,各种非 HLA 易感性和修饰基因已经被识别,包括但不限于:丝裂素-1(stromelysin-1)[如基质金属蛋白酶-3 matrix metalloproteinase-3(MMP-3)]、细胞间黏附分子 1(intracellular adhesion molecule 1,ICAM1),MMP-1 和-3,它们是 SASP 的成员(Coppe et al,2010;Davalos et al,2010;Pollheimer et al,2011b)。

值得一提的是,为了研究 PSC 的各种特性,已经建立了大量的小鼠和大鼠模型。鉴于 PSC 病因的不确定性,没有一个动物模型能够概括 PSC 的所有生化、胆管造影、组织学和癌前特征,这并不奇怪。尽管事实上,多药耐药 2(multidrug-resistance2,Mdr2)(ABCB4 基因)基因敲除小鼠(Smit et al,1993 年)是研究最广泛的模型,并表现出人类 PSC 的生物化学(Fickert et al,2002、2004;van Nieuwerk et al,1997)、组织学(Fickert et al,2004)和胆管造影(Tabibian et al,2013b;Tabibian et al,2013e)特征(图 41.4)。雌性小鼠的疾病严重程度似乎更高,

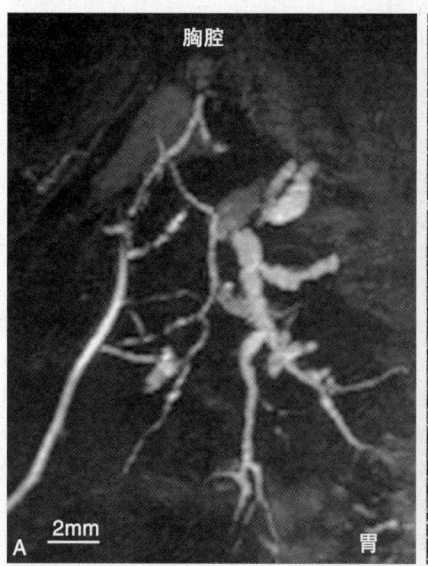
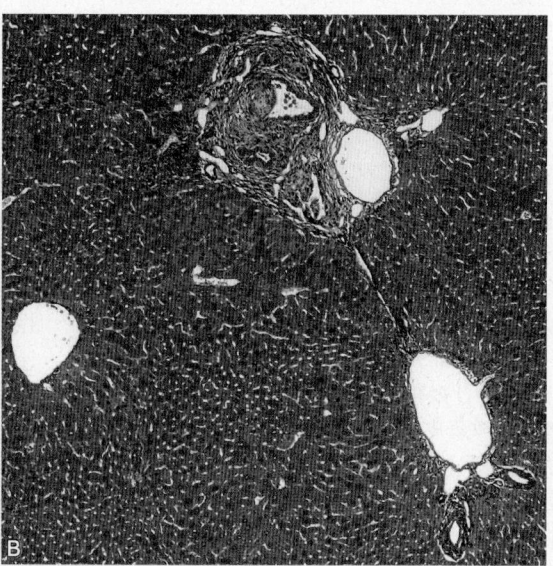

图 41.4　多药耐药 2(ABCB4 基因)基因敲除小鼠模型显示出原发性硬化性胆管炎的多种特征。(A)通过 16.4 特斯拉小型动物磁共振成像光谱仪对成年的基因敲除小鼠活体进行最大强度投影(maximal intensity projection),显示出特征性的不规则胆管(Modified from Tabibian JH,et al:Micro-computed tomography and nuclear magnetic resonance imaging for noninvasive,live-mouse cholangiography. Lab Invest 93:733-743,2013e.)。(B)肝脏的组织学外观

并且与 IBD 或 CCA 没有明显关联(Fickert et al,2004;van Nieuwerk et al,1997);此外,Mdr2 基因敲除小鼠的损伤机制(胆汁磷脂减少导致疏水性胆汁介导的上皮损伤和胆汁漏入门管区)尚未被证明能体现人类 PSC。因此,到目前为止还没有关于最佳动物模型的共识,这阻碍了 PSC 新实验疗法的研发和测试(Pollheimer et al,2011b)。值得注意的是,最近研发了一种持续性胆管上皮损伤的体外模型(Tabibian et al,2014f),以促进 PSC 和其他胆管疾病的研究(Lazaridis et al,2004 年),显示了在分离的原代 PSC 胆管上皮和 PSC 肝切片中的胆管上皮中看到 PSC 的各种特征(Tabibian et al,2014f,2014g)。虽然代表了一个有用的培养基系统,但仍然需要一个更好的动物模型。

自然病程

如本章前面所述,PSC 是一种慢性但通常是隐匿的疾病,常发展为终末期肝病,即使在无症状病人中也是如此(Porayko et al,1990)。在不进行肝移植的情况下,PSC 诊断后的中位生存期为 12~15 年(Farrant et al,1991;Jussila et al,2013;Karlsen et al,2010b;Weismuller et al,2008)。PSC 儿童中的未行肝移植的生存率,虽然研究较少,但似乎也在这个范围内(Feldstein et al,2003)。值得注意的是,来自大型学术中心的数据表明,可能由于转诊偏倚(referral bias),导致中位生存期较短,而 PSC 的早期诊断可能由于领先时间偏倚(lead-time bias)(Broome et al,1996;Okolicsanyi et al,1996)或 PSC 的总体异质性(Tabibian et al,2013a)而与较长的生存率相关。

PSC 的预后模型已经被开发出来,用于预测生存率和确定理想的肝移植时机(Broome et al,1996;Dickson et al,1992;Farrant et al,1991;Kim et al,2000)。也许目前最广泛使用的预后模型,也是唯一一不需要肝组织学数据的模型,是 PSC 的修正自然病程的模型,即改良梅奥 PSC 风险评分(revised Mayo PSC Risk Score)(Kim et al,2000),它使用病人年龄、血清胆红素、白蛋白、天冬氨酸转氨酶和静脉曲张出血史(Kim et al,2000)。目前预测模型的局限性有几个,包括在预测 CCA 的发展和健康相关的生活质量的损害方面不准确,对于最优模型还没有达成共识。因此,尽管对研究有用,但不建议在 PSC 病人个体的治疗中使用预后模型(Chapman et al,2010)。最近,有学者开发了终末期肝病模型,以确定死亡率风险最高的病人(PSC 和非 PSC),并相应地确定器官分配的优先顺序(Kamath et al,2001);与梅奥 PSC 风险评分一样,尽管能够估计生存率(Tabibian et al,2014b),但不应在个体病人中使用,除非是为了规划潜在的肝移植。PSC 中最新的预后指标可能是血清 ALK;最近的研究表明,这种潜在预后生物标记物正常化与 PSC 相关主要不良事件的风险降低相关,并且是持续调查研究的对象(Lindstrom et al,2013;Stanich et al,2011;Tabibian et al,2014d)。

小胆管 PSC 病人(占所有 PSC 的 5%)是指具有符合 PSC 的生化和组织学特征,但胆管造影正常(表 41.2)的病人,与非小胆管 PSC 病人相比,其长期预后似乎更好(Angulo et al,2002)。在一项多机构多国家研究中,83 例小胆管 PSC 病人按年龄、性别、诊断年份和机构以 1:2 的方式与大胆管 PSC 病人

(即经典型)匹配(Bjornson et al,2008)。患有小胆管 PSC 的病人,除非进展为大胆管 PSC(23% 的病人在平均 7.4 年中逐渐进展为大胆管 PSC),否则不会发生 CCA,并且具有明显更长的无肝移植生存期(13 年对 10 年)。

相关疾病

据报道,多种疾病与 PSC 有关。这些相关疾病列在知识框 41.1 中,下面讨论两种相关疾病。

炎症性肠病与结直肠癌

PSC(或以前所说的"胆管周围炎")与肠道,特别是与 IBD 之间最早的临床联系是在 50 多年前发现的(Rankin et al,1959)。从那时起,PSC 与 IBD 之间的显著联系成为广泛研究的课题。现在已经确定,约 70% 的(西方)PSC 病人存在 IBD;大多数患有 UC,其余为克罗恩病或未定型结肠炎(Fausa et al,1991;Loftus et al,1997)。IBD 的诊断通常比 PSC 早 8~10 年,不过没有明确的时间相关性,在 PSC 诊断数年之后出现 IBD 的病例也有报道(Chapman et al,1980;Loftus et al,1996a;Sinakos et al,2013)。经典的说法是,肠道疾病的严重程度和肝脏疾病的严重程度之间没有直接的联系。然而,这并不是说 IBD 与 PSC 没有关系,其理由如下:①IBD 的存在(无论严重程度)与更高的 PSC 相关发病率和死亡率有关联(Ngu et al,2011;Tabibian et al,2012b),②IBD 的存在和肝移植前结肠完整无损似乎都是肝移植术后复发性 PSC 的预测因素(Kugelmas et al,2003),③PSC-IBD 病人典型地表现出一种独特的 IBD 表型,其特征是直肠除外的全结肠炎和反流性回肠炎(以及更高的结肠切除术后发生结肠袋炎风险)(Broome et al,2006;Sinakos et al,2013),④PSC 似乎与仅限小肠的克罗恩病无关(O'Toole et al,2012;Rasmussen et al,1997),⑤PSC-IBD 病人的结肠炎通常比单纯 IBD 病人更轻(即使范围更广)(Lundqvist et al,1997)。

有趣的是,尽管 PSC-IBD 与较轻的结肠炎有关联,但与单纯 IBD 相比,PSC-IBD 可使结直肠癌的风险增加近五倍(Broome et al,1995;Soetikno et al,2002)。瑞典的一项研究显示,PSC-UC 病人发展为结直肠异型增生(dysplasia)或癌的绝对累积风险,在病程持续 10 年、20 年和 25 年后分别为 9%、31% 和 50%,而单纯 UC 病人的绝对累积风险分别为 2%、5%

知识框 41.1　原发性硬化性胆管炎相关疾病
溃疡性结肠炎
克罗恩病
自身免疫性肝炎
甲状腺功能减退/Reidel 甲状腺炎
干燥综合征
乳糜泻
自身免疫性溶血性贫血
结节病
肾小球肾炎
1 型糖尿病

和 10%（Broome et al,1995）。随后的研究表明,在其他 PSC-IBD 病人队列中也有类似的发现（Brentnall et al,1996;Claessen et al,2009;Kornfeld et al,1997;Soetikno et al,2002）。有人推测,在 PSC-IBD 中看似较高的结直肠癌风险实际上可能是一种较轻的全结肠疾病的产物,且在较长一段时间内未被发现,但这仍然是一个不确定的领域。同样,单纯 PSC 中结直肠癌的风险还没有很好的确定,但人们认为它介于正常人群和 UC 病人之间。考虑到上述情况,指南建议从 IBD 病人诊断 PSC 开始,每隔 1~2 年进行结肠镜检查（广泛的随机黏膜活检）（Farraye et al,2010;Leighton et al,2006）,对于单纯 PSC 病人大约每 5 年进行一次（Chapman et al,2010）。

关于 PSC-IBD 的结肠癌预防,有限的数据表明 UDCA 可能起到化学预防作用。在 59 例接受结肠镜检查（colonoscopic）监测的 PSC-UC 病人的横断面研究中,UDCA 的应用与结肠异型增生的发病率降低有关（Tung et al,2001）。在另一项对 52 例 PSC-UC 病人进行的随机安慰剂对照试验中,UDCA 的使用导致结直肠异型增生或癌症的相对风险为 0.26（Pardi et al,2003）。在进一步的研究能够证实 UDCA 在 PSC-IBD 病人中的化学预防特性之前,不推荐将其用于该适应证（Chapman et al,2010）。

自身免疫性肝炎

PSC 和 AIH 之间的重叠综合征已经被认识,但仍然是一个病因不确定的领域（Gohlke et al,1996;Luketic et al,1997）;PSC-AIH 重叠综合征见于多达 35% 的 PSC 儿童病人（Feldstein et al,2003）和大约 5% 的成年病人（Kaya et al,2000 年）;Van

Buuren et al,2000）（见第 70 章）。PSC-AIH 重叠综合征的病例通常符合这两种疾病的所有标准,其血清 ALK 升高,胆道损伤,血清转氨酶、IgG、抗核抗体和/或 ASMA 滴度升高。肝活检通常显示胆管炎和界板性肝炎（interface hepatitis）。这种重叠综合征的临床线索可能有两种形式之一:①AIH 病人对免疫抑制治疗未完全应答,随后发展为胆汁淤积性肝脏病;②具有 PSC 特征,但转氨酶水平高于单纯 PSC 病人预期水平（>3 倍正常上限）。疑似 PSC-AIH 重叠综合征的病人,尤其是那些 AIH 似乎是"显性"疾病的病人,应接受免疫抑制治疗（Chapman et al,2010）。

并发症

PSC 的临床并发症包括胆石症（cholelithiasis）（见第 33 章）、胆总管结石（choledocholithiasis）（见第 36 章）、显性胆管狭窄（dominant biliary strictures）（见第 42 章）、急性复发性细菌性胆管炎（recurrent acute bacterial cholangitis）（见第 43 章）、CCA（见第 50 章和第 51 章）以及因 IBD 行结肠切除术（proctocolectomy）和回肠造口术（ileostomy）后的病人的造口周围静脉曲张（peristomal varices）。PSC 病人的其他并发症和症状包括:①继发于慢性胆汁淤积,即脂溶性维生素缺乏（fat-soluble vitamin deficiency）、肝性骨营养不良（hepatic osteodystrophy）和瘙痒（pruritus）,②与肝硬化和门静脉高压相关的并发症和症状,即食管静脉曲张（esophageal varices）、腹水（ascites）和肝细胞癌（hepatocellular carcinoma）,其治疗方法类似于非 PSC 相关肝硬化病人的并发症（图 41.5）（Bruix et al,2011;Garcia Tsao et al,2007;Runyon,2013）。这些并发症将在接下来的内容中进一步

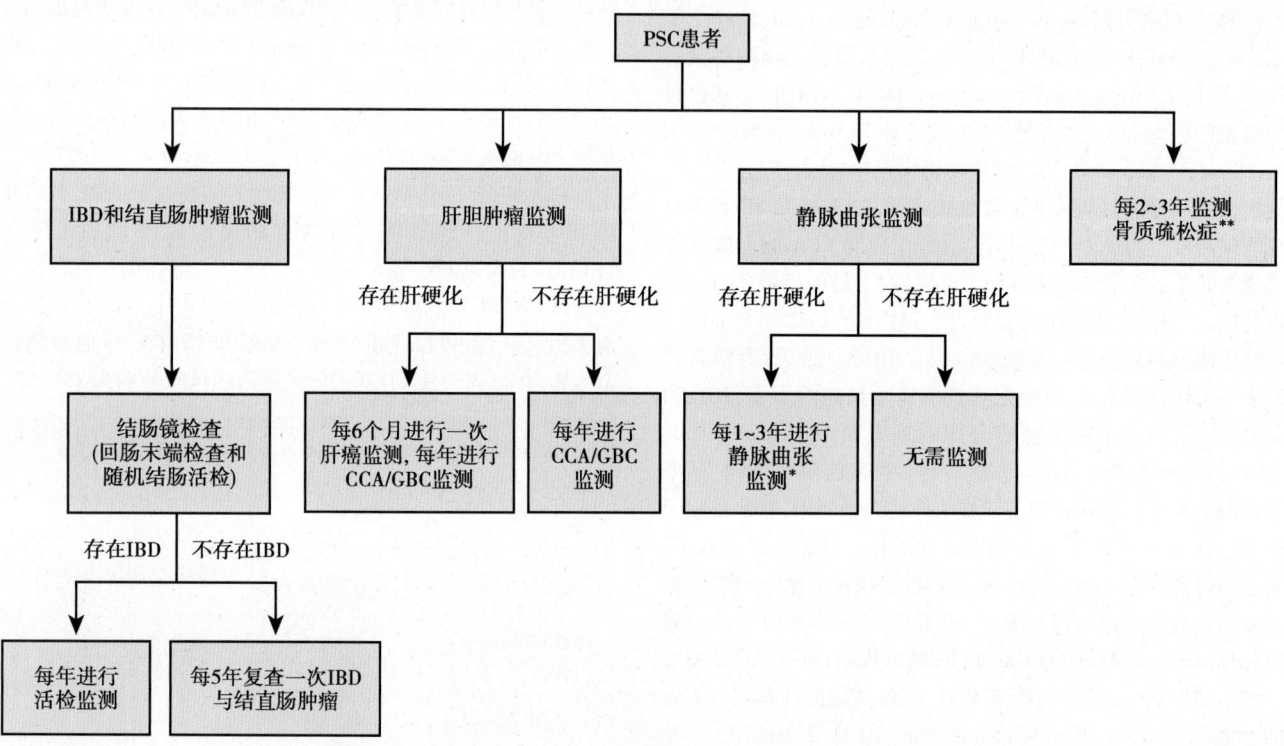

图 41.5　原发性硬化性胆管炎病人诊断后的监测概览。CCA,胆管癌;GBC,胆囊癌;IBD,炎症性肠病
* 根据美国肝病研究协会的实践指南（通常每 1~3 年）。
** 在高风险或已知有肝性骨营养不良/骨质疏松症的病人中可能更频繁地进行。

讨论。

胆囊疾病与胆总管结石

大约 30% 的 PSC 病人有胆囊结石或胆管结石（见第 32 章）。例如，在一项对 121 名 PSC 病人的研究中，26% 的病人患有胆结石，其中一半是色素结石（Brandt et al，1988）。PSC 的胆囊病理情况不仅限于结石；PSC 病人还可能发生一种以弥漫性淋巴浆细胞浸润为特征的非结石性胆囊炎（Jessurun et al，1998）（见第 33 章）。此外，PSC 病人患胆囊息肉和相关恶性肿瘤的风险增加。在 102 例 PSC 病人的研究中，14 例（13.7%）有腔内胆囊肿块，其中 8 例（8/14，57%）为腺癌（Buckles et al，2002）（见第 48 和 49 章）。最近的病例系列表明，胆囊腺癌可发生在小于 1cm 的息肉中（Karlsen et al，2008），因此考虑到这一风险，建议进行每年监测（图 41.5）。对于 PSC 中的息肉和其他胆囊病变，无论是否有症状和大小（尤其是大于 1cm 的情况），一般建议是胆囊切除术（cholecystectomy）（Buckles et al，2002）。

根据横断面放射学序列调查，大约 8% 的 PSC 病人存在胆管结石（即胆总管结石）。尽管幸运的是，临床上急性细菌性胆管炎（acute bacterial cholangitis）在没有显性狭窄或既往胆道操作（如外科手术，ERC）的情况下并不常见，但胆总管结石是细菌性感染的病灶。在无创成像显示胆总管结石的病人中，ERC（伴或不伴括约肌切开（sphincterotomy）和/或塑料支架放置）可显示胆管结石取尽，而且如果存在，应尝试扩张相关胆管狭窄（见第 36C 章）（Tabibian et al，2014a）。PSC 病人被认为在 ERC 术后细菌性胆管炎的风险增加，因此通常在 ERC 术前（即单次静脉注射）预防性使用抗生素和术后（即口服环丙沙星 3~7 天）使用抗生素进行覆盖，尽管这种做法缺乏高质量证据支持（Bai et al，2009；Kager et al，2012）。

显性狭窄

显性狭窄的形成将发生在大约 45% 的 PSC 病人中，典型表现为进行性黄疸、瘙痒、细菌性胆管炎和右上腹疼痛（见第 42 章）。"显性狭窄"大致定义为胆总管直径小于或等于 1.5mm 或肝管直径小于或等于 1mm 的狭窄。如果是通过无创成像进行诊断，有必要行胆管造影（最好是 ERC）评估胆管，且根据狭窄的特点，使用或不使用胆道支架进行治疗性扩张。显性狭窄的满意扩张可能需要多次 ERC 治疗，随后一部分病人将表现出持续的生化和症状改善，如先前的几项研究所示（Johnson et al，2006；Van Milligen De Wit et al，1996、1997；Wagner et al，1996）（见第 29 章）。因此，内镜治疗 PSC 病人的显性狭窄除了短期缓解症状和减轻胆管炎外，还可能有长期的获益。在急性细菌性胆管炎反复发作的病人中，尽管缺乏针对这种并发症的缜密设计的研究，但仍可以交替使用抗生素作为预防措施以减少复发。其他选择包括手术干预，如本章后面所述（见"手术治疗"）。

不幸的是，仍不清楚哪些 PSC 病人最有可能从内镜干预中获得长期获益。例如，在一项对 125 例 PSC 病人的回顾性研究中就说明了这一点，其中 45% 有显性狭窄，55% 没有；在随访中，两组之间的血清 ALK 和胆红素水平没有显著差异

（Bjornsson et al，2004a）。不管其对显性狭窄病人的短期和潜在的长期获益如何，ERC 对于确保胆道系统的全面成像和取样（即刷取、活检）以排除 CCA 非常重要，这将在下一节进一步讨论。

胆管癌

PSC 是一种癌前状态，最严重的并发症是 CCA 的发生（见第 50、51A 和 51B 章）。据估计，PSC 病人中 CCA 年发病率为 1%，终生发生率为 15%（Boberg et al，2002；Claessen et al，2009；Kornfeld et al，1997；Wiesner et al，1989），因此建议进行定期 CCA 监测（Chapman et al，2010；Tabibian et al，2012a）（图 41.5 和 41.6）。患有 PSC 和 CCA 的病人由于 CCA 的侵袭性和晚期诊断（与隐匿性相关）而生存率低。例如，在对 30 例 PSC 病人的回顾性研究中，63% 的病人在诊断时已有转移，47% 被认为疾病局限的病人在手术探查时发现已有腹部转移；这组病人诊断 CCA 后，中位生存期为 5 个月。

CCA 的大部分征象和症状都是 PSC 本身的典型症状，因此 CCA 的早期诊断是一个重大挑战。此外，尽管已经发现一些关联，包括吸烟和结肠切除史，但到目前为止，还没有能够准确预测 CCA 发展的临床或生化特征（Bergquist et al，1998；Broome et al，1995；Burak et al，2004；Chalasani et al，2000；Treeprasertsuk et al，2013）。与消化道其他部位的癌变一样，慢性感染被认为在 CCA 的发展中起着主要作用，但即使如此，PSC 的持续时间似乎与 CCA 的风险无关（Burak et al，2004）。这种缺乏关联性的一个可能的解释是由于在诊断 PSC 之前长期存在的临床前的胆道炎症。

现有诊断技术的低性能特性（特别是敏感性）进一步阻碍了 CCA 的早期诊断。例如，早期 CCA，尤其是非肿块型的（如胆管周围浸润型 CCA），不易被非侵入性成像（包括磁共振）发现（Chung et al，2009）。此外，肝门周围淋巴结肿大（perihilar lymphadenopathy）在 PSC 中常见，而非 CCA 的特异性病变。虽然 ERC 可作为评价 CCA 的一种互补的或更好的（尽管是有创的）方法，但胆管造影准确鉴别良恶性病变通常是不可能的（MacCarty et al，1985）。因此，通常在行 ERC 时获得胆道刷检细胞学样本（biliary brush cytology specimens），还有在技术上可行的情况下，行胆管上皮活检，增加了胆管造影的特异性，但对确诊 CCA 的敏感度最多为 30%~40%。在胆道刷检细胞学样本上进行荧光原位杂交（fluorescence in situ hybridization，FISH）是检测 CCA 的新方法。FISH 是一种分子诊断技术，它使用荧光标记的 DNA 探针，与选定的染色体基因位点（例如 9p21）杂交，以确定细胞核异倍体（即染色体位点数目增加或丢失）（Barr Fritcher et al，2011；Razumilava et al，2011）。FISH 与传统细胞学检测具有互补价值，当后者为阴性时，提高其敏感度约 20%（Cote et al，2011；Fritcher et al，2009；Levy et al，2008）。

在检测 PSC 中 CCA 的血清学试验中，糖类抗原 19-9（carbohydrate antigen 19-9，CA19-9）是主要的生物标记物，尽管其性能特征是欠理想的，且根据所使用的临界值而变化。例如，研究发现临界值为 129U/mL，敏感度为 13%~79%，特异度为 99%~100%，而较低的临界值（例如 40U/mL）以牺牲特异度为代价显示更高的敏感度（Charatcharoenwithaya et al，2008b；Levy et al,2005)。对血清 CA19-9 的特异性局限在以下情况:①在胰腺恶性肿瘤、细菌性胆管炎、非恶性胰胆管梗阻和主动吸烟者中也可升高;②在 Lewis[a] 血型抗原(the Lewis a blood antigen)阴性的个体中不合成,美国有 6% 的白人和 22% 的黑人 Lewis[a] 血型抗原阴性(Brecher,2005;Chapman et al,2010)。尽管存在这些局限性,还是建议每年进行一次 CA19-9 检测作为 PSC 病人发生 CCA 监测的一部分(图 41.6)。

其他早期检测和诊断 CCA 的方法也即将出现,包括血清学和胆汁生物标记物(如蛋白组学分析、microRNAs)(Lankisch et al,2011;Matsuda et al,2013;O'Hara et al,2014),以及先进的内镜成像技术。后者包括:①(胆管内)内镜超声(Varadarajulu et al,2007),②探头型共焦激光显微内镜技术(probe-based confocal laser endomicroscopy)(Heif et al,2013;Shah et al,2006;Victor et al,2012),③伴或不伴窄谱成像(narrow-band imaging)的胆道镜检查和定点活检(site-directed biopsy)(Azem et al,2014;Draganov et al,2012;Petersen,2009)。作为 CCA 分期和手术计划的一部分,内镜超声(见第 16 章)比 CT 和 MR 成像更好地评估区域淋巴结。

CCA 的治疗将在接下来的内容中讨论。

肝硬化与门静脉高压

进展为肝硬化的 PSC 病人可能会出现类似于其他原因肝硬化病人的门静脉高压并发症。这些并发症包括食管静脉曲张、腹水和肝细胞癌。这些并发症的临床表现、监测和治疗与非 PSC 相关肝硬化病人相似(Bruix et al,2011;Garcia Tsao et al,2007;Runyon,2013)(见第 76 章和第 79 章)。

瘙痒

至少三分之一的 PSC 病人在最初或在随后的病程中出现瘙痒(Broome et al,1996)。瘙痒会导致睡眠障碍、情绪/心理困扰、生活质量下降,甚至自杀意念(Lindor et al,2009a)。它可能是局限性的或弥漫性的,通常在夜间更严重,并且可能因接触羊毛、高温或妊娠而加重。引起 PSC 瘙痒的原因尚不清楚;有人已经提出了几种瘙痒介质,包括循环胆汁盐增加、阿片能神经传递(opioidergic neurotransmission)等(Jones et al,1999)。最近的数据表明,血清溶血磷脂酶自体毒素及其代谢产物溶血磷脂酸活性的增加,可能在胆汁淤积性瘙痒症中发挥积极的药理靶向作用(Kremer et al,2011,2012)。

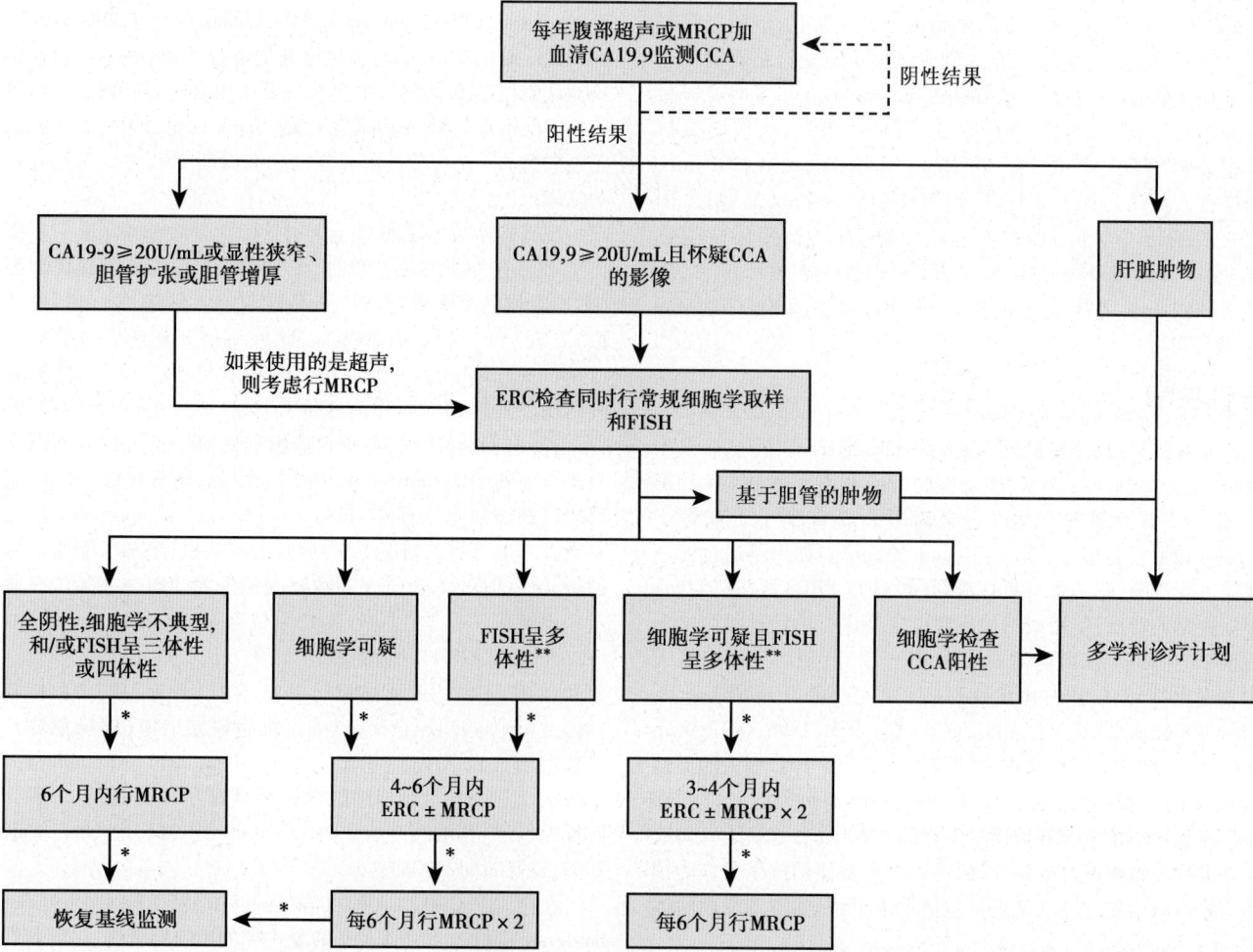

图 41.6　原发性硬化性胆管炎病人的胆管癌监测。* 假设临床情况稳定,没有新的症状或体征;血清 CA 19-9 和肝脏生化与 ERC 或 MRCP 一起检查,行 ERC 时同时行细胞学和 FISH。** 如果血清测试或其他症状体征恶化,考虑尽早转诊到移植中心。CA 19-9:carbohydrate antigen 19-9,糖类抗原 19-9;ERC:endoscopic retrograde cholangiography,内镜逆行性胆管造影术;FISH:fluorescence in situ hybridization,荧光原位杂交;MRCP:magnetic resonance cholangiopancreatography,磁共振胰胆管造影术

对于新发瘙痒病人,应通过血清生化检测和无创显像排除显性胆管狭窄的发生。如果没有明显的狭窄迹象,PSC 的瘙痒可与其他慢性胆汁淤积症的瘙痒治疗相似,包括逐步使用考来烯胺(cholestyramine)、利福平(rifampicin)、纳曲酮(naltrexone)和/或舍曲林(sertraline)(Beuers et al,2009;Lindor et al,2009a)。尽管缺乏高质量的证据支持使用,但抗组胺药(如羟嗪(hydroxyzine))和 UDCA 可缓解某些病人的症状,不过前者的使用受到镇静作用的限制(Angulo et al,1999)。在这些治疗无效且生活质量低下的病人,可考虑应用抗组胺药、加巴喷丁(gabapentin)、昂丹司琼(ondansetron)、抗菌药(Tabibian et al,2013c、2013d、2014c)、体外白蛋白透析、血浆置换和其他不太成熟的疗法(Beuers et al,2009;Lindor et al,2009a)。所有其他可用的疗法均失败的顽固性瘙痒病人可考虑肝移植。

疲劳

慢性胆汁淤积病(包括 PSC)中疲劳的病因尚不清楚,至今仍没有特异性的治疗方法。疲劳是非特异性的,与肝病的严重程度无关(Bjornsson et al,2004b),但与抑郁有关,并可能对生活质量产生严重的负面影响。

然而,在将疲劳归因于 PSC 之前,重要的是要排除其他原因引起疲劳,这些原因可能适合特定的干预措施。这包括 AIH 重叠综合征(可能适合免疫抑制治疗)、临床抑郁、睡眠障碍或睡眠卫生不良和甲状腺功能减退(hypothyroidism)。虽然没有专门的干预措施来治疗 PSC 相关的疲劳,但支持和理解临床护理可以提高病人的应对能力。尽管仍处于初步阶段,但一期或二期临床试验的数据表明,利福昔明(rifaximin)或甲硝唑(metronidazole)等口服抗生素可能有助于改善 PSC 病人的疲劳(Tabibian et al,2013d,2014c);需要进一步研究来验证这些发现。

脂溶性维生素缺乏与脂肪泻

与其他慢性胆汁淤积性疾病一样,PSC 病人会因胆汁酸输送到小肠减少而出现吸收障碍。如果长期如此,会导致脂溶性维生素缺乏和有症状的脂肪泻(steatorrhea)。在一项对接受肝移植评估的晚期 PSC 病人队列的研究中,维生素 A、D 和 E 的缺乏率分别为 82%、57% 和 43%(Jorgensen et al,1995)。总的来说,对 PSC 的脂溶性维生素缺乏和脂肪泻的流行病学还没有很好的研究。

在管理方面,脂溶性维生素的缺乏应通过口服补充剂进行治疗。对于发生脂肪泻的病人,应进行评估以排除乳糜泻(celiac sprue)(或其他肠病)和胰腺外分泌功能不全,因为这两种情况都可能与 PSC 共存,而且这两种情况都是容易治疗的脂肪吸收障碍的原因(Hay et al,1988;Lawson et al,2005)。如果两者都被排除,饮食上的改变,如减少每日脂肪摄入量,中链替代长链甘油三酯,可能会改善脂肪泻。

肝性骨营养不良

肝性骨营养不良是指发生在慢性肝病中的脱盐代谢性骨病。通过骨密度测量进行诊断,T 评分低于正常值(即在健康年轻人中观察到的密度)1 至 2.5 个标准差符合骨质减少(os-teopenia),T 评分超过正常值以下 2.5 个标准差符合骨质疏松症(osteoporosis)。肝性骨营养不良是 PSC 比较常见和重要的并发症;事实上,PSC 中骨质疏松的发病率在 4% 至 10% 之间,并且多达一半的病人的骨密度低于骨折阈值(Hay et al,1991)。肝性骨营养不良的危险因素包括较低的体重指数、PSC 和/或 IBD 持续时间较长、较晚期的 PSC 和较大年龄人(Angulo et al,1998)。因此,在所有新诊断的 PSC 病人中,都应该查找肝性骨营养不良。

不幸的是,目前还没有肝性骨营养不良的成熟的治疗方案。不过,每隔 2~3 年筛查肝性骨营养不良,如出现骨量减少或骨质疏松,口服钙和维生素 D 治疗是合理的。在骨质疏松症的情况下,也可以添加双磷酸盐,但考虑到不断发展的治疗方法,在这样做之前最好先咨询内分泌科医师。还应鼓励适当的负重锻炼。

直结肠切除术后的造口周围静脉曲张和结肠袋炎

IBD 病人中 PSC 的存在影响 IBD 的治疗。例如,尽管应针对与 IBD 相关或必要的适应证行结肠切除术(如难治性 UC、结肠的异型增生),但 PSC 的存在极大地影响了回肠末端造口术(end-ileostomy)或回肠袋肛管吻合术(ileal pouch-anal anastomosis,IPAA)的决策。在一项回顾性研究中,PSC-UC 的病人行回肠末端造口术或 IPAA,31 例回肠造口术病人中有 8 例(26%)发生了造口周围静脉曲张和随后的出血,但 40 例 IPAA 病人中没有一例发生了吻合口周围静脉曲张或肛周出血(Kartheuser et al,1996);然而,PSC-UC 病人与单纯 UC 病人相比,在 IPAA 后 10 年发生一次或多次急性结肠袋炎(pouchitis)的累积风险显著增加(60% 对 15%)(Penna et al,1996)。PSC-UC 病人患慢性结肠袋炎的风险也高于单纯 UC 病人(Wasmuth et al,2010)。不过,在需要行结肠切除术的 PSC 病人中,通常建议 IPAA 优于回肠造口术,因为造口周围静脉曲张出血可能更危及生命,且只有较少且更有创的治疗可选择[例如经颈静脉肝内门体分流术(transjugular intrahepatic portosystemic shunt)](Chapman et al,2010;Kartheuser et al,1996;Wiesner et al,1989)。

原发性硬化性胆管炎的治疗

药物治疗

迄今为止,尽管对许多种类的药物进行了大量临床试验,包括免疫抑制剂、促尿铜排泄剂、抗纤维化、抗炎药,以及最近的口服抗菌药(Tabibian et al,2013c,2013d,2014e),但针对 PSC 的特异性药物治疗方案尚未建立或推荐。这些药物有,例如泼尼松(prednisone)、吗替麦考酚酯(mycophenolate mofetil)、他克莫司(tacrolimus)、己酮可可碱(pentoxifylline)、D-青霉胺(D-penicillamine)、吡非尼酮(pirfenidone)、水飞蓟素(silymarin)、口服和经皮尼古丁(nicotine)和口服万古霉素(vancomycin)。

PSC 中最广泛研究的药物是 UDCA,一种亲水性的 3,7-二羟基胆汁酸(Triantos et al,2011)。UDCA 被认为在胆汁淤积性疾病中发挥治疗作用的机制包括保护胆管细胞免受疏水性胆汁酸损害、保护肝细胞免受胆汁酸介导的细胞凋亡、刺激胆汁酸排泄和富含碳酸氢盐的胆汁分泌（Chapman et al,2010；Hagey et al,1993；Hofmann,2009）。PSC 中 UDCA 的前瞻性临床研究首次报道于 20 世纪 80 年代末（Chazouilleres et al,1990），一项非对照研究显示了症状和客观体征的改善（Stanich et al,2011）。这些研究很快引出了 UDCA 的第一个随机对照试验[13~15mg/（kg·d）]，该试验证明了在多个生化和组织学终点有显著改善（Beuers et al,1992 年）。此后，又进行了 7 项其他随机对照试验，最初为低剂量[10~15mg/（kg·d）]，后来为中剂量[17~23mg/（kg·d）]，最近为高剂量[28~30mg/（kg·d）]UDCA。简言之，低剂量 UDCA 与显著的生化改善有关，但在 CCA、肝移植或死亡等"硬终点（hard end points）"方面无明显改善，而高剂量 UDCA 与严重不良事件增加约两倍有关，表面上是由于超过有效治疗范围的 UDCA 的毒性代谢产物所致（Lindor et al,2009b）。最有希望的数据来自中剂量 UDCA,据报道，中剂量 UDCA 可显著改善血清肝功能、肝纤维化分期和胆管造影表现（Mitchell et al,2001）。随后，迄今为止最大的试验报道 CCA 发生相对减少 22%,肝移植的需要相对减少 34%,死亡率相对减少 31%（Olsson et al,2005）；然而，这些结果没有达到统计学意义。这可能部分归因于这些终点的低发生率、未能纳入原计划的病人数以及缺乏预随机化磨合期（以选取对UDCA 显示阳性初始反应的病人）。由于缺乏高质量的证据支持在 PSC 病人中使用 UDCA,指南反对（Chapman et al,2010）或未提供关于在 PSC 中使用 UDCA 的具体建议（Beuers et al,2009）。尽管如此，鉴于上述现有试验的局限性和一些病人的临床获益，在缺乏更好的治疗的情况下，在选定病人中进行中剂量 UDCA 的治疗试验并非不合理（Tabibian et al,2013a,2014d）。

鉴于 PSC 的发病率和死亡率以及缺乏既定的药物治疗，确定安全有效的治疗方案仍然是不断进行基础、转化和临床研究的目标。

外科治疗

在过去的 30 年中，PSC 的外科治疗方法有了很大的发展。术中胆道造影和活检曾经是诊断 PSC 的必要手段，但随着创伤更小的（如 MR、内镜）技术出现，这些已不必要。同样，内镜治疗（以及在不可行的情况下，经皮途径）在很大程度上取代了外科干预（Cameron et al,1988；Myburgh,1994）来治疗 PSC 的胆道并发症（例如显性狭窄、移植后胆漏和狭窄、胆管炎）（Tabibian et al,2009,2010,2014a）（见第 29 章和第 42 章）。因此，被认为有利于治疗 PSC 或相关 CCA 的两种主要肝胆外科干预措施是肝切除和肝移植，如下所述。

胆管癌切除术

在没有 PSC 的情况下，手术切除是治疗 CCA 的有效且有潜在治愈可能的治疗方法。然而，对于 PSC 和 CCA 病人，以下几个情况不建议切除：①CCA 常是多灶的，②潜在的肝纤维化和/或肝储备不足可能会影响安全切除，③复发疾病和随之而

来的死亡发生率大于 90% 的病人。这些观察结果部分是由于 PSC 本质上是一种癌前病变。不过，如果病人出现可切除的 CCA,没有肝硬化期的 PSC,并且不是肝移植的候选者，尽管 5 年生存率估计最多只有 25%,仍可考虑尝试手术切除,(Ahrendt et al,1998；Iwatsuki et al,1998)（见第 50 章和第 51 章）。

原位肝移植

如前所述，PSC 在美国最常见的肝移植指征中排列第五位，也是北欧国家的主要指征（见第 112 章）。PSC 病人肝移植术后 1 年和 5 年生存率分别超过 90% 和 80%,是肝移植术后最成功的结局之一，因此它是 PSC 病人出现终末期肝病和/或无法药物治疗的相关并发症的最佳治疗方法（Graziadei et al,1999）。

已经确定了 PSC 病人肝移植术后结局的潜在预测因素，并对其进行了研究，可能包括肝移植的疾病严重程度、既往胆道或分流手术、并发 CCA 和 IBD,但研究结果有些不一致（Abu-Elmagd et al,1993；Ahrendt et al,1998；Wiesner et al。1996 年）。直到最近 Roux-en-Y 胆肠吻合重建（Roux-en-Y bilioenteric reconstruction）仍被认为是较好的吻合技术，因此在 PSC 病人中优先进行（Welsh et al,2004）；然而，最近的研究表明，如果受者残余胆总管没有疾病，行胆管-胆管吻合术（duct-to-duct anastomosis）与 Roux-en-Y 胆肠吻合相比结局至少相似或更好（Damrah et al,2012；Heffron et al,2003；Pandanaboyana et al,2015；Sutton et al,2014）。

PSC 复发仍然是肝移植后的一个问题，已发现高达 34% 的死亡供体肝移植（Vera et al,2002）和 67% 的活体亲属供体肝移植发生 PSC 复发（Egawa et al,2009；Tamura et al,2007）。尽管已经制定和推荐了定义明确的标准，但由于诊断复发性 PSC 使用的标准不同，这些统计数据有些难以量化（Graziadei et al,1999）。活体供体肝移植术后 PSC 早期复发比率可能更高，尤其是当移植物来自生物学相关的活体供体时。复发性 PSC 的危险因素包括结肠完好无损的 IBD（即肝移植前结肠切除术可能起保护作用）、缺血时间过长、急性细胞性排斥反应发作、巨细胞病毒感染和淋巴毒性交叉配型（lymphotoxic cross-match）（Alabraba et al,2009；Alexander et al,2008；Cholongitas et al,2008；Gautam et al,2006）。这些病人不重新进行肝移植（redo-LT）治疗的中位生存期尚未充分研究，但估计约为 4 年（Campsen et al,2008）。

PSC 病人因肝门部胆管癌行肝移植值得进一步讨论（见第 115B 章）。鉴于其肿瘤复发率极高，且与单纯切除相比，在无病生存和总体生存方面缺乏优势，因此肝门部 CCA 历来被认为是肝移植的禁忌证。然而，专业肝移植中心提出的针对 I 期或 II 期肝门部 CCA（伴或不伴 PSC）病人的草拟方案已经显示出良好的结果，该方案包括新辅助放射增敏化疗（neoadjuvant radiosensitizing chemotherapy）、外照射放疗（external beam radiotherapy）和 ERC 辅助腔内近距离放疗（ERC-delivered transluminal brachytherapy）,然后口服卡培他滨（capecitabine）,直到在肝移植术前即行剖腹或腹腔镜检查以再次确认移植候选资格（De Vreede et al,2000；Rea et al,2005）。根据一项对 12 个美国肝移植中心的研究，排除肝移植术前退出的 12%（例如，不接受治

疗方案)的病人后,5 年无复发生存率为 65%,所有中心的生存率相似(Darwish Murad et al,2012)。接受肝移植并发现有偶发性 CCA(定义为直径<1cm 的肿瘤,仅在移植肝病理切片时发现)的 PSC 病人预后更佳,其 5 年总生存率约为 80%(Goss et al,1997)。

结论

　　PSC 是一种病因不明的慢性、胆汁淤积性、癌前性胆管疾病,其特点是肝内和/或肝外胆管纤维闭塞,与 IBD 密切相关。PSC 通常进展为肝硬化,是肝胆和结肠肿瘤的主要危险因素,发展至死亡或肝移植的中位生存期仅 15 年。在 PSC 进程中,病人可能会出现各种疾病特异性和非特异性并发症。治疗具有挑战性,常需要多学科治疗。有效的药物治疗方案尚未制定,但对于仔细筛选的 PSC 相关的肝衰竭或肝胆系统恶性肿瘤的病人,肝移植是一项很好的选择。需要更多的研究来更充分地了解这种疾病的发病机制,并开发更多的治疗方案。

(周家华 译　张志伟 审)

第 42 章

胆瘘与胆道狭窄

Carlos U. Corvera and Joseph Arturo Reza

概述

以前的版本,将胆瘘和胆管狭窄分为两个独立的章节。因为内容上有诸多的重叠,在这一版中,将胆瘘和胆管狭窄合并为一章进行阐述。

从定义学上讲,胆瘘是指胆道系统不同管道之间,或者胆管与其他消化器官之间的异常交通;胆管狭窄是指可能导致梗阻和胆瘘的胆管异常狭窄。胆瘘分为内瘘和外瘘两种。内瘘少见,多为自发性,不伴明显的胆汁性积液。外瘘常见,多由于外伤和医源性损伤造成,其特征为胆管狭窄伴有或者不伴有持续性的胆汁漏。胆瘘按照严重程度分为可控性和不可控性两类。可控性胆瘘指无明显的胆汁性积液,不可控性胆瘘指导致大量的胆汁性积液。在外瘘和医源性损伤,治疗过程中良性胆道狭窄和胆瘘两者可能同时并存,在这种情况下两个术语可以互用。恶性胆道梗阻往往以短期缓解作为治疗目标,而良性胆道狭窄病人长期存活,需要获得持久良好效果的胆道修复,因此处理更加困难。无论是胆瘘还是胆管狭窄,都应该在由经验丰富的放射介入科医生、放射诊断科医生、胃肠科医生和胆道外科医生组成的高度专业的多学科小组的协同努力下,才能取得良好疗效。

胆内瘘

发病率和病因学

内瘘主要继发于胆道结石(见第 32 章和 36 章)、创伤(见第 122 章)、胆道肿瘤(见第 49 章、第 51 章和第 59 章)或先天性胆道发育异常(见第 1 章),临床上少见。对其发病率的统计很粗略,仅来源于小样本的研究(通常<50 例)。在所有内瘘的病因中,胆道结石占 90%,消化性溃疡占 6%,肿瘤、创伤、寄生虫感染和先天性异常所引起(Piedad & Wels,1972)占 4%。

总体上看,西方国家胆石症病人中有 1%~3% 的会发生胆-肠瘘,男女比例为 3:1。在纽约医院/康奈尔医学中心统计的 1932—1978 年间的 11 808 例非恶性胆道疾病病例中,胆-肠瘘的发生率为 0.9%,男女比例为 2.3:1(Glenn et al,1981)。来自希腊的大样本研究显示发病率为 2%(Lygidakis,1981)。在美国本地人中发病率为 3.2%(Zwemer et al,1979)。在胆色素性结石及原发性胆管内病变高发的日本,胆瘘的发生率为 13%~18%,男性发生率略高(Urakami & Kishi,1978)。这组病人的胆瘘不仅仅是胆囊,还涉及胆管。1957 年,Glenn 和 Man-

nix 对胆结石引起胆肠瘘的病理过程进行了详尽描述,胆道壁受结石挤压坏死并侵蚀到邻近器官与之交通,炎症反复发作发生粘连而形成内瘘,此时常伴有胆道远端梗阻。胆管系统的感染及其与周围空腔脏器的解剖毗邻关系,很大程度上决定了继发于胆石症的不同类型自发性胆-肠瘘的发生率。反复发生的胆囊炎可能会造成严重的纤维化和胆囊萎缩,最终使 Calot 三角解剖不清。炎症可能会扩散至肝总管,造成炎性狭窄,导致黄疸和胆管炎。与慢性胆结石相关的肝外胆管炎性狭窄的影像学特征有时与胆管癌难以区分(见第 51 章)(Hadjis et al,1985;Standfield et al,1989;Wetter et al,1991)。

不同类型的胆肠瘘从解剖学的角度,按所涉及的主要器官的名称进行分类(图 42.1)。

胆囊瘘

在胆固醇结石高发的西方国家,胆囊是严重炎症和梗阻的好发部位。1982 年前全球报道的胆瘘病例中,70%~85% 为胆囊-肠道瘘(Rau et al,1980;Safaie-Shirazi et al,1973)。其中,55%~75% 是胆囊十二指肠瘘,15%~30% 是胆囊-结肠瘘,2%~5% 是胆囊-胃瘘(图 42.1),多发瘘(如胆囊-十二指肠-结肠瘘)非常少见(Shocket et al,1970)。截至 1978 年,共报道了 23 例,其中 21 例继发于胆石症,1 例继发于十二指肠溃疡,另 1 例为原发性胆囊癌所致(Morris et al,1978)。

根据大样本报道,8%~20% 的胆囊-肠瘘以胆石性肠梗阻为主要临床表现(Clavien et al,1990;Heuman et al,1980;Kasahara et al,1980;LeBlanc et al,1983;Rau et al,1980;Safaie-Shirazi et al,1973;VanLandingham & Broders,1982)。作为一种肠道梗阻病因,胆囊结石占比 0.5%~1%,但后来证明这个占比被估高。近期的文献报道指出胆囊结石性比例低于 1%(Ayantunde & Agrawal,2007;Chou et al,2007;Clavien et al,1990;Halabi et al,2014;Lassandro et al,2004;Kirchmayr et al,2005;Reisner & Cohen,1994;Rodriguez-Hermosa et al,2001)。

大部分胆囊-肠道瘘在术前或术中很容易明确,但是胆囊-胆管瘘却非常隐蔽,即使术中也不容易确诊。胆囊-胆管瘘多发生于胆囊壶腹部或胆囊管与肝总管或胆总管之间(图 42.1D)。各种胆囊-胆管瘘的形成机制都是相同的:即体积较大的坚硬结石压迫胆囊和胆管壁导致坏死穿透。最近的报道胆囊-胆管瘘占胆结石手术的 0.7%~1.4%(Abou-Saif & Al-Kawas 2002),早期这种瘘的比例高达 6%(Corlette & Bismuth,1975)。熟知胆囊-胆管瘘能有效避免术中胆管损伤。

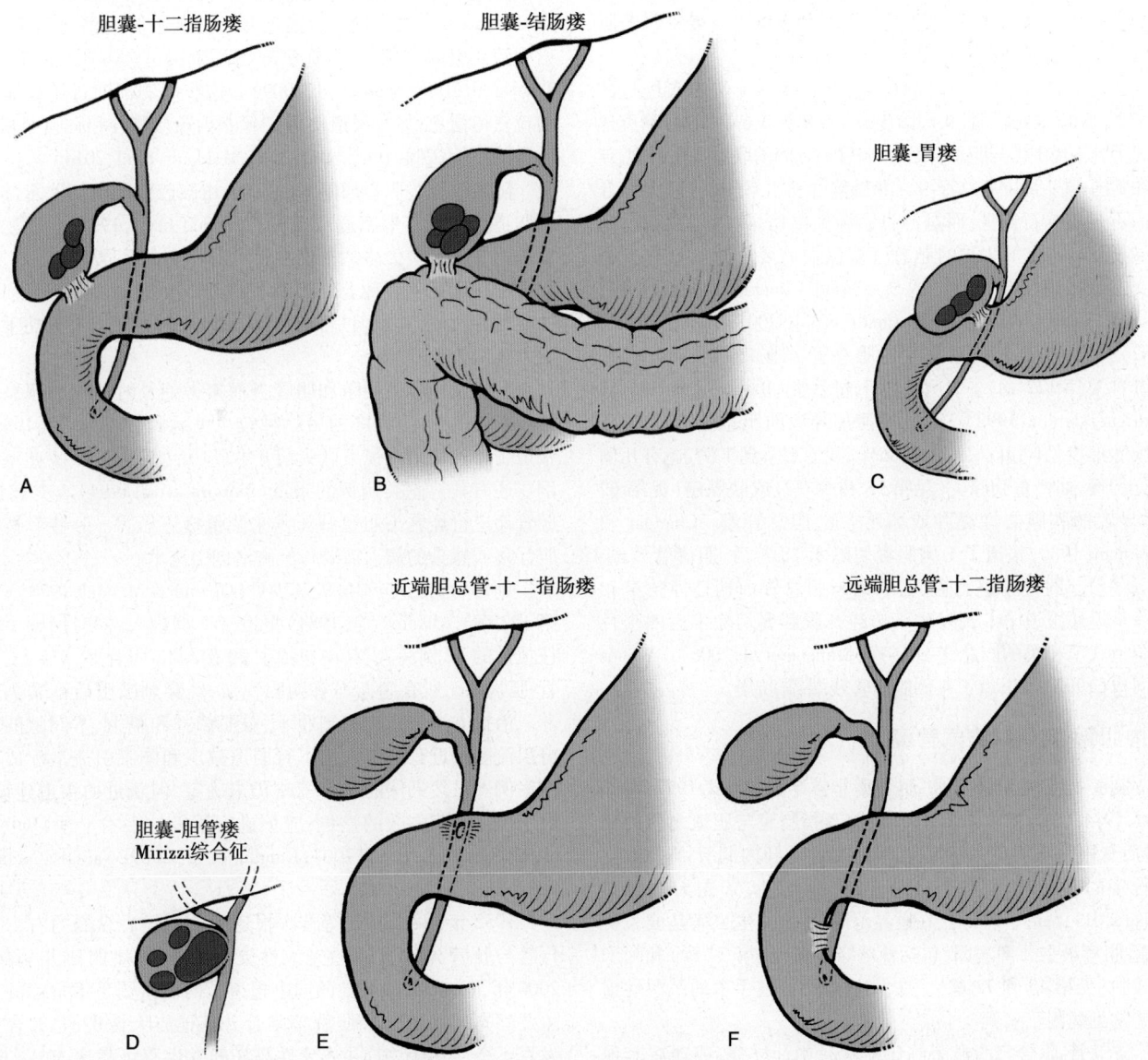

图 42.1 （A-F)各种类型的胆-肠瘘

胆总管瘘、胆囊管残端瘘、其他肝外胆管瘘

胆总管-十二指肠瘘分为近端和远端两种（图 42.1E 和 F)。近端胆总管-十二指肠瘘是胆总管与其邻近器官之间异常交通的主要类型,占所有胆-肠瘘的 4% ~ 20%。曾经在一段时间,80% 的此类瘘是由于十二指肠第一部消化性溃疡穿透至胆总管所致。随着有效的抗酸药物治疗的发展,这种病因明显降低。其他引起胆总管-十二指肠瘘的少见病因包括胆总管结石（见第 32 章)、手术损伤、十二指肠憩室、棘球绦虫感染（见第 74 章)、克罗恩病和胃、远端胆管、壶腹部或十二指肠的肿瘤（Feller et al,1980;Sarr et al,1981)。随着获得性免疫缺陷综合征（acquired immunodefifi ciency syndrome, AIDS) 开始流行,已有 3 例由 AIDS/人类免疫缺陷相关结核感染引起胆总管-十二指肠瘘的报道（Patino et al,2003)。

远端胆总管-十二指肠瘘是十二指肠与胆总管远端 2cm 以内的异常连通,经皮肝穿刺胆管造影术（percutaneous transhe-patic cholangiography,PTC)（见第 13 章、第 30 章)和内镜下逆行胰胆管造影术（endoscopic retrograde cholangiopancreatography,ERCP)（见第 29 章)能够显示出瘘管开口。继发于胆总管结石和手术损伤的远端胆总管-十二指肠瘘在世界各地的发生率差异较大。随着胆道解剖影像学的发展,更多源于胆肠疾病和胆结石的远端胆总管十二指肠瘘病例得以发现。一项来自阿根廷的大样本报道远端胆总管十二指肠瘘的发生率为 0.7%。Jorge(1991)回顾分析了 1976—1989 年的 2 012 例 ERCP,发现了 14 例远端胆总管十二指肠瘘,其中 2 例源于结石自身,12 例为医源性。另外有文献报道了 2 例腹部钝性创伤所致的远端胆总管-十二指肠瘘（Chao et al,2008;Tan et al,2011)。

在原发性肝内胆管结石高发的日本（见第 39 章),Tanaka和 Ikeda(1983)在 1 500 例 ERCP 病例中,发现乳头周围的远端胆总管-十二指肠瘘的发生率为 5.3%。Ikeda 和 Okada(1975)对这类远端胆总管-十二指肠瘘分为两型,Ⅰ型:邻近乳头的十二指肠纵行皱襞上的小瘘口,原因是小结石通过胆总管十二指肠壁内段穿透至十二指肠所致；Ⅱ型：邻近乳头的十二指肠纵行皱襞上的较大的瘘口，原因是较大的结石压迫高度扩张的胆总管十二指肠壁外段穿透至十二指肠所致。

土耳其的 Karincaoglu（2003a）分析了对 841 例病人进行的 1 347 次 ERCP，报道了乳头周围瘘的发生率为 4.6%。这项研究还发现了乳头周围瘘与胆总管结石、胆管炎之间的联系。在西欧、英国和美国，乳头周围胆总管-十二指肠瘘的发生率较低，但大部分原因不是胆结石自身，而是源自医源性损伤，或者是取石时的器械损伤。本文对少见的胆总管瘘仅做简要介绍。只有五篇英文文献报道了自发性胆总管-结肠瘘（Bannister et al，1984；Bose & Sastry，1983；Guitron-Cantu et al，2001；Rawas et al，1987）。1 例腹部钝伤后发生的胆总管-结肠瘘（Benson et al，2001）（见第 122 章）。1 例并发于憩室炎（Blanco-Benavides & Rodriguez-Jerkov，1992）。消化性溃疡导致的胆总管-十二指肠和胰腺瘘少见（Aitken et al，1986）。我们观察到 1 例，还有几例罕见的瘘，如严重胰腺炎（见第 55 和 56 章）或胰腺癌（见第 62 章）导致的胰腺假性囊肿或坏死空腔-胆总管瘘。Chandar 和 Hookman（1980）报道了 1 例胆囊切除术 28 年后，胆囊管残端-结肠瘘引起的胃肠道出血，其原因与胆总管远端良性狭窄相关。最近还报道了 1 例发生于单纯开腹胆囊切除术后四个月的胆道狭窄相关的胆总管-结肠瘘（Munene et al，2006）。Woods 及同事（1992）也报道了 4 例胆囊管残端-胃肠道瘘。

肝内胆管-胸/肺/支气管瘘

胸腔-胆管瘘和支气管-胆管瘘非常罕见（Boyd，1977；Chan et al，1984；Cleve & Correa，1958）；前者指胸腔与胆道之间的交通，后者则是支气管与胆道之间的交通。肝内胆管-胸/肺/支气管瘘的共同病因包括：①感染，②创伤性，③先天性畸形（Liao，2011；Sane，1971）。在世界范围，肝脏寄生虫病是成人支气管-胆瘘最主要的病因，包括棘球绦虫病（见第 74 章）和阿米巴脓肿（见第 45 和 73 章）。在发达国家，胆道手术的医源性损伤是常见病因。

支气管-胆管瘘的显著临床症状是胆汁样痰，或伴有其他呼吸道症状、黄疸、胆管炎、肝外胆道瘘或膈下脓肿。支气管-胆管瘘可以通过多种影像学检查确诊。对于外瘘，注射对比造影剂行瘘管造影是最简便直接的方法。PTC 和 ERCP 同样有效，并且可以进行治疗干预。核素胆道造影也可以显示出支气管-胆管瘘（Annovazzi et al，2008；Andalkar et al，2004；Gunlemez et al，2009；Santra et al，2009；Savitch et al，1983；Uramoto et al，2008；Velchik et al，1991）。CT 和 MRCP 能有效对上腹部进行评估，但很少能清晰显示瘘管（Kuroki et al，2005；Oettl et al，1999；Ragozzino et al，2005；Yeatman et al，2004）。

肝脏寄生虫病的外科治疗在本书的其他章节另述（见第 45 章、第 73 章和第 74 章）。在希腊和土耳其关于肝棘球蚴虫病外科治疗的大样本统计中，仅 2% 的病例发生包囊破入肺或支气管（Alestig et al，1972）。有 8% 的阿米巴肝脓肿病人合并支气管-胆瘘（Razemon et al，1963）。这些瘘的成功治疗需要应用适当的外科引流术或切除术，合理使用相关药物（Tuxun et al，2014）。

因为在疾病早期获得及时手术治疗，以及专科医生的良好外科技术，源于胆道结石、胆道及邻近器官肿瘤的外科手术而

导致支气管-胆管瘘的发生率已经明显降低（Ramesh et al，1991；Warren et al，1983）。最近开展的肝脏肿瘤消融治疗，如射频消融引起支气管-胆管瘘开始见于报道（Kim et al，2005；Tran et al，2007；Yoon et al，2009）。这些病例都通过单纯胆道引流获得治愈；另有报道使用 α-氰基丙烯酸酯胶和胸膜穿刺术治愈的 2 例病例（Jiang et al，2014；Mukkada et al，2014）。

随着腹腔镜胆囊切除术的发展，由腹腔镜胆囊切除术导致的胆道损伤的发生率逐步上升（Davidoff et al，1992）（见第 35 章和第 38 章）。大多数损伤在手术当时或术后早期获得修复。胆道损伤还见于各种上腹部手术。支气管-胆管瘘是胆管损伤的晚期并发症，其原因是胆道损伤未能及时处理或不成功手术后发生胆管狭窄。

反复发作胆道梗阻和胆管炎而未得到及时治疗的胆总管结石是支气管-胆管瘘的另一种较少见病因。Brem 等（1990）报道了单独使用内镜下乳头切开术成功治疗一名 87 岁此型病例。还有其他此类病例的报道（Moreira et al，1994）。支气管-胆管瘘应行乳头胆道减压术来降低瘘道压力。一些有持续胆汁瘘或感染的病人需要行经胸清创引流术。

创伤后胸腔-胆管瘘极其少见（Oparah & Mandal，1978）（见第 122 章）。Ivatury 等（1984）报道了 3 例病人，同时回顾了既往报道的 32 例病人，其中包括了 20 例胸腔-胆管瘘，15 例支气管-胆管瘘。所有病人均有胸腔积液，经穿刺吸出后证实为胆汁。治疗方法包括胸膜剥脱术、膈肌修补和膈上、下间隙的充分引流。最近有报道内镜下行胆道减压和胸膜引流治疗成功的案例。虽然最佳的治疗策略仍未确定，但新近的报道建议，对于保守治疗失败的病例，应该进行积极的手术干预（Ball et al，2009；Eryigit et al，2007；Gandhi et al，2009；Navsaria et al，2002；Singh et al，2002）。

1952 年，Neuhauser 等首次报道了 1 例经后纵隔的右主支气管与肝管异常交通的先天性支气管-胆管瘘的婴儿病例。2000 年，Tommasoni 和他的同事报道了两例接受手术治疗的新生儿。先天性支气管-胆管瘘常合并其他先天性疾病，如合并发育不全、胆道闭锁、并先天性膈疝的发生率可高达 36%（Di-Fiore & Alexander，2002；Gunlemez et al，2009）。肝外胆道闭锁消化道重建方案，包括 Roux-en-Y 胆肠吻合术、瘘管空肠吻合、肝门空肠吻合术（Croes et al，2010）。1990 年，Yamaguchi 等报道了 1 例患先天性支气管-胆管瘘的成年人病例，并总结了 16 例既往报道的病例资料，其中 4 例为成人。所有的成年人都小于 32 岁（22～32 岁）。2008 年，Uramoto 报道了唯一 1 例老年人先天性支气管-胆管瘘。

在显微镜检中，大多数病例的瘘管近端类似于支气管，而远端类似食管。对这种异常的胚胎学解释仍不确定（Dyon et al，1978；Sane et al，1971）。经胸瘘管切除术和异常胆道成形术是有效的治疗方法。

诊断性检查

实验室检查

痰液胆红素检测和查找存活的头节或包膜可用来确诊继发于肝棘球蚴病的支气管-胆管瘘（Gerazounis et al，2002）。虽然没有专门针对胆肠瘘的血液检查，但血清肝功能、电解质和

血细胞计数对有症状的胆瘘病人的评估和处理是有价值的。

X 线平片及气钡对比成像

30%～50%的胆石性肠梗阻病人的腹部平片中可出现胆道积气（即胆道树中出现气体影）（图 42.2A）。Hricak 和 Vander Molen（1978）认为，由于胆囊管阻塞阻止了空气逆行进入胆道，胆石性肠梗阻中胆道积气的发生率相对较低。胆石性肠梗阻的其他典型影像表现包括腹腔内远离胆囊区域的钙化结石影（图 42.2B）、反复摄片可以发现结石影位置变化和机械

性肠梗阻程度的变化（所谓的滚动性梗阻）（Day & Marks，1975；VanLandingham & Broders，1982）。但是，只有30%的结石在 X 线显影。

40%源于消化性溃疡的胆囊-十二指肠瘘和 75%的胆总管-十二指肠瘘在上消化道钡餐可以看到瘘管中有钡剂反流（Balthazar & Gurkin，1976；Kourias & Chouliaras，1964）。如果联合使用腹部平片和钡餐，60%以上的胆肠瘘术前可以得到确诊（图 42.3）（Balthazar & Schecter，1975）。95%以上的胆囊-结肠瘘可以通过钡灌肠检查发现。

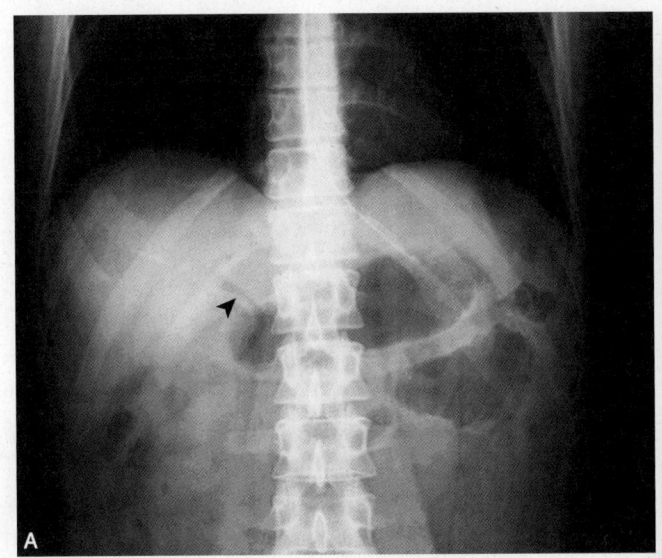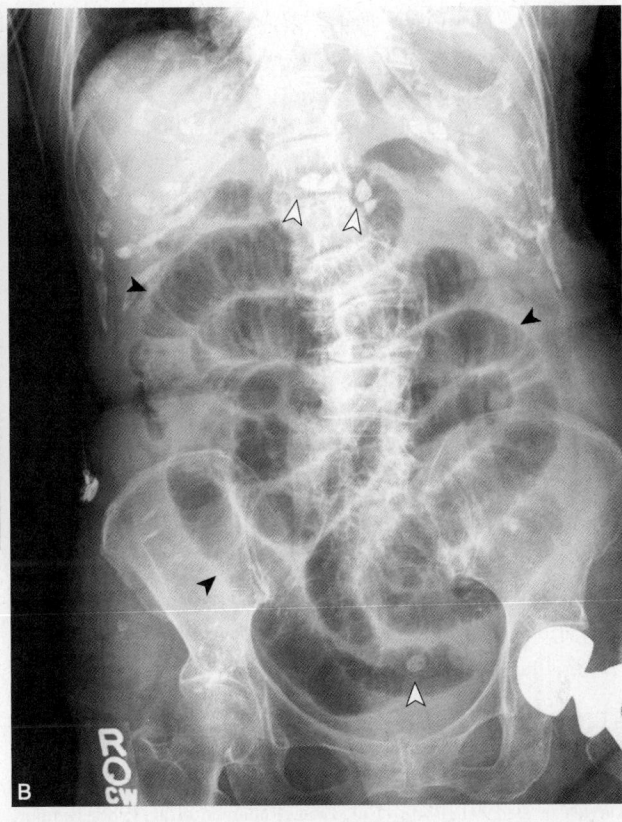

图 42.2　（A）X 线平片示胆道积气（箭头）。（B）X 线平片示小肠多发性肠襻扩张（黑色箭头）及数枚钙化结石（白色箭头）——3 枚位于上腹肠腔内，1 枚位于盆腔（A. Courtesy Dr. Rizwan Aslam；B. courtesy Dr. Fergus V. Coakley.）

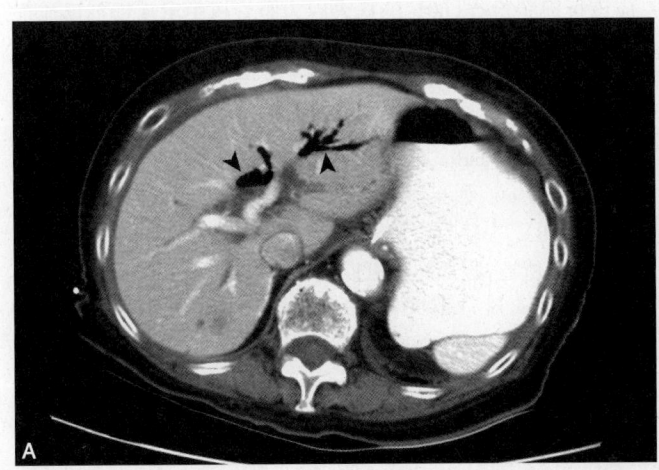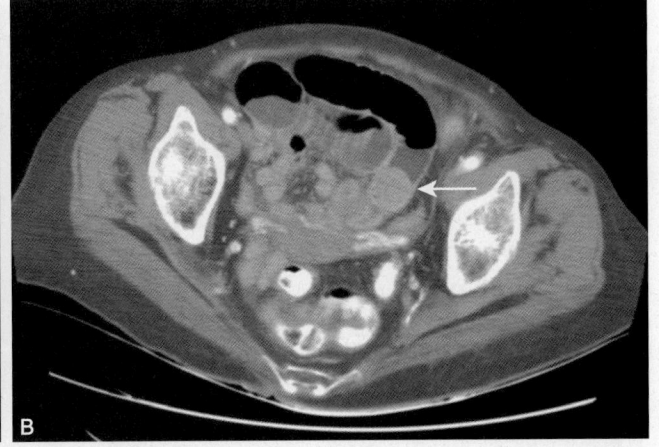

图 42.3　女性，92 岁，复发性化脓性胆管炎伴腹痛、厌食、便秘、恶心及呕吐 36 小时余。（A）CT 示胆道广泛积气（无尾箭头）。（B）盆腔内于扩张与非扩张肠管移行部可见 2.5cm 的圆形结石（长箭头）（Courtesy Dr. Fergus V. Coakley.）

直接胆道造影

直接注射对比剂是显示正常或病理性胆道解剖结构的最佳选择（见第 20 章）。直接造影可以通过 ERCP 和 PTC，或者瘘管直接造影。术中胆道造影是另一种直接成像胆道树的方法。自 1970 年，大量报道支持 ERCP 对于诊断胆瘘的价值（Al Nakib et al，1982；Tanaka & Iketa，1983；Tytgat et al，1979；Van Linda & Rosson，1984）。但是，Costi 等（2009）分析了 200 多病例后认为，ERCP 的诊断率差异很大。内镜下可以直视瘘管的消化道侧，通过瘘管或法特壶腹插管能获得高质量的与胆道交通的图像（Chatzoulis et al，2007；Moreira et al，1984；Stempfle & Diamantopoulos，1976；Watkins et al，1975）。同样，大量被忽略的或无症状的乳头旁胆总管-十二指肠瘘被发现并证明是常见的（Hunt & Blumgart，1980；Karincaoglu et al，2003b；Tanaka & Iketa，1983）。有关 PTC 胆瘘造影的报道相对较少，但是 PTC 不仅用于诊断，还用于治疗与扩张的肝内胆管相关的各种胆道瘘（Cornud et al，1981；Mannella et al，1999；Surman et al，2013）。

放射性核素成像

利用锝亚氨基二乙酸盐［对异丙基亚氨基二醋酸（p-isopropylimidodiacetic acid，PIPIDA）和肝胆亚氨醋酸（hepatobiliary iminodiacetic acid，HIDA）］行放射性核素扫描已经成为评估正常和病理肝外胆道结构的有效技术（见第 17 章）。通过对分泌物（如痰）进行扫描或者同位素定量分析来计算延时（24 小时）累积放射素活性，放射性核素成像能很好地显示胆道与呼吸道或结肠之间很小的或者间歇性流通的瘘道（Andalkar et al，2004；Benson et al，2001；Bretland，1983；Edell et al，1981；Henderson et al，1981；Santra et al，2009；Savitch et al，1983；Taillefer et al，1983；Uramoto et al，2008）。

超声检查

对疑诊胆瘘，超声波扫描是非常好的非侵袭性检查方法（Davies et al，1991；Porta et al，1981；Pedersen et al，1988；Renner et al，1982）（见第 15 章）。尽管核素扫描也很容易显示瘘管，但超声波还可以发现胆囊结石、胆总管结石、肝脏和胰腺的炎性、囊性或浸润性疾病（Griffin et al，1983）。超声波扫描通过检测胆道积气来提示胆管-肠瘘。在胆结石性肠梗阻中，超声波能发现在 X 线平片上不易看到的回肠结石（Zironi et al，2007）。Ripolles 等（2001）报道了 23 例胆石性肠梗阻手术病例中，有 22 例在超声检查时发现胆囊积气。Lassandro 等（2004）利用超声检查了 27 名此类病人，56% 确定有胆道积气，但是需要结合其他的辅助检查才能确诊胆石性肠梗阻。在初次急诊手术或联合内镜取石术后的胆石性肠梗阻病人，超声波扫描可以用来评估胆-肠瘘是否愈合，并有助于决定是否需要进一步外科治疗（Clavien et al，1990）。

计算机断层扫描和磁共振成像/胆胰管成像

计算机断层扫描（computed tomography，CT）（见第 18 章）和磁共振成像/胆胰管成像（magnetic resonance imaging/cholangiopancreatography，MRI/MRCP）（见第 19 章）能显示胆囊结石、胆道积气、残余结石和胆管-肠瘘（Swift & Spencer，1998）。对于胆石性肠梗阻，CT 和 MRCP 可以评估嵌顿结石的大小、肠梗阻的位置，以帮助规划手术方式（图 42.4）。新型多排 CT 扫描仪使用三维体积渲染重建技术，能更好地评估结石大小及是否存在其他结石，并可以在严重临床症状出现之前检测到嵌顿的结石。现代 MRI 和 MRCP 可以准确地探查绝大多数的细小瘘管（Chatzoulis et al，2007；Lassandro et al，2005；Wanget al，2006）。磁共振扫描还能用于检测其他重要的病理性改变，如胆总管远端结石、其他梗阻性病变：膈下脓肿、胸膜渗出和肝脏寄生虫病（Porta et al，1981）。在行有创胆道造影术或可控性外瘘造影检查后，CT 和 MRI/MRCP 也可用来鉴别和定位是造影剂外渗还是胆外瘘（图 42.5）。

特殊临床表现与治疗

胆石性肠梗阻

本书中的胆石性肠梗阻是胆囊结石性肠梗阻的简称，是由足够大的胆囊结石将肠腔部分或全部阻塞所致。这种罕见的肠道梗阻给人印象深刻，所以仍沿用并不适当的医学术语——肠梗阻。因为很多病人并不具有机械性肠梗阻的病史和体征，所以"胆石性肠梗阻"可能源于难以解释的肠梗阻的常见临床表现。和在胆固醇结石占主要地位的西欧及英语国家一样，胆石性肠梗阻多为老年女性病人，伴多种合并症，从而导致诊断和治疗延迟和复杂化。

对于老年病人，在出现典型的肠梗阻症状和体征，或表现为不典型的、原因不明的肠梗阻时，就应考虑到胆石性肠梗阻的可能。大约有一半的胆石性肠梗阻病人有胆石症病史。但是，在肠梗阻发生时，可能没有发作性胆囊结石、胆管炎或黄疸的表现。实验室检查可发现与肠梗阻一致的水电解质失衡。大约四分之一病人由于肝脏及胆道的慢性损伤出现肝功指标异常。

当腹部平片出现典型的"Rigler 三联征"——小肠梗阻、胆道积气和异位结石时，就能确诊为胆石性肠梗阻（Rigler et al，1941），但是典型三联征只见于 30% ~ 35% 的病例（Balthazar & Schechter，1978）。即使对腹部平片进行回溯性阅读，胆道积气还是不容易被发现。如果怀疑胆-肠瘘，应该行钡餐检查，60% 的病人因为胆管树中出现钡剂反流征象，从而在术前获得明确诊断（图 42.3）。肠腔梗阻部位隐蔽在回肠末端 50cm 范围内，空肠和十二指肠偶可发生，乙状结肠罕见。尽管较小的结石在胃肠道下降过程中可能积聚肠内容物而增大（Lassandro et al，2005），但是能引发肠梗阻的结石通常大于 2.5cm。如果结石部分钙化，则更容易在平片中显影（图 42.2B）。

如上所述，腹部超声可以确诊，并提供与诊断相关的其他信息（Clavien et al，1990；Davies et al，1991；Pedersen et al，1988；Ripolles et al，2001），如胆道积气、瘘管的位置、胆囊乃至胆总管中的残余结石，偶能看到异位结石。CT 相对于腹部平片和超声更有价值（Ayantunde & Agarwal，2007；Lassandro et al，2005；Loren et al，1994；Reimann et al，2004；Swift & Spencer，1998）。在 CT 成像中，"Rigler 三联征"更容易被检出（Ayantunde & Agarwal，2007；Chou et al，2007；Kirchmayr et al，2005）。

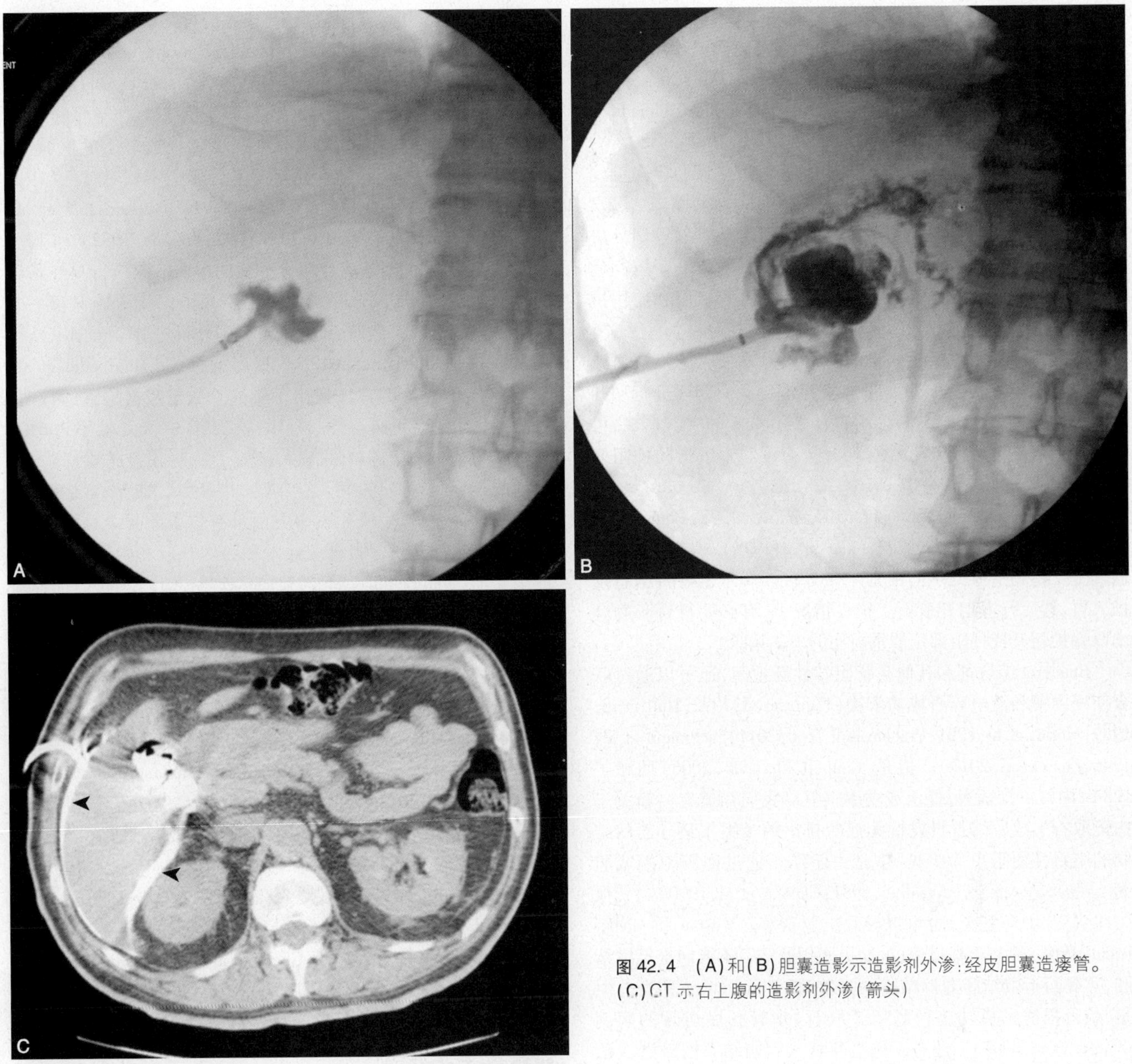

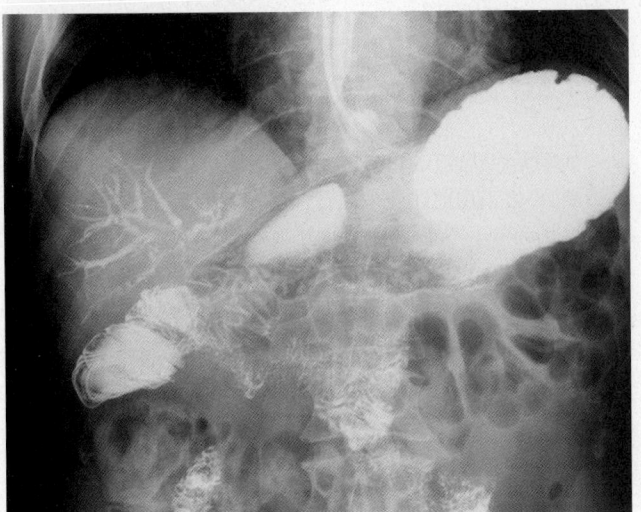

图 42.4　(A) 和 (B) 胆囊造影示造影剂外渗:经皮胆囊造瘘管。
(C) CT 示右上腹的造影剂外渗 (箭头)

图 42.5　上胃肠道造影显示伴有胆道内造影剂反流的胆总管-十二
指肠瘘 (Courtesy Dr. Benjamin M. Yeh.)

40 余年来，胆石性肠梗阻的临床表现没有发生变化。术前75%的诊断准确率（Glenn et al,1981）明显改善了治疗效果（Deitz et al,1986）。尤其是 CT 扫描的使用，既提高了诊断的准确性，又降低了死亡率（Ayantunde & Agarwal,2007;Chou et al,2007;Delabrousse et al,2000;Lassandro et al,2004;Reimann et al,2004）。

对于胆石性肠梗阻病人，首要的是及时解除威胁生命的梗阻病因（如行肠切开取石术）。急诊手术刻不容缓，期待结石自行通过肠腔是徒劳的。延缓手术的唯一理由是对危重病人进行术前的水电解质复苏，并尽可能应用超声或 MRCP 了解胆囊和胆总管中是否仍有结石。推荐术前行鼻胃管减压和使用抗生素，从而降低误吸和术后伤口感染的风险。

末段回肠梗阻占所有病例的 70%。除非梗阻肠段缺血或穿孔需行肠切除术，应该将结石推至近端健康空肠段进行切开取石。空肠梗阻约占 15%，多由直径大于 4cm 的结石造成，可在梗阻处或贴近梗阻处近端行切开取石术。十二指肠梗阻多发生在球部，亦被称为 Bouveret 综合征（Argyropoulos et al,1979;Bhama et al,2002;Cooper & Kucharski,1978;Frattaroli et al,1997;Maglinte et al,1987;Thomas et al,1976），占 10%，可以通过十二指肠造口或幽门成形术来处理。偶尔也可将结石反推入胃，然后行胃切开取石。很少情况下，有必要行胃肠吻合术以保护切开或梗阻部位严重损伤的十二指肠。

Bouveret 综合征和其他空肠胆石性肠梗阻，还可以通过联合使用内镜和液电碎石成功解决（Fujita et al,1992;Holl et al,1989;Moriai et al,1991;Prachayakul et al,2011;Sackmann et al,1991;Zhao et al,2013）。但是，Cappell 和 Davis（2006）回顾了128 例内镜治疗病人，提示成功率很低。我们知道有一篇关于内镜取石失败后结石自发性无症状排出的个案报道。乙状结肠的结石性梗阻更为少见，多是由于结石通过回肠末端或胆囊-结肠瘘进入结肠（Anseline,1981;Clavien et al,1990）。其他一些病变（如憩室炎）也可以导致结肠狭窄。Milsom 和 MacKiegan（1985）的一篇报道建议，如果嵌顿的结石不能回推至横结肠，需要行近端结肠造口减压，远端结肠 Hartmann 式闭合。但是，最近报道了成功施行肠切开取石+瘘管肠段切除的病例（Gupta et al,2007）。还有 1 例老年病人因胆结石嵌顿造成乙状结肠穿孔合并脓性腹腔积液，接受了 Hartmann 袋造口术（D'Hondt et al,2011）。

开腹探查和肠切开取石术已成为治疗胆囊胆石性肠梗阻的标准术式。不仅可以清除嵌顿的结石，而且可以仔细触诊整个肠道和胆囊区域，以确定是否有结石残留在胆囊内（图42.2B），或者处于更近端，这些结石可能通过瘘管导致胆石性肠梗阻复发，发生概率估计为 5%（Clavien et al,1990;Haq et al,1981;Levin & Shapiro,1980）。近年来，诸多作者描述了通过腹腔镜或腹腔镜辅助手术治疗胆结石性肠梗阻（Allen et al,2003;Malvaux et al,2002;Moberg & Montgomery,2007;Owera et al,2008;Sesti et al,2013;Shiwani & Ullah,2010;Yu et al,2013;Zygomalas et al,2012）。Yu 等（2013）最近报道了 34 例腹腔镜治疗胆石性肠梗阻，均得到了满意的结果。虽然全球范围内腹腔镜治疗胆结石性肠梗阻的持续增加，但现有的文献完全是基于小样本和个案报告。尽管在选择性病例取得良好效果，由于上述局限性，腹腔镜下手术的有效性和安全性尚不清楚。

文献中对于在行肠切开取石时，是否同时行胆囊切除和/或胆总管探查、切除或闭合瘘管，或等待行二次手术，有相当大的争议（Kirchmayr et al,2005;Muthukumarasamy et al,2008;Zuegel et al,1997）。1953—1993 年的数据（Reisner & Cohen,1994）表明，单纯行肠切开取石术的死亡率为 11.7%，明显低于一期联合手术（死亡率为 16.7%）。一些文献报道对于危重、老龄结石病人，仅手术解除结石梗阻的术后死亡率相对较低（Heuman et al,1980;Kasahara et al,1980;Muthukumarasamy et al,2008;Tan et al,2004;VanLandingham & Broders,1982）。因此，普遍的共识认为，对于有严重合并症的虚弱病人应行单纯肠切开取石术，而对于年轻、营养良好和低风险的病人应保留一期联合手术的选择。然而，最近来自美国外科医师学会国家外科质量改进项目（ACS-NSQIP）数据库的数据（Mallipeddi et al,2013）对这种保守的方法提出了挑战。截至数据检索的日期，作者评估了 127 例胆石性肠梗阻，发现其 30 天死亡率为 6%，发病率为 35%，其中 14 例病人接受了一期联合胆囊切除术。有趣的是，两个队列的病人在年龄、共患病、术前脓毒症、紧急手术的分类、发病率或死亡率方面没有显著差异。总而言之，本报告提示一期联合胆囊切除术和肠切开取石术比既往报道的更安全（Mallipeddi et al,2013;Yu et al,2013）。我们推荐对这些病人采取保守的治疗方法，只有临床表现稳定的病人才考虑胆囊切除术。对行单纯肠切开取石术的病人进行仔细地随访，发现 1/3～1/2 的病人在胆石性肠梗阻病情缓解后仅有轻微症状或无症状，不需要进一步治疗（Clavien et al,1990;Tan et al,2004;van Hillo et al,1987）。单纯肠切开取石术病人的胆石性肠梗阻的复发率在 5% 到 10% 之间（Lassandro et al,2005;Mallipeddi et al,2013）。因为 40% 的胆-肠瘘的病人合并胆总管结石，所以对术后有症状者，需要行内镜下或开腹胆总管取石，联合胆囊切除和瘘口修补术。从 20 世纪 70 年代以前的大样本调查中可知，手术死亡率为 15%～25%。对于高危病人行单纯肠道切开取石而不进行过多外科处理，可以降低手术死亡率（Ayantunde & Agarwal,2007;Glenn et al,1981;Mallipeddi et al,2013;Muthukumarasamy et al,2008;Rodriguez-Sanjuan et al,1997;Tan et al,2004）。

胆囊-十二指肠瘘

大多数胆囊-十二指肠瘘不会导致结石性肠梗阻（图42.1A）。病人可能没有症状或仅表现为胃肠道或胆道疾病常见的不适感，而是在上消化道钡餐检查，或者其他腹部手术时偶然发现。

如果无症状或仅有轻微症状的胆囊-十二指肠瘘在术前得到诊断，可以采用前述处理胆石性肠梗阻的治疗方式。对于完全无症状者可不考虑手术，而对于有轻微症状的老年病人选择手术可能获得不良的风险-收益比。除了胆囊切除、瘘管切除和胆总管探查外，也应考虑其他的治疗方式，如严密观察下的保守治疗、内镜下乳头切开取石术，保胆取石等。如果内镜术后持续性疼痛或胆管炎则应择期切除胆囊。对于相对健康的病例，胆囊切除术、瘘管闭合和胆管常见疾病的治疗都有希望带来最好的长期疗效（Chikamori et al,2001;Crouch & Kuhnke,2000;Kwon & Inui,2007;Lee et al,2004;Rohatgi & Singh,2006;Wang et al,2006）。

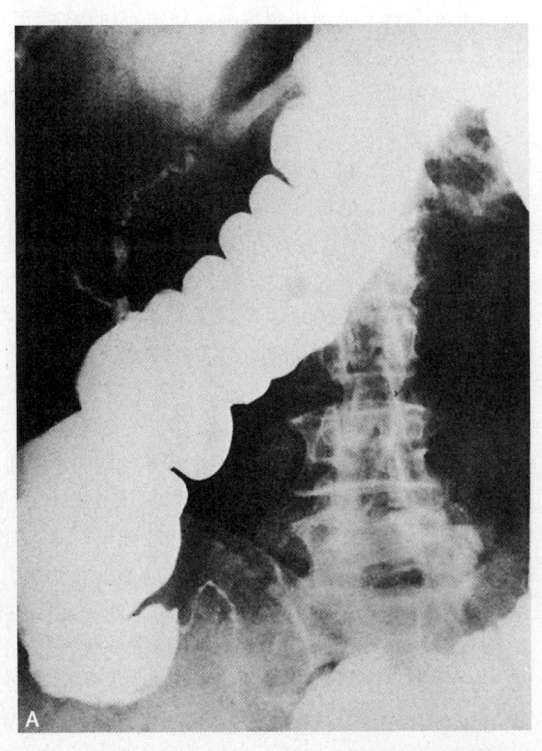
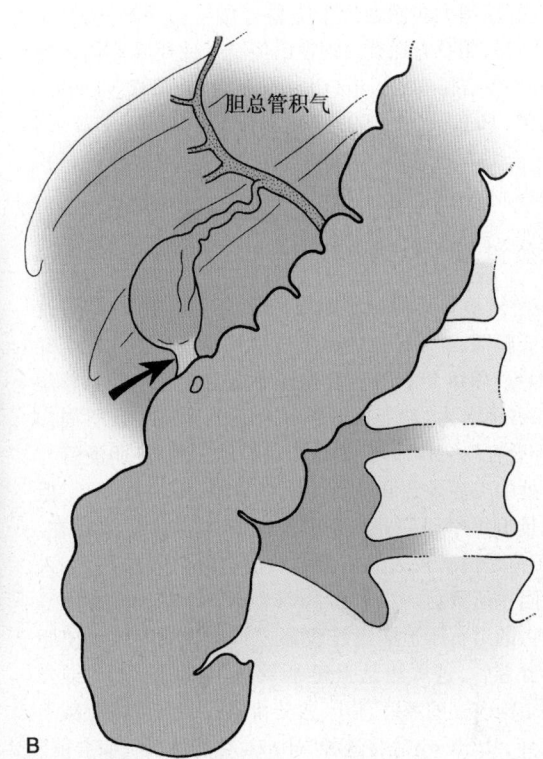

胆总管积气

图 42.6　（A）和（B）钡灌肠示胆囊-结肠瘘

如果术中意外发现胆囊-十二指肠瘘，决策取决于治疗的必要性和病人对附加手术的耐受性。如果判断病人存在不确定的风险，或胆道病理与手术的主要指征不相关，强烈建议定期观察。有一种手术方案是，胆囊造瘘、取出体积较大结石，不会增加手术风险。通常，因为胆囊与十二指肠发生粘连，胆囊常是萎缩的。如果确定切除胆囊并封闭瘘管，应考虑行术中胆道造影以排除胆总管结石。

胆囊-结肠瘘和胆汁性肠病

胆囊-结肠瘘可能在有长期轻-中度症状胆道疾病的病人中突然急性发作，表现大便习惯改变，如大便次数增多、稀便，以及由于结肠内细菌逆行进入胆道导致发热、寒战、胆管炎等。女性多见，男女比例约为 1∶3（Costi et al，2009）。许多病人忍受或是忽视了这些症状而未就医，其中一些病人的症状、体征持续进展而累及整个消化道。病人大便次数持续增多，尤其是在进食后，伴有间歇发热和精神不振。随后出现其他典型症状，如呃逆、恶心、体重下降、进行性腹泻和脂肪泻。这些症状出现在胆汁性肠病之前，后者是胆囊-结肠瘘的严重并发症。这种肠病亦发生于其他胆酸代谢紊乱的情况下（如回肠大部切除或盲袢综合征）（Brandt，1984）。

胆汁性肠病起因于胆汁酸的肠-肝循环异常从而导致解剖、生理和生化等多方面改变。1970 年，Augur 和 Gracie 最先描述了继发于胆囊-结肠瘘的吸收不良综合征。随后又报道了其他学者的相关研究（Rau et al，1980）。正常情况下，95% 的胆汁酸排入空肠，参与脂类和胆固醇的吸收，然后经末端回肠重吸收后再随胆汁排出。每次进食，"胆汁酸池"会有 2~3 次循环，而胆汁酸的消耗却很少，消耗的胆汁酸在结肠中进一步代谢。但是在有胆囊-结肠瘘的情况下，胆酸池中的大部分胆汁

被直接分流到结肠，导致肠腔内胆汁酸浓度升高，在结肠中，初级胆汁酸经过粪便细菌的降解和脱羟基作用，胆汁酸浓度升高导致分泌性腹泻。

胆汁通过胆总管进入小肠的数量会影响脂肪吸收，而且结肠的水和电解质分泌直接受到胆汁酸的即时刺激。即使只有部分胆汁分流入结肠，通过胆总管进入小肠的胆汁酸减少，不能对饮食中脂类进行充分乳化溶解。因此，只有切除瘘管，大量胆汁才能重新流入小肠，水样腹泻、胆盐储备下降及脂类吸收不良才会得到改善。

不同于其他类型的胆肠瘘，胆管炎是胆囊-结肠瘘的特征性表现。这与瘘管狭窄，间歇性阻塞有关（Edell et al，1981；Lygidakis，1981；Safaie-Shirazi et al，1973）。曾有一例表现为下消化道大出血的胆囊-结肠瘘的报道（Kunasani et al，2003）。一般说来，胆囊-结肠瘘与其他类型胆-肠瘘相比，胆管炎发生率更高，发作时血清胆红素、天冬氨酸转氨酶（谷丙转氨酶）、γ-谷氨酰转移酶会轻度升高。

由于很少有病人主诉吸收不良，所以应进行全面检查，包括上消化道检查、胃肠超声、空肠活检，但多无法确诊。2009 年，Savvido 等最近提出了胆囊-结肠瘘的诊断三联征：胆道积气、慢性腹泻和维生素 K 吸收不良。硒高胆酸牛磺酸（selenium-75-homocholic acid taurine，SeHCAT）试验可以诊断胆汁酸吸收不良，但该检查耗时长，未得到广泛开展（Pattni & Walters，2009）。50% 病例的腹部平片中可看到胆道积气。钡灌肠检查可以发现胆囊和胆管中的气钡混杂征象（图 42.6），最容易诊断出胆囊-结肠瘘（Anees et al，2007），但也有检查失败的报道。对于该类病例，应借助 ERCP 进行确诊（Arvanitidis et al，2004；Schoeters et al，2002）。

关于胆囊-结肠瘘治疗方面争议的较少，因为存在代谢紊

乱和脓毒症风险,绝大多数情况下需要行瘘管切除术,同时切除胆囊,必要时行胆总管探查。现在已经有了使用腹腔镜治疗术前确诊的胆囊-结肠瘘的报道(Chatzoulis et al,2007;Gentileschi et al,1995;Hida et al,1999;Lee et al,2004;Wang et al,2006)。对于合并有胆总管结石的胆囊-结肠瘘,术前要进行相关影像学检查,术中进行相应处理(Marshall et al,1990)。

胆囊-胆管瘘和 Mirizzi 综合征

胆囊-胆总管瘘和其他类型胆瘘的形成机制相似:结石持续压迫胆囊壶腹部,继发感染使胆囊与相邻器官粘连并发生穿孔(图 42.1D)。1948 年 Mirizzi 首先详细描述了胆囊-胆总管瘘的临床特点,并命名为"功能性肝脏综合征",即现在众所周知的"Mirizzi 综合征"。Mirizzi 最初认为黄疸的原因,是胆囊管与肝总管汇合处的炎症导致肝管括约肌痉挛(Mirizzi,1948)。但是其后的大量组织学研究并未证实肝总管"括约肌"的存在。现在认为,黄疸是由于较大的胆囊结石压迫肝总管,或者突入肝管内造成阻塞所致。

体积较大的结石压迫胆囊壶腹部或胆囊管壁内段可使胆囊管平行于肝总管,这可能是胆囊-胆管瘘形成的早期。继发于这种解剖结构改变的黄疸,临床意义和胆管结石性黄疸截然不同。1982 年,McSherry 等将这种"Mirizzi 功能性肝脏综合征"的经典表现(图 42.7)分类为 I 型。随着病变的进展,结石侵入肝总管造成胆囊-胆管瘘,分类为 II 型(图 42.1D)。II 型的术中特点是结石取出后可见胆汁涌出。1989 年,Csendes 等根据结石侵蚀肝总管壁的程度不同,进一步将 II 型细分为三类,形成了四类分型法。I 型同前,II 型胆囊-胆管瘘形成,瘘口小于胆管周长的 1/3,III 型瘘口超过胆管周长的 2/3,IV 型瘘口完全破坏肝总管或胆总管。最近又更新增加了 V 型,即合并有胆囊-肠瘘的任何一型 Mirizzi 综合征,不论伴有或不伴胆结石性

肠梗阻(Csendes et al,2007)。

典型的超声表现为胆囊内嵌顿结石,胆囊颈部近端胆管扩张,结石下端胆管内径突然变细(Hayek et al,1988)。大多数病人有黄疸和肝功异常,术前建议行 ERCP 或 PTC 以准确评估病变,并指导外科决策。Cornuid 等 1981 年在 PTC 显示了胆瘘的存在,Heil 和 Belohlavek 在 1978 年应用 ERCP 得到了相同结果。根据 McSherry 等处理 6 例病人的经验(1982),PTC 和 ERCP 在显示胆总管梗阻的病因时有相同的效果。MRCP 也常用于术前诊断 Mirizzi 综合征,但对瘘管显示能力较差,也无法放置治疗性支架(Rappeport,2002)。如果结合高分辨率薄层 CT 扫描,对胆囊-胆总管瘘的诊断率明显提高(Yun et al,2009)。

胆囊-胆管瘘被称为胆结石手术的"陷阱"(Corlette & Bismuth,1975)。这个术语非常贴切,因为胆囊-胆管瘘通常在手术中才被发现,而且在解剖胆囊壶腹或胆囊管时很难预防胆管损伤。Lygidakis(1981)强调了这种情况下的手术技巧。其他学者(Baer et al,1990;Dewar et al,1990;Yip et al,1992)强调了术前胆道造影的重要性。对于合并黄疸的病人,术前应行胆汁引流。手术中沿着胆道支架来定位胆道。这些病例的急性炎症往往很严重,肝门部解剖不清。肝十二指肠韧带常呈折叠状,黏附在肝脏的底面,为探查胆总管带来困难。虽然一些医疗中心越来越提倡微创治疗,我们认为开腹手术更加合适。对于 I 型 Mirizzi 综合征,建议行胆囊次全切除。如果已植入胆道支架,应保留至炎症消退。II 型 Mirizzi 综合征需要行胆总管切开结石术,然后缝合胆囊。Hadjis(1985)、Baer(1990)和 Mishra(1990)认为,切开的胆囊可以与十二指肠或空肠的 Roux-en-Y 肠袢进行吻合。

自腹腔镜在胆道外科中应用以来,有关腹腔镜治疗 Mirizzi 综合征病例报告和小样本研究相继发表(Bagia et al,2001;Binnie et al,1992;Chowbey et al,2000;Erben et al,2011;Kwon & Inui,2007;Paul et al,1992;Rohatgi & Singh,2006;Rust et al,

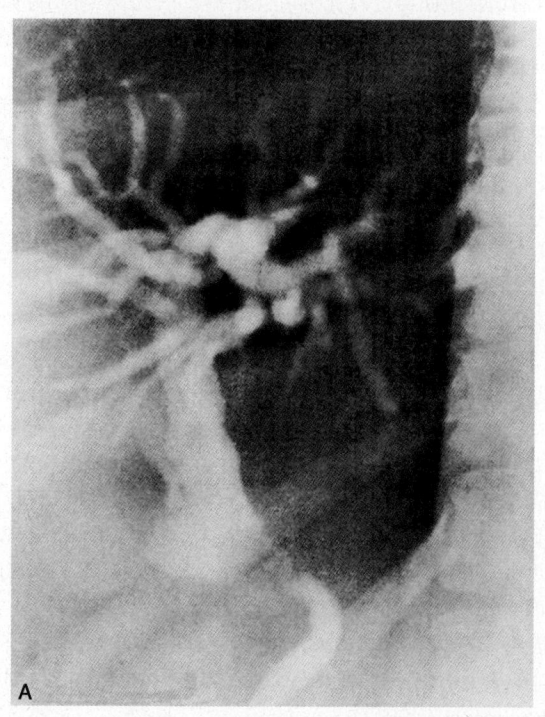
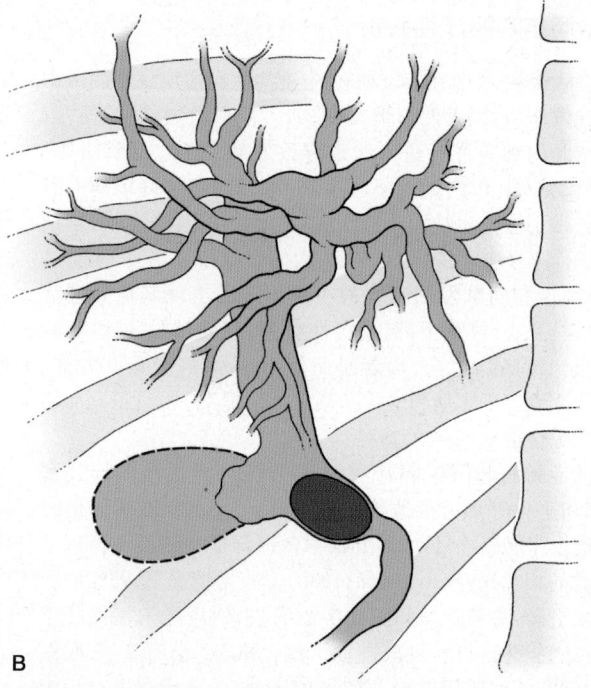

图 42.7 (A)和(B)Mirizzi 综合征 I 型(不合并胆囊-胆总管瘘)。PTC 示胆囊结石对近端肝管的外压

1991；Schafer et al，2003；Silecchia et al，1995；Vezakis et al，2000；Yeh et al，2003；Zhong & Gong，2012）。Antoniou 等（2010）对腹腔镜治疗 Mirizzi 综合征的文献进行了系统综述。按照严格的选择标准，66 篇文章中只有 10 篇被纳入。接受腹腔镜手术病例为 124 例，其中 73 例（59%）成功完成手术。有趣的是，研究报告中一批术前诊断率高（>80%）的病人，发生疾病转归的风险明显较低。转归的主要原因包括术中因 Calot 三角区粘连较重导致操作失败、解剖结构不清楚以及取石不成功。并发症发生率为 16%，其中残余结石和胆管损伤是最常见的并发症。笔者认可这些文献的观点，即因为手术区域解剖的失败率高和高风险，不建议将腹腔镜作为治疗 Mirizzi 综合征的标准治疗方案（Antoniou et al，2010；Kwon & Inui，2007；Zhong et al，2012）。

继发于消化性溃疡病的近端胆总管-十二指肠瘘

慢性十二指肠溃疡可引起整个壶腹周围区域的炎症和纤维化，导致远端胆道狭窄或近端胆管十二指肠瘘。病人多数无症状，有长期十二指肠溃疡病史的病人可能出现黄疸和胆管炎（图 42.1E）。病人通常没有胆道症状，也没有胆道结石病史。15%～60% 的病人因胆道积气而得到诊断。更多情况下，上消化道气钡造影发现胆总管或胆囊内有钡剂反流有助于确诊。内镜和 ERCP 可以直视溃疡和瘘管，并能评估病变程度，是最佳诊断方法。

因为报道胆总管十二指肠瘘治疗的文献较少（Kourias & Chouliaras，1964），现在对于治疗方案存在较大争议。Constant 和 Turcotte（1968）、Feller 等（1980）、Sarr 等（1981）详尽阐释了瘘的病理进程、临床表现和处理方法。大多数作者认为，治疗应针对溃疡的易感因素而不是胆道或瘘本身。质子泵抑制剂和抗幽门螺杆菌药物有很好的疗效，并能促进瘘管的愈合。

药物治疗消化性溃疡成功率的提高使胆总管-十二指肠瘘的发病率大幅下降（H'ng & Yim，2003；Jaballah et al，2001；Wong et al，2004）。虽然由消化性溃疡引起的胆总管十二指肠瘘现在很少见，临床医师在遇到有症状的难治性消化性溃疡病人时，仍然应该意识到存在这种可能性。对于这类病人，建议采取手术治疗来防止更加严重的并发症（La Greca et al，2008）。建议在行胃切除术或十二指肠旁路手术如 Billroth Ⅱ 式胃大部切除术或胃-肠吻合术时，加做迷走神经切断术。瘘管可以不闭合以免损伤十二指肠或胆管。只有出现胆道狭窄才需要进行胆囊切除术和胆道肠道重建。但根据现在的情况来看，绝大多数是不必要的。

乳头旁胆总管-十二指肠瘘

无论是自发性胆管结石压迫还是医源性远端胆总管损伤所致，乳头旁瘘具有与进展性胆管结石相似的临床表现。Tanaka 和 Ikeda（1983）研究显示，46% 的病人有超过 10 年的胆道症状，表现为疼痛、黄疸分别占比 88% 和 69%，胆道手术史者 54%，胆道中有气体或钡剂者 41%，胆石症 71%，胆总管结石 38%。此外，有胆道肿瘤和既往无胆结石病史，但有内镜或手术胆道操作史的病人出现瘘的病例报道近年逐渐增多。慢性胆汁反流和胆汁淤积被认为是胆道梗阻性肿瘤的先兆，可导致乳头旁胆管-十

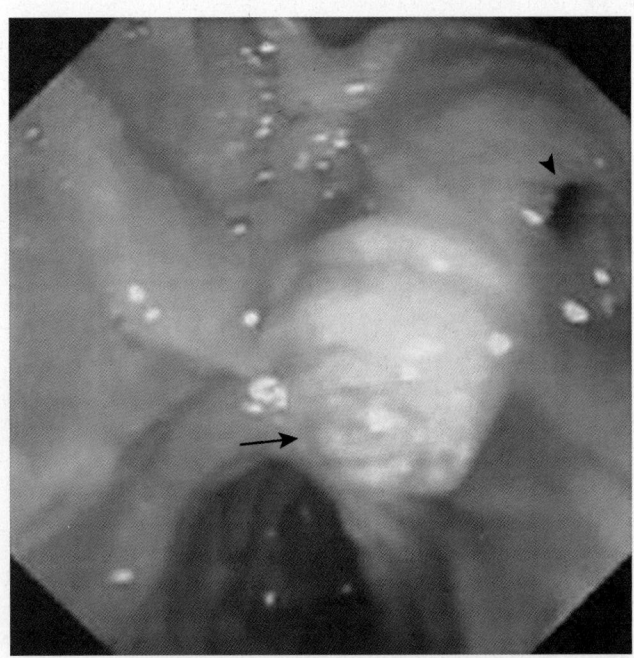

图 42.8 十二指肠镜示法特壶腹乳头（长箭头），远端或乳头旁胆总管-十二指肠瘘（无尾箭头）（Courtesy Dr. Melih Karincaglu）

二指肠瘘（Hirata et al，2001；Kuroki et al，2005）。解剖学诊断在于细心的内镜观察和良好的 ERCP 技能（图 42.8；图 42.1F）。

这种胆瘘的治疗方式仍在改进中。已经有多种内镜技术应用于临床（Osnes & Kahrs，1977；Ramaey et al，1992；Schapira & Khawaja，1982；Urakami & Kishi，1978；Van Linda & Rosson，1984）。这些技术基本都包含了内镜下括约肌切开以扩宽瘘管利于引流，或在瘘管和自然状态下的壶腹开口之间建立共同通路，必要时可行开腹手术如肝总管-空肠吻合术（Hunt & Blumgart，1980）。

胆汁-肝静脉或门静脉瘘

胆汁-静脉瘘是一种极为罕见的因为胆道高压力和胆汁通过肝/门静脉流入体循环导致高胆红素血症的瘘（见第 125 章）。在有胆道感染引起的脓毒血症时极其凶险。这种瘘可发生于经肝介入操作。最近有文献报道了 ERCP 后的胆汁-静脉瘘（Dawwas et al，2013；Kawakami et al，2011）。经颈静脉肝内门体分流-支架植入术中，如果较粗的肝内胆管被横断，也可能引起胆汁-静脉瘘，胆汁渗漏是门体分流后分流口再狭窄和闭塞的重要因素（Jalan et al，1996）。

胆外瘘和狭窄

大多数有明显临床症状的胆外瘘继发于胆道周围器官手术，包括侵入性介入检查和治疗、胆囊造瘘术、胆囊切除术（或有胆总管探查术）、肝脏手术或损伤、治疗性的胆-肠吻合术和其他腹部手术。持续性胆汁渗漏，可能是诊断不明的病变累及胆道，或者是手术并发症，还可能是手术失误造成的。因有高并发症率和死亡率，胆道损伤和胆外瘘的预防、诊断和治疗尤为重要。

病因与预防

胆外瘘应首先要慎重考虑之前的医源性操作,常见原因如下。

胆囊造瘘术后瘘

经皮胆囊造口术是经过皮肤在胆囊腔内置入导管(见第34章),只需要局部麻醉即可完成操作,美国指南指出对于危重病人可以在病床边进行(Byrne et al,2003;Ito et al,2004;Winbladh et al,2009)。通常,造瘘管外引流胆汁有助于治疗胆囊梗阻造成的感染。但是,持续胆汁外瘘提示胆囊管或者胆囊管起始部远端的胆管梗阻(图42.9)。

侵入性介入操作后胆瘘

此类胆汁外瘘可以发生于任何肝胆系统的侵入性介入操作后,通常与胆道远端梗阻相关。因为病人的选择及医师的经验不同,胆漏的发生率在各报道中相差甚大。常见原因包括穿刺部位不合适、导管型号不恰当、操作后管道护理不佳(Winick et al,2001)。Burke 等(2003)将 PTC 和胆汁引流后胆汁漏、脓毒血症和感染性胆汁瘤定为主要并发症,发生率为 2%(图42.5)。

腹部手术后胆道损伤、狭窄和胆瘘

良性胆道狭窄的几种原因如知识框42.1所述。尤其需要重视的,也是最常见的是胆囊切除术造成的医源性损伤,本章重点阐述胆囊切除术胆管损伤的诊断和处理原则。胆道损伤也可能发生在胆总管探查、胆道重建或其他上腹部手术,如肝、胰腺、胃/十二指肠手术。这些胆道损伤的真实发生率很难估算,但似乎远低于胆囊切除术。其他最常见腹部手术相关的胆瘘和胆道狭窄详见后文。

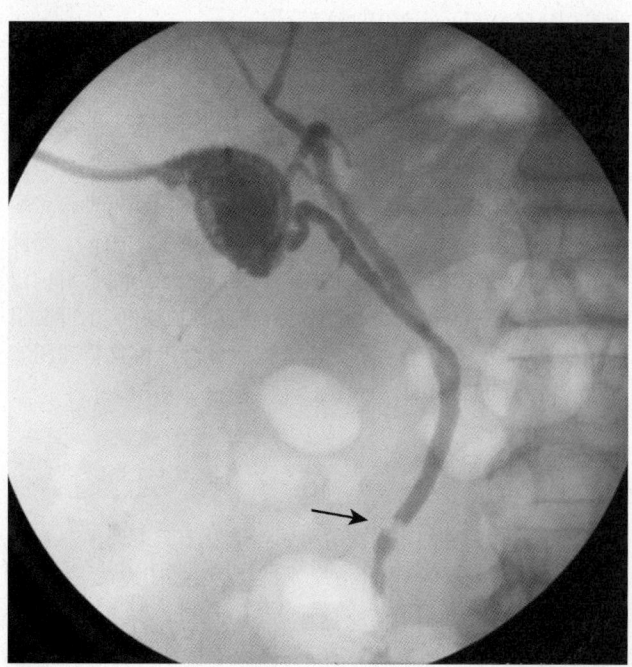

图42.9 一位85岁严重心肌病病人(不适宜手术)接受经皮胆囊切开置管引流,6周后胆囊造影显示远端胆总管有残留结石(箭头)。对该病人毫无争议地进行了 ERCP 和十二指肠乳头切开术

知识框 42.1 良性胆道狭窄的病因

Ⅰ. 先天性狭窄
  A. 胆道闭锁(见第40章)
Ⅱ. 胆道损伤
  A. 术后狭窄
    ①胆囊切除术或胆总管探查
    ②胆肠吻合术
    ③肝切除术
    ④门腔静脉分流术
    ⑤胰腺手术
    ⑥胃切除术
    ⑦肝移植
  B. 钝性或穿透性创伤后的狭窄
  C. 内镜或经皮胆道置管后的狭窄
Ⅲ. 炎性狭窄
  A. 胆石症或者胆总管结石
  B. 慢性胰腺炎
  C. 慢性十二指肠溃疡
  D. 肝或肝下间隙的脓肿或炎症
  E. 寄生虫感染
  F. 复发性化脓性胆管炎
Ⅳ. 原发性硬化性胆管炎
Ⅴ. 放射性胆管狭窄
Ⅵ. 乳头部狭窄

临床表现

胆瘘可表现为胆汁从引流管或伤口异常大量漏出,或者腹腔胆汁性积液引起局限或弥漫性腹膜炎。胆瘘确诊后,最重要的是评估胆汁引流是否充分。胆瘘控制良好的标准包括胆汁充分引流,没有局限或全身感染的迹象,也没有胆汁淤积。

控制不良的胆瘘是指胆汁引流不充分导致腹腔内胆汁性积液。淤积的胆汁通常存在感染,表现为膈下或肝下脓肿或弥漫性腹膜炎,进一步可以并发胆管炎,伴有或不伴肝内脓肿和败血症,需要紧急治疗。如果腹腔内积存的是大量无菌胆汁,病人除了腹部膨胀外,其他症状较少。如果引流管周围发生皮肤剥脱和腐蚀,说明漏出物中含有来自胃肠道的活化消化酶,因为胆汁本身不含有消化酶。

胆外瘘的病理结果

胆外瘘的病理生理改变取决于胆汁引流的量、持续时间,以及消化道内转运出来胆汁的程度。主要表现为水电解质丢失、消化道内胆汁不足、腹腔胆汁性感染。在临床工作中要重点认识到:肝脏每天分泌胆汁约 1 000ml,电解质浓度和血液相同。

人体有强大的代偿能力,短期的完全性胆汁丢失(≤3 周)可能不会导致严重的水、电解质消耗。但如果未能采取有效支持治疗,长期的完全性胆外瘘就会导致水、电解质平衡紊乱。钠的丢失常多于氯的丢失而造成代谢性酸中毒(Cass et al,1955)。早期血钾是下降的,但随着体液丢失,血容量下降,则会导致低灌注性肾衰竭和高钾血症(Knochel et al,1962)。消化道内胆汁缺失使脂溶性维生素 A、D、K 吸收不良。维生素 A

和维生素 D 的缺乏多发生于长期的胆外瘘,现已少见。而维生素 K 缺乏可较早表现出来。完全性胆汁丢失的其他不良反应包括肠黏膜屏障受损及细菌移位(Slocum et al,1992)。在对恶性肿瘤引起胆道梗阻行胆汁外引流的病人,胆汁回输可促进肠黏膜屏障功能的恢复(Kamiya et al,2004),这从另外一个角度说明胆汁缺乏对肠道的不良影响。从临床表现上看,即使是短期外瘘,也会感到不适、虚弱和嗜睡。在进展期和被忽视的病例中,能量-蛋白质营养不良导致体重下降,同时电解质紊乱造成昏迷和血管活性的丧失。

诊断流程和初期治疗

胆瘘常常在由于腹膜炎而进行的二次手术中才被发现。更多情况下,特别是腹腔镜胆囊切除术后,在行胆道造影或经皮肝周引流时才发现。二次手术主要是针对腹膜炎或为了引流腹腔内积液。如果存在不可控性胆瘘,初期的治疗应是置管引流将其转变为可控性胆瘘。因破损的胆管萎陷、质脆,常被严重的炎症组织包绕,所以不应尝试一期修补。事实上,也不可能暴露正常的胆管行一期修补,而执意修补也总会失败,反而增加了下一步手术的困难。

保证通畅引流,使胆瘘成为可控性非常重要。应用密闭的引流袋可达到理想的胆汁引流效果(Blenkharn et al,1981)。开始可使用低压封闭式引流,以减小腹腔内胆汁积存产生的腔隙,或与胆瘘相关的脓腔。经过上述处理,临床症状会得到改善,应行放射学检查来确定引流位置是否合适,有无残余积液或脓肿。断层成像和瘘管对比造影很有价值。

外瘘变为可控后就应开始保守治疗,进行营养支持,纠正电解质紊乱和维生素缺乏(尤其是维生素 K 缺乏),以及控制感染。尤为重要的是弄清楚引流液是纯胆汁,还是混杂了十二指肠液、胰液或是肠液。如果是后者,则需对皮肤进行适当保护。存在明显十二指肠瘘和胰瘘时,需行肠外营养支持和禁食以促进瘘口愈合。已有研究表明,生长抑素可减少胆汁分泌(Nyberg, 1990;Sahin et al, 1999),减少胰瘘和小肠瘘的量(Coughlin et al,2012;Draus et al,2006)。但是在由胆道疾病自身导致的胆瘘中,生长抑素能否促进瘘口闭合尚未得到证实(Hesse et al,2002)。

在可控性胆瘘诊断成立后,需行多种影像学检查以评估如下内容:①瘘道起源;②有无肝外胆管损伤及损伤程度;③引流是否充分;④是否有胆汁进入肠管。可以通过多种影像学手段显示肝内外胆管解剖结构的全貌。所有侵入性检查都需要预防性使用抗生素,以降低细菌感染的风险。

在拔除胆囊造瘘管、胆总管造瘘管,或胆肠吻合口周围引流管前常规行造影检查。如果发现有阻碍胆汁流入肠腔的因素存在,就应实施针对性处理。在远端胆道狭窄或有残存结石的情况下拔除引流管,胆瘘不可能愈合。

经瘘管造影是一种简单而有效地判断引流是否充分,以及胆汁性积液腔是否缩小成瘘管的方法,并且还可以清晰地显示胆瘘的位置和潜在的病因(图 42.10 和 42.11)。当瘘管造影显示不清,或无法检测到病变位置时,可行 PTC 或者 ERCP。如果肝外胆道的连续性仍然存在(Davids et al,1992),特别是在腹腔镜胆囊切除术后(Agarwal et al,2006)或肝移植后(Sanna et al,2011;Sherman et al,1993),ERCP 是很好的诊断及治疗的方法。瘘管显影后行 CT 检查,可帮助证明瘘管是否已形成,确认周围有无胆汁积聚或显示被分隔的肝段。

如前所述,HIDA 显像是一种非常适用、非侵袭性评估肝脏功能和胆汁分泌的方法(Holbrook et al,1991)。虽然不能清晰地显示解剖结构,但能精确地判断瘘管的存在、起源(肝脏或肝外胆道系统)和瘘管引流是否充分(可控性或不可控性)(图 42.12)(McPherson et al,1984)。

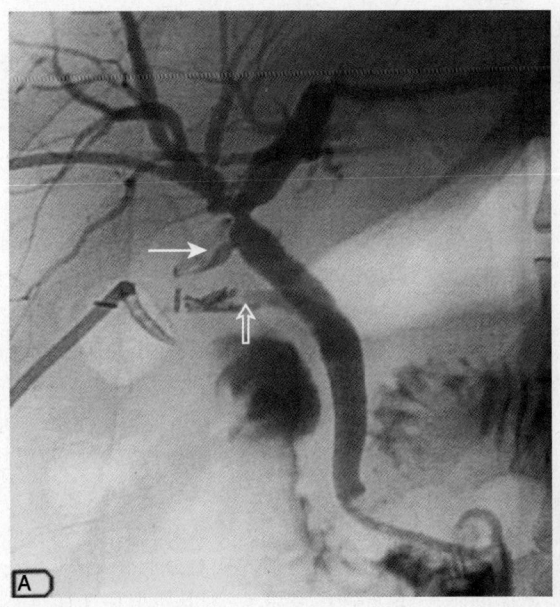
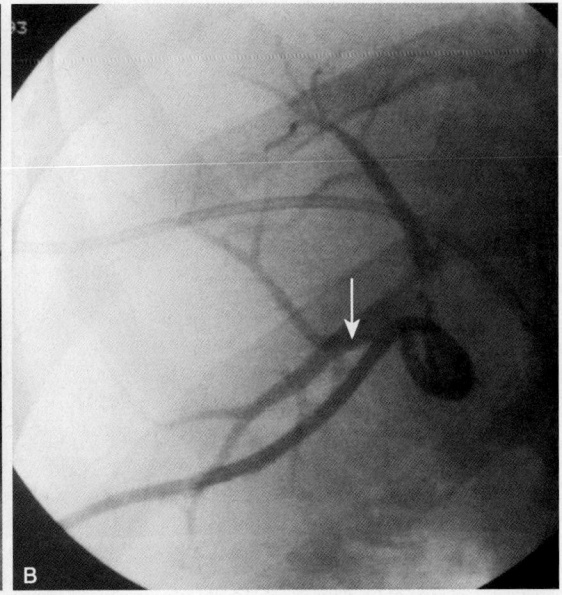

图 42.10　腹腔镜胆囊切除术右后肝管损伤。(A)经皮肝穿刺胆管造影,显示自胆总管发出的有胆瘘的胆管残端(实心箭头)和胆囊管残端(空心箭头)。胆囊管低位汇入胆总管。(B)瘘管造影,显示损伤以上部位胆管系统(实心箭头)

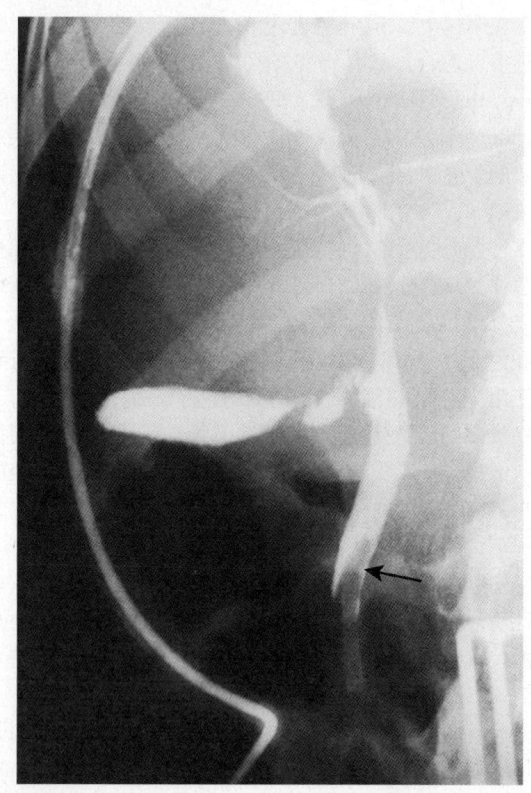

图 42.11　右肝包虫囊肿切除行瘘管造影,显示因胆总管内包虫囊内容物滞留造成的持续性胆瘘(箭头)。予以胆总管切开清除残余物后,瘘管迅速愈合

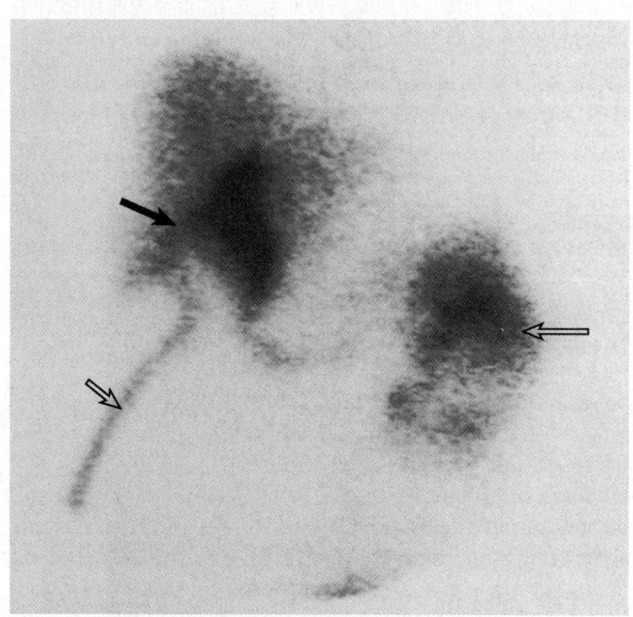

图 42.12　HIDA 扫描(右外侧面观)显示腹腔镜胆囊切除术后,胆囊管残端过宽而关闭不全(实心箭头)导致的可控性胆瘘(短空心箭头)。可见胆汁流入肠道(长空心箭头)。2 周后胆瘘自愈

治疗

　　无论之前进行了何种手术,术后胆瘘的治疗原则是相同的,如图 42.13 所示。首先应在 CT 或超声引导下行穿刺引流将胆漏转化为可控性。手术的适应证是经皮引流失败或者出

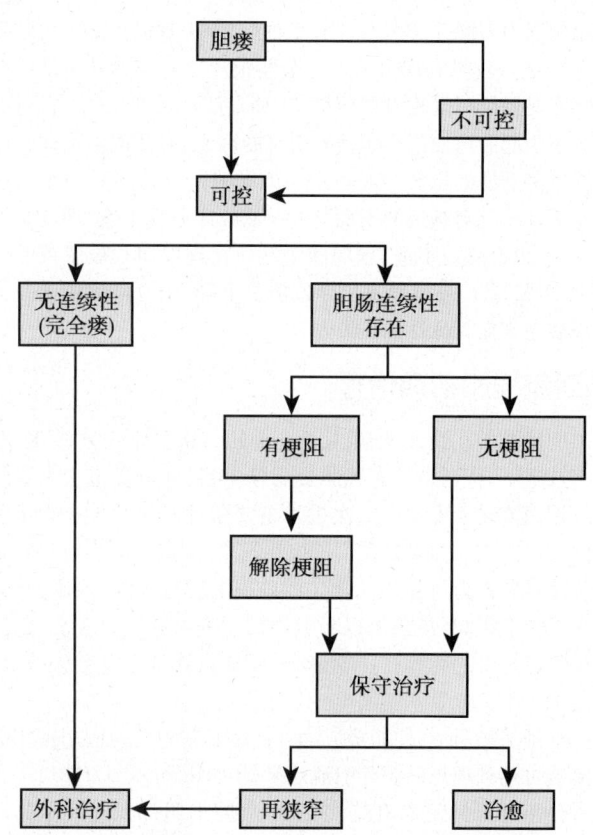

图 42.13　术后胆瘘处理的推荐流程:早期治疗非常重要,使不可控性胆瘘转成为可控性胆瘘,可采用放射学介入(腹腔积液经皮穿刺引流)或外科干预,此时不应试图修复胆瘘。首先应评估胆肠连续性是否存在,如果诊断为完全性胆瘘,则应设法将其变为可控性。适当时间的保守治疗后,可考虑外科干预。若胆肠连续性存在,胆汁顺流入肠道,应选用保守治疗,大多数胆瘘可以自愈;如合并有胆管末端梗阻,应采用内镜解除梗阻或经皮气囊扩张。经治疗胆汁进入肠道后,病人持续采用保守治疗。有些病人胆瘘愈合后出现早期狭窄征象时,可行鼻胆管治疗。复杂的肝门部胆管瘘宜先保守治疗,并进行长期引流,期望胆瘘自行愈合。如能愈合,大多也会发生胆管狭窄。若狭窄进展则需外科治疗

现严重的腹膜炎和败血症,建议术中建立通畅的充分引流,而不行胆瘘修复。对胆汁和水电解质因外引流而大量丢失病人,可考虑行瘘管空肠 Roux-en-Y 吻合,但必须是早期手术。术中在吻合口处放置引流管经肠攀引出体外,绝大部分病人都会因胆管狭窄需要再次手术。

　　诊断应明确是否有胆汁流入肠道,以评估是完全性还是不完全性胆瘘,后者说明胆道连续性尚存。这对治疗方案的选择很重要,因为前者必须手术,而后者可先试行保守治疗。偶尔瘘口上方胆管与肠道形成内瘘,此类完全性胆瘘也有自愈可能(Collins & Gorey,1984)。

　　如果胆肠连续性存在,又没有远端胆道梗阻,胆瘘常会自愈,所以应坚持长期的保守疗法。放置通过胆管损伤处的临时支架,以阻止胆汁从瘘口流出,有助于胆瘘愈合。这种方式用于瘘的近端胆管完好而胆管壁缺损范围不大者。支架可通过内镜或鼻胆管放置,要求支架通过胆管缺损以上。如果放置时间不长,最好选择鼻胆管,因其不但便于胆道造影,且对乳头损伤较小,还可避免再次内镜干预(Barthel & Scheider,1995;Grala et al,2009)。应用这种方法,一些瘘可在两周内愈合(Elmi & Silverman,2005;Toriumi et al,1989)。这个疗法

也适用于肝移植胆管对端吻合的病人。

内镜下以括约肌切开术、支架植入术或两者合用皆可有效治疗胆肠瘘（Agarwal et al,2006；Kim & Kim,2014；Rauws & Gouma,2004）。大多数情况下，支架需放置数周，直至胆瘘愈合。支架除去前，可行 HIDA 明确瘘口愈合情况。如果内镜治疗失败，N-丁基-2-氰基丙烯酸酯胶黏合瘘管有时有效，也有助避免再次手术（Seewald et al,2004）。

有些学者仅采取单纯内镜下乳头切开，以降低胆道与十二指肠间的压力梯度（Ponchon et al,1989）。这一操作没有必要，如果胆管远端没有梗阻，瘘是可以自愈的。括约肌切开还可能引起近期或远期的并发症（Kracht et al,1986；Kuroki et al,2005）。应尽可能避免，即使存在乳头狭窄，放置支架比单纯乳头切开效果更好（Kim & Kim,2014；Marks et al,1998）。笔者认为，虽然内镜治疗有用，但应该等待数天或数周，以期胆瘘自愈。如胆瘘能自愈，可免去进一步的干预及相应并发症。

如果远端胆管存在梗阻，胆瘘则不会自愈，需要进行干预。梗阻的原因通常是残余结石或狭窄，前者可经内镜去除，良性狭窄可经内镜或 PTC 扩张。胆瘘可先进行保守治疗，以期自愈，如果狭窄不能缓解则进行手术治疗。如果胆管缺损部位和大小合适，临时性支架（图 42.14）对胆瘘愈合是有帮助的。

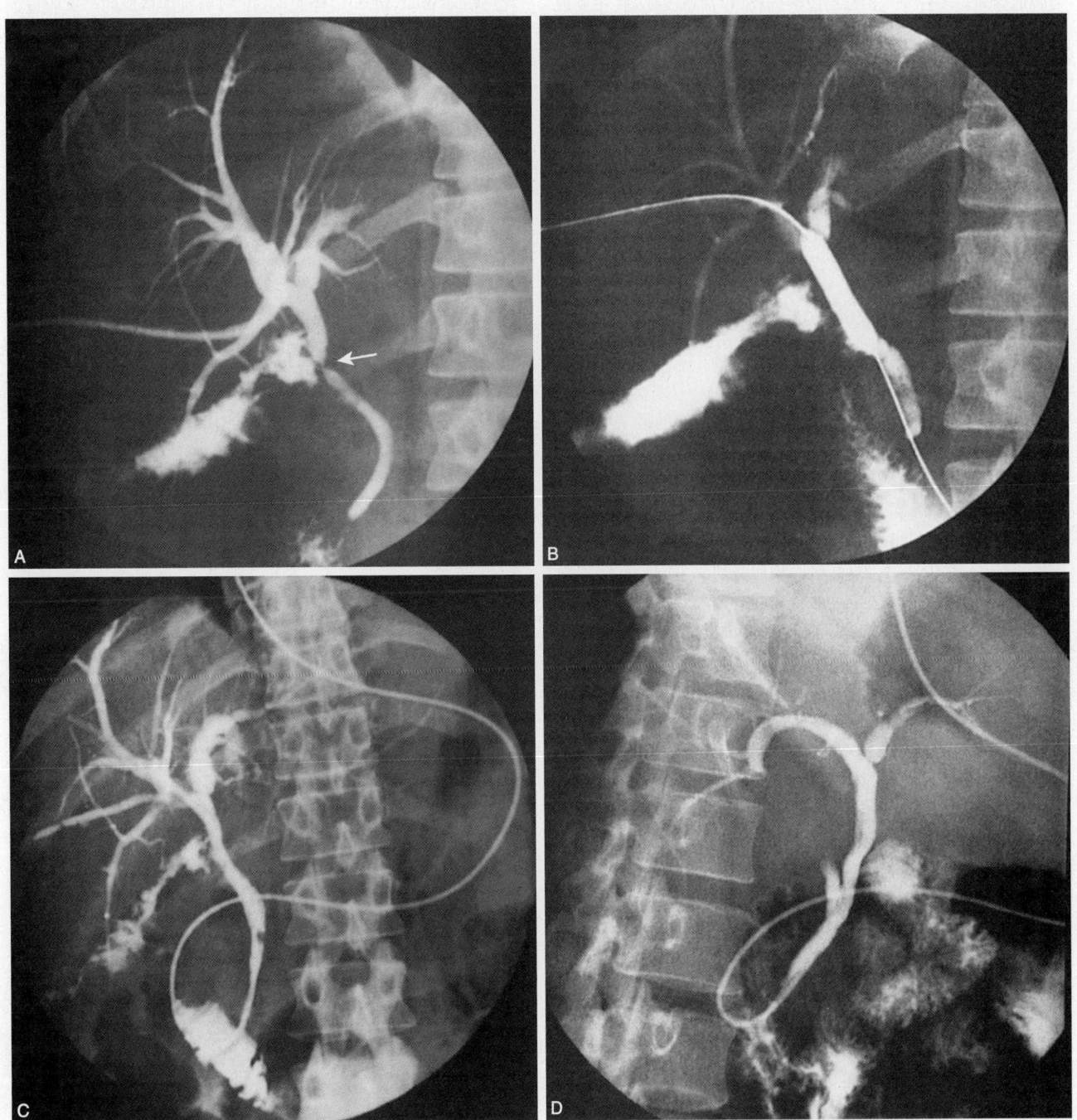

图 42.14　联合手术、内镜、介入手段治疗开腹胆囊切除后 3 周的胆瘘。（A）PTC 显示胆瘘和远端胆道显著狭窄（箭头）。（B）经皮经肝狭窄胆管气囊扩张。（C）经皮经肝穿刺联合内镜放置鼻胆管，引流管尖端置入瘘口的上方，可见胆汁流入肠道。（D）鼻胆管放置后 2 周胆道造影显示胆瘘愈合，拔出鼻胆管

胆瘘愈合后应严格随访,定期复查肝功能和 HIDA 扫描,及早发现胆管狭窄。胆管狭窄可在数月或数年后出现,特别是那些原来已有狭窄或严重胆管损伤者,发生概率更高(Blumgart et al,1984)。制定治疗计划应从长计议,特别是对胆囊切除术造成的胆瘘,应设法提高胆管损伤修复的成功率和远期效果。过早的外科干预可增加胆漏和胆管狭窄的风险。

临床上处理极少数与胆管主树不相通的变异胆管截断所致的胆瘘非常困难。这种并发症最常发生在肝部分切除术后,通常是由于胆道解剖变异未被识别,或在肝切除过程中破坏了正常的解剖平面。最终的结果是部分肝组织保持良好的灌注,但与胆道分离。多种介入治疗已经被描述,包括将硬化剂(主要成分为四环素、乙醇和醋酸)直接注射入瘘管(Park et al,2005;Shaw et al,1989;Shimizu et al,2006;Wible et al,2014)。其他的药剂,如纤维蛋白凝胶、凝血酶和氰基丙烯酸正丁酯也有成功应用的报道(Saad & Darcy,2008;Vu et al,2006)。此外,1 例病人在所有方案都无效后,通过经皮导管内激光消融后愈合(Eicher et al,2008)。而当非手术治疗失败时,可能需要再次行肝切除术(Honore et al,2009)。已有报道利用微波消融的方法处理含孤立胆管的肝组织,来治疗持续性胆道瘘获得成功的案例。

胆囊切除术后胆道损伤

发病率

由于广泛开展,胆囊切除术是术后胆道损伤的最主要原因(见第 34 章和第 38 章)。开腹胆囊切除术导致胆道损伤的概率适中。Roslyn 等(1993)回顾了美国 1989 年进行的 42 000 多例开腹胆囊切除术,胆道损伤发生率为 0.2%。Strasberg 等(1995)综述了自 1980 年以来超过 25 000 例开腹胆囊切除术的文献,发生率为 0.3%。然而,腹腔镜胆囊切除术的出现导致损伤的数量显著增加,使这一问题再次引发关注。腹腔镜胆囊切除术是目前治疗症状性胆结石和各种胆囊炎(包括急性胆囊炎)的标准术式(Borzellino et al,2008;Gharaibeh et al,2002;Kiviluoto et al,1998)。

世界范围的早期文献发现,腹腔镜手术导致胆管损伤的发生率显著增加,从 0.4% 到 1.3 不等(Adamsen et al,1997;Deziel et al,1993;Fletcher et al,1999;MacFadyen et al,1998;Richardson et al,1996;Wherry et al,1996)。Strasberg 等(1995)回顾了 1991—1993 年文献中报道的近 12.5 万例腹腔镜胆囊切除术,其中胆道损伤的总发生率为 0.85%,严重损伤的发生率为 0.52%。自从腹腔镜技术广泛应用,近十年医源性胆管损伤的发生率很高,但是比较稳定,大样本分析医源性胆管损伤发生率为 0.2% ~ 0.6%(Kaman et al,2006;Nuzzo et al,2005;Pekolj et al,2013;Tantia et al,2008;Waage & Nilsson,2006)。尽管收集胆囊切除术后胆道损伤数据难度很大,真实发生率难以准确推算,但是腹腔镜相比开腹胆囊切除术的损伤率明显为高。

由于某些原因,腹腔镜胆囊切除术与开腹胆囊切除术相比,胆管损伤的风险更高。长期以来,人们一直认为外科医生缺乏经验是一个主要因素,随着对手术的熟悉程度的提高,术后胆道损伤的病例数将会减少。很多证据支持这一观点,几位作者指出胆道损伤的发生率与医师已完成的手术台数呈反比关系

(Deziel et al,1993;Gigot et al,1997;Woods et al,1994),专业肝胆外科医生操作造成胆道损伤的发生率会降低(Boddy et al,2007)。此外,以大样本人群为基础的研究表明,随着时间的推移,胆道损伤发生率有所下降(Richardson et al,1996;Russell et al,1996)。然而,不是所有的研究者都观察到了同样的现象。最近一份超过 12 年的文献指出,在研究结束时,发生胆道损伤的人数并没有持续下降(Waage & Nilsson,2006)。其他几份报告显示,胆管损伤的发生率并没有随时间的推移而改变(Adamsen et al,1997;Fletcher et al,1999;Wherry et al,1996),在一些专科病房内,发生胆道损伤的病例数和修补手术的复杂程度没有明显变化(Walsh et al,1998)。经验丰富的外科医生造成的严重胆道损伤的报道层出不穷(Carroll et al,1996;Gigot et al,1997)。此外,医院规模可能不会影响胆道损伤的发生率(Csikesz et al,2009;Waage & Nilsson,2006)。Schwaitzberg 等(2014)研究了腹腔镜手术资质(Fundamentals of Laparoscopic Surgery certification)对胆管损伤率的影响,发现该资质与降低胆管损伤率无关。但是,拥有该资质的人大多是缺乏经验的年轻外科医生。因此我们可以预见,腹腔镜胆囊切除术后胆管损伤在将来仍是一个严重的问题。胆管损伤分类将在后续章节讨论。

发病原因

胆囊切除术后胆管损伤的几个危险因素中,有些是带普遍性的,有些是腹腔镜手术所特有的。总的来说,大多数损伤是由于技术上失误或对解剖关系的错误认识(知识框 42.2)(Olsen,1997;Strasberg et al,1995)。许多作者将胆道损伤分为重度损伤(如胆总管横断)和轻度损伤(如胆漏),但两者之间界限常较模糊。总之,重度损伤非常严重且一般需要再手术修复,而轻度损伤也并非微不足道,可能也需要手术治疗。胆道损伤的分类见下述。

解剖变异

手术医生必须熟悉各种胆管变异。胆囊管汇入肝总管的变异最为常见(图 42.15)。胆囊管可在高位,甚至肝管分叉处汇入肝总管;与肝总管平行走行一段长距离后低位汇入,有时甚至低至壶腹水平(见第 2 章)。约 25% 病人右肝管缺如,右前、右后分别汇入左肝管。另外,右叶的段胆管(通常为前支)在肝外走行一段长距离后低位汇入肝总管,有可能在这个过程中接受胆囊管的汇入(图 42.15D)。这种未识别的低位汇入的右叶肝管(Bismuth 5 型)变异尤在腹腔镜胆囊切除术中易被损伤(图 42.16)(Wherry et al,1996)。

知识框 42.2   腹腔镜下胆道损伤原因的分类
将胆管误认为胆囊管
将胆总管误认为胆囊管
将异位右肝段支胆管误认为胆囊管
技术原因
胆管探查时技术不当
不能牢靠闭合胆囊管
解剖平面远离胆囊壁平面进入肝床
分离或止血时不恰当地使用电凝
胆囊管过度牵拉导致胆总管向上成角
止血时钛夹使用不恰当

Modified from Strasberg SM,et al:An analysis of the problem of biliary injury during laparoscopic cholecystectomy. J Am Coll Surg 180:101-125,1995.

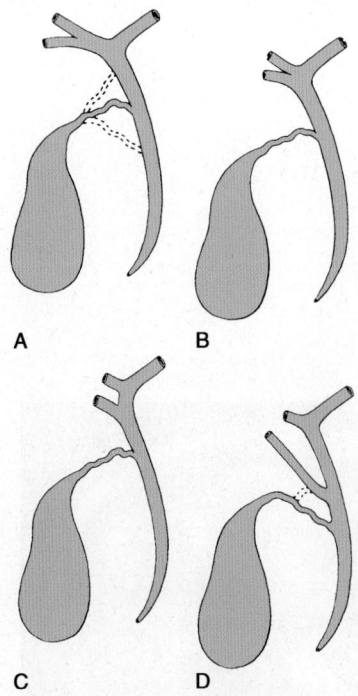

图 42.15　胆囊管与肝外胆管汇入示意图。(A)胆囊管高位汇入主胆管,甚至在肝管汇合点,或在接近法特壶腹水平之前与肝总管平行走行。在本图中,右前和右后段肝管结合形成右肝管。(B)右前、右后肝管与左肝管汇合。(C)右前与右后肝管分别汇入左肝管。(D)右前或右后肝管在低位汇入肝总管,胆囊管随后汇入肝总管。还有另外一种可能与胆囊切除后损伤无关的变异在此没有描述,即右前或右后肝管直接进入左肝管

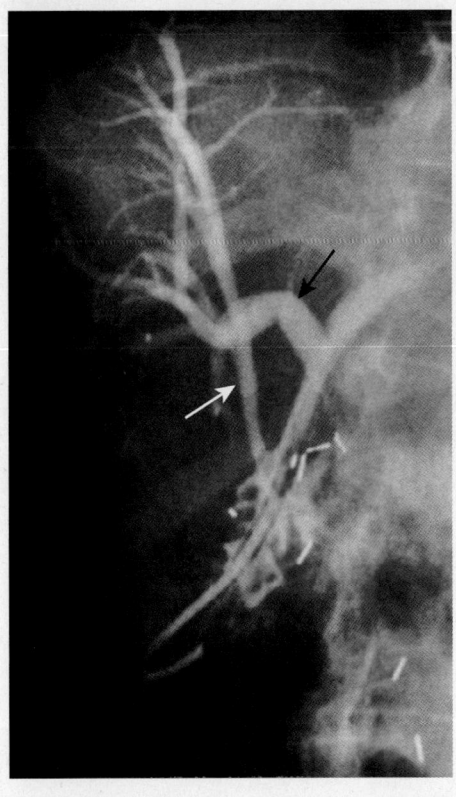

图 42.16　右前肝管(白箭头)并入肝总管,而右后肝管(黑箭头)与左肝管汇合。该病人胆囊切除时造成肝总管与右前肝管汇合处的胆管损伤(Bismuth 5 型),后采取肝管空肠 Roux-en-Y 吻合术进行修复

术前影像学检查可以通过鉴别异常的胆道解剖来减少胆管损伤。目前,一些中心正在研究术前 CT 胆道成像(见第 18 章)、MRI(见第 19 章)和近红外荧光胆道成像在预防胆管损伤中的应用(Hirano et al,2006;Spinoglio et al,2013),虽然价格昂贵,但是很有价值。一些影像学研究显示,在一般人群中,右肝管变异的概率在 4.8% 到 8.4% 之间(Dusunceli et al,2004;Kullman et al,1996)。胆囊管过短也容易造成误判,通常发生在术中胆道造影时,导管已经插入胆总管中,但造影时未显示近端,术者可能把胆总管误为胆囊管,将其和胆囊一起切除(图 42.17)。大多数作者已认识到这种类型的损伤腹腔镜比开腹胆囊切除更容易发生(Davidoff et al,1992)。

20% 的病人合并血管变异(见第 2 章)。常见的变异为肝右动脉部分或全部来源于肠系膜上动脉。变异的血管通常走行于门静脉右侧,位于胆总管后外侧。胆囊切除时容易在胆囊管和胆总管连接部被损伤。不仅如此,腹腔镜胆囊切除术中"典型"的胆道损伤常把胆总管误认为胆囊管而将肝右动脉一并损伤(Davidoff et al,1992)。文献报道腹腔镜胆囊切除术此型损伤率为 0.6%,肝右动脉损伤早期不易发现,但形成肝右动脉假性动脉瘤时易于发现(Balsara et al,1998;Nicholson et al,1999)。肝右动脉和门静脉右支可同时损伤罕见,但可能危及生命(图 42.18)。

胆道缺血

如果胆道损伤不明显,但是继发了胆道狭窄,通常是由于不适当的胆道探查造成胆管动脉血供受损。肝外胆管的血供大部分来源于走行于胆道壁 3 点钟和 9 点钟位置的两支小动脉(见第 2 章)。上行的大动脉(十二指肠后动脉、胃十二指肠动脉)血供占 60%,下行的肝右动脉约占 40%(Northover & Terblanche,1979)。胆管周围的过度分离会影响胆管的轴性血供,导致胆管狭窄形成。虽然没有直接的证据支持这个结论,但胆囊切除时仍不应该过度游离胆总管。此外,使用电灼时造成的血管损伤是胆管狭窄形成的一个重要原因。

病理因素

急性胆囊炎的肝门和胆囊三角区炎症粘连严重,改变了正常的解剖结构,并且胆囊肿胀、易脆,难以钳夹,不断的渗血经常使视野模糊,这些因素都使腹腔镜胆囊切除术的安全性降低。在腹腔镜胆囊切除术开展早期,急性胆囊炎被定为是绝对禁忌证。随着腹腔镜手术经验的丰富,外科医生越来越倾向于扩大适应证并将急性胆囊炎纳入。一些报道认为对部分经选择病例腹腔镜胆囊切除是安全的(Adamsen et al,1997;Fletcher et al,1999;Kum et al,1996;Neri et al,2003;Wherry et al,1996)。因此,腹腔镜胆囊切除术现在已被广泛应用于治疗急性胆囊炎(Casillas et al,2008;Gurusamy et al,2009)。但是部分文献指出,术后发生胆道损伤的潜在风险变大(Kholdebarin et al,2008)。Fletcher 于 1999 年报道了一些复杂病例,包括急性胆囊炎、胆管炎、胆囊性胰腺炎等,与胆管损伤率较高相关(1.7%),但急性胆囊炎并非单独的危险因素。其他一些作者报道急性胆囊炎致胆管损伤的发生率提高 2~3 倍(Adamsen et al,1997;Russell et al,1996;Soderlund et al,2005)。因此,需警惕胆管损伤的风险增加,术中中转开腹的手术指征要相对放宽。

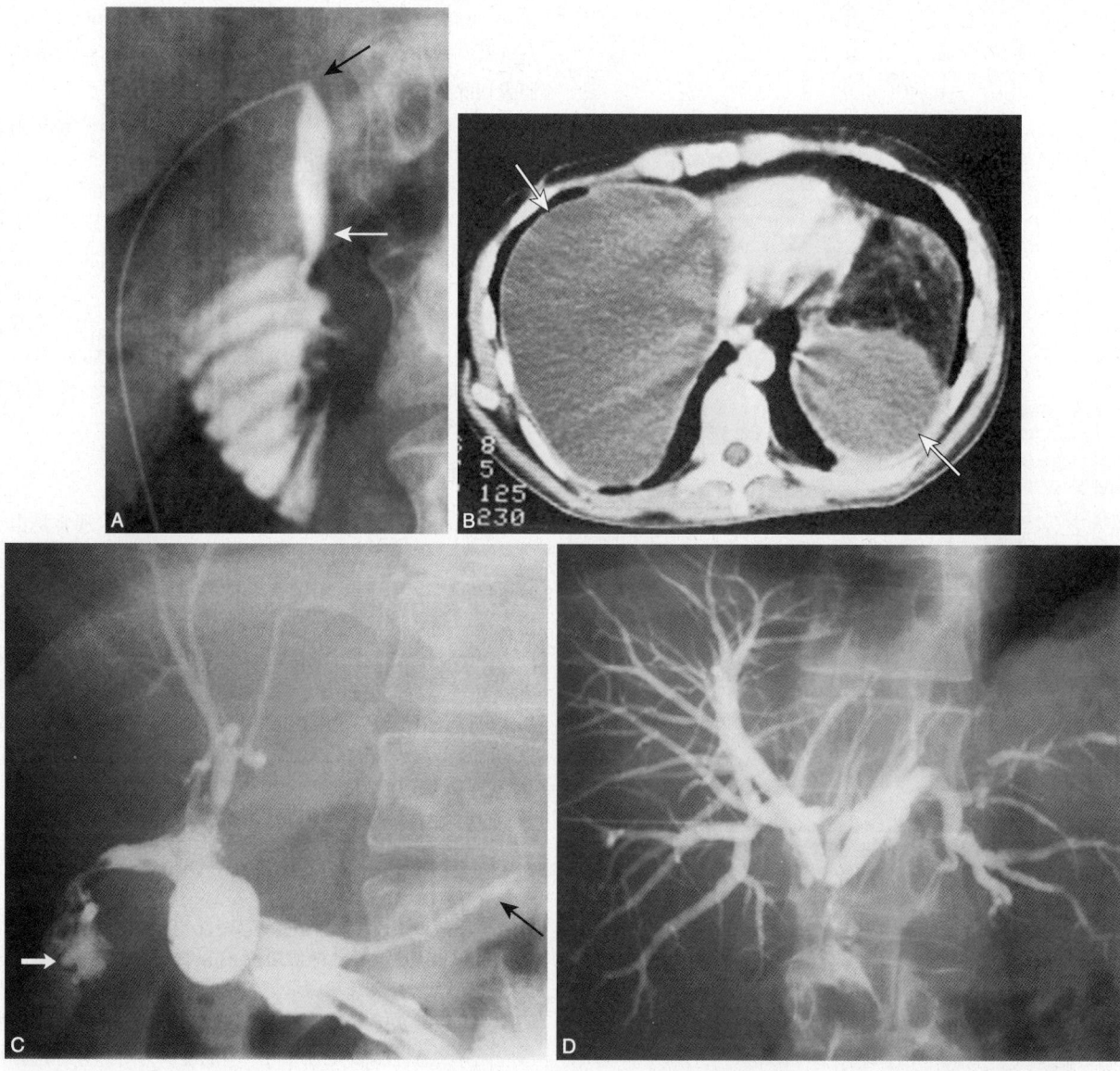

图 42.17 （A）经胆囊管插管术中胆道造影。导管进入胆总管（黑箭头），只有胆总管显影（白箭头）而肝总管未显影，医生误认为胆囊管进行了切除。（B）病人术后状况恶化，CT 扫描显示腹腔内有大量胆汁积聚（箭头），对积聚的胆汁进行了引流。（C）随后的瘘道造影显示瘘管与右侧（白箭头）和左侧（黑箭头）腹腔相通，同时可见右前段肝管显影。随访见病人一般情况良好，无黄疸。（D）该病人因出现黄疸而入院行经皮肝穿刺胆道造影（PTC），显示瘘管已闭合，但在胆管汇合部正下方有一处狭窄（Bismuth 3 型）。采用左肝管和右肝管高位空肠 Roux-en-Y 吻合术修复

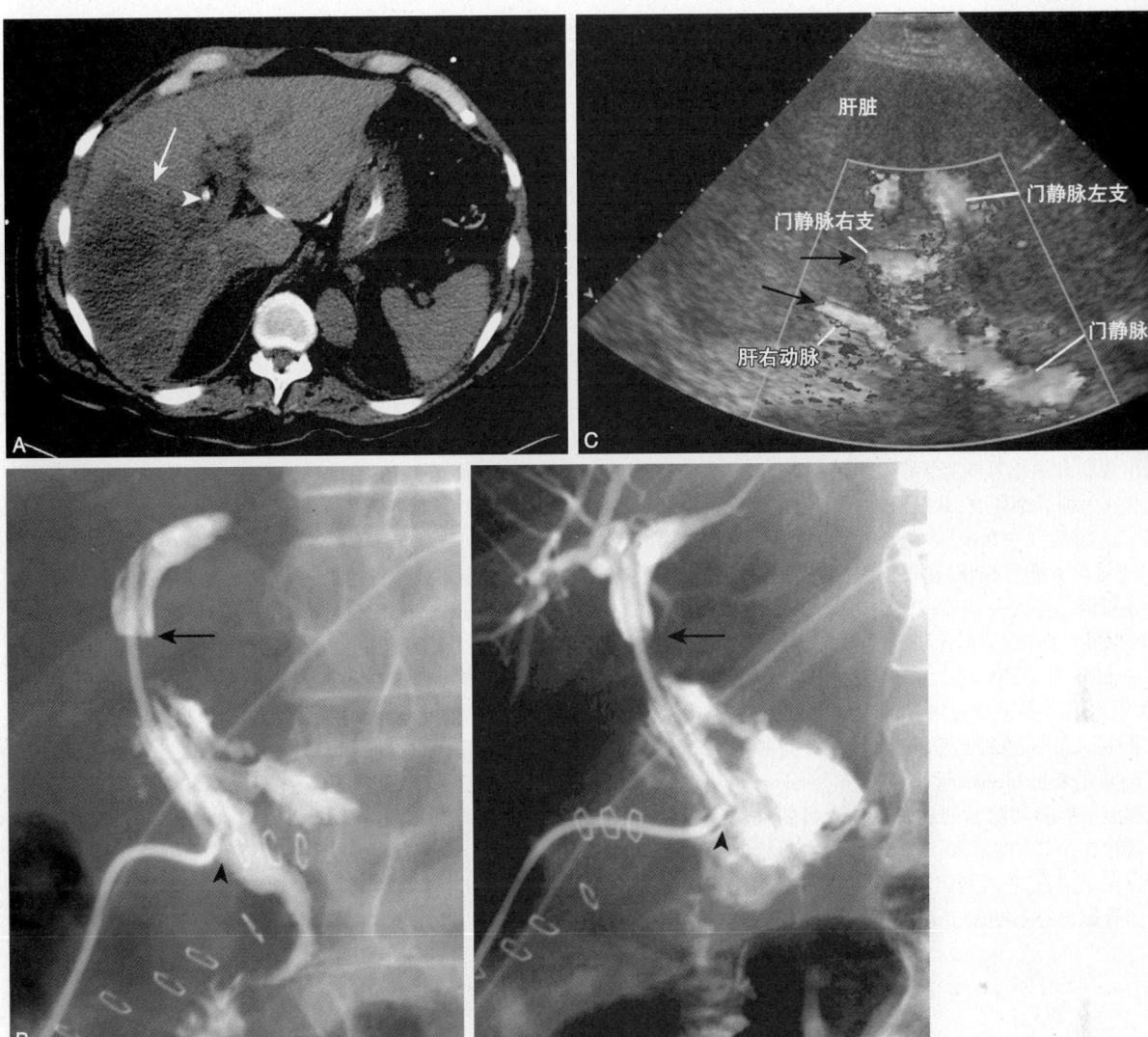

图 42.18　(A)CT 平扫显示肝右叶灌注不良(长箭头)和术中放置的胆道引流管(无尾箭头)。该病例在腹腔镜胆囊切除术中因严重出血中转开腹。出血部位包括肝右动脉(HA)和门静脉(PV),予以缝合结扎。(B)胆管造影显示腹腔镜胆囊切除术中典型的胆道损伤:将胆总管误认为胆囊管,切除一长段胆总管至肝总管(无尾箭头)。长箭头指向胆总管远端插管处。(C)多普勒超声显示肝右动脉和门静脉血流不足(箭头)

　　有时,在炎症反应严重时中转开腹也不一定能清晰辨认解剖关系,胆囊三角纤维化和炎症反应期分离胆囊管较为危险。胆囊颈和胆囊管甚至可以和胆总管一起包裹在炎症瘢痕组织"鞘"中,此时,外科医生难以分离并确认胆囊管,胆管损伤的可能性增加,在此情形下行胆囊造瘘术较为安全。还可行次全胆囊切除术,切除远离胆总管或肝总管的部分胆囊壁并放置引流。这种术式安全有效的,回顾性分析 1 100 名接受该术式的病人,只有 11.2% 需要再次手术(Soleimani et al,2007)。而且,自从采用腹腔镜胆囊次全切除术后,虽然增加了胆瘘的发生率(Elshaer et al,2015),但是胆管损伤的发生率显著降低(Nakajima et al,2009)。这些病例的胆囊管因致密的纤维化而闭塞,术后胆瘘的可能性较小。

技术因素

概况

　　因为一些病例的手术充满挑战性,盲目行胆囊切除术是不

明智的。不熟练和未严格培训的外科医生会造成更多胆管损伤,当然经过严格培训和经验丰富的外科医生也可能发生胆管损伤。无论是腹腔镜或是开腹胆囊切除术,外科医生应遵循该手术的基本原则,最大限度地减少胆管损伤(见第 35 章)。安全进行胆囊切除术需要良好的视野以清楚显示解剖结构,包括良好的显露、选择适当的位置戳孔和高分辨率显像设备。必要时,为了获得更好的视野,可考虑增加一个 5mm 戳卡。如果不能辨别术中所见结构,就不能轻易进行结扎和切断。一个可行的方法是,根据所见结构在视野整体中的位置和它相对于肝门的相对位置,来决定是否可以进行切断。视野里应包括脐韧带、肝门板、十二指肠及其与肝十二指肠韧带的关系。这些解剖标志有助于评估胆总管的正常解剖位置。

　　早期报道认为出血及随后盲目止血是造成胆管损伤的主要原因(Davidoff et al,1992;Rossi & Tsao,1994)。腹腔镜操作时,即使少量的出血也使视野模糊,妨碍解剖。必要时,应增加一个 5mm 戳卡用于连接吸引或冲洗器,有助于确定出血部位。无论采用什么方法,必须准确地止血,应避免盲目钳夹和电灼。

胆囊切除时过度牵拉胆囊可以使胆总管向上成角，不意识到这一点有造成损伤的危险。一些作者提倡必须分离粘连的胆囊管汇合处才结扎胆囊管（Kunne & Sali，1981），使胆囊管或肝总管汇合处清晰暴露。笔者认为有潜在损伤的可能性，过度的分离使胆管损伤的风险大大超过遗留胆囊管结石的风险，这是不必要的。

分离平面必须尽可能靠近胆囊壁，以避免进入肝实质，在炎症、严重纤维化或胆囊管解剖不清时尤其重要。偏离胆囊壁进入肝实质可以造成出血，进一步模糊视野，或损伤低位汇入的肝胆管或异位肝右动脉。而且，由于门静脉右支位于胆囊窝附近肝实质的浅面，分离过深有可能造成损伤。对困难的胆囊切除术，开腹优于腹腔镜的一点是手指可插入胆囊内指引确定合适的分离平面。

胆囊窝出现胆汁溢出意味胆管损伤可能，可能伤及异位右肝管。有人发现一种纤细胆管、从肝脏右叶经胆囊床汇入右肝管或肝总管、直径为 1~2mm，称之为 Lushka 管（McMahon，1995）。应首先排除大胆管损伤，建议剖腹探查，或者放置引流并在术后找寻原因。虽然一些外科医生质疑 Lushka 胆管的存在，但一些详细的解剖和放射影像研究已经确定了这支胆管和它的作用（Kocabiyik et al，2009）。大多数由于 Lushka 管引起的胆瘘，通常在手术后的第一周或第二周出现症状（图 42.19）。对近 10 000 例病人的回顾研究后，发现胆汁渗漏的发生率为 0.7%，其中 52% 是来自 Lushka 管（Spanos & Syrakos，2006）。

以降低腹腔镜胆囊切除术的胆管损伤为目的的常规经胆囊管胆道造影尚存在争议（见第 23 章）。有时，术中胆道造影发现胆总管中存在小结石，单纯行胆囊切除而不进行胆总管探查比切开细小胆管取出结石更加安全，只要有适应证，可在术后

通过内镜取石。通常，对内径小、外观正常的胆总管进行探查的潜在风险，比起结石遗留，更可能导致手术后并发症。这是得不偿失的，细小胆管探查后的胆道狭窄比理论上推测的更多。进行胆总管探查，操作必须轻柔，并且只能使用软探针、Fogarty 型球囊导管或胆道镜。使用金属导管，如 Bake 扩张器或取石钳时要小心，不要强行从乳头穿入十二指肠，否则会出现继发性炎症后乳头状狭窄，或产生进入十二指肠或胰腺的假通道。胆道探查后，应小心关闭胆管切口，因为处理不当也可导致胆道狭窄。

腹腔镜的特殊因素

一些腹腔镜胆囊切除术相关的技术性因素与术后胆管损伤有关。错把胆总管当成胆囊管是常见的技术失误（Davidoff et al，1992；Gigot et al，1997；Olsen，1997）。最为常见的情况是，一段较长的胆总管在肝总管近端水平被切断，造成闭塞或胆汁流入腹腔。这种严重的损伤称为"典型"的腹腔镜损伤，在开腹胆囊切除术中较少见，且可能造成肝右动脉损伤（Davidoff et al，1992；Strasberg et al，1995），不太严重的损伤也可发生，如管壁撕裂、不完全的横断伤。

良好的显露可以避免因解剖错认造成的损伤。将胆囊底向头侧进行适度的牵开可以显露胆囊管和胆囊三角。向外侧牵拉胆囊壶腹同样重要，可以解除胆囊管和肝总管之间的成角。如果向外侧的牵拉不够充分，胆总管的走向和胆囊管平行，胆囊三角将不易显露（图 42.20）（McMahon et al，1995；Rossi & Tsao，1994）。在分离胆囊管时，胆总管由于过于靠近或被错认而损伤。切断任何管道前，一定要镂空胆囊三角内的脂肪和结缔组织。打开胆囊后外侧的腹膜返折可以暴露胆囊颈和

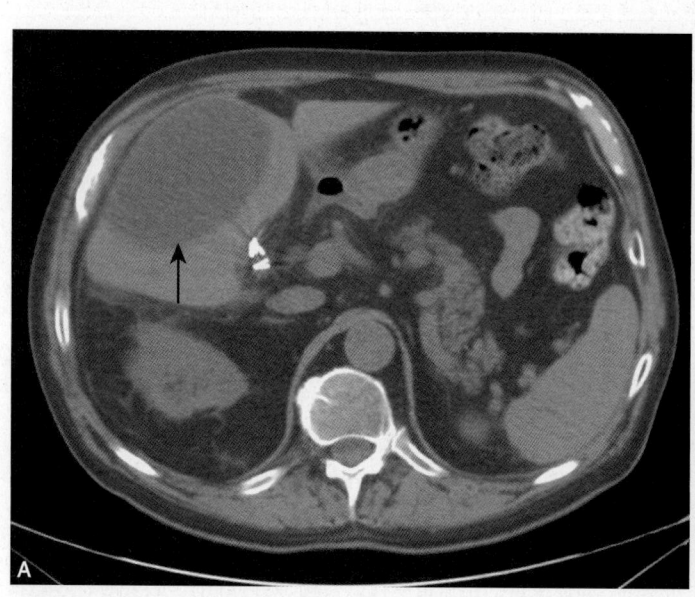
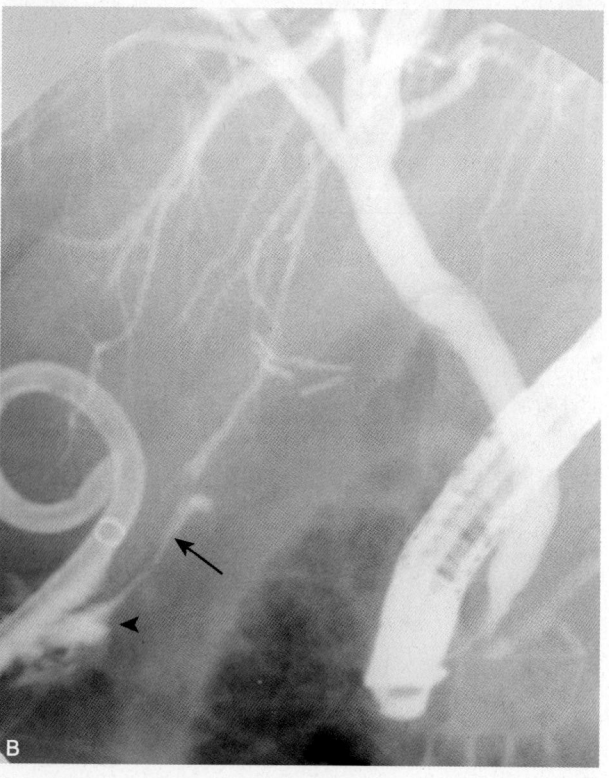

图 42.19　（A）腹腔镜胆囊切除术后 2 周的 CT 扫描结果。箭头所指是符合胆汁瘤特征的肝周积液。（B）胆汁瘤经皮穿刺引流后行 ERCP 检查。长箭头所指是 Luschka 胆管，无尾箭头所示为造影剂外渗

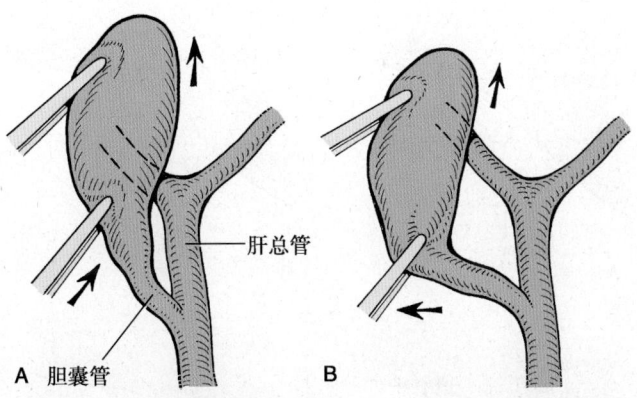

图 42.20　腹腔镜胆囊切除时显示的 Calot 三角区。（A）向上提拉胆囊而向外侧牵拉壶腹部不充分时，使胆囊管（CD）和肝总管（CHD）并拢于同一平面，在切断胆囊管时，由于位置接近容易将肝总管误认作胆囊管，而损伤肝总管。（B）将壶腹部适当外拉打开 Calot 三角，便可安全地切断胆囊管。在有些病例，高度纤维化导致的 Calot 三角融合会影响该区域的充分显露，即便施以足够的牵拉也无济于事（图 42.29）

胆囊管之间的连接。分离完成后，仅可见胆囊管与胆囊动脉进入胆囊，胆囊板应该清晰显露。应用 30° 的腹腔镜有利于显示这一区域（Hunter，1991）。这种视野识别解剖结构的效果很理想，被 Strasberg（1995）描述为"关键安全视野"。必须紧靠胆囊壁进行分离，应尽量靠近与胆囊的连接处分开胆囊管。

有作者提倡常规术中胆道造影（intraoperative cholangiography，IOC）可以大大降低腹腔镜胆管损伤的发生率，但一直存在争议。Fletcher 等（1999）认为术中胆道造影使胆管损伤的发生率总体下降近 2 倍，复杂的病例（急性胆囊炎、胆管炎、胰腺炎）下降 8 倍。一些作者报道胆道损伤与未行胆道造影负相关（Torkington et al，1999）。对于在造影之后发生损伤或造影仅为确诊已经发生的损伤，胆道造影本身并无预防作用。在一项纳入了 327 000 例腹腔镜胆囊切除术的 Meta 分析中，Ludwig 等（2002）发现常规胆道造影组的损伤率（0.21%）比选择性胆道造影组（0.43%）降低了一半。这些研究共同指出，外科医生在炎症或解剖不清楚，胆管损伤风险增加的情况下，最好先进行选择性胆道造影。统计中选择性造影组的损伤率更高，原因是未行胆道造影的病例未包括在总体分析中。在一项针对美国外科医生的腹腔镜胆囊切除术的全国性调查中，Archer 等（2001）发现 IOC 有助于在术中发现胆管损伤。在接受研究的美国 1 600 名外科医生中，有三分之一经历过胆管损伤。Kohn 等（2004）进行的一项单中心研究调查了腹腔镜胆囊切除术中常规胆道造影和选择性胆道造影的使用情况。该研究发现，决定进行选择性胆道造影的外科医生，即使有明显的不良事件发生，也不会去尝试常规 IOC。Flum 等（2003）进行的一项以人群为基础的研究发现，如果不使用常规 IOC，胆管损伤的发生率显著升高（0.39% 比 0.58%）。Waage 和 Nilsson（2006）的研究表明，常规 IOC 可使胆管损伤风险降低 37%。可是，其他的组织却认为常规 IOC 所带来的收益不具有统计学的意义。一项对 184 家意大利医院进行的 56 000 多例手术的研究表明，不论是常规或是选择性胆道造影，对胆管损伤率的影响没有显著差异（Nuzzo et al，2005）。一些作者认为术中常规胆道造影对防

止胆道损伤的作用不大，仅能降低损伤的严重程度和及时发现损伤并确定修复（Carroll et al，1996；Gigot et al，1997；Russell et al，1996；Woods et al，1994）。最近的一份报告评估了超过92 000 例 65 岁及以上的病人，报告说常规 IOC 无法预防常见的胆管损伤。该文章的作者认为早前的文献以及自己的研究之所以会得出常规 IOC 具有预防作用的结论，是因为引入了未评估的混杂因素，经过多因素分析后，他们发现胆管损伤率没有明显的差异。

IOC 是否获益，取决于医生对造影结果的解读。Olsen（1997）回顾性分析了 177 例胆道损伤，尽管 32 例胆道造影中大多数已证实胆管接近横断，但只有 2 例造影被正确解读。最常见的错误是造影不满意而将左或右肝管不显影当作正常看待，当近端胆管全部不显影时应该马上中转开腹。在一项类似的研究中，Stewart 和 Way（2003）指出，在他们的 252 例胆管损伤案例中，有 43 例进行了胆道造影，但只有 9 例在术中得到了正确的诊断（图 42.21）。他们认为这种结果源于医生的错误判断，这种误判常常难以避免，即使有胆道造影也同样可能被医生误判。Sanjay 等（2012）发现只有低于 50% 的外科医生能够正确区分正常和变异解剖，但超过 80% 的外科医生能够识别异常解剖。如果术中不能清晰显示近端胆管，外科医生就应该意识到，中转开腹是非常必要的。无论外科医生偏好常规还是选择性 IOC，如果胆管解剖仍不清楚或存在其他问题，我们建议放宽中转开腹的指征。虽然 IOC 的保护作用或许不像曾经报道的那么理想，但它可能有助于确定胆管解剖。然而，它不能预防所有的胆管损伤，在一些罕见的情况下，它甚至可能会直接导致胆管损伤。

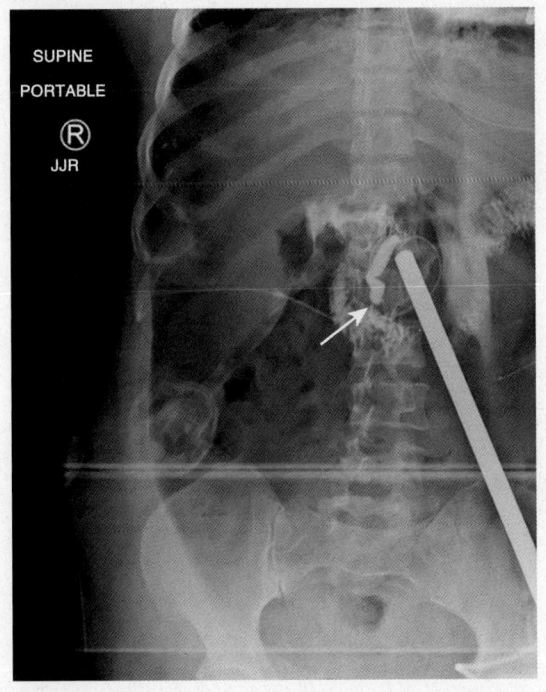

图 42.21　一位反复发作胆绞痛的 42 岁女性接受了择期胆囊切除术。术中的分离过程艰难，胆道造影结果误判为正常，但是事实上，胆管已经完全横断，因为造影剂在胆管中无法通过（箭头），形成充盈缺损

腹腔镜超声是胆道造影的一种备选方案,可以用来检查胆囊管及确认胆总管结石。(Tomonaga et al,1999)。最近的研究表明,该技术可作为胆道造影的替代技术,对胆囊和肝总管汇合处的判断率可达90%以上(Hashimoto et al,2010;Hublet et al,2009;Machi et al,2009),但是尚未被广泛应用。最近,使用吲哚菁绿(indocyanine green,ICG)的术中荧光血管造影术被用于腹腔镜和机器人胆囊切除术,也有助于识别胆道解剖(Daskalaki et al,2014;Osayi et al,2015)。

腹腔镜胆囊切除术后胆漏发生率比开腹手术高,可能与使用钛夹而不是结扎和缝扎有关(McMahon et al,1995)。使用钛夹比缝合安全性差,原因是不合适的放置或者放置后再继续操作可导致移位(Nelson et al,1992),有报道称钛夹移位可导致胆总管结石、胰腺炎、胆管炎和胆总管十二指肠瘘等并发症(Cetta et al,1997;Dolay et al,2007;Hong et al,2014;Photi et al,2014;Raoul et al,1992)。此外,当胆囊管增厚、僵硬或胆囊管内含结石及其他组织时,常会发生钛夹钳夹不全。当使用钛夹时,必须保证钛夹闭合完全。假如应用钛夹时不能清晰看见钛夹的两边,可能会损伤周围的组织。如果钛夹不能完全横过胆囊管的宽度,术者必须考虑有可能要切断的组织是胆总管而不是胆囊管,这种情况下,应该积极进行IOC。假如解剖清晰,胆囊管仅是增厚,使用结扎更加合适(Michalowski et al,1998),而且应避免在放置钛夹的周围使用电灼,否则热能传导使附近的胆总管发生延迟性胆道狭窄。

定位和分类

胆管损伤处理的难易程度、手术风险、预后的差别较大,取决于损伤的类型和位置(Chapman et al,1995)。普遍认为,胆

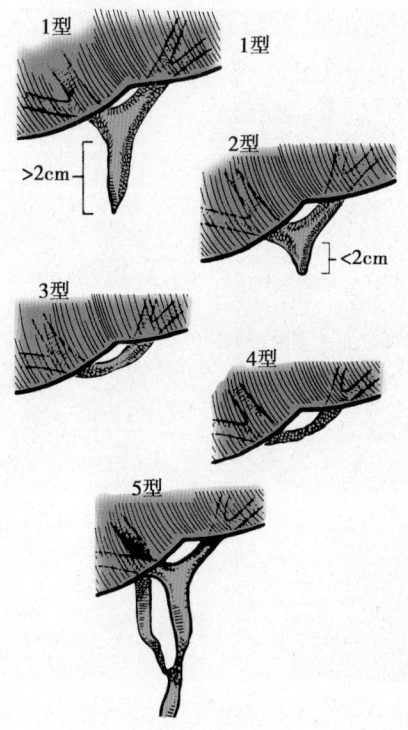

图 42.22　基于损伤部位距离左右肝管汇合处的位置的胆道狭窄分类法(表 42.1)(From Bismuth H:Postoperative strictures of the bile duct. In Blumgart LH [ed]:The Biliary Tract:Clinical Surgery International. Edinburgh,1982,Churchill Livingstone,pp 209-218.)

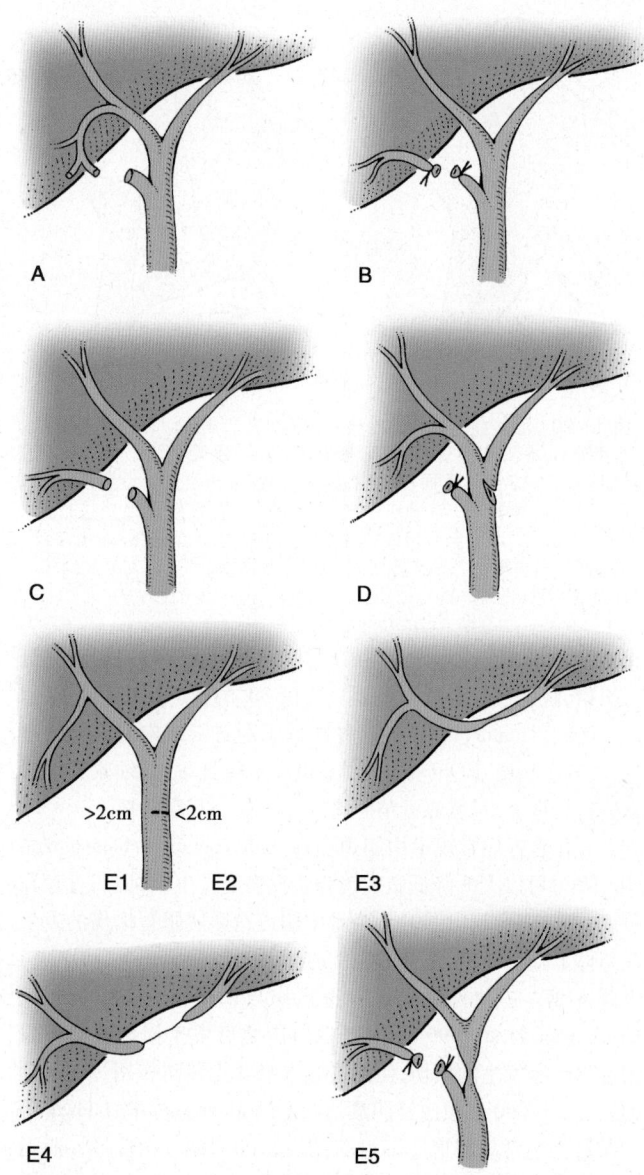

图 42.23　Strasberg 等(1995)胆道损伤分类法。按损伤不同程度分为 A 型至 E 型。E 型再根据 Bismuth 分型系统进一步细分为 E1 至 E5

总管或肝总管远端比近端的损伤狭窄容易修复。针对这个问题,Bismuth 分型被广泛采用(图 42.22)(Bismuth & Lazorthes,1981)。该分型根据损伤部位距离左右肝管汇合处的位置(1~4 型)或是否具有异位的右侧肝内胆管,有或无肝管狭窄(5型)。

Bismuth 分型对定位和修复后的预后是用的,但它并没有包含胆管损伤的全部类型。尚缺乏对于胆漏或无狭窄的大胆管损伤的分型。在胆漏病例中,严重程度也有差异。为弥补这一缺点,Strasberg(1995)提出了一套完善的涵盖 Bismuth 标准的范围更广的分类(图 42.23)。损伤被分为 A 型至 E 型,E 型代表胆道狭窄,按 Bismuth 分型进一步分为 E1 至 E5 型。A 型损伤为胆漏,来源于小胆管但胆总管仍连续,包括腹腔镜手术后最常见的胆漏——来源于胆囊管或浆膜下 Luschka 管。B 型损伤包含胆道树某部分的闭塞,实际上几乎是异位右肝肝管。当此胆管被横断损伤而没有结扎,则定为 C 型,说明两者表现

和处理是不同的。肝外胆管外侧壁的损伤定义为 D 型,这种损伤与 A 型相似,肝外胆管树的连续性尚存在,将其独立分类是为强调这种损伤的严重程度以及可能需要较为复杂重建。

胆道损伤每一类型的发生率较难确定。大多数的文献报道来源于病人转诊中心,且更多注意力集中在较严重的损伤。大多数外科病例报道的焦点是处理 E 型胆道狭窄,而内镜和影像学报道则主要与治疗胆漏有关。A 型损伤可能是最常见的,但许多病人治疗成功而不需要转诊,以至于在一些大的中心的报道病例未将其包含在内(Strasberg et al,1995)。

胆道损伤:临床表现

大多数胆囊切除术后胆道损伤的病人,如在术中未经诊断,术后早期即出现症状。开腹胆囊切除术病人术后第 1 周怀疑胆道损伤的只占 10%,将近 70% 的病人在术后 6 月内才被诊断(Pitt et al,1982)。相比之下,腹腔镜胆囊切除术后胆道损伤似乎可在更早期被发现(Davidoff et al,1992;Lillemoe et al,1997)。这可能反映了两种术式之间的损伤方式的差异,以及与腹腔镜手术中对潜在损伤的高度警惕相关(Strasberg et al,1995)。

临床表现取决于胆管损伤的类型,所以,从临床表现也可以推断出损伤的类型。严重的胆漏(A、C、D 型)病人通常在术后一周内出现症状,但部分病人可能在数周后才变得明显,极少有在术中诊断的(Strasberg et al,1995)。大多数病人表现为腹痛伴发热或其他败血症症状或切口有胆汁渗漏。少数病人无上述症状和体征,而表现为虚弱、疲劳或厌食等非特异性主诉。碱性磷酸酶升高和轻度高胆红素血症具有特异性,但血清胆红素显著升高(>3mg/dl 或 51.3μmol/L)并不常见(Brooks et al,1993;vanSonnenberg et al,1993)。

尽管胆总管的严重损伤(E 型损伤)较易于在术中看到,但大部分直至术后才被发现。与胆漏相似,这些损伤多在术后几周内被诊断。不同于胆漏的是,缓慢发展的胆管狭窄病人可能要数月后才会被发现(Strasberg et al,1995)。这类损伤的多数病人会出现黄疸,常伴有腹痛,偶尔合并感染。黄疸并不总出现在疾病早期。在某些病人中,狭窄可能发展缓慢或仅引起部分梗阻。此类病人可能表现为非特异性不适,或有瘙痒、肝功能检测(liver function tests,LFT)异常,以上情况均需进一步检查。此外,单纯右侧肝段胆管损伤(B 型)或胆瘘病人最初可能表现为不明原因发热、疼痛或全身乏力等。

体格检查通常无特殊的表现,如果存在黄疸,通常很明显,并且可能因瘙痒造成多处皮肤抓痕。胆汁性腹膜炎病人可能出现腹胀和腹痛,局部压痛提示胆汁聚或脓肿的位置。肝脏肿大可见于长期胆道梗阻病人。脾大或其他门静脉高压症状并不常见,一旦出现,外科医生应警惕合并门静脉损伤或严重肝细胞损害的可能性。如门静脉高压伴有胆道狭窄,提示预后不良,因此需重视其鉴别诊断。

病理变化

纤维化

胆道梗阻早期可造成肝内发生毛细内胆管膜局部胆盐浓度增高,这些胆汁盐可引起肝脏的病理改变(Schaffner et al,1971)。胆栓在扩张的中央小叶毛细胆管内形成并影响到周围的肝细胞也发生改变。随后发生的一系列复杂的分子和细胞改变,统称为纤维化形成(Friedman,2008),最后导致胶原和其他细胞外基质蛋白沉积,以致胆管和胆小管周围形成纤维化和瘢痕组织(Friedman et al,1997;Jarnagin et al,1994;Maher & McGuire,1990)。随着该过程的持续进展,肝内胆管近端的胆汁发生机械性阻塞并发展为不可逆的胆汁淤积。

纤维化过程常伴肝细胞增生(Weinbren et al,1985),但继发性胆汁性肝硬化时并非如此,这是由于此时肝小叶结构保持完好(图 42.24),而晚期病例严重的纤维化发展为真正的肝硬化者相当少见。这对制定治疗计划很重要,因为许多病理改变是可逆的(Duffield et al,2005)。在动物和人类模型中,梗阻缓解后均可见肝实质恢复正常组织学表现(Kirk-land et al,2009;

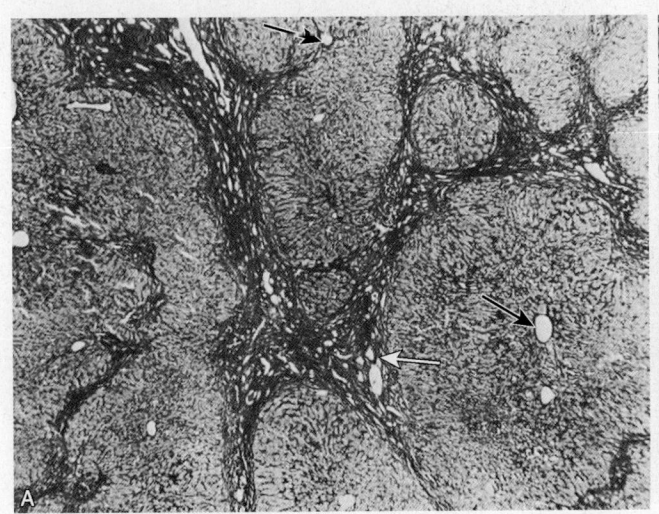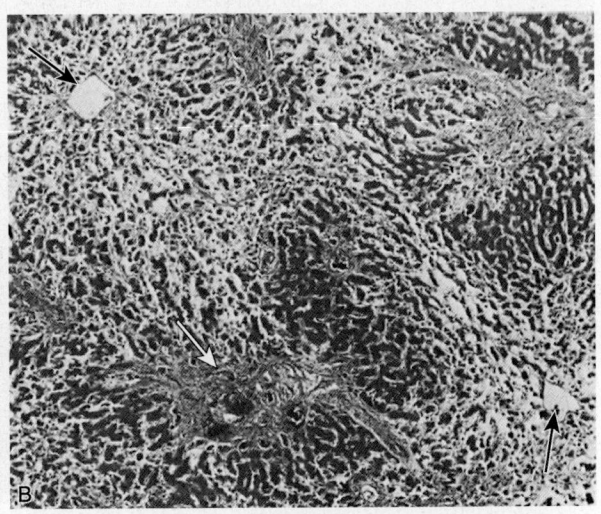

图 42.24　(A)良性胆道狭窄后胆道长时间梗阻所引发效应的镜下观。本图显示有肝纤维化,但仍然保留着肝脏的基本结构,门管区(白色箭头)和肝小叶中央静脉(黑色箭头)保持正常位置关系。纤维化在肝小叶之间延伸,但这种情况不同于有肝脏基本结构破坏的真正的肝硬化。(B)一位门静脉高压病人肝脏内有广泛的肝纤维化,中央静脉(黑色箭头)与门管区(白色箭头)仍保持正常位置关系(From Weinbren K,et al:Structural aspects of the liver in patients with biliary disease and portal hypertension. J Clin Pathol 38:1013-1020, 1985.)

Sikora et al,2008），这与胆道梗阻缓解后肝功能恢复至接近正常有关（Blumgart,1978）。肝外胆管近端的狭窄也可发生纤维化，尤其是在胆道置管后。胆管向上收缩，随后合并黏膜萎缩、鳞状上皮化生、炎性浸润以及进一步在胆管的上皮下层发生纤维化。

萎缩

肝脏的分布调节机制未明，胆汁、门静脉血流、肝静脉血流的平衡是主要的影响因素（见第6章）。肝段或肝叶的萎缩可受到区域性的门静脉阻塞或胆管梗阻的影响。单侧叶的萎缩常合并对侧叶的肥大，造成诊断及手术的困难。在良性狭窄中，常能发现肝叶萎缩及代偿性肥大，可能由于叶、段的门静脉血供受到影响或者继发性纤维化致门静脉灌注下降，造成受累的肝叶或肝段不对称。良性狭窄引起萎缩的肝段内胆管扩张，胆管内常充满感染性胆汁和脓性物，即使对其引流也并不能有效缓解黄疸，除非萎缩和肥大的肝段内的胆管得到充分引流，否则胆管炎难以减轻。

严重的萎缩和代偿性肥大的存在明显影响到修复的途径（见第31章）。最常见的情况是整个左叶肥大合并右叶萎缩（Czerniak et al,1986）。由此造成的肝门旋转移位和解剖变形使此处的吻合变得困难。胸腹联合切口可使肝脏向左侧旋转，为良性狭窄提供较为直接的暴露和修复的入路（Bismuth & Lazorthes,1981）。近期研究报告证实，肝叶萎缩和对侧肥大的存在与耗时更长的重建手术、更多的术中失血量和输血量有关（Pottakkat et al,2009）。右肝切除后的胆管狭窄可能出现类似问题。

门静脉高压

据估计，有15%~20%的良性胆道狭窄病人伴有门静脉高压（Blumgart & Kelley,1984；Chapman et al,1995）（见第76章）。门静脉高压可发生于胆道狭窄后继发性肝纤维化或者直接损伤门静脉的病人，或者发生于之前已存在有肝脏疾病的病人，这些病人必须接受进一步检查以排除潜在的慢性器质性疾病。医源性胆管损伤经常是法医鉴定的主要问题。详细记录所有损伤对于准确评估病因和预后至关重要。合并门静脉高压的胆道狭窄病人的结局比无门静脉高压者差得多，住院死亡率达25%~40%（Blumgart et al,1984；Chapman et al,1995）。但已有人提出，适当的胆汁引流可以减轻纤维化，并可能降低门静脉压力（Blumgart,1978）。

处理

胆囊切除术后胆管损伤的成功处理需要有周详的计划。特别要强调系统的检查和耐心的准备。在做任何处理前，术者必须确定损伤的类型和程度，治疗那些危及生命或影响预后的合并症（如感染、胆管炎、持续性胆漏及脓肿等）。根据不完整的资料草率做出的治疗决策可能加重病情的复杂性。影像学检查在评价胆道损伤病人时具有非常重要的意义，可以为下列问题提供答案：有无胆汁淤积或脓肿？有无持续性的胆漏？胆管树损伤的程度和范围如何？有无合并血管损伤？有无肝叶萎缩？

放射学检查

多普勒超声是一项可以显示扩张的肝内胆管以及显示肝下积液和寻找血管损伤证据的极好的无创性检查（见第15章）。超声检查虽然能对胆道损伤的程度提供有价值的信息，但对评估狭窄程度帮助甚少，如果胆管已减压则检查无任何价值。

由于CT有助于指导进一步的检查，可能是早期最好的检查方法。高质量的CT扫描可显示胆管狭窄病人扩张的胆管树且有助于胆道梗阻水平的定位（见第18章），并且CT能鉴别积液和腹水以及肝叶萎缩。

对于胆道狭窄病人，必须完整描述损伤的水平和程度。尤其对高位胆管狭窄和重建术后复发狭窄的病人必须描绘左、右肝管的所有分支。显示肝管汇合处（假如完整）和左肝管系统及其分支对于选择合适的重建术尤其重要。PTC提供这方面的信息可能比ERCP更好，在这种情况下可作为一个标准性的检查（图42.25）。如果在胆道造影上发现了复杂的损伤，则应在PTC后留置引流导管，因为术中触诊导管有助于确定修复过程中指示识别胆管结构。预防性使用抗生素可以降低胆管炎发生的风险。

MRCP（见第19章）已经显示出作为一种早期评估近端胆管损伤的有潜在价值的检查（Coakley et al,1998）。这种无创的检查提供了极佳的胆管树图像，且一种检查就能获得以前只能靠CT和PTC才获得的解剖信息（图42.26）。多项研究现已证实MRCP提供信息的准确性和详细性（Bujanda et al,2003；Jarnagin et al,1994；Ragozzino et al,2004）。随着肝细胞特异性的静脉（intravenous，IV）造影剂的发展，将MR成像应用于检测胆漏成为可能。在近期关于16例医源性胆管损伤病人的研究中，Ratcliffe及其同事（2014）使用钆塞酸二钠（gadolinium-

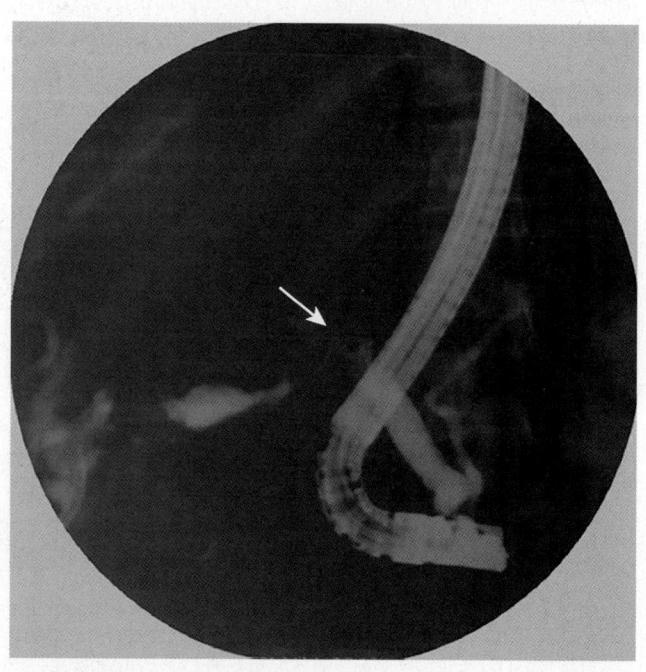

图42.25   该病人胆管横切术后（图42.21），进行了ERCP并放置了胆道支架。发现造影剂从横切部位盲端溢出（箭头）

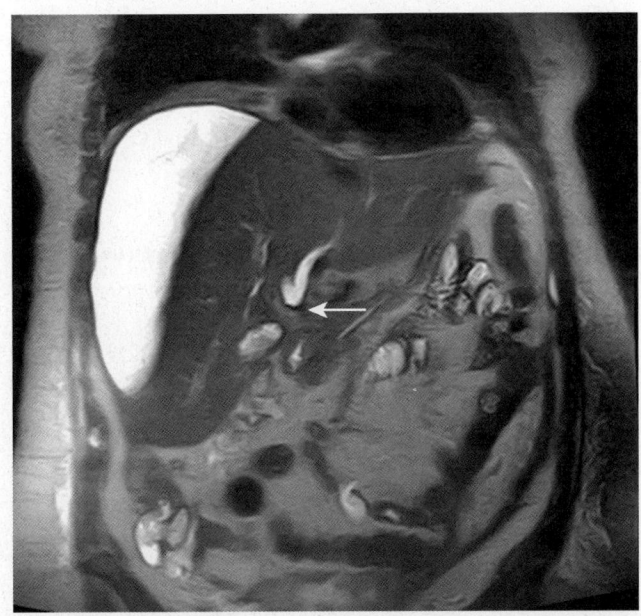

图 42.26 显示了该病人(图 42.21)的磁共振胰管造影术作为清晰描绘解剖结构的多种方法的一部分。可见一个巨大胆汁瘤,并在手术夹处观察到造影剂在胆管中突然终止(箭头)

ethoxybenzyl-diethylenetriamine pentaacetic acid, Gd-EOB-DTPA)检测胆漏部位,准确度达 80%。但是在某些因萎缩、肥大或瘢痕聚积而致解剖结构严重改变的情况下,仍应重点考虑术前 PTC 和导管位置,这不仅是为了获得额外的胆管造影信息及术中指导,还因为导管易于更换为支架软管以穿过小口径吻合器。

ERCP 对于准确诊断近端胆管完全性狭窄的价值不大,由于胆总管的中断,妨碍了对肝内胆管系统的观察。ERCP 对胆管不完全梗阻(狭窄)的诊断更有帮助,也适用于既往有胆总管探查损伤括约肌病史或怀疑乳头狭窄、壶腹周围病变的病人。ERCP 在胆囊管残端或胆总管破裂引起胆漏的诊疗中也具有重要作用(Brooks et al,1993)。这类病人在 CT 上可以显示腹腔积液。经皮引流后,胆道闪烁成像(例如,肝脏胆道 HIDA 扫描)可用于确定是否存在持续性胆漏。然后可以使用 ERCP 协助确定胆漏的位置,并放置支架以减少和消除胆漏。然而,许多胆漏仅通过经皮引流即可解决,在没有影像学或临床证据表明胆汁持续引流的情况下,ERCP 可能是不必要的。

同位素扫描技术在评估胆管狭窄,特别是不完全性狭窄的功能评估、胆道重建后评估、孤立性肝段胆管狭窄的功能评估中可能是有价值的。HIDA 扫描可动态定量地评估肝功能以及吻合口和狭窄处的胆汁清除率(图 42.27;McPherson et al,1982)(见第 17 章)。对存在肝细胞病变的病人,HIDA 扫描有助于区分胆道梗阻还是肝脏本身疾病对生化和临床症状的影响。这种病例的胆红素可能是正常的,但碱性磷酸酶通常升高。HIDA 扫描对于修复术后的病人随访也很有价值。因为该非侵入性检测可被重复,所以在修复中未留置任何穿过吻合口的导管时,它在显示吻合口的通畅性和功能方面特别有价值(图 42.27)。部分肝脏的同位素延迟清除可提示孤立性肝段胆管狭窄。

动脉造影和延迟期门静脉造影可用于评估血管损伤(见第 21 章)。肝段或肝叶的萎缩常由胆管合并血管损伤所引起,但也可见于长期胆道梗阻的病人。在早期的超声或 CT 检查中可提示有肝叶萎缩,显示出一个小的,低灌注区内有扩张、不规则、密集的胆管(见第 18 章)。同位素扫描可能显示出受影响区域的填充缺陷。在横断面成像中鉴别肝叶萎缩很重要,不仅因为它可能是合并血管损伤的指标,而且会改变修复术式(Li et al,2008)。此外,胆管合并肝动脉损伤的病人在重建术后出现严重并发症(如肝坏死和脓肿)的风险似乎更高。在肝动脉闭塞的情况下进行胆道重建的病人也可能有更高的复发性狭窄风险(Gupta et al,1998;Schmidt et al,2005)。同位素扫描可以显示受累区域的充盈缺损。在横断面成像中识别肝叶萎缩很重要,不仅因为它可能是合并血管损伤的指标,而且会改变修复术式(Li et al,2008)。

有时从已经形成的胆管瘘或经皮引流管注入造影剂可以显示整个胆管系统。当瘘或支架管引流的是孤立的肝段胆管时,这些检查可以补充 PTC 检查的不足。由于在这种情况下不可避免地会发生细菌定植或胆道感染,因此检查前后应该预防性使用抗生素。

术前准备

通常胆管损伤不需要仓促施行手术修复,除非在胆囊切除术中发现胆管的损伤或少见的化脓性胆管炎或腹膜炎时需要紧急手术。大多数病人都有足够的时间治疗合并症及进行全面的检查,两者都能使修复成功的可能性增加(Chapman et al,1995;Stewart & Way,1995)。

胆管狭窄的病人,尤其是胆管插管引流后,常常发生胆管炎。外科手术前静脉使用抗生素很重要,PTC 时获得的胆汁细菌培养结果可以用于指导用药。严重胆管炎和脓毒症病人单纯应用抗生素可能无效,应在术前行经皮穿刺胆管引流。术前应用抗生素一般对较轻的胆管炎是有效的,但临床上没有胆管炎表现的病人,当细菌感染的可能性较大时也应使用抗生素。在胆道梗阻病人使用抗生素时应考虑常见的厌氧菌和肠球菌感染(Hochwald et al,1999;Thompson et al,1990)。假如术前存在胆管炎,在术前应开始应用抗生素并持续至术后 5~7 天。van Lent 及其同事(2002)的病例报告发现,近 50% 胆道梗阻接受内镜引流的病人出现血培养阳性菌血症。虽然尚无确切数据指导治疗的持续时间,但经内镜或经皮放置支架管的病人术后感染并发症的发生率显著上升证明了延长用药的时间是必要的(Hochwald et al,1999),这些数据表明没有胆管炎证据的黄疸并不是胆道插管的指征。

术前应纠正贫血,应用维生素 K 或新鲜的冰冻血浆治疗凝血缺陷(通常表现为凝血酶原时间延长)。长期病患可能出现营养不良。一些病人可通过细孔鼻导管进行肠内营养,但可能无法耐受足够的量,因此可能需要肠外营养。尽管采取了这些措施,有时还是难以实现体重增加,迄今为止,尚无前瞻性随机对照研究显示术前短期营养支持是有益的。严重胆外瘘易导致体液和电解质大量流失,并可能导致低钠血症和酸中毒(McPherson et al,1982),因此必须在术前纠正体液不足和电解质紊乱。

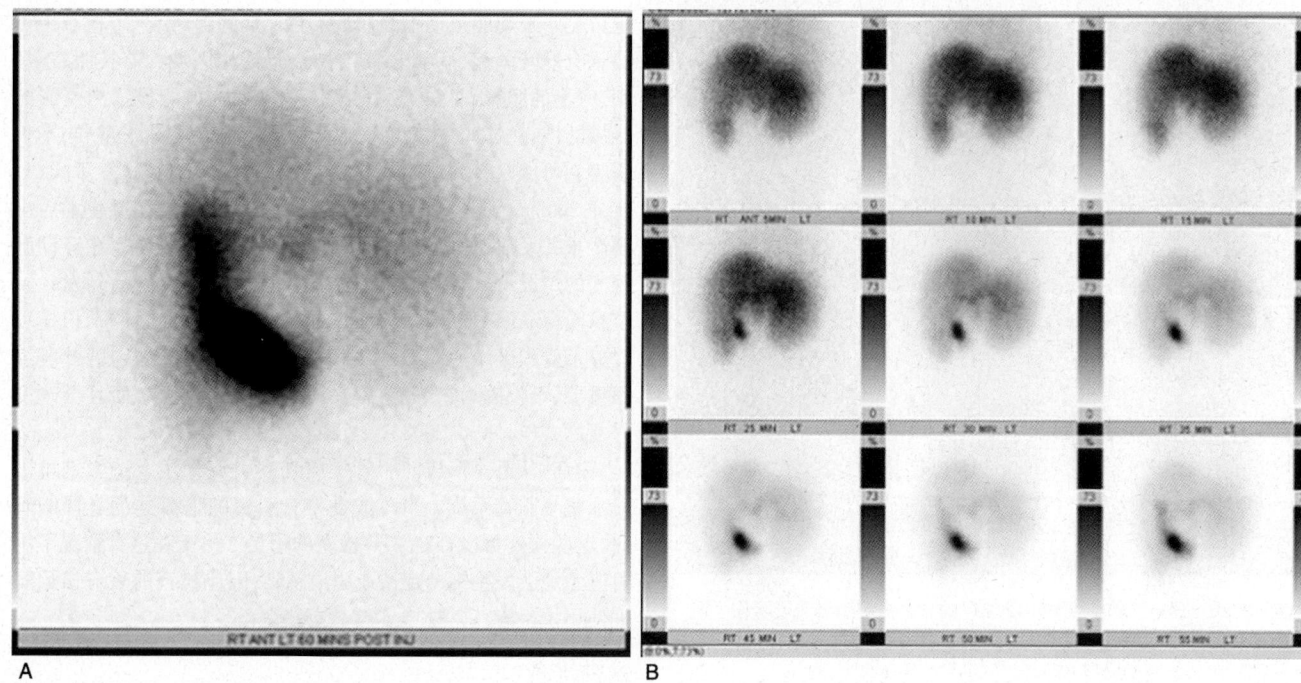

图42.27   胆道损伤后数天进行了胆道闪烁成像(图42.21)。60分钟后,出现明显的胆汁瘤

在进行胆道重建术前需考虑对胆道损伤并发症(如胆源性腹膜炎、膈下或肝下脓肿、糜烂性胃炎或食管静脉曲张引起的出血、肝纤维化引起的肝衰竭)进行处理。通常情况下,优先进行腹腔脓肿引流和治疗胃肠道出血。假如因为胆道梗阻(可以导致其他并发症产生的一个因素)引起全身性感染,必须及时行胆道引流。对于此类重症病人推荐尽快行经皮肝胆管穿刺引流,以便可以进行进一步的复苏治疗,包括静脉应用抗生素和补充液体预防肾功能不全。随后再处理与狭窄相关的门静脉高压和胆外瘘。

外科治疗

胆道损伤的最佳处理办法取决于损伤的类型,以及损伤的诊断是术中还是术后作出的。

术中发现损伤　假如胆囊切除时发现肝外胆管损伤,术者必须考虑自己是否具备立即进行修复的经验和能力,如果可能的话,应听取更有经验的外科医生的意见。情况并非十分紧急,因此有时间寻求其他意见和帮助。大量证据表明,由有经验的外科医生马上中转开腹和修复,能减少术后并发症,缩短病程,降低治疗费用(Savader et al,1997;Stewart & Way,1995)。Stewart和Way2009年对胆管损伤进行的多因素分析表明,当病人术前状况、完整的胆道造影、手术技术和外科医生的经验得到优化时,胆道重建的时机选择则无关紧要。

尽管具备进行胆道重建的能力,但数项研究列举了尽早转诊至三级中心的好处,因为这类机构拥有专业的肝胆外科医师和放射科医生对胆道并发症进行及时诊断和治疗(Fischer et al,2009;Sicklick et al,2005)。每次修复失败总伴随胆管长度的减短(Tocchi et al,1996),使已经困难的情况变得更为复杂。尤其在累及汇合部的损伤中,早期修复失败和胆管的缺失导致左右肝管分离,修复变得更加困难,成功修复的可能性减小

(Chapman et al,1995)。假如术者不能做到合理修复且不能得到有力的帮助,则应该放置引流管以控制胆漏,并将病人转诊至专科中心。

需要仔细探查胆管损伤部位以确定损伤程度。为使解剖清楚不至于造成更复杂的情况,应该放弃腹腔镜的方法而应使用常规的右肋缘下切口、扩大的肋缘下切口或"人"字形切口,术中胆道造影有助于展示解剖结构和损伤的类型。无论损伤什么部位,胆囊切除术中对即时发现的损伤给予早期修复应达到如下两个基本目的:①保留肝门以下胆管的长度而不清除过多的组织;②避免发生术后不可控制的胆漏。

初期处理并不一定是最终的确定性重建,尤其对于修复较困难的小胆管损伤更是如此。术者应牢记保持胆管长度和预防胆漏的主要原则,而不是在不利的情况下极力尝试修复。相比通过可能会失败并导致进一步损害的修复使情况复杂化,向胆管近端插入导管进行外部引流并转诊病人接受专科治疗可能更安全。

多数损伤为完全横断伴或不伴切除一定长度的胆总管。少数情况下,只伤及异位的右侧肝段胆管(Bismuth 5型),但也可能同时伤及肝总管或胆总管。当胆管细小,减压后行永久的胆肠吻合重建困难时,把病人转到有条件的中心进行处理是至关重要的。

修复完全横断的胆管有两种方法。第一种是端对端吻合,这种修复仅在横断的两端对合无张力时才可行,通常需要充分游离十二指肠和胰头。吻合口应使用可吸收缝线单层间断缝合,T管应从远离吻合口的胆管引出。胆道重建不应使用丝线,因为丝线能促进炎症反应并促使结石形成。端对端吻合以后再形成胆道狭窄的发生率高达60%,因而通常需尽量避免使用(Csendes et al,1989;Pellegrini et al,1984;Rossi & Tsao,1994;Stewart & Way,1995)。其他支持使用端对端修复的研究报告

指出三分之二以上的相关并发症(例如狭窄或渗漏)可通过非手术方式进行处理(de Reuver et al,2007)。Roux-en-Y 肝胆管空肠吻合术可能有更好的远期疗效,值得推荐。

第二种是直接缝合修复。直接缝合修复可能适用于胆管侧壁损伤,而相对较小和简单的撕裂可通过 4-0 或 5-0 可吸收缝合线间断缝合修复。损伤的区域应充分显露,但广泛的分离可能会造成进一步损伤并形成远期狭窄。一些作者推荐对这种修复全都使用 T 管,但是对小的撕裂伤是不必要的,在减压后的胆管内放置 T 管反而可能加重损伤(Rossi & Tsao,1994)。类似的情形见于胆总管探查后的胆总管引流术,一些作者报道了不使用 T 管一期缝合获得了良好的效果(Sheen-Chen & Chou,1990;Sorensen et al,1994;Tu et al,1999)。长的、非环状的侧壁损伤可能无法在不损害管腔的情况下进行横向修复,且在 T 管上直接修复可能会导致将来出现狭窄。一些作者建议可以用静脉补片来修复此类缺损(Ellis & Hoile,1980),而其他一些作者则描述了应用胆囊管残端和有蒂的空肠瓣来进行修复(Okamura et al,1985)。

尽管上述方法在某些情况下有优势,但我们更倾向于使用 Roux-en-Y 空肠袢作为浆膜补片。在这种情况下,应考虑将 T 管放置越过缺损部位,经 Roux 袢的长袢导出并经腹壁引到腹外。这种方法有几个优点:第一,胆管的长度得以保留;第二,用细的可吸收线将空肠浆膜间断缝合固定在管壁以覆盖缺损,则无需尝试在受损胆管参差不齐的边缘上直接缝合;第三,通过空肠的 T 管保证了胆道减压作用,因此在拔除时,胆汁引流到肠道而不流到腹腔。这种方法对于相对经验不足的外科医生非常有用。

术后立即发现的损伤　未在术中发现的胆道损伤可能在术后几天出现症状。对于胆汁外瘘的病人首要考虑是避免早期再次手术。合理的做法是必须了解病人的全身情况,完善各项检查(前已述),维持病人良好的营养状况并不受感染。假如瘘管造影或其他检查发现胆管和肠道之间相通,若无远端胆道梗阻妨碍胆汁流通的情况下,应维持足够长时间的引流,瘘管可能自行愈合。特别对来源于胆囊管或浆膜下的 Luschka 管的胆漏(A 型)或胆管非环形撕裂伤(D 型)的胆漏时也如此处理。

对伴有持续胆漏的严重撕裂伤,胆总管完全横断伤或异位右侧肝段胆管损伤,处理时需要慎重。由于胆道系统已经减压,近端胆管直径较小,立即对这种损伤进行外科处理非常困难。合理的修复需要显露近端充分扩张胆管的正常黏膜以进行精细的吻合。在胆管减压后和合并严重炎症时,这种显露相当困难甚至不可能。延迟处理可能是最合适的措施,如果相当长时间里从胆瘘引流的胆汁过多,一种有用但是少用的方法是应用暂时性瘘管空肠吻合术造成内瘘以便远期延迟修复(Smith et al,1982)。无论经内镜或是经皮穿刺放置横过缺损处的内支架管均可以减少瘘管外漏,加快闭合并简化手术管理。此类干预措施已显示出优异的长期效果,尽管有胆管炎、肝脓肿和支架闭塞等相关并发症,但通常有 90% 以上的周围性渗漏或狭窄病人可以采用内镜治疗(Lalezari et al,2013;Weber A et al,2009)。一些作者推荐早期内镜下括约肌切开以减低胆汁经乳头引流的相对阻力,促进瘘管闭合(Abdel et al,1996;Fujii et al,1998;Inui et al,1998;Liguory et al,1991)。尽管这些方法偶尔有用,但没有证据表明它们具有显著优势。

虽然一些病人积聚大量无菌胆汁而没有明显的败血症征象,但胆汁感染、胆汁性腹膜炎病人的情况常常较差(见图 42.23B)。此时引流积聚的胆汁和控制持续的胆漏是主要目的,通常需要经皮穿刺引流脓肿,同时经皮胆管穿刺置管引流。早期外科修复因为胆管塌陷、胆汁严重污染、胆管较脆等原因,彻底修复的可能性很小。修复最好延迟至胆漏完全控制并且病人情况恢复后才进行。

初次手术后一段时间后出现的损伤　迟发性胆管狭窄的处理原则包括:①显露正常近端胆管并充分引流所有肝内胆汁;②准备合适的远端胆管黏膜进行吻合;③建立胆管与远端管道之间黏膜对黏膜缝合的吻合(主要采用胆管空肠 Roux-en-Y 吻合)。

对腹腔感染、门静脉高压、全身情况差的病人,可能需要考虑分期的方法修复狭窄。面对局部感染未能控制,门静脉高压的急性并发症或全身衰弱的情况试图修复是注定要失败的。对这种初期的处理仅限于建立胆汁的外引流,控制感染以及治疗其他同时存在的危及生命的并发症。这样处理才能使病人在接受最后修复前临床状况得以改善。对于门静脉高压症病人,考虑到术中出血的危险,通过经皮放置胆道引流导管进行初期介入治疗可能比手术安全(Pellegrini et al,1984)。

胆道修复技术(见第 31 章)

端对端的胆管修复　切除狭窄段并端对端胆管吻合是最早期的重建技术之一。这种修复重建了正常的解剖连续性和胆汁通过完整的 Oddi 括约肌引流。在十二指肠和胆总管被充分游离后,这种方法甚至在高位狭窄中应用。端对端吻合有 50% ~ 60% 的远期失败率(Csendes et al,1989;Pellegrini et al,1984;Stewart & Way,1995)。这些数字反映的是最合适病例的修复失败率,因为更广泛损伤经常会选择胆肠吻合术(Stewart & Tsao,1994)。这些数据表明端对端吻合在治疗胆道良性狭窄中作用有限。

胆肠吻合　对于大多数胆管横断或狭窄的病人,胆肠吻合是首选的方法。对于胰腺后或紧靠十二指肠上部的胆总管狭窄,胆总管十二指肠吻合术是一个理想的选择,可以行侧-侧或端-侧吻合。这种方法仅适合胆管扩张的情况,如果用于减压后的胆管几乎可以肯定会导致复发性狭窄。大多数胆囊切除术后狭窄不适用胆总管十二指肠吻合术,因为与胃切除术后狭窄(通常累及胆总管远端)相比,这种低位损伤非常罕见。累及到肝总管的狭窄较难处理,尤其是伤及胆管汇合部,几乎总需要行肝胆管空肠 Roux-en-Y 吻合术重建(Blumgart & Kelley,1984;Voyles & Blumgart,1982)。

近端肝管的处理方法较多。当狭窄位于汇合部以下(Bismuth 1 型和 2 型),可以直接和残留的肝胆管断端吻合。相反,当狭窄累及左、右肝管汇合处(3 型)和延伸至近端以致肝管分离(4 型),问题变得更加复杂,且预后更差。选择何种外科方法处理需视病变的位置和涉及范围决定。以下技术说明应结合第 31 章一起阅读。

比较重要的一个步骤是分离镰状韧带向后至膈肌,分离肝脏的粘连。分离粘连应该从右肝下开始,通常需要从下往上至中线处完全松解结肠肝曲。十二指肠经常和肝的下方表面以及肝门粘连,尤其是在狭窄的部位粘连较重。术者在分离过程中可能遇到胆管十二指肠瘘或者损伤十二指肠壁,这两种情况都需要修复。

由于远端胆管通常不能用于吻合,故不需要分离狭窄以下的胆管。这个区域的胆管通常包含在致密的瘢痕组织中,过度分离胆管有损伤肝动脉和门静脉的风险。必须确定近端胆管至狭窄部位的具体位置。逐步地、仔细地、耐心地进行手术是必要的。在肝动脉搏动的外侧分离可以确定肝总管。虽然这种方法在相对低位的狭窄(Bismuth 1 型)可以运用,但大多数病例并不适用。更容易和安全的方法是在Ⅳ段(肝方叶)根部向下分离肝门板,显露左肝管。通常该区域解剖并没有破坏,且粘连相对较少。这种方法可以将左肝管和汇合部从肝下的表面显露出来,从而较为容易确定狭窄部位。损伤胆管的后方通常粘连严重,在此处进行广泛分离可能会损伤下方的门静脉。通常不需要分离整个瘢痕化区域,因为狭窄上方的胆管后壁可以被提起就足以用来吻合。

胆管汇合部或更高位的狭窄处理相当困难。通过分离左肝管可以获得胆管的充分显露,这个方法基于 Couinaud 的解剖学研究(1953;Hepp & Couinaud,1956),并有详细的描述(Blumgart & Kelley,1984;Bismuth et al,1978)。对于 2 型和 3 型狭窄,经左肝管的胆肠吻合就可以充分引流左右肝管的胆汁。对于有汇合部闭塞的 4 型狭窄,必须行右肝引流,通常需切开狭窄段,与右肝管建立第二个吻合。在某些 4 型狭窄中,可能需要游离或者部分切除肝脏的Ⅳ段。

虽然大部分高位狭窄可以按照上述的方法处理,但有时左肝管由于粘连或纤维化很难显露,可能遇到出血过多甚至大量出血,下垂的肝方叶可能妨碍左肝管显露。左肝管的肝外长度通常短于右肝管,难以显露。在这些情况下,可以通过在脐韧带处分离左肝管进行修复(肝圆韧带入路)(图 42.28)。除非是汇合部完好的良性狭窄,左肝管吻合才可以引流整个肝脏,否则不适宜采用这种方法。

Smith(1964,1969)的黏膜移植手术仅具有历史应用价值。该方法曾被用于治疗无法进行肝门解剖的高位狭窄以及无法将近端胆管用于黏膜对黏膜吻合的情形,此法用一经肝的管子将空肠黏膜拉高至与肝管处使其对合,因为不需要缝合,该手术被认为是更容易、快捷的方法。支架管在 2~6 个月后可拔除,有时在复杂病例拔管时间可适当延长(Blumgart et al,1978;Blumgart et al,1984;Kune & Sali et al,1981)。由于初期疗效不佳和复发性狭窄,该手术不受欢迎。胆肠吻合术逐渐被认为是更好的方法,该方法则不再被使用(Blumgart & Kelley,1984;Chapman et al,1995;Lillemoe et al,1997;McDonald et al,1995;Nealon & Urrutia,1996;Schol et al,1995;Stewart & Way,1995;Tocchi et al,1996)。

肝裂和肝切除   为了显露胆管进行修复,有时候需要同肝切除一样切开肝组织(Blumgart,1980)。最常见的部位如打开脐裂显露第Ⅲ段肝内胆管或延长肝下入路显露右肝管起始部,后者包括沿胆囊窝切开肝脏。将整个肝Ⅳ段向上抬起并打开脐裂可以便于显露 4 型狭窄。Fiddian-Green 和同事(1988)描述了一个类似的方法。对于 Strasberg E3 损伤,可切除Ⅳ和Ⅴ段的下部以显露于肝门板。在这种情况下,外科医生必须努力远离肝十二指肠韧带(Sirichindakul et al,2009)。这种情况下切开肝组织必须很仔细,因为可能合并严重出血。如果左肝管

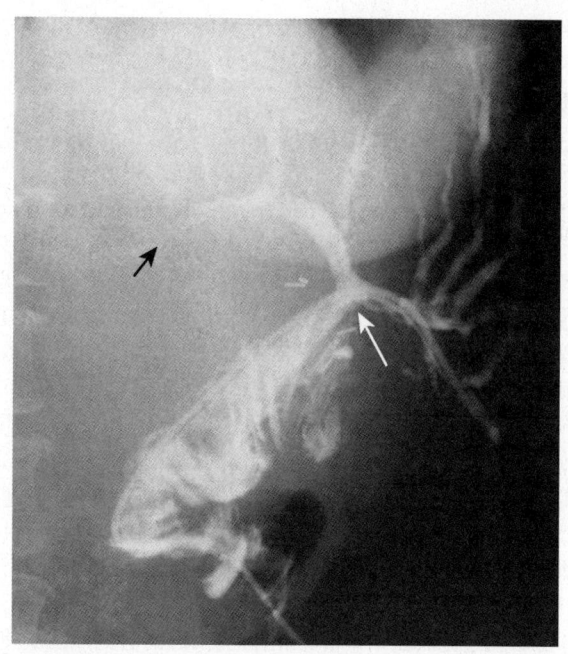

图 42.28   胆囊切除后狭窄修复先采取经肝将导管放入右肝后用黏膜移植技术进行肝管空肠吻合,后采取Ⅲ段肝胆管空肠 Roux-en-Y 吻合术。如图,病人的整个肝右叶明显萎缩并高位胆管狭窄(黑色箭头)。手术中采取肝圆韧带入路显露左肝管,然后进行吻合(白色箭头)。1 年后狭窄复发,重新吻合并经置管进行球囊扩张,效果满意。术后 2 年病人一般情况良好,无明显症状

可以显露,不需要采用这种方法。实际上,胆囊切除后良性胆管狭窄很少需要利用肝切除来显露胆管。

很少通过 Longmire 和 Sandford(1948,1949)所述的肝内胆管空肠吻合术治疗良性狭窄,该方法涉及切除部分肝左外叶(Ⅱ和Ⅲ段),用显露在肝切面的胆管进行吻合。该方法通常很困难,并且有潜在危险,因为肝脏通常是纤维状的,并且切除术中会出现一定程度的出血。出血的血管通常非常靠近吻合的胆管。这种方法仅适用于左侧肥大的病例(Czerniak et al,1986),也极少单纯为了安全显露胆管而应用。

孤立的肝段胆管损伤   异位或"低位汇入"的右侧肝段胆管损伤的诊断和处理尤其困难。狭窄但无胆漏的病人(B 型)在损伤后可以无症状持续数月或数年,然后只表现出疼痛或胆管炎症状。部分病人可能保持无症状直至因肝功能异常而引起注意。这类损伤,除非同时合并肝总管狭窄(E5 型)才出现黄疸。长期的梗阻将使对应引流的肝段萎缩。有症状的病人可行 Roux-en-Y 吻合将胆汁引流到空肠袢。对于有症状(尤其是复发性胆管炎)和肝段萎缩的病人,单纯引流胆汁不够,还需要切除萎缩的肝段。无症状的,尤其损伤处于较末端以及早已证明有明显肝萎缩的病人不需要处理,然而近期损伤且无肝萎缩的病人最好还是手术引流以防止出现新的并发症(Strasberg et al,1995)。

肝段的胆管损伤合并胆漏(C 型)是特别难处理的类型。在进行基本的检查后应行控制胆漏,一般支持和胆管空肠 Roux-en-Y 重建手术等治疗。由于切断的胆管小且已减压,纵使手术经验丰富也难于达到满意的效果,复发性狭窄常见。有学者提出术前经皮肝穿刺引流术(Lillemoe KD et al,2000;

Strasberg et al,1995)和延长术后吻合口支架管放置时间是极重要的措施(Lillemoe et al,2000)。笔者认为这两种方法都不应作为常规措施,仅对一些选择性的病例有用。

联合治疗方法的应用　前述胆道重建常用的外科技术适用于大多数病例。在极复杂和困难的,尤其对存在肝内胆管狭窄和结石的病例,即使用最佳的方法治疗有时也会遇到因为术后肝内胆管结石形成,胆管炎或复发性狭窄的高发生率而效果不佳。这种情况下采用的介入和内镜技术同样不成功,原因是支架阻塞或球囊扩张后复发狭窄可能导致复发性胆管炎。通常由于入路的限制,非手术方法在技术上是不可行的。

在这种估计复发性狭窄或结石形成可能性较高的不利情况下,可以施行肝管空肠吻合术,支架管经过空肠并穿过 Roux 袢盲端引出体外,无功能的 Roux 袢有意予以延长,其末端安全地置于皮下或腹膜下(图 42.29),以便随后进行胆道造影、胆道镜检查、扩张术和取石术。在空肠支架管拔除很久以后,Roux-en-Y 袢的盲段可以利用透视引导下经皮穿刺或局麻下小切口切开重新作为后期诊断或治疗处理的通路。根据笔者的经验,这种方法通常不是必需的,但对于复杂病例,此法为取得优良的疗效提供了极大的可能性,使病人在数月或数年后不需要再行大的手术(McPherson et al,1998;Schweizer et al,1991)。虽然有人报道增加一个人工造口的方法,但通常没有必要(Baker & Winkler,1984)。

肝切除术(见第 103 章)　先前修复失败或伴有血管损伤或长期胆管炎的病人,可能会在左右胆管树之间出现管段狭窄或中断,难以进行胆管-空肠吻合术。此类病人可能需要行肝切除术以去除萎缩性肝脏或胆管汇合部分。在这种情况下,外科手术目的是利用残肝创造功能性更强的胆肠吻合。尽管报道多为个案报告(Heinrich et al,2003;Uenishi et al,1999),但 Laurent 及其同事于 2008 年报道了在 18 例良性胆道狭窄中进行肝切除术的经验(14 例右半肝切除,3 例左半肝切除和 1 例左三叶切除)。在 8 年的中位随访时间中,有 94% 的病人结果良好或优异。另一份报告描述了 8 位接受右半肝切除术或左外叶切除术的病人,显示出相似的优异结果(Thomson et al,2007)。对于难治性良性胆管狭窄或伴有血管侵犯的复杂损伤,肝切除术仍然是一个重要的选择,尤其是对于复发性胆管

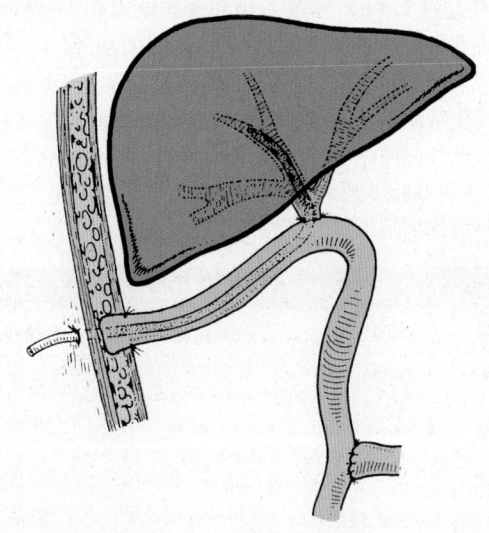

图 42.29　肝管空肠吻合时将延长的无功能 Roux 袢固定于皮下或腹膜下,这样为今后的诊断或治疗提供通路

炎或败血症的病人(Truant et al,2010)。

肝移植(见第 112 章)　对于医源性胆道损伤可紧急进行移植术,但通常是由于合并严重的血管和胆道损伤(Felekouras et al,2007;Zaydfudim et al,2009)。长期胆道梗阻造成的继发性胆源性纤维化很少进展成为真正的肝硬化。在这种情况下,应考虑原位肝移植作为胆道重建的替代方法。Thomson 和同事在 2007 年报道了 14 例因继发性胆汁性肝硬化接受肝切除或移植的病人。需要通过移植才得以生存的 5 名病人中,最终有 2 位被认为不适合该手术,有 1 位在等待器官时死亡,有 2 位接受了手术。即使在经验丰富的移植中心,外科重建仍然是大多数良性狭窄的病人的首选方法。

门静脉高压症和胆道狭窄(见第 76 章)　合并门静脉高压症和胆道狭窄的病人极难治疗。据报道在转诊时有 10% 至 20% 的病人具有这种合并症(Blumgart & Kelley,1984;Chapman et al,1995)。门静脉高压症可能是继发性胆汁纤维化或门静脉直接损伤或合并肝细胞疾病引起的。有脾肿大或胃肠道出血史的胆道狭窄病人应进行进一步检查以鉴别门静脉高压症。食管静脉曲张破裂出血,尤其是伴有脾功能亢进或腹水的病例,总体预后极差(Chapmann et al,1995;Way & Dunphy,1972)。肝下区域以及粘连处的侧支循环使解剖困难,易发生大出血。合并门静脉高压症的病人通常为近端狭窄且已经有过多次的手术修复,进一步降低了成功修复的可能性。

在合并黄疸和门静脉高压症的重症病人,应用非手术方式放置支架或球囊扩张,比立即进行彻底手术修复更好(Molnar & Stockum,1978;Pellegrini et al,1984;Schwarz et al,1981;Teplick et al,1980;Toufanian et al,1978)。对于严重的胃肠道出血,首先应立即止血并复苏。如持续出血,应考虑立即行脾肾分流术(见第 85 章和第 86 章)或经颈静脉肝内门体静脉分流术(见第 87 章)来控制出血,并推迟胆道重建。在这种情况下,有时无需行门体分流术即可成功完成胆道重建(Agarwal et al,2008;Perakath et al,2003)。

假如在狭窄修复过程中遇到出血,可先行肝管切开引流作为初期处理措施,脾肾分流可推后进行。在分流术同时进行胆管狭窄修复极为困难,且此时由于肝功能严重受损,无论如何都是不明智的。有时尽管通过其他方法成功修复了狭窄,病人也会出现静脉曲张破裂出血。这种情况下可将门体分流作为一种紧急措施,或者最好在保守治疗后进行。内镜下注射硬化剂或结扎可成功控制静脉曲张破裂出血,从而无需进行手术干预。

胆道重建的结果　鉴于腹腔镜胆囊切除术后损伤的类型多样,很难充分评价手术修复的效果。许多外科治疗的报道着重于胆道狭窄(E 型)的修复上,对于其他类型损伤的外科处理没有涉及。此外,较困难或修复失败的病例被转送到了专业的中心,在损伤发现时立即进行修复的许多病人的远期效果经常没有报道。因此大多数文献报告是从三级转诊中心获得的,其中包括大量需要重建或经历多次修复尝试的复杂病例,可能导致总体成功率被低估。只有相当少的报道是仅对腹腔镜损伤修复后结果进行长期随访(表 42.1)。开腹胆囊切除术或其他手术后胆管狭窄的修复结果是否可以外推至腹腔镜损伤的修复尚待确定。已有报道显示,许多腹腔镜胆管损伤因为损伤的性质较复杂且继发于胆漏的反复发作的炎症和纤维化,修复的结果可能不太令人满意(Lillemoe,1997)。

表 42.1 部分报道的良性狭窄修复结果

文献	病例数	损伤机制及例数	既往修复史:病例数(%)	并发症/死亡率/%	成功率/%	平均随访时间
Chapman et al,1995	122	OC(全部)	80(66)	NR/1.8[*]	76	86 个月
McDonald et al,1995	45	OC,26	11(24)	36/0	95[†]	55 个月
		LC,16				
		其他,3				
Stewart & Way,1995	45	LC(所有)	27(60)	4/0	94	NR
Tocchi et al,1996	84	OC,60	4(5)	21/2.2	83[‡]	108 个月
		CBDE,4				
		外伤,4				
		其他,16				
Lillemoe,1997	59	LC(全部)	15(25)	NR/0	92[‡]	33 个月
Pottakkat et al,2007	36	LC 和 OC,22	36(100)	31/0	94	37 个月(中位值)

[*] 两名病人接受黏膜移植术后死亡;接受胆肠吻合病人无死亡。

[†] 包括一些肝功能异常的无症状病人。

[‡] 包括结局优异或良好的病人。

CBDE,胆总管探查;LC,腹腔镜胆囊切除术;NR:没有报告;OC,开腹胆囊切除术。

多数修复采用肝管空肠吻合术或胆管空肠吻合术(Roux-en-Y)。既往修复史指既往有至少一次修复的病例数和百分比;成功率指外科治疗后无需其他进一步处理的病例所占百分比。大多数系列报道通过介入或进一步的外科手术来挽救一些初次的失败。

术后并发症和死亡率 一些报道表明良性狭窄修复术后有一定的并发症(Blumgart et al,1984;Kune & Sali,1981)。最常见的术后并发症包括腹腔脓肿、伤口感染、胆管炎、脓毒症、胆瘘、术后出血和肺炎。许多报道的围手术期死亡率为 5%~8%(Warren et al,1983)。20 世纪 90 年代,一些作者报道死亡率明显下降,但很多都没有包括围手术期死亡(表 42.1)。这些数据通常没有将在等待手术治疗期间因胆道相关感染而死亡的病人包括在内。围手术期死亡相关的因素包括高龄、并发其他明显的全身疾病和胆道感染。严重的肝脏基础疾病可能是预后不良的最重要的预测因素。Chapman 及其同事(1995)报道一组胆道狭窄合并门静脉高压病人行任何方式手术的围手术期死亡率为 23%。

许多报道表明,入院时有相当多比例的病人既往有过一次或多次修复史。失败的修复经常使后续修复更加困难和对最后的结果产生负面的影响。已报道的并发症和死亡率数字反映出了这点并强调了此类损伤的严重性,但是必须考虑到,胆道狭窄的外科手术修复和非手术治疗相比,对于经验丰富的外科医生来说是一项相对安全的治疗方法。

远期结果及随访 分析胆道重建术后的远期结果必须考虑一些因素。首先,术后检查并没有使用统一的标准,并且用来评价结果的检查方法相差很大。随访的检查措施包括从简单的观察和肝功能检测到胆道造影或 HIDA 扫描。统一远期结果的检查措施非常重要,评估应包括症状、肝功能检验和放射学检查。这三项内容有助于明确结果,并且是准确比较不同病例组或不同治疗措施的唯一方法(表 42.2)(Schweizer et al,1991)。其次,长期随访对于分析任何研究的最终结果或者比

较两种不同的治疗方法是至关重要的。Pitt 及其同事(1982)报道,2/3 的复发性狭窄可在术后 2 年内出现,但 20% 的病人是初次修复术后 5 年或更长时间才被诊断。同样,Tocchi 及其同事(1996)观察到 40% 的复发性狭窄在初次手术 5 年后才确诊。尽管 Pottakkat 等人(2007)在修复术后一年内发现了 90% 以上的复发性狭窄病例。因此,全面和准确的评价外科手术或其他任何治疗结果至少进行 5 年或者更长时间的随访(Bismuth,1982)。

许多研究胆囊切除术后胆管损伤对生活质量影响的长期随访报道得出不同的结果。三项研究表明生活质量在一些评价项目上存在明显影响(Boerma et al,2001;de Reuver et al,2008;Moore et al,2004),而其他三项研究显示影响极小(Melton et al,2000)或与配对队列相比无显著差异(Hogan et al,2009;Sarmiento et al,2004)。Tornqvist 及其同事(2009)分析了瑞典 40 多年间超过 374 000 例腹腔镜胆囊切除术病人,发现 1 386 例胆道损伤需要进行手术重建;值得注意的是,损伤病人死于肝病的风险增加了四倍,总体存活率显著下降。但研究设计和所用评价生活质量的标准的差异使得研究之间的直接比较变得困难。此外,常有一些悬而未决的诉讼也对这些病例有潜在的影响,从而可能影响到某些研究结果。尽管如此,生活质量测量依然为远期结果提供了另一评价标准。

表 42.2 评价胆道狭窄治疗远期结果的建议标准

分级	症状	生化[*]	影像学[†]
优异	无	正常	正常
良好	无	升高	异常
尚可	改善	升高	异常
差	持续或恶化	升高	异常

[*] 血清胆红素和碱性磷酸酶。

[†] HIDA 扫描或胆道造影或两者。

一些专科中心报道的 Roux-en-Y 胆肠吻合术重建成功率达 80%~90%（表 42.1）。

其中许多研究确定了与不良结局相关的因素（知识框 42.3）。Chapman 及其同事（1995）发现远期结局差或需要再次手术多发生在胆管汇合部损伤和那些转院前具有 3 次或更多次修复史的病人。Tocchi 及其同事（1996）观察到，最佳结果与胆管扩张程度直接相关，而与狭窄部位无关。Schmidt 及其同事（2005）的报道证实不能控制的感染、合并肝动脉损伤以及损伤水平（分支处或分支以上）是修复术后发生严重胆道并发症的独立预测因素。术者的经验和修复的方法同样是影响结果的重要因素。Stewart 和 Way（1995）报道的系列病例中，当胆管已经完全横断时跨越 T 管的端对端修复总是不成功的。

许多作者提倡吻合口使用支架管（Crist et al，1987；Lillemoe et al，1997；Smith，1969），但它们对长期结局的影响目前仍存在争议。笔者及一些作者都很少使用支架管也可以获得极好的效果（Bismuth，1982；Bismuth et al，1978；Stewart & Way，1995；Tocchi et al，1996）。吻合口支架管似乎对预后影响很小，可能不应作为常规措施。尽管支架在某些情况下可能有用，但不能改变结构不良的吻合术不可避免的失败。

在大量的报道中，对肝外大胆管损伤以外的胆道损伤的外科重建结果并没有报道，准确的结果也不清楚。Lillemoe 及其同事（2000）报道了 18 年间 9 例孤立性肝段胆管狭窄重建病例的结果，这组病例均为腹腔镜下或开腹胆囊切除手术中损伤异位的右肝段胆管，均并发胆漏，9 例病人中有 6 例（66.6%）行肝管空肠 Roux-en-Y 吻合后结果满意，而 3 例病人后来发生狭窄需要再次手术治疗。Colovic（2009）同样分析了 26 年间 19 例孤立性节段性肝右叶肝管损伤的病人。12 例病人接受了重建手术，其余病人经预期治疗或经皮引流，均取得良好及优异效果。

重建术后复发性狭窄的病人可在专科医院行吻合口改建或球囊扩张获得再次治疗。一些作者曾报道过一些成功病例（Chapman et al，1995；Lillemoe et al，1997；Stewart & Way，1995；Tocchi et al，1996；Walsh et al，2004），但是与初次手术重建相比结果良好的可能性较低。Chapman 及其同事（1995）报道，22 例

手术修复失败中有 11 例行第二次修复成功并获得满意的结果，但与初次修复 80% 的成功率相比还是较低。正如前所述，修复失败导致胆管长度减少是妨碍后续干预措施成功的主要因素。

据报道，胆肠 Roux-en-Y 吻合重建术后十二指肠溃疡发生率约为 10%，成为晚期并发症的另一个原因（McArthur & Longmire，1971；Sato et al，1982）。大多数经抗溃疡治疗有效，一些病人则可能发生严重的出血。

非手术治疗　介入放射学的发展使得非手术方法在胆管狭窄中广泛应用（见第 13 章和第 52 章）。最为常见的是经皮球囊扩张术的应用。应用这项技术时，可经皮穿刺造影显示胆管树，并用导丝穿过狭窄处，使用血管成形球囊导管扩张狭窄段，随后经肝留置支架管便于胆道造影再观察和重复扩张。大部分病例需要多次扩张及长时间放置胆道支架管。近期研究报道了 55% 至 98% 的成功率，令人欣喜（Lillemoe 1997；Misra et al，2004；Moore et al，1987；Mueller et al，1986；Pitt et al，1989；Vogel et al，1985；Williams et al，1987）。

但这些结果还需谨慎看待。首先，许多研究的平均随访期少于 3 年，不足以评价远期效果。其次，球囊扩张术的应用仅限于胆管连续性完好或既往手术修复恢复连续性的病人，而对汇合部以上的狭窄或胆管横断则无法使用（Lillemoe et al，1997）。最后，与球囊扩张或经皮穿刺置管相关的并发症很常见，约 20% 的病人发生胆道出血、胆漏和胆管炎。

另一种非手术治疗是内镜支架置入术。该方法通过内镜将多个塑料或金属支架置入狭窄部位，后期需要取出支架。Kassab 及其同事（2006）报道了 88 例胆囊切除术后良性胆道狭窄病人在 ERCP 期间接受内镜支架置入术的经验。报道显示有 69.1% 的病人获得了成功治疗，平均放置了 1.6 个支架并平均持续 14 个月，在去除支架后平均为期 28 个月的随访中无复发性狭窄。尽管其他团队随访时间较短，但报道的成功率更高（Kuzela et al，2005；van Boeckel et al，2009）。与球囊扩张术一样，支架置入术后的随访时间较短且缺乏随机对照研究，其结果还需谨慎看待。

鉴于损伤类型，治疗成功结果定义，并发症报告及随访时间的不同，球囊扩张术或内镜支架置入术难以与重建手术结果进行比较。目前尚无随机研究比较这些方法。两项回顾性研究显示胆道重建成功率更高：89% 比 52%（Pitt et al，1989），92% 比 64%（Lillemoe et al，1997）和 94% 比 58%（Misra et al，2004）。由于球囊扩张术需多次入院及操作，其总费用和并发症发病率与手术治疗相似（Pitt et al，1989）。数据表明，尽管球囊扩张术对于难以耐受手术的病人更可取，但在大多数情况下胆肠吻合术比球囊扩张术更有效，且可以更持久地缓解症状；可将其作为胆道吻合口狭窄病人的初始治疗方法，其成功率似乎要高于原发性胆管狭窄，并且可避免进行侵入性操作及其相关风险（Millis et al，1992；Shimada et al，2012）。

其他手术后胆道损伤

非传统胆囊切除术

新型外科技术的出现为医源性胆道狭窄的病因带来了新

的可能。经自然腔道内镜手术(natural orifice translumenal endoscopic surgery,NOTES)是一种经胃、经阴道、经膀胱或经结肠途径获得腹腔入路的技术,最近已被用于胆囊切除术。多个团队报道了该技术的可行性和安全性(Chamberlain & Sakpal,2009)以及达到 Strasberg 提出的关键安全视野技术标准(Auyang et al,2009)。但出现了胆漏和肝损伤等并发症(Chow et al,2009;Salinas et al,2010;Zornig et al,2009)。其他 NOTES 特有的并发症如胃血肿、腹部感染和食管穿孔也有报道,可能导致技术热度骤减。

另一种新兴技术是单孔腹腔镜手术(single-incision laparoscopic surgery,SILS),通过脐部的单个切口进行胆囊切除术。与 NOTES 相似,该方法并发症包括肝损伤、胆囊动脉出血和胆漏(Palanivelu et al,2008;Tacchino et al,2009)。与任何新技术一样,早期结果受预期学习曲线的影响。SILS 和 NOTES 应用于胆囊切除术的重要限制在于胆囊回缩和无法获得足够视野而操作不足。插入胆囊内以阻止回缩的经皮大孔 T 型紧固件很脆弱,可能增加胆漏风险。其对医源性胆道损伤的影响尚不清楚。Yamazaki 及其同事(2015)对 2008 年至 2013 年之间的5 200 多例病例回顾分析发现,胆管损伤率为 0.13%。SILS 与包括伤口感染在内的并发症风险升高有关。机器人技术已广泛应用于泌尿外科领域(Sharif et al,2012)。但普外科医师对此持怀疑态度,直到最近才将机器人技术应用于实践。理论上,机器人可通过三维视图提供更精细的操作和出色的可视化效果。有团队已经开始报道使用机器人手术平台作为完成胆囊切除术的挽救机制,他们认为与传统的开放式或腹腔镜方法相比,机器人手术提高了精确度,在复杂环境中能提供更好的可视化和解剖操作(Daskalaki et al,2014;Kohn & Martinie,2009)。这项新技术在广泛应用前尚需进一步仔细的安全性评估。笔者认为,与标准的腹腔镜检查方法相比,这些方法微不足道的美容效果不足以掩盖其未知的潜在有害影响。另一个重要的考虑是该项技术的相关成本增加也将是其被广泛接受的障碍。

胆道重建术

术后出现狭窄或瘘道会使胆肠吻合手术复杂化,这些手术包括胰十二指肠切除、胆管中段肿瘤切除以及胆总管囊肿切除术的胆道重建(见第 31 章),都需要行胆总管空肠吻合或肝总管空肠吻合。这些手术后的晚期狭窄大多数发生于肠道与正常口径的胆管吻合或胆管本身存在病变,如胆管囊肿。长期梗阻后,胆管扩张、增厚,通常对这些病例进行胆肠吻合时,吻合重建较容易,晚期狭窄少见(Tocchi et al,1996)。恶性肿瘤切除后胆肠吻合口狭窄,大部分病例是由于肿瘤复发引起的。但在一项纳入 1 595 例病人的回顾性研究中,良恶性胰十二指肠切除术后的狭窄率(2.6%)无明显差异(House et al,2006)。只有9% 的狭窄由恶性疾病复发引起,术前胆道引流和术后胆道支架置入是狭窄仅有的危险因素。Duconseil 等(2014)报道术后狭窄率为 4.2%,大多数狭窄由吻合口周围纤维化引起。胆管直径小于 5mm 是其中最重要的危险因素。

治疗胆总管结石或作为慢性胰腺炎的旁路手术而行的胆总管十二指肠侧侧吻合也可发生晚期狭窄。如果吻合到充分扩张的胆管(至少 1.5cm)且吻合后吻合口直径在 2~2.5cm 的情况下,晚期狭窄的并发症很少发生(Escudero-Fabre et al,

1991;Schein & Glieddman,1981)。所谓胆总管十二指肠吻合后的"盲窝"(sump)综合征,即颗粒物、结石、食物残渣等积聚在胆总管远端的"盲端"里,偶尔可以引起胆管炎反复发作,从而导致吻合口狭窄(Matthews et al,1993;Venerito et al,2009)。对这种情况可采用内镜技术包括括约肌切开术联合或不联合吻合口处球囊扩张术以及放置闭塞装置等方法进行治疗(Baker et al,1985;Ell et al,2006;Qadan et al,2012)。然而,这种方法可能不足以清除紧密黏附在胆总管远端炎性管壁上感染增厚的组织碎片,且常见吻合口狭窄复发。笔者提倡重新手术行肝管空肠端对侧 Roux-en-Y 吻合,以防止肠道内容物的持续性反流,从而永久去除"盲端"(Matthews et al,1993)。对瘢痕致密造成肝门粘连分离风险较大病人,一种替代性方法即幽门切除联合胃空肠吻合术,同样可以达到阻止肠内容物反流入胆管树的目的。

开腹胆囊切除术

胆囊切除术后发生胆瘘几乎可以确定术中有胆管损伤。在一项纳入 42 474 例行开腹胆囊切除术病人(Roslyn et al,1993)的研究中,胆管损伤的发生率为 0.21%,而在最近的报道(Jablonska & Lampe,2009)中则高达 0.7%。只有少数胆管损伤在胆囊切除术中被发现。25%~40% 的病人,只有当胆瘘被发现时,胆管损伤才会被发现(Andren-Sandberg et al,1985a,1985b)。其余病人只有在胆道狭窄进一步发展时才被发现损伤(Blumgart et al,1984)。胆瘘很少因胆囊管结扎不当或线结滑脱引起,因此建议贯穿缝扎胆囊残端。但如果存在未识别的严重远端梗阻,则可能发生胆囊管残端爆裂,从而导致胆瘘或胆汁性腹膜炎。

目前,开腹胆囊切除术是在出现与 Calot 三角炎症及纤维化相关的坏疽性胆囊等严重情况下使用的。这些情况下难以正确识别和穿透囊性残端,可能造成暂时性胆道瘘。如前所述,Ⅱ型 Mirizzi 综合征可能带来技术困难,现已设计出特殊的手术技术以应对(Baer et al,1990)。

如果在术中发现胆管受损,且无法立即修复,则最好进行适当引流并结束手术,以期将来处理瘘管。在所有这些预计会发生胆道瘘的困难情况下,重要的是要确保胆汁充分引流,排除胆汁胆肠流向的远端阻塞。这样大多数瘘管在保守治疗后可自行闭合。

胆总管探查术

传统的开放式胆总管探查术已由腹腔镜和内镜技术所取代,现已很少使用(Csendes et al,1998)(见第 31 和 36A 章)。无论是在开放性或腹腔镜胆总管探查之后发生还是在拔除 T 管后持续存在的胆道瘘,几乎都可归因于残留的胆总管结石。在拔除 T 管或胆道支架前,进行胆管造影并排除结石的存在是至关重要的。

经常被忽略的恶性远端梗阻为较少见的病因。此外,探查术中金属头通过乳头可能会导致假道产生,可能发生胆总管十二指肠瘘并导致黄疸、逆行性胆管炎以及急性或慢性复发性胰腺炎。可通过内镜下乳头切开术或括约肌切开术将瘘孔与乳头开口相连来进行治疗(Chung & Roberts-Thomson,2000;Jorge et al,1991;Karincaoglu et al,2003b)。

肝切除术

有经验的术者进行肝切除术中发生胆道损伤并不常见（见第 103B 章）。肝切除术后胆漏发生率为 1.7%～12%（Capussotti et al,2006;Lo et al,1998;Nagano et al,2003;Tanaka et al,2002;Vigano et al,2008;Yamashita et al,2001;Zimmitti et al,2013）。假若术中怀疑胆管损伤且不能及时确认或胆道解剖不清,应该行术中胆道造影,仔细切开胆管并用细小探子探查左、右肝管可以帮助辨认。

损伤最常见于肝门附近病变切开时,建议仔细解剖肝门并清楚识别左右肝管以将胆管从肿瘤上分离。使用肝蒂结扎和吻合器技术时应特别小心,以防止在右肝切除术中意外损伤或完全阻塞左肝管（图 42.30）。多数病人的胆漏可自行消退,但有时持续性瘘管需要再次手术（Honore et al,2009）。肝脏肿瘤切除术后可能出现胆道瘘管,这可能是由于切开的肝创面的胆管结扎不当（Thompson et al,1983）或无法将胆管固定在肝门上引起的（图 42.18）。这种情况更常见于右肝切除术,因为肝门区肝右叶肝管解剖结构具有变异性。扩大肝左叶切除术也与胆瘘高发有关。在日本,Yamashita 及其同事（2001）报道肝切除术后胆瘘发生率为 4%（31/781）,其分析表明包括围肝门切除术、肝中叶切除术和肝尾叶切除术等手术方式暴露了大部分肝包膜,导致高风险的术后胆漏的发生。其他可能导致持续性胆漏的因素包括影响伤口愈合的肝硬化或慢性肝炎（Tanaka et al,2002）。Zimmitti 及其同事（2013）的大量经验报道指出,扩大肝右叶切除、反复肝切除和整块膈肌切除术是发生胆漏的预测因素。

其他手术

胆管损伤可能发生在其他需要在肝门及其附近进行解剖的腹部手术,如联合或不联合淋巴结清扫的胃切除术,尤其在幽门区域或十二指肠球部严重扭曲和发炎时（Florence et al,1981）。胆道瘘和狭窄是肝移植后持续并发症和死亡率的重要原因。发病机制通常与技术和血管方面因素,特别是与肝动脉血栓形成有关。

在体外放射治疗（Schmets et al,1996）及经内镜下注入硬化剂治疗十二指肠溃疡出血后（Luman,1994）也有胆道狭窄发生。

肝外伤后因非手术原因引起瘘管和狭窄

第 122 章对外伤造成的肝和胆道损伤进行了详细讨论。腹部钝器或穿透性损伤可能会损伤胆囊或胆管树。胆总管易受减速性损伤破坏,通常在较近端胆管更为固定的胰十二指肠交界处发生。腹部钝性损伤可发生迟发性胆总管狭窄（Horiguchi et al,1998;Yoon et al,1998）。肝外伤也可能出现迟发性问题,由于损伤而分离的肝段可能发生长时间的瘘管,特别是当胆汁通过瘘管从大部分肝脏排出时。这种瘘管的发生可能与肝脏和胆管受损或肝区坏死后的隔离与感染有关。0.5%～14%的病人会因胆汁聚集和胆道瘘而使钝性或穿透性 Ⅲ 或 Ⅳ 级肝损伤变得更加复杂（Glaser et al,1994;Goldman et al,2003;Gourgiotis et al,2007;Shahrudin & Noori,1997;Vassiliu et al,2004;Wahl et al,2005）。

复发性化脓性胆管炎

第 39 和 44 章中对复发性化脓性胆管炎进行了详细论述。这种情况多发于东南亚,与肝内胆红素钙结石和肝内狭窄有关（Chen et al,1984;Choi et al,1982;Maki et al,1972;Ong,1962）。胆管炎和败血症的反复发作是病人生命的主要威胁,并且会显著增加胆管癌风险（Chijiiwa et al,1995;Chu et al,1997;Sato et al,1995,1998）。肝切除联合 Roux-en-Y 胆肠吻合术以优化引流,可能是缓解症状和清除结石的最有效方法。对于单侧发病病人更是如此,但即使是双侧也可能受益于肝切除和术后球囊扩张联合取石术的方案（Jeng et al,1996;Lee et al,2009）。由于复发性

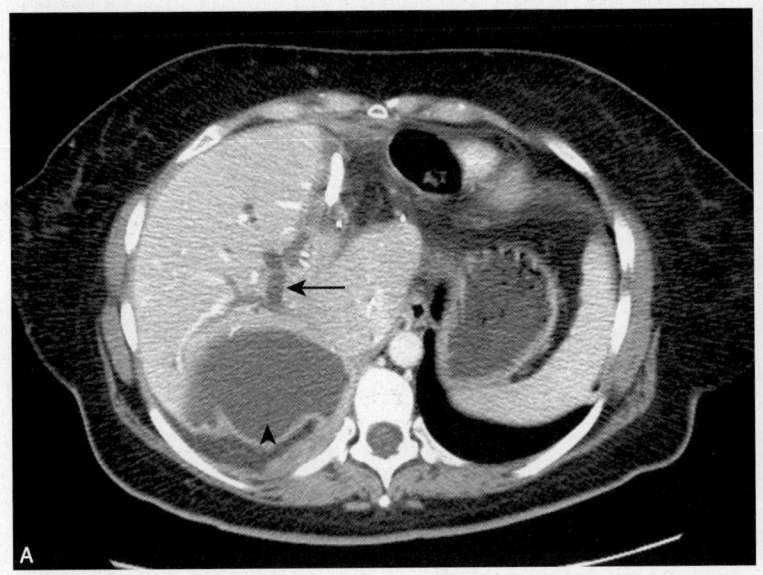
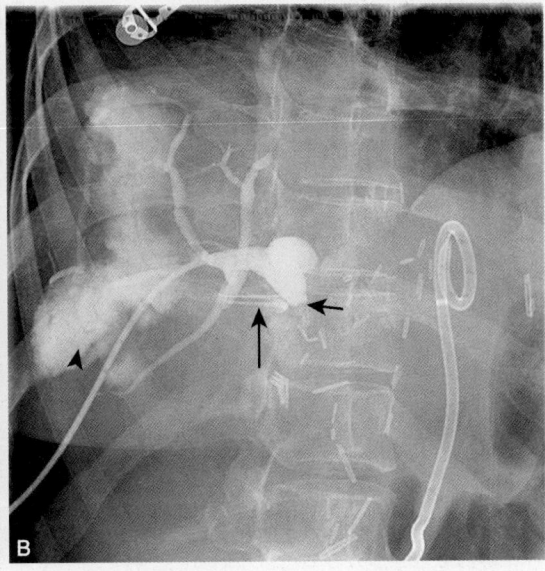

图 42.30　（A）CT 扫描显示肝内胆管扩张（长箭头）和胆汁瘤（无尾箭头）。该病人因转移性结直肠癌接受了右肝部分切除和 Ⅱ 段切除。分支处有一个大的转移性肿瘤,使用血管吻合器断开胆管,该吻合器闭合左胆管,导致了胆道完全梗阻。（B）经皮肝内胆管造影显示肝门处胆管阻塞（短箭头）。造影剂外渗（长箭头）,提示胆汁瘤（无尾箭头）

狭窄和结石的发生率很高,因此需要联合有经验的外科医生、介入放射科医生和胃肠科医生组成团队以取得最佳效果(Kim et al,1998)。详细的手术计划很重要,可通过定制个体化手术以为后期进入胆道提供可能。例如,笔者成功进行 Roux-en-Y 胆肠吻合术,将长段肠襻固定在腹壁上以进行介入放射学检查,并利用 Roux 远端肠襻进行空肠十二指肠造口术,以便在高风险复发结石的病人中进行内镜检查。一些作者报道了采用球囊扩张联合经肝胆道镜取石作为初始疗法或治疗术后复发性结石的成功经验(Sheen-Chen et al,1998;Yoshida et al,1998)。多数病人在就诊时已发展为晚期肝实质性疾病,尽管有积极的干预措施,仍因相关并发症而死亡(Chijiiwa et al,1995)。

慢性胰腺炎

慢性胰腺炎是远端胆管狭窄和梗阻的常见原因(见第 57 章和第 58 章)。这类病人中胆管狭窄的发生率尚难以确定,但已有报道显示为 30%(Sarles & Sahel,1978)。典型病变为胰腺后部胆总管的细长狭窄,但也有其他变异情况(Barthet et al,1994;Sarles & Sahel,1978)。虽然这种病变在酒精相关性慢性胰腺炎更为常见,但在与酒精无关的慢性胰腺炎中也可发生。除黄疸外,常有疼痛,间断性发作与胆绞痛相似,胆管炎和发热则少见(Barthet et al,1994;Kalvaria et al,1989;Stabile et al,1987)。

棘球蚴病

某些情况下,棘球蚴病术后可能有 16% 的病人(Zeybek et al,2013)发展为胆道瘘(见第 74 章)。首先,术中忽略了囊腔和胆道系统之间的连通,并且未进行直接干预。对于所有囊腔的引流均需谨慎进行,尤其是多发性包虫囊肿,以确保胆道瘘管形成后得以控制。若非存在远端梗阻,这些瘘管通常可自行闭合。其次,极少见的是,存在于胆道内的包虫物质导致胆管阻塞,从而导致持续性胆道瘘管,只有通过有或无旁路术的胆总管探查(Ozmen et al,1992)或内镜法(Iscan & Duren,1991;Sharma et al,2012)去除包虫后才能缓解。

对于有黄疸或胆管炎病史或存在位于中心并毗邻肝门结构的巨大囊肿病人,应在术前对胆管树进行评估,最好采用经内镜胆管造影。Kayaalp 及其同事(2003)对 113 例病人进行的研究表明,肝门附近的包虫囊肿是胆管相通和囊腔相关并发症的危险因素。发现囊腔胆漏时,应清除胆道系统的所有碎屑和囊肿残余物,并在术前进行内镜下括约肌切开术(Kornaros & Aboul-Nour,1996)。经皮治疗包虫囊肿与 10% 至 11% 的胆瘘发生率有关(Koroglu et al,2014;Men et al,1999)。这种瘘管可自行闭合。

(许达峰　陈勇军 译　张志伟 审)

第一篇　炎症、感染和先天性疾病
C. 胆道感染和侵袭

第43章

胆管炎

Abdul Saied Calvino and N. Joseph Espat

概述

胆管炎,或称胆管炎症,通常与胆道梗阻诱发的感染相关,作为临床急重症,应予以重视并紧急开展多学科诊治,包括静脉输液、注射广谱抗生素以及最重要的胆道减压。胆管炎最常见的病因是胆总管结石(见第36章)以及类似的能导致胆道树阻塞的病变(见第49章、第51章和第59章)。对于"真性"胆管炎的发展而言,胆汁流出受阻并继发细菌或真菌感染是其必要条件,如无以上两种条件,胆管炎的发生是不常见的。

虽然约80%的胆管炎病人经静脉输液和抗生素治疗后临床症状可获得改善,但有效的胆管减压仍然是必要的,尤其是对于药物治疗后12小时内病情未能改善甚至恶化者,应通过内镜或经皮穿刺引流术进行紧急胆道减压。当然,具体的减压方法的选择应根据阻塞的类型和可疑位置而定,通常低位胆道梗阻最好通过内镜下减压(见第29章),但左右肝管汇合部以上或胆肠吻合口的梗阻应使用经皮穿刺减压(见第30章和第52章)。

若病人近期或目前存在着败血症,应尽量避免实施胆道减压以外的其他操作,例如乳头切开术、球囊狭窄扩张术或胆道碎片清除术。如今,急诊手术胆总管探查和胆道减压因其高死亡率已很少采用,除非对于非手术减压失败的病人。在大多数情况下,外科胆道减压的手术大小应仅限于胆总管内T管引流减压术,彻底的解除胆道梗阻的手术应推迟,直至病人的败血症消失和病情得到改善。由于胆道梗阻病因的持续存在,为防止胆管炎复发,持续的抗生素治疗仍然是必要的。

胆管炎

胆管炎不是一种临床表现明确的具体疾病,而是表现出不同严重程度症状的系列疾病,可表现为轻度、间歇性、反复发作的腹痛、黄疸、发热和寒战(如Charcot于1877年所述),也可呈现迅速进展的全身性病症,如休克、昏迷和死亡(如Reynolds和

Dargan于1959年所述)。

胆管炎的发生需要三个因素:①胆汁流动受阻;②细菌(巴氏杆菌)或真菌在胆汁中的定植;③胆管内压力升高。引起胆管炎最常见的胆道梗阻原因是结石、良恶性狭窄、支架阻塞和寄生虫(知识框43.1)。胆管炎的治疗应遵循以下三个原则:①积极复苏和血流动力学支持;②广谱抗生素;③解除胆道梗阻(减压)。知识框43.1提供了一个胆管炎的处理流程(见第8章)。

知识框43.1　胆管炎的病因

1. 胆管结石
   a. 胆总管结石
   b. 肝内胆管结石
   c. Mirizzi综合征
2. 良性胆管狭窄
   a. 胆道手术
   b. 慢性胰腺炎
   c. 原发性硬化性胆管炎
   d. 原位肝移植
   e. AIDS病人的胆道造影
3. 恶性胆道梗阻
   a. 胰腺
   b. 胆管/胆囊
   c. 壶腹
   d. 十二指肠
4. 非外科胆道介入治疗
   a. ERCP
   b. PTC
   c. 胆道支架
5. 寄生虫感染
6. 其他

AIDS,获得性免疫缺陷综合征;ERCP,经内镜逆行胰胆管造影;PTC,经皮肝穿刺胆管造影。

Modified from Bornman PC, et al, 2003: Management of cholangitis. Hepatobiliary Pancreat Surg 10:406-414.

表 43.1　与抗生素治疗或预防胆道败血症相关的药理学参数

参数	治疗等级				临床相关性参数		
	氨基糖苷类	喹诺酮类	青霉素类	头孢菌素类	急性感染治疗	预防	维持治疗
口服生物利用度	否	++	+/++	+/++	否	是	是
组织内分布	+	+++	++	++	是	是	多或少
大肠杆菌的浓度与最低抑菌浓度比值							
血液	+++	+++	++	+++	是	是	多或少
胆汁	+	+++	++ *	+/+++†	是	否	是

From Westphal JF, Brogard JM, 1999. Biliary tract infections: a guide to drug treatment. Drugs 57:81-91.

所有胆管炎病人应积极复苏、纠正电解质失衡、适当静脉注射抗生素，以及严密的监测。多数病人(85%)在随后的 12～24 小时内临床症状会得到改善，之后的超声(见第 15 章)、计算机断层成像(computed tomography, CT)(见第 18 章)和/或磁共振胆管造影(见第 19 章)获得胆道树成像结果，可用于明确胆道梗阻的位置和原因。无可置疑的是，胆道减压是胆管炎最重要和有效的治疗方法。

胆管炎的药物治疗

胆管炎的药物治疗不同于急性胆囊炎，应根据病人的病理和临床情况，选择更具体、更广谱的抗菌治疗。关于胆道细菌的培养鉴定，过去 40 年里已经发生了变化。1987 年 Helton 报道从胆汁中分离出最常见细菌是革兰氏阴性需氧菌大肠埃希菌和克雷伯菌、革兰氏阳性需氧菌和肠球菌。近年来发现，多种微生物感染的比例由 30% 上升至 80%(Westphal 和 Brogard, 1999)。一些研究指出超过 15% 的病人中检测到了厌氧菌，其中极少为单一菌种感染。厌氧菌通常出现在有胆道手术史者(特别是有胆肠吻合术史或慢性胆道感染史的病人)和老年病人的胆汁样本中，其中以拟杆菌和梭状芽孢杆菌最为常见。据报道，与单纯的需氧菌感染相比，厌氧菌诱导的胆管炎会出现更严重的临床表现(Csendes et al, 1996)(见第 12 章)。急性胆管炎的菌血症已被证明是胆管压力升高造成的，因为研究发现胆管压力有助于细菌进入血液和淋巴循环(Csendes et al, 1995)。有报道称在 21%～71% 的胆管炎病人中存在菌血症(Cotton et al, 1991; Csendes et al, 1996)。除不常见于血培养的厌氧菌和肠球菌外，血液中分离出的微生物与胆汁培养结果一致。

多个前瞻性随机临床试验对多种抗生素方案和药物联合进行了比较，以确定其疗效、安全性和毒性。据报道，单用广谱药物，如第三代和第四代头孢菌素(头孢噻肟、头孢吡肟)、脲类青霉素类(美洛西林、哌拉西林)联合 β-内酰胺酶抑制剂(替卡西林克拉维酸盐、哌拉西林他唑巴坦)或喹诺酮类药物(环丙沙星)，可以获得与甲硝唑或克林霉素联合氨基糖苷或第三代头孢菌素和氨苄西林等效的治疗胆管炎的疗效(Sung et al, 1995; Thompson et al, 1993)。

一项比较头孢吡肟与广谱抗菌治疗对重度细菌感染疗效的多中心研究显示(Badaro et al, 2002)，头孢吡肟较广谱抗菌治疗具有更高的治愈率，可作为中重度社区感染住院病人的初步经验疗法。碳青霉烯类、脲类青霉素类和氟喹诺酮类药物对革兰氏阴性需氧菌具有良好的覆盖率(Mazuski et al, 2002)，而哌拉西林表现出对革兰氏阳性菌(包括肠球菌)和厌氧菌覆盖

的优势(Thompson et al, 1990)。他唑巴坦(Tazobactam)，一种 β-内酰胺酶抑制剂，涵盖了已获得耐药性微生物的范围。这些治疗方案足以满足大多数新发胆管炎病人的需求，包括尚未住院、实施手术或器械治疗者(表 43.1)。然而，在此必须再次强调，尽管液体复苏和抗生素治疗可以改善 80% 以上急性胆管炎病人的临床状况，但 20% 合并临床脓毒血症的病人需要紧急的胆道减压治疗。

对于曾行胆道介入治疗(内镜逆行胰胆管造影以及放置胆道支架)(见第 29 章、第 30 章和第 52 章)，有胆道手术史(见第 31 章和第 42 章)或长期住院的病人，胆管炎也可能与耐药菌相关，如假单胞菌或沙雷菌。肝移植病人出现的胆管炎，可在胆道中发现念珠菌和/或肠球菌。有趣的是，耐万古霉素的肠球菌在肝移植病人中常见(Schlitt et al, 1999)。如培养出念珠菌和/或肠球菌，应选择使用两性霉素和一种链阳菌素类药物[分别为奎奴普汀/达福普汀(Synercid)或噁唑烷酮利奈唑胺(Zyvox)]治疗。对于所有住院病人，抗生素覆盖范围应该考虑到当地特定病原体的耐药模式("抗生素-革兰氏")。

胆管炎抗生素治疗的期限

目前尚无临床随机对照试验确定胆管炎抗生素治疗的持续时间。然而，通常的治疗原则是抗生素治疗应持续到胆道梗阻完全缓解、生化及肝功能检测明显改善或恢复正常，以及病人无发热 48 小时以上。一项回顾性研究比较了 ERCP 下胆道成功引流后短期抗生素治疗(3 天)和长期抗生素治疗的效果，提出如引流充分、发热减轻 3 天，抗生素治疗即足够(van Lent et al, 2002)。

对于有胆管炎复发风险的病人，如残余结石或任何原因所致胆道梗阻解除不完全者，应继续口服抗生素，直到胆管炎的根本原因得到彻底治疗。常用口服抗生素包括单用甲氧苄啶/磺胺甲噁唑、左氧氟沙星或环丙沙星，也可联合甲硝唑。

影像学诊断

多种无创性方法可以获得胆道树和胆囊的影像，如腹部超声(见第 15 章)、内镜超声(endoscopic ultrasonography, EUS)(见第 16 章)、导管内超声(intraductal ultrasonography, IDUS)、放射性核素成像(如肝亚氨基二乙酸)(见第 17 章)、ERCP(见第 20 章和第 29 章)、经皮经肝穿刺胆管造影(percutaneous transhepatic cholangiopancreatography, PTC)(见第 30 章和第 52 章)、CT(见第 18 章)、磁共振胰胆管造影(magnetic resonance cholangiopancreatography, MRCP)(见第 19 章)和 CT 胆管造影(见第 18 章)。

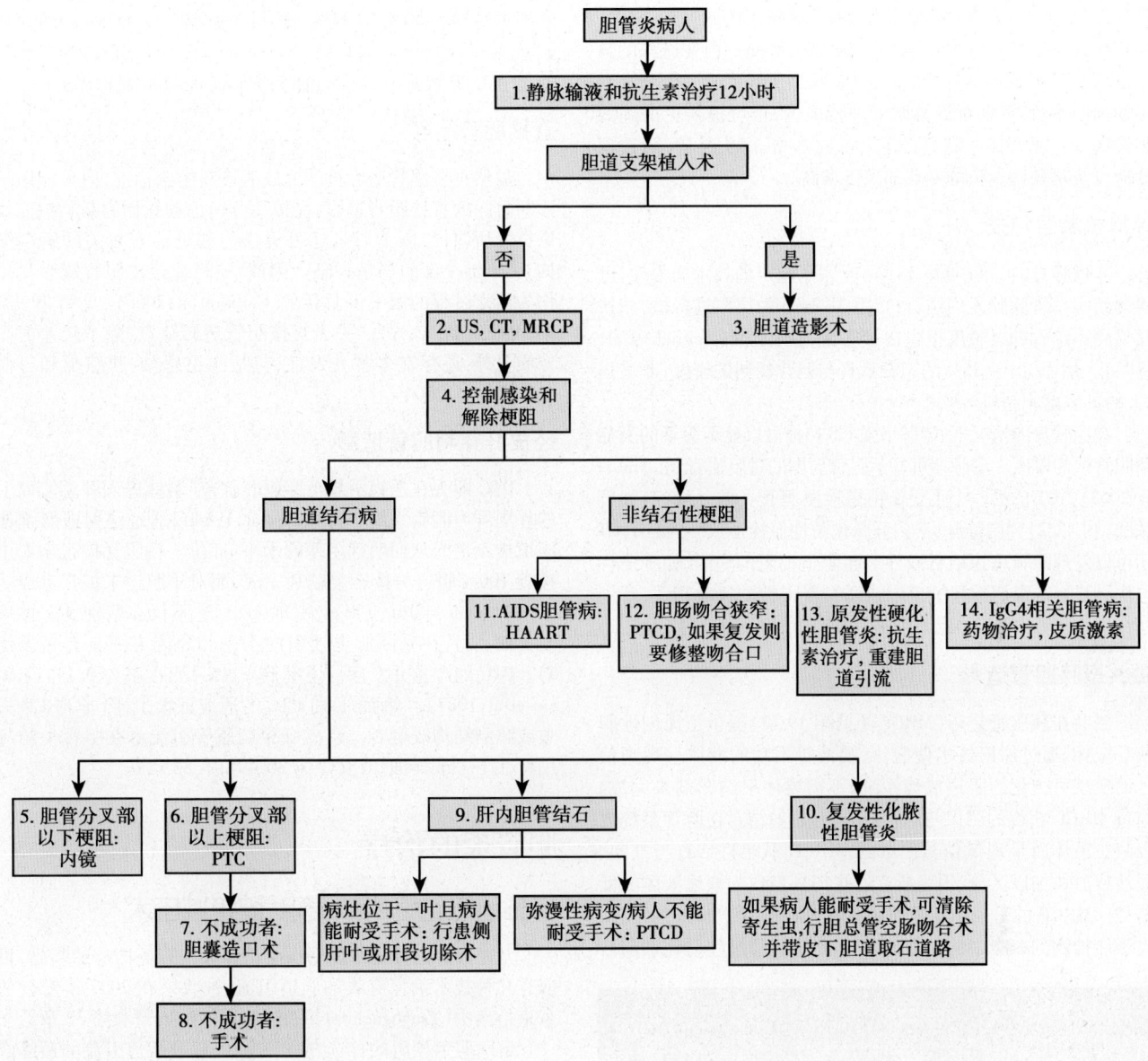

图 43.1　胆管炎治疗中治疗和干预的建议。AIDS,获得性免疫缺陷综合征;CT,计算机断层扫描;HAART,高效抗逆转录病毒治疗;IgG4,免疫球蛋白 G4;MRCP,磁共振胰胆管成像;PTC,经皮经肝胆管成像;PTCD,经皮经肝胆管成像引流;US,超声

腹部超声

　　腹部超声(见第 15 章)是最经济、最普及的评估胆道树和胆囊的影像学方法。因此,它是急性胆囊炎和/或胆管炎的首选诊断方法。超声能可靠地发现肝内和肝外胆管扩张,但在急性梗阻的情况下可能不能发现此现象。如果胆石小于 10mm、胆总管扩张大于 10mm,胆结石导致胆总管阻塞是有可能的(Abboud et al,1996)。超声检测胆总管结石的灵敏度在 20%到 75% 之间,一般而言,扩张的胆总管内结石数目增多和直径增大使超声检查的灵敏度提高,而胆总管胰腺后段内结石使其灵敏度降低。

内镜超声

　　EUS(见第 16 章)是一种侵袭性操作,需要镇静或全身麻

醉。一旦 EUS 通过胃进入十二指肠,超声探头即可紧贴胆总管进行检查,其高频率超声(7.5~12MHz)具有很好的分辨率(<1mm),可精准地发现小胆管结石或其他梗阻性病因。EUS对胆总管结石检测的灵敏度达到 95%、特异度达到 98%(Chen et al,2001),优于经腹超声和 CT,等效于 ERCP 或 MRCP。另外,EUS 可与细针抽吸结合获取组织得到病理诊断,在胆道恶性肿瘤的诊断中十分重要。当然,EUS 存在一定局限性,主要是当病人的解剖结构改变时不能进行,如曾行远端胃切除术、胃旁路手术的病人,另外,胰腺、肝门胆管存在明显病理钙化者对该检查也有影响。

导管内超声

　　IDUS 是一种相对较新的技术,尚未大规模推广。IDUS 使用高度灵活的、细口径(2mm)的非光学超声探头进行操作,在

ERCP 下将该探头通过标准的十二指肠镜工作通道插入胆管和胰管进行检测。IDUS 提供的图像频率高于标准 EUS（12~30MHz），因此有更高的分辨率（0.07~0.18mm），但穿透深度较小，仅 2~3cm（Levy et al，2002）。IDUS 是 ERCP 的一个非常有用的辅助手段，可以对近端胆管进行成像，也可提供更准确的胆管病变特征。其主要缺点是设备成本高、探头易碎、穿透深度低以及对操作人员的专业知识要求高。

计算机断层扫描

非增强 CT 扫描（见第 18 章）克服了超声的技术局限性，可检测到胆总管胰腺段的结石；当用 2~3mm 的层厚进行检查时，其检测小结石的灵敏度报告在 65% 到 80% 之间（Neitlich et al，1997）。然而，由于 25% 的胆石具有与胆汁相同的密度，非增强 CT 的灵敏度不超过 80%。

在胆管炎的情况下，静脉增强 CT 扫描可以显示胆管的炎症和胆管壁的厚度。动脉期可显示胆管周围的过度血管化（Arai et al，2003）。CT 的另一个重要作用是检测胆管炎的并发症，如肝脓肿（图 43.2）和门静脉炎（门静脉化脓性血栓形成）。最后，CT 还可以发现除胆总管结石以外引起胆道梗阻的病因，如肿瘤性包块；但是，造影剂与超敏反应或诱发肾毒性的风险相关，特别是在液体复苏不足、血流动力学不稳定的情况下，应予以重视。

磁共振胰胆管造影

磁共振胰胆管造影（MRCP）（见第 19 章）提供了无创性胆胰管成像，通过加权技术使胆汁、胰液等不动的液体呈现高信号而实现可视化的胆道成像系统，不需要注射造影剂来完成。通过 MRCP 获得的图像与胆管造影相似，如结石在胆管系统内因缺少液体而呈现低信号。然而，MRCP 不能将结石与气泡、泥沙或血块加以区分，因为所有这些都是表现为缺乏液体的低信号。MRCP 的另一个局限性是不能检测到小于 3mm 的结石，也不能检测到壶腹中的嵌顿结石，因此需要通过注射钆剂前后

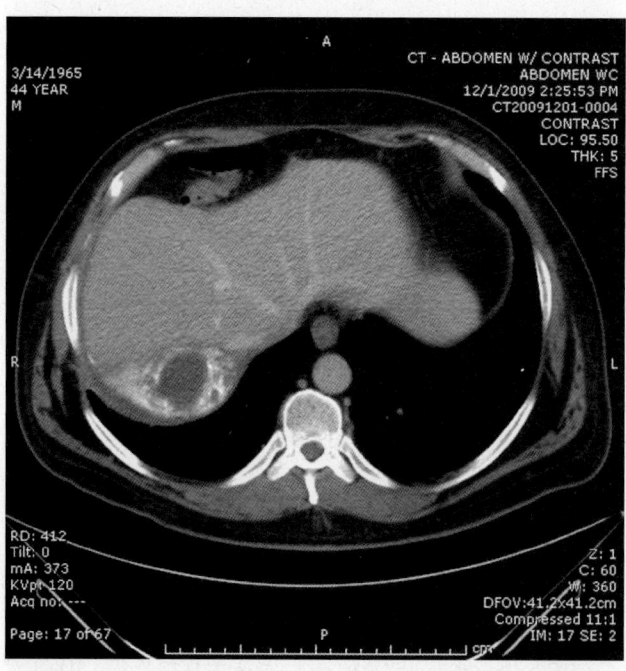

图 43.2　腹部 CT 显示肝脓肿累及右肝叶，并伴有周围炎症改变

对比 T1 图像才能进行判断。总体而言，MRCP 检测胆总管结石的灵敏度为 80%~100%，特异度为 90%~100%（Hakansson et al，2002；Kondo et al，2001；Soto et al，2000）。另外，需要注意的是，MRCP 仅是一种没有治疗潜能的单纯的诊断方法。

直接胆管造影

虽然直接胆管造影被认为是放射诊断的金标准，但单纯用于诊断目的的直接胆管造影（见第 20 章）已被无创的断层扫描成像技术所取代，因为后者还可提供与邻近器官相关的解剖结构，利于更全面的病情评估。因此，逆行或经皮胆管造影只是作为治疗过程的第一步而存在（Gallix et al，2006）（见第 29 章、第 30 章和第 52 章）。关于直接胆管造影缺点，除了较差的图像质量外，还存在多种并发症，包括胆道感染、胰腺炎和出血（Vidal et al，2004）。

经皮肝穿刺胆管造影

PTC 即为在透视引导下穿刺肝脏，穿刺针进入肝总管以上的外周肝内胆管系统（Teplick et al，1984），通过注射造影剂使胆道树不透光从而明确阻塞的水平/部位。在胆管扩张病人中接近 100% 胆道树造影会顺利完成，而对于胆道未扩张者成功率仅为 60%~80%（Tse et al，2006）。它不仅在鉴别良恶性病变方面，而且在判断胆道梗阻的水平和原因方面具有显著优势。PTC 的严重并发症发生率低于 5%，死亡率为 0.1%（Cotton et al，1987）。然而，目前 PTC 的适应证很少，除非 ERCP 失败或解剖结构改变者。经皮肝穿刺胆管引流术在胆管炎的应用将在下一节详细介绍（见第 30 章和第 52 章）。

胆管炎的治疗

肝外胆管结石所致梗阻：胆管减压术

及时的胆道减压和成功引流是急性胆管炎治疗的基础，目前有几种技术确保有效的胆道引流，被收录在 2007 年发表的东京指南中（Tsuyuguchi et al，2007）（见第 36 章和第 37 章）。

解除胆道梗阻的首选方法和途径，以及胆道引流的最终成功，取决于许多因素，包括技术的可获得性（内镜、经皮或手术）、当地专业水平、病因、梗阻的位置和严重程度，以及是否存在合并症。一般而言，对于经过 12~24 小时药物治疗不能缓解的病人，应给予紧急的、非手术性的胆道减压处理。当判断梗阻位于胆管分叉以下时，首选内镜检查（Kumar et al，2004）。首个胆管炎治疗的国际专家共识——东京指南（TG07）于 2007 年发表，为胆管炎诊治提供了有益的循证医学证据（Takada et al，2007）。2013 年，该指南的更新版本（Takada et al，2013）发表，特别关注新的诊断标准和病情严重性评估标准。新的评估标准将病人分为三组：轻度（Ⅰ级）、中度（Ⅱ级）和重度（Ⅲ级）。轻度或Ⅰ级病人符合诊断标准，但未出现全身性炎症反应或败血症；中度或Ⅱ级病人至少具备以下两个标准：白细胞计数异常（>12×10⁹/L）、高热（>39℃）、年龄大于 75 岁、高胆红素血症（>85.5μmol/L），或低蛋白血症。严重或Ⅲ级病人至少存在一个器官功能障碍（心血管、呼吸、神经、肾、肝或血液学）。Ⅰ级病人应从给予支持性的药物治疗开始，如无好转即行胆道引流。对于Ⅱ级和Ⅲ级病人，应在开始支持性的药物治疗后尽早实施胆道引流。如果由于缺乏设施或专业人员而无法进行

紧急引流,应考虑转送病人。

内镜胆道减压(见第 29 章和第 36C 章)

　　ERCP 和胆道减压应在病人接受复苏和抗生素治疗后进行,但那些对初始药物治疗无反应、在药物治疗 12 小时内出现病情恶化或严重胆管炎的病人可以例外。如果病人有轻度至中度胆管炎且病情稳定,可以全力清除胆管结石。但是,如果病人存在败血症且血流动力学不稳定,或者胆道积脓,应考虑在病情稳定且败血症消失后再进行彻底的胆道结石清除。

　　内镜操作应在有监控条件的场所(内镜检查室、重症监护室或手术室)、病人接受镇静或全身麻醉的状态下进行。使用侧视镜便于对十二指肠乳头的观察和对壶腹进行插管,造影剂在实时透视下注入到胆总管,显示梗阻的水平,随后将导丝通过梗阻部位。对于急性病程或脓毒症病人,应以最少的操作完成胆道减压,扩大的手术操作,如取石或括约肌切开,应尽量避免。鼻胆管外引流是一种最简便、有效的胆道减压方法,即在导丝的引导下放置 5~7F(1F 约为 0.33mm)的引流管进入梗阻水平以上的胆管进行引流,具有无需括约肌切开、可提供胆汁培养的优点。

　　另一种胆道引流方式是内引流,即在选择性胆管插管成功后,在导丝引导下将 7~10F 塑料支架置入胆管进行内引流。目前可供选择的胆管支架主要分为两种类型:一种是两端带有襟翼的直型支架,另一种是猪尾型支架,均有防止脱落和错位的功能。这种内引流的优点是,与鼻胆管外引流相比,不适感极小甚至没有,且电解质或液体的丢失也少。当然,也存在一定的缺点,包括支架堵塞或失去通畅的可能性,移位的风险,以及当插入支架大于 7F 时需行括约肌切开的技术缺点。

　　在胆道插管困难的情况下,可考虑行内镜下括约肌切开术(endoscopic sphincterotomy,EST)。常见的 EST 技术即使用高频电切对十二指肠乳头进行切开,然后在切开刀的指引下选择性插入胆管。与以取石为目的的 EST 不同,进行胆道引流的 EST 仅需进行小切开即可。出血、十二指肠穿孔和胰腺炎是 ERCP 和括约肌切开术后最常见的并发症。当病情危重时,括约肌切开术的发病率和死亡率远高于鼻胆管引流术(Boender et al,1995;Chawla et al,1994;Leese et al,1986)。文献报道,EST 最常

见的并发症是出血(2%~3%)和胰腺炎(1.9%~5.4%),死亡率达 0.4%~1.3%(Cotton et al,1991;Freeman et al,1996)。

禁忌证

　　凝血功能障碍、全身败血症和血流动力学不稳定是括约肌切开术的禁忌,但对经过初期药物支持治疗后恶化的、需要抢救治疗的病人例外。

　　如前所述,脓毒症病人,尤其是老年病人,应尽量避免实施紧急括约肌切开术来完成胆道减压,因为其可能存在的死亡风险高达 18.8%。然而,对于老年病人而言,单纯内窥镜引流的并发症发生率(16.7%)和死亡率(5.6%)显著低于外科引流(分别为 87.5% 和 25.0%)或经皮引流(分别为 36.4% 和 9.1%)(Boender et al,1995;Sugiyama & Atomi,1997)。因此,必须强调,一旦控制了败血症,括约肌切开术和更清晰、理想的胆道成像应被进行和完善,以便明确潜在的梗阻病因,对结石、肿瘤或狭窄的进一步治疗提供指引(Lee et al,2002)。

经皮肝穿刺胆管造影和引流术(PTCD)(见第 30 章和第 52 章)

　　回顾性分析和前瞻性随机试验表明,紧急内镜下引流是治疗化脓性胆管炎的有效方法,其临床效果优于手术引流(Hui et al,2002),但对于病情不稳定的病人,ERCP 应该慎用,PTCD 进行胆道减压可能是更好的选择(Gould et al,1985;Kadir et al,1982)。

　　对于肝门部梗阻,PTCD 的价值更大(图 43.3)(Nomura et al,1997)。据报道,在恶性胆道梗阻的病例中,PTCD 联合确切的减压附件,如可膨胀金属支架(图 43.4)可获得很好的治疗效果。在 233 例需要胆道引流的恶性胆道梗阻病人中,给予 PTCD 减压并放置金属支架和/或塑料支架,术后辅助化疗、放疗或近距离内放疗治疗,术后 1、3、6、12 个月的生存率分别为 97.96%、95.92%、89.80% 和 32.59%。值得一提的是,术后 1、3、6、12 个月胆道支架通畅率可达到 97.96%、93.86%、80.93% 和 56.52%。根据这些结果,我们强烈推荐对恶性胆道梗阻病人给予 PTCD 胆道减压并使用内置支架保持胆道通畅,改善病人的生存时间(Qian et al,2006)。

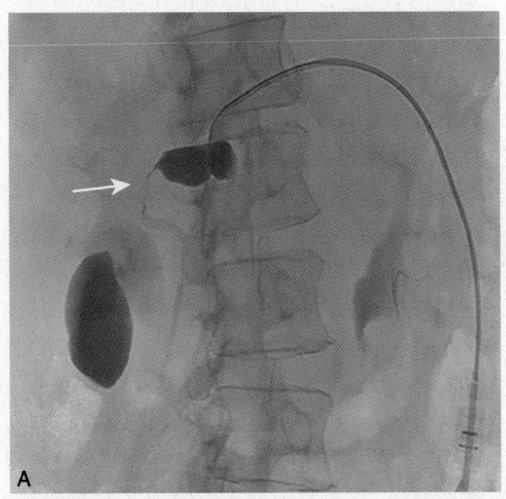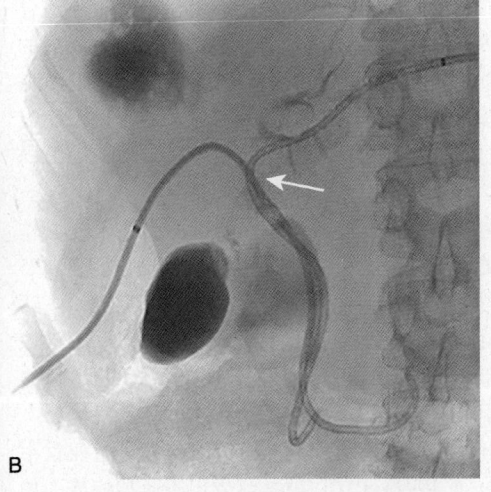

图 43.3 (A)经皮肝穿刺胆管造影(PTC)显示肝门梗阻延伸至左肝(箭头所示)。(B)通过 PTC 放置左肝管、右后叶胆管内外引流管(箭头所示),起到减压并解除梗阻的作用

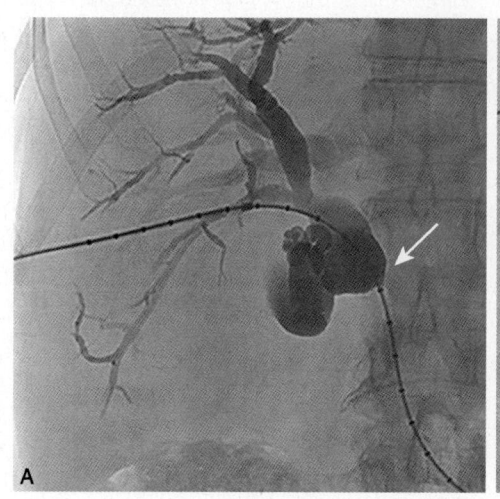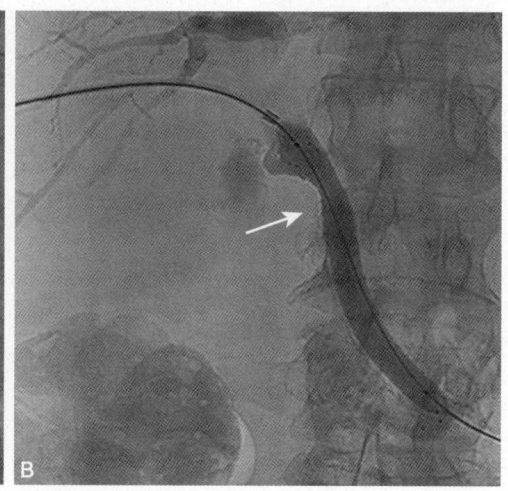

图 43.4 （A）经皮肝穿刺胆管造影（PTC）显示胆总管（CBD）梗阻伴胆管扩张（箭头所示）。（B）球囊成形术后胆总管梗阻（箭头所示）及 PTC 置入金属支架

标准程序

选择肝脏哪一侧进行引流取决于潜在的病理和胆道梗阻的位置。因此，应使用肝脏超声和/或 CT 评估肝脏的解剖结构、有无肝萎缩、肝内胆管扩张的分布，以确定梗阻的可能原因和位置。当左半肝穿刺时，宜选择经左外侧段或脐静脉裂进入Ⅲ段或Ⅳ段胆管。当右半肝穿刺时，通常采用肋间入路，最好能进入主要的Ⅵ段胆管。一般在实时透视下使用千叶针进行肝穿刺，同时缓慢推注造影剂，当穿刺针进入胆道，可见胆管显影。当然，要谨记推注造影剂作胆道树造影时不要施以太大压力，避免胆管内细菌和内毒素经胆管回流进入门静脉。一旦穿刺针进入胆管，应放置导丝并将其推送通过梗阻点进入远端胆管。如果导丝不能通过梗阻点，则放置一根可以锁定的猪尾管，对梗阻点以上的胆道系统进行减压（图 43.4）。对于合并脓毒症或病情不稳定的病人，PTCD 的目的是减压，不建议尝试完全解除胆道梗阻的操作。

虽然尚无在急性胆管炎的情况下对经皮胆道引流和内镜引流进行直接对照的研究，但 PTCD 被推荐应用于所有不适合行内镜引流或内镜引流失败的病人。PTCD 较易引起并发症的发生，常见并发症包括腹腔内出血（2.5%）和胆汁性腹膜炎（1.2%），死亡率高达 1.7%。一般认为，在近端胆管梗阻病人中，经皮引流显然是首选，尤其是合并胆管炎发作的病人（Paik et al, 2009）。

PTCD 的并发症可能很严重，甚至需要额外的手术或操作治疗。最常见的并发症是导管移位脱落、胆道出血（见第 125章）、导管阻塞、胆管炎、胆汁性腹膜炎、腹腔内出血（见第 122章和第 124 章）和胆汁性腹膜炎（Gazzaniga et al, 1991）。感染性胆汁溢出到膈下和肝周间隙可能导致腹膜炎和持续发热，可能最终需要手术引流。

因为源于肝门部梗阻的胆管炎经内镜引流失败后死亡率很高（Ducreux et al, 1992），PTCD 被推荐应用于此类病变。如果 PTCD 不成功或不能接受，病人应接受经皮胆囊穿刺造瘘置管减压，但前提是胆囊管通畅，且梗阻位于胆囊管-胆总管结合处下方。由于其高死亡率（>30%），当非手术方式不可用或不成功时（Lai et al, 1992），急诊剖腹手术、留置 T 管胆总管减压可作为最后的挽救生命的手段。

禁忌证

除非在初次积极的药物治疗后临床病情仍恶化，否则不应对血流动力学不稳定或其他严重败血症的病人进行 PTCD。对于低位胆管梗阻的病人，PTCD 仅在内镜引流失败时才建议使用。另外，对于存在腹水的病人，PTCD 也不应作为首选的减压手段。

开腹胆总管切开探查术（见第 31 章和第 36 章）

对于急性胆管炎，优先推荐使用无创引流术，如内镜下引流或 PTCD，只有极少数病人选择开放手术引流。对于不能进行无创引流术者，开放引流是唯一的选择，其中最常见的原因是解剖学因素，如曾行 Roux-en-Y 胆总管空肠吻合术或胃旁路手术。在开放手术引流中，治疗目的是尽可能快速、有效地对胆道系统进行减压，推荐无胆总管取石的单纯 T 管放置，尽量避免长时间的手术。

在开腹胆总管探查中，应暴露十二指肠上方小网膜的游离边界。当遇到致密粘连或解剖结构不清楚时，细针抽吸有助于胆总管的定位。一旦确定，就在远端胆总管平行于胆管长轴做一个前垂直切口，两侧放置固定缝线。必须强调的是，应作垂直切口而不是水平切口，因为水平切口的延伸有限，闭合时会产生狭窄区域，并可能中断沿胆总管侧面 3 点钟和 9 点钟方向的轴位动脉血供。T 管应放置在梗阻水平以上的胆总管内，以便对胆管系统进行有效的外部减压，而且有利于胆管缝合关闭。T 管置入和减压的优点是在组织水肿的情况下仍能保持胆管通畅，并令之后进入胆管的一些操作成为可能。通常，T 管需放置 4~6 周，可在胆管造影正常后拔除（Verbesey & Birkett, 2008）。

肝内胆管结石梗阻(见第 39 章和第 44 章)

复杂肝内胆管结石是目前治疗的难题,很难通过内镜进行取石,而且常与肝内胆管狭窄有关,具有治疗失败率高、复发率高的特点。过去,手术治疗包括肝切除和/或肝管空肠吻合术,是治疗复杂性肝内胆管结石、预防周期性胆管炎发作的唯一手段。目前,为了避免与外科治疗相关的并发症发生率和死亡率,尤其是对有严重合并症的虚弱老年病人,非手术治疗(包括PTCD、胆道镜检查、胆管狭窄球囊成形术和碎石术)成为首选。文献报道,与取石失败病人相比较,肝内结石被成功取出者的胆管炎复发被推迟(Cheung,1997;Yeh et al,1995)。

当经皮穿刺不成功,而病人又可耐受大手术时,应考虑行肝切除术(Yeh et al,1995)。在选定的一组局限于一个叶或几个节段的病人中,肝切除术不仅去除结石,同时切除了相关病理改变,包括导管狭窄、纤维化和微脓肿(图 43.5)。在 174 例接受肝切除或经皮胆道镜治疗的肝内胆管结石病人中,手术组的总体成功率为 98.0%,5 年胆管炎复发率为 13.3%,而经皮胆道镜治疗组总体成功率仅为 70.5%,合并胆道狭窄者的 5 年复发率达 43.2%,不合并胆道狭窄者的 5 年复发率也高达 26.4%。因此,双侧胆管结石、胆道狭窄和肝实质萎缩是单纯取石术后远期疗效不佳的重要危险因素。

由于现在手术风险的降低,对合并受累肝段萎缩的病人(左叶受累常见)实施肝切除被普遍接受,但对非萎缩性含石肝段的切除仍然争议较大。在胆管狭窄的病人中,肝切除可降低胆道再狭窄率,因为文献报道无论狭窄扩张是否成功,复发性胆管炎的发生率超过 35%(Jan & Chen,1995)。对于无狭窄但有大量结石的病人,可以考虑通过肝切除消除未来胆管癌的风险,因为有数据显示 5%~16% 的肝内胆管结石发展为胆管癌(Chen et al,1993;Chijiiwa et al,1993;Liu et al,1998)。

肝内胆管结石的非手术治疗方法有两种:经皮经肝穿刺体内电液冲击波碎石术(transhepatic percutaneous intracorporeal electrohydraulic shock-wave lithotripsy,ICSWL)和钇铝石榴石(yttrium-aluminum-garnet,YAG)激光碎石术。在 ICSWL 过程中,进行 PTCD 可以解决感染的问题。同时,PTCD 导管通常被更换成更大的胆道引流管,以形成一个更好的通道。一旦通道足

够大(至少 14F),可以在内镜下直接用机械碎石机或接触式冲击波碎石机粉碎下游结石。当结石碎片被清除后,远端狭窄可以通过血管成形球囊导管进行扩张。然而,应注意该方案需要多次治疗才能成功且安全地通畅胆管,同时避免败血症的发生(Bonnel et al,1991)。

虽然 ICSWL 碎石技术非常有效,但 50% 的病人在 ICSWL 碎石后仍需其他治疗以清除结石碎片(Bland et al,1989),因此需要给予病人全身麻醉或局部阻滞麻醉。当然,这些也可通过经皮穿刺技术予以规避。最明显的优点是避免了使一些病人感到不适的经皮胆道导管的使用。当 ICSWL 与内镜手术相结合时,可实现 94%~96% 的结石清除率(Harz et al,1991;White et al,1998)。

最新的非手术治疗方法是激光治疗。该技术通过经皮穿刺途径进入胆道树,用钬:YAG 激光进行胆管结石的碎石(Hazey et al,2007)。根据结石的位置和肝脏解剖特点,左、右肝管或两个系统都可以通过 PTC 技术进入,在数周内将导管逐渐增大至 12 或 14F,以便通过可视胆道镜。只要内镜进入并看见结石,就可以通过激光传递能量并碎石。一旦结石碎裂,碎片就会从导管中排出,或者通过 Oddi 括约肌进入十二指肠。而先前提倡的内镜下括约肌切开术(EST)常导致括约肌功能不全。

医学文献中有大量的研究概述了亚洲病人使用经皮穿刺YAG 激光碎石取石、去除原发性肝内结石的方法,清除率达到76.8% 至 100%(Chen et al,2005;Cheung et al,2003;Shamamian & Grasso,2004)。原发性肝内结石通常比继发性肝内结石需要更多次的治疗(平均治疗次数分别为 3.9 和 2.6 次)(Shamamian & Grasso,2004)。肝内胆管狭窄病人的清除率明显降低,有狭窄者仅为 58%,无狭窄者可达 100%(Huang et al,2003)。同样,胆道狭窄的存在与 51.6%(Jan & Chen,1995)至 63.2%(Huang et al,2003)的高复发率相关。

在西方文献中,较少有 YAG 激光治疗肝内胆管结石的报道。Hazey 等(2007)报告一组小样本病例,提出所有接受经皮钬激光碎石术治疗胆道结石的病人(n = 13)均获得成功,结石清除所需的平均治疗次数为 1.6 次(1~3 次不等),没有病人需要超过 3 次治疗,并且 13 例病人中有 3 例单独在门诊治疗。

复发性化脓性胆管炎(见第 44 章)

复发性化脓性胆管炎(recurrent pyogenic cholangitis,RPC),以前称为东方型胆管炎,1930 年由 Digby 首次报道。这种疾病在东南亚最为常见,其特征是细菌性胆管炎复发,与胆管狭窄、伴胆汁淤积的节段性胆管扩张、梗阻性黄疸和上行性胆管炎、色素性胆管结石和胆汁性肝硬化有关。

胆道蠕虫感染和肝内胆管结石之间可能存在联系(Huang et al,2005)(见第 45 章)。蛔虫、华支睾吸虫、间日疟原虫、猫后睾吸虫和肝片吸虫是经常导致上皮损伤的病原体(Abdalian & Heathcote,2006)。蛔虫是热带和亚热带国家引起胆管炎的常见原因。成熟的蛔虫成虫寄居在胆道系统,形成各种疾病,包括胆管炎、胆囊炎、胆石形成、胰腺炎。在继发于蛔虫感染的

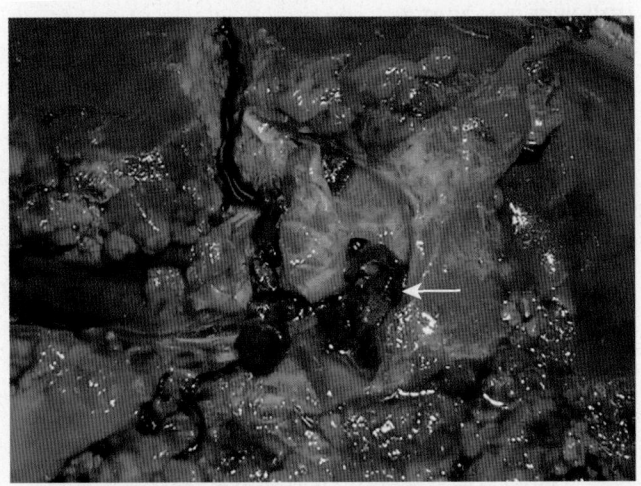

图 43.5　肝内胆管结石伴狭窄和微脓肿的术中表现

胆管炎病例中,95%位于胆总管,86%的病例可通过内镜检查发现(Sandouk et al,1997)。

治疗的目标是用甲苯咪唑杀灭寄生虫,清除所有胆管结石并疏通狭窄。由于对结石和狭窄的最佳处理往往需要多次治疗,因此病人被要求能够耐受大手术,包括建立胆道通路的胆总管空肠吻合术或肝管空肠吻合术,以便术后方便通过胆道通路进入胆道,进行复发性结石的清除和复发性肝内胆管狭窄的扩张。

带有皮下胆道取石通路的胆总管空肠吻合术在治疗RPC方面有比以往方法更多的优点(见第42章)。其操作流程为:在标准胆囊切除术后,一段胆总管被游离作为胆肠吻合备用。一段60~70cm的空肠袢被游离为Roux-en-Y吻合的输出袢用,然后在距离输出袢空肠末端10~15cm处建立一个胆总管空肠侧侧吻合。输出袢空肠的盲袢肠管被提起,穿过右上象限腹壁的筋膜,在皮肤下面侧位放置,肠管的位置要保证通过肠管能顺利进入胆管内,确保介入放射科医生的手和器械无需在透射线下进行操作。虽然大结石被清除,但胆总管或肝内胆管结石尚未完全清除。腹部闭合后,造口以"折返"的方式成形。造口便于后续残余结石和胆道狭窄的治疗。治疗完成后,又可将造口松动、闭合,埋在皮下备用(Gott et al,1996)。

与既往为RPC病人进行肝切除术相比较,上述治疗方法的根治性要小得多,但发病率和死亡率也低得多,且不破坏可能在胆道减压后恢复的肝实质。同时,旁路术提供了有效的初始胆道引流,并缓解了可能随时会发生的胆源性败血症。

残余结石的清除和狭窄的扩张在门诊就可以完成。复发性结石或狭窄的治疗通过空肠吻合的通路大大简化,并且避免了高风险的胆道再次手术(Gott et al,1996)。

非结石性胆道梗阻

如前所述,胆管结石是大多数胆道梗阻的原因,但其他不太常见的原因也可以导致肝外胆道梗阻,如获得性免疫缺陷综合征(acquiredimmunodefi ciency syndrome,AIDS)导致的胆管病,或由于胆肠吻合口狭窄而导致的胆管炎,也包括有些疾病导致的肝内和肝外胆道的混合性梗阻,如原发性硬化性胆管炎(primary sclerosing cholangitis,PSC)和免疫球蛋白G4(IgG4)相关性胆管炎。

艾滋病性胆管病

1986年Margulis等首次报道了发生于晚期人类免疫缺陷病毒(human immunodeficiency virus,HIV)感染者中的艾滋病性胆管病,表现为非结石性胆囊炎、Vater乳头处的局灶性远端胆管狭窄,或类似于原发性硬化性胆管炎的多灶性胆管狭窄。这些病人常存在隐孢子虫或微孢子虫定植,但用阿苯达唑进行治疗是否会对短期或长期预后产生影响目前尚不清楚(Bird et al,1995)。艾滋病性胆管病通常发生在CD4淋巴细胞计数低于0.1×10^9/L的病人。在CD4淋巴细胞计数大于0.1×10^9/L的病人中发生胆管病变是非常罕见的,因为该病的大多数典型机会性感染只发生在疾病的晚期。Ko等(2003)通过回顾性分析1983—2001年在旧金山总医院确诊的94例艾滋病性胆管病的病例资料,研究影响此类病人预后的因素,通过多变量Logistic回归分析发现病人的死亡结局与收集的多个变量相关,平均生存期为9个月,而接受高活性抗逆转录病毒治疗(highly active antiretroviral therapy,HAART)的病人,其生存期明显延长,机会性感染和碱性磷酸酶水平升高(>1 000U/L)是预后不良的指标。有趣的是,内镜下括约肌切开术、胆管病变类型和CD4淋巴细胞计数与生存率无关。

ERCP对AIDS胆管病变的诊断有一定的帮助,但治疗性ERCP只能减轻疼痛,不能延长生存期。此外,由于HIV治疗的进展,这种疾病逐渐变得罕见,只有在穷尽其他非侵入性诊断方法,且CD4淋巴细胞计数非常低的病人才应考虑使用ERCP。机会性感染的存在和非常低的CD4计数是晚期疾病的标志,所以治疗的重点应放在艾滋病本身上,而非艾滋病性胆管病上。

治疗的目的是通过HAART提高CD4淋巴细胞计数和减少病毒载量。多学科治疗对这种疾病至关重要,特别是该病因治疗的不同而变化迅速。随着治疗模式的进步,希望该病能成为历史、不再发生(Enns,2003)。

因为该病被认为是晚期艾滋病的表现,艾滋病性胆管病病人的总体预后很差。如前所述,内镜治疗不影响病人的低生存率(Cello & Chan,1995),1年和2年生存率分别为14%~41%和8%,平均生存期为7~12个月(Bouche et al,1993;Cello和Chan,1995)。对于幸存者而言,之后也可能会进展为胆管癌(Hocqueloux & Gervais,2000)。

胆肠狭窄

肝管空肠Roux-en-Y吻合术后或胆总管空肠吻合术后出现胆管炎的病例多呈现复杂的情况(见第31章和第42章)。首先,PTCD和狭窄胆管的球囊扩张术作为一种简单有效的治疗方法,应该被首先考虑。当然,长期再狭窄(随访5~7.5年)的发生率仍高达45%(Jan et al,1994),所以在PTCD扩张术后胆管炎复发的病例中,只要病人能安全地耐受手术,胆肠吻合术应被充分考虑。

原发性硬化性胆管炎

PSC(见第41章)是一种影响胆道树的自发性炎症过程,可导致局部纤维化和胆道梗阻,常与胆道感染有关。PSC的诊断是根据诊断标准和排除标准进行的。碱性磷酸酶水平持续升高两到三倍是典型表现(Gordon,2008)。PSC病人中80%存在具有抗中性粒细胞质抗体,但这一指标并不是特异性的(Mulder et al,1993)。影像学纳入标准包括胆管造影所见胆管系统弥漫性狭窄和典型的肝脏组织学改变。Ludwig及其同事(1981)将组织学分为四个阶段:①门静脉周围性肝炎;②门静脉周围性肝炎和肝纤维化;③肝纤维化范围扩展超过门静脉周围的限制;④胆汁性肝硬化。

多种疾病与PSC相关,包括炎性肠病(inflflammatory bowel disease,IBD)、乳糜泻、结节病、慢性胰腺炎、类风湿性关节炎、腹膜后纤维化、甲状腺炎和血管炎。大量证据表明,PSC也有发展为胆管癌的倾向。

PSC 的主要治疗方法包括覆盖胆道细菌的合理抗生素治疗、重建胆道到肠道的引流系统。由于多发性肝内节段性胆管狭窄,长期预防性抗生素治疗是必要的;然而,目前还没有能够阻止疾病进展或预防胆管癌发展的药物治疗(见第 50 章和第 51 章)。晚期 PSC 唯一有效的治疗方法是原位肝移植(orthotopic liver transplantation,OLT)。在没有胆管癌的情况下,PSD 行 OLT 术后 5 年生存率高达 89%。由于接受肝移植的胆管癌病人存在很高的复发风险,而且一旦复发,生存率会急剧下降。因此,早期识别那些肝功能恶化的 PSC 病人,使其在发展为胆管癌前行肝移植术是 PSC 治疗的核心目标。

目前对于 PSC 的治疗方法还包括给予利胆的免疫抑制药物、抗纤维化药物等药物治疗,针对合并溃疡性结肠炎病人的胆道重建和结肠切除的外科治疗,以及晚期 PSC 的肝移植治疗(Gordon,2008)。

免疫球蛋白 G4 相关性胆管炎

虽然与免疫球蛋白 G4(IgG4)相关的系统性疾病自 20 世纪 60 年代以来就已为人所知(Sarles et al,1961),但 IgG4 胆管炎由 Montefusco 等首次描述(1984),他们总结了一系列与 IgG4 升高相关的胰腺和胰腺外疾病的病例报告。主要的胰腺外表现为类 PSC 特征的硬化性胆管炎改变。

在迄今为止样本量最大、包含 53 名病人的队列研究中,Ghazale 等(2008)描述了 IgG4 胆管炎最常见的临床症状和体征:黄疸(77%)、体重减轻(51%)、轻中度腹痛(26%)、脂肪泻(15%)和新发糖尿病(8%)。IgG4 胆管炎的诊断标准包括:以前诊断过 IgG4 相关的胰胆管疾病,或者以下条件符合两种及以上:血清 IgG4 高,系统性疾病的其他表现,胆管活检显示每个高倍视野超过 10 个 IgG4 阳性细胞,或类固醇治疗 4 周有效(Ghazale et al,2008)。

多个胆管造影研究未能发现特征性的、能以此确定诊断的影像学改变。它们表现均为类似于 PSC 的肝内胆管受累影像,和/或类似于胆管癌和胰腺癌的肝外胆管狭窄影像。由于难以区分 IgG4 相关性胆管炎和 PSC,许多研究致力于探讨与 IgG4 诊断相关的临床和实验室表现。最近的一篇综述(Alderlieste et al,2009)报告 IgG4 胆管炎和 PSC 在发病年龄、糖尿病和 IBD 的发生、唾液腺肿胀以及血清 IgG4 水平升高方面存在显著性差异(表 43.2)。肝或胆管活检有助于 IgG4 胆管炎与 PSC、胰腺癌、胆管癌的鉴别。IgG4 相关性胆管炎的肝组织学特征是胆管内及周围的淋巴细胞、浆细胞浸润,闭塞性静脉炎以及纤维化导致胆管硬化。汇管区内 IgG4 阳性的浆细胞数量明显高于其他肝病,包括 PSC、原发性胆汁性肝硬化、自身免疫性肝炎和慢性病毒性肝炎,与血清 IgG4 水平相关,并且在皮质类固醇治疗后可以下降(Kamisawa,2008;Umemura et al,2007)。胆道上皮的内镜活检标本显示,在 16 例接受活检的 IgG4 胆管炎病人中,88% 的胆管上皮显示每高倍视野超过 10 个 IgG4 阳性细胞(Ghazale et al,2008)。准确的诊断对于防止手术滥用以及避免可能致命恶性肿瘤的漏诊至关重要。

表 43.2　PSC 和 IAC:临床表现、免疫病理特征和治疗反应的差异

	PSC	IAC
年龄/年	25~45	65
男性比例	65%	80%
对类固醇激素的反应	—	+++
与 IBD 的联系	+++	—
与胆管癌的联系	+++	?
累及其他器官	?	+++
病理学结果	闭塞性胆管炎和肝硬化	丰富的 IgG4 阳性浆细胞
胆管造影的主要发现	带状狭窄的串珠表现	节段性狭窄和远端胆管狭窄
血清 IgG4 高	7%~9%*	约 70%

* 如该表的作者所建议,在他们的 PSC 病人队列中,一些 IgG4 水平升高者可能被误诊为 IAC。

IAC,免疫球蛋白相关性胆管炎;IBD,炎症性肠病;IgG4,免疫球蛋白 G4;PSC,原发性硬化性胆管炎。

From Alderlieste YA, et al, 2009: Immunoglobulin G4-associated cholangitis: one variant of immunoglobulin G4-related systemic disease. Digestion 79: 220-228.

胆管炎与腹腔内肝脓肿

胆管炎处理不当可并发肝脏、胆囊和膈下脓肿。一般来说,处理这些脓肿应遵循标准的外科原则:引流和广谱抗生素治疗,直到病人发热消退,肝功能恢复正常(Rintoul et al,1996)(见第 72 章)。

未经治疗的化脓性肝脓肿几乎都是致命的。传统治疗包括抗生素的使用和脓肿的引流,仍然是肝脓肿治疗的标准方法,但一些研究者提出在特定的病人中仅单独予以抗生素治疗的主张(Pearce et al,2003)。

近十年来,不置放导管引流、仅行经皮肝脓肿穿刺抽液的治疗模式也逐渐被重视。回顾性研究表明,经皮肝脓肿穿刺抽吸联合抗生素治疗的成功率在 58%~88%,与导管引流的结果相当(Barakate et al,1999;Johannsen et al,2000;Seeto & Rockey,1996)。值得一提的是,目前尚无经皮肝脓肿穿刺抽液和导管引流治疗肝脓肿的随机对照试验。

一旦确诊为化脓性肝脓肿,应尽快开始抗生素治疗。当然,应该在开始经验性治疗之前获得血培养样本。但如果为获得脓肿标本而延迟抗生素治疗,被认为是一种危险和不明智的做法。在选择初始抗菌治疗时,应考虑可疑的感染源,因为它有利于预测最可能致病的病原体。胆道疾病所致的化脓性肝脓肿,其常见细菌为肠球菌和肠道革兰氏阴性杆菌;结肠或盆腔疾病所致的肝脓肿,通常由大肠菌群和厌氧菌引起。一般观点认为,在评估具体肝脓肿病因的同时,甲硝唑被推荐应用于大多数化脓性肝脓肿的初始经验性治疗,因为化脓性肝脓肿多合并厌氧菌感染,特别是脆弱类杆菌和溶组织内阿米巴。一旦获得病原学证据,则应根据分离的病原体和药敏谱进行针对性的抗生素治疗。其他不常见的厌氧菌有:梭杆菌、梭状芽孢杆菌、厌氧链球菌和米勒链球菌(Johannsen et al,2000)。

通常,化脓性肝脓肿的治疗首选抗生素输注治疗 2~3 周,随后改用抗生素口服治疗 4~6 周(Pitt,1990)。一般来说,脓肿在经过一个完整的疗程后将完全消失。有时,尽管经过长时间的治疗,仍然会残留空腔。如果在连续监测的影像学检查中,空腔大小稳定且病人无症状,则可以停用抗生素,并密切观察病人是否出现复发性发热或腹痛。在这些情况下,建议在停止治疗1~2个月后进行 CT 检查,以便随访监测。

总结

胆管炎并不是一种单一的临床疾病,而是一系列严重程度各异的疾病谱。急性胆管炎的治疗应从液体复苏、输注抗生素和胆道减压开始。充分理解胆管炎的病因,选用合适的影像诊断和治疗方法,并根据具体病例的情况进行调整,是非常必要的。另外,需特别强调的是,未经治疗的胆管炎相关脓毒血症几乎是致命的,而且胆管炎从轻、中到重度的进展也可能是迅速和不可逆的。

（ 彭宝岗 译　沈锋 审）

第44章

复发性化脓性胆管炎

See Ching Chan,Sheung Tat Fan,John Wong

复发性化脓性胆管炎(recurrent pyogenic cholangitis,RPC)的特征是由色素性胆结石引起胆管狭窄,导致反复发作细菌性胆道脓毒症(见第42章和第43章)。1930年Digby在香港首次报道了这种疾病,并于1954年由Cook首次命名为RPC。它也曾被称为"东方"胆管肝炎(Stock & Fung,1962)、"香港病"(Mage & Morel,1965)、肝内结石(Wen & Lee,1972)、肝胆结石病(Nakayama et al,1980)、原发性胆管炎(Choi et al,1981)和"东方"感染性胆管炎(Seel & Park,1983)。RPC在东亚最为常见(Balasegaram,1972;Chang & Passaro,1983;De & Acharya,2001;Maki et al,1964;Nakayama et al,1980;Ong,1962;Seel & Park,1983)。随着亚洲人向西方国家移民的增加,在西方国家,特别是在亚洲移民聚集的城市,RPC变得更为常见(Al-Sukhni et al,2008;Harris et al,1998;Nguyen et al,2009)。我们不应将RPC视为一种特发于亚洲地区的疾病,而应认识到无论亚洲人生活在何处都可能遭受此病危害。

通常,RPC发生于那些成长在较低社会经济阶层的人,在发病率上无性别差异。在过去,RPC是最常见的外科急症之一,但近年来尤其在市中心地区发病率有所下降(Nakayama,1982)。在日本,尽管诊断技术有所进步,但RPC的总体发病率在下降,其中合并胆管结石的发病率由第二次世界大战前的50%下降到现在的20%(Nakayama et al,1980)。目前在香港,12%的胆管结石病例是由RPC引起的(Fan et al,1991)。

病因和发病机制

RPC的确切病因可能是多因素的。存在于胆小管末端的肠道微生物的感染可能是RPC发生的始动环节(见第43章)。实验和临床研究(Nakayama et al,1980;Ong,1962)表明,从门静脉血、胆总管胆汁和肝活检标本中分离出来的微生物主要来自肠道(见第12章)。尽管肠道微生物在通常情况下可能进入肝脏,但不会导致临床感染,除非肠道感染严重、微生物具有特殊的毒力,或肝脏的宿主防御机制受损。在RPC中,许多微生物可能在严重的肠道感染发作期间进入门静脉,这种情况以前在亚洲很常见。由于营养不良以及可能受到吸虫和蠕虫的感染,可能会降低肝脏有效清除肠道细菌的能力,RPC往往发生于生活在较低社会经济阶层的人群。

一旦微生物在肝脏中定植,感染就从毛细胆管开始,随后波及汇管区其余部分。感染严重时肝细胞呈空泡化,甚至可能发生坏死,因此称为淤胆型肝炎。如果感染局限于胆管,肝细胞损害通常轻微。但当胆管炎扩散到较大的肝内胆管和胆总管时,肝细胞损伤就会变得严重。早期感染消退后肝细胞可以恢复到正常的形态,但严重感染或反复感染可能导致肝内胆管纤维化或胆管炎型肝脓肿形成。

目前尚不清楚胆管结石和胆管狭窄发生的先后顺序(见第39章)。1978年,LAM等通过经内镜逆行胰胆管造影术(endoscopic retrograde cholangiopancreatography,ERCP)观察RPC病人胆管情况发现,胆管的结构改变可发生在结石形成之前,并且胆管狭窄多不伴有结石形成。反之,在没有明显变窄的肝内胆管内也可以存有结石。在晚期病例中,胆管狭窄与广泛的结石形成有关,结石可以充满整个肝内胆管。可能由于存在着球瓣机制,胆管的囊状扩张可能与严重狭窄无关,海绵样病变的胆管内也没有很多结石。他们还发现有些急性发作的非结石性感染性胆管炎病人中,感染性的黏稠胆汁弥漫至整个胆管树,提示胆汁淤积可能是结石形成的早期阶段(见第8章)。无论结石形成和胆管狭窄发生的先后顺序如何,反复或严重的感染都会引起胆管壁全层炎性反应并导致较大胆管的狭窄,形成网状狭窄,在较小的外周胆管中,表现出更多的管状狭窄。胆管阻塞合并毗邻肝脏实质性损害,可导致阻塞上方胆管的扩张。

RPC的胆管结石是胆色素结石(见第39章)。胆道感染使胆汁从过饱和溶液转变为不溶性沉淀。有人推测,来源于产气荚膜梭菌和大肠杆菌的β-葡萄糖醛酸酶,将胆红素二葡糖醛酸酯分解为游离胆红素,游离胆红素与钙离子一起沉淀形成不溶性胆红素钙,随着时间的推移,胆红素钙凝结并硬化成结石(Leung et al,2001;Maki,1966;Nakayama et al,1980)。

虽然在西方型胆总管结石的病人中通常能获得阳性胆汁培养结果,但当结石局限于胆囊时,感染的发生率很低。相反,无论结石位于胆囊还是胆总管,RPC中胆汁培养阳性的发生率都很高(Suzuki et al,1984;Tabata和Nakayama,1981),这一发现表明感染是RPC病因的始动环节,同时还发现受累的肝内胆管上皮内黏液腺数量增多(Nakanuma et al,1988;Terada & Nakanuma,1988)。Zen及同事(2002)的一项研究中显示了细菌和黏液在肝胆管结石形成中的综合作用,他们发现脂多糖可以通过合成肿瘤坏死因子(tumor necrosis factor,TNF)-α和激活蛋白激酶C来诱导胆管上皮细胞中形成凝胶的载脂蛋白(MUC2和MUC5AC)的过度表达。黏蛋白分泌过多阻碍胆汁流动,形成胆红素沉积,导致更多结石形成(Sasaki et al,1998)。三叶因子家族蛋白是一种重要的黏膜防御和修复的黏液相关蛋白,该家族蛋白的表达和分泌增加,与形成凝胶的载脂蛋白,可能在结石的形成中发挥作用(Sasaki et al,2004)。

结石一旦开始形成,就会逐渐增大,它们最终停留的部位取决于它们是否能通过现有的狭窄。当结石大于狭窄时,结石就停留在狭窄近端,并且随着胆红素钙沉积包裹其表层而增大。如果结石很小,结石可能会进入胆总管,通过壶腹而进入十二指肠,或者滞留于胆总管内并增大。滞留于任何部位如肝内胆管或胆总管内的结石都会导致持久性感染,并引起胆管壁进一步的炎性反应和瘢痕病变。

过去已经发现胆道感染与华支睾吸虫和蛔虫感染有关(Fung,1961),现在仍然被认为它们之间具有因果关系(Rana et al,2007)(见第45章)。然而,在没有华支睾吸虫病的国家,如菲律宾,RPC仍然流行,而在华支睾吸虫病流行的日本,RPC的发病率在下降。其他证据也不支持华支睾吸虫病是RPC的致病因素,仅在25%的RPC病人粪便中分离出了华支睾吸虫卵,只有5%存在蛔虫感染(Ong,1962)。毫无疑问,华支睾吸虫病是一种可能导致肝内外胆管结构改变的严重感染性疾病(Hou,1956)。然而胆管造影显示华支睾吸虫病和RPC的胆管形态改变明显不同(Choi et al,1984),华支睾吸虫病病人的终末胆管扩张而非狭窄,且以左肝内胆管的病变更为严重。这种现象与RPC的表现有所不同,仍有待合理解释。

即使华支睾吸虫病和蛔虫病只是意外感染,它们也可能成为结石形成的一个核心。蛔虫病在RPC中除了作为异物来源外,可能不起致病作用,而华支睾吸虫病在RPC流行的国家可能是一个致病因素。

病理学

主要的病理改变是胆道感染、胆管纤维化狭窄和胆管结石形成,以及继发其他一些病理病变。如前所述,反复感染导致进行性胆管上皮和肝细胞损伤。LAM和其同事(1978)详细地记录了RPC胆管的序贯改变。这些变化包括胆管壁变形、胆管分支过多、胆道突然截断或较小胆管"箭头"状的形成以及狭窄的进展过程(图44.1)。

狭窄可发生在胆道树的任何部位,但更常累及主要的肝管分支,特别是左肝和肝内胆管。在肝外胆管,狭窄呈网状向下端延伸。如果梗阻严重,近端胆管可明显扩张(图44.2)。肝胆管的狭窄可以延伸进展,并通常局限于肝内,但也可能延伸发展至肝外部分(图44.3)。在较小的肝内胆管中,狭窄段较长,可能会在一段胆管内出现管状狭窄(图44.4,另见图44.1)。

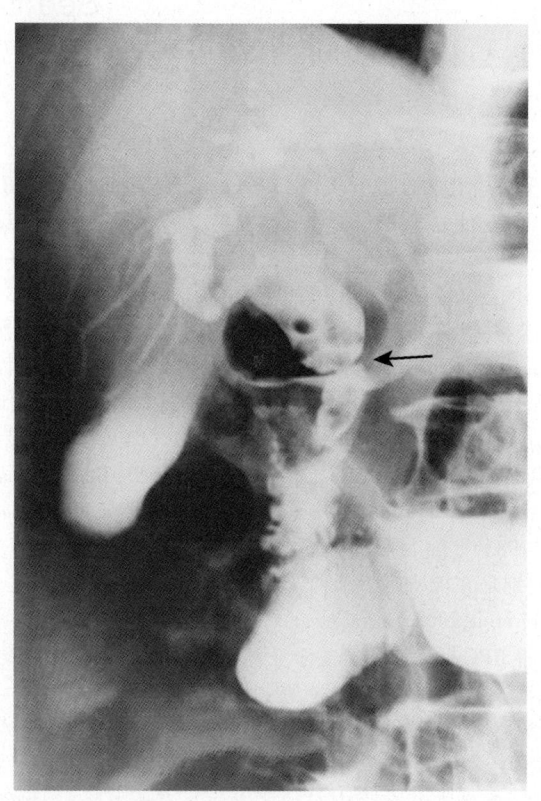

图44.2 RPC远端胆总管狭窄(箭头),呈网状,可见近端胆管扩张,狭窄上下方均可见结石,胆囊未显影

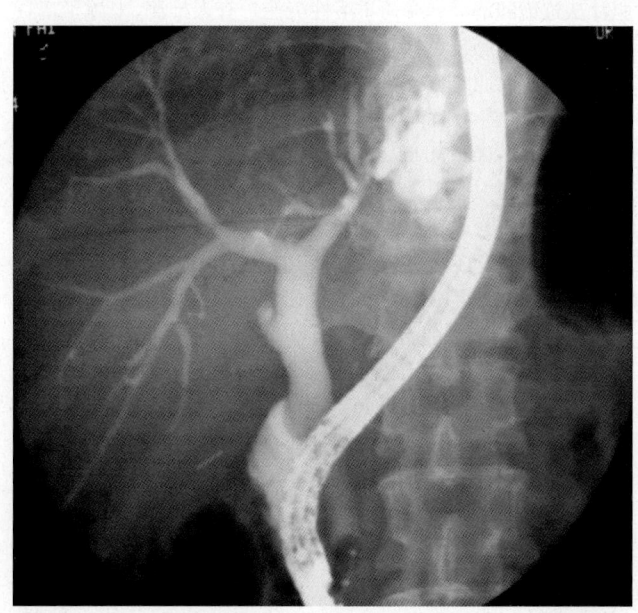

图44.1 ERCP显示早期复发性化脓性胆管炎改变,左肝管狭窄近端肝内胆管分支明显增多伴扩张

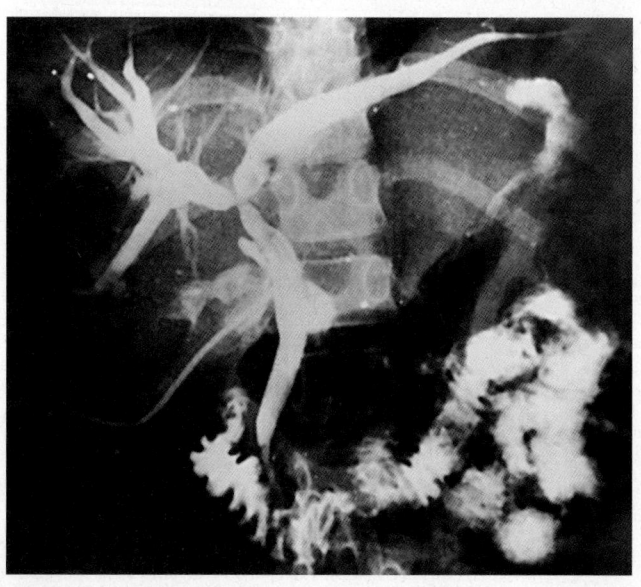

图44.3 T管胆道造影显示左、右肝管与肝总管汇合处有致密的狭窄

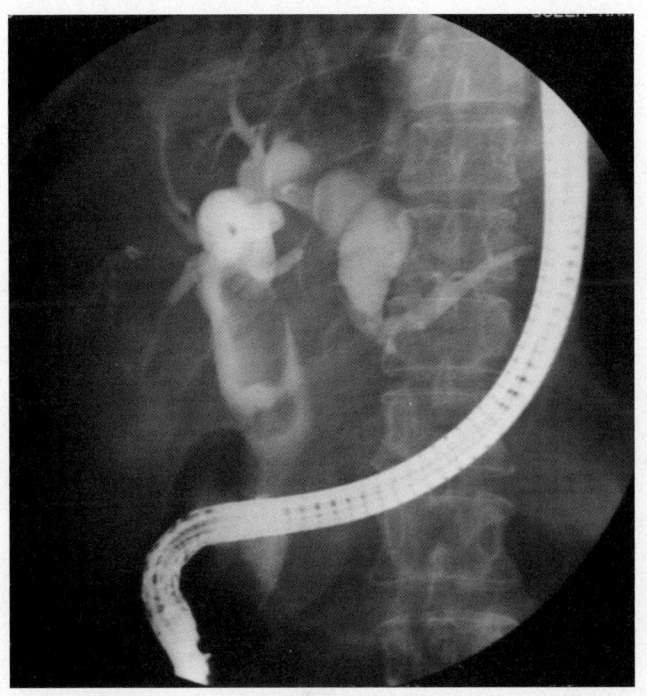

图 44.4　RPC 累及肝外胆管和双侧肝内胆管。狭窄近端胆管内有许多结石

左肝管比右肝管受累更常见、病情更严重。左肝管单独受累占 40%,右肝管单独受累占 20%,双侧胆管均受累占 40%。我们现在还不能很好地解释此类现象,但有人认为与左肝管更平直,左肝管中胆汁流出可能不如右肝管顺畅有关。如果右后肝管与左肝管以锐角连接,则可预料到右侧肝内胆管结石的发生率会更高;然而,一项对肝段胆管汇合模式的详细研究并未显示二者之间存在因果关系(Kitagawa et al,2003)。

可以预计到胆管狭窄可继发近端胆管扩张。这些扩张的胆管有时大到可以称为"囊"(Maki et al,1964)。在这些受累

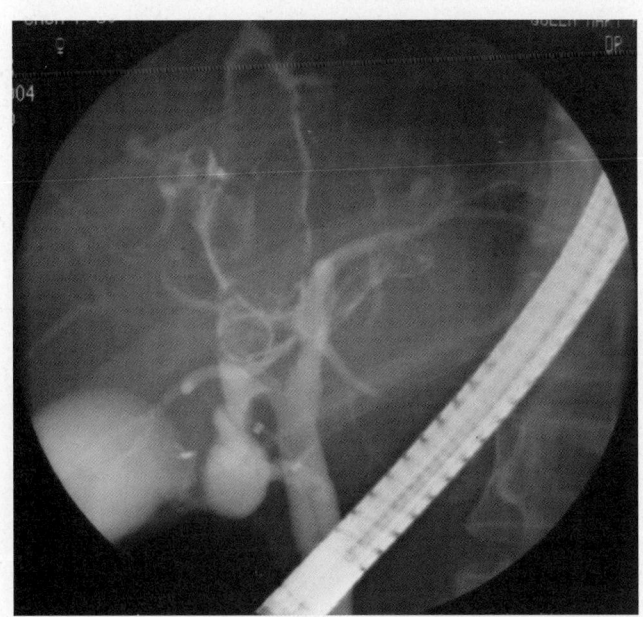

图 44.5　右肝内胆管阻塞,近端胆管呈明显的囊状扩张。胆管内可见少量结石,切除标本如图 44.6 所示

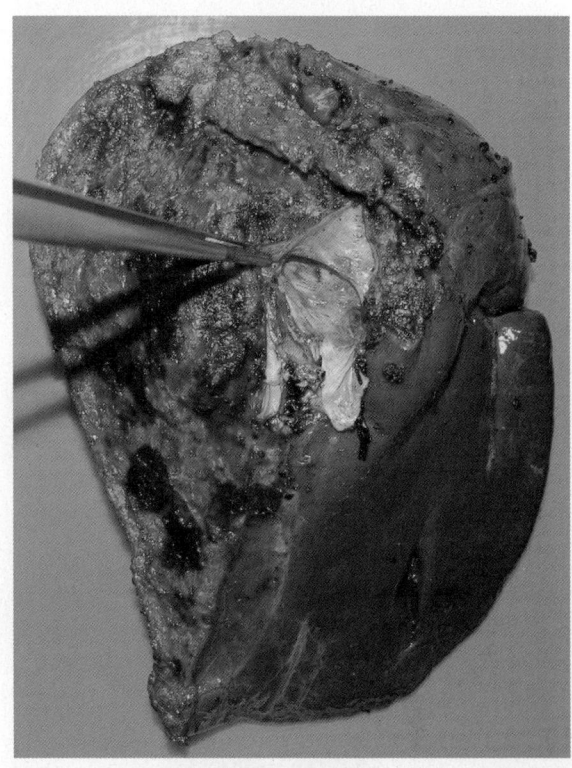

图 44.6　右肝切除标本(ERCP 如图 44.5 所示),显示肝内胆管囊状扩张伴有结石。表面出血,胆管壁增厚

的肝段中几乎没有肝实质残留(图 44.5),且在这些扩张的胆管中,结石相对较少(图 44.6)。胆管自扩张段向狭窄段逐渐纤维化增厚。当尝试通过手术修复这种狭窄时,由于病变胆管组织中不断发生的纤维化改变,可以预见由于胆管狭窄的复发而导致大多数修复手术的失败。

约 20% 的 RPC 病人存在胆囊病变,但在很多广泛胆管病变的病人中,胆囊仍是正常的(图 44.2、图 44.17A 和图 44.19)。当患有胆囊结石时,其他部位的胆管也总是会出现病变。急性发作期,当胆总管梗阻严重时,胆囊可肿大,并可能出现化脓、坏疽或穿孔。尽管胆总管引流后留下的正常胆囊需要再次手术的风险很小,对 RPC 病人进行手术时并不推荐保留胆囊,但当仅有胆总管结石时,保留一个正常的胆囊似乎也是可以接受的。

RPC 病人的结石均是胆红素结石:软、色素性、泥土样的结石,手指挤压时非常易碎(见第 8 章)。钳夹这些结石会导致破碎,留下的结石碎屑通常可以用生理盐水冲洗出来(图 44.7)。这些结石形状不规则,与它们所在胆管的结构一致;当被包裹在一起时,这些结石可能有切面。它们的大小不一,有的在 4cm 以上,也有的几乎要在显微镜下才可见,在单个病人中,可以看到结石大小的连续性变化,这与西方混合型结石中观察到的梯度变化不同(图 44.8)。

结石刚取出时,表面覆盖着黏液或黏性胆汁薄膜。而一些结石由于胆汁的长期浸泡,表面几乎呈黑色;另一些结石则是橙色或绿色的。新近沉积的胆汁薄膜在轻轻刮取时会从结石表面分离下来,显露出浅色的内部,可能会表现出层状结构。有些结石没有组织结构,轻微挤压就解体成不规则的粉末状。有时可能会发现结石的晶核形成,显微镜检查可能会发现死亡的寄生虫、细菌或细胞群(Teoh,1963)。

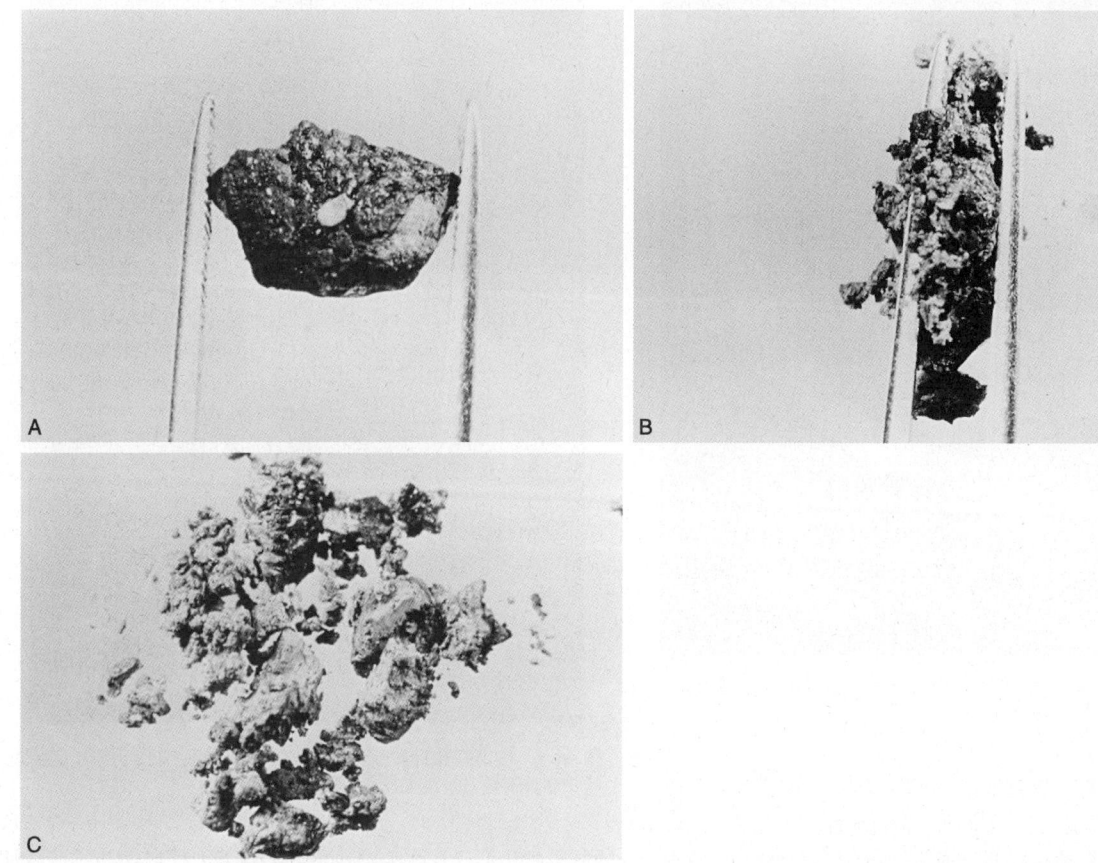

图44.7　(A)RPC 结石放置在组织钳之间。(B)结石很容易被轻微的压力压碎。(C)结石碎裂成柔软的无特定形状物质

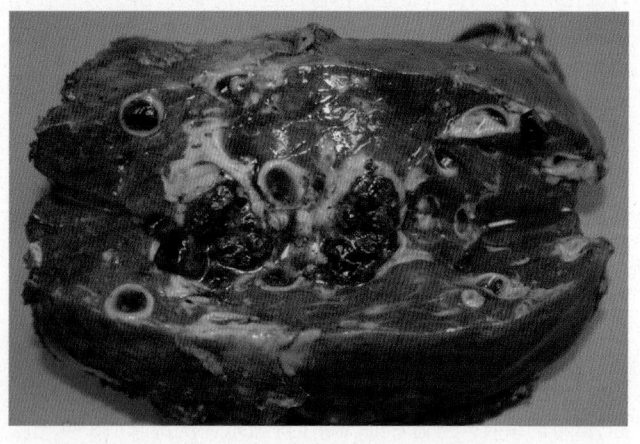

图44.8　RPC 不规则结石大小的分级。表面有胆汁染色,但内部颜色较浅。肝内胆管结石呈铸形结构

约 10% 的病人没有结石,胆管内充满碎屑,称为胆泥。这种碎屑由黏液、脓液、寄生虫、胆汁成分改变、微结石和脱落的胆道上皮组成,它们都混合在一起,形成一种稠厚的粥状物质,打开胆管时从胆管内流出。胆泥也可与结石同时存在,在急性发作时,更常见的是软的、感染性的伴或不伴有结石的胆泥。

在急诊手术中,肝脏呈现"胆管炎"改变:充血、胆汁染色、柔软、容易出血。在静止期,肝表面和壁层腹膜之间为非血管性粘连,这是既往急性发作缓解的表现。在病程长的病例中,粘连多是致密的血管性粘连,并含有脓包,这是由于肝胆管脓肿破裂进入腹膜腔引起的。肝脏表面的瘢痕形成表明先前有

过发作、胆管扩张,特别是肝左叶的表面更明显(图 44.9)。肝左叶萎缩时,可见肝右叶代偿性肥大。相反,肝右叶病变严重时(较罕见),肝左叶可明显增大并可能导致肝门解剖结构的严重扭曲(图 44.10)。即使肝脏外观正常,肝内病变也可能广泛存在,通过肝脏表面很容易扪及结石。

当胆道病变严重、病程长,特别是伴有胆肠吻合口狭窄,经多次手术治疗效果不佳时,可导致胆汁性肝硬化和肝衰竭等严重并发症(Jeng et al,1989)。当肝硬化进展时,可继发门静脉高压症和食管静脉曲张出血(见第 76 章)。进一步的胆道矫正手术只有在门体分流减压后才可施行(见第 85 章至第 87 章)。

胆总管下端结石除了造成胆道梗阻外,还可引起其他两种并发症:胆总管十二指肠瘘和急性胰腺炎(见第 32 章)。胆管十二指肠瘘并不严重,但可能会造成内镜医生和放射科医生的诊断困难。急性胰腺炎是 RPC 的一个重要并发症。在香港,大约一半的急性胰腺炎病例与 RPC 有关(Ong et al,1971)。尽管许多病例没有明显的临床症状,但大约 20% 的 RPC 病人血清淀粉酶明显升高。

虽然罕见,但左肝脓肿可破入心包腔并导致心包填塞(Fan & Wong,1997)。右肝脓肿可能破裂形成胸膜胆管瘘或支气管胆管瘘(Wei et al,1982)。这些脓肿也可能导致脓腔出血(图 44.11)或胆管出血(Joo et al,2003),脓肿可破溃到腹腔或邻近的空腔脏器,或延伸到膈下或肝下间隙(见第 72 章)。

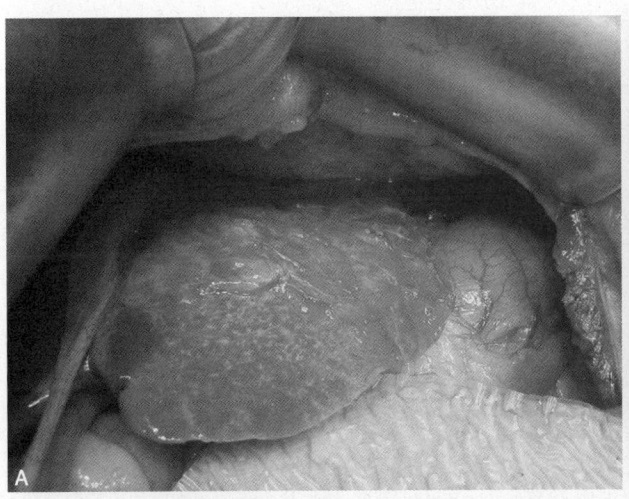

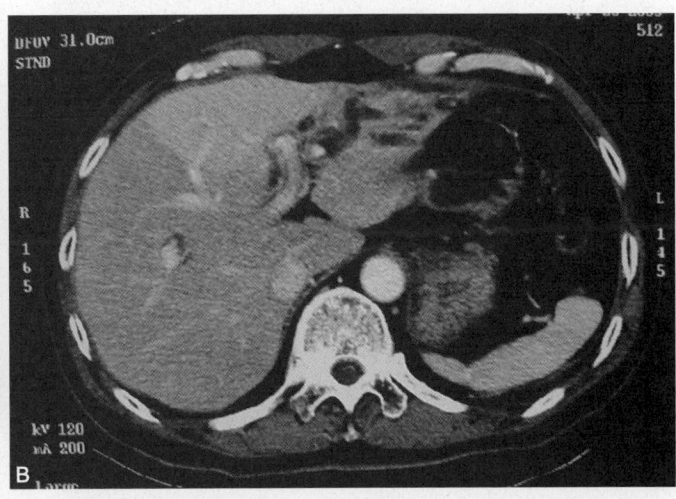

图 44.9 （A）在剖腹手术中,左肝管出现胆管瘢痕,肝脏表面可见扩张胆管。通过萎缩的肝实质可扪及扩张胆管中的结石。（B）同一病人的 CT 扫描显示了这种情况的典型特征

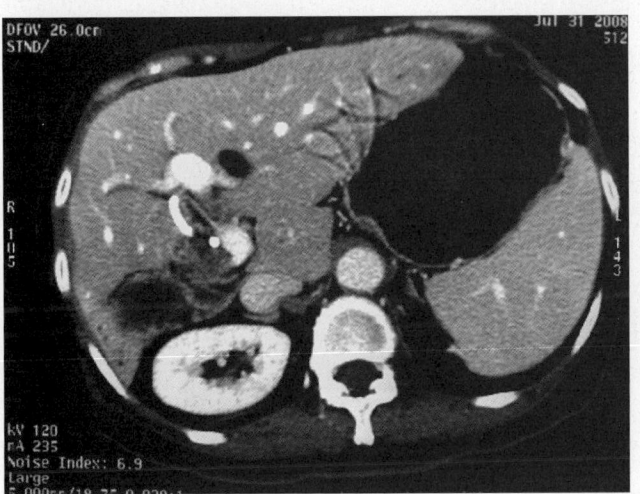

图 44.10 RPC 病人的 CT 扫描显示肝右叶萎缩,肝门向右侧旋转移位。结石位于右侧肝管内

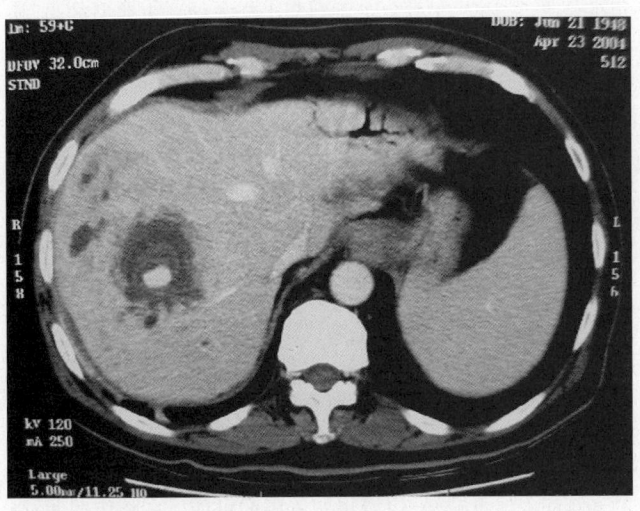

图 44.11 CT 扫描显示肝脓肿病人形成霉菌性动脉瘤

慢性脓肿在临床、手术或造影检查中有时与胆管癌难以鉴别,只有通过切除后详细的病理检查才能确诊。与肝内胆管结石一样,由华支睾吸虫病引起的胆管癌的发病率也有所增加(Hou,1956;Ohta et al,1984)(见第 50 章和第 51 章)。

胆管癌的发生是否与 RPC 相关,存有争议。严重的华支睾吸虫病在胆管癌病人中几乎持续存在,这支持了其因果关系(Belamaric,1973)(见第 73 章)。2% ~ 13% 的肝内结石病人发现患有胆管癌(Chen et al,1989;Chu et al,1997;Ohta et al,1984,1988)(见第 39 章)。尸检研究表明,反复发作的胆管炎可引起胆管的进行性病变,导致不典型上皮增生和胆管癌(Ohta et al,1984)。最近的肝内胆管结石研究发现有两种不同的癌前上皮内瘤变:胆管上皮内肿瘤和胆管内乳头状肿瘤。越来越多的证据表明,这些病变通过多步骤癌变导致胆管癌的发生(Nakanuma et al,2009)。肿瘤呈结节状或乳头状生长,在肿瘤瘤体内或胆管腔内可发现结石并伴有肿瘤浸润(图 44.12)。一旦在影像学上显示这种肿瘤样改变,就应考虑到胆管癌的可能(图 44.13);然而,RPC 病人中也存在炎性假瘤(见第 48 章)(Yoon et al,1999)。其影像学特征与胆管癌无特异性,只有通过切除术后的病理检查才能鉴别。

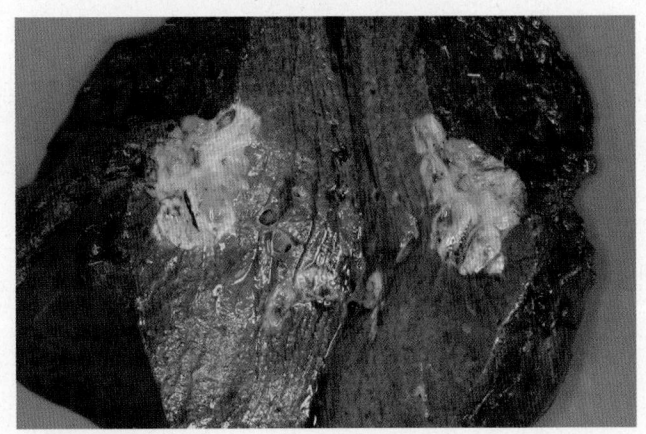

图 44.12 与图 44.13 同例病人的右肝切除标本,肿瘤在扩张的胆管内生长;胆管分支内可见黑色结石

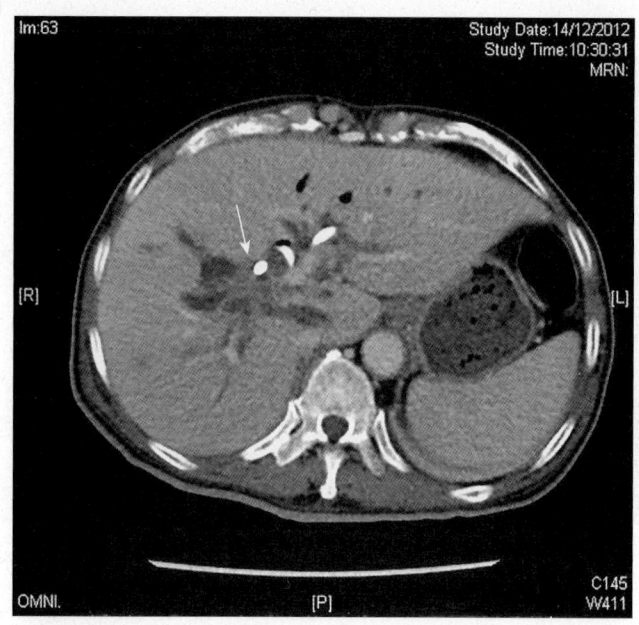

图 44.13　RPC 病人 CT 扫描显示扩张的右肝管内见软组织肿块（箭头）

当 RPC 累及邻近的大胆管时，可诱发门静脉主要分支的血栓性静脉炎，引起广泛的胆管周围炎症（图 44.14）。门静脉阻塞的程度与肝脏萎缩的程度密切相关（Kusano et al, 1991）（见第 5 章）。当肝静脉血栓形成时，可能出现肺栓塞，但导致肺动脉高压较罕见（Lai et al, 1968）。显微镜下，肝门周围被炎性细胞浸润，胆管内充满脓液。严重发作时，肝小叶的窦状隙可见中性粒细胞，相邻的肝细胞出现空泡化。较大的胆管最初表现为急性炎症改变，但随着反复发作，胆管增厚，表面黏膜内

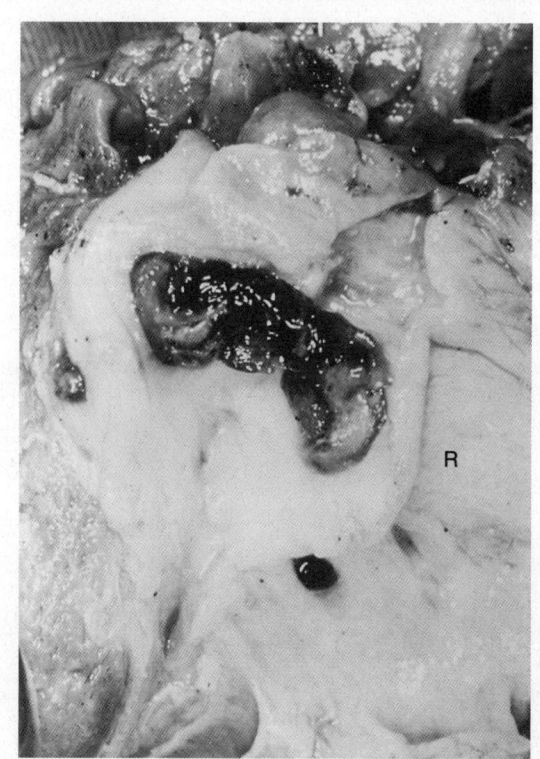

图 44.14　严重 RPC 的门静脉右支血栓性静脉炎影响右肝管（R）。静脉壁可见增厚的白色纤维组织

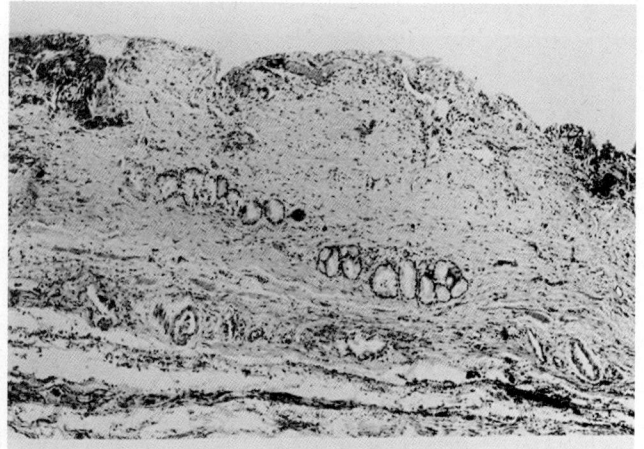

图 44.15　RPC 累及的肝内大胆管的显微照片。胆管壁增厚伴纤维化，胆管腔内上皮内膜剥落，腺体增生延伸到增厚的胆管壁深部（苏木精和伊红染色，×67）

膜消失，腺体增生明显并进入增厚的胆管壁并向外扩展（图 44.15）。随着炎症的反复发作，许多腺体发生上皮化生和纤维化，进一步可扩展至增厚的胆管壁外并累及周围的肝实质，进而导致肝细胞的变性和坏死。

临床特征

与西方国家的胆道结石病（见第 32 章）相比，RPC 对男性和女性的影响相同，好发于较低的社会经济阶层。目前在香港，随着社会经济条件的改善，RPC 的新发病例减少，年轻病人也减少。在一项调查中，RPC 病人的中位年龄为 59.5 岁，56% 的病人曾因胆石症接受过胆道手术（Liu et al, 1998）。

RPC 的本身无特征性症状，常表现为急性胆管炎的特征：疼痛、发热和黄疸（Charcot 三联征；见第 43 章）。疼痛位于右肋下或右上腹，疼痛性质可能是胀痛、尖锐痛、撕裂样痛或刀割样痛，经常放射到背部。有恶心，但呕吐不常见。如果体温升高，须考虑败血症或肝脓肿的可能；体温表记录的往往是发热的峰值而不是持续的发热。RPC 病人很少出现明显黄疸，可能只有临床上刚可察觉的黄疸，提示胆道的不完全性梗阻。瘙痒很少是主诉，病人也不会注意到陶土样大便。更典型的是，病人可发现尿液呈茶色。

急性发作时的体格检查显示病人焦躁不安，有轻微黄疸和不适。腹部可有既往手术瘢痕，上腹部或右肋肋部有压痛和肌紧张。60% 的病人肝脏增大，但这可能会被肌紧张掩盖。同样，肿大的胆囊也可能无法触及。25% 的病人脾脏增大。

如果腹部体征加重，表明腹膜炎加重，或出现弥漫性腹膜炎，就必须进行急诊手术或非外科手术干预。在老年病人中，即使出现败血症，腹部体征也可能很轻微，因此，仅仅依赖体征观察可能会延误手术，从而导致病人出现休克。即使出现休克，由于缺乏明显的腹部体征，仍然可能不会对这些老年病人进行手术。急性胆管炎病人血压的短暂升高可能是休克的早期，应该被视为病情恶化的迹象，而不是治疗后的疗效显示。在两次发作期间几乎没有什么明显的临床特征。当患有 RPC 的老年病人体重减轻，应警惕胆管癌的可能。在随访期间，当病人血清碱性磷酸酶（alkaline phosphatase，ALP）大幅度升高时

（Kim et al，2003），或在以前的手术中涉及两个肝段的肝内结石尚未完全清除时（Jan et al，1996），也应警惕胆管癌的可能。

检查

胆管阻塞伴细菌感染的常规血液学和生化检查，难以鉴别 RPC 病人与其他原因导致胆道感染的病人。通常会有白细胞增多，肝功能检查显示胆红素水平中度升高，血清 ALP 和 γ-谷氨酰转移酶（glutamyltransferase，GGT）水平升高。偶尔，RPC 病人的肝脏生化检查结果可完全正常，甚至在急性发作期间。

影像学检查对疾病诊断、评估病变程度以及制定清除结石和狭窄的治疗方案具有重要价值。超声（见第 15 章）、计算机断层扫描（computed tomography，CT；见第 18 章）、胆管造影和磁共振成像（magnetic resonance imaging，MRI；见第 19 章）在诊断上通常是互补的。

超声对胆总管和肝内胆管结石的大小和位置的诊断效果最佳，它还能显示出肝脓肿、胆汁瘤或肿瘤。彩色多普勒超声是检查门静脉血流动力学的有效手段。如果伴有声影，就可以很容易地识别出肝内胆管结石（图 44.16）。但在 RPC 中发现的一些结石与周围组织是等回声的（Federle et al，1982）。此外，这些结石容易形成胆道铸型结石，可能导致超声在一些病人中无法识别出肝内胆管结石（Chau et al，1987）。超声的另一个缺陷和胆道积气有关，气体可能产生类似结石的高反射回声和声影（Federle et al，1982）。在已行胆肠引流的 RPC 病人中胆道积气较常见。30% 的 RPC 病人发现门静脉周围回声增强（Chau et al，1987）。在晚期病例中这些变化可表现为胆管周围炎和门静脉周围纤维增厚，这一发现应促使超声学家寻找 RPC 的其他诊断依据。

CT 虽然比超声检查更昂贵，但在很大程度上没有观察者偏倚和操作者依赖性。除了能提供超声检查所提供的信息外，CT 还可以准确地区分超声下易引起混淆的肝内结石和胆道积气，并可以提供肝脓肿引流的精确定位（Fan et al，1990）。在对 RPC 病人进行 CT 增强扫描时，一些结石可被周围强化的肝实质掩盖而难以区分（图 44.17），而 CT 平扫是直观的，可避免假阴性。在 CT 扫描中，可以很清晰地看到肝脏的体积和轮廓改

变；病程较长的病例存在肝叶萎缩、肥厚和肝门旋转（图 44.10），也可以观察到肝实质的改变。在急性发作期间，36% 的病人观察到持续的节段性强化（Chan et al，1989），表示为肝实质化脓，类似于该病的弥漫性血管增生和动静脉分流的血管造影表现（Freeny，1980）。

胆管造影能清晰地显示胆管解剖结构，超声和 CT 可作为胆管造影（见第 13 章和第 20 章）的补充检查。RPC 中胆管病变的模式是多样化的，因此精确地显示整个胆道树是必不可少的。ERCP 和经皮经肝胆管造影术（percutaneous transhepatic cholangiography，PTC）是 RPC 的直接胆管造影方法（见第 20 章）。我们一般倾向于先行 ERCP，因为 50% 以上的 RPC 病人受影响的肝外胆管能较好地被显示。当已行肝管空肠吻合术或胆管空肠吻合术时，且胆管汇合处的结石或狭窄导致肝内胆管无法充盈时，首选 PTC。在这种情况下，在超声引导下进行经皮肝穿刺目标胆管的操作安全性更高（Nakayama & Koga，1984）。对经此方法获得的胆管造影图像阅片时，应注意寻找未显影的节段胆管，特别是在肝内胆管充盈不足的情况下（图 44.18）。超声或 CT 可以提供有用的信息，以确定结石明确清除后的病人反复发作胆管炎的原因。

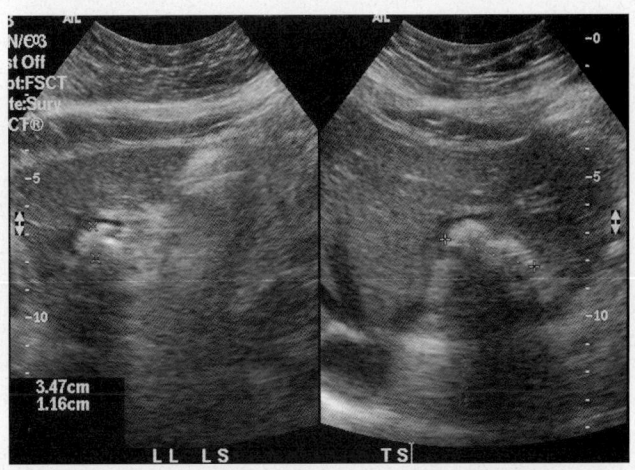

图 44.16　RPC 病人的超声检查。肝内胆管结石的声影这一特征并不明显

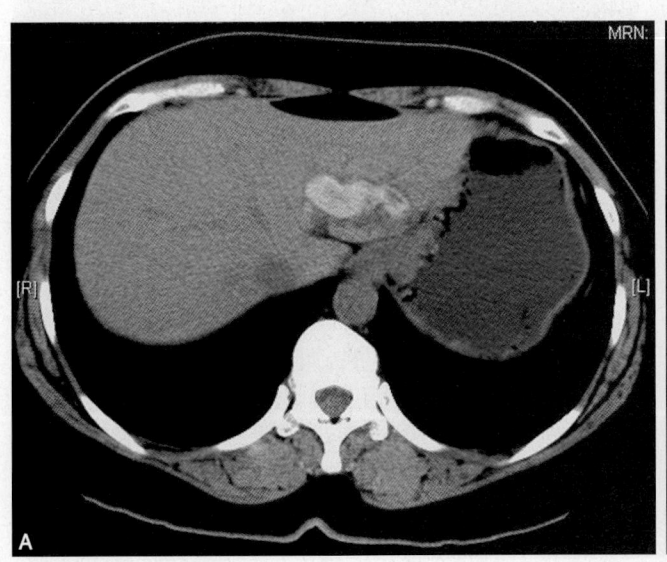
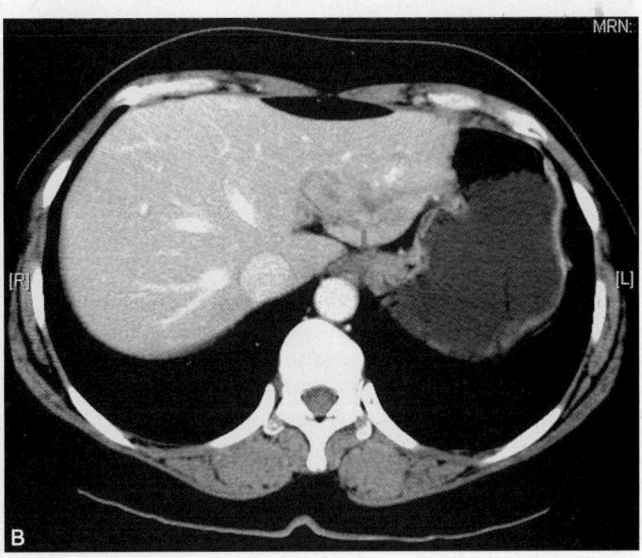

图 44.17　（A）CT 平扫片显示有明显的肝内胆管结石。（B）在 CT 增强扫描中，结石被强化的周围肝实质所掩盖

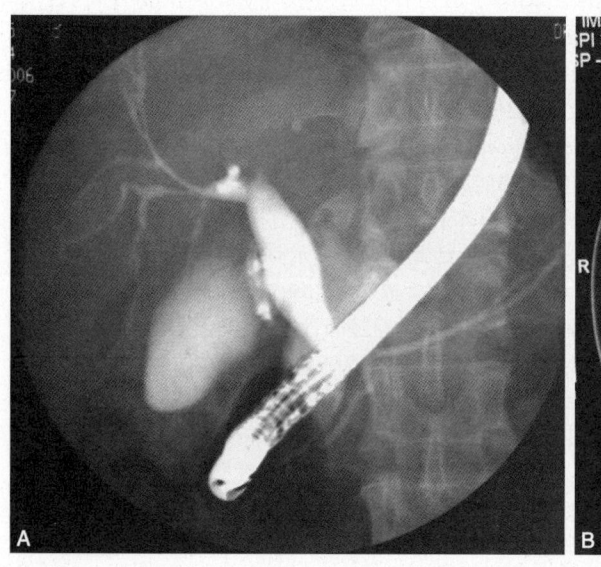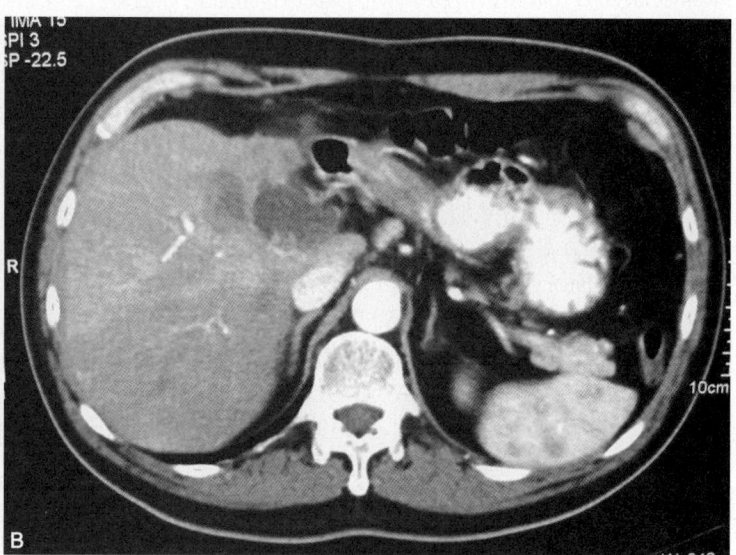

图 44.18　（A）ERCP 显示近乎正常的胆管树，但仔细阅片可见左侧肝内胆管充盈缺损。（B）同一病人的 CT 扫描显示，因左肝管狭窄而导致近端呈囊状扩张的胆管内存在充盈缺损，为胆管内多发性结石

与 CT 和超声相似，MRI 是显示 RPC 肝体积和轮廓变化的一种敏感手段。T1 加权增强 MRI 可通过胆管壁和肝实质的强化来显示急性化脓性改变。在 MRI T2 加权图像上，门静脉周围炎症呈肝脏和胆汁之间的等信号（Chan et al，1997）。T2 加权图像最适合显示胆管扩张和结石，因为胆汁表现为高信号，而结石（无游离质子）表现为无信号，显示为胆管内充盈缺损（图 44.19）。与超声和 CT 相比，MRI 在检测肝内胆管结石、胆管扩张和狭窄方面略有优势（Kubo et al，1995），然而，胆道积气也是无信号，可能会对结石的检出率产生不利影响。当不能行 ERCP 时，磁共振胰胆管成像术（magnetic resonance cholangio-pancreatography，MRCP）可以显示胆道系统的三维显像（见第 19 章），替代直接胆道造影用于诊断（图 44.20）（Soto et al，

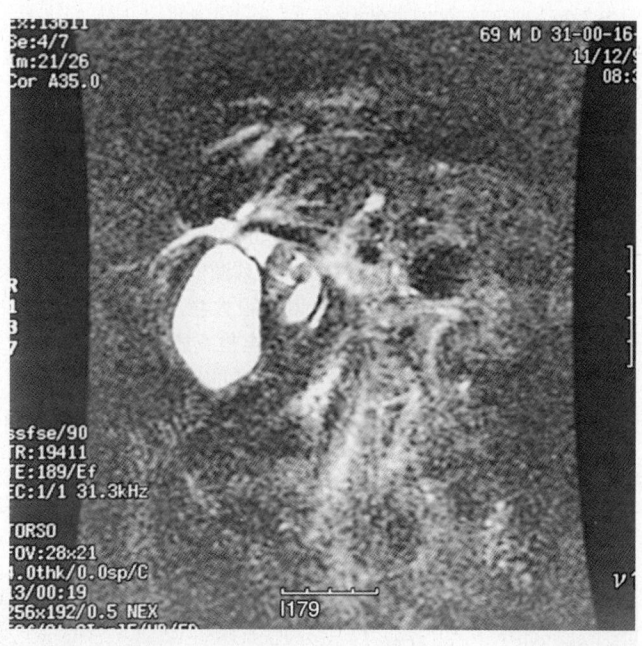

图 44.20　MRCP 显示 1 例 RPC 病人胆总管大结石，肝内胆管口径不规则，胆囊内无结石（Courtesy Dr. F. L. Chan.）

1996）。MRCP 在检查肝内胆管结石方面比 ERCP 更敏感，因为在 ERCP 中，肝内胆管狭窄会影响造影剂对肝内胆管分支的显示。当无需 ERCP 治疗时，MRCP 可替代 ERCP（Kim et al，2002）。

RPC 需与其他继发性肝内胆管结石进行鉴别。与 Caroli 病不同（见第 46 章），RPC 主要影响左肝，没有胆管板畸形的表现。Caroli 病在没有并发症时可没有胆色素结石和慢性增生性胆管炎的表现。原发性硬化性胆管炎也可以观察到胆管扩张甚至结石形成，易被误诊为 RPC，尤其是当只检查了肝周围组织时。在 RPC 中，胆管萎缩是不显著的。有时需要采用多种成像方法来进行准确和详细的诊断（Tsui et al，2011）。

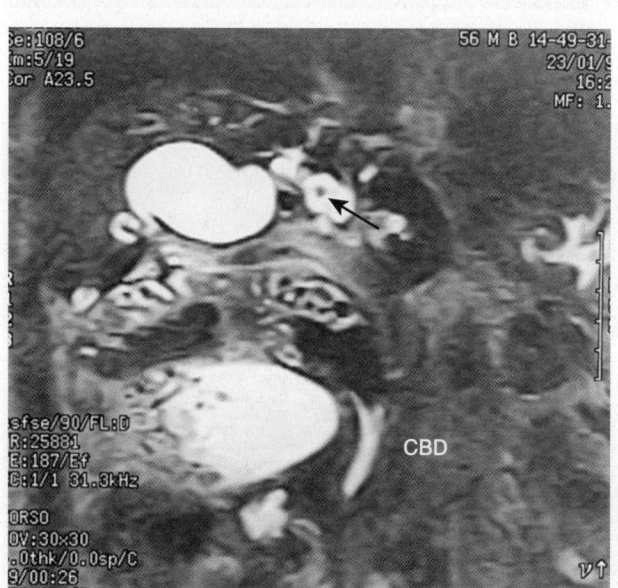

图 44.19　RPC 病人的磁共振成像的冠状面。可见肝内胆管及结石（箭头），肝内胆管囊状扩张，胆总管（CBD）直径正常（Courtesy Dr. F. L. Chan.）

处理

大多数 RPC 病人都有急性发作,且往往不是第一次发作。急性发作时,病人经过详细的影像学检查,通常通过抗生素、手术或内镜治疗得以缓解。在决定是否进行手术或手术方式之前,需要对狭窄的部位、结石的位置、胆管的粗细、受累肝实质的体积以及相关并发症进行精确评估。标准的治疗方法通常采用肝切除法。少数病人包括轻度的胆管狭窄和没有结石的虚弱病人、胆管被华支睾吸虫阻塞的罕见病人,以及在吸虫感染基础上发生细菌感染引起的严重胆管炎病人不建议进行肝切除。

急性发作

急性发作的治疗目的是提供无创的保守疗法。这一阶段的治疗被视为手术前或介入治疗前的准备阶段。给予静脉输液、广谱抗生素和镇痛药,使胃肠道得到休息。抗生素必须覆盖革兰氏阳性和革兰氏阴性菌,特别是大肠杆菌、克雷伯菌和厌氧菌,尤其是在有胆肠吻合术病史的病人中(Sheen-Chen et al,2000)。对于入院时休克或病情不稳定的病人必须立即急诊手术或非手术干预。

RPC 急性发作期行保守治疗,有约 30% 的病人治疗失败。在需要紧急手术、内镜或放射介入治疗的病人中,约 35% 的病人出现并发症(Chen et al,1984;Fan et al,1991b)。一项回顾性分析表明,与胆道阻塞仅局限于一侧胆管时比较,在胆管结石或狭窄阻塞整个胆道时,保守治疗失败的可能性要更大。换句话说,累及整个胆道的败血症比累及节段胆管的败血症更严重。年龄、伴随疾病的发生率、既往手术史、菌血症、耐药菌株和细菌培养的多重性等因素似乎不是重要的决定因素(Fan et al,1991b)。

保守治疗失败的表现为病人持续发热、精神障碍、弥漫性腹膜炎、心动过速、少尿和低血压。在病人陷入不可逆转的休克和死亡之前,需要通过内镜、放射介入或紧急的外科手术进行胆道减压。

急性发作时的外科治疗

在急性发作期,手术的目的是挽救病人的生命,可以通过对阻塞的胆管进行减压和提供通畅的胆道引流来实现。标准方法是通过胆总管切开探查胆总管并插入大口径 T 管进行胆道引流。胆总管的直径通常不足几厘米而且壁很厚。当胆总管明显扩张和纤维化时,正常的解剖结构被扭曲,特别是在有胆道手术史的病人,此时,寻找胆总管存在困难。当胆管被打开时,稠厚的、感染的胆泥或脓液流出。在这些物质被吸尽后,用镊子轻轻取出胆管内结石,避免碎裂;用胆道刮匙有助于挖出软石和胆泥(见第 31 章和第 39 章)。

在急诊手术中对肝内狭窄和结石没有固定的处理方法,但必须通过逐步扩张狭窄的方法来减轻肝内胆管感染。当对狭窄处扩张时,可见感染的胆汁从胆管中涌出。为了建立肝内节段胆管的减压和通畅引流,可以将胆管引流管插入肝管,其原理与用放射学介入的方法插入经皮经肝胆管引流管的原理相

同(Fan & Wong,1996)。在探查胆总管的过程中,用温盐水冲洗胆管的动作要轻柔,因为高压下冲洗可能导致菌血症。因此,除了其他原因外,不应行胆道镜检查肝内胆管。如果胆管切开较大且能使生理盐水自由流出,则可以对胆总管的下端进行胆道镜检查。

在胆总管清理完毕后,可轻柔地插入 Fogarty 导管检查胆总管下端是否通畅。由于用球囊扩张 Oddi 括约肌可能损伤括约肌或诱发急性胰腺炎,因此不建议在不经胆道镜引导的情况下使用 Fogarty 导管。同样,不建议使用胆道探子盲目进行胆道扩张,因为它可能造成假道或损伤 Oddi 括约肌。数字超声检查也有助于在胆总管和近端肝内胆管中发现结石和狭窄,但在确定结石是否完全清除方面并不可靠。

当左右肝管通畅并有胆汁流出后,在胆总管置入一个大口径 T 管,用可吸收缝合线缝合胆总管切开处。这种 T 管可以使碎石畅通无阻地通过,而且由于 30% 以上的病人在急诊探查后发现残余结石,它为手术后经皮窦道胆道镜检查和取石等操作提供了很大的便利。

是否需要进一步手术取决于病人的一般情况和周围脏器的病理改变。除非病人一般情况较好,或是存在急性胆囊炎、胆囊化脓或胆囊坏疽,或胆囊极度肿大的情况下,一般不常规行胆囊切除术和胆囊造口术;当病人的一般情况很差时,胆囊病变不明显的胆囊结石并不是急性胆管炎手术时胆囊切除术的适应证。可触及的肝脓肿需行体外引流,较小的多发性肝脓肿应通过充分的胆道引流和抗生素来治疗。如果病人的循环状况稳定,对局限在肝左外叶的多发性肝脓肿进行肝切除术是安全的(Fan et al,1993)。

对通过胆总管切开术无法取出的胆总管下端嵌顿结石,如果没有急性胆源性胰腺炎发作,可以留在原位暂不处理。但在急性胰腺炎发作时,经十二指肠括约肌切开成形术取出结石是必要的,因为胰腺炎可能会进展(见第 35 章),且该手术风险较低(Ong et al,1979)。尽管有争议认为这种结石可以通过内镜清除,但由于病人术后因丢失大量胆汁,可导致低钠血症、低钾血症、代谢性酸中毒、脱水等情况,在术后立即进行内镜取石是有一定的风险,此外,术后内镜取石也不一定能成功。对于胆总管下端的结石,除了经十二指肠括约肌成形术外,另一种选择是使用液电碎石(Fan,1989)对结石进行碎裂。在经验丰富的医师看来,此手术安全快捷,可避免十二指肠括约肌成形术。

术后病人情况的改善通常是显著的。因感染性休克而接受手术的病人可能需要在重症监护病房进行长时间的恢复期治疗,以恢复肝肾功能不全,体温、脉搏和血压可能需要一段时间才能恢复到正常水平。其中一些仍处于休克状态的危重病人,多死于多器官功能衰竭、脓毒症和继发性凝血功能障碍引起的全身出血。

严重感染华支睾吸虫的病人,尽管胆总管下端通畅,但仍可通过 T 管排出大量的稀薄胆汁。这种胆汁分泌的机制尚不清楚。应给予吡喹酮以清除感染,并适当补充液体和电解质以避免并发症的发生。

急性发作的非手术治疗

胆道减压可以通过内镜下乳头切开术(见第 29 章)和鼻胆

管或放置大口径胆道支撑管(Lam,1984)来实现。如果梗阻部位在胆总管内,胆道梗阻解除后的胆道减压效果迅速而明显,但如果病变主要是肝内,则往往效果不佳。在这种情况下,超声引导下经皮肝穿刺胆道引流术(percutaneous transhepatic biliary drainage,PTBD)(见第13章、第30章和第52章)可能有帮助(Heffernan et al,2009;Huang & Ker,1988)。但这些穿刺引流术使用的引流管很细,管腔更小,很容易被黏稠的、感染的胆汁和疏松结石堵塞(Takahashi et al,1990)。由于肝脏内外胆管常存在多处狭窄,单侧引流不足以完全减压。

在经内镜或放射介入途径行胆道减压后,对病人的病情进行仔细评估是必要的。如果病人的病情没有改善,进一步的影像学检查是必要的,以确定感染的部位。持续脓毒症的原因可能包括胆囊坏疽穿孔和胆汁性腹膜炎、一个或多个节段胆管引流不通畅、肝脓肿以及放置的引流管被稠厚的胆泥堵塞。无论脓毒症的原因是什么,及时行外科手术是必要的。

在过去,当病人病情恶化或经保守治疗后仍未好转时,才进行胆道减压。这种方法的死亡率约为10%,是不可接受的。随着急诊内镜的开展,我们提倡急诊行ERCP和内镜胆道减压术应在入院后24~48小时内进行,以避免在病人生理状况不佳时进行外科手术。ERCP是最好的首选方法,因胆总管病理改变而导致保守治疗的失败(Fan et al,1991a,1991b),可通过放置大口径支撑管可以实现充分的减压。采用这种方法,急性发作期几乎没有院内死亡率(Liu et al,1998);但是,必须仔细观察病人的情况,如果立即好转的迹象不明显,必须考虑手术干预。

确定性手术

择期手术的目标是清除胆道结石,矫正胆管狭窄,保持通畅的胆道引流,必要时提供经皮进入胆道的通道进行引流。由于RPC影响胆道的部位不同,严重程度也不同,针对不同的情况已经发展了许多不同术式。这些手术包括胆总管探查、肝切开术、肝部分切除术、肝胆管空肠吻合皮下盲袢术和狭窄成形术。在择期手术治疗时,必须进行完整和准确的影像学检查,以确定结石和狭窄的位置以及节段性肝萎缩的程度。

一般情况下,RPC可根据有无肝内胆管狭窄分为简单和复杂两类。对于简单的病例,可以行胆囊切除术,胆总管探查并行胆道镜检查,合并或不合并肝管空肠吻合术。对于复杂的病例,需同时行肝管空肠吻合术、狭窄成形术和部分肝切除术以解除肝内胆管狭窄和清除嵌塞结石。

胆道探查

与急诊手术相似,胆总管切开或肝管切开是为了初步探查胆管(见第31章和第36章)。在以肝内胆管受累为主的病人中,肝管切开可延伸至右肝管或左肝管。通过这样的延伸切开,非常有利于对位于汇合处及右肝管或左肝管附近的病变进行探查。右后肝管,特别是与左肝管相连时,可以在直视下清除结石。如果发现此部位胆管存在狭窄,可以进行扩张或狭窄成形术(Fan & Wong,1996)。

由于以往手术造成的致密粘连、门静脉血栓形成或门静脉高压时导致的胆管周围静脉曲张,胆总管的显露有时是困难的。有时,由于肝左叶肥大和肝右叶萎缩,胆总管可旋转至门静脉的后方(Czerniak et al,1986)(见第2章)。在这些情况下,可通过十二指肠腹膜外侧入路显露胆总管,然后行十二指肠括约肌成形术(Choi et al,1982)(见第31章和第36章)或通过解剖左肝管(Blumgart & Kelley,1984)或第Ⅲ段肝管(Dudley et al,1979)(见第31章)进入胆道系统探查。有时,可在肝脏表面扪及扩张的肝内胆管,伴或不伴嵌顿结石,也可通过术中超声进行定位。在这种情况下,可以通过直接切开肝实质进入肝内胆管探查(Zhang et al,1997)。如果肝实质很薄,这种方法出血很少,但如果结石位置很深,则会导致大量出血。因此,在决定进行直接肝实质切开之前,必须仔细地进行多普勒超声评估。

剖腹手术中清除结石

当胆管被打开时,可以很容易地通过镊子、刮匙、Fogarty导管或生理盐水冲洗清除结石。术中胆道镜(见第23章)是发现和取出结石的必要工具,但当结石嵌顿、位于胆管狭窄的后方或位于尖锐角度成角的胆管内,清除结石可能是困难的,如位于肝右后叶胆管或第Ⅳ段肝内胆管的结石(Fan et al,1991a;Jeng et al,1994;Mahadeva et al,2003)。液电碎石术可以克服这一困难(Fan et al,1989),将液电碎石电极通过胆道镜的工作通道插入,在监视器的监视下,用电极抵住结石,结石会被液电碎石机产生的冲击波破碎。使用液电碎石机碎石时应当十分小心,避免将电极接触到胆管壁,以免电极损伤胆管壁,导致胆道出血。钬激光碎石仪(Uchiyama et al,2002)和一种新设计的等离子冲击波碎石机(Xu et al,2002)可能是可行的替代品,因为它们不会损伤胆管壁,而且几乎100%可以清除肝内结石。

胆囊切除术

部分专家仅在有胆囊病变时才推荐行急诊胆囊切除术。这种观念是合理的,因为留在原位的正常胆囊很少因继发急性并发症而需要切除,它可以作为胆道远端梗阻的前哨,并且在需要时可用于进一步的胆道手术。但对于RPC来说,这些理由并不令人信服;因此,谨慎的做法是在择期手术的情况下,第一时间切除胆囊。

胆道引流手术

在有特殊适应证时可进行其他引流手术,如经十二指肠括约肌成形术(见第36章)和胆管空肠吻合术或肝管空肠吻合术(见第31章和第42章)。括约肌成形术的适应证包括Vater壶腹部或胆总管远端狭窄、下端结石嵌顿或肝内胆管残余小结石,胆管壁增厚应排除在外。经十二指肠括约肌成形术应采用标准术式进行(见第36章)。这种经腹膜外入路的手术方法(Choi et al,1982),尤其适用于以前做过多次手术的病人。采用高位的横切口,便于在肾脏的前方找到十二指肠。括约肌成形术完成后,可从下端探查胆总管,并取出残余结石。尽管在行胆总管十二指肠吻合术符合所列的一些适应证,并且吻合后还可通过内镜进行诊断或治疗,但缺点是可能发生SUMP综合征和肝脓肿,因为食物残渣可反流到部分阻塞的肝段胆管(Rumans et al,1987)。在这种情况下,可能需要将胆总管十二指肠吻合术改成肝管空肠吻合术。胆管空肠吻合术或肝管空肠造口术(见第31章)最常用于胰腺段胆总管狭窄或扩张增厚、失去弹性的胆总管。这种手术的目的是希望新生成的结石可以排入肠道。在这种情况下,仅行括约肌成形术可能是不够的,因为胆总管可能成为一个盲袢而不能得到充分引流。

当肝总管狭窄时,也需要行肝管空肠吻合术。当狭窄累及汇合处或附近的肝总管时,有必要行左肝管或第Ⅲ段肝管空肠吻合术。当狭窄同时累及右肝管和左肝管的肝外部分时,治疗难度增加(图44.20);切除狭窄并施行双侧肝管空肠吻合术是可行的(图44.21和图44.22)。

肝管空肠吻合皮下盲袢

肝管空肠吻合术的目的是提供足够通畅的胆道引流,以使新形成的肝内胆管结石畅通无阻地排入肠道内。肝管空肠吻合口近端的肝内胆管狭窄会阻碍胆汁排出和结石的通过。肝管空肠吻合术后结石复发的再手术会变得越来越困难和危险。如果可以将肝管空肠吻合术的Roux-en-Y的空肠盲端延伸至皮下并开放为一个造口,则可经此空肠造口进入胆道内施行胆道镜检查(Fan et al,1993b;Fang & Chou,1977)(见第31章)。通过造口,可以进行无限次的胆道镜检查,直至所有结石被清除、所有狭窄被充分扩张(图44.23至图44.25)。由于造口是封闭并埋在皮下的,因此当怀疑疾病复发时,可以将其重建为造口,以进行诊断和治疗。

肝管空肠吻合术的手术操作简单,但由于胆道镜检查通过冗长的空肠袢是困难的,且难以进入肝内胆管分支,因此,必须建立一个从皮肤到胆肠吻合口的相对短和直的空肠袢(Co et al,2014)。构建肝管空肠吻合皮下盲袢术有多种有效的方法(Hutson et al,1984)。对于RPC和多次腹部手术的病人,可以简单地将空肠袢的长臂部分固定在腹壁上(见图44.25d)。

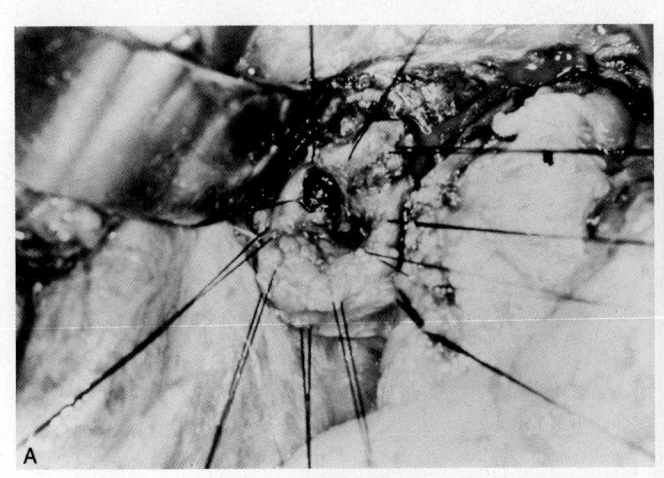
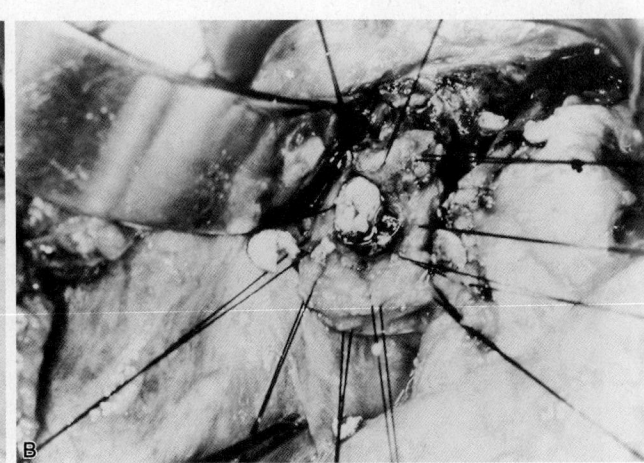

图44.21 (A)肝门处右肝管狭窄。狭窄处可见结石。(B)钳子钳夹会导致结石破碎,结石内部苍白

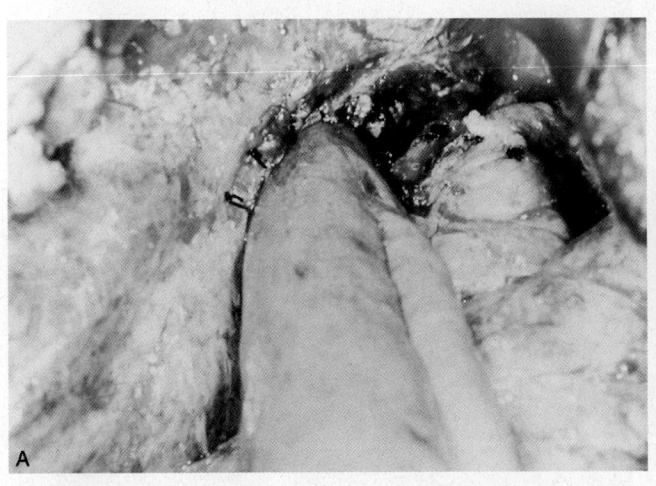
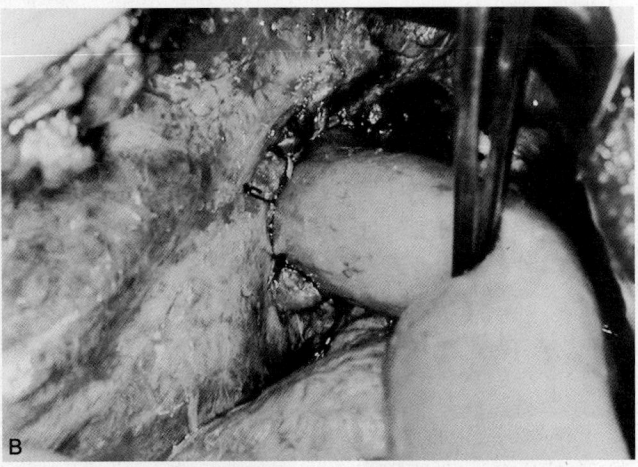

图44.22 (A)图44.21所示的狭窄已切除,肝内胆管结石已清除,行肝管空肠吻合术。(B)肝管空肠吻合术的后侧显示吻合口基本是在肝内

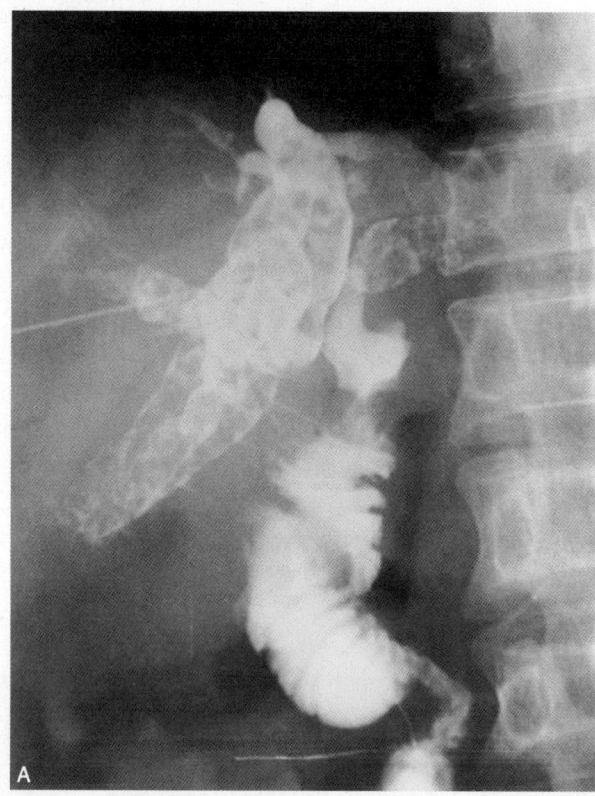

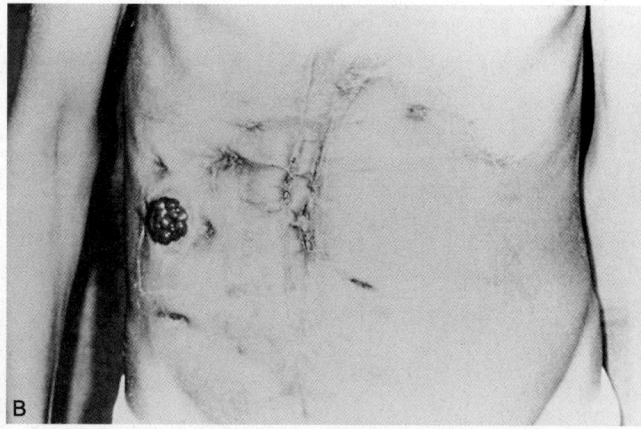

图44.23 （A）1例既往有六次手术史（包括左肝切除术、胆管空肠吻合术和肝管空肠吻合术）的 RPC 病人的 PTC 显示，右肝管狭窄近端胆管明显扩张充满结石，胆肠吻合口通畅。（B）同一病例术后的腹部外观。右肝管末端与空肠袢侧吻合，空肠袢近端引出作为进入肝内胆管的永久性造口

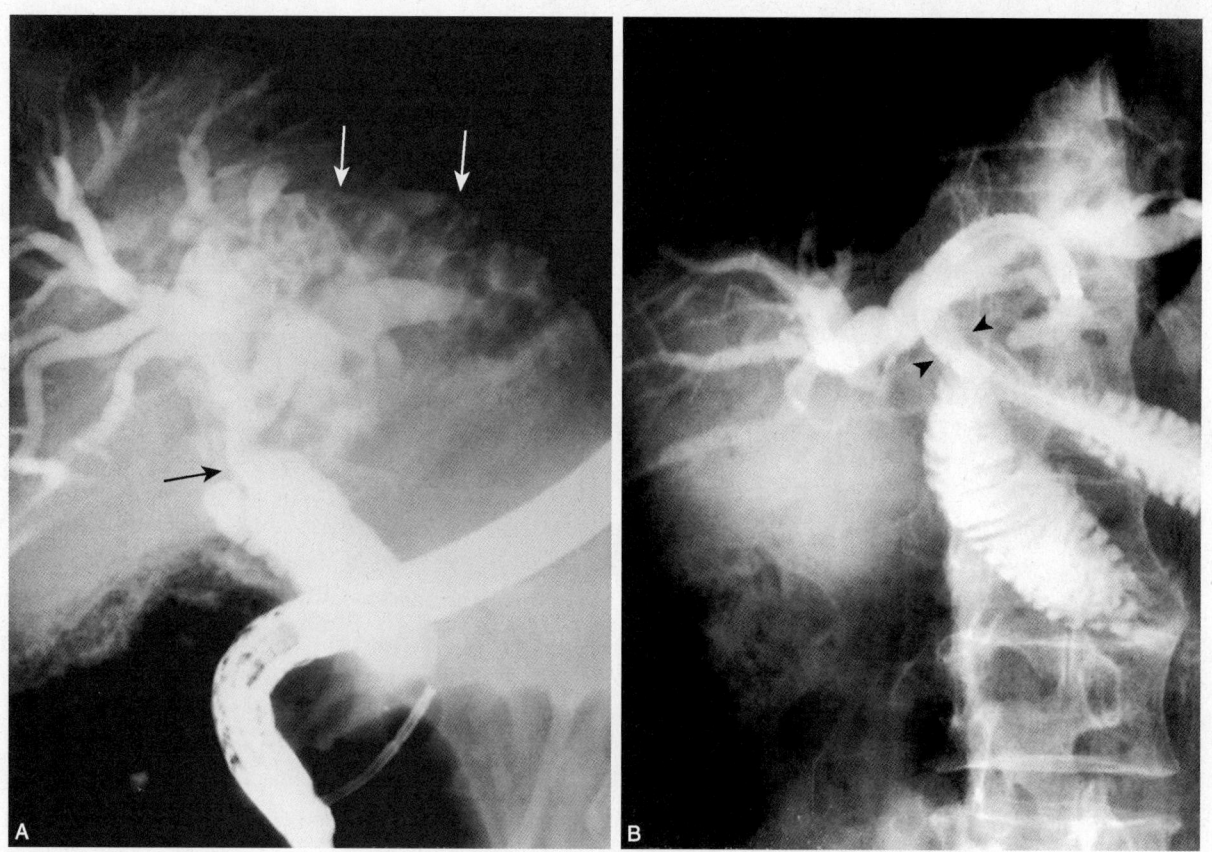

图44.24 （A）肝总管狭窄（黑色长箭头），扩张的左肝管内有大量结石（白色长箭头）。（B）在Ⅲ段肝管（无尾箭头）处行肝管空肠吻合术，胆道镜可通过吻合口深入到左肝管的周围分支，所有的结石都被清除

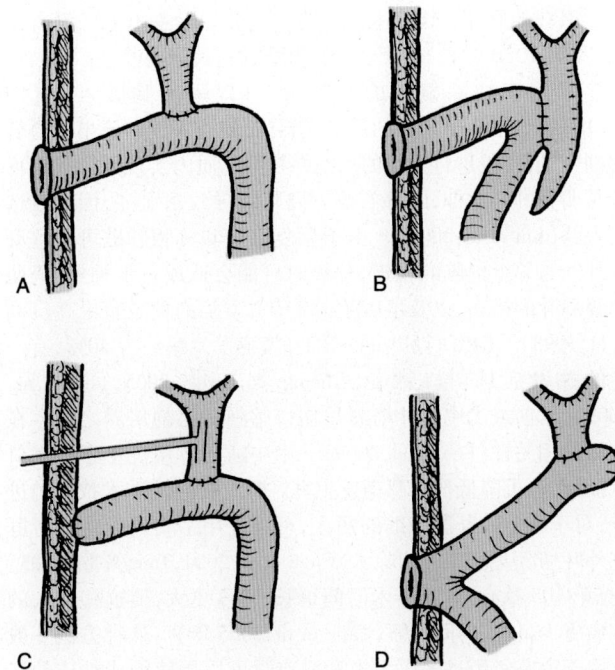

图 44.25　肝管空肠吻合皮下盲袢术示意图（A）的标准操作和特定情况下的改良（B,C,D）。当胆总管与门静脉分离危险时选用方法 B。当手术后不需要立即使用造口时选用方法 C。既往已行胆管空肠吻合术的病人选用方法 D（见 36A 章）

术后胆道镜检查及取石

在手术中，行术中胆道镜检查，应尽可能多地取出结石。由于存在大量结石，或者仅在术后胆道造影检查才发现更多结石，因此完全取净结石有时是不可能的。术后需要经 T 管窦道或需经皮肤空肠造口进行胆道镜检查，通过多次胆道镜检查，并辅以液电碎石，90% 的病人可以实现完全的结石清除（表 44.1）（Fan et al，1991a）。通过 PTBD 管道进行胆道镜检查也可获得类似的结石完全清除率，这点受到一些研究者的推崇（Cheung et al，2003；Huang et al，2003；Lee et al，2001 年；Pitt et al，1994）。

表 44.1　20 年来在玛丽医院接受治疗的病人的比较

	1984—1989 *	1991—1996 †
病人数量	137	96
年龄（中位数）/岁	56	59.5
肝内狭窄例数（%）	46（33.6%）	31（32.3%）
急诊 ERCP 例数（%）	1（0.7%）	61（63.5%）
肝部分切除术例数（%）	44（32.1%）	55（57.3%）
肝管空肠吻合皮下盲袢术例数（%）	19（13.9%）	70（72.9%）
右肝切除术例数（%）	1（0.7%）	5（5.2%）
结石清除率/例（%）	114（83.2%）	96（100%）
院内死亡率/例（%）	4（2.9%）	1（1.0%）
结石复发率/例（%）	18（13.1%）	3（3.1%）

ERCP，经内镜逆行胆胰管造影。
　* From Fan ST, et al：Treatment of hepatolithiasis：improvement of result by a systematic approach. Surgery 109：474-480，1991a.
　† From Liu CL，Fan ST，Wong J：Primary biliary stones：diagnosis and management. World J Surg 22：1162-1166，1998.

表 44.2　经 PTBD 与经肝管空肠吻合皮下盲袢的胆道镜比较

	经 PTBD 路线	经空肠环路
胆道镜检查	皮肤进入部位疼痛	无痛
取石	结石碎片大于窦道管径	没有限制
胆道镜检查肝内胆管	很难进入成角的肝段胆管	理论上很简单
无法进入	反复使用后，入路可截断	可多次循环使用
切口并发症	进入部位皮肤周围肉芽肿	胆汁刺激皮肤

PTBD，经皮肝穿刺胆道引流。

表 44.2 比较了经皮造口和经 PTBD 窦道胆道镜检查的优点。一般来说，经皮造口胆道镜检查是结石很多并伴有胆管狭窄病人的首选，因为经皮造口插入胆道镜并不痛苦，且可以直接进入肝段胆管的开口，从肝内取出结石不受管道限制，不用担心找不到通道。然而，胆汁可能会引起皮肤的剥脱，特别是当造口黏合剂未能正确应用时。造口的位置必须在手术前仔细规划，以避开瘢痕区域。相反，胆漏不是 PTBD 的主要问题，但引流管的存在可能是一个麻烦的问题。尽管 PTBD 通路的建立没有肝管空肠吻合经皮造口术那么烦琐，但也不能完全避免严重的并发症，如肝动脉和门静脉的损伤。尽管有利有弊，但这两种进入通道不应被认为是相互排斥的，而应视为互补，以实现彻底的清除结石。

胆道镜下取石通常是有效的，但偶尔会有较大的结石，液电碎石可能难以破碎。体外冲击波碎石（extracorporeal shock-wave lithotripsy，ESWL）是一种替代方法，由此产生的结石碎片可以通过内镜取出，也可以自然排出（Adamek et al，1999；Sackmann et al，2001）。

ERCP 被认为是清除肝内胆管结石的唯一方法（Okugawa et al，2002）。借助"子母镜"内镜系统，结石去除率约为 64%。考虑到成本和疗效，ERCP 被认为是在困难情况下对 PTBD 的补充，并且只适用于不适合手术的病人。

也可考虑通过胃镜施行胆总管十二指肠吻合或十二指肠空肠吻合进入胆道（Cunha et al，2002；Ramesh et al，2003）。虽然这些技术的优点是避免了经皮造口或经皮导管，但其缺点都是不易通过胃镜进入肝内小胆管。在狭窄的情况下，反流到肝内胆管的食物不能自由地回流到十二指肠，在这种情况下，逆行性胆管炎和肝脓肿的发生率可能更高。

肝脏切除

肝部分切除术用于肝段病损、多发性肝胆管脓肿和合并胆管癌的病人（Zhang & Kwok，2005；Co et al，2014；Fan et al，1993；Guglielmi et al，2014；Otani et al，1999）（见第 103B 章），与非手术治疗相比，能解决根本问题（Koh et al，2013）。RPC 的肝切除术多为肝左外叶切除，当胆管狭窄已接近左右肝管汇合处时也行左肝切除术。左肝切除术后，可经左肝管残端探查右肝管和胆总管以清除胆管内结石。在彻底清除结石后无需再另行胆总管切开探查（Hwang et al，2008）。右肝叶切除术过去很少进行，认为太危险，且对于非恶性疾病来说不太可取。然而，随着手术技术和麻醉护理的改进（见第 24 章），对于伴有结石嵌顿、右叶萎缩或伴有胆管癌的 RPC 可以安全地行右半肝切除术（表 44.2 和图 44.26；表 44.1 和图 44.12）（Hung & Lin，1997；Liu et al，1998）。后一组病人的 5 年生存率与没有 RPC 的胆管癌病人相当（分别为 21% 和 31%）（Guglielmi et al，2014）。如果受累仅限于右后叶（图 44.27A），则行右后叶肝段切除术（图 44.27B）。

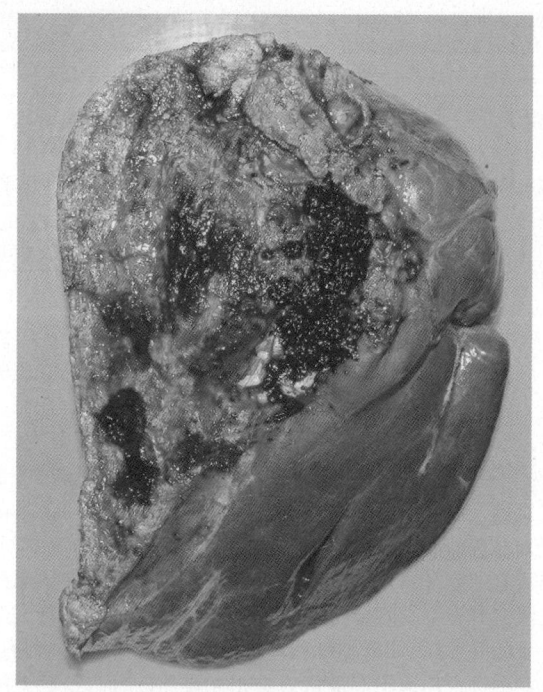

图44.26 肝右叶的切除标本,胆管中充满结石。尽管有很多功能性肝实质,但根据 RPC 的发作频率和症状的严重程度,仍然需要切除

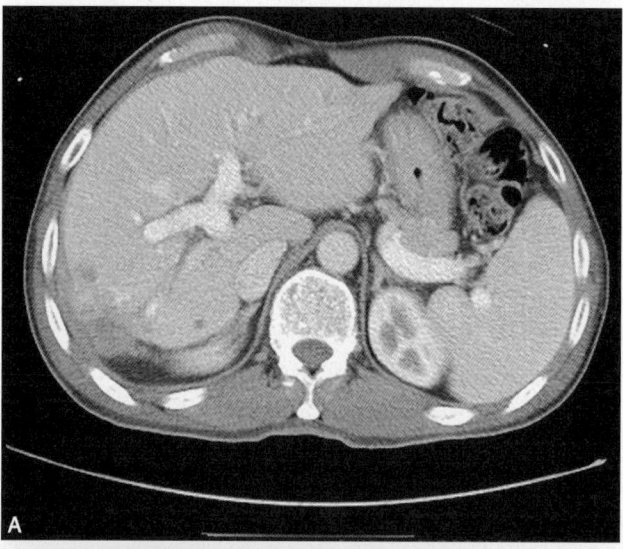

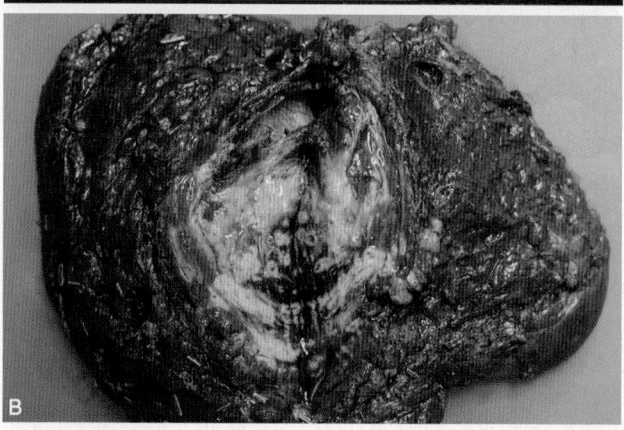

图44.27 (A)多发性肝脓肿累及肝脏右后叶。(B)肝右后叶切除标本,胆管增厚伴肝脓肿形成

　　RPC 的肝部分切除术技术与常规肝切除手术方法没有区别(见第 103B 章)。然而,当遇到困难时,就需要改进。当右肝切除术用于切除萎缩的右叶时,可以采用胸腹入路(图44.10)。如果由于既往的手术或感染,使流入道和流出道血管解剖困难,直接进行实质的离断并在肝实质内实现血管控制可能是明智的。此外,肝脏右侧入路可能导致菌血症,因此首选前入路(Liu et al,2003)。由于反复感染和肝脓肿破可导致肝左外叶与邻近内脏的粘连,分离时可能会造成迷走神经、膈肌和膈静脉的损伤,以及术后脓毒症等并发症的发生率更高(Fan et al,1993)。RPC 行肝切除术的并发症发生率约为 40%,有一半的并发症是切口感染(Cheung & Kwok, 2005;Lee et al,2009),术前或术中胆汁培养与伤口感染分泌物培养之间存在良好的相关性(Lee et al,2009)。术中适当应用抗生素和伤口保护措施,可降低伤口感染发生率。随着腹腔镜手术技术的进步,对于特定的肝段萎缩的病人,可以使用手辅助设备进行肝左外叶切除甚至至左肝切除术(Chen et al,2004;Tang & Li,2003)(见第 105 章)。尽管手术时间更长、难度更大,但这些病人的疼痛更少,住院时间更短(Tang et al,2005 年)。这种方法一般适用于没有经历过多次手术和没有过度肝周感染或粘连的病人,尽管随着经验的增加,这些病人甚至也可能适用于腹腔镜手术。然而,在腹腔镜手术被认为是 RPC 的标准技术之前,还需要较长时间的随访。

肝内胆管狭窄的治疗

　　肝外胆管狭窄可以通过狭窄近端的肝管空肠吻合术治疗或绕过(例如,在汇合处、左肝管或第 Ⅲ 段肝管)(见第 31 章和第 42 章)。肝内胆管狭窄合并肝萎缩或大量胆管脓肿的最佳治疗方法是肝部分切除术。如果肝实质萎缩不明显,其胆管狭窄最好采用仪器扩张治疗(Cheng et al,2000)。然而,在经充分扩张和清除结石后,这种胆管狭窄可能会复发,如果存在肝皮空肠造口,则需要重新开放造口以再次扩张。据报道应用自膨胀金属支架治疗肝内胆管狭窄的通畅率约为 60%(Jeng et al,1999;Tsukamoto et al,2004;Yoon et al,1997)。然而,使用这种支架治疗良性胆管狭窄仍存在争议。对于有难治性肝内胆管狭窄且拒绝手术的病人,自膨胀金属支架是一个潜在的选择,但目前,只有在无法手术时,才会考虑使用这种支架。

肝脏移植

　　双侧和广泛存在的肝内结石涉及末梢胆管时可能不适合切除手术和内镜治疗。继发性胆汁性肝硬化导致的肝衰竭和食管静脉曲张出血,是 RPC 病人终极治疗手段——肝移植的指征(见第 112 章),随着时间的进展,肝移植也可能适用于胆管癌(见第 50 章和第 51 章)。以往的手术和门静脉高压引起的血管性粘连使全肝切除变得困难,潜在的危险也会增加(Strong et al,2002 年)。患有 RPC 的病人常经历多次手术和干预治疗,因而广泛的血管黏附和解剖扭曲是可以预见的(图44.28A)。因此,精细的手术可以减少粘连并可减少失血。对患肝的游离可诱发菌血症,并进一步增加血流动力学不稳定的风险。尾状叶通常比较肥大,使肝脏与下腔静脉间的分离变的困难,而活体肝移植时需要将下腔静脉保存下来。在血管完全控制后可将肝脏向前切开,以进入下腔静脉的前表面。然后将

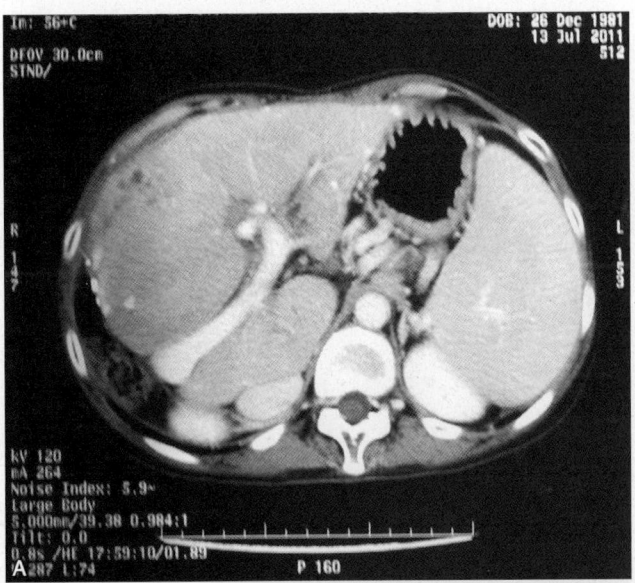

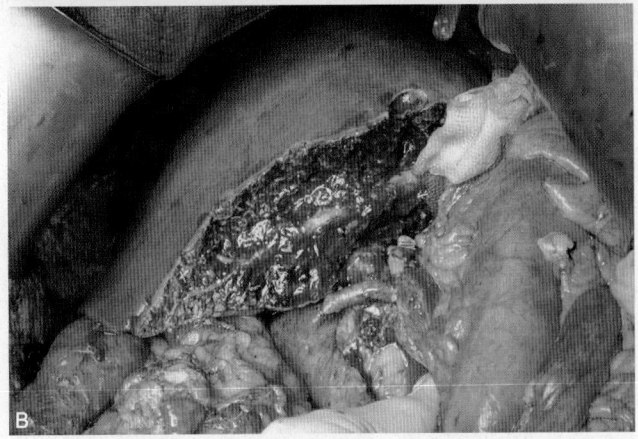

图 44.28　(A)CT 扫描显示残余左肝的多发性肝脓肿、尾状叶肥厚、脾肿大和静脉曲张。(B)活体肝移植术植入供体右肝

患肝切除,同时保留下腔静脉,与活体肝移植供肝的肝静脉进行吻合(图 44.28B)。然而,背驮式肝移植技术不需要在下腔静脉后方进行解剖。

治疗结果

短期预后

RPC 治疗的短期预后可通过死亡率、结石清除率和结石复发率来衡量。结果取决于不同类型的影像学检查对残余结石的检查水平和团队的经验,尤其是胆道镜检查。最好的结果是通过良好的影像学检查,选择适合病人的个体化治疗方案,并在术后拔除 T 管或关闭皮肤造口之前行仔细地胆道镜检查。我们的系列研究表明,应用更多积极的治疗方法如部分肝切除、肝管空肠吻合皮下盲袢和术后多次的胆道镜检查取石。在平均 26 个月随访期后可以达到 100% 的结石清除率,结石复发率为 3%,死亡率仅为 1%(表 44.1)。

长期预后

随访 5 年后,结石的复发和胆管再狭窄以及门静脉高压、食管静脉曲张出血、腹水、肝功能衰竭和胆管癌的发生率是衡量长期疗效的最佳指标。就疾病的部位而言,疾病类型简单的病人通过长时间的引流手术即可达到很好的疗效,而疾病类型复杂的病人预计有 30% 的症状复发(Chijiiwa et al,1995;Jan et al,1996)。随着结石和狭窄的复发,进行性肝脏损伤会导致门静脉高压、肝衰竭和胆管癌。有 10%～20% 的病人最终可能死于该疾病,并发症的发生与治疗时未能完全清除结石有关(Jan et al,1996)。

RPC 合并肝衰竭和门静脉高压的治疗是困难的。肝移植是拯救这些病人的唯一方法,但由于以前的感染、多次腹部手术和胆源性肝脓肿破裂进入肝周区域,引起肝周血管致密粘连,导致肝移植存在一定困难。游离肝脏时可能发生大出血。这种大出血,再加上潜在的脓毒症,导致比因其他原因而接受肝移植的病人具有更高的风险。RPC 病人进行肝移植的数量很少,据报道院内死亡率为 33%(Krissat et al,1998)。如果在多次胆道手术之前进行肝移植,结果似乎是可以接受的(Chen et al,2008;Strong et al,2002)。

结论

为取得治疗 RPC 的最佳疗效,必须由专业的多学科团队合理地选择治疗组合方案。虽然不能防止所有病人结石和狭窄的复发,但建立一个永久性的皮下盲袢连结胆道有利于彻底地清除结石和处理狭窄,并可减少后续手术频次。对于不太复杂的病例,完全取净结石、对所有的胆管狭窄进行扩张或旁路手术并密切随访可预防疾病复发。在继发性胆汁性肝硬化和肝衰竭的情况下,必须在手术风险变得过高之前就尽早作出肝移植的决定。

(刘厚宝 译　樊嘉 审)

第45章

胆道寄生虫病

Luis A. Marcos, Eduardo H. Gotuzzo

胆道寄生虫感染是热带发展中国家胆道梗阻的常见原因，而发达国家较少发生。这种感染可能导致严重的并发症，如胆石症（见第32章和第39章）、复发性化脓性胆管炎（第44章）、肝硬化（第76章）、胰腺炎（第54章、第55章和第57章）和胆管癌（第50章和第51B章）。人类最常见的胆道寄生虫包括片吸虫、后睾吸虫、华支睾吸虫和蛔虫。据文献报道，全世界感染华支睾吸虫人数约1 530万，感染后睾吸虫人数约840万，感染片吸虫人数约260万。虽然这些吸虫不能直接导致人死亡，但较高的发病率已被报道且用伤残调整寿命年（disability-adjusted life years，DALY）计算（华支睾吸虫病：275 380DALY；后睾吸虫：74 367DALY；片形吸虫：35 206DALY）（Furst et al，2012）。

肝片吸虫病

肝片吸虫病是由肝片吸虫或大片吸虫（吸虫纲：片形科）引起的人畜共患病。片吸虫在全球均有分布，特别是在牛羊牧区。肝片形吸虫和肝大片吸虫大部分报道分布在温带和热带地区。在疑似肝片形吸虫病病人病原学确诊之前，流行病学、临床及影像学特征可为医生诊断提供线索。图45.1推荐的一种诊断和管理流程。

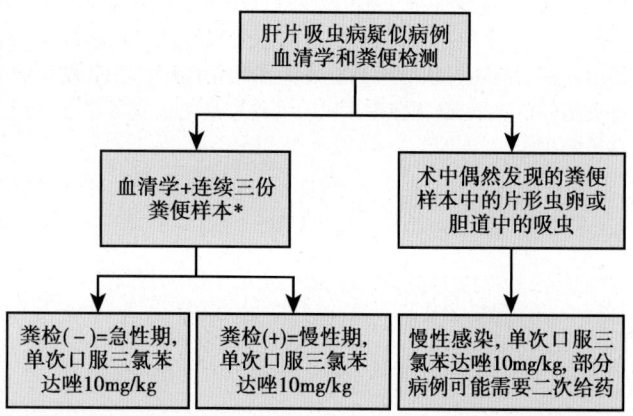

图45.1 疑似肝片吸虫病病人管理及治疗的流程。* 用沉降技术（Lumbrera，1962）连续3次粪便样本检测阴性可排除感染。在高度怀疑的病例中，需要进行三氯苯达唑诊断性治疗试验。单剂三氯苯达唑（10mg/kg）治愈率>90%。部分病例（例如粪检强阳性、术中发现大量寄生虫以及难治性病例）可使用二次单剂治疗

表45.1　人肝片吸虫病流行病学

地理区域	危险因素	高危人群
拉丁美洲 （安第斯地区）	豆瓣菜 饮用苜蓿汁	流行区儿童 旅行者
欧洲	绿色蔬菜	女性
非洲	污染水源	素食者
亚洲	流行区旅行	
澳洲	灌溉渠附近居住 食用沙拉	

流行病学

人类首例肝片吸虫感染病例记录于古罗马时期（Da Rocha et al，2006）。目前，据估计感染人数在240万到1 700万之间，并且全世界有9 110万人面临感染的风险（Keiser和Utzinger，2005）。过去，肝片吸虫病局限于特定和典型的地理区域，但现在已经遍布于世界各地。据报道，在欧洲、美洲和大洋洲以及非洲和亚洲存在肝大片吸虫和肝片吸虫流行重叠的区域，肝片吸虫的传播有上升趋势。它的区域分布取决于中间宿主（椎实螺属）和某些其他条件，如气候、饮食习惯和贫困（表45.1）。

据报道，埃及出现的病例约830 000人，秘鲁约742 000人，玻利维亚约360 000人，也门约37 000人，厄瓜多尔约20 000人，伊朗约10 000人（Haseeb et al，2002）。此外，其他国家也报道了片吸虫感染病例，包括阿根廷（Kleiman et al，2007）、委内瑞拉（Incani et al，2003）、智利（Llanos et al，2006）、厄瓜多尔（Trueba et al，2000）、墨西哥（Cruz-Lopez et al，2006）、土耳其（Kaya et al，2006；Turhan et al，2006）、泰国（Aroonroch et al，2006）、日本（Inoue et al，2007）、韩国（Lee和Kim et al，2006）、美国（Fullerton et al，2006；Graham et al，2001；Weisenberg & Perlada，2013），Weisenberg & Perlada，2013）、突尼斯（Khelifi et al，2006）、印度（Ramachandran et al，2012）、黎巴嫩（Birjawi et al，2002）和南非（Black et al，2013）等。这些病例大多是由于感染导致的并发症而被报道，因此目前的肝片吸虫病病例总数是被低估的。另外，人口全球化以及农村向城市迁移导致非流行区出现感染病例。事实上，由于大多数临床医生对非流行区的肝片吸虫感染不熟悉，并发症的发生率可能会因为诊断较晚而升高（Kang et al，2008）。

南美洲的安第斯地区可能是世界上片吸虫感染最严重的地区，其时点患病率为6%～68%（Marcos et al，2005b，2007a；

Parkinson et al,2007)。虽然已报道肝片吸虫病主要发生在农村地区,但新的证据表明,由于污染的蔬菜输入至大城市的高消费市场,所以从中高收入工业城市至农村均已成为潜在的传染源。因此,在这些非流行区可能会出现肝片吸虫病病例。另一个导致感染传播到新地区的重要因素是片吸虫及其宿主椎实螺均对气候具有较强适应能力(例如,海拔 4 200m 的安第斯地区)。最近,古寄生虫学研究表明,美洲肝片吸虫及其宿主椎实螺是由欧洲传入。鉴于这一证据,肝片吸虫病是世界上纬度、经度和海拔分布最广的媒介传染病(World Health Organization,2007)。

为了方便依据传播途径对肝片吸虫病病例进行分类,有学者提出了以下流行病学模式(Mas-Coma et al,1999):①输入到没有人畜感染肝片吸虫病地区的病例;②在动物感染肝片吸虫病地区的本土、非固定的散发感染病例;③地方性肝片吸虫病(低流行区≤1%,中流行区 1%~10%,高流行区≥10%);④流行性肝片吸虫病(a)在动物疫区和(b)在人类流行区。流行病学是初步评估诊断肝片吸虫病的重要决定因素。

生活史

肝片吸虫成虫体型大,扁平,呈棕色,叶状,前部宽阔,有鳞片状刺覆盖。吸虫的大小为 25~30mm×10~15mm,而大吸虫可达 75mm。成虫寄生在人类或动物宿主的胆总管和肝胆管中。片吸虫的动物宿主主要包括牛、羊、猪、水牛和驴,在马、狗、山羊、美洲驼、羊驼、单峰骆驼和双峰骆驼中也有报道。虫卵呈椭圆形,黄褐色,大小为 130~150μm×60~90μm(图 45.2)。

当粪便中的寄生虫虫卵在 22~26℃ 的温水中时,其生活史开始;第 9~14 天毛蚴开始出现、发育和孵化。然后,这些毛蚴侵入各种淡水螺中,并以胞蚴和雷蚴的形式繁殖 4~7 周。尾蚴成熟后离开椎实螺在水中游动,随后附着在豆瓣菜、水浮莲、苜蓿、薄荷、欧芹或阿拉伯茶叶(khat)上。游动性尾蚴在水和包囊中悬浮若干时间,人类在食用了被尾蚴污染的植物或水后被感染。感染后第 1 周,幼虫在十二指肠内脱囊,并通过肠壁和腹腔迁移。4 周后,幼虫通过 Glisson 鞘穿透肝脏,导致人类肝脏急性感染。

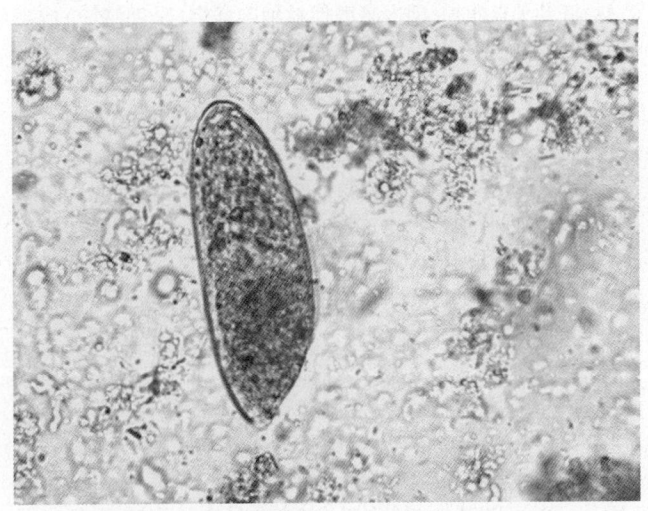

图 45.2　快速沉降技术粪便镜检肝片吸虫的成虫卵

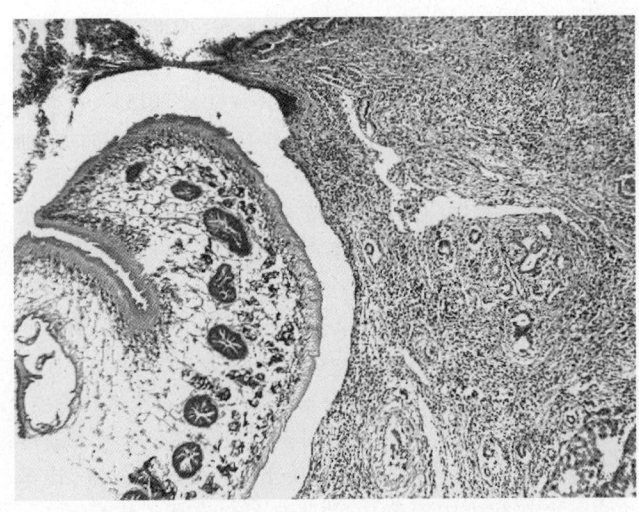

图 45.3　感染肝片吸虫的大鼠肝活检显示胆管内有成虫

有时,幼虫会侵袭到其他部位,被称为肝外或异位感染。从幼虫发育到成虫需 3~5 个月,在此期间,幼虫成熟并通过肝脏迁移到大的肝内胆管和胆总管(图 45.3)。成虫能够损害肝细胞和胆管上皮,并在肝胆管和胆总管中寄生多年,有时也可出现在胆囊内。成虫在感染人体后 4 个月内(3~18 个月范围内)产卵,这些卵穿过 Oddi 括约肌和肠道,继续感染循环。因此急性期和慢性期可能会重叠,这在流行区比较常见,在急性期感染病人的粪便样本中发现虫卵也不少见。

危险因素

食用受污染的生蔬菜(例如豆瓣菜、莴苣、苜蓿汁、混合蔬菜沙拉)中的囊蚴是人和动物的主要传染源(Marcos et al,2004,2005a)。在卫生条件差和供水不足的贫困农村地区,被囊蚴污染的水也是潜在的传染源(Cabada et al,2014)。城市人口食用流行区的污染蔬菜,导致其可能面临感染肝片吸虫病的风险。在流行区的豪华餐厅或酒店食用过沙拉的人(如游客)中被报道感染肝片吸虫病,而豆瓣菜通常是最常见的已知传染源(Marcos et al,2007b)。已描述的与片吸虫感染有关的植物包括:秘鲁的紫花苜蓿(苜蓿汁)、法国的蒲公英(蒲公英叶子)、缬草(羊莴苣)和绿薄荷(留兰香)、伊朗的绿叶旱金莲属和薄荷属、玻利维亚高原的灯心草和无苞灯心草(灯心草科)、光叶含羞草(玄参科)和念珠藻(念珠藻属)(Bjorland et al,1995;Mas-Coma et al,1999)。用高剂量的高锰酸钾处理被污染的植物会降低囊蚴的存活率,并可用于预防感染(Ashrafi et al,2006)。

为了评价饮食习惯对获得感染的影响,学者在流行区进行了流行病学调查。在安第斯地区的一项多元分析发现,饮用豆瓣菜或苜蓿叶制成的饮料(称为 Emollients)以及居住在灌溉渠附近是感染危险因素(Marcos et al,2004)。食用蔬菜沙拉是感染家庭的共同因素,它可使感染的风险增加 3.3 倍(Marcos et al,2005b)。在一项年龄和性别匹配的病例对照研究的 Logistic 回归分析中,比较了 60 名受感染的儿童,结果发现饮用苜蓿汁会使感染肝片吸虫病的风险增加 4.5 倍,而接触水生植物会增加 4.3 倍（Marcos et al，2006）。类似的危险因素在全球其他地区也被发现。在墨西哥，水生植物和苜蓿汁与肝片吸虫病相关（Zumaquero-Rios et al，2013）。社会经济因素及饮用未经处理的水可能是来自疫区贫困人口的附加感染风险因素（Cabada et al，2014）。因此，在安第斯流行区携带囊蚴的水生植物（如豆瓣菜、紫花苜蓿）和灌溉渠在肝片吸虫病传播中发挥关键作用。表 45.2 总结了研究危险因素的 OR 值。

女性肝片吸虫病患病率高于男性，感染更严重，肝脏或胆道并发症也更多报道（Marcos et al，2006）。在疫区，儿童比成人更易感染（Marcos et al，2007c），这可能与部分获得性免疫、囊蚴暴露、遗传易感性和其他因素有关。再次感染在高度流行疫区很常见，感染的强度取决于摄入的囊蚴数量（该寄生虫不会在宿主中繁殖）。片吸虫可以在胆道中存活 9~14 年。

临床表现

肝片吸虫病包括两个不同的临床阶段：急性期和慢性期。体征和症状取决于虫负荷、持续时间和感染期。一般来说，在疫区的流行病学研究中慢性感染作为胆道梗阻的原因被诊断或在常规粪便检测中被诊断。而急性感染往往因有明显的临床表现而急诊就医（表 45.3）。临床表现多样，对轻微的右上腹腹痛可能需要逐步的检查，才能最终诊断为肝片吸虫病（Behar et al，2009）。

表 45.2　秘鲁流行区肝片吸虫感染情况[*]

危险因素	OR（95%CI）	P 值	参考
多变量分析			
饮用 Emollients	5.2（1.7~15.6）	0.05	Marcos et al，2004
生活在灌溉渠附近	17.2（2.8~106.7）	0.05	
食用沙拉	3.3（1.2~9.0）	0.05	Marcos et al，2005
饮用苜蓿汁	4.5（1.7~11.1）	0.001	Marcos et al，2006
接触水生植物	4.3（1.7~10.5）	0.001	
单变量分析			
渠道供水	2.4（1.1~5.3）	0.03	Marcos et al，2006
食用水生植物	2.5（1.1~5.6）	0.028	
饲养 5 头或更多的牛	2.5（1.1~5.6）	0.028	
养狗	3.2（1.3~8.1）	0.1	
野外排便	2.6（1.3~5.6）	0.01	
接触水生植物	3.9（1.8~8.3）	0.0001	
饲养超过 5 只绵羊	0.3（0.1~0.7）	0.003	

[*] 这些研究是在南美洲的安第斯地区进行的。世界其他地区的危险因素可能也类似。
OR，比值比；CI，置信区间。

表 45.3　肝片吸虫病的临床表现、实验室和影像学检查

临床表现	实验室和影像学检查
急性期	
持续性发热（数周或数月）	嗜酸性粒细胞增多症（任意单元格计数）贫血
腹痛（主要在上腹部）	黄疸型肝炎
肝肿大	胆道出血
体重减轻	肩胛下血肿或肝破裂（CT 所见）
荨麻疹	肝脓肿
异位病变[*]	CT 上的轨迹样病变
慢性期	
右上腹疼痛	嗜酸性粒细胞增多（有时）胆汁淤积
胆绞痛	肝脓肿
恶心和呕吐	肝纤维化和硬化
复发或间断性黄疸	坏死性肉芽肿（ALT 和 AST 水平升高）
荨麻疹	囊性肿瘤
	由克雷伯菌属、大肠杆菌和肠球菌属引起的胆管炎
	胆总管结石
	嗜酸性胆囊炎
	非结石性胆囊炎

[*] 异位迁移和其他临床表现。急性期：皮下或腹腔的迁移性结节，关节痛，淋巴结病，溶血性贫血，癫痫发作和胸腔积液。慢性期：皮下结节和胃结节。
ALT，丙氨酸转氨酶；AST，天冬氨酸转氨酶；CT，计算机断层扫描。

急性感染

首次急性或侵袭期一般持续 3~5 个月，它由未成熟的幼虫从十二指肠迁移到肝脏引起。幼虫到达胆管后，通过肝实质迁移并破坏肝脏组织，造成与虫负荷成正比的感染和出血。在组织切片中可以观察到迁移的痕迹，吸虫可能会死亡，留下充满坏死碎片的空洞，这些空洞最终会瘢痕化。症状包括持续性的发热，肝肿大伴腹痛，轻度嗜酸性粒细胞增多（早期感染）或高嗜酸性粒细胞增多症（中、晚期急性感染）。在 CT 扫描上可以看到多发性低密度灶，类似于转移瘤（MacLean & Graeme-Cook，2002）。急性期最常见的表现之一是几乎所有病例中都可见嗜酸性粒细胞增多症。如果首次就诊时未检测到嗜酸性粒细胞增多，可能处于急性感染的早期，3~5 天后重复血细胞计数将检测到嗜酸性粒细胞计数明显增加。缺乏持续性的嗜酸性粒细胞增多引起急性感染的可能性较小。综上所述，急性肝片吸虫病是一种类似于急性胆囊炎同时伴有明显嗜酸性粒细胞增多症的临床综合征。

急性期多表现为包膜下血肿、肝囊肿、肝脏残余钙化和严重贫血。与其他类型的急性肝炎不同的是不伴有高胆红素血症（Marcos et al，2008）。其他临床表现还包括食欲减退、体重减轻、恶心、呕吐、咳嗽、腹泻、荨麻疹、淋巴结病变和关节痛（Marcos et al，2005c）。有时，幼虫也会到达其他部位，如皮下组织、胰腺、眼睛、脑和胃壁（Rana et al，2007）。

慢性感染

慢性期开始于摄入囊蚴后 3~6 个月,此时寄生虫已到达胆管。肉眼观察,肝脏有扩张的、厚壁的、钙化的胆管,同时伴随胆汁呈黄褐色。显微镜下显示,胆管壁有明显增生伴纤维化(Haridy et al,1999;Marcos et al,2007c)。临床表现为胆道梗阻伴有上腹部或右上腹绞痛(Jimenez et al,2001;Maco et al,2003;Rana et al,2007)。肝片吸虫病也可能无任何临床表现(寄生虫可以存活 10 年以上,而且感染通常无明显症状)(Marcos et al,2004)。

这一阶段的肝功能检测与肝外胆汁淤积综合征的特点一致(Dobrucali et al,2004),可用外科手术解除梗阻(Jimenez et al,2001)。无症状胆汁淤积症常见于流行区的感染者。在埃及,研究者发现肝片吸虫病病人有显著的转氨酶异常,最常见的是 γ-谷氨酰转移酶(γ-glutamyltransferase,γ-GT)和碱性磷酸酶(alkaline phosphatase,ALP)的升高(El-Shazly et al,2005)。

超声也可发现影像学异常,包括肝肿大、脾肿大、门静脉周围纤维化、胆囊壁增厚、胆总管扩张、胆囊和胆总管寄生虫、胆囊结石、胆管结石、肝脏囊性病变、肝局灶性病变和腹水(El-Shazly et al,2001)。片吸虫还可能导致急性嗜酸细胞性胆囊炎(Umac et al,2006),并伴有瘙痒和间歇性黄疸(Marcos et al,2002)。这些寄生虫表现为肝内小的囊性病变(Aroonroch et al,2006)或大的多房囊肿甚至脓肿。在影像学上可能看起来与棘球蚴病非常相似(Maeda et al,2008)。肝片吸虫囊肿合并细菌感染是慢性期的并发症。近期的一项大鼠模型研究表明,慢性感染期(Valero et al,2006)可明显增加细菌感染的风险,同时可伴有胆囊结石(Valero et al,2003)。即使在治疗成功之后,2%~4%的病人在几个月内仍然会出现腹痛和体重减轻(Rondelaud et al,2006)。

嗜酸性粒细胞增多症在肝片吸虫病慢性期并不像在急性期那样常见。在三级保健中心的 277 名伴随复杂疾病的病人中,有 47% 的病人患有嗜酸性粒细胞增多症(Blancas et al,2004)。在安第斯地区和其他流行区的 101 例慢性感染病例中发现了类似的情况:48%的病人嗜酸性粒细胞高于正常水平,只有 14%的病人嗜酸性粒细胞超过 1 000 个/mL(Alban et al,2002)。在另一项研究中,秘鲁高原 61 名患有慢性肝片吸虫病的儿童中约有一半患有嗜酸性粒细胞增多症(Marcos et al,2002)。在土耳其,18 名肝片吸虫病病人中只有 11%患有嗜酸性粒细胞增多症(Turhan et al,2006)。同样,少数肝片吸虫病人可能出现轻度嗜酸性粒细胞增多症(Gilgil et al,2006)。与急性期形成鲜明对比的是,慢性期病人很少有高等级的嗜酸性粒细胞增多,而急性期几乎所有病人都表现为高等级嗜酸性粒细胞增多。与嗜酸性粒细胞增多症相关的其他感染源还有很多,如粪类圆线虫、蛔虫、钩虫或其他寄生蠕虫。虽然这些是导致嗜酸性粒细胞增多症最常见的寄生虫性原因,但它们通常不会引起肝脏损害,也不会达到急性肝片吸虫病病人中所观察到的嗜酸性粒细胞增多的程度。综上所述,慢性肝片吸虫病可能表现为无嗜酸性粒细胞增多。

慢性感染的另一个表现是由成虫引起的胆道溃疡型病变导致的胆道出血(见第 125 章)(Bahçecioglu et al,2007)。严重缺铁

性贫血在慢性肝片吸虫病病人中经常被报道(Cabada et al,2014;Gabrielli et al,2014;Tavil et al,2014)。肝脏或其他部位的寄生虫卵也可能引发肉芽肿性慢性炎症(Marcos & Terashima,2007;Naresh et al,2006)。

慢性肝片吸虫病也可能抑制免疫系统。在进展期慢性感染的动物模型中已经证明了持续性的免疫抑制(Gironés et al,2007),这表明被感染的宿主在慢性期可能对任何依赖 Th2 抑制的感染易感。因此,这种慢性免疫抑制可引起危及生命的细菌感染。

片吸虫与肝纤维化

肝片吸虫病和肝纤维化之间存在关联。肝纤维化可能在一些易感宿主身上发生,这取决于感染的时间和感染负荷。例如,几乎 50%处于肝片吸虫病慢性期的牛患有肝硬化(Marcos et al,2007c)。有数据显示,组织蛋白酶 L1 及其胶原溶解功能与肝片吸虫感染引起的肝脏损害和组织侵袭的发病机制相关(Stack et al,2007)。肝片吸虫病能够导致胆管增生(Hamir & Smith,2002),脯氨酸水平(Campbell et al,1981;Wolf-Spengler & Isseroff,1983)以及肝脏中的 I 型和 III 型胶原(Mark & Isseroff,1983)升高,这些异常与肝硬化和其他病理状态(包括创面愈合)中观察到的过程相似(见第 7 章),然而很少有研究试图明确肝纤维化相关的因素(Marcos et al,2007c;Perez et al,1999;Phiri et al,2006;Shirai et al,2006)。此外,在患有肝片吸虫病的儿童和成人中都有肝硬化的病例报告(Almendras-Jaramillo et al,1997;Heredia et al,1984;Marcos et al,2005a;Sanchez-Sosa et al,2000)。在某疫区的初期研究显示,大约 9%的肝硬化病人具有抗片吸虫抗体(Marcos et al,2009b)。体外和体内研究已表明,纤维化基因的表达与感染的强度和持续时间显著相关,提示在感染的肝脏中更长时间和更高强度的感染会刺激纤维化(Marcos et al,2011)。综上所述,慢性感染可能导致肝纤维化。

影像学研究

表 45.4 总结了肝片吸虫病最常见的影像学表现。

腹部超声检查

肝片吸虫病急性期的表现包括局灶性回声增强、多发性结节或多变回声的不规则病变,或肝内类似恶性肿瘤的混合团块(Cosme et al,2001,2003)。有关腹部超声的更多信息,请参阅第 15 章。在旅行爱好者中,如果肝脏超声扫描显示出异常的混合囊性病变,需要检查肝片吸虫病或其他寄生虫病,如棘球蚴病。在慢性期,超声的特异性更低,虽然在胆囊中可以看到无声影颗粒(Teke et al,2014)的成虫(Bonniaud et al,1984;Gonzales-Carbajal et al,2001;Kabaalioglu et al,1999)。总体而言,超声作为唯一的诊断工具使用,其检出率很低。例如,腹部超声评估的 76 例慢性肝片吸虫病病人中,只有 11 例(14%)可见寄生虫,2 例(2.6%)可见寄生虫移入胆囊。因此,腹部超声对肝片吸虫慢性感染的检出率低(Richter et al,1999),且没有特异性(Turhan et al,2006)。

表 45.4　肝片吸虫病最常见的影像学表现

超声	CT	磁共振
病灶区域	多发性肝转移瘤样病变	T2 加权涡轮自旋回波影像均一高信号
多个结节	位置变化、实时形态	
不规则病变	脓肿样病变	
变化或增强的回声	低密度蜿蜒曲折的隧道状分支形态	
单个混合型团块	肩胛下方血肿	肩胛下方多个低信号区
混合型的囊性团块	囊性钙化	
寄生虫在胆囊中移动	Glisson 鞘对比的强化	T1 加权三维梯度回波影像低信号
	单一无强化的低密度不规则肿块	

计算机断层扫描

急性肝片吸虫病最常见的 CT 表现是多发性的肝转移瘤样病变,其位置、密度和形态随时间而变化(Marcos et al,2008)。有关 CT 的更多信息,请参阅第 18 章。初期病变很容易与肝转移瘤相混淆。其他 CT 表现还有肝肿大、包膜下的管状低密度结节、包膜下血肿和囊性钙化(Loja et al,2003;Marcos et al,2008)。肝脏病变与感染时间相关。早期感染 Glisson 鞘对比增强是由于幼虫穿透肝包膜时导致炎症刺激。这发生在急性感染的早期(感染后第一个月)。在中期(第一个月后),表现为多个低密度结节区域(脓肿样病变)或范围为 2~10mm 的低密度锯齿状、曲折病变,这是由寄生虫通过肝脏迁移形成,这通常在包膜下可见(Gonzalo-Orden et al,2003;MacLean & Graeme-Cook,2002)。在急性感染的晚期(≥3 个月),坏死性肉芽肿表现为肝实质内单一的、无对比增强的低密度不规则肿块,肝脏中心区域比外周更常见(Kim KA, et al,1999;Kim JB et al,1995;Noyer et al,2002)。如果部分肝脏钙化灶鉴别诊断为肝片吸虫病,这通常意味着 6 个月以上的陈旧性感染。虽然这些囊肿钙化的特征似乎是肝片吸虫病所特有的,但一些相关的感染性疾病,如包虫病、并殖吸虫病、组织胞浆菌病和弓形虫病等,也可引起组织钙化。

磁共振成像

仅有少数病例在磁共振成像(magnetic resonance imaging,MRI)上可见的报告。T2 加权快速自旋回波显示包膜下包含多个低信号区的均匀高信号区。有关 MRI 的更多信息,请参阅第 19 章。T1 加权三维梯度回波图像显示均匀的对比度增强(Orlent et al,2007)。CT 扫描中观察到的低密度病变在 T1 加权图像上呈低信号,在 T2 加权图像上呈高信号(Aksoy et al,2006;Kabaalioglu et al,2000)。

诊断

肝片吸虫病急性期的诊断主要通过血清学、流行病学、临床表现和影像学检查确诊。在贫穷的流行区,有时可能需要行抗寄生虫药物试验。服用三氯苯达唑 3~5 天后,嗜酸性粒细胞计数的减少及临床症状的改善可作为诊断标准(Marcos et al,2008)。图 45.4 显示了血清学和粪便样本的检测结果、感染的可能阶段和临床意义。

急性期

针对排泄-分泌蛋白的酶联免疫吸附试验(enzyme-linked immunosorbent assay,ELISA)在急性肝片吸虫病中灵敏度最高。*Fas2-ELISA*(基于组织蛋白酶 L1 的抗体)比 Western blot 和 Arc Ⅱ 更具特异性,敏感度为 92.4%,特异度为 83.6%,阴性预测值为 97.2%(Espinoza et al,2005,2007)。急性肝片吸虫感染病人的典型表现是嗜酸性粒细胞增多、持续性发热、腹痛、多发性肝脓肿以及腹膜或肝脏转移瘤样病变。早期临床症状的鉴别可能有助于及时和非侵入性地识别这种感染。

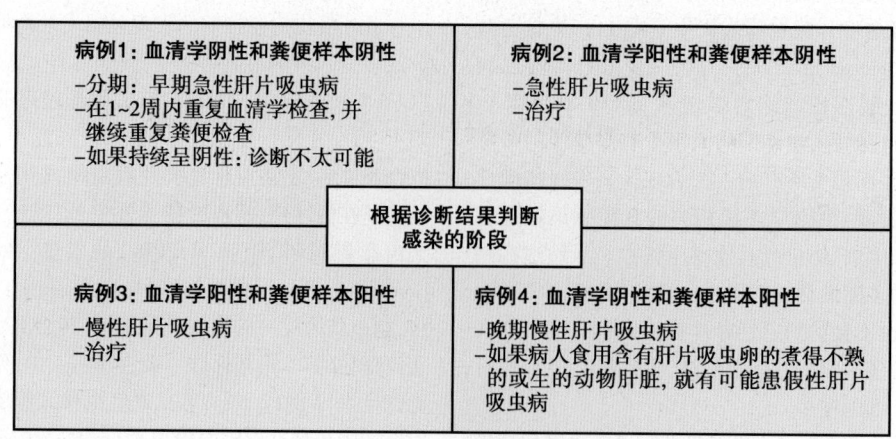

病例1:血清学阴性和粪便样本阴性
-分期:早期急性肝片吸虫病
-在1~2周内重复血清学检查,并继续重复粪便检查
-如果持续呈阴性:诊断不太可能

病例2:血清学阳性和粪便样本阴性
-急性肝片吸虫病
-治疗

根据诊断结果判断感染的阶段

病例3:血清学阳性和粪便样本阳性
-慢性肝片吸虫病
-治疗

病例4:血清学阴性和粪便样本阳性
-晚期慢性肝片吸虫病
-如果病人食用含有肝片吸虫卵的煮得不熟的或生的动物肝脏,就有可能患假性肝片吸虫病

图 45.4　肝片吸虫病诊断最常见的几种结果。病例 2 和病例 3 在临床上常见,病例 1 和病例 4 少见

慢性期

诊断慢性感染的金标准是在粪便、胆汁或十二指肠液中检出虫卵，或者是在手术过程中发现成虫。当粪便检测结果表现为持续阴性时，血清学检查可用于诊断。应该对连续不同日期的粪便样本（至少 3 份）进行沉降检测，以增加在粪便中检测到虫卵的可能性。胆管内寄生虫卵的间歇性沉积会降低沉降法的敏感性，因此可考虑多次粪便检查。秘鲁的 Lumbrera 和他的同事（Lumbrera et al，1962）描述了一种快速沉降检测技术，该检测价格低廉，易于操作，而且灵敏度高于乙醚-甲醛浓缩法（Marcos et al，2007a）。加藤-卡茨法可以用来测量感染强度（Katz et al，1972）。FLOTAC 技术也可用于检测粪便中的片形虫卵（Duthaler et al，2010）。

肝片吸虫病的外科学诊断

据文献报道，大多数接受手术或有创操作的慢性片吸虫感染的病人，最初的临床表现是胆道梗阻和胆总管结石（Kim et al，2006；Mera y Sierra et al，2011）。然而，胆道手术中成虫的检出率总体较低。在流行区接受胆囊切除术的 162 名病人中，只有 1.2% 的人胆囊内有肝片吸虫（Alban et al，2002）；而且有几个病例是在手术室中诊断出来的。

旅行者或来自流行区的胆道梗阻的病人出现轻度嗜酸性粒细胞增多提示肝片吸虫病。通过内镜逆行胰胆管造影术（endoscopic retrograde cholangiopancreatography，ERCP）诊断和治疗的病例中，只有少数病人有轻度嗜酸性粒细胞增多（Bahçecioglu et al，2008；Diaz Fernandez et al，2005；Gulsen et al，2006）。操作后为确保消除内镜检查遗漏或残留在其他部位的寄生虫应单剂量给予三氯苯达唑。成虫也可以在择期腹腔镜胆囊切除术中偶然被发现（Bulbuloglu et al，2007）。即使在高度流行的地区，最初也可能遗漏诊断，并且有案例已经报告了寄生虫意外阻塞经皮胆管引流导管（Maco et al，2003）。由片吸虫相关的胆管炎引起胆道梗阻需要手术干预和抗寄生虫药物治疗。

肝片吸虫病可能被误诊为棘球蚴病（见第 74 章），由于前者在 ELISA 中可能有很强的交叉反应。当片吸虫引起肝内囊肿时，病人可能需要手术切除（Das et al，2007）。在其他情况下，成虫也可能发现于被切除的结肠（Makay et al，2007）、颈部（Marcos et al，2009a）、硬膜外间隙（Vatsal et al，2006）、眼睛（Dalimi & Jabarvand，2005）和乳房（Naresh et al，2006）等可疑恶性肿瘤或转移样病变中。

当肝片吸虫病影响到胰管时（Parsak et al，2007），无论是手术还是保守治疗，都应该实行个体化策略。引流是一种合理的方法，并应用三氯苯达唑和抗痉挛药物，以减轻寄生虫死后引起的严重腹痛。由胰管梗阻引起胰腺炎等并发症，可能危及生命，但少见（Echenique-Elizondo et al，2005）。

对于胆管炎病人（Ait Ali et al，2002），建议急诊行经皮胆管引流，因为抗寄生虫药物的使用，死亡的虫体仍会在胆管内停留，阻碍肝胰壶腹（Vater 壶腹）的通畅。有动物实验表明能引起胆管炎的最常见细菌包括大肠杆菌（45%）、粪肠球菌（45%）和肺炎克雷伯杆菌（10%）（Valero et al，2006）。目前尚无人体试验数据，但是动物模型中几乎一半的细菌是粪肠球菌，在抗生素选择时应给予特别考虑。建议使用单一抗生素，如轻中度感染时使用 β-内酰胺/内酰胺酶抑制剂，严重感染时使用碳青霉烯类药物。也采用头孢菌素或氟喹诺酮类联合治疗。然而，抗菌治疗应根据病原体的鉴定及药敏结果进行调整。

总之，对于来自流行区的病人，如果其临床表现类似于急性胆囊炎、正常腹部超声或影像学上的脓肿样病变，则应考虑肝片吸虫病。此外，在诊断性腹腔镜检查中，伴有嗜酸性粒细胞增多的转移瘤样的肝脏病变强烈提示急性肝片吸虫病。

治疗

三氯苯达唑是治疗各期片吸虫感染的首选药物（Keiser & Utzinger，2007）。急性期按 10mg/kg 单剂量给药的治愈率超过 90%（Marcos et al，2008），在慢性期的治疗中也取得了类似的结果（Apt et al，1995；El-Tantawy et al，2007；Talaie et al，2004）。这种药物联合脂肪餐能够更好地吸收，最常见的不良反应是死亡的或将死的寄生虫虫体通过胆管引起的胆绞痛（Millan et al，2000；Richter et al，1999）。三氯苯达唑在 20 世纪 80 年代初被用于治疗家畜中的肝片吸虫感染。由于其有效性和成本效益，已被列入世界卫生组织基本药物标准目录（http://www.who.int/medicines/publications/essentialmedicines/en/）。

在使用三氯苯达唑治疗肝片吸虫病的 7 年内，患病率从 5.2% 降至 1.2%（Abdussalam et al，1995）。然而，在动物中密集使用三氯苯达唑导致了耐药性的发生（Alvarez-Sanchez et al，2006；Mottier et al，2006）。另一方面，在没有人用三氯苯达唑药物的地区，可以使用兽用三氯苯达唑。在秘鲁，按 10mg/kg 单剂量给药的治愈率达 96%，而按 10mg/kg 剂量连续 2 天给药的治愈率可达 100%，且没有严重的不良反应（Terashima et al，未发表的数据）。治疗后第 1 周最主要的不良反应是腹痛或胆绞痛。大多数情况下应该在开始治疗时使用抗痉挛药物，这可以减少或完全缓解一过性腹痛发作。鉴于在未来长期可能不开发针对肝片吸虫的新药，动物（Alvarez-Sanchez et al，2006）和人类（Cabada et al，2016）对三氯苯达唑的耐药性的出现可能是一个严重的威胁。

多年前，最初肌肉外给予去氢依米丁治疗肝片吸虫病的使用剂量为 1mg/kg，连续用药 10 天。随后，硫氯酚用于治疗肝片吸虫病，使用方法为每间隔 3 天给予 30~50mg/kg 的剂量，共 10~15 剂，但此药对心脏有毒性作用且价格昂贵。其他药物，如硝唑尼特，已被评估可用于肝片吸虫病的治疗，但治愈率很低。接受硝唑尼特 7 天疗程的成人病人治愈率为 60%，儿童病人的治愈率仅为 40%（Favennec et al，2003）。目前，许多新药已经在肝片吸虫病动物模型上进行了实验。如青蒿琥酯、蒿甲醚和 OZ78 均表现具有杀灭肝片吸虫的特性，它们将可能成为治疗肝片吸虫病的新药（Keiser et al，2007，2010）。阿苯达唑、甲硝唑和吡喹酮不推荐用于肝片吸虫病的治疗。

未来的发展方向和疫苗

由于肝片吸虫病已经对经济造成了重大的影响，因此开发有效的疫苗极为重要。初步的动物实验已经取得了重大进展（McManus & Dalton，2006；Spithill & Dalton，1998）。肝片吸虫释放的半胱氨酸蛋白酶在寄生虫摄食营养、迁移穿过宿主组织及免疫逃避中发挥关键作用。在大肠杆菌中表达的重组半胱氨酸蛋白酶(cysteine proteinase, CPFhW)包涵体已经用于大鼠抗肝片吸虫病肠道免疫。该研究中,口服疫苗能使囊蚴的感染负荷减少78%~80%(Kesik et al,2007)。来自片吸虫的谷胱甘肽转移酶超家族起着第二阶段解毒和清除的作用,已被证明可作为候选的保护性疫苗(Chemale et al,2006)。未来研究方向将注重于预防感染的免疫靶点,特别是已知的流行区人群尤其是儿童的预防,但是目前只有针对动物的疫苗。

华支睾吸虫病与后睾吸虫病

在远东、东南亚和东欧的许多地区,由后睾科家族(麝猫后睾吸虫、猫后睾吸虫和华支睾吸虫)的吸虫引起的肝吸虫感染是主要的公共卫生问题。华支睾吸虫病是由华支睾吸虫、中国或东方肝吸虫引起的感染,而后睾吸虫病是由麝猫后睾吸虫、猫后睾吸虫(吸虫纲)引起的。与肝片吸虫病类似,在疾病非流行的地区,移民和旅游全球化是导致病人感染的原因。

华支睾吸虫、后睾吸虫是亚洲小型肝吸虫,长8~15mm,在成虫形态和遗传学上极为相似,但在地理分布上有所不同(Park,2007)。目前分别有6.01亿人和7 980万人面临感染华支睾吸虫和后睾吸虫的风险。华支睾吸虫是中国东北、台湾省,韩国南部、日本、越南北部和俄罗斯的远东地区所特有的(Rim,2005),而后睾吸虫只出现在老挝、泰国、越南和柬埔寨。猫后睾吸虫感染是俄罗斯、乌克兰和哈萨克斯坦最常见的食源性肝吸虫感染。在泰国,大约有600万人感染了麝猫后睾吸虫(Kaewpitoon et al,2008)。在中国,华支睾吸虫感染在过去十年间增加了3倍多,2004年有1 500万人感染(Lun et al,2005)。与肝片吸虫病相似,这些小吸虫的地理分布也不一致。例如,在泰国,与中部地区(3.8%)和南部地区(0%)相比,北部(19.3%)和东北部(15.7%)地区的后睾吸虫病患病率最高。一般来说,感染是通过在农村地区食用生的鲤科鱼类产品或Koi-pla之类的菜肴(Sayasone et al,2007)。而北美的一些病例主要由亚洲移民输入。

生活史

鱼源性吸虫拥有复杂的生活史,有两个中间宿主。从人类宿主开始,成虫排出发育成熟的虫卵,然后卵通过粪便排泄到环境中,它们进入水中孵化后并感染它们的第一个中间宿主-淡水螺。在被淡水螺摄取后,虫卵释放毛蚴,同时毛蚴在淡水螺体内经历几个发育阶段:子胞蚴、雷蚴和尾蚴。后睾吸虫的淡水螺中间宿主是纹沼螺。华支睾吸虫第一中间宿主为淡水螺类,如豆螺、沼螺、涵螺等。一旦进入淡水螺体内,毛蚴就从卵中孵化,寄生在淡水螺体内,发育成胞蚴,并且开始下一阶段雷蚴的无性繁殖。然后雷蚴发育成尾蚴。这种无性繁殖系统使毛蚴到尾蚴的数目呈指数倍增。一旦雷蚴在淡水螺体内发育成熟,它们就积极地从淡水螺体内钻出,进入淡水环境,寻找鱼类。尾蚴从淡水螺中释放出来,然后在淡水鱼-第二中间宿主(圆唇鱼属、无须魮属和裂峡魮属)的肌肉或鳞片下以囊蚴的形式寄生。一旦进入鱼的肌肉,尾蚴就会产生一个保护性的囊用来包裹它的身体。事实证明,当人类或其他宿主(如猫、狗、猪或任何其他食鱼哺乳动物)食用鱼肉时,耐酸的包囊使囊蚴能够避免被胃酸消化,使其到达小肠。

囊蚴到达小肠后,继而进入人类的肝脏。与较大的肝片吸虫不同,后睾吸虫和华支睾吸虫的囊蚴在十二指肠脱囊后通过Vater壶腹迁移入胆管,然后在4周内发育为成虫并产下虫卵。它们可在人类的肝脏中存活长达45年,每天可产1 000~2 500个虫卵。成虫体长(10~25)mm×(3~5)mm,分布于中、小肝内胆管,偶见于肝外胆管、胆囊和胰管。

临床表现

华支睾吸虫病和后睾吸虫病与许多肝胆疾病相关,但主要是胆道疾病,因为这些吸虫不像肝片吸虫那样穿透肝实质。华支睾吸虫病和后睾吸虫病的病理类型和临床特征有所不同。例如,胆石症是华支睾吸虫病较严重的并发症之一(见第32章和第39章),但在后睾吸虫病中却极为罕见。在这两种寄生虫病中,明显的胆道感染是其主要的病理特征,甚至可导致胆管癌,尤其是后睾吸虫病。

吸虫偶尔进入胰管,引起梗阻和胰腺炎。后睾吸虫病的病理和临床结局与累积感染的强度和持续时间有关。由于成虫寿命长,在人类宿主离开流行区较长时间后也可产生虫卵和症状。这些亚洲吸虫感染人群大多没有症状,只有5%~10%的重度感染者有右上腹疼痛、胀气和疲劳等非特异性慢性症状。胆管癌是已知的并发症。

华支睾吸虫

华支睾吸虫引起的急性感染通常是无症状的,但一些病人可能有发烧、皮疹、身体不适和右上腹不适。慢性感染能够反映虫负荷,并且可表现为反复发生的化脓性肝胆管炎、胆囊炎、梗阻性黄疸、肝肿大、胆囊炎、多发性肝脏肿瘤(Liao et al,2006)和胆石症(Park & Son,2008;Stunell et al,2006)。有时华支睾吸虫也可引起急性非结石性胆囊炎(Oh et al,2014)和嗜酸性细胞胆囊炎(Lai et al,2007)。

华支睾吸虫病与胆管癌之间的关联也有报道(Choi et al,2006)(见第50章和第51章)。直接接触华支睾吸虫及其排泄分泌物引发严重的华支睾吸虫感染是导致胆管和周围肝组织恶变的重要危险因素。

麝猫后睾吸虫

在急性麝猫后睾吸虫感染中,只有5%~10%的重度感染病人有非特异性症状,如右上腹疼痛、腹胀、乏力和腹部灼热感。在慢性期,轻度肝肿大发生在感染较严重的病人(每克肝组织有超过10 000个虫卵)。一般无黄疸和脾肿大的症状,但肝内胆管结石和复发性化脓性胆管炎是麝猫后睾吸虫的常见表现。只要检测到黄疸和上行性胆管炎,就应该怀疑吸虫相关性胆管癌。肝内胆管扩张是流行区病人最主要表现(Sayasone et al,2012)。

猫后睾吸虫

在食用生的、腌制的和冷冻的鱼("stroganina")之后,通常会感染猫后睾吸虫。急性症状出现在吃生鱼片后2~4周。这些症状包括高热、恶心、呕吐、腹痛、关节痛、淋巴结病变和皮疹(Tselepatiotis et al,2003)。外周嗜酸性粒细胞增多是一种常见的表现,特别是在感染初期 2~6 周内,同时伴随转氨酶水平的升高。在慢性感染中,嗜酸性粒细胞往往呈轻度增多,但由于胆道梗阻,病人可能出现化脓性胆管炎(见第 43 章)和肝脓肿(见第 72 章)。

慢性感染的后果

与蠕虫感染相关的致癌过程非常复杂,可能涉及几种不同的机制,其中慢性炎症是一个关键因素。麝猫后睾吸虫感染了东南亚地区数百万人,是胆管癌的主要原因(见第 50 章和第 51 章)。麝猫后睾吸虫慢性感染导致胆管癌变的机制可能是多因素的,但其中一个机制是将具有有丝分裂特性的寄生虫蛋白分泌到胆管中,促进细胞增殖并创造了致癌环境。胆管癌进展的一个可能因素是 Ov-GRN-1 的存在,它是存在于麝猫后睾吸虫排泄分泌物中的一种生长因子,也可诱导宿主细胞的增殖并创造了致癌环境。

一般来说,这些吸虫会引起胆管树周围的炎症,导致上皮细胞的重度增生,黏膜内黏蛋白产生细胞的化生,以及进行性的胆管周围纤维化。在感染强度、寄生虫特异性抗体反应和胆道异常的背景下,麝猫后睾吸虫感染和胆管癌之间存在明显的关联。

抗麝猫后睾吸虫抗体滴度越高,患胆管癌的风险就越高(Honjo et al,2005)。2009 年,国际癌症研究机构(International Agency for Research on Cancer)确认华支睾吸虫和麝猫后睾吸虫为人类Ⅰ类致癌物(Hong et al,2012;Sripa et al,2012)。易诱发恶变的病变包括包膜下伴有明显的纤维化壁的中、大胆管的扩张,胆管周围炎症性细胞浸润,杯状细胞化生,上皮和腺瘤性增生,胆管周围纤维化。麝猫后睾吸虫介导的肝胆病变的发病机制可能包括机械刺激和其代谢产物引发(Sriamporn et al,2004)。在发酵食品,例如泰国东北部和老挝普遍存在的一种调味品——腊泥鱼酱(Pla Ra)中,几种 N-亚硝基化合物及其前体的含量较低(Sripa et al,2007)。在研究方面,应针对麝猫后睾吸虫导致胆管癌的发病机制研究,并加快开发有助于控制麝猫后睾吸虫和相关吸虫的新的干预措施、药物和疫苗的研究(Laha et al,2007)。同样,研究表明华支睾吸虫与胆管癌的发生有很高的相关性(Choi et al,2006)。韩国的一项流行病学研究发现,华支睾吸虫的患病率与胆管癌的发病率相关,Chuncheon,Chungju 和 Haman 地区的华支睾吸虫患病率分别为 2.1%、7.8% 和 31.3%;而对应的胆管癌发病率分别为 0.3/10 万、1.8/10 万和 5.5/10 万(Lim et al,2006)。华支睾吸虫感染引起胆管癌的机制尚未完全阐明。最近的研究表明,华支睾吸虫可以促进胆管癌细胞的焦点和细胞间黏附蛋白的表达以及基质金属蛋白酶的分泌,从而促进肿瘤的增殖和侵袭(Won et al,2014)。

与乙肝病毒和饮酒一样,华支睾吸虫病也与肝细胞癌相关(Tan et al,2008)。此外,还有胆囊绒毛管状腺瘤合并华支睾吸虫感染的报道(Cheng et al,2013)。似乎与华支睾吸虫病相关的胆管癌的发生是多因素致癌机制累积的最终结果,尽管涉及的具体机制还不完全清楚。

新的血清学检测有助于提升诊断,但是不能区分最近或过去的感染。目前,基于 Ov-CP-1 的 ELISA 方法针对钩虫、微小肠道吸虫、粪类圆线虫、带绦虫、蓝氏贾第鞭毛虫和大肠杆菌感

染的检测的敏感度和特异度分别为 95% 和 96%(Watthanakulpanich et al,1997)。其敏感度和特异度与基于重组吸虫半胱氨酸蛋白酶的 ELISA 检测的研究(敏感度 81.3%~96%,特异度 92.6%~96.2%)类似(Nagano et al,2004;Zhao et al,2004)。

人类华支睾吸虫和后睾吸虫病的诊断主要是通过检测粪便中的虫卵。尽管有时由于胆道梗阻或间歇性排卵(类似于肝片吸虫)而无法检测到虫卵,加藤-卡茨(Kato-Katz)法仍被认为是粪便检查的最佳方法。因此,多次加藤-卡茨厚涂片可增加华支睾吸虫虫卵的检出率(Qian et al,2013)。对于轻度感染,胆道中的成虫少于 10 条的病人,聚合酶链反应(polymerase chain reaction,PCR)检测粪便中成虫的 DNA 可能有助于诊断(Duenngai et al,2008)。在资源匮乏的环境中,对麝猫后睾吸虫进行血清学检测,如环介导的等温扩增,具有 100% 的敏感度和 61.5% 的特异度(Arimatsu et al,2015)。早期发现这些未经治疗的肝吸虫感染对于预防胆管癌非常重要。非常期待可以检测由麝猫后睾吸虫引起的胆管癌的方法,包括检测 miRNA 芯片检测及其研发,这有助于肿瘤的早期诊断和治疗(Plieskatt et al,2014)。

肝内胆管扩张是最常见的超声影像表现(76% 的病例),只有在广泛感染的病人中才能看到胆管周围回声增强和胆泥沉积(Choi et al,2005)。Ruangsittichai 和他的同事(2006)报道了使用重组蛋壳蛋白的高敏感性和特异性,该蛋白有可能用于人类后睾吸虫病的血清学诊断。然而,检测麝猫后睾吸虫 DNA 的费用昂贵,且需要熟练的技术人员。

治疗

吡喹酮,一种吡嗪基异喹啉的衍生物,可用于治疗麝猫后睾吸虫,猫后睾吸虫和华支睾吸虫。对于麝猫后睾吸虫,单次剂量 40mg/kg 的吡喹酮治疗治愈率 71.4%,而总剂量为 75mg/kg(50mg/kg+25mg/kg,用药间隔 4 小时)的治愈率为 96.6%(Lovis et al,2012)。对于华支睾吸虫病,推荐吡喹酮剂量 25mg/kg,3 次/d,用药间隔 5 小时(总剂量 75mg/kg),治愈率达 83%~85%(Rim,2005)。在两种寄生虫都流行的区域也有同时感染片吸虫和华支睾吸虫的报道,治疗应该包括吡喹酮和三氯苯达唑(Kim et al,2014)。随着肝移植人群的增多,被华支睾吸虫感染的肝脏有可能作为肝移植的供体(Zhu et al,2010)。

其他胆道寄生虫病

蛔虫感染多在热带地区。蛔虫偶尔可能会从小肠迁移到其他部位,如胆道或胰管。由于流行区感染强度高,虽然偶尔会引起胆道梗阻导致梗阻性黄疸或胰腺炎,但更多的临床表现为黄疸、右上腹疼痛和发热。据报道,其他外科并发症有回肠扭转、穿孔、肠套叠和寄生虫团(Ramareddy et al,2012)。

有时,ERCP 可用来诊断胆道寄生虫病。例如,在东欧中度流行区为肝外胆汁淤积、胆管炎和胆总管结石实施的 3 548 例 ERCP 中,只有 24 例(0.66%)显示出胆道寄生虫病,如包虫病(n=16)(见第 74 章)。此外,8 例显示胆道部分梗阻,8 例发现破裂的囊;肝片吸虫(n=4)和蛔虫(n=4)也被发现。行内镜括约肌切开术,然后使用球囊导管和取石网篮仔细检查胆总管。ERCP 有助于胆道寄生虫感染的治疗。胆道蛔虫的治疗是通过

内视镜清除成虫,然后口服单剂量的阿苯达唑(400mg)。

　　肝包虫囊(细粒棘球绦虫成虫的幼虫囊化期)破裂进入胆道系统的发生率为 5%~25%,是肝包虫病囊肿最常见的并发症(见第 74 章)。在这种情况下,ERCP 在疾病的治疗中发挥关键作用,在某些病例中甚至可以作为一种特异性治疗方式。同时术前口服阿苯达唑(400mg),2 次/d。典型的 ERCP 征象表现为弥漫性胆管扩张,伴有由多个白色生发层膜引起的胆总管下段的充盈缺损;括约肌切开术将有助于清除生发层膜引起

的梗阻。肝包虫病的治疗选择包括抗蠕虫治疗、手术切除或经皮穿刺抽吸。然而,当包虫物质包括子囊和包虫膜通过孔道释放进入胆管内,手术前必须进行 ERCP,用于治疗或预防胆道梗阻并发症主要是急性胆管炎,以保证胆汁内包虫物质清除。无论如何,在内镜或手术治疗之前,应开始服用抗虫药物以灭活囊内物质以及使过敏性疾病或术后复发降至最低。

　　表 45.5 总结了后睾吸虫、华支睾吸虫、蛔虫和细粒棘球绦虫的分布、临床并发症和治疗。

表 45.5　其他胆道寄生虫的分布、临床并发症及治疗

寄生虫	分布	并发症	治疗
后睾吸虫和华支睾吸虫	远东、东南亚和东欧	复发性化脓性肝胆管炎 胆石症 胆管癌	PZQ±抗生素 PZQ±外科手术 外科手术/化学治疗/PZQ
蛔虫	全球	胆道梗阻合并胆管炎 胰腺炎 回肠扭转、穿孔、肠套叠及多个蛔虫团	ERCP 去除成虫+阿苯达唑
细粒棘球绦虫	全球	肝包虫囊破裂进入胆管系统	口服阿苯达唑后行 ERCP±括约肌切开术

ERCP,内镜逆行胰胆管造影术;PZQ,吡喹酮。

（邹书兵　译　　张志伟　审）

第一篇 炎症、感染和先天性疾病

D. 胆道囊性疾病

第 46 章

成人胆管囊肿

Kristopher P. Croome and David M. Nagorney

婴儿或儿童的胆管囊肿是典型的外科疾病（Altman，1994）；然而，大约 20% 的病人直到成年才被诊断。虽然临床上存在类似性，但成人胆管囊肿的表现及治疗策略可能与年轻病人有本质上的不同。与儿科的治疗经验相比，成人病人中，肝胆疾病的发生率更高（Nagorney et al，1984a；Powell et al，1981；Rattner et al，1983），而且他们通常首次发现于既往的与囊肿相关手术并发症（Gigot et al，1996；Nagorney et al，1984a；Ono et al，1982；Shah et al，2009；Todani et al，1984a）。因此，成人胆管囊肿的外科治疗因其合并肝胆疾病，以及再次胆道手术技术难度的增加而变得复杂。尽管疾病存在异质性，且缺乏相关临床随机对照试验，但切除肝外胆管囊肿的共识已被广泛接受。然而，肝内胆管囊肿的治疗仍然存在争议，胆管囊肿切除后胆肠解剖结构重建的方法也值得商榷。本章探讨了成人胆管囊肿病人的肝胆病理谱，同时也介绍了治疗这类病人的手术方法。

诊断

分类

胆管囊肿根据胆管系统中囊肿的位置、范围以及形状进行分类。虽然常用的术语是胆总管囊肿，但胆管或胆道囊肿在语义上更为贴切，因为囊性扩张可以发生在整个胆道系统的任何地方，而不仅仅局限于胆总管。1959 年，Alonso-Lej 及其同事第一次提出肝外胆管囊肿的系统分类方法，并将其分为三种类型。虽然这种分类方法不包括肝内胆管囊肿，但这种简单实用的分类方法为所有其他分类方法提供了基础。有趣的是，胆管扩张的程度如何才符合囊性扩张，无论是以毫米为单位的直径的绝对大小，还是在胆管囊肿处测量到的管道大小与预期的大小之比，都没有一个明确的判断标准。缺乏专门的标准来定义胆管囊肿，这给临床上造成了一定的困难，尤其是胆囊切除术

后的病人，因为肝外胆管会对完好的 Oddi 括约肌进行生理反应性扩张。对于继发性胆管囊性扩张是否具有相同的临床病理结局以及是否需要类似的手术治疗尚不清楚。

对肝内胆管囊肿的认识促使了 Alonso-Lej 分类系统的改变。1958 年，Caroli 及其同事描述了"多个肝内胆管囊肿"伴或不伴有肝外胆管囊肿。虽然最初只是用来描述一种具有多个肝内胆管囊性扩张的疾病，但不论肝外胆管囊肿是否存在或肝内囊肿的形状，Caroli 病都被广泛应用于描述任何肝内胆管囊肿的术语（Dayton et al，1983）。Caroli 病表现为一系列疾病，包括肝内胆管囊肿伴先天性肝纤维化或 Grumbach 病（Grumbach et al，1954）等。Todani 等在 Alonso-Lej 分类的基础上，结合 Caroli 病的不同类型，完善了胆管囊肿的分类系统（Todani et al，1977）。图 46.1 为 Todani 分类系统。I 型胆管囊肿为位于肝总管（common hepatic duct，CHD）或胆总管（common bile duct，CBD）的梭形或囊状的扩张。I 型胆管囊肿还可以根据胆囊及胆囊管的位置进一步分类。I a 型的胆囊起源于胆总管囊肿，同时伴有肝外胆管扩张（Rozel et al，2011）。I b 型胆管囊肿则是在 CBD 最远端形成一个孤立的扩张，同时不伴有肝外胆管扩张。而 I c 型则是与合流异常的胰胆管相并行的、光滑梭形的、位于 CHD 或 CBD 的胆管囊肿（Todani et al，2003）。

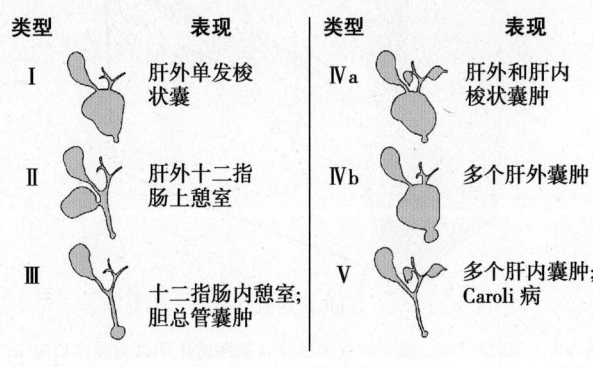

类型	表现	类型	表现
I	肝外单发梭状囊	IVa	肝外和肝内梭状囊肿
II	肝外十二指肠上憩室	IVb	多个肝外囊肿
III	十二指肠内憩室；胆总管囊肿	V	多个肝内囊肿；Caroli 病

图 46.1 胆管囊肿的分类

Ⅱ型胆管囊肿是一种位于 CHD 或 CBD 的十二指肠上的憩室。Ⅲ型则是位于远端胆总管或胆总管囊肿的十二指肠内憩室。Ⅲ型胆管囊肿常在内镜逆行胰胆管造影中偶然发现。Ⅲ型胆管囊肿常伴有胰腺炎，但胆道症状却较为少见（Ziegler et al，2010）。Ⅳ型胆管囊肿同时包括肝内及肝外胆管囊肿。Ⅳa 型胆管囊肿从 CBD 或 CHD 一直延伸到肝内胆管。相比之下，Ⅳb 型胆管囊肿则是由多个肝外囊肿构成，而不涉及肝内囊肿。这种类型被称为"串珠"（Lee et al，2009）。最后，如前所述，Caroli 病已被用于描述任何肝内胆管囊肿，而不论其是否合并肝外胆管囊肿或肝内胆管囊肿的形状如何。

Matsumoto 还根据囊肿的位置以及囊肿的构型对 Alonso-Lej 分类系统进行了完善（Matsumoto et al，1977a）。到目前为止，胆管囊肿的临床治疗主要取决于囊肿的位置，而不是其构型。事实上，也没有数据表明构型不同，但类型相似的胆管囊肿在临床表现上有差异。因此，采用更详细的 Matsumoto 分类方法临床意义不大（Kamisawa et al，2005；Komi et al，1992；Matsumoto et al，1977b）。对 Todani 分类方法的进一步补充包括了其他亚型，如Ⅰd 型以及Ⅵ型胆总管囊肿。Ⅰd 型是除 CBD 和 CHD 扩张（Ⅰ型）外，以胆囊管扩张为特征，使得囊肿呈现双角构象（Michaelides et al，2011；Yoon，2011）。Ⅵ型胆管囊肿表现为孤立的胆囊管扩张，而不累及 CBD 或 CHD；这种情况较为罕见，只有为数不多的报道（Conway et al，2009；De et al，2011）。

病因

关于胆管囊肿起源的学说不一。目前最为普遍接受的假说认为胆管囊性扩张与胰胆管合流异常有关（Babbitt，1969；Cheng et al，2004；Komi et al，1992；Okada et al，1990；Todani et al，1984b；Wiedmeyer et al，1989）。胰胆管汇合处位于 Oddi 括约肌近端（图 46.2）（Nagata et al，1986）（见第 2 章）。胰胆管合流异常通常与共同通道过长相关，这使得胰液可以反流入胆道系统，从而引起胆道炎症、膨胀，最终导致其扩张。胆道测压研

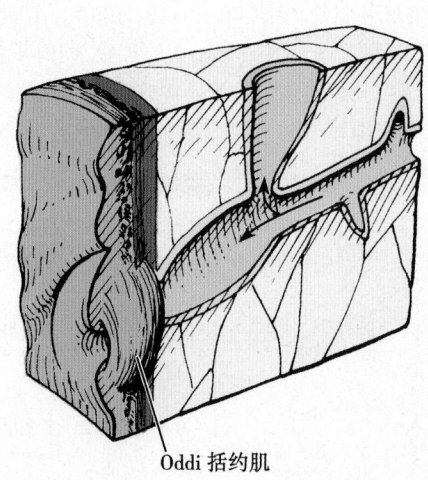

Oddi 括约肌

图 46.2 如图所示，胰胆管狭窄的长共有通道是胆总管囊肿最常见的病因

究（Iwai et al，1986）、囊肿液中高浓度的胰酶（Todani et al，1990）、胆管上皮增生、圆形细胞浸润以及明显的胆管纤维化的组织病理学研究（Oguchi et al，1988）均支持此假说。此外，研究表明，对犬实行胰胆囊吻合术以及胰胆管吻合术会导致其肝外胆管的囊性扩张（Oguchi et al，1988；Ohkawa et al，1981）。胰胆管合流异常或是汇合异常，即胰、胆管汇合于十二指肠壁外，有时也可因胆道肿瘤而受累（Funabiki et al，2009；Horaguchi et al，2005）。

Ⅰ型和Ⅳ型胆管囊肿与胰胆管汇合的解剖异常有关，而Ⅱ型和Ⅲ型或孤立的肝内 Caroli 病则与其无关。这一发现使得难以将胰胆合流异常作为病因。而这种异常也常常在没有胆管囊肿的情况下出现，这使得两者之间的因果关系并不明显。

对家族成员中同一类型胆管囊肿的报道表明，尽管很少发生，但遗传因素可能参与了胆管囊肿的发病（Iwafuchi et al，1990）。最后，囊肿远端颈部神经节减少可能是一部分胆管囊肿的原因。囊肿壁狭窄部分神经节细胞的减少可能是与先天性巨结肠病相对应的胆道疾病（Kusunoki et al，1988）。这种组织学发现是否可以解释不伴有胰胆管合流异常的胆管囊肿尚不清楚。

人口统计学

胆管囊肿是一种罕见的疾病，已报道的病例少于 5 000 例（Flanigan，1975；Powell et al，1981；Sastry et al，2015；Soares et al，2014；Yamaguchi，1980）。在西方国家发病率为 1/（100 000～150 000），在某些亚洲地区为 1/13 000（Olbourne，1975；Sato et al，2001）。近期有文献综述报道，近 85% 的胆管囊肿病例来自亚洲，只有 8.6% 来自美国，5.8% 来自欧洲。据估计，实际临床发病率应在 1/（13 000～2 000 000）（Olbourne，1975），胆管囊肿约占所有良性胆道疾病的 1%（Saxena et al，1988）。表 46.1 显示了基于现有文献，各类型胆管囊肿（Todani 分类）的估计发病率。由于现有分类不尽详细，所以按目前的分类方法可能低估了胆管囊肿的真实发病率。各类型胆管囊肿的发病率由高到低依次为Ⅰ型（79%）、Ⅳ型（13%）、Ⅲ型（4%）、Ⅱ型（2.6%）。在所有胆道囊性疾病的病人中，只有不到 1% 的病人是多发性肝内胆管囊肿而不伴有肝外囊肿（Caroli 病）。成人的胆管囊肿类型的分布与婴儿及儿童相似（Gigot et al，1996；Todani et al，1984a；Ono et al，1982），但Ⅳ型胆管囊肿在成人中更为常见（Todani et al，1978，1984a）。

超过 1/3 的胆管囊肿报告来自日本，所以日本具有地理上的流行意义（Flanigan，1975；Powell et al，1981；Yamaguchi，1980）。虽然最近报告的病例数有所增加，但这可能反映出影像学在诊断上的进步，而非发病率的增加。

无论囊肿类型如何，胆管囊肿病人均以女性为主。在 820 例病例中，81% 的病人是女性（Flanigan，1975）。在成年人病人中也发现了类似的男女比例（Powell et al，1981）。目前关于胆管囊肿发病机制的理论并没有将性激素或先天性子宫内内分泌素乱作为可能的因素。

表46.1　基于 Todani 分型的胆管囊肿发病率：囊肿类型的文献复习					
研究	I	II	III	IV	V
Alonso-Lej et al,1959	86	4	4	—	—
Flanigan,1975	659	23	42	19	—
Yamaguchi,1980	682	18	12	166	—
Powell et al,1981	255	7	13	60	—
Ono et al,1982	21	—	—	1	—
Dezielet al,1986	18	1	2	6	4
Nagata et al,1986	21	—	1	5	—
Tan & Howard,1988	31	0	1	2	1
Hopkins et al,1990	5	—	—	2	—
Joseph,1990	45	1	2	3	1
Lopez et al,1991	15	2	5	1	—
Chijiiwa & Koga,1993	26	2	—	18	—
Benhidjeb et al,1994	6	3	3	—	—
Lipset et al,1994	22	1	2	17	—
Scudamore et al,1994	8	—	1	14	—
Swisher et al,1994	21	1	2	4	5
Hewitt et al,1995	8	—	—	2	—
Stain et al,1995	22	1	—	4	—
Chen et al,1996	41	1	—	—	—
Gigot et al,1996	19	1	—	11	—
Kouraklis et al,1996	5	4	1	—	—
Chaudhary et al,1997	9	—	—	7	1
Jesudason et al,1997	10	—	—	4	—
Belli et al,1998	8	—	2	3	—
Lee et al,2004	86	2	5	—	—
Wiseman et al,2005	17	3	2	28	2
Jesudason et al,2006	41	0	0	15	1
Singham et al,2007	17	3	1	28	2
Edil et al,2008	45	4	4	15	2
Cho et al,2011	116	1	0	86	1
Lee et al,2011	499	7	4	217	5
Gong et al,2012	168	3	3	26	21
合计	3 032	94	112	780	50
占总数的百分比	74.5%	2.3%	2.8%	19.2%	1.2%

IV 型囊肿的再分型一般没有报告。

临床特点

　　胆管囊肿可能多年无症状。临床症状的首次出现在成年期（16岁）的病人少于所有病人 20%（Flanigan,1975；Gong et al,2012）。胆管囊肿通常在影像学检查中偶然发现。如果有

症状，无论囊肿类型如何，胆管囊肿通常表现出类似胆系结石疾病的症状。典型症状为间歇性反复发作地上腹或右季肋区疼痛、腹部压痛、发热以及轻度黄疸。疼痛可放射至右肩胛下或背部，并且通常可持续数小时。腹痛或不适可被胆管炎的症状，如发热寒战所掩盖。在成人病人中，腹部包块并不常见；但如果出现，则需高度怀疑囊肿相关的恶性肿瘤（见第51B章）。胆汁样尿通常先于临床黄疸表现。恶心、呕吐以及厌食可伴其他症状出现；如果胆管炎持续，黄疸加深，还可能进展为明显的败血症。

　　大约15%的成人 I 型或 IV 型胆管囊肿病人明显地表现为慢性胆道梗阻引起的肝硬化或纤维化（见第76章）。这类病人通常因 I 型、IVa 型胆管囊肿或 Caroli 病的并发症而接受过多次手术。肝、脾肿大在肝硬化及门静脉高压症病人中较为常见。门静脉高压症常伴有呕血、黑便及腹水。然而，无论是否伴有肝硬化，胆管炎仍是成人胆管囊肿病人最常见的首发症状（见第43章）。有趣的是，慢性肝病的其他症状如肌肉萎缩、疲劳、蜘蛛痣以及皮肤瘙痒并不常见。Caroli 病晚期可出现肝衰竭。

　　临床上，近30%的胆管囊肿病人存在胰腺炎（Nagorney et al,1984a）。与胆管炎病人相比，胰腺炎病人上腹疼痛及呕吐更加强烈，持续时间也更长。而发热及黄疸并不明显。虽然体重减轻在胆管囊肿病人中并不常见，但却因几乎 70% 伴体重减轻的成人病人与胆管恶性肿瘤相关而值得重视。

影像学特征

　　常规的诊疗设备即可为疑似胆道疾病病人进行准确的术前诊断：腹部超声（见第15章）、计算机断层扫描（computer tomography,CT）（见第18章）、经皮经肝胆管造影术（percutaneous transhepatic cholangiography,PTC）（见第13章和第30章）、内镜逆行性胰胆管造影术（endoscopic retrograde cholangiopancreatography,ERCP）（见第20章）以及磁共振胆管造影术（magnetic resonance cholangiography,MRC）（图46.3）（见第19章）。参考了目前对具有代表性图像的胆管囊肿诊断影像学方法的综述（Kim et al,1995；Savader et al,1991a,1991b）。尽管肝胆管闪烁造影在识别胆管囊肿方面有效（见第17章），但因其更倾

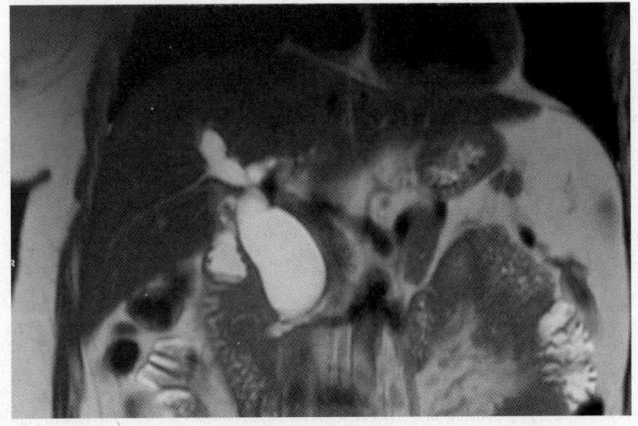

图46.3　磁共振图像显示 IVa 型囊肿，胆总管和左肝内管系统呈梭形扩张

向于功能性而非解剖性,所以其价值有限;因此,它只是超声、CT 和直接胆道造影的补充。胆管囊肿在成人病人中通常为偶然发现,除非在成年之前就已经确诊。

超声的无创性、准确性及其对邻近脏器的成像能力,使它成为胆管囊肿的首选检查。此外,超声的明显优势是可以实时扫描多个平面以确定胆管囊肿的扩张范围。目前,对于 I 型胆管囊肿以及 Caroli 病不同变异类型的超声特征已经有了很好的认识(Bass et al,1977;Morgan et al,1980;Todani et al,1978;Young et al,1990)。I 型胆管囊肿表现为肝外胆管不规则的低回声节段性扩张。对于成人病人,局灶性管壁增厚或结节可考虑癌变。囊肿内的结石也可以通过典型的回声特征和声影来鉴别。胆管囊肿在超声扫查中不伴有分隔,这可以与肝外胆道肿瘤,如囊腺瘤相区分(Nagorney et al,1984b)。超声对胰腺近端胆管囊肿的敏感性很高,但在成人病人中,由于囊肿体积小,且胆总管末端经常受肠内气体干扰,因此超声对识别胆总管囊肿的能力仍然有限。

临床上,Caroli 病表现为超声下肝内胆管节段性或分段性的多发性囊肿(Bruneton et al,1983)。囊肿可以是单侧或双侧的,胆管闪烁造影(Sty et al,1978)或 CT 结合胆道造影剂(Musante et al,1982)可以确定肝内囊肿是否与胆管相通。

CT 与静脉胆道造影术的结合可用于显示囊肿与胆道的相通(Hoglund et al,1990)。在腹部 CT 扫描前 2 小时行静脉胆道造影。如果囊肿与胆道相通,CT 可以敏感且准确地识别囊肿内积聚的造影剂,并能准确地诊断出胆管囊肿(Tohma et al,2009)。

一直以来,直接胆道造影是准确诊断胆管囊肿类型的首选方法。事实上,胆管囊肿的分类是根据胆管造影的特征进行的(Matsumoto et al,1977a;Todani et al,1977)。直接胆道造影曾因其可以明确囊肿的形态及范围被认为是手术的先决条件;同时它还可以识别胆管狭窄、胆管及胰管结石、息肉样或胆管附壁团块,这可能提示胆道恶性肿瘤的存在。此外,直接胆道造影可以揭示胆管远端囊肿与胰管的关系。比较典型的是肝外胆管囊肿基部与胰管在十二指肠近端 2~4cm 处相连(图 46.4),形成一个长的共同通道(壶腹)(Jona et al,1979;Komi et al,1992;Ono et al,1982;Rattner et al,1983)。胆管囊肿因远端胆管与胰管汇合的角度不同而分为不同亚型(Komi et al,1992)。胰腺胆总管汇合处对于避免囊肿切除术中胰管的损伤,识别嵌在汇合处及其后共同通道的结石,排除远端肿瘤具有重要的解剖意义。无论方法如何,通过胆道造影完成整个胆管和胰管系统的可视化对于胆管囊肿病人具有十分重要的意义。因术前未能发现胰管异常或节段性的肝实质内扩张可能会导致败血症,随后出现胆管炎、腹痛、胰腺炎,最终导致再次手术。

就直接胆道造影而言,PTC 和 ERCP 各有优缺点。无论采用何种方法,都需要大量的造影剂才能完整地显示胆道及囊肿。ERCP 可以更好地显示胰胆管的异常汇合(Komi et al,1992;Savader et al,1991b)。此外,可通过组织活检或细胞学检查来评估恶性肿瘤,并可在术前通过乳头切开术取出囊内结石以缓解胆管炎。内镜还可以观察到食管和胃,从而排除门静脉高压。如果囊肿十二指肠吻合口允许内镜进入胆道,应尝试在内镜下检查胆管分叉处及囊肿内层面。在内镜引导下对囊内

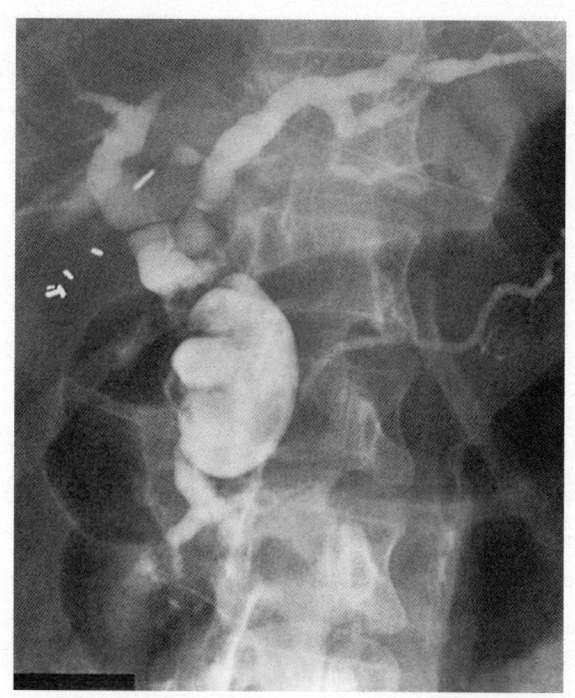

图 46.4 内镜下逆行性胆管造影显示最常见的胆管、囊肿和胰管解剖异常,表现为胆道远端或囊肿与胰管垂直融合,并存在长共同通道

肿块进行活检,可以鉴别恶性肿瘤。应以阻塞球囊来确保完整的胆道造影检查,特别是对既往行囊肿十二指肠吻合术的病人。对于 Ⅳa 型囊肿病人,通过囊肿肠吻合口对囊肿进行内镜检查也可以诊断胆管膜性或分隔性狭窄(Ando et al,1995)。Ⅲ型囊肿或胆总管囊肿可以选择 ERCP,因为在内镜下行乳头肌切开术具有潜在的治疗作用(Sarris & Tsang,1989;Venu et al,1984)。虽然没有专门的研究关注胆道镜在胆管囊肿中的应用,但这项技术在胆道病变病理不确定的情况下显示出了重要的前景(Woo et al,2014)。对于内镜在胆管囊肿中应用的研究应该不断深入。

PTC 也是诊断胆管囊肿的有效手段。由于 Roux-en-Y 吻合术后空肠袢对于内镜的限制,PTC 对于 Roux-en-Y 囊肿肠吻合术以及 Ⅳ 型胆管囊肿病人尤为适用,在这些病人中,由于胆管的狭窄或肿瘤使 ERCP 无法完全显示肝内囊肿(Savader et al,1991b)。PTC 在诊断上的主要缺点是偶尔不能清楚地分辨胰胆管汇合处。当需要控制胆道脓毒症或协助手术重建时,可在 PTC 后进行经皮胆道引流。因为囊内造影剂经常在胰胆管汇合处叠加,使其产生伪影,所以 PTC 尤其适用于囊肿肠吻合术后或巨大的肝外囊肿的病人。

磁共振胰胆管造影术(magnetic resonance cholangiopancreatography,MRCP)已成为胆管及其变异型成像的金标准。MRCP 具有无创、胆道、胰管及胆管囊肿的精确成像的明显优势。已有研究表明,它能够准确地从解剖学角度对新生儿、婴儿和幼童的胆管囊肿进行诊断(Fitoz et al,2007;Miyazaki et al,1998)。据 Sacher 及其同事(2013)报道,MRCP 对胆管囊肿的诊断率为 96%~100%;对胰胆管汇合异常的诊断率为 53%~100%;对胆总管石病的诊断率为 100%;对胆管癌合并胆管囊肿的诊断率为 87%,这使得 MRCP 成为术前的首选检查。对于较小的胆管胆囊,MRCP 检测的能力有限。因此,ERCP 仍然是

鉴别胆总管囊肿最常用的方法,另外一个原因是其可以同时进行括约肌切开术。MRCP 对 76 例病人中的 74 例(96%)诊断为胆管囊性疾病,对胆管异常诊断的准确率为 86%(Park et al,2005);然而,它在检测小胆管异常和小囊肿方面效果较差(Shaffer,2006)。MRC 对胆管囊肿诊断的局限性与其不能明确判断胰胆汇合处(诊断准确率为 69%)有关,但随着技术的进步,这一问题可能得以解决,同时 MRCP 也不具备治疗的作用。

相关的肝胆疾病

此外,成人胆管囊肿与肝胆疾病也密切相关。胆囊结石(见第 32 章)、肝内胆管结石(见第 39 章)、胆囊结石伴胆囊炎(见第 33 章)、胰腺炎(见第 54 章)、胆管癌(见第 51B 章)、肝内脓肿(见第 72 章)和肝硬化门静脉高压(见第 76 章)都使得治疗变得困难复杂。在婴儿和儿童中有报道的自发性胆管囊肿穿孔尚未在成人中报道(Ando et al,1998)。对成人的研究表明,近 80% 的成人胆管囊肿都有上述一种或多种并发症(Kendrick 和 Nagorney,2009;Nagorney et al,1984a;Ono et al,1982)。然而,随着最近越来越多的断层成像技术的使用,更多的胆管囊肿病人常在无症状的个体中偶然被发现。如果婴儿和儿童时期,常规行胆管囊肿切除,成人时期的并发症可能会减少(Gigot et al,1996)。

胆囊结石是成人胆管囊肿最常见的并发症,与儿童病人中胆囊结石低发病率形成对比(Flanigan,1975;Matsumoto et al,1977a,1977b;Rattner et al,1983),成人病人囊内结石的患病率为 2% ~72%(Chijiiwa & Koga,1993;Nagorney et al,1984a;Todani et al,1988)。虽然尚未对其成分进行生物化学分析,但大多数囊内结石外观呈柔软、泥沙样并伴色素沉着,这可能提示胆汁淤积为其主要病因(Matsumoto et al,1977a、1977b)。囊内结石通常伴有黏稠胆汁,可形成胆管或囊内铸型。囊内结石可与既往囊肿肠吻合术后并发吻合口狭窄并存,说明胆汁淤积和胆管炎是这类结石发生的主要因素。

随着随访时间的不断持续,越来越多的人认识到,无论有无吻合口狭窄,肝内胆管结石都可能发生(图 46.5)(Deziel et al,1986;Gigot et al,1996;Uno et al,1996)。一些病人发展为完全或部分囊肿肠吻合口狭窄的。肝内胆管结石多由于近端胆汁淤滞或囊内结石移位发展而来。肝内胆管结石常发生于 Ⅳ 型胆管囊肿。超过 80% 的 Ⅳ 型胆管囊肿与近肝叶胆管汇合处的瓣膜或分隔狭窄有关(Ando et al,1995)。所有肝内胆管结石病人都应评估主要胆管狭窄的情况。肝内结石可能位于一段胆管内,导致进一步局限性肝内胆管扩张、节段性或部分性肝萎缩或肝内脓肿。

胆囊疾病也是胆管囊肿病人常见的并发症。胆囊疾病可与胆管囊肿并存,从而使胆管囊肿被偶然发现,也可在胆管囊肿治疗后出现。特别是对于有症状的胆管囊肿,在最初的治疗中未被切除的胆囊常常是后续胆道疾病的诱因。急性或慢性胆囊炎、伴或不伴结石,均已在上述病人中观察到。与胆囊结石相似,非囊性部分的胆管结石在外观上呈典型的胆红素盐。胆汁淤积可能是这种疾病的主要病因。

胰腺炎与胆道囊肿的联系十分密切,成人病人尤为明显。已报道的患病率从 2% 到 70% 不等(Lipsett et al,1994;Nagorney

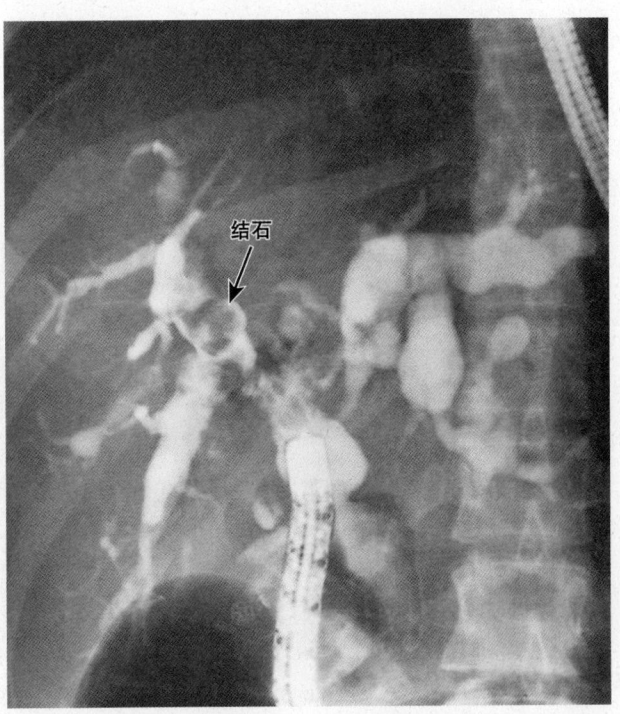

图 46.5 内镜逆行胆管造影显示 Ⅳa 型胆管囊肿多发肝内结石及胆十二指肠吻合术未完成

et al,1984a;Okada et al,1990;Rattner et al,1983;Swisher et al,1994)。另外,共同通道综合征(Jona et al,1979)或假性胰腺炎(Todani et al,1990)可能与胰腺炎的临床表现十分相似,从而提高了胰腺炎的真实发病率。这两种疾病在临床或治疗意义上是否不同尚不明确。合并胆管囊肿的胰腺炎,病情通常较为轻微。胰腺炎的临床进程通常为急性和反复发作的(见第 55 章)。与胆道囊肿相关的慢性胰腺炎、内分泌或外分泌不足较为罕见(见第 57 章)。

合并胆道囊肿的胰腺炎,其发病机制通常与胰胆管合流异常及合并胆囊结石或胆道结石相关。有学者已证实,在 Ⅰ 型或 Ⅳ 型中的肝外胆管囊肿或位于 CBD 远端的囊肿中,胰胆管合流处比正常情况下更接近主胰管,从而形成共同通道(Jona et al,1979;Nagorney et al,1984a;Ono et al,1982;Rattner et al,1983;Swisher et al,1994)。梗阻在胰胆管合流处或远端共同通道(壶腹)的结石被认为是诱因。有研究(Nagorney et al,1984a;Rattner et al,1983)显示,胆管囊肿合并胰腺炎病人的胆系结石与胰胆管汇合处的结石压迫相关性可能导致胰腺炎(图 46.6)。引起胰腺炎的另一种机制是胆汁回流至胰管(Okada et al,1983;Swisher et al,1994)。虽然胰胆管系统具有胆汁回流的解剖学基础,但却少有证据支持这一理论。一些胆管囊肿合并胰腺炎的病人胰胆管解剖结构正常(Swisher et al,1994)。此外,一些胆总管囊肿病人还可能反复发作急性胰腺炎(Martin et al,1992;Masetti et al,1996)。因此,合并胆管囊肿的胰腺炎的病因多种。

一些较为少见的肝胆疾病出现在成人胆管囊肿病人的概率要较高一些,比如肝脓肿和门静脉高压症等。这两种情况通常是由反复发作的胆管炎和胆道梗阻引起的,通常继发于囊肿肠吻合口狭窄。较大的、独立的肝脓肿通常表现于完全性梗阻性胆管炎的终末期,其囊内充满脓液。这些肝脓肿主要发生在

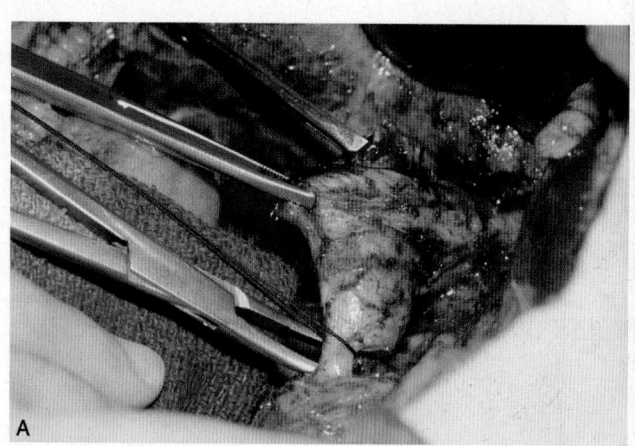
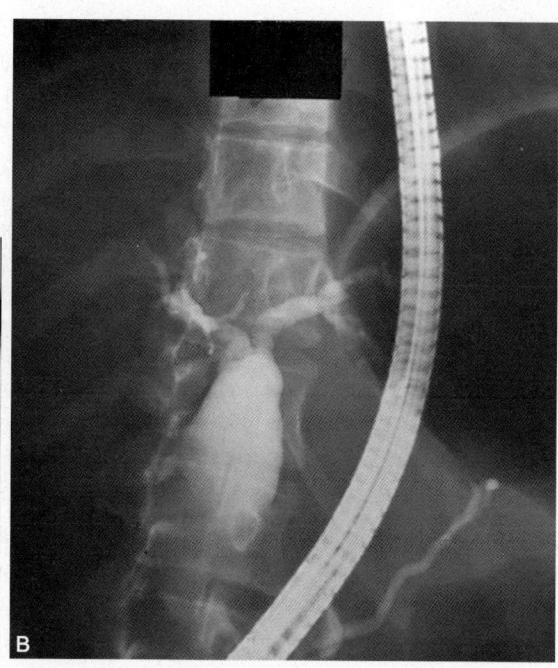

图 46.6 （A）Ⅰ型胆管囊肿的术中摄影。（B）Ⅰ型胆管囊肿的内镜逆行胰胆管造影

左侧肝内胆管（Mercadier et al,1984；Ramond et al,1984），可能与左肝管主干成角有关。邻近的肝实质坏死、萎缩，可隐藏其周围的粟粒性脓肿。

与胆管囊肿相关的门静脉高压可能是由继发性胆汁性肝硬化或纤维化、门静脉血栓形成或先天性肝纤维化 Caroli 病引起的（Kim,1981；Martin & Rowe,1979；Ono et al,1982）。在之前，成年人的门静脉高压通常要做许多囊肿引流手术（Chaudhary et al,1997；Hewitt et al,1995；Lipsett et al,1994）。胆管囊肿病人的门静脉高压症表现为肝脾肿大、呕血、黑便或腹水。门静脉高压引起肝胃韧带血管过多并伴有明显的门静脉旁静脉曲张。肝功能进展性恶化，而且复发性胆管炎可导致肝性脑病和肾衰竭。

恶性肿瘤与胆管囊肿（见第 49 章、第 51B 章和第 59 章）

胆管囊肿恶性肿瘤的真实发生率尚不清楚,因为大多数报告的恶性肿瘤已经在切除的外科标本中发现。但是,已经确定是存在一种联系的（Dayton et al,1983；Fieber & Nance,1997；Flanigan,1977；Komi et al,1989；Rossi et al,1987；Todani et al,1979；Tsuchiya et al,1977）。最近的一份美国系统综述和药物管理局的报告显示,在切除的胆管囊肿中共有 434 例恶性肿瘤,发病率为 7.5%（Sastry et al,2015）。由胆管囊肿引起的或与之相关的肝胆恶性肿瘤包括胆管癌、腺样瘤、鳞状细胞癌、间变性癌、胆管肉瘤、肝细胞性肝癌、胰腺癌和胆囊癌（Fieber 和 Nance,1997；Ono et al,1982；Todani et al,1979,1987；Tsuchiya et al,1977）。在与胆管囊肿相关的恶性肿瘤中,胆管癌最常见,占相关恶性肿瘤的 70% 以上（Sastry et al,2015）,胆管囊肿病人罹患胆管癌的发病率大约是一般人群的 20 倍（Flanigan,1975）。胆囊癌（见第 49 章）是第二常见的囊肿相关恶性肿瘤,约占相关恶性肿瘤的 20%,和前面提到的恶性肿瘤构成剩余的

部分。与囊肿相关的恶性肿瘤的发病率与年龄有关,从出生后第 1 个 10 年的 0.4% 增加到 20 岁后的 0.7% 以上（Sastry et al,2015；Voyles et al,1983）。癌症合并胆管囊肿病人的平均年龄为 32 岁（Ono et al,1982）。在 60 岁以上的胆管囊肿病人中,恶性肿瘤的发生率可能高达 38%。这些结果提示我们有胆道囊性疾病的成年病人应考虑胆管癌的可能性。

与胆管囊肿相关的恶性肿瘤可发生在囊肿内或肝脏或胰胆管内的其他部位。事实上,据报道只有 57% 的肿瘤是囊内性的（图 46.7）（Flanigan,1977）。此外,在囊肿切除后仍可能发

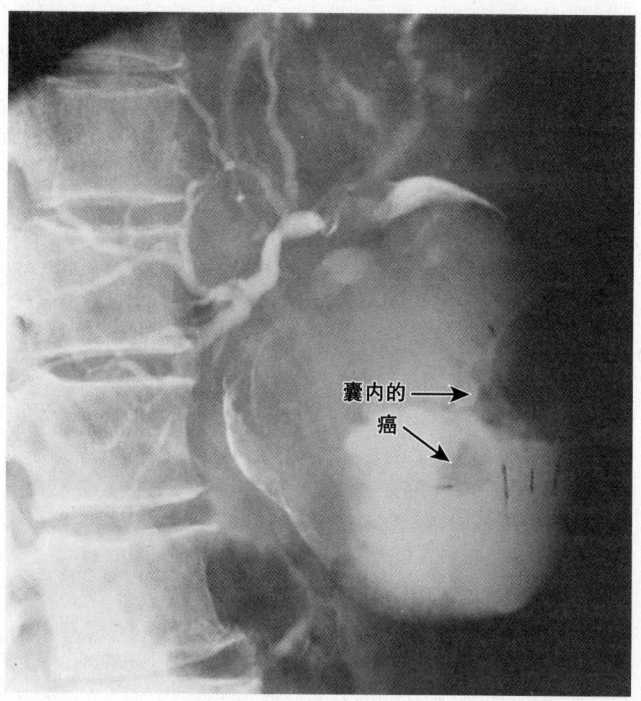

囊内的
癌

图 46.7 Ⅰ型胆管囊肿伴息肉样囊内胆管癌的经皮肝穿胆管造影：囊内癌（箭头）

生恶性肿瘤(Ishibashi et al,1997;Nagorney et al,1984b)。在先前囊肿空肠吻合术或囊肿切除不全的病人中,恶性肿瘤的风险并没有降低(Ohashi et al,2013)。恶性肿瘤可能与任何类型的胆管囊肿有关,尽管在 I 型和Ⅳ型囊肿中癌症的发生率明显更高。恶性肿瘤发生率:I 型 7.6%,Ⅱ型 4.3%,Ⅲ型 4.0%,Ⅳ型 9.2%,Ⅴ型 2.5%。

　　囊肿相关性恶性肿瘤的病因尚不清楚。目前认为癌变是通过多步骤遗传事件发生的,其中超过 60% 的相关癌存在早期 K-ras 和 p53 突变(Shimotake et al,2003)(见第 9C 章)。最可能的癌变机制是胆汁淤滞与胆管内致癌物的发展导致上皮细胞恶性病变(Flanigan,1977;Todani et al,1979)。非结合脱氧胆酸盐和石胆酸盐与胆汁化生和致突变性有关,可能导致肿瘤。有人已经在伴有癌症的胆管囊肿中发现次级胆汁酸(Reveille et al,1990),尽管在胆管囊肿病人中次级胆汁酸的相对浓度和绝对浓度差异在是否患癌病人中不明显(Chijiiwa et al,1993),这就提示其他因素可能是主要的致癌物。就像囊肿结石与恶性肿瘤之间的关系尚未确定一样。与结石相关的胆汁淤滞和细菌过度可能导致继发性胆汁酸的形成。

　　能长期生存的胆管囊肿伴恶性肿瘤病人的是罕见的,根据报道这类病人的存活期为 6~21 个月(Mabult et al,2013)。诊断不及时、肿瘤进展、肿瘤腹腔种植和多中心性肿瘤通常是导致无法行根治性切除的原因。儿童期预防性囊肿切除是否可以减少恶性肿瘤的发生率尚不清楚(Ono et al,1982;Voyles et al,1983)。

治疗

一般原则

　　成人胆管囊肿的手术治疗方式是根据囊肿类型和病理情况确定的。术前管理的目的是通过胆管造影对囊肿的范围和相关的导管病理情况进行完全的了解,并控制胆道感染。任何囊肿手术后反复出现症状的病人必须评估吻合口狭窄、胆道结石、胆道恶性肿瘤、肝硬化和门静脉高压症的可能性。广谱抗生素能在胆汁中聚集,对近端胆道菌有效,是控制胆道感染的首选药物。当无法单纯用静脉抗生素治疗脓毒症时,通常可经皮或内镜下引流感染的胆管囊肿,以便在手术前控制感染。

　　胆管囊肿的最终治疗方法是手术治疗(Todani et al,1978)。图 46.8 显示了治疗各种类型胆管囊肿的治疗方案。一般情况下,所有胆管囊肿均应切除,胆管壁应行黏膜-黏膜肠吻合重建。如果囊肿不能完全切除,最好行囊肿部分切除和囊肿空肠 Roux-en-Y 吻合术。单纯体外引流对胆管囊肿的治疗无效。胆道镜可用于排除保留部分的胆管结石和胆管恶性肿瘤。由于年龄相关的恶性肿瘤风险以及未切除囊肿的病人后期易发生吻合口狭窄,所以必须对病人进行长期随访。

I 型囊肿

　　成人 I 型胆管囊肿的治疗选择是将囊肿完整切除到与胰管汇合水平并行肝管空肠 Roux-en-Y 吻合(She et al,2009;Wiseman et al,2005)。尽管有报道肝十二指肠吻合术与胃癌和胆道癌的发病率增加有关(Takeshita et al,2011),但是囊肿切

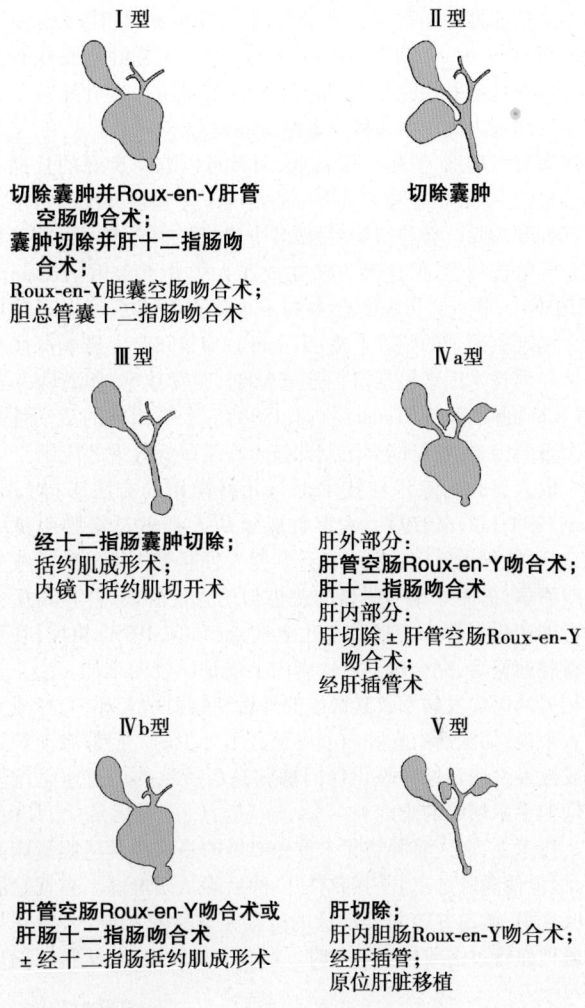

图 46.8　胆道囊肿的外科治疗选择。首选的处理方式用加粗表示

除消除了原发部位的胆汁淤积,并允许正常空肠和胆管上皮内衬的近端胆管胆肠吻合。鉴于其他胆道重建的问题,如:良性狭窄、胆总管结石和化脓性胆管炎(见第 31 章),可以看出黏膜-黏膜吻合术理论上的优点是减少了吻合口狭窄、结石形成、胆管炎和囊内恶性肿瘤的发生率。

　　切除囊肿可减少恶性肿瘤发生的风险主要基于三个假设:①消除了胰腺分泌物在胆道中的潜在致癌作用;②致突变次级胆汁酸的产生减少,因为胆汁中细菌过度生长较前减少;③切除了异常囊肿上皮。囊肿切除和肝管空肠 Roux-en-Y 吻合术的临床效果良好,其发病率和死亡率并不比囊肿空肠 Roux-en-Y 吻合术引流术高(Flanigan,1975;Nagorney et al,1984a;Ono et al,1982;Rattner et al,1983;Stain et al,1995;Todani et al,1978)。此外,大量后期随访的文献表明,大多数病人在囊肿切除后没有症状(Chen et al,1996;Chijiiwa et al,1993;Gigot et al,1996;Gigot et al,1984a;Narayanan et al,2013;Ono et al,1982;Rattner et al,1983;Uno et al,1996)。但是,有 10%~25% 的病人因吻合口狭窄而反复发生胆管炎(Chijiiwa & Tanaka,1994;Gigot et al,1996;Ono et al,1982;Rattner et al,1983;Uno et al,1996)。

　　尽管有些人认为切除囊肿可以减少恶性肿瘤的发生(Todani et al,1987),但在切除囊肿后癌症仍然可以发生(Nagorney et al,1984;Yamamoto et al,1996)。先前的囊肿空肠吻合术并

不能降低恶性肿瘤的风险或避免进一步的囊肿切除（Gigot et al,1996；Ono et al,1982；Todani et al,1988）。囊肿空肠吻合术后行选择性囊肿切除是否可以进一步地预防恶性肿瘤或症状发生目前还未确定。在做过囊肿空肠吻合术的成年人中，虽然发病率有所增加，但死亡率较低，而且可以取得良好的长期功能效果，在一般状态和年龄许可的情况下才建议再次进行手术并行囊肿切除。囊肿切除后，做肝十二指肠吻合术可以重新建立胆肠的连续性，但这种方法在成年人中并不常用（Todani et al,1981）。肝十二指肠吻合术的一个优点是术后可以通过内镜直接观察残余的胆管上皮（Todani et al,1988）。影响肝肠吻合选择的技术因素包括肝门胆管解剖、胆管狭窄、胆管大小和肝门部动脉的解剖（Todani et al,1998）。十二指肠的活动性是一个重要因素，它可能会限制此技术在某些病人中的应用。

　　成人囊肿切除术在技术上与儿科常用的方法不同（Altman,1994；Lilly,1979）。大多数成年病人都做过囊肿引流手术，这可能导致致密的肝下粘连。复发性胆管炎可导致上皮变性或溃疡，进而导致不明显的或类似的恶性肿瘤，并且再生上皮可能密集附着于囊壁。与儿童病人（Lilly,1979）相反，在切除囊肿前壁后，完全解剖后壁囊内上皮是比较困难的。由于年龄相关的癌症发病率及其微妙的外科和放射学表现，对于成年病人来说，切除所有囊肿内上皮是必不可少的。门静脉血栓形成或继发性胆汁性肝硬化伴门静脉高压所致的广泛血管增多会增加手术切除的难度。

　　技术上，成人囊肿切除术首先要做的是将胆囊从胆囊床游离，尽量使囊肿远离肝门部结构。然后确认门静脉。在切除后囊壁之前，游离并控制肝动脉的近端是非常有必要的，特别是在遇到血管过多或粘连致密时。在分离囊肿之前，从胰腺侧切除远端囊肿以确定胰胆管汇合处（Ando et al,1996）。将囊肿的胰内部分沿着这些结构之间的松散组织与胰腺分离开。对侧支血管进行细致的缝合结扎可以更好地防止术后出血。术前胆道造影明确解剖结构对于避免胰管损伤尤为重要。在胰腺头部的远端切断囊肿。将远端胰管在胰管上方几毫米处结扎，以防止胰管随后变窄。值得注意的是，残余的远端胆管或囊肿应尽量小，以避免术后反复发生症状或其他并发症。囊肿的胰内部分的解剖烦琐，从技术上来说很难避免炎症的发生。向导管汇合部位继续游离囊肿。在确认导管汇合部位后，切断囊肿近端并切除囊肿。行黏膜对黏膜肝门部胆管空肠吻合术（图46.9）或肝管十二指肠吻合术（图46.9）重新建立胆肠关系。如果以前曾施行过囊肿空肠吻合术，在分离吻合口后，可以用同样的技术来切除囊肿。现有的 Roux 环可以重复使用于新的吻合。应注意在囊肿吻合口后方定位右肝动脉，以减少再次手术时可能造成的损伤。

　　胆汁性肝硬化所致门静脉高压症和重症胰腺炎或以往的引流手术所致的炎症粘连可导致囊肿切除困难。在这些情况下，胆囊空肠 Roux-en-Y 吻合术是 I 型胆道囊肿的首选替代治疗方法。其手术前后的发病率和死亡率与囊肿切除术相似。有 60%~70% 的病人可以从 Roux-en-Y 囊肿引流术中获得长期的功能性结果（Nagorney et al,1984a；Ono et al,1982；Rattner et al,1983）。部分囊肿切除术时尽量做到胆肠黏膜吻合的可以改善长期效果（Gigot et al,1996）。无论进行囊肿切除还是Roux-en-Y 引流术，建议术中使用胆道镜排除残留的胆管结石，并对异常上皮组织进行活检排除恶性肿瘤。对于复发性急性胰腺炎且无法切除的囊肿病人，应闭合囊肿近端与胰管连接处的囊肿底部或同时进行的十二指肠括约肌成形术，以防止胰腺

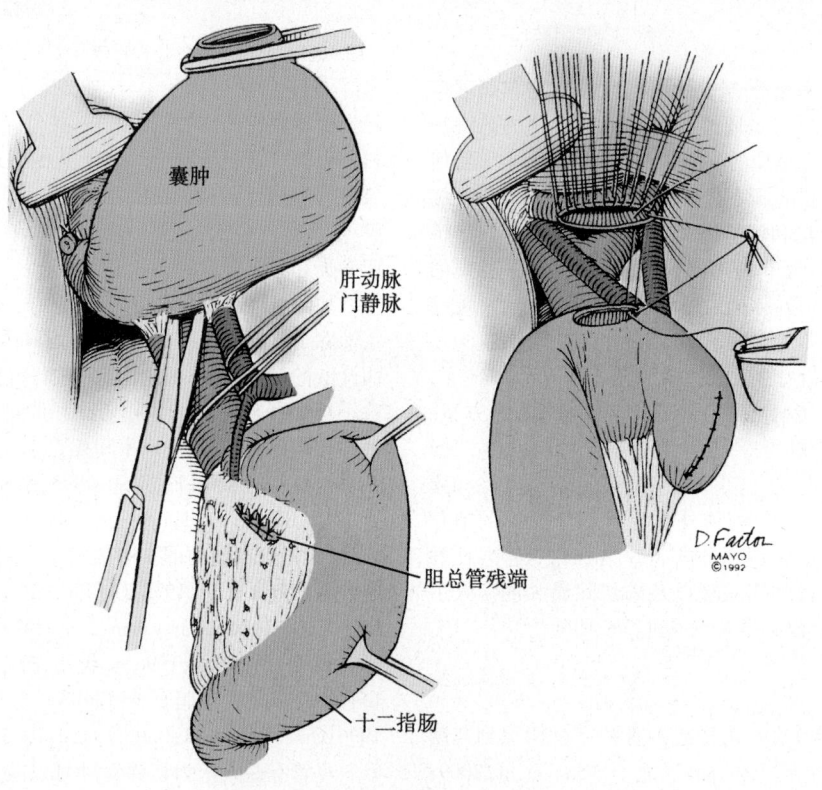

囊肿

肝动脉
门静脉

胆总管残端

十二指肠

D Factor
MAYO
©1992

图 46.9　分离血管结构，完全切除囊肿并封闭远端残端，并行肝管空肠 Roux-en-y 环吻合重建胆肠

炎进一步发作。由于恶性肿瘤、复发性胆管结石以及吻合口狭窄出现较晚,长期随访是很有必要的(Chijiiwa & Tanaka,1994;Fieber & Nance,1997;Todani et al,1998;Uno et al,1996)。

门静脉高压症病人在手术之前可能需要进行门静脉减压。术前评估这些病人的方法包括对腹部血管行 CT 血管造影或 MR 血管造影。一般来说,中央或近端脾肾分流是首选,因为最好使门静脉减压远离肝下囊肿周围炎症(见第 85 章和第 86 章)。一般来说,在门体分流术后 6~12 周进行囊肿相关手术。另外,经颈静脉肝内门体静脉分流(transjugular intrahepatic portosystemic shunting,TIPS)也可用于术前门静脉减压(见第 87 章)。

Ⅱ 型囊肿

切除是治疗 Ⅱ 型胆管囊肿的首选方法(Flanigan,1975;Powell et al,1981)。尽管有报道说手术切除效果良好,但是因为此种类型发病率低,经验有限(Kouraklis et al,1996;Lopez et al,1991;Nagorney et al,1984a;Ouaïssi et al,2014;Powell et al,1981)。胆管憩室发生在胆管的上、中、下三分之一的比例分别为 58%、21% 和 21%(Ouaïssi et al,2014)。从技术上讲,切除 Ⅱ 型胆管囊肿类似于胆囊切除术。根据囊肿颈部与胆总管交界界处的大小,颈部可以选择结扎或通过对 CBD 进行 T 管减压,可以实现封闭。囊肿切除联合肝管空肠 Roux-en-Y 吻合术也有报道,但与单纯切除相比没有临床优势(Benhidjeb et al,1994)。腹腔镜 Ⅱ 型囊肿切除术同样可行,并且与开腹手术的原则相同。

Ⅲ 型囊肿(胆总管囊肿)

胆总管囊肿是胆管远端向十二指肠突出的真性囊肿。病人可发生胆绞痛、胆管炎或胰腺炎(Masetti et al,1996)。胆总管囊肿通常较小(≤2cm),并且目前已提出了一种分类方案(Sarris & Tsang,1989)。直到最近,经十二指肠囊肿切除术伴或不伴括约肌切开术都是 Ⅲ 型囊肿的首选治疗方法(Flanigan,1975;Powell et al,1981;Venu et al,1984),但是现在内镜下行括约肌切开术并囊肿去顶已经成为最受欢迎的治疗方法(Ladas et al,1995;Martin et al,1992;Masetti et al,1996)。内镜治疗的良好长期效果,加上 ERCP 在确定胰胆管末端解剖结构的诊断优势,显然证明内镜治疗是很好的方式。虽然经内镜治疗不能完全消除恶性肿瘤的风险,但是只有少数胆道囊肿癌癌变病例被记录,表明单独的癌症风险足够低,因此内镜治疗可以替代手术(Masetti et al,1996)。

胰管损伤是外科手术发病率和死亡率的主要原因。鉴别 Wirsung 管(胰管)是经十二指肠囊肿切除或括约肌成形术之前最重要的一步,因为此处会有许多胰胆管变异(Komi et al,1989,1992)。胰管可能进入胆总管囊肿的后壁,也可能正常进入胆总管囊肿邻近的大乳头下方的十二指肠(Sarris & Tsang,1989)。在囊肿切除或括约肌成形术之前,必须在乳头处确认胰管口,以免损伤胰管。如果主胰管正常进入十二指肠,应留在原位,不要在胆囊肿切除时横切。如果胰管进入囊肿的后壁,囊肿切除后应分别将远端 CBD 和 Wirsung 管植入十二指肠黏膜(Powell et al,1981)。

Ⅳ 型囊肿

Ⅳ 型胆管囊肿的治疗方法是肝外囊肿切除、胆囊切除和肝管空肠 Roux-en-Y 吻合术(Mercadier et al,1984;Nagorney et al,

1984a;Todani et al,1984a)。Ⅳa 型和Ⅳb 型囊肿的肝外部分表现同 Ⅰ 型胆管囊肿相似。经十二指肠括约肌成形术和肝管空肠 Roux-en-Y 吻合术可以完成对具有 Ⅲ 型囊肿成分的Ⅳb 型囊肿的治疗(见第 31 章和第 36 章)。Ⅳa 型囊肿需要更多的选择性治疗,因为这些囊肿的肝内部分存在广泛的变化(Ando et al,1997;Chijiiwa 和 Tanaka,1994;Nagorney et al,1984a;Todani et al,1984a;Uno et al,1996)。如果Ⅳa 型囊肿并不伴有肝门或肝内胆管狭窄、肝内结石、肝内脓肿或恶性肿瘤,则应在胆管汇合处行肝管空肠 Roux-en-y 吻合术,以恢复胆肠的连续性(Todani et al,1988,1998)。此外,肝管空肠吻合术必须考虑到导管解剖异常。对于肝内囊肿堵塞结石、肝内囊肿远端难治性导管狭窄或慢性胆管炎引起的肝内脓肿,应切除异常肝段。胆汁流通可通过肝管空肠 Roux-en-Y 吻合术重建,通过肝叶切除以消除复杂的肝内单叶囊性成分。除肝门肝管空肠吻合术外,合并切除段胆管的 Roux-en-Y 胆管空肠吻合术可进一步优化肝内胆管引流。对于 Ⅳa 型囊肿和肝内部分累及肝叶或合并肝硬化的病人,可在肝总管空肠 Roux-en-Y 吻合术中配合经肝穿刺管,以便进入胆道树进行诊断和治疗。

有研究中心总结过Ⅳa 型囊肿的治疗效果(Ando et al,1997;Gigot et al,1996;Todani et al,1998;Uno et al,1996)。这些囊肿的病理范围不同,治疗方法有很大差异,但是只有不到 50% 的病人在不切除肝内或肝外囊性部分的情况下单独行囊肿引流的效果也是令人满意的(Todani et al,1984a)。相反,无论是否切除囊肿的肝内部分,有 90% 的病人只要做了Ⅳa 型囊肿肝外部分的切除后都能取得良好的疗效。虽然这些结果表明对肝外部分进行适当的治疗可能为有助于预防肝内囊性疾病的相关问题,但是一些研究的结果(Ando et al,1997;Todani et al,1998)又强调了解决肝门部各种导管解剖和狭窄的重要性。如果在肝外囊肿切除术中未能发现肝内导管狭窄或异常,往往需要再次手术治疗。膜状或桥状狭窄应沿其基部周围进行切除。成人Ⅳb 型囊肿的远期治疗效果与 Ⅰ 型胆管囊肿相似。虽然Ⅳa 型囊肿合并门静脉高压症的病人在囊肿引流前可以行近端脾肾分流,但肝移植可能是一种更有效的解决方法。肝硬化病人行肝内囊肿切除的发病率和死亡率的明显增加,一般属于手术的禁忌证。

Caroli 病

Caroli 病的治疗取决于肝内胆管囊肿的分布情况,以及是否存在先天性肝硬化、继发性胆汁性肝硬化或癌变。成年人 Caroli 病可表现为局限分布(局限于一个肝叶或肝段),也可表现为弥漫分布(累及整个肝内胆管树)(图 46.10)(Barros et al,1979;Dayton et al,1983;Mercadier et al,1984;Witlin et al,1982)。大多数 Caroli 病的成人病人的肝内胆管呈单侧梭状扩张,而且最常累及左侧肝管系统(Mercadier et al,1984;Ramond et al,1984)。肝切除术,伴或不伴 Roux-en-Y 胆管空肠吻合术,仍然是局限于肝单叶、无肝硬化或肝纤维化病人的首选治疗方法。通过肝切除术切除囊肿是解决复发性胆管炎、结石和肝癌的最简单方法(Mercadier et al,1984;Todani et al,1984a)。如果囊肿周围的肝实质是萎缩的,那么与引流相比切除更可取(见第 103B 章)。事实上,囊肿并发症引起的节段性纤维化和萎缩通过引流是无法解决的,最好的办法还是进行节

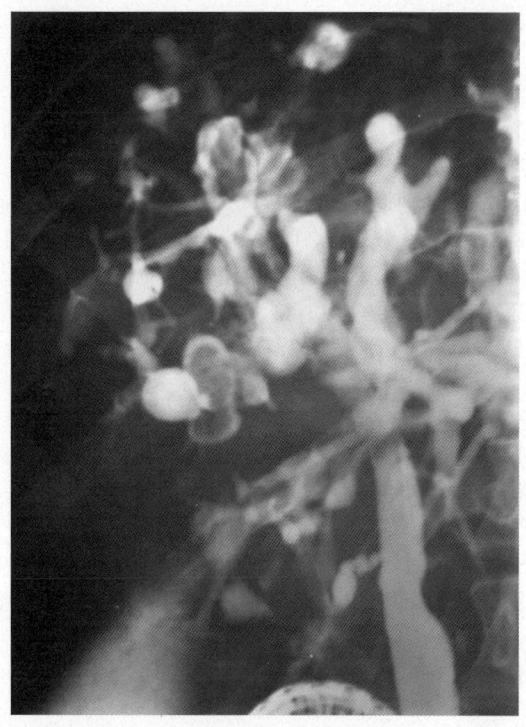

图 46.10 内镜逆行性胆管造影显示 Caroli 病及肝内胆管多发囊状囊肿伴肝内结石

段性切除。通过长时间的随访发现，局限性的 Caroli 病病人行肝切除术的发病率和死亡率极低，治疗效果良好（Bockhorn et al，2006；Mercadier et al，1984；Ramond et al，1984）。治疗局限性肝内 Caroli 病的方法包括 T 管外胆道减压或行胆十二指肠吻合术、Roux-en-Y 胆肠吻合术或 Roux-en-Y 肝肠吻合术。这些替代方法常常失效，因为引流通道距离肝内囊肿较远（Witlin et al，1982）。一般来说，复发性胆管炎、肝脓肿形成、肝内结石形成和癌变通常增加这些方法的困难程度。如果局限性 Caroli 病病人的不能行手术切除，对肝内囊肿行 Roux-en-Y 肝内胆管空肠造口术也是可行的（Mercadier et al，1984）。

累及肝脏两叶的 Caroli 病病人，或者合并先天性肝硬化或继发性胆汁性肝硬化引起的门静脉高压症的 Caroli 病病人的治疗效果仍然很差（Barros et al，1979；Dayton et al，1983；Mercadier et al，1984）（见第 76 章）。大多数弥漫性 Caroli 病病人有慢性复发性胆管炎和门静脉高压，并伴有静脉曲张出血，这些病人最终死于肝衰竭或癌变。长期的治疗措施主要包括抗生素、镇痛剂和溶石剂，但仅可以改善症状，不能永久消除症状。少数弥漫性肝内 Caroli 病病人具有明显的单叶聚集现象，有人主张对这类病人行扩大肝切除，但长期的疗效仍未被证实（Mercadier et al，1984）。有人报道长期应用双侧硅胶管行肝穿刺减压术已成功地治疗复发性胆管炎（Witlin et al，1982）。然而，到目前为止，弥漫性 Caroli 病的治疗效果仍然令人失望。

鉴于 Caroli 病的自然病程——肝硬化、静脉曲张出血和肝衰竭，肝移植是最好的治疗方法。原位肝移植已成功应用于 Caroli 病的治疗（DeKerckhove et al，2006；Habib et al，2006；Harring et al，2012；Scharschmidt，1984）（见第 112 章）。如果诊断为双叶性 Caroli 病，应采用非手术治疗，直到病人能够进行肝移植。应避免大量无效的手术治疗以降低移植的风险。

腹腔镜手术治疗的进展

首次行腹腔镜胆管囊肿切除和肝管空肠 Roux-en-y 吻合术是 1 例 I 型囊肿的小儿病例（Farello et al，1995）。随后，大量的儿科病例开始出现，特别是在亚洲，因为亚洲胆管囊肿病人更为普遍（Abbas et al，2006；Chokshi et al，2009；Hong et al，2008；Hwang et al，2012；Jang et al，2013；Laje et al，2007；Palanivelu et al，2008；Singh et al，2009；Sun et al，2009；Tian et al，2009）。微创手术越来越多地应用于大多数外科手术，结果表明，病人在疼痛、伤口并发症、住院时间和恢复时间方面均优于传统手术。腹腔镜手术治疗胆管囊肿的一个主要优点是可以更清楚地显示囊肿周围和肝门的结构。腹腔镜所提供的放大镜效果有助于评估囊肿周围的新生血管，将囊肿后壁与门静脉分离，以及在肝门区进行解剖和吻合。此外，由于腹腔镜视野放大，有助于分离和鉴别靠近胰胆连接处异常的狭窄胆管。然而，必须强调的是，腹腔镜胆管囊肿切除术在技术上具有挑战性，需要经验，同样包括复杂的胆道手术和先进的腹腔镜手术。据报道，腹腔镜胆管囊肿切除肝管空肠吻合术的胆漏发生率为 1.6%~8.1%。Liem 和他的同事（2012）描述的一系列的 400 例小儿病人中，没有围手术期死亡，胆漏发生率为 2%。图 46.11 提供了一例 II 型胆管囊肿的腹腔镜切除术中图片。

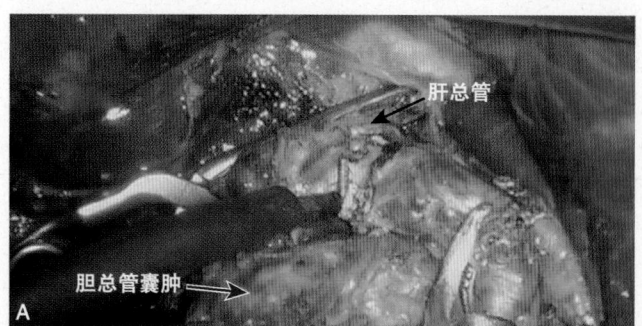

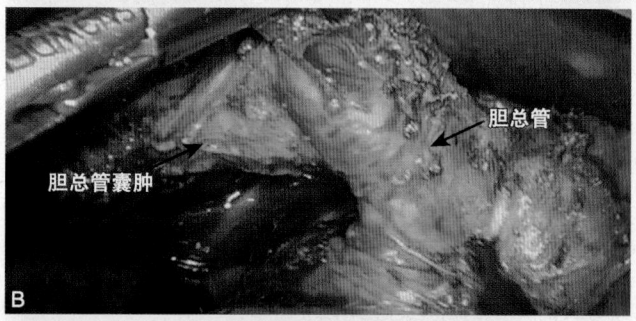

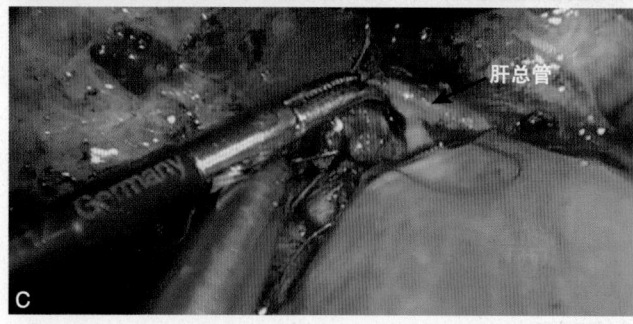

图 46.11 腹腔镜下 II 型胆管囊肿切除术。（A）肝总管横断术：胆管囊肿（左侧箭头），肝总管（右侧箭头）。（B）附着于胆总管远端的隆起的囊肿：胆总管囊肿（左侧箭头），胆总管（右侧箭头）。（C）空肠 Roux-en-y 吻合术：肝总管（箭头）

　　尽管成年病人的治疗经验较为有限,但结果却大同小异。Duan 和他的同事在 2014 年总结 5 年经验,写了一篇关于成人病人全腹腔镜囊肿切除和肝管空肠 Roux-en-y 吻合术的报道。在他们所报道的这 31 例病人中,肝胆相关的并发症仅限于 1 例胆漏和 1 例胆管狭窄,无围手术期死亡。同样,Tian 和他的同事在 2010 年描述了 41 名接受腹腔镜切除 I 型胆管囊肿的成年病人病例。其中转开腹率为 8.9%。总的并发症发病率为 17.1%,无手术死亡和二次手术病人。Liu 和他的同事(2014年)比较了成人行腹腔镜和开放性胆管囊肿切除术与肝管空肠 Roux-en-Y 吻合术的病人,包括 35 例腹腔镜手术与 39 例开放

手术。其中大多数病人为 I 型囊肿。研究终点包括肠蠕动恢复时间、恢复饮食时间、腹腔引流时间、术后住院时间。结果表明,腹腔镜手术后住院时间明显减少($P<0.01$)。两组术后总体并发症无明显差异。腹腔镜组有 3 例胆道并发症,开腹组有 5 例(Liu et al,2014)。表 46.2 总结了腹腔镜和开腹胆道囊肿切除术的比较研究。

　　目前有少数关于机器人胆管囊肿切除与重建的儿科病例系列,并取得了尚可接受的结果(Dawrant et al,2010)。鉴于目前腹腔镜和机器人辅助切除成人复杂胰胆病变的进展,这些方法在未来将进一步应用于胆管囊肿的病人。

表 46.2　胆管囊肿腹腔镜与开腹手术的比较研究

研究	人群	腹腔镜例数	开腹例数	住院时间/天	肠功能恢复时间/天	并发症例数
Aspeland et al,2007	儿童	4	12	9.5±5.8;6.8±3.0	3.8±1.3;3.8±1.0	2;3
Sh et al,2009	儿童	10	65	NA	NA	2;10
Lie et al,2012	儿童	309	307	7.0±0.2;9.1±0.2	2.5±0.1;3.7±0.1	12;17
Diao et al,2011	儿童	216	200	7.4±2.4;9.9±3.5	3.1±1.4;4.1±2.3	NA
Liuming et al,2011	儿童	39	38	5.5±0.9;7.0±1.4	3.5±0.7;4.9±0.9	8;6
Cheraqaoui et al,2012	儿童	9	10	12.7±8.3;7.9±2.4	3.3±1.5;2.5±0.7	1;1
Wang et al,2012	儿童/成人	22	165	NA	NA	3;14
Margonis et al,2015	儿童/成人	36	73	5.0(5.0~8.0);7.0(6.0~12.0)	NA	10;28
Liu et al,2014	成人	35	39	6.2±1.3;9.8±0.8	3.0±0.7;4.5±0.4	6;8

　　Lap,腹腔镜切除术;NA,数据不可用。在两组数字列中,第一组为腹腔镜手术,第二组为开放手术。

(吴硕东 译　董家鸿 审)

第二篇　肿瘤

A. 总论

第47章

胆道肿瘤的病理特征

David S. Klimstra and Olca Basturk

　　胆道是由前肠起源的单层柱状上皮细胞构成的(图 47.1)(Frierson,1989,1997)。大多数胆道肿瘤都和这种细胞类型相关,因此和其他来自前肠的肿瘤,尤其是胰腺导管起源的肿瘤,有很多相似之处。已知最常见的胆道肿瘤是腺癌,与胰腺导管腺癌共同称为"胰胆管型腺癌"(图 47.2 至图 47.5),这也反映了两种肿瘤的相似性(见第 1 章)。

　　来自胆囊和不同部分胆管起源的肿瘤有重叠的组织学特征,因此他们的病理学分型也非常相似(Adsay,2015;Adsay & Klimstra,2015;Albores-Saavedra et al,2000;Lack,2003)。另一方面,两者的危险因素、临床表现和生物行为也许会有不同(见第 49 章、第 50 章、第 51 章和第 59 章)。例如胆囊结石是胆囊腺癌的主要危险因素,而近段胆管腺癌与原发性硬化性胆管炎(primary sclerosing cholangitis,PSC)(见第 41 章)或胆胰管合流异常(见第 46 章)有更密切的联系。不同之处也部分体现在分子改变上,这些改变尽管对于肿瘤组织亚型并非特异性,但可能影响其临床管理和预后(见第 9C 章)。胆道腺癌的不同表

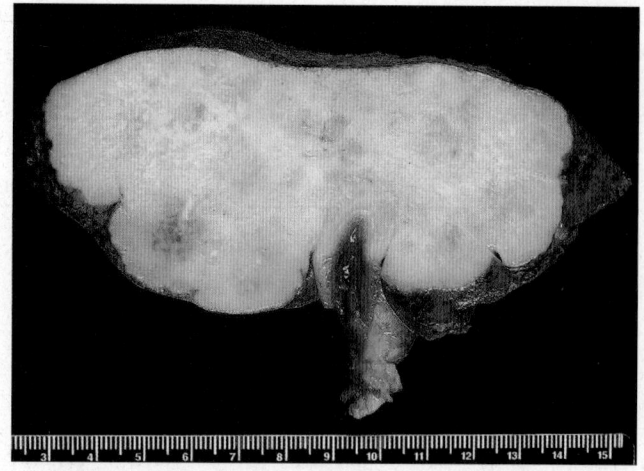

图 47.2　腺癌的大体外观。胆道腺癌的切面(此处描述了肝内胆管癌)由于大量的增生基质,通常具有坚硬,白色,硬化的外观

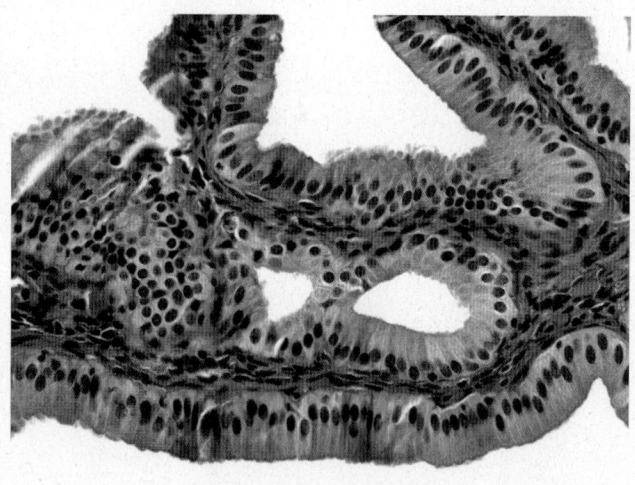

图 47.1　良性上皮。胆道上皮由一层具有嗜酸性细胞质的柱状细胞组成

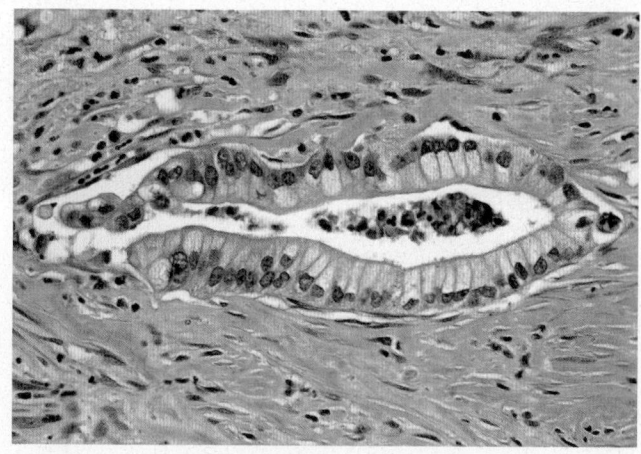

图 47.3　高分化腺癌。大多数胆道腺癌是胰腺胆管型的,其特征是极化良好、相对温和的细胞呈简单的管状单位排列

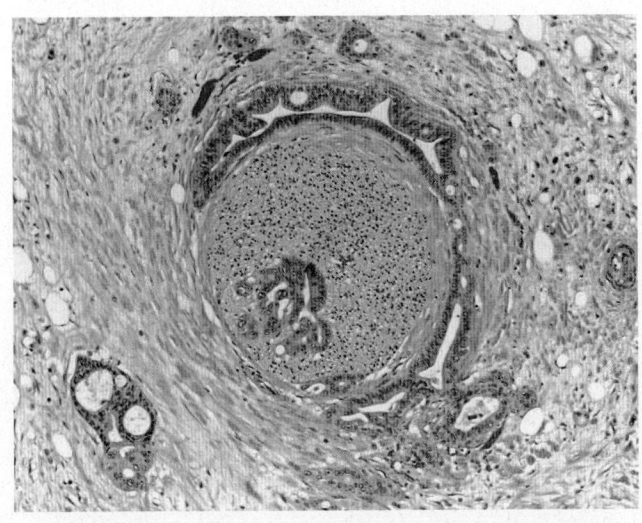

图 47.4　腺癌伴神经浸润。癌细胞包裹在神经周围是胆道腺癌中非常普遍的现象

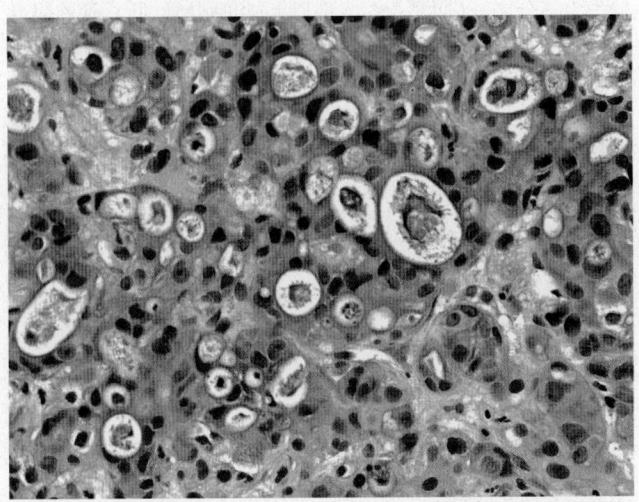

图 47 5　黏液腺癌。胆管腺癌中常存在胞浆内和腔内黏蛋白。在该示例中，细胞中的物质为黏蛋白与坏死碎片混合物

现也会影响病理检查标本获得的模式。例如目前许多胆囊腺癌是在基层医疗机构中通过"常规"胆囊切除术标本确认的，病人有术前慢性胆囊炎或胆石症诊断，然而肝外胆管病变如果术前不是高度怀疑癌变则很少被切除，且手术通常在三级医疗机构开展。

本章从病理学方面讨论胆道肿瘤，侧重于腺癌。讨论肿瘤类型时是将胆道系统视作一个整体，特定部位特征只有与病理分类有关时才会被提及。对于临床表现、危险因素和特定部位临床管理，读者请参照其他章内容。

胆道侵袭性肿瘤

多数"胆道肿瘤"是常见的腺癌（胰胆管型），和胰导管腺癌形态上非常相似（Adsay, 2015; Adsay & Klimstra, 2015; Albores-Saavedra et al, 2000; Lack, 2003）。这种肿瘤被称为肝内胆道的肝内胆管癌（见第 50 章），以及肝外胆道的腺癌（见第 51 和第 59 章）和胆囊（见第 49 章）的腺癌（Bosman et al, 2010）。

正如其他器官的腺癌，这也通常是老年人易患的肿瘤。胆道慢性炎症和腺癌的相关性已经得到充分证实（Herzog & Goldblum, 1996; Sheth et al, 2000），流行病学数据表明胆囊结石高发地区胆囊癌也高发，病理也提示很多胆囊癌个体与胆囊结石或胆囊炎有关（见第 49 章）。并且，PSC 病人罹患腺癌风险相对高，溃疡性结肠炎是腺癌非直接危险因素（见第 41 章）。某些感染源，特别是伤寒沙门菌（Csendes et al, 1996）、寄生虫（如华支睾吸虫）（Carriaga & Henson, 1995; Parkin et al, 1993; Purtilo, 1976）和胆总管囊肿（见第 46 章）与胆道肿瘤发生的关系也被推测可能和长期上皮损伤和修复引起的慢性炎症有关（Parkin et al, 1993）。螺杆菌，特别是胆汁螺杆菌，在胆囊癌中的作用（Leong & Sung, 2002）也得到了研究（Kosaka et al, 2010; Matsukura et al, 2002）。

生长方式和大体病理特征

根据肉眼生长特征，胆管癌可分为四个类型：①息肉型，②结节型（结节硬化型），③硬癌压缩型，④弥漫浸润型（Albores-Saavedra et al, 2000; Todoroki et al, 1980; Van Heerden et al, 1967; Weinbren & Mutum, 1983; Yamaguchi et al, 1997）。息肉型生长典型特征是癌组织有与之关联的管内或管壁乳头状肿瘤组织，以往被认为是预后更好（Adsay et al, 2012; Hoang et al, 2002; Katabi et al, 2012; Tanaka et al, 2009）的非侵袭性乳头状癌（Albores-Saavedra et al, 2010）。结节型和硬癌压缩型有浸润周围组织的倾向，因此难以切除。弥漫浸润型有沿管道播散的倾向。硬癌压缩型和广泛浸润型难以和慢性炎症特别是 PSC 和自身免疫胆管炎鉴别（Corvera et al, 2005）。这些不同的生长模式之间存在明显的组织学共同特点，因此它们在肿瘤病理学分类中的应用有限。

在切面上，胆管癌的管腔内成分，特别是那些有息肉样外观的，看起来更脆弱、柔软并呈棕褐色。这反映出胆管内肿瘤成分长入管腔，在较大的肿瘤中可能明显出现溃疡和坏死，以至于肿瘤可能在管腔中呈"碎片"状（Adsay et al, 2012）。腺癌的浸润成分为硬癌样（鳞片状），白色外观、坚硬，这是由于与浸润相关的纤维化组织反应引起的大量增生（图 47.2）。

当腺癌侵袭邻近的肝脏时，通常会更显膨胀性的生长方式，使得肝脏与肿瘤的界面看起来界限分明。这使得在肝切除术中更容易检测这些癌的边界。相比之下，侵犯肝门软组织的癌的边界通常定义不清，难以察觉。文献报道中，陶瓷样胆囊被定义为胆囊壁广泛的钙化，据报道与癌症密切相关。但是最近的研究表明，独特的透明性胆囊炎类型，钙化程度低或没有钙化（不完全陶瓷样胆囊），实际上患癌的风险更高（Patel et al, 2011; Stephen & Berger, 2001; Towfigh et al, 2001）。

镜下病理特征

大多数胆囊和胆管腺癌显示胰腺胆管型腺癌的特征（图 47.3 至图 47.5）：既简单又复杂，形状不规则的腺体，混合着小细胞簇，常伴有基质间质增生（Adsay, 2015; Adsay & Klimstra, 2015; Albores-Saavedra et al, 2000; Lack, 2003）。腺体通常结构完整，立方体细胞排列伴腔扩张。对于腺体分化程度，常见细胞核分级出乎意料的高，在每个腺体的不同细胞间，胞核大小、形状和细胞内定位变异度很大。在某些情况下，细胞质可能是嗜酸性和颗粒状的;而在其他情况下,则可能是苍白或透明的。存在不同数量的胞浆内和腔内黏蛋白,在某些情况下,其通过常规组织学检查很容易发现。在其他情况下,则可通过组织化学染色证实。

神经周围浸润(图47.4)和血管浸润是常见的,即使癌细胞入侵这些结构也可能具有欺骗性的分化良好的外观。实际上,在该区域将高分化腺癌与良性反应过程区分开是外科病理学中更具挑战性的鉴别诊断之一。

异型增生或胆道上皮内瘤变(BilIN;图47.6)通常存在于相邻的胆道上皮连接间(Zen et al,2007)。有时上皮内成分形成乳头状肿瘤(图47.7)。在这种情况下,应分别评估肿瘤的非侵袭性和侵袭性成分,并且应量化侵袭的程度,因为已证明具有"最小侵袭性"的那些肿瘤具有相对较好的结局(Albores-Saavedra et al,2000;Jung et al,2012;Rocha et al,2012)。相反,广泛侵犯性的病例通常具有恶劣的临床过程。即使在没有浸润性癌的情况下,这些肿瘤也可能复发和转移,可能是由于存在未发现的浸润性癌病灶或"场效应"现象导致其余部分胆道发展为肿瘤。

浸润邻近肝脏的肿瘤可能更多表现为小梁样结构,推测是其沿肝实质的窦状结构生长形成的。肿瘤内常见残存的胆小管和肝细胞,这可能会在活检标本中带来诊断问题。

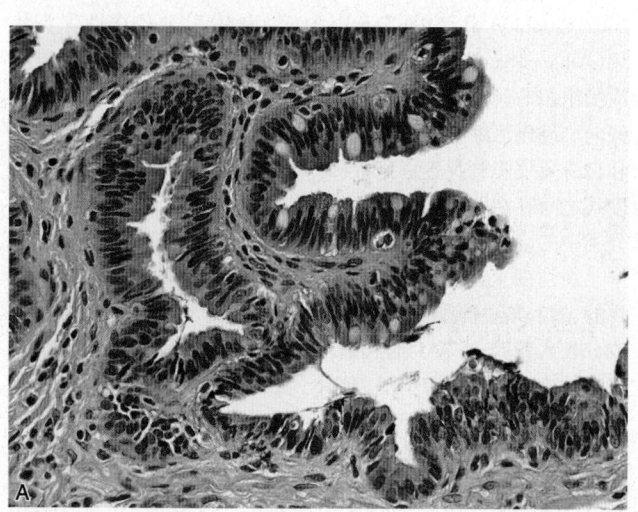

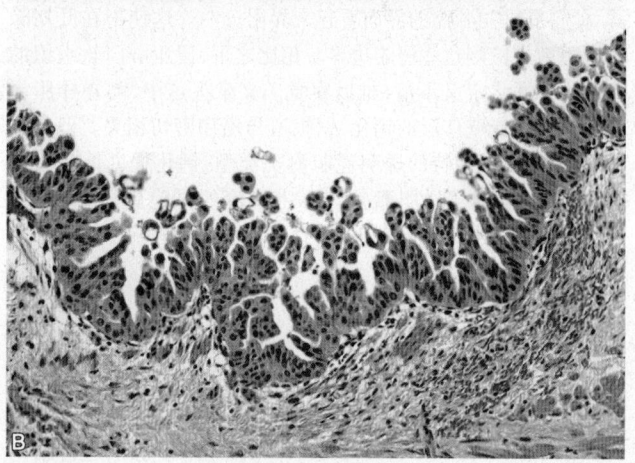

图47.6 不典型增生(胆道上皮内瘤变)。细胞极性的丧失与核异型性有关,包括肿大、色素过多和多形性。(A)低度不典型增生。(B)高度不典型增生

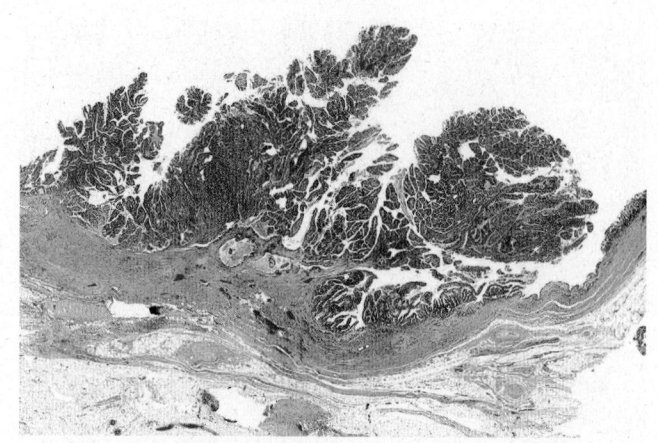

图47.7 导管内乳头状肿瘤。这种息肉状病变呈乳头状叶,内衬有赘生性细胞

解剖变异

出于治疗和预后分析目的,肝外胆道肿瘤根据其解剖分布分为上三分之一(胆囊管汇入部以上,包括肝管、肝总管和胆囊管),中三分之一[上半部胆总管(common bile duct,CBD)]和下三分之一肿瘤(CBD 的远端一半)(Edge et al,2010;Klatskin,1965;Tompkins et al,1981;Van Heerden et al,1967;Weinbren & Mutum,1983)。在胆道不同部分的腺癌独特的临床特征在其他章节中讨论了,此处仅涉及与病理相关的几个问题。大多数癌发生在上三分之一胆管,往往是硬化-狭窄型和弥漫性浸润型。研究表明,许多起源于胆囊管连接处 5mm 内或胆囊管本身。肝门部胆管癌,位于左右肝管汇合处,有时也称为 Klatskin瘤(Bosma,1990;Klatskin,1965),具有独特的临床特征。Klatskin 肿瘤通常生长进入肝脏中,而不是向十二指肠的远端生长(Hayashi et al,1994),并且侵入肝脏的部分常常边界清楚。中三分之一的癌倾向于结节性硬化型(长的节段性增厚,管腔狭窄,周围组织呈炎症性变化),因此很难与肝外硬化性胆管炎区分开。其倾向于沿神经侵犯和累及辐射状的肝表面的特点,导致其根治性切除很困难(Bhuiya et al,1993)。由于胰十二指肠切除术可获得根治性,因此远端三分之一胆管的癌预后最好,许多癌(尤其是靠近壶腹区域的癌)主要由非侵袭性性乳头状肿瘤成分组成。

病理鉴别诊断

临床鉴别诊断胆道腺癌与良性炎性病变的困难,例如硬化性胆管炎,也同样困扰镜下病理诊断(Ludwig,1989;Ludwig et al,1992)。尽管非肿瘤性小管可能保留了小叶构型,并且缺乏癌细胞的密集度,胆管壁中小胆管的反应性改变可以非常类似腺癌的外观。胰胆管腺癌可能具有欺骗性的良性外观,由组织有序良好、细胞形态正常的腺细胞排列形成腺样结构(图47.3)。鉴别上皮细胞表面的反应性变化与不典型增生(BilIN)常常更具挑战性,特别是因为胆道上皮的任何损伤(包括器械操作和支架放置)都有可能导致明显的细胞学的异常,其表现类似于高级别非典型增生(图47.8)。明显的核增大和不规则、浓染、极性丧失、有丝分裂相、细胞凋亡和管腔内坏死等表现提示恶性(图47.6)。但是,两者间重叠表现很常见,有时根据活检组织或冷冻切片可能无法区分。

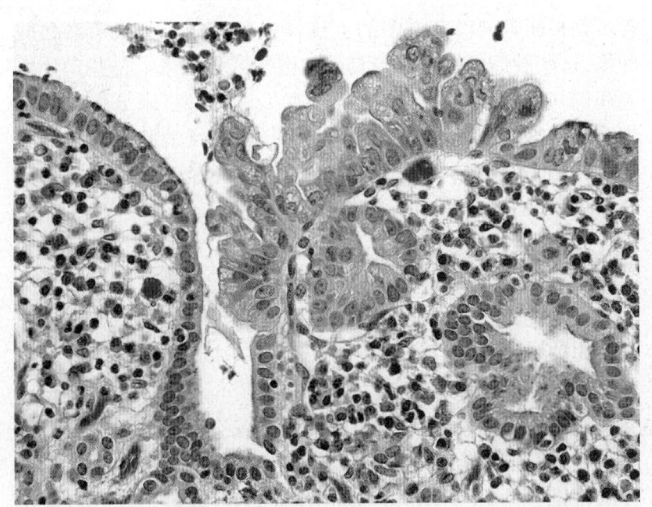

图 47.8　反应性非典型性。胆管上皮损伤——无论是原发性炎症过程（例如硬化性胆管炎），还是内镜逆行胰胆管造影术或支架置入过程中的器械——通常会引起细胞学异型性和复杂的结构变化，包括网状结构形成和微乳头形成。尽管在这种情况下的鉴别诊断包括低度不典型增生，明显的背景炎症，以及整个受累上皮细胞蜡和蜡质变化的事实，都让其偏向于反应性非典型性

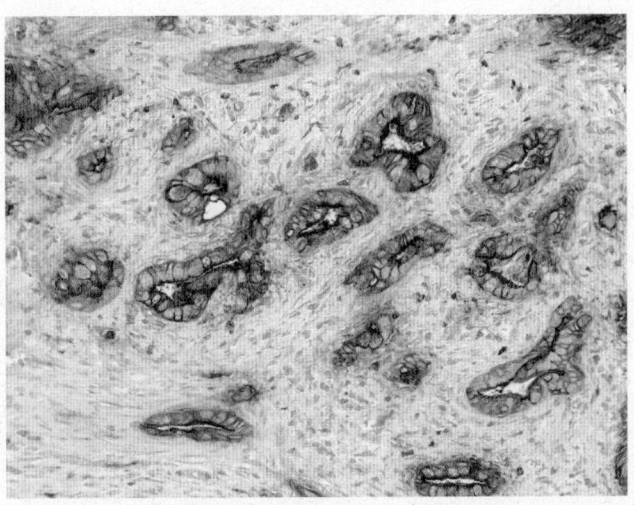

图 47.9　腺癌中的黏蛋白 MUC1。免疫组化可能有助于胆道肿瘤的鉴别诊断。在这个例子中，癌细胞显示出 MUC1 的表达，在肠型腺癌中该表达通常为阴性

生长进入肝脏实质的胆道癌必须与原发性肝细胞癌鉴别诊断（见第 91 章）。胆道癌常见真性腺体成分和黏蛋白，而典型的肝细胞癌中通常没有。相反，肝细胞癌可能具有细胞内胆汁，通常缺乏明显的间质纤维化和结缔组织形成。肝细胞癌的其他显著特征通常是可识别的，包括实体和小梁样生长模式，位于中心的突出核仁以及丰富的嗜酸性细胞质。在有疑问的病例可以通过 hepatocyte-1，glypican-3 或 arginase-1 等免疫组化标记物确认肝细胞方向的分化。

壶腹和十二指肠肿瘤与胆总管肿瘤之间可能难以鉴别，因为这些部位的癌经常浸润邻近结构（见第 59 章）。在这种情况下，肿瘤的正确分类在很大程度上取决于确定肿瘤的中心位置，这通常只能通过结合影像学和大体病理检查所见来获得。此外，任何不典型增生或其他浸润前的肿瘤可能是起源部位的重要线索。在这个复杂区域中，应根据癌的类型来分别（按部位）评估肿瘤的起源，例如胰胆管型壶腹癌。该区域的肠型癌更有可能是壶腹或十二指肠起源。

转移至其他部位的胆道癌可能与那些器官的原发性肿瘤相似。特别是卵巢转移常为囊性转移，并被误认为是原发性卵巢黏液性囊性肿瘤（Young & Hart，1989），肺转移可能与黏液性肺腺癌类似。

免疫组化和分子特征

胆道腺癌的免疫组化通常显示 CK7、CK19、B72.3、CA19-9、CEA、MUC1（图 47.9）和 MUC5AC（Adsay，2015；Adsay & Klimstra，2015；Albores-Saavedra et al，2000；Basturk et al，2013；Lack，2003）表达。有时，这些标志物可能有助于区分某些其他不表达这些标志物的癌，例如肝细胞癌（见第 91 章）。然而，当考虑从其他器官转移时，这些标志物都没有足够的特异性来证明该腺癌为胆源性（见第 92 章至第 94 章）。胆道腺癌通常缺乏典型的肠腺癌中表达的 CK20 和 CDX2，在肺原发性肿瘤中

发现的 TTF-1 和 napsin，并缺乏激素受体。最近，肝内胆管癌（周边型）中白蛋白的原位杂交被视为一种与转移性腺癌区分的方法，但是肝门胆管癌和肝外胆管腺癌的这些标记物是阴性的（Ferrone et al，2016）。

在大约 65% 的病例中，*TP53* 基因蛋白产物的免疫反应阳性（Rashid et al，2002；Tian et al，2006）。一些研究表明，相对于 PSC 相关的非肿瘤性改变，这对于癌症是有相当特异性的（Wistuba & Albores-Saavedra，1999）。但是，由于 *TP53* 阳性是许多肿瘤的共有表现，因此应谨慎使用。

超过 90% 的胰腺导管腺癌中存在 *KRAS* 癌基因第 12 位密码子突变（见第 9B 章），这在胆管腺癌中很少见（Rashid et al，2002），并且 *KRAS* 突变的频率似乎沿着胆管树从远端向近端降低（Masuhara et al，2000；Rashid et al，2002；Roa et al，2004）。同样，在大约一半的胰腺导管腺癌中存在 *SMAD4* 基因的缺失，这在胆总管远端癌中几乎一样普遍。然而，在大多数近端肝外胆管癌中 *SMAD4* 基因仍然保留（Argani et al，2001）。超过一半的病例在 8p、9q 和 18q 丧失了杂合性，一半以上存在 *ERBB2* 扩增（Kim et al，2001），还有 *HER* 家族受体过表达的报道，包括表皮生长因子受体（epidermal growth factor receptor，EGFR）和 c-met（Jan et al，2004；Sadot et al，2015）。

最近，在胆囊癌病人中，发现雷帕霉素通路改变的机制靶点与不良预后有关（Leal et al，2013）。在一些研究中，还发现环氧合酶-2 的过表达与不良预后有关（Andren-Sandberg，2012；Kim et al，2010）。

胆道中其他类型的癌

其他较不常见的胆囊和胆道腺上皮来源癌与胰胆管型腺癌是分别分类的（Adsay，2015；Adsay & Klimstra，2015；Albores-Saavedra et al，1996，2000；Lack，2003）。肠型腺癌（Albores-Saavedra et al，1986）在形态上与胃肠道（gastrointestinal，GI）癌相似。印戒细胞癌的特征是单个细胞的弥漫性浸润，由于细胞内黏蛋白，常常具有印戒形态。条索状生长模式也可能发生在胆道中，但极为罕见。在某些情况下可以看到黏液性腺癌产生大量的黏液与基质黏蛋白沉积有关（图 47.10），通常与普通的腺癌混合（Dursun et al，2012），这种亚型可能与导管内乳头状

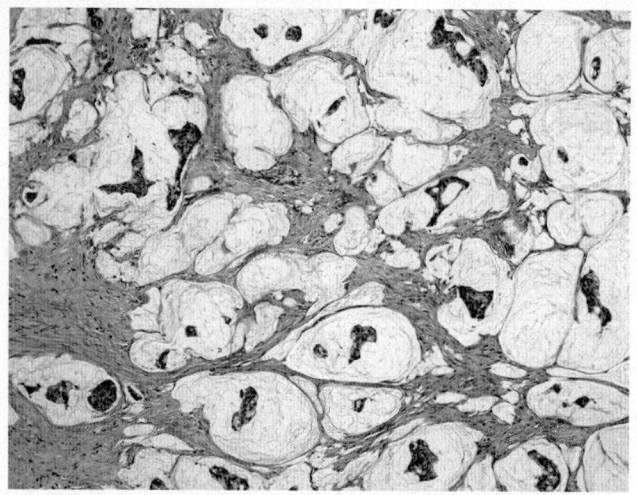

图47.10　黏液性癌。胆道腺癌很少出现大量基质黏蛋白沉积。在这个例子中,少量的癌细胞漂浮在黏蛋白池中

肿瘤相关(Adsay et al,2012)。既往认为黏液性腺癌的预后可能比传统的胰胆管型腺癌的预后要好(Bosma,1990),但是最近的一项研究表明,这些肿瘤在诊断时通常体积大且为进展期,因此与常规腺癌相比表现出更具侵袭性(Dursun et al,2012)。腺鳞癌(Nishihara et al,1994;Roa et al,2011)是罕见的肿瘤,其中可见腺癌和鳞癌混合呈不同程度的分化。这些也是高度侵袭性癌,部分归因于其诊断时处于相对晚期(Chan et al,2007)。但是,在最近的一些研究中,即使在临床分期匹配的病例中,它们的临床结局依然不良(Roa et al,2011)。透明细胞癌(Vardaman & Albores-Saavedra,1995)其形态特征类似于肾细胞癌。

某些类型的胆道癌缺乏腺体,黏蛋白或乳头形成。未分化癌(图47.11)和肉瘤样癌(Appelman & Coopersmith,1970;Basturk et al,2012;Nishihara & Tsuneyoshi,1993;Suster et al,1987)代表腺癌分化谱中去分化程度最高的部分,其中检测不到腺样分化。这些模式可以与常规腺癌共存,提示这些肿瘤类型之间存在密切关系。在肉瘤样癌中,这些细胞具有间质特征,包括呈纺锤形。在某些情况下,会出现"异质"成分,例如骨骼和软

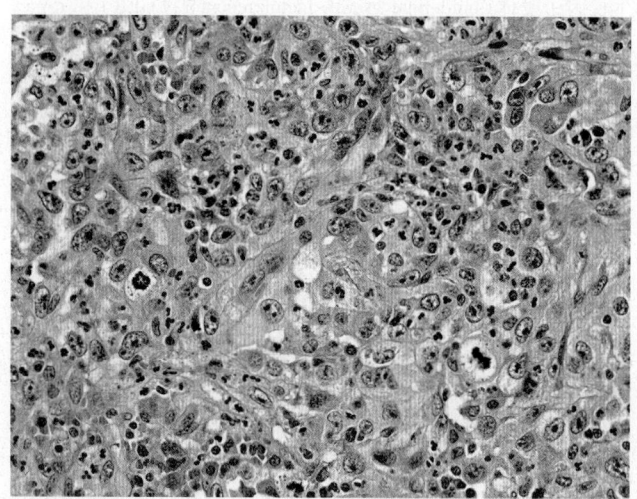

图47.11　未分化癌。该癌的特征在于具有弥漫、片状生长的核仁突出的大细胞。请注意频繁的有丝分裂

骨。如果胆管内没有更多的上皮样或腺体样成分或未浸润的肿瘤,这些肿瘤可能很难与真正的肉瘤区分开来。一些未分化癌病例与大量破骨细胞样巨细胞有关,被称为"未分化癌破骨细胞样巨细胞"。已有大量文献证明,这些巨细胞是组织细胞起源的,而该肿瘤中的恶性细胞的背景是单核细胞(Haratake et al,1992;Husek,1990;Ito et al,1992)。

胆道癌的临床相关病理参数

肿瘤类型　肿瘤是普通的胰胆管型浸润性腺癌还是其他类型的肿瘤很重要(Bivins et al,1975)。例如,未分化癌的预后较差(Basturk et al,2012)。

侵袭性与非侵袭性部分　对于主要在腔内生长的癌(导管内乳头状瘤,稍后讨论),应分别报告非侵袭性与侵袭性成分的范围(Adsay et al,2012;Hoang et al,2002)。实际上,临床过程异常延长的胆道腺癌病例通常主要是导管内乳头状肿瘤。

病理分期　肿瘤的大小和深度是胆道癌病理分期的最重要方面(Adsay et al,2012;Greene et al,2002;Roa et al,2013)。然而,在胆道某些部位判断肿瘤的侵犯深度存在陷阱,在这些部位与胃肠道等其他部位不同,构成导管壁的层次并不清楚。特别是在胆总管的部分区域,黏膜与肌层的界面以及肌层与肌层外组织的界面高度不规则,这妨碍了对肿瘤深度的准确评估(Adsay et al,2012)。同样,在胆总管的胰腺内段,胆总管与胰腺小叶的分界是高度可变的,如何评估对胰腺的侵袭也存在争议(Hong et al,2005)。更令人吃惊的是,由于胆囊黏膜高度不规则,因此尚无明确定义如何区分高度不典型增生(原位癌;Tis)和固有层早期侵袭。此外,由于胆囊的肌层是不规则和腔隙状的,黏膜经常性内陷,因此并不能明确地将固有层(T1a)与肌层(T1b)划界。胆囊的这些独特性使得美国癌症联合委员会(American Joint Committee on Cancer,AJCC)分期的"T"分类不适用于许多病例。因此,毫不奇怪的是来自胆囊癌发病率很高的地区的几个小组,独立采用了"早期胆囊癌"一词(Mizumoto et al,1993;Ohta et al,1989;Roa et al,1999,2013)来描述局限于肌层内的癌,这一概念涵盖了在AJCC分期系统中分类为Tis,T1a或T1b的病例。如果通过彻底取材排除了肌层的穿透,早期胆囊癌的预后很好(Roa et al,2013)。

分级　正如Atlas of Tumor Pathology系列专著(Albores-Saavedra et al,2000)中所提倡的,分级方案是基于腺体样分化(特别是管状结构形成)肿瘤的百分比。如果超过95%的肿瘤由管状结构组成,则为高度分化,40%～95%为分化程度中等,5%～39%为分化程度差。没有腺样分化的肿瘤归类于未分化癌。

神经周围侵犯和血管侵犯　尽管尚未充分确定神经周围侵犯和血管侵犯的预后意义,但这些发现仍被视为病理评估的组成部分,尤其是在切除标本中。

手术切缘评估　事实证明,通过手术团队使用缝合线或染料对标本进行正确定位并确定切缘,通常有助于准确评估手术切缘,特别是对于复杂标本。切缘的状态是预测生存(Endo et al,2008)和复发(Weber et al,2001)的重要因素。胆管切缘通常从标本上切除,并正面朝上,而肝和软组织切缘着墨,且切面垂直于切缘放置。

非侵袭性上皮性肿瘤

不典型增生（胆道上皮内瘤变）

对于镜下的、偶然发生的无浸润的胆道上皮病变，不典型增生仍在日常实践中得到广泛的应用，尤其是对于胆囊病变。然而，在 2010 年世界卫生组织（World Health Organization, WHO）分类（Bosman et al, 2010）中，提出了胆道上皮内瘤样变（BilIN；图 47.6），这与胰腺中的胰腺上皮内瘤变（PanIN）类似（Zen et al, 2007）。最近，有报道说肝内 BilIN 病变中约有 33% 存在 KRAS 突变。并且，与 PanIN 病变中常见的 KRAS 癌基因克隆突变相似，这些突变是 BilIN 演变为胆管癌过程中的早期分子事件，而 TP53 的过表达则被认为是较晚的分子事件（Hsu et al, 2013）（见第 9C 章）。

异型增生或 BilIN 可以在浸润性胆管癌附近的黏膜中发现，偶尔也可能在由于其他原因而获得的标本中偶然发现（Albores-Saavedra et al, 1980; Laitio, 1983; Ojeda et al, 1985; Suzuki et al, 1989; Yamagiwa, 1989）。通常，这是一个放射学图像上的、非常隐匿的过程，其特征是胆道上皮的细胞结构异型性，包括核增大、不规则、极性丧失和有丝分裂活性。尽管胆囊中存在各种生长方式的细胞系，并且据报道某些细胞谱比其他谱系更可能进展为浸润性癌（Bagci et al, 2012, 2013），但需要大量与临床病理相关的研究来证实这种假设。根据异型程度，将异型增生分为低、中或高等级，或分为 BilIN1、BilIN2 或 BilIN3（Zen et al, 2007），高等级类别组织学上被称为原位癌。

在所有胆道系统，胆囊是不典型增生最常见和研究最充分的部位。据报道，在胆囊癌患病率较高的区域，常规胆囊切除术标本中低级别不典型增生多达 15%，高级别不典型增生多达 3.5%（Chan, 1988; Ojeda et al, 1985; Roa et al, 2006, 2009）（见第 49 章）。相比之下，对北美人群的常规胆囊切除术标本进行分析，低级别不典型增生发生率低于 5%，而高级别不典型增生发生率低于 1%（Basturk et al, 2005）。在胆道其余部位的手术标本中，不典型增生的发生率更低。但是，胆总管囊肿（见第 46 章）与 BilIN 高发生率（28.5%）相关（Katabi et al, 2014）。同样，当系统评估因酒精滥用或丙型肝炎导致的肝硬化的肝移植病肝时，一半以上发现不典型增生（特别是低至中等级别）（Wu et al, 2009）。应当记住的是很难确定胆道不典型增生的真正发生率。由于异型增生的诊断标准是高度主观的，并且由于炎症或支架置入引起的胆道上皮反应性异型性很难与异型增生区分开，因此术中对胆管切缘的冰冻切片评估具有挑战性。此外，在浸润性癌病人中，可能很难将不典型增生与浸润性癌的逆行黏膜浸润区分开，这种现象称为表面上皮的克隆定植。

在胆囊中，与浸润性癌相关的异型增生似乎与预后无关（见第 49 章）。没有浸润性癌的情况下偶然发现的胆囊不典型增生病例似乎在临床上表现为静止，并且没有不良临床后果，前提是对胆囊进行了彻底的组织学检查排除了隐匿的浸润性癌灶。但是，来自美国国家癌症研究所的检测、流行病学和最终结果项目（surveillance, epidemiology and end results, SEER）的数据表明，胆囊高级别不典型增生（原位癌）的 10 年年龄标化生存率为 80% 至 90%，提示要么有小的浸润癌被漏诊，要么就在病人的胆道系统某处另有恶性肿瘤发生（Albores-Saavedra et al, 2000; Patel et al, 2014）。从这些观察结果推断，在某些情况下可能会发生场效应现象，患有高级别胆囊不典型增生的病人，尤其是广泛存在的不典型增生的病人，应该进行一些监视以筛查可能发生的浸润性胆道癌。根据一些个案报告，胆囊高度不典型增生延伸到胆囊管边缘也可能与胆囊管中远端的浸润性癌相关。在胆管中，在没有浸润性癌的情况下很少检测到高度不典型增生，因此尚不清楚孤立性不典型增生的临床意义。这样的病人可能也有高风险患浸润性胆管癌，仔细检查胆道系统以排除同时存在不连续的浸润癌病灶的可能是谨慎的做法。

形成肿块的上皮内肿瘤

伸入胆囊或胆管腔的肿块型无浸润的上皮性肿瘤（见第 9C 章）包括一系列病变，其命名和分类是基于肿瘤的位置、结构及其所包含的细胞类型（Albores-Saavedra et al, 2000, 2005）。然而，在 2010 年 WHO 分类中（Bosman et al, 2010），这些病变被重新归类为腺瘤、胆囊内乳头状肿瘤或胆管内乳头状瘤，胆囊原发性肿瘤最近一同被提议归类为胆囊内乳头状-管状-肿瘤（Adsay et al, 2012），因为这两组之间存在重叠。

在胆囊中，腺瘤这一术语已用于局限性的、通常为小的肿瘤，肿瘤可能是管状的、乳头状的或管乳头状的，并根据上皮的形态进一步分为幽门腺、肠、小叶和胆道类型（O'Shea et al, 2002）。迄今为止，幽门腺腺瘤是最常见的类型，通常是偶然发现的息肉，小于 1cm，由在胆囊其他正常部位中产生的紧密堆积的细胞学上温和的幽门型细胞组成（Albores-Saavedra et al, 2010）。由复杂的非典型性明显呈乳头状结构的胆道型上皮以及弥漫性累及胆囊黏膜组成的胆囊外生性肿瘤被认为是囊内乳头状瘤或胆囊内乳头状-管状肿瘤（Adsay et al, 2012; Albores-Saavedra et al, 2010）。多数患有高度不典型增生，应根据最严重的病灶进行分级。不典型增生的背景（BilIN）可能与这些肿瘤有关。

腺瘤在胆管中并不常见，大多数外生性胆管肿瘤被统称为导管内乳头状肿瘤，包括先前报道为乳头状瘤病的病例（Gouma et al, 1984; Sagar et al, 1993; Taguchi et al, 1993）。大多数胆管内乳头状瘤均具有高度不典型增生（图 47.7），以前被命名为非浸润性乳头状癌（Albores-Saavedra et al, 2000）。最近，还有胆道对应胰管内微管乳头状肿瘤，即导管内管状（或管乳头状）肿瘤的描述（Katabi et al, 2012; Park et al, 2010; Schlitter et al, 2015; Zen et al, 2012）。与不典型增生或 BilIN 相比，导管内乳头状和管状肿瘤可大致鉴定为胆管腔内的软性息肉状肿瘤（Katabi et al, 2012; Schlitter et al, 2015）。这些肿瘤尽管可以发生多中心或弥漫性累及，如所谓的乳头状瘤病，但是大多数都相对地局限在胆道的一个节段（Gouma et al, 1984; Sagar et al, 1993; Taguchi et al, 1993）。胆管可能会发生囊性扩张（Zen et al, 2006），某些情况下还会出现黏蛋白分泌过多（Katabi et al, 2012; Shibahara et al, 2004）。尽管导管内管状肿瘤通常含有非黏液性胰胆管型上皮，但导管内乳头状瘤中的上皮细胞类型包括胰胆管、胃、肠和瘤样囊性（Albores-Saavedra et al, 2010; Rocha et al, 2012），类似于胰腺中的导管内乳头状黏液肿瘤（intraductal papillary mucinous neoplasms, IPMN）的细胞构成状况。因此，一些作者将这些肿瘤称为胆管导管内乳头状黏液肿瘤

（Abraham et al,2003；Chen et al,2001；Kim et al,2000；Shibahara et al,2004；Tamada et al,2002）。然而，相关的浸润性癌的发生频率和类型以及形态和免疫表型的差异是很明显的（Klimstra，2002）。此外，与胰腺导管内乳头状黏液肿瘤不同，GNAS 密码子 201 突变在胆管的导管内乳头状肿瘤中并不常见（Hsu et al，2013；Matthaei et al,2012），在胆管的导管内管状肿瘤中观察到的分子改变包括 CDKN2A/p16 和 TP53，但 KRAS，PIK3CA 中的突变以及 SMAD4/DPC4 的缺失很少见（Schlitter et al,2015）。值得注意的是，越来越多的数据表明，不同细胞类型的导管内乳头状肿瘤的比例，其区域地理差异可能与世界不同地区的病因有关（Shibahara et al,2004）。例如，在亚洲病人中，已有报道导管内乳头状肿瘤与肝吸虫感染相关（Jang et al,2008）（见第45 章）。

小胆囊腺瘤可表现为高度不典型增生，但浸润性癌非常罕见。相比之下，囊性/导管内乳头状瘤和管乳头状瘤在所有病例中有一半以上与浸润性癌相关（Adsay et al,2012；Choi et al,2010；Katabi et al,2012；Rocha et al,2012；Schlitter et al,2015）。这些肿瘤中发生的大多数浸润性癌是常规的管状（胰胆管型）腺癌，与其他胆管癌相似（Adsay et al,2012；Katabi et al,2012；Schlitter et al,2015）。有的表现为黏液型，通常是在导管内肿瘤为肠型时。还有报道未分化癌和低分化的神经内分泌癌（Albores-Saavedra et al,2010）。非侵袭性囊内/导管内乳头状和管状肿瘤预后良好。但是，某些非侵袭性病例的临床表现仍恶劣，可能是由于漏诊了侵袭性病灶或多中心起源的胆管瘤的场效应现象所致，因此建议长期随访。有趣的是，与传统的胰胆管型胆管癌相比，即使是那些与浸润性癌相关的病例也有更好的临床预后（Adsay et al,2012；Albores Saavedra et al,2000；Katabi et al,2012；Rocha et al,2012；Schlitter et al,2015）。

与胆管导管内乳头状肿瘤区别开的一种病变是胆管黏液性囊性瘤，也称为肝胆管囊腺瘤（Devaney et al,1994；Wheeler & Edmondson,1985）。胆道黏液性囊性肿瘤类似于胰腺的黏液性囊性肿瘤，也被认为是一种形成肿块的无浸润肿瘤。它们形成多房囊性病变，主要发生在成年女性中，并表现出表达病原激素受体的卵巢型上皮下基质（Grayson et al,1996）。被覆上皮由立方状至柱状细胞组成，有时具有丰富的顶端黏蛋白。乳头状突出物在囊肿腔内可见。尽管大多数胆汁性黏液性囊性肿瘤表现出良性的细胞结构特征，但有些可能是高度不典型增生或浸润性癌的病灶。癌可能是局灶性的，因此必须进行全面的组织学检查。

神经内分泌肿瘤

高分化的神经内分泌肿瘤（2010 年世卫组织 1 级和 2 级神经内分泌肿瘤），也称为类癌肿瘤，可能发生在胆道的任何部位，但在胆囊和胆总管中更常见（Albores-Saavedra et al,2009；Barron-Rodriguez et al,1991；Ferrone et al,2007；Modlin & Sandor,1997）。它们主要见于年轻或中年成年人。多数病例是无功能的，并有胆道梗阻的体征和症状。罕见的例子可能与 von Hippel-Lindau 综合征有关（Sinkre et al,2001）。大体上，分化良好的神经内分泌肿瘤形成了边界相对清楚的结节，并且可能被

息肉和黏膜覆盖。它们在切面上外观是肉质的、坚固的和均质的。在显微镜下，分化良好的神经内分泌肿瘤的特征是不同的巢被纤维血管基质和具有均匀核圆形、染色质粗颗粒和丰富细胞质的细胞链隔开（图 47.12）。罕见细胞质表现出透明细胞、嗜酸细胞或印戒样变化。通常，这些肿瘤是低度恶性肿瘤，临床过程缓慢。在 SEER 数据库中，5 年生存率为 36%（Albores-Saavedra et al,2009），尽管由于缺乏病理学确认，这些数据可能并不完全可靠。

在其他胆道肿瘤中可能会出现局灶性神经内分泌分化，这些肿瘤不应归类为分化良好的神经内分泌肿瘤。副神经节瘤很少见（Caceres et al,2001；Mehra & Chung-Park,2005），它也表现出神经内分泌分化，可能发生在胆道。

低分化神经内分泌癌，即小细胞癌和大细胞神经内分泌癌，也发生在胆管树区域，主要发生在胆囊或远端胆总管。尽管在 2010 年 WHO 分类系统中将它们分类为 3 级神经内分泌癌（Bosman et al,2010），这表明它们是一系列分化良好的神经内分泌肿瘤的一部分，但现在有证据表明，分化不良的神经内分泌癌实际是一种在遗传和生物学上均不同的肿瘤（Basturk et al,2015；Yachida et al,2012）。

小细胞癌（图 47.13）由适用于肺小细胞癌的相同组织学标准确认（高细胞核/细胞质比，细胞核成型，染色质弥散型，无核仁）（Albores-Saavedra et al,2009；Maitra et al,2001；Parwani et al,2003；Sica et al,2010；van der Wal et al,1990）。在具有小细胞癌典型细胞学特征的情况下，无需通过免疫组化来判断神经内分泌分化。但是，对于大细胞神经内分泌癌（Papotti et al,2000），应获得嗜铬粒蛋白或突触素的阳性免疫组化染色以确诊。一半的小细胞癌成分单一，但是相当比例的大细胞神经内分泌癌与普通腺癌混合在一起（Maitra et al,2001）。此外，表面黏膜常伴有不典型增生（Sica et al,2010）。

这些低分化的神经内分泌癌是高度恶性的肿瘤，常迅速恶化（Albores-Saavedra et al,2009；Sica et al,2010），其总体预后比传统的胰胆管型腺癌差。然而，这类肿瘤一般对以铂类为基础的化疗方案敏感。

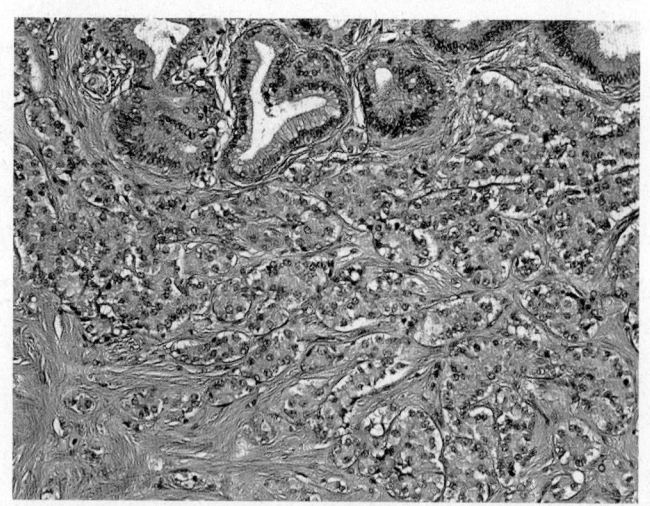

图 47.12　分化良好的神经内分泌肿瘤。这些肿瘤的特征是相对均匀的细胞，具有圆形的细胞核和丰富的细胞质，通常排列在由突出的精细脉管系统分隔的巢中

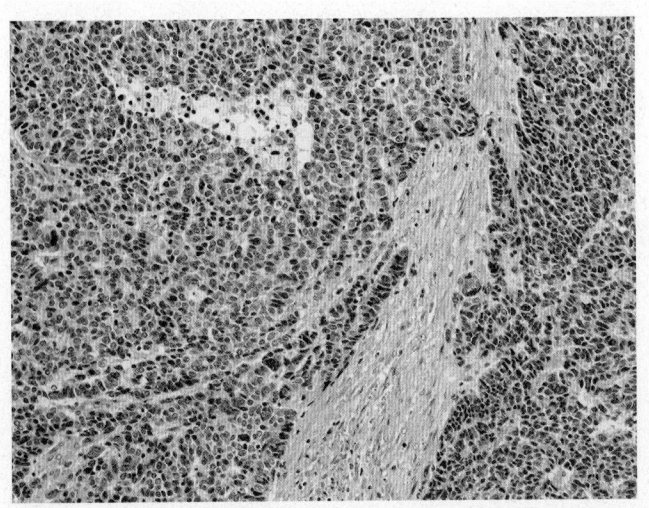

图 47.13　小细胞癌。细胞相对较小,核质比高,核高色,核成型

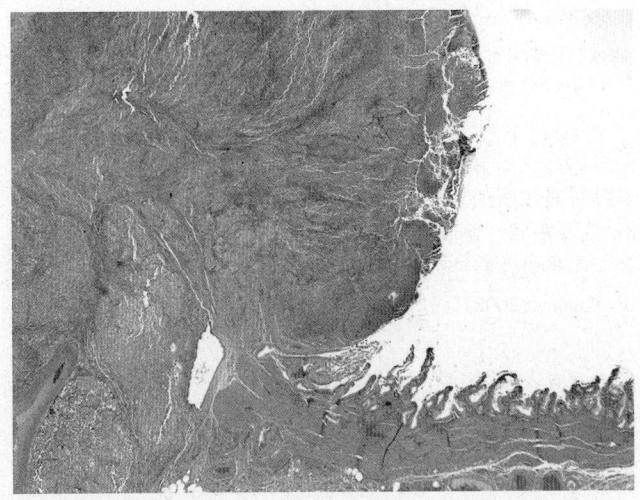

图 47.14　黑色素瘤。转移性黑色素瘤可能模仿胆囊和胆道的原发性癌,有时甚至形成息肉样肿瘤

其他肿瘤

间质肿瘤

在极为罕见的胆管间质肿瘤中(Adsay,2015;Adsay & Klimstra,2015;Albores-Saavedra et al,2000;Lack,2003),值得特别关注的是胚胎性(葡萄状)横纹肌肉瘤(Chung et al,2011;Davis et al,1969;Lack et al,1981),因为它在该区域相对较为常见且特征明确。这类肿瘤主要出现在 3~4 岁的儿童中,占所有横纹肌肉瘤的 1%(见第 95 章)。肿瘤由充满内腔的黏膜覆盖的息肉状的聚集体组成。大小为 3~14cm,最常见的部位是胆总管。在扁平胆管上皮的表层下面是原始梭形细胞的致密区域,代表形成层肌动蛋白,结蛋白或 myoD1 的免疫组化染色可观察到细胞质的横纹肌和骨骼肌的分化,尽管预后较差,但多模式疗法已使某些病人长期存活。40% 的病人发生转移,但是死亡通常是由肿瘤的局部作用引起的。

颗粒细胞瘤是另一种在此区域发生的间充质肿瘤(Butler & Brown,1998;Eisen et al,1991;Patel & Jakate,2010),主要发生在胆总管。它的特征是细胞含有丰富的嗜酸性颗粒细胞质,偶有较大的球状体。该肿瘤来源不明,但大多数证据(包括 S-100 蛋白的表达)表明与施万细胞有关。尽管其表现出浸润性,颗粒细胞瘤是良性的,复发潜能低,哪怕仅做部分切除。

胆道癌中还报道了多种其他的良性和恶性间充质肿瘤。良性肿瘤包括血管瘤(Furukawa et al,1997)、淋巴管瘤(Choi et al,2002)、神经纤维瘤(Sucandy et al,2010)、神经鞘瘤(Panait et al,2011)、神经节神经瘤(几乎总是与 2b 型多发性内分泌肿瘤相关)(Chetty & Clark,1993)、平滑肌瘤(Furukawa,1996)、肌纤维母细胞瘤、脂肪瘤(Furukawa,1996)和骨瘤(Chen,1994)。恶性间充质瘤包括血管肉瘤(Odashiro et al,2005),卡波西肉瘤(Lesman et al,1993)、平滑肌肉瘤(Danikas et al,2001)、软骨肉瘤、周围神经鞘瘤(Chang et al,1997)和恶性纤维组织细胞瘤。这些肿瘤在文献中大多仅有个案报告(Adsay,2015;Adsay & Klimstra,2015;Albores-Saavedra et al,2000;Lack,2003)。在将病例分类为肉瘤之前,必须仔细考虑肉瘤样癌的可能性。

继发性肿瘤

起源于其他器官的多种癌,特别是胰腺、胃、结肠、肾脏和乳房的癌可能通过转移或直接侵袭累及胆道(Adsay,2015;Adsay & Klimstra,2015;Albores-Saavedra et al,2000;Lack,2003)。其中,转移性肾细胞癌因其与原发肿瘤相似而臭名昭著,因为它可能形成息肉状腔内病变,并且其原发性肿瘤的病史可能很遥远。同样,黑色素瘤也可能模仿原发性肿瘤形成息肉样病变(图 47.14),并且黑色素瘤的病史常常不明显。从原发性结直肠癌转移至胆道上皮的转移也已有描述(Povoski et al,2000),可表现为类似导管内乳头状瘤。

造血系统恶性肿瘤

胆道受累可能是造血系统恶性肿瘤(淋巴瘤、骨髓瘤或白血病)全身性疾病的一部分,但作为最早的临床表现却很罕见(Adsay,2015;Adsay & Klimstra,2015;Albores-Saavedra et al,2000;Lack,2003)。黏膜相关淋巴样组织类型的原发性淋巴瘤也已有报道。

肿瘤样病变

除硬化性胆管炎外(见第 41 章),胆道的一些其他非肿瘤性疾病也可能表现为肿瘤样病变(见第 48 章)。很少有异位组织,尤其是胰腺组织(Cerullo et al,2011;Mrak et al,2010),形成团块。创伤性或"截肢"性神经瘤(Paquette et al,2009;Sano et al,1985)是横切神经的旺盛再生增殖,可能会形成肿瘤样结节,通常在胆囊管残端中,可外观类似癌变。这些非常罕见,有时会在干预后数年出现与梗阻相关的体征和症状。

某些类型的肿瘤样病变在胆囊中相当频繁地发生,而在胆管树的其余部分则不那么常见。可以看到各种非肿瘤性息肉,包括胆固醇沉着症、淋巴样息肉、炎症性(纤维、肉芽组织)息肉和错构瘤性息肉(Albores-Saavedra et al,1993;Vance et al,2011)。Rokitansky-Aschoff 鼻窦的囊性变化和子宫腺瘤样增生

（Jutras & Levesque，1966）也经常在胆囊中形成假性肿瘤。但是，这些在胆管中看不到。

免疫球蛋白 G4（immunoglobulin G4，IgG4）相关的硬化性疾病可能会影响胆管和胆囊（Stone et al，2012）。如同 1 型自身免疫性胰腺炎（一种与 IgG4 相关的疾病的典型器官表现）一样，其特征是致密的上皮下淋巴浆细胞性炎性浸润；密集的纤维化，常呈条状。血清中 IgG4 水平升高与之相关联，通过免疫组织化学可以在病变内大量发现表达 IgG4 的浆细胞（Kamisawa & Okamoto，2008）。这些过程形成了类似肿瘤的肿块，在影像学研究中可能被误认为是癌瘤（Corvera et al，2005）（见第 42 章）。一些病例与 1 型自身免疫性胰腺炎有关（Wang et al，2009），而另一些病例则局限于胆囊或胆管疾病。在这种情况下，更具体地诊断 IgG4 相关性硬化性胆囊炎可能是合理的（Deshpande et al，2009；Stone et al，2012）。但是，在进行此类诊断之前，需要仔细地临床分析排除其他病因。这些自身免疫性病变对皮质类固醇疗法敏感，因此将它们与癌症区分开在临床上很重要。

（彭涛 译   刘景丰 审）

第二篇 肿瘤

B. 良性肿瘤

第 48 章

胆道良性肿瘤和假瘤

Dominic E. Sanford and David C. Linehan

无痛性黄疸常由恶性肿瘤阻塞肝外胆管引起,虽然胆道良性肿瘤和假瘤在无痛性黄疸病因中相对少见,但这两者也应包括在无痛性黄疸的鉴别诊断中。胆道良性肿瘤的论文大多为病例报道结合文献回顾的形式。在以前的系列报道中,胆道良性肿瘤在所有胆道手术中占 0.1%,在所有肝外胆管肿瘤中占 6%(Burhans & Myers,1971)。如知识框 48.1 所示,胆道良性肿瘤来源于胆管上皮或构成正常胆管的非上皮结构(Levy et al,2002)。同样,胆管或其他壶腹周围组织的假瘤或瘤样病变也可导致胆道梗阻和黄疸。当胆道良性假瘤包括肝外胆管假瘤或非创伤性炎性狭窄时,其发病率明显增加,一些外科系列报道称胆道良性假瘤的发生率高达 10% ~ 25%(Corvera et al,2005;Koea et al,2004)。重要的是,这些报道表明,即使使用目前的术前分期工具,通常也不可能区分胆道梗阻的良恶性病因。因此,术前组织确认通常不会改变可切除病人的治疗。

由于胆道良性肿瘤发病率低,它在梗阻性黄疸的鉴别诊断中很少被考虑。胆道良性肿瘤的症状可能会持续几天到几年,也可呈间歇性。临床表现可以类似于胆囊炎(见第 33 章)、胆结石(第 36A 章)、壶腹癌(第 59 章)、胰腺癌(第 59 章和第 62 章)或胆管癌(第 51 章和第 59 章),而这些疾病都较胆道良性肿瘤更为常见。此外,真正的胆管良性肿瘤必须与它们类似的炎症状态在临床表现、胆道造影特征、甚至在开腹手术时的表现上相区别。事实上,术前诊断和实验室检查往往不能区分胆道梗阻的良恶性病因,因此手术前活检通常不适用于可切除病人。

本章首先讨论胆道解剖学和胚胎学,随后强调了胆道良性肿瘤和假瘤病人的临床表现和诊断。良性肿瘤或其他表现为局部肿块和胆道梗阻的良性疾病一般可分为以下几类:①乳头状瘤和腺瘤,②颗粒细胞瘤,③神经肿瘤,④平滑肌瘤,⑤神经内分泌肿瘤,⑥假瘤(特发性良性胆道狭窄或异位组织)。

知识框 48.1　可以造成胆管阻塞的良性肿瘤和假瘤

上皮肿瘤
　腺瘤
　乳头状瘤
　囊腺瘤(肝内)

非上皮性肿瘤
　平滑肌瘤
　脂肪瘤
　血管瘤
　淋巴管瘤
　颗粒细胞瘤
　骨瘤

神经肿瘤
　神经纤维瘤
　神经鞘瘤
　神经内分泌肿瘤

假瘤
　特发性良性局灶性狭窄
　淋巴浆细胞硬化性胰腺炎
　硬化性胆管炎
　异位组织

Modified from Levy AD,et al,2002:Benign tumors and tumor-like lesions of the gallbladder and extra-hepatic bile ducts:radiologic-pathologic correlation. Radiographics 22:387-413.

胆管囊腺瘤不包括在本章中,因为该病变通常表现为肝内囊性肿瘤,很难与囊腺癌相鉴别(见第 90B 章)。事实上,良性和恶性上皮经常共存,组织学诊断非常困难(Ishak et al,1977;Moore et al,1984)。

胚胎学和解剖学因素(见第 1 章和第 2 章)

在肝外胆管系统中已经观察到各种组织类型的良性肿瘤,

这可能是由该区域的胚胎学和解剖学特点决定的。在胚胎学上，肝外胆管树的发育与肝脏密切相关，起源于宫内生命的第5周时人胚胎前肠和后肠交界处，原始胃肠道腹面，内胚层增厚的区域。这个小突起是肝脏、肝外胆管、胆囊的原基和胰腺的腹侧芽。

憩室从这个增厚的区域演化而来，当它生长到胃腹系膜时分为上芽和下芽（图48.1A）。腹侧胰芽由憩室上芽表面发育而来，靠近增大的终囊。颅囊是两者中较大的一个，将腹部和颅部推入横膈，将胸腔与腹腔分开。颅囊由大量内皮细胞组成，扩展到横膈实质，最终形成肝脏的左右两叶。颅囊的头侧生长和伸展导致内胚层细胞团从十二指肠伸展到肝脏，最终演变成肝外胆道系统。大约在宫内生命的第7周，原始肝外胆管树的细胞团发生空泡化形成胆管腔。

在胚芽7mm期之前，胆总管（common bile duct，CBD）附着在十二指肠腹面，靠近腹侧胰芽。到7mm期，腹侧胰腺和十二指肠从左向右旋转，使胆总管最终进入十二指肠后内侧表面（图48.1B和图48.1C）。在同一时期，胆囊和胆囊管从原始肝憩室的尾部同时发育（Keplinger & Bloomston，2014）。

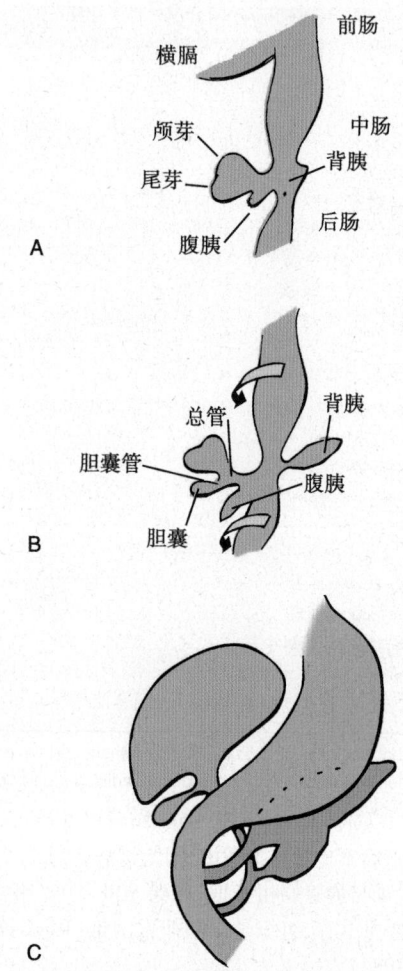

图48.1 （A）大约在宫内生命的第5周，憩室在中肠和后肠交界处附近进化，并生长到胃腹系膜。腹侧胰芽从上表面发育而成，形成颅囊，将头侧推入横膈。（B）胆囊和肝外胆管由尾芽发育而来，肝脏由颅芽发育而来。腹侧胰腺的演变与发育中的胆总管关系密切。（C）在7mm阶段，由左向右的旋转导致胰腺、胆囊、十二指肠和肝外胆管融合在其正常解剖关系中

胆总管位于肝十二指肠韧带的右缘，位于浆膜表面之间。管壁由黏膜、纤维组织和浆膜组成。在管壁中可能发现罕见的平滑肌纤维，但肌肉组织不是主要成分。管壁的厚度为0.8~1.5mm，平均约为1.1mm（Mahr et al，1967）。Boyden（1957）描述称胆总管的末端被肌纤维包裹着。在这个位置上，胆总管通常与主胰管汇合，但这些胆管可能无法最终结合并可能分开进入十二指肠（Dowdy et al，1962）。

肝外胆管树的黏膜由单层柱状上皮和含有黏液腺的固有层组成（见第47章）。正常胆囊颈可见散在的嗜铬颗粒阳性细胞形成的腺体，胆道疾病病人肝管上皮之间罕见有生长抑素免疫反应的细胞（Dancygier et al，1984）。据观察，慢性胆道感染可能导致黏膜上皮肠化生，可能导致嗜银细胞（Kulchitsky细胞）数量增加。这些变化可能是胆管树类癌发展的基础（Barron-Rodriguez et al，1991）。胆管上皮表面通常是扁平的，除了黏膜中被称为Beale球囊的微小凹坑外，Beale球囊管腔状，开口于壁内黏液腺。当胆管穿过十二指肠壁时，黏膜会变厚，表面因黏膜或瓣膜的纵向折叠而变得粗糙，特别是在胆管的末端。瓣膜最早是在Vesalius的人体之构造（1543）中被提到的，随后Santorini（1724）对其进行了更详细的描述。Brown和Echenberg（1964）描述了一种更常见的面向十二指肠管腔的横向导向瓣或瓣膜，其功能可能是阻止十二指肠内容物反流进入胆管和胰管（图48.2）。Baggenstoss（1983）也报道了乳头状导管上皮的游离皱褶可延伸至穿隆口外2~3mm。显微镜下，壶腹内胆管黏膜与周围的十二指肠黏膜之间存在明显的过渡，胆管黏膜有许多乳头状突起，比邻近的十二指肠绒毛大得多。

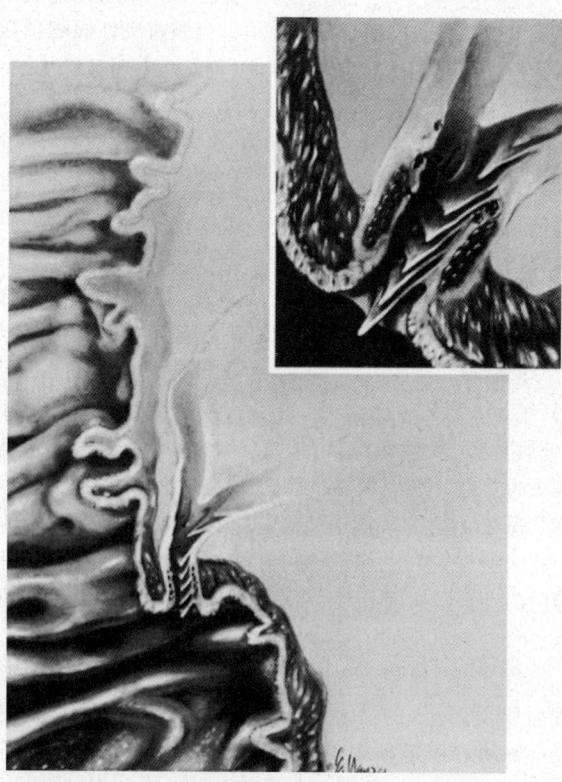

图48.2 艺术家对胆总管十二指肠交界处的大体解剖的表现，展现Brown和Echenberg（1964）描述的可能用于防止十二指肠内容物反流的横向瓣膜

临床表现和诊断

胆道良性肿瘤和炎性假瘤病人,绝大多数存在黄疸的临床表现。黄疸的发作可以是潜伏性或间歇性的,几乎不伴其他症状;或者可以是突然的,并与绞痛相关,涉及背部或肩部,并伴有恶心和呕吐。与胰腺癌、胆管癌不同,胆道良性肿瘤病人很少有明显的体重减轻(见第 51 章和第 62 章)。由于这些肿瘤生长相对缓慢,一些临床症状可能是间歇性的或在较长一段时间内逐渐进展,最终进展为梗阻性黄疸。没有明显的临床症状可以帮助医生将胆道良性肿瘤与其他常见的胆道梗阻病因区分开来。

体格检查同样没有特异性:肝脏肿大、可触及胆囊(取决于梗阻程度)、黄疸、右季肋部触诊有压痛。事实上,由于缺乏特征性症状和体征,胆道良性肿瘤通常不能在术前或临终前被正确诊断(Chu,1950)。

自 20 世纪 70 年代初以来,人们一直在强调经皮肝穿刺胆管造影(percutaneous transhepatic cholangiography,PTC)和内镜逆行胰胆管造影术(endoscopic retrograde cholangiopancreatography,ERCP)在肝外梗阻的术前诊断以及区分梗阻病因方面的作用(Kittredge & Baer,1975)。现在磁共振胰胆管成像(magnetic resonance cholangiopancreatography,MRCP)和高质量的计算机断层扫描(computed tomography,CT)等胆道系统的非侵入性成像技术在这些病变的诊断中受到了极大重视。Jain 和他的同事(1979)在报告一例颗粒细胞肌母细胞瘤病人时提到偏心的、较短的狭窄可能与胆道良性肿瘤有关。然而,一些炎性肿块引起的梗阻性改变也会与恶性肿瘤引起的改变相同(Hadjis et al,1985;Stamatakis et al,1979)。虽然 PTC、ERCP 和无创性胆道横断面成像均不能很好地区分良性肿瘤和恶性病变,但可充分显示胆管系统,可以提供有关肿瘤位置、范围、大小以及肝内胆管系统状态等重要信息。然而,没有一项术前诊断能够可靠地区分胆管的良、恶性梗阻。胆管内细胞刷检查(见第 20 章和第 29 章)有很高的阳性预测值,但其阴性预测值(NPV)准确性太低,不能用于临床,特别是在可切除肿瘤病人中。此外,分子研究,如 KRAS 突变分析,也无法提高诊断的准确性(Sturm et al,1999)。包括内窥镜、超声引导方法在内的新微创组织采集技术,可能会提高诊断的准确性,但其阴性结果仍然不能排除恶性梗阻的存在,因为它们的阴性预测值不高。此外,良性胆道病变可能是癌前病变,也可能与胆道恶性肿瘤共存。因此,这些检查通常不会改变可切除病人的临床治疗(Byrne et al,2004;Eloubeidi et al,2004)。

乳头状瘤和腺瘤

肝外胆管系统最常见的良性肿瘤是由胆管内腺上皮起源的良性肿瘤。据报道,大约三分之二的这种良性肿瘤属于息肉、腺瘤性乳头状瘤或腺瘤。1950 年 Chu 对胆道良性肿瘤的经典回顾中提到,在 30 例病例中,有 26 例是乳头状瘤或腺瘤。1962 年 Dowdy 和他的同事也进行了类似的观察,他们发现 43 例回顾病例中有 36 例是乳头状瘤或腺瘤。此后,有更多的文献支持了上述预测(Akaydin et al,2009;Archie & Murray,1978;Austin et al,1981;Bahuth & Winkley,1966;Bergdahl & Andersson,1980;Boraschi et al,2007;Byrne et al,1989;Chae et al,1999;Fletcher et al,2004;Gouma et al,1984;Kunisaki et al,2005;Loh et al,1994;Lukes et al,1979;van Steenbergen et al,1984)。

这些病变的发病率略以女性为主(1.3∶1),虽然确诊时的平均年龄为 58 岁,但记录到的最年轻病例是一名 3 岁的儿童(Wardell,1869)。图 48.3 显示了迄今报道的乳头状瘤或腺瘤性病变的解剖分布。大多数病变位于壶腹(47%),胆总管(27%)是第二常见的部位。

症状的发作时间可由几周到 35 年不等。黄疸是 90% 以上病人的主要症状(McIntyre & Cheng,1968),大约 40% 的病人间歇性地出现黄疸。大多数病人主诉与黄疸相关的右上腹疼痛。1 例复发性胰腺炎病人通过切除脱垂到 Vater 壶腹的胆总管息肉治愈(Wright,1958)。只有 20% 的肝外胆管良性肿瘤病人报告有胆囊结石或胆道结石。Cattell 和 Pyrtek(1950)建议,胆囊切除术后症状的复发应提示壶腹区可能有肿瘤,而不是胆道运动障碍。

良性腺瘤性肿瘤应列入胆道系统梗阻的二次手术的鉴别目录中。有趣的是,Kunisaki 和他的同事(2005)报道了一名 54 岁的男子,他在因胆囊炎和胆总管结石接受胆囊切除术 3 年后出现腹痛和黄疸。ERCP 显示胆囊管水平的肝总管(common hepatic duct,CHD)截断,未见胆囊管残留充盈。拟诊断为胆囊管残留结石行重新探查,发现残留胆囊管有一个 2cm 的乳头状腺瘤,压迫胆总管引起症状。这些病变一般较软,不易触诊,胆道探子对其不敏感,因此在手术中很难发现,而术中胆管造影、超声或胆道镜检查则更容易发现病变。

肝外胆管腺瘤的 X 线表现往往很难与胆管癌甚至壶腹癌相鉴别(图 48.4)。超声波通常显示无阴影的腔内肿块,有时

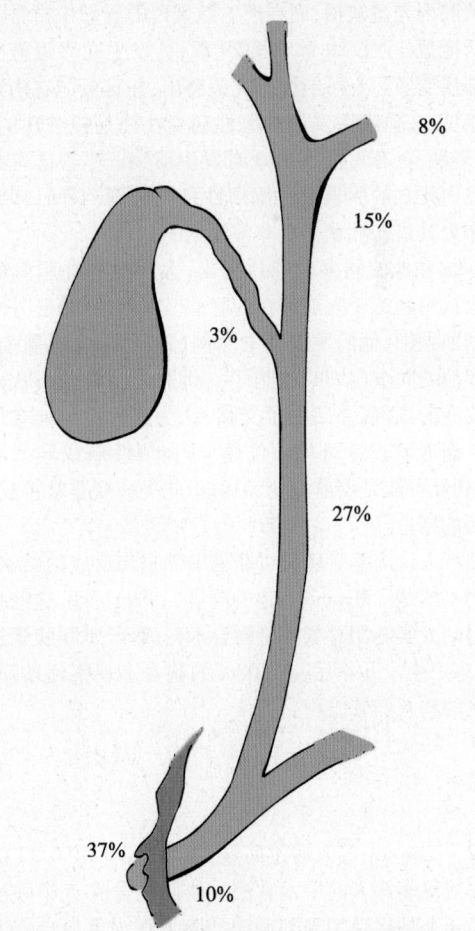

图 48.3　肝管开口与 Vater 壶腹之间乳头状瘤和腺瘤的位置和发生率

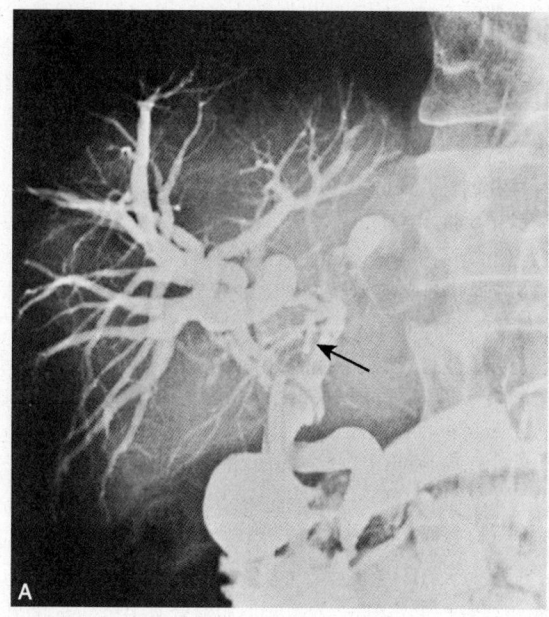
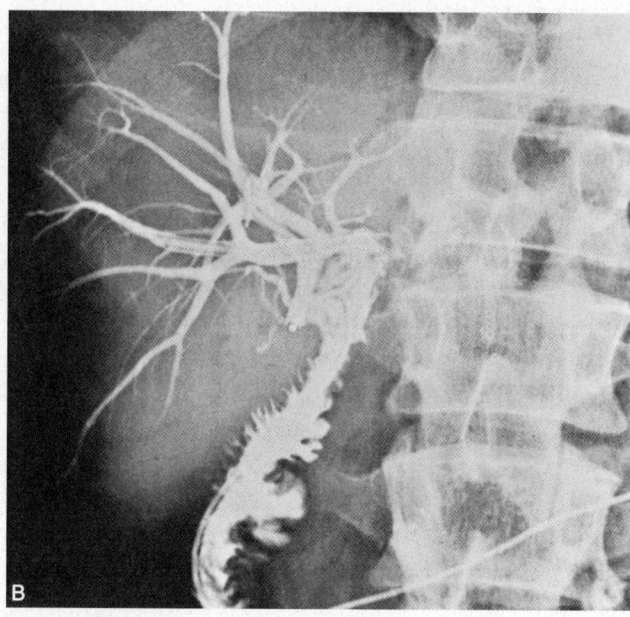

图48.4　（A）1例出现间歇性黄疸发作的病人在初次胆总管切开后行 T 管胆管造影。手术时在胆总管内发现疏松的肿瘤颗粒,后证实为乳头状瘤碎片。放置 T 管在右肝管开口处,在左肝管可见残余的充盈缺损（箭头）。（B）肝左叶切除、肝管空肠 Roux-en-Y 吻合术后胆管造影。这种吻合术获得了广泛的应用。T 管拔后 4 年病人生活良好（Reproduced with permission from Gouma DJ, et al, 1984: Intrahepatic biliary papillomatosus. Br J Surg 71:72-74. ）

可见蒂或柄,但更常见的是无柄结构(见第 15 章)。ERCP 显示分叶状腔内充盈缺损,而在产生黏蛋白的腺瘤中常常被黏蛋白堆积所掩盖(见第 20 章和第 29 章)。发生在靠近壶腹的胆总管下部病变实际上可能通过乳头突出,并且可能在内窥镜下见到。相反,在壶腹区发展的恶性病变往往是侵袭性的,通常更大、更坚硬,更有可能在出现时发生溃疡。尽管已有报道由大量出血而死亡的胆道良性腺瘤性息肉病例(Teter, 1954),但以出血作为其最初症状仍是非常罕见的。

Kozuka 和他的同事(1984)提出,大多数肝外胆管的息肉样或乳头状癌起源于先前存在的腺瘤。在对 43 例肝外胆管系统肿瘤的回顾中,他们发现其中 9 例(21.4%)含有腺瘤成分。Gouma 和他的同事(1984)报道了一例肝内胆管乳头状瘤伴核异型性改变的病例,并回顾了文献,认为这些病变具有低度恶性潜能。病理复查常可见原位癌、非典型性癌或异型增生病灶,这些病灶可能是癌前病变,但由于此类病变非常罕见,很难得出确切的结论。

虽然有人认为胆管腺瘤可能是局部损伤反应的结果,但确切病因仍不清楚。Miyano 和他的同事(1989)证明,这些损伤可以通过对幼犬实施胆总管胰管吻合术(一种异常胆胰管连接处的模型)来产生。几年后,在 100% 的狗身上观察到黏膜增生,几乎一半的狗有胆管腺瘤。

治疗

1962 年,Dowdy 等人通过回顾文献详细介绍了 37 例胆管乳头状瘤或腺瘤病人的手术方法。他们报告说,5 个肿瘤复发病例中的 4 个是接受了局部肿瘤切除术作为主要治疗方式的病人。随后,又有报告指出 41 例既有手术过程又有随访数据的病人当中 15 例接受了局部切除,包括切除了息肉的柄和/或

底部,其中 2 例(13%)复发,需要再次手术。14 例壶腹或壶腹附近病变的病人通过经十二指肠乳头切开术进行局部切除,没有肿瘤复发的记录。3 例病人完成了息肉状肿瘤刮除术,没有复发。4 例病人接受了胆管局部切除,1 例病人局部切除管壁,没有复发。4 例病人因一种最初被认为是恶性的低位肿瘤而接受了胰十二指肠切除术。最近也有很多关于内镜切除胆管乳头状瘤的报道,但缺乏长期随访(Munshi & Hassan, 2010)。

如有可能,建议手术切除胆管乳头状瘤和腺瘤。根据文献报道,手术的选择取决于病人的年龄、医疗条件和肿瘤的位置;任何手术都应该包括病变的全切除,最好是带一些正常管壁。在大多数情况下,壶腹部的病变通常可以通过扩大局部切除来成功处理。

多发性胆管乳头状瘤病

多发性胆管乳头状瘤病(multiple biliary papillomatosis, MBP)是一种罕见的疾病,其特征是肝外和肝内胆管系统内存在大量分泌黏液的乳头状腺瘤。它通常被认为是一种低度恶性肿瘤,在切除后有局部复发的倾向。组织学上,这些乳头状瘤由纤维血管柄组成,由顶端有黏液但极少有多形性的单层上皮细胞覆盖(Tsui et al, 2000)。MBP 的病因和发病机制尚不清楚,一种假说是对包括结石、感染或胰液引起的慢性胆道感染的反应而引起黏液化生或增生。MBP 和 Caroli 病之间存在的关系表明可能 MBP 有先天性致病因素的存在(Cheng et al, 1999;Terada & Nakanuma, 1991)。而大多数报告的病例来自亚洲,这可能反映了疾病的发生存在种族或地理偏好,但这种联系还尚未被明确建立。

MBP 和胰腺导管内乳头状黏液性肿瘤(intraductal papillary mucinous neoplasm, IPMN)在其组织病理学特征、黏蛋白产生和

恶性潜能方面有显著的相似之处(Zen et al,2006)(见第 47 章和第 60 章)。2010 年,世界卫生组织(World Health Organization,WHO)采用胆管内乳头状肿瘤(intraductal papillary neoplasm of the bile duct,IPNB)一词来描述胆管腔内乳头状肿块并具有明显的胆管内生长模式的胆管上皮性肿瘤。与 IPMN 相似,IPNB 被认为是遵循多步骤恶性进展模型的肿瘤,胆管癌的一些变体也属于这一类。最近这个术语的引入在文献中出现了一些混淆,因为以前报道的许多 MBP 病例可能都属于这一类。美国纪念斯隆-凯特林癌症中心(MSKCC)最近的一项队列研究发现,39 例 IPNB 中有 29 例(74%)被发现患有浸润性癌症,IPNB 病人的中位生存期为 62 个月(Rocha et al,2012)。

大多数患有 MBP/IPNB 的病人最初被诊断为梗阻性黄疸,此黄疸通常是间歇性的,常合并胆管炎(见第 43 章)。这是由于肿瘤碎片、黏液或血块对胆管的部分间歇性阻塞所致。然而,在一些病人中唯一的临床症状是腹痛。MBP/IPNB 的病史可能超过 20 年,并可能与出血引起的贫血有关。极少数情况下,其与胆石症和胆总管结石也有关联(见第 32 和 36 章)。如果不治疗,病人可能会死于脓毒症或肝衰竭。

IPNB/MBP 可通过影像学进行术前诊断,随着 ERCP、MRCP 和胆道镜的广泛应用,现在更多病人可以明确诊断(图 48.5)。内镜检查常见 Vater 乳头开口大,有黏液引流。直接或非侵入性胆道造影术显示多个管腔内充盈缺损,这些缺损通常不会随着强有力的胆管冲洗而移动,因此可以与黏液或结石区分开来。病变可以是肝内的,也可以是肝外的,或者两者兼而有之(D'Abrigeon et al,1997)。Tompkins 和他的同事(1976)强

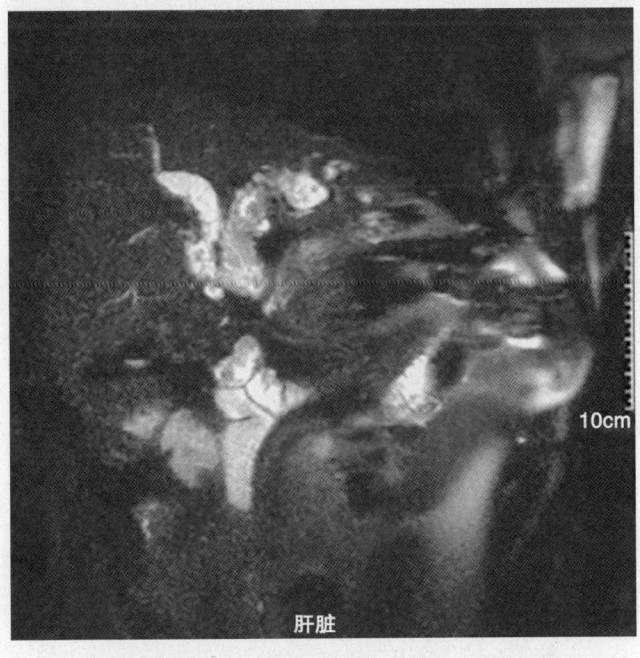

图 48.5　60 岁病人出现间歇性黄疸伴瘙痒,T2 加权磁共振(magnetic resonance,MR)图像显示胆管乳头状瘤病累及左肝管系统。该病人接受了左半肝切除、尾状叶切除、肝外胆管树切除、肝管空肠吻合术。组织病理学表现与胆管乳头状瘤病相一致,轻至中度不典型增生累及大部分肝外胆管系统并延伸至肝内胆管系统。病人最终发展为进展性乳头状瘤病,需要肝移植(Reproduced from White AD, et al, 2012: Biliary papillomatosis in three Caucasian patients in a western centre. Eur J Surg Oncol 38:181-184.)

调了术中内窥镜检查在评估胆道系统多个病变中的价值。几项研究表明,内镜超声在诊断 MBP 方面至少可以和 ERCP 一样准确,另外还有一个优点,就是可以在恶性肿瘤存在时,内镜超声可以直观地显示管壁或邻近血管的侵犯以及局部区域淋巴结的转移(Lai et al,2002;Ma et al,2000;Mukai et al,1995)。

Caroli 和他的同事(1959)首次报道了一例 42 岁男子的肝内外胆管弥漫性乳头状瘤病。虽然表现出来的症状是腹痛和黄疸,但病人也出现了继发于胆道出血的贫血。术后第一个 24 小时,经胆道系统内放置的 T 管引流了 10L 黏液。病人在 48 小时后死亡。胆汁分泌物有很高的钾含量,作者推测这可能类似于结肠绒毛状腺瘤相关的黏液性腹泻和低钾血症。在同一份报告中,另一名病人出现胆管炎,随后诊断为左肝内胆管乳头状瘤病行左肝切除术后痊愈。

Yeung 和他的同事(2003)对 78 例病例的回顾显示,MBP/IPNB 的男女比例约为 2:1,发病时的平均年龄为 63 岁(范围为 6~83 岁)。病人初次就诊时最常见的症状是腹痛和黄疸。几乎一半(42%)的病人有弥漫性肝内和肝外疾病,27% 的病人只有肝内疾病,另有 27% 的病人只有肝外疾病,2 名病人有胆囊受累。42% 的病人在就诊时即有恶变。只有 55% 的病人有可能接受根治性切除,其余采用不同方法姑息治疗,包括胆道镜激光消融、铱-192 腔内治疗、经皮胆道镜电凝、胆道镜激光消融与外照射联合治疗。

MBP/IPNB 的恶性潜能一直是许多研究的主题。Cattell 和 Pyrtek(1950)在报告了一名病人在成功放置 T 管一年内再次出现梗阻性黄疸后,认为这些病变具有低度恶性潜能。事实上,MBP/IPNB 出现核异型性或原位癌的风险是很高的,并且经常在乳头状病变中观察到。Ohta 和其他人(1993)报道了良性乳头状病变中 KRAS 基因的点突变。Padfield 和他的同事(1988)发现有三名病人的基底膜中断,这与恶性肿瘤伴发的模式一致;他们警告说,乳头状瘤虽然在组织上是良性的,但应该视为癌前病变。在 Lee 和他同事的一个包含 58 名 MBP 病人的病例系列报道(2004)中,有 48 个病灶(83%)被发现含有恶性肿瘤。

这些病变影响的范围、分布和继发性梗阻改变对治疗提出了挑战。如果病变局限于肝脏一侧,应积极考虑切除。尽管尝试性的半肝切除根治性手术已有报道(见第 103C 章),但支持这一方法的证据有限。Gouma 和他的同事(1984)分析了 12 名全面随访的病人,发现他们的平均生存期为 28 个月,没有病人存活超过 6 年,只有 3 名接受根治性手术的病人有 5 年的存活。因此很明显,即使对这种病变进行大的切除手术也有很高的复发率。

一位左肝管乳头状瘤病伴重度不典型增生的 67 岁女性,经左肝叶切除术得到成功治疗(Hling & Strobach,1996)。病人在切除后 20 个月无复发。作者回顾文献并总结了这种病变的三个重要特征:①高复发率,约 50% 的病人需要再次手术;②大量黏蛋白的产生可能导致液体电解质失衡;③在相当多病人中观察到恶性转化。

影响整个胆道系统的 MBP 需要用一种插管方法来治疗。Hutson 及其同事(1984)以及 Barker 和 Winkler(1984)报告了一

种比较合理的处理方法：肝管空肠 Roux-en-Y 吻合术后，预置空肠造瘘，在术后进入胆道系统，并重复刮除黏液或插管（见第31章和第42章）。Meng 和他的同事（1997）报道了如何通过胆道镜使用钬/钇铝石榴子石激光治疗，并在刮除后成功消融；四次治疗后，所有的肿瘤都被消融，6 个月后没有肿瘤复发的迹象。尽管数据有限，但化疗也是一种可选的治疗方案。此外，肝移植治疗难治性 MBP 已有报道（White et al，2012）。Beavers 和他的同事（2001）报道了一名 59 岁女性因弥漫性 MBP 引起的复发性胆管炎，即使在左肝切除和肝管空肠吻合术后仍持续存在胆管炎症。由于肝功能恶化，她接受了原位肝脏移植术（orthotopic liver transplantation，OLT）以及肝总管空肠 Roux-en-Y 吻合术。该病人术后 9 个月仍生存，且未出现任何症状。同样，Dumortier 和他的同事（2001）报告了他们对一名 61 岁病人的治疗，该病人因弥漫性 MBP 而出现复发症状，接受了 OLT 和胰十二指肠切除术。病理检查发现 3 个局限于胆管壁的浸润性癌。经过 22 个月的随访，病人仍然没有症状，也没有肿瘤复发或转移的证据。

综上所述，对于多发性胆管乳头状瘤这种罕见情况，合理的治疗方法包括术前和术中的胆道造影诊断、早期的胆总管切开，以及通过胆道镜评估肝内胆管系统。如果肿瘤很大，就进行刮除以确定胆管内的起源位置。必须注意对尽可能多的肝内胆管进行胆道镜检查。当 MBP/IPNB 局限于肝脏一侧时，可以行肝部分切除（包括切除所有受累的胆管）。虽然这不能保证无复发，但它可以延缓疾病的发展，并尽可能达到长期治愈的目的。对于同时累及左右胆管系统的 MBP/IPNB 病例，不适用根治性手术。作为初步的姑息性手术，建议进行刮除或内引流手术，最好避免长期外引流。某种形式的肝管空肠吻合术可能会有帮助，因为它允许胆道镜经皮进入胆道。来自 OLT 病例报告的结果似乎对此类病人的治疗很有希望，可以考虑用于不适合任何其他治疗程序的弥漫性疾病病人。如果肿瘤不能完全切除，MBP/IPNB 病人的预后应该被认为是较差。

颗粒细胞瘤

颗粒细胞瘤（granular cell tumor，GCT）是一种罕见的病因不明的良性肿瘤，偶尔见于肝外胆道系统。1926 年首次被描述为颗粒细胞肌母细胞瘤，最近关于其细胞起源的争论接踵而至。Levy 和他的同事（2002）提出，肿瘤可能起源于施万细胞，而不是成肌细胞，因为其免疫组织化学染色结果表明 S-100 蛋白阳性，而 S-100 蛋白通常存在于中枢神经系统或周围神经系统的施万细胞中。Honjo 和他的同事（2003）报告了 1 例基于免疫组织化学 S-100 阳性诊断的肝外胆管神经鞘瘤。同样，Altavila 及其同事（2004）发现了 CBD 的胰腺内部分 GCT 对 S-100 和神经元特异性烯醇化酶抗体的反应性。

GCT 在所有肝外胆道系统良性肿瘤中占比小于 10%（Dursi et al，1975）。据报道虽然其发生位置多种多样，但最常见的是发生在舌头、乳房和皮下组织，只有不到 1% 的 GCT 发生在肝外胆道系统上（Dursi et al，1975；Paskin et al，1972）。肝外胆道 GCT 最常见的发生部位是胆总管、胆囊管和胆囊。来

自肝总管或胆总管占大多数，较少来自胆囊管，起源于 Vater 壶腹的 GCT 非常罕见（Khalid et al，2005）。在 7 例胆管病变病人中发现多灶性肿瘤，这些病例包括 2 例合并胃肿瘤，4 例合并皮肤肿瘤，1 例合并肠系膜和气管肿瘤，1 例合并气管和肝总管（Assor，1979；Liv Olsi et al，1973；Manstein et al，1981；Mulhollan et al，1992；Orenstein et al，1984；Whisnant et al，1974；Y Ang & Ortiz，1993）。该类肿瘤病人的平均年龄为 34 岁。超过 80% 的病例为女性病人，其中 66% 是黑人，15% 的病人有多处肿瘤（Vance & Hudson，1969）。

发生在肝外胆管的颗粒细胞肌母细胞瘤的临床症状往往是无痛性黄疸，而上腹痛和绞痛的表现更多与胆囊管的病变有关。其他描述的症状包括食欲减退、体重减轻、恶心和呕吐。黑人女性出现阻塞性黄疸，其鉴别诊断中应该考虑到颗粒细胞肌母细胞瘤，特别是如果她的舌头、乳房或皮下组织有肿瘤结节，但这种临床表现非常罕见。

大多数胆道系统的 GCT 质地坚硬，定位于胆总管或胆囊管壁上，直径一般小于 3cm。因为 GCT 通常很小，在超声或 CT 扫描上可能看不到，只能看到肝内和肝外的胆管扩张。ERCP 常显示小的局灶性环形狭窄，MRCP 也有类似表现。通常，这些肿瘤不会侵犯周围结构，覆盖在肿瘤上的黏膜通常完好无损，组织学上也正常。切片上颗粒细胞肌母细胞瘤呈黄白色，镜下可见大而长的多边形细胞或含有小而暗的细胞核、丰富的嗜酸性颗粒细胞质的细胞弥漫性浸润于纤维组织中。高碘酸希夫反应胞浆颗粒呈明显阳性（图 48.6），冰冻切片诊断足以显示这些病变。虽然这种肿瘤通常不会转移，但可能会发生局部复发，特别是在切除不完全的情况下。

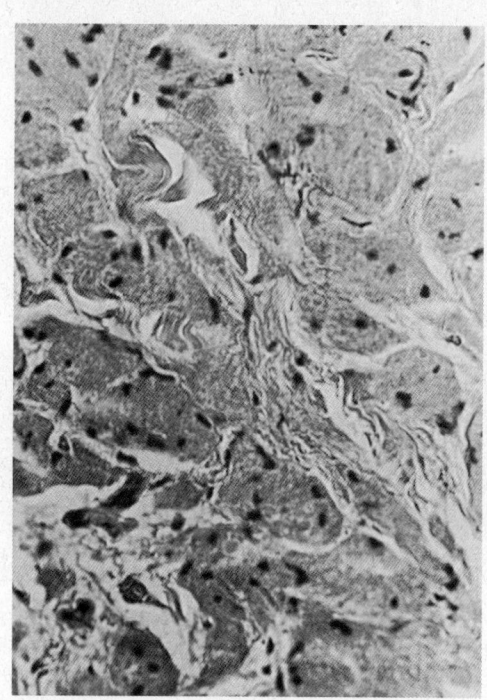

图 48.6 取自胆总管的颗粒细胞肌母细胞瘤，表现为大的多边形细胞，细胞边界不清。典型的表现为细小、圆形、均匀的细胞核，周围有细小的颗粒状、嗜酸性细胞质（苏木素和伊红染色，×120）

GCT 的组织起源也是有争议的。该肿瘤最初被命名为颗粒细胞肌母细胞瘤,是因为它被认为来自"肌样细胞"。组织培养中细胞的特征也提示细胞的肌源性起源(Murray,1951)。然而,由于肿瘤细胞对带有 S-100 蛋白的抗体产生反应,而 S-100 蛋白通常存在于中枢神经系统和外周施万细胞中,因此现在普遍认为 GCT 起源于施万细胞(Armin et al,1983)。

GCT 的治疗应包括对包含病变的胆道进行全切除,对于源于肝总管的病变采用 Roux-en-Y 胆总管空肠吻合术或肝管空肠吻合术(Altavila et al,2004;Mackenzie et al,1994;Manstein,1981)。胰十二指肠切除术治疗胰内胆管病变也有成功的报道(Chandrasoma & Fitzgibons,1984;Karakozis et al,2000;Manstein et al,1981;Raia et al,1978)。已有 2 例报道局部复发,另据报道有 3 名病人因局部切除不完全而需要二次手术(Butler & Brown,1998;Dursi et al,1975;Khalid et al,2005;Manstein et al,1981)。到目前为止,没有任何提示肝外 GCT 是恶性的报道。

神经内分泌肿瘤(见第 93 章)

肝外胆道系统中内分泌肿瘤较为罕见。正常情况下,含生长抑素的 D 细胞是肝外胆道中唯一的内分泌细胞(Dancygier et al,1984),而当炎症引起胆道上皮化生时可能导致嗜银细胞的增生(Barron-Rodriguez et al,1991)。从胚胎学起源来看,可能是由于胆道系统起源于前肠,导致胆道细胞对胃泌素、血清素和生长抑素产生免疫反应(Angeles-Angeles et al,1991)。目前只有少数胆道神经内分泌肿瘤的报道,并且大部分是没有激素分泌功能的。据报道,胆道神经内分泌肿瘤可分为三类:类癌、胃泌素瘤和生长抑素瘤,其临床表现通常为梗阻性黄疸,但也在原位肝移植后肝硬化病人通畅的胆总管内发现类癌肿瘤(Hao et al,1996)。胆管的功能性内分泌肿瘤是非常罕见的。在一篇病例报告中,1 名 52 岁女性病人,有复发性十二指肠溃疡病史 2 年,在切除胆总管胃泌素瘤后,其十二指肠溃疡也被治愈(Mandujano-Vera et al,1995)。

1959 年 Davies 等首次报道了发生于肝外胆道的类癌,在之后的报道中有大约一半的病例肿瘤位于肝门周围(Bumin et al,1990;El Rassi et al,2004;Felekouras et al,2009;Ferrone et al,2007;Nesi et al,2006)。在报道的肝外胆道类癌病例中,有 2/3 的病人出现黄疸,1/3 的病人有右上腹痛,此外还有病人出现背痛、体重减轻、恶心和呕吐等症状。肝外胆道的类癌多发于年轻人,且女性略多于男性(1.9∶1),其病程缓慢,术前确诊困难,内镜、经皮活检或刷检均不能明确诊断。大多数小的胆总管神经内分泌肿瘤是在胆管因其他疾病手术过程中偶然发现的,并在术后组织学和免疫组化检查后确诊。有些肝外胆道类癌病人尿 5-羟吲哚乙酸水平略有升高,但尚无出现类癌综合征的报道。胆道神经内分泌肿瘤具有惰性的生物学行为,并无明显转移倾向,在报道中仅 1/3 的病例出现转移,大多数病人可手术切除且预后良好。

手术方式的选择取决于肿瘤的位置和疾病的进展程度。肝管、肝总管和胆总管近端的肿瘤可采用局部淋巴结清扫、Roux-en-Y 型肝空肠吻合、肿瘤及周围胆管全切术等。发生于左右肝管汇合部或以上罕见部位的类癌,很难在术前将其与胆管癌区分,术中一般按照胆管癌的手术方式进行部分或全肝切除(图 48.7)(见第 51 章、第 103B 章和第 103C 章)。对肿瘤发生于远端胆管的病人一般进行胰十二指肠切除术(Nesi et al,2006;Vitaux et al,1981)。发生于胆囊管的肿瘤很少报道,其手术方式均为胆囊切除术(Goodman et al,1984;Hermina et al,1999;Nahas et al,1998;Nesi et al,2006;Vitaux et al,1981)。有报道称,即使肿瘤存在远处转移,病人生存期也可达 20 年(Davies,1959;El Rassi et al,2004;Hao et al,1996;Little et al,1968)。

没有绝对的组织学标准来判断胆道内分泌肿瘤的恶性潜能。就肿瘤转移性而言,较大的肿瘤更具侵略性,不过,也有非常小的胆囊管类癌的转移被报道(Hermina et al,1999)。细胞增殖指数 Ki-67 大于 5% 的肿瘤不一定有很强的侵袭性(Ligato et al,2005)。肿瘤全切治疗肝外胆管内分泌肿瘤长期预后良好,是其最相关的预后因素。

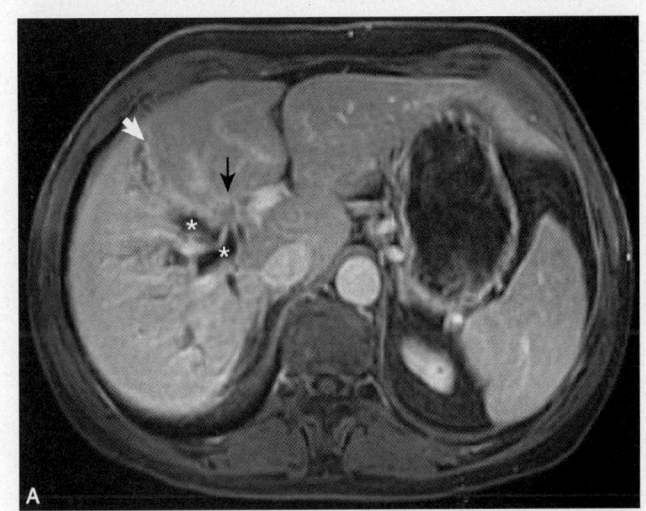
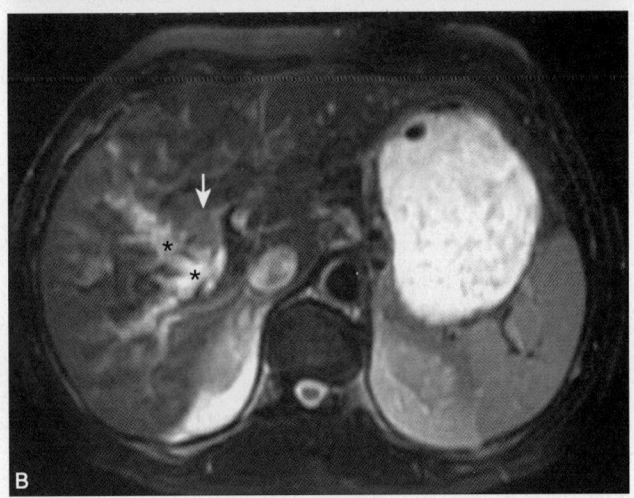

图 48.7 磁共振胰胆管造影(MRCP)显示来自右肝管的类癌。(A)对比增强轴向 T1 加权序列。肿瘤(黑色箭头)位于扩张的右前、后胆管(星号)的交汇处。尽管肿瘤未累及血管,但左右半肝的灌注有显著差异(白色箭头),左肝增生明显,是长期胆道梗阻的结果。(B)相同病人的轴向 MRCP 图像。肿瘤(箭头)位于扩张的右前、右后胆管(星号)的交汇处,在这个序列中呈白色

神经瘤

尽管肝外胆道周围有丰富的神经组织,但神经瘤的发生率相对不高。1955年,Oden报告了一位40岁女性神经瘤病人,其临床表现为黄疸合并轻度上腹部不适。手术中,在胆总管内发现一囊性肿物,摘除肿物并取出结石后,肿物的囊壁仍留在原位。

尽管有过 I 型多发性神经纤维瘤病的报道,但发生于胆道系统的神经纤维瘤实属罕见。因为几乎25%的多发性神经纤维瘤病病人病变会累及胃肠道,胆道受累通常继发于梗阻性十二指肠或壶腹周围的神经纤维瘤(Mendes & Ribeiro,2000)。尽管报道了一些(如出血、穿孔和梗阻)继发于肠套叠、肠扭转或狭窄的病变,但只有1例文献报道有内脏神经纤维瘤引起的梗阻性黄疸。Curry和Gray(1972)报道了1例尸检发现直径为25mm的黏膜下神经瘤突入壶腹开口周围十二指肠的病例。

Sarma及其同事(1980)报道了1例起自左肝管的肝门部肿瘤,包绕了右肝管,被认为无法切除。术中的活检标本报告为低分化癌,在病变处放置引流管,病人在术后7年里因为胆管炎而反复多次入院治疗。第二次手术探查发现左肝管完全梗阻,右肝管部分梗阻,肝左叶囊性变。手术中将一根导管穿过肿瘤置入右肝管,囊状左肝叶通过Roux-en-Y空肠袢吻合引流。冰冻切片和原始资料回顾均诊断为副神经节瘤。尽管这些肿瘤常常是原发于肾上腺的嗜铬细胞瘤,而肾上腺外病变更常见于颈部、纵隔和靠近肠系膜下动脉起源处的主动脉。副神经节瘤见于胆囊、胃肠道和泌尿生殖道,这可能是第一例副神经节瘤发生于肝外胆道的报道。

平滑肌瘤

平滑肌瘤是食管、胃和小肠最常见的良性肿瘤。但在肝外胆道中则是最不常见的良性肿瘤之一。在正常胆总管中肌纤维的数量有限,这可能是其在已发表的文献中很少报道的原因。与其他病因导致胆道梗阻的临床表现相似,胆道平滑肌瘤病人表现为进行性黄疸、瘙痒、恶心、呕吐和体重减轻。第一例报道的病人,31岁女性,肿瘤大小2cm,发生在胆总管的胰腺段,手术治疗连同被覆的部分胰腺组织一并局部切除并结扎副胰管,近端胆管与空肠吻合(Archambault & Archambault,1952)。报道称,该病人术后3年生存良好。另一位病人,平滑肌瘤位于左、右肝管分叉部,接受肝管切除和肝管空肠吻合治疗(Mandeville & Stawski,1991)。也有少数病例报道,推测病人为恶性胆总管远端狭窄,经胰十二指肠切除术治疗后,最终病理确诊胆总管远端平滑肌瘤(Goo et al,2006;Kune & Polgar,1976;Yamaoka et al,1993)。最近,一名51岁患有胆管炎的妇女被诊断患有胆总管平滑肌瘤,手术中肿瘤通过胆道镜切除(Kalaitzakis & Sturgess,2011)。

假瘤

在实施检查甚至剖腹手术中经常可以发现一些引起肝外胆道梗阻的非肿瘤性病变称为假瘤,因此有必要在对疑为胆道肿瘤的任何病变进行鉴别诊断时慎重考虑是否存在假瘤(图48.8)。在连续132例因可疑肝门部病变实施切除治疗的大宗病例资料中,有20例(15%)组织病理学检查证实为良性疾病,诊断包括慢性纤维化或侵袭性炎症、硬化性胆管炎或颗粒细胞瘤(Gerhards et al,2001)。与之相似,在几组大规模近端胆管梗阻实施外科治疗的病例报道中,良性假瘤的发病率在3%~20%(Binkley et al,2002;Corvera et al,2005;Koea et al,2004;Wakai et al,2012)。有趣的是,在所有已发表的文献报道中,术前诊断很困难,外科切除仍是排除恶性肿瘤唯一可靠的办法。一项研究发现,相对于其他疾病,胆管癌病人合并血管受累和大叶萎缩更常见(Are et al,2006)。

胆道良性肿瘤虽然不常见,但必须考虑其诊断的可能性。没有得到组织学证实之前病变不应该假定为癌,而假定为癌的诊断也不能作为手术、经皮穿刺或经内镜下实施不完全姑息性引流的指征。以上的操作不可避免会继发感染,需要更换引流管,并可能使后续决定性的外科治疗变得复杂。

对于溃疡性结肠炎伴有胆道狭窄的病人,应高度怀疑原发性硬化性胆管炎。可以通过胆道造影显示肝内或肝外胆道特征性的多灶性狭窄和扩张,进而得到确诊(Lee & Kaplan,1995)。疾病未经治疗往往会导致肝衰竭和胆汁淤积等并发症,肝移植是晚期病人治疗的选择。原发性硬化性胆管炎病人在肝移植后五年生存率高达85%(Graziadei et al,1999;Langnas et al,1990)。

有一胆总管良性炎性肿块病例,病人为13岁女孩,表现为梗阻性黄疸和腹痛(Stamatakis et al,1979)。经皮经肝胆道造影显示肝总管内完全性梗阻,表现为管腔填塞,提示为肿瘤。术中发现一个3cm球形肿块位于近肝门处,必须切除肝总管和胆总管,进行肝管空肠Roux-en-Y吻合。病理学检查显示一个

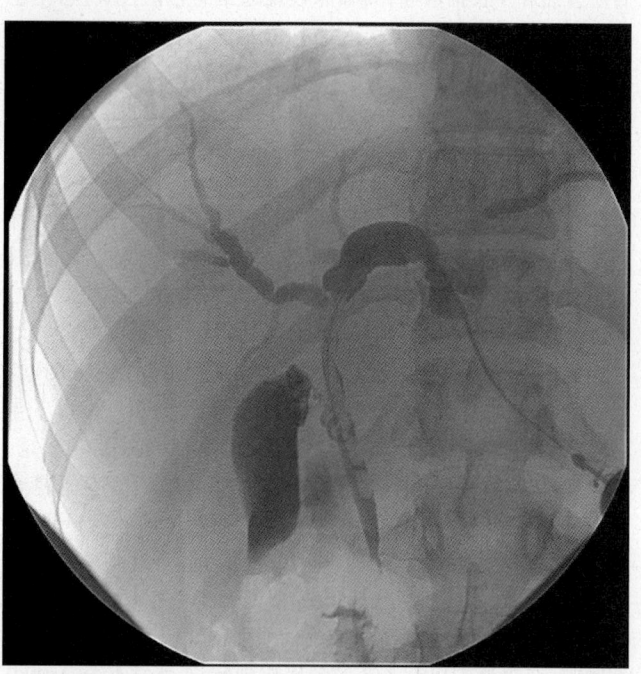

图48.8　经皮经肝穿刺胆道造影显示一名25岁无症状的黄疸病人肝门肿块阻塞。病人行右半肝切除术、尾状叶切除术、胆管切除术及肝管空肠吻合术。病理表现为急性及慢性胆管炎合并脓肿形成、纤维化及包膜性浆膜炎,没有恶性的证据(Courtesy Dr. Christine Menias.)

有包膜的棕黄色肿块，几乎完全阻塞了肝总管和胆总管。显微镜下胆管显示缺少肌纤维包绕，胆管上皮缺失而被胶原纤维组织替代，散布于整个纤维组织中的是急性炎症细胞。作者认为形成肿块的原因是对某种局部化学性或感染性刺激物产生的过度炎性反应，并进一步推测本病可能是局限性硬化性胆管炎的一种类型（见第 41 章）。病人治疗一年后仍健在。

Standfield 和同事（1989）报道了一组 12 例肝外胆道局限性狭窄的病人，所有病例都没有创伤、胆结石或硬化性胆管炎相关的既往病史，所有病例均存在慢性炎症、纤维化和上皮溃疡的组织学改变。作者认为这组病人与硬化性胆管炎完全不同，因为后者的黏膜仍然保持完整。

Hadjis 与同事（1985）报道了 Hammersmith 医院 104 例临床诊断为胆管汇合部恶性梗阻的病人中有 8 例实际上是良性疾病。这些病人即使经过剖腹探查也不能确定是良性病变。尽管所有病人都能准确诊断出胆道梗阻，应用胆道造影和血管造影进行术前评估表明所有病例都可以被切除，但全面检查后仍无法做出准确的术前诊断。因此，为保证局部手术切除的安全性并不影响术后生活质量，建议不要尝试选用姑息性置管办法进行治疗。在所有病例中，引起梗阻的病变均被切除并以肝管空肠 Roux-en-Y 吻合重建胆道，所有病例都进行了肝脏组织活检。在显微镜下观察这些病例的胆管活检标本时发现纤维组织大量增生，相关淋巴结和胆囊切片无明显异常，也没有血管侵犯，没有发现发育异常、肿瘤或癌前组织学改变，细胞核形态正常，结缔组织中没有发现单个上皮细胞，也没有发现黏液池。在实施择期手术治疗的 8 例病人中没有手术死亡的，7 例至今仍然存活，术后无症状生存期为 16~46 个月。1 例因为再次狭窄而需要二次手术，术后 2 年生存质量仍相当不错，但此后因为出现复发性胆管炎，经胆道造影证实为肝内硬化性胆管炎病变进展，于第二次手术后 30 个月死亡。

尽管弥漫性硬化性胆管炎的胆道造影图像常常很有特点，但这并不意味着本病易于做出诊断。由于胆管癌与原发性硬化性胆管炎关系密切，所以其诊断是十分困难的。需要强调的是，在表现为局部高位胆管狭窄且无血管侵犯的病例中，不可能在没有组织学或细胞学检查的情况下做出确切诊断。胆管癌刺激引起明显的结缔组织增生反应，长期梗阻引起的胆管和腺体的增生改变和严重的胆管炎性改变，均是造成良恶性疾病组织学鉴别困难的主要病理学因素（Weinbren & Mutum，1983）。

在最近一组报道中，Koea 和同事（2004）介绍了他们对 49 例继发于肝门部硬化性病变的梗阻性黄疸病例的治疗经验，其中 12 例最终组织学诊断为良性病变（包括特发性良性胆道狭窄 10 例，结石病 2 例）。至少一半的良性病例呈现恶性肿瘤的放射学特征。CA19-9 的显著升高具有较高的阳性预测价值，但 32 例恶性病人中有 5 例 CA19-9 正常。作者总结认为，目前的诊断手段无法可靠地鉴别良、恶性病变，因此手术切除仍是首选治疗方法。有趣的是，他们指出，术中冰冻切片检查并不能保证得到准确的组织学诊断，因为有 2 例病人术中诊断阴性而最后确诊为胆管癌。

Gerhards 及其同事（2001）报道 20 例疑为肝门部病变的病人，最后证实均为良性病变。这些病例中有 16 例接受了 ER-CP，其中 13 例被认为具有恶性肿瘤的影像学特征（例如不规则性偏心性狭窄或造影末端胆管呈钝头改变），刷检细胞学检查 9 例未见恶性细胞，4 例为非典型细胞，1 例为癌细胞，表明此检查准确性差。

与之相似，在 Corvera 和同事（2005）的一组报告中，有 275 例因近端胆道梗阻而在 MSKCC 接受治疗的病人，尽管术前影像学诊断怀疑是恶性梗阻，但组织学最终诊断出其中 22 例为良性纤维炎性狭窄，这一特征最初被 Blumgart 称为"恶性伪装"。这组病例没有能明确区分良、恶性胆道狭窄的术前临床或诊断学特征，因此作者得出结论，对于假定为恶性肿瘤的病例仍需将手术切除作为治疗策略。

淋巴浆细胞硬化性胰腺炎和胆管炎是引起胆道梗阻的一个罕见的炎症性病因，并与胰腺癌难以区分（见第 57 章）。最近，此病被称为自身免疫性胰腺炎。其诊断标志是以纤维化和大量浆细胞浸润为特征的强烈炎症反应，在许多病人中，它与血清免疫球蛋白 G4（immunoglobulin G4，IgG4）水平升高有关（Yoshida et al，1995）。病人表现为无痛性黄疸和胰腺肿块。影像学研究显示，来自胰腺的肿物所致的胆道梗阻与胰腺癌所致的梗阻表现之间无法区别（见第 62 章）。Weber 和同事（2003）报道一组疑为胰腺的腺癌病人，后被证实为淋巴浆细胞性硬化性胰腺炎和胆管炎。这种炎性肿块的病理学特征包括：①胰腺有淋巴浆细胞浸润；②间质纤维化；③胆管周围炎；④静脉周围炎。最初的报道记录了采用胰十二指肠切除术治疗本病的效果。然而，最近的研究表明，术前通过评估血清 IgG4 的水平结合典型的影像学表现，可以避免对这些病人施行不必要的胰腺切除。这些人常常可以通过系统应用皮质类固醇得到成功的治疗（Hughes et al，2004）。现在人们认识到，类似的病变也可能涉及胆道，但不会伴随胰腺疾病（Ghazale et al，2008）。IgG4 相关性胆管炎的病例与硬化性胆管炎或恶性胆管炎很难区分。在一份报告中，有 10 名病人被诊断为 IgG4 相关性胆管炎，与 17 名原发性硬化性胆管炎病人相比，IgG4 相关胆管炎病人的门静脉和小叶炎症评分更高（Deshpande et al，2009）。

"恶性伪装"是 Hadjis 和同事于 1985 年首次在报道中用于描述此病，后又被许多研究者注意到。重要的是，应该揭示这些病变在恶性肿瘤外表下的真实面目，但同样重要的是，也不能将胆管恶性肿瘤错认为良性疾病。

异位组织

出现在胆道的引起症状的异位组织是极为罕见的。Whittaker 和同事于 1967 年首次报道了一个在胆囊管内异位胃黏膜引起的胆囊梗阻。Welling 和同事（1970）报道了 1 例类似的异位黏膜肿物引起胆囊管水平的胆总管梗阻。Kalman 和同事（1981）报道了 1 例起自肝总管的 1cm 乳头样肿瘤，显微镜下检查发现为胃底黏膜取代了胆管壁全层。

尽管已有很多报道显示异位胃黏膜可在胃肠道其他位置出现，但 Blundell 等在 1982 年首次报道位于 Vater 壶腹的异位胃黏膜引起胆道梗阻。另一篇报道记录了一例异位胃组织引起胆道梗阻的病例,其临床表现与胆管癌难以区分(Quispel et al,2005)。异位胰腺组织可见于胃到回肠消化道、大网膜和脾脏,同时也有发生在胆管和胆囊的报道(Al-Shraim et al,2010;Barbosa et al,1946;Laughlin et al,1983;Sabini et al,1970;Weber et al,1968)。

Kalman 和同事(1981)对于异位组织出现的原因提出两个假说。第一种理论认为化生可伴有异位分化。几位作者描述了在慢性胆囊炎病例中胆囊黏膜出现化生的胃黏膜。通常化生的腺体类似幽门腺和十二指肠腺,特别是主细胞和壁细胞缺失。第二种理论似乎更加可靠,人们观察发现胚胎学前肠和胰、肝实质的上皮内衬均起源于相同的原始内胚层,详见前述。因为"这些结构的共同起源是能分化为多种细胞类型的多潜能细胞,因此有理由得出这样的结论,即异位的胃替代物可能起源自先天性替代组织"(Kalman et al,1981)。

（汤朝晖　译　张必翔　审）

第二篇　肿瘤

C. 恶性肿瘤

第 49 章

胆囊肿瘤

Jeremy L. Davis and T. Peter Kingham

胆囊癌虽然少见,但却是最常见的胆道恶性肿瘤(Carriaga & Henson,1995)。传统认为,胆囊癌是不可治愈的,预后极差。胆囊癌常在被诊断为胆囊良性疾病行胆囊切除术后被意外发现,不幸的是,胆囊切除术仅对很早期的胆囊癌有效,对于其他稍晚期的胆囊癌来说,仅切除胆囊是不够的。在治疗胆囊癌时,外科医生应该了解胆囊癌的发病过程、生物学特性、影像学特点、病理分期以及相应的外科治疗方案。手术前制定合理的治疗决策非常关键,避免在实施了非根治性胆囊切除术后再进行根治性手术。对于从事胆囊癌专业领域的外科医生来说,必须认识到手术切除的效果和局限性,并告知病人手术所带来的风险和益处,这样才能制定出合理的治疗方案。

胆囊癌治疗的"瓶颈"主要缘于就诊时已是晚期,常伴随肿瘤的播散、总体预后不良以及缺乏有效的全身性治疗药物。胆囊癌有早期通过淋巴管和血行转移,以及腹膜播散的倾向,并且具有通过活检通道和伤口种植转移的特性。自从 1778 年对胆囊癌的描述以来(Kato et al,1994),人们对胆囊癌的治疗一直持有悲观的态度。目前研究显示,胆囊癌术后 5 年生存率为 20%,中位生存时间仅为 16 个月(Mayo et al,2010)。而对于晚期、未经治疗的胆囊癌,中位生存时间通常为 2~5 个月,长期生存者极为罕见(Perpetuo et al,1978;Piehler & Crichlow,1978)。

胆囊癌全身化疗的疗效仍然有限,但是随着其他肿瘤全身化疗疗效的提高,有可能惠及胆囊癌病人。目前已证实,根治性切除术对经过适当选择的病人是有效的。完整地切除肿瘤可能是治愈胆囊癌的唯一手段。随着影像学技术的发展,对肿瘤分期认识的深入,以及肝胆手术技术的提高,给尚未发生转移的胆囊癌病人带来了治愈的希望。然而,缺乏经过验证的有效的辅助治疗仍是目前治疗胆囊癌的一个主要不足。

流行病学

胆囊癌的全球发病率随着地区和种族的不同而有较大差异。女性的发病率是男性的 2~4 倍(Lazcano-Ponce et al,2001)。智利马普切印第安人妇女的发病率最高(年发病率为 27.3/100 000),其次是印度妇女(年发病率为 22/100 000),以及北美原住民(年发病率为 7.1/100 000)(Hundal & Shaffer,2014)。在美国,每年约有 10 650 例胆囊癌和其他胆管癌病例,其中 3 630 例死亡(Siegel et al,2014)。在北美,高发病率主要集中在美洲印第安人和西班牙裔妇女中(Barakat et al,2006)。在美国,胆囊癌在女性中的年发病率接近 2/100 000,而在男性中的年发病率为 1/100 000。在北美和西欧,城市和社会经济欠发达地区的发病率更高(Diehl,1980;Zatonski et al,1993)。这可能是因为这些地区(如南美部分地区)的医疗保健措施不健全,降低了因胆囊结石需要行胆囊切除术的比例,导致胆囊癌的发病率升高。

在目前已研究的人群中,胆囊癌在女性中的发病率约是男性的 3 倍(Lazcano-Ponce et al,2001)。这一比例在巴基斯坦和哥伦比亚等国家高达 5:1(Randi et al,2006)。这可能与女性胆石症和炎症的发生率较高有关。在青少年(<21 岁)中,少有胆囊癌的报道(De Aretxabala et al,1994;Rudolph & Cohen,1972),但是随着年龄增加胆囊癌的发病率逐渐上升,并在 60 岁左右达到高峰(Nakayama,1991)。虽然有家族性胆囊癌病例的罕见报道,但这些病例只占很小的比例(Fernandez et al,1994;Trajber et al,1982)。在世界范围内,胆囊癌的发病率没有一致的发展趋势,各个国家均有胆囊癌发病率下降和上升的报道,但升降幅度并不大(Randi et al,2006)。

基于肿瘤统计资料的一系列流行病学研究发现,年龄、性别和种族/民族与胆囊癌的发生具有相关性。肥胖是许多癌症死亡率上升的危险因素,同样也增加了胆囊癌的发病风险。在一项针对 900 000 名美国成年人的前瞻性队列研究中,体重指数为 30~34.9 的女性胆囊癌的死亡风险是体重指数为 18.5~24.9 女性的 2.13 倍。在男性中,体重指数升高达 1.76 倍时,胆囊癌的死亡风险显著增高(Calle et al,2003)。与胆囊癌相关的其他流行病学因素包括炎性肠病与原发性硬化性胆管炎(Lewis et al,2007)、伤寒感染史和结肠息肉病(Willson et al,1987)。

病因学

胆石症和慢性炎症(见第 32 章和 33 章)是胆囊癌最常见的致病因素。在胆囊癌病例中,75%～90% 有胆石症(Lazcano-Ponce et al,2001;Serra & Diehl,2002;Wanebo & Vezeridis,1994)。在一项病例对照研究中,胆囊结石直径大于 3cm 的病人发生胆囊癌的相对风险高达 10.1。另一项病例对照研究对胆囊癌合并结石与胆囊良性疾病合并结石进行了比较,获得了相似的结果(Roa et al,2006)。胆囊癌病人的胆结石更多、更重、体积更大。

胆囊结石和胆囊癌的流行病学常常表现一致(Shrikhande et al,2010;Zatonski et al,1997)。但是,大部分胆囊结石病人并不发生胆囊癌,胆囊结石和胆囊癌之间没有确定的因果关系。在一项对 350 例胆结石病人的胆囊标本的研究中,上皮异型增生的发生率为 15.7%,而原位癌的发生率为 0.6%(Jain et al,2014)。在一个亚组分析中,肿瘤抑制基因位点的杂合性缺失在异型增生病人中的比例高于无异型增生者。这项研究和其他一些研究试图证明结石引起的慢性炎症与胆囊癌之间的关系。但是,胆囊结石与胆囊癌可能只是具有相似的危险因素(见第 9C 章),或者仅仅是病人因胆囊结石接受影像学检查或胆囊切除术,从而提高了胆囊癌的诊断率。

胆固醇代谢基因多态性与胆囊癌和胆囊结石的发生风险之间似乎存在联系(Xu et al,2011)。虽然几乎 90% 的胆囊癌标本中含有结石,但是结石病人中胆囊癌的发病率为 0.3%～3%,如果将胆结石作为唯一的危险因素,那么胆囊癌的发病率并不高。其他流行病学相关的因素包括胰胆管汇合处结构异常、胆肠瘘、伤寒感染等,这些因素使胆囊黏膜受到慢性炎症的影响。虽然胆囊慢性炎症和胆囊癌的因果关系并不确定,但是大多数流行病学数据表明胆囊慢性炎症与肿瘤的发生有密切关系。

胆囊壁的钙化,即瓷性胆囊,也是胆囊癌的危险因素之一。钙化可能是胆囊长期炎症的结果。既往报道瓷性胆囊发生胆囊癌风险极高(10%～50%),然而,新近的报道显示其发病率明显降低(<10%)(Berk et al,1973;Kim et al,2009;Kwon et al,2004;Stephen & Berger,2001)。在一项单中心研究中,1 200 多例胆囊切除术后发现瓷性胆囊的发生率为 1.1%,所有瓷性胆囊均未发生胆囊癌(Khan et al,2011)。钙化的类型似乎和胆囊癌发病的危险度有关,黏膜点状钙化的危险度大于弥漫性钙化(Stephen & Berger,2001)。虽然瓷性胆囊病人的胆囊癌发病率相对较低,但是,支持不行胆囊切除术的证据并不充分可靠,因此对医学上适合行胆囊切除术的病人还是应该选择手术。

胆囊的慢性炎症,如胆囊小肠瘘和伤寒杆菌的慢性感染,与胆囊癌的发生风险有关(Welton et al,1979)。由于细菌的入侵、增殖通常伴随慢性胆囊炎,因此有人提出细菌可能在肿瘤发生过程中发挥了重要作用。但是反对者认为胆囊癌可以发生于有炎症但没有结石的胆囊,也常常发生于有结石但没有炎症的胆囊。如胰腺与胆管之间的共同通道过长这种胰胆管汇合处异常也是胆囊癌的独立危险因素,这可能与慢性炎症有关(Chijiiwa et al,1993)。然而,在实验动物身上利用慢性炎症来诱导胆囊癌发生是非常困难的。Fortner 和 Randall(1961)将从胆囊癌病人和非胆囊癌病人胆囊中取出的结石分别放到 126 只猫的胆囊中(Fortner & Randall,1961)。4～5 年后,3 只猫发生胆囊肿瘤,其中 1 只猫的结石来源于非胆囊癌病人。尽管有这些数据,但无论慢性炎症病因为何,它至少是胆囊癌诱发因素。

有假说认为,在以慢性炎症为发病诱因的病人中,肿瘤发生还需要一种或者多种致癌因素参与。在许多动物实验中,与仅暴露于致癌物相比,炎症与致癌物同时存在时,胆囊癌的发病率显著提高(Enomoto et al,1974;Kowalewski & Todd,1971;Piehler & Crichlow,1978)。为了明确致癌物,有研究对胆囊癌病人的胆汁成分进行了分析。胆囊癌病人胆汁中自由基氧化产物(Shukla et al,1994)和次级胆汁酸(Shukla et al,1993)的含量明显高于仅有胆囊结石的病人。与胆囊癌相关的化学物质包括甲基多巴(Broden & Bengtsson,1980)、口服避孕药(Broden & Bengtsson,1980)、异烟肼(Lowenfels & Norman,1978)及橡胶工业中的职业性暴露(Mancuso & Brennan,1970)等,但是这些因素的作用都未得到明确证实(Pandey,2006)。

有一种观点认为,在胆囊癌的发生过程中,存在由腺瘤到腺癌的转化。在胆囊癌附近常伴有重度异常增生和原位癌(Lazcano-Ponce et al,2001)。但是,与结直肠癌不同,胆囊息肉样肿瘤与胆囊癌的相关性不大。实际上,多发性胆囊息肉病人发生胆囊癌的风险并没有增加(Ito et al,2009;Zielinski et al,2009)。然而,在原发性硬化性胆管炎病人中,胆囊息肉恶变的发生率更高(Buckles et al,2002)。

解剖学

为了正确地处理胆囊癌,了解胆囊、胆道树、肝脏及肝门部的解剖结构是非常重要的。胆囊的解剖学见第 2 章,但是一些特别的讨论仍值得回顾。胆囊属于腹膜间位器官,位于肝脏IVb 段和 V 段的下方。在胆囊与肝脏的连接部分没有腹膜覆盖,但是存在纤维束样结构,即胆囊板。行单纯胆囊切除术时,在胆囊肌层和胆囊板之间的间隙离断即可,但是对于位于该区域的胆囊癌,从此间隙离断切除胆囊是不合适的。这也意味着多数胆囊癌不适合行单纯胆囊切除术。由于胆囊的底部和体部远离主要入肝血管结构,因此对于大多数起源于该区域的胆囊癌,有限的肝段切除(IVb 段/V 段)就足够了。但是,由于胆囊颈部和胆囊管邻近肝门,该处肿瘤常常邻近或侵犯肝门结构,因此,外科医生必须做好行胆管切除或大范围肝切除术的准备,因为胆囊下部的肿瘤常常会侵犯主要入肝血管结构。

胆囊的淋巴引流已被广泛研究(Shirai et al,1992c),理解胆囊的淋巴引流对胆囊癌的影像学或外科分期非常重要。图 49.1 显示的是注射染料后胆囊的主要淋巴引流途径。染料被注射进入胆囊淋巴管后并不上行进入近侧肝门淋巴结,而是首先进入胆囊及胆总管周围淋巴结,这些淋巴结的主要引流区域包括门静脉后方淋巴结和胰十二指肠后上方淋巴结。这些肝门部低位淋巴结再通过淋巴管汇入腹腔干淋巴结、肠系膜上淋巴结和腹主动脉与下腔静脉间淋巴结。一个重要的发现是胆总管周围淋巴引流可以直接汇入到胰腺后方的腹主动脉与下腔静脉间淋巴结。这种淋巴引流的存在可以解释为何胆囊癌在诊断时往往已处于晚期,同时也强调了术前分析胰腺后方的影像学变化以及术中用 Kocher 手法对胆囊癌进行准确的分期

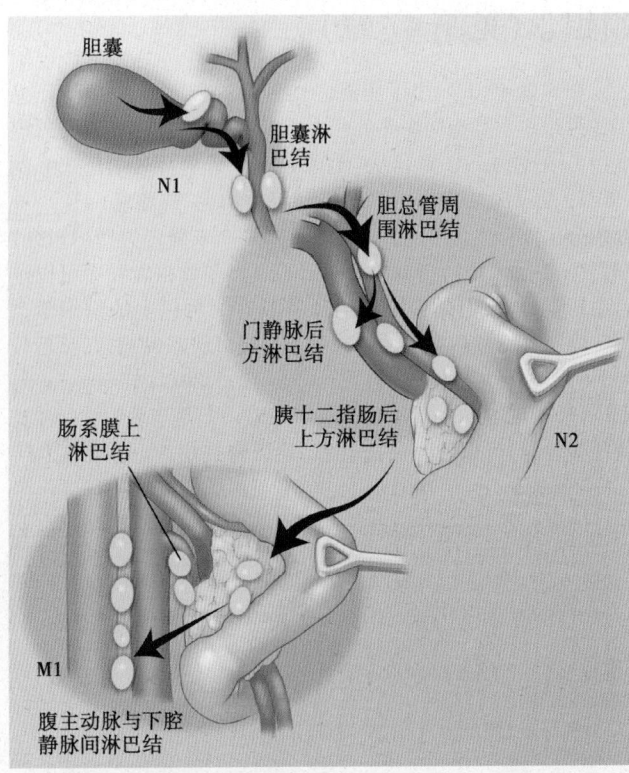

图 49.1　胆囊癌的淋巴引流途径示意图，来自 Shirai 和同事（1992c）的报道。注意 N1 期的胆总管周围淋巴结可以直接汇入 M1 期的腹主动脉与下腔静脉间淋巴结（© 2015，Memorial Sloan-Kettering Cancer Center. ）

的重要性。

病理学（见第 47 章）

癌前病变

　　与许多胃肠道恶性肿瘤相似，胆囊上皮也可以观察到从异常增生到原位癌以及侵袭性肿瘤的进展过程（Albores-Saavedra et al，1986；Kozuka et al，1982）。对胆囊癌周围的黏膜切片检查显示，超过 90% 的病例存在重度异常增生或原位癌。虽然胆囊的慢性炎症可以引起细胞的异型性，但是一般很容易与异常增生以及原位癌相鉴别（图 49.2）。原位癌可发生在 Rokitansky-Aschoff 窦（胆囊黏膜内陷入肌层，形成窦样结构），并且可能被误诊为侵袭性肿瘤。虽然不能确切弄清从异常增生发展到侵袭性肿瘤的时间，但是可以做出大概的估算。早期的研究显示，异常增生病人与原位癌病人的平均年龄差异是 5 年，并且原位癌病人与侵袭性肿瘤病人的平均年龄差异是 10 年（Albores-Saavedra et al，1986）。另一项研究根据肿瘤各阶段病人的平均年龄估计从癌前病变发展到侵袭性肿瘤大约需要 15 年（Roa et al，1996）。另有研究表明，异常增生病人（40.4 岁）和癌症病人（53.2 岁）的平均年龄也有类似的差异（Jain et al，2014）。

　　胆囊息肉是否为癌前病变仍存在争议，但是有一些证据证实部分病人存在腺瘤到腺癌的转化。在接受超声检查的病例中，3%~6% 的病人存在胆囊息肉。大多数是胆固醇息肉，没

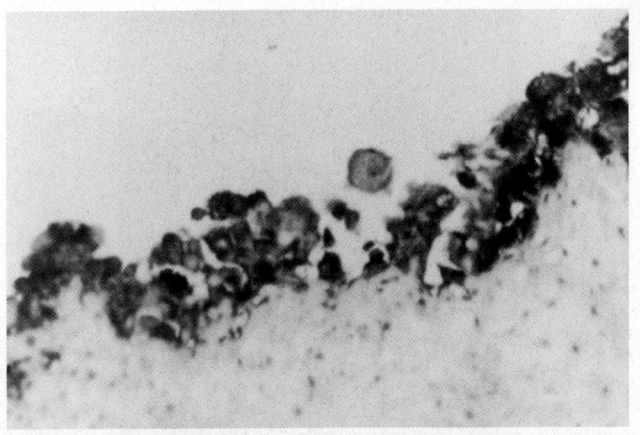

图 49.2　过氧化物酶抗过氧化物酶和癌胚抗原抗体染色后胆囊原位癌的光学显微照片（From Albores-Saavedra J，Henson DE，1986：Tumors of the gallbladder and extrahepatic bile ducts. In Atlas of Tumor Pathology，Second Series. Bethesda，Md，Armed Forces Institute of Pathology. ）

有恶变倾向（Choi et al，2008；Zielinski et al，2009）。非腺瘤样息肉（胆固醇性息肉、炎性息肉和增生性息肉）的恶变率几乎为 0（Canturk et al，2007；Choi et al，2008；Ito et al，2009）。约 1% 的胆囊切除标本中可以发现腺瘤样息肉（Aldridge & Bismuth，1990；Fong & Malhotra，2001）。与侵袭性肿瘤不同，良性腺瘤样息肉和胆结石无相关性，因此大多数的胆囊癌似乎不可能源于胆囊息肉。部分胆囊癌可能源于胆囊息肉，但是确切的比例难以估计。根据现有的数据，目前临床上推荐对直径大于 1cm 的胆囊息肉行胆囊切除术。

大体形态学

　　早期胆囊癌和慢性胆囊炎难以区别，因为它们常常都会因慢性炎症而出现胆囊壁增厚，这种相似性常常导致胆囊癌在胆囊切除术后被意外发现。初诊为胆囊良性疾病的病人在胆囊切除术中诊断为胆囊癌的概率小于 1%（Bazoua et al，2007；Pitt et al，2014）。随着胆囊癌的进展，它们会呈现出更多的变化。胆囊可能会因肿瘤而扩张，或收缩和塌陷。胆囊下端的肿瘤可能会阻塞胆囊颈部或胆囊管，导致胆囊积液。大约 60% 的胆囊癌起源于胆囊底部，30% 起源于胆囊体部，10% 起源于胆囊颈部（Albores-Saavedra et al，1986；Daines et al，2004；Rajagopalan et al，2004）。胆囊颈部、漏斗部或胆囊管的晚期肿瘤可能会侵犯肝门，导致大血管受侵、黄疸，并且可能引起肝萎缩。发生这种情况时常常和肝门部胆管癌（见第 51 章）难以区别。

　　胆囊癌的大体分型为浸润型、结节型、结节-浸润混合型、乳头型以及乳头-浸润混合型（Albores-Saavedra et al，2005；Sumiyoshi et al，1991）。大多数肿瘤具有至少部分浸润性表现，引起胆囊壁弥漫性增厚和变硬（图 49.3）。这些类型的胆囊癌似乎是沿着浆膜下侵袭播散，并可以侵犯整个胆囊壁，甚至侵入肝门，引起弥漫性胆道受累而导致黄疸，也可以弥漫性侵犯肝脏。结节型胆囊癌倾向于以外限性肿块生长，即使侵入肝脏，也比较容易切除。乳头状胆囊癌是息肉样病变，呈叶状延伸，外观呈菜花状（图 49.4）。虽然乳头状胆囊癌可以长得非常大，但是它的预后往往比其他类似的胆囊癌好（Adsay et al，2012），这可能与其侵袭性弱有关。即使体积较大，乳头状胆囊癌对胆囊壁的侵袭较少（Albores-Saavedra et al，2005）。

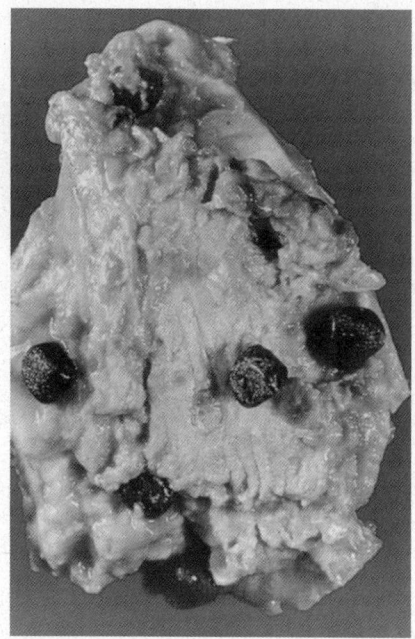

图 49.3　胆囊巨细胞腺癌。这种肿瘤具有浸润性,但它充满了大部分胆囊腔(From Albores-Saavedra J,Henson DE,1986:Tumors of the gallbladder and extrahepatic bile ducts. In Atlas of Tumor Pathology, Second Series. Bethesda,Md,Armed Forces Institute of Pathology.)

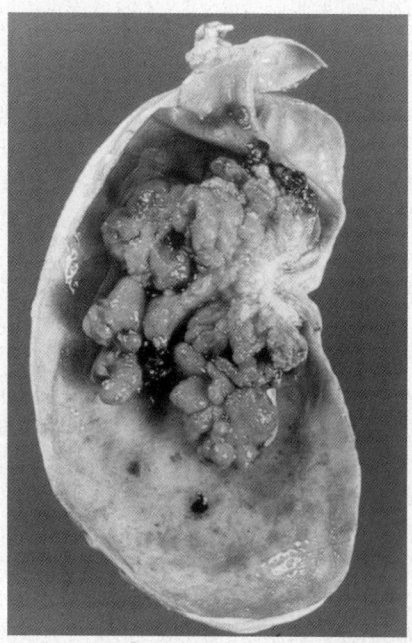

图 49.4　胆囊乳头状腺癌。这种肿瘤呈菜花样外观,向胆囊腔内生长,并且对胆囊壁的侵袭最小。该肿瘤的预后最好(From Albores-Saavedra J,Henson DE,1986:Tumors of the gallbladder and extrahepatic bile ducts. In Atlas of Tumor Pathology, Second Series. Bethesda,Md,Armed Forces Institute of Pathology.)

组织学(见第 47 章)

　　知识框 49.1 列出了胆囊恶性肿瘤的分类。表 49.1 汇总了各种组织学类型胆囊癌的相对发病率。纪念斯隆-凯特琳癌症中心在过去 10 多年收治的 435 例胆囊癌中,有 391 例(90%)是腺癌。其他组织学类型包括鳞癌/鳞腺癌(4%)、神经内分泌癌(3%)、肉瘤/腺肉瘤(1.6%)、未确定类型(1.1%)和黑色素瘤(<1%)(Duffy et al,2008)。多数胆囊肿瘤可以进行组织学分类,但是一个肿瘤通常具有一种以上的组织学类型。唯一具有预后意义的组织学亚型是乳头状肿瘤,其预后较好,可能与其侵袭性较弱有关(Adsay et al,2012;Albores-Saavedra et al,2005;Carriaga & Henson,1995)。但是当乳头状肿瘤具有侵袭性时,可以发生肿瘤转移,预后与其病理分期相关(Albores-Saavedra et al,2005)。

知识框 49.1　胆囊恶性肿瘤的分类

腺癌
分化良好
乳头状
肠型
多形巨细胞性
分化差的小细胞
印戒细胞
黏液样
透明细胞
胶质样
绒毛膜癌样
鳞状细胞癌
腺鳞癌

间叶肿瘤
胚胎横纹肌肉瘤
平滑肌肉瘤
恶性纤维组织细胞瘤
血管肉瘤

其他类型的肿瘤
黑色素瘤
类癌

Modified from Albores-Saavedra J,Henson DE,1986:Tumors of the gallbladder and extrahepatic bile ducts. In Atlas of Tumor Pathology,Second Series. Bethesda,Md,Armed Forces Institute of Pathology.

表 49.1　各种组织学类型胆囊癌的相对发病率

组织学类型	相对发病率/%	
	Carriaga et al	Duffy et al
癌	99	94
腺癌	89.4	90
乳头状癌	5.7	−
黏液癌	5.3	−
鳞癌	1.8	4
其他和未确定的	7.8	1.4
肉瘤	0.2	1.6
神经内分泌癌	−	3

From Carriaga MT,Henson DE,1995:Liver,gallbladder,extrahepatic bile ducts,and pancreas.

Cancer 75(Suppl 1):171-190;and Duffy A, et al, 2008:Gallbladder cancer(GBC):10-year experience at Memorial Sloan-Kettering Cancer Center(MSKCC).J Surg Oncol 98(7):485-489.

纵观医学文献,有很多关于其他罕见胆囊恶性肿瘤的个案报道和小样本研究。胆囊原发性肉瘤,包括胚胎横纹肌肉瘤、平滑肌肉瘤、恶性纤维组织细胞瘤、血管肉瘤和卡波肉瘤,均有报道,但是极为罕见。在 Dursun 和同事(2012)报道的胆囊癌病例中,黏液癌占 2.5%,与常见亚型相比,该亚型的总体生存率较差。与其他类型的胆囊癌不同,黏液癌能够表达 MUC2,而且具有微卫星稳定性。其他不常见的胆囊肿瘤包括癌肉瘤、类癌、淋巴瘤、黑色素瘤和转移到胆囊的转移癌。有报道表明燕麦细胞癌(Henson et al,1992)和腺鳞癌(Yamaguchi & Enjoji,1988)的预后更差,但是这些结论都是基于小样本的研究,对这些罕见肿瘤进行比较研究也不太可能。

胆囊癌根据肿瘤的化生改变也可分为化生型和非化生型,类似于胃癌的肠型化生和弥漫型化生。导致胆囊恶性肿瘤发生的两种主要化生类型分别为假幽门腺化生和肠型化生(Duarte et al,1993)。肠型化生癌变的风险较高。从上皮化生到原位癌再到浸润癌的发展过程很明显,侵袭性肿瘤病人比异常增生病人和原位癌病人分别年长 5~15 岁(Jain et al,2014;Roa et al,1996)。

胆囊癌在组织学上根据分化程度分为 4 个等级,这种分化差异与预后的相关性不大,但例外的是,多数乳头状胆囊癌分化较好,这可能与其预后较好有关。大多数胆囊癌分化较差。研究显示胆囊癌 DNA 倍体与肿瘤组织学分级有关,但是与预后无关(Baretton et al,1994)。虽然胆囊癌可以根据组织学进行分类、分级,但是影响预后的最重要因素却是临床分期,胆囊癌的组织学分类和分级从而显得并不重要。

分子生物学(见第 9C 章)

与胆囊癌相关的各种基因突变的精确分子机制尚不清楚。但是,推测胆囊癌的发生是一个逐步发展的过程,首先是慢性炎症导致异常增生,然后是原位癌,最后是浸润性肿瘤。每一步的发展都与一系列分子异常有关(Wistuba & Gazdar,2004)。例如,在胆囊癌的发病机制中,最先是 p53 基因突变或者异常的基因启动子高度甲基化(Takahashi et al,2004)。随后,染色体 3p 和 8p 等位基因发生杂合性缺失,以及其他肿瘤抑制基因和细胞周期调节分子突变,最终是 KRAS 等癌基因突变(Wistuba & Gazdar,2004)。

许多报道的遗传缺陷与胆囊癌的发生有关(Lazcano-Ponce et al,2001;Rashid,2002;Sasatomi et al,2000)。肿瘤抑制基因和癌基因的突变、微卫星不稳定性、血管生成因子、炎性介质、细胞周期调节分子和 DNA 修复基因等缺陷都参与了胆囊癌的发生(Barreto et al,2014;Goldin & Roa,2009;Hezel et al,2010)。表 49.2 列出了一些与胆囊癌及其癌前病变相关的基因突变。一些基因突变已在病例对照研究中得到了证实,并被纳入胆囊癌的风险评分。例如,比较 230 例胆囊癌病人和 230 例对照组病人中 3 种 DNA 修复基因(ERCC2、MSH2 和 OGG1)的遗传变异(Srivastava et al,2010),发现存在 6 个以上等位基因变异者发生胆囊癌的风险增加 4 倍。

表 49.2　胆囊癌的基因改变

基因类型	基因	在胆囊癌中的表达/%	相关参考文献
癌基因	KRAS	3~50	Ajiki et al,1996a
	c-erbB2/HER2	10~46.5	Kim et al,2001
	CTNNB1/β-catenin	71	Moon et al,2005
	BRAF	33	Saetta et al,2004
	EGFR	12	Nakazawa et al,2005
	PIK3CA	12.5	Deshpande et al,2011
肿瘤抑制基因	p53	27~70	Ajiki et al,1996b
	FHIT	100	Koda et al,2003
	SMAD4	10	Chuang et al,2004
	STK11/LKB1	6~15	Javle et al,2014
血管生成相关基因	VEGF	63	Tian et al,2006
炎症介质相关基因	iNOS	71	Zhang et al,2003
	COX-2	70	Asano et al,2002
细胞周期调节分子	P21/CDKN1A	28	Puhalla et al,2007
	P16/CDKN2	31~62	Quan et al,2001
端粒酶亚基	hTERT	93	Itoi et al,2000

血清生物标志物有助于甄别胆囊癌的高危人群。联合使用两种多态性标志物(CA242 和 CA125)对鉴别胆石症和胆囊癌具有较高的敏感性和特异性(Shukla et al,2006)。无论是否存在胆石症,其他几种血清标志物也可以用于甄别胆囊癌的高危人群。这些标志物包括 NAT2 慢乙酰化表型、X(+)、载脂蛋白 B 的 D 单倍型和脂蛋白受体相关蛋白(lipoprotein receptor-associated protein,LRPAP1)的 D 等位基因插入/缺失多态性(Pandey et al,2006;Pandey et al,2007a;Pandey et al,2007b)。

播散方式

胆囊癌可以通过淋巴管、血行播散,或者直接腹腔内播散,以及沿活检通道或者外科伤口播散。胆囊癌的侵袭和转移发生相对较早,这可能与胆囊的解剖有关。胆囊壁较薄,它包含一个狭窄的固有层并且只有单层肌层。在胆囊和肝脏之间没有浆膜覆盖。一些恶性肿瘤侵犯肝脏时需要突破器官具有的双肌层,因此薄壁的胆囊更容易使胆囊癌出现早期血行和淋巴转移。当突破肌层后,胆囊癌就可以进入主要的淋巴管和血管,给肿瘤的早期播散提供了机会。尸检显示胆囊癌的淋巴和血行转移的发生率分别为 94% 和 65%(Kimura et al,1989)。但是,尸检研究的是疾病的终末期,肿瘤在体内随着时间的延长会发生更广泛的转移。据推测,血行转移起源于直接从胆囊延伸进入胆囊窝门静脉系统的小静脉。这些小静脉可以直接通向肝脏Ⅳ段和Ⅴ段,或者通过较粗的静脉与肝脏Ⅳ段和Ⅴ段的门静脉分支相连(Boerma,1994)。

表 49.3 总结了在诊断和治疗时胆囊癌局部侵犯和转移的

表 49.3   文献报道在诊断和治疗胆囊癌时局部侵犯和转移的发生率

病理学诊断	相对发生率/%
局限于胆囊壁	10
侵犯肝脏	59
胆总管浸润	35
侵犯淋巴结和局部淋巴结转移	45
胆囊静脉浸润	39
侵犯门静脉或肝动脉	15
侵犯邻近器官（肝脏除外）	40
侵犯周围神经	42
肝转移	34
远处转移（肝脏除外）	20

Data from Boerma EJ, 1994: Towards an oncological resection of gall bladder cancer. Eur J Surg Oncol 20(5):537-544.

表 49.4   4 个大宗病例报告对胆囊癌症状和体征的总结

症状和体征	Grobmyer et al, 2004	North et al, 1998	Chao & Greager, 1991	Perpetuo et al, 1978
腹痛	85%	62%	54%	97%
黄疸	43%	13%	46%	44%
体重减轻	42%	7%	28%	77%
贫血	NR	NR	8%	NR

NR，未报道。

发生率。了解肿瘤被完整切除后可能存在的播散方式非常重要，因为这有助于辅助治疗方案的制定。尸检研究显示胆囊癌会发生广泛播散，其中肝转移超过 90%，腹腔淋巴结转移超过 80%，腹膜转移超过 60%（Perpetuo et al,1978）。腹腔外最常见的远处转移部位是肺，但是腹腔内未发生侵袭进展时，肺转移相对较少。为了弄清胆囊癌根治性切除术后最先出现复发的部位，Jarnagin 和同事（2003）研究发现，15% 的病人仅有局部复发，大多数（85%）肿瘤复发存在远处转移。这一发现表明局部辅助治疗的潜在疗效有限，并强调了有效的全身性辅助治疗的重要性。

临床表现

胆囊癌的诊断常常会遇到 3 种情形：①常规胆囊切除术后的最终病理发现；②术中发现；③术前怀疑（Miller & Jarnagin,2008）。其临床表现因地理位置、发病率和转诊模式不同而异。一项对过去 10 年在纪念斯隆-凯特琳癌症中心治疗的 435 例胆囊癌的研究显示，47% 的病人是在常规腹腔镜胆囊切除术中被意外发现的（Duffy et al,2008）。53% 的病人表现为局部晚期（16%）或者肿瘤播散（37%）。因初诊为胆囊良性病变在常规胆囊切除术后被确诊为胆囊癌的病例较多，应该建议外科医生在胆囊切除术完成后检查胆囊黏膜，特别是对于术前诊断存有疑问的病人。此外，如果怀疑胆囊癌，应尽量无破损地完整切除胆囊。如果进行进一步的手术计划，应利用冰冻切片检查任何可疑部位，活检或许会显著改变疾病的阶段。

胆囊癌早期通常缺乏临床症状，而当出现症状时，其症状与胆绞痛以及慢性胆囊炎相似。仔细询问病史常常可以发现胆囊癌存在持续的右上腹疼痛，而不是典型的阵发性痉挛性胆绞痛。在一项基于美国人群的意外发现胆囊癌的研究中，Pitt 和同事（2014）发现了与胆囊切除术中发现胆囊癌密切相关的 4 个因素：65 岁或 65 岁以上、女性、亚裔或非裔美国人和碱性磷酸酶升高。一般来说，对于那些存在持续右上腹疼痛伴有体重下降或/和厌食的老年人，应该考虑胆囊癌的可能。体重下降、厌食，特别是黄疸，是晚期胆囊癌的表现（Duffy et al,2008）。胆囊区触及包块也是不好的表现，表明肿瘤往往无法切除和处于晚期（Thorbjarnarson & Glenn,1959）。Hawkins 和同事（2004）的研究显示，240 例胆囊癌中有 82 例（34%）出现黄疸，这 82 例中仅有 6 例（7%）可切除，而且 6 例术后均出现复发或在 2 年内死亡。伴有黄疸的胆囊癌病人中位生存时间为 6 个月，而不伴有黄疸的病人为 16 个月。因此，黄疸是肿瘤局部晚期的表现，这或许是一个考虑在手术切除前实施化疗的指征。

表 49.4 总结了胆囊癌就诊时症状和体征的发生率。一份来自纽约医院的报道回顾了 1915—2000 年对胆囊癌诊断的经验（Grobmyer et al,2004）。在这期间，那些就诊时肿瘤已至晚期的大部分病人的临床表现非常相似。但是，随着时间的推移，有些症状的发生比例有所下降，如体重下降（95% 比 42%）、腹部包块（50% 比 9%）和恶性/呕吐（97% 比 70%），而腹痛和黄疸的发生比例相似，分别约为 50% 和 85%。

实验室检查通常仅对晚期胆囊癌的诊断有所帮助，包括贫血、低白蛋白、白细胞增多以及碱性磷酸酶和胆红素水平升高（Grobmyer et al,2004；Thorbjarnarson & Glenn,1959）。唯一具有潜在价值的肿瘤标志物是癌胚抗原（carcinoembryonic antigen,CEA）和糖链抗原 19-9（carbonic anhydrase 19-9,CA19-9）。在肿瘤病人和胆囊良性疾病病人中筛查时，CEA 升高诊断胆囊癌的特异度为 90%，但是缺乏敏感度（50%）（Strom et al,1990）。CA199 是诊断胆囊癌更可靠的指标，当超过 20U/ml 时，CA19-9 诊断胆囊癌的敏感度和特异度约为 75%（Ritts et al,1994）。总之，血清肿瘤标志物的临床价值有限，更重要的是医生对胆囊癌的警惕性、对可疑病例的高度怀疑以及高水平的影像学检查。肿瘤标志物典型的应用是监测复发，如果术前肿瘤标志物水平升高，而术后降至正常，那么检查肿瘤标志物有助于监测病人是否有复发。

影像学检查

在实时超声和计算机断层扫描（computed tomography,CT）应用之前，胆囊癌很少能够在术前获得诊断。随着越来越多的影像学检查手段的推广应用，对于怀疑或意外诊断出胆囊癌的病人应进行高分辨率、增强对比的断层成像，从而对疾病进行适当的分期。多数胆囊癌在就诊时已属于晚期，通过影像学检查对疾病进行诊断并评估其范围非常重要，这可以避免不必要的剖腹探查。除了那些非常早期的胆囊癌，影像学检查对大多数胆囊癌分期评估是可行的。在对胆囊癌进行完整分期时,除了对胆囊和肝脏的检查之外,还应进行胸部 X 线片或者 CT 扫描(见第 18 章),排除肺转移的可能。但是,如果不是局部晚期或者未发生腹腔内转移,肺转移发生的可能性很小(Lee et al,2010)。

超声是非常好的检查胆囊的方法(见第 15 章)。与胆囊良性疾病相比,黏膜不连续、黏膜强回声和黏膜下低回声等更常见于早期的胆囊癌。多普勒分析胆囊黏膜异常区域的血流,有助于鉴别早期的胆囊癌和胆囊良性疾病,超声造影技术可以进一步提高胆囊癌诊断的可靠性(Choi et al,2013;Imazu et al,2014;Sato et al,2001)。一项研究显示,27% 的胆囊癌病人出现息肉样肿块,50% 的胆囊癌病人出现胆囊占位或者侵袭性肿块(Wibbenmeyer et al,1995)。超声是评估胆囊癌侵犯范围的好方法。一项回顾性研究显示,在 203 例胆囊癌病人中,177 例(87%)在术前超声检查中发现肿块(Pandey et al,2000)。然而,超声诊断是否发生胆总管周围淋巴结转移和胰腺周围淋巴结转移的作用有限。由于大多数病人处于晚期,胆囊癌最典型的表现是胆囊全部或部分被不均一的肿块所取代(Bach et al,1998;Franquet et al,1991)。胆囊壁弥漫性增厚在断层成像和超声上也是一种常见的表现,但是,这很难与良性炎症改变进行区别。

CT 或磁共振成像(magnetic resonance imaging,MRI)的断层成像是术前评估胆囊癌的重要手段,它们能提供胆囊癌侵犯范围以及是否存在远处转移的重要信息。CT 检查最常见的发现是肿块占据全部或部分胆囊(见第 18 章)。对周围脏器的直接侵犯,特别是肝脏,CT 常常可以分辨。一项研究显示,胆囊癌中 45% 的病人胆囊壁不对称性增厚,35% 的病人胆囊被肿块取代,20% 的病人胆囊腔内发现肿块(图 49.5)(Kalra et al,2006)。尽管对区域淋巴结评估的可靠性会有所不同,但是 CT 对区域淋巴结和远处淋巴结的评估仍然很重要。利用一些参考指标,如大小超过 1cm 和戒指样不均一增强(80% 的准确度),或者利用一些临床指标,如年轻和 CA19-9 高等,可以提高 CT 对淋巴结状况评估的准确性(Ohtani et al,1993;Yu et al,2014)。虽然被肿瘤取代的大淋巴结在 CT 上相对容易鉴别,但

是假阴性仍是存在的问题,因为许多受侵犯的淋巴结体积小,仅含有少量肿瘤细胞。对胆囊癌进行 T 分期时,CT 诊断的准确度为 71% ~ 84%。在一项对 118 例胆囊癌的研究中,CT 区分 T1 期肿瘤和 T2 期肿瘤的准确度为 79%,区分 T2 期肿瘤和 T3 期肿瘤的准确度为 93%,区分 T3 期肿瘤和 T4 期肿瘤的准确度为 100%(Kim et al,2008)。在常规轴向成像增加多平面重建后,总体准确度从 72% 提高到 85%。

近年来,MRI 在胆囊癌评估中的应用取得了进展(见第 19 章)。在过去 20 年里,MRI 技术有了显著的提高,MRI 胆道成像和血管成像得到了广泛应用。在许多大的医学中心,有创性的胆道造影已被 MRI 胆道成像所取代(Schwartz et al,2002)。同样,诊断性血管造影已被 CT/MRI 血管成像取代,CT/MRI 血管成像结合现代化设备能提供肝门相关血管的详细影像。MRI 诊断胆囊癌侵犯肝脏的敏感度达 70% ~ 100%,诊断淋巴结转移的敏感度为 60% ~ 75%(Kim et al,2002;Schwartz et al,2002)。目前尚不清楚,MRI 是否对 CT 的检查结果具有补充作用。在一项对 25 例胆囊癌的研究中,MRI/磁共振胆胰管造影(magnetic resonance cholangiopancreatography,MRCP)并未改变 CT 扫描所确定的术前分期(Rao et al,2005)。

氟脱氧葡萄糖正电子发射计算机断层扫描(positron emission tomography,PET)的出现和应用提高了对多种肿瘤的诊断和分期(见第 17 章)。PET 对大多数胆囊癌敏感,因此从理论上讲,PET 成像有助于鉴别肿瘤的良、恶性,并判断是否存在肝外转移。但是,PET 在鉴别炎症(例如胆囊切除术后)和恶性肿瘤的价值有限(Corvera et al,2008)。PET 在诊断转移性病变方面似乎比 CT 更准确。在一项对 61 例胆道恶性肿瘤的研究中,PET/CT 诊断的敏感度为 100%,而单纯 CT 诊断的敏感度为 25%(P<0.001),并且单靠 PET 改变了占总数 17% 的病人的手术方案(Petrowsky et al,2006)。PET 对评估原发性胆囊癌比评估复发性疾病更有用。Leung 和同事(2014)对 100 例胆囊癌分析发现,PET 对病人的术前管理有一定的影响。对在 CT 成像中发现可疑淋巴结转移和那些未行胆囊切除术的病人,补充 PET 更具有临床价值。PET 诊断转移性病变包括区域淋巴结转移和远处淋巴结转移的总体敏感度和特异度分别为 57% 和 94%。在同一机构的前一项研究中,补充 PET 检查改变了 23% 的病人在术前分期评估时制定的外科治疗方案(无论是在首次手术时还是在胆囊切除术后意外发现胆囊癌的再次手术时)(Corvera et al,2008)。日本的一项研究利用 PET 评估了 16 例胆囊肿块的性质,有 8 例经组织学证实为恶性肿瘤,PET 诊断的敏感度和特异度分别为 75% 和 88%。有一例黄色肉芽肿性胆囊炎的病人呈假阳性(Koh et al,2003)。

胆囊出现症状时,通常最先采用超声检查,当发现胆囊壁有异常或者肿块样病变时,考虑胆囊癌的可能是十分关键的。多普勒超声可以提供血管性肿瘤的诊断信息并帮助评估肝脏局部的血管结构。当术前已确诊或怀疑胆囊癌时,高质量的 CT 或 MRI 断层成像对评估肿瘤局部侵袭范围以及转移情况是足够的。但是,若 CT 或 MRI 提供的信息不确定时,PET 在诊断转移性疾病方面是有益的补充手段(表 49.5)。

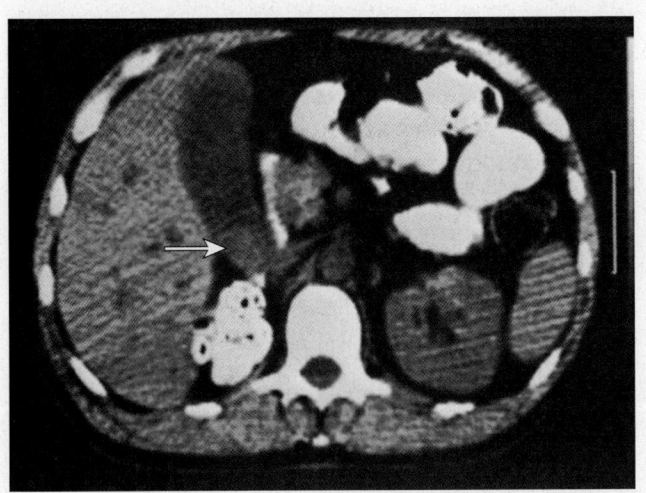

图 49.5　计算机断层扫描显示胆囊颈充盈缺损(箭头),提示早期胆囊癌

表 49.5　诊断胆囊癌的影像学检查

影像学检查	准确度	优点	缺点
超声(US)	87%[1]	性价比高	难以评估区域淋巴结和胆总管
		在诊断胆石症方面比 CT 更好	依赖于操作者
		详细观察胆囊壁/息肉	
		没有辐射	
计算机断层扫描(CT)	总体:71%~84%[2,3]	性价比高	难以区分炎症和恶性肿瘤
	T1 比 T2:79%[3]	评估区域淋巴结	诊断腹膜种植的敏感度低
	T2 比 T3:93%[3]	诊断肝外疾病	
	T3 比 T4:100%[3]	提供比超声更多的解剖学信息	
磁共振成像(MRI)	侵犯肝脏:敏感度 67%,特异度 89%[4]	提供胆总管的详细影像学信息	价格贵
	侵犯血管:敏感度 100%,特异度 89%[4]	无辐射	诊断腹膜转移的敏感度低
	侵犯胆总管:敏感度 100%,特异度 87%[4]	MRA 和 MRCP 比 CT 提供更多的细节	
	侵犯淋巴结:敏感度 89%,特异度 56%		
正电子发射计算机断层扫描(PET)	敏感度:57%~86%[5]	鉴别 CT 或 MRI 上的可疑病灶	价格贵
	特异度:78%~94%[5]	诊断肝外转移	难以区分炎症和恶性肿瘤
	17%~23%的病例发生治疗方案的改变		没有证据证明可以提高 CT 或 MRI 的诊断准确性

[1] 在经活检证实为胆囊癌的病人中,超声发现 87%的病人存在胆囊肿块(Rodriguez-Fernandez et al,2006)。
[2] CT 诊断胆囊癌 T 分期的准确度为 71%~84%(Kalra et al,2006;Kim et al,2008)。
[3] 区分活检证实的胆囊癌不同分期的敏感度(Kalra et al,2006)。
[4] 磁共振诊断胆囊癌 T 分期的敏感度和特异度(Kim et al,2002)。
[5] 术前 PET 诊断胆囊癌的敏感度和特异度(Corvera et al,2008;Koh et al,2003;Leung et al,2014)。
MRA,磁共振血管成像;MRCP,磁共振胆胰管成像。

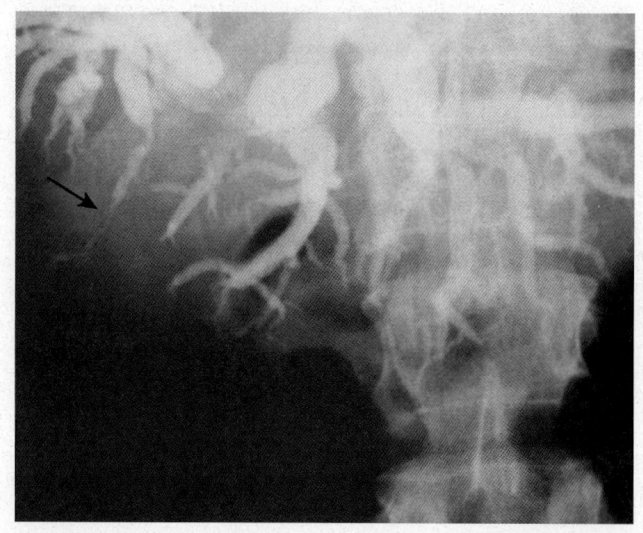

图 49.6　经皮经肝胆道造影显示胆管汇合部恶性梗阻,以及引流肝脏Ⅴ段胆管狭窄和扭曲(黑色箭头)。这是由于胆囊癌直接侵犯了肝脏Ⅴ段造成的

胆囊癌伴有黄疸相对常见,因此对具有恶性外观、胆总管中段的狭窄诊断时应注意鉴别。当诊断为 Mirizzi 综合征(见第

42 章)时,要考虑到胆囊癌的可能(Redaelli et al,1997)。通过 CT 或 MRI 胆道成像可以相当准确地评估梗阻的部位,这有利于治疗方案的制定。肝脏Ⅴ段或Ⅳ段胆管的狭窄、扭曲和不充盈可以是由胆囊癌引起的,而其他部位的胆管可以不受影响(图 49.6)(Collier et al,1984)。只有当可能采取介入治疗如放置内支架时(见第 20 章和第 29 章),才适合进行有创的胆道造影。根据胆道梗阻的部位,做出最佳放置内支架方法的判断(经内镜逆行性对比经肝胆道造影)。这也是晚期胆囊癌姑息性治疗的重要部分,将在后面讨论。

术前病理诊断

当临床表现和影像学检查怀疑胆囊癌时,若肿瘤可切除,术前组织学诊断是不必要的,并且有潜在的风险。胆囊癌具有沿腹膜、活检针道以及外科伤口种植的特性(Fong et al,1993;Hu et al,2008;Merz et al,1993),不必要的活检只会增加肿瘤播散的风险。虽然活检阳性结果可使医生觉得手术切除更合理,但是因为有相当高的假阴性率,活检阴性并不能完全排除胆囊癌。如果怀疑胆囊癌,医生和病人都应该有进行根治性手术的准备。对高度怀疑胆囊癌的病人,实施诊断性胆囊切除术来明确诊断是不明智,因为这同样存在肿瘤播散的风险。医生和病人还应该做好因良性病变而需要行肝切除术的准备。对有经验的医生,部分肝切除术是安全的,其风险应该小于多次活检或者非根治性切除术带来的风险。对于不可切除或已有转移的胆囊癌,经皮穿刺活检的诊断准确度接近 90%,而假阳性率可以忽略不计(Akosa et al,1995)。

有人提出胆汁细胞学检查可避免腹膜种植风险,可用于诊断胆囊癌。如果病人需要进行内镜逆行性胰胆管造影或者经皮肝穿刺胆管造影,进行胆汁细胞学检查是合理的。但是,由于前面所述的原因,刻意追求这种方法来诊断胆囊癌是没有道理的。据报道,胆汁细胞学诊断胆囊癌的敏感度大约为 75%(Akosa et al,1995;Arora et al,2005;Mohandas et al,1994;Naito et al,2009)。

分期

多年来,多个以临床和病理学因素为基础的胆囊癌分期系统已被提出,包括美国癌症联合委员会(American Joint Committee on Cancer,AJCC)分期、日本胆道外科协会分期(Onoyama et al,1995)、Nevin 分期(Nevin et al,1976)和改良 Nevin 分期(Donohue et al,1990)。表 49.6 对这些分期进行了总结。AJCC 的 TNM 分期(第 7 版)是文献报告胆囊癌的分期标准(表 49.7)。

Fong 和同事利用美国国家癌症数据库(National Cancer Database,NCDB)至少 7 000 例病人的资料对第 6 版 AJCC 分期进行了分析。他们对 10 000 例病人的分析提出对Ⅲ期病人按淋巴转移状态进一步分亚期的合理性,这一提议已被下一版的分期系统采纳。第 7 版 AJCC 分期于 2010 年发布,该分期结合肿瘤的可切除性和预后相关性做出了相应的调整。它根据病

表 49.6　胆囊癌分期标准汇总

分期	改良 Nevin 分期	日本分期	AJCC/TNM(第 7 版)
Ⅰ	原位癌	局限于胆囊	侵犯固有层(T1a)或肌层(T1b),N0,M0
Ⅱ	侵犯黏膜层或肌层	N1 淋巴结转移、小范围的肝脏或胆管侵犯	侵犯肌层周围结缔组织但未穿透浆膜(T2),N0,M0
Ⅲ	穿透胆囊壁并侵犯肝脏	N2 淋巴结转移、明显的肝脏或胆管侵犯	穿透浆膜或侵犯肝脏或邻近器官(T3),N0,M0[ⅢA];或 T1~T3 期伴有 N1 淋巴结转移[ⅢB]
Ⅳ	淋巴结转移	远处转移	侵犯门静脉或肝动脉或 2 个或多个肝外器官(T4),N0~N1,M0[ⅣA];存在 N2 淋巴结转移或远处转移[ⅣB]
Ⅴ	远处转移		

Used with the permission of the American Joint Committee on Cancer (AJCC), Chicago, Illinois. The original source for this material is the AJCC Cancer Staging Manual, Seventh Edition (2010) published by Springer Science and Business Media LLC,www. springer. com.

表 49.7　美国癌症联合委员会(AJCC)胆囊癌分期系统(第 7 版)

分期	分期方法
T	Tis = 原位癌
	T1 = 肿瘤侵犯固有层(T1a)或肌层(T1b)
	T2 = 肿瘤侵犯肌周结缔组织
	T3 = 肿瘤穿透浆膜和/或侵犯肝脏和/或一个邻近器官
	T4 = 肿瘤侵犯门静脉或肝动脉或多个肝外器官
N	N0 = 无局部区域的淋巴结转移
	N1 = 肿瘤转移至胆囊管、胆总管、肝动脉和/或门静脉附近的淋巴结
	N2 = 肿瘤转移至腹主动脉旁、下腔静脉旁、肠系膜上动脉和/或腹腔动脉的淋巴结
M	M0 = 无远处转移
	M1 = 有远处转移

分期分组

	T	N	M
0	Tis	N0	M0
Ⅰ	T1	N0	M0
Ⅱ	T2	N0	M0
ⅢA	T3	N0	M0
ⅢB	T1~T3	N1	M0
ⅣA	T4	N0~N1	M0
ⅣB	任何 T	N2	M0
	任何 T	任何 N	M1

局部区域的淋巴结是指位于肝门部、肝胃韧带和十二指肠后间隙的淋巴结。如果发生这些区域以外的淋巴结转移则将胆囊癌划分为 M1 期。

From Edge SB,Byrd DR,Compton CC,eds. AJCC Cancer Staging Manual. 7th ed. New York,NY:Springer,2010.

理和影像学结果,采用肿瘤侵犯的深度(T)、淋巴结状态(N)和是否转移(M)将胆囊癌分为 4 期。T1 期肿瘤分为两组。T1a 期肿瘤侵入胆囊固有膜。T1b 肿瘤侵入胆囊肌层。T2 期肿瘤突破肌层,进入但未突破结缔组织层。从解剖学可理解为,T2 期肿瘤已扩散到胆囊浆膜或胆囊板中,并未扩散到肝实质中。T3 期病变突破胆囊浆膜层,并侵入肝脏、肝外胆管或肝周器官。T4 期病变侵袭了多个肝外器官和/或主要血管,通常意味着不可切除。第 7 版将局部不可切除的 T4 期肿瘤重新划分为第Ⅳ期。

在第 7 版 AJCC 分期中,N 期包括 N0 期(淋巴结未发现肿瘤)、N1 期(局部区域的淋巴结转移)和 N2 期(远处下腔静脉旁、腹主动脉旁、肠系膜上动脉或腹腔干的淋巴结转移)。N1 期的淋巴结包括位于胆囊管、胆总管、肝动脉和门静脉附近的淋巴结。如果肿瘤转移至该区域以外的淋巴结(如主动脉旁或腹腔干的淋巴结),则为 M1 期。根据 T 期、N 期和 M 期的综合评分对胆囊癌进行分期。Ⅰ期包括无淋巴结转移的 T1 期,而Ⅱ期包括无淋巴结转移的 T2 期。Ⅲ期包括无淋巴结转移的 T3 期和伴有淋巴结转移(N1 期)的 T1~T3 期。Ⅳ期则为伴有远处转移任何 T 期、N 期,N2 现在也被归为远处转移。

外科治疗

良性息肉

　　胆囊良性息肉样病变很常见,超声是最好的检查方法,但是常常很难通过超声确定诊断。唯一具有恶变倾向并且与胆囊癌关系密切的是腺瘤样息肉,而其他良性病变,例如纤维瘤、脂肪瘤、血管瘤、胆固醇息肉、炎性息肉和腺肌瘤,都不具备恶变潜能。腺肌增生症是指 Rokitansky-Aschoff 窦穿透胆囊肌层,很常见并且常常通过超声来诊断(Stunell et al,2008)。胆固醇息肉是最常见的胆囊息肉样病变,但如果不进行病理分析,则不易与其他胆囊息肉样病变区分开。临床上遇到的问题是,对于无症状的胆囊息肉样病变,在什么情况下必须进行胆囊切除术?

　　大量的临床研究已发现与胆囊息肉恶变相关的一些危险因素,但比较一致的意见是单个息肉、直径大于 1cm 和年龄超过 50 岁是恶变的危险因素(Shinkai et al,1998;Yeh et al,2001)。虽然一些研究者建议对于息肉数目少于 3 个的病人行胆囊切除术(Shinkai et al,1998),但是我们通常建议对任何直径大于 1cm 的息肉行胆囊切除术,因为无论息肉的数目是多少,小于 1cm 的息肉发生恶变的风险极低。在纪念斯隆-凯特琳癌症中心对 417 例胆囊息肉样病变的研究中,超声发现 10% 的病人伴有肿瘤性/腺瘤样息肉(Ito et al,2009)。随访发现只有 6% 的病人息肉增大。80 例病人接受了胆囊切除术,只有 1 例息肉大小为 13mm 的病人发现胆囊原位癌。对于大于 1cm 的息肉行胆囊切除术的建议不适用于伴有原发性硬化性胆管炎的病人。这类病人的胆囊癌发病率更高,超过 0.8cm 的息肉有可能是肿瘤性息肉,因此胆囊切除术的指征应该放宽(Razumilava et al,2011)。

　　超声是测量息肉大小、分辨性质的主要检查方法(见第 15 章),但是一旦怀疑存在恶性病变,就应该进行增强 CT(见第 18 章)或 MRI(见第 19 章)检查。对于伴有腹部疼痛的胆囊息肉病人,应该积极寻找腹痛的原因。因为胆囊息肉通常是无症状的,如果没有发现其他引起腹痛的疾病,就应该行胆囊切除术。对于息肉直径小于 1cm 的无症状病人应进行跟踪并多次超声检查,以排除腺瘤样息肉。根据一项录入大约 70 000 例病人的多中心研究结果,似乎没有必要对稳定的息肉进行长期随访。他们发现白种人中胆囊息肉样病变发生恶变的概率为 0.08%(Aldouri et al,2009)。相反,Kubota 和同事(1995)研究显示,在首次超声检查后的 4~12 个月进行定期超声检查,病人的息肉增长了 1.4~4 倍。因此,我们的建议是每隔 12 个月进行一次超声检查,并持续 2~3 年,如果息肉稳定并且没有新的或可疑的临床症状,则不考虑进行额外的影像学检查。

　　对于影像学上无恶变证据并且直径大于 1cm 的胆囊息肉,是进行开腹胆囊切除术还是腹腔镜胆囊切除术,目前尚存在争议。我们的经验是,对于直径大于 1cm 的胆囊息肉,如果超声检查没有明显的恶变证据,可以选择进行腹腔镜胆囊切除术,但值得注意的是,切除的病灶必须进行冰冻切片组织学检查。中转开腹的指征比较宽,并且如果术中怀疑是侵袭性肿瘤,可以开腹进行根治性切除术。依据为:①胆囊息肉恶变率低,②对于 T1a 期肿瘤,单纯胆囊切除术已经足够,③对早期肿瘤进行腹腔镜胆囊切除术,如果胆囊未发生破损,随后的根治性手术不会给病人带来更坏的预后(Fong et al,2000)。腹腔镜超声可能有助于肿瘤的定位。对于每一位需要进行胆囊切除术的胆囊息肉病人,应该考虑息肉恶变的风险,以及需要进行肝切除和淋巴结清扫的可能性。

在常规胆囊切除术中或术后意外发现胆囊癌

　　在所有行腹腔镜胆囊切除术的病人中,胆囊癌的发现率为 0.2%~2.0%(Darmas et al,2007;Frauenschuh et al,2000;Kwon et al,2008;Pitt et al,2014)(见第 35 章)。如果术中冰冻切片发现为胆囊癌,外科医生就应该准备进行根治性切除术,包括肝切除和肝门部淋巴结清扫。如果外科医生觉得自己不适合做这种范围的切除,则不应该进行进一步的解剖,而是应该将病人转交给有经验的肝胆胰外科医生手中。这样做并不会影响手术效果。纪念斯隆-凯特琳癌症中心的一项回顾性研究显示,先前接受过非根治性胆囊切除术而再次行根治性切除术病人的手术效果与首次即行根治性切除术病人的手术效果类似(Fong et al,2000)。然而,这个研究存在明显的选择性偏倚,因为大多数在常规胆囊切除术后诊断为胆囊癌的病人的肿瘤分期较早。Ouchi 和同事(2002)的研究显示,在腹腔镜胆囊切除术后诊断为胆囊癌的 498 例病人中,34% 为 T1a 期肿瘤,14% 为 T1b 期肿瘤,41% 为 T2 期肿瘤,8% 为 T3 肿瘤以及 2% 为 T4 期肿瘤。一旦胆囊癌的诊断成立,需要对疾病进行如前所述的详细分期。如果肿瘤可切除并且病人没有再次手术的禁忌证,则应再次手术。对于 T1a 期肿瘤,如果切缘阴性,标准的胆囊切除术可以根治 85%~100% 的病人,而且大多数报告的根治率接近 100%(Shirai et al,1992a;Yamaguchi & Tsuneyoshi,1992)。因此,不需要进行额外的手术或治疗。对于 T2 期及以上的肿瘤,需要进一步切除。过去,T1b 期肿瘤的最佳手术治疗方案存在争议。Principe 和同事(2006)的研究显示,T1b 期胆囊癌行单纯胆囊切除术后 1 年生存率为 50%(Shirai et al,1992a)。而其他研究所报道,T1b 期胆囊癌术后 5 年总体生存率从 30% 到 75% 不等(Hari et al,2013;Kang et al,2007)。最近的一系列研究显示,大多数 T1b 期肿瘤在行单纯胆囊切除术后有肿瘤残留,因此支持再次行根治性切除术。

　　当接收行非根治性胆囊切除术的转诊病人时,需要仔细检查。审阅胆囊切除术前的超声检查(或者其他任何影像学检查),细致地确定切除前肿瘤的位置。建议亲自与手术医生讨论病情,以及术中发现的一些特别情况。此外,还应该对标本进行仔细的病理学评估,包括 T 分期和切缘(特别是胆囊管切缘)。

　　鉴于前述讨论的结果,建议对所有诊断为 T1b 期或以上分期的适合手术的病人进行再次切除。虽然对 T1b 期肿瘤病人进行再次切除的价值一直存在争议,但是目前多个中心的数据支持对这种病人再次行根治性切除术。常规切除胆管并不能提高病人的生存率,但是对于胆囊管切缘阳性者,通常需要完全地切除胆管(Pawlik et al,2007;Sakamoto et al,2006)。如果对胆囊管切缘有疑虑,可以对切缘进行冰冻切片检查,避免不必要的胆管切除。Butte 和同事(2014)的研究显示,意外发现胆囊癌病人在行根治性切除术后,首次胆囊切除时的 T 分期是预测肿瘤残留的唯一独立因素（T3，70%；T2，48.3%；T1，35.7%；$P = 0.015$）。肿瘤残留与无瘤生存率和疾病特异性生存率显着降低有关。一项对 115 名病人的多中心研究显示，再次切除时发现 38% 的 T1 期、57% 的 T2 期和 77% 的 T3 期肿瘤会在腹腔的某一部位存在肿瘤残留（Pawlik et al，2007）。此外，在 0% 的 T1 期、10% 的 T2 期和 36% 的 T3 肿瘤病人中发现残留肿瘤自胆囊床侵犯肝实质。

腹腔镜肿瘤分期

对腹腔恶性肿瘤进行手术时，在腹腔镜下进行肿瘤分期具有重要意义（见第 23 章）。由于大多数胆囊癌病人不需要行姑息性手术，并且发生腹腔隐匿性转移的概率较高，因此，利用腹腔镜对肿瘤进行分期就很恰当。与开腹探查相比，在腹腔镜下发现隐匿性转移灶的优点是显而易见的，包括疼痛轻、并发症少、出院快、恢复正常活动快以及能尽早地开展其他治疗等。在胆囊癌分期的初始评估中，腹腔镜的阳性发现率是较高的，并且这应该作为常规检查。Weber 和同事（2002）报道了 44 例胆囊癌行腹腔镜分期的阳性发现率为 48%，这些病人都避免了剖腹探查，但是仍有 15 例漏诊，因此该技术还需要进一步完善。在随后的一项研究中，Butte 和同事（2011a）对意外发现胆囊癌再次行根治性切除术时发现，腹腔镜分期的阳性发现率为 4%。肿瘤分级差、手术切缘阳性和 T 期增加会提高腹腔镜分期的阳性发现率。

分期决定切除范围

Glenn 和 Hays 早在 1954 年对胆囊癌外科治疗的合理方法进行了描述。他们建议对胆囊床进行楔形肝切除并对肝十二指肠韧带的局部淋巴结进行清扫。由于胆囊癌诊断较晚、预后较差并且发病率很低，关于什么是胆囊癌的最佳外科治疗方案自那时以来一直存在困惑和争议。对于同一分期的胆囊癌，存在多种治疗方案，从单纯胆囊切除术到联合肝部分切除术、胆管切除术以及胰十二指肠切除术。20 世纪 90 年代早期，一项对胃肠外科医生的调查显示，对于 T2~T4 期的胆囊癌，49% 的医生主张行淋巴结清扫，而 64% 的医生主张行不同范围的肝切除术（Gagner & Rossi，1991）。关于最佳的切除范围，没有达到共识。近年来，随着认识的不断提高，手术方法上已取得了一些共识并获得了好的效果。虽然缺乏确切证据，但是胆囊癌的合理外科治疗可以根据疾病的分期、肿瘤的位置、切缘状态（如果进行过胆囊切除术）以及是否已接受过非根治性胆囊切除术来进行规划。在考虑行大范围手术时，需要仔细权衡手术的并发症风险和长期生存的预期。

虽然胆囊癌的切除范围存在困惑，但是大量证据支持对于无远处转移的 T2 期和 T3 期胆囊癌应该行肝切除术联合局部淋巴结清扫。随着时间的推移，病人生存率有所提高，这可能反映出对这些胆囊癌病人选用了更好的手术方案（Grobmyer et al，2004）。来自多伦多的一项研究分析了两个时期胆囊癌的治疗效果，结果显示在第二个时期行根治性切除术的病人生存率有提高（中位生存时间从 9 个月增加至 17 个月）。作者认为第二个时期增加肝切除术以及局部淋巴结清扫是改善预后的主要原因（Dixon et al，2005）。

根据文献和我们自己的数据，我们推荐以下手术原则。

T1a 期胆囊癌可以采用单纯胆囊切除术。T1b 期胆囊癌行单纯胆囊切除术虽然能获得较好的长期生存，但是局部复发率较高，因此，大多数病人应该行肝切除和淋巴结清扫（参见下文）。但必须要确保胆囊管切缘无肿瘤残余，对于 T1 期肿瘤，如果需要获得胆囊管阴性切缘，可以行胆管切除。一般来说，对于 T2 期和 T3 期胆囊癌，需整块切除肿瘤及肝脏Ⅳb 段和 V 段以保证切除的彻底性。对于没有远处转移并且体质较好的病人，如果发现或怀疑肿瘤已侵犯入肝血管，那么可能需要行扩大右半肝切除术才能获得根治。此外，对于伴有右半肝血管受侵犯的病人，可以考虑先行全身化疗。这不仅有时间来评估病人对治疗的反应性，而且还可以进一步确定这类高危人群是否还存在远处转移。必须要评估胆囊管切缘是否阴性，如果需要，可以行胆管切除。此外，肝十二指肠韧带的淋巴结需要清扫。术中对肿瘤仔细分期十分重要，如果远处淋巴结（胰腺后或者腹腔淋巴结）出现转移，或者发现其他远处转移灶，就应该放弃大范围切除术。图 49.7 为扩大胆囊切除术的手术切除范围示意图。

肝切除

目前认为，对于分期超出 T1a 期的肿瘤，应该行一定范围的肝切除术。推荐的肝切除范围包括从胆囊床周围 2cm 的楔形肝切除，至常规扩大右半肝切除。由于胆囊与肝脏之间没有浆膜层，因此肝切除的目的是保证在距肿瘤周围 1~2cm 的边距切除肿瘤。肝脏Ⅳb 段/V 段切除的范围应根据肿瘤侵犯的深度和影像学特征进行调整。标准的切除方式为肝脏Ⅳb 段和 V 段的解剖性切除，但是对早期胆囊癌并且肝内无其他影像学发现的病人，可行小范围的楔形肝切除。术中超声有助于确定血管的解剖结构并指导肝切除。通常Ⅳb 段和 V 段肝蒂可在切肝过程中进行的处理，Ⅳb 段肝蒂可在切肝前沿着脐裂解剖、离断。术中大出血可能来自肝中静脉的远端分支，必须仔细处理。注意避免损伤右前叶肝蒂和Ⅷ段肝蒂以及右后叶肝蒂。

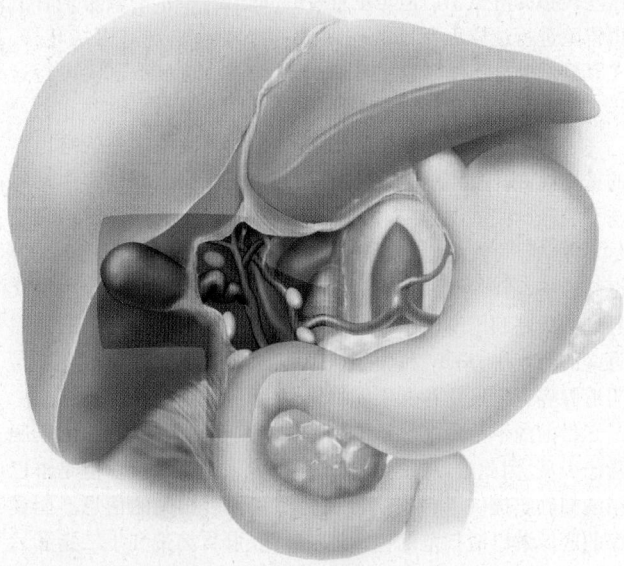

图 49.7　扩大胆囊切除术的手术切除范围示意图（© 2015，Memorial Sloan Kettering Cancer Center.）

如果肝脏Ⅳb段/Ⅴ段切除不能获得理想的切缘,就需要行扩大右半肝切除术。当肿瘤较大侵犯门静脉右支或者胆囊下端的肿瘤侵犯肝肝门时,也需要行扩大右半肝切除术。对于后面这种情况,还需要行胆管切除。同样,这些病人应考虑进行新辅助全身化疗,因为他们存在肿瘤播散并进展的风险。当肿瘤仅侵犯邻近脏器(胃、十二指肠和结肠),而未发生远处转移时,需要局部切除达到根治效果。如果病人曾接受过非根治性胆囊切除术,应利用术前超声对肿瘤进行定位,指导切除。通常情况下,如果没有明显的肿瘤或原来已切除的肿瘤位于胆囊体部或底部,切除肝脏Ⅳb段/Ⅴ段就可以了。胆囊管切缘也需要再次检查。Reddy及其同事(2007年)报道了11例Ⅰ和Ⅱ期胆囊癌病人,他们因肿瘤大、胆囊管切缘阳性、术前黄疸和胆道梗阻、已知有淋巴结转移以及胆囊三角的严重炎症而行扩大肝切除术。这些病人术后并发症发生率和生存率与之前更小范围的肝脏Ⅳb段/Ⅴ段切除的病人类似。但是,纪念斯隆-凯特琳癌症中心对104例病人的研究显示,术后并发症发生率和死亡率随着手术范围的扩大而增加,而预后并未得到改善(D'Angelica et al,2009)。这个研究中,20%的病人因肿瘤直接侵犯其他器官,而进行联合整体切除。该研究的主要发现是,肿瘤的分期而不是切除的范围(切缘阴性的前提下)是长期生存的决定性因素。因此,当前的做法是仅行保证肿瘤彻底切除所必需的肝切除范围的术式。

淋巴结清扫

关于胆囊淋巴引流的研究,前面的章节已经进行了阐述与回顾(Shirai et al,1992c)。与肝切除的范围一样,淋巴结的清扫范围也存在许多争议,从单纯胆囊管淋巴结清扫到完整的肝门周围淋巴结清扫联合胰十二指肠切除(Matsumoto et al,1992)。日本的研究显示,即使存在广泛的淋巴结转移,行肝胰十二指肠切除术也可以取得较好的效果(Sasaki et al,2002)。其依据是,胆囊癌的淋巴结转移早期常常发生在位于胰腺后和腹主动脉与下腔静脉间的淋巴结,而胰十二指肠切除可以清扫这些转移的淋巴结。但是更重要的问题是,手术的效果是否值得冒险进行这样大范围的切除?一般而言,出现淋巴结转移,尤其是远处淋巴结转移的病人,预后极差,通常不建议进行这样大范围手术。

考虑到识别转移到“扩大胆囊切除术”范围之外的淋巴结的重要性,术中最重要的手法是游离十二指肠以评估腹主动脉与下腔静脉间的淋巴结和胰腺后的淋巴结。腹腔淋巴结也应尽早评估。可疑淋巴结应进行冰冻切片分析,如果证实上述淋巴结转移,应终止手术。在一项分析位于胆总管和胰腺上缘交界处的最高胰周淋巴结即标志N1至N2转化的淋巴结的预后意义的研究中,Kelly和同事(2014)证实该淋巴结是否转移是胆道癌无复发生存和疾病特异性生存的独立预测因子。

目前尚不清楚淋巴结清扫是否能改善病人的预后,由于胆囊癌少见,因此难以进行随机对照研究来进行评价。但是淋巴结清扫确实提供了与疾病准确分期和预后相关的信息。胆囊癌的区域淋巴清扫范围包括位于肝门、肝胃韧带和十二指肠后间隙的淋巴结(所有N1期的淋巴结)。回顾性研究显示,对于T1b期或更晚期的肿瘤,局部淋巴结清扫与单独行扩大胆囊切除术相比,能够提高生存率,这有可能是分期改变导致的

(Frauenschuh et al,2000;Kwon et al,2008)。在这些研究中,T1b期到T3期肿瘤的淋巴结转移率从16%上升到30%。尽管有这些数据,一项使用监测、流行病学和最终结局(Surveillance,Epidemiology,and End Results,SEER)数据库的研究显示,在行手术治疗的胆囊癌中,只有5.3%~6.9%的病人接受了充分的淋巴结清扫(≥3个淋巴结)。Coburn和同事(2008)研究发现,切除年份[>1988年;危险比(HR)=1.20;95%置信区间(CI)为1.14~1.26]和T1期(与T2期相比;HR=0.48;95% CI为0.27~0.83)与充分的淋巴结清扫相关。只有6%的T2期或T3期肿瘤进行了淋巴结清扫。此外,大多数T3期肿瘤病人(75%)没有行充分的淋巴结清扫(0~2个淋巴结)。尽管这些研究表明大多数胆囊癌未接受到适当的手术治疗,但是也可能是SEER数据库的局限性高估了这一数据。

关于淋巴结清扫时是否需要行胆管切除存在争议。虽然切除肝外胆管有利于淋巴结清扫,但是这也增加了术后并发症发生的风险(Bartlett et al,1996)。有研究显示,对于行区域淋巴结清扫的病人,联合胆管切除并没有改变所清除的淋巴结数目(D'Angelica et al,2009;Pawlik et al,2007;Sakamoto et al,2006)。一般来说,除非怀疑存在肝门侵犯,否则不必切除胆管。日本的一项研究对T2期或T3期肿瘤进行常规胆管切除,术后病理发现50例病人中有30例存在肝十二指肠韧带的侵犯,包括直接侵犯和淋巴结转移。但是这种切除是否改善了病人的预后仍不清楚,特别是对于那些淋巴结转移的病人。在纪念斯隆-凯特琳癌症中心行手术切除的109例胆囊癌病人中,68例(65%)行胆总管切除,其中36例因肿瘤侵犯而32例基于经验判断而行胆总管切除。胆管切除与临床指标或病理学指标无相关性。不伴有胆管受累的病人术后5年生存率为49%,明显高于伴有胆管受累的病人(20%)。该研究结合Sakamoto和同事(2006)的研究,强调是疾病的分期而不是手术切除的范围(假设为R0切除)决定胆囊癌病人的预后。

胆管切除联合区域淋巴结清扫需要Kocher手法,在十二指肠水平离断胆管,完整切除胆管和周围软组织,向上清扫使肝门血管骨骼化。应用Roux-en-Y胆管-空肠吻合重建胆道。对于肿瘤侵犯胆管并引起黄疸的病人需要切除胆管,但是这种病人预后极差,并且很难做到根治性切除(Hawkins et al,2004)。对这种病人行姑息性方法可能是最好的选择。

切口部位复发

从理论上讲,对于最终确诊为胆囊癌的病人,腹腔镜胆囊切除术后存在切口部位复发的风险。这一风险可能会因腹腔内胆汁或结石的溢出而增加(Winston et al,1999)。Paolucci等人对409例初诊为胆囊良性疾病进行腹腔镜胆囊切除术而最终病理诊断为胆囊癌的病人进行了研究(Paolucci et al,1999)。在术后中位180天的时间内,17%的病人发生腹腔镜切口部位复发。由于发生切口部位复发的比例较高,一些外科医生建议在胆囊癌再次手术时对原来的切口进行切除。但是应该认识到切口复发是唯一的复发部位的可能性非常小(Povoski et al,2004;Shoup & Fong,2002)。Maker和同事(2012)进行的一项研究显示,有113例意外发现胆囊癌病人在腹腔镜胆囊切除术后再次进行根治性切除术。69例行腹腔镜切口切除,而44例

未切除。切口部位转移率为 19%,并且与肿瘤的腹膜种植有关,但是与病人的预后无关。鉴于切口部位复发更多的是侵袭性疾病的标志,我们不主张在再次手术时对原来的切口进行经验性切除。

结果

　　胆囊癌的治疗现状或许有所改善,但结果仍然令人沮丧。从历史资料上看,超过 2/3 的病人就诊时已经失去了手术时机,即使能够手术,病人的预后也非常差。既往的大宗病例报告(Perpetuo et al,1978;Piehler & Crichlow,1978)显示,胆囊癌病人术后 5 年生存率为 5%,中位生存时间为 5 个月。术后 1 年生存率仅为 12%。大约 25% 的病人进行了根治性切除术,但是这些选择行根治性切除术的病人术后 5 年生存率仅为 17%。20 世纪 90 年代来自欧洲和澳大利亚的研究显示,胆囊癌病人术后中位生存时间大约为 3 个月,术后 5 年生存率大约为 5%(Carty & Johnson,1991;Cubertafond et al,1994;Wilkinson,1995)。

　　纪念斯隆-凯特琳癌症中心的数据显示,在 1995—2005 年接受治疗的胆囊癌病人的预后较以前有改善(Duffy et al,2008)。在 435 例病人中,中位生存时间为 10.3 个月(95% CI,8.8~11.8 个月),中位随访时间为 26.6 个月。一项随访研究对因意外发现胆囊癌再次行根治性切除术的病人进行了分析,结果显示无肿瘤残留的病人术后中位无瘤生存时间为 93.4 个月,而伴有肿瘤残留的病人术后中位无瘤生存时间为 11.2 个月(Butte et al,2014)。与更差的疾病特异性生存率相关的因素包括淋巴结转移、肿瘤分期以及任何部位的肿瘤残留。一项使用 SEER 数据的研究分析了行手术治疗的胆囊癌病人的生存情况,结果显示自 1991—2005 年病人的生存预后无差异,术后 5 年总体生存率为 21.3%,中位生存时间为 16 个月(Mayo et al,2010)。同样,一项来自 3 个中心的研究显示,10 年来行手术治疗的胆囊癌病人术后疾病特异性中位生存时间为 16.97 个月(Butte et al,2011b)。

　　肝胆外科手术技术的进步使恶性肿瘤病人能得到更安全、合理的治疗。越来越多的证据显示,对于无远处转移的胆囊癌病人,选择激进的手术方法可使病人获得长期生存。由于胆囊癌发病率较低,目前缺乏前瞻性研究的数据,治疗决策只能根据不够完善的回顾性研究来制定。由于大多数可行手术切除的胆囊癌是意外发现的,手术决策是基于胆囊标本或影像学的 T 分期,因此下面介绍 3 种可切除的 T 分期胆囊癌的治疗方法及其预后。

T1 期肿瘤(肿瘤局限于肌层)

　　T1 期肿瘤在影像学上不易被发现,一般是在切除的胆囊标本中被意外发现的。根据定义,T1 期肿瘤没有突破胆囊壁的肌层,而且由于单纯胆囊切除术在胆囊壁肌层周围进行分离,所以理论上这种手术方式对 T1 期肿瘤是根治性的。T1 期肿瘤很少会发生淋巴结转移。在少数情况下,T1 期肿瘤在术中被发现,手术医生应用手检查淋巴结,并对可疑的淋巴结进行活检。获得阴性切缘至关重要,应仔细地检查胆囊管切缘,保证切缘无肿瘤残留。有时为获得阴性切缘,需要切除胆总

表 49.8　T1 期胆囊癌切除术后病人的实际生存率

参考文献	例数	手术方式	3 年生存率/%	5 年生存率/%
Ogura et al,1991*	366	未说明	87	78
Shirai et al,1992b	35(Ta) 4(T1b)	单纯胆囊切除术	100[†]	100[†]
Ouchi et al,2002*	167(T1a) 67(T1b)	单纯胆囊切除术(93%) 单纯胆囊切除术(55%)	未报道 未报道	99 95
Toyonaga et al,2003	22	单纯胆囊切除术	100	100
Hari et al,2013**	300(T1a) 536(T1b)	单纯胆囊切除术(79%) 单纯胆囊切除术(80%)	未报道 未报道	70[†] 56[†]

除非另有说明,否则生存率是指总体生存率。
* 多中心研究。
** 来自 SEER 的数据。
[†] 疾病特异性生存率。
From Edge SB,Byrd DR,Compton CC,eds. AJCC Cancer Staging Manual. 7th ed. New York,NY:Springer,2010.

管。少数 T1 期胆囊癌通过黏膜下播散侵犯胆囊管切缘从而导致术后复发(Shirai et al,1992a)。如前所述,T1b 期肿瘤似乎有较高的复发风险。因此,T1b 期肿瘤需要确定淋巴结是否转移,对于可以耐受手术的病人,建议行扩大胆囊切除术。

　　总体而言,单纯胆囊切除术的治愈率为 85% ~ 100%,表 49.8 对结果进行了汇总。当代 SEER 数据库的数据分析显示,T1 肿瘤的总体生存率可能接近 50%(Hari et al,2013;Mayo et al,2010)。由于 SEER 数据库的注册人群不同并且缺失一些临床病理资料,这些数据存在偏倚和不准确性,这或许能解释为什么其研究结果与其他单中心或多中心的研究结果有所不同。

T2 期肿瘤(肿瘤侵入浆膜下层)

　　T2 期肿瘤最有可能从肝切除和肝门淋巴结清扫的扩大胆囊切除术获益。表 49.9 总结了近年来一系列研究结果。由于 T2 期肿瘤术前难以诊断,它们常常在胆囊切除术中被意外发现。单纯胆囊切除术在浆膜下层进行分离,这个层面通常受肿瘤侵犯,因此,许多 T2 期肿瘤在单纯胆囊切除术后存在切缘阳性(Yamaguchi et al,1992)。有研究显示,T2 期肿瘤在胆囊内的位置与病人术后生存率和肿瘤复发部位有关,靠近肝脏面的肿瘤(相比靠近腹膜面的肿瘤)预后更差(Shindoh et al,2015)。此外,大约 1/3 的 T2 期肿瘤伴有淋巴结转移,因此,需要强调区域淋巴结清扫在诊断和治疗方案制定中的重要性(Chijiiwa et al,2001)。尽管基于多个回顾性研究分析,但是这些数据显示,与行单纯胆囊切除术相比,行扩大胆囊切除术的病人生存时间明显延长。值得注意的是,针对这一分期,60% ~ 100% 的病人在扩大切除术后获得了长期生存,而单纯胆囊切除术后获得长期生存者不足 50%。

表 49.9   根据手术切除范围的不同,T2 期胆囊癌切除术后病人的实际生存率

参考文献	例数	手术方式	5 年总体生存率/%
Shirai et al,1992b	10	扩大胆囊切除术	90*
	35	单纯胆囊切除术	41*
Fong et al,2000	16	单纯胆囊切除术	19*
	37	扩大胆囊切除术	61*
Ouchi et al,2002**	48	单纯胆囊切除术	70†
	153	扩大胆囊切除术	(对于所有 T2 期肿瘤)
Toyonaga et al, 2003	25	单纯胆囊切除术	65*
	18	扩大胆囊切除术	38*
Suzuki et al,2004	20	扩大胆囊切除术	77
Foster et al,2007	10	单纯胆囊切除术	38*
	9	扩大胆囊切除术	78*
Kang et al,2007	19	单纯胆囊切除术	56
Goetze & Paolucci, 2010**	161	单纯胆囊切除术	25*
	139	扩大胆囊切除术	41*

*$P<0.05$。
** 多中心研究。
†扩大胆囊切除术改善总体生存率($P=0.051$)。

T3 期/T4 期肿瘤(局部晚期)

对于没有远处转移的局部晚期胆囊癌(T3 期和 T4 期肿瘤),其外科治疗方法最具争议。表 49.10 总结了对这类病人的一些有代表性的研究。既往认为,这些病人预后极差,外科切除无法根治。但是从 20 世纪 90 年代以来,许多小样本的研究显示,有选择性地对病人实施不同范围的扩大切除术,有可能使病人获得长期生存。纪念斯隆-凯特琳癌症中心的一项研究显示,有 15% ~ 20% 的局部晚期肿瘤病人获得了长期生存(图 49.8)(D'Angelica et al,2009)。

特别是日本的许多研究显示,这些病人有获得长期生存的可能。日本的外科医生较为宽泛地使用扩大切除的方法,包括血管切除、胆管切除、扩大肝切除以及肝胰十二指肠切除(Nakamura et al, 1989;Onoyama et al, 1995;Shirai et al, 1992b)。一般来说,常规行扩大淋巴结清扫,较好的预后可能与肿瘤分期的改变以及更准确的分期有关。西方的研究显示扩大切除术有相似的效果(Gall et al,1991)。然而,这些数据必须针对特定的病人来理解,总的来说,对于大多数局部晚期肿瘤伴有肿瘤转移的病人,常常不可能行根治性切除术。在每项研究中,与预后相关的最重要的因素是淋巴结转移。伴有远处淋巴结转移或者肝十二指肠韧带淋巴结转移的病人,很少能长期生存。只有极少数无淋巴结转移的局部晚期肿瘤病人可能从扩大切除术中较多获益。对于局部晚期胆囊癌,术前应进行仔细评估以排除远处转移。一般情况下,伴有肝

表 49.10   无远处转移的 T3 期和 T4 期胆囊癌扩大切除术后的实际生存率

参考文献	例数	分期	3 年总体生存率/%	5 年总体生存率/%
Ogura et al,1991*	453	IV	18	8
Matsumoto et al,1992	8	III	38	未报道
	27	IV	25	
Onoyama et al,1995	12	III	44†	44†
	14	IV	8†	8†
Bartlett et al,1996	8	III	63†	63†
	7	IV	25†	25†
Fong et al,2000	58	III/IV	28	28
Kondo et al,2002	29	IV	24	17
Ouchi et al,2002**	40	III	未报道	20†
	11	IV		0†
Wakabayashi et al,2004	8	III	83†	83†
	13	IV	46†	46†
Foster et al,2007	26	III	未报道	15
Kang et al,2007	26	III	未报道	15
D'Angelica et al,2009	63	III/IV	未报道	25
Goetze & Paolucci et al, 2010	46	III	未报道	17

* 多中心研究。
** 所有病人在腹腔镜胆囊切除术后确诊。
†$P<0.05$。

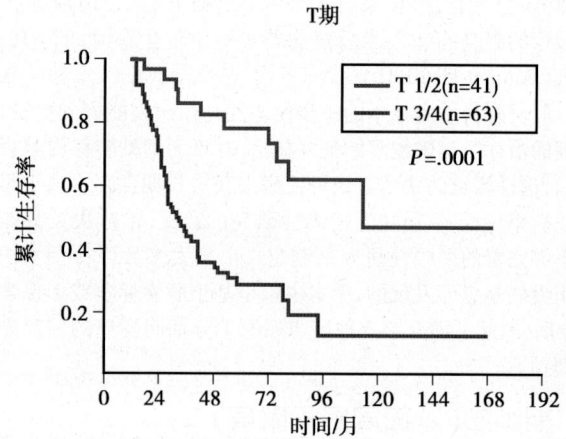

图 49.8   按 T 期分类,104 例胆囊癌病人的疾病特异性生存率(From D'Angelica M,et al,2009:Analysis of the extent of resection for adenocarcinoma of the gallbladder. Ann Surg Oncol 16[4]:806-816.)

十二指肠韧带外淋巴结转移的病人不应该行切除术。但是,对于严格筛选的病人,扩大根治性切除术是病人获得长期生存的唯一机会。

局部区域的淋巴结转移

在许多研究中,淋巴结转移是预后的独立影响因子。虽然发生淋巴结转移的数目和部位会影响病人的预后,但是任何部位的淋巴结转移都与预后不良有关。例如,在纪念斯隆-凯特琳癌症中心对 104 例胆囊癌的一项研究中,34 例 N1 期肿瘤病人术后 5 年生存率(17%)明显低于 N0 期肿瘤病人(51%;P=0.0002)(D'Angelica et al,2009)。Endo 和同事(2006)报道了类似的生存差异,无淋巴结转移者术后 5 年生存率为 77%,而有一个淋巴结转移者术后 5 年生存率为 33%。在胆囊切除术后意外发现胆囊癌的病人中也观察到类似情况。Pawlik 和同事(2007)在胆囊切除术后诊断为胆囊癌的病人中分析了淋巴结转移与生存率的关系,发现无淋巴结转移者术后 5 年生存率为 73%,而有淋巴结转移者术后 5 年生存率为 27%。淋巴结转移的数目也被认为是与预后有关的因素。有一个淋巴结转移的病人术后 5 年生存率(33%)高于有 2 个或 2 个以上淋巴结转移的病人(0;P<0.05)(Endo et al,2006)。

腹腔镜胆囊切除术后意外发现胆囊癌

对于接受过非根治性胆囊切除术的胆囊癌病人的外科处理,前文已经阐述过。如果在非根治性胆囊切除术后发现胆囊癌,并且没有肿瘤的播散,在大多数情况下有必要进行再次切除。对于再次行根治性切除术的病人,其预后与首次行根治性切除术的病人相似,似乎每一个分期的肿瘤都是如此(Fong et al,2000)。

出现黄疸的临床意义

黄疸的出现是一个不好的表现,因为它表明肿瘤已侵犯肝门。在纪念斯隆-凯特琳癌症中心的 240 例胆囊癌病人中,82 例(34%)伴有黄疸,他们可能处于肿瘤的晚期;只有 6 例进行了根治性切除术,并且只有 4 例达到了 R0 切除(Hawkins et al,2004)。伴有黄疸的病人疾病特异性中位生存时间为 6 个月,明显低于不伴有黄疸的病人(16 个月;P<0.0001),并且伴有黄疸的病人生存时间均未超过 2 年。然而,一项回顾性研究显示,虽然黄疸与较高的肿瘤分期有关,但是它并没有排除手术切除的可能性(Varma et al,2009);50% 的黄疸病人接受了 R0 切除。没有报道显示伴有黄疸和不伴有黄疸病人的生存率有差异。因此,对于伴有黄疸的胆囊癌病人,可以选择地争取根治性切除术,但手术团队和病人对疗效的期望不宜太高。

辅助治疗

由于胆囊癌发病率低,很难进行大样本的随机对照研究,文献中有大量小样本的回顾性对比研究,这些研究试图阐明根治性切除术后的辅助化疗和放疗是否有助于改善病人的预后。纪念斯隆-凯特琳癌症中心的一项研究显示,85% 的肿瘤复发部位都包括远处转移(Jarnagin et al,2003),因此强调了全身性治疗的重要性。从 20 世纪 70 年代到 80 年代,一些少于 10 例病人的研究显示,与既往病人对比,辅助化疗有助于改善预后(Morrow et al,1983;Oswalt & Cruz,1977)。然而,一项对 15 例病人的研究显示,接受术后辅助化疗、放疗或者两者联合治疗的

病人的预后与未行辅助治疗的病人的预后无差异(Chao & Greager,1991)。一项回顾性研究分析 123 例胆囊癌切除术后接受或不接受辅助治疗的总体生存率,结果发现两组之间的总体生存率无差异。但是,接受辅助治疗的病人有更高的非根治性切除率、更高的肿瘤分期以及淋巴结转移率(Duffy et al,2008)。

在过去几十年里,一些研究显示术后辅助放疗在一定程度上能改善胆囊癌病人的预后(Bosset et al,1989;Hanna & Rider,1978;Todoroki et al,1991)。至少有 2 个基于 SEER 数据库的研究试图评估辅助放疗对胆囊癌的疗效。一项研究显示,在淋巴结转移或者 T2 期或者更高分期肿瘤病人中,辅助放疗与预后有关(15 个月对比 8 个月)(Wang et al,2008)。随后的一项研究显示,尽管接受辅助放疗的病人不到 20%,但是与未接受辅助放疗的病人相比,短期生存率有所改善,但是 5 年生存率无差异(Hyder et al,2014)。

多项随机对照研究评估了辅助化疗对胆囊癌的疗效。Takada 和同事(2002)报告了一项在日本进行的多中心 III 期临床研究,包括 508 例胆道和胰腺肿瘤病人,其中 140 例为胆囊癌,这些病人被随机分为两组,一组仅行手术切除,而另一组行手术切除联合辅助化疗(丝裂霉素 C 和 5-氟尿嘧啶)。行手术切除联合辅助化疗的胆囊癌病人术后 5 年实际无病生存率(20.3%)优于仅行手术切除的病人(11.6%;P=0.02)。在一项针对无法手术切除的胆囊癌病人的三组试验中,研究比较了当代药物吉西他滨与 5-氟尿嘧啶和最佳支持治疗的疗效。结果显示,与 5-氟尿嘧啶和最佳支持治疗相比,吉西他滨显著提高了病人的中位生存时间(9.5 个月对比 4.5 个月和 4.6 个月;P=0.039)(Sharma et al,2010a)。

目前,以吉西他滨为主的治疗方案,通常与铂类药物联合使用,这已成为治疗胆囊癌的最常用的方法。辅助治疗应用的许多数据是从无法手术切除和转移的病人的研究中得出的。吉西他滨与吉西他滨联合顺铂治疗转移性胆道肿瘤的研究,为以吉西他滨为主的辅助治疗方案提供了理论依据(Valle et al,2010);将 410 例局部晚期或者伴有转移的胆囊癌、胆管癌以及壶腹部癌病人进行随机分组,以总体生存率为主要研究终点,其中 149 例为胆囊癌。中位随访时间为 8.2 个月,结果显示两治疗组间总体生存率有显著差异(HR=0.61;范围 0.42~0.89)。另一项小样本的随机对照研究显示,对于无法切除或者伴有转移的胆囊癌,吉西他滨联合奥沙利铂的治疗方案与 5-氟尿嘧啶或最佳支持治疗相比,具有类似的改善预后的作用(Sharma et al,2010b)。行吉西他滨联合奥沙利铂治疗的病人的中位生存时间为 9.5 个月(n=27),而行 5-氟尿嘧啶治疗的病人的中位生存时间为 4.6 个月(n=28;P=0.039)。

基于在一些胆道癌和胆囊癌中发现的基因突变的情况,已经对小分子抑制剂联合标准化疗方案的效果进行评估。已有两项对晚期胆管癌病人应用吉西他滨和铂类化疗方案时增加表皮生长因子受体抑制剂的临床研究。Lee 和同事(2012)将 82 例接受吉西他滨和奥沙利铂联合治疗的胆囊癌病人随机分组是否加用厄洛替尼。Malka 和同事(2014)将 22 例接受同一治疗方案的胆囊癌病人随访分组是否加用西妥昔单抗。这两项研究均未发现增加表皮生长因子受体抑制剂对病人的中位无进展生存时间或者总体生存时间产生影响。同样,已有两项 II 期临床研究评估了抗血管生成药索拉非尼联合吉西他滨的

化疗方案对胆囊癌的疗效,但均未发现索拉非尼能延长无进展生存时间或者总体生存时间(Lee et al,2013;Moehler et al,2014)。HER-2 在胆囊癌中的表达也是一个潜在的靶向治疗位点(Roa et al,2014)。

根据现有的数据,对高风险病人(如 T4 期肿瘤、淋巴结转移和 R1 切除)进行新辅助治疗(如前所述)和辅助治疗,以及与肿瘤学专家协商治疗方案是合理的。但是,必须强调的是,辅助治疗在不可手术切除或者伴有转移的病人中观察到的效果不一定能在手术切除病人的辅助治疗中观察到。

姑息性治疗

由于大多数胆囊癌病人在就诊时肿瘤已经无法手术切除,因此大多数治疗方案是姑息性的。需要姑息性治疗的常见症状包括疼痛、黄疸和肠梗阻。黄疸的姑息性治疗可能比较复杂,主要取决于胆道梗阻的位置和程度。这些病人的预后很差,并且化疗对延长病人生存的作用有限。过去,对于特别选择的病人,手术解除胆道梗阻的效果最好。随着经皮放置支架的介入技术的发展,手术方法如肝脏 Ⅲ 段胆管空肠吻合(图 49.9)(Bismuth & Corlette,1975;Kapoor et al,1996)或者 Longmire 手术(Longmire et al,1973)的使用已经逐渐减少。对于有梗阻性黄疸症状的病人,通过内镜放置支架或者经皮放置支架是缓解黄疸和减少并发症的首选方法(Lung et al,2009;Naitoh et al,2009;Togawa et al,2008)。

一般来说,需要姑息性治疗的有症状的胆囊癌病人治疗后并发症发生率很高。纪念斯隆-凯特琳癌症中心的一项前瞻性研究对 109 例因近端胆道恶性肿瘤引起梗阻的病人行经皮胆道引流(见第 28 章)。严重并发症发生率为 58%,2 例死亡与手术有关。术后 8 周死亡率为 28%。这些姑息性方法缓解黄疸所引起的瘙痒是有效的,但是病人的生活质量并没有改善(Robson et al,2010)。由于并发症和死亡发生率高,因此不推荐在没有症状或者没有特殊的原因,例如需要进行化疗时,对

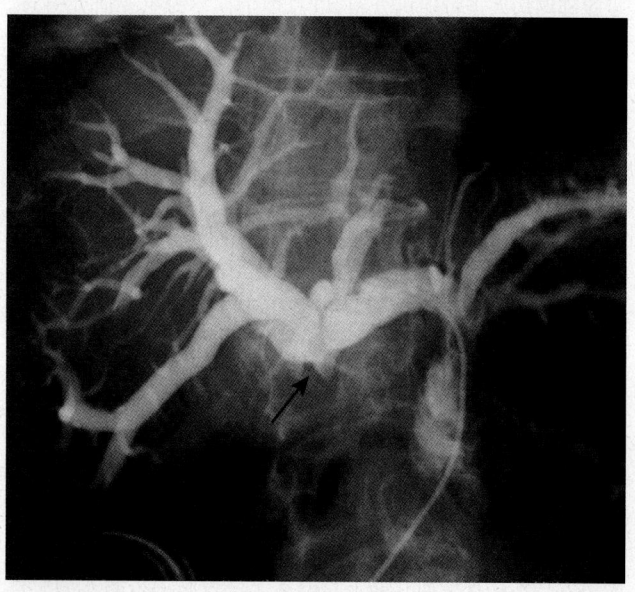

图 49.9　T 管造影显示肝脏 Ⅲ 段胆管与空肠吻合。吻合口远离肝门部的恶性梗阻(黑色箭头)

黄疸进行姑息性治疗。Saluja 和同事(2008)在 44 例伴有黄疸的胆囊癌病人中随机分组进行经皮支架置入术或者经内镜支架置入术。经皮支架置入术的成功率为 89%,而经内镜支架置入术的成功率为 41%(P<0.001)。行经内镜支架置入术的病人发生胆管炎的风险(48%)明显高于行经皮支架置入术的病人(11%;P=0.002)。两组死亡率相似,但经皮支架置入术比经内镜支架置入术能更好地减轻黄疸症状。通常,经内镜支架置入术和经皮支架置入术的选择取决于当地医疗条件和医生。有症状的肠梗阻病人可以进行肠转流手术。由于预后极差,经皮放置饲养管或者引流管和经内镜支架置入术优于肠转流手术。

化疗已用于对无法切除肿瘤的姑息性治疗,但通常效果不佳。过去曾使用的一些治疗方案包括有 5-氟尿嘧啶、亚叶酸、丝裂霉素 C、阿霉素和甲氨蝶呤。这些治疗方案的有效率通常为 10% ~ 20%(Hejna & Zielinski,2001)。吉西他滨和奥沙利铂治疗方案的临床研究显示,有效率为 40% ~ 50%(Andre et al,2008;Harder et al,2006;Verderame et al,2006)。在使用吉西他滨联合顺铂与单独使用吉西他滨的 ABC-02 研究中,实验组有效率(包括疾病稳定)为 81.4%,而对照组为 71.8%(Valle et al,2010)。对于局部晚期肿瘤,放疗可能是一种有效的姑息性治疗方法。病人对放疗的耐受性一般较好,并且放疗可对肿瘤局部症状产生治疗效果,通常与化疗联合使用(Lin et al,2005;Valle et al,2010)。

小结

虽然胆囊癌的总体情况很差,但在识别高危病人、术前分期和病人选择方面都取得了进步。没有发生转移的胆囊癌可以通过扩大切除术来治愈,虽然大多数治愈的病人都处于肿瘤的早期阶段,但是对于局部晚期肿瘤病人仍有治愈的希望。最重要的经验或许是要早期从胆囊壁的异常中发现胆囊癌,因为首次即行根治性切除术仍然是取得良好效果的最佳时机。诊治胆囊疾病的普通外科医生应该仔细阅读已诊断为良性胆囊结石病人的术前影像学资料,尤其是超声检查结果,一旦发现影像学报告胆囊壁异常,必须考虑到肿瘤恶变的可能性。

在胆囊切除时意外发现胆囊癌很常见,对于大多数 T1 期肿瘤,胆囊切除已经足够(表 49.11)。例外的情况是,胆囊管切缘阳性的病人应该行根治性切除术,并且对于 T1b 期肿瘤也应考虑再次行根治性切除术。对于 T2 ~ T4 期肿瘤,如前所述,也应该进行再次切除。一般来说,发生远处淋巴结转移(N2 期)的肿瘤是无法根治的,可能不会从再次手术中受益。由于肿瘤转移发生率较高,术前影像学检查和术中分期十分重要。对于术前诊断为胆囊癌的病人,如前所述,应该行肝切除和肝门淋巴结清扫。即使对于较大肿瘤、局部晚期肿瘤,也有可能根治,虽然这种可能性比较低。在经过筛选、其他方面健康的病人,如果没有发生远处转移(包括远处淋巴结转移),应该采取积极的手术治疗。对于局部晚期、未发生淋巴结转移的病人,虽然根治性切除术有可能使病人获得长期生存,但是较为少见。对于仅限于肝十二指肠韧带内淋巴转移的病人,也存在类似情况。

表 49.11　胆囊切除术后诊断为胆囊癌的治疗建议

T 期	推荐的手术方式	注释
Ⅰa	单纯胆囊切除术	80%～100%的肿瘤可治愈
Ⅰb,Ⅱ	扩大胆囊切除术联合肝Ⅳb 和Ⅴ段切除以及区域淋巴结清扫 如果胆管切缘阳性,则进行胆管切除术	
Ⅲ	如上所述,肝Ⅳb 和Ⅴ段切除联合胆管切除,必要时行大范围肝切除术	由于肿瘤经常侵犯胆管和右肝的血管结构,需要行大范围肝切除术
Ⅳ	如果肿瘤可切除,手术方式与Ⅲ期相同	常因肿瘤侵犯肝门部血管而无法切除

　　治疗胆囊癌的正确手术方式已开展了广泛讨论,包括肝切除从而完整地切除肿瘤并获得阴性切缘。这通常是指肝脏Ⅳb段和Ⅴ段切除,但是如果侵犯肝门,那么就需要行扩大肝切除术。如果有必要,可行胆管切除以获得阴性切缘,但是这并非常规。彻底清扫肝十二指肠韧带内的淋巴结是治疗的重要组成部分。通过胰十二指肠切除来清扫远处转移淋巴结的大范围切除术虽然已有报道,但是其风险常常大于疗效,因此对于大多数病人不提倡应用这种方法。尽管有相对乐观的态度,但是最重要的问题是对于晚期、有转移或者复发病人的治疗。新的随机对照研究进一步强调了以吉西他滨为主的化疗方案是最有效的方法。研发更多有效的全身性药物十分重要。外科医生常常需利用姑息性治疗来改善晚期胆囊癌病人的生活质量。

　　在过去的几十年里,外科医生已经证明对没有发生转移的胆囊癌行外科切除的安全性。由于胆囊癌发现时常常处于晚期,因此需要在胆道恶性肿瘤的早期诊断及研发更有效的全身性药物等方面做出努力。由于胆囊癌发病率低,对整个人群进行筛查是不必要的。但是,需要加强医学宣教以提高对胆囊癌的警惕性,这样医生对有胆囊疾病体征或者症状的病人会考虑到胆囊癌这一诊断,从而在早期阶段发现胆囊癌。

（黄志勇　译　张志伟　审）

第 50 章

肝内胆管癌

Kheman Rajkomar and Jonathan B. Koea

肝内胆管癌是一种原发性肝脏恶性肿瘤。与其他上消化道原发性腺癌一样，这些肿瘤常表现为局部进展或转移性疾病引起的症状。它们具有生物侵袭性，手术切除是唯一已知的可能有效的治疗方法。目前很少有主动的全身疗法。

肝内胆管癌也称为周围型胆管癌、胆管癌或胆管细胞癌，这些术语以前经常交替使用。1959 年，Steiner 和 Higginson 首次使用胆管细胞癌来描述这一胆管癌亚型，其腺体小而规则，有不明显的管腔，类似于增生的胆管。目前的命名术语是肝内胆管癌（intrahepatic cholangiocarcinoma，IHCC），指的是由肝内胆管中高于左右肝管水平的胆管上皮细胞引起的肿瘤（日本肝癌研究组，1990）。这些肿瘤占原发性肝恶性肿瘤的 10%，尽管人们对肝外胆管癌的认识很多，但对 IHCC 的了解较少。

即使直到最近，针对 IHCC 的肝切除还是很少被描述。Foster 和 Berman（1977）在他们对美国早期肝脏手术的总结中只描述了 13 例，而报告了 112 例肝细胞癌和 47 例肝母细胞瘤的切除。这种低数量的切除可能代表了疾病晚期表现时被诊断的频率。可能这也表明，对 IHCC 作为一种少见的原发性肝癌的认识是缓慢发生的，而且许多既往被诊断为来自未知原发部位的转移病灶。然而，近年来，随着对 IHCC 的认识不断增加，针对这类癌症病人综合治疗的研究已经取得了显著的临床成果。

流行病学和统计学

胆管癌的发病率在世界范围内呈上升趋势，目前已成为仅次于肝细胞癌的第二大肝癌（Olnes & Erlich，2004）。美国每年有 5 000～6 000 个新确诊病例（Jemal et al，2009；Vauthey & Blumgart 1994），英国每年超过 1 000 例（Khan et al，2002）。然而，总的来说，胆管癌很少见，只占所有消化道肿瘤的 3%（Lazaridis & Gores，2005）。这意味着胆管癌很少被普通外科医生或胃肠病学家重视，它的罕见性使治疗试验的尝试受挫。

更详细的流行病学数据分析表明，IHCC 的发病率和死亡率在上升，而肝外胆管癌的发病率和死亡率在下降（Endo et al，2008；Khan et al，2002；Patel 2001）。这提示肿瘤可能有不同的病因，尽管相似的微观形态。然而，对这些信息的解释必须谨慎。IHCC 以单发或多发的肝脏病变为表现。在过去，许多 IHCC 可能被诊断为转移性腺癌而没有进一步的研究。此外，监测、流行病学和最终结果（Surveillance, Epidemiology, and End Results，SEER）数据库的分析显示，超过 90% 的肝门部胆管癌

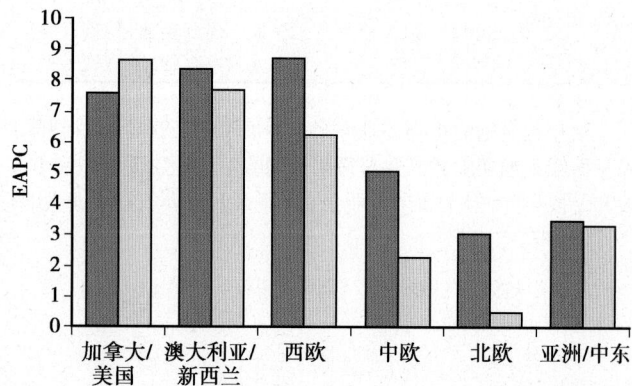

图 50.1 男性（黄色）和女性（蓝色）按地理区域划分的肝内胆管癌年龄调整死亡率的估计年均变化百分比（EAPC）（Modified from Patel T, 2002：Worldwide trends in mortality from biliary tract malignancies. BMC Cancer 2：1-5.）

被错误地归类为 IHCC，而肝外胆道癌常被归类为胆囊癌（Shaib & El-Serag，2004）。然而，即使这些分类问题得到解决，世界范围内 IHCC 的死亡率仍在上升（图 50.1）（Shaib et al，2005）。

目前，IHCC 在美国的发病率为 0.85/10 万人（Patel，2002；Shaib & El-Serag 2004；Shaib et al，2004）。泰国东北部是世界上发病率最高的地区（每 10 万人中有 96 人）（Khan et al，2002）。通常，IHCC 发病年龄为 70 岁，在男性中更常见（Khan et al，2002；Shaib et al，2005）。

病因和危险因素

大多数 IHCC 病人没有已知的危险因素。然而，许多导致胆道上皮慢性炎症的危险因素被确认。大多数这些危险因素最终导致肝内和肝外胆管癌的发生。

原发性硬化性胆管炎（见第 43 章）

原发性硬化性胆管炎（primary sclerosing cholangitis，PSC）是西方国家胆管癌最常见的危险因素。PSC 病人胆管癌的累积年风险为每年 1.5%（Farrant et al，1991），这些病人胆管癌的患病率为 8% 至 40%（Pitt et al，1995；Rosen et al，1991）。而同时合并炎症性肠病（inflammatory bowel disease，IBD）的病人发生胆管癌的风险更高，其 10 年和 20 年发生胆管癌的概率分别为 14% 和 31%，而无 IBD 病人为 2% 和 2%（Claessen et al，

2009)。

PSC 病人的胆管癌通常比散发性胆管癌病人早发生 20~30 年(30~50 岁对比 60~70 岁)(Berquist & Broome,2001;Farrant et al,1991)。此外,由于难以发现炎症性狭窄的恶性变化,PSC 相关胆管癌常表现为晚期疾病。由于慢性肝病的存在,手术治疗很困难,而且病人不适合肝移植。因此,他们的预后较差(Kaya et al,2001)。PSC 病人胆管癌的预测因素包括短时间内出现黄疸、体重减轻、近端胆管狭窄远端胆管扩张,糖类抗原 19-9(carbohydrate antigen 19-9,CA19-9)高,影像学上表现为具有增强延迟的低密度团块,并在胆管上发现细胞异常增生或恶性肿瘤的证据(Harewood,2008)。

寄生虫感染(见第 45 章)

在东南亚地区,泰国肝吸虫(*Opisthorchis viverrini*)和华支睾吸虫(*Clinorchis sinensis*)的感染增加了胆管癌发生风险(Hasweel-Elkins et al,2008;Jang et al,2008;Sripa & Pairojkul,2008;Sripa et al,2007;Watanapa,1996;Watanapa & Watanapa,2002)。其致癌机制尚不清楚。然而,机械刺激、排出的代谢产物和促炎细胞因子的作用,特别是那些刺激活化的白细胞释放一氧化氮的因素,可能发挥了作用(Sripa et al,2007)。

另一种寄生虫感染是由肝片吸虫(*Fasciola hepatica*)或巨大肝片吸虫(*Fasciola gigantica*)引起的。这些寄生虫遍布亚洲、非洲、美洲和大洋洲。它们从十二指肠进入肝脏,引起肝纤维化。没有证据表明肝片吸虫病可增加胆管癌的风险,尽管伴随感染的放射学和纤维化病理改变很难与癌区分(Kim et al,2005;Marcos et al,2008)。

肝内胆管结石(见第 39 和 44 章)

复发性化脓性胆管炎的特征是反复发作的逆行胆管炎、肝内胆管结石、胆道狭窄和扩张。该综合征出现在东南亚五分之一的人口中,其中高达 10% 的病人发展为 IHCC(Chen et al,1993;Kubo et al,1995;Lesurtel et al,2002;Su et al,1997),可能是由于慢性胆汁郁积导致慢性感染和炎症并恶性转化。经调查,病人表现为反复发作的胆管炎,有明显的肝内胆管结石和相关的炎症性胆道狭窄(Chu et al,1997)。肝内胆管结石的治疗与胆管癌发生的平均间隔时间为 3~8 年(Liu et al,2011)。也可能存在肝吸虫感染,但复发性化脓性胆管炎似乎是一种单独的情况,可在没有寄生虫感染的情况下发展(Kim et al,2003)。

先天性管囊肿(见第 46 章)

未经治疗的胆总管囊肿会增加发生恶性变化的风险。如果在 20 岁之前不切除囊肿,胆管癌的发病率估计为 10%~20%(Lipsett et al,1994;Ohtsuka et al,2001)。相应地,囊肿切除的病人胆管癌的发病率非常低(Hewitt et al,1995),尽管在囊肿切除后有胆管癌的后续发生的记录(Goto et al,2001)。恶性转化的机制并不清楚,但许多胆总管囊性疾病病人有胰、胆管的合流异常,表明胆汁郁积和慢性反流的胰腺分泌物可能导致慢性炎症的发展和后续胆道上皮细胞恶性变性(Chapman,1999)。

肝硬化和病毒感染(见第 70 和 76 章)

肝硬化病人发生胆管癌的风险增加(10.7% vs. 普通人群 0.7%)(Shaib & El-Serag,2004;Sorensen et al,1998),1% 肝硬化病人在移植时发现有 IHCC(Vallin et al,2013)。此外,丙型肝炎病毒(hepatitis C virus,HCV)病人胆管癌的发病率增加(0.8% vs. 普通人群 0.2%)(Donato et al,2001;Shaib et al,2005;Ralphs & Khan,2013)。这可能是病毒的直接作用,与对照组相比,因 HCV 相关肝硬化而接受移植手术治疗的病人的移植肝脏中更容易出现胆道异常增生(Torbenson et al,2007)。IHCC 在慢性乙型肝炎病人中也更为常见(11.5% vs. 普通人群 5.5%)(Donato et al,2001),这些病人的肿瘤呈肿块状生长,这与切除后更有利的预后有关(Wu et al,2013)。西方胆管癌发病率的增加与慢性肝病和慢性病毒感染的增加有关(Shaib & El-Serag,2004;Shaib et al,2005)。此外,最近的证据表明,非酒精性脂肪性肝炎存在于 20% 的 IHCC 病人中,尽管这可能反映的是生活方式而不是病因(Reddy et al,2013)。糖尿病和肥胖也与胆管癌风险增加有关(Malhi & Gores 2006;Oh et al,2005)。

人类免疫缺陷病毒(human immunodeficiency virus,HIV)不会导致肝硬化,但是在 0.5% 的 HIV 病人中发现胆管癌,而在对照组中只有 0.1%,这表明 HIV 也与胆道癌风险的增加有关(Shaib et al,2005)。

良性胆道肿瘤(见第 48 和 90B 章)

由胆道囊腺瘤发展成胆道囊腺癌是罕见的,一般来说,如果囊腺瘤多年未治疗就会发生。没有卵巢间质组织的胆道囊腺瘤发生恶性变化的风险较高。病人在 60~70 岁出现囊腺癌,而囊腺瘤出现在更早的年龄(Buetow et al,1995)。IHCC 也被报道在胆道乳头瘤病人中发生(Cox et al,2005;Galluoglu et al,2007)。

化学因素

二氧化钍在 1928—1950 年间被用作放射造影剂。生物半衰期为 400 年,能在肝脏和脾脏的网状上皮细胞中积累,与一般人群相比,发生胆管癌的风险增加 300 倍(Lipshutz et al,2002;Rubel & Ishak,1982)。虽然二氧化钍已不再使用,但它的潜伏期为 16~45 年,这意味着在儿童时期接受过放射检查的病人偶尔仍会出现 IHCC(Case Records of the Massachusetts General Hospital,1981)。

胆管癌的发生还与其他一些化学物质相关。如石棉(Szendroi et al,1983)、氯乙烯(Wong et al,1991)、亚硝胺(Mitacek et al,1999)、异烟肼(Lowenfels & Norman,1978)及第一代口服避孕药(Yen et al,1987)。

一般风险因素

胆道分流术和括约肌成形术增加了胆管癌的发生风险(Hakamada et al,1997)。吸烟是 PSC 病人胆管癌的重要危险因素(Bergquist et al,1998),尽管这种关系在一般人群中不太明显(Shaib et al,2005)。

发病机制(见第 9C 章)

胆管癌由胆管细胞的恶性转变发展而来。这些细胞排列在肝内胆管和胆小管上。它们的生理功能主要集中于胆管表面的胆汁修饰和外源性药物的解毒（Alpini et al,2001）。胆管细胞的正常生长和更新在维持胆汁成分、肝分泌和解毒功能中起重要作用，并通过调节增殖和凋亡来实现。然而，当这个过程失去控制时，胆管癌就会发生（Wise et al,2008）。在许多病人中，IHCC 也可能由肝祖细胞发展而来。目前有证据表明，高达 25% 的肝胆管癌（hepatic cholangiocarcinomas, HCC）可能由干细胞发展而来，而 IHCC 和 HCC 在许多基因突变、病毒性肝炎及肝硬化的危险因素方面有共同之处（Sia et al,2013a）。

慢性炎症是与胆管细胞恶性转化相关的许多危险因素中最常见和重要的特征。慢性炎症可导致胆道上皮细胞损伤、胆道阻塞和胆道细胞更新增加（Jaiswal et al,2000）。慢性炎症还会导致 DNA 损伤，激活局部组织修复，刺激细胞增殖，并导致促进生长的局部环境（图 50.2）（Schottenfeld & Beebie-Dimmer,2004）。胆管细胞发挥显著的旁分泌和自分泌作用，并分泌细胞因子白介素-6（interleukin-6,IL-6）、转化生长因子-β（transforming growth factor-β,TGF-β）、白介素-8（interleukin-8,IL-8）、肿瘤坏死因子-α（tumor necrosis factor-α,TNF-α）及血小板源性生长因子（platelet-derived growth factor,PDGF）（Berthiaume & Wands,2004）（见第 11 章）。

这些细胞因子激活胆管细胞中的一氧化氮合酶，导致一氧化氮的产生，一氧化氮与其他活性氧反应，导致基因突变、DNA修复受损、环氧合酶 2（cyclooxygenase-2,COX-2）上调和胆汁淤积（Jaiswal et al,2000）。克隆增殖由表皮生长因子受体（epidermal growth factor receptor,EGFR）、RAS/丝裂原活化蛋白激酶（mitogen-activated protein kinase,MAPK）、IL-6 和 *MET* 诱导。其他变化包括诱导无限增殖潜能（端粒酶逆转录酶激活）、逃避凋亡（COX-2、BCL-2）、新生血管生成（血管内皮生长因子、血管生成素-2）和侵袭（基质金属蛋白酶和 E-钙黏蛋白下调）（Andersen et al,2012）。胆管癌标本中已经证实 *KRAS*、*BRAF* 和肝细胞生长因子/*c-MET* 过表达（Endo et al,2002；Lai et al,2005）。胆管癌中原癌基因 *c-ERB-B2* 被激活，抑癌基因 $p16^{ink4a}$、*p53*、*APC* 和 *DPC4* 低表达（Rashid,2002；Taniai et al,2002）。IL-6 由胆管细胞分泌，激活促生存 p38 MAPK（Ishimura et al,2004；Park et al,1999）。此外，基于组织的分析已经识别出许多表观遗传变化、染色体变异以及信使 RNAs 的下调，表明 IHCC 的癌变是复杂的，是遗传和代谢异常级联的结果（Sia et al,2013b）。

病理亚型和传播方式（见第 47 章）

从宏观上看，IHCC 是硬的，白色的硬化性肿瘤，经常伴有附近的附属病变。然而，大体形态的多变造成了许多病理分类。Nakanuma 及其同事（1985）最初将 IHCC 分为肿块型和管周型。肿块型肿瘤是指恶性和非恶性组织边界清晰的肿瘤，而管周型则多浸润，沿胆管周围组织延伸，成弥散的结节状。这种分类在日本被广泛采用（Fujita,1990），并被 Ohashi 和同事（1994）进一步修改，他们增加了镜状病变，当结节性肿瘤边界

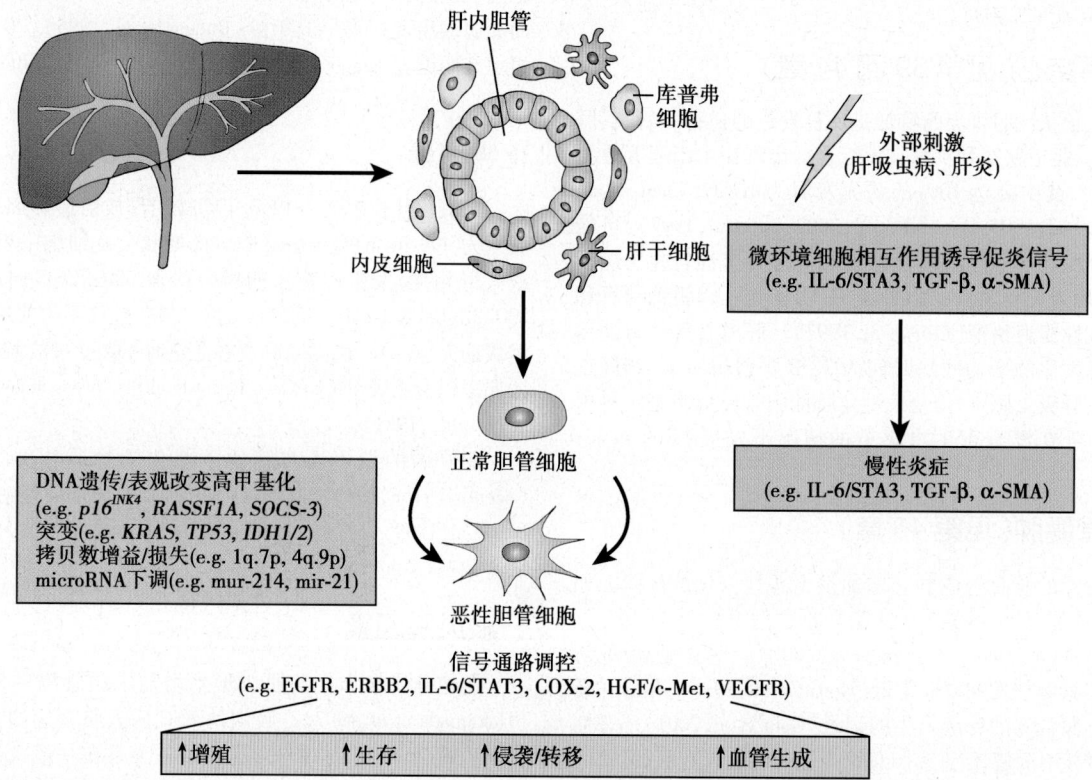

图 50.2   胆道癌变的相关机制综述。外部刺激导致了由几种细胞介导的促癌信号的诱导。生长促进因子和细胞因子的释放（如 IL-6、肿瘤生长因子-神经元）促进了胆管细胞的增殖。这种增殖，连同癌基因和肿瘤抑制基因的遗传和表观改变的积累，导致了胆管细胞的恶性转化，以及参与增殖、生存、侵袭和血管生成的正常信号通路的异常（Modified from Sia D, et al,2013：Intrahepatic cholangiocarcinoma: pathogenesis and rationale for molecular therapeutics. Oncogene 32: 4861-4870.）

不清和不规则时出现。Yamamoto 及其同事（1998）强调，这三种形态似乎都具有不同的增殖活性和不同的生物学行为。Yamamoto 认为，肿块型的显著特征是由于局部血管的侵犯而倾向于发生肝内转移，而管周型的显著特征是通过 Glisson 鞘浸润性扩散和肝门淋巴结的转移。基于以上观察结果，作者建议肿块型选择肝切除术，管周型选择肝切除术加肝外胆管切除和肝门淋巴结切除术。有些研究者还增加了第四种亚型，管内型，以管腔内乳头状或颗粒状生长为特征；他们发现，肿块型和管周型的淋巴结转移频率高于管内型（Yamamoto et al，1998）。一个西方肝胆组织的报告，使用这个分型总体存活率及淋巴结转移率无任何差异（Weber et al，2001），虽然临床怀疑管内亚型可能具有更有利的预后，因为它在肝外胆管（Jarnagin et al，2005）。尽管 IHCC 的亚分类很有趣，可能对手术治疗有影响，但该方法的一个显著弱点是许多肿瘤表现出不止一种所述亚型的特征（Shirabe et al，2002）。

Sia 和同事（2013a）利用基因表达谱识别了两类与形态生长模式有关的胆管癌。增殖类（62% 的病例）以致癌信号通路（主要是 KRAS、BRAF 和 MET）的激活为特征，而"炎症"类（38% 的病例）与炎症信号通路（主要是炎症细胞因子和 STAT3）的激活相关。两类都有特异位点的 DNA 扩增和缺失。最近，β-连环蛋白表达减少被强调为低分化和侵袭性的标志（Schiffman et al，2014）。Gu 和 Choi（2014）测定了 E-钙黏蛋白、β-连环蛋白、波形蛋白和纤连蛋白的表达，并根据细胞外分化缺失程度和间充质分化的存在程度对 IHCC 进行了分类，间充质表型表现出更强的侵袭行为。用这种方法对 IHCC 进行分子谱分析可以增强早期研究者主要的形态学分类。

还有其他不常见的 IHCC 组织学变异的报道，包括黏液分泌高的病变，其外观类似于胰腺导管内乳头状黏液瘤，其特征是大的、充满黏液的囊性空间（Chow et al，1997；Kim et al，2000；Suh et al，2000），以及导管内癌细胞乳头状瘤。这些病变具有由癌细胞的独特外观，但表现出良好的行为方式，类似于乳头状病变（Sudo et al，2001；Wolf et al，1992）。

IHCC 最常见的转移扩散部位是腹腔内淋巴结，高达 75% 的病人都有腹腔内淋巴结转移（Shirabe et al，2002）。此外，高达三分之二的病人有远处器官转移，最常见的是肺和骨转移（Endo et al，2008；Shirabe et al，2002）。淋巴转移的常见部位有肝门、膈周、腹膜后、主动脉旁和纵隔（Nakajima et al，1988）。Nozaki 和他的同事（1998）发现了左右侧肿瘤淋巴扩散的显著差异。右侧肿瘤的淋巴结转移多发生在肝十二指肠韧带处，而左侧肿瘤的淋巴结转移有 50% 发生在远离肝十二指肠韧带的贲门和胃小弯处。此外，在左侧肿瘤病人，肝十二指肠韧带没有淋巴结转移。

临床表现

与通常表现为黄疸和胆道梗阻症状的肝外胆管癌不同，IHCC 病人通常在体格检查或影像学检查中被发现无症状的肝肿块。在有症状的病人中，腹痛是最常见的症状（De Oliveira et al，2007；Martin & Jarnagin，2003）。有相当一部分病人出现非特异性症状，如体重减轻、精力和食欲下降（Weber et al，2001）。

黄疸可出现在压迫或侵入胆道汇合处的中央病灶，而肿瘤广泛侵袭肝实质、门静脉侵犯、胆道内肿瘤侵犯或黏液囊肿也可引起胆道梗阻症状。无症状的碱性磷酸酶（alkaline phosphatase，ALP）或 γ-谷氨酰转移酶（glutamyltransferase，GGT）升高也可能是唯一的表现特征，并可能促使进一步的检查，包括体格检查和影像学检查。Roayaie 及其同事（1998）表明，黄疸作为一种临床症状，是不可切除的疾病先兆，因为它预示严重累及双侧流入性结构或广泛侵袭肝实质的存在。

诊断与评价

目前，手术切除是 IHCC 唯一的潜在治疗方法。对病人的评估侧重于 IHCC 的诊断，而不是来自其他原发肿瘤的转移性腺癌，因为这对潜在的治疗方法以及对病人和肿瘤是否适合手术的评估具有重要意义。全面的评估应包括详细的病史、体格检查、共病情况的评估、肝功能评估、测量肿瘤标志物和放射影像评估疾病的程度。

病史和体格检查可显示目前的症状、肝脏肿块。肝功能应通过测定血小板计数、血清胆红素水平、GGT、天冬氨酸转氨酶（aspartate transaminase，AST；即谷草转氨酶）、ALP、白蛋白、总蛋白和凝血酶原时间（prothrombin time，PT）或国际标准化比值（international normalized ratio，INR）来评估。任何肝功能异常，特别是潜在慢性肝病的症状，都应该进行更详细的评估。

在临床实践中，IHCC 的诊断是影像学发现典型的低密度肿块来确定的。胃肠道转移癌可通过上、下消化道内镜检查排除，并可通过分期影像学检查排除其他原发恶性肿瘤（如胰腺、肾脏、肺、乳腺）。由于存在肿瘤播散的风险，不推荐常规肿瘤活检（Metcalfe et al，2004；Ohlsson et al，1994），仅用于证实存在不可切除的病人，而大约半数以上的病人在初次诊断时就已经属于不可切除范围（Endo et al，2008）。最终病理确认为胆管癌的标本显示为腺癌，典型的染色结果为 CK7 和 CK8/18 阳性，CK20 阴性（图 50.3）。在许多病例中，不可切除是由多病灶性和局部肿瘤因素决定的，如剩余肝的血管供应和胆道引流。然而，腹腔镜在评估 IHCC 时也很有用，可以排除腹膜疾病、淋巴结疾病和腹壁侵犯，尤其是在术前影像学检查怀疑这些疾病时（D'angelica et al，2003）。

胆管癌的血清标记

血清肿瘤标志物是诊断和监测胆管癌病人治疗反应的一种有吸引力的方法，因为容易获得样本和相对低的成本。有效的标志物必须准确地检测恶性肿瘤的存在（敏感性）和确定良性疾病的存在（特异性）。大多数关于胆管癌肿瘤标志物的研究都是针对肝外肿瘤的诊断，特别是在 PSC 的背景下。然而，这也适用于周围型胆管癌。表 50.1 总结了应用于胆管癌的肿瘤标记物的数据。

癌胚抗原（carcinoembryonic antigen，CEA）因其有效性而被广泛使用，但只有三分之一的胆管癌病人的 CEA 水平有所提高（Blechacz & Gores，2008a，2008b；Patel & Singh，2007；Yachimski & Pratt，2008）。CA19-9 也广泛用于诊断上消化道癌，在胃癌、胰腺癌、胆管癌和胆囊癌以及在吸烟者、胆管炎和胆汁淤积

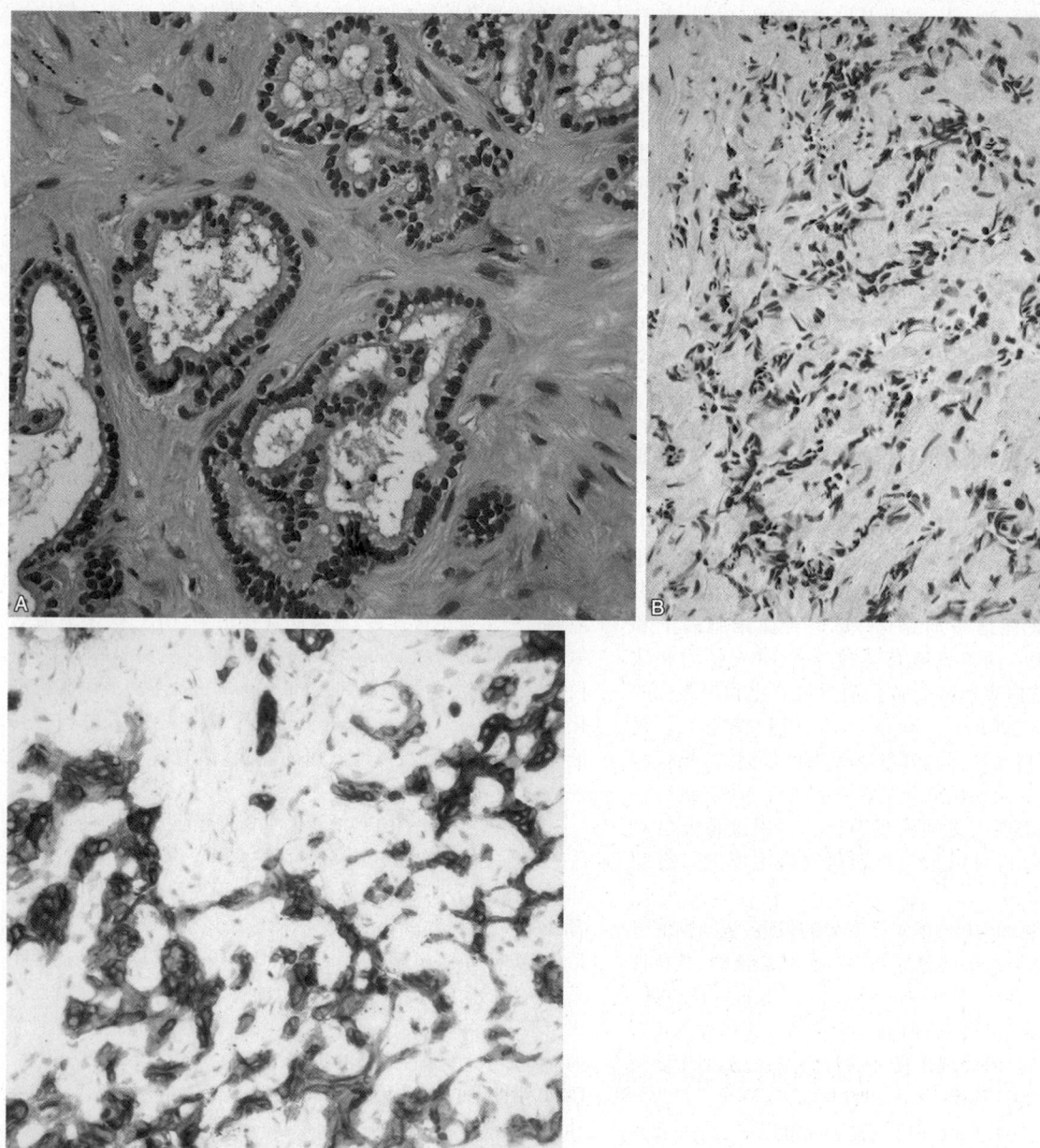

图 50.3　肝内胆管癌的病理表现。间质纤维化的中分化腺癌。(A)苏木精、伊红(×80)。(B)CK7 染色阳性。(C)CK20 染色阴性

表 50.1　用于胆管癌诊断的血清和胆汁生物标志物

生物标记物	敏感度/%	特异度/%	参考文献
血清			
CA19-9	53~92	50~98	Blechacz & Gores,2008a,2008b；Characharoenwitthaya et al,2008；Patel & Singh,2007；Schulick,2008；Yachimski & Pratt,2008
CEA	33~68	79~100	Blechacz & Gores,2008a,2008b；Characharoenwitthaya et al,2008；Morris-Stiff et al,2008；Ong et al,2008；Patel & Singh,2007；Schulick,2008,Yachimski & Pratt,2008
IL-6	73	70~100	Cheon et al,2007
Trypsinogen 2	AUC=0.804		Lempinen et al,2007

表 50.1　用于胆管癌诊断的血清和胆汁生物标志物(续)

生物标记物	敏感度/%	特异度/%	参考文献
MUC5AC	71	90	Bamrungphon et al,2007;Ruzzenente et al,2014
CYFRA21-1	75	92	Uenishi et al,2008
TRR+CA19-9	98	100	Liu et al,2009
胆汁			
CA19-9	46~61	60~70	Blechacz & Gores,2008a,2008b;Characharoenwitthaya et al,2008;Morris-Stiff et al,2008;Ong et al,2008;Patel & Singh,2007;Schulick,2008;Yachimski & Pratt,2008
CEA	67~84	33~80	Blechacz & Gores,2008a,2008b;Characharoenwitthaya et al,2008;Morris-Stiff et al,2008;Patel & Singh,2007;Schulick,2008;Yachimski & Pratt,2008
IGF-1	100	100	Alvaro et al,2007
胰弹性蛋白酶/淀粉酶	82	89	Chen et al,2008
Mcm5	62	92	Ayaru et al,2008
Mac-2BP	69	67	Bonney et al,2008
Micro-RNA	67	96	Li et al,2014

注:CA19-9,糖类抗原 19-9;CEA,癌胚抗原;AUC,ROC 曲线下面积;IGF-1,胰岛素样生长因子 1;IL-6,白细胞介素-6;MUC5AC,黏蛋白 5AC;CYFRA21-1,可溶性细胞角蛋白片段 19;TTR,转体基因;Mcm5,小染色体维持复制蛋白;Mac-2BP,肿瘤抗原 90k 结合蛋白;RNA,核糖核酸。
From Alvaro D,2009;Serum and bile biomarkers for cholangiosarcoma. Curr Opin Gastroenterol 25;279-284.

的情况下升高。此外,CA19-9 在 7% 的 Lewis[a] 抗原阴性人群中不存在(Alvaro,2009)。在对疑似胆道恶性肿瘤病人的回顾性调查中,发现其中 10% 为良性疾病,且 CA19-9 均升高,胆道减压后 CA19-9 降低。胆红素升高被认为是 CA19-9 高的最重要预测因子(Ong et al,2008)。

其他被研究的肿瘤标志物包括 IL-6 或与 CA19-9 联合使用。血清 IL-6 水平与胆管癌的肿瘤负荷相关,但 IL-6 在肝细胞癌、转移性肿瘤和良性胆道病变中也升高(Cheon et al,2007)。Smith 和同事(2008)提出,术前血小板/淋巴细胞比值(preoperative platelet/lymphocyte ratio,PLR)升高可能是壶腹癌切除术后的预后指标。然而,在任何与全身炎症相关的情况下,这一比率也会升高。血清胰蛋白酶原-2 已在胆管癌病人中进行了评估,发现胰蛋白酶原-2 在鉴别良性狭窄的 PSC 病人和发生胆管癌的病人中具有准确性(Lempinen et al,2007)。此外,血清胰蛋白酶原-2 与胆红素水平没有相关性,表明该标志物不受胆道梗阻或胆管炎的影响。黏蛋白 5AC(MUC5AC)在分泌黏液的腺癌如胆管癌中发现异常表达,在 70% 的胆管癌病人中可检测到。其存在与较差的预后有关(Bamrungphon et al,2007;Ruzzenente et al,2014)。此外,Lumachi 和其同事(2014)描述了对多种潜在肿瘤标志物(CEA、CA19-9、细胞角蛋白-19片段、基质金属蛋白酶-7)的测量,它们的灵敏度和特异度分别达到 92% 和 96%。

胆管癌的胆汁标记

胆管癌的胆汁标记物已被研究用于诊断胆道梗阻,并可能在评估肝外胆道梗阻中发挥重要作用,因为它们可以在内镜下逆行胰胆管造影(endoscopic retrograde cholangiopancreatography,ERCP)中轻易获得。这些标记包括多种特异性蛋白和微型-RNAs(Li et al,2014)。肝细胞癌表现为胆道梗阻不常见,胆汁标记物在该肿瘤中的应用是有限的。然而,这些也可能在 PSC 病人发生肝内病变或肝门相关的中心病变的诊断起作用(见表 50.1)。

影像

IHCC 病人通常表现为模糊和非特异性症状。肿瘤的诊断、分期以及手术切除或其他可能的治疗需要精准的影像学检测。大多数病人将通过多种方式的影像学检测。

腹部超声检查(见第 15 章)

超声常被初级卫生保健医师用作病人腹部右上象限疼痛、可触及肿块或不明原因黄疸的筛查。IHCC 表现为肝脏低回声肿块(Bloom et al,1999;Slattery & Sahani,2006)。可见卫星病变和荚膜退缩。肿瘤是少血供的,通常多普勒表现为最小的血流。超声可用于定义相关胆道扩张、门静脉侵犯、肝静脉侵犯,以及罕见的门静脉淋巴结病(Bach et al,1996,Hann et al,1997)。

计算机断层扫描检测(见第 18 章)

三相计算机断层扫描(computed tomography,CT)被广泛使用,是 IHCC 的诊断和分期最有效的单一检查。肿瘤表现为低密度病变,边缘不规则浸润,在门静脉期有不同程度的延迟强化(图 50.4)(Bach et al,1996)。CT 还可显示近端肝内胆道扩张、门静脉或肝静脉受累(Asayama et al. 2006)和长期胆道梗阻或门静脉受累引起的肝叶萎缩(Kim et al,2002)。CT 也有助于发现转移性肿瘤影响区域淋巴结、腹膜或肺部。来自较新的、多阶段快速采集扫描仪的数据也可以用于构建肝脏和肿瘤的三维解剖模型(Lamade et al,2000),能够准确地评估肝体积,特别是与术后肝衰竭风险相关的剩余肝体积(Shindoh et al,2013)。

磁共振成像(见第 19 章)

IHCC 在磁共振成像(magnetic resonance imaging,MRI)中,T1 加权图像上表现为低信号病灶,在 T2 加权图像上表现为高信号病灶,在延迟图像上(注射造影剂 6~8 分钟后)出现病变内造影剂池(Manfredi et al,2004)。MRI 在确定肿瘤侵犯静脉

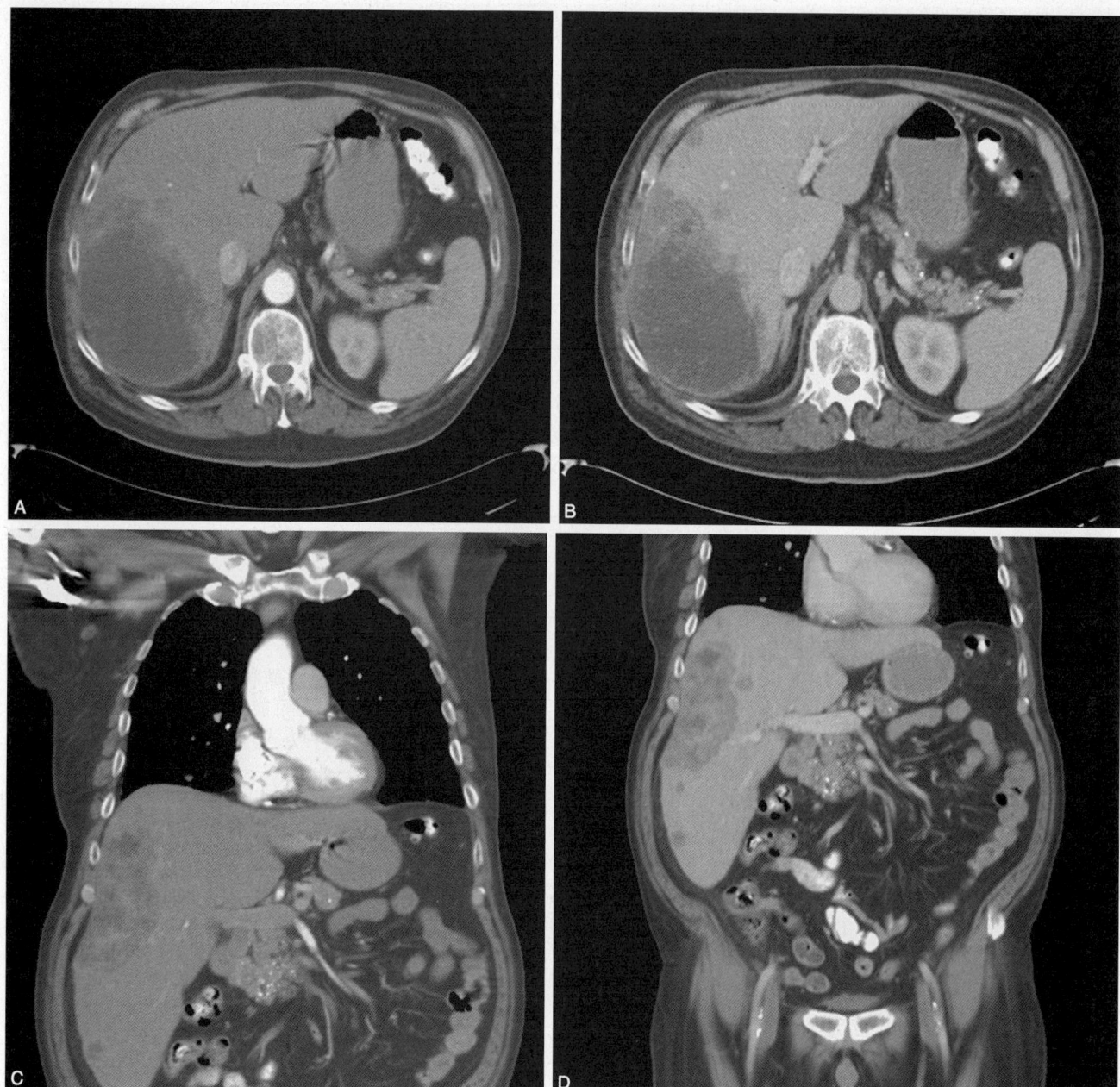

图 50.4　动脉期(A 和 C)和门静脉期(B 和 D)轴位和冠状位 CT 扫描显示典型的肝内胆管癌,伴有大的泛血供包块,累及 Ⅵ 和 Ⅶ 节段,并伴有卫星灶(From Valle J,et al,2010:Cisplatin plus gemcitabine for biliary tract cancer. N Engl J Med 362:1273-1281.)

和动脉方面也很有用,而胆管胰胆管造影是一种无创获取胆管造影的方法。

正电子发射断层摄影(见第 17 章)

正电子发射断层摄影扫描(positron emission tomography,PET)现在是一种常用的胃肠道恶性肿瘤分期的检查方式,PET 和 CT 的集成允许在一次扫描中获得解剖和功能信息(Iglehart,2006;Slattery & Sahani,2006)。IHCC 在肝脏内表现为糖酵解性病变。PET/CT 也可用于检测腹腔内淋巴结转移(敏感度 42%,特异度 80%)和远处转移(敏感度 56%,特异度 88%)(Iglehart,2006;Srinivasa et al,2015)。然而,PET 受到胆汁炎症病人假阳性结果的限制(Petrowsky et al,2006),黏液肿瘤病人可出现假阴性扫描(Fritscher-Ravens et al,2001)。

分期

西方肝胆中心经常使用的美国癌症联合委员会(American Joint Committee on Cancer,AJCC)系统将 IHCC 分类为原发性肝癌。AJCC 分期手册第 6 版提出了肝脏原发性肿瘤的单一分期系统,并将其应用于肝细胞癌和 IHCC(Greene et al,2002)。2010 年第 7 版分期手册(Edge et al,2009)纳入了 Nathan 和其同事的分期系统(2009)(表 50.2)。这些研究者使用 SEER 数据库中的数据开发了一种新的 IHCC 分期系统。他们发现第 6 版的 AJCC 分期系统未能将 T2 组和 T3 组划分为不同的组。T3 组的生存率超过 T2 组(43% 对比 31%)。此外,多发性肿瘤的出现和血管侵犯对预后有不利影响,且肿瘤出现时的大小并不能预测预后。淋巴结转移和肝外扩散也与较差的预后有关。

表 50.2　IHCC 的 AJCC 分期系统（第 7 版）

分级	性质
T1	无血管侵犯的孤立性肿瘤
T2a	伴血管侵犯的孤立性肿瘤（主要是微血管）
T2b	多发性肿瘤，有无血管侵犯
T3	肿瘤穿透内脏腹膜或直接侵犯局部肝外结构
T4	肿瘤侵犯管周
N0	无局部淋巴结转移
N1	区域淋巴结转移
M0	无远处转移
M1	远处转移（包括累及腹腔、主动脉周或下腔淋巴结）
分期	
Ⅰ 期	T1N0M0
Ⅱ 期	T2N0M0
Ⅲ 期	T3N0M0
ⅣA 期	T4N0M0；任何 T，N1M0
ⅣB 期	任何 T，任何 N，M1

From Edge SB, et al, 2009：AJCC Cancer Staging Manual, 7th ed. New York, Springer-Verlag, pp 201-209. Used with the permission of the American Joint Committee on Cancer（AJCC），Chicago, Illinois. The original source for this material is the AJCC Cancer Staging Manual, Seventh Edition（2010）published by Springer Science and Business Media LLC, www. springer. com.

第 7 版 AJCC 分期经多机构研究证实（Farges et al, 2011）表明，每个分期分类与显著变化的生存相关。尽管有机构的研究表明，这个系统低估了影响肿瘤的组织学和过分强调的胆管周围侵犯的重要性（Igami et al, 2011）。最近的两篇论文也强调了肿瘤大小和分化的重要性（Ali et al, 2015；Spolverato et al, 2014）。Wang 及其同事（2013）证实了肿瘤多样性、血管浸润和淋巴结转移是 IHCC 的关键预后因素，但同时也指出 CEA 和 CA19-9 水平的纳入提高了预后的准确性。

日本还提出了另外两种分期系统（Okabayashi et al, 2001；Yamasaki, 2003），采用日本肝癌研究小组（Liver Cancer Study Group of Japan）作为 IHCC 的首选分期系统（表 50.3）。

表 50.3　日本肝癌研究小组提出的 IHCC 分期系统

分期	T	N	M
Ⅰ	T1	N0	M0
Ⅱ	T2	N0	M0
Ⅲ	T3	N0	M0
ⅣA	T4 或者	N0	M0
	任何 T	N1	M0
ⅣB	任何 T	任何 N	M1

T1：满足所有要求（单发结节，肿瘤不超过 2cm，无门静脉、肝静脉、浆膜侵犯）；T2：满足三个要求中的两个；T3：满足三个要求之一；T4：三项要求均不满足；N0：无淋巴结转移；N1：淋巴结转移；M0：无远处转移；M1：远处转移。

From Liver Cancer Study Group of Japan, 2003：General Rules for the Clinical and Pathological Study of Primary Liver Cancer, 2nd ed. Tokyo, Kanehara.

治疗

由于其罕见性，与其他肝内肿瘤如肝细胞癌相比，IHCC 的治疗方案正在研究中。尽管如此，在选择良好的病人中，肝切除术有明确的作用。原位肝移植也有一些详细的研究。全身或局部的新辅助和辅助化疗、适形放射治疗、消融治疗正在研究中（Weber et al, 2015）。

外科治疗

肝切除术（见第 103B 章）

IHCC 的外科治疗是基于适用于切除任何恶性肿瘤的外科原则。IHCC 不可切除的标准包括肝脏双侧流出或流入管道系统受侵的单个晚期肿瘤、多发性肝内肿瘤和转移性肿瘤（Endo et al, 2008）。必须进行 R0 切除术，以实现潜在的生存效益。肝切除术是为了获得清晰的切缘，同时留下血管良好的剩余肝，并有足够的静脉和胆道引流。对于肝功能良好的病人，可考虑切除高达 80% 的肝脏体积，对于肝功能受损的病人，可切除高达 60% 的肝脏体积（Ebata et al, 2012）。然而，这种规模的切除通常需要行门静脉栓塞（Shindoh et al, 2013）。

未治疗的 IHCC 病人中位生存期少于 12 个月（Chu & Fan, 1999, Kim et al, 1999）。手术切除后切缘阳性或残留病变的中位生存期 1.8～3 个月，这表明减瘤治疗对延长生存是无效的。

相比之下，完全切除后的 5 年生存率在 13% 至 43% 之间（表 50.4）。生存率变化的主要原因似乎是存在淋巴结转移。Lieser 和同事（1998）报告 5 年生存率为 42%，但只有 13% 的病人有淋巴结转移，而在 Chu 和 Fan（1999）的系列研究中，50% 的病人有淋巴结转移，且无一存活 5 年。所有这些临床研究都强调了 R0 切除对预后的重要性。Lang 和他的同事（2005）进一步强调了这一点，他们报告了单中心的 IHCC 扩大肝切除术经验，27 例病人行扩大肝切除术（19 例行扩大右肝切除，8 例行扩大左肝切除），16 例行其他肝结构整体切除术。这组病人的中位生存期为 46 个月，3 年生存期为 82%。Cherqui 和他的同事（1995）通过积极的外科手术和广泛的肝切除术获得了相似的结果。

淋巴切除术现状

虽然 R0 切除术的重要性是明确的，但是否需要常规淋巴结清扫尚存争议。淋巴结转移及程度是重要的预后因素。Chu 和 Fan（1999）在他们的系列手术中切除了肝门淋巴结，所有的肝门淋巴结转移病人在切除后 10 个月内死亡。一项日本的研究进一步证实（Shirabe et al, 2002），与单纯肝切除术相比，接受肝切除术和肝门淋巴结切除术的病人并没有生存优势。然而，Nozaki 和他的同事（1998）建议对左肝肿瘤常规切除胃贲门和胃小弯淋巴结，对右肝肿瘤常规切除肝十二指肠韧带淋巴结，尽管使用这种方法与生存率没有关系。扩大手术与较高的死亡率相关（Yamamoto et al, 1999）。

尽管有这些证据，但最近的一系列研究表明，超过一半的病人接受了常规淋巴结切除术（De Jong et al, 2011；Ribero et al, 2012；Uchiyama et al, 2011）。系统回顾发现淋巴结常规清扫的趋势，超过 75% 的病人接受淋巴结切除术（Aimini et al, 2014）。

表50.4 当代 IHCC 手术切除结果总结

作者	时间	国家及地区	病人/例	中位生存期/月	生存率/%		
					1 年	3 年	5 年
Cherqui et al	1995	法国	14	27	100		
Pichlmayr et al	1995	德国	32	12.8			
Casavilla et al	1997	美国	34		60	37	31
Madariaga et al	1998	美国	34	19	67	40	35
Chu et al	1999	中国香港	39	12.2	57.3	23.9	15.9
Weber et al	2001	美国	33	37			31
Kawarada et al	2002	日本	37	31.5	54.1	34	23.9
Ohtsuka et al	2002	日本	48		62	38	23
Lang et al	2005	德国	16	46	94	82	
Nakagawa et al	2005	日本	44	22	66		26
De Oliveira et al	2007	美国	34	28			63
Endo et al	2008	美国	82	36			
Guglielmi et al	2009	意大利	62	41			26
Lang et al	2009	德国	83	26	71		21
Nathan et al	2009	美国	598	21			18
Shen et al	2009	中国	429	12	51		17
De Jong et al	2011	美国/欧洲	449	27	78		31
Farges et al	2011	法国	212		77		28
Saiura et al	2011	日本	44	41	87	56	43
Sriputtha et al	2013	泰国	73	12.4	52.1	21.7	11.2
Luo et al	2014	中国	1 333	30	79.1	42.6	28.7
Ali et al	2015	美国	150	44	84		43
Tabrizian et al	2015	美国	82	16	60	24	16

在这些系列中,淋巴结阳性率在 30%(De Jong et al,2011)至 45%(Aimini et al,2014)之间。此外,Nakayama(2014)和 Choi(2009)及其同事认为淋巴结阳性病人淋巴结切除术后的生存期延长。

目前美国国家综合癌症网络(National Comprehensive Cancer Network,NCCN,2012)指南建议,对病人应考虑区域淋巴结切除术以提供分期信息,但对肝门淋巴结肿大的病人应谨慎考虑切除。在分期方面,对于每个病人切除的最佳淋巴结数缺乏统一的共识。通常,只有 3 个或更少的淋巴结被切除(De Jong et al,2011),尽管肝门部胆管癌病人,最多可以切除 7 个淋巴结(Ito et al,2010)。Guglielmi 和他的同事(2013)认为,淋巴结转移度(lymph node ratio,LNR)是一个重要的预后因素,LNR 大于 0.25 的病人生存率更差(19 个月,而 LNR 为 0 的病人生存率为 43 个月)。

目前,对于 IHCC 的肝切除术伴常规淋巴结清扫还没有明确的疗效。在肝切除前应对所有的腹内淋巴结进行彻底的评估,可疑淋巴结的取样,可准确分期,指导术后治疗。

大量手术数据证实存在淋巴结转移是影响预后最重要因素。Endo 和其同事(2008)记录了淋巴结阳性病人行 R0 切除术的复发率为 93%,而淋巴结阴性病人的复发率为 47%。这些研究者还发现肿瘤直径大于 5cm 和存在多个肝内肿瘤是重要的不良预后因素。其他研究人员也将淋巴管转移、血管侵犯和肝内卫星病灶定义为较差生存率的预测因子。两个日本团队(Isaji et al,1999;Shirabe et al,2002)的研究也表明,肿块型 IHCC 病人的生存率要高于管周围浸润型 IHCC 病人。

手术切除后,最常见的复发部位是肝脏,其次是腹腔、肺及骨转移(Jan et al,2005)。通常不建议对复发肿瘤行切除术,因为切除后会快速复发。

移植(见第 115B 章)

关于 IHCC 肝移植的第一个重要报告是 Pichlmayr 和他的同事在 1995 年发表的。这项研究报告了 18 例接受肝移植的病人的中位生存期为 5 个月,1 年生存率为 13.9%。一些研究证实了这些结果(Ismail et al,1990;O'Grady et al,1988),尽管 Cherqui 和他的同事(1995)报告了 2 名 IHCC 肝移植长期存活者,并得出结论,那些因解剖因素无法切除的 IHCC 病人可能是肝移植的候选者。

生存率随着经验积累不断提高,23 例接受原位肝移植的 IHCC 病人 5 年和 10 年的无病生存率分别为 27% 和 23%(Robles et al,2004)。Fu 和同事(2011)报告了 2003 年至 2008 年 11 例 IHCC 病人接受了肝移植,中位生存期为 9 个月(范围 2.5~53 个月),复发率为 45%。这两份报告中的病人都被认为是手术不可切除,但是没有证据表明肝外扩散,作者认为移植在这一组中是可以考虑的,因为其效果优于姑息治疗。然而,由于缺乏真正有效的辅助系统治疗方案,移植在 IHCC 中的作用将继续受到限制。这与肝门部胆管癌移植前新辅助放化疗方案形成对比(Schwartz et al,2009)。

肿瘤消融

肿瘤消融是指利用热能在肝内破坏肿瘤。历史上曾采用冷冻疗法(见第 98D 章)(Cuschieri et al,1995;Sheen et al,2002),目前,射频消融术(见第 98B 章)和微波技术(见第 98C 章)是最常用的。消融疗法在 IHCC 中的作用目前还很有限,但还需要进行大量的研究。不幸的是,IHCC 很硬,经皮或手术消融是很难实现。由于许多病灶在发现时就较大,其大小往往阻碍有效的消融。同样,使用消融治疗肝内转移肿瘤是不明智的,因为这些肿瘤已有血管侵犯和肿瘤扩散。然而,Rai 和同事(2005)报道了 1 例移植术后复发肿瘤行射频消融术治疗并控制 12 个月。还有一些研究表明(Kim et al,2011;Xu et al,2012;Yu et al,2011),对于不适合切除的病人,经皮消融可以实现肿瘤的完全消融。一般来说,直径小于 3cm 单发肿瘤最适合这种手术,而不是多发性肿瘤或复发性疾病。对病人进行精心筛选,那些接受最佳支持治疗的病人的 2 年生存率为 60%(Yu et al,2011)。

经动脉化疗栓塞术(见第 96A 章)

许多文献报道了不能切除的 IHCC 采用常规的经动脉化疗栓塞术(transarterial chemoembolization,TACE),将细胞毒素直接注入肝循环(TACE)或使用载药微球栓塞(DEB TACE)。Burger 和他的同事(2005)报道了 17 例不可切除的 IHCC 病人使用 TACE 治疗(顺铂、多柔比星和丝裂霉素 C)。病人在治疗过程中耐受性良好,平均总生存率为 23 个月。这些结果被随后一项使用相同方案的研究证实(Kiefer et al,2011)。Vogl 及其同事(2012)报道了 115 例 IHCC 病人,单独使用丝裂霉素 C 或吉西他滨,以及联合使用丝裂霉素 C 和吉西他滨,或丝裂霉素 C 和顺铂,进行 819 次化疗栓塞治疗,平均每位病人接受 7 次干预。结果显示无严重并发症,中位生存期 13 个月。有趣的是,两种治疗方案的疗效没有差异。

DEB TACE 治疗 IHCC 最早由 Aliberti 和同事(2008)描述。该研究在 11 例病人中获得了 100% 的应答率,平均生存期为 13 个月。Poggi 和同事(2009)通过单独使用奥沙利铂和联合使用奥沙利铂和吉西他滨治疗晚期 IHCC 病人研究表明联合治疗可提高中位生存期 30 个月。Schiffman 和他的同事(2011)在同时接受 DEB 和全身化疗的病人中也发现了类似的趋势。

Kuhlmann 和同事(2012)进行了一项前瞻性研究,比较了丝裂霉素 C TACE 与伊立替康 DEB TACE。DEB TACE 组病人的中位总生存期为 11.7 个月,与接受系统吉西他滨和奥沙利铂治疗组病人相似。TACE 组病人的中位生存期为 5.7 个月,尽管治疗组病人肿瘤特征的异质性可能导致了其生存期的差异。尽管如此,对于晚期 IHCC 病人,TACE 和 DEB TACE 似乎是很有前途的治疗方法。总的来说,联合治疗似乎比单药治疗效果更好(Gusani et al,2008),而肿瘤较大、肿瘤低血供和 Child-Pugh B 级为不良预后因素(Kim et al,2008)。

经动脉放射栓塞术(见第 96B 章)

三个相关研究介绍了选择性内照射治疗(selective internal radiation therapy,SIRT)在晚期 IHCC 病人中的应用。Ibrahim 和同事(2008)描述了 24 名 IHCC 病人接受选择性内放疗治疗,中位生存期为 15 个月。随后,Mouli 和同事(2013 年)对 46 名病人进行了前瞻性治疗,有效率为 98%,中位生存期为 15 个月,其中 5 名病人肿瘤缩小,符合切除或移植的条件。Rafi 和同事(2013)得到了类似的结果。

2013 年多机构分析调查了 198 例晚期 IHCC 病人的动脉内治疗效果,65% 的病人接受 TACE 治疗,23% 接受钇放射栓塞。总体而言,87% 的病人获得了病情缓解或稳定,中位生存期为 13 个月。TACE 和钇栓塞的结果没有差异(Hyder et al,2013)。

化疗

胆管癌已经被证明很难用化疗来治疗。这说明,胆管细胞是一种具有多种功能的增殖细胞,可产生具有刺激作用的细胞因子,并通过自分泌和旁分泌途径发挥作用,同时还可介导炎症反应,而炎症反应是肿瘤发生和维持的关键因素。此外,胆管细胞还具有解毒和排泄代谢产物到胆汁的作用,这有助于化疗耐药。关于化疗对该肿瘤的有效性的许多信息来自于 II 期临床试验,而不是 III 期临床试验。此外,这些试验大多是在患有各种类型的胆道上皮肿瘤的病人组中进行的,包括 IHCC、肝外胆管癌、胆囊癌和胰腺癌病人。

新辅助治疗化疗

一项回顾性研究评估了 157 例胆道癌病人新辅助化疗的效果,其中 54 例为 IHCC。30 例病人接受了新辅助治疗,使手术切除时间平均延迟 6.8 个月,直接切除而不接受新辅助治疗的病人的中位生存期更好(53.5 个月比 42.3 个月)(Glazer et al,2012)。然而,Endo 和同事(2008)描述了 5 例最初不可切除的肿瘤病人,接受局部氟脱氧尿苷联合全身喜树碱-11 或吉西他滨治疗后达到可切除标准,表明有效的新辅助化疗是 IHCC 未来目标。

化疗药物

历史上,大多数胆管癌术后的治疗方案是 5-氟尿嘧啶(5-FU)、伊立替康、丝裂霉素 C 和吉西他滨。然而,Valle 及其同事(2010)的随机试验证实,联合吉西他滨和顺铂优于单独吉西他滨治疗晚期或转移性胆道癌。Ercolani 和同事(2010)回顾性分析了 72 例 IHCC 病人接受吉西他滨为基础的辅助化疗,发现接受辅助治疗的病人生存率有所提高(化疗后 5 年生存率为 65%,而单纯切除的病人 5 年生存率为 40%)。Yamanaka 和同事(2014)在一项回顾性队列研究中也证实了吉西他滨辅助化疗对生存有利,特别在有淋巴结转移的低分化 IHCC 病人中最显著。同样,来自泰国的 171 例病人接受 6 个周期的 5-FU 和丝裂霉素 C 治疗,其生存期优于单纯切除。但是该研究中只有 17% 的病人行 R0 切除术(Bhudhisawasdi et al,2012)。因此,目前只有回顾性和二期试验数据证明辅助治疗有用,而最佳策略尚未确定。目前,有支持吉西他滨/顺铂、吉西他滨/奥沙利铂、吉西他滨/卡培他滨、卡培他滨/顺铂、卡培他滨/奥沙利铂、5-FU/奥沙利铂和 5-FU 单药治疗的 Ⅱ 期临床试验数据(Hezel & Zhu,2008;MacDonald & Crane,2002)。Ⅲ 期随机试验 BILCAP 试验卡培他滨辅助治疗胆道癌,2014 年完成病人累积,初步结果将于 2016 年公布(Bridgewater et al,2011)。

目前的 NCCN 指南(2012)建议,对于切除后边缘呈阳性的 IHCC 病人,应考虑以吉西他滨或氟嘧啶为基础的辅助治疗。然而,欧洲肿瘤医学协会建议在非治愈性切除后应考虑这种疗法(Eckel & Jelic,2009)。

肿瘤晚期

根据 Valle 和同事 2010 年发表的试验结果,吉西他滨联合顺铂被认为是晚期胆道癌病人的一线治疗。早期对 104 个临床试验的综合分析表明,病人使用吉西他滨和铂类药物可获得最大的治疗效果(Eckel & Schmid,2007),这一研究结果进一步支持了该方案。此外,对 304 例晚期胆管癌病人的回顾性研究表明,接受吉西他滨治疗的病人的生存期始终高于其他治疗方案(Yonemoto et al,2007)。然而,必须强调的是,即使是这种方案,也只是提高了 8~12 个月的总生存期和 5~8 个月的无进展生存期(Valle et al,2010)。

关于 IHCC 病人使用放化疗的报道有限。Yi 和同事(2014)报道了使用 5-FU 或吉西他滨同步放化疗治疗胆道癌,对毒性可接受的 IHCC 人有 17% 的反应率。在接受治疗的 176 名病人中,有 13 人进行了 R0 切除术,但 1 年的生存率只有 37%。

生物治疗

目前,生物治疗胆管癌已进行了许多试验研究。表皮生长因子受体(epidermal growth factor receptor,EGFR)在胆囊癌和胆管癌中表达增加。埃洛替尼(EGFR 抑制剂)治疗胆管癌的 Ⅱ 期临床试验显示了一定的反应,29 例 EGFR/人类表皮生长因子受体 1(human epidermal growth factor receptor 1,HER1)阳性病人中有 7 例在 24 周时无进展,而 EGFR/HER1 阴性病人在 24 周无进展(Philip et al,2004)。一项涉及厄洛替尼和贝伐珠单抗(一种血管内皮生长因子抑制剂)治疗不可切除胆道癌的 Ⅱ 期临床试验显示,中位进展时间为 4.4 个月,总体中位生存期仅为 9.9 个月(Lubner et al,2010)。同样,在一项 Ⅲ 期临床试验中,厄洛替尼加吉西他滨和奥沙利铂并没有改善无进展生存(Lee et al,2012)。Gruenberger 及同事(2010)用西妥昔单抗(一种 EGFR 抑制剂)和吉西他滨/奥沙利铂治疗了 30 名病人,并成功地让 10 名不可切除的病人获得了手术机会。有趣的是,3 名病人发生 KRAS 突变,在接受治疗期间均无进展。总的来说,针对胆道癌的靶向治疗已有 9 个 Ⅱ 期临床试验和 1 个 Ⅲ 期临床试验,中位总生存期为 9 个月(Thomas,2014)。目前,卡博替尼(一种肝细胞生长因子受体抑制剂)的 Ⅱ 期临床试验正在进行中(Chung,2015)。

区域化疗(见第 99 章)

目前正在研究区域化疗作为晚期 IHCC 的主要治疗手段和潜在的新辅助治疗手段,以提高晚期病灶的可切除性。在第一份报告中,Shirabe 和同事(2002 年)用动脉内顺铂和 5-FU 治疗了一位病人,12 个月后获得了成功。随后,Jarnagin 和同事(2009)发表了一项使用氟尿嘧啶和地塞米松治疗 26 例 IHCC 病人和 8 例肝癌病人的单因素 Ⅱ 期临床试验。结果显示疾病控制率 88%,无进展生存期 7.4 个月。Konstantinidis 和同事在 2014 年更新了这项试验,病人的中位生存期为 29 个月,有 3 名病人的肿瘤体积缩减顺利接受手术切除。贝伐珠单抗的添加并没有增加治疗反应,但与显著的胆道毒性有关(Kemeny et al,2011)。吉西他滨(Vogl et al,2006)、吉西他滨联合顺铂和 5-FU(Marumoto et al,2014)、吉西他滨联合奥沙利铂(Ghiringhelli et al,2013)和 5-FU 和聚乙二醇干扰素(Kasai et al,2014)在晚期 IHCC 病人经动脉化疗栓塞治疗中,取得了 9~24 个月的中位生存期。区域化疗是一种很有吸引力的概念,可使大型肝肿瘤缩小并达到可切除标准,但必须进行充分的治疗前分期以排除肝外疾病,同时肝硬化病人由于存在治疗相关并发症的风险无法得到较好治疗(Jarnagin et al,2009)。

放射治疗

尽管对胆管癌行放射治疗所需的剂量(60Gy)对正常肝脏和邻近结构(包括胃、十二指肠和肾脏)有毒,但胆管癌仍是对放射治疗敏感的肿瘤。R0 切除术后放疗对提高生存期无效。然而,一些研究表明,对于切除后镜下边缘呈阳性的病人,术后放疗具有潜在的益处(Stein et al,2005),这表明在这种情况下放疗可能是一种有效的挽救治疗。在不可切除病灶的 IHCC 病人中,适形放疗联合动脉内灌注化疗(Ben-Josef et al,2005;Robertson et al,1993,1997),接受该治疗病人的中位生存期为 13.3 个月,明显优于历史对照组(Ben-Josef et al,2005),尽管 30% 的病人出现 3 级或 4 级毒性,且有 1 例死亡与治疗相关。Shinohara 和同事(2008)还介绍了立体定向放射治疗腹腔内淋巴结及肾上腺转移的 IHCC。在平均 14 个月的随访中,所有病人都达到了局部控制,尽管有 1 例治疗相关死亡,1 例病人因胆道狭窄需要治疗。因此,放疗在 IHCC 的治疗中起着越来越重要的作用,尽管目前的重点仍然是精确定位和剂量测量,以最大限度地减少辐射相关并发症。

姑息治疗

IHCC 病人超过一半由于共病或疾病的严重程度可能不适合手术切除,只能采用姑息治疗(Endo et al,2008)。与肝外胆管癌不同,黄疸罕见,除了肿瘤压迫肝门,这种情况下可以通过放射学或内镜放置胆道内支架来治疗。这些病人的其他优先事项是处理腹水和疼痛以及维持足够的营养摄入。

总结

肝内胆管癌是一种少见的肝脏原发性肿瘤,起源于肝内胆管上皮。它们占原发性肝肿瘤的 10%,尽管许多是散发性的,但导致胆道上皮的慢性炎症是其发生的重要危险因素。CT 或 MRI 的横断面成像通常显示泛血供肿块。一种特殊的分期系统已经被开发出来,对于纯肝疾病的病人,R0 切除术提供了 20%～30% 的治愈机会。原位肝移植对于由于解剖因素不能切除的肝脏疾病病人可能有一定的作用。然而,在过去的 5 年里,全身和局部化疗,以及放射和肝局部治疗如 TACE 和放射栓塞的效果有了显著的进步。对 IHCC 病人的治疗仍然是一个重大的挑战,但现在有更多的潜在疗法可用于治疗或有效缓解。

（张雷达 译　董家鸿 审）

肝外胆管肿瘤

Hans Francis Schoellhammer, Yuman Fong, and Gagandeep Singh

肝外胆管肿瘤是一种罕见病。多数病人是因为胆管梗阻引起的黄疸而就诊,此时病人需要接受系统的检查和评估来判断是否有机会手术切除。在本章节我们主要总结病因学、相关检查、原发性肝外胆管肿瘤的临床表现,尤其是胆管癌,讨论胆管肿瘤这一具有挑战性疾病的外科和非外科治疗选择。

流行性病学

胆管癌是起源于胆管上皮细胞的罕见肿瘤。总体来说,胆管癌占位消化道肿瘤的 3%(De Jong et al,2012),西方国家的发病率是 0.74~1.05/10 万(De Oliveira & Clavien,2012)。它的发病率具有明显的地域变化特点,在亚洲一些地区,男性的发病率可以高达 113/10 万人,女性为 50/10 万人(Tyson & El-Serag,2011)。在美国每年约有 5 000 例新增病例(De Jong et al,2012)。胆管癌根据解剖位置可以分类为肝内胆管癌和肝外胆管癌。在美国,每年约有 3 000 例的肝外胆管癌(Siegel et al,2015),大部分肿瘤位于胆管的汇合部(肝门部胆管癌)。

肝门部胆管癌由 Klatskin 于 1965 年首次报道,它占据了超过了一半的胆管癌(De Oliveira et al,2007)。大部分的胆管癌是偶然发病,但也存在一些特定的高危因素。最重要的危险因素是原发性硬化性胆管炎(primary sclerosing cholangitis,PSC),它是一种自身免疫性的疾病,表现为胆管慢性炎症和胆管狭窄(见第 41 章)。PSC 病人的终生胆管癌发病概率为 6%~20%(Bergquist et al,1998;Burak et al,2004),每年胆管癌发生的风险为 0.6%~1.5%(Bergquist et al,2002;Burak et al,2004)。PSC 与溃疡性结肠炎(ulcerative colitis,UC)密切相关,大约三分之二的 PSC 病人同时患有 UC(Williamson & Chapman,2014)。通过结直肠切除来治疗 UC 的外科治疗手段并不会改变 PSC 的临床病程或降低罹患胆管癌的风险(Cangemi et al,1989)。

胆管癌的另一个危险因素是胆道系统的囊性病变,也称为胆总管囊肿,是胆管树的先天性扩张(见第 46 章)。胆总管囊肿病人终生胆管癌发病风险为 6%~30%(Suarez-Munoz et al,2013),胆总管囊肿病人胆管癌发病相对更早,确诊为胆管癌时平均年龄为 32 岁。在囊肿癌变之前切除肝外胆管树并通过 Roux-en-Y 肝管空肠造吻合进行重建可达到高达 96% 的总体存活率(Ono et al,2010)。然而,即使在切除了胆总管囊肿之后,这些病人仍面临残余囊肿迟发性癌变的风险,所以长期监测随访仍然有必要(Soares et al,2014)。

胆管寄生虫感染也是胆管癌的危险因素(见第 45 章)。肝吸虫感染(华支睾吸虫和麝猫后睾吸虫)增加了癌变风险,它会在胆道树上产卵,导致胆管上皮的慢性炎症和恶性转化(Watanapa,1996;Watanapa & Watanapa,2002)。胆道蛔虫病或肝血吸虫病感染也是胆管癌发生的危险因素(Cai et al,2011)。

肝内胆管结石是胆管癌的危险因素,同样是因为引起胆道的慢性炎症和胆道梗阻(见第 39 和第 44 章)。肝内胆管结石可以引起反复发作的发脓性胆管炎,这在西方较为少见,多见于东亚地区。这些病人中有 20%~30% 曾经历了胆囊结石的手术治疗(Lee et al,2013)。

放射性静脉造影剂二氧化钍的暴露是胆管癌的危险因素。二氧化钍主要蓄积在网状内皮系统,可以释放一种阿尔法粒子,半衰期可以长达 400 年(Zhu et al,2004)。虽然这个试剂于 1960 年就被禁用了,然而有些病人在暴露后几十年之后发生了胆管癌。其他化学物质的暴露(例如亚硝胺)也是危险因素(Khan et al,2008)。

一些遗传性疾病,如 Lynch 综合征和胆道多发性乳头状瘤,同样增加了胆管癌的发病风险(见第 48 章)。在 Lynch 综合征中,编码 DNA 错配修复蛋白的基因发生了常染色体显性生殖系突变,这增加了包括胆管癌在内的多种恶性肿瘤的患病风险(Vernez et al,2007)。胆道多发乳头状瘤是一种罕见病,在胆道内可生长出多个类似丘疹样的病变。乳头状腺癌可能在这些病变内发生。目前认为胆管乳头状瘤是一种癌前病变,约有 80% 的概率转化为恶性病变,所以此类病人应接受手术切除,以预防癌变(Lee et al,2004)。

肿瘤的位置和组织学

胆管癌可以发生在胆管树的任何位置,分为肝内胆管癌和肝外胆管癌。肝外胆管癌比肝内胆管癌更为常见。肝外胆管癌最为常见位置是发生在左右肝管汇合部的肝门部胆管癌。

胆管癌特征性地沿胆管黏膜上皮纵向生长,并且经常见到周围神经和淋巴管侵犯(Patel et al,2011)。这种纵向生长方式在某一个平面上浸润深度达胆管壁全层时,相当于近段胆管端上下扩散 2cm 和远端扩散 1cm(Sakamoto et al,1998)。

胆管癌大部分是腺癌,分为三种组织学亚型:硬化性、结节性和乳头状。硬化性肿瘤是最常见的亚型,以黏膜皮下方式延伸,引起胆管壁环形增厚,而没有明显的导管内阻塞性肿块(图 51A. 1 和图 51A. 2)(Castellano-Megias et al,2013)。结节性肿瘤也延伸至胆管管腔,并引起管壁环状增厚。乳头状肿瘤只占胆管癌的 10%,在远端胆管肿瘤中更为常见。这些息肉性的肿

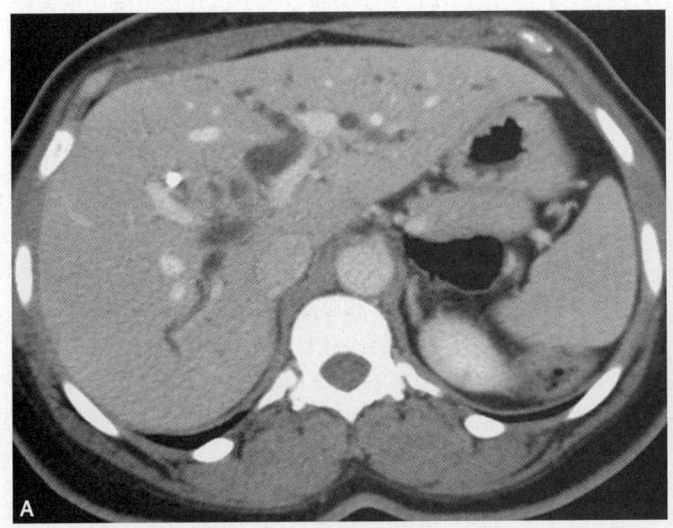 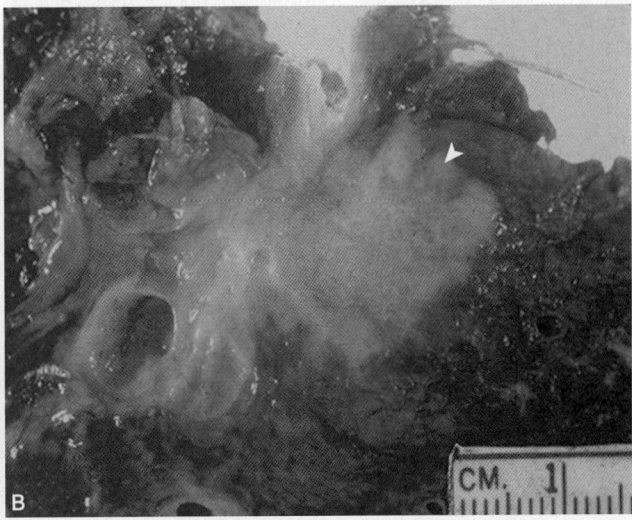

图 51A.1　（A）增强的计算机断层扫描显示肝门部胆管肿瘤累及左右侧肝管。（B）侵袭肝实质的结节硬化性肿瘤大体外观

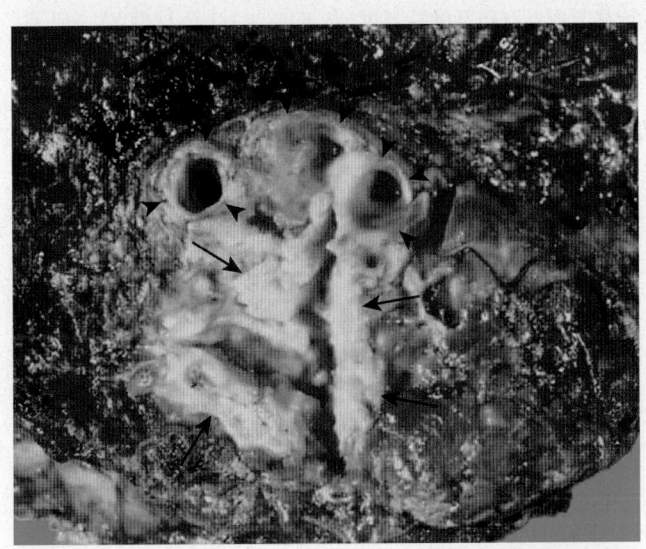

图 51A.2　硬化性胆管癌的大体外观，胆管壁明显增厚（长箭头），肝内胆管扩张（箭头）(From Lee WJ, et al, 2001; Radiologic spectrum of cholangiocarcinoma; emphasis on unusual manifestations and differential diagnoses. Radiographics 21 (Spec No); S97-S116, 2001.)

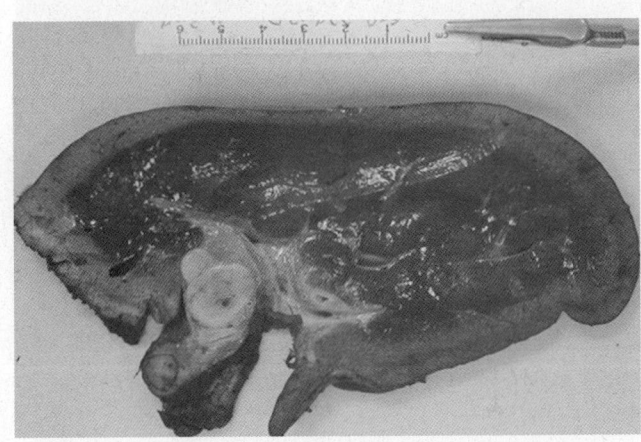

图 51A.3　右肝管内乳头状胆管癌的大体外观。注意管腔的膨胀填充

瘤填充胆管腔，具有较低的侵袭性风险。相对于硬化性和结节性肿瘤，乳头状肿瘤更易被切除，并且具有更好的临床预后（图 51A.3）(Jarnagin et al, 2005)。

临床表现

超过 90% 的肝门部胆管癌病人首发症状为梗阻性黄疸，尽管仅累及右肝管或左肝管，病人可能不会出现黄疸，但仍可能会感到腹部隐痛不适(Cho et al, 2012)。病人还可能会伴随厌食、体重减轻和皮肤瘙痒，以及其他胆道梗阻表现，如浓茶样小便和陶土样大便(Blechacz et al, 2011)。胆管乳头状肿瘤可能会出现一过性的黄疸，这是因为部分肿瘤可能会脱落，引起球阀机制，导致间歇性的胆道梗阻，随着肿瘤碎片排出远端胆管而梗阻缓解(Fischer et al, 2002)。体格检查对于黄疸和肝肿大等非特异性的发现可能会比较重要。如果肿块位于胆囊管汇合部一下，此时就可能会触及肿大的胆囊，而对于肝门部胆管癌，胆囊可能是缩小且不能被触及的(Nakeeb et al, 1996)。

梗阻性黄疸的实验室检查主要是血总胆红素和直接胆红素、碱性磷酸酶(alkaline phosphatase, ALP)和 γ-谷氨酰转移酶(γ-glutamyltransferase, GGT)。癌胚抗原(carcinoembryonic antigen, CEA)和糖类抗原 19-9(carbohydrate antigen 19-9, CA19-9)肿瘤标志物也可能升高。然而这些指标的升高并不是胆管癌特异性的，在一些良性胆道梗阻中也会升高(Aljiffry et al, 2009)。

诊断研究

大多数无痛性黄疸病人最初都会接受腹部超声检查，这是一种无创且经济有效的方法，可用于评估胆管扩张和胆囊结石(Saini, 1997)（见第 15 章）。超声检查对于诊断胆管扩张是非常敏感的，但对于评判梗阻在胆管树里的具体解剖位置缺乏敏感性(Bloom et al, 1999)，同样对于肝脏占位性病变和腹膜疾病的检查存在不足(Choi et al, 2004)。多普勒超声对于评判血管受肿瘤侵犯程度，特别是门静脉侵犯具有一定优势（图 51A.4）(Hann, 1996)。

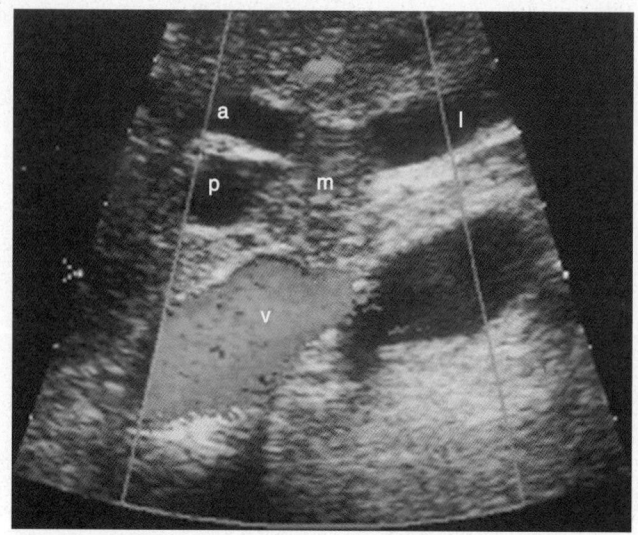

图 51A.4　横向彩色多普勒提示胆管汇合部乳头状胆管癌（m）延伸进右前（a）和右后（p）段胆管分支及左肝管起始部（l）。邻近门静脉未受侵犯（v），具有正常血流（From Hann LE, et al: Malignant hepatic hilar tumors: can ultrasonography be used as an alternative to angiography with CT arterial portography for determination of resectability? J Ultrasound Med 15:37-45,1996.）

对比增强的断层影像资料对于获取详细的解剖信息、评估病灶手术可切除性是至关重要的。联合静脉造影的计算机断层扫描（computed tomography，CT）（见第 18 章）通常用来评估胆道梗阻位置、血管解剖和侵犯程度，同时也评估转移性疾病。CT 应该是具有静脉对比的、层厚在 1~2mm 的包括动脉期、门静脉期和静脉期的三期扫描，以准确地评估肝门部动脉以及门静脉的侵犯风险情况（Choi et al，2008）。如果存在肝萎缩，CT 还可以提供肝叶萎缩的评估信息（图 51A.5）。

具有胆管树磁共振胰胆管成像（magnetic resonance cholangiopancreatography，MRCP）重建功能的磁共振成像（magnetic resonance imaging，MRI）技术正越来越多地被用于评估胆道恶性肿瘤（见第 19 章）。与 CT 成像一样，MRI/MRCP 能够评估胆道内阻塞的水平，并确定肿瘤是否累及相邻的血管结构。与内镜下逆行胰胆管造影（endoscopic retrograde cholangiopancreatography，ERCP）相比，MRI/MRCP 对肝门胆管癌的诊断和分期具有更高的敏感性、特异性和准确性（Vogl et al，2006）（见第 20 章）。MRI/MRCP 可能会发现肿瘤的位置，也可能发现在 ERCP 胆管腔内造影时无法观察到的胆管阻塞（图 51A.6）。此外，MRI/MRCP 可以对肝脏和腹部其余部位进行成像，并提供有关肿瘤与肝门血管的关系、血管闭塞、肝门周围或远处淋巴结肿大以及任何程度的肝叶萎缩的相关信息（图 51A.7）。MRI 的 MRCP 技术在预测肝门部胆管癌成功切除方面的准确度约为 80%（Chryssou et al，2010）。

目前尚不清楚结合 CT 的正电子发射断层扫描（positron emission tomography，PET）在评估肝门胆管癌可切除性方面的作用（见第 17 章）。PET/CT 在检测肿瘤远处转移以及淋巴结转移方面具有很高的特异度（约 80%）（Li et al，2008）。但是，由于假阳性结果和相对较低的检查效率，目前不建议常规使用 PET/CT 评估解剖学可切除性。

通过 ERCP 进行的直接胆管造影术或经皮经肝胆管造影术（percutaneous transhepatic cholangiography，PTC）可以获取胆管树良好的可视化效果，同时了解肿瘤或狭窄的具体位置和疾病的严重程度（见第 20 和第 52 章）。这些成像方式均为侵入性的，但它们可以获取胆管组织用来进行组织学分析，如有必要还可以做胆道引流（图 51A.8）。ERCP 和 PTC 获得组织诊断的敏感度和特异度均约为 70%（Tamada et al，2011）。然而，在胆管癌手术切除之前，组织学诊断并不是强制性的要求，一个阴性的活检结果对于临床恶性肿瘤高度疑似病例不能提供任何有用资料。总而言之，肝外胆管癌的分期直接胆管造影术已由非侵入性的成像系统所取代。

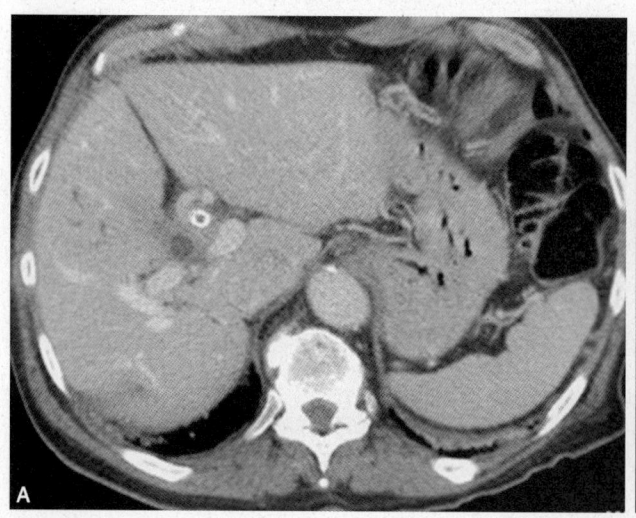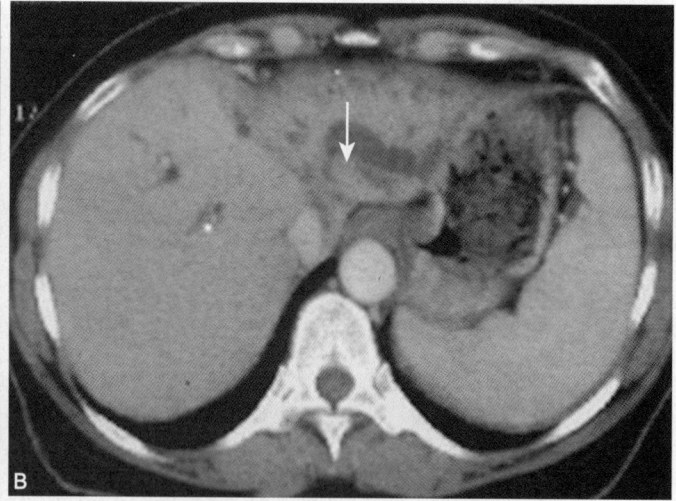

图 51A.5　（A）伴有黄疸的肝门部胆管癌病人的计算机断层扫描。门静脉右支受肿瘤侵犯，右侧肝叶萎缩，左半肝代偿性增生。（B）门静脉左支已经闭塞，导致左肝萎缩以及扩张胆管的纠集（箭头）。请注意两张图片均无明显肿块

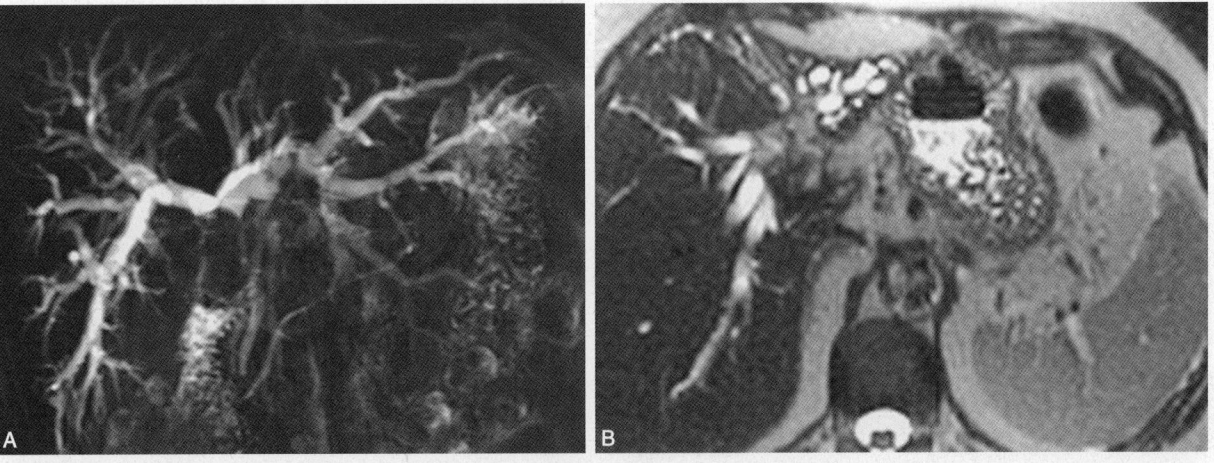

图 51A.6　肝门部胆管癌病人的冠状（A）和横断（B）磁共振胆胰管造影图像。肿瘤累及左右肝管。本研究中的胆管呈白色

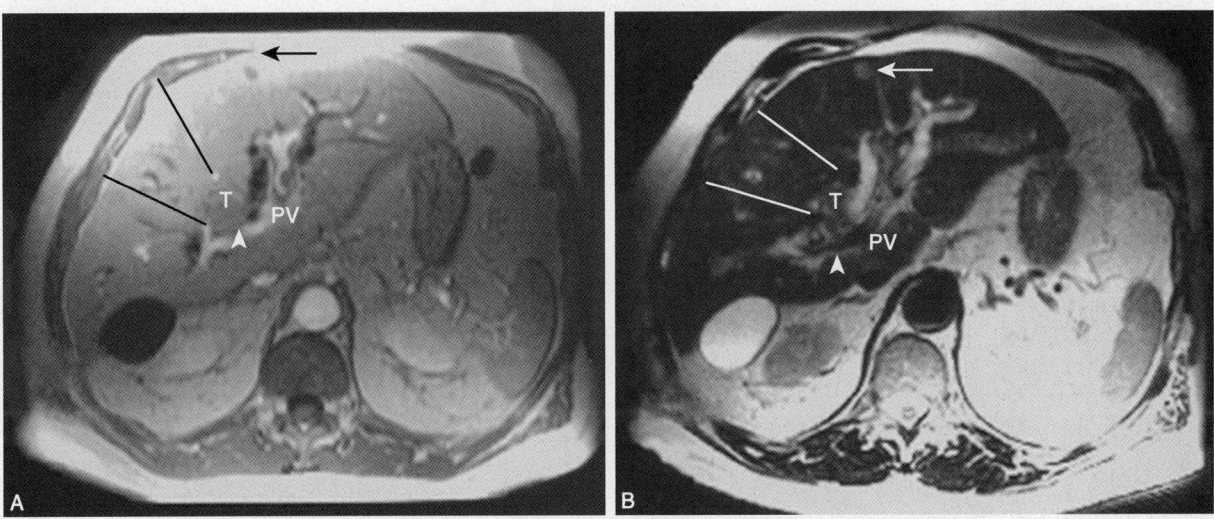

图 51A.7　（A）肝门部胆管癌病人的增强磁共振 T1 加权图像。胆管呈黑色。可见肝门部肿瘤（T），明显地邻近或者包裹门静脉右支（PV，无尾箭头）。肿瘤已经堵塞门静脉右前叶分支，肝脏右前叶已经萎缩，并伴有扩张胆管的纠集。长箭头指示肝内转移。（B）磁共振胆胰管造影扫描肝脏相同层面。胆管在此图像中呈白色，与前图有着相似的发现

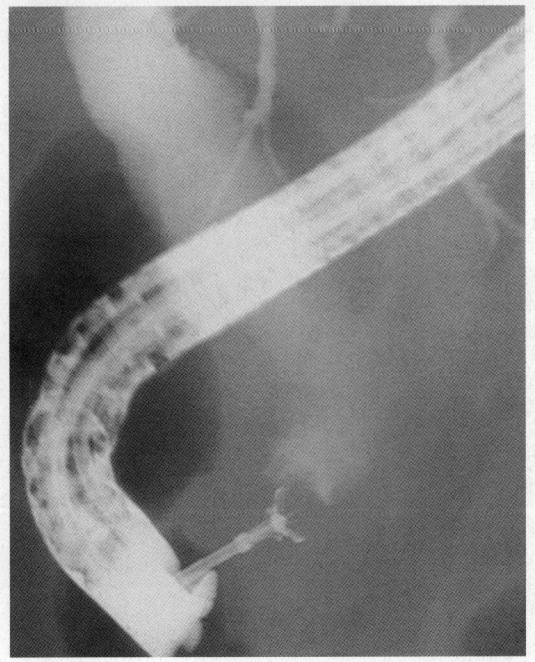

图 51A.8　ERCP 对患有梗阻性黄疸并需要胆道引流的病人进行远端胆管肿瘤抓取活检。横断面成像已经将病人分期为远处转移，需要进一步完善组织诊断

术前评估和处理

对怀疑肝门部胆管癌的病人需行全面的术前评估,包括病人的身体状态、病人耐受重大手术的能力以及肿瘤可切除性的评估。可切除性评估包括4个关键的肿瘤因素:肿瘤累及胆管的范围,是否有血管受侵及受侵犯程度,肝叶萎缩情况,以及是否存在转移病灶(Jarnagin & Winston,2005)。肝叶萎缩对评估十分重要,可提示不同程度的局部肿瘤进展状况,进而可能改变病人的治疗方案。长期、单独存在的胆道梗阻,通常导致中等程度的肝叶萎缩,若同时伴有门静脉分支阻塞或部分受累可引起肝叶快速、完全萎缩。肝叶萎缩在横断面影像上表现为聚集的扩张胆管和肝实质低灌注(图51A.9)。表51A.1概括了肝门部胆管癌不可切除的标准。

术前胆道引流(见第51B章和第52章)

许多病人是因黄疸症状首次就诊,在黄疸的条件下行肝切除会增加术后并发症风险,包括肝衰竭的风险(Cherqui et al,2000)。通过ERCP或PTC行胆道引流可降低黄疸,增加肝脏术后增生和再生的能力(Belghiti & Ogata,2005)。引流有导致胆管炎的风险,特别是在进行了操作但随后未能充分引流的胆

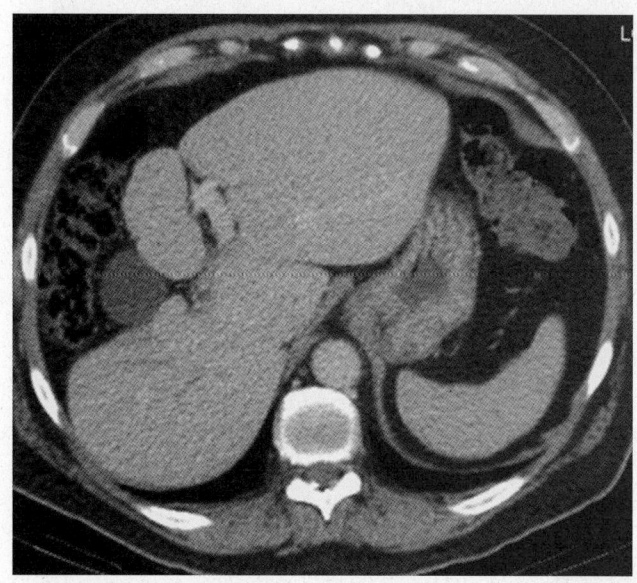

图51A.9　CT影像显示肝门部胆管癌侵犯门静脉右前叶分支,导致病人肝脏右前叶严重萎缩

表51A.1　肝门部胆管癌不可切除标准		
病人因素	局部肿瘤范围	远处肿瘤播散
病人不能耐受重大手术	双侧肝管受侵犯至二级胆管	肝十二指肠韧带以外淋巴结转移
	门静脉主干被肿瘤包绕或堵塞	肝、肺、腹膜或其他脏器远处转移
肝硬化伴门静脉高压	门静脉分支被肿瘤包绕伴对侧肝叶萎缩	
	一侧肝管受侵犯至二级胆管伴对侧肝叶萎缩	

管。40%的肝门部胆管癌病人术后可出现胆管炎症状,而在接受过无效ERCP(即接受了ERCP胆道内操作,但无有效胆汁引流)的病人中胆管炎发生率高达60%(Ipek et al,2014)。

若进行术前胆道引流(preoperative biliary drainage,PBD),应以图51A.10的方式行估计残余肝(future liver remnant,FLR)侧胆道穿刺或置管(图51A.10)(Seyama et al,2003)。与ERCP相比,PTC针对特定胆管分支的穿刺更为精确,应当作为近端胆道梗阻术前引流的选择。由于胆道外引流会造成胆汁丢失,故在条件允许的情况下,胆道内引流应作为首选。胆汁丢失会导致肠黏膜细胞再生能力下降,引起肠黏膜屏障功能受损,以及细胞间紧密连接破坏(Assimakopoulos et al,2011)。术前胆道内引流也可以改善肝脏的再生能力,动物研究证实胆道减压可改善肝细胞和Kupffer细胞的功能(Megison et al,1991)。PBD可改善黄疸病人肝功能(Paik et al,2014),以往推荐术前胆红素小于3mg/dL(51.3μmol/L)再行手术治疗(Makuuchi et al,1990),但最佳的术前胆红素水平仍未有定论。最近,一项单中心回顾性分析报道,术前总胆红素大于3mg/dL与降低的总体生存期显著相关(Cho et al,2012)。

尽管有研究报道了PBD的诸多好处,但对于PBD的常规应用仍存有争议,因为胆道引流操作本身也有一定风险。PTC可使得含有肿瘤细胞的胆汁溢漏入腹腔,存在肿瘤播散的风险(Hirano et al,2014)。沿PTC引流通道形成的皮肤(Sakata et al,2005)和胸膜(Anschuetz & Vogelzang,1986)转移亦有报道。PBD后的结果也比较混杂,并不一致。在欧洲最近一项关于PBD后肝切除的多中心研究中,Farges及其同事(2013)发现,PBD后可显著降低行右半肝切除病人的死亡率,但是行左半肝切除病人的死亡率显著增加。感染是导致行左半肝切除术病人

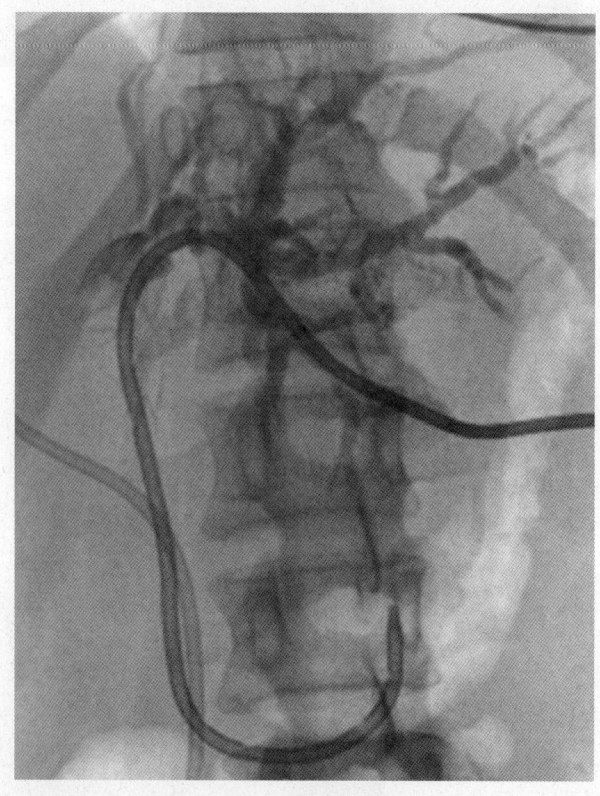

图51A.10　PTC显示左肝管狭窄,Ⅳ段和左侧侧管无明显隔离。PTC可指引安全放置胆道引流管,从而可使胆汁内引流

死亡率增加的主要原因。由此,该作者建议行左半肝切除的病人应避免行 PBD,而行右半肝切除的病人可考虑行术前胆道引流。同时建议待血清总胆红素水平降至 50μmol/L(2.92mg/dL)以下再行手术,以减轻术后肝脏胆汁淤积(Farges et al,2013)。对于术后保留肝脏体积较多的病人,术前胆道引流不是必须的,可考虑直接行手术治疗(Kennedy et al,2009)。当前,PBD 的确切作用仍不明了,还需要更多的随机临床试验数据来佐证。

门静脉栓塞

如前所述,肝脏、胆管、肝门部血管和腹腔其他脏器高质量的断面影像对于胆管癌的术前评估十分重要。CT 也可以创建模型用来获得切除肝脏和 FLR 的体积数据(图 51A. 11)。若病人预期 FLR 不足 30%,应考虑行门静脉栓塞(portal vein embolization,PVE)来诱导 FLR 增生(Yokoyama et al,2007),以期最大限度减少术后肝功能异常和并发症发生。PVE 技术最早由 Kinoshita(1986)和 Makuuchi(1990)及其同事报道。过去,PVE 经过回结肠血管路径完成,需要在全麻下行小切口进入腹腔(Makuuchi et al,1990)。目前,通常采用经皮经肝途径完成 PVE(Abdalla,2010)。可采用弹簧圈或微球颗粒等多种材料行门静脉栓塞(图 51A. 12)。PVE 是一项安全的操作,并发症发生率约为 5%(Vauthey et al,2000)。PVE 后 2~8 周,FLR 体积增长率从 8% 到 46%。最近一项包含 1 791 例病人的 Meta 分析发现,PVE 后 FLR 平均增长(37.9±0.1)%,并发症发生率 2.5%,死亡率 0.1%(van Lienden et al,2013)。

术前分期系统

肝门部胆管癌的术前分期系统十分重要,因为分期可用来指导治疗方案的制定,并最终决定病人预后。胆管癌有多个分期系统,改良的 Bismuth-Corlette 方案一直用于肝门部胆管癌病人的分型(图 51A. 13)(Bismuth et al,1992)。该分型仅能说明肿瘤在胆管腔内累及的范围,Ⅰ型肿瘤位于左右肝管汇合部远端,Ⅱ型肿瘤累及肝管汇合部,ⅢA 型肿瘤累及肝管汇合部及右肝管,ⅢB 型肿瘤累及肝管汇合部及左肝管,Ⅳ型肿瘤累及肝管汇合部及左右肝管,直至二级胆管。改良 Bismuth-Corlette 分型明确了肿瘤范围及需要切除的范围,但是并未说明血管受累情况及有无远处转移,对于预后亦无指导意义(Paul et al,2011)。

美国癌症联合会(American Joint Committee on Cancer,AJCC)根据肿瘤-淋巴结-转移灶(tumor-node-metastasis,TNM)分型系统对肝门部胆管癌进行分期,在第 7 版肿瘤分期手册中,将肝门部胆管癌与肝内和远端胆管肿瘤进行单独分期(表 51A. 2)(Edge et al,2010)。该分期系统将原发肿瘤侵犯血管、区域淋巴结转移和远处转移的因素考虑在内。AJCC 分期系统主要用于手术后评估,完全基于切除标本的病理学情况。该分期系统并未充分考量胆管壁内肿瘤侵犯的深度,可能会影响 T1 期肝门部胆管癌病人的预后评估(Nagahashi et al,2010)。

2001 年,美国纪念斯隆-凯瑟琳医院(Memorial Sloan Kettering Cancer Center,MSKCC)的 Jarnagin 及其同事提出了一种肝门部胆管癌的分期系统,该分期系统纳入了肿瘤局部累及范围(肝管汇合部受累和二级胆管受累)、门静脉受侵程度评估和肝叶是否萎缩三个因素(表 51A. 3)。该分期系统可用于明确肿瘤局部 T 分期和可切除性评估,但未考虑淋巴结转移和远处转移情况。该 T 分期被证实可用于术前可切除性和获得 R0 切除可能性的预测(Jarnagin et al,2001)。对已切除的肝门部胆管癌病人采用 MSKCC 分期系统和 AJCC TNM 分期系统进行回顾性分析,发现 MSKCC T 分期,而不是 AJCC 分期,与病人的总体生存期显著相关(Zaydfudim et al,2013)。

诊断性腹腔镜探查(见第23章)

进一步的术中分期可通过诊断性腹腔镜探查完成。尽管术前影像学检查和分期不断完善,但仍有许多病人仅在术中发现转移病变。在一项研究中发现,原先认为可行手术切除的病人中,有 29% 的病人在剖腹探查时证实为不可切除或存在转移病变(Jarnagin et al,2001)。尽管对所有肝门部胆管癌病人采用腹腔镜探查仍然存在争议,但腹腔镜探查有可能避免非治疗性的开腹手术和相关并发症。使用腹腔镜探查的确切指征尚待进一步明确(Cho et al,2014)。

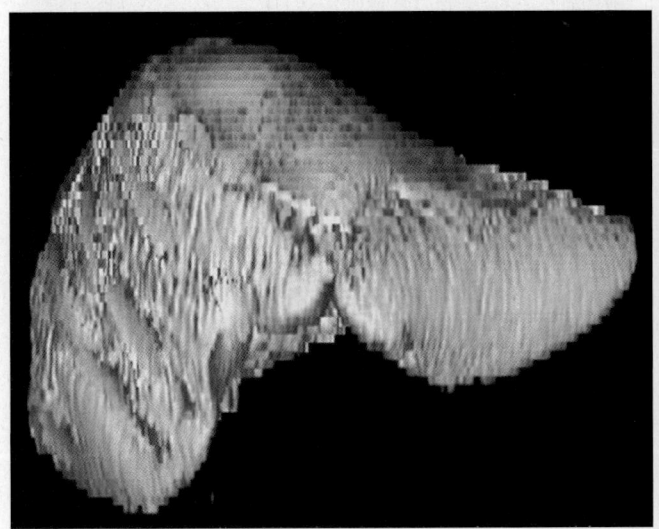
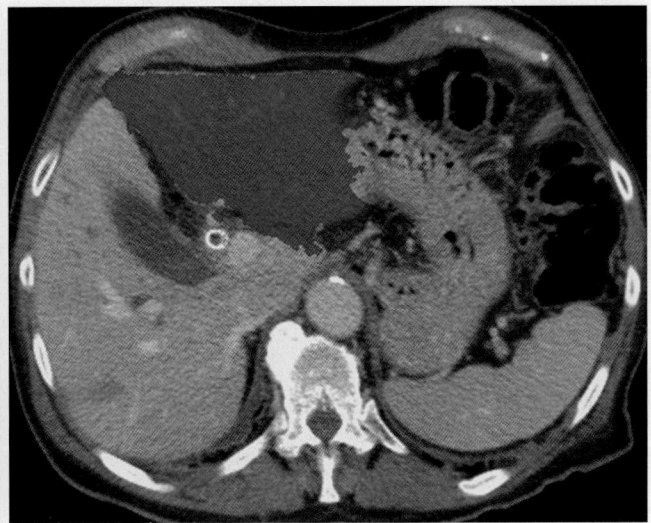

图 51A. 11 薄层、对比增强 CT 影像可被重建为体积均一三维模型。FLR 术前规划可计算肝切除术后剩余功能性肝实质占总肝脏体积的百分比。该病人拟行右三叶联合尾状叶切除术,FLR 仅包括Ⅱ、Ⅲ肝段(阴影区域)。FLR 在 PVE 前占总肝脏体积的 22%

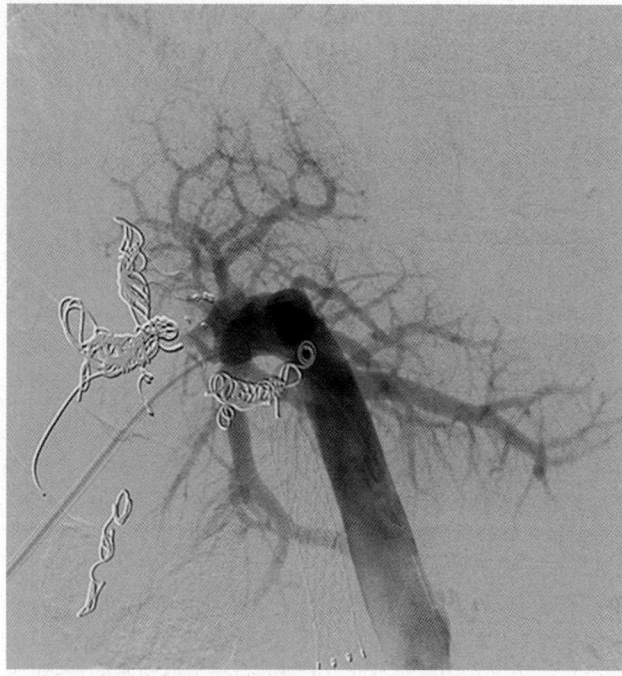

图 51A. 12　对于拟行大范围肝切除的肝门部胆管癌病人,门静脉栓塞可用来诱导 FLR 增生。经皮经肝栓塞是最常用的技术。该例病人在计划性右肝切除 4 周前,对门静脉右支采用弹簧圈栓塞。栓塞前后分析 FLR 三维体积

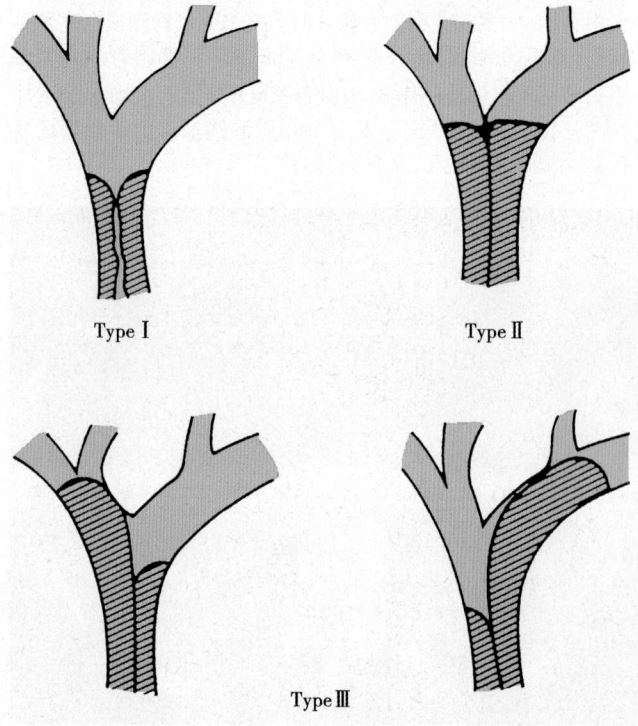

图 51A. 13　胆道狭窄的 Bismuth-Corlette 分型示意图

表 51A. 2　围肝门胆管肿瘤 AJCC 分期系统(第 7 版)		
分型	**标准**	
原发肿瘤(T)		
TX	原发肿瘤无法评估	
T0	无原发肿瘤证据	
Tis	原位癌	
T1	肿瘤局限于胆管,可达肌层或纤维组织	
T2a	肿瘤超出胆管壁达周围脂肪组织	
T2b	肿瘤浸润邻近的肝脏实质	
T3	肿瘤侵及门静脉或肝动脉的一侧分支	
T4	肿瘤侵及门静脉主干或其双侧属支;或肝总动脉;或双侧的二级胆管;或一侧二级胆管以及对侧的门静脉或肝动脉	
局部淋巴结(N)		
NX	区域淋巴结转移无法判定	
N0	无区域淋巴结转移	
N1	区域淋巴结转移(包括胆囊管、胆总管、肝动脉和门静脉旁淋巴结)	
N2	转移至主动脉周围、腔静脉周围、肠系膜上动脉和/或腹腔干动脉淋巴结	
远处转移(M)		
M0	无远处转移	
M1	有远处转移	
解剖分期/预后分组		
0 期	Tis	N0	M0
Ⅰ 期	T1	N0	M0
Ⅱ 期	T2a,T2b	N0	M0
ⅢA 期	T3	N0	M0
ⅢB 期	T1,T2,T3	N1	M0
ⅣA 期	T4	N0,N1	M0
ⅣB 期	任何 T	N2	M0
	任何 T	任何 N	M1

From Edge SB,Byrd DR,Compton CC,eds. AJCC Cancer Staging Manual. 7th ed. New York,NY:Springer,2010.

表 51A. 3　肝门部胆管癌 MSKCC 术前 T 分期标准	
分期	**标准**
Ⅰ 期	肿瘤侵犯左右肝管汇合部和/或单侧二级胆管
Ⅱ 期	肿瘤侵犯左右肝管汇合部和/或单侧二级胆管,和同侧门静脉受累和/或同侧肝叶萎缩
Ⅲ 期	肿瘤侵犯左右肝管汇合部和/或单侧二级胆管;或单侧二级胆管受累伴对侧门静脉受累;或单侧二级胆管受累伴对侧肝叶萎缩;或门静脉主干/双侧分支受累

肝门部胆管癌的手术治疗（见第 51B 章、第 103B 章和第 103C 章）

获得阴性切缘的彻底切除和重建胆肠引流是肝门部胆管癌病人获得长期生存的唯一治疗方式。由于胆管与门静脉和肝动脉解剖位置毗邻，肝门部胆管癌的切除在技术上富有挑战性。不可切除性的判断标准包括：肝动脉或门静脉双侧分支受侵，一侧肝动脉受侵伴对侧胆管广泛受累，门静脉主干受累，以及双侧二级胆管受累（Parikh et al，2005）。此外，一侧肝叶萎缩伴对侧门静脉分支包绕或对侧二级胆管受累、活检证实肝十二指肠韧带以外的淋巴结转移和远处转移，亦是手术切除的禁忌证。尽管术前影像学评估有了很大进展，但仍有 40%～50% 的病人在准备行根治性手术时才发现肿瘤无法切除（Ruys et al，2001）。

腹腔镜探查可以避免非治疗性的剖腹探查。在一项研究中发现，腹腔镜探查可以使得 45% 影像学上认为可切除的肝门部胆管癌病人避免非治疗性的剖腹手术（Barlow et al，2013）。可切除病人和不可切除病人之间，在年龄、术前 CA19-9 水平、胆红素和 T 分期上无显著性差异，故作者推荐所有影像学上可切除的肝门部胆管癌病人均应行腹腔镜探查。

胆管癌手术的目标是切除肿瘤并获得阴性切缘（Rocha et al，2010），手术方案需根据肿瘤在胆道系统中的位置来制定。肝外胆道系统理论上可分为三部分：远端 1/3 胆道系统的肿瘤多位于胰腺内，需行胰十二指肠切除术（见第 59 章和第 66 章）；中间 1/3 的肿瘤位于胰腺上缘和肝管汇合部之间，可行胆管切除和区域淋巴结清扫（尽管适合该术式的肿瘤很少）；上 1/3 肝外胆管的肿瘤（例如肝门部胆管癌）邻近肝脏和肝门结构，R0 切除需要切除胆管和部分肝脏，伴或不伴尾状叶切除。单纯切除肝外胆管而不行肝脏切除具有较高的胆管切缘阳性风险（Neuhaus et al，2003），较少的淋巴结清扫数目和较低的生存期相关（Capussotti et al，2008）。胆管切除联合包括Ⅳ段和尾状叶（几乎总是邻近肿瘤）的大范围肝切除可以增加 R0 切除率和提高生存期（Ito et al，2008）。这对病人的预后十分关键，因为 R1 切除的病人和未接受手术的局部进展、不可切除的病人具有相似的生存期（图 51A.14）（Endo et al，2008）。

总之，病人需行包括Ⅳ段的扩大右半肝切除或左半肝切除，以包含中央部位肿瘤毗邻的肝脏组织。切除哪一侧肝脏，需根据肿瘤位置、血管受侵和肝叶萎缩情况决定。在几乎所

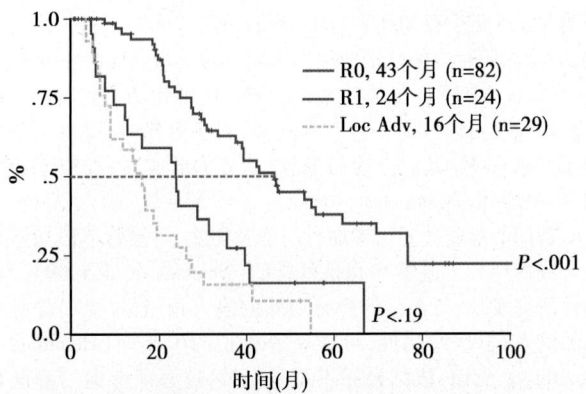

图 51A.14　肝门部胆管癌切除术后精算生存曲线。R0 表示切缘阴性的完整切除（中位生存期，43 个月）。R1 表示组织切缘阳性（中位生存期，24 个月；P<0.001 R0 对比 R1）。Loc Adv 表示探查后发现肿瘤局部进展、不可切除的病人（无转移性病变；中位生存期，16 个月；P<0.19 R1 对比 Loc Adv）

有位于中央部位的肿瘤中，推荐联合尾状叶切除，因为该部位的胆管分支几乎总是进入尾状叶。此外，尾状叶毗邻肿瘤（Mizumoto & Suzuki，1988）。通常，联合尾状叶切除被证实能够提高完整切除率（Dinant et al，2005）和生存率（Cheng et al，2012）。

对于小的 Bismuth-Corlette Ⅰ型肿瘤，不伴肝脏切除的肝外胆管切除是可行的选择，但适合病例极少。需将十二指肠以上的所有肝外胆管切除，同时行胆囊切除和肝门淋巴结清扫。然而，仅行胆管切除的病人局部复发率会增加，而生存率会降低，这意味着即使 Bismuth-Corlette Ⅰ型肿瘤亦应联合肝脏切除（Lim et al，2013）。

对于早期 Bismuth-Corlette 肿瘤，肝脏切除的范围仍然存在争议。大范围肝切除最主要的缺点是存在术后肝衰竭或其他并发症的可能性，尤其是在术后 FLR 体积不足或肝脏引流不充分的情况下。一些学者推荐施行有限的中央区肝切除来替代大范围解剖性肝切除，即切除肝门区附近的肝段（图 51A.15）。Miyazaki 及其同事（1999）报道了 14 例肝门部胆管癌病人行保留肝实质的肝切除术，即小于半肝切除，但又不是仅行胆管切除。14 例病人中 7% 的病人切缘阳性，而在接受扩大肝切除的 66 例病人中，20% 切缘阳性。与大范围肝切除病人相比，保留肝实质的肝切除术并不像之前认为的一定会降低治愈率和术后生存率（Nagino et al，2013）。在 93 例行保留肝实质的肝切除病人中，结果令人满意，并发症发生率 9.7%，30 天内死亡

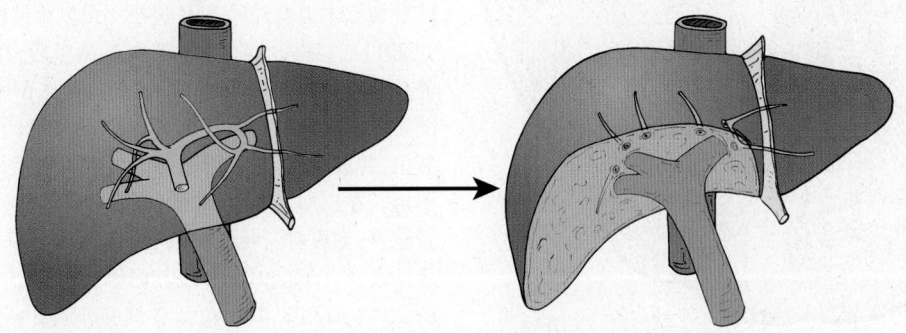

图 51A.15　小范围肝切除示意图。切除邻近肝门部肝实质，包括Ⅰ段、Ⅳb 段和Ⅴ段。部分Ⅵ段、Ⅶ段和Ⅷ段同时切除（From Xiang S，Lau WY，Chen XP：Hilar cholangiocarcinoma：controversies on the extent of surgical resection aiming at cure. Int J Colorectal Dis 30（2）：159-171，2015.）

率为0%,5年生存率达到35%（Chen et al,2009）。正如之前所述,肿瘤在胆管内的范围应根据术前影像学资料予以明确（van Gulik et al,2011）。在这组挑选的病例中,以治愈为目的的小范围肝切除也可以作为一种手术选择,胆肠重建时,可将空肠祥缝于Glisson鞘,其后方为门静脉,前方为肝实质,类似于成人的Kasai手术（Xiang et al,2015）。

若门静脉受侵犯可考虑行门静脉切除,门静脉节段切除再吻合或使用人工血管吻合是可行的（Neuhaus et al,1999）。回顾性研究发现,与未行门静脉切除的病人相比,接受门静脉切除的病人,若切缘阴性,可能获得更长的生存期（Hemming et al,2011）。然而,该结果并不总是一致,还必须考虑门静脉切除术后相关并发症的增加。

若腹腔镜探查后考虑可切除,则行正中切口或右肋缘下延伸至剑突切口。与麻醉团队的沟通很重要,以维持中心静脉压至5mmHg或更低,从而减少肝切除时肝静脉失血（Melendez et al,1998）。探查腹腔,排除转移病变,尤其需要仔细触诊肝脏并行超声检查,评估肝内病变扩展范围。行Kocher切口评估胰腺后淋巴结转移情况。任何肝十二指肠韧带外的可疑淋巴结均应活检,行冰冻切片检查。肝门及肝十二指肠韧带以外的阳性淋巴结意味着远处转移,是手术切除的禁忌证。

为了全面评估肝门和肿瘤范围,需游离整个胆道系统并翻向头侧,为此,应在十二指肠上方游离、切断胆总管,并翻向头侧,显露门静脉。切取远端胆总管送冰冻切片,以确保切缘阴性。然后将胆总管和周围淋巴组织清晰地分离,从门静脉以头侧的方式进行,使门静脉和肝动脉骨骼化,直至肝门（图51A.16）。到达肝门后,通过触诊和活检,评估肿瘤近端累

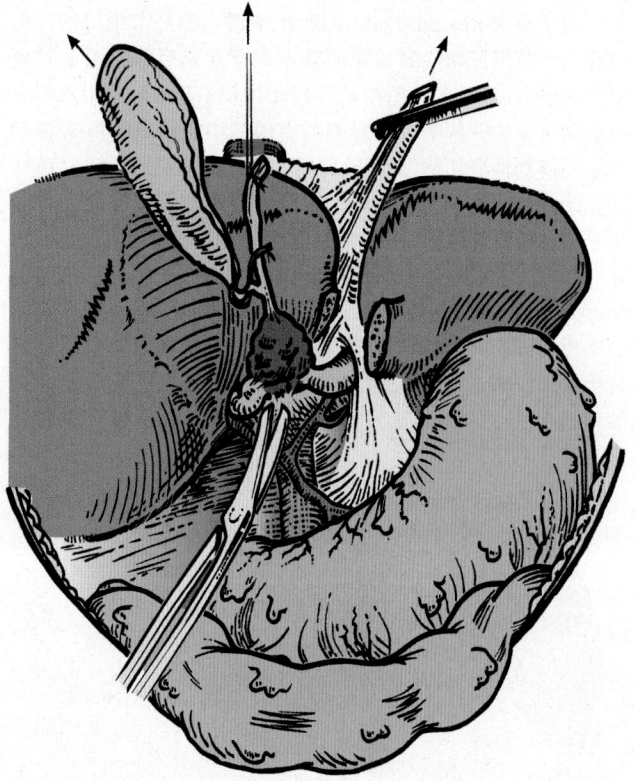

图51A.16　提起肝外胆管及周围结缔组织和淋巴结,清扫门静脉分叉部前方,至此,肿瘤已被抬起并完全游离,肝动脉和门静脉完成骨骼化

及范围。若确定肿瘤可切除,则结扎相应门静脉和肝动脉以控制入肝血流,同时控制、切断同侧的肝静脉,随后离断肝实质。

肿瘤切除后,若术中冰冻切片提示近端切缘阴性,则行结肠前或结肠后Roux-en-Y胆肠吻合重建。此时术者可能看到多个分离的胆管开口,若可能,可将邻近胆管的侧壁缝合以建立一个共同开口来做吻合。通常采用可吸收缝线行胆管空肠端侧间断吻合,吻合口大小应与胆管直径相符。若胆管离断后,冰冻切片提示最终的胆管近端切缘肿瘤残余,可考虑于胆肠吻合口留置逆行性经肝胆道支架,以便于后期行姑息性的光动力学治疗或其他胆管内治疗（图51A.17）。若胆总管离断、游离后发现肿瘤无法切除,则行Roux-en-Y胆管空肠吻合以重建胆肠连续性（见第31章）,同时应留置逆行性经肝胆道支架。所有病例均应于吻合口旁放置独立的闭式吸引引流。

原位肝移植（见第115B章）

局部进展不可切除的病人,若无淋巴结或远处转移,可通过原位肝移植（orthotopic liver transplantation,OLT）获得R0切除。这类病人几乎都接受过移植前的强化药物治疗,包括新辅助放化疗（Panjala et al,2012）。胆管癌行OLT最大的单中心数据之一来自梅奥医院,数据显示病人5年总体生存率达到76%,疾病无进展生存率为60%（Heimbach et al,2006）。但是,这组病人大多数为PSC,没有明确的恶性病变组织学证据。回顾性的多中心数据提示5年总体生存率可达到53%,5年无复发生存率为65%（Darwish Murad et al,2012）。考虑到胆管癌具有较高的淋巴结转移率和远处转移率,适合行OLT的病人是一个相对小的群体,但是肝移植有可能使这部分病人获得长期生存。

联合肝脏离断和门静脉结扎的二部肝切除术（见第108D章）

联合肝脏离断和门静脉结扎的二部肝切除术（associating liver partition and portal vein ligation for staged hepatectomy, ALPPS）是肝胆外科近年来出现的一项技术,该技术为两步分期手术,一期手术后可能诱导FLR快速、显著增长,从而有助于顺利完成肝切除,避免术后肝衰竭。ALPPS通常适用于需行右三叶肝切除术但左外叶FLR过小不足以维持肝功能的情况（Li et al,2013）。病人术前完成CT体积测量后,在一期手术时,行门静脉游离,结扎门静脉右支,结扎或钳夹Ⅳ段肝动静脉和胆管,随后沿镰状韧带离断肝实质（图51A.18）。右肝置于无菌塑料袋中,并放置引流,随后关腹。大约1周后,复查CT行肝体积测定。在二期手术时,结扎、切断右肝动脉、右肝和中肝静脉以及胆管,完成右三叶肝切除术,Roux-en-Y肝管空肠吻合重建胆肠连续性。Schnitzbauer及其同事（2012）首先报道了最大系列的25例ALPPS,其中包括2例肝外胆管癌病人。两步手术中位间隔时间为9天,FLR中位体积增加达到79%。所有的病人都接受了二期手术,R0切除率100%,但是,该研究中并发症发生率高达64%,在院死亡率达到12%。

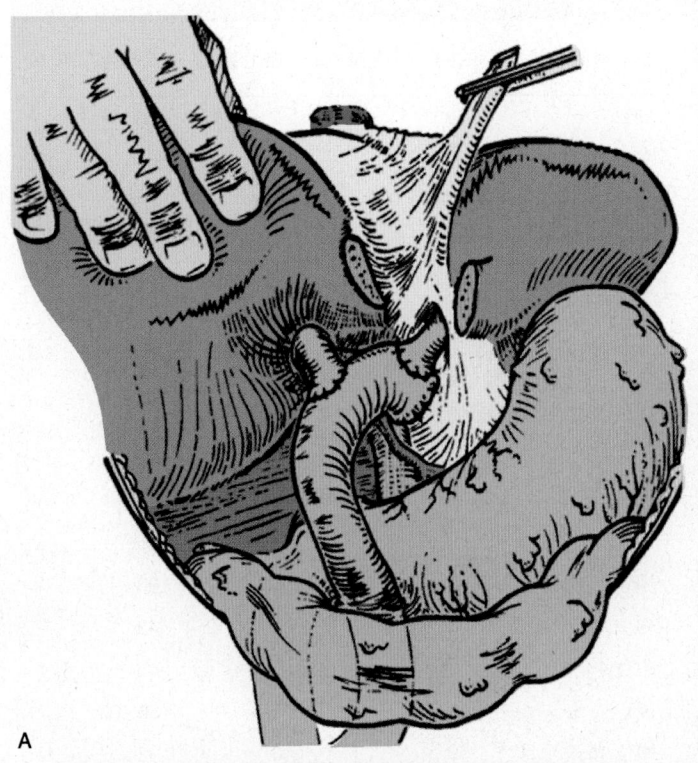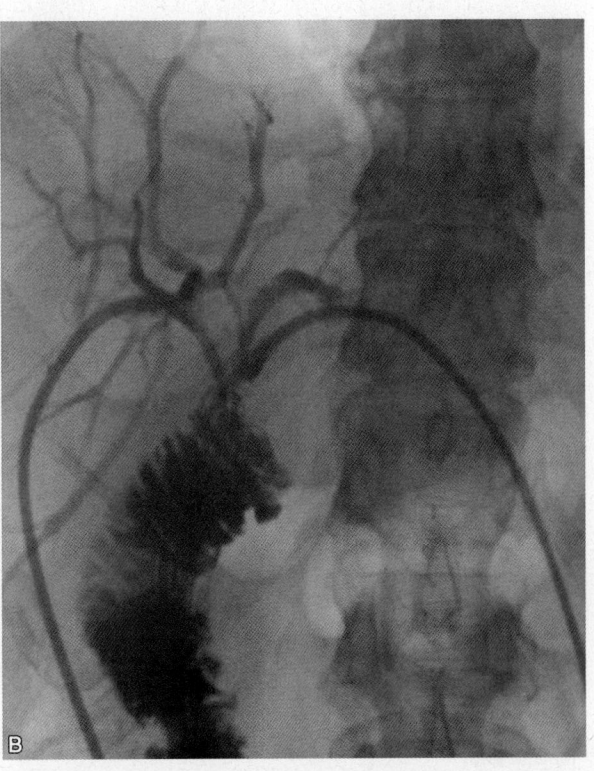

图51A. 17　（A）在少数情况下,可不行肝切除,单独离断肝外胆管以获得根治目的。在其他情况下,除非离断肝外短管,否则难以判断肿瘤是否可切除。显露的左右肝管可分别与 Roux-en-Y 空肠袢行结肠后吻合。（B）术中逆行性留置的经肝胆道支架可用于长期姑息性减黄和光动力学治疗

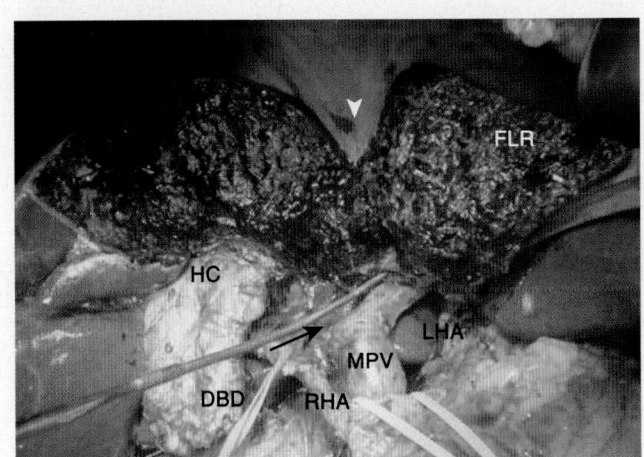

图51A. 18　术中图片显示 ALPPS 一期手术。结扎门静脉右支（黑色长箭头）和原位劈裂肝脏（白色无尾箭头）。探条插入左侧肝内胆管。HC,肝门部胆管癌伴随肝外胆管和淋巴结整块游离;DBD,离断的远端胆总管;FLR,估计残余肝;RHA,右肝动脉;LHA,左肝动脉;MPV,门静脉主干（From de Santibañes E,Alvarez FA,Ardiles V:How to avoid postoperative liver failure:a novel method. World J Surg 36（1）:125-128,2012.）

　　导致 FLR 显著增生的确切机制尚不明确,可能部分与肝内动脉门静脉或门静脉间侧支循环的消失有关,因为侧支循环可能会妨碍增生（Broering et al,2002）。国际 ALPPS 手术注册（http://www. alpps. net）关于 ALPPS 近期生存率和安全性的首个报道已公布（Schadde et al,2014）。该研究包括 202 例病人,其中 11 例（5%）为围肝门部胆管癌,术前中位标准化 FLR 为 21%,两期手术中位间隔为 7 天,FLR 增长率达到 80%。该组病人 90 天死亡率为 9%,根据 Clavien-Dindo 并发症分级（Clavien et al,2009）,27%的病人出现严重并发症（Clavien-Dindo 分级≥ⅢB）。长期的数据结果仍未公布,但是 ALPPS 手术可能使得需行右三叶肝切除但 FLR 不足的肝门部胆管癌病人获得根治性切除。

术后效果

　　肝门部胆管癌切除术后,病人 5 年生存率从 10% 到 40% 不等（Cho et al,2012;Nuzzo et al,2012）,术后并发症发生率为 10% 到 14%。影响预后最重要的因素之一是切缘状态,与切缘阴性病人相比,胆管切缘阳性的病人生存期显著降低（Endo et al,2008）。即使获得阴性切缘,术后复发率仍然达到 50% ~ 70%（Jarnagin et al,2003;Kobayashi et al,2010）。其他影响预后的因素包括淋巴结受累情况、肿瘤分级和肿瘤组织学（结节硬化性对比乳头型）（Cannon et al,2012;Cho et al,2012）。表 51A. 4 回顾了一系列肝门部胆管癌切除术后的结果。

表 51A.4　部分近期报道的肝门部胆管癌切除术后的结果

研究系列	年份	病人/例	联合肝脏切除率/%	R0 切除率/%	随访时间	并发症发生率/%	死亡率/%	5 年生存率/%
Giuliante et al	2010	43	93	77	NR	53	7	36
Rocha et al	2010	60	78	80	中位 18 个月	35	5	54
Kobayashi et al	2010	79	92	66	NR	NR	NR	NR
Unno et al	2010	125	100	63.2	平均 18.5 个月	48.7	8	34.7
Igami et al	2010	298	98	74	NR	43	2	42
Lee et al	2010	302	88.7	71	NR	43	1.7	36.4
Saxena et al	2011	42	100	64	中位 20 个月	2	45	24
Chauhan et al	2011	51	76	73	中位 19 个月	69	12	29
Guglielmi et al	2011	62	87	74	中位 18.5 个月	55	10	15
Hemming et al	2011	95	100	85	NR	36	5	43
Otto et al	2011	123	89	79	NR	NR	6	26
Li et al	2011	215	95	66	NR	NR	5	30
Neuhaus et al	2012	100	100	NR	中位 25.2 个月	NR	11.2/12.4	43
Ruys et al	2012	57	88	75	中位 48 个月	NR	NR	42
Kow et al	2012	127	97	89	NR	6	2	30~66
Matsuo et al	2012	157	82	76	中位 15.9 个月	59	8	32
Lee et al	2012	162	81	77	中位 30 个月	NR	1	42
Cheng et al	2012	171	100	78	中位 29 个月	26	3	14
De Jong et al	2012	305	65	73	NR	NR	12	20
Nagino et al	2012	574	97	77	NR	57	5	33
Nuzzo et al	2012	440	85.5	77.3	NR	47.5	8.6	25.5
Cannon et al	2012	59	83.1	62.7	NR	39	5.1	17.7
Cho et al	2012	105	75.2	70.5	中位 25 个月	NR	14.7	34.1
Dumitrascu et al	2013	90	73	76	中位 68 个月	53	8	27
Song et al	2013	230	77	76.5	NR	8.3	4.3	33
Farges et al	2013	366	NR	100	NR	69	11	NR
Furusawa et al	2014	144	18	99	NR	86	1.4	35
Gomez et al	2014	57	86	73.7	中位 25 个月	59.6	14	39
Yu et al	2014	238	51	50	NR	18	1	17
Tamoto et al	2014	49	100	82	NR	63	4	NR

NR,未记录。

术后辅助治疗

切缘阴性的完整切除,是肝门部胆管癌病人获得治愈的最主要方式和最重要的预后影响因素(Jan et al,2005)。术后辅助治疗,不论是全身化疗还是放化疗,目前仍存在争议,其作用仍不明确。

对于胆管癌术后病人,有研究表明辅助放化疗有可能改善局部疾病控制,延长生存期。在一项包含 168 例胆管癌切除术后病人的单中心回顾性研究中,与单独手术相比,卡培他滨或 5-氟尿嘧啶(5-fluorouracil,5-FU)能够提高 5 年总体生存率

(36.5% 比 28.2%),5 年局部控制率在放化疗组也有类似的提高(58.5% 比 44.4%)(Kim et al,2011)。在另一项回顾性研究中,对于接受了以根治性手术为目的的局部复发高危病人,即镜下切缘阳性(R1)和/或区域淋巴结转移(N+),行辅助放化疗(Borghero et al,2008)。在该研究中,42 例 R1 切除或伴有淋巴结转移的病人接受了放化疗,与切缘阴性和无淋巴结转移的病人相比,2 组间 5 年总体生存率相似,无显著性差异(R1/N 组 36% 对比 R0/N 组 42%),这意味着辅助放化疗应该用于 R1 切除或伴有淋巴结转移的病人。

对于切缘阴性的病人,是否常规应用辅助治疗仍需多中

心、前瞻性的临床研究提供进一步的数据和结果,这也是当前临床研究的一个热门领域。

姑息治疗

不幸的是,许多肝门部胆管癌病人肿瘤无法切除,需接受胆道引流来缓解症状,或仅接受最佳支持治疗。黄疸本身不是姑息性胆道引流的指征,但出现胆管炎和瘙痒症状时需行治疗。姑息性胆道引流的方式通常包括内镜下(见第 29 章)和经肝引流(见第 30 章和第 52 章)。对于术中发现无法切除的病人,胆囊切除和胆肠吻合胆道转流术是可行的选择(见第 31 章和第 42 章)。与右侧肝段胆管相比,Ⅲ 段胆管胆肠旁路手术更易施行,通常用于术中离断胆管后发现肿瘤局部进展、无法切除的病人(Jarnagin et al, 1998)。与自膨式金属支架(self-expanding metallic stents, SEMS)相比,Ⅲ 段胆管胆肠旁路手术吻合口远离肿瘤,具有更高的通畅率(图 51A. 19)。至少需要引流 33% 的功能性肝体积以缓解黄疸,萎缩肝叶或受肿瘤累及的肝叶旁路手术效果欠佳。有文献报道,至少 70% 的行 Ⅲ 段胆管胆肠旁路手术的病人能够减轻黄疸(Witzigmann et al, 2008)。与内镜下支架引流相比,胆道旁路手术通畅率更高,但是并发症发生率亦相应增加。6%～21% 的病人发生胆肠吻合口漏,旁路手术与非手术引流相比,两组间生存期无显著性差异(Singhal et al, 2005)。对于支架引流充分的病人,不推荐行姑息性的胆道旁路手术。

内镜下支架引流依赖于内镜医师的技巧,最初使用的是胆道塑料支架(见第 29 章)。在一项研究中报道,塑料支架的

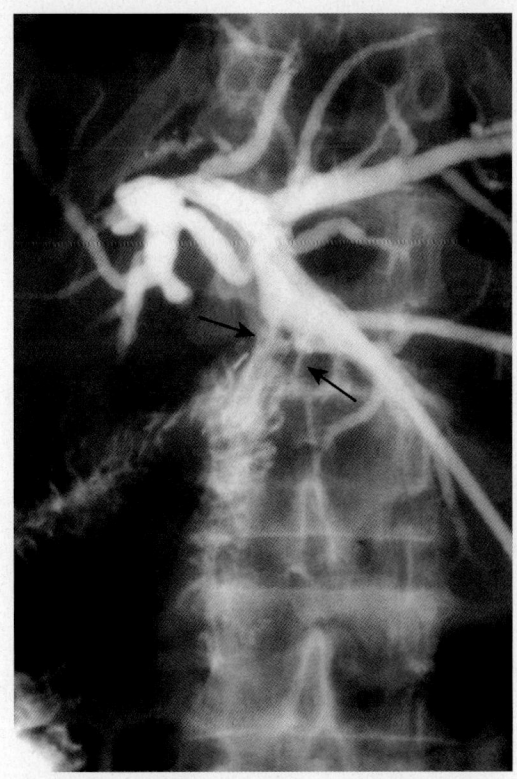

图 51A. 19　通过暂时性的经皮引流管获得的胆道造影图像,可见 Ⅲ 段胆管与 Roux-en-Y 空肠袢间宽大通畅的吻合口(箭头所示)

平均通畅期为 126 天(Davids et al, 1992),效价比高,可作为支架引流的首选。对于预期生存期超过 6 个月的病人,应考虑使用 SEMS(图 51A. 20)。在一项肝门部胆管癌应用 SEMS 的研究中发现,支架中位通畅期为 169 天,早期胆管炎发生率和支架堵塞率分别为 4.9% 和 3.2%(De Palma et al, 2003),晚期支架堵塞率 22.9%,病人中位生存期为 140 天(见第 30 章和第 52 章)。

对于局部进展不可切除、但无远处广泛转移的肝门部胆管癌病人,可采用卡培他滨或 5-FU 团注或灌注的放化疗方案来减缓疾病进展,控制肿瘤局部扩展引起的症状。在一项单中心回顾性研究中,对 37 例不可切除的胆管癌病人行放化疗,1 年、2 年的局部控制率分别为 90% 和 71%,生存率分别为 59% 和 22%(Ghafoori et al, 2011)。目前尚无随机、前瞻性、多中心的研究用于比较放化疗与其他姑息治疗方式,我们需要更多的数

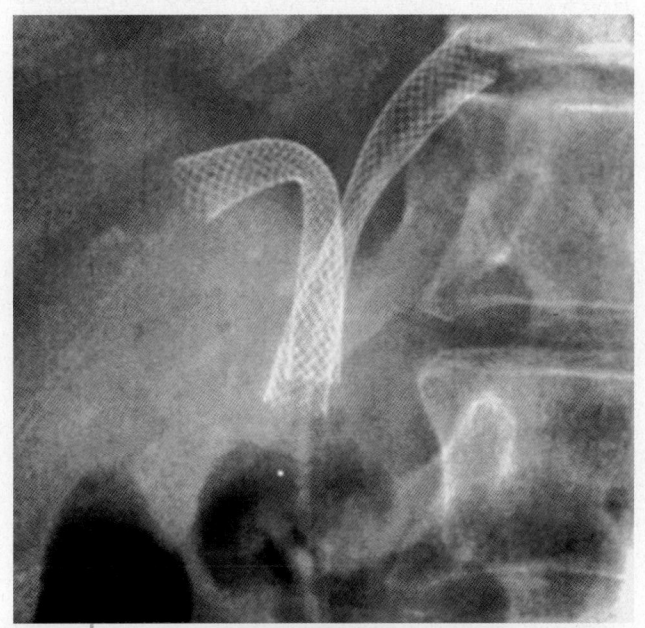

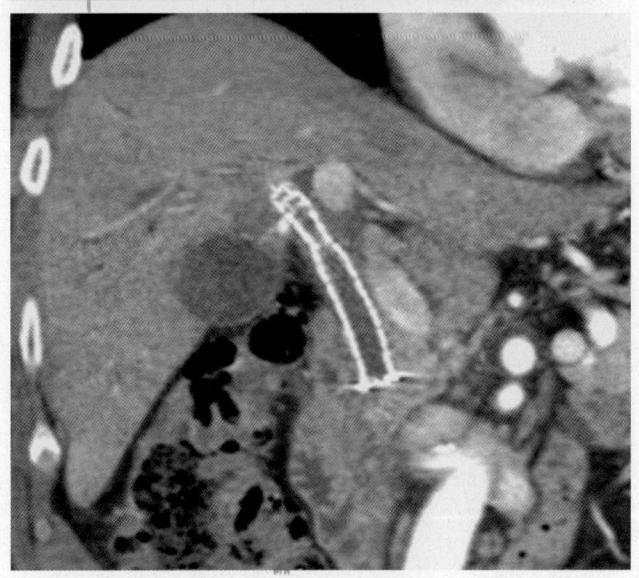

图 51A. 20　不可切除的肝门部胆管癌可将主要的肝门胆管彼此分离。对于该例病人,为了充分引流胆道,需要 2 个 SEMS。SEMS 的 X 线片和 CT 冠状位图像

据来明确放化疗的确切获益。对于伴有远处转移的病人,放化疗并不适合。

　　光动力学治疗(photodynamic therapy,PDT)已被用于不可切除肝门部胆管癌的姑息治疗(见第 29 章)。PDT 分两步施行,首先,通过静脉注射光敏剂(如卟啉或 δ-氨基乙磺酸),使其在肿瘤细胞累积;随后,通过胆道镜在胆管腔内行光动力学治疗,激活光敏剂,产生氧自由基,使肿瘤细胞死亡,肿瘤体积缩小(Ortner,2001)。与单独使用胆道支架相比,联合 PDT 可延长生存期 2~3 个月(Cheon et al,2012)。PDT 被认为可改善胆道引流,从而减轻胆汁淤积症状(Quyn et al,2009)。

　　系统性化疗用于不可切除的肝门部胆管癌已进行过相关研究。胆管癌对于化疗相对不敏感,既往采用单药 5-FU 化疗的反应率为 10%~20%(Kim et al,2008)。采用 5-FU 或吉西他滨联合其他化疗药物的多个临床试验已在施行。最有希望的结果来自进展期胆管肿瘤试验(ABC-02),该临床试验包括 410 例不可切除或远处转移的胆管癌、胆囊癌或壶腹癌病人,随机分为吉西他滨联合顺铂和吉西他滨单药组。联合化疗组中位总体生存期显著高于单药组(11.7 个月对比 8.1 个月)(Valle et al,2010)。当前,吉西他滨联合顺铂是局部进展不可切除或转移性胆道恶性肿瘤的标准一线治疗方案。很明显,我们需要更多的化疗药物的数据和进展,来改善不可切除病人的生存期。

总结

　　随着影像设备的不断改进,以及合理的手术病人选择,肝门部胆管癌病人的预后将越来越好。对于不适合手术切除的病人,采用支架引流、放疗和化疗的多学科姑息性治疗可以改善症状。肝门部胆管癌是一个极具挑战性的疾病,外科手术是病人获得长期生存的最佳机会。

(姜小清 译　樊嘉 审)

肝门部胆管癌的术前管理

Tomoki Ebata and Masato Nagino

肝门部胆管癌通常在初诊时即为晚期，难以治疗。肝切除合并肝外胆管切除术已成为该疾病的主要治疗方法。在一些肝胆中心，外科医师也会合并进行额外的血管切除术或胰十二指肠切除术。然而，已知肝胆切除术治疗肝门部胆管癌会导致较高的发病率和死亡率，这是由于肝功能受损合并胆汁淤积和胆管炎引起的。目前报告的手术死亡率仍然很高，约为 10%。因此，优化术前管理显得尤为重要。经过 35 年的治疗经验发展出的术前管理策略，成功降低了术后并发症的发生率和死亡率。本章概述了目前对于肝门部胆管癌的术前处理方法和建议。

解剖病理学

基于约翰霍普金斯对胆管癌的分类(Nakeeb et al,1996)，治疗肝门部胆管癌涉及切除肝管分叉。由于肝内胆管和肝外胆管之间的边界通常不清楚，因此肝门周围肿瘤可以分为两种类型：一种是由大肝门胆管引起的"肝外型"肝门胆管癌，另一种是具有肝内成分并累及肝门的"肝内型"肝门胆管癌(见第 50 章)。这两种类型的肝门部胆管癌的临床表现相同，影像学特征和组织学特征相似，需要相同的手术方式干预，且预后生存相似(Ebata et al,2009)。如 Klatskin(Klatskin,1965)先前所提，这两个肿瘤类别有很多特征类似。因此，在临床上，这两种肿瘤均应被视为肝门部胆管癌(Ebata et al,2009；Nakeeb et al,1996)，并且该定义已被最新的美国癌症联合委员会(American Joint Committee on Cancer, AJCC)分期手册采用(Edge et al,2010)。因此，肝门周围的肿瘤类别不是病理分类，而是实体肿瘤分类，包括肝外胆管癌和肝内胆管癌。实际上，由于肝门胆管受累，即使肝内胆管癌具有明显的肝脏成分，也可以将其包括在这一类别中。最近，一个日本研究组(Ebata et al,2014b)提出了一个更具体的定义：肝门部胆管癌定义为涉及肝门周围胆管以及位于左门静脉的脐部右侧与右后门静脉起源的左侧之间的胆管的恶性肿瘤；对于具有明显肝脏成分的肿瘤，胆管癌的中心必须位于这些门静脉界线之间才可被定义为肝门部胆管癌(图 51B.1)。

胆管癌在微观上侵犯了周围的胆管，超出了肉眼可见的肿瘤范围(主要肿瘤块或胆管厚度)(Ebata et al,2002；Sakamoto et al,1998)，肿瘤的意外扩展在组织学上可分为非浸润性和浸润性(图 51B.2)(见第 47 章)。胆管癌的这种组织学特征通常会导致手术失败，在胆管的阳性切缘中，6%~16% 的病例会遗留非浸润性癌，8%~21% 的病例中遗留浸润性癌(Endo et al,2008；Higuchi et al,2010；Igami et al,2009a；Konishi et al,2010；

Nakanishi et al,2009；Sasaki et al,2007；Wakai et al,2005)。在 90% 的胆管癌病例中，微观浸润性癌和非浸润性癌的长度分别在 1cm 和 2cm 以内(Ebata et al,2002)。该临床观察清楚地指导了胆管的最佳切除线，因此建议分别使用 1cm 和 2cm 无肿瘤的边缘来提示浸润性和非浸润性癌细胞被根除。

然而，在肝门部胆管癌中，通常难以获得满足以上要求且令人满意的切缘长度，尤其是在近端(肝脏)方向。因此，将胆管的近端切除线设在技术上可能达到的最远的近端，并且广泛采用冰冻切片对胆管残端进行病理评估以确认胆管边缘状态。尽管胆管切缘状态通常分为阴性切缘或阳性切缘(Edge et al,

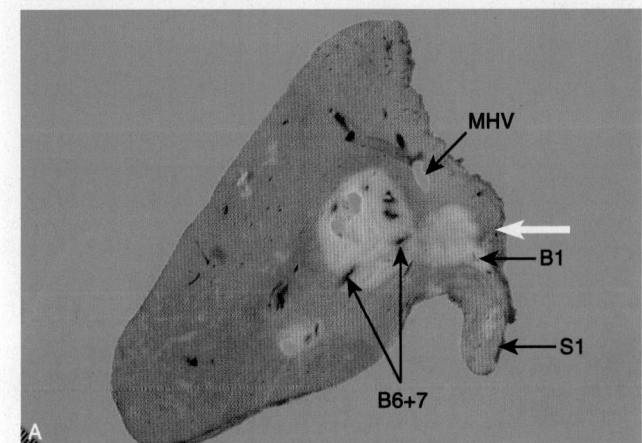

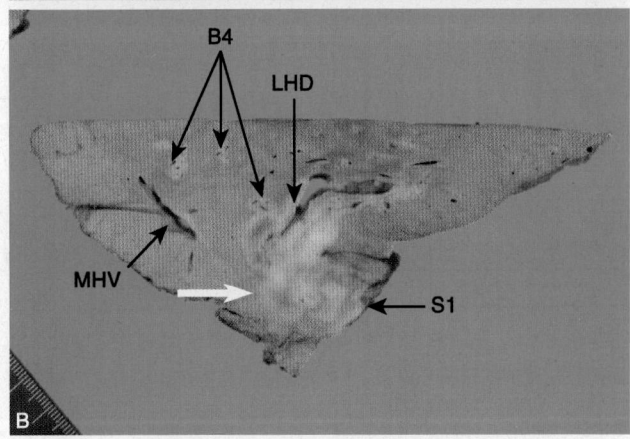

图 51B.1 肝门胆道侵犯性肝内胆管癌标本切面。这些肿瘤被归类为肝门周围肿瘤，因为肿块的中心位于肝门附近。进行延长半肝切除术(A,右侧,B,左侧)，以避免暴露肝肿块成分。MHV,肝中静脉；S1,尾状叶；LHD,左肝管；命名法对应于 Couinaud 的肝段

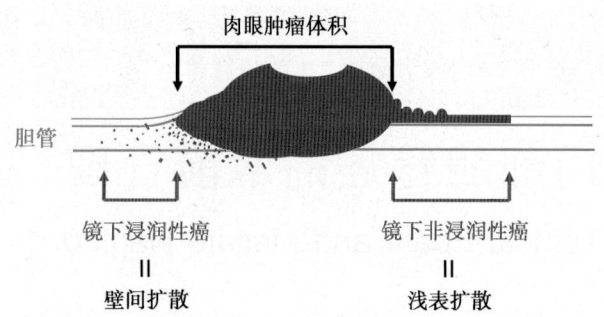

图 51B. 2　胆管癌的侧向肿瘤扩展示意图。从组织学的角度看，癌细胞的扩散范围超过了肿瘤的肉眼范围。这种意外的肿瘤扩展可分为浸润性或非浸润性癌症。后者即原位癌（CIS）或高级别胆道上皮内肿瘤。侧向扩展亦即浅表扩散

2010），而后者可进一步分为浸润性癌阳性切缘或非浸润性癌阳性切缘（图 51B.3）。Wakai 及其同事（2005），以及多位日本研究人员（Endo et al, 2008；Higuchi et al, 2010；Igami et al, 2009a；Konishi et al, 2010；Nakanishi et al, 2009；Sasaki et al, 2007），对胆管边缘状态与生存率之间的相关性进行了研究，发现无浸润性癌胆管边缘阳性病人的生存率与胆管边缘阴性病人的生存率相当，但明显优于浸润性癌伴胆管边缘阳性的

病人的生存率。因此，与浸润性癌症不同，残留的非浸润性癌症对存活率没有明显的负面影响。然而，随着时间的推移，这些残留的癌细胞会隐秘地发展为吻合的肿瘤块（Nakanishi et al, 2009；Natsume et al, 2014；Wakai et al, 2005），表明这些癌细胞具有缓慢生长的特性。当术中冰冻切片显示阳性胆管边缘时，外科医生应了解受累癌细胞的组织学特点。

决定是否手术时应考虑以下几个因素。首先，影响手术预后的因素包含淋巴结转移、高级别的组织学分级、血管侵犯，以及浸润性癌的阳性手术切缘（Ebata et al, 2003, 2009, 2014；Nagino et al, 2012）。在这些预测因素中，最常观察到的是淋巴结受累（约占病人的 50%）（Ebata et al, 2003；Igami et al, 2009a；Nagino et al, 2012）。其次，在最大或接近最大限度切除胆管后，很难再额外切除超过 5mm 的近端胆管。即使在额外切除后仍可达到阴性手术切缘，这种有限的近端胆管的阳性切缘切除术也无法提高生存率（Shingu et al, 2010）。在肝门部胆管癌中额外切除近端胆管的临床价值非常有限。

另外，有两种特殊类型的肿瘤很难处理。第一类是浅表扩散性胆管癌（Igami et al, 2009a；Nakanishi et al, 2008；Sakamoto et al, 1998），定义为非浸润性癌灶大于 2cm（图 51B.4）。表面扩散的平均长度约为 54mm（Igami et al, 2009a），表明该肿瘤通常

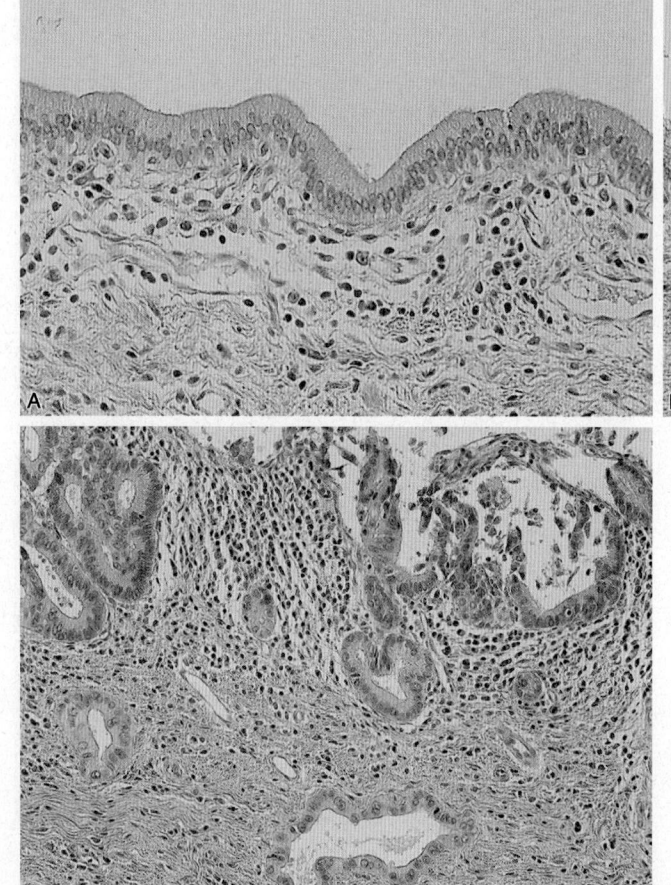

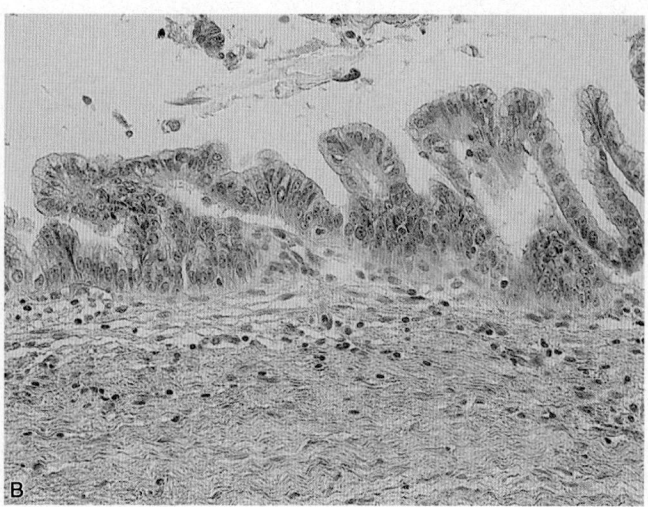

图 51B. 3　组织学上可将近端胆管残端的边缘状态分为三类：（A）阴性。（B）阳性伴非浸润性癌症。（C）阳性伴浸润性癌症

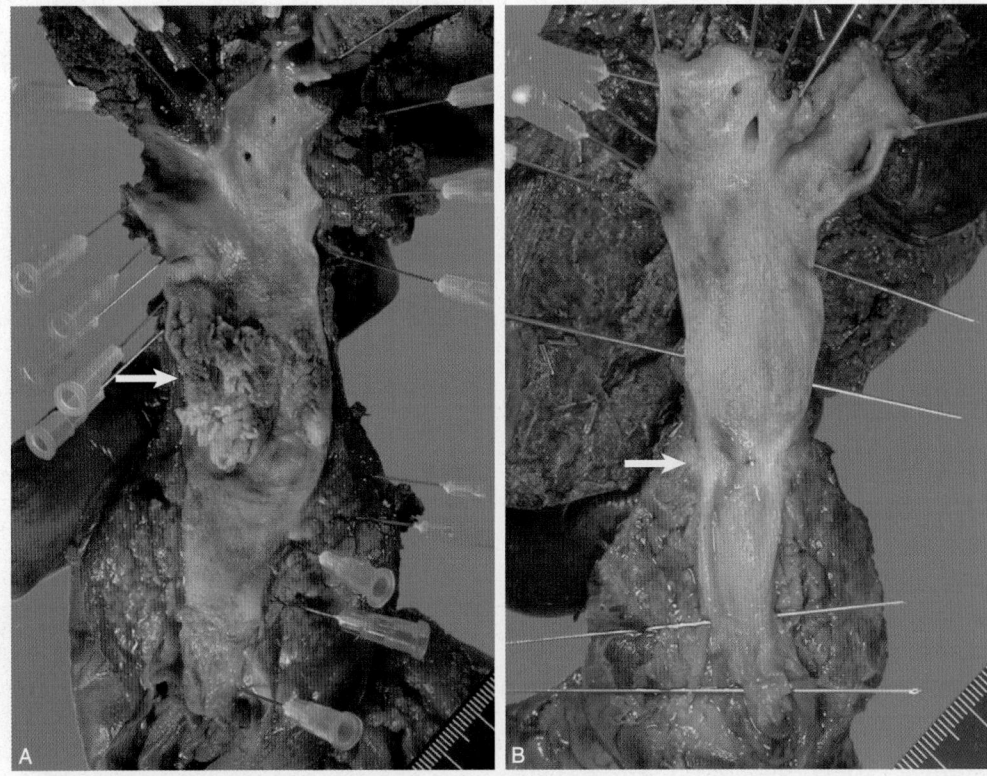

图 51B. 4　浅表性胆管癌切除标本。上胆管(A)和下胆管(B)中存在肿瘤(箭头),周围胆管中存在广泛非侵入性癌症。非侵入性癌症的特征是颗粒状或天鹅绒状的腔内表面

需要广泛切除以获得阴性的胆管切缘。浅表扩散性肿瘤还具有乳头状或扩张性肿瘤构型,乳头状、分化良好的临床分期以及较低的 pT 和 pN 分期的肿瘤预后较好(Igami et al,2009a;Nakanishi et al,2008)。在此类病人中,必须彻底根除浅表性病变。第二类是弥漫浸润性胆管癌,定义为从肝门胆管直至胆管下段广泛浸润的胆管癌。胆管造影显示这种类型的胆道狭窄范围很广,并且表现通常类似于良性炎性疾病(图 51B. 5)。因此,对于根治性手术,应切除整个肝外胆管系统。总而言之,患有这些特殊类型肿瘤的病人只要具有良好的肝功能储备,就适合进行肝胰十二指肠切除术(Ebata et al,2007,2012a)。

肝胆外科医师应注意同时发生的多发性肿瘤。目前的多发性肿瘤比以前更常见,发生率在 5% 至 9% 之间(Gertsch et

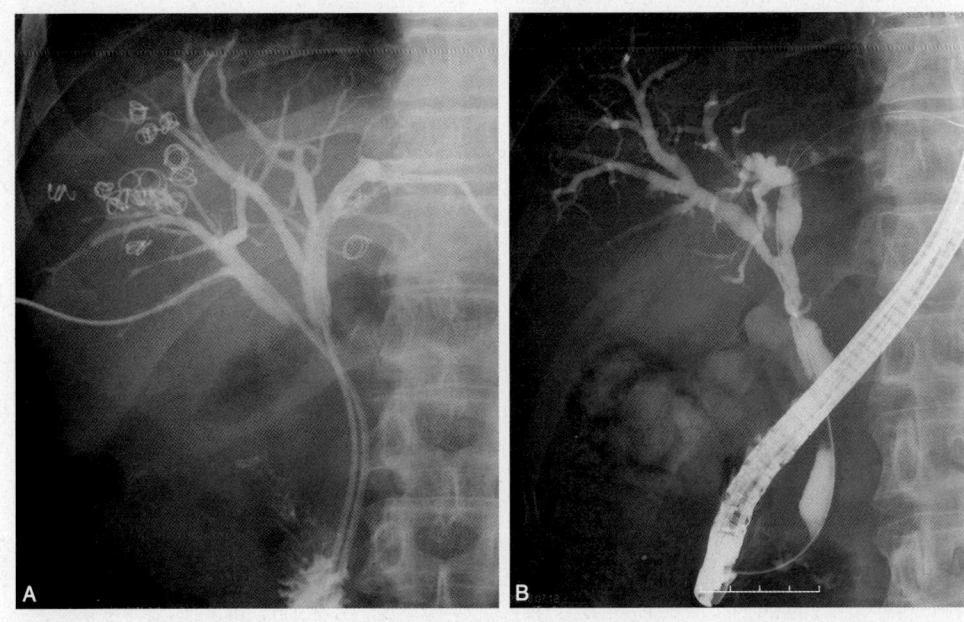

图 51B. 5　弥漫性浸润性胆管癌的胆管造影照片,使用经皮经肝胆管引流导管(A)和内镜逆行导管(B),两者均涉及肝门至下胆管。肝胰十二指肠切除术是根治性切除的唯一选择

al,1990;Kozuka et al,1984;Kurosaki et al,1997)。胆道肿瘤具有多发性特征。Gertsch 及其同事(1990)提出判断多发性的三个标准:①两个肿瘤之间没有直接的连续性;②具有原发性肿瘤的典型生长方式;③两个肿瘤之间具有明显的组织学差异。然而,起源于其他胆道部位的同步性肿瘤和转移性肿瘤并不能很好地在临床上加以区分。而且,第二个肿瘤并不总是通过术前检查来识别,而是经常通过病理评估被识别出来。大多数第二胆道肿瘤是早期的胆囊癌(Gertsch et al,1990;Kurosaki et al,1997)。这提示外科医师需要进行术中监视,在切除后立即仔细检查标本并对组织适当取样以进行后续的病理学检查。

肝切除术类型的选择

由于门静脉栓塞已纳入标准的病人术前护理中(见第108C 章),因此半肝切除术或更广泛的肝切除术被认为是肝门部胆管癌的一线治疗方法。目前,已经实施的各种类型的肝切除术包含以下四种:右半肝切除术、左半肝切除术、右三肝切除术和左三肝切除术(表 51B.1)。所有手术均包括切除尾状叶,以完全切除肝门部胆管(图 51B.6)。每个肝切除术都有一条特定的近端肝内胆管切除线,这完全取决于胆管和门静脉之间的解剖关系(图 51B.7)。在右半肝切除术中,近端胆管在左侧门静脉的脐部的右侧切除,而在右三肝切除术中,近端胆管在脐部左侧被切除。后者的胆管长度比前者的胆管长度要长,大约 10mm(Matsumoto et al,2014)。在左半肝切除术中,近端胆管在右侧门静脉水平被切除,而在左三肝切除术中,它在右后门静脉水平被切除。随后,后者的胆管长度比前者更长,通常约为 7mm(Natsume et al,2012)。从这些解剖学角度来看,半肝切除术适用于 Bismuth I 型至 III 型的肿瘤病人,而左右三肝切除术适用于 IV 型肿瘤病人。通常对肝门部围胆管癌行右侧肝切除术(Kawasaki et al,1994;Neuhaus et al,1999),因为该手术可满足非接触性切除(整块切除)和宽阔的无肿瘤切缘,预后更佳(Jonas et al,2008)。但是,术者应根据病人个体的胆道浸润程度来确定需要施行的肝切除术类型,同时要考虑胆道的解剖结构和肿瘤形态。

Bismuth I 型和 II 型肿瘤的最佳治疗方法(广泛手术或局部手术)仍然存有争议。作者根据肿瘤的总体情况重新评估了Bismuth I 型和 II 型肿瘤的手术策略(Ikeyama et al,2007)。作者认为右侧肝切除术适用于在边缘显示浸润性特点的结节状或平坦型肿瘤;而对于乳头状瘤,在手术切缘阴性的前提下,适合实施局部手术,包括 S1,S1+4 切除或仅进行胆管切除术(Ikeyama et al,2007)。

除左半肝切除术外,肝门部胆管癌的肝切除术是一项广泛的手术,该术式切除全肝的三分之二或更多,具有较高的手术相关的死亡风险。在最近的报道中,死亡率约为 10%(Farges et al,2013;Kenjo et al,2014),比单纯肝切除术治疗肝肿瘤的死亡率要高得多。这一主要差异可以通过以下两个主要因素来解释。首先,肝门周围肿瘤的手术伴随着肝外的胆管切除和淋巴结清扫术等。其次,即使在胆道引流后,肝脏也会由于胆汁淤积或胆管炎而受损,况且肝脏功能储备评估尚未标准化。因此,针对肝门部肿瘤的肝切除术需要进行特殊管理,以最大限度地提高术后病人的安全性。

表 51B.1   日本名古屋大学医院对 588 例肝门部胆管癌病人的手术方式统计

肝切除术种类		联合切除术		
		门静脉	肝动脉	胰十二指肠切除
左肝切除术	186(32%)	58(31%)	42(23%)	9(5%)
左三肝切除术	148(25%)	70(47%)	72(49%)	15(10%)
右肝切除术	183(31%)	52(28%)	6(3%)	43(24%)
右三肝切除术	43(7%)	28(65%)	1(2%)	2(5%)
其他肝切除术	17(3%)	1(6%)	1(6%)	1(6%)
仅切除胆管	11(2%)	0	0	2(3%)
合计	588	209(35%)	122(21%)	72(12%)

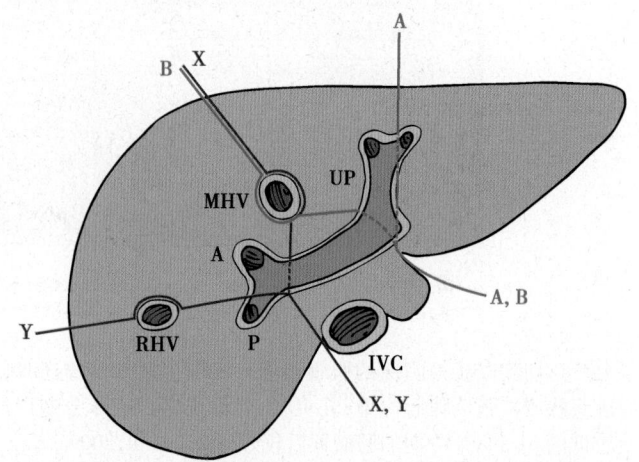

图 51B.6   肝门部胆管癌的四种典型肝切除术中的肝切除线(红色和绿色字母)。A,右三肝切除术;B,右半肝切除术;X,左半肝切除术;Y,左三肝切除术。MHV,肝中静脉;RHV,右肝静脉;IVC,下腔静脉;UP,左门静脉脐部;A,右前门静脉;P,右后门静脉

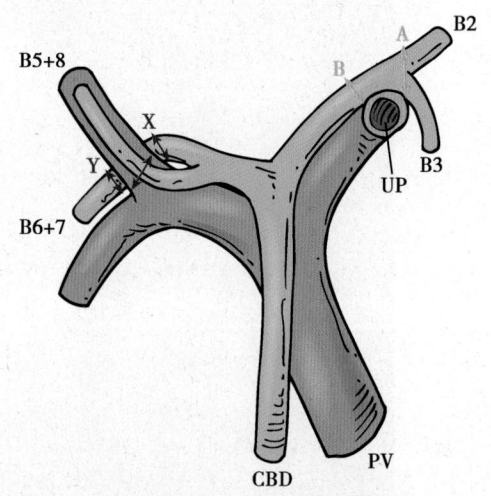

图 51B.7   四种典型的肝门部胆管癌肝切除术中的近端胆管切除线。A,右三肝切除术;B,右半肝切除术;X,左半肝切除术;Y,左三肝切除术。CBD,胆总管;UP,左门静脉脐部;B5+8,右前胆管;B6+7,右后胆管;PV,门静脉

影像学分期

多排计算机断层扫描（MDCT）

与单层计算机断层扫描（computed tomography，CT）相比，螺旋CT技术的最新进展（例如多排检测器和亚秒级旋转）大大缩短了扫描时间，并提供了无与伦比的快速数据采集和窄校准能力（见第18章）。因此，多排CT（multidetector row computed tomography，MDCT）可以在肝胆区域中以1mm的厚度采集三个不同的循环相，包括动脉、胰腺和门静脉相（Itoh et al，2003）。这些各向同性的体积数据可以进行多平面重建（multiplanar reformation，MPR），以显示复杂的解剖学关系，以及三维体积渲染（threedimensional volume-rendering，3D VR）图像，例如CT动脉造影和CT眼底造影。此外，在处理工作站中使用插件模拟软件进行成像分析可实现虚拟肝切除术（Radtke et al，2010；Takamoto et al，2013）。在肝门部胆管癌病人中，术前MDCT常用于评估如下信息：①远处转移，②淋巴结转移，③Bismuth分型，④有无大叶萎缩的血管浸润，⑤形态学亚型，⑥胆道血管解剖，⑦每个部分的肝脏体积。MDCT现在是肝门

部胆管癌术前分期的关键要素，并提供有关肿瘤是否可切除以及后续切除方案选择的信息。

胆道引流前使用MDCT通常显示肿瘤为上游肝内胆道分支扩张（图51B.8）。为了评估MDCT在纵向延伸方面的价值，对73例胆管癌病人在胆道引流前进行MDCT（Senda et al，2009）。40例表现为高信号的肿瘤，另外33例表现为低信号的肿瘤，但在33例低信号肿瘤中很难确定未累及的胆管与增厚的胆管之间的边界。因此，仅在那40例（55%）高信号肿瘤病人中可以评估侧向伸展的程度。胆管癌浸润程度的诊断准确性在近端和远端方向分别为76%和82%。由于浅表扩散、微小浸润癌的扩展，肿瘤浸润程度常被低估，近端和远端的低估率分别为24%和15%。

在评估MDCT的价值时，门静脉侵犯被定义为在MPR图像上，肝门部分叉和邻近肿瘤之间不存在可见的弱衰减层（图51B.8）。门静脉侵犯的肉眼诊断准确性为98%，表明MPR图像对肉眼可见的门静脉侵犯具有很高的敏感性。同时，3D影像清楚地显示了门静脉的解剖结构和门静脉侵犯的部位及范围。三维影像简化了切除和重建流程（楔形与节段性切除，端-端吻合与自体静脉移植）。实际上，应首先使用MPR图像评估

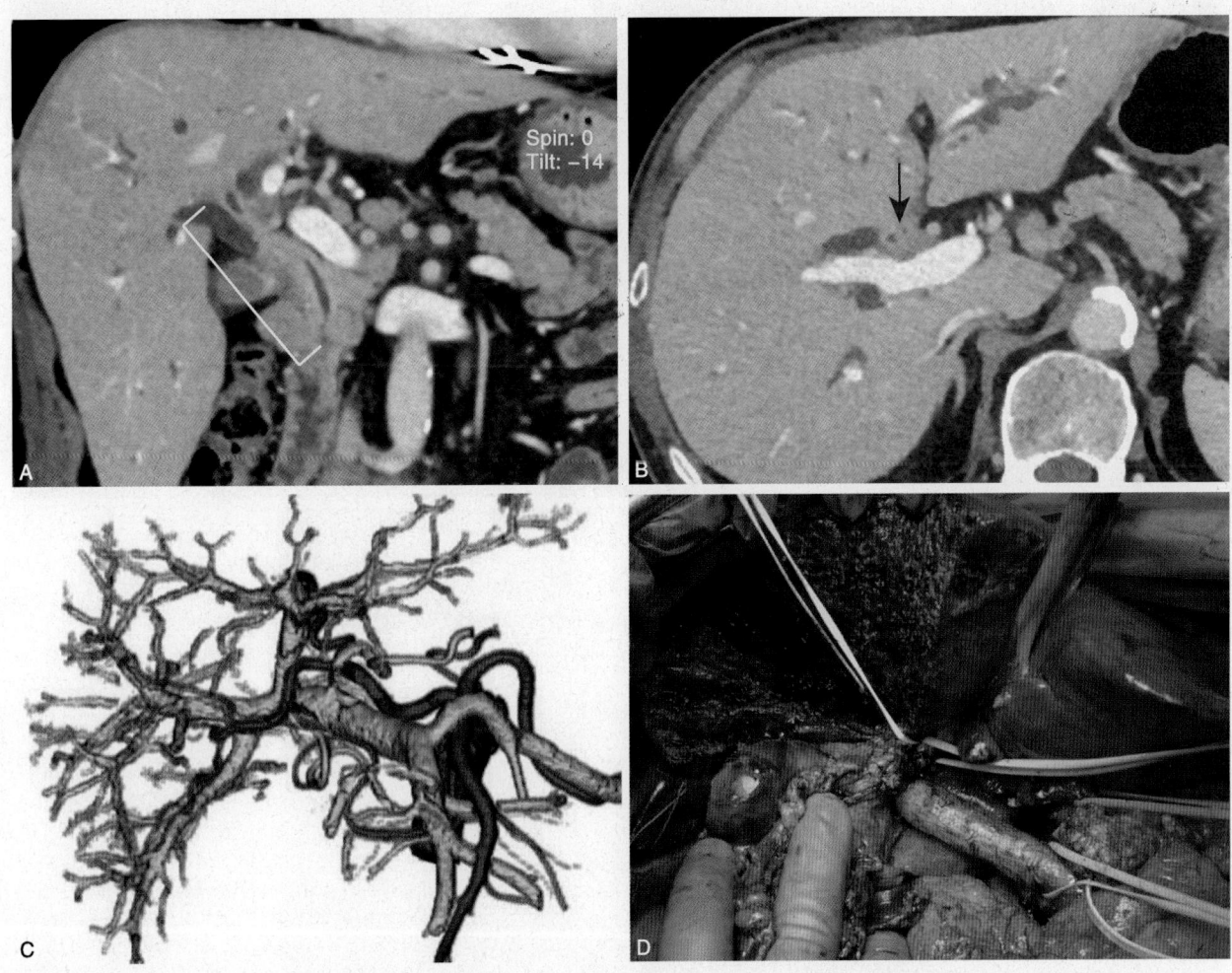

图51B.8 弥漫性浸润性胆管癌伴门静脉侵犯，通过肝胰十二指肠切除术切除肿瘤。（A）冠状位CT图像显示整个肝外胆管的弥散性胆管厚度（黄线）。（B）轴向CT图像显示肿瘤（箭）和门静脉之间没有脂肪密度层，表明门静脉受侵犯。（C）三维体积渲染图像使血管解剖结构可视化，可作为手术过程中的路径图。（D）在手术期间，门静脉的分叉不能完全脱离肿瘤，需要切除和重建门静脉。黄色胶带指示左肝管；蓝色胶带指示主干和左门静脉

是否存在门静脉侵犯;随后,应使用 3D VR 图像来设计手术流程。此外,在 103 例以左侧为主的肝门部胆管癌病人中,研究了 MDCT 对右肝动脉侵袭的诊断能力(Fukami et al,2012)。比较了右肝动脉与邻近肿瘤之间的低密度平面的诊断结果,肿瘤与动脉的接触长度以及对于接触长度的诊断结果(图 51B.9)。在 MPR 图像上具有低密度平面的 50 例病人中,没有 1 例需要肝动脉切除,而其他 53 例中的 38 例需要右肝动脉切除。根据是否存在低密度平面进行的诊断结果显示,其准确度为 85%,灵敏度为 100%,特异度为 77%,优于基于接触长度和接触角度的诊断结果。

胆道造影术

胆道造影术可以精确地显示肝内胆管的节段性解剖结构(Ohkubo et al,2004),肿瘤形态和肿瘤边界范围(见第 2 章和第 52 章)。应以各种投影方式获得胆道造影图,以避免各个节段的胆管重叠所致的影像模糊(图 51B.10)。大多数肝门部胆管癌是浸润性肿瘤,癌细胞更可能在上皮下层而非上皮层中扩散。在组织学上,直接浸润和淋巴管浸润是侵袭胆管壁的常见途径,引起反应性纤维化(Sakamoto et al,1998)。这些变化会在胆管造影时导致胆管变硬、变窄、变细和阻塞。尽管胆管造影的结果因造影剂浑浊度而改变,胆管造影上这些变化的边界即为癌症浸润的前沿(Sakamoto et al,1998)。在 MDCT 出现之前,胆道造影是诊断侧向延伸并确定近端胆管切除线的最重要的诊断方法(Nimura,1993 年)。通常需要在双侧使用多根胆道引流管来获得整个胆道系统的完整胆道造影。但是,如前所述,MDCT 除了可以观察到肿瘤外,还可以观察到上游肝内胆管的扩张。在实践中,直接胆道造影术的作用已逐渐被 MDCT 取代(Radtke et al,2010)。

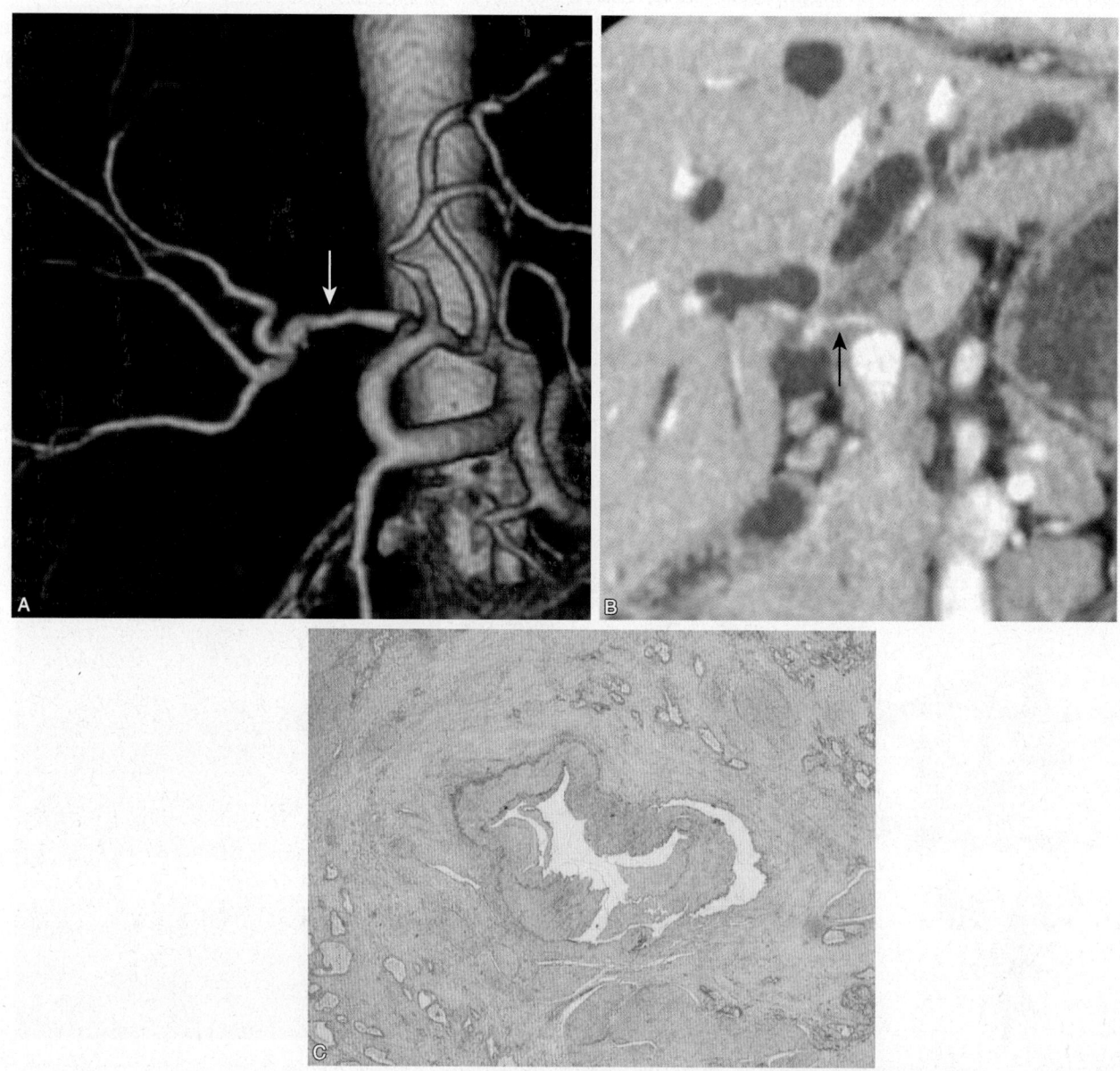

图 51B.9 肝门部胆管癌侵犯双侧肝动脉,通过左肝切除术切除肿瘤并重建右肝动脉。(A)三维体积渲染图像显示了右肝动脉(箭头)。(B)多平面重建图像显示右肝动脉被肿瘤侵蚀(箭头)。(C)显微镜下显示右肝动脉周围的癌细胞

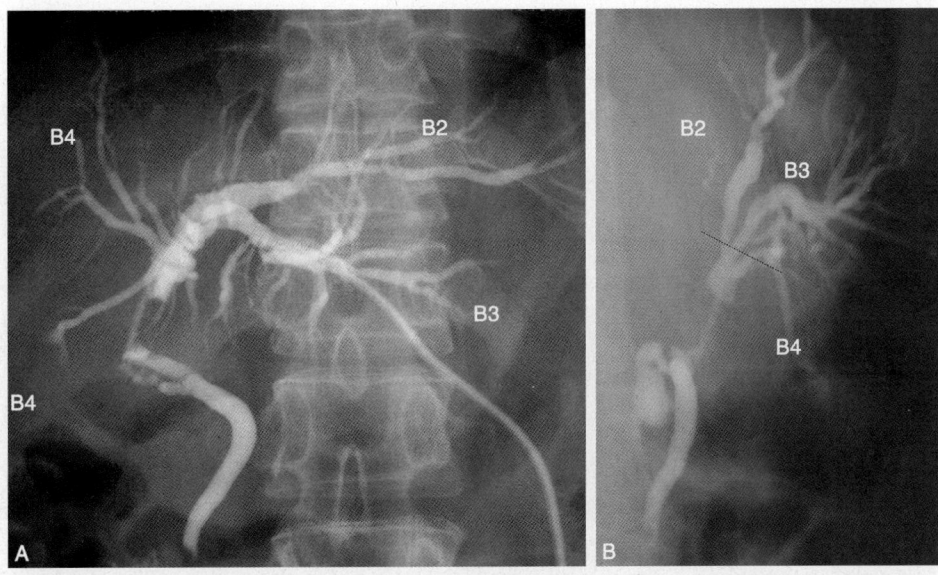

图51B.10　右肝切除术前的胆道造影。(A)病人仰卧位,在肝分叉处显示结节状肿瘤,但未发现有关肿瘤横向扩展的信息。(B)右前斜位清楚地显示了第2节导管(B2),第3节导管(B3)和第4节导管(B4)的融合。红线表示右肝切除术中的近端胆管切除线

术前胆道引流

胆道引流的目的可概括为以下四点:①胆道脓毒症的治疗(Kanai et al,1996),②减轻黄疸并恢复肝功能储备,③诊断肿瘤的侧向扩展(Nimura et al,1989),④改善营养摄入不良(Padillo et al,2001)。尽管胆道引流在日本是黄疸病人的常规术前治疗方法之一(Nagino et al,2008),但在西方国家进行的随机对照试验却对术前胆道引流(preoperative biliary drainage,PBD)的有效性提出了质疑(Hatfield et al,1982;McPherson et al,1984;Pitt et al,1985)。该试验结果显示,接受PBD治疗的病人与未接受PBD治疗的病人在术后发病率或死亡率上无显著差异。这些随机对照试验都表明PBD没有明显的优点。因此,西方外科医师早先选择了一些营养不良、低白蛋白血症、长时间胆汁淤积或胆管炎的病人进行胆道引流。但是,这些研究是30年前进行的,且研究对象涉及已经经历搭桥手术或姑息性切除术的病人。早年随机对照试验中的这些缺陷使得其结论很难被应用于我们当前的手术策略。

在一些西方医学中心,PBD并非肝切除术前的常规操作(Farges et al,2013;Kennedy et al,2009;Laurent et al,2008)。随时间推移,胆道引流后胆汁极易受到污染(Nomura et al,1999),细菌和真菌感染的发生率分别为85%和40%(Jethwa et al,2007),导致肝切除术后的感染性并发症(Hochwald et al,1999;Jethwa et al,2007;Nomura et al,1999;Shigeta et al,2002)。这些观察结果部分支持胆道引流指征的受限。然而,PBD并未增加病人肝胆切除术后感染性并发症的发生率(Sugawara et al,2013)。一旦进行了术前胆道引流,就需要进行严格的管理(每日测量胆汁引流量,按需输液,定期进行腹部X线检查或胆汁培养)。

近年来,有专家质疑整体生存分析是否会误导胆道引流对死亡率的影响(Farges et al,2013;Kennedy et al,2009)。按肝切除程度分类时,黄疸病人扩大肝切除术后的死亡率超过10%,主要死因为肝衰竭。因此,只要存在残余肝的胆管扩张,就应在右肝切除术或更广泛的肝切除术前进行胆道引流。对于计划进行左肝切除术的黄疸病人,如果黄疸不严重且将在1周内进行手术的情况下,则可以不进行胆道引流(Laurent et al,2008)。

肝门部胆管癌经常将肝内胆管分叉成多个单元。在此条件下,胆道引流的最佳方法仍存在争议(包括内镜与经皮入路,单侧或双侧引流等)。内镜胆道支架(endoscopic biliary stent,EBS)的优点是手术相关的发病率和死亡率都较低,住院时间短且生活质量较好(无外置引流管)。然而,EBS可能与由于引流管阻塞而导致的胆管炎高发相关(Kawakami et al,2011a),可能延后手术日期且需要进行强化治疗。因此,目前对于肝门部胆管癌通常行经皮经肝胆道引流术(percutaneous transhepatic biliary drainage,PTBD)而非EBS(Nimura et al,1995;Nomura et al,1997)。要注意的是,PTBD可能存在肿瘤沿引流管播种转移的风险,这可能会影响根治性切除术的治疗效果(图51B.11)。根据实践经验,至少有5%的胆管癌病人在PTBD后再进行切除术后发生了肿瘤的播种转移(Takahashi et al,2010)。

近年来,内镜鼻胆管引流术(endoscopic nasobiliary drainage,ENBD)已被推荐作为围手术期肝门胆管癌的引流术(Arakura et al,2009;Kawakami et al,2011b;Kawashima et al,2013;Maguchi et al,2007;Miura et al,2015)。Arakura等(2009)研究发现,62例肝门部胆管癌病人中,只有46例(74%)黄疸病人可通过ENBD缓解,仅8例病人需要额外的PTBD。早期并发症,例如急性胆管炎和其他肝胆疾病,在病人中的发生率都较低(分别为14.5%和0)。Kawashima等(2013)研究发现,在

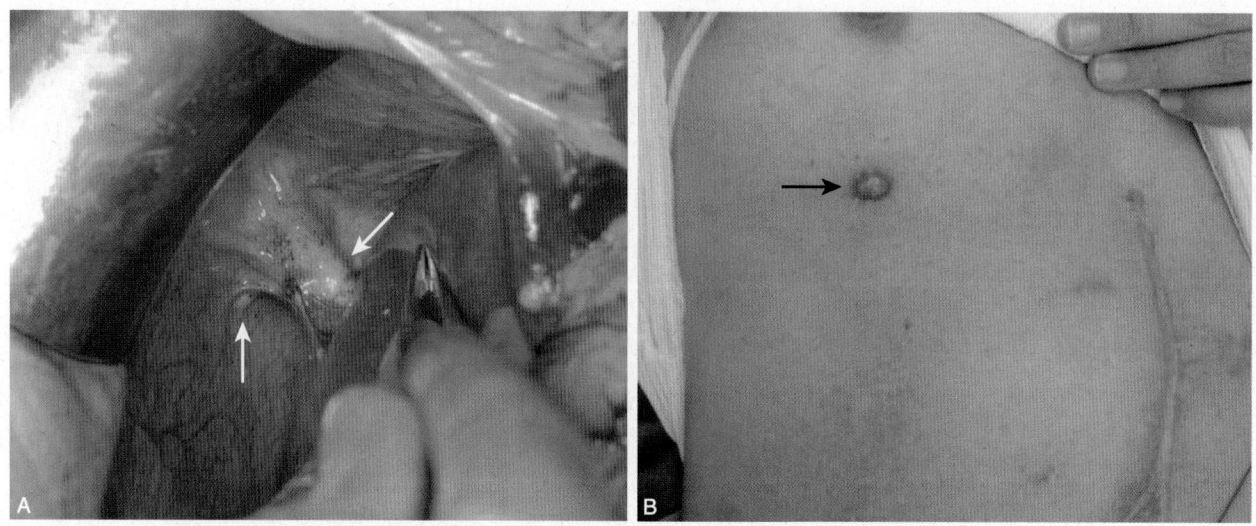

图 51B.11 PTBD 相关的从肝门胆管癌来源的播种转移。(**A**) 在剖腹手术中,观察到腹膜的扩散在 PTBD 导管的窦道周围受到限制。(**B**) 根治性手术后 6 个月,在 PTBD 伤口瘢痕处出现皮肤结节

164 例可切除的肝门部肿瘤病人中施行 ENBD 的成功率很高(69%),而失败的主要原因是 ENBD 后胆管炎。术前的内镜括约肌切开术是胆管炎的独立危险因素。因此,为提高手术成功率,应进行 ENBD 而不进行括约肌切开术。另一个重要的技术要点是应最大限度地减少主胰管和肝内胆管的浑浊(图 51B.12)。

因此,目前对于肝门部胆管癌的术前胆道引流的策略总结如下:首先,应彻底引流未来残余肝中的所有胆管;其次,ENBD 优于 PTBD。早先,我们首选 PTBD(Nagino et al,1992;Nimura,1993;Nimura et al,1995,1998),但从 2007 年开始改变了术前引流的策略。仅当发生以下情况时,才将 PTBD 作为二线治疗:①ENBD 无法施行;②长期胆汁淤积需要全肝引流;③未引流的肝叶发生节段性胆管炎;④ENBD 导管反复移位或缠结。近年来,ENBD 术的比例有所增加,而 PTBD 的比例有所减少(图 51B.13)。但若 ENBD 失败,则仍需施行 PTBD。在这种情况下,除尾状叶外,经常需要多个 PTBD 来对整个肝脏进行减压(Nimura et al,1995)。

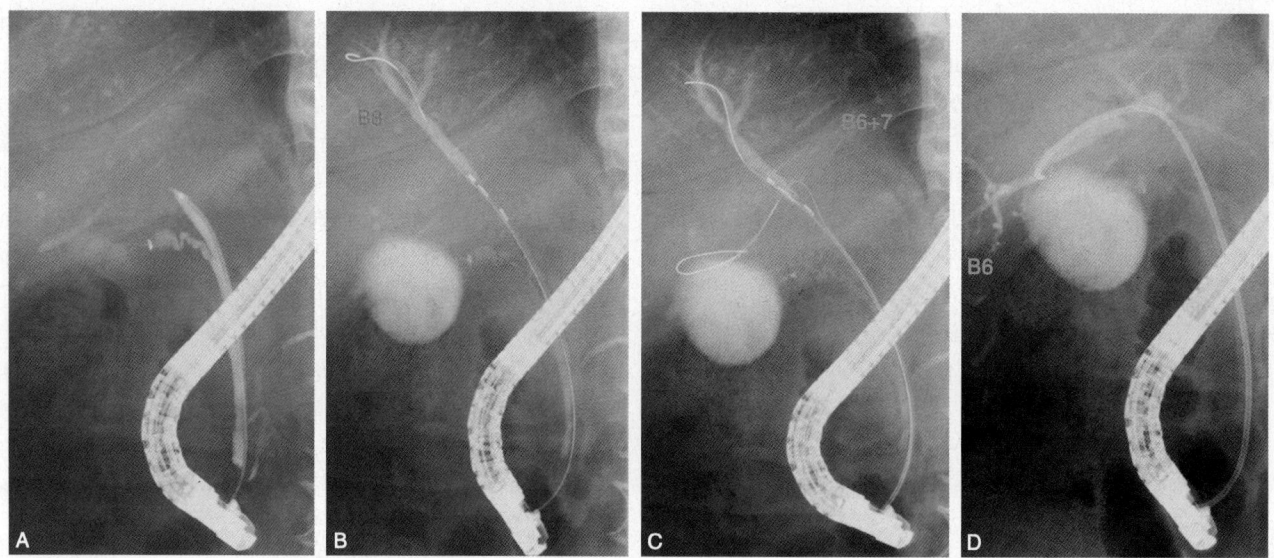

图 51B.12 ENBD 导管用于 Bismuth Ⅳ型肿瘤。由于病人将进行左三肝部分切除术,因此以右后胆管为目标。(**A**) 内镜逆行导管显示分叉下方完全阻塞。(**B**) 将第一根导丝推进到无遮盖的分支,然后将导丝插入导管中。胆道造影显示其为非目标导管,即右前上部导管(B8)。(**C**) 使用第二导丝穿过导管的侧孔寻找另一个分支。线材独特的凸曲线表示右后胆管(B6+7)的 Hjort 曲线。(**D**) 最后,将单个 ENBD 导管放置在目标导管中。需注意 B8 中的造影剂已被抽吸

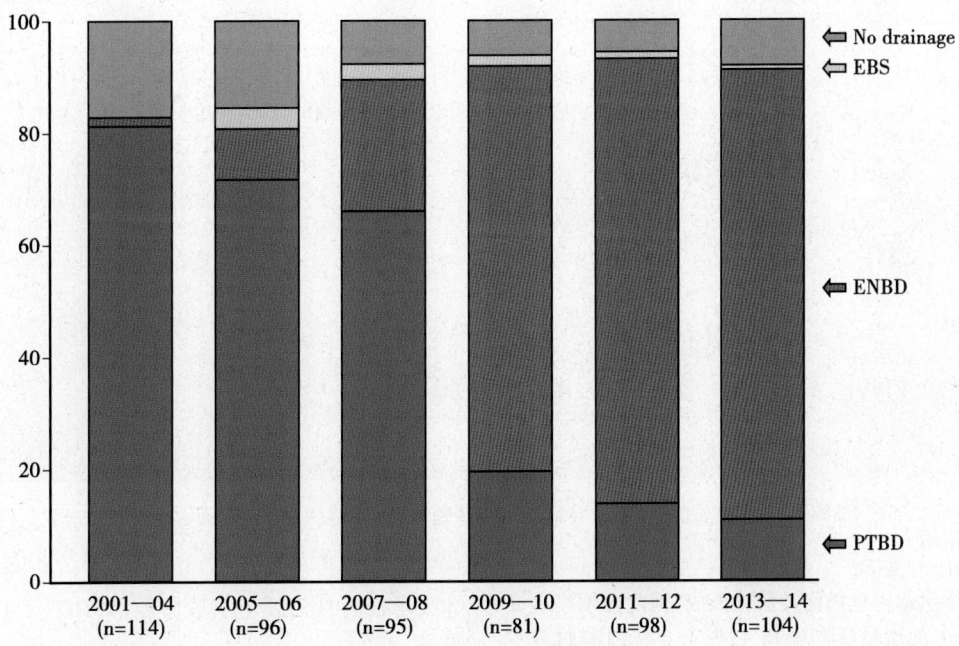

图 51B. 13　日本名古屋大学医院术前胆管周围胆管癌的胆道引流趋势示意图。2007 年左右，PTBD 的比例逐渐减少；ENBD 的发生率增加。尽管不同医院胆汁引流方式有所不同，但我们建议在未来的肝残留物中使用单一 ENBD 而非 PTBD，作为一线治疗方法。EBS，内镜胆道支架

门静脉栓塞术（见第 108C 章）

Makuuchi 和 Kinoshita 在 20 世纪 80 年代（Kinoshita et al, 1986；Makuuchi et al, 1990）推出的门静脉栓塞术（portal vein embolization, PVE）可能会诱发非栓塞叶肥大，并有可能增加扩大肝切除术的安全性，且已被作为术前管理中的护理标准。大多数作者已报道，PVE 安全性高且无严重并发症，并且可以最大限度地减少术后肝功能障碍。最近涉及 37 个精选报告的 Meta 分析也支持 PVE 的实用性（Abulkhir et al, 2008）。但是，由于尚未进行随机对照试验，因此 PVE 的指征主要基于术者的主观判断，并且 PVE 的装置、技术及栓塞剂的选择在各机构之间也有所不同。

PVE 的适应证概括如下（Belghiti, 2004）：①正常肝术后肝残留量（future liver remnant, FLR）≤25%；②定期进行肝外手术或复杂性肝切除术的病人；③患有潜在的慢性疾病或肝损伤（由于化疗、严重脂肪变性或胆汁淤积所致）的病人需进行大型肝切除术。在这种情况下，大多数患有肝门部胆管癌的病人都可以行 PVE，因为他们的胆汁淤积性肝脏需要胆道引流，且需要接受广泛的肝切除术及血管切除术。在一些科室，当 FLR 估计值小于约 40% 时，会施行 PVE（Nagino et al, 2006）。除胆道引流外，PVE 还可以优化 FLR。

Nagino 等开发了一种新的 PVE 策略，称为同侧入路（Nagino et al, 1996）。在此过程中，先穿刺需要切除的分支，从而将 FLR 中血管损伤的风险降至最低。此外，由于穿刺的门静脉分支被栓塞，因此在移除导管鞘后，没有门静脉出血的风险。由于计划行右半肝切除术、右三肝切除术或左三肝切除术的病人需要行 PVE，因此总是切除右前部。因此，建议在施行任何类型的 PVE 时都选择右前门静脉分支进行穿刺。在仰卧位、右

前斜投影和尾向倾斜 20° 的右前斜投影中的两个或三个不同投影上获得门静脉造影图，以确认病人门静脉系统的解剖结构（Nishio et al, 2003）。右门静脉分支的选择性导管插入对于完全闭塞而不使栓塞物质迁移也很重要。对于右 PVE，应保证未栓塞的近端段至少长 1cm，以利于手术期间右门静脉的分裂和闭合。

新的广泛 PVE 手术已被开发，称为三段门静脉栓塞术（Madoff et al, 2005；Nagino et al, 1995, 2000a）。右三肝切除术和左三肝切除术是最广泛的肝切除术，平均切除量分别为 81% 和 67%（Nagino et al, 1995）。通过右前门静脉的同侧入路使三段式 PVE 成为可能（图 51B. 14）。这种方法允许在右二段 PVE（P4 与右前门静脉、后门静脉）的情况下对第 4 段分支（P4）进行导管插入，在左三段 PVE（左前门静脉、右前门静脉）的情况下可以对左门静脉进行导管插入。使用同轴导管系统或可调整角度的弯曲导管有助于将导管推进到通常具有 2 个或 3 个分支的 P4 中（Takayasu et al, 1985）。尽管右三段切除术前的额外 P4 栓塞术仍存在争议，但右三段 PVE 病人的左外侧节段的体积增大比传统右侧 PVE 病人更大（Madoff et al, 2005；Nagino et al, 2000a）。值得注意的是，左三肝切除术是一项技术要求高且具有挑战性的手术，与其他解剖性肝切除术相比，其发病率更高（Taguchi et al, 2014）。对于左三段 PVE，在临时夹持适当的肝动脉后，肝表面上会立即出现右前部和后部之间的分界。这项技术对于需要进行肝动脉和门静脉切除的局部晚期肝门部胆管癌的病人来说是简单有效的，但是对于这些病人来说，在肝切除之前无法完成肝门切除。因此，建议在此复杂手术之前行左三段 PVE（Ebata et al, 2014a；Igami et al, 2009b）。

在 Ebata 的诊所中，通常先注射无水乙醇，然后放置钢卷（Ebata et al, 2012b）。由于无水乙醇不透射线，且会渗透到周

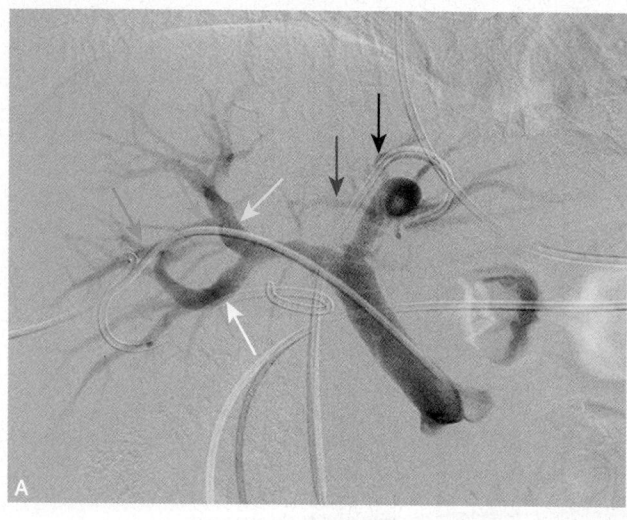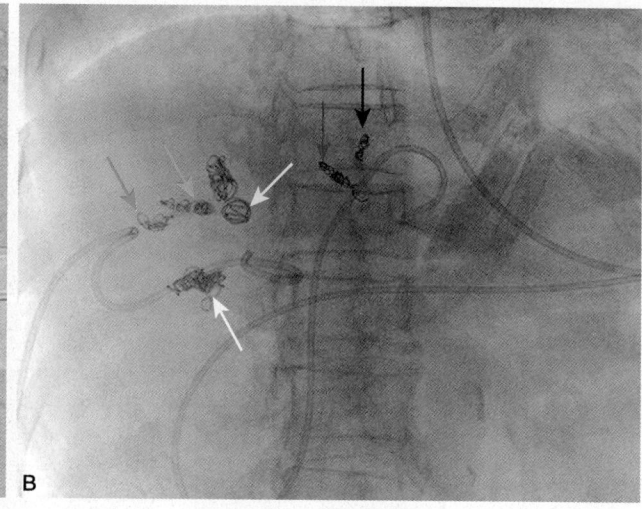

图 51B. 14　肝脏右三段门静脉栓塞。(A)右前门静脉被穿刺,右斜位清楚地显示门静脉分叉,箭头示放置钢卷的位置。(B)完成门静脉栓塞后的 X 线平片

围的门静脉系统中引起内皮损伤及血栓形成,因此必须小心谨慎地以 0.5~2.0mL 的增量逐渐给药,以符合目标门静脉分支供血的肝脏部分的体积。注射乙醇后,放置钢卷以实现永久、完全的闭塞。1991 年至 2010 年,总共 494 例病人(胆管癌 353 例,胆囊癌 141 例)在进行大范围肝切除术前接受了 PVE 治疗(Ebata et al,2012b)。表 51B. 2 显示了施行的 PVE 类型。在 3 名病人(0.6%)中发生了与手术相关的严重并发症,包括需要溶栓治疗的门静脉血栓形成,需要开腹手术的腹腔内出血以及需要珠蛋白治疗的乙醇诱发的溶血。但 PVE 后,并未观察到意外的肿瘤快速生长。

对于 PVE 术后未栓塞的肝脏体积增加未达预期的策略如下:如果发生血运重建,应再次进行 PVE。如果完成了 PVE 仍不能实现足够的肥大,则应将手术推迟 1~2 个月,随后应考虑采取二线干预措施。同侧肝的连续肝动脉栓塞术或肝静脉栓塞术可用于促进肝脏再生(Hwang et al,2009;Nagino et al,2000b)。当栓塞的肝叶中的胆管与 FLR 的导管完全分离时,也可以选择性使用无水乙醇进行肝内胆管切除术(Kyokane et al,2001)。由于所有这些可选的干预措施都是凭经验得出的,技

表 51B. 2　日本名古屋大学医院 1991—2010 年施行的肝切除术与栓塞的门静脉类型

施行的肝切除术类型	栓塞的门静脉	病人例数
右三肝切除术	左、右内侧	44
	右侧	10
左三肝切除术	左、右前侧	100
	左侧	5
右肝切除术	右前侧	16
	右侧	305
	右前侧	8
	右后侧	5
中央二等分切除术	左内侧和右前侧	1
合计		494

术要求很高且仍处于实验阶段,因此对于其适应证应严格掌控。

其余特殊的管理策略

内部引流与胆汁替代

内部胆道引流的优点已在临床研究中凸显出来:在外部引流下,部分肝切除术后的肝脏再生受到抑制,但在内部引流下却不会受抑制(Clements et al,1993;Suzuki et al,1994;Saiki et al,1999)。Ogata 等(2003)调查了胆管结扎大鼠中的细菌移位,发现胆汁替代对于维持肠屏障功能至关重要。我们研究了 25 例胆道癌病人的胆汁替代对肠道渗透性、完整性和微生物群的影响,这些病人在术前接受了 PTBD 处理(Kamiya et al,2004)。研究结果发现,未使用胆汁替代物的 PTBD 不能使肠壁屏障功能恢复,而胆汁替代确实可以恢复肠壁屏障功能。因此,在肝门部胆管癌病人中,在进行外部胆汁引流时进行胆汁替代与术前管理一样有益。

在日常实践中,我们令所有病人喝自己引流出的胆汁。胆汁的输出因病人而异,平均为 500~1 000mL/d,在特殊情况下甚至达到 3L/d。尽管胆汁味道浓郁而苦涩,但是大多数病人可以佐以多种食物或添加剂(例如薄荷糖、巧克力、咖啡、蜂蜜、苏打水)来饮用胆汁。当病人无法忍受苦涩时,必须经鼻孔置鼻饲管(图 51B. 15)。通过适当训练、练习和宣教,病人可以自行优化管理 ENBD 和饲管。他们可以在手术前自行在家中收集胆汁并进行测量、评估等。

茵陈蒿汤与熊去氧胆酸

植物中含有丰富的生物活性物质。在日本,草药是在现代科学质量控制下生产的,并且已经根据经验将其用于病人群体超过 30 年。茵陈蒿汤被公认为是治疗黄疸的"灵丹妙药"。在大鼠实验模型中,茵陈蒿汤减弱了炎症细胞因子及诱导型一氧化氮合酶基因的表达,并上调了抗氧化基

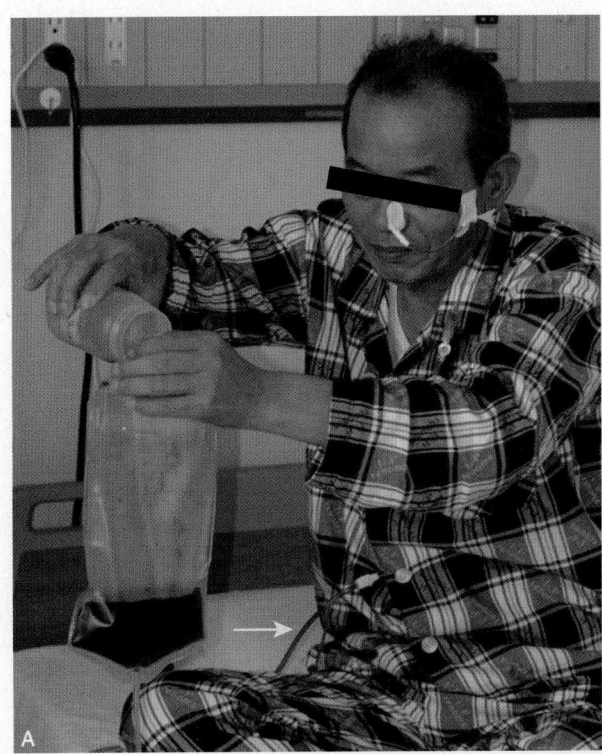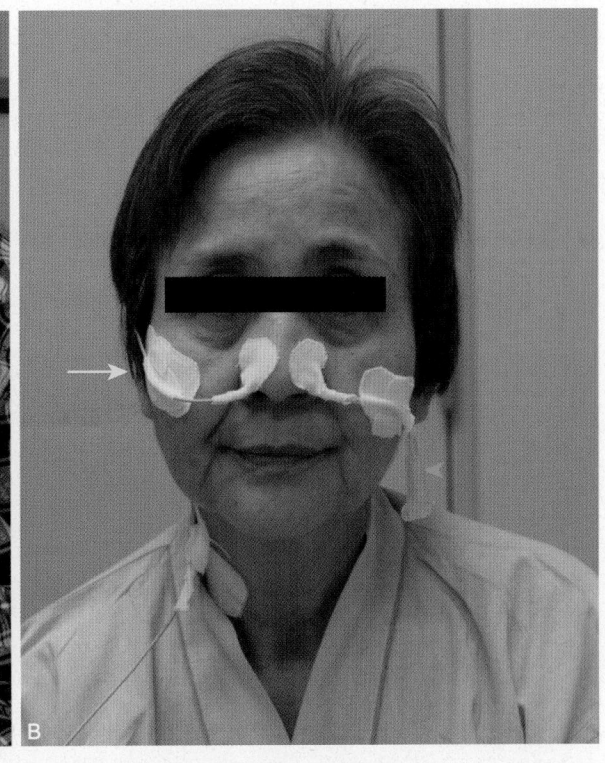

图 51B.15　日本病人的胆汁替代疗法。(A)放置 8F 肠内饲管(无尾箭头)是由于病人无法喝到从经皮肝穿刺胆管引流导管(长箭头)向外排出的胆汁。(B)在右鼻孔中放置一个内镜鼻胆管引流管(长箭头);在左鼻孔中新放置一个肠饲管(无尾箭头),以使病人不会尝到苦涩的胆汁

因(Kawai et al,2010)。在一项涉及 27 例胆管癌病人的前瞻性对照试验中证实了茵陈蒿汤的胆汁性作用(Watanabe et al,2009)。使用茵陈蒿汤后,总胆红素和总胆汁酸的胆汁浓度显著增加。在接受茵陈蒿汤治疗的病人中,MRP2(一种表达在肝细胞小管膜中的胆红素转运蛋白)的蛋白水平也明显高于未接受治疗的病人。接下来,一项评估茵陈蒿汤在主要肝切除术中的保肝作用的随机对照试验(Mizutani et al,2015)结果显示,服用茵陈蒿汤组的肝切除术后肝脏中抗氧化因子(Nrf2,血红素氧-1mRHA)的诱导量明显高于对照组。因此,茵陈蒿汤具有治疗与胆管癌相关的阻塞性胆汁瘀积的作用。

熊去氧胆酸(ursodeoxycholic acid,UDCA)是某些品种的熊的主要胆汁酸(Hagey et al,1993)。多个世纪以来,干的熊胆汁在中医中一直被用来治疗肝脏疾病。在人体中,UDCA 被认为是由肠道细菌在肠道中形成的次要胆汁酸,占总胆汁酸不到 3%(Hofmann,1994)。在病理生理上,UDCA 对肝细胞有多种作用:抗氧化应激,抑制细胞凋亡,刺激胆汁流动,对胆汁化合物进行解毒以及免疫调节(Perez & Briz,2009)。因此,UDCA 被广泛用于治疗胆汁淤积性肝病。在我们的诊所中,熊去氧胆酸和茵陈蒿汤通常用于需要胆汁引流的黄疸病人。

合生素的使用

免疫功能低下病人的感染通常源于其肠道微生物(Tancrede & Andremont,1985;Wang et al,1993)。肠革兰氏阴性菌(如

肠杆菌科)是引起感染的主要原因。Lilly 与 Stillwell 最先为改善肠道微生物平衡而有益于宿主的细菌引入了"益生菌"一词。其中,乳酸杆菌和双歧杆菌是被广泛应用的益生菌(Fuller,1991)。此外,"益生元"是非消化性食品成分,可以选择性地改变结肠中一定数量的益生菌的生长活性,从而改善宿主的健康状况(Collins & Gibson,1999;Fuller,1991;Gibson et al,1995)。一些成分,例如低聚果糖、低聚半乳糖和菊粉等可用作益生元。联合使用的益生菌和益生元被称为"合生素"(Collins & Gibson,1999)。

联合使用合生素对人体健康有益,但其在外科手术病人中的临床价值尚不清楚,因为迄今为止,对合生素进行的临床研

表 51B.3　日本名古屋大学医院对将进行肝胆切除术的围手术期病人的补充方案

方案	品名	剂量
日常饮食		
胆汁替代		
茵陈蒿汤		7.5g/次,一日三次
熊去氧胆酸		600mg/次,一日三次
益生元	Oligomate	15mL/次,一日三次
益生菌	Yakult 400	每日一包
	Bifile	每日一包

Oligomate:低聚半乳糖;Yakult 400:干酪乳杆菌菌株 $400×10^8$;Bifile:短双歧杆菌菌株 Yakult $100×10^8$ 加半乳寡糖 0.6g。

究十分有限(Rayes et al,2002a,2002b;McNaught et al,2002)。我们在接受肝切除术的胆道癌病人中研究了术后合生素(与早期肠内营养结合)的作用(Kanazawa et al,2005)。该随机对照试验的主要结果是,使用合生素组的病人感染发生率为19%,而对照组病人感染发生率为53%($P<0.05$),表明合生素可以减少术后感染。这种合生素的益处鼓励我们进行了另一项随机对照试验,研究围手术期使用合生素与单独术后使用相比的益处(Sugawara et al,2006)。后者(仅术后使用)和前者(围手术期使用)的术后感染发生率分别为30%和12%($P<0.05$),表明围手术期使用合生素可以降低术后感染率。表51B.3示最新的围手术期补充方案。

(刘颖斌 译 樊嘉 审)

第 52 章

肝门及肝内胆管狭窄的介入治疗技术

Karen T. Brown

引起左右肝管汇合部近端或高位胆管梗阻(图 52.1)的恶性疾病并不少见。既往,近端胆管被定义为胆囊管汇入肝总管水平以上的胆管。然而,考虑到胆囊管和肝总管汇合部位存在广泛的解剖变异(见第 2 章),这种定义并不恰当。

高位胆管梗阻常见于肝门部胆管癌(见第 51B 章和第 103C 章),肝门部梗阻(见第 42 章)或胆管内肿瘤,也可由其他常见恶性肿瘤引起,如乳腺癌、胰腺癌和结直肠癌(见第 62 章、第 92 章、第 93 章和第 94 章)。随着内镜技术(见第 29 章)和经皮胆管引流术(见第 13 章和第 30 章)的显著进步,使得患有此类梗阻的病人能得到更安全的姑息性治疗。这些病人就诊时可能没有特异性症状,所以在他们接受微创治疗前,应该明确其治疗目标,其中最重要的问题是明确病灶能否切除。除了那些只能行姑息治疗的病人,其他病人都应该由肝胆外科医生、介入放射科医生、肿瘤科医生和胃肠病专家组成多学科小组进行讨论,以制定出理想的治疗方案。彻底地了解治疗方案

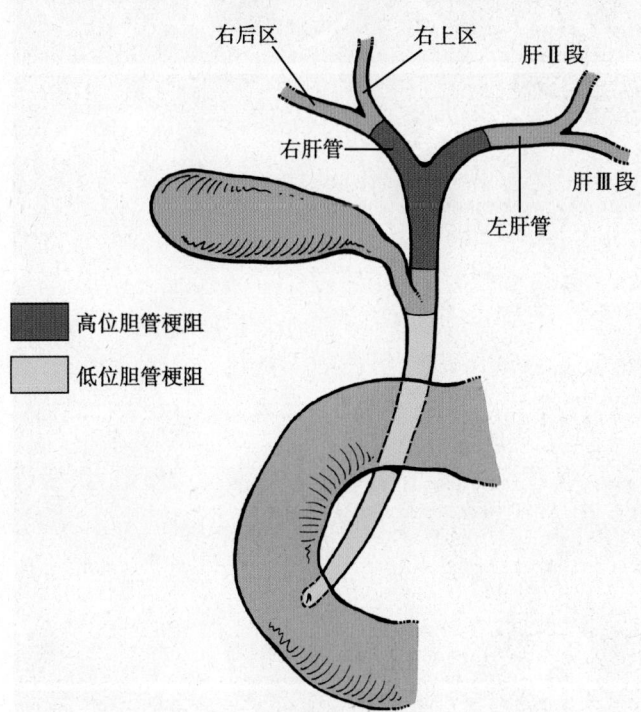

右后区　　　　右上区
　　　　　　　　　　　肝 II 段

右肝管　　　　　　　　　　　肝 III 段

左肝管

■ 高位胆管梗阻
■ 低位胆管梗阻

图 52.1 高位胆管梗阻是指梗阻发生在左右肝管汇合部及以上胆管;低位胆管梗阻是指梗阻发生在肝总管下方(Courtesy of Memorial Sloan Kettering Cancer Center Medical Graphics.)

和病人的预后有助于制定引流策略。实施姑息性胆管引流的适应证包括顽固性瘙痒、胆管炎、需要恢复肝功能从而可以使用通过胆汁代谢或排泄的化疗药物、准备进行腔内近距离放疗或胆管镜检查以及胆漏的分流。鉴于高质量磁共振胰胆管造影术(magnetic resonance cholangiopancreatography,MRCP)技术(见第 19 章)的推广,目前很少使用直接胆管造影术诊断高位胆管梗阻(见第 20 章)(Choi et al,2008;Park et al,2008)。

胆管引流的适应证

单纯的高胆红素血症计算机断层扫描(computed tomography,CT)或超声检查发现胆管扩张均不是胆管引流的指征。相反,全身瘙痒、胆管炎和需要降低胆红素从而可以使用某些化疗药物才是胆管引流公认的适应证。良性或恶性肿瘤病人行根治性切除并行胆肠吻合术后出现胆漏,可能需要进行胆管引流从而使胆汁引流改道。在某些病例中,胆管可以被用作一些局部治疗原发性胆管癌的治疗途径,比如近距离放射治疗或光动力治疗。许多医生发现,黄疸减轻后的病人自我感觉更好,一般情况也有所改善,但这些现象尚缺乏临床研究证据。事实上,在一项前瞻性试验中,Robson 及其同事(2010)发现,除少数伴有皮肤瘙痒症状的病人外,经皮穿刺胆管引流并不能显著改善因恶性肿瘤引起胆管梗阻病人的生活质量(见第 28 章)。关于术前胆管引流的作用仍然存在争议(Johnson & Ahrendt,2006;Mezhir et al,2009;Wang et al,2008)。对于那些术前重症黄疸的病人,尽管外科医生们往往会对残留肝脏进行术前的胆管引流,但这一做法仍然存在争议(Fang et al,2012)(见第 51A 章和第 103C 章)。当术前需要胆管引流缓解瘙痒或胆管炎症状,或是计划进行新辅助治疗,亦或是手术被推迟时,内镜治疗是低位胆管梗阻病人的首选方法,因其并发症的发生率较低。而对于高位胆道梗阻的病人,则采用针对梗阻部位的经皮胆道穿刺引流术,以降低胆管炎的发生风险(Saxena et al,2015)。Bimuth II 型和更高位胆管梗阻的病人需要进行多处穿刺引流的概率很高(Miura et al,2015)。

内镜治疗与经皮胆管穿刺引流(见第 13 章、第 29 章和第 30 章)

对于低位胆管梗阻病人通常采用内镜治疗。而对于高位胆管梗阻病人,特别是当梗阻部分波及肝门部以上时,往往采

用经皮胆管穿刺引流治疗。与内镜治疗相比,经皮胆管穿刺引流的成功率更高,并发症发生率更低(Leng et al,2014;Rerknimitr et al,2004)。但这些观点正逐渐发生改变,因为随着内窥镜技术的进步,内镜医生能够拥有更好的引导导丝和支架,在导丝引导手术方面能够接受更好的训练并且变得更加有经验。尽管如此,除极少数病例外,目前对于高位胆管梗阻病人都应采用经皮胆管穿刺引流治疗。

内镜下进行胆管引流治疗高位胆管梗阻存在两个主要缺陷:一是不能针对肝脏部分特定区域进行有效的引流,二是通过逆行注射造影剂,部分梗阻胆管中的造影剂不能被排出而引起

感染的风险。对一个成功接受右肝和左肝内镜支架置入术的病人,重复影像学检查发现可能并未达到引流效果(图52.2)。尽管如此,内镜治疗仍然可能适用于一些高位胆管梗阻的病例。

线阵超声内镜技术的发展使得内镜超声引导下的胆管引流手术成为可能,包括胆总管十二指肠引流术和肝胃引流术(Giovannini et al,2012)。当遇以下情况时可以考虑使用肝胃引流术:左外叶胆管引流;解剖良好;经皮经肝穿刺引流操作困难;无论有没有穿越梗阻部位,都不允许污染到右侧胆管。尤其是当肿瘤位于右肝或门静脉右支阻塞时,引流右肝胆管不会带来临床获益(图52.3)。一些研究报道这些技术成功率高,

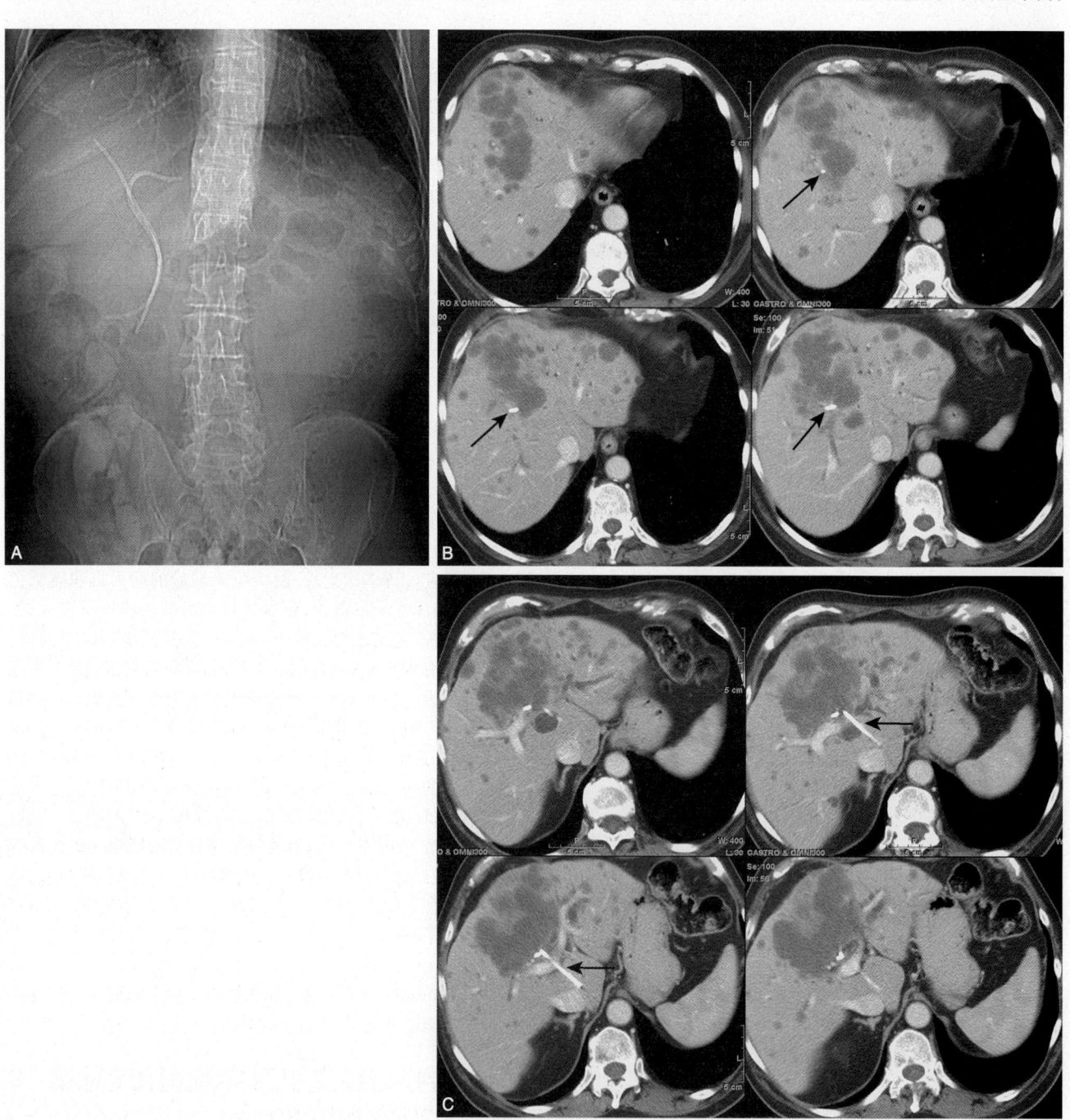

图52.2　(A)经内镜胆管支架置入术后腹部CT定位影像。植入两个塑料支架旨在分别引流左肝和右肝,病人术后仍有黄疸,血清胆红素为171μmol/L,全血白细胞计数为18.4×10⁹/L。(B)肝右前叶胆管内塑料支架(箭头);肿瘤几乎占据整个肝右前叶。肝右后叶胆管未得到引流。(C)第二根塑料支架位于尾状叶胆管(箭头);整个肝左叶未得到引流

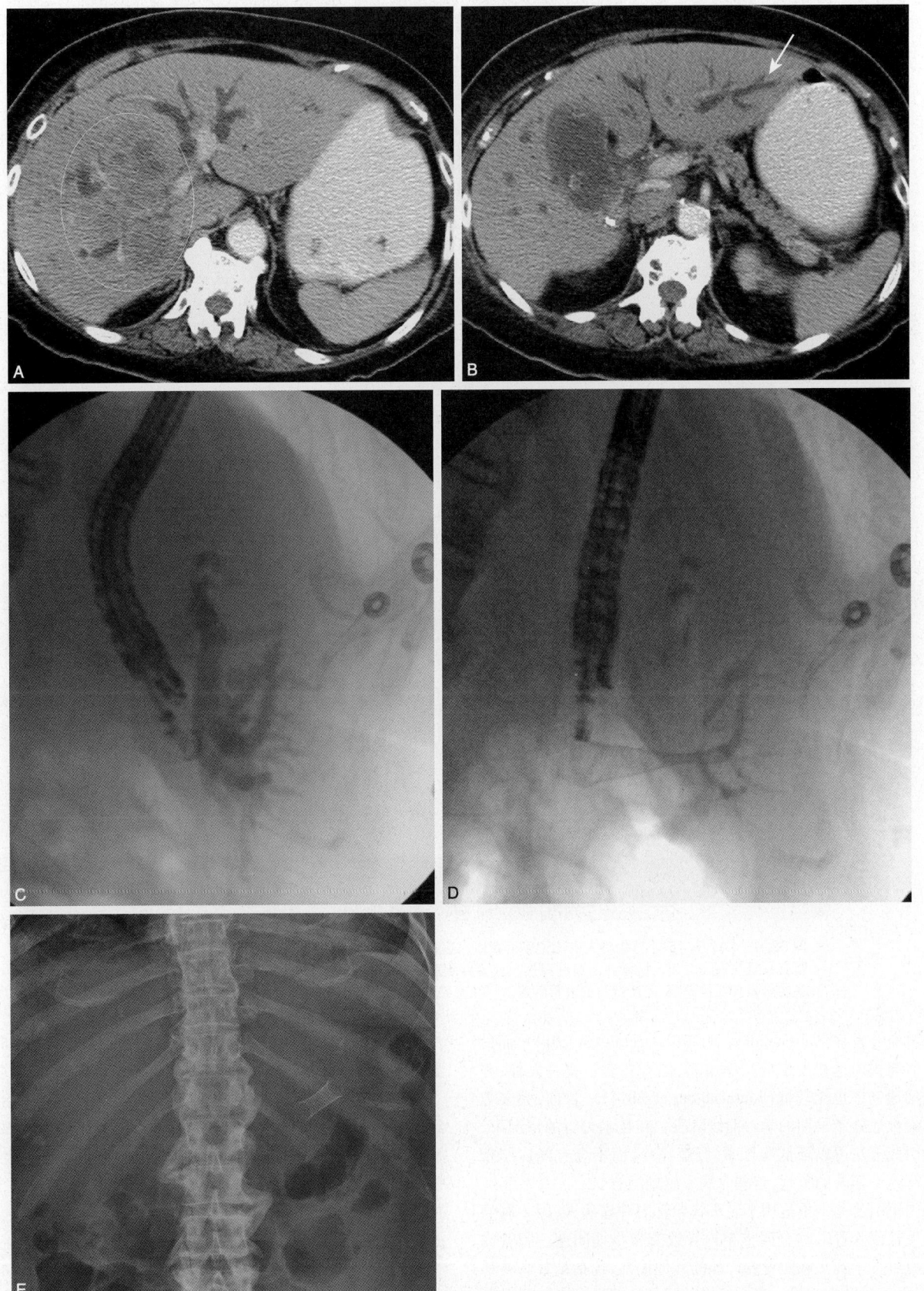

图 52.3　(A) 右肝中叶肿瘤 (圆圈) 包绕门静脉右支, 并阻断肝右前叶和肝右后叶胆管系统。(B) 肝Ⅲ段扩张胆管 (箭头) 贴近胃。
(C) 内镜下经胃肝Ⅲ段胆管穿刺成功后注射显影剂造影。(D) 经胃肝Ⅲ段胆管置放支架影像。(E) 术后第二天腹部影像证实扩张良
好的支架位于胃小弯与肝Ⅲ段胆管之间

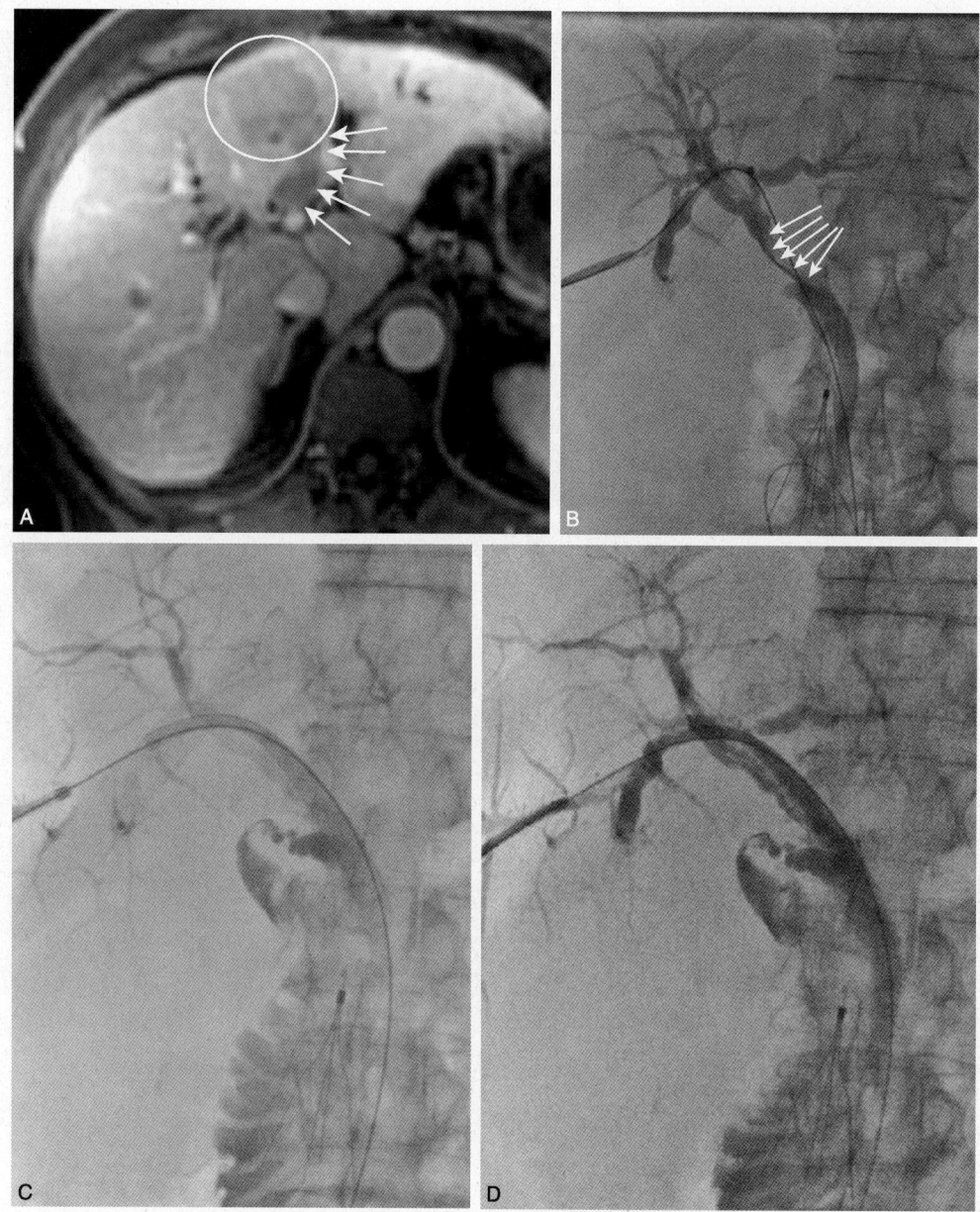

图 52.4　(A)肝门部胆管癌病人肿瘤位于肝Ⅳ段(圆圈)并侵入左肝管(箭头)。(B)胆管引流术中胆管造影证实肿瘤位于左肝管并压迫肝门并一直延伸到胆总管(箭头)。(C)支架置入术中影像。支架由右肝延伸至胆总管,完全避开左肝管肿瘤。(D)支架置入术后胆管造影影像

几乎没有并发症(Giovannini et al,2012;Ogura et al,2014),而另一些研究报道这些技术成功率虽高,但合并有不良并发症,并且支架通畅率也比较低(Kawakubo et al,2014)。目前,大多数操作者都还处于早期的学习曲线阶段。在技术可行的情况下,这种引流方法可以降低胆红素、缓解瘙痒,而不会有经皮胆管引流管这个额外的负担,这些令病人感到满意。

　　内镜引流基本不适用于乳头状导管内肿瘤病人,因为肿瘤很快生长侵入置入的金属支架内导致支架早期闭塞。胆管内肿瘤也可见于乳头状胆管癌以外的其他癌症,包括结直肠转移癌、胆囊癌和肝细胞癌。当胆管内肿瘤是转移性结直肠癌或肝细胞癌时,通常是肿瘤实质细胞转移侵犯到胆管内扩增引起的(图 52.4A)。胆管内肿瘤病人通常需要留置永久引流管引流。留置引流管时,多侧孔引流管能够引流胆管内肿瘤周围的胆汁,但当胆管内肿瘤被有效切除后,可放置支架引流(图 52.4B至图 52.4D)。

　　当最初决定谁来治疗这类病人的时候,考虑内镜下治疗和经皮胆管穿刺引流哪种方法更可行这一现实想法很重要。这又取决于对治疗目的的理解程度和相应的介入放射医生和内镜医生的技能水平。

术前准备

影像学准备

　　胆管梗阻病人术前完善的影像检查极其重要。这些影像学检查至少应该包括腹部 CT 增强扫描(见第 18 章)。超声检

查常用于确定胆管是否存在扩张,明确梗阻程度,评估门静脉通畅情况以及胆管内是否有肿瘤,但超声检查不足以制定胆管引流方案。虽然 MRCP 对梗阻胆管能提供很好的三维重建,并且在描绘胆管内异常和孤立胆管方面非常出色(图 52.5),但它忽略了某些可以作为定位经皮穿刺引流的标志物,如手术夹、营养不良性钙化灶和骨性标志物(见第 19 章)。此外,如果病人不能在检查过程中屏气,MRCP 则不能得到理想的影像学图像。在图像存档和通信系统(communication system,PACS)环境中使用多层扫描仪进行 CT 扫描,可以对三维解剖结构进行

了解,同时识别可用于定位穿刺的相关标记,并能显示应避开的其他结构,如肝脏病变和肠道。此外,与磁共振成像(magnetic resonance imaging,MRI)一样,可以识别病人伴有的重要征象,如腹水、肝叶萎缩和门静脉闭塞或包绕。所有这些信息对于进行预后评估和确定最佳引流方式至关重要。

确定引流具有功能的实质性组织的范围十分重要。具有功能的实质性组织是指没有肿瘤并且具有完整的门静脉供应那部分肝脏。如果 75% 的肝实质被肿瘤取代,即使有可能引流整个胆管系统,也不太可能使肝功能恢复正常或血清胆红素水

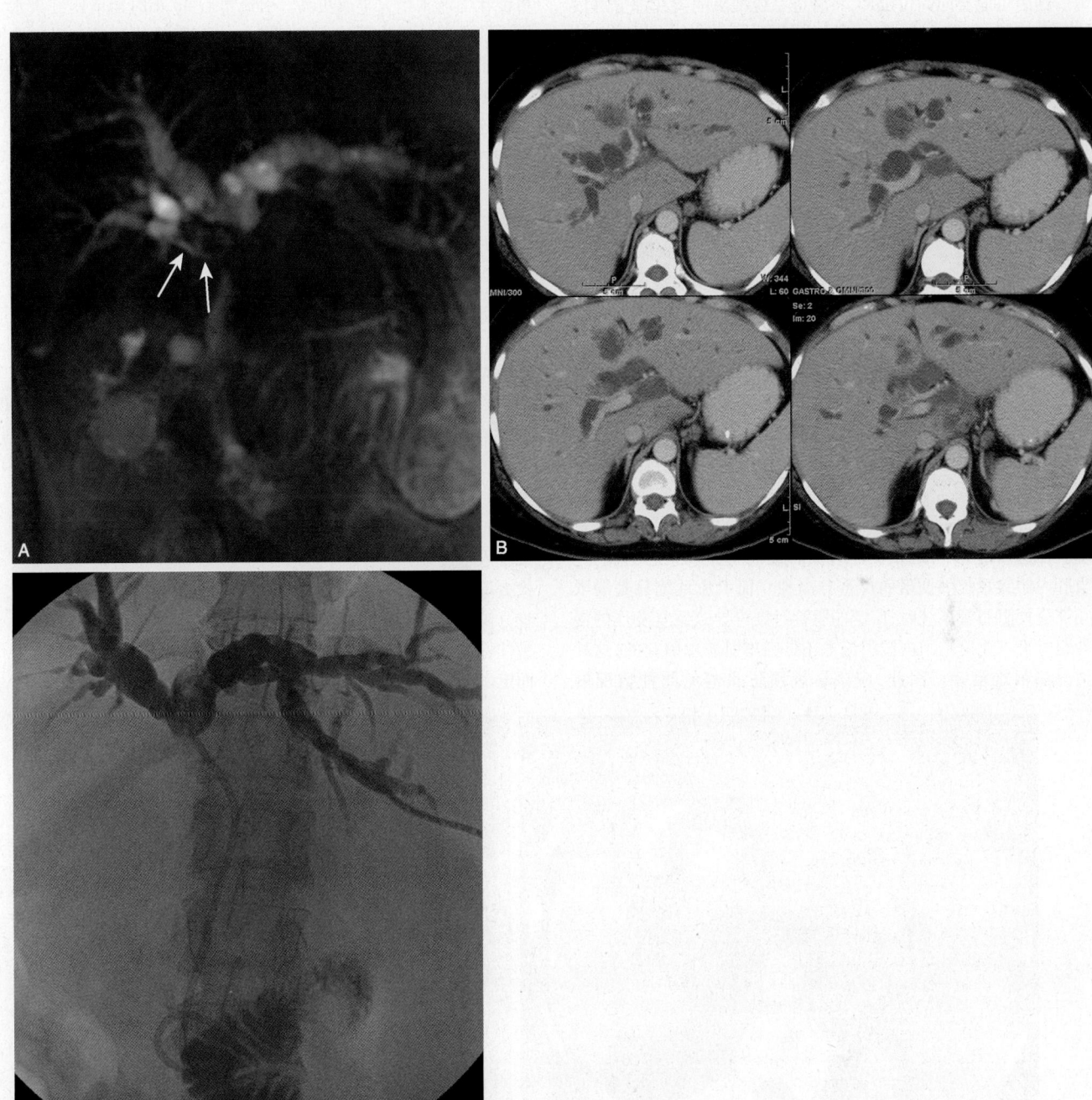

图 52.5 　(A)胆囊癌病人磁共振胰胆管造影(MRCP)影像。肿瘤侵入右后叶胆管汇合部(箭头)并引起肝总管梗阻。(B)连续 CT 轴位断层扫描影像结果和 MRCP 结果吻合,证实右前叶胆管和左肝管在右后叶胆管汇合部以上汇合(上图影像),可见软组织影(肿瘤)从右后叶胆管延伸至肝总管(下图影像)。(C)胆管引流术中造影证实左肝管汇入肝右前叶胆管;从下方汇入的肝右后叶胆管完全梗阻从而未见显影。左肝管内的充盈缺损为经皮肝穿刺胆管置管引流术中引起的血凝块,而不是肿瘤

平降至正常。门静脉为肝脏提供富含营养的血液供应,而门静脉闭塞会导致供血的相应肝段萎缩,尤其是当同侧胆管也被阻塞时(见第 5 章)(Hann et al,1996)。肝脏萎缩可以通过受累部分缩小并伴有胆管聚集现象来识别(图 52.6)(见第 51A章)。当门静脉阻塞引起肝脏萎缩时,引流萎缩的那部分肝脏并不能改善肝功能。此外,引流装置通常很难从肝脏的阻塞或萎缩部分穿过。最终的结果是体外引流管并没有使病人临床受益,反而降低了他们的生活质量。

肝脏中央部位的肿瘤常常阻塞左右胆管树,使它们彼此隔离。梗阻可能会向高位延伸,将管道系统梗阻隔离在部分肝段或亚段水平。当为减轻黄疸性瘙痒而进行胆管引流术时,即使是引流一个肝段也可有效缓解症状(Abraham et al,2002;van Laethem et al,2003)。当存在梗阻引起胆管之间彼此隔离,而胆管引流旨在缓解胆管梗阻引起的高胆红素血症的时候,评估一根引流管能够引流多少功能性肝组织十分重要。功能性肝组织是指具有正常门静脉血液供应和肝静脉血液引流功能的肝实质。为了保证有足够的残留肝脏,外科医师行肝切除术切除的肝脏不超过 75%,与之相似,胆管引流术至少保证 25%的肝组织得到有效引流时才有可能使血清胆红素恢复正常或接近正常水平(Thornton et al,2012)。在一些病例中,这一目标很难达到,除非放置多根引流管或是支架。认识到这点有助于告知病人或是相应的医生可能需要多根引流管或是多个支架。

胆管炎很少是恶性胆管梗阻病人行胆管引流术的主要指征,除非病人接受过胆管相关器械检查,或因既往胆肠分流术、跨壶腹支架置入术及乳头括约肌预切开术等手术史而导致胆管系统感染(Ozden et al,2005)。经皮或经内镜对肝脏某一孤立区域进行引流时,可能会污染那些功能上"孤立"的胆管系统。在这种情况下,继发的胆管炎可能需要置入新的引流管。当肝内胆管系统因梗阻而严重分离独立而引流系统只是局限在部分梗阻胆管系统时,广泛的胆管污染可导致反复发作的慢性胆管炎。无论是因内镜引流术还是经皮引流术引起的,这种情况都很难治疗。因此,应该尽量预防和避免此种情况的发生。

实验室检查

进行胆管引流的病人需行血常规、肝功能全套和凝血功能检查。当病人存在胆管梗阻时,血清胆红素会变化得很快。因为孤立的高位胆管梗阻是否需要进一步采用胆管引流治疗部分依赖于血清胆红素水平,所以在胆管引流术后 24 小时内记录血清胆红素的变化非常重要。由于血清胆红素水平在引流术后会有个升高过程,所以术后第一天早晨的血清胆红素水平可能比引流术当天早晨更高。引流术后 48 小时血清胆红素水平更能准确地反映引流术的疗效。由于胆盐的缺乏会影响小肠对维生素 K 的吸收,并可引起凝血酶原时间改变,国际标准化比值和部分凝血活酶时间升高,因此,引流术后数日内也应该对这些指标进行检测。如果病人的肝脏合成功能较差,凝血功能异常可能会进一步恶化。根据胆管引流术紧急与否,这些凝血功能异常可通过给病人补充维生素 K 或是输注新鲜冰冻血浆来予以纠正。

抗生素的应用

即便没有白细胞升高和发热症状,所有行胆管引流术的病人术前均应预防性地给予抗生素,因为即使没有这些症状,仍有 30%~40% 的病人胆汁中存在巴氏杆菌(Brody et al,1998)(见第 12 章)。即便没有感染的先兆或症状,许多病人在手术过程中也会发展为菌血症。一般情况下,术前应使用广谱抗生素预防感染,可用替卡西林、克拉维酸或头孢曲松。如果术后没有胆管炎的症状,静脉给予抗生素不建议超过 24 小时。对于有胆管炎或脓毒血症病史的病人,以及接受过诸如壶腹部支架置入术、胆肠分流术、乳头括约肌切开术,抑或近期曾行器械检查等胆管系统存在污染可能的病人,建议预防性地给予经胆管分泌的抗生素,如哌拉西林他唑巴坦。而术后抗生素的选择最佳标准应当依据胆管引流时留取的胆汁的细菌培养结果而定。

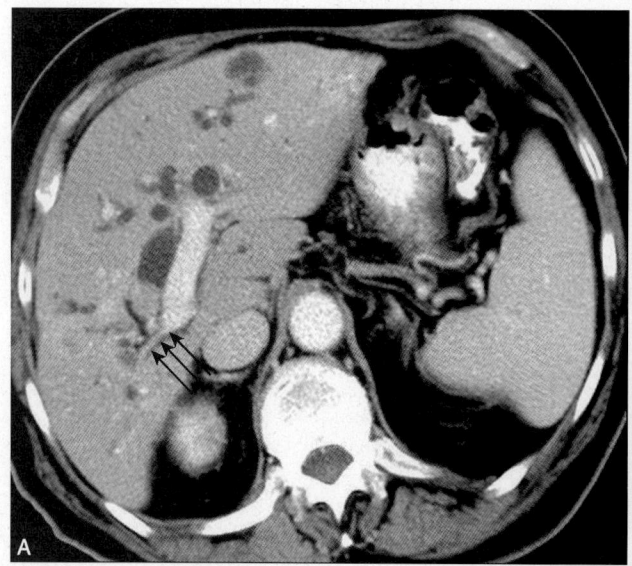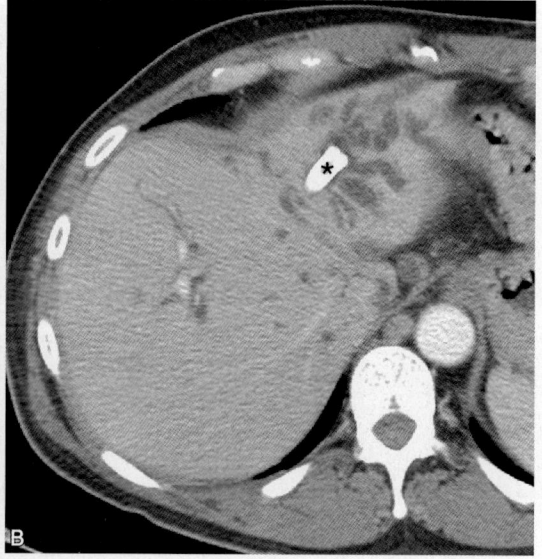

图 52.6　(A)右肝萎缩。右半肝体积显著减小,并可见右门静脉明显变细(箭头)。(B)左肝萎缩。左半肝明显很小,扩张胆管蜿蜒拥挤,继发左肝门静脉闭塞。内镜支架(星号)已在另一家医院置入,随后病人出现黄疸和胆管炎

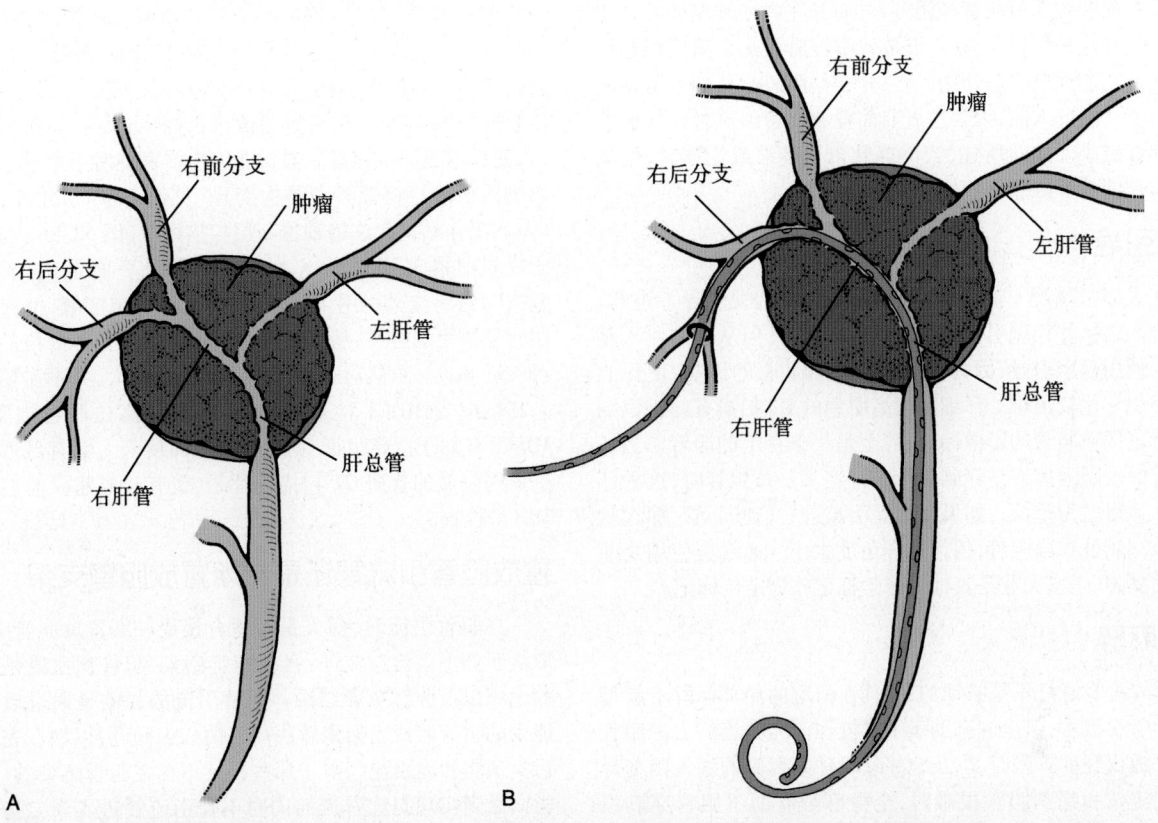

图 52.7　（A）肿瘤引起的梗阻使肝门部胆管到右肝二级胆管汇合部均明显变窄。（B）放置多侧孔胆管引流管后右后叶胆管引流良好，但这损害了本来几近完全梗阻的右前叶胆管和左肝管的胆汁引流（Courtesy of Memorial Sloan Kettering Cancer Center Medical Graphics.）

精神心理准备

对于存在高位胆管梗阻的病人，在行胆管引流术之前，与其充分沟通探讨各种可能出现的结局显得尤为重要。病人应当理解，尽管做各种努力尝试使用支架建立胆管内引流，仍可能达不到预期的效果。虽然一般有可能穿越一处梗阻进入胆总管，而由于广泛的胆管系统梗阻、胆管内肿瘤、伴发十二指肠梗阻等特殊情况的存在，使得内引流有可能行不通。当肿瘤侵犯超越一侧或另一侧二级胆管汇合处时，取决于具体临床目的，往往需要置入两个或两个以上的引流管或自扩张支架。术前与病人进行上述内容的交流沟通，并非意在增加病人的焦虑情绪，而是为了让病人充分了解病情的复杂性，进而在首次手术不成功而后续需要再次手术时，可以缓解病人的不理解或愤怒情绪。

胆管引流术后，即使仍存在部分区域梗阻，瘙痒症状一般也能得到缓解。但不幸的是，胆管引流术并不都能降低血清胆红素水平，尤其是将其降到可以使用某些化疗药物的水平。在某些情况下，即使放置了两根或更多的胆管引流管，也不能显著降低血清胆红素水平；而有些时候，胆管引流术后胆红素甚至不降反升。单根胆管引流管可能可以很好地引流一部分肝脏胆管，但同时很可能将另一区域的不完全梗阻转变成完全梗阻（图52.7）。此外，可想而知，医源性胆管炎以及原发病的进展也可能对胆管引流效果有影响。当病人对这些问题都有所了解，并且能理性地预期治疗效果时，即使需要多次手术，抑或是治疗效果不甚理想，病人也不太可能因此变得焦虑（见第 28 章）。

术中相关问题

入路

许多介入放射科医生更习惯采用右侧入路穿刺胆管系统。右肝相比左肝更大，右肝胆管系统相对更容易进入。右肝入路可以轻易避免操作人员的手直接暴露于 X 射线，导管和导丝的操作更加顺手，可以直接进入肝门和胆总管，这样置管也更容易成功。另外，右肝入路也更加安全，因为腹壁和右肝之间可能损害到的组织结构较少。无法在内镜下进行引流的低位胆管梗阻病人可从任一侧肝脏进行置管引流。

当穿刺部位是右肝后叶胆管并且该胆管直接汇入左肝管时，直接从右肝入路有时会比较困难。这种解剖学变异通常能在术前影像学评估中被发现（见第 2 章），应当引起注意；20%的病人存在这种情况，穿刺置管时可能需要经过 180°转弯才能进入肝门，这使得引流管很难穿过梗阻部位。另一方面，当梗阻仅仅累及左右肝管汇合部，以及肝右叶胆管与左肝管汇合时，从肝右后叶胆管入路，可以引流肝右后叶及整个左肝。右肝入路的主要缺点是肋间引流管带来的不适感，引流管周围因更高的重力引起的腹水渗漏，以及肿瘤更可能侵犯到右肝二级胆管汇合处。

在某些情况下，最好采用左肝入路的方法。当梗阻性肿瘤侵犯至胆管汇合部以上时，左、右胆管可能会因梗阻而被隔离，并可能波及二级或更高级别的胆管。右肝管通常比左肝管短（见第 2 章），使得肿瘤更可能侵犯到右肝二级胆管汇合部，并引起肝右前叶和右后胆管梗阻分离,而肝左内叶和左外叶外胆管相通。在这种情况下,在左肝放置引流管或是支架可能起到引流更多功能性肝实质作用。当病人合并腹水时,如果可能的话尽可能从左肝入路,因为左肝前面置放管引流管引起胆漏的可能性更小。如前所述,当门静脉出现萎缩或受损时,引流对侧有功能的肝脏总是能使病人获益更多。

影像引导

在大多数情况下,胆管引流都是在影像透视引导下进行。肝左侧入路胆管穿刺引流常常使用超声引导,但从肝右侧入路时很少使用超声引导,因为受胆管方向和肋骨的影响,使得此时超声引导比较困难。仔细阅读高质量的 CT 扫描有助于识别标记特定区域胆管的影像标志,甚至是一条特定的胆管。当怀疑胆管因梗阻隔离或是穿刺目标为特定某一条胆管时,这种仔细阅片显得尤为重要。如果目标是引流肝右前叶胆管,那么就不应该穿刺肝Ⅳ段胆管,因为这样角度太小。通常会使用之前放置的支架、手术夹或是其他影像学标记作为定位标记。

镇静麻醉

尽管全身麻醉不是必须的,并且在清醒的局部麻醉下就可以行胆管引流术,但全麻有助于手术操作。尤其当病人的胆管不扩张或仅轻度扩张时,以及合并睡眠呼吸暂停的病人因变异呼吸使定位和穿刺胆管很难时,全身麻醉有助于胆管穿刺引流。无论是采取全身麻醉还是镇静,病人术前 6 小时应禁食禁饮。术前必须补足液体并建立有效的静脉通道,特别是合并胆管炎的病人,胆管引流过程很容易出现脓毒血症和低血压,这时需要迅速进行扩容。

辅助技术

近年来,促进胆管引流和其他透视引导手术的最重要的技术进展是多排 CT(multidetector CT, MDCT) 的出现,尤其是在 PACS 环境中使用时。一次屏气扫描完肝脏,然后通过图像处理的能力有助于识别梗阻的部位和程度(见第 18 章)。它还可以合成胆管树的三维空间图像,以这种方式了解胆管解剖结构,使手术更简单容易。通常能够提前发现对手术规划有重要影响的正常的胆管解剖结构变异(见第 2 章)。此外,大多数 PACS 工作站都允许将轴位断层扫描图像(图 52.8A)与模拟用于规划扫描范围正面 X 线片的"纵向平面定位"图像(图52.8B)进行交叉引用。这样,使得定位特定区域,抑或是特定胆管显得更加容易,从而最终将引流置置入目标肝段的胆管内(图 52.8C)。虽然对于肝门以下的梗阻病人,并不需要这么复杂和精细的 MDCT 检查,但对于复杂的高位胆管梗阻病人,MDCT 有助于指导胆管引流。因此,即使病人带有最近刚在另一家医院做的普通 CT 扫描的片子,也有必要建议他们再做个 MDCT 检查。

置放胆管引流管还是一期置放胆管支架

在胆管引流时,病人是否适合接受一期置放胆管支架,这取决于如下引流适应证:存在胆管感染、胆管积血或是存在肿瘤组织以及胆管造影结果。胆管引流的目的是通过放置尽可能少的引流管或支架来解决病人的临床问题,以期在完成干预后实现胆汁内引流。对于那些预计不存在胆管感染的病人,应尝试做到实现胆管引流的同时不让引流管进入十二指肠。有证据表明,当胆管支架闭塞时,如果 Oddi 括约肌功能没有受损的话,病人不太可能出现胆管炎(Greendeng,2014)。对于那些梗阻在肝总管以下并且没有合并胆管炎的病人,假如胆管没有明显的积血,初次进行引流时可能主要采取置放支架的方式。肝内胆管凝血块会影响胆管引流效果,并可造成支架闭塞,从而可能引起胆汁从胆管穿刺部位漏入腹腔。当胆管内有明显的血凝块时(见第 25 章),建议置放胆管引流管,直至胆汁清

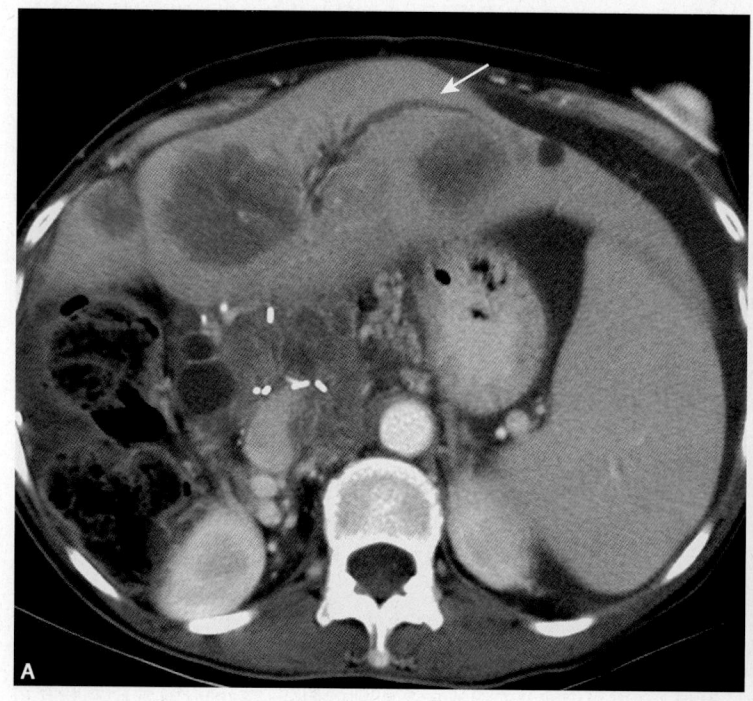
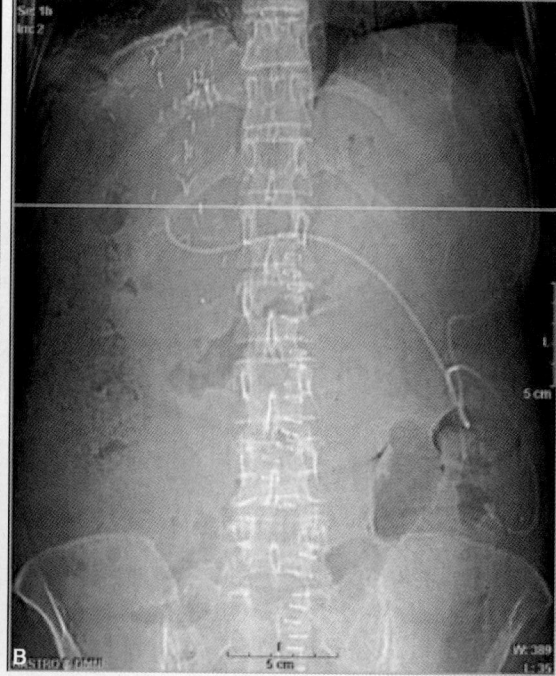

图 52.8　(A)右肝切除术后病人Ⅲ段胆管(箭头)水平横断面影像图。(B)轴位定位影像图上白色水平线标记出相对应水平面。

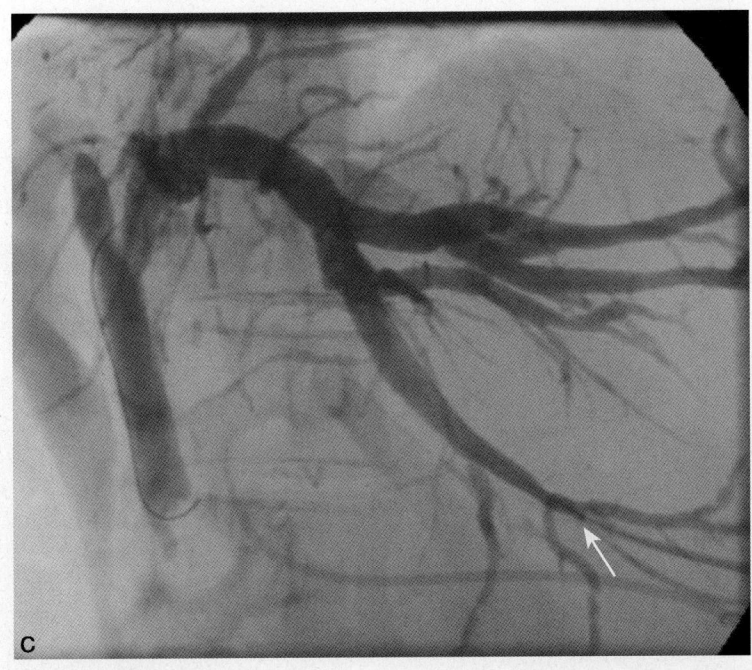

图 52.8(续)　（C）最终的胆管引流管,见其从预定的外周穿刺点(箭头)清晰地进入Ⅲ段胆管

亮,然后再置放胆管支架。因胆管炎进行胆管引流的病人,大多数不能行一期置放支架引流。对这类病人进行胆管引流管引流可以最大限度地降低医源性脓毒血症的风险。当胆管引流良好,胆管炎缓解后,便可以置放支架引流。

除了对那些很清楚地知道能够或是不能置放支架引流的病人能够做出直截了当的决定外,对于高位胆管梗阻的病人,情况往往更加复杂,接下来将详细阐述。1975 年,Bismuth 和 Corlette 将左、右肝管汇合部的梗阻分成 4 型,即Ⅰ型到Ⅳ型(图 52.9;见第 42 章)。术前影像学检测可以评估胆管梗阻的部位和胆管系统被梗阻隔离的程度。然而,这种术前的评估不一定总是准确的,有时候需要根据胆管造影的结果调整置放支架的入路;而在极少数病例中,可能需要彻底放弃置放支架引流术。对于 Bismuth Ⅰ型胆管梗阻的病人,只需要置放一根引流管或是一个支架便可以引流全肝,因为左肝胆管系统和右肝胆管系统连通完好。除了有之前提到的禁忌证外,这些病人能够行一期置放支架引流。

而对于 Bismuth Ⅱ型胆管梗阻的病人,尽管有时候可能将硅胶引流管置放在肝脏的两侧,一根胆管引流管通常无法达到彻底引流的目的。对于这类病人,有人发现同时引流两侧肝脏胆管系统病人生存更好(Chang et al,1998)。但是,Inal 及其同事(2003a)发现,即使是 Bismuth Ⅱ型和Ⅲ型肝门部梗阻,单侧或是双侧引流治疗或是支架通畅引流的临床疗效并没有显著差异。

当对比剂从穿刺一侧进入到梗阻侧胆管后,往往不能有效地被引流出来,从而使这侧胆管系统被污染。这类病人可以采取同侧入路置放支架的方式进行引流,一个支架从穿刺这侧放到对侧,另一个支架从穿刺侧放到胆总管或是十二指肠,两个支架呈 T 形结构(图 52.10)。另一种治疗方式是再从对侧穿刺置放一个肩并肩支架引流,两个支架呈 Y 形结构(图 52.11)。在第一种情况中,如果可能的话,我们倾向于尽可能

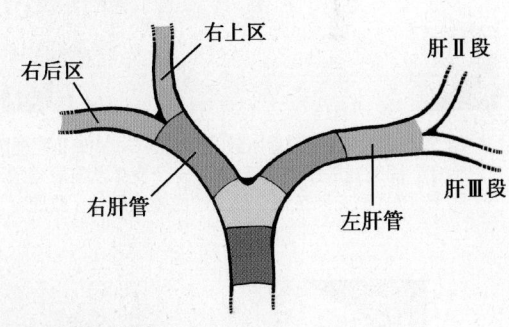

图 52.9　恶性肿瘤引起的高位胆管梗阻 Bismuth-Corlette 分型。Ⅳ型为侵犯左右两侧肝管到次级胆管汇合部(Courtesy of Memorial Sloan Kettering Cancer Center Medical Graphics.)

地将支架置放在胆总管内,从而保留 Oddi 括约肌功能。除非有禁忌证,Inal 及其同事提倡在初次引流时一期完成上述引流(2003b)。尽管和近期的研究发现不同,Inal 及其同事发现,对于在置放支架时没有合并胆管炎的病人,在进行一期置放支架或是二次置放支架后,均不会继发胆管炎(Green et al,2014)。在 Inal 等人的研究(2003a)中,所有 Bismuth Ⅰ型和Ⅱ型胆管梗阻的病人,在经过上述引流方案后,血清胆红素均能降到34.2μmol/L 或者更低。置放解剖性 Y 形支架有个优点是当支架出现梗阻的时候,两个支架均可通过内镜处理得到。此外,Y 形结构放置的支架在Ⅳ型胆管梗阻病人中通畅率会更好一些(Inal et al,2003a)。目前已经开发出特殊结构的支架,允许通

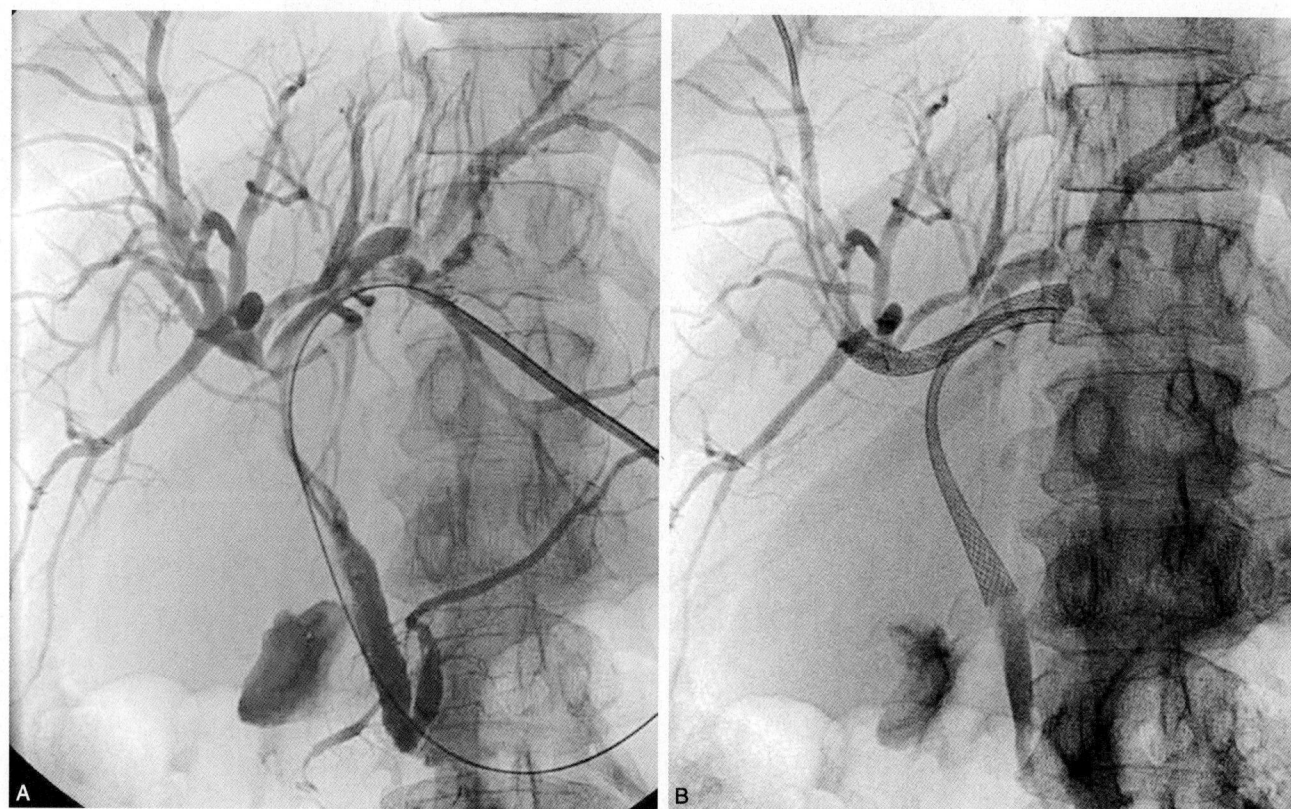

图 52.10 （A）胆管癌所致 Bismuth-Corlette Ⅱ型梗阻病人，左肝管和右肝管几乎完全被隔开独立。（B）同例病人采用肩并肩 T 形成形术治疗。同时置放贴壁支架，其中一个支架从左肝管放至右肝管，另一个从左肝管放至胆总管。从左肝管至胆总管的支架末端离十二指肠的距离很短，但支架在梗阻部位的两端均延伸了数厘米

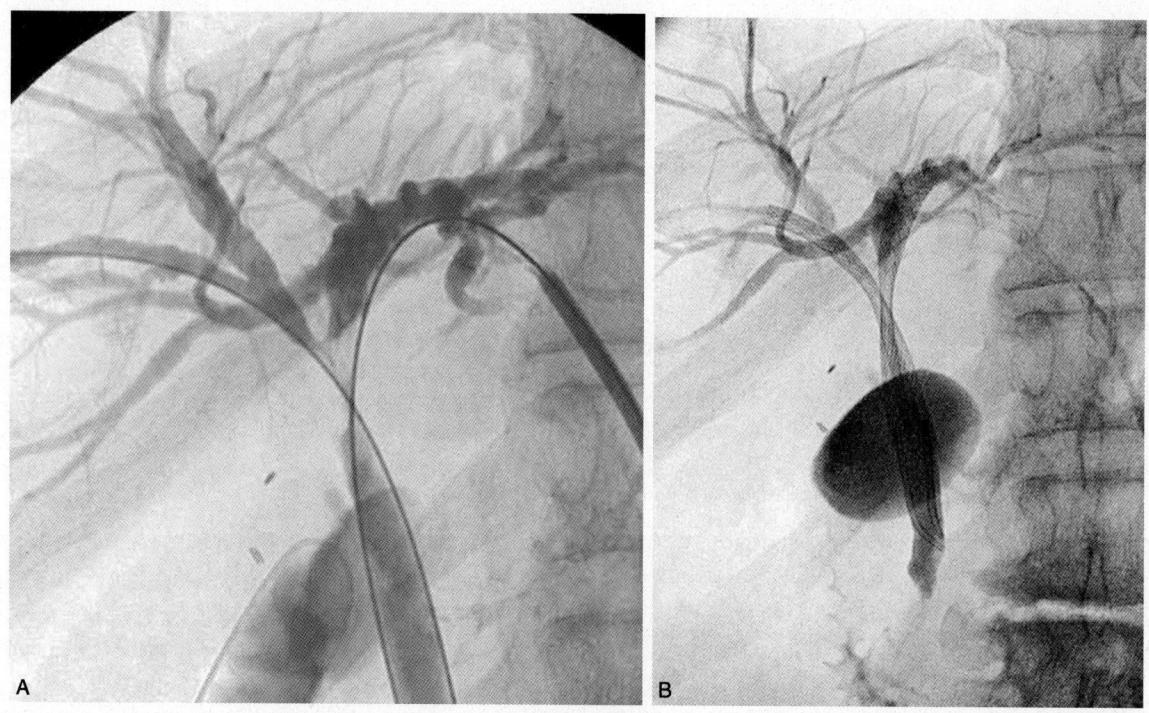

图 52.11 （A）患有胰腺癌并行 Whipple 手术后在胆肠吻合口处复发导致Ⅱ型梗阻的病人。（B）同例病人采用肩并肩 Y 形成形术并同时置放支架治疗后

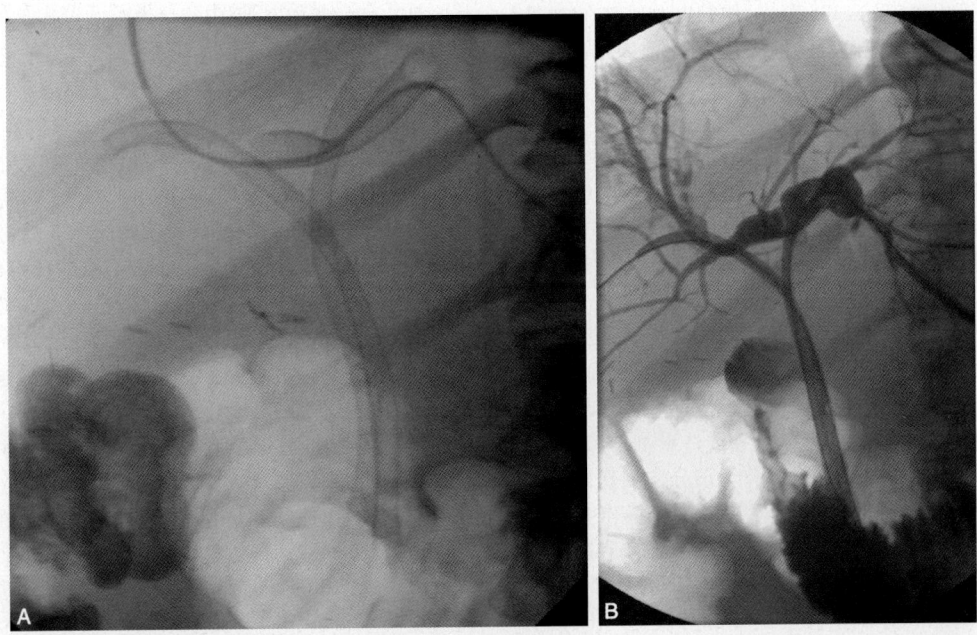

图 52.12　支架放置在右前叶胆管至胆总管、左肝管至胆总管和左肝管至剩余未引流的右后叶胆管之间。(A) 无增强对比。(B) 注射增强造影剂对比后

过另一个支架的中段开口放置一个支架(Kim et al,2004),但这些支架并不常用。

有时对侧胆管不清楚,会干扰对胆管梗阻类型的判断,或对同侧梗阻是 Bismuth Ⅲ 型还是更糟糕的梗阻的判断。在这种情况下,在没有其他禁忌证的时候,病人可能仅仅为了缓解瘙痒而选择进行一期置放支架引流胆管,因为仅仅只需要引流一小部分肝脏就可以达到缓解瘙痒的作用。如果病人是为了降低胆红素水平进行后续化疗而行胆管引流术时,只有引流的肝脏达到30%肝脏以上时才可考虑置放支架引流。尽管在纪念斯隆·凯特林癌症中心进行胆管引流的149例病人中,我们发现根据估计的引流肝脏体积,胆红素降到34.2μmol/L以下的病人数仅仅有微弱的显著差异,我们仍使用引流肝脏必须达到30%以上为可考虑置放胆管支架的经验准则。在这项分析中,21 位胆管引流不到三分之一肝脏的病人中,有 6 位(29%)病人胆红素水平降到了 34.2μmol/L 以下;而在 128 位胆管引流超过三分之一肝脏的病人中,却有 65 位(51%)病人的胆红素水平降到了 34.2μmol/L 以下(P=0.06;Ulrich et al,2009)。置放胆管支架后,如果胆红素水平没有降至期望值,可进行第二次引流术。鉴于病人的生活质量问题,以及置放外部引流管引起未引流部分肝脏感染的风险,通过之前放置的支架再次引流可能会带来轻微不便,但是是值得推荐的。

如果病人放置了内引流或是外引流引流管后,胆红素水平降至正常,并且没有胆管炎时,可在引流管引流的肝脏区域放置支架引流。如果在病人体内放置了内引流或是外引流引流管后,胆红素没有降到允许某些药物治疗的水平,或是合并了胆管炎,可能需要对更多孤立的没有被引流的肝脏进行引流。

当最初的胆管引流支架置放在右肝,而肿瘤进展侵犯到右肝管,从而将右前叶胆管和右后叶胆管隔开,并使二者与左肝管不相通时,右侧可肩并肩置放自扩张金属支架同时引流右前

叶胆管和右后叶胆管。或者,当左侧肝脏功能正常时,接下来可以进行引流左侧胆管;因而一个支架可以从放置在左肝,另一个可以放置在右边。如果病人体内放置的不是支架,第二次是一根放置在左肝的引流管,但血清胆红素仍然未降至适当水平,或者合并了胆管炎,这个时候可以从右肝管至胆总管、左肝管至胆总管,或从左肝管至剩余的未彻底引流的右侧胆管系统分别放置胆管支架(图 52.12)。虽然当多个支架以非同轴方式放置时,在通畅程度上有显著差异(Maybody et al,2009),但多个支架的平均通畅时间约有 6 个月,证实了支架放置有效。即使肝脏的某一部分功能丧失,也可能需要对这一区域胆管进行引流以根除持续性胆管炎的源头。

胆管引流术的理念很简单,但当存在高位胆管梗阻时,引流方案的制定十分复杂,执行起来难度也大。病人必须有足够正常的肝脏能够被引流,才能缓解胆管炎和瘙痒症,并将血清胆红素降低到可以接受适合病人的化疗治疗水平。既然不管是从梗阻部位的近端还是远端置入支架,研究报道中支架的通畅率并没有差别,但同时置放两个或两个以上支架时,支架的通畅率存在明显差异,并且一期置放支架的并发症比率更低,那么,应尽可能考虑一期置放支架引流(Inal et al,2003a,2003c;Maybody et al,2009)。如有必要,以后可以再放置其他支架。Bismuth Ⅰ 型或 Ⅱ 型梗阻病人可能仅需要置放单一支架治疗,而 Ⅲ 型或 Ⅳ 型梗阻的病人最终可能需要放置额外的支架(Inal et al,2003a)。

术后护理

在引流后 24 小时内,需密切监测病人,主要观察出血或脓毒症的征象。在正常的技术条件下,外周胆管穿刺引起严重出血等并发症很罕见。由于肝动脉、门静脉和胆管并行形成在肝门静脉三联体,血液可能在胆管引流的过程中进入胆管,导致

术后立即出现胆管出血(见第 125 章)。胆管出血通常在 24 小时内停止,在术后最初几天新发或复发的胆管出血通常与引流管错位有关。若将引流管从其原始位置拔出,则引流管侧孔可位于靠近门静脉分支的附近;这个问题可以通过简单地重新更换引流管来解决,但引流管通常也因此需增大。明显的动脉出血在这个时期很罕见。无论在哪里进行初始穿刺,都要尝试穿刺外周胆管置管,最好是第四级或第五级胆管分支。穿刺的胆管越靠近外周,伴随的肝动脉分支越小,动脉损伤和术后出血的风险也就越低。

当胆管引流后一周或更长时间后出血时,特别是突发的出血,除了胆管出血外,引流管进入部位周围也有出血时,应怀疑有动脉损伤,并对病人进行血管造影检查。与其他血管损伤病例一样,虽然有时可见假性动脉瘤或造影剂外渗,胆管引流管附近肝动脉分支的任何异常应作为该分支损伤的推断证据,并应选择性栓塞该血管(图 52.13)。如果操作者决定通过血管造影证实造影剂外渗,有时有必要在血管造影时通过引导导丝将胆管引流管取出。在正确的临床操作下,经验性的超选择性栓塞胆管穿刺点相应的动脉分支是可以接受的。这种方法几乎没有什么缺点,而且病人的出血可以被止住;这时需要更换胆管引流管,因为它通常至少有部分被血栓堵塞。

尽管有预防性使用抗生素,脓毒血症也可能在胆管引流术后立即或在数小时内发生,发生后应予以恰当治疗(Smith et al,2004)。当发生脓毒血症时,病人最常表现为寒战,体温正常或伴有低体温,还可能伴有低血压和发热。对于发生脓毒血症的病人,可通过继续给予适当的抗生素,扩大血容量,必要时给予升压支持治疗。同时抽取血液进行微生物培养以确定引起菌血症的微生物。所有病人行胆汁引流术时所取的胆汁常规送微生物培养检查。这对那些术前有发热、胆肠吻合或十二

指肠乳头括约肌切开术、曾行过内镜逆行胰胆管造影并留置支架或引流管的病人尤为重要。虽然因良性疾病引起胆管梗阻的病人的胆汁培养结果阳性更为常见,但因恶性肿瘤引起胆管梗阻病人的胆汁培养结果仍有半数以上是阳性。那些无发热、无胆管手术史、无内镜或经皮介入治疗的病人中,5%病人的胆汁培养呈阳性(Brody et al,1998)。

胆汁可能在胆管引流管周围渗漏。渗漏最常见的原因是引流管发生错位移动,导致一个或多个侧孔不再位于胆管内,而是位于引流管窦道内,甚至在病人体外,这个问题很容易通过重新调整引流管位置来解决。如果在阻塞水平以上没有足够的侧孔,也会出现渗漏。任何阻碍胆汁从梗阻上方流出的情况,无论是通过引流管进入梗阻下方或进入引流袋,都将导致胆汁沿着已建立的通道回漏。对于位置正常并具有适当数量侧孔的引流管,通过更换引流管可以很容易地解决这个胆汁回漏问题。对于使用帽状内外连通引流管的病人,当胆汁流出道内部被阻塞时,可能发生胆汁沿引流管窦道反流渗漏的情况。远端侧孔闭塞是这种渗漏最常见的原因,这一问题通过更换引流管很容易得到解决。合并十二指肠梗阻或小肠运动功能受损的胆管梗阻病人可能被迫选择胆管外引流术。

腹水可能从引流管周围渗漏,并且可能被误认为是胆汁。这容易发生在黄疸病人中,因为此时腹水是胆汁样颜色。但腹水的渗漏可能很难控制,最好的治疗方法是尽快置放支架进行胆管内引流。如果病人不适合置放支架,可以增大引流管的尺寸以更有效地填塞引流管窦道,但最终会再次发现渗漏。腹水可以通过频繁地开放 Tenckhoff 引流管得以排放或引流,以争取时间使胆管引流管管道成熟。这些策略通常会以失败告终,最后的解决办法就是,在引流管口周围放置一个造口袋来收纳腹水。

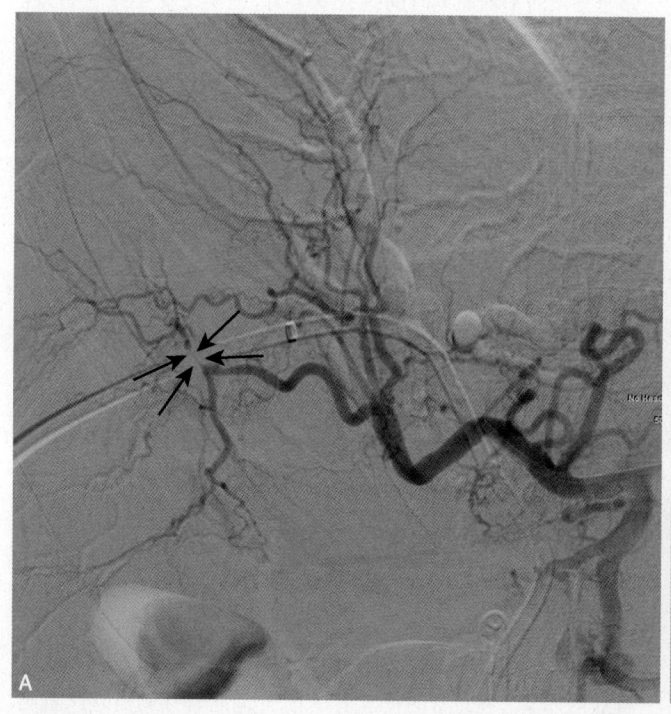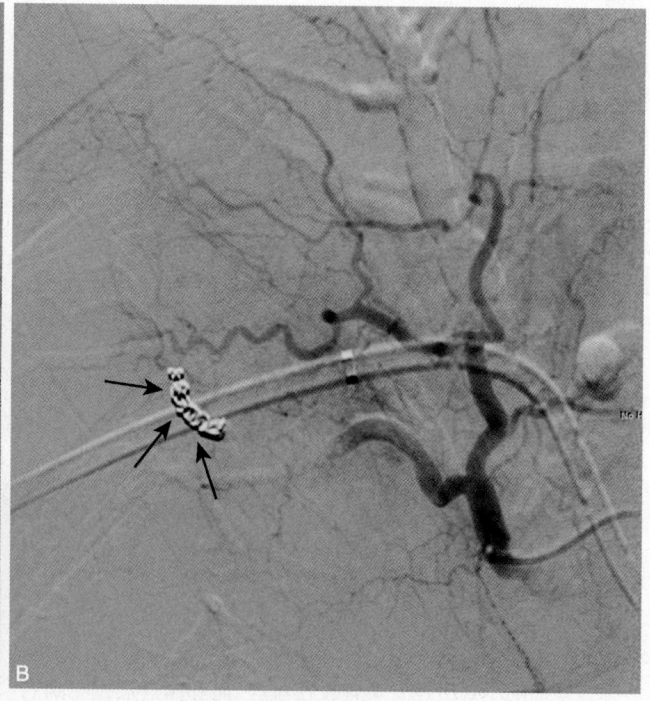

图 52.13 (A)胆管引流 1 周后胆管出血及胆管引流管周围出血病人适时的肝血管造影图像。注意胆管穿刺部位邻近引流管的右肝动脉分支痉挛(箭头)。(B)线圈栓塞(箭头)右肝动脉分支后的右肝动脉造影

总结

治疗因恶性肿瘤引起的高位胆管梗阻对介入放射科医生来说具有独特的挑战。最终的结局取决于潜在肝实质的功能情况,胆管因梗阻被隔离的程度,以及操作者的技术水平。彻底了解功能性胆管解剖并获得高质量的影像资料是获得更好结局的必要条件。尽管仅仅只需要通过引流一个肝段就可能缓解瘙痒,但要想将血清胆红素降到正常或是接近正常水平,至少需要有效引流 30% 潜在功能正常的肝脏。胆管未引流部位的感染可能是由于置管引流引起的,这将导致胆管炎反复发作的问题。因此,当 30% 或更多的肝脏可以被有效引流时,在初次手术的时候就应该考虑一期放置支架引流。

（何松青 译　张志伟 审）

第一篇　炎症、感染和先天性疾病

A. 先天性胰腺疾病

第53章

先天性胰腺疾病：外科考量

Ewen M. Harrison and Rowan W. Parks

概述

胰腺是一个位于腹膜后的腺体器官，它兼具外分泌和内分泌两种功能，其中外分泌功能主要是将胰酶分泌至十二指肠中，内分泌功能则是产生胰岛素、胰高血糖素、生长抑素、胰多肽、胃促生长素。先天性胰腺疾病可能会非常严重，在胎儿期或新生儿期即可确诊，如先天性胰腺发育不全，但也有许多直到成年后，因出现一些非特异性症状或体检时才得以发现并诊断。本章主要介绍各种先天性胰腺疾病的发病机制、临床表现、诊断要点和治疗原则。

胰腺的胚胎发育

了解内脏器官的胚胎发育过程是研究胰腺先天性疾病的基础（见第1章）。胰腺由十二指肠内胚层的两个胰芽发育而成，从肠系膜后方发出的称为背胰芽，而与肝胰管相通的称为腹胰芽（图53.1）。在胚胎发育的第二个月，胃发生旋转，十二指肠也随之旋转为"C"形，在此过程中，腹胰芽转向背侧并贴靠于背胰芽的后方，最终形成胰头下部及钩突部。在大多数个体中，腹胰管的全部和背胰管的远端相互融合形成主胰管（Wirsung管），开口于十二指肠大乳头。约有25%个体的背胰

管近端未退化消失，发育形成副胰管（Santorini管），开口于十二指肠副乳头（见图53.1）（Rösch et al, 1976）。目前对这类正常变异是否会产生病理改变尚不清楚。约有10%个体的胰管未融合或融合不完全（Dawson & Langman, 1961; Millbourn, 1959），导致整个背胰发育形成的胰头上部、体部和尾部的胰液通过十二指肠副乳头引流，而腹胰发育形成的胰头下部及钩突部的胰液通过十二指肠大乳头引流（图53.2）。这种异常称为胰腺分裂，稍后进行详细描述（见第1章）。

环状胰腺是一种罕见的先天性畸形，其胚胎学基础尚不明确。环形的胰腺组织可完全或部分包绕十二指肠降部，最终可能会出现相关临床症状。

既往研究已经详细阐明了胰腺是由早期内胚层分化而来的机制（Kumar & Melton, 2003），视黄酸和骨形态发生蛋白肽也已被证实在胚胎早期内胚层间隔形成中发挥重要作用（Stafford & Prince, 2002; Tiso et al, 2002）。目前，对于背胰与腹胰分化的信号通路机制仍有争议（Stanger & Hebrok, 2013），对于背胰来说，其可能的信号通路源于脊索（Kim et al, 1997），且需要背主动脉的参与（Lammert et al, 2001）；而对于腹胰分化，侧板中胚层的作用尤为关键（Kumar et al, 2003）。虽然Hedgehog家族信号分子在其中发挥重要功能，但是这些通路的明确作用仍未阐明（Kim & MacDonald, 2002）。

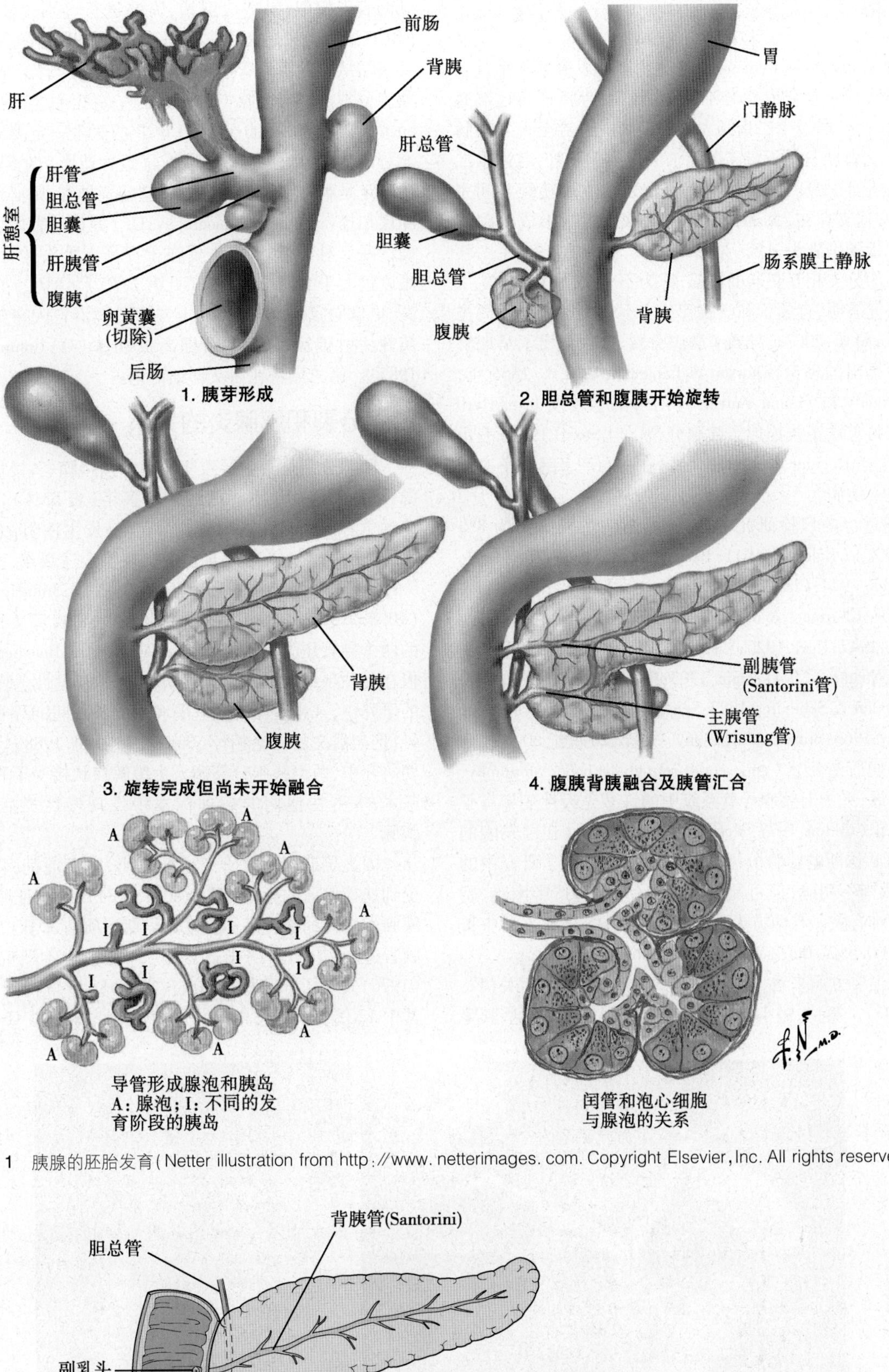

肝

肝管
胆总管
胆囊   肝憩室
肝胰管
腹胰

卵黄囊
(切除)

后肠

前肠

背胰

肝胰管

1. 胰芽形成

胃

门静脉

肝总管

胆囊

胆总管

腹胰

肠系膜上静脉

背胰

2. 胆总管和腹胰开始旋转

背胰

腹胰

3. 旋转完成但尚未开始融合

副胰管
(Santorini管)

主胰管
(Wrisung管)

4. 腹胰背胰融合及胰管汇合

A

A

A

A

I   I

I   I

I   I

A

A

A

导管形成腺泡和胰岛
A:腺泡;I:不同的发
育阶段的胰岛

闰管和泡心细胞
与腺泡的关系

图 53.1 胰腺的胚胎发育 (Netter illustration from http://www. netterimages. com. Copyright Elsevier,Inc. All rights reserved.)

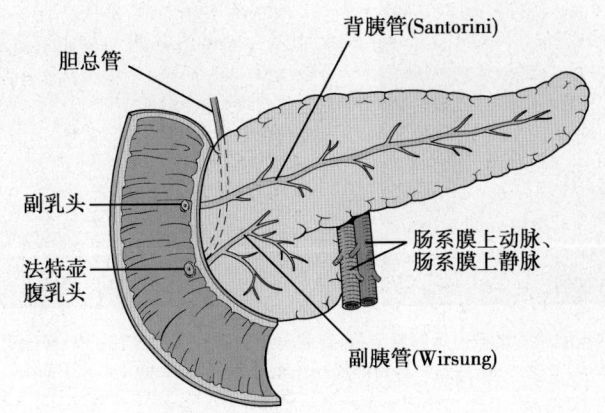

胆总管

背胰管(Santorini)

副乳头

法特壶
腹乳头

肠系膜上动脉、
肠系膜上静脉

副胰管(Wirsung)

图 53.2 胰腺分裂腹胰管和背胰
管不完全融合 (Dr. K. Palmer,Ed-
inburgh)

胰腺分裂

　　胰腺分裂(pancreas divisum,PD)是由胚胎发育第二个月末背胰管和腹胰管未融合或融合不完全所致。背胰管的远端通常与腹胰管融合,通过十二指肠大乳头将胰液引流至十二指肠(见第1章)。背胰管的近端未萎缩消失形成副胰管,通过十二指肠副乳头进行引流。完全性胰腺分裂是指主副胰管之间完全分离,无交通支存在,大部分胰液由背胰管近端形成的副胰管通过十二指肠副乳头引流(见图53.2)。还存在一种主副胰管通过细小的分支相互交通的情况,称为不完全性胰腺分裂。

　　最近研究表明,背胰管和腹胰管分支不完全融合的不同类型(Kamisawa et al,2007a)导致了胰腺分裂,这也证实了早期解剖学研究中提出的理论(Dawson & Langman,1961)。1865年,Prague University 和 Vienna University 的解剖学教授 Josef Hyrtl (1810—1894)首次正式描述了胰腺分裂。但 Stern(1986)表示在此之前,包括 Regnier de Graaf(1664)在内的许多解剖学家都意识到了这一疾病。

　　20世纪进行的尸检研究中,胰腺分裂的患病率约为8%(4%～14.5%)(Baldwin,1911;Berman et al,1960;Birnstingl,1959;Cameron,1924;Charpy,1898;Dawson & Langman,1961;Fogel et al,2007;Clairmont & Hadjipetros,1920;Hand,1963;Helly,1898;Hjorth,1947;Keyl,1925;Kleitsch,1955;Mehnen,1938;Millbourn,1959;Näätänen,1941;Opie,1903;Rienhoff,1945;Schirmer,1893;Schmieden & Sebening,1927;Schwarz,1926;Sigfusson et al,1983;Smanio,1969;Stimec et al,1996)。随着20世纪60年代末内镜逆行胰胆管造影术(endoscopic retrograde pancreatography,ERCP)的发展,人类对胰腺导管系统中的许多先天性变异有了更广泛的认识(Cotton,1972;McCune et al,1968)。在已发表的研究中,ERCP诊断的胰腺分裂患病率要低于解剖学研究中的患病率,原因尚不明确,但可能与转诊偏倚、胰管造影困难、副乳头插管困难有关。与西方人群(约5%)相比,日本人群中报道的患病率(0.3%～0.6%)特别低(Cotton,1980)。

　　从三个主要方面来看,胰腺分裂与临床实践密切相关(Fogel et al,2007)。第一,短小的腹胰管在部分情况下与某些胰腺癌的表现相似,易造成混淆,需要进行鉴别诊断。第二,若在 ERCP 诊断中只对大乳头行插管造影,则可能只显示出腹胰管,其余需从副乳头插管造影才可显示的背胰管会被遗漏。第三,胰腺分裂可能与胰腺炎等疾病有一定相关性(见第54章和第55章)。对于第一点,操作 ERCP 的医生一定要对胰腺变异有充分的认识,以便熟练地进行胰胆管造影(图53.3)。如果无法确定是否存在肿块并导致相应胰管异常,则必须追加计算机断层扫描(computed tomography,CT)等其他影像学检查进行明确诊断。对于第二点,主要在于提高副乳头插管的成功率,其难度远大于大乳头的插管(见第29章)。副乳头的位置通常更高、更偏向腹侧,插管时将十二指肠镜沿胃大弯侧呈较长的距离并注射促胰液素可以提高成功率(O'Connor & Lehman,1985)。第三点将在后文详细讨论。

胰腺分裂和胰腺炎的关系

　　胰腺分裂是否会导致复发性急性胰腺炎、慢性胰腺炎或胰源性腹痛,这在学术界已经争论多年(表53.1)。提出这一理论的学者认为副乳头口径狭窄,容易发生梗阻,大部分胰液得不到充分引流。一项早期研究支持了上述观点,该研究纳入的6例胰腺分裂病人的背胰管压力(23.7±1.3mmHg)高于腹胰管(10.8±1.9mmHg),而其他同时存在主副胰管又非胰腺分裂者的两个导管压力相近(Staritz & Meyer zum Buschenfelde,1988)。但在另一项纳入了4例胰腺分裂合并复发性急性胰腺炎病人的研究中,并未观测到大乳头和副乳头之间的导管存在压力差异,这与前文的结论相悖(Satterfield et al,1988)。在另一项早期研究中,两例胰腺分裂病人为缓解症状接受了胰十二指肠切除术,术后在他们的病理标本中发现慢性炎症已侵及背侧胰腺。

　　因为早期解剖学研究规模较小,定义混乱,且 ERCP 诊断受到选择偏倚的影响(Blair et al,1984),很难证明胰腺分裂和胰腺炎之间的流行病学关系。早期一项纳入了1 850例成功行胰管造影(未给出明确造影指征)的大样本研究中,Rösch 等(1976)发现了63例胰腺分裂(3.4%),13例得到了病理证实。其中12例与胰腺炎相符,另一例与肿瘤相符。Gregg(1977)牵

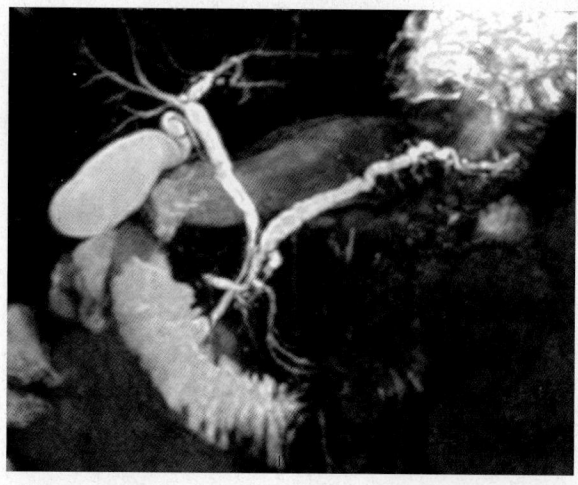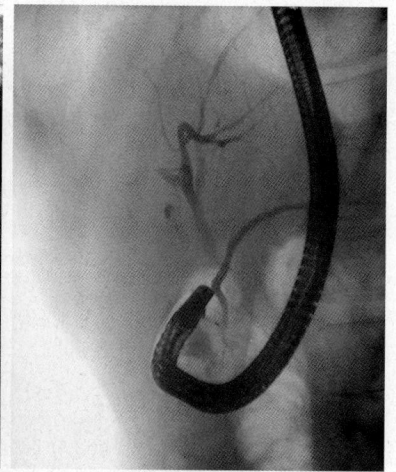

图53.3　胰腺分裂的影像学检查。磁共振胆胰管成像显示胰腺分裂,背胰管通过副乳头引流(左)。经副乳头内镜逆行胰胆管造影显示胰腺分裂(右)。大乳头插管后胆总管内仍可见造影剂(Courtesy Dr. K. Palmer, Edinburgh)

表 53.1　胰腺分裂的早期系列报道

参考文献	是否支持与胰腺炎相关	研究类型	患病人数(患病率/%)	干预措施
Phillip J et al,1974	—	ERCP 系列研究	18/911(2.0)	—
Rösch et al,1976	—	ERCP 系列研究	63/1 850(3.4)	—
Gregg,1977	—	ERCP 系列研究	33/1 100(3.0)	—
Heiss & Shea,1978	支持	ERCP 系列研究	4	—
Mitchell et al,1979	不支持	ERCP 系列研究	21/449(4.7)	—
Cotton,1980	支持	ERCP 系列研究	47/810(5.8)	—
Tulassay & Papp,1980	支持	ERCP 系列研究	33/2 410(1.4)	11 例接受手术(无具体术式),未描述预后
Richter et al,1981	支持	ERCP 系列研究	519	开腹副乳头括约肌成形术 9 例;疼痛缓解:急性胰腺炎(5/6)/慢性胰腺炎(0/3)
Thompson et al,1981	支持	ERCP 系列研究	11/850(1.3)	—
Cooperman et al,1982		病例系列研究	21/314(6.7)	开腹副乳头括约肌成形术 5 例;28 个月后 6 例中 4 例自述效果良好
Sahel et al,1982	支持	ERCP 系列研究	41/812(5.0)	—
Blair et al,1984	支持	病例系列研究	14	14 例复发性急性胰腺炎病人进行了 15 次手术切除,7/14 手术后疼痛消失
Delhaye et al,1985	不支持	ERCP 系列研究	共 304;6.9%急/慢性胰腺炎,5.7%无胰腺炎	—
Sugawa et al,1987	不支持	ERCP 系列研究	55/1 529(3.6)	开腹副乳头括约肌成形术 3 例,症状无改善
Bernard et al,1990	支持	ERCP 系列研究	137/1 825(7.5)	

EPCP,内镜逆行胰胆管造影术。

头的另一项大样本研究共纳入了 1 100 例胰源性腹痛或胰腺炎的病人,其中共 33 例被诊断为胰腺分裂,有病历记录的胰腺炎病人有 15 例,另有 11 例病人有典型的胰腺炎反复发作的腹痛表现。

上述及类似的研究已被当作胰腺分裂与胰腺炎存在关联的证据,但由于缺乏合适的对照组,使得这些证据可信度较低。因此,Mitchell 等(1979)对 449 例接受了 ERCP 的病人进行了回顾性分析,其中有 21 例(4.7%)患有胰腺分裂,而根据临床表现和/或 ERCP 标准诊断的 120 例胰腺炎病人中有 4 例(3.3%)患有胰腺分裂。因此在该研究中,胰腺炎病人中胰腺分裂的患病率与整体胰腺分裂的患病率无统计学差异。这个结论得到了另一项大规模 ERCP 相关性研究支持,该研究纳入的 304 例病人中共 97 例的背侧管可被造影显像,急/慢性胰腺炎病人胰腺分裂的患病率(6.9%)与整体胰腺分裂的患病率相似(5.7%)。

与此相反,Cotton(1980)报道的一组在行胆管造影时附带行胰管造影的原发性胆道疾病病人中,胰腺分裂的患病率为 3.6%。相比之下,慢性或复发性急性胰腺炎病人的患病率为 16.4%。而在 83 例特发性胰腺炎或无明确病因(如胆石症、酒精或外伤)的复发性胰腺炎中,胰腺分裂的患病率为 25.6%。

这些争论说明很难确定这两个似乎相关的因素之间是否有必然的因果关系。评估两者关系可以从以下四方面进行考虑:①关联度,②研究的一致性,③剂量—反应关系,④生物学合理性。由此可以考虑两者关联性并不强,在普通人群中,许多胰腺分裂病人(约 10%)从未出现任何相关症状,许多胰腺炎病人也没有胰腺分裂;据估计,仅有不到 5%的胰腺分裂病人出现过胰腺相关症状。此外,完全性胰腺分裂病人发生胰腺炎的概率似乎并不高于不完全性胰腺分裂病人。

胰腺分裂的影像学表现

诊断标准的不一致是难以将胰腺分裂和胰腺炎联系起来的原因之一。无胰腺炎的胰腺分裂病人通过 ERCP 的检出率明显低于磁共振胆胰管成像(magnetic resonance cholangiopancreatography,MRCP)或尸检(表 53.2)。行 MRCP 检查时注射促胰液素可提高胰腺分裂的检出率(Manfredi et al,2000),但也有研究指出,由于经验匮乏或操作技术欠佳,该方法仍会出现漏诊(见第 19 章)(Carnes et al,2008)。最近一项研究采用了门静脉 64 层螺旋 CT(multidetector-row CT,MDCT)进行诊断,纳入的 93 人中有 5 例被 MRCP 或 ERCP 诊断为胰腺分裂,两名影像科医生则通过 MDCT 分别诊断出了其中的 4 例和 3 例(Anderson & Soto,2009)。

表 53.2 无胰腺炎的胰腺分裂病人解剖学及影像学调查

调查方法	调查人数	胰腺分裂患病率(95%*CI*)
尸检	2 895	7.8(6.8~8.8)
MRCP	505	9.3(6.8~11.8)
S-MRCP	156	17.9(11.9~24.0)
ERCP	16 078	4.1(3.8~4.4)

CI:置信区间;ERCP:内镜逆行胰胆管造影术;MRCP:磁共振胰胆管成像;S-MRCP:促胰液素-MRCP。

Fogel EL,et al:Does endoscopic therapy favorably affect the outcome of patients who have recurrent acute pancreatitis and pancreas divisum? Pancreas 34:21-45,2007.

在 ERCP 检查时观察到十二指肠副乳头增大或开口开放,提示可能存在胰腺分裂,但也有相当数量的病人并不具备上述特征(Alazmi et al,2007;Lawrence et al,2009)。内镜超声(endoscopic ultrasonography,EUS)作为一种可供选择的影像学检查手段,在不明原因的复发性急性胰腺炎的诊断中具有较高价值(见第 16 章)(Petrone et al,2008)。EUS 诊断胰腺分裂的灵敏度高达 87%,显著优于 MDCT 和 MRCP 等检查方式(Kushnir et al,2013)。

胰腺分裂合并胰腺炎病人副乳头的治疗

如前文所讨论,胰腺分裂是否会导致副乳头梗阻及急/慢性胰腺炎或胰源性腹痛仍存争议,但已有许多研究探索了针对副乳头的治疗对于复发性急性胰腺炎、慢性胰腺炎或胰源性腹

痛病人是否有益,尽管尚缺乏随机对照实验(表 53.3)(见第 54 章至第 58 章),我们仍建议可通过手术干预解除梗阻,包括内镜下副乳头扩张术、内镜下副乳头括约肌切开术、内镜下胰管支架置入术和副乳头括约肌成形术。

1978 年,Cotton 报道了第一例内镜下副乳头括约肌切开术,随后发表的都是小样本、随访时间短的研究报告。Lehman 等(1993)采用内镜下副乳头括约肌切开术治疗了 52 例症状持续、不宜保守治疗的胰腺分裂病人,包括 24 例慢性胰源性腹痛、17 例复发性急性胰腺炎和 11 例慢性胰腺炎,平均随访 1.7 年,发现 76.5% 复发性急性胰腺炎症状缓解,显著高于慢性胰腺炎(27.3%)及慢性胰源性腹痛(26.1%),且复发性急性胰腺炎病人住院天数也显著减少,这意味着相比于复发性急性胰腺炎,针对副乳头的治疗手段不适用于慢性胰腺炎或慢性胰源性腹痛的病人。15% 病人在治疗后出现相关并发症,其中一人死于插管失败后导致的胰腺脓肿。还有一点值得关注:50% 病人在副胰管支架取出时发现有副胰管形态学的改变。

Lans 等进行的一项前瞻性随机对照研究(1992)共招募了 19 例胰腺分裂合并复发性急性胰腺炎病人(两次及两次以上腹痛,伴淀粉酶升高超过正常值上限 2 倍,无明确病因),10 例病人被随机分配到胰管支架置入组,其余被分配到对照组(不进行任何治疗),之后进行了 1 年的随访。结果支架组无人因胰腺炎相关症状再次入院,但对照组有 5 人再次入院,还有 2 人是因腹痛再次入院,此外,支架组中有 9 例病人自述疼痛缓解超过 50%,而对照组中仅 1 人有类似的缓解。

表 53.3 胰腺分裂病人副乳头的内镜治疗

参考文献	治疗方法	平均随访时间(月)	复发性急性胰腺炎		腹痛		慢性胰腺炎	
			N	改善(%)	N	改善(%)	N	改善(%)
Soehendra et al,1986	MiES	3	2	100	0	—	4	75
Liguory et al,1986	MiES	24	8	63	0	—	0	—
McCarthy et al,1988	支架	21	19	89	0	—	0	—
Lans et al,1992	支架	30	10	90	0	—	0	—
Lehman et al,1993	MiES	22	17	76	23	26	11	27
Coleman et al,1994	MiES/支架	23	9	78	5	0	20	60
Sherman et al,1994(RCT)	MiES	28	0	—	16	44	0	—
Kozarek et al,1995	MiES/支架	20	15	73	5	20	19	32
Ertan,2000	支架	24	25	76	0	—	0	—
Heyries et al,2002	MiES/支架	39	24	92	0	—	0	—
Linder et al,2003a	支架	NG(3~36)	83	66	48	23	38	38
Bierig et al,2006	MiES	19	16	94	7	43	16	38
Linder et al,2003b	MiES	NG(1~120)	38	58	12	0	4	25
Vitale et al,2007	支架	59.6	—		—		24*	58
Borak et al,2009	MiES/支架	43	62	71	29	62	22	46
共计		25	328	77	145	33	135	41

* 11 例病人需要行开放手术。

MiES:副乳头括约肌切开术;RCT:随机对照实验;NG:原文未给出

Fogel EL,et al:Does endoscopic therapy favorably affect the outcome of patients who have recurrent acute pancreatitis and pancreas divisum? Pancreas 34:21-45,2007.

由于复发性急性胰腺炎两次发作间隔可能较长,而上组病人因随访时间较短,所以结果缺乏严谨性,因此,Sherman 等(1994)将 33 例胰腺分裂合并慢性胰源性腹痛的病人随机分为副乳头括约肌切开治疗组($n=16$)和对照组($n=17$),治疗组和对照组的平均随访时间分别为 2.1 年和 1.2 年。结果显示,尽管与对照组 23.5% 的腹痛缓解率相比,治疗组病人 43.8% 的缓解率有一定提高,但两者之间并无统计学差异。

Borak 等(2009)对 145 例行内镜下副乳头治疗的胰腺分裂病人进行了超过 6 年的随访,其中 113 名病人(78%)有完整的随访数据,中位随访时间是 43 个月。大多数病人接受了副乳头括约肌切开术(82%)和临时胰管支架置入术(90%)。其中,53.2% 复发性急性胰腺炎、18.2% 慢性胰腺炎和 41.4% 慢性/复发性胰源性腹痛的病人经一次治疗病情即有所好转或痊愈。41.6% 的病人经历了两次及以上的内镜治疗,所有治疗后共 71% 复发性急性胰腺炎、46% 慢性胰腺炎和 55% 慢性/复发性胰源性腹痛的病人病情好转或痊愈。在病种、年龄、性别、发病频率、持续时间和随访时间等构成的多变量模型中,慢性胰腺炎和年轻是治疗后症状无缓解的独立危险因素。13% 病人在内镜治疗术后出现并发症,包括轻中度胰腺炎、轻度出血和麻醉相关并发症。

副乳头括约肌成形术联合胆囊切除术和大乳头括约肌成形术常用于治疗胰腺分裂合并复发性急性胰腺炎、慢性胰腺炎或慢性胰源性腹痛(表 53.4)。Warshaw 等进行的一项纳入了 88 例复发性急性胰腺炎(49%)或胰源性腹痛(51%)病人的研究中,所有病人均接受了副乳头括约肌成形术,术后平均随访 53 个月。结果显示,85% 的病人手术时发现有副乳头狭窄,而不狭窄的仅占 27%($P<0.01$)。70% 的病人有症状缓解,其中 82% 的复发性急性胰腺炎病人自觉症状明显缓解,而胰源性腹痛组缓解比例为 56%($P<0.01$)。术前促胰液素-超声检查与剖腹探查相比较,灵敏度为 78%,特异度为 97%,因此,术前行促胰液素-超声检查可以作为手术是否成功的预测因子(检查结果阳性,手术成功率为 92%;检查结果阴性,手术成功率为 40%),有 7 名病人于术后出现副乳头再狭窄,其中 6 人再次接受了手术治疗。研究得出结论,副乳头明显狭窄是胰腺分裂病人发生复发性急性胰腺炎或胰源性腹痛的必要辅助因子。

然而,括约肌成形术有一定的风险,最近的 446 例病人中,34.8% 出现了术后相关并发症,最常见的是胰腺炎(8.8%),伤口/腹腔感染(7.1%)和无症状高淀粉酶血症(6.0%),有一例病人因十二指肠瘘而死亡(Madura et al,2005)。

胰腺分裂合并胰腺炎的手术治疗

现在认为保留十二指肠的胰头切除术和局限性胰头切除联合胰管全程纵行切开空肠吻合术(Frey 手术)可作为治疗胰腺分裂合并慢性胰腺炎出现顽固性腹痛病人的标准术式(Pappas et al,2013)(见 58 章)。Pappas 等(2013)进行了一项纳入了 14 例接受了 Frey 手术治疗的慢性胰腺炎伴顽固性腹痛病人(6 例胰腺分裂,5 例酒精性胰腺炎,3 例特发性胰腺炎)的研究,虽然该研究规模较小,但对于用 Frey 手术治疗由胰腺分裂

和其他病因引起的慢性胰腺炎的疗效是相同的。作者认为,胰头组织纤维化是引起顽固性腹痛的潜在原因,因此相较于副乳头括约肌成形术和单纯的胰肠吻合术,Frey 手术在缓解症状方面有潜在优势。但也有学者指出,无明确慢性胰腺炎证据的胰腺分裂伴发腹痛病人无法从 Frey 手术中获益(Nath et al,2013)。

反对胰腺分裂与胰腺炎有关联的观点

首先,流行病学研究表明,在 ERCP 相关的研究中,胰腺分裂的患病率是偏低的,各类尸检研究中胰腺分裂的患病率约为 10%,而 ERCP 相关的研究中胰腺分裂的患病率一般低于 5%。所以有学者认为,如果能提高 ERCP 的诊断率,胰腺炎组和对照组胰腺分裂的患病率应该一致(对照组一般选择在行胆管造影时偶然行胰管造影的病人)。其次,胰管造影是胰腺炎病人必要的检查之一,所以诊断胰腺分裂的准确性相对更高。最后,有研究表明,胰腺炎病人中通过 ERCP 检出胰腺分裂的患病率(7.6%)和普通人群尸检检出的患病率(7.8%)相近。因此,反对者认为若能提高 ERCP 的诊断率且在普通人群中广泛检测,则不会存在上述差异。

还有人对副乳头梗阻理论提出反对观点,其认为胰腺分裂继发胰腺炎病人应有明显的导管扩张,但大多数研究中均未证明这一点(Fogel et al,2007)。同样,若胰腺分裂与胰腺炎相关,则应该只有背胰管受累,但在胰腺分裂中,有 11.8% 的病人存在腹胰管受累,而且有 4.2% 的病人仅有腹胰管受累。

囊性纤维化和复发性胰腺炎

Cohn 等(1998)和 Sharer 等(1998)首先描述了囊性纤维化基因突变和特发性胰腺炎之间的联系(见第 4 章和第 57 章)。最近,Choudari 等(2004)发现在 37 名胰腺分裂合并胰腺炎病人中有 8 名(22%)病人出现囊性纤维化穿膜传导调节蛋白(cystic fibrosis transmembrane conductance regulator,CFTR)基因突变,而其余 20 名无胰腺炎病史的胰腺分裂病人中未发现该基因突变(优势比为 11.8;95% 置信区间为 8.9~14.7;$P=0.02$),因此认为在胰腺分裂病人中,CFTR 基因突变增加了胰腺炎的风险。此外,Gelrud 等(2004)直接测量了异丙肾上腺素对鼻黏膜上皮细胞 CFTR 基因功能的影响,结果证明胰腺分裂合并复发性急性胰腺炎病人的 CFTR 基因功能介于健康对照组和典型囊性纤维化组之间,因此,CFTR 基因突变可能解释了部分胰腺分裂病人会有复发性急性胰腺炎的原因。此外,12 例胰腺分裂合并复发性急性胰腺炎病人中有 10 例接受过副乳头治疗,仅 2 例症状缓解。Bertin 等(2012)对 40 名行 MRCP 检查的特发性胰腺炎病人进行了一个评估,发现胰腺分裂患病率为 5%,而在无胰腺疾病者中胰腺分裂患病率为 7%,在酒精性胰腺炎中为 7%,但是 47% 的 CFTR 相关性胰腺炎病人出现胰腺分裂,这进一步证实其可能跟其他基因异常存在关联(SPINK1,PRSS1)。因此作者认为,虽然特发性胰腺炎病人胰腺分裂患病率与对照组无明显差异,但在遗传性胰腺炎中胰腺分裂患病率较高,提示这两种因素间存在协同作用。

表53.4　胰腺分裂的外科治疗

参考文献	例数	缓解率†(%)	复发性急性胰腺炎		腹痛‡		慢性胰腺炎§		术后再狭窄	常见并发症	死亡	平均随访时间(月)
			例数	缓解率	例数	缓解率	例数	缓解率				
Warshaw et al,1990	88	77	43	82	45	56	0	0	7/88	1/88	0	53
Brenner et al,1990	13	54	10	70	3	0	0	0	0/13	0/13	0	18
Cooperman et al,1982	4	75	4	75	0	0	0	0	1/4	NG	0	14
Bragg et al,1988	4	100	3	100	1	100	0	0	0/4	NG	0	21
Rusnak et al,1988	4	75	NG	—	NG	—	NG	—	1/4	0/4	0	≈48
Madura,1986	32	75	11	82	19	68	2	0	NG	3/32	0	31
Britt et al,1983	5*	60	4	75	0	0	1	0	1/5	NG	0	21
Russell et al,1984	7	71	NG	—	NG	—	NG	—	1/7	NG	0	8
Gregg et al,1983	19	53	NG	—	NG	—	NG	—	1/19	1/19	1	NG
Keith et al,1989	22*	86	13	100	8	75	1	0	1/22	2/22	0	53

除了 Keith 等(1989)只进行括约肌切开术外,其余均采用括约肌成形术。

* 另有一名病人在开腹手术时未能找到副乳头。

† 包括认定为治愈,恢复良好和恢复一般的病人(病情改善超过50%并停用镇痛药)。

‡ 提示胰源性疼痛(通常是上腹部疼痛伴背部放射痛),没有胰腺炎血清学,超声、CT 或胰胆管造影的证据。

§ 部分病人有大量饮酒史。

NG.原文未给出。

Fogel EL, et al: Does endoscopic therapy favorably affect the outcome of patients who have recurrent acute pancreatitis and pancreas divisum? Pancreas 34:21-45,2007。

总结

最早在 20 世纪 70 年代就有胰腺分裂和胰腺炎之间存在联系的观点，但对于两者之间是否存在因果关系仍存在较大争议。虽然许多病例研究均报道了针对胰腺分裂合并胰腺炎病人行副乳头治疗有一定的益处，但目前尚无随机对照研究支持这类治疗方式。副乳头治疗的关键在于选择可临床获益的人群，其中高龄、有复发性急性胰腺炎病史且已明确无胰腺炎常见病因的病人最有可能获益，而慢性胰腺炎或胰源性腹痛的病人一般不能从该治疗中获益。部分病人治疗后相关症状会复发，这类病人可能需要多次治疗。最新研究表明其他遗传因素与胰腺分裂间存在一定联系，这或许可以解释为何大多数胰腺分裂病人无胰腺炎病史。未来基因检测或许能够普遍用于有症状的胰腺分裂病人的诊断。

环状胰腺

环状胰腺是一种罕见的先天性疾病，胰头完全包绕住十二指肠的降部（图 53.4）（见第 1 章）。1863 年，Ecker 首次报道了这个疾病："连续的胰腺组织环状的包绕住十二指肠的降部"（Ecker，1862；Ravitch & Woods，1950）。尸检研究中环状胰腺的检出率约为万分之三（Ravitch & Woods，1950），但在 ERCP 中的检出率约为千分之三（Fogel et al，2006）。考虑到尸检的局限性和 ERCP 检查人群的高度选择性，环状胰腺的真实患病率应介于两者之间。

发病机制

在早期胚胎发育中，腹侧胰腺由两个芽突形成（见第 1 章）。在哺乳动物中，左侧腹胰芽突被认为是萎缩的（Lammert et al，2001；Odgers，1930），而较大的右侧腹胰芽突迁移至了胰

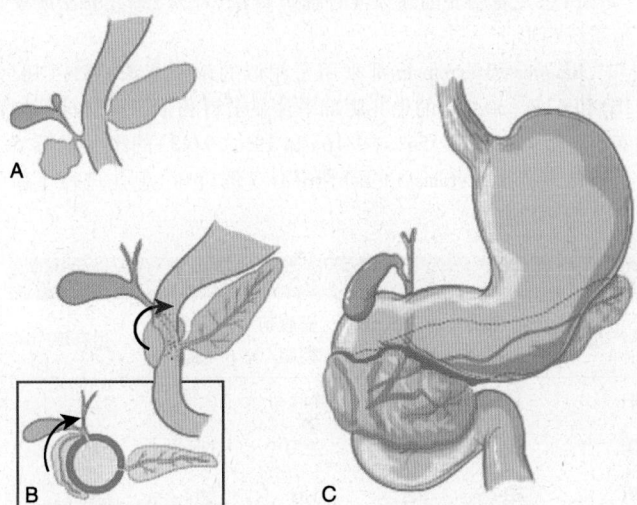

图 53.4　环状胰腺的胚胎发育。（A）背胰芽和腹胰芽在胚胎 4 周左右发育。（B）腹胰芽突附着于十二指肠上并延伸形成一个环状胰腺结构包绕十二指肠。（C）环状胰腺合并胰腺分裂，在本研究中 29% 的成人环状胰腺病人合并胰腺分裂（Modified from Zyromski, et al；Annular pancreas：dramatic differences between children and adults. J Am Coll Surg 206：1019-1025，2008.）

腺正常的解剖位置。许多假说试图解释环状胰腺的发病机制，其中 Lecco（1910）的假说被长期认可，他认为在十二指肠旋转之前，右侧腹胰芽突黏附在十二指肠上，导致胰腺组织在十二指肠周围形成一个部分或完整的环状结构，而 Baldwin（1910）提出了一个相对立的假说，他认为是左侧腹胰芽突持续发育形成了环状结构。虽然大多数环状胰腺的标本都只有一个明显的腹胰叶，但已出现了有关双腹胰叶的报道，这个发现支持了 Baldwin 的理论（Nobukawa et al，2000）。但两种假说都不能解释为何在不同标本中环状胰管位置的多样性，于是 Kamisawa 等（2001）提出了一个新的假说，即左侧腹胰芽突的尖端附着于十二指肠上，并延伸形成一个环，该附着物和胆管的相对位置决定了环状胰管的最终位置。

家族性环状胰腺是支持这种疾病的遗传学基础，环状胰腺在兄弟姐妹间（Claviez et al，1995；Lainakis et al，2005；Montgomery et al，1971）、母亲与三个孩子间（Jackson & Apostolides，1978）、母子间（MacFadyen & Young，1987）、母女间（Hendricks & Sybert，1991；Rogers et al，1993）、父子间（Mitchell et al，1993）同时出现的病例均有过报道，近期还有同卵双胞胎均患有环状胰腺的报道（Hulvat et al，2006）。

近期有研究证实了环状胰腺的遗传学特性，Jarikji 等（2009）研究证明了形成环状结构的细胞完全来源于腹侧胰腺，同时该研究还发现，在非洲爪蟾的胚胎中，四跨膜蛋白超家族中 TM4SF3 基因的失活抑制了背胰芽和腹胰芽的融合，而过表达则促进了环状胰腺的发生。这可能表明该基因的产物直接调控了腹胰芽细胞的迁移过程，尽管尚无证据表明其在人类环状胰腺形成的过程中起到相关作用。

最近另一项研究表明，Hedgehog 信号通路与环状胰腺的发育之间存在联系。Hedgehog 基因家族成员促进器官的生长和分化，其缺陷与前肠的先天畸形有关（Litingtung et al，1998）。在 IHH（India Hedgehog）基因（哺乳动物 Hedgehog 家族成员）敲除的小鼠胚胎中，可以观察到类似于环状胰腺的腹胰芽形态发生变化（Hebrok et al，2000）。在大多数情况下，尽管十二指肠肌层内无胰腺细胞，但环状结构和人类一样是完整的。环状胰腺在 SHH（Sonic Hedgehog）基因敲除的小鼠胚胎中也可常见，发生率主要取决于小鼠的品系，表明这是与其他遗传修饰物间相互作用的结果（Ramalho-Santos et al，2000）。SHH 基因在胰腺组织中不表达，因此有人认为其可能因十二指肠 Hedgehog 信号通路缺陷导致，SHH 基因和 IHH 基因均在肠道发育的过程中表达（Bitgood & McMahon，1995；Hebrok et al，2000）。SHH 基因敲除的小鼠胚胎还表现出许多其他异常，包括内脏旋转不良（100%）、胃肠道转化（100%）、肛门闭锁（100%）和十二指肠狭窄（67%），这与环状胰腺病人所合并的先天性畸形高度相似（见后文）。

成人环状胰腺的临床表现和诊断

约有一半至三分之二的成人环状胰腺可无任何症状（Sandrasegaran et al，2009）。环状胰腺在成人和儿童中出现的概率是相同的，Zyromski 等（2008）研究发现最近的 103 例环状胰腺中有 55 例（53.4%）成人（中位年龄 47 岁），48 例（46.6%）儿童（中位年龄 1 天）。成人病人中，41 例出现腹痛，12 例被诊断为胰腺炎（22%），13 例（24%）出现消化道症状（包括呕吐），6

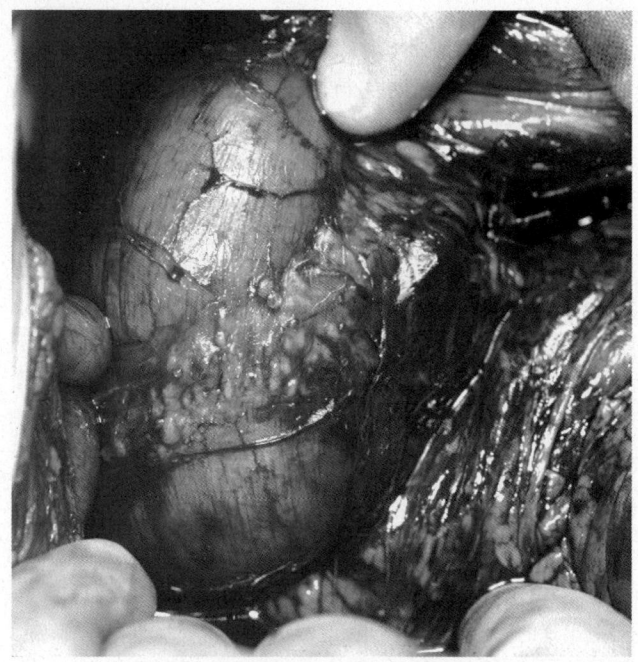

图 53.5　环状胰腺

例（11%）有梗阻性黄疸和/或肝功能异常。此外，有 16 例病人（29%）同时被检出胰腺分裂，其患病率高于普通人群（见上一节），这可能表明这两种疾病因相似的基因异常有一定的关联。通过 ERCP 诊断的环状胰腺有 26 例（47%），腹部 CT 10 例（18%），MRCP 9 例（16%），术中探查发现 7 例（13%）（图53.5）（Zyromski et al，2008）。

最近一项 ERCP 相关研究中，28 例环状胰腺病人中 26 例（93%）伴有十二指肠狭窄，但无胃内容物残留（Fogel et al，2006）。32 例病人尝试了胰管造影，有 30 例（94%）成功。不完全环状胰腺是指环状结构不能完全包绕十二指肠，随着影像学技术的进步，这类病人也逐渐增多（Sandrasegaran et al，2009）。腹部横断面影像检查对于发现十二指肠降部后外侧横切面上存在的胰腺组织具有高灵敏度（92%）和特异度（100%）。9 例通过影像学诊断为不完全环状胰腺的病人中，3 例（33%）有胃出口梗阻（Sandrasegaran et al，2009）。

许多病例报道环状胰腺与胰腺肿瘤的发生有关，最常见的是壶腹周围或胰腺恶性肿瘤，而环状胰腺病人是否更容易罹患肿瘤仍未知（Ben-David et al，2004；Benger & Thompson，1997；Foo et al，2007；Kamisawa et al，1995；Shan et al，2002；Yasui et al，1995）。被诊断为环状胰腺的成人是集各种症状于一体的、具有高度选择性的群体，而环状胰腺的发病率由于数值太低而无法确定，但环状胰腺与肿瘤间的联系很可能是一种偏倚而不是发病机制所致。需要强调的是，被诊断为环状胰腺的病人的症状可能并非继发于环状胰腺，而是由其他疾病所致，例如，环状胰腺很少导致梗阻性黄疸，因此当梗阻性黄疸的病人被发现有环状胰腺时，仍需高度怀疑有恶性肿瘤的可能。

儿童环状胰腺的临床表现和诊断

成人与儿童环状胰腺的一个显著差异是儿童的发病率明显增高，大多数环状胰腺儿童在出生后几天内就表现出相关的症状。最近一项纳入了 16 例环状胰腺儿童的研究中，12 例（75%）患儿在出生后一周内就诊，1 例在出生后一个月内就诊，其余的均在一岁前就诊（表 53.5）（Jimenez et al，2004）。如果存在完全性十二指肠梗阻，通常会出现羊水过多，其他表现还包括原发性胆道梗阻和不典型的梗阻性黄疸（Merrill & Raffensperger，1976）。

据报道，壶腹部近端十二指肠梗阻导致非胆汁性呕吐最常见的病因是环状胰腺（94%），远高于其他病因（10%）（Hays et al，1961；Jimenez et al，2004）。Zyromski 等（2008）一项纳入 48 例环状胰腺患儿的研究中，27 例（56%）在产前超声诊断中即被高度怀疑患有该病，其余患儿被诊断为胃肠道梗阻，随后 37 例（77%）在出生后两天内即被诊断为环状胰腺；34 例（71%）的环状胰腺患儿还至少合并一种其他先天性疾病，最常见的是小儿唐氏综合征（21%），包括肠旋转不良在内的胃肠道异常（21%）和气管食管瘘（8.3%），还有活动性右半结肠、脐膨出、肠道不转位、十二指肠闭锁、内脏反位各 1 例。此外，10 例（21%）患儿有明显的先天性心脏病，5 例（10%）患儿有泌尿生殖系统畸形。

Jimenez 和 Zyromski 都采用了相似的诊断方法，88%（14/16）和 63%（30/48）的患儿腹部平片显示胃和十二指肠球部内有空气或"双泡征"，56%（9/16）和 19%（9/48）的患儿进行了上消化道造影，Zyromski 的研究中有 3 例（6%）患儿进行了新生儿超声检查。

表 53.5　环状胰腺病例系列研究

参考文献	数量	男性/%	新生儿/%	早产儿/%	染色体异常/%	先天性畸形/%	壶腹前梗阻/%	完全性梗阻/%	生存率/%
Kiesewetter & Koop，1954	6	67	83	NR	17	33	NR	3	17
Hays et al，1961	7	NR	100	29	29	43	100	NR	57
Merrill & Raffensperger，1976	24	38	96	NR	29	54	NR	54	75
Kiernan et al，1980	6	67	100	NR	17	NR	NR	NR	67
Sencan et al，2002	7	29	100	14	14	14	0	43	100
Current series	16	69	81	23	31	38	94	33	100

NR：未报道。

Jimenez JC，et al：Annular pancreas in children：a recent decade's experience. J Pediatr Surg 39：1654-1657，2004.

环状胰腺的治疗

1980 年发表的一篇综述对所有的文献回顾后得出一个结论："虽然没有公认的手术方式，但经验表明不可直接切除胰腺的环状结构"（Kiernan et al，1980）。这一结论是成立的，因为任何切除胰腺环状结构的方式都有并发胰瘘的风险。早期儿科尝试采用十二指肠旁路吻合术治疗，但死亡率很高，可能是与合并其他先天性疾病和缺乏专业护理支持有关（Hays et al，1961；Kiesewetter & Koop，1954；Merrill & Raffensperger，1976）。现在十二指肠-十二指肠吻合术已经取代了十二指肠-空肠吻合术成为首选治疗，其优点在于术后并发症发生率低，尤其是肠梗阻和盲袢综合征（Jimenez et al，2004）。术前应注意维持水、电解质平衡，选择右上腹切口可提供较好的手术入路，进腹后应先彻底探查以排除其他先天性畸形。无论选择十二指肠—十二指肠端-端吻合或侧-侧吻合均要确保吻合口近端和远端都有较好的活动度，在十二指肠球部扩张处可考虑行十二指肠"锥形"成形术或折叠术。建议疾病不能短时间治愈的病人（如复杂胃肠道畸形或染色体异常）留置胃造瘘管，同时推荐留置肠内营养管，便于早期进行肠内营养。

最近一项纳入了 11 例通过腹腔镜诊断和治疗新生儿环状胰腺的临床研究（Li et al，2014）报道，所有患儿均出现胆汁性呕吐，腹部平片均显示"双泡征"，所有患儿均接受了腹腔镜下十二指肠间"菱形"吻合术，其中部分患儿还接受了其他先天性畸形的矫正手术。除 1 例合并肛门闭锁的患儿于术后 6 个月死于肺炎，其余 10 例情况良好。腹腔镜下针对环状胰腺实施手术需要高超的手术技巧，早期结果表明其应用于患有环状胰腺的新生儿是安全可行的。

总体来说，环状胰腺患儿预后有了显著改善，死亡率从 20 世纪 50 年代的 83%（Kiesewetter & Koop，1954）下降至近期的不到 10%（Jimenez et al，2004；Zyromski et al，2008）。这主要归功于手术理念的更新、手术技术的进步和新生儿重症监护及麻醉水平的提高。现在术后死亡的原因通常是相关先天性疾病过于严重。

Zyromski 的研究还报道了 55 例环状胰腺成人病人中有 35 例（63%）因出现相关症状接受了手术治疗，其中 13 例接受了十二指肠旁路吻合术，而在儿童病人中为 100%。成人病人还接受了一些其他手术，包括胆囊切除术、胰十二指肠切除术、胰管括约肌成形术、胰管空肠侧侧吻合术、肝管空肠吻合术和胆管括约肌成形术。有 37 例（67%）成人病人接受了 ERCP 下括约肌切开术或支架置入术。

总结

环状胰腺是一种罕见疾病，随着现代影像学技术的进步，越来越多环状胰腺被检出。婴儿在出生时即会出现胃肠道梗阻的症状，一般同时合并有其他先天性疾病。成人常因腹痛或上腹部不适就诊，通过 CT、MRCP 或 ERCP 即可确诊。对于儿童病人而言，十二指肠—十二指肠吻合术是首选的治疗方法，现在普遍推荐腹腔镜治疗；对于成人病人而言，常需要一系列的干预措施来治疗并存的其他病理改变。

先天性胰胆管合流异常

1969 年 Babbitt 首先提出先天性胰胆管合流异常的概念，后来被定义为"一种影像学和/或解剖学上发现胰管和胆管在十二指肠壁外合流的先天性异常"（见第 1 章）（Todani et al，1994）。这一异常通常与胆管扩张症（先天性胆总管囊状扩张）有关（见第 46 章），这一点在临床上具有重要意义，因为它会导致胰液反流进入胆道系统（胰液胆管反流），同时胆汁反流进入胰管内（胆汁胰管反流）。它与许多疾病相关，最常见的是胆管癌（见第 49 章、第 51 章和第 59 章）。

发病机制

十二指肠与胰胆管汇合处的解剖关系存在着明显的变异（Suda et al，1980，1983）。胰管和胆管有三种形式汇入十二指肠：①分别开口于十二指肠；②有共同开口于十二指肠，但两者间有分隔；③汇合形成共同通道后开口于十二指肠（图 53.6）。胰管和胆管在十二指肠壁内分别受 Oddi 括约肌中的胰管括约肌和胆总管括约肌控制。最常见的是胰胆管汇合后形成共同通道再单一开口于十二指肠大乳头，但当共同通道延伸至十二指肠壁外时，胰胆管汇合处不再受到 Oddi 括约肌的控制，两个导管之间就会出现反流，即先天性胰胆管合流异常。在最近 ERCP 相关的研究中，该病的患病率为 3.1%（Kamisawa et al，2007b）。另有 3.7% 的病人胰胆管汇合位置较高，虽然 Oddi 括约肌在汇合处仍有功能，但这类病人与完全合流异常病人的病变过程基本相同。亚洲人群中先天性胰胆管合流异常的患病率明显高于西方人群，但原因尚不清楚。

先天性胰胆管合流异常的胚胎学起源尚未完全阐明。由共同通道产生的小的胰腺自由基产生了胰胆管起源于腹胰管的假说（Matsumoto et al，2001，Suda et al，1991a，1991b）。其中一种假说认为，左腹胰管的持续存在（通常在正常发育过程中出现退化）与远端胆管的退化相关，从而产生一个长的共同通道（Oi，1996）。另一种假说认为，胰胆管合流异常是由于终末胆管和腹胰管系统的胚胎连接紊乱所致（Matsumoto et al，2001）。同卵双胞胎胰胆管合流异常的病例报告为该病的遗传基础提供了有力的支持（Yamao et al，2004）。

诊断

先天性胰胆管合流异常与胆管扩张症密切相关，可见于所有 I 型胆管扩张症的病人（见第 46 章）（Miyano et al，1997）。任何年龄均有出现右上腹肿块、肝肿大、黄疸、腹痛、胆管炎或

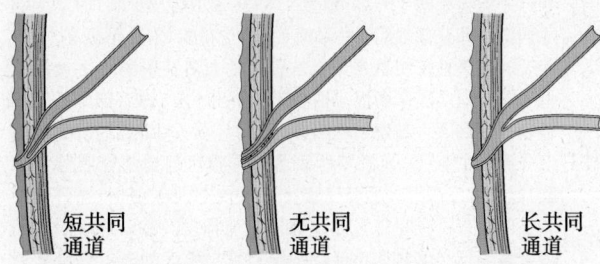

图 53.6　胰管和胆管结构的正常变异。（Modified from Rizzo RJ，et al：Congenital abnormalities of the pancreas and biliary tree in adults. Radiographics 15：49-68，1995.）

胰腺炎的可能。无胆管扩张的先天性胰胆管合流异常的病人中，约有30%病人无任何症状，其余可能出现腹痛（24%）、复发性急性胰腺炎（18%）、梗阻性黄疸（18%）和急性胆管炎（9%）（Matsumoto et al，2002）。当怀疑先天性胰胆管合流异常时，可以通过影像学检查证实胆胰管汇合处是否受括约肌的控制，并可以通过 MRCP、ERCP、EUS、术中胆道造影或经皮肝穿刺胆管造影观察胰胆管反流的情况。同时胆汁淀粉酶水平也高于正常值（Ohta et al，1990）。肝胆管造影显示，造影剂从先天性胰胆管合流异常病人胆管到十二指肠降部的通过时间明显长于对照组［分别为（49±13）分和（3±14）分］（Fujii et al，1991）。日本专家组已制定了先天性胰胆管合流异常的诊断标准，其中包含了先进的诊断成像技术（Kamisawa et al，2014）（知识框53.1）。

先天性胰胆管合流异常与恶性肿瘤的关系

胆管扩张症和胆道恶性肿瘤之间有密切关联已被证实（Irwin & Morrison，1944），现在规范的治疗方式是切除肝外胆管和胆囊并进行胆道重建（Edil et al，2009）。大量的研究表明，胆囊癌在无胆管扩张的先天性胰胆管合流异常的病人中高发（见第49章）（Chao et al，1995；Chijiiwa et al，1995；Elnemr et al，2001；Kamisawa et al，2006，2007b；Kimura et al，1985；Kinoshita et al，1984；Mori et al，1993；Sandoh et al，1997；Yamauchi et al，1987）。胰管内压力一般高于胆管（Carr-Locke & Gregg，1981；Csendes et al，1979），因此当两个导管相互交通时，胰液从胰管中流入胆管。胆道恶变的机制尚不明确，可能与激活的胰酶刺激胆管上皮和胆汁淤积有关。研究表明，未患胆管癌的先天性胰胆管合流异常病人胆管上皮的 KRAS 和 P53 基因出现突变，这是一个重要的发现，因为这类病人恶性肿瘤的发病率明显升高（Hanada et al，1996，1999；Kasuya et al，2009；Matsubara et al，1996，2002）。日本专家组近期发布了先天性胰胆管合流异常诊治专家共识（Kamisawa et al，2012），这表明该病缺乏相关临床证据，诊治需依赖于专家意见，但专家共识涵盖了疾病的定义、发病机制、诊断和治疗，这对临床医师来说是一个良好的补充。

Takeshita 等（2011）进行了一项长达40年的研究，该研究对先天性胰胆管合流异常合并胆管扩张症的病人进行了跟踪随访，在144例未发现恶性肿瘤并接受了分流手术的病人中，有137例完全切除了囊肿，其中7例在完全切除囊肿外还接受了胰头切除。在平均8年的随访中，14例（10%）病人出现术后远期并发症，包括胆管炎、胰腺炎、肝内胆管结石和胆管结石，1例发展为肝内胆管癌。与那些未经治疗的病人相比，这个结果令人振奋，其提示采取积极的手术治疗能预防恶性肿瘤的发生。

无胆管扩张症的先天性胰胆管合流异常的治疗

考虑到无胆管扩张症的先天性胰胆管合流异常病人胆道系统会有恶变风险，一般提倡手术切除，但是对于是否需要完全切除肝外胆管，还是仅仅预防性切除胆囊，仍存在较大争议。支持前者的人认为胆管扩张症病人在接受肝外胆管切除后，参与重建的肝管也会发生癌变（Thistleth-waite & Horwitz，1967；Yamamoto et al，1996）。这与 KRAS/P53 突变一起表明胆管上皮处于一种"癌前状态"（Funabiki et al，1997；Hara et al，2001；Ng & Lui，1999；Toufeeq Khan & Manas，1999；Tuech et al，2000）。支持后者的人认为，基于合理的随访数据（尽管随访数据样本量较小），所有研究中均无病人于术后发生胆道恶性肿瘤，故认为仅需切除胆囊即可（Aoki et al，2001；Kusano et al，2005；Ohuchida et al，2006；Sugiyama & Atomi，1998）。目前还无法确定哪种治疗策略是正确的，应根据病人的实际情况进行个体化治疗。

先天性胰腺囊肿

在胰腺囊性疾病中（见第1章和第60章），先天性真性囊肿并不多见，仅占总数不到1%（Howard，1989）。单发先天性胰腺囊肿极其罕见，全世界文献仅报道了不足30例。以多发先天性胰腺囊肿常见，病人常伴有其他先天性疾病，如希佩尔—林道综合征或多囊肾病（Boulanger，2003）。胰腺肠源性囊肿也极其罕见（9 000 例新生儿中仅 2 例通过尸检发现）（Potter，1962），多位于胰头，有些可与胰管相通（Black et al，1986），

知识框53.1　先天性胰胆管汇合流异常的诊断标准

1. 定义

先天性胰胆管合流异常是指在解剖学上胰管与胆管在十二指肠壁外合流的先天性畸形。

2. 病理生理

先天性胰胆管合流异常中，由于胰管和胆管形成的共同通道异常长，胆胰管汇合处不再受到 Oddi 括约肌的控制。因此，胰液和胆汁间就会出现双向反流，导致产生各种病理变化，如胰液和胆汁的排出受到抑制，从而导致胆管癌的发生。

3. 诊断标准

先天性胰胆管合流异常可以通过影像学或解剖学检查诊断。

(1) 影像学诊断：①胰胆管之间异常长的共同通道和/或异常合流必须通过直接胆道造影（如内镜逆行胰胆管造影术、经皮肝穿刺胆管造影术或术中胆道造影）、磁共振胰胆管成像或经静脉滴注胆道三维成像等显示；然而，对于共同通道相对较短的情况，必要时需要通过直接胆道造影确认胆胰管汇合处是否受Oddi 括约肌的控制。②内镜超声或多层螺旋 CT 的多平面重建图像能显示胆胰管汇合处和胰胆管异常长的共同通道则可诊断先天性胰胆管合流异常。

(2) 解剖学诊断：术中或尸检证实胰胆管汇合处位于十二指肠壁外或胰胆管汇合处异常连接。

4. 辅助检查

下列征象强烈提示先天性胰胆管合流异常的存在。

(1) 胆汁中淀粉酶水平升高：剖腹手术（内镜或经皮穿刺）时从胆管或胆囊立即获取的胆汁中胰酶（尤其淀粉酶）常处于极高水平，但有时先天性胰胆管合流异常病人的血清淀粉酶水平接近或低于正常值。临床表现包括胆汁中胰酶水平升高，部分共同通道较长的病人可观察到胆胰管汇合处不受 Oddi 括约肌控制。

(2) 肝外胆管扩张：先天性胰胆管合流异常可伴或不伴胆管扩张症，当检查发现肝外胆管呈囊状、柱状或梭形扩张时，需仔细检查以明确是否存在先天性胰胆管合流异常。各年龄段胆总管最大直径标准值对诊断伴或不伴胆管扩张症的先天性胰胆管合流异常有较高价值。

Kamisawa T, et al: Diagnostic criteria for pancreaticobiliary maljunction 2013. J Hepatobiliary Pancreat Sci 21(3):159-161,2014.

囊壁含有胃肠道黏膜上皮和平滑肌纤维。关于它们的胚胎起源有多种假说，但目前尚未达成共识（Bentley & Smith,1960；Bishop & Koop,1964；Bremer,1944；Lewis & Thyng,1908）。

先天性胰腺囊肿最常见于新生儿或婴儿，表现为无症状的上腹部肿块。尽管有相关病例报道，但极少病人直到成年才出现相关症状（Casadei et al,1996）。而在多发先天性胰腺囊肿中，部分病人会出现急性胰腺炎，可能与囊壁内胃肠道黏膜的分泌物激活了胰酶有关。其他症状多与囊肿压迫周围脏器有关，包括腹痛、梗阻性黄疸和脾静脉血栓形成（Boulanger et al,2003）。

先天性胰腺囊肿的确诊比较困难，大多数病人在确诊前都有反复腹痛或胰腺炎的相关表现。彩超、CT 和 ERCP 对单发先天性胰腺囊肿有较高的诊断价值（Casadei et al,1996）。累及胰头的多发胰腺肠源性囊肿可以通过彩超观察到高回声的黏膜和低回声的平滑肌（Barr et al,1990），且可观察到囊壁如胃肠道般蠕动（Spottswood,1994），以此和胰腺假性囊肿相鉴别。CT 有助于进一步确定囊肿的特性，MRCP 和 ERCP 可以判断囊肿与胰管的关系（Siddiqui et al,1998）。

考虑到与囊性肿瘤难以鉴别，建议完全切除单发先天性胰腺囊肿（Boulanger et al,2003），在手术切除并成功引流后，应对囊壁行多次活检以排除恶性肿瘤。胰腺肠源性囊肿行内引流手术并不能彻底解决问题，一般病人会复发腹痛或胰腺炎，在条件允许的情况下，尽可能考虑行局部切除或黏膜切除，在不能排除恶性肿瘤的情况下，应扩大切除范围。术中应避免无辜性脾切除，尤其婴幼儿。

异位胰腺

异位胰腺是指在胰腺本身以外生长的、与正常胰腺组织既无解剖上的联系、又无血管联系的孤立胰腺组织（图 53.7）。1729 年 Jean Schultz 首次报道了该病，此后 Barbosa 等（1946）陆续报道了一些散发病例。异位胰腺是一种先天性疾病，通常没有症状，但当出现炎症或肿大压迫邻近器官时，即会出现相关临床症状。人群中异位胰腺的患病率很难确定，估计在 0.6% ~ 13.7%（Barbosa et al,1946；Feldman & Weinberg,1952）。

异位胰腺的发病机制尚不清楚。有学者提出假说，认为在

胚胎发育期间胰腺组织可能附着于十二指肠上，并随着肠道的延长而被携带到了近端或远端（Horgan,1921）（见第 1 章），但这不能解释在远离胃肠道的位置（如输卵管内）发生异位胰腺的罕见情况（Mason & Quagliarello,1976）。正如前文所讨论的，胰腺起源于内胚层，目前的研究已开始揭示从周围组织中分化出胰腺细胞的机制（Kumar & Melton,2003）。1988 年,Pang 观察发现异位胰腺组织通常是通过原始消化管流入胃肠道中，而不是从其他地方迁移的（Slack,1995）。因此，异位胰腺可能是其他内胚层细胞被异常转运到胰腺这一过程的最终结果。

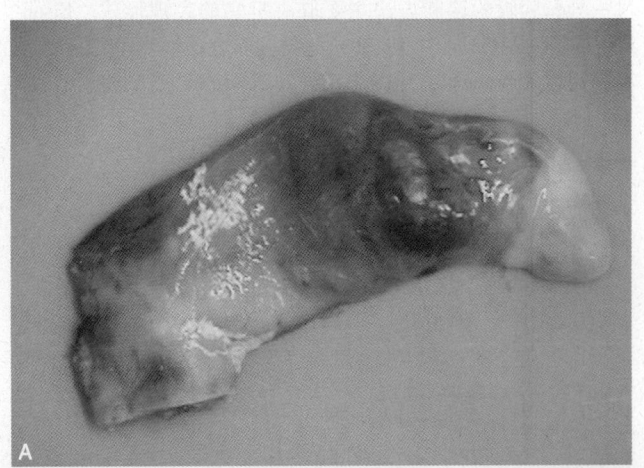
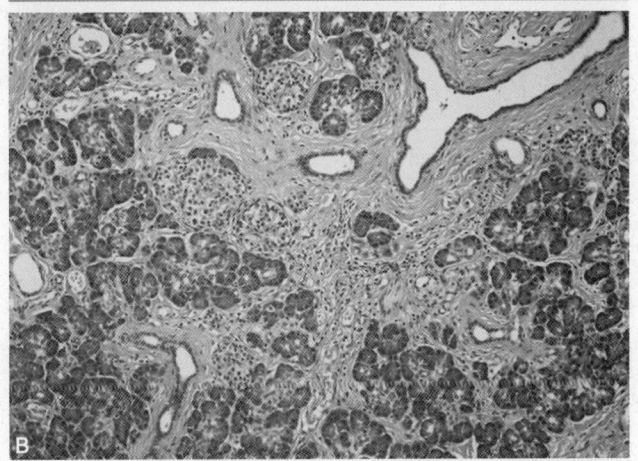
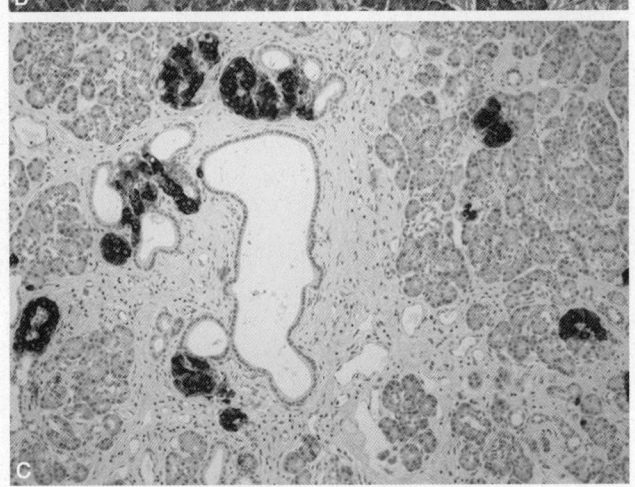

图 53.8　（A）梅克尔憩室内发现异位胰腺；（B）苏木素-伊红染色；（C）人胰岛素原代抗体特异性免疫组织化学染色（Courtesy Dr. Kathryn McKenzie,Edinburgh.）

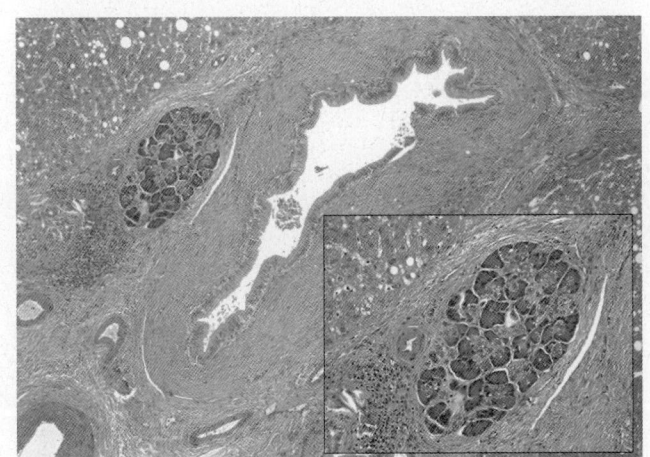

图 53.7　结直肠癌肝转移病人肝切除术中偶然于肝内门静脉内发现的异位胰腺。（Courtesy Dr. Barbara Langdale-Brown,Edinburgh.）

临床表现完全取决于异位胰腺的解剖位置。Armstrong 等（1981）的一项纳入 34 例异位胰腺病人的研究具有代表性，根据其发生部位依次为十二指肠（32%）、空肠（29%）、胃（24%）、梅克尔憩室（15%）（图 53.8）和胆囊（3%）。也有少数病例报道异位组织位于食管、胆管、肠系膜和输卵管等。该研究中，13 例病人（38%）的异位胰腺组织被认为具有临床意义，4 例（12%）可能有临床意义。所有胃部病变和 4 例十二指肠病变的病人均表现为上腹痛，十二指肠病变的病人中还有 2 例表现为溃疡出血，1 例表现为慢性贫血。

异位胰腺的诊断方法主要取决于它的表现形式。Eisenberger 等（2004）研究表明，36% 的异位胰腺通过胃十二指肠镜检查得以诊断，64% 在手术中意外发现，需要注意的是，异位胰腺需要进行组织学检查才可以被确诊。在所有异位胰腺病人中，36% 的病人存在手术指征，45% 的病人是在其他手术过程中意外发现的，18% 是由胃肠镜发现而不需要手术治疗的。

在开放手术中发现的异位胰腺，即使是无症状的，也建议将病变切除，因为异位胰腺在临床上难以确诊，常需要与恶性肿瘤鉴别。术中快速冰冻组织切片是另外一种方法，但除非需要大范围切除，否则该方法价值有限。在行内镜检查时，最初的病理活检结果可能是阴性的，因为异位组织表面可能覆盖了正常黏膜组织。近来超声内镜引导下的穿刺活检被认为是一种较为理想的诊断方式。如果异位胰腺出现相关临床症状可以考虑择期切除，但是多数时应优先选择保守治疗方式。

（孙备 译　张必翔 审）

第一篇　炎症、感染和先天性疾病
B. 胰腺炎

第54章

胰腺炎的定义和分类

Giovanni Marchegiani, Giovanni Butturini, Roberto Salvia, and Claudio Bassi

概论

尽管在过去40年里召开了五次国际共识会议,胰腺炎的定义和分类问题(见第55至58章)仍在不断的批判性修订中。其主要原因是与其他常见的胃肠道炎症性疾病相比,在胰腺炎症过程中难以获取胰腺组织标本而达到确诊。因此,胰腺炎的任何分类都必须基于临床、形态学和实验室特征。

1942年,Lagerlof首次提出急性和慢性胰腺炎的区分(见第55至57章),这在胰腺炎的定义和分类发展史上具有里程碑意义。这两种临床情况似乎是不同的,而且是不同的病理过程。近年来,随着越来越广泛的临床观察、实验研究,以胆道和Wirsung管(见第2至19章)的磁共振成像(Magnetic Resonance Imaging,MRI)为代表的影像学精确性的提高,急性和慢性胰腺炎的经典区别又得到了重要的修正。

胰腺组织纤维化改变的过程通常始于典型的急性腹痛,伴随着血清淀粉酶和脂肪酶的升高以及随后的消退。继发于Oddi括约肌的水肿和炎性反应而引起的反复梗阻,是导致急性胰腺炎向慢性胰腺炎进展的原因。这不同于其他炎性疾病,是趋于慢性,抑或是不伴任何后遗症的自限性,似乎主要取决于腺体炎症的时间长短。

最能反映急性和慢性胰腺炎相互关系的认知过程是所谓的复发性胰腺炎。其本身并不能被定义为急性或慢性胰腺炎,但它却最恰当地反映了对急、慢性胰腺炎病理过程的全新理解。虽然如此,对急性、慢性胰腺炎进行分类,仍然对胰腺炎进一步诊断和治疗策略的制定起着至关重要的作用。

胰腺炎定义和分类的历史

胰腺炎是一类引起胰腺腺泡损伤甚至不可逆性破坏的胰腺实质炎症。急性胰腺炎病理学过程包括:无后遗症的自限型或胰腺自体消化为表现的暴发型,导致全身细胞毒性反应以及危及生命的并发症;慢性胰腺炎则以胰腺纤维化和钙化为主要特征。

胰腺炎的定义和分类的发展史表明,专家们逐渐认识到,急性和慢性炎症应通过不同的病理、临床和病因观点来定义(表54.1)。不同的观点相互关联,共同提供了对炎症过程最好的理解。因此,只有对胰腺炎所有特征的全面考量,才能改善对个体病人的临床管理。

1963年的马赛会议,来自世界的专家首次制订了胰腺炎分类和定义的国际共识(Sarles,1965)。基于形态学特征的不同,胰腺学组一致认为急性与慢性胰腺炎是两种不同的疾病。复发性胰腺炎的特征是反复发作的急性或慢性炎性过程的形态学变化。两者的区别在于:急性炎症表现为急性病变中生物学修复的良性病理过程,而慢性炎症表现为逐渐加重的实质性病变(表54.2)。目前基于组织学的分类并不能提供临床上有用的定义,导致无法比较不同的经验。从临床角度来看,急性和慢性胰腺炎至少在早期阶段表现相似。

剑桥会议对胰腺炎及其分类有了进一步的理解(Sarner & Cotton,1984)。急性和慢性胰腺炎之间的区别得到证实,专业术语中摒弃了复发性胰腺炎的使用。会议强调了不同严重程度全身性反应的临床影响的重要性(表54.3),并认识到其对炎症过程的形态学特征,特别是对急性胰腺炎,进行定义的重要性。剑桥学组指出了病因学的相关问题,并讨论了影像学在慢性胰腺炎中的作用。

基于ERCP(Endoscopic retrograde cholangiopancreatography,内镜逆行胰胆管造影)的分类(知识框54.1)仍在一些医学中心使用。文献中的一些研究表明,ERCP结果可以共存于多种临床情况中,并不能作为慢性胰腺炎的特征性诊断。特别是,正如剑桥分类(Buchler et al,1987;Misra et al,1990)中所描述,胆石症及其并发症导致的Wirsung管形态的明显改变,并且这些形态学变化可能持续数月。同样,ERCP可以观察到胆汁性肝硬化(见第76章)、干燥综合征和硬化性胆管炎(见第41章)

表 54.1　1946—2015 年胰腺炎分类概述

分类	定义
马赛分类(1965)	疾病的形态学特征和病因描述;没有根据疾病严重程度进行分类;没有影像学表现
剑桥分类(1984)	根据胰腺影像学标准(US,CT,ERCP)对疾病严重程度的分类;病因和胰腺功能的讨论
修订版马赛分类(1985)	形态改变的描述以及进一步的亚分类;将"慢性梗阻性胰腺炎"的定义为一种独特的形式;没有讨论解剖和功能改变之间的关系;没有胰腺影像学表现
马赛-罗马分类(1988)	进一步描述"慢性钙化性"和"慢性炎症性"胰腺炎为独特的形式;病因的描述;没有进一步阐述临床、功能或影像学标准
亚特兰大分类(1992)	胰腺炎的临床和形态学特征描述;动态分类系统能够描述个体病人的特征并预测其严重程度
苏黎世分类(1997)	根据影像学检查、功能检查和组织学检查,将本病的临床表现和分类分为"确诊"和"疑似"慢性胰腺炎
日本胰腺学会分类(1997)	根据影像学检查、功能检查和组织学检查,将本病的临床表现和分类分为"确诊"和"疑似"慢性胰腺炎;对于缺乏病因学和病原学特征的病人给出放射学和实验室特征的定义
TIGAR-O 分类(2001)	病因危险因素的详细分类;急性、慢性胰腺炎的相关性
ABC 分类(2002)	根据临床标准的疾病分级;疾病不同严重程度的有限区分;并不是所有的临床表现都被分类
曼彻斯特分类(2006)	根据临床标准的疾病分级;疾病不同严重程度的有限区分
M-ANNHEIM(2007)	根据病因、临床分期和疾病严重程度对病人进行分类;使用特定评分系统评估胰腺炎症的严重程度
修订版亚特兰大分类(2012)	急性胰腺炎的综合分类:严重程度和胰周积聚;急性胰周积液、胰腺假性囊肿、急性坏死积聚和间隔性坏死的鉴别
要素分类(2012)	根据严重程度的实际局部(胰周坏死)和系统(器官衰竭)严重程度决定因素进行分类

CT,计算机断层扫描;ERCP,内镜逆行胰胆管造影;US,超声。

表 54.2　胰腺炎的马赛分类

特征	急性胰腺炎/急性复发性胰腺炎	慢性复发性胰腺炎/慢性胰腺炎
临床特点	单次/多次发作	多次发作/无急性加重常见
形态特征	未定义	不规则硬化,伴有破坏和局灶性节段性或弥漫性实质丧失,不同程度的导管系统的扩张;狭窄、管内结石(钙化)、囊肿、假性囊肿;病程晚期累及胰岛;形态学相似,与病因无关
病程	病因消除后临床和生物学修复	病因消除后,功能和形态学损害持续或进展

(Modified from Sarles H,1965;Proposal adopted unanimously by the participants of the symposium of acute pancreatitis in Marseille,1963. Bibl Gastroenterol 7;7-8.)

表 54.3　胰腺炎的剑桥分类

特征	急性胰腺炎	慢性胰腺炎
临床特征	临床定义为急性疾病: 炎症性胰腺疾病,典型表现为腹痛,通常伴有血液或尿液中胰酶的升高 轻度胰腺炎:没有发生多器官功能衰竭,恢复期没有并发症 重症胰腺炎:合并多器官功能衰竭,早期/晚期的局部/全身并发症	定义为胰腺的持续性炎症性疾病;通常表现为腹痛或胰腺功能不全;也可无疼痛表现,仅有的炎症过程征象可表现为纤维化,提示早期的胰腺炎症
形态特征	早期:亚细胞水平改变 晚期:脂肪坏死或胰腺组织坏死,可能与出血有关 并发症: 蜂窝织炎:胰腺内部或周围的炎性肿块 假性囊肿:胰腺内、邻近或远离胰腺的局部液体积聚,含有高浓度胰酶 脓肿:胰腺内部或周围脓液形成	没有明确的定义;以"不可逆的形态学改变"为特征;基于影像学结果的分类
病程	急性胰腺炎可能复发	许多病人可能有疼痛急性加重

(Modified from Sarner M,Cotton PB,1984;Classification of pancreatitis. Gut 25;756-759.)

的胰管改变（Bastid et al,1990；Epstein et al,1982；Lindstrom et al,1991）。基于所有这些原因,Wirsung 管的 ERCP 形态学检查结果对于慢性胰腺炎的诊断并不是强制性的。此外,MRI 在胆管和 Wirsung 管检查中被越来越多应用,为主管道及其侧支提供了优良的形态学成像,因此目前许多中心已经完全用 MRI 胆胰管造影取代了 ERCP 的常规应用（见第 20 章）。

在 1984 年举行的第二次马赛会议上,人们越来越关注导管形态学,并因此关注梗阻的因果关系,从而产生了新的术语（Singer et al,1985）。除了急性和慢性胰腺炎之间的经典区别之外,提出了慢性梗阻性胰腺炎的概念（表 54.4）。导管梗阻在慢性炎症过程中的作用被认为是导致胰腺炎的一条特殊途径。多年来,这一新概念在区分慢性钙化性胰腺炎、酒精性胰腺炎和慢性梗阻性胰腺炎方面具有重要意义,后者最初表现为因不同情况引起的狭窄而反复发作的急性炎症,例如实体瘤、导管内乳头状黏液瘤的黏液栓塞、伴有导管破坏的重症胰腺炎、胆源性 Oddi 括约肌瘢痕和炎症。关于急性胰腺炎,第二次 Marscille 会议提出了另一个重要特点：即轻度胰腺炎无胰腺坏

死的原则。坏死在重症胰腺炎中显著和中心作用的认识,为严重程度评估和并发症预防方面的广泛和基础的研究打开了大门；在疾病分期中越来越多地使用 CT（Computed Tomography,计算机断层扫描）同样也起到了作用（Beger et al,1985）。

1988 年的罗马会议,专家组将第二版马赛分类系统纳入使用（表 54.5）。新分类法（Sarles et al,1989）的主要特点是对急性胰腺炎过程中所观察到的病变可逆性的描述；在几乎半数的重症胰腺炎病人中,即使是重度也显示出完全的临床应答。相比之下,在慢性胰腺炎中,一些病理特征被认为是永久性的,这种情况被定义为慢性炎症性胰腺炎,其形态学特征是外分泌实质的丧失和单核细胞浸润性纤维化。首次明确了胰腺炎的病因,将胰腺分裂和酒精列为急性胰腺炎的可能原因。

鉴于罗马会议的术语相互矛盾,在世界范围内没有得到广泛应用,急性胰腺炎的定义仍需进一步改善（Lumsden & Bradley,1990）。1992 年的亚特兰大会议,40 位胰腺学专家制定了新的、可靠的急性胰腺炎分类系统（表 54.6；Bradley,1993）。参考胰腺炎的临床和形态学特征,建立了一个动态连续分类系统,能够更好地描述病人个体特征和预测疾病的严重程度。

慢性酒精性胰腺炎的苏黎世分类（表 54.7；Amman,1997）明确指出了该病最常见的病因,而对其他病因的重视程度较低,致使有时难以做出诊断,导致分类系统相当复杂,而未被广泛采用（见第 57 章）。1997 年,发布了一个新的慢性胰腺炎定义,区分了"确诊"与"疑似"慢性胰腺炎的概念（表 54.8；Homma et al,1997）。此定义为缺乏病因学和病原学特征的慢性胰腺炎提供了一套放射学和实验室特征。TIGAR-O 危险因素分类系统（毒性-代谢性、特发性、遗传性、自身免疫、复发重症、梗阻性）（表 54.9）全面概述了慢性胰腺炎发生的危险因素,同时特别强调了急性和慢性胰腺炎的关系（Etemad & Whitcomb,2001）。近年来又提出了两个主要的三阶段分类系统：ABC 系统（Ramesh,2002）和曼彻斯特分类（知识框 54.2；Bagul & Siriwardena,2006）。这些分类系统的目的是为慢性胰腺炎提供准确描述,强调了基于疾病分期的不同治疗方案和预后。ABC 系统根据是否伴有腹痛、并发症和胰腺功能缺陷将病人分为不同等级。曼彻斯特分类使用术语"轻度"、"中度"和"终末期"来表示疾病进展,允许在病人群体之间进行比较。

表 54.4　胰腺炎的修订版 Marseille 分类

特征	急性胰腺炎	慢性胰腺炎	特殊型：慢性梗阻性胰腺炎
临床特征	急性发作的腹痛与升高的胰酶	反复发作或持续性腹痛；偶尔无痛；胰腺功能不全的表现；可能合并脂肪泻或糖尿病	
形态特征	轻度：间质水肿,无胰腺坏死,可伴胰周脂肪坏死 重度：广泛的胰周和胰外脂肪坏死、实质坏死和出血；病变局限或弥漫	不规则硬化伴外分泌实质局灶性、节段性或弥漫性破坏和永久性丧失；不同程度的导管系统节段性扩张；蛋白栓、导管内结石、水肿、局灶性坏死、炎症细胞浸润、囊肿和假性囊肿；胰岛相对保持完好 可使用以下描述性术语：慢性胰腺炎伴局灶性坏死,慢性胰腺炎伴节段性或弥漫性纤维化,慢性胰腺炎伴有或不伴结石	主胰管之一堵塞导致的近端导管系统扩张（例如肿瘤或瘢痕）
病程	通常是良性的,但重症可能是致死的；单次发作或复发性疾病；因炎症持续时间不同,外分泌和内分泌功能不同程度上受损 如果原发病因和并发症被解除,可以恢复正常；很少情况下急性胰腺炎会进展为慢性胰腺炎	胰腺外分泌和内分泌功能的进行性和永久性丧失。 去除原发病因后,逆转的可能性需进一步分析	梗阻解除后胰腺结构和功能趋于改善

（From Singer MV,et al,1985：Revised classification of pancreatitis：report of the Second International Symposium on the Classification of Pancreatitis in Marseille,France,March 28-30,1984. Gastroenterology 89：683-690.）

表54.5 胰腺炎的马赛-罗马分类

特征	急性胰腺炎	慢性胰腺炎	慢性炎症性胰腺炎
临床特征	未定义	初期表现为急性胰腺炎的发作导致反复疼痛,这可能是唯一的临床症状 一般地,在几年后发展为胰腺内分泌/外分泌功能不全,急性发作减少或消失	
形态特征	水肿、坏死、出血性坏死、脂肪坏死	慢性钙化性胰腺炎:不规则纤维化,相邻小叶间不同密度病灶呈小叶斑点状分布;导管内常有蛋白沉淀物或栓塞,至少在晚期有钙化沉淀物(结石)。 导管萎缩和狭窄多见,比梗阻型更常见;即使原发原因去除,结构和功能改变仍可能进展; 慢性梗阻性胰腺炎:同修订版马赛分类(1984)的定义	外分泌实质丧失,被单核细胞浸润的致密纤维化所代替
病因	胰外:胆结石、创伤、药物、手术、ERCP、高脂蛋白血症 胰内:肿瘤,慢性胰腺炎,胰腺分裂(?),酒精(?)	长期酗酒,高蛋白饮食,不正常的低/高脂饮食,常与疾病有关,可能是病因,如同高钙血症一样; 其他临床形式:非酒精性、热带性、遗传性	
病程	通常认为是可逆的;坏死可发生感染;随后可发生胰液、血液和坏死碎片性液体积聚;假性囊肿可形成。 如果坏死累及主胰管节段,可能会发生狭窄,导致远端坏死的慢性梗阻性胰腺炎	疾病通常从疼痛进展到无痛;尽管去除了病因,仍可能进展。当囊肿扩展入胰周组织形成胰腺内潴留囊肿;坏死性假性囊肿形成于急性加重期;感染性囊肿或假性囊肿(即脓肿)形成	

ERCP,内镜逆行胰胆管造影。
(Modified from Sarles H,et al,1989:The classification of pancreatitis and definition of pancreatic disease. Digestion 43:234-236.)

表54.6 亚特兰大分类

术语	定义	临床表现	病理
急性胰腺炎	累及其他脏器的急性炎症过程	轻度:轻微的器官受累;重度:以器官功能衰竭为特征	间质水肿、胰内或胰外坏死
急性液体积聚	早期发生,无囊肿壁	重度胰腺炎中30%~50%发生	缺乏明确的囊壁
胰腺坏死	胰腺实质失活	多器官功能衰竭	广泛血管、腺泡细胞、胰岛细胞和胰管损伤
急性胰腺炎后假性囊肿	胰液的非上皮化积聚	主要症状为腹痛;很少被感知	边界清楚的囊壁,内容物通常清亮、无菌
胰腺脓肿	局限性腹腔积脓	感染征象	肉芽组织壁包裹脓液

(Modified from Bradley EL 3rd,1993:A clinically based classification system for acute pancreatitis. Arch Surg 128:586-590.)

表54.7 慢性酒精性胰腺炎的苏黎世分类

确诊慢性酒精性胰腺炎	疑似慢性酒精性胰腺炎
除了典型病史或过量饮酒史(≥80g/d)外,以下一项或多项标准可确定诊断: 胰腺钙化; 中度至明显的胰管病变(剑桥分类标准); 以脂肪泻(脂肪>7g/24h)为特征的明显外分泌功能不全,胰酶替代治疗可减轻或消除脂肪泻; 适当外科标本的典型组织学表现	除了典型病史或过量饮酒史(≥80g/d)外,如果出现以下任何一项标准,则诊断为疑似慢性胰腺炎: 轻度胰管改变(剑桥分类标准); 复发或持续的假性囊肿; 病理性分泌素试验; 内分泌功能不全

病因*
慢性酒精性胰腺炎
慢性非酒精性胰腺炎
慢性热带(营养性)胰腺炎
慢性遗传性胰腺炎
慢性代谢性(高钙血症、高甘油三酯)胰腺炎
慢性特发性胰腺炎(早发性或晚发性)
慢性自身免疫性胰腺炎
其他多种原因引起的慢性胰腺炎(如辐射损伤、滥用非那西丁)
与解剖异常相关的慢性胰腺炎(慢性解剖性胰腺炎——壶腹周围十二指肠壁囊肿、胰腺分裂、梗阻性胰腺炎、创伤后胰管瘢痕)

临床分期
早期:临床急性酒精性胰腺炎反复发作(伴或不伴局部并发症),无慢性胰腺炎的异常表现
晚期:存在任何疑似或确诊的慢性胰腺炎证据

*此诊断定义亦可用于慢性非酒精性胰腺炎
(From Amman RW,1997:A clinically based classification system for alcoholic chronic pancreatitis:summary of an international workshop on chronic pancreatitis. Pancreas 14:215-221.)

表 54.8　日本胰腺学会慢性胰腺炎诊断标准

确诊慢性胰腺炎	疑似慢性胰腺炎
超声:胰腺结石表现,胰腺内高反射回声,后面有声影	超声:胰腺内粗糙的高反射回声,胰管不规则扩张,或胰腺轮廓不规则畸形
CT:表现为胰腺内钙化的胰腺结石	CT:胰腺轮廓不规则畸形
ERCP:散在于整个胰腺的、不同程度的、不规则的胰管分支扩张,或者主胰管完全/不完全梗阻,主胰管及其近端分支的不规则扩张,(伴有胰腺结石或蛋白栓)	ERCP:仅有主胰管不规则扩张;胰管内充盈缺损提示非钙化性胰腺结石或蛋白栓
分泌素试验:碳酸氢盐浓度异常低,同时酶生成量或分泌量下降	分泌素试验:仅有碳酸氢盐浓度异常低,或酶生成量降低同时分泌量减少
	无管化(Tubeless)试验:在几个月间隔的两个时间点观察到苯甲酰酪氨酸对氨基苯甲酸和粪便糜蛋白酶试验的同时异常
组织学检查:通过活检、手术或尸检获得的组织标本中,不规则纤维化伴有外分泌实质的破坏和丧失;小叶间隙内有不规则和斑片状分布的纤维化;仅小叶内纤维化不是慢性胰腺炎的特异表现	组织学检查:小叶内纤维化,伴有下列表现之一:外分泌实质丧失,胰岛分离或假性囊肿
蛋白栓,胰腺结石,胰管扩张,导管上皮增生和化生,囊肿形成	

CT,计算机断层扫描;ERCP,内镜逆行胰胆管造影。
(Modified from Homma T,et al,1997:Diagnostic criteria for chronic pancreatitis by the Japan Pancreas Society. Pancreas 15:14-15.)

表 54.9　慢性胰腺炎的 TIGAR-O 分级系统

毒性-代谢性	特发性	遗传性	自身免疫性	复发和重度急性	梗阻性
酒精	早发性	常染色体显性:阳离子胰蛋白酶原基因(密码子 29 和 122 突变)	孤立的自身免疫性慢性胰腺炎	坏死后(重症急性胰腺炎)	胰腺分裂
吸烟	晚发性		综合征性自身免疫性慢性胰腺炎(干燥综合征相关性、炎性疾病相关性、原发性胆汁性肝硬化相关性)	复发性急性胰腺炎	Oddi 括约肌功能紊乱(存在争议)
高钙血症	热带性(热带钙化性和胰腺纤维钙化性糖尿病)	常染色体隐性/修饰基因:CFTR 突变、SPINK1 突变、阳离子胰蛋白酶原(密码子 16、22 和 23 突变)、α1-抗胰蛋白酶缺陷可能		血管病/缺血	导管梗阻(如肿瘤)
高脂血症	其他			辐射损伤	壶腹周围十二指肠壁囊肿
慢性肾衰					创伤后胰管瘢痕
药物(非那西丁滥用)					
毒素(有机锡化合物)					

CFTR,囊性纤维化跨膜电导调节剂;SPINK1,丝氨酸蛋白酶抑制剂 Kazal 1 型。
(Modified from Etemad B, Whitcomb DC, 2001: Chronic pancreatitis:diagnosis, classification, and new genetic developments. Gastroenterology 120:682-707.)

知识框 54.2　慢性胰腺炎的曼彻斯特分类系统

轻度:五要素标准
1. 慢性胰腺炎的 ERP/MRP/CT 影像证据;
2. 腹痛
3. 无规律镇痛
4. 内分泌和外分泌功能正常
5. 无胰周并发症

中度:五要素标准
1. 慢性胰腺炎的 ERP/MRP/CT 影像证据;
2. 腹痛
3. 规律性(每周)阿片类镇痛
4. 内分泌/外分泌功能受损的证据

5. 无胰周并发症

终末期
1. 慢性胰腺炎的 ERP/MRP/CT 影像证据;
2. 以下一个或以上"胰腺外特征":
  ⅰ. 胆管狭窄
  ⅱ. 区域性门静脉高压
  ⅲ. 十二指肠狭窄
3. 加上以下一项或多项:
  ⅰ. 糖尿病
  ⅱ. 脂肪泻
注意腹痛可能存在也可能不存在

CT,计算机断层扫描;ERP,内镜逆行胰腺造影;MRP,磁共振胰腺造影。
(Modified from Bagul A,Siriwardena AK,2006:Evaluation of the Manchester classification system for chronic pancreatitis. JOP 7(4):390-396.)

表 54.10　M-ANNHEIM 多风险因素分类系统

多风险因素分类（M）	慢性胰腺炎的临床分期
饮酒（A）	无症状性慢性胰腺炎
吸烟（N）	0 期：亚临床慢性胰腺炎
营养因素（N）	症状性慢性胰腺炎
遗传因素（H）	Ⅰ期：无胰腺功能不全
输出管因素（E）	Ⅱ期：部分胰腺功能不全
免疫因素（I）	Ⅲ期：疼痛性完全性胰腺功能不全
混杂因素和罕见代谢因素（M）	Ⅳ期：继发性无痛性疾病（耗竭）

慢性胰腺炎的诊断标准

诊断需要典型的慢性胰腺炎病史，如复发性胰腺炎或腹痛，原发性无痛性胰腺炎除外。根据这些特点，慢性胰腺炎有三种类型：①确诊慢性胰腺炎，②疑似慢性胰腺炎，③临界性慢性胰腺炎。

慢性胰腺炎临床特征评分系统

病人的疼痛描述	0~4
镇痛	0~2
外科干预	0 或 4
外分泌功能不全	0~2
内分泌功能不全	0 或 4
胰腺影像学检查的形态学状态	0~4
严重器官并发症	0、2 或 4

慢性胰腺炎严重程度指数

严重程度	分数范围
M-Annheim A：轻微	0~5
M-Annheim B：加强	6~10
M-Annheim C：高度	11~15
M-Annheim D：显著	16~20
M-Annheim E：恶化	>20

（Modified from Schneider A, et al, 2007: The M-ANNHEIM classification of chronic pancreatitis: introduction of a unifying classification system based on a review of previous classification of the disease. J Gastroenterol 42: 101-119.）

M-ANNHEIM 多危险因素系统（表 54.10）代表了一种不同的分类尝试，旨在根据病因、临床分期和疾病严重程度为慢性胰腺炎的临床诊断提供一个标准化方法，并最终指导临床实践（Schneider et al, 2007）。

胰腺炎的定义与分类的现状

过去 30 年的不同分类系统在明确胰腺炎的炎症过程和指导临床治疗策略方面推动了至关重要的发展。然而，仍有必要对胰腺炎严重程度进行明确的临床评估，并用更客观的术语描述其局部并发症。2012 年，两个重要分类系统发布，试图解决仍存在的临床问题。

首先，1992 年发布的亚特兰大分类系统通过国际共识进行了更新（Banks et al, 2013）。修订后的亚特兰大分类提出了一种新的急性胰腺炎的严重程度分类，并对急性胰腺炎的诊断提出了明确的定义。同时定义了间质性胰腺炎和坏死性胰腺炎，

表 54.11　修订版亚特兰大分类

轻症急性胰腺炎	无器官功能衰竭
	无局部/系统性并发症
中度重症急性胰腺炎	器官功能衰竭于 48 小时内恢复
	局部/系统性并发症不伴有持续性器官功能衰竭
重症急性胰腺炎	>48 小时的持续性器官功能衰竭于

修订后的亚特兰大分类包括以下定义：急性胰周液体积聚、胰腺假性囊肿、急性坏死物积聚、包裹性坏死、感染性胰周坏死。

（Modified from Banks P, et al: Classification of acute pancreatitis-2012: revision of the Atlanta classification and definitions by international consensus. Gut 2013; 62: 102-111.）

表 54.12　急性胰腺炎严重程度的要素分类

	轻度	中度	重度	危重
胰腺/胰周坏死	无	无菌性	感染性	感染性
	和	和/或	或	和
器官衰竭	无	一过性	持续性	持续性

（Modified from Dellinger EP, et al, 2012: Determinant-based classification of acute pancreatitis severity: an international multidisciplinary consultation. Ann Surg 256: 875-880.）

以及独特的局部并发症。特别是，修订版亚特兰大分类概述了急性胰腺炎的早期和晚期阶段，晚期通常仅限于中度或重症病人。最后，急性重症胰腺炎仅由发生持续性器官功能衰竭来定义，而器官功能衰竭被认为是疾病死亡率的主要决定因素。表 54.11 强调了这一分类的主要创新之处，特别是引入了标准化术语系统。

在修订版亚特兰大分类系统发布的同一年，多学科专家小组发布了急性胰腺炎严重程度的要素分类系统（Dellinger et al, 2012）。该分类系统将持续性器官功能衰竭和胰周感染性坏死作为急性胰腺炎死亡率的决定因素，将病人进行四分类（表 54.12）。此分类系统的主要原理是，任何一种情况都可能发生在急性胰腺炎的任何一个阶段，因此无法辨别疾病的两个特定阶段（早期和晚期）。

最近，一些研究已经独立地验证了这两套新的分类系统，并将它们的性能与 1992 年发布的原始版亚特兰大分类系统进行了比较（Avcedo-Piedra et al, 2014）。其比较的结果是，两套新分类系统在所有的结果指标中都比先前版本表现得更好。然而，修订版亚特兰大分类系统在病人的日常临床护理中表现出更好的关联性。

胰腺炎定义与分类的未来

对胰腺炎分类发展史的深入分析可以看出，所有这些在"定义困境"方面的最新进展如何摒弃了分类的有限的临床目的，以便更好地研究这一复杂疾病不同的特定特征。随着人们认识到急性和慢性胰腺炎之间的深层次但仍有争议的相关性，分类系统可能会周而复始，回到原点。

作为临床实践的一个核心信息，必须仔细分析每个病人的病史，以确认可能包括酗酒、梗阻、遗传和自身免疫性疾病在内的危险因素。出现胰腺相关腹痛、合并有血清淀粉酶和脂肪酶

改变的临床证据,可以作出胰腺炎的诊断。连续性临床观察,以及根据包括超声、CT,尤其是 Wirsung 管和胆管的 MRI 在内的影像学检查结果,制定病人个体化的治疗方案。疾病早期是诊断最困难的阶段,但同时也是给予正确的内科或外科治疗选择的重要阶段。只有对有计划性随访的病人进行动态观察,我们才能对胰腺炎更好地定义和分类,并根据包括生物化学和放射学数据支持的多种分类系统确认其分类。临床医生应在早期对胰腺炎作出诊断,但应避免立刻给予"确定性"的分类,而是应当在分析所有可获得的因素后,以确定首次急性发作是否会导致纤维化、持续胰腺破坏和外分泌、内分泌功能不全等慢性改变。

(刘旭 译　梅斌 审)

第55章

急性胰腺炎的病因、发病机制及诊断

Ser Yee Lee, Brian K. P. Goh, and Chung Yip Chan

急性胰腺炎（acute pancreatitis，AP）是一种导致胰腺腺泡损伤或破坏的胰腺急性炎症反应，临床特征主要为腹痛和血中胰酶水平升高（Banks et al，2013；Sarner & Cotton，1984），其病因、发病机制及病情复杂多样，严重程度分级由轻症到重症，甚至合并危及生命的并发症。在修订后的亚特兰大分类中，急性胰腺炎分为间质性水肿性胰腺炎和坏死性胰腺炎两种类型（Banks et al，2013）。急性胰腺炎是美国最常见的胃肠道疾病住院诊断，每年住院病人多达23万例（DeFrances et al，2007），发病率在过去几十年中呈上升趋势，年发病率约5/10万~35/10万（Peery et al，2012；Yadav & Lowenfels，2006）。急性胰腺炎及其相关并发症是全球疾病死亡的重要原因，轻症死亡率约1%，重症死亡率可达20%（Cavallini et al，2004，Hamada et al，2014），因此造成了沉重的医疗负担（Andersson et al，2013）。急性胰腺炎管理具有挑战性，重点在于病因诊断、严重程度评估以及疾病和相关并发症的治疗。

急性胰腺炎的病因和发病机制

胆结石和酗酒共占所有急性胰腺炎病因的60%~80%（Sakorafas & Tsiotou，2000），不同人群中病因比例有所差异。胆源性胰腺炎在女性中较常见，而酒精性胰腺炎常见于中年男性（Hamada et al，2014；Yadav & Lowenfels，2006）。大约10%的急性胰腺炎由其他原因引起，如恶性肿瘤、高脂血症、高钙血症、病毒感染、药物和医源性原因等，另外约30%为特发性胰腺炎（Tan & Sherman，2013）。

急性胆源性胰腺炎

4%~8%的胆结石病人会出现继发性胆源性胰腺炎（图55.1A）（Howard，1987）（见第32章和第36章）。急性胆源性胰腺炎的发病率女性高于男性（69% vs. 31%），并随年龄增长而上升（van Erpecum，2006）。急性胆源性胰腺炎的疾病严重程度与酒精性胰腺炎类似，但疾病自然史不同，胆源性胰腺炎随着病情康复，胰腺的内分泌和外分泌功能失调的可能性较小，且大多数的胰腺组织学也恢复正常（Raraty et al，1998）。

Opie于1901年首次在2例重症胰腺炎病人身上观察到嵌顿在肝胰壶腹的胆结石，将胆结石与急性胰腺炎的发病联系起来，此后研究发现胆源性胰腺炎的发病机制是多方面的，包括壶腹部梗阻、胰胆管反流、胆结石相关因素和遗传因素等。

实验和临床研究表明胆结石引起的壶腹部梗阻不仅会诱发胆源性胰腺炎，还会持续和加重胆源性胰腺炎（Acosta et al，2006；Runzi et al，1993）。另一方面，1974年Acosta和Ledesma在94%的胆源性胰腺炎病人的粪便中发现了小结石，而在没有胰腺炎的胆结石对照组病人中，这一比例为8%，这表明造成胆源性胰腺炎的关键原因可能不是胆总管内结石的嵌顿，而是合适大小的胆石通过肝胰壶腹。有研究者在壶腹部无梗阻性结石的情况下，分析了胆源性胰腺炎早期（入院<36小时）手术病人与晚期（入院>3个月）手术病人的壶腹部炎症情况，认为壶腹部局部水肿或痉挛也会导致胰管梗阻（Stone et al，1981）。一过性导管梗阻会使胰管内压力增加，进而导致胰液在间质中外渗和腺体的继发性损伤，而餐后胰液分泌增多可能会导致梗阻的导管内压力增加进而加重损伤（Foitzik & Buhr，1997）。通过内镜下十二指肠乳头括约肌切开术可预防和减少胆源性胰腺炎的反复发作，这也支持了胆结石导致的一过性导管梗阻是胰腺炎的病因（Hammarstrom et al，1998）的结论。胆总管和胰管分别开口的病人也会发生胆源性胰腺炎，可能是由于胆总管下段的结石直接压迫邻近的胰管或引起水肿所致（Jones et al，1987）。

Opie于1901年提出共同通道假设，认为结石阻塞胆道和胰腺的共同通道引起胆汁反流进入胰管引起胰腺炎，而后来的证据反对共同通道假设（Lerch et al，1994），认为正常生理情况下，胰管内的压力比胆管内压力高3倍，可防止胆汁反流进入胰管（Nitsche & Folsch，1999），但是在壶腹部梗阻的情况下，胆管与胰管内的压力梯度可能会逆转（Arendt et al，1999）。无菌性反流液可通过激活胰酶引起胰腺导管系统通透性增加，并不会导致胰腺炎（Luthen et al，1993；Nakamura et al，1996），但是当一过性胆管和胰管梗阻解除后，感染的胆汁流入胰管时可引发急性胰腺炎（Arendt et al，1999）。

胆结石从胆囊掉入胆总管，再通过壶腹部会诱发胆源性胰腺炎。胆石直径小（<5mm）、胆囊管直径宽（>5mm）和结石负荷高（>20颗胆结石）是胆源性胰腺炎的重要危险因素（Sugiyama & Atomi，2004）。胆结石呈桑葚状或表面不规则（Diehl et al，1997；McMahon & Shefta，1980）、胆囊胆固醇结晶过多、胆囊排空功能好也会增加胰腺炎的风险（Venneman et al，2005）。

近年来，编码胰酶或其抑制剂的基因变异被认为是急性胰腺炎发生的潜在危险因素。研究发现，急性胰腺炎病人的 SPINK1 基因（编码胰蛋白酶活性的抑制剂）突变率较健康对照组显著升高（O'Reilly et al，2008）。还有反复胆源性胰腺炎与 ABCB4 基因突变相关的病例报道，认为该基因编码一种多药耐药蛋白，参与磷脂酰胆碱跨肝细胞小管膜转运。

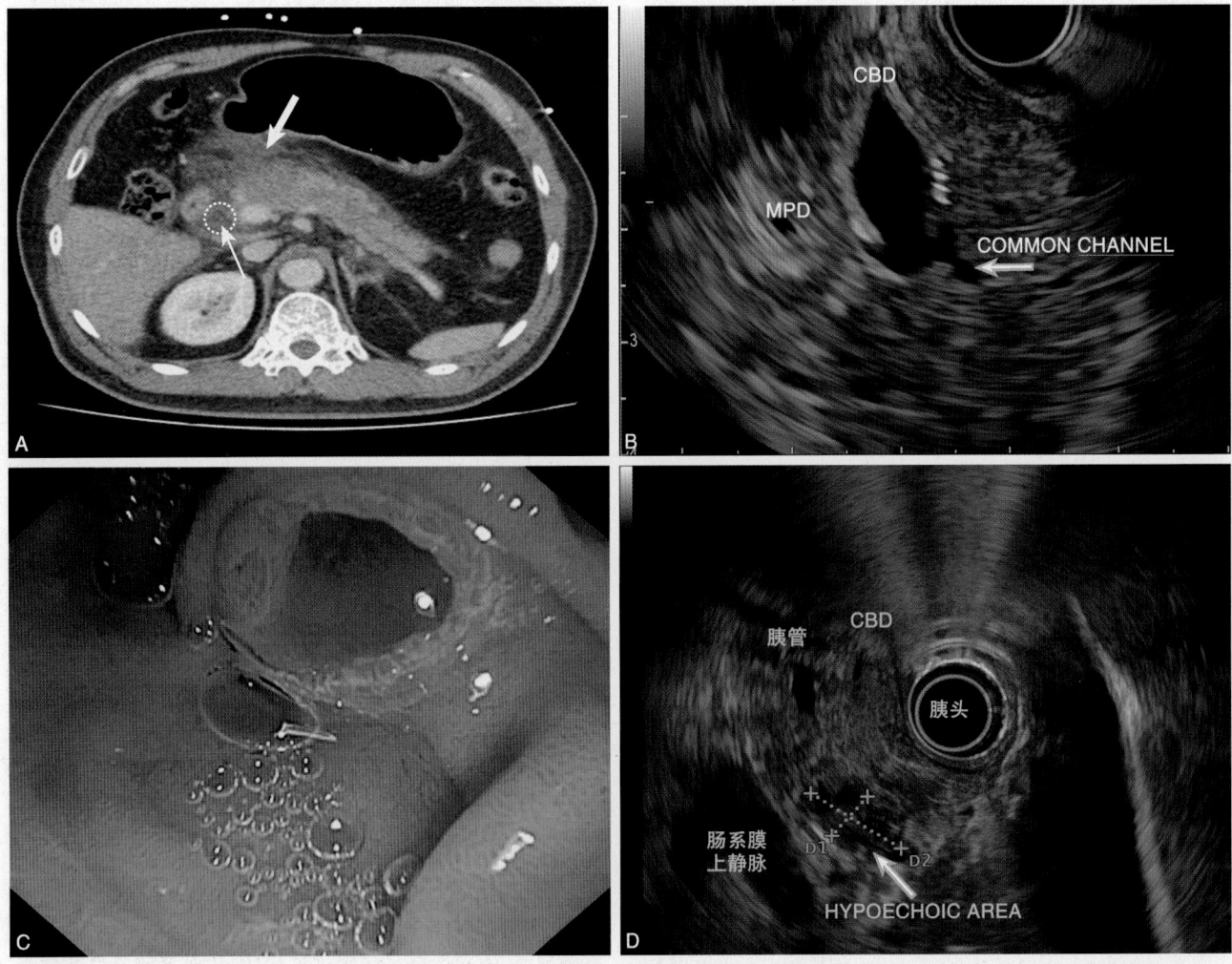

图 55.1 急性胰腺炎的病因。(A)急性胆源性胰腺炎的 CT 图像。细箭头,胆总管内小胆结石(圆圈);粗箭头,胰腺头颈部水肿伴胰周积液。(B)超声内镜(EUS)显示胰胆管汇合异常(ABPJ)。CBD,胆总管;MPD,主胰管。箭头表示共同通道。(C)内镜下乳头内有黏液流出,导管内乳头状黏液性肿瘤引起胰腺炎。(D)最初诊断为特发性胰腺炎,CT 未检测到病因,但 EUS 进一步检查显示低回声区病变(箭头),证实为胰腺癌(Images courtesy Dr. Damien Tan and Dr. Ser Yee Lee)

急性酒精性胰腺炎

酒精性胰腺炎常见于男性,可能是由于男性饮酒较多,而不是性别的易感性差异(Lankisch et al,2002)。酒精性胰腺炎的发病高峰年龄为 40 岁~60 岁,发病率因人种和地域分布而异(Yadav & Lowen-fels,2006)。酒精性胰腺炎病人平均每天的酒精摄入量为 100~150g,尽管胰腺炎发生的风险随着酒精摄入量的增加而相应增加,但酗酒者中只有少数罹患此病(Sakorafas & Tsiotou,2000;Steinberg & Tenner,1994)。而另一方面,多达 75% 的酗酒者尸检符合胰腺炎特征(Dufour & Adamson,2003),这表明酒精可能使胰腺更敏感,在遗传、环境因素共同作用下诱发胰腺炎。

酒精可直接作用于胰管和胰腺腺泡细胞,增加胰石蛋白和糖蛋白(GP2)的分泌,这两种蛋白在胰管内沉淀,形成蛋白栓,最终增大并钙化形成胰管结石(Apte et al,1996,1997)。蛋白栓和胰管结石在酒精性胰腺炎发生中的作用尚未明确,目前认为这可能促进胰腺炎的进展。动物实验中发现长期摄入酒精会增加胰腺中消化酶,包括胰蛋白酶原、糜蛋白酶原和脂肪酶

以及溶酶体酶组织蛋白酶 B 的含量(Apte et al,1995)。组织蛋白酶 B 可激活腺泡细胞内的组织蛋白酶原,导致胰腺炎特征性的自身消化级联反应(Lindkvist et al,2006)。胰腺可通过氧化和非氧化途径代谢酒精,分别产生毒性代谢产物乙醛和脂肪酸乙酯(fatty acid ethyl esters,FAEE)(Gukovskaya et al,2002;Haber et al,2004),氧化代谢还会产生活性氧,同时消耗抗氧化剂谷胱甘肽。酒精氧化产物乙醛和活性氧以及非氧化代谢产物脂肪酸乙酯均可导致腺泡细胞损伤(Lugea et al,2003;Nordback et al,1991;Werner et al,1997)。酒精代谢的氧化应激效应导致酶原颗粒和溶酶体的稳定性降低,导致胰腺损伤。酒精非氧化代谢的脂肪酸乙酯同样也会使腺泡细胞中的溶酶体不稳定,从而增加溶酶体和消化酶接触的可能性,导致细胞内活化和腺体的自身消化。

尽管证据支持酒精对胰腺有直接毒性作用,但只有少数酗酒病人发生了胰腺炎,这表明遗传或环境易感性因素是诱发该病的重要因素。研究表明,在控制了年龄、性别、体重指数(body mass index,BMI)和酒精因素后,吸烟是酒精性胰腺炎的剂量依赖性危险因素(Lindkvist et al,2008)。迄今为止,研究

尚未明确遗传因素以及消化酶及其抑制剂相关基因突变等与酒精性胰腺炎的关联。实验研究证明细菌内毒素脂多糖可作用于酒精性胰腺炎的发生和进展（Vonlaufen et al, 2007）。

非胆源性和非酒精性急性胰腺炎

非胆源性和非酒精性急性胰腺炎不常见，但越来越多的因素被发现可引起急性胰腺炎，约占病因的四分之一。随着对急性胰腺炎认知的提高以及遗传学、分子生物学和病理学的进展，对其发病机制有了新的认识，急性胰腺炎通常是个体与环境因素复杂相互作用的结果。

代谢原因

高甘油三酯血症　高甘油三酯血症占所有急性胰腺炎病因的 1%～10%（Valdivielso et al, 2014），但是直接继发于高甘油三酯血症的急性胰腺炎很少，除非高甘油三酯血症为重度（定义为空腹>10mmol/L），病人通常合并其他因素，如糖尿病、肥胖、酗酒、妊娠和甲状腺功能减退等，涉及 I、IV 和 V 型高脂血症（Sakorafas & Tsiotou, 2000）。过量的甘油三酯被胰脂肪酶水解，并在胰腺微血管中释放，导致游离脂肪酸（free fatty acids, FFA）浓度过高，超过了白蛋白的结合能力，自聚合成具有洗涤剂性质的胶束结构，损伤腺泡细胞和胰腺毛细血管，由此导致缺血形成酸性环境，启动了更多 FFA 毒性的恶性循环。同时，乳糜微粒水平升高导致血液粘稠度增加，从而加重了缺血，腺泡细胞和微血管损伤导致炎性介质和自由基扩增，最终导致胰腺坏死、水肿和炎症（Scherer et al, 2014; Valdivielso et al, 2014; Zeng et al, 2012）。

在急性胰腺炎的早期阶段，几乎一半的病人会发生轻度的高甘油三酯血症（<5mmol/L），但一些学者认为一般人群中高甘油三酯血症的患病率就较高，这并不是急性胰腺炎真正的发病因素（Charlesworth et al, 2015; Domínguez-Muñoz et al, 1995）。也有研究表明高甘油三酯血症性急性胰腺炎有遗传倾向，乳糜微粒血症相关的脂蛋白脂肪酶缺乏症是一种罕见的常染色体隐性遗传病，由多种脂蛋白脂肪酶基因突变引起，特征为空腹高甘油三酯水平（Foubert et al, 1996）。一项研究纳入 128 例伴或不伴急性胰腺炎的高甘油三酯血症病人，分析了阳离子胰蛋白酶原（PRSS1）、丝氨酸蛋白酶抑制剂 Kazal 1 型（SPINK1）、囊性纤维化跨膜传导调节因子（CFTR）和肿瘤坏死因子超家族成员 2（TNF2）基因突变频率，结果显示在高甘油三酯血症病人中，CFTR 和 TNF 基因多态性显著升高（Chang et al, 2008）。

高钙血症　高钙血症占急性胰腺炎病因的比例为 1%～4%（Etemad & Whitcomb, 2001），可能与甲状旁腺激素（PTH）升高和高钙血症导致胰管钙沉积相关。高钙血症可通过胰蛋白酶介导的机制激活胰酶，导致胰腺腺泡细胞损伤、胰腺自身消化和胰腺炎的发生。另一个机制是胰腺结石的形成，改变了胰腺的分泌功能，可能导致蛋白栓形成而阻塞胰管。急性高钙血症还可增加胰腺导管膜的通透性，导致胰酶渗漏，损伤胰腺实质。甲状旁腺激素可能对胰腺有直接毒性作用（Cameron & Clemens, 1993），同时患有原发性甲状旁腺功能亢进和急性胰腺炎已有较多报道，但因果关系尚不清楚（Biondi et al, 2011; Kota et al, 2103）。高钙血症可见于全肠外营养支持、骨髓瘤、白血病、维生素 D 中毒、弥漫性肿瘤或重度甲状腺功能亢进病人，这些都与胰腺炎发生相关（Sakorafas & Tsiotou, 2000）。高钙血症导致急性胰腺炎的病因治疗非常重要（Biondi et al, 2011）。

先天性代谢异常　急性胰腺炎与多种罕见的先天性代谢异常相关，一般见于新生儿和儿童。一些家族性先天性代谢异常疾病可引起高脂血症、支链氨基酸降解疾病、同型半胱氨酸尿症、溶血性疾病、急性间歇性卟啉病和多种氨基酸转运蛋白缺陷（Simon et al, 2001），在 I 型糖原贮积症病人中也有急性胰腺炎的报道。这类胰腺炎常见的生理生化过程为高脂血症、乳酸酸中毒、低血糖和高尿酸血症，具体机制尚不清楚（Herman, 1995）。急性胰腺炎相关的代谢疾病还包括枫糖尿病、胱硫醚 β-合成酶缺乏症、3-羟基-3-甲基戊二酰辅酶 A 裂解酶缺乏症、丙酮酸激酶缺乏症、胱氨酸尿症、赖氨酸尿症蛋白不耐受和其他阳离子氨基酸尿症等（Baertling et al, 2013）。但是大多数这些疾病的病人并不会发生胰腺炎，病因亦知之甚少（Simon et al, 2001）。

慢性肾衰竭和透析相关原因

急性胰腺炎可由终末期肾病引起并与之相关，包括慢性肾功能衰竭和透析相关并发症。慢性肾病病人中急性胰腺炎的并发症和死亡率显著升高。急性胰腺炎的诊断还会受到肾功能不全造成的胰酶水平改变以及透析和尿毒症造成的胰腺损伤的影响（Golay & Roychowdhary, 2012）。腹膜透析病人中胰腺炎的发生率显著高于血液透析病人，后者的急性胰腺炎发生率与一般人群相似（Banks, 2002; Lankisch et al, 2008）。在多达 60% 的长期接受透析病人的尸检中发现胰腺异常改变（Bruno et al, 2000）。腹膜透析液中的有毒物质、血钙和 PTH 水平变化以及细菌和病毒感染可能是引发急性胰腺炎的因素（Joglar & Saade, 1995）。腹膜透析液中钙还会在胰腺中局部积聚。终末期肾病病人体内各种胃肠激素的分泌增加，如胆囊收缩素、胰高血糖素和抑胃多肽，可刺激胰酶如胰蛋白酶分泌过多，也可引发急性胰腺炎（Owyang et al, 1982）。另一种机制是在高腹内压情况下腹内输注大量非生理性液体，容易使胰腺发生实质损伤和缺氧，诱导蛋白水解酶过早激活，从而导致急性胰腺炎。这些都是腹膜透析病人中急性胰腺炎发生率升高的原因（Bruno et al, 2000）。

药物和毒素导致的胰腺炎

药物导致的胰腺炎（drug-induced pancreatitis, DIP）非常罕见，占急性胰腺炎发生率的 0.1%～2%（Nitsche et al, 2010）。根据世界卫生组织（World Health Organization, WHO）数据库，525 种药物的副反应可导致急性胰腺炎。流行病学研究显示，DIP 的风险人群包括老人、儿童、女性、炎症性肠病病人和人类免疫缺陷病毒（human immunodeficiency virus, HIV）病人（Balani & Grendell, 2008, Nitsche et al, 2010）。DIP 的必要治疗是及时停用致病药物，因此，DIP 的管理和预防需要一个可靠的胰腺炎相关药物数据库。DIP 发病原因和机制尚不明确且存在争议，毒性代谢产物、中间产物的蓄积和超敏反应可引起免疫介导的损伤和胰管狭窄（Underwood & Frye, 1993）、胰腺局部血管性水肿效应和小动脉血栓形成（Kaurich, 2008）。药物引起高钙血症或高甘油三酯血症的不良反应也是 DIP 的机制（Jones, 2015）。经常引起急性胰腺炎的药物包括血管紧张素转换酶（ACE）抑制剂、抗糖尿病药物、他汀类药物、5-氨基水杨酸及其衍生物、抗生素和丙戊酸等。表 55.1 总结了 DIP 的分类和相关药物（Badalov et al, 2007; Hung, 2014; Jones MR, 2015; Karch & Lasagna, 1975; Kaurich, 2008; Mallory & Kern, 1980; Nitsche et al, 2010; Trivedi & Pitchumoni, 2005）。

表 55.1　药物导致的急性胰腺炎分类及常见的药物和毒素

类别	Ⅰa类	Ⅰb类	Ⅱ类	Ⅲa类	Ⅳ类
定义 Badalov et al,2007	至少1例报告,激发试验阳性 排除急性胰腺炎的其他病因	至少1例报告,激发试验阳性 未排除胰腺炎的其他病因	至少4例报告 75%或更多病例的药物潜伏期一致	至少2例报告 药物潜伏期不一致 无激发试验	单个病例报告 无激发试验

相关性	明确相关		很可能相关	可能相关	
定义 Mallory & Kern,1980	符合标准 1. 在疑似药物治疗期间发生胰腺炎。 2. 无其他急性胰腺炎病因证据。 3. 停药后症状消失。 4. 重新使用药物后胰腺炎复发。		符合1、2、3条 但激发试验无胰腺炎复发证据	胰腺炎的单个病例报告	
定义 Karch & Lasagna,1975	1. 药物反应遵循合理的给药后时间顺序,遵循已知的反应模式 2. 停药后(去激发)症状消失 3. 重新使用药物(再激发)后再次出现症状		符合1、2条 3. 已知的病人临床特征无法解释	符合1条 2. 可能由病人的临床特征或其他治疗方式产生的	

| 药物
Badalov et al,2007
Jones MR,2015
Kaurich,2008
Hung,2014
Nitsche et al,2010
Trivedi & Pitchumoni,2005
Mallory & Kern,1980 | α-甲基多巴
阿拉伯糖苷
偶氮二水杨酸酯苯扎贝特
大麻
卡比马唑
可待因
胞嘧啶
阿糖胞苷
氨苯砜
依那普利
艾塞那肽
呋塞米
异烟肼
美沙拉秦
甲硝唑
喷他脒
普伐他汀
普鲁卡因胺
吡硫醇
辛伐他汀
葡萄糖酸锑钠
磺胺甲噁唑
舒林酸
四环素
丙戊酸 | 全反式视黄酸
胺碘酮
硫唑嘌呤
枸橼酸氯米芬地塞米松
异环磷酰胺
拉米夫定
氯沙坦
炔雌醇/甲氧基炔雌醇
硫嘌呤
葡甲胺
甲巯咪唑奈非那韦
炔诺酮/美雌醇
奥美拉唑
倍美力
磺胺二甲噁唑
甲氧苄啶 | 对乙酰氨基酚
氯噻嗪
氯氮平
地高辛
红霉素
雌激素
左旋天冬酰胺酶
培门冬酶
丙泊酚
他莫昔芬 | 阿仑膦酸钠
阿托伐他汀
卡马西平
卡托普利
头孢曲松
氯噻酮
西咪替丁
克拉霉素
环孢菌素
金制剂
氢氯噻嗪
吲哚美辛
干扰素/利巴韦林
厄贝沙坦
异视黄酸
酮咯酸
赖诺普利
美托拉宗
二甲双胍
米诺环素
米氮平
萘普生
紫杉醇
泼尼松
泼尼松龙 | ACTH 氨苄青霉素
苄氟噻嗪
贝那普利
倍他米松
卡培他滨
顺铂
秋水仙碱
环磷酰胺
赛庚啶
达那唑
双氯芬酸
二氮嗪
多柔比星
依他尼酸
泛昔洛韦
非那雄胺
5-氟尿嘧啶
氟伐他汀
吉非罗齐
白细胞介素-2
酮洛芬
洛伐他汀
甲芬那酸
呋喃妥因
奥曲肽
羟基保泰松
青霉素
酚酞丙氧芬
雷米普利
雷尼替丁
利福平
利培酮
利托那韦
罗红霉素
瑞舒伐他汀
舍曲林
士的宁
他克莫司
氨己烯酸/拉莫三嗪
长春新碱 |
| 毒素(来源)
Khurana & Barkin,2001 | 乙醇(防冻剂、有机溶剂)
甲醇(溶剂、指甲油、汽油添加剂)
有机磷杀虫剂(农药、农业喷雾剂、家用杀虫剂、除草剂)
蝎毒 | | α毒素(产气荚膜梭菌、金黄色葡萄球菌)
柴油机废气(柴油机)
五氯苯酚(纸、皮革、木材防腐剂、杀菌剂)
三氯乙烯(金属脱脂器、兽用麻醉剂) | 黄曲霉毒素(受污染的食物、花生、谷物)
四氯化碳(有机溶剂、干洗、灭火器、制冷剂)
钴(金属合金)
中性红(着色剂、热带杀病毒剂) | |

ACTH,促肾上腺皮质激素。

毒素是急性胰腺炎的罕见病因,很可能被错误地认为是特发性胰腺炎,其机制可能与某些药物导致的急性胰腺炎类似。通常报道的毒素包括蝎毒(Gallagher et al,1981)、有机磷酸酯类抗胆碱酯酶杀虫剂(Lee,1989)、有机溶剂、五氯苯酚(表55.1)(Cooper & Macaulay,1982)和乙二醇(Ellenhorn et al,1988,Khurana & Barkin,2001)。草药或替代药物相关的急性胰腺炎数据有限(Hung & AbreuLanfranco,2014),有报道称锯棕榈(美洲矮棕榈树果实的提取物)可导致急性胰腺炎,锯棕榈刺激雌激素受体,可能导致高甘油三酯血症或诱发高凝状态,导致胰腺坏死,锯棕榈还可抑制环氧合酶,这也与急性胰腺炎的发生相关(Jibrin et al,2006;Wargo et al,2010)。

感染原因

某些细菌、病毒、真菌和寄生虫感染也可引起急性胰腺炎,发病率尚不清楚,治疗感染对于逆转胰腺炎的作用也未证实。感染导致急性胰腺炎的诊断标准为具有胰腺炎的组织学和影像学证据,结合感染原的实验室证据,并排除常见的胰腺炎病因(表55.2)。

细菌原因　许多细菌病原体被认为可通过血行、淋巴途径或经胆管、胃肠道到胰管的上行性感染引起急性胰腺炎。肺炎支原体感染是其中之一,研究发现急性胰腺炎病人中的支原体抗体滴度较高(Freeman & McMahon,1978;Leinikki et al,1973),其机制可能与支原体感染导致自身免疫介导支原体感染应答和器官特异性毒素产生相关(Economou & Zissis,2000)。还有其他致病菌如钩端螺旋体、空肠弯曲菌、伤寒沙门氏菌、布氏杆菌、小肠结肠炎耶尔森菌、假结核耶尔森菌、军团菌、诺卡菌、结核分枝杆菌以及鸟分枝杆菌引起胰腺炎的报告(Daher et al,2003;Edwards & Evarard,1991)。

病毒原因　病毒感染是急性胰腺炎最主要的感染原因,其临床诊断是基于病毒抗体的检测以及排除常见原因引起的胰腺炎。流行性腮腺炎病毒于1905年开始被认为是急性胰腺炎的病因,Lemoine和Lapasset在尸检中描述了首例与流行性腮腺炎病毒感染相关急性胰腺炎的病例(Wood et al,1974),自大规模接种麻疹、腮腺炎、风疹(measles,mumps,rubella,MMR)疫苗以来,急性胰腺炎的报道明显减少(Economou & Zissis,2000;Vanlioglu & Chua,2011)。1944年,Linsey首次描述了急性胰腺炎与病毒性肝炎的相关性,现已得到公认,其中乙型肝炎与急性胰腺炎的关系最密切(Alex-ander et al,1988;Amarapurkar et al,1996;Eugene et al,1990)(见第70章)。急性胰腺炎通常是暴发性肝衰竭的并发症,在非暴发性病毒性肝炎中的急性胰腺炎并不常见,仅有个例报道(Mishra et al,1999),人类免疫缺陷病毒(HIV)感染的获得性免疫缺陷综合征(acquired immunodeficiency syndrome,AIDS)病人也有罹患急性胰腺炎的风险。AIDS病人可能合并的一些因素,如饮酒、胆道疾病、恶性肿瘤如卡波西肉瘤、淋巴瘤,还有治疗中使用抗逆转录病毒药物和其他药物如皮质类固醇、酮康唑、磺胺类药物、喷他脒、甲硝唑、异烟肼等以及真菌、巨细胞病毒、单纯疱疹、隐孢子虫病等机会性感染均会导致急性胰腺炎(Dragovic,2013)。其他可引起急性胰腺炎的病毒还包括柯萨奇B病毒、巨细胞病毒、水痘-带状疱疹和单纯疱疹等(Economou & Zissis,2000;Iwasaki et al,1985;Ozsvar et al,1992;Ramsingh et al,1997)。

真菌和寄生虫原因　真菌和寄生虫引起的急性胰腺炎非常罕见。据报道,曲霉菌是急性胰腺炎的潜在病原体(Parenti et al,1996)。蛔虫是发展中国家常见的寄生虫,在一些热带国家可占人口的20%~82%(Khuroo,2001),它可通过阻塞胰管引起急性胰腺炎,尤其对于儿童病人,胰管相比寄生虫要窄得多。通过相似机制引起急性胰腺炎的寄生虫还包括华支睾吸虫、后睾吸虫属、树状微丝蚴、肝片吸虫、埃及血吸虫、曼氏血吸虫、弓形虫、隐孢子虫和卫氏并殖吸虫等(Hung et al,2014;Parenti et al,1996)(见第45章)。

医源性或创伤性胰腺炎

经内镜逆行胰胆管造影(ERCP)后胰腺炎(post-ERCP pancreatitis,PEP)是最常见的医源性胰腺炎,PEP定义为ERCP术后24小时内新发腹痛或腹痛加重,临床符合急性胰腺炎,胰酶升高至少为正常上限的3倍,并导致2天以上的住院。行诊断性ERCP操作的病人中胰腺炎的发生率约为1%~3%,行治疗性ERCP操作的病人中胰腺炎的发生率为2%~5%,Oddi括约肌测压的病人中高达25%(见第20章和第29章)。美国每年用于PEP的医疗支出超过2亿美元(Elmunzer,2015)。女性、Oddi括约肌功能障碍、胰腺导管内乳头状黏液性肿瘤、有反复发作的胰腺炎病史、既往PEP病史、内镜下行括约肌切开术、操作中插管困难和胰管内注射都是PEP的独立危险因素(Ding et al,2015;Testoni et al,2010;Vandervoort et al,2002)。

胰腺外伤病人通常表现为腹痛、白细胞升高和血淀粉酶水平升高三联征。钝性和穿透性外伤都可能损伤胰腺,但由于胰腺位于腹膜后,胰腺损伤并不常见(见第123章)。急性胰腺炎在钝性创伤病例中的发生率低于2%,但在枪伤或刺伤引起的穿透性创伤中的发生率高达12%~30%(Debi et al,2013;Fisher & Brasel,2011)。在腹部外伤时,胰腺损伤有时很难辨别,但需要持高度怀疑。胰腺损伤可轻可重,从胰腺挫伤到严重挤压伤甚至横断导致胰源性腹水和急性胰管破裂。胰管损伤愈合也可能引起主胰管瘢痕和狭窄,导致梗阻性胰腺炎。

自身免疫性胰腺炎

自身免疫性胰腺炎(AIP)是一种罕见而独特的疾病,皮质类固醇治疗有明显效果(Finkelberg et al,2006;Hart et al,2015)(见第54章和第57章)。随着对AIP的认识逐渐增加,其临床

表55.2　感染导致的急性胰腺炎诊断标准

标准	确定	很可能	可能
胰腺炎	手术、尸检发现胰腺炎证据或者影像学证据	淀粉酶和/或脂肪酶升高3倍和典型症状	淀粉酶和/或脂肪酶升高3倍,无典型症状
感染	通过染色或培养在胰腺或胰管中鉴定出微生物	从血液或胰液培养生物体或者血清学诊断(滴度上升4倍或以上)与临床或流行病学特征	其他身体部位的生物体培养或者血清学诊断(滴度升高4倍或以上)

(Modified from Parenti DM,Steinberg W,Kang P,1996:Infectious causes of acute pancreatitis. Pancreas 13(4):356-371.)

发病率也在增加。AIP 的特征是影像上胰腺弥漫性肿大和节段性、弥漫性或不规则性主胰管狭窄，血清 IgG 水平升高(>2倍上限，特别是 IgG4 亚型)，出现自身抗体，组织学上表现为淋巴浆细胞浸润和纤维化。国际共识根据 AIP 的组织学特征，将其分为 1 型 AIP，即浆细胞性硬化性胰腺炎(lymphoplasmacytic sclerosing pancreatitis,LPSP)和 2 型 AIP，即特发性导管中心性胰腺炎(idiopathic duct-centric pancreatitis,IDCP)。AIP 可通过临床特征进行联合诊断，包括胰腺实质影像、胰管影像、血清学、胰腺外器官受累、胰腺组织学和皮质类固醇治疗反应，根据其诊断可靠性，各个诊断特征被分为 1 级和 2 级(Shimosegawa et al,2011)。1 型和 2 型 AIP 的临床特征具有相似性，也存在一定差异(表 55.3)(Hart et al,2015;Kamisawa et al,2011,2013)。

解剖或先天性原因

胰腺解剖变异或先天性畸形可导致急性胰腺炎。胰腺分裂(PD)是最常见的胰腺导管解剖变异，发生率高达 7%~12%(Bernard et al,1990;Testoni,2014)(见第 1 章和第 2 章)。胰腺分裂是胰管在胰腺胚胎期的腹侧和背侧胚芽的融合发生的一种发育畸形，导致胰管系统分离。部分融合时为不完全胰腺分

表 55.3　1 型和 2 型 AIP 的特征

临床特征	1 型 AIP	2 型 AIP
别称	淋巴浆细胞性硬化性胰腺炎;AIP 不伴 GEL	特发性导管中心性胰腺炎;AIP 伴 GEL
流行病学	亚洲>美国、欧洲	欧洲>美国>亚洲
平均诊断年龄	7 岁	青年,50 岁
性别	以男性为主,男性占 75%	男女各 50%
临床表现	无痛性梗阻性黄疸	无痛性梗阻性黄疸;腹痛,急性胰腺炎
血清 IgG4 水平	通常升高,约 66%	大多正常,约 25% 升高
胰腺外受累	近端胆管、唾液腺、肾脏,腹膜后,约 50%	无
炎症性肠病相关性	偶尔	常见,约 10%~20%
对激素反应	极佳,约 100%	极佳,约 100%
复发率	高(20%~60%)	低(<10%)
与 IgG4 相关疾病有关	是	否
组织学特征		
IgG4 组织染色	丰富(>10 个细胞/HP)	很少(<10 个细胞/HP)
粒细胞上皮损害	-	+++
淋巴浆细胞浸润	++	++
导管周围炎症	++	++
阻塞性静脉炎	++	+
席纹状纤维化	++	+

GEL,粒细胞性上皮损害;HP,高倍视野;IgG4,免疫球蛋白 G4。

(From Hart PA,et al:. Recent advances in autoimmune pancreatitis. Gastroenterology 149(1):39-51,2015; and Kamisawa T, et al,2013:Recent advances in autoimmune pancreatitis:type 1 and type 2. Gut 62(9):1373-1380,2013.)

裂,背侧胰管通过腹侧胰管流至十二指肠大乳头(DiMagno & Wamsteker,2011)。胰腺分裂时胰管结构通常较狭窄,胰液引流不通畅,当胰腺受到刺激时或随着时间的推移,十二指肠小乳头无法完全引流胰液,导致胰管相对阻塞和高胰管内压力升高,造成胰腺损伤,从而导致胰腺炎(Bertin et al,2012)。环状胰腺是指胰腺环状生长压迫胆总管和十二指肠(Testoni,2014),约三分之一的环状胰腺病人伴有胰腺分裂,但尚不清楚胰腺炎的原因是环状胰腺或胰腺分裂。Oddi 括约肌是围绕胆总管下段、主胰管和共同通道的平滑肌复合体,其主要功能是调节胰液和胆汁的流量,防止十二指肠内容物反流进入胆管。Oddi 括约肌功能障碍是指 Oddi 括约肌收缩力异常,临床上可表现为疼痛、胰腺炎或肝功能异常。正常情况下,胰管内压力比胆管高,很少发生胆汁反流到胰管内,而胰胆管汇合异常可导致胆汁反流引起胰腺炎(图 55.1B)。胆总管囊肿和十二指肠重复囊肿畸形等解剖变异也可引起急性胰腺炎(Sherman,1996)。

肿瘤

胰腺炎可以是胰胆管和壶腹周围肿瘤的首发表现(见第62 章)。对于首次发生胰腺炎的 40 岁以上病人,尤其伴有体重减轻、食欲减退或新发糖尿病等情况应考虑肿瘤因素。导致胰腺炎的最常见的肿瘤类型包括导管内乳头状黏液性肿瘤(图55.1C)、黏液性囊性肿瘤、壶腹部肿瘤、胰岛细胞瘤和胰腺癌(图 55.1D)。发生于十二指肠乳头部位的良性肿瘤如腺瘤、脂肪瘤、纤维瘤、淋巴管瘤、平滑肌瘤等,导致导管阻塞时也可引起胰腺炎(Kim et al,2001)。

遗传因素

胰腺炎具有遗传易感性(Whitcomb,2010),目前已发现胰蛋白酶原功能获得性突变导致的遗传性胰腺炎。分子、流行病学和遗传学研究确定了与急性和慢性胰腺炎易感性相关的基因靶点,包括 SPINK1、CFTR、阳离子胰蛋白酶原(PRSS1)、阴离子胰蛋白酶原(PRSS2)、MCP-1-2518 G 等位基因、钙敏感受体(calcium-sensing receptor,CASR)和糜蛋白酶 C(chymotrypsinogen C,CTRC)(图 55.2)(Masamune et al,2011;Papachristou et al,2005;Whitcomb,2010)。携带这些基因突变的病人发生胰腺炎的风险增加,其作用机制可能与高钙血症、高脂血症等原因相关。最近研究表明,特发性急性胰腺炎和特发性复发性胰腺炎病人可能具有不同的遗传背景(Masamune et al,2011)。

特发性急性胰腺炎

尽管进行了全面的问诊、体格检查、实验室检查和影像学检查,但仍有 30% 的急性胰腺炎无法明确病因(Tan & Sherman,2013),被归类为特发性急性胰腺炎(idiopathic acute pancreatitis,IAP)(Levy & Gennen,2001)。特发性急性复发性胰腺炎(idiopathic acute recurrent pancreatitis,IARP)是指有 1 次以上的 IAP 发作。IAP 和 IARP 的评估需谨慎,因为大多数未经治疗的病人急性胰腺炎反复发作后可导致慢性胰腺炎(Seidensticker 等,1995)。很多 IAP 和 IARP 病例实际上可能由未被认识的原因引起的,如基因突变、药物、毒素,希望随着我们对这一疾病的理解不断加深而逐渐减少。

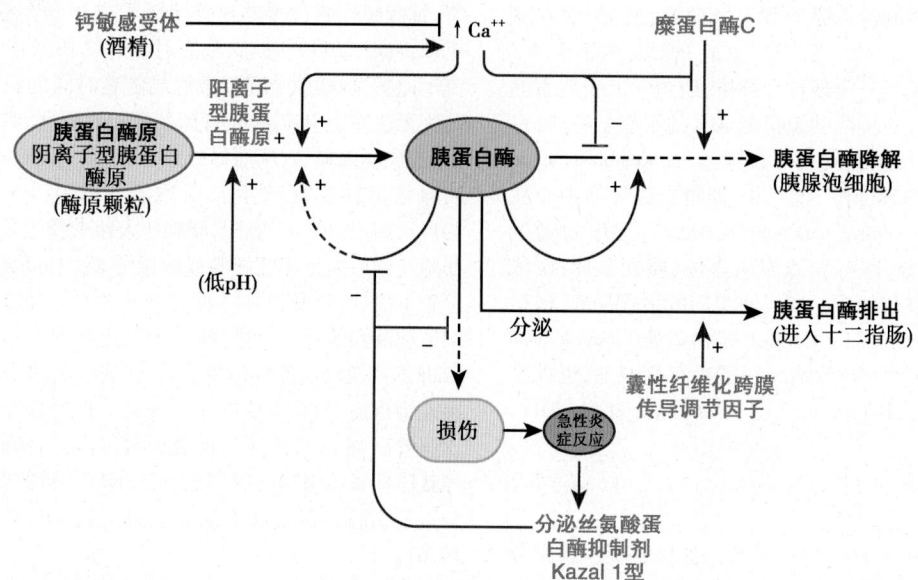

图 55.2   急性胰腺炎的遗传基础。胰腺内胰蛋白酶原活化为胰蛋白酶在胰腺炎的发病机制中起重要作用。阳离子型胰蛋白酶原突变（PRSS1+）、高 Ca^{2+} 水平、活化胰蛋白酶和低 pH 值会促进胰蛋白酶原活化。Ca^{2+} 水平受钙敏感受体（CASR）调节，而酒精（EtOH）会导致其失调。囊性纤维化跨膜传导调节因子（CFTR）和其他活化胰蛋白酶分子可以促进活化胰蛋白酶的降解，但会被高 Ca^{2+} 阻断。活化的胰蛋白酶导致胰腺损伤，从而导致急性炎症反应（AIR），在此过程中，分泌丝氨酸蛋白酶抑制剂 Kazal 1 型（SPINK1）的表达会上调，SPINK1 可阻断活化胰蛋白酶，从而阻止胰蛋白酶原的进一步激活，避免进一步的组织损伤。CFTR 通过一种腺泡细胞机制，将胰蛋白酶排出胰管，而 CFTR 突变可导致胰管分泌和胰蛋白酶原/胰蛋白酶排出减少。蓝色斜体表示的基因变异与胰腺炎相关（From Whitcomb DC：Genetic aspects of pancreatitis. Annu Rev Med 61：413-424，2010.）

急性胰腺炎的评估

诊断评估

急性胰腺炎的诊断是依据病人的临床表现和血淀粉酶和脂肪酶水平，问诊时应关注可能的病因，如胆结石、大量饮酒等，常见的临床表现为急性和持续性疼痛，局限于上腹部或右上腹，通常放射至背部（Frossard et al，2008），疼痛持续数天并可伴有恶心呕吐。代谢或酗酒相关的急性胰腺炎疼痛定位可能不准确，发作稍缓和（Whitcomb，2006）。体征主要取决于胰腺炎的严重程度（Frossard et al，2008），轻症胰腺炎通常表现为上腹部压痛，无板状腹或反跳痛等腹膜炎体征，但重症时可有明显的急腹症表现，重症坏死性胰腺炎的渗出液沿着镰状韧带和腹膜后渗透分布，导致 Cullen 征和 Grey Turner 征。

血淀粉酶和脂肪酶水平升高超过正常上限的 3 倍支持急性胰腺炎的诊断。血淀粉酶浓度通常在症状发作后数小时内升高，并在约 5 天内恢复正常（Frossard et al，2008）。值得注意的是，也有 19% 的急性胰腺炎病人入院时淀粉酶水平不升高。此外，对于肾损伤、唾液腺疾病和其他腹部疾病如急性阑尾炎、内脏穿孔、肠梗阻、肠系膜缺血的病人，淀粉酶水平也可能升高。血脂肪酶水平可以在较长时期内保持升高，比淀粉酶具有更好的特异性。其他实验室检查，如胰蛋白酶原活化肽和胰蛋白酶原 2 水平，具有比血淀粉酶或脂肪酶更高的特异性，但临床应用较少（Whitcomb，2006；Yokoe et al，2015）。

当根据临床表现和生化检查诊断急性胰腺炎困难时，可行超声、CT 或 MRI 等影像学检查帮助诊断和鉴别其他腹部疾病（Whitcomb，2006）。CT 对诊断胰腺炎的灵敏度为 87%～90%，特异度为 90%～92%（Frossard et al，2008）。影像学检查还有助于明确胰腺炎及其并发症的原因。

急性胰腺炎严重程度的定义和分类

大多数急性胰腺炎为轻症且具有自限性（Mofidi et al，2009a），大约 20% 可能进展为重症胰腺炎，导致严重的局部和全身并发症，死亡率显著升高。胰腺炎严重程度的定义和分类在临床实践和研究中都至关重要（Banks et al，2013；Dellinger et al 2012）。入院时早期识别胰腺炎病人的严重程度可采取积极治疗和有效转诊；有利于对重症胰腺炎的病人优化和调整其治疗策略，及时给予肠内营养、抗生素或行内镜下括约肌切开术等治疗（Bollen et al，2012）。对急性胰腺炎病人进行准确分层也有利于临床试验招募和各研究之间的有效比较（Dellinger et al，2012）。

第一个胰腺炎分类系统是 1965 年在法国马赛建立的（Alsfasser et al，2013），此后定义重症胰腺炎的标准是 1992 年提出的亚特兰大分类（表 55.4）（Bradley，1993），基于临床、影像学和病理学结果，将胰腺炎分为轻度间质性胰腺炎和重症坏死性胰腺炎，其主要缺点是没有区分重症胰腺炎的预测（基于 Ranson 和 APACHE Ⅱ 标准）与实际（基于器官衰竭）严重程度。最初的亚特兰大分类也未能认识到器官衰竭数量和持续时间是急性胰腺炎的重要预后因素（Johnson et al，2004a）。

表 55.4 胰腺炎分类系统

分类	轻度	中度	重症
亚特兰大分类 2012 (Banks et al,2013)	无器官衰竭 无局部或全身并发症 死亡率非常低	暂时性器官衰竭<48h 和/或局部或全身并发症 死亡率远低于重症急性胰腺炎	持续性器官衰竭(单个或多个) 通常有局部并发症 死亡率高达 36%~50%
亚特兰大分类 1992 (Bradley,1993)	轻微器官功能障碍 适当补液治疗有效,体征和实验室检查很快恢复正常	未定义	器官衰竭和/或局部并发症,如坏死、脓肿或假性囊肿 Ranson 评分 ≥3 或 APACHE Ⅱ 评分≥8
基于决定因素分类 (Dellinger 2012,et al; Thandassery et al,2013)	无胰周坏死 无器官衰竭 死亡率 0%	无菌性胰周坏死和/或暂时性器官衰竭 死亡率 3.6%	重症:感染性胰周坏死或持续性器官衰竭 死亡率 33.8% 危重:感染性胰周坏死和持续性器官衰竭 死亡率 87.5%

定义	器官衰竭	局部并发症 早期(4 周内)	晚期(>4 周)
亚特兰大分类 2012 (Banks et al,2013)	呼吸、循环、肾脏任一系统使用改良的 Marshall 评分系统 ≥2 (Marshall 等人,1995) 评分:0-4 呼吸系统 PaO_2/FiO_2:400;301~400;201~300;101~200;≤101 肾脏 血肌酐(μmol/L):≤134;134~169;170~310;311~439;>439 循环 收缩压(mmHg):>90;<90,输液有反应;<90,输液无反应;<90,pH<7.3;<90,pH<7.2	急性胰周液体积聚:通常在早期出现,与间质性水肿性胰腺炎相关,增强 CT 显示均匀,无完整包膜,可单发或多发 急性坏死性积聚(ANC):包含液体和坏死组织 感染性坏死:ANC 或 WON 感染,根据病人的临床表现或增强 CT 提示气体	胰腺假性囊肿:胰周包裹性积液,坏死极少或无坏死,发生在间质性水肿性胰腺炎后 包裹性坏死(WON):成熟、包裹的胰腺和/或胰周坏死;坏死性胰腺炎发作后 感染性坏死:ANC 或 WON 感染,根据病人的临床表现或增强 CT 提示气体
基于决定因素分类 (Dellinger et al,2012)	持续器官衰竭:≥48h 暂时器官衰竭:≤48h 循环:需要正性肌力药物 肾脏:肌酐≥171μmol/L 呼吸:PaO_2/FiO_2≤300mmHg	胰周坏死:位于胰腺和/或胰周的无包裹性坏死组织,可以是固体或半固体 无菌性胰周坏死:胰周坏死无感染证据 感染性胰周坏死(至少存在一项):CT 提示胰周坏死内有气体;胰周坏死通过穿刺抽吸或首次引流或坏死组织清创得到阳性培养结果	

APACHE,急性生理及慢性健康评分。
(From Banks PA,et al,Acute Pancreatitis Classifcation Working Group:Classifcation of acute pancreatitis—2012:revision of the Atlanta classifcation and definitions by international consensus. Gut62(1):102-111,2013;and Bradley EL Ⅲ:A clinically based classifcation system for acute pancreatitis:summary of the International Symposium on Acute Pancreatitis,Atlanta,1992. Arch Surg 128:586-590,1993.)

随着对坏死性胰腺炎和器官衰竭的病理生理学和转归的理解加深,于 2012 年修订了亚特兰大分类(表 55.4)(Banks et al,2013)。修订后的分类定义了急性胰腺炎的三种严重程度,反映了胰腺炎是一种演变的动态疾病,疾病严重程度可能在疾病过程中发生变化。另一个重要的修订包括胰腺和胰周积液的定义,以及区分液体积聚与坏死性积液。

与此同时,根据一项大型国际研究(Dellinger et al,2012)提出了基于决定因素分类(DBC)。在该系统中,胰腺炎被分为四级:轻度、中度、重症和危重(表 55.4)。DBC 基于两点来克服最初亚特兰大标准的局限性,首先,它是根据严重程度的实际因素如坏死和器官衰竭,而不是预测因素如 APACHE Ⅱ 和 Ranson 评分;其次,该系统中采用的严重程度因素与病情严重性有直接因果关系。最近的前瞻性研究表明,DBC 根据死亡率对病人进行了准确分层,轻度、中度、重症和危重的胰腺炎病人的死亡率

分别为 0、3.6%、33.8% 和 87.5%(Thandassery et al,2013)。

目前尚不确定修订后的亚特兰大分类或 DBC 是否会成为将来主导的分类系统(Petrov et al,2013;Windsor & Petrov,2013),最近一项前瞻性研究(Nawaz et al,2013)认为这两种分类系统均优于 1992 年亚特兰大分类。

临床评估

当急性胰腺炎病人入院时,预测其可能的病程和结局至关重要,但这即使对于经验丰富的临床医生也具有挑战性。75%~80% 的急性胰腺炎是一种良性轻症疾病,重要的是确定可能进展为重症胰腺炎并出现严重并发症的病人,早期给予重症监护和治疗可以使他们获益。目前有多种预后评分系统有助于预测胰腺炎的病程,包括基于临床参数和实验室结果的严重度评分系统(如 Ranson 评分)、基于影像学的标准(例如

Balthazar 评分)和单一的化验指标如 CRP 等(Frossard et al,2008;Whitcomb,2006)。

急性胰腺炎的死亡率呈双相分布,早期死亡通常是由于发生严重和不可逆的多器官功能障碍,而晚期死亡是由于疾病后期的败血症及胰腺炎后遗症导致的器官衰竭。区别暂时性和持续性器官衰竭对预测重症急性胰腺炎的死亡率有重要意义(Banks et al,2013;Dellinger et al,2012),入院后 7 天内持续或恶化的多器官功能障碍是疾病导致死亡的最有效预测因素(Buter et al,2002;Johnson & Abu-Hilal,2004;Mofidi et al,2009a)。

评估胰腺炎严重程度的评分系统

急性胰腺炎严重性的早期预测对于识别严重并发症和死亡风险更高的病人是非常重要的,自 20 世纪 70 年代以来,已经有多种评分系统来预测急性胰腺炎的临床病程(Mofidi et al,2009a)。第一个被广泛使用的评分系统是 Ranson 评分(Ranson et al,1974)。Ranson 评分的制定是根据 100 例急性胰腺炎病例评估的 43 个临床和实验室结果中筛选出 11 个重要预后因素(表 55.5),其主要局限性是预测在 48 小时后完成,且适用于预测极端情况(小于 3 个标准预测生存,超过 3 个标准预测死亡),对于中间状态的评估作用较差(Mofidi et al,2009a)。随后提出的 Glasgow(Imrie)严重程度评分系统,简化为 9 个变量,并具有与 Ranson 评分相似的预后准确性(Imrie,2003;Blamey et al,1984)。日本严重度程度评分(Japanese Severity Score,JSS)也可用于预测急性胰腺炎的严重程度和死亡率(Saitoh et al,1991;Yokoe et al,2015)。

目前,急性生理与慢性健康评分(APACHE Ⅱ)以及 Ranson 评分是急性胰腺炎最常用的两种评分系统(表 55.5)。APACHE 系统并非专门用于胰腺炎,而是为重症监护室(ICU)病人设计(Knaus,2002)(见第 25 章),这是一个复杂的、基于生理学的分类系统,涉及 34 个变量,并考虑到病人的基础健康状况。采用 APACHE 系统中的 12 个生理变量、年龄和 5 个器官的慢性健康评分,简化为 APACHE Ⅱ 评分系统(Knaus et al,1985)。APACHE Ⅱ 评分可以在入院时确定疾病的严重程度,还可每天评估疾病进展(Mofidi et al,2009a)。肥胖是胰腺炎死亡率的重要预后因素,由此 APACHE-O 量表被提出作为 APACHE Ⅱ 的改良,可提高预后预测价值(Johnson et al,2004a)。其他器官衰竭相关评分(如 MOF/Goris、Marshall、SOFA)也适用于急性胰腺炎,但研究有限(表 55.5)(Alsfasser et al,2013)。这些评分并非专为胰腺炎制定,因此存在一些缺陷且对于 ICU 与非 ICU 病人的评估效用不尽相同(Vincent,2000)。

急性胰腺炎严重程度床边指数(BISAP)的新评分系统被提出,可以早期(入院<24 小时)简单准确地识别有死亡风险的病人(表 55.5)(Singh et al,2009;Wu et al,2008)。BISAP 作为临床可用的常规数据模型,它是基于 17 992 例病人的回顾性数据,并在另外 18 256 例病人中得到验证(Chauhan & Forsmark,2010;Wu et al,2009)。随后的研究认为(Gao et al,2015;Papachristou et al,2010;Singh et al,2009),BISAP 与其他评分系统效用相当且较为简单(Chauhan & Forsmark,2010)。BISAP 评分看似简单,实际上评分中全身炎症反应综合征(SIRS)的计算也需要多个变量(Singh et al,2009)。

表 55.5 急性胰腺炎的预后评分系统

评分系统	年份	评价指标*
Ranson	1974	入院时:年龄(>55 岁)、WBC(>16×10⁹/L)、血糖(>11.1mmol/L)、LDH(>350IU/mL)、AST(>250IU/mL) 入院 48 小时内:血细胞比容(降低>10%)、BUN(升高>1.78mmol/L)、血钙(>2mmol/L)、PaO₂(>60mmHg)、碱缺乏(>4mEq/L)、液体丢失(>6L)
Glasgow	1984	年龄(>55 岁)、WBC(>15×10⁹/L)、血糖(>10mmol/L)、BUN(>16mmol/L)、PaO₂(<60mmHg)、血钙(<2mmol/L)、白蛋白(<32g/L)、LDH(>600IU/L)
APACHE Ⅱ 急性生理及慢性健康评分Ⅱ	1989	体温、MAP、心率、呼吸频率、PaO₂、动脉 pH、血碳酸氢盐、血钠、血钾、肌酐、血细胞比容、WBC、GCS 评分、年龄、慢性健康评分
SOFA 败血症相关器官衰竭评估	1996	MAP、PaO₂/FiO₂、肌酐、GCS、血小板计数、胆红素 评分:1-5,基于各参数的严重程度
SIRS 全身炎症反应综合征	2006	体温(<36℃或38℃)、心率(>90/min)、呼吸频率(>20/min)或 PaCO₂(<32mmHg)、WBC(<4×10⁹/L,>12×10⁹/L 或杆状核粒细胞>10%)
POP 胰腺炎结局预测评分	2007	年龄、MAP、PaO₂/FiO₂、动脉 pH、BUN、血钙
PANC 3	2007	血细胞比容(>44%)、体重指数(>30kg/m²)、胸腔积液
BISAP 急性胰腺炎严重程度的床旁指数	2008	BUN(>8.9mmol/L)、精神状态(GCS 评分<15)、SIRS(>2)、年龄(>60 岁),胸腔积液
Haps 无害性急性胰腺炎评分	2009	腹部压痛,血细胞比容(男性>43mg/dL 或女性>39.6mg/dL)、肌酐(>177μmol/L)
JSS 日本严重度程度评分	2009	碱剩余(≤3mEq/L)、PaO₂(≤60mmHg 或呼吸衰竭)、BUN(≥14.24mmol/L)或肌酐(≥177μmol/L)、LDH(≥2 倍正常值上限),血小板(≤100 000/mm³)、血钙(≤1.875mmol/L)、CRP(≥15mg/dL)、SIRS(≥3)、年龄(≥70 岁)

*入院时和入院 48 小时,除非另有说明。
GCS,Glasgow 昏迷评分;LDH,乳酸脱氢酶;MAP,平均动脉压。
(From Mounzer R,et al.Comparison of existing clinical scoring systems to predict persistent organ failure in patients with acute pancreatitis. Gastroenterology 142: 1476-1482,2012.)

目前尚缺乏一个完全可靠的急性胰腺炎评分系统（Gravante et al,2009），现有的评分系统在急性胰腺炎的预后评估上发挥最大效力仍只有中等准确性。

因此，希望有新的方法和生物标志物能更好地评估急性胰腺炎（Mounzer et al,2012）。定期复查和及时干预仍然是急性胰腺炎治疗过程中的主要手段。目前仅有 2015 年日本指南（Yokoe et al,2015）推荐 JSS 评分系统用于胰腺炎评估，国际胰腺学会（IAP）/美国胰腺协会（APA）指南（Working Group IAP/APA,2013）和美国胃肠病学会（ACG）指南（Tenner et al,2013）中均未推荐使用评分系统。

实验室评估

单个生化标志物

CRP　CRP 是一种急性期蛋白，主要由肝脏合成，对各种感染性和非感染性刺激产生反应（Alsfasser et al,2013）。CRP 已被广泛用于区分轻症和重症急性胰腺炎，在起病后的 48 小时内，以 150mg/L 为截断值，诊断准确性为 70% ~ 80%（Johnson et al,2004a；Neoptolemoset al,2000；Wilson et al,1989）。目前，CRP 还被认为是急性胰腺炎严重程度分层的金标准，并在评估新的潜在生物标志物时作为参照（Alsfasser et al,2013）。CRP 的一个主要缺点是诱导时间相对较长，在发病后 72~96 小时达到峰值，因此无法极早期对病情严重程度进行评估。

血细胞比容　血细胞比容是急性胰腺炎严重程度的预后指标，这反映了液体丢失的病理生理作用在胰腺炎的严重程度和大量补液在病程中的作用。当入院时血细胞比容超过 44% 或入院 24 小时内血细胞比容未下降，病人容易发生胰腺坏死、器官衰竭或胰腺感染等并发症（Brown et al,2000）。血细胞比容大于 50% 也可预测重度胰腺炎（Gan et al,2004）。血细胞比容低于 40% ~ 44% 时，排除重度胰腺炎的预测值高达 90%（Khan et al,2002；Lankisch et al,2001）。但是，血细胞比容对急性胰腺炎预后价值也存在争议，有几项大型研究并未证明其入院时的预后价值（Alsfasser et al,2013）。

降钙素原　降钙素原（PCT）是广泛用于细菌感染或败血症的标志物（Alsfasser et al,2013）。以 1.8ng/mL 为截断值，PCT 能够预测胰腺炎病人发生感染性坏死，灵敏度和特异性超过 90%（Rau et al,1997）。PCT 还可作为急性胰腺炎的预后标志物，一项针对 104 例重症胰腺炎病人的前瞻性国际多中心研究显示，当 PCT 大于 3.8ng/mL 时，在胰腺炎症状出现后 48 到 96 小时内能够预测胰腺感染甚至死亡等严重并发症，其灵敏度为 79%，特异度为 93%（Rau et al,2007）。根据 24 项研究进行的 meta 分析表明，PCT 对预测重症胰腺炎的灵敏度和特异度分别为 72% 和 86%，PCT 预测感染性胰腺坏死的灵敏度和特异度分别为 80% 和 91%（Mofidi et al,2009b）。根据目前的研究结果，PCT 是对存在胰腺炎严重并发症风险的病人进行早期风险分层的重要指标。

其他生化标志物

其他标志物如细胞因子也被认为是胰腺炎严重程度的预后因素。一项 meta 分析表明 IL-6 和 IL-8 可能是胰腺炎的预后标志物（Aoun et al,2009）。胰蛋白酶原和胰蛋白酶原活化肽（TAP）也被认为是胰腺炎的预后标志物（Johnson et al,2004b；Neoptol-emos et al,2000），尿 TAP 浓度与入院时急性胰腺炎的严重程度密切相关。但目前 IL-6、IL-8 或 TAP 在临床上应用不多。

影像学评估

计算机断层成像

计算机断层扫描（computed tomography,CT）对于急性胰腺炎主要有两个适应证：胰腺炎诊断不明确和疾病后期检测并发症。增强 CT 是急性胰腺炎分期和并发症检测的首选方式（见第 18 章）。CT 检测胰腺坏死的敏感度为 87%（Arvanitakis et al,2004；Balthazar,2002）。目前胰腺炎相关的形态学异常和变化已被充分认识，并在修订的 2012 年亚特兰大分类中进行了定义（Banks et al,2013）。在早期炎症反应期中，CT 可识别胰腺间质水肿和积液，随着疾病进展，可能发生胰腺假性囊肿、急性坏死性积液和胰腺包裹性坏死，这些形态学变化构成了影像学评分系统的基础。目前，CT 评分系统可分为平扫和增强两类。平扫 CT 评分系统评价胰腺和胰周炎性改变的程度，包括 Balthazar 分级和胰腺大小指数（pancreatic size index,PSI），以及胰周炎性改变和胰腺外并发症，如肠系膜水肿和腹腔积液（mesenteric edema and peritoneal fluid,MOP）评分、胰腺外评分（extrapancreatic,EP）和胰腺外炎症 CT 评分（extrapancreatic inflammation on CT,EPIC）（Bollen et al,2012）。增强 CT 评分可确定胰腺坏死及其范围，包括 CT 严重指数（CT severity index,CTSI）和改良 CT 严重指数（modified CT severity index,MCTSI）（表 55.6）。

表 55.6　改良 CT 严重指数

分数、等级	标准
胰腺形态学评分	
0,A	轻度胰腺炎，与正常胰腺一致
2,B/C	胰腺体局灶性或弥漫性肿大，伴或不伴胰腺周围炎症
4,D/E	胰周积液或胰周脂肪坏死；
附加 2 分	一种或多种胰腺外并发症，如胸腔积液、腹水、血管并发症或胃肠道受累等
胰腺坏死评分	
0 分	无胰腺坏死
2 分	胰腺坏死≤30%
4 分	胰腺坏死>30%

改良 CT 严重指数评分预测并发症和死亡率

指标	并发症发生率	死亡率
0-3	8%	3%
4-6	35%	6%
7-10	92%	17%

（From Mortele KJ, et al.: A modified CT severity index for evaluating acute pancreatitis: improved correlation with patient outcome. AJR Am J Roentgenol 183:1261-1265,2004.）

第一个影像学评分系统基于平扫 CT 检测的形态学标准（Balthazar et al,1985），但在没有 CT 增强扫描情况下，无法评估坏死等重要特征。该系统于 1990 年修订为 CT 严重度指数（CTSI）（Balthazar et al,1990），CTSI 中急性胰腺炎的严重度分为 5 级（0~4），胰腺坏死程度评分为 0~6，CTSI 为这两个评分的总和，评分≥7 分提示高并发症和死亡率（Balthazar et al,1990），CTSI≤3 时死亡率为 3%，而 CTSI>7 时为死亡率可达 92%（Alsfasser et al,2013）。随后考虑到胰腺外并发症，如胸腔积液和血管并发症，又提出了改良 CTSI（Mortele et al,2004）（表 55.6），但其准确性是否优于 CTSI 尚未证实（Alsfasser et al,2013）。2007 年，De Waele 等提出了基于胰腺外炎症因素的 CT 评分，包括腹水、胸腔积液、腹膜后炎症或肠系膜炎症等，称为胰腺外炎症 CT 评分（EPIC），在 24 小时内 EPIC 评分≥4 时，提示重症胰腺炎和高死亡率，灵敏度为 100%，特异度为 71%（Alsfasser et al,2013），这一评分不需要 CT 增强扫描。

最近一项研究分析了 150 例病人的 159 次急性胰腺炎发作，比较了 7 种 CT 评分系统（CTSI、MCTSI、PSI、EP、EPIC、MOP 和 Balthazar）与 2 种临床评分系统（APACHE Ⅱ 和 BISAP）在住院 24 小时内预测急性胰腺炎严重程度的准确性（Bollen et al,2012），结果表明 CT 评分系统与临床评分系统的预测准确性相似，因此在入院时可以不常规行 CT 检查评估严重程度（Bollen et al,2012），这与既往研究结果一致，CT 在胰腺炎病程早期的效用较低（Spanier et al,2010）。CT 被推荐用于持续性器官衰竭病人、SIRS 或脓毒症病人、病情在 6~10 天内无改善的病人以及可能发生胰腺感染性坏死的病人（循证医学证据 B 级）（Working Party et al,2005）。

磁共振成像

尽管增强 CT 是急性胰腺炎的首选影像学检查，但对于造影剂过敏或有明显肾功能损伤的病人，MRI 可作为有效替代的方式（Zhao et al,2015）。

结论

急性胰腺炎是一种具有挑战性的疾病，除了常见的胆结石和酒精相关因素，还存在多种病因。近年来，随着影像学检查、内镜操作和基因检测的不断深入，急性胰腺炎的病因和潜在的发病机制方面取得了明显的进展。

（白雪莉 译 樊嘉 审）

第56章

急性胰腺炎及其并发症的处理

Colin J. McKay, Euan J. Dickson, and C. Ross Carter

急性胰腺炎

概述

急性胰腺炎(acute pancreatitis, AP)是一种常见疾病,每年发病率约为20~40/100 000(Yadav & Lowenfels, 2006)。胰腺炎发病率呈上升趋势,主要是由于胆源性胰腺炎发病率的增加。对大多数病人来说,AP是一种自限性的疾病,但对小部分病人来说,它是一种潜在的致命性的疾病,住院时间明显延长,死亡率显著增加。胰腺炎的治疗需要早期识别高危人群,而对并发症则需要在专科医师的指导下进行多学科联合治疗。对于部分病情较轻的病人,治疗包括适当的支持治疗直到病情缓解,并随后针对病因进行治疗,以降低疾病的复发。

胆结石和酒精是两个主要的致病因素,两者的相对重要性在不同的人群中有所不同(Yadav & Lowenfels, 2006)。

AP主要包括轻型和重症胰腺炎,许多年来,人们致力于开发"预测"系统或检测方法以将疾病进行早期分类。现在人们认识到AP的分类更加复杂,这一点在修订后的亚特兰大分类法(Banks et al, 2013)中得到了体现,其中定义了一种"中重度"胰腺炎的类别。近年来,早期系统性器官功能障碍和多器官衰竭在评估疾病严重性及预后中的重要性得到了阐明,系统性功能障碍的程度极大地影响了对局部并发症的处理。AP有两个不同的死亡阶段:早期死亡(定义为发病后2周内)通常是进行性多器官衰竭的结果(McKay et al, 1999);晚期死亡通常是胰腺坏死引起的胰腺局部并发症所致。虽然在疾病早期阶段进行干预的结果通常适得其反,但对局部并发症进行及时和适当地干预可以挽救生命。几十年来,虽然AP的发病率一直在上升,但总体死亡率在不断下降。由于重症监护管理的改进、微创治疗方法、介入和血管技术的进步、营养支持以及专家中心的发展,重症急性胰腺炎的死亡率也在下降。上述措施主要是在疾病的早期阶段为病人提供更久、更好的支持,以便以后用侵入性较小的方法对局部并发症进行干预。早期药物治疗的效果没有在随机试验中得到证实(Johnson et al, 2001)。

临床表现、诊断和早期治疗

AP病人表现为剧烈的上腹部疼痛,仅凭临床表现很难与其他急腹症相区别。但从特征上看,虽然病人的疼痛被描述为突发性的,但通常没有胃肠道穿孔时急迫。此外,呕吐或干呕在AP病人中常见,但在胃肠道穿孔病人中少见。体格检查显示上腹部压痛,但是腹膜炎症状不明显。机体的内环境的紊乱程度不同。初步诊断需要至少符合以下三条标准中的两条:临床表现(上腹痛)、实验室检查(血清淀粉酶或脂肪酶>正常上限的3倍)和/或影像学检查(CT、磁共振、超声)(Working Group IAP/APA, 2013)。即使当血清淀粉酶或脂肪酶升高到诊断水平时,也应考虑其他急腹症,特别是在临床表现不典型的情况下。有腹膜炎临床体征或有突发性疼痛和虚脱病史的病人应接受急诊腹部影像学检查,包括腹部平片和CT,以排除其他诊断。

AP病人血清淀粉酶也可以正常或者轻度升高,特别是在峰值时间延迟的情况下。而在这种情况下,诊断性CT可能会有所帮助。随着CT在现代医疗实践中的广泛应用,AP病人的诊断性剖腹探查手术在很大程度上是得以避免。

严重程度的评估

越来越多临床、检验及影像相关研究聚焦于与AP相关的不同临床征象(Gomatos et al, 2014)。目前认为,临床预后主要取决于系统器官功能紊乱的程度,特别是入院后的前几个小时或几天(见第25章)。AP死亡病例超过一半以上发生在发病前两周(Carnovale et al, 2005; McKay et al, 1999),通常是由多器官功能衰竭所致。器官功能的进一步恶化与绝大多数AP的致命性发作有关(Buter et al, 2002; Johnson & Abu-Hilal, 2004),而短暂的器官衰竭不会导致死亡率的增加。系统性炎症反应综合征(SIRS)的出现说明病人有多器官功能障碍的风险(Buter et al, 2002),需要在重症医学中心进行密切监测。因此,AP的早期治疗取决于疾病的自然病史、临床恶化的可能性以及适当的反复的临床评估。修订后的亚特兰大分类法(Banks et al, 2013)将胰腺炎的严重程度分为三个等级:

轻度急性胰腺炎—不合并器官衰竭或局部并发症;

中度急性胰腺炎—合并一过性器官衰竭(≤48小时)或合并不伴器官衰竭的局部并发症;

重度急性胰腺炎—合并持续性器官衰竭(>48小时),伴或不伴局部并发症。

临床严重程度的分型以及通过病理或者放射学区分间质水肿性胰腺炎(图56.1)和坏死性胰腺炎(图56.2)非常重要。尽管大多数间质水肿性胰腺炎临床病程较轻,且坏死性胰腺炎与系统和局部并发症风险的显著增加有关,但胰腺炎的严重程度是由临床病程决定的,而非胰腺坏死的出现与否。本章后面

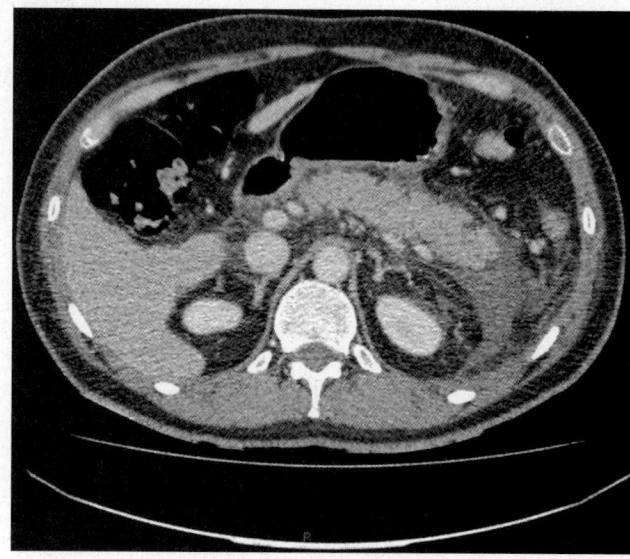

图 56.1　间质性水肿性胰腺炎

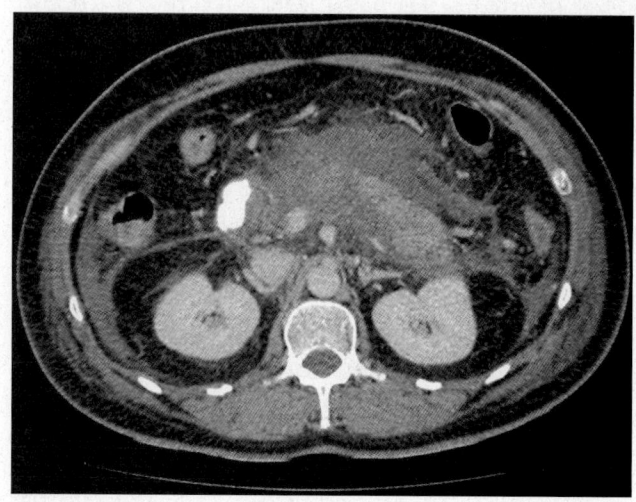

图 56.2　坏死性胰腺炎

将介绍局部并发症的定义及其处理方法。

早期治疗

一些国家和国际指南涉及急性胰腺炎的治疗,其中最近的指南是 2013 年国际胰腺协会(IAP)/美国胰腺协会(APA)指南(IAP/APA 工作组,2013)。

疼痛控制

疼痛是 AP 的突出特点,至少在入院后最初的几小时应按照类似于其他急腹症引起的疼痛进行处理,需要应用肠外阿片类镇痛剂,但疼痛的持续时间和严重程度是不同的。镇痛剂的选择在很大程度上取决于本地的方案及医生的偏好,因为没有证据说明哪一种方案是更有益的。一直以来,阿片类药物,尤其是吗啡是禁用于 AP 的治疗的,因为它们有可能诱发 Oddi 括约肌痉挛,从而有可能加重 AP 的严重程度或延长病程。2013年一项纳入 5 项随机试验的系统回顾(Basurto Ona et al,2013)证明使用阿片类药物不会使并发症增加。总而言之,阿片类药

物能够减少辅助镇痛的需要,对大多数病人来说,阿片类镇痛药物仍然是首选的治疗方法。对于长期剧烈疼痛的病人,有时需要通过病人控制的镇痛泵(patient-controlled analgesia,PCA)给予阿片剂。硬膜外镇痛的潜在作用引起了关注,尤其在重症 AP 病人中,有研究发现在实验模型中胸段硬膜外麻醉可影响脾脏灌注和组织氧合(Bachmann et al,2013),并可缓解呼吸道并发症和休克(Lauer et al,2007)。目前尚无胸段硬膜外镇痛治疗急性胰腺炎病人的临床试验,胸段硬膜外镇痛剂对人体内脏循环的影响尚不清楚(Harper & McNaught,2014)。此外,硬膜外镇痛在流量、病人选择、治疗持续时间以及循环反应监测的等方面仍然存在许多问题。这些问题限制了该方法在病人中的广泛应用(Harper & McNaught,2014)。

液体疗法与复苏

目前 AP 的治疗指南强调入院后 24 小时内进行早期和适当的液体疗法,以降低顽固的 SIRS 及随后器官衰竭的发生率(IAP/APA 工作组,2013)。迅速而有效的循环容量恢复是最有可能改善预后的单一干预措施。但是关于液体类型、容量、输液速度及充分恢复灌注的标志的证据是不足的,容量恢复仍是重症监护的重中之重。

对初始复苏液体选择的争论已越来越少。胶体与晶体的选择争论正逐渐倾向于晶体,目前的指南特别推荐乳酸林格液治疗急性胰腺炎。一项多中心随机对照试验显示,与生理盐水相比,使用乳酸林格液的 SIRS 发生率更低(Wu et al,2011)。因为正常生理盐水有公认的促炎作用,而且在抢救中使用大量生理盐水时,会出现高氯代谢性酸中毒的意外后果。羟乙基淀粉(hydroxyl ethyl starch,HES)在 AP 病人复苏中有一定的应用价值。然而,一项大型多中心随机对照试验(RCT)(Perner et al,2012)表明,当它用于重症监护中的严重脓毒症病人时,肾功能衰竭和死亡率会增加。尽管上述与病人亚组和病理生理的不同情况有关,但对于在 AP 中使用羟乙基淀粉仍有较多的质疑。

液体复苏所需的容量和速度不太明确,但在最初的 24 小时内可能需要几升的液体。目前的证据支持 5~10mL/(kg·h)的输液速率;一项随机对照试验表明,与输液速率较低的病人相比,使用这种液体方案时,机械通气的需求减少,腹腔综合征(abdominal compartment syndrome,ACS)、败血症的风险和死亡率降低(Gardner et al,2009)。另一项随机对照试验得到了类似的发现,以血细胞比容作为复苏目标,血液稀释更快的病人预后有所改善。相较于 48 小时内血细胞比容小于 35%的病人小组,48 小时内血细胞比容大于 35%者败血症发生率和死亡率均有所下降(Mao et al,2010)。

无论液体的类型、速率或体积如何,病人对液体的生理反应具有更大的临床意义。因此,AP 病人的复苏应以恢复生理平衡为目标,除使用压力和流量参数外,还应使用尿量、乳酸、混合静脉血氧饱和度和基底动脉血氧饱和度等指标。尿管、动脉管和中心静脉管可以监测这些变量。确定休克容量变化的更先进的有创技术只适用于更高层次的监护,但正在成为全球复苏模式的辅助手段。

供氧方程的作用是提醒我们这些变量,以及我们如何在目标导向的治疗中利用它们:

$$DO_2 = [1.39 \times Hb \times SaO_2 + (0.03 \times PaO_2)] \times 心排血量$$

（DO_2＝供氧量；Hb＝血红蛋白；PaO_2＝部分动脉血氧分压；SaO_2＝动脉血氧饱和度）

因此,供氧量可通过以下方式增加:

1. 避免贫血:在血液浓缩的胰腺炎病人中很少见,但随着复苏的进行可能会变得明显

2. 通过面罩给氧或最终通过插管和机械通气来补充氧气。

3. 通过增加前负荷（液体疗法）、增加后负荷（血管收缩剂疗法）和/或改善收缩力（正性支持）来控制心排血量。

重症监护和全身并发症的治疗（见第 25 章）

轻度 AP 且无并发症因素的病人可以在病房中通过密切监测和连续的临床复查进行管理。器官功能障碍持续存在或恶化的病人,应根据所需的监测和支持程度,在高度依赖病房或重症监护病房进行管理。临床病程早期急性炎症反应进展到器官衰竭或病程晚期并发脓毒症时需要进行重症监护管理。决定病人是否需要更高水平的支持的关键因素是病人的病理生理学而不是疾病本身的病程。包括器官衰竭在内的全身并发症不是二元过程,而是一个有迅速恶化可能的动态连续过程,因此建议早期与重症监护小组进行讨论。

器官衰竭

无论病因如何,呼吸、心血管、肾脏和肠道功能障碍是 AP 最常见的系统性并发症。呼吸衰竭往往需要转入 ICU,以最大限度地进行无创支持,或最终进行机械通气与肺部保护措施。心血管衰竭通过容量复苏和必要时使用血管活性药物来处理。这些措施应在有创监测和前面所述的目标导向治疗技术的指导下进行。

肾衰竭通常发生在严重 AP 的情况下,因肾脏灌注压降低所致。治疗包括恢复循环容量,并可能需要的透析。肾功能的恢复是整体生理改善的重要标志。胃肠功能衰竭也是由于灌注减少所致,并因内脏血管收缩而加重。表现为恶心、呕吐和腹胀。这一现象的两个最相关的临床后果是无法忍受肠内营养障碍和肠道屏障功能的破坏。后者可能与细菌易位、菌血症以及最终的感染性胰腺坏死有关。

腹内高压

在各种急腹症和腹外病变中,腹内压升高可导致器官功能障碍。大多数文献都集中在创伤病人身上,尽管所涉及的病理生理过程不同,但是由此也不难推断出重症 AP 病人的结果。ACS 被定义为持续的腹腔内压力大于 20mmHg（伴有或不伴有腹腔动脉灌注压<60mmHg）,与新发器官衰竭相关（Kirkpatrick et al,2013）。

在重症 AP 的背景下,人们对 ACS 的关注度越来越高,有数据显示腹内高压（intraabdominal hypertension,IAH）与疾病严重程度、器官衰竭和死亡率之间存在关联。然而,腹内压升高或许仅是不良预后的一个标志,没有数据表明手术减压会改善这一结局。

虽然有争议,但国际共识主张采取以下办法:首先,需机械通气的重度 AP 病人应考虑测量腹内压,特别是在病情恶化的情况下。其次,治疗的主体是针对导致 IAH 的病因进行医疗干预:空腔脏器容积、血管内/外容量状态以及腹壁顺应性。最后,也是最具争议的是,鉴于缺乏证据,对于有 ACS 的 AP 病人只有在多学科讨论后,对腹腔内压力持续大于 25mmHg,且新发器官衰竭并对药物治疗和鼻胃管/直肠管减压无效时,才能考虑进行侵入性治疗。治疗方案包括经皮导管引流腹水、腹腔造口术或皮下白线筋膜切开术（IAP/APA 工作组,2013）。外科手术治疗的主要挑战包括先前无菌性坏死的胰腺的感染风险以及腹腔开放后大量液体丢失。因缺乏可靠的证据基础,这些建议不能被过分强调,需要高质量的 RCT 来确定这些方法的益处。

转诊到专科病房

所有重度 AP 的病人都应该在早期与胰腺专科医师进行讨论,但不一定要转移到胰腺专科病房。越来越多的病人在地方医院与专科团队联合进行"远程"会诊,特别是在疾病的早期阶段,以避免区域医疗中心不堪重负。目前的指南主张将可能需要放射、内镜或手术干预的重度 AP 病人需要转入特护病房进行治疗。

营养支持（参见第 26 章）

临床上轻型 AP 病人通常不需要额外的营养支持。关键理念是鼓励病人自主营养,避免以往限制饮食的做法。但是,重症 AP 病人与严重的分解代谢状态有关,在疾病过程的早期,营养支持必不可少。在这些病人中,肠内途径比肠外途径营养更可取,原因如下:

1. 肠内营养有助于保护肠道屏障功能,减少细菌易位,有可能降低感染性胰腺坏死和器官衰竭的发生率;

2. 通过肠内营养支持,可减少病原菌在胃的定植,进而降低继发脓毒症的风险;

3. 肠外营养相关的并发症更多,包括败血症;

4. 肠内营养花费较低。

两项比较肠内营养（enteral nutrition,EN）和肠外营养（parenteral nutrition,PN）的荟萃分析表明,EN 组的全身感染、多器官功能衰竭、手术干预需求和死亡率均较低（Al-Omran et al,2010,Petrov et al,2008）。

另一项纳入 20 项 RCT 的荟萃分析支持使用任何肠内营养配方,没有发现免疫营养的任何益处（Petrov et al,2009）。EN 相较于 PN 的优点是显而易见的,但关于 EN 的最佳提供方式还存在争议。比较鼻胃（nasogastric,NG）和鼻空肠（nasojejunal,NJ）喂养的 RCT 表明,胃途径在 80% 的重度 AP 病人中具有良好的耐受性、安全性和可行性（Eatock et al,2005;Kumar et al,2006）。其余的大部可以耐受鼻空肠喂养,少数病人由于胃潴留或肠梗阻而不能耐受任何一种肠内途径。另外一些病人群,由于胃肠道疾病导致的胃肠癌,禁用肠内营养。完全的肠外营养适用于不能耐受或不适宜肠内营养的病人（Al-Omran et al,2010;Mirtallo et al,2012）。

抗生素

在 AP 早期全身并发症中幸存的病人中,胰腺坏死的继发

感染会导致发病后 2~4 周内出现第二个死亡高峰。胰腺坏死的病人 40% 会继发感染,预防性使用抗生素来预防感染是很多争论和研究的主题。最近对 7 项随机试验的 Cochrane 综述(Villatoro et al,2010)和对 14 项研究的荟萃分析(Wittau et al,2011)发现,常规预防性使用抗生素无论对死亡率还是感染性胰腺坏死的发生率都没有益处。所有关于重症 AP 的研究都是具有挑战性的,目前还没有关于抗生素预防的有充分有力的 RCT 研究,但目前的指南明确建议不要常规使用抗生素(IAP/APA 工作组,2013)。同时存在胆管炎的病人是可能需要使用抗生素治疗(不是预防性使用)的一类人群,伴有梗阻性黄疸和发热病人,治疗需要尽快缓解胆道梗阻,如本节后面讨论的内容。选择性肠道净化在 AP 中的作用仍不确定,但在一项随机试验(Besselink et al,2008)证明益生菌治疗未减少感染性并发症而增加了死亡率之后,不再推荐该治疗。

内镜逆行胰胆管造影术

关于内镜逆行胰胆管造影(endoscopic retrograde cholangio-pancreatography,ERCP)在胆石性胰腺炎中的作用和时机,长期以来一直存在争议,随机试验的结果存在矛盾(见第 29 章和第 36C 章)。实验模型的证据表明,胆管和胰管系统的梗阻时间可能与胰腺炎的严重程度有关,该发现为早期 ERCP、括约肌切开术和清除梗阻性结石提供了依据。1988 年的第一项随机临床试验(Neoptolemos et al,1988)表明,结石存在的情况下采用早期 ERCP 下括约肌切开术和取出结石的病人并发症较少、住院时间更短。来自香港的试验(Fan et al,1993)表明,早期 ERCP 可有效降低胆道败血症的发生率,而不是减轻 AP 的严重程度。随后的试验、荟萃分析和综述均得出了相互矛盾的结论。最近的 Cochrane 综述(Ayub et al,2004)发现,无论疾病严重程度如何,早期 ERCP 对 AP 病人的死亡率或局部或全身并发症没有益处。对早期试验中看到的益处最好的解释是缓解并存胆道败血症病人的胆道梗阻。因此,早期 ERCP 适用于胆管炎病人(见第 43 章),但在最新的 IAP 指南准则(工作组 IAP/APA,2013)中,无论胰腺炎严重程度如何,在没有同时存在胆道败血症的情况下,不再推荐早期 ERCP 治疗。然而,关于早期 ERCP 在胰腺炎并发黄疸但无胆管炎的病人中的作用,目前还缺乏明确的证据。在实践中,对于出现黄疸和 SIRS 而高度提示合并胆管炎的病人,我们通常会进行早期 ERCP 干预。根据以往的经验,患有 AP 并发黄疸但没有 SIRS 的病人可以观察 24 至 48 小时,而 ERCP 适用于这段时间内胆红素水平持续或继续升高的病人。在这类病人中,磁共振胰胆管造影(MRCP)或内镜超声(EUS)可能有一定的作用,以明确是否存在持续性管道结石,因为在大多数情况下,结石可望自发排出。对这类病人应尽可能避免非治疗性 ERCP,在一项随机试验中,ERCP 比 EUS 的并发症发生率更高(Liu et al,2005)。

影像学

如前所述,急症 CT(请参阅第 18 章)用于诊断不明确的病例。此后 CT 的作用是评估和随访局部并发症。在大多数病人

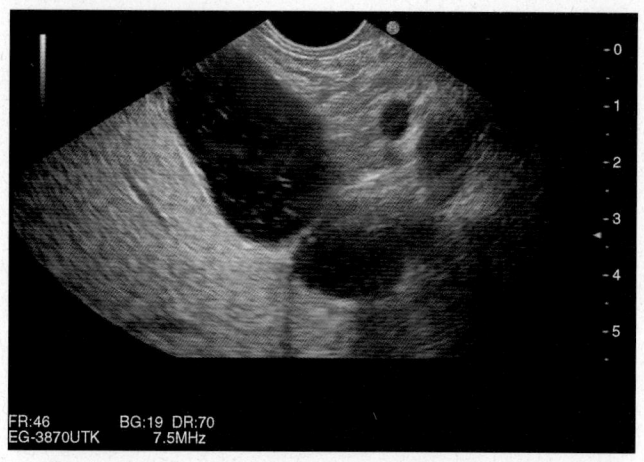

图 56.3 内镜超声诊断胆囊微小结石

中,早期影像学检查仅限于上腹部超声,主要用于确定是否存在胆结石。MRCP(请参阅第 19 章)或 EUS(请参阅第 16 章)可能在没有胆管炎的情况下仍发现持续存在的胆汁淤积,但对于大多数胆源性胰腺炎病人,胆囊切除术时的胆道造影术足以对胆道系统成像。在没有发现胆结石且没有其他病因如酒精性 AP 病人中,应考虑使用 EUS 排除微结石(图 56.3)或胰腺肿瘤。

坏死的治疗

正如前面所讨论的,人们一致主张尽早、有针对性地对器官进行营养支持(Bakker et al,2014),最理想的方式是肠内营养。本章在以前的版本中,关注的重点是坏死清除术的时机和作用,探讨细针穿刺对促进早期干预的作用,并将 Bradley(1987)、Fernandez-del Castillo 及同事(1998)还有 Beger(1991)所描述的各种清创后腔的处理方法进行对比。这种方法已经被尽可能在"升级"框架内的微创干预概念所取代。2012 年亚特兰大分类法(Banks et al,2013)的修订版考虑了这些变化,并提供了一个框架,可以对复杂而又个体化进行管理。

正如本章前面所讨论的,这一分类(Banks et al,2013)将 AP 分为三类:轻度、中度和重度。这些分类是基于是否存在局部和/或全身并发症。除了疾病本身严重程度外,早期死亡率与年龄和合并症密切相关(Larvin & McMahon,1989)。此外,分级还根据出现时间(<或>4 周)和坏死情况对局部并发症进行了分类(表 56.1)。绝大多数没有坏死的急性液体囊肿在 4 周内会吸收,而有少量或没有坏死成分(急性胰腺假性囊肿)的持续液体囊肿非常罕见,大多数囊肿内至少包含少量坏死。此外,积液可能是无菌或合并感染的。因此,大多数胰腺周并发症与急性坏死性积液(<4 周)或包裹性胰腺坏死(>4 周)有关。这种以形成时间来进行分类的方式有些草率,因为临床治疗和手术方式是由病人个体的多因素决定的,但在可能的情况下,任何计划的干预都应该至少推迟到这个时间点。随后的一篇文章提出一类具有脓毒症和器官衰竭的"重症胰腺炎"病人,这类病人与胰腺炎的高死亡率有关(Petrov et al,2010)。

病程	无坏死	合并坏死
表 56.1	急性胰腺炎局部并发症（2012 年亚特兰大分类修订版）	
<4 周	急性胰周积液（胰液合并间质性水肿型胰腺炎，无胰周坏死）	急性坏死积聚（包含较多的渗出和坏死的积液；坏死可累计胰腺实质或胰腺外组织）
>4 周	胰腺假性囊肿（一种包膜性液体集合，有明确的炎症壁，通常在胰腺外，很少坏死或无坏死）	包裹性坏死（成熟的，封闭的胰腺或胰腺外坏死，有明确的炎症性外壁）
感染	每一种积液类型可能是无菌的或合并感染的	

全身性临床病程的严重程度并不总是与局部并发症的存在或严重程度相关。然而，五分之一的病例会发展为器官衰竭，伴或不伴有局部并发症，这种情况定义为重症 AP。AP 导致的死亡有一半发生在入院后的 7 天内（McKay et al, 1999），其中大多数发生在 3 天内。在疾病的第一阶段存活下来的重症 AP 病人，特别是那些患有持续性全身炎症反应综合征（systemic inflammatory response syndrome, SIRS）或器官衰竭的病人（Buter et al, 2002；Larvin & McMahon, 1989），尤其容易发生胰腺坏死的继发感染。合并感染性坏死和器官衰竭的病人死亡率可达 20%~30%。

急性胰腺液体积聚

这种现象在疾病发生的前几天很常见，影像学上可在胰腺周围看到“水洼”（图 56.4）。有此征象的病人可以通过连续的影像学检查来监测，但通常不需要干预。在大多数病人中，这些不成熟的聚集通常会自行吸收，若未能吸收则可能与实质坏死和胰管破裂有关。

感染性胰腺坏死的干预

在胰腺坏死后的前 2 周进行外科手术干预具有较高的发病率和死亡率，并且在没有特殊并发症（如出血或缺血）的情况下应避免（Mier et al, 1997）。虽然对于持续性包裹性胰腺坏死积聚最终可能仍需干预，但对于急性坏死性积聚，在其足够成熟而被包裹之前，通常仅在继发感染存在临床和实验室检查结果恶化以及 CT 提示感染如气腔（Buchler et al, 1992）的情况下进行干预。积聚物中的气体并不代表需要干预，因为积聚物的自发性肠排出可能与临床改善有关，在这种情况下通常存在气液平（图 56.5），因此任何影像结果都需要结合临床来评判。

一旦做出需要干预的决定，就可以通过多种方法来处理这些界限不清的胰腺（和胰周）积聚物。在 20 世纪 90 年代，Freeny 和他的同事（1998）发现，在没有进行正式的坏死组织切除术时，积极的经皮脓毒症控制可以促进恢复，尽管许多脓毒症仍需后续的手术干预。许多微创方法已经被提出，包括经皮[微创腹膜后（minimally invasive retroperitoneal, MIRP）]坏死切除术（Carter et al, 2000）、视频辅助腹膜后清创（video-assisted retroperitoneal debridement, VARD）（Horvath et al, 2001）、内镜下囊肿胃造瘘术（Wiersema et al, 2001）和腹腔镜下囊肿胃造瘘术（Gibson et al, 2014）。腹腔镜下坏死物清除术在 20 世纪 90 年代被提出，但由于技术上的困难而没有得到普及（Gagner, 1996）。最近仅有两项回顾性研究（Parekh, 2006；Zhu et al, 2001）描述了 29 例病人行腹腔镜坏死切除术。这些病人经过精心筛选，且两项研究中都没有中位随访（Parekh, 2006；Zhu et al, 2001）。微创技术对病人的全身免疫反应的挑战较小，而且根据以往经验，病人对重症监护的需求也降低了（Elgammal, 2003）。Connor 及其同事（2005）报告与开腹手术相比，采用微创技术治疗的病人死亡人数减少了一半。

尽管在队列研究中描述了多种不同的微创技术，这些技术显示出优于历史对照的优势，但荷兰胰腺炎研究组的"胰腺炎，坏死组织清除术与逐步治疗（PAncreatitis, Necrosectomy versus sTEp up appRoach, PANTER）"试验（van Santvoort et al, 2010）提供了有关感染性胰腺坏死处理方法的有质量的随机数据。感染性胰腺坏死的病人被随机分为开放性坏死切除术和以内镜或经皮引流为初始干预的逐步治疗，如果未见改善，则进展为腹膜后清创并灌洗。死亡或主要并发症的复合终点显示，采用逐步治疗的方法有明显的优势。事实上，仅经皮穿刺引流就成功治疗了 35% 的病人，并且不需要随后的清创。

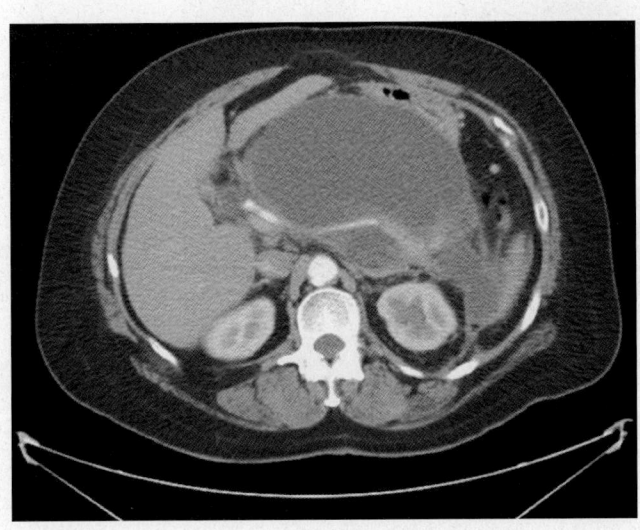

图 56.4　急性胰腺液体积聚

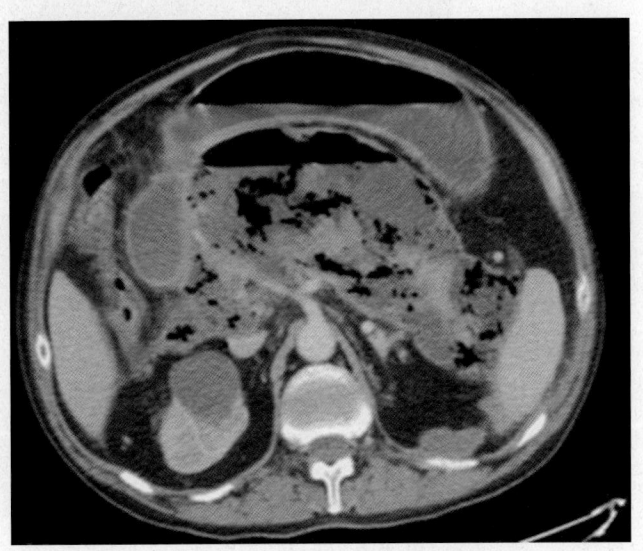

图 56.5　前肠瘘：积聚物内的气液平

现已达成共识,主张早期器官支持和合理营养的原则,在可能的情况下,理想的状态是在逐步升级的治疗框架内进行延迟的微创干预。

治疗方法的选择取决于病人的临床情况、当地的经验和专业知识、液体积聚的解剖位置/内容、囊壁出现/成熟的时间。由于表现的复杂性,没有一种技术是适用于所有情况的。最佳的方法是在过去十年中引进的治疗理念的演变过程中发展起来的:固态或感染坏死的囊肿倾向于用 MIRP 或经皮处理VARD 技术;对于晚期、包裹良好的、以积液为主的囊肿,需要通过内镜或腹腔镜胃引流来治疗,但这些概念现在正受到随机试验的挑战(Bakker et al,2012;van Brunschot et al,2013)。

选择经皮或内镜下引流主要取决于液体积聚相对于胃、结肠、肝、脾和肾的位置。此外,当病人状况极差时,具有在 ICU 条件下进行 EUS 引导穿刺的能力,而不需要将病人转移到放射室进行 CT 引导下的引流,也影响了治疗方式的选择。通常来说,我们的做法是采用侧位引流术和从左或右向结肠后方引流术,而对于经皮引流术受到肠、脾或肝覆盖影响时我们更倾向于内镜下引流术。理想的经皮引流路径考虑到引流位置继发性升高的可能性,引流管的位置应尽量位于外侧和下方,并避开肋缘。然而,优先考虑的必然是脓毒症控制。如果初始引流管放置不理想,可以选择二次引流,有时需要经皮和内镜穿刺引流技术的结合。

腹膜后升阶梯治疗策略

MIRP 和 VARD 腹膜后技术都是对 20 世纪 80 年代 Fagniez和同事最初提出的开放侧方入路的改进,采用肋下和结肠后入路对胰腺和胰腺周围坏死进行清创,因这种开放的治疗方法导致了相关并发症的发生(肠纤溶,45%;出血,40%;结肠坏死,15%),故未能获得认可。对于这两种微创技术,理想的方法是将左侧小直径经皮引流管放置在脾脏、肾脏和结肠之间的急性

坏死区域。右侧(图 56.6A-D)或腹膜腔引流也都是可行的。对于那些对简单引流效果不佳的病人,可以使用此种引流方式作为指导,以增强积液的引流。

微创胰腺坏死切除术

经皮坏死组织清除术(图 56.7A ~ E)中将引流导管更换为放射专用导丝,而后将低顺应性球囊扩张器顺导丝插入积液积聚区并扩张改球囊至直径约 30F。然后通过 Amplatz 鞘向腔内探入术中用肾镜,在直视下进行坏死物质清除治疗。术中肾镜有一个标准的 5mm 操作通道,可供腹腔镜抓握器以及一个冲洗/吸引管通过。高流量灌洗可快速促进脓液和溶解的坏死物质排出,显露黑色或灰色无血管蒂胰腺和胰周脂肪组织,如果是松散的坏死组织,经过反复灌洗排出坏死组织碎片后,可见腔内被具有活性、颗粒状的胰腺组织所覆盖。最后将一根 8F导管固定在 24F 引流管上,一并置入腔内,以确保术后 0.9% 温生理盐水、以 250mL/hr 的速度持续灌洗。在完全恢复之前可酌情将冲洗系统转换为简单引流管,或重复冲洗直到脓毒症得到控制或 CT 明确积液消失。

视频辅助腹膜后清创术

VARD 手术将病人置于仰卧位,左侧抬高 30°~ 40°。在左侧腋窝中线做一个 5cm 的肋下切口,靠近经皮引流管的出口。使用原位经皮引流管作为引导,进入腹膜后液体积聚处。使用标准的抽吸装置清除腔内的脓性物质。使用长钳小心清除肉眼可见的坏死组织,更深的位置通过 0 度腹腔镜可以更方便地进入;进一步的清创术是在可视的协助下使用腹腔镜钳完成的。与经皮坏死切除术一样,目的是去除松散黏附的坏死块,从而将出血的风险降至最低,而不是完整地切除坏死组织。腔内放置两个大孔单腔引流管,关闭筋膜,便于术后连续封闭灌洗。

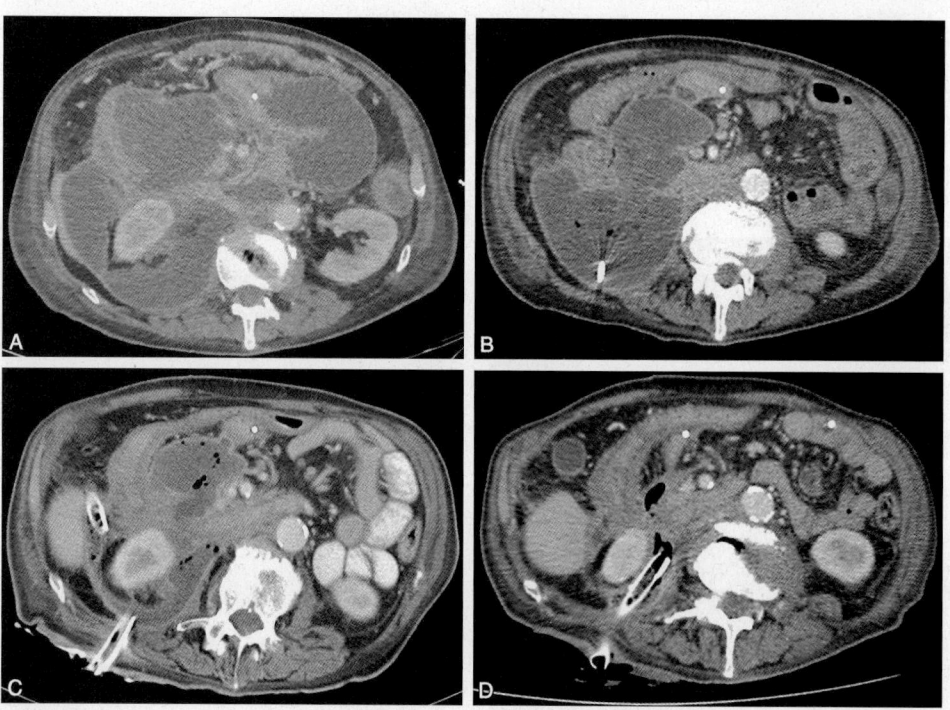

图 56.6 (A)胰头积液引流前。(B)胰头积液引流后。(C)胰头积液经皮坏死组织清除术后。(D)胰头积液几乎消除

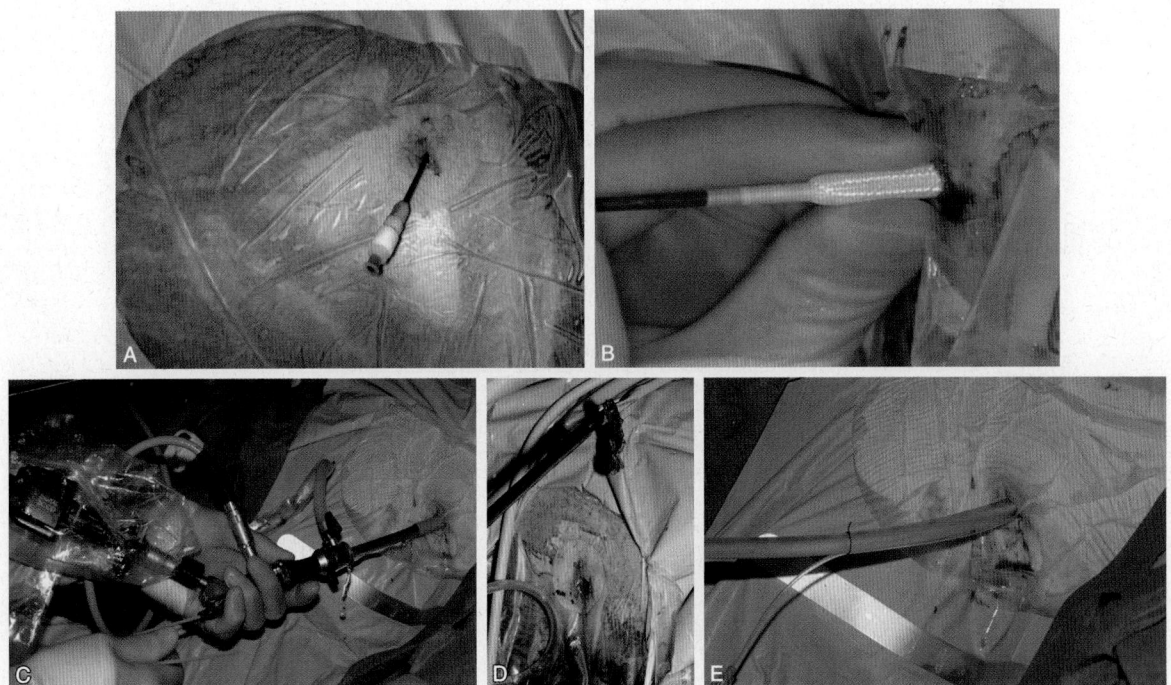

图 56.7　（A）经皮坏死组织清除术：经皮侧面引流。（B）经皮坏死组织清除术：引流管球囊扩张。（C）经皮坏死组织清除术：肾镜和肾鞘。（D）经皮坏死组织清除术：抓握器上的坏死组织。（E）经皮坏死组织清除术：灌洗引流

透壁引流

内镜囊肿胃造瘘术最初被报道用于治疗有少量坏死的成熟胰腺脓肿，但该技术在过去 10 年里逐渐发展成为一种经自然腔道内镜手术（natural orifice transluminal endoscopic surgery，NOTES），包括内镜下腹膜探查及后腹膜清创。明显的坏死包裹物的存在不再被认为是禁忌证，但是内镜下引流的充分性仍然值得关注，尤其是坏死物以固体为主或者存在大块坏死物的情况下。导管扩张压力升高下的积聚物的简单初步引流和坏死组织清除术都可以在内镜引导下进行。最初的经验是有前景的（Seifert et al,2009），并且一项早期的试点研究探讨了内镜下经壁引流与微创干预的结果（VARD）——PENGUIN（感染性胰腺坏死病人内镜下经肾胰腺炎治疗与初级的坏死组织清除术）试验（Bakker et al,2012）表明此项治疗即便对胰腺炎病人没有帮助，至少效果也和内镜引流是等价的。与之前的结果相比，这项研究因其极少的样本量以及与在 VARD 辅助下死亡率过高而受到质疑。正在进行的 TENSION（感染性胰腺坏死病人的内镜与外科切除术）试验（van Brunschot et al,2013）备受期待。

晚期包裹性胰腺坏死的治疗

包裹性胰腺坏死的干预指征：①影像学或临床表现怀疑出现感染；②营养不良；③持续性腹痛。

干预治疗方式的选择由临床图像、积聚物的解剖位置和当地专家的经验作为指导，但越来越多的选择是在内镜或腹腔镜引流之间进行决策。早期与晚期病人队列存在一定重叠，大多研究包含了非重叠（异质）病人。

超声内镜引导下胰腺囊肿胃造瘘术/坏死组织清除术

经胃胰腺坏死组织引流术是由 Baron 及其团队成员（1996）在治疗 11 例胰腺包裹性坏死病人过程中首次提出的。此后，随着超声内镜引导技术的引入（见第 16 章），该技术逐步被应用于胰腺假性囊肿和包裹性坏死的治疗中。

如前所述，因为在持续性胰腺积液中通常会出现一定程度的坏死，所以单纯的急性胰腺炎后胰腺假性囊肿是罕见的。绝大多数需要干预的积液都被认为是液性成分含量不同的包裹性积液。可能存在合并或不合并器官衰竭的感染。目前有许多队列研究和一个随机试验证实了该方法在部分选定病人中的实用性和安全性，并且描述了对该技术的几种不同的改进方式。

包裹性坏死可经胃引流，少数情况下经十二指肠引流。两组随机试验（Park et al,2009；Varadara julu et al,2008）显示：与传统的跨壁引流相比，在超声内镜 EUS 指导下进行上述两种引流成功率更高。EUS 可以在胃内没有明显膨胀情况下准确识别积液并协助确定安全的穿刺路径。早期穿刺首先使用 EUS 标记穿刺部位，然后使用传统的内镜穿刺技术行引流，而一步式 EUS 引导穿刺如今已成为标准流程（Giovannini et al,1998）。

目前有多种内镜下引流方法，但都涉及初始用针或囊肿切开刀对积液区行穿刺。我们自己的首选方法是在 EUS 指导下使用囊肿切割器（Cook Medical, Bloomington, IN）穿刺积液区（图 56.8A～C）。然后，在超声内镜或放射透视的引导下，囊口的外鞘被推进到积聚物中。然后，撤出囊肿刀内鞘和导丝，经孔道抽出囊液行微生物检测。再将两根导丝通过囊肿切开刀的鞘外部（10F）和鞘插入积聚物中，而后取下外鞘，使导线盘绕在积液腔内。再使用导丝扩张气囊（CRE；Boston Scientific, Natick, MA）将穿刺孔径扩张到 12mm，然后使用内镜和透视结合的办法将两个 7-FR 猪尾支架插入腔内。最后，可于两个猪尾支架旁边留置鼻胆管进行囊肿内坏死物碎屑冲洗引流。在囊腔内积聚物主要为液性成分情况下，该术式成功率较高，而如果存在广泛的坏死或腹膜后累及范围较大时则可能会受到一

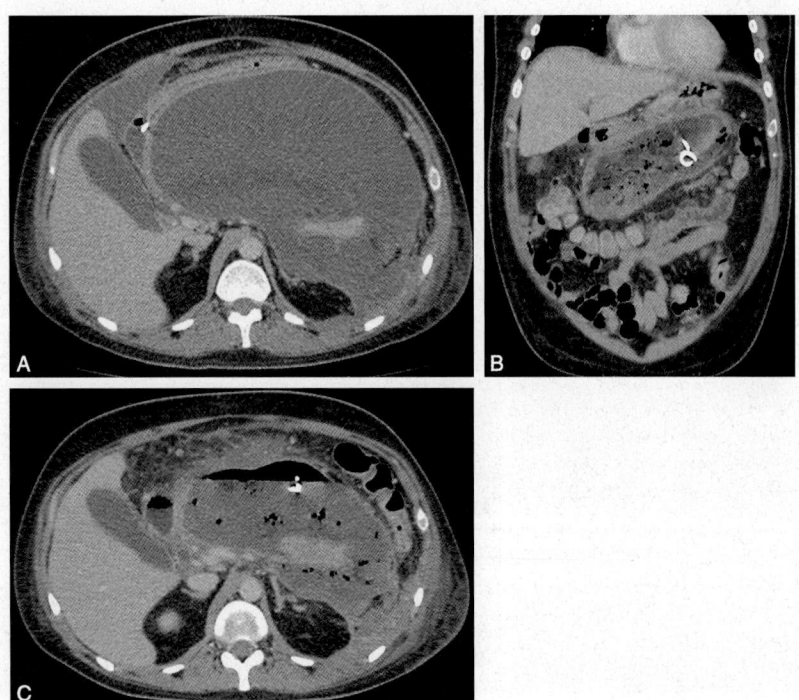

图 56.8 （A）包裹性胰腺坏死,8 周。（B）坏死性积聚,内镜超声引导下经胃引流。（C）坏死性积聚,EUS 引导下经胃引流 4 周后

定影响(Takahashi et al,2008)。针对这些病人,可能需要反复进行胃造瘘口扩张和囊腔灌洗。在复杂的坏死积聚中可考虑改进的穿刺引流术,包括多通道技术和内镜下坏死组织清除术。在多通道技术中(Varadarajulu et al,2011),在超声内镜引导下放置两个或三个跨壁支架,其中一个用于囊腔冲洗,其他则用于加强坏死组织碎片的引流效果。与作者团队描述经皮坏死组织切除术的经验一样,Seifert 和他的团队成员(2000)在同一年描述了内镜下的坏死组织清除术。最近一项纳入 14 项研究(包括 455 名病人)的系统回顾(van Brunschot et al,2014)发现:该术式(经内镜坏死组织清除术)成功率为 81%,死亡率为 6%。尽管所纳入的研究除一项外均为回顾性研究。Bakker 等完成的一项随机试验(2012)比较了内镜和微创外科引流术,发现内镜入路可显著减少并发症。尽管如此,内镜下坏死清除术依旧是一项具有挑战性,且并非没有风险的操作。多中心的德国胰腺和腹膜后清创研究(GEPARD 研究)显示 26% 的病人

出现并发症,主要包括致命空气栓塞、出血和穿孔(Seifert et al,2009)。网篮和圈套器清除坏死碎片耗时较长且经常无效。内镜进入囊腔并不总是顺利的,可能需要反复扩张,然后才能实现足够大小的胃囊肿造瘘口。自膨式金属支架(self-expanding metal stents,SEMS)的运用可能有助于内镜进入囊腔(图 56.9A 和 B),而相关技术的进一步发展被寄予厚望,然而它们价格昂贵,并且到目前为止几乎没有证据表明其比应用较传统的猪尾支架能显著提高囊肿内坏死物清除率(Chandran et al,2015)。该技术的另一改进是:使用腔内过氧化氢来促进坏死切除,但将其用于常规实践之前还需要进一步的经验累积(Siddiqui et al,2014)。无论使用哪种技术,所有病人都需要根据坏死程度和全身器官功能障碍的程度,采取量身定制的治疗方案及随访。有腹膜后蔓延坏死的病人(图 56.10)可能需要进一步的经皮引流操作,而具有大量的坏死性积聚的病人则可能需多次重复操作才能达到治疗目的。

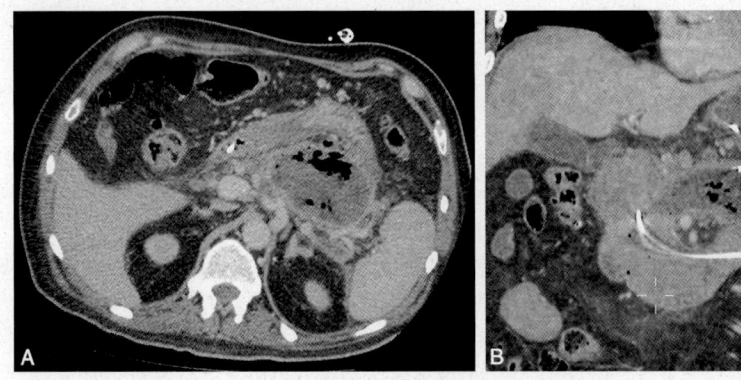

图 56.9 （A）感染性积液留置自膨式金属支架(SEMS)前。（B）感染性积液留置自膨式金属支架 SEMS 后

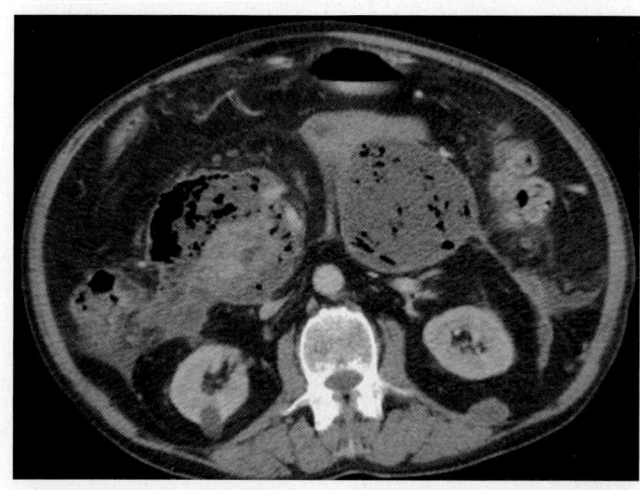

图 56.10　腹膜后坏死蔓延

腹腔镜囊肿胃造瘘术

初次引流不充分的风险、超声内镜引导的经胃内造瘘反复扩张的可能，再加上腹腔镜设备和手术技术的并行改进，使人们重新聚焦于腹腔镜手术对包裹性坏死病人的治疗潜力挖掘。本段将介绍目前用于腹腔镜下胃囊肿造瘘的技术。

使用开放式脐下切口。然后在病人的左右侧插入钝的套管，根据横断面影像明确胃后积聚物的位置并确定特定的引流位置，从而优化囊胃造瘘的部位。近期炎症造成的粘连很常见，而在术中应被分离以暴露胃前壁。然后使用谐波手术刀（Ethicon Endo-Surgery, Cincinnati, OH）进行胃前壁切开（5~10cm 长）。向前腹壁方向提起打开的胃前壁上部，以最大限度地接近和观察囊肿和胃后部之间的粘连区域。将直针 2/0 缝合线穿过腹壁、前腹壁，然后回到腹部来实现造瘘。

关键的进展是使用了"阶梯式"扩张口系统（Covidien, Dublin, Ireland），以实现囊肿的穿刺、导管扩张，并在"固定"之前保持通畅。穿刺"戳卡"穿过腹壁，在腹腔镜超声引导下选择合适的上腹部/胃穿刺部位后，尖锐"戳卡"通过暴露的后胃壁进入集合。该端口是扩张的，允许 12mm 进入囊腔，胃后壁和囊肿通过扩张套筒的径向阻力得以维持。在将积聚物抽吸至相对干净后，将端口撤回，将吸引装置留在积聚物中以保持通畅，并使用 4 至 5 圈成角度的 Universal Endo GIA 装置（Covidien）进行吻合。去除腔内的坏死碎片，并将其置于胃底。一旦确保了足够的清创和止血，就可以使用连续的 3/0 单丝缝合线（Biosyn, Covidien）关闭胃前壁切口，然后通过口腔胃管向胃内充气，测试封闭的完整性。上述吻合均在灌洗液中进行。术后饮食以病人可耐受为准。在这个复杂的病人队列中，适合出院的因素通常是多方面的，但如果饮食摄入充足，可在手术后 36 小时内办理出院。如果存在胆结石，则同时进行腹腔镜胆囊切除术。初步研究结果已发表，目前我们正在进行对比超声内镜引导下的囊肿胃内引流与腹腔镜囊肿造瘘术治疗包裹性坏死效果的随机试验（Gibson et al, 2014）。

开放性坏死切除术

目前，在微创手术推广的同时仍然广泛应用的开放性坏死切除术式有三种。术前经皮穿刺引流可以在逐步升级诊疗策略的大框架下采用，进而使得术前脓毒症得以控制。尽管这些术式在坏死部分切除方面大体相似，但它们在如何防止清创腔内感染积聚的复发方面不同：①开放式或封闭式填充的坏死切除术；②开放式坏死切除术，术后持续封闭冲洗引流；③程序化开放式坏死切除术。

在所有术式中，入腹腔都是通过中线或双侧肋下切口，因为这样可以最大限度地减少下腹部的污染，并保证侧方路径。通过分离胃结肠韧带或肝胃韧带进而通过"小网膜囊"进而暴露胰腺。最近有人提倡开放式经胃清创术以尽量减少术后腹腔污染（Sasnur et al, 2014）。

开放填塞的开放性坏死切除术

Bradley 在 1987 年描述了这项技术，在清创术后通过坏死腔填塞、保持腹部开放（即所谓的"腹腔造口"）以控制败血症。有计划的重复干预、连续的敷料更换以达到二期愈合。除填塞敷料外，还可以留置引流。据报道，开放"填塞"技术的瘘、出血和切口疝的发生率，以及死亡率较高（Heinrich et al, 2006）。

密闭填塞的开放性坏死切除术

采用密闭填塞的开放性坏死切除术的目的是通过彻底清创和切除坏死和感染组织来达到控制败血症的目的，以尽量减少再次手术或后续引流的需要（Pezzilli et al, 2007）。腹部的主要闭合是在纱布填充的彭罗斯引流管上进行，以填充腹腔并保证压力（Fernandez del Castillo et al, 1998）。附加的硅胶引流管（Jackson Pratt）可以放置在胰床和"小网膜囊"中，用于引流液体。从术后 5 到 7 天开始，引流管被依次拔除，使腔逐渐闭合。

坏死开放切除并术后持续闭式灌洗

在清创术后，可通过在大口径引流管上缝合胃结肠韧带和十二指肠结肠韧带来重建一个封闭的胰周腔隙，允许侧-对侧连续灌洗（Beger et al, 1991）。术后每天 1~10L 持续灌洗，直到冲洗液清澈、病人的临床和实验室参数有所改善（Wig et al, 2004）。目前暂无表明最佳灌溉液、最佳排水管数量或口径或灌溉持续时间的证明。

计划性坏死开放切除术

针对侵袭性坏死切除术后可能出现的出血和瘘，这种方式试图在开始时进行更保守的清创术，之后每 48 小时重复一次，直到不再需要清创术。这借鉴了与逐步升级的策略。胰床被引流或填塞，腹部被缝合网或拉链缝合到伤口的筋膜边缘（Radenkovic et al, 2005）。腹腔内敷料的添加可能会促进胰腺床的肉芽形成，有人认为该方法可能减少手术次数和死亡率，但尚缺乏足够数据支持，且它们与内瘘的发生有关（Olejnik et al, 2008）。

早期手术相关并发症

需要重症监护支持的全身性炎症反应综合征/菌血症

病人在术后即刻出现明显 SIRS 或术后菌血症的情况并不

罕见,需要接受以器官支持为目的的重症监护升压治疗。对于微创介入治疗的病人病情往往是中等程度的,通常会在 24 到 48 小时内解决。开放性坏死切除术后可能出现更明显的恶化,这支持了采用微创性"升阶梯策略"后死亡率的降低的发现。因此,对这些病人进行干预后在危重护理环境中进行观察通常是有益的,特别是在没有接受 2 级护理的情况下。

急性或迟发性出血(见第 124 章)

术中出血并不少见,令早期或过于彻底的坏死组织清除术复杂化。静脉出血在这种情况下更常见,通常可通过简单的引流闭塞、纠正凝血障碍、局部压迫来解决;截断了胃球囊的 Sengstaken-Blakemore 管(MIRP 技术);若有经皮通道则采用纱布填塞技术。

继发性出血偶尔是突发性的大出血,通常有一个自限性的"先兆出血",临床表现为腹膜后引流管出血或偶尔胃肠道出血。与术中出血相比,动脉来源的出血(图 56.11)更为常见,通常由大血管周围不受控制的感染引起。该情况总体病死率达 30% ~ 40%,不断质疑对于优化治疗方案至关重要,在控制容量的循环支持下,同时进行急诊 CT 血管造影,(如适用)然后进行血管造影和栓塞(图 56.12)。在这种情况下,上消化道内镜检查通常是非诊断性的,因此不应延误明确/决定治疗的放射学评估。随着腔内压力的增加及出血进入受感染的腔,菌血症和败血症将导致器官功能障碍的升级;因此,早期引入抗菌药物是必要的。

肠瘘

当涉及的瘘管是胃或十二指肠时(图 56.13A 和 B),急性期后积聚物自发破入消化道的结果类似于内镜下囊肿胃吻合术,可以在不干预的情况下减少积聚物并导致临床预后改善。

尽管可以自发解决,但结肠瘘(图 56.14A 和 B)往往会导致持续性败血症和难以控制的积液,因此,在这种情况下,可能需要一个结肠造口/回肠造口或切除术。这个决定将取决于病人的情况、瘘管形成部位的 CT、以及无任何持续引流的败血症。

晚期并发症

胰瘘

胰腺实质明显丧失的急性坏死性积聚通常与主胰管破裂有关,在相关脓毒症残余物消失后,富含淀粉酶液体的胰管渗漏是常见的,这最终导致胰瘘。早期当坏死物聚集时,不建议使用内镜下经乳头介入治疗,因为这可能会导致感染,且常被证明是有害的。在脓毒症和任何明显的积聚消失后,胰管支架置入 ERCP 可导致持续性瘘管的消失,但持续性引流常伴有更广泛的实质性丧失、胰尾不连(图 56.15)以及主胰管的持续性丧失。长时间的导管引流将导致瘘管成熟,有计划的定期引流

清除坏死物可能会导致假囊肿的自行消退或进展,晚期囊肿可以通过跨壁内镜下囊胃造瘘术解决,这通常可以通过跨壁内镜下囊肿胃造瘘术解决。

胰尾分离

如果坏死范围达到体部或尾部的大部分横径,胰头和尾部的主胰管可能会完全分离,导致持续性瘘管和"断管综合征"。在实质损失水平上通常在胰颈处的导管阻塞会阻止经乳头入路,但是在此之前,经乳头内支架将残存的尾部胰管和囊内引流可以解决问题。如果无法通过乳头进入,则选用经壁 EUS 引导的引流术或进行"抢救性"远端胰腺切除术以切除残余的断开的功能性胰腺实质(通常联合脾脏切除)。

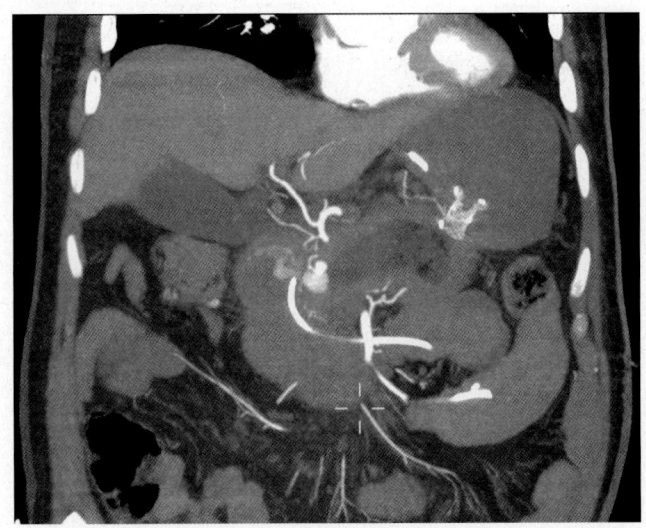

图 56.11 胃十二指肠动脉假性动脉瘤出血

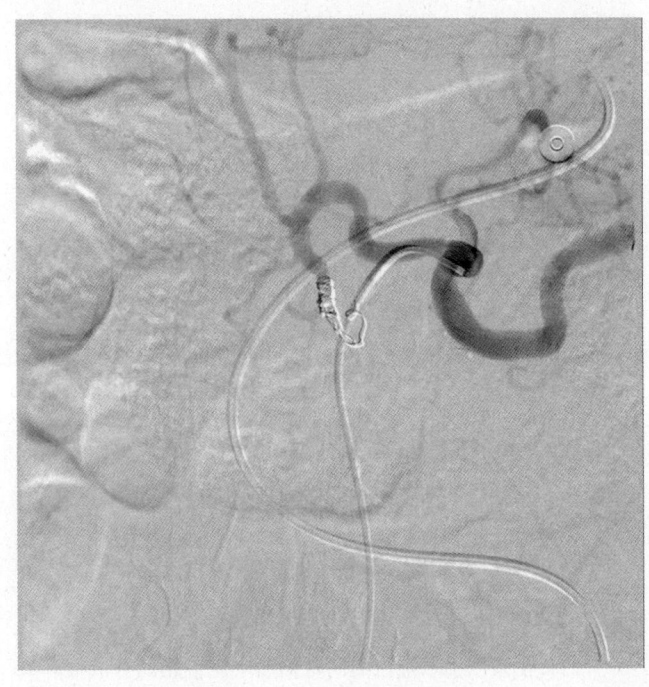

图 56.12 线圈栓塞后出血部位

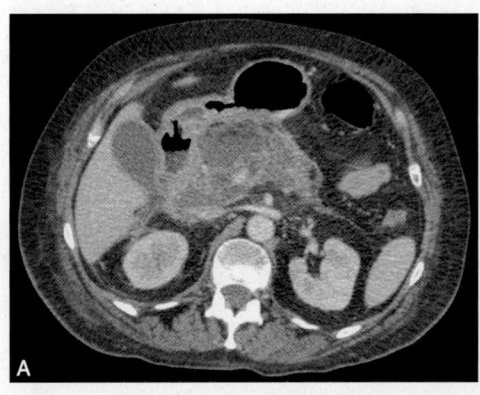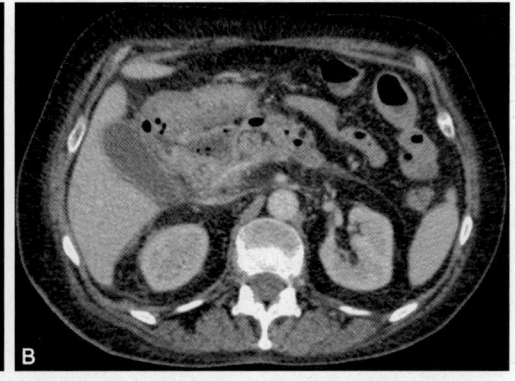

图 56.13　（A）前肠瘘发展前的坏死性积聚。（B）坏死性积聚,十二指肠造瘘

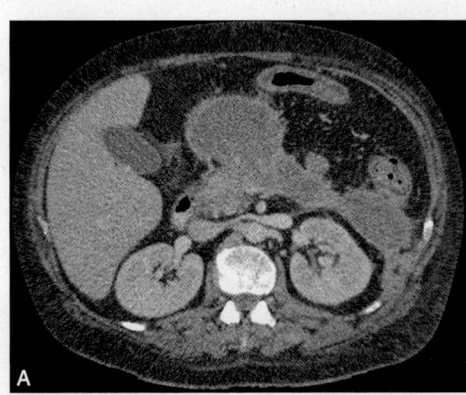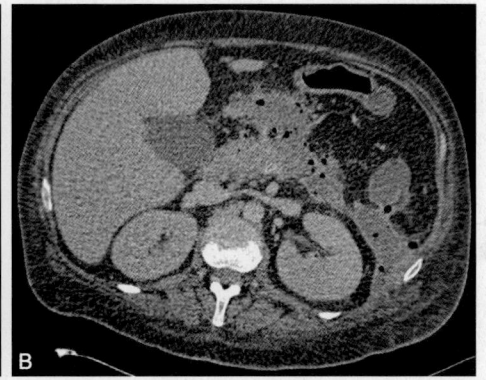

图 56.14　（A）结肠瘘发展前的坏死性积聚。（B）坏死性积聚,并转移至左结肠

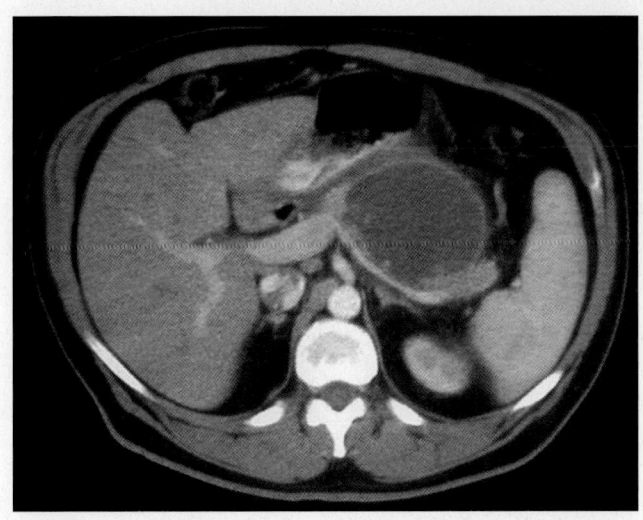

图 56.15　急性胰腺炎:断尾综合征

讨论

普遍认为,应避免在重症急性胰腺炎的前两周进行手术干预(Mier et al,1997)。在此期间,许多病人可能需要重症监护管理,器官衰竭的升级与死亡率显著相关(McKay et al,1999),但对胰腺或胰周"炎症"的干预并未显示出其有助于恢复,反而可能是有害的。一些观察性研究表明,28 天后进行手术干预可能会改善预后(Besselink et al,2007),尽管缺乏随机证据,但这可能反映了对病情严重病人进行早期干预的需求。一些学者(Gluck et al,2012;Rau et al,2005)担心超过 28 天的延迟会造成病人情况的恶化,比如营养和免疫缺陷,但如果进展缓慢,则延迟至包裹性胰腺坏死成熟时干预。

干预的指征包括强烈怀疑或有明确的坏死感染,或在没有感染的情况下持续数周的器官衰竭,有封闭的积聚和持续的症状,如疼痛和肠梗阻。干预的时机需要由经验丰富的胰腺专家团队进行判断,包括基于放射学、临床和营养进展的多因素来决策。一旦决定进行干预,需要做好充足的预案,没有一个单一的方法是适用于所有病人的理想选择。越来越多的人认为,在需要的情况下,干预应包括在适当升阶梯策略下采用微创手段。在实践中,可能需要结合病人的整体临床状况及急性坏死或积液聚集位置综合考虑干预策略(Gluck et al,2012)。

微创治疗方法一直受到批评,因为它们通常需要在吸收前反复干预,增加住院时间。在囊肿形成未完全而临床表现轻微的病人中,腹腔镜经胃囊肿造瘘术提供了一种可以同期治疗胆石症的干预可能性(Gibson et al,2014)。

引流加强后的并发症很常见,可能与疾病或手术有关。肠造瘘相对常见,二级控制的要求取决于肠瘘是源自近端还是远端肠管,结肠瘘通常需要外科肠道分流来控制持续性脓毒血症。出血可能发生在术中,可通过气囊填塞、改用纱布填塞的VARD 手术或血管造影"栓塞"术来控制。术中静脉出血更常见。继发性出血可能发生在脓毒症控制不佳的背景下,而肠内感染可能导致胃肠道出血或手术引流管内直接出血。血管造影控制或通过引流管或 VARD 伤口的局部压迫优于开放手术，开放手术通常是一种一定程度上与死亡率相关的干预措施。

术者经验是决定采用哪种微创方法的关键因素。没有证据支持使用一种方法而优于另一种方法。许多单位可能只有一种方法的经验，这将影响决策过程。VARD 和 MIRP 手术之间的差别很小，而且在实践中，这些手术是可以互相替代的，而内镜或腹腔镜囊胃造瘘术可以优先选择，特别是放置在积聚物中心位置且经皮穿刺困难的情况下。微创治疗评估的金标准将考虑病人的临床情况及积液/坏死物的解剖位置，在理想情况下，还应考虑所有四种技术的专业经验。这使得介入治疗方法的选择具有适应性和灵活性，这通常是一个极具挑战性的临床问题。需要注意的一点是，许多病人在患病过程中可能会受益于使用多种技术的多模态方法。例如，一个多器官衰竭升级的病人可以在 ICU 内通过 EUS 引导的经胃引流稳定下来，并且在稳定下来一段时间后，通过 MIRP、VARD 甚至腹腔镜膀胱胃造瘘术进行更明确的干预。

（樊海宁 译　张志伟 审）

第 57 章

慢性胰腺炎的病因、发病机制及诊断

Klaus E. Mönkemüller and Peter Malfertheiner

长期酗酒是西方社会成人发生慢性胰腺炎（chronic pancreatitis，CP）最常见的病因，占所有病例的 50%～60%，其次是吸烟（25%～30%）。目前有 TIGAR-O 和 MANNHEIM 分类系统用于 CP 的分类（Brock et al，2013）。TIGAR-O 系统基于已知的不同致病因素和发病机制进行分类：包括毒性因素、特发性、遗传性、自身免疫性、复发性和梗阻性慢性胰腺炎（Etemad & Whitcomb，2001；Steven et al，2004）。MANNHEIM 分类系统涉及多种病因和病因之间的相互作用：［多因素（Multiple）］酒精（Alcohol）、尼古丁（Nicotine）、营养因素（Nutritional）、遗传因素（Hereditary）、胰管传输因素（Efferent duct）、免疫（Immunologic）以及其他因素（Miscellaneous）（Brock et al，2013）。CP 以慢性进行性胰腺炎症和瘢痕形成，造成不可逆的胰腺损害，导致胰腺外分泌和内分泌功能丧失为特征（Ali et al，2015；Brock et al，2013；Conwell et al，2014）。

多年来尽管 CP 的发病机制含混不清、知之不多，但还是在 CP 的基因学、表观遗传学、细胞学、分子机制等方面取得了大量的科学进展。然而对于 CP 发生的起始因素和进展过程一直存在争议。多个假说曾被提出用于解释不同亚群 CP 病人的病理生理学机制，但是迄今为止，尚没有统一的理论。最为人们所知的关于 CP 发病机制的假说包括坏死-纤维化、毒素代谢、氧化应激、栓子和胆石导致胰管梗阻、原发性胰管梗阻和前哨性急性胰腺炎事件（sentinel acute pancreatitis event，SAPE）。尽管 CP 的发病机制众说纷纭，危险因素纷繁复杂，但是大部分的病例包括了坏死/凋亡、炎症、导管梗阻这一进程（Brock et al，2013）。"二次打击"学说似乎能更好地解释这一进程：首先，存在易感因素（如遗传、胰管传输因素、免疫因素等）的病人在损伤因子（酒精、尼古丁、胆结石）的作用下经历了急性胰腺炎的首次打击，随之炎症和免疫反应开始启动；其次，胰腺可能得到修复抑或在更多次的打击之下使得疾病进一步进展（Conwell et al，2014）。由此诱发的进行性纤维化最终将导致不可逆的胰管和腺体破坏，并伴随胰腺内外分泌功能丧失。越来越多的证据表明，胰腺星形细胞是大量环绕胰腺腺泡细胞、胰腺导管和小导管周围纤维样细胞外基质形成的主要介导因子（Brock et al，2013）

尽管 CP 在组织学上定义明确，但组织学很少用于 CP 的诊断。最终的诊断必须结合病人临床资料、实验室和影像诊断标准才能作出。美国胰腺协会建议从侵袭性最小的诊断方法做起，逐步向侵袭性较大的方法递进，最终建立诊断（Conwell et al，2014）。胰腺计算机断层扫描（CT）通常是最初首选的诊断方法（见第 18 章）。CT 诊断不明确、病变表现轻微或者病人症状顽固，则需推荐至专业的医疗中心对病人进行更专业的病情研究，如磁共振成像（MRI）和肠促胰液素增强的磁共振胰胆管造影（secretin-enhanced magnetic resonance cholangiopancreatography，sMRCP）（见第 19 章），或者内镜检查（比如内镜超声；见第 16 章）、内镜逆行胰胆管造影（endoscopic retrograde cholangiopancreatography，ERCP；见第 20 章）和胰腺功能试验。

晚期 CP 较易作出正确诊断。在 CP 早期作出正确诊断是有可能的但充满挑战。在早期 CP，内镜超声（endoscopic ultrasound，EUS）和内镜逆行胰管造影（endoscopic retrograde pancreatography，ERP）的诊断准确性均值得信赖，尽管有些研究表明，早期 CP 的诊断 EUS 较 ERP 更有优势。经腹超声（见第 15 章）对于 CP 的诊断敏感性较差，仅用于晚期病人。在缺少 EUS 检查的情况下，联合使用 ERP 和 CT 可提供最可靠的影像学信息。在所有影像学方法中，包括 sMRCP 在内的 MRI 在过去的十年中发展最迅速。最常见的胰腺功能检查尚不能足够准确地监测到轻度至中度胰腺外分泌功能不全。因此胰腺功能检测技术在 CP 的常规临床评估中仅起辅助作用。

本章分为三个部分。第一部分介绍 CP 已知的病因。第二部分讨论 CP 最重要的发病机制。关于 CP 的病因和发病机制的讨论基于由 Etemad and Whitcomb（2001）推荐的 TIGAR-O 分类（毒物-代谢，特发性，遗传，自身免疫性，反复加重，梗阻性）。本章第三部分讨论 CP 的诊断方法，重点是放射影像诊断方法的使用，并简要讨论了最常见的胰腺功能试验。

慢性胰腺炎的病因（见第 54 章）

在过去的几十年中，CP 的分类一直在发展。了解 CP 分类的历史过程对于理解当前 CP 的定义和治疗方法非常重要（Bagul & Siriwardena，2006；Mönkemüller et al，2004）。CP 分类的基础来自四次重要的共识会议和一项研究：1963 年马赛分类法、1986 年马赛-罗马分类法、1984 年剑桥分类法（Axon et al，1984；Sarles，1986，1991；Singer et al，1985）、苏黎世研讨会和曼彻斯特分类法（Bagul & Siriwardena，2006）。这些分类标准主要是基于 CP 影像学和临床特征进行分类，但 CP 的 TIGAR-O 和 MANNHEIM 分类系统则是基于各种已知的病因和发病机制（Brock et al，2013；Chari & Singer，1994；Conwell et al，2014；Etemad & Whitcomb，2001）。出于临床使用目的，使用临床和病因分类系统是合情合理的，因为这可能会有助于临床处置并且提及 CP 时可以使用通用的语言表述。多个 CP 的遗传和环境协同因素,就如同风险调节器一样,通过相互作用最终在特定的个体身上导致疾病发生。(Bourliere et al,1991;Cavallini et al,1994;Cavestro et al,2003;Cohn et al,1998;Ichimura et al,2002;Whitcomb,2001)。

　　胰腺炎的发展取决于两个主要因素:宿主和环境(例如毒素)。CP 发展的决定因素由毒素或感染性物质暴露的类型、持续时间、剂量、病人的个体易感性和遗传特征构成。这个基本概念解释了为什么不同个体对相同剂量的毒素(例如酒精)有不同的反应,或者为什么极少量的毒素会在易感个体中会诱发疾病。此外,有些酗酒病人中 CP 的患病率不高似乎也表明在诊断为"酒精性"胰腺炎的病人中,其他协同发病因素也很重要。这些协同因素之一就是吸烟(Conwell et al,2014)。实际上,胰腺纤维化的进展可能需要多种危险因素的共同作用。TIGARO 和 MANNHEIM 分类系统列举的 CP 的各种病因,为 CP 的病因学和发病机制分类提供了进一步的帮助,尽管我们预计将来极可能会对其进行修订。例如,当发现其他病因时,"特发性"这一类别将趋于减少甚至消失(Jansen et al,2002;Mahlke et al,2005;Stevens et al,2004;Teich et al,2005;Whitcomb,2001;Whitcomb & Schneider,2002;Whitcomb et al,1996a;Witt et al,2000,2001)。我们在此介绍基于 TIGARO 分类的慢性胰腺炎的病因,并包含 M-ANNHEIM 分类中的对应内容(见括号内容)。

毒素和代谢因素[MANNHEIM 中的 Alcohol 和 Nicotine]

　　表 57.1 列举了与 CP 有关的多种毒素和代谢因素。酒精摄入量和 CP 的关联最早是由 Comfort 及其同事(1946)在 60 年前描述的(1946)。酒精仍然是西方工业化国家最常见的 CP 病因,但有趣的是临床上仅有 5%~10% 的酗酒者出现了 CP(Ammann, 1997;Ammann & Muellhaupt, 1994;Ammann et al, 1999;Angelini et al, 1993;Bernades et al, 1983;Layer & Melle, 2004;Sarles et al,1989)。大多数 CP 病人(60%~90%)都已酗酒 10~15 年,但有些人短时间内摄入较少量的酒精也会患上 CP,对于青春期开始饮酒的病人尤其如此(Layer & Melle, 2004)。无论酒类的质量或类型如何,女性每日摄入酒精的临界阈值约为 40g,男性每天 80g(每日饮酒 4~5 次)(Conwell et al,2014;Layer & Melle, 2004;Papachristou & Whitcomb, 2004)。由于个体对酒精的耐受性存在很大差异,同时可能掺杂 CP 的其他危险因素,因此少量酒精可能足以引发胰腺损伤。

　　过去人们认为胰腺炎初次发作时,大多数酒精诱发的 CP 病人已经存在潜在的胰腺纤维化和钙化,但 Zurich 团队业已证实胰腺炎的急性发作先于慢性疾病的进展(Ammann & Muellhaupt,1994,1999)。CP 的病理表现因病因而异,但许多改变存在于所有类型的 CP,包括胰腺萎缩、胰管扩张、纤维化区域小叶结构丧失以及导管内钙化。在酒精引起的胰腺炎中,坏死和假性囊肿形成更为常见(图 57.1)。

　　由于 CP 仅在一部分酗酒者中发生,CP 的发展和其他因素对 CP 的影响也已被研究(Ali et al,2015)。一些证据表明,除了酒精的直接作用外,众多易感因素,例如遗传、吸烟、肠道感染、高脂饮食、免疫功能损害、胆结石、性别、激素和饮酒方式也可能使胰腺增加对酒精引起组织损伤的易感性(Angelini et al,1993;Lankisch et al,2002;Levy et al,1995;Lowenfels et al,1994;Munigala et al,2015;Ockenga et al,2003,Sahel et al,1986)。许

表 57.1　慢性胰腺炎的发病机制

病因学/损伤机制	发病机制
毒素-代谢因素	
酒精摄入(基因突变)	蛋白栓梗阻假说
烟草	毒素-代谢假说
高钙血症(甲状旁腺功能亢进)	坏死-纤维化
脂蛋白-脂肪酶缺陷	氧化应激压力(解毒功能不全)
载脂蛋白 C II 缺陷	
慢性肾功能衰竭(尿毒症)	
蛋白质缺乏	
微量元素缺乏	
饮食中的毒素	
医药产品(非那西丁)	
特发性	
早发型	坏死-纤维化
迟发型	蛋白质栓
热带类型(SPINK1 突变)	
热带钙化型胰腺炎	
胰腺纤维钙化性糖尿病	
未知病因(可能基因突变或遗传性)	
基因/遗传	
常染色体显性突变,阳离子胰蛋白酶原基因(PRSS1)	坏死-纤维化
常染色体隐性突变:SPINK1,阳离子胰蛋白酶原(密码子 16、22、23)	
囊性纤维化跨膜电导调节因子缺陷	
α1-抗胰蛋白酶缺陷	
自身免疫/免疫因素	
病毒感染	巨大管腔
乙肝病毒	
柯萨基病毒	
自身免疫病	
原发性自身免疫性胰腺炎	
与舍格伦综合征、克罗恩病、溃疡性结肠炎或原发性胆汁性肝硬化相关联	
复发性胰腺炎和重症急性胰腺炎	
血管疾病	坏死-纤维化
局部缺血	
放疗后	
机械性梗阻病因	
胰腺分离症伴副乳头发育不全	结石或胰管梗阻
环状胰腺	蛋白栓
乳头状狭窄	
导管瘢痕形成	
恶性胰管狭窄(胰腺、壶腹或十二指肠癌症,黏液性胰管扩张)	
十二指肠梗阻(十二指肠憩室)	
重症急性胰腺炎或创伤后胰管狭窄	
结石	
Oddi 括约肌功能不全	
胆总管囊肿	

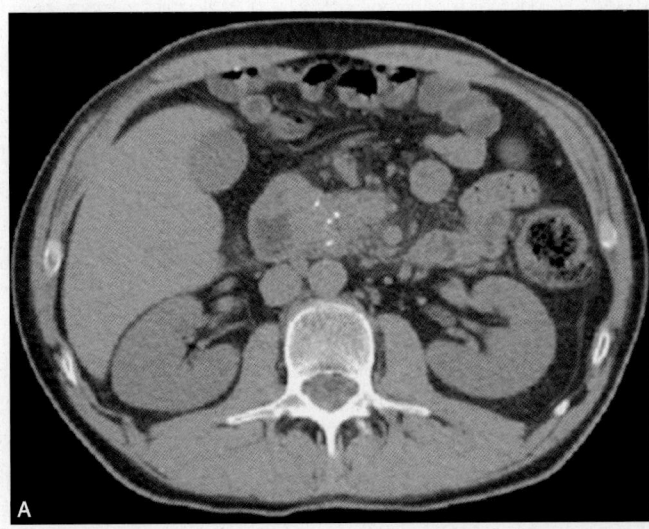
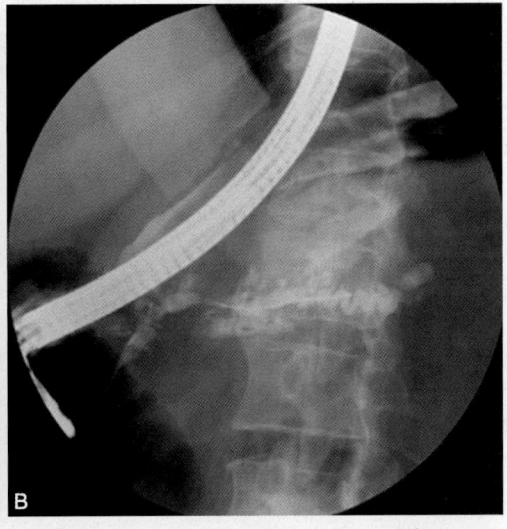

图 57.1 在酒精性胰腺炎病人中,坏死和假性囊肿更为常见。(A)计算机断层扫描图像显示了胰腺头部的假性囊肿和多发钙化。(B)内镜逆行胰胆管造影显示胰管和多个胰管分支不规则扩张和扭曲

多因酗酒导致 CP 的病人,确实对酒精诱发的胰腺损害具有更高的遗传易感性,而遗传缺陷导致的胰腺炎或许与酒精暴露无关(Malats et al,2001;Stevens et al,2004)。令人信服的证据表明,吸烟也是增加 CP 相关危险性的独立因素,风险优势比(OR)高达 17.3(Conwell et al,2014;Talamini et al,1996)。吸烟以剂量依赖的方式增加 CP 的风险,每天吸烟少于 1 包香烟的个体 CP 危险度为 2.4,每天吸烟超过 1 包的个体的 CP 危险度增至 3.3(Conwell et al,2014)。持续吸烟与钙化的发生和疾病进展有关。另一方面,戒烟可将 CP 的危险度比较估计值降低约 50%。Munigala 等人(2015)对美国退伍军人管理局(VA)的近一百五十万 CP 病人的研究也发现,吸烟是急性胰腺炎的独立危险因素,并可增加酒精对胰腺损害危险度,对发病年龄和胰腺炎复发的影响也是如此。

烟草诱导氧化应激并改变胰液的分泌和组成,从而导致胰液中浆液、碳酸氢根分泌减少并诱发炎症(Bynum et al,1972;Cavallini et al,1994;Crowley-Weber et al,2003;Stevens et al,2004)。在一项涉及 146 名 CP 病人、52 例胰腺癌病人和 235 名健康对照的大型研究中,Ockenga 及其同事(2003 年)分析了表达 5'-二磷酸尿嘧啶(UDP)葡萄糖醛酸基转移酶(UGT1A7)的基因组 DNA。这些蛋白质是解毒和细胞防御的关键生化因子。这种突变的发生率在 CP 和烟草成瘾病人中更为常见,但在非酒精性 CP 病人中则不常见。这项研究在遗传易感性和外部触发因素之间建立了潜在的联系。在某些病人中,吸烟可能是 CP 的主要因素;在一些病人中,吸烟可能会增加酒精引起的损害;而在另一些病人中,吸烟可能会增强尚未发现的因素或病原体的致病作用(Crowley-Weber,2003)(参见第 9B 章)。

钙在胰蛋白酶原分泌和胰蛋白酶稳定中起着核心作用。原发性或继发性甲状旁腺功能亢进导致的高钙血症会诱发急性复发性胰腺炎,并可能由胰蛋白酶原激活继而导致胰腺实质的坏死和纤维化,并进展到 CP(Goebell,1976;Karanjia et al,1992;Noël-Jorand et al,1981;Owyang et al,1982)。血清钙浓度的增加也被认为会对腺泡细胞产生直接损伤,而钙的分泌增加会导致胰管内结石形成。高钙血症也似乎被认为会改变胰腺分泌并导致蛋白质栓子的形成(Goebell,1976;Noël-Jorand et al,1981),进而导致不同程度的胰腺纤维化伴发钙化。

特发性(MANNHEIM 中的 Idiopathic)

大约 30% 的 CP 病人没有发现已知的危险因素;因此,这种类型的 CP 被称为特发性 CP。这些病人中相当一部分可能由于酗酒和吸烟情况被忽略;或具有潜在的基因突变或遗传异常;或存在其他未知因素而被错误归类(Truninger et al,2002;Witt,2000)。事实上,Pfützer(2000)、Witt(2000)及其同事曾描述在多达 25% 的"特发性"CP 病人中丝氨酸蛋白酶抑制子 Kazal 1 型(SPINK1 基因)发生突变。根据出现临床症状的双峰年龄,特发性胰腺炎可分为两种明显不同的类型:早发型特发性 CP 在 20 岁之前发病,以腹痛为主要临床特征,而胰腺钙化以及外分泌和内分泌胰腺功能不全在首次诊断时很少见(Layer et al,1994)。相比之下,迟发型特发性 CP 多发生于 50 岁以后,通常无明显腹部疼痛,但伴有明显的胰腺外分泌和内分泌功能不全和胰腺钙化(Layer et al,1994;Papachristou & Whitcomb,2004)。许多特发性慢性胰腺炎病例在组织学上都有 T 淋巴细胞浸润、导管阻塞、腺泡萎缩和纤维化,这增加了自身免疫因素参与致病的可能性。

直到最近,热带胰腺炎或营养性胰腺炎仍被认为是特发性 CP 的一种类型(Paliwal et al,2014)。然而,有几个研究已经证实,这些病人中有许多具有与急性和慢性胰腺炎相关的基因突变。一些研究已经显示除了胰蛋白酶原突变之外,SPINK1、组织蛋白酶 B(CathepsinB)、胰凝乳蛋白酶 C(chymotrypsin C,CTRC)、囊性纤维化跨膜调节器和羧肽酶 A1 的变异也可预测热带钙化性胰腺炎(tropical calcific pancreatitis,TCP)的风险(Paliwal et al,2014)。基于这一重要事实,这种形式的 CP 确实应归类为"基因突变型"。TCP 是世界上某些地区最常见的 CP 形式,这些地区包括印度、撒哈拉以南非洲和巴西,儿童和青少年也受其影响(Paliwal et al,2014;Schneider et al,2002)。TCP 的特征是严重的反复发作性腹痛和慢性腹痛、广泛的胰腺钙化和纤维钙化性胰源性糖尿病,伴有严重的胰腺内分泌功能不全。不过 TCP 的临床表现形式自 1968 年首次被描述以来已发生了显著变化。目前 TCP 见于相对年长者,严重症状较少见

（Paliwal et al，2014）。营养不良和木薯毒素在 CP 发病机制中的作用已在病例对照试验和动物研究实验中被证不实。另一方面，还有几项研究仍在关注微量营养素缺乏和氧化应激在 TCP 病因和疾病进展中的作用。

基因突变在 TCP 中起重要作用的证据不断出现（Paliwal et al，2014）。因此，"经典"热带胰腺炎可能实际上与西方国家类似，是特发性或遗传性胰腺炎（Paliwal et al，2014）。TCP 显然与 *SPINK1* 基因的突变有关（Chandak et al，2002）。SPINK1 胰腺胰蛋白酶分泌抑制基因（*PSTI*）负责 SPINK1 的编码（Chandak et al，2002；Schneider et al，2002）。PSTI 主要功能是抑制活化的胰蛋白酶。SPINK1 是重要的胰腺内已激活胰蛋白酶原的"减活剂"（Kukor et al，2002；Teich et al，2005）。胰蛋白酶在食物蛋白质的消化和其他消化酶的激活中起着核心作用。如果胰蛋白酶抑制蛋白功能异常或无法自身与胰蛋白酶结合，则胰蛋白酶就不会被适当地减活或破坏，其活性会保持更长的时间，这被称为胰蛋白酶功能增益（Gorry et al，1997；Kukor et al，2002；Pfützer et al，2000；Sahin-Tóth，2000；Stevens et al，2004；Whitcomb et al，1996a）。

在特发性 CP 病人中还存在其他基因改变。Cohn 及其同事

（1998）和 Durie（1998 年）各自独立地证明了 *CFTR* 突变与特发性 CP 之间密切相关。在没有囊性纤维化证据的 CP 病人中，发生 *CFTR* 突变的频率是无 *CFTR* 突变病人的六倍。随后，Cavestro 和同事（2003）报告，所有特发性 CP 病人中有三分之一患有 *CFTR* 突变。将来，许多归类为特发性 CP 的病人将归于其他危险因素组别内，尤其是在遗传类别中。实际上，主要的胰腺学家们推测大多数 CP 可能是多种触发因子的遗传疾病（Papachristou & Whitcomb，2004；Stevens et al，2004；Whitcomb et al，1996b）。

遗传性（MANNHEIM 分类的 Hereditary）

胰腺炎与几种遗传变异有关，包括阳离子胰蛋白酶原（*PRSS1*）、阴离子胰蛋白酶原（*PRSS2*）、*SPINK1*、*CTRC*、钙敏感受体（*CASR*）和 *CFTR*。所有这些变异或者通过早期激活形式抑或是通过不能抑制已经激活的酶而与胰蛋白酶途径密切相关（Conwell et al，2014）。就在几年前，关于 CP 的遗传基础的数据还很少。胰腺囊性纤维化导致的慢性胰腺功能不全是唯一经过充分研究的遗传类型（Cohn et al，1998；Durie，1998）。CP 的许多病例是囊性纤维化综合征的可变部分的一种表现形式，是由编码 CFTR 的基因突变引起的（图 57.2）。一些研究者

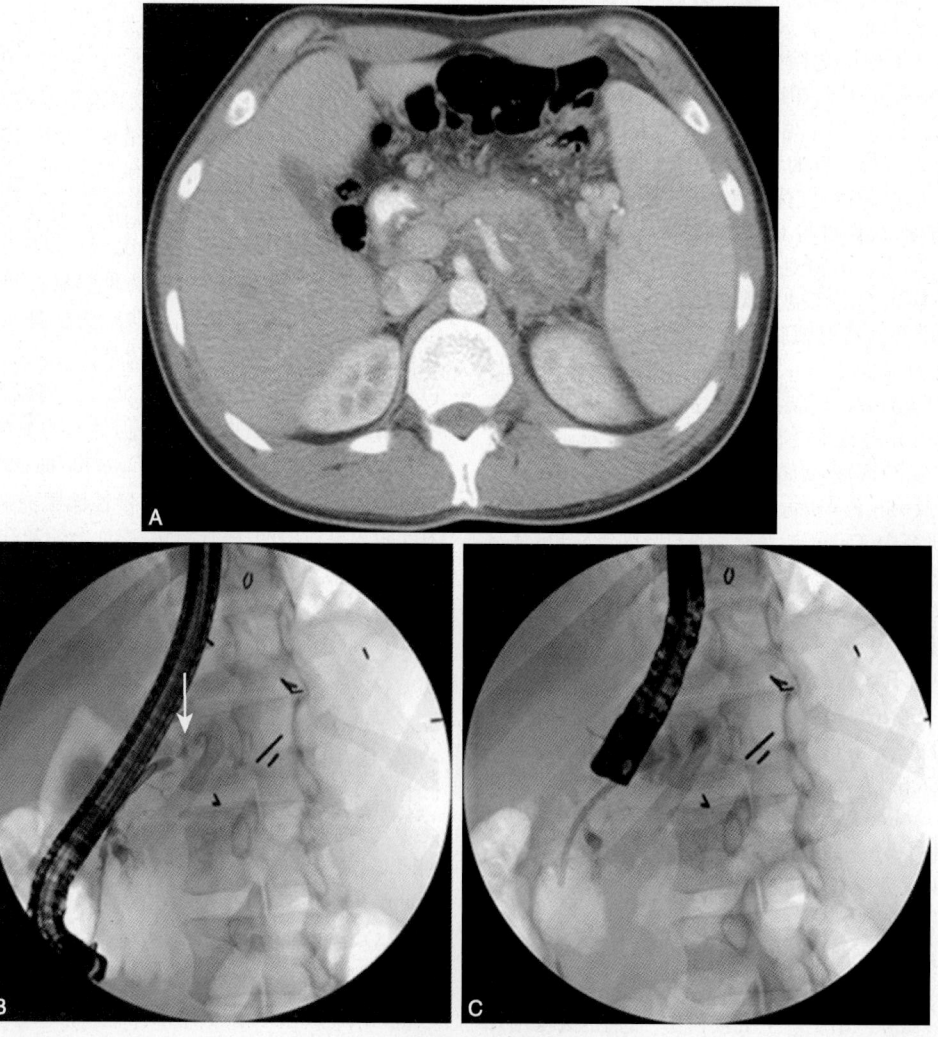

图 57.2　一例 19 岁男性 SPINK 突变病人，伴慢性胰腺炎和假性囊肿。（**A**）计算机断层扫描图像显示了胰腺实质的慢性炎症和坏死。（**B**）实施远端胰腺与脾切除术切除假性囊肿，导致术后胰管（PD）瘘。（**C**）内镜下置入 PD 支架处理胰管渗漏

报告不同病因导致的慢性胰腺炎病人中 *CFTR* 突变的发生率增加。随后的研究表明，在 CP 病人中囊性纤维化相关的突变（*CFTR* 突变）的频率也在增加（Teich et al, 2005）。有趣的是，这种突变在胰腺分离症继发的 CP 病人中也更常见（Gelrud et al, 2004）。

其他遗传变异也与 CP 的发生可能有关。研究集中在 *SPINK1-N34S* 基因突变上，该基因突变也与热带性（50%）、酒精性（6%）或特发性（20%）CP 密切相关（Schneider et al, 2002；Sahin-Tóth & Tóth, 2000）。CP 研究的主要发现之一是常染色体显性遗传性胰腺炎（hereditary pancreatitis, HP）病人的点突变（Gorry et al, 1997）。PRSS1 存在几种突变，所有这些突变都会导致胰蛋白酶原功能异常（Chandak et al, 2002；Chen et al, 2000；Kukor et al, 2002；Sahin-Tóth, 2000；Teich et al, 2004），它会引起胰腺腺泡细胞内胰蛋白酶原在细胞内过早活化，从而导致其他酶的活化，这最终可能造成胰腺自体消化（Kukor et al, 2002）。遗传异常在 HP 中的描述更为频繁，HP 的典型表现通常以儿童型和成人型的双峰模式出现（Teich et al, 2004, 2005）。HP 是一种常染色体显性遗传性疾病，与胰蛋白酶原基因突变相关，具有 80% 的外显率（Howes et al, 2004；Keim et al, 2001；Sossenheimer et al, 1997）。HP 以急性胰腺炎反复发作或 CP 的家族性聚集性为特征，但大多数具有这种基因突变的病人并无症状（Teich et al, 2005）。SPINK-N34S 突变病人的 CP 进展快于 *PRSS1* 突变病人（Howes et al, 2004；Keim et al, 2003）。相比较而言，HP 病人发生胰腺导管癌的风险是一般人群 50 倍（Howes et al, 2004；Lowenfels et al, 1987）。尽管关于胰腺炎的遗传学知识有了长足的进步，但目前仅建议对 HP 病人的突变情况进行评估。由于对 SPINK1 或 CFTR 突变的遗传表型相关研究进行的尚不充分，故无法就其在一般临床实践中的使用建立指南和推荐意见（Ellis et al, 2001；Teich et al, 2005）。

自身免疫（MANNHEIM 中的 Immunologic）

自身免疫性胰腺炎（Autoimmune pancreatitis, AIP）是一种罕见但特定的 CP 形式，具有特定的组织病理学、免疫学和影像学特征（Klöppel et al, 2005；Külling et al, 2003；Matsubayashi et al, 2014；Montefusco et al, 1984）（图 57.3）。其形态学特征是淋巴细胞和浆细胞管周浸润、粒细胞性上皮损害，随后引起导管上皮的破坏和静脉炎（Klöppel et al, 2003）。根据病因、血清标志物、组织学和全身性病变的不同情况，AIP 分为两种截然不同的亚型：与 IgG4 相关的 1 型（淋巴浆细胞性硬化性胰腺炎）和与粒细胞性上皮损害相关的 2 型（特发性导管中心性慢性胰腺炎）（Matsubayashi et al, 2014）。

AIP 的发病机制既涉及细胞学机制（CD4+ 和 CD8+T 细胞），也涉及体液免疫介导对导管细胞的攻击，这会导致细胞因子介导的炎症和导管周围纤维化，继而阻塞胰管（请参阅主导管假说）（Okazaki, 2002）。与 2 型 AIP 不同，1 型 AIP 通常特征性地与血清免疫球蛋白 G4（IgG4）升高和血清自身抗体阳性相关，IgG4 阳性浆细胞大量浸润，胰腺外病变常见，临床上反复发作（Matsubayashi et al, 2014）。AIP，尤其是 1 型，常常与其他自身免疫性疾病，如 Sjögren 综合征、原发性硬化性胆管炎和炎症性肠病相关（Külling et al, 2003；Montefusco et al, 1984）。尽管如此，仍有超过三分之一的 AIP 病人没有其他胰腺外自身免疫性疾病。AIP 在临床上的特征是腹痛少见、胰腺弥漫性肿大、无钙化或假性囊肿，最常累及胰头和远端胆管。肿块偶可被描述为炎症性肌纤维母细胞性肿瘤（Klöppel et al, 2005）。AIP 的表现和影像学发现有时和胰腺恶性肿瘤相似，但治疗方法迥异（Matsubayashi et al, 2014）。

在实验室检查中，病人患有高 γ 球蛋白血症和自身抗体，例如抗核和抗平滑肌抗体（Bovo et al, 1987；Okazaki et al, 2000）。胰腺的组织病理学检查显示胰腺导管周围的淋巴细胞和浆细胞炎性浸润以及纤维化，其形式类似于原发性硬化性胆管炎（Montefusco et al, 1984；Okazaki et al, 2000）。2002 年日本胰腺学会在世界上第一个提出自身免疫性胰腺炎诊断标准。几年后，亚洲共识会议对这些标准进行了修订（Otsuki et al, 2008）。

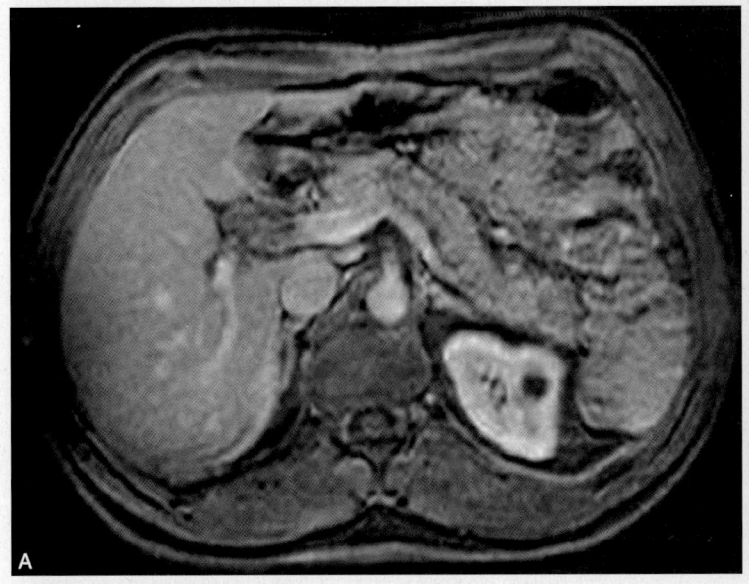
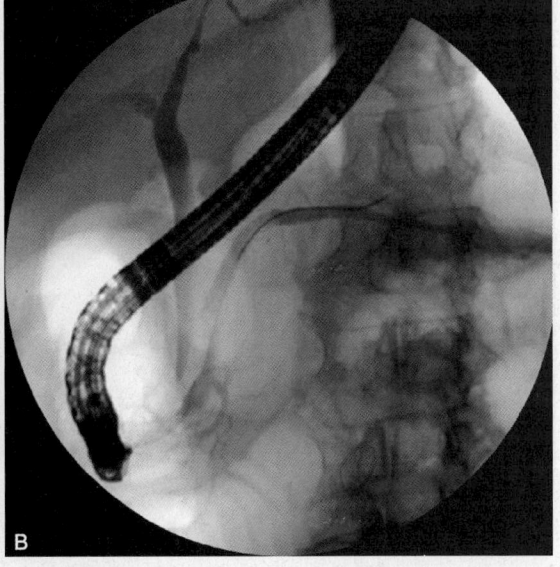

图 57.3　自身免疫性胰腺炎是一种罕见但独特的慢性胰腺炎。(A) 磁共振成像显示胰腺呈类似胰腺癌的腊肠样水肿。(B) 胰管扩张或可并发狭窄和囊性扩张。

复发性和重症急性胰腺炎

复发性急性胰腺炎（recurrent acute pancreatitis，RAP）可能导致 CP（见第 55 章）。RAP 并非是孤立的存在，而更像是由多种因素，包括基因突变、遗传性、解剖性（胰脏分裂，胰管狭窄）、功能性（Oddi 括约肌功能障碍）、毒物（酒精、尼古丁）及胆管微小结石等因素诱发或参与的胰腺炎反复发作的综合征。（见第 54 章）。在第 55 章中更详细地讨论了这种形式的胰腺炎。在此，RAP 是 TIGARO 分类的一部分，其中 *R* 用于表示复发性和重症急性胰腺炎。）

梗阻性（MANNHEIM 中的 Efferent duct）

胰腺融合或迁移异常可能会导致解剖变异，使得病人易患特定的胰腺或胰周疾病，例如复发性急性或慢性胰腺炎、囊性十二指肠营养不良、十二指肠阻塞、胆管癌和胆囊癌。（Borghei et al，2013）。众所周知，主胰管阻塞会导致 CP。因胰管阻塞而引起 CP 的最常见病因包括胰管瘢痕、肝胰壶腹肿瘤、黏液性胰管扩张、胰头肿瘤和创伤（参见表 57.1）（图 57.4）。而诸如 Oddi 括约肌功能障碍或胰腺分裂等其他异常，则与复发性急性和慢性胰腺炎的关联性较为脆弱（图 57.5）。

在几种动物模型中，主胰管阻塞会在数周内产生 CP 改变。（Boerma et al，2003；Reber et al，1999）。主胰管阻塞阻遏胰液的排泌并导致结石形成（结石和胰管阻塞理论）或导致急性复发性胰腺炎和导管周围纤维化（坏死-纤维化理论）。由于胰管阻塞而导致的人类 CP 的组织病理学特征包括均匀分布的小叶间和小叶内纤维化以及阻塞区域胰腺外分泌实质的明显破坏，而无蛋白质黏液栓形成或钙化形成（Suda et al，1990）。在对猫进行的阻塞性 CP 的实验表明，除了组织压力升高外，胰腺血流

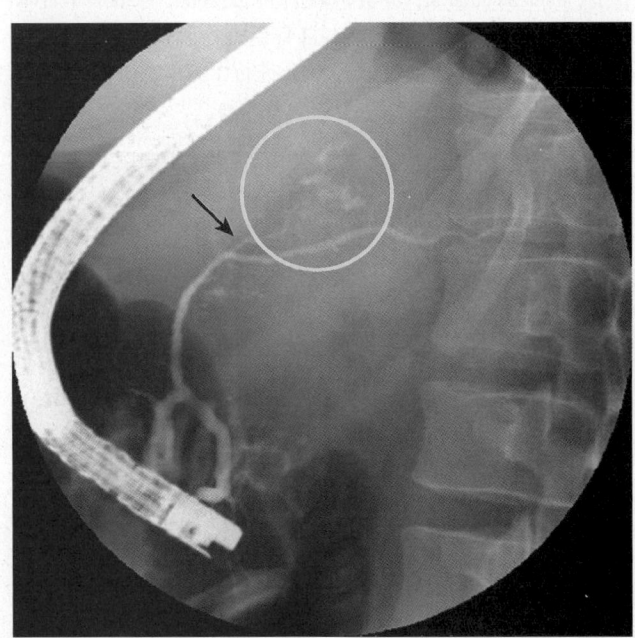

图 57.4　胰头癌这类肿瘤会引起黏液分泌性胰管阻塞，例如主胰管或胰管分支黏液性导管扩张（mucinous duct ectasia，MDE），与慢性胰腺炎表现相似。内镜逆行胆胰管造影显示胰管分支 MDE。红色箭头指示分支胰管；黄色圆圈表示肿瘤所在胰腺节段

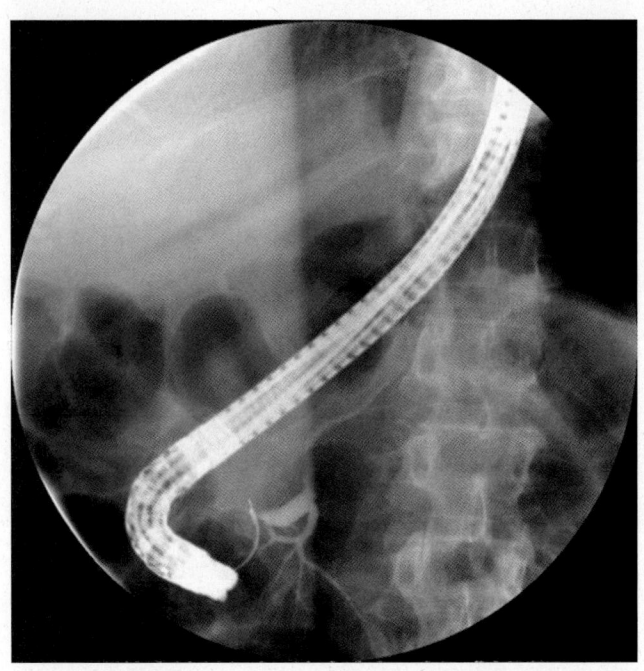

图 57.5　胰腺分裂的典型胰腺造影表现。只有腹胰管可以见造影剂充盈。汇入小乳头（未显示）的背胰管全程均未显示。因此，有必要对小乳头另行插管为背胰管注入造影剂

也受损（Karanjia et al，1992；Reber et al，1992）。与正常的充血反应不同，由于局部腹腔间隔综合征形成，这些猫在注射促胰液素后显示胰腺血供减少，组织顺应性的下降和组织间压力的增高阻止了餐后正常的血流和氧气供应的增加。

其他因素（MANNHEIM 中的 Miscellaneous）

TIGARO 分类系统不包含其他形式的慢性胰腺炎的字母，例如原发性高钙血症、高脂血症或甲状腺功能亢进症。这些病因总结在 MANNHEIM 分类系统的第二个"M"之下（Brock et al，2013）。此外，热带钙化性胰腺炎包括在 MANNHEIM 分类的这个部分，而 TIGARO 分类中将 TCP 视为"特发性"。如前所述，TCP 可能是由于缺乏微量营养素或由于毒素作用（包括酒精和烟草）诱发的基因（遗传性）疾病（Paliwal et al，2014）。

慢性胰腺炎的发病机制

慢性胰腺炎的特征是慢性进行性胰腺炎症和纤维化、不可逆的胰腺损伤，并最终导致外分泌和内分泌功能障碍。（Conwell & Wu，2012；Conwell et al，2014）。在过去的 60 年中，已经提出了几种假设来解释 CP 的发病机制。关于哪种理论最佳一直在争论中，尽管每种假设都提出了解释 CP 病理生理学的特定机制，但是没有一种假说能够解释诱发 CP 的所有病因导致的全部致病过程（Sah et al，2013）。没有任何一种理论能够独立、清晰地解释涉及 CP 发生的最初分子机制。我们总结了现有的六种主要理论，以及 Sah 等人（2013）提出的创新性案例。任何一种机制的启动因素诱发 CP，打开疾病进程扩大和持续进展的洪水闸门后，这些假设随后的进程均具有相似性，特别是在疾病的后期。除此之外，即使不是全部，在某些特定的 CP 中，潜在的遗传易感性，各类触发因素，通过细胞因子介导的炎症

过程,免疫过程,氧化和毒性代谢应激,胰液成分的改变和流量变化,以及纤维化和导管梗阻这些因素均表现出密切的关联性。

坏死-纤维化假说

坏死-纤维化假说最初是由 Comfort 及其同事在 1946 年提出的,现在依然正确(Klöppel & Maillet,1991,1992)。这个假设认为 CP 的发生和发展是继发于不同时间的数次急性胰腺炎发作,进而导致胰腺坏死和纤维化(Demols,2002;Klöppel & Maillet,1991)。胰腺实质和围胰管区的炎性组织不断为纤维组织所取代,导致胰管的瘢痕形成和囊性扩张,阻碍胰液流出,促发蛋白质的沉淀并继发钙化形成(Kennedy et al,1987)。此过程进一步加重胰液淤滞、蛋白质栓和结石形成;持续加重的胰管阻塞和胰腺纤维化最终导致腺体萎缩(Klöppel & Maillet,1992)。一些组织病理学研究表明,轻度小叶周围纤维化在急性胰腺炎缓解期很常见;伴有导管扭曲的明显纤维化更常见于晚期 CP 的病人中(Ammann et al,1984,1994,1996)。在一项研究中,对 245 例酒精性胰腺炎病人首次发作后进行了前瞻性随访,研究人员发现,发作的严重程度和频率越高,发展为 CP 的速度就越快(Ammann et al,1984)。对 ERBB2 癌基因的研究也显示,此基因的表达促进急性胰腺炎向 CP 转化(Standop et al,2002)。HP 中急性胰腺炎的反复发作也支持坏死性纤维化假说。然而,与该假设部分相悖的一个重要方面是,胰腺炎急性发作后的纤维化类型涉及寿命短的 III 型胶原蛋白和 IV 型胶原蛋白,而不涉及长寿命的 I 型和 IV 型胶原蛋白(Casini et al,2000)。

蛋白质栓(结石/导管梗阻)假说

法国的 Sarles 曾假设 CP 可能是由于胰管堵塞所致(Multigner et al,1985;Sarles,1986)。这些研究者提出 CP 的起源在胰腺小管腔内,而急性胰腺炎的起源则倾向于在腺泡细胞中。研究者认为,胰液的成石性增多导致嗜酸性蛋白的聚集并阻塞胰管(Guy et al,1983)。随后,由于胰石蛋白(lithostatin,"lithostathine")或胰腺结石蛋白(PSP)的缺乏,钙盐在这些栓子中富集并沉淀在胰腺小管中;该蛋白是在腺泡细胞中合成,并且是避免胰腺小导管钙化的重要因素(Bimmler et al,2001;Cavallini et al,1998;Guy et al,1983;Sarles,1986;Sarles et al,1990)。确实有一些研究证明酒精可以减少胰液的生成和分泌,使胰液更粘稠,碳酸氢盐含量降低,富含蛋白质、酶和钙晶体,并且缺乏 PSP 或胰石蛋白(Sarles et al,1989;Suda et al,1990)。酒精已被证明可通过增加胆囊收缩素(CCK)释放因子来介导胃肠激素的释放,进而影响胰液的生成和排出。胰腺结石和栓子已被证实会引起导管上皮细胞溃疡,导致炎症、纤维化、阻塞胰管、导致胰液淤滞和促进结石形成。随后发生以炎症和纤维化形式出现的胰腺实质损害,这一损害通常在胰管梗阻近端最严重(Boerma et al,2003)。

糖蛋白2(glycoprotein 2,GP-2)被认为是诱导胰腺导管栓塞形成的另一种蛋白质,它是酶原颗粒细胞膜的主要成分(Fukuoka et al,1991)。诸如胰液流量减少、胰石蛋白(lithostatin)生成减少、栓子形成、钙化、结石沉淀、导管溃疡、实质和小管周围炎症、狭窄和胰液淤积等事件不断重复发生,构成了恶

性循环事件链条(Guy et al,1983;Reber et al,1992)。尽管胰腺结石和胰管栓塞见于胰腺炎的晚期,但尚不清楚它们是 CP 的触发事件抑或是 CP 的主要表现形式。

氧化应激理论

英国的 Braganza(1983)推测,CP 的最初致病机制是肝混合功能氧化酶的失调和过度活化,从而导致氧化应激。该理论通常将氧化应激对腺泡细胞造成的伤害主要集中在腺泡细胞上。由于持续的外源性生物暴露,导致细胞色素 P-450 酶系统和谷胱甘肽耗竭(Braganza,1998)。肝混合功能氧化酶是肝脏解毒系统的一部分,在代谢过程中,序贯产生了一些"废物",例如毒性环氧化物,自由基和脂质过氧化产物。随后这些产物被释放到体循环中并到达胰腺实质,抑或是被分泌到胆汁中并逆流到胰管中,引起腺泡和导管细胞的炎性损伤。氧化应激的每次爆发都会影响胞吐作用,增加溶酶体易碎性。干扰蛋氨酸-谷胱甘肽解硫途径会触发胰腺炎,导致自由基转移到胰腺组织中,继而激活炎症、胰腺小导管纤维化,并导致胰液流量降低,抑制胰石蛋白的作用(lithostatin),促进蛋白质和钙沉淀(Braganza,1998;Wilson et al,1990)。酒精对氧化应激作用的体现,在于对某些具有抗氧化作用的清道夫,如硒、维生素 E、维生素 C 和核黄素的消耗上,这些物质的耗竭也可能诱导或加重胰腺组织损伤(Atten et al,2003;De las Heras Castano et al,2000;Wilson & Apte,2003)。

毒性-代谢理论

葡萄牙的 Bordalo 及其团队(1977)提出了 CP 的毒素-代谢假说。他们描述了酒精及其毒性代谢物如何引起细胞内脂质和脂肪酸乙酯的积累,进而损害了腺泡细胞。细胞内脂质代谢的改变导致胰腺实质脂肪变性,凋亡和瘢痕形成,并伴随对胰腺微循环的损害。在一项具有里程碑意义的研究中,通过组织学和电子显微镜评估了 42 例有或没有 CP 的慢性酒精中毒病人的活检标本(Bordalo et al,1977)。即使这些病人中许多人并没有 CP,也发现许多由细胞损伤引起的改变,例如腺泡细胞细胞质内脂肪滴沉积、酶原颗粒减少和线粒体增大。

在动物以及人类胰腺组织中进行的几项研究表明,毒物或代谢损伤对胰腺被膜细胞的毒性作用在胰腺纤维化的发病机制具有重要意义,这类似于肝脏纤维化中的伊藤(Ito)细胞的作用(Jaskiewicz et al,2003;Luttenberger et al,2000;McCarroll et al,2003;Phillips et al,2003)。这些脂肪细胞存在于人的胰腺中并可以迁移到腺泡周边间隙,并被酒精和乙醛激活,转化为产生瘢痕的细胞(Vogelmann et al,2001;Xie et al,2001;Yokota et al,2002)。免疫组织化学分析表明,活化的 Kupffer 细胞的表达量与纤维化程度之间存在明显的相关性。已经发现这些细胞在 CP 进程的很早期就有胶原蛋白沉积(Haber et al,1999)。因此可以认为 CP 的大结节和微结节纤维化形成与肝硬化结节形成类似。

主胰管假说

意大利的 Cavallini(1993)提出,CP 是一种从胰管起始的原发性自身免疫病或炎症性疾病。导致 CP 的主要致病因素是流出道梗阻,倾向于是由于导管炎症、破坏和纤维化的结果。

这些损害的形成可能是由免疫因素对导管周围上皮的特定遗传表达产物、结构或围管上皮的获得性抗原的攻击所致。这种攻击的目标可能是一些导管上皮细胞上的某些特定遗传表达产物或获得性抗原。Cavallini 提出免疫损伤的机制可能通过两个途径发生:一种是导管上皮异常表达主要组织相容性抗原的结果,另一种是由于活化淋巴细胞浸润导致的导管周围细胞毒性反应。许多报道显示导管上皮异常表达的缺陷导致导管周围的淋巴细胞浸润(Bedossa et al,1990;Bovo et al,1987;Jaskiewicz et al,2003)。因此,CP 似乎是一种自身免疫性或"导管-损毁"疾病,类似于原发性硬化性胆管炎(primary sclerosing cholangitis,PSC)。一些观察支持这一观点:慢性 PC 和 PSC 在放射影像学和组织学上的相似性;酒精性 CP 病人胰腺小管周围区域细胞毒性 T 淋巴细胞的活化,以及 CP 和 PSC 的偶然关联(Külling et al,2003;Montefusco et al,1984;Okazaki,2001)。

前哨性急性胰腺炎事件假说

Whitcomb(1999)提出的前哨急性胰腺炎事件(sentinel acute pancreatitis event,SAPE)假说令人着迷,因为它整合了多数关于 CP 发病机制的分子和细胞机制的知识。SAPE 致力于将以往的诸种假设联系起来,并为胰腺炎的许多病因提供"最终的共同途径"。依据 Whitcomb 的观点,SAPE 对启动 CP 的炎症和免疫过程至关重要。此外,SAPE 对于多种危险因子或有害因素而言,诸如药剂、毒素和感染,细胞膜和线粒体损伤抑或炎症性细胞因子的释放均是导致 CP 过程中所必要的。无论是遗传因素还是其他机制,个体易感性都是必要的,例如持续的损伤(即酒精中毒)。随着关键性前哨事件的发生,触发疾病进程,引起急性胰腺炎和 CP。进一步激活的免疫系统和星状细胞促使 CP 发生,最终导致胰腺纤维化和钙化(Whitcomb,1999)。大多数研究表明,胰腺炎的急性发作往往是自限性的。另一些研究也表明,持续的氧化应激在正常情况下也不会引起胰腺炎,即使在已知与 CP 相关的遗传突变(易感性)病人中该疾病也不会自发出现。尽管如此,将以往的数种理论置于一个框架之下,也是该假设值得称道之处。

持续性腺泡内核因子 κB 激活

大多数理论的共同点是炎症反应和细胞内胰蛋白酶原的激活。然而,最近的研究进展对以胰蛋白酶为中心的胰腺炎病因发起了挑战,正如在缺乏胰蛋白酶原激活的遗传模型中所证实的那样(Sah et al,2013)。这些研究模型表明,核因子(NF)-κB 的激活发生在胰腺炎发病过程的极早期,并与胰蛋白酶原的激活无关。胰腺腺泡细胞中炎性途径的持续激活可能导致 CP。任何已知的病因(例如酒精、尼古丁、遗传性、传输性导管效应)的持续刺激可能会导致 CP 病人腺泡内炎症途径的持续性激活(Sah et al,2013)。CP 的这种新的发病机制学说无需胰蛋白酶原的激活,组织坏死-纤维化序列程序,急性胰腺炎至慢性胰腺炎的进展过程或一次 SAPE 等因素的存在(Sah et al,2013)。

慢性胰腺炎的诊断

慢性胰腺炎被定义为一种持续性的胰腺炎症性疾病,其特征是不可逆的形态学改变,通常引起腹痛和/或胰腺功能永久性损害(Singer et al,1985)。CP 的典型组织学表现为纤维化和腺泡组织的萎缩。尽管诊断 CP 最准确的方法是对腺体进行组织学评估,但鉴于腺体的腹膜后位置以及通过开放手术获取组织所涉及的风险,这种方法在临床实践中很少使用。因此,CP 的诊断是通过影像学研判,例如 EUS、CT、ERCP 和 MRI 来进行的。多年来,诊断 CP 的金标准一直是 ERCP,但现在 EUS 已在很大程度上取代了 ERCP 成为影像学诊断的首选方法。对疑似慢性胰腺炎病人的放射学和内镜评估应从侵入性最小的方法开始,渐次应用更具侵入性的方法以建立诊断。如果病人的影像学发现模棱两可或呈边界状态,或具有顽固性症状的病人,应转至专科中心进行进一步评估,例如行促胰液素增强的 MRI/MRCP 或内镜检查如 EUS、ERCP,以及胰腺功能试验(Conwell & Wu,2012)。在疾病晚期容易作出诊断,但是在疾病早期阶段诊断 CP 就具有挑战性。在临床实践中,CP 的诊断是基于全面的病史采集和体格检查,实验室数据以及影像学评估作出(Fry et al,2007)。

由于酒精是 CP 最常见的病因,因此大多数研究的数据是建立在酒精相关 CP 的临床表现上。腹痛是最常见的初始症状,但多达 15% 的酒精相关性 CP 病人和 23% 的非酒精性 CP 病人可能没有腹部疼痛(Fry et al,2007)。脂肪泻是一种出现较晚的症状,因为在发展到出现脂肪泻之前必须丧失 90% 的胰腺外分泌功能。当胰腺功能丧失 60% ~ 90% 时,病人可能会出现腹胀不适,腹痛或排便习惯改变的症状。

CP 作为一种动态进展的疾病,其特征在于因炎症导致散在、局灶性或弥漫性组织破坏以及随后的纤维化组织合成引起的进行性胰腺实质丧失(Braganza et al,1982;DiMagno et al,1973;Lankisch,1993;Longkisch,1993;Longkisch,1993;Malfertheiner & Büchler,1989)。慢性胰腺炎的疾病过程可以分为三个不同的阶段(Ammann et al,1984,1994,1996)(表 57.2)。A 期是早期阶段,其特征是反复出现的急性发作,胰腺功能没有或仅有轻度损害。B 期(中度)出现在疾病进程稍后,此时可见并发症出现——假性囊肿、胆汁淤积和区域性门静脉高压症,伴随不断加剧的疼痛、急性疼痛发作更加频繁、胰腺功能明显受损。C 期(晚期)代表疾病的终末期,其特征是发作频率较低且疼痛程度也较轻,但胰腺内分泌和外分泌功能显著受损("耗竭")。

在 CP 的所有阶段中,不同程度的诸如疼痛、体重减轻、脂肪泻、糖尿病和局部并发症等临床症状的不同组合均可见到。腹部疼痛通常位于上腹,并辐射到背部。体重减轻是由两个因素引起的:首先,病人会因为疾病伴随的疼痛而恐惧进食;其次,在疾病发展的后期,体重减轻是由于与胰腺功能不全相关的吸收不良而引起的(Fry et al,2007;Mahlke et al,2005)。研究显示,在疾病的晚期形态学变化与胰腺功能受损之间的关联密切,但是在 CP 的早期,则未观察到形态学变化与胰腺功能之间的相关性(Ammann et al,1994)。在疾病的各个阶段,必须进行不同的形态学检查和功能测试以建立 CP 的诊断(Glasbrenner et al,1997)。在任何情况下,只有通过临床情况的评价,形态变化和功能损害的评估,才能对疾病进行完整的分期。对于终生酗酒后出现晚期 CP 的病人,分期并不困难;但大多数病人初诊都是在疾病的早期阶段,这些病人 CP 的诊断具有挑战性。排除已知的 CP 病因才能诊断特发性 CP,这些病因包括营养因素或遗传因素、高钙血症、伴有残余胰管损伤的创伤、高脂血症、自身免疫、胰腺分裂、引起阻塞性 CP 的壶腹和十二指肠疾病以及引起阻塞性胰腺炎的原发性胰腺肿瘤(Fry et al,2007)。

表 57.2　慢性胰腺炎分期:典型的临床表现和形态学所见,胰腺功能和推荐的诊断流程

分期	临床所见		形态学	胰腺功能	诊断
	疼痛	并发症			
A:早期	反复急性发作	无并发症	影像学上胰腺实质组织和胰管系统可见到的形态学改变	胰腺内分泌和外分泌功能正常	EUS、ERP/MRP、CT、促胰液素
B:中期	发作频率、程度增加	假性囊肿、胆汁淤积、区域性门静脉高压症	多种成像方式可发现进一步加重的形态学改变	胰腺功能不同程度受损,但很少脂肪泻	经腹超声、ERP/MRP、EUS、CT、空腹血糖、口服葡萄糖耐量测试
C:晚期	疼痛减轻(胰腺"耗竭")	假性囊肿、胆汁淤积、区域性门静脉高压症	结石形成	胰腺功能明显受损,脂肪泻比其他阶段多;糖尿病	经腹超声、ERP/MRP、CT、FE-1、空腹血糖、口服葡萄糖耐量测试

CT,计算机断层扫描;ERP,内镜逆行胰腺造影;EUS,内镜超声;FE-1,粪便弹性蛋白酶 1;MRP,磁共振胰腺造影。

四种评分系统被广泛用于 CP 的辅助诊断:Lüneburg、Mayo Clinic、Milwaukee 和 Rosemont 标准或评分(Bagul & Siriwardena,2006;Catalano et al,2009;Conwell et al,2014)。Lüneburg 评分似乎比 Mayo Clinic 评分评估更完整,因为它包含了更多方面,例如超声、EUS、CT 和间接胰腺功能试验(Mahlke et al,2005)。Rosemont 标准主要基于 EUS 发现(Catalano et al,2009)。

影像学方法

在大多数 CP 病人中,首选非侵入性成像方法作出诊断(Conwell et al,2014;Fry et al,2007;Malfertheiner & Büchler,1989)。不同成像方法的敏感性和特异性差异很大,这取决于所使用的成像方式、疾病的分期以及研究者的经验。ERP 仍然是所有影像学方法中的金标准,但在将来,它可能会被不需器械侵入胰管的其他方法所取代,例如 EUS(第 16 章)或磁共振胆道造影(MRC;第 19 章)。

腹部平片

尽管腹部平片不能排除诊断,但在 30%~40% 的病例中如发现局灶性或弥漫性胰腺钙化,则几乎可以确定诊断为晚期 CP,在大多数情况下,无须再行其他检查。然而,胰腺钙化并不总是出现于早期 CP 中。此外,临床医生必须确定钙化位于胰腺内,而不是仅仅简单地认为是血管钙化,并且也需确认这些钙化与肿瘤无任何关联性。

经腹超声(见第 15 章)

经腹超声检查是观察胰腺全貌的重要工具。它对于检测钙化和假性囊肿十分有用(图 57.6~57.8)。超声价格便宜、简单、无创,设备可及性广泛,耐受性好,因此通常是有腹部症状病人的首选影像学检查方法。然而,超声检测 CP 的灵敏度可低至 48%,但在 CP 的晚期阶段又可提高到 96%。特异度介于 75% 和 90% 之间(表 57.3 和图 57.6)(Bolondi et al,1987,1989b;Conwell et al,2014;Freeny & Lawson,1982;Hessel et al,1982)。如果超声检测到 CP 改变,诊断将是确定的(高特异性),但是如果胰腺未完全可见或看上去正常,则需要进一步检查(低敏感性)。超声是检测 CP 并发症最简单的方法,并可用于 CP 病人的随访(图 57.7 和 57.8)。超声的主要缺点是由于上腹部肠道气体充盈、肥胖以及与技术和操作者相关的因素(例如经验)等原因,偶尔发生胰腺影像可视性差而导致检查困

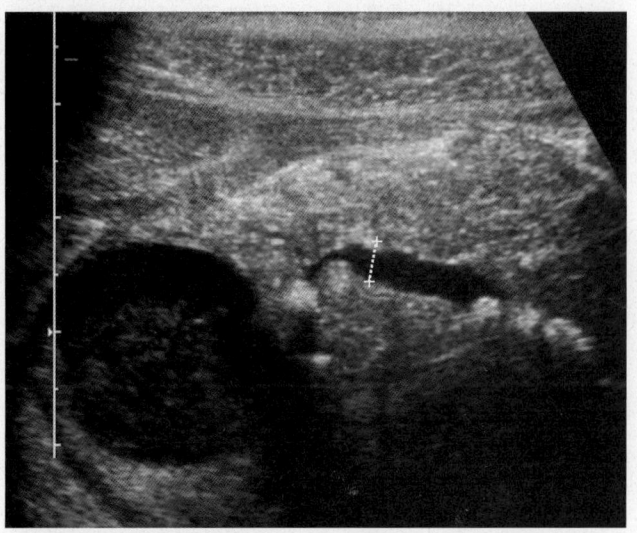

图 57.6　经腹超声显示慢性胰腺炎的典型改变。注意胰腺内多个钙化和胰管扩张。胰头部区域中也存在巨大的假囊肿

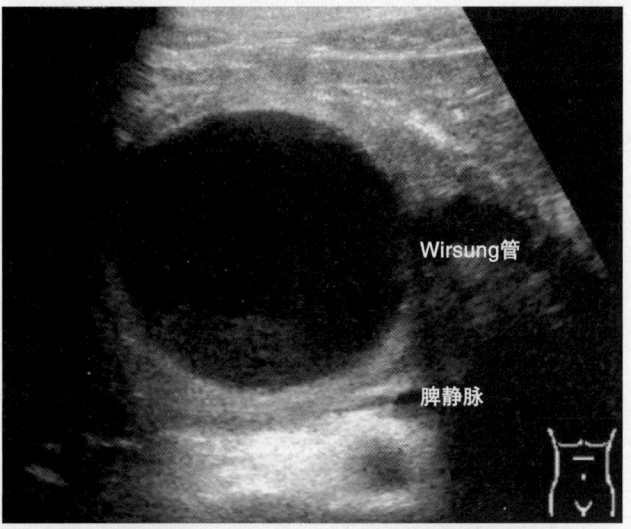

图 57.7　超声图像显示并发于慢性胰腺炎的巨大、孤立的胰腺假性囊肿

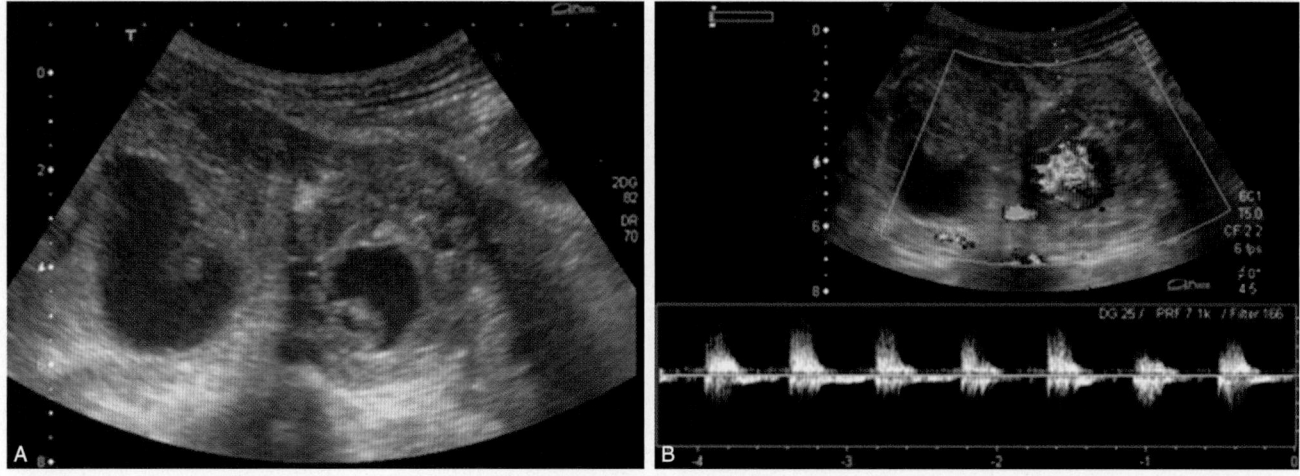

图 57.8 （A）一例 56 岁慢性胰腺炎和突发性贫血的女性病人，显示胰腺中囊样结构的超声图像。无明显的胃肠道出血的证据。（B）多普勒血流研究显示了假性囊样结构内部的血流，证实存在假性动脉瘤伴出血。病人接受经皮血管造影治疗，释放腔内弹簧圈，完全阻断流向动脉瘤的血流，从而防止了其灾难性破裂。这种假性动脉瘤是慢性胰腺炎最可怕和最可能致命的并发症之一

表 57.3　慢性胰腺炎影像学方法的敏感性和特异性

影像学方法	敏感度/%	特异度/%
经腹超声	48～96	75～90
计算机断层扫描 CT	56～95	85～100
内镜逆行胰腺造影	68～100	89～100
内镜超声	85～100	85～100

难。CP 经腹部超声的诊断标准是：①轮廓不规则（成叶状），②胰管扩张和主胰管不规则，③胰腺实质回声丧失或减弱（回声不良或回声富集的区域），④囊肿或空腔，⑤胰腺钙化（Alpern et al,1985；Niederau & Grendell,1985）。

经腹超声可用作初始影像学检查，但仅对患有晚期疾病和出现并发症（例如假性囊肿）的病人有用。

计算机断层扫描（见第 18 章）

CP 的计算机断层扫描（CT）表现包括主胰管和次级胰管扩张、导管内钙化、腺体萎缩和囊性病变（图 57.9 和 57.10）（Conwell et al,2014；Lieb & Dragonov,2008）。其他重要发现包括胰腺萎缩或肿大导致的胰腺密度不均。CT 与超声特异度相当，但敏感性更高（80%）。CT 无法检测早期的实质改变或小胰管改变，但对于疾病的晚期和并发症评估的可靠性高。口服和静脉内注射对比剂后，应用螺旋 CT 和使用最理想的 5mm 层厚扫描技术，胰腺将完全可视（Lieb & Dragonov,2008）。在这种技术支撑下,CT 是检测结石的最灵敏方法。重要的是,评估结石应在平扫期进行,因为血管内对比剂可能会使胰腺实质内钙化模糊不清或与实质性钙化混淆。CT 可以很敏感地发现主胰管扩张,而分支胰管仅在疾病的晚期才可探及。CT 是检测晚期 CP 的一种极好的方法,但 CP 早期阶段的零散病变却很易漏诊。鉴别 CP 和胰腺癌可能具有挑战性且十分重要。倾向于 CP 的诊断特征包括：导管内或实质钙化,无阻塞胰管的肿块,胰管不规则扩张,以及相对有限的腺体萎缩。有助于肿瘤的诊断发现包括胰管扩张,并在梗阻部位伴有肿块,并伴有胰腺萎缩,血管浸润和转移（Conwell et al,2014）。

计算机断层扫描对 CP 的诊断灵敏度为 56%～95%,特异度为 85%～100%（见表 57.3）（Lieb & Dragonov,2008；Robinson & Sheridan,2000）。此外,CT 可用于评估胰腺外和胰腺周围的器官和组织,并排除 CP 的并发症,例如假性动脉瘤、假性囊肿、

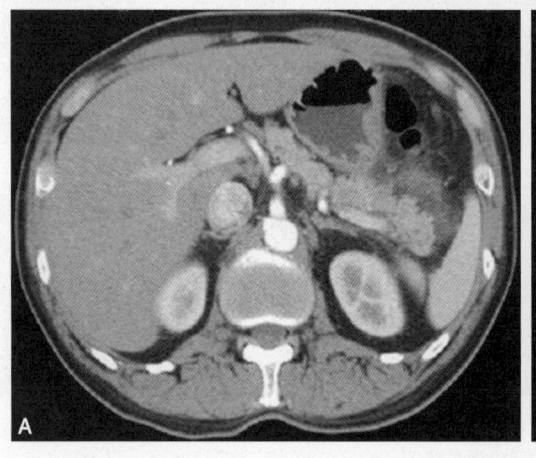
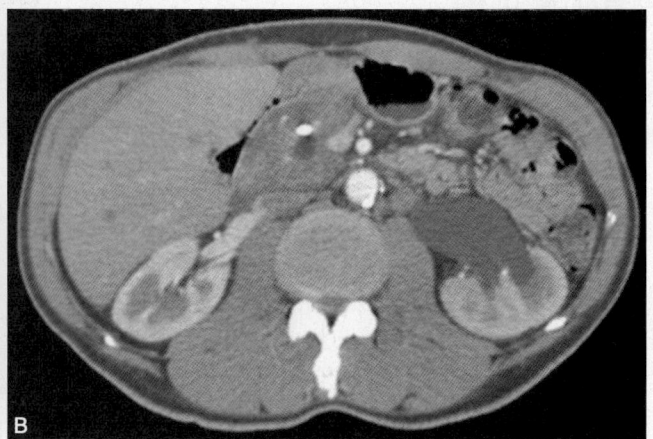

图 57.9　中腹部 CT 显示（A）胰腺萎缩。（B）钙化。伴有钙化的病人（B）还因胰头炎性肿大而导致胃幽门不全梗阻

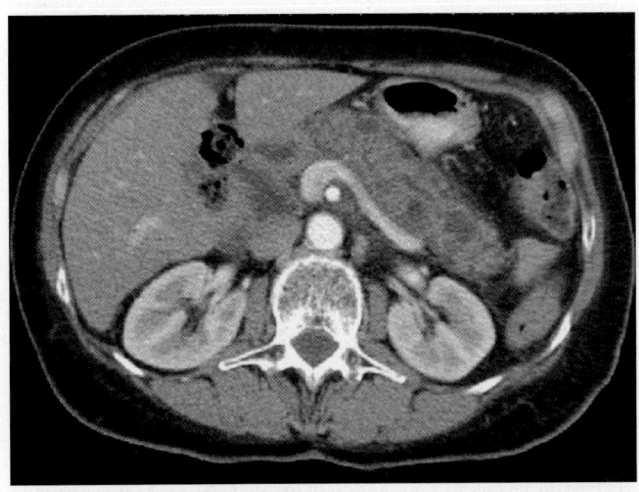

图 57.10　一例 52 岁女性因尼古丁和酒精引起慢性胰腺炎的计算机断层扫描图像,显示胰管扩张和多个假性囊肿

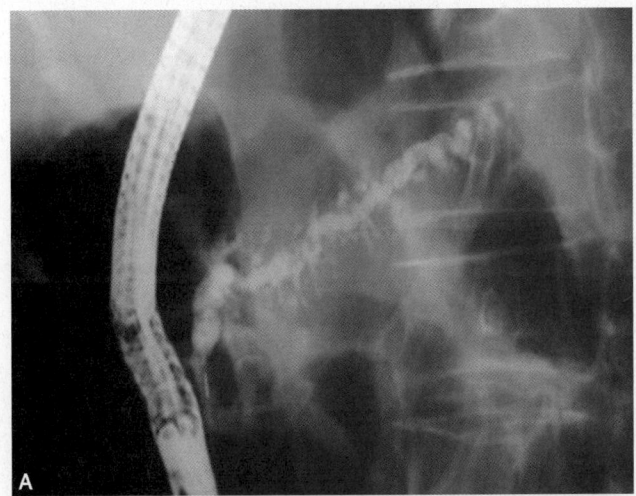

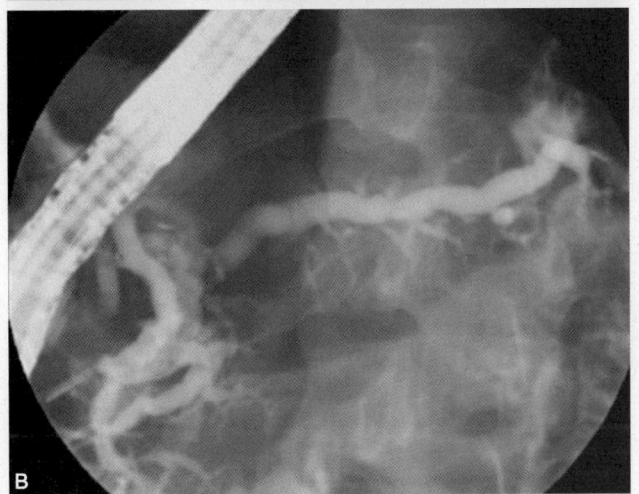

图 57.11　胰管造影显示主胰管和多个分支胰管扩张、扭曲

胰胸膜瘘、胸腔积液、假性囊肿,以及门-脾静脉血栓形成(例如脾静脉血栓形成)(Conwell et al,2014)。总之,CT 可用作初始放射学检查,有助于观察钙化和胰管异常,排除并发症和其他非 CP 病因引起的疼痛或体重减轻。

内镜逆行胰腺造影(见第 20 章)

内镜逆行胰腺造影(endoscopic retrograde pancreatography,ERP)是所有用于 CP 诊断和分期的成像方法中的金标准,在诊断中具有 90% 的敏感度和 100% 的特异度(Axon et al,1984;Forsmark & Toskes,1995)(见图 57.1B 和 57.11)。然而,在诸如 CT 和 MRI/MRCP 的高质量成像检查时代,ERP 在 CP 诊断中的作用已大大降低。目前,ERP 主要用作 CP 及其并发症的治疗手段(见图 57-2B 和 C)。基于胰管改变的 ERP 分期系统已被用于诊断 CP,1984 年出版的基于 ERP 的国际定义与剑桥标准一致(表 57.4)(Axon et al,1984)。然而,必须指出的是,尽管 ERP 可评估晚期 CP 发生的胰管改变,例如形态不规则、扩张、扭曲、狭窄、囊肿、结石和胆管狭窄,但 ERP 或许不能发现早期 CP 的改变(图 57.11 和 57.12)。这些发现可能最终导致主胰管出现"湖泊链"现象,并在扩张的胰管中出现间歇性阻塞点。在大型的多中心试验中,显示 ERP 的敏感度为 68% ~ 100%,特异度为 89% ~ 100%(Braganza et al,1982;Malfertheiner & Büchler,1989;Sica et al,1999)。

但必须谨记,ERP 是一种侵入性检查方法,ERP 后胰腺炎

表 57.4　慢性胰腺炎的剑桥(Cambridge)标准

分期	典型表现
正常	胰管分支和主胰管表现正常
可疑	扩张或阻塞的胰管分支小于 3 个,主胰管正常
轻度	扩张或阻塞的胰管分支大于 3 个,主胰管正常
中度	轻度表现基础上出现主胰管狭窄或扩张
重度	中度表现基础上出现主胰管梗阻、囊肿和狭窄,结石形成

From Axon AT,et al:Pancreatography in chronic pancreatitis:international definitions. Gut 25:1107-1112,1984.

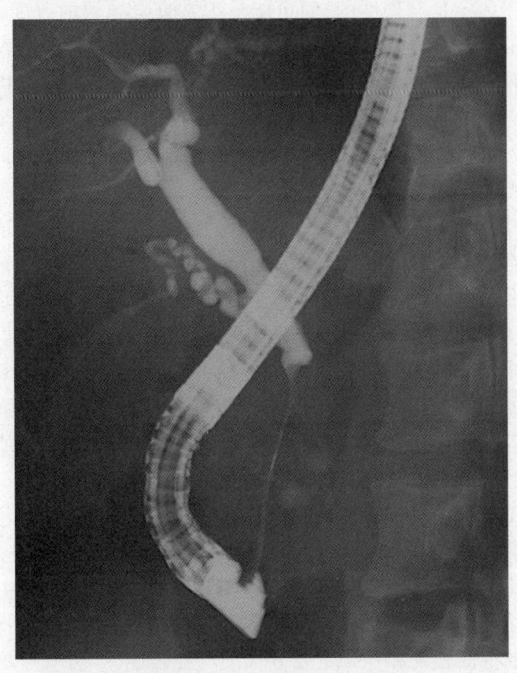

图 57.12　慢性胰腺炎病人的内镜逆行胰胆管造影显示在胰头区域钙化,并伴有远端胆总管狭窄

的发生率为 3%～7%，虽然发生率不高但很重要(Sherman & Lehman,1993)。成功的 ERP 需要经过专业培训的人员来进行操作并对所获胰腺(管)图像进行解读。在某些情况下,ERP 检测到的 CP 改变并非典型的 CP 特异性改变:在 AP 后早期接受检查的病人中,胰管改变可能是可逆的;在 65 岁以上的病人中,这些变化在没有 CP 的情况下也会很明显(Lieb & Drag-onov,2008)。通常,在 ERP 上观察到的变化与促胰液素刺激试验的结果之间具有良好的相关性。ERP 也可能有助于区分 CP 与胰腺癌。与伴有多发性狭窄的胰管扩张、不规则分支胰管和胰管内结石导致的胰管扩张不同,单处明显的胰管狭窄强烈提示胰腺癌而非 CP(Conwell et al,2014)。过去,ERCP 是诊断胰腺分离症的首选方式;然而,MRCP 无须注射对比剂即可实现胆管树和胰管无创多平面可视化,并可避免 ERCP 诱发的胰腺炎,同时也无须进行介入手术所需的麻醉镇静操作(Borghei et al,2013)。

上腹部疼痛病人的异常胰腺造影所见并不总是能得出 CP 的诊断。偶然情况下,病人以往经历过急性胰腺炎发作,并导致胰管的纤维化损伤。这些胰腺变化很可能是从最初的急性炎症发作引起的,这些病人并没有 CP(Mahlke et al,2005)。

使用 ERP 诊断 CP 的优势在于诊断准确性高,但由于其侵袭性、成本和并发症,限制了 ERP 成为 CP 的初始诊断方法。

内镜超声成像(见第 16 章)

内镜超声(EUS)既可以观察胰管,也可以观察胰腺实质(Nattermann et al, 1993, 1995; Tenner et al, 1997; Vazquez & Wiersema,2000;Wiersema et al,1993)。由于 EUS 能够在使用其他成像方式或胰腺功能测试检测出胰腺结构的细微变化之前将这些改变可视化,故此 EUS 成为评估 CP 的常用诊断工具。EUS 对 CP 的诊断敏感性高,但特异性差,仅仅依据 EUS 标准作出 CP 诊断之前务必谨慎应对。事实上,CP 的许多 EUS 特征不一定是病理性的,而可能是正常衰老导致的改变,或是正常的解剖变异,或是在无内分泌或外分泌功能障碍的情况下非病理性无症状纤维化而导致的表现(Conwell et al,2014)。

Wiersema 和同事(1993 年)描述了 EUS 可检测到的 CP 的诊断标准(知识框 57.1)。这些 Milwaukee 标准在 Rosemont 分类法得到了进一步完善(Catalano et al,2009)。胰腺实质和胰管的变化根据其重要性分为主要标准和次要标准,并细分为主要标准 A、主要标准 B 和次要标准。胰腺实质相关的两个主要 A 标准是强回声灶伴声影和界限分明的小叶结构,导管相关的主要 A 标准是主胰管中的结石。胰腺实质的主要 B 标准是蜂窝状小叶。胰腺实质相关的次要标准包括囊肿、胰液淤滞、无声影的强回声灶和胰腺小叶的叶间分离。胰管的次要标准包括导管扩张(体部≥3.5mm,尾部≥1.5mm)、主胰管轮廓不规则、胰管分支扩张(≥1mm)以及导管边缘回声增强。基于 Rosemont 分类标准诊断 CP,必须计算由不同的主要变化和次要变化组成的总和得分(Catalano et al,2009)。如基于 Rose-mont 分类对 CP 作出诊断,需满足下列组合之一:①一个主要 A 标准特征表现和三个或更多个次要标准特征表现,②一个主要 A 标准特征表现和一个主要 B 标准特征表现,③两个主要的 A 标准特征表现。所有其他特征表现的组合则归类为提示性、不确定性或正常表现。与其他分类系统相比,该分类系统的优势

知识框 57.1　慢性胰腺炎的内镜超声检查标准
实质特征
腺体大小,囊肿
低回声病变(焦点区域回声性降低)
高回声的病变,直径>3mm
小叶回声增强
导管特征
管壁回声增加
狭窄或扩张(主胰管、分支胰管)
结石

From Wiersema MJ, et al: Prospective evaluation of endoscopic ultra-sonography and endoscopic retrograde cholangiopancreatography in patients with chronic abdominal pain of suspected pancreatic origin. Endoscopy 25 (9):555-564,1993.

在于使用加权标准。但应该指出的是,对于 EUS 而言,即使是专业的超声内镜检查人员、观察者之间的共识通常也相对较差,这限制了 EUS 对 CP 诊断的准确性和整体效用(Conwell et al,2014)。

与其他仅能检查晚期 CP 的成像方法相比,EUS 既能够用于 CP 早期阶段病人的检查,也可用于晚期 CP 病人的检查(Mönkemüller et al,2004;Wiersema et al,1993)。CP 的 EUS 特征包括胰管和胰腺实质改变,例如腺体的回声特征、钙化、腺体小叶和纤维带(图 57.13 和 57.14)。比较 EUS 与 ERP 和促胰液素刺激试验用于 CP 诊断的一项前瞻性评估显示,在正常参加者和表现出三至四个特征的中度疾病病人,以及五个特征以上的严重疾病病人中具有明显良好的相关性。比较 ERP 和促胰液素刺激试验,轻度 CP 的 EUS 改变(一到两个特征)与前者(ERP)一致性较差;中度 CP 的 EUS 改变与促胰液素测试结果的关联性也较差,但与 ERP 的一致性为 92%。总而言之,与 ERP 相比,EUS 对中重度 CP 的检测准确,至少同样敏感。但由于阴性或不确定性结果的存在,强烈建议不要仅根据最低的 EUS 标准来诊断 CP(Conwell et al,2014)。在可能患有早期 CP 或不确定患有 CP 的这一类病人中,将 EUS 结果与临床病史、结构和功能分析进行关联判断则非常重要。

在 CP 的早期阶段,与其他成像方式相比,EUS 具有许多潜在的优势。在一系列具有慢性酒精滥用史和复发性腹痛且

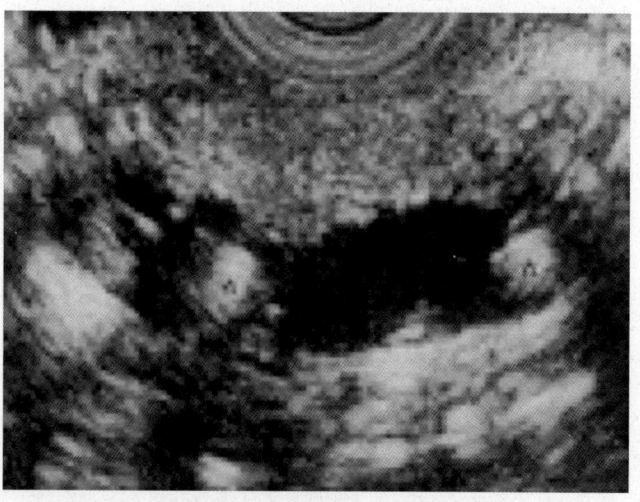

图 57.13　一名 54 岁的病人因饮酒而导致慢性胰腺炎行内镜超声检查,注意明显扩张的胰管,伴强回声和钙化

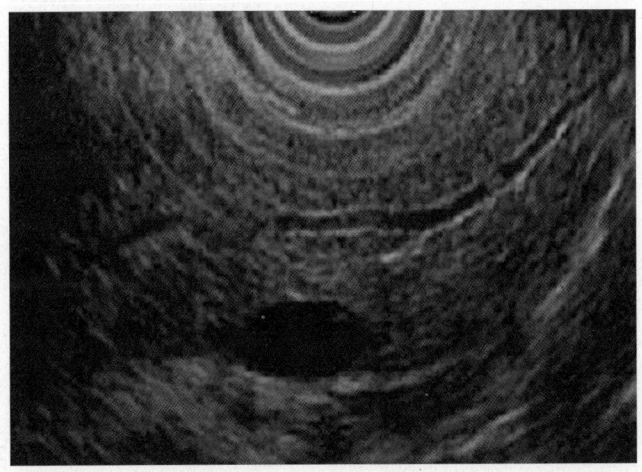

图 57.14　一例 48 岁女性特发性慢性胰腺炎病人的内镜超声检查。注意胰管强回声的改变，但胰管没有呈病理性扩张。此 EUS 图像显示慢性胰腺炎早期特征改变

ERP 正常的病人中，EUS 检测到典型的 CP 改变。中位随访 18 个月后，在最初表现为正常 ERP 但在 EUS 上表现出典型 CP 改变的病人中，有 68.8% 的病人通过重复 ERP 观察到 CP 的典型改变。这项研究表明，具有典型的临床表现和病史的病人中 EUS 检测 CP 较 ERP 具有更高的敏感性（Kahl et al，2002）。

这种方法的缺点是需要专业的 EUS 内镜医师和专门的 EUS 检查单元（室）。EUS 的优点是可以可靠地将胰腺实质和胰管系统可视化，而无胰腺炎的风险。

磁共振成像和胆胰成像（见第 19 章）

MRI/MRCP 对 CP 的诊断比 CT 或超声更敏感。MRI/MRCP 可检测 CP 的早期实质改变和胰管异常（Conwell et al，2014；Manikkavasakar et al，2014；Sainani et al，2015；Trikudanathan et al，2015）。促胰液素增强的 MRI/MRCP 的使用为发现胰管和胰腺实质的特征性改变提供了动态的测试方法。具体而言，静脉注射促胰液素可使胰管直径增加超过 1mm，并在 10 分钟后恢复原状（"胰管顺应性"）（Conwell et al，2014）。行 MRI/MRCP 检查并静脉注射促胰液素，也可用于评估胰腺的外分泌功能。通过多层快速 T2 加权序列的使用，可以估算促胰液素刺激前后胰腺分泌的液体量。

Trikudanathan 及其同事（2015）评估了一组行全胰切除后接受自体胰岛移植的非钙化 CP 病人的 MRI 和促胰液素诱导的 MRCP（sMRCP），用以揭示这些检查结果与手术组织病理学改变之间的相关性。全部 57 例病人手术前 1 年内曾接受 sMRCP。作者使用受试者工作特征（ROC）曲线分析，发现两个或多个 MRI/sMRCP 特征可在灵敏度（65%）、特异度（89%）和准确度（68%）之间提供最佳平衡，以区分异常和正常的胰腺组织。结合对年龄，吸烟和体重指数（BMI）进行的线性回归分析表明，主胰管不规则，胰腺和椎旁肌之间的 T1 加权信号强度比以及促胰液素注射后的十二指肠充盈程度，是胰腺纤维化的重要独立预测因子。这项研究表明，MRI/sMRCP 的发现与非钙化性 CP 的组织病理学之间的具有很强的相关性（Trikudanathan et al，2015）。

综上所述，MRI/MRCP 可用于评估胰管周围纤维化，胰管

扩张及囊状改变，胰管分支异常，胰腺实质内囊肿形成，以及导致胰液排出受阻的胰管狭窄和结石（Conwell et al，2014；Manikkavasakar et al，2014）。MRI 对于检出提示 CP 诊断的早期胰腺实质改变特别有用，例如在抑脂的 T1 加权图像上信号强度异常降低，以及在应用钆剂后胰腺实质强化延迟或强化受限（Conwell et al，2014）。用于 MRI 和 MRP 的硬件和软件正在不断地进行深入开发（Sainani et al，2015）。MRCP 的主要缺点在于，不能像 ERP 一样将胰管分支的改变准确地可视化。

胰腺外分泌功能试验（见第 4 章）

目前，功能试验在 CP 诊断中仅发挥相对较小的补充作用。造成这种状况的主要原因有四个：①胰腺外分泌功能的非侵入性检查仅在晚期 CP 才显示出高敏感性（Glasbrenner et al，1997；Lankisch，1993；Lankisch et al，2000；Leodolter et al，2000）；②大多数直接试验的临床实用性较低；③功能试验的实用性仅限于诊断比较晚期的疾病；④这些试验特异度较低（70%）。实际上，直接的胰腺功能试验可能受到急性胰腺炎发作后至少几个月的假阳性结果以及某些患有早期 CP 的病人假阴性结果等其他因素的限制（Conwell et al，2014）。CP 的问题在于，大约 90% 的外分泌实质被破坏后，各种胰腺外分泌功能不全的临床表现都将发生于疾病的晚期（DiMagno et al，1973）。大多数胰腺功能检查只能在胰腺功能丧失大约 70%~80% 后才能诊断出 CP。功能试验分为直接（侵入式）和间接（非侵入式）两种类型（表 57.5）（Mahlke et al，2005）。

侵袭性（直接）胰腺功能试验

检测外分泌功能不全的最灵敏的测试之一是侵袭性的，需要进行十二指肠插管，当胰腺刺激后吸出十二指肠液（Malfertheiner & Büchler，1989）。促胰液素刺激试验对于检测任何阶段 CP 胰腺功能障碍均敏感（Chowdhury et al，2005；Conwell et al，2003）。尽管该测试有一定的局限性，但由于其可接受的敏感度和特异度（75%~95%），因此被认为是评估胰腺外分泌功能的金标准。促分泌素刺激试验，无论是否同时注射 CCK-8 或铃蟾素（cerulein），（通过连续十二指肠液抽吸 60 分钟）测量碳酸氢盐和胰酶的分泌量和浓度对静脉注射促胰液素的反应。碳酸氢盐含量低于 50mEq/L 符合 CP 诊断，50~75mEq/L 则水平正常。该测试的缺点是其侵入性，在糖尿病、Billroth II 式胃切除术后、肠源性腹泻和肝硬化的情况下可能出现假阳性结果。基于内镜检查的胰腺功能测试已作为替代。注射促胰液素后，以 15 分钟的间隔直视下以内镜收集十二指肠液体。此新测试方法的准确性与标准促胰液素测试相当。

表 57.5　胰腺外分泌功能测试和影像学方法的特异性和敏感性

试验	敏感度/%	特异度/%
侵入性检查		
螺旋 CT	≥90~100	>90
非侵入性检查		
月桂酸荧光素	70~85	75
粪便弹性蛋白酶 1	35~85	83

侵入式测试有几个潜在的缺点。这些检查耗时且昂贵,还需额外的人员和设备以及大口径或专用双腔导管。通过放射影像或内镜引导经口插入导管至十二指肠内。用内镜行此检查需要对病人进行镇静且保持清醒,并使用胃镜或 EUS 吸出并收集静脉注射促胰液素/CCK 诱导后排出的胰腺分泌物(Conwell et al,2014)。尽管这些测试已经显示出与 EUS 检测到的胰腺纤维化评分有很好的相关性,但世界范围来看,这一技术仍局限在几个专科中心使用。因此,目前此类测试主要用于回答与 CP 相关的科学问题。出于实际目的,这些测试中的某些具有历史意义的试验(例如月桂酸荧光素、苯妥拉米特、促胰液素-铃蟾素),已不在临床实践中常规应用(Malfertheiner et al,1987a,1987b;Dominguez-Muñoz 和 Malfertheiner,1998)。

非侵入性(间接)胰腺功能测试

胰腺功能的间接测试通过测量某些化合物(例如脂肪)的吸收来无创地评估胰腺功能,该化合物首先需要通过胰酶消化,并需测量胰腺分泌的酶或酶原的水平(血清胰蛋白酶原或粪便弹性蛋白酶)。有趣的是,即使其价值较低,血清淀粉酶和脂肪酶的测定作为胰腺功能判定的潜在有用的间接手段也不应被完全忽视。这些非侵入性测试的缺点是在 CP 早期灵敏度低。当疾病程度为中度或重度时,诊断准确性会略有提高。重要的是,需将这些试验应始终和 CT 或 MRI/MRCP 一道用于评估 CP(Conwell et al,2014)。

过去,测量 72 小时内粪便量并称重,被认为是诊断 CP 伴发的吸收不良所必需,但是这种繁琐且令人反感的操作从未在临床上得到普及(Mahlke et al,2005)。目前认为,对粪便脂肪的评估在 CP 的诊断中没有更多的价值,因为脂肪的吸收不良仅在疾病晚期阶段发生,此时超过 90% 的胰腺外分泌实质已被破坏(DiMagno et al,1973)。因此,即使有明显的外分泌功能不足,也只有少数病人会出现明显的脂肪泻。

对粪便中脂肪量化测定(并在胰酶替代后进行校正)、胰凝乳蛋白酶和粪便弹性蛋白酶 1(FE-1)的定量检测则研究较为深入。商业上有两种粪便测试可用于临床实践:糜蛋白酶(Im-munodiagnostik AG, Bensheim, Germany)和 FE-1(ScheBo Bio-tech, Wettenberg, Germany, and BioServ Diagnostics, Rostock, Germany)。FE 检测(多克隆检测多于单克隆检测)的特异性可能有限,尤其是当粪便样本呈水样或病人患有小肠疾病时(Conwell et al,2014)。在欧洲,尽管如今粪便胰凝乳蛋白酶的测量仍然很流行,但该测试的诊断准确性不可接受。粪胰凝乳蛋白酶可用于监测病人对补充外源胰酶制剂的依从性。检测 FE-1 在所有粪便测试中最为准确。鉴于胰腺弹性蛋白酶在整个肠腔内通过时的高度稳定性,商业测试仅检测人弹性蛋白酶。这有利于正在接受治疗性口服胰酶制剂的病人,因为该制剂内的脂肪酶来源于猪。即使 FE-1 的测量结果优于其他粪便测试,其诊断价值也不应被高估;在 CP 的早期,只有轻度至中度的外分泌功能不全的情况下,其敏感性和特异性较低,(Lankisch et al,1998;Leodolter et al,2000)。

总结

慢性胰腺炎的特征是慢性进行性胰腺炎症和瘢痕形成,不可逆转地损害胰腺并导致外分泌和内分泌功能丧失。西方社会成年人中最常见的 CP 病因是长期酗酒和吸烟。最近发现的 CP 的致病机制已经使我们对这种疾病过程中许多潜在遗传、表观遗传、细胞和分子方面的现象有了更深入的了解。但是,解释 CP 的发病机制仍需多种假说:包括坏死性-纤维化、毒性-代谢原因、氧化应激、栓塞和结石形成导致胰管阻塞、原发性胰管阻塞和前哨急性胰腺炎事件。当前,二次打击假说似乎是对这一过程的最佳解释:①具有潜在易感性的病人(例如,遗传性,胰管输出异常,免疫性)首先受到侵袭性因素(酒精,尼古丁,胆结石)的影响致使急性胰腺炎首次发作,随后炎症性免疫过程参与其中,②胰腺恢复,或发生更多次的打击,从而促进了疾病的进展。不论病因或潜在机制如何,慢性胰腺炎对于医患双方而言依然令人无助,已知的治疗干预手段有限。

（李澍 译　张志伟 审）

第58章

慢性胰腺炎的治疗：保守治疗、内镜及手术

Werner Hartwig, Dionysios Koliogiannis, and Jens Werner

介绍

慢性胰腺炎（chronic pancreatitis, CP）是一个渐进的、破坏性的、炎症的过程，最终完全破坏胰腺，导致吸收不良、糖尿病和剧痛。在西方，CP 的发病率和患病率都在增加，且在各洲和国家之间各不相同。在世界范围内，其发病率为 1.6/10 万~23/10 万，患病率也在不断增加（Dufour & Adamson, 2003; Levy et al, 2014; Otsuki & Tashiro, 2007; Wang et al, 2009）。CP 相关的病因通常归纳为 TIGAR-O 分类方法：毒性-代谢性（酒精和烟草是西方国家约 80%~90% 病例的主要原因）、特发性、遗传性（如 PRSS1、CASR、CFTR 或 SPINK1 基因突变）、自身免疫性、复发性和重症急性胰腺炎相关性、梗阻性（胰腺分裂、Oddi 括约肌功能障碍或肿瘤）（Etemad & Whitcomb, 2001）（见第 57 章）。目前的证据表明，病因多是环境、毒性和遗传倾向因素的组合，而非单一因素（Braganza et al, 2011）。

组织学上，CP 的特点是伴有或不伴有慢性炎症的外分泌组织萎缩和纤维化。胰腺实质的瘢痕形成最初可以是局灶性的或片状的，并可能进展为弥漫性的。腺泡组织的进行性丢失可能导致外分泌功能不全，最终导致胰岛组织的丢失并伴有糖尿病（Conwell et al, 2014）。可观察到化生性导管病变（管状复合物和胰腺上皮内瘤变）、局灶性坏死和囊肿（Klöppel, 2007）和神经肥大伴周围神经炎（Ceyhan et al, 2009）。自身免疫性胰腺炎是一种特殊类型的胰腺炎，可能会被误诊为胰腺癌。

临床上，CP 以反复发作性上腹痛为特征，这是内镜和外科干预最常见的指征。病人还可能出现内分泌功能不全（糖尿病）和外分泌功能不全（腹泻、脂肪泻、营养不良和体重减轻）的症状，以及许多急性和慢性并发症。炎性导管改变和导管内结石（胰石病）可能导致阻塞胰管或胆管胰腺段。胰头的炎性肿块经常导致十二指肠阻塞，也可能引起脾静脉、肠系膜上静脉或门静脉血栓形成。胰腺假性囊肿进展可能导致梗阻、脓肿形成，或在破裂时出现腹水或胸腔积液。一种罕见但严重的局部并发症是血管腐蚀，表现为消化道出血，或较少出现的腹腔出血（见第 124 章）。最后，CP 是胰腺癌发展的危险因素（见第 61 章）。CP 病人的患胰腺癌风险是未患 CP 人群的四倍，在诊断为胰腺癌时通常已是肿瘤进展期，因为腺体显著的形态学变化可掩盖肿瘤细胞，从而阻碍了早期检测（Lowenfels & Masionneuve, 2006）。

在多数情况下，CP 的治疗是复杂的，一种包括保守、内镜和外科治疗的跨学科方法被提出。近期已出版了一些关于 CP 治疗的指南（Conwell et al, 2014; Delhaye et al, 2014; Dumonceau et al, 2012; Frulloni et al, 2010; Hoffmeister et al, 2012; Mirtallo et al, 2012; Takacs et al, 2015）。

保守治疗

胰腺外分泌功能障碍（见第 4 章）

在西方国家，患有胰腺外分泌功能不全的病人数量有所增加。最常见的原因是饮酒量的增加，伴随着 CP 的增加（FitzSimmons, 1993）。治疗胰腺外分泌功能障碍的主要目的是避免脂肪消化不良。与蛋白质和碳水化合物消化相比，胰腺功能不全的病人脂肪消化受损出现更早和更严重的原因是：①胰腺脂肪酶合成和分泌受损发生得较早；②碳酸氢盐输出受损，导致十二指肠液偏酸性，使得脂肪酶失活更迅速和完全；③在体液转运过程中，脂肪酶的蛋白水解降解发生比淀粉酶和蛋白酶更早；④胰腺碳酸氢盐分泌的损害降低了十二指肠 pH，导致甘氨酸结合胆汁酸的沉淀，使得脂肪消化功能进一步恶化；⑤胰腺外来源的脂肪酶无法代偿胰腺脂肪酶活性的丧失。

由于列举出的所有原因，脂肪泻是胰腺外分泌功能不全病人的主要症状。

胰腺外分泌酶补充

当发生体重减轻和/或脂肪泻（≥15g/d）时，应该补充胰酶。消化不良、腹泻、腹胀以及蛋白质和碳水化合物吸收不良也是其适应证。补充胰酶的另一个有趣的适应证是治疗疼痛，尽管还没有正式的研究（在下一节讨论）。治疗胰腺外分泌功能障碍的主要目的是确保理想数量的脂肪酶到达十二指肠内食物处。有了目前可使用的胰酶补充制剂，氮溢（蛋白质吸收不良）可以被消除（Brady et al, 1991），而脂肪泻通常可以减少，但不能完全纠正。

目前可使用的胰腺外分泌酶制剂有四种不同类型。非包衣制剂疗效较差，因为它们会被胃酸灭活，大剂量才会对脂肪吸收产生影响，它应仅用于胰腺外分泌功能不全、胃酸过少或缺乏的病人。肠溶包衣片被严格禁止使用，因为它释放酸性能不稳定，对于减少脂肪排泄是无效的。与常规酶制剂相比，肠溶微球制剂在减少粪便脂肪排泄方面的优越性已被牢牢确立（Layer & Holtmann, 1994），它当中的胰酶在低 pH 下受到特殊的聚合物涂层的保护，且酶的释放仅在 pH≥4.5 时发生，不必

同时使用抗酸剂、H2 受体拮抗剂或质子泵抑制剂。但是,微胶囊化导致成本大幅增加。另一个有关肠溶微球的问题可能是由于制造工艺的差异,微球的直径及其物理性质有很大的差异。然而,各种肠溶微球制剂的临床差异尚未得到证实。

尽管额外使用质子泵抑制剂或 H2 受体拮抗剂可减少粪便营养丢失,但由于许多原因,胰酶与减少胃酸的化合物联合使用仍是不合理的。这些制剂是昂贵的;降酸治疗会导致胰酶效果存在差异性;特别是在儿童,长期服药的安全性尚未明确(Lebenthal et al,1994)。

胰酶应含有足够的脂肪酶单位,以 2 万至 4 万 U 作为每餐的起始剂量,1 万至 2 万 U 作为零食的起始剂量。然而,最近的证据表明,高剂量的胰酶不仅可以缓解胰腺外分泌功能不全的症状,而且可以适当地治疗营养不良(Lohr et al,2013;Thorat et al,2012)。

慢性胰腺炎的替代治疗

约 80% 的 CP 病人可以通过饮食和胰酶补充剂来治疗。一些病人(10%~15%)需要口服营养增强剂(大分子聚合物配方或半要素膳),5% 需要肠管喂养,约 1% 需要全肠外营养(TPN)(Meier et al,2006)。减少脂肪泻和补充热量是 CP 营养疗法的主要目标。治疗外分泌功能不全从膳食建议和胰酶补充开始(DiMagno,1979)。

完全戒酒和少食多餐是基本的饮食建议。饮食应该以碳水化合物为主,尽管合并糖尿病时,碳水化合物必须受到限制。此外,30% 至 40% 的热量应该来自脂肪。中链甘油三酯可以用来增加脂肪吸收,因为它们直接通过小肠吸收到门静脉,即使在没有脂肪酶、胆酶和胆盐的情况下也可进行。如果血清水平表明维生素缺乏,则应补充维生素(Marotta et al,1994;Mann et al,2003)。蛋白质消化不良和脂肪泻病人必须单独补充外源性胰酶。体重控制、腹泻症状缓解和 72 小时粪便脂肪排泄减少是实用的治疗终点。

肠内营养(EN)适用于当病人不能进食,进食充分但有进行性体重减轻,或发生急性并发症的时候;EN 也可以在术前和术后进行。只有很少 CP 病人需要 TPN,例如当胃排空受阻,病人需要胃减压,营养管不能置入空肠,或者出现复杂瘘时。在大多数情况下,手术干预可以解决这些问题。

疼痛的保守治疗

疼痛明显降低病人的生活质量,缓解疼痛应是 CP 保守治疗的主要目标之一。疼痛也可以通过干预或手术治疗,但药物治疗通常是 CP 病人疼痛的一线治疗方法。

有不同的药物治疗方案和治疗干预措施可供选择,这些必须纳入个性化的治疗计划。疼痛的致病机制尤其影响治疗进程。在没有发生局部并发症情况下产生疼痛的三种机制有:①胰腺实质炎症改变与合并胰内神经和胰周神经改变;②胰腺导管和实质内高压;③疼痛的伤害感受发生改变(Braganza et al,2011)。对于第二种机制,降低胰腺内压力的方案可能明显降低疼痛。此外,有一些药物、镇痛和抗炎治疗方案,可与干预方法相结合。

1. 戒酒和饮食:除了戒酒外,没有发现任何具体的饮食措施对预防胰腺疼痛有效。完全戒酒只能使 50% 的轻中度 CP 病人疼痛缓解(Gullo et al,1988),重要的是,持续饮酒会恶化手术干预的术后长期结局(Bachmann et al,2013)。

2. 胰酶治疗:胰酶对疼痛的影响尚不确定。纳入 6 个有关胰酶治疗疼痛的研究的 Meta 分析,可以得出胰酶制剂对治疗疼痛没有阳性效果的结论,但因为研究的异质性和药物的显著差异,这一结论并不可靠(Brown et al,1997)。另有一篇综述还纳入以摘要形式出版的研究,得出类似的结论(Winstead & Wilcox 2009)。有关生长抑素及其类似物奥曲肽对 CP 病人的疼痛有无影响还需要进一步的研究来证明。

3. 抗氧化治疗:疼痛和吸收不良引起的抗氧化剂摄入和吸收减少可能是 CP 病人抗氧化剂水平较低的原因。提高抗氧化剂的状态可能有效地减缓 CP 疾病过程和减轻疼痛。共有 585 名受试者的 12 项随机对照试验(RCT)被纳入 Cochrane 系统评价,表明抗氧化剂能轻微减轻 CP 病人疼痛(Ahmed et al,2014)。最近的一项双盲 RCT 研究比较了抗氧化剂与安慰剂治疗 70 例 CP 病人的疗效(ANTICIPATE 研究),但并未显示疼痛减轻或生活质量改善(Siriwardena et al,2012)。

4. 镇痛药:CP 病人镇痛治疗的指南是基于一些指南性报告(Hoffmeister et al,2012;Mössner et al,1998;World Health Organization,1990)。疼痛治疗的第一步,推荐使用非麻醉药品,如对乙酰氨基酚或非甾体抗炎药(nonsteroidal antiinflammatory drugs,NSAID)。阿片类药物通常随后使用。每个病人都需要个体化的镇痛药物类型和剂量,从控制疼痛所需的最低剂量起始用药。在主要由炎症和炎症细胞侵袭引起的疼痛病人中,抗炎药如 NSAID 可能是有效的。疼痛日记记录 10cm 标尺的视觉模拟评分作为一个基线生活质量评估的方法是有帮助的(Braganza et al,2011)。一些有抑郁症的 CP 病人内脏疼痛阈值降低,抗抑郁药治疗通常会增加阿片类药物的作用,可能会对疼痛产生影响。

胰腺疼痛的介入治疗(见第 16 章)

40% 至 70% 有胰腺疼痛的 CP 病人能从药物治疗中潜在获益(Ammann et al,1984)。通过药物治疗和介入治疗的结合,上述百分比例可能会有所增加。介入下内镜和碎石可能改善胰腺疼痛,尽管一项 RCT 研究显示费用增加,但没有获益(Dumonceau et al,2007)。一些研究表明,碎石成功与不成功的病人在改善疼痛方面存在显著差异(Costamagna et al,1997;Delhaye et al,1992;Johanns et al,1996;Ohara et al,1996;Sauerbruch et al,1992;Schneider et al,1994;Smits et al,1996;van der Hul et al,1994),也有研究表明并无差异(Adamek et al,1999)。

腹腔神经丛溶解术和腹腔神经丛阻滞是把药物注入腹腔轴,起到选择性破坏腹腔神经丛或暂时阻断内脏传入伤害性感受器。最常用的这类药物包括用于神经溶解的酒精或苯酚,用于临时阻滞的丁哌卡因和曲安奈德。将这些药物用于腹腔神经节的方法包括 CT、经皮超声、透视、超声内镜。虽然超声内镜引导的技术可能优于其他方法,但总的来说缓解率相对较低(Gress et al,1999;Noble & Gress,2006;Santosh et al,2009)。

自身免疫性胰腺炎

一种可能由自身免疫机制引起的 CP 是首先由 Sarles 和同事(1961 年)描述的,被称为原发感染性硬化性胰腺炎(见第 54

和 57 章）。自此，越来越多的证据表明，自身免疫性胰腺炎（autoimmune pancreatitis, AIP）不同于阻塞或钙化形式的 CP。AIP 可分为两种临床和组织学模式：1 型和 2 型 AIP（Park et al, 2009；Kamisawa et al, 2013）。1 型 AIP 的组织学表现为密集的导管周围淋巴浆细胞浸润、编织或漩涡状纤维化和闭塞性静脉炎。通常，免疫球蛋白亚类 G4（IgG4）的血清水平升高（Hamano et al, 2001）。1 型 AIP 符合日本报道该病的经典描述，也称为淋巴浆细胞硬化性胰腺炎。1 型 AIP 是一种系统性疾病的胰腺表现，也可能影响其他器官，包括胆管、腹膜后、肾脏、淋巴结和唾液腺。2 型 AIP 通常以浸润中性粒细胞、淋巴细胞和血浆细胞的导管破坏病理为特征。在 1 型 AIP 中看到的典型血清学标记在 2 型 AIP 中没有升高（Park et al, 2009）。典型的影像学特征，如弥漫性"香肠状"扩大的胰腺、延迟强化和外周强化，仅在约 50% 病人中可见。此外，淋巴浆细胞硬化性胰腺炎的经典特征仅在 20% 的空心针活检中可见，在癌症中也有报道 IgG4 免疫染色假阳性。因此，其在术前与胰腺癌的鉴别诊断是一个挑战。在高度怀疑或组织学证实的 AIP 病例中，在用类固醇（最初为 30~40mg/d）治疗 2 周内可能改善症状和影像学表现。近期多中心分析（Hart et al, 2013）表明大多数接受类固醇治疗的 1 型和 2 型 AIP 病人可达到临床缓解期。然而，1 型 AIP 病人复发比 2 型 AIP 病人更常见，并发生在胰腺或胆道。

重要的是，与胰腺癌的相似性以及特异性诊断指标的缺乏可能会导致这种疾病接受手术治疗。因为关于被误诊为 AIP 的病人的报道越来越多，所以在可疑病例中应始终考虑手术疗法（Gardner et al, 2009）。

内镜治疗

结石和/或纤维性狭窄引起的胰管阻塞是内窥镜治疗最常见的适应证。介入治疗的目的在于对胰管系统的减压和引流。几乎所有病人都应当定期重复内镜治疗，例如内镜下取石、导管扩张或支架置入。这样的结果就是：病人需要经常住院治疗（见第 29 章）。

两项随机对照研究（RCT）提示在胰头部胰管梗阻病人中，手术治疗相对于内镜治疗在早期、长期成功率、疼痛缓解度和生活质量方面具有优势（Cahen et al, 2007, 2011；Dite et al, 2003）。来自 Cahen 和同事（2011 年）的长期 RCT 结果显示，有症状的进展期胰腺炎病人，以手术作为胰管梗阻的初始治疗，与接受内镜治疗的病人相比，其通过较少的步骤，减少了更多的疼痛。重要的是，近一半接受内窥镜治疗的病人最终在随访期间接受了手术治疗。在最近的一项回顾性研究中，慢性钙化性胰腺炎行长期胰管支架植入术的病人（>1 年）与接受手术的病人相比，花费了更多的医疗费用，住院次数也明显增加（Hirota et al, 2011）。这些结果强调了对这组病人进行及时手术干预的必要性。

一项纳入 61 例 CP 和胆管狭窄病人的研究报告称，内镜下支架置换术的一年成功率为 59% 且需要每三个月更换一次支架。但大多数有钙化的病例内镜治疗均失败，成功率仅为 7.7%。此外，49% 的内镜治疗失败的病人在一年内接受了手术治疗（Kahl et al, 2003）。然而，对于有症状的假性囊肿且无导管梗阻的病人，内镜下引流优于外引流（Johnson et al, 2009）。

但是手术治疗比内窥镜假性囊肿引流有更高的成功率（Lerch et al, 2009）。

基于现有资料对内镜治疗或手术治疗 CP 提出如下建议：

1. 近端狭窄且无钙化或炎性肿块的病人可接受内镜治疗。如果内镜治疗重复两到三次仍然失败，则必须评估是否需要手术治疗。

2. 对于远端胆管梗阻、钙化或有局部并发症的病人，手术治疗优于内镜治疗。病人应在病程早期进行手术，以防止胰腺外分泌或内分泌功能进一步恶化。

3. 胰腺假性囊肿可采用内窥镜治疗。如果内镜治疗失败，建议手术引流。

表 58.1 总结了内镜治疗的选择及其可能的适应证，并在此详细讨论了具有假性囊肿及胆总管（CBD）狭窄症状的 CP 的内镜治疗。

胰腺假性囊肿的减压

胰腺假性囊肿是 CP 的晚期并发症。假性囊肿在形成后 6 周，有 40% 的急性胰腺炎病人的假性囊肿会自行消退。如果假性囊肿持续超过 12 周，那么自然消退的可能性是很低的。根据已发表的指南，有症状的假性囊肿如引起并发症，如疼痛、胃出口梗阻、胆汁淤积、血管狭窄或出血，应采取内镜或手术治疗。直径超过 5cm 的无症状假性囊肿在 6 周内不消退应当治疗（Cannon et al, 2009；Hoffmeister et al, 2012；Lerch et al, 2009）。

胰腺假性囊肿的减压技术多种多样，但前瞻性研究的数据有限。经胃入路和经十二指肠入路需要明确的囊肿膨出到胃或十二指肠腔内，以确保囊壁和肠道之间的距离较短（Dohmoto et al, 1992；Sahel, 1990）（见第 16 章）。在此背景下，内镜造影已被证明可以降低囊肿穿孔和出血的风险（Binmoeller et al,

表 58.1　介入和内窥镜治疗：选择和适应证

选项	适应证
介入外引流	胰腺脓肿或感染的假性囊肿的临时治疗
	如果无法进行内引流，通常要进行明确的外科治疗
内引流	假性囊肿的有效方法；与外科手术相比无随机对照研究
内镜下囊肿胃造瘘术/内镜下囊肿十二指肠造瘘术	如果解剖学上可能：比外科手术的创伤小
	存在复发和导管脱位的问题
内镜下导管引流	
ePT	胰腺分裂，Oddi 括约肌功能障碍
ePT+胰管扩张+胰管支架置入	胰管近端狭窄
ePT+碎石和取石	胰石病
胆道支架	胆道狭窄
	注意：内镜治疗效果不佳的情况：胰管远端狭窄；胰腺实质钙化；治疗不成功 1 年以上

ePT，内镜下乳头括约肌切开术。

1994；Etzkorn et al，1995；Grimm et al，1992）。囊肿十二指肠吻合引流术的成功似乎优于囊肿胃吻合引流术，因为后者并发症的发生率较高（Binmoeller et al，1994；Sahel，1991）。在最近的文章中，死亡率几乎为零，而发病率在3%～11%之间（Binmoeller et al，1994；Dohmoto et al，1992；Etzkorn et al，1995；Grimm et al，1992；Sahel，1991）。最近的一种方法是通过乳头和导管系统间接进入囊腔（Pinkas et al，1994）。因此，可行选择性内镜下胰括约肌切开术和逆行胰造影术以引入导丝，通过导丝可对导管进行扩张。再将双猪尾管通过乳头插入囊肿。目前为止，此方法尚无死亡病例报道，且并发症发病率也很低（2%～7%）（Dohmoto et al，1992；Pinkas et al，1994；Sahel，1990）。这种方法的一个主要问题是，当乳头和假性囊肿之间存在狭窄或结石时，这种方法是不可行的。由于这些步骤需要一个高度专业化的内窥镜医生完成，如果病人解剖条件差或经初步内窥镜检查确定有禁忌证应该转到专业中心。原则上，经皮穿刺放射治疗也是可行的，但有形成外瘘的高风险，所以如果内镜下引流可行，则不应采用这种方法（Lerch et al，2009）。

胆总管支架植入

　　CBD狭窄是CP的机械性并发症。包括内镜医生和外科医生在内的团队应该指导CP病人的CBD狭窄的治疗。内镜治疗还是手术治疗取决于病人的年龄、合并症、CP的病程以及形成狭窄的原因。只有1/3的无钙化病人和9%的有钙化的病人可以通过内镜下支架置入有效治疗胆汁淤积12个月以上（Kahl et al，2003）（见第29章），因此，只有排除了恶性肿瘤的病人可以从内镜支架植入术中获益，这些病人在支架移除后，狭窄会永久消失。特别是对于拒绝手术或有严重并发症的病人，内镜治疗可能是首选的治疗方法。主要的缺陷有：塑料支架堵塞、移位和引起胆管炎，这些并发症在长期随访中经常发生。自体膨胀式金属支架（self-expandable metal stents，SEMS）可能改善疗效，但目前只有有限的长期随访数据支持。最近的一项回顾性研究表明，未覆盖的自体膨胀式金属支架的通畅时间明显长于部分覆盖的支架（Waldthaler et al，2013）。重要的是，由于支架阻塞或移位，几乎一半的病人需要再干预。与支架阻塞相比，支架移位是早期并发症。且与未覆盖支架相比，全覆盖支架阻塞发生得更早。基于这些数据，作者认为现有的SEMS不能满足治疗良性胆总管狭窄的要求。因此，对于年轻的CP病人，当没有合并症时，外科手术引流或胰头切除是对复发性胆汁淤积有效且充分的治疗（Eickhoff et al，2001）。

外科治疗

　　CP的外科治疗基于两个主要观念：通过引流来保护组织，目的是防止胰腺功能进一步丧失；针对非扩张的胰管、胰头肿大，或者在CP的基础上怀疑胰腺癌则行胰腺切除。表58.2概述了常见的手术术式和手术指征。

引流术式

　　胰管括约肌切开术是针对CP和Vater乳头狭窄病人提出的手术方案之一（见第29章）。然而，这一术式被认为是一种危险的方法，它改善疼痛的成功率较低，表明了Vater乳头狭窄

不是CP病人疼痛的原因。在胰管扩张的CP病人中，原先的Puestow术式及Partington和Rochelle改良术式（1960年）被证实更能改善疼痛。手术包括切除胰腺尾部，然后沿胰体纵向切开胰管，以及行胰腺与空肠Roux-en-Y吻合。Partington和Rochelle改良术式废止了胰尾切除。保存胰腺组织、死亡率降低到1%以下以及并发症率降低到10%以下是这个术式的优点（Evans et al，1997；Izbicki et al，1999；Prinz & Greenlee，1981；Proctor et al，1979）。虽然这些胰管引流术式具有良好的近期成功率（Duval，1956；Partington，1952），但它们的长期结局差（Markowitz et al，1994）。此外，只有当胰头没有明显肿块且胰管大幅地扩张（>7mm）时——约占所有病例中的25%——这些术式才是有前景的（Büchler & Warshaw，2008）。由于这些原因，单纯的引流术式已被切除和引流的联合术式所取代。

表58.2　手术治疗：术式和适应证

慢性胰腺炎的手术适应证

顽固性疼痛

有症状性局部并发症

内镜治疗不成功

怀疑恶性肿瘤

手术术式	适应证
单纯引流术式	/
囊肿空肠吻合术（见图58.1A）	孤立性假性囊肿的手术术式 注意：术中冰冻切片排除囊性肿瘤！
腹外侧胰空肠吻合术	胰管扩张>7mm，无炎性肿块
Partington-Rochelle术式 　（见图58.1B）	/
尾侧引流：Puestow术式	极少应用，被其他术式所取代
切除术式	
胰头切除（见图58.2）	经常包括一个引流术式 炎性肿块在胰头 所有技术都有可比的结果
PD和PPPD（见图58.2A）	怀疑恶性肿瘤和不可逆的十二指肠狭窄
DPPHR术式	注意：术中冰冻切片排除恶性肿瘤！
DPPHR，Beger（见图58.2B）	炎性肿块在胰头
DPPHR，Bern（见图58.2D）	与Beger相比，对病人创伤性更小，但长期结局相当
DPPHR，Frey（见图58.2C）	胰头和胰尾的胰管阻塞，胰头处较小的炎性肿块
V形切除	胰腺导管细（胰管直径<3mm）
胰腺左侧切除	罕见，如胰尾部孤立性慢性胰腺炎（如创伤后） 罕见，胰尾部较大的假性囊肿
节段性胰腺切除	罕见，如非糖尿病病人出现胰腺体部孤立性的导管狭窄（如创伤后）
全胰切除术	罕见，胰腺整体出现严重变化，先前存在胰岛素依赖型糖尿病

　　DPPHR，保留十二指肠的胰头切除；PD，胰十二指肠切除术；PPPD，保留幽门的胰十二指肠切除术。

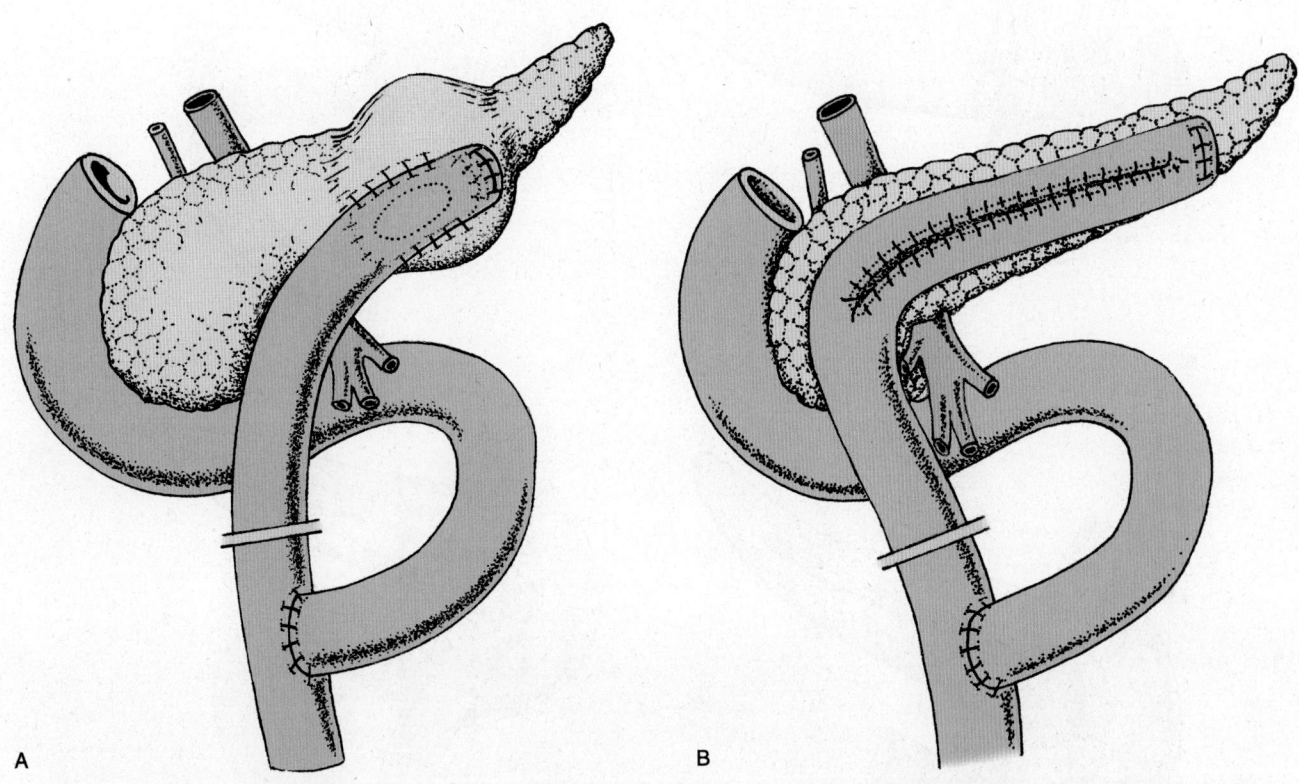

图 58.1　慢性胰腺炎的引流术式。(A) 如果胰腺假性囊肿的囊壁足够厚,可以通过囊肿空肠吻合术和 Roux-en-Y 重建来安全有效地治疗。(B) 在胰管扩张但无炎性肿块的罕见病人中,可行外侧胰空肠吻合术——Partington-Rochelle 术式

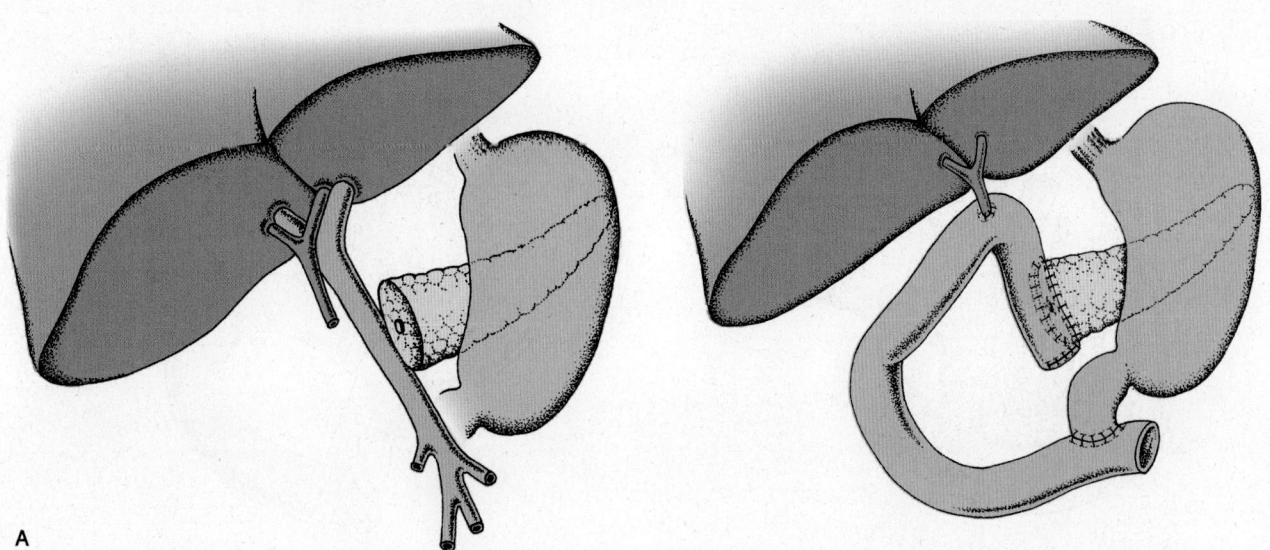

图 58.2　慢性胰腺炎胰头切除技术。切除显示在左侧,重建在右侧。(A) 胰十二指肠切除术(这里展示保留幽门的术式)。胰头和十二指肠被切除。通过胰空肠吻合术、肝管空肠吻合术和十二指肠空肠吻合术(保留幽门情况下)完成重建。

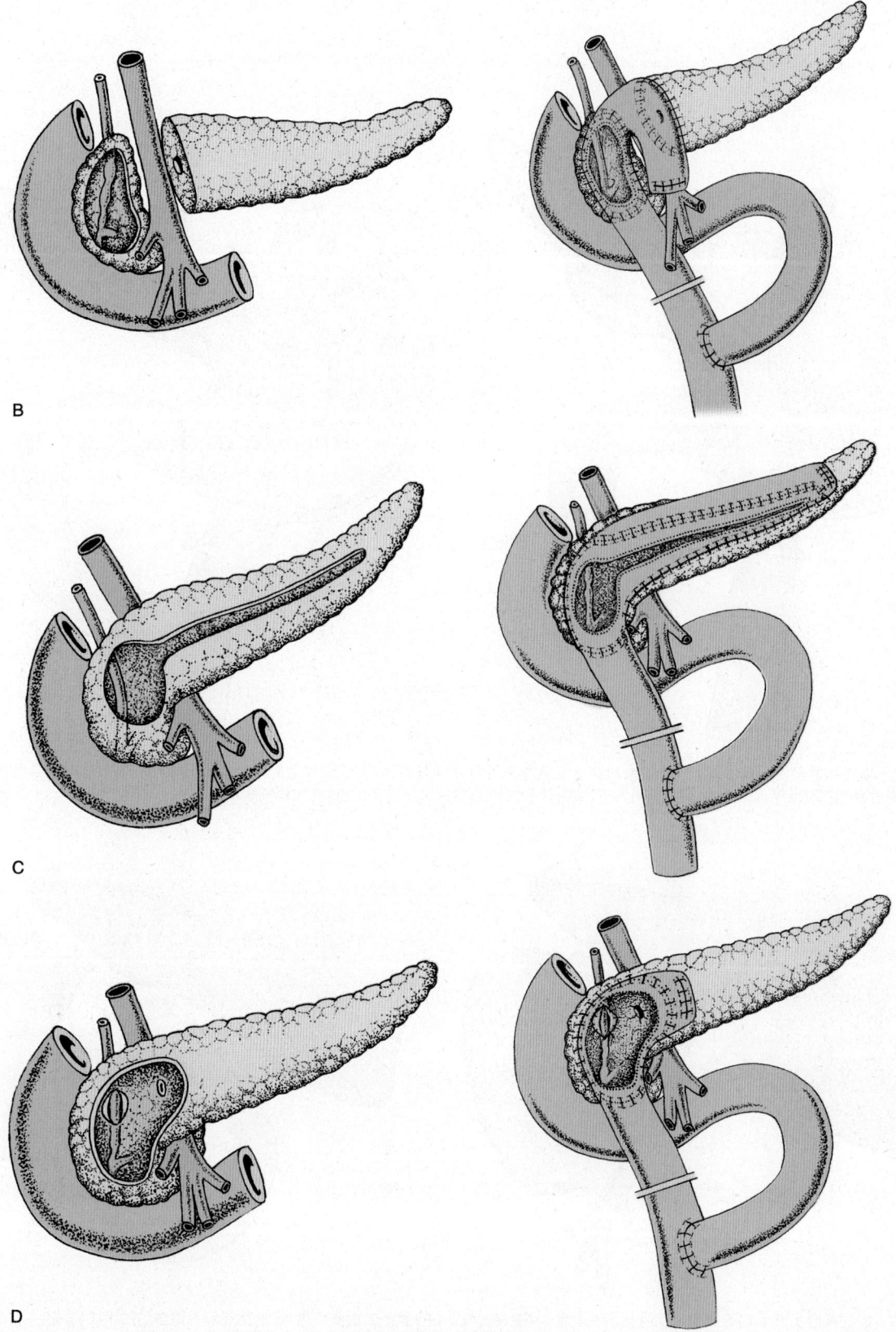

B

C

D

图 58.2(续) (B)保留十二指肠的胰头切除:Beger 术式。胰腺在门静脉前方上解剖。胰头被剔除,保留十二指肠和胰腺后方的一层组织。如果胆管阻塞,可以打开胆管,并可与剔除后的胰头进行内部吻合(未显示)。重建是用一个 Roux-en-Y 空肠环进行吻合,包括两个吻合口,一个与残留胰尾,一个与剔除后胰头。(C)保留十二指肠的胰头切除:Frey 术式。Frey 术式结合了胰头环行切除术和胰管向尾部的纵向解剖。通过 Roux-en-y 空肠环吻合重建。与 Beger 手术相比,胰头切除的范围较小,重建更容易,它只需要与胰腺行单个吻合。(D)保留十二指肠的胰头切除:Bern 改良术式。Bern 改良术式是对 Beger 术式的技术简化。胰头切除的程度与 Berger 术式相当。然而,胰腺不是在门静脉前方切断。因此,重建可以将胰腺吻合到 Roux-en-Y 空肠环进行单个吻合。如有必要,胆管可以打开,行内部吻合(如图所示)。朝向尾部的胰腺导管必须探测以排除远端狭窄

在孤立性胰腺假性囊肿病人中，通常有急性胰腺炎严重发作史，采用囊肿空肠吻合术和 Roux-en-Y 重建（图 58.1A 和 B）仍然是首选的外科术式。

切除术式

绝大多数病人在胰头导管处有阻塞，经常与炎性肿块有关。在这些病人中，胰头切除是首选的术式；可用的技术如图 58.2 所示。经典的或保留幽门的胰十二指肠切除术（PD）或 Kausch-Whipple 手术（见第 66 章），多年来一直是 CP 病人胰头切除的首选方法（Jimenez et al，2003）。保留十二指肠的胰头切除及其变换术式——Beger（1985 年）、Frey（1987 年）和 Bern 术式（Gloor et al，2001）对病人创伤性更小，但长期结局相当（见表 58.2）。

胰管细（直径<3mm）且胰头没有肿块的病人中只有极少数会就医，其中大多病人可能患有未知的自身免疫性胰腺炎。这类病人行腹侧部分胰腺 V 形切除是一种安全的方法，可有效缓解疼痛（Yekebas et al，2006）。罕见病例会出现胰腺体部或尾部节段性的 CP，如创伤后导管狭窄的病人，行中段胰腺切除术或胰腺左侧切除术可能是最好的方法。此处详细介绍最常用的切除技术。

胰十二指肠切除术：Kausch-Whipple 手术

CP 伴疼痛病人行胰十二指肠切除术最常见的适应证是：①胰头肿大，常含有囊肿和钙化；②先前的内镜干预或引流术式无效；或③胰头怀疑有恶性肿瘤的可能。关于后一亚组，普遍认可有一些病人（高达 6%～8%）良恶性的鉴别是一个尚未解决的难题（Büchler & Warshaw，2008）。经典 PD 的切除程度包括胰头、十二指肠和胃的下 1/3 部分。PD 最初是针对胰头恶性肿瘤开展的，有着高并发症率和死亡率。随着手术安全性的提高，该术式也被用于 CP 病人（Traverso & Kozarek，1993）。随后提出的创伤更小的保留幽门的胰十二指肠切除术（ppPD）用于治疗胰腺癌或 CP，该术式中胃可被保留（见图 58.2A）（Traverso & Longmire，1978）。今天，对于有经验的外科医师来说，PD 和 ppPD 均是安全且有效的手术，手术死亡率为 2% 至 5%，约 80% 的病人能持久缓解疼痛（Büchler & Warshaw，2008；Jimenez et al，2000）。

关于生活质量，Kausch-Whipple 的术后资料是显示它是有前景的，尽管有报道一些病人术后出现消化功能差，包括倾倒综合征、腹泻、消化性溃疡和消化不良症状。在多达 20% 的 CP 病人中，Kausch-whipple 手术可导致糖尿病，以及术后迟发性并发症率和死亡率增加（Izbicki et al，1998）。

Kausch-whipple 手术的缺点可被 PPPD 术式改善。通过保留胃、幽门和十二指肠起始段，可以降低胃倾倒、边缘溃疡和胆汁反流性胃炎的发生率。在生活质量方面，PPPD 表现出比经典 PD 更好的结果，特别是 90% 的病人术后体重增加。此外，手术导致 85%～95% 的病人在术后 5 年内长期疼痛缓解（Martin et al，1996）。PPPD 手术在治疗 CP 病人中可能存在的缺点是在 30%～50% 的病人中观察到短暂胃排空障碍的术后后遗症，以及超过 45% 的病人出现胆管炎和远期发生胰腺外分泌和内分泌功能不足的风险（Müller et al，1997）。比较经典的 PD 和 PPPD 在胃排空障碍方面的相关研究（Ⅰ级和Ⅱ级）并没有显示出经典 PD 术式的明显优势（Berge Henegouwen et al，1997；Büchler et al，2000；Di Carlo et al，1999；Izbicki et al，1998；Jimenez et al，2000；Klempa et al，1995；Lin & Lin，1999；Roder et al，1992）。有三项研究支持 PPPD，两项研究没有差异，两项研究显示经典 PD 术后的胃排空障碍率低于 PPPD。

应该记住的是经典的 PD 和 PPPD 切除术最初都是用来根治切除胰腺或壶腹周围恶性肿瘤的。因此，对于一种如 CP 的良性疾病，除了偶尔无法明确排除胰腺癌外，没有理由切除胰腺临近脏器。

保留十二指肠的胰头切除：Beger 术式

保留十二指肠的胰头切除（duodenum-preserving pancreatic head resection，DPPHR）是由 Beger 及同事（1985，1989，1999）首先提出来的，它是一种专门为 CP 和胰头炎性肿块病人设计的非激进的、保留脏器的术式。与 PD 相似，在门静脉前方切断胰腺（见图 58.2B）。与 PD 相反，胰头被剜除，保留十二指肠和胰腺后方的一层组织。在大多数情况下，从周围的瘢痕组织中游离胆管是可行的。在胆道梗阻（约 24%）的情况下，必须打开 CBD，使胆汁排入切除胰头的腔内（Beger et al，1999）。当去除钩突时应谨慎十二指肠系膜血管。标准的重建方式包括与胰体部的胰腺空肠吻合，通过使用近端空肠的 Roux-en-Y 环对胰头残余部分进行侧-侧吻合。在大约 10% 的病人中，由于胰主管多发性狭窄，行 DPPHR 手术联合背侧胰空肠吻合术；死亡率小于 1%，并发症率约为 15%（Beger et al，1999）。

与 Kausch-whipple 手术相比，DPPHR 具有保留十二指肠的优势。前瞻性研究表明它优于保留幽门的切除手术（Beger et al，1999；Büchler et al，1995；Müller et al，1997，2008a）。接受 DPPHR 手术治疗的病人体重增加更大，葡萄糖耐量更好，胰岛素分泌能力更高（Büchler et al，1995；Müller et al，1997，2008a）。在长期随访中，20% 的病人出现新发糖尿病。与 CP 自然病程有 17% 病人的葡萄糖代谢正常相比（Lankisch et al，1993），DPPHR 后内分泌功能保留的概率为 39%。

对于疼痛状态，DPPHR 促使 91% 病人临床症状性 CP 转化为无症状期。在生活质量方面，69% 的病人恢复正常工作，26% 退休，只有 5% 在 DPPHR 术后仍处于疾病状态（Köninger et al，2004）。考虑到疼痛状态更佳，CP 急性发作频率较低，再入院必要性减少，早期和晚期死亡率较低，以及生活质量恢复情况，DPPHR 似乎能够延迟 CP 的自然病程。

保留十二指肠的胰头切除：Frey 术式

Frey 和同事对 DPPHR 进行了改良术式，该术式是 Beger 和 Partington-Rochelle 术式之间的结合技术（Frey et al，1994；Gloor et al，2001）。与 Beger 手术相比，Frey 改良术式胰头切除范围较小，并于外侧行胰空肠吻合术，引流整个胰管直到尾部（见图 58.2C）。与 Beger 手术不同的是，重建时与胰腺行单个吻合即可。这一术式的优势在于左侧胰管堵塞联合胰头严重炎症发生减少。

保留十二指肠的胰头切除：Bern 改良术式

DPPHR 的 Bern 改良术式是对 Beger 术式的技术简化，两者有着同样的临床结果（Gloor et al，2001；Köninger et al，2008；Müller et al，2008a）。胰头的剜除与 Berger 术式相同（见图58.2D）。然而，与 Beger 手术不同的是，不是在门静脉前方切断胰腺，因为此处往往常出现炎症和门静脉高压导致操作困难。在门静脉高压和门静脉海绵样变性的病人中，通过这种改良可以降低术中出血的风险（Bockhorn et al，2011；Gloor et al，2001）。胰头剜除后的重建可在空肠环与胰腺切缘之间进行单个吻合（Gloor et al，2001）。与 Beger 手术一样，胆管梗阻可以通过胆管内吻合来治疗。因此，DPPHR 的 Bern 改良术式似乎是对有炎性肿块且左胰管没有狭窄的病人最理想。必须探查导管是否狭窄来确保胰腺尾部的充分引流。如果发现狭窄，切除可以向左延伸，类似于 Frey 和 Partington-Rochelle 术式，直到达到足够的引流。我们的经验发现在大约 2% 至 3% 的病人中行该手术治疗是必要的（Strobel et al，2009）。

慢性胰腺炎的左侧胰腺切除术

胰头是 CP 的始动及进展因素，DPPHR 或者两种形式的 PD 是首选的手术治疗方案。但是，对于一小部分精心选择的病人，胰腺左侧切除是一种可行的替代方案（见第 66 章）。胰腺左侧切除术的良好适应证是炎症并发症，如假性囊肿和瘘，以及胰腺尾部的主胰管狭窄。此外，怀疑左侧肿瘤者适合行胰腺左侧切除。总的来说，CP 行手术治疗的全部病人中只有不到 5% 人群行胰腺远端切除术且可能受益。

左侧胰腺切除术可联合脾切除术或保留脾脏。远端胰腺切除术保留脾动脉和静脉是耗时的，但应考虑到它避免发生脾切除术后综合征的优点以及脾脏对宿主防御系统的重要性。如果没有明确的脾切除术的指征，如脾周假性囊肿或脾血管的炎症或纤维化包裹，保存脾脏可能是合适的（Aldridge & Williamson，1991；Bauer et al，2002；Warshaw，1988）。重要的是，在保留脾脏的胰腺远端切除术病人中，若脾血管已被切除或脾静脉显示术后血栓形成，需要密切随访观察左侧门静脉高压的进展以及随后形成的胃静脉曲张和潜在的静脉曲张出血情况（Balzanoet al，2007；Miura et al，2005）。

关于胰腺远端切除术后残存胰腺最佳闭合技术的方法包括残端关闭缝合或吻合器应用，或重建一个 Roux-en-Y 胰空肠吻合术。由于它们术后结果相似，所以在胰头导管扩张和/或狭窄的病人中这些引流术式都被保留下来（Aldridge & Williamson，1991；Shankar et al，1990）。远端切除不应超过胰腺的 40% ~ 60%，以避免术后胰岛素依赖型糖尿病（insulin-dependent diabetes mellitus，IDDM）（Egginketal，1983）。IDDM 似乎更多的是胰腺左侧切除术后的长期并发症，很难区分这是由于胰腺切除还是单纯的自然病程。

全胰切除术和胰岛细胞自体移植

近年来，越来越多的 CP 治疗中心提出了全胰切除术联合胰岛细胞自体移植（total pancreatectomy and islet cell autotransplantation，TP/ICT），用于在缺乏可证明的主要导管病理学的情况下的 CP 病人（见第 66 和 121 章）。TP/ICT 背后的原理是通过去除刺激器官及其炎症，以及将病人自身的胰岛细胞移植到肝脏来预防 3c 型糖尿病，可以尽量减少疼痛和麻醉依赖，同时也可防范癌症发展的风险。随着过去几年的技术进步，在治疗胰腺炎相关疼痛和预防外科糖尿病方面的短期成功率已在一项系统回顾中被报道并总结（Bramis et al，2012）。对 112 例 TP/ICT 病人的五年随访数据显示，麻醉非依赖率为 73%，胰岛素非依赖率为 27%，数值随时间推移而下降（Wilson et al，2014）。National Institute for Health and Clinical Excellence in the United Kingdom（2008）对 CP 病人行 TP/ICT 手术的价值进行了审查，认为它是一种安全有效的治疗方案。需要更多的前瞻性数据来判断这项技术在 CP 治疗中的价值。

慢性胰腺炎的循证手术：胰十二指肠切除术和保留十二指肠的胰头切除术

无论采用何种技术，如果由经验丰富的外科医生进行胰头切除术，对于 CP 和胰头内弥漫性肿块的病人来说，胰头切除术是一种安全有效的治疗方法，具有良好的短期和长期疗效。在多个 RCT 中比较了胰头切除术的各种技术，证实了它们的安全性和有效性（表 58.3）（Bachmann et al，2013；Büchler et al，1995；Izbicki et al，1995，1997，1998；Klempa et al，1995；Köninger et al，2008；Müller et al，2008b；Strate et al，2003，2008）。这些比较胰十二指肠切除术和保留十二指肠的胰头切除术的 RCT 以及最近的 meta 分析（Diener et al，2008），证明了 PD 和 DPPHR 在疼痛缓解和内分泌不足方面的疗效相当。在中期随访中，低创伤的 DPPHR 在住院时间、外分泌不足、体重增加和生活质量方面均有优势。但在最近的长期随访研究中，这些代谢优势随着时间的推移似乎越来越少，PD 和 DPPHR 在疼痛管理、生活质量、内分泌和外分泌功能方面的长期疗效并没有差别（初步试验报告的结果和最新的随访结果见表 58.3）。有趣的是，外科切除在缓解疼痛和生活质量方面仍然有效，但从长远来看可能不能阻止胰腺外分泌和内分泌不足的进展（Müller et al，2008b；Strate et al，2008）。一种解释可能是手术切除可以有效治疗胆管梗阻和高压，但不能完全阻止持续的细胞和实质损伤（Büchler et al，2008）。持续饮酒与生活质量和疼痛评分差的预后相关的观察结果强调了术后戒酒的重要性（Bachmann et al，2013；van Loo et al，2010）。

对比不同 DPPHR 技术的随机对照研究显示，Beger 手术与 Frey 以及 Bern 手术在疼痛控制、生活质量和代谢参数方面的效果相同，随访期长达 16 年（见表 58.3）（Bachmann et al，2014；Izbicki et al，1995，1997；Köninger et al，2008；Strate et al，2005）。然而，Koninger 及同事（2008 年）的试验表明，对 DPPHR 的 Bern 改良术是一种技术上更简单的替代方案，因为可以显著缩短手术时间和住院时间。因此，Bern 术是一种改进的 DPPHR 术式，在存在门静脉高压和术中出血并发症相关风险的病人中具有显著优势。

表 58.3　有关慢性胰腺炎行胰头切除术的技术比较的随机对照试验

文献及年份	技术	样本量	结果
比较 PD 和 DPPHR 的 RCT			
Klempa et al,1995	Beger	21	Beger：住院时间较短，外分泌功能不全较少，止痛需求较低
	PPPD	22	
Büchler et al,1995	Beger	20	Beger：糖代谢受损较少，体重增加较高，疼痛减轻较多
	PPPD	20	
随访	Beger	10	PPPD：胃排空障碍较多，肠内激素的病理性分泌更频繁
Müller et al,1997	PPPD	10	
随访	Beger	20	疼痛缓解、外分泌和内分泌功能相同；QoL 相同
Müller et al,2008b	PPPD	20	
Izbicki et al 1998	Frey	31	Frey：并发症发生率较低，QoL 更高，恢复正常工作率更高，疼痛缓解相同
	PPPD	30	
随访	Frey	23	疼痛缓解和 QoL 相同，外分泌和内分泌功能相同
Strate et al,2008	PPPD	23	
随访	Frey	21	疼痛缓解和 QoL 相同，外分泌和内分泌功能相同，Frey 组存活时间更长
Bachmann,2013	PPPD	14	
比较不同 DPPHR 术式的 RCT			
Izbicki et al,1995	Beger	20	在疼痛缓解、QoL、外分泌和内分泌功能、局部并发症的治疗方面具有可比性
	Frey	22	
随访	Beger	38	在疼痛缓解、QoL、恢复正常工作率，外分泌和内分泌功能方面具有可比性
Izbicki et al,1997	Frey	36	
随访	Beger	34	在疼痛缓解、QoL、外分泌和内分泌功能方面具有可比性
Strate et al,2005	Frey	33	
随访	Beger	22	在疼痛缓解、QoL、外分泌和内分泌功能方面具有可比性
Bachmann,2014	Frey	23	
Köninger et al,2008	Beger	32	Bern：手术时间和住院时间缩短，在 QoL 具有可比性
	Bern	33	

DPPHR，保留十二指肠的胰头切除；PPPD，保留幽门的胰十二指肠切除术；QoL，生活质量；RCT，随机对照试验。

总结

对于 CP 合适的治疗应根据病人的症状、疾病的分期和胰腺病理变化的形态进行调整。保守治疗是所有 CP 病人治疗的基础，它一定伴随着内镜治疗和手术治疗。内镜治疗适用于假性囊肿的内部引流和近端导管狭窄而无钙化的病人。重要的是，内镜治疗需要频繁地再干预，如果在一年的治疗后仍不能完全有效，病人应考虑接受手术治疗。手术术式必须依据胰腺的病理形态学变化而调整。对于胰腺头部有炎性肿块的 CP 病人，DPPHR 的创伤小于 PD，且长期疗效相当。DPPHR 的 Bern 改良代表了一种同样有效但技术要求较低的改良。全胰切除术联合胰岛细胞移植是否是一种可行的治疗 CP 的方法还有待进一步的研究。外科手术治疗可有效缓解长期疼痛以及改善生活质量，但它可能不能阻止胰腺内分泌或外分泌功能下降。目前，改善或维持 CP 内分泌及外分泌功能的治疗策略仍然是一个有趣的研究领域。

（蒋奎荣　译　樊嘉　审）

第二篇　肿瘤

A. 总论

第59章

胰腺和壶腹部周围肿瘤：分类和病理特征

David S. Klimstra and N. Volkan Adsay

胰腺肿瘤

　　胰腺肿瘤是依据肿瘤细胞与正常胰腺中对应细胞的相似度来分类的（Hruban et al,2007;Klimstra and Adsay,2014;Klimstra et al,2007b）。为更好掌握胰腺肿瘤的类型，需要了解构成正常胰腺的神经内分泌部及外分泌部的基本功能和组织形态学特征。神经内分泌部由胰岛组成，胰岛是由数百个细胞组成的小巢，散布在整个胰腺器官中，通常为圆形、轮廓清晰。胰岛细胞合成激素（胰岛素、胰高血糖素、生长抑素）并储存于神经分泌颗粒中，在某些因素刺激下，这些激素被释放到周围的毛细血管网中。胰腺肿瘤中细胞成分类似胰岛细胞者，以前被称为胰岛细胞瘤，但现在称为胰腺神经内分泌肿瘤（pancreatic neuroendocrine tumors,PanNET）（见第65章）。

　　胰腺腺泡是胰腺的主要成分，负责淀粉酶、脂肪酶和胰蛋白酶等消化酶的产生，但胰腺腺泡肿瘤并不常见。腺泡细胞呈玫瑰花环样排列，并背靠背的构成紧密的小叶，小叶间有纤细的纤维间隔。腺泡细胞具有丰富的粗面内质网，以满足其繁重的分泌活动需求。细胞产生的酶类转运至酶原颗粒中，并集中于细胞质的顶端，以便分泌进入导管系统。

　　胰腺的导管成分与大多数胰腺肿瘤有关（见第61章和第62章）。导管负责将腺泡的分泌物输送到十二指肠。导管系统开始于腺泡中心细胞，经过小叶内导管和小叶间导管，酶性分泌物被运送至主胰管，最终通过Vater壶腹到达十二指肠。大的导管产生并分泌黏液，起到润滑和保护作用，以便腺泡分泌物的转运，并为酶在运输过程中创造出合适的环境。然而，细胞内黏蛋白通常在小叶间导管或更小导管的细胞中检测不到。与正常胰腺导管相似，导管肿瘤的特征是腺样、管状或囊性伴或不伴乳头状结构；产生多少不等的黏液：从局灶的胞质内黏液到大量的囊内或间质黏液聚集。与身体的任何其他器官一样，胰腺的支持性组织（间质成分）和邻近器官很少在胰腺中形成肿瘤。本章对胰腺肿瘤的一般特征进行综述。

浸润性导管腺癌

　　浸润性导管腺癌是胰腺最常见的肿瘤。其临床特征将在第61章和第62章讨论。导管腺癌大体多为实性且边界不清的肿块；换而言之，在胰腺中大多数实性且边界不清的病变也最终被证实为导管腺癌。导管腺癌有快速播散和隐匿浸润的特征。典型的特点是以多结节的方式在腹膜内播散（腹腔内癌），或者在原发肿瘤长至5～6cm时就已经发生广泛转移。这些非常具有特征性，因此孤立巨大的胰腺肿块很可能不是导管腺癌。然而有趣的是，尽管远处转移率很高，但有一些导管腺癌是通过局部扩散而导致病人死亡的；这些病例在分子层面上可能有所不同。

　　从大体上看，导管腺癌质地坚硬（瘢痕形成）；伴有大量增生的纤维间质，肿瘤性腺体在这些纤维间质内广泛散在分布，这给导管腺癌的诊断带来了挑战，因为在活检标本中通常只能找到很少量的癌细胞。这对癌症科研人员来说也是一个问题，因为大多数获得的"肿瘤"标本实际上大部分是间质，癌细胞很少。胰腺导管癌常常质地很硬，因此在影像学上和术中，以及在病理标本大体检查时，很难与慢性胰腺炎的纤维化区分开来。导管腺癌的大体特点为质硬、灰白色、粗糙的切面，而良性的纤维化病变质韧、切面为乳白色（图59.1）。

　　大多数导管腺癌位于胰头部，浸润邻近结构，尤其是胆总管（common bile duct,CBD），临床表现为梗阻性黄疸。因此，通常很难区分胰头癌和远端胆总管癌，特别是这两种肿瘤在显微镜下形态学也相似（见第51A章）。一些胰腺导管腺癌浸润至十二指肠或法特壶腹并形成溃疡，形似原发性十二指肠或壶腹部肿瘤，此类病例可能需要根据肿块中心的位置等不精确的标准来区分。

　　显微镜下，导管腺癌的特征是浸润性管状腺体，广泛散在于促结缔组织增生的间质中，纤维性间质细胞丰富度不一（图59.2）。腺上皮为立方至柱状，有不同程度的细胞内黏液和细胞核异型性（Klimstra and Adsay,2014）。柱状细胞可以形成条索状或巢状，或单个细胞生长。超过80%的病例都可见神经侵犯，常见于腹膜后区域或胆总管周围，甚至在远离主瘤体的位置（图59.3）。新辅助治疗可使肿瘤细胞的形态发生明显改

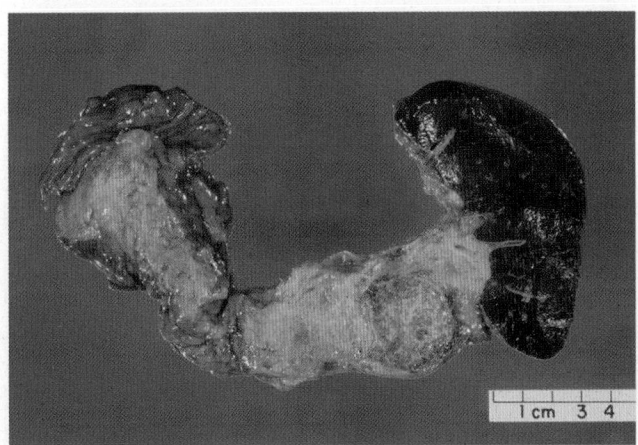

图 59.1　导管腺癌,尸检肉眼观。胰尾部被实性肿瘤广泛侵及,并向脾门处软组织延伸。肿瘤的界限不清

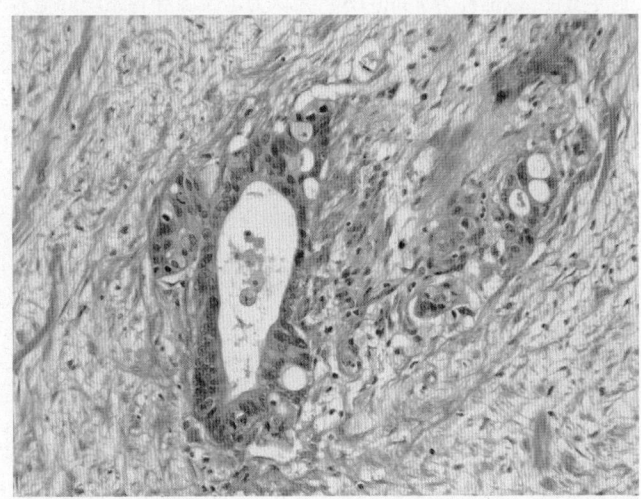

图 59.2　浸润性导管腺癌。肿瘤由分化好的腺体、单个细胞和小的实体细胞簇组成。纤维间质丰富

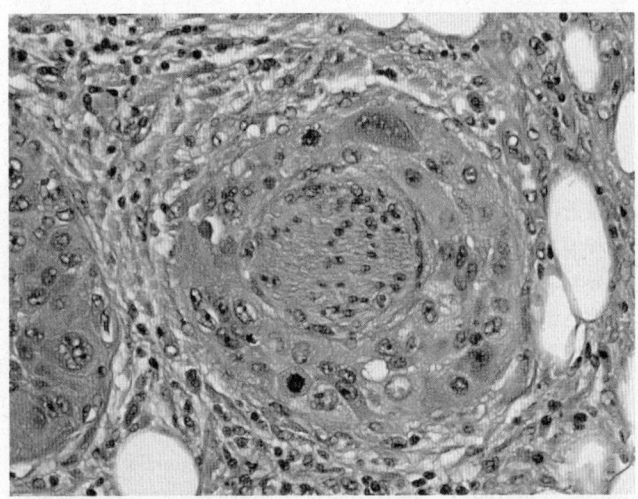

图 59.3　浸润性导管腺癌伴周围神经侵犯。低分化的腺癌细胞完全包绕一小束神经组织

变。化疗后的残留病灶可能只是零散的,甚至难以发现。近来,人们设计了多种评分系统来评估化疗的疗效;但是其相关性还需进一步研究。

临床上鉴别导管腺癌和慢性胰腺炎(见第 57 章和第 58 章)十分困难,显微镜下也是如此,并且被认为是病理学中最困难的鉴别诊断之一(Adsay et al,2004a)。慢性胰腺炎可以有一定程度的上皮异型性,包括结构上和细胞上的异型;同样,导管腺癌也可表现为良性的假象。支持恶性的诊断特征包括腺体的位置异常(邻近肌层动脉、十二指肠肌层内、靠近胰周脂肪细胞或神经周围),腺体结构异常(筛状、成角或不完整的腺体)和细胞核异常(单个腺体内的核形状和大小呈现多形性)。相邻细胞的核大小相差四倍,也被称为 4 比 1 规则,有助于识别出癌细胞。鉴别转移性导管腺癌同样十分困难,因为导管腺癌经常保持其分化良好的形态,并模仿转移部位的良性或低度恶性肿瘤。常见的误区包括将卵巢转移性导管腺癌误诊为原发性交界性卵巢黏液性囊腺瘤(Young,2007);在肺易误诊为细支气管肺泡癌;在肝脏易误诊为胆管腺瘤。相反的,也可能将胆管腺瘤误诊为转移性导管腺癌。

导管腺癌没有统一的病理分级系统。西方专家和亚洲专家所倡导的方案在原则上和结果上存在着重大的哲学差异。目前美国癌症联合委员会(AJCC)认可与其他胃肠道腺癌分级相似的分级体系(Edge et al,2010):高分化,≥95% 癌组织由腺管结构组成;中分化,50% ~ 95% 为腺管结构,其余为实性巢状或单个细胞;低分化,>50% 为实性巢状或单个细胞。世界卫生组织(WHO)采用了 Klöppel 及其同事提出的复杂分级方案,该方案很难使用,在日常实践中也没有得到广泛应用(Hruban et al,2010)。肿瘤内的异质性是造成导管腺癌分级困难的一个重要原因,因此,有学者提出了一种更简便实用、并与临床紧密相关的分级方案,通过对浸润方式的评分来显示肿瘤的异质性(Adsay et al,2005)。

胰腺切除术标本的病理评估对于分期和确定切缘都很重要。最近的研究强调,在病理实验室中需要更细致的巨检流程,在绝大多数切除的胰腺导管腺癌中,常存在肉眼或临床上不明显,却侵及表面和切缘的隐匿癌灶(Adsay et al,2012,2014;Maksymov et al,2013;Schlitr and Esposito,2010;Verbeke and Menon,2009)。一项研究表明,90% 以上的胰十二指肠切除标本的胰腺周围脂肪组织内发现了癌灶(Bandyopadhyay et al,2009;Saka et al,2014),依据 AJCC 的第 7 版 T 分期为 pT3,此方案对可切除胰腺癌进行分层的临床意义有限。为此,有人提出了一种基于大小的分级方案(Allen et al,2016)。淋巴结转移被认为是导管腺癌切除最重要的预后指标之一。一般情况下,胰十二指肠切除术标本至少应发现 12 枚淋巴结(Adsay et al,2009)。大多数淋巴结嵌在胰腺表面或胰腺与十二指肠之间的沟槽内。当充分寻找淋巴结时(Adsay et al,2009,2014),几乎在 80% 切除的胰腺导管腺癌标本的淋巴结中发现转移(Basturk et al,2015a)。

正确辨识切缘并充分取材是胰十二指肠切除标本病理评估的重要组成部分(Adsay et al,2012 年,2014;Esposito et al,2008;Ferrone et al,2008;Schlitr and Esposito,2010);然而,切缘包括哪些仍然存在争议(Adsay et al,2014)。例如,一些人认为前表面是切缘,而另一些人则不这样认为。同样,是否将胰腺后表面(部分对应腔静脉表面)作为切缘也存在很大争议,不同作者的观点大相径庭。读者可以参考最近的一篇评论文章来详细分析这一问题(Adsay et al,2014)。

导管腺癌显示出导管分化的免疫组化证据。黏蛋白相关的糖蛋白和癌基因蛋白,包括糖类抗原19-9、癌胚抗原(CEA)、B72.3、DUPAN2、MUC1和MUC5AC,在导管腺癌中常可检测出(Basturk et al,2010;Hruban et al,2007;Klimstra,1998)。遗憾的是,这些标记物和不同的细胞角蛋白标记物(CK7+,CK20±)并不能有助于鉴别导管腺癌和其他原发腺癌。

导管腺癌的分子致癌研究已经有了实质性的进展(见第9B章)。在95%以上的胰腺导管腺癌中发现KRAS基因12密码子突变,这可能是肿瘤发生的早期事件(Hruban and Adsay,2009)。p16突变或启动子甲基化也很常见(80%),并且与家族性非典型性多发性痣-黑色素瘤综合征的发病机制有关(Hruban et al,2001a)。约半数的病例可检测到TP53过表达(Barton et al,1991;Hameed et al,1994)和SMAD4/DPC4缺失(Tascilar et al,2001),后者对胰腺导管腺癌有一定的特异性。免疫组化显示这些异常可能有助于癌的诊断(图59.4)。BRCA2和Peutz-Jeghers基因突变涉及约5%的导管腺癌病例(Hruban and Adsay,2009)。由于靶向药物在治疗此类病例中的潜力,BRCA最近成为了广泛讨论的话题(Lowery et al,2011)。范可尼贫血基因的改变也已经被检测到(van der Heijden et al,2003)。虽然胰腺导管腺癌可以作为林奇综合征较少见的表现之一,但错配修复蛋白的异常和微卫星不稳定很罕见。

胰腺上皮内瘤变

几十年来,人们一直认为导管的增生性病变先于浸润性导管癌发生(Klöppel et al,1980)。这些增生性病变有多个名称,包括增生和异型增生,但鉴于其肿瘤性质(图59.5),现在称为胰腺上皮内瘤变(pancreatic intraepithelial neoplasia,PanIN)(Hruban et al,2001b)。这些变化最初被划分为三级(Hruban et al,2001b),现在被修改为两级,即低级别与高级别PanIN(Basturk et al,2015b)。胞质顶部含有丰富黏液的柱状细胞取代正

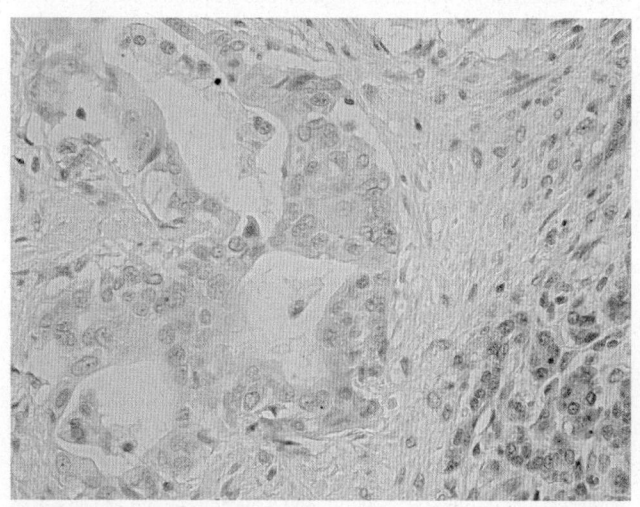

图59.4　浸润性导管腺癌的SMAD4免疫组化染色。肿瘤细胞完全丢失表达,而邻近的正常细胞显示核及浆阳性

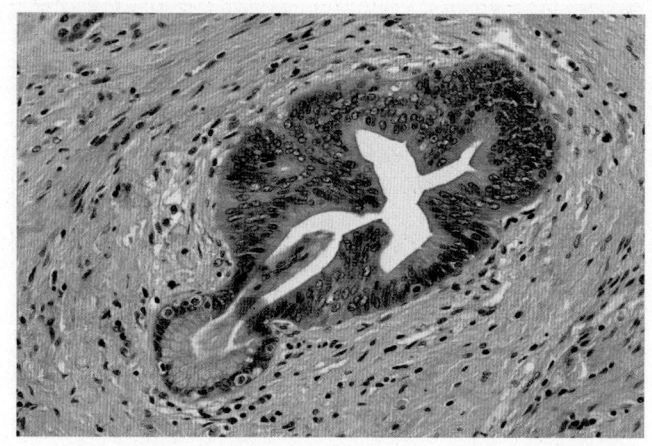

图59.5　胰腺上皮内瘤变。本例(PanIN2,低级别)可见全层核假复层和轻度的细胞异型性

常的非黏液性导管上皮,但无结构的复杂性(如乳头形成)或细胞异型性(以前称为PanIN1A),被认为是胰腺导管系统肿瘤转化的最早形式。随着导管内肿瘤的进展,它变得具有更多的乳头状结构和细胞异型性。当不规则的乳头状结构出现成簇、重度细胞异型、坏死、基底以上的细胞出现核分裂象、细胞极性消失时,则被认为是高级别PanIN(以前称为PanIN3;高级别异型增生),相当于"原位癌"。

据报道,从低级别PanIN到浸润性癌,分子的改变是逐渐积累的(Hruban and Adsay,2009)。有些改变,如KRAS突变,是早期事件;其他的,如TP53过表达,却发生在后期。在正常人群中,偶然发现低级别PanIN很常见(Andea et al,2003;Konstantinidis et al,2013),因此通常认为如果发现孤立的或切缘有低级别PanIN,并不需要进一步的临床干预。事实上甚至不建议在手术病理报告中记录低级别PanIN(Basturk et al,2015b)。另一方面,高级别PanIN在没有浸润性癌的情况下很少出现(Andea et al,2003)。因此,如果在胰腺中发现PanIN3,那么在其他部位发生浸润性癌的可能性就很高。实际上,病理诊断最大的挑战之一是鉴别高级别PanIN与导管癌化(癌化;浸润性癌导管内播散),即浸润性癌细胞累及导管,与导管上皮形成佩吉特样形态(癌化),而不是真正的早期增生(PanIN)。

与导管腺癌相关的其他浸润性癌

某些类型的癌与导管腺癌关系密切,常伴发于导管腺癌(Klimstra and Adsay,2009)。未分化癌可视为导管腺癌分化程度最低的一种,几乎找不到腺管样结构或仅为局灶性存在。这种肿瘤罕见,除了更强的侵袭性生物学行为,其人群特征与普通导管腺癌没有区别。未分化癌包括肉瘤样癌(梭形细胞)、间变性巨细胞癌和癌肉瘤。罕见的是,这些肿瘤中的肉瘤样成分可能出异源性分化,包括骨和软骨形成。

伴破骨细胞样巨细胞的未分化癌,也称作破骨巨细胞癌,是一种特殊类型,特点是在肉瘤样癌的背景上出现大量破骨细胞样巨细胞(图59.6)(Hoorens et al,1998;Muraki et al,2016;Westra et al,1998)。研究表明这些破骨巨细胞是非肿瘤性的组织细胞(Westra et al,1998);但这种趋化的原因还不清楚。真正的肿瘤细胞是肉瘤样单核细胞。在一些病例中,可见腺癌

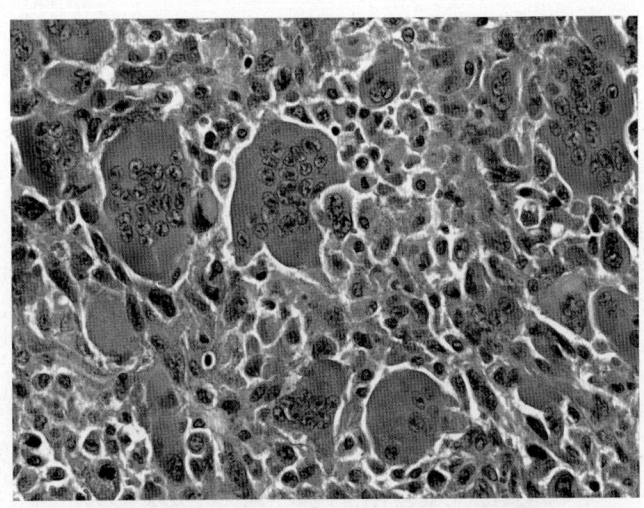

图 59.6　伴破骨细胞样巨细胞的未分化癌。肿瘤细胞为单核，缺乏黏附性，伴有中到重度核异型性。非肿瘤性的破骨样巨细胞含有多个形态一致的细胞核

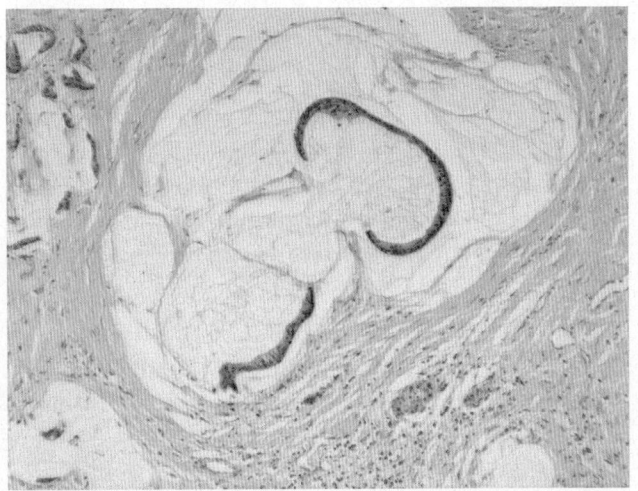

图 59.8　胶样癌。温和的黏液性上皮呈条状，漂浮在大量的细胞外黏液湖中

成分，高级别 PanIN 或黏液性囊性肿瘤。伴破骨细胞样巨细胞的未分化癌通常边界清晰，形成一个大的单发肿块，呈结节状、边缘推挤性浸润。如果仔细检查，许多这样的肿瘤可以出现导管内实性生长，这是明确的恶性肿瘤，大多数表现为侵袭性的临床过程；然而，也有一些伴有少量导管腺癌的病例临床病程较长。在最近的一项研究中，许多病人的生存期的延长出乎意料，总体 5 年生存率为 42%（Muraki et al，2016）。

　　导管腺癌中可见鳞状分化（腺鳞癌）（图 59.7）（Kardon et al，2001），但无任何腺样成分的单纯的鳞状细胞癌非常罕见。鳞状细胞癌可能有不同程度的角化。这个部位的鳞状细胞癌和腺鳞癌是高度侵袭性肿瘤（Kardon et al，2001），预后可能比典型的导管腺癌更差。

　　胶样癌，或单纯黏液性或黏液性非囊性癌（Adsay et al，2001；Marchegiani et al，2015b；Winter et al，2015）的特征是广泛的黏液沉积在间质中（图 59.8）。肿瘤几乎由这种形式组成：黏液/上皮比例非常高，大多数癌细胞漂浮在黏液内（与周围间质分离），不同的生物学行为伴有不同的临床特征（Hruban et

al，2007；Seidel et al，2002）。一些证据表明，可能由于黏液具有黏附性，胶样癌的开腹活检可能会导致肿瘤扩散。胶样癌一般比导管腺癌更大，边界更清晰，而且它们的分子改变有些不同。通常与肠型的导管内乳头状黏液性肿瘤（intraductal papillary mucinous neoplasms，IPMN）有关，免疫组化也呈肠型分化（见下述）。总体而言，胶样癌预后明显优于导管腺癌，5 年生存率大于 55%（Adsay et al，2001；Marchegiani et al，2015b；Winter et al，2015）。

　　髓样癌在胰腺中也有报道，与胃肠道中的肿瘤相似，其发生与微卫星不稳定性有关（Goggins et al，1998；Wilentz et al，2000）。相比在胰腺内，髓样癌在壶腹部和十二指肠中更为常见，因此，在诊断胰腺原发前，应先除外这两个部位。髓样癌的特征是低分化的上皮细胞形成合体状大结节，边界呈推挤式浸润。Goggins 及其同事（1998）发现，这些肿瘤的临床病程较长，但需要进一步的数据来确定这种罕见肿瘤的预后。

导管内肿瘤

　　导管内肿瘤是胰腺导管起源性肿瘤中越来越常见和重要的一大类，其特征为导管内的息肉样、乳头状结节，常伴有导管囊性扩张（Adsay et al，2010，2016；Basturk et al，2009）。导管内肿瘤形态学多样，但它们都被认为是浸润性癌的前期病变；也就是说，虽然它们的定义是浸润前肿瘤，但它们只是可能与浸润性癌相关，或可能进展为浸润性癌。作为浸润前肿瘤，它们与 PanIN 相似；但不同的是，PanIN 是在显微镜下偶然发现的异型增生，导管内肿瘤是有着可检测到的实质性肿块（定义为大于 1.0cm），从概念上看与胃肠道腺瘤类似。这种病变现在也被称为肿瘤性上皮内瘤变（Adsay et al，2015；Tanaka et al，2006）。据估计，大约 15% 的胰腺浸润性腺癌起源于这类肿瘤。导管内肿瘤包括导管内乳头状黏液性肿瘤和导管内管状乳头状肿瘤。

导管内乳头状黏液性肿瘤（见第 60 章）

　　导管内乳头状黏液性肿瘤（IPMN）主要发生于胰头部，多

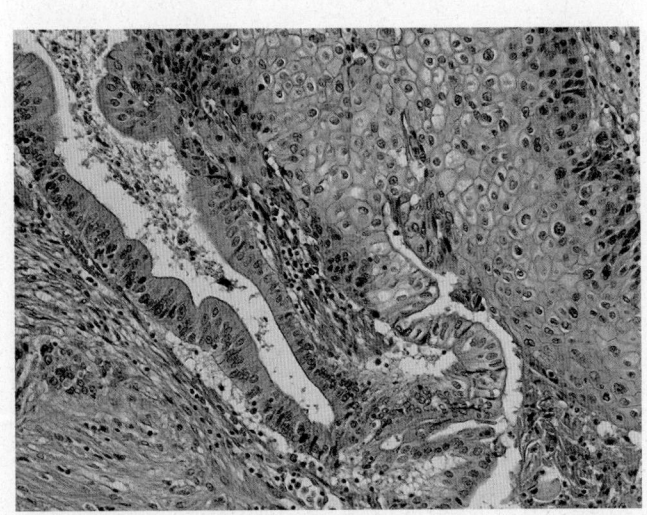

图 59.7　腺鳞癌。腺样分化和铺路石样的鳞状分化非常明显

见于老年男性(略多见于男性;平均年龄 64 岁)(Adsay et al,2010 年,2015;Basturk et al,2009)。肿瘤产生的黏液可从 Vater 壶腹排出,对 IPMN 有诊断价值。影像学发现导管不规则扩张也常有利于诊断。分支导管常表现为囊性肿块,分子标记和 CEA 分析可能有助于与其他囊性肿块相鉴别(Springer et al,2015)。有些病人有胰腺炎病史。IPMN 中可以见到由腺瘤进展至癌的过程,以前根据细胞和结构异型性增生的最高程度分为轻度、中度或重度异型增生。随着对这种肿瘤生物学更好的理解,以及为了更好规范管理,两级分类系统显得更有意义也更适用。因此,现在提出将这些肿瘤的非浸润性病例分为两级,即低级别(包括以前的轻度和中度异型增生)和高级别(包括以前被认定为"原位癌"的病例)(Adsay et al,2015;Basturk et al,2015b)。发生于 IPMN 的浸润性癌与其他类型导管癌是一样的分级和分期。累及次级导管(分支胰管型)的 IPMN 往往较小(小于 3cm)且无复杂结构,镜下一般为低级别异型增生的分化好的胃小凹型上皮。累及主导管的 IPMN(主胰管型;图59.9)(Tanaka et al,2006)更易出现高级别异型增生或浸润性癌。

　　根据不同的组织学特点,可以将 IPMN 分成多个亚型(Adsay,et al,2004c;Furukawa et al,2005;Marchegiani et al,2015a)。肠型 IPMN,乳头状结节在形态上与结肠绒毛状腺瘤相同(图59.10),其进展成的浸润性癌多为相对惰性的胶样癌(Adsay et al,2001)。肠型 IPMN 和胶样癌通常表达肠型分化标记物(MUC2 和 CDX2),但在导管腺癌或非肠型 IPMN 中却不表达,说明它们代表胰腺致癌机制中的一种独特的"肠型通路"(Adsay et al,2004c)。这与这类肿瘤的治疗高度相关,因为如前所述,胶样癌不仅临床病程较长,而且在生物学上相比胰腺癌更接近肠腺癌。其他 IPMN 有着更复杂的乳头状结构,类似于胆

道系统的乳头状癌(图 59.11)。胰胆管型 IPMN 往往与管型浸润性癌(传统的导管腺癌)有关,并且表现更高的侵袭性行为(Sadakari et al,2010)。导管内嗜酸性乳头状肿瘤(Adsay et al,1996;Askan et al,2016;Marchegiani et al,2015a)现在被认为是 IPMN 的一种特殊亚型,其特征不仅是嗜酸性的细胞,还有分支样结构的复杂乳头状结节。嗜酸性 IPMN 通常大且呈增生活跃;但由于其进展的癌较小,转移率低,总体预后良好。事实上,尽管这种肿瘤体积大且复杂,但死亡率极低(如果有的话)。嗜酸性 IPMN 的临床病理和生物学行为特征与其他 IPMN 显著不同,可能需要将其作为一个单独的分类。它还具有与其他亚型 IPMN 不同的分子学改变,*KRAS* 突变的发生率低得多,

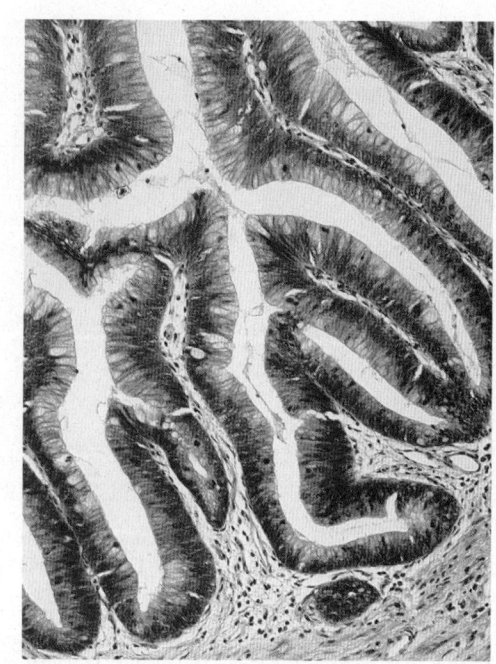

图 59.10　导管内乳头状黏液性肿瘤,肠型。乳头状突起类似大肠的绒毛状腺瘤,有假复层、拉长的核,胞质顶部为黏液的胞质

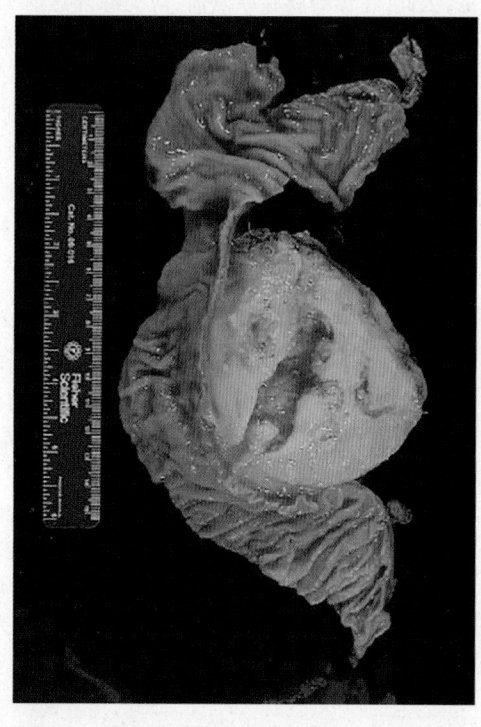

图 59.9　导管内乳头状黏液性肿瘤的大体外观。主胰管扩张,内附易碎的乳头状赘生物。周围包绕弥漫的纤维化间质

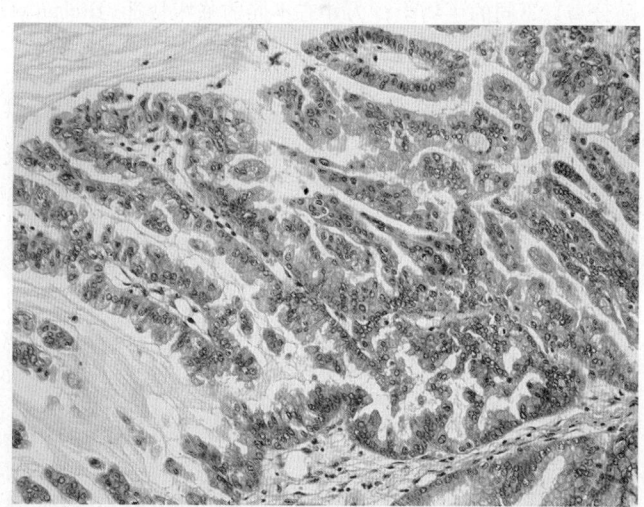

图 59.11　导管内乳头状黏液性肿瘤,胰胆管型。明显复杂的乳头状结构,单层排列的立方上皮,细胞极性消失,细胞核中度异型

MUC6 的表达率更高，表明这是与肠型 IPMN 不同的幽门胰腺谱系（Basturk et al，2010）。因此，这些 IPMN 的不同组织学亚型不仅具有不同的进展率，且和不同类型浸润性癌的生物学行为相关，还代表了不同的致癌通路。最近的分子学研究强调，GNAS 和 KRAS 不同的突变率与这些不同的通路相关（Tan et al，2015；Wu et al，2011）。

在高达 40% 的病人中 IPMN 是多灶性的。它们似乎不仅是浸润性腺癌的早期病变，而且还是"标志物"（在某些病例中，在远离 IPMN 的胰腺内其他地方可以找到浸润性癌）（Fujii et al，1996；Yamaguchi et al，2002）。超过三分之一切除的 IPMN 中可以找到胶样型或管型浸润性癌（Adsay et al，2004）。胶样癌几乎只发生在肠型 IPMN 中。病理学检查没有高级别异型增生或浸润性癌的 IPMN，被证明是可治愈的肿瘤。伴有高级别异型增生的病人可能会出现复发和转移（White et al，2007），推测是因为有未发现的浸润性癌灶；浸润性癌具有恶性临床病程，但通常比普通导管腺癌明显延长。需要注意的是，大多数 IPMN 病人年龄较大，常伴有其他疾病，包括三分之一的病人存在其他恶性肿瘤（Adsay et al，2010；Adsay et al，2002a；Eguchi et al，2006；Sugiyama and Atomi，1999）。

导管内管状乳头状肿瘤

导管内管状乳头状肿瘤是一种最近被认识的实性肿物（>1.0cm），与 IPMN 类似的导管内肿瘤，镜下特征是无黏液过度分泌和独特的管状结构（Adsay et al，2004c；Klimstra et al，2007；Tajiri et al，2005；Yamaguchi et al，2009）。最初列入导管内管状腺癌的亚型里（Tajiri et al，2005），现在 WHO 分类单独称之为导管内管状乳头状肿瘤。这是一种罕见的肿瘤，平均发病年龄53 岁，无特殊症状。临床表现与 IPMN 相似，但一般在影像学及大体检查上均可看到较复杂的结节状。囊性变少见。导管内管状乳头状肿瘤主要发生在胰腺头部，但也可累及其他部位。通常较大（平均 7cm；范围在 15cm 以内）。

该病的共同特征是在导管内呈结节状、息肉状生长，圆形、立方状的非黏液性细胞排列成管状或管状乳头状。管为小至中等大小，结构良好，伴有大小不一的管腔，但在一些病例中可见到结构不清或不成管状的排列。整体形态与腺泡细胞癌导管内亚型相似，但免疫组化显示无腺泡分化。核分裂象通常很多，三分之一的病例伴有管型浸润性癌。由于导管内成分的相对复杂，浸润范围通常在显微镜下很难评估。绝大多数肿瘤细胞表达 MUC1，60% 的病例表达 MUC6，说明这种肿瘤与胰胆管型 IPMN 有一定的相似性和遗传学关系。有限的随访提示这是种惰性肿瘤，临床病程较长。

多种胰腺肿瘤可表现为导管内生长，包括腺泡细胞癌（Ban et al，2010；Basturk et al，2007）、胰腺神经内分泌肿瘤、伴破骨细胞样巨细胞瘤的未分化癌（Muraki et al，2016），甚至转移性肿瘤，这些都是导管内肿瘤的鉴别诊断。

黏液性囊性肿瘤（见第 60 章）

黏液性囊性肿瘤（mucinous cystic neoplasms，MCN）大多见于围绝经期女性（95% 为女性；平均年龄 48 岁）（Crippa et al，2008；Jang et al，2015；Zamboni et al，1999）。其特征也是诊断依据之一，是上皮下卵巢型间质，不仅在组织形态学上与卵巢皮质相似，而且在免疫组化上表达雌、孕激素受体。MCN 通常在胰腺体部或尾部形成边界清晰的厚壁多房囊性肿物（图59.12）。一些病例与假性囊肿相似，但周围的胰腺组织通常没有慢性胰腺炎征象。大多数情况下囊肿与胰腺导管系统不相通。囊液富含黏蛋白相关的糖蛋白和癌蛋白，如 CEA（Allen et al，2009；Deshpande et al，2006；Jang et al，2015；Nagula et al，2010），这可能有助于在术前将这种肿瘤与其他囊性病变区分开来。囊肿可有不同的衬覆上皮细胞，从低立方状、非黏液性到高柱状、黏液性。上皮可表现出不同程度的细胞及结构的异型性（图 59.13）。根据细胞及结构异型性的最重程度，将肿瘤分为两组：低级别黏液性囊性肿瘤（过去称为轻度或中度异型增生）和高级别黏液性囊性肿瘤（过去称为重度异性增生，也对应于"原位癌"）（Basturk et al，2015b）。更重要的是，大约 15%的病例中可见浸润性癌，通常表现为体积更大、结构更复杂，囊内可见乳头状结节；在较小（小于 3cm）和非复杂性肿瘤中很少有浸润（Jang et al，2015）。大多数浸润性癌为管状（导管）型，在形态上与典型的导管腺癌难以区分。少数为肉瘤样癌，可伴

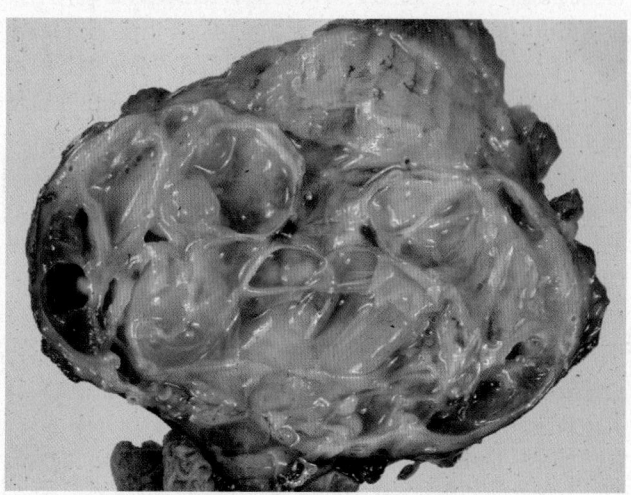

图 59.12　黏液性囊性肿瘤，大体外观。肿瘤有多个囊腔，每个大囊腔大小数厘米。囊壁菲薄且透明

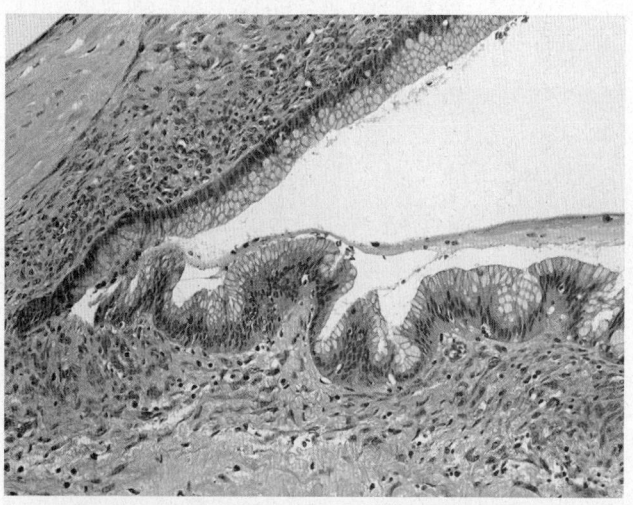

图 59.13　黏液性囊性肿瘤。囊腔内衬柱状黏液性上皮，其下可见一层富于细胞的卵巢样间质

有破骨样巨细胞(见上述)(Muraki et al,2016)。最近的文献表明,如果通过充分取材和彻底检查排除肿瘤的浸润特征后,非浸润性 MCN 表现为良性(Crippa et al,2008;Jang et al,2015)。相比之下,那些伴浸润性癌的病例,即使浸润性癌很小,也表现出相当侵袭性的临床过程。然而最近的一项研究显示,那些伴"微浸润"的却有着相当良性的生物学行为(Lewis et al,2013)。癌可能是局限于囊间隔内镜下可见的病灶,也可能侵出囊肿外至胰周组织,后者表现更强的侵袭性。

浆液性囊性肿瘤(见第 60 章)

　　浆液性囊腺瘤是一种良性肿瘤,可形成较大肿块(可达 25cm),边界清晰,主要见于女性(男女比例为 1:3),发病年龄在 50~60 岁。典型的是,它们由成千上万的小囊肿组成,每个囊肿只有数毫米大小,形成肉眼可见的海绵样外观,因此也称为微囊型囊腺瘤(图 59.14)。浆液性囊腺瘤中大囊型(寡囊型)、单囊型和实性型病例罕见,它们类似于(并被误诊为)其他大囊性肿瘤或神经内分泌肿瘤(Reid et al,2015),除此之外,它们与常见的微囊型没有明显区别。微囊型浆液性囊腺瘤常有中央星状瘢痕。镜下特征为单纯的、无黏液的立方上皮,胞质内含糖原,形成特征性透明的胞质,上皮内有丰富的毛细血管网形成(图 59.15)(Thirabanjasak et al,2009)。浆液性囊性肿瘤是胰腺中少数不产生黏液的导管肿瘤之一,可能起源于无黏液的胰腺腺心细胞。与之相对应的是囊内容物中缺乏在胰腺黏液性肿瘤中常见的黏液相关糖蛋白和癌蛋白,这一特征有助于术前诊断(Brugge et al,2004)。相反,它们似可产生相当多的血管内皮生长因子并将其分泌到囊液中,也可能有助于术前诊断(Thirabanjasak et al,2009;Yep-Schneider et al,2014)。显微镜下,这些病变与 von Hippel-Lindau(VHL)综合征的囊肿相似,一些浆液性囊腺瘤确实也有 VHL 基因改变。浆液性囊腺瘤常与其他胰腺肿瘤共存或"碰撞",并伴有先天性病变(Reid et al,2015;Yep-Schneider et al,2014)。

　　恶性浆液性肿瘤(浆液性囊腺癌)非常罕见(Zhu et al,2012)。此外,大多数报告为"恶性"浆液性囊性肿瘤(serous cystic neoplasm,SCN)的病例似乎并不符合目前 WHO 对此类肿瘤的恶性定义。较大的 SCN 可与邻近器官粘连,可能累及肝脏(Khashab et al,2011;Reid et al,2015),但这两种现象都不一定

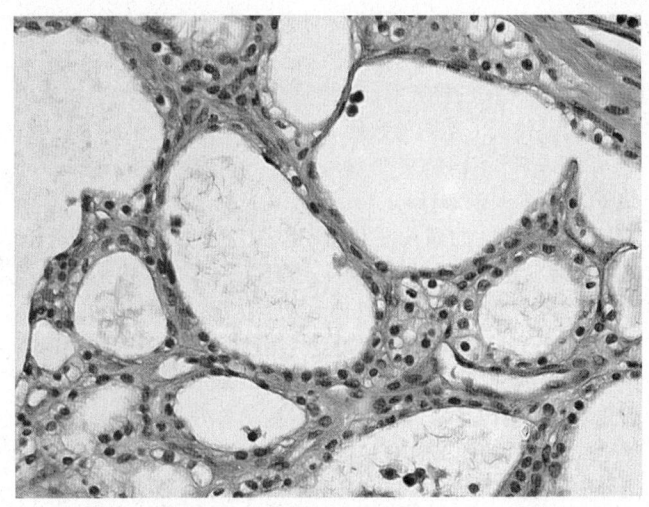

图 59.15　微囊型浆液性囊腺瘤。每个囊腔衬覆一层扁平到立方上皮细胞,胞质透亮,核圆而深染

是真正恶性行为的证据,基本没有 SCN 导致的死亡的记录。因此,就临床实用角度而言,局限于胰腺的 SCN 被认为是良性的。

胰腺神经内分泌肿瘤(见第 65 章)

　　大多数胰腺神经内分泌肿瘤为高分化,低至中等级别神经内分泌瘤,以前称作"胰岛细胞瘤",现在被 WHO 称为高分化胰腺神经内分泌瘤(PanNET)(Klimstra,2016;Klimstra et al,2010a;Solcia et al,1991)。PanNET 通常表现为低度恶性行为,但根据肿瘤的分期和分级,也可表现出一系列的侵袭性行为(Hochwald et al,2002;Shi and Klimstra,2014)。大体上,PanNET 通常是实性的、边界清晰的鱼肉样质软肿瘤,但也可是多结节状和质硬的肿块(图 59.16)。罕见病例可见囊性变(Adsay and Klimstra,2000;Deshpande and Lauwers,2007;Singhi et al,2012)。PanNET 再现了胰岛细胞的形态特征,呈巢状、脑回状或小梁状排列,腺泡或导管状排列少见(图 59.17)。这些细胞具有典型的神经内分泌特征,包括核圆形,大小一致,染色质粗(椒盐样)和细胞质中等量(图 59.18),有时呈横纹肌样或浆细胞样(Shia et al,2004)。

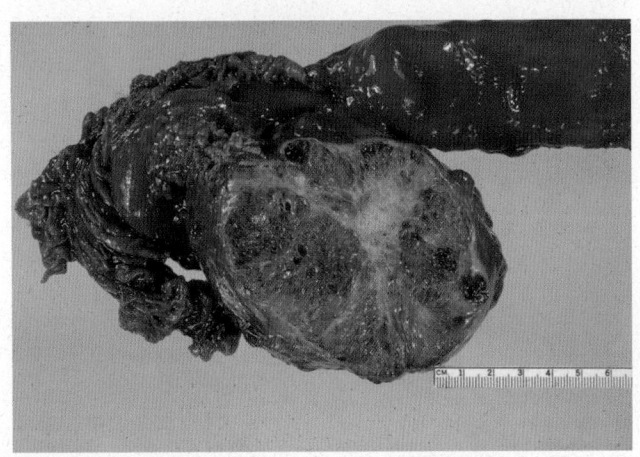

图 59.14　微囊型浆液性囊腺瘤,大体外观。肿瘤边界清晰,中央有星状瘢痕。囊腔很小,直径从 1mm 到数毫米

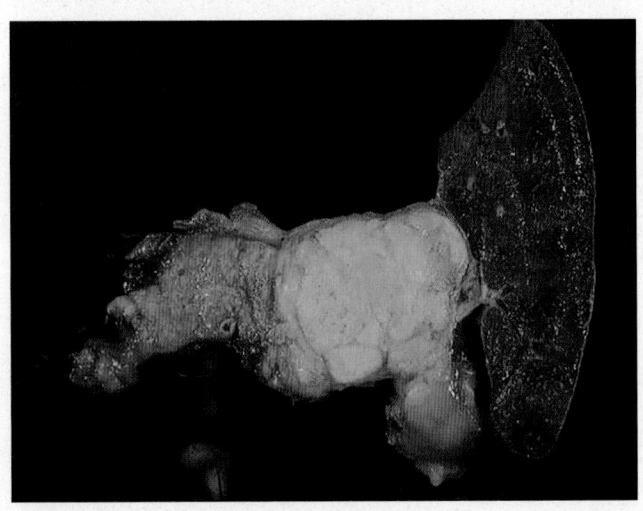

图 59.16　胰腺神经内分泌瘤,大体外观。本例位于胰尾部,呈界限相对清晰、多结节状质地均一的黄褐色肿块

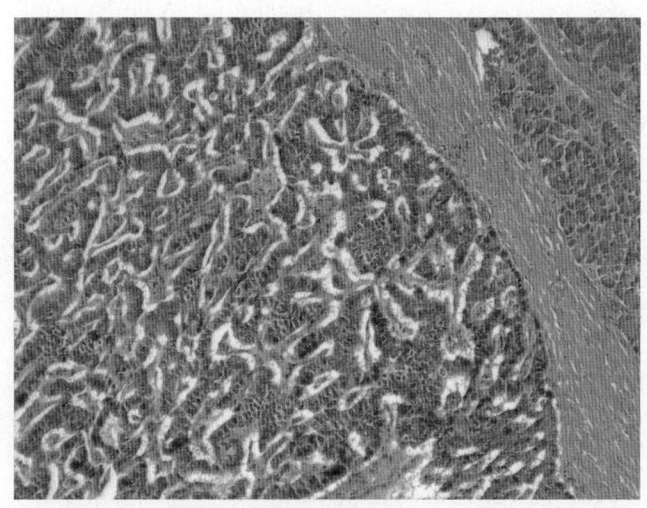

图 59.17　胰腺神经内分泌瘤。细胞形态一致,呈巢状排列及小梁排列,被丰富的血管间质分隔

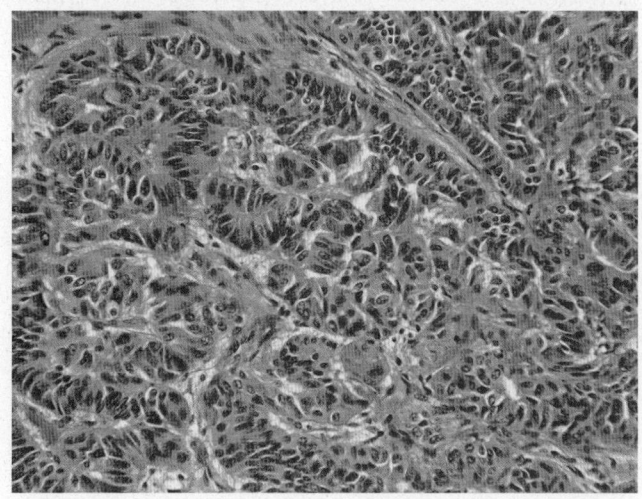

图 59.18　胰腺神经内分泌瘤。尽管核大小形态不一,但染色质均匀一致,粗颗粒状,无明显的核分裂象

几乎一半的 PanNET 临床上表现为功能性,由于一种或多种激素或生物胺的异常分泌,病人出现相应的症状或体征。这些功能性 PanNET 的命名基于分泌的不同激素引发的不同激素综合征:胰岛素瘤、胰高血糖素瘤、胃泌素瘤、生长抑素瘤和血管活性肠肽瘤(vasoactive intestinal peptide tumor,VIPoma)(Shi and Klimstra,2014)。血清激素水平与肿瘤中相应激素的免疫表达之间往往无相关性。非功能性 PanNET(Hochwald et al,2001;Klimstra and Adsay,2009;La Rosa et al,1996)所占比例越来越高,因为这些肿瘤常在腹部影像学检查中被偶然发现。大多数胰岛素瘤表现为良性临床过程,可能是因为胰岛素瘤的症状很明显,在肿瘤很小的时候就能发现并及时切除。另一方面,胰高血糖素瘤和其他功能性 PanNET 在诊断时往往体积较大,也更具侵袭性。与多发性内分泌瘤 1 型(MEN-1)或其他综合征(VHL 综合征、结节性硬化症和神经纤维瘤病 1 型)相关的 PanNET 倾向于多灶性和低侵袭性(Anlauf et al,2006 年、2007;Klimstra and Adsay,2009;Perigny et al,2009;Shi and Klimstra,2014)。除了大体特征明显及常表现为功能性的 PanNET 之外,MEN-1 病人常见多发神经内分泌微腺瘤(直径<0.5cm 的

非功能性神经内分泌肿瘤)(Esposito et al,2015)。大多数散发的功能性和非功能性 PanNET 临床上表现为低度恶性。与其他器官的神经内分泌瘤一样,很难确定哪些 PanNET 更容易转移,哪些转移病例进展最快(Kulke et al,2010;Pelosi et al,1996;White et al,1994)。与高侵袭性相关的因素包括:直径>3cm、除胰岛素瘤的其他功能性 PanNET、胰腺外或血管侵犯、核分裂象多、增殖指数高(基于 Ki-67 免疫组化染色)(Chatzipantelis et al,2009;Jamali and Chetty,2008;Kulke et al,2010;Rindi et al,2007)、肿瘤内淋巴细胞数量高(Wei et al,2014)、表达 CK19(La Rosa et al,2007)和表达 c-KIT(Zhang et al,2009)。然而,一些缺乏所有这些特征的 PanNET 仍然可能转移。因此,除 Ki-67(见下述)之外,这些预后标志物并没有被广泛地临床应用。

PanNET 的遗传学分析显示 44% 的病例有 MEN1 突变,mTOR 通路基因也有异常。43% 的病例存在端粒维持基因 DAXX 和 ATRX 互斥突变(Jiao et al,2011)。虽然 TP53 和 RB1 基因本身没有突变,但存在由 MDM2、MDM4 或 WIP1 扩增引起 TP53 通路异常以及由 CDK4 和 CDK6 扩增引起视网膜母细胞瘤通路异常(Hu et al,2010;Tang et al,2012)。

2004 年 WHO 分类将无转移或大体局部浸润的高分化胰腺神经内分泌瘤与有转移或大体局部浸润的高分化胰腺神经内分泌癌进行了区分(Heitz et al,2004)。前者基于直径<2cm,核分裂象<2 个/10 高倍镜视野(HPF),Ki-67 指数<2%,以及无血管或周围神经侵犯,并预测为"良性行为"或"不确定行为"。但研究表明,不确定行为组的多数病例仍有复发和转移(Ferrone et al,2007;Hochwald et al,2002;Schmitt et al,2007);显然,即使是这个组也应该被认为是恶性的。事实上,在 2010 年 WHO 胃肠道肿瘤分类(Rindi et al,2010)中采用的方法不再区分为良性或恶性行为组,而是采用分级系统对侵袭性行为的可能性进行分层。该系统的优势在于,它不结合分级和分期参数(它们各自独立影响预后),可以在对转移性疾病进行预测。先前的几项研究提出了分级参数,主要使用增殖指数将 PanNET 分为低级别组和中级别组(Ferrone et al,2007;Hochwald et al,2002)。在所有这些研究中,两组在预后上表现出高度显著的差异,尽管两组都不被认为是良性的。2010 年 WHO 分类采用欧洲神经内分泌肿瘤学会(ENETS)提出的系统(Rindi et al,2006),通过 PanNET 的核分裂象和 Ki-67 指数进行分级:1 级(G1)为核分裂象<2/10 HPF,Ki-67 指数<3%;如果核分裂象在(2~20)/10 HPF 或 Ki-67 指数为 3%~20%,则为 2 级(G2);如果其中一个指标>20,则为 3 级(G3)(Klimstra,2016)。在分期方面,AJCC 分期第 7 版对 PanNET 采用了胰腺导管腺癌的 TNM 的分期系统,但 ENET 系统有所不同(Klöppel et al,2007)。最近,一个国际多学科专家小组提出了一套将纳入神经内分泌肿瘤病理报告的参数(Klimstra et al,2010)。强调了对 PanNET 进行分级和分期的重要性,以及包括这些分类的特殊病理特征,以便在未来发生变化时对分级或分期的参数进行适当的改变(Klimstra et al,2010b;Klöppel et al,2007 年、2010b)。

神经内分泌肿瘤的另一端,低分化神经内分泌癌(pancreatic neuroendocrine carcinoma,PanNEC),包括小细胞癌或大细胞癌,都可能起源于胰腺(Basturk et al,2014;Tranchida et al,2000)。根据 WHO 分类,低分化神经内分泌癌被定为 3 级(Rindi et al,2010),尽管最近的数据表明一些高分化 PanNET 也可以是 G3(Basturk et al,2015c)。PanNEC 在遗传学和临床

上有别于分化良好的 PanNET,它们缺乏 MEN1、DAXX 和 ARTX 突变,而存在 TP53 和 RB1 突变(Yachida et al,2012)。此外,一些 PanNEC 可以伴有导管腺癌(混合性导管-神经内分泌癌),进一步证明 PanNEC 与外分泌型肿瘤的关系比 PanNET 更密切。大细胞形态的 PanNEC 与分化良好的 PanNET G3 很难区别。临床数据表明,PanNEC 具有高度的侵袭性,就像出现在肺或其他部位的同类一样,但它们可能对铂类药物化疗有短暂的反应(Sorbye et al,2014)。还必须将大细胞型 PanNEC 与腺泡细胞癌和混合性腺泡-神经内分泌癌相区分,后两种肿瘤都以腺泡肿瘤为主,具有不同的临床和遗传学特征。

腺泡肿瘤

虽然胰腺大部分为腺泡组织,腺泡肿瘤却很罕见。腺泡肿瘤的特征是产生胰酶,如胰蛋白酶、胰凝乳蛋白酶和脂肪酶。实性腺泡细胞肿瘤即腺泡细胞癌。尽管有一个良性的囊性变异型——腺泡细胞囊腺瘤,但没有良性的实性腺泡细胞肿瘤。

腺泡细胞癌常形成体积较大的肿块(平均 10cm),通常发生在老年人(平均年龄 63 岁)(Kitagami et al,2007;Klimstra,2007;La Rosa et al,2012;Wisnoski et al,2008),但也有一些发生于儿童(Short et al,2002)。在少数病例中(10%),病人会出现"脂肪酶高分泌综合征"(Klimstra and Adsay,2001),以皮下脂肪坏死、多关节痛和周围嗜酸性粒细胞增多为特点,通常伴有肝转移。血清甲胎蛋白(AFP)水平在某些病例中可能升高(Cingolani et al,2000)。半数的腺泡细胞癌在确诊时已有转移,通常在肝脏和/或区域淋巴结(Holen et al,2002)。在临床上曾被认为几乎与导管腺癌一样具有侵袭性,5 年生存率为 10%(Holen et al,2002;Klimstra et al,1992),最近更多的研究将腺泡细胞癌归为较惰性的一类(Holen et al,2002;La Rosa et al,2015b;Wood and Klimstra,2014),一些研究报道的 5 年生存率为 30%~40%(Kitagami et al,2007;La Rosa et al,2012;Wisnoski et al,2008)。与导管腺癌不同,腺泡细胞癌是由实性的细胞巢和小腺体(腺泡)组成、缺乏间质的肿瘤。肿瘤细胞呈多边形,有明显的核仁(Labate et al,1997)和嗜酸性胞质(图 59.19),常伴有 PAS 染色阳性颗粒。几乎所有病例在免疫组化上显示腺

泡酶,尤其是胰蛋白酶和糜蛋白酶,以及 bcl 10 的表达(Klimstra et al,1992;La Rosa et al,2012)。腺泡细胞癌有一个亚型表现为明显的导管内生长(Ban et al,2010;Basturk et al,2007)。腺泡细胞癌的分子遗传学与导管腺癌有很大的不同(Cao et al,2005),缺乏导管腺癌中常见的基因突变,如 KRAS、TP53 和 P16,尽管有 TP53 区域缺失的病例报道(La Rosa et al,2015)。相反,腺泡细胞癌有显著的基因不稳定性和相对常见 APC/β-catenin 通路基因的改变(Abraham et al,2002a)。有 23% 的病人存在 SMAD4 突变和 RAF 家族基因(尤其是 BRAF-SND1)融合(Chmielecki et al,2014);而错配修复基因异常仅占 14%(Liu et al,2014)。

免疫组化证实在 30%~40% 的腺泡细胞癌中发现了散在的神经内分泌细胞。一些病例存在神经内分泌成分,在显微镜下可能明显,也可能不明显(Klimstra et al,1992)。如果神经内分泌成分占肿瘤的 25% 以上,则归类为混合性腺泡-神经内分泌癌(图 59.20),这种肿瘤在生物学和遗传学上似乎与单纯的腺泡细胞癌相似(Donohoe et al,2014;Klimstra et al,1994;Ohike et al,2004)。同样,导管分化成分超过 25% 的腺泡细胞癌可归类为混合性腺泡-导管癌(Stelow et al,2010)。腺泡细胞癌大体上很少表现为囊型,如果有则被称为腺泡细胞囊腺癌(Cantrell et al,1981;Stamm et al,1987)。

腺泡细胞囊腺瘤

腺泡细胞囊腺瘤,也称为腺泡囊性转变,是一种罕见的实体(Albores-Saavedra,2002;Zamboni et al,2002)。腺泡细胞囊腺瘤通常体积小,囊内衬覆良性腺泡细胞,有的可能形成直径数厘米的肿块。多数认为是良性的,最近的数据表明它们可能是一种畸形而不是肿瘤(Singhi et al,2013)(见第 60 章)。

胰母细胞瘤

胰腺母细胞瘤是一种极为罕见的儿童胰腺肿瘤(平均年龄 4 岁),成人偶尔也会发生(Dhebri et al,2004;Klimstra et al,1995;Shorter et al,2002)(见第 61 章和第 62 章)。胰母细胞

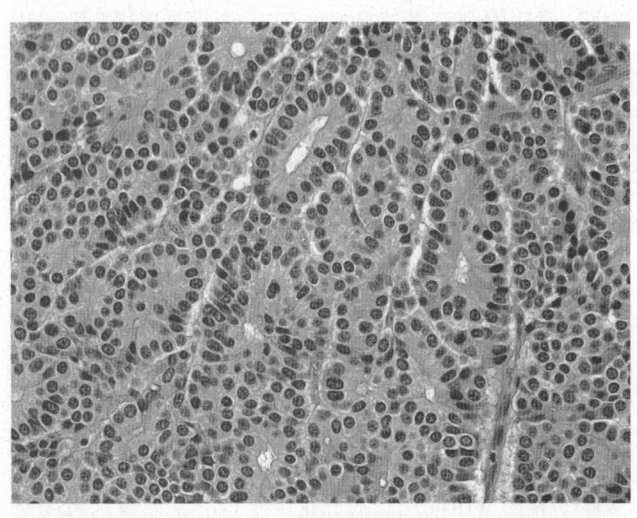

图 59.19　腺泡细胞癌。细胞排列成巢状和腺泡状。胞质呈嗜酸性,颗粒状,尤其在腺腔侧明显

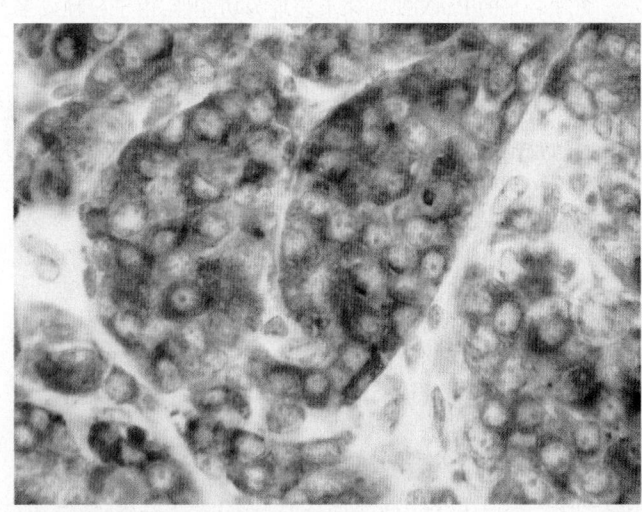

图 59.20　混合性腺泡-神经内分泌癌。免疫组化标记胰蛋白酶和嗜铬素,分别显示了这种混合性肿瘤中的腺泡细胞及内分泌细胞

瘤通常体积较大（7~18cm）。有些病例血清 AFP 升高，偶有病例伴有 Beckwith-Wiedemann 综合征（Drut and Jones，1988；Kerr et al，2002）或家族性腺瘤性息肉（FAP）综合征（Abraham et al，2001）。胰母细胞瘤是一种恶性肿瘤，5 年生存率约为 25%，在转移发生前得到确诊的儿童预后较好。胰母细胞瘤基本上是腺泡细胞肿瘤。镜下，肿瘤由原始的上皮细胞和腺泡样结构的组成。其特征性的形态学表现是鳞状小体，即鳞状细胞排列成小的桑椹状结构（图 59.21）。典型的胰母细胞瘤显示胰腺的三系分化：腺泡、神经内分泌和导管，其中腺泡成分最为常见（Klimstra et al，1995）。胰母细胞瘤的分子遗传学表现与导管腺癌不同；它们与 APC/β-catenin 通路的改变有关（Abraham et al，2001；Cao et al，2005）。有趣的是，鳞状小体也经常出现在该通路异常的其他类型肿瘤中（Nakatani et al，2004）。

实性假乳头状瘤

　　实性假乳头状瘤主要见于年轻女性（平均年龄 25 岁；超过 80% 为女性）（Klimstra et al，2000；Kosmahl et al，2000；Papavramidis and Papavramidis，2005；Tang et al，2005；Terris and Cavard，2014）。它是一种来源不明的独特肿瘤，其肿瘤的性质不明确，过去冠以该肿瘤各种描述性名称，包括乳头状囊性肿瘤、实性和乳头状肿瘤、实性和囊性肿瘤以及 Frantz 肿瘤（Klöppel et al，1981；Lieber et al，1987；Pettinato et al，1992；Stommer et al，1991）。它是一种惰性的恶性肿瘤，在大多数情况下完全手术切除是可治愈的。少数病人（小于 15%）有转移，通常在诊断时已经转移到肝脏或腹膜。即使是有转移的病人临床过程也较长，这种肿瘤导致的死亡病例很少见。然而，已有报道少数高侵袭性的实性假乳头状瘤，可以出现由普通的实性假乳头状瘤向出高级别恶性的转化（Tang et al，2005）。

　　实性假乳头瘤通常体积较大（平均 8~10cm）。虽然它们最初为实性肿瘤，但一旦肿瘤变大，囊性变就很常见（图 59.22）。细胞黏附性丧失导致退行性变。残留的肿瘤细胞围绕纤维血管周排列形成假乳头状（图 59.23）。瘤细胞呈圆形至椭圆形，常有核沟。胞质内透明小体和泡沫状巨噬细胞聚集

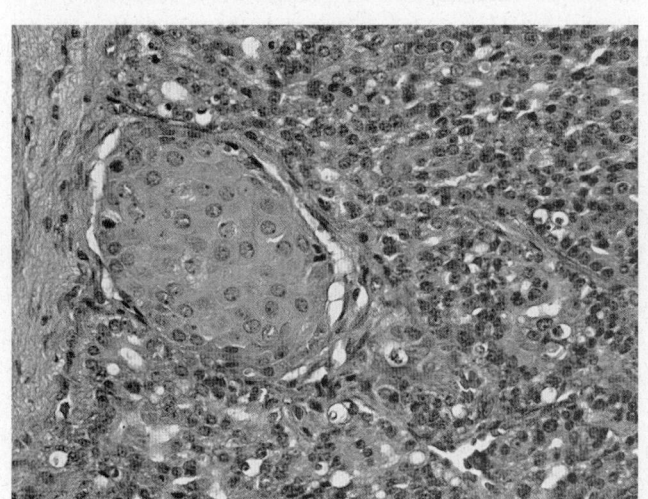

图 59.21　胰母细胞瘤。形态一致的小细胞呈实性巢团及小腺泡状排列。此外，大细胞形成界清的鳞状小体

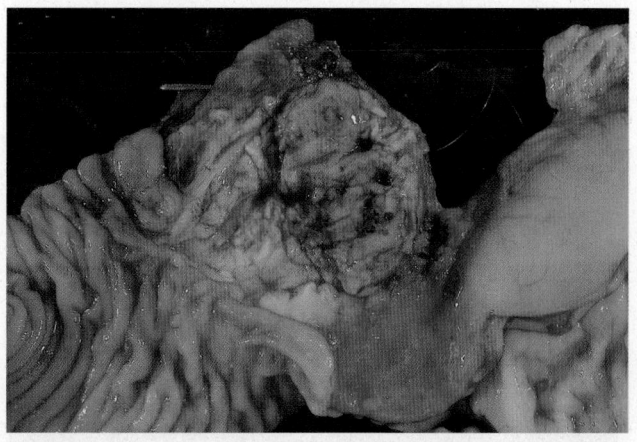

图 59.22　实性假乳头状瘤，大体外观。肿瘤边界清晰，切面质软，部分区出血呈褐色。这个肿瘤相对较小，大体上未见囊性变

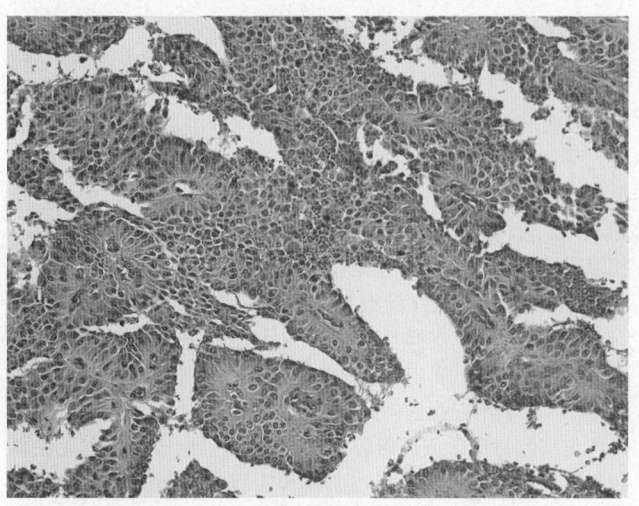

图 59.23　实性假乳头状瘤。黏附在小血管周的簇状肿瘤细胞形成假乳头。许多细胞含有大的嗜酸性小体，细胞核可见核沟

是其特征性的表现，部分区域也可见钙化。总之，组织学表现与 PanNET 相似。这种肿瘤具有独特的免疫表型，但肿瘤细胞没有明确的分化方向。典型的肿瘤细胞表达波形蛋白（vimentin）、PR、CD10、CD117 和一些神经内分泌标志物，CD56 和突触素（Klimstra et al，2000；Kosmahl et al，2000；Ladanyi et al，1987）。神经内分泌最特异的标志物嗜铬素呈阴性，这点可以与 PanNET 的鉴别。其不表达胰酶。可见 β-连环蛋白（β-catenin）和细胞周期蛋白 D1（cyclin D1）在这些肿瘤中阳性表达，β-catenin 的异常核表达有助于这类肿瘤的诊断，提示可能有 WNT 信号通路的改变。上皮钙黏蛋白（e-cadherin）和神经钙黏蛋白（n-cadherin）表达也异常（Abraham et al，2002b；Tiemann et al，2007）。

胰腺的其他囊性病变

　　胰腺中除了假性囊肿、导管内囊性肿瘤、黏液性囊性肿瘤和浆液性囊性肿瘤外，还有其他不常见的囊性病变（Adsay and Klimstra，2000；Kosmahl et al，2004）（见第 60 章）。淋巴上皮囊肿（Adsay et al，2002b）通常发生在胰腺周围而不是胰腺内，主

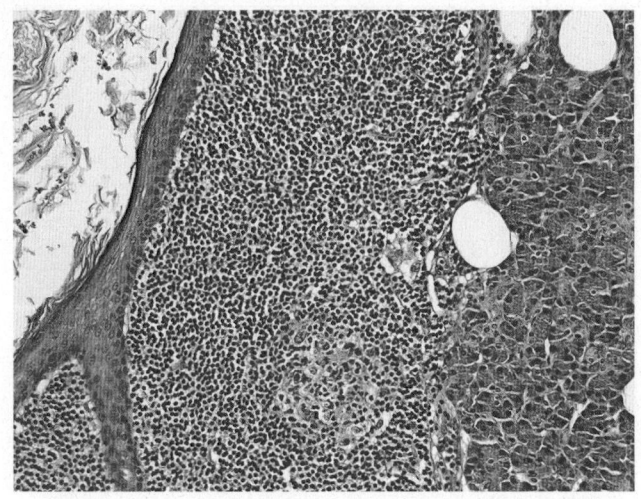

图 59.24 淋巴上皮囊肿。囊肿衬覆复层鳞状上皮伴角化,周围可见淋巴细胞将其与胰腺实质分隔

要见于男性(平均年龄 52 岁;男女比例为 3∶1)。与涎腺相比,胰腺淋巴上皮囊肿与自身免疫综合征、人体免疫缺陷病毒(HIV)或淋巴瘤没有相关性。淋巴上皮囊肿可发生在胰腺的任何部位,可为单房或多房性。其特征是囊肿内衬角化的鳞状上皮,周围被淋巴组织包绕,有些可见淋巴滤泡和包膜(图 59.24)。囊内容物可挤入囊肿壁,引起炎症反应,包括肉芽肿。胰腺导管的鳞状上皮囊肿是在扩张导管内衬覆未成熟鳞状化生的上皮形成的,但周围没有淋巴上皮囊肿的淋巴成分(Othman et al,2007)。皮样囊肿与淋巴上皮囊肿相似,但缺乏淋巴组织,可见皮肤附属器成分,包括皮脂腺。淋巴管瘤(Paal et al,1998)见于年轻女性(平均年龄 29 岁;男女比例为 1∶3),是由内皮细胞衬覆形成的囊肿,周围被淋巴组织包绕。先天性囊肿和肠道重复畸形也可能在胰腺和壶腹部周围区域形成囊性病变。这些囊肿的可以衬覆不同类型的上皮,包括呼吸道型、肠型、鳞状或移行上皮。

胰腺假瘤

正如在导管腺癌章节中所讨论的,胰腺的良性慢性炎症和纤维化在临床和病理上很难与癌区分。任何原因导致的慢性胰腺炎,包括酒精、梗阻性,甚至肉芽肿性炎症,都可能导致节段性间质纤维化和瘤样肿块(Adsay et al,2004b;Klöppel and Maillet,1991)(见第 57 章和第 58 章)。然而,某些亚型的慢性胰腺炎特别容易形成假瘤并与癌很相似,下面将会详述(Adsay et al,2004b;Klöppel,2007;Levenick et al,2009)

自身免疫性胰腺炎(autoimmune pancreatitis,AIP),又称淋巴浆细胞性硬化性胰腺炎(Zamboni et al,2004),术前常被误诊为癌(见第 55 章)。典型的 AIP,即 1 型,常见于 30~50 岁的病人,高水平血清免疫球蛋白 G4(IgG4)有助于术前诊断(Dhall et al,2010;MorselliLabate and Pezzilli,2009;Sanchez-Castanon et al,2010;Tabata et al,2009)。它可能与其他自身免疫性疾病有关,也是多灶性纤维硬化综合征的组成部分:腹膜后及纵隔纤维化、木样甲状腺炎、眼眶的炎性假瘤及硬化性胆管炎。镜下见导管周围致密的淋巴浆细胞浸润,间质纤维化伴肌纤维母细胞呈席纹状排列,闭塞性静脉炎是特征性改变(图 59.25)。IgG4 的免疫组化显示大量阳性的浆细胞(>50/HPF)在导管周围弥漫浸润(Dhall et al,2010)。

最近人们认识到了 AIP 的另一个亚型(Chari et al,2010;Klöppel et al,2010a),称为 2 型自身免疫性胰腺炎或自身免疫性胰腺炎伴粒细胞上皮病变(granulocytic epithelial lesions,GEL)。这种类型更常见于伴有溃疡性结肠炎的更年轻的病人,与产生 IgG4 的浆细胞无关,而是表现为中性粒细胞破坏导管上皮(Dhall et al,2010)。由于缺乏可靠的血清学或免疫组化检查,术前诊断很困难。

十二指肠旁胰腺炎是最近提出的一个术语,指的是一种独特但特征不明显的慢性胰腺炎,临床表现常与胰腺或壶腹部癌混淆(Adsay and Zamboni,2004;Coban et al,2009)。它也被称为沟槽性胰腺炎(Badia Bartolome et al,2009;Castell-Monsalve et al,2008;Ishigami et al,2010;Levenick et al,2009;Triantopoulou et al,2009)或异位胰腺囊性营养不良(Casetti et al,2009;de-Madaria et al,2009)。受影响的病人主要是 50 多岁的男性,有酗酒史。内窥镜下表现为十二指肠第二部分,壶腹部近端的黏膜结节,镜下可见黏膜炎症,Brunner 腺增生,黏膜下层肌样梭形细胞增生,并可延伸至黏膜。这些假瘤通常以小乳头或副导管为

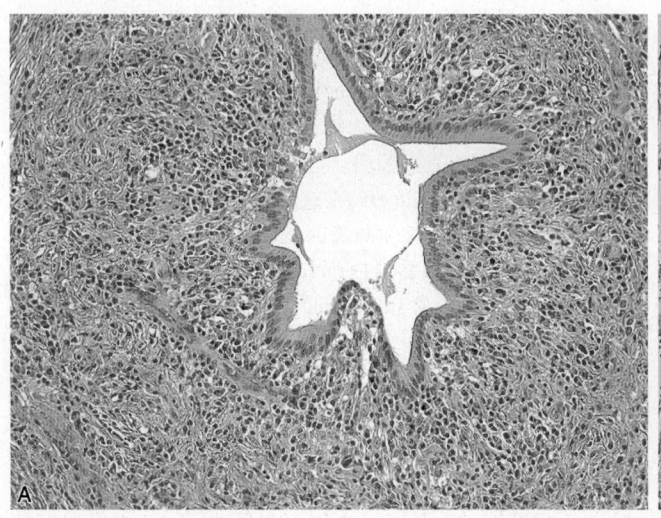

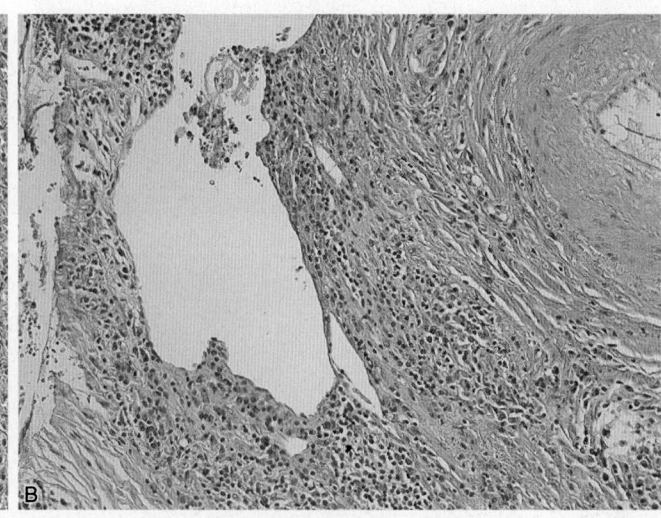

图 59.25 自身免疫性胰腺炎。(A)导管周围致密的炎细胞浸润,包括淋巴细胞、浆细胞和嗜酸性粒细胞。(B)炎细胞累及小静脉壁

中心，并延伸至胆总管、十二指肠和胰腺之间（即沟槽）（Badia Bartolome et al,2009；Castell-Monsalve et al,2008；Ishigami et al, 2010；Levenick et al,2009；Triantopoulou et al,2009）。这一过程通常表现为致密的肌纤维母细胞增生，胰腺间叶组织散在其中，还有囊性、含有浓缩分泌物的裸露导管。在某些情况下，十二指肠壁有明显的囊性变（十二指肠囊性营养不良），并可能变得很大（十二指肠旁壁囊肿）（Casetti et al,2009；de-Madaria et al,2009），与假性囊肿、先天性囊肿或肠道重复畸形相似。有些囊肿壁由肉芽组织组成，没有任何上皮。

一些发育异常也可能导致假瘤形成。关于实性囊性错构瘤及富于细胞的错构瘤文献已有报道（Pauser et al,2005a, 2005b）。胰腺脂肪瘤样假性肥大导致的肿块也可能被误诊为癌（Altinel et al,2010）。

间叶肿瘤

胰腺的原发性间叶肿瘤很少见（Khanani et al,2003；Luttges et al,1997），但是邻近部位的间叶肿瘤可能会继发累及胰腺。特别是胃肠道间质瘤和腹膜后肉瘤可能长到胰腺中央。胰腺中有多种良性间叶肿瘤，包括纤维瘤病（硬纤维瘤）、孤立性纤维性肿瘤（Luttges et al,1999）和神经鞘瘤（Paal et al,1998）。原发性肉瘤包括原始神经外胚层肿瘤（Movahedi-Lankarani et al,2002）、滑膜肉瘤、促结缔组织增生性小圆细胞肿瘤、平滑肌肉瘤和恶性纤维组织细胞瘤，这些肿瘤大部分只有个案报道。

继发性肿瘤（见第 64 章）

广泛转移的恶性肿瘤可能累及胰腺，但这些肿瘤大多数无临床症状，只在尸检时被发现（Adsay et al,2004）（见第 64 章）。尸检研究显示累及胰腺的大多数转移性肿瘤来源于肺，其次是胃肠道的癌。然而，一些转移性肿瘤在仅累及胰腺而没有其他转移灶的情况下，会与胰腺原发癌很相似。淋巴瘤和肾细胞癌（Adsay et al,2004；Temellini et al,1989）是最常见的这类肿瘤。尤其是肾细胞癌可以形成壶腹部息肉样结节，甚至是导管内生长（Klimstra and Adsay,2009）。

法特壶腹肿瘤（见第 51A 章和第 63 章）

虽然法特（Vater）壶腹和壶腹周围的十二指肠在解剖学上是一个小的结构，但由于壶腹位于胰管和胆管的交汇处，经常发生很多种肿瘤，并表现明显的症状。壶腹本身包括多种类型的上皮：覆盖乳头的十二指肠黏膜、胰管上皮及远端胆总管上皮及衬覆于共同通道的上皮—胰管与胆管合并后在十二指肠壁内有很短的融合。胰管及胆管衬覆的是相似的胰胆管上皮，而十二指肠乳头被覆的是肠型上皮（Klimstra et al, 2007a）。因此在这个过渡区域可以观察到不同类型的细胞。发生于壶腹部的肿瘤可以是肠型为主型、胰胆管为主型或者混合型。尽管一些神经内分泌肿瘤也可发生于壶腹部，但多数壶腹肿瘤是腺癌（Klimstra and Adsay,2009）。壶腹部也有良性肿瘤，内镜下息肉切除术或经十二指肠壶腹部切除术（Roggin et al,2005）等局部治疗技术为壶腹部肿瘤的病理诊断带来新的挑战（Klimstra and Adsay,2009）。本节将综述这些壶腹部肿瘤的病理特征。

腺瘤和非浸润性乳头状癌

这些肿瘤可分为两类，它们之间有一定重叠：①起源于壶腹部十二指肠表面的肠型腺瘤，与结肠型腺瘤几乎相同，可能与 FAP 综合征相关（Albores Saavedra et al,2015；Alexander et al,1989；Domizio et al,1990；Klimstra and Adsay,2009；Noda et al,1992；Odze et al,1994）；②起源于壶腹内（图 59.26），既可以是肠型也可以是胰胆管型，WHO 分类里称为非浸润性胰胆管型乳头状肿瘤（Albores-Saavedra et al,2015）。对于后一组，起源于壶腹内的壶腹内乳头状管状肿瘤（IAPN）这一名称也已经有学者提出（Ohike et al,2010a）（见第 63 章）。

肠型腺瘤

肠型腺瘤可出现在壶腹十二指肠表面，主要在壶腹内，也可累及两个区域。它们在形态和基因上与大肠腺瘤相似。虽然大多数临床研究表明浸润性癌的数量远多于单纯腺瘤，但腺瘤常与浸润性癌的发生相关。大多数壶腹部腺癌，尤其是那些肠型腺癌的发生被认为起源于腺瘤。相反，许多壶腹部腺瘤可见灶性浸润性癌，因此需要对其进行彻底的组织学检查，特别是当它们的直径大于 1cm 时（Perzin and Bridge,1981）（见第 63 章）。

小肠腺瘤累及壶腹或十二指肠周围黏膜的情况相当多见（Perzin and Bridge,1981）。这种肿瘤可以散发或与 FAP 有关。在 FAP 病人中，壶腹和壶腹周围十二指肠是最常见的结肠外腺瘤发生处（Alexander et al,1989；Domizio et al,1990；Klimstra and Adsay,2009；Noda et al,1992；Odze et al,1994）。散发的壶腹部腺瘤通常是单个的，而 FAP 病人的壶腹周围十二指肠腺瘤通常为多个，有时会呈地毯状息肉外观。有 FAP 的病人与散发性腺瘤相比，发病年龄更轻（前者平均 41 岁，后者平均 62 岁）（alboes-saavedra et al,2015）。无症状的 FAP 病人多数是经内镜检查发现壶腹部十二指肠腺瘤（Shemesh and Bat,1985），但有症状的病人通常以胆道梗阻为最初表现。壶腹部腺瘤中发现浸润性癌的风险与腺瘤的大小成正比，与同等大小的大肠腺瘤相比，壶腹部腺瘤的风险更高。

镜下，壶腹部腺瘤与大肠腺瘤相似，可为管状、绒毛状或混合状（管状绒毛状）（Albores-Saavedra et al,2015）。肠型上皮呈

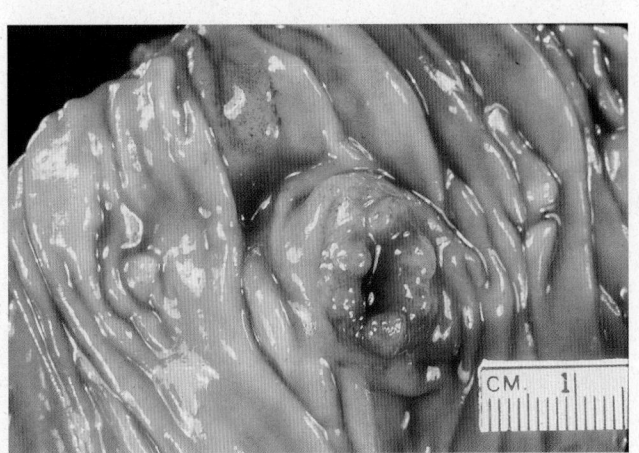

图 59.26　壶腹内乳头状肿瘤，大体外观。瘤体主要位于壶腹内呈结节状膨出

假复层伴拉长的细胞核,细胞异型性和结构复杂性取决于异型的程度(图59.27)。高级别异型增生区域,腺体结构复杂,呈筛孔状,明显的细胞核异型性和腺上皮极性消失。免疫组化染色通常可以显示出壶腹腺瘤中丰富的神经内分泌细胞和潘氏细胞(图59.28)(Alboes-Saavedra et al,2015;Mora et al,2004),并且这两种细胞有时候很明显,在常规染色中就可见到。免疫组化显示肠型标记物如CK20、MUC2和CDX2为阳性;MUC1一般为阴性(Albores-Saavedra et al,2015)。

一些病人可通过内镜切除术或经十二指肠壶腹切除术有效治疗壶腹部腺瘤,而不用胰十二指肠切除术(Bohra et al,2002;Saurin et al,2003)(见第29章和第66章)。实施此手术时,病理学家必须仔细评估病变,以明确病变切除的完整性,并

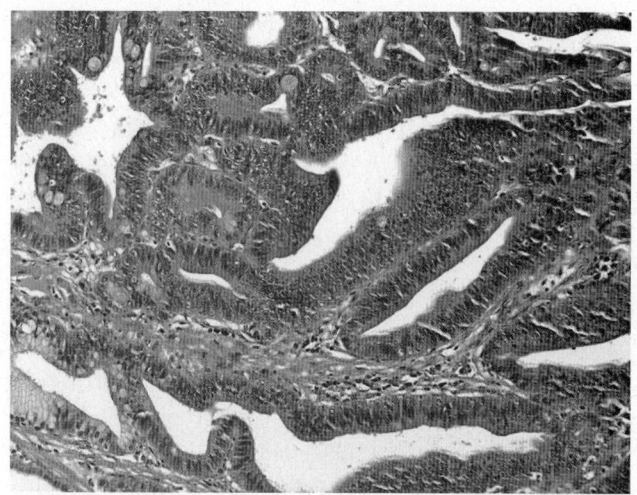

图59.27 壶腹部腺瘤。组织学特点与大肠腺瘤相似,以管状腺体为主,细胞核拉长呈假复层排列

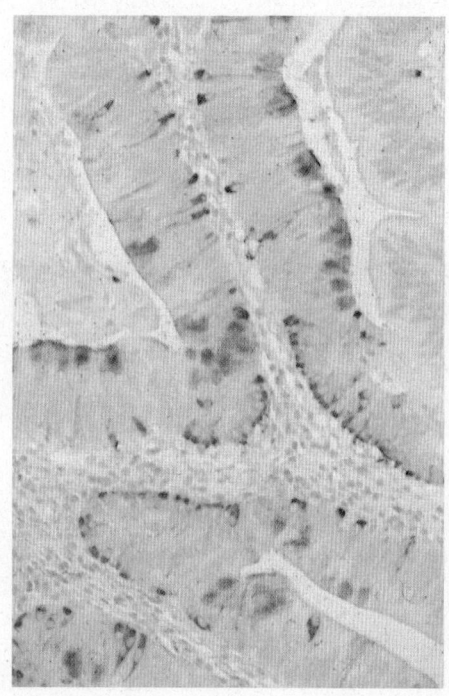

图59.28 壶腹部腺瘤。嗜铬素和溶菌酶免疫组织化学标记显示出丰富的内分泌细胞和潘氏细胞

查找是否存在微小浸润灶。有时必须在冰冻切片上进行评估。如果存在浸润性癌,局部治疗通常会导致复发,通常会选择根治性的手术方法(Roggin et al,2005)。

非浸润性胰胆管型乳头状肿瘤

非浸润性胰胆管型乳头状肿瘤(Klimstra et al,2010)多发生在壶腹内。它们在壶腹内形成外生性肿块,导致壶腹部隆起,开口增宽(图59.26),在壶腹内可见颗粒状息肉样肿瘤,平均直径2.5cm。镜下,大多数病例表现出明显复杂的乳头状结构,分支的乳头被覆立方细胞,细胞核圆形伴异型,缺乏肠型腺瘤明显的假复层结构。典型的病例呈胰胆管免疫表型,MUC1阳性,CK20、MUC2和CDX2阴性(alboars-saavedra et al,2015)。大多数病例为高级别异型增生,通常还存在浸润性癌。一些壶腹内肿瘤具有肠型和胰胆管型的混合特征,因此使用了更通用的术语壶腹内乳头状管状肿瘤(intraampullary papillary tubular neoplasm,IAPN)(Ohike et al,2010a)。这种肿瘤的混合性倾向也可能反映在免疫表型上,使用推测起源的标记可以显示出差异性表达和意想不到的情况。浸润性癌通常(但不总是)遵循浸润前成分的细胞表型。非浸润性癌预后很好,但在长期随访中偶尔会复发(Ohike et al,2010a)。

扁平上皮内瘤变(异型增生和原位癌)

壶腹较少见的浸润前肿瘤病变包括扁平上皮异型增生(Albores-Saavedra et al,2015),这是一种大体上不形成息肉样肿块的上皮异型增生性病变。镜下可以看到明显缺乏纤维血管轴心的低乳头状结构,因为正常Vater壶腹乳头上皮和胆总管上皮通常都有乳头形成。此外,异型增生的上皮也可累及壶腹的固有结构。

腺癌

腺癌是壶腹部最常见的恶性肿瘤。它们的发生率很难确定,因为起源部位的定义有差异。许多起源于胆总管、胰腺或十二指肠的癌继发侵犯壶腹部,会被误认为是原发肿瘤。如果严格定义肿瘤中心需在壶腹部,超过75%的肿瘤局限于此,那壶腹癌的发病率就会相当低,占胰十二指肠切除术标本的20%以下。

与腺瘤和乳头状肿瘤相似(Stolte and Pscherer,1996),壶腹部腺癌比小肠其他部位的腺癌更常见(Klimstra and Adsay,2009)。此外,它们常发生于FAP病人中(Harned and Williams,1982),通常情况下,这些病人壶腹腺癌的发生晚于大肠腺癌。壶腹部腺癌的典型表现是胆道梗阻伴扩张,伴有扩张可触及的胆囊(Courvoisier征);正常情况下胆囊是不易触及的(见第62章)。准确的术前诊断取决于浸润性癌的范围,与残存腺瘤有关,以及内镜活检的技术(Elek et al,2003;Rodriguez et al,2002)。浸润性成分通常位于腺瘤内深部,因此表浅的活检标本不能发现浸润性癌成分。特别是位于胆总管内的癌,内镜十二指肠乳头切开术可能有助于诊断。

由于症状出现较早,壶腹部腺癌发现时通常体积较小,几乎20%的病例小于1cm,75%的病人在诊断时小于4cm(Albores-Saavedra et al,2015;Tajiri et al,2009b)。约三分之一的病例发生于腺瘤或乳头状肿瘤,由于浸润性成分可能只占肿瘤的一部分,所以肿瘤的总体积常被误导。肿瘤的大体形态取决于

其上皮类型。一些壶腹部癌的主体病变位于壶腹部十二指肠表面，形成息肉样或溃疡，内镜下容易辨认，而其他（壶腹内）癌被完整的十二指肠黏膜覆盖（图 59.29）。较大的肿瘤可完全取代正常的壶腹部结构并累及壶腹内区域和十二指肠表面，使得肿瘤起源部位难以确定。一小部分壶腹部癌可表现为导管末端管壁狭窄质硬的病变，特别是在胆总管的末端，但在壶腹部或十二指肠表面没有明显的外生性肿块。

在镜下检查中，大多数壶腹部腺癌与大肠癌相似，被称为肠型（alboes-saavedra et al,2015；Kimura et al,1994）。这些肿瘤由单个的或结构复杂的或筛状腺体构成，细胞核笔杆状拉长，呈假复层排列，常见广泛的腔内坏死（图 59.30）。壶腹部腺癌的另一个亚型类似于胰腺或胆总管的导管腺癌，被称为胰胆管型。简单的或分支状排列的腺体内衬单层细胞，细胞核圆形；可见丰富的促纤维增生性间质（图 59.31）。最常见的是发生于肠型腺瘤的肠型壶腹部腺癌。胰胆管型腺癌也可以发生于组织学上相似的浸润前肿瘤，或发生于胰胆管型乳头状肿瘤或直接是新发肿瘤（AlboresSaavedra et al,2015）。最近的研究表明肠型腺癌和胰胆管型腺癌的生物学行为不同；然而，相当一部分病例是混合型，或无法分类型，使得这种分类有些主观（Balci et al,2010）。肠和胰胆管标记物（CK20、MUC2、CDX2 和 MUC1）的免疫组织化学标记有助于壶腹部腺癌的亚分类，尽管研究发现有些病例存在混合或模糊的分化（Ang et al,2014）。仔细检查时可发现，壶腹部腺癌常在肿瘤浸润前缘出现小的浸润细胞簇，即所谓的肿瘤出芽，这预示着侵袭性的行为（Ohike et al,2010b）。与胰腺癌相比，周围神经侵犯较少见，但这也是不良行为的指标（Lowe et al,2009）。

壶腹腺癌通常侵及 Oddi 括约肌肌层，经十二指肠黏膜下层和固有肌层，侵犯胰腺实质或胰腺周围软组织。然而，由于该区域解剖的复杂性，通常很难在三维水平上准确确定肿瘤的

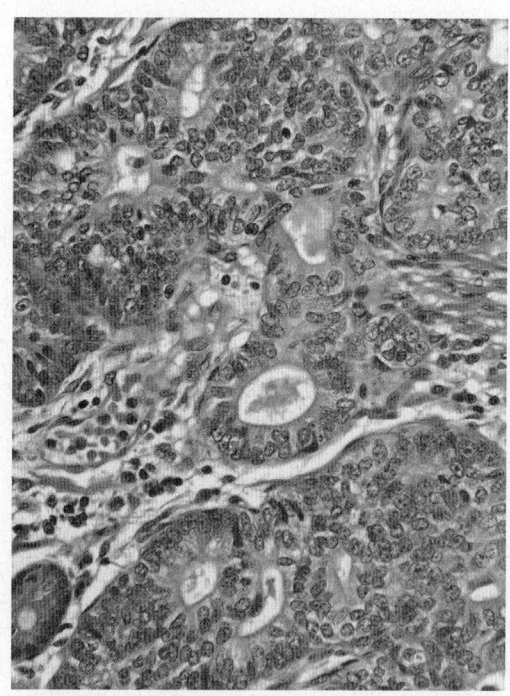

图 59.30　壶腹部腺癌，肠型。这种浸润性癌由假复层细胞核形成筛状、管状腺体，与大肠癌相似

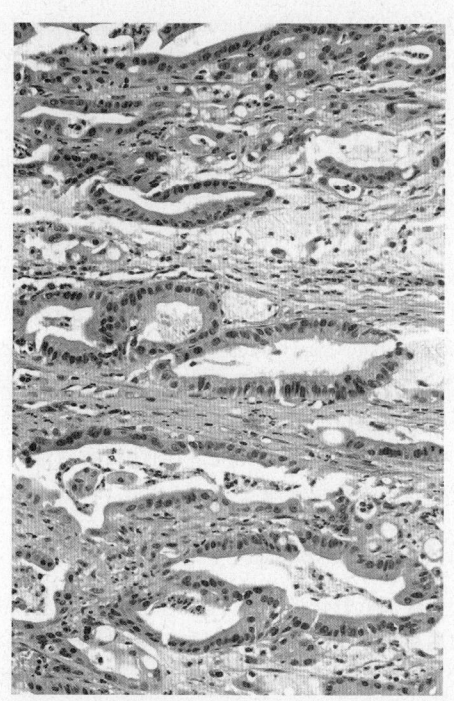

图 59.31　壶腹部腺癌，胰胆管型。腺体分散排列，内衬单层细胞，核圆形，胞质内有黏液。促结缔组织增生的纤维间质，与胰腺原发的导管腺癌相似

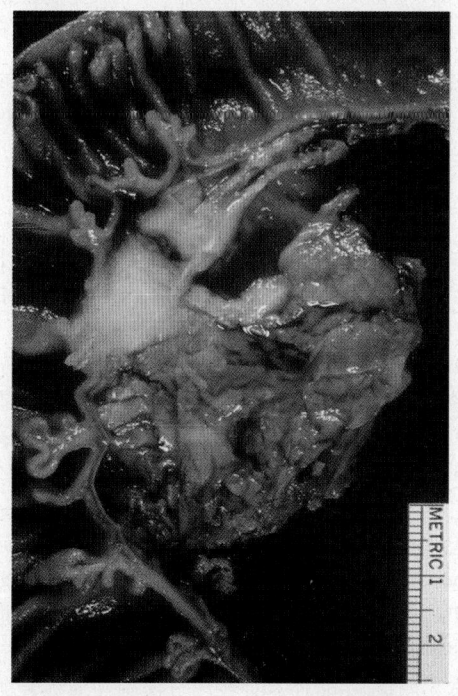

图 59.29　壶腹部腺癌，大体外观。壶腹内癌在十二指肠壁形成硬化，浸润性肿块，伴胆总管扩张并侵犯胰头部

范围。这可能是美国外科医师学会国家癌症数据库中 pT2 期比 pT1 期病人生存更好的部分原因（Edge et al,2010）。此外，即使是相对较小的浸润性癌也可以扩展到胰腺周围软组织，给此类病例的分期带来了问题（Tajiri et al,2009b）。甚至在浅表的浸润性癌中也可发现淋巴结转移，转移发生比例约 40%，远低于胰腺导管腺癌的 75%。

壶腹部腺癌有多种组织学亚型,包括腺鳞癌、透明细胞癌、黏液腺癌、印戒细胞癌、与 EB 病毒相关的淋巴上皮瘤样癌、伴 DNA 错配修复异常的髓样癌、常伴中性粒细胞浸润的微乳头状癌(Albores-Saavedra et al,2015;Hara et al,2002;Khayyata et al,2005;Ueno et al,2002)。虽然每个亚型的形态特征都是独特的,但与常见的组织学类型相比,大多数亚型没有特定的临床或遗传学差异。壶腹部也可发生罕见的癌,如胰腺型腺泡细胞癌和破骨巨细胞癌。

在一些病例中,浸润前肿瘤或浸润性癌起源于十二指肠小乳头。这些肿瘤位于 Vater 壶腹(大乳头)近端 1.5~2.5cm 处,主要在黏膜下层,与良性胰腺导管或腺泡组织相关,相邻十二指肠黏膜没有肠型腺瘤(Shia et al,2014)。小乳头癌可以起源于十二指肠壁内残留的导管上皮的乳头状早期病变;这种病变被称为"IPMN 样",因为它们与胰腺肠型导管内乳头状黏液性肿瘤相似。与 IPMN 样病变相关的浸润性癌可为胶样型。其他小乳头的浸润性癌有胰胆管型或肠型,类似于壶腹部癌。

大多数壶腹部腺癌的分子遗传学变化与结直肠癌大致相同,特别是肠型壶腹部癌。大肠腺瘤性息肉病(adenomatous polyposis coli,APC)基因常发生突变(Achille et al,1996;Hechtman et al,2015;Yachida et al,2016)。KRAS 致癌基因突变约占 40%,其中包括密码子 12 和 13 的突变(Scarpa et al,1993)。半数以上病例存在 TP53 突变(Albores-Saavedra et al,2015;Howe et al,1997;Kubota et al,2003;Matsubayashi et al,1999;Takashima et al,2000;Younes et al,1995),有的病例发生 SMAD4 的丢失和 GNAS 突变(McCarthy et al,2003;Yachida et al,2016)。然而,DNA 错配修复基因的异常在壶腹部癌中并不常见(Park et al,2003)。13% 的壶腹部癌还有 ERBB2 的扩增和免疫组化表达(Hechtman et al,2015)。最近,有报道发现还有 ELF3 突变(Gingras et al,2016;Yachida et al,2016)。

与胰腺导管癌相比,壶腹部癌的预后相对较好;局限性病变病人的 5 年生存率为 50% 或更高,有淋巴结转移者的 5 年生存率为 28%(Albores-Saavedra et al,2015;Howe et al,1998;Tajiri T et al,2009a)。虽然有一些作者质疑这一结果能否反映壶腹部癌不同的生物学特性,而认为是因为症状出现较早而在早期阶段得到早期确诊,但即使是淋巴结阳性的壶腹部癌病人,预后也优于任何一组胰腺癌病人(Howe et al,1998)。

低分化神经内分泌癌

尽管壶腹部低分化神经内分泌癌很少见,但这个部位发生的比胰腺内更多见(见第 65 章)。临床表现与壶腹腺癌相同;激素症状不常见(Nassar et al,2005)。很多低分化神经内分泌癌伴有腺瘤,有的混有腺癌或局部鳞状成分。它有两种组织学类型,包括小细胞癌(Zamboni et al,1990)和大细胞神经内分泌癌(Albores-Saavedra et al,2000;Nassar et al,2005)。小细胞癌的小细胞呈短梭形,胞质极少,染色质呈细颗粒状,核镶嵌排列(图 59.32)。大细胞神经内分泌癌具有中等量的胞质和圆形核,核仁明显。二者与高分化神经内分泌瘤(WD-NET)的区别为核分裂象增多(>20/10HPF)、Ki-67 指数高(>20%,通常>50%)和大量坏死。免疫组化可检测到神经内分泌标记,也是诊断大细胞神经内分泌癌所必需的,但嗜铬素和突触素染色不像 WD-NET 那样广泛(图 59.33)。一些分子遗传学的异常与

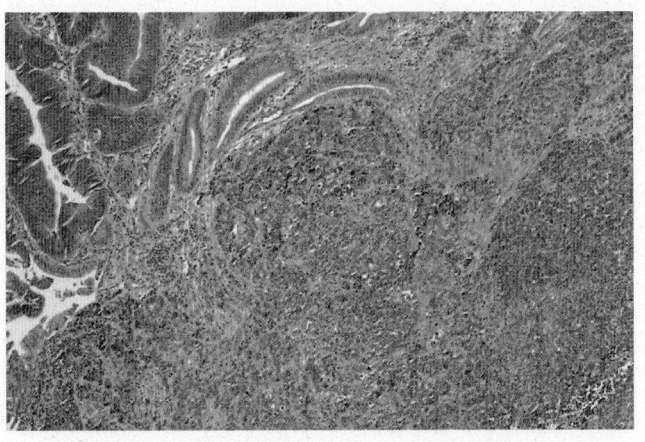

图 59.32   壶腹部小细胞癌。浸润性癌由弥漫成片的小细胞构成。表面被覆管状绒毛状腺瘤

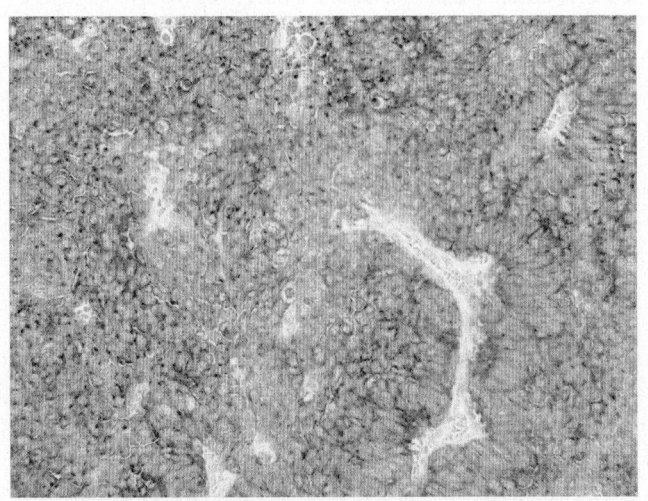

图 59.33   壶腹大细胞神经内分泌癌。突触素免疫组织化学标记阳性证实为内分泌癌

壶腹部腺癌不同,包括视网膜母细胞瘤基因产物表达的频繁缺失(Nassar et al,2005)。低分化神经内分泌癌具有高侵袭性,大多数病人会出现淋巴结受累,并经历早期复发和死亡。

高分化神经内分泌瘤

高分化神经内分泌瘤家族可以发生在壶腹部及其周围(见第 65 章)。过去这些肿瘤被称为类癌,尽管神经内分泌瘤(NET)现在是首选术语(AlboresSaavedra et al,2010;Burke et al,1989;Hartel et al,2005;Hatzitheoklitos et al,1994;Niido et al,2005)。壶腹部 NET 与低分化神经内分泌癌的区别是其明显的器官样生长方式,伴有巢团状和缎带样结构;核分裂象少(<20/10HPF)和 Ki-67 指数低(<20%,通常<5%);缺乏坏死。它们主要累及十二指肠和壶腹部的黏膜下层和肌层,一般可延伸至黏膜,内镜下黏膜活检标本通常可诊断(Bornstein-Quevedo and Gamboa-Dominguez,2001)。大多数壶腹部周围的 NET 相对较小,从几毫米到几厘米不等。直接累及 Vater 壶腹的肿瘤非常罕见,并在早期表现出明显胆道梗阻,而其他十二指肠部位的 NET 常无症状,除非伴有神经内分泌副肿瘤综合征。壶腹部周围 NET 与几种遗传基因综合征有关,包括神经纤维瘤病 1 型和 MEN-1(Burke et al,1989)。和综合征相关的这类 NET

具有独特的临床或形态学特征,表现为胃泌素瘤或腺样十二指肠 NET。大多数壶腹部周围 NET 与临床综合征或独特的形态无关,仅少数引起类癌综合征,往往发生在肝转移之后。这些非特殊类型 NET,与胃和上消化道的 NET 相似,主要为实性、巢团样结构;细胞均匀一致;染色质粗颗粒状;中等量的嗜双色性胞质(图 59.34)(Makhlouf et al,1999)。免疫组化神经内分泌肿瘤的通用标志物嗜铬素和突触素强阳性,并且大多数角蛋白也阳性(Albores-Saavedra et al,2015;Burke et al,1989)。局限于黏膜层和黏膜下层的小 NET(小于 1cm)通常没有淋巴结转移,部分可以通过局部切除有效治疗(Pyun et al,2004)。然而小肿瘤偶尔也会转移,因此这些肿瘤需要行胰十二指肠切除术。淋巴结转移的风险随着肿瘤体积增大而增加。侵犯十二指肠壁和增值指数高(高级别)也是不良预后因素(Untch et al,2014)。淋巴结转移或肝转移的病人很难治愈,但该病的临床病程通常较长,即使有肝转移仍存活多年的病例并不少见。

壶腹部周围区域的胃泌素瘤与胃泌素大量分泌有关,可以导致消化性溃疡和其他与胃酸分泌过多相关的症状(Zollinger-Ellison 综合征)。壶腹部周围胃泌素瘤在 MEN-1 病人中尤其多见,作为引起 Zollinger-Ellison 综合征的病因,其数量超过发生于胰腺者(Donow et al,1991)。在 MEN-1 病人中,胃泌素瘤可能发生在十二指肠神经内分泌细胞增生的背景下(Anlauf et al,2005)。与原发于胰腺者相比,壶腹部胃泌素瘤通常较小(<1cm),而且这些肿瘤的淋巴结转移灶可能比原发灶大;有的病例甚至很难找到原发灶(Anlauf et al,2008)。由于这个原因,一些作者以前主张对原发不明的胃泌素瘤综合征行胰十二指肠切除术,以切除最可能的罪魁祸首区域"胃泌素瘤三角"。在病理实验室处理此类标本需要特殊的规范(Anlauf et al,2008)。在组织学上,胃泌素瘤与无功能性 NET 无法区分,但可通过免疫组织化学证明胃泌素的存在(图 59.35)。虽然壶腹胃泌素瘤经常出现区域淋巴结转移,但远期预后较胰腺胃泌素瘤为好,胰腺胃泌素瘤在诊断时通常较大。

腺样十二指肠 NET,又称壶腹部生长抑素瘤或砂粒体型生长抑素瘤,是一种分化良好的 NET,具有独特的腺样生长方式(Thirabanjasak et al,2008)。这些肿瘤高度特征性地发生在壶腹部区域,并与神经纤维瘤病 1 型相关,但也有散发病例

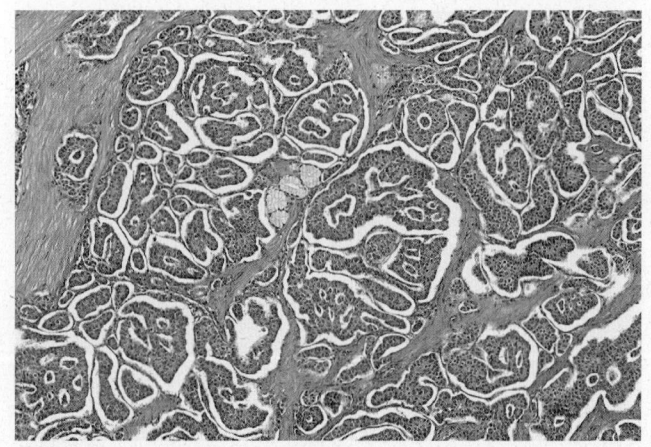

图 59.34　壶腹部高分化神经内分泌瘤。肿瘤由均匀一致的细胞排列成巢状,主要累及黏膜下层和固有肌层

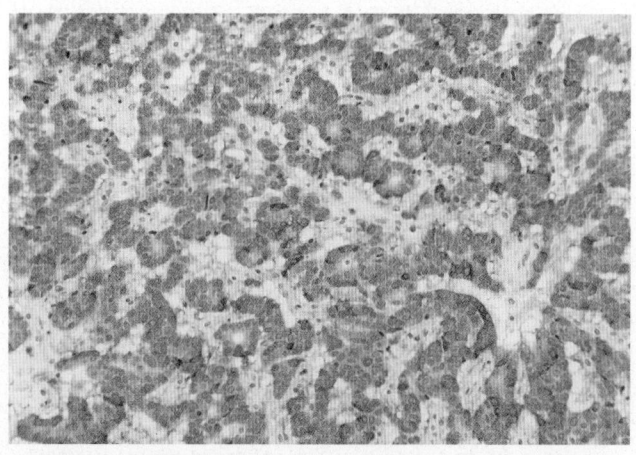

图 59.35　壶腹部胃泌素瘤。免疫组化胃泌素阳性,组织学与其他神经内分泌瘤相同

(Burke et al,1990)。许多此类肿瘤会产生生长抑素(Dayal et al,1983),但与胰腺生长抑素瘤相比,它们几乎不会引起生长抑素瘤综合征。除了腺样结构外,腺样十二指肠 NET 还常出现砂粒体(图 59.36)(Albores-Saavedra et al,2015;Dayal et al,1983)。免疫组化显示神经内分泌标志物如嗜铬素和突触素,生长抑素通常也可以检测到。虽然细胞核具有高分化神经内分泌瘤的特点,但腺样结构可能会与腺癌相混淆。在内镜活检标本上,肿瘤性腺体丰富的、淡染的嗜酸性胞质与十二指肠黏膜下 Brunner 腺相似。腺样十二指肠腺 NET 具有较强的侵袭性,常伴有淋巴结和肝转移。然而有限的文献数据表明,它们可能仍然是类似于壶腹区域其他 NET 的惰性肿瘤(Thirabanjasak et al,2008)。

节细胞性副神经节瘤

节细胞性副神经节瘤是一种病理学上独特的肿瘤,局限于壶腹部区域,它包含多种不同的细胞类型,很难从组织起源得到合理的解释。大多数病人为成年人,除非肿瘤离壶腹部足够近而引起胆道梗阻,否则人多症状轻微。部分病例伴有神经纤维瘤病 1 型(Burke and Helwig,1989;Castoldi et al,

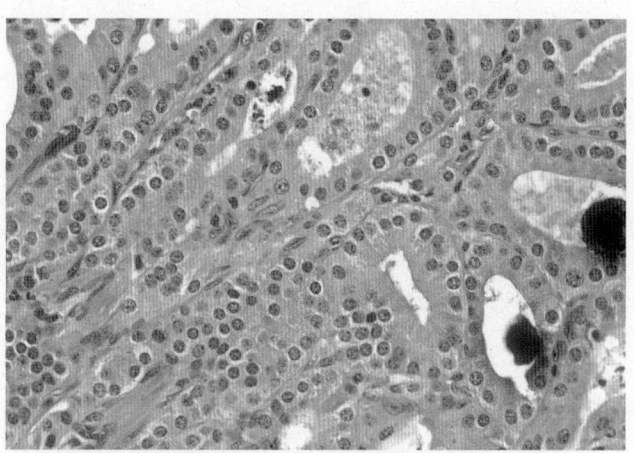

图 59.36　壶腹部腺样十二指肠神经内分泌瘤(类癌)。形态一致的内分泌细胞呈腺样排列,胞质呈嗜酸性颗粒状,砂粒体为特征性表现

2001),但这种关联不如腺样十二指肠 NET 强。节细胞性副神经节瘤位于黏膜下层,类似 NET,有些为息肉状或带蒂,通常直径 1~3cm。显微镜下,三种不同的细胞成分在不同病例中的比例有所差异(图 59.37)(Alboress-Saavedra et al,2015;Burke and Helwig,1989)。通常以巢团状排列的上皮样神经内分泌细胞为主要成分。单个神经节细胞具有丰富的胞质,核圆形并有明显的核仁。另外,梭形细胞成分是神经鞘细胞。神经内分泌细胞表达嗜铬素和突触素,并不同程度的表达角蛋白(Collina et al,1991)。这些发现表明此肿瘤与 NET 的关系以及与真正副节瘤的区别。神经节细胞表达突触素和神经丝,神经鞘细胞成分表达 S100 蛋白。大多数节细胞性副神经节瘤产生胰腺多肽(Altavilla et al,2001)。对这种肿瘤的起源一直存在争议,因为它们含有内胚层来源(NET 样)和神经嵴来源(神经鞘细胞)成分(Perrone,1986)。大多数节细胞性副神经节瘤在生物学上是良性的,但也有少数转移的报道,通常转移至区域淋巴结。

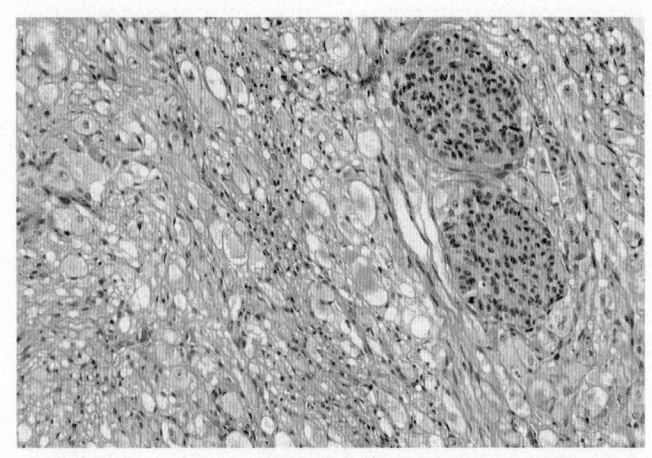

图 59.37　壶腹部节细胞性副神经节瘤。肿瘤具有三个特征性成分:巢状排列的神经内分泌瘤样的上皮细胞、有丰富颗粒状胞质的大的神经节细胞,以及穿插的梭形神经鞘细胞

(梁廷波 译　沈锋 审)

第二篇　肿瘤
B. 良性肿瘤和癌前病变

第60章

胰腺囊性肿瘤：流行病学、临床特征、评估及治疗

Vikas Dudeja and Peter J. Allen

引言

　　胰腺囊性肿瘤在 10 年前就可以通过影像学明确诊断。随着横断面成像技术的广泛应用，每年每 100 个人中有近 2.6 个胰腺囊肿病变病人确诊（Brugge et al，2004a；Gorin & Sackier，1997；Kimura et al，1995）。该病具有较大的组织学差异，Kloppel 等人将胰腺囊性病变分为良性非肿瘤性胰腺假性囊肿和胰腺囊性肿瘤（知识框 60.1）（Klöppel & Kosmahl，2001；Kosmahl et al，2004）。胰腺囊性肿瘤又分为以浆液性囊腺瘤（serous cystadenomas，SCA）为代表的良性肿瘤，以导管内乳头状黏液性肿瘤（papillary mucinous neoplasms，IPMN）为代表的癌前囊性病变，以及囊性浸润性癌。目前，对胰腺囊性肿瘤进行非手术鉴别诊断的技术在不断发展，浆液性囊肿和黏液性囊肿可以通过横断面成像和超声内镜（endoscopic ultrasound，EUS）囊液分析进行区分。当然，诊断方法仍不完善，预测癌前病变进展为恶性肿瘤的能力仍有限（Lee et al，2008）。

　　最近一篇综述如知识框 60.1 所示，胰腺囊性病变的诊断仍具挑战，该类疾病发病率的增加，鉴别诊断也更加困难。随着对恶性肿瘤临床病理预测因子的认识增加，以及对很多常见囊性病变发生发展史的了解加深，胰腺囊性病变的治疗策略转变为了选择性手术切除。虽然诊断能力提高，仍有很多病变难以明确，所以临床医师必须平衡恶性肿瘤致死和胰腺切除相关死亡之间的风险。

　　本章中，我们对现有胰腺囊性肿瘤诊断治疗的文献进行了总结。

知识框 60.1　胰腺囊性肿瘤的 Klöppel 分类	
肿瘤性	**非肿瘤性**
上皮性	**上皮性**
_良性_	先天性囊肿（畸形综合征）
浆液性腺瘤（微囊性）	淋巴上皮囊肿
浆液性腺瘤（少囊性）	黏液性非肿瘤性囊肿
黏液性囊性肿瘤	肠源性囊肿
导管内乳头状黏液性肿瘤	潴留性囊肿
腺泡细胞囊腺瘤	十二指肠壁肠壶腹周围囊肿
皮样囊肿	子宫内膜异位囊肿
囊性错构瘤	
von Hippel-Lindau 相关的囊性肿瘤	
交界性	
黏液性囊性肿瘤	
导管内乳头状黏液性肿瘤	
实性假乳头状瘤	
_恶性_	
MCN 相关的癌	
IPMN 相关的癌	
导管腺癌，囊性	
浆液性囊腺癌	
胰腺母细胞瘤，囊性	
囊性转移性上皮肿瘤	
神经内分泌癌，囊性	
非上皮性	**非上皮性**
良性肿瘤（例如淋巴管瘤）	假性囊肿
恶性肿瘤（例如肉瘤）	寄生虫囊肿

From Kosmahl M，et al：Cystic neoplasms of the pancreas and tumor-like lesions with cystic features：a review of 418 cases and a classification proposal. Virchows Arch 445：168-178，2004.

临床病理特征

大多数胰腺囊性肿瘤病人会有急性胰腺炎继发的非肿瘤性炎性假性囊肿(Brugge et al,2004a;Cannon et al,2009)(见第56章)。假性囊肿是一种没有上皮层的包裹性积液。据报道,多达50%的急性胰腺炎病人会继发假性囊肿(Cannon et al,2009;Grace & Williamson,1993;O'Malley et al,1985)。由于胰腺炎的发生,有研究报道,多达85%的胰腺囊性病变为假性囊肿。假性囊肿可以观察,也可以内窥镜引流或手术引流(Cannon et al,2009),具体治疗原则不在此章详述。

胰腺囊性肿瘤是一类异质性显著的病变,Klöppel 和同事对此进行了详细描述(见知识框 60.1)(Klöppel and Kosmahl,2001;Kosmahl et al,2004),约占胰腺囊性病变的 10%~15%,是一类从良性到恶性都有的异质性病变。胰腺囊性肿瘤的种类较多,外科医生常遇到的有 SCA、黏液性囊性肿瘤(mucinous cystic neoplasm,MCN)和 IPMN。法国外科协会对 73 家医疗机构的 372 例胰腺囊性肿瘤切除病例进行的研究显示,这 3 种病变占所有病例的 87%(Le Borgne et al,1999)。更多其他最近的系列研究在表 60.1 中列出,常见囊性肿瘤的临床病理特征见表 60.2。

表 60.1   胰腺囊性肿瘤切除病人的单中心系列研究

研究者,年份	纳入年份	病人(N)	SCA N(%)	MCN N(%)	IPMN N(%)	SPT N(%)	假性囊肿 N(%)	其他 N(%)	恶性肿瘤 N(%) *
Kosmahl et al,2004	1971—2003	418	43(10)	32(8)	77(18)	89(21)	73(18)	42(10)	62(14)
Spinelli et al,2004	1995—2002	49	10(20)	16(33)	5(10)	2(4)	0(0)	2(4)	14(29)
Allen et al,2006	1995—2005	199	76(38)	19(10)	30(15)	4(2)	11(6)	20(10)	39(20)
Ferrone et al,2009	2004—2007	256	34(13)	40(116)	84(33)	13(5)	2(1)	21(21)	61(23)

IPMN,导管内乳头状黏液性肿瘤;MCN,黏液性囊性肿瘤;SCA,浆液性囊腺瘤;SPT,实性假乳头状肿瘤。
* 包括导管腺癌、浆液性囊腺癌、黏液性囊腺癌、神经内分泌肿瘤和重度不典型增生的囊性肿瘤。

表 60.2   胰腺囊性肿瘤的常见特征

囊性肿瘤	平均年龄(岁)	性别比例 女:男	大体特征	病理特征	影像学特征	囊液特征	囊性细胞学
浆液性囊腺瘤	61~65	7:3	大小不一;微囊性;星状瘢痕	囊液透明;边界清楚,匀质;细胞富含糖原	微囊肿;蜂窝状;星状瘢痕	黏度低;CEA 低;淀粉酶低	立方细胞;富含糖原的透明囊液
黏液性囊性肿瘤	45~55	>10:1	大囊肿;多房性;厚壁	分泌黏蛋白的高柱状上皮细胞;卵巢型间质	大囊肿;位于胰体尾;与导管不相通;周围钙化	黏度高;CEA 高;淀粉酶低	多变;伴或不伴不典型增生的柱状细胞
导管内乳头状黏液性肿瘤	65~75	1:1	大小不一;多房性;累及主胰管或分支胰管	分泌黏液的乳头状上皮细胞	大囊肿;累及导管	黏度高;CEA 高;淀粉酶高	多变;伴或不伴不典型增生的柱状细胞
实性假乳头状瘤	25	9:1	囊肿不规则;出血灶	多种细胞弥漫排列;玻璃样小体;神经内分泌特征	大囊肿;出血灶	血性;坏死碎片	多角细胞;嗜酸性囊液
导管腺癌伴囊性变	60~80	1:1.3	囊性肿块	导管腺癌	实性成分;导管扩张	血性;坏死碎片	恶性细胞
假性囊肿	未定	1:1	纤维厚壁	无上皮层	单腔;与胰腺癌相关	黏度低;色深;CEA 低;CA19-9 高;淀粉酶高	炎性细胞;不分泌黏液的上皮细胞

CA19-9,癌抗原 19-9;CEA,癌胚抗原。
From Carpizo DR,et al:Current management of cystic neoplasms of the pancreas. Surgeon 6:298-307,2008.

浆液性囊腺瘤

浆液性囊腺瘤(serous cystadenomas,SCA)在 1978 年由 Compagno 和 Oertel 首次定义,富含微囊肿和糖原。这篇文章开创性地将 SCA 与黏液性囊肿(MCN 和 IPMN)明确地区分了(Compagno & Oertel,1978a;Compagno & Oertel,1978b)。SCA 大小不一,较大的(>10cm)会有局部压迫症状。这类囊肿的总体特征是分隔和纤维厚壁,有无数含有稀薄液体的小囊泡,常有典型的蜂窝状外观,以及伴或不伴出血灶的中心钙化瘢痕(图 60.1A 和 B)。这类病变在影像学上也可能表现为少囊腔(单个大囊肿),这样就很难和黏液性囊肿区分。由于这类病变的纤维特性,常见实质性成分,所以如果有 SCA 的其他特征性表现,则诊断时不应考虑恶性肿瘤。

SCA 一般认为是良性病变,因为截至 2010 年,全球文献报道的浆液性囊腺癌病例不到 25 例(King et al,2009;Matsumotoet al,2005),这些病例报道中多数"恶性"SCA 只是有局部侵犯,25 例中只有 9 例(36%)有转移证据。即使有转移,这些病人的长期预后也较好。恶性的真实发生概率不超过 1%。我们机构目前的数据中,大概有 200 例 SCA 手术切除病例,还没有发现进展或转移的病例。浆液性囊腺瘤更常见的问题是局部侵犯导致饱胀、梗阻性黄疸和疼痛等症状。大的病灶更容易出现这些症状,但也有很多病灶直径大于 10cm 的病人是偶然发现

病变的(Compagno & Oertel,1978a:平均直径 11cm,71% 的病人有症状;相较而言,Tseng et al,2005:平均直径 5cm,53% 病人有症状)。如果横断面成像或 EUS 诊断为 SCA,则不用手术切除,除非诊断不明、病灶较大和/或有症状,或者造成局部问题,比如脾静脉血栓形成伴左侧门静脉高压。

黏液性囊性肿瘤

黏液性囊性肿瘤(mucinous cystic neoplasms,MCN)是产生黏液的囊性肿瘤,与胰管不相通,有分泌黏液的柱状上皮。柱状上皮周围的卵巢样间质被认为是 MCN 的病理学特征,也可能是 MCN 几乎只发生于女性的原因。卵巢样间质是胰腺 MCN,以及卵巢和肝脏中发现的黏液性囊肿共有的特征。胰腺 MCN 多发于胰体尾,大小从小(2cm)到大(25cm)都有。虽然病灶位于胰腺远端,但病人就诊时常有症状(一篇多系列研究的综述中是 76%,Goh et al,2006)。

女性胰腺远端的巨囊性病变应高度怀疑是 MCN。该病的原发性病灶通常是单囊的,也可能有分隔(图 60.2A-C),多房时通常是含有大囊肿,不同于 SCN(微囊肿)。MCN 周围可能有(蛋壳样)钙化。有囊壁结节特征则考虑为浸润性病变(图 60.2D)。MCN 的大体表现为球形、表面光滑和被覆纤维假包膜。

与 SCN 不同,MCN 有恶性风险,有恶性病变的概率为 10%~

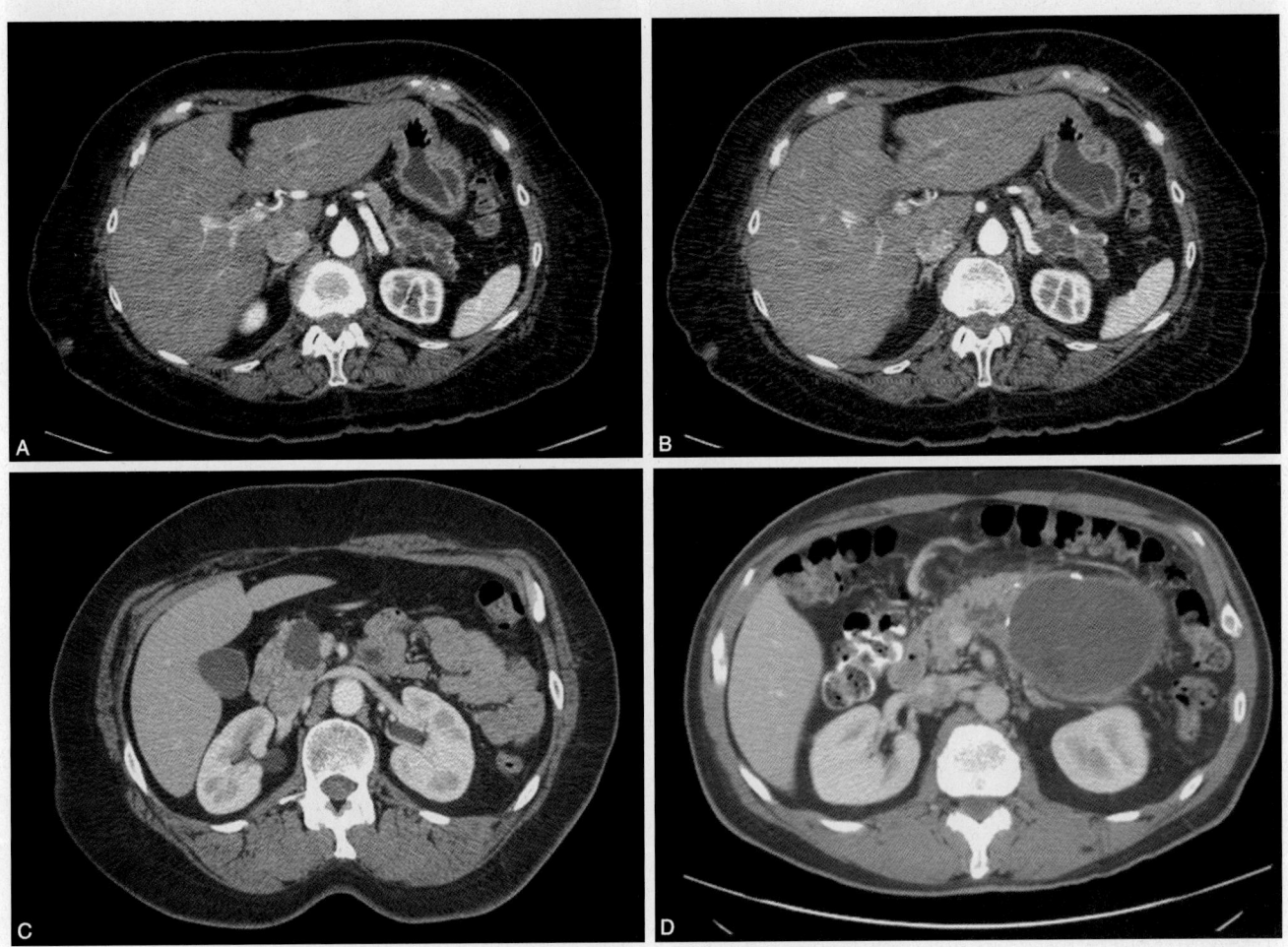

图 60.1   浆液性囊腺瘤的影像学特征。(A)典型的蜂窝状外观。(B)中心钙化。(C)少囊。(D)周围钙化的巨大囊性肿瘤,壁厚,胰管扩张。由于无法排除恶性肿瘤,病人接受了远端胰腺切除术和脾切除术。最终诊断是浆液性囊腺瘤

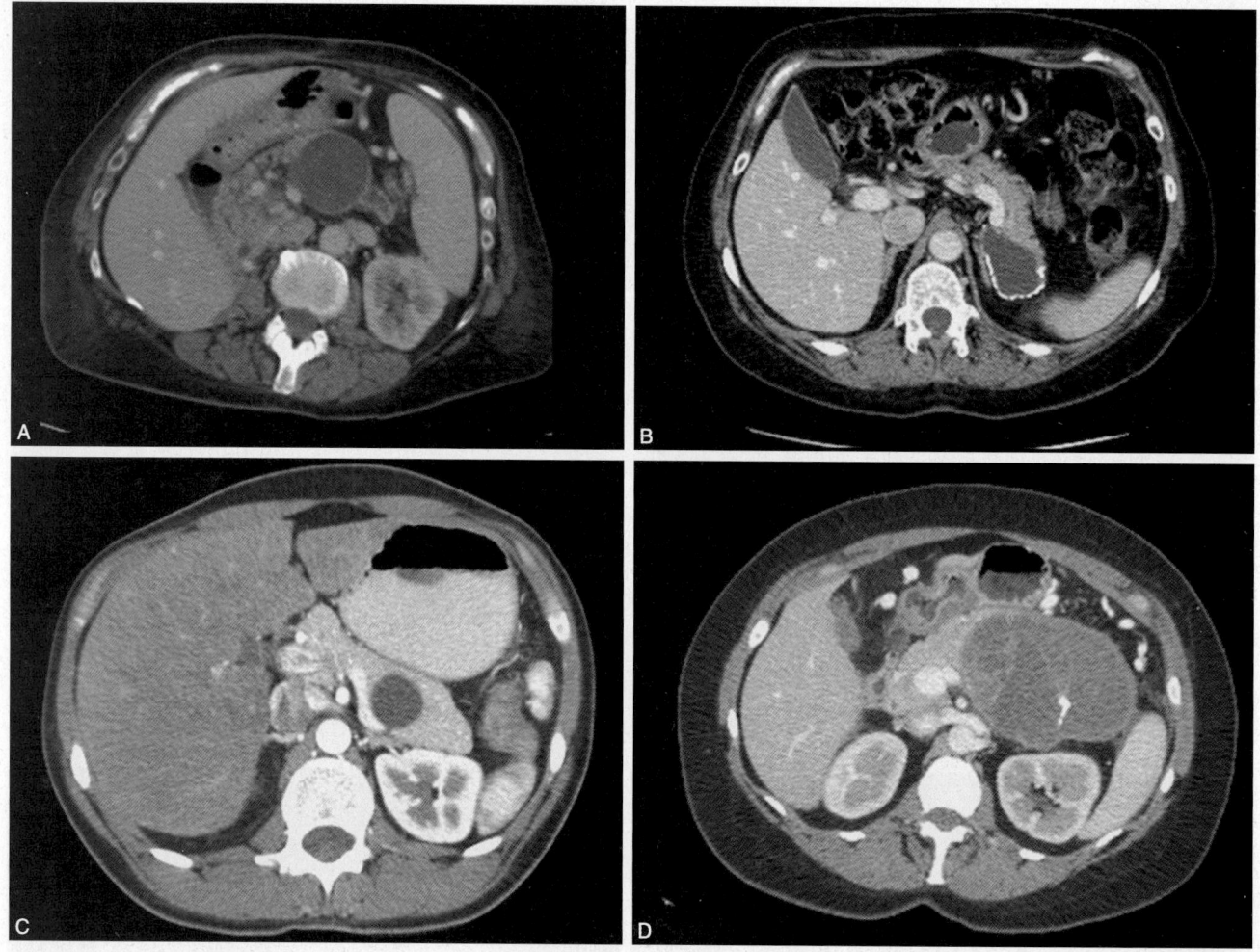

图 60.2　黏液性囊性肿瘤的影像学特征。(A) 年轻女性胰尾部单腔病变。(B) 周围"蛋壳样"钙化。(C) 胰尾部单囊性病变。(D) 巨大肿瘤伴中心钙化和囊壁结节

50%，并且良恶性上皮可能共存于同一囊肿，所以这个概率可能被低估了。只有全面的病理学分析才能二者都检测到，这是准确诊断 MCN 的关键。增加 MCN 恶性风险的临床因素尚不明确，但有一项研究发现高龄和恶性 MCN 相关 (Crippa et al, 2008)。与恶性 MCN 相关的影像学特征包括分隔、病灶大和结节 (Allen et al, 2006; Zamboni et al, 1999)。由于该病较罕见，发生发展史尚不明确。有研究表明，浸润程度与疾病的复发和死亡有关 (Allen et al, 2006; Zamboni et al, 1999)。数据量最大的 MCN 研究中，恶性 MCN 病人的 5 年生存率为 57% (Goh et al, 2006)。

导管内乳头状黏液性肿瘤

　　IPMN 是上皮细胞源性肿瘤，起源于主胰管或分支胰管，分泌黏蛋白导致胰管扩张。世界卫生组织在 1996 年首次定义该类疾病并且统一了命名 (Klöppel, 1996)。1966 年之前，IPMN 有很多名称，包括黏液性导管扩张、乳头状癌和绒毛状腺瘤。随着高质量横断面成像技术的广泛应用，诊断出无症状胰腺囊性病变病人的数量增加，并且意外发现的胰腺囊肿病人中大部分是 IPMN (Fernandez-del Castillo et al, 2003)。和 MCN 不同，IPMN 在男性和女性中的发病率相近，多发于老年人，发病年龄峰值在 60～70 岁 (Brugge et al, 2004a)。在大规模系列研究中，IPMN 在所有诊断为胰腺囊性肿瘤的病例中约占 15%～30%

(见表 60.1) (Allen et al, 2006; Ferrone et al, 2009; Kosmahl et al, 2004; Spinelli et al, 2004)。由于最近对 IPMN 的认识有新的进展，很多早期的报道可能既有 IPMN 也有 MCN 病人，所以对这些数据的理解应该谨慎。

　　IPMN 被认为是一个累及整个胰腺的过程，但影像学检查可能表现为仅累及主胰管或分支胰管，或者二者皆有（混合型）。主胰管型 IPMN (the main-duct variant of IPMN, MD-IPMN) 表现为典型的弥漫性胰管扩张 (图 60.3A-D)，有独立的肿块或实质性成分则应考虑为恶性肿瘤。分支胰管型 IPMN (the branch-duct variant of IPMN, BD-IPMN) 累及一条或多条分支胰管，并且和未扩张的主胰管相通。分支胰管型 IPMN，特别是小于 3cm 的病变没有任何特征，它们可能是单房、多房，或者有分隔或囊壁结节。没有分隔、囊壁结节或实质性成分的情况下，BD-IPMN 和胰腺潴留性囊肿、MCN、小囊性内分泌肿瘤甚至胰腺假性囊肿难以鉴别。

　　按影像学表现将 IPMN 分为 MD-IPMN、BD-IPMN 和混合型 IPMN，这是治疗 IPMN 的关键，因为影像学分型是重度不典型增生和浸润性癌的最强预测因子之一。MD-IPMN 中，多达 60% 是恶性的（原位癌和浸润性癌），多达 45% 是浸润性腺癌，所以达成的基本共识是，MD-IPMN 病人一般应接受手术治疗 (Crippa et al, 2010; Lafemina et al, 2013; Salvia et al, 2004;

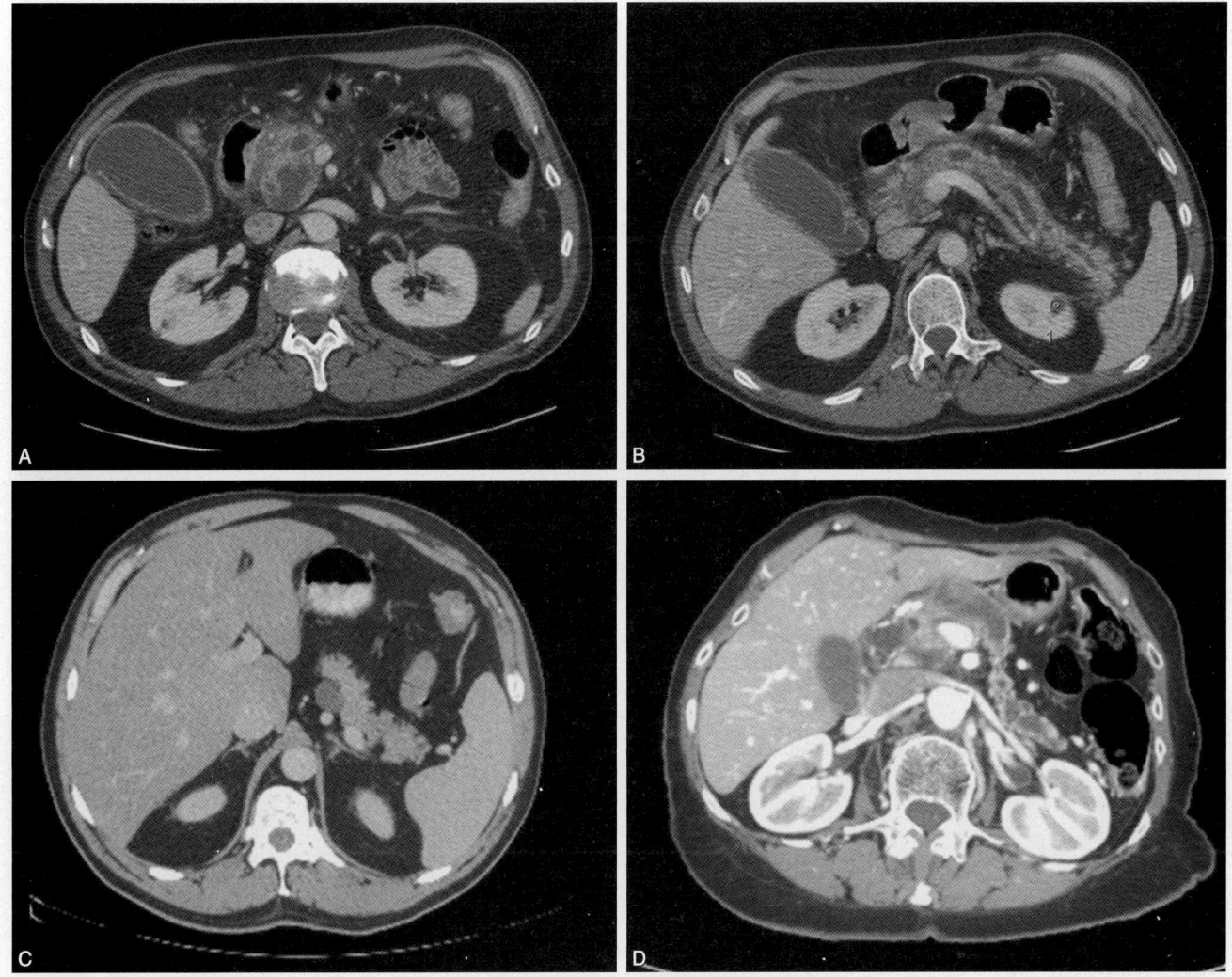

图 60.3　导管内乳头状黏液性肿瘤(IPMN)的影像学特征。(A,B)主胰管型 IPMN 累及整个主胰管。(C)分支胰管型 IPMN。(D)传统导管腺癌病人的主胰管慢性扩张。病人接受胰十二指肠切除术,术后在标本中检测到 IPMN 组分

Schmidt et al,2007;Sohn et al,2004)。据报道,接受手术切除的 BD-IPMN 病人中有 12% ~ 30% 是恶性肿瘤(alderwood et al, 2005;Crippa et al, 2010;Lafemina et al, 2013;Pelaez-Luna et al, 2007;Rodriguez et al,2007;Sohn et al,2004)。分支胰管扩张累及主胰管时归类为混合型 IPMN,接受手术切除的混合型 IPMN 病人中,恶性肿瘤的概率通常介于 BD-IPMN 和 MD-IPMN 之间。

在组织学上,IPMN 的黏膜可能有不同程度的不典型增生,分为低度不典型增生、中度不典型增生、重度不典型增生和癌(Furukawa et al,2005)。IPMN 的切除标本中可能同时有不同程度的不典型增生。最近,组织病理学共识将 IPMN 定义为来源于胰管主支或侧支、伴不同程度的胰管扩张、肉眼可见的、分泌黏蛋白的非浸润性肿瘤(图 60.4A)(Furukawa et al,2005)。IPMN 病变的组织学特征是柱状上皮细胞乳头状突起伴不同程度的不典型增生,黏蛋白在柱状上皮细胞胞质和细胞外液态基质中均有明显富集(图 60.4B)。

导管内乳头状黏液性肿瘤相关恶性肿瘤

　　IPMN 进展为恶性肿瘤已有详细报道,并且已有几篇大规模系列研究的文章报道(见第 59 和 62 章)(表 60.3)(Ajani et al,2010;D'Angelica et al,2004;Nara et al,2009;Salvia et al, 2004;Schnelldorfer et al,2008;Sohn et al,2004;Woo et al, 2009)。约 20% ~ 50% IPMN 手术切除标本检测到浸润性癌变,这也是该病通常行手术切除治疗的原因。在大规模系列研究中,与浸润性癌变相关的特征包括就诊时有症状、病灶大、囊壁结节、主胰管扩张和血清癌抗原(cancer antigen,CA) 19-9 升高。

　　在接受手术治疗后,IPMN 相关浸润性癌病人的预后(43% ~ 60%的 5 年生存率)比胰腺导管腺癌的预后(15% 的 5 年生存率)好。Poultsides 和同事(2010)报道了约翰·霍普金斯医院治疗 IPMN 相关浸润性癌的经验,发现和胰腺导管腺癌病人相比,IPMN 病人的进展 T 期和有淋巴结转移的概率较低。胰腺导管腺癌病人的病变恶性程度通常较高,且常有周围神经侵犯、血管浸润和切缘阳性。虽然 IPMN 相关癌变病人的总体预后较好,但如果有恶性肿瘤特征,预后和胰腺导管腺癌相近。该研究推论,早期手术切除可以提高 IPMN 相关癌变病人的预后。

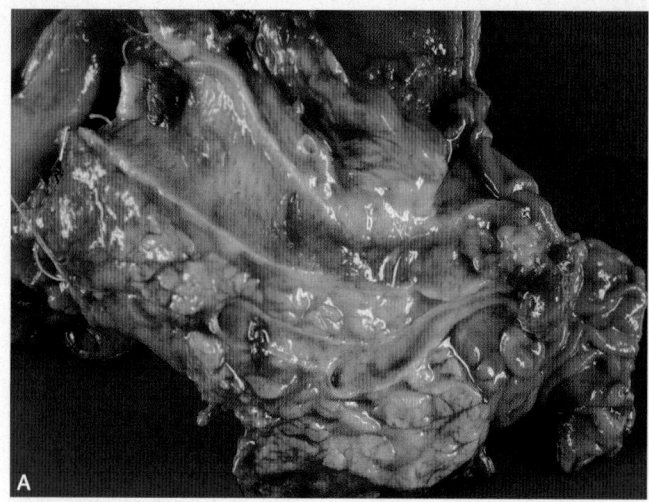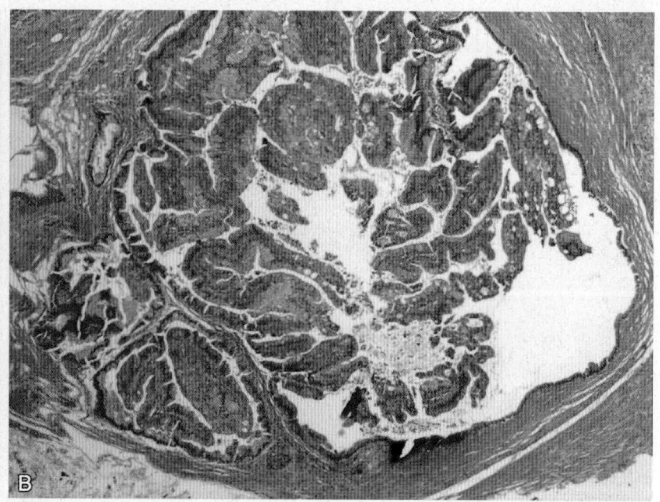

图 60.4　导管内乳头状黏液性肿瘤的大体(A)和镜下(B)特征

表 60.3　导管内乳头状黏液性肿瘤的单中心系列研究

研究者,年份	纳入年份	病人(N)	IPMN 术后分型	HGD N(%)	浸润性癌 N(%)	浸润性癌病人的预后	恶性肿瘤相关因素
Sohn et al,2004	1987—2003	136	主胰管,分支胰管,混合	46(55)	52(38)	5 年 OS,43%	黄疸、消瘦、恶心和呕吐 主胰管变异
Salvia et al,2004	1990—2002	140	主胰管	25(18)	58(42)	5 年 DSS,60%	高龄、黄疸和糖尿病
D'Angelica et al, 2004	1983—2000	63	主胰管,分支胰管	12(19)	30(48)	5 年 OS,50%	肿瘤>3cm 主胰管变异
Schnelldorfer et al, 2008	1992—2005	208	主胰管,分支胰管,混合	19(9)	63(30)	5 年 OS,31%	囊壁结节、黄疸、消瘦和镜下可见黏蛋白 主胰管变异
Nara et al,2009	1984—2006	123	主胰管,分支胰管	21(17)	61(50)	—	肿瘤>4cm 主胰管或混合胰管变异 囊壁结节和厚壁
Woo et al,2009	1998—2005	85	分支胰管	5(6)	9(11)	—	实性成分和厚壁 肿瘤≥3cm
Ajani et al,2010	1994—2007	204	主胰管,混合	9(4)	41(20)	5 年 OS,58%	年龄>60 岁,囊壁结节,主胰管>6mm,胰腺炎病史,CA19-9 升高

CA19-9,癌抗原 19-9;DSS,疾病特异性生存率;HGD,重度不典型增生;OS,总体生存率。

　　不同类型的 IPMN 相关癌症预后不同。我们机构的一项配对对照研究表明,胶质型浸润性 IPMN 病人的生存时间明显长于传统胰腺癌和导管型浸润性 IPMN 病人。该研究中,59 位 IPMN 相关癌症病人以斯隆-凯特琳纪念癌症中心的胰腺癌列线图因素与导管腺癌病人 1∶1 配对(Yopp et al,2011),导管型和淋巴结受累是 IPMN 相关癌症的不良预后因素。传统胰腺癌病人常见梗阻性黄疸,标本常有周围神经/血管侵犯和局部淋巴结转移。胶质型浸润性 IPMN 癌病人的生存时间(87%的 5 年生存率)明显长于导管型浸润性 IPMN(55%)和导管腺癌病人(23%)(图 60.5)。

导管内乳头状黏液性肿瘤的遗传学背景

　　虽然 IPMN 有很多和胰腺癌相同的分子改变,但这些突变的发生率明显不同并且有新突变(见 9B 章)。与胰腺癌的遗传学背景相似,IPMN 中常见 KRAS 突变、p16 缺失和 TP53 突变。除了相同之处,胰腺癌和 IPMN 的基因组成也有不同之处。SMAD4/DPC4 在一半以上的胰腺癌病人中不表达,但几乎在所有非浸润性 IPMN(Iacobuzio-Donahue et al,2000a)中保留,并且仅在 10% 来源于肠型 IPMN 的胶质型癌中缺失(Shi & Hruban,2012)。另一个显著差异是 GNAS 基因在 IPMN 中的突变,GNAS 突变存在于多达 66% 的 IPMN 病例中(Wu et al, 2011)。我们机构最近的一项研究中,GNAS 突变是胶质型浸润性 IPMN 病人的主要突变(KRAS 突变不常见),KRAS 突变更常见于导管型浸润性 IPMN 中(GNAS 突变不常见)。因为胶质型和导管型浸润性 IPMN 的预后差异较大,这些突变的检测有助于指导临床治疗。

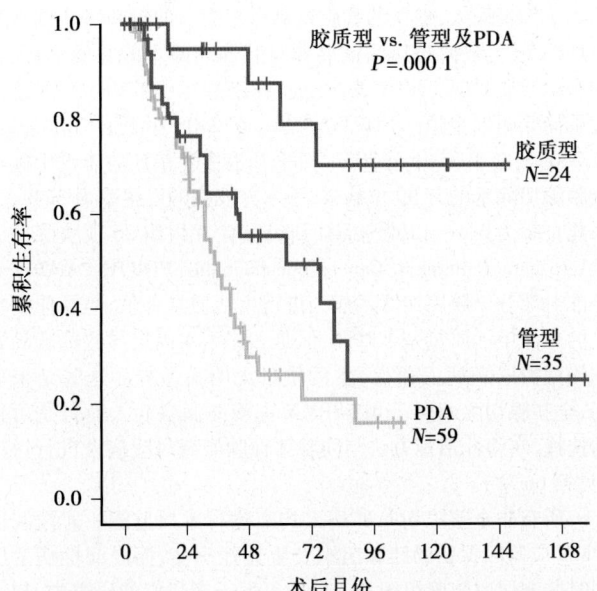

图 60.5 导管内乳头状黏液性肿瘤相关恶性肿瘤的预后。PDA，胰腺导管腺癌（From Yopp AC, et al: Invasive carcinoma arising in intraductal papillary mucinous neoplasms of the pancreas: a matched control study with conventional pancreatic ductal adenocarcinoma. Ann Surg 253:968-974,2011.）

胰腺囊性肿瘤的诊断评估

高质量的横断面成像是诊断评估胰腺囊性病变的关键（Sahani et al, 2005）。多排螺旋计算机断层扫描（computed tomography, CT）可以对胰腺进行薄层成像，也是我们机构评估胰腺囊肿最常用的方法。高质量的 CT 扫描能细致地呈现和定性囊性病变周围的胰腺组织，这是诊断导致周围胰腺导管扩张的隐匿性恶性肿瘤的关键（Allen et al, 2006）（见 18 章）。并且，囊性病灶的高分辨率成像可以评估是否有分隔、囊壁结节和钙化。磁共振胰胆管成像（magnetic resonance cholangiopancreatography, MRCP）也可以用于诊断囊肿的形态，并且在明确囊肿是否与胰腺导管相通和诊断分支胰管型 IPMN 方面甚至优于 CT（Koito et al, 1998; Sainani et al, 2009）（见 19 章）。

内窥镜技术的进步显著提高了临床医师诊断评估胰腺囊性肿瘤的能力（Michael & Gress, 2002）。有或无囊肿抽吸的 EUS 是评估不明囊性病变的重要诊断工具（见 16 章）。由于 EUS 评估取决于操作者的技术水平，所以以具备专业知识的胃肠病医师进行 EUS 操作是非常重要的（Ingram & Arregui, 2004）。EUS 的细致评估可以提供囊壁和囊内结构的详细图像。可以在 EUS 引导下行穿刺活检，包括囊肿活检和囊液抽吸，用于细胞学检查和肿瘤标志物分析（Linder et al, 2006）。

囊液分析作为评估胰腺囊性病变的诊断措施已有广泛报道（Allen et al, 2009; Brugge et al, 2004b; Hammel et al, 1995, 1997; Sand et al, 1996）。针对囊液中多种标志物，包括 CA19-9、癌胚抗原（cancer embryonic antigen, CEA）、CA15-3、黏蛋白、KRAS 和淀粉酶的检测分析均有较多报道。在 Brugge 和同事的一项里程碑式的研究中（2004b），CEA 在囊液中高于 192ng/mL 是黏液性病变的最佳预测因子，确诊率达到 79%。在一些研究

报道中，结合囊液 CEA 升高和胞外黏蛋白存在的阳性预测值高达 85%，但囊液 CEA 检测是否可以预测浸润性病变尚不明确。我们机构的 Nagula 和同事的一项研究（2010）显示，囊液中 CEA 升高与重度不典型增生或浸润性癌没有关联。SCA 和胰腺潴留性囊肿的囊液中均检测不到 CEA（Lewandrowski et al, 1993; van der Waaij et al, 2005）。

诊断中最具挑战性的是鉴别浆液性囊肿和黏液性囊肿，但囊液的细胞学和肿瘤标志物分析对此的评估能力有限。囊液细胞学的局限性在于分析的液体少，抽到的细胞也少。并且，由于 EUS 穿刺针需要经过胃和十二指肠到达囊肿，常被黏蛋白和分泌黏蛋白的细胞污染。

囊液 CEA 检测和细胞学的局限性，加上对囊肿形成相关分子组分（KRAS 突变、p53 突变，以及 p16 和 SMAD4 缺失）（Iacobuzio-Donahue et al, 2000b; Izeradjene et al, 2007; Jimenez et al, 1999）的认识加深，引领研究者寻找 IPMN 病人的不良标志物。一种已被推广的商品化分子检测（PathFinder TG; RedPath Integrated Pathology, Pittsburg, PA）可以预测胰腺囊肿的生物学行为和指导临床决策。早期的小型研究表明，DNA 含量增加、KRAS 突变或者≥2 个杂合位点缺失与黏液性肿瘤相关（Khalid et al, 2005）。并且，KRAS 突变伴等位基因缺失最初被认为是恶性囊肿的有力预测因子（Khalid et al, 2005）。有研究偿试验证这些结论，但结果并不一致。Sawhney 和同事（2009）在他们的实验中观察到，单独的 KRAS 突变具有较高的特异性，但敏感性很低，仅为 11%。该研究还表明，与单用囊液 CEA 检测的灵敏度（所有黏液性病变中有 82.4% 检出）相比，单用分子分析的灵敏度（76.5%）较低。我们还发现，KRAS、GNAS 或 RNF43 的突变和 IPMN 病人的不典型增生程度相关。我们认为，分子检测还处于初级研究阶段，目前不主张将其应用于指导临床决策。

胰腺囊性肿瘤的治疗

如果胰腺囊性肿瘤的病理组织学可以通过临床和影像学标准来诊断，那么就可以根据特定肿瘤的已知生物学行为给出治疗建议。通常在小囊肿病人中，由于没有经过胰腺切除手术，难以做出准确的组织病理学诊断。在这种情况下，通过影像学及其推断的病理组织学进行全面评估，就可在此基础上给出治疗建议。

浆液性囊腺瘤

对于病灶明显增长或有临床症状的年轻胰腺囊肿病人，当影像学和/或内窥镜检查发现 SCA 特性（微囊性、中央瘢痕、囊液 CEA 低）时应予手术切除治疗。如本章前文所述，无症状 SCA 病人患恶性肿瘤的风险低于 1%。对于此类病变，与胰腺切除术相关的风险远大于恶性肿瘤的风险。已知 SCA 的恶性风险极低，所以不能因为有恶性风险就手术切除。囊肿较大的年轻病人的处理方法仍具挑战，因为 SCA 的发生发展史尚不明确。

Tseng 和同事（2005）对 24 位 SCA 病人进行了中位时间为 23 个月的影像学随访。他们的报道中，SCA 的年平均增长值为 0.6cm，并且大囊肿（≥4cm）的增长速度（1.98cm/年）比小于

4cm 的小囊肿(0.12cm/年)快。他们建议,对大于 4cm 的 SCA 病人,无论有无症状都应手术切除治疗。在我们机构中,我们关注了 SCA 的增长速率(约 0.5cm/年),但我们没有发现囊肿较大和增长快速有关(Allen et al,2006)。目前,我们对无症状的 SCA 病人,无论病灶大小都予监测随访。

黏液性囊性肿瘤

MCN 有恶变潜能,一般建议手术切除。MCN 多发生于胰腺远端,因此可以保留脾脏和行腹腔镜下切除术,并且已被证实是安全可行的。保留的胰腺组织不存在恶变风险,不需要长期随访。具有恶性特征的病人应行规范的胰腺癌切除术,如果是黏液性囊腺癌,则术后应行胰腺癌监测。

主胰管型和混合型导管内乳头状黏液性肿瘤:手术指征和切除范围

当横断面成像诊断为 MD-IPMN 时,推荐手术切除,因为 MD-IPMN 发生重度不典型增生和浸润性病变的风险极高。发现时不存在恶性特征或重度不典型增生的 MD-IPMN,即使不是全部,大多数都会发展为恶性肿瘤。这同样适用于混合型 IPMN,因为主胰管扩张几乎都会发生重度不典型增生和浸润性病变。由于 MD-IPMN 发生浸润性病变的概率极高,术前应对局部切除范围进行仔细评估。

MD-IPMN 病人的胰腺切除范围尚有争议。MD-IPMN 的手术目标是完全切除恶性病变并尽可能切除高危病变。术前已确定存在浸润性癌变时,应施行针对性的手术方案,尽可能以切缘阴性的方式完全切除浸润性病变。浸润性 IPMN 病人的预后主要取决于浸润性部分的生物学特征,保留的胰腺组织发生其他浸润性或非浸润性病变的可能性极小。因此,术前检查结果提示 IPMN 为浸润性癌时,一般不需行全胰腺切除。

对于病变仅局限于部分胰腺组织并且没有明确恶性影像学特征的 MD-IPMN 病人,对病变所在胰腺组织进行切除,胰头部行胰十二指肠切除术,胰体和胰尾部则行远端胰腺切除术。对 IPMN 进行部分胰腺切除时,应进行术中冰冻切片评估,重点明确切缘是否有不典型增生或隐匿性浸润性癌变,因为有数据显示切缘有高危病变是保留胰腺组织复发的重要预测指标(White et al,2007)。我们机构最近的一份报道中,White 和同事(2007)对 78 位非浸润性 IPMN 术后病人进行了中位随访时间为 40 个月的回顾性研究,结果显示保留胰腺组织的复发率为 8%,其中切缘阴性的复发率仅为 2%(1/50),切缘阳性的 IPMN 复发率为 17%(4/23)($P=0.02$)。因此,切缘检测到重度不典型增生时应扩大切除范围直至获得阴性切缘,但值得注意的是并非所有切缘阳性的病人都会复发,应平衡扩大切除范围的风险与复发风险。

MD-IPMN 广泛累及整个胰腺的病人较难处理。整条胰腺导管扩张可能是由于 MD-IPMN 贯穿胰管,或者由于胰头部的恶性病变或 IPMN 导致胰腺导管出口阻塞。此外,由于黏液分泌旺盛,导管扩张可能发生于高危病变的近端或远端。因此,在无明显恶性征象(占位效应、导管内团块或结节)的情况下,导管扩张不利于恶性病变的定位诊断。由于 IPMN 被认为是整个导管系统的一种缺陷,所以在整个导管扩张的情况下仅切除一部分胰腺,保留的胰腺组织发展为胰腺癌的风险仍很高,

尤其是年轻病人,保留的胰腺组织有相当长的时间可能发展为恶性病变。当然,该风险需要和全胰腺切除术的并发症、死亡率和生活质量降低相平衡。全胰腺切除术治疗 IPMN 的总体效果尚无明确报道。梅奥医学中心在 2005 年报道(Billings et al,2005),在 1985 年至 2002 年间,所有手术治疗的病人中施行全胰腺切除术的有 99 位病人,手术并发症的发生率为 32%,手术死亡率为 5%。以欧洲癌症研究与治疗组织 26 项胰腺癌问卷(26-item Pancreatic Cancer questionnaire, EORTC-PAN26)为标准对部分全胰腺切除术病人进行生活质量评估,与糖尿病相关的总体生活质量是下降的,但是和非手术因素导致的胰岛素依赖型糖尿病病人相比,生活质量无明显差异。这些结果表明,全胰腺切除术对于 MD-IPMN 弥漫型病变病人而言是可行的选择,应将此治疗方法与胰腺恶性肿瘤高风险病人进行讨论(见第 66 章)。

所有非全胰腺切除的病人均需进行术后监测。非浸润性 IPMN 应监测保留的胰腺组织发生其他病变,而浸润性病变应同时监测保留胰腺组织和远处的复发。在我们的研究中,初次手术切除后复发的中位时间为 22 个月(8~62 个月),并且都没有浸润(White et al,2007)。全胰切除术适用于治疗任何被检测到重度不典型增生或浸润性病变的复发。该随访的最佳时间尚不清楚。我们的术后随访方法为横断面成像,在没有浸润性病变的情况下一般 6~12 个月复查一次,具体取决于切除病变的性质(低度还是重度不典型增生)以及保留胰腺组织的特征(影像学显示无残留还是有残留)。

分支胰管型导管内乳头状黏液性肿瘤:手术指征

对 BD-IPMN 病人行保留胰腺的手术切除是选择性的。需要考虑 BD-IPMN 的影像学特征,包括实性成分、囊壁结节、分隔或大小>3cm。胰腺 IPMN 和 MCN 治疗的国际指南修订版将相关影像学特征分为"低危特征"和"高危特征"(Tanaka et al, 2012)。根据建议,"高危特征"病人(胰头囊性病变伴梗阻性黄疸、增强扫描实性成分有强化及主胰管管径≥10mm)不需进一步检查,应予手术切除。"低危特征"囊肿(囊肿≥3cm、囊壁增厚、主胰管管径介于 5~9mm、囊壁结节增强扫描无强化)应进一步行 EUS 检查。指南还建议对囊肿≥3cm 但无其他"低危特征"的囊肿行 EUS 评估以验证有无囊壁增厚或囊壁结节。以我们和其他研究者的经验,小于 3cm 的囊肿发生浸润性恶变的概率不到 1%(Allen et al,2006;Lee et al,2008;Sahani et al, 2006)。目前,我们尚未发现浸润性 IPMN 发生于无实性成分或囊壁结节等相关影像学特征的孤立性小于 3cm 的分支胰管型病变中。由于小黏液性囊肿发生浸润性癌的风险低,我们对此的治疗方法是选择性的。囊性肿瘤病人极少出现症状,所以有症状是手术指征。第二个手术指征是囊肿有诸如实性成分或大小增长等相关特征(Allen et al,2006)(图 60.6)。如果选择非手术治疗,我们目前的监测方法是每 6 个月复查一次增强 CT 或 MRI,持续 2 年(Landa et al,2009)。监测 2 年病情稳定的病人,之后一般 1 年复查一次。接受监测随访的病人的手术指征包括病变明显增长或出现其他恶变特征。

胰头部的分支胰管型病变行胰十二指肠切除,胰尾部则行联合或不联合脾切除的远端胰腺切除(见第 66 章)。近年来,

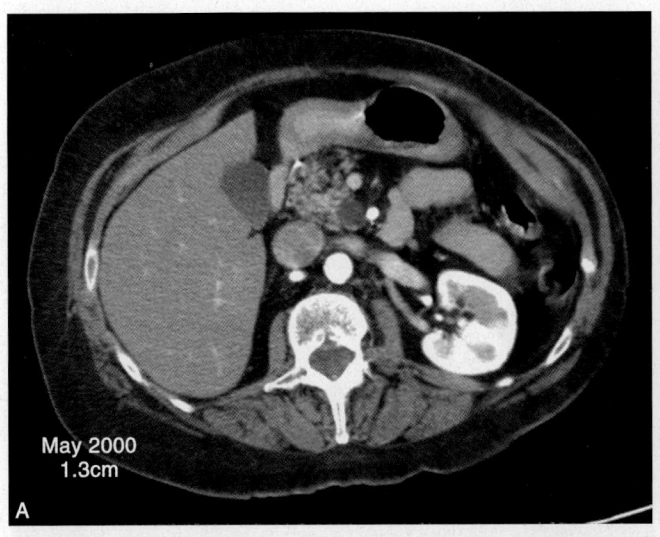 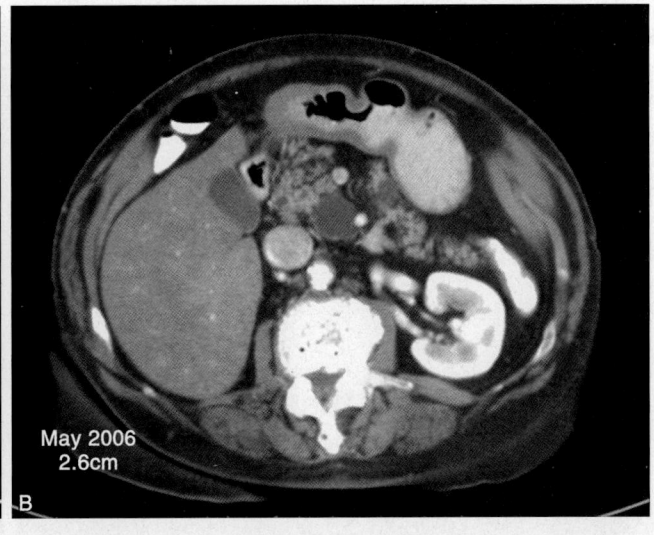

图 60.6　(A)68 岁女性胰头钩突部导管内乳头状黏液性肿瘤(IPMN)。由于发现时肿瘤较小并且没有恶性相关特征,最初只是随访监测。(B)病灶随时间推移增长,病人接受了胰十二指肠切除术。病理结果显示是主胰管型 IPMN 伴中度不典型增生

为了保留胰腺的外分泌和内分泌功能,有报道诸如剜除术和中段胰腺切除术等保留胰腺的术式。最近的一项单中心研究表明,保留胰腺的胰腺切除术治疗 IPMN 是可行的,并且死亡率在可接受范围(Sauvanet et al,2014)。该研究中,试行保留胰腺的胰腺切除术有 91 例,其中 81 例是安全可行的(89%)。剜除术是最常见的保留胰腺的胰腺切除术,其他术式包括中段胰腺切除术和胰腺钩突切除术。尽管这些术式的死亡率在可接受范围,但是与标准的胰腺切除术相比,并发症的发生率较高,主要为胰瘘。对于保留胰腺的胰腺切除术,从保留胰腺外分泌和内分泌功能中的获益相对于这些术式导致的并发症是否值得,还需要进一步研究。虽然全胰腺切除术适用于弥漫型 MD-IPMN 病人,但对于那些无法对保留的受累胰管进行监测的其他类型 IPMN 病人,经严格筛选后应选择该术式。

实性假乳头状瘤和其他囊性胰腺肿瘤(见第 59 章)

实性假乳头状瘤(solid pseudopapillary tumor,SPT)也被称为 Franz 肿瘤或 Hamoudi 肿瘤,因为两位病理学家在 20 世纪 50 年代首次描述了这种独特的实体瘤(Frantz,1959;Hamoudi et al,1970)。SPT 是一种罕见的肿瘤,在切除的胰腺肿瘤中占 2.5%,常见于年轻女性,通常在病人出现症状时被发现。一篇关于 SPT 的综述中,Papavramidis 和 Papavramidis(2005)从英文文献中收集了 718 例该肿瘤的临床病理信息,男女比例为 9.8:1,平均发病年龄为 22 岁;只有 15% 的病人没有症状,47% 有疼痛,35% 有肿块;肿瘤通常很大,34% 的病人肿瘤直径大于 10cm。SPT 常发生于胰尾部(36%)和胰头部(34%)。

囊性病变继发出血或坏死在横断面成像中特征性的表现为不规则低密度影(图 60.7A-D),囊壁可能显示钙化,该类囊性病变难以与假性囊肿或其他胰腺囊性肿瘤鉴别。该类病变与其他囊性肿瘤的区别在于囊实性结合,随着退行性变形成假乳头(Tang et al,2005)。SPT 和其他囊性病变一样,与正常的胰腺组织分隔,由于没有浸润,很少引起胰管扩张。

总体上,这些肿瘤呈棕褐色或黄色,边界清楚,触诊光滑,切开后呈现不规则囊腔,部分区域有出血或坏死(图 60.8A 和 B)。大部分 SPT 可以通过常规组织学诊断,表现为多角形上皮细胞不规则排列;边界表现占位效应,而不是浸润;免疫组织化学染色以波形蛋白、角蛋白、神经元特异性烯醇化酶、CD10 和孕酮较常见(Martin et al,2002),极少表达嗜铬粒蛋白或雌激素。与导管腺癌不同,SPT 中的 β-连环蛋白(β-catenin)异常表达,而 KRAS,p53 和 DPC4 的表达无明显改变(Abraham et al,2002)。已证实 SPT 有侵袭性表型,组织学显示高有丝分裂率、核异型性、肿瘤细胞纺锤体以及和肉瘤样癌一样的间变性巨瘤细胞(Tang et al,2005)。

在临床上,SPT 一般是惰性的,并且通常可以通过手术切除完全治愈,许多研究报道显示病人在术后可以长期生存(Lam et al,1999;Martin et al,2002;Reddy et al,2009)。严重血管侵犯是无法完全切除该病变的最常见原因,多达 15% 的病人在术后出现转移。将 SPT 定义为"恶性"的标准可能是局部病灶伴血管侵犯导致无法完全手术切除,或者有淋巴结或肝转移。就算存在恶性因素,比如转移和某些病例无法完全手术切除,一般仍可以长期生存(Lam et al,1999;Martin et al,2002;Reddy et al,2009)。

不确定的囊性肿瘤

因为横断面成像检查而偶然发现的胰腺囊性肿瘤大部分在前文讨论的囊性病变范围中,但仍有很多病变无法明确诊断。在没有进行胰腺切除的情况下没有明确的病理诊断,加上某些类型的囊性病变有恶性风险,有人主张常规切除胰腺囊肿(Horvath & Chabot,1999;Ooi et al,1998;Siech et al,1998;Spinelli et al,2004),他们认为从临床上区分良恶性是不可靠的,并且存在恶变风险,所以所有合适的病人均应行胰腺切除术。虽然这种策略可以对所有恶性病变进行明确治疗,但是导致良性疾病病人暴露在胰腺切除术的风险中且没有已知的获益。

包括我们机构的报道在内的一些报道主张选择性切除胰腺囊性肿瘤,他们认为随着对特定组织学亚型的认识提高以及

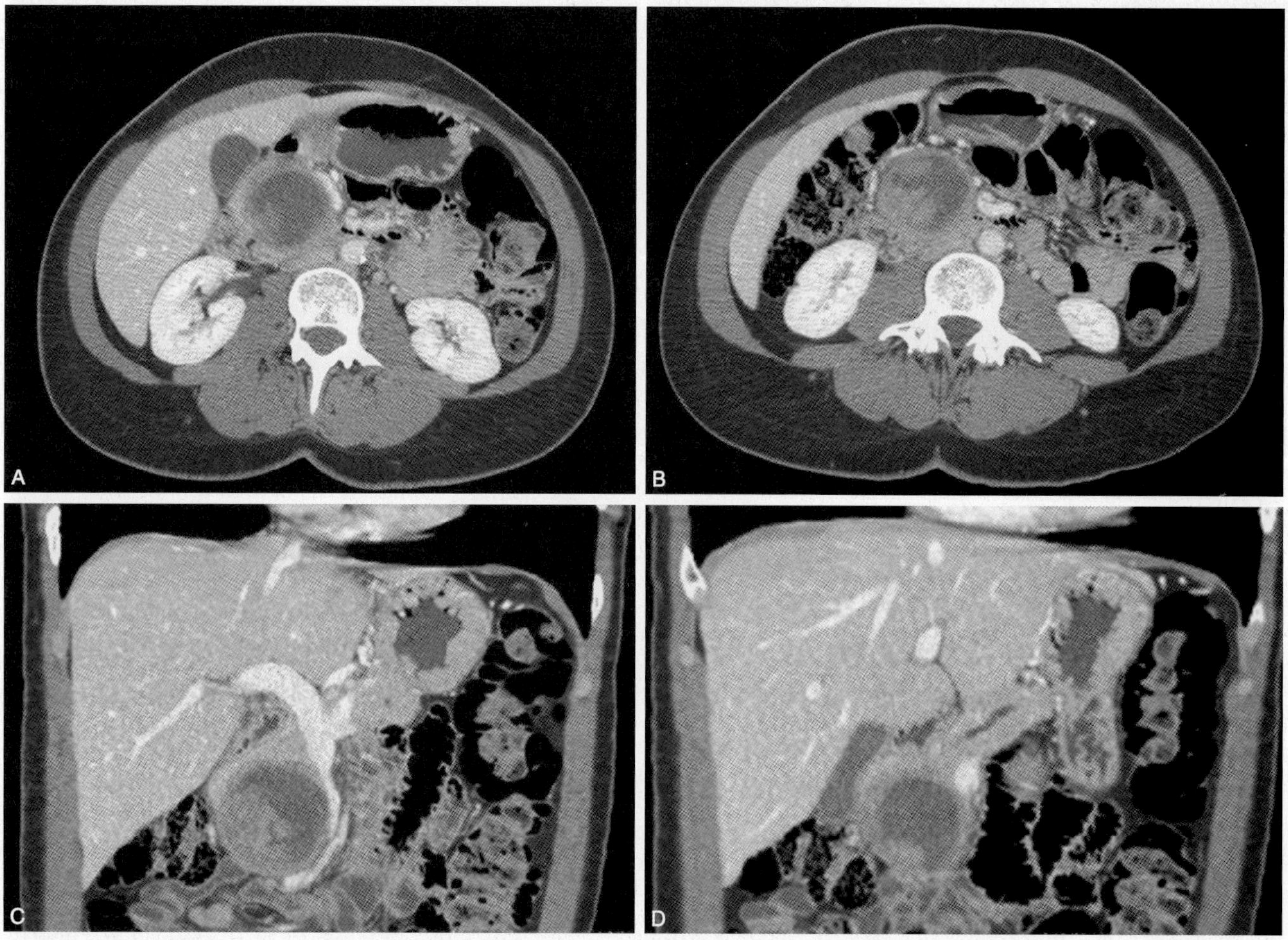

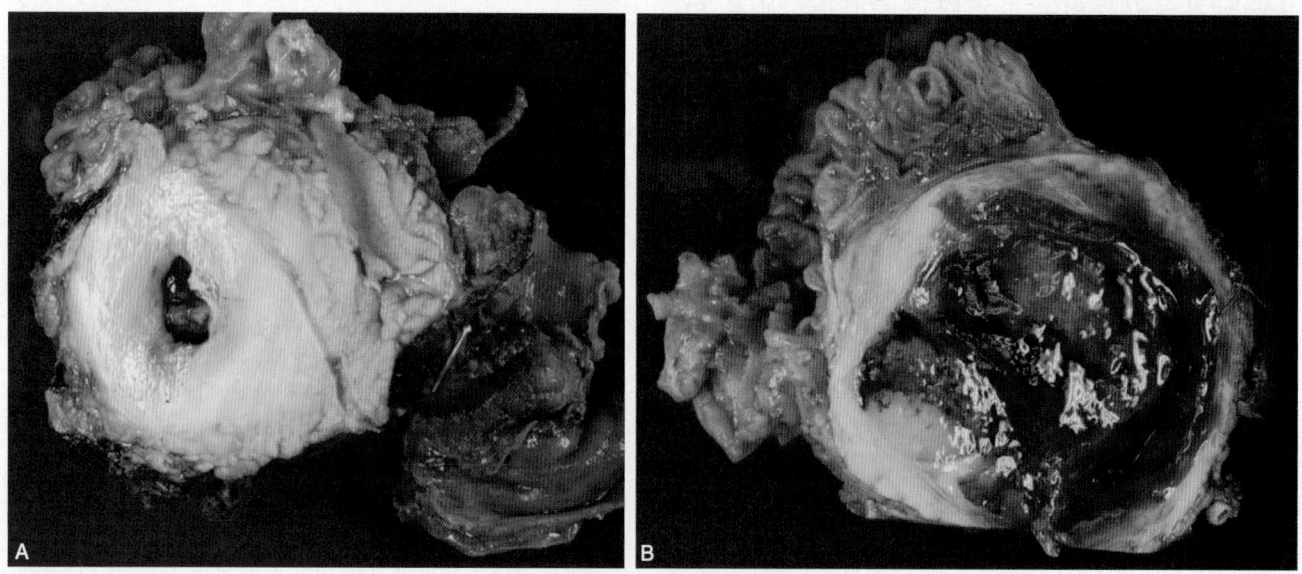

图 60.7　35 岁女性胰腺实性假乳头状瘤的影像学特征。胰头部较大的肿瘤导致慢性疼痛。注意 SPT 的典型厚壁和出血特征(A-D)。该病人在胰十二指肠切除术前通过超声内镜检查诊断为 SPT

图 60.8　实性假乳头状瘤的大体外观(图 60.7 病人的手术切除标本)

诊断学的进步,可以确定一类病人患恶性肿瘤的风险极低(<1%)。报道施行该策略的作者中,大部分的经验是建议对于体积小以及偶然发现但没有实性成分或其他恶性特征的囊性肿瘤进行影像学监测,而不是手术切除。虽然该策略避免了良性病变病人行胰腺切除术的风险,但不能避免对恶性病变的错误判断。胰腺切除术并发症的发生率一直很高(45%),死亡率在2%~10%(Büchler et al,2000;Mezhir et al,2009;Muscari et al,2006;Winter et al,2006)(见66章)。已发表的数据显示,目前的影像学和内镜检测可以确定一类胰腺囊肿病人的恶性概率低于3%(Allen et al,2006)。在这类病人中,胰腺切除术导致死亡的风险接近甚至超过了病变为恶性的风险。

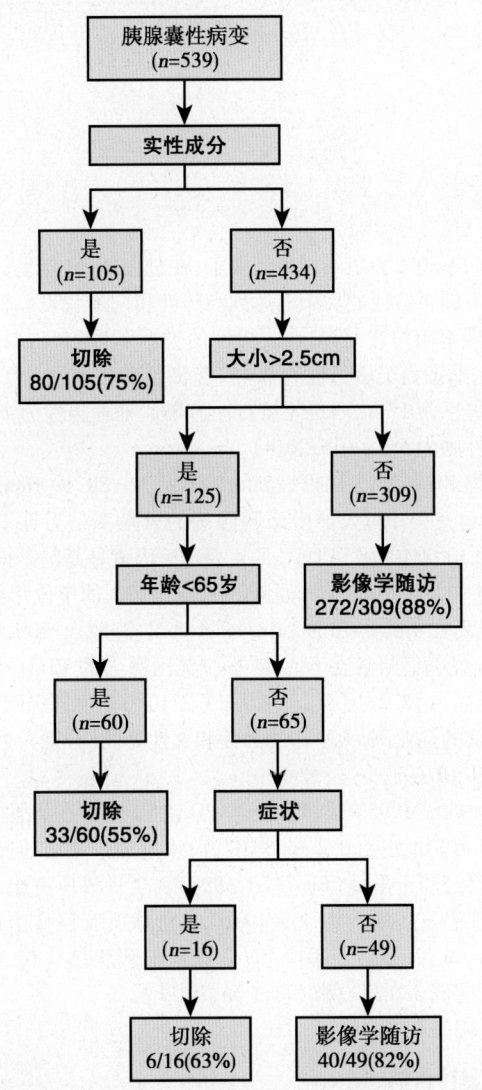

图60.9　胰腺囊性肿瘤的选择性治疗策略(From Allen PJ, Brennan,MF:The management of cystic lesions of the pancreas. Adv Surg 41:211-228,2007.)

虽然前文描述的病变特征很详细,仍有很多病人的囊性肿瘤不符合以上任何一种特定诊断。这类病人可能无法进行非手术的组织学诊断,所以对他们的治疗建议主要依赖于影像学检查结果。这类病人大多数是有小的、无症状的病变,并且对他们的治疗方案尚存争议。我们最近报道了对该类病人的治疗方法(Allen et al,2003,2006),Allen及其同事(2006)回顾了539位病人,大多数(N=369,68%)在没有手术干预的情况下接受随访。和接受手术切除的病人相比,接受观察的病人更有可能出现无实质性成分的无症状小囊肿(直径的中位数为2.4cm)。在中位随访时间为24个月的随访中,囊肿直径的平均增长值为0.2cm,其中29例因囊肿增大而接受了手术切除治疗(占最初接受随访的369例病例的8%),没有恶性黏液性肿瘤病人。在没有立即接受手术切除的病人中有8例(2%)发展成了恶性肿瘤,即使与大型医疗中心的数据相比,该概率也低于胰腺切除术的致死率。图60.9所示决策树分析显示了该文章使用的方法。

根据这次回顾性研究,对于直径小于2.4cm的偶然发现的胰腺囊肿病人,我们目前的处理方法是用2mm三相多排螺旋CT或MRCP获取胰腺的高清图像,并由外科医师、胃肠疾病专家和具备胰腺疾病专科知识的放射科医师共同进行多学科的肝胆胰专科会诊阅片,对囊肿及其周围组织结构进行详细分析,如果发现任何恶性特征,比如实性成分、囊壁结节或其他任何胰腺组织异常,则用EUS进一步明确诊断或者行手术切除。对周围组织进行评估非常重要,因为在我们的系列研究中,很多发展为腺癌的随访监测组病人在浸润性癌旁有小的潴留性囊肿。对于直径小于3cm的偶然发现的并且没有实性成分,但伴主胰管扩张的胰腺囊性肿瘤,每6个月进行一次影像学检查,持续2年,之后每年检查一次。

结论

胰腺囊性病变的诊断越来越多,最常见的是浆液性囊腺瘤(SCA)、黏液性囊性肿瘤(MCN)和导管内乳头状黏液性肿瘤(IPMN)。良性病变、没有症状的病人可以通过影像学进行随访。大部分胰腺黏液性病变病人应行手术切除,尤其是对于有肿瘤直径大于3cm、有实性成分和胰管扩张等相关特征的病人。对小的良性表现的囊肿的初始评估,应该包括早期不同间隔时间段的影像学检查以排除隐匿性恶性肿瘤导致的潴留性囊肿。

随着胰腺囊性病变分型诊断的非手术方法技术的改进和提高,越来越多的临床医生对胰腺囊性病变采用选择性治疗策略。高质量的横断面成像和EUS囊液分析对很多胰腺囊性病变的分型诊断都有帮助,囊液生物标志物的检测方法也取得了较大进步。这些检测方法的进展有助于鉴别出黏液性肿瘤,以避免不必要的胰腺切除。

（闵军　译　张志伟　审）

第二篇　肿瘤

C. 恶性肿瘤

第61章

胰腺癌的流行病学

Theresa Pluth Yeo and Charles J. Yeo

概述

　　胰腺是位于后腹膜的器官,兼具外分泌与内分泌功能。胰腺的外分泌部由导管细胞和腺泡细胞组成,腺泡细胞产生分解碳水化合物、蛋白质和脂质的酶以促进消化。据推测,超过90%的胰腺恶性肿瘤起源自胰腺的外分泌部(Cowgill et al,2003;Li,2003)。

　　胰腺导管腺癌(pancreatic ductal adenocarcinoma,PDAC)是胰腺癌中最常见的类型,占胰腺外分泌部恶性肿瘤病例的90%以上(见第59章)。其余10%的外分泌肿瘤为黏液性肿瘤、混合腺鳞状肿瘤或腺泡细胞肿瘤(Cowgill et al,2003;Li,2003)。而内分泌肿瘤(胰岛细胞瘤和胰腺神经内分泌肿瘤)约占胰腺癌总病例数的5%(Cowgill et al,2003;Li,2003)。

　　在美国,PDAC占所有新发癌症的2.8%,占所有癌症死亡的6%(Siegel et al,2014)。胰腺癌是男性癌症死亡的第四大原因,仅次于肺癌、前列腺癌和结直肠癌。截止至2014年,胰腺癌也是女性癌症死亡的第四大原因,仅次于肺癌、乳腺癌和结直肠癌(Siegel et al,2014)。在美国,每年预计会有超过46 000例的胰腺癌病人,约有40 000例的病人死亡。PDAC病人的预后不佳,在2006—2010年间,PDAC的死亡率增加了0.4%[美国癌症协会(ACS),2014]。预计到2030年,PDAC将成为癌症死亡的第二大原因(ACS,2014;Smith et al,2009)。这主要是由于其他癌症的存活率大大地提高了,而PDAC的化疗等辅助治疗无明显的进展。

　　过去,PDAC常被认为是主要发生于男性的癌症。但自2000年以来,男性和女性的发病率正以相同的速度(每年1.3%)增长。2009年,女性实际发病人数(21 420人)超过了男性新发病人数(21 050人)(Jemal et al,2009)。2014年流行病学监测和其最终结果(SEER)的数据表明,男性(23 530人)和女性(22 890人)的新发病例数和发病率几乎相等(Siegel et al,2014)。吸烟是PDAC主要的环境致病因素,25%~35%的PDAC病人都与吸烟相关(Lowenfels et al,2004)。在20世纪80年代中期,男性和女性吸烟率之间的差异减小。不同性别之间的发病率趋于稳定的现象证实了,在过去的30年里,女性因吸烟而对健康造成的后果已达到和男性相同的程度。目前,美国的吸烟率因种族而异,白人男性的吸烟率为21%,白人女性为19%,非洲裔美国男性为22%,非洲裔美国女性为15%,西班牙裔男性为17%,西班牙裔女性为8%,亚裔男性为17%,而亚裔女性则为5%(ACS,2014)。

　　美国PDAC病人的发病高峰年龄为70~80岁(Howlader et al,2014)。在美国,人群中患胰腺癌的风险率是男性14.0/10万,女性10.7/10万。PDAC的主要危险因素是高龄。据SEER报道,在2007—2011年期间,确诊胰腺癌病人的中位年龄为71岁,中位死亡年龄为73岁(Howlader et al,2014)。60%以上的PDAC新发病例年龄在65~84岁。美国黑人的PDAC发病率最高,男性为17.2/10万,女性为14.2/10万。而罹患胰腺癌的风险最低的是亚洲/太平洋的男性和女性岛民(分别为10.7/10万和8.9/10万)。

　　在1950—1995年期间,全球PDAC发病率在男性(1.4~12.5/10万)和女性(0.8~6.8/10万)中增加了9倍,但自1985年以来已经趋于平稳(Lin et al,1998)。全世界所有组织学类型的胰腺癌发病率约为4.9/10万,在全球所有癌症中排名第12(Globocan,2012a)。2012年,全球新增胰腺癌病例337 872例,死亡病例330 372例(Globocan,2012b)。

种族和民族

非洲裔美国人

　　在所有种族中,非洲裔美国人的癌症死亡率最高,生存期最短(DeSantis et al,2013)。非洲裔美国男性在所有癌症以及最常见的各种癌症(前列腺癌、肺癌、结肠直肠癌和胰腺癌)中都有较高的发病率。非洲裔美国人男性PDAC的死亡率为15.5/10万,女性为12.6/10万,而白人男性为12.4/10万,女性为9.3/10万。社会经济地位较低的非洲裔美国人多被诊断为晚期胰腺癌,且不太可能接受手术或化疗(Chang et al,2005;Elou-beidi et al,2006;Silverman et al,2002)。除此之外,非洲裔美国人中,其他已知的 PDAC 危险因素(肥胖,糖尿病和胰腺炎)也更为常见。

据报道,即使在控制了每天吸烟量,家里吸烟者人数,工作中接触空气中的环境烟草烟雾(ETS)的小时数,家中的房间数量以及受试者居住的国家/地区等变量之后,非洲裔美国人血清中可替宁(尼古丁的主要代谢产物)水平一直高于白人和墨西哥裔美国人(Caraballo et al,1998)。这表明在不同种族之间对烟草产品代谢的基因差异可能会影响 PDAC 的发生。

德裔犹太人

胰腺癌在犹太人,尤其是德裔犹太人的后裔中更为常见(Lynch et al,1996)。以色列犹太人中,PDAC 的年龄标准化发病率显著高于以色列非犹太人的比率(犹太男性为 7.2/10 万,犹太女性为 5.7/10 万,而非犹太男性为 4.0/10 万,非犹太女性为 2.9/10 万)。这种差异的大约 5%~10% 可归因于 BRCA2 6174delT 突变。该突变同时也与乳腺癌,胃癌,卵巢癌和胆管癌有关。约 1% 的德裔犹太人及约 4% 的 PDAC 病人身上能找到 6174delT 突变(Ferrone et al,2009;Struewin et al,1995)。BRCA1(185delAG,5382insC)始祖突变比 BRCA2 突变频率要低。在一项纳入了 187 例犹太胰腺癌病人的研究中,1.3% 的病人检测到了 BRCA1 始祖突变,而 BRCA2 的突变率仅为 4.1%(Ferrone et al,2009)。

亚洲人

据报道,在基于肿瘤分期调整后的评估中,亚洲 PDAC 病人的肿瘤侵袭性低于非亚洲人(无论是黑人或白人病人),并且有着更高的存活率(Clegg et al,2008)。为了明确亚洲人是否患有与西方人群不同组织学类型的 PDAC,Longnecker 及其同事(2000)运用三种 SEER 地理区域(夏威夷、旧金山和西雅图)进行研究。他们分别分析了日本、中国、菲律宾、夏威夷以及黑人和白人中的胰腺癌病例。结果表明日本病人肿瘤局限于局部的比例最高,同时组织病理学分级最低;中国、菲律宾和日本女性病人的生存时间长于白人病人(尽管只有日本女性的生存时间在统计学意义上显著长于白人)。导致这些差异的原因尚不清楚,但种族相关的遗传和环境暴露因素可能是这些生存差异发生的原因。

胰腺导管腺癌和胰腺癌的危险因素(见第 9C 章)

胰腺癌发病的危险因素已经得到了广泛的研究,并且不断有新的研究结果被报道。胰腺癌的病因学是多因素的,涉及几种常见的潜在途径如:胰岛素抵抗,炎症,止血和感染等(Maisonneuve et al,2015)。胰腺癌的特征还包括多个胚系和体细胞遗传突变(Hruban et al,1998)(这个主题在第 9B 章中有详细的介绍)。绝大多数的胰腺癌(>80%)是由于偶发性的突变而导致。据估计,只有不到 3% 的胰腺癌是真正的遗传性疾病,而且主要源于遗传性胚系细胞突变及其各自代表的遗传综合征(Wang et al,2009)。

胰腺癌的个人危险因素包括烟草接触史(香烟、雪茄和烟斗吸烟等)、环境烟草烟雾(ETS)暴露史(也被称为二手烟或被动吸烟)、职业性的或环境中的致癌物暴露史、非洲裔美国人种、德裔犹太人后裔、高脂和高胆固醇饮食、肥胖、酗酒、胰腺炎、糖尿病、不同的血型亚型和感染等(表 61.1)(Everhardt et al,1995;Gold et al,1998;Maisonneuve et al,2014;Silverman et al,1994;Wynder,1975)。Maison-neuve 和 Lowenfels 最近(2015 年)完成了对 117 项关于胰腺癌的特征性致病因素研究的荟萃分析,并计算了许多已知风险因素的人群归因危险度。

家族性胰腺癌和遗传性疾病

PDAC 家族史是胰腺癌发生的重要危险因素,约 5%~10% 的 PDAC 病人有 PDAC 家族史。利用约翰·霍普金斯医院的全国家族性胰腺肿瘤登记处的数据,前瞻性地对胰腺癌家系中的成员进行研究发现,散发性胰腺癌病人的一级亲属患胰腺癌的风险增加了两倍,家族性胰腺癌病人的一级亲属患胰腺癌的风险增加了九倍(Klein et al,2004;Wang et al,2009)。6% 到 19% 的家族性胰腺癌病人中可发现 BRCA2 的胚系突变(Murphy et al,2002)。当使用更严格的家族性胰腺癌定义时,当一个家系中有 3 个或以上成员患胰腺癌时,其亲属罹患胰腺癌的风险增加了 57 倍(Tersmette et al,2001)。这一发病率(103/10万)显著高于全美国人口每年的 SEER 年龄调整后的发病率

表 61.1 胰腺癌相关的危险因素:对既往研究的总结

生活习惯和环境因素	饮食因素
吸烟(存在量-效关系)	高脂/胆固醇饮食
环境烟草烟雾暴露,特别是早年时的暴露	超重和肥胖
	食物中的亚硝胺
饮酒	**致癌物的职业暴露史**
室内氡元素暴露	石棉、2-萘胺、对二氨基联苯、
种族/人种因素	汽油产品、PAH、干洗剂、
男性与女性非洲裔美国人	DDT、氡
女性夏威夷原住民	**部分高风险职业**
德裔犹太人	干洗、化工厂工作、锯木厂工作、电气设备制造工作、采矿和金属加工工作
遗传易感性	
遗传性胰腺炎	
遗传性非息肉性结直肠癌	**身高**
遗传性乳腺和卵巢癌	将男性与女性中身高最高和
家族性非典型多发性痣和黑色素	最低的组别相比较时,RR
黑斑息肉综合征	为 1.81(CI 1.31~2.52)
毛细血管扩张性共济失调症	**既往手术史**
范科尼贫血	胆囊切除术
囊性纤维化	胃切除术
疾病因素	
慢性胰腺炎	
肝硬化	
糖尿病(或空腹血糖受损)	
幽门螺杆菌感染	
牙周病	

CI,置信区间;DDT,二氯二苯三氯乙烷;PAH,多环芳香烃;RR,相对风险度。上述罗列的风险因素并非全部已被证明能导致胰腺癌。

Data from Ahlgren,1996;Efthimiou et al,2001;Ekbom et al,1994;Garabrant et al,1993;Gold et al,1998;Hruban et al,1998;Kogevinas et al,2000;Lowenfels et al,1997;Lynch et al,1996;Maisonneuve,2015;Michaud et al,2001;Silverman et al,1998;Yeo et al,2009.

（8.8/10 万）。最近有报道表示,在 3% 的家族性胰腺癌病人中发现了 *PALB2* 基因的胚系细胞截短突变（Blackford et al,2009；Jones et al,2009）。尽管对于细胞突变在胰腺癌发病机制的研究已经取得了许多进展,但目前尚未鉴定出单个"胰腺癌基因"。

最近的两项研究表明,A、B 和 AB 血型病人罹患胰腺癌的风险升高（Amundadottir et al,2009；Petersen et al,2010）。此风险被归因于 ABO 单核苷酸 rs505922 的多态性。总人群中非 O 型血人群占比 56%,而在 PDAC 病人中非 O 型血人群比例为 13%～19%（Maisonneuve et al,2015）。

胰腺导管腺癌相关的六种遗传综合征

目前已有六种遗传性家族综合征与其各自已知的诱发基因被发现与胰腺癌的发生相关；这些将在后面简要介绍（表 61.2）。虽然患有这些综合征的病人罹患胰腺癌的风险增加,但患这些综合征的 PDAC 病人在家族聚集性胰腺癌中的不足 5%。家族性胰腺癌的平均发病年龄（65.8 岁）与非家族性病人发病年龄相似（65.2 岁）（Hruban et al,1998）。与非家族性病例（18.9%）相比,家族性病例的发生第二原发癌的发病率（23.8%）有所增加。

遗传性胰腺炎

患有遗传性胰腺炎的儿童和青少年可能在年轻时（通常在儿童期或青春期）发展为重症胰腺炎,因此导致这些病人一生中胰腺癌发病的风险增加了 50～80 倍。遗传性胰腺炎是由 *PRSS1* 阳离子胰蛋白酶原基因的胚系细胞突变或新的体细胞突变导致的（Lowenfels et al,1997）。当增加了吸烟等额外危险因素时,约 40% 的遗传性胰腺炎病人会发展成为胰腺癌。遗传性胰腺炎病人罹患癌症的风险似乎仅限于胰腺癌,而非其他脏器的肿瘤。

遗传性非息肉病性结直肠癌

遗传性非息肉病性结直肠癌是一种常染色体显性遗传疾病,使病人易患结直肠癌和胰腺癌（Hruban et al,2002）。它通常是由 DNA 错配修复基因中的胚系突变引起的。在与 PDAC 风险增加相关的遗传综合征中,遗传性非息肉病性结直肠癌与胰腺癌的关系最小。

表 61.2　与家族性胰腺癌相关的高危遗传性疾病		
遗传综合征	基因/染色体突变区域	预估增加的 PDA 风险
遗传性胰腺炎	*PRSS1*(7q35)	50～80 倍
遗传性非息肉性结直肠癌（Lynch Ⅱ 变异型）	*hMSH2, hMSH1, hPMS2, hM-SH3, hPMS1, hMSH6/GT-BP*	不详
遗传性乳腺和卵巢癌	*BRAC2*(13q12-q13)	3.5～10 倍
FAMMM 综合征	*p16*(9p21)	20～34 倍
黑斑息肉综合征	*STK11/LKB1*(19p13)	75～132 倍
毛细血管扩张性共济失调症	*ATM*(11q22-23)	不详

FAMMM,家族性非典型多发性痣和黑色素瘤；PDA,胰腺导管癌。

遗传性乳腺癌和卵巢癌

具有胚系 *BRCA2* 基因突变的病人,即使没有明确的乳腺癌家族史,其罹患胰腺癌的风险最高可增加 10 倍（范围：3.5～10 倍）。Goggins 及其同事（1996 年）在筛查散发性（非家族性）胰腺癌病人时发现,7% 的病例中可发现胚系的 *BRCA2* 突变,而这些病人均无乳腺癌或胰腺癌家族史。在乳腺癌和卵巢癌评估中心随访的 *BRCA1* 突变携带者,与基于 SEER 人群的估计风险相比,其罹患胰腺癌风险增加 3 倍,结肠癌风险增加 2 倍,胃癌风险增加 4 倍,输卵管癌风险增加 120 倍（Brose et al,2002）。

家族性非典型性多发性痣和黑色素瘤综合征

家族性非典型多发性痣和黑色素瘤（familial atypical multiple mole and melanoma,FAMMM）综合征是与 *p16* 胚系突变相关的罕见病。*p16* 是一种抑癌基因,其可能因转录后甲基化而突变或被改变表达。该综合征使病人易患黑色素瘤、多发性痣、非典型痣和胰腺癌（Lynch et al,1990）。FAMMM 病人终生罹患胰腺癌的风险增加到 20～34 倍。

黑斑息肉综合征

黑斑息肉综合征是一种罕见的常染色体显性遗传疾病,与 *STK11* 基因的改变有关,其病人会发生胃肠道错构瘤性息肉和唇雀斑,被称为黏膜黑素细胞性黄斑（Hruban et al,2002）。患有这种综合征的病人患胰腺癌的风险增加约 100 倍（Giardiello et al,2000）,且更倾向于发生导管内乳头状黏液性肿瘤。

毛细血管扩张性共济失调症

毛细血管扩张性共济失调症是一种与 *ATM* 基因突变相关的常染色体隐性遗传性疾病,病人表现为小脑共济失调、结膜毛细血管扩张、胸腺功能减退和眼球运动障碍。有报道称,毛细血管扩张性共济失调症的病人与其后续发生胰腺癌之间存在关联,但与其他五种家族性综合征相比,这种关联尚不明确（Lynch et al,1996）。

吸烟史

吸烟已被明确地认为是导致 PDAC 的重要危险因素,25%～35% 的 PDAC 病人均有吸烟史（Iodice et al,2008；Jemal et al,2009,Lowenfels et al,2004）。至少有 29 项流行病学研究指出,吸烟与胰腺癌风险增加有关（Silver-man et al,1994）。与非吸烟者相比,吸烟者罹患胰腺癌的风险增加了 70%。确诊胰腺癌前 15 年内的吸烟习惯增加了罹患胰腺癌的风险,而戒烟超过 13 年的人群罹患胰腺癌的风险降低,其风险与终生非吸烟者一样（Howe et al,1991）。纳入了 83 项流行病学研究的 Meta 分析发现,吸烟和已戒烟的病人相比,罹患胰腺癌相对风险比为 1.74,吸烟病人罹患胰腺癌风险增加了 74%（Iodice et al,2008）。一项对家族性胰腺癌和散发性胰腺癌病例进行吸烟情况的回顾性分析发现,分别有 57% 的家族性胰腺癌和 60% 的散发性胰腺癌病人长时间吸烟,总体平均吸烟 35 包/年（Yeo et al,2009）。

前瞻性和回顾性研究发现,罹患胰腺癌的风险因持续吸卷烟而增加,但与雪茄或烟斗吸烟却不一致(Wynder,1975)。在2000—2011 年期间,雪茄消费量增加了 233%;雪茄吸烟者死于喉癌、口腔癌或食管癌(可能还有胰腺癌)的风险是非吸烟者的 4~10 倍(疾病控制和预防中心,2013)。

已经有一些研究中报道了 PDAC 与消耗的香烟数量之间的剂量-反应关系(Ahlgren,1996;Howe et al,1991)。对于有胰腺癌家族史的吸烟者,其胰腺癌的相对危险度高达 8.23(Schenk,2001)。Lowenfels 及其同事(1997)发现,家族性胰腺癌病人比散发性胰腺癌病人更倾向于吸烟。这些结果指出吸烟很可能与已知的存在于家族性胰腺癌病人的基因突变有交互作用的可能性。对吸烟者死后的尸检发现,其胰管内存在广泛的导管增生,亦被称为胰腺上皮内瘤变,是一种癌前病变。Neugut 及其同事(1995)发现,对于患有与吸烟相关的第一原发恶性肿瘤(如肺癌、头颈部恶性肿瘤或膀胱癌)的病人,若发生胰腺癌为第二原发恶性肿瘤,则可能与吸烟有所关联。这一关联可能是由于,上述这些不同的恶性肿瘤可能存在一些相互重叠的基因突变,而这些突变则与吸烟相关。

吸烟在受教育程度最低的人群中最为常见。据 2012 年的数据,拥有学士学位的成年人在当时成为吸烟者的可能性低于那些受教育程度较低的成年人。(国家卫生统计中心,2012年)。据疾病控制与预防中心报道,目前美国有 18% 的成年人以及 14% 的高中生为吸烟者。2003 年的一项针对 30~39 岁人群的研究中,将父母职业、成人教育程度以及家庭收入作为了评估个体社会经济状态(SES)的指标。该研究发现,与 SES 较高的群人相比,SES 较低的人群更有可能接触并开始吸烟,成为烟民,同时这一人群戒烟的可能性也较低(Gilman et al,2003)。

香烟烟雾中的致癌成分在血流中被清除后随胆汁排出。这些致癌成分可能通过胆胰反流到达胰腺,或者直接通过血液循环被带入胰腺实质。香烟烟雾中至少含有 60 中已知的致癌成分,其中包括多环芳香烃(PAH)、亚硝胺、苯并[a]芘、β-萘胺、甲基荧蒽和芳胺等(Hecht,2003)。这些致癌物可能与 DNA 结合而形成加和物,从而增加了体细胞突变的风险。若这些突变未能得到修复,则可能诱发癌症。亚硝胺具有器官特异性,其能在仓鼠中引起与人类具有相似组织学类型的胰腺癌(Wang et al,2009)。关于香烟中其他致癌物质与胰腺癌的关系的研究则很少。香烟烟雾导致胰腺癌的另一种可能机制则与烟雾中的致癌物质无关。吸烟者体内的胆固醇(脂质)水平高于非吸烟者。引起高胆固醇血症的病理生理学机制可能部分与尼古丁刺激循环儿茶酚胺,增加了血清胆固醇水平有关。而血脂水平的增高,同样可能成为诱导胰腺癌发病的原因(Wang et al,2009)。

环境烟草烟雾和二手烟

环境烟草烟雾(environmental tobacco smoke,ETS)与胰腺癌的发生有关,二者可能存在剂量-反应关系(Ahlgren,1996;Villeneuve et al,2004)。据文献报道,非吸烟者在成年以及童年时期暴露于 ETS 可能与 PDAC 的发生弱相关,其比值比轻度升高(OR 1.21;CI 0.60~2.44)。这种效应在暴露于 ETS 的吸烟者中更为显著。一项发表于 2009 年的,仅分析了家族性和散发性 PDAC 的回顾性研究中发现,在无吸烟史的胰腺癌病人中,在早年(<21 岁)有 ETS 暴露史的病人,其确诊胰腺癌时的年龄(64.0 岁),较无 ETS 暴露史的病人更年轻(66.5 岁)(Yeo et al,2009)。此外,在家族性、散发性与德裔犹太人的胰腺癌病例中,吸烟者或在 21 岁以前暴露于 ETS 的非吸烟者,其确诊胰腺癌时的平均年龄均较低。

2006 年,美国卫生部总监认定,二手烟中存在至少 69 种人类致癌物质,并且这些致癌物均未低于安全暴露水平[美国吸烟与健康办公室(Office on Smoking and Health),2006]。在美国,每年有超过 45 000 人死于肺癌和心脏病,这些人均没有吸烟史,但却报告有二手烟暴露史(Max et al,2012)。

无烟烟草

无烟烟草包括干鼻烟、咀嚼烟草、鼻烟(潮湿无烟烟草)和可溶性尼古丁产品。这些产品的销售增长速度比卷烟快。无烟烟草的使用被宣传为比吸烟更安全,并可作为一种戒烟的方法。目前并没有证据表明无烟烟草可以作为一种戒烟的有效方法。然而,这些产品却会导致口腔癌、食管癌和胰腺癌,以及牙周骨质流失和尼古丁成瘾(Bofetta,2008)。

高风险的职业

报道职业性暴露与胰腺癌间关联的证据并不一致。这一现象反映了对暴露于工作场所的致癌物进行量化,以及将这些暴露因素与其他危险因素区别开来的具有一定的难度。许多流行病学调查提示,某些职业中患有胰腺癌的风险较高。然而由于病人自我报告的暴露史可信性存疑,同时缺乏客观量化的监测数据,个人合并症以及其他混杂风险因素等资料,很难将某一特定职业认定为发生胰腺癌的高风险职业。表 61.3 中总结了目前与此相关的研究。

职业性暴露

在美国和欧洲,特别是在斯堪的纳维亚地区的国家,已经开展了研究特定职业性接触对增加工人发生胰腺癌风险的研究。表 61.4 中总结了与胰腺癌相关的职业暴露。总体而言,在纳入了 1969—1998 年间进行的 20 项职业研究的 Meta 分析中发现,胰腺癌中职业性的病因学分数估计为 12%(Oja-jarvi et al,2000)。对 22 项关于胰腺癌病人的职业和环境研究报告的回顾性分析发现,最常见的暴露因素包括石棉、农药和除草剂、住宅氡、煤制品、焊接产品和辐射(Yeo et al,2009)。

Calvert 及其同事(1989 年)在国家职业安全与健康研究所的支持下,对 5 项研究工业加工和研磨操作中使用的金属加工液(MWF)与所有类型癌症(包括 PDAC)的发展之间关系的队列研究进行了回顾分析(Acquavella et al,1993;Hoppin et al,2000;Porta et al,1999;Rotimi et al,1993;Tolbert et al,1992)。据国家职业安全与健康研究所估计,超过 100 万工人有 MWF 暴露史(Calvert et al,1989)。大量证据表明,包括胰腺、喉、直肠、皮肤、阴囊和膀胱在内的多个部位的癌症风险增加。MWF 中含有包括长链脂肪族化合物、多环芳烃、亚硝胺、含硫化合物、释放甲醛的杀生物剂和重金属等许多被怀疑是癌症启动剂或促进剂的化合物(Tolbert et al,1992)。

表 61.3　与胰腺癌风险增加相关的职业

参考文献	职业	预估风险	95%CI
Falk et al,1994	化学品加工	1.22 OR	NR
	化学肥料	1.20 OR	NR
Li et al,1969	化学家	10.2 MH	NR
Lin et al,1981;Falk et al,1990	汽车修理工(汽油暴露)	如果暴露>10年,5.1 RR	NR
	服务站工人	1.6 SMR	NR
	机修工人	2.45 OR	NR
Lin & Kessler,1981	干洗工人	2.1 RR	NR
Edling et al,1985	制革工人	3.1 MH	(1.1~9.2)
Pickle et al,1980	炼油厂工人	2.11 OR	(0.86~5.20)
Rockette et al,1983	铝厂工人	125.2 MR	NR
Norell et al,1986	地板抛光工	1.3 SMR	NR
Falk et al,1990	电器装配/A装/维修工	2.20 OR	NR
Tolbert et al,1992	金属制造工	2.0 SMR	(0.9~3.8)
Eisen et al,1992	制造工厂工人	3.0 SMR	(1.2~6.24)
Bardin et al,1997	装配工人	3.0 SMR	(1.0~7.5)
Rotimi et al,1993	铸造厂和发动机厂工人	3.0 SMR	(121~624)
Bu-Tian et al,2001	工厂/系统操作工	6.1 OR	(1.1~33.9)
Bu-Tian et al,2001	药剂师、膳食学家、治疗师	7.1 OR	(1.8~27.5)

MH,Mantel-Haenszel 估值;NR,未报道;OR,比值比;SMR,标准化死亡率。

表 61.4　与胰腺癌相关的职业性暴露

化学物质	暴露途径	预估胰腺癌风险
二氯甲烷(氯化烃类)	喷漆	1.61 OR
	脱漆剂	1.40 OR
	气溶胶喷射剂	1.6 RR
	金属除油剂	
	油漆稀释剂	
	清漆	
	溶剂	
杀虫剂/除草剂	玉米湿磨	1.4 OR
DDT	农耕业	4.8 RR
DDD	空乘人员	4.3 RR
乙烯		5.0 RR
石棉	工业	3.0 OR
化肥	农耕业	1.2 OR
棉尘	农耕业	4.37 OR
水泥	建筑工人(制作水泥)	1.28 OR
铅	多种途径	1.28 OR
金属加工液	机器操作工	2.0 OR

DDD,双氯苯二氯乙烷。
数据来自表 61.3 引用的参考文献。

糖尿病

糖尿病和糖尿病前期是诱发胰腺癌的危险因素,同时也是胰腺癌的并发症(Liao,2015)。大多数 PDAC 病人(50%~80%)在诊断时合并亚临床糖耐量降低或 2 型糖尿病(Yalniz et al,2005)。胰腺癌能够引起胰岛细胞功能的改变。具体而言,其或是由于肿瘤生长导致 β 细胞丢失,或腺泡-胰岛细胞的相互作用受损的结果。与 2 型糖尿病相关的慢性高胰岛素血症和高血糖症被认为是诱发胰腺癌的潜在机制。实验证据表明,胰岛素能直接或间接地增加胰岛素样生长因子的生物利用度,从而促进胰腺癌细胞的增殖并减少细胞凋亡(Butler et al,2010;Han et al,2011;Li,2012)。高血糖还能增强胰腺癌细胞的增殖和侵袭能力。2015 年,一项纳入了 9 项共涉及 2 408 名病人的前瞻性研究的 Meta 分析中,研究者分析了血糖升高与胰腺癌之间的关系,发现空腹血糖每增加 0.56mmol/L,胰腺癌的风险就增加 14%(Liao,2015)。

20 世纪 90 年代研究糖尿病与胰腺癌风险之间关系的荟萃分析发现,有 5 年或以上糖尿病史的胰腺癌病人的 PDAC 相对风险(RR)是无糖尿病病人的 2 倍(RR 2.0;95% CI 1.3~2.2)(Ever-hardt et al,1995)。在一项包含美国三个地理区域,含有 484 例 PDAC 病例和 2 099 例对照受试者的,以人群为基础的病例对照研究中发现,与对照组相比,在 PDAC 发生前至少有 10 年糖尿病史的病人,其 PDAC 风险增加 50%(Silverman et al,1998)。胰岛素治疗似乎并不能改变 PDAC 的患病风险(胰岛素治疗:OR 1.6;非胰岛素治疗:OR 1.5)。最近另有两项调查发现,在研究人群中,分别有 26% 和 31% 的人报告了自己在被诊断胰腺癌前有新发糖尿病的病史(Yeo et al,2009,2012)。

在护士健康研究(NHS)对 88 802 名女性进行的为期 18 年的随访研究中,报告了 180 例胰腺癌事件(Michaud et al,2001)。结果表明果糖摄入与葡萄糖代谢受损和胰腺癌风险增加之间呈正相关。这一风险在体重指数(BMI)高于 30kg/m² 且体力活动量低的女性中最为明显。高血糖负荷饮食(定义为每单位含碳水化合物食物的葡萄糖反应)可能会因肥胖而导致的潜在胰岛素抵抗,从而增加女性患胰腺癌的风险。Gapstur 和同事(2000)也观察到血浆葡萄糖水平长期升高可能会增加胰腺癌的风险,这进一步表明葡萄糖耐量受损、胰岛素抵抗和高胰岛素血症与胰腺癌的发病相关。

胰腺炎

胰腺炎作为胰腺癌的危险因素,已经被广为研究。在一份对 10 项研究的汇总分析中发现胰腺炎对胰腺癌发生的人群归因分数为 1.34%(即 34% 的超额风险)(Duell et al,2012)。当胰腺炎发生在胰腺癌诊断前 3 年以上时,这一关联性更强(OR 4.0;CI 2.5~6.0)。急性胰腺炎可能是 PDAC 的最初的临床表现,出现在确诊胰腺癌之前的数周或数月(见第 55 章)。一项 2014 年的退伍军人健康管理局的回顾性研究发现,10.7% 患有胰腺癌的退伍军人,在被诊断为胰腺癌的前 2 年内有急性胰腺炎病史(Munigala et al,2014)。急性胰腺炎发作后第一年罹患胰腺癌风险最大,而 70 岁以上人群的风险则更高。

慢性胰腺炎与胰腺癌的发展有关(见第 57 章)。目前尚不清楚慢性胰腺炎究竟是胰腺癌的一个危险因素,或者是胰腺癌的一种惰性表现。诊断为慢性胰腺炎的个体中 PDAC 的标准化发病率为 16.5,而预期病例数为 1.76(Lowenfels et al,1993)。由于胰腺癌可能与慢性胰腺炎相似,因此可能存在误诊。一项对 1965—1983 年期间瑞典所有住院医疗机构的急性、慢性或非特异性胰腺炎病人进行了回顾的研究发现在 7,956 例胰腺炎病人中,有 46 例胰腺癌病人,而预期病例为 21 例,标准化发病率比为 2.2(CI,1.6~2.9)(Ekbom et al,1994)。虽然似乎有理由得出结论,胰腺炎引起的细胞破坏和腺体功能障碍可能形成一个有利于肿瘤发生和生长的环境,但是问题在于,一些癌前病变如导管内乳头状黏液性肿瘤最初也可能被错误地诊断为慢性胰腺炎。

遗传性胰腺炎是一种常染色体遗传性疾病,始于儿童期或青春期。目前已鉴定出 PRSS1(7q35)突变,这些个体中胰腺癌的累积风险为 50%~80%。患遗传性胰腺炎的吸烟病人,其确诊胰腺癌的年龄更低。

胆囊切除术

一些胰腺癌病例在被确诊之前可能会有胆石症或胆囊切除术的病史;然而,能表明胆囊切除术促进胰腺癌发展的证据却较弱(Maisonneuve et al,2015)。有调查表明在胰腺癌诊断前一年接受胆囊切除术的个体发生胰腺癌的风险极高(OR,57.9)(Everhardt et al,1995)。这一发现很可能是由于病人可能存在隐性 PDAC,而误诊为胆囊疾病(胆石症或胆囊炎)单纯的切除了胆囊,而忽略了 PDAC 的存在。然而,对在确诊胰腺癌前 20 年或更长时间内有胆囊切除术史的病人进行数据亚组分析时,其仍有 70% 的超额风险。在病例对照和队列研究中,胃切除术似乎也与 50% 的胰腺癌风险增加相关(Bosetti et al,2013;Gong et al,2012)。

激素因素

近年来,有假说认为女性生殖相关的因素与胰腺癌之间存在联系。作为加拿大增强癌症监测项目(Kreiger et al,2001)的一部分,对 52 名绝经后 PDAC 妇女和 233 名匹配的对照受试者进行了病例对照研究。研究者将一份有关于生育史、吸烟、体力活动、饮食、职业、居住史和社会人口统计信息的调查问卷,寄送给符合纳入标准的 PDAC 病人进行调查。在研究结果中,多次生育(定义为三个或更多的孩子)以及口服避孕药与 PDAC 风险降低相关(OR,0.22;OR,0.36)。初产时年龄较大的病人 PDAC 的风险显著增加(25~29 岁女性:OR 4.05;CI 1.50~10.92;30 岁或以上的女性:OR 3.78;CI 1.02~14.06)。初潮或绝经年龄与 PDAC 无任何关系。经产次数与 PDAC 发生之间的存在反比关系,表明 PDAC 的发生可能某种程度上是一种依赖于雌激素的转化,或者雌激素可能对胰腺癌的发生有着抑制作用。

生活方式、身高和体重

Michaud 及其同事(2001)首次在两项大型前瞻性队列研究中报告了 BMI、身高、体力活动和吸烟与胰腺癌风险之间的关系:健康专业随访研究(HPFS)和 NHS。活动水平和体重分别被前瞻性地确定与胰腺癌发病相关。在肥胖男性和女性中发现 PDAC 的风险较高:与正常体重者相比,超重者风险高 10%,肥胖者高 20%。BMI 增加 5 个单位相当于胰腺癌风险增加 10%(Aune,2012)。胰腺癌中可归因为肥胖的比例范围为 3%~16%(Maisonneuve et al,2015)。

还有研究观察到,高于平均身高的病人与患胰腺癌风险之间存在直接关联,个体身高每高出平均身高 2.54cm,在 HPFS 的结果中胰腺癌的风险增加了 6%,在 NHS 中则增加了 10%。事实上,早有其他研究中发现了身高与癌症之间存在联系(Giovannucci et al,1995;Smith et al,1998)。但是 Maisonneuve 及其同事(2015)却发现身高与胰腺癌之间没有关联。身高可能是作为儿童时期摄入卡路里量或暴露于生长因素(如胰岛素或胰岛素样生长因子-1)的结果,从而与癌症的发生之间存在联系。

Michaud 及其同事(2001)还报道了适度的体育活动与胰腺癌发病之间的呈负相关。在超重人群的队列中,每周步行或徒步旅行 1.5 小时以上可以使胰腺癌的风险降低 50%,但对于非超重的研究对象,体育活动对发生胰腺癌的风险没有影响。同样地,对于非超重的研究对象,BMI 对胰腺癌的风险也没有影响。然而,与 BMI 低于 23kg/m² 的病人相比,BMI 大于等于 30kg/m² 的人群胰腺癌的风险增加(RR 1.72;CI 1.19~2.52)。文章的作者推测,肥胖与 PDAC 风险之间的联系,可能与葡萄糖耐受不良、外周胰岛素抵抗和/或高胰岛素血症有关。

饮食

据估计,30%~50% 的胰腺癌可能归因于饮食因素。据芬兰癌症登记处资料表明(Stolzenberg-Solomon et al,2005),黄油消耗量和饱和脂肪摄入量与 PDAC 发生呈正相关(HR 1.40;CI 0.87~2.25;HR 1.60;CI 0.96~2.64)。脂肪进入十二指肠并刺激胆囊收缩素的分泌,慢性高胆囊收缩素血症可能增加胰腺对致癌物的敏感性。其他可能的解释包括:增加饱和脂肪的摄入可能导致胰岛素抵抗并发展为糖尿病,或者具有高可溶性脂肪含量的食物可能被来自环境的致癌有机氯化物所污染。

加工肉类与胰腺癌的发生有关。在一项对 20 多万人进行的前瞻性研究中,482 人在 7 年的随访期限内患上了胰腺癌(Nöth-lings et al,2007)。那些食用加工肉类最多的人患胰腺癌的风险增加了 67%。较多摄入猪肉和红肉的膳食结构会使胰腺癌的风险增 50%,但家禽,鱼类,乳制品和鸡蛋的摄入不会增加额外的风险。高温烹饪过程中形成的杂环胺和多环芳烃早已被证明具有致癌性,并且可能是加工和烧烤肉类让胰腺癌风险增加的原因。同时这些化合物也与其他癌症的发生有关。

最近的几个研究集中在血糖负荷与血糖指数之间的关系上。迄今为止,已有六项研究评估了果汁和苏打水摄入的影响,但结果却相互矛盾(Michaud et al,2002;Mueller et al,2010;Nöthlings et al,2007;Silvera et al,2005;Stolzenberg-Solomon et al,2005)。有两项研究发现 PDAC 与血糖负荷、碳水化合物摄入量,及糖、蔗糖或果糖的摄入量之间没有关系(Johnson et al,

2005;Silvera et al,2005)。另三项研究则报告了不同的发现(Michaud et al,2002;Nöthlings et al,2007;Stolzenberg-Solomon et al,2005)。在多民族队列研究中,高蔗糖摄入对 PDAC 发生的影响则因 BMI 而异。当 BMI 升高时,高蔗糖摄入增加了 PDAC 的风险,而正常 BMI 病人,罹患 PDAC 的风险则降低了(Nöthlings et al,2007)。高果糖摄入也与 PDAC 呈正相关,但并没有发现软饮料(低糖或常规)的摄入与 PDAC 之间存在关联。

Mueller 及其同事(2010)对新加坡华人健康研究进行了回顾性分析,研究了软饮料和水果的摄入以及 PDAC 的风险。在 63 257 名研究对象中,共发现 142 例 PDAC 病例,每周饮用两到三瓶软饮料的人 HR 更高。然而,只有 56.4% 的 PDAC 病例被是经组织学证实的,有 5% 来自死亡证明数据,38.8% 是通过可能与 PDAC 相关的体征和症状确定的,但未经证实。在这一情形下,得出每周喝两到三瓶软饮料的人罹患 PDAC 的 HR 升高的结论是存疑的,有待进一步的评估。

咖啡和酒类摄入

20 世纪 70 年代和 80 年代的队列研究曾指出在重度咖啡和酒精饮用者中,PDAC 的风险增高。但这些结果常受到混杂因素的干扰,这是由于重度咖啡和酒精饮用者中,有一些重度吸烟的人成为了混杂因素(Michaud et al,2001)。随后的三项调查试图在控制吸烟的影响下,同时去阐明这个问题(Ghadirian et al,1991;Lagergren et al,2002;Michaud et al,2001)。Ghadirian 及其同事(1991)对大蒙特利尔居民展开了病例对照研究,通过向病人或代理人进行问卷调查来获得研究所需要的所有信息。结果表明,饮酒的人一般而言 PDAC 的风险较低(OR 0.65;CI 0.30~1.44)。啤酒,白葡萄酒和烈性酒都是如此。但红葡萄酒饮用者的 OR 升高至 1.57,但无统计学意义。同样地,无论是饮用含咖啡因或无咖啡因的咖啡,饮用咖啡的人患 PDAC 的总体风险较低(OR 0.55;CI 0.19~1.62)。虽然在空腹或早、午餐之间饮用咖啡,PDAC 的风险会增加(OR 分别为 1.30 和 1.15),但结果无统计学意义。

Lagergren 及其同事(2002)曾提出假说,由于重度酗酒常导致慢性胰腺炎,同时慢性胰腺炎又是 PDAC 的危险因素,因此理想的研究人群应当是那些被诊断为酒精中毒、慢性酒精性胰腺炎与酒精性肝硬化的病人。瑞典国家卫生与福利委员会收集了 30 年来 178 688 名病人的资料。在这些病人中,总计报告 305 例 PDAC,与期望的病例数相比,实际观察到的病例其 PDAC 风险增加了 40%。同时伴有酒精性胰腺炎或肝硬化的酗酒者,其 PDAC 的风险增加了 2 倍。但这一研究的主要缺陷在于缺乏有关吸烟的资料。作者估计,在酗酒者这一组中观察到 PDAC 的风险增加,"可能几乎全部能归咎于吸烟带来的混杂效应"(Lagergren et al,2002)。

Michaud 及其同事(2001)在两项大型国家队列研究的基线资料中,获得了咖啡和酒精消费以及其他饮食因素的数据。HPFS 始于 1986 年,纳入了 51 529 名回复了邮寄问卷的 40~75 岁的男性;NHS 始于 1976 年,纳入了 121 700 名注册护士。研究者通过邮寄问卷的方式,获取两组人群的随访信息,其中包括:年龄、婚姻状况、体重、身高、病史、用药情况、吸烟状况、体力活动以及咖啡和酒精的摄入量。这份研究中关于咖啡和酒精的结果令人信服:在 1 907 222 人年的随访期间内,共 288 例被诊断为 PDAC。所有数据首先被按不同队列分别独立分析,然后汇总计算总体 RR 的估计值。结果显示,无论是咖啡的摄入还是酒精的摄入都不会导致 PDAC 的风险增加。每天超过三杯咖啡与不喝咖啡相比,汇总的 RR 为 0.62(95% CI 0.27~1.43);每天摄入酒精超过 30g 与不饮酒相比,汇总的 RR 为 1.00(95% CI 0.57~1.76)。

最近,Brand 及其同事(2009)研究了 1993—2003 年内,来自美国 350 家医院,经过组织学确诊的 29 239 例胰腺癌病例,通过病人自述的吸烟以及饮酒史,获取了相关数据。与不吸烟的人相比,正在吸烟的人确诊胰腺癌时的平均年龄明显更小(6.3~8.6 岁)。在非吸烟者中,确诊胰腺癌的年龄随着饮酒量呈线性变化。轻度饮酒者确诊 PDAC 的平均年龄降低 6 岁,而自述为重度饮酒者确诊 PDAC 的平均年龄则降低 8.7 岁。

病原体感染

一份对七项研究的综合分析中发现幽门螺杆菌是 PDAC 的中度危险因素(Risch,2012)。在西方国家,幽门螺杆菌感染的全球发病率为 25%~50%。因此有人估计这些国家 45%~25% 的胰腺癌病例可能是由于幽门螺杆菌引起的(Maisonneuve et al,2015)。乙型肝炎病毒(HBV)的慢性感染会增加 A 型血病人罹患 PDAC 的风险(OR,1.42)。HBV 可以感染胰腺和肝脏。Wang 及其同事(2012 年)报道,在 HBV 阳性的人群中,胰腺癌的风险增加了 40%~60%。

总结

PDAC 是一个复杂的生物过程,虽然其病因是多因素的,但部分风险因素是经过检验而明确的。降低胰腺癌风险的策略包括以下内容:

- 避免使用或接近烟草制品,特别是:
  - 不要开始吸烟,或者如果您已吸烟或抽雪茄,请戒烟
  - 不要使用无烟烟草制品
  - 避免吸二手烟
  - 要求吸烟者不要在家吸烟
- 改变饮食
  - 如果超重或肥胖,请通过改变菜单和限制卡路里的方法减轻体重
  - 如果可以,可通过手术干预减肥
  - 增加每日水果和蔬菜的摄入量
  - 减少摄入单纯的碳水化合物和脂肪
  - 避免加工肉类,限制红肉摄入量,增加鱼类和家禽的摄入量
- 职业和环境防护
  - 对于从事高风险职业或受到环境暴露的人员,请常规使用美国职业安全与健康管理局推荐的个人防护设备
- 对高危个体进行筛查,以发现癌前病变以及早期肿瘤,包括:

- 新发糖尿病的老年吸烟者
- 非有意的体重减轻
- 偶然发现并且可能无症状,但可疑的胰腺或胆道病变

大量的流行病学数据表明胰腺癌的致病因素在很大程度上是可以避免的。近三分之二的主要非遗传性风险因素可以通过提高公众意识,筛查高危人群来发现进展期的癌前病变,以及提倡更健康的生活方式来改变。这些知识不仅能为预防胰腺癌提供机会,或许还可为延缓预测的胰腺癌风险上升曲线提供机会。

（傅德良　译　樊嘉　审）

第62章

胰腺癌的临床表现、评估及治疗

Michael J. Pucci, Eugene P. Kennedy, and Charles J. Yeo

临床表现

对病人而言,被确诊为胰腺癌(即胰腺导管腺癌)是一个令人沉痛的消息。目前,胰腺癌在美国恶性肿瘤致死率中位列第四。胰腺癌起病隐匿,无症状期即可出现局部侵犯与远处转移。因肿瘤分期及位置不同,病人临床表现各异。多数可切除的胰腺癌位于胰头及钩突部,常见症状包括胆道梗阻导致的黄疸、瘙痒,腹腔神经丛受累导致的上腹痛与背部放射痛。而少数情况下仅以持续性恶心或呕吐为首发症状,是由肿瘤压迫十二指肠引起胃流出道梗阻(gastric outlet obstruction,GOO)导致的。此外,年龄在60岁以上的老年人发作胰腺炎,而无胆石症或酗酒的等高危因素时,也应警惕恶性病变可能。对于胰体尾癌,在肿瘤发生局部进展或远处转移之前常无典型症状,而仅伴有疼痛,少数病人有脂肪泻及黄疸。

胰腺癌常可表现出其他非特异性症状,在确诊之前即伴有恶心、厌食、体重减轻、疲劳等表现。由于症状不典型,发病早期难以直接确诊为胰腺癌。体重显著下降而伴有胃流出道梗阻,常提示肿瘤进入中晚期。

对于早期胰腺癌,常以黄疸作为唯一体征。对于中晚期胰腺癌,常可触及左侧锁骨上淋巴结肿大(Virchow淋巴结)、脐周淋巴结肿大(Sister Mary Joseph淋巴结)。而有时也可表现为颞肌萎缩,由腹水、转移导致的肝脏肿大以及腹部包块。

实验室检查诊断胰腺癌效果有限。肝功检查特异性较低,常需进一步完善血清学检查与影像学检查予以确诊。胰腺癌所导致的高胆红素血症常伴有碱性磷酸酶、γ-谷氨酰胺转肽酶显著升高以及丙氨酸转移酶、天冬氨酸转移酶轻度升高。新发糖尿病有时也可伴随胰腺癌,但其诊断胰腺癌的灵敏度与特异度均较低。由于糖尿病与胰腺癌的好发年龄段存在较大重叠,且糖尿病发病率远高于胰腺癌等因素,更加限制了其作为胰腺癌诊断标志的作用。

近年来,研究发现多种胰腺癌相关肿瘤标记物(Harsha et al,2009;Winter et al,2013)。其中糖链抗原19-9(carbohydrate antigen 19-9,CA19-9)是目前唯一作用于临床的肿瘤标记物。然而,其应用仍存在两个重要缺陷。第一:CA19-9诊断胰腺癌特异性不高,在某些良性疾病,尤其是梗阻性黄疸中同样会升高。第二:路易斯A、B抗原均为阴性的病人合成CA19-9受限,因而无法从血清中检出,影响了CA19-9的敏感性。此部分病人在所有胰腺癌病人中的占比为10%到34%(Berger et al,2008;Tempero et al,1987)。因此,CA19-9更适用于判断已确诊

胰腺癌病人的治疗效果以及监测肿瘤复发情况。更多有关胰腺癌预测、诊断及预后肿瘤标志物相关研究正逐步推进,具有良好前景。

诊断

在高度怀疑胰腺癌可能的情况下,高质量的影像学评估对于胰腺癌诊断与治疗方案的制定意义重大。大多数病人在初诊时行腹部超声或计算机断层扫描(computed tomography,CT)检查,发现胰腺病变后常需要进一步评估。目前对于胰腺癌最佳的影像诊断方法为胰腺增强多排CT(multidetector CT,MDCT)+三维重建检查(Buchs et al,2010;Horton & Fishman,2002;Raman et al,2012)(见第18章)。病人需要在检查时饮水,因为口服对比剂会在胃与十二指肠内产生条状伪影,影响胰腺显影与三维重建效果。肿瘤在MDCT上表现为胰腺内低密度灶,动脉期显像最佳。静脉期显像适用于评估远处(主要为肝脏)转移及局部淋巴结情况(Raman et al,2012)。此外,MDCT检查能够显示肿瘤与肠系膜上静脉(superior mesenteric vein,SMV)、门静脉、脾静脉、肠系膜上动脉(superior mesenteric artery,SMA)及腹腔干分支等周围血管的关系,在80%~90%的情况下可准确评估肿瘤可切除性(House et al,2004;Karmazanovsky et al,2005)。并且MDCT动脉期三维重建可在术前识别肝动脉及相关血管的解剖学变异,据报道1/6病人的肝右动脉起源于肠系膜上动脉(见第2章),术前进行三维重建评估效果显著。

随着磁共振成像(magnetic resonance imaging,MRI)技术不断发展,其成像效果与诊断灵敏度与CT相当。对于具有典型症状的胰腺癌病人,无需同时接受CT和MRI检查。MRI适用于伴有肾功能损伤或对造影剂过敏的病人。然而在某些特殊情况下,如诊断较小(直径<2cm)的胰腺肿瘤或较小(直径<1cm)的肝转移灶,MRI效果优于CT。磁共振胰胆管成像(MR cholangiopancreatography,MRCP)在评估胰腺微小囊性病变方面具有良好的价值,本章不展开详细讨论(见第19和60章)。

对于具有典型症状的胰腺癌病人,内镜检查仅在特定情况下适用。胃十二指肠镜(esophagogastroduodenoscopy,EGD)适用于发生胃流出道梗阻的病人,有助于探查解剖结构异常及排除其他疾病。对于肿瘤转移或无法切除,或出现胃流出道梗阻的病人不适合立即接受手术时,胃十二指肠镜联合十二指肠支架能让病人恢复经口进食(见第29章)。内镜逆行性胰胆管造

影（endoscopic retrograde cholangiopancreatography，ERCP）过去常用于诊断可疑壶腹周围癌。随着断层影像学技术的发展，ERCP 作为诊断用途已不再被推荐。与胃十二指肠镜检查类似，ERCP 联合胆管支架也可使相同的病人群体（肿瘤转移、无法切除或不适合接受手术干预）获益（见第 20、29 章）。对于不合并胆管炎的黄疸病人不常规放置胆道支架。多个研究表明，术前放置胆道支架会导致伤口感染风险加倍，总并发症风险轻度升高（Pisters et al，2001a；Sohn et al，2000）。对于以胰腺肿物与黄疸作为首发表现的病人而言，尝试早期手术切除优于内镜下胆道支架置入与推迟手术干预（Kennedy et al，2010）。

相比于上述检查，超声内镜（endoscopic ultrasound，EUS）是一种更先进的显像与诊断技术（见第 16 章）。除了在高级别诊疗中心应用较为成熟外，EUS 也广泛地应用于其他机构。EUS 图像解读受操作者个体差异影响较大，所以在相关文献报道或临床实践中其诊断敏感度跨度较大（Hunt & Faigel，2002；Lewis & Kowalski，2012；Varadarajulu & Eloubeidi，2010）。研究表明，EUS 诊断胰腺肿瘤的敏感度在 69% 到 94%。部分研究发现，与 CT 相比，EUS 在探查直径小于 2cm 的病灶方面优势明显。EUS 尤其适用于符合胰腺癌临床表现（胆管或胰管梗阻）却在 CT 上未发现明确占位的病人。然而，在体积较大肿物 T 分期方面，EUS 准确度低于 CT。此外，EUS 在检测静脉侵袭方面优于 CT，而在评估动脉侵袭方面则应用较少（Varadarajulu & Eloubeidi，2010）。EUS 另一重要优势是可以通过细针穿刺（fine needle aspiration，FNA）获得病理标本。在化疗前获得确切的病理诊断对于不可切除或交界可切除的胰腺癌病人具有重要意义。然而，绝大多数具有典型胰腺癌临床表现，并且肿物在 CT 或 MRI 评估后判断为完全可切除的病人则不需要接受 EUS-FNA，因为无论 EUS-FNA 结果如何，均需行手术切除。

^{18}F-氟脱氧葡萄糖-正电子发射断层扫描（^{18}F-Fluorodeoxyglucose-positron-emission tomography，^{18}FDG-PET）作为一项功能成像检查，主要利用肿瘤细胞对葡萄糖摄取与代谢加速的特性（见第 17 章）。^{18}FDG 被转运入细胞并被己糖激酶磷酸化后（即糖酵解的第一步）始终位于细胞内。虽然部分研究表明^{18}FDG-PET 检测胰腺癌的敏感度较高，但对于局部胰腺癌组织的诊断与分期作用有限。并且其难以区分肿瘤良恶性，在局部炎症、感染与肿瘤病灶均可表现出异常信号。^{18}FDG-PET 的另一重要应用是评估肝内性质不明且难以活检的占位病变。在多数医疗中心，实施姑息化疗需通过 EUS 获取的胰腺原发肿瘤的病理诊断，并且需要 PET/CT 获取肝内占位阳性结果。

诊断性穿刺活检

如上所述，对于低风险、可切除的壶腹周围癌病人，因术前组织学诊断不能影响手术决策，术前无需进行组织学诊断，（Asbun et al，2014）。若病人出现局部无法切除或者转移病灶或考虑接受新辅助治疗，需要进行胰腺活检，包括具有恶性肿瘤病史、存在壶腹周围区域转移可能的病人（肾细胞癌，黑色素瘤），可疑的自身免疫性胰腺炎的病人及因身体情况差而导致手术风险高的病人。当术前影像检查提示自身免疫性胰腺炎（参见第 18、57 和 59 章）可能时，需检测 IgG4 水平，IgG4 升高对这类疾病具有高度特异性。

尽可能使用 EUS-FNA 对胰腺病变进行活检（参见第 16 章）。不建议进行超声或 CT 引导下的经皮胰腺穿刺活检，应将病人转诊至可提供 EUS-FNA 的中心。经皮穿刺活检技术通常用来评估可疑转移灶，如肝转移灶。如果存在可疑转移，优先行转移病变活检比行胰腺原发灶活检更为关键。

分期

美国癌症联合委员会（AJCC）癌症分期手册第 7 版（2010）基于高质量 CT 成像所获得的临床数据对胰腺癌进行分期（Edge，2010）。经典的 TNM 分期分别用于描述肿瘤大小、淋巴结转移和远处转移，但临床分期还需要根据手术可切除性进行划分。

病人可划分为局部可切除（Ⅰ和Ⅱ期）、局部进展不可切除（Ⅲ期）或远处转移（Ⅳ期；表 62.1）三类。目前多个指南共识对手术可切除性进行了定义，本书参考 2016 年版美国《国家综合癌症网络指南》（National Comprehensive Cancer Network，2016）。可切除性肿瘤是指在高质量的胰腺 CT 下，未发现远处转移的证据；肿瘤与腹腔动脉（腹腔干和 SMA）之间有清晰的组织（脂肪）平面，并且 SMV-门静脉汇合处的受累小于 180°（图 62.1）。不可切除肿瘤是指发生远处转移、腹水、腹腔干或 SMA 受累大于 180°（图 62.2）以及不可切除重建的 SMV/门静脉癌栓或主动脉受侵。目前，"边界可切除性肿瘤""可能切除性肿瘤"（borderline resectable）一词得到广泛使用，它指的是 SMV/门静脉系统侵犯程度超过 180°、出现轮廓不规则或血栓形成（仍有重建的可能），并且 SMA 或腹腔干侵犯小于 180°、肝总动脉受侵但仍可重建（表 62.2）。在 AJCC 系统中，仅静脉受侵可被划分为可能切除，归为Ⅱ期疾病，但若动脉受侵被定义为不可切除，则被归为Ⅲ期疾病。少数病人的 SMV-门静脉汇合处完全闭塞，并且存在大量侧支循环，无法进行安全的静脉切除和重建，通常认为不可切除，但在当前的 AJCC 系统中仍被分类为Ⅱ期。通过使用国家癌症数据库，AJCC 分期系统与总体生存率（OS）的相关性已经得到验证（表 62.3；Bilimoria et al，2007a）。

表 62.1　胰腺癌的 AJCC 分期

分期	原发肿瘤（T）	区域淋巴结（N）	远处转移（M）	描述
0	Tis	N0	M0	原位癌，包括 PanIN3
Ⅰ A	T1	N0	M0	肿瘤局限在胰腺内，最大径≤2cm
Ⅰ B	T2	N0	M0	肿瘤局限在胰腺内，最大径>2cm
Ⅱ A	T3	N0	M0	肿瘤侵犯到胰腺以外，但不侵犯腹腔干或肠系膜上动脉
Ⅱ B	T1,T2,T3	N1	M0	局部淋巴结转移
Ⅲ	T4	任何 N	M0	肿瘤侵犯腹腔干或肠系膜上动脉（不可切除的原发肿瘤）
Ⅳ	任何 T	任何 N	M1	远处转移

PanIN3，胰腺上皮内瘤变。
From Edge SB：American Joint Committee on Cancer. AJCC cancer staging manual，ed 7，New York，2010，Springer.

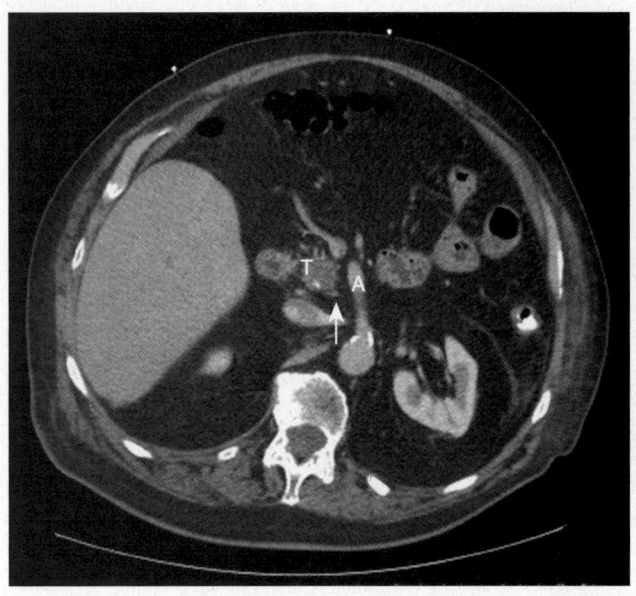

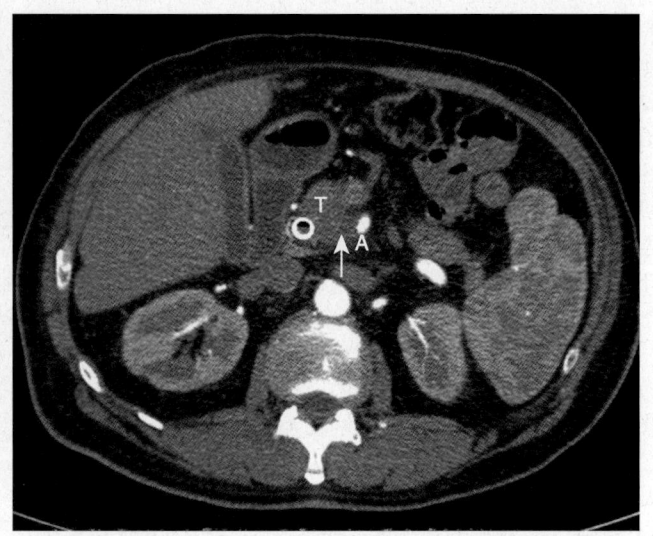

图 62.1　位于胰头和钩突的可切除性胰腺癌,在肿瘤(T)和肠系膜上动脉(A)之间可见完整的脂肪平面(箭头)

图 62.2　位于胰头和钩突的不可切除性胰腺癌,在肿瘤(T)和肠系膜上动脉(A)之间没有明显的脂肪平面(箭头)。圆环结构为胆总管远端内的金属内置物

表 62.2　美国国家综合癌症网络®(NCCN®)定义可切除状态的标准		
可切除状态	动脉	静脉
可切除性胰腺癌	肿瘤未触及 CA、SMA 或 CHA	肿瘤未侵犯 SMV、PV 或侵袭范围≤180°,静脉轮廓规则
边界可切除性胰腺癌	**胰头/钩突** • 肿瘤触及 SMA≤180°; • 肿瘤触及 CHA 但未触及 CA 或肝动脉分支处,可以被完整切除及重建; • 存在变异的动脉解剖结构(如:副肝右动脉、肝右动脉变异,CHA 变异,其他动脉变异或副动脉起源),如有肿瘤侵犯,应注意明确侵犯程度,可能影响手术决策。 **胰体/胰尾** • 肿瘤侵犯 CA≤180°; • 肿瘤侵犯 CA≤180°,但未侵犯主动脉,且胃十二指肠动脉完整未受侵	肿瘤侵犯 SMV 或 PV>180°;或侵犯≤180°但静脉轮廓不规则;存在静脉癌栓。但在受侵部位两端有足够的血管,可进行安全、完整地切除及重建 肿瘤侵犯 IVC
不可切除性胰腺癌	远处转移(包括非区域淋巴结转移) **胰头/钩突** • 肿瘤侵犯 SMA>180°; • 肿瘤侵犯 CA>180°; • 肿瘤侵犯 SMA 的第一空肠支 **胰体/胰尾** • 肿瘤侵犯 SMA 或 CA>180°; • 肿瘤侵犯 CA 和主动脉	**胰头/钩突** • 肿瘤侵犯或静脉栓塞导致 SMV/PV 不可切除重建; • 肿瘤侵犯 SMV 的近端空肠引流支 **胰体/胰尾** • 肿瘤侵犯或静脉栓塞导致 SMV/PV 不可切除重建

CA,腹腔干;CHA,肝总动脉;IVC,下腔静脉;PV,门静脉;SMA,肠系膜上动脉;SMV,肠系膜上静脉。

分期	未切除的病人	切除的病人	总体
ⅠA	6.8	24.1	10.0
ⅠB	6.1	20.6	9.1
ⅡA	6.2	15.4	8.1
ⅡB	6.7	12.7	9.7
Ⅲ	7.2	10.6	7.7
Ⅳ	2.5	4.5	2.5
总计	3.5	12.6	4.4

表 62.3　不同分期病人手术治疗的中位生存期

单位:月。

Data from Bilimoria KY, et al, 2007: Validation of the 6th edition AJCC pancreatic cancer staging system: report from the National Cancer Database. Cancer 110(4):738-744.

腹腔镜

对可疑或明确的胰腺癌进行分期腹腔镜探查时,能发现在 CT 或 MRI 中未发现的小的肝转移灶或腹膜转移灶(参见第 23 章)。但对于局部进展期的病人,如果不进行充分的探查和对相邻结构的检查,腹腔镜对局部进展期胰腺癌的评估能力是有限的(Schnelldorfer et al,2014)。在现代成像技术(即 3D MDCT 扫描)应用之前,剖腹手术的不可切除率已超过 30%,而现代横断面成像技术已大大降低了该比例。

分期腹腔镜检查在评估影像学可切除胰腺癌病人的作用上仍有争议。据报道,这种检查能影响后续治疗方案的比例在 4%~40%(Pisters et al,2001b;Schnelldorfer et al,2014;Shah et al,2008;Stefanidis et al,2006)。从整体上来看,分期腹腔镜检查似乎最适合于腹腔内播散可能性高的部分病人。这类病人的特点包括:肿瘤大于 4cm,尤其是左侧胰腺的肿瘤;腹水;CA 19-9 明显升高(>1 000U/mL);以及 CT 下可见的小的肝脏或腹膜病变,这些病变太小,无法通过经皮活检或 PET 成像检查来明确性质。分期腹腔镜检查很少用于右侧胰腺的肿瘤。而近年来,随着 CT 分期准确率的上升,腹腔镜分期检查用于左侧胰腺肿瘤(无法进行腹腔镜下切除)的比例也在下降。

治疗

对胰腺癌病人进行初始评估是为了将其分为可切除、可能切除或不可切除胰腺癌,这需要与胰腺外科专家协商决定。手术切除仍是根治胰腺癌唯一可能的方法,然而只有少数胰腺癌病人(约 20%~30%)在诊断时能够进行根治性切除。随着对高危病人识别能力的提高及早期检测手段的发展,有望接受根治性切除的病人比例有所增加。2007 年 Bilimoria 等人研究表明,在美国国家癌症数据库 9 500 例临床Ⅰ期胰腺癌病人中,70% 以上未接受手术干预(Bilimoria et al,2007b)。其中超过 50% 的病人并没有明确的手术推迟的原因,仅少数病人是由于年龄太大等原因不适合行手术治疗。需要指出的是,这些未行手术切除的Ⅰ期病人中位生存期仅不到 1 年。其生存率低的内在原因仍不清楚,报道显示其预后甚至比局部不可切除胰腺癌更差。2014 年 Raigani 等人研究显示,Ⅰ期和Ⅱ期胰腺癌病人的手术切除率仍然较低,分别为 36% 和 63%。表明在美国,潜在可治愈的胰腺癌病人并未普遍接受手术治疗,作者推测人们对胰腺癌的治疗态度较为消极是其中的重要因素之一。

外科治疗

可切除胰腺癌

随着手术经验的积累,可切除胰腺癌的评判标准已被拓宽(参见第 66 和 67 章)。大型胰腺中心会根据自身的专业水平、经验,以及新辅助治疗试验方案的可行性来评估胰腺癌的可切除性。

胰腺切除术术式由肿瘤位置和侵犯程度决定。右侧胰腺肿瘤通常需要行胰十二指肠切除术,其中大多采用保留幽门的胰十二指肠切除术。远端胰腺切除术适用于左侧胰腺肿瘤(包括切除范围更大的术式,如根治性顺行性模块化胰体尾脾切除或联合腹腔干的远端胰腺切除术)(Strasberg & Fields,2012)。少数病人胰腺实质广泛受累,需进行全胰腺切除术。某些情况下需要考虑"扩大"的胰腺切除术,但这通常限于小的侵袭性导管内乳头状黏液瘤伴弥漫性胰腺病变(Hartwig et al,2014)。一些团队认为应对所有可切除胰腺癌病人采用新辅助化疗或放化疗,这样可以发现潜在的转移灶,鉴别出肿瘤进展迅速而无法从手术中获益的病人,从而使 R0 切除率最大化(Winner et al,2015)。这种手术切除的具体操作详见第 66 和 67 章。

显然对于复杂的胰腺切除术,大型医学中心有更好的围术期临床结局。尽管医生的手术经验至关重要,但人们推测"机构经验"才是影响病人最终临床结局的关键因素。经验丰富的介入和诊断放射科医师、胃肠内镜医师、放射科及肿瘤科医师、病理医师、手术室工作人员、护理团队和住院医师都有助于这些复杂病人的护理。采用先进的临床康复路径、限制性补液方案、出院安排和术后锻炼计划会改善病人的围手术期结局和术后康复(Kennedy et al,2007;Lavu et al,2014;Yeo et al,2012)。此外,大型医疗中心有使用先进技术的经验(如术中胰管镜检查或术中超声检查),可能有助于术中复杂问题的临床决策(Pucci et al,2014)。

结果

胰腺癌手术切除的有效性一直存在着争议(Crile,1970;Gudjonsson,1995)。最近大型专科中心的数据反驳了过去认为手术治疗无效且无法延长病人生存的观点。Riall 等 2006 年报道了接受胰十二指肠切除术的胰腺癌和壶腹周围癌病人(包括所有分期)的实际 5 年生存率,并预估了其 10 年生存率。行手术切除的胰腺癌病人(包括所有分期)实际 5 年生存率为 17%,预计 10 年生存率为 9%(图 62.3)。该研究中壶腹周围癌病人的淋巴结阳性率为 48%,切缘阳性率为 8%。2008 年 Ferrone 等的一项类似的研究显示,手术切除的 Ia 期胰腺癌病人的实际 5 年生存率为 23%,而所有分期的胰腺癌病人术后 5 年和 10 年的实际生存率分别为 12% 和 5%;他们最近更新的数据表明实际 5 年生存率为 19%,10 年生存率为 10%。他们发现,预测 5 年和 10 年生存率重要的临床病理因素为手术切缘是否为阴性以及是否有淋巴结转移。然而有趣的是,长期存活的病人中淋巴结阳性率为 41%,切缘呈阳性率为 24%(Ferrone et al,2012)。

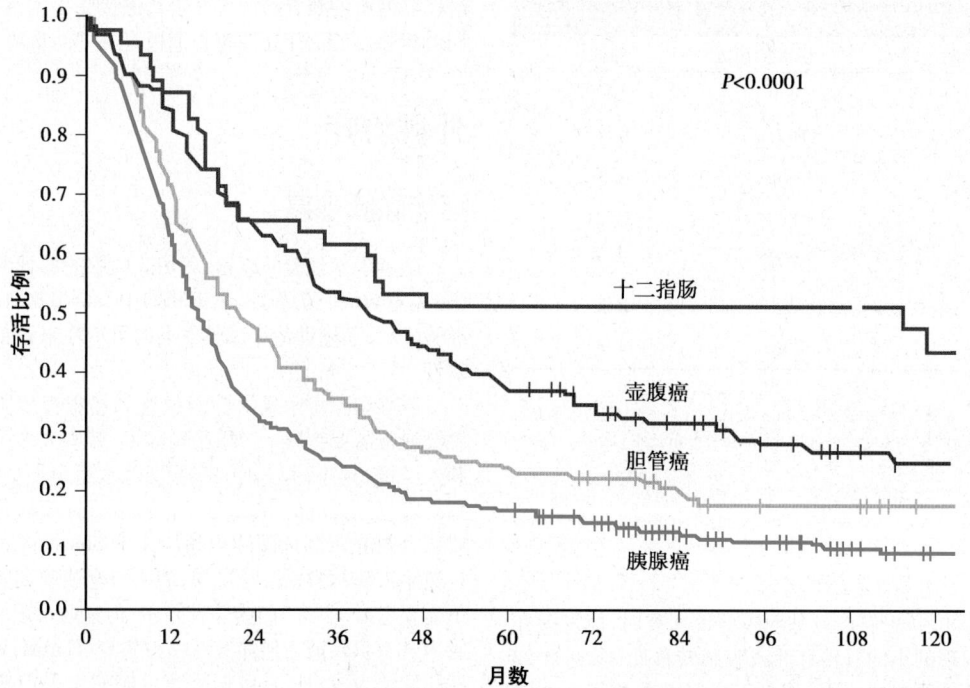

图 62.3　胰腺和壶腹周围腺癌病人行右侧胰切除术后按肿瘤部位进行 Kaplan-Meier 精算预测其 10 年生存率。结果来源于胰十二指肠切除术治疗的 890 例肿瘤病人(胰腺癌 564 例;壶腹癌 144 例;胆管癌 135 例;十二指肠癌 47 例)。曲线的前 5 年为实际 5 年生存期,因为在此期间未对病人进行检查。其中胰腺癌实际 5 年存活率为 17%,壶腹癌为 37%,胆管癌为 23%,十二指肠癌为 51%。胰腺癌的 10 年精算生存率为 9%,壶腹癌为 25%,胆管癌为 17%,十二指肠癌为 44%。所有病人均在 5 年后接受检查,因此 890 位病人都有复发风险。横线表示检查点(Modified from Riall, et al:Resected periampullary adenocarcinoma:5-year survivors and their 6-to 10-year follow-up. Surgery 140[5]:764-772,2006.)

辅助治疗

尽管手术切除是目前可能治愈胰腺癌的唯一手段,但术后生存仍不理想。术后辅助化疗或放化疗在改善病人生存上已取得一定进展(见 68 章)。目前,美国与欧洲的"标准"辅助治疗方案仍存在一定差异。有趣的是,这个分歧源于对同一临床试验数据的不同解释(Smaglo & Pishvaian,2012)。表 62.4 总结了部分胰腺癌辅助化疗或辅助放化疗的临床试验结果(见 68 章)。

1985 年,消化道肿瘤研究组(Gastrointestinal Tumor Study Group,GITSG)的一项前瞻性随机对照试验中,病人被随机分配至治疗组与对照组,治疗组采用了分期照射(40Gy)联合氟尿嘧啶(5-fluorouracil,5-FU),随后维持 5-FU 治疗 2 年(Kasler & Ellenberg,1985)。研究发现:手术加辅助放化疗的生存时间(中位生存期 20 个月)显著长于单纯手术(中位生存期 11 个月,$P=0.01$)。尽管该研究病人例数较少(43 例)、招募缓慢且未达到预计招募目标,但 GITSG 试验第一次证明了辅助治疗(包括放化疗)可使胰腺癌病人生存获益。

随后,欧洲肿瘤研究与治疗组织(European Organization for Research and Treatment of Cancer,EORTC)在一项随机对照研究发现:相比于单纯手术治疗,以 5-FU 为基础的辅助放化疗可以延长胰腺癌及壶腹周围癌病人的生存期,但是差异并不显著(Klinkenbijl et al,1999)。该研究的缺陷主要包括样本量不足、分期照射、非最佳的放射剂量,以及去除了维持化疗(Smaglo & Pishvaian,2012)。

为了解决 GITSG 和 EORTC 研究的差异,欧洲胰腺癌研究组(European Study Group for Pancreatic Cancer,ESPAC)同时进行了三轨随机对照研究(以防止病人招募不足)。研究 1 利用 2×2 析因设计,将病人分配至 4 组:同步放化疗组、放化疗加化疗组、单纯化疗组和观察组。研究 2 则利用单一随机化将病人分为化疗组和观察组。类似地,研究 3 将病人分为放化疗组和观察组。在中位随访 10 个月时,该团队发现单纯化疗更可以使病人生存获益(Neoptolemos et al,2001)。但该研究存在一定争议,如随机化时的选择偏倚、医生自行决定实施背景放化疗的能力,以及放疗剂量分割的问题(Smaglo & Pishvaian,2012)。随后,该团队在中位随访 47 个月时报道了研究 1 的结果:接受辅助化疗(仅化疗或放化疗之后)的病人生存期显著延长,放化疗无显著毒性(Neoptolemos et al,2004)。同样,这些结论也因方法学问题(如接受化疗病人的依从性较差)以及放疗的质量控制问题而受到质疑。受研究设计的影响,统计检验效能无法单独比较四个治疗组之间的差异。然而,相对于观察组,单独接受放化疗的病人生存期更短,意味着放化疗存在治疗相关的毒副作用。基于 ESPAC 研究,欧洲的中心更愿意采用单独辅助化疗而避免单独放化疗。相比之下,美国的中心将辅助放化疗加放化疗作为标准辅助治疗方案。

EORTC-40013-22012/FFCD-9203/GERCOR 是另一个比较辅助化疗(吉西他滨)加同步放化疗与单纯辅助化疗(吉西他滨)的临床试验,二者的中位生存期基本相同(辅助化疗加同步放化疗为 24.3 个月,单纯辅助化疗为 24.4 个月)。尽管同步放化疗没有生存获益,但研究者认为同步放化疗耐受性好且毒副作用小(Van Laethem et al,2010)。

表 62.4　胰腺癌辅助化疗及辅助放化疗的随机临床试验

研究	病人数量	EBRT 剂量/Gy	化疗	生存比例				
				中位数	1 年	2 年	3 年	5 年
GITSG（Kalser & Ellenberg,1985）	22：仅手术	无	无	11 个月	49%	15%		NR
	21：辅助治疗	40 分期	5-FU 冲击	20 个月	63%	42%		NR
EORTC（Klinkenbijl et al,1999）	54：仅手术	无	无	12.6 个月	40%	23%		10%
	60：辅助治疗	40	5-FU CI	17.1 个月	65%	37%		20%
ESPAC-1（Neoptolemos et al,2004）包括 2001 年的数据	69：仅手术	无	无	16.9 个月				11%
	75：化疗	无	5-FU 冲击	21.6 个月				29%
	73：放化疗	40 分期	5-FU 冲击	13.9 个月				7%
	72：放化疗加维持化疗	40 分期	5-FU 冲击	19.9 个月				13%
RTOG（Regine et al,2008）胰头癌亚组	221：5-FU	50.4	5-FU CI	NR	68%	33%		
	221：Gem	50.4	Gem+5-FU CI	NR	69%	39%		
	194：5-FU	50.4	5-FU CI	16.9 个月			32%	
	187：Gem	50.4	Gem+5-FU CI	20.6 个月			21%	
CONKO-001（Neuhaus et al,2008）	175：仅手术	无	无	20.2 个月	72.5%	42%	20.5%	11.5%
	179：Gem	无	Gem	22.8 个月	72.5%	47.5%	34%	22.5%
ESPAC-3（Neoptolemos et al,2009）	551：5-FU/LV	无	5-FU/LV	23.0 个月				
	537：Gem	无	Gem	23.6 个月				
JSAP-02（Ueno et al,2009）	60：仅手术	无	无	18.4 个月	75%	40%		11%
	58：Gem	无	Gem	22.3 个月	78%	48%		24%
EORTC-40013-22012/FFCD-9203/GERCOR（Van Laethem et al,2010）	45：Gem	无	Gem	24.4 个月		50.2%		
	45：放化疗	50.4	Gem	24.3 个月		50.6%		

CI,持续输注；Gem,吉西他滨；EBRT,外放射治疗；5-FU,氟尿嘧啶；LV,亚叶酸；NR,未报道。

为了研究在以 5-FU 为基础的辅助放化疗中增加吉西他滨能否使可切除胰腺癌病人生存获益，肿瘤放疗组（Radiation Therapy Oncology Group, RTOG）进行了 R97-04 研究（Regine et al,2008）。该项Ⅲ期多中心临床试验将病人随机分为两组，一组持续输注 1 个疗程 5-FU，然后在放疗期间（50.4Gy）持续输注 5-FU，随后再持续输注 2 个疗程的 5-FU；另一组先接受 1 个疗程的吉西他滨，随后在放疗期间（50.4Gy）持续输注 5-FU，再进行 3 个疗程的吉西他滨治疗。研究发现，吉西他滨组的胰头癌病人中位生存期为 20.5 个月，3 年生存率为 31%；5-FU 组的胰头癌病人中位生存期为 16.9 个月，3 年生存率为 22%（HR 0.82,95% CI 0.65~1.03,P=0.09）。根据淋巴结状态（对生存影响较大，P=0.001）、肿瘤大小、手术切缘进行分层后，多因素分析发现吉西他滨组的风险比为 0.80（95% CI 0.63~1.00；P=0.05），说明吉西他滨可以显著改善病人预后。

CONKO-001 研究比较了术后吉西他滨治疗与单纯手术治疗对胰腺癌病人预后的影响（Neuhaus et al,2008）。治疗组中的病人在 6 个月内接受了 6 个疗程的吉西他滨治疗，毒副作用可耐受。共 368 名病人参与试验，其中 354 名病人进行了意向治疗分析。结果表明：吉西他滨组可显著提高总生存期，该组病人的中位总生存期为 22.8 个月，5 年生存率为 21%；而对照组的中位总生存期为 20.2 个月，5 年生存率仅为 9%（P=0.005）。

ESPAC-3 是胰腺癌术后辅助治疗迄今为止最大的临床试验（Neoptolemos et al,2009）。该研究历时 6.5 年，将来自 16 个国家的 1 088 名 R0 或 R1 切除的胰腺癌病人随机分配至两个治疗组中，一组为 5-FU 联合亚叶酸组，另一组为吉西他滨组。该研究中未采用放疗。结果显示：5-FU 联合亚叶酸组的中位生存期为 23.0 个月，而吉西他滨组的中位生存期为 23.6 个月，两组无显著性差异。

一项来自日本的临床研究采用了与 CONKO-001 相似的设计（Ueno et al,2009），他们将胰腺癌根治术后的病人随机分配至吉西他滨治疗组和对照组。结果显示：吉西他滨组的总生存期有所延长（中位生存期为 22.3 个月，对照组为 18.4 个月），但并没有统计学差异。作者认为造成该结果的主要原因可能是样本量比 CONKO-001 试验小。

综上所述，大量研究证据表明辅助治疗可以使胰腺癌病人生存获益（见表 62.3）。然而，最佳的化疗方案以及放疗在辅助治疗中的作用目前仍有争议。因此，从 2009 年 11 月开始，人们开展 RTOG-0848 研究来解决这些问题。该项Ⅲ期临床试验计划纳入 950 名病人，采用双重随机设计，首先将病人随机分配至吉西他滨组和吉西他滨加厄洛替尼组，然后根据是否放疗再将病人随机分组。招募 385 名病人后，试验完成第一次随机化。所有病人先接受 5 个疗程的吉西他滨（已弃用厄洛替尼），然后通过影像学检查评估疾病进展情况。疾病无进展的病人再次随机分配至单纯持续化疗组与放化疗组。所有病人会再接受 1 个疗程的吉西他滨治疗，最终完成 6 个疗程。放疗组病人还需接受 28 次共 50.4Gy 的外放射治疗。放疗的同时口服卡培他滨或静注 5-FU。到 2015 年 3 月为止，该研究共招募了 500 名病人。由于目前还没有标准的辅助治疗方案，因此应当鼓励胰腺癌根治术后的病人参加临床试验。

新辅助治疗、边界可切除与局部进展期疾病

所有新发现的非转移性胰腺癌病人均应由经验丰富的外科医生进行详细的评估，以判断是否能够接受手术治疗。目前，直接手术切除仍被认为是胰腺癌的"标准"治疗方案。若肿瘤严重侵犯肠系膜静脉导致无法切除重建，或侵犯肠系膜上动脉、腹腔干及肝总动脉时，则归为边界可切除胰腺癌（见表 62.2）。尽管该类肿瘤一般可以被经验丰富的胰腺外科医师安全切除，但数据表明仍有大量的病例难以达到 R0 切除。新辅助化疗，或新辅助放化疗的目的通常是提高 R0 切除率（即肿瘤降期）。新辅助治疗不仅能够提高根治性手术切除率（可能降低手术切除难度），并且理论上还具有一些其他优势：通过术前给予新辅助治疗来避免各种原因导致的术后辅助治疗的延误或不完整；筛选肿瘤生物学恶性程度高的病人，避免无意义手术；放疗效果依靠氧化作用，在肿瘤尚有供血供氧时进行放疗，治疗效果更佳。另一方面，在边界可切除胰腺癌病人中进行新辅助放疗/放化疗也有两个潜在的风险：严重的毒副作用及并发症可能使得病人难以耐受手术；治疗过程中肿瘤进展，延误最佳手术时机。

由于可切除性评估标准的变化，我们很难对既往文献进行准确的评估。例如既往许多被认为是局部不可切除的病人，如今已被划归为边界可切除胰腺癌（Winner et al，2015）。尽管如此，现有的证据似乎更加支持新辅助治疗在边界可切除及局部进展期病人中的应用。美国麻省总医院近日发表了迄今最大的新辅助方案 FOLFIRINOX（氟尿嘧啶、亚叶酸、奥沙利铂和伊立替康）治疗并手术切除的边界可切除及局部进展期胰腺癌病例集，其中 R0 切除率高达 92%（Ferrone，et al，2015）。有趣的是，在新辅助治疗后病人经过影像学方法进行重新分期，一位高年资胰腺外科医生仍在盲法评估中将 40 例（最终切除了肿瘤的）病人中的 28 例判断为边界可切除或局部进展期胰腺癌。显然，现有的影像学评估标准在接受新辅助治疗病人中的准确性值得怀疑。该研究作者认为，由于在影像上无法区分纤维化组织与肿瘤，即使一些重要血管在影像学上仍表现为受累，也不应视为手术禁忌。只要在新辅助治疗后肿瘤不发生进展与转移，就应当积极地尝试手术切除。

MD Andersen 的研究小组也发表了两项 II 期临床试验的结果，一项是以吉西他滨为基础的新辅助放化疗，另一项为术前的吉西他滨+顺铂化疗辅以放化疗（Evans et al，2008；Varadhachary et al，2008）。两项研究中肿瘤切除率分别为 74% 与 58%，而最终接受了手术的病人中位生存期分别长达 34 与 31 个月。

该小组的另一项研究进一步将边界可切除胰腺癌病人分为三类：A 型是由客观的解剖学标准定义的边界可切除胰腺癌；B 型是可能存在转移灶的病人，但并未最终确诊；C 型则是由于处于临界的体能状态及较多的合并症而被定义为边界可手术的病例（Katz et al，2008）。在这项纳入了 160 例病人的研究中，84 例为 A 型，44 例为 B 型，32 例为 C 型。在进行了新辅助治疗及重新分期后，仅有 66 例（41%）病人最终完成了手术，其中位生存期为 40 个月。然而，另外的 94 例未能手术切除的病人中位生存期仅为 13 个月（P<0.001）。

为进一步深入探索新辅助治疗的作用，多项随机对照试验正在开展。NEOPAC 研究旨在比较可切除胰腺癌中吉西他滨辅助治疗与吉西他滨+奥沙利铂新辅助治疗联合吉西他滨辅助治疗的效果，该研究目前正在招募中。美国外科医师协会肿瘤协作组（ACOSOG）5041 研究（NCT00733746）旨在探索术前和术后吉西他滨+厄洛替尼方案在潜在可切除胰腺癌中的作用。此外，意大利正在开展一项三臂临床研究，以对比顺铂、吉西他滨、表柔比星及卡培他滨组合方案在辅助治疗及新辅助治疗中的效果（Winner et al，2015）。

姑息治疗

不可切除胰腺癌

对于不可切除/转移性胰腺癌病人，治疗的首要目标是减轻症状，尤其是梗阻性黄疸、胃十二指肠梗阻及腹痛。在第 69 章中有对该问题更加深入的探讨。现代的内镜治疗及介入治疗常能够有效缓解胆道梗阻与 GOO。若上述微创方法无效，则可以通过胃空肠吻合术及肝管空肠吻合术（见第 31 章）缓解十二指肠与胆道梗阻，改善病人一般状况，为病人接受姑息化疗或放化疗创造条件。此外，如果在腹腔探查时发现肿瘤无法切除，仍可以考虑进行姑息手术，以解决十二指肠梗阻或肿瘤相关疼痛的问题，避免病人遭受额外的痛苦或因以上并发症而难以进行其他癌症相关治疗。当肿瘤包绕十二指肠时，在初次探查时即进行预防性的胃空肠吻合术可以有效避免可能发生的十二指肠梗阻症状（Lillemoe et al，1999）。

腹腔神经丛阻滞术是另一项可在腹腔探查时进行的有效干预措施（见第 16 章）。这种简单的方法能够减轻病人痛苦、减少术后镇痛药使用，并可以在特定情况下延长严重疼痛病人的带瘤生存时间（Lillemoe et al，1993）。然而，另一项通过内镜进行腹腔神经丛阻滞的研究未能达到类似效果（Wong et al，2004），近期托马斯·杰斐逊大学医院的单中心随机试验也未能证明术中神经丛阻滞在接受姑息治疗病人中的获益（Lavu et al，2015）。不过，在手术探查中行神经阻滞术仍不失为一种简捷、低危且经济的方法。相比世卫组织推荐的疼痛管理三阶梯方案，内镜或经皮的神经阻滞术常常能够更加有效地止痛（Wong et al，2004）。

姑息性化疗

在不可切除或转移性胰腺癌的病人中，化疗旨在延长病人生命，并保持或改善病人生存质量（见第 68 章）。晚期胰腺癌经典的标准治疗方案由 Burris 等在 1997 年提出。在该研究中，相比传统的 5-FU 治疗，吉西他滨方案能够显著延长晚期病人总体生存期，并同时产生临床获益（Burris et al，1997）。此处的

衡量标准"临床获益"为一种包含了疼痛(镇痛药用量与疼痛程度)、卡氏评分及体重变化的复合标准。当其中至少一项指标改善持续不少于四周,且其他指标并未恶化时,可认为达成临床获益。此后,厄洛替尼也被 FDA 批准用于胰腺癌治疗(Moore et al,2007)。然而考虑到厄洛替尼对总体生存期的最低改善仅为 0.33 个月,且成本较高、副作用明显,是否应将其加入标准治疗方案一直存在争议。

许多其他机构也在不断进行研究,尝试通过组合各种已有的或开发中的药物来优化治疗方案(Stathis & Moore, 2010)。其中大多数都未能成功,直到最近 Conroy 等人发布了 FOL-FIRINOX 方案的Ⅲ期随机临床试验的结果。在中位随访时间 26.6 个月的条件下,FOLFIRINOX 方案的中位生存期为 11.1 个月,而吉西他滨方案仅为 6.8 个月(P<0.001) ;FOLFIRINOX 方案在 6、12、18 个月时的生存率分别为 75.9%、48.4% 与 18.6%,而吉西他滨方案仅为 57.6%、20.6% 与 6.0%。FOL-FIRINOX 是首个不含吉西他滨,却能够在总体生存期、无进展生存期及应答率方面均优于吉西他滨单药的化疗方案,因此迅速被广泛应用于转移性胰腺癌的治疗中。然而,该方案不良反应较重,可能仅适用于体能状态良好的病人(Sullivan & Ko-zuch,2012)。

随着人们对胰腺癌分子病理学认识的不断深入,越来越多的潜在治疗靶点被发现,包括表皮生长因子受体、血管内皮生长因子、细胞膜蛋白(间皮素与死亡受体)、Ⅰ型胰岛素样生长因子受体、RAS、Src 激酶、丝裂原活化蛋白激酶、Hedgehog 通路、c-Kit、血小板源生长因子受体、成纤维细胞生长因子受体和前列腺干细胞抗原等(Cinar & Tempero, 2012)。然而,目前除了厄洛替尼,还没有其他靶向药物能够真正产生临床获益。若想合理使用这些强力且可能有效的药物,还有待于合适的生物标记物的开发。届时通过全世界研究者的不懈努力,胰腺癌的治疗将会迈入一个个体化治疗(即精准医疗)的崭新时代。

(张太平 译　张志伟 审)

第63章

十二指肠腺癌

Danielle K. DePeralta and Cristina R. Ferrone

概述

十二指肠腺癌是一种罕见的恶性肿瘤,在胃肠道肿瘤中的比例不到1%(Overman et al,2012)。据统计,在美国小肠癌发病为9160例,造成1210例小肠癌相关死亡(Siegel et al,2014)。尽管与小肠的其余部分相比,十二指肠的长度相对较短,但仍有25%~40%的小肠癌发生在十二指肠(Hatzaras et al,2007;Weiss et al,1987)。腺癌是十二指肠最常见的恶性肿瘤(Bilimoria et al,2009)。鉴于腺癌很少出现在十二指肠球部,因此,持续暴露于肝胆分泌物的环境可能是导致十二指肠腺癌发生的危险因素(Goldner et al,2014)。超过50%的十二指肠腺癌发生在壶腹周围(Ross et al,1991),因此,许多研究把十二指肠恶性肿瘤和其他壶腹周围肿瘤合并研究(见第59章)。十二指肠内也可发生其他恶性肿瘤,包括类癌、淋巴瘤和胃肠道间质瘤,这些病变在小肠其他部位的发病率更高。

临床表现

男性发病率稍高于女性,发病的中位年龄在60~70岁(Cecchini et al,2012;Sarela et al,2003)。十二指肠腺癌的临床表现可能会等到肿瘤发展到足够大体积时才会出现,肿瘤可导致胃出口梗阻相关的症状,大约一半的病人会出现恶心、呕吐、厌食、早期饱腹感和体重下降,非特异性或隐匿性腹痛也很常见。此外,病人也可能会出现胃肠道出血、贫血和黄疸。在多达21%的病人中,体格检查时可能会发现明显的肿块(Bauer et al,1994)。壶腹周围肿瘤通常比壶腹外肿瘤更早出现临床症状,因此,这些病灶可切除比例更高(Onkendi et al,2012)。几乎所有病人在诊断时都有相应的症状,除了在接受家族性腺瘤性息肉病(FAP)筛查时或非相关医学问题检查时发现的病人。

大体上,十二指肠腺癌表现为周围"餐巾环"型肿块或息肉样蕈样肿块(图63.1)。早期症状通常较为模糊,没有特异性。

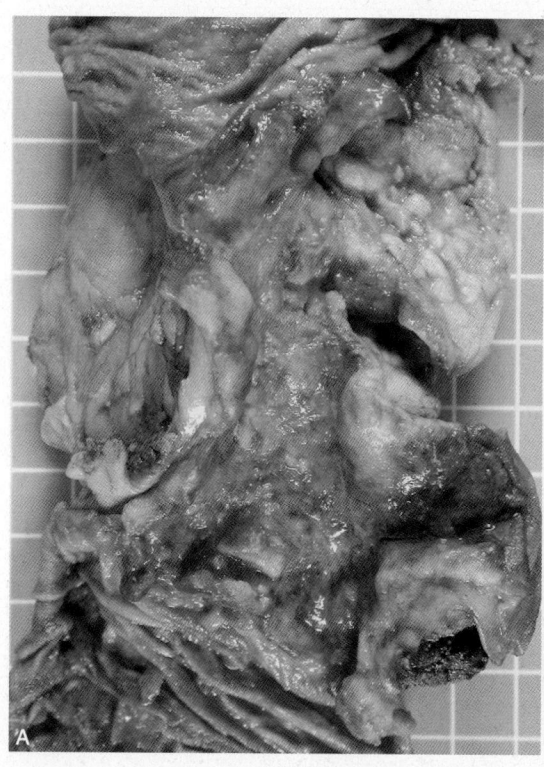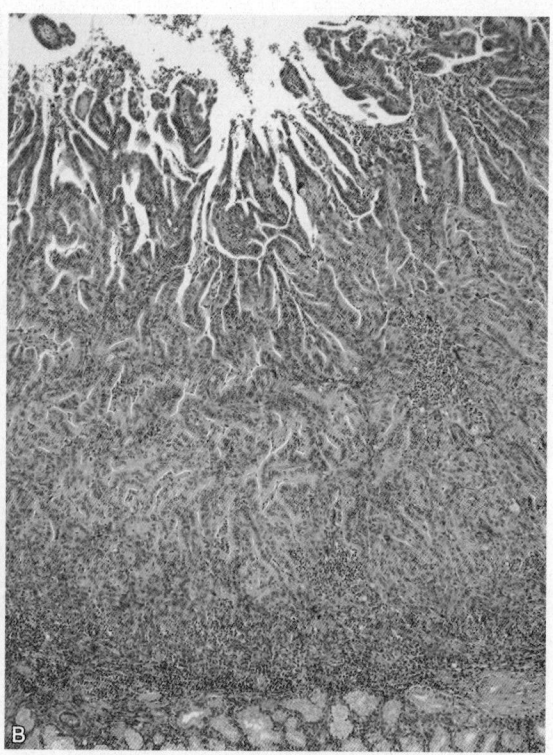

图63.1 (A)切除的十二指肠腺癌标本大体观。(B)十二指肠腺癌镜下观

初诊时肿瘤中位直径约在 4.0~4.6cm（Cecchini et al，2012；Poultsides et al，2011；Sohn et al，1998）。然而，值得注意的是，一系列研究表明肿瘤体积不影响十二指肠腺癌的可切除性（Onkendi et al，2012）。

危险因素

十二指肠腺癌的发病机制尚不完全明确，但现有的资料表明，从腺瘤性息肉向腺癌的恶性转化是一个多步骤的过程（Raghav，2013）。据报道，关键性原癌基因和抑癌基因（包括 *KRAS*、*TP53*、*ERBB2* 和 *TGFBRII* 等）的获得性突变是导致既有良性息肉恶变的重要驱动因素。和结肠癌类似，十二指肠的绒毛状腺瘤恶变潜能最高。十二指肠腺癌的具体病因仍然未知，但是目前已提出许多易感因素。和其他恶性肿瘤类似，慢性炎症、继发性肠道致癌因子暴露都可以导致体细胞突变的积累，最终导致病灶恶变。

家族性腺瘤性息肉病（familial adenomatous polyposis，FAP）是导致十二指肠腺癌发生的最主要的遗传综合征。这些病人在腺瘤性息肉病相关基因（*APC*）位点存在种系突变，这种突变可促进结肠和十二指肠内息肉和肿瘤的形成。几乎所有的 FAP 病人都会出现十二指肠腺瘤，腺瘤最常见的受累部位是十二指肠壶腹周围段。在接受了结肠切除术的 FAP 病人中，十二指肠腺癌和类胶质瘤是最常见的死因（Saurin et al，2004）。根据 Spigelman 分类法，结合组织学和大体检查结果，伴发十二指肠息肉的 FAP 病人可分期为 0 到 Ⅳ 期（Offerhaus et al，1999）。在胰十二指肠切除术的同时积极行十二指肠切除术（见第66章）尤其适用于 Spigelman 的 Ⅳ 期、高度不典型增生或浸润性腺癌的病人。由于残余的十二指肠将来仍有恶变的风险，这些病人不适合进行节段性肠切除术。Groves 等于 2002 年的报道系统性研究了 FAP 病人由十二指肠腺瘤向腺癌发展的进程。在为期 10 年的研究中，研究人员使用侧面内镜对 114 例病人进行了连续的十二指肠镜检查随访，这些病人随访开始的中位年龄为 42 岁。在这一过程中，6 例病人（5%）发生了肿瘤恶变，其中 3 例为十二指肠腺癌，3 例为壶腹癌。在发生浸润性腺癌的病人中，4 例处于 Spigelman Ⅳ 期，但仍有另外 2 例处于 Ⅱ 期和 Ⅲ 期，表明仍然有必要对这类病人进行仔细监测。

加德纳综合征病人也可以发生十二指肠腺癌。这些病人通常会出现胃肠道息肉病，骨瘤和软组织肿瘤。由于在这些病人中息肉恶变的风险在 3%~12%，因此也需要对其进行积极的内镜监测随访（Sinha 和 Williamson，1988）。黑斑息肉综合征病人也有发生十二指肠腺癌的风险，但相比于 FAP 和加德纳综合征（Gardner's syndrome）病人，这类病人的发病风险较低。

诊断评估

根据病人就诊时的症状，确定病变的初步诊断方法有所不同（图 63.2）。对任何十二指肠肿物的评估将包括组织诊断、确定病变的可切除性以及评估远处转移的证据。上消化道内镜检查可获得与壶腹相关病变的组织诊断依据和病变位置信息。计算机断层扫描或磁共振成像可用于评估肿瘤的可切除性并排除转移性疾病。十二指肠恶性肿瘤的影像学表现包括腔内外生长性肿块或壁内肿块伴溃疡。肿块也可出现中央坏死。具有潜在可切除性的原发性肿瘤往往无大血管包绕、远处淋巴结病变或远处转移等特征。如果计划行分段切除，病人应进行内镜检查以确定肿瘤与壶腹的关系，上消化道造影对这些病例的诊断也有帮助。

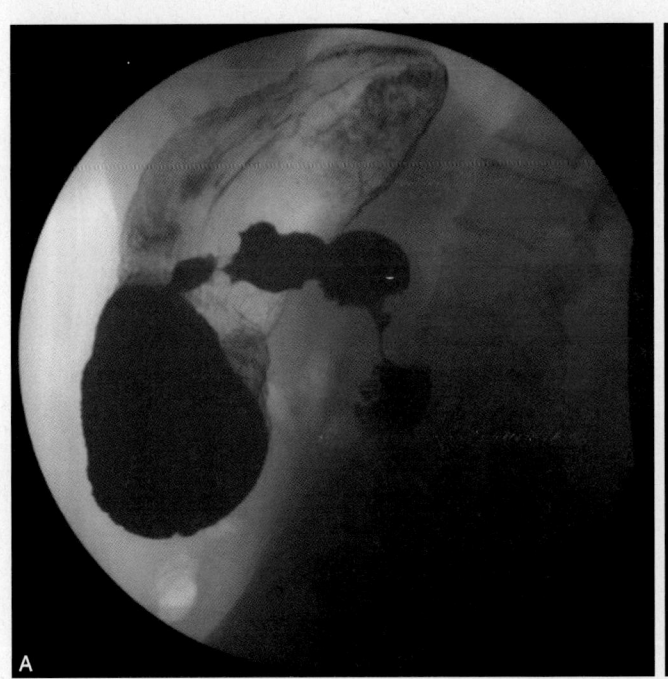
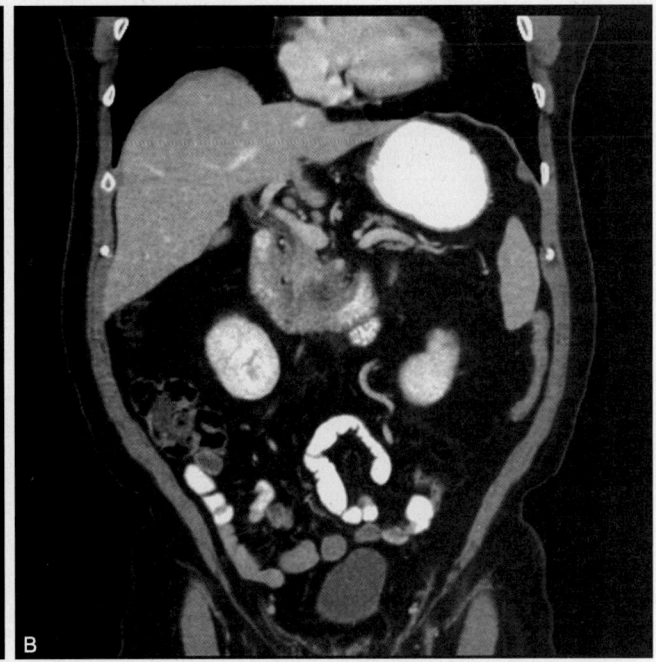

图 63.2 （A）服用钡餐后，图像示继发于十二指肠腺癌的十二指肠狭窄。（B）腹部计算机断层扫描，图像示十二指肠第二部分的肿块

治疗

手术切除

手术切除是预测病人长期生存的最有力指标。对于浸润性腺癌病人,大多数研究报告的 5 年总体生存率约为 40%,大约是胰腺导管腺癌切除病人的两倍(表 63.1)。内镜下黏膜下切除适用于不典型增生或原位癌病人。任何浸润性腺癌都需要更广泛的手术,如小肠节段切除术或胰十二指肠切除术。

关于手术最佳的切除范围目前仍在讨论,鉴于肿瘤较为罕见,很少有研究来探讨切除类型与长期预后的关系。目前,学界普遍认同胰十二指肠切除术治疗壶腹周围肿瘤的必要性。美国麻省总医院(MGH)、斯隆-凯特琳纪念癌症中心(MSKCC)、MD 安德森癌症中心(MDACC)、杜克大学的大量回顾性系列研究,以及对 1998—2010 年生存监测、流行病学和最终结果(SEER)数据库(1 611 例病人)的分析显示,对于不侵犯胰腺的壶腹外肿瘤,胰十二指肠切除术和节段切除术之间的生存期没有差异(Cecchini et al,2012;Cloyd et al,2014)。即使在控制了混杂因素包括疾病的程度之后,结论依旧成立。接受节段切除手术的病人住院时间较短,部分病人的围手术期发病率和死亡率明显降低(Tocchi et al,2003)。还应指出的是,肿瘤在十二指肠的第三和第四部分的典型淋巴引流模式是进入小肠肠系膜,而不是通过胰十二指肠的淋巴结。十二指肠第一段肿瘤的淋巴引流通常引流到幽门淋巴结。因此,切除的范围应该基于肿瘤相对于壶腹的位置和获得 R0 切除的能力来考虑。

尽管早期存在争议,越来越明确的证据表明,淋巴结转移仍是影响十二指肠腺癌预后的重要因素,来自 MGH 和梅奥医学中心(Mayo Clinic)的一系列研究表明,在存在淋巴结转移的情况下,5 年总体生存率分别从 65% 下降到 25% 以及从 68% 下降到 22%(Cecchini et al,2012;Bakaeen et al,2000)。美国癌症联合委员会(AJCC)的指南建议,为了使小肠和十二指肠癌得到确切分期,需要至少评估 6 个淋巴结的转移情况,但与胃癌和结肠癌相似,6 个淋巴结的情况亦不足以评估分期。MSKCC 在设置淋巴结个数的条件下评估淋巴结状态。与胃癌一致,切除和评估超过 15 个淋巴结可以提高淋巴结转移情况对于判断疾病的分期和预后的价值(Sarela et al,2004)。在第七版 AJCC 癌症分期手册中,将淋巴结阳性分为 N1(1~3 个阳性淋巴结)和 N2(4 个或更多个阳性淋巴结)两个分期。这种淋巴结转移的新划分方法有助于区分ⅢA 期和ⅢB 期。约翰·霍普金斯研究小组最近的一项研究表明,淋巴结阴性病人的 5 年生存率为 68%,N1 期病人(1~3 个淋巴结阳性)的 5 年生存率为 58%。N2 期病人(定义为 4 个或以上淋巴结阳性)的 5 年生存率仅为 17%(Poultsides et al,2011)。最近仅有的一系列研究未能证明淋巴结阴性病人的生存优势,这可能是由于淋巴结切除数量不足造成的。这项由 Mayo Clinic 报道的研究包括了 124 例因十二指肠癌行手术切除的病人,壶腹外肿瘤和壶腹周围肿瘤的中位淋巴结转移数分别是 10 和 11,但是并非所有病人都有 6 个以上的淋巴结转移(Onkendi et al,2012),这可能导致本研究得出淋巴结转移对评估病人预后没有意义的结论。

除淋巴结转移外,其他组织病理学因素也可能影响预后。最新的 MGH 的一系列研究首次将神经周围侵袭作为判断病人预后的最有力的独立预测指标(Cecchini et al,2011)。神经周围浸润阳性和阴性的病人的 5 年总体生存率分别为 56% 和 19%。最近的一份报道分析了壶腹外十二指肠腺癌的形态学和免疫表型特征,并将其分为胃型(50%)、肠型(37%)或胰胆管(5%)亚型,其中肠型肿瘤的预后最好。肠型肿瘤一般表达 CDX2、MUC2 和 CD10,而胃型肿瘤表达 MUC5AC 和 MUC6。

表 63.1　现有十二指肠腺癌的术后结局

研究者及时间	R0 切除比例	生存情况	预后影响因素	非预后影响因素
Sohn et al,1998	44/48	5 年生存率 53%	R1 切除,节段切除	淋巴结阳性,肿瘤体积,辅助治疗
Bakaeen et al,2000	60/101	5 年生存率 54%	淋巴结阳性,AJCC 分期,R1 切除,体重下降	节段切除,肿瘤位置,肿瘤体积,辅助治疗
Ryder et al,2000	27/31	5 年生存率 43%	巨大肿瘤,肿瘤透壁侵袭,肿瘤不良分化级别	节段切除,淋巴结状态,辅助治疗
Sarela et al,2004	72/137	5 年生存率 48%	阳性淋巴结,年龄	T 分期
Struck et al,2009	28/30	3 年生存率 33%	淋巴结阳性,AJCC 分期	辅助治疗,节段切除,T 分期,手术切缘,受检淋巴结数量
Poultsides et al,2012	112/122	5 年生存率 48%	淋巴结阳性的数量和比例	肿瘤体积,辅助治疗
Cecchini et al,2012	91/103	5 年生存率 42%	神经周围浸润,淋巴结转移	节段切除,年龄,肿瘤位置,肿瘤体积
Onkendi et al,2012	93/124	5 年生存率 37%	R1 切除,较高的病理学分级,T 分期晚期	肿瘤体积,淋巴结状态,肿瘤位置,节段切除,切缘状态
Cloyd et al,2014	数据暂缺	5 年生存率 36%	年龄,不良分化级别,淋巴结侵犯,AJCC 分期,放疗	节段切除,性别,种族,诊断时间

AJCC,美国癌症联合委员会。

新辅助和辅助治疗

关于十二指肠腺癌新辅助和辅助治疗的作用尚未进行前瞻性或随机性研究。在欧洲Ⅲ期辅助治疗试验中,十二指肠癌被包含在壶腹周围肿瘤的队列中进行治疗,研究并没有得到辅助治疗能提高生存率的结论(Klinkenbijl et al,1999)。然而,有报道显示病人对化疗和放疗的依从性不高。此外,没有对十二指肠癌单独进行分析,所以必须谨慎解释此结果。在另一项32例十二指肠腺癌病人的研究中,11例接受新辅助放疗的同时使用5-氟尿嘧啶治疗,其中2例获得病理学完全缓解(Kelsey et al,2007)。在对最新SEER数据库的评估中,Cloyd等(2014)的报告指出,17%的病人接受了放疗,并且在接受了胰十二指肠切除术病人中更为常见。在单变量分析中,放疗的使用与生存率的提高有关,但在控制其他变量之后这一结论并不成立。以美国锅盖架癌症中心数据库(National Cancer Center Database)为基础进行的一项最大规模的回顾性研究指出,15%的病人接受了辅助放疗,21%的病人接受了辅助化疗(Howe et al,1999)。一项对十二指肠腺癌切除最大规模的单中心研究显示,尽管接受放化疗的病人淋巴结转移率较高,但接受与未接受放化疗的病人预后相似(Poultsides et al,2012)。鉴于数据缺乏,目前尚无对于辅助化疗和放疗实用性的可靠建议。

尽管支持辅助治疗的数据较少,但全球性调查数据、美国锅盖架癌症中心数据库的调查数据以及法国一项基于人群统计的系列的数据显示,辅助化疗在包括十二指肠腺癌在内的小肠腺癌中的应用有所增加。目前,对于肿瘤具有生物学侵袭性、边缘阳性和淋巴结转移的病人,辅助治疗似乎有统一标准。对于肿瘤较大或局部已达晚期者,可根据具体情况提供新辅助治疗。

复发模式

十二指肠腺癌的复发方式尚未明确。手术部位和腹膜后淋巴结复发相对常见,据报道约有17%~44%的病人肿瘤在上述位置复发。在MGH研究的病人中,以14.5个月为中位随访期,研究发现首个复发位置远离手术部位的占21%,邻近手术部位复发的占19%,两个部位都存在占5%。在MDACC病人中,初次切除后有33%的病人发生远处转移,17%的病人发生局部复发(Barnes et al,1994)。尽管综合应用了手术切除、化学疗法和放疗等手段,但是近几年肿瘤复发率仅略有下降。在梅奥诊所1976—1996年、1994—2009年进行的两个系列研究中,肿瘤复发率从37%下降到29%,最后到32%(Onkendi et al,2012)。在Johns Hopkins系列研究中,81%的病人出现远处转移,最常见的转移部位是肝脏、腹膜、肺和锁骨上淋巴结(Poultsides et al,2012)。因此,研究如何提高全身疗法的疗效,进而使得肿瘤得到更持久的控制,也就显得尤为重要。

(李强 译 沈锋 审)

第 64 章

转移性胰腺癌

Giovanni Butturini，Giovanni Marchegiani，Giuseppe Malleo，
and Claudio Bassi

概述

晚期肿瘤极少发生胰腺转移，而一旦发生的话，往往是在肿瘤广泛播散、无法治疗的情形下（Showalter et al，2008；Strobel et al，2009）。仅少数病人的胰腺转移灶是单发的和/或可手术切除的，因此现有的有关文献资料以病例报道为主。到目前为止仅有少量的单中心经验汇总或小规模的手术切除病例报道（Reddy et al，2008；Reddy & Wolfgang，2009；Santoni et al，2015；Strobel et al，2009）。特别是没有发表过比较手术或保守治疗转移性胰腺癌的随机临床试验，这些病人的长期随访资料亦缺乏（Adler et al，2014）。因此本章所述的是在现有最佳证据基础上的有限的循证报告，以及来自大容量三级胰腺诊疗中心的个人经验分享。

胰腺手术是具有挑战性的领域，即便在大容量中心，也具有相当的并发症率与致死率（Balzano et al，2008）。因此手术切除胰腺转移灶的适应证应考虑到基础疾病（原发）的自然病程与复发（继发）的实际影响谨慎评估。因而临床医生需要始终考虑到肿瘤本身的预后情况。此外，必须做全面的术前分期，以除外同期的胰外病灶，这是所有手术策略的禁忌证。从肿瘤原发部位来看，已有的证据似乎不鼓励原发部位是肺和肉瘤的手术，而肾细胞癌（renal cell carcinoma，RCC）的效果较好（Adler et al，2014；Molino et al，2014；Strobel et al，2009）。从疾病进展程度来看，有资料显示若有明确的胰外病灶则应避免胰腺切除术，这些病人的无病生存期和总生存期均较差（Adler et al，2014）。需要重点强调的是，这个领域由于证据的缺乏不支持较为激进的手术策略，而鼓励对获得长期生存的少数切除病例进行深入研究，以提供给病人正确的信息。

临床表现、诊断、分期和手术治疗

大多数罹患转移性胰腺癌的病人是无症状的，而在对原发肿瘤切除后的常规随访复查时诊断发现。如有症状，则与胰腺腺癌的特征类似，如梗阻性黄疸和上消化道梗阻、乏力、消瘦、腹痛等（见第 62 章）。对于源自 RCC 的转移灶，由于是富血供肿块，文献报道可有出血的症状。理论上所有原发肿瘤均有可能转移到胰腺，鉴于此，应仔细询问病史以助于分析诊断。不过，如果我们考虑到发表文献中手术切除病例的数据（Adler et

al，2014；Adsay et al，2004；Akashi et al，2010；Alzahrani et al，2012；Bednar et al，2013；Crippa et al，2006；Dar et al，2008；Facy et al，2013；Gha-vamian et al，2000；Hofmann et al，2005；Jarufe et al，2005；Jingu et al，1998；Konstantinidis et al，2010；Law et al，2003；Minni et al，2004；Mourra et al，2010；Moussa et al，2004；Niess et al，2013；Pan et al，2012；Perez et al，2007；Sohn et al，2001；Sperti et al，2014；Strobel et al，2009；Sugimoto et al，2013；Tanis et al，2009；Tosoian et al，2014；Tuech et al，1999；Untch & Allen 2014；Yamamoto et al，2001；Zerbi et al，2008；Z' Graggen et al，1998），到目前为止 RCC 是转移性胰腺癌最普遍的原发部位，也是最常见的适宜手术切除的部位（表 64.1）。RCC 转移灶的手术切除病例报告最普遍的原因可能与 RCC 相对惰性的生物学行为，以及报道其切除后较好的预后有关。

如上文所述，大部分病例表现为多个脏器的多发转移，因而能够容易地诊断为晚期疾病。除了极少数选择过的特例以外，外科医生不参加这些病人的临床诊治。而当胰腺是唯一的转移部位时，疾病的诊断可能更为困难。仅有少数要点可帮助鉴别胰腺原发与继发肿瘤，例如血清中癌抗原 19-9 的水平，对于转移性肿瘤，当合并梗阻性黄疸时可升高。在形态学上，胰腺的转移灶可与原发肿瘤具有相似的特征。例如，RCC 来源的转移灶在增强扫描时可表现为富血供结节（图 64.1、64.2）（见第 18、19、65 章）。正因如此，这些肿瘤可能被误诊为原发胰腺神经内分泌瘤；同时 RCC 转移灶可表达生长抑素受体，使得镓-68 正电子发射断层扫描（PET）阳性（图 64.3），也易导致误诊。不过若有肾恶性肿瘤切除术的病史，同时既往体健的病人出现多灶病变，应考虑 RCC 复发的诊断。

表 64.1 手术切除的转移性胰腺癌的病理诊断

原发肿瘤类型	病人数量（共 469）	所占百分比
肾细胞癌	312	66%
黑色素瘤	40	9%
结直肠癌	37	8%
肉瘤	29	6%
乳腺癌	19	4%
卵巢癌	19	4%
肺癌	13	3%

From Adler et al，2014；Sperti et al，2014；Sugimoto et al，2013；and Tosoian et al，2014.

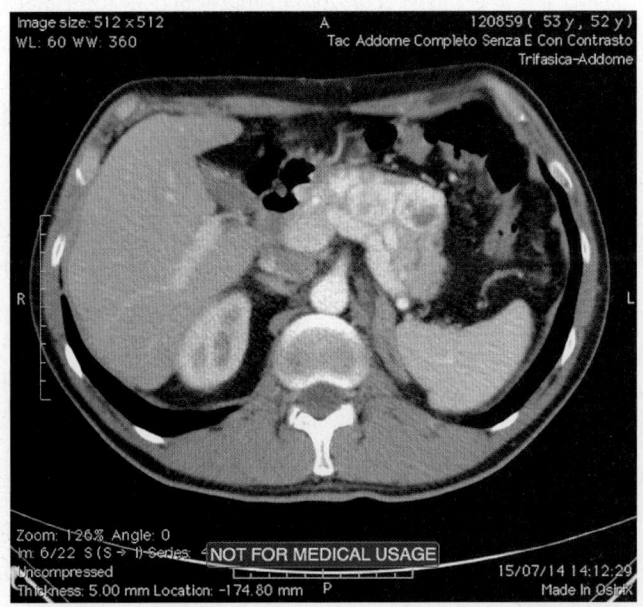

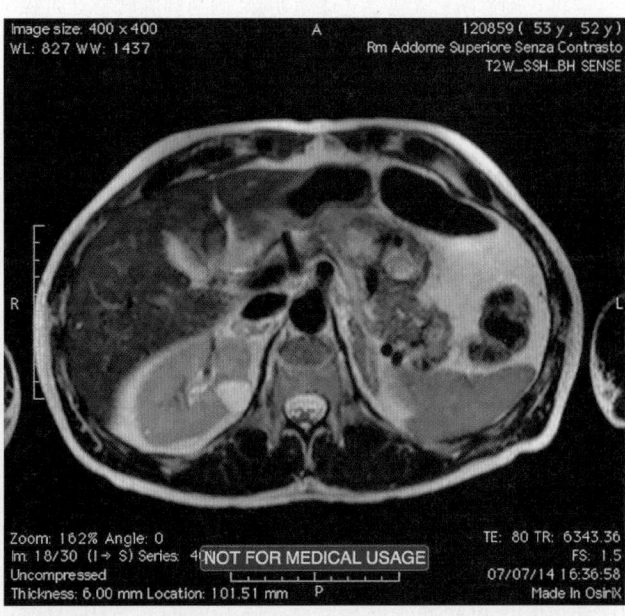

图 64.1　对比增强计算机断层扫描显示胰腺多发富血供结节。病人为 52 岁男性,12 年前曾行左肾切除术,组织病理学报告符合肾细胞癌多发转移

图 64.2　T2 核磁共振影像显示前述病人(见图 64.1)胰腺存在多发结节

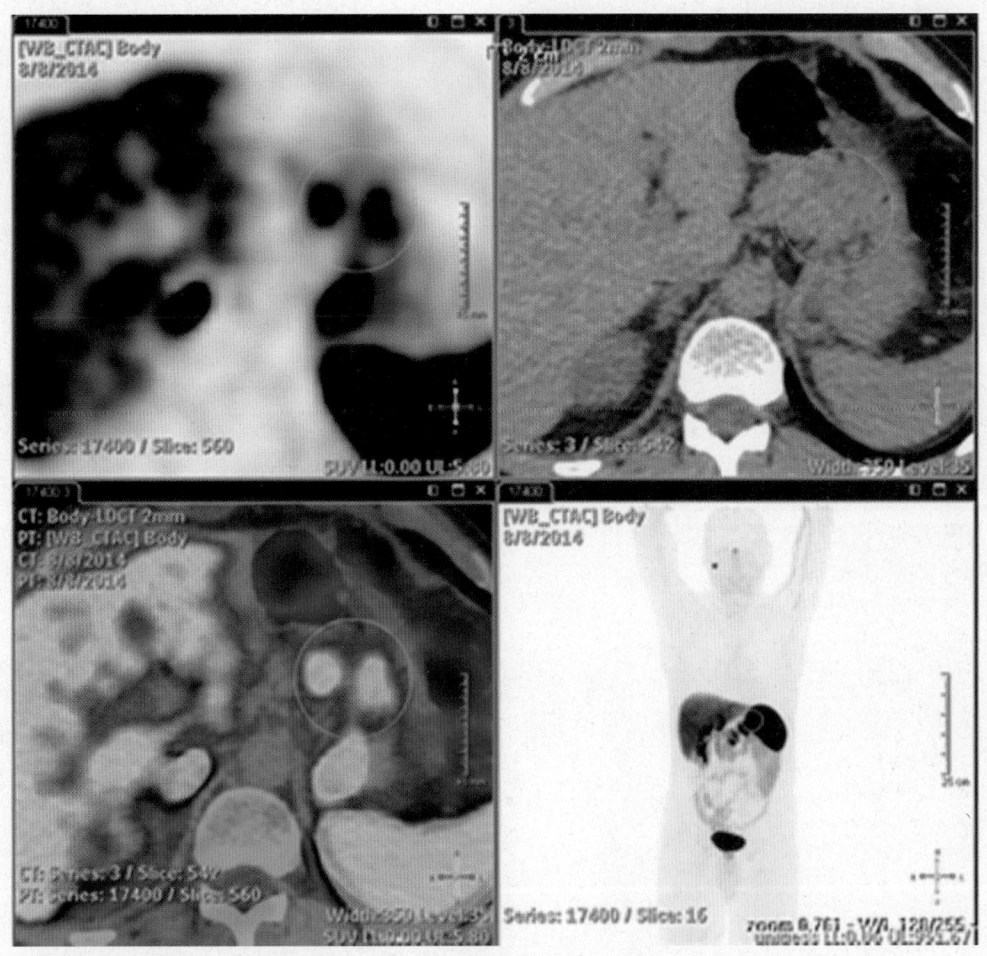

图 64.3　镓-68 正电子发射断层扫描-计算机断层扫描显示前述病人(见图 64.1、64.2)胰腺存在生长抑素受体高表达(标准摄取值最大值,19)的多发结节

取得正确诊断后无需急于手术切除,因为胰腺转移灶可保持稳定数个月。完善的术前分期应包括全身氟脱氧葡萄糖-正电子发射断层扫描(FDG-PET)以排除胰外病灶。RCC 的胰腺多发转移不是手术的绝对禁忌证。术前细针抽吸并非严格必须的,其他的进一步检查也都不是绝对必须的。

比较同时性转移与异时性转移病人预后的资料非常少。接受转移灶切除术的同时性转移病人的预后似乎较差,可能与未发现的胰外转移灶有关。在这种情况下应考虑到切除原发肿瘤的同时行胰腺切除的可能并发症,仔细评估制定临床策略。在切除原发灶的同时行胰体尾切除术之前应进行系统性的术前分期,而胰头手术通常须延期进行。对于 RCC 转移灶,该方案建立在给予病人短期酪氨酸激酶抑制剂(tyrosine kinase inhibitors,TKI)治疗的条件下。这种多模式治疗具有两重优势:首先,在原发肿瘤切除手术的恢复期控制肿瘤生长;其次,万一疾病播散迅速,能够发现其他部位的转移灶。这种方式可以更好地选择拟行胰头手术的病人。

在报道的 RCC 胰腺转移灶行手术切除的病例中,只有10% ~ 30% 的标本有淋巴结转移(Reddy & Wolfgang,2009;Strobel et al,2009),而多灶的发生率高达 60% ~ 70%(Adler et al,2014)。关于淋巴结转移,没有充足的证据说明是否应进行扩大的淋巴结清扫。不过,由于标准胰腺切除术比不规则切除术的并发症率更低(Bassi et al,2003),可以推想在技术允许的前提下,参照其他胰腺恶性肿瘤,施行标准胰腺切除术时应行规范的淋巴结清扫。转移经常是多灶的,有时病灶在影像学上可能是隐匿的。因此,术中需行胰腺触诊以及超声检查,以发现术前常规影像学检查未发现的结节(Zerbi et al,2008)。此外,准确的病理学检查也可能在切除的标本中识别出隐匿的结节。

另一方面,鉴于许多此类病灶生长缓慢、淋巴结转移概率较低,也可以考虑剜除术或胰腺部分切除术。但大多数学者倾向于施行标准胰腺切除术,即使是胰腺转移灶较小的病例(Adler et al,2014)。标准胰腺切除术的优势包括能够实现完整淋巴结清扫、降低局部复发率、并可能减少并发症的发生率。剜除术对于某些选择过的病例可能是合适的策略,但必须经过仔细的术前检查以及术中超声检查和双指触诊,以判断肿瘤与主胰管的邻近程度、检测传统影像学技术未发现的小结节。对于多灶的病例,为避免全胰切除,可以考虑标准切除术联合剜除术。不过,术后应长期随访以发现胰腺局部复发以及其他远隔器官的转移。

如表 64.1 所示,报道的其他发生胰腺孤立转移的原发肿瘤包括结直肠癌、黑色素瘤和肉瘤等(图 64.5)(Adler et al,2014;Sperti et al,2014;Sugimoto et al,2013)。这些类型的肿瘤资料过少,难以明确定义其生物学行为和自然病程。与处理

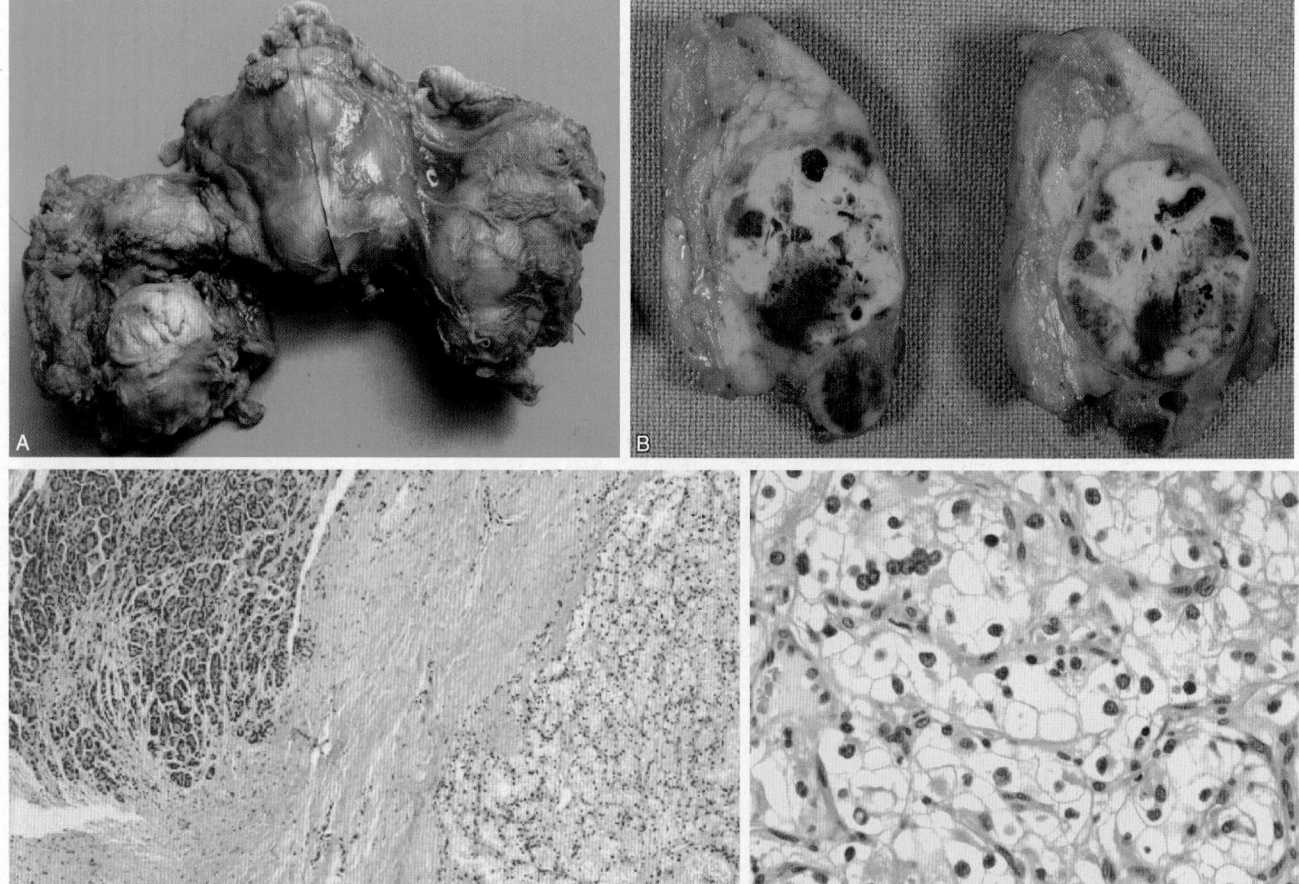

图64.4　(A)肾细胞癌的胰体尾多发转移灶。(B)单个病灶。(C)苏木精伊红染色显示左侧的正常胰腺和右侧的肾细胞癌转移灶。(D)细胞学上转移灶可见典型的肾癌透明细胞(Images courtesy Paola Capelli,MD,Pathology Department,Verona University Hospital.)

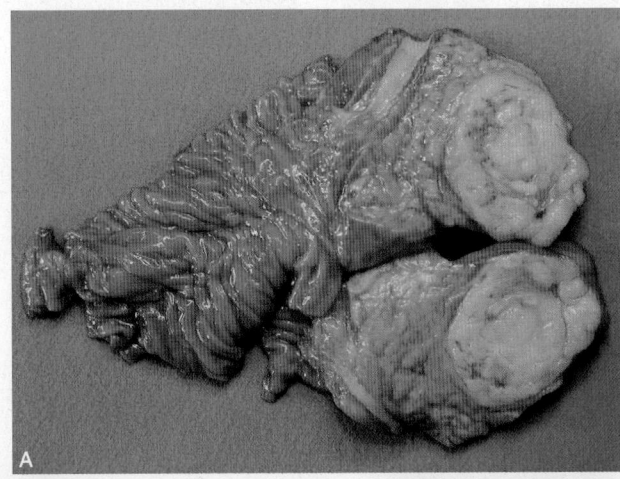

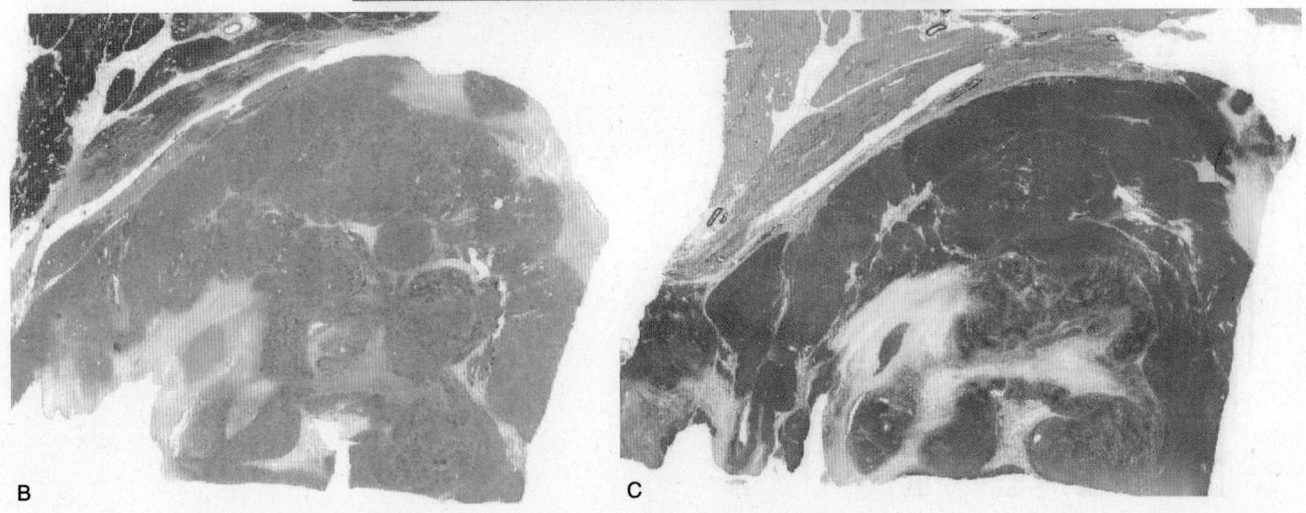

图 64.5 （A）位于胰头的圆形实性病灶。（B）苏木精伊红染色显示左侧的正常胰腺和右侧的肿瘤。（C）波形蛋白免疫组化染色（Images courtesy Paola Capelli，MD，Pathology Department，Verona University Hospital. ）

RCC 转移灶相同，最重要的原则是通过全面的术前分期，正确的评估继发病灶的播散程度。一旦累及其他脏器，胰腺切除术的预后非常差，常发生早期复发和死亡（Reddy & Wolfgang，2009；Strobel et al，2009；Sugimoto et al，2013）。对于这类选择后的病例，外科医生应意识到手术较差的预后，同时临床决策必须在多学科讨论中做出。

长期预后和随访

如上文所述，手术治疗转移性胰腺癌病人的预后仅在原发肿瘤是 RCC 中比较明确，并占了报道病例中的绝大部分。然而，即使在这样的情况下，由于 RCC 胰腺转移灶的惰性特质，只有长期的随访能够评估手术治疗的潜在优势。类似的肿瘤学评估在结直肠肿瘤肝转移中已完成（Pulitano et al，2010；Tomlinson et al，2007）。不过，胰腺转移灶切除术后的长期预后数据仍极少（表 64.2）。近期一项意大利的多中心研究比较了手术与药物治疗 RCC 转移灶的预后（Santoni et al，2015）。在胰腺孤立转移、具有良好斯隆-凯特琳纪念癌症中心评分的亚组病人中，手术治疗病人的中位生存期未达到，而 TKI 治疗病

人的中位生存期是 75 个月。我们认为，这个结果意味着需要更长的随访时间来评估一种策略（手术切除）相对于另一种（药物治疗/TKI）的优势。根据我们的经验，手术切除病人的中位生存期是 140 个月（95% CI 101.55 ~ 178.44），相应的 5 年和 10 年生存率分别为 74.5% 和 51.1%。这明显好于前述意大利多中心研究中药物治疗组病人的预后（中位生存期 86 个月）。但是手术切除的实际获益必须在长期随访结果的基础上进行评估。我们发现手术切除病人 10 年后的无病生存率是较为理想的 25%，这强调了只有根治性手术可以带来长期的无病生存。与此同时，根据我们的经验，RCC 胰腺转移灶切除后肿瘤再次复发的风险可高达 60%。其中某些选择过的病例可考虑再次切除。

我们总结了一个"多因子"评分（知识框 64.1）来指导转移性胰腺癌病人的管理。无合并症的、异时性胰腺孤立转移的年轻病人应考虑手术切除，而老年病人应考虑药物治疗。合并有胰外病灶的病人应予以 TKI 治疗，对于同时性胰头转移的病人，为避免难度大、风险高得多脏器切除手术，也可以考虑 TKI 治疗。在当今时代，推荐由包括外科医生、肿瘤内科医生在内的多学科诊疗模式为每个病人定制合适的治疗方案。

表 64.2 肾细胞癌胰腺转移灶切除术的肿瘤学预后

作者,年份	病人数量	五年生存率
Strobel,2009	44	67%
Tosoian,2014	42	51%
Kostantinidis,2010	40	61%
Zerbi,2008	23	88%
Law,2003	14	75%
Facy,2013	13	75%

From Facy et al,2013；Konstantinidis et al,2010；Law et al,2003；Strobel et al,2009；Tosoian et al,2014；and Zerbi et al,2008.

知识框 64.1 制订转移性胰腺癌病人治疗方案需考虑的因素

因素
原发肿瘤部位
年龄和合并症
转移模式(孤立胰腺/胰外)
转移时间(同时性/异时性)

（楼文晖 译 樊嘉 审）

第二篇　肿瘤

D. 内分泌肿瘤

第 65 章

胰腺神经内分泌肿瘤：分类、临床特征、诊断及治疗

Jessica E. Maxwell and James R. Howe V

引言

胰腺神经内分泌肿瘤（pancreatic neuroendocrine tumors，PNET）是一组罕见的异质性肿瘤，我们通常称其为胰岛细胞肿瘤（Kuo et al，2014）。肿瘤细胞的起源一直有争论，但这些细胞很可能起源于胰导管/腺泡系统中的多能干细胞而不是胰岛本身（Schimmack et al，2011；Vortmeyer et al，2004）。根据是否导致特定的激素综合征，将其分为功能性和无功能性。大多数的 PNET 是无功能性的。功能性肿瘤以它们分泌的激素命名。胃泌素瘤是最常见的，其次是胰岛素瘤，然后是较罕见的 PNET——胰高血糖素瘤、生长抑素瘤（SSomas）、血管活性肠肽分泌性肿瘤（VIPomas）和胰多肽分泌肿瘤（PPomas）（Yao et al，2007）。

流行病学

胰腺神经内分泌肿瘤大约占所有神经内分泌瘤的 7%，占胰腺肿瘤的 1%~2%（Franko et al，2010，Kuo et al，2014；Schimmack et al，2011）。在过去的 30 年里，这些肿瘤的发病率从每 100 000 人中 0.17 例上升至 0.43 例。确诊的病人大多数在 60 岁至 80 岁之间，无性别差异（Fraenkel et al，2012）。大约 5% 的病人会患有易向 PNET 进展的潜在的家族性疾病，例如 I 型多发性内分泌肿瘤（multiple endocrine neoplasia type 1，MEN1）、希佩尔-林道（von Hippel-Lindau，VHL）综合征、结节性硬化（tuberous sclerosis，TS）或 I 型神经纤维瘤（neurofi bromatosis type I，NF1），这些病人往往发病年龄较早（Schimmack et al，2011）。神经内分泌肿瘤家族史是唯一公认的导致 PNET 发生的重要危险因素（Hassan et al，2008）；如今并未证明胰腺腺癌的危险因素，例如吸烟、糖尿病、慢性胰腺炎和肥胖与 PNET 的发生有关（Ryan et al，2014）。

分子生物学

分化良好的 PNET，最常见的突变基因是 *MEN1*（44%）、

DAXX/ATRX（死亡域相关蛋白/α 地中海贫血 X 连锁智力低下综合征）（43%）和 *mTOR*（哺乳动物雷帕霉素靶蛋白）（15%）（Jiao et al，2011，J. Zhang et al，2013）（见第 9B 章）。*MEN1* 是一种抑癌基因，其沉默在 PNET 的发病和进展中具有重要作用。扰乱该基因功能的突变导致家族综合征 MEN1，据报道，患有 MEN1 的病人的该基因可有 1 300 多种突变。基因的纯合性缺失对小鼠胚胎具有致死性（Bertolino et al，2003，J. Zhang et al，2013）。DAXX 和 ATRX 是可二聚化以稳定染色质的蛋白质。这两个基因中的任何一个缺失或蛋白质表达降低都可能导致染色体不稳定和 PNET 的发生（Marinoni et al，2014）。mTOR 调节细胞增殖、运动性和存活能力（J. Zhang et al，2013）。这已成为 PNET 中重要的药物靶点，但对该蛋白的阻断会最终导致肿瘤耐药和临床复发。

分化差的 PNET 在临床和遗传上与分化良好的 PNET 不同。分化较差的 PNET 中最常见的突变的基因是肿瘤抑癌基因 *p53*（95%）和 *Rb* 基因（74%）（Yachida et al，2012，J. Zhang et al，2013）。*Bcl-2* 是一个调节细胞凋亡的重要基因，在大多数高级别的 PNET 中过表达，并且人们提议将其作为治疗的潜在靶点（Yachida et al，2012）。

病理学和分期

胰腺神经内分泌肿瘤通常是界限清楚的孤立性肿块，可发生在胰腺的任何部位（Schimmack et al，2011）。大部分的 PNET 是分化良好的（Baudin et al，2013）。所有 PNET 都存在增大和最终发生转移的潜在风险，因此，我们认为这些肿瘤是恶性的。由于在 PNET 病人的亚组中肿瘤细胞转移扩散的可能性非常低，因此我们把术语"良性"用作一种分类变量。如果 PNET 有局部浸润、远处转移、局部淋巴结转移；直径>2cm；浸润血管、淋巴管或周围神经；增殖指数大于 2%，大多数的分类方案将其归为恶性（Klöppel et al，2004；Rindi et al，2011）。

PNET 的生物学行为取决于肿瘤的分级和分期。分级取决于有丝分裂指数或 Ki-67 指数（Bosman et al，2010）。有丝分裂指数指每 10 个高倍显微镜视野（HPF）下的有丝分裂数，建议

检查 40~50 个 HPF（Klimstra et al，2010）。Ki-67 标记会用抗体标记肿瘤细胞，然后报告阳性染色的细胞百分比（Jamali et al，2008）（表 65.1）。在石蜡包埋的组织中，用 MIB-1 单克隆抗体进行测定，结果显示其效能优于 Ki-67 抗体（Veronese et al，1996），因此，病理报告可能会将其称为 MIB-1 指数。高级别肿瘤的线粒体/高倍显微镜视野超过 20，Ki-67 指数大于 20%，世界卫生组织的分级系统则将其称为神经内分泌癌。

在美国最常用于对 PNET 进行分类的分期系统为第七版 AJCC 指南，该系统与胰腺腺癌的分期系统基本相同（Edge et al，2010）（表 65.2）。Ⅰ期指局部肿瘤，Ⅱ和Ⅲ期指局部或局部进展性疾病，Ⅳ期指远处转移。分析监测流行病学和最终结果（SEER）数据库中的数据，得出病人 5 年总体生存率（无功能性和功能性肿瘤的总和）为：局部肿瘤的病人是 62%，局部进展性肿瘤病人是 54%，肿瘤远处转移的病人是 20%（Halfdanarson et al，2008）。

表 65.1　胰腺神经内分泌肿瘤分级系统*

分级	有丝分裂指数		Ki-67 指数
低级别（G1）	<2 个有丝分裂/10HFP	和	<3%
中级别（G2）	2~20 个有丝分裂/10HFP	或	3%~20%
高级别（G3）	>20 个有丝分裂/10HFP	或	>20%

HFP，高倍镜视野。

*该系统由欧洲神经内分泌肿瘤学会（ENETS）和世界卫生组织推荐。它是使用最广泛的分级系统，被大多数外科病理实验室采用。From Bosman FT, et al：WHO Classifcation of Tumours of the Digestive System，4th ed. Lyon, France，WHO Press，2010；and Rindi G，et al：Gastroenteropancreatic（neuro）endocrine neoplasms：the histology report. Dig Liver Dis 43：S356-S360，2011.

表 65.2　胰腺神经内分泌肿瘤分期系统*

分期	T	N	M
0	Tis	N0	M0
Ⅰa	T1	N0	M0
Ⅰb	T2	N0	M0
Ⅱa	T3	N0	M0
Ⅱb	T1	N1	M0
	T2	N1	M0
	T3	N1	M0
Ⅲ	T4	任何 N	M0
Ⅳ	任何 T	任何 N	M1

TX　原发肿瘤无法评价
T0　无原发肿瘤的证据
Tis　原位癌
T1　肿瘤局限于胰腺，最大直径<2cm
T2　肿瘤局限于胰腺，最大直径>2cm
T3　肿瘤延伸到胰腺以外，但未侵犯腹腔干或肠系膜上动脉
T4　肿瘤侵犯腹腔干或肠系膜上动脉；不可切除的原发肿瘤
NX　区域淋巴结无法评估
N0　区域淋巴结无转移
N1　局部淋巴结转移
MX　远处转移无法评估
M0　无远处转移
M1　有远处转移

*基于美国癌症联合委员会提出的系统。
TNM，肿瘤-淋巴结-转移。
From Edge SB，et al：American Joint Committee on Cancer Staging Manual. New York，Springer，2010.

预后

尽管 PNET 被归类为分化良好的肿瘤，但是大部分 PNET 具有复发和转移的病理学特征（Schimmack et al，2011）。低级别和中级别（G1 和 G2）PNET 的 5 年总体生存率（分别是 75% 和 63%）高于 G3 级别的肿瘤（7%）（Strosberg et al，2011b），因为功能性 PNET 比无功能性 PNET 更容易在早期发现，因此它们有更高的生存率（68% 和 60% 的 5 年总体生存率）（Bilimoria et al，2008）。大约 60% 的 PNET 病人在就诊时肿瘤已出现远处转移，与局部或局部进展性肿瘤病人相比，其存活率较低（Roland et al，2012）。除了肿瘤级别和远处转移的影响，确诊时的年龄还可以帮助病人预后分层，因为高龄通常与预后差有关（<55 岁，5 年总体生存率 67.8% vs. >75 岁，5 年总体生存率 40.8%）（Bilimoria et al，2008）。

手术切除可以改善预后。Fischer 及同事（2008）表明，在 118 例 PNET 病人中，对于高分化肿瘤病人，R0 切除术并未比 R1 或 R2 切除术表现更好的生存期，但是接受任何形式切除的病人比未进行原发性肿瘤切除或仅进行减瘤手术的病人生存获益更高（中位生存期分别是 35 个月和 17 个月）。关于手术在分化差的 PNET 中的作用的数据有限，部分原因是该肿瘤罕见，其大概的 5 年生存率为 4%（Vinik et al，2010），因此无法得出关于这组肿瘤手术效果的结论。除非他们的肿瘤局限才建议手术，否则通常建议对这些病人进行化疗，因为它们的生存期很差（Strosberg et al，2010）。

家族性综合征

胰腺神经内分泌肿瘤与四种家族性疾病有关：Ⅰ型多发性内分泌肿瘤（MEN1）、von Hippel-Lindau（VHL）综合征、Ⅰ型神经纤维瘤病（NF1）和垂体腺瘤（TS）。MEN1 是这些综合征中最常见的，大约 5%~7% 的胰腺神经内分泌肿瘤病人会有 MEN1。它是以常染色体显性遗传方式遗传的，其特征是甲状旁腺腺瘤的发展，90% 的病人会有甲状旁腺功能亢进，75% 的病人会出现多功能性或无功能性胰腺神经内分泌肿瘤，40% 的病人会出现垂体腺瘤。一些病人也会出现胸腺肿瘤、支气管和胸腺神经内分泌肿瘤。应给与病人和在 MEN1 基因中有一个种系突变人群的全部一级亲属（包括小于 5 岁的儿童）进行遗传测定。大约 30% 到 50% 的病人会出现转移，其并发症是 MEN1 最常见的死亡原因。这些肿瘤的治疗是复杂的，稍后将详细讨论（见第 66 章和第 67 章）。

VHL 综合征是由 VHL 基因失活引起的常染色体显性综合征，VHL 在血管生成中起作用。VHL 综合征病人易患多种癌症：肾细胞癌、嗜铬细胞瘤、小脑和脊髓成血管细胞瘤、视网膜血管瘤、内淋巴囊肿瘤、附睾囊腺瘤以及囊性和实性胰腺肿瘤，10%~15% 的 VHL 病人会出现胰腺神经内分泌肿瘤，尽管这种综合征最常见的胰腺表现是单纯囊肿。

胰腺神经内分泌肿瘤也可能在 TS 和 NF1 中发展。结节性硬化复合物 1 或 2（TSC1/2）抑制 mTOR，TSC2 基因缺陷导致 TS 的发生；NF1 基因调节 TSC2 的活性，NF1 的丢失导致结构性的 mTOR 激活。在 TS 中，错构瘤可能发生在大脑、眼睛、心脏、肺、皮肤、肾脏和胰腺。在 NF1 中，主要表现为周围神经系

统多个部位良性神经纤维瘤的形成。病人也有患嗜铬细胞瘤和肉瘤的风险。在 TS 和 NF1 中,多发性胰腺神经内分泌肿瘤也可能发生在胰腺和十二指肠中。

功能性肿瘤的临床特点

功能性胰腺神经内分泌肿瘤因其分泌的激素而命名。与无功能性胰腺神经内分泌肿瘤相比,这些胰腺神经内分泌肿瘤具有更好的 5 年生存期。这可能是因为它们存在症状,所以比无功能胰腺神经内分泌肿瘤能更早地被检测到。

胰岛素瘤

胰岛素瘤占所有胰腺肿瘤的 1% ~ 2%。它们通常很小(<2cm)、单发(除 MEN1 外)、位于胰内,并引起低血糖症状。胰岛素瘤是罕见的恶性肿瘤,其 5 年生存期为 56%,10 年生存期下降到 29%。病史的关键部分是出现 Whipple 三联征,此三联征包括:血糖低于 40mg/dL(2.22mmol/L)、低血糖症状、餐后症状消失。在 72 小时禁食期间,可以通过测量血糖、胰岛素、C 肽和胰岛素原水平来明确诊断。上述检验可检测到 90% 的胰岛素瘤。恶性胰岛素瘤往往产生较高水平的胰岛素和胰岛素原,因为他们的转移瘤也分泌这些激素,所以可能会出现更严重的症状。虽然大多数胰岛素瘤是通过计算机断层扫描(CT)或超声来鉴别的,但当肿瘤很小的时候,这些方法可能无法定位肿瘤,动脉刺激静脉取样可能会对较小肿瘤有帮助。这个测试是将右肝静脉和左肝静脉通过股静脉穿刺进行插管,将钙剂依次注入胃十二指肠动脉、近端脾动脉、肠系膜上动脉和肝固有动脉。每次注射后,分别在 30 秒、60 秒和 120 秒从肝静脉抽取静脉血,阳性部位相比于肝静脉胰岛素水平会增加两倍。这种方法将肿瘤定位在胰腺某一区域(即头部、体部、尾部),其准确率为 94% ~ 100%。

胃泌素瘤

1955 年,Zollinger 和他的同事发表了他们的系列病例,详细介绍了两名胃酸分泌过多、严重消化性溃疡和胰腺肿瘤病人的临床案例。Zollinger-Elison 综合征以作者的名字命名,肿瘤最终被命名为胃泌素瘤。这些肿瘤分泌的胃泌素水平异常高,导致大多数病人反复出现消化性溃疡、腹泻和反流性食管炎以及胃黏膜皱褶增厚,这些症状为该病的特征。这些功能性胰腺神经内分泌肿瘤可能是散发性的(67%)或家族性的(33%),通常为孤立性肿瘤。然而在 MEN1 的情况下我们可以看到,肿瘤小、多发,且最有可能在十二指肠中发现(>85%)。无论其病因如何,它们通常都位于胃泌素瘤三角区内(图 65.1),在 1984 年描述的该三角区帮助了外科医生发现这些常见的小肿瘤。大多数胃泌素瘤被认为是恶性的(60%),在确诊时已经扩散到局部淋巴结,肝转移通常与胰腺中的胃泌素瘤有关。实验室诊断该病需要检测出高胃泌素血症和胃酸分泌异常,这可以通过获取空腹血清胃泌素和胃液的 pH 来完成。如果胃泌素水平是正常水平的 10 倍、胃液的 pH 小于 2,则可确诊。如果结果不能明确诊断,可以进行促胰液素或胰高血糖素刺激试验,因为胃泌素瘤经常表达这两种受体,通过注射的试剂可反应性的分泌异常大量胃泌素。

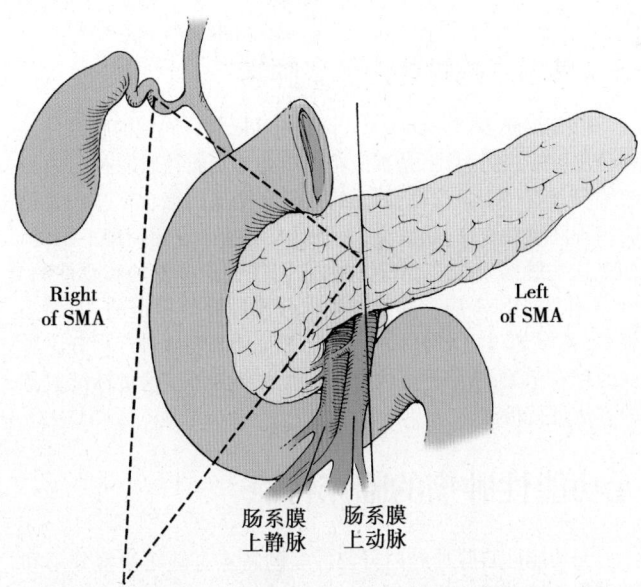

图 65.1 胃泌素瘤三角区。大约 90% 的胃泌素瘤发生在这个解剖位置。顶端位于胆囊管与胆总管的交界处,下端位于十二指肠第二、三部分交界处,内侧位于胰头与胰体交界处(From Howard TJ, et al: Anatomic distribution of pancreatic endocrine tumors. Am J Surg 159:258-264, 1990.)

图中标注:Right of SMA、Left of SMA、肠系膜上静脉、肠系膜上动脉

胰高血糖素瘤

文献中仅报告过约 400 例胰高血糖素瘤,肿瘤通常很大(>6cm),为孤立性胰腺肿瘤,该病最常见的症状是葡萄糖不耐受、坏死松解性游走性红斑和体重减轻。移行性皮疹通常是第一个表现:它往往从会阴开始,然后扩散到躯干和四肢。当血浆胰高血糖素水平升高和 CT 出现增强的胰腺肿块,就可以诊断为胰高血糖素瘤。大约 60% 的人在诊断时已经有肝转移。在 23 例胰高血糖素瘤的病例报告中,5 年生存期(不考虑治疗)接近 75%。

血管活性肠肽瘤

血管活性肠肽瘤往往是孤立的胰内肿瘤,超过 50% 的肿瘤在发现时已出现转移。血管活性肠肽是一种神经递质和肠促分泌剂,其高分泌导致"胰腺霍乱"的发生,也被称为 Verner-Morrison 综合征,其特征是大量(平均 4.5L)水样腹泻,导致代谢性酸中毒、脱水,还有低钾血症。如果不能正确识别和治疗,病人最终会死于低血容量引起的肾功能衰竭。与其他功能性胰腺神经内分泌肿瘤一样,是通过胰腺肿瘤的影像学证据和与血管活性肠肽高分泌相关的综合征的病史作出诊断,继而通过发现血浆中血管活性肠肽水平升高进一步证实诊断。

生长抑素瘤

与其他功能性胰腺神经内分泌肿瘤相比,生长抑素瘤的临床症状较少。并不是所有的肿瘤都会分泌生长抑素导致症状,该综合征可能包括葡萄糖不耐症、胆石症、体重减轻、腹泻、脂肪泻或贫血。这些肿瘤可能出现在胰腺(56%)或十二指肠,如果是胰内肿瘤,可能更具侵袭性。大约 50% 的十二指肠生长抑素瘤与 NF1 相关,如果是这种情况下的肿瘤,则不太可能是恶

性的。

分泌胰多肽的神经内分泌肿瘤

以分泌胰多肽(pancreatic polypeptide,PP)为主的胰腺神经内分泌肿瘤极为罕见,是否应将其归类为功能性胰腺神经内分泌肿瘤具有一定争议性,因为病人没有明确的综合征。病人可能出现间歇性腹痛、胰腺炎,一些病人可能出现葡萄糖不耐受。如果这些肿瘤发生在 MEN1 中,它们往往是多发的和恶性的。PP 可作为 MEN1 病人胰腺神经内分泌肿瘤的标记物,因为空腹 PP 水平超过正常水平的三倍已被证明与胰腺神经内分泌肿瘤的存在相关,胰腺神经内分泌肿瘤大部分可以通过标准成像的方法进行检测。

无功能性肿瘤的临床特点

无功能性胰腺神经内分泌肿瘤的特点是缺乏激素分泌和激素相关综合征。我们很难知道无功能性胰腺神经内分泌肿瘤所占胰腺内分泌肿瘤的比例到底是多少,因为报告的差异很大,从 10% ~91% 均有报告。这一宽泛的范围是由两个主要因素造成的。一是由于医疗中心对功能性肿瘤的转诊偏倚,从单一机构计算的比率可能更低。二是如果使用大型公共数据库[如 SEER 数据库或美国国家癌症数据库(NCDB)]计算发病率,他们通常会发现更多的无功能性肿瘤,因为这些数据库不依据激素水平的数据。因此,这些数据库中的默认值是将胰腺神经内分泌肿瘤分类为无功能性,除非记录了特定的功能性组织学代码,如胰岛素瘤、胰高血糖素瘤、血管活性肠肽瘤或胃泌素瘤。鉴于这些情况,无功能性胰腺神经内分泌肿瘤的比例的合理估计约为 75%。

在一份报告中,39% 的无功能性肿瘤是由于肿瘤的占位效应引起的腹痛、黄疸、体重减轻、腹部肿块、恶心、呕吐、背痛或胰腺炎而发现的,引起症状的无功能性胰腺神经内分泌肿瘤往往比偶然发现的功能性胰腺神经内分泌肿瘤大,并且更可能在诊断时已累及淋巴结。大约 35% 的胰腺神经内分泌肿瘤是偶然发现的,随着高质量轴向成像的使用越来越多,这种情况发生的频率也越来越高(见第 18 章和第 19 章)。在一系列偶然发现的胰腺神经内分泌肿瘤中,19% 被归类为良性组织病理学表现,52% 组织学不确定,28% 有恶性病理学特征。良性肿瘤和组织学不确定的肿瘤 5 年生存期分别为 89% 和 93%,而恶性肿瘤的 5 年生存期为 50%。

无论是偶然发现还是由于症状的原因,应该考虑进行下列检验:嗜铬粒蛋白 A(chromogranin A,CgA)、胰多肽(PP)、胰抑素(pancreastatin,PST)、神经激肽 A(neurokinin A,NKA)和 5-羟色胺(5-HT)。嗜铬粒蛋白 A 水平已被证明与肿瘤负荷相关,治疗后降低与良好预后相关,而水平升高可能提示复发或疾病进展。在 CgA 阴性的情况下,胰多肽常被用来识别神经内分泌肿瘤。PST:一种 CgA 的转译后产物,是一种比 CgA 更有效的预后检测方法,在手术治疗的胰腺神经内分泌肿瘤病人中,术前 PST 升高且术后仍升高的病人至少有 90% 的进展可能和近 40% 的 5 年内的死亡风险。术后 PST 恢复正常的病人死亡风险较低。NKA 可以作为神经内分泌肿瘤的一个诊断标记,但比 PST 的预测效用小。5-HT 在 43% 的前肠神经内分泌肿瘤中升

高,但其中等敏感性和特异性限制了其诊断的有效性。

影像

影像学和内镜检查用于原发性肿瘤的检测、分期、手术规划和生长抑素受体表达的评估。最常用的方法是 CT(见第 18 章)、磁共振成像(MRI)(见第 19 章)、内镜超声(EUS)(见第 16 章)、标准超声(见第 15 章)、生长抑素受体成像(somatostatin receptor scintigraphy,SRS)和正电子发射断层扫描(PET)(见第 17 章)。

CT 通常是胰腺内分泌肿瘤成像的首选方法,因为它对原发性、区域性和转移性疾病的检测有很大的价值(图 65.2),对于大于 2cm 的肿瘤,其敏感性为 80% ~100%,虽然它对于肝转移肿瘤比原发肿瘤更敏感,并且和 EUS 相比 CT 更容易错过一些小病灶,但 CT 能检测到一些小于 0.5cm 的胰腺内分泌肿瘤。CT 检测应采用口服和静脉造影的方法,静脉造影剂对于发现原发肿瘤和转移瘤很重要,因为胰腺内分泌肿瘤和它的转移灶通常血运丰富,故在动脉期最为明显,这些病灶部位将在静脉期和延迟期被清除。而口服造影对比剂有助于十二指肠的可视化。

MRI 作为原发性胰腺内分泌肿瘤的二线检查方法,也可作为出现肝转移瘤时进一步的检查方法,或当病人有碘造影剂过敏或肾功能衰竭时可应用 MRI 进行检查。MRI 可以通过静脉造影剂进行检测,肿瘤在 T1 上呈现低信号,在 T2 上呈现高信号。和 CT 一样,无论使用何种造影剂,小于 1cm 的病灶都可能被忽略。

超声是最常见的结合内镜或术中用于定位胰腺内分泌肿瘤的检测方法,EUS 可用于鉴别原发性肿瘤、局部淋巴结受累情况。超声和穿刺活检相结合,可获得诊断正确率为 90% 的组织诊断,其灵敏度为 79% ~82%。超声可以检测到 2~3mm 的肿瘤,通常用于术中定位小肿瘤,如胰岛素瘤。在这种情况下,它有 80% ~100% 的灵敏度。和 EUS 一样,超声高度依赖于操

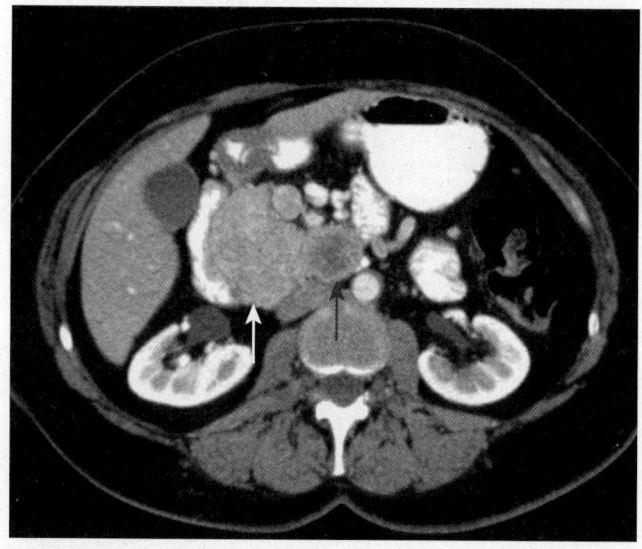

图 65.2　腹部增强 CT 扫描动脉期,显示胰腺头部和钩突早期增强的胰腺神经内分泌肿瘤(白色箭头),中间有坏死结节(红色箭头)

作者的技术水平。

生长抑素受体成像(SRS)用于胰腺内分泌肿瘤病人的诊断和检测,也用于确定病人是否可以受益于放射性核素肽受体介导治疗(peptide receptor radionuclide therapy,PRRT),生长抑素受体有五种类型(SSTR1 到 SSTR5),SSTR2 常在分化良好的神经内分泌肿瘤上表达,是生长抑素类似成像和治疗的主要靶点。

最基础的也是最常见的,以生长抑素类似物为基础的成像方式是奥曲肽扫描,它使用放射性示踪剂^{111}In-DPTA 奥曲肽。这项研究以最基本的形式产生了一个全身平扫图像,其中有暗点指示放射性示踪剂与 SSTR2(需要较小的范围时,使用 SSTR5 和 SSTR3)结合的位置。在大部分中心,这些平扫图像通过将奥曲肽扫描和单光子发射计算机断层扫描(SPECT)相结合得到增强图像,后者在功能闪烁成像图像中添加了轴向的三维成像,大大提高了诊断精度,在一项研究中,在奥曲肽扫描中加入 SPECT 可以将病变检出率提高 52%。

最新的生长抑素受体成像是 PET 结合 CT,并使用正电子发射镓-68 标记各种生长因素类似物,最常见的为^{68}Ga-DOTA-TOC、^{68}Ga-DOTANOC 和^{68}Ga-DOTATATE。然后绑定到各自的 SSTR 亚型,对于不同的 SSTR 亚型,每个配体在其结构上各不相同,但这些差异在临床上并不明显,^{68}Ga-PET/CT 将同时用于检测功能性和无功能性胰腺内分泌肿瘤。对比^{68}Ga-PET/CT 和常规的成像方式(CT、MRI、奥曲肽扫描)的研究,结果一致表明^{68}Ga-PET/CT 在检测原发内分泌肿瘤及转移瘤有优势。然而,必须注意区分内分泌肿瘤和^{68}Ga 的正常生理摄取,如胰腺钩突、垂体、脾脏(或副脾脏)和肾脏,尽管^{68}Ga-PET/CT 在神经内分泌肿瘤的实用性已得到证实,但临床试验正在进行中,因此它尚未批准在美国普遍使用。

18-氟脱氧葡萄糖 PET(^{18}FDG PET)最常用于胰腺神经内分泌肿瘤,当其他常规成像方法未能检测到原发肿瘤或肿瘤级别较高时,与那些^{18}FDG PET 阴性病人相比,摄取^{18}FDG PET 的胰腺内分泌肿瘤病人更可能会发生早期进展。

外科治疗

原发肿瘤切除:外科治疗的考虑因素

对于原发的 PNET、区域性淋巴结转移和远处转移,为了达到根治的效果,手术切除是必要的,但通常却难以实现,因为大多数病人在确诊时已经进入疾病晚期。尽管如此,病人仍有可能会从手术切除中获益,因此应该由熟悉神经内分泌肿瘤手术治疗差异的外科医生进行评估和治疗(见第 66 章和第 67 章)。一般来说,手术切除指征为:①功能性的、有症状的 PNET;②孤立的、大于 2cm 的 G1 或 G2 期 PNET;③所有可见转移灶均可切除的病人(Kuo et al,2014)。对于有症状的晚期疾病病人,当肝脏是唯一的远处转移病灶并且约 80% 的肝转移灶可被切除时,可以考虑原发 PNET 的姑息性切除和肝转移灶的减瘤手术(Bertani et al,2014)。

考虑到其潜在的转移风险,一般认为大于 2cm 的无功能性 PNET 应该被切除。然而较小肿瘤的理想治疗方式尚无定论。许多中心通过定期影像学检查进行随访,如果发现肿瘤有进展

的迹象即予以手术切除。Lee 和他的团队(2012)曾对小于 4cm 的无功能性 PNET 病人接受非手术治疗(n=77;中位肿瘤大小 1cm)与手术治疗(n=56,中位肿瘤大小 1.8cm)进行过比较。手术组有 9% 的病人发现了癌性结节,肿瘤中位直径为 2.4cm。该研究的平均随访时间为 3.75 年(最长为 12.75 年)。非手术组病人的中位原发肿瘤大小在随访期间没有发生改变,也没有出现疾病进展或肿瘤相关性死亡,这表明直径较小的 PNET 可以安全地接受非手术治疗。Kuo 和他的团队(2013)通过对 SEER 数据库的回顾性研究表明,PNET 的直径小于 2cm 与 27.3% 的淋巴结转移率和 9.1% 的远处转移率相关。因此,即便是直径较小的肿瘤,也可能导致病人最终无法接受根治性手术治疗。近期,一项研究检索了 NCDB 中小于 2cm 的局部无功能 PNET 病人(n=380)的生存信息,结果显示,接受原发性病灶手术切除的病人的 OS 得到了明显改善(中位生存期>5 年,观察组为 2.3 年)(Sharpe et al,2015)。然而,NCDB 中的病例均需要组织学确诊,因而这项研究没有包括许多在随诊的影像学检查中偶然发现肿瘤的病人。因此,小于 2cm 的无功能性 PNET 的治疗方式仍存争议。对于有明显基础疾病、肿瘤直径小于 1cm,且无可疑浸润或淋巴结转移的影像学征象、无肿瘤直径随时间增大的病人,定期随诊观察可能是一种合理的选择。此外,胰腺导向的手术也并非没有风险。在 Lee 和他的团队(2012)的系列研究中,46% 的接受手术治疗的病人发生了围术期并发症,其中最常见的是胰瘘。

胰体尾的病变通常采用远端胰腺切除术(图 65.3)。由于

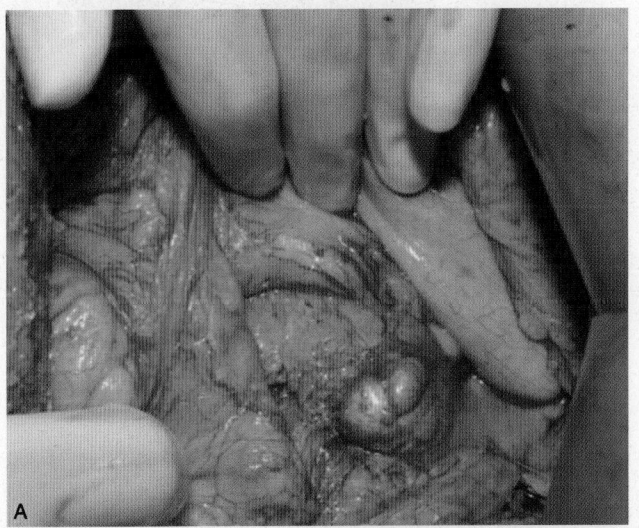

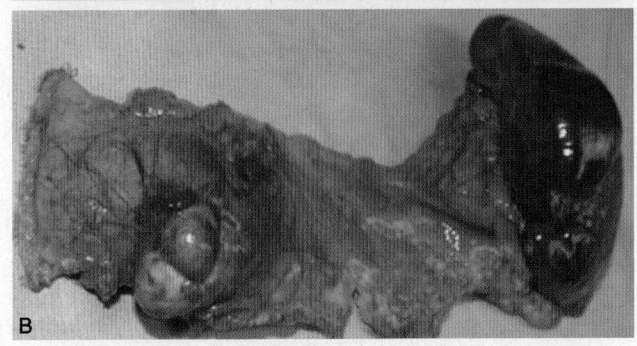

图 65.3　(A)术中观察位于胰腺体内的胰腺神经内分泌肿瘤。(B)胰腺远端切除和脾切除标本

较大的肿瘤常会侵犯脾静脉,因此通常会进行脾切除术。但在肿瘤较小且未侵犯脾静脉的情况下,应考虑保留脾脏。Warshaw(1988)指出,在 22 例病人中,即使脾动、静脉已经显露,保留胃短血管也是安全可行的(图 65.4)。这有助于保留脾脏的免疫学和血液学功能。在 2011 年 Massachusetts 总医院对 1986 至 2009 年间接受 Warshaw 手术的 158 名病人进行的回顾性研究中,只有 1.9% 的病人因脾坏死而需要二次手术(Ferrone et al,2011)。胰头部的肿瘤病人,特别是体积较大的,需接受胰十二指肠切除术(pancreaticoduodenectomy, PD)。胰头部的小肿瘤也可考虑行局部切除术。

更局限的手术,如局部切除术,对于小而孤立的 PNET 是适用的,并且有着相对较低的并发症发生率(图 65.5)。最近有三项关于局部切除术用于治疗小(1~3cm) PNET 的安全性和有效性的研究。与接受 PD 或胰腺远端肿瘤切除术的病人相比,行局部切除术的病人失血量更少、手术时间更短、术后并发

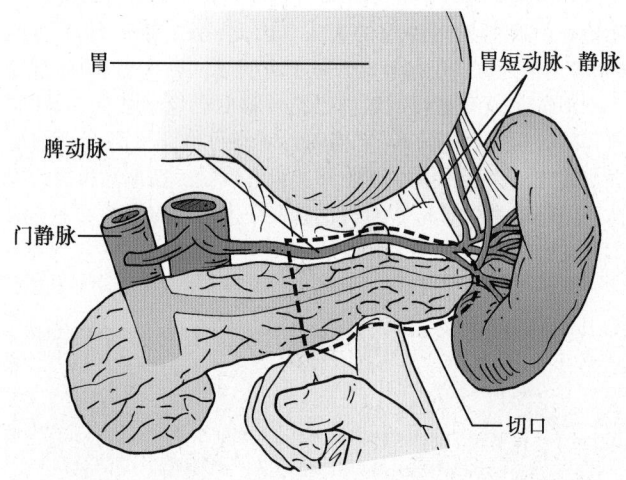

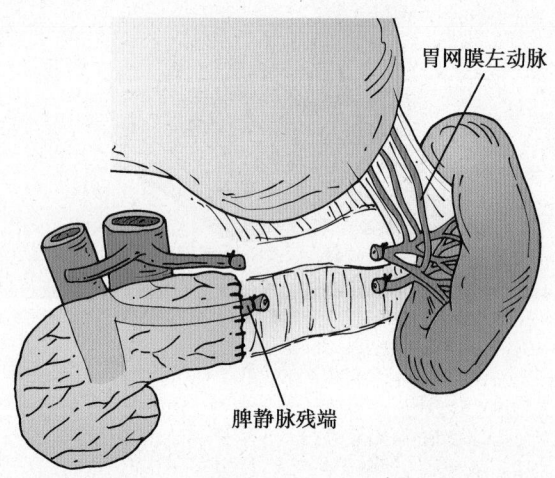

图 65.4　保留脾脏的远端胰腺切除术(Warshaw 手术)的关键概念图。首先,沿着胰腺左下缘切开腹膜,并打开其后面的无血管平面,从而使胰腺游离。向左进行解剖,越过胰尾,分离脾血管蒂。最后,脾动、静脉可以单独结扎分离(如图所示),也可以一起结扎,然后切除胰体和胰尾。脾胃韧带和胃短血管不应做过多处理(Redrawn from Warshaw AL: Conservation of the spleen with distal pancreatectomy. Arch Surg 123;550-553,1988.)

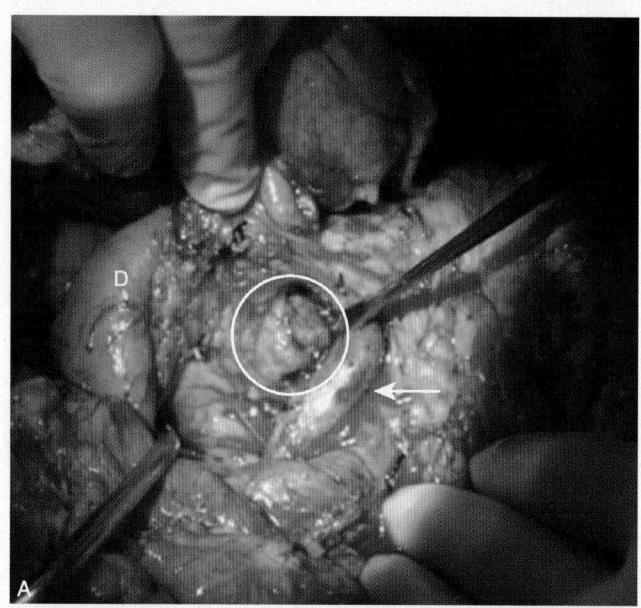

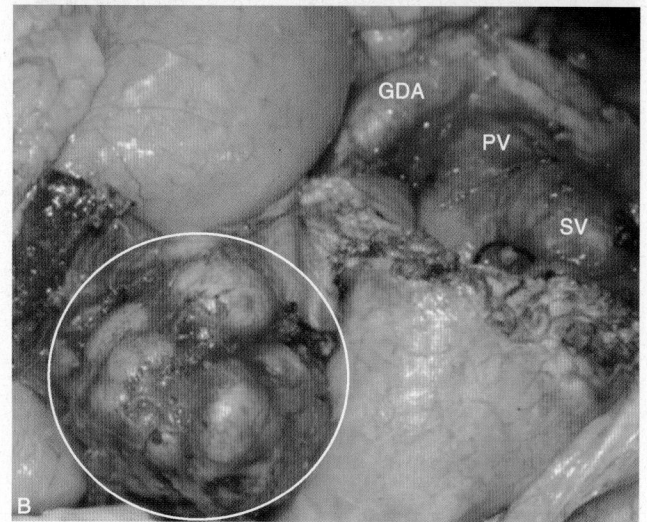

图 65.5　(A)钩突中胰岛素瘤的局部切除术。肿瘤以十二指肠外侧(D)的圆圈标识。向内侧牵开肠系膜上静脉显露肿瘤(箭头)。(B)位于胰颈上部的胰腺神经内分泌肿瘤局部切除术。肿瘤(圆圈所示)大部分游离,并向胰腺下部延续。GDA,胃十二指肠动脉;PV,门静脉;SV,脾静脉

症更少、发生胰腺功能不全的病人也更少(Cauley et al,2012;Hackert et al,2011;T. Zhang et al,2013)。通过开腹或腹腔镜的方式可以安全地进行局部切除术(Fendrich et al,2011;Karaliotas et al,2009),但其更适用于偏向良性的 PNET,例如胰岛素瘤、小而孤立的胃泌素瘤或无功能 PNET(Kulke et al,2010)。从技术角度看,只有距离胰管主干 2~3mm、直径小于 2cm、位置相对靠近胰腺实质表面的 PNET 才应考虑局部切除术。此外,术中超声应当被用于术中定位胰管的位置(Cauley et al,2012;Hackert et al,2011;T. Zhang et al,2013)。

为加速病人康复,可选择在腹腔镜下行远端胰腺切除术。最近的一项荟萃分析纳入了 18 项研究,包括 1 814 名可以通过行胰腺远端切除术进行治疗的胰腺神经内分泌肿瘤病人。43% 的病人接受了腹腔镜切除,其余的病人接受了开腹手术。腹腔镜组住院时间较短、出血量较少、术后并发症较少。令人

鼓舞的是,在切缘阳性率、术后胰瘘发生或死亡率方面并没有发现存在明显差异,但腹腔镜手术似乎确实有获得淋巴结标本较少的趋势(Venkat et al,2012)。一些外科医生已经开始进行机器人胰腺远端切除术,尽管他们报道了良好的结果,但目前收集到的证据尚不足以支持在肿瘤病人当中常规采用这种手术方式(Cirocchi et al,2013)。

在治疗神经内分泌肿瘤的过程中,一个常见的争论是在晚期疾病的情况下是否有必要进行原发肿瘤的切除。反对切除的一个论点是,病人可能无法获得根治性(R0)切除,却因此承受了在并没有改善生存预后的情况下而进行大手术的风险。原发性肿瘤侵犯血管通常被视为切除的禁忌证,但最近,Norton及其团队(2011)的报道指出,大多数传统的影像学评估夸大了血管结构被包裹或侵犯的程度,在超过90%的病例中是可以将PNET从这些血管中剥离的,只有不到20%的病例需要进行血管重建。因此,术前影像上的血管侵犯或包绕不应被视为切除的禁忌证。Hill和他的团队(2009)比较了接受手术切除的处于任何疾病阶段的病人和没有接受手术切除的病人。他们发现,与接受内科治疗的病人(中位数为35个月)相比,接受手术的病人的OS(中位数114个月)明显更好。这一趋势甚至在M1阶段病人亚组中仍存在,接受手术的病人比未接受手术的病人有明显的生存优势(图65.6)。Bertani和他的团队(2014)最近分析了43名存在肝转移且接受了姑息手术治疗或内科治疗的病例信息,其中37%的人接受了原发肿瘤的切除。即使在小样本病人中,也可以看到OS的不同。接受原发肿瘤切除的病人5年生存率为82%,而未切除的病人5年生存率为52%($P=0.05$)。但必须注意的是,这些研究中的每一项都存在明显的选择偏倚,因此因手术切除而最终获益的结论并不能完全

被证实;尽管如此,在随机对照试验不能应用于解决这些问题的情况下,手术切除的结论仍是令人鼓舞的。

家族性综合征的外科治疗

相比于散发PNET病人,在MEN1背景下的病人进行原发肿瘤的切除更加困难,也更具争议性。最常见的合并MEN1的三种PNET是胰岛素瘤、胃泌素瘤和无功能肿瘤。影像学通常会提示多发小肿瘤,而且在许多病例中,功能性和无功能性的PNET均会出现(Fendrich et al,2011)。胰岛素瘤通常发生在胰尾部,当术中发现多发PNET时,建议进行远端胰腺切除术(至肠系膜上静脉水平)。胰头部的PNET应尽可能行局部切除,这种治疗模式下的治愈率可达到90%(Giudici et al,2012)。

合并MEN1的胃泌素瘤比胰岛素瘤更难以治疗。对于如何通过外科治疗这些肿瘤存在很大的争议,因为针对其的化学治疗很少见,且易复发。在MEN1中,这些肿瘤往往发生在十二指肠部,因此除了对胰腺进行仔细的超声扫查外,还应该进行十二指肠扫查和十二指肠切开术以触诊十二指肠壁,确保所有肿瘤都被切除(Sugg et al,1993)。如果十二指肠中胃泌素瘤的数量排除了行单纯局部切除的可能性,则应考虑行保留胰腺的全十二指肠切除术,同时尽可能多地摘除大于1cm的PNET(Imamura et al,2011)。对于原发性胃泌素肿瘤大于2cm的病人,建议进行更广泛的手术。因为积极接受手术治疗病人的佐林格-埃尔森综合征(Zollinger-Ellison syndrome)更有可能得到缓解,且与那些具有类似大小的PNET的病人相比,他们发生肝转移的风险相对较小。因此,如果原发性胃泌素瘤位于胰头,特别是大小大于2cm者,则应行保留幽门的PD(Fendrich et al,2011;Lee et al,2012)。

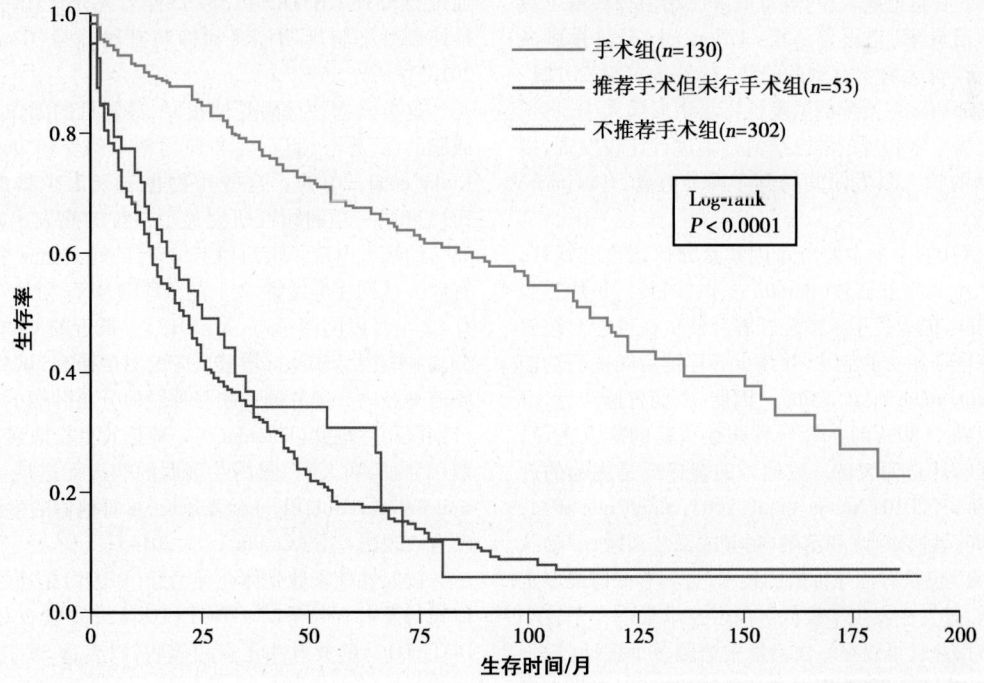

图 65.6　在对监测流行病学情况和最终生存结果的数据库的回顾性分析中,Hill和他的团队(2009)证明,如果可以对原发肿瘤进行手术切除,可以提高胰腺神经内分泌肿瘤病人的总体生存率。推荐手术但未进行手术(包括姑息手术)的病人的中位生存期与未建议行手术的病人持平。这一观察结果适用于任何疾病阶段(Modified from Hill JS, et al: Pancreatic neuroendocrine tumors: the impact of surgical resection on survival. Cancer 115: 741-751, 2009.)

目前在 12%～17% 的 VHL 病人中发现了胰腺神经内分泌肿瘤,其中大约 17% 的肿瘤最终会发生转移。Libuti 和他的团队(1998)建议应该切除大于 3cm 的 PNET,因为在他们的研究队列中,发生转移的病人的 PNET 大小中位数是 5cm,而局部肿瘤病人的 PNET 中位大小只有 2cm。他们的这一手术策略在一项前瞻性研究中得到了验证,在这项研究中,44 名同时存在 VHL 和 PNET 的病人根据肿瘤的大小选择进行随访观察或切除手术。病人的中位随访时间为 32 个月(范围为 4～110 个月),接受切除的病人无一发生转移(Libutti et al,2000)。Blansfi 和他的团队(2007)在这些建议的基础上提出,exon3 的胚系突变和倍增时间少于 500 天也应该被纳入评估当中,因为这些特征可能与 PNET 的转移相关。Libuti 研究(2000)证实,大多数 VHL 转移性 PNET 病人存在 exon3 突变,但尚没有研究证实 Blansfeld 标准可以与肿瘤大小的标准一同纳入临床决策当中。

转移性病灶的治疗

至少 20% 的 PNET 病人在确诊时已扩散到区域淋巴结(Tsutsumi et al,2012)。目前尚无关于 PNET 病人应该清扫的淋巴结数量或是否进行规范淋巴结清扫术的指南推荐,但在这些病人中,淋巴结转移与复发风险的增加是相关的(Hashim et al,2014),最近的研究表明,更积极的治疗可能是对病人有益的。2012 年,Bartsch 和他的团队分析了 48 例散发性 N1 胃泌素瘤病例。这些病人接受了原发肿瘤切除(通过不同的方法)和系统的淋巴结清扫,包括清除胰周和胰十二指肠淋巴结、沿肝动脉的肝十二指肠韧带的淋巴结,以及主动脉和下腔静脉之间的淋巴结。规范的淋巴结清扫术需要对 10 个以上的淋巴结进行病理学评估。在这些病人中,规范的淋巴结清扫获得了更高的术后生物学治愈率(空腹胃泌素<125pg/mL,分泌素刺激试验阴性),并有改善无病生存率的趋势(Bartsch et al,2012)。在一组仅接受局部切除术治疗的散发性胃泌素瘤病人中,将切除范围更广的胰腺手术和规范淋巴结清扫术进行比较发现,接受淋巴结清扫术的病人复发时间得到了明显改善(Giovinazzo et al,2013)。

PNET 外科治疗的一个主要考量因素是如何治疗肝转移,大约 50% 的病人会发生肝转移(Bertani et al,2014)。虽然很少能实现根治性切除,但通过手术减轻肝脏肿瘤负荷可能会缓解与功能性肿瘤综合征相关的症状,并减少肝移植后继发肝功能衰竭的发生(Niederhuber et al,2006)。因此,人们普遍认为,对于术前预估可以减少 80% 到 90% 转移病灶负荷的病人来说,手术清除肝转移病灶是明智的。减瘤术的金标准是规范的肝段切除(Mayo et al,2010;Norton et al,2003;Sarmiento et al,2003),但楔形切除、肿瘤剜除和消融(射频或微波消融、肝动脉栓塞)(见第 30 章)也是有治疗价值的技术,且具有保留最多正常肝实质的优点,并发症发生率较低。消融技术最适合于较小的转移灶(<5cm),并且可以在一次治疗中消融多个病灶(Elias et al,2009;Eriksson et al,2008;Zappa et al,2012)。但由于大多数肝转移瘤病人肿瘤多发且体积较大,肝动脉栓塞治疗往往是最合理的治疗方法。有一套公认的标准来指导神经内分泌瘤病人的治疗方式的选择(Mazzaferro et al,2007),术前可以预测预后不良结局的因素包括原发肿瘤位置在胰腺或十二指肠、

需要上腹部脏器联合切除,以及肝脏受侵。一名 PNET 合并肝转移的病人接受肝移植后的 5 年存活率约为 12%,但如果病人只有一种危险因素或不存在危险因素,5 年生存率可提高到 68%(Le Treut et al,2008)。

非手术治疗

PNET 的内科治疗适用于有症状的功能性肿瘤、转移性病灶、不适合手术切除的晚期疾病,以及尽管进行了最大限度的手术治疗但仍有进展的病人,目标是提高生活质量和延长生存时间(Kuo et al,2014;Vinik et al,2010)。

胰岛素瘤和胃泌素瘤的症状可以用药物治疗。胰岛素瘤引起的低血糖可以用二氮嗪(diazoxide,200～600mg/d)治疗,这是一种速效药物,但只对大约 50% 的病人有效。近 50% 服用该药的病人会出现副作用,包括液体潴留、恶心、多毛症、心悸和厌食(Baudin et al,2013;Oberg,2010)。继发于佐林格-埃尔森综合征的症状应用质子泵抑制剂(proton-pump inhibitors,PPI)治疗是最佳选择,并且需要通过剂量滴定达到治疗效果。如果病人不适合接受手术,他们可以长期服用 PPI,研究表明,接受超过 10 年治疗的病人不会加重快速耐受,但可能会出现贲门失弛症,进而导致营养缺陷(Kulke et al,2010)。

基于生长抑素类似物的治疗

生长抑素类似物(somatostatin analogues)是治疗无功能转移性 PNET 的一线药物,也可用于缓解一些功能性 PNET 的症状(Baudin et al,2013;Eldor et al,2011;Jawiarczyk et al,2012;Kindmark et al,2007;Shojamanesh et al,2002)。这些药物主要通过与 SSTR2、SSTR5 和 SSTR3 结合来介导它们的抗增殖活性,最终刺激细胞周期停滞和抑制有丝分裂(Toumpanakis et al,2013)。

这类药物往往耐受性很好,最常见的副作用是腹胀、腹泻或脂肪泻、恶心、胆石症和葡萄糖不耐受(Panzuto et al,2006,Kulke et al,2010)。这些药物也表现出少量的抗肿瘤活性。2013 年的一项回顾性研究显示,7% 的病人出现了部分缓解,58% 的病人出现了疾病稳定,35% 的病人出现了疾病进展。没有病人达到完全缓解,2 个部分缓解中病人中只有 2 个持续治疗 12 个月以上(Jann et al,2013)。最近的 CLARINET(神经内分泌肿瘤中兰瑞肽抗增殖反应的对照研究)试验将患有晚期胃肠道神经内分泌肿瘤和胰腺神经内分泌肿瘤的病人随机分组,分别服用兰瑞肽(lanredot)(一种长效生长抑素类似物)或安慰剂(45% 的病人)。服用兰瑞肽的病人无进展生存期(progression-free survival,PFS)显著延长,尽管他们的生活质量和 OS 均没有表现出差异(Caplin et al,2014)。

放射性核素肽受体介导治疗(PRRT)是通过将生长抑素类似物与发射 β 粒子(^{90}Y-DOTATOC)或发射 β 和 γ 粒子(^{177}Lu-DOTATOC)的放射性元素相偶联,以表达 SSTR 的肿瘤细胞为靶标的治疗方法(Theodoropoulou et al,2013 年)。这是一种相对较新的治疗方法,用于进展的晚期神经内分泌肿瘤病人。它已被批准在欧洲使用,但在美国仍处于试验阶段。美国的二期试验初步显示,31% 的病人出现了影像学的应答。大多数病人病情稳定(41%)。那些至少完成四个疗程的病人的中位 PFS

为 16.5 个月。该研究还表明,肝脏肿瘤负荷较小的病人更有可能对 PRRT 产生应答,这为 PRRT 前积极行手术清除肝转移瘤提供了进一步的支持(Delpassand et al,2014)。

全身化疗

在 PNET 中,全身化疗通常是令人失望的。早期研究将 5-氟尿嘧啶(5-fluorouracil,5-FU)、阿霉素(doxorubicin)、链佐菌素(streptozocin,STZ)、干扰素-α(interferon-α)和顺铂(cisplatin)搭配成各种组合,治疗效果一般甚至很差(Fjallskog et al,2002;Kouvaraki et al,2004;Moertel et al,1980;Pavel et al,2005;Turner et al,2010)。最近最有希望的方案是联合卡培他滨(capecitabine)和替莫唑胺(temozolomide)(CAPTEM)。只有一项研究报道了这种方案的完全缓解,但许多病人都取得了部分缓解,仅有少部分病人发生了疾病进展。在大多数研究中,中位应答时间约为 1 年,相比之前的许多化疗方案都有改善(Fine et al,2013;Peixoto et al,2014;Saif et al,2013;Strosberg et al,2011a)。但要将 CAPTEM 确立为标准的治疗方法,仍需要进行随机试验,以比较基于 STZ 的化疗方案和 CAPTEM 的治疗效果。

分化较差的 PNET 最常使用顺铂(cisplatin)和依托泊苷(etoposide)治疗,因为这些肿瘤在组织学上与小细胞肺癌相似。应答率从 42% 到 67% 不等,中位生存期在 1 年左右(Mitry et al,1999;Moertel et al,1991)。已经有研究者提出了较新的药物组合,但应答率未超过顺铂和依托泊苷的应答率(Bajetta et al,2014)。

生物治疗

治疗 PNET 最有效的系统生物疗法是 mTOR 抑制剂,其中最著名的是依维莫司(everolimus)。mTOR 通路调节细胞的存活、增殖和代谢,该通路中的几个基因在家族性综合征(NF1,TS)的发生发展中起到了重要作用(Chan et al,2014)。晚期神经内分泌肿瘤的 Ⅲ 期试验(Radiant-3)的 RAD001 中测试了依维莫司与安慰剂在晚期 PNET 中的效果。在这项研究中,64% 的病人在服用药物后显示出一定程度的肿瘤缩小,相比之下,接受安慰剂治疗的病人中只有 21% 的人表现出一定程度的肿瘤缩小。与安慰剂组(4.6 个月)相比,服用依维莫司(11.0 个月)的中位 PFS 明显更好。大多数不良事件为 1 级或 2 级,包括口腔炎、皮疹、腹泻、疲劳和上呼吸道感染(Yao et al,2011)。依维莫司可用于治疗胰岛素瘤,因为该药物已知的副作用之一是诱导葡萄糖耐受,这可能会抵消一些病人的低血糖症状(Asayama et al,2014;Baudin et al,2013)。最近的一项 Ⅱ 期研究分析了 50 名神经内分泌肿瘤病人(其中 14 人患有 PNET)使用依维莫司和奥曲肽(octreotide)的协同效应。在 PNET 中,14% 的病人产生了部分缓解,没有病人产生完全缓解。虽然这些研究的结果不令人满意,但该方案的临床获益率为 92%,优于许多其他药物组合(Bajetta et al,2014)。该药已被美国食品和药物管理局批准用于治疗晚期 PNET。

另一种用于治疗晚期 PNET 的生物制剂是舒尼替尼(sunitinib)。这是一种蛋白激酶抑制剂,可以阻断血管内皮生长因子、血小板衍生生长因子和 c-kit 的作用。2011 年,171 名晚期 PNET 病人随机接受口服舒尼替尼或安慰剂治疗。治疗组的 PFS(11.4 个月比 5.5 个月,$p<0.001$)、死亡率(10% 比 25%,$P=0.02$)、客观肿瘤应答(8/74 比 0/74,$P=0.007$)明显好于对照组。治疗组的改善如此之大,以至于试验提前停止,所有接受安慰剂的病人都服用了舒尼替尼(Raymond et al,2011)。这是过去 30 年来第二种被批准用于晚期 PNET 的药物。

监测及随访

国家癌症综合网络发布了一套 PNET 监测和随访指南。如果病人已接受切除手术,术后 3~12 个月内应至少进行一次生化标记物和增强 CT 或 MRI 检查。此后,如果病人没有复发,则应该在 10 年之内每隔 6~12 个月进行一次检查,包括适当的实验室检查(CGA、PST),并考虑行 CT 或 MRI(Kulke et al,2015)。但良性胰岛素瘤无需接受长期随访,除非病人有多处病变或存在 MEN1,否则只需随访 1~2 年。

如果病人复发且处于 G3 阶段,或者存在局部不可切除病灶或不可切除的远处转移灶,随访将取决于病人的临床情况和肿瘤的生物学行为表现。对于肿瘤负荷较低的无症状病人,可以每 3~12 个月进行一次生物标志物和影像学随访。如果出现新症状或发现疾病进展的证据则提示需要进行更频繁的随访。

(宋天强　译　张志伟　审)

第 66 章

胰腺切除技术：胰十二指肠切除术、远端胰腺切除术、节段性胰腺切除术、全胰腺切除术和经十二指肠 Vater 乳头切除术

Shishir K. Maithel and Peter J. Allen

概述

本部分的前几章概述了急慢性胰腺炎、包括胰腺癌、囊性和内分泌性肿瘤在内的壶腹周围和胰腺肿瘤的定义、分类、发病机制、临床诊治等。本章介绍了当前常用的几种胰腺切除术式，主要侧重于技术方面。

胰腺切除术被视作最复杂、技术上最具挑战性的外科手术之一。技术上要求很高，且因其较高的并发症率，占用了医疗机构和国家卫生保健部门大量的医疗资源。此外，胰腺切除病人多为高龄，因合并黄疸与营养不良等，全身状况往往欠佳。

20 世纪 60 年代后期有关胰腺癌手术的研究显示，术后并发症率高达 60%，死亡率近 25%，长期结果令人沮丧。因此，1970 年 Crile 主张，病人与其冒着生命危险接受疗效不佳的胰腺切除，不如行旁路及其他姑息手术。这种有些虚无主义的观点一直延续至 19 世纪 80 年代，当时许多人都质疑是否应该摈弃胰十二指肠切除术（pancreaticoduodenectomy，PD）作为治疗胰腺癌的方法（van Heerden et al，1981）。

在其后的几十年内，随着经验的积累以及外科技术与围手术期治疗的发展，手术并发症发生率与死亡率显著下降（见第 62 章）。目前大型胰腺外科中心报道术后死亡率<3%，并发症发生率为 30%~40%（Büchler et al，2003；Cameron et al，2006；Wagner et al，2004）。尽管外科技术的进步极大地推动了疗效的改善，但并不是全部原因。对胰腺疾病的认识、高质量的影像学诊断、优化的病人选择、介入放射学和内镜技术的发展、以及围手术期处理的改进同样功不可没。此外，大型专业化中心的建立有助于集中治疗这些复杂胰腺疾病病人（Birkmeyer et al，2003；Fong et al，2005）。尽管围手术期疗效有所改善，但胰腺癌的长期疗效依然是个挑战。"治愈性"切除的概念先前曾受到挑战（Gudjonsson et al，1995），但尽管如此，手术切除仍然是胰腺癌病人获得长期生存可能的唯一方法。一项随机多中心研究证明了与其他各种形式的非手术疗法相比，手术切除有着更高的生存获益（Imamura et al，2004）。文献报道胰腺癌切除术后的中位生存期约为 16~20 个月，而未接受手术切除者通常仅存活 6~12 个月（Conlon et al，1996；Gillen et al，2010；Postier et al，2003）；手术切除后 10%~20% 的病人可存活>5 年（Cameron et al，2006；Wagner et al，2004）。另外，尽管胰腺癌在壶腹周围肿瘤中最为常见，但壶腹部癌、十二指肠癌、远端胆管癌以及导管内乳头状黏液性肿瘤相关腺癌的根治性切除术后的长期生存率更高（Poultsides et al，2010）。此外，如今越来越多的胰腺囊性肿瘤和内分泌肿瘤得以诊断，对于合适的病人手术切除或单纯摘除同样能达到治愈。

技术改进导致了各式各样手术方式的出现，对病人可选用更为个体化、对疾病更有针对性的手术策略。本章重点介绍了这些手术技术，以及与手术相关的若干问题。对于急性胰腺炎（开放和微创坏死组织清除术）和慢性胰腺炎（保留十二指肠的胰头切除术）的手术技术的介绍将在第 56 章和第 58 章中详细阐述。

术前准备和管理

疾病的诊断和分期

应尽一切努力准确地对疾病进行临床和影像学分期，以避免不必要的非治疗性手术（Spanknebel & Conlon，2001）（见第 18 章和第 19 章）。尽管最常用 TNM 系统进行疾病病理分期，但外科医生常常将壶腹周围恶性肿瘤分类为可切除、交界性可切除、局部不可切除或转移性疾病（Haller et al，2002）。可切除和交界性可切除胰腺癌的界定一直存有争议，目前存在几种不同的定义（Callery et al，2009；Katz et al，2008）。可切除性胰腺癌定义为无肠系膜上动脉（superior mesenteric artery，SMA）或腹腔干受累且无远处转移证据的胰腺癌。肠系膜上静脉（superior mesenteric vein，SMV）和/或门静脉（portal vein，PV）的肿瘤受累可分为可切除或交界性可切除，这取决于所采用的界定方法及静脉受累程度（Adler et al，2007；Callery et al，2009；Katz et al，2008）。静脉受累不应视作手术禁忌，因为不是一定无法实现 R0 切除（图 66.1）。

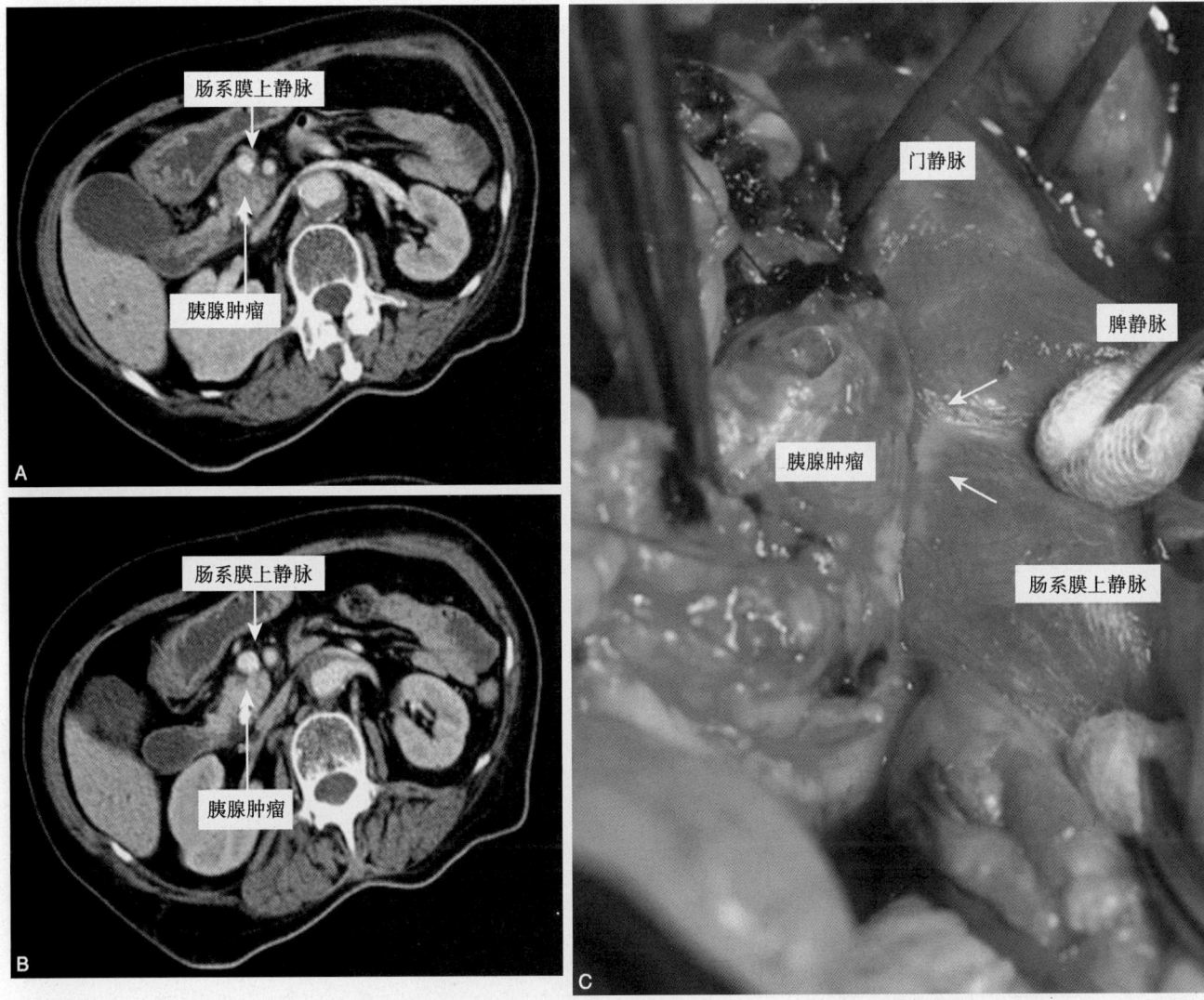

图 66.1　(A)和(B)CT 扫描显示胰头癌累及肠系膜上静脉周径<50%,未累及肠系膜上动脉(注意动脉周围的脂肪组织边缘)。(C)术中证实 CT 所见,伴有肠系膜上静脉肿瘤浸润(箭头)。随后行门静脉切除并以静脉移植物重建

影像学

　　断层影像是胰腺肿瘤诊断和分期的主要手段。螺旋 CT 扫描是一项有效的首选分期检查(Freeny et al,2001;Klauss et al,2008),通常可作为诊治流程的切入点,以指导后续的诊治(见第 18 章)。

　　磁共振成像(MRI)(见第 19 章)是将胰腺造影,胆管造影和血管造影三者相结合的另一种断层影像检查,有助于评估肿瘤。MRI 常常是多排 CT 良好的补充。某些研究者认为,MRI 在评估胰腺癌方面较 CT 并没有更多优势,除非对于无法进行增强 CT 检查的病人(White et al,2003)。但是,MRI 在某些单位可成为首选,具体取决于机构的经验和专长(Lauenstein et al,2010)。MRI 有利于评估胰腺囊性病变,常可通过更高的分辨率来观察囊内分隔与囊壁结节(见第 60 章)。

　　磁共振胰胆管造影(MRCP)可对胰管和胆管进行无创检查。它通过显示占位病变对胰胆管的影响(即阻塞或移位)来诊断胰腺癌或壶腹部癌(图 66.2)。壶腹周围恶性肿瘤的经典特征是“双管”征。但双管征对恶性肿瘤的特异性仅 80% ~

85%(Menges et al,2000)。

　　内镜超声(EUS)检查利用超声探头靠近胰腺进行检查(见第 16 章)。通过这种方式,消除了前方肠道积气的干扰,从而可以使用更高的频率,显著提高图像的分辨率。因此,EUS 对于检测较小的病变(<20 mm)可能更敏感,敏感性 93% ~100%(Tamm et al,2003),但取决于操作者水平。在一项将 EUS 与其他方式对比研究的荟萃分析中,EUS 不进行细针穿刺(fine needle aspiration,FNA)预测 T 分期、N 分期和 PV 累及情况较 CT 更准确。与经皮穿刺 FNA 不同,EUS 还可对原发肿瘤和区域淋巴结进行图像引导下 FNA,降低了肿瘤针道种植的风险(Gress et al,2001)。

　　据报道 EUS 引导下 FNA 活检具有很高的敏感性(93%)与特异性(100%)(Wiersema et al,2002)。然而,需要重点指出的是,手术干预前不是一定需要组织学诊断。对于影像上明确恶性肿瘤表现的可切除性肿瘤的病人,术前 EUS 不是非做不可。目前国家综合癌症网络(NCCN)指南不建议在这种情况下活检(Hartwig et al,2009)。因此,这种检查应有选择

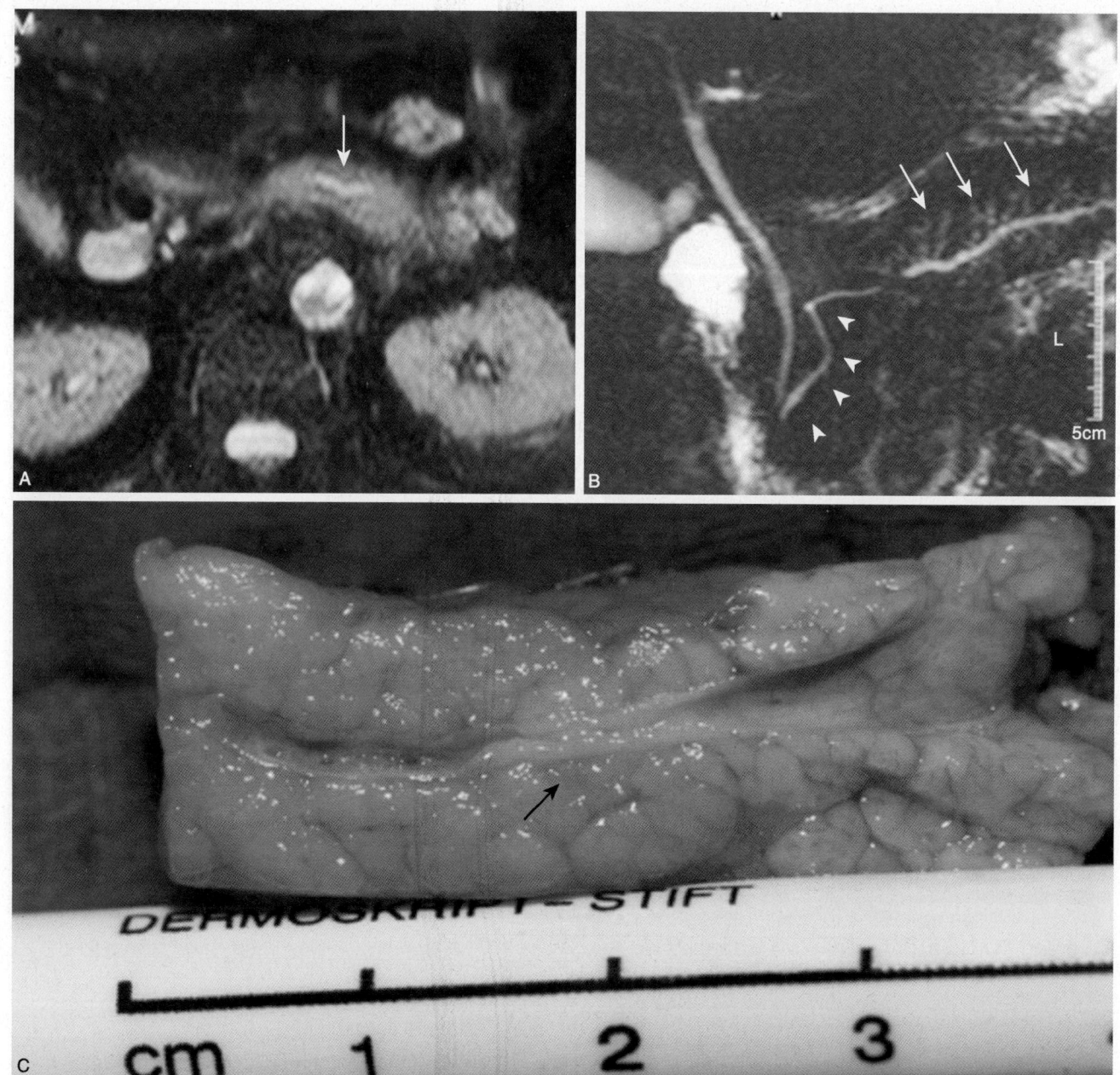

图 66.2　(A) MR 图像显示小肿瘤引起的胰管扩张(长箭头)。(B) MRCP 可更清晰地显示胰管轮廓。此处显示胰头部胰管正常(无尾箭头),胰体部见充盈缺损,胰尾部胰管扩张,可见一二级侧支(长箭头)。(C)标本照片。最终组织学证实胰管梗阻的原因是 T1 期胰腺导管腺癌(长箭头)

地使用,如对计划行新辅助治疗的病人可行组织活检明确诊断。EUS 对于获取囊液样本协助囊性肿瘤的诊治同样很有价值(Maker et al,2015)。随着 MRI、EUS 和多排 CT 的影像三维重建质量与适用性的提高,内镜逆行胰胆管造影(ERCP)作为诊断工具的作用越来越小。此外,与其他操作相比,ERCP 有着更高的并发症率(Ciocirlan & Ponchon,2004)。美国胃肠道内镜协会的一份报告(ASGE,2003)中总结了这一内容。依据这些数据,目前的观点是,ERCP 的单纯诊断用途应受到限制。美国国立卫生研究院科学会议声明(Cohen et al,2002)确认了这一观点,建议对于胰腺癌或胆管癌病人,当不以手术作为初始治疗手段时,ERCP 的主要优势是胆道梗阻的姑息治疗。

术前评估

　　胰腺切除术给病人带来了显著的生理应激,胰腺癌好发于 65~75 岁年龄段,病人多为老年人(Lankisch et al,2002)。尽管对高龄病人胰腺切除依然可行,但与年轻病人相比并发症率发生率较高(Makary et al,2006)。

　　一些中心报道全身性并发症,主要是心肺并发症,是病人术后死亡的主要原因(Büchler et al,2003)。因此,有些医生选择对病人术前进行常规严格的心肺肾功能评估。但是,最近也有数据表明,过度使用术前心脏检查实际上并不符合病人的最佳利益,只在有临床指征时才应运用。手术技术与围手术期管理的改善极大地促进了大部分病人的安全康复,在大多数大型胰腺中心围手术期死亡率已低至 3% 左右。

围手术期管理（见第 24 章和第 25 章）

围手术期抗凝

对于低分子量肝素（low-molecular-weight heparin，LMWH）在普通外科手术中预防静脉血栓栓塞事件的荟萃分析显示，LMWH 可显著降低无症状深静脉血栓的形成和肺栓塞的发生率，并趋于降低总死亡率。在接受胰腺切除的病人中应强调使用（Mismetti et al，2001）。普通肝素可替代 LMWH。此外，病人在术中以及整个住院期间都应佩戴弹力袜或连续加压装置。弹力袜通过机械性地预防静脉扩张来减少深静脉淤血（Morris & Woodcock，2004），是一种简单易行、性价比高的预防深静脉血栓的方法。

预防性抗菌

预防性使用抗生素对于降低清洁-污染手术的感染相关并发症有着重要的作用（de Lalla et al，2002），并建议所有接受肝胆或胰腺手术的病人都预防性使用（Sganga et al，2002）（见第 12 章）。对于接受胰腺切除的病人，抗生素应考虑覆盖常见的革兰氏阳性菌和阴性菌（如头孢唑林）。如预期行结肠切除，则应增加对厌氧菌的覆盖。术前行胆道支架置入术的病人可能会在胆汁中有厌氧菌定植，因此也应给予抗厌氧菌的抗生素。应在麻醉诱导时给予抗生素，以在切开皮肤时药物达到较高的峰值组织浓度，这种浓度应一直维持到关腹（Polk et al，2000）。并不需要持续预防性地使用抗生素术后超过 24 小时，大多数情况下没有指征。

奥曲肽类似物

胰肠吻合和胰腺残端分别被视作是胰十二指肠切除术（PD）和左侧胰腺切除术的弱点所在之处（Stojadinovic et al，2003）。生长抑素的八肽类似物奥曲肽是强力的胰液抑制剂。许多随机前瞻性试验研究了围手术期奥曲肽的预防作用以及对胰腺术后结果的影响。结果似乎反映了明显的洲际差异：欧洲的研究普遍显示围手术期生长抑素具有保护作用，而北美的研究未能证明这一点。对这一问题的系统性回顾研究得出的结论认为，生长抑素或其类似物的预防性使用并不能完全降低胰腺切除术后胰漏的发生率、总的并发症发生率或死亡率（Li-Ling & Irving，2001）。一些研究者（Büchler et al，1992；Friess et al，1995）主张对 PD 术后胰漏的高危病人（胰腺质地软，胰管细）选择性地预防使用生长抑素。如外科医生因为胰腺质地软且胰管直径<2mm，认为胰肠吻合具有高风险，则可在手术期间使用生长抑素，术后维持每日 3 倍剂量，连续使用 5~7 天。使用生长抑素的其他适应证包括胰腺质地软的病人接受胰腺节段性切除或挖除术，这在胰腺囊性或神经内分泌肿瘤中经常见到。

最近，一种新型的生长抑素类似物称为帕瑞肽，以盲法前瞻性随机方式研究了其对术后胰瘘的作用（Allen et al，2014）。与主要结合生长抑素受体 2（SSR2）和 SSR5 的奥曲肽相比，帕瑞肽对所有五个生长抑素受体均具有活性（至少在 SSR4 上），因此被认为优于奥曲肽，且半衰期长很多。在此单中心随机试验中，帕瑞肽可显著降低胰瘘的发生率（9% vs.21%），亚组分析结果显示在接受 PD（10% vs.21%）和远端胰腺切除术（7% vs.23%）的病人中都是如此（Allen et al，2014）。

术前胆道引流（见第 29 章和第 30 章）

壶腹周围肿瘤可引起胆道梗阻与黄疸，继而出现凝血障碍、吸收不佳、营养不良和免疫功能障碍等。有研究报道，术前胆红素水平高于 5.8mg/dL（99μmol/L）是 PD 术后出血的重要危险因素（Martignoni et al，2001）。胆道梗阻与黄疸可对病人的身体健康状态产生不利影响。术前胆道引流（PBD）正是基于这些考虑，旨在恢复肝功能、纠正凝血障碍和改善身体状况，从而降低术后并发症。但是，Sewnath（2002）发表的荟萃分析比较了术前行 PBD 和未行 PBD 的病人，术后总死亡率并无差异。而且，行 PBD 组的总体并发症发生率（感染性并发症）升高，住院时间延长。一项随机对照试验表明，术前胆道内支架置入会导致胰十二指肠切除术后并发症的增加（van der Gaag et al，2010）。当前研究表明，由于 PBD 相关并发症发生率高，不建议常规行 PBD（Mezhir，2009）。需要重点强调的是，病人的转诊方式往往会决定术前是否行 PBD，从而强调了多学科团队协作治疗这些复杂病人的重要性。术前合并胆管炎或 PD 前需要接受新辅助化疗和/或放疗的病人应进行胆道减压。

快速康复途径

关于快速康复的研究表明，硬膜外镇痛结合早期饮食与运动的标准化方案，可以缩短住院时间（Basse et al，2002）。已发现硬膜外镇痛可带来许多获益，包括缩短术后肠麻痹时间、减轻精神压力、减少肺部并发症、改善术后疼痛与活动、以及病人对恢复更快的良好体验（Fotiadis et al，2004）。胸段硬膜外镇痛对于心肺并发症高风险者可能特别有帮助，可以缩短住院时间，降低住院费用（见第 24 章）。

快速康复的基本构成包括最低限度地使用麻醉药物和适当的体液平衡，尤其是避免高血容量状态。有几种方法可进行局部麻醉，从而减少麻醉剂的使用，甚至不需要硬膜外导管。理想的液体平衡也可减少心肺肾的并发症，从而缩短住院时间。避免容量不足，保护了肾功能，进而可以使用非甾体抗炎药，尤其是酮咯酸，大大降低了麻醉剂的使用。所有这些因素都有助于病人提高早期经口进食的耐受性，减轻术后疼痛，恢复早期下床活动，以及缩短住院时间（Kagedan et al，2015）。

腹腔镜分期

对于胰头部疾病，腹腔镜分期的使用往往会受到外科医生的个人偏好、机构经验和偏爱的影响。腹腔镜分期可常规、或有选择地、或甚至不实施（见第 23 章）。随着断层影像质量的提高，腹腔镜分期的获益将下降。2008 年发表的一篇综述中，对于术前高质量影像检查判断可切除的胰腺癌病人，腹腔镜分期的获益是 8.4%（White et al，2008）。这个获益是否需要将腹腔镜分期列为常规由每位术者决定。作者倾向于根据具体情况有选择地进行腹腔镜分期。指征包括术前影像学提示异常，或 CA19-9 水平显著升高（Maithel et al，2008）。需要腹腔镜分期的 CA19-9 升高程度各研究差异较大，从 130 到 250 不等。在评估 CA19-9 时，必须注意胆道的状况，因为胆道梗阻会引起

CA19-9 的升高。作者对胰体尾癌常规行腹腔镜分期,无论是否计划腹腔镜切除。

切除技术

胰十二指肠切除术(Whipple 手术)

PD 最常见的适应证是胰腺导管腺癌。迄今为止,它是胰腺中最常见的肿瘤。在手术病人中,胰腺癌最常位于胰头部(78%)(见第 59 章)(Schäfer et al,2002)。PD 其他常见适应征包括囊性疾病[如导管内乳头状黏液性肿瘤(IPMN)]和神经内分泌肿瘤。

技术

对于大部分病人,上腹部正中切口可提供足够的手术暴露,很少需要双肋下缘切口。如果不进行腹腔镜分期检查,则初始切口应较小,便于对转移灶直视和触诊检查,特别是癌症手术时。排除肿瘤转移后,就应将切口延长至合适大小,利于安全实施手术。牵开器充分显露腹腔后,行扩大的 Kocher 切口至腹主动脉水平,有助于评估腹膜后以及肿瘤与 SMA 的关系(图 66.3)。此时,可从 Treitz 韧带附近探查 SMA,在其右外侧进行解剖,以排除肿瘤浸润。该方法被称作动脉优先入路(图 66.4)(Weitz et al,2010)。因在探查时可早期诊断出 SMA 的肿瘤浸润状况,有助于避免 R2 切除。作者并不常规行动脉入路探查,因为术前高质量的影像和术中仔细触诊通常足以排除 SMA 的肿瘤累及。

可通过以下两种方法之一进入小网膜囊。常用方法是切开胃结肠韧带,这是进入小网膜囊较直接的方法。然而,由于来自胃网膜血管弓的分支被离断,这可能会导致远端大网膜的缺血。反之,作者更喜欢从横结肠与横结肠系膜上完全游离大网膜而进入小网膜囊。这种手法可保持大网膜血供良好,手术

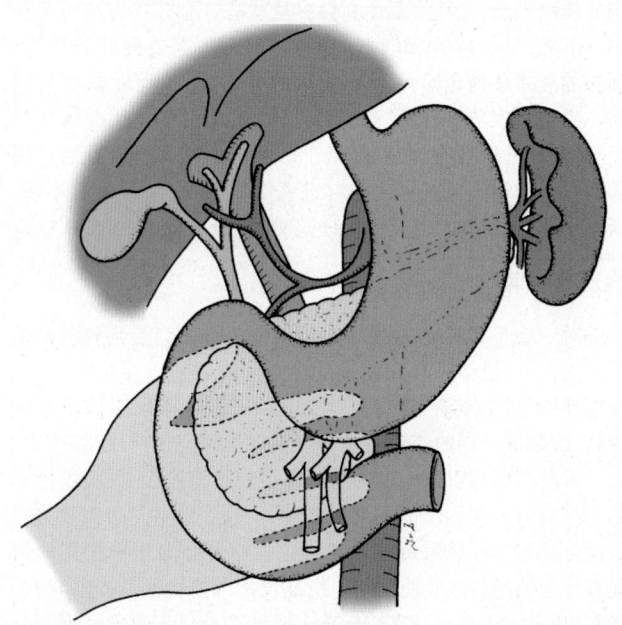

图 66.3 充分游离 Kocher 切口有助于评估腹膜后以及肿瘤与血管的关系

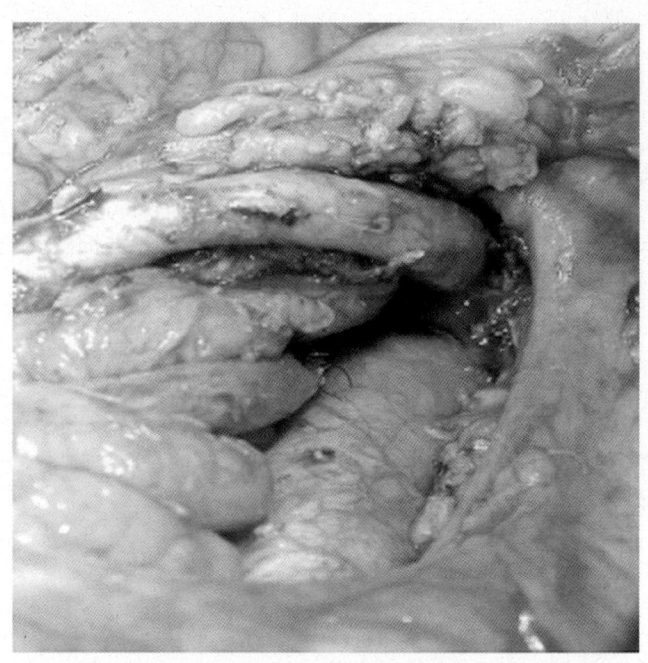

图 66.4 动脉优先入路。解剖肠系膜上动脉,作为手术的第一步,排除动脉侵犯

最后可用之覆盖胰腺和胆道吻合口,避免了引流的必要。仔细解剖结肠肝曲与十二指肠之间的无血管平面,延伸 Kocher 切口,将十二指肠第三部与结肠系膜分开。游离胃网膜右静脉与结肠中静脉之间的无血管区,直至胰腺下缘的 SMV。此时可结扎胃网膜右静脉,但是,保留其直到离断胰颈,可使手术操作更高效。此时确认 SMV,在胰颈与 SMV-PV 主干之间进行隧道式分离。现将注意力移至十二指肠上区。

胆囊切除通常采用顺行切除法,沿胆囊底向下至胆囊三角。术前胆道梗阻的病人,胆囊可肿大并伴有炎症。有时胆囊减压有利于解剖与切除。将胆囊从胆囊床上游离后,辨认胆囊动脉和胆囊管并一一结扎。必须格外小心的是,肝右动脉通常走行于肝管后方(见第 2 章),应避免肝右动脉的医源性损伤(Skandalakis et al,2004)。胆囊切除时,若肝右动脉走行于胆管前方,误伤的风险更高。此外,10%~15% 的病人存在异位的肝右动脉,手法触诊肝十二指肠韧带的后外侧,评估有无异位肝右动脉尤为重要。

胆囊切除后,注意力转至肝门部。肝门部前方脂肪组织厚薄个体差异很大。辨认并离断胃右动脉。清扫前方的淋巴结(肝总动脉淋巴结)后,可以准确地辨认出肝总动脉。这组淋巴结也有被称作重要淋巴结,因为它的累及对胰腺癌病人的预后具有一定的判断价值(LaFemina et al,2013;Maithel et al,2007)。无论如何,它都应作为切除标本的一部分,尤其是胰腺癌和远端胆管癌的病人。一旦确认肝总动脉,便可循着它显露出肝固有动脉与胃十二指肠动脉(gastroduodenal artery,GDA)。然后预钳夹 GDA,以确保肝右动脉与肝左动脉搏动良好。通过这种方式,排除误判 GDA 或严重的腹腔干狭窄致肝动脉血流源自 GDA 逆行血流的情况。如 GDA 可安全处理,则予以结扎后离断。

结扎 GDA 后显露后方的 PV。游离 PV 表面,并确认外侧壁。PV 外侧有胆管和门静脉侧方淋巴结。10%~15% 的病人

该区域可见替代或副肝右动脉;必须仔细评估,如存在应予以保留。将门静脉侧方淋巴结从胆管上游离,朝十二指肠向下解剖,使之囊括在切除标本内。直视PV的同时离断胆管。如担心肿瘤残留,可送胆管切缘冰冻快速病理。

如计划保留幽门,则距幽门以远2cm处离断胃右动脉与胃网膜右动脉,裸化十二指肠。离断十二指肠,将胃和大网膜一起收至左上腹。如实施标准的PD,则离断胃窦,将近端胃收于左上腹。多项前瞻性随机试验未发现保留幽门的PD与PD两者间肿瘤学上或功能上的优劣(Diener et al,2014)。因此,对于保留幽门的优缺点的争论都是基于观点,而不是建立于循证医学之上。

此时,注意力转向切开Treitz韧带与横断空肠。调整腹壁拉钩以显露Treitz韧带,予以切开。横断空肠。横断部位的选择,特别是距Treitz韧带的距离,部分受胰胆管与肠袢重建方式的影响。应保证肠袢充分的活动度,使空肠无张力的情况下与胆管和胰腺吻合。横断空肠后,靠近标本侧肠壁离断系膜,直至肠系膜根部和胰腺钩突部。然后将近段空肠于Treitz韧带后旋转牵引至右上腹。

进一步充分游离PV前方隧道,准备横断胰颈。隧道内可用Penrose引流管或血管吊带环绕胰颈部(图66.5),或用肾蒂钳引导横断胰腺。在拟横断面的两侧之胰腺上下缘分别止血缝扎,注意不要缝及胰管。该处缝扎胰腺实质内纵行的胰上下血管,减少横断时胰腺断面出血。胰腺浅表部分可用电刀切开,以减少出血,但在深部特别是胰管附近,应以手术刀锐性切开。随后游离SMV-PV,使之与胰腺和肿瘤分开。小静脉分支分别以钛夹、结扎或止血设备处理。完全游离PV后,注意力转向解剖SMA。于后腹膜游离标本后方附着,有利于解剖SMA右侧。当游离标本至SMA的外侧部时,沿着该平面解剖即可移除标本。在此步骤中,将胰头、十二指肠与近段空肠所有标本完全握于术者左手,手指不断判断SMA的位置,以免损伤。完全骨骼化SMA的前外侧部,可在附着组织上分离出多个小窗口,以结扎、钛夹或止血设备(如Ligasure)依次处理。笔者首选Ligasure。钛夹也可与止血设备联合使用,特别是处理胰十

二指肠下动脉时。通常此处应避免以闭合器横断,最大限度地达到切缘无肿瘤残留。如需联合PV切除,则应先沿SMA游离,最后行PV切除。这样可尽量缩短PV阻断时间。此外,切除PV前,为游离SMV-PV主干,可能需要阻断或结扎肠系膜下静脉、脾静脉和胃左静脉。移除标本,确切止血,重建前以温冲洗液冲洗手术区域。

血管切除

三十多年前Fortner(1973)推断,大范围肿瘤清扫、追求更彻底的根治或许能改善病人生存。特别是累及PV或SMV的肿瘤,既往一度被视作不可切除,现在通过联合血管的整块切除可达到根治。很难对累及PV和SMV的肿瘤病人开展联合静脉切除的随机试验,因为对肿瘤累及和切除技术的界定可能存在很大差异。因此,尚无随机试验评估这一专题。

一项系统性回顾(Siriwardana & Siriwardena,2006)研究了52篇文献6 333例因胰腺癌行胰腺切除术的病人,其中1 646例(26%)接受了联合门静脉和SMV的切除。单篇文献胰腺切除例数的中位数为82例,其中23例接受了PV和SMV切除术。文献中PV和SMV切除的比例差异较大,为2%~77%不等,这也反映了当前不同中心胰腺癌各种治疗方法的不同。

手术信息来自39项研究的1 334例病人。手术包括PD(71%),全胰腺切除术(24%),次全胰腺切除术(3%)和远端胰腺切除术(2%)。中位手术时间为513min(168~1 740min),中位失血量为1 750mL(300~26 000mL),PV阻断中位时间为20min(7~302min)。围手术期死亡率为5.9%(0%~33%),术后并发症发生率为42%(9%~78%)。在所有PV和SMV切除标本中,有64%检测到静脉受侵。各组差异较大,3%~86%不等。在联合PV和SMV切除的病人中,67%的病人组织学上可见淋巴结阳性。PV和SMV切除后中位生存时间为13个月(1~109个月)。1 351例接受PV和SMV切除术病人的1年、3年和5年总体生存率分别为50%、18%和8%。

纳入数据的评估很大程度上受到了文献质量的影响。多年来,围手术期治疗、手术技术和辅助治疗的标准化得以明显改善。结果参数上的明显差异,包括围手术期死亡、手术时间和失血量,反映了每个机构经验上的很大不同。尽管存在增加围手术期并发症率的风险,但长期生存仍可与未行静脉切除的PD相媲美(Kelly et al,2013)。此外,随着外科技能的不断提高,特别在大型胰腺中心,据报道,联合PV或SMV切除的围手术期并发症率和死亡率与未行静脉切除的相似(Bachellier et al,2001;Birkmeyer et al,2003;Büchler et al,2003;Carrere et al,2006;Leach et al,1998;Nakao et al,2006;Riediger et al,2006;Wagner et al,2004)。因此,如果技术可行、并发症和死亡率可控,静脉受累不应成为切除的禁忌证(Neoptolemos et al,2004;Oettle et al,2007)。

肿瘤累及SMA、腹腔干或肝动脉是定义交界性可切除和局部进展不可切除胰腺癌的公认标准。有多种定义使用不同程度的静脉和动脉受累来界定可切除,交界性可切除和局部进展胰腺癌。需要重点强调的是,动脉切除确实会增加手术的并发症风险,而需要行动脉切除的胰腺癌往往在切除几个月后表现出侵袭性很强的肿瘤生物学特征。因此,显著的动脉受累通常被视作局部进展不可切除。之前引述的综述(Siriwardana &

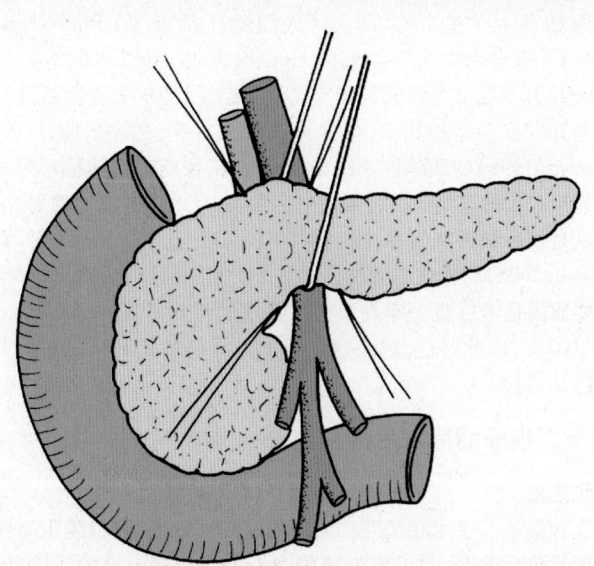

图66.5 清除胰腺残端周围纤维脂肪组织,至残端以远2cm处,充分显露胰腺后壁

Siriwardena,2006)报道,联合静脉切除的胰腺手术中有15%同时行动脉切除。切除的动脉包括肝总动脉(50%)、SMA(20%)、腹腔干(10%)和其他动脉。如果动脉切除是计划性的,鉴于这些病人的长期预后较差,通常会在尝试切除前对其进行化疗和/或放疗,进一步优化病人的选择(Christians et al,2014)。

总之,当肿瘤附着或浸润PV和SMV时,应行联合静脉切除,因为围手术期并发症率、死亡率和长期生存率与无需静脉切除即可达到R0切除的病人类似。静脉切除的范围与程度,视肿瘤受累程度和解剖结构而异。应将这些病人视为交界性可切除,因此应常规进行术前治疗。相反,无论是短期还是长期结果而言,动脉受累是不良的预后因素。尽管切除SMA、腹腔干或肝动脉有时在技术上是可行的,但没有数据表明可以改善病人的长期生存。因此,胰腺癌切除术中的动脉切除是一种激进的方式,不建议作为治疗标准,仅在特定情况下使用。

多脏器切除

在一些文献中已提及切除邻近受累的器官用于治疗局部进展期胰腺癌(Hartwig et al,2009;Sasson et al,2002)。实际上,约35%的病人就诊时即表现为局部进展,累及周围的结构和器官。这通常是胰体尾癌的表现,因为这些肿瘤通常发现得较迟,诊断时比胰头癌更大。尽管过去的几篇文献表明扩大切除术的并发症增加且生存获益有限,但最近文献证实,对于有选择的病人,可安全地联合邻近受累器官实现整块切除(Sasson et al,2002)。与接受标准切除术的病人相比较,围手术期并发症发生率(35%)和死亡率(3%)并无差异。尽管由于扩大切除范围(包括结肠系膜、结肠、肾上腺、肝脏和胃),手术时间更长,但失血量和住院时间与标准手术并无明显差异。扩大手术的主要目标必须是R0(切缘阴性)切除,这是长期生存的重要预测指标(Wagner et al,2004)。它主要涉及左侧胰体尾部癌,与标准术式相比,联合结肠系膜、结肠和胃切除后的存活率没有显著降低(Sasson et al,2002),并超过了非切除病人。在一纳入100多例多脏器切除病例的文章中(Hartwig et al,2009),作者表明围手术期死亡率和长期疗效与接受标准切除术的病人类似,但并发症发生率有所增加。这些病人应在经验丰富的胰腺癌治疗中心接受最佳治疗。

淋巴结清扫

扩大淋巴结清扫术的基本原理是,研究已证实在标准切除范围之外存在阳性淋巴结(Cubilla et al,1978)。甚至对于小肿瘤,腹腔干和肠系膜下动脉起始部之间的腹主动脉旁区域的淋巴结也会出现转移,从而提示应将这些与原发肿瘤一起整体切除(Nagakawa et al,1993)。这种扩大淋巴结清扫术在日本最为流行,回顾性研究显示,可改善生存,且不增加术后并发症发生率与死亡率(Ishikawa et al,1993)。

何为扩大淋巴结清扫术仍广受争议。为了标准化定义,在意大利Castelfranco Veneto召开了胰腺癌手术治疗共识会议(Pedrazzoli et al,1999)。该共识对不同范围的淋巴结清扫提供了标准化定义,运用日本胰腺协会对于淋巴结分组的专业术语去定义何种术式需要清扫哪些淋巴结(Japan Pancreas Society,1993)。将PD的三种淋巴结清扫类型分别称为标准、根治和扩

大根治,取决于切除哪些组淋巴结。对于胰体尾癌,确定了两种不同的术式:标准和根治。

对于这一专题共有六项前瞻性、非随机研究发表。Henne-Bruns(1998)开展了一项前瞻性研究,行标准或扩大淋巴结清扫术取决于病人的临床状况,结果显示两组死亡率和长期生存率并无显著差异,但标准淋巴结清扫组显示了更好疗效的趋势。这可能是由于病人选择带来的偏倚,也就是说,在扩大淋巴结清扫组,晚期肿瘤病人的比例可能更高。此外,扩大淋巴结清扫与术后早期严重腹泻的发生率增加相关。Gazzaniga(2001)研究表明,标准和扩大淋巴结清扫的并发症发生率、死亡率和长期生存相似。Popiela(2002)和Capussotti(2003)的研究证实了先前报告的结果,两组之间的并发症率、死亡率和存活率均无差异。四项随机对照试验以评估扩大淋巴结清扫术的价值,在荟萃分析中对此进行了总结(Farnell et al,2005;Michalski et al,2007;Nimura et al,2004;Pedrazzoli et al,1998;Yeo et al,2002)。有趣的是,这四个Ⅰ级研究来自三个不同大陆的中心。第一项研究由Pedrazzoli开展,并未发现标准组与扩大淋巴结清扫组在并发症率、死亡率和生存率方面有任何差异。扩大淋巴结清扫术包括主动脉、肠系膜上下动脉和腹腔干周围淋巴结的清扫。回顾性亚组分析显示,接受扩大淋巴结清扫术的淋巴结阳性病人的生存期显著延长。由于从回顾性亚组分析中得出结论的有效性尚不明确,因此对该发现进行了详细讨论。

对于这一专题的最大样本研究囊括了294例病人,文章发表于2002年,并由Yeo于2005年更新。在术中冰冻切片确认切缘阴性后,作者将294例病人随机分为标准和扩大淋巴结清扫组。但是,该研究涵盖了多种肿瘤类型,仅57%的病人为胰腺来源的肿瘤,因此难以解释生存数据。尽管如此,两组的围手术期死亡率和长期生存率相似,虽然扩大淋巴结清扫组的并发症率显著增加(43% vs.29%;$P<0.01$)。多数并发症与胃排空障碍和胰瘘的高发生率有关。

基于这些数据,可以得出结论,没有指征进行扩大淋巴结清扫术。一项随访研究进一步证实了这一点,该研究关注2002年原始研究中包括的同一病人组的生活质量(Riall et al,2005)。来自梅奥医学中心的Farnell(2005)和日本的Nimura(2004)开展的其他研究同样支持这一结论,即扩大淋巴结清扫术与并发症率增加相关,但并未改善生存率。总之,除了Pedrazzoli(1998)的回顾性亚组分析研究外,没有任何随机对照试验显示扩大淋巴结清扫可带来生存获益,且术后并发症率更高,尤其是术后腹泻和胃排空障碍发生率高。此外,Yeo(2002)和Farnell(2005)均报道扩大淋巴结清扫术组术后生活质量下降,主要原因是术后腹泻率高及随后出现的营养不良(Michalski et al,2007)。因此,目前胰头癌的标准术式仍然是PD,无需扩大淋巴结清扫。

胰十二指肠切除术后的重建

胰肠吻合

胰漏是与手术相关死亡的主要原因。已证明,单纯阻塞胰管而不进行吻合,除了增加胰腺内外分泌功能不全的风险外,还会导致更高的胰瘘发生率(Tran et al,2002)。因此,残余胰腺引流至胃肠道是关键的一步,但存在吻合口破裂的风险。所

以不奇怪,胰肠吻合引起了外科医生的浓厚的兴趣,促使他们寻求更可靠的技术来避免这种可怕的并发症。文献过去已报道了多种技术,未来还会见到有望更安全的新技术。但是,除了吻合方式的选择外,胰腺吻合的成功与否更多地取决于外科医生对所选择技术的精心操作(Trede et al,2001)。只要符合安全吻合的基本原则,即仔细处理胰腺组织、吻合口无张力、血运良好和无远端阻塞,任何胰肠吻合技术都可取得良好的效果。

胰腺空肠吻合是最常用的技术之一,将横断的胰腺套入空肠末端,即所谓的"套入"。另一种方式是将胰管直接吻合至空肠上的开口,即所谓的"导管对黏膜技术"。胰空肠吻合术—无论端对侧或端对端,导管对黏膜或套入式—似乎对吻合口漏概率并没有显著影响。另一种策略是将胰腺残端与胃吻合,胰胃吻合(pancreatogastrostomy,PG)的支持者列举了选用这一方法的各种原因(Zenilman et al,2000):胃与胰腺距离较近,更容易吻合;胃血供丰富,吻合不易发生缺血。由于胰酶进入酸性环境,胰酶未被激活,一度认为会降低胰漏发生率。但这一想法后来被证明不实。在一项比较胰肠吻合(pancreaticojejunostomy,PJ)和PG的前瞻性随机试验中,胰漏的发生率没有显著差异(PJ,11%;PG,12%)(Yeo et al,1995)。在回顾多种评价吻合技术的前瞻性随机试验时,必须记住,这些试验往往是在"中心标准"和外科医生不熟悉的技术这两者间进行随机化。因此,"中心标准"被证实具有技术优越性也就不足为奇了。

笔者更喜欢使用空肠肠袢行端对侧、导管对黏膜的胰肠吻合。这一技术由本书的名誉编辑最早报道(Grobmyer et al,2009,2010)。在开始吻合之前,将空肠牵至右上腹。经Treitz韧带或结肠中血管右侧的横结肠系膜缺口即可实现。笔者更喜欢后者,因为理论上空肠肠袢在局部复发时较不易梗阻。应将胰腺残端从脾静脉上游离约2cm。提起横断胰颈之前预置的止血缝线,使胰腺轻轻抬起,远离门静脉汇合处。吻合分两层进行。第一层由穿过胰腺的水平褥式缝合组成,缝线距胰腺切缘近2cm处进穿出胰腺。笔者采用3.0聚二氧杂环己酮(PDS)或薇乔缝线。使针变直可能会有所帮助,利于缝线垂直穿过腺体。重要的是从距边缘2cm处胰腺前壁进针,从距边缘相同距离的胰腺后壁出针。吻合从胰腺下缘开始。缝线贯穿胰腺。接下来,离空肠残端约3cm处的空肠肠袢靠近系膜侧做浆肌层水平褥式缝合。然后缝线再次穿过胰腺,后壁进入并前壁穿出,依然与切缘保持2cm的距离。实际上,在胰腺的全层和胆胰肠袢之间形成了水平褥式缝合(图66.6)。在大多数情况下,胰管上方和下方各缝三针。水平褥式缝合时,应将探子置入胰管,以防止缝闭胰管。针应留在每根缝线上,用于最后的前层缝合以完成吻合。

完成第一层后,注意力将转向导管对黏膜的内层。空肠做一小口,切开全层,用PDS缝合胰管与空肠壁全层。大多数情况下,5.0PDS就足矣,尽管有时4.0或6.0可能更合适,具体取决于导管的粗细。肠切开处水平缝合约1cm,使导管对黏膜吻合无张力。通常,缝合四到八针使胰管与空肠靠拢,其中在拐角处缝合两针,前后壁缝合一到三针。先缝胰管拐角和前壁有利于展开胰管(图66.7)。完成后壁缝合,将拐角与前壁缝线穿过空肠,完成前壁的缝合。

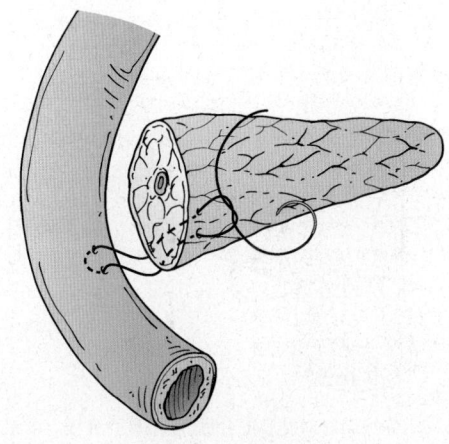

图66.6 以3.0薇乔全层水平褥式缝合胰腺与空肠浆肌层

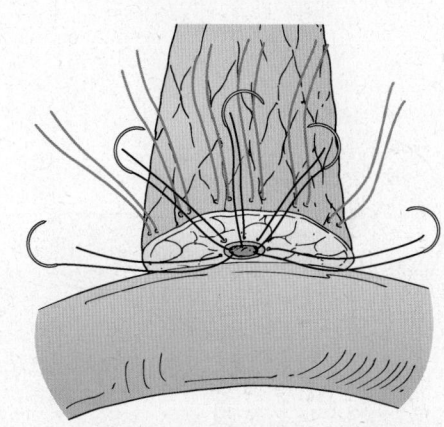

图66.7 缝合胰管夹角和前壁,展开胰管,以便于缝合后壁

但是,在收紧胰管缝线前,先将3.0水平褥式缝线收紧,使空肠紧靠胰腺后壁。然后从后壁开始依次打结收紧胰管缝线。前壁完成后,收紧缝线。完成此操作后,使用预置的3.0PDS或薇乔缝线完成胰肠吻合最后的前壁部分。每根缝线都从胰腺下缘开始收紧。对于最下方的缝针,缝线垂直穿过空肠,胰腺切缘下方约1cm处,向前引导针尖。第二针以水平褥式的方式穿过空肠,距胰腺足够远,使空肠折叠覆盖在胰腺前壁上(图66.8)。打结收紧时必须将空肠向胰腺靠拢。水平褥式缝合是连续的,从下缘到最上方。最后一针与下方第一针镜像对应,即在空肠中缝两针,第一针垂直然后朝着胰腺方向缝一针水平褥式缝合。这些垂直缝线将空肠包裹在胰腺上下缘。一旦所有水平褥式缝线都收紧,将见不到内层PDS缝线,完成吻合(图66.9)。

端对侧吻合技术使空肠开口可以满足胰腺残端的特殊要求。间断的导管对黏膜缝合也可保持胰管开放,从而确保胰液通过吻合口畅通无阻。笔者不使用胰管支架。

胆肠吻合

胆肠吻合术的变化相对较少。根据胆管的直径可采用连续或间断缝合进行重建(见第31章)。笔者通常使用4.0PDS缝线行胆道吻合。如连续缝合,则行单层全层吻合。从3点钟位置开始,9点钟位置结束,先完成后壁缝合(图66.10)。第二根缝线完成前壁缝合,以免产生荷包效应。

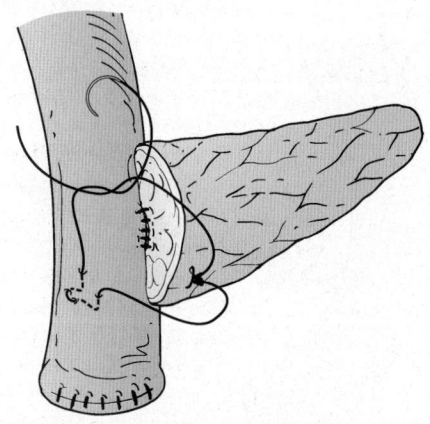

图66.8　完成胰管对黏膜缝合后,收紧薇乔缝线。以最下部的缝线垂直缝合空肠,然后再次水平缝合一针,使空肠折叠覆盖在胰腺前表面上

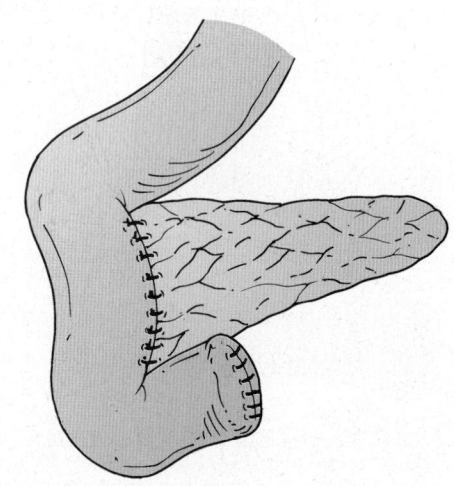

图66.9　完成好的胰肠吻合。前壁缝合完成后,胰管对黏膜的缝线都不应该见到,空肠折叠覆盖在胰腺前表面上

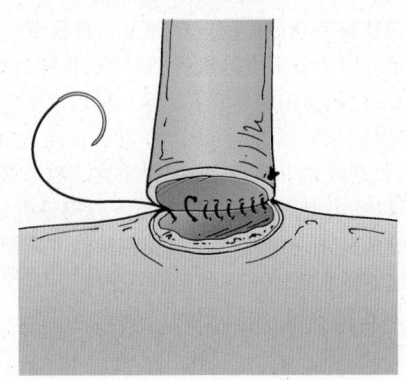

图66.10　连续缝合胆肠吻合口后壁

间断缝合是缝合直径<5mm 的小胆管的首选技术。首先缝合胆管的前壁与拐角。与胰肠吻合的讨论类似,这可使胆管保持敞开以利于后壁的缝合。空肠上切开一小口,距离胰肠吻合口约 6~8cm。然后缝合胆管后壁,穿过空肠全层。缝完后收紧后壁缝线(图 66.11),然后将前壁和边角缝线穿过全层空肠。缝合后从拐角开始朝着 12 点钟方向收紧前壁缝线。完成吻合后,将空肠固定于横结肠系膜上,以降低重建时的张力,并防止小肠疝入右上腹。

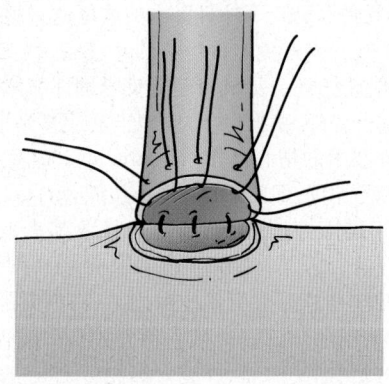

图66.11　胆肠吻合中的间断缝合,显示缝合好的后壁以及胆管前壁与夹角处的缝线

胃肠道连续性的重建

依据行经典的 PD 或保留幽门的 PD(PPPD),重建部分最后完成胃肠吻合或十二指肠空肠吻合。对于 PPPD 术后保留完整的幽门是否会增加胃排空障碍(delayed gastric emptying,DGE)的发生率,这一问题引起了人们的关注。但是,这一争议似乎已随着我们之前提到的几项对照试验的结果而趋于平息。因而,基于 2004 年获得的证据,显然保留幽门并不会增加 DGE 的发生率(Horstmann et al,2004)。

但是,重建胃肠道连续性的技术可能会影响到 DGE 的发生率。有人推测结肠后重建可能使空肠肠袢易于出现静脉充血和肠壁水肿,从而阻碍了十二指肠空肠吻合口中空肠蠕动的恢复(Park et al,2003)。术后胃瘫也可能导致暂时性胃扩张,从而引起吻合口成角,因为结肠后吻合口位置相对固定(Horstmann et al,2004)。此外,十二指肠空肠吻合与 PJ 两者紧邻,可能在小的胰漏或短暂的术后胰腺炎的情况下也易诱发 DGE。这些观点的反对者认为,结肠前重建(Riediger et al,2003 等)实际上可能使胃成角或扭曲。有人认为,通过将十二指肠空肠吻合口通过单独的横结肠系膜窗口放置在结肠下,远离位于结肠上区的胰肠和胆肠吻合,可以降低由局部炎症引起的 DGE 的风险。

无论是行经典的 PD 还是 PPPD,笔者均常规地在肝管空肠吻合口下游约 50cm 处行结肠前端对侧的十二指肠空肠吻合或胃空肠吻合,使用横结肠和大网膜将吻合术与 PJ 隔开。使用单股可吸收 3.0PDS 缝线连续缝合两层。重建工作至此完成(图 66.12)。

腹腔引流管和鼻胃管

腹腔内引流放置在胆肠和胰肠吻合附近,以控制胆汁、淋巴液或胰液的渗漏。这种做法本质上是预防性的,放置原因更多源于外科教条而不是证据。纪念斯隆-凯特琳癌症中心进行的一项评估胰腺切除术后引流管意义的随机试验,发现引流管的放置并不能降低手术的并发症发生率(Conlon et al,2001)。相反,随机分配至引流组的病人术后发生腹腔内脓毒血症、积液或瘘的比例明显更高。最近,对于同一问题开展了一项多中心研究,研究旨在评价 PD 术后引流管放置的价值。由于无引流管组并发症率与 90 天内死亡率显著增加(12% vs.3%),研究小组在中期分析时即叫停了研究(Van Buren et al,2014)。

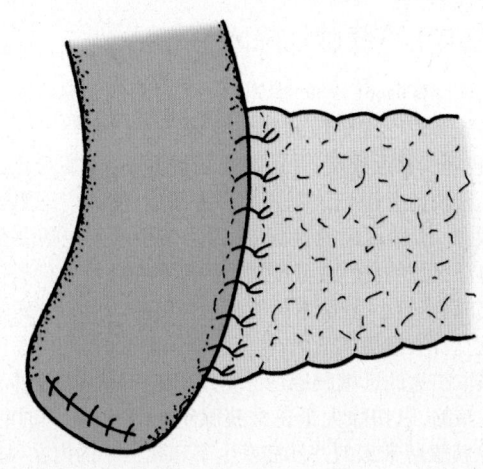

图 66.12　保留幽门的胰十二指肠切除术后完成重建

鉴于该试验的早期终止,其结果的信服力和有效性仍令人怀疑。笔者 PD 后并不常规放置引流,但也仅在部分情况下偶尔如此。尽管笔者认为引流管不是必需的,尤其对于吻合良好的吻合口,但 PD 术后引流管的使用仍由每位术者及他们的满意度来决定。

对于胃肠减压必要性的荟萃分析推翻了长期以来一直恪守的常规胃肠减压可降低术后恶心、呕吐、误吸、伤口裂开和吻合口漏的信条(Cheatham et al,1995)。相反,无胃肠减压管的病人中,发烧,肺不张和肺炎的发生率明显降低,首次经口进食时间明显缩短。尽管病人没有胃肠减压可能出现腹胀或呕吐,但并不一定会增加并发症或住院时间。此外,胃肠减压管在大多数快速康复程序中被省略。笔者最近在手术当晚留置胃管,术后第一天早上即予以拔除,但作为术后快速康复管理方案的一部分,正打算摒弃胃肠减压。

远端胰腺切除术

对于胰体尾肿瘤,选择的术式是远端胰腺切除术。该术式切除延伸至中线以左的部分胰腺,不包括十二指肠和远端胆管。通常在 SMV-PV 主干左侧离断胰腺,横断的确切部位取决于肿瘤的位置。

技术

彻底探查腹腔后,充分离断胃结肠韧带,以使胰腺完全显露,直至胰尾和脾蒂。此处应特别注意保护胃网膜弓。离断点选在正常胰腺近端,沿胰腺上下缘切开后腹膜。游离胰腺下缘,继而至脾曲的下方游离。然后离断胃短血管。

显露胰腺、结扎胃短血管后,就应关注将离断的三个结构——脾动脉,脾静脉和胰腺实质。离断顺序不限,根据病变位置、解剖以及是否保留脾脏而定。胰腺横断和残端关闭的确切方法一直是许多争论的主题。锐性横断胰腺、缝扎胰管和缝合包埋胰腺残端是最为常用的技术。然而,近年来,闭合器横断胰腺,用或不用 SeamGuard(Gore Medical,Flagstaff,AZ)加强的方法报道的越来越多。

脾动脉走行于胰腺头侧,通常应在其源头附近予以辨认与控制。离断脾动脉之前,应临时阻断动脉,并触诊肝固有动脉,以确保不会误扎肝总动脉。如预阻塞脾动脉后仍可及肝固有

动脉搏动,则用血管闭合器离断脾动脉。脾静脉可用血管闭合器或缝扎法予以离断。注意不要缩窄 SMV。也应避免脾静脉残端过长且无血流,如无肠系膜下静脉汇入,可能会增加残端内形成血栓的风险,这些血栓会散播至 SMV 中而影响小肠血流。

离断胰脏、结扎脾脏血管后,从前内侧游离脾脏,然后离断脾脏外侧壁和膈肌附着处。完全离断脾结肠韧带。最后,沿着胰腺上下部,于后腹膜前完全游离胰腺体尾部,从手术区域移除标本。

胰腺残端的处理

胰漏仍然是远端胰腺切除术后最常见的手术相关并发症(Benoist et al,1999;Ferrone et al,2008)。文献报道了多种技术来处理胰腺实质和胰管残端,以降低胰漏的风险。包括直接结扎胰管、内引流、谷醇溶蛋白注射,纤维蛋白胶封闭与直线切割闭合器横断。文献提及如此之多的外科策略恰恰突显了以下事实:没有一种技术可以让人信服地证明降低胰漏的发生率。

当胰腺质地柔软且不太厚时,可使用带血管钉仓的线性闭合器横断胰腺(图 66.13)。该设备的闭合线由紧邻的三排钉组成。我们认为,带血管钉仓的闭合器有助于紧密闭合胰管与封闭残端。对于厚而有纤维化的腺体,则以手术刀横断胰腺,用 PDS 间断水平褥式缝合关闭胰腺切缘(图 66.14)。胰管应在直视下予以辨认与关闭。对比手工缝合与闭合器闭合两者安全性的荟萃分析显示,术后并发症率(包括胰漏)两组间并无显著性差异(Knaebel et al,2005)。一项比较这两种技术的欧洲多中心随机试验也未显示胰漏的发生率有任何差异(Diener et al,2011)。无论选择哪种技术,笔者相信,使用血运良好的网膜瓣覆盖胰腺残端,对预防和/或控制胰漏具有重要意义。

保留脾脏

行远端胰腺切除术时常规将脾脏整体切除。因为脾动静脉与胰休尾关系密切,所以一直以来脾脏切除被认为是有必要

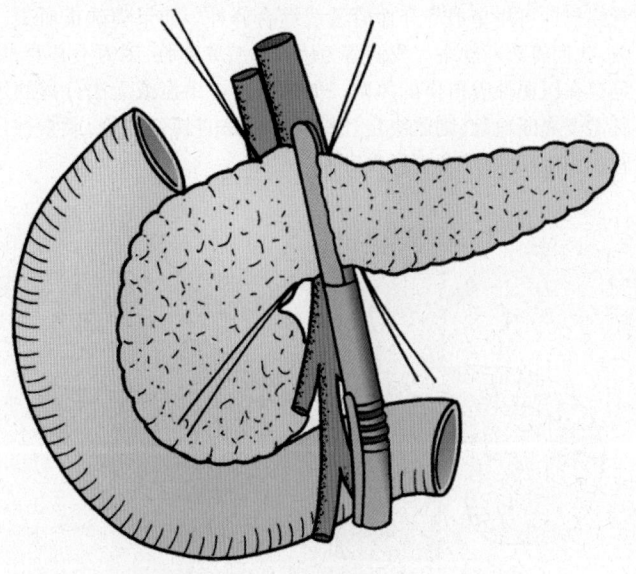

图 66.13　闭合器横断胰腺(血管钉仓)

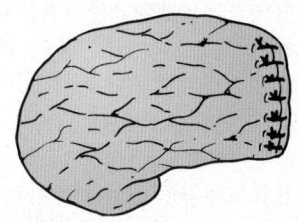

图66.14 间断水平褥式缝合关闭胰腺残端

的(Shoup et al,2002)。此外,脾脏切除较保留脾脏在技术上被认为更简单。保留脾脏的胰体尾切除既可离断脾动静脉,也可保留动静脉的全长。对于前者,最重要的前提是要保留胃脾的血管以确保脾脏的灌注与静脉回流。据报道,同时接受脾切除术的病人,需要干预的感染性并发症的发生率明显更高(Shoup et al,2002)。但是,在接受疫苗注射的脾切除成年人群中,长期感染的风险可以忽略不计。Schwarz(1999)发现,胰腺癌切除同时行脾切除的病人中位生存期为12.2个月,而未行脾切除者的中位生存期为17.8个月。这种生存率的下降和脾切除术的关联,在接受胃癌和结肠癌根治术的病人中也很明显。尽管这种观察结果有潜在的基于免疫的病因作用在,但是是否需要脾切除术可能代表了疾病程度与肿瘤的生物侵袭性。尽管如此,依据现有证据,我们同意Conlon(2001)的观点:对于胰体尾部低度恶性或其他较惰性的肿瘤,可能会尝试保留脾脏,但对于胰腺癌,保留脾脏可能会影响肿瘤学根治与分期,则不应进行。

如果适合保留脾脏,术中我们首选尝试保留脾动静脉,以降低术后脾坏死与脓肿形成的风险,因为脾脏血供仅来自胃短血管,被证明有潜在不足风险的(Gurleyik et al,2000)。在胰腺拟横断处,必须将腺体与脾动静脉完全游离。横断胰腺后,通过牵引线抬高远端胰腺,向左侧轻轻旋转。辨认脾动静脉的多个短小分支,用止血夹分别阻断后离断。也可使用能量止血装置代替钛夹或与钛夹一起使用。由近及远游离胰腺,直至胰尾部与脾门完全游离(图66.15)。这种分离只可朝着脾脏方向进行,因为脾静脉有许多小分支,很容易在脾门水平损伤。血管损伤后可用单股5.0血管缝线缝合修补。如果尝试止血失败,我们将离断脾蒂。我们避免从内侧游离脾脏,因为不必要,且存在医源性脾损伤的风险。如果因术中出血或无法分离胰脏需要离断血管,则需决定让脾脏血供来自胃短血管,或索性转为脾脏切除,笔者更喜欢后者。

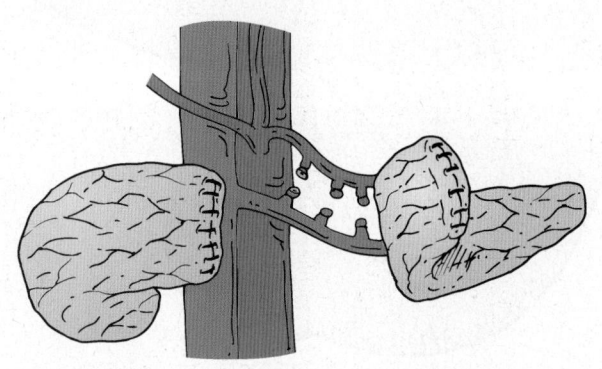

图66.15 从右向左于脾动静脉表面解剖胰腺

节段性(中段)胰腺切除术

Letton和Wilson(1959)率先描述了对两例胰腺峡部横断伤的病人实施节段性或中段胰腺切除术。进行中段节段性切除后,缝合包埋胰腺近残端,并远端残端行Roux-en-Y吻合。胰腺外科医生很快就意识到该术式的多种用途,使其广泛用于治疗胰颈部良性、惰性或癌前性病变,因为该手术不包括淋巴结清扫。来自该区域的良性或低度恶性肿瘤存在独特的挑战性。按照惯例,如病变较小,挖除术可能是最佳策略。但如果病变超过2cm,或病变深在胰腺实质内,胰管损伤风险高时,外科医生可能不得不采取扩大的远端胰腺切除术或PD切除。这种对于小病灶的手术策略,以切除大量正常胰腺组织为代价,同时存在大范围切除胰腺所带来的并发症发生率和死亡率的内在风险。

节段性或中段胰腺切除术是一种保留器官的切除技术,规避了PD相关并发症率和死亡率,也保留了脾脏功能,避免了远端胰腺切除术时的脾切除,并最大化地保留了胰腺内外分泌功能(Efron et al,2004)。也许最有价值的吸引力是保护了内分泌功能。这不足为奇,因为术后糖尿病的风险与胰腺切除范围和随访时间成正比(Warshaw et al,1998)。另一方面,中段胰腺切除术时关注的问题在于,由于两种潜在的胰漏源,即胰腺残端和吻合口,胰漏的发生率是否会显著升高。文献中节段性胰腺切除术后胰漏发生率为14%~30%,与远端胰腺切除术相似。Iacono(1998)简要总结了采用节段性胰腺切除术的前提条件:①小病变(直径<5cm);②良性或低度恶性肿瘤;③颈部或邻近部位;④远端胰腺残端长度至少5cm。一个关键的辅助条件是可进行术中快速冷冻切片检查,以确认病变是良性或惰性的,且切缘为阴性(Müller et al,2006)。

技术

进入小网膜囊,分离胃后壁和胰腺之间的粘连,完全显露胰腺前方。然后行术中胰腺超声检查,确定病变边界,并排除其他病变,以免更改手术计划。将胰腺从SMV-PV主干表面抬起。分别缝扎胰腺上下缘,用以指示胰腺远近端横断部位,有助于随后从脾静脉表面进一步游离胰腺。在病变右侧至少1cm处,用闭合器或手术刀离断胰腺。如果是锐性离断,如前所述,使用间断的水平缝合关闭近端胰腺残端。将远端胰腺残端轻轻牵至左侧,仔细地将脾静脉从胰腺后表面游离下来,处理脾静脉和胰腺之间的所有细小静脉分支。游离脾动脉,使之与胰腺分开。游离胰腺于脾脏血管表面,直至胰腺远端拟横断平面左侧以远至少2~3cm,以利于重建。在胰脏病变远端以手术刀横断胰腺,标本送病理科化验和评估切缘。

对于远端胰腺残端重建,我们多采用套入式胰胃吻合。沿着胰腺横断边缘缝合四至六针牵引,每根导管两到三针。3.0薇乔缝线或PDS缝线均可,缝合时为防止缝闭胰管可将钝探针插入胰管中。用一血管钳夹所有缝线。沿胃后壁确认并标记吻合部位,注意考虑胰胃吻合时胃壁内翻所需要的空间。3.0PDS缝合胃后壁与拟吻合部位左侧距吻合口边缘约2cm处的胰腺前壁(图66.16)。然后在缝线右侧小切口切开胃后壁,长度约为胰腺宽度的75%,以使胰腺贴合地伸入胃腔。在胃前壁切开一小口,将血管钳依次穿过胃前壁小口和胃后壁小口,钳夹预置在胰腺切缘上的牵引缝线,将胰腺牵引至胃腔内(图66.17)。持

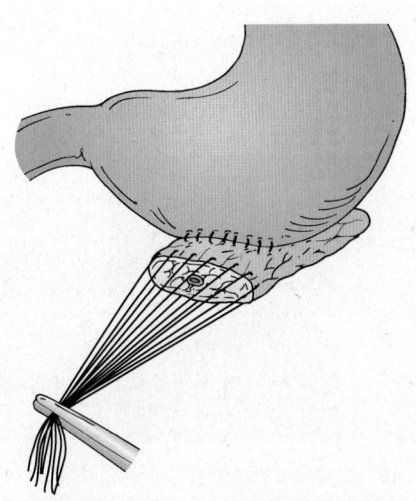

图 66.16　将胰腺前壁缝于胃后壁。胃壁缝合浆肌层,胰腺缝合位于距胰腺切缘 2cm 处,便于将胰腺套入胃内

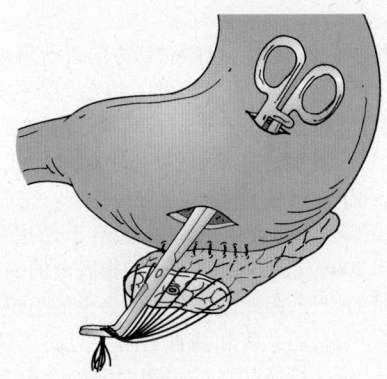

图 66.17　钳子穿过胃前壁小切口,抓住缝线将胰腺通过胃后壁切口牵入胃腔内

续牵引这部分缝线,以维持胰腺在胃内,直至缝合胃后壁浆肌层与胰腺背侧时。该技术中没有全层缝合胃壁与胰管。最后关闭胃前壁切口,通常一针即可完成。该技术允许胰腺无张力地栽入胃内。或者,也可使用 Roux-en-Y 空肠肠袢引流远端胰腺残端。吻合方式与先前介绍 PD 时的方式相同。

全胰切除术

PD 治疗胰腺癌后令人失望的结果使外科医生对其他术式提出质疑。有人提出全胰腺切除术(TP)是一个合理的选择,原因如下:可切除多灶性疾病,实现更大的切除范围,并获得更广泛的淋巴结清扫。它还避免了胰腺残端重建引起的并发症。但是,最新证据表明,实际上多病灶疾病并不常见,仅约 9%(Karpoff et al,2001)。此外,评价扩大淋巴结清扫价值的随机试验显示并未带来生存获益。相反,全胰切除因内外分泌功能的丧失,与术后严重的代谢疾病有关。较严重的代谢疾病之一是脆性糖尿病和严重的低血糖反复发作。实际上,Yeo(1995)的研究显示,胰头癌接受 TP 手术的病人中位生存期仅为 10 个月,而与之对应,PD 组为 16 个月。同样,纪念斯隆-凯特琳癌症中心的研究表明,与同期接受 PD 和远端胰腺切除术的病人队列相比较,接受 TP 的病人的总生存期明显降低(Karpoff et al,2001)。住院时间也显著延长,突出该术式的并发症率更

高。也有建议无法获得阴性的胰颈切缘是实施 TP 的指征之一。但是,多项研究表明,对于胰颈切缘术中快速冰冻切片阳性的病人切除更多的胰腺组织并不能改善预后,而切缘阳性是肿瘤侵袭性生长的生物学行为的表现(Kooby et al,2014;Lad et al,2013)。因此,笔者认为,对于浸润性胰腺癌不应实施 TP。在某些情况下,实施 TP 的指征之一是累及整个腺体的主管道 IPMN。

除糖尿病外,TP 也会由于外分泌功能受损,导致持续难治性的腹泻和脂肪泻,继而出现营养不良。但是,该一问题随着胰酶替代药物的发展已得到有效解决。如果 TP 时合并胃切除,有如标准的 Whipple 术,则由于胃储存功能的丢失,饮食摄入减少可能会导致进一步的营养不良。一项比较保留幽门与行远端胃切除术的经典 TP 病人的研究发现,前者体重恢复速度显著快于后者,两组间无生存率差异(Wagner et al,2001)。Sugiyama 和 Atomi(2000)还证实了保留幽门的 TP 术后 6 个月体重和血清白蛋白的恢复更优,持续腹泻的发生率较低,且对高营养支持的要求较低。毫不奇怪,在保留幽门的病人中,术后生活质量也比行标准 TP 的病人更好(Sugiyama & Atomi,2000)。

技术

如是主胰管型 IPMN,则需行全胰切除术。这种情况下,首先游离胰头部,横断胆管、十二指肠和上段空肠。离断胃短血管,从左向右将胰尾部与脾脏一起游离。结扎脾动脉,在 PV 汇合处离断脾静脉。离断脾脏血管,游离远端胰腺和脾脏后,即可将两者翻向右侧。沿 PV 和 SMA 解剖是切除的最后一步,与 PD 相似(Werner & Büchler,2010)。如果希望保留脾脏,则必须从脾动静脉上完全游离胰腺,处理所有的胰腺方向的动静脉分支,如保留脾脏的远端胰腺切除术。完全游离后,可将其向右翻转,完成解剖,保留脾脏血管和脾脏完整。在极少数情况下因胰颈部切缘阳性行全胰切除术时,胰腺已经离断,这时 PD 和远端胰腺切除术、脾切除术可分别进行,如前面章节所述。

经十二指肠的 Vater 乳头切除术

法特(Vater)壶腹部最常见的良性肿瘤是绒毛状和绒毛管状腺瘤。尽管它们被归类为良性,但它们是真正的癌前病变,只有完全切除才能可靠地预防其恶性转化。这些肿瘤有很强的欺骗性,因此,区分腺瘤与癌往往非常困难。腺瘤可能深藏隐匿性癌灶,据报道十二指肠或壶腹肿瘤中并存癌的发生率 35%~60%(Martin & Haber,2003)。此外,众所周知术前内镜诊断并不可靠。癌症内镜下活检的假阴性率在 25%~60%(Posner et al,2000)。因此,完整切除是确诊壶腹部腺瘤是否藏有未发现的癌灶的唯一方法。最后,在各种壶腹周围癌中,壶腹癌和十二指肠癌的 5 年总生存期最长(Sarmiento et al,2001)。De Castro(2004)发表的研究指出,壶腹腺癌 PD 术后 5 年生存率约 37%,显著优于胰腺癌病人。最近的另一研究结果与此一致,作者发现,壶腹癌切除术后 5 年生存率为 36%,远优于其他壶腹周围癌(14%)(Bettschart et al,2004)。此外,壶腹癌的可切除率高于其他壶腹周围肿瘤,该组研究的切除率为 92%。因此,对于壶腹肿瘤采取积极的方法是必要的。

尽管普遍认为 PD 是壶腹癌的首选手术,但对于良性肿瘤(伴有或不伴有异型增生,以及微浸润病变)的理想治疗方法

仍存有争议。部分人认为,对良性病变也应进行根治性切除,原因是壶腹肿瘤的癌变发生率高,且局部切除后病变有较高的复发可能。据报道,绒毛状肿瘤经十二指肠切除术(TDE)后的5年复发率为32%,10年复发率为43%。更重要的是,它可能以浸润性癌的形式复发(Farnell et al,2001)。PD的另一个优点在于术后无需内镜监测。其他人认为,TDE是一种可以接受且适当的治疗方式,与根治性切除术相比,其并发症发生率和死亡率显著降低。Posner(2000)研究表明,良性壶腹肿瘤行TDE,即使是伴有不同程度的异型增生,其复发率也很低。Beger(1999)也观察到仅有黏膜下浸润的病变TDE后并不影响远期生存。经十二指肠切除也明显缩短了手术时间,显著降低了与手术相关的并发症率,缩短了术后住院时间(de Castro et al,2004)。即使复发后,大多数良性病变也不会导致病人死亡,可通过内镜或再次手术治疗。

　　随着内镜下壶腹切除术的经验和专业能力的提高,为局部切除术增添了新的内容。对于病人,尤其是因合并症无法手术或拒绝手术的病人,这种替代方式是有吸引力的。主要限制是,该选项仅限于具有介入内镜诊疗资质的中心。由于壶腹腺瘤的发病率低,再加上大多数医疗中心的手术切除的普遍性和确定性,因此,在该技术上积累了一定经验的内镜医师仍然很少。ERCP对于拟行壶腹切除术的病人作为术前检查至关重要。除了可获取用于组织学诊断的组织外,内镜的可视化还可提供病变的生物学行为和范围等信息。提示恶变可能的内镜征象包括乳头质地变硬、僵硬、溃疡形成、黏膜下肿块效应(提示肿瘤累及十二指肠壁)(Martin & Haber,2003)。尽管无法下定论,但此类征象的出现无疑会增加怀疑。EUS能够清楚地描述十二指肠壁的层次解剖结构,判断肿瘤浸润深度的准确度75%~85%(见第16章)(Posner et al,2000)。如果EUS上清楚显示出周围结构受侵或受累,即使活检阴性,PD较壶腹切除术可能更应作为首选。术前活检为高级别不典型增生,术后最终标本中发现侵袭性癌的比例超过75%。在这些情况下,如果病人适合并且了解情况,PD比局部切除更为可取。或者,如快速冰冻切片显示为侵袭性癌,可中转行PD。

技术

　　最好以正中切口进腹。确认无远处转移后,行Kocher切口至主动脉水平,以完全游离十二指肠第二部。沿侧壁纵行切开十二指肠约4cm。周围缝线悬吊,以暴露壶腹部。八字形(2.0丝线)贯穿缝合肿块/壶腹,向外侧牵引,使其远离胆总管和胰管。胆管不扩张时,可行胆囊切除术,然后将导管送入胆管,经壶腹穿出。此法有助于辨认胆管。最好采用头端为针尖样的电刀切除肿块。切除始于11点钟位置,建议采用"边切边缝"的方法。将肿块向下方牵引,电刀切开十二指肠侧壁组织直至见到胆管。进入管腔后,可使用4.0或5.0PDS缝线将胆

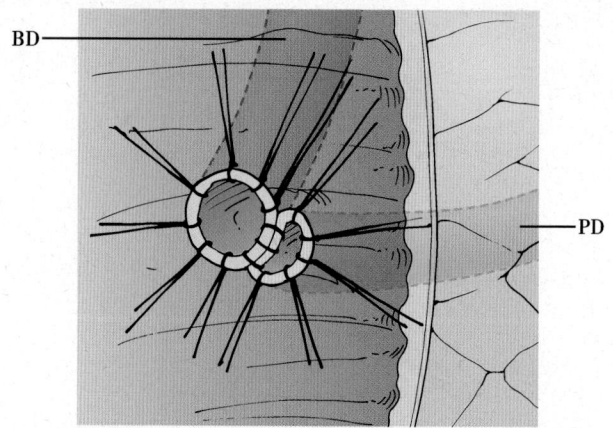

图66.18　用类似于轮辐的缝合完成胆管(BD)和胰管(PD)的重建,将两者缝合于十二指肠内侧壁(Redrawn from Maithel SK,Fong Y:Technical aspects of performing transduodenal ampullectomy. J Gastrointest Surg 12:1582-1585,2008.)

管缝在十二指肠内侧壁上。以顺时针方向进行解剖分离,继续缝合,使胆管靠近十二指肠内侧壁。约在2点钟位置可见胰管,采用相同方式将其缝合于十二指肠壁。沿肿瘤一圈继续分离,直至完全切除肿瘤。完整切除后,将标本仔细固定并标注方向位置,以利于病理学医生冷冻切片检查。完成切除后,类似于车轮辐条,环形缝合胆管和胰管于十二指肠内侧壁上(Maithel et al,2008)(图66.18)。十二指肠上的缺损往往略大于胆管和胰管的周长,因此需缝合关闭多余的组织皱褶。一旦所有外缘缝合严密,胆总管和胰管之间用两或三根5.0PDS缝合,相互靠拢。十二指肠切口的关闭横向缝合更为理想,以免使管腔变窄。十二指肠闭合处大网膜覆盖,由术者决定是否需要放置引流。

结论

　　胰腺切除术因其安全性和有效性得以极大地提高,已从高死亡率和低生活质量的代名词发展至如今被公认为胰腺病理学治疗标准。现代胰腺切除可依据疾病的发展和程度,针对病人疾病需求,个体化调整切除范围。这些结果的改善是外科技术、病人选择、围手术期治疗与影像诊断等方面综合进步的结果。胰腺疾病的治疗模式以多学科团队协作为最佳,而外科医生发挥着核心与协调作用。

　　当前,胰腺切除术已被广泛用于治疗良恶性胰腺疾病。与20世纪70年代整个胰腺行业充满着虚无主义观点截然不同的是,现在医学界和病人都认识到了胰腺切除术是值得开展的。

(苗毅　译　沈锋　审)

第67章

微创胰腺切除手术

John A. Stauffer and Horacio J. Asbun

在过去的十年里,微创胰腺手术取得了重大进展,并得到了胰腺外科医生的广泛认可。在逐渐克服诸如缺乏培训、手术技能、视频设备或合适的手术器械等障碍后,微创技术的使用逐渐发展并且已经超越了最初的创新者,正处于目前的应用阶段。在其他外科领域,微创手术旨在减少较大腹壁切口对病人康复的负面影响。在胰腺手术中,手术对病人的影响往往很大,根据手术的范围,切口的大小可能与临床不相关。因此,微创胰腺手术的目标不仅仅是减少腹壁创伤,而且还要通过减少术中出血量、增加淋巴结获取率、减少伤口感染、缩短病人恢复时间等方式来提高手术效果。尽管目前大多数胰腺手术可能仍以开腹的方式进行,但微创胰腺手术显然已成为一项成功的尝试。微创技术不断发展,它们在胰腺外科中的应用仍然是微创技术最复杂的应用之一。这项技术在胰腺疾病的不同手术方式中具有重要意义。本章以微创手术为特色,重点介绍目前已开展的微创胰腺手术的经验和效果。

诊断性腹腔镜手术

诊断性腹腔镜手术是第一种在胰腺疾病治疗中作为手术方法而广泛应用的微创手术技术(见第23章)。胰腺癌病人常常可能存在影像学隐匿的肝转移或者腹膜转移。诊断性腹腔镜手术可以鉴别晚期疾病,减轻病人非治疗性开腹手术的负担。它还可以帮助病人更早地接受系统性的姑息性治疗。在过去的20年中,横断面成像技术得到了改善,使诊断性腹腔镜手术的获益降低,因此,提倡更选择性地进行诊断性腹腔镜手术。高质量的影像与血管切除重建的经验相结合,使得行根治性手术过程中发现不可切除的局部晚期肿瘤变得罕见。然而,即使术前采用最高质量的成像方法,仍然很难识别小的、浅表的、肝脏或腹膜表面的病变。因此,Pisters和他的同事们在2001年提出的建议至今仍然具有重要意义。他们建议在计划行开腹手术切除肿瘤时,对有较高隐匿性和转移性风险的病人进行诊断性腹腔镜手术。这些高风险因素包括:①原发性大肿瘤;②胰腺颈部、体部或尾部的病变;③影像学表现可疑,如发现腹水或不适用经皮穿刺活检的小病灶;④晚期疾病的临床或实验室表现,如体重明显减轻、严重的上腹部或背部疼痛,或者显著升高的CA19-9水平。此外,一些人还对诊断性腹腔镜手术在治疗胰腺癌病人中的应用进行了成本分析。Jayakrishnan及其同事(2015)发现,无论是否采用新辅助治疗,术前常规行诊断性腹腔镜检查将降低拟行胰腺癌根治性切除术病人的总体费用并提高其生活质量。

历史概况

Soper和他的同事在1994年首次报道了利用猪模型开展的腹腔镜远端胰腺切除术(laparoscopic distal pancreatectomy,LDP)。同一时期,加拿大报道了第一例腹腔镜胰十二指肠切除术(laparoscopic pancreaticoduodenectomy,LPD;Gagner & Pomp,1994)。在接下来的3年中,出现了一系列关于早期尝试的微创胰腺外科手术的手术效果的小样本的文献报道,这些结果显示该手术方式是可行的,但其优势存疑(Cuschieri,1994;Cuschieri et al,1996;Gagner et al,1996;Jones et al,1997)。事实上,微创胰腺切除术的价值一直并将继续受到质疑,特别是对于Whipple手术(Dulucq et al,2005;Gagner & Pomp,1997)。幸运的是,少数持积极态度的外科医生坚持不懈的努力,最终获得了腹腔镜胰腺切除术的专业知识。最终,一系列中等规模的病例文献报道显示LDP、腹腔镜胰腺摘除术和LPD相对于传统开放性手术的可行性和潜在的优势(Fernandez Cruz et al,2007;Mabrut et al,2005;Melotti et al,2007;Palanivelu et al,2007a,2007b)。这一进步耗费了十几年的时间,由于腹腔镜的技术局限性,再加上在此期间内缺乏重要的腹腔镜手术技能,使得微创胰腺切除手术成为一项极其困难的任务。在接下来的十年里,这些局限性被克服了,现在放大后的内镜视野允许其拥有更精确的解剖平面和能够到达开腹下很难到达的区域。内镜技术水平和设备已经提高到可以在世界范围内普及微创胰腺手术的程度。新技术的应用,如三维成像系统和达·芬奇手术系统(Intuitive Surgical,Sunnyvale,CA),使得微创胰腺手术不再遥不可及,在外科医生没有足够的腹腔镜经验或高级手术技能的情况下,缩短了其开始安全、成功地进行高难度胰腺手术的学习曲线。

在胰腺手术中使用微创技术需要特别熟悉胰腺疾病和具备胰腺手术经验。实际上,无论采用何种手术方法,是否行胰腺手术的决定、手术操作步骤和手术潜在困难、以及与胰腺手术相关的术后并发症的预判和处理都是一样的。无论手术方式如何,外科医生和胰腺外科中心的经验以及手术量都是决定胰腺手术成功与否的关键。微创手术方法不能弥补欠缺手术量或手术经验的不足,而精细的微创手术技能也不能弥补欠缺胰腺外科培训的不足。

微创（全腹腔镜和机器人）胰腺切除术

左侧胰腺切除术（远端胰腺全部和次全切除术）

外科技术

LDP（见第66章）目前已成为一种相对标准的手术，自最初的报道以来，已有多个中心采用了相似的手术方法（Cuschieri et al，1996；Jayaraman et al，2010；Melotti et al，2007；Palanivelu et al，2007a，2007b）。一般情况下，用四或五个套管针进入腹腔，但也有采用三个套管针开展LDP的报道（Subhas et al，2011）。"顺时针"法可以帮助外科医生有效、可靠、始终如一地切除位于胰腺颈部左侧的绝大多数病变（Asbun & Stauffer，2011）。这项技术从病人改良的右侧卧位开始。侧位的程度取决于病人的身体状态和病变的位置，以及手术台的倾斜能力。在病人左侧抬高的情况下，利用重力作用，是成功显露胰尾和脾脏的关键。四个从中线到左侧的腹部套管针被放置在围绕胰腺体和尾部的半圆内，包括两个12mm和两个5mm套管针，并采用五步顺时针法（图67.1）。第一步是游离结肠脾曲。侧方附着带、脾结肠韧带和胃结肠韧带相继被切断，以便进入小网膜囊。如果要切除脾脏，需要向头侧推进游离，切断胃短血管，直到脾脏的上极。充分游离结肠，以允许结肠在重力作用下回缩，胃完全脱离胰腺的前面和尾部。很少需要额外的套管针或缝合固定来将胃拉到腹前壁以离开胰腺的手术区域。

第二步是确定胰腺的下缘，并在腹膜后和胰腺之间的纤维脂肪组织平面上创建一个入口。一般是朝向病灶游离。行术中超声检查，以明确病变部位和胰腺的预切断位置。

第三步是分离胰腺实质和结扎脾动静脉。在360°游离胰腺周围后，将Penrose引流管或缝合线放置在胰腺的预切断位置，用于将胰腺从腹膜后抬高。索带通过会有助于这一步的操作。对于远端胰腺切除术，脾脏血管通常会被结扎、切断，并与实质整体分开。对于在颈部离断胰腺的胰腺次全切除术，从胰腺后面分离肠系膜上静脉和脾静脉，单独识别腹腔干，从胰腺颈部和近端体部游离。离断胰腺实质是采用线性切割闭合器通过缓慢、渐进、逐步压缩的方法进行。对于几乎所有质地的胰腺，首选带钉线加固的厚组织切割闭合器（开口钉高约4mm），切割闭合器在几分钟内逐步闭合，以允许缓慢充分压缩胰腺实质。我们更喜欢使用压缩式切割闭合器，它是逐步关闭的，也就是说，直到感觉到阻力，闭合压力才会施加在切割闭合器上，然后停止并保持15~30秒，然后再施加更多的压力，直到再次感觉到阻力。重复同样的动作直到切割闭合器最终完全闭合。在大多数情况下，血管和主胰管是以这种方式牢固封闭的，并且不需要任何额外的手术操作。胃十二指肠动脉和腹腔干之间的病变行胰腺次全切除术中，需要独立地离断胰腺实质和脾血管。

第四步是从后腹膜的下方和前方向脾门方向游离胰腺。对于看起来胰腺后部有侵犯的恶性肿瘤，需要在包括Gerota筋膜和左肾上腺在内的较深平面游离。

第五步是将脾脏从膈肌和腹膜后附着带上游离，并将标本放在标本袋内以便取出。我们在过去6年的时间里使用这种方法开展了超过150例LDP手术，治疗了各种各样的良性和恶性胰腺疾病。通过采用这种渐进、逐步压迫切割闭合胰腺的技术，只有不到10%的病人出现了严重并发症，中转开腹率和有临床意义的胰瘘率（B/C级）均低于5%（表67.1）。术中很少放置引流管。

机器人远端胰腺切除术（robotic distal pancreatectomy，RDP）与LDP类似（Ntourakis et al，2010）。一些研究小组发现，机器人手术与腹腔镜手术相比更具有优势，表现为中转开腹率较低，但这可能只局限于某些外科医生和胰腺外科中心（Daouadi et al，2013）。有了适当水平的外科技术和腹腔镜经验，采用机器人行微创远端胰腺切除术所产生的额外手术费用和手术时间是否是值得的还有待观察。目前关于此问题的大规模数据不足，外科医生的偏好仍是选择机器人或腹腔镜的决定因素。

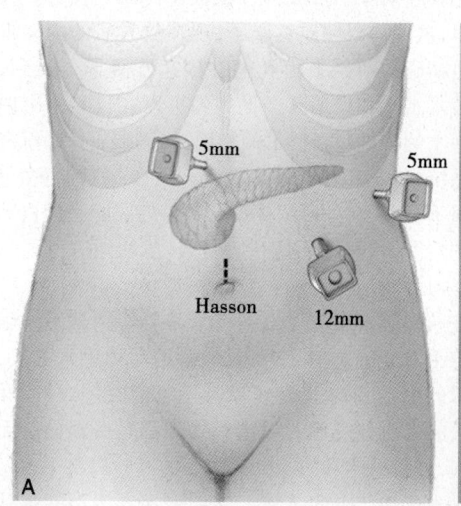
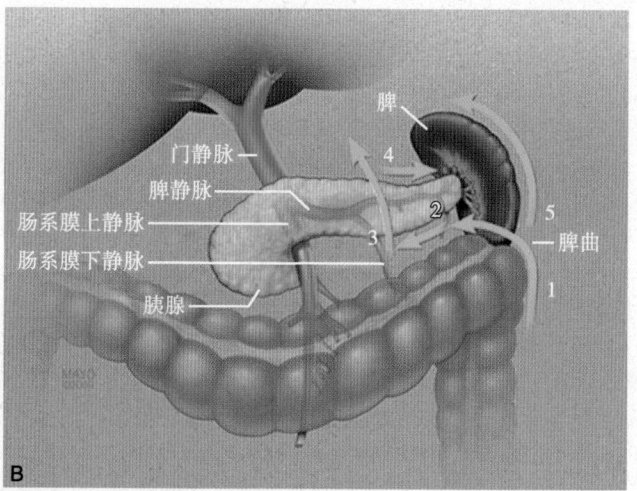

图67.1　套管针置入（A）和五步顺时针法（B）用于腹腔镜下远端胰腺切除术（By permission of Mayo Foundation for Medical Education and Research. All rights reserved.）

表 67.1　152 例腹腔镜胰腺远端切除术病人的病例特征、手术变量和预后分析

变量	腹腔镜远端胰腺切除术 *（n=152）
年龄（岁）	64.8
中转开腹	7（4.6）
入住重症监护室	10（6.6）
术中输注浓缩红细胞	12（7.9）
估计失血量（毫升）	50
手术时间（分钟）	178
胰瘘	16（10.5）
A 级	9（5.9）
B 级	4（2.6）
C 级	3（2）
术后胰腺出血	4（2.6）
切口感染	4（2.6）
Clavien 并发症（90 天）	
轻	31（20.4）
重	15（9.9）
住院时间（天）	4
病理	
胰腺导管腺癌	36（23.7）
IPMN/MCN/SCN	52（34.2）
神经内分泌肿瘤	31（20.4）
其他类型肿瘤	11（7.2）
良性	22（14.5）
淋巴结数量（个）	14

*数值为中位数；括号中数值为百分比；IPMN，导管内乳头状黏液性肿瘤；MCN，黏液性囊性肿瘤；SCN，浆液性囊性肿瘤。

预后

在过去的十年中，通过远端胰腺切除术或次全胰腺切除术切除左侧胰腺的微创方法已经被接受，并且在世界范围内使用的频率越来越高。多个系统回顾研究已经证明了 LDP 的安全性及其相对于开腹远端胰腺切除术（open distal pancreatectomy，ODP）在以下几个方面的优越性，例如术中失血量、围手术期输血率和住院时间等（Jin et al，2012；Jusoh & Ammori 2012；Nakamura et al，2013；Nigri et al，2011；Pericleous et al，2012；Sui et al，2012；Venkat et al，2012；Xie et al，2012）。但必须记住，所有这些研究本质上都是回顾性的，因此严重受到显著选择性偏倚的影响。表 67.2 总结了上述观察指标在进行 LDP 时是降低的。所有的研究都显示两组有相似的再手术率和死亡率，但大多数研究发现腹腔镜手术的总体并发症发生率较低。一些研究发现某些特定并发症的发生率是降低的，如切口感染，甚至是胰瘘。尽管肿瘤根治效果相似，但大多数研究表明，通常采用 ODP 治疗较大肿瘤。尽管这些分析包含来自多个中心的数据，纳入了多达 2 000 名病人，但必须指出的是，所有研究本质上都是回顾性的。一些外科医生倡议进行多中心随机对照试验，以进行更进一步有意义的评估，并确定 LDP 相对于 ODP 是否存在真正的优势，包括肿瘤学预后和长期生存率（Mehrabi et al，2015）。开展相关随机对照试验固然理想，但对微创远端胰腺切除术已经熟练的外科医生来说往往很难去放弃微创的优势而去参加随机化的研究。

表 67.2　比较腹腔镜与开腹远端胰腺切除术的荟萃分析

研究	纳入研究数	病例数量（LDP/开腹）	效果	安全性	肿瘤学效果	结论/解读
Nigri et al，2011	10	349/380	LDP 组出血量减少、输血率及脾切除率下降和住院时间缩短；手术时间相似	相似的再手术和死亡率；LDP 组总体和严重并发症、切口感染和胰瘘发生率降低	NR	LDP 安全，并且可减少并发症，例如切口感染和胰瘘相关
Pericleous et al，2012	4	288/377	LDP 组手术时间延长，住院时间缩短	相似的并发症和胰瘘发生率	开腹组肿瘤直径更大	分析限定在 4 篇发表的文献；腹腔镜和开腹组相差无几
Xie et al，2012	9	501/840	LDP 组中转开腹率 14%；脾切除率下降，住院时间缩短	相似的并发症、死亡和胰瘘发生率	手术指征为恶性肿瘤的比例相似	LDP 更有优势，但是需要 RCT 进一步确认
Jusoh & Ammori，2012	11	503/588	LDP 组中转开腹率 9.5%；出血量减少，脾切除率下降，住院时间缩短；手术时间相似	LDP 组并发生发生率更低；胰瘘和死亡率相似	开腹组肿瘤直径更大，且手术指征为恶性肿瘤的比例更大	LDP 和多种益处相关且适合恶性肿瘤
Jin et al，2012	15	561/895	LDP 组出血量减少、输血率、脾切除率下降，住院时间缩短	再手术、胰瘘、再住院和死亡率相似；LDP 切口感染率降低	NR	LDP 是安全可行的，但数据存在异质性
Venkat et al，2012	18	773/1 041	LDP 组出血量减少，输血率下降，住院时间缩短	LDP 组并发生、切口感染、胰瘘、再住院率降低；再手术和死亡率相似	相似的 R1 切除率	LDP 和多种益处相关，但由于文献和选择偏倚，比较受到限制
Sui et al，2012	19	805/1 130	LDP 组出血量减少，输血率下降，住院时间缩短；手术时间延长	LDP 组并发生和切口感染率低；再手术、胰瘘和死亡率相似	相似的肿瘤清除程度	LDP 在不损害肿瘤学安全性的前提下提供了多种优势
Nakamura et al，2013	24	1 057/1 847	LDP 组出血量减少，输血率下降，住院时间缩短；手术时间相似	LDP 组并发生、胰瘘和切口感染率降低	相似的 R1 切除率	根据多个回顾性研究，LDP 和多种益处相关

LDP，腹腔镜下远端胰腺切除术；DP，远端胰腺切除术；NR，未报道；RCT，随机对照试验。

在迄今为止最大的一项荟萃分析中，比较了 LDP 和 ODP，发现前者在减少术中失血量、降低输血率、缩短饮食恢复时间、住院时间和降低总体并发症等方面有更好的优势。LDP 组中转开腹率介于 0 到 30% 之间，总体并发症发生率（28.4%）明显低于 ODP 组（37.8%）。在某些特定的并发症方面，LDP 组切口感染率明显较低。LDP 组（14.5%）和 ODP 组（17.9%）的胰瘘发生率相似。两种方法的术后死亡率和肿瘤预后相似（Sui et al,2012）。在美国一项最大的单中心研究中，Lee 和同事们（2015）报告了 168 例微创远端胰腺切除术（包括 LDP 和 RDP）相比于 637 例 ODP 的效果。该研究小组数据显示，中转开腹率为 32%，对于较大的肿瘤优先选择 ODP。与 ODP（595ml）相比，LDP（262ml）和 RDP（193ml）术中估计失血量减少，而术后总体并发症（32% ~ 40%）、胰瘘（8% ~ 12%）发生率和住院时间（5 ~ 7 天）相似。LDP（193 分钟）和 ODP（183 分钟）的手术时间明显短于 RDP（213 分钟）。对于微创远端胰腺切除术，切缘阴性（R0）的切除更常见，但 ODP 术中获取的淋巴结明显更多，这可能是由于开腹手术更常用于体积更大和更复杂的肿瘤切除（Lee et al,2015）。我们的研究小组对过去 7 年里开展的 LDP 和 ODP 进行了回顾性对比研究（Stauffer et al,2013）。前半部分时间仅开展了 ODP，而后半部分时间开展的大部分是 LDP。尽管适应证、病人一般特征和合并症是相似的，但胰腺手术效果在这一时期得到了改善，可能至少一部分是归功于住院时间缩短和术后并发症减少。此外，尽管很少见，需要多脏器切除的更大、累及范围更广的肿瘤通常选择开腹手术。然而，通过我们应用 LDP 的经验发现，与 ODP 相比，LDP 显著减少了失血量、手术时间、住院时间和总体并发症。

两个独立的小组进行了成本效益分析，结果表明，与 ODP 相比，LDP 的总体成本更低（Abu Hilal et al, 2012; Fox et al, 2012）。缩短住院时间和减少术后所需医疗资源是成本节约的主要基础。有人猜测，由于 LDP 术中设备成本和手术时间增加，术中成本增加，这被认为是 LDP 的潜在劣势。然而，随着设备成本的降低和手术时间的缩短，LDP 在远端胰腺切除手术中的应用将明显成为降低大多数远端胰腺疾病病人医疗资源占有率的一种方法。Braga 及其同事（2014）在评估 LDP 与 ODP 病人术后生活质量时发现，前者没有成本效益，但在术后 1 个月时，腹腔镜组病人的健康意识和活力有所改善。他们的结论是腹腔镜手术应该是所有病人的首选。

对胰腺外科医生来说，LDP 的应用正在逐渐增加。在美国，根据全国住院病人样本（Nationwide Inpatient Sample, NIS）数据库（Tran Cao et al, 2014）的数据显示，从 1998 年到 2009 年，LDP 的应用率增加了两倍（2.4% 到 7.3%）。然而在美国，根据多个国家行政和临床数据库的数据显示，微创胰腺远端切除术似乎仍然没有得到充分应用（Rosales Velderrain et al, 2012）。尽管这项技术在大胰腺外科中心广泛应用，并积累了经验，但未来的研究可能会展示微创技术在远端胰腺切除术中有更广泛的应用。一些中心报告了大量应用 RDP 的经验（Giulianotti et al,2010;Zureikat et al,2013），总体安全性和可行性似乎与 LDP 报道的结果相似。

胰十二指肠切除术（和全胰切除术）

手术方法

微创胰十二指肠切除术是一项复杂的手术，需要专门的医

疗设备和特殊的手术技能，但并非所有胰腺外科医生都能获得这些设备和技能（见第 66 章）。然而，基于精确的解剖层面、细致的止血、精细的血管结构的处理、广泛的淋巴结清扫、避免污染和尽量减少大切口创伤的技术，对所有通过任何方法进行胰腺切除术的病人来说都是普遍有益的。这些是成功施行微创胰十二指肠切除术的基本原则，这些原则在描述基本手术步骤过程中可能并不明显。不管怎样，有经验的外科医生已经独立创立了一种施行 LPD 的相似的方法（Asbun & Stauffer, 2012; Kendrick & Cusati,2010;Palanivelu et al,2009）。

一般来说，采用六个套管针进腹比较好，套管针在胰头周围呈半圆形（图 67.2）。然而研究表明，可以使用四到七个套管针（Boggi et al, 2015）。这些套管针中至少有四个直径为 10 ~ 12mm，这是因为根据切除或重建阶段的需求，需要将图像采集系统、线性切割闭合器或大型手术器械穿过腹壁置于不同的位置。此外，我们更倾向于将病人置于仰卧分腿位，以便外科医生从病人腹部的右侧、左侧或中间开展不同阶段的手术。在行初步的腹部评估以排除肿瘤转移后，确定横结肠系膜根部下方的 Treitz 韧带有助于手术，并在该区域游离十二指肠的第四段。之后，手术以标准方式进行，显露胰头。

通常把升结肠、肝曲结肠和横结肠从上腹部游离下来，病人倾斜产生的重力作用在整个手术过程中有利于有效显露术区。用一个线性切割闭合器完成幽门后十二指肠的横断。显露肝动脉，识别、解剖和结扎胃十二指肠动脉。锐性离断胆总管，使其后壁略长于前壁，便于重建。在胆管残端放置一个哈巴狗形夹（动脉夹），以防止在后续的切除过程中有胆汁溢出。用超声刀离断胰腺，在直接放大的视野下确定主胰管，在胰腺实质横断线右侧约 2 ~ 3mm 处用组织剪剪断主胰管，留下一小截主胰管残端，便于重建。主刀医生站在病人右侧，Kocher 法游离，以完全清扫胰腺后方和胆总管后方淋巴结；这个过程通常会暴露左肾静脉和肠系膜上动脉的底部。在直接

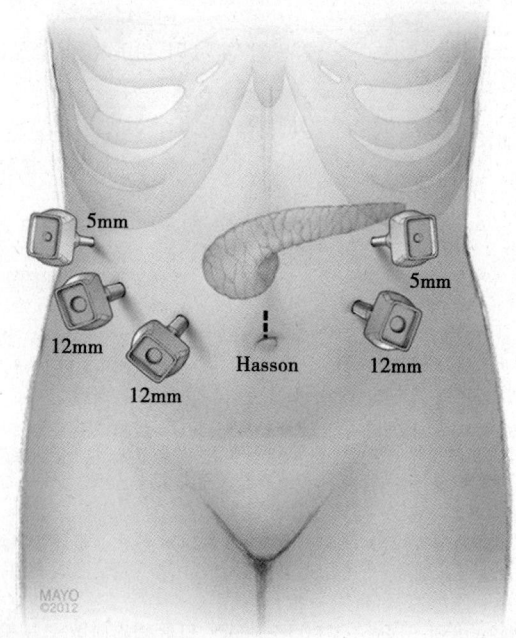

图 67.2 腹腔镜胰十二指肠切除术的套管针置入方法（By permission of Mayo Foundation for Medical Education and Research. All rights reserved.）

可视的情况下进行后方胰腺系膜的分离,类似于直肠癌切除术中的直肠系膜的切除。目的是尽可能地获得肿瘤阴性切缘。从肠系膜上静脉和动脉的侧面,自尾侧向头侧进行钩突的分离。通过使用能量平台或小心谨慎的使用夹子、打结和缝合的方法,在直接放大的视野下,完整的进行神经、淋巴结的清扫。

重建技术可能因手术医生而异,但我们的选择是先用可吸收的编织线连续缝合进行单层胆总管空肠吻合,然后进行双层胰管空肠端侧吻合。外层采用不可吸收单股线连续缝合完成,内层采用细针和 5-0 可吸收的编织线间断缝合进行导管对黏膜的吻合。胃肠道重建采用结肠前位双层十二指肠空肠端侧吻合法。

机器人胰十二指肠切除术(RPD)是以类似的方式进行的,经过特殊改进以适应使用机器人所必需的设置和设备。由于病人体位的变化且通常需要进入腹部不同区域,常常需要采用腹腔镜施行最初的手术步骤,包括结肠的游离、近端胃肠道的横断和胰头的显露。然后连接机器人,在肝门部进行仔细解剖,并从肠系膜血管中分离近端胰腺。然后利用机器人的灵巧性和精确性,在机器人协助下进行消化道重建(Nguyen et al,2011)。

预后

已经发表的微创胰十二指肠切除术的研究结果表明,由经验丰富的外科医生在大中心开展该手术是安全可行的。在最近一篇关于微创胰十二指肠切除术的系统性文献综述中,Boggi 和同事(2015)纳入了 25 篇文献,各文献均观察了至少有五例以上病人接受腹腔镜、机器人、腹腔镜辅助和手辅助胰十二指肠切除手术术后的效果。共有 746 例病人因恶性和良性适应证行胰十二指肠切除术。平均手术时间和估计失血量分别为 464 分钟(8 小时)和 321ml。有 9% 的病人中转开腹。平均住院时间为 14 天,个体差异很大。总体并发症、死亡和胰瘘发生率分别为 41.2%、1.9% 和 22.3%。绝大多数外科医生选择空肠进行胰腺残端重建(84%),少数外科医生进行胰胃吻合术(9.8%)或胰管闭塞术(6.8%)。少数病人保留幽门(55%)而非半胃切除术(45%)。腹腔镜、机器人、腹腔镜辅助或手辅助手术的结果没有显著差异。类似地,大中心(>30 例)与小中心相比,除了小中心手术时间更长、估计失血量更大外,在手术效果上没有显著差异。术中平均获取淋巴结 14.4 个,肿瘤阴性切缘率达 95.6%。尽管尚未发表关于这一主题的随机对照试验,且尽管本研究中的数据存在异质性,很可能存在选择偏倚,微创胰十二指肠切除术的效果似乎至少可以与开腹胰十二指肠切除术(open pancreaticoduodenectomy,OPD)的效果相媲美。

对现有发表的文献进行了四项荟萃分析,比较开放和微创胰十二指肠切除术(Correa Gallego et al,2014;Lei et al,2014;Nigri et al,2011;Qin et al,2014)。表 67.3 总结了研究结果。两项荟萃分析包括腹腔镜辅助(混合)技术。总的来说,微创胰十二指肠切除术可以减少失血量和住院时间,但会增加手术时间。并发症、死亡和胰瘘发生率与开放手术相似。每项研究的结论都是微创胰十二指肠切除术是安全可行的,但所有作者都呼吁进一步的研究,包括能够排除选择偏倚的随机对照试验。

表 67.3 比较微创和开腹胰十二指肠切除术的荟萃分析

研究	纳入研究数	病例数量(MIS-PD/开腹)	效果	安全性	肿瘤学效果	结论/解读
Correa-Gallego et al,2014	6	169/373	MIS-PD 组出血量减少,住院时间缩短,手术时间延长;中转开腹率 10%	相似的总体并发症、再手术、死亡和胰瘘发生率	MIS-PD 组淋巴结获取量增加,R1 切除率降低	MIS-PD 可行,可能改善预后;假定存在选择偏倚
Nigri et al,2014	8	204/419	MIS-PD 组出血量减少,住院时间缩短,手术时间延长	相似的再手术、死亡、DGE 和胰瘘发生率;MIS-PD 组并发症发生率和输血率减少	MIS-PD 组淋巴结获取量增加,R1 切除率降低	包括了腹腔镜辅助胰十二指肠切除术;MIS-PD 安全可行,可能降低总体并发症
Qin et al,2014	11	327/542	MIS-PD 组出血量、切口并发症减少,住院时间缩短,手术时间延长	相似的总体并发症、再手术、死亡、DGE 和胰瘘发生率	相似的淋巴结获取量和 R0 切除率	包括了腹腔镜辅助胰十二指肠切除术;MIS-DP 具有一些优势,但要在大中心开展
Lei et al,2014	9	209/429	MIS-PD 组出血量减少,住院时间缩短;手术时间延长	相似的总体并发症、再手术、死亡、DGE 和胰瘘发生率;MIS-PD 组输血率和切口感染率降低	相似的淋巴结获取量,但是 MIS-PD 组 R1 切除率降低	MIS-PD 可行,可能改善预后;选择偏倚对最终结果影响有限

MIS-PD,微创胰十二指肠切除术;DGE,胃排空延迟。

在之前的荟萃分析中,我们纳入了我们中心的 LPD 和 OPD 的病例,我们的研究结果与总体研究结果相似(Asbun & Stauffer,2012)。在文章发表后的一段时间内,我们看到接受 OPD 病人的手术失血量、输血率、重症监护时间和住院时间都在减少。这种差距的缩小可能是由于对这部分病人应用了相同的快速康复所致;而且,将学习到的关于 LPD 的优点应用于 OPD,有利于接受 OPD 的病人也能获得接受 LPD 的病人获得的益处。在腹腔镜手术中学习到的方法应用于开放手术后导致了后者手术方法的改进,例如改变手术入路和一些手术步骤的顺序。上述方法的改进,包括了精确的解剖平面、细致的止血、精细的血管结构处理、广泛的淋巴结清扫、避免肿瘤污染、并尽量减少过大的切口创伤。我们还注意到在应用这些改进后,开腹手术的手术时间显著缩短。

目前,影响微创胰十二指肠切除手术效果的主要限制因素是手术时间、手术技术水平、手术设备和医疗资源。目前的主要限制条件是如何在没有先进的腹腔镜或机器人技术的情况下向外科医生推广这项技术。对于刚刚开始采用腹腔镜技术的中心来说应该谨慎一点。来自美国外科医生协会和美国癌症协会的国家癌症数据库(National Cancer Data Base,NCDB)最近的一项研究表明,LPD 与 OPD 相比,死亡率高得令人无法接受。这种现象主要出现在规模较小的微创胰腺外科中心和小中心的外科医生中。这项研究结果引起了人们的严重关切,人们质疑关于腹腔镜手术的实践和需要相应培训以独立进行手术的规章制度是否需要优化(Sharpe et al,2015)。

微创胰十二指肠切除术的资源消耗和成本被认为是手术的潜在缺陷。然而,我们中心的一项成本分析发现,LPD 和 OPD 的总体医疗成本相似。虽然 LPD 的术中成本较高,但由于术后医院资源消耗减少以至于术中费用相对于总成本的影响减少,导致 LPD 和 OPD 的成本几乎相同(Mesleh et al,2013)。

肿瘤摘除与中段胰腺切除术

已经有文献报道了一些特定手术指征的微创胰腺肿瘤摘除术(Dedieu et al,2011)和中段胰腺切除术(Kang et al,2014),但数量很少。一般来说,微创胰腺肿瘤摘除术须与 LDP 技术相似(见第 66 章)。广泛显露胰腺术区,定位肿瘤并采用合适的能量平台摘除肿瘤。据文献报道,该术式术后胰瘘发生率很高(13% ~ 50%),但为了保留更多胰腺实质的长期益处而可能出现短期并发症的风险是值得的。据文献报道,微创中段胰腺切除术有多种适应证,需要拥有更类似于 LPD 和 RPD 的设备和手术技能。尽管经验丰富的外科医生已经证实该手术的安全性和可行性和开腹手术类似,但报道的并发症和胰瘘发生率仍然相对较高(Kang et al,2014)。这种尽可能多的保留胰腺实质的手术也许值得推敲且益处有限,特别是考虑到备选的微创远端胰腺切除术或胰腺次全切除术更高的安全性和相对简易性。

胰腺癌的微创治疗

通过对肿瘤病人施行的微创胰腺切除术进行评估,以确保采用微创技术治疗胰腺恶性肿瘤的手术原则是正确的。多篇综述提出,对现有的短期预后来讲,腹腔镜或机器人胰腺切除术对治疗肿瘤达到了理想的效果(Fisher & Kooby,2013;Kendrick,2012)。事实上,与目前的开腹手术相比,微创胰腺切除手术病人可能经历了更严格的筛查,以确保后者获得和前者相当的肿瘤学预后。由于文献报道多发生于同一时期,目前缺乏关于微创手术对胰腺癌适用程度的大量长期数据,但几乎所有这些数据都表明,一些反映手术效果的指标,如获取淋巴结的数量和肿瘤阴性切缘率至少是相似的,并且输血率是下降的。微创胰腺手术甚至可以应用于需要行根治性顺行模块化胰脾切除术(radical antegrade modular pancreatosplenectomy,RAMPS)的晚期胰腺恶性肿瘤病人,且具有相同的长期生存期(Lee et al,2014)。当考虑到整体恢复时间和生活质量等因素时,微创手术甚至可能有肿瘤学方面的优势。最近的一项研究表明,接受 LPD 的胰腺癌病人能够比接受 OPD 的病人更早地接受术后辅助治疗(Croome et al,2014)。此外,与胰腺恶性肿瘤相关的大血管切除可以使用腹腔镜(Croome et al,2015)或机器人(Baumgartner et al,2012)技术安全地进行。最近,Senthilnathan 及其同事(2015)在 130 名因壶腹周围恶性肿瘤接受 LPD 的病人中,报道了总的 5 年生存率为 29%,中位生存期为 33 个月,与包括十二指肠腺癌、胆管腺癌和胰腺腺癌在内的壶腹周围腺癌相当。作者在结论中介绍了需要开展随机对照试验来比较 OPD 和 LPD 的效果。

(秦仁义 译　张志伟 审)

第68章

胰腺癌的化疗和放疗：辅助、新辅助和姑息治疗

Christopher M. Halloran, Frances E. Oldfield, and John P. Neoptolemos

辅助放化疗

早期研究外放射治疗(external beam radiotherapy, EBRT)联合5-氟尿嘧啶(5-FU)作为放射增敏剂治疗晚期不能切除的胰腺癌时发现，与单纯放疗相比，病人中位生存期增加(GITSG 1979；Moertel et al, 1981)。随后，联合放化疗被运用到接受了胰腺癌根治性切除的病人。胃肠道肿瘤研究组(GITSG) 9173试验将43名接受了潜在根治性胰腺切除的病人随机分配到放化疗组(40Gy EBRT联合5-FU和后续5-FU治疗)或无辅助治疗组。试验招募速度很慢，8年后只招募到了43名病人，而不是预期的150名(Kalser & Ellenberg, 1985)。治疗组的中位生存期、2年和5年生存率均有所提高(表68.1)。这项试验的依从性和质量保证均较差；只有9%的病人完成了预定的2年化疗，32%的病人未接受放射治疗。为了增加人数，另有30名病人进入治疗组，未进行随机化(表68.1)(GITSG, 1987)。随后的几项研究显示出相似的优势(Conlon KC et al, 1996；Neoptolemos, 1998；Yeo et al, 1998)，尽管都是针对小样本病例的非随机研究。

后来，Klinkenbijl及其同事(1999)代表欧洲癌症研究和治疗组织(EORTC)，将胰腺癌潜在根治性切除后的病人随机分配至放化疗组(40Gy放疗和5-FU，没有后续的5-FU)和无辅助治疗组(Smeenk et al, 2007)。该研究包含114名胰头癌病人和93名壶腹周围癌病人。在胰头癌病人中，两组病人的中位生存期没有明显差异(表68.1)。

这些早期研究为欧洲胰腺癌研究组(ESPAC)对接受胰腺癌切除的病人开展辅助化疗和放化疗的随机试验，即ESPAC-1试验奠定了基础。该研究为2×2析因试验，病人将被随机分配2次：化疗(5-FU推注6个周期)或不化疗，放化疗(分次20Gy放疗+静脉推注5-FU)或不放疗。来自11个国家的61个癌症中心的83名临床医生共招募了549名病人，从而使其成为当时规模最大的胰腺癌辅助治疗试验。共289名病人随机进入2×2析因试验。与原始设计的观察组相比，超过261名病人被随机分配到化疗组或放化疗组，该项目又被称为ESPAC-1 plus。

与2×2试验设计相比，ESPAC-1将继续受到批评。该研究设计没有被充分理解，主要是因为这是一种首次在大型癌症干预试验中使用的创新设计。尽管如此，来自两组病人的数据都是相关的(Neoptolemos et al, 2001, 2004)并提示了化疗的益处(表68.2和图68.1)，在切缘阳性(R1)和切缘阴性(R0)的病人

表68.1 辅助放化疗对胰腺癌疗效的主要研究结果汇总

研究		病人数量	治疗方法	生存期			
				中位/月	2年/%	3年/%	5年/%
GITSG-9173 (1985) (Kalser & Ellenberg, 1985)		21	60Gy EBRT 5-FU 后续5-FU	20	42	—	18*
		22	手术，观察	11	15	—	0*
GITSG (1987) (GITSG, 1987)		30	60Gy EBRT 5-FU 后续5-FU	18	46	—	
EORTC (Klinkenbijl et al, 1999；Smeenk et al, 2007)	PDAC RR 0.7(0.5~1.1) P=0.099	60	40Gy EBRT 5-FU	17.1	37	—	20
		54	手术，观察	12.6	23	—	10
	Periampullary RR 0.9(0.5~1.6) P=0.737	44	40Gy EBRT 5-FU	39.5	70	—	38
		49	手术，观察	40.1	64	—	36

*估计值。
EBRT，外放射治疗；EORTC，欧洲癌症研究与治疗组织；5-FU，5-氟尿嘧啶；GITSG，胃肠道肿瘤研究组；PDAC，胰腺导管腺癌；RR，相对风险。

表 68.2　欧洲胰腺癌研究组（ESPAC-1）数据汇总

研究	治疗方法	中位生存期/月	2 年生存率/%	5 年生存率/%
ESPAC-1 2×2 最终分析（2004）	放化疗	15.9	28.5	10
	无放化疗	17.9	41.4	19.6（P=0.053）
ESPAC-1 2×2 最终分析（2004）	化疗	20.1	39.7	21.1
	无化疗	15.5	30	8.4（P=0.009）
	观察	16.9	39.7	10.7
ESPAC-1 个体组	放化疗	13.9	21.7	7.3
	化疗	21.6	44	29（P=0.0005）
	放化疗+后续化疗	19.9	25	13.2
复合数据 ESPAC-1 和 ESPAC-3（v1）	5-FU/FA*	23.2	49	24
	观察	16.8	37	14

*危险比 0.70；置信区间 0.55~0.88；P=0.003。

5-FU，5-氟尿嘧啶；FA，叶酸。

From Neoptolemos JP，Stocken DD，et al：A randomized trial of chemoradiotherapy and chemotherapy after resection of pancreatic cancer. N Engl J Med 350：1200-1210，2004.

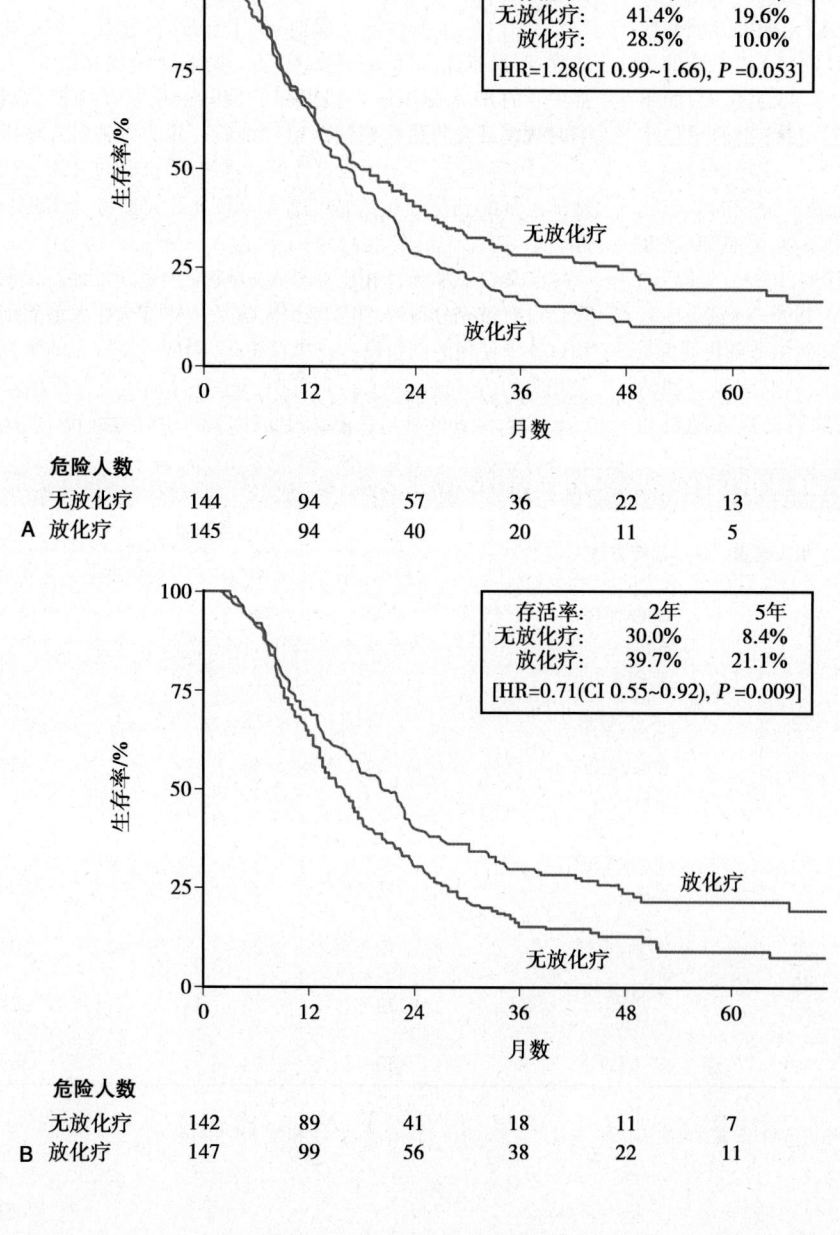

图 68.1　结果来自欧洲胰腺癌研究小组（ESPAC-1）试验，2×2 析因设计。（From Neoptolemos JP et al：A randomized trial of chemoradiotherapy and chemotherapy after resection of pancreatic cancer. N Engl J Med 350：1200-1210，2004.）

中都很明显。2×2 析因设计被用来通过一种高效的方式回答干预治疗的两个最重要的问题—辅助放疗是否有益？辅助化疗是否有益？2×2 试验设计随后被广泛应用于其他的癌症试验中。荟萃分析证实了化疗的这一优势，胰腺癌病人手术切除后死亡风险降低 25%（$P=0.001$）（Stocken et al，2005），而 R0 切缘的病人与 R1 切缘的病人相比，前者术后化疗效果更佳（Butturini et al，2008）。此外，在切除后 24 个月内，根据生活质量进行调整后的辅助化疗生存优势保持不变（Carter R et al，2009）。

放射治疗肿瘤组（RTOG）9704 试验比较了吉西他滨与 5-FU 化疗前后的疗效（Regine et al，2008）。化疗分别在接受 50.4Gy 外照射放疗前 3 周和照射后 12 周给予。根据肿瘤大小、淋巴结受累程度和切缘状况对病人进行分层。在 451 例随机分组的病人中，388 例为胰头腺癌。吉西他滨组（20.5 个月）与 5-FU 组（16.9 个月）相比，中位生存率没有改善（表 68.3）。对 RTOG 9704 的 5 年数据的分析表明，得出的原始推论没有变化（Regine et al，2011）。

EORTC 40013/FFCD/GERCOR Ⅱ期试验随机选择了 90 名病人，让他们接受四个周期的吉西他滨单药化疗，或进行两个疗程的吉西他滨放化疗，然后在每周输注吉西他滨的同时接受 50.4Gy 的放疗，持续 5 至 6 周（Van Laehim et al，2010）。该试验仅针对 R0 切除病人，即在全身化疗后采用吉西他滨为主的放化疗。毒性反应是主要观察终点，在两组病人中无显著性差异。在总体生存率（两组均为 24 个月）和无病生存率（放化疗组为 12 个月，单纯化疗组为 11 个月）等次要终点方面，两组之间没有显著性差异。放化疗组的局部复发率较低（11% 比 24%），尽管远处转移没有显著性差异（42% 比 40%）。

一项随机 Ⅱ期试验对 102 名胰腺癌病人进行了顺铂、表柔比星、5-氟尿嘧啶和吉西他滨（PEFG）或吉西他滨联合化疗的比较，发现联合化疗没有明显的生存期改善并且有更多的血液学毒性（Reni M et al，2012）。

一项更新的系统回顾和网络荟萃分析从 3 033 项观察性研究中确定了 10 项高质量的研究（Liao WC et al，2013）。分析表明，5-FU 或吉西他滨化疗是治疗胰腺癌的最佳辅助治疗方案，可将术后死亡率降低约 1/3。放疗与化疗相比，在延长生存期方面效果较差，毒性更大。然而，在北美的许多地区，尽管缺乏疗效的有力证据，辅助放疗的使用仍在继续。而在欧洲和亚洲，辅助化疗则被认为是标准的治疗方案（Neoptolemos & Cox，2013）。

在随机试验中，以干扰素为基础的辅助方案没有显示出生存率的改善，并且具有明显的毒性（Berlin et al，2010；Knaebel et al，2005；Picozzi et al，2011；Schmidt J et al）（表 68.4）。

正在进行的研究

RTOG-0848 Ⅲ期联合试验于 2009 年开始招募，目标是将 950 名已手术切除的胰头癌病人随机分为吉西他滨辅助组和吉西他滨+厄洛替尼组。经过 5 个周期的吉西他滨治疗后，没有进展的病人将被随机分配到同时接受氟嘧啶和放射治疗，或者将继续接受以吉西他滨为基础的辅助化疗。2014 年 2 月，在招募了 378 名病人后，厄洛替尼组停止了进一步招募，因为没有证据表明存在病人获益。

表 68.3　基于吉西他滨的化疗对胰腺癌影响的主要研究结果汇总

研究	病人数量	治疗方法	中位生存期/月	2 年生存率/%	3 年生存率/%
EORTC-40013（Van Laethem et al，2010）	45	4 个疗程 Gem	24.4	50.2	—
	45	2 个疗程 Gem + Gem 联用 50.5Gy EBRT	24.3	50.6	—
RTOG-970（Regine et al，2008）（仅胰头，合格 =388）	187	Gem CRT 前，50.4Gy EBRT+5-FU，Gem CRT 后	20.5*	—	31
	(201)	5-FU CRT 前，50.4Gy EBRT+5-FU，5-FU CRT 后	16.9	—	22

*危险比 0.82；置信区间 0.65~1.03；$P=0.09$。
CRT，化放疗；EBRT，外放射治疗；EORTC，欧洲癌症研究与治疗组织；5-FU，5-氟尿嘧啶；Gem，吉西他滨；RTOG，放射治疗肿瘤组。

表 68.4　检查联合生物辅助放化疗效果的主要研究结果汇总

研究	病人数量	治疗方法	中位生存期/月	2 年生存率/%
ECOG-2204（Berlin et al，2010）	67	西妥昔单抗+gem CRT 前 50.4Gy+卡培他滨 CRT 西妥昔单抗+gem CRT 后	—	35
	62	贝伐珠单抗+gem CRT 前 50.4Gy+卡培他滨 CRT 贝伐珠单抗+gem CRT 后	—	37
CapRI（Schmidt et al，2012）	53	5-FU+顺铂+干扰素 α-2b CRT+2 疗程 CRT 后 5-FU	32.1*	—
	57	6 个疗程的 5-FU/FA	28.5	—

*危险比 1.2；置信区间 0.49~2.95；$P=0.49$。
CRT，化放疗；5-FU，5-氟尿嘧啶l；FA，叶酸；gem，吉西他滨。

CAPRI-2 试验（Ⅱ期）于 2008 年启动,目标是将 135 名病人随机分成三组（Marten et al,2009）。第一组包括用顺铂和干扰素 α-2b 联合放射治疗（3D 适形或调强）和三个周期的 5-FU 化疗;第二组将顺铂排除在治疗方案之外;第三组排除了顺铂和放疗。作者认为,CAPRI 方案的降级可能会降低毒性,对临床效果的影响极小。

Algenpantucel-L 是一种免疫疗法,包括辐照的同种异体人胰腺癌 HAPa-1 和 HAPa-2 细胞系,经基因修饰以表达细胞表面 α-半乳糖。在一项对 70 名病人进行的Ⅱ期试验中,与吉西他滨联合使用时,平均无病生存期为 14.1 个月（Hardacre et al,2011,2013）。2010 年启动的Ⅲ期试验计划招募 722 名病人,在 222 名病人随机分组后,于 2014 年通过了第一次安全会议。

辅助化疗

ESPAC-1 试验首次证实基于生物改造的 5-FU 辅助化疗是有益的（见图 68.1 和表 68.2）。化疗的益处在 R1 和 R0 病人中都很明显。如前所述,两个荟萃分析证实死亡风险降低了 25%（$P=0.001$）（Stocken et al,2005）,并且 R0 切缘病人的术后化疗效果优于 R1 切缘病人（Buturini et al,2008）。同样,报告的辅助化疗的生存优势在切除后 24 个月期间根据生活质量进行调整后仍保持不变（Carter R et al,2009）。ESPAC-1 取得的进展推动了下一代辅助化疗试验（Neoptolemos et al,2009）,特别是 ESPAC-3（版本 2）和 ESPAC-4。

20 世纪 90 年代新出现的证据提示吉西他滨对胰腺癌病人有效,最初主要是针对进展期胰腺癌（Berlin et al,2002;Burris et al,1997）。CONKO-001 多中心Ⅲ期随机试验显示,与观察组结果（6.9 个月;$P<0.001$）相比,吉西他滨辅助治疗的中位无病生存期（13.4 个月）有所改善（表 68.5）（Oettle et al,2007）。吉西他滨组 3 年和 5 年的无瘤生存率分别为 23.5% 和

16.5%,而观察组为 7.5% 和 5.5%。此外,吉西他滨组的中位总生存率（22.1 个月）与单纯观察组（20.2 个月）相比有显著改善（$P=0.06$）。吉西他滨组 3 年和 5 年的总生存率分别为 34% 和 22.5%,观察组为 20.5% 和 11.5%。这些结果提示接受 R0 或 R1 切除的胰腺癌病人无瘤生存期延长。随后对 5 年和 10 年数据的分析（Oettle et al,2013）继续显示,总体中位生存率显著提高:吉西他滨组分别为 20.7% 和 12.2%,而观察组为 10.4% 和 7.7%。两个较小的研究提供了类似的吉西他滨组生存率估计（表 68.5）（Yoshitomi et al,2008;Ueno et al,2009）。

ESPAC-3 试验招募了 1 088 名胰腺导管腺癌病人,通过药物治疗方案（5-FU/叶酸（FA）或吉西他滨,$P=0.39$）、不同手术切除状态的治疗效果（$P=0.56$）或无进展生存期（$P=0.44$）进行分组比较,发现各组的总生存率均没有显著性差异。然而,使用吉西他滨的优势在于它能显著减少化疗的副作用和毒性（Neoptolemos et al,2010）。因此,与 5-FU 相比,我们目前更推荐吉西他滨作为胰腺癌切除术后病人的辅助化疗用药（表 68.5）。Valle 及其同事（2014）通过评估 ESPAC-3 试验的相关数据以确定化疗的最佳持续时间和开始时间,得出的结论是:完成所有六个周期的化疗是胰腺癌切除术后病人的独立预后因素。此外,没有发现因延迟化疗长达 12 周而造成的生存不利因素,从而为术后恢复留出了充足的时间。

JASPAC-01 Ⅲ期试验在日本随机抽取 385 名病人接受吉西他滨或 S-1（一种口服活性氟嘧啶）。S-1 含有 5-FU 前药（替加氟）以及其他两种旨在减少胃肠道和全身毒性的药物（吉美嘧啶和奥特拉西）,有效地增加了 5-FU 的肿瘤耐受剂量（Fukutomi et al,2013）。S-1 病人的 1 年生存率为 70%,而吉西他滨为 53%（HR 0.54;99.8% CI 0.35~0.83;$P<0.001$）。在西方人群中的毒性作用有所不同,在该组人群中的辅助药物试验将是研究的下一个发展阶段（表 68.5）。

表 68.5　基于吉西他滨的胰腺癌单药辅助化疗

研究	病人数量	治疗方法	生存期				
			中位生存期/月	1 年/%	2 年/%	3 年/%	5 年/%
CONKO-001（Oettle H et al,2007）	179	吉西他滨	22.1	72.5	47.5	34	22.5
	175	手术,观察	20.2	72.5	42	20.5	11.5
Yoshitomi et al,（2008）	50	吉西他滨	29.8	85.7	—	46.9	—
	50	吉西他滨+尿嘧啶/替加氟	21.2（$P=0.28$）	80	—	30.4	—
JSAP-02（Ueno et al,2009）	58	吉西他滨	22.3	77.6	48.5	—	23.9
	60	仅手术	18.4[*]	75	40	—	10.6
ESPAC-3（Neoptolemos et al,2010）	537	吉西他滨	23.6（$P=0.39$）	80.1	49.1	—	—
	551	5-FU/FA	23	78.5	48.1	—	—
JASPAC-01（Fukutomi et al,2013）	191	吉西他滨	25.5	—	53	—	—
	187	S-1	46.3[†]	—	70[‡]	—	—

[*] 危险比 0.77;置信区间 0.51~1.14;$P=0.19$;

[†] $P<0.0001$ vs. 吉西他滨;

[‡] 危险比 0.54;置信区间 0.35~0.83;$P<0.0001$。

5-FU,5-氟尿嘧啶;FA,叶酸。

表 68.6　联合化疗治疗胰腺癌的主要研究比较

研究	病人数量	治疗方法	中位生存期/月	2 年生存率/%	3 年生存率/%	5 年生存率/%
Bakkevold et al (1993)	30	5-FU 阿霉素 丝裂霉素 C	23 (P=0.02)	70	27	4
	31	观察	11	45	30	8
Takada et al (2003)	81	5-FU 丝裂霉素 C	—	—	—	11.5
	77	观察	—	—	—	18
Kosuge et al (2006)	45	5-FU 顺铂	12.5	—	—	26.4
	44	观察	15.8	—	—	14.9 (P=0.94)

5-FU,5-氟尿嘧啶。

Bakkevold 及其同事(1993)将接受胰腺切除的病人(61 例根治性胰腺切除,包括 14 例壶腹周围恶性肿瘤病人)随机分为 5-FU、阿霉素和丝裂霉素 C(FAM)或观察组。虽然中位生存期 23 个月比 11 个月显著增加(P=0.02),但 3 年或 5 年生存率没有增加。不良反应严重,只有 56% 的治疗组能够完成 6 个疗程的化疗(表 68.6)。Takada 和他的同事(2003)招募了 508 名胰胆混合癌病人(158 名胰腺癌病人),并在单独手术、手术联合丝裂霉素 C 和 5-FU 之间随机分组。5 年生存率分别为 18% 和 11.5%。值得注意的是与静脉给药相比,由于肝脏代谢的首过效应,口服 5-FU 的效能较低。Kosuge 及其同事(2006)进行了一项多中心随机试验,比较单纯手术和手术联合顺铂及 5-FU,其中 60% 的病人同时接受了 30Gy 的术中放疗。他们的结论是,尽管顺铂联合 5-FU 是安全的、耐受性良好,但并没有带来明确的生存获益(表 68.6)。

在进展期病人中,吉西他滨联合口服活性 5-FU 前体药物卡培他滨组(GemCap)与单独使用吉西他滨组相比有轻微改善(Cunningham et al,2009;Herrmann et al,2007;Scheithauer et al,2003;Sultana et al,2007a)。GemCap 方案已经在 ESPAC-4 中进行了试验,所有病例正在随访中,该研究招募了 722 名行胰腺导管腺癌根治性切除的病人并随机分配至吉西他滨治疗组或 GemCap 治疗组。辅助 GemCap 和低温在胰腺癌化疗中的作用也在Ⅲ期欧洲低温辅助试验(HEAT)中进行了探索。一项名为 PACT-15 的Ⅱ/Ⅲ期试验正在评估顺铂、表柔比星、卡培他滨和吉西他滨(PEXG)辅助治疗的效果,并于 2010 年开始招募 370 名病人。CONKO-005 试验将比较厄洛替尼+吉西他滨辅助化疗与单用吉西他滨化疗的效果。FA、5-FU、伊立替康和奥沙利铂(FOLFIRINOX)的组合正在分别以辅助和新辅助治疗方案进行临床试验。2014 年 3 月开放的 APACT 研究比较了白蛋白结合紫杉醇(Abraxane)+吉西他滨辅助治疗与单用吉西他滨化疗的效果。

新辅助治疗

目前,新辅助治疗不被认为是任何胰腺癌病人的标准治疗;然而,思维模式的转变正在推动此类方案有效性的评估(Tuveson & Neoptolemos,2012;Werner et al,2013)。通常,胰腺癌病人既有远处转移,也有局部晚期病变。即使在被认为是患有

可切除疾病的病人中,也有大量病人仅进行了显微镜下的不完全切除(R1)(Campbell et al,2009)。最近对原发性胰腺肿瘤及其相关转移的数学和计算分析描述了胰腺肿瘤以指数方式增长,作者推测病人在确诊时可能已发生转移(Tuveson & Neoptolemos,2012)。计算机模型表明,在肿瘤细胞快速生长时靶向它们是至关重要的,任何对治疗的延误都可能是有害的。这为新辅助治疗提供了强有力的理论基础,新辅助治疗的目的是增加可切除的病人数量,并治疗分期不明确的微转移。

尽管胰腺癌的新辅助治疗是在 30 多年前提出的(Pilepich & Miller 1980;Whittington et al,1984),尽管在其他一些肿瘤类型中显示出了益处,但目前还没有来自随机Ⅲ期试验的数据。以前的许多新辅助试验因招募不佳而提前结束(Brunner et al,2007;Landry et al,2010),将局部晚期与交界性可切除胰腺癌分为一组(Katz et al,2008;Varadhachary et al,2006;Zakharova et al,2012)。此外,有关要治疗的最合适的病人群体、最佳方案和临界疾病的定义的争论仍在继续(Tempero et al,2012)。

一项随机的Ⅱ期临床试验也比较了在可切除胰腺癌病例中术前行吉西他滨+顺铂新辅助放化疗和直接手术的疗效(Golcher et al,2015)。该研究需要 254 名病人,由于招募缓慢而提前终止,每组只招募到 33 名符合条件的病人。两组各有 23 例和 19 例病人接受了肿瘤切除手术,R0 切除率分别为 48% 和 52%,pN0 率分别为 30% 和 39%,术后并发症相似,中位总生存期分别为 14.4 个月和 17.4 个月。

一项关于新辅助治疗的大型荟萃分析进行了更深入的分析。Gillen 及其同事(2010)回顾了 111 项研究(其中包括 56 个Ⅰ/Ⅱ期试验),每项研究的中位病人数量为 31 人(IQR,19~46),比较了对可切除肿瘤(组 1)和不可切除(交界性可切除/不可切除)肿瘤(组 2)的治疗情况。新辅助化疗方案中,96.4% 为吉西他滨、氟嘧啶、丝裂霉素 C 和铂类化合物,93.7% 的新辅助放疗剂量在 24~63Gy 之间。组 1 的可切除率约为 73.6%,而组 2 的可切除率仅为 33.2%,后者的手术并发症率和死亡率也较高。与单药化疗方案相比,联合化疗可以提高初始不可切除病人的反应率和切除率。总体而言,第 1 组病人术后中位生存期为 23.3 个月(12~54 个月),第 2 组病人为 20.5 个月(9~62 个月)。因此,上述数据表明,在可切除胰腺癌病人中使用新辅助治疗与目前的切除+辅助治疗相比没有优势。虽然胰腺癌在早期也可能会转移,但目前的指南指出,对于外科

可切除胰腺癌,新辅助治疗只能在预后不良因素非常明显(高 CA19-9 水平、巨大原发性肿瘤、区域淋巴结肿大、体重明显减轻、重度疼痛等)时才考虑进行(Seufferlein et al,2012;Tempero et al,2012;Van Laehim et al,2012)。

然而,在那些最初被划分为局部进展期或不可切除的病人中,大约有三分之一在新辅助治疗后可能行手术切除,存活率与初始可切除的病例相当。这项荟萃分析突显了传统的新辅助治疗概念(尽可能让那些因肿瘤侵袭性强对化疗反应差的病人避免接受手术)与新观念(新辅助治疗可改善对化疗有反应病人的生存率)之间的差异(Evans et al,2008,2015;Christian et al,2014a,2014b;Varadhachary et al,2008)。因此,Gillen 和他的同事(2010)强调通过临床试验来研究将新辅助治疗应用于初始被定义为交界可切除/不可切除病人的必要性。交界可切除是一个具有吸引力的分组,至少在理论上,这类病例可能存在更多的隐匿的影像学改变和更高的切缘阳性风险,在手术切除后可能需要做更多的血管重建,但依然没有一个被广泛接受的准确定义。

根据术前影像学标准,可切除胰腺癌的定义包括:①无远处转移;②肠系膜上静脉(SMV)或门静脉(PV)无畸形;③腹腔干、肝动脉和肠系膜上动脉(SMA)周围有清晰的脂肪层包绕(Seufferlein et al,2012;Tempero et al,2012)。

根据术前影像学标准,交界性可切除胰腺癌的定义包括:①无远处转移;②SMV 和 PV 未受侵犯,无静脉变形、狭窄或闭塞,受累段血管的近、远端大小匹配,可安全的切除重建;③胃十二指肠动脉包绕肝动脉,短段包绕或直接桥接肝动脉,不延伸至腹腔干;④肿瘤包绕 SMA 血管壁不超过 180°(Callery et al,2009;Seufferlein et al,2012;Tempero et al,2012)。

根据术前放射学标准,不可切除胰腺癌的定义包括:①远处转移;②SMV、PV 或 SMV-PV 汇合处长节段受累/闭塞,无法重建;③SMA 或腹腔干被包绕超过 180°;④肝动脉被包绕(Seufferlein et al,2012;Tempero et al,2012)。

起源于北美的两个主要分类:MD Anderson 分类(Varadha-chary et al,2006)和美国肝胆胰协会/外科肿瘤学会/消化道外科学会(AHPBA/SSO/SSAT)共识指南(Callery et al,2009)在定义潜在可切除、交界性可切除和局部进展不可切除的胰腺癌(表 68.7)方面存在重合的差异。这些分类已经被合并到最新的美国国家综合癌症网络(NCCN,2013)指南中(表 68.8)[国际胰腺外科研究小组也在很大程度上认可了这些分类(Bockhorn et al,2014)]。

MD Anderson 癌症中心对 129 名交界可切除病人的回顾发现,MD Anderson 和 AHPBA/SSO/SSAT 系统对潜在可切除、交界可切除和局部不可切除胰腺癌的分类存在相当大的差异(Katz et al,2012)。在接受新辅助治疗后重新分期的 122 名病人中,84 名(69%)病情稳定,15 名(12%)部分缓解,23 名(19%)病情进展,分期采用了实体肿瘤反应评估标准(RECIST,版本 1.1)(Eisenhauer et al,2009)。尽管只有一名病人(0.8%)明确存在影像学上的降期,但实际上有 85 名病人(66%)接受了胰腺切除术。所有 129 例病人的中位生存期为 22 个月,接受切除的病人中位生存期为 33 个月。现在普遍的共识是,RECIST 标准不能用来确定新辅助治疗的有效性。

麻省总院使用 AHPBA/SSO/SSAT 分类标准对 188 名曾试图切除局部进展期和交界可切除胰腺癌的病人进行了评估(Callery et al,2009),其中 40 人接受了 FOLFIRINOX 治疗,87 人没有接受新辅助治疗(Ferrone et al,2015)。

FOLFIRINOX 治疗后,尽管肿瘤有所缩小,仍有 19 名病人被分为局部进展期,9 名病人被定义为交界可切除,但最终有 92% 的病人接受了 R0 切除。FOLFIRINOX 治疗虽然延长了手术时间、增加了出血量,但手术并发症明显降低,术后无胰瘘发生。FOLFIRINOX 组总生存率无明显提高,但随访期相对较短。分析这些结果的困难之处在于,在没有随机化的情况下,存在偏倚;例如,接受 FOLFIRINOX 治疗的病人也最有可能从一开始就有更好的预后。

表 68.7　AHPBA/SSO/SSAT 和 MD Anderson 胰腺癌可切除性分类

位置	AHPBA/SSO/SSAT 分类			MD-Anderson 分类		
	潜在可切除	交界性可切除	局部进展期	潜在可切除	交界性可切除	局部进展期
SMV/HPV	无毗邻或包绕	毗邻,包绕或闭塞	不可重建	毗邻或包绕,无闭塞	短节段闭塞	不可重建
SMA	无毗邻或包绕	毗邻	包绕	无毗邻或包绕	毗邻	包绕
CHA	无毗邻或包绕	毗邻或短节段包绕	长节段包绕	无毗邻或包绕	毗邻或短节段包绕	长节段包绕
腹腔干	无毗邻或包绕	无毗邻或包绕	毗邻	无毗邻或包绕	毗邻	包绕

*毗邻,<180°血管周长;包绕,≥180°血管周长。
AHPBA/SSO/SSAT,美国肝胆胰协会/外科肿瘤学会/消化道外科学会;SMV,肠系膜上静脉;HPV,肝门静脉;SMA,肠系膜上动脉;CHA,肝总动脉。

表 68.8　NCCN 胰腺癌指南 V1.2013,定义可切除性

局部可切除	交界性可切除	不能切除*
无远处转移	无远处转移	远处转移
没有 SMV 或 HPV 畸形的影像学证据	SMV、PV 无受累、变形、狭窄或闭塞,受累血管近、远端血管大小匹配,可安全切除重建	SMA 包绕超过 180°
		腹腔干或者下腔静脉受累
CA、HA 和 SMA 周围脂肪层清晰	GA 包绕 HA,短段包绕或直接桥接 HA,不延伸至 CA	SMV/HPV:不可重建和/或闭塞
	肿瘤包绕 SMA<180°	侵犯或包绕腹主动脉

*标准只针对胰头癌。
CA,腹腔干;GA,胃十二指肠动脉;HA,肝动脉;HPV,肝门静脉;SMA,肠系膜上动脉;SMV,肠系膜上静脉。

正在进行的研究

ESPAC-5F 随机 II 期可行性试验旨在系统地解决围绕新辅助治疗在局部进展期交界可切除肿瘤中作用的争议和不确定性（图 68.2）。影像学上对"交界性可切除"胰腺癌的定义已获得公认。该研究将病人随机分配至立即手术组、GemCap 新辅助治疗组（Cunningham et al, 2009）、FOLFIRINOX 新辅助治疗组（Conroy et al, 2011）以及基于卡培他滨的新辅助放化疗组（Brunner et al, 2007；Mukherjee et al, 2013）中。

此外，一些正在进行的 III 期试验正在研究新辅助疗法在可切除胰腺癌病人中的使用情况。NEOPAC 研究是一项多中心的前瞻性随机 III 期临床试验，比较了可切除胰腺癌的新辅助化疗（手术前 4 个周期吉西他滨+奥沙利铂，手术后 2 个周期吉西他滨）与手术切除+术后辅助化疗（手术前 4 个周期，手术后 2 个周期）。PACT-15 试验最初将在 II 期试验中比较由吉西他滨单药以及联合顺铂、表柔比星和卡培他滨（PEXG）的组合方案在新辅助治疗中的价值，同时也会比较上面两种方案在术后辅助治疗中的意义，以便选出最好的两种药物组合进入 III 期临床试验。NEOPA 试验比较了新辅助放化疗和"直接手术"，两组术后都要进行辅助治疗。NETPAC 试验比较了单纯辅助治疗与吉西他滨/奥沙利铂新辅助+吉西他滨单药辅助治疗之间的疗效。

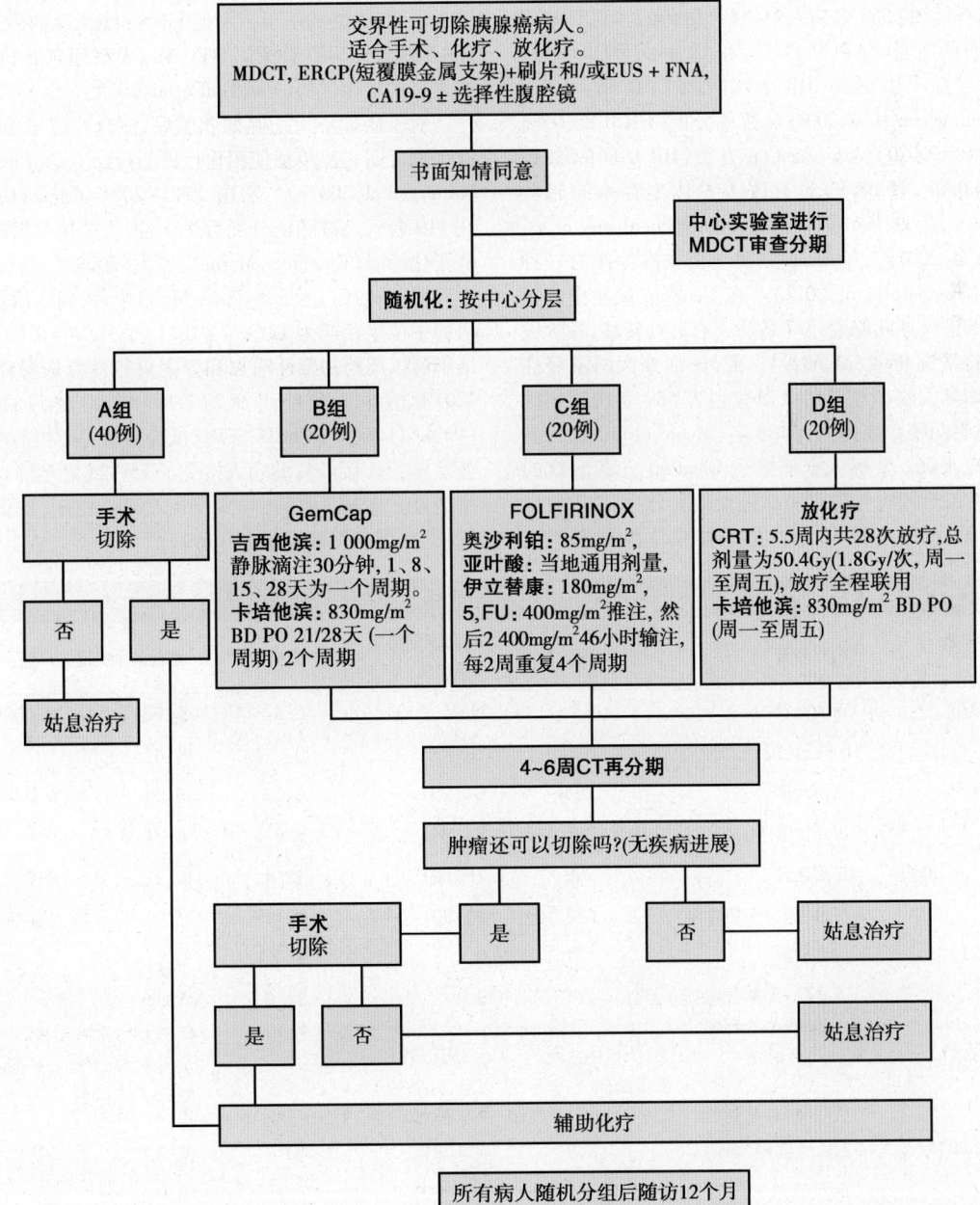

图 68.2　欧洲胰腺癌研究组（ESPAC-5F）研究试验设计简图。CT，计算机断层扫描；ERCP，内镜逆行性胰胆管造影；EUS，超声内镜；FNA，细针穿刺；MDCT，多排 CT；BD PO，每天口服两次。

不可切除胰腺癌的治疗

不能切除的胰腺癌病人可能有不能通过手术切除的局部进展期肿瘤和/或不适合切除的转移性肿瘤。有一些证据支持使用放化疗治疗顽固性背痛,尽管其他疗法如口服阿片类药物等也有类似的效果(Johnson et al,2010)。随机对照试验(RCT)表明,与支持治疗对比,5-FU 和基于 5-FU 的方案可以改善进展期胰腺癌病人的存活率和生活质量(Sultana et al,2007a)。吉西他滨已经取代 5-FU 成为姑息性化疗的金标准,主要是因为病人对它的耐受性更好,多个包括了局部不能切除和转移性肿瘤病人的关键性临床试验已经证实了这一点(表 68.9)(Burris et al,1997)。

在 GemCap 试验的 553 名病人中,联合用药的客观有效率明显高于单用吉西他滨(分别为 19.1% 和 12.4%;$P=0.034$),前者的无进展生存率也更高(HR 0.78;95% CI 0.66~0.93;$P=0.004$)(Cunningham et al,2009)。荟萃分析(HR 0.86;95% CI 0.75~0.98;$P=0.020$)证实 GemCap 方案(HR 0.86;95% CI 0.72~1.02;$P=0.08$,表 68.9)也有改善总体生存率的趋势(Cunningham et al,2009;Herrmann et al,2007;Scheithauer et al,2003;Sultana et al,2007a),GemCap 方案现在被推荐作为一种标准治疗方案(Tempero et al,2012)。在 GemCap 试验中,155 名病人患有局部进展期胰腺癌,377 名病人有远处转移,各阶段的总体生存受益情况相似(表 68.9)。此外,加拿大国家癌症研究所的一项加拿大临床试验组-3 研究包含 569 名胰腺癌病人,其中局部进展期胰腺癌病人有 138 名(Moore et al,2007;表 68.9)。同样,在 1 062 名病人全部接受 GemCap 方案治疗的 TeloVac 试验中,325 名病人患有局部进展期胰腺癌,737 名病人患有远处转移,6 个月和 12 个月的总体中位生存率相似

(Middleton et al,2014;见表 68.9)。

尽管联合用药比单药治疗更能提高生存率,但其毒性增加的风险更大(Ciliberto et al,2013;Conroy et al,2011;Li et al,2014;Sultana et al,2007a;Tempero et al,2012;Von Hoff et al,2013)。ACCORD-Ⅱ 试验(Conroy et al,2011)的 FOLFIRINOX 方案和 MPACT 试验(Von Hoff et al,2013)的紫杉醇联合吉西他滨方案(Von Hoff et al,2013)均被推荐用于基础状况较好且肝功能正常的转移性胰腺癌病人。欧洲指南特别推荐使用 FOLFIRINOX 方案的病人为年龄 75 岁以下,ECOG 功能状态为 0~1,胆红素水平不超过正常上限的 1.5 倍(Seufferlein et al,2012)。将吉西他滨联合卡培他滨或单药疗法被推荐用于不能耐受更大毒性药物的病人(Tempero et al,2012)。NAPOLI-1 试验显示,在进展到基于吉西他滨的一线化疗的病人中,MM-398(纳米脂质体伊立替康)、5-FU 和 FA 联用与 5-FU+FA 相比具有显著的生存优势(Von Hoff et al,2015)。

对于局部不可切除的胰腺癌,放化疗优于单纯放疗,但没有证据表明它比单独使用化疗更能延长生命(Chen et al,2013;Sultana et al,2007b)。法国 2000~2001 年的 FFCD/SFRO 试验在 119 名病人被随机分配后终止,因为放化疗组的生存率明显低于化疗组(Chauffert,MorneX 等人,2008)。放化疗组的中位生存期(99% CI)为 8.6(7.1~11.4)个月,而吉西他滨单药化疗组的中位生存期为 13(8.7~18.1)个月(P=0.03)。虽然这些结果可以用药物毒性增加和方案可行性差来解释,但是 ECOG 4201 试验中放化疗组 9.2(7.9~11.4)个月的中位生存期(95% CI)显然与 FFCD/SFRO 试验中放化疗组的生存期没有显著差异。只有 42% 的病人接受了 75% 或更多的计划放疗或化疗剂量。与吉西他滨(40%;P=0.008)相比,放化疗增加了严重(3/4)副作用的发生率(66%)。

表 68.9　局部晚期和转移性胰腺癌的关键随机Ⅲ期试验总结

研究	治疗方法	病人数量	局部晚期癌症例数/%	有效率/%	总生存期/月	P 值
Burris et al(1997)	吉西他滨	63	NA	5.4	5.65	0.0025
	5-氟尿嘧啶	63	NA	0	4.41	
Moore et al(2007)	吉西他滨	284	67(25)	8.0	5.91	0.038
	吉西他滨+厄洛替尼	285	71(24)	8.6	6.24	
Cunningham et al(2009)	吉西他滨	266	76(29)	12.4	6.2	0.08
	吉西他滨+卡培他滨	277	80(30)	19.1	7.1	(荟萃分析=0.02)
Conroy et al(2011)	吉西他滨	171	0	9.4	6.8	<0.001
	亚叶酸+5-氟尿嘧啶+伊立替康+奥沙利铂	171	0	31.6	11.1	
Von Hoff et al(2013)	吉西他滨	430	0	7	6.7	<0.001
	吉西他滨+紫杉醇	431	0	23	8.5	
Middleton et al(2014)	吉西他滨+卡培他滨	358	111(31)	10	7.9	—
	吉西他滨+卡培他滨+序贯 GV1001	350	104(30)	7	6.9	
	吉西他滨+卡培他滨+同步 GV1001	354	110(31)	8	8.4	0.64

NA,不适用。

在 ECOG4201 试验中，基于吉西他滨的放化疗组的中位生存率（95% CI）为 11.1（7.6～5.5）个月，吉西他滨组为 9.2（7.9～11.4）个月（Loehrer et al，2011），毒性较高（41% 的 4 级毒副作用）。研究计划招募 316 名病人，最终仅完成了 74 名。作者认为结果有意义，但仅使用了单侧分析；考虑到两组之间生存置信区间重叠，不可能有显著性差异，这应该被视为一项失败的试验。《临床肿瘤学杂志》（Journal of Clinical Oncology）的社论认为，这一结论并不令人信服（Philip，2011）。然而，法国 LAP 07 试验也表明，与继续化疗相比，化疗 4 个月后增加放化疗没有带来生存获益（Hammel et al，2013）。

在 SCALOP-1 Ⅱ期随机试验中，吉西他滨和卡培他滨诱导化疗 12 周后，病情稳定或有反应、肿瘤直径小于等于 6cm、世界卫生组织（WHO）状态评分 0～1 的病人被随机分为吉西他滨放化疗组（n = 38）或卡培他滨（n = 36）放化疗组（Mukherjee et al，2013）。主要观察终点为 9 个月无进展生存期。卡培他滨组 35 例可评估病人中 22 例（62.9%）未进展（80% CI 50.6～73.9），吉西他滨组 35 例可评估病人中有 18 例（51.4%）未进展。尽管卡培他滨方案貌似优于吉西他滨方案，然而两组的主要观察终点并无显著性差异。

许多新技术正在探索中，以求更好地治疗局部进展期胰腺癌。但到目前为止，这些技术都还没有进行相应的 RCT 实验。没有明确的证据表明立体定向放射治疗（射波刀）优于传统放疗（Koong et al，2004，2005；Schellenberg et al，2008）。射频消融（radiofrequency ablation，RFA）是在全身麻醉下的开腹手术中实施，在超声引导下将单个或多个射频针刺入肿瘤内进行消融。在接受了 RFA、放化疗、动脉灌注化疗和全身化疗等联合治疗的 32 名病人中，中位生存期为 34 个月（Canore et al，2012）。不可逆电穿孔使用电脉冲通过改变跨膜电位来增加细胞膜的通透性，在导致肿瘤细胞死亡的同时保留细胞周围间质。它似乎是相对安全的，可以单独使用，也可以在合适的病人中与胰腺切除术联合使用（Kwon et al，2014；Martin，2013）。

总结

对胰腺癌生物学理解的逐步深入，为早期干预提供了机会。目前的证据强烈支持在胰腺癌根治术后继续使用 5-FU、FA 或吉西他滨行全身化疗。吉西他滨具有比 5-FU 毒性小的优点，因此被推荐为一线辅助化疗药物。辅助 S-1 看起来很有希望，然而使用预测性生物标志物的分层药物还需要进一步评估。到目前为止，还没有研究提供足够的证据来支持辅助放化疗的使用，尽管其在新辅助治疗中所扮演的角色尚在研究之中。

（陈耿 译　董家鸿 审）

第 69 章

胰腺和壶腹周围肿瘤的姑息治疗

Dirk J. Gouma and Marc G. H. Besselink

在西方国家,胰腺和壶腹周围肿瘤是癌症相关死亡的第五大常见原因。在美国和欧洲,其发病率每年约为 1/100 000。这些肿瘤大多数是胰腺腺癌,生存期较差(Bliss et al,2014;Gudjonsson,2009;Ryan et al,2014;Tol et al,2014;Vincent et al,2011)(参见第 59 章)。尽管目前已有手术切除、化疗和放疗等综合治疗手段,病人的 5 年生存率近十几年来几乎没有明显改善,目前仍为 4% 左右(Gudjonsson,2009;Tol et al,2014)(图 69.1)(参见第 61 和 62 章)。大多数病人诊断时肿瘤已发生局部浸润或远处转移因而"不可治愈"(Ryan et al,2014;Vincent et al,2011)。然而,临床专业术语如"无法治愈","无法手术"和"不可切除"具有多种解释,容易引起混淆。"不可切除"这一术语的使用在某种程度上取决于外科中心的手术理念(例如,接受肠系膜动脉、肝动脉和门静脉的切除,以及肉眼可见肿瘤的非根治性 R2 切除)。这种外科手术理念不仅与国家或区域治疗模式相关,尤其还与每一个医疗中心、外科医生的诊疗习惯密切相关(Bockhorn et al,2014)。病人临床疗效与在院死

亡率之间的密切关系可能在可切除和切缘阳性切除的适应证选择中起一定作用(Birkmeyer et al,2003;de Wilde et al,2012;Gouma et al,2000;Tol et al,2012a)。针对有学者质疑胰腺癌这一疾病的可根治性,Gudjonsson(2009)通过总结分析文献,并对计算和重复进行校正后,发现 5 年生存者总数可能不超过 700~800 例。然而,已达成共识的是,接受切除术的病人具有最佳的长期生存效果(Bliss et al,2014;Vincent et al,2011)。远端胆管癌病人的生存数据与胰腺癌病人之间无明显差异(Kuhlmann et al,2004)。壶腹肿瘤病人的 5 年生存率为 20%~45%,而且只有少数病人选择非手术治疗(de Castro et al,2004)。

总体而言,大多数胰腺和壶腹周围肿瘤病人都采用了某种形式的姑息治疗,因为缓解症状仍然是治疗重点。根据 WHO 制定的诊疗规范,姑息治疗旨在改善病人的临床症状、提高病人的生活质量(quality of life,QOL),并预防或缓解疼痛和其他症状。对于晚期胰腺癌和壶腹周围癌病人,当出现梗阻性黄疸、十二指肠梗阻和疼痛等症状时,应积极进行姑息性治疗(请参阅第 62 章)。

姑息治疗方案的制定通常见于以下两种情况。第一,根据肿瘤病人的准确临床分期恰当地选择根治性手术切除、姑息性手术切除或非手术(内镜)姑息治疗。第二,在以下手术探查过程中,例如根治性切除(R0/R1)、姑息性切除(R2)或其他伴或不伴有局部消融治疗的姑息引流手术(Rombouts et al,2015;Tol et al,2014),最终根据病人的术中情况选择最佳姑息治疗方案。肿瘤病人的准确临床分期是制定恰当手术治疗方案的重要前提。多种影像诊断方法,诸如增强螺旋 CT(参阅第 18 章)、磁共振成像(magnetic resonance imaging,MRI;参阅第 19 章)和内镜超声(endoscopic ultrasonography,EUS;参阅第 16 章)均可显著增加影像分期的准确性,目前这类非侵入性的影像学检查手段已成为临床分期的首选(Bliss et al,2014;Ryan et al,2014;Vincent et al,2011)。经内镜逆行性胰胆管造影术(endoscopic retrograde cholangiopancreatography,ERCP)不再用作常规诊断方法(请参阅第 20 章)。目前的治疗前评估引入"临界可切除"这一新的临床分型,且制定了相应诊断标准(Bockhorn et al,2014;Callery et al,2009)。过去,诊断性腹腔镜检查(联合腹腔镜超声)的作用被广泛研究(Nieveen van Dijkum et al,2003;Pisters et al,2001),但目前随着临床应用量减少和 CT 准确性的提高,其临床诊断作用日趋下降(参阅第 23 章)。一些研究者认为常规的诊断性腹腔镜检查是不必要的(Pisters et al,2001),或者应该将其选择性用于患有较大肿瘤和胰体尾肿瘤的病人(Slaar et al,2011)。根据治疗中心的理念,在术前非侵入性诊断检查中发现肿瘤可切除的病人,应进行剖腹探查手

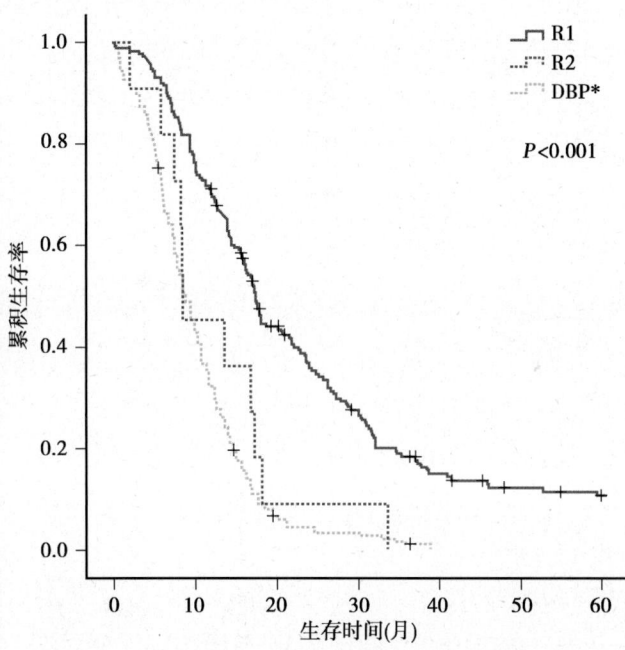

图 69.1　胰腺十二指肠切除术后壶腹周围癌病人的中位生存期,以切缘(R1 或 R2)是否阳性和无转移的局部进展期疾病行双旁路手术(DBP)的分层分析(Modified from Tol JA,et al,2015:Non-radical resection versus bypass procedure for pancreatic cancer—a consecutive series and systematic review. Eur J Surg Oncol 41(2):220-227.)

术。如果病人身体条件允许,应在没有术前胆道支架置入的情况下,近期进行手术切除(Tol et al,2012b;van der Gaag et al,2010)。在探查过程中发现局部不可切除或远处转移的病人(11%~20%)应考虑进行姑息手术,而且一些病人可联合采用诸如局部消融治疗和化疗等姑息和介入治疗手段。新的消融策略适用于局部进展期病人,但伴有播散转移的病人因无法获益故不建议采用。

本章主要探讨梗阻性黄疸、十二指肠梗阻和疼痛的外科和非外科姑息治疗策略的最新进展。放化疗的治疗价值见第68章。

梗阻性黄疸

通常,90%的胰腺和壶腹癌病人在就诊时已出现梗阻性黄疸。梗阻性黄疸临床上多表现为皮肤巩膜黄染、恶心、皮肤瘙痒、尿色加深和陶土样便,严重时可导致肝功能不全,甚至可因继发于胆汁淤积和胆管炎而引起肝功能衰竭。壶腹部病变病人合并胆管炎的概率明显高于胰腺癌病人。除临床表现外,梗阻性黄疸还与门静脉和全身内毒素血症以及细菌移位引起的促炎状态有关,这可能会触发炎症介质瀑布样级联反应(Kimmings et al,2000;Minter et al,2005),进而释放大量促炎因子,如肿瘤坏死因子、白介素(interleukin,IL)6、GRO/KC(IL-8)和IL-10等,最终导致并发症的发生。

应当始终重视梗阻性黄疸及其引起的瘙痒症状的处理,以提高病人的生活质量(Crippa et al,2008)。此外,胆汁引流也可明显改善病人肝功能和营养状态,减轻全身内毒素血症和细胞因子释放,最终改善机体免疫反应(Kimmings et al,2000;Mizuguchi et al,2004)。但是胆汁引流也可引起相关并发症,因此必须充分权衡引流的风险与获益(参见第29章和第30章)。

目前临床上可通过胆道旁路术(见第31章)、内镜下支架置入术(第29章)或经皮(第30章)穿刺引流术来解决姑息性胆汁引流问题。而且胆道旁路手术和内镜下支架置入术的短期疗效无明显差异,成功率均在80%~100%。旁路手术包括单纯的肝管空肠吻合术和含胃肠吻合术的双旁路手术。既往经内镜放置的胆道支架多是塑料材质,常引起支架移位和堵塞等并发症。因此,自1990年起,临床中常应用一种可自行膨胀的金属支架。与塑料支架相比,该支架支撑效果更加长久确切。下面针对文献报道的上述两种手术方法及临床疗效进行讨论。

旁路手术

约有10%~20%的胰头癌病人在手术探查时发现病情较晚已无法切除,可通过姑息手术来改善黄疸症状。目前有多种胆汁引流方法,过去常用T管外引流,但这会引起病人食欲减退和水电解质失衡。因此,目前临床中多采用胆汁内引流的方法,如胆囊空肠吻合术、胆总管(肝管)空肠吻合术或胆总管十二指肠吻合术(Watanapa & Williamson,1992)。既往,胆囊空肠吻合术因其技术简单多被采用(Rappaport & Villalba,1990)。但是大量的综述研究发现,因为胆囊管可能常被胰头恶性肿瘤阻塞,行胆囊空肠吻合术解除梗阻性黄疸的有效率明显低于胆总管空肠吻合术(Watanapa & Williamson,1992)。Sarfeh团队通过一项随机对照试验(RCT)证实,胆总管空肠吻合术的技术难度明显高于胆囊空肠吻合术,但前者黄疸复发和胆管炎的发生率较低,且具有更好的长期引流效果。近些年来多开展腹腔镜胆汁内引流手术。而胆管十二指肠吻合术因术后肿瘤浸润生长易导致十二指肠和胆管远端狭窄而造成黄疸复发,故通常不被临床采用。

作者所在中心常规采用胆囊切除后胆管空肠Roux-en-Y侧侧吻合术,以防探查时发现肿瘤局部进展或肝转移。对于局部晚期肿瘤病人,即可早期手术横断胆总管,行胆管空肠单层连续端侧吻合。虽然早期的研究以及1990年之后的一些"过时"RCT研究结果显示该术式死亡率较高(见下文),可达到15%~24%。但是,最近的研究表明,由于定义并发症的标准不同,该术式死亡率为1.6%~3%,并发症发生率为14%~23%,且病人具有更短的住院时间(10~12天)和相对较低的黄疸复发率。病人中位生存期为6~9.5个月(表69.1)。一项来自美国约翰·霍普金斯医院的系列性研究报道认为,正如图69.2所示(Kneuertz et al,2011),虽然姑息旁路手术的并发症和死亡率较低,但是由于术前早期诊断率的提升及术中较少发现局部进展性疾病,因而此类手术的手术量过去几年有所减少。在这一系列研究中,病人的总中位生存时间为6个月。此外,更加激进的切除方式也可能是姑息手术量减少的另一个原因。同时,调取2005—2011年期间美国癌症协会全国外科手术质量改进项目(American Cancer Society National Surgical Quality

表 69.1　是否行胃空肠吻合术的晚期胰腺癌病人胆道引流术的临床疗效

研究	病例数	胆道旁路术	胃旁路术	死亡率	并发症	住院时间/天	复发性黄疸	生存时间/月
Lillemoe et al,1993a	118	89	107	2.5%	37%	14	2%	7.7
Park et al,1997	61	61	0	8%	21%	10	8%	7
van Wagensveld et al,1997	126	124	120	2%	17%	17	—	6
Lesurtel et al,2006	83	83	83	5%	27%	16	2%	9.2
Singh et al,2008	204	195	167	1%	27%	9	1%	8
Mann et al,2009	102	102	102	6%	26%	12	2%	9.5
Kneuertz et al,2011	553	397	513	1.6%	14%*	10	5%	6
Wellner et al,2012	117	87	109	3%†	23%‡	12	2%	6
Spanheimer et al,2014	34	21	18	0	55%	7.5	14%	6.6
Ueda et al,2014	69	69	—	0	15%	—	—	6
Bartlett et al,2014	1126	407	720	6.5%	29%	8	—	6

*代表主要并发症;
†代表手术相关死亡率;
‡代表手术相关并发症。

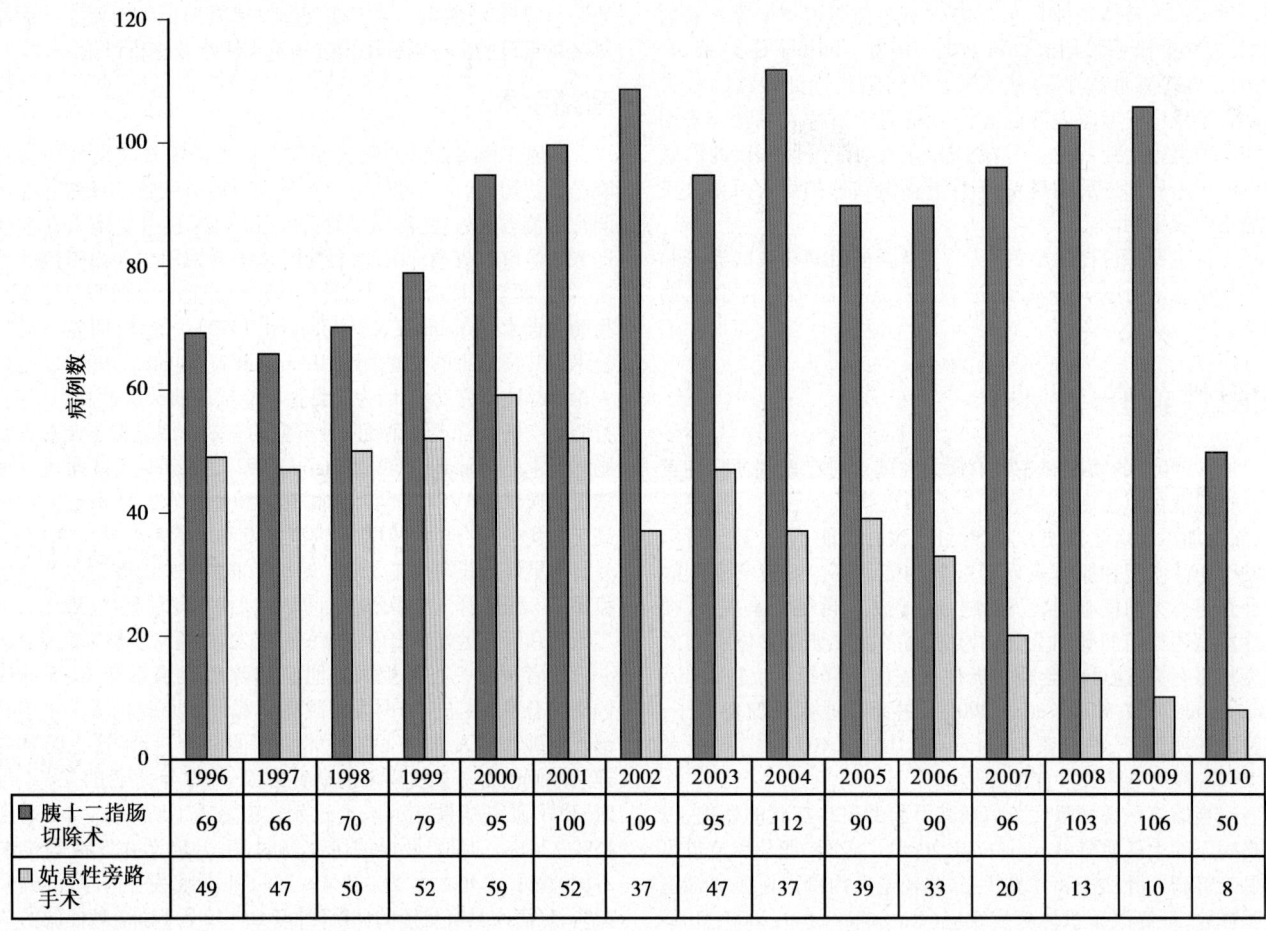

图 69.2　约翰·霍普金斯医院对胰腺癌病人行胰十二指肠切除术与旁路手术的年度手术量对比（Modified from Kneuertz PJ,et al,2011：Palliative surgical management of patients with unresectable pancreatic adenocarcinoma：trends and lessons learned from a large,single institution experience. J Gastrointest Surg 15(11)：1917-1927.）

Improvement Program）数据库中 1 126 名病人的临床数据，分析结果显示了姑息性旁路手术有较高的死亡率（6.5%）和严重并发症发生率（29%）（Bartlett et al,2014），但这项研究并未质疑姑息性旁路手术的潜在价值，然而该研究认为，由于已明确的较高死亡率，此类手术在高危病人（年龄>70 岁、器官功能不全、凝血功能障碍、急诊手术、白蛋白<30g/L、肌酐>141.4μmol/L）中应慎重开展。另一研究结果显示尽管那些存在较多合并症或肿瘤处于较晚期的病人往往选择较简易的手术，但单纯行胆囊空肠吻合术（一种相对简单的手术）的病人确实具有最高的 30 天死亡率。其他研究也表明，由于术后生存率有限，不伴胃流出道梗阻（gastric outlet obstruction,GOO）的晚期胰腺癌病人，尤其是存在（腹膜）转移者，一般不宜选用胆道旁路手术（Kneuertz et al,2011；Thomassen et al,2013）。同时由于目前内镜支架置入术更简便易行，姑息性手术的应用逐渐减少。而且术中探查发现转移性疾病是无法手术的最常见原因，此类病人的预期寿命非常有限。

手术、内镜或经皮穿刺胆道引流

目前已有六项相关的前瞻性 RCT 研究，其中五项对外科手术和内镜这两种胆道引流方法进行了对照研究（Andersen et al,1989；Artifon et al,2006；Nieveen van Dijkum et al,2003；Shepherd et al,1988；Smith et al,1994）。Bornmann 团队（1986）对手

术和经皮穿刺引流这两种方法进行了对比，结果显示二者在治疗效果方面无明显差异（表 69.2）。除两项较近期的研究（Artifon et al,2006；Nieveen van Dijkum et al,2003）外，大多数研究均于 1988～1994 年进行。样本量的不足降低了大多数此类研究结论的证据强度。较早期的研究主要放置 7F 的内置支撑管，与 10F 和 12F 的支撑管及目前使用的金属支架相比，其术后堵塞的概率更高。Shepherd（1988）的研究也表明，支架置入术后梗阻性黄疸和胆管炎的复发率均较高。另外，Smith 团队（1994）对 201 名病人进行的随机研究表明，胆道旁路引流术的手术相关死亡率高于支架置入术（14% vs.3%），而术后 30 天死亡率两组虽无明显差异（8% vs.15%），但胆道旁路引流手术的死亡率仍相对较高。胆道引流手术和内镜支架置入术的并发症发生率具有显著性差异，且内镜支架置入术后并发症较低（29% vs.11%），但内镜支架置入术的病人术后黄疸和胆管炎的复发率明显高于行旁路手术的病人（36% vs.2%），两组生存时间无明显差异（Smith et al,1994）。Nieveen 团队（2003）分析了壶腹周围癌病人进行诊断性腹腔镜检查的价值，将病理学证实存在肿瘤转移的病人分为手术（双旁路手术）和内镜下支架置入术两组。研究表明，这两种姑息性治疗的手术相关死亡率和再次入院病人数量均无显著性差异（表 69.2）。两组病人的术后生存时间分别为 192 天和 116 天（图 69.3）（P=0.05），且两组均未发生手术相关的病人死亡。Artifon 团队（2006）研

表 69.2　经皮穿刺引流或内镜胆道支架置入与胆肠吻合旁路手术的前瞻随机对照研究

	Bornmann et al, 1986		Shepherd et al, 1988		Andersen et al, 1989		Smith et al, 1994		Nieveen van dijkum et al,2003		Artifon et al, 2006	
	穿刺	旁路	支架	旁路	支架	旁路	支架	旁路	支架	旁路	支架	旁路
病例数	25	25	23	25	25	25	100	101	14	13	15	15
成功率/%	84	76	80	92	96	88	95	93	100	100	100	100
并发症/%	28	32	30	56	36	20	29	58	7	8	33	47
30 天死亡率/%	8	20	9	20	20	24	3	14	0	0	0	0
住院时间/天	18	24	5	13	26	27	19	26	3	12	5	19
再次入院率/%	—	—	43	12	—	—			14	11	26	40
黄疸或胆管炎复发率/%	38	16	30	0	0	0	36	2	—	—	27	0
胃流出道梗阻/%	14	0	9	4	0	0	19	11	—	—	0	7
生存时间/周	19	15	22	18	12	14	21	26	17	27	23	29

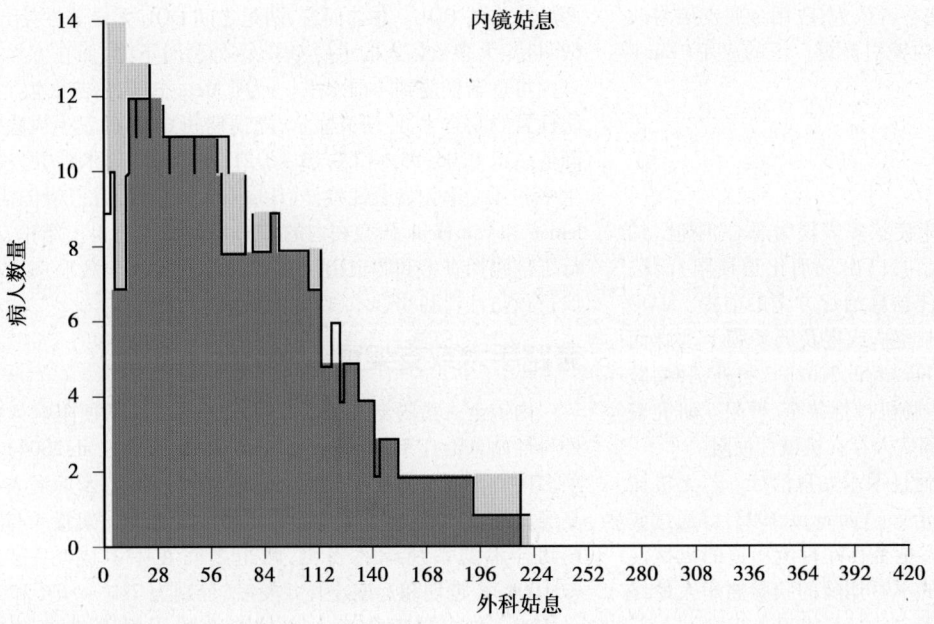

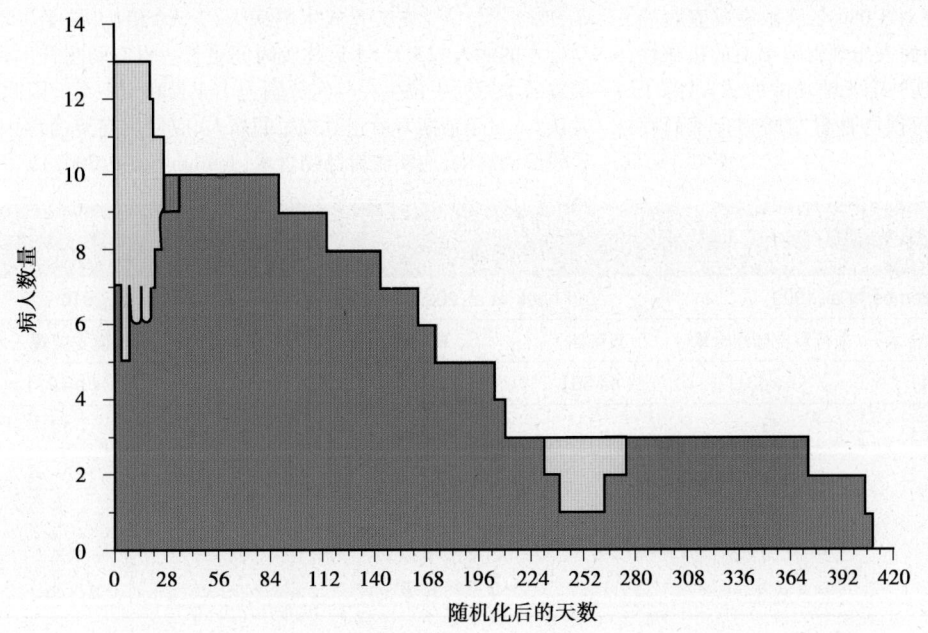

图 69.3　行内镜或外科姑息手术的不可切除胰腺癌病人的生存情况；曲线下的阴影部分代表住院时间（Modified from Nieveen Van Dijkum EJ, et al, 2003: Laparoscopic staging and subsequent palliation in patients with peripancreatic carcinoma. Ann Surg 237：66-73.）

究表明,这两种术式在胆道引流成功率、死亡率或并发症方面均无显著性差异,但外科手术引流病人的医疗费用更高。

继以上 RCT 研究之后有三项 Meta 分析,第一项 Meta 分析涵盖了上述三项研究,结果表明,较旁路手术,支架置入术后所需的后续治疗更多(OR 7.23),而术后 30 天死亡率无明显差异。第二项 Meta 分析结果显示,行内镜治疗的病人并发症更少,住院时间更短,但术后胆道梗阻复发的风险更高。作者认为,姑息性内镜支架置入术优于外科手术(Moss et al,2007)。最新的 Meta 分析显示两组在成功率、死亡率或并发症发生率方面无显著性差异,但外科旁路手术后黄疸复发率较低(Glazer et al,2014)。

通过对比外科手术与内镜支架置入术的研究数据可得出如下结论:梗阻性黄疸外科手术治疗的并发症发生率可能略高,但胆道引流的长期疗效优于内镜治疗。内镜治疗通常近期并发症发生率较低、住院时间较短,但是黄疸或胆管炎常复发,需要后续的再次干预治疗。一些学者认为,改用金属支架将改善内镜引流的长期疗效,并促进内镜引流更广泛的应用(Kaassis et al,2003)。

胃流出道梗阻

胃流出道梗阻(GOO)的临床症状多表现为恶心、呕吐,约 11%~50% 的胰腺癌病人在就诊时已出现消化道梗阻症状。明确这些症状的起因是制定最佳姑息治疗方案的前提。GOO 最常见的原因是肿瘤浸润腹腔神经丛或侵及肠系膜上动脉而导致的胃、十二指肠功能不全(Thor et al,2002)。另外,肿瘤腔内生长或肿瘤外压可导致十二指肠机械性狭窄、梗阻。研究表明,约 5% 的胰腺或壶腹周围癌病人存在机械性梗阻。

机械性梗阻导致的 GOO 可通过手术姑息治疗。若无机械性梗阻,可考虑应用胃动力药物治疗(Yeo et al,1993)。通过放射影像学或内镜检查可明确病人是否存在胃流出道的机械性梗阻。研究表明,约 3%~20% 的不可切除的胰腺癌病人最终会发生胃流出道的机械性梗阻(Espat et al,1999;Lillemoe et al,1999)。Watanapa 和 Williamson 等对 1 086 名胰腺癌或壶腹癌病人进行回顾性研究表明,17% 的病人出现胃流出道的机械性梗阻。对于那些在手术探查时发现肿瘤无法切除的病人,除了实施胆汁引流手术,是否还应进行预防性胃空肠吻合术尚存争论。

有两项 RCT 研究评估了对于不可切除的壶腹周围或胰腺恶性肿瘤病人,剖腹探查术中预防性胃空肠吻合术的临床意义。Lillemoe 团队(1999 年)分析了 87 例探查术中发现的因存在十二指肠梗阻风险而无法切除的肿瘤病人。这些病人被分为两组,一组实施预防性结肠后胃空肠吻合术和胆肠吻合(双旁路),另一组实施胆肠吻合(单旁路)手术,研究结果显示两组在死亡率或并发症发生率方面无显著性差异,且住院时间基本一致(表 69.3)。随访结果表明,双旁路手术组病人无 GOO 发生,而 19 例未实施预防性胃空肠吻合术的病人发生了 GOO(P<0.001)。Van Heek 团队(2003 年)也对那些探查时发现肿瘤无法切除而实施双或单旁路引流的病人进行了多中心 RCT 研究。随访中发现,行双旁路手术和单旁路手术的病人术后发生 GOO 的比例分别为 5.5% 和 41.4%(P=0.001)。两项 RCT 均表明,预防性胃空肠吻合术可明显降低晚期 GOO 的发生率。Van Heek 研究还使用 EORTC-C30 和 Pan-26 问卷纵向评估了两组病人的 QOL。总体而言,两组之间 QOL 无显著性差异(图 69.4)。大多数病人的术后 QOL 评分暂时下降,而在术后 4 个月内可逐渐恢复到术前水平。一项 Meta 分析的结果也支持预防性胃肠吻合术,此研究显示,随访期间 GOO 的发生风险明显降低(OR 0.06;95% CI 0.02~0.21;P<0.001),术后并发症发生率和死亡率无显著性差异(Hüser,2009)。最近一项包括 Lillemoe 和 van Heek 研究在内的 Cochrane 综述还得出结论,对进行了剖腹探查术和胆道引流术的无法切除的壶腹癌病人应建议行预防性胃肠吻合术(Gurusamy et al,2013)。

旁路手术或支架置入术

内镜十二指肠支架置入术可作为十二指肠梗阻病人的非外科性姑息治疗手段(Holt et al,2004;Telford et al,2004)。一项多中心研究显示,支架置入术成功率为 84%,术后病人可恢复经口进食(Telford et al,2004)。另一项关于支架置入与胃空肠吻合术的系统综述表明,两组之间在手术成功率(96% vs. 100%)、近期和远期主要并发症(分别为 7% vs. 6% 和 18% vs. 17%)和持续症状病人比例方面均无显著性差异(8% vs. 9%)。与接受支架置入术的病人(7 天)相比,接受胃空肠吻合术的病人(13 天)术后住院时间更长。胃空肠吻合术和支架置入术后的中位生存时间分别为 164 天和 105 天。因此,作者认为,对于预期寿命相对较短的病人,应使用支架;而对于预后较好的病人,应实施胃肠吻合术(Jeurnink et al,2007)。

表 69.3 两项关于不可切除的壶腹周围癌和胆道旁路手术病人的预防性胃空肠吻合术的前瞻性 RCT 研究和一项对比有症状的胃流出道梗阻胃空肠吻合术与支架置入术的临床试验结果分析

	Lillemoe et al,1999		Van heek et al,2003		Jeurnink et al,2010	
	胃空肠吻合术	未行胃空肠吻合术	双旁路	单旁路	胃空肠吻合术	内镜支架置入术
	(n=44)	(n=43)	(n=36)	(n=29)	(n=18)	(n=21)
并发症/%	32	33	31	28	0	19
死亡率/%	0	0	3	0	0	0
住院时间/d	8.5	8	11	9	15	7
晚期胃流出道梗阻/%	0	19	6	41	6	24
生存时间/月	8.3	8.3	7.2	8.4	2.6	1.9

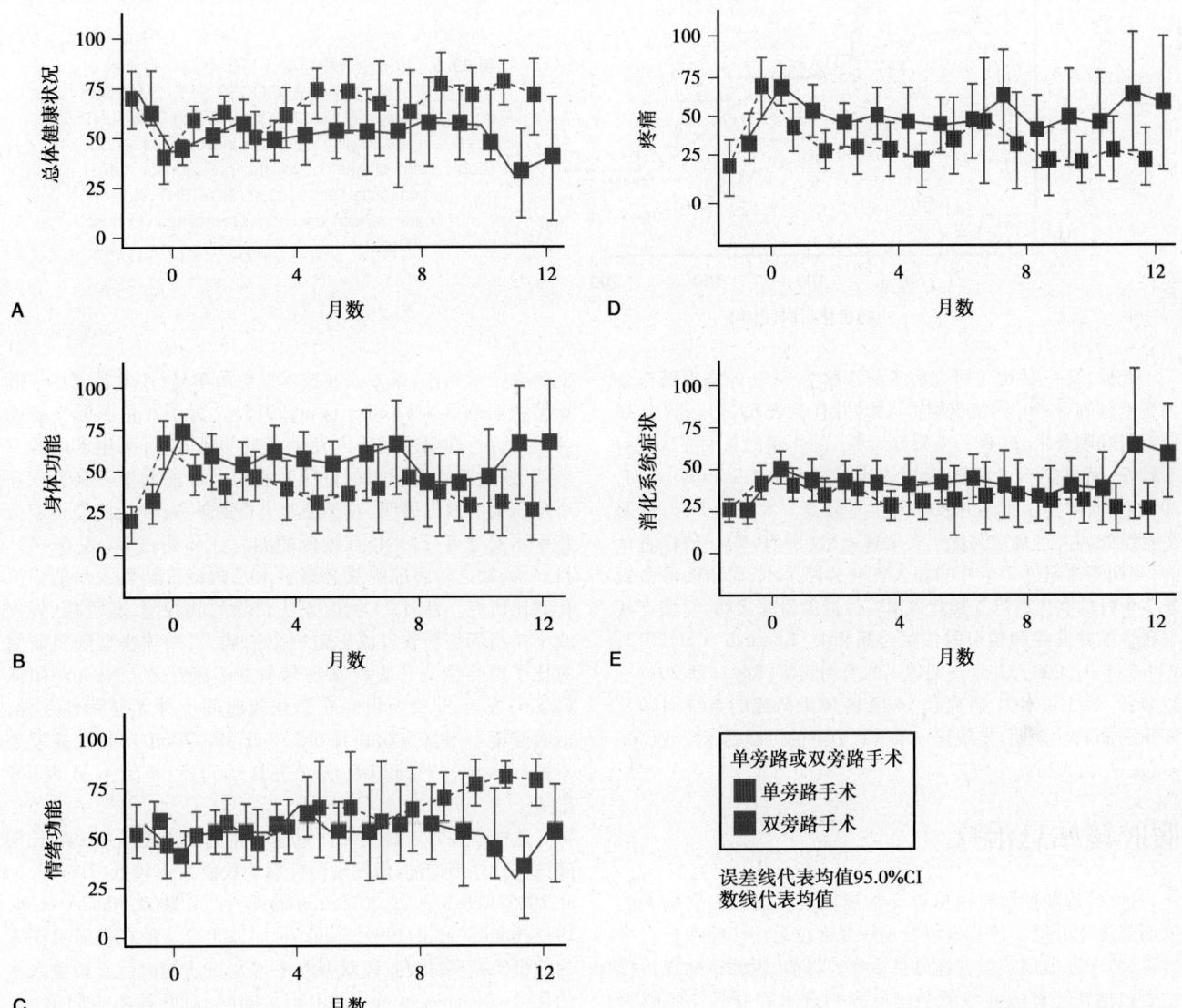

图 69.4 （A-E）生活质量评分：对随机实行双旁路或单旁路手术病人进行术后 12 个月的生活质量评分，包括总体健康状况、身体功能、
情绪功能、疼痛及消化系统症状（Modified from van Heek NT, et al, 2003: The need for a prophylactic gastrojejunostomy for unresect-
able periampullary cancer: a prospective randomized multicenter trial with special focus on assessment of quality of life. Ann Surg
238:894-902.)

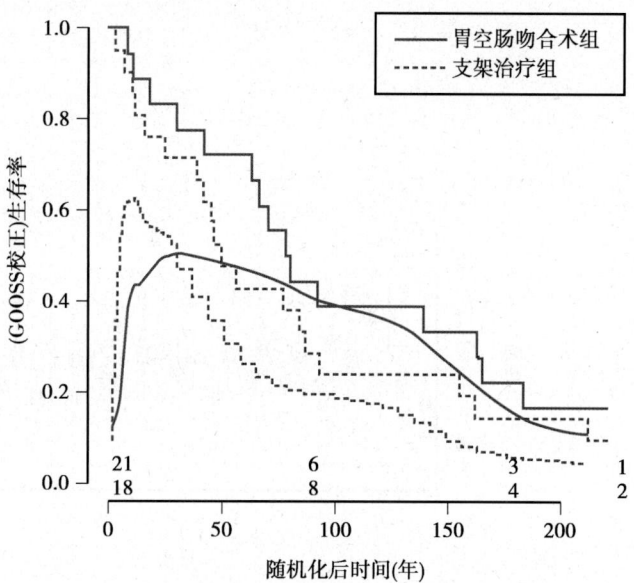

图 69.5 胃流出道梗阻病人行胃空肠吻合术或支架治疗后的生存曲线及 GOOSS 评分（Modified from Jeurnink SM, et al, 2010：Dutch SUSTENT Study Group. Surgical gastrojejunostomy or endoscopic stent placement for the palliation of malignant gastric outlet obstruction（SUSTENT study）：a multicenter randomized trial. Gastrointest Endosc 2010；71：490-499. ）

此后，又一项 RCT 研究将术前症状为 GOO 的病人随机分为胃空肠吻合术和内镜支架置入术两组（见表 69.3）。其中 18 例行胃肠吻合术，21 例行支架置入术。手术组的长期症状缓解率较好，而支架置入组的近期临床疗效较好（Jeurnink et al, 2010）。支架置入组的并发症发生率较高。术后 2 个月，旁路手术组的病人进食情况优于支架置入组（图 69.5）。故作者认为，预期寿命超过 2 个月的病人首选旁路手术，而预期寿命短于 2 个月的病人首选支架置入术。最近的研究表明，新型支架与较少的并发症和较短的住院时间相关（Khashab et al, 2013；Weber et al, 2009），并且支架置入的费用较低（Roy et al, 2012）。近来，针对 3 项 RCT 研究和 14 项非 RCT 研究的系统回顾及 Meta 分析再次表明，支架置入术具有更好的短期临床疗效（Nagaraja et al, 2014）。

腹腔镜姑息治疗

过去，诊断性腹腔镜检查经常被用于可疑胰腺癌病人的诊断及临床分期。该检查可发现病变部位无法切除或已发生转移，便于开展后续微创性姑息治疗。目前，腹腔镜姑息治疗主要包括减轻黄疸症状的胆囊空肠吻合术和肝管空肠吻合术，以及解除胃流出道梗阻的胃空肠吻合术。虽然腹腔镜胆囊空肠吻合术具有较高的术后黄疸复发率，但与腹腔镜肝管空肠吻合术相比，该方式在技术上更简单易行，尤其适用于肿块型胰头癌病人（Kohan et al, 2015）。为了评估胆囊空肠吻合术的可行性以及短期内发生梗阻的风险，可采用术中胆道造瘘，通过胆道造影来评价胆囊管口的肿瘤状况。来自六项小型研究的数据表明，对于经验丰富的外科医生，腹腔镜双旁路手术安全可行，并具有较低的并发症和死亡率（表 69.4）。目前，尚缺乏对腹腔镜双旁路手术及内镜支架置入术的随机化对比研究。针对 24 例因无法切除的胰腺癌、胆管癌、胃癌或十二指肠癌导致胃流出道梗阻的病人，一项小型随机研究对比了腹腔镜及开腹胃肠吻合术的临床疗效。Navarra 团队（2006）发现，尽管两组间在总住院时间上并无显著性差异，但腹腔镜手术具有出血量少（38mL vs. 170mL）、并发症发生率低（0% vs. 17%）以及恢复进食时间短（4 天 vs. 6 天）等优势。

这些研究并未对复发性黄疸和胃流出道梗阻病人的长期随访进行详细论述，但发现治疗后相关复发率较低（Hamade et al, 2005；Kohan et al, 2015；Kuriansky et al, 2000；Rhodes et al, 1995；Röthlin et al, 1999；Suzuki et al, 2007）。现在仍需更深入的随机研究探讨腹腔镜双旁路手术及目前的内镜支架置入术的优劣（Dumonceau et al, 2012）。同时，对既往实施胆道（金属）支架置入术的病人，在进行腹腔镜探查发现无法切除的病灶时，行腹腔镜胃肠吻合术似乎会更合理。

表 69.4 联合性腹腔镜双旁路（胆囊空肠吻合术/肝管空肠吻合术和胃肠吻合术）手术治疗不可切除胰腺癌的系列研究

研究	病例数	手术时间/min	死亡数	并发症/%	住院时间/天	生存时间/天
Rhodes et al, 1995	16	75	0	13	4	201
Röthlin et al, 1999	14	129	0	7	9	—
Kuriansky et al, 2000	12	89	8	33	6	85
Hamade et al, 2005	21	130	5	14	4	120~390
Suzuki et al, 2007	8	191	0	0	7	—
Kohan et al, 2015	48	—	2	33	8	330

姑息性胰十二指肠切除术

　　实施姑息性胰十二指肠切术或旁路手术的适应证,尤其所谓的 R2 切除,是当前的热点话题(Fusai et al,2008;Gouma et al,2000;Köninger et al,2008;Lavu et al,2009;Lillemoe et al,1996;Reinders et al,1995)。一项来自德国的研究认为,如果在技术上可行,不论局部晚期病灶存在与否,都应将胰腺癌切除(Wellner et al,2012),因为来自大型胰腺疾病诊治中心的研究数据显示胰十二指肠切除术具有较低的并发症发生率和死亡率(Birkmeyer et al,2003;de Wilde et al,2012;Gouma et al,2000;Tol et al,2012a)。而较低的死亡率一方面与手术量有关,也有一部分源于对严重并发症在认识和管理水平的提高(Tol et al,2014)(参见第 27 章)。

　　通常,"姑息性切除"这一术语被错误地用于描述那些被认为实施了肉眼根治切除的病人,但实际应是指病理学镜下阳性或 R1 切除。队列研究中此类病人的比例主要取决于标本病理检查的质量和标准。如果分析姑息性切除的临床疗效,对于是否纳入此类病人仍存在争议。虽然这些病人采取了具有治疗目的的切除,但他们的生存时间介于 R0 和 R1 之间,中位生存时间通常为 2～3 个月。"姑息性切除"这一术语也被应用于那些实施肿瘤部分切除或 R2 切除的病人。此外某些特殊情况下,例如术中断胰颈后发现肿瘤无法切除或出现术前出血,只能行姑息性切除。随着 CT 和 MRI 等影像诊断技术以及选择性栓塞介入止血技术的提高,姑息切除用于止血已很少见(Tol et al,2014)。

　　目前,对于那些经过全面术前分期后只能采取 R2 切除的晚期病人,是采用肿瘤切除还是采取姑息治疗的这一问题,尚未见前瞻性研究报道。一项分析姑息性 R2 切除术优势的系统综述显示其临床疗效不佳。Gillen 团队(2012)汇总了对姑息性切除和旁路手术进行对比的四项队列研究,尽管研究存在较高的异质性,但接受姑息性切除的病人术后并发症发生风险较高(风险比 1.79;95% CI 1.13～2.85)。同时,这些病人存在较高的术后死亡率(风险比 2.98;95% CI 1.31～6.75)。姑息性切除病人的中位生存时间为 5.1～11.5 个月,而旁路手术病人的中位生存时间为 5.8～10.7 个月。因此作者认为,对胰腺癌病人采取 R2 切除并不合理(Gillen et al,2012)。另一项针对拟开

展部分切除术的研究分析也得出了上述结论(Tachezy et al,2011)。然而,大部分研究仅围绕手术切缘是否阳性的病理学标准及肿瘤有无转移方面进行对比研究,并未针对 R1 或 R2 切除分别进行分析。

　　因此,针对一家大型三级诊疗中心的无转移且实行了 R1 或 R2 胰腺癌切除手术的病人群,我们应用现今广为接受的 R1 切除标准理念(距手术切缘 1mm 内可见肿瘤细胞)进行了研究分析,并将该研究结果与姑息性旁路手术进行对比。这一队列研究(n=405)显示,R1 及 R2 切除手术与旁路手术相比存在更高的并发症发生率(52% 及 73% vs. 34%,P<0.01),而且 R2 切除病人在生存方面与旁路手术无差异(Tol et al,2015)。为了让我们的研究结果具有前瞻性意义,针对实施了 R1/R2 切除手术与姑息性旁路手术的胰腺癌病人,我们开展了一项新的系统回顾。本系统回顾纳入了 8 项研究,并且发现 R1/R2 切除术(48%)较旁路手术具有更高的并发症发生率(30%～34%)(表69.5)。R1 和 R2 切除术后病人中位生存时间分别为 14～18 个月(旁路手术为 9～13 个月)和 8.5～11.5 个月(旁路手术为 7.5～10.7 个月),因此我们认为 R2 切除手术不应用于胰腺癌病人。与旁路手术相比,尽管 R1 切除术存在更高的并发症发生率(Tol et al,2015),但其所带来的生存获益显然更大。近日一篇 Cochrane 综述也证实,在大型专业性胰腺诊治中心,对于符合适应证的局部进展期胰腺癌病人,可以考虑施行胰腺癌切除手术(Gurusamy,et al,2014)。各项研究中胰腺切除组的总治疗费用明显低于其他组。由于缺乏 RCT 研究,所以对于局部进展期胰腺癌病人,我们需要开展更多的研究用以评估胰腺切除手术与姑息性治疗的临床疗效、病人生活质量及治疗费用。

　　据研究报道,一小部分具有适应证的胰腺癌伴局部转移的病人同样施行了姑息性切除手术,这些病人多伴有孤立性(小)肝转移灶、局部腹膜转移或者下腔静脉/肠系膜间淋巴结转移。几个小样本研究显示,胰腺部分切除术联合肝部分切除术具有技术可行性,且相对安全(Shrikhande et al,2007;Gleisner et al,2007)。但这些研究并未报道长期生存情况,所以与接受系统性治疗的病人对比,这一经筛选的群组是否存在更好的生存获益仍有争议。约翰·霍普金斯医院的一项研究显示,与仅行姑息性旁路手术相比,联合切除组有着类似的总生存时间,但并发症发生率及住院时间有所增加(Gleisner et al,2007)。

表 69.5　无转移的胰腺癌病人行非根治切除术及旁路手术的术后临床疗效对比

研究	并发症 n/%	死亡 n/%	中位生存/月
R1 切除手术 vs. 旁路手术			
Reinders et al,1995	16(44) vs. 8(33)	1(3) vs. 0	NS
Fusai et al,2008	12(30) vs. 10(31)	1(3) vs. 1(3)	18 vs. 9
Lavu et al,2009	18(49) vs. NS	0 vs. 0	15.6 vs. 13.2
Konstantinidis et al,2013	NS	NS	14 vs. 11
Wellner et al,2012	NS	NS	18 vs. 10
Tol et al,2014	100(52) vs. 69(34)	2(1) vs. 5(2)	17.4 vs. 9
R2 切除手术 vs. 旁路手术			
Köninger et al,2008	18(47) vs. 10(22)	3(8) vs. 1(2)	10.7 vs. 10.7
Bockhorn et al,2009	17(43) vs. 7(18)	2(5) vs. 2(5)	11.5 vs. 7.5
Wellner et al,2012	NS	NS	9 vs. 10
Tol et al,2014	8(73) vs. 69(34)	0 vs. 5(2)	8.5 vs. 9

NS,未报道。

目前的数据证实当可切除性存在争议时,如果肿瘤可以进行整体切除,相较于单纯放/化疗切除手术可以带来较好的治疗效果及更长的生存获益。同时,因为数据表明R2切除手术疗效可能差于双旁路手术,所以无术中特殊情况,不建议施行R2切除手术。此外,现今数据显示,在术前诊断肝转移的病人并无手术切除指征。

局部消融治疗

近年来,针对局部进展期胰腺癌病人施行局部消融的治疗方式引起越来越多的关注。局部消融基本分为两种方式:穿刺消融术及非侵入性消融术。外科医生引领了穿刺消融术领域,主要为不可逆电穿孔(irreversible electroporation,IRE)技术及射频消融术(radiofrequency ablation,RFA)(Girelli et al,2010;Martin,2013)(见第98B及98C章),二者作用机制不同,RFA为热消融模式,而IRE则通过电子激发快速脉冲的高压直流电区域进行治疗。

两项最新的系统回顾发现,虽然目前尚缺乏RCT(随机对照试验)数据,但相较单纯放/化疗,消融治疗大多可以延长病人10~12个月的生存时间。非侵入性的局部消融治疗实际上分为立体定向放射治疗、聚焦超声治疗、光动力疗法以及碘-125植入术。本章仅讨论穿刺消融治疗(IRE和RFA)。大多情况下,这些技术需要通过开腹手术实施。

射频消融

在过去的十几年中,大量的研究已经报道了RFA在局部进展期胰腺癌中的应用。2000年之后的七项研究中,经上述治疗的342名病人总体并发症发生率为24.2%,总死亡率为2.1%。由于病人的个体差异,RFA术后病人生存时间为5~20个月(Rombouts et al,2015)。至于局部进展期胰腺癌病人是否需要进行术前放/化疗,该问题至今仍存争议。意大利Verona医学院研究小组发现,57名病人接受了平均5个月的化疗后获得了19个月的总生存时间。Frigerio等人(2013)认为这一生存数据并不优于术前RFA的生存获益,所以RFA更受推崇。

目前RFA手术通常通过开腹手术实施,当然应用腹腔镜技术也可见报道(Girelli et al,2010)。首先确认肿瘤无转移且不可切除,此时打开胃结肠韧带,形成较宽的Kocher切口,接下来使用超声进一步确认肿瘤不可切除。用湿纱布遮盖下腔静脉,随后使用钳子将十二指肠灌洗系统固定于Treitz氏韧带,以预防热损伤。于超声引导下在肿瘤上布置单/多根RFA电极针,同时在系膜后血管、十二指肠等重要组织结构处保留10mm的安全边距(图69.6)。消融温度应控制在90℃以内,以预防热损伤。术前必须去除金属支架,以防止高温导致胆道损伤。在消融结束后,实施肝管空肠吻合术及胃空肠吻合术。此术式需要更多的随机研究证实其疗效,这些研究意大利及荷兰都有所开展。射频消融的假说是基于热刺激下抗肿瘤抗原释放入血,这些抗原可能是RFA潜在的抗癌作用机制之一。基于此假说,相较于IRE,RFA治疗中不需要将所有的肿瘤组织彻底消融。当然,这一假说还未在动物或者人体模型中得到确切的证实。

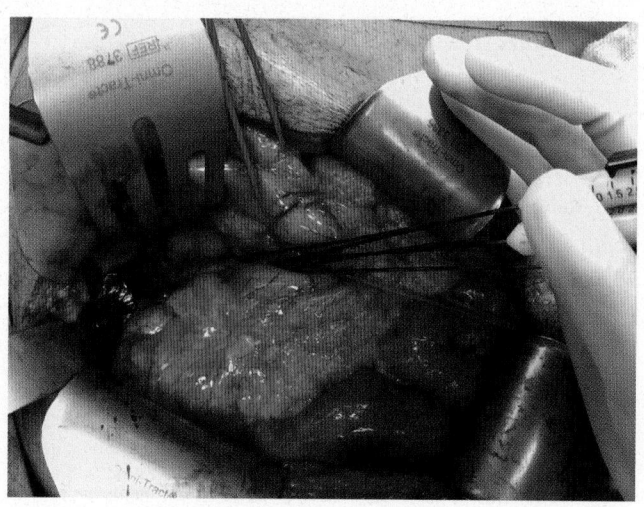

图69.6　不可逆电穿孔消融(IRE)技术超声引导下置入多根IRE电极针;本例胰腺癌肿瘤完全包绕腹腔干,经胃上方置入穿刺针

不可逆电穿孔

过去几年中,有关局部进展期胰腺癌病人应用IRE的研究渐渐崭露头角。2012年之后的四项研究中,共有141名病人已接受IRE治疗,总并发症发生率为48%,总死亡率为2%。四项研究中病人经严格筛选,IRE术后中位生存时间约为20个月(Rombouts et al,2015)。研究中的病人多在施行IRE前曾接受多种治疗手段,因此所有报道研究中的病人群体均为严格筛选。此手术可以通过开腹或经皮穿刺实施(Martin,2013;Martin et al,2012,2013;Narayanan et al,2014)。开腹术中,首先确认肿瘤无转移,用超声确认其不可切除。然后在超声引导下将3~5根电极针置于肿瘤边缘。与RFA相反,电极是否紧邻重要组织结构(如肠系膜上动脉、门静脉、十二指肠)无关紧要。同时,术前应去除金属支架,以预防金属过热进而导致胆管损伤。施行IRE后,实施肝管空肠吻合术及胃空肠吻合术。我们需要进一步的随机研究去探索IRE对局部进展期胰腺癌病人的确切疗效,尤其要注重与RFA疗效进行对比。

疼痛管理

大约40%~80%的胰腺癌病人自述疼痛(见62章)。随着疾病进展,90%以上的病人最终出现中重度疼痛。典型的进展期胰腺癌疼痛位于上腹部(胃体表投影区)及背部,这可能是肿瘤浸润肠系膜及腹腔神经丛所致。此外,多见于慢性胰腺炎病人的神经源性炎症也可以导致疼痛(Bapat et al,2011)。一项有关疼痛原因的报告中详细地阐述了这些机制(di Mola & di Sebastiano,2008)。初级疼痛管理多为药物治疗,包括非甾体抗炎药等镇痛剂,以及口服或注射麻醉药物。但这些药物存在副作用,且单纯的药物镇痛模式是远远不够的。近日一篇有关癌性疼痛管理质量的综述表明,虽然目前药物镇痛质量有所提升,但约1/3的病人并不能得到与其疼痛程度相匹配的镇痛药物治疗(Greco et al,2014)。

若口服及注射镇痛剂仍无法缓解,可以考虑使用腹腔神经丛阻滞。神经阻滞可以中断胰腺的神经传导,进而阻止疼痛刺激传达至脑部。虽然神经阻滞操作相对简单,但近 40% 的病人出现了腹泻、直立性低血压等并发症(Eisenberg et al,1995)。并发症中,由于脊肌前动脉梗死或闭塞所致的永久性截瘫并不常见(0.15%),但却是最严重的并发症(Abdalla & Schell,1999;Fujii et al,2012)。目前腹腔神经丛阻滞可以通过经皮穿刺、超声内镜或者手术完成。

经皮腹腔神经丛阻滞术

经皮腹腔神经丛阻滞术已广泛开展,可在 X 线透视、CT 或超声引导下完成(Leksowski,2001;Nitschke & Ray,2013)。已有多项研究评估经皮腹腔神经丛阻滞术的有效性及技术要点。在一项包含 1 145 名病人(63% 为胰腺癌)的纳入 24 个研究的 Meta 分析中,70%~80% 的病人可从经皮腹腔神经丛阻滞术(neurolytic celiac plexus block,NCPB)中长期获益(Eisenberg et al,1995)。Wong 团队(2004)将 100 例不可切除的胰腺癌病人随机分为 NCPB 组或假手术组。同时,两组病人根据 WHO 指南也接受了其他全身镇痛治疗。研究结果表明,与单纯优化镇痛治疗相比,NCPB 能够显著缓解胰腺癌病人的疼痛,但是对生活质量和生存时间无明显影响。这些结果也表明,无论是否行 NCPB,积极地应用疼痛管理方案可以有效地控制疼痛。一项 RCT 的 Cochrane 综述也表明,NCPB 引起的不良反应较阿片类药物少,然而,关于该手术优于镇痛治疗的统计学证据仍然是有限的(Arcidiacono et al,2011)。最近的一项 RCT 研究表明,在超声引导下使用单侧旁正中(单针)穿刺技术的 NCPB 在疼痛缓解和副作用方面与双侧旁正中(双针)穿刺技术效果相当(Bhatnagar et al,2014)。

内镜超声引导下腹腔神经丛阻滞术

Wiersema 开展了 EUS 引导下细针腹腔神经丛神经松解术,并可见多种技术报道(Klapman & Chang,2005)(参见第 16 章)。通常将 5~10ml 的 1% 利多卡因和 15~20ml 的 95% 酒精注射在腹腔干两侧进行化学性神经阻滞。非随机化研究结果显示,75%~90% 的病人疼痛显著减轻,身体状况、功能和情绪也得到改善(Luz et al,2014;Seicean A et al,2013)。虽然 Wiersema 自 1996 年开展 EUS 引导下的神经松解术,但他认为只有当 EUS 用于诊断或分期时才更有利,否则更倾向于使用经皮穿刺技术(Levy et al,2012)。且比较该内镜手术与其他技术的有效性的试验尚未进行。

术中腹腔神经丛阻滞

术中腹腔神经丛阻滞已开展多年。Lillemoe 团队(1993b)进行了一项比较在开腹手术中使用酒精或生理盐水安慰剂的化学性内脏交感神经切除术的 RCT 临床试验。通过围术期在腹主动脉腹腔干水平两侧注射 20ml 的 50% 酒精或生理盐水以进行化学性内脏交感神经切除术。两组在手术相关并发症或住院时间方面无明显差异。与安慰剂组相比,酒精注射显著降低了存活病人在 2、4 和 6 个月时的平均疼痛评分。在酒精组中,明显有更多病人在死亡前从未自诉疼痛(56% vs.34%)。在术前存在明显疼痛并接受酒精注射内脏交感神经切除术的病人亚组中,病人生存时间得到了明显提高(P<0.001)。作者认为,这种差异可能是由继发于持续性疼痛的进行性身体恶化

引起的,最终导致病人生存时间缩短。这些结果也证实了其他研究的结论,即疼痛的存在与预后不良有关。Van Geenen 团队(2002)也发现术前自诉疼痛的病人和无疼痛的病人的生存时间存在显著性差异(4.9 个月 vs.9.5 个月;P = 0.01)(图 69.7)。持续性疼痛与肿瘤较晚期的相关性同样可以解释这种生存差异。

目前也存在开展腹腔镜腹腔神经丛阻滞术的报道(Strong et al,2006)。该手术与开腹技术类似,可明显缓解病人疼痛症状。由于腹腔镜手术多被用于术前疾病分期诊断,这种方法可能对在腹腔镜探查术中发现有转移性病灶或局部不可切除病灶的有症状病人有帮助。

胸腔镜内脏交感神经切除术

另一种减轻疼痛的方法是双侧胸腔镜内脏交感神经切除术或单侧(左侧)胸腔镜内脏交感神经切除术。Ihse 团队(1999)对行双侧胸腔镜内脏交感神经切除术的胰腺癌病人(n = 23)及慢性胰腺炎病人(n = 21)进行了前瞻性对照研究。在 1 周内,平均疼痛评分降低了 50% 以上,并在接下来的 4 个月随访期内保持稳定。4 名病人(9%)因为出血并发症接受开胸手术。另一项研究也报道了双侧胸腔镜内脏交感神经切除术是治疗癌症引起的内脏腹痛的安全、简单、有效的方法(Kang et al,2007)。相反,Johnson 团队(2009)对阿片类镇痛药、腹腔神经丛阻滞术以及胸腔镜内脏交感神经切除术的临床效果进行了随机比较,发现各组之间在疼痛评分和使用阿片类药物剂量方面没有显著性差异。研究结论是,病人从各项干预措施中获益无明显差异,故无优劣之分。

放射治疗也同样被用于减轻胰腺癌病人的疼痛,但是可能需要几个星期才能缓解疼痛并且副作用比较常见。由于病人数量少、疼痛评估的方法差,大多数的研究都受到限制。Ceha 团队(2000)对 44 例不可切除胰腺癌病人进行了高剂量适形放

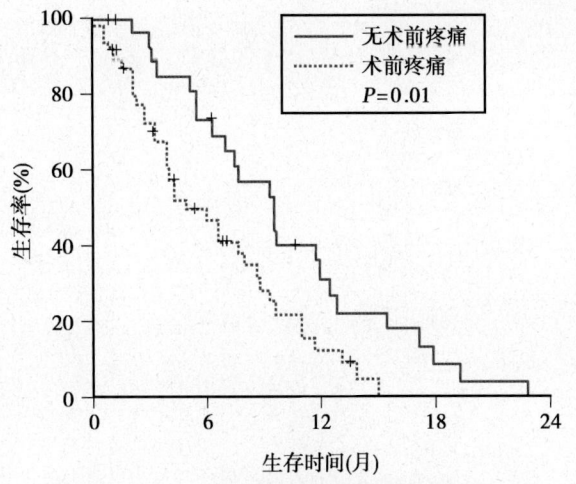

| 28/28 | 19/26 | 7/24 | 2/24 | 无术前疼痛 |
| 46/46 | 17/39 | 4/37 | 0/36 | 术前疼痛 |

图 69.7　行姑息性旁路手术的伴有或无术前疼痛的不可切除胰腺癌病人的生存情况(Modified from van Geenen RC,et al,2002;Pain management of patients with unresectable peripancreatic carcinoma. World J Surg 26:715-720.)

疗(70~72Gy,35~36 次)的可行性研究,结果发现 68% 的病人疼痛得到缓解,疼痛恶化的中位持续时间为 6 个月。

在胰腺癌病人中,如前所述的药物疼痛管理应是第一步,其次是 EUS 引导下或经皮腹腔神经丛阻滞术治疗持续性疼痛。对于严重疼痛和不可切除胰腺癌病人,在初始的双侧旁路手术中也可以考虑化学性内脏交感神经切除术。对于复发性疼痛,可行胸腔镜内脏交感神经切除术及放疗。然而,关于这些不同的疼痛干预措施的额外疗效是否优于单纯使用优化镇痛治疗仍然存在争议。

总结

虽然新的胰腺癌治疗模式不断更新,但是总生存率仍然很低。由于临床症状出现较晚,约 80% 的病人初诊时已失去根治手术的机会。不可切除肿瘤病人的生存期有限(6~9 个月),所以必须尽最大努力对这些无法根治的病人进行最佳姑息治疗。通常需要姑息治疗的最常见症状是梗阻性黄疸、胃流出道梗阻(GOO)和疼痛。对于胰腺癌病人,外科手术仍然是一种有效的姑息治疗手段。胆道引流术可用于治疗梗阻性黄疸,且与内镜下胆道支架置入术相比,胆道引流术虽然存在更高的早期并发症发生率,但可长期预防胆道梗阻。而内镜下支架置入术对于生存期相对较短(3~6 个月)的病人以及有转移的病人可能是最佳选择。最终决定行姑息性外科手术治疗或内镜治疗取决于病人的肿瘤分期、预后和病情,并且应该由多学科小组共同会诊决定。

若在探查中发现胰腺癌及壶腹周围癌不可切除时,应采用预防性胃空肠吻合术,以预防肿瘤内生长和十二指肠受压引起的继发性 GOO。对于生存期短的病人(<2 个月),相比采用胃肠吻合术,更应该考虑应用包括内镜十二指肠支架置入术在内的 GOO 姑息治疗新技术。腹腔镜旁路手术已被认为是一个可行且安全的选择,腹腔镜胃肠吻合术对于预期生存期少于 2 个月的病人是一个非常好的选择,同时可行胆囊空肠吻合术或肝管空肠吻合术改善黄疸症状。而最佳病人的选择是关键,未来研究可有助于更好地筛选能从这些手术中获益最多的病人人群。

近年来,几种消融疗法已有报道并且正在进行前瞻性研究。由于它们的适应证不是由症状驱动,这些技术通常不被认为是姑息性的。IRE 和 RFA 的细针穿刺消融技术,可实现大约 20 个月的总生存时间。未来的随机研究应确定这些技术的真正疗效,因为有些医生只对经过几个月化疗后病情稳定、局部晚期病变的病人使用这些疗法,而另一些医生则将其作为早期治疗。

此外,超过 90% 的病人在胰腺癌病程中有严重的疼痛。最初治疗应该是优化镇痛药物的使用。当症状进展或胸腔镜内脏交感神经切除术和放疗无效时,可以经皮行 NCPB 或在 EUS 引导下腹腔神经丛阻滞术以解决持续性疼痛的问题。

（刘亚辉 译　张志伟 审）

BLUMGART
肝胆胰外科学

Surgery of the Liver,
Biliary Tract, and Pancreas

第 6 版　下卷

人民卫生出版社
·北京·

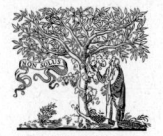

ELSEVIER

Elsevier (Singapore) Pte Ltd.

3 Killiney Road, #08-01 Winsland House I, Singapore 239519

Tel: (65) 6349-0200; Fax: (65) 6733-1817

BLUMGART
肝胆胰外科学

Surgery of the Liver, Biliary Tract, and Pancreas

第 6 版　下卷

主　编	William R. Jarnagin
	Peter J. Allen
	William C. Chapman
	Michael I. D'Angelica
	Ronald P. DeMatteo
	Richard Kinh Gian Do
	Jean-Nicolas Vauthey
	Leslie H. Blumgart
主　译	陈孝平
副主译	董家鸿　樊　嘉　沈　锋　刘景丰　张太平　张志伟

人民卫生出版社
·北京·

图书在版编目（CIP）数据

Blumgart 肝胆胰外科学/（美）威廉·R. 贾纳金
（William R. Jarnagin）主编；陈孝平主译. —北京：
人民卫生出版社，2023.9
ISBN 978-7-117-33832-5

Ⅰ.①B… Ⅱ.①威…②陈… Ⅲ.①肝疾病-外科学
②胆道疾病-外科学③胰腺疾病-外科学 Ⅳ.
①R657.3②R657.4③R657.5

中国版本图书馆 CIP 数据核字（2022）第 195348 号

| 人卫智网 | www.ipmph.com | 医学教育、学术、考试、健康，
购书智慧智能综合服务平台 |
| 人卫官网 | www.pmph.com | 人卫官方资讯发布平台 |

图字:01-2017-5548 号

BLUMGART 肝胆胰外科学
Blumgart Gandanyi Waikexue
（上、下卷）

主　　译：陈孝平
出版发行：人民卫生出版社（中继线 010-59780011）
地　　址：北京市朝阳区潘家园南里 19 号
邮　　编：100021
E - mail：pmph @ pmph. com
购书热线：010-59787592　010-59787584　010-65264830
印　　刷：人卫印务（北京）有限公司
经　　销：新华书店
开　　本：889×1194　1/16　总印张：111
总 字 数：4710 千字
版　　次：2023 年 9 月第 1 版
印　　次：2023 年 10 月第 1 次印刷
标准书号：ISBN 978-7-117-33832-5
定价(上、下卷)：899.00 元

打击盗版举报电话：010-59787491　E-mail：WQ @ pmph.com
质量问题联系电话：010-59787234　E-mail：zhiliang @ pmph.com
数字融合服务电话：4001118166　E-mail：zengzhi @ pmph.com

按姓氏笔画排序

丁则阳	华中科技大学同济医学院附属同济医院	刘建华	河北医科大学第二医院
万赤丹	华中科技大学同济医学院附属协和医院	刘厚宝	复旦大学附属中山医院
马宽生	陆军军医大学西南医院	刘景丰	福建医科大学附属第一医院
王 坚	上海交通大学医学院附属仁济医院	刘颖斌	上海交通大学医学院附属仁济医院
王 琳	第四军医大学西京医院	汤朝晖	上海交通大学医学院附属新华医院
王 葵	海军军医大学第三附属医院（东方肝胆外科医院）	许达峰	海南省人民医院
王少发	华中科技大学同济医学院附属同济医院	孙 备	哈尔滨医科大学附属第一医院
王百林	暨南大学附属广州红十字会医院	孙 星	上海交通大学附属第一人民医院
王宏光	中国人民解放军总医院	孙惠川	复旦大学附属中山医院
王晓颖	复旦大学附属中山医院	李 波	四川大学华西医院
王毅军	天津市第三中心医院	李 波	西南医科大学附属医院
戈佳云	云南中医药大学第三附属医院	李 强	天津医科大学肿瘤医院
毛一雷	北京协和医院	李 靖	陆军军医大学第二附属医院
毛先海	湖南省人民医院	李 澍	北京大学人民医院
仇毓东	南京鼓楼医院	李国强	南京大学医学院附属鼓楼医院
方驰华	南方医科大学珠江医院	李秉璐	北京协和医院
尹新民	湖南省人民医院	李相成	江苏省人民医院
龙 新	华中科技大学同济医学院附属同济医院	李德宇	河南省人民医院
卢 倩	清华大学附属北京清华长庚医院	杨 田	海军军医大学第三附属医院（东方肝胆外科医院）
叶 晟	清华大学附属北京清华长庚医院	杨尹默	北京大学第一医院
白雪莉	浙江大学医学院附属第一医院	杨世忠	清华大学附属北京清华长庚医院
冯晓彬	陆军军医大学西南医院	杨宏强	成都医学院第一附属医院
邢宝才	北京大学肿瘤医院	肖震宇	华中科技大学同济医学院附属同济医院
毕新宇	中国医学科学院肿瘤医院	吴文川	复旦大学附属中山医院
吕国悦	吉林大学白求恩第一医院	吴延海	华中科技大学同济医学院附属同济医院
朱 鹏	华中科技大学同济医学院附属同济医院	吴硕东	中国医科大学附属盛京医院
朱继业	北京大学人民医院	何松青	广西医科大学第一附属医院
刘 旭	北京大学深圳医院	邹书兵	南昌大学第二附属医院
刘 军	山东省立医院	闵 军	中山大学孙逸仙纪念医院
刘 荣	中国人民解放军总医院	沈 锋	海军军医大学第三附属医院（东方肝胆外科医院）
刘 斌	昆明医科大学第一附属医院		
刘亚辉	吉林大学白求恩第一医院	宋天强	天津医科大学肿瘤医院
刘连新	中国科学技术大学附属第一医院（安徽省立医院）	张 伟	华中科技大学同济医学院附属同济医院
		张 峰	华中科技大学同济医学院附属湖北肿瘤医院

张 磊	华中科技大学同济医学院附属同济医院
张万广	华中科技大学同济医学院附属同济医院
张太平	北京协和医院
张水军	郑州大学第一附属医院
张占国	华中科技大学同济医学院附属同济医院
张必翔	华中科技大学同济医学院附属同济医院
张永杰	海军军医大学第三附属医院(东方肝胆外科医院)
张志伟	华中科技大学同济医学院附属同济医院
张宗明	北京电力医院
张剑权	海口市人民医院
张斌豪	华中科技大学同济医学院附属同济医院
张雷达	陆军军医大学西南医院
陈 平	陆军军医大学大坪医院
陈 实	福建省立医院
陈 耿	陆军军医大学西南医院
陈 琳	华中科技大学同济医学院附属同济医院
陈亚进	中山大学孙逸仙纪念医院
陈孝平	华中科技大学同济医学院附属同济医院
陈志宇	陆军军医大学西南医院
陈勇军	华中科技大学同济医学院附属同济医院
陈敏山	中山大学附属肿瘤医院(中山大学肿瘤防治中心)
郇 升	哈尔滨医科大学附属第二医院
苗 毅	江苏省人民医院
林科灿	福建医科大学附属第一医院
罗顺峰	福建医科大学孟超肝胆医院
周 杰	南方医科大学南方医院
周伟平	海军军医大学第三附属医院(东方肝胆外科医院)
周家华	东南大学附属中大医院
郑树国	陆军军医大学西南医院
项 帅	华中科技大学同济医学院附属同济医院
项灿宏	清华大学附属北京清华长庚医院
赵浩亮	山西白求恩医院
郝纯毅	北京大学肿瘤医院
荚卫东	中国科学技术大学附属第一医院(安徽省立医院)
钦伦秀	复旦大学附属华山医院
修典荣	北京大学第三医院

姜 立	华中科技大学同济医学院附属同济医院
姜小清	海军军医大学第三附属医院(东方肝胆外科医院)
秦仁义	华中科技大学同济医学院附属同济医院
袁玉峰	武汉大学中南医院
耿小平	安徽医科大学第一附属医院
耿智敏	西安交通大学第一附属医院
夏 锋	陆军军医大学西南医院
夏 强	上海交通大学医学院附属仁济医院
徐 骁	浙江大学医学院
黄 成	复旦大学附属中山医院
黄孝伦	电子科技大学附属肿瘤医院
黄志勇	华中科技大学同济医学院附属同济医院
梅 斌	华中科技大学同济医学院附属同济医院
龚 伟	上海交通大学医学院附属新华医院
崔云甫	哈尔滨医科大学附属第二医院
梁廷波	浙江大学医学院附属第一医院
彭 涛	广西医科大学第一附属医院
彭心宇	石河子大学医学院第一附属医院
彭宝岗	中山大学附属第一医院
董 为	华中科技大学同济医学院附属同济医院
董水林	华中科技大学同济医学院附属同济医院
董汉华	华中科技大学同济医学院附属同济医院
董家鸿	清华大学附属北京清华长庚医院
蒋奎荣	江苏省人民医院
程张军	东南大学附属中大医院
程南生	四川大学华西医院
程 琪	华中科技大学同济医学院附属同济医院
傅德良	复旦大学附属华山医院
曾永毅	福建医科大学孟超肝胆医院
曾 勇	四川大学华西医院
楼文晖	复旦大学附属中山医院
楼健颖	浙江大学医学院附属第二医院
窦科峰	空军军医大学
蔡秀军	浙江大学医学院附属邵逸夫医院
臧运金	青岛大学附属医院
樊海宁	青海大学附属医院
樊 嘉	复旦大学附属中山医院
黎乐群	广西医科大学附属肿瘤医院
戴朝六	中国医科大学附属盛京医院

本书献给整个肝胆胰外科的发展

多年以前，Leslie H. Blumgart 医生以包容的态度编写了《Blumgart 肝胆胰外科学》；多年以来，历届编委秉持着这种精神更新此书。为了继续保持这一传统，第6版 Blumgart 肝胆胰外科学的编写付出了有史以来最大的努力。

第6版延续了采用多名副主编的传统，以满足过去四年间的相关内容和创新的快速增长。副主编们都是相关领域内的世界级专家，阅历丰富，能够给本书带来更多的见解。来自得克萨斯大学 MD Anderson 癌症中心的 Jean-Nicolas Vauthey 医生加入了华盛顿大学 William Chapman 医生负责的肝切除和移植章节，更新的内容反映出他们在该领域所做出的杰出贡献。非常感谢斯隆-凯特琳纪念癌症中心我的同事们付出的巨大努力。Ronald DeMatteo 和 Michael D'Angelica 医生分别再次参与了基础医学/生理学和胆道疾病章节的编写。Peter Allen 和 Richard Kinh Gian Do 医生新加入了本版的编写工作，并分别参与胰腺病和放射影像学章节内容的更新。

本版更新的内容包括了目前肝胆胰外科领域正在应用的技术，如微创切除技术、肝胆胰恶性肿瘤分子生物学以及系统和消融治疗进展等等。本版的框架结构与上一版保持不变，加入了几个新章节，同时也扩展了几个章节的内容。我们继续按照以往的格式，覆盖了肝胆胰疾病手术治疗的所有内容，同时也介绍了影像学、内镜及其他非手术方法，尤其当非手术方法为首选方案时特别进行了着重强调。和以前的版本一样，我们根据专业知识背景来选择编者，要求他们讨论特定的主题，发表自己的见解，而不仅仅是参考已发表的文献。也就是说，鼓励各章节之间的重叠和争论，允许相互冲突的观点。

本书的开头部分依然是关于肝胆胰的解剖学和生理学，第2章"肝胆胰的外科和放射解剖"是这一部分的主要内容。同时第2章也是本书最重要的章节之一，是理解后面介绍的生理学、分子生物学和免疫学、影像学及围手术期管理的基础。本书也包括对肝胆胰外科、器官移植及微创手术技术进展的详细介绍，特别是在几个新加的章节"肝肿瘤的分子特征研究进展"和"胆管结石：微创手术方法"。影像方面的最新进展在第14章"影像诊断新技术"有详细的介绍，这些新技术对放射专业也是非常的宝贵资源。

总之，第6版 Blumgart 肝胆胰外科学囊括了肝胆胰疾病相关的解剖、病理、诊断及手术和非手术治疗等所有方面，旨在为肝胆胰领域不同层次的读者，从高年资专科医生到培训阶段的外科医生和内科医生，提供有价值的学术资料。我们进一步增加了编者规模，以便尽可能收集最广泛最前沿的观点。我想再次对为本版更新一起付出努力的编者们表示衷心的感谢！我们由衷地希望读者们见到此书后，如获至宝，爱不释手！

W. R. Jarnagin, MD
New York, 2016

致谢

衷心感谢外科同行及其他学科的同事们为当前版本所作的贡献。他们经常聚焦具有争议的领域并提出不同的想法,如果没有他们的倾力支持和富有见地的贡献,这个项目永远不可能实现。特别感谢那些值得我们尊敬的在纽约、圣路易斯和休斯顿协助启动这项工作的人员。最后,感谢尊敬的 Dee Simpson 先生、Michael Houston 先生以及爱思唯尔出版公司的所有工作人员,他们在整个项目中给予了我们巨大的支持。

EDITOR-IN-CHIEF

William R. Jarnagin, MD, FACS
Chief, Hepatopancreatobiliary Surgery
Benno C. Schmidt Professor of Surgical Oncology
Memorial Sloan Kettering Cancer Center;
Professor of Surgery
Weill Medical College of Cornell University
New York, New York

ASSOCIATE EDITORS

Peter J. Allen, MD
Professor of Surgery
Department of Surgery
Memorial Sloan Kettering Cancer Center
New York, New York

William C. Chapman, MD, FACS
Professor
Chief, Division of General Surgery
Chief, Abdominal Transplantation Section
Washington University School of Medicine
St. Louis, Missouri

Michael I. D'Angelica, MD, FACS
Attending Surgeon
Hepatopancreatobiliary Surgery
Enid A. Haupt Chair in Surgery
Memorial Sloan Kettering Cancer Center;
Associate Professor
Department of Surgery
Weill Medical College of Cornell University
New York, New York

Ronald P. DeMatteo, MD, FACS
Vice Chair, Department of Surgery
Chief, Division of General Surgical Oncology
Leslie H. Blumgart Chair in Surgery
Memorial Sloan Kettering Cancer Center
New York, New York

Richard Kinh Gian Do, MD, PhD
Associate Professor of Radiology
Weill Medical College of Cornell University;
Assistant Attending Physician
Department of Radiology
Memorial Sloan Kettering Cancer Center
New York, New York

Jean-Nicolas Vauthey, MD, FACS
Professor of Surgical Oncology
Chief, Hepato-Pancreato-Biliary Section
Bessie McGoldrick Professor in Clinical Cancer Research
Department of Surgical Oncology
University of Texas MD Anderson Cancer Center
Houston, Texas

EDITOR EMERITUS

Leslie H. Blumgart, BDS, MD, DSc(Hon), FACS, FRCS(Eng, Edin), FRCPS(Glas)
Member
Professor of Surgery and Attending Surgeon
Memorial Sloan Kettering Cancer Center;
Professor of Surgery
Weill Medical College of Cornell University
New York, New York

Ghassan K. Abou-Alfa, MD
Assistant Attending Physician
Memorial Sloan Kettering Cancer Center;
Assistant Professor
Weill Medical College of Cornell University
New York, New York

Jad Abou Khalil, MD, CM
Chief Resident
McGill University Health Centre
Montreal, Quebec, Canada

Pietro Addeo, MD
Attending Surgeon
Hepato-Pancreato-Biliary Surgery and Liver Transplantation
University of Strasbourg
Strasbourg, France

N. Volkan Adsay, MD
Professor and Vice-Chair
Director of Anatomic Pathology
Emory University
Atlanta, Georgia

Anil Kumar Agarwal, MCh, FRCS, FACS
Professor
Director
Department of GI Surgery and Liver Transplant
Govind Ballabh Pant institute of Postgraduate Medical
    Education & Research
Maulana Azad Medical College
New Delhi, India

Farzad Alemi, MD
Assistant Professor and Section Chief
Department of Hepatopancreatobiliary Surgery
University of Missouri–Kansas City
Kansas City, Missouri

Peter J. Allen, MD
Professor of Surgery
Department of Surgery
Memorial Sloan Kettering Cancer Center
New York, New York

Ahmed Al-Mukhtar, MD
Consultant
Hepatobiliary Surgeon
Sheffield Teaching Hospitals
Sheffield, England

Thomas A. Aloia, MD
Associate Professor of Surgical Oncology
Department of Surgical Oncology
University of Texas MD Anderson Cancer Center
Houston, Texas

Jesper B. Andersen, MD
Biotech Research and Innovation Centre (BRIC)
Department of Health and Medical Sciences
University of Copenhagen
Copenhagen, Denmark

Christopher D. Anderson, MD
James D. Hardy Professor and Chair
Department of Surgery
University of Mississippi Medical Center
Jackson, Mississippi

Vittoria Arslan-Carlon, MD
Assistant Anesthesiologist
Department of Anesthesiology and Critical Care
Memorial Sloan Kettering Cancer Center
New York, New York

Horacio J. Asbun, MD, FACS
Professor of Surgery
Department of Surgery
Mayo Clinic
Jacksonville, Florida

Béatrice Aussilhou, MD
Department of Hepato-Pancreatic-Biliary Surgery and Liver
    Transplantation
Beaujon Hospital
Clichy, France

Joseph Awad, MD
Professor of Medicine
Department of Gastroenterology and Hepatology
Vanderbilt University;
Chief
Transplant Center
Tennessee Valley Healthcare System
Nashville, Tennessee

Daniel Azoulay, MD, PhD
Professor of Surgery
Department of Digestive, HPB and Liver Transplant Surgery
Hôpital Henri Mondo
Assistance Publique-Hôpitaux de Paris Faculté de Médecine
Université Paris-Est-Créteil
Créteil, France

Philippe Bachellier, MD, PhD
Professor and Chairman
Hepato-Pancreato-Biliary Surgery and Liver Transplantation
Pôle des Pathologies Digestives
Hépatiques et de la Transplantation
Hôpital de Hautepierre-Hôpitaux
Universitaires de Strasbourg
Strasbourg, France

Talia B. Baker, MD
Associate Professor of Surgery
Division of Transplantation
Department of Surgery
Northwestern University Feinberg School of Medicine
Chicago, Illinois

Zubin M. Bamboat, MD
Department of Surgery
Memorial Sloan Kettering Cancer Center
New York, New York

Jeffrey Stewart Barkun, MD, FRSC(C)
Professor of Surgery
Department of Hepatobiliary & Transplant Surgery
McGill University Health Centre
Montreal, Quebec, Canada

Claudio Bassi, FRCS, FACS, FEBS
Professor of Surgery
Pancreas Institute
Verona University Hospital Trust
Verona, Italy

Olca Basturk, MD
Assistant Attending Physician
Department of Pathology
Memorial Sloan Kettering Cancer Center;
Assistant Professor
Department of Pathology and Laboratory Medicine
Weill Medical College of Cornell University
New York, New York

Rachel E. Beard, MD
Resident Physician
Department of Surgery
Beth Israel Deaconess Medical Center
Boston, Massachusetts

Pierre Bedossa, MD, PhD
Professor
Department of Pathology
Beaujon Hospital
Paris, France

Jacques Belghiti, MD
Professor
Physician
Department of Hepato-Pancreatic-Biliary Surgery and Liver
    Transplantation
Beaujon Hospital
Clichy, France

Omar Bellorin-Marin, MD
Administrative Chief Resident
Department of Surgery
New York Presbyterian Queens/Weill Medical College of
    Cornell University
Flushing, New York

Marc G. H. Besselink, MD, PhD
Hepato-Pancreato-Biliary Surgeon
Academic Medical Center
Amsterdam, The Netherlands

Anton J. Bilchik, MD, PhD
Professor of Surgery
Chief of Medicine
Chief of Gastrointestinal Research Program
John Wayne Cancer Institute
Providence Saint John's Health Center
Santa Monica, California

**Leslie H. Blumgart, BDS, MD, DSc(Hon), FACS,
    FRCS(Eng, Edin), FRCPS(Glas)**
Member
Professor of Surgery and Attending Surgeon
Memorial Sloan Kettering Cancer Center;
Professor of Surgery
Weill Medical College of Cornell University
New York, New York

Franz Edward Boas, MD, PhD
Assistant Attending Physician
Department of Radiology
Memorial Sloan Kettering Cancer Center
New York, New York

Lynn A. Brody, MD
Attending Interventional Radiologist
Department of Diagnostic Radiology
Memorial Sloan Kettering Cancer Center
New York, New York

Karen T. Brown, MD, FSIR
Attending Radiologist
Department of Radiology
Memorial Sloan Kettering Cancer Center;
Professor of Clinical Radiology
Department of Radiology
Weill Medical College of Cornell University
New York, New York

Jordi Bruix, MD, PhD
Senior Consultant
Liver Unit, BCLC Group
Hospital Clinic
University of Barcelona
Centro de Investigación Biomédica en Red de Enfermedades
    Hepáticas y Digestivas (CIBERehd)
Barcelona, Spain

David A. Bruno, MD
Assistant Professor of Surgery
Transplant Division
University of Maryland School of Medicine
Baltimore, Maryland

Elizabeth M. Brunt, MD
Professor
Pathology and Immunology
Washington University School of Medicine
St. Louis, Missouri

Justin M. Burns, MD
Assistant Professor of Surgery
Department of Transplantation
Mayo Clinic
Jacksonville, Florida

Giovanni Butturini, MD, PhD
Department of Surgery
The Pancreas Institute
Verona University Hospital Trust
Verona, Italy

Juan Carlos Caicedo, MD
Adult and Pediatric Transplant Surgeon
Associate Professor of Surgery
Department of Surgery
Northwestern Memorial Hospital
Northwestern University;
Pediatric Transplant Surgeon
Department of Surgery
Lurie Children's Hospital
Chicago, Illinois

Mark P. Callery, MD
Professor of Surgery
Harvard Medical School;
Chief, Division of General Surgery
Beth Israel Deaconess Medical Center
Boston, Massachusetts

Abdul Saied Calvino, MD
Assistant Professor of Surgery
Boston University School of Medicine/Roger Williams
    Medical Center
Providence, Rhode Island

Danielle H. Carpenter, MD
Assistant Professor
Pathology and Immunology
Washington University School of Medicine
St. Louis, Missouri

C. Ross Carter, MD, FRCS
Consultant Pancreatic Surgeon
Glasgow Royal Infirmary
Glasgow, Scotland

François Cauchy, MD
Physician
Hepatobiliary Surgery and Liver Transplantation Unit
Beaujon Hospital
Clichy, France

**Chung Yip Chan, MBBS, MMed(Surgery),
    MD, FRCSEd**
Senior Consultant
Department of Hepatopancreatobiliary and Transplant
    Surgery
Singapore General Hospital
Singapore

See Ching Chan, MD, PhD
Clinical Professor
Department of Surgery
The University of Hong Kong
Hong Kong, China

William C. Chapman, MD, FACS
Professor
Chief, Division of General Surgery
Chief, Abdominal Transplantation Section
Washington University School of Medicine
St. Louis, Missouri

Daniel Cherqui, MD
Professor
Hepatobiliary Surgery and Liver Transplantation
Paul Brousse Hospital
Villejuif, France

Clifford S. Cho, MD
Chief, Division of Surgical Oncology
University of Wisconsin School of Medicine and Public
    Health
Madison, Wisconsin

Jin Wook Chung, MD, PhD
Professor
College of Medicine
Seoul National University
Seoul, Korea

Jesse Clanton, MD
Hepatopancreatobiliary Surgery Fellow
Section of General, Thoracic and Vascular Surgery
Virginia Mason Medical Center
Seattle, Washington

Bryan Marshall Clary, MD
Department of Surgery
University of California, San Diego
San Diego, California

Sean Patrick Cleary, MD, FRCSC
Associate Professor
Department of Surgery
University of Toronto
Toronto, Ontario, Canada

Kelly M. Collins, MD
Senior Staff Surgeon, Transplant and Hepatobiliary Surgery
Henry Ford Hospital
Surgical Director, Liver Transplant
Children's Hospital of Michigan
Detroit, Michigan

John Barry Conneely, MCh, FRCSI
Consultant
Hepatopancreatobiliary Surgeon
Department of Surgery
Mater Misericordiae Hospital
Dublin, Ireland

Louise C. Connell, MD
Fellow
Memorial Sloan Kettering Cancer Center
New York, New York

Carlos U. Corvera, MD, FACS
Professor of Surgery
Chief, Liver, Biliary and Pancreatic Surgery
Department of Gastrointestinal Surgical Oncology
Maurice Galante Distinguished Professorship in
    Hepatobiliary Surgery
UCSF Helen Diller Family Comprehensive Cancer Center
San Francisco, California

Guido Costa, MD
Resident
Division of Hepatobiliary and General Surgery
Humanitas Research Hospital
Rozzano-Milan, Italy

Anne M. Covey, MD
Attending Interventional Radiologist
Department of Diagnostic Radiology
Memorial Sloan Kettering Cancer Center;
Professor of Radiology
Department of Diagnostic Radiology
Weill Medical College of Cornell University
New York, New York

Jeffrey S. Crippin, MD
Marilyn Bornefeld Chair in Gastrointestinal Research and
    Treatment
Department of Internal Medicine
Washington University School of Medicine
St. Louis, Missouri

Kristopher P. Croome, MD
Assistant Professor
Department of Transplant Surgery
Mayo Clinic
Jacksonville, Florida

Hany Dabbous, MD
Professor of Tropical Medicine and Liver Diseases
Ain Shams University
Cairo, Egypt

Michael I. D'Angelica, MD, FACS
Attending Surgeon
Hepatopancreatobiliary Surgery
Enid A. Haupt Chair in Surgery
Memorial Sloan Kettering Cancer Center;
Associate Professor
Department of Surgery
Weill Medical College of Cornell University
New York, New York

Michael D. Darcy, MD
Professor of Radiology and Surgery
Washington University in St Louis;
Chief of Interventional Radiology
Mallinckrodt Institute of Radiology
St. Louis, Missouri

Jeremy L. Davis, MD
Assistant Research Physician
Center for Cancer Research
National Cancer Institute, NIH
Bethesda, Maryland

Jeroen de Jonge, MD, PhD
Assistant Professor
Department of Hepatobiliary and Transplant Surgery
Erasmus MC Rotterdam
Rotterdam, The Netherlands

Ronald P. DeMatteo, MD, FACS
Vice Chair, Department of Surgery
Chief, Division of General Surgical Oncology
Leslie H. Blumgart Chair in Surgery
Memorial Sloan Kettering Cancer Center
New York, New York

Danielle K. DePeralta, MD
Surgical Resident
Department of General Surgery
Massachusetts General Hospital
Boston, Massachusetts

Niraj M. Desai, MD
Assistant Professor
Department of Surgery
Johns Hopkins University School of Medicine
Baltimore, Maryland

Eduardo de Santibañes, MD, PhD
Chairman
General Surgery and Liver Transplantation
Professor
Department of General Surgery
Hospital Italiano
Buenos Aires, Argentina

Martin de Santibañes, MD
Associate Professor of Surgery
Hepato-Biliary-Pancreatic Unit
Liver Transplantation Unit
Hospital Italiano
Buenos Aires, Argentina

Euan J. Dickson, MD, FRCS
Consultant Pancreatic Surgeon
University of Glasgow
Glasgow, Scotland

Christopher John DiMaio, MD
Director of Therapeutic Endoscopy
Division of Gastroenterology
Icahn School of Medicine at Mount Sinai
New York, New York

Richard Kinh Gian Do, MD, PhD
Associate Professor of Radiology
Weill Medical College of Cornell University;
Assistant Attending Physician
Department of Radiology
Memorial Sloan Kettering Cancer Center
New York, New York

Safi Dokmak, MD
Physician
Hepatobiliary Surgery and Liver Transplantation Unit
Beaujon Hospital
Clichy, France

Marcello Donati, MD, PhD
Assistant Professor of Surgery
General and Oncologic Surgery Unit
Department of Surgery and Medical-Surgical Specialties
University of Catania
Catania, Italy

M. B. Majella Doyle, MD, FACS
Director, Liver Transplant
Director, Transplant HPB Fellowship Program
Section of Abdominal Transplantation
Washington University School of Medicine
St. Louis, Missouri

Vikas Dudeja, MBBS
Assistant Professor
Department of Surgical Oncology
Miller School of Medicine
University of Miami
Miami, Florida

Mark Dunphy, DO
Assistant Attending Physician
Department of Radiology
Memorial Sloan Kettering Cancer Center
New York, New York

Truman M. Earl, MD
Associate Professor
Department of Surgery
Division of Transplant and Hepatobiliary Surgery
University of Mississippi Medical Center
Jackson, Mississippi

Tomoki Ebata, MD
Associate Professor
Division of Surgical Oncology
Department of Surgery
Nagoya University Graduate School of Medicine
Nagoya, Japan

Imane El Dika, MD
Fellow
Memorial Sloan Kettering Cancer Center
New York, New York

Yousef El-Gohary, MA, MD, MRCS (Glasg)
Physician
Department of Surgery
Stony Brook University Medical Center
Stony Brook, New York

Itaru Endo, MD, PhD
Professor and Chairman
Department of Gastroenterological Surgery
Yokohama City University Graduate School of Medicine
Yokohama, Japan

C. Kristian Enestvedt, MD, FACS
Assistant Professor of Surgery
Division of Abdominal Organ Transplantation/Hepatobiliary
　Surgery
Oregon Health & Science University
Portland, Oregon

N. Joseph Espat, MD, FACS
Professor of Surgery
Department of Surgery
Roger Williams Medical Center
Boston University School of Medicine
Providence, Rhode Island

Cecilia G. Ethun, MD
Research Fellow
Division of Surgical Oncology
Department of Surgery
Winship Cancer Institute of Emory University
Atlanta, Georgia

Sheung Tat Fan, MD, PhD, DSc
Director
Liver Surgery Centre
Hong Kong Sanatorium and Hospital;
Honorary Clinical Professor of Surgery
Department of Surgery
The University of Hong Kong
Hong Kong, China

Paul T. Fanta, MD
Associate Clinical Professor
Division of Hematology and Oncology
Department of Medicine
University of California, San Diego
San Diego, California

Olivier Farges, MD, PhD
Department of Hepato-Pancreatic-Biliary Surgery and Liver
　Transplantation
Beaujon Hospital
Clichy, France

Cristina R. Ferrone, MD
Associate Professor of Surgery
Massachusetts General Hospital
Boston, Massachusetts

Ryan C. Fields, MD
Assistant Professor of Surgery
Section of Hepatopancreatobiliary, Gastrointestinal, and
  Oncologic Surgery
Department of Surgery;
Associate Program Director
General Surgery Residency Program;
Director
Resident Research;
Barnes-Jewish Hospital
Washington University School of Medicine
St. Louis, Missouri

Mary Fischer, MD
Anesthesiologist
Department of Anesthesiology and Critical Care
Memorial Sloan Kettering Cancer Center;
Associate Professor
Department of Anesthesiology
Weill Medical College of Cornell University
New York, New York

Sarah B. Fisher, MD
Department of Surgery
Division of Surgical Oncology
Emory University
Atlanta, Georgia

Devin C. Flaherty, DO, PhD
Fellow
Department of Surgical Oncology
John Wayne Cancer Institute
Providence Saint John's Health Center
Santa Monica, California

Yuman Fong, MD
Chairman
Department of Surgery
City of Hope National Medical Center
Duarte, California

Scott L. Friedman, MD
Fishberg Professor of Medicine
Division of Liver Diseases
Icahn School of Medicine at Mount Sinai
New York, New York

Ahmed Gabr, MD
Clinical Research Fellow
Department of Radiology
Northwestern University Feinberg School of Medicine
Chicago, Illinois

John R. Galloway, MD
Professor of Surgery
Emory University School of Medicine
Atlanta, Georgia

David A. Geller, MD
Richard L. Simmons Professor of Surgery
Chief, Division of Hepatobiliary and Pancreatic Surgery
Department of Surgery
University of Pittsburgh
Pittsburgh, Pennsylvania

Hans Gerdes, MD
Attending Physician
Department of Medicine
Memorial Hospital for Cancer and Allied Diseases;
Professor of Clinical Medicine
Weill Medical College of Cornell University
New York, New York

Scott R. Gerst, MD
Associate Attending Radiologist
Department of Radiology
Memorial Sloan Kettering Cancer Center
New York, New York

George K. Gittes, MD
Professor of Surgery and Surgeon-in-Chief
Department of Surgery
Children's Hospital of Pittsburgh
University of Pittsburgh School of Medicine
Pittsburgh, Pennsylvania

Jaime Glorioso, MD
Resident
Department of General Surgery
Mayo Clinic
Rochester, Minnesota

Jill S. Gluskin, MD
Assistant Attending Radiologist
Department of Radiology
Memorial Sloan Kettering Cancer Center
New York, New York

**Brian K. P. Goh, MBBS, MMed(Surgery), MSc,
  FRCSEd**
Senior Consultant
Department of Hepatopancreatobiliary and Transplant
  Surgery
Singapore General Hospital
Singapore

Stevan A. Gonzalez, MD
Medical Director of Liver Transplantation
Department of Hepatology
Baylor All Saints Medical Center
Fort Worth, Texas

Karyn A. Goodman, MD
Professor
Department of Radiation Oncology
University of Colorado
Denver, Colorado

Gregory J. Gores, MD
Professor of Medicine
Transplant Center
Mayo Clinic
Rochester, Minnesota

Eduardo H. Gotuzzo, MD, FACP, FIDSA
Director
Instituto de Medicina Tropical Alexander von Humboldt
Universidad Peruana Cayetano Heredia;
Head, Enfermedades Ifecciosas y Tropicales
Hospital Nacional Cayetano Heredia
Lima, Peru

Dirk J. Gouma, MD
Professor
Department of Surgery
Academic Medical Center
Amsterdam, The Netherlands

Paul D. Greig, MD, FRCSC
Professor
Department of Surgery
University of Toronto;
Staff Surgeon
Department of Surgery
Toronto General Hospital
Toronto, Ontario, Canada

James F. Griffin, MD
Assistant Resident
Department of Surgery
Johns Hopkins Hospital
Baltimore, Maryland

Christopher M. Halloran, MD, FRCS, FAcadTM
Clinical Senior Lecturer/Consultant
Pancreato-Biliary Surgeon
Department of Molecular and Clinical Cancer Medicine
University of Liverpool
Liverpool, England

Neil A. Halpern, MD
Chief, Critical Care Medicine
Department of Anesthesiology and Critical Care Medicine
Memorial Sloan Kettering Cancer Center;
Professor of Clinical Anesthesiology and Medicine
Department of Anesthesiology
Weill Medical College of Cornell University
New York, New York

Chet W. Hammill, MD, MCR, FACS
Department of Liver and Pancreas Surgery
The Oregon Clinic
Portland, Oregon

Paul D. Hansen, MD, FACS
Medical Director
Department of Surgical Oncology
Providence Portland Cancer Center;
Department of Liver and Pancreas Surgery
The Oregon Clinic
Portland, Oregon

James J. Harding, MD
Assistant Attending Physician
Memorial Sloan Kettering Cancer Center;
Instructor
Weill Medical College at Cornell University
New York, New York

Ewen M. Harrison, MB ChB, PhD, FRCS
Senior Lecturer
Department of Clinical Surgery
University of Edinburgh;
Consultant
Hepatopancreatobiliary Surgeon
Department of Clinical Surgery
Royal Infirmary of Edinburgh
Edinburgh, Scotland

Werner Hartwig, MD
Associate Professor
Deputy Medical Director
Head, Division of Pancreatic Surgery and LMU Munich
    Pancreatic Center;
Department of General, Visceral, and Transplantation Surgery
LMU University Hospital
Munich, Germany

Kiyoshi Hasegawa, MD, PhD
Associate Professor
Division of Hepato-Biliary-Pancreatic Surgery
Graduate School of Medicine
University of Tokyo
Tokyo, Japan

Jaclyn F. Hechtman, MD
Assistant Member
Department of Pathology
Memorial Sloan Kettering Cancer Center
New York, New York

Julie K. Heimbach, MD
Professor of Surgery
Division of Transplantation Surgery
Mayo Clinic
Rochester, Minnesota

William S. Helton, MD
Director, Liver, Biliary and Pancreas Surgery Center
Department of General, Vascular and Thoracic Surgery
Virginia Mason Medical Center
Seattle, Washington

Alan W. Hemming, MD
Professor and Chief
Division of Transplantation and Hepatobiliary Surgery
University of California, San Diego
San Diego, California

J. Michael Henderson, MB, ChB, FRCE(Ed), FACS
Chief Medical Officer
University of Mississippi Medical Center
Jackson, Mississippi

Asher Hirshberg, MD, FACS
Director of Emergency Vascular Surgery
Kings County Hospital Center
Brooklyn, New York

James R. Howe V, MD
Director
Division of Surgical Oncology and Endocrine Surgery
Department of Surgery
Carver College of Medicine
University of Iowa
Iowa City, Iowa

Christopher B. Hughes, MD
Associate Professor of Surgery
Surgical Director
Department of Liver Transplantation
Starzl Transplantation Institute
University of Pittsburgh Medical Center
Pittsburgh, Pennsylvania

Christine Iacobuzio-Donahue, MD, PhD
Attending Pathologist
Department of Pathology
Affiliate Member
Human Oncology and Pathogenesis Program
Associate Director for Translational Research
David M. Rubenstein Center for Pancreatic Cancer Research
Memorial Sloan Kettering Cancer Center
New York, New York

William R. Jarnagin, MD, FACS
Chief, Hepatopancreatobiliary Surgery
Benno C. Schmidt Professor of Surgical Oncology
Memorial Sloan Kettering Cancer Center;
Professor of Surgery
Weill Medical College of Cornell University;
New York, New York

Roger L. Jenkins, MD
Professor of Surgery
Tufts Medical School
Boston, Massachusetts;
Chief of Surgery
Division of Hepatobiliary Surgery
Department of Transplantation
Lahey Hospital and Medical Center
Burlington, Massachusetts

Zeljka Jutric, MD
Fellow, Liver and Pancreas Surgery
Providence Portland Cancer Center
Portland, Oregon

Christoph Kahlert, MD
Universitätsklinikum Carl Gustav Carus Dresden
Klinik und Poliklinik für Viszeral-, Thorax- und
　Gefäßchirurgie
Dresden, Germany

Joseph Ralph Kallini, MD
Clinical Research Fellow
Department of Radiology
Northwestern University Feinberg School of Medicine
Chicago, Illinois

Ivan Kangrga, MD, PhD
Professor and Chief of Clinical Anesthesiology
Department of Anesthesiology
Washington University School of Medicine
St. Louis, Missouri

Paul J. Karanicolas, MD, PhD
Assistant Professor
Department of Surgery
University of Toronto
Toronto, Ontario, Canada

Seth S. Katz, MD, PhD
Assistant Clinical Member
Department of Radiology
Memorial Sloan Kettering Cancer Center
New York, New York

Steven C. Katz, MD, FACS
Associate Professor of Surgery
Boston University School of Medicine
Director, Complex Surgical Oncology
Fellowship Director, Surgical Immunotherapy
Roger Williams Medical Center
Providence, Rhode Island

Kaitlyn J. Kelly, MD
Assistant Professor of Surgery
Division of Surgical Oncology
University of California, San Diego
San Diego, California

Nancy E. Kemeny, MD
Professor of Medicine
Weill Medical College of Cornell University;
Attending Physician
Solid Tumor–GI Division
Memorial Sloan Ketter   Cancer Center
New York, New York

Eugene P. Kennedy, MD
Associate Professor
Department of Surgery
Sidney Kimmel Medical College
Thomas Jefferson University
Philadelphia, Pennsylvania

Korosh Khalili, MD, FRCPC
Associate Professor
Department of Medical Imaging
University of Toronto
Toronto, Ontario, Canada

Adeel S. Khan, MD, FACS
Instructor of Transplant Surgery
Department of Surgery
Washington University School of Medicine
St. Louis, Missouri

Saboor Khan, PhD, FRCS, FACS
Consultant Hepatobiliary Pancreatic and General Surgeon
University Hospitals Coventry and Warwickshire NHS Trust;
Associate Professor of Surgery (Hon.)
Department of Surgery
Warwick Medical School
Coventry, England

Heung Bae Kim, MD
Weitzman Family Chair in Surgical Innovation
Department of Surgery
Director
Pediatric Transplant Center
Boston Children's Hospital;
Associate Professor of Surgery
Harvard Medical School
Boston, Massachusetts

T. Peter Kingham, MD
Assistant Professor
Department of Surgery
Memorial Sloan Kettering Cancer Center
New York, New York

Allan D. Kirk, MD, PhD, FACS
David C. Sabiston, Jr. Professor and Chairman
Department of Surgery
Duke University
Durham, North Carolina

David S. Klimstra, MD
Chairman and James Ewing Alumni Chair in Pathology
Department of Pathology
Memorial Sloan Kettering Cancer Center;
Professor
Department of Pathology and Laboratory Medicine
Weill Medical College of Cornell University
New York, New York

Michael Kluger, MD
Assistant Professor of Surgery
Division of GI and Endocrine Surgery
Columbia University College of Physicians and Surgeons
New York-Presbyterian Hospital
New York, New York

Stuart J. Knechtle, MD
Professor of Surgery
Department of Surgery
Duke University School of Medicine
Durham, North Carolina

Jonathan B. Koea, MD, FACS, FRACS
Hepatobiliary Surgeon
Upper Gastrointestinal Unit
Department of Surgery
North Shore Hospital
Auckland, New Zealand

Norihiro Kokudo, MD, PhD
Professor
Division of Hepato-Biliary-Pancreatic Surgery
Graduate School of Medicine
University of Tokyo
Tokyo, Japan

Dionysios Koliogiannis, MD
Resident Surgeon
Department of General, Visceral, and Transplantation Surgery
LMU University Hospital
Munich, Germany

David A. Kooby, MD
Professor of Surgery
Directory of Surgical Oncology
Emory St. Joseph's Hospital;
Associate Professor of Surgery
Director of Minimally Invasive Gastrointestinal Oncologic
    Surgery
Emory University School of Medicine
Atlanta, Georgia

Kevin Korenblat, MD
Professor of Medicine
Department of Medicine
Washington University School of Medicine
St. Louis, Missouri

Simone Krebs, MD
Department of Radiology
Molecular Imaging and Therapy Service
Memorial Sloan Kettering Cancer Center
New York, New York

Michael J. LaQuaglia, MD
General Surgery Resident
Department of Surgery
Albert Einstein College of Medicine and Montefiore Medical
    Center
Bronx, New York

Michael P. LaQuaglia, MD
Chief, Pediatric Service
Department of Surgery
Memorial Sloan Kettering Cancer Center;
Professor of Surgery
Department of Surgery
Weill Medical College of Cornell University
New York, New York

Nicholas F. LaRusso, MD
Medical Director
Center for Connected Care
Mayo Clinic;
Charles H. Weinman Professor of Medicine
Biochemistry and Molecular Biology
Mayo Clinic College of Medicine;
Distinguished Investigator
Mayo Foundation
Rochester, Minnesota

Alexis Laurent, MD, PhD
Professor of Surgery
Department of Digestive, HPB and Liver Transplant Surgery
Hôpital Henri Mondor
Assistance Publique-Hôpitaux de Paris Faculté de Médecine
Université Paris-Est-Créteil
Créteil, France

Konstantinos N. Lazaridis, MD
Professor of Medicine
Division of Gastroenterology & Hepatology
Center for Basic Research in Digestive Diseases
Mayo Clinic College of Medicine
Rochester, Minnesota

Julie N. Leal, MD, FRCSC
Fellow
Division of Hepatopancreatobiliary Surgery
Memorial Sloan Kettering Cancer Center
New York, New York

Eliza J. Lee, MD
Resident
Department of Surgery
Beth Israel Deaconess Medical Center
Boston, Massachusetts

Major Kenneth Lee IV, MD, PhD
Assistant Professor of Surgery
Department of Surgery
University of Pennsylvania Perelman School of Medicine
Philadelphia, Pennsylvania

Ser Yee Lee, MBBS, MMed(Surgery), MSc, FAMS, FRCSEd
Consultant
Department of Hepatopancreatobiliary and Transplant Surgery
Singapore General Hospital
Singapore

Riccardo Lencioni, MD
Professor of Radiology
Vice-Chair for Clinical and Translational Research
Department of Interventional Radiology
University of Miami Miller School of Medicine
Sylvester Comprehensive Cancer Center
Miami, Florida

Alexandre Liccioni, MD, PhD
Gastroenterologist
Barcelona Clinic Liver Cancer (BCLC) Group, Liver Unit
Hospital Clinic Barcelona, IDIBAPS
University of Barcelona
Barcelona, Spain

Michael E. Lidsky, MD
Resident
Department of Surgery
Duke University School of Medicine
Durham, North Carolina

Chung-Wei Lin, MD
Attending Physician
Department of Surgery
Koo Foundation Sun Yat-Sen Cancer Center
Taipei, Taiwan

David C. Linehan, MD
Seymour I. Schwartz Professor and Chairman
Department of Surgery
University of Rochester
Rochester, New York

Roberto Carlos Lopez-Solis, MD, FACS
Assistant Professor of Surgery
Director of Organ Procurement
Department of Transplant Surgery
University of Pittsburgh Medical Center;
Department of General Surgery
McGowan Center of Regenerative Medicine
University of Pittsburgh
Pittsburgh, Pennsylvania

Jeffrey A. Lowell, MD, FACS
Professor of Surgery and Pediatrics
Department of Surgery
Washington University School of Medicine
St. Louis, Missouri

David C. Madoff, MD
Professor of Radiology
Chief
Division of Interventional Radiology
Department of Radiology
Weill Medical College of Cornell University
New York, New York

Jason Maggi, MD
General Surgeon
Department of General Surgery
Naval Hospital Camp Pendleton
United States Navy
Oceanside, California

Shishir K. Maithel, MD, FACS
Associate Professor of Surgery
Division of Surgical Oncology
Department of Surgery
Winship Cancer Institute of Emory University
Atlanta, Georgia

Ali W. Majeed, MD, FRCS(Edin), FRCS(Gen
Consultant
Hepatobiliary Surgeon
Department of Hepatobiliary Surgery
Northern General Hospital
Sheffield, England

Peter Malfertheiner, MD
Department of Gastroenterology
University of Magdeburg
Magdeburg, Germany

Giuseppe Malleo, MD, PhD
Department of Surgery
The Pancreas Institute
Verona University Hospital Trust
Verona, Italy

Shennen A. Mao, MD
Resident
Department of General Surgery
Mayo Clinic
Rochester, Minnesota

Giovanni Marchegiani, MD
Pancreas Institute
University of Verona
Verona, Italy

Luis A. Marcos, MD
Associate Professor of Clinical Medicine, Molecular Genetics
    and Microbiology
Division of Infectious Diseases
Stony Brook University (State University of New York)
Stony Brook, New York

James F. Markmann, MD, PhD
Chief
Division of Transplant Surgery
Claude E. Welch Professor of Surgery
Department of Surgery
Harvard Medical School
Massachusetts General Hospital
Boston, Massachusetts

J. Wallis Marsh, MD, MBA
Raizman-Haney Professor of Surgery
Starzl Transplantation Institute
University of Pittsburgh Medical Center
Pittsburgh, Pennsylvania

Robert C. G. Martin II, MD, PhD, FACS
Professor of Surgery
Sam and Loita Weakley Endowed Chair of Surgical Oncology
Director, Division of Surgical Oncology
University of Louisville
Louisville, Kentucky

Ryusei Matsuyama, MD, PhD
Assistant Professor
Department of Gastroenterological Surgery
Yokohama City University Graduate School of Medicine
Yokohama, Japan

Matthias S. Matter, MD
Institute of Pathology
Molecular Pathology Division
University Hospital of Basel
Basel, Switzerland

Francisco Juan Mattera, MD
Surgeon
Liver Transplantation Unit
Hospital Italiano
Buenos Aires, Argentina

Jessica E. Maxwell, MD, MBA
Surgery Resident
Department of General Surgery
Carver College of Medicine
University of Iowa
Iowa City, Iowa

Oscar M. Mazza, MD
Professor of Surgery
Staff Surgeon
Hepato-Biliary-Pancreatic Unit
Hospital Italiano
Buenos Aires, Argentina

Ian D. McGilvray, MDCM, PhD
Associate Professor
Department of Surgery
Staff Surgeon
University Health Network
University of Toronto
Toronto, Ontario, Canada

Colin J. McKay, MD, FRCS
Consultant Pancreatic Surgeon
Glasgow Royal Infirmary;
Hon. Clinical Associate Professor
University of Glasgow
Glasgow, Scotland

Doireann M. McWeeney, MB, FFRRCSI
Joint Department of Medical Imaging
University Health Network
Toronto, Ontario, Canada

Jose Melendez, MD
Associate Chair of Anesthesiology
Associate Professor of Anesthesiology
University of Colorado School of Medicine
Denver, Colorado

Robin B. Mendelsohn, MD
Assistant Attending Physician
Department of Medicine
Gastroenterology and Nutrition Service
Memorial Sloan Kettering Cancer Center
New York, New York

George Miller, MD
Assistant Professor
Department of Surgery and Cell Biology
New York University School of Medicine
New York, New York

Klaus E. Mönkemüller, MD, PhD, FASGE
Professor
Director, Division of Gastroenterology and Hepatology
Hirschowitz I. Endoscopy Center of Excellence
University of Alabama
Birmingham, Alabama

Ryutaro Mori, MD, PhD
Assistant Professor
Department of Gastroenterological Surgery
Yokohama City University Graduate School of Medicine
Yokohama, Japan

Vitor Moutinho, MD
Surgical Oncology Fellow
Department of Surgery
Memorial Sloan Kettering Cancer Center
New York, New York

Masato Nagino, MD, PhD
Professor and Chairman
Division of Surgical Oncology
Department of Surgery
Nagoya University Graduate School of Medicine
Nagoya, Japan

David M. Nagorney, MD
Professor of Surgery
Department of Surgery
Mayo Clinic
Rochester, Minnesota

Satish Nagula, MD
Associate Professor of Medicine
Division of Gastroenterology
Department of Medicine
Icahn School of Medicine at Mount Sinai
New York, New York

Attila Nakeeb, MD
Professor
Department of Surgery
Indiana University of School of Medicine
Indianapolis, Indiana

Geir I. Nedredal, MD, PhD
Assistant Adjunct Professor
Department of Surgery
University of California, San Francisco
San Francisco, California

John P. Neoptolemos, MD, FRCS, FMedSci
Chair of Surgery
Department of Molecular and Clinical Cancer Medicine
University of Liverpool
Liverpool, England

James Neuberger, DM, FRCP
The Liver Unit
Queen Elizabeth Hospital
Birmingham, England

Scott L. Nyberg, MD, PhD
Professor
Department of Surgery
Mayo Clinic
Rochester, Minnesota

Rachel O'Connor
Division of Surgical Oncology
University of Louisville School of Medicine
Louisville, Kentucky

John G. O'Grady, MD, FRCPI
Professor
Institute of Liver Studies
King's College Hospital
London, England

Frances E. Oldfield, MBChB (Hons), MRCS
Clinical Research Fellow
University of Liverpool
Liverpool, England

Karl J. Oldhafer, MD, PhD
Professor
Department of Surgery
Asklepios Hospital Barmbek
Semmelweis University Budapest
Asklepios Campus Hamburg
Hamburg, Germany

Kim M. Olthoff, MD
Donald Guthrie Professor of Surgery
Division of Transplantation
Department of Surgery
University of Pennsylvania
Philadelphia, Pennsylvania

Susan L. Orloff, MD, FACS, FAASLD
Professor of Surgery
Chief
Division of Abdominal Organ Transplantation/Hepatobiliary
  Surgery
Department of Surgery;
Adjunct Professor
Department of Microbiology and Immunology
Oregon Health & Science University;
Chief
Transplant Program
Portland VA Medical Center
Portland, Oregon

Alessandro Paniccia, MD
General Surgery Resident
Department of Surgery
University of Colorado Anschutz Medical Campus
Aurora, Colorado

Valérie Paradis, MD, PhD
Professor
Department of Pathlogy
Beaujon Hospital
Paris, France

Rowan W. Parks, MD, FRCSI, FRCSEd
Professor of Surgical Sciences
Department of Clinical Surgery
University of Edinburgh
Edinburgh, Scotland

Gérard Pascal, MD
Department of Digestive, HPB and Liver Transplant Surgery
Hôpital Henri Mondo
Assistance Publique-Hôpitaux de Paris Faculté de Médecine
Université Paris-Est-Créteil
Créteil, France

Stephen M. Pastores, MD
Program Director, Critical Care Medicine
Department of Anesthesiology and Critical Care Medicine
Memorial Sloan Kettering Cancer Center
New York, New York;
Professor of Clinical Anesthesiology and Medicine
Department of Anesthesiology
Weill Medical College of Cornell University
New York, New York

Timothy M. Pawlik, MD, PhD
Professor of Surgery and Oncology
Chair, Department of Surgery
The Urban Meyer III and Shelley Meyer Cancer Research
    Chair
The Ohio State Wexner Medical Center
Columbus, Ohio

Venu G. Pillarisetty, MD
Assistant Professor
Department of Surgery
University of Washington;
Attending Surgeon
University of Washington Medical Center
Seattle, Washington

James Francis Pingpank Jr., MD
Associate Professor of Surgery
Department of Surgery
University of Pittsburgh
Pittsburgh, Pennsylvania

C. Wright Pinson, MD, MBA
Deputy Vice Chancellor for Health Affairs
Vanderbilt University Medical Center;
Chief Executive Officer
Vanderbilt Health System
Nashville, Tennessee

Henry Anthony Pitt, MD
Chief Quality Officer
Temple University Health System;
Associate Vice Dean for Clinical Affairs
Department of Surgery
Lewis Katz School of Medicine at Temple University
Philadelphia, Pennsylvania

James J. Pomposelli, MD
Professor of Surgery
University of Colorado
Denver, Colorado

Fabio Procopio, MD
Staff Surgeon
Division of Hepatobiliary and General Surgery
Humanitas Research Hospital
Rozzano-Milan, Italy

Michael J. Pucci, MD
Assistant Professor of Surgery
Department of Surgery
Sidney Kimmel Medical College
Thomas Jefferson University
Philadelphia, Pennsylvania

Motaz Qadan, MD, PhD
Surgical Oncology Fellow
Department of Surgery
Memorial Sloan Kettering Cancer Center
New York, New York

Kheman Rajkomar, FRACS
Hepatopancreatobiliary Fellow
Upper Gastrointestinal Unit
Department of Surgery
North Shore Hospital
Auckland, New Zealand

Srinevas K. Reddy, MD
Associate Professor of Oncology
Department of Surgical Oncology
Roswell Park Cancer Institute
Buffalo, New York

Maria E. Reig, MD, PhD
Hepatologist
Barcelona Clinic Liver Cancer (BCLC) Group, Liver Unit
Hospital Clinic Barcelona, IDIBAPS
University of Barcelona
Centro de Investigación Biomédica en Red de Enfermedades
    Hepáticas y Digestivas (CIBERehd)
Barcelona, Spain

Joseph Arturo Reza, MD
Resident in General Surgery
Department of Surgery
University of California San Francisco
San Francisco, California

John Paul Roberts, MD
Chief
Division of Transplantation
Department of Surgery
University of California San Francisco
San Francisco, California

Piera Marie Cote Robson, MSN
Clinical Nurse Specialist
Departments of Nursing and Radiology
Memorial Sloan Kettering Cancer Center
New York, New York

Flavio G. Rocha, MD
Staff Surgeon, Hepatopancreatobiliary Service
Section of General, Thoracic and Vascular Surgery
Virginia Mason Medical Center;
Clinical Assistant Professor of Surgery
University of Washington
Seattle, Washington

Garrett Richard Roll, MD
Liver Transplant and Multiorgan Retrieval Surgeon
Liver Unit
Queen Elizabeth Hospital
Birmingham, England

Sean M. Ronnekleiv-Kelly, MD
Surgical Oncology Fellow
Department of Surgical Oncology
Johns Hopkins Hospital
Baltimore, Maryland

Alexander S. Rosemurgy II, MD
Director of Hepatopancreaticobiliary Surgery
Florida Hospital Tampa
Tampa, Florida

Charles B. Rosen, MD
Professor of Surgery
Chair, Division of Transplantation Surgery
Mayo Clinic
Rochester, Minnesota

Pierre F. Saldinger, MD
Chairman and Surgeon-in-Chief
Department of Surgery
New York Hospital Queens
Flushing, New York
Professor of Clinical Surgery
Weill Medical College of Cornell University
New York, New York

Riad Salem, MD, MBA
Professor
Departments of Radiology, Medicine (Hematology-
    Oncology), and Surgery
Northwestern University Feinberg School of Medicine;
Director, Interventional Oncology
Robert H. Lurie Comprehensive Cancer Center
Northwestern Memorial Hospital
Chicago, Illinois

Suhail Bakr Salem, MD
Advanced Endoscopy Fellow
Department of Gastroenterology
Memorial Sloan Kettering Cancer Center
New York, New York

Roberto Salvia, MD
Professor of Surgery
Pancreas Institute
University of Verona
Verona, Italy

Charbel Sandroussi, MMSc, FRACS
Clinical Associate Professor
Department of Hepatobiliary and Upper Gastrointestinal
    Surgery
Royal Prince Alfred Hospital
Sydney, Australia

Dominic E. Sanford, MD
Department of Surgery
Washington University School of Medicine
St. Louis, Missouri

Olivier Scatton, MD, PhD
Professor
Physician
Hepatobiliary Surgery and Liver Transplantation Unit
Pitié-Salpêtrière Hospital
Paris, France

Mark Andrew Schattner, MD
Associate Clinical Member
Department of Medicine
Memorial Sloan Kettering Cancer Center;
Associate Professor of Clinical Medicine
Department of Medicine
Weill Medical College of Cornell University
New York, New York

William Palmer Schecter, MD
Professor of Clinical Surgery Emeritus
Department of Surgery
University of California, San Francisco
San Francisco, California

Hans Francis Schoellhammer, MD
Assistant Clinical Professor
Department of Surgery
City of Hope National Medical Center
Duarte, California

Richard D. Schulick, MD, PhD
Professor and Chair
Department of Surgery
University of Colorado School of Medicine
Aurora, Colorado

Lawrence H. Schwartz, MD
Professor of Radiology
Columbia University College of Physicians and Surgeons
New York Presbyterian Hospital
New York, New York

Kevin N. Shah, MD
Department of Surgery
Duke University Medical Center
Durham, North Carolina

Ross W. Shepherd, MD, FRACP, FRCP
Adjunct Professor
Pediatric Gastroenterology and Hepatology
Baylor College of Medicine
Houston, Texas;
Honorary Professor
Queensland Institute for Medical Research
University of Queensland School of Medicine
Brisbane, Australia

Hiroshi Shimada, MD, PhD
Professor
Department of Gastroenterological Surgery
Yokohama City University Graduate School of Medicine
Yokohama, Japan

Masafumi Shimoda, MD, PhD
Assistant Professor
Department of Surgery
Osaka University Graduate School of Medicine
Osaka, Japan

Junichi Shindoh, MD, PhD
Attending Surgeon
Division of Hepatobiliary-Pancreatic Surgery
Toranomon Hospital
Tokyo, Japan

Hosein Shokouh-Amiri, MD, FACS
Clinical Professor of Surgery
Louisiana State University Health Sciences Center;
Surgical Director, Liver Transplantation
John C. McDonald Regional Transplant Center
Willis-Knighton Health System
Shreveport, Louisiana

Jason K. Sicklick, MD, FACS
Assistant Professor of Surgery
Division of Surgical Oncology
Moores UCSD Cancer Center
University of California, San Diego
UC San Diego Health System
San Diego, California

Robert H. Siegelbaum, MD
Assistant Attending Radiologist
Department of Radiology, Interventional Radiology Service
Memorial Sloan Kettering Cancer Center
New York, New York

Gagandeep Singh, MD, FACS
Chief, Division of Surgical Oncology
Head, Hepatobiliary and Pancreatic Surgery
Department of Surgery
City of Hope National Medical Center
Duarte, California

Rory L. Smoot, MD
Assistant Professor of Surgery
Department of Surgery
Mayo Clinic
Rochester, Minnesota

Stephen B. Solomon, MD
Chief, Interventional Radiology Service
Director, Center for Image-Guided Intervention
Memorial Sloan Kettering Cancer Center
New York, New York

Olivier Soubrane, MD
Professor
Physician
Hepatobiliary Surgery and Liver Transplantation Unit
Beaujon Hospital
Clichy, France

Nicholas Spinelli, MD
General Surgery
Hepatobiliary and Pancreatic Surgery
Sentara Martha Jefferson Hospital
Charlottesville, Virginia

John A. Stauffer, MD, FACS
Associate Professor of Surgery
Department of Surgery
Mayo Clinic
Jacksonville, Florida

Lygia Stewart, MD
Professor of Clinical Surgery
Department of Surgery
University of California, San Francisco;
Chief, General Surgery
San Francisco VA Medical Center
San Francisco, California

Matthew S. Strand, MD
Resident Physician in General Surgery
Surgical Oncology Research Fellow
Department of Surgery
Washington University School of Medicine
St. Louis, Missouri

James H. Tabibian, MD, PhD
Instructor of Medicine
Division of Gastroenterology and Hepatology
Mayo Clinic
Rochester, Minnesota;
Instructor of Medicine
Division of Gastroenterology
University of Pennsylvania
Philadelphia, Pennsylvania;
Assistant Professor of Medicine
Division of Gastroenterology and Hepatology
UC Davis Medical Center
Sacramento, California

Guido Torzilli, MD, PhD, FACS
Professor of Surgery
School of Medicine
Humanitas University;
Chairman of the Department of Surgery
Director of the Division of Hepatobiliary and General
　Surgery
Humanitas Research Hospital, IRCCS
Rozzano-Milan, Italy

James F. Trotter, MD
Medical Director of Liver Transplantation
Department of Hepatology
Baylor University Medical Center
Dallas, Texas

Simon Turcotte, MD, FRCSC
Assistant Professor of Surgery
Université de Montréal;
Hepatopancreatobiliary and Liver Transplantation Service
Centre Hospitalier de l'Université de Montréal;
Scientist
Centre de Recherche du Centre Hospitalier de l'Université
　de Montréal
Montreal, Quebec, Canada

Yumirle P. Turmelle, MD
Associate Professor
Department of Pediatrics
Washington University School of Medicine
St. Louis, Missouri

Demetrios J. Tzimas, MD
Assistant Professor of Medicine
Division of Gastroenterology and Hepatology
Department of Medicine
Stony Brook University Hospital
Stony Brook, New York

Thomas Van Gulik, MD, PhD
Professor
Department of Surgery
Academic Medical Center
Amsterdam, The Netherlands

Andrea Vannucci, MD
Associate Professor of Anesthesiology
Department of Anesthesiology
Washington University School of Medicine
St. Louis, Missouri

Jean-Nicolas Vauthey, MD, FACS
Professor of Surgical Oncology
Chief, Hepato-Pancreato-Biliary Section
Bessie McGoldrick Professor in Clinical Cancer Research
Department of Surgical Oncology
University of Texas MD Anderson Cancer Center
Houston, Texas

Diana Vetter, MD
Physician
Department of Abdominal Surgery
University Hospital Zurich
Zurich, Switzerland

Valérie Vilgrain, MD
Professor of Radiology
Beaujon Hospital
Paris Diderot University
Paris, France

Alejandra Maria Villamil, MD
Universidad de Buenos Aires;
Liver Transplantation Unit
Hospital Italiano de Buenos Aires;
Director,
Argentine School of Hepatology
Argentine Association for the Study of Liver Disease
Buenos Aires, Argentina

Louis P. Voigt, MD
Associate Attending Physician
Department of Anesthesiology and Critical Care Medicine
Memorial Sloan Kettering Cancer Center;
Assistant Professor of Clinical Anesthesiology and Medicine
Department of Anesthesiology
Weill Medical College of Cornell University
New York, New York

Charles M. Vollmer Jr., MD
Professor of Surgery
Department of Surgery
University of Pennsylvania Perelman School of Medicine
Philadelphia, Pennsylvania

Jack R. Wands, MD
Jeffrey and Kimberly Greenberg-Artemis and Martha
　Joukowsky Professor in Gastroenterology
Professor of Medical Science
Director, Division of Gastroenterology and Liver Research
　Center
Rhode Island Hospital
Warren Alpert Medical School of Brown University
Providence, Rhode Island

Julia Wattacheril, MD
Assistant Professor of Medicine
Division of Digestive and Liver Diseases
Center for Liver Disease and Transplantation
Columbia University College of Physicians and Surgeons
New York, New York

Sharon Marie Weber, MD
Tim and MaryAnn McKenzie Chair of Surgical Oncology
Department of General Surgery
Vice Chair, General Surgery
University of Wisconsin;
Director for Surgical Oncology
University of Wisconsin Carbone Cancer Center
Madison, Wisconsin

Matthew J. Weiss, MD
Assistant Professor of Surgery and Oncology
Department of Surgery
Johns Hopkins Hospital
Baltimore, Maryland

Jürgen Weitz, MD
Chair, Department of Gastrointestinal, Thoracic and Vascular
　Surgery
Medizinische Fakultät Carl Gustav Carus
Technische Universität Dresden
Dresden, Germany

Jens Werner, MD
Director and Chairman
Professor of Surgery
Department of General, Visceral, and Transplantation Surgery
LMU University Hospital
Munich, Germany

Megan Winner, MD
Attending Surgeon
Winthrop University Hospital
Mineola, New York

John Wong, MD, PhD
Honorary Clinical Professor
Department of Surgery
The University of Hong Kong
Hong Kong, China

Dennis Yang, MD
Assistant Professor of Medicine
Division of Gastroenterology
University of Florida College of Medicine
Gainesville, Florida

Hooman Yarmohammadi, MD
Assistant Professor of Radiology
Department of Radiology
Memorial Sloan Kettering Cancer Center
New York, New York

Charles J. Yeo, MD
Samuel D. Gross Professor and Chair
Department of Surgery
Sidney Kimmel Medical College
Thomas Jefferson University
Philadelphia, Pennsylvania

Theresa Pluth Yeo, PhD, MPH, ACNP-BC
Co-Director, Jefferson Pancreas Tumor Registry
Department of Surgery
Thomas Jefferson University Hospital;
Adjunct Associate Professor
Jefferson College of Nursing
Philadelphia, Pennsylvania

Chang Jin Yoon, MD, PhD
Professor
College of Medicine
Seoul National University
Seoul, Korea;
Professor
Department of Radiology
Seoul National University Bundang Hospital
Gyeonggi, Korea

Adam Yopp, MD
Assistant Professor of Surgery
Department of Surgery
University of Texas Southwestern Medical Center
Dallas, Texas

D. Owen Young, MD
General Surgery Resident
Department of Graduate Medical Education
Virginia Mason Medical Center
Seattle, Washington

Kai Zhao, MD
Department of Surgery
Stony Brook University
Stony Brook, New York

Gazi B. Zibari, MD, FACS
Director of Transplantation Services
Director of Advanced Surgery Center
John C. McDonald Regional Transplant Center
Willis-Knighton Health System;
Clinical Professor of Surgery
Malcolm Feist Chair in Transplant Surgery
Louisiana State University Health Sciences Center
Shreveport, Louisiana

George Zogopoulos, MD, PhD, FRCS(C), FACS
Assistant Professor of Surgery, McGill University
Hepato-Pancreato-Biliary and Abdominal Organ Transplant
   Surgery
McGill University Health Centre
Montreal, Quebec, Canada

第一篇　炎症、感染和先天性疾病
A. 肝炎

第 70 章

慢性肝炎的流行病学、临床特征及治疗

Christopher D. Anderson，Jeffrey S. Crippin

　　慢性肝炎病人的手术会在术前、术中和术后阶段陷入多种困境。术前，评估病人肝脏疾病的稳定性对于决定手术过程是至关重要的（见第 3 章）。术中，手术技术和麻醉方面的因素都会潜在影响病人的临床结局（见第 24 章和第 103 章）。术后管理策略包括防治急性肝炎失代偿、出血和感染。本章将介绍慢性肝炎，并讨论肝病专家和肝胆外科医生所面临的相关问题。

慢性肝炎

　　肝炎，广义上指"肝脏炎症"。大多数人将这一术语与病毒感染联系在一起；然而诸多病理生理过程和药物都可以导致肝脏炎症。除了病毒感染，其他相对常见引起肝炎的原因包括酗酒、肝毒性物质（包括药物）、自身免疫性疾病和肥胖（见第 71 章）。出于讨论的目的，本文另一个值得重点讨论的是"慢性"和"急性"肝炎的定义。慢性肝炎指肝脏炎症持续时间超过 6 个月。通常，基于转氨酶升高与否来诊断，即天冬氨酸转氨酶（aspartate aminotransferase，AST；谷草转氨酶）和丙氨酸转氨酶（alanine aminotransferase，ALT；谷丙转氨酶）的升高。某些情况下肝炎并不会同时伴有血液中转氨酶的升高。慢性肝炎的诊断取决于 6 个月以上的 AST 和 ALT 升高。因此，在评估潜在的手术病人时发现转氨酶升高应该进行细致的评估，因为这与当下存在的临床问题有关。然而，单一的转氨酶升高并不一定提示肝脏存在急性或慢性炎症。举例来说，一位胆总管结石引起胆道梗阻的病人，其转氨酶在 1 000~1 500IU/L，而一位急性胆囊炎且超声提示肝脏浸润的病人，其转氨酶可能是正常上限的 3~4 倍，这两位病人转氨酶升高的原因是完全不同的。因此，在评估肝胆手术病人时，任何特定病人的临床环境和病史都是至关重要的。了解各种慢性肝炎的基本知识将有助于评估面临手术的病人。

慢性丙型肝炎

流行病学

　　丙型肝炎病毒（hepatitis C virus，HCV）是一种 RNA 病毒，属于黄病毒科（Flaviridae）。这种疾病影响了大约 1.6% 的美国人口，估计有 300 万~400 万人感染（Armstrong et al，2006）。其最常见的传播方式是血液传播。在 20 世纪 90 年代初丙型肝炎抗体检测问世之前，输血后丙型肝炎是一种常见的感染途径。然而，可靠的检测方法已经使得输血后丙型肝炎发病率显著下降（Alter，1997）。目前，输血后感染丙型肝炎的发生风险约为每 200 万例输血中发生 1 例。丙型肝炎最常见的暴露风险是静脉用药。其他针刺暴露、纹身和职业暴露所占的比例要低得多。性传播的风险同样较低，特别是在单一性伴侣的人群中。然而，丙型肝炎在性传播疾病病人中的患病率则要高得多，约占此类非静脉药物使用的病人的 10%（Thomas et al，1994），推测可能与性滥交和有创性行为有关，并增加了血液传播的风险。垂直传播发生在 4%~6% 的丙型肝炎病毒携带者母亲的孩子中，当母亲为人类免疫缺陷病毒（human immunodeficiency virus，HIV）/HCV 混合感染者，孩子发病率达到 10%~11%（Benova et al，2014）。目前尚无已知的有效预防措施。吸食可卡因被认为是一个潜在的危险因素，因为可通过经鼻吸食可卡因的吸毒管路发生血液传播（Hepburn et al，2004）。但这一危险因素受到了广泛质疑，有学者认为吸食可卡因可能与其他高危行为有关，这才是实际上的传播方式。

临床表现

　　慢性丙型肝炎病人通常无症状，部分病人有非特异性症状，常见有疲劳、肌痛、关节痛和右上腹不适。大多数病人只有在因其他原因就医或有上述症状时才被诊断出来，并发现转氨酶有轻度升高。然而，多达 30% 的病人转氨酶正常，因为转氨酶可能会随着时间的推移而衰减（Piton et al，1998）。因此，若具有前文所述风险因素相关的暴露史的病人都应进行血清学检查以排除丙型肝炎。

诊断

　　丙型肝炎的标准筛查是通过丙型肝炎病毒抗体的酶联免

疫吸附试验(enzymelinked immunosorbent assay,ELISA),这是全国血库使用的标准检测方法,在高危人群中的敏感度和特异度达98%~100%(Vrielink et al,1995)。如果病人有已知的危险因素和转氨酶升高,且ELISA检测丙型肝炎病毒抗体阳性,则符合丙型肝炎的诊断。目前可用逆转录聚合酶链反应(polymerase chain reaction,PCR)检查是否存在肝炎病毒血症。但因为这取决于当地实验室的检测频率,PCR可能需要几天到一周的时间才能得到结果。如果急性感染自发缓解,病人可以表现为抗体检测结果阳性,却无病毒血症,这一情况发生的概率为15%~40%(Herine,2002)。抗体检测通常不会持续阳性,但这不代表没有病毒血症,这可能是因为基于PCR无法检测到的低病毒载量。病人体内存在六种不同HCV基因型中的一种,其不同的基因型对抗病毒治疗的反应也不尽相同(McHutchison et al,1998)。如果考虑手术治疗的病人的背景只需要筛查丙型肝炎,那么基因型就不需要检查了。然而,如果考虑抗病毒治疗,基因型将提供关于病毒学应答的概率和治疗时长的重要信息。基因型1是美国最常见的基因型,占病例的70%。基因型2占病例的15%,基因型3占10%(McHutchison et al,1998)。基因型4偶尔在美国出现,但在中东、北非和中非更为常见。基因型5和6在美国罕见,但在南非和东南亚的患病率分别较高。

自然史

丙型肝炎的病程多变,可能会受到许多因素的影响。这种疾病的发展是在几十年内例行测量的。一个经常引用的数字是,在那些患病超过20年的人群中,有20%患有肝硬化。重要的是要记住,这也就意味着患有这种疾病超过20年的人群中,有80%没有肝硬化。在手术评估时需对整个病程总体把握,其中一个重要考量因素是需要明确是何时感染丙型肝炎的。例如,如果病人知道他们在35年前的一次机动车事故中接受了输血,那么他们可能已经患有这种疾病35年了。同样,一名在60、70年前年轻时有长期静脉吸毒史的病人可能已经患病数十年了。在过度饮酒(Wiley et al,1998)、高龄时感染以及与艾滋病毒或乙型肝炎病毒合并感染的病人中,疾病的进程会加速(Ragni et al,2001;Tsai et al,1996)。

治疗

丙型肝炎的治疗以往主要以聚乙二醇化干扰素(pegylated interferon,PEG IFN)和利巴韦林的使用为主。这种治疗方式依从性差,基因型1病人的应答率为45%~50%,且持续24~48周。添加蛋白酶抑制剂显著提高了应答率。有两种NS3/4A蛋白酶抑制剂Telapvir和Bocprevir于2011年获批用于丙型肝炎的治疗。当其与聚乙二醇干扰素和利巴韦林联合使用时,未经治疗的基因型1的病人的持续病毒学应答(sustained virologic response,SVR)率高达80%(Hézode et al,2009;Poordad et al,2011)。然而,常由于出现明显的副作用,导致剂量减退、停止治疗或住院。如出现的贫血、血小板减少、中性粒细胞减少、疲劳、皮疹和流感样症状使这些药物的治疗效果并不理想。即使有许多病人被治愈,但相关的副作用经常导致病人和从医者为等待疗效更好、副作用更少的药物而延误治疗。

2013年末,两种药物被批准用于慢性丙型肝炎的治疗,蛋白酶抑制剂Simeprevir与PEG IFN和利巴韦林联合使用,应答率与Telapvir和Bocprevir相似(Fry et al,2013)。Sofosbuvir是一种NS5B聚合酶抑制剂,被批准用于基因型1、2、3和4的病人(Lawitz et al,2013)。对于基因型为1和4的病人,Sofosbuvir被批准与PEG IFN和利巴韦林联合使用,疗程为12周。除了疗程较短外,还有超过90%的应答率。基因型2和3的病人可以不使用聚乙二醇干扰素,而使用利巴韦林联合Sofosbuvir,这是有史以来第一个可用的无干扰素治疗方案。即使有部分副作用,包括疲劳、恶心、失眠和头痛,但也没有以干扰素为基础的治疗方案严重。随后的一项试验在基因型1的病人中研究了Sofosbuvir与西美普韦联合使用或不使用利巴韦林的情况(Lawitz et al,2014)。这种不含干扰素的方案对基因型1的慢性丙型肝炎病人简化了治疗,提高了应答率(95%),降低了副作用。

2014年秋天,在现有的治疗方案中增加了两种新的疗法。Sofosbuvir联合NS5a抑制剂利地帕韦单药治疗1型病人,治疗12周后,SVR率达95%。肝硬化病人需要24周的治疗,尽管有相似的应答率(Younossi et al,2015)。采用多药方案(包括Paritaprevir/Ritonavir、Ombitasvir、Dasabuvir和Ribavirin)的病人也显示出90%~100%的有效率,这取决于是否存在肝硬化和既往治疗史(Kowdley et al,2014)。关于这些药物在其他基因型中的使用的研究还在进行中。然而,这些最新的进展明显改变了治疗方法。

按照惯例,慢性丙型肝炎病人会因某一原因开始接受治疗。毫无疑问,丙型肝炎病毒血症的存在是治疗的首要考虑因素。从历史上看,在进行基于干扰素的治疗之前,必须考虑多种其他因素:红细胞减少、贫血、精神疾病、耐受抗病毒治疗的能力、副作用或自身免疫性疾病的存在,可能会影响抗病毒治疗。最近批准的副作用相对较少的药物已经消除了许多这些担忧。在这个新的"治疗时代",考虑因素包括成本和保险公司承保药物的意愿、基线贫血和利巴韦林耐受性的存在、药物-药物相互作用的可能性,以及慢性肾脏疾病的存在及其对药物排泄的影响。新疗法12周疗程的费用为8万~9万美元。所有320万美国慢性丙型肝炎病人的治疗显然会削减可用于其他方面医疗保健的资金。因此,一些保险公司正限制医保资金用于那些最需要治疗的晚期纤维化/肝硬化病人。在使用利巴韦林引起的溶血性贫血,如果考虑进行治疗,基线血红蛋白低于100~120g/L的病人必须仔细评估。在使用利巴韦林时,预计会有20~30g的血红蛋白下降;因此,如果病人本身基线血红蛋白就较低,那么可能会出现严重的贫血。虽然可以减少利巴韦林的剂量,以将贫血的危害降低,但减少剂量可能会导致较低的应答率。药物间的相互作用可以增加或降低血药浓度;因此,仔细关注其他药物的使用对于安全治疗慢性丙型肝炎至关重要(Kowdley et al,2014;Younossi et al,2015)。最后,慢性肾病可能导致药物/代谢物排泄减少,此时应减少剂量或考虑肾脏替代治疗(Lawitz et al,2013)。

在治疗方面,实验室检查需和所使用的药物同步跟进。服用利巴韦林的病人需要随访血红蛋白水平,因为可能会出现临床上显著的溶血性贫血。转氨酶的显著升高是不寻常的,但转氨酶通常在治疗4~6周后检查,最后,丙型肝炎病毒载量通常在治疗4周后复查。4周时可检测到的病毒血症可能标志着病人不适用于现有治疗方案,可能是停止治疗的原因之一。低水平的病毒血症应坚持完成治疗周期。

如果在治疗过程中出现无法检测到的病毒血症,则需在治疗结束后 3 个月常规检测病毒量。此时检测不到的病毒载量则符合 SVR。长期研究表明,这种反应是持久的,这种无法检测到的病毒载量状态将无限期地持续存在(Desmond et al,2006),除非病人因通过静脉吸毒或高危性行为而再次感染。对抗病毒治疗无反应的病人可能会从另一项使用不同药物的治疗试验中受益。

丙型肝炎病人的外科手术

在无肝硬化的丙型肝炎病人接受肝胆胰手术时,不需要采取特别的防治措施。术后失代偿的风险仅与晚期纤维化的存在有关,与丙型肝炎病毒本身的存在无关。如果病人在手术时碰巧正在接受抗病毒治疗,最好的做法是请肝病专家评估肝脏情况。在绝大多数情况下,接受手术不需要停止抗病毒治疗。显然,如果当前有更紧迫的临床问题,抗病毒治疗可以停止。停止抗病毒治疗几周,若要再次治疗可能需要从头开始。

乙型肝炎

流行病学

乙型肝炎病毒是一种 DNA 病毒,是全球慢性病毒性肝炎的头号病因,在某些年代有超过 20 亿人感染,超过 3.5 亿人长期感染(World Health Organization,2008)。世界上超过 45% 的人口生活在乙肝流行地区,特别是在亚洲和撒哈拉以南非洲(Mahoney,1999)。这些地区超过 8% 的人口乙肝表面抗原(hepatitis B surface antigen,HBsAg)呈阳性。北美大陆的患病率要低得多,影响的人口不到总人口的 2%。在美国,每年约有 73 000 例新病例发生,约有 125 万名病人慢性感染(McQuillan et al,1999)。然而,由于世界人口的流动性,出于专业、教育或个人原因,必须考虑从流行区来到美国的人群患急性或慢性乙型肝炎的可能性。移民可能会使这种疾病的流行率增加两倍之多。

传播

在美国,最常见的传播途径是经皮或经黏膜接触血液或体液(Gust,1996)。因此,通过性传播和非肠道接触占大多数病例。垂直传播在这个国家相对罕见,这是由于 HBsAg 阳性母亲的早期识别,以及在婴儿出生时接种乙肝免疫球蛋白和乙肝疫苗。由于未成熟的免疫系统不能根除乙型肝炎病毒血症,未能接种注射乙肝免疫球蛋白和乙肝疫苗常常会导致新生儿的慢性感染(Lok,2002)。

临床表现

急性乙型肝炎的临床表现多种多样,可从亚临床疾病到急性肝衰竭。随着病人年龄的增长,症状也更严重,包括全身不适、关节痛、黄疸和厌食。慢性乙型肝炎通常无症状,尽管可能会出现不明确的、非特异性的症状。将此种疲劳、关节痛和肌痛与其他全身性疾病区分开来可能较为困难。

诊断

诊断急性或慢性乙型肝炎的前提是存在 HBsAg。如果HBsAg 为阴性,则病人不能诊断为乙型肝炎。有时,由于病毒正在被根除,因此可以看到 HBsAg 阴性和乙肝表面抗体(hepatitis B surface antibody,HBsAb)阴性的急性乙型肝炎病人,这被称为"窗口期"。在这一阶段,只有免疫球蛋白 M 型乙肝核心抗体(immunoglobulin M hepatitis B core antibody,IgM HBcAb)存在,因此它在实验室作为急性肝炎的自费检测项目。慢性乙型肝炎只有在急性感染发病后 6 个月以上出现 HBsAg 时才能诊断。如果 HBsAg 阳性,则还需进一步通过 PCR 检测乙肝早期抗原(HBeAg)、乙肝早期抗体(HBeAb)和乙肝病毒 DNA 水平来评估是否存在乙肝病毒血症。同步检测转氨酶,这些测试指导是否需要抗病毒治疗。只有在怀疑有重度纤维化、存在终末期肝病并发症、低蛋白血症、凝血酶原时间延长或血小板减少的情况下,才需要进行影像学检查。超声检查是首选的影像学检查,但根据超声检查结果,也可以进行其他横断面影像检查。与丙型肝炎相似,乙型肝炎也有不同的基因型。目前已知存在八种不同的乙肝基因型,其中 A 型和 C 型在美国最常见。就筛查而言,无需常规进行基因型的检测;然而,基因型在预测抗病毒药物的反应方面具有一定临床价值。

自然史

急性乙型肝炎在 90% 的病例中有自限性。其余 10% 的HBsAg 持续性病例需要仔细评估和随访。在过去的十年里,慢性乙型肝炎的自然历史被重新认识。在此之前,病人要么是"慢性携带者",要么是"慢性乙型肝炎"。慢性乙型肝炎现在更多地被定义为从一种疾病状态缓慢演变到另一种疾病状态的一系列病理生理过程。围产期感染乙型肝炎的病人常有着高水平的乙肝病毒血症,而转氨酶却正常(Lok et al,1988)。这种情况可能会持续数十年,这一"免疫耐受"阶段的特点是没有或至多有轻微的肝脏损伤。目前的指南建议定期随访肝脏生化、乙肝血清学和病毒载量进行观察。HBeAg 到 HBeAb 的自发血清转换发生在 8% 到 12% 的病人中(Hoofnagle et al,1981)。乙型肝炎的加重可能伴随血清转换,转氨酶显著升高。这些病人中有许多(67%~80%)进入"非活动携带者状态",此时病毒复制缺失或复制水平较低,转氨酶正常,组织学仅有轻微损伤(Hoofnagle et al,1981)。然而,10%~30% 的 HBeAb 阳性病人继续存在转氨酶升高、病毒复制和组织损害(Davis et al,1984)。多达 20% 的 HBeAb 阳性病人可能回复到 HBeAg 阳性状态,同时伴有病毒载量和转氨酶升高(Davis et al,1984)。

治疗

对于急性乙型肝炎病人主要为支持治疗,其没有抗病毒治疗的适应证,因为 90% 的病例会自愈,而且有两项研究表明使用拉米夫定没有任何益处(Kumar et al,2007;Tassopoulus et al,1997)。针对慢性乙型肝炎的病例必须仔细评估,以便为适用于抗病毒治疗的病人制定相应的治疗方法。几个专业协会已经发布了抗病毒治疗的指南。所有已发表的指南中的关键主题包括:①如果转氨酶正常,则应仔细观察,即使能检测到病毒载量;②如果转氨酶升高或存在严重的组织学损害,则考虑治疗;③考虑对所有慢性乙型肝炎肝硬化病人进行治疗。治疗以使用核苷/核苷酸类似物或聚乙二醇干扰素(pegylated interferon,PEG IFN)为中心。核苷/核苷酸类似物相对无毒,易于服用,尽管在血清转换发生之前可能需要多年的治疗。恩替卡韦、替诺福韦和替比夫定是有效的乙型肝炎病毒复制抑制剂,其中替比夫定有乙肝病毒高耐药率(Lok et al,2009)。拉米夫定是十多年前的主要治疗方法,现由于高度的耐药性而不作为一线治疗。聚乙二醇干扰素标准的治疗时间为 48 周;然而,每周皮下注射和明显的副作用使其在许多临床医生中不那么受欢迎。核苷/核苷酸类似物在大约 80% 的病例中导致病毒复制被根除,在多达 22% 的病人中 HBeAg 血清转换,而聚乙二醇干扰素在多达 34% 的病例中导致 HBeAg 血清转换(Lok et al,2009)。

慢性乙型肝炎病人的外科手术

慢性乙型肝炎病人进行外科手术不需要特别的预防措施,除非病人存在肝硬化。否则,手术可以如期进行。如果病人正在接受抗病毒治疗,停用抗病毒药物可能会导致乙型肝炎病毒 DNA 复制反弹,导致急性肝炎,并有可能导致肝衰竭。因此,在与肝病专家讨论该病例做出决定前,不应贸然停止使用抗病毒药物。如果开始免疫抑制治疗或化疗,任何未服用抗病毒药物的 HBsAg 阳性病人都应考虑接受预防性抗病毒治疗(Lok et al,2009)。在没有病毒复制证据的病人中,可出现肝炎暴发,甚至导致肝脏失代偿和死亡(Yeo et al,2006)。

非酒精性脂肪性肝炎

流行病学

非酒精性脂肪性肝炎(nonalcoholic steatohepatitis,NASH)(见第 71 章)正在慢慢成为世界上最常见的肝病。非酒精性脂肪性肝病(nonalcoholic fatty liver disease,NAFLD)在北美人口中的患病率为 3% ~ 23%(Clark et al,2002;McCullough,2005)。脂肪肝的流行与全球范围内体重的增加是平行的。近 75% 的肥胖或 2 型糖尿病病人患有 NAFLD(McCullough,2005),大约 20% 的肥胖病人患有 NASH(Wanless et al,1990)。在过去的 25 年里,美国人口出现的体重进一步增加提示 NASH 的患病率将在下降之前继续上升。

临床表现

病人通常没有任何症状。在常规体检和健康筛查中,经常出现转氨酶异常。没有其他原因可解释的右上腹腹胀或疼痛是最常见的主诉。病人通常有多种代谢综合征的特征,包括高脂血症、高血糖/糖尿病和高血压。所有这些问题似乎都与胰岛素抵抗有关(Grundy et al,2004)。

诊断

NAFLD 需要通过组织学检查来确诊。然而,这并不意味着在所有情况下都能进行活体组织学检查。排除其他原因和其他慢性肝病,肥胖病人转氨酶升高则可以考虑诊断为 NASH。酒精性脂肪性肝炎是首要考虑排除的因素,尽管这可能会受到病人病史的可信度和家属是否意识的饮酒摄入。如果没有大量饮酒,则需进行病毒性肝炎血清学、自身免疫性血清学、铁代谢、铜蓝蛋白水平等检查。如果这些检查是阴性/正常的,下一步需行肝脏的影像学检查,超声成像或者横断面成像检查。只

有当超过 30% 的肝实质被脂肪浸润时,才能通过影像学手段检出(Saadeh et al,2002)。如果检测到脂肪浸润,不一定要做肝脏活检。如果存在其他肝病的问题,例如,自身免疫性血清学或铁含量轻度升高,或者如果存在中度到重度肝脏纤维化,许多肝脏专科医生会推荐进行肝组织活检。肝脏活检可以用来排除其他肝病,也可以作为一种分期纤维化组织数量的手段。后者被视为对病人制定专门的减肥计划的"激励目标"。NASH 病人的活检显示肝脏脂肪和炎症浸润,其难与酒精性脂肪性肝炎区分。

自然史

肝脏脂肪变性在组织学上有轻微的炎性改变或没有炎性改变。NASH 与坏死性炎症改变有关。伴有或不伴有炎症的脂肪变性可进展为纤维化和肝硬化;然而,仅有脂肪变性的病人发生纤维化进展的风险可以忽略不计(Vernon et al,2011)。自然史研究数量相对较少,原因是数量较少,长期随访有限。然而,在 15% 到 20% 的病例中,NASH 进展为肝硬化(Edmison et al,2007)。晚期纤维化病人的进展明显更快,尽管只有 30% 的病人在 5 年内会有纤维化进展(Fassio et al,2004)。

治疗

虽然进行了多项药物治疗试验,但 NASH 的主流治疗仍然是减重(Hickman et al,2004)。减少饮食摄入量,最好辅以锻炼计划,将使体重减轻,肝脏脂肪减少,转氨酶降低。对于大多数病人来说,在一年中减掉目前体重的 10% ~ 15% 是一个合理和可以实现的目标。然而,减肥手术及快速、高频的减重是无害的,并会有一定的肝脏组织学改善(Kral et al,2004)。

NASH 的药物治疗已经诞生了多个药物试验。噻唑烷二酮类药物与转氨酶的改善和组织学脂肪的减少有关(Sanyal et al,2010)。然而,体重增加是一种潜在的副作用;因此,仅仅使用这类药物来改善 NASH 并不是合适的。如果病人患有糖尿病并伴有 NASH,可以考虑使用吡格列酮或罗格列酮。维生素 E 与改善肝脏检查和降低肝脏组织学炎症有关(Aithal et al,2008)。其他药物,如甜菜碱、二甲双胍和己酮可可碱,已经用于小规模试验,但没有显著改善。因此,减重和锻炼仍然是 NASH 治疗的基础。

非酒精性脂肪性肝炎病人的外科手术

在无肝硬化的情况下,对 NASH 病人进行外科手术通常不需要采取特别的预防措施。然而,脂肪肝病人的大范围肝切除与术后失代偿性肝病相关(Kooby et al,2003;Parikh et al,2003)(见第 100 章),因此对考虑肝切除的病人需仔细评估且必须考虑到所有危险因素。肝脏活检可提供相关基本的肝脏组织学情况、脂肪浸润和纤维化程度以及发现其他可能导致术后肝功能失代偿的原因等必要信息。

自身免疫性肝炎

流行病学

自身免疫性肝炎是一种慢性的、通常是进行性的肝病,在北欧人中的发病率为 1.9/10 万(Boberg et al,1998),在美国为

1/20万(Manns et al,1998)。虽然其是一种通常多见于中年妇女的疾病,但所有年龄段的人都可能受其影响,包括年轻人和老年人。女性比男性更容易发病。病人通常合并自身免疫性疾病;因此,了解病人是否有甲状腺疾病、类风湿性关节炎或牛皮癣等病史,提高肝脏生化指标异常升高的病人诊断为自身免疫性肝炎的准确性(Abdo et al,2004)。

临床表现

病人的临床表现多种多样,可以从相对无症状的转氨酶升高到肝硬化,再到急性肝衰竭。在肝硬化、肝衰竭前往往出现非特异性的疲劳或历经不同时长的不适感。多达40%的病人有全身症状和急性疾病,可能伴有发烧、关节痛、肌痛和皮疹。这些症状出现后8周内可能发展为潜在致死或需要肝移植的急性肝衰竭并伴有肝性脑病。自身免疫性肝炎占全美肝移植手术的5%~6%。

诊断学

没有单一的检测手段能发现或确诊自身免疫性肝炎。必须排除急性和慢性肝病的其他原因方可诊断。因此,需根据病史、血清学、放射学和组织学资料,进一步检查病毒血清学(病毒性肝炎)、铁代谢检查(遗传性血色素沉着症)、血清铜蓝蛋白(威尔逊病)、α1-抗胰蛋白酶水平和表型、药物肝毒性、酒精性肝病和非酒精性脂肪性肝炎等。特别是自身免疫血清检查中滴度大于1:80时有助于诊断自身免疫性肝炎。抗核抗体和抗平滑肌抗体经常被检出,然而,这两种抗体阴性却并不能排除自身免疫性肝炎。在美国,抗肝/肾微粒体抗体的检出少见(<5%的病例)。其他自身免疫性血清指标甚至更为罕见,故而在临床实践中不会进行常规检查。

组织学特征是诊断自身免疫性肝炎的基础,然而,即使没有典型的组织学表现,根据血清学和临床表现也可作出诊断。特征性的组织学表现包括以前称为"碎片状坏死"的界面性肝炎和门静脉浆细胞浸润。然而,其他肝病,如肝豆状核变性、慢性丙型肝炎和药物所致的肝损害也可以有类似的组织学特征。因此,本章节概述的关于仔细评估和鉴别其他急慢性肝病的要点应牢记于心。此外,若出现其他自身免疫性肝病的组织学特征,如原发性胆汁性肝硬化,可能提示重叠综合征的存在,也同时合并存在这两种疾病的血清学和组织学特征。

自然史

未经治疗的自身免疫性肝炎是一种进展性疾病,40%的未经治疗干预的病人会死亡。而在幸存病人中,有40%进展为肝硬化,并存在终末期肝病的潜在表现,包括腹水、门静脉高压和肝性脑病。不出所料,在首次肝脏活检中就发现严重的组织学损伤是一个不良的预后因素。虽然转氨酶升高并不总是与其他肝病的肝损伤程度或预后相关,但持续的转氨酶升高超过正常上限10倍与较高的早期死亡率相关。实验室和组织学检查结果较轻的病人病情也进展缓慢;然而,仍有大约50%的病人在15年内发展为肝硬化(Chaaja et al,2002)。因此,早期诊断和治疗是延长生存时间的关键。

治疗

治疗的指征必须依据个体化情况,明显严重的病例应立即开始治疗。有明显组织学损伤特征和转氨酶高于正常上限10倍以上的病人应予以治疗。低转氨酶升高合并桥接坏死或小叶坏死也应治疗。对于没有上述发现的病人,应该充分权衡治疗的潜在风险和收益;然而,由于疾病的进展性,大多数有经验的肝病专家常规对转氨酶升高的病人进行治疗,即使仅有轻微的组织学改变。

免疫抑制治疗是控制这种进展性疾病的关键。虽然治疗方案因各中心和临床医生不同而不同,但以皮质类固醇为基础的治疗最为常见。口服泼尼松,每天30~60mg,是最常见的起始剂量,即使病人合并有如糖尿病等潜在受影响的其他疾病。由于长期大剂量皮质类固醇治疗带来的副作用,视情况可在不同的时间内减少使用剂量,减量服用时间可以持续几周到几个月不等。但由于随着皮质类固醇使用剂量的减少,可能会出现自身免疫性肝炎暴发,故大多数病人在开始治疗时就使用皮质类固醇联合使用硫唑嘌呤,剂量为每天50mg,或在皮质类固醇开始治疗后的2~3个月内加用硫唑嘌呤(Chuaja et al,2002)。硫唑嘌呤通常在使用4~8周后起效,因此许多临床医生开始治疗时就直接使用泼尼松联合硫唑嘌呤,而不是2~3个月后再加用。90%的成年人在开始治疗后的2周内,实验室指标和症状有明显改善;然而,少有病例能在12个月内获得病情缓解。因此,硫唑嘌呤在皮质类固醇逐渐减量后应继续使用。随着皮质类固醇的逐渐减量,只要转氨酶升高都可以考虑增加硫唑嘌呤的剂量来改善,但与皮质类固醇相关的长期副作用相比,增加硫唑嘌呤并非最理想的选择。因此,在增加硫唑嘌呤的剂量时,最大剂量不超过2mg/(kg·d),如果自身免疫性肝炎在类固醇减量期间暴发,则应常规使用硫唑嘌呤。

根据组织学损伤的严重程度,大多数临床医生继续使用硫唑嘌呤至少1~2年。即使转氨酶正常,仍有相当数量的病人会在接受免疫抑制治疗的情况下出现持续的界面性肝炎。因此,尝试停止免疫抑制治疗之前,都应该采取肝脏活检评估当前治疗方案的组织学反应。一般来说,越严重的组织学损伤需要越长的时间才能修复,并且修复速度落后于生化指标的改善。许多临床医生认为自身免疫性肝炎是一种"慢性"疾病,最终都将不可避免地引发治疗;然而,一些病人进入缓解期,可以在没有组织学进展的情况下停止治疗。停止治疗的病人应该每年至少进行两次肝脏生化检查,因为自身免疫性肝炎可能在没有症状的情况下出现复发。重启免疫抑制治疗能使大多数复发病人在两年内得到改善,并且应无限期地使用硫唑嘌呤免疫抑制治疗,在某些情况下基于肝脏生化指标的异常,必要时还应加用泼尼松(Chaaja et al,2002)。

长期使用皮质类固醇治疗的并发症是众所周知的,在此无需赘述。然而,与硫唑嘌呤相关的短期和长期影响却不太为人所熟知,在此值得指出骨髓抑制,伴有贫血、白细胞减少和血小板减少,是最常见的实验室指标异常。症状上,恶心、呕吐和腹痛可能会使病人因为不耐受而导致停止治疗。急性胰腺炎和肝毒性均较罕见,通常以肝窦梗阻综合征或胆汁淤积为特征,这两种症状通常停药后可缓解。从长远来看,使用硫唑嘌呤可能会导致恶性肿瘤,常见为淋巴瘤或白血病(Kandiel et al,2005)。然而,一项长达20年对自身免疫性肝炎病人进行系列随访的研究中却未见恶性肿瘤的发生(Johnson et al,1995)。

使用硫唑嘌呤的病人禁止使用别嘌呤醇。别嘌呤醇抑制黄嘌呤氧化酶，黄嘌呤氧化酶是分解硫唑嘌呤所必需的酶。如果这种酶被抑制，硫唑嘌呤的半衰期会延长，而且其骨髓毒性会造成严重的骨髓抑制。其他药物已经用于治疗自身免疫性肝炎，但其使用经验也只是口口相传。霉酚酸酯是另一种用于实体器官移植受者的淋巴细胞抑制剂，虽然目前使用经验有限，在副作用无法耐受的情况下可以替代硫唑嘌呤，具有类似的疗效。

自身免疫性肝炎病人的外科手术

对于需要手术的自身免疫性肝炎病人，不需要采取特别的预防措施。有急性肝衰竭或肝硬化症状的急性自身免疫性肝炎病人显然为高危病人；然而，在这种情况下的手术指征可能仅限于危及生命的急诊手术（见第77章），而且必须仔细权衡手术的所有风险和获益。在控制良好的自身免疫性肝炎维持免疫抑制治疗的病人中，只要病人坚持用药，肝脏失代偿和/或疾病发作的风险很小。如果病人正在使用皮质类固醇或最近已逐渐停用，则应考虑皮质类固醇的应激剂量。如果病人术前接受硫唑嘌呤单一治疗，术后应尽快重新开始给药。若病人肠道动力长期缺失，则应该请肝病专家讨论是否需要改用静脉注射类固醇来维持。通常情况下，暂停几天的免疫抑制治疗不会导致疾病发作，因此需要仔细考虑停用皮质类固醇相关的潜在风险和益处。除紧急或危及生命的事件需要手术干预的情况外，晚期肝硬化病人通常不适合手术。

总结

由于肥胖和 NAFLD 的流行，越来越多的慢性肝病病人正在接受非肝脏和非移植手术。肝病，特别是严重的纤维化或肝硬化，是围手术期发病率和死亡率的重要危险因素。任何临床上明显的肝功能障碍迹象都应该引起关注，特别是对于腹部手术（见第77章）。虽然在风险量化方面没有绝对的共识，但显然肝病病人的围手术期风险随着肝功能障碍的严重程度而增加（The et al，2007）。可以使用 Child-Turcotte-Pugh（CTP）评分或终末期肝病模型（model for end-stage liver disease，MELD）来量化这些病人的围手术期风险（del Olmo et al，2003；Muilenburg et al，2009；The et al，2007）（见第3章）。MELD 评分可以比 CTP 在更精细的程度上区分风险并已发展成为 30 天和 90 天手术死亡率的最佳预测因子（The et al，2007）。此外，MELD 评分大于 10~15 分的病人，其围手术期死亡风险大大增加（Costa et al，2009；Morisaki et al，2010；Northup et al，2005；Telem et al，2009；The et al，2007）。基于 MELD 的变体在更精确地预测手术风险方面也有用处（Telem et al，2009；Costa et al，2009）（见第3章）。

最终，在制定手术计划时，必须考虑手术适应证，即择期手术或急诊手术，以及病人估计的肝病手术风险。这些因素应明显影响病人及其家属对外科手术的知情同意。在条件允许的情况下，病人应该转至专门的肝病中心，通过多学科团队的方法进行术前优化治疗。

（陈实 译　刘景丰 审）

第71章

肝脂肪变性、脂肪性肝炎和化疗相关的肝损伤

Srinevas K. Reddy, David A. Geller

概述

脂肪性肝病(fatty liver disease,FLD)包括肝脂肪变性或脂肪性肝炎伴或不伴肝纤维化,肝窦损伤(sinusoidal injury,SI)是肝胆外科前沿的新挑战。由于代谢综合征(高血压、糖尿病、肥胖症和血脂异常)的高患病率,许多因良性或恶性指征而考虑肝切除的病人患有非酒精性脂肪肝(nonalcoholic fatty liver disease,NAFLD)。NAFLD 的流行与代谢综合征相平行,是西半球最常见的慢性肝病。据估计,到 2050 年,NAFLD 将成为美国最常见的肝细胞癌(hepatocellular carcinoma,HCC)的病因和肝移植的指征。由于初始可切除的直肠癌肝转移围手术期化疗和初始不可切除的直肠癌肝转移(colorectal cancer liver metastases,CRCLM)的"转化"化疗有潜在的生存获益,故在肝切除术中,存在 FLD 和 SI 的背景将更常见。了解肝损伤的背景对术后结局的影响是提高肝切除术安全性的关键。

脂肪肝与肝窦损伤的组织病理学研究

脂肪肝

NAFLD 包括非酒精性脂肪肝(nonalcoholic fatty liver, NAFL),也称为"单纯性脂肪变性"和非酒精性脂肪性肝炎(nonalcoholic steatohepatitis,NASH)。肉眼观,脂肪肝的特征是肝脏肿大、黄色外观和圆钝边缘(图 71.1A)。肝脂肪变性的定义为经组织学或放射学检查证实至少 5% 的肝细胞存在异常的大泡或小泡性甘油三酯积聚(Aly & Kleiner, 2011;Chalasani et al,2012;Sanyal et al,2011)。NAFL 传统上被认为是一种良性疾病,进展为 NASH 和脂肪性纤维化的可能性很低(Chalasani et al,2012;Paredes et al,2012;Pascale et al,2010)。然而,最近的研究对于 NAFL 和 NASH 是属于一类 FLD(即从脂肪变性到脂肪性肝炎的进展)还是不同的疾病(McPherson et al,2015;Pais et al,2013;Yilmaz,2012)尚存在的争议。此外,最近的一项荟萃分析显示,虽然 NASH 病人发病更为迅速,但 NAFL 病人,包括那些炎症成分不足以诊断非酒精性脂肪肝的病人,也可能发生纤维化进展(McPherson et al,2015;Singh et al,2015)。

NASH 包括以肝脂肪变性、小叶炎症和肝细胞气球样变伴或不伴肝纤维化为特征的损伤模式(图 71.2A)。在成人中,最初的损伤通常发生在肝腺泡的静脉周围(3 区),这是氧合最少、最容易发生自由基介导的损伤。这与其他慢性肝病形成鲜明对比,其可在病程早期观察到明显的门管区炎症(见第 76 章)。然而,随着疾病的恶化,损伤可能扩展到所有区域。气球样变损伤即肝细胞增大,细胞质不规则地聚集在有或没有残留脂肪滴的清晰、无囊泡区域(Aly & Kleiner, 2011;Brunt,2011;Chalasani et al,2012;Kleiner & Brunt,2012;Sanyal et al,2011;Yeh & Brunt,2014),这是诊断 NASH 的一个必要条件。交界性脂肪性肝炎包括这些特征中的一部分,但不全是(Kleiner & Brunt,2012)。评估 NASH 最常用的标准化方法是 NASH 临床研究网络病理委员会开发的一个经过验证的组织学评分系统。NAFLD 活性评分(NAS)包括脂肪性肝炎的潜在可逆特征,如脂肪变性(0~3 分)、小叶内炎症(0~3 分)和肝细胞气球样变(0~2

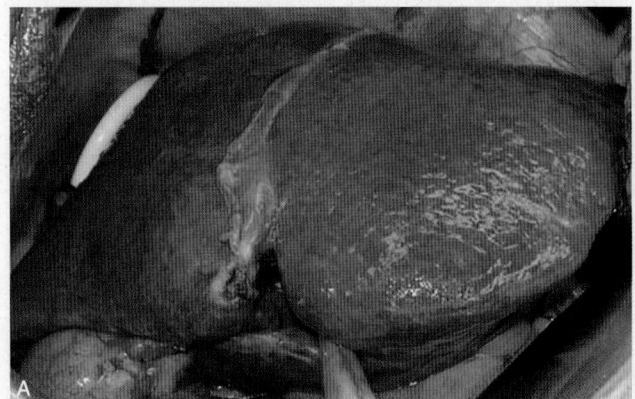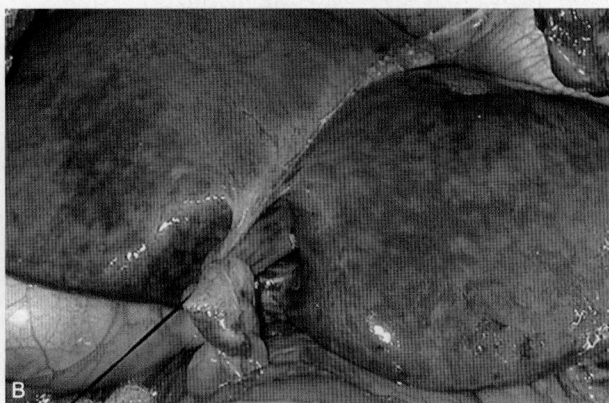

图 71.1 (A)脂肪肝病人的术中大体照片。肝脏肿大,黄色外观,圆钝边缘。(B)肝窦阻塞综合征病人的术中照片,蓝色斑驳的外观 (Courtesy Michael Choti,MD.)

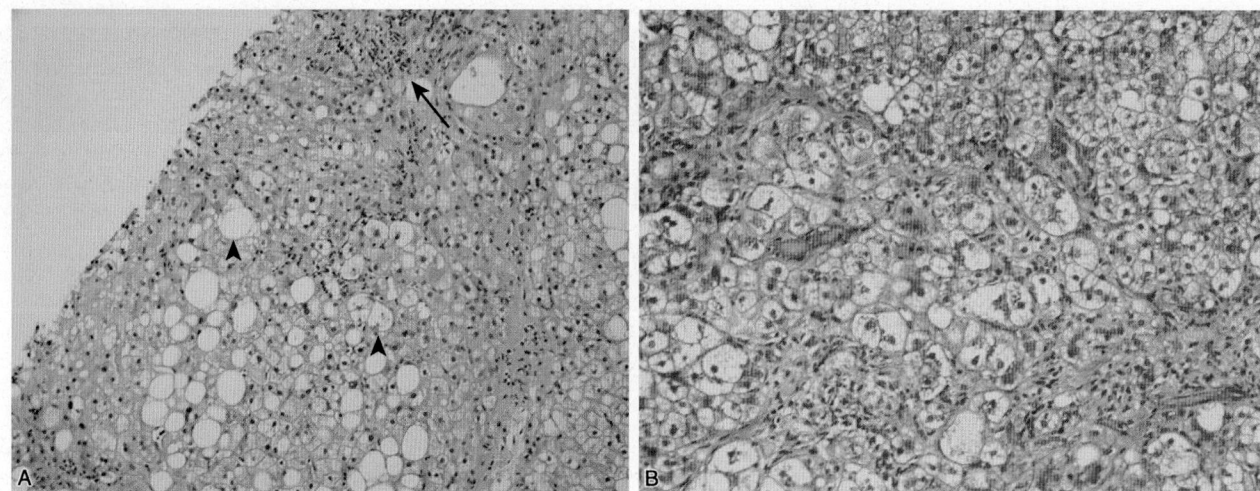

图 71.2 （A）脂肪性肝炎伴中度脂肪变性、小叶内炎症（长箭头），肝细胞气球样变性（无尾箭头）；苏木精和伊红染色，×200。（B）脂肪性肝炎伴肝细胞气球变性（整个标本）和三色染色显示细胞周纤维化；Mason 三色染色，×200（Courtesy Schuyler O. Sanderson, MD.）

分）。NAS 总分达到五分及以上时与脂肪性肝炎的诊断具有相关性（Kleiner et al,2005）。但重要的是，NASH 的诊断应该基于公认的肝损伤模式，而不是简单的数字评分。最近的研究表明，在经富有经验的肝胆病理学家诊断为脂肪性肝炎的病人中，使用特定的 NAS 阈值漏诊率达到 40%～45%，且 NAS 阈值与肝脏相关死亡率并无关系（Brunt et al,2011；Younossi et al,2011）。

肝纤维化和肝硬化通常与 NASH 有关。NASH 所致肝纤维化的早期特征包括可以分隔一个或多个肝细胞（图 71.2B）的纤细胶原纤维和窦周"鸡丝样"纤维化。在更晚期，可能会发生门静脉周围纤维化，并可能进展为桥接性纤维化（Kleiner & Brunt,2012）。20%～30% 的 NASH 病人被诊断为晚期纤维化，这其中有 10%～15% 的病人患有肝硬化。此外，高龄和较大体重指数（body mass index,BMI）作为诊断肝纤维化的危险因素，其 25%～37% 的病人在连续活组织检查中可发现纤维化进展（Cohen et al,2011；Page & Harrison,2009；Pascale et al,2010；Starley et al,2010）。重要的是，随着晚期纤维化或肝硬化的发展，NASH 会失去其组织学特征，这被称为耗竭型 NASH（Hashimoto et al,2009；Page & Harrison,2009；Yoshioka et al,2004）鉴于在几项研究中观察到的非酒精性脂肪肝病人和隐源性肝硬化

病人代谢症候群的相似性，人们普遍认为，多达 50%～70% 的经传统诊断的隐源性肝硬化最终可追溯到 NASH（Caldwell & Crespo,2004；Chalasani et al,2012；Gambino et al,2011；Goodman,2014；Page & Harrison,2009；Pascale et al,010；Siegel & Zhu,2009）。

重要的是，FLD 有许多病因可协同增强肝损伤。潜在的危险因素包括饮酒、代谢综合征、遗传性疾病和药物性肝损伤，特别是化疗。目前没有可靠一致的组织学标准来区分 FLD 的病因（Tannapfel et al,2011；Volzke,2012）。为了纳入临床试验和队列研究，用于定义 FLD 非酒精性的饮酒阈值被设定为男性和女性每周分别少于 21 杯和 14 杯（Sanyal et al,2011）。然而，由于病人经常遭受多种损伤，FLD 应被视为一种伴有多种协同增加肝损伤非排斥性原因的组织病理学损伤（Volzke,2012）。

肝窦损伤

化疗后的肝窦损伤有一个公认的组织学模型，最初是在骨髓移植受者中观察到的。严重肝窦损伤的肝脏肉眼观可见蓝色斑驳外观（图 71.1B）。肝窦内皮细胞的损伤可导致内膜下增厚、红细胞外渗到内皮下间隙和肝细胞板破裂（Chun et al,2009；McWhirter et al,2013；Rubbia-Brandt et al,2010）（图 71.3A）。淤

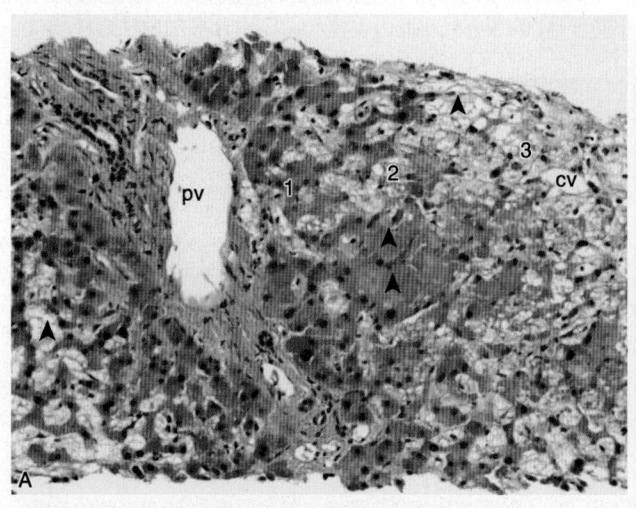
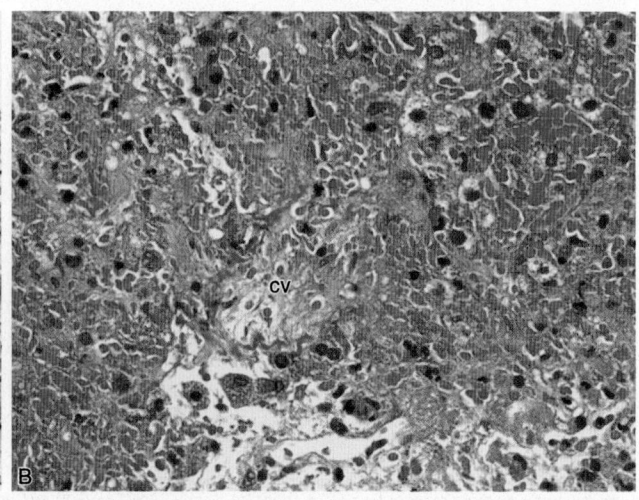

图 71.3 （A）肝窦阻塞综合征影响肝脏所有区域（编号），3 区大量肝细胞消失。注意广泛的肝血窦淤血和扩张（箭头）。（B）重度肝窦阻塞综合征伴中央静脉（cv）闭塞，无肝细胞存活。苏木精伊红染色，×200。pv,门静脉（Courtesy Schuyler O. Sanderson, MD.）

血阻塞静脉外流所致的肝血窦扩张和细胞外胶原沉积,可导致窦周纤维化。后期,这种损伤会破坏中央静脉,导致窦性阻塞综合征(Chun et al,2009)(图 71.3B)。因此,窦周纤维化、肝窦毛细血管化、肝细胞萎缩和肝板破裂、小叶中央坏死及结节再生性增生都可以在初始 SI 后观察到(Nalbantoglu et al,2014)。结节再生性增生的特征是正常肝实质弥漫性转化为再生小结节,这些结节压迫周围的肝实质,并可导致门静脉高压(Rubbia-Brandt et al,2010)。SI 及相关病变分为轻度(小叶中央区损伤局限于小叶三分之一)、中度(小叶中心区损伤扩展至小叶三分之二)和重度(小叶完全累及或累及邻近小叶并伴桥接淤血)(Rubbia-Brandt et al,2010)。

脂肪肝流行病学

NAFLD 是发达国家最常见的慢性肝病,多伴有代谢综合征。根据所研究的特定人群,经超声波检测的 NAFLD 患病率在 17%~46%(Lazo et al,2013;Koehler et al,2012;Vernon,2011)。在肝炎病毒血清学标记阴性的情况下,NASH 影响了 5%~7% 的美国人,且 30%~40% 的病人存在转氨酶升高(Starley et al,2010)。在布鲁克陆军医学中心对中年人(多数为白人)进行的一项研究中,经超声检测的 FLD 患病率为 46%,而经组织学证实 NASH 占 12.2%(Williams et al,2011)。利用核磁共振(magnetic resonance,MR)波谱技术,在达拉斯心脏病研究的 2 287 名参与者中 NAFLD 的患病率为 31%,并具有明显的种族差异(西班牙裔 45%,白人 33%,黑人 24%)(Browning et al,2004)。以下疾病在美国很普遍:肥胖,占 36%(Geiss et al,2014;May et al,2013;Ogden et al,2014);糖尿病,占 8%~10%,(Geiss et al,2014;Selvin et al,2014);代谢综合征,占 23%(Beltran-Sanchez et al,2013)。以上任何一种健康问题的病人,其患 NAFLD 的比例均超过 50%(Assy et al,2000;Beymer et al,2003;Leite et al,2009;Smits et al,2013;Vernon et al,2011;Williams et al,2011;Williamson et al,2011)。特别的是,糖尿病不仅与 NAFLD 有关,而且还与 NASH 和晚期纤维化的严重表现有关(El-Serag et al,2004;Loomba et al,2012)。在接受肝活检的糖尿病 NAFLD 病人中,NASH、相关性纤维化和晚期纤维化的发生率分别为 63%~87%、22%~60%、4%~9%(Doycheva et al,2013;Williams et al,2013)。种族是 NAFLD 的一个关键危险因素,西班牙裔发病率最高,其次是白人和黑人(Paredes et al,2012;Younossi et al,2012)。尽管肥胖病人的患病率较高,但 7%~15% 的精瘦病人也患有 NAFLD,并且与西班牙裔、糖尿病和高血压相关(Nishioji et al,2015;Younossi et al,2012)。重要的是,在 5%~18% 的病例中,可发现 NASH 与其他慢性肝病同时存在(Bedossa et al,2007;Brunt et al,2003;Patel & Harrison,2012;Sanyal et al,2003)。NASH 可能与 HCV 协同作用,促进晚期纤维化(Younossi et al,2004)。

由于 NASH 患病的兴起,其在美国逐渐成为肝脏移植的指征(见第 112 章)。根据对移植受者科学登记的分析,NASH 是美国第三常见的肝移植指征,也是唯一发病率增加的常见指征(Charlton et al,2011)。2004—2013 年间,新的患有 NASH 等待登记者名单增加了 170%,比任何其他疾病病因增加都多。NASH 是美国等待肝移植的成年人中肝病的第二大病因(Wong et al,2014)。对器官共享联合网络数据库的分析表明,NASH 是 65 岁及以上病人肝移植最常见的非恶性指征(Kemmer et al,2013)。NASH 也是美国 HCC 病人肝移植增长最快的指征,从 2002 年到 2012 年增加了四倍(Wong et al,2014)。由于这些趋势,到 2025 年,NASH 将成为美国最常见的肝移植指征(Charlton et al,2011)。

诊断

诊断 FLD 和 SI 的金标准是具有可变精度的无创性评估,而不是组织病理学评估。常规转氨酶检测并不敏感,因为 80% 的 NAFLD 病人转氨酶水平正常(Dyson et al,2013;Fracanzani et al,2008;Williams et al,2011)。脂肪肝的超声特征包括肝脏肿大及肝实质回声弥漫性增强,后者是由于细胞内脂肪积聚和血管钝化引起的。(Arienti et al,2012;Lee & Park,2014;Paredes et al,2012)。在超过 30% 的病例中,超声是检测脂肪变性的最佳方法(Arienti et al,2012),灵敏度为 82%~100%,特异度高达 98%(Lee & Park,2014)。然而,超声在检测轻度脂肪变性方面并不精准,灵敏度仅为 53%~67%,特异度仅为 77%~93%(Lee & Park,2014)。超声的主要局限是观察者间和观察者内的变异度(Lee & Park,2014)以及无法区分单纯性肝脂肪变性和 NASH(Stickel & Hellerbrand,2010)。在计算机断层扫描(computed tomography,CT)上,肝脏脂肪变性呈低密度,比脾脏更暗(见第 18 章)。这是基于脂肪的密度远低于软组织这一事实(图 71.4)。与超声相似的是,CT 在诊断中重度脂肪变性(>30%)方面十分出色,但在诊断轻度脂肪变性方面效果较差(Lee & Park,2014)。采用静脉造影,CT 检测肝脏脂肪变性的灵敏度为 50%~86%,特异度为 75%~87%,大于30%(Grandison & Angulo,2012;Paredes et al,2012;Tobari et al,2009)。另一方面,磁共振成像(magnetic resonance imaging,MRI)在检测脂肪变性方面更为敏感,可降至 3% 脂肪变性水平(Paredes et al,2012)(见第 19 章)。MRI 对 5% 及以上脂肪变性的灵敏度为 77%~90%,特异度为 87%~91%。MR 还能够通过比较肝脏外观与"同相"和"反相"序列的差异,以客观、可重复的方式评估脂肪变性(Lee & Park,2014)(图 71.5)。较新的超声或磁共振弹性成像技术可以通过评估肝脏硬度来提供准确的肝纤维化程度(Lee & Park,2014)。初步研究表明,钆酸增强 MRI 可以区分 NASH 的成分,包括小叶内炎症、肝细胞气球样变和单纯性脂肪变性引起的窦周纤维化。与单纯脂肪变性相比,这些条件下的相对增强作用较小(Bastati et al,2014)。在接受 CRCLM 化疗的病人中,吲哚菁绿清除率与 SI 或脂肪性肝炎的严重程度无关(Wakiya et al,2014)。

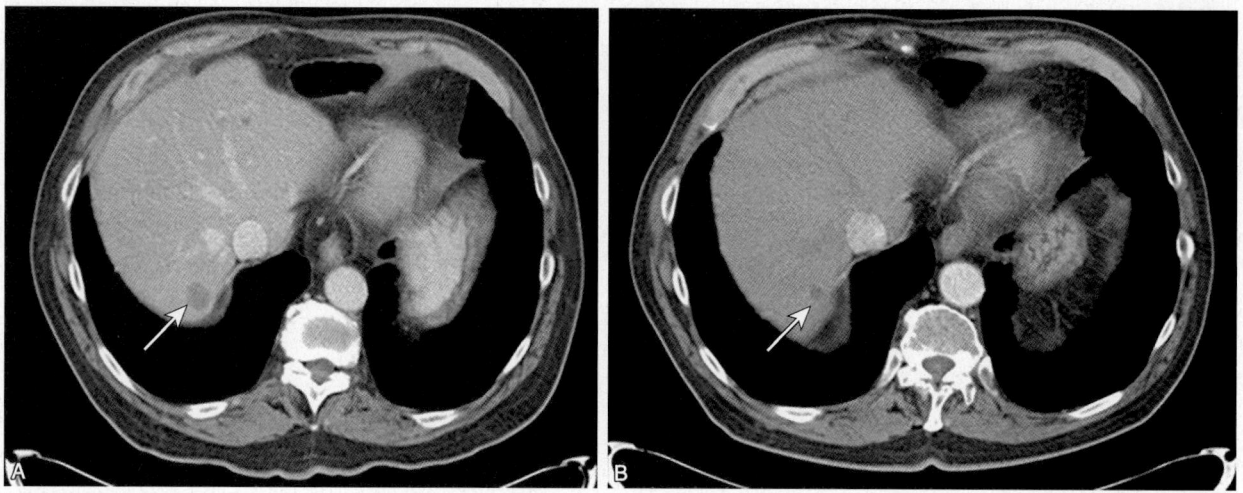

图71.4　术前 8 个周期的 FOLFIRI（亚叶酸、5-氟尿嘧啶和伊立替康）对结直肠癌肝转移的影响。肝转移瘤化疗后的 CT 图像（B）（箭头）显示较化疗前（A）缩小了。化疗后 CT 扫描中肝脏（脂肪性肝炎）密度相对增加是由于化疗相关性肝损伤所致

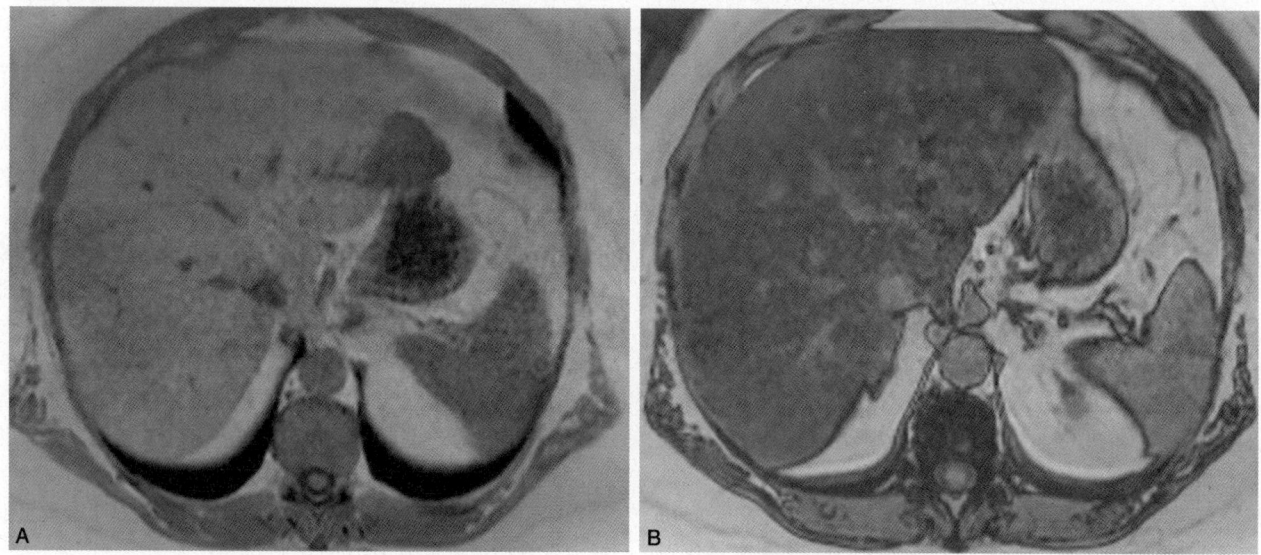

图71.5　脂肪肝的磁共振成像。比较同相（A）图像和反相（B）图像可发现信号的衰减

非酒精性脂肪性肝炎与肝细胞癌

　　HCC 发病率和 NAFLD 患病率的相继增加，表明大部分 HCC 是由 NASH 肝细胞损伤引起的（见第 89 章）。在美国，HCC 是男性及女性癌症相关死亡数增长最快的原因（Mittal & El-Serag，2013）。在 1900—1959 年出生的人群中，肝癌发病率均有所增加（El-Serag & Kanwal，2014）。比较前瞻性队列研究表明，NASH 肝硬化病人的肝细胞癌发生率低于丙型肝炎病毒（hepatitis C virus，HCV）或乙型肝炎病毒（hepatitis B virus，HBV）相关的肝硬化病人（Ascha et al，2010；Berman et al，2011；Hashimoto & Tokushige，2011；Sanyal et al，2006）（见第 70 章）。尽管比值比较低，但 NAFLD 的总体患病率更高，意味着 FLD 在人群水平上对肝癌的影响更大（Vanni & Bugianesi，2014）。根据 SEER 数据库对 68 岁及以上 HCC 病人的研究表明，糖尿病和肥胖的人群归因分值为 36.6%，高于酒精（23.5%）、HCV（22.4%）和 HBV（6.3%）（Welzel et al，2013）。假设在美国大

约 9 000 万 NAFLD 病人中，只有 10% 患有 NASH，其中只有 25% 会发展为肝硬化，只有 25% 会发展为肝癌。在美国，仅因为 NAFLD，就有 200 000~500 000 名参与者面临肝癌风险（Siegel & Zhu，2009）。15%~50% 的肝癌发生于隐匿性肝硬化（Page & Harrison，2009）。鉴于肥胖和糖尿病与 NASH 肝硬化和隐源性肝硬化之间的相似关联，NASH 可能是大多数 HCC 发生隐匿性肝硬化的原因（Bugianesi et al，2002；Page & Harrison，2009）。在 NASH 背景下 HCC 的危险因素包括高龄、晚期纤维化、糖尿病、肥胖以及含 patatin 样磷脂酶域 3 的 rs738409 单核苷酸多态性，该结构域编码脂联素，是一种介导肝细胞甘油三酯脂解的甘油三酯脂酶（Ekstedt et al，2015；Liu et al，2014；Singal et al，2014；Shaker et al，2014；Starley et al，2010）。在先前未接受过治疗的 NASH 病人中，内脏脂肪堆积和年龄增长也被证实是在肝细胞癌射频消融术后癌症复发的危险因素（Ohki et al，2009）。

　　对伴有代谢综合征和未进行 NASH 的肝脏组织学检查的

表 71.1　NASH 背景下肝细胞癌与其他慢性肝病的比较研究

参考资料	病人	疗法	无病生存率	总体生存率	评价
Hernandez-Alejandro et al,2012	102 例 NASH vs. 283 例 HCV	移植	5 年 80% vs. 70%	—	NASH-HCC 中血管侵犯和分化不良更为常见
Reddy et al,2012	52 例 NASH vs. 162 例 HCV±乙醇	切除移植	中位数 60 个月 vs. 56 个月	未达中位数 vs. 52 个月	NASH 病人年龄较大,多为女性,多伴代谢综合征。总生存率差异有统计学意义
Tokushige et al,2010	34 例 NASH vs. 56 例 HCV	切除、消融、TACE	中位数 34.8 个月 vs. 34.8 个月	—	NASH 病人肿瘤大小及纤维化程度是复发的危险因素
Wakai et al,2011	17 例 NAFLD vs. 61 例 HBV vs. 147 例 HCV	切除	5 年 66% vs. 39% vs. 25%	5 年 59% vs. 63% vs. 57%	NAFLD 病人年龄大,BMI 高,肿瘤大。无复发生存率差异有统计学意义

BMI,体重指数;HBV,乙肝病毒;HCC,肝癌;HCV,丙型肝炎病毒;NAFLD,非酒精性脂肪肝;NASH,非酒精性脂肪肝;TACE,经动脉化疗栓塞。

HCC 病人,检查必须谨慎。代谢综合征本身的有害影响(而不是相关的肝损伤)可能导致肝癌(Cauchy et al,2014;Duan et al,2014;Jinjuvadia et al,2014;Vanni & Bugianesi,2014)。糖尿病和肥胖症已被证实在除 NAFLD 以外的慢性肝病(如肝炎病毒感染和酒精性肝病)中促进肝癌的发生(Duan et al,2014;Goossens & Negro,2014;Pais et al,2014)。由于其他肝病背景,脂肪变性也影响肝癌治疗后的生存率。在 188 例因 HBV(75%)或 HCV(23%)而接受早期肝癌切除术的病人中,肝脂肪变性和脂肪性肝炎背景与所有病人及肝硬化和非肝硬化病人切除术后的总体低生存率相关。

与其他慢性肝病相比,NASH 背景下的 HCC 具有明显的特征(见第 89 章)。与 HCV 或酒精性肝病病人相比,患有 HCC 的 NASH 病人更常为女性,在 HCC 诊断时年龄更大,BMI 更高,并且更常有代谢综合征(Ascha et al,2010;Marrero et al,2002;Reddy et al,2012;Sanyal et al,2006;Starley et al,2010)。我们比较了 52 例在组织学记录的 NASH 背景下接受肝切除或肝移植治疗的 HCC 病人与 162 例 HCV 和/或酒精性肝病病人的转归(Reddy et al,2012)。正如在其他研究中发现的那样,29% 的 NASH-HCC 病人没有桥连纤维化或肝硬化,这表明 NASH 本身可能是致癌的,并不依赖于肝硬化(Kawada et al,2009;Page & Harrison,2009;Reddy et al,2012)。因此,与 HCV 和/或酒精性肝病病人相比,NASH 背景下可手术治疗的 HCC 病人的终末期肝病评分更低,在 HCC 诊断中的综合功能更好。与其他研究一样,我们发现 NASH-HCC 和 HCV/酒精性(ethanol,ETOH)HCC 病人的无复发生存率没有差异(中位数,60 个月比 56 个月)。相比之下,NASH 病人的总生存期更长(中位未达到对比 52 个月,P=0.009)。鉴于肿瘤分期和临床病理特征的相似性,大多数病人在 HCC 确诊时有早期 HCC 和代偿性疾病,并且最常见的死亡原因是肝衰竭;这种总体生存率的差异可能是 HCV-ETOH 病人中更严重的肝病背景引起的。表 71.1 总结了类似的研究。

伴有脂肪性肝炎的 HCC 的肝脏具有脂肪性肝病相关性肝细胞癌(SH-HCC)的特征性外观(见第 89 章)。这些肿瘤具有类似于非肿瘤性脂肪性肝炎的特征,包括大泡性脂肪变性、恶性肝细胞气球样变、细胞周围纤维化和瘤内炎性细胞浸润(图

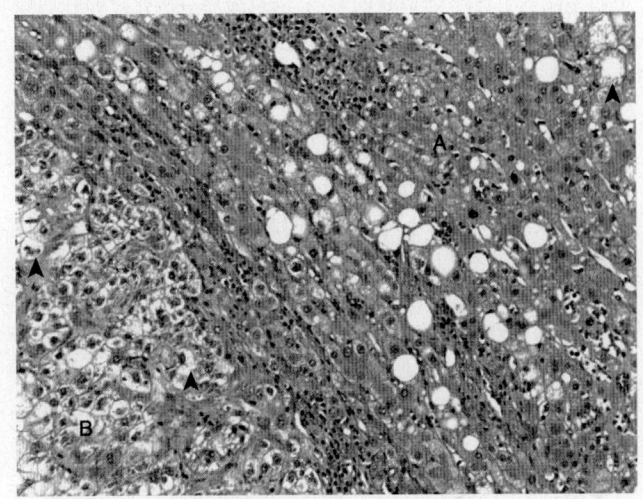

图 71.6　非酒精性脂肪性肝炎背景下的脂肪性肝病相关性肝细胞癌(HCC)。背景肝(A)和肝癌(B)中脂肪变性和肝细胞气球样变性(箭头)。苏木精伊红染色,×200(Courtesy Schuyler O. Sanderson,MD.)

71.6)(Salomao et al,2010;Shibahara et al,2014)。SH-HCC 最大的肝脏切除系列包括 51 名病人,其中近一半发生在 HCV 背景下(Shibahara et al,2014)。与传统 HCC 相比,脂肪变性和脂肪性肝炎背景在 SH-HCC 中更为常见(53% 比 9%,P<0.0001)。脂肪性肝病的特征并不影响肝切除术后的总生存率或无病生存率。其他研究也注意到,SH-HCC 较传统 HCC 具有更高的代谢综合征和 NAFLD 患病率(Alexander et al,2013;Jain et al,2013)。

化疗相关肝毒性

切除术前常用于治疗 CRCLM 的化疗药物对引起肝脂肪变性和脂肪性肝炎的影响是有争议的(见第 100 章)。5-氟尿嘧啶长期以来被认为是导致 30%~47% 接受治疗的病人"单纯性"肝脏脂肪变性的原因(Chun et al,2009;McWhirter et al,2013)。许多研究通过动物模型证实(Costa et al,2014)脂肪变性和脂肪性肝炎与糖尿病、肥胖(以 BMI 衡量)及伊立替康治疗相关(Pawlik et al,2007;Reissfelder et al,2014;Wolf et al,

2013)。其他研究只注意到伊立替康和脂肪性肝炎的关系，而未注意到与脂肪变性的关系(Robinson et al,2012；Vauthey et al,2006)。伊立替康可能引起脂肪性肝炎的两相机制已被提出，其中代谢综合征组分(尤其是胰岛素抵抗)可导致肝细胞脂肪酸过量沉积，从而增加反应性氧化物的产生。这些脂肪变性肝细胞更易受到其他损伤(例如，化疗)，作为"第二次打击"，可导致线粒体进一步损伤及更多反应性氧化物介导的肝细胞损伤(Chun et al,2009；McWhirter et al,2013)。代谢因素和伊立替康治疗都可导致脂肪性肝炎，或是肥胖和伊立替康在促进脂肪性肝炎发生发展方面存在协同关系的研究可支持这一假设(Vauthey et al,2006；Wolf et al,2013)。最后，一些报告指出，脂肪性肝炎仅与肥胖有关而与任何化疗药物都无关联(Brouquet et al,2009；Makowiec et al,2011；Ryan et al,2010)。缺乏关联的原因包括组织病理学评估的差异，整体上较高的NAFLD患病率减弱了化疗对FLD的影响，以及最后一次化疗和肝切除术之间的间隔时间与术前治疗的持续时间的差异(Robinson et al,2012)。

肝切除术前应用奥沙利铂治疗CRCLM与SI有关。经奥沙利铂治疗的病人中，多达74%的病人有一定程度的SI，54%的病人会有中重度损伤(Rubbia-Brandt et al,2010)。经奥沙利铂治疗后，窦性梗阻、小叶中央周围和静脉纤维化以及结节性再生性增生等情况均有报道(Brouquet et al,2009；Robinson et al,2012；Rubbia-Brandt et al,2010；Ryan et al,2010)。这些更严重的SI表现与延长治疗相关，尤其是超过6个疗程的治疗(Aloia et al,2006；Kishi et al,2010；Nakano et al,2008；Nguyen-Khac et al,2013；Viganò et al,2013)。但是，观察到的SI中奥沙利铂的治疗少于六个疗程(Nalbantoglu et al,2014)。贝伐单抗通过尚未明确的机制可降低了SI的发生率和严重程度(Klinger et al,2009；Ribero et al,2007；Robinson et al 2012；Rubbia-Brandt et al,2010；Viganò et al,2013)。

脂肪肝及肝窦损伤对肝切除术安全性的影响

许多诱发背景性肝损伤的危险因素与肝切除术后的不良预后相关。代谢综合征和个体因素与浅表手术部位感染、败血症、急性肾衰竭和肝切除术后心肺疾病的发生和死亡相关(Bhayani et al,2012；Le Bian et al,2012；Tsai et al,2014)(见第24章和第25章)NASH被证实是亚临床动脉粥样硬化(Oni et al,2013)、动脉粥样硬化进展(Gaudio et al,2012)和全部心血管疾病发病的独立危险因素(Perazzo et al,2014)。因此，NASH的存在可能会增加肝切除术后心肺疾病发生的可能性(Cauchy et al,2014)。前瞻性随机对照试验显示尤其是术前化疗的肝切除术后胆漏，其术后发病率增加。在欧洲癌症研究和治疗组织(European Organization for the Research and Treatment of Cancer,EORTC)40983的组间试验中，肝切除前接受六个疗程的FOLFOX(亚叶酸、5-氟尿嘧啶和奥沙利铂)治疗的病人术后并发症的比例增加(25%比16%，$P=0.04$)，尤其是胆漏(8%比4%，)(Nordlinger et al,2008)。FOLFIRI加贝伐单抗用于最初

可切除的CRCLM的Ⅱ期试验报告胆漏比例为32.4%(Nasti et al,2013)(见第100章)。尽管许多评分系统已经发展至可无创性地测量NASH相关的纤维化(Angulo et al,2007；Demir et al,2013；Dyson et al,2013；Grandison & Angulo,2012)，能够准确地预测长期死亡率和肝硬化发展(Angulo et al,2013；Kim et al,2013；Treeprasertsuk et al,2013)，但这些评分系统对肝切除术安全性方面的应用尚未得到评估。

一些研究分析了部分肝切除术后潜在肝损伤对术后预后的影响(表71.2)。一份近期的荟萃分析显示，轻度[相对危险度(RR)1.53(1.27~1.85)；$P<0.001$]和中重度[RR 2.01(1.66~2.44)；$P<0.001$]脂肪变性与肝大部切除术(大于三段)后并发症增加有关，但只有中重度脂肪变性与术后死亡率增加相关[RR 2.79(1.19~2.79)；$P=0.02$](de Meijer et al,2010)。在代谢综合征病人中，在两个或两个以上NAS情况下的HCC切除术与严重的心肺和肝脏并发症独立相关(Cauchy et al,2013)。

其他研究指出，肝损伤相关的因素，如化疗(Schwarz et al,2013)或代谢综合征组分，与肝切除后的不良预后相关。然而，这些研究无法确定不良预后是由潜在的肝组织损伤引起的，还是由这些因素诱发的肝损伤引起的。为了解决这个问题，我们对肝脂肪变性大于33%或脂肪性肝炎的非肝硬化病人与相应的对照组进行了队列匹配比较，对照组中没有潜在的肝脏疾病(Reddy et al,2012)。对照组的选择不仅要考虑人口统计学、共病情况和肝切除范围，还要考虑FLD的可能原因(Reddy et al,2012)。因此，我们的研究独特地解释了源于潜在肝脏损伤之外因素的发病率，并评估了这种损伤对各种良恶性病人术后结局的影响，与其他大多数研究不同的是，其只检查CRCLM病人(表71.2)。我们观察到，与对照组相比，脂肪性肝炎病人在肝切除术后的总体发病率(56.9%比37.3%，$P=0.008$)和肝相关发病率(28.4%比15.7%，$P=0.043$)更高。相反，肝脂肪变性病人与对照组的术后结果没有差异。在整个研究人群的多变量分析中，脂肪性肝炎的有害影响在总体[RR 2.32(1.27~4.24)；$P=0.007$]和肝相关[RR 2.72(1.20~6.17)；$P=0.016$]发病率中保持不变。重要的是，背景性肝损伤的病因与肝相关的术后结局无关，这表明脂肪性肝炎病人的肝脏相关疾病是肝损伤的结果，而不是由诱发肝损伤的因素引起的。我们的研究结果还强调了区分脂肪变性和脂肪性肝炎的重要性，并且可以解释其他研究中观察到的脂肪变性严重程度对术后结果影响的不一致性(Abdalla & Vauthey,2007；Cauchy et al,2014)。

对背景性肝损伤的认识，将改变以提高肝切除安全性为目的的术前处理。对怀疑NAFLD的病人应进行广泛的心肺功能评估，以避免相应的术后并发症。决定肝切除术后结局的一个关键因素是肝脏的剩余体积，这是肝功能的替代物。对于正常的肝脏，20%的残留肝脏就足够了。但是，患有脂肪性肝炎或SI的肝脏至少需要30%，而患有肝硬化的肝脏则需要40%(Zorzi et al,2007)。对这些肝损伤的认识可能会改变治疗策略，目的是通过术前门静脉栓塞术或联合切除加消融术等保留实质的策略来增加肝切除术前预期的残肝体积(Evrard et al,2014；Faitot et al,2014；Zorzi et al,2007)(见第108章)。

表 71.2　评估肝切除术后脂肪变性、脂肪性肝炎或肝窦损伤对预后影响研究

参考资料	病人	发病率	死亡率	评价
Reissfelder et al,2014	无至轻度炎症(n=87) 轻度至重度炎症(n=37)	54%比 23% P=0.04	— 	—
Aloia et al,2006	HCN/RNH(n=22) 无 HCN/RNH(n=70)	— 	— 	HCN/RNH 与输血需求相关
Wolf,2013	脂肪变性(n=134) 无脂肪变性(n=250)	38%比 35% P=NS	0%比 1.2% P=NS	损伤与肝脏相关的,传染性的, 或重大的病变无关
	脂肪性肝炎(n=16) 无脂肪性肝炎(n=368)	63%比 35% P=NS	0%比 0.8% P=NS	
	SI(n=39) 无 SI(n=344)	46%比 35% P=NS	0%比 0.9% P=NS	
Gomez,2007	脂肪变性(n=194) 无脂肪变性(n=192)	49.5%比 22.4% P<0.001	2.6%比 1.0% P=NS	
McCormack et al,2007	脂肪变性(n=58) 无脂肪变性(n=58)	50%比 25% P=0.007	8.5%比 1.7% P=0.21	配对队列研究。只含大部切除 术。肝脂肪变性病人失血及 输血频率增加
Vauthey et al,2006	脂肪性肝炎(n=34) 无脂肪性肝炎(n=372)	— 	14.7%比 1.6% P=0.001	伊立替康与脂肪性肝炎相关
Makowiec et al,2011	脂肪变性(n=37) 无脂肪变性(n=65)	60%比 42% P=NS	NS 	组织学损伤与肝脏相关病变 无关
	中度至重度脂肪性肝炎(n=23) 无至轻度脂肪性肝炎(n=79)	61%比 44% P=NS	NS 	
	中度至重度 SI(n=40) 无至轻度 SI(n=62)	50%比 47% P=NS	NS 	
Nakano et al,2008	SI(n=20) 无 SI(n=16)	40.0%比 6.3% P=0.026	NS 	只含大部切除术。脂肪变性对 术后结局无影响
Reddy et al,2012	脂肪变性(n=72) 无脂肪变性(n=72)	34.7%比 44.4% P=NS	4.2%比 1.4% P=NS	配对队列研究。脂肪性肝炎与 肝脏相关疾病有关
	脂肪性肝炎(n=102) 无脂肪性肝炎(n=102)	56.9%比 37.3% P=0.008	3.9%比 1.0% P=NS	

HCN,出血性小叶中心坏死;NS,无统计学意义;RNH,肝结节性再生性增生;SI,肝窦损伤。

（陈实 译　刘景丰 审）

第一篇　炎症、感染和先天性疾病
B. 肝脏感染性疾病和寄生虫

第72章

化脓性肝脓肿

Oscar M. Mazza, Martin de Santibañes, and Eduardo de Santibañes

总论

化脓性肝脓肿（pyogenic liver abscess, PLA）是指细菌感染导致的肝脏内单个或多个脓腔的聚集。化脓性肝脓肿的发病率和死亡率都较高，造成对医疗资源极大的消耗。1938年，Ochsner及其同事报道了进入现代外科以来用外科引流治疗的第一批肝脓肿病人。该研究纳入47名病人，治疗后总生存率为67%。抗生素的出现为当代肝脓肿的治疗奠定了基础，同外科引流一起成为主要的治疗手段。McFadzean团队于1953年首次报道了微创治疗肝脓肿，具有里程碑意义。他们报道了一组14例因化脓性肝脓肿接受经皮穿刺引流的病例，无病人死亡。该方法尽管可有效地治疗急性肝脓肿，但是由于未行外科手术探查，仍有漏诊潜在腹部病变的风险。

20世纪60年代临床超声的发展和70年代计算机断层扫描（computed tomography, CT）的出现，极大地推动了化脓性肝脓肿的诊治，使得外科探查这一诊疗方式被腹部成像所替代。从此，微创治疗成为化脓性肝脓肿的首选治疗手段。目前，经皮穿刺针抽吸（percutaneous needle aspiration, PNA）和经皮穿刺置管引流（percutaneous catheter drainage, PCD）已成为治疗单发或多发化脓性肝脓肿的标准方案（见第30章）。对于非手术治疗无效或因存在肝脓肿的潜在病因而需要手术治疗的病人，无论以开放或腹腔镜方式进行引流，其疗效都有限。此外，当怀疑脓肿破裂进入腹腔导致腹膜炎时，手术探查仍可作为首选治疗手段。

病因学

19世纪，化脓性肝脓肿被认为是急性阑尾炎的并发症。此后，人们对其病因和临床表现的认识都发生了巨大变化。高发的胆道疾病（包括恶性肿瘤）、免疫状态低下和高龄逐渐取代腹部炎性疾病，成为化脓性肝脓肿最常见的致病因素（Branum et al, 1990）。1996年黄志强教授团队发表了对化脓性肝脓肿40

多年的追踪研究结果，他们对1952年至1972年间收治的80例病人和1973年至1993年间收治的153例病人进行比较和分析后得出结论，由于医生对胆道系统使用侵入性检查的增多，使得越来越多的胆道恶性肿瘤病人出现化脓性肝脓肿（见第29章、第30章、第51章和第52章）。在二期回顾研究中又发现，由于胆道支架和广谱抗生素的使用，导致细菌和真菌混合感染大量发生，从而使肝门部胆管癌成为化脓性肝脓肿最常见的独立致病因素（见第52章）。当时，胆道恶性肿瘤导致的化脓性肝脓肿是医院死亡的重要危险因素（Lok et al, 2008）。

研究表明，引起肝脓肿的潜在病因与正确治疗化脓性肝脓肿同等重要。简言之，感染主要通过五种途径侵入肝脏：①门静脉；②肝动脉；③胆道系统；④毗邻脏器感染；⑤对肝脏的直接损伤。还有一些不明原因的肝脓肿，称隐源性肝脓肿（知识框72.1）。

门静脉炎通常是腹腔内感染的结果，例如急性阑尾炎或憩室炎。近年来，此类原因引起的化脓性肝脓肿发生率显著下降。尽管如此，对于化脓性肝脓肿病人，仍需要行多普勒超声或动态CT扫描评估门静脉的通畅性。胃肠道（gastrointestinal, GI）恶性肿瘤，例如大肠腺癌或胃癌，也可因黏膜屏障破坏导致在无肝转移的情况下发生脓毒症和肝脓肿（Tzur et al, 2003）。在评估隐源性肝脓肿病人时应特别考虑这种情况（Lim & Lim, 2004）。因而，在化脓性肝脓肿治疗后对其病因的充分了解有助于发现病人潜在的疾病（Mohsen et al, 2002）。

感染通过肝动脉传播也会导致化脓性肝脓肿。常见原因有细菌性心内膜炎和静脉药物滥用。此外，当机体免疫力低下时，容易发生化脓性肝脓肿。肝硬化病人常伴有免疫缺陷，因而其肝脓肿的发生率与一般人群相比显著增加（见第10章）（Molle et al, 2001）。肝功能不全、免疫力低下和频发腹部感染也是造成化脓性肝脓肿的常见原因。免疫抑制药物的使用、酒精中毒、慢性胰腺炎、肾盂肾炎和获得性免疫缺陷综合征也与化脓性肝脓肿发病相关（Huang et al, 1996）。

知识框 72.1　根据传播的潜在机制对化脓性肝脓肿的分类

胆源性
胆石症
胆道良性狭窄
急性胆管炎
壶腹周围癌
胆囊癌

门静脉
憩室炎
肛周脓肿
盆腔脓肿
术后败血症
肠穿孔
胰腺及胰周脓肿
阑尾炎
慢性炎症性肠病
结肠癌
胃癌

肝动脉
心内膜炎
败血症
耳鼻咽喉或口腔感染

创伤性
开放性或闭合性腹部损伤
化疗栓塞
经皮无水乙醇注射、微波、冷冻、射频等消融治疗

毗邻脏器感染
急性胆囊炎
胃十二指肠穿孔
结肠穿孔
隐源性感染

因。对梗阻胆管在内镜下行支架置入或经皮穿刺引流常导致胆管炎和化脓性肝脓肿的发生。有研究指出，由潜在的恶性疾病引起的化脓性肝脓肿死亡率几乎是非恶性疾病的 2 倍(Yeh et al,1998)，因此恶性肿瘤可作为化脓性肝脓肿高复发率和高死亡率的预测指标。此外，一项基于群体的研究表明，与对照组相比，化脓性肝脓肿病人胃肠道肿瘤的发病率增加 4 倍以上，其中，大肠癌的发生率最高，其次是胆管癌、胰腺癌和小肠恶性肿瘤(Lai et al,2014)。该学者建议对这些病人进行进一步评估，有助于对恶性肿瘤做出早期诊断。

毗邻脏器感染引起肝脏直接受累也会导致化脓性肝脓肿，最常见的是急性胆囊炎(见第 33 章)，其次为胃和十二指肠穿孔。其中，由鱼骨作为异物导致穿孔时有报道。

另外，直接损伤也可导致肝实质感染。钝性或穿透性肝损伤和肝切除导致的肝内胆汁瘤、血肿和肝实质坏死是化脓性肝脓肿发生的有利条件。近几十年来，肝脏肿瘤的局部治疗已成为一种广泛可选的方案，包括乙醇注射、经动脉化疗栓塞、选择性内放疗和射频消融(radiofrequency ablation,RFA)(见第 96 章和第 98 章)，这些技术通过化学损伤或热损伤导致组织破坏、肿瘤坏死。病人在施行局部治疗后 5 个月内，均可能发生致死性化脓性肝脓肿。经肝动脉化疗栓塞对原发性肝癌、胃肠道肉瘤和神经内分泌瘤肝转移病人有效，经肝动脉化疗栓塞治疗后病人肝脓肿发生率很低。Ong 及其同事(2004)的报告指出，在 3 878 个接受经肝动脉化疗栓塞治疗的病人中，化脓性肝脓肿发生率仅为 0.26%，其死亡率为 33%。胆肠吻合术后的病人容易发生化脓性肝脓肿。一项来自费城的队列研究中，行胆肠吻合术后发生化脓性肝脓肿有 894 例(Kim et al,2001)。隐匿性病理因素不是化脓性肝脓肿的诱因(Song et al,2001)，但是肝肿瘤的射频消融可能会引发化脓性肝脓肿。在来自意大利的一项多中心研究中，Livraghi 及其同事(2003)报告了 2 320 例包含 3 554 处病变接受射频消融治疗病人中，化脓性肝脓肿的发生率为 0.3%。另一组接受射频消融治疗的肝细胞癌病人中，肝脓肿发生率略高，为 1.7%(Choi et al,2005)。De Baere 等(2003)报道，既往行胆肠吻合术接受射频消融治疗的病人肝脓肿发生率为 100%。而另一项前瞻性研究显示，胆肠吻合术后病人中化脓性肝脓肿的发生率为 50%，但如果胆肠吻合和射频消融同步进行，则肝脓肿发生风险不会增加(Elias et al,2006)。

不明原因导致的肝脓肿称为隐源性肝脓肿，约占所有肝脓肿病人的 67%(Chen et al,2008a)。表 72.1 总结了不同队列肝脓肿的病因及表现。

虽然糖尿病在不同地区发病率不同，但糖尿病病人并发化脓性肝脓肿的风险比普通人增加 10 倍。Chen 等(2008a)报道:253 例糖尿病病人其中有 41 例并发化脓性肝脓肿。在中国台湾，糖尿病是化脓性肝脓肿最常见的合并症。

数十年来，胆道疾病已成为化脓性肝脓肿最常见的病因(Alvarez et al,2001a)，包括胆管狭窄、胆总管结石、肝胆管结石和胆道良性肿瘤(见第 36 章、第 39 章和第 42 章)。在亚洲，上述良性疾病导致的化脓性肝脓肿更为普遍(Lok et al,2008)。而在西方国家，胆道恶性肿瘤是化脓性肝脓肿的主要发病原因。

表 72.1　东西方人群中化脓性肝脓肿的人口统计学、病因和死亡率

参考文献,国家或地区,年份	病人例数	年龄/岁	糖尿病/%	胆道疾病/%	隐源性/%	孤立病灶/%	肝右叶/%	死亡率/%
Mangukiya,印度,2012	400	35	—	15.5	56	50	83	—
Chen et al,中国台湾,2008	253	56.4	41.9	29.6	67.2	67.6	71.5	9.1
Lok et al,中国香港,2008	111	62.6	18.9	22.5	53	80.2	67.6	11.7
Eroles Vega et al,西班牙,2008	68	63	6	37	35	56	19	—
Seeto & Rockey,美国,1996	142	51	15	37	40	61	58	10
Alvarez et al,西班牙,2001a	133	16~92(范围)	12	18.5	25.5	73	71.5	14

发病情况

化脓性肝脓肿是一种少见疾病,很少有文献描述其真实发病率。然而,最新的调查显示,化脓性肝脓肿在人群中发病率逐渐升高。Huang 及其同事(1996)的研究表明,1973 年,化脓性肝脓肿占住院人数比为 13/10 万,在 20 年后就增加到 20/10万。在英国一家教学医院的最新研究中,住院病人化脓性肝脓肿发生率为 18.5/10 万,而一般人群中发病率为 2.3/10 万(Mohsen et al,2002)。

最近两项在东、西方的研究都证实了这一趋势。Tsai 等(2008)发表了对 1996 年至 2004 年中国台湾人群化脓性肝脓肿的分析报告。在研究期间,化脓性肝脓肿的发病率从 11.15/10 万上升到 17.59/10 万,化脓性肝脓肿的总发病例数超过 3万例。其中男性占 62%,最高发病年龄男性为 80 至 84 岁,女性为 85 至 89 岁。化脓性肝脓肿相关的危险因素有糖尿病、恶性肿瘤、肾脏疾病和肺炎。终末期肾脏疾病透析病人发生化脓性肝脓肿的概率极高。除公认的危险因素外,还发现了另外两个重要的危险因素,即腹膜透析和多囊肾,以此可预测终末期肾脏疾病透析病人化脓性肝脓肿的发生(Hong et al,2014)。然而,化脓性肝脓肿死亡率从 1996 年的 12.33% 下降到 2004 年的 9.72%。第二份报告是来自丹麦的国家级系列研究(Jepsen et al,2005),在 25 年的时间内纳入 1 448 个病例。其中,男性占 54%,化脓性肝脓肿发病率从 1977 年的 6/100 万上升到 2002年的 18/100 万;女性的发生率从 8/100 万上升到 12/100 万。1977 年男、女的死亡率分别为 40% 和 50%,但在 2002 年二者均下降到 10%。

临床表现

肝脓肿可能有多种的症状和体征,根据情况而有所不同。最常见的临床表现包括寒战、高热、肝区疼痛,体温高达 38℃以上,伴恶心、呕吐、食欲减退、腹痛、腹泻、体重减轻和周身乏力。隐源性病变通常在出现非特异性症状几天后被发现。尽管黄疸常见于胆源性肝脓肿,但黄疸的出现可能标志着全身性败血症反应,提示疾病加重,预后不良。单发性肝脓肿与多发性肝脓肿的临床表现无明显差异,但单发性肝脓肿在肝右叶更为常见。这些症状可在入院前几天到几周出现(Chou et al,1997;Seeto & Rockey,1996)。另有研究发现,化脓性肝脓肿往往由潜在疾病所致,因此要对原发疾病做出尽早诊断。由于良、恶性胆道疾病,腹腔感染和腹部手术是肝脓肿的常见原因,因此对败血症病人应系统进行影像学检查以排除化脓性肝脓肿。另一项研究比较了包括肺炎克雷伯菌在内的各种致病菌的临床表现,发现各致病菌之间无显著差异(Chang et al,1995)。

由于化脓性肝脓肿可经血源性播散引起全身并发症,导致局部转移性感染病灶。虽然罕见,但有内膜炎、脑膜炎、蜂窝织炎、肺脓肿、前列腺、肾脏和关节感染,肺栓塞;甚至有由心包积液引起的心脏填塞的报道(Cahill et al,2000;Vong et al,2007)。肺炎克雷伯菌 K1 型感染以及糖尿病和饮酒引起的免疫抑制可能是这些并发症的诱因(Chen et al,2006;Fang et al,2007)。

与化脓性肝脓肿死亡率相关的危险因素包括性别、黄疸、肝脓肿破裂和多器官功能衰竭。而多器官功能衰竭、早期低血压和早期呼吸窘迫被认为是化脓性肝脓肿预后不良的因素;疾病严重程度越高,死亡率越高(Chen et al,2014)。

诊断

化脓性肝脓肿常见的实验室检查结果为感染引起的一系列非特异性改变。香港的一项队列(Lok et al,2008)研究显示,92.8% 的化脓性肝脓肿病人有低白蛋白血症,同时伴有白细胞增多症(74.8%)、碱性磷酸酶升高(72.1%)和丙氨酸氨基转移酶(alanine aminotransferase,ALT)水平升高(58.6%)。另有研究发现,50% 的化脓性肝脓肿病人出现黄疸,同时伴随碱性磷酸酶、γ-谷氨酰转移酶、红细胞沉降率和谷氨酸草酰转氨酶水平升高(Cosme et al,2010)。Alvarez 及其同事(2001a)分析了 60 岁上、下两组病人的实验室检查数据,发现 60 岁以上老年病人血尿素氮和血肌酐增高有显著的差异。血红蛋白、血清C-反应蛋白、血尿素氮、肌酐、凝血酶原时间和总胆红素是化脓性肝脓肿病人必做的实验室检查。

一些检验结果具有预后预测价值,并且与死亡率增加相关。Chen 及其同事(2008b)对 72 名重症监护病房病人进行的回顾性研究发现,血清白蛋白水平低,血清肌酐升高和凝血酶原时间延长是化脓性肝脓肿病人死亡的重要危险因素。上述检查结果见表 72.2。

近几十年来,尽管评估化脓性肝脓肿的临床检查方法取得一定进展,但其各有利弊。普通 X 线片是常规检查的一部分,但在化脓性肝脓肿的诊断中作用有限。X 线检查可见肝阴影增大、右侧膈肌抬高、局限性隆起和活动受限,或伴有右下肺肺段不张、胸膜反应和胸腔积液甚至脓胸等。少数产气性细菌感染或与支气管贯通的脓肿,可见气液平面。

表 72.2 72 例化脓性肝脓肿病人重症监护第 1 天的化验检查数据

变量	存活者 (n=52)	未存活者 (n=20)	P 值
白细胞计数(×10⁹/L)	16.5±18	16.4±14	0.99
血红蛋白(g/L)	113±20	104±30	0.17
血小板计数(×10⁹/L)	202±175	196±133	0.89
ALK-p(IU/L)	182±134	168±105	0.75
AST(IU/L)	127±176	562±1571	0.28
ALT(IU/L)	105±144	234±468	0.09
总胆红素(mg/dL)	2.5±2	2.6±2	0.89
C-反应蛋白(mg/dL)	25.8±10	23.8±9	0.61
BUN(mg/dL)	32±22	38±19	0.29
肌酐(mg/dL)	1.9±2	2.9±2	0.02
白蛋白(g/L)	22±6	19±5	0.11
凝血酶原时间(s)	16±5	21±5	0.01

数据用 $\bar{x}\pm s$ 表示。
胆红素 1mg/dL ≈ 17.1μmol/L;尿素氮 1mg/dL ≈ 0.356mmol/L;肌酐 1mg/dL ≈ 88.4μmol/L。
ALK-p,碱性磷酸酶;ALT,丙氨酸转氨酶;AST,天冬氨酸转氨酶;BUN,尿素氮。
From Chen SC,et al:Comparison of pyogenic liver abscesses of biliary and cryptogenic origin:an eight-year analysis in a University Hospital. Swiss Med Wkly 135:344-351,2005.

超声通常是化脓性肝脓肿的首选诊断方法（见第 15 章）。尽管超声无法检测到较小的脓肿以及位于膈顶的病变，但它具有快速、廉价的特点。超声可显示胆道和胆囊病变，二者极易导致化脓性肝脓肿。化脓性肝脓肿的超声图像可根据疾病发展的不同阶段而变化，无回声图像少见，大多数病变表现为低回声。多数脓肿壁光滑，随着病程的延长，脓肿壁不断增厚。一些脓肿的内容物不均匀，脓液稠厚，往往含有肝组织坏死物质。脓肿内气体显示高回声并产生阴影。超声多普勒扫描应作为常规检查，有助于区分实体瘤，可显示脓肿周围血管。更为重要的是，超声有助于评估门静脉的通畅性。

CT 检测化脓性肝脓肿的灵敏度超过 97%，被认为是最重要的影像学检查，应常规进行经静脉增强造影检查（见第 18 章）。在动脉期，脓肿周围的肝实质可能会由于感染组织中门静脉微循环的改变而显示节段性增强；在门静脉期，化脓性肝脓肿的典型 CT 图像是"靶样征"（见第 18 章），表现为单个或多个包块，伴随中央低密度和周围增强。

CT 扫描的优势是可以检测出引起脓肿的其他腹腔内病变，如急性憩室炎或阑尾炎。还可检测门静脉通畅性，显示局部并发症，如胸腔积液、血管并发症以及脓肿自发性破裂，腹膜后积液甚至心包膜积液（Yang et al, 2004b）。更为重要的是，

CT 可用来引导肝脓肿的经皮穿刺引流（图 72.1）。

磁共振成像（magnetic resonance imaging, MRI）是可以替代 CT 诊断化脓性肝脓肿的方法。MRI 扫描中化脓性肝脓肿与其他含液体的病变相似：T1 加权像呈圆形或卵圆形低信号，T2 加权像脓腔呈高信号（见第 19 章）。对比剂处理后，大多数化脓性肝脓肿表现出高信号边缘增强，该影像在后期持续存在（Balci et al, 1999）。肿瘤或转移瘤伴感染也可显示相同的影像学表现。尽管扩散成像技术在区分良、恶性肿瘤中有一定作用，但通过 MRI 对上述疾病进行区分仍存在困难。此外，由于 MRI 耗时长，需病人高度配合，不能引导经皮穿刺治疗，很难作为一线诊断方法推广。然而，MRI 的优势在于可以发现潜在胆道疾病，有助于疾病的后期治疗（图 72.2）。

核医学对于化脓性肝脓肿诊断作用有限。但对于疑难病例，它有助于明确腹腔内脓肿。例如，核医学对患有多囊性肝病并怀疑单个病灶感染的病人的诊断具有重要作用。铟-111 白细胞闪烁显像可轻松检测到大多数肝脓肿。也可以使用镓-67，但其通常被肝脏吸收，使结果判读较为困难。在这两种情况下，先前的锝-99m 硫胶体扫描均可提供更高的诊断准确性（Youssef et al, 2005）。

不同病因导致的化脓性肝脓肿的特性往往存在差异。单

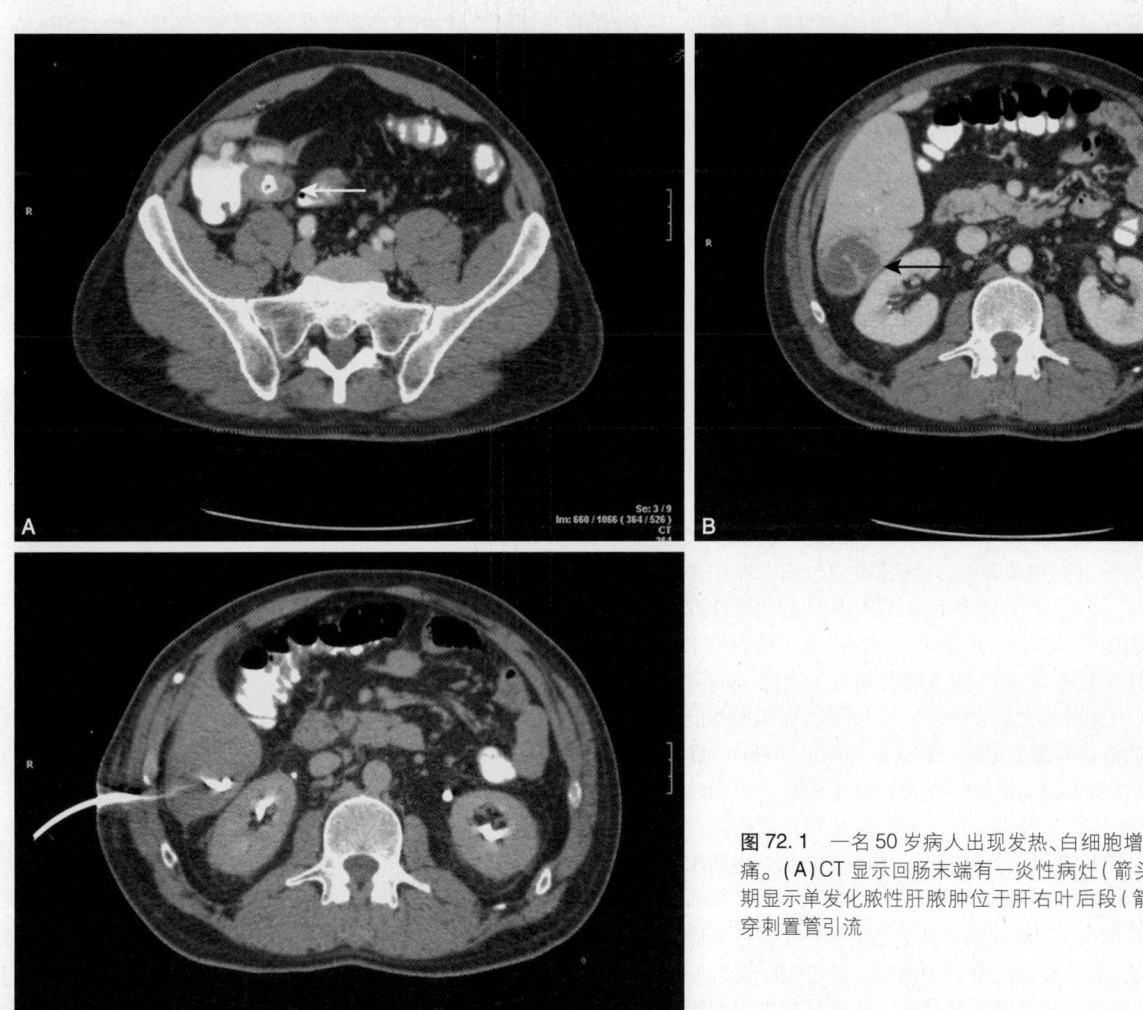

图 72.1　一名 50 岁病人出现发热、白细胞增多和非特异性腹痛。（A）CT 显示回肠末端有一炎性病灶（箭头）。（B）门静脉期显示单发化脓性肝脓肿位于肝右叶后段（箭头）。（C）经皮穿刺置管引流

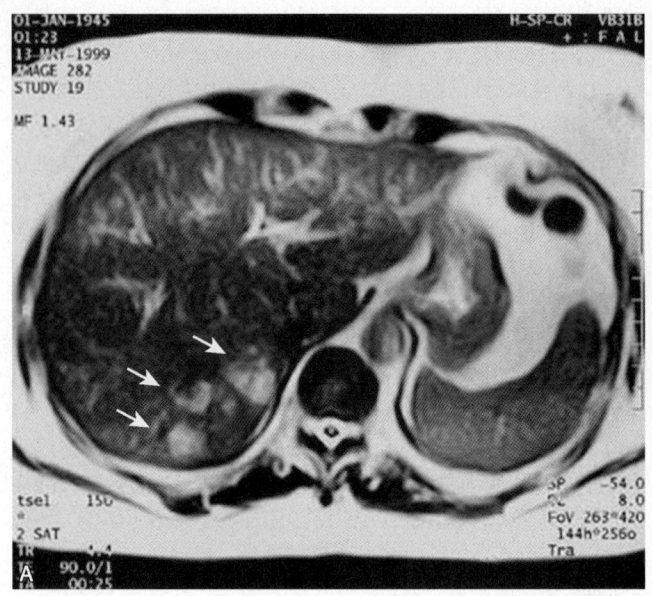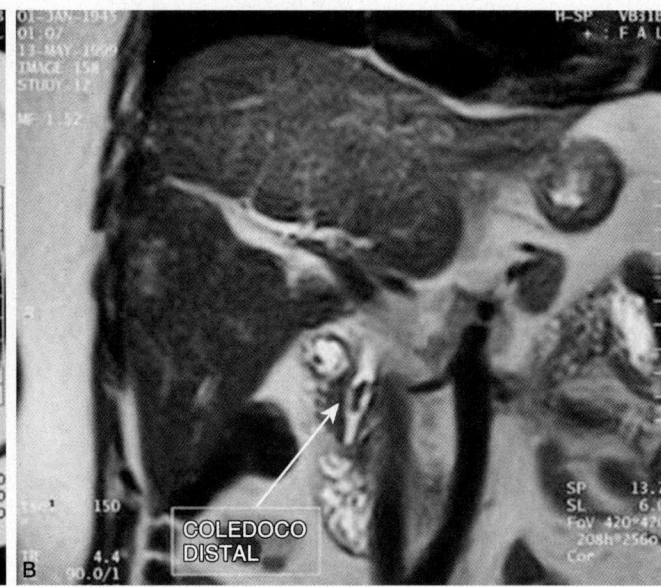

图 72.2 （A）肝脏 MRI 显示肝脏右后叶的三个小脓肿（箭头）。（B）MR 胰胆管造影显示远端胆总管结石导致化脓性肝脓肿（箭头）

发病变大多为隐源性肝脓肿，而多发脓肿大多为胆源性（Alvarez et al，2001a 和 2001b）。不论何种病因，多数病人最初为单发病变（Chan et al，2005）。无论是单发或多发脓肿，脓肿最常见于肝右叶，其次是肝左叶和双侧叶分布（Chen et al，2008a；Seeto & Rockey，1996）。

直径小于 2cm 的肝脓肿定义为小脓肿。多发小脓肿可散在分布，也可局灶性聚集，融合成一个或数个较大的脓肿（Ralls，2002）。细菌性肝脓肿血源性扩散最常见的致病菌是金黄色葡萄球菌。胆源性及经门静脉播散的脓肿常为多发性，以大肠埃希菌最为常见。化脓性细菌侵入肝脏后，发生炎症改变，可形成许多小脓肿，在适当的治疗下，散在小脓肿多能吸收机化；但在病灶较密集部位，由于肝组织破坏，小的脓肿可融合成一个或数个较大的脓肿，这为脓肿穿刺置管引流提供了便利条件。

微生物学

尽管化脓性肝脓肿可能由多种致病菌引起，但其病因及具体发病部位往往与特定的细菌有关，致病菌可通过诊断性脓肿穿刺与血培养确诊，前者阳性确诊率更高，仅有 50% 的化脓性肝脓肿病人两者均为阳性（Chen et al，2005）。此外，由于培养技术不稳定或者提前使用抗生素，20% 病人脓肿培养为阴性（Lok et al，2008）。隐源性肝脓肿病人血液培养大多为阴性，而胆源性肝脓肿血液培养与脓液培养多为阳性（Seeto & Rockey，1996）。在亚洲人群中，肺炎克雷伯菌是隐源性化脓性肝脓肿最常见的致病菌，并且其发病率显著增加。在过去几年中，中国台湾省肺炎克雷伯菌感染率从 50% 逐渐上升到 88%。肺炎克雷伯菌血清型 K1 导致的化脓性肝脓肿已在世界范围内被证实是所有 77 种血清型中感染最广泛的类型。糖尿病被认为是隐源性化脓性肝脓肿的重要危险因素，但其发病机制仍不清楚。关于化脓性肝脓肿，目前并没有发现突变或克隆传播菌株。环境或宿主因素可能是导致东、西方发病率差异的主要原因。尽管继发于肺炎克雷伯菌感染的化脓性肝脓肿，导致败血症转移的风险增加，但即

使在合并糖尿病人群中，该群体总死亡率也较低（Tsai et al，2008；Yang et al，2004a）。而肺炎克雷伯菌血清型 K2 是仅次于 K1 的常见感染类型，但对该血清型的研究较少（Lin et al，2014）。

含气化脓性肝脓肿少见，通常与糖尿病病人的免疫力低下有关，并且与无气体的肝脓肿相比，前者死亡率更高。大肠埃希菌、肠杆菌和肺炎克雷伯菌是众所周知的产气性细菌。气体形成的机制包括葡萄糖混合酸发酵、产气增加，气体转运减少以及局部组织和脓腔的气体平衡（Lee et al，2004）。

无论是单一致病菌感染还是混合感染，大肠埃希菌是西方国家化脓性肝脓肿中最常见的致病菌，其次是链球菌、厌氧菌感染。类杆菌属是最易分离的病菌（Alvarez et al，2001b；Mohsen et al，2002）。

胆源性或源自胃肠道的脓肿多为需氧型革兰氏阴性菌和厌氧菌。另一方面，经血源播散者以葡萄球菌和链球菌最为常见。知识框 72.2 列出了化脓性肝脓肿可能的致病微生物。

知识框 72.2　化脓性肝脓肿的致病微生物

革兰氏阴性菌
大肠杆菌
铜绿假单胞菌
变形杆菌属
阴沟肠杆菌
弗氏柠檬酸杆菌

革兰氏阳性菌
链球菌
金黄色葡萄球菌
肠球菌

革兰氏阴性厌氧菌
拟杆菌属
镰刀菌属

革兰氏阳性厌氧菌
梭状芽孢杆菌
消化链球菌

治疗

化脓性肝脓肿的治疗原则是脓液充分引流和感染灶的处理、适当抗生素使用以及原发病的治疗(见第 30 章)。现代影像技术可以准确判定脓肿部位、大小及脓肿深度。通常将超声作为首选检查手段;而在怀疑隐源性肝脓肿或继发肝脓肿时,常规行 CT 扫描。CT 检查的目的是对腹腔进行全面评估,以排除潜在的、可能需要进一步治疗的疾病。如果怀疑胆源性肝脓肿,则建议行磁共振胰胆管造影(magnetic resonance cholangio-pancreatography,MRCP),有助于全面评估肝脓肿和胆道系统病变。此外,影像学检查逐步取代手术探查,成为主要的诊断方法,也使经皮穿刺脓肿置管引流术的成功实施成为可能。

在过去的几年中,化脓性肝脓肿的治疗趋向于微创经皮穿刺治疗。尽管如此,治疗方案仍然存在多种选择,包括单纯抗生素治疗、肝脓肿清创引流术和肝切除在内的手术干预。足量使用抗生素是化脓性肝脓肿治疗的关键。在条件允许的情况下,应在使用抗生素前对原发化脓病灶的脓液或病人血液做细菌培养或抗生素敏感试验。但在病人状况不允许时,不能以延误病人治疗为代价进行上述检测。在未确定致病菌以前,可先用广谱抗生素。即使在病情稳定的条件下,细针抽吸(fine-needle aspiration,FNA)或经皮置管引流(percutaneous drainage,PCD)也可能增加菌血症的风险,因此,在术中或术后均需密切监测病人生命体征。

抗生素的选择取决于流行病学、病史以及潜在疾病,应根据地区差异和当地的抗菌治疗策略进行调整。对隐源性肝脓肿的经验性治疗应针对最常见的微生物,如革兰氏阴性杆菌、厌氧菌和链球菌。在未确定致病菌以前,可选择对此类细菌有作用的抗生素。氨苄西林、氨基糖苷类抗生素和甲硝唑的经典疗法是首选治疗方案。其他方案还包括第三代头孢菌素或喹诺酮与甲硝唑联合使用。

继发性肝脓肿病人应根据流行病学和高危因素进行治疗。胆道器械术后继发急性胆管炎导致的肝脓肿和腹部手术后发生的肝脓肿应视为医院感染。与隐源性病变相比,继发性肝脓肿具有明显的流行病学特点和菌群特征。抗生素的选择应基于病人的临床病史和病菌抗生素敏感性,必要时可考虑使用亚胺培南西司他汀、万古霉素和哌拉西林-他唑巴坦治疗。在条件允许的情况下,应积极进行细菌培养和抗生素敏感试验。在未确定致病菌以前,可先用广谱抗生素,再根据细菌培养及抗生素敏感试验结果,决定是否调整抗菌药物。

化脓性肝脓肿病人抗生素应用疗程必须足够。静脉使用抗生素至病情稳定,此后维持使用抗生素至少 2 周。肝脓肿病情稳定的标准包括感染引起的客观和主观指标均好转:病人体温正常、白细胞计数趋于正常以及摄入热量足够和胃肠道吸收功能正常。然后可转为口服抗生素治疗,甚至病人可门诊继续治疗至少 2 周。与连续静脉内给药相比,这种分步疗法已证实对化脓性肝脓肿有效,既减少了治疗费用,又缩短了住院时间(Ng et al,2002)。

对于不能引流的多发小脓肿需对脓肿进行经皮穿刺采样,后行细菌培养和抗生素敏感性试验,以进一步选择合理的抗生素治疗(图 72.3)。若怀疑胆源性肝脓肿,则必须通过内镜、经皮穿刺或外科手术进行胆道减压(见第 29 章、第 30 章和第 42

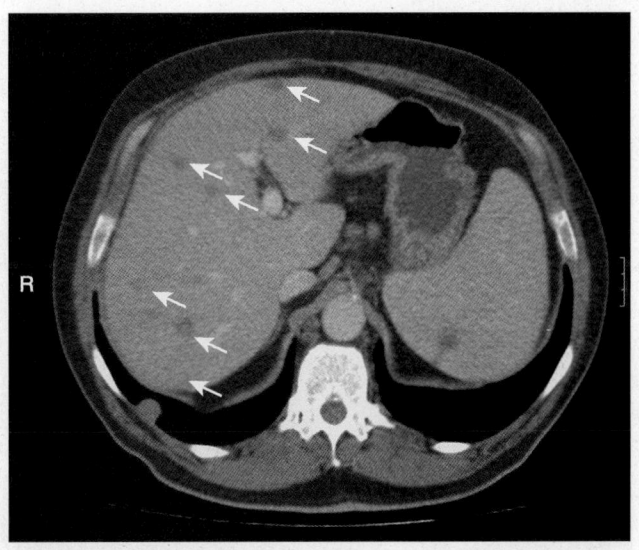

图 72.3 结肠癌行左半结肠切除术后病人出现多发小脓肿(箭头)。经过 6 周的静脉抗生素治疗后康复

章)。患有多发性肝脓肿的病人死亡率很高(据报道从 22% 到 44% 不等)。然而,Giorgio 及其同事(2006)的报告指出,在积极超声引导下行经皮肝穿刺引流联合抗生素治疗后,39 例病人的死亡率为 0%。

脓肿引流是清除感染灶及缩短抗生素使用时间的有效手段,尤其是对于直径>5cm 的感染灶。引流可通过非手术方式(如 PCD 和 PNA)进行。外科手术(如切开引流和经腹腔镜引流)适用于对其他治疗无效的病人。

经皮穿刺治疗

在过去的 20 年中,由于放射诊断学和经皮穿刺疗法的进步,化脓性肝脓肿病人的预后得到明显改善。对于化脓性肝脓肿,超声或 CT 引导下经皮穿刺引流是一种安全有效的治疗方法(Pearce et al,2003)(见第 30 章)。超声引导下细针穿刺便捷、可靠(图 72.4)。此外,建议在无菌操作室进行动态监测下操作。徒手穿刺可不受导向器的限制,自由改变进针方向。当脓肿需要放置多根导管或解剖位置危险时,建议使用 CT 引导的多腔引流。该方法仅需局部麻醉或小剂量镇静(Giorgio et al,2006)。

细针抽吸成功获取肝脓肿脓液并进行细菌培养确诊后,治疗方案为经皮穿刺针吸(PNA)或经皮穿刺置管引流(PCD)。但选择哪种方式进行小脓肿的治疗,一直存在争议。Rajak 及其同事在 1998 年进行的第一项随机试验显示,经皮置管引流组的缓解率为 100%,而经皮穿刺细针抽吸组缓解率仅为 60%。尽管经皮穿刺细针抽吸组病人在放置导管引流前给予二次抽吸脓液的机会,但脓液黏稠被认为是该组缓解率差的主要原因。随后,Yu 及其同事于 2004 年进行的一项随机研究中,使用间歇性反复穿刺吸脓术,发现在导管引流和细针抽吸之间没有显著差异,这表明细针抽吸能与导管引流一样有效,但细针抽吸病人住院时间缩短和死亡率降低。第三项试验将 60 名病人随机分为导管引流或细针抽吸组进行治疗。对 30 例病人成功实施一次或者两次导管引流治疗。在细针抽吸组,

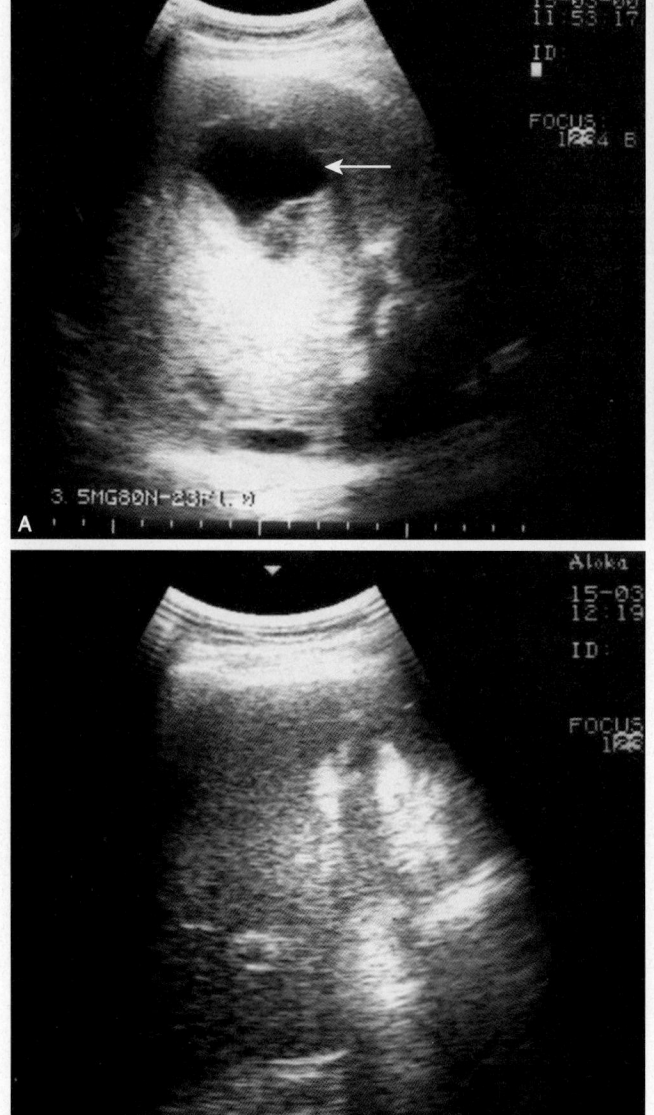

图72.4　（A）化脓性肝脓肿病人超声引导下穿刺引流术后（箭头）。（B）实时监控显示导管位置。（C）脓肿引流后,脓腔完全塌陷

3次抽吸治疗后失败率为33%,认为细针抽吸对多发脓肿治疗效果有限,因此,推荐将经皮穿刺置管引流作为一线治疗方案,但细针穿刺抽吸可作为直径<50mm的单发脓肿的有效替代方案。几项非随机研究报告了采用两种方法均取得良好效果的治疗经验,其中,外科医师的临床经验和对每个病人的病情评估也很重要。而对于单发小脓肿、非黏性脓液及非胆源性的肝脓肿病人,细针抽吸可被视为导管引流的常规替代方法。

　　在治疗的有效性方面,一项Meta分析指出与经皮穿刺针抽吸相比,置管引流组表现为更高的临床好转率和治愈率,其脓腔缩小时间明显缩短,这为支持经皮穿刺置管引流治疗提供了强有力的证据。但该研究并未发现两种方式在住院时间与手术相关并发症方面存在差异(Cai et al,2014)。

　　即使同时使用抗生素,经皮穿刺置管引流仍可导致菌血症。因此避免对感染灶的过度操作十分重要。在操作过程中,使用造影剂和生理盐水冲洗脓腔会使脓肿腔压力增加,从而增加菌血症的风险,因此不建议使用。此外,冲洗导管对于保持其通畅性有一定作用,尤其是对于黏性脓液,甚至可能需要酌情更换更大直径导管才能实现对脓肿的有效引流。在一些情况下,即使肉眼可见引流成功,但影像学检查显示其引流并不充分,这时可能需要重新放置导管,甚至额外再放置导管。导管经肋间入路可能导致气胸、胸腔积液或胸膜腔污染,此时应在不拔除脓肿引流管的基础上,加放胸腔引流管。

　　有10%的肝脓肿病人经皮穿刺置管引流治疗失败,原因是慢性局限性肝脓肿病程长,导致脓肿壁增厚或者脓肿壁不塌陷。在其他情况下,有分隔的肝脓肿在影像学检查中可能被误认为多发脓肿,并且脓腔间存在间隔使其不能充分引流。当脓肿与胆道相通时,通常在数天或数周内发现导管持续有胆汁排出(图72.5),经内镜逆行胰胆管造影术(Endoscopic retrograde

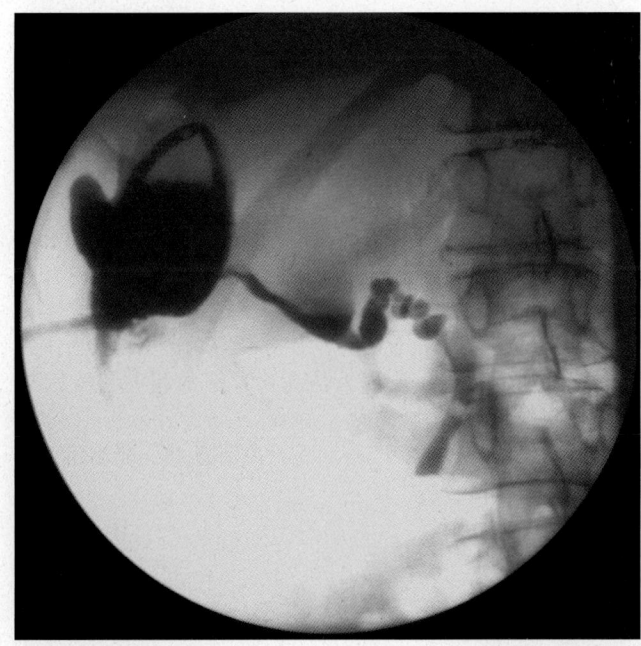

图 72.5　经皮瘘管造影显示化脓性肝脓肿与胆囊相通，同时合并胆总管结石

cholangiopancreatography，ERCP）联合乳头括约肌切开术和经乳头支架置入术可有效解决这一问题。Sugiyama 和 Atomi（2002）发现，所有与胆道相通的肝脓肿，应同时行胆道引流，这样既能缓解胆道梗阻，同时起到脓肿治疗作用。

手术治疗

一般不建议将手术治疗作为化脓性肝脓肿的首选治疗方法。近年来，随着 B 超引导下穿刺吸脓或置管引流治疗肝脓肿的成功实施，使外科手术并非化脓性肝脓肿治疗的首选方法（Tan et al，2005），其主要应用于一些特定的临床状况。

最初的外科手术治疗主要适用于腹腔内脓肿破裂的病人，需要对其进行彻底探查和清洗。腹腔镜手术结合术中超声是在这种情况下创伤最小的治疗方案（Siu et al，1997）。外科手术主要应用于经皮穿刺引流的并发症治疗，如出血或腹膜内脓液渗漏。

伴有潜在病因的肝脓肿病人需要外科手术治疗时，可在接受手术治疗原发病的同时处理肝脓肿，如急性胆囊炎伴肝脓肿。但是对于病情不稳定，只能择期进行手术的病人，必须对其先进行经皮穿刺引流，以缓解病情。

对于多发和较大的肝脓肿，外科手术更适用于脓肿切开引流和坏死灶彻底清除（Hope et al，2008）；此种情况下经皮穿刺置管引流大多无效，甚至会延误病情，错过最佳手术时机，从而增加治疗失败率，需二次手术并延长住院时间（Tan et al，2005）。对于需要紧急处理败血症的危重病病人，应在多学科综合治疗团队充分评估的情况下，及时采取适当的外科治疗措施（Hsieh et al，2008），这类病人挽救性手术的死亡率可能高达46%（Ng et al，2008）。腹腔镜引流可减少伤口相关并发症。在腹腔镜手术中，术中超声在评估病变位置和切除范围方面发挥重要作用（Yeh et al，2007）。但是，如果经腹腔镜并不能充分引流肝脓肿，则应采用开放式手术。目前尚无前瞻性研究比较开放性手术和腹腔镜治疗治疗化脓性肝脓肿的疗效。Wang 及其同事（2004）回顾性比较了 5 例行开放引流的病人与 18 例行腹腔镜治疗治疗的病人。虽然该研究中病人死亡率为 0%，但腹腔镜手术组病人经历的手术时间明显缩短、术中出血少、术后进食早、住院时间短。考虑到病人选择的偏倚，这些结果并不能被视为腹腔镜治疗治疗更有优势的证据，而只能证明对于某些病人腹腔镜治疗治疗是可行的。

无论在何种情况下，行手术治疗化脓性肝脓肿的病人均应在术中通过超声确定脓肿部位，且彻底检查肝脏以排除相关疾病。对于浅表脓腔，可采用针吸抽出脓液，避免脓液扩散污染腹腔。待穿刺针吸出脓液后，再用手指伸进脓腔，轻轻分离腔内间隔组织，去除坏死灶。用生理盐水冲洗干净后，于脓腔放置闭式引流管。对于位置深在的脓肿，需行肝切除术以达到清除病灶的目的，但该方法会增加术后胆漏的风险。对于这些病例，B 超引导下放置肝内导管引流可能是一种有效的选择。

采用肝切除术治疗化脓性肝脓肿的情况少见，因为大多数肝脓肿均可通过经皮穿刺或手术引流治愈。但在某些情况下，具有不同病理和病因特征的化脓性肝脓肿可能需要不同的手术方式。肝萎缩合并多发性肝脓肿可能是由于肝毛细血管病或肝内胆管狭窄导致的节段胆管分支慢性阻塞的结果，建议手术切除受累肝段（见第 39 章、第 41 章和第 42 章）。根据疾病状况，肝左叶切除较常见，肝右叶切除少见。这种侵袭性手术也适用于周围肝实质严重破坏的多发性化脓性脓肿（Chou et al，1997）。Strong 及其同事（2003）系列研究中报道了在 15 年内 49 例因肝脓肿接受肝切除术的病人。手术指征为药物治疗失败或存在潜在的肝胆疾病。因肝脓肿破裂导致肝切除术后死亡 2 例（4%）。

治疗总结

化脓性肝脓肿病人应早期、足量使用抗生素。对于病情稳定的病人，在未确定致病菌前，可先使用广谱抗生素（如氨苄西林、氨基糖苷类抗生素、甲硝唑、第三代头孢菌素加甲硝唑），再根据细菌培养及抗生素敏感试验结果决定是否调整抗生素。对于多发小脓肿，建议在 CT 或超声引导下行经皮细针穿刺抽吸脓液以获得细菌培养样本。如能排除胆道疾病，单发小于 50mm 脓肿可通过经皮穿刺针抽吸治疗；除此之外，建议行经皮穿刺置管引流治疗。

影像学检查和临床表现是评估疗效的重要指标。但有时通过经皮穿刺针抽吸或置管引流后病人病情好转，影像学表现稳定，但残留脓腔仍持续存在，此时不建议做进一步处理（Johannsen et al，2000）。待临床症状稳定后，可改为口服抗生素，疗程为 2~4 周不等（Bowers et al，1990）。

对于怀疑肝脓肿破裂引发腹膜炎、脓胸或需要外科手术以解决潜在原发病的病人可行手术切开引流，目前最常用的手术方法为经腹腔镜切开引流。对于伴随肝硬化、复杂胆管狭窄或肝萎缩的病人可行肝切除术。

结局与预后

化脓性肝脓肿成功治愈后很少复发。如肝脓肿再次发病，应重点区分是脓肿复发还是因治疗不彻底的再发。Cheng 及其同事(2008)报道 601 例化脓性肝脓肿,平均随访 72 个月,发现与胆源性化脓性肝脓肿(23.8%)相比,隐源性化脓性肝脓肿(2%)和合并糖尿病型化脓性肝脓肿(4.4%)组的复发率较低。除合并胆道疾病的病人外,肝脓肿复发往往是由导致上次发病的同一病因引起。然而,将大肠杆菌和肺炎克雷伯菌作为致病菌引发的化脓性肝脓肿进行比较,其复发率没有差异。

化脓性肝脓肿是一种潜在的致命性疾病。从 Oschner 1938 年首次报告以来,随着抗生素治疗、影像学技术和微创治疗手段的不断进步,其死亡率已显著降低。在过去 20 年发表的系列文章中,化脓性肝脓肿死亡率为 6% ~ 20% (Chung,2008)。与大肠杆菌感染引起的化脓性肝脓肿相比,由肺炎克雷伯菌引起的肝脓肿具有更高的扩散风险,然而其死亡率相对较低(Yang et al,2004a)。众所周知,糖尿病是化脓性肝脓肿的危险因素,但在东、西方国家,合并糖尿病型化脓性肝脓肿病人与普通人群相比,死亡率并未增加(Alvarez et al,2001 a;Tsai et al,2008)。肝硬化是化脓性肝脓肿的一个重要危险因素,与预后不良和短期死亡率相关(Molle et al,2001)。一般来说,恶性肿瘤导致肝脓肿病人的预后较差,但在没有其他合并症的情况下,年龄与预后不相关(Alvarez et al,2001a)。

感染性损伤导致的全身性反应是决定化脓性肝脓肿治疗结局的主要因素,临床表现有败血症休克、黄疸、凝血障碍、白细胞增多和低白蛋白血症。目前认为 APACHE Ⅱ 评分 ≥ 15 分,存在多药耐药菌株,含气脓肿形成,厌氧菌感染以及血尿素氮水平 ≥ 7.86mmol/L 被认为是高死亡率的相关危险因素(Chen et al,2008a)。

（赵浩亮 译　张志伟 审）

第73章

阿米巴病和其他寄生虫感染

Hany Dabbous, Hosein Shokouh-Amiri, and Gazi B. Zibari

阿米巴肝脓肿

历史

公元前约 3000 年的梵文著作占星术（Brigu-samhita）曾提到血性黏液性腹泻，这很可能是最早的阿米巴病报告（Vaidya & Ray, 1982）。亚述和巴比伦文献提到便中带血，提示公元前 6 世纪前，底格里斯-幼发拉底河盆地就有了阿米巴病（Bray, 1996），《希波克拉底文集》一书的流行病和格言两部分描述的肝脓肿和肛周脓肿可能就是指阿米巴病（Jones et al, 1948; Jones & Whithington, 1953）。公元前 356 年希波克拉底去世后，亚历山大大帝成了马其顿国王。亚历山大在东征战役中，到达了阿米巴病疫区，他在回程中死亡，时年 33 岁，很可能是死于阿米巴肝脓肿（Saville, 1964）。

1818 年，Ballingall 描述了引流肝脓肿的外科技术（Ballingall, 1818）。1828 年，James Annesley 详细描述了"肝脏痢疾（hepatic dysentery）"（Kapoor, 1979）。英国医生 William Budd 描述了阿米巴痢疾与肝脓肿之间的联系（1857），但印度孟买格兰特医科大学的医学教授兼首任校长 Charles Morehead 于 1848 年最先报告了 1 例肝脓肿（Martinez Baez, 1986）。

溶组织内阿米巴是 Friedrich Lösch 于 1873 年在俄罗斯发现的（Lösch, 1975）。Lösch 在伴有急性痢疾的结肠和回肠末端查出了阿米巴（Martinez Baez, 1986），他描述了阿米巴的结构、大小、运动、胞浆内成分和图形。Lösch 以他的病人名字将其命名为阿米巴；后来基因组测序证实其为结肠阿米巴（Tovar et al, 1999）；该阿米巴中检出了钙网蛋白样蛋白和高尔基器（Gonzalez et al, 2002）。

1885 年希腊医生 Stephanos Kartulis 在埃及的肠病人溃疡中找到了阿米巴，并且注意到他从未在非痢疾病例中找到阿米巴（Kartulis, 1886）。1890 年，Osler 报道一名年轻医生患痢疾后死于阿米巴肝脓肿。1891 年在约翰·霍普金斯大学工作的两个同事 William Thomas Councilman 和 Henri Lafleur 的报告是对十九世纪末阿米巴病、阿米巴痢疾和阿米巴肝脓肿病理学的确切描述（Faust, 1931）。Schaudinn 区分了无害的结肠阿米巴和有致病作用的溶组织内阿米巴（Martinez Baez, 1986）。1901 年，Harris 通过溶组织内阿米巴直肠内感染幼犬，形成了阿米巴肝脓肿。Musgrave 和 Clegg（1904）进行了溶组织内阿米巴体外培养，提出了阿米巴病这个术语。1952 年，Hoare 报道溶组织内阿米巴有三个时期（Hoare et al, 1952）。1849—1919 年间，从人类宿主中发现了以下几个种的阿米巴：齿龈内阿米巴、结肠阿米巴、布氏嗜碘阿米巴和哈门内阿米巴（Martinez Baez, 1986）。

发现一种植物碱 concessine 可杀灭溶组织内阿米巴（Vaidya & Ray, 1982）。最早的有效治疗来自巴西，是草药吐根；19 世纪从土根中分离出了吐根碱。印度加尔各答医学院医院的病理学教授 Leonard Rogers 于 1912 年报告通过注射吐根碱的盐化合物治愈了肠道和肝脏阿米巴病。1930 年代见证了两个重要羟基喹啉类药物的问世，是 Anderson 和 Koch 于 1931 年及其他许多人推出的。尽管 20 世纪 80 年代这些药物基本上都被咪唑类药物取代了，但是羟基喹啉类药物今天仍然有用。1966 年 Powell 等证明了甲硝唑作为杀阿米巴药物治疗肠道和肠外阿米巴病的效果。

流行病学

全球约十分之一人口感染溶组织内阿米巴，全球每年有 10 万人死于侵袭型阿米巴病（Haque et al, 2003; Petri et al, 2000; Walsh, 1986; World Health Organization, 1997b）。阿米巴病是全球第三大最常见寄生虫死亡原因（Li & Stanley, 1996）。溶组织内阿米巴患病率有可能被高估了，因为当时还没有把溶组织内阿米巴与形态相同但没有致病作用的迪斯帕内阿米巴（Diamond & Clark, 1993）和莫氏内阿米巴（Beck et al, 2008; Fotedar et al, 2008）区分开。但是，用分子技术获得最近的患病率和发病率数据，可绘制更可靠的全球阿米巴病疫区地图，如亚洲次大陆（印度和孟加拉国）、非洲、亚太区（泰国和日本）和中南美洲（墨西哥和哥伦比亚）（Ximenez et al, 2009）。

各地区的疾病表现有所不同；埃及的侵袭型疾病主要是阿米巴结肠炎，血吸虫疫区和非血吸虫疫区的表现可能不同（Mansour et al, 1997），而南非的阿米巴肝脓肿比例很高。虽然阿米巴肝脓肿在温带地区也有流行疫情，如 1933 年芝加哥的水源传染疫情（Muñoz, 1986），但主要是热带地区和发展中国家的问题（Sepulveda, 1982）。发达国家仍有散发，见于来自疫区的移民和旅客、社会经济地位较低的群体、福利机构的居民和男同性恋者（Ravdin & Stauffer, 2005）。

美国和欧洲的男同性恋者主要携带迪斯帕内阿米巴，人类免疫缺陷病毒（human immunodeficiency virus, HIV）感染者发生肠道或肠外阿米巴病的风险未见升高（Petri & Singh, 2006）。这些国家 HIV 感染者中侵袭型肠外阿米巴病（肝脓肿）更多见（Hung et al, 2005），而其他地区并非如此（Moran et al, 2005）。

溶组织内阿米巴仍然是发展中国家患病和死亡的重要原因之一，往往通过苍蝇和食品处理人员引起感染。孟加拉国儿童的阿米巴痢疾年发病率为2.2%（Haque et al,2003），越南顺化市阿米巴肝脓肿的年发病率平均为21/100 000（Blessmann et al,2002）。贫穷造成卫生和污水处理条件缺乏，摄入溶组织内阿米巴的情况时有发生。另外，最近一份报告提示寄生虫基因型对溶组织内阿米巴感染的结果有一定作用（Ali et al,2007）。

病原体

溶组织内阿米巴是原虫，有滋养体和包囊两种形态。包囊有感染性，经食物、水或人与人直接接触，通过粪口途径传播。包囊在胃酸中可以存活，进入小肠，在回肠末端或结肠内形成滋养体，完成其生活周期（Guerrant,1986）。包囊在指甲缝残留粪便中可存活45分钟，在10℃土壤中可存活1个月。包囊在淡水、海水和污水中仍有传染性，但干燥、碘和加热可破坏包囊。饮用水消毒所用的氯化法不能杀死包囊（Muñoz,1986）。内阿米巴属包括有致病作用的溶组织内阿米巴和无致病作用的哈氏内阿米巴、结肠内阿米巴、波列基内阿米巴（猪体内）和莫氏内阿米巴（来自污水）（Guerrant,1986）。溶组织内阿米巴的形态与迪斯帕内阿米巴相似。因此，酶谱型和同工酶电泳迁移率谱型研究、RNA和DNA探针分析基因差异及用聚合酶链反应（polymerase chain reaction,PCR）扩增技术鉴定的结果更可靠（Tannich et al,1989）。已经克隆了溶组织内阿米巴转录因子的编码基因（Castanon-Sanchez et al,2009）。

社区筛查方法

行之有效的社区筛查方案包括：①未固定粪便标本的显微镜检查；②Ritchie粪便浓度；③乙醇固定粪便标本染色；④Robinson体外培养；⑤筛查粪便抗原；⑥血清学检查（间接血凝试验［indirect hemoagglutination test,IHAT］、酶联免疫吸附试验［enzyme-linked immunosorbent assay,EIA］和免疫荧光试验）；⑦粪便同工酶电泳进行酶谱型鉴定（Thomas & Garg,2007）。

直接显微镜检查比血清学检查更灵敏；但是这两种方法的灵敏度都低于金标准方法Robinson培养和酶谱型鉴定（Gatti et al,2002）。基于DNA的PCR技术检测粪便和阿米巴肝脓肿穿刺脓液标本中的包囊，速度快，且灵敏度高（<5）（Rivera et al,1998）。目前已开发出用粪便中的DNA检测莫氏内阿米巴的PCR方法，灵敏度和特异度都很高（Fotedar et al,2007）。2007年，Helmy用巢式PCR和限制性内切酶消化（restriction enzyme digestion,RED）方法鉴别了溶组织内阿米巴和迪斯帕内阿米巴（Helmy,2007）。

宿主因素

人类是内阿米巴属的主要宿主。母乳喂养的新生儿因为母乳中有免疫球蛋白A（immunoglobin A,IgA）和铁含量低，所以阿米巴病的发病率低（Thomas & Ravindra,2000）。富含铁和碳水化合物的饮食是侵袭型阿米巴病的易感因素，*HLA-DR3*基因表达是发生阿米巴肝脓肿的独立危险因素（Arellano et al,1996）。

虽然免疫抑制被认为是亚太地区国家发生侵袭型阿米巴病的一个重要危险因素（Hsu et al,2008；Hung et al,2008），但也有人坚持认为免疫抑制者发生侵袭型阿米巴病的风险并无特别。尽管如此，阿米巴肝脓肿病人入院检查时确实检出了一些HIV感染。另一方面，免疫抑制者患这种疾病的自然史似乎与非免疫抑制病人中的自然史相同（Kershenobish & Corona,2008）。

发病机制

病程取决于三个毒力因子：凝集素（一种表面蛋白）、阿米巴孔蛋白（amebapore，小分子肽）和半胱氨酸蛋白酶。凝集素介导滋养体黏附到结肠壁，黏附后导致持续感染和胱天蛋白酶3激活，这是细胞坏死和脓肿形成至关重要的步骤（Huston et al,2003）。滋养体把阿米巴孔蛋白插入宿主细胞，阿米巴孔蛋白打穿宿主细胞膜的脂质双层，形成进入宿主的门户。阿米巴孔蛋白导致细胞被胶体渗透裂解（Leippe et al,1991）。半胱氨酸蛋白酶促使细胞外基质蛋白降解和细胞单层破坏（Que & Reed,1997）。

预计抗阿米巴抗体预防侵袭型感染会阻断凝集素结合，中和阿米巴孔蛋白和半胱氨酸蛋白酶。已经发现阿米巴糖萼中的蛋白磷酸聚糖（proteophosphoglycans,PPG）可能参与溶组织内阿米巴的致病过程，因为密切相关的、无致病作用的迪斯帕内阿米巴缺乏重要的糖萼表面层（Bhattacharya et al,2000）。此外，与PPGs结合的抗体可抵消肝脓肿形成（Marinets,1997）。通过糖基磷脂酰肌醇（glycosylphosphatidylinositol,GPI）成分将PPG锚定到寄生虫细胞膜内。GPI锚的合成需要多种酶级联反应，包括甘露糖基转移酶1（mannosyltransferase 1,PIG-M1），阻断这种酶可减少GPI合成，减少滋养体中的PPG（Weber,2008）。另外，实验证据提示，中性粒细胞与溶组织内阿米巴同时存在时肝细胞坏死增加（Aikat et al,1979）。

门静脉的正常血流量约为1.4L/min，压力为12~15mmHg，红细胞流速为8~18cm/s。而肝窦的血流速度极其缓慢（3.4~0.16mL/min），红细胞流速也很慢（0.1mm/s；Puhl et al,2003）。因此，肝窦中黏附到血管内皮上的寄生虫受到的血流冲击力非常小，这可能是寄生虫能在肝窦中穿过血管内皮的原因之一。肝窦内皮细胞缺少致密的细胞结合部，有利于寄生虫穿过内皮层，进入肝实质时造成更大的缺口（Blazquez et al,2007）。

溶组织内阿米巴基因组的公布（Loftus et al,2005）加快了这种寄生虫的转录组研究。已经用基因芯片比较了来自相同原虫株的有毒力滋养体和无毒力滋养体（不能形成肝脓肿的滋养体）（Santi-Rocca et al,2008）。有毒力的寄生虫中，过氧化物还原酶基因和赤鲜素蛋白基因过表达是发生阿米巴肝脓肿特别值得关注的因素，因为炎症细胞募集和后续的炎症反应是肝脏溶组织内阿米巴感染的特征（Choi et al,2005a）。

分子遗传学

基因组研究所已发现溶组织内阿米巴的基因组小，高度重复，富含腺苷胸苷，序列密集排列，但缺少内含子（Mann,2002）。虽然基因组某些区域编码高度保守的蛋白质，但其他区域表现出高度多态性（Haghighi et al,2002）。溶组织内阿米巴测序分析发现至少44个基因（Clark et al,2007；Das & Ganguly,2014）。对同一病人不同器官分离出的滋养体纯化培养，发现其器官趋向性与不同的基因型有关（Ali et al,2007）。

宿主防御和疫苗开发前景

阿米巴入侵感染和复发的具体机制尚不清楚（Ravdin & Guerrant,1982）。一线防御是先天免疫功能,可识别引发炎症反应的病原体相关分子模式（pathogen-associated molecular patterns,PAMP）。溶组织内阿米巴激活自然杀伤 T 细胞对控制阿米巴肝脓肿有重要作用（Lotter et al,2009）。干扰素（interferon,IFN）-γ 通过巨噬细胞产生肿瘤坏死因子（tumor necrosis factor,TNF）及多形核细胞和巨噬细胞合成一氧化氮（NO）引发炎症。在体外,Toll 样受体（Toll-like receptors,TLR）2 和 4 可识别溶组织内阿米巴的 PPG,直接产生 TNF 和白细胞介素（interleukins,IL）-12 和 IL-8,避开了 IFN-γ 的作用（Maldonado-Bernal,2005）。这表明早期识别 PPGs 和炎症细胞募集在阿米巴肝脓肿发病过程中的重要性（Ivory & Chadee,2007）。

补体不能预防阿米巴侵袭,因为肠黏膜分泌物中没有补体（Braga et al,1992）,并且阿米巴半胱氨酸蛋白酶可降解 C3a 和 C5a（Lee et al,2014;Reed et al,1995）。中性粒细胞在最初的宿主防御中未发挥作用（Salata et al,1989）。二线防御是适应性免疫应答,由活化的淋巴细胞和巨噬细胞组成,是抵抗溶组织内阿米巴的重要效应细胞（Vohra et al,2003）。溶组织内阿米巴感染引发针对凝集素的黏膜 IgA 和血清 IgG 应答,这些免疫应答除了产生表位特异性抗体,抑制阿米巴与靶细胞黏附（Pillai et al,1999）,还有预防感染的作用（Abd Alla et al,2004;Haque et al,2002）。来自全球三个不同地区（孟加拉国、格鲁吉亚共和国和墨西哥）的半乳糖/N-乙酰基-D-半乳糖胺-结合（galactose/N-acetyl-D-galactosamine-binding,Gal/GalNAc）凝集素分离株保留了非常突出的保守序列（Beck et al,2002）,可作为潜在的疫苗靶标（Thomas & Garg,2007）。对凝集素蛋白的血清免疫球蛋白（immunoglobulin,Ig）G 应答没有预防感染的作用（Haque et al,2002）。已经研发出采用阿米巴抗原的口服疫苗,进行了动物试验（Lotter et al,2004;Mann et al,1997;Snow & Stanley,2006）。密码子优化的一种 DNA 疫苗已在小鼠模型中进行了试验,发现可以刺激 1 型细胞免疫应答和血清抗体（Gaucher & Chadee,2002）。细胞介导的免疫（cell-mediated immunity,CMI）可能足以使疫苗发挥预防肠道阿米巴病的作用,因为重组疫苗接种后可产生大量 IFN-γ、IL-2、IL-12、IL-10 和 IL-17（Guo et al,2009）。表达溶组织内阿米巴抗原的革兰氏阴性菌可作为合适的口服疫苗载体,用于预防侵袭型阿米巴病（Lotter et al,2008）。

病理学

阿米巴肝脓肿是溶组织内阿米巴感染的严重并发症,是最常见的肠外侵袭型阿米巴病。估计每年 100 000 人罹患阿米巴肝脓肿（World Health Organization,1997a）。成功穿过结肠黏膜屏障引起侵袭型疾病的滋养体进入门静脉系统,到达肝脏。阿米巴结肠炎和阿米巴肝脓肿同时发生的情况极少,结肠病变通常无症状;无直接蔓延到肝脏和淋巴传播。盲肠是阿米巴肠炎最常见部位,因为门静脉右支从右侧结肠引流,所以更多累及肝脏右叶。该病最初通常表现为弥漫性阿米巴肝炎;肝细胞液化坏死,先从中心开始,然后向外扩散,形成充满血液的空腔（图 73.1）,液化的肝组织类似于鳀鱼酱;无味也无菌。腔内液

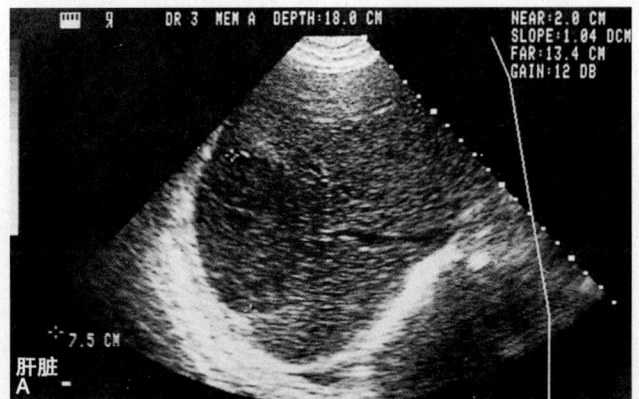

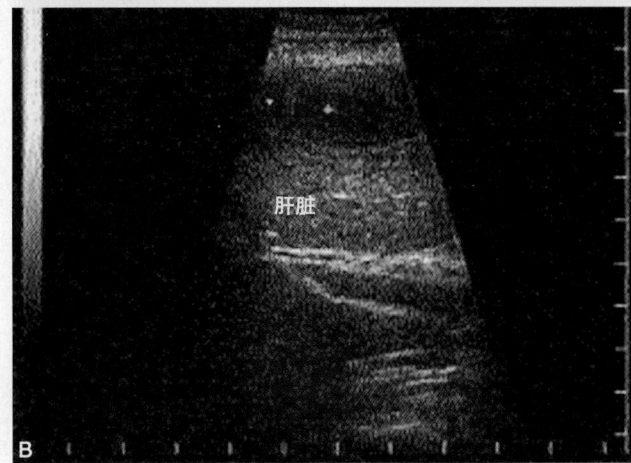

图 73.1　（A）超声图显示一名 36 岁男性的典型肝脓肿。脓肿位于外围,直径 7.5cm,边缘不光滑,有内部回声,远端回声增强。（B）超声图像显示肝左叶典型肝脓肿（A,Courtesy Professor M. S. Khuroo,Sher-I-Kashmir Institute of Medical Sciences,Srinagar,India. B,Courtesy Professor A. K. El Dory,Ain Shams University,Cairo. ）

体本身无阿米巴,脓腔外扩的边缘可找到阿米巴,几乎无炎症。阿米巴可溶解中性粒细胞,中性粒细胞介质释放可促进肝细胞死亡和脓肿扩大。可自然发生继发性细菌感染,改变脓液的颜色、气味和黏稠度。

周围组织缺少纤维化反应加上从中心向外扩展,造成脓肿不断向 Glisson 纤维囊蔓延,阿米巴不能穿过 Glisson 纤维囊。一般情况下,阿米巴肝脓肿是孤立的巨大脓肿,位于右肝。左叶脓肿很少见,但因为肝左叶比较小,位于左叶的脓肿更容易导致肝包膜破裂（Thomas & Ravindra,2000）。血管和胆道结构可能横穿脓腔;因为有肝内 Glisson 纤维囊覆盖,这些结构不会液化坏死。但是,这些结构可能被误认为是脓腔内的隔膜,这些条索断裂会导致出血或胆汁漏,也可能造成血管和胆道互通,导致胆道出血和黄疸（Singh et al,2008）。脓腔壁一般边界不齐,宿主纤维组织反应极少,但脓肿持续时间过长可形成纤维壁,甚至钙化（Rogers et al,1980）。治疗的病例中,脓肿都会完全消退,但可能要 6 个月到 2 年时间,甚至比化脓性脓肿消退所需时间（Sudhamshu & Sharma,2009）更长（Thomas & Ravindra,2000）。

临床表现

阿米巴肝脓肿的发病高峰在 20～60 岁;因此主要是年轻男

性的疾病。阿米巴肝脓肿的发病率成人比儿童高 10 倍,男性比女性高 3~10 倍(Sepulveda & Manzo,1986;Wells & Arguedas,2004)。发病少的人群如儿童(特别是新生儿)、孕妇和产后妇女,出现重症和死亡的风险高。类固醇激素治疗、恶性肿瘤、男同性恋、高龄和营养不良是重症疾病的危险因素(Guerrant,1986;Li & Stanley,1996)。

多数溶组织内阿米巴感染无症状或只有轻微的"非侵袭型"疾病。无症状携带者(也叫包囊携带者)可短期排出包囊,但这些病人绝大多数在 12 个月内痊愈。病人溶组织内阿米巴感染确诊后,即使无症状也要治疗,以清除阿米巴,防止传播(Stanley,2003)。目前还不清楚从阿米巴穿透结肠黏膜到肝实质发生损害需多长时间。尽管溶组织内阿米巴引起肠道感染,但出现临床表现前始终只有不到 30% 的病人发生腹泻。多数情况下,常规粪便显微镜检查结果阴性,但在研究中,超过 75% 的阿米巴肝脓肿病人粪便培养溶组织内阿米巴阳性(Irusen et al,1992)。

阿米巴结肠炎病人只有三分之一合并肝脓肿,症状通常持续 10 天。西欧和美国等非疫区国家,病人通常报告最近 2~5 个月(中位值 3 个月)有疫区旅行史,当然也有更长的潜伏期(Johnston et al,2009;Wells & Arguedas,2004)。阿米巴肝脓肿病人刚开始为非特异症状,如厌食、恶心、呕吐和急性结肠炎。腹痛和发热是本病的基本症状,见于 90% 以上的病人。发热,体温一般 38~40℃,见于 87%~100% 病人;寒战见于 36%~69% 病人。其他体征和症状因脓肿部位和大小而有所不同。主诉症状一般是突发右上腹疼痛,向右肩和肩胛部放射。疼痛随咳嗽、深呼吸和行走加剧。如果脓肿位于左肝,则疼痛可在上腹部、心前区或胸骨后,可向左肩放射。脓肿位于肝脏下面,则可能表现类似于各种上腹部原因所致的腹膜炎。个别病人临床表现隐匿,持续时间≥2 周;这类病人可有明显体重减轻(Thomas & Ravindra,2000)。有报告提示阿米巴肝脓肿可无任何症状(Blessmann et al,2003)。

腹部检查通常发现病人有肝肿大,质地柔软,伴肌卫和肋间触痛,偶有发热和浮肿。黄疸常见,以前曾报道仅 5%~8% 的病人以黄疸为突出表现(Pitt,1990);据报道高达 27% 的阿米巴肝脓肿病人有血管胆道互通(Agarwal et al,1995;Bayraktar et al,1996)。因为肝脏的右后上表面是阿米巴肝脓肿的最常见部位,所以总是伴胸腔积液、积脓和肺脓肿引起的右肺底体征(Loulergue & Mir,2009)。另一方面,左肝脓肿可并发心包摩擦,该位置的脓肿可蔓延至心包,有心包摩擦体征的病人死亡率高(Wiwanitkit,2008)。多发脓肿的病人,15% 可发生肝衰竭、腹水和脾肿大。他们可有发热、毒血症、深度黄疸和脑病;毒血症提示叠加细菌感染,导致病情加重。最常见病原菌是大肠埃希菌和肺炎克雷伯菌。因急性肝衰竭,病人的临床表现与肝性脑病难以区分。阿米巴肝脓肿病人的肝性脑病可能因多种原因所致,包括右肝静脉闭塞、化脓性门静脉炎和多支门静脉终末分支闭塞(Kapoor & Joshi,1992)。临床常见鉴别诊断包括急性胆囊炎、病毒性肝炎或其他原因所致肝炎和化脓性肝脓肿。临床表现不典型时,鉴别诊断还要考虑肝细胞癌、肝包虫囊肿或单纯性囊肿(Thomas & Ravindra,2000)。阿米巴肝脓肿病人约四分之三有白细胞增多,多见于有急性症状或出现并发症时。嗜酸性粒细胞增多罕见,但半数病人可有轻度贫血,原因很多。高胆红素血症仅见于少数病人。

急性肝脓肿时,天冬氨酸转氨酶(aspartate aminotransferase,AST)水平升高。慢性肝脓肿时,碱性磷酸酶水平有升高趋势,AST 水平在正常范围。总体上,碱性磷酸酶水平升高见于约 70% 的阿米巴肝脓肿病人。类似的全血细胞计数和肝功能试验异常也见于化脓性肝脓肿,无特异性(Ravdin & Stauffer,2005)。可伴凝血酶原时间延长。胸片一般可见膈肌右侧穹顶隆起,侧视图可见前凸(DeBakey & Ochsner,1951)、右肺不张和胸腔积液。腹部平片肝脏影弥漫性扩大,胆道系统或肝实质内气体不多见,除非肝腔与肺或空腔脏器互通(Thomas & Garg,2007)。最近报道阿米巴肺脓肿合并肺癌,但无肝脓肿和阿米巴结肠炎,这种情况极其罕见(Zhu et al,2014)。

超声检查

超声检查是首选诊断方法,准确率 90%(见第 15 章;Sepulveda & Manzo,1986)。脓肿通常位于肝包膜相接处(图 73.1),大小 2~21cm,圆形或卵圆形,边界清楚;脓肿是低回声,与远端回声增强的正常肝实质分界清楚(图 73.2~图 73.4)(Ralls et al,1982;Sukougj et al,1989)。80% 病人是右叶单个脓肿;10% 病人是左叶单个脓肿,6% 病人是尾叶单个脓肿,其余病人是多个脓肿(Ralls et al,1979)。

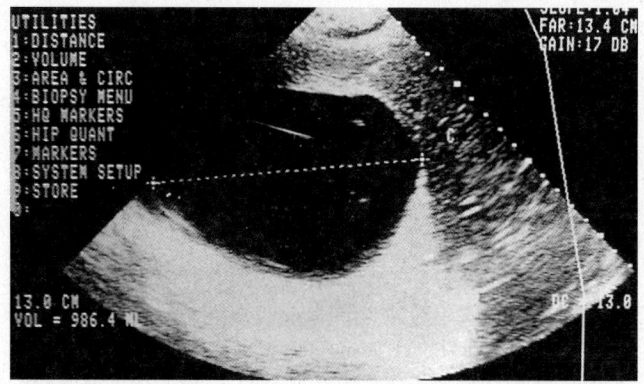

图 73.2　超声图显示一名 25 岁男性含大量液体的脓肿。远端回声增强导致脓腔远端结构"变白"(Courtesy Professor M. S. Khuroo, Sher-I-Kashmir Institute of Medical Sciences,Srinagar,India.)

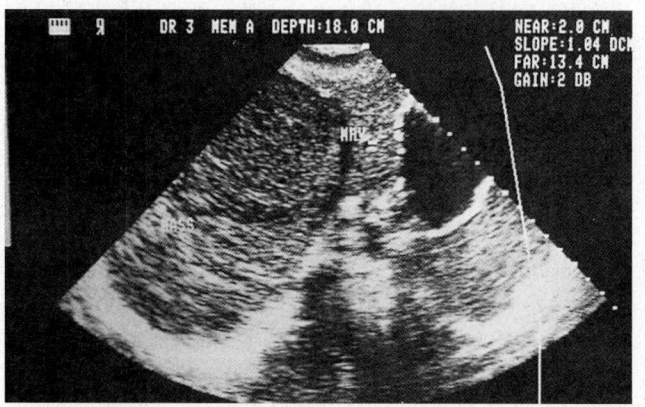

图 73.3　50 岁女性的超声图,右肝肿块最初被误认为是阿米巴肝脓肿但后来确诊为肿瘤。高回声和中回声组成的混合回声图,边界不清,无阿米巴脓肿的典型远端回声增强(Courtesy Professor M. S. Khuroo,Sher-I-Kashmir Institute of Medical Sciences,Srinagar,India.)

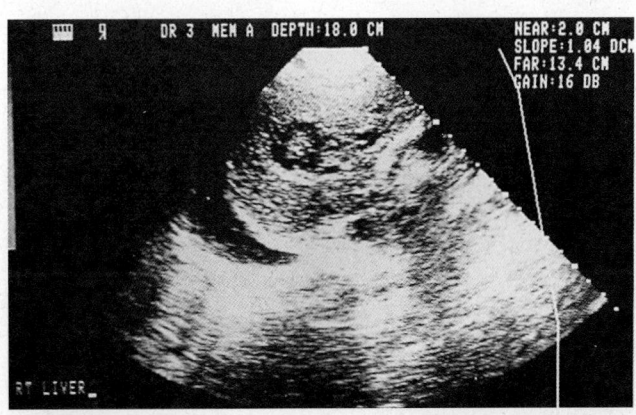

图73.4　超声图显示一名 45 岁妇女典型的转移性"靶形"沉积物。位于中心、比较小和远端增强欠佳可将其与阿米巴肝脓肿相鉴别。可见腹水（Courtesy Professor M. S. Khuroo，Sher-I-Kashmir Institute of Medical Sciences，Srinagar，India.）

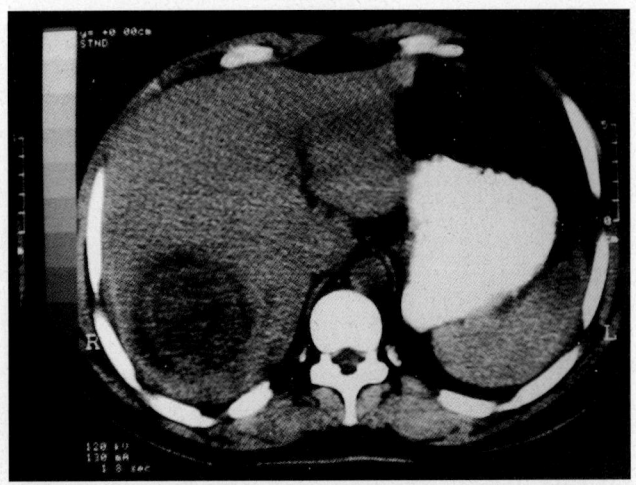

图73.5　计算机断层扫描图像显示典型的肝脓肿，增强的脓腔壁和外周水肿带（Courtesy Professor A. K. El Dory，Ain Shams University，Cairo.）

早期阿米巴肝脓肿只有很小区域回声降低，超声诊断不是病理诊断；复杂性囊肿、血肿、转移癌和阿米巴脓肿的超声表现可能难以区分（Elzi et al，2004；Kapoor，1989）。

仅 40% 病人有阿米巴肝脓肿的典型超声特征。即使经过充分的杀阿米巴药物治疗、脓液抽干或者药物治疗加上抽脓，连续超声扫描没有什么变化（Ralls et al，1979；Sukov et al，1980）。脓肿平均消退时间是 7 个月，完全消退可能长达 2 年。有时需诊断性经皮穿刺抽脓以鉴别阿米巴肝脓肿和化脓性肝脓肿（Kurland & Brann，2004）。化脓性肝脓肿消退的时间稍早（2~4 个月内），但阿米巴肝脓肿在 8~16 周内会形成回声较高的纤维性脓腔壁，其超声表现与有包膜的肿瘤相似，必须进行鉴别。随时间延长，脓肿可能完全消退，也可能残留囊性空腔，与肝脏单纯性囊肿相似（Ralls et al，1983；Sheen et al，1989）。

其他影像学检查方法

急性期计算机断层扫描（computed tomography，CT）的诊断准确率不比超声诊断高，除非是为了评估脓肿是否即将破裂，或者为了检出微小病灶（Kimura et al，1997）（见第 18 章）。阿米巴肝脓肿在对比增强的 CT 图上通常表现为圆形、边界整齐的病灶，内含复杂液体（Radin et al，1988）。最有特点的表现是脓腔壁增强，围绕脓肿周围有水肿带（图 73.5）。脓腔可见多个隔膜（化脓性肝脓肿更多见），有液体和碎片平面，气泡或出血。CT 可发现阿米巴肝脓肿向其他器官蔓延（Radin et al，1988）。

磁共振成像（magnetic resonance imaging，MRI；见第 19 章）在诊断阿米巴肝脓肿时并不优于 CT，但 MRI 可用于鉴别肝脏肿瘤。阿米巴肝脓肿的脓腔质地不均，T1 加权 MR 图像上是低信号，T2 加权图像上是高信号。T2 加权图像上脓肿边界可能表现为不完整的环状高信号和病灶周围水肿。治疗后，脓腔质地均匀，由于脓肿周围纤维化和含铁血黄素沉积，表现为完整的同心环（Mortelé & Ros，2001）。

极少需要血管造影。血管造影可见少血管或无血管包块占位，挤压肝动脉和门静脉分支，但可有门静脉血栓形成（Viana，1975）。虽然目前镓扫描作用还有限，但阿米巴肝脓肿的

扫描图似乎是冷点，而化脓性病灶的扫描图是热点（Kapoor，1989）。

阿米巴血清学检查

阿米巴血清学检查鉴别化脓性肝脓肿和阿米巴肝脓肿的灵敏度和特异度都很高。EIA 简单、快速、费用低并且更灵敏，所以基本已取代 IHAT 和对流免疫电泳（Restrepo et al，1996）。EIA 可在约 95% 的肠外阿米巴病病人、70% 的肠道感染者和 10% 的无症状包囊携带者中检出溶组织内阿米巴特异性抗体。抗体应答与病程有关，出现症状后 7~10 天即可检出抗体。第 2 和第 3 个月抗体滴度达峰值，9 个月降低到较低水平，12 个月抗体转为阴性（Muñoz，1986）。单克隆抗体检测可鉴别侵袭型和非侵袭型寄生虫（Kimura et al，1997）。酶联免疫吸附试验（enzyme-linked immunosorbent assay，ELISA）和 IHAT 不能鉴别疫区的急性感染和慢性感染（Thomas & Garg，2007）。

日前，ELISA 检测血清和粪便中的半乳糖抑制黏附蛋白和 IHAT 似乎是最可靠的检查方法，灵敏度和特异度均超 95%（Hira et al，2001），甲硝唑治疗 1 周后转阴率 82%（Tanyuksel & Petri，2003）。还在努力甄别急性感染的特异性抗原（Ravdin，1995）。抗原和抗体快速检测方法正在进行评估，前景看好（Leo et al，2006）。

穿刺抽脓的作用

超声引导穿刺抽脓（图 73.6）通常是为了确诊，治疗性穿刺抽脓时脓肿可以"抽干"。PCR 可检出阿米巴肝脓肿脓液及病人唾液中的溶组织内阿米巴 DNA（Khairnar & Parija，2008；Khan et al，2006）。没有随机对照试验表明与单用抗阿米巴药物治疗相比，穿刺抽脓对病人生存率、住院时间或退热时间有益（Chavez-Tapia et al，2009；Sharma et al，1989；Stanley，2003；Van Allan et al，1992），穿刺抽脓可能抽出不典型的脓液或血液，混淆诊断。但是，认为穿刺抽脓可加快临床康复也无明显手术并发症的观念在临床上非常普遍。这种方法的依据是一项小规模前瞻性研究（Tandon et al，1997），文献综述中仍有人推崇（Haque et al，2002）。无并发症的病例单用抗阿米巴药物

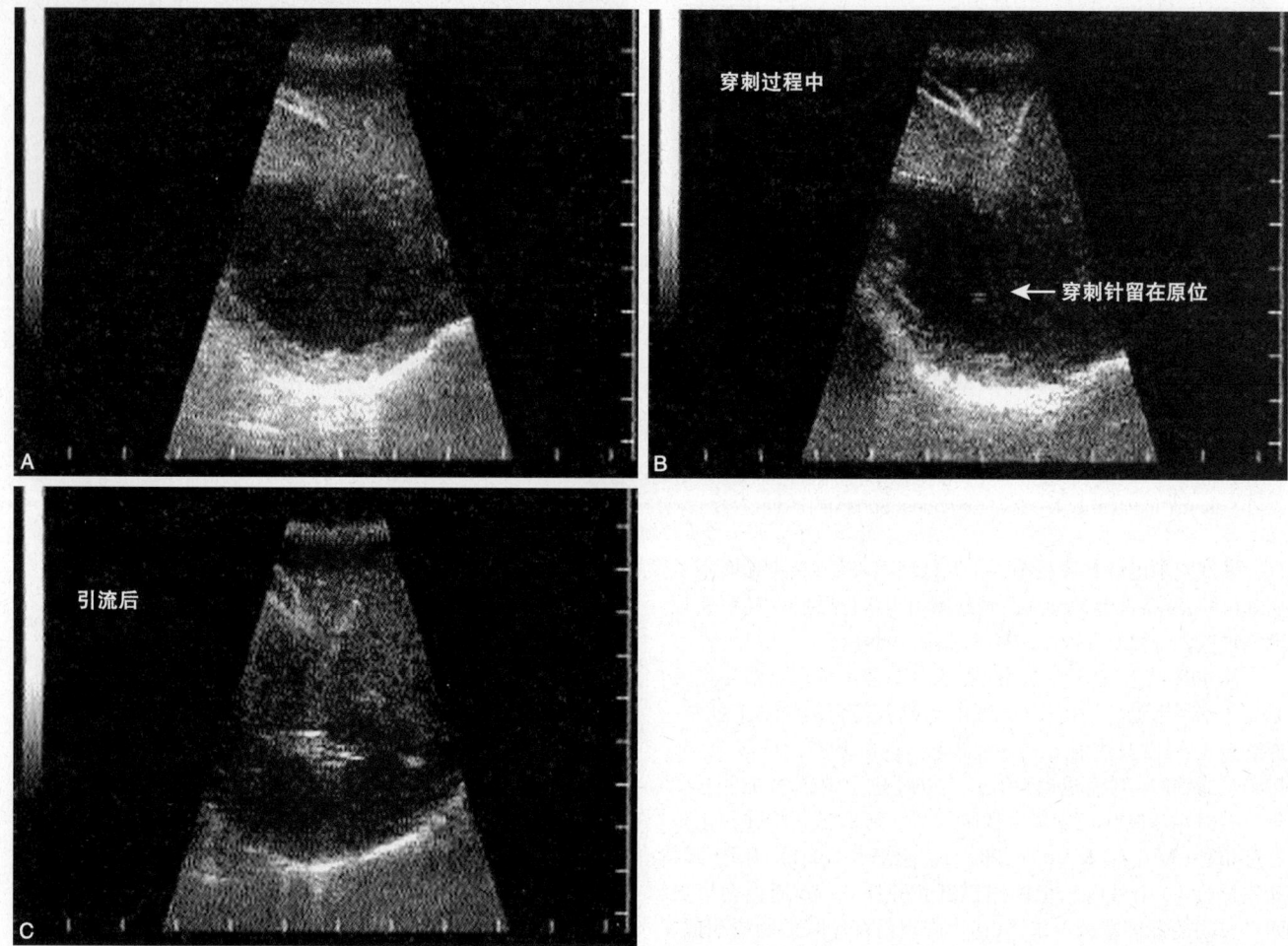

图 73.6   超声图显示典型肝脓肿。(A) 引流前。(B) 引流过程中。(C) 引流后(Courtesy Professor A. K. El Dory, Ain Shams University, Cairo.)

治疗,病人临床稳步好转。鉴别诊断包括可手术的肿瘤或包虫病时,穿刺抽脓的风险很高,属于禁忌(Thomas & Garg,2007)。

治疗性穿刺抽脓应保留用于下列情形(Ralls et al,1982):
①血清学检查无法确诊,需要与化脓性肝脓肿鉴别。
②不宜进行抗阿米巴药物治疗试验,如孕妇。
③肝脓肿有继发感染,估计 15% 病例确有继发感染(McDermott,1995)(见第 72 章)。
④开始合理治疗后发热和疼痛仍持续超过 5~7 天。
⑤巨大脓肿(>10cm)即将破裂,特别是左叶脓肿可能发生心包破裂时。

下列因素可预测需要穿刺抽脓:①年龄≥55 岁;②脓肿直径≥5cm;③药物治疗 7 天无效(Khan et al,2008)。疫区因为就诊时间晚和存在多个脓肿,高达 50% 病人可能需要穿刺抽脓(Khanna et al,2005)。单次抽脓足以达到诊断目的,但不宜推荐这种方法,因为可能没有阿米巴肝脓肿的特征性"鳀鱼酱";以穿刺抽脓作为治疗手段时效果可能不佳。经皮导管引流处理巨大肝脓肿(>10cm)在临床症状缓解时间和注射抗生素疗程方面的效果都优于经皮穿刺抽脓(Singh et al,2009)。

并发症

阿米巴肝脓肿最常见的并发症是脓肿破裂蔓延到周围器官或解剖空隙所致。脓腔贯通在膈肌一侧可蔓延到腹膜、内脏和大血管,在膈肌另一侧可蔓延到胸膜、支气管、肺和心包。

腹膜和内脏受累

阿米巴病伴腹膜炎病人 78% 是因为阿米巴肝脓肿破裂,另 22% 是因为阿米巴结肠炎穿孔或坏死(Ken et al,1989;Monga et al,1976)。阿米巴肝脓肿自发性破裂发生率为 2.7% ~ 17%(Eggleston et al,1982;Monga et al,1976;Sarda et al,1989)。肝脓肿蔓延到膈肌、腹壁、大网膜或肠道,逐渐将污染局限起来,导致破裂突入胃或结肠等空腔脏器(Angel et al,2000)。

可发生肝胃瘘、肝十二指肠瘘或肝结肠瘘和急性肝衰竭。任意破裂进入腹膜腔的情况少见,通常仅见于营养匮乏的病人(Rao et al,2009)。病人腹痛,可触及包块或全腹膨胀。结肠破裂可发生血性腹泻,肝胃瘘病人可有吐血。腹膜炎体征伴肝肿大、质地柔软、肋间触痛、右肺底体征和临床黄疸可能使诊断产生变数,超声检查可确诊。仅开腹手术时可做诊断,但若凝血酶原水平降低则有出血风险(Thomas & Garg,2007)。阿米巴肝脓肿病人的超声和 CT 检查常见肝周积液,是反应性积液或从脓腔漏出的脓液(Radin et al,1988)。激进手术方法处理蔓延到腹腔的脓肿,病人病死率升高(Balasegaram,1981;Eggleston et al,1982),现已被更好的经皮肝脓肿引流和排脓方法所取代

（Ken et al，1989；Sarda et al，1989）。

　　开腹手术的绝对适应证包括：诊断不明；合并空腔脏器穿孔并形成瘘，导致危及生命的出血或脓毒症；保守治疗失败。开腹手术时，可见肝脓肿通常是表面棕褐色隆起，处置必须轻柔。横贯脓腔的隔膜通常是血管和胆管。若出血则难以控制，可出现术后胆汁渗漏。胆道互通时，可能需要内镜下放置支架或鼻胆管引流（Sandeep et al，2006）。通常用盐水灌洗脓腔即可，灌洗后也可在100mL生理盐水中加65mg盐酸吐根碱滴注3~5分钟。必要时插入并保留引流管。空腔脏器穿孔的处理必须因人而异，可用外置术、近端分流术或浆膜修补术处理（Thomas & Garg，2007）。术后静脉用甲硝唑与广谱抗生素联合治疗，如果没有心脏禁忌证可加用去氢吐根碱。内脏穿孔的病死率12%~50%（Sarda et al，1989）。

胸腔和胸膜肺受累

　　阿米巴肝脓肿病人7%~20%可发生肺部并发症（Stanley，2003）。交感性右侧积液是最常见的肺部并发症，该并发症本身通常不需要治疗。其他胸腔并发症包括脓肿破入胸膜腔或进入支气管分支。这种情况的表现除了腹部体征，还有呼吸困难和干咳，伴右肺底捻发音和右肺萎陷，也可能有胸膜摩擦音。如果脓肿破入支气管，可突发咳嗽伴大量巧克力色痰（Guarner，1986）。肺部感染有多个途径，包括直接血源性阿米巴病和吸入性阿米巴病（Shamsuzzaman & Hashiguchi，2002）。胸腔穿刺是主流治疗方法。抽胸水和肋间置管引流时，要注意在胸右侧近腋窝靠上位置。阿米巴脓胸早期无效引流往往会有继发感染，需要积极的外科手术治疗，如胸膜外纤维层剥除术，因为纤维组织非常致密，难以进行胸腔镜手术（Thomas & Garg，2007）。

　　肺脓肿罕见，但肺脓肿会包裹起来与胸膜腔和腹膜腔隔开；不需要外科手术，因为体外引流、支气管扩张剂和抗阿米巴药物足以治愈。甲硝唑治疗有效，但吐根碱起效快，甲硝唑耐药时需用吐根碱治疗（Jain et al，1990）。

血管和心包受累

　　已有血管并发症报道，如巴德-吉亚利综合征（Mechai et al，2009），右心房和下腔静脉血栓形成，使多个巨大阿米巴肝脓肿复杂难治（Khan & Ameen，2009；Sodhi et al，2009）。可能需要手术除栓。

　　脓肿破入心包罕见，但很严重，见于1.3%~2%病人，病死率30%~60%（Shamsuzzaman & Hashiguchi，2002）。肝左叶脓肿或靠近中央位置的肝脓肿更容易出现心包并发症，轻的表现为无症状心包积液，严重则出现心包填塞。虽然抗阿米巴药物治疗后左叶脓肿和右肝脓肿同样消退（Thompson et al，1985），但心包增厚或心包积液可能是左肝阿米巴肝脓肿穿刺抽脓的指征（Radin et al，1988）。心包填塞时必须进行心包穿刺，并且要引流肝脓肿，然后用抗阿米巴药物甲硝唑治疗。去氢吐根碱有心脏毒性，要慎用（Thomas & Garg，2007）。

药物治疗

甲硝唑

　　甲硝唑是治疗阿米巴肝脓肿的首选药。口服剂量500~

750mg，每天3次，治疗7~10天，治疗成人肠道阿米巴病的剂量和疗程相同，儿童剂量为每日35~50mg/kg，分3次服用，疗程10天，治愈率超90%（Li & Stanley，1996）。400mg和800mg每日3次治疗5天对肝肺阿米巴病同样有效（Jain et al，1990）。按推荐剂量500mg每6小时1次静脉给药也非常有效。甲硝唑在肝脏和肠道内可达很高浓度，药物可穿透胎盘和血脑屏障。甲硝唑禁用于妊娠早期，妊娠中晚期必须慎用；用甲硝唑期间要暂停母乳喂养。阿米巴肝脓肿病人用甲硝唑治疗效果明显，72~96小时内症状改善。但是，还要用肠腔内药物如巴龙霉素（30mg/kg每日3次治疗5~7天）、双碘喹啉（650mg口服每日3次共20天）或二氯尼特糠酸酯（500mg口服每日3次共10天）以清除肠道寄生虫（Stanley，2003）。

　　药物治疗有双硫仑样作用。最常见副作用是恶心、口腔金属味、呕吐和深褐色尿。治疗5天治愈率可达85%，10天后可升至95%（Guarner，1986）。5%~15%阿米巴肝脓肿病人可能对甲硝唑耐药（Thompson et al，1985），但这在临床上问题不大（Li & Stanley，1996）；因为多数"耐药"报告反映的是临床症状或超声检查脓肿消退延迟，而不是真正的药物治疗失败。实验性耐药可能与体外诱导超氧化物歧化酶有关（Wells & Arguedas，2004）。治疗72小时无效或效果不明显的病人，通常必须考虑备选药物治疗、经皮穿刺抽脓或外科手术（Thompson et al，1985）。替硝唑、奥硝唑和硝唑尼特可作为阿米巴肝脓肿的备选治疗用药；这些药物只需用几天（Lasserre et al，1983；Quaderi et al，1978；Vanijanonta et al，1985）。研究表明替硝唑或奥硝唑2g单剂给药，治疗成功率均达94%（Lasserre et al，1983）。其他研究也表明替硝唑治疗2~3天成功率近100%（Khokhani et al，1978；Quaderi et al，1978；Vanijanonta et al，1985）。美国食品药品监督管理局已批准替硝唑治疗阿米巴病，包括阿米巴肝脓肿。塞克硝唑半衰期长，2g剂量每日1次治疗5天有效（Salles et al，2003）。49例阿米巴肝脓肿病人的随机双盲对照试验中，沙曲硝唑的副作用发生率比甲硝唑低，耐受性更好（Muzaffar et al，2006）。

其他药物

　　盐酸吐根碱对滋养体有效，组织中可达杀死阿米巴的浓度，肠道中达不到杀死阿米巴的浓度。吐根碱肌内注射或深层皮下注射给药，剂量1mg/（kg·d）（最大60mg/d），疗程10天。病人必须完全卧床休息。组织中的药物水平可持续40~60天，6周内要避免再次给药。副作用包括注射部位肌炎、低血压、心动过速、胸痛、呼吸困难和心电图异常，包括T波倒置和QT间期延长。有肾脏病、心脏病和肌肉疾病的病人禁用该药，儿童和老年病人慎用（Thomas & Garg，2007）。吐根碱或去氢吐根碱对治疗肝肺阿米巴病有重要价值（Guarner，1986；Jain et al，1990；Thompson et al，1985）。

　　磷酸氯喹是抗疟药，治疗吐根碱耐药病人和肺阿米巴病人有效（Guarner，1986），但肠腔内没有杀阿米巴活性。氯喹口服给药，每日1g（600mg碱基）治疗2天，然后500mg（300mg碱基）治疗2~3周。视网膜病病人禁用氯喹，但孕妇可用（Guarner，1986）。二氯尼特对侵袭型阿米巴病无效，可用于治疗无症状携带者。推荐剂量为500mg每日3次用药10天。未见严重副作用报告。

硝唑尼特治疗侵袭型阿米巴病有效,可清除肠道寄生的阿米巴。治疗肝脏阿米巴病的效果还需进一步研究(Rossignol et al,2007)。三氟甲硫氨酸(trifluoromethionine)是先导化合物,啮齿类动物单剂皮下注射或口服给药可预防阿米巴肝脓肿(Sato et al,2010)。

治疗策略

口服甲硝唑单药治疗,同时纠正低凝血酶原血症、低蛋白血症和贫血。治疗48~72小时病情显著改善,则完成甲硝唑疗程即可,无需其他治疗。甲硝唑治疗后,还必须用肠腔内药物如二氯尼特糠酸酯(500mg,每日3次治疗10天)或巴龙霉素[30mg/(kg·d)分三次给药治疗10天]清除肠道感染(Irusen et al,1992)。

疗效不满意可加用吐根碱或去氢吐根碱。若有证据显示肝脓肿蔓延到肺脏、腹膜或心包,则需肋间插管抽脓或导管引流。直径>10cm的巨大脓肿和肝脏左叶脓肿,药物治疗7天无效,以及未能与化脓性脓肿鉴别的脓肿,建议经皮导管引流(Singh et al,2009)。下列指标可预判需要穿刺抽脓:①年龄≥55岁;②脓肿直径≥5cm;③药物治疗7天无效(Khan et al,2008)。疫区因为就诊时间晚和存在多个脓肿,病人可能需穿刺抽脓(Khanna et al,2005),但及时药物治疗可减少抽脓的必要性。开腹手术保留用于怀疑腹膜炎、瘘管形成或上述措施失败后继发感染伴脓毒症的病人。

文献综述报道阿米巴肝脓肿病人病死率为4%(Pitt,1990)。单用杀阿米巴药物治疗的病人病死率2%。病人死亡的独立危险因素包括:血清胆红素>3.5mg/dL(60μmol/L);脑病;低白蛋白血症(<2mg/dL);多个脓腔(Sharma et al,1996)或脓腔总体积>500mL(Wells & Arguedas,2004)。脓肿破入腹膜腔和心包是多数病人的死亡原因。早期进行激进手术治疗(Balasegaram,1981;Eggleston et al,1982),病死率未见明显改善,尽管Balasegaram报道的病例住院时间缩短。阿米巴肝脓肿破裂发生率2%~17%,病死率6%~50%。这些病人手术治疗和麻醉的风险很大。

预防

除了常规的卫生措施,包括正确清洗蔬菜水果和疫区饮用瓶装水,现代分子技术有助于检定阿米巴抗原,对研发疫苗大有裨益。目前阿米巴病尚无预防性疫苗,但正在努力优化候选抗原和扩大动物模型研究,结果令人鼓舞。例如,已经在无毒力的沙门菌疫苗株中表达了富含丝氨酸的溶组织内阿米巴蛋白(Stanley,2006)。溶组织内阿米巴Gal/GalNAc疫苗(Houpt et al,2004)和一种合成的、鼻内用的、基于凝集素的增效阿米巴病亚单位疫苗已进行了广泛研究,前景看好(Abd Alla et al,2007)。另外,半乳糖胺抑制性凝集素动物研究也令人鼓舞(Ivory & Chadee,2007)。

肝吸虫病

肝片吸虫和华支睾吸虫是主要的肝吸虫(见第45章),都是不分节的叶片状吸虫。虽然这两种吸虫的结构和生活周期有共同点,都可导致人类意外感染,但其流行病学有差异。华

支睾吸虫疫区是东亚、南中国海包围的区域以及中国、越南北部和韩国的江河流域。因生食污染的淡水鱼致病。这些地区也是病毒性肝炎的疫区,人群流行病学调查发现病人症状与肝炎相同,必须进行鉴别诊断(Wang et al,2004)。生食淡水鱼传播的其他肝吸虫还有麝猫后睾吸虫和猫后睾吸虫,但这些病例大多无症状。西半球没有这种病,但这些地区的本地人移居其他国家几年后也会有临床表现。最早报告的1例华支睾吸虫感染是居住在印度加尔各答的华裔木匠(McConnell,1875)。

片吸虫病

动物源性疾病由肝片吸虫(温带)和巨片吸虫(热带)所致,它们是牛羊片吸虫病的病原体(见第45章)。人类肝片吸虫感染见于饲养牛羊且人们生食水芹菜的地区,包括欧洲、中东和亚洲(Thomas & Garg,2007)。亚洲、非洲和夏威夷已有巨片吸虫感染报告。患病率高的国家有玻利维亚(65%~92%)、厄瓜多尔(24%~53%)、埃及(2%~17%)和秘鲁(10%)。玻利维亚高流行区68%儿童感染;移居以色列的埃塞俄比亚人感染率也有11%(Thomas & Garg,2007)。估计全球有240万人感染肝吸虫(Mas-Coma et al,1999)。人类发病率估计只有1%,大多数病人是散发病例或小规模社区暴发流行(Ashton et al,1970)。

生食感染的绵羊、山羊或牛的肝脏会导致一种独特的片吸虫病综合征,黎巴嫩叫halzoun,苏丹叫marrerra。活的吸虫黏附咽后壁引起重度咽炎和喉水肿。同样,日本"烧烤"店食用牛肝刺身,牛肝被幼虫污染也会致病。

形态学和生活周期

肝片吸虫是扁平的叶片状雌雄同体吸虫,长15~30mm,厚10mm,宽3mm,寄生在宿主胆管和胆囊中。哺乳动物粪便中的虫卵在温水(22~26℃)中9~14天孵化出毛蚴。毛蚴侵入多种淡水螺,4~7周繁殖成子孢子和雷蚴,离开淡水螺成为自由漂浮的尾蚴,尾蚴附着到水芹、水浮莲、薄荷、香芹菜或卡特草上。自由漂浮的尾蚴悬浮在水中,数小时可形成包囊。人食用了污染的植物或饮用了污染的水,幼虫在十二指肠中破囊而出,穿过肠壁和腹膜腔,穿透Glisson纤维囊,引起肝脏急性期侵袭型幼虫感染,这种寄生虫在肝脏中边吃边走,进入胆管,幼虫有时也迁移到身体其他部位。这个阶段可持续3~4个月,期间幼虫成熟,在肝脏中迁移到大的肝胆管和胆总管中。成熟的吸虫以肝细胞和胆管上皮细胞为食,可在肝胆管和胆总管中寄生数年,偶尔也寄生在胆囊中;这是成虫的慢性胆道感染期。感染后4个月(范围3~18个月)成虫产卵;这些虫卵穿越Oddi括约肌和肠道,然后继续其感染周期。急性感染期和慢性感染期可重叠,特别是在高密度感染时。生活周期历时约5个月,其中在人类宿主中历时3个月。这个阶段末期胆管中的成虫寿命为3~4年。迁移过程中这种寄生虫可入侵其他器官如尿道,引起血尿。异位片吸虫病可累及腹膜、肌肉、脑和皮下组织(Jones et al,1977)。

病理学

感染早期,肝脏病变表现为肝包膜和包膜下纤维束上的白色或灰色结节,极少情况下可有局限性肝脏包块。随后寄生虫

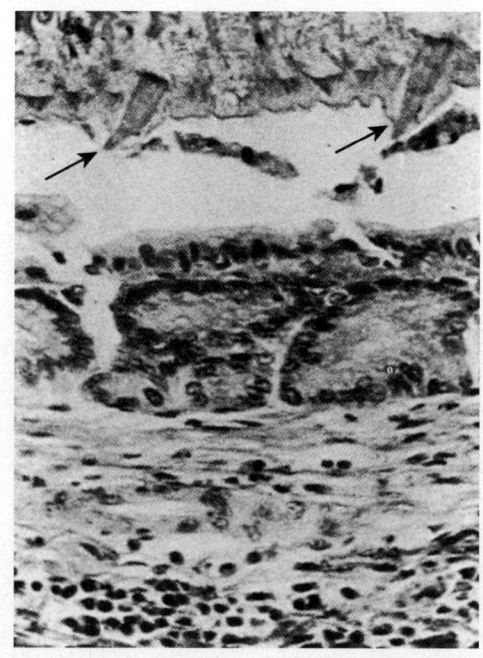

图 73.7　肝片吸虫（箭头所示）的棘刺破坏胆管上皮（原始放大倍数，×500）（Courtesy Professor M. S. Khuroo, Sher-I-Kashmir Institute of Medical Sciences, Srinagar, India.）

进入胆道系统。肝片吸虫相对比较大，在肝内胆管中来回移动，胆管表面有棘突，凹凸不平，所以造成胆道上皮广泛破坏；因此寄生虫的存在刺激胆管壁纤维化（图 73.7）。严重感染可能与肝脏和胆道纤维化、肝坏死、脓肿形成、胆管性肝炎、营养障碍和死亡有关。肝活检可见门静脉区有非特异性圆形细胞浸润，肝片吸虫病可伴发胆管癌（Thomas & Garg, 2007）。

临床特征

　　疫区的感染途径是食用水芹菜和饮用污染的水。临床症状体征加上放射学检查是主要诊断方法。感染急性期通常持续 4 个月，期间未成熟的吸虫迁移通过肝实质引起胆道出血。病人通常表现为右上腹痛、肝肿大、发热、呕吐、腹泻、贫血、高

丙种球蛋白血症（特别是 IgG 和 IgE）和变态反应（Aksoy et al, 2006）。

　　肝内和肝外胆管超声检查无运动回声图像（Saba et al, 2004）。肝实质检查结果无特异性，肝脏即使有可疑结节或空洞病灶，也需要进一步影像学检查。超声检查的特征表现是肝脏回声不匀，有多个边界不清的低回声等回声病灶，胆囊或胆总管中可见多个有回声无声影的颗粒。尽管如此，肝片吸虫病仍然难以与其他肝脏病变鉴别（Teke et al, 2014）。CT 是最常用的诊断方法；可显示周围低密度病灶，通常位于肝右叶，对比剂造影增强扫描可见周围增强影，以轨道方式排列，不像化脓性脓肿那样融合成一个大脓腔。MRI 并无更大价值，不能显示轨道样病变（Oto et al, 1999）。胆道或胆囊感染刚开始无临床症状，吸虫发育为成虫后，胆道内的成虫引起慢性感染，症状持续 4 个多月，出现更多分散病灶，这是间歇性胆道堵塞和炎症所致。主要症状包括胆绞痛、胆管炎和胆囊炎反复发作，伴全身不适、黄疸、贫血、低蛋白血症和水肿。肝肿大，质地柔软，伴脾肿大。这个阶段超声检查可见胆囊和胆管中有运动回声图像伴泥沙样胆结石（图 73.8）。实时超声检查可见吸虫在胆囊内移动。胆管扩张常见，MRI 胆管造影可见大胆管内信号损失，与吸虫或水肿的表现相符（LaPook et al, 2000）。也有报道用内镜超声诊断肝片吸虫病（图 73.9）（Behzad et al, 2014; Sotoudehmanesh & Yoonessi, 2003）。诊断不宜进行肝活检，活检通常可见坏死碎片、肝实质轨道样破坏、多形核细胞浸润伴大量嗜酸性粒细胞、夏科-雷登结晶、肉芽肿含或不含虫卵，纤维化和胆管增生（Acosta-Ferreira et al, 1979）。嗜酸性粒细胞可占白细胞总数的 50% 以上，临床感染无论处于哪个阶段，均可见嗜酸性粒细胞增多；无症状接触者和隐性感染者也可见嗜酸性粒细胞增多（El-Shabrawi et al, 1997; Saba et al, 2004）。据报道疫区的慢性感染病例可无嗜酸性粒细胞增多（Marcos et al, 2008），病人通常有贫血（Bassiouny et al, 1991）。肝功能试验表现为胆汁淤积的特征。因为吸虫迁移通过腹膜腔的过程中，可穿透并停留在肾脏中，所以病人常有血红蛋白尿。急性期甚至慢性期病人的粪便和胆汁中无成虫和虫卵，所以粪便检查没有诊断价值。因病人间断性排出虫卵，所以需要反复进行粪便分

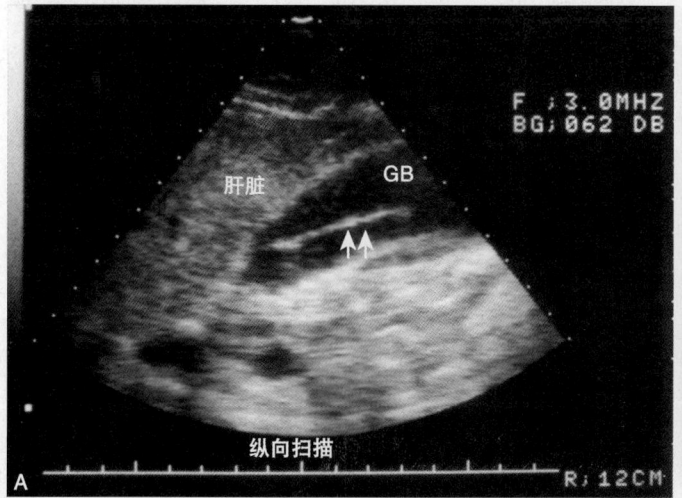

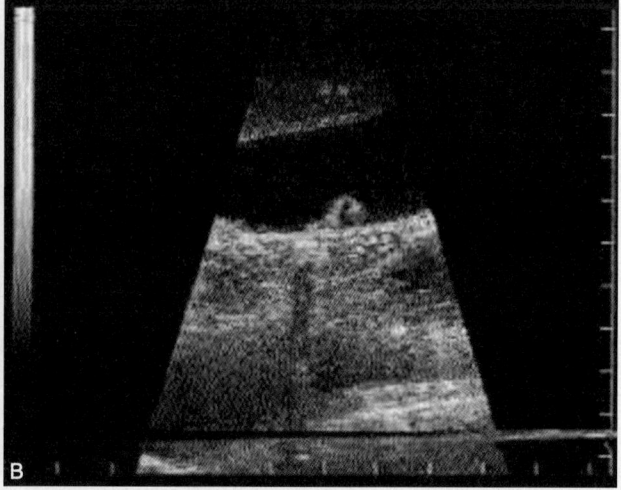

图 73.8　肝片吸虫作为回声光团在胆囊内移动的超声图。（A）纵向视图。（B）横向视图（Courtesy Professor A. K. El Dory, Ain Shams University, Cairo.）

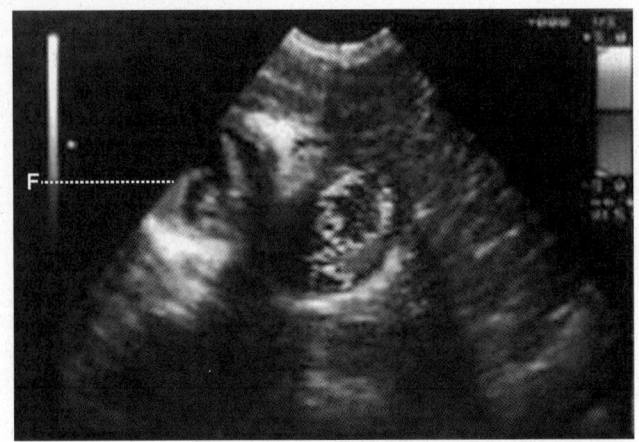

图73.9 横向视图中肝片吸虫作为回声光团在胆总管内的内镜超声图。F表示肝片吸虫(Courtesy Professor A. K. El Dory,Ain Shams University,Cairo.)

析。血清学检查包括补体结合试验(complement fixation test, CFT)、间接荧光抗体试验(indirect fluorescent antibody test, IF-AT)、IHAT和对流免疫电泳(counterimmuno-electrophoresis, CIE),特异度和灵敏度都不低(Marcos et al,2008)。

用特异性血清学试验检测片吸虫粗制抗原的IgG抗体,97%~100%病人阳性(Maher et al,1999)。Fas2是肝片吸虫的主要半胱氨酸蛋白酶抗原(成虫的E/S蛋白)。Fas2-ELISA方法可检出针对Fas2抗原的IgG抗体。Arc II可检出包含Fas2的镶嵌抗原。Fas2-ELISA检测的特异度高于Western印迹和Arc II方法(Espinoza et al,2005)。已在秘鲁开展最大规模的临床诊断研究,验证了Fas2-ELISA(基于组织蛋白酶L1的抗体)方法,包括634例感染的疫区儿童。灵敏度92.4%,特异度83.6%,阴性预测值97.2%(Espinoza et al,2007)。

已描述了影像学检查结果,必须与坏死性肝肿瘤和肝脓肿进行鉴别诊断(LaPook et al,2000)(见第66章)。腹腔镜检查或开腹手术时,55%~75%病人肝脏表面可见特征性坚硬灰白色结节,伴包膜下通道。肝门淋巴结常增大,胆总管可能扩张。有生食水芹菜或其他水生植物流行史,或近期到过疫区旅行的病人,出现身体虚弱、胆管炎、肝脾肿大、贫血和嗜酸性粒细胞增多,要考虑片吸虫病。急性肝实质病变期通常难以确诊,除非用血清学方法检测肝片吸虫。假性肝片吸虫病是指粪便中有虫卵,这些虫卵不是来自实际感染,而是来自近期摄入了含有虫卵的肝脏食品。大便检查前几天内不吃肝脏类食品可避免这种情况(Thomas & Garg,2007)。

片吸虫病慢性感染的后果

最近研究表明肝片吸虫病和肝纤维化高度关联(见第7章)。某些易感宿主可发展为肝纤维化,具体取决于感染的时间和感染量。儿童(Marcos et al,2005)和成人(Sanchez-Sosa et al,2000)感染后有肝硬化的报道,特别是高密度感染的病人(见第78章)。肝片吸虫感染肝脏受累发病机制的新数据说明,组织蛋白酶L1及其胶原蛋白溶解功能,加上蛋白溶解活性侵犯致组织(Stack et al,2007),导致I型胶原蛋白表达,最终发展为肝硬化(Marcos,unpublished observation)。反之,慢性感染也会引起持续免疫抑制状态,提示慢性感染期间感染的宿主

仍对其他Th2相关病原体易感(Gironès et al,2007)。

治疗

吐根碱和氯喹短期治疗有效,但通常都会复发,因为这些药物对该寄生虫没有作用。吡喹酮通常对片吸虫也无效。片吸虫感染急性期和慢性期的首选药都是三氯苯达唑,10mg/kg口服,12小时后重复1次(El-Tantawy et al,2007;Marcos et al, 2008),甚至在胆道堵塞时也可使用。据报道治愈率90%,无明显药物相关副作用,最常见的不良事件是已死或垂死的寄生虫通过胆管时引起胆绞痛。硫双二氯酚是备用药物,200mg片剂,剂量30mg/(kg·d),总治疗剂量150mg/kg。该药隔天使用,每日剂量分为3次,餐后服药。恶心、腹痛、腹泻和光敏性是最常见副作用。治疗2~3周临床逐渐好转(Thomas & Garg, 200)。

外科手术可用于诊断或治疗胆管炎(见第42章)。有时胆囊或胆管中可见活的吸虫,吸虫也可能从手术中放置的T型管中爬出(Nicholas,1970)。内镜逆行胰胆管造影术(endoscopic retrograde cholangiopancreatography,ERCP)可清除吸虫,缓解梗阻。罕见情况下,ERCP失败时,可行经皮经肝胆管造影术(percutaneous transhepatic cholangiography,PTC)(图73.10;见第29章)。

蛋白组学和基因组学可鉴定大分子,包括组织蛋白酶L、谷胱甘肽-S-转移酶、亮氨酸氨基肽酶和脂肪酸结合蛋白(Dalton et al,2003)。实验室和大型动物中已证明诱导保护性应答的可行性,但尚缺乏人体研究。开发肝片吸虫病疫苗仍需分析不同候选疫苗、疫苗制剂、剂量和给药途径所提供的保护性效应因子的作用机制。

华支睾吸虫病

流行病学

华支睾吸虫是中国东北部、中国台湾、韩国、日本和越南北部及俄罗斯远东地区的地方性流行病(Lun et al,2005;Rim,

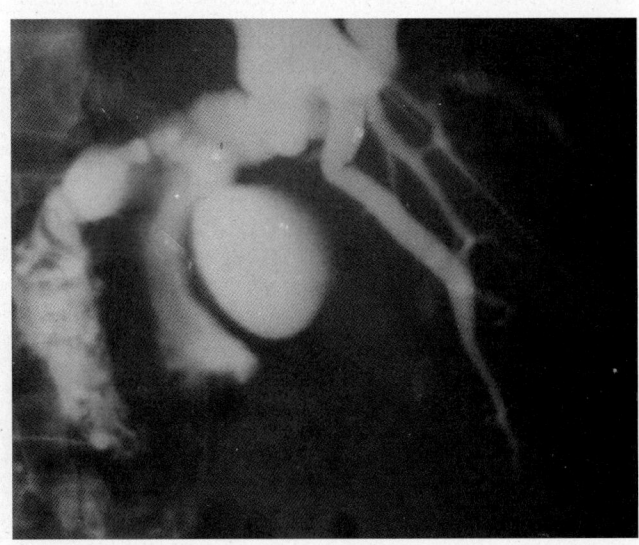

图73.10 经皮经肝胆管造影检查胆总管内的肝片吸虫(Courtesy Professor A. K. El Dory,Ain Shams University,Cairo.)

2005)。一般情况下,感染是农村地区食用生的或未熟透的鲤鱼食品所致(见第45章)。

形态学和生活周期

华支睾吸虫长 10~25mm,宽 3~5mm,活体透明呈粉红色,死后虫体是黑色,坚硬易碎(Hou,1956)。成虫寄生在肝内胆管中,可沿胆总管向下迁移,但到胆囊中就要死亡。重度感染时,胰管中也可见到成虫。鱼感染后排出的包囊被胃液消化;然后幼虫从十二指肠向上迁移进入胆总管,直到胆管太细不能通过才安顿下来。胆管中产的虫卵到达肠道,经粪便排出,然后继续在中间宿主淡水螺和草鱼或青鱼体内重复其生活周期。淡水螺中孵育出的尾蚴附着并穿透鱼体,包囊中的囊蚴在鱼肉中发育;人摄入鱼肉造成感染(Thomas & Garg,2007)。

病理学

虫体刺激引起胆道上皮增生,出现上皮化生和腺瘤样增生。最初胆管周围有轻微炎症,肝脏外围的中小胆管扩张(Choi et al,2004;Hou,1956)。胆道上皮早期可有化生改变,正常细胞转化为分泌黏蛋白的细胞,导致胆汁中含大量黏蛋白,造成胆汁淤滞,胆管肝炎反复发作,最终杀死寄生虫。这可能会导致胆管纤维化和狭窄,形成胆红素钙结石(Choi et al,2004),大肠埃希菌和厌氧链球菌感染会引起脓毒症(Fung,1961;Tandon,1988)。很少发展到胆汁性肝硬化,但华支睾吸虫感染的病人中胆管癌的发生率升高(Choi et al,2004;Flavell,1981;Hou,1956)(见第50章)。胆管癌有多种病因。感染者体内的致癌原可能是因胆管细胞增生易发生恶变(Flavell,1981)。

与复发性化脓性胆管炎的关系

东方人胆管肝炎病人 50% 感染华支睾吸虫(Augustine et al,1988;Tandon,1988;Teoh,1963)。疫区居住的胆管炎或胆管癌病人要仔细检查,查找支睾属吸虫感染的证据,因为需要筛查华支睾吸虫阳性病人的亲属和密切接触者是否有隐性感染(Thomas & Garg,2007)。胆管炎详见第44章。

临床特征

临床特征与感染严重程度无关。在疫区,粪便筛查 1 091 例病人,其中 86% 有华支睾吸虫病,仅 1 例病人有肝内结石,胆囊结石发生率 8%,这主要与民族因素有关,而不是因为华支睾吸虫感染(Hou et al,1989)。华支睾吸虫病的典型体征是反复发作的化脓性胆管炎(Park & Son,2008;Stunell et al,2006)。华支睾吸虫病无结石时通常没有症状。早期症状包括全身不适、腹部不适和腹泻。筛查可有嗜酸性粒细胞增多伴起伏不定的黄疸或转氨酶升高(Choi et al,2004)。华支睾吸虫病男女发病相同,20~30 岁是发病高峰(Fung,1961)。另一项研究表明男性发病更多(Choi etal,2004)。贫血和低蛋白血症常见。黄疸程度轻重不一,进展到肝硬化导致脾肿大。血清胆红素和碱性磷酸酶水平升高,转氨酶水平轻度升高,也可有胰腺炎证据。腹部平片可见胆道分支中有气体,但结石罕见。超声和CT检查可见胆管扩张和结石;但要明确结石分布和胆管狭窄情况,计划手术治疗,则必须进行胆道造影检查。胆总管和肝胆管常见扩张(Fung,1961),但明确的胆管狭窄仅见于 5% 病人。胆管癌可能位于肝内、肝门或肝外(Choi et al,2006)。华支睾吸虫病伴胆管炎的诊断有赖于高度怀疑。嗜酸性粒细胞计数升高则需查找寄生虫,一直通过粪便虫卵检查诊断华支睾吸虫病(Choi et al,2005b)。已有报道用 Dot-ELISA 方法检出特异性抗体(Kim,1998;Lin et al,1995)和血液循环中的抗原(Wang et al,2004)。肝片吸虫病合并华支睾吸虫病时,粪便检查和血清学 ELISA 试验可以诊断(Kim et al,2014)。其他诊断方法包括用稀释的华支睾吸虫抗原皮试(Shin & Choi,2000)、肝脏放射学检查(Choi et al,2004)和检查胆汁中的虫卵、囊蚴和尾蚴。其中皮试最简单易行,但特异度低(Shin & Choi,2000)。实时 PCR 是强大的诊断工具,可检出和定量测定华支睾吸虫感染(Kim et al,2009)。副肌球蛋白(Paramyosin,CsPmy)是肌原纤维寄生虫蛋白,已找到该蛋白的编码基因。这种蛋白可诱发宿主产生 IgG 抗体,说明副肌球蛋白可作为诊断华支睾吸虫病的抗原或预防华支睾吸虫病的疫苗(Park et al,2009)。

治疗

吡喹酮(Biltricide)是首选药。一般给药方案是 25mg/(kg·d),每日 3 次,间隔 5 小时(总剂量75mg/kg),用药 1 或 2 天,治愈率 83%~85%(Kaewpitoon et al,2008)。若伴化脓性胆管炎则需抗生素治疗,有结石并发症时则需介入手术治疗,具体取决于胆管结石和狭窄的位置。内镜和微创手术比开腹手术的并发症少,具有优势(Zhi et al,2004)。这些手术方法足以治疗单纯胆管狭窄,转诊到外科手术的是多次内镜(ERCP)或经皮(PTC)手术失败的复杂病例。

胆道蛔虫病

流行病学

似蚓蛔线虫(简称蛔虫)是线虫,亚洲、非洲和中美洲通常超过四分之一人口感染,从这些地区移居美国的人也有感染(Misra & Dwivedi,2000)。重度线虫感染者有临床症状(Khuroo,2001)。蛔虫病在蛔虫感染率高的地区是胆道疾病的一个重要原因,但蛔虫感染局限于肠道时通常无症状。社会经济条件差和粪便污染居住区周围土壤和农场的热带和亚热带地区是主要感染源(Khuroo et al,1989a;Louw,1966)。蛔虫进入胆道时出现感染症状(Khuroo et al,1989a,1989b)。Kamiya 等(1993)报道有胆道或胆囊并发症的病人中,有 11% 以上的病人胆道中有蛔虫。发展中国家和发达国家的胆结石发病率相似(Hou et al,1989;Khuroo et al,1989a),所以不能认为蛔虫病是疫区所有胆结石病病人的病因。

成虫寄生在人小肠中,主要是空肠,雌虫受孕在此产卵。虫卵经宿主的粪便排出,可在环境中存活。虫卵在温暖湿润的土壤中发育成熟,人吞下虫卵就能感染。成熟的虫卵在十二指肠中孵化,释放幼虫,幼虫穿过近侧小肠黏膜,进入门静脉血,随血流进入肝脏,通过右心进入肺毛细血管床。幼虫在此进一步发育,穿过肺泡,上行到气管,进入食管,再返回肠道。幼虫在空肠中成熟为成虫,达 20~30cm 长,寿命 1~2 年(Thomas & Garg,2007)。

病理学

蛔虫的成虫到达十二指肠,一方面是因为空肠中的蛔虫数量太多,另一方面也可能是肠道蠕动增强所致(Khuroo,1996)。我们知道蛔虫能进入胆总管,特别是十二指肠大量蛔虫感染时。一般只有1~2条蛔虫进入胆道系统,但可引起大面积感染。虫头先通过肝胰壶腹进入胆总管、胆囊管和肝内胆管;因为肝外胆管分支的长度仅4~10cm,所以部分蛔虫可能仍留在十二指肠中(Davies & Rode,1982)。2002年Kamiya等报道胆道中95%蛔虫位于肝胆总管中,仅3%位于胆囊,肝内胆管中蛔虫更少。胆囊切除术、括约肌切开术、括约肌成形术、胆总管造口术或胆肠吻合术后,常见蛔虫迁移进入胆道,可能是因为胆囊切除术后胆管内的空间增大以及缩胆囊素和分泌素释放增多,这两种成分可使Oddi括约肌松弛(Wani et al,2000)。胆道迁移常见于女性,特别是孕妇;因为孕妇体内孕酮水平高,孕酮也能使括约Oddi括约肌松弛(Shah et al,2005)。儿童的胆管口径比较细,发生蛔虫胆道迁移的风险较低(Zargar & Khuroo,1990)。

蛔虫引起胆道或胰腺症状后24~36小时内即离开胆道,十二指肠腔内检出活的蛔虫可认为是胆道蛔虫病的有力证据。受阻的蛔虫引起Oddi括约肌痉挛,导致胆道部分梗阻和绞痛,机械梗阻后可发生胆管炎(见第43章)。化脓性胆管炎可蔓延到肝内胆管,引起多发性毛细胆管炎性肝脓肿。可发生无结石胆囊炎、胆囊积脓及不常见的胆管坏死和穿孔(Chang & Han,1966)。蛔虫死尸无法离开胆管;虫体分解,成为结石形成的源头,引发慢性炎症反应,导致胆管狭窄。蛔虫病的结石属于胆红素钙类型(Khuroo et al,1989b;Maki,1966),不同的是结石中常有蛔虫卵或蛔虫碎片。大肠埃希菌是胆红素钙结石的常见病原菌,常见于化脓性胆管炎(Maki,1966)。促使结石形成的另一个因素是包裹大多数虫卵的硬蛋白膜(albuminoid membrane),其他任何寄生虫均无这种硬蛋白膜。蛔虫到达肝内胆管可能受阻,或者入侵肝实质,形成虫巢(Lloyd,1982)。因无法脱身,蛔虫死亡。造成的毛细胆管炎性脓肿可能扩大,出现在表面或者破裂进入腹膜腔。脓肿通过膈肌蔓延可引起支气管胸膜瘘和肺脓肿,这是有名的致死性并发症(Chang &

Han,1966;Lloyd,1981)。胆管中存在死虫还会诱发强烈的嗜酸性粒细胞性炎症,促进纤维瘤反应。最终,死虫被钙化包围,持续炎症导致胆道缩窄(Shah et al,2006)。根据前述病理特征,胆道蛔虫病分为单纯性和复杂性两类(Thomas & Garg,2007)。

临床特征

儿童胆道蛔虫病发病最多的年龄组是2~8岁。疫区成年人经常感染,病人就诊的平均年龄是35岁。妇女感染概率比男性高3倍,原因不明;儿童发病无性别差异。症状平均持续4~6年,40%病人有胆道手术史。一个大规模病例系列中80%病人做过胆囊切除术或内镜括约肌切开术(Sandouk et al,1997a)。这些病人粪便和胆汁标本显微镜检查蛔虫阳性率近100%(Khuroo et al,1990)。呕吐吐出蛔虫和粪便排出蛔虫的病史均属常见(Lloyd,1981;Louw,1966)。

最常见的表现通常是突发严重上腹痛,右上腹或上腹部有局限性触痛和肌卫。如果有发热,一般是低热,通常无黄疸、无明显毒血症和肝肿大。胆囊内极少见到蛔虫,超声检查有胆管扩张、管壁水肿和管腔内淤积,一般2周内完全消退。急性期内镜检查难以进行,也无必要,但如果做内镜检查,可见十二指肠和壶腹部有蛔虫。ERCP常用于诊断及清除胆道蛔虫(图73.11),与实时超声配合价值更大,灵敏度100%(Sanai & Al-Karawi,2007)。

急性化脓性胆管炎　胆管内的蛔虫可堵塞胆囊管,导致急性无结石胆囊炎或胆囊积脓。蛔虫也可堵塞副胆囊管(Majid et al,2015)。Oddi括约肌痉挛导致胆汁淤积,加上蛔虫把肠道内容物带入胆道,导致化脓性胆管炎(Shah et al,2006)。这种情况表现为右季肋部疼痛、发热、黄疸、肝肿大和白细胞增多。病人表现为表情淡漠、低血压、代谢性酸中毒和电解质紊乱,说明预后严重。超声检查胆道分支中可见蛔虫,内镜检查可见脓液或蛔虫穿过壶腹,胆管造影检查发现胆管充盈缺损不说明有肿瘤或结石(图73.12)。胆管炎详见第43章。

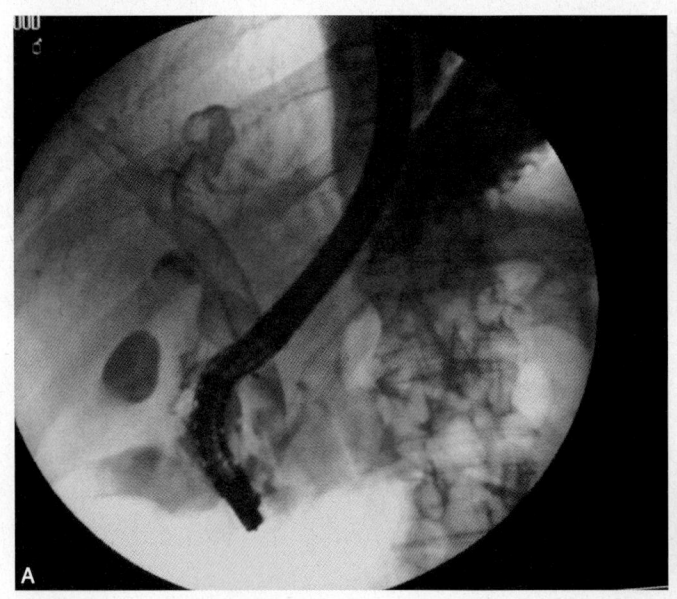
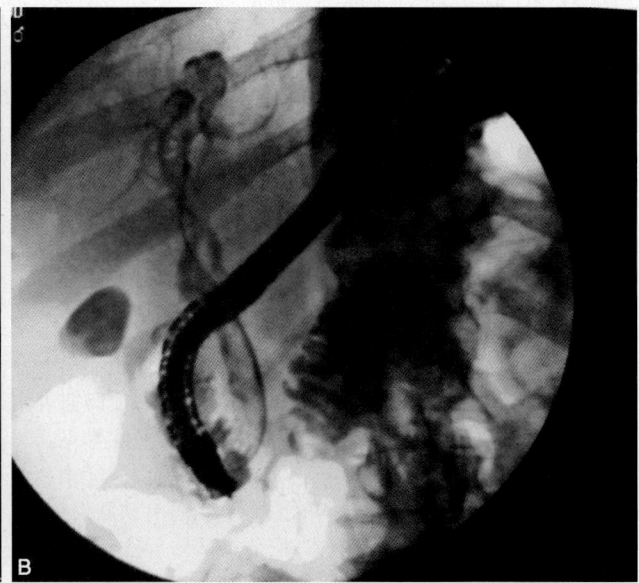

图73.11　胆道蛔虫病内镜逆行胆管造影。(A)胆总管内。(B)尝试用网篮除虫(Courtesy Professor A. K. El Dory,Ain Shams University,Cairo.)

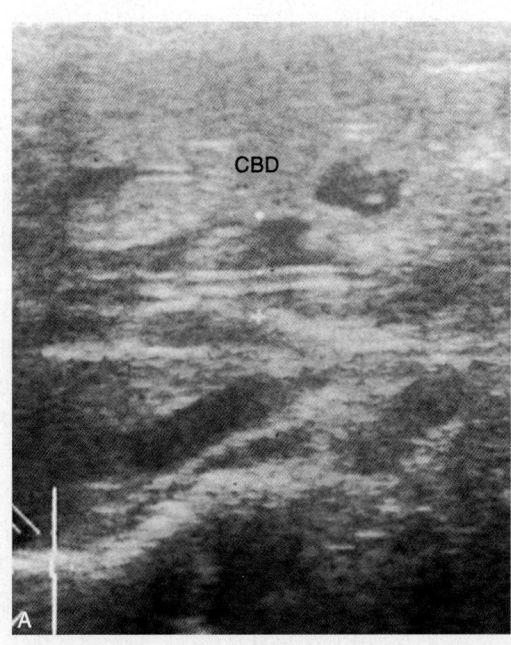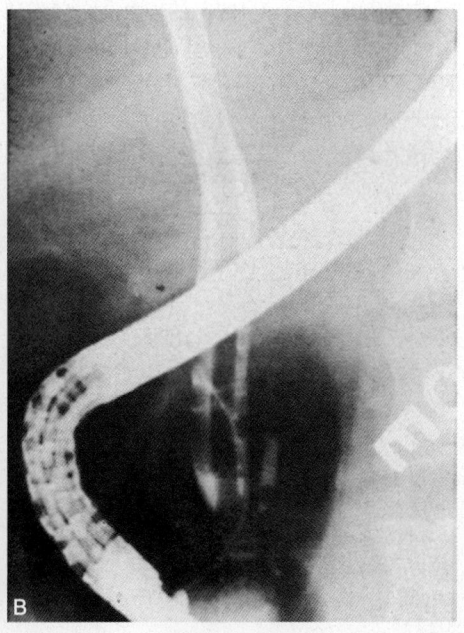

图73.12 （A）胆绞痛7天的30岁女性的超声图，可见胆总管（CBD）扩张，管腔内有管状结构回声，远端无声影。（B）同一病人的内镜逆行胆管造影可见CBD中有蛔虫在通过乳头（Courtesy Professor M. S. Khuroo, Sher-I-Kashmir Institute of Medical Sciences, Srinagar, India. ）

肝蛔虫病 没有什么临床特征可区分肝蛔虫病和化脓性胆管炎。诊断通常依靠超声检查，穿刺抽脓可找到蛔虫卵。多是肝右叶受累，破入腹膜腔是常见并发症（Shah et al，2006）。

急性胰腺炎 急性胰腺炎疼痛性质多变，但血清淀粉酶升高可确诊。虽然因单纯胆道症状就诊者占病人一半（Louw，1966），但Khuroo等（1990）报道500例病人中仅31例有急性胰腺炎。这些病例中仅十分之一出现重症胰腺炎，发展到出血性胰腺炎或胰液积聚。Sandouk等（1997a）回顾分析了叙利亚300例胰腺蛔虫病病人，结果发现，超声检查和临床表现是主要诊断方法，与另一个14例病人的回顾分析结果相似（Misra & Dwivedi，2000）。胰腺炎详见第55章。

晚期并发症

晚期并发症包括导管内结石和胆道狭窄。

诊断

实验室检查 粪便分析通常是查找蛔虫卵或蛔虫尸体残留的首选方法，阳性结果近100%（Khuroo et al，1990）。白细胞增多至>12×10⁹/L表示化脓性胆道或肝脏并发症。嗜酸性粒细胞计数增多很少超过5%。肝胰胆蛔虫病可发生高胆红素血症（Lloyd，1982）。伴胆管炎时，碱性磷酸酶和转氨酶升高，血清淀粉酶大幅升高则提示胰腺炎。据报道，1例因蛔虫迁移引起的复发性蛔虫病相关胰腺炎病人，转氨酶和淀粉酶水平正常（Lee et al，2009）。特异性血清学检查可用于监测治疗效果（Santra et al，2001），但临床实践中未普遍使用。

影像学诊断 腹部X线可确诊90%儿童肠道内蛔虫。有时胆道系统或肝脓肿或膈下脓肿可见气体（Lloyd，1982）。超声检查是首选影像学方法，超声可显示扩张的胆管中有蛔虫的地方是回声增强的线性或圆形区域（Akhter et al，2006；Desai &

Tobin，1995）。超声检查的其他结果有胆囊扩大，胆囊内胆汁淤积，胆囊壁水肿，胆道分支轻度扩张（Akhter et al，2006）。这可能与胆囊癌相似（Kong et al，2015）。实时扫描可见活虫在胆道内移动，有助于确诊。胆管内有多条蛔虫则看上去像意大利面，有回声带和无回声带交替排列；如果在胆管内排列紧密，看上去像高回声假瘤（Shah et al，2006）。横向扫描图上胆道内的蛔虫看上去像牛眼（Cremin，1982）。其他特征性表现包括胆管内单个或多个长条线性回声带，无声影（Khuroo et al，1987）。超声检查可用于鉴别肝内蛔虫和脓肿，监测治疗效果。蛔虫肝脓肿的特征是有蛔虫碎片回声；CT与实时超声检查相比无明显优势，灵敏度较差（Sandouk et al，1997a）。蛔虫吞入染料后，蛔虫尸体内偶尔可见一条染色细线。通胆道系统增强扫描很容易看到蛔虫（Sherman & Weber，2005）。

内镜可看到十二指肠中的蛔虫，偶尔可见蛔虫在肝胰壶腹受阻或从肝胰壶腹冒出。ERCP检查安全可靠，即使急性期也可以检查，可检出肝外和肝内胆道分支中的蛔虫，包括肝脓肿（Lloyd，1981）和复发性胰腺炎（Lee et al，2009）病例中的蛔虫。可查明胆道狭窄的原因，内镜取虫和胆道减压术可成功防止严重胆管炎发作（Khuroo et al，1990）。磁共振胰胆管造影术（magnetic resonance cholangiopancreatography，MRCP）可诊断胰胆管蛔虫病，看到的蛔虫是线性高密度管状结构，中心是低密度区（Arya et al，2005）。内镜超声检查可检出胆道蛔虫病（Sriram et al，2006）。ERCP检查失败的病例，可通过PTC查看并疏通含有蛔虫的异常胆道分支中的梗阻部位（Lloyd，1982）。穿刺抽出的胆汁中可有成虫或蛔虫碎片。

治疗

蛔虫病的治疗策略包括保守治疗、内镜取虫或外科手术。不进行合理的非手术方法治疗，98%儿童（Chang & Han，1966；

Louw，1966）和 94% 成人（Khuroo et al，1990）的蛔虫会自发返回十二指肠。建议急性期注射解痉药和止痛药使 Oddi 括约肌松弛，缓解胆绞痛，用鼻胃管减压和静脉补液。文献记载用阿苯达唑杀虫后 7 天，成功清除了胆囊中的成虫（Cha et al，2002）；但口服驱虫药对治疗胆道蛔虫病没有帮助，因为口服驱虫药的肠肝循环欠佳（Khuroo，1996）。柠檬酸哌嗪通过鼻胆管给药对胆道蛔虫病有效（Kamath et al，1986）。但有些研究者认为不宜用这种方法，因为据报道会引起胆管内蛔虫麻痹或死亡，蛔虫死尸可成为将来结石形成的源头（Shah et al，2006）。阿苯达唑（400mg/d，用药 1 天）或甲苯达唑（100mg，每日 2 次用药 3 天）和双羟萘酸噻嘧啶（单剂 11mg/kg，最大剂量 1g）是首选药物，治愈率近 100%。这些药物在孕妇和 2 岁以下儿童中的安全性尚未确定；这种情况下，哌嗪单剂 75mg/kg（最大 3.5g）连用 2 天是安全的。要确认感染已清除，需做粪便检查，随访超声检查，查看胆管内是否有蛔虫。如果症状或超声检查的异常发现持续 2 周以上，则怀疑胰胆管蛔虫病，建议做 ERCP。在疫区为防止再感染，已治愈的病人必须每 2 个月重复一次驱虫治疗（Khuroo et al，1990）。

手术或内镜方法取出蛔虫后，存在胆管内再感染问题，因此对以前提倡的干预方法做了重要修改（Chang & Han，1966；Louw，1966）。最好是在胆总管内镜或外科手术干预之前先清除肠道内的蛔虫。持续重度疼痛用驱虫药治疗无效，则需用 ERCP 和内镜取出胆道内蛔虫。在疫区接受内镜括约肌切开术的病人，可见蛔虫多次反复侵入胆管（Khuroo et al，1990）。

最为重要的是保留 Oddi 括约肌（Khuroo & Zargar，1985；Khuroo et al，1990；Shah et al，2006）。保守治疗无效、黄疸不断加重的病人可能合并胆总管结石（Khuroo & Zargar，1985；Khuroo et al，1990）。熟练的内镜介入治疗无效或者没有这种技术条件时，建议行 PTC 或外科手术，儿童发生这种情况多于成人（Hangloo et al，1989）。Astudillo 等（2008）报道了通过腹腔镜胆总管探查术取出蛔虫并进行胆囊切除。

保守治疗包括用止痛药治疗疼痛，用抗生素治疗化脓性胆管炎和口服驱虫药。然后病人禁止口服任何东西，通过静脉补液。这种治疗策略可用几天，治疗成功的判断标准是疼痛、发热和黄疸症状改善，同时胆管内的蛔虫消失。经过这种方法治疗后，60%~80% 病人 3 天内症状消退。

胆道引流取虫可挽救重度胆管炎病人的生命，从乳头开口处取虫成功率达 100%，从胆管取虫成功率超过 90%（Shah et al，2006）。这些病人的胆道插管更容易实现，因为蛔虫通过括约肌会把括约肌通道撑大（Khuroo et al，1990）。用抓钳或网篮可从乳头开口处取出蛔虫；应避免用息肉勒除器，因为息肉勒除器会把虫体切断，留下蛔虫残留碎片，导致结石形成。注射对比剂后，胆管中的蛔虫可从乳头冒出，便于取出。如果蛔虫不露头或已死亡，可用网篮或胆道闭塞球囊拉出虫体（Reddy et al，2003）。完全排空胆汁可能需多次内镜操作。在非疫区有人用内镜乳头球囊扩张取出蛔虫和相关结石（Misra & Dwivedi，1998）。常规 ERCP 够不到蛔虫时，Sandouk 等（1997b）提出可用漩涡喷射技术。胆囊切除术和括约肌切开术后胰腺炎反复发作，怀疑胰胆道蛔虫病时，因为蛔虫迁移，即使转氨酶正常，也要早做 ERCP（Lee et al，2009）。

内镜取虫失败后，如果蛔虫进入肝内胆管，导致结石形成、胆管狭窄和脓肿；以及有胆囊蛔虫病时，则需外科手术（Shah et al，2006）（见第 42 章）。文献中也有用腹腔镜从胆管中取出活虫的报道（Yoshihara et al，2000）。总体上，胆道蛔虫病病人 20% 需外科手术（Wani & Chrungoo，1992）。首次术中胆道造影有助于界定感染范围（见第 23 章和第 42 章）。可通过纵向胆总管切开术取出蛔虫，因为肝脏受压通常会把肝内蛔虫推向胆总管。胆道镜也很有应用价值，特别是蛔虫、虫体碎片或结石在肝内胆管中遇阻时。

胆道系统排空后，用生理盐水灌洗，然后用大口径 T 型管封闭。通过 T 型管术中胆管造影可发现残留蛔虫。肝脏可能有肉芽肿性结节或脓肿，脓肿切开引流可取出肝包膜下的蛔虫。通过肠造口术取出肠道内的所有蛔虫是手术预防胆道再感染的重要内容，因为胆道再感染是严重并发症，需要再次手术。

术后用广谱抗生素。此时若发现胆管中有蛔虫，应保守治疗，因为蛔虫可能自发返回肠道。用盐水灌洗 T 型管有一定作用，但不要通过 T 型管用驱虫药；因为这样会杀死胆总管内的蛔虫，反而阻碍蛔虫自发排出。如果蛔虫在 T 型管周围受阻，则内镜取虫可获成功，也可通过 T 型管抽吸将虫取出，轻轻地把 T 型管和蛔虫一起拔出。如果这些措施失败，则需再次手术，术前要服用驱虫药（Thomas & Garg，2007）。

一般均可完全康复，病死率 ≤1%。初次治疗成功后，蛔虫再侵犯时都有症状，接受治疗的病人有 30% 出现这种情况（Khuroo et al，1989b，1990）。仔细查明肝内和肝外胆管中的结石，并治疗脓毒症和胆道狭窄，病人预后良好。胰腺炎反复发作时一定要考虑行 MRCP 和 ERCP 治疗。复发性化脓性胆管炎、肝脓肿和肉芽肿需外科手术。

疫区开展学校筛查可有效检出和早期治疗无症状携带者。健康教育、良好卫生习惯和肠道蛔虫病早期药物治疗是预防再感染的最好方式。

胆道后睾吸虫病

后睾吸虫病是麝猫后睾吸虫和猫后睾吸虫引起的，后者是苏联、哈萨克斯坦和乌克兰的地方性流行病。感染是农村地区食用生的或未熟透的鲤鱼食品或 Koi-Pla（生鱼片）等传统菜肴引起的（Sayasone et al，2007）。

这些小吸虫通过十二指肠迁移到肝脏，经肝胰壶腹进入胆管，在此发育成熟，不到 1 个月即变为成虫。成虫寄生在中小肝内胆管中，偶尔也到肝外胆管、胆囊和胰管中，这些寄生虫可在此生活多年；在肝脏中可生活数十年（Marcos et al，2008）。后睾吸虫病详见第 45 章。

临床特征

因为后睾吸虫不穿过肝实质，所以其疾病表现是胆道梗阻所致，这些吸虫在胆道中引起明显炎症。这些吸虫偶尔可进入胰管，引起梗阻和胰腺炎。

麝猫后睾吸虫　急性感染时，重度感染者仅 5%~10% 有症状，如右上腹痛、腹胀、疲乏和腹部发热感。慢性感染期可有轻度肝肿大。黄疸和脾肿大罕见，但肝内胆管结石和复发性胆管炎常见。无论何时只要发现黄疸和上行性胆管炎，都要怀疑吸虫相关的胆管癌（见第 51 章）。

猫后睾吸虫　急性感染时,食用生鱼后 2～4 周出现症状,包括发热、恶心、呕吐、腹痛、不适、关节痛、淋巴结肿大和皮疹(Tselepatiotis et al,2003)。感染最初 2～6 周常见嗜酸性粒细胞增多,伴转氨酶水平升高。慢性感染时,嗜酸性粒细胞增多程度较轻。病人可能因胆道梗阻引起化脓性胆管炎和肝脓肿而就诊。

后睾吸虫病慢性感染的后果　感染程度越严重则抗麝猫后睾吸虫抗体滴度越高,发生胆管癌的风险越高(Honjo et al,2005)。国际癌症研究机构将这种寄生虫认定为 I 类致癌原。麝猫后睾吸虫感染后容易发生恶变的病因是包膜下大中胆管扩张伴明显的管壁纤维化、胆管周围炎症细胞浸润、杯状细胞化生、上皮增生和腺瘤样增生及胆管周围纤维化。麝猫后睾吸虫介导胆病变的发病机制可能是因为机械刺激或其代谢产物(Sriamporn,et al,2004)。发酵食品如腌制鱼泥酱(pla Ra,是泰国北部和老挝烹调菜肴普遍使用的调味品)中有多种低水平的 N-亚硝基化合物及其前体(Sripa et al,2007)。

对麝猫后睾吸虫基因的研究可加快胆管癌发病机制的分子研究,加速新的介入治疗方法、药物和疫苗研究,这些研究有助于控制麝猫后睾吸虫和相关吸虫感染(Laha et al,2007)。

后睾吸虫病的诊断

粪便中检出虫卵可诊断后睾吸虫病。轻度感染时(胆道中少于 10 条成虫),PCR 检测粪便中的成虫 DNA 有助于诊断(Duenngai et al,2008)。Ruangsittichai 等(2006)报道用重组卵壳蛋白可对人类的后睾吸虫病进行血清学诊断,灵敏度和特异度都很高。

后睾吸虫病的治疗

吡喹酮是治疗麝猫后睾吸虫和猫后睾吸虫感染的首选药物。麝猫后睾吸虫感染可用单剂(40～50mg/kg)吡喹酮,治愈率 91%～97%(Kaewpitoon et al,2008)。

血吸虫

血吸虫病

血吸虫病有时也叫裂体吸虫病(bilharziasis),是为了纪念 Theodor Bilharz,他在 1852 年首先发现了这种寄生虫。血吸虫病是由被称为裂体吸虫的血吸虫感染所致。血吸虫病的发病率和病死率都很严重,可引起贫血、慢性疼痛、腹泻、虚弱无力、营养不良、膀胱癌、门静脉高压和中枢神经系统并发症(King et al,2005)。疫区生活者和反复暴露者常有慢性并发症。但是,即使短暂暴露的人如旅行者,血吸虫病也可引起并发症(Blanchard,2004)。引起人类感染的血吸虫有三个主要的种和两个不常见的种。

曼氏血吸虫是撒哈拉以南非洲、中东、南美和加勒比的热带和亚热带地区常见的血吸虫。日本血吸虫是亚洲流行的血吸虫,可引起肠道和肝脏并发症。埃及血吸虫常见于北非、撒哈拉以南非洲、中东、土耳其和印度,主要引起肾脏和膀胱后遗症,有时也导致肝脏疾病。比较少见的是湄公血吸虫和间插血吸虫,这两种血吸虫也可引起肠道和肝脏疾病。估计全球 2 亿多人患血吸虫病,每年超过 200 000 人死亡(Chistulo et al,2004)。

生活周期

血吸虫的生活周期复杂,需要中间宿主和终末宿主。成虫长 1～2cm,虫体圆筒状,有两个尾吸盘,消化道是盲管,有生殖器官(Gryseels et al,2006)。雄虫有抱雌沟,雌虫居抱雌沟内。雌虫每天产卵数百至数千枚。与水接触后,虫卵释放毛蚴,毛蚴在淡水螺中寻找中间宿主。4～6 周后,毛蚴无性繁殖,成为胞蚴,随后发育为尾蚴。尾蚴离开螺,寻找终末宿主,在终末宿主体内发育为成虫。人类是血吸虫的终末宿主,通过与淡水接触感染血吸虫病。尾蚴穿透人完好的皮肤成为童虫,从皮肤迁移到血管和淋巴管中,随血流进入心脏和肺脏。然后通过肺毛细血管进入左心,进入动脉循环,随血流进入肠系膜动脉、内脏动脉和门静脉;随后到达肝脏,经 1～4 周发育为成虫。

不同种的血吸虫有不同的器官偏好。成虫逆门静脉血流迁移到各个部位:小肠的肠系膜小静脉(日本血吸虫和湄公血吸虫),结肠的肠系膜小静脉(曼氏血吸虫和间插血吸虫)和膀胱静脉丛(埃及血吸虫)。成虫永远以雌雄合抱方式寄生在这些血管中,附着在血管壁上。血吸虫可存活 5～7 年,但可持续长达 30 年(Arnon,1990)。雌虫开始产卵,虫卵经血源到达其他部位,或者横穿血管间隙通过宿主组织到达肠腔或膀胱。然后虫卵从粪便(曼氏血吸虫、日本血吸虫、埃及血吸虫、间插血吸虫和湄公血吸虫)或尿中(埃及血吸虫)排出。

发病机制

除非成虫迁移到特殊部位,如脊髓或脑,否则对宿主的损害很小,而虫卵周围始终都有细胞浸润(Keating et al,2006)。虫卵进入血流可侵犯局部组织,释放毒素和酶,引发 Th-2 介导的免疫应答。沉积的虫卵周围的炎症和肉芽肿形成导致受累组织纤维化(Cheever et al,2000)。曼氏血吸虫、日本血吸虫、湄公血吸虫和间插血吸虫的虫卵可穿透与肠系膜血管相邻的肠道,或者经门静脉系统抵达肝脏。在肠道中,入侵的虫卵周围形成的肉芽肿性炎症可导致以溃疡和瘢痕为特征的肠道血吸虫病(Strick-land,1994)。

虫卵寄生在肝脏窦前门静脉终末分支,引发肉芽肿性纤维化反应,阻断静脉血流。造成门静脉高压、代偿性门体血流和晚期进行性肝损伤。Symmers 干线型纤维化是其特殊病理机制。它与肝硬化不同,因为没有肝细胞功能障碍;而是由血管内纤维化造成门静脉高压。埃及血吸虫的虫卵通常侵犯尿道;但是,这种寄生虫可能与肝损伤有关。

这种寄生虫与宿主免疫系统之间有复杂的相互作用。任何种类的血吸虫感染后的免疫都包括先天免疫和获得性免疫。宿主对入侵的虫卵的免疫应答是造成临床疾病表现的主要原因。可发生宿主介导的 2 型 Th2 纤维肉芽肿性炎症反应,导致肝星形细胞和纤维化介质激活(Bartley et al,2006)。

疫区的年龄-感染强度曲线的特征是 20 岁前感染强度升高,成年人的感染强度降低,可能是获得了对成虫的免疫力。行为因素(如赤脚走路和游泳)可能是儿童发病率高于成人的原因之一。

临床表现

多数病人无症状,症状取决于疾病所处阶段。不同种的血吸虫引起的临床并发症有所不同。急性症状可能表现为游泳者瘙痒症或片山热。症状也很可能见于旅游者和其他易感宿主。淋巴结肿大、嗜酸性粒细胞增多和肝脾肿大可能是突出表现。片山热的诊断有赖于完善的流行病学调查和相应的临床检查结果(Gryseels et al,2006)。

慢性感染起初通常症状隐匿,若不治疗则进行性加重。肠道血吸虫病可引起慢性或间歇性腹痛和腹泻,因为肠道溃疡和息肉继发缺铁性贫血。有 1 例报告描述了急性阑尾炎(Gabbi et al,2006)。肝脏血吸虫病可导致儿童和青少年肝肿大和重度脾肿大。年轻人和中年人多年后可发展为慢性肝脏血吸虫病,严重感染持续时间长,可伴脾肿大和门静脉高压(见第 76 章),但肝细胞功能仍正常。发病和死亡的主要原因包括出现腹水、食管静脉曲张出血。尿道血吸虫病可无症状,或引起血尿,可有贫血相关症状。可发生膀胱鳞状细胞癌和肾炎综合征(Ross et al,2002)。

血吸虫病有时伴严重的神经系统并发症。因曼氏血吸虫、日本血吸虫或埃及血吸虫重度感染造成肝脾病变的病人,也可有肺部表现。窦前门静脉高压促使门体侧支血管形成,从而使血吸虫卵进入肺循环造成栓塞,导致肉芽肿性肺动脉内膜炎。随之出现肺动脉高压和肺心病,呼吸困难成为首要症状。随疾病进展,心脏扩大,肺动脉扩张达到动脉瘤大小,说明已是终末期不可逆改变(Sarwat et al,1986)。沙门菌感染所致的复发性尿路感染或菌血症是血吸虫病的典型并发症(Elliott,1996)。有人提出埃及血吸虫感染可增加 HIV 感染风险(De Silva et al,2006)。乙型或丙型病毒性肝炎病人患血吸虫病的病情更严重。

诊断

全血细胞计数可见贫血、白细胞减少或血小板减少,这是脾功能亢进、骨髓细胞增生、门静脉高压或静脉曲张造成的。除合并感染外,通常肝脏外观大小正常。粪便或尿中的虫卵经常作为检查方法,直肠采样和循环抗原用于检测血吸虫感染和评价治疗效果有良好的特异性和灵敏度。血清学检查通常可检出既往暴露史,腹部超声检查可查出脾肿大和门静脉周围纤维化。

治疗

吡喹酮是治疗血吸虫病的首选药物。治疗埃及血吸虫、曼氏血吸虫和间插血吸虫可用 40mg/kg 分 1 次或 2 次服用,而治疗日本血吸虫和湄公血吸虫感染的剂量是 60mg/kg,分 2 次或 3 次给药,至少间隔 3 小时。无严重副作用报告,治疗有效率 85%～90%(Ross et al,2002)。除了驱虫药治疗,重度门静脉高压和食管静脉曲张病人用普萘洛尔和/或硬化剂治疗、结扎或分流手术治疗也可受益(见第 82 章;Elliott,1996)。

尽管手术治疗可有效减少静脉曲张反复出血,但过去 20 年中对手术的热情已经减退,部分是因为内镜治疗或介入治疗技术越来越容易。原位肝移植是纠正门静脉高压和纠正肝衰竭的唯一治疗方法。内镜治疗或介入和远端脾肾分流不能避免肝移植,但可以延长手术前的维持时间(Bismuth et al,1995)。

致谢 作者感谢 P. G. Thomas 和 N. Garg 对本章内容的贡献。

(黄成 译 樊嘉 审)

第74章

肝包虫病

Gérard Pascal, Daniel Azoulay, Jacques Belghiti, and Alexis Laurent

肝包虫病(hydatid disease, HD)又称棘球蚴病(echinococcosis),是一种由绦虫引起的广泛传播的人畜共患寄生虫病,在世界范围内仍然是一个临床和公共卫生问题,特别是在以农牧结合为生的地区。包虫病感染涉及大量的野生动物、家畜和人群,其幼虫期发展为棘球蚴囊(Brunetti et al, 2010)。

包虫病最常见的病因是细粒棘球绦虫,不管是原发性的还是继发性的,它可以生长在身体的任何部位,但三分之二的病灶位于肝脏(Shaw et al, 2006)。棘球绦虫的生命周期需要一个终末宿主(通常是狗)和一个中间宿主(通常是绵羊)来完成。

当人食入了通过狗粪便排出的虫卵而被感染后,就成为机会性中间宿主。在肝棘球蚴囊的自然病程中,会出现严重并发症,常见的有囊肿继发感染,其次是胆瘘引起的黄疸和胆管炎,甚至出现囊肿破裂入腹膜腔或胸膜腔。这些并发症均可通过影像学方法明确诊断。

随着移民和世界范围内旅行的日益增长,经济发达而非流行区的临床医生、放射科医生和外科医生也需要对包虫病的诊断和治疗有很好的认识。

复杂病例可选择手术治疗,近年来,位于肝前段的简单囊肿可选择腹腔镜手术治疗。

经皮穿刺治疗(percutaneous treatment, PT)技术代表了包虫病治疗的一个重要进展,可在病人有手术禁忌证或拒绝手术时使用(Brunetti et al, 2010)。该方法可结合经皮穿刺抽吸、注射和再抽吸技术(percutaneous aspiration, injection, and reaspiration, PAIR),还可联合口服阿苯达唑治疗(albendazol, percutaneous aspiration, injection, and reaspiration, APAIR)(Brunett et al, 2010)。

有选择地对单囊囊肿使用药物治疗有效,也可结合外科手术和穿刺技术治疗。

本章节重点讨论细粒棘球绦虫和多房棘球绦虫,它们是人群和动物疾病负担的主要来源(Otero-Abad & Torgerson, 2013)。

引起泡状包虫病的多房棘球绦虫,将单独进行讨论。

发病机制和病因

棘球绦虫的分类是根据形态和寄生宿主物种的特征来确定的。最初认为棘球绦虫有16个种类和13个亚种,后来发现,这些分类中大多数是细粒棘球绦虫的同类,已明确的仅有四种:细粒棘球绦虫、多房棘球绦虫、少节棘球绦虫和福氏棘球绦虫(McManus, 2013; Thompson & Jenkins, 2014)。

这四种棘球绦虫的特征见表74.1。细粒棘球绦虫是最常见的一种,是本章的主题。多房棘球绦虫较少见,是一种侵袭性生长的包虫病,将在本章结尾单独讨论。

棘球绦虫在其生命周期中有两个发育阶段:成虫期,即有性繁殖阶段,和幼虫期,即无性增殖阶段,表现为囊性或有穿透能力的幼虫(Thompson & Jenkins, 2014)。

成年绦虫由头(或头节)和体(或体节)组成,共三到四个节片(图74.1),末节最大,虫卵在此孕育成熟。每个卵中含有胚胎,它有三对矛状的小钩,故称六钩蚴。

细粒棘球绦虫的生命周期需要两个宿主才能完成,其中一个为食肉动物,另一个为食草动物(图74.2)。狗是细粒棘球绦虫最常见的终宿主,成年绦虫生活在其肠道中。成虫会释放大量有感染性的虫卵,通过狗的粪便排出,污染土壤、水和植物。卵被中间宿主摄入(人类是机会性中间宿主),孵化出六钩蚴,后者通过肠壁进入门静脉系统。

表74.1 不同种类包虫的特点

	细粒棘球绦虫	多房棘球绦虫	少节棘球绦虫	福氏棘球绦虫
地理分布(因素)	全球范围	局限于北半球	中美洲及南美洲	中美洲及南美洲
终宿主	狗、狐狸、狼、澳洲野狗、胡狼	狐狸、狗、猫	野生猫科动物(例如美洲豹、美洲狮)	丛林狗
中间宿主	绵羊、骆驼、猪、山羊、骆驼、水牛、人	啮齿动物、猪、马、人	啮齿动物、人	啮齿动物、人
包囊结构	典型单囊球形状	多囊泡	多囊状	多囊状
浸润或者转移	无	有	无	无
蠕虫的节数(范围)	3(2~7)	5(2~6)	3	3
蠕虫的总长(mm)	2~11	1.2~4.5	2.2~2.9	3.9~5.5

From Thompson RCA: Echinococcosis. In Gillespie S, Pearson RD(eds): Principles and practice of clinical parasitology. Chichester, UK, 2001, John Wiley & Sons, pp 587-612.

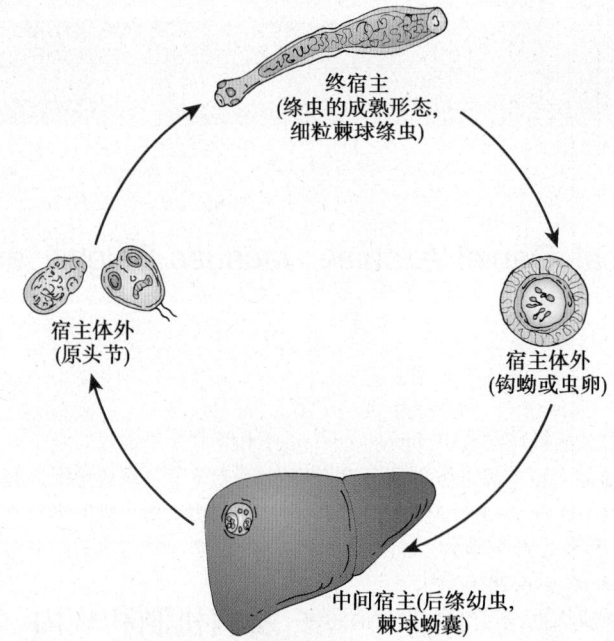

图 74.1　细粒棘球绦虫的生命周期

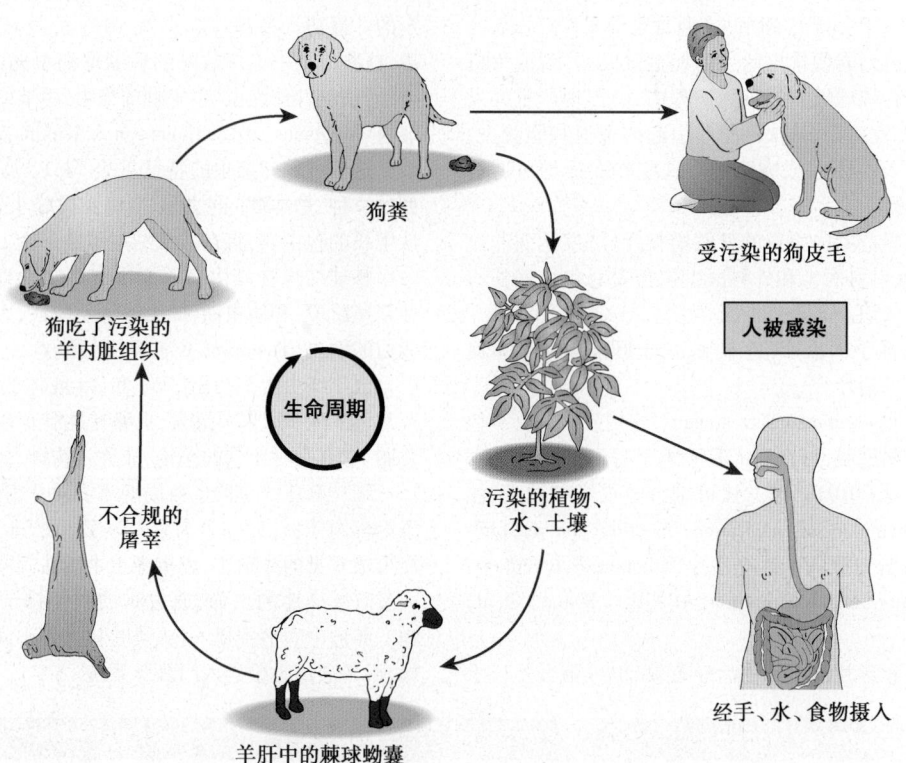

图 74.2　细粒棘球绦虫生命周期中常见的传播途径及人的感染方式

棘球蚴幼虫几乎可以在机体的任何器官中发育,如肝、肺、脾、肾、脑和骨等,80%以上的病人是单器官受累。

肝棘球蚴囊五分之四是单发的,而肺只有五分之一是单发。肝与肺受累比例可从 2∶1 到 7∶1 或更多(Larrieu & Frider,2001)。

寄生虫在肝脏中发育成棘球蚴囊,其内充满了液体并含有大量的原头蚴。为了完成生命周期,犬科类宿主必须摄入棘球蚴囊或其内容物,这常常发生在屠宰被感染的羊并将含有棘球

蚴囊的器官喂狗时。

流行病学

人的包虫病是一种人畜共患寄生虫病,由几种棘球蚴的幼虫引起,主要发生在牧区,特别是有流浪犬并可吃到未经煮熟内脏的地区。人是机会宿主,在该疾病的传播中不起任何作用,因此又被称为"终端宿主"。包虫病不会人传人(Romig,2003)。

细粒棘球绦虫遍布世界各地（Eckert & Deplazes，2004），有两三百万人被感染（McManus et al，2012）。

肝包虫病在许多地中海国家、中东和远东地区、南非及东非流行，东北非、南美洲和欧亚大陆高发（Eckert et al，2001；Eckert & Deplazes，2004）。

疫区肝包虫病发病的强度取决于当地医疗水平和动物管理水平的高低，大多是由接受外科治疗的病人数量来反映。肝包虫病各地发病率为 0.4/100 000（瑞士和威尔士）至 196/100 000（肯尼亚西北部图尔卡纳人聚集区）不等。图尔卡纳人的发病率高是由于人与狗的密切接触：在沙漠中，他们夜里与狗睡在一起相互取暖，并且当婴儿呕吐或者排便后，由狗去舔舐和清理（Richards，1992；Watson-Jones & Macpherson，1988），这种家庭内与狗的密切接触导致他们在儿童期便受到感染（Morris，1992）。

在西方国家，来自包虫病疫区的移民发病率高于当地居民。在疫区，当地居民是最主要的高风险人群；去疫区工作的人员及游客也有被感染的风险，但概率低。人的感染是由于生食了被狗粪污染的蔬菜，或是与狗直接接触（多见于小孩与宠物狗）。其他特殊暴露人群有屠宰厂工人、兽医、家畜饲养员、牧民、制革厂工人等。

由于棘球蚴囊生长缓慢，青少年或青年感染后，一般几年后会出现症状，成人则会在感染后很长时间才出现症状。宿主的免疫力可以抑制包虫生长，使棘球蚴囊失去活性，而无任何症状。

肝棘球蚴囊的形成过程

当寄生虫到达肝实质后，进入囊状幼虫阶段，在几个月至几年内，形成棘球蚴囊（Bourée，2001）。

棘球蚴囊在 3 周内即可观察到，3 个月后直径可达 3cm。

棘球蚴囊的大小取决于其生长时间，可以长到 20cm 以上，囊内为清澈无菌的囊液，囊液中有大量原头蚴（平均 400 000/mm³）（Bourée，2001）。

成熟的囊分为生发层、角质层和外囊层三层。生发层位于最内部，构成充满囊液的棘球蚴囊腔，其外层是角质层，这两层共同构成内囊。囊周宿主组织受压形成纤维囊，称为外囊（图74.3）。

生发层是寄生虫的活性部分，它产生原头蚴，并将其直接释放入囊液内。原头蚴是头节的前身。生发层中的未分化细胞产生皱褶，背向囊腔，形成许多含有大量原头蚴的生发囊，并释放到棘球蚴囊液中。生发层分泌囊液，是内生性子囊的发源地（图74.4）。多子囊型棘球蚴多见于成人。

子囊结构与母囊类似，也包括角质层、生发层、囊液、生发囊和原头蚴，唯一的区别是子囊缺乏外囊层包裹（Krige & Beckingham，2001）。较薄的生发层由外侧寄生虫特有的角质层支撑，角质层为无细胞结构，厚度为 1～2mm，始终可与外囊分离。尽管水、钾、氯化物、钙和尿素可以透过角质层，但它可以保护棘球蚴囊免受宿主的酶、胆汁和细菌的侵入。根据形成方式，子囊可分为内生性和外生性两种，多数是内生性子囊。外生性子囊是通过角质层出现的小缝隙或缺损而形成（又称"卫星"型棘球蚴囊），发生率 16%～65%（Kalovidouris et al，

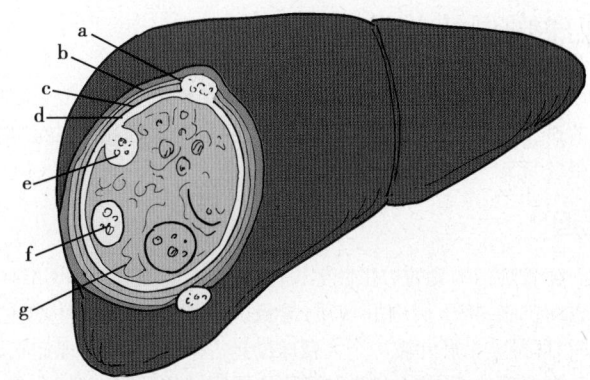

图74.3　外生性子囊（a）；外囊（b）；角质层，无细胞（c）；生发层（d）；内生性子囊的产生部位（e）；从生发层脱落下来的子囊（f）；囊液（g）

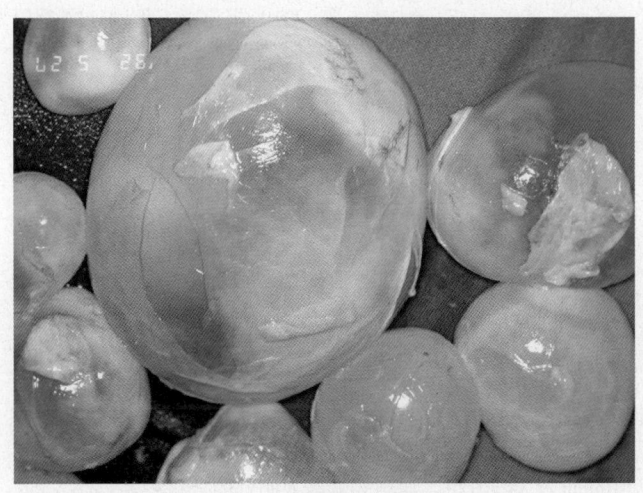

图74.4　棘球蚴子囊

1992；Stamm et al，2008）。

外囊是由宿主组织形成的纤维囊，是机体对虫体炎性反应的结果。位于肝脏和脾脏的外囊有较厚的纤维层，而在肺和脑中不存在棘球蚴外囊。尽管囊肿不断增大，但其外膜内的血管和胆管仍保持通畅，因此在棘球蚴外囊部分切除后可有出血或胆漏。在增强计算机断层扫描（computed tomography，CT）上，可见外膜层血供丰富，表现为囊腔周围高血流信号晕影。外膜层与周围的正常宿主组织之间没有清晰的可分离平面，囊肿与周围的实质不能轻易分离。外囊层可逐渐部分或全部钙化（Krige & Beckingham，2001）。

典型的单纯棘球蚴囊通常含有由生发层分泌的透明、无色、无味囊液，其中的钠、氯和碳酸氢盐浓度与病人血浆中相同，而钾和钙的浓度较低。在单纯棘球蚴囊中，棘球蚴囊液是无菌的，出现胆汁染色的棘球蚴囊液提示棘球蚴囊与胆道存在交通，当囊肿继发感染时，棘球蚴囊液呈脓性；退化的棘球蚴囊内，囊液变得混浊。外伤性或医源性破裂所致的棘球蚴囊液外溢、播散造成原头蚴在腹腔或者其他脏器的种植，并形成囊肿，称为继发性包虫病（Krige & Beckingham，2001）。肝棘球蚴囊可发生在肝的任何一叶，但观察到右叶的棘球蚴囊较多，可能与肝叶的体积有关，特别是在Ⅶ和Ⅷ段（Kayaalp et al，2003a）。

棘球蚴囊的并发症

肝棘球蚴囊可因直接压迫、囊周炎性反应、周围结构或脏器的挤压变形、破入胆管、胸膜腔或腹膜腔等引起相应的症状,但很少与支气管、心包或消化道相通。

压迫

随着棘球蚴囊的扩张性生长,囊肿突向肝脏表面和 Glisson 鞘方向扩张,挤压周围肝实质,导致其余肝组织代偿性增生。有时,即便整个肝叶被一个大棘球蚴囊占据,也不会出现症状。

根据部位不同,大的囊肿可压迫胆管导致梗阻性黄疸(Avgerinos et al,2006)、压迫肝静脉导致布-加(Budd-Chiari)综合征(Akbulut et al,2013)和/或压迫腔静脉出现相应的症状(Ramia et al,2014)。肝棘球蚴囊很少导致窦前性门静脉高压(Avgerinos et al,2006)。Kantarceken 等(2010)报道了一例棘球蚴囊压迫脾静脉导致的"左侧门静脉高压症"。

囊肿感染

与所有肝囊性病变一样,肝棘球蚴囊可通过与胆道交通而发生细菌感染,表现类似化脓性肝脓肿,伴有右上腹疼痛、高热、寒战、白细胞增多和 C 反应蛋白升高。主要的治疗方法包括液体复苏、广谱抗生素、内窥镜以及经皮穿刺引流等。

破入胆道

囊性肝包虫病最常见的并发症是破入胆道,发生率不确切。对于囊肿与胆道之间瘘口的定义和分类,国际上尚无共识。文献中所提到的胆瘘大小不一,有的隐匿,有的明显(Ramia et al,2012)。棘球蚴囊破入胆管的瘘口可大可小,小的瘘口通常无症状,可在术后表现为胆瘘,而大的瘘口则可导致梗阻性黄疸和胆管炎(图 74.5)。

棘球蚴囊外组织病理学研究可见大量不同级别的胆管与外囊残腔相通(Gahukamble et al,2000),这表明大多数棘球蚴囊中都存在胆道瘘口(Langer et al,1984)。据报道,临床上明显的棘球蚴囊胆道瘘发生率为 1% ~42%(Aji et al,2013;Ramia

et al,2012)。一些作者认为,高达 90% 的肝棘球蚴囊在生长过程中都有某种形式的胆道交通出现。胆道瘘的相关预测因素包括年龄、黄疸、包虫病史、术前 γ 谷氨酰基转移酶(glutamyl transferase,GGT)水平、外囊状态、内囊形态和与肝门的相对位置等(Atli et al,2001;Bedirliet al,2002;El Malk et al,2010a;Hamamci et al,2005;Kayaalp et al,2002;Kayaalp et al,2003b;Manouras et al,2007;Ramia et al,2012;Zaouche et al,2001a)。

棘球蚴囊直径大于 10cm 是胆道内破裂的独立临床预测因素(Atli et al,2001)。当直径大于 75mm 时,发生囊肿-胆道瘘的概率为 79%(Aydin et al,2008)。此外,当胆管内破口大于 5mm 时,称为大胆道瘘(Bourgeon,1985),65% 的病人胆道内可见棘球蚴囊内容物。当大的肝内胆管受累时,子囊可能会进入胆道引起阻塞性黄疸、胆管炎或两者兼而有之。当胆道瘘口小于 5mm 时,在胆管内则很少发现棘球蚴囊内容物(Chautems et al,2005)。

据报道,大胆瘘的发生率在 5% 到 10% 之间(Zaouche et al,2001b)。超声和 CT 扫描可显示棘球蚴内囊脱落,并伴有肝内胆管和肝外胆管扩张(图 74.5)。超声内镜检查可发现肝外胆管内的棘球蚴囊内容物。内镜下逆行胰胆管造影术(endoscopic retrograde cholangiopancreatography,ERCP)可明确棘球蚴囊内容物所引起的胆道梗阻,通过括约肌切开,用球囊或网篮可将碎片状的棘球蚴囊内容物取出(图 74.6)(Ozaslan & Bayraktar,2002)(见第 20 章和第 29 章)。

破入支气管

在生长过程中,位于肝的后段和上段(Ⅳa、Ⅶ和Ⅷ)的棘球蚴囊可粘在膈肌上,形成突起,最终导致自发性突破。腹压加上膈上的淋巴管引流的负压,可在胸膜腔、肺实质和支气管的部位形成囊肿膈肌融合。膈肌穿孔的可能机制包括感染、机械因素和胆汁腐蚀。肝包虫大量破入胸腔比较罕见,其主要临床表现是胆道支气管瘘(Dziri et al,2009;Gerazounis et al,2002;Kabiri et al,2001;Kilani et al,2001;Sakhri & Ben Ali,2004;Tocchi et al,2007)。

破入腹膜腔

腹腔受累的主要原因是包虫在腹腔内破裂。这种并发症

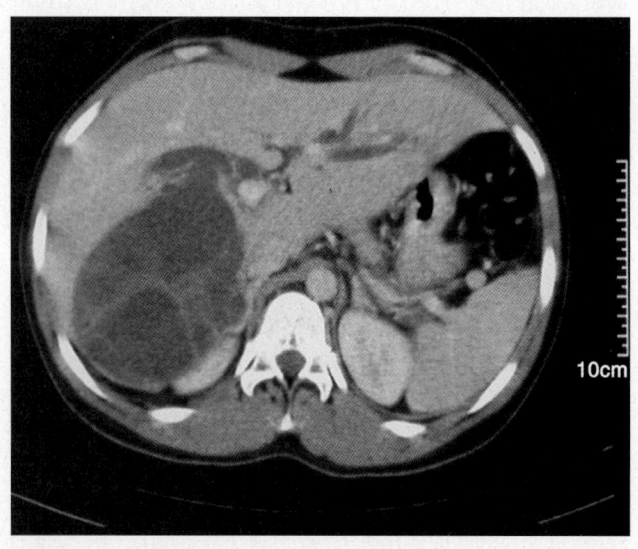

图 74.5　CT 显示棘球蚴囊与胆道交通

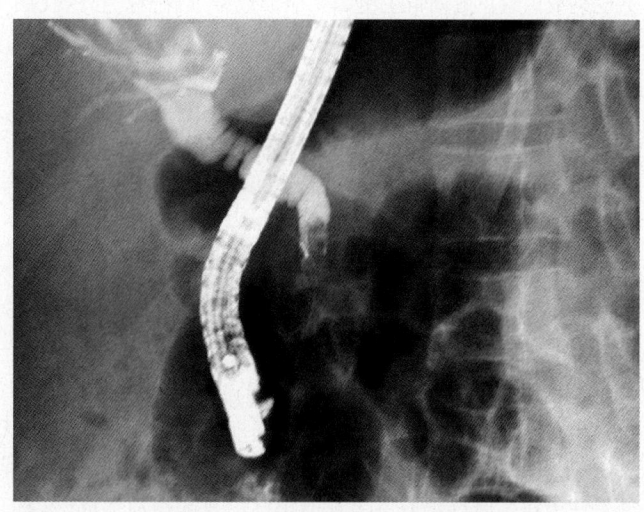

图 74.6　内镜下逆行胰胆管造影显示胆总管下段内的包虫

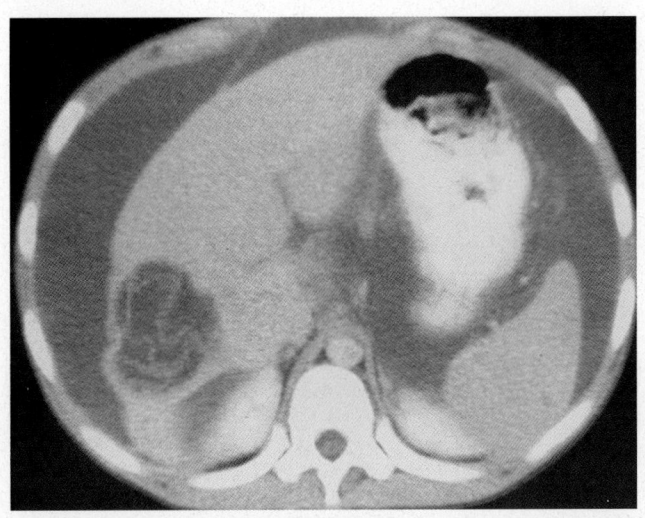

图 74.7　游离腹水及腹膜分离,提示肝棘球蚴囊破入腹腔

很少见,即使在包虫病流行地区,其发生率在 1% ~ 到 8%(Sözüer et al,2002),可以是自发性破裂或继发于外伤(Ozturk et al,2007),棘球蚴囊液漏出到腹膜腔内导致多发种植。

这种并发症可能无任何不适,而最常见的症状是腹痛、恶心、呕吐和皮疹,可伴有腹肌紧张、压痛和反跳痛等急腹症表现。据报道,1% 的腹膜腔内包虫破裂病人出现了全身过敏反应(Saenz de San Pedro et al,1992)。

在包虫病流行地区,这类并发症应列入急腹症的鉴别诊断中。对于棘球蚴囊破裂的病人,超声和 CT 扫描有助于判断内外囊分离和腹腔积液(图 74.7)(见第 15 章和第 18 章)。原发性腹腔包虫病很少见(2%),其感染机制目前尚不清楚(Akcan et al,2007)。

破入其他间隙或器官

已有相关报道包虫囊破裂进入胃肠道并累及胃和十二指肠(Diez Valladares et al,1998);也有肝棘球蚴破入心包(Thameur et al,2001),破入下腔静脉等人血管的个案报道(Karunajeewa et al,2002)。

诊断

包虫病的诊断基于既往有无包虫病病史,影像学、血清学检查以及是否为高危人群。细胞学或组织学检查发现包虫组织或在囊液中发现原头节可确定诊断。

根据目前的专家共识(Brunetti et al,2010),包虫病诊断可根据以下三种情况诊断:

- 可疑病例:任何有临床或流行病学病史,并且影像学表现或囊型包虫病(cystic echinococcosis, CE)血清学检查呈阳性。
- 疑似病例:同时具有临床症状、流行病学病史、影像学表现以及包虫病血清学检查阳性。
- 确诊病例:以上皆有,并且有以下之一:①在经皮穿刺或手术取出的囊内容物中,经镜下或分子生物学检查发现包虫原头节和囊壁,或②超声影像学见包虫特征性改变,符合世界卫生组织非正式包虫病专家工作组(World Health Organization-Informal Working Group on Echinococcosis, WHO-IWGE)

的超声分型标准(WHO Informal Working Group,2003)。例如:在自然病程中服用(至少 3 周)阿苯达唑(albendazole, ABZ)后,CE1 型包虫出现内囊塌陷转为 CE3a 型包虫,CE2 或 CE3b 型包虫出现实变转为 CE4 型包虫。

症状

肝包虫病的症状并无特异性,它与棘球蚴囊增大引起的肿瘤样综合征有关,或与相关并发症有关,如包虫感染或包虫破裂。

大多数情况下,包虫病都是偶然发现的,例如因为腹痛和/或血检发现肝功能异常而行超声或 CT 检查发现包虫。小包虫(直径小于 5cm)及单纯棘球蚴囊通常无症状,多数在其他放射学检查时偶然发现。包虫体积增大或包虫引起周围组织的炎症可以导致临近腹膜受到刺激从而引发右上腹或下腹部的中度腹痛。

急性腹痛通常提示包虫合并感染或包虫破入腹腔。

当含有抗原性物质的棘球蚴囊液进入到体循环中,特别是在棘球蚴囊破裂入腹腔后,可能会出现各种急性过敏表现,如荨麻疹、过敏或哮喘发作(Vuitton,2004)。对敏感的病人,棘球蚴囊内容物进入胆道,其抗原可以被吸收,出现类似过敏的表现(Little,1976)。包虫破入胆道的临床表现特征是反复发作的绞痛和黄疸,伴有或不伴有发热和寒战,类似于胆管结石阻塞的症状。肝脏-支气管瘘引起的支气管胆汁漏以及因包虫压迫肝静脉或下腔静脉或两者同时受压(布-加综合征)引起腹水较罕见。

实验室检查

肝功能检查

目前专家共识认为,常规肝功能检查均被证实对包虫病诊断无特异性(Brunetti et al,2010)。约三分之一的病人可出现碱性磷酸酶以及谷氨酰转肽酶等胆碱抑制酶水平的轻度升高,多见于胆道受压病人(Kayaalp et al,2002)。胆红素水平升高(大于 17μmol/L)伴有碱性磷酸酶和谷氨酰转肽酶水平升高,高度提示存在胆瘘。

其他实验室检查

只有当包虫合并继发感染时,血白细胞计数才会升高。西方国家 25% ~ 45% 的棘球蚴囊病人中存在嗜酸性粒细胞比例升高(大于 3%),但在包虫流行地区该情况无特异性(Pitt et al,1986)。31% 的肝包虫病病人存在血清免疫球蛋白水平升高(Kayaalp et al,2002)。

血清学检查

包虫病的血清学检测主要用于鉴别诊断包虫和其他肝囊性占位以及用于包虫病的流行病学监测和治疗后随访。已有几种血清学检测用于临床包虫病的诊断,但各种检测在特异度和敏感度方面存在较大差异。目前,血清学检测通常以抗原和宿主体内循环中的抗体反应和沉淀为基础。检测的灵敏度和特异度取决于抗原的质量。抗体检测仍是一种备选方法(Brunetti et al,2010)。

免疫电泳

免疫电泳法（immunoelectrophoresis，IEP）对肝囊肿的诊断可信区间为 91%～95%（Varela-Diaz et al，1983）。IEP 并不适用于流行病学监测，而多用于治疗后的随访。

酶联免疫吸附试验

酶联免疫吸附试验（enzyme-linked immunosorbent assay，ELISA）的敏感度为 85%～98%，它取决于使用的抗原质量（Brunetti et al，2010；Ito & Craig，2003；Siles-Lucas & Gottstein，2001；Siracusano & Bruschi，2006）。ELISA 也可以用于大规模流行病学研究的自动化筛查。选择不同的检测抗体会影响对治疗效果的评价。免疫球蛋白 G（immunoglobulin G，IgG）检测在治疗成功后 4 年仍可能呈阳性，因此其不适合用于治疗后随访。寄生虫特异性 IgE 或 IgG_4 的检测并没有明显的诊断优势，而且当棘球蚴囊破裂或渗漏后嗜酸性粒细胞计数将更高（Khabiri et al，2006）。有报道称，治疗成功 6 个月后 IgM 检测为阴性（Zhang et al，2003）。

免疫印迹

印迹法可以对病人血清中检测到的抗原进行分子量分析。用纯化抗原进行免疫印迹（Western blotting）在肝包虫病人的诊断和术后监测中是非常有价值的（Doiz et al，2001）。

Arc 5 抗体检测具有特异性的沉淀模式，特异度可达 91%。在遇到可疑病例时，须行免疫印迹试验［抗原 B（AgB；8kDa/12kDa 单位）或 EgAgB8/1］，其敏感度为 95%，特异度为 100%（Ito & Craig，2003；Sbihi et al，1996；Siracusano & Bruschi，2006）。这些免疫印迹检测可用于一线检测，是鉴别诊断的最佳方法（Akisu et al，2006）。

放射学检查

超声（见第 15 章）、计算机断层扫描（见第 18 章）和磁共振扫描（见第 19 章）是用于包虫病诊断、经皮治疗和治疗后随访的规范检查。如存在以下情况：①包虫位于膈下、②肝弥漫性病变、③包虫位于腹腔外、④合并复杂囊肿（合并脓肿、胆瘘形成）及⑤术前评估，则首选 CT 及磁共振成像（magnetic resonance imaging，MRI）检查，若条件允许，优先选择 MRI 检查，因为 MRI 对病变结构的表现有更高的敏感性（Hosch et al，2008）。

无论是个体诊断还是群体筛查，超声检查（见第 15 章）都是首选的一线影像学检查技术（Macpherson & Milner，2003）。超声分期对于包虫统一命名非常重要，可以对不同防治策略进行合理比较，1995 年，世卫组织非正式工作组发布了遵循包虫病自然病程的包虫超声分型方法（WHO-IWGE，2003）。根据多家研究和分类，肝囊型包虫可归纳为六种类型（表 74.2）（Beggs，1983；Gharbi et al，1981；McCorkell，1984）。

CL（囊型病变）型：表现为边界清楚的液体图像，囊壁界限清晰，通常难以与单纯性囊肿区分，处于包虫病早期发展阶段。

CE1 型：囊型占位周围有同心高回声晕圈（图 74.8），囊内可见点状的、游离的、被称为"囊沙"的高回声灶。

CE2 型：多子囊型具有最典型的图像，子囊和母囊表现出："蜂房征"、"花瓣征"、"车轮征"或簇状图；这些子囊位于母囊内，母囊内可以充满游离囊液，也可以没有囊液（图 74.9）。

表 74.2　世界卫生组织囊型包虫病分型

囊型分类	状态	超声特征	备注
CL	有活性	无特异性征象，单房，无囊壁	通常处于早期阶段，无繁殖力；需与其他疾病鉴别
CE1	有活性	有囊壁，囊沙	通常有繁殖力
CE2	有活性	多子囊，有囊壁，"花瓣征"	通常有繁殖力
CE3	过渡期	外囊与内囊分离，"水中百合征"，不规则，囊内压降低	开始出现退化，可产生子囊
CE4	无活性	不均质低回声或高回声退行性内容物，无子囊	通常囊内头节无活性；需要与其他疾病鉴别
CE5	无活性	囊壁厚，部分到完全钙化；无特异性征象，但具有高的诊断学价值	通常囊内头节无活性

From Eckert J，et al（eds），2001：World Health Organization/International Office of Epizootics Manual on Echinococcosis in Humans and Animals：A Public Health Problem of Global Concern. Paris，World Health Organization/World Organization for Animal Health.

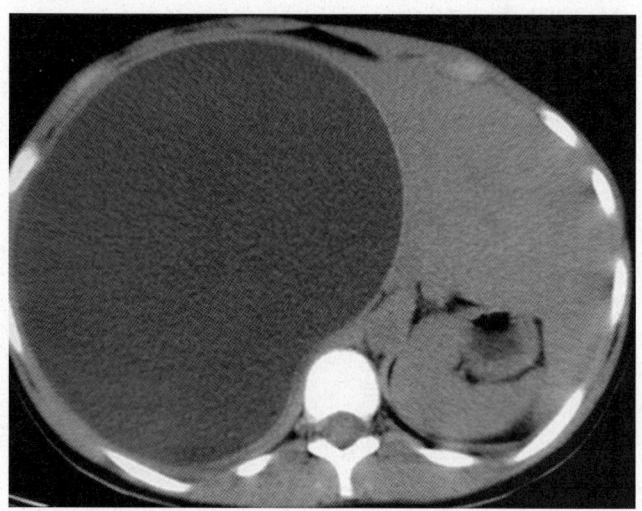

图 74.8　单房型棘球蚴囊 CT 结果显示单房囊泡有内具有清晰的囊内容物

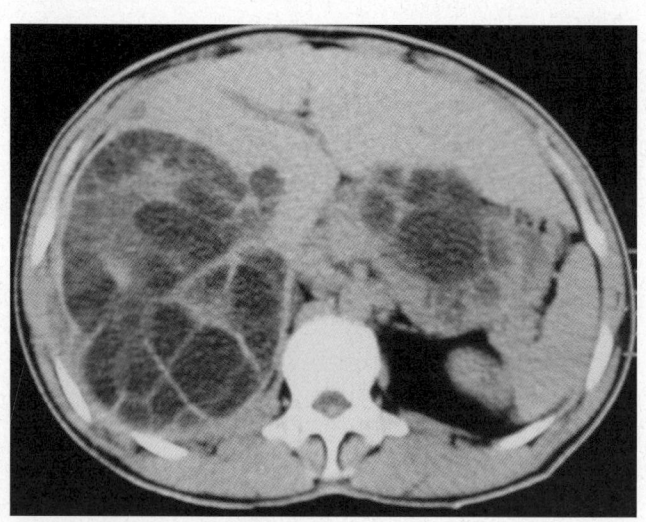

图 74.9　多子囊型棘球蚴囊的 CT 结果显示，囊肿具有"蜂房征"或"花瓣征"，其囊液减少且充满子囊

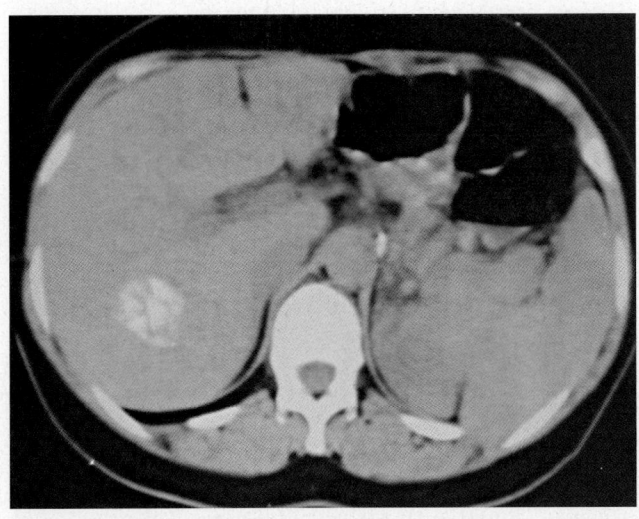

图 74.10　钙化棘球蚴囊的 CT 结果

CE3 型:内囊与外囊部分或全部分离,囊液进入内外囊壁间,出现高回音的双层壁、"睡莲征"和"水蛇征"。

CE4 型:囊内包含囊性和固体成分,无子囊。

CE5 型:囊内充满着固体或半固体的无定形基质,外囊有少许钙化。棘球蚴囊影像无特异性表现,难以与纤维瘤、肝脓肿和血管瘤鉴别。囊壁的钙化和基质内不均匀低回声并不表明包虫已经死亡;完全钙化的囊肿(蛋壳状外观)被认为是不活跃或死亡的棘球蚴囊(图 74.10)。

Gharbi 分型与棘球蚴囊活性的相关性如下(图 74.11)

- CL、CE1 和 CE2:有活性,有增殖能力的囊肿
- CE3a:过渡期,有活性或者无活性的囊肿
- CE3b:过渡期,有活性的囊肿
- CE4 和 CE5:无活性的囊(Shaw et al,2006);CE4 是一个退化的囊;CE5 是一个部分或者完全钙化的囊壁

计算机断层扫描

在棘球蚴囊的影像学诊断上,计算机断层扫描(CT)能提供比超声更精确的信息,包括大小、位置、数目和与相邻组织的关系,同时能够显示外生子囊和腹膜腔内的囊肿及相关并发症,例如:有黄疸和胆管炎的病人可见棘球蚴囊破入胆管导致胆道梗阻、胆总管扩张。CT 影像的质量不像超声那样依赖操作者的水平,它为外科医生提供准确的肝包虫病变部位和与肝内管道的毗邻关系。

棘球蚴囊边界清楚,周围附有完整包膜,对周围组织无浸润。可通过囊内容物影像特征对棘球蚴囊进行分型,而过去大多数分型方案是基于超声影像,但 CT 影像也能很容易的应用于囊肿的分型。

磁共振成像

在磁共振成像(MRI)T2 加权像,肝棘球蚴囊边缘呈现低信号影,这是棘球蚴囊外囊富含胶原蛋白的典型表现。如出现子囊,可呈现为囊状结构附着在生发层上,其囊液在 T1 加权像上表现为低信号,T2 加权像则是高信号表现(Pedrosa et al,2000)。当囊内脂肪密度增加时,MRI 比 CT 更敏感,提示囊肿与胆管相通(Basaran et al,2005)。在合并胆道并发症的棘球蚴囊中,MR 胆管成像可以很好地显示肝内外胆管树及与囊肿的交通情况(图 74.12)(Little et al,2002)。

棘球蚴囊弥散加权成像(diffusion-weighted imaging,DWI)的诊断意义仍有争议。DWI 用表观扩散系数(apparent diffusion coefficient,ADC)对水分子的随机平移运动(布朗运动)进行量化分析。在细胞受损的病灶内,其 ADC 低于纯液体,即所谓的限制性扩散病变。DWI 有助于单纯性囊肿与棘球蚴囊的鉴别诊断:在高 b 值的 DWI 图像($1\,000s/mm^2$)上,大多数棘球蚴囊(95%)表现出高信号(限制性扩散,低 ADC 值),而大多数单纯

Gharbi	I	II	III	IV	V
WHO	CE1	CE3a	CE2	CE4	CE5
CL		CE3b			

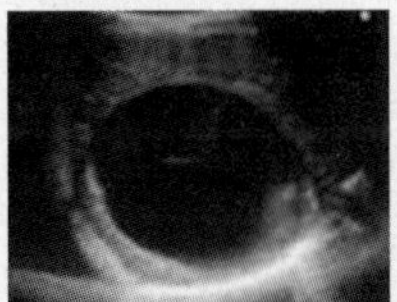

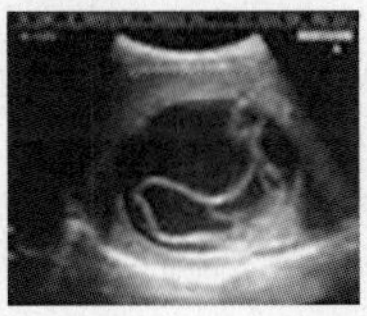

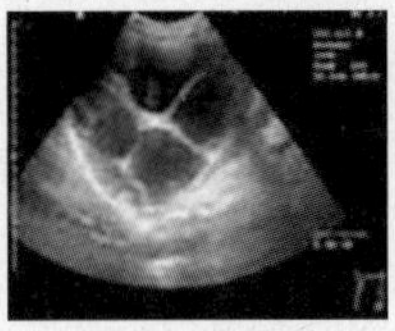

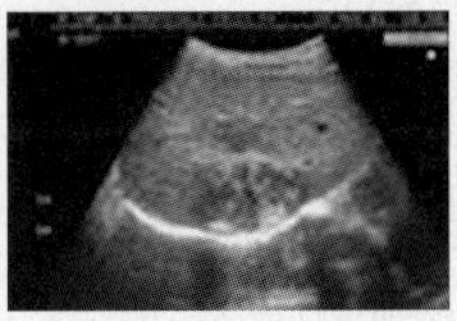

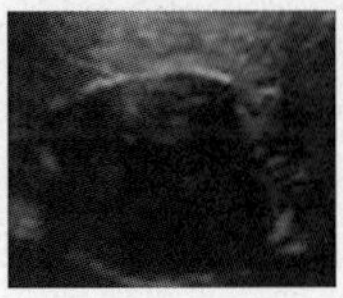

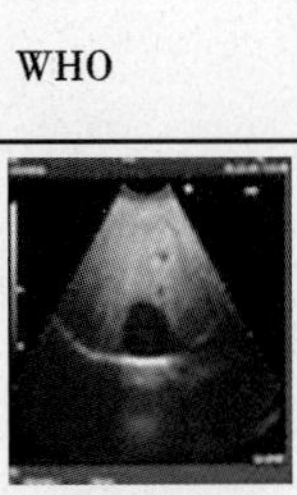

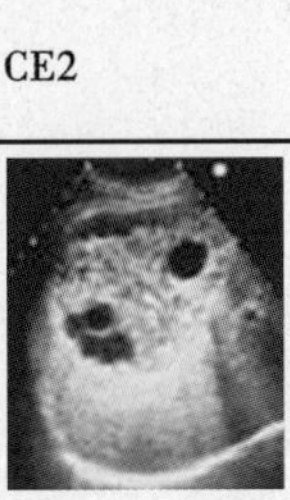

图 74.11　包虫病 Gharbi 超声分型与世界卫生组织(WHO)包虫病非正式工作小组超声分型的比较。CE,囊性包虫病;CL,囊性病变(From Brunetti E,2010:Expert consensus for the diagnosis and treatment of cystic and alveolar echinococcosis in humans. Acta Trop 114:1-16.)

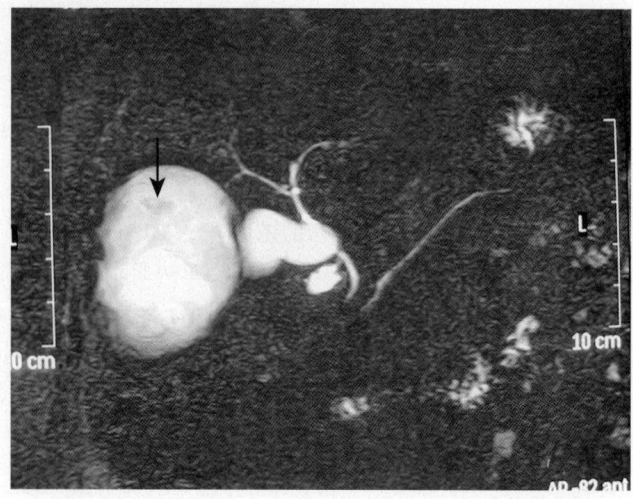

图 74.12　MRI 胆管造影显示胆道系统与囊肿的关系及囊内脂肪密度（箭头），表明棘球蚴囊内出现胆瘘

性囊肿（93%）则与肝脏表现出等信号（无限制扩散，高 ADC 值）（Inan et al, 2007; Sonmez et al, 2012）。肝棘球蚴囊的所有亚型均具有此特征，因此，ADC 被认为是一种具有应用前景的指标，可作为超声的替代方法（Ceçe et al, 2013）。

治疗适应证和方法

背景

理想治疗的目的包括三个方面：①彻底清除包虫虫体，②消灭残腔，③发现和处理胆瘘。目前有四种治疗方式供选择：根治性手术、保守手术、经皮细针穿刺引囊液术（PAIR）和苯并咪唑类药物（benzimidazoles, BMZs）进行抗寄生虫治疗。

外科手术是唯一可同时达到三个治疗目标的、最有效的理想治疗方法。经皮和药物治疗是另一种治疗选择。事实上，它们（包括非根治性手术）都不能处理可能出现的外生性子囊

（占 16% ~ 65%）（Kalovidouris et al, 1992; Stamm et al, 2008）。棘球蚴治疗相关文献并不总是将根治性治疗作为首选方案推荐，原因是存在偏倚：大多数文献来自流行地区，他们所选择的治疗方法（例如肝脏手术）可能受所在地区的社会发展情况和掌握的医学专业知识的影响（Shaw et al, 2006）。这就是专家共识（Brunetti et al, 2010）不能为 CE 推荐"最佳"治疗方案的原因。目前，没有临床试验能够比较所有不同的治疗方式，包括"观察和随访"。治疗适应证很复杂，它取决于棘球蚴囊的特征、医生掌握的内外科专业知识、设备条件以及病人对长期随访的依从性。

适应证

由于缺乏纵向长期对照研究，对 CE 的治疗尚无明确共识，部分原因在于：①病程较长，手术的有效性需要长期随访来评估；②即使在棘球蚴流行区的医院，出现相同临床表现的病人也很少；③很难比较不同的研究结果（Rinaldi et al, 2014）。

总体治疗适应证：按病程的方式

Brunetti 及其同事的 2010 年专家共识和 WHO-IWGE US 指南汇总了不同期的治疗适应证，见表 74.3（Eckertet al, 2001; Meneses da Silva, 2003; World Health Organization, 1996）。

手术治疗

适应证

手术是复杂棘球蚴囊治疗的首选，在选择手术治疗前，应与其他方案进行仔细的评估，手术的适应证是：①去除多个子囊型（CE2-CE3b）大棘球蚴囊；②位于肝表面，可能出现自发性或外伤引起破裂的单个棘球蚴囊，而且没有条件行经皮治疗（percutaneous treatments, PTs）；③感染性棘球蚴囊，同样没有条件行经皮治疗；④棘球蚴囊与胆道相通；⑤棘球蚴囊有压迫重要邻近的器官。

表 74.3　肝棘球蚴囊：手术，经皮细针穿刺引囊液术和药物治疗的适应证

	手术	经皮细针穿刺引囊液术	药物（苯并咪唑类化合物）
适应证	多个子囊型（CE2-CE3b）大棘球蚴囊	CE1>5cm	CE1<5cm
	浅表肝棘球蚴囊	CE3a>5cm	CE3a<5cm
	复杂棘球蚴囊	无法手术的病人拒绝手术	无法手术的病人
		手术后复发	拒绝手术
		BMZ 无效	2 个以上器官中有多个囊肿
			腹膜囊肿
			预防手术或手术后复发
禁忌证	手术的一般禁忌证	胆瘘	怀孕
	简单的 CE4 和 CE5	CE2	简单的 CE4 和 CE5
	非常小的棘球蚴囊	CE3b	棘球蚴囊>10cm
		CE4	棘球蚴囊有破裂危险
		CE5	慢性肝病
			骨髓抑制

BMZ, benzimidazole, 苯并咪唑类药物; CE, cystic echinococcosis, 囊型包虫病; PAIR, percutaneous aspiration, injection, and reaspiration, 经皮穿刺抽吸、注射和再穿刺抽吸。

禁忌证

一般手术禁忌证;无活性并无症状的棘球蚴囊;手术难以暴露的棘球蚴囊;非常小的棘球蚴囊。

外科治疗基本原则

术前评估

所有接受肝棘球蚴手术的病人均应进行详细的术前评估,包括心电图、全血细胞计数、凝血功能、肝肾功能和电解质检查;此外,应对血型进行筛查。术前再次阅读近期腹部 CT 或 MRI 和胸部 CT,来制订相应手术方案并排除盆腔、腹膜后、胸部或其他器官棘球蚴囊(图 74.13、图 74.14)。

术前必须进行肝脏三期 CT 扫描来评估所有手术可能涉及的血管,防止可能的术中意外。此外,对于靠近肝门中央或可能存在胆瘘的棘球蚴囊,应行磁共振胆道成像(magnetic resonance cholangiopancreatography,MRCP)。

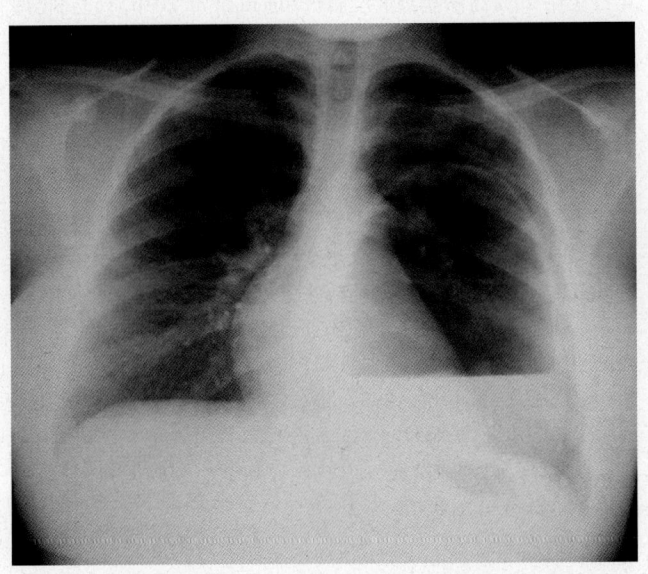

图 74.13　胸片提示肺棘球蚴囊

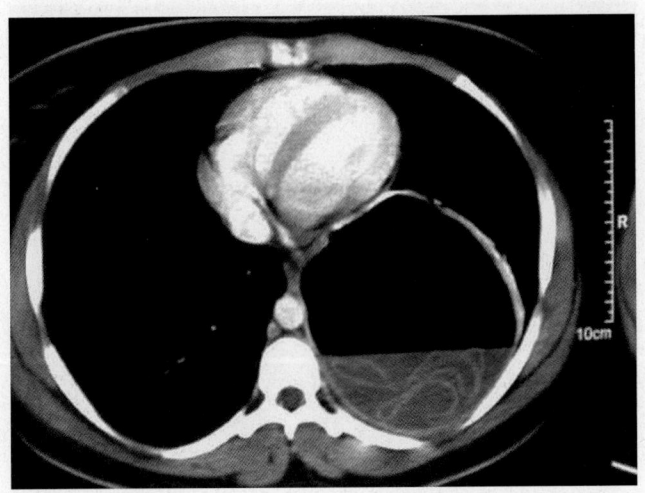

图 74.14　肺 CT 提示肺棘球蚴囊

预防术中囊液外溢

术中应采取必要措施避免棘球蚴囊液溢出,包括用浸有头节灭活剂的纱布来保护腹膜组织和器官,并在打开棘球蚴囊前,向棘球蚴囊内缓慢注射头节灭活剂。头节灭活剂有 70% ~ 95% 的乙醇,15% ~ 20% 的高渗盐溶液或 0.5% 的西曲溴铵溶液(Eckert et al,2001)。目前,建议使用 20% 的高渗盐溶液与生发层接触至少 15 分钟(Brunetti et al,2010)。当发现或可能存在囊肿与胆管相通时,应避免使用头节灭活剂以免引起化学性硬化性胆管炎(World Health Organization,1996)。

围手术期苯并咪唑类药物治疗

围手术期苯并咪唑类药物(BMZ)的使用仍有很多争议。一些作者认为,阿苯达唑可降低棘球蚴囊压力并减少继发性包虫病的风险(Aktan & Yalin,1996;Arif et al,2008;Bildik et al,2007),但也存在不同意见(Manterola et al,2005)。给药时间通常为术前 1 天至术后 3 个月,但未经正式评估。

手术方式

像其他肝切除术一样,术前必须明确手术方法,所以,如果要行根治术,应考虑采用腹腔镜下左外叶切除术。目前,尚无关于腹腔镜手术与常规开腹手术对照的前瞻性随机临床试验研究,也无关于腹腔镜手术后复发率的可靠数据(Baskaran & Patnaik,2004)。

开腹手术

手术切口的选择取决于肝棘球蚴囊的位置、大小和数量,以及腹腔内是否存在肝外棘球蚴囊。行近中线延长的右侧肋缘下切口或双侧肋缘下切口可以将所有肝棘球蚴囊充分暴露(Terblanche & Krige,1998)。肝左叶棘球蚴囊和腹腔棘球蚴的病人,首选腹部正中切口手术。过去选用胸腹联合切口治疗巨大的肝后叶棘球蚴囊,现在胸腹联合切口仅用于合并有右肺和肝脏棘球蚴囊的一期手术治疗(Sahin et al,2003)。

腹腔镜手术(见第 105 章)

腹腔镜棘球蚴手术在某些情况下具有一些优势,但由于手术空间有限,穿刺过程中控制囊液溢出的复杂性以及难以吸出浓稠、实变钙化的棘球蚴囊液,这种方法尚未获得广泛认可。而且,与腹腔镜手术相关的并发症风险尚未得到充分评估,并仍存在争论(Baskaran & Patnaik,2004)。

从理论上讲,腹腔镜手术中气腹会压迫棘球蚴囊,增加棘球蚴囊液污染腹腔的风险。Bickel 及其同事(1998)进行了囊液溢出风险的试验,发现腹腔镜手术治疗肝棘球蚴囊与囊液溢出风险没有关联,然而,最近一项回顾性研究结果与之相反(Jerraya et al,2015)。Berberoğlu 及其同事(1999)在无气腹腹腔镜下进行棘球蚴囊手术,但未发现比有气腹腹腔镜手术的优势。Kakthouda 总结了 20 多例腹腔镜肝棘球蚴手术的治疗结果(表 74.4),腹腔镜手术并发症发生率约 15%,约 5% 中转开腹。自 1992 年首次腹腔镜手术治疗包虫病以来(Kakthouda et al,1992),已报道了 900 多例腹腔镜治疗棘球蚴囊的病例,且数量一直在稳定增长。

表 74.4　腹腔镜手术治疗肝包虫病的结果（>20 例）

参考文献,年代	病例数	中转开腹例数(%)	并发症发生例数(%)
Alper et al,1995	22	6(27)	4(18)
Bickel et al,1998	31	1(3)	5(16)
Berberoğlu et al,1999	87	0	23(28)
Seven et al,2000	30	7(23)	5(17)
Khoury et al,2000	83	3(3.6)	9(11)
Ertem et al,2002	48	2(4)	3(6)
Palanivelu et al,2006	66	0	11(17)
Chen et al,2007	76	0	5(7)
Rooh-ul-Muqim,2011	43	3(7)	7(16)
Ramia et al,2013	37	3(8)	6(16)
Tuxun et al,2014*	914	45(5)	137(15)
合计	1 437	70(4.8)	215(15)

* 多中心的资料。

最近一项中国的研究对全球各种文献进行了回顾,包含 57 篇文章,约 914 个病例（Tuxun et al,2014）。最常见的手术是棘球蚴内囊切除术（60%）,其次是外囊周组织部分切除术（15%）和外囊周组织完整切除术（8%）,其余为肝段切除。总体死亡率为 0.22%（2 例）,并发症发生率为 15%,术后复发率为 1%（10 例）。作者认为腹腔镜手术对特定的病例是安全的,效果与开腹手术相当,无论是行保守的还是根治性手术,其死亡率和并发症发生率都是在可接受的范围内。

脐上是腹腔镜最常见的入镜部位,但穿刺的确切位置因囊肿的位置和大小而定。

囊肿的穿刺点需用浸有杀虫剂的纱布保护。一些专家已经开发了特殊的工具及技术以更安全和有效的方法来将囊肿内容物取出,一些外科医生更擅长穿刺、抽吸、注入杀虫剂、再抽吸然后取出囊肿内容物的方法。在手术过程中,可将腹腔镜引入囊腔以获得清晰的视野,以确保无子囊、角质层的残留并检查有无胆漏。

一些研究小组报告了使用穿刺粉碎器和吸引装置来穿刺和清理囊腔（Alper et al,1995；Sağlam,1996）。有人将带伞形固定装置的穿刺器用于残腔清理,它可以使外科医生将囊壁与腹壁悬吊在一起（Seven et al,2000）。Bickel 和 Eitan（1995）报道了用一个透明的直径为 12mm 的导管用于腹腔镜下治疗肝棘球蚴囊,头端为斜面,斜切面接触囊肿壁,通过抽吸作用于囊肿表面,囊内容物在"真空"条件下吸入导管中,其优点是囊液溢出量更少（Bickel & Eitan,1995）。一些研究人员建议用杀虫剂来清洗腹膜或在肝周建立含杀虫剂的液体环境（Berberoğlu et al,1999；Palacios-Ruiz et al,2002）。

保守手术治疗

内囊摘除术,也称为闭合式内囊摘除术或囊肿去顶术,比根治性手术更简单安全（Brunetti et al,2010；Eckert et al,2001；Lv et al,2015）。这种手术特别适用于流行地区,由普通外科医

生开展,无需特殊设备,不需要切肝也不损伤肝组织,由于术中原头节扩散,所以引起继发性包虫病的概率高于外囊完整切除术、外囊周完整切除术和肝切除术,内囊摘除术包括：①穿刺抽吸,②注入杀虫剂（如果没有禁忌证）,③包虫体清除术（取出囊内容物:子囊、角质层和生发层）,④去顶（切除突出肝脏表面的外囊:外膜层和变薄的肝脏）。

进入腹腔后,皮肤切口由切口保护器来小心保护,然后进行全腹腔探查,特别注意潜在的种植部位,包括网膜和盆腔（Morris,1992）。棘球蚴囊特征为一层光亮的白色外膜,通常很容易辨认（图 74.15）。应详细记录囊肿在肝脏的位置、大小和数量、并发症和其他腹腔内囊肿的情况。评估囊肿与下腔静脉、肝静脉和肝门结构的关系非常重要,因为大的或多个囊肿经常会造成正常肝脏解剖结构移位。对于深部的囊肿,触诊和术中超声有助于确定囊肿表面最适合抽吸和清除内囊的部位。应尽量减少肝脏和囊肿的移动,以避免脆弱囊肿的医源性破裂。

囊肿周围区域用纱布仔细隔离:第一层用生理盐水浸润,第二层用 20% 高渗盐溶液浸润（Brunetti et al,2010）,起到物理和化学屏障的作用（Besim et al,1998）；在囊肿最突出部位露出直径 2cm 的区域用作进入囊腔和取出内容物的点；处理囊肿时应该小心,有活性的囊肿内是有压力的；确定囊肿的进入点之后,再用敷料覆盖,尽可能缩小囊肿暴露区域范围；至少准备两根吸引器,其中一个带凹槽。储液瓶应足够大,以便更换储液瓶时不会中断吸引。用接有三通的 50mL 注射器大针头穿刺囊壁,用大口径透明塑料管连接吸引器,抽吸囊肿,仔细记录棘球蚴囊液的量和颜色（图 74.16）,并尽可能吸尽囊液。

如果囊液非常清亮,且没有胆汁污染、没有感染的情况,注射杀虫剂的量少于抽吸量是安全的,注射时应轻柔无需施加压力（Krige & Terblanche,1998）,推荐使用 20% 高渗盐溶液（Brunett et al,2010）,接触时间超过 6 分钟其杀虫效果 100%（Besim et al,1998）。高渗盐溶液渗出有导致高钠血症的风险,应谨慎使用（Krige et al,2002）。

针刺点始终放一个吸头,吸走沿针头漏出的棘球蚴囊液,杀虫剂留在腔内几分钟后重新吸出并重复两次。

囊肿通过再次抽吸减压后,角质层会塌陷到腔内,囊内容

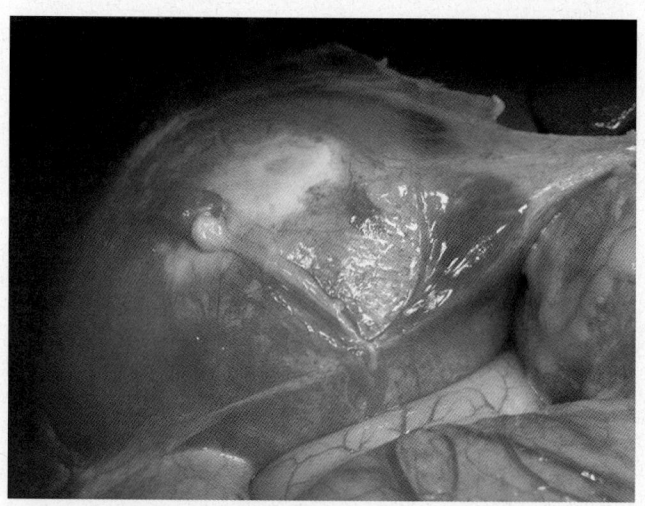

图 74.15　棘球蚴囊表面一层光亮的白色外膜

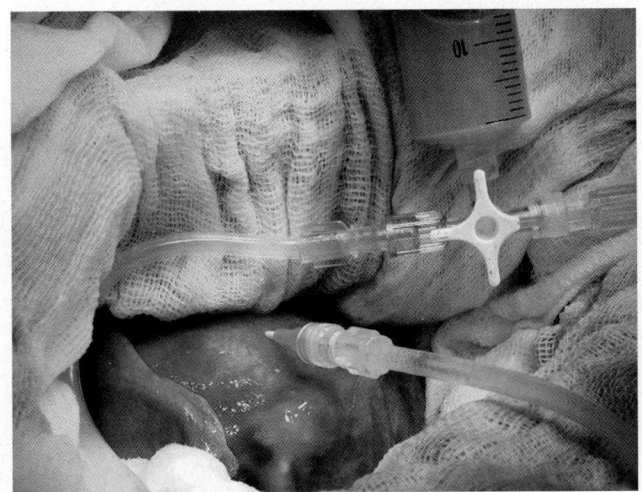

图 74.16　从囊肿中抽出囊液,注意在穿刺点周围用浸有杀虫剂的纱布隔离

物即可被取出。为了安全起见,在进一步扩大切口之前,将一个弯盘放在靠近切口边,在近针孔边留置两根缝合线,上牵引时取出针头,囊肿内容物不会溢出。

　　然后用电刀在缝合线之间切开囊肿,插入大口径吸引器,抽出内容物,用组织钳 Babcock 夹住切口边缘,拆除留置缝线,扩大切口,就可以直接观察囊腔及其内容物。重要的是,切开囊肿开始要小,并持续向上牵引切口边缘,以免发生囊液溢出,不断向腔内注入温热的 20% 高渗盐溶液,保持吸管通畅并清除棘球蚴。

　　对囊肿内容物的评估很重要,典型的有活性的囊液清亮,内含棘球蚴砂、子囊和囊壁脱落的碎屑;囊液中如有胆汁颜色,则表明与胆管相联通,应该禁止注射杀虫剂以免损伤胆管。一旦液体排出,角质层塌陷到腔内,可开始取出囊内容物。进一步扩大切口,置弯盘于切口附近,然后取出子囊(图 74.17)。角质层最好用环钳取出(图 74.18),子囊用吸引管吸出。

　　抽出所有可见的子囊后,再用 20% 高渗盐溶液冲洗残腔,然后用电刀切开切除囊顶的多余部分(外膜囊各层和变薄的肝脏)。切割的组织边缘用可吸收缝合材料行连续褥式缝合,这

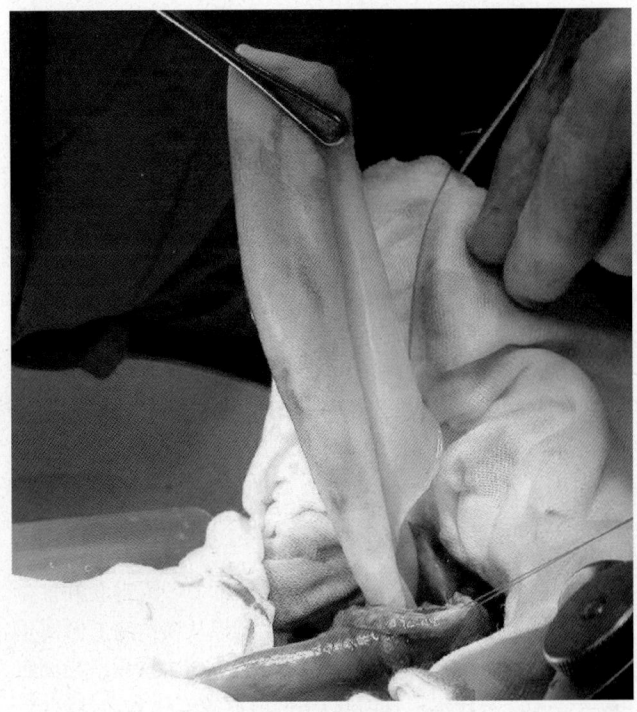

图 74.18　从囊腔中去除角质层

是手术的很重要的组成部分,因为切口边缘内含血管和较小的胆管。

　　检查是否还有隐藏在主囊腔中的小的子囊非常重要。除去棘球蚴内囊外层的角皮层后,用盐水冲洗残腔,并检查是否有胆漏(图 74.19)。用白色干纱布敷于残腔囊壁上,几分钟后取出,若纱布上有胆汁污渍则表示有胆漏。

　　如果抽吸的内容物清澈,则将头节灭活剂注入囊中,但如果囊内容物为胆汁染色或脓性,这表明有胆瘘,则不可注射灭活剂,因为有引起腐蚀性硬化性胆管炎的风险(Belghiti et al, 1986)。如果怀疑可能有胆漏,则将囊肿仔细用纱布保护并通过抽吸排空囊肿,并在不注射任何头节灭活剂溶液的情况下将其内容物去除。

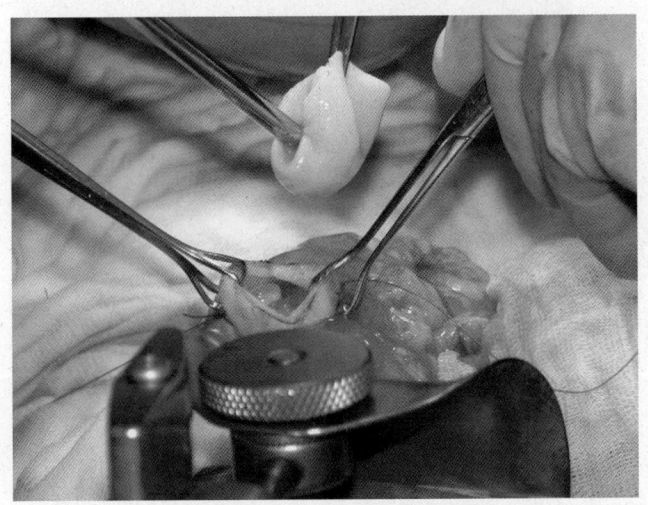

图 74.17　从囊腔中去除子囊

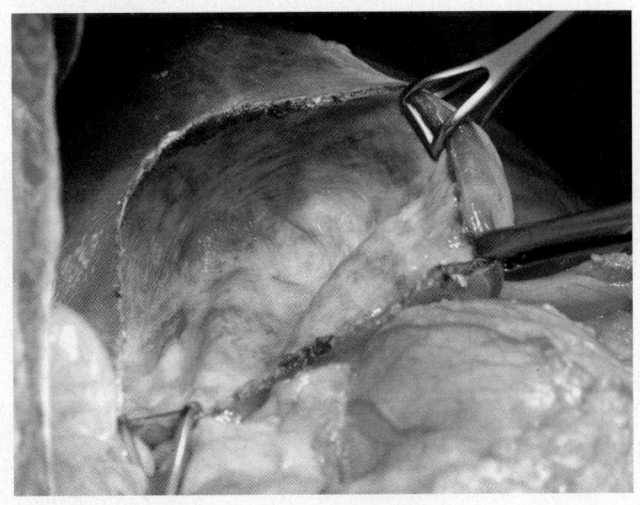

图 74.19　抽出棘球蚴角质层后的残留囊腔。仔细检查囊肿内部是否有胆漏

术中胆漏和胆道-囊肿交通的处理

术前评估有无囊肿胆道交通和胆漏的风险因素很重要,在前文中早有叙述(见"胆道破裂")。对无临床症状的病人,囊肿直径是预测胆漏的高危因素。不宜单独行括约肌切开术(Aydin et al,2008)。

手术中扩大外囊切口,从囊肿的大开口处仔细检查有无胆道和囊肿之间的交通,可通过在囊肿内表面留置一块干纱布并轻微压在囊壁上并施加力来确认。如果怀疑有胆漏,最好行术中胆道造影来确定部位。切除囊肿后,通过胆囊管置入小管并注入亚甲蓝有助于识别微小的胆漏,应缝合明显的胆瘘口以防止术后胆漏、瘘管形成和残腔感染。在个别情况下,需要Roux-en-Y肝胆管空肠吻合术来处理大的胆管开口,极少行肝切除术。

残腔的处理

已有多种技术防止残腔并发症,他们与大小、形状和部位相关,最安全的方法是大网膜成形术,可以从横结肠上游离出足够量的大网膜以填充并消除死腔,填入后将大网膜适当固定(图74.20)。对体积大较的腔,则同时放置引流管,一些外科医生放置双引流管(Shaw et al,2006),最好采用封闭的硅橡胶管负压引流系统,无引流液后拔管。大网膜具有天然的吸收能力,可降低感染的风险并最大限度地减少瘘管的形成。囊肿缝合术和囊腔闭合术已淘汰不再使用。

术后并发症处理

胆瘘

肝包虫病手术后胆道瘘的发生率为1%~10%(Abu Zeid et al,1998;Barros,1978)。通过内镜下引流胆道是主要治疗方法,引流胆道的目的是将胆道十二指肠压力差降至零。由肝包虫病引起胆瘘的最理想的内镜治疗方法尚不明确;单独括约肌切开,放支架或鼻胆管引流术以及多种方法结合均已成功用于瘘管的治疗,总体成功率为83.3%~100%。闭合时间短至2~6天,但支架置入后胆汁引流的平均持续时间通常为2~4周(Ozaslan & Bayraktar,2002;Simşek et al,2003)。

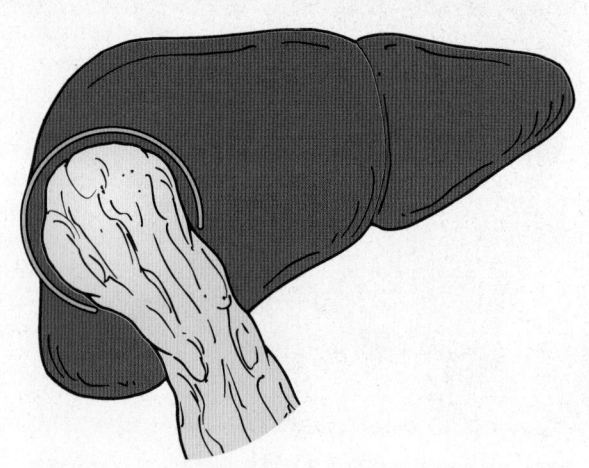

图74.20 肝包虫病的网膜成形术

胆道狭窄的处理

肝包虫病的手术治疗后胆道狭窄很少见(见第42章),其最严重的形式是由于头节灭活剂从囊腔中进入胆道引起的腐蚀性硬化性胆管炎,弥漫性的可进一步导致继发性胆汁性肝硬化、门静脉高压、肝功能不全、腹水和食管静脉曲张破裂,最终可能需要肝移植(Loinaz et al,2001),少量头节灭活剂引起的局部胆道狭窄,如果不涉及胆管汇合,则可能无症状(Belghiti et al,1986)。胆管汇合处的狭窄可以是由保守手术治疗大的胆瘘所致,手术修复通常不可行(图74.21),但内镜下长期支架置入术是一种安全有效的方法(Eickhoff et al,2003;Yilmaz et al,1998)。

复发棘球蚴的处理

囊肿复发是指肝内或肝外囊肿治疗后出现新的有活性的囊肿(Sielaff et al,2001)。没能达到长期治愈目的的囊肿被认为是局部复发的原因,而在腹膜腔中出现新的囊肿是播散引起的,术中囊肿内容物溢出,原头节灭活剂的作用效果不佳,囊内容物残留和被遗漏的囊肿均可导致复发。

根据文献,表74.5总结了包虫病术后复发率为0~34.4%(Akyildiz et al,2009;Gourgiotis et al,2007;Kapan et al,2006)。这种差异是由多种原因引起的:这几组数据在统计学上不具有可比性,诊断方法和治疗方法不统一,术后随访也不规范。保守手术后局部复发率约为10%(表74.6)。在最近的一项回顾性研究中(Jerraya et al,2015),腹腔镜手术由于存在囊液内容物溢出和腹腔污染的风险是导致腹腔复发的危险因素。最近

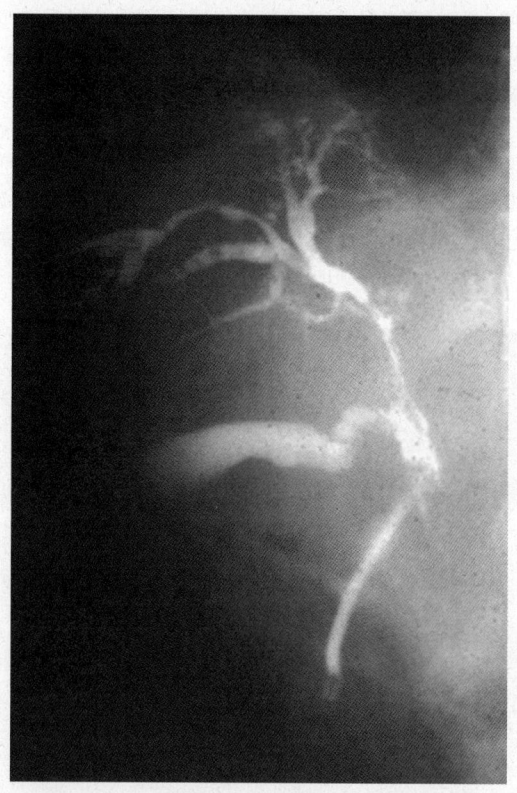

图74.21 胆管造影显示腐蚀性胆管炎并广泛的肝内和肝外狭窄。像这种情况,外科治疗比较困难

表 74.5 肝包虫病的治疗结果文献综述 (2005—2014)

参考文献,年份	病人数量	CS/%	RS/%	PAIR	腹腔镜手术/%	并发症发病率/%	死亡率/%	复发率/%
Tuxun et al,2014*	914	75	11	89	15	0.22(2例) 脓毒症:脑部	1.1
Manterola et al,2014	126	0	100		10.3	0	0.8
Zaharie et al,2013	231	82.3	17.7	25.5	腔镜手术:10.2 开腹手术:13.4	0 0	腔镜手术:0 开腹手术:0
Symeonidis et al,2013	227	74	26		22	1.8	
Bedioui et al,2012	391	95	5	7.7	20	0.7(3例,其中过敏性发作2例,胆管炎1例)	12
Tagliacozzo et al,2011	454	47.1	52.9		CS:79.9 RS:16.2	CS:6.5 RS:9.2	CS:30.4 RS:1.2
Secchi et al,2010†	1 412	53	28 19 例联合手术	3.3	CS:45 RS:26	CS:1.7 RS:2	CS:5.3 RS:1.3
El Malki et al,2010b	657						CS:7.9 RS:11
Motie et al,2010	135	52.6	47.4	0	CS:28 RS:19	CS:2.8 胆管炎2例 RS:1.6 过敏性发作1例	CS:6.5 RS:9.2
Akyildiz et al,2009	412						9.2
El Malki et al,2008	664	79.8	20.2	0	20.8	0.8(5例) 多部位2例 脓毒症3例	8.5
Agayev & Agaye,2008	484	91	9		24	1.6(8例)	
Aydin et al,2008	221	58.4	41.6		RS<CS		CS:24 RS:3.2
De Werra et al,2007	216	77.1	22.9		13	0	
Daradkeh et al,2007	169				53.8	6.5(11例)	
Safioleas et al,2006	287	92.7	7.3	0.7	21.9	1(3例) 脓毒症3例	CS:7.42 RS:3.22
Kapan et al,2006	172				5.8	0.58	4.65

CS,保守手术;RS,根治性手术;PAIR,经皮抽吸、注射和再抽出。

* 文献综述。
† 多中心研究。

表 74.6 不同术式的复发情况

参考文献,年份	随访/年	保守性手术		根治性手术	
		病人数量	复发者数(%)	病人数量	复发者数(%)
Magistrelli et al,1991	3	73	13(18)	46	2(4)
Karavias et al,1992	3.5	32	3(9)	—	—
Khuroo et al,1997	1.4	25	0	—	—
Alfieri et al,1997	6.9	—	—	72	1(1.4)
Yol et al,1999	1~7	55	0	—	—
Cirenei & Bertoldi,2001	12.4	71	8(11)	105	1(1)
Yorganci & Sayek,2002	2.7	32	8(25)	10	
Nardo et al,2003	4.4	—	—	33	0
Kayaalp et al,2003b	4.5	19	0	—	—
Safioleas et al,2006	4.8	—	(7.42)	—	(3.22)
El Malki et al,2010b	2 年	—	24(3.8)	—	5(3.9)
	5 年		40(9)		6(4.9)
	10 年		44(11)		8(7.9)

还报道了其他复发的危险因素:直径大于 7cm 的囊肿(Bedioui et al,2012),有肝包虫病史以及肝内棘球蚴囊的数量(El Malki et al,2010b)。然而,所有作者一致认同外科医生经验和手术操作技能是成功治疗肝棘球蚴囊的最重要因素之一(El Malki et al,2010b)。

所有病人术后都需要每 6 个月进行一次密切随访,内容应包括影像学和血清学检测,补体固定试验、免疫电泳、反免疫电泳、ELISA 和印迹法可用于检测复发。即使病灶完全清除,抗体滴度在数月至数年内才可能会缓慢降低。因此,在随访期间血清学检查呈阳性并不能诊断为复发,而是滴度升高提示复发(Sielaff et al,2001)。

根治性手术

尽可能彻底去除寄生虫是手术原则,但是,手术越彻底,风险越高,复发的可能性也越小(约为 1%)(表 74.6),反之亦然(Aydin et al,2008)。

囊周围切除术

囊周围切除术(pericystectomy)又称为根治性内囊切除术、育囊切除术、全囊周围切除术和内囊周外切除术,囊周围切除术完全切除了棘球蚴囊。

不打开囊肿,在紧贴外囊层外面肝组织,将寄生虫连同外层的纤维层整体切除(图 74.22)。沿着这个平面手术,不存在清晰的解剖平面,与经典的肝实质切除术没有什么不同。用 Cavitron 超声吸引器来分离被囊肿压迫移位的血管和胆管,而分离肝实质时可缝合肝内的血管和胆管。为避免囊肿破裂,超声吸引器应该远离囊肿,否则可能会导致囊内容物的外溢。当囊肿紧靠主要的肝静脉、下腔静脉或肝门时应避免行囊周围切除术。有时需要将手术方式进行改进,外科医生可以混合使用两种技术,既用内囊摘除术清除棘球蚴内容物,然后采用部分囊周围切除术来切除周围肝实质。

肝切除术

肝棘球蚴囊适合行常规肝切除术(liver resection,LR)的病例不多。肝切除术是根治多房棘球绦虫病的唯一手术疗法,但却不合适根治细粒棘球绦虫病(Krige & Terblanche,1998;Mor-

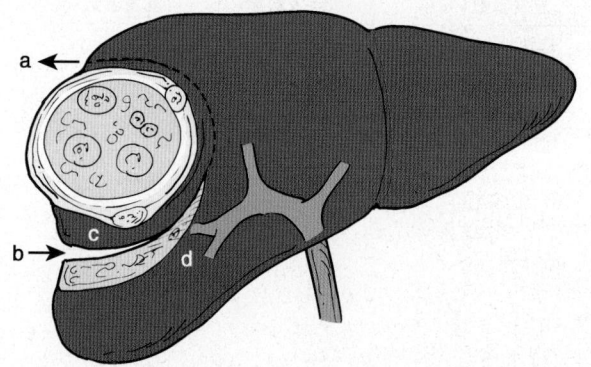

图 74.22　闭合性胆囊切除术。靠近囊肿的预切线(a)。线距囊肿稍远的切线(b);沿着这条线,可以看到肝实质在一定距离上被打开,外生性子囊位于外囊外面(c)。与囊肿相通的胆管缝合线(d)

ris,1992)。肝切除术也有罕见的适应证,即由于胆道梗阻而导致肝实质发生萎缩,或者当大量的胆瘘而不能通过 Roux 肠襻的方法来妥善处理时。位于肝左外叶的、带蒂的以及突入腹腔的囊肿,应准备行切除术。

手术可以简单安全地切除小的、带蒂的和肝脏周边的囊肿,但在大多数情况下,棘球蚴囊的切除会涉及较大范围的肝脏切除,手术的风险随之增加。由于解剖结构被扭曲,手术可能会很复杂,所以术中正确的判断是至关重要的。对于占据了右叶大部分的大囊肿来说,由于囊肿壁常累及下腔静脉,并且使肝静脉移位,所以不应常规进行标准的肝切除术,在囊肿外进行解剖既没有必要也很危险。囊性肝包虫病的肝脏手术主要是由普通外科医生完成的,如果是缺乏肝外科技术、经验不足、没有接受过大量肝切除术的培训的普外科医生,不应该尝试切除肝棘球蚴囊。对于这种良性疾病进行保守手术往往会取得良好的效果。避免不必要的手术死亡远比完美地清除棘球蚴囊要好得多。

最近的一项双中心研究(Nari et al,2014)报告了一组 50 例囊性肝包虫病(HD)肝切除术病例,适应证为大于 5cm 的囊肿、多发囊肿、大囊肿合并可见或怀疑与胆道相通的囊肿,结果显示,有经验的医生可安全有把握地实施棘球蚴囊的完整切除术,并确保良好的治疗效果。

经皮穿刺治疗

经皮穿刺治疗(PT)大致可分为两类:①破坏生发层为目的(PAIR)和②清除棘球蚴内囊为目的[也称为改良导管技术和经皮囊肿内容物清除术(percutaneous evacuation of cyst content,PEVAC)],它们是安全有效的手术替代治疗方法,因易操作、并发症少和成本低而得到认可(Dervenis et al,2005;Smego & Sebanego,2005)。

不同国家的许多团队开展的 2 500 多例治疗的结果均显示经皮治疗安全有效,并发症发生率为 4.1%,手术死亡率为 0.08%(Brunetti et al,2010;Filice et al,1999;Junghanss et al,2008),它的主要危险是在穿刺过程中,可能会有棘球蚴囊液的溢出。在超声或 CT 引导下,可以精确地观察穿刺针的位置,采用经肝入路而不是直接经腹腔入路可减少囊液泄漏。过去,由于经皮治疗有引起过敏反应和腹腔种植的风险,所以不受重视(Langer et al,1984)。偶尔有个别棘球蚴囊被当作普通囊肿穿刺治疗后,未见明确的穿刺相关副作用(McCorkell,1984)。这鼓励了介入科的医师在超声的指导下进行肝棘球蚴囊的穿刺和治疗。Mueller 和他的同事(1985)是首先报道了成功经皮穿刺引流棘球蚴囊;此后,又有几位学者成功进行了包虫病肝囊肿经皮穿刺引流。随着经验的不断增加,陆续有肺、肾、腹膜和腹腔的棘球蚴囊经皮穿刺引流成功的报道(Akhan & Özmen,1999)。在手术过程中或术后数小时内可能发生的主要并发症是轻微的荨麻疹、瘙痒和低血压,而且可用抗组胺药物来治疗,有些病人可能会发热(>38.5℃),但一般会自行消退。有报道,10% 的病人有胆汁漏和残腔感染等并发症(Akhan & Özmen,1999)。在这些治疗中,应对每个子囊分别穿刺,这有一定困难和危险,穿刺破裂的子囊和层叠的内囊会保留在腔内。

经皮穿刺吸引的禁忌证有:穿刺不可及的囊肿、穿刺可能会损伤重要的血管的囊肿和肝表面的囊肿,其周围没有足够厚的肝组织层确保囊肿穿刺的安全,穿刺治疗还禁用于肝棘球蚴囊破裂进入胆管、腹膜或胸膜腔时。而经皮穿刺抽吸术还用于术后复发性囊性积液的诊断和治疗。

PAIR

追溯 PAIR(穿刺、囊肿内容物抽吸、原头蚴杀菌剂注入和液体再抽吸)技术的历史,Ben Amor 及其同事于 1986 年在突尼斯首先用在绵羊身上,然后成功地应用于人体。PAIR 主要适用于不能进行手术和拒绝进行手术的病人,以及手术后复发或单纯药物治疗无效的病人(Brunetti et al,2010)。PAIR 加甲苯咪唑(mebendazole,MBZ)和阿苯哒唑(ABZ)治疗的最佳适应证是大于 5cm 的 CE1 和 CE3a 型囊肿(Khuroo et al,1993),阿苯哒唑用于病人治疗前后。

局部麻醉后,在超声或 CT 的引导下,通过正常肝组织将细针插入囊腔,尽量吸尽囊液,然后,向腔内注射头节灭活剂,15 分钟后,再次抽吸囊液,最后拔出穿刺针。随访时,超声影像最明显的表现是第 3 个月囊肿内容的不均质回声,第 5 个月囊肿闭塞和假瘤出现以及第 9 个月回声和囊肿消失(Bret et al,1988;Khuroo et al,1997)。抽吸出的液体可直接进行显微镜检查以识别原头节(Peláez et al,2000)。

PAIR 导管置入术

这项技术是由 Akhan 等人于 1993 年报道的,与 PAIR 技术类似,通过塞尔丁格法将导管放入腔内,抽出囊肿,注射头节灭活剂,然后重新抽吸,但在手术结束时不拔出导管,而是留置 24 小时以便于引流。

如果在 24 小时内未见胆漏,则可以认为胆道与残腔之间没有交通,也可以通过囊腔造影来确认。如果 24 小时内的引流量少于 10mL,且不含胆汁,则向腔内注入体积约为腔容积 25%~35% 的无水乙醇(95%),20 分钟后,再将所有液体抽出并拔出导管;如果 24 小时内的引流量超过 10mL 或含有胆汁,留置导管,直到每日引流量少于 10mL。之后,再次行囊腔造影和乙醇硬化治疗,有胆瘘的囊腔严禁进行乙醇注射。有学者建议,所有适用于经皮技术治疗的肝棘球蚴囊均应行 PAIR 技术进行治疗,也有人建议,直径小于 6cm(体积<100mL)的囊肿应通过 PAIR 技术治疗,直径大于 6cm(体积>100mL)的囊肿应通过 PAIR 导管置入技术治疗(Akhan & Özmen,1999)。

经皮囊肿内容物清除

Saremi 和 McNamara(1995)发明了另一种称为经皮囊肿内容物清除(PEVAC)的方法,与 PAIR 导管置入术(catheterization technique)一样,先尽可能地抽尽囊液,然后将导管留置引流。在二期处理时,将导管替换为 14~18F(1F 约为 0.33mm)的硬质外套管套,将吸引导管通过套管进入囊腔,靠近子囊、内囊和无法引流的物质,通过负压吸引将囊肿内容物抽空。使用特定的切割工具将子囊和内囊破碎并排空,同时用原头节灭活剂连续冲洗残腔,移除外套管,像 PAIR 导管置入术一样,将与外套管大小相同的导管放入腔中(Schipper et al,2002),当没有胆瘘或任何液体引出时拔出导管。

并发症,死亡率和手术及经皮治疗后复发:文献回顾

表 74.5 总结了最近十年出版物中报道的手术、腹腔镜和

PAIR 治疗的并发症。

药物治疗

抗寄生虫的药物治疗主要是基于苯并咪唑类(BMZ)。2010 年专家共识认为 BMZ 适用于无法手术的肝或肺细粒棘球蚴病人、多个囊肿在两个以上器官或腹腔囊肿的病人。单用 BMZ 对小于 5cm 的 CE1 和 CE3a 型囊肿有良好效果(Doğru et al,2005;Vutova et al,1999)。BMZ 也用于预防手术或 PAIR 术后的复发(Arif et al,2008)。

有破裂风险和妊娠初期的病人禁忌使用 BMZ(Bradley & Horton,2001),有慢性肝病的病人慎用(Saimot,2001)。

BMZ(MBZ 和 ABZ)是一种抗寄生虫药,可通过阻止其对葡萄糖摄取来杀死寄生虫。Bekhti 及其同事于 1977 年首次发表了成功治疗 4 例肝棘球蚴囊病人的报告。尽管 MBZ 被首先应用于临床,但 ABZ 在胃肠道吸收临床治疗效果更好,因此 ABZ 目前为首选药物(Morris,1992;Saimot,2001)。

ABZ 的吸收因人而异,即使在同一个体差异都很大。在临床上,ABZ 的服用剂量为一日两次,每次 10mg/kg;最好不要在服用 ABZ 的同时服用止酸剂药物。5%~10% 的病人有头痛、恶心、厌食、呕吐、腹痛和瘙痒等不良反应(Schipper et al,2000)。在治疗的最初几周,转氨酶可能出现短暂增高,很少见白细胞减少,有可能发生脱发,但在停用 ABZ 后这些都是可逆的。

尽管目前大多数研究不具备良好的前瞻性或随机性设计,其结果已表明,单个囊肿病人经过 3~6 个月的治疗,成功率有望达到 74%(Franchi et al,1999)。大多数复发出现在停止治疗后的 2 年内,但更长时间的监测显示,许多复发于初次治疗后 2~8 年。一项 29 例接受 ABZ(400mg,每天 2 次,三个疗程,每个疗程 6 周,间隔 2 周)和用安慰剂做对照的研究显示,治疗组中 82% 的病人治愈或好转,而安慰剂组中只有 14%(Keshmiri et al,2001)。

影响 BMZ 功效的因素尚未明确,但已知让药物透过囊肿壁取决于几个因素,早期没有周围纤维化的囊肿比壁厚钙化囊肿对药物更敏感。药物化学疗法对母体囊肿中的子囊以及发生感染或胆漏的囊肿无效。小囊肿(<8cm)和继发性囊肿大多对化学疗法敏感,化学疗法似乎对年轻病人更有效(Stojkovic et al,2009;Teggi et al,1993;Todorov et al,1990)。

有两项研究提出术前 ABZ 治疗有效。在第一个研究中(Wen et al,1994),ABZ 预治疗 3 个月后的囊肿生存力在手术时仅为 8%,明显低于对照组(100%)。在另一项研究中,术前使用 ABZ1 个月和 3 个月囊肿活力显著降低 28% 和 6%。尽管尚无有关围手术期预防复发效果的公开数据,但通常建议在手术前 1 周给予 ABZ。同样,对术中有棘球蚴漏出的情况,建议术后服用 6 个月。

BMZ 口服治疗剂量通常为 10~15mg/(kg·d),分两次服用,同时配合高脂饮食以增加其生物利用度。目前,不建议每月中断治疗(Brunetti et al,2010),应连续给药,但没有评估最佳剂量和持续时间。如果 ABZ 没有药或不能耐受,可以改用 MBZ 40~50mg/(kg·d),与高脂饮食一起分三次服用(Brunetti et al,2010)。

药物治疗有四个目标:完全治愈、降低囊肿活力、术前和术

后预防性治疗。完全治愈单囊型囊肿需要 3~6 个月的疗程,成功率 80%,有 25%复发,大多数复发于治疗的 2 年内,但建议终生随访。

当计划进行经皮或择期手术治疗时,服用药物可降低多囊型囊肿或单囊型囊肿的活力。围手术期预防性给药应从手术前 1 周开始;对于不复杂病例,建议术后预防给药 3~8 周;在囊肿内容物溢出风险较高的复杂病例中,建议治疗后服药 3~6 个月。

随访和观察方法

一些囊肿可能自发变成无活性或者保持静止状态(Frider et al,1999;Larrieu & Frider,2001),这种情况的棘球蚴囊不需要任何治疗,可以密切观察,如 CE4 和 CE5 型(Keshmiri et al,2001;Romig et al,1986)。单纯囊性病变(CL)没有被确诊是包虫病之前,不得对其进行治疗。长期用超声影像随访病人的结果增加了临床医生对一些病例的观察信心,对那些简单无活性的囊肿,可以不给予干预(Junghanss et al,2008)。

泡型棘球蚴病

流行病学

泡型棘球蚴病(alveolar echinococcosis,AE;又称多房棘球蚴病)是一种由多房棘球绦虫感染引起的严重的寄生虫性疾病,常无确切的治疗手段。实际上,它可能导致潜在、慢性、进行性、致命性的肝脏感染,对于蠕虫感染引起的寄生性疾病来说是比较罕见的。在确诊后的 10 年内,95%的未经治疗的病人可能致命性结局(Craig,2003)。

在过去的 20 年中,该病的感染区域在扩大,并且在许多动物种群中出现,包括终末宿主、中间宿主和异常宿主(Hegglin & Deplazes,2013)。由于宠物狗运输的增加以及野生动物(例如红狐)的迁移而造成该病全球蔓延(包括欧洲的大城市、前苏联、中国、日本、加拿大等)(Hegglin & Deplazes,2013)。多房棘球绦虫的终末宿主和中间宿主通常是野生动物,因此控制其传播很难。在流行地区,泡状包虫病感染的危险因素很复杂,包括狐狸种群数量随季节变化、终末宿主的易感性和免疫力以及虫卵对环境因素的耐受力等(McManus et al,2003)。

感染过程

多房棘球绦虫和细粒棘球绦虫的生活史相似。多房棘球绦虫几乎只在肝脏中发育(Brunetti et al,2010),但不像细粒棘球绦虫那样形成囊肿。多房棘球绦虫在肝外的原发病灶很少(Kern et al,2003),但是可以在肝脏浸润生长或转移扩散到其他器官(Brunetti et al,2010)。红狐食入了受感染的啮齿动物后,原头节在其空肠中经过 28~35 天变成绦虫,并且成虫可以生存 6~12 个月。含虫卵的孕节与狐狸的粪便一起排出,污染环境,在极端气候条件下,虫卵也能存活数月。当中间宿主摄入虫卵后,蚴虫会从卵中孵化出来,形成有活性的六钩胚胎(六钩蚴)并穿透小肠的黏膜。与细粒棘球绦虫相似,虫卵通过门静脉到达肝脏并形成囊肿,大约 98%的原发病灶位于肝脏。角质层是由包虫生发层在六钩蚴感染后 7~14 天内分泌成的。人类可能会偶然接触到虫卵,例如在给狐狸剥皮时,摄入虫卵而导致泡型棘球蚴病。泡状棘球蚴囊肿的角质层非常薄,在人体宿主中很少形成囊泡和原头节(<10%)。

在大多数情况下,生发层是无法检测到的,或者表现为孤立的薄膜形式。然而,该组织仍然具有增殖的潜力,当接种到活的中间宿主(啮齿动物)体内后,它会产生原头节。肝脏中多房棘球绦虫(E. multilocularis)的生长速度通常较慢;平均每年增长 14.8mL(Luder et al,1985)。肝内的寄生虫肿块往往很大,像恶性肿瘤一样通过浸润扩散和转移。卫星病灶很常见,并形成许多小囊泡。病灶表现为致密的肉芽肿浸润和微小钙化灶,其中心可能坏死并形成海绵状肿块,其中充满黏稠状液体和小的不规则腔隙。此外,进展期泡状包虫病有转移的风险,通常会导致继发性肺、脑或两者都有的块状坏死和空洞性病变。

临床表现

该病症状类似于缓慢生长的肝癌,但临床症状有所不同,最初会有 5~15 年无症状期(Ammann & Eckert,1996)。在潜伏期,有三分之一的病人偶然会诊断因出现非特异性症状,例如疲劳或体重减轻,三分之一的病人出现上腹痛或消化不良,三分之一的病人出现胆汁淤积性黄疸。腹部触及肿块和肿大的肝脏是最常见的体征。因为在大多数情况下,泡型棘球蚴病发生在正常的肝实质中,所以病人通常情况良好,但是在晚期疾病中可能会发生黄疸、腹水和肝衰竭。

诊断

生物学

常规实验室检查没有特异性诊断结果。多数病例有红细胞沉降率升高、嗜酸性粒细胞轻度增多或不增多(Ammann & Eckert,1996),碱性磷酸酶和谷氨酰转肽酶水平通常会升高,尤其是在疾病晚期。泡型棘球蚴病的免疫学诊断比细粒棘球蚴病的诊断更有效、可靠。当使用纯化的和/或重组的,或体外产生的多房棘球绦虫抗原时,对泡型棘球蚴病诊断的敏感度为95%~100%;如果使用纯化的特异性抗原(Em2,Em2+,Em18)检测,特异度高达 90%~100%(Brunetti et al,2010;Ito & Craig,2003)。

放射学

泡型棘球蚴病的临床特征是肝脏较大的肿瘤样病变与病人良好的一般状态不符,这与晚期恶性肿瘤形成鲜明对比。超声和 CT 显示病变为不均质低密度肿块,轮廓不规则(图74.23),肿块中心的坏死腔常没有明确的壁,门静脉、肝静脉、下腔静脉可能出现受压,多见散状微小钙化灶或斑块状不规则钙化灶(图 74.24)(Czermak et al,2001)。MRI 对中央坏死灶比 CT 更敏感,但对微钙化和小病变的显示效果较差。在大多数情况下,T1 加权图像可以更清楚地显示病变的边缘(Harman et al,2003)。

类似恶性肿瘤,该病的分期是判断预后的主要因素。所谓

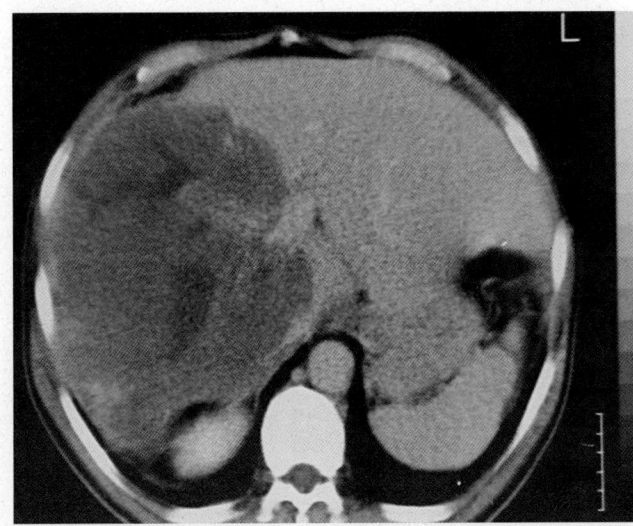

图 74.23　泡状棘球蚴囊肿内不均匀肿块,中心坏死腔

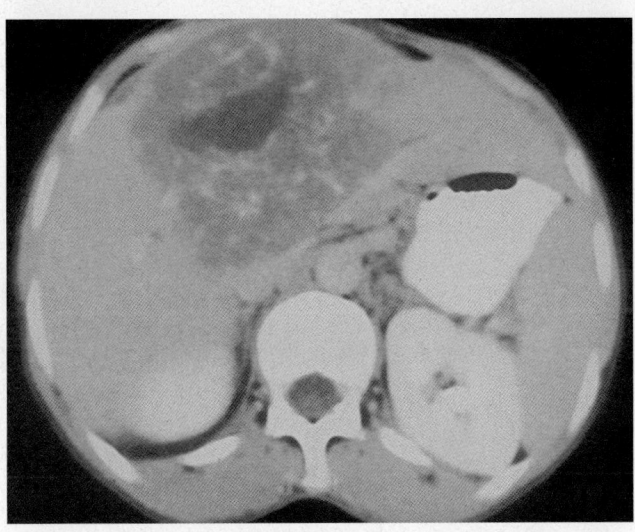

图 74.24　泡状棘球蚴肝肿块上的斑块状钙化

的 PNM 系统(寄生肿块、邻近器官受累、转移)是泡型棘球蚴病的临床分期系统(知识框 74.1,表 74.1)(Eckert et al,2001)。最近,在泡型棘球蚴病诊断中使用了¹⁸F-氟代脱氧葡萄糖正电子发射断层扫描(FDG-PET),与恶性病变一样,它能显示常规影像无法检测到的病灶活性(Reuter et al,2004;Stumpe et al,2007),但不出现固定浓聚也不表明该寄生虫已经死亡(Stumpe et al,2007)。

泡型棘球蚴病诊断标准

由于诊断上的巨大差异,2010 年会议上的专家共识(Brunetti et al,2010)定义了三种情况:可疑、疑似或确诊的病例。

可疑病例:任何具有临床和流行病学史、影像学发现或泡型棘球蚴血清学检查阳性的病人。

疑似病例:任何具有临床和流行病学史、影像学发现同时两种泡状棘球蚴血清学检查均阳性的病人。

确诊病例:以上全部,加上以下任意一条:①病理学符合泡型棘球蚴病诊断和/或②临床标本中检测到多房棘球绦虫核酸序列。

知识框 74.1　人类泡型棘球蚴病的 PNM 分类

P:肝转移灶的肝定位

PX:无法评估原发病变

P0:无可检测的肝病变

P1:周围病变没有胆道或近端血管的受累

P2:胆小管或一叶近端受累的中央病变

P3:中央病变伴两个肝叶或两个肝静脉的胆管或近端血管受累,或两者兼而有之

P4:沿门静脉,下腔静脉或肝动脉延伸的任何病变

N:邻近器官的肝外累及

NX:无法评估

N0:无附近器官及肝外受累

N1:邻近器官或组织受累

M:远处转移的存在与否

MX:不能完整评估

M0:胸部 X 线片和 CT 脑扫描均无转移

M1:存在转移

From Pawlowski I,et al:Echinococcosis in humans:clinical aspects,diagnosis and treatment. In Eckert J,et al(eds):World Health Organization/International Office of Epizootics Manual on Echinococcosis in humans and animals:a public health problem of global concern. Paris,World Health Organization/World Organization for Animal Health,pp 20-71,2001.

治疗

基于 2010 年的专家共识,应该以多学科的方式规划治疗方案,最好将病人转至指定的国家或地区的肝胆医疗中心进行诊治,或在中心的指导下进行治疗(Brunetti et al,2010)。治疗原则是:①对所有适合完整切除的病灶,首选根治性手术(R0);②对于所有术后病人,在完全切除病灶后暂时服用阿苯达唑,除此之外都必须终身服用阿苯达唑;③不能根治的先考虑介入治疗,再考虑姑息性手术。

局部病变选择根治性肝切除术治疗。由于病变常累及胆道分叉处,肝切除术通常需要使用 Roux-en-Y 全肠胆道吻合术重建胆道。多数病变发生在肝脏的右叶,对于黏附在膈肌上的病变则需要进行受累膈肌的切除。

应尽可能避免姑息性手术,但对于较大(累及两叶以上肝脏的病灶),并延伸至门静脉或腔静脉且失去肝移植机会的病人进行姑息性切除术,结合药物治疗可延长病人生存期。

目前全世界肝移植实施不到 100 例病人,应考虑用在没有肝外病灶且经严格筛选的病例。肝移植的适应证是:严重肝功能不全或反复发作的致命性胆管炎;无法进行根治性肝切除术。

事实上,包虫病可能在肝移植后复发(Bresson-Hadni et al,1999),这就是在移植后的治疗方案中应加上阿苯达唑辅助治疗的原因(World Health Organization,1996)。

辅助治疗

阿苯达唑是目前可得到的最佳药物[10~15mg/(kg·d),分两次服用],如果没有阿苯达唑或不能耐受,可用甲苯咪唑[40~50mg/(kg·d),分三次服用],并长期不间断服用(Brunetti et al,2010)。人们普遍认为长期服用阿苯达唑有明显的

抑制寄生虫生长的作用,在一些病例中显示有杀虫作用(Ammann et al,1998)。近年来,有研究证据表明对泡型棘球蚴病的长期治疗是有效的,口服阿苯达唑可使病人 10 年生存率提高到 80%~83%,而对照组仅为 6%~25%;并且口服阿苯达唑可预防根治性切除术后复发(Ammann & Eckert,1996;Torgerson et al,2008)。

致谢

我们感谢 Henri Mondor 医院放射科的 Francois Legou 博士和 Alain Luciani 教授对"放射学"部分的评论以及 Jake Krige 和 Phillipus C. Bornman 以前的手稿。

(彭心宇 译 梅斌 审)

第一篇　炎症、感染和先天性疾病

C. 非寄生虫性肝囊肿

第75章

单纯性囊肿和多囊肝病：临床和影像学特征，手术和非手术治疗

Olivier Farges and Béatrice Aussilhou

单纯性肝囊肿和多囊肝病（polycystic liver disease，PCLD）的共同本质是一种畸形，被覆非典型胆管上皮，不与胆管树相通。这一点将它们与肝包虫病（见第74章）、肝胆囊性肿瘤（见第90B章）以及肝内胆管囊性扩张（见第46章）区分开来。

单纯性肝囊肿和PCLD不仅仅在囊肿数量上有所不同；单纯性肝囊肿通常是多发性的，而PCLD的疾病程度有很大差异。目前PCLD被认为是一种遗传性疾病，其有两种类型：伴或不伴常染色体显性遗传性多囊肾病（adult dominant polycystic kidney disease，ADPKD）。

PCLD的症状与单个囊肿增大或整体肝脏增大有关。除了急性并发症，最常见的症状是囊内出血，这些症状会在很长一段时间（数年）内逐渐发展。因此临床医生很难区分那些与囊肿有关的症状或疾病。甚至有时候需要花大量的时间去研究囊肿各种伴随症状的严重程度，由于有些症状不严重，病人无明显不适，所以有的病人就在无意识中并逐渐地习惯了某些表现不明显的症状。

大多数单纯性肝囊肿或PCLD病人无症状并且也不需要治疗。如果有治疗指征，单纯性肝囊肿病人的治疗目的是用硬化疗法破坏囊肿的被覆上皮，或者用开窗术连通囊腔和腹膜腔。对于PCLD病人，治疗目的在于缩小肝肿大体积，促进非囊性肝脏的再生（肝切除术）或替换整个肝脏（移植术）。对PCLD病人来说，已知的治疗方案仍是整个诊疗过程中最重要的程序，而目前其他的治疗方案仍在研发中。

单纯性肝囊肿

单纯性肝囊肿是含有浆液的囊性结构，不与肝内胆管树沟通。有很多术语用来代指这类病变，包括胆囊囊肿、非寄生虫肝囊肿、良性肝囊肿、先天性肝囊肿、单房性肝囊肿、孤立性肝囊肿。正如后面提到的，单纯肝囊肿通常是多发性的，所以最后一个名称是不合适的。单纯性肝囊肿多发于普通人群。

大多数单纯性肝囊肿的直径小于3cm，很容易通过超声识别，并且没有症状。若较大囊肿出现症状则通常伴随囊内出血，还会有囊肿形态的改变。在这种情况下，单纯性肝囊肿和其他囊肿，尤其是囊腺瘤或包虫病的鉴别诊断非常困难。

病理学和发病机制

肉眼观察单纯性肝囊肿呈球形或卵圆形，直径从几毫米到20cm或者更大。囊肿不与肝内胆管相连。小囊肿被正常肝组织包围；较大囊肿会导致邻近的肝组织萎缩；而巨型囊肿可能导致一个肝叶完全萎缩，另一个肝叶代偿性增生。在与囊肿接触的萎缩组织中涉及的大的胆管和血管看起来很丰富，萎缩后残留的大胆管和血管会突起并在囊肿内表面形成皱襞。囊肿内无隔膜，呈单房性。囊液通常是透明的，但是囊内出血相对比较常见，并且在这种情况下囊液可能是褐色的。尽管单纯性肝囊肿看上去是独立的，但是影像学检查显示在大多数病人体内存在一个或多个其他较小囊肿。在少数病例中，单纯性肝囊肿是多发性的，类似于PCLD病人的肝囊肿，后面将给出鉴别这两种疾病的标准。

在显微镜下，囊肿边界呈单层立方上皮或柱状上皮细胞，类似于胆管上皮细胞（图75.1）。细胞均一，无异型性。在小囊肿中基质缺失，而在较大囊肿中基质转化为薄层结缔组织。单纯性肝囊肿被视为一种先天性畸形。畸变的胆管会失去与胆管树的连通，并会逐渐扩张。肝囊肿上皮细胞保留不同程度的分泌功能，它们分泌液体并且产生可能大于$30cmH_2O$的正腔压，这是导致大部分症状的原因。液体的成分与胆管上皮的正常分泌物相近，含有水而不含胆汁酸和胆红素的矿物质电解质。它对腹膜无毒害，这也正是囊肿开窗术的基本原理。

患病率和病因学

长期以来，单纯性肝囊肿一直被认为是罕见的。截至1971年，仅有350例被报导（Flagg & Robinson, 1967; Moreaux &

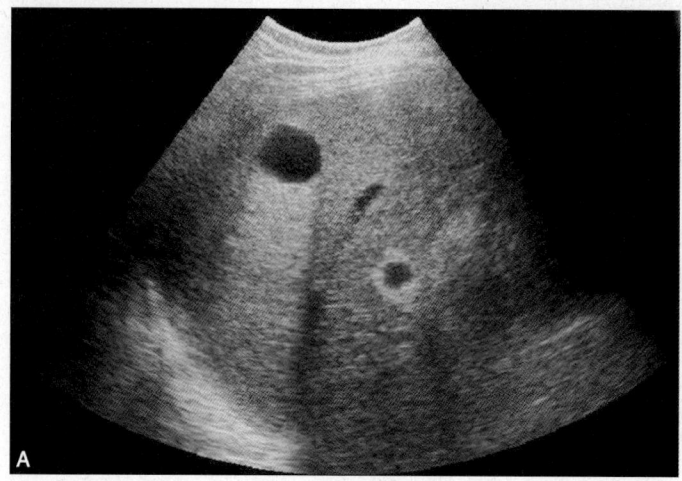
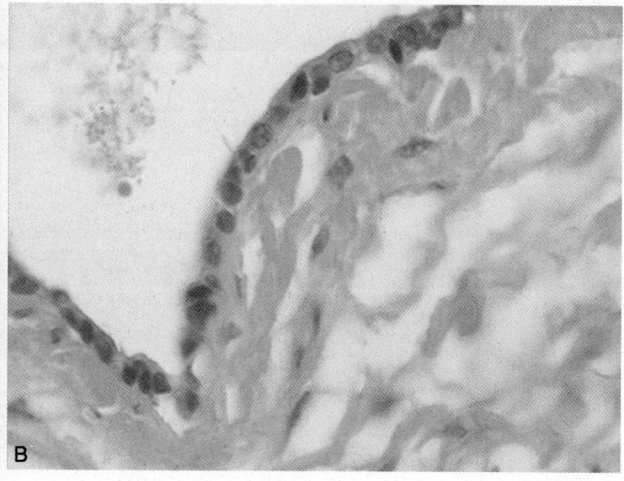

图 75.1　单纯性肝囊肿的超声检查(A)和被覆上皮的显微镜观察视图(B)

Bloch,1971),据早期尸检报告估计少于1%(Larsen,1961)。然而,随着成像技术的发展,单纯性肝囊肿的发病率/检出率更高。超声研究的患病率为3%到5%(Caremani et al,1993;Gaines & Sampson,1989),在最近的成人螺旋计算机断层扫描(computer tomo-graphy,CT)研究中为18%(Carrim & Murchison,2003),在使用核磁共振成像(magnetic resonance imaging,MRI)时为24%(Cieszanowski et al,2014)。只有通过准确的成像技术才能发现这些囊肿中的小囊肿,这也就解释了以上的差异性。单纯性肝囊肿与单纯性肾囊肿之间的关系已有记录(Carrim & Murchison,2003),但未被解释。

　　单纯性肝囊肿发病率与年龄和性别有关。单纯性肝囊肿在40岁前很少见,在此后发病率则急剧上升。相较于年轻人,50岁以上成人的单纯性肝囊肿更大(Larsen,1961)。尸检或影像学显示,在所有的单纯性肝囊肿病例中,男性与女性的发病率之比为1.5:1。然而,在有症状的或复杂的单纯性肝囊肿中男女比例高达9:1(Moreaux & Bloch,1971)。巨大型肝囊肿几乎只发生于50岁以上的女性。基于这些观察,当在男性病人或年轻女性中发现有较大和/或有症状的囊肿时,应谨慎作出单纯性肝囊肿的诊断。

临床表现与诊断

　　在大多数情况下,单纯性肝囊肿,包括所有的小囊肿,以及大部分较大囊肿,是无症状的,通过超声(见第15章)和CT(见第18章)检查才得以偶然显现。只有一些较大囊肿会引起腹部疼痛与不适。由于单纯性肝囊肿在成年人中发病率高,它与另一种肝内或肝外疾病同时发生很常见。在判断腹部疼痛或不适与单纯性肝囊肿之间的因果关系时须谨慎,仅当囊肿较大且其他可能性病因都被排除时才可确认。在体格检查中,只有较大囊肿才能被触诊发现,呈球形肿块。在大多数情况下,肿瘤的液体含量难以确定。在某些情况下,囊肿由于张力过高而可能被误认为是实体瘤。单纯性肝囊肿病人情况良好,肝功能检查多正常;除囊肿压迫胆管外,单纯性肝囊肿病人肝功能检查异常与囊肿无关,而是由其他肝脏疾病所导致。囊液中含有高浓度的癌抗原(cancer antigen,CA)19-9和癌胚抗原(carcino-embryonic antigen,CEA),但肿瘤相关糖蛋白-72浓度较低(Fuks

et al,2014)。这可能会导致血清中肿瘤标志物的浓度轻微升高,最显著的为CA 19-9(Dinc et al,2014)。

　　超声检查是确认单纯性肝囊肿的最佳方式(见第15章)。单纯性肝囊肿显示为圆形或椭圆形的完全无回声病灶,边缘锐利,后壁强回声,提示组织液面界限清楚(Liang et al,2005)。同深度位置下,与周边正常的肝组织相比,囊肿部位外的回声更加强烈(图75.1)。超声波只有在深层组织传导时才能发现囊肿外回声增强,也就是所谓的声学后端增强,意味着病灶内充满液体;而当囊肿后有气体或骨骼等完全反射体或者囊肿位置非常靠后时,不能观察到回声增强。虽然没有组织壁或隔膜,但如果两个囊肿组织临近,也会观测到假象隔膜。在一些病人中,囊内出血后也可以检测到囊内回声或物质(见后文)。

　　相比于超声检查,其他影像学检查在单纯性肝囊肿的诊断方面实用性较低,通常不采用。CT扫描可以显示一个或多个圆形或椭圆形、水密集型病灶,无隔膜或囊内结构;而动态CT扫描显示这些囊肿无血管(见第18章)。在小囊肿中,囊液密度很难识别(囊肿的平均密度被相邻肝脏组织的密度所遮盖),在注射静脉造影剂后可以观察到囊液密度明显增加。但是,CT并不是一种很好的检查囊肿的方法。MRI显示囊肿是均质的,在T1加权像上呈极低信号,在T2加权像上呈极高信号(如胆囊内容物)(图75.2)。超声检查中发现,其囊壁无血流信号(Akiyama et al,2008)。

　　如果病人生活在或曾经生活在包虫病流行的地区,或者怀疑患有肝包虫病,则应该进行寄生虫感染的血清学检查(即使其准确性相当低)以及MRI检查(见第19章和第74章)。

病程与并发症

　　在大多数病例中,单纯性肝囊肿病人通常无症状,重复的超声检查通常显示囊肿在几年内没有明显变化,因此没有必要进行监测。在某些病人中,囊肿生长缓慢;而在少数病人中,囊肿迅速增长,可能会引起重度疼痛和不适,几乎仅见于50岁以上女性。

　　单纯性肝囊肿的并发症并不常见。其中囊内出血是最常见的并发症(Frisell et al,1979;Moreaux & Bloch,1971),据推测是囊肿附近动脉的侵蚀造成的。临床表现为突发剧烈疼痛和囊肿增大，疼痛几天后就会消失。在少数情况下，会表现为轻微疼痛或不疼。没有证据显示单纯性肝囊肿引起贫血，生物肝脏测试提示血清 γ-谷氨酰基转移酶水平中度增高。超声检查可见囊肿内存在与血块相对应的回声物质（图 75.3），通常这种回声物质可移动，会在囊肿的下端滑动（见第 15 章）。出血

性囊肿在 T1 加权像上呈现高信号，而非复杂性囊肿则呈现低信号（图 75.2）（见第 19 章）。注射钆双胺注射液后，近期出血的囊肿周围常有强化，与受压的肝实质相对应（图 75.4）。与胆管腔相连的病变可能通过侵蚀机制发展，细菌感染则是例外。

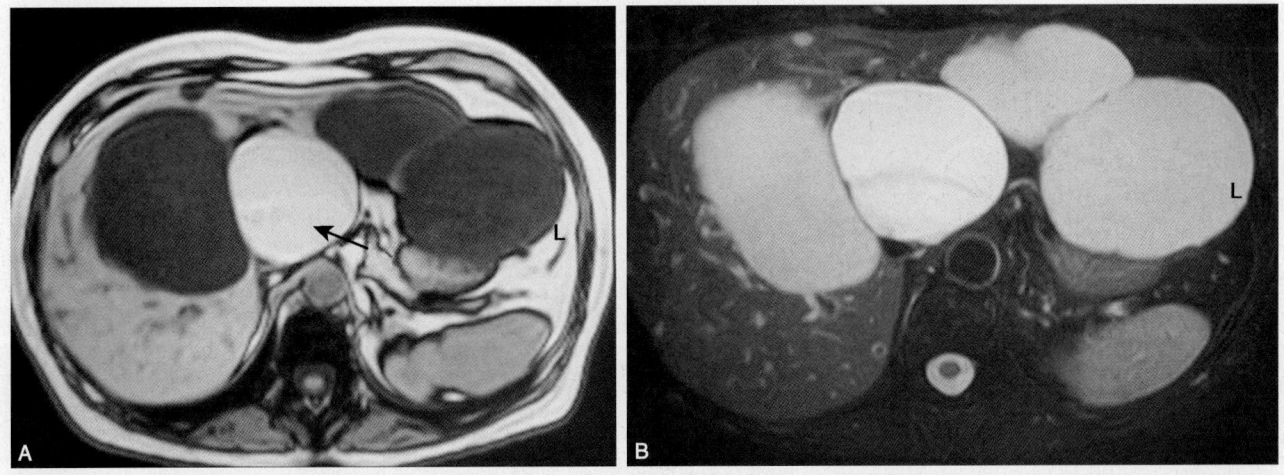

图 75.2　多发性肝囊肿病人的磁共振成像。所有囊肿 T2 加权成像（B）上呈现高信号，而 T1 加权成像（A）上，除了一个囊肿由于囊内出血（箭头所示）呈现高信号，其余均呈现低信号

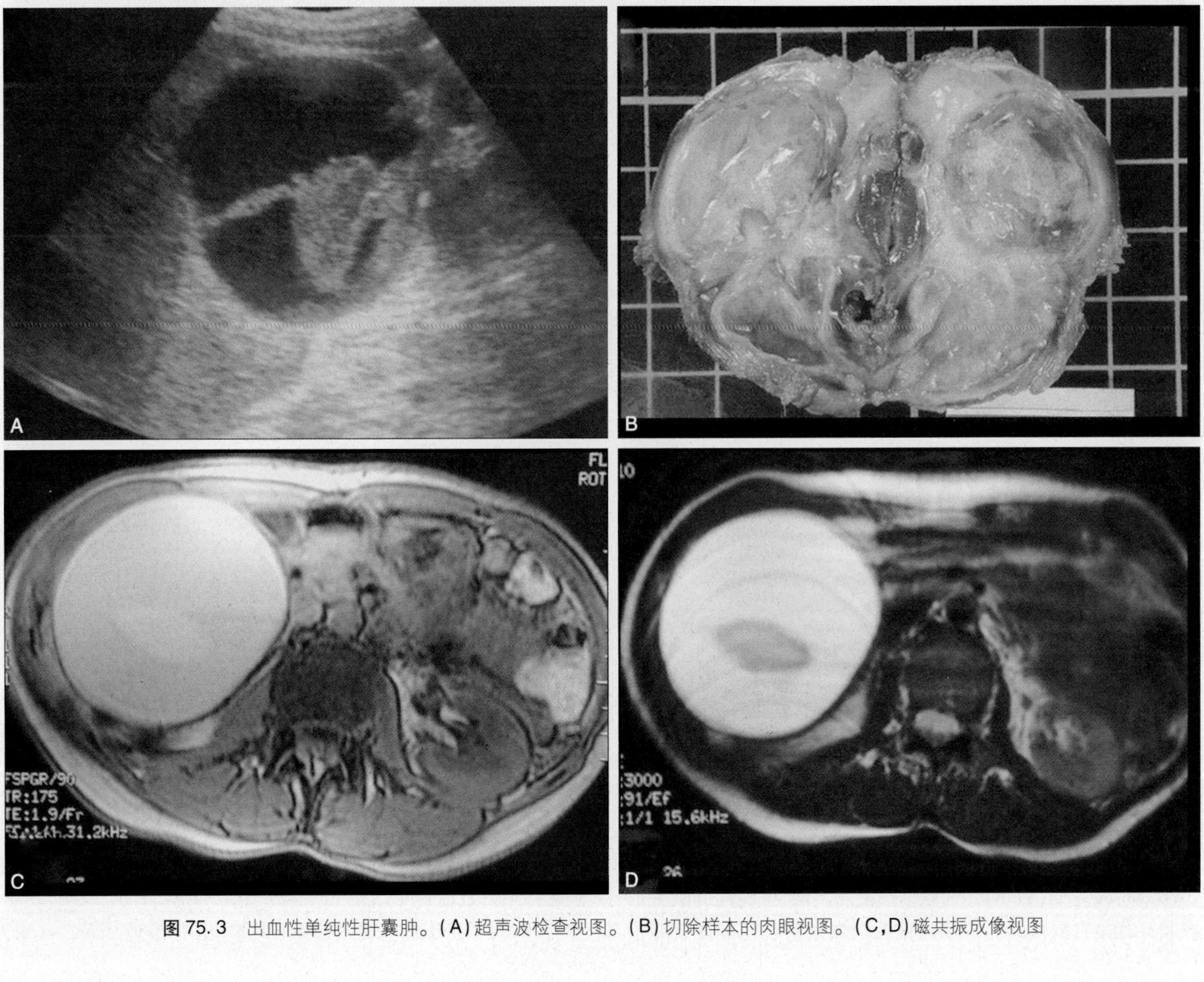

图 75.3　出血性单纯性肝囊肿。（A）超声波检查视图。（B）切除样本的肉眼视图。（C,D）磁共振成像视图

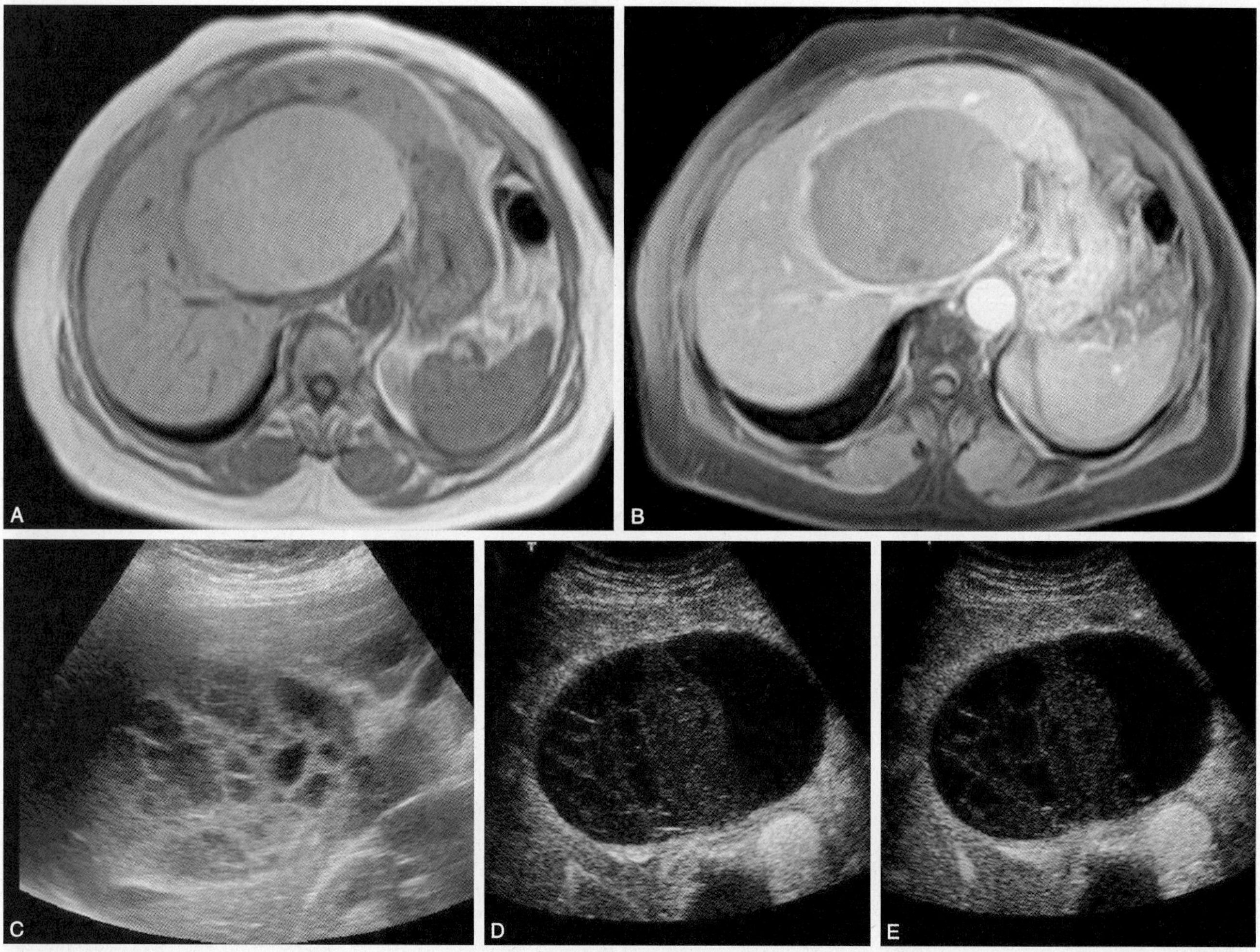

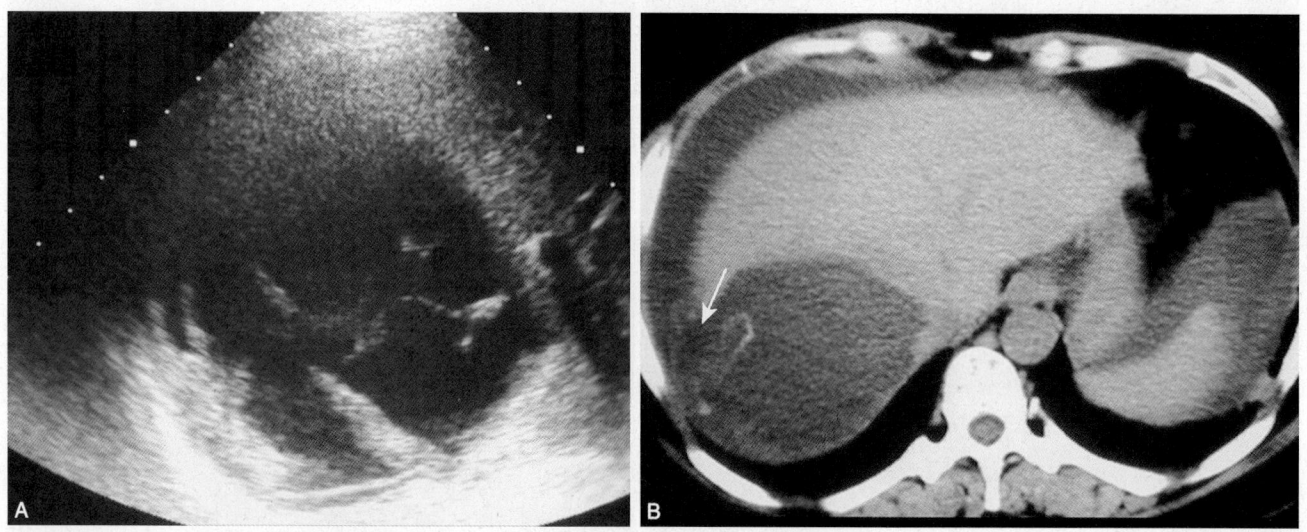

图 75.4 出血性单纯性肝囊肿实例。囊肿 T1 加权像(A)呈现高信号,由于附近肝脏压迫,注射钆双胺注射液(B)后周边增强。超声检查显示,囊性病灶分回声和非回声部位(C),但是在超声造影检查时回声部位未增强(D 和 E)

图 75.5 单纯性肝囊肿自发性破裂。超声检查(A)和计算机断层扫描(B)。囊性病变不均匀,界限不清。与腹腔(箭头)的连通可见,其中可见腹水

囊肿可自发性破裂侵入腹腔(图 75.5)(Akriviadis et al, 1978;Salemis et al,2007)或者更罕见地侵入胸腔或十二指肠(Williamson et al,1978)。与棘球蚴囊肿不同,单纯性肝囊肿的腹膜穿孔是自限性的。严重的腹腔积血只出现在接受抗凝治疗的病人中(Simon et al,2015;Wang et al,2015)。

由于单纯性肝囊肿是紧实的,可能会压迫胆管或下腔静脉(图 75.6),且血栓形成后出现肺栓塞(Buyse et al,2004)以及急性 Budd-Chiari 综合征(见第 88 章)也有报道(Long et al,

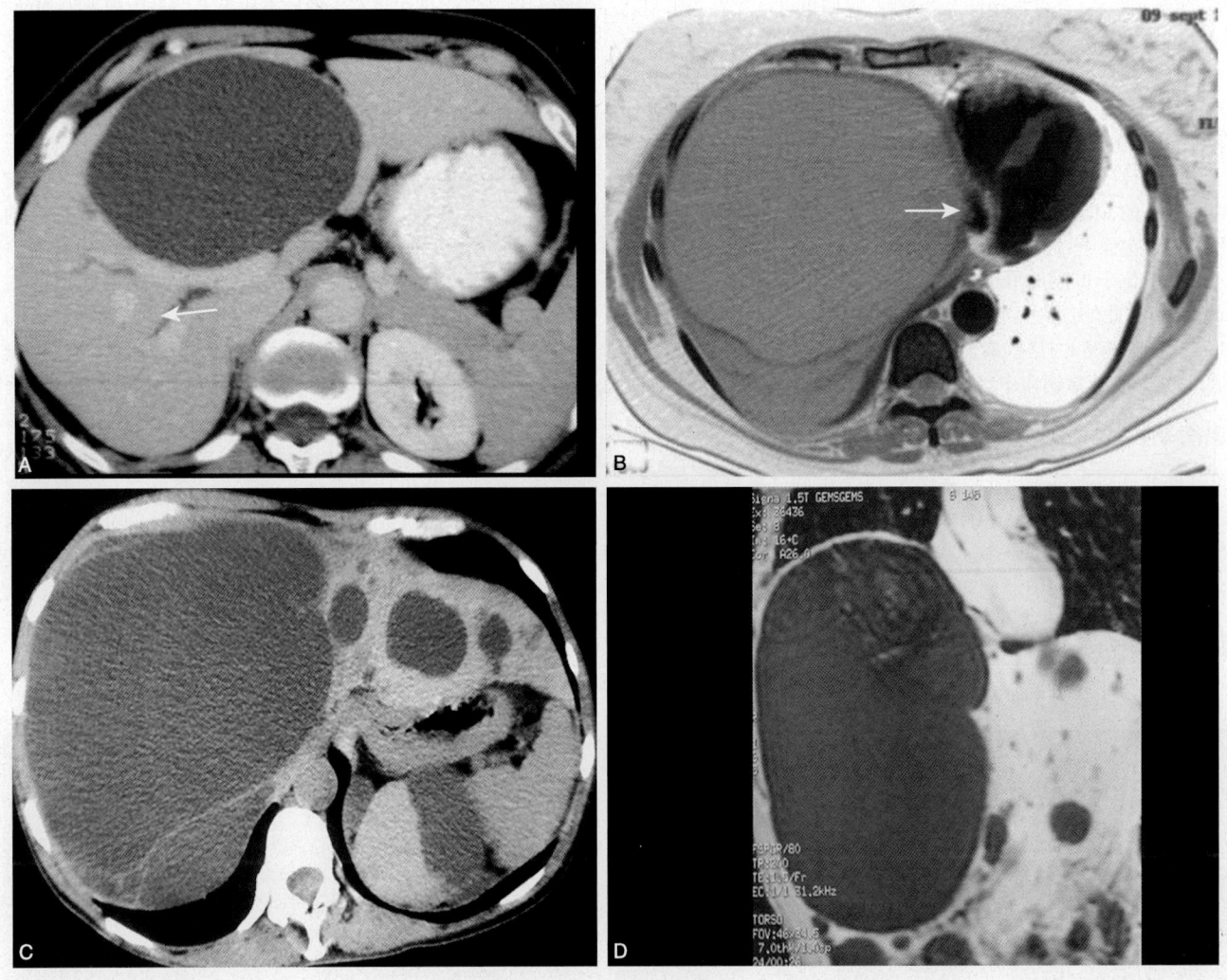

图 75.6　肝囊肿压迫:胆管融合(A)以及上游胆管扩大(箭头),下腔静脉 (B)腔内小血块(箭头),胃被右肝大囊肿旋转左外侧部分(C),膈肌和右心房(D)间接压迫

2014)。正如本章将稍后讨论的,在这些情况下,胆管分支或肝静脉受压迫是术中或术后并发症的潜在来源。

鉴别诊断

棘球蚴囊肿、肝脓肿,以及囊腺瘤和囊腺癌是主要的鉴别诊断(特别是当单纯性肝囊肿已成为非典型时)。它们分别会在第 74 章、第 72 章和第 90B 章中讨论。

胚胎性肉瘤多见于 2~15 岁的儿童,成人少见。这种肉瘤通常体积较大,分化差,富含黏液样物质或坏死物质。虽然肿瘤在 CT 和 MRI 成像上可能表现为囊肿,但由于黏液间质含水量很高,超声波检查显示它实际上是实体瘤。增强 CT 和 MRI 成像表现为晚期增强,这不符合囊性肿瘤的表现。

其他原发性肿瘤,包括肝细胞癌和胆管癌,有时可能是囊性的。囊肿外观与坏死相对应,坏死可能是自发的(特别是对于快速生长的肿瘤)或治疗诱导的。然而,除了少数病例外,这些肿瘤大部分是实体瘤。巨大型血管瘤有时部分表现为囊性,相当于非循环区域。血管瘤在 T1 加权像上呈低信号,在 T2 加权像上呈高信号(正如其他囊性病灶),但对比度增强的动力学是其典型表现(见第 19 章)。

急性胰腺炎或胰管破裂病例中肝内假性囊肿不多见,报告病例不到 20 例(Balzan et al,2005 年)(见第 55 章)。它们可能位于肝脏左侧(沿小网膜)或肝脏右侧(沿右门静脉)。出血或坏死的部分和纤维壁位于包膜下,在注射的后期会增强。磁共振胰胆管造影(magnetic resonance cholangiopancreatography,MRCP)有助于(偶尔)发现胰管破裂(见第 19 章)。肝脏血肿很少是自发的,通常在创伤或肝脏手术后出现,也被认为与肝细胞癌、肝腺瘤或极少情况下的转移有关。当在妊娠结束时发现血肿,应怀疑 HELLP(溶血、转氨酶升高、血小板减少)综合征,临床症状通常是明显的疼痛,有时伴有低血压。当凝块新鲜时,这些血肿在超声检查呈现自发回声,CT 扫描呈现高密度,T1 加权呈现高信号,T2 加权在 MRI 序列上呈现低信号。在后期凝块液化,出现囊性内容物。

胆汁瘤是由于自发性、创伤性或医源性胆管破裂而产生的囊性病灶,内含胆汁。胆汁瘤可能被纤维包膜包围,常见胆道异常(扩张、狭窄或扩张合并狭窄)。

纤毛性肝前肠囊肿

在胚胎期前肠延伸的所有区域,包括舌下区、食管、胃、回肠、胰腺和胆囊,都可出现纤毛肝囊肿,它们也可能存在于肝脏内。虽然纤毛肝囊肿非常罕见,但是值得关注。

肝脏内纤毛囊肿通常位于肝实质内,具有特征性的四层边界,由覆盖上皮下结缔组织的假复层纤毛柱状上皮、平滑肌束和外层纤维囊组成。尽管为特殊病例,被覆上皮可能分泌不同成分的液体(从接近水到黏稠或黏液),这解释了为什么它的回声是可变的,以及为什么可能存在钙化。这些囊肿的第二个特征是位于包膜下,通常位于肝脏前表面靠近镰状韧带附着处。三分之二位于IV段的肝脏左叶,但也有右叶囊肿(Takahiro et al,2003)。此外,这些囊肿具有典型的单房性,直径通常小于4cm。通常情况下,这些囊肿不与胆道系统连通,尽管有过报道,特别是在儿童病人中。

患病率和病因学

纤毛性肝前肠囊肿这一疾病在1857年就已经被发现,但很罕见,文献中报道了约100例,其中多数案例发生在近20年(Sharma et al,2008)。患病人群无性别差异,从产前诊断的新生儿(Guérin et al,2010)到82岁不等(平均年龄48岁)。

症状与诊断

大部分纤毛性肝前肠囊肿病人无临床症状(三分之二的报告病人),其病症是在腹部影像检查或手术探查中偶然发现的。病人很少有腹部症状,可能是因为囊肿的体积太小。当有症状时,最常见是上腹或右上腹痛,即使是小囊肿,由于其在包膜下的位置,也可能出现腹痛。

纤毛性肝前肠囊肿的腹部影像检查表现有三个特征:在第IV段中的主要位置,较小的体积(4cm±2cm)及在包膜下的位置。大多数(>90%)囊肿是单房性的。三分之二的囊肿在超声检测中呈低回声,在CT上呈低密度,并且在注射造影剂后不会增强(图75.7)。胆囊肿出现无回声的概率不足5%(Horii et al,2003)。一些纤毛囊肿在CT显示为非典型的实体瘤,而在超声呈非囊性表现(高回声),这可能与囊肿内黏液性物质、钙和胆固醇晶体有关。在MRI中,病变在T2加权像上呈高信号,但在T1序列上差异很大,52%为高信号,24%为等信号,14%为低信号。当影像检查显示非典型,鉴别诊断包括囊腺瘤或囊腺癌时(见第90B章),这种情况很难确诊,特别是因为纤毛囊肿的上皮可能会表达CA19-9,并且其血清水平可能会略有升高(Wu et al,1998)。针吸细胞学检查可能显示出黏液中悬浮的假复层纤毛柱状上皮细胞,从而有助于进行诊断。是否存在这些细胞实际上是诊断的依据,其阳性预测值为76%(Sharma et al,2008)。

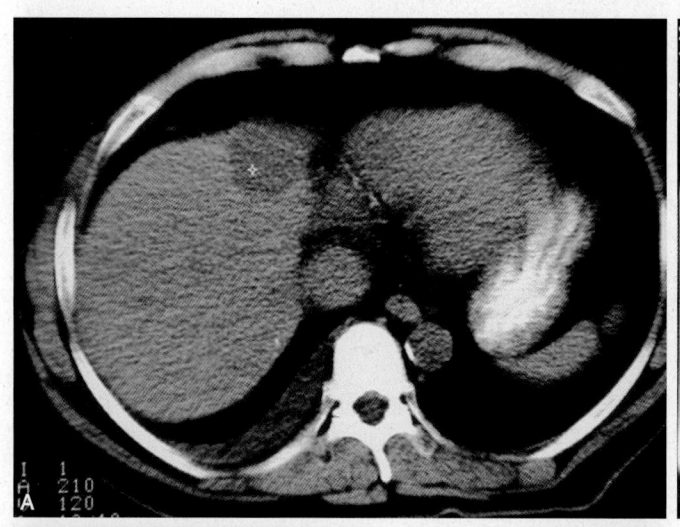

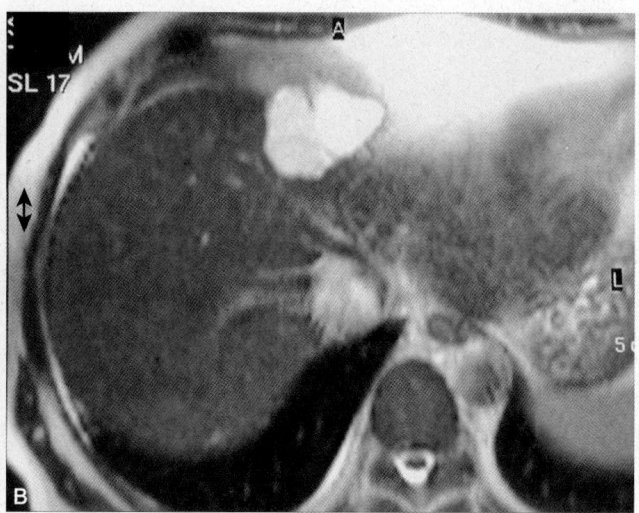

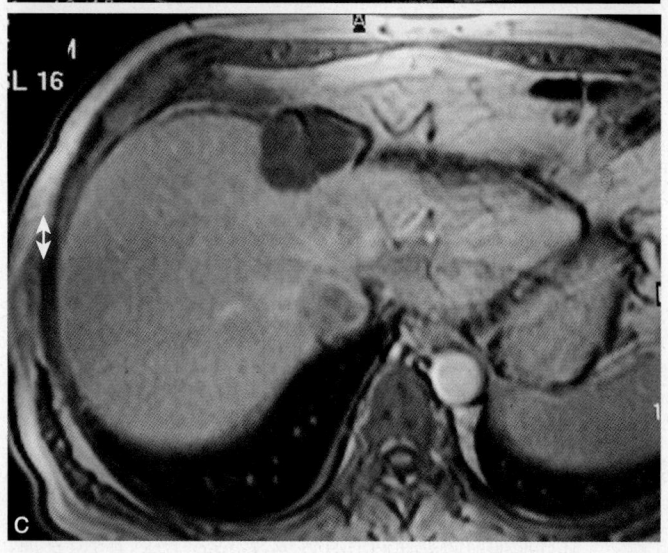

图75.7　纤毛性肝前肠囊肿。CT和MRI。CT平扫显示,肿瘤呈低密度,位于被膜下,位于第IV段上部(A)。注射钆双胺注射液后T2序列(B)呈现高信号,T1序列(C)呈现低信号

病程、并发症和治疗

通常认为纤毛性肝前肠囊肿是良性的。相邻器官的压迫极为罕见,只有一例门静脉受压导致门静脉高压(Harty et al,1998)和另一例黄疸(Vick et al,1999)的报告。近年来,已有报道显示 4 名病人病情恶变为鳞状细胞癌(de Lajarte-Thirouard et al,2002;Furlanetto & Dei Tos,2002;Vick et al,1999;Zhang et al,2009);而另一例病人存在着广泛鳞状上皮化生的情况(Ben Mena et al,2006),其恶性肿瘤的发生率小于 5%。因为这种转变发生在囊肿大于 7cm 的病人中,所以大多数作者认为,当囊肿大于 4~5cm、肿大、囊壁异常或有症状的应予以切除,尽管其他作者有更广泛的手术指征。

病情管理

无症状的肝囊肿即使肿大,也无需治疗与病情监测。一小部分病人随着囊肿变大出现了相关症状,这通常与囊内出血或囊性感染有关。当单纯性肝囊肿小于 8cm 或不压迫闭合器官、囊肿未突出到肝表面之外时,必须谨慎考虑是否有症状。如果不是这样或者症状不明确,则可以尝试采用超声波导引的囊肿抽吸术进行治疗和检测段。如果这不能改善症状,则无需进一步治疗。抽吸能有效缓解与囊肿有关的临床症状时,然而这种效果是暂时的,因为单纯采取抽吸治疗,囊肿会不可避免地复发(Saini et al,1983),应考虑更有效和更持久的治疗。

有些病人虽无症状,但影像学检查显示囊肿压迫胆管、腔静脉、门静脉或肝静脉。这类病人是否需要治疗,目前尚不清楚。但是当病人的肝静脉受到压迫、非囊性肝实质血管异常时,即使病人无症状也可以考虑治疗。如果只有单侧产生异常,即至少有一侧的胆管的胆汁正常流动,我们则认为病人无需治疗,因为胆管狭窄并不总是可逆的(图 75.8)。

通常通过破坏上皮层(即硬化疗法)来治疗那些使病人产生症状的囊肿,或者在囊肿和腹腔之间建立连通(即去顶术,又称开窗术)。硬化疗法在超声引导下进行,而目前去顶术通过腹腔镜进行。因此目前对于有症状的病人多数情况下会采用微创手术。这种手术不会使手术指征扩大,因为病人可能会出现并发症,有时甚至很严重。同样重要的是,医生应尽早向病人说明情况,这些治疗的目的是为了将一个较大的有症状囊肿变成一个较小的无症状囊肿,所以病人即使在术后检查出一些异常情况也无需担心。

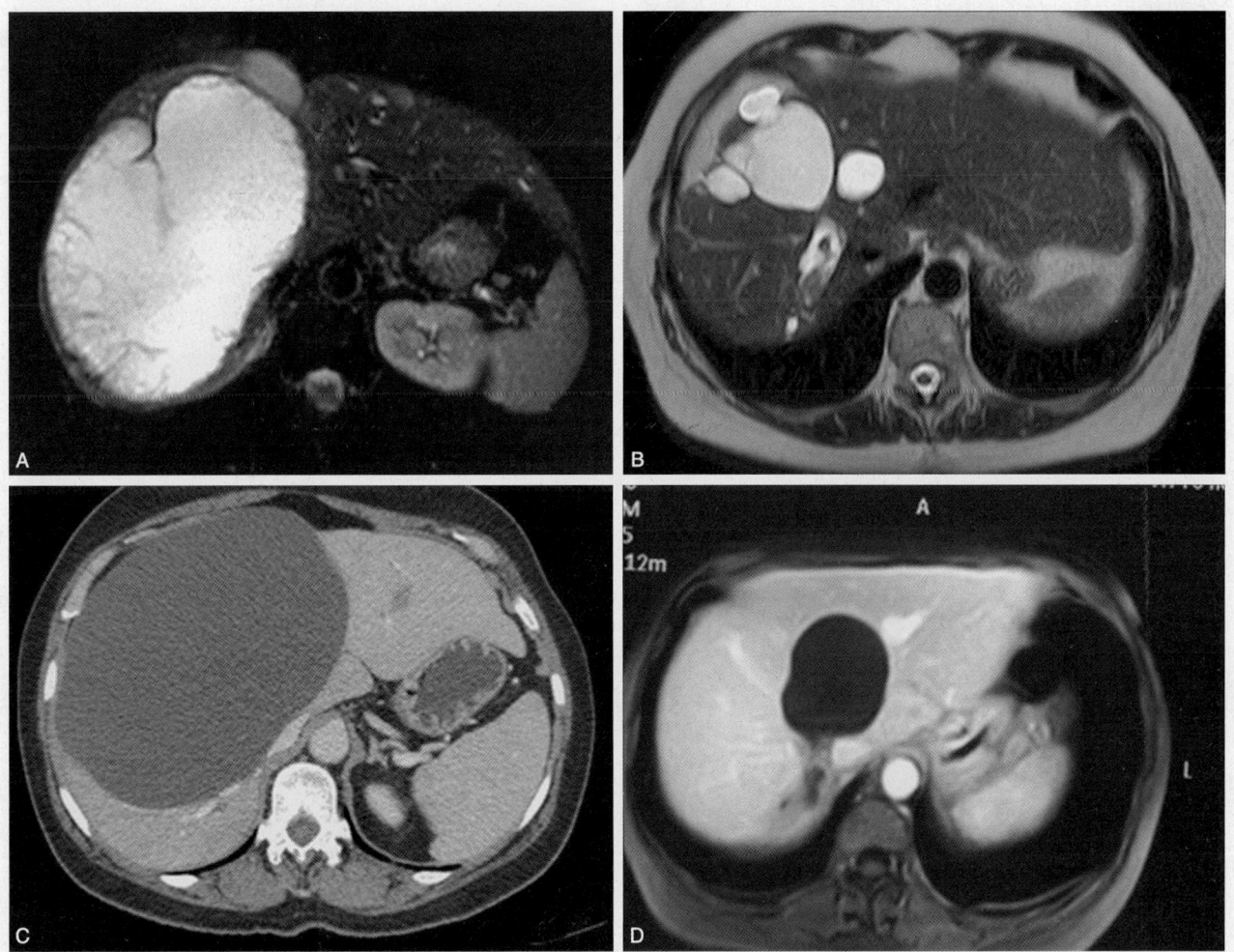

图 75.8 胆管囊肿在酒精硬化治疗前(A 和 C)和治疗后(B 和 D)。在第一例病人(A 和 B)中,尽管囊肿体积减小,但血管蒂受压迫,明显持续萎缩。在第二例病人(C 和 D)中,尽管囊肿减小,但肝静脉压迫持续存在

硬化疗法

方法

硬化疗法的目的在于通过破坏囊肿内壁的上皮层,阻止囊内液体的分泌。在超声引导下,定位囊肿并穿刺,再用 Seldinger 技术置入小型引流管。注射可溶性造影剂可以确保术中不与胆管相连通,囊内的液体也不会渗透至腹腔,但如果发生了以上两种手术禁忌证,手术就不能继续进行(Tikkakoski et al,1996)。

对于肾囊肿,最常用的硬化剂是 95% 乙醇。人们提出用盐酸米诺环素、其他用于胸膜固定术或最近的油酸乙醇胺(Miyamoto et al,2006;Nakaoka et al,2009)或高渗盐水和博来霉素(Souftas et al,2015)作为替代品。射频消融术(radiofrequency ablation,RFA)的研究也在进行当中,尽管还没有相关报告。

术中需要控制乙醇的注射量,因为乙醇硬化疗法导致血液中乙醇浓度升高,并且在治疗后 3~4 小时达到峰值(Yang et al,2006)。有报道在 3 500mL 囊肿内注射 240mL 乙醇(Wernet et al,2008)后,引起了乙醇中毒导致昏迷事件,所以乙醇注射量不能超过 100~120mL。病人需要变换不同体位以确保硬化剂完全与囊肿表面接触。术后医生会将乙醇吸出体外,并取出导管。由于手术过程十分痛苦,会给予病人全身浅麻醉。

目前已经有几种治疗方案,其中乙醇在囊肿中停留的时间有差异(10~240 分钟),治疗次数(单次或多次)也有所不同(Larssen et al,2003;Simonetti et al,1993;Tikkakoski et al,1996;Yang et al,2006)。虽然缺乏对比研究,但一项单独的研究表明乙醇在囊肿中停留 120 分钟与其停留 240 分钟产生的结果相似(Yang et al,2006)。

最近,一项随机研究表明,在没有硬化治疗的情况下,囊肿长期负压导管引流产生的效果与注射乙醇的效果相同(Zerem et al,2009)。这个结果主要表明,经皮穿刺治疗的一个重要方面是使囊腔萎缩。

局限性

虽然注射乙醇不应超过一定量,但是囊肿本身的大小并不对乙醇注射量构成限制。只要囊肿在抽吸后萎缩,硬化剂将与上皮层接触。如果需要的话也可以重复该过程。

囊肿和胆管相通是该术的绝对禁忌证,应在注射前通过瘘管造影术完全排除。单纯性肝囊肿通常没有这种连通,但可能会由于糜烂产生瘘管。对于大多数医生来说,囊肿中伴有新鲜血液的近期囊内出血也是禁忌证。在这种情况下,硬化治疗应延迟 3 个月(Benzimra et al,2014)。

并发症

尽管硬化注射是痛苦的,但是疼痛会迅速缓解,大多数病人第二天就可以出院。已有报道表明,乙醇可通过囊壁扩散继发短暂性神经精神障碍。囊内出血或囊性感染很少见,但可能很严重(图 75.9)。我们应该认识到由于囊内压力过高,扩大的囊肿周围血管被压缩,因此血管不可见。但是如果不慎刺破血管,一旦囊肿排空,可能会发生出血。

硬化治疗后炎症表现多样,可能会干扰影像学随访。如果硬化治疗无效,这些炎症可能会增加后期开窗手术的难度。

长期预后

2001 年发表的系统性文献综述报道了 112 例接受乙醇硬化治疗的病人和 17 例接受盐酸米诺环素滴注治疗的病人(Moorthy et al,2001)。大多数病人的囊肿完全或部分消退,但总体随访时间较短。尽管技术已经发展,但是此后的报道有限。需要额外治疗的症状复发率低于 5%(Erdogan et al,2007),但是随访时间通常较短,并且缺少详细的术前主诉。

通常由超声检查进行早期形态学评估。应该告知病人,尽管囊肿较小,但可能会持续存在,而且不能预测囊肿是否复发。实际上,在乙醇硬化治疗后可能需要几个月,也许长达一年,才能达到最佳疗效(图 75.10)。

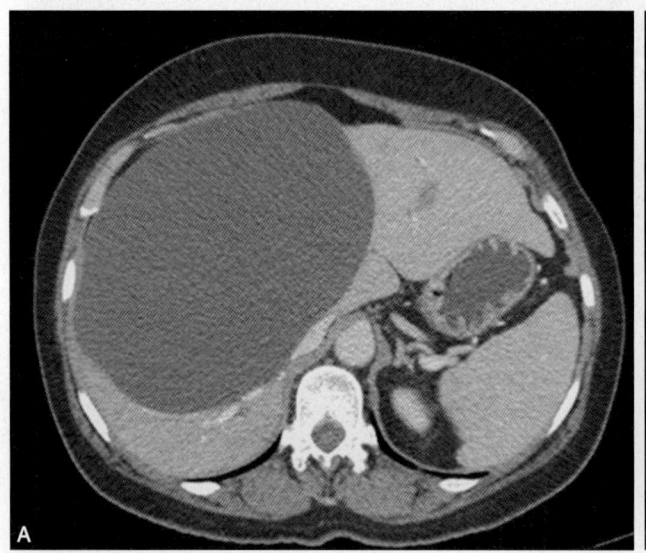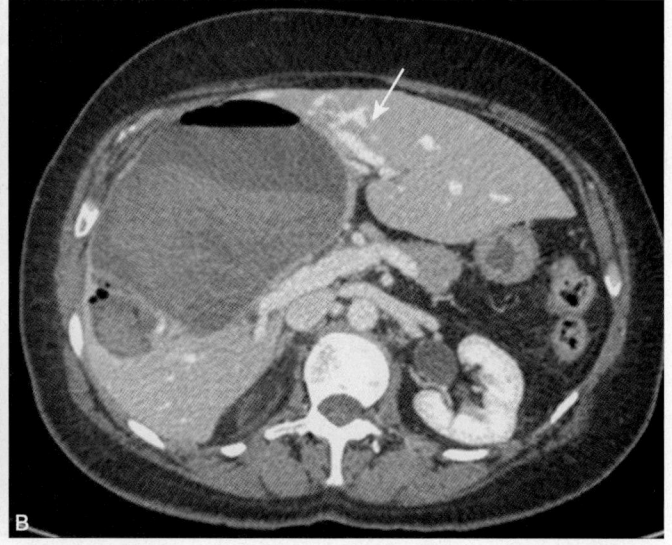

图 75.9　乙醇硬化疗法前(A)和后(B)的胆管囊肿。硬化疗法合并出血(内容物致密)。注意,囊肿附近存在肝静脉侧支循环(箭),可能在硬化疗法过程中意外被损伤

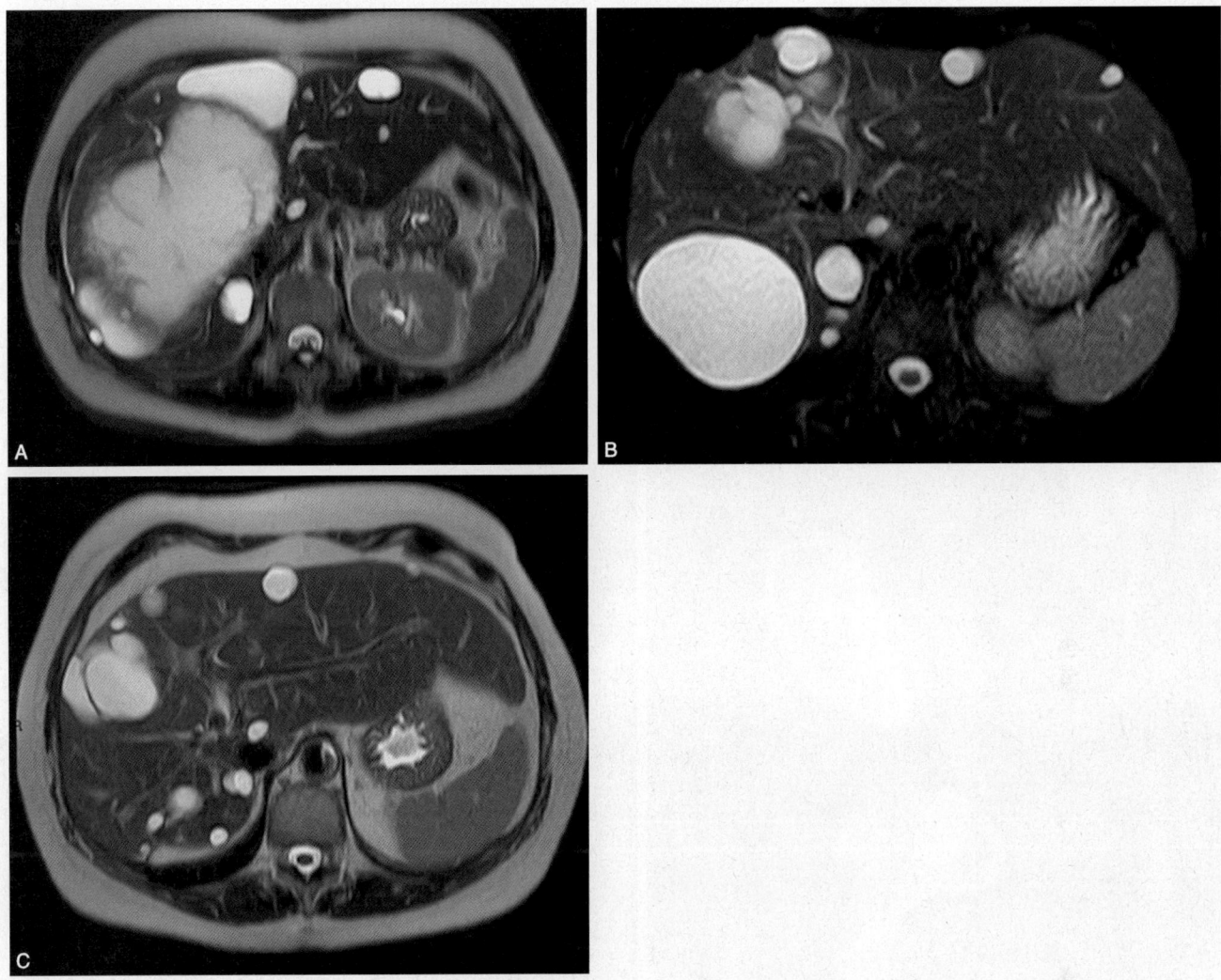

图 75.10　乙醇硬化治疗后囊肿 MRI 随访结果。(A)治疗前。(B)6 个月后,囊肿减小。(C)18 个月后,囊肿消失

开窗术

方法

对于单发、较大、有症状的囊肿应选择的外科治疗方法为开窗术,即切除囊肿顶部,在囊肿与腹腔之间建立一个大的连通。上皮层持续产生液体,但会被腹腔吸收,随之囊腔萎缩。这种治疗方法非常简单,因为有症状的囊肿一般较大,并且有一部分囊壁突出肝脏。仅切除囊壁的突出部分,不需要进入肝实质,也不需要完全切除囊肿,因为进入肝实质是术中和术后出血或胆漏的主要原因。

该手术被描述为开腹手术,但是目前最常进行腹腔镜手术。腹腔镜手术的优势是创伤小、恢复快(Antonacci et al,2014)。建立气腹后,用剪刀或电灼穿刺和切开囊肿,广泛切除囊壁。如果是沿着相邻实质的较薄部分进行切开即可确保更宽的开口,也就是说,如果囊肿的突出部分很小,有时会使用血管吻合器保护囊壁外围受压迫的血管胆管结构。检查囊肿的内皮层,如果怀疑有胆管与囊肿连通,应进行行术中胆管造影。一些研究者主张用氩离子激光或电凝来破坏残留的囊肿上皮。无论哪种方法,囊肿的切除部分都会做病理分析。复压吸引术

是可供选择的。

局限性

虽然囊肿突出到第Ⅶ或Ⅷ节段不是腹腔镜开窗术一般的禁忌证,但是在这种情况下手术不太可能成功,因为进入受限可能会阻碍开窗范围。另外,开窗的边缘可能会黏附在膈肌上,并且由于内含分泌物,增加了术后囊肿复发的风险。术中膈肌也有损伤的风险(图 75.11),在此情况下开窗术不是一个明智的选择。

并发症

最严重的术中并发症是出血,偶尔需要输血(Loehe et al,2010)。出血主要发生在误伤肝实质时。不到 5% 的病人需要中转开腹手术,最常见的开腹手术指征就是出血。术后并发症不常见,病人一般在术后 1~3 天出院。目前尚无死亡病例报告,并发症发生率在 0 到 15% 之间(Gall et al,2009;Loehe et al,2010)。最严重的并发症包括胆漏和出血,这是由于胆管和血管这些结构在囊壁和实质之间受到压迫重新扩张,并且得不到充分的保护。如果打开的囊肿边缘较厚,那么应该连续缝合,另一种选择是在囊壁处使用血管吻合器,因为可以在止血时进

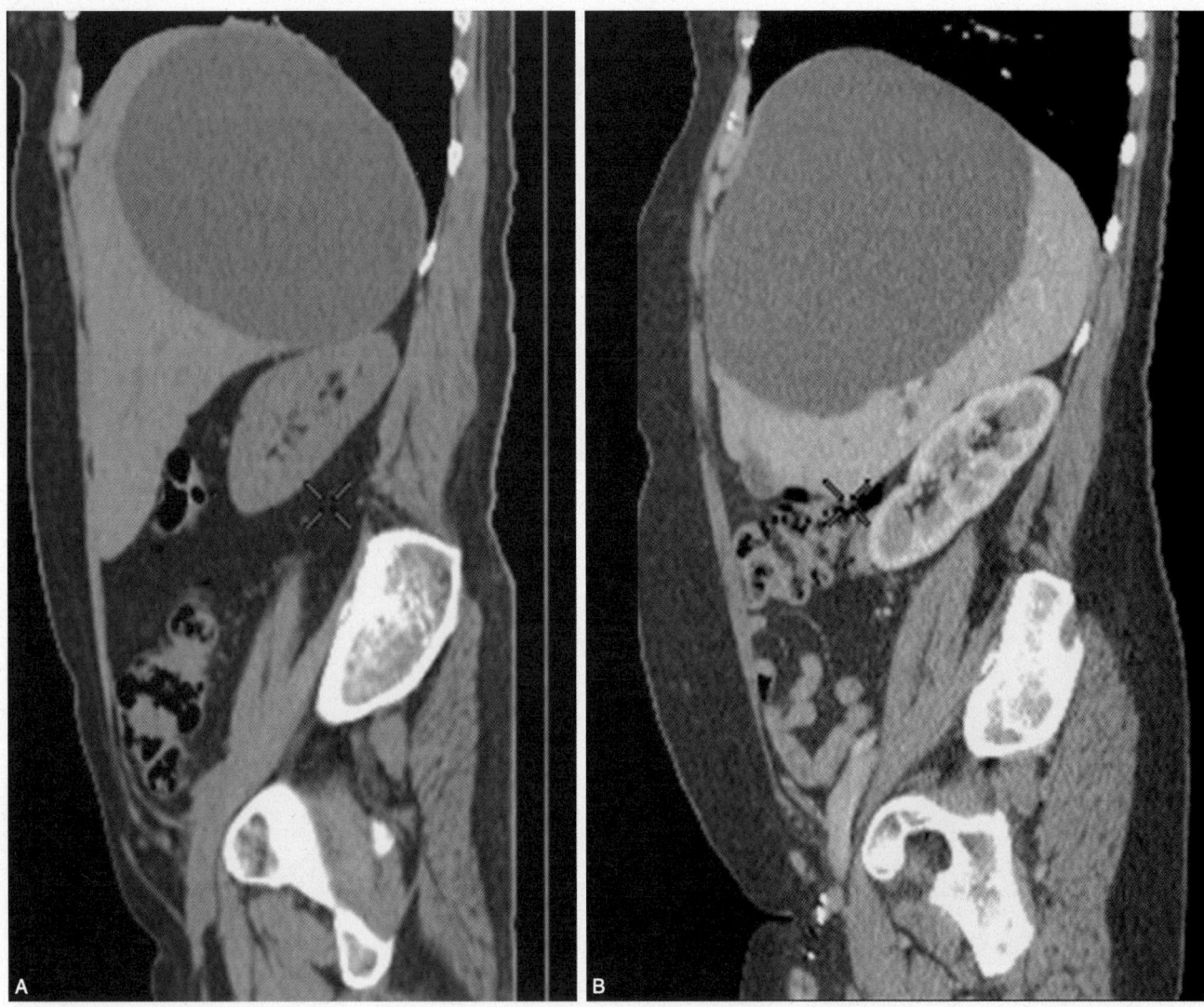

图 75.11 2 例右肝较大囊肿(横轴位)。向后进展的囊肿(A)可能比向前进展的囊肿(B)更难采用腹腔镜开窗术,采取硬化治疗更可能成功

行广泛的开窗。与 PCLD 不同,单纯性肝囊肿开窗术之后发生腹水非常罕见(见后文)。

长期预后

单纯性肝囊肿开窗术的长期疗效仍然尚不清楚。这是由于报告有限、随访时间通常较短,且并不总是根据囊肿的数量(例如,单纯性囊肿对比 PCLD)得出结果。此外,囊肿复发、症状复发以及是否需要额外治疗不总是容易被判断。通常认为,尽管 1/3 至 1/2 病人的囊肿可能复发,但是有症状的复发率不到 5%(Hansman et al,2001;Morino et al,1994;Tan et al,2005)。然而其他报道显示症状复发率较高(15%~20%)(Ardito et al,2013;Erdogan et al,2007;Gall et al,2009;Martin et al,1998;Scheuerlein et al,2013)。持续症状可能与手术失败或治疗选择不准确有关,有些病人因非囊肿相关症状接受手术。

近期,一项关于术前和术后症状更为精确的对比研究已经发表(Loehe et al,2010)。研究显示 91% 的病人腹痛得到了改善,68% 的病人腹痛消失。此外,53% 的病人其他的一些症状消失,包括胃肠道转运功能受损、早饱、恶心、呕吐、反酸。总的来说,在手术后 1 年内,32% 的病人有这一系列的持续性自觉症状,但是在术后 3 年和 5 年,这一比例分别下降到 7% 和 2%。在随访期间,9% 的病人需要再次手术。

硬化治疗对比开窗术

尽管这两项技术已经使用多年,但从未进行随机或前瞻性的对比分析。一般来说,根据症状严重程度来选择治疗方法还没有标准化,并且也很难确诊疾病的复发。看起来这两种方法效果相当(Erdogan et al,2007;Furuta et al,1990;Moorthy et al,2001)。我们的治疗策略是不管囊肿的大小,首先进行系统化的硬化治疗;而疾病复发时则需要使用开窗术。但是囊肿突出部分的位置或是当病人想要立即缓解疼痛时可能会影响这个选择(图 75.11)。

多囊肝病

多囊肝病,更确切地说是一种遗传性疾病,它会导致肝脏内多个囊肿的进行性发展。这种疾病最初被认为只在常染色体显性遗传性多囊肾病(ADPKD)存在的情况下发生。然而,对一些有 PCLD 但无 ADPKD 的家系(Berrebi et al,1982;Tahvanainen et al,2003)鉴定发现 PCLD 可以单独发生。这两种形式的 PCLD(有或没有 ADPKD)与不同的基因突变有关。然而，两者都是常染色体显性遗传并且有着几乎相同的临床过程。值得注意的是，三分之一的孤立性 PCLD 病人可能有几个肾囊肿(通常是一个或两个)(van Keimpema et al,2011)，成年病人中的非 PCLD 人群也是如此(Carrim & Murchinson,2003)。这两种形式的 PCLD 之间的区别将在后文讨论。

遗传学

伴有 ADPKD 的 PCLD

伴有 ADPKD 的 PCLD 与 PKD1 或 PKD2 基因突变有关。PKD1(Ward et al,1996)位于 16 号染色体短臂上，编码多囊蛋白-1；其突变占 ADPKD 病人突变的 85%。其余大部分与 PKD2 基因突变有关，PKD2 位于 4 号染色体上，编码多囊蛋白-2。与 PKD2 突变相比，PKD1 突变与更多的肾囊肿、更大的囊肿、更普遍的高血压以及更快进展到晚期肾病有关。

孤立性 PCLD(不伴 ADPKD)

不伴 ADPKD 的孤立性 PCLD 与蛋白激酶 C 底物 80K-H(PRKCSH)、SEC63 或 LRP5 基因的杂合突变有关。这些基因影响内质网和细胞早期分泌的功能。PRKCSH 位于 19 号染色体的短臂上，编码肝囊蛋白(Drenth et al,2004)。肝囊蛋白的功能就像 α-糖苷酶-2 的 β 亚基一样，它会参与新合成糖蛋白的蛋白折叠过程和质量控制(Trombetta et al,2001)。SEC63 位于 6 号染色体的长臂上，编码 SEC63 蛋白，它参与蛋白质跨内质网的转运(Brodsky et al,1995)。然而这些突变只能解释 25%~40% 的病例(Davila et al,2004；van Keimpema et al,2010)，这表明往往有一个或多个其他基因参与到这个过程中来。

二次打击学说

因为需要二次体细胞突变，尽管 PCLD 有常染色体的显性表型，但在分子层面上被认为是一种隐性疾病。根据这个理论，在 PKD1 或者 PKD2 中存在种系突变。然而，细胞增殖和囊肿形成发生在一些个体细胞中，这些个体细胞在其他基因拷贝中发生二次功能缺失的体细胞突变。二次打击理论说明了受到突变影响的细胞很少，囊肿弥散发展解释了这种疾病的极端异质性。这个理论是基于伴有 ADPKD 的 PCLD 提出的，同时这也适用于孤立性 PCLD(Janssen et al,2011)。囊肿形成的分子机制是近来综述的主题(Perugorria et al,2014)。

病理学和发病机制

PCLD 的肝囊肿在宏观和微观上与单纯性肝囊肿表现十分相似，并且在数量和分布上变化很大。它们被覆单层上皮细胞，具有胆管上皮表现型和功能特点(Perrone et al,1995)，尤其保留了分泌能力以及对分泌素的反应(Everson et al,1990)。该囊肿是由胆管板的异常重塑引起的，主要是由于胆管微错构瘤的扩张，也称为 von Meyenburg 综合征，与胆管树失去了连通(Melnick,1975)。有些囊肿也来源于大的肝内胆管的胆管周围腺体(图 75.12)(Kida et al,1992)。

囊肿增生的机制尚未完全阐明，但是与肾囊肿发展过程中有许多相同机制。囊肿增生是多种因素共同作用的结果，包括上皮细胞增殖，胆囊入侵周围肝实质所需的细胞外基质重塑(Murray et al,1996)以及新生血管形成导致囊肿周围血管床密度的增大(Bello-Reuss et al,2001；Nichols et al,2004)。

位于胆管细胞的微绒毛和长纤毛起到了重要作用(如同肾小管中的一样)。它们是机械感觉器，可因胆汁流过而弯曲，也对激素、成形素、生长因子的刺激产生反应，甚至还可作为细胞损伤感应器。他们调节细胞内环磷酸腺苷(cyclic adenosine

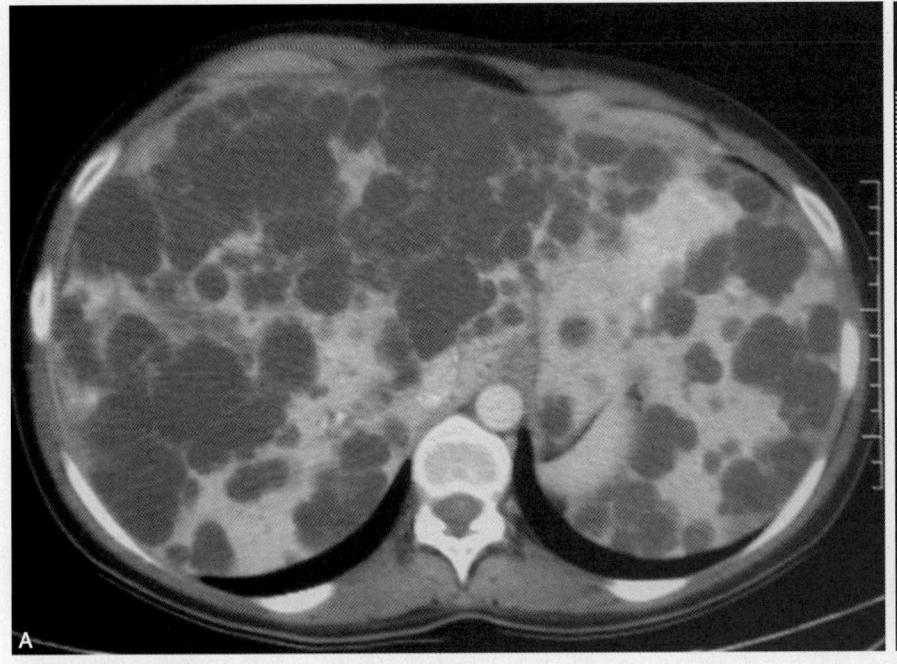
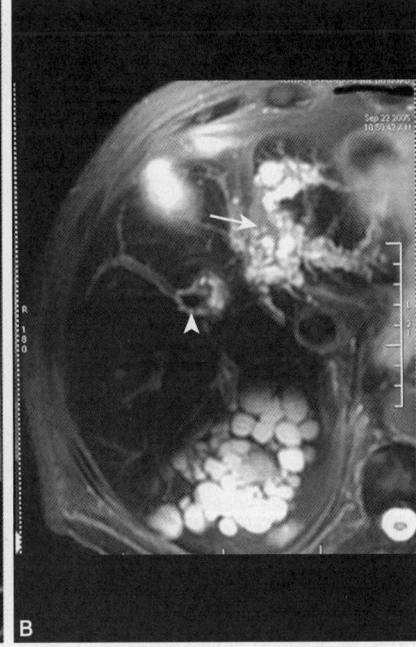

图 75.12　多囊肝病。囊肿出现在外周(A)或胆管周围腺体(B)。注意，囊肿主要见于左侧胆管(长箭头)，但也可见于右侧门静脉蒂(无尾箭头)

monophosphate,cAMP）以及钙离子（Ca²⁺）的浓度,这两种物质是胆管上皮细胞增殖和分泌的调控介质。在 PCLD 中,当囊肿扩大时,这些纤毛逐步从胆管上皮的管腔表面消失（Alvaro et al,2008）。纤毛的消失可以影响 Ca²⁺ 所依赖的 cAMP 的逆向调节,而 cAMP 是胆管上皮细胞增殖的一个关键决定因素。纤毛的消失是原发事件还是源于压力增加尚不明确。然而,值得注意的是,多囊蛋白-1 和多囊蛋白-2 定位于纤毛,由于 PKD-1 和 PKD-2 的突变所导致的消失可以导致纤毛功能障碍。在孤立性 PCLD 的病人中,我们假定多囊蛋白是 PRKSCH 或 SEC63 突变造成的新合成糖蛋白异常成熟的靶点。

细胞周期的另外两个靶点已经被确定。一个是以雷帕霉素介导的信号级联反应的哺乳动物靶点（mammalian target of rapamycin,mTOR）（Shillingford et al,2006）,这解释了业界对 mTOR 抑制剂的兴趣。另一个靶点则是通过微小 RNA,这是一种小型的非编码 RNA,通过特异性碱基配对抑制靶位信使 RNA 的转录。尤其是微小 RNA-15a 在囊肿上皮表达下调,导致了 Cdc25A 的过度表达,激活细胞周期中细胞周期蛋白依赖激酶的进程（Lee et al,2008）。

囊肿被覆上皮细胞分泌的液体也可能使囊肿扩张。纤毛功能障碍也可能与之有一定关系,因为它也被证明可导致胆道上皮细胞维持未成熟的表型,并伴有产后发育蛋白的表达。通过自分泌/旁分泌信号传递,囊肿内多种细胞因子及生长因子的浓度增高使囊肿生长（Alvaro et al,2008;Fabris et al,2006;Nichols et al,2004）。尤其是血管生成因子可以促进囊肿血管化,也可以直接刺激胆管细胞发挥作用。此外,上皮细胞对胰岛素生长因子-1（insulin growth factor-1,IGF-1）及其受体,还有雌激素受体反应活跃（Alvaro et al,2008）,并对这类信号都特别敏感。

所有这些观察和假设都解释了在 PCLD 治疗中使用血管加压素拮抗剂或生长抑素类似物（已知可抑制 cAMP）、西罗莫司（mTOR 信号抑制剂）或血管内皮生长因子（vascular endothelial growth factor,VEGF）抑制剂的原因（见后文）。雌激素受体的存在还为病人的雌激素状态对其疾病的临床进程的影响提供了理论依据。特别是,患有 ADPKD 的女性比男性更容易发生肝囊肿（Chapman,2003）,未生育的女性比经产后的女性更不容易发生肝囊肿（Gabow et al,1990）,口服避孕药或绝经后激素替代疗法会增加肝囊肿的数量和大小（Shertha et al,1997）。

流行病学

与 ADPKD 相关的 PCLD

大约每 800 个新生儿里就有一例常染色体显性遗传性 ADPKD 出现,并以浆液性囊肿进行性增大为特征,最终导致 50% 的病人肾衰竭。PCLD 是最常见的肾外相关疾病,但肝囊肿的发生晚于肾囊肿。其患病率随着年龄的增加而增加,最近通过 MRI 评估,年龄在 15~24 岁的病人中,肾功能相对保存的年轻人占 58%,年龄在 25~34 岁的病人占 85%,年龄在 35~46 岁的病人占 94%（Bae et al,2006）。男性和女性的总体患病率相同,但是与单纯性肝囊肿相比,女性的肝脏疾病比男性更严重,而且多胎妊娠以及口服避孕药或雌激素替代疗法（estrogen

replacement therapy,ERT）的使用也会导致不良结局（Bae et al,2006;Shertha et al,1997;Torres et al,2007）。肝囊肿的患病率也与肾脏体积和肾脏囊肿体积相关（Bae et al,2006）。

孤立性 PCLD

孤立性 PCLD 非常罕见,估计发病率低于 0.01%。与 PCLD 伴 ADPKD 相比,孤立性 PCLD 的总发生率实际上略低（Karhunen & Tenhu,1986）。但是,在实际临床处理这类有症状的病人中,孤立性 PCLD 的发病率要低 2~5 倍（Hoevenaren et al,2008;Schnelldorfer et al,2009）,这可能反映了孤立性 PCLD 的病程较缓。至于与 ADPKD 相关的 PCLD,囊肿会随着年龄的增长而增加,尽管该疾病在男性和女性中无明显性别差异,但 85% 有症状的病人是女性（van Keimpema et al,2010）。

临床表现与诊断

症状

大多数病人肝脏囊肿小而少且临床上无症状。即使肝脏巨大,病人已经出现蛙腹,但严重的肝脏并发症依然相当罕见。少数病人的症状可能包括腹痛或腹部不适、早饱、气短和腿部水肿。这些是由胃、膈肌和下腔静脉受到压迫而非单个巨大囊肿造成（图 75.6）,因为常见的是整个肝脏的增大（图 75.13C）。由于症状在很长一段时间内缓慢发展,病人有时会习惯、忽视或者轻视这些不适。对此具体的评估量表可能会派上用场（Temmerman et al,2014）。在体格检查中,肝脏体积极度增大时,经常在髂窝可触及肝下缘。囊肿张力升高可能被误诊为实体瘤。

自愈的急性腹痛在病史中并不罕见,可能是一个或多个囊肿自发性出血的结果。然而,这一系列反应可能在临床上无症状。营养不良可能随着疾病进展加重,这可能与腹水和/或胸腔积液有关（图 75.14）。体重的变化没有特征性,因为肌肉损失的同时会有肝脏重量的增加,有时体重改变可能超过 10 公斤。在影像研究中,人们应该更加关注腹壁肌肉或腰肌的厚度。

通常,转诊外科的病人为 35~50 岁的女性,10 年前曾诊断过肝囊肿,并且 6~18 个月无症状。无论孤立性 PCLD 或是与 ADPKD 相关的 PCLD,临床表现（包括并发症和治疗）都是相同的（Hoevenaren et al,2008;Qian et al,2003）。

生物学

生化检测中唯一的异常可能是 γ-谷氨酰转移酶或碱性磷酸酶水平的升高,但这并不常见。虽然肝脏囊肿可能会广泛地包围肝脏,但肝脏实质体积并无变化（Everson et al,1988）,因此没有肝衰竭的表现。出现的症状更可能是慢性肝病叠加的原因。这种对肝功能没有影响的特点,解释了甚至是来自脑死亡捐赠者的多囊肝也能被用于紧急肝移植中（Glanemann et al,2000）。

影像学

PCLD 的 B 超表现为肝内（以及肾内,当与 ADPKD 有关时）有多个充满液体的、边缘锐利的圆形或椭圆形囊肿（见第

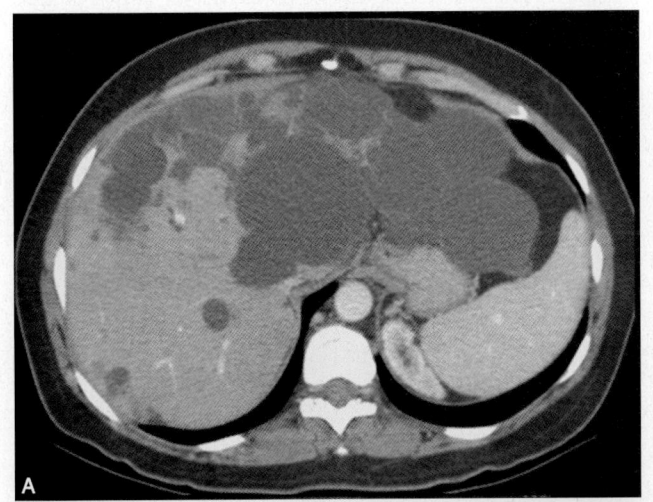

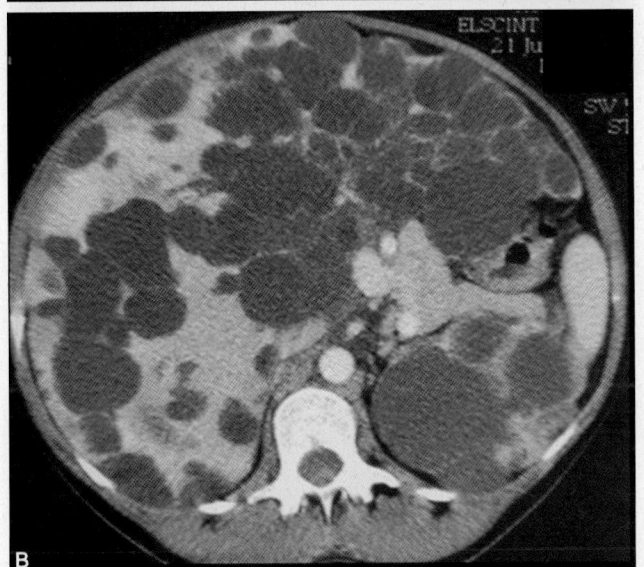

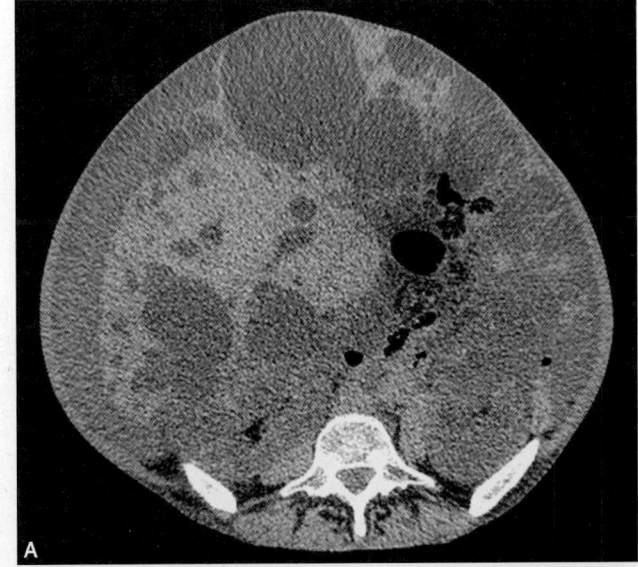

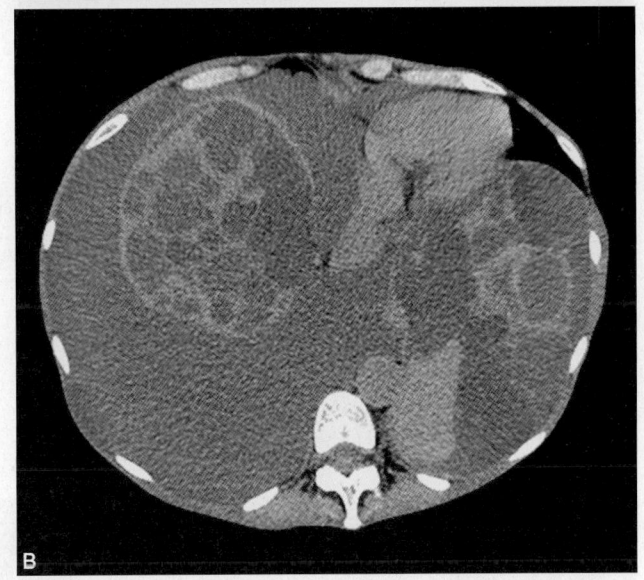

图 75.14　2 例多囊肝病伴有营养不良(注意,腹壁肌肉很薄),腹水(A)和胸腔积液(B)

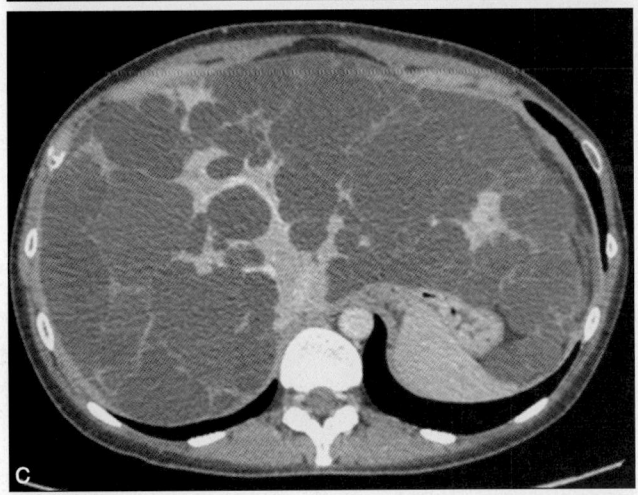

图 75.13　多囊肝病异质性代表实例。(A)限制性扩张:图中有几个大囊肿,但是仍有大范围的非囊性肝脏。(B)中度类型:中度大小的囊肿散布在肝脏,但是仍有非囊性肝脏区域。(C)重度类型:几乎整个肝脏都被囊肿覆盖,而且很少的非囊性区域内可能有血管损伤

15 章)。多个囊肿重叠可能会误认为是分隔影像。在 CT 上,囊肿的液体衰减值为−5 到+20 密度单位,并且与实质之间有明显的边界。囊肿钙化有报道,但很罕见(Coffin et al,1990;Kutcher et al,1977)。考虑到伴有 ADPKD 的 PCLD 高患病率,注射造影剂应极其谨慎。囊肿没有表现出造影剂增强,说明可能很难识别血管结构(以及胆道结构,甚至是肝脏正常的标志)。类似于单纯性囊肿,无合并症的 PCLD 在 MRI T2 加权像呈现高信号,T1 加权像呈现低信号。囊肿并发大出血在 T1 像上变为高信号(图 75.2)。PCLD 可能与胆囊周围囊肿有关,这可能很难识别,但当管状结构平行于门静脉分支时可视为疑似,类似于胆管扩张(图 75.12)(Gupta et al,1999)。

从治疗的角度,应注意以下几点:

- 囊肿受累的严重程度(图 75.13)。在一小部分病人中,症状与整个肝脏的大小无关,而与一个或两个大囊肿相关。这些病人应该被区分出来,因为他们的治疗方案与单纯性肝

囊肿一样,只针对较大囊肿进行治疗。

- 进行肝切除的原因包括囊肿的分布不均匀,在某些区域相对较稀疏(特别是 V 或 VI 段)。
- 胆管周围囊肿或位于胆管融合处的囊肿以及位于肝静脉末端附近的囊肿。肝右静脉频繁受压,产生易于辨认的肝右静脉与肝中静脉之间的侧支循环(图 75.15),这可能是手术中出血的来源。

自然史

在伴有 ADPKD 的肝囊肿病人中,女性肝囊肿比男性更多、更大,并且随着病人年龄的增长而增大,且与肾脏的体积和肾功能不全的严重程度相关(Bae et al,2006)。怀孕、多胎妊娠和使用女性类固醇激素进一步增加了发生严重肝囊性疾病的风险(Shertha et al,1997)。一个人与另一个人或同一家庭成员之间的自然过程差别很大。但是,对于特定病人,病情进展是呈线性的。因此,诊断时的年龄、最初的症状和肝功能不全症状以及肾脏受累情况是预测未来是否有移植需求的有用标志。透析和移植可使伴有 ADPKD 的病人寿命延长,但与肝脏相关的症状也变得更常见。

在患有孤立性 PCLD 的病人中,肝脏受累程度与女性和怀孕次数相关(Qian et al,2003;van Keimpema et al,2010)。除了没有肾脏症状外,其病程与伴有 ADPKD 的 PCLD 病人病程相同(Hoevenaar et al,2008)。

并发症

囊内

细菌感染是最严重的并发症,尽管非常罕见,但可威胁病人的生命(Robson & Fenster,1964;Telenti et al,1990)。症状可能包括发热、寒战、右上腹疼痛或不典型症状。囊肿感染主要发生于接受透析的 ADPKD 病人或在肾移植后接受免疫抑制药物治疗的病人(Bourgeois et al,1983)。很特别的是,孤立性 PCLD 病人感染时以上症状都会出现(Hoevenaren et al,2008;Qian et al,2003;van Keimpema et al,2010)。肾脏或肝脏囊肿内的感染很难区分。感染的囊肿可以通过 B 超和 CT 确认(见第 15 章和第 18 章),检查显示出囊肿内有回声物质(相当于脓液)(Talenti et al,1990),还可以看到不规则的囊壁增厚、高密度内容物以及气体或液体流动。正电子发射断层显像可使用 ^{18}F-氟尿嘧啶葡萄糖标记的白细胞或 ^{111}In 标记的白细胞闪烁显像术来记录和定位感染(Desouza et al,2009;Kjaer et al,2004)。在已确定囊肿感染的前提下,感染囊肿的治疗除抗生素外,还应包括抽吸/引流(Talenti et al,1990)。

相反,囊内出血总是被误认为是囊肿感染。

尽管有人认为肝囊肿有恶化的可能,但肝囊肿是否倾向于发展为胆管癌还尚无定论,不过笔者认为不会。

囊肿压迫所致症状

可能会出现继发于大囊肿压迫胆管分叉的胆汁淤积(Ergün et al,1980;Howard et al,1976)或胆汁性囊肿。相比之下,黄疸却很少见,可能是由囊肿进行性或急性肿大引起(后者比如囊内出血)。胆总管的轻度扩张也很常见(Ishikawa et al,1996)。

由于门静脉或肝静脉受压而导致门静脉高压症的病人会出现腹水甚至静脉曲张破裂出血(McGarrity et al,1986;Ratcliffe et al,1984;Sato et al,2002)。少数伴有先天性肝纤维化的 ADPKD 病人或常染色体隐性 *PKD* 基因突变病人也可能出现病情加重,但是其中很少有肝囊肿。

肝脏肿大压迫邻近器官是产生症状的最主要原因(见上

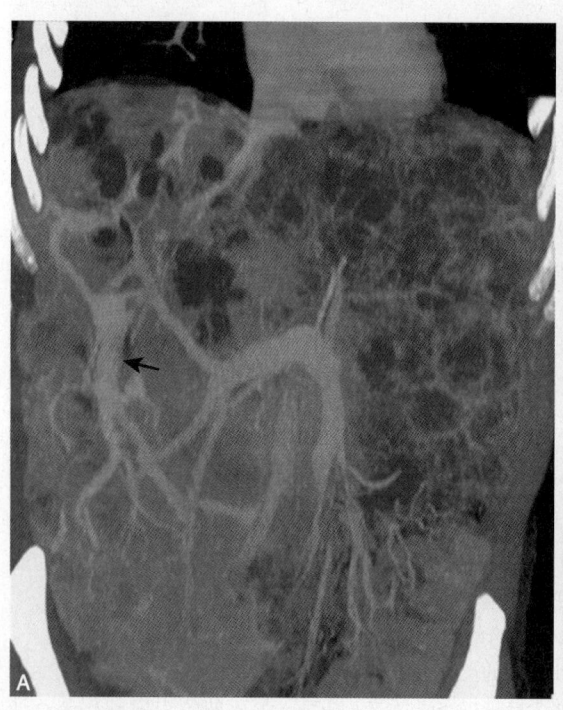
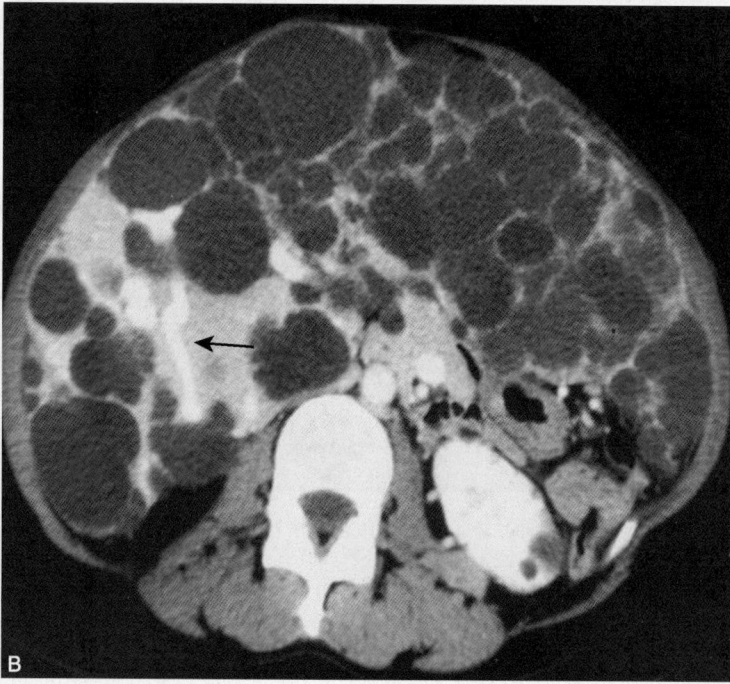

图 75.15　多囊肝压迫肝静脉。肝右静脉和肝中静脉之间侧支循环可见(箭头)。(A)纵轴位。(B)横轴位

文），右心房受压也可能会导致低血压发作（Lasic et al，2004）或下腔静脉受累，但这很少见。

肝静脉（或门静脉）受压的实质影响显而易见。在我们的肝切除或移植经验中，目前有超过 75% 的病人存在肝纤维化，包括中心小叶纤维化、肝血窦充血、肝细胞炎性改变和结节性再生（图 75.16）。

从其他相关情况看

众所周知，ADPKD 除了肝脏外还包含其他的肾外表现，其中最显著的包括颅内动脉瘤和颅内动脉扩张症、胸主动脉和头颈动脉夹层以及冠状动脉瘤。在实验模型中，这些血管疾病与 *PKD1* 基因或 *PKD2* 基因突变直接相关（Bichet et al，2006）。

ADPKD 病人脑动脉瘤的发病率为 8%，是普通人群的 3~4 倍（Pirson et al，2002）。它与 *PKD1* 的 5′区（而不是 3′区）的突变有关，主要的危险因素是有脑内动脉瘤或蛛网膜下腔出血（subarachnoid hemorrhage，SAH）的家族遗传史（Rossetti et al，2003），有家族遗传史的情况下发病率为 16%。这些动脉瘤大部分体积很小（直径<6mm），与普通人群相比，并不会额外增加动脉瘤变大或破裂的风险（Gibbs et al，2004）。广泛筛查并不适用，而应该仅限于有动脉瘤或 SAH 家族史、有动脉瘤破裂史、准备进行重大选择性手术、高风险职业（如飞行员）和尽管有足够的信息但仍感到焦虑的人群（Pirson et al，2002）。理想的检查方法是 MRI。二尖瓣脱垂和心包积液也很常见，分别在 25% 和 35% 的 ADPKD 中病人中发现（Lumiaho et al，2001；Qian et al，2007）。

据报道，在孤立性 PCLD 病人中，脑动脉瘤和二尖瓣异常的发生率相同或略低（Hoevenaren et al，2008；Qian et al，2003）。

分期

目前已有几种对 PCLD 严重性进行分级的方法，其理念有所差异。

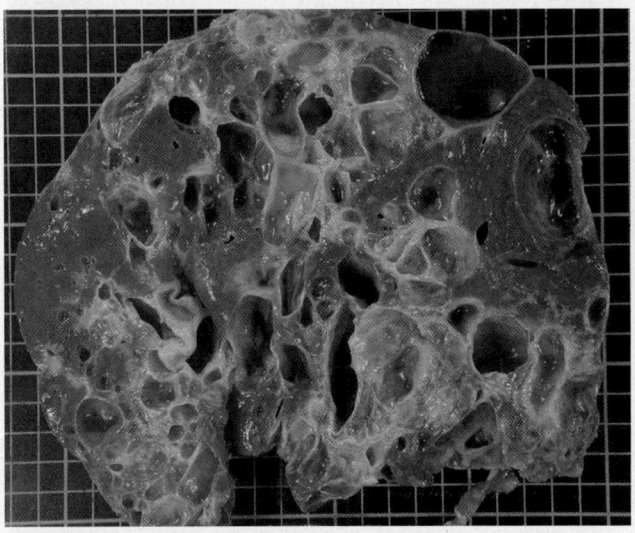

图 75.16　多囊肝病的肉眼标本。由于囊肿的压迫或外部梗阻，显微损伤更常见

1997 年，Gigot 提出的分类系统依赖于 CT 成像技术，旨在确定 PCLD 治疗中开窗术的适应征和局限性（Gigot et al，1997）。Ⅰ 型：数量<10 个且直径>10cm 的囊肿；Ⅱ 型：多个中等大小囊肿弥漫性累及肝实质，术前 CT 上仍有大面积的非囊性肝实质；Ⅲ 型：中小型肝囊肿以及囊肿之间只有少数正常肝实质，大量弥漫性累及肝实质。这种分型的缺点是，由于囊肿的分布不均匀，根据 CT 分层有些病人可能看起来是一种或另一种类型。

2003 年 Qian 提出的分类系统已用于家族性筛查，并根据囊肿数量和肝肿大有无症状分为以下几类（Qian et al，2003）：0 级，没有囊肿；1 级，1~10 个囊肿；2 级，11~20 个囊肿；3 级，囊肿数量超过 20 个；4 级，囊肿超过 20 个并且肝肿大伴有症状。

Schnelldorfer 的分类旨在区分可从切除或移植中受益的病人。表面上看起来很复杂，但实际上更可靠（Schnelldorfer et al，2009）。他把以下因素都考虑进去了，比如病人的症状程度（无、轻度或重度）、囊肿的数量和大小、肝实质相对正常的存在区域（≥2 个扇区，≥1 个扇区或<1 个扇区）以及保存区是否有门静脉或肝静脉闭塞。

单纯性肝囊肿、孤立性 PCLD 和伴有 ADPKD 的 PCLD 之间的区别

单纯性肝囊肿、孤立性 PCLD 和伴有 ADPKD 的 PCLD 之间的区别取决于肾囊肿的数量和家族史。在有阳性家族史的成年人中，ADPKD 的诊断依据包括：30 岁以下人群中至少有两个单侧或双侧囊肿的放射学证据；在 30~59 岁的人群中，一侧肾脏中至少有两个囊肿，在 60 岁以上的人群中，一侧肾脏中至少有四个囊肿（Ravine et al，1994）。值得注意的是，孤立性 PCLD 病人中三分之一可能有一些肾囊肿（通常为一或两个）（van Keimpema et al，2010），成年病人的一般对照人群也是如此（Carrim & Murchinson，2003）。在没有家族史的病例中，如果在 CT 上可以看到单侧或双侧肾脏中有五个以上的肾脏囊肿，则可以保留 ADPKD 的诊断。

与 ADPKD 不同的是，目前没有关于将 PCLD 与单纯性肝囊肿（通常为多个）鉴别的临床指南。以前外科学使用囊肿的数量来区分，上限数量为 5 个或 6 个囊肿，而对于其他囊肿，则需要累及实质的 50% 以上。在分析相关系列的结果时，我们应考虑这些差异。最近，在家族筛查的前提下，PCLD 散发病例的定义是存在 15 到 20 个以上的囊肿，而当家族史阳性时存在 4 个囊肿就可定义（Hoevenaren et al，2008；Qian et al，2003）。

对于这两种形式的 PCLD 来说，由于尚未识别出所有突变基因，所有基因检测都不是必需的且在临床实践中是无用的。

多发性囊肿的鉴别诊断

肝内胆管错构瘤，亦称 von Meyenburg 综合征，与胆管板的异常排列有关（见第 90A 章）。因其是肝脏手术中的常见现象，故而为病理学家和外科医生所熟知。该病症可见于正常肝脏（占人口的 6%），但也可能与卡罗利病、先天性肝纤维化和

PCLD 有关,肝内胆管错构在上述疾病中特别普遍(几乎常常发生)。鉴别该病症十分重要,因为该病症可能被误诊为肝转移瘤。这些肝内胆管错构瘤没有临床症状,一般发现于偶然。肝内胆管错构瘤的大小在 2~10mm,由于其大小、相关的胆管扩张程度和纤维间质比例不同,B 超呈低回声、高回声或不均匀状(Zheng et al,2005)。肝内胆管错构瘤病灶在 CT 上呈低密度,无增强表现。在 T1 序列上表现为极低信号,在 T2 序列上表现为极高信号,在磁共振胰胆管造影(MRCP)序列上最明显(图 75.17)(见第 19 章)。

卡罗利病(Caroli's disease)在第 46 章有所论述。

胆汁性肝囊肿是由位于肝外胆管和主要肝内胆管周围的胆管腺囊性肿大引起的。这些囊肿的直径最大可达 2cm。它们主要见于严重的慢性肝病,包括肝硬化门静脉高压症或PCLD,以及肝移植术后。胆汁性肝囊肿通常是无症状的,但也可有梗阻性黄疸。已知影像学特征时,则很容易识别这种囊肿。超声提示,囊肿位于主要胆管或门静脉旁边的汇管区内。在磁共振胰胆管成像(MRCP)上,它们可能类似胆管扩张,但

上游较小的胆道分支并未扩张。大小和直径的增加是可能的但较罕见(Motoo et al,2001)。

囊性转移瘤

囊性转移瘤是实体瘤,囊状的形态罕见。其内部分或全部是囊性成分。囊性转移瘤常源于神经内分泌肿瘤、肉瘤、黑素瘤,偶尔为支气管或乳腺原发病灶转移。囊性转移瘤也可能由卵巢或胰腺囊腺癌引起。虽然非常罕见,但肛门癌的转移瘤常呈囊性。如果原发肿瘤是未知的,周围血管过度增生和多种病变的存在应引起对这一诊断的怀疑。核磁共振弥散序列也可能有所帮助。

病情管理

PCLD 的症状主要与整个肝脏的体积有关,而与特定囊肿的体积无关。虽然通过经皮乙醇硬化疗法或腹腔镜开窗术进行姑息治疗已有报道,但在大部分 PCLD 病例中,这两种方法都不能证明在长期预后中有效(Robinson et al,2005)。治疗的

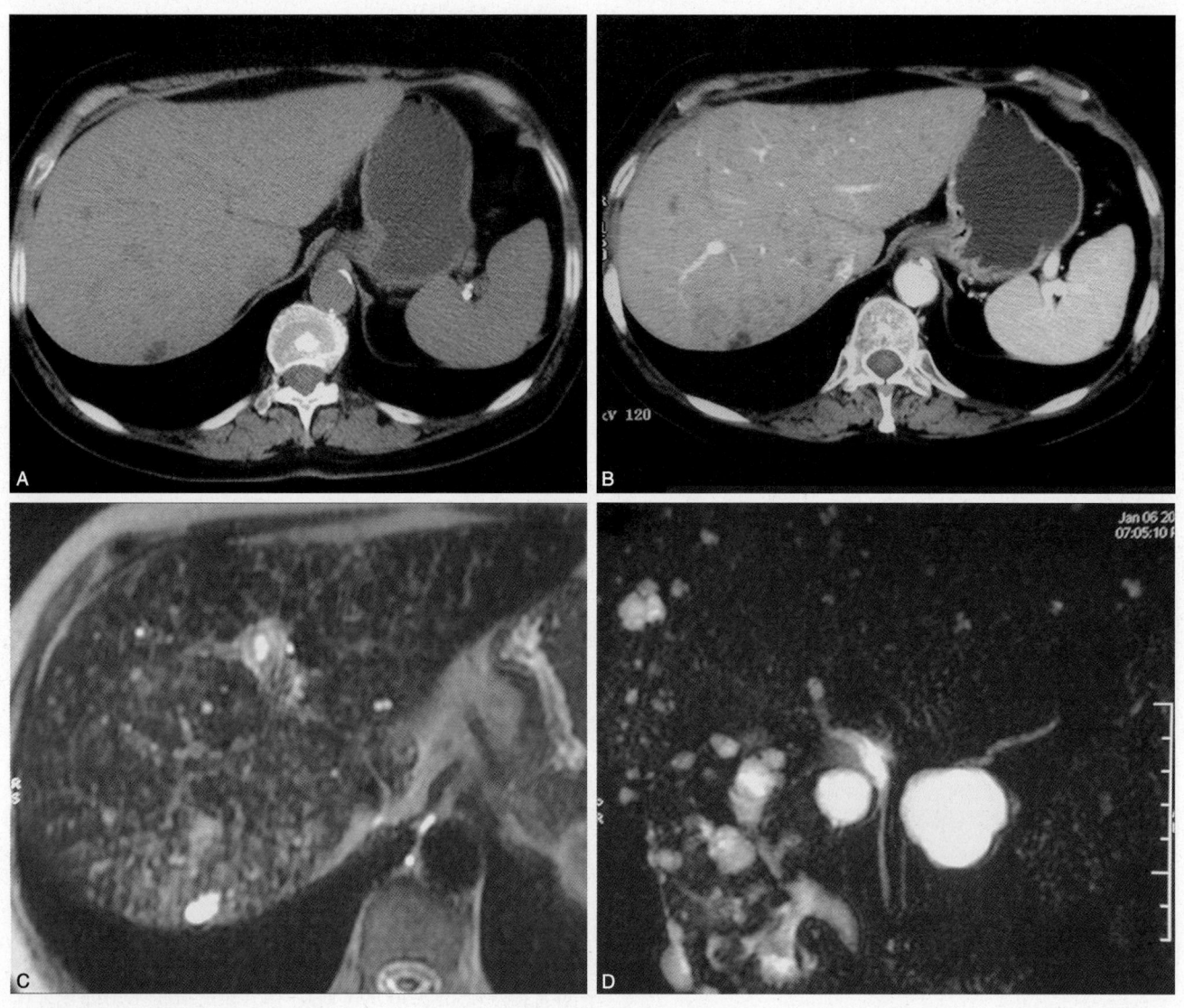

图 75.17　肝内胆管错构瘤。计算机断层扫描显示,低密度病灶可见(A),注射造影剂(B)后无增强,但是更加可见。T2 加权成像(C)和磁共振胰胆管造影序列(D)更加明显

目的是减压并使整个肝脏缩小或尽可能多地切除囊肿。对于症状严重的病人,这些目标可以通过开窗疗法、肝切除或肝移植来实现。病人应该仔细了解这些手术的局限性和风险。最近已引入替代药物疗法,但是仍需要更多的研究来证实其临床效果。

非手术治疗方法

药物疗法

避免雌激素替代疗法。 避免雌激素替代疗法作为 PCLD 的药物治疗是符合逻辑的,因为肝囊肿疾病会在妊娠期或外源性雌性类固醇激素的影响下恶化(Shrestha et al,1997)。然而,现缺少证据证明避免雌激素替代疗法是有效的,该疗法的利弊应该基于个人的具体情况。

生长激素抑制素类似物。 环磷酸腺苷是胆管细胞增殖和分泌液体进入囊肿的有效介质。生长抑素受体在胆管细胞膜表达,当触发时会激活信号联级反应,主要表现于抑制信号激活环磷酸腺苷。生长抑素通过阻断促胰液素诱导的环磷酸腺苷(cAMP)生成,从而减缓肝囊肿的增大(Masyuk et al,2007)。它不仅抑制胰岛素样生长因子-1(IGF-1)、血管内皮生长因子(VEGF)和其他囊性生长因子,还抑制受体中的下游信号因子(Pyronnet et al,2008)。有 2 项随机对照试验发现使用长效性生长抑素类似物兰瑞肽治疗 6 个月或 12 个月后,治疗组与服用安慰剂的对照组相比,伴或不伴有 ADPKD 的 PCLD 病人肝脏体积明显减小(Hogan et al,2010;van Keimpema et al,2009)。针对肝脏大的病人该疗法效果更为显著。然而,病人肝脏的减小是有限的,平均减小 3%~5%(Caroli et al,2010;Gevers et al,2015);尽管生活质量评分改善了,但腹部症状的严重性没有得到缓解。除此之外,如果治疗超过 6 个月或者12 个月,肝脏的总体积不会再进一步减小。一旦停止治疗,肝脏体积就会反弹到基线水平(Chrispijn et al,2012)。随机试验的总数据表明,这种治疗方法应当针对于年轻女性(Gevers et al,2013)。

哺乳动物雷帕霉素靶点抑制剂。mTOR 也调节胆管和胆囊上皮细胞的分泌和增殖。根据对器官移植的 ADPKD 病人随访表明,将接受雷帕霉素免疫抑制剂的病人和钙调神经磷酸酶抑制剂免疫抑制的病人做比较,前者的自体原生肝脏、肾脏均有减小(Shillingford et al,2006;Qian et al,2008)。这种减小的临床影响还未评估。这类试验已经在 ADPKD 病人中开展以阻止肾脏疾病的恶化(Perico et al,2010),但仍需要进行长期有效性和安全性研究。一项随机对照试验不能证明加入奥曲肽后依维莫司是有益处的(Chrispijn et al,2013)。

动脉栓塞。 自 20 世纪 90 年代中期,日本开始提倡将经导管动脉栓塞术作为扩大的 ADPKD 病人的肾脏收缩疗法(Ubara et al,2002),并在 21 世纪初开始应用于治疗 PCLD 病人(Takei et al,2007)。其基本原理是肾囊肿由发育良好的动脉供血,而多囊肝病人的肝囊肿主要由肝动脉供血而不是门静脉。栓塞术是使用 150~250μm 的弹簧圈或聚乙烯醇微粒栓塞给囊肿覆盖的肝段提供营养的肝动脉血管分支(Park et al,

2009;Takei et al,2007)。因为考虑到疾病的程度和闭塞动脉小分支的数量,所以手术的要求很高。起初的手术经验表明肝内囊肿体积从 $(6.667\pm2.978)cm^3$ 减小到 $(4.625\pm2.299)cm^3$,而肝脏的实际体积是增加的(Takei et al,2007)。这些作者最新的经验表明,肝体积在 6 个月时减少了 5%,在 12 个月时减少了 9%。大多数病人的症状得到了改善,但是需要几个月后才能达到最佳状态。除了偶尔严重的栓塞后综合征外,尚无重大的术后并发症报道(Hoshino et al,2014;Park et al,2009;Takei et al,2007)。因为目标节段部分发生了门静脉血流阻塞,所以以栓塞术可能起到肝切除术的作用,有利于非囊性实质的再生。动脉栓塞治疗术主要来自日本,在其他地方运用这种技术的经验似乎是很有限的,且缺乏前瞻性的随机研究。

囊肿靶向疗法

通常来说,经皮硬化疗法和腹腔镜开窗术治疗大量弥漫性肝脏受损且症状严重的病人是无效的。然而,一些病人可能有 1~5 个大囊肿,同时伴有不同数量的非常小的囊肿。在这些病人中,症状仅与大囊肿相关,应该进行个性化治疗,与单一囊肿疗法一样(Benzimra et al,2014)。位于肝脏深处的小囊肿通常不用治疗。

经皮硬化疗法。 经皮硬化治疗在 PCLD 病人中通常被认为是无效的,因为症状和囊肿的多样性有关,不能全部进行靶向治疗。而且,肝实质的硬性结构以及较小的相邻囊肿防止了囊肿萎缩。大多数病人因重新出现症状需要额外治疗(Erdogan et al,2007);然而,一小部分病人有一个或者几个特征性的大囊肿(>6cm),这至少可以解释部分症状,并可以作为单纯性肝囊肿处理。这项技术和结果与单纯性肝囊肿并无不同。囊肿的消除是渐进性的,并且效果可能在治疗一年后就达到最佳。

开窗技术

适应证

Lin 及其同事(Lin et al,1968)最初提出开窗术的目的是对尽可能多的囊肿进行去顶,从表浅囊肿开始逐步向深部囊肿推进。开放性开窗术历来是标准疗法,但是最近也使用腹腔镜方法;除了少数例外,没有足够和安全的方法进入更深的囊肿,一般来说,腹腔镜方法是禁忌的(Kabbej et al,1996;Morino et al,1994)。例外情况是,伴有一定数量的大而浅的囊肿,可作为单个囊肿单独进行治疗(图 75.18)。

并发症

术中主要的危险是意外损伤囊肿周围受压迫的血管结构。两个囊肿之间看似简单的一层膜,实际上可能是一支主要的肝静脉;因此在打开囊肿之前,先用细针刺穿可能是明智的做法。在 PCLD 病人中由肝静脉损伤导致的出血可能是大量的,因为肝静脉的末端经常被囊肿压迫,导致流出道梗阻。当靠近位于胆道汇合处的囊肿时也可能发生胆管损伤。至于肝静脉,胆道融合处可能被压迫在相邻的囊肿之间,从而变得

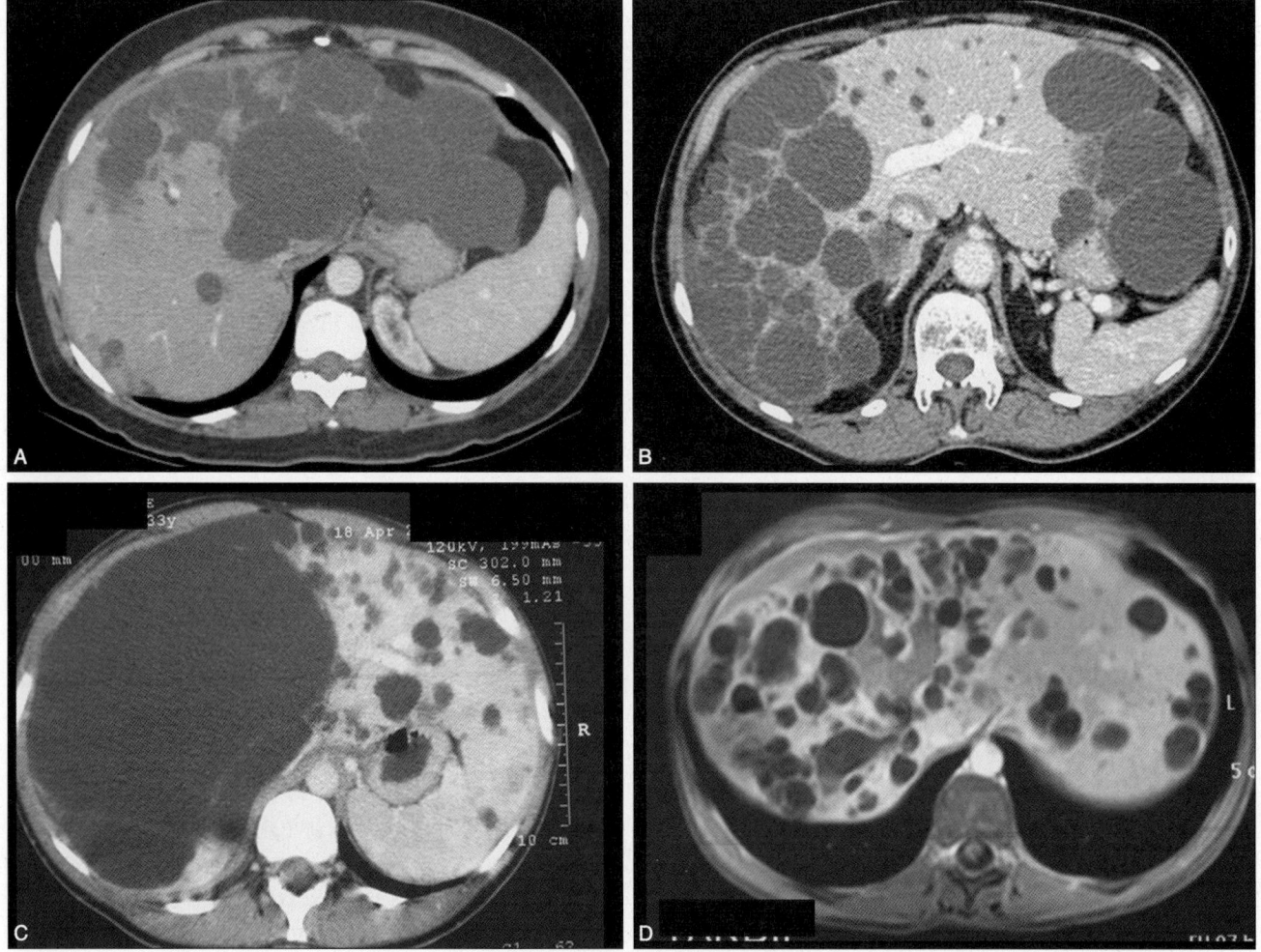

图 75.18   多囊肝病伴局限性囊肿累及病例,考虑进行腹腔镜囊肿开窗手术。(A)囊肿主要位于左外侧部分。(B)对左外侧部分的囊肿进行开窗手术可能有效,而对右肝囊肿开窗手术无效,因为囊肿较小且位置较深。(C,D)同一病人右肝较大囊肿开窗术前后。请注意,大囊肿萎缩,小囊肿不变,肝静脉末端持续梗阻,可导致一些持续性的梗阻症状

不可辨认。大多数并发症发生在治疗较深位置的局限性囊肿时。

与单纯性肝囊肿的开窗术相比,PCLD 的开窗术后发生胆漏的概率会更高。尤其当胆管融合处的囊肿未处理时,更容易发生胆漏(图 75.19)。采取术中胆道造影以确保两个半肝可以正常引流胆汁是明智的。

术后腹水是另一个常见的并发症。腹水会导致伤口延迟愈合,或者造成重复感染。造成术后腹水的原因可能是多方面的,包括上皮内膜的持续分泌、肝静脉末端处的囊肿没有去顶而造成的流出道梗阻或者是肾功能不全等。虽然报道出来的由于术后腹水造成的死亡率很低,但发病率平均高达 31%(表75.1)。

结局

症状复发的总发生率达 35%(表 75.1)。这个结果很大程度上受囊肿形态的影响。

囊内并发症治疗

对于囊内出血,疼痛时仅要求对症治疗。进行抗凝治疗的病人则需要住院检查,因为在这种情况下,尤其容易引起严重的并发症。如果疼痛持续 3 个月,就要考虑对出血的囊肿采取硬化治疗。

假如发生囊肿感染,长期使用抗生素可能不是完全有效的。通常,感染的囊肿要进行长期引流,一旦引流失败,则需要通过腹腔镜或者剖腹探查进行开窗手术。

肝切除术

人们提议采取部分肝切除术结合残肝开窗术来减少肝的体积并提高非囊性肝的再生(Que et al,1995)(见第 103 章)。因为囊肿经常不对称分布,有些区域会相对正常,所以这种方法是可能实现的(图 75.20)。非囊性肝的再生与这些相对正常区域的扩大是密切相关的,然而剩余小囊肿的体积还是保持不变或者进展非常缓慢。虽然这个技术在一部分病人身上取得了很大的成就,但是它对技术要求很高,且伴有很高的复发率,因此它的适应证越来越具有选择性和限制性。所以,只有当切除的肝是足够的并超过三个肝段时,这项技术才是有效的。以笔者的经验,左侧肝切除术后症状复发率更高。

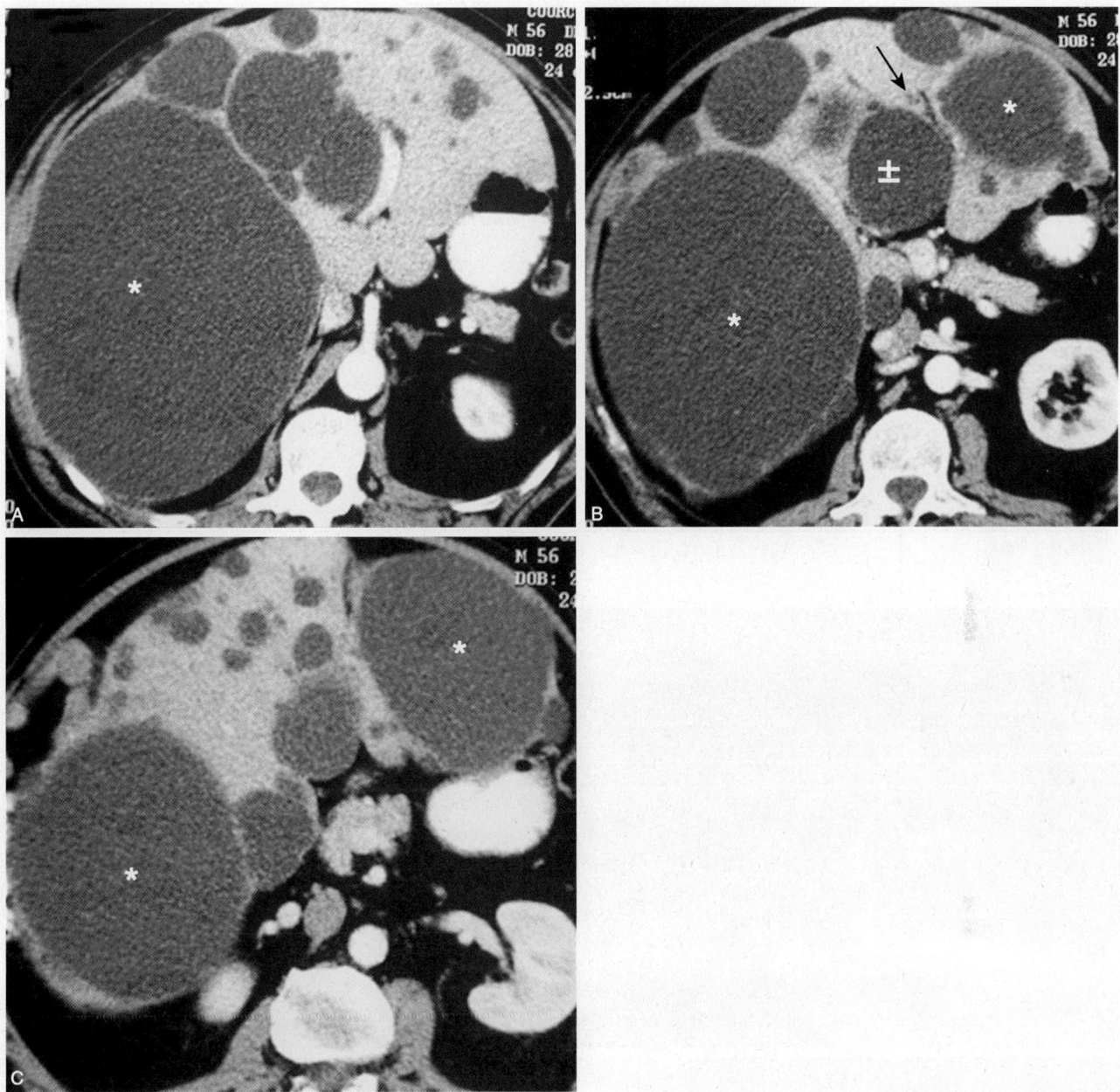

图 75.19　(A、B、C)多囊肝病人进行腹腔镜开窗手术的术前影像,术后发生胆漏。2 例开窗囊肿用星号标记。注意囊肿上游很小的胆管扩张(箭头)接近胆管融合处(±)。病人重新进行开放手术关闭胆漏和中间囊肿去顶(±)

表 75.1　临床中采用开窗手术治疗 PCLD

参考文献,年份	病人数量(开放手术/腹腔镜检查)	死亡数	发病数	复发数	随访
Van Erpecum et al,1987	9(9/0)	1	0	1	<12 个月
Turnage et al,1988	5(5/0)	1	1	2	10 个月
Sanchez et al,1991	7(7/0)	0	NA	4	18 个月
Farges & Bismuth,1995	13(13/0)	0	9	3	84 个月
Morino et al,1994	9(9/0)	0	4	4	NA
Kabbej et al,1996	13(0/13)	0	6	10	26 个月
Gigot et al,1997	10(8/2)	0	6	2	71 个月
Koperna et al,1997	39(34/5)	0	NA	7	75 个月
Martin et al,1998	13(6/7)	0	4	7	37 个月

表 75.1　临床中采用开窗手术治疗 PCLD（续）

参考文献,年份	病人数量(开放手术/腹腔镜检查)	死亡数	发病数	复发数	随访
Marks et al,1998	7(0/7)	0	4	0	NA
Katkhouda et al,1999	8(0/8)	0	3	1	NA
Hansman et al,2001	2(2/0)	0	0	2	NA
Fiamingo et al,2003	6(0/6)	0	3	1	34 个月
Robinson et al,2005	11(0/11)	0	2	6	41 个月
Konstadoulakis et al,2005	9(0/9)	1	0	2	26 个月
Barahona-Garrido et al,2008	16(12/4)	0	4	3	68 个月
Erdogan et al,2007	4(2/2)	0	2	3	15 个月
Van Keimpema,et al,2008	12(0/12)	0	3	1	18 个月
Gall et al,2009	24(11/13)	0	8	17	77 个月
Loehe et al,2010	22(6/16)	0	5	—	76 个月
Schnelldorfer et al,2009	10(8/2)	0	0	—	96 个月
总计	249	3	64(31%)	76(35%)	

NA,无可用数据。

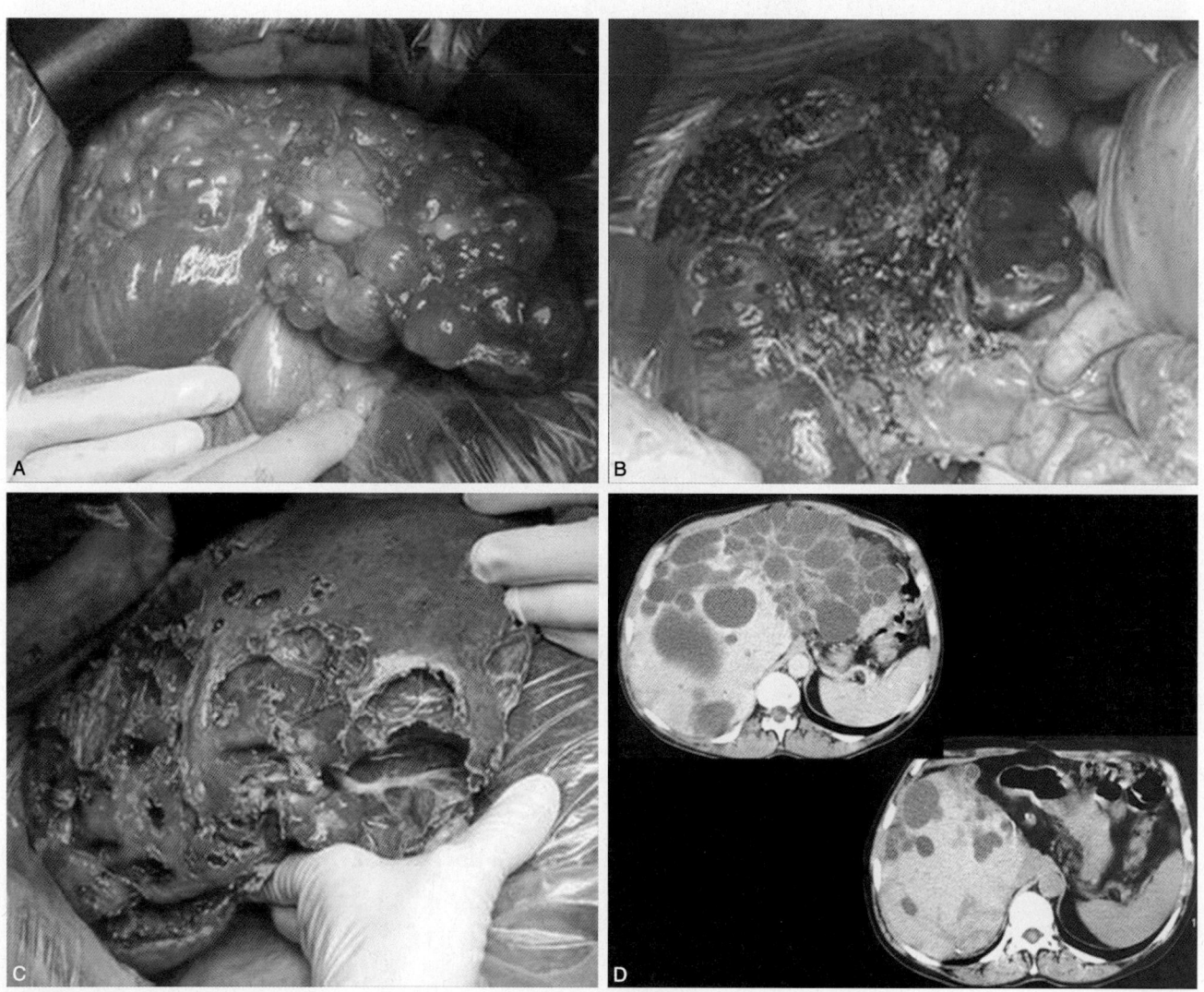

图 75.20　多囊性肝病肝切除原理。(A)肝脏大幅增大,但是非囊性肝脏区域仍然存在。(B)扩展左肝切除术。(C)剩余右肝广泛开窗。(D)术前和术后计算机断层扫描显示非囊性肝脏扩张

技术

切除的部位和范围是由囊肿所在的位置决定的,手术旨在去除尽可能多的囊性肝。要注意的是保留足够的有功能性肝,特别是应排除与流出道梗阻有关的堵塞情况。这个可以通过影像检查完成,认真分析重建后的肝静脉末端,并寻找肝静脉间侧支循环,一般会比较靠近肝表面。同时,也可以采用活体组织检查的方法,不过这种方法对于结果的阐释可能不是标准的。

肝切除术通常是左肝切除或右肝切除。对于左肝切除术而言,如果Ⅰ节段有囊肿,则可以考虑进行该节段切除。主要危害是肝静脉或胆管融合处的损伤,平常的标志物会被囊肿影响变得难以辨认,使这种危险更加复杂。因为血管和胆道结构受压,囊肿的存在会干扰可视化,所以术中进行超声几乎无济于事。首先,对较大的囊肿进行开窗术,使肝脏减压,接近其穹顶并牵拉左右三角韧带。在非囊性实质中或在囊腔之间逐步进行横切。接近胆管融合处时,外科医生应始终注意 Glissonian 蒂是否在囊肿之间受压,若不确定,切勿切开囊肿壁。术中胆道造影被证明可能是有用的,对于接近其末端的肝静脉也是如此。

肝切除术后,残余的肝脏被广泛开窗(图 75.20)。术中胆道造影可能是可取的,以确保没有发生胆管损伤并且胆汁可自由引流(即位于深处的囊肿不会压迫残余的左右胆管)。考虑到胆漏率高,还应进行渗漏测试。可以沿横切的囊肿壁放置缝合线。右肝切除后,应注意将残留的肝脏固定在稳定的位置,以确保足够的静脉血流。腹部放置引流管。

发病率和死亡率

PCLD 虽然是一种良性疾病,肝切除术却是一项要求严格的手术,即使由经验丰富的肝胆外科医师进行手术也有一定的死亡率和较高的发病率。术中的主要危险是出血,围手术期需要输血的病人占 50% ~ 80%。残留肝中主要胆管的损伤发生率为 5%(Aussilhou et al,2010;Schnelldorfer et al,2009)。

文献中的平均死亡率为 4%(表 75.2),与腹腔脓毒症、急性布-加综合征以及与治疗相关的并发症有关。文中还描述了动脉瘤破裂引起的颅内出血。

PCLD 发病率平均为 64%(表 75.2),有人认为它实际上是几乎不变的。最常见的并发症是腹水和胸腔积液,其机制可能与开窗相同:残余的上皮内皮细胞持续分泌和相对的流出道阻塞。但是,与肝切除术相关的门静脉压力增高和淋巴漏失增加了这种风险。此外,接受肝切除术而不是开窗术的病人更易于发生伴有营养不良症的 PCLD。尽管大多数病人的腹水在 1 个月内即可消退,但有些病人仍需要在下腔静脉或肝静脉置入支架以解决流出阻塞(Grams et al,2007;Schnelldorfer et al,2009)。其次最常见的并发症是出血和胆漏,约有 10% 的病人需要再次进行手术治疗。相反,肝衰竭很少见。严重肾衰竭的病人通常不进行肝切除术。在中度肾功能不全病人中,尽管可以观察到肾脏功能的短暂恶化,但大多数病人在出院时肌酐已恢复到术前水平。10% 的病人中观察到无明显诱因的持续发热(见第 27 章)。

术后发生并发症的术前危险因素包括肾功能不全、腹水和营养不良(Schnelldorfe et al,2009)。如果出现这些症状,则表明需要进行肝移植。

表 75.2 肝切除联合开窗手术进行 PCLD 治疗

参考文献,年	病人数量	死亡率	发病率	复发症状	随访
Turnage et al,1988	3	2(67%)	2(67%)	33%	10 个月
Vauthey et al,1991	5	0	5(100%)	0	14 个月
Newman et al,1990[*]	9	1	5	1	17 个月
Henne-Bruns et al,1993	8	0	3(38%)	50%	15 个月
Madariaga et al,1993	2	0	NA	0	>96 个月
Que et al,1995[*]	31	1(3%)	15(48%)	3%	28 个月
Soravia et al,1995	10	1(10%)	2(20%)	33%	68 个月
Koperna et al,1997	5	0	NA	0	—
Martin et al,1998	9	0	6	0	NA
Vons et al,1998	12	1(8%)	10(83%)	2	34 个月
Hansman et al,2001	2	0	0	0	NA
Yang et al,2004	7	0	7(100%)	0%	20 个月
Li et al,2008	21	0	16(76%)	14%	61 个月
Schnelldorfer et al,2009[*]	124	4(3%)	78(63%)	—	96 个月
Aussilhou et al,2010	45	2(4%)	32(71%)	30%	41 个月
总计	253	10(4%)	161(64%)		

NA,无可用数据。

[*] 调研由同一机构执行。

长期预后

预后在不同的疾病和病人之间有很大的差异。这反映了临床和囊肿形态的多样性以及切除范围的多样性。术后肝脏体积平均减少幅度在 50%~75%（Aussilhou et al,2010；Schnelldorfer et al,2009），这使得超过 75% 的病人相当大程度上得到了主客观改善（图 75.21）。由于一些未治疗的残余囊肿扩大，症状可能会复发，这类病人可能会从靶向治疗中获益，尤其是

硬化治疗。此外，其他症状的再出现与整个肝脏的进行性再扩张有关。最近发现在 4 年的随访后，肝脏平均比切除后的初始残体体积大 11%（Schnelldorfer et al,2009）。然而一半的病人肝体积是稳定的，这一差异也可能反映了该疾病的不同自然史。

移植

由于 PCLD 是遗传性疾病，因此肝移植是唯一的治疗方法

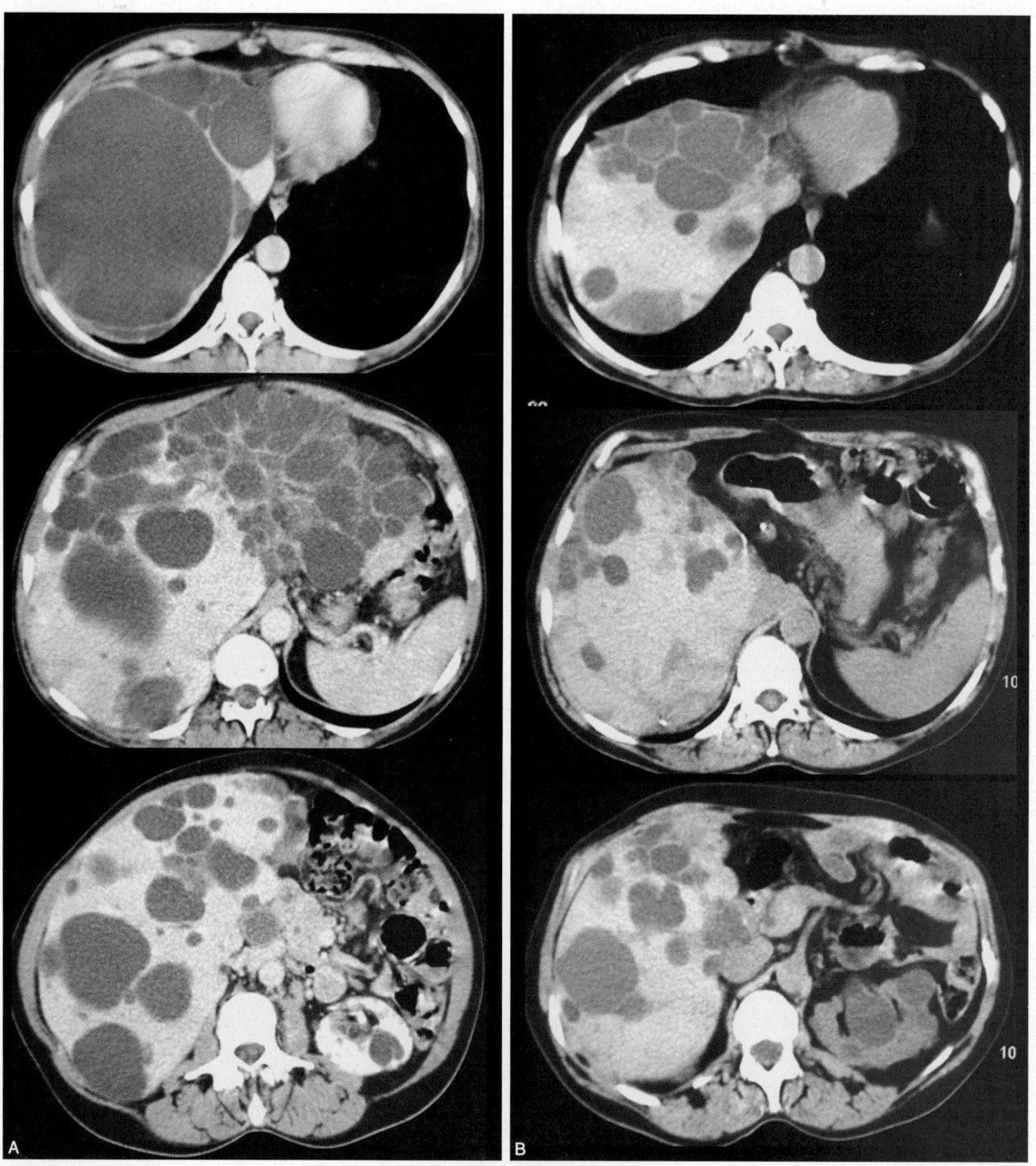

图 75.21　多囊肝病人进行左肝切除术和右肝开窗手术的计算机断层扫描图像。（A）术前视图。（B）术后 24 个月视图

（见第 112 章和第 116 章）。对于任何良性疾病，考虑到仍然有肝功能，部分病人尚不愿进行这种高风险手术。但是，一些肝脏大面积受累的病人会出现肝功能不全的症状，甚至危及生命（腹水、营养不良）；在这种情况下，如果认为肝切除术的风险过高，而预期的疗效却很小，那么肝移植是唯一的选择（图75.22）。尽管需要长期的免疫抑制，但移植后的生活质量仍然可以很高。

在以终末期肝病模型标准为基础、以病人为导向的移植物分配国家，目前也出现了例外的情况，因为没有肝衰竭的 PCLD 病人将没有机会进行移植（Arrazola et al，2006）。

技术

尽管也使用了活体供体，但大多数肝移植手术都是用脑死亡供体的肝脏进行的（Mekeel et al，2008）。该技术与其他适应证的技术相同，但是对于肝切除术，首先需要进行大面积的开窗术才能进入肝脏。下腔静脉可以保留，且在活体捐赠的情况下很重要，但为达到此目的，可能需要短暂钳夹下腔静脉。在大多数情况下需要进行短暂的门腔分流，因为 PCLD 不会通过自发的门体分流诱发门静脉高压。PCLD 的肝移植比其他适应证的要求更高，这是因为肝蒂被拉伸并且囊肿和下腔静脉受压粘连。在切除 I 段时需要完全排除肝脏。

在 ADPKD 病人中，如果肾小球过滤率高于 60mL/min，则无需同时进行肾脏移植（Martin et al，2008），但如果肾小球过滤率低于 30mL/min，则需要进行肾脏移植。若肾小球过滤率介于 30～60mL/min，单独进行肝移植似乎是安全的，前提是使用了保留肾脏的免疫抑制措施。半数病人可能因为缺乏抵抗排斥反应的免疫保护措施而需要进行二次肾脏移植，这与从同一供体移植肝脏和肾脏时所观察到的情况不同（Jeyarajah et al，1998；Pirenne et al，2001；Ueno et al，2006）。

围手术期风险

对于先前接受过手术（尤其是开放手术）的病人，PCLD 的肝移植要求特别苛刻。几乎所有病人都需要术中输血。报告的总死亡率为 16%（表 75.3），高于其他选择性适应证病人的死亡率（Taner et al，2009）。死亡主要与脓毒血症有关。至于

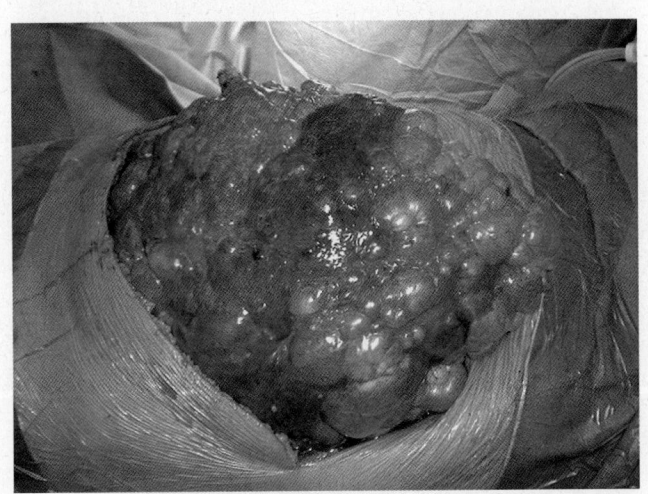

图 75.22　多囊性肝病病人行肝移植术的术中情况，可以看到的是肝脏体积增大，几乎没有非囊性的肝脏

表 75.3　文献报道的高度有症状的 PCLD 伴或不伴有肾移植的肝移植病例和死亡报告

参考文献，年份	病人数	肝移植数	肝移植＋肾移植数	死亡数
Starzl et al，1990	4	2	2	1
Uddin et al，1995	3	3	0	1
Klupp et al，1996	10	5	5	1
Washburn et al，1996	5	4	1	1
Lang et al，1997	17	9	8	5
Swenson et al，1998	9	6	3	1
Jeyarajah et al，1998	6	3	3	2
Pirenne et al，2001	16	15	1	2
Becker et al，2003	17	0	17	3
Gustafsson et al，2003	7	4	3	0
Kirchner et al，2006	36	21	15	5
Ueno et al，2006	14	9	5	1
Krohn et al，2008	14	11	3	1
Taner et al，2009	13	6	7	3
Schnelldorfer et al，2009	7	4	3	3
Aussilhou et al，2010	27	4	23	4
总计	214	112	102	34（16%）

移植的其他适应证，患有最严重疾病病人的围手术期死亡率和发病率，特别是脓毒血症的发病率增加（见第 120 章）。这种情况通常与营养不良有关（Lang et al，1997；Pirenne et al，2001）。先前进行开窗术或切除术会增加移植术后的死亡率和发病率（Baber et al，2014），因此当在疾病的某个阶段可能需要移植时，应谨慎考虑是否进行开窗和切除。

长期预后

登记在册的移植病人 5 年生存率为 80%～84%，高于其他病人的生存率。病人有较好的生活质量（Kirchne et al，2006），短期预后与其他适应证的肝移植相同（Gedaly et al，2013）。肝移植和肝肾联合移植的短期和长期结果相同。

结论

仅在出现与囊肿相关的症状时需要治疗。硬化疗法或腹腔镜开窗手术同样可治疗单一的较大囊肿。在有症状的病人中，数量有限且较大的囊肿可选择开窗手术治疗（图 75.23）。对于症状与大囊肿无关的 PCLD 病人，治疗方法包括观察、手术甚至移植，这取决于症状的严重性和非囊性实质区域是否有保留。如果预期接受肝移植，应该避免肝切除术和一定程度的开窗手术。如果之前进行过囊肿开窗术或切除术，则应该考虑囊肿进展的可能性以及是否增加了肝移植手术的复杂性。

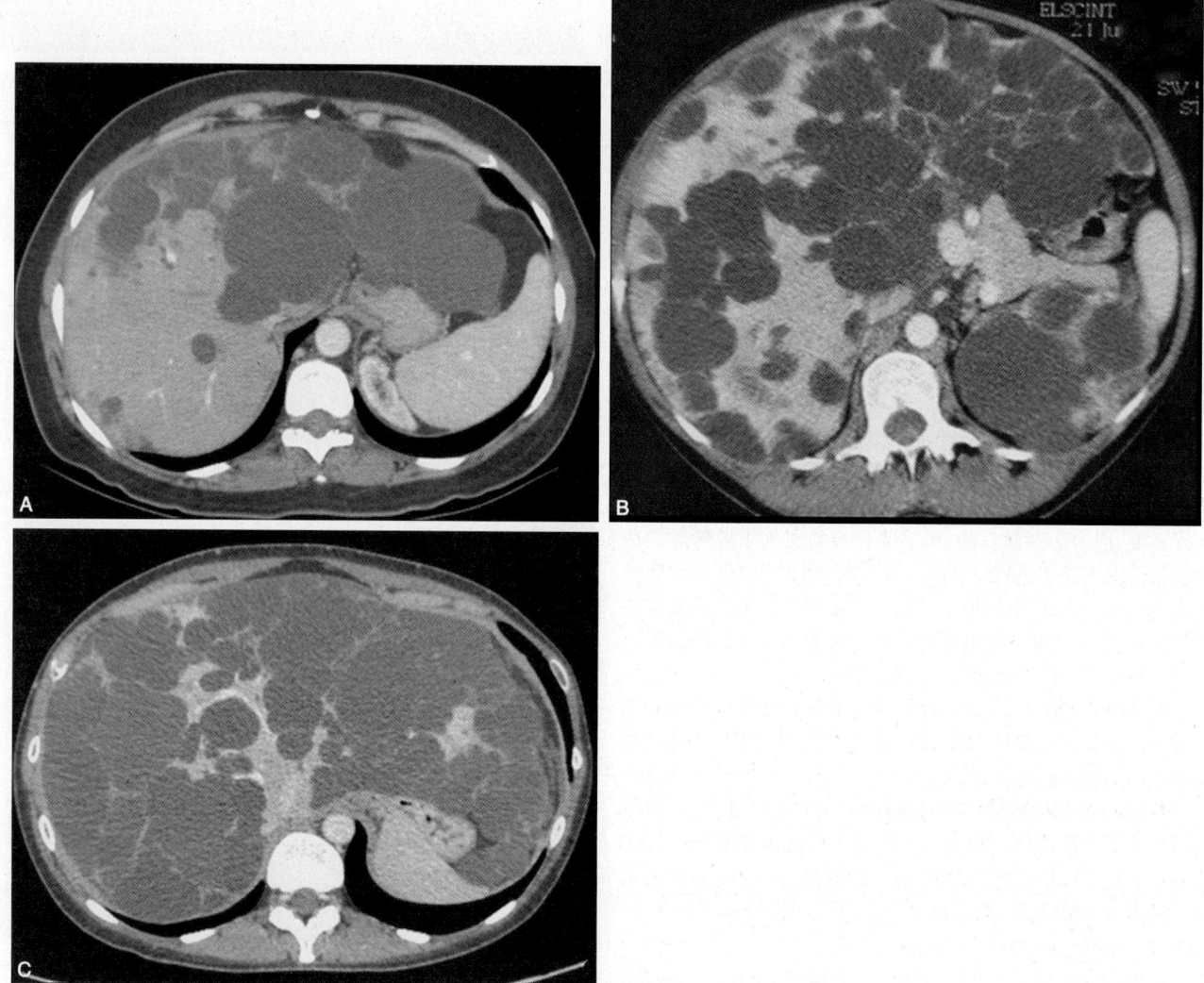

图 75.23　根据多囊性肝病的严重性进行治疗。(A)轻度类型用腹腔镜开窗手术或肝切除术治疗。(B)开窗手术不可能有效的治疗中度类型;由于未来残余肝脏较大且有正常的流入道和流出道,考虑进行左肝切除术。(C)重度类型需要进行肝移植

（刘斌 译　张志伟 审）

第一篇 炎症、感染和先天性疾病
D. 肝硬化、门静脉高压和肝衰竭

第76章

肝硬化和门静脉高压的病理特征

Elizabeth M. Brunt and Danielle H. Carpenter

概述

慢性肝病的病因包括酗酒、丙型病毒性肝炎,以及欧美国家中最近出现的非酒精性脂肪性肝炎(nonalcoholic steatohepatitis,NASH)等(Tsochatzis et al,2014),最终可进展为肝硬化。肝硬化占成人死亡最常见原因的第 14 位(Hoyert & Xu,2012),但其准确患病率尚不清楚。因为在早期,肝硬化通常是无症状的。在美国,每年有 33 539 人死于肝硬化(Hoyert & Xu,2012)。

在尸检系列中,5% ~ 10% 的病例记录有肝硬化,但尸检对象不能代表一般人群(Karsan et al,2004)。目前,临床医生(Garcia-Tsao et al,2010)和病理学家(Kim et al,2012)倾向于将肝硬化视为具有多阶段过程的疾病,而不是单一病程的疾病;因此,只有终末期肝硬化需要应用肝移植作为确切性治疗,而前几个阶段可以采用更积极的药物治疗(Tsochatzis et al,2014)。

肝硬化的肝脏功能明显弱于正常肝脏,门静脉血流的异常和由此导致的门静脉高压是肝硬化最显著的表现(Tsochatzis et al,2014)。此外,肝硬化本身是肝细胞癌(hepatocellular carcinoma,HCC)的主要易感因素,并且越来越多的学者认为它也是肝内胆管癌(cholangiocarcinoma,CCA)和肝细胞-胆管细胞混合型肝癌的易感因素,这可能是由于炎症的微环境以及肝内细胞类型多样性的相互转换(Raggi et al,2015)。有趣的是,肝硬化被认为对肝外肿瘤的转移具有抵抗力。最近,一项对超过162 000 名多种族美国人进行的长达 18 年的前瞻性流行病学研究,证实了之前一些小样本研究所得出的结论,即含咖啡因的咖啡可以预防各种慢性肝病以及继发肝癌所导致的死亡(Setiawan et al,2015)。

人们还认识到,在未出现肝硬化病理结构改变的情况下,可能会发生门静脉高压,这种情况被称为非肝硬化门静脉高压,其潜在疾病可能是特发性的。根据临床表现,可大致分为肝前型、肝内型或肝后型。本章重点介绍肝硬化和非肝硬化门静脉高压的组织病理学特征。

肝硬化的组织病理学特征

肝硬化的最终病理特征是肝实质弥漫性结构改变,包括肝血管重构。薄壁血管和淋巴管在分隔结节状肝细胞群的新形成的假小叶内增殖。虽然在假小叶内仍可辨认出门静脉分支,但肝末梢小静脉(即肝脏的流出血管)或是被破坏(如酒精性肝病,alcoholic liver disease,ALD),或是与实质的坏死炎性病变合并到假小叶内。因此,假小叶中没有流出的血管。假小叶通常含有多种慢性炎症细胞,包括巨噬细胞,也可能包括上皮细胞。后者可能含有残留的肝细胞,但这些细胞主要是胆管细胞。在与受损肝细胞交界处的上皮-间质炎症相互作用过程被称为导管反应,这是一种在所有形式的慢性肝病中都会发生的典型反应(Gouw et al,2011;Roskams et al,2004)。在肝结节的间隔,可以观察到网状支架上有一圈细胞角蛋白-19 阳性的导管细胞,许多细胞似乎与结节中的肝细胞融合在一起。这些是Hering 胆管(也就是胆道的最远分支)内的前体细胞,其中至少有一部分被认为是干细胞(Roskams,2006)。随着结节内肝细胞从肝硬化到增生结节再到肝细胞癌的发展,边缘内的上皮成分逐渐变薄,然后消失(Lennerz et al,2011)。用细胞角蛋白-7或-19 的抗体进行免疫组化染色可检测到这些。

肝硬化的发病机制及其可逆性

从正常肝结构到肝纤维化(异常基质沉积)再到晚期肝硬化的转变,不论其潜在的病因是什么,最终表现为混合结缔组织的异常分布,即肝实质失活、血管再生和重分布。纤维化是一个动态的、复杂的和高度受调控的过程,一方面由肝实质损伤触发,细胞坏死和凋亡的相互作用介导(见第 7 章),另一方面由包括免疫细胞(见第 10 章)、细胞因子和趋化因子(见第 11 章)在内的炎性级联反应,导致特定的基质激活细胞(Hernandez-Gea & Friedman,2011;Seki & Schwabe,2015)。这些细胞是常驻的肝星状细胞和门静脉成纤维细胞。在纤维化形成过程中,通过释放有效的组织金属蛋白酶抑制剂来阻止基质的

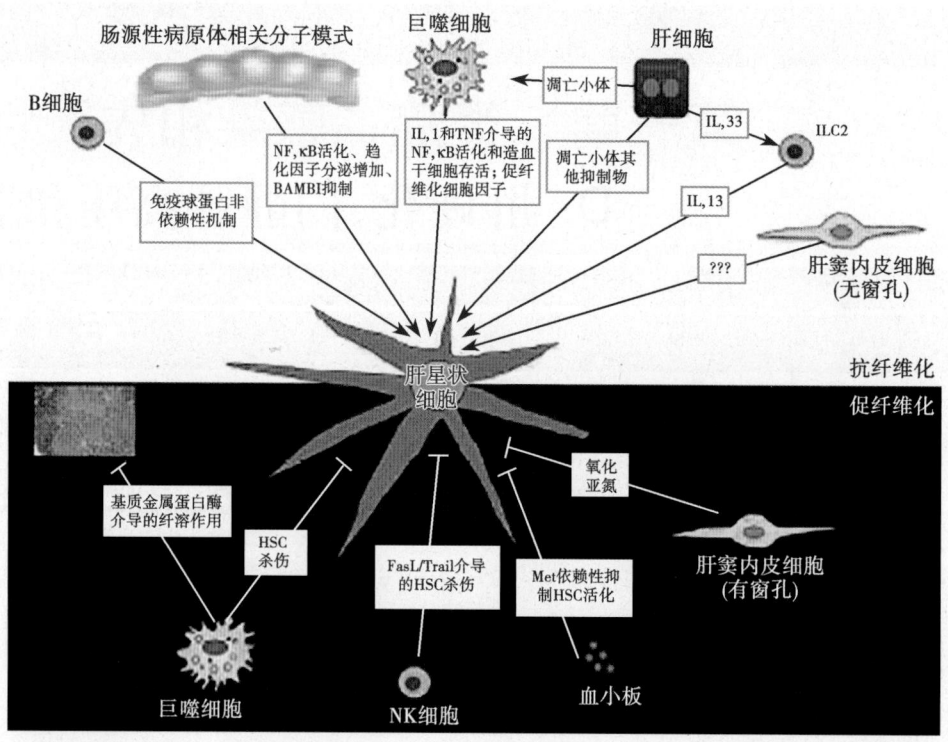

图76.1　纤维化形成：本图突出了基质产生和分解的细胞间相互作用（From Seki E, Schwabe RF: Hepatic inflammation and fibrosis: functional links and key pathways. Hepatology 61: 1066-1079, 2015.）

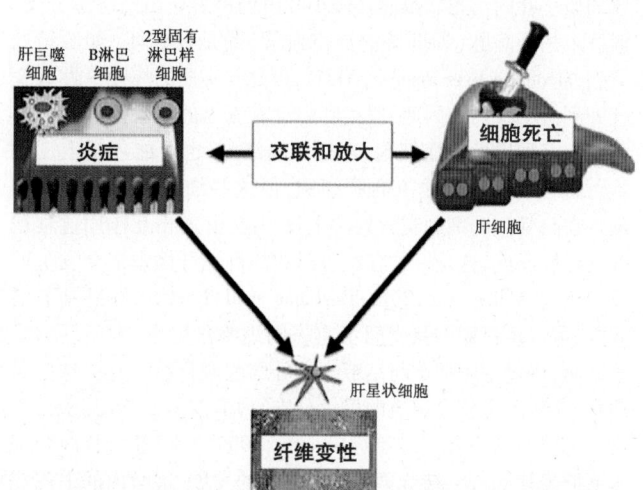

图76.2　图中显示了细胞死亡、各种形式的炎症反应和免疫反应的联系（From Seki E, Schwabe RF: Hepatic inflammation and fibrosis: functional links and key pathways. Hepatology 61: 1066-1079, 2015.）

降解；纤维化形成的肝星状细胞的凋亡也受到抑制（图76.1和图76.2）。瘢痕的形成是胶原合成沉积与降解吸收失衡导致的结果。

　　传统上认为肝硬化是一个不可逆转的过程，但通过病理学家的观察（Wanless et al, 2000），以及对乙型肝炎、丙型肝炎和遗传性血色素沉着症的治疗前后活检的证据表明，情况并非如此。Poynard 等（2002）的一项研究分析了四个主要临床试验中的 3 010 名慢性丙型肝炎病人，这些病人接受了干扰素（interferon, IFN）或聚乙二醇干扰素（pegylated-IFN, PEG-IFN）联合或不联合加利巴韦林的随机治疗方案。153 例基线肝硬化病人

中有 75 例（49%）出现肝硬化逆转。Pol 等（2004）检查了 64 名免疫功能正常的丙型肝炎病毒相关性肝硬化病人的随访活检情况，发现平均每 4.6 年就有 5 名病人（7.8%）肝硬化消失。4 例透析病人中有 3 例出现继发于丙型肝炎病毒感染的肝硬化逆转，其中 2 例病人在肝移植时发现肝硬化消退。Falize 等（2006）分析了 36 例遗传性血色素沉着症病人，结果显示 69% 的桥接性纤维化病人和 35% 的肝硬化病人在接受贲门、胃底周围血管离断术治疗后肝纤维化消退。其他疾病，包括 ALD、自身免疫性肝炎（autoimmune hepatitis, AIH）和原发性胆汁性肝硬化的病人中也有肝硬化逆转的报道（Arthur, 2002; Fallowfi & Iredale, 2004; Serpaggi et al, 2006）。

　　肝纤维化发生发展的机制包括通过细胞凋亡使星状细胞失活、基质金属蛋白酶抑制剂表达减少、金属蛋白酶或胶原酶的产生和活性增加（Seki & Schwabe, 2014）。目前，肝硬化真正可逆的程度仍然存在争议。一个被忽略的重要问题是，即使瘢痕组织被重新吸收，实际上肝实质和血管结构能够恢复的程度尚不得而知（Desmet & Roskams, 2003）。这些考虑的因素包括了样本差异或研究中的解释错误。实际上这些问题应与先前的活检比较，以获得令人信服的结论。不管怎样，这些讨论具有重要的临床意义。最后，Lee 和 Friedman（2014）详细介绍并讨论了一个情况，即在丙型肝炎的病毒治疗中，少数受试者仍然继发纤维化和肝癌（见第 91 章）。

肝活检在晚期肝病中的作用

　　在现代医学中，对慢性肝病和肝硬化病人的研究涉及多个学科和临床工具，包括病理学、放射学、临床化学、病毒学、血清学检测，以及最近的分子检测。随着越来越多的血清标志物和影像学检查在临床实践中得到应用，肝活检的评估正在减少

(Tsochatzis et al,2014);然而,在临床诊断未知的病例中,尽管肝活检具有侵袭性的缺点,但仍可被认为是主要的诊断工具(Ma & Brunt,2012;Rockey et al,2009)(见第22章)。事实上,肝活检可以有几个重要的作用,如确诊肝硬化;评估可能的潜在病因;分析正在进行的坏死炎症活动的等级;检测异常增生的病变或临床上隐匿的 HCC;为化学、生化、分子或超微结构研究提供组织样本(Brunt,2000)。

在大多数情况下,针刺活检是能获得有代表性的肝组织的最有用的技术。这一过程在测量压力时经颈静脉入路,或在外科手术过程中经皮完成(见第22章和第87章)。此外,也可以使用穿刺针或 Menghini 吸引针,前者通常能为组织学评估提供更好的活检标本。如果怀疑肝硬化,穿刺针是首选的活检方法,因为 Menghini 吸引针经常导致标本碎裂,会使得组织学评估变得困难。针的大小(长度和直径)对于避免抽样误差很重要。传统上,建议足够的活组织检查样本不应小于20 标准单位,至少 1.5cm 长,或者至少应包含完整的门静脉结构(Rockey et al,2009)。然而,为了对慢性病毒性肝炎进行准确和可靠的分级和分期,研究表明需要长度为 2cm 或更长的活检标本,该标本至少包含11 条完整的门静脉(Guido & Rugge,2004)。

楔形组织活检通常在开腹手术或腹腔镜下进行,不建议用于评估弥漫性实质性肝病,如肝硬化,因为这项技术主要采样包膜下的肝实质,其中可能含有从包膜延伸出来的纤维间隔,容易被混淆或过度解释为肝硬化或肝纤维化(图 76.3)。楔形组织活检最适合于评价位于包膜上或其正下方的局灶性病变。即使在开放手术期间,针刺活检以取样肝深部实质也是可取的(Guido & Rugge,2004)。

甲醛溶液及时固定肝活检标本,对高质量的组织学研究至关重要。许多特殊的染色和分析,如铁或铜的定量,以及新的分子和基因组分析可以在甲醛溶液固定的石蜡包埋(forma-lin-fixed paraffin-embedded,FFPE)组织上进行。如果怀疑有特殊的代谢紊乱,需要进行电子显微镜检查,与病理学家进行活检前讨论是有用的,这样可以在戊二醛中固定额外的新鲜组织。对于任何肝组织的最终病理分析,充分的临床信息是必要的。

肝硬化的形态学表现

宏观上,肝硬化病人的肝脏表现为弥漫性、累及全肝的结节状改变(图 76.4),呈纤维化改变,体积可能增大,也可能缩小。当有高胆红素血症时,肝脏实质可能是黄褐色、黄色(脂肪肝时)或深绿色。结节的大小以 3mm 为标准进行分类;小于3mm 的“小结节状肝硬化”在 ALD 中占主导地位,但混合性小结节状肝硬化最常见,可与大多数慢性肝病一起发生。背景明显变色的大的、隆起的结节是恶性肿瘤的危险因素,特别是肝细胞癌。显微镜下,肝实质被相互连接的、可变大小的间隔分隔,内有淋巴管和血管腔的轮廓,也有上皮内衬的导管结构和不同的浸润性细胞类型。间隔将实质分隔成结节,典型的结节不再保留可辨认的肝终末小静脉。然而,间隔内可发现细小的门静脉属支。正常的门静脉中心结构丧失;有一种例外是当发生胆汁性肝硬化,肝末端小静脉仍保留其中心位置。结节内的肝细胞形态可能正常,或出现活动性损伤,或出现再生迹象。再生的特征可能是细胞板增厚,横跨两个细胞,核不均一。大细胞核/细胞质(nuclear/cytoplasmic,N/C)比率保持不变,小细胞 N/C 比率增加。网织蛋白染色有助于显示细胞板增厚。通过大量免疫研究,证实一些结节内的细胞来源于干细胞系的“新形成”未成熟细胞(Roskams et al,2003)。结缔组织内伴发炎症的导管增生称为导管反应(Roskams et al,2004)。一些间隔可能有淋巴细胞聚集,一些可能有交界性肝炎,表明存在活动性肝炎。

胆汁性肝硬化是由原发性胆汁性肝硬化、原发性或继发性硬化性胆管炎和胆道闭锁等疾病引起的。这种类型的肝硬化在显微镜下表现出独特的形态学特征,其特点是高度不规则的“拼图”或“地理”结节模式(图 76.5)。如上所述,残存肝末梢小静脉,淋巴集合体或瘢痕组织可明显造成天然胆管的丢失或消退。导管反应(增生)可能比其他类型的肝硬化更为明显。胆汁性肝硬化的一个特征是胆酸盐淤积。这些征象包括隔周肝细胞肿胀/气球、Mallory-Denk 小体(Mallory's 玻璃体)和铜沉积颗粒。此外,在结节的血窦内可见泡沫细胞聚集体。一些研究人员将大量的大细胞改变归因于慢性胆汁淤积。胆汁性

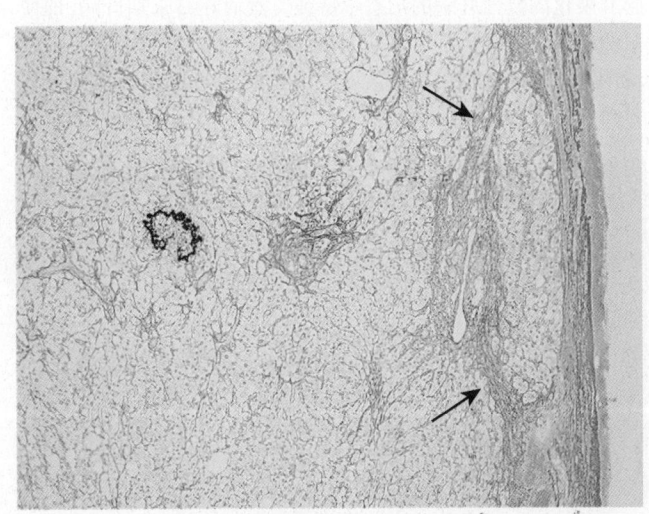

图 76.3　楔形活检显示肝被膜下的过度纤维化(Gomori 网状蛋白染色)。箭表示纤维间隔延伸至肝实质

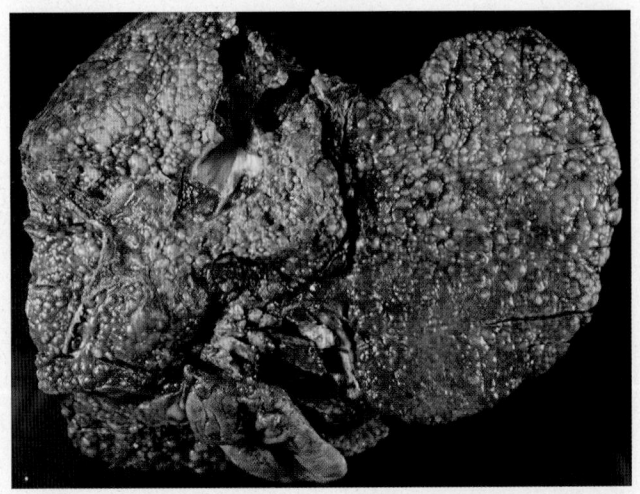

图 76.4　肝硬化大体表现为弥漫性累及全肝的再生结节和纤维性瘢痕

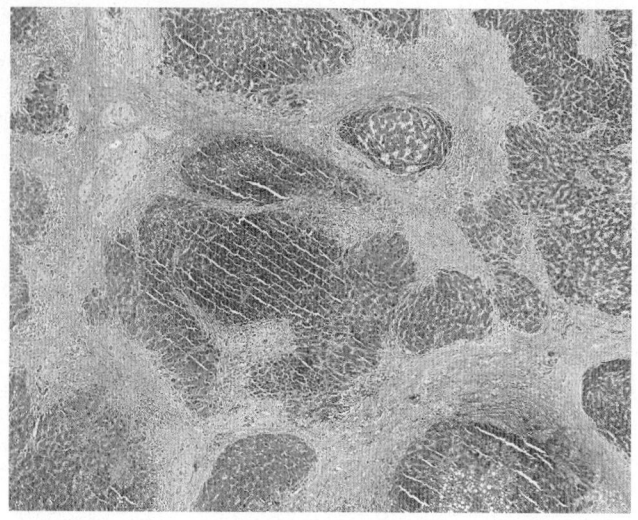

图 76.5　胆汁性肝硬化表现为"拼图"型（Masson 三色染色）

肝硬化的另一个明显的组织学线索是假小叶内的增生结节。

当检查足够多的活检标本时，即使在苏木精和伊红染色的切片上，肝硬化的识别也很简单。使用 Masson 三色或其他结缔组织染色可能有助于突出酒精性肝炎和肝硬化的密集窦旁纤维化，特别是对于碎片化的穿刺活检标本（图 76.6）。活检时发现的标本碎裂应怀疑肝硬化的可能。在组织切片上，一个有意义的线索是间隔内有许多血管通道横穿或穿过核心；此外，一层薄薄的胶原蛋白在三色和网状蛋白染色上更容易被识别，倾向于黏附在分离的结节的圆形表面。另一方面，某些情况下在穿刺活检标本上可能很难诊断肝硬化，例如，当大结节取样或肝硬化不完全时（不完全分隔型肝硬化）。最后，肝硬化的形态学特征没有完整的谱系，但血管关系明显改变，并可观察到偏心的门静脉走行。此外，隔膜较薄，有的可见向实质内延伸并终止为盲端。这种类型的"肝硬化"在乙型肝炎病毒相关的肝病中很常见。

肝脏病理学家认为评估肝活检的常规染色还包括铁染色和淀粉酶消化后过碘酸希夫染色（periodicacid-Schiff stain after diastase digestion，PAS-d）。前者可用于检测和传递肝细胞铁的

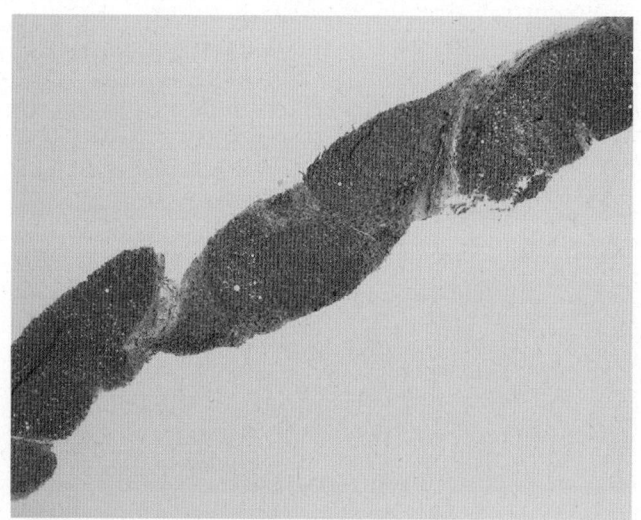

图 76.6　穿刺活检样本上可见肝硬化（Masson 三色染色）

半定量、检测网状内皮铁和突出管内胆管内的胆栓。在 MZ 或 ZZ α₁-抗胰蛋白酶缺陷的受试者中，PAS-d 可用于检测当 Z 等位基因存在时聚集在内质网中的大小可变的门静脉周围嗜酸性"小球"。PAS-d 对记录胆管基底膜、窦周基底膜、携带 PAS-d 的 Kupffer 细胞、门静脉和间隔巨噬细胞的近期坏死炎症活动也很有帮助。

并非所有在肝硬化中发现的较大结节都是恶性的。大再生结节通常尺寸为 0.5 至 1.5cm，少有直径超过 5cm 的（International Working Party，1995）。它多见于大结节型肝硬化，肉眼检查可能与周围肝硬化结节不同。组织学上，大再生结节可能含有门静脉结构或短纤维血管间隔。结节内的肝细胞与较小肝硬化结节内的肝细胞相似，但几乎总是表现为增生性改变，表现为板层增厚。大再生结节的克隆性已经显示出来，其恶性潜能很低，但其存在毋庸置疑（Park，2011）。

异常增生结节是一种癌前病变，其直径通常超过 0.5cm（International Working Party，1995）。这种结节已有报道可以在几个月或几年内演变成肝癌（Hytiroglou，2004）。高级别的不典型增生结节表现出更明显的结构或细胞学异型性，如膨大或地图样克隆生长；假腺形成；不成对动脉；小细胞改变，其特征是细胞密度增加、高 N/C 细胞比率和核深染。然而，这些形态学改变对于肝癌的诊断是不够的，因为一个发育异常的结节不会侵犯周围的基质或血管，并且它保持不超过三个细胞宽的细胞板（Roncali，2004）。

从穿刺活检标本中鉴别高分化增生性结节和高分化肝癌可能非常困难甚至不可能，而大块病理组织检查可能对于确诊帮助较大（图 76.7）（Kojiro，2004）。周围导管反应的识别有助于肝硬化或增生异常结节的阳性识别（Lennerz et al，2011；Park et al，2007）。肝硬化和不典型增生病人活检标本的临床处理具有挑战性。

肝硬化潜在病因的评估

肝硬化最好按其潜在病因分类（知识框 76.1），这可以由多数病例的临床病史和实验室检查来确定。形态学检查有助于确定诊断或指导临床研究。接下来，我们将讨论许多常见引起肝硬化的慢性肝病的形态学特征。然而在终末期肝病，即使对经验丰富的肝病理学家来说，组织病理学检查也可能不会发现极其典型的病理学特征。许多"隐源性"肝硬化的病例表现为耗竭型过程，没有明确的临床或形态学特征。这些病例通常

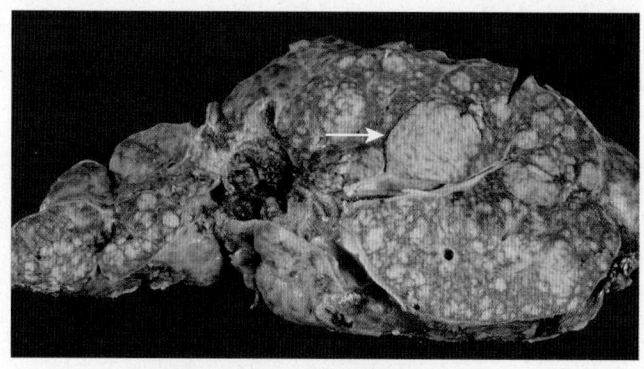

图 76.7　肝硬化肝细胞癌的大体显微照片（箭头）。肿瘤从肝硬化背景中突出

药物和毒素

酒精

甲氨蝶呤

异烟肼

甲基多巴

胺碘酮

感染

乙型肝炎

丙型肝炎

丁型肝炎

血吸虫病

自身免疫性疾病

自身免疫性肝炎

原发性胆汁性肝硬化

原发性硬化性胆管炎

遗传性代谢缺陷

血色沉着病

肝豆状核变性/威尔森病

α₁-抗胰蛋白酶缺乏症

半乳糖血(症)

甲状腺素血症

糖原贮积病

遗传性果糖不耐受

尿素循环障碍

α/β 脂蛋白血症

进行性家族性肝内胆汁淤积症

囊性纤维化

获得性胆道疾病

胆道闭锁

胆石性梗阻

胆总管狭窄

血管疾病

布-加综合征

静脉闭塞性疾病

充血性心力衰竭

遗传性出血性毛细血管扩张症

其他

非酒精性脂肪性肝炎

全胃肠外营养

印度儿童肝硬化

肠旁路手术

维生素 A 增多症

结节病

不明原因

Modified from MacSween RNM, et al. Pathology of the liver, 4th ed. London, 2004, Churchill Livingstone.

是由 ALD、AIH 和非酒精性脂肪肝(nonalcoholic fatty liver disease,NAFLD)引起的。目前尚不清楚尚未命名的病毒制剂可能起到的作用。

酒精性肝病

　　过量饮酒是欧美国家肝病的主要病因,包括脂肪肝、酒精性肝炎和酒精性肝硬化。酒精性肝硬化,或称 Laënnec 肝硬化,

是典型的小结节性肝硬化,可能保留酒精性肝炎的一些特征。大体检查时,肝脏可能呈淡黄色、肿大、油腻或萎缩。组织学上,在最初阶段,病变主要发生在腺泡的静脉周围(3 区),包括各种脂肪变性(脂肪)、气球样变、Mallory-Denk 小体和卫星变性。脂肪变性可能主要是大泡性的,由肝细胞胞浆中的大脂滴取代细胞核。也可以看到微血管性脂肪变性,其特征是围绕中心保留核的脂肪滴。酒精性肝炎的特征是中性粒细胞的炎性浸润,最常分布在含有 Mallory-Denk 小体的肝细胞附近的小叶(即卫星变性)和致密的窦周小叶(图 76.8)。淋巴细胞和组织细胞也可能存在(Colombat et al, 2002),有时以脂肪肉芽肿的形式存在,巨型线粒体也可能明显存在。在门静脉和门静脉周围区域,可能发生大量中性粒细胞参与的导管反应。胆管炎和胆管堵塞是引起胰腺炎的潜在病因。

　　酒精性肝炎的纤维化类型具有特征性。纤维化通常累及肝末梢小静脉,导致管壁增厚;管腔闭塞可见邻近肝细胞和剩余肝细胞内的 Mallory-Denk 小体坏死,这种病变称为中央透明坏死。内皮下纤维化是一种酒精中毒的静脉闭塞性病变,即使在终末期肝硬化中也可观察到。纤维化可能以纤细或致密的线条延伸至窦周小叶,形成独特的"鸡丝"状细胞周(窦周)分布。三色染色在检测这种独特形式的纤维化时特别有用。随着时间的推移,肝脏可能被小结节型肝硬化所取代;ALD 的间隔通常相当宽,表现为微血管闭塞(Brunk et al, 2012)。当酒精性肝硬化进展时,上述形态学特征可能会变得不那么明显。肝脏可能萎缩并几乎被纤维化取代,肝硬化可能演变为具有特征性宽间隔的大结节或混合结节结构。脂肪变性、气球肿胀和 Mallory-Denk 小体可能无法辨认,特别是在几个月或几年内停止饮酒的病人。

非酒精性脂肪肝

　　非酒精性脂肪肝(NAFLD)是欧美国家最常见的肝功能异常的原因。根据流行病学调查,20%~25% 的美国人受到脂肪肝的影响;在这些人中,发展为肝硬化的风险为 15%~20%(Angulo, 2002)。肝组织中发现的损伤可能类似于不酗酒的人酒精性肝损伤的许多特征(Brunt et al, 2012)。该病的病因主

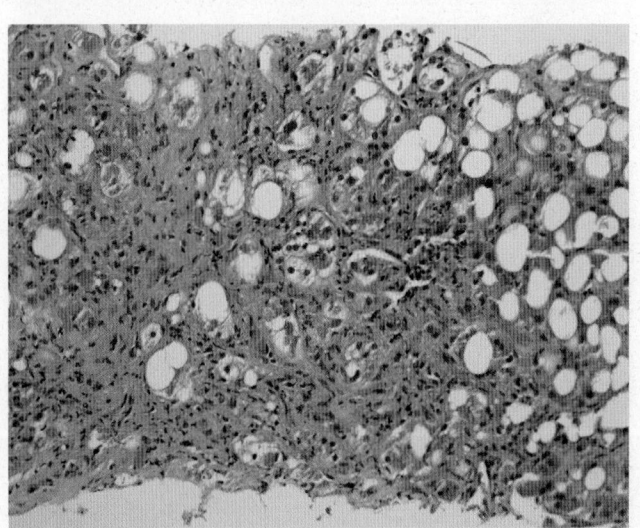

图 76.8　酒精性肝炎的特征是大泡性脂肪变性、肝细胞肿胀、小叶性中性粒细胞浸润和 Mallory-Denk 小体的存在

要是胰岛素抵抗,被认为是代谢综合征的肝脏表现,代谢综合征是心血管疾病的一组危险因素,包括肥胖、高血压、糖尿病和高脂血症(Marchesini et al,2001)(见第71章)。

NASH 和 ALD 的组织病理学差异和相似之处有多个报道(Brunt et al,2012)。与本章相关的内容如下。酒精性肝炎所描述的大部分(但不是全部)组织病理学特征可以在 NASH 中发现;损伤的病变可以在 ALD 和 NAFLD 的肝硬化中看到。这些主要包括脂肪变性,主要是大水泡(大液滴或混合的大小液滴);肝细胞肿胀;小叶梗死,通常是轻度的,包括中性粒细胞;小的脂肪肉芽肿;不同数量的窦旁纤维瘤(图76.9)。重度门静脉炎症,尤其是当伴有淋巴样聚集或丰富的浆细胞时,应怀疑同时患有多种肝脏疾病,如慢性病毒性肝炎或 AIH(Brunt et al,2003),而不伴有多种疾病的广泛的门静脉慢性炎症已被证明与晚期 NASH 和更严重的临床代谢特征相关(Brunt et al,2009)。此外,NASH 也可能检测不到 Mallory-Denk 小体。在 ALD 中,Mallory-Denk 小体可能存在于凋亡的肝细胞中,而在 NASH 中,Mallory-Denk 小体仅存在于气球样变的肝细胞。最近,一种免疫组织化学染色已经被引入来检测气球样肝细胞中 K8/18 的丢失,以及 Mallory-Denk 小体中成团的 K8/18 的存在(Lackner et al,2008)。如果在脂肪性肝炎的背景中存在大量的 Mallory-Denk 小体,则更有可能源于酒精性肝病(Brunt et al,2012)。同样,明显的胆汁淤积在肝硬化前 NASH 中发生的可能性很小,但在 ALD 中可能发生。酒精性肝炎的宽间隔在 NAFLD 中也很少见。

NASH 的纤维化始于中心窦周围间隙;随着时间的推移,门静脉和门静脉周围纤维化发展,最终可能发生肝纤维化和肝硬化。这通常不会破坏肝末梢小静脉,这点与酒精性肝炎不同。NASH 的分级和分期主要基于脂肪变性的范围和严重程度、气球状改变、小叶和门静脉梗死的分级以及纤维化和重塑的阶段(Brunt et al,1999)。与在其他形式的慢性肝病中广泛使用分级和分期类似,这种方法是为了认识脂肪性肝炎的独特特征,以便于进一步进行可重复性的评估,用于临床和实验室研究。由美国国家糖尿病、消化和肾脏疾病研究所赞助的 NASH 临床研究网络对该系统的修订被广泛用于临床试验

(Kleiner et al,2005)。

慢性丙型肝炎

在新的不使用干扰素的治疗丙型肝炎病毒方法出现之前,肝硬化在感染丙型肝炎病毒的病人中占很高的比例,特别是长期感染、饮酒、与乙型肝炎病毒或人类免疫缺陷病毒混合感染、抗病毒治疗无效和男性病人(见第70章)。有趣的是,即使在病毒学治愈之后,大型临床试验中的一小部分人(7%~13%)仍然有纤维化进展,甚至肝硬化(Lee et al,2014)。丙型肝炎病毒相关性肝硬化常表现为大结节状或混合大结节状和微结节状。纤维血管间隔的宽度各不相同,通常由单个核细胞(主要是淋巴细胞)浸润,但也包括浆细胞和嗜酸性粒细胞。淋巴集合体,通常具有良好的生发中心,具有特征性,虽然不是病理学上的(图76.10)。部分病例也可见轻度胆管损伤(Poulsen 病变),也可能存在交界性肝炎。小叶性坏死呈典型的点状、轻度,伴或者不伴有嗜酸性小体。门静脉内皮下炎症与内皮炎相同,在丙型肝炎病毒感染时也可发生。目前尚无可靠的抗体用于丙型肝炎病毒蛋白的免疫组织化学检测。

慢性乙型肝炎

乙型肝炎病毒感染继发的慢性肝炎是肝硬化的另一个常见原因(Fattovich,2003;Ganem & Prince,2004;Lai et al,2003)(见第70章)。与丙型肝炎病毒引起的肝炎相比,乙型肝炎病毒引起的肝炎可能表现出更严重的门静脉和小叶坏死,特别是急性加重期。可见汇合性或多腺泡桥状坏死伴小叶框架塌陷。慢性乙型肝炎的一个相对特异的表现是肝细胞内存在"磨玻璃"包涵体,这些包涵体呈均匀的、苍白的或嗜酸性的细胞质改变,由富含乙型肝炎病毒表面抗原的滑面内质网引起(图76.11)。然而,在许多情况下都能观察到类似于磨玻璃样变(Wisell et al,2006)。通过组织化学染色(地衣红、维多利亚蓝)或免疫组织化学方法检测胞浆中的乙型肝炎病毒表面抗原和细胞核中的乙型肝炎病毒核心抗原,可作出明确诊断。

在乙型肝炎病人中,与丁型肝炎病毒混合感染或双重感染通常会导致更严重的肝损伤,并加速肝硬化的发展(Farci,

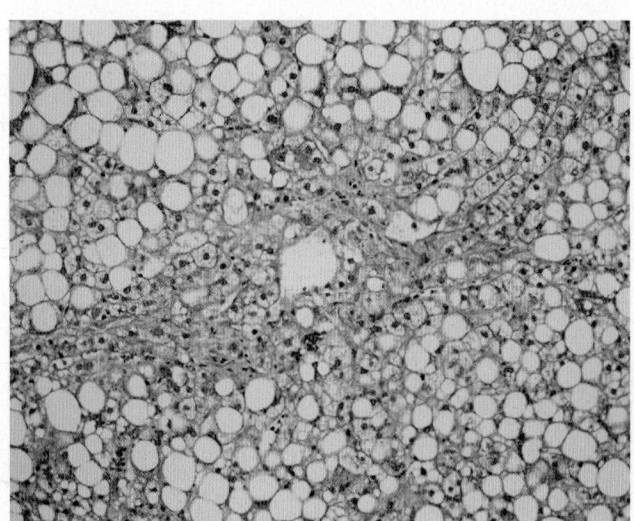

图 76.9　3区"鸡丝状"窦周围纤维化;这一特征可见于非酒精性和酒精性脂肪性肝炎(Masson 三色染色)

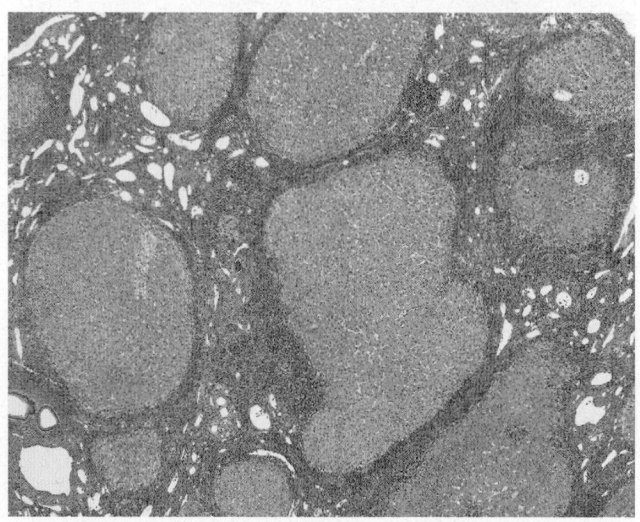

图 76.10　丙型肝炎病毒性肝硬化具有特征性间隔淋巴聚集体

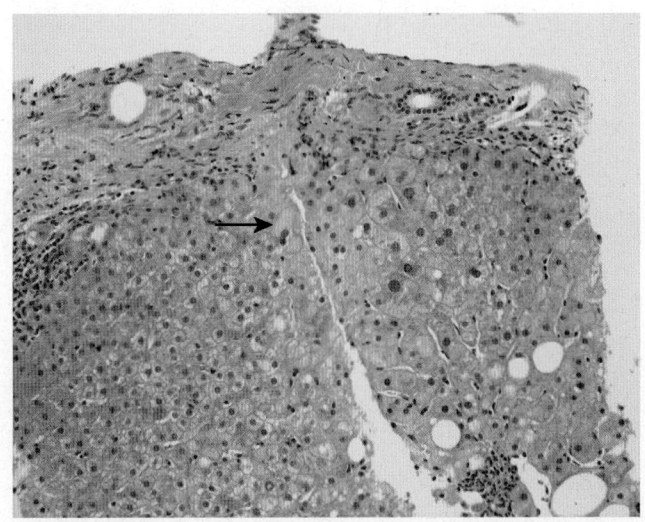

图 76.11　慢性乙型肝炎病毒感染肝组织中的毛玻璃样肝细胞(箭头)

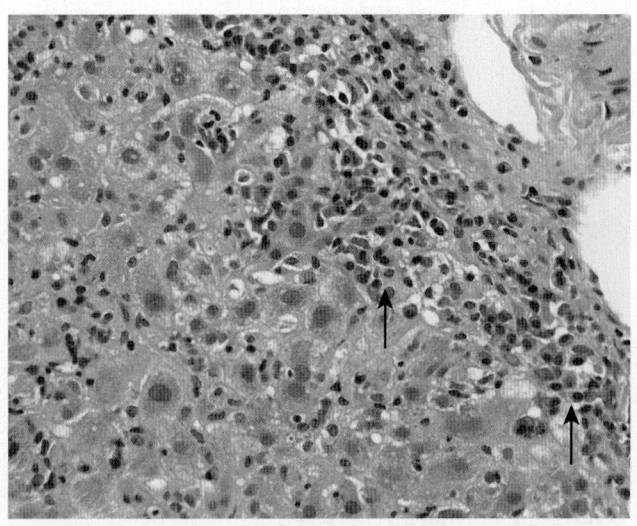

图 76.12　自身免疫性肝炎的特征可能是肝炎"花环"和汇管区与小叶中的大量浆细胞(箭头)

2003)。免疫组织化学检测丁型肝炎病毒核内抗原有助于诊断。

自身免疫性肝炎

AIH 的诊断依赖于一系列的临床、实验室和组织病理学检查;临床上,AIH 可能最终结果或表现为肝硬化。肝组织的病理学检查在确定诊断和排除继发于其他病因的疾病方面起着重要作用(Chaaja,2015)。典型的 AIH 表现为致密的门静脉、间隔和小叶单个核细胞浸润,门静脉周围或间隔周围有明显的浆细胞丰富的交界性肝炎。门静脉炎症和小叶坏死病灶内大量浆细胞的存在和肝炎"花环"的形成是特征性的(图 76.12)。严重者可见混合性或桥接性坏死,有时伴有假性腺泡形成。AIH 中也有以小叶中心坏死为主,门静脉炎症相对较轻的报道(Misdraji et al,2004)。在未经治疗的病人中,纤维化可能会迅速发展。在肝硬化阶段,肝实质被宽阔的纤维带分割成大小不等的结节,类似于酒精或慢性病毒性肝炎引起的结节;浆细胞和"花环"可能变得不那么突出。耗尽的 AIH 可能是"隐源性"肝硬化的原因之一。形态学特征并不能区分不同类型的 AIH,无论是根据自身抗体水平、血浆蛋白还是免疫遗传标记物(如 IgG 升高)进行分类(McFarlane,2002)。

原发性胆汁性肝硬化

原发性胆汁性肝硬化(primary biliary cirrhosis,PBC)是一种自身免疫性疾病,会导致肝内胆管的进行性破坏(Imam & Lindor,2014)。早期以淋巴细胞、浆细胞、嗜酸性粒细胞混合慢性门静脉炎症和以淋巴细胞性或肉芽肿性胆管浸润为特征的"旺炽性胆管病变"为特征(图 76.13)。晚期可出现导管反应和交界性肝炎。在血清抗线粒体抗体(antimitochondrial antibody,AMA)阳性的情况下,胆管病变基本上是诊断学意义上的结论。病变的胆管可能破裂,或导管上皮可能出现退行性改变。随着疾病的进展,导管减少变得明显。原生导管可能不存在或被淋巴细胞集物或泡沫巨噬细胞聚集物所掩盖。如前所述,胆汁酸淤积可能是诊断的初步线索。

其他自身免疫性疾病过程的特征可能同时发生在肝脏中;

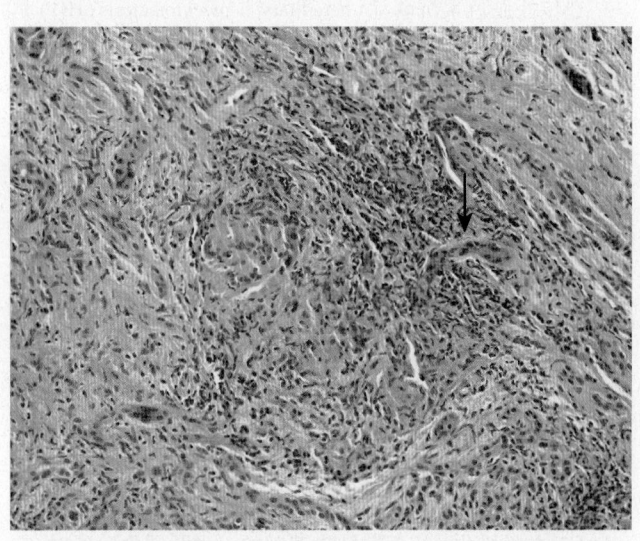

图 76.13　早期原发性胆汁性肝硬化伴有肉芽肿性门静脉炎症和胆管损伤的"花环"状胆管病变(箭头)

这些特征包括 AIH 和不太常见的原发性硬化性胆管炎(primary sclerosing cholangitis,PSC)(Abdalian et al,2008)AMA 阳性的原发性胆汁性肝硬化。任何组合都被称为重叠综合征,通常通过病理学评估进行诊断,明确主要病程(Floreani et al,2014)。

真正的肝硬化仅见于 PBC 晚期,通常分布不均,可能呈微结节状。天然胆管未完全破坏的地方可能会继续存在"花环"状导管病变和肉芽肿。胆小管胆汁淤积症可能出现在晚期,被认为是预后不良的征象。

自身免疫性胆管病(也称为抗核抗体阳性,AMA 阴性PBC)一词被用来描述在一小部分(小于 5%)病人中发现的疾病,这些病人具有典型的 PBC 临床和组织病理学表现,但 AMA 血清阴性。这些病人可能有其他自身抗体,如抗核抗体和抗平滑肌抗体,如 AIH 所见。越来越多的证据表明,自身免疫性胆管病和 PBC 很可能是同一类疾病,只是其自身抗体的类型和浓度不同(Vierling,2004)以及门静脉感染的免疫表型也不同(Jin et al,2012)。肝癌可能发生在肝硬化之前的 PBC;已经提出了监测计划(Silveira et al,2008)。

原发性硬化性胆管炎

　　PSC 是另一种特发性炎症和纤维化过程,肝外和肝内胆管树呈节段性改变,导致胆管狭窄和胆汁性肝硬化(Williamson & Chapman,2014)(见第 41 章)。PSC 与炎症性肠病,特别是溃疡性结肠炎,以及胆管癌的发生密切相关(见第 51 章)。

　　PSC 的定性诊断依赖于特征性的影像学表现,因为肝活检存在选择性。特征性表现包括同心圆的"洋葱皮"状导管周围梗阻;然而,这只是提示任何原因的慢性胆道梗阻,因此不是病因学上的。受累的胆管上皮呈萎缩和退行性改变;一个特征性的纤维闭塞性瘢痕最终取代了胆管(图 76.14)。胆管壁反应或轻微,或明显。与其他形式的胆汁性肝硬化一样,胆汁淤积是 PSC 的公认特征。对于隐匿性胆管癌,建议仔细评估供体肝脏,并对肝门区组织进行彻底取样。

遗传性血色素沉着症

　　遗传性血色素沉着症(hereditary hemochromatosis, HH)是一种常染色体隐性遗传疾病,导致多个器官铁超载。如果不治疗,肝硬化是公认的并发症。HH 是由于肝脏对主要的铁调节因子 Hepcidin 的异常基因控制和表达所致。有几种基因突变导致代谢性铁超载,但最著名的是与 HFE 基因结合 C282Y 突变相关(Pietrangelo,2004;Salgia & Brown,2015)。铁沉积最初发生在 1 区(门静脉周围)肝细胞中,向小叶中心区域的梯度降低。铁颗粒集中在小管的边缘;这最好用改良的 Perls' 普鲁士蓝染色法显示(图 76.15)。随着病程的进展,未经治疗的 HH 导致铁沉积遍及整个小叶,铁颗粒不仅见于肝细胞,而且见于 Kupffer 细胞、胆管上皮细胞和门静脉巨噬细胞。Kupffer 细胞团或铁结节是常见的,通常很少或没有明显的门静脉和/或小叶灌注。这种铁沉积模式并不局限于 HH,因为任何形式的无效红细胞生成也可能导致这种模式;因此,诊断取决于基因检测。

　　HH 的纤维化是以门静脉为基础的。当肝硬化发展时,它通常是微结节状,门静脉到门静脉桥接,并保留肝末梢小静脉。

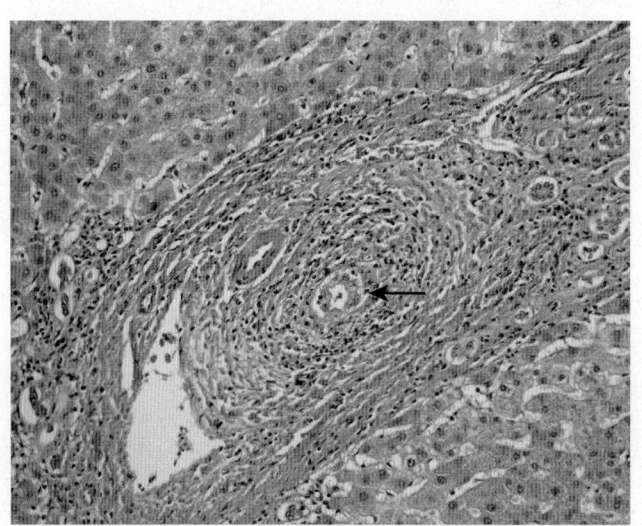

图 76.14　原发性硬化性胆管炎的特征性同心性"洋葱皮"导管周围纤维化。残留的导管上皮细胞呈萎缩性和退行性改变(箭头)

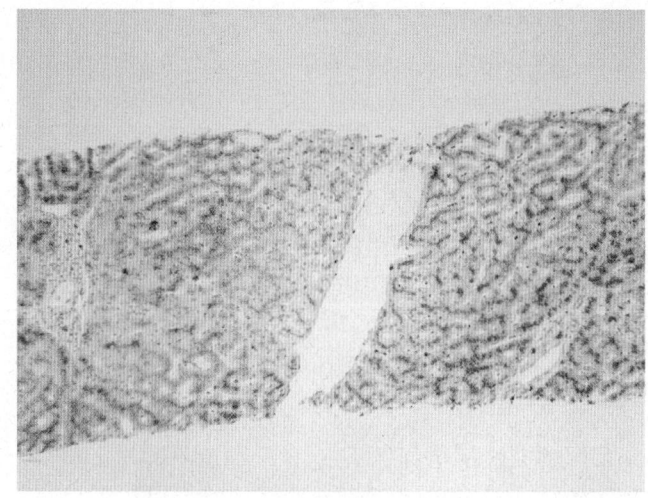

图 76.15　遗传性血色素沉着症(C282Y 纯合子)病例中大量的肝细胞铁沉积,在肝细胞内呈现小管周分布,同时从门静脉到中心小叶的染色呈样度变化(Perls 普鲁士蓝染色)

肝硬化结节中的肝细胞也是铁负载的,可能表现为间隔周围的分布模式。无铁结节或病灶的存在与异型增生或肝癌有关,因为即使在含铁的肝脏中也不能保留铁。肝癌的风险在 C282Y 纯合子 HH 中显著增加,并且最常见于肝硬化(Kew,2014)。

　　肝脏继发性铁超载是各种非胆源性疾病的常见表现,包括肝坏死和肝硬化(Limdi & Crampton,2004)。慢性丙型肝炎和乙型肝炎肝硬化、酒精性脂肪性肝炎和 NASH 以及与纯合子 HH 无关的肝硬化均可检出可染铁。在这些情况下,铁沉积通常是温和的,当使用 1~4 的半定量组织学评分时,很少超过 2+。肝细胞、Kupffer 细胞、肝窦或大血管内皮细胞内可见铁颗粒。如果肝细胞评分较高(例如,3+或 4+,这更常与 C282Y 纯合子 HH 有关),应进行年龄调整的铁浓度化学定量、肝铁指数或 HFE 突变的基因检测。肝铁含量增加的慢性病毒性肝炎或脂肪性肝炎病人携带至少一个 C282Y HFE 突变的概率更高。有人认为,这些病人对放血疗法的反应较小,也更容易发生肝纤维化和肝硬化(Bonkovsky et al,2003 年)。

威尔逊病

　　威尔逊病是一种常染色体隐性遗传性铜代谢紊乱。任何有不明原因肝硬化或慢性或暴发性肝病的青壮年病人都应考虑威尔逊病(Merle et al,2007),尤其是涉及神经精神症状时。肝脏的形态学特征随着临床分期的不同而变化很大。在急性期,淋巴细胞性门静脉输注与慢性病毒性肝炎或 AIH 相似的交界性肝炎可能是明显的。肝细胞可能表现出不同程度的脂肪变性、坏死、异细胞变性和异细胞增多。在晚期,不典型的脂褐素、小管胆汁淤积和 Kupffer 细胞铁积聚可能被发现。门静脉周围肝细胞可能含有糖化细胞核和 Mallory-Denk 小体,肝硬化通常是小结节性的。

　　铜和铜结合蛋白的积聚可以通过组织化学技术显示在组织切片上,例如罗丹宁、鲁比酸、地衣红或维多利亚蓝染色(图 76.16),最有可能出现在肝硬化中。重要的是,铜沉积也可见于慢性淤胆性肝病,如 PBC 或 PSC,通常位于 1 区,或在肝硬化的间隔周围肝细胞中。或者,在非肝硬化的肝脏中没有可染色铜并不排除威尔逊病的诊断。生化法定量测定肝组织中的铜

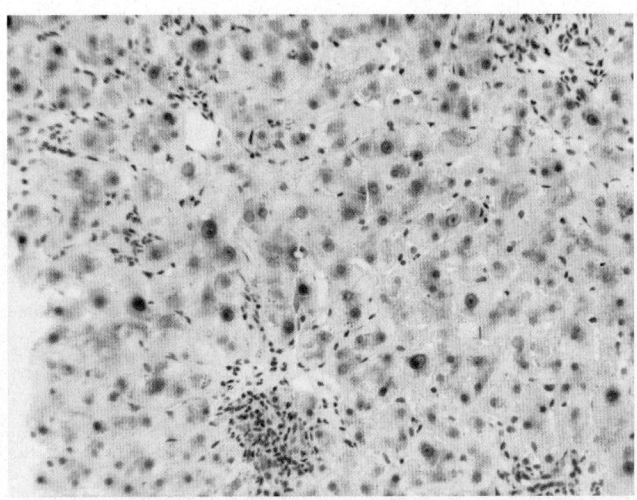

图 76.16　威尔逊病(罗丹宁染色)终末期大量铜沉积(红色颗粒)

是一种诊断性试验,可以可靠地对 FFPE 组织进行检测。250μg/g 的肝组织含铜量被设为界值。目前,由于可能导致这种疾病的基因突变的数量较多,基于血浆的基因检测尚未成为临床诊断的实用方法。

α₁-抗胰蛋白酶缺乏症

α₁-抗胰蛋白酶缺乏症是一种常染色体共显性遗传性代谢紊乱,其肝损伤是由于至少有一个 Z 等位基因突变的 α₁-抗胰蛋白酶蛋白滞留在门静脉周围肝细胞的内质网所致(Chan-prasert & Scaglia,2015)。本病的组织病理学特征是在病人的第 1 区肝细胞中出现大小不一的嗜酸性小球。PAS-d 染色能很好地显示这些小球(图 76.17),但免疫组化染色显示是炎症性的。可以在纯合子(PiZZ)和杂合子(PiMZ)表型中看到这些球体,这可以通过血清蛋白电泳来确定;肝病和肝硬化只在纯合子病人中发生。杂合性是其他肝病进展的风险。当慢性肝炎出现 α₁-抗胰蛋白酶缺陷时,应排除其他原因,如丙型肝炎病毒或酒精(Ishak,2002)。由 α₁-抗胰蛋白酶缺陷发展成的肝硬

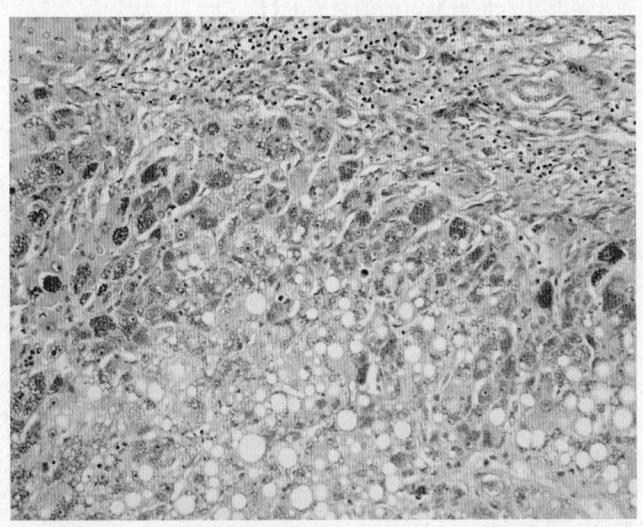

图 76.17　α₁-抗胰蛋白酶缺乏症(淀粉酶消化后的过碘酸希夫染色)的间隔部肝细胞中,不同大小和形状的淀粉酶抗性透明小球

化可以是小结节状、大结节状、胆汁性或混合型。肝硬化可发生异型增生和肝癌。

隐源性肝硬化

在 10% ~ 15% 的肝硬化病人中,未发现明显的肝硬化原因。然而,越来越多的证据表明,很大比例的隐源性肝硬化可能就是晚期 NAFLD。这一观点是基于已报道的诊断为 NASH 的活检系列,随后是完全丧失活动性脂肪性肝炎特征的继发性肝硬化。此外,几位作者已经证明,与其他原因的肝硬化病人相比,这些病人中的许多人都患有 2 型糖尿病、肥胖或两者兼有(Caldwell et al,1999;Poonawala et al,2000;Sakuga-wa et al,2003;Sanjeevi et al,2003)。移植后 NAFLD 的发展在这组病人中也很常见(Sanjeevi et al,2003),但这是否代表 NASH 复发或新发 NASH 仍是一个讨论的话题(Chaaja,1997)。

根据临床和组织病理学发现,自身免疫病也可能是隐源性肝硬化的病因(Ayata et al,2002;Kaymakoglu et al,1998),但这些病例中又可能无法检测到自身抗体(Carpenter & Czaja,2002)。PSC 和酒精性肝硬化也可能表现为其他隐源性肝硬化,一个病例报告记录了 34 年后活检证实的 Budd-Chiari 综合征表现为隐源性肝硬化(Havlioglu et al,2003)。最后,在隐源性肝硬化中,也需要考虑未知病毒感染或代谢的问题可能。对不明原因肝硬化病人的评估应包括仔细检查所有先前的肝活检标本,特别是几年前的标本。

非肝硬化门静脉高压

在无肝硬化的肝前、肝内和肝后状态的异质性组中,可以看到门静脉系统压力的增加(知识框 76.2)。在这些情况下导致门静脉高压的病因机制、临床表现和预后差异很大(Khanna & Sarin,2014)。布-加综合征(见第 88 章)中的门静脉高压继发于肝后静脉阻塞,可能有急性或亚急性肝衰竭的临床过程。门静脉高压与淀粉样变性或血液病有关,如白血病、肥大细胞增多症和戈谢病,一般发生在肝内窦水平。急性酒精性肝炎也可能由于肝细胞肿胀、肝窦纤维化和中心性硬化而导致门静脉高压,这在临床上可能更为隐蔽。肝活检有助于确认是否存在肝硬化,不失为一种可选的诊断方法(Ma & Brunt,2012;Roska-ms TA et al,2003)。同时简要讨论了几种与非肝硬化门静脉高压相关的肝组织的组织病理学特征。

结节样再生性增生

结节性再生性增生(nodular regenerative hyperplasia,NRH)与多种疾病相关,主要包括血液系统疾病、结缔组织疾病和药物治疗。据报道,大约一半的 NRH 病人存在门静脉高压(Al-Mukhaizeem et al,2004)。其发病机制尚不清楚,但可能涉及肝内门静脉血栓形成,导致肝脏微循环障碍,导致局部缺血萎缩和代偿性肝细胞增生。当与血液病相关时,肝脏可能正常大小或增大。切面上,肝脏呈弥漫性结节,结节直径 0.1 ~ 1cm。显微镜下,结节的外观最好用网状蛋白染色(图 76.18),它突出再生的结节,边缘有萎缩的肝细胞;几乎没有纤维化。结节性再生性增生与肝硬化的不同之处在于,如果有纤维化,纤维化

知识框76.2　非肝硬化性门静脉高压的病因

肝前性
门静脉或脾静脉血栓形成
动脉-门静脉分流
热带脾肿大

肝内性
结节性再生性增生
部分球状相变
酒精性肝炎
药物和毒物
结节病
血吸虫病
静脉闭塞性疾病
血液病
先天性肝纤维化
遗传性出血性毛细血管扩张症
特发性门静脉高压症

肝后性
布-加综合征
充血性心力衰竭

Modified from Geller SA, Petrovic LM, 2004: Biopsy Interpretation of the Liver. Philadelphia, Lippincott Williams & Wilkins.

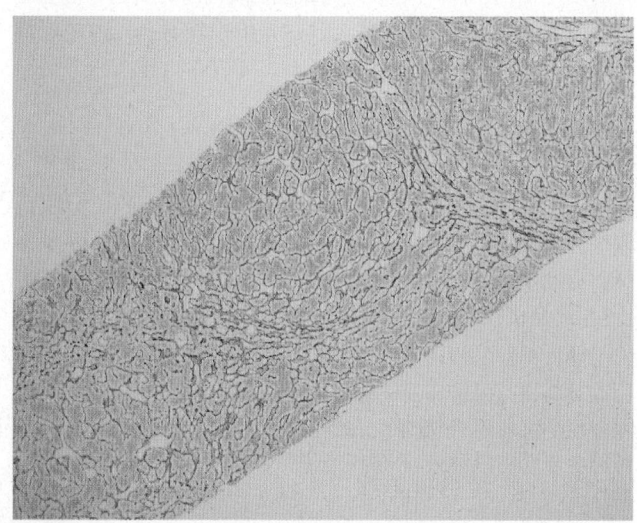

图76.18　网状蛋白染色突出结节性再生性增生的实质结节，无瘢痕组织（纤维隔膜）（Sweet网状蛋白）

程度很小，而且门静脉结构通常没有改变。这些典型的特征在楔形活检标本上可能更容易显示，而在针刺活检标本上可能很难辨认。

静脉流出道梗阻

肝静脉流出道梗阻（肝后梗阻）会增加肝窦压力，并导致随后的门静脉高压。病因可能包括充血性心力衰竭、肝静脉狭窄或闭塞（布-加综合征；见第88章），或末端或小叶下肝静脉闭塞。然而，骨髓移植受者中出现的被称为"窦性梗阻综合征"（或静脉闭塞性疾病）的病变并不包括在内。充血性心力衰竭引起的肝损伤的特征是3区肝窦扩张（也称为充血），当严重或急性时，红细胞渗入Disse间隙，取代肝索上的肝细胞。肝细胞

坏死并不常见，除非伴有全身性低血压和低灌注。汇管区一般不明显，没有明显的炎性细胞浸润。在长期病例中，第3区肝细胞呈现萎缩性改变，通常不大于一个小细胞核，细胞板明显变薄。脂褐素色素和肝窦衬里细胞铁可增加，小静脉周围纤维化和桥接性纤维化也可发展。难治性病例很少出现间隔形成、反向分叶形成和肝硬化。

布-加综合征是由肝与下腔静脉或右心房之间肝静脉系统的任何水平的阻塞引起的。它可能是由各种血栓和非血栓原因引起的，其中继发于骨髓增殖性疾病的高凝状态最常见（Menon et al, 2004）。布-加综合征的组织病理学特征与充血性心力衰竭相似，但急性起病也可引起3区出血，红细胞渗入Disse间隙代替脐带内的肝细胞，造成肝细胞的明显丢失。如果得不到缓解，布加综合征会导致脐带萎缩，代之以纤维化，最终导致肝硬化。有趣的是，多达47%的病例报告有胆管反应（Kakar et al, 2004）；这种反应，加上碱性磷酸酶升高，除了缺乏其他胆汁淤积性疾病的特征外，可能会导致对胆汁淤积过程的错误印象。

与布-加综合征不同，静脉闭塞性疾病——现在被称为窦性梗阻综合征（sinusoidal obstruction syndrome, SOS）（DeLeve et al, 2002）——很少导致肝硬化，具有从肝功能异常到危及生命的腹水和肝衰竭的各种临床表现。这一过程影响远端血窦，肝静脉系统的肝内部分，以及肝终末静脉和小叶下静脉。强调这一过程是对肝窦内皮细胞和周围肝细胞的损伤。SOS在骨髓或造血干细胞移植后是常见的，更有可能发生在丙型肝炎病毒感染者中，并且与条件化疗药物和肝脏辐射有关（Coppell et al, 2003; Kumar et al, 2003; Wadleigh et al, 2003）。

以奥沙利铂为基础的化疗越来越多地被认为是明显损害肝窦的原因，随后会有结节样再生增生、窦周静脉和外周静脉破裂以及潜在的肝衰竭的风险（RubbiaBrandt et al, 2004）（见第71章和第100章）。病人通常在化疗后30天内就诊；然而，已经有晚发型静脉闭塞性疾病的报道（Carrera et al, 2007; Nalbantoglu et al, 2014）（图76.19）。桥接肝纤维化、肝硬化或结节性再生性增生在恢复期可能随之而来。

先天性肝纤维化

先天性肝纤维化是一种导管板发育障碍，主要见于儿童，罕见于成人。它以常染色体隐性遗传或不太常见的常染色体显性遗传方式遗传，可能是多囊肾和肝脏疾病谱的一部分（Kamath & Piccoli, 2003）。受影响的病人最初可能会因门静脉高压而就诊，肝脏通常会肿大和纤维化。显微镜下，门静脉束被成熟的纤维组织扩张，可能显示出门静脉桥连纤维带，这些纤维带不具有前面描述的间隔的特征。越来越多的异常导管轮廓分布在门静脉束的周围，据信这些边缘代表了未完全重塑的导管板的残余（图76.20）。胆管管腔内可见浓缩胆汁，门静脉分支可能发育不全或数量减少，但肝动脉分支可能肥大且数量异常（Desmet, 1992），提示动静脉吻合。

药物和毒物

药物或毒素引起的慢性肝损伤可引起广泛肝纤维化和肝硬化，导致门静脉高压。众所周知的例子包括甲氨蝶呤中毒，

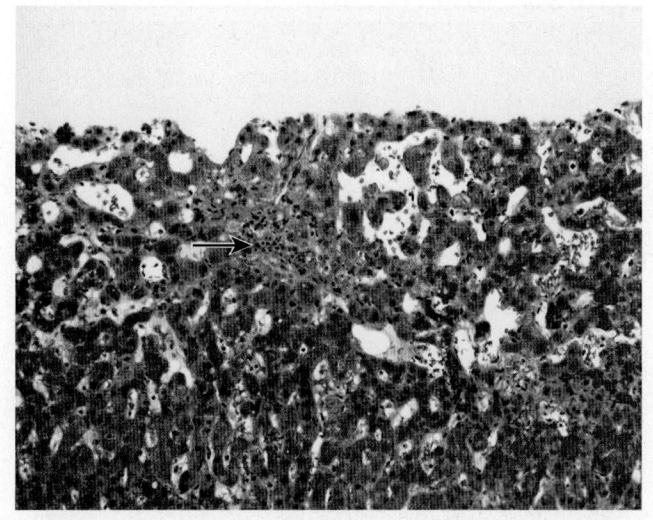

图 76.19　结缔组织染色突出静脉闭塞性疾病（窦性梗阻综合征）的病变。可见肝末梢小静脉残壁（箭）；肝小静脉周围 3 区肝细胞坏死脱落（Masson 三色染色）

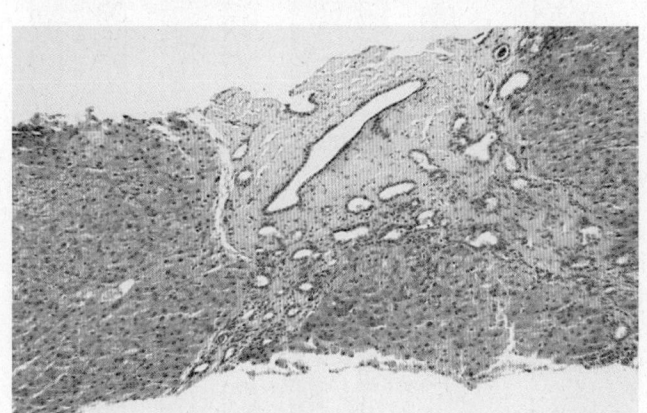

图 76.20　先天性肝纤维化。胆管板异常表现为沿限板残留的胆管开口，部分胆管结构含有浓缩的胆汁

长期暴露在砷或氯乙烯中，以及慢性维生素 A 增多症，导致肝星状细胞肥大、增生和活化。药物和毒素也通过不同的机制诱导非肝硬化门静脉高压，如通过静脉闭塞性疾病、布-加综合征和结节性再生性增生。近年来，草药被认为是肝毒剂（Stedman，2002）。在各种草药中发现的一个典型例子是吡咯里西啶生物碱，它可以导致静脉闭塞疾病和门静脉高压。

特发性门静脉高压

　　顾名思义，特发性门静脉高压，也被称为肝门静脉硬化症或非肝硬化门静脉高压，是一种病因不明的疾病，其特征是脾肿大，长期存在的无肝硬化的门静脉高压，以及肝外门静脉未闭（Khanna & Sarin，2014）。多见于中年人，通常比肝硬化门静脉高压预后更好，因为肝脏合成功能得到了更好的保护。然而，这些症状之间可能存在细微的组织学差异，这可能反映了其不同的潜在病因。

　　虽然病因不明，但特发性门静脉高压与其他自身免疫性疾病有共同的联系；因此，免疫紊乱被认为与发病机制有关。细菌感染导致反复刺激也被认为是一种可能机制，但这仍是推

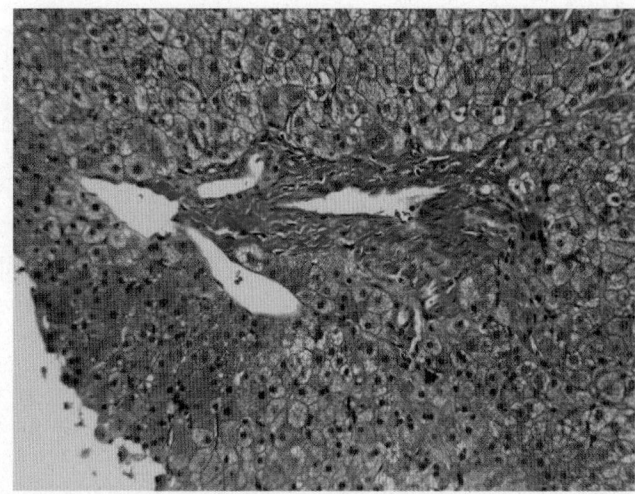

图 76.21　特发性门静脉高压的门静脉瘘。残余门静脉（箭头）较小，管腔狭窄（Masson 三色染色）

测。此外，一些作者（Hillaire et al，2002；Nakanuma et al，2001）认为血栓前疾病和血栓栓塞在发病过程中起作用。最近的一项综述表明，导致这种情况的原因是反复感染和血栓性疾病的组合（Khanna & Sarin，2014）。

　　特发性门静脉高压本质上是一种排除性诊断，因此对于排除肝硬化或其他已知的门静脉高压病因（如血吸虫病）的存在，肝组织形态学检查是非常必要的。特发性门静脉高压的病理改变被认为是受到长期门静脉功能不全的影响，这可能与始动因素有关，也可能与始动因素无关（Nakanuma et al，2001）。在针刺活检标本上可能会遗漏。从宏观上看，由于包膜下实质萎缩，肝脏质量可能减少，表面可能不规则起伏或起皱（Krasinskas et al，2005）。切面可见门静脉及血管周围纤维化，静脉扩张增厚，门静脉及外周血管结构异常分布及近似。在显微镜下，门静脉和中央区之间的正常关系是扭曲的。入口区域要么彼此不正常地接近，要么相距很远。肝末端静脉可能偏心地位于与门静脉相邻的小叶中，有时在单个小叶中可见多个扩张的分支（血管瘤性病变）。明显的纤维化通常出现在门管区，可能以细胞周围、窦周的方式延伸到门静脉周围区域和小叶。门静脉可能显示正常的内皮脱落或明显的管壁增厚，管腔狭窄或闭塞也可能明显（图 76.21）。

结论

　　长期门静脉高压导致严重的肝外并发症。常见表现包括食管静脉曲张伴静脉破裂出血、门静脉高压性胃病、充血性脾肿大伴脾功能亢进、腹水伴自发性细菌性腹膜炎。门静脉高压也会促进肝性脑病和肝肾综合征的发展。一般来说，非肝硬化病因继发的门静脉高压比肝硬化门静脉高压预后好，因为前者维持了合成功能。对常见肝硬化和非肝硬化门静脉高压症的典型形态学特征进行病理识别，有助于该疾病病人的临床治疗。

（陈平 译　张志伟 审）

第77章

肝硬化病人的非肝脏手术

Truman M. Earl and William C. Chapman

概述

慢性肝病和肝硬化是美国的第十二大死因,2011年导致美国超过33 539人死亡(Hoyert & Xu,2012)。从全球看,慢性病毒感染和酗酒是造成该病的主要原因(见第70章),但肥胖相关非酒精性脂肪肝疾病(nonalcoholic fatty liver disease,NAFLD)(见第71章)导致的慢性肝病比例在不断增加,尤以西方国家为甚(见第76章)。此外,临床医师不断更新知识和技能,能够更好地对终末期肝硬化病人进行管理。这些都解释了为什么在普外科和专科外科实践中,肝病合并肝硬化病人数量显著增加。

肝硬化可对多个器官和系统造成巨大影响,使肝硬化病人的手术变得复杂而又困难。一项基于人群的研究表明,肝硬化病人,特别是门静脉高压的病人,与没有该疾病的病人相比,择期手术预后更差(Csikesz et al,2009)(见第81章)。这类病人打开腹壁后会引起侧支血管扩张,并可能导致全身性低血压和继发于缺血的肝功能失代偿(Haskal et al,1994;Norton et al,2003)。

对肝硬化病人实施肝外手术仍然是一项艰巨的任务,存在很高的风险。因此,有学者建议除非绝对必要,则应避免手术(Marrocco-Trischitta et al,2011;Warnick et al,2011)。然而,尽管在急诊手术后的预后较差,但有肝硬化病人接受急诊手术的可能性更大(Eker et al,2011;Gray et al,2008;Millwala et al,2007;Northup et al,2005)。本章将主要阐述术前评估此类病人的实践知识和常见手术的最新资讯。

肝脏疾病的评估和分级

肝硬化病人是否适合外科手术可能很难抉择,需要考虑诸多因素,但最重要的是病人拟行手术的大小和必要性、非肝病合并症以及肝病的严重程度。肝硬化病人预后不良与诸多因素有关,包括白蛋白水平低、输血需求、凝血异常和腹水。目前有多种评分体系来评估这些因素,使用最广泛的评分体系是Child-Turcotte-Pugh(CTP)体系,该体系结合了一些客观和主观变量来对肝病的严重程度进行分级。从以往经验来看,CTP评分为A、B或C的病人手术死亡率分别为10%、30%和80%(Garrison et al,1984;Mansour et al,1997)(见第25章)。

终末期肝病模型(model for end-stage liver disease,MELD)评分(见第3章)用于预测经颈静脉-肝内门体静脉分流术(transjugular intrahepatic portosystemic shunt,TIPS)后的死亡率,从而确定病人是否需要进行肝移植(见第87章)。为了改进三

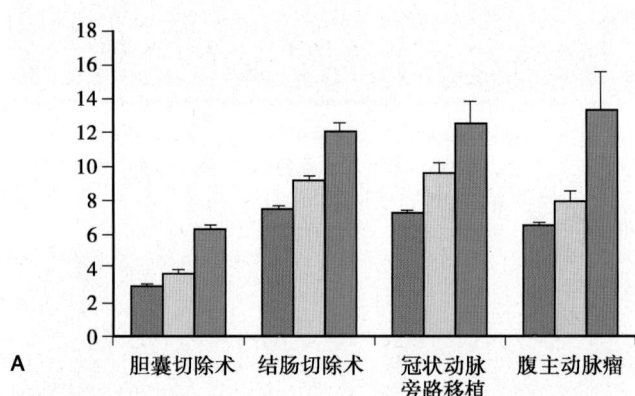

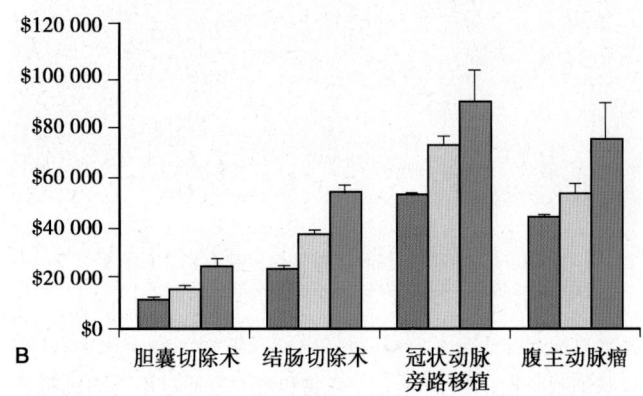

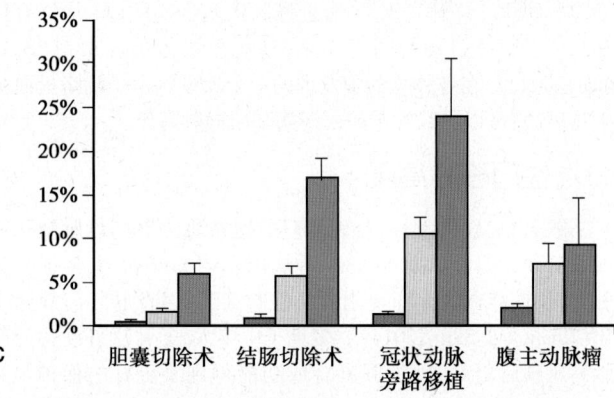

图77.1 四项手术:胆囊切除术、结肠切除术、冠状动脉旁路移植和腹主动脉瘤病人的结果。(A)住院时间。(B)总费用。(C)死亡率。正常,蓝色;肝硬化,黄色;肝硬化并发门静脉高压,红色(Modified from Csikesz NG, et al:Nationwide volume and mortality after elective surgery in cirrhotic patients. J Am Coll Surg 208:96-103,2009.)

分制 CTP 体系,研究人员最近评估了 MELD 预测非分流腹部手术后病人并发症和死亡的能效(Befeler et al,2005;Farnsworth et al,2004;Northup et al,2005)。与 CTP 体系一样,MELD 与术后死亡风险相关(图 77.1 和图 77.2)。有研究报道,MELD 在预测术后并发症和死亡率方面优于 CTP(Befeler et al,2005;Perkins et al,2004)。近期,在对急诊手术的肝硬化病人的死亡率预测中,将血清钠和年龄纳入风险计算的综合 MELD(integrated MELD,iMELD)的效果优于 CTP 和标准 MELD(Kim et al,2011)。有趣的是,与较早的系列研究相比,新近的存活率有了相当大的提高(图 77.3)。

除了在 MELD 和 CTP 评分中包含的因素外,还发现了一些其他用于接受大手术的肝硬化病人的风险分级和预测的因素,包括肌酐水平升高、慢性阻塞性肺疾病、男性和美国麻醉师协会(American Society of Anesthesiologists,ASA)分级的Ⅳ级或Ⅴ级病人(Ziser et al,1999)。Teh 等人(2007 年)证明,ASA 分级是进一步对肝硬化病人合并症进行术前分级的有用指标。这项针对非移植大手术的肝硬化病人的病例对照研究确定了

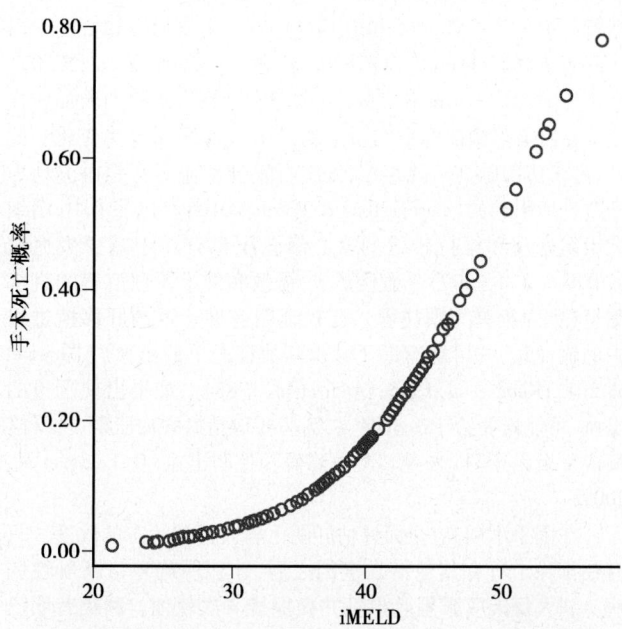

图 77.3 190 名接受手术的肝硬化病人手术死亡预测概率与 iMELD 之间的关系(Modified from Costa BP:Value of MELD and MELD-based indices in surgical risk evaluation of cirrhotic patients:retrospective analysis of 190 cases,World J Surg 33:1711-1719,2009.)

MELD 评分、ASA 等级和年龄是预测围手术期死亡的重要指标。ASA Ⅳ级在增加风险方面相当于增加 5.5 点 MELD 评分,而 70 岁以上的年龄相当于增加 3 点 MELD 评分。MELD 得分每一点升高与围手术期死亡率增加 15% 相关。尽管接受急诊手术的病人中位 MELD 评分更高,但急诊手术可预测院内死亡。ASA Ⅴ级是 7 天死亡率的最强预测指标,而 MELD 评分则是 7 天以上死亡率的最强预测指标。该系列研究中,MELD 评分为 0~7 分时病人的中位生存期为 4.8 年,8~11 分时为 3.4 年,12~15 分时为 1.6 年,16~20 分时为 64 天,21~25 分时为 23 天,大于等于 26 分时为 14 天。

围手术期优化管理

肝硬化病人的围手术期管理,涵盖积极地控制其潜在疾病的各种临床手段。其他章节将详细介绍其中的大部分内容(见第三部分,"麻醉管理:术前和术后处理")。然而,有一些重点事项值得在此一提(见第 24 章)。

大多数肝硬化病人患有蛋白质-能量营养不良,使他们面临各种术后并发症的风险增加,例如伤口开裂、感染、难治性腹水和死亡(Merli et al,2002)(见第 26 章)。应在术前进行营养状况评估,当发现营养不良时,努力加以改善。对于不能获得充足营养的病人,一种方案是通过鼻饲或肠外营养途径,选择低钠食品,加上微量元素和支链氨基酸以改善营养状况,但支撑该方案对慢性肝病病人有效的依据尚不充足(Koretz,2014)。

通常,肝硬化病人被认为处于低凝状态,原因是肝脏的凝血因子合成受损、维生素 K 储备减少、血小板减少和凝血实验室检查异常,如凝血酶原时间(prothrombin time,PT)、国际标准化比值(international normalized ratio,INR)和活化部分凝血活酶时间(activated partial thromboplastin time,APTT)。但是新的证

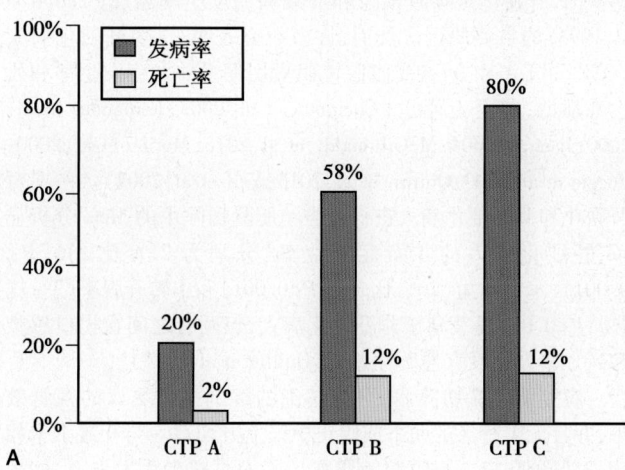

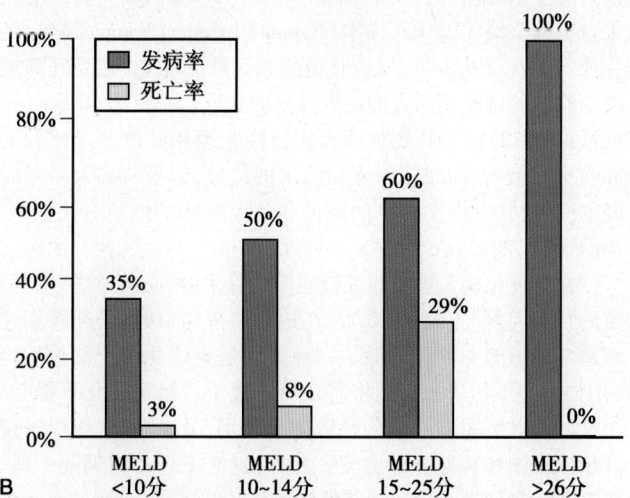

图 77.2 近期接受非肝脏腹部手术的系列病人围手术期并发症和死亡率。(A)按 CTP 级分级。(B)按 MELD 评分分级(Modified from Telem DA, Schiano T, Goldstone R, et al: Factors that predict outcome of abdominal operations in patients with advanced cirrhosis. Clin Gastroenterol Hepatol 8:451-457,2010.)

据对此提出了质疑,有研究认为这些病人由于促凝和抗凝蛋白的同时下降而处于"止血再平衡"状态(Lisman & Porte,2010)。血小板减少症由 von Willebrand 因子和Ⅷ因子水平的增加所代偿。在凝血参数的标准实验室测量中未检测到这些变化。此外,由于门静脉高压的存在,发生自发性出血通常是血流动力学改变所引起的(Garcia-Tsao & Bosch,2010)。在手术中,精细的组织处理和维持较低的中心静脉压也有助于减少失血量(Alkozai et al,2009)。血栓形成、播散和纤维蛋白溶解的直接测量(如血栓弹力图技术),已被证明有助于控制肝移植过程中的输血量,并可能有助于减少其他情况下的出血(Afshari et al,2011;Kang et al,1985;Owen et al,1987)。如果出现严重的出血,可能需要给予冷沉淀、二氨基-8-D-精氨酸加压素、抗纤溶酶或重组因子Ⅶa 来逆转凝血障碍并控制出血(O'Leary et al,2009)。

在围手术期,应全面评估肝硬化病人精神状态的改变。只有在排除了所有其他潜在病因之后,才能明确地诊断肝性脑病。病人每天应服用乳果糖并确保排 3 次软便。利福昔明已被证明能有效逆转肝性脑病,在肝性脑病病人的一项随机试验中,发现利福昔明与乳果糖联用比单独使用乳果糖更有效(Sharma et al,2013)。术后应尽量减少麻醉药和其他镇静药物的使用。对于无症状的肝硬化病人,预防性乳果糖没有治疗作用(O'Leary et al,2009)。

肝硬化病人的围手术期液体管理非常困难。肝硬化病人应接受充分的液体复苏,以免发生低血压和肾缺血;但补液也应谨慎,以最大限度地减少因门静脉高压引起的出血和术后腹水积聚。一个对晚期肝病病人实施了大量手术的医学中心,已经限制了对肝硬化病人围手术期输注晶体溶液(Telem et al,2010)。取而代之的是,所有晚期肝病的病人术后输注低钠溶液和白蛋白直到病人恢复经口饮食。输注白蛋白在肝硬化病人中已被证明具有许多益处,而不仅仅是简单的扩容和增加血浆渗透压(Garcia-Martinez et al,2013)。它可降低自发性细菌性腹膜炎病人的死亡率,改善穿刺引流大量腹水病人的预后,与血管收缩药联合可有效治疗肝肾综合征。外源性白蛋白的这些作用,归因于通过增加有效白蛋白浓度来实现扩容、实现免疫调节,以及增加内皮细胞的稳定性(Garcia-Martinez et al,2013)。

腹水会增加术后肾衰竭、感染,以及伤口裂开的风险。即使在手术时排空腹水,在术后也会迅速地再次生成。通常认为,包括限盐和利尿剂在内的药物治疗是一线疗法。然而,TIPS 可能是对难治性腹水的一线疗法,可以在择期手术前进行,这将有助于在整个围手术期控制腹水(Azoulay et al,2001;Gines et al,2004;Schlenker et al,2009)。此外,TIPS 还可以降低围手术期大量出血的风险。有一项肝外大手术病人应用 TIPS 的研究,是此类研究中最大规模的研究之一。在该研究中,25 例 MELD 平均评分为(15±7.6)分的肝硬化病人,在腹部和心胸大手术前接受了 TIPS 治疗,其中位时间为 20 天。该研究中病人所接受的输血量相对较少,腹部手术中位输血量为 3 个单位(范围 0~21),心胸手术中位输血量为 4 个单位(范围 0~20)。病人的中位随访时间为 33 个月,1 年生存率为 74%,其中的 3 例术后死亡病例加 MELD 评分高于 24 分的病人,所有这 3 例病人均进行急诊手术(Kim et al,2009)。然而,目前缺少

术前进行 TIPS 与未进行 TIPS 的术后预后比较研究。同样,有关 TIPS 和择期手术之间的最佳时间间隔也不清楚,但通常需要几周的时间才能看到 TIPS 后腹水量的临床改善。因此,应将 TIPS 分流术安排在计划手术的几周之前实施。

特定的手术

胆囊切除术

肝硬化病人伴发胆囊结石的发生率是普通人群的两倍,主要的原因包括血管内溶血增加、胆囊运动和排空减少(Bouchier,1969;Conte et al,1991;Schwesinger et al,1985)。在 20 世纪 80 年代,接受胆囊切除术(见第 35 章)的肝硬化病人的重大并发症发生率和死亡率分别高达 35% 和 25%(Aranha et al,1982;Cryer et al,1985;Garrison et al,1984;Schwartz,1981)。术后病人多因失血、败血症,以及肝衰竭而死亡。那时期胆囊切除几乎都以开腹手术进行;肝硬化被认为是腹腔镜手术的禁忌证,普遍认为,肝硬化是导致出血和肝衰竭的发生率增加(Yerdel et al,1993)的主要原因。然而,许多研究表明,早期肝硬化病人(CTP 分级 A 和 B)接受腹腔镜胆囊切除术并发症发生率和死亡率都低,甚至无死亡(Cucinotta et al,2003;Fernandes et al,2000;Ji et al,2004;McGillicuddy et al,2015;Morino et al,2000;Poggio et al,2000;Quillin et al,2013;Yeh et al,2002)。一项对肝硬化和非肝硬化病人进行腹腔镜胆囊切除术的 Meta 分析显示,肝硬化病人的并发症发生率(分别为 21% 比 8%;P<0.001)、术中出血(26% 比 3%;P<0.001)和中转开腹率(7% 比 4%;P<0.05)显著高于非肝硬化病人,但两者之间在伤口感染和死亡率方面没有显著性差异(Quillin et al,2013)。

腹腔镜胆囊切除术,可为精细的解剖提供更好的视觉效果,并且无需行大的肋下或腹正中线上方切口。与开放手术相比,对肝硬化病人行腹腔镜胆囊切除术可减少手术失血,缩短病人的手术时间和住院时间(Puggioni & Wong,2003)。此外,来自美国全国住院病人样本(National Inpatient Sample,NIS)的一项回顾性研究表明,与腹腔镜胆囊切除术相比,接受开腹胆囊切除术的肝硬化病人的院内并发症和死亡率更高(Chmielecki et al,2012)。对肝硬化病人进行腹腔镜和开放治疗比较的 Meta 分析发现,腹腔镜胆囊切除术的优势,似乎与病人手术时间的缩短、并发症发生率的降低和住院时间的缩短有关(Laurence et al,2012)。

在肝硬化病人进行腹腔镜胆囊切除术时,必须考虑一些特定的技术因素(见第 35 章)。在建立脐部切口时,必须特别注意避开静脉侧支和脐静脉。一种方法是先建立一个其他切口(例如剑突下切口),然后将脐部切口置于直接可视化下操作。腹壁的透射照明有助于外科医生在使用 Trocar 建立切口时避开相应腹壁和其他静脉侧支。此外,剑突下切口应偏离中线,以避开镰状韧带和再通的脐静脉。从肝脏剥离胆囊时,小心地牵引胆囊有助于避免不必要的出血。也可使用诸如 Harmonic Scalpel(Ethicon,Somerville,NJ)或 LigaSure(Covidien,Mansfield,MA)之类的工具来帮助控制解剖胆囊过程中的出血(Curro et al,2005;El-Awadi et al,2009;Schiff et al,2005;Tuech et al,2002)。对于有较大的胆囊周围静脉侧支的病人,可以选择胆

囊大部或上部切除术,保留一部分胆囊壁附着在胆囊床上,使用荷包缝合从胆囊内部将胆囊管结扎封闭(Bornman & Terblanche,1985)(见第 33 章)。Trocar 也应在直接观察下取出,以确保手术结束时腹壁充分止血。最后,如果解剖结构不清楚或对继续进行腹腔镜操作的安全性存在疑问时,则应将手术改为开放式。对于晚期肝硬化(CTP C 级)病人,胆囊切除术预后通常很差(Curro et al,2005)。尽管缺乏对照试验,但在这一高危人群中,相关研究支持使用胆囊切除术的替代疗法,例如经皮胆囊造瘘术(Curro & Cucinotta,2006;Delis et al,2010;Yeh et al,2002)。另一选择是内镜放置胆囊管支架,虽然此技术尚未广泛开展(Gaglio et al,1996;Shrestha et al,1999)。

CTP 和 MELD 都是术后并发症和死亡率有用的预测指标,很少有数据支持某种评分体系优于另一种评分体系(见第 3 章)。CTP A 级和 B 级的病人的手术预后是可接受的。在不同的研究中,MELD 评分的确切临界值也并不一致(Delis et al,2010;Perkins et al,2004)。一般来说,对于 CTP A 级和 B 级病人,以及 MELD 评分小于 15 分的病人,可以考虑进行腹腔镜胆囊切除术,但应该在有肝硬化治疗经验的中心进行。对于 C 级肝硬化病人,应推迟手术直到肝脏疾病得到更好的代偿。其他代替干预措施,如经皮胆囊造瘘术或内镜支架置入术,可作为最终的疗法或条件改善后再行胆囊切除术的中间桥梁。

疝修补术

脐疝的发生在肝硬化病人中高达 20%。肝硬化导致脐疝的发病机制是多因素的,包括腹水引起腹内压升高、营养状况差导致腹部肌肉萎缩和筋膜强度降低、脐静脉扩张导致已存在的脐上筋膜缺口扩大(Belghiti & Durand,1997)。肠嵌顿和绞窄是所有脐疝病人均需面临的风险。除此之外,脐疝合并肝硬化还会带来其他特定的风险。疝气上的皮肤溃疡可能与腹水漏出、疝囊破裂、细菌性腹膜炎甚至脏器破裂有关,伴随着很高的并发症发生率和死亡率。尽管罕见,但自发性脐疝破裂的围手术期死亡率高达 60%,并且与急诊修复后的不良预后独立相关(Telem et al,2010)。

从以往经验上看,肝硬化病人的脐疝修补术(umbilical hernia repair,UHR)的死亡率极高,外科医生普遍认为不应治疗单纯性疝气(Baron,1960;O'Hara et al,1975)。仅当嵌顿、绞窄、皮肤损坏、皮肤即将破裂或明显破裂等并发症需要立即干预时,才进行 UHR。然而,当前对于终末期肝病病人的择期甚至复杂的 UHR,预后似乎得到了显著改善。自 20 世纪 80 年代初以来,大多数文献报道的围手术期死亡很少甚至没有,而且并发症相对较低,尽管其中大多数是样本量偏小的回顾性研究(Belghiti et al,1990;de la Pena et al,2000;Ozden et al,1998;Runyon & Juler,1985)。

Marsman 等人(2007)研究了脐疝、肝硬化和腹水病人的择期 UHR 与保守治疗的结局。MELD 评分中位数为 23 分(范围 18~26 分)的 17 例病人接受了择期 UHR,另外 MELD 评分中位数为 23 分(范围 18~27 分)的 13 例病人则保守观察。在择期 UHR 组中,有 3 例(18%)病人发生局部伤口并发症,但是没有发生肝功能失代偿或围手术期死亡的情况。相反,在观察组中,10 例(77%)病人发生了并发症,其中包括 9 例嵌顿和 1 例自发破裂伴内脏器官的破裂,这导致 6 例病人接受急诊 UHR,

并且有 2 例在围手术期死亡(15%)。其他的研究发现,急诊治疗的病人并发症增加,因此提倡对预期不会在短期内行肝移植的合适病人,可考虑择期修复(Choi et al,2011;Eker et al,2011)。

美国退伍军人事务部国家外科手术质量改进计划(VA NSQIP)数据库的一项回顾性研究,分析了 127 例肝硬化和 1 294 例非肝硬化病人的 UHR 结果(Gray et al,2008)。结果表明,在肝硬化病人中择期行 UHR 与无肝硬化的病人结局相似。但是,当急诊进行 UHR 手术时,肝硬化病人的预后明显比无肝硬化的病人差。该研究的一个不足之处,是作者没有对肝硬化病人的肝功能损害程度进行分类。

对于有腹水的病人,UHR 已与腔静脉(peritoneovenous,PV)分流术、闭合系统抽吸引流或临时腹膜透析导管相结合,以帮助在修复过程中治疗腹水(Ammar,2010;Belghiti et al,1990;Leonetti et al,1984;O'Connor et al,1984)。一项已发表的研究,将 UHR 结合干预措施控制腹水和单独修复进行比较,结果表明难控制的腹水与疝气复发的相对风险比为 8.51(95% CI 2.69~26.9)(McKay et al,2009)。当前,由于相关的并发症和分流闭塞的发生率较高,不建议进行 PV 分流术,但 TIPS 近年来已成功地减少了 UHR 围手术期的腹水(Fagan et al,2004;Telem et al,2010)(见第 87 章)。尽管 TIPS 对难治性腹水的治疗益处已得到充分印证,但尚无其降低择期疝修补术并发症的相关研究。但是,在考虑进行疝修补的病人中,腹水的处理是重要的考虑因素。

肝硬化病人是否应使用不可吸收的补片进行修复是另一个争论的问题。传统上,在修复复杂的疝气时避免使用异物。但是,一些证据表明,即使存在腹水,不可吸收的补片也可以成功使用(Hassan et al,2014;Ozden et al,1998)。最近有一项前瞻性研究,将 80 例 CTP A 和 B 级肝硬化合并脐疝病人,随机分为使用缝线进行一期组织修复或使用聚丙烯网片进行补片修复(Ammar,2010)。补片组的手术部位感染发生率较高(16%),而缝线修复的发生率较低(9%),但差异无显著性。此外,所有感染都可以通过保守的方式成功控制,不需要移除补片。在至少 6 个月的随访中,缝线修复组 14% 的病人疝复发,补片修复组仅 3% 的病人疝复发(P<0.05)。目前的数据支持在肝硬化病人、甚至腹水病人中使用补片修补脐疝,可能降低复发风险。在疾病充分代偿的病人中,由于急诊修复后发生并发症的风险较高,因此提倡择期修复(Choi et al,2011)。

该疾病人群腹股沟疝修补的结果与脐疝修补的结果相似(Inagaki et al,2009;Lawson et al,2009;Patti et al,2008)。肝硬化病人和非肝硬化病人在择期修复后的结果无差异,虽然在肝硬化病人中,嵌顿或绞窄性腹股沟疝急诊修复后的结果明显较差(Carbonell et al,2005)。肝硬化病人似乎可以安全地接受腹股沟疝补片修补术,如果确实发生局部伤口并发症,通常很容易治疗(Inagaki et al,2009;Lawson et al,2009)。此外,对有症状的肝硬化病人行择期腹股沟疝修补后,生活质量得到改善(Patti et al,2008)。简而言之,择期修复肝硬化病人的疝气是合理并值得提倡的。但是,与任何择期手术一样,病人疾病应得到充分的代偿并控制腹水。

结肠切除术

与胆囊切除术和疝修补术相比,慢性肝病和肝硬化病人结肠切除术的可用数据少得多。现有数据表明,对于肝硬化和门静脉高压病人,结肠切除术的风险特别高,死亡率约为 20% ~ 25% (Metcalf et al, 1987; Meunier et al, 2008; Nguyen et al, 2009)。急诊结肠切除术与更高的死亡率相关:肝硬化门静脉高压的病人高达 36%,而没有肝硬化的门静脉高压病人为 21% (Nguyen et al, 2009)。

在最近的一项基于人群的大型研究中, Nguyen 等人 (2009) 发现,患有肝硬化和肝硬化门静脉高压病人住院死亡率明显高于没有肝硬化病人(分别为 14% 和 29% 对 5%; $P <$ 0.0001)。肝硬化和门静脉高压病人的肠外并发症(如肺部和伤口并发症)显著增加(Pessaux et al, 2004)。最近的一项单中心回顾性研究包含了 41 位进行结直肠手术的肝硬化病人(CTP A 级, 40%; B 级, 49%; C 级, 12%),该研究表明术前腹水与术后并发症显著相关(Meunier et al, 2008)。与其他腹部手术一样, MELD 评分已被证明是结直肠手术后死亡率的独立预测因素(Hedrick et al, 2013)。

在可行的情况下,腹腔镜结肠切除术可能使该人群获益。腹腔镜可显著改善肝硬化病人胆囊手术预后,尤其是那些疾病代偿能力良好的病人。类似于此,在一项 17 例肝硬化代偿期病人(CTP A 级, 71%; B 级, 29%)的研究报道中,进行腹腔镜辅助结肠切除术出血量相对最小(平均 245mL;范围 100 ~ 250mL),并发症发生率为 29%,且无手术死亡(Martinez et al, 2004)。这项研究规模小,且入组病人具有高选择性。尽管如此,腹腔镜结肠切除术在仔细筛选的肝硬化病人中是可行的,与传统的开放性切除术相比可能会带来益处。

减重手术

由于 NAFLD 的高发病率及其与代谢综合征的关系,在考虑进行减重手术的病人中,慢性肝病并不罕见。据估计,进行该手术的病人中有 1.4% 患有明显的肝硬化(Dallal et al, 2004)。在 2 119 例进行腹腔镜 Roux-en-Y 胃旁路手术的病人中,有 30 例肝硬化病人,这些病人都为 CTP A 级病人。9 例病人术后发生并发症,平均住院时间为 4 天。Mosko 和 Nguyen (2011) 分析了 1998—2007 年 NIS 中进行减重手术的病人,发现肝硬化病人的死亡率更高。调整协变量后,与非肝硬化病人相比,代偿性和失代偿性肝硬化病人的死亡率调整优势比分别为 2.17 (95% CI 1.03 ~ 4.55) 和 21.2 (95% CI 5.39 ~ 82.9)。

尽管风险增加,但仍有一些报道表明,外科手术减重后甚至可以逆转晚期肝脏疾病(Dixon et al, 2004; Kral et al, 2004)。肝脏的纤维化、坏死性炎症改变和脂肪变性在手术减重后得到改善。因此,对于早期纤维化病人和肝硬化代偿良好的病人,减重手术似乎是合理的。如前所述,必须单独考虑手术固有的风险、肝脏疾病的严重性和合并症,以及手术减重的潜在益处。

在计划接受减重手术的病人中,手术方式的选择也尚不清楚(Lazzati et al, 2015; Sarr, 2006)。关于减重的最优术式仍在减重手术界存在广泛争议,这已超出了本章讨论的范畴。然而,有人提出肝硬化的病人可能可以选择袖状胃切除术,该术式出血并发症少,可防止其他减重术式相关的吸收不良,保留进入胆道树的内镜途径,以及可能改善待移植病人状态(Baltasar, 2006; Takata et al, 2008)。目前尚无评估肝硬化病人使用可调节胃束带的研究。

心脏手术

肝硬化病人心血管危险因素的发生率高于一般人群(Hessheimer et al, 2010)。由于这些因素和其他因素,患有终末期肝病的病人,尤其是等待肝移植的病人,接受心脏的手术日益增加(Thielmann et al, 2010)。但是,对于肝硬化病人,心脏手术的风险极高。由于感染、胃肠道并发症和出血的高发生率,进行体外循环(cardiopulmonary bypass, CPB)心脏外科手术的晚期肝病病人的死亡率高达 50% ~ 80% (Bizouarn et al, 1999; Kaplan et al, 2002; Klemperer et al, 1998)。

进行心脏手术的肝硬化病人的预后与血清胆红素和血小板计数有不同的相关性(An et al, 2007; Filsoufi et al, 2007; Morisaki et al, 2010; Reinhartz et al, 1998)。然而,与术前 CTP 或 MELD 评分更具一致性。研究表明, CTP B 级和 C 级或 MELD 评分大于 13 ~ 15 与接受心脏手术的肝硬化病人(特别是涉及 CPB 的肝硬化病人)发生术后并发症和死亡的风险显著增加相关(Ailawadi et al, 2009; An et al, 2007; Filsoufi et al, 2007; Hayashida et al, 2004; Thielmann et al, 2010)。

CPB 诱导炎性细胞因子和其他血管活性物质的产生,并导致血流动力学、凝血和免疫功能的进一步紊乱。晚期肝硬化(CTP B 和 C 级)被认为是 CPB 的禁忌证(An et al, 2007; Filsoufi et al, 2007; Hayashida et al, 2004)。然而,少数报道已经描述了在晚期肝病病人中成功实施心脏停搏瓣膜手术的方法(Iino et al, 2008; Nemati et al, 2008; Takahashi et al, 2006)。通过术前优化肝脏状态、在整个围手术期积极使用血小板和新鲜冰冻血浆,以及在 CPB 期间进行稀释超滤(dilutional ultrafiltration, DUF),能够减轻 CPB 对失代偿性疾病病人的负面影响。DUF 特别有助于最大限度地减少血液稀释,并去除 CPB 期间产生的炎症介质(Iino et al, 2008)。

在需要冠状动脉旁路(coronary artery bypass, CAB)的中重度肝硬化病人中,另一种成功的术式是非体外循环冠状动脉旁路(off-pump CAB, OPCAB)(Ben Ari et al, 2006; Hayashida et al, 2004; Murashita et al, 2009)。OPCAB 可以减少出血和输血需求。在分析 NIS 数据库时, Gopaldas 等人(2013)发现,肝硬化与病人死亡率上升、并发症出现、住院时间延长和住院费用增加独立相关。但是,在进行 OPCAB 的病人中,除非存在严重的肝功能障碍,否则肝硬化不会影响死亡率或并发症。无论肝病的严重程度如何,进行心脏停搏 CAB 病人的死亡率和并发症均增加。

胸外科手术

关于肝硬化病人胸外科手术的文献主要描述了胸腔镜手术治疗难治性肝性胸腔积液,这种并发症约发生于 5% 的肝硬化病人(Alberts et al, 1991)。这是一种有症状的渗出性胸腔积液,被认为是继发于膈肌的微小缺损,这些微小的缺损使腹水从高压腹膜腔流入低压胸膜腔(Huang et al, 2005; Nakamura et al, 1996)。肝性胸腔积水可能导致严重的呼吸功能损伤,早期的治疗包括限制钠摄入、利尿剂、TIPS 和频繁的胸腔穿刺术。当这些治疗失败时,电视胸腔镜手术(video-assisted thoracoscopic surgery, VATS)封闭明显的膈肌缺,以及机械性或化学性胸膜固定术,可作为延缓症状的选择手段(Assouad et al, 2003;

Ferrante et al,2002;Mouroux et al,1996;Northup et al,2009）。潜在的并发症包括脓胸和从胸引管持续漏出大量腹水。尽管如此,该方式耐受性相对较高,即使在患有晚期肝硬化的病人中,其成功率也高达 80%（Cerfolio & Bryant,2006）。

在一些研究中,有 4% ~ 7% 的病人在进行食管切除术时伴有肝硬化（Fekete et al,1987;Lu et al,2005;Tachibana et al,2000）。由于酒精在两种疾病的发病机制中都起着重要的作用,因此食管肿瘤病人的实际肝硬化发生率可能比报道的要高。相比于非肝硬化病人,更多的肝硬化病人被认为不适合进行手术。与胃切除术不同,肝硬化病人的食管切除术,实际上发生术后肝衰竭相关的死亡相对较少,因为从理论上讲,由于胃食管的彻底血运断流和术后厌食,可能导致酒精摄入量显著减少（Tachibana et al,2000）。然而,与非肝硬化病人相比,肝硬化病人的食管切除术的手术并发症和死亡率要高得多,分别为 31% ~ 87% 和 17% ~ 26%（Fekete et al,1987;Lu et al,2005;Tachibana et al,2000）。围手术期出血、腹水渗漏、肺炎和败血症是最常见的并发症,并导致了大多数病人术后死亡。术前明显的凝血障碍、高胆红素血症（>3mg/dL 或 51.3μmol/L）、体重减轻（减轻超过体重的 10% ~ 15%）以及 CTP B 和 C 级与术后死亡率相关性最高,被认为可能是手术的禁忌证。但是,对于术后早期存活的病人,总体存活率似乎与进行相同手术的非肝硬化病人相似（Tachibana et al,2000）。

外伤

肝硬化病人占外伤人群的 1% ~ 1.5%,在遭受钝性外伤的病人中所占比例甚至更高（Georgiou et al,2009;Wutzler et al,2009）。在这些病人中,跌倒是最常见的受伤原因（43%）,其次是受到攻击（Chen et al,2007;Georgiou et al,2009）。诸如急性呼吸窘迫综合征、创伤相关性凝血障碍、肺炎和败血症等并发症的发生率高达 10%（Christmas et al,2005;Georgiou et al,2009）。院内死亡率高达 22% ~ 33%。CTP 分级似乎与死亡风险正相关:A 级为 8.0%,B 级为 32.3%,C 级为 45.5%（Talving et al,2013）。

关于创伤,肝硬化病人比没有肝硬化的病人进行开腹手术的可能性要高得多,而脾切除术是最常见的手术之一（Christmas et al,2005;Georgiou et al,2009）（见第 122 章）。考虑到这些病人中门静脉高压和脾大的患病率,这不足为奇。在肝硬化病人中,脾损伤非手术治疗的失败率高达 92%,肝硬化是钝性创伤病人脾切除的独立危险因素（Cook et al,2015;Fang et al,2003）。数项多变量分析研究表明,剖腹手术后 40% ~ 55% 肝硬化病人最终会在院内死亡,而能够避免剖腹手术的病人中只有 15% ~ 24% 院内死亡（Christmas et al,2005;Demetriades et al,2004;Georgiou et al,2009;Talving et al,2013）。

显然,这些病人的治疗非常复杂。美国外科医生协会建议,有肝硬化病史的外伤病人应转移到外伤中心治疗（Wahlstrom et al,2000）,并应在重症监护室进行严密的复苏和监测。出血并发症很常见,应积极纠正凝血障碍和体温过低。由于这些病人几乎都有营养不良,因此应尽早开始补充支链氨基酸等营养支持治疗（Hanai et al,2015;Kawaguchi et al,2013）。虽然应该谨慎进行干预,但这些病人必须及时得到诊治。

总结

通常,对于肝硬化代偿良好的病人,可以安全地进行非肝脏的择期手术。与没有慢性肝病的病人相比,虽然并发症和死亡率几乎肯定会增加,但这些通常不是禁忌。根据 CTP 或 MELD 评分体系判断,肝衰竭的严重程度似乎是决定术后预后的最重要因素。CTP A 级或 B 级肝硬化病人以及 MELD 得分低于 15 分的病人通常合适手术治疗,具体取决于手术的大小和必要性。急诊手术、合并症和高龄都会带来更大的风险。应当对术后并发症存在预判,例如肝功能失代偿、感染、肾衰竭和腹水。最重要的是,肝硬化病人的手术只应在对肝病优化治疗后再进行,并且只应在具有晚期肝病丰富治疗经验的中心进行。

（黄孝伦 译　张志伟 审）

第78章

儿童门静脉高压

Ross W. Shepherd，Yumirle P. Turmelle

儿童门静脉高压的特点

继发于慢性肝脏疾病、肝前性或肝后性血管疾病的门静脉高压，是导致成人和儿童并发症和死亡的主要原因（见第76章和第81~85章）。然而，出于对儿童的先天性病因和生长发育的考虑，对儿童门静脉高压的理解和处理与成年人有些不同。

通常情况下，门静脉高压是门静脉血流增加和门静脉阻力增加共同作用的结果，当门静脉压力增高大于10mmHg时就会出现门静脉高压。门静脉高压的体征和症状主要是通过门体侧支循环来降低门静脉压力所造成的结果，但儿童受累的血管与成人不同（图78.1）。儿童的主要问题是曲张静脉破裂出血、腹水，以及营养不良。肝性脑病、门肺高压、肝肺综合征和肝肾综合征在儿童少见，一旦出现也十分危险。脾脏肿大和脾功能亢进很少需要特殊处理。

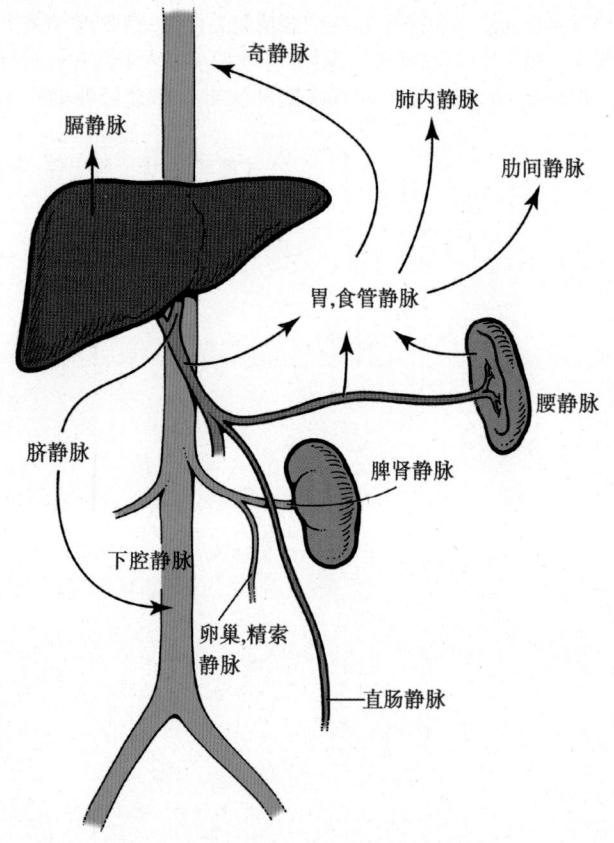

图78.1　儿童门静脉高压的门体分流部位

儿童门静脉高压的病因

门静脉高压可能起源于肝前（门静脉）、肝后（肝静脉）或肝内的阻塞，以上情况分别属于肝窦前阻塞、肝窦阻塞或肝窦后阻塞。儿童门静脉高压的病因见知识框78.1。

肝前性阻塞原因

由先天性血栓或闭锁所导致的肝前性门静脉阻塞，虽然发病率可能有所下降，但仍然是非肝硬化性门静脉高压的重要原因，尤其是在发展中国家多见（Sarin & Agarwal，2002）。因为脐炎或插管造成的化脓性或创伤性脐静脉损伤是其中的部分原因，但主要原因还是特发性或先天性门静脉系统畸形。门静脉狭窄或血栓也可发生于肝移植术后门静脉吻合狭窄（见第120章）。在先天性类型中，门静脉形成海绵状血管瘤导致门静脉高压和食管胃底静脉曲张。从治疗的角度上看，脾静脉或更广泛门静脉系统的受累可建立更广泛的侧支循环，与包含胃静脉曲张为主的广泛侧支循环一起，更有利于血流动力学改变（Shah et al，2003）。有时，异位静脉曲张累及胆囊旁、胆总管旁静脉和胰十二指肠静脉。食管静脉出血或有时是胃静脉曲张破裂出血是最致命的后果，尽管自然发生的分流可能会降低一段时间内（通常是十岁以后）的风险。除了最为常见的静脉曲张破裂出血外，脾功能亢进也常见，贫血、由血小板减少所导致的淤青和腹痛也是特征性表现。一些病人还有症状性门静脉

知识框78.1　儿童门静脉高压的原因

肝前性
门静脉阻塞/血栓
先天性畸形和疾病
获得性（脱水）
吻合口狭窄或血栓（肝移植后）
门静脉狭窄

肝性
窦前性：先天性肝脏纤维化
窦性：肝硬化（胆道闭锁，代谢性肝病）
窦后性：静脉阻塞性疾病

肝后性
布-加综合征（膜型，有血栓形成倾向，特发）
吻合口狭窄或血栓（肝移植后）
缩窄性心包炎
Fontan手术后

图中标注：
奇静脉
肺内静脉
肋间静脉
膈静脉
胃，食管静脉
腰静脉
脐静脉
脾肾静脉
下腔静脉
卵巢，精索静脉
直肠静脉

胆道梗阻。继发于肠胰和肠肝循环障碍后的吸收功能障碍,导致的生长发育迟缓并不罕见。继发于分流术的显性肝性脑病少见,但可能出现亚临床体征,包括神经认知功能受损,尤其是注意力和短期记忆障碍(Mack et al,2006)。虽然,肝脏看似正常,但是急性静脉曲张破裂出血后可导致可逆性肝功能失代偿,时间长将出现肝功能损伤(见第 81 章)。

肝内原因

引起肝内门静脉血管床阻力增加的一系列窦前性、窦性、窦后性原因,都可以导致门静脉高压。窦前性原因,例如先天性肝纤维化,不会造成肝功能损害。先天性肝纤维化是一种生长发育性疾病,属于家族性肝胆管板畸形,组织学上以不同程度的门静脉旁纤维化和不规则形状的增生胆管为特征性表现(Summerfield et al,1986)。肝活检对诊断有高度特异性。对于大多数病人,此疾病最早出现的临床表现是与门静脉高压相关的体征或症状,特别是脾肿大和静脉曲张,经常合并自发性胃肠道出血,从儿童早期一直持续到成年。

肝窦阻力的增加和门静脉高压几乎都出现在儿童肝硬化人群中。在儿童中,常见的原因包括婴儿胆汁淤积,例如胆道闭锁、一系列代谢疾病、感染、毒素、血管疾病和营养性疾病。肝硬化是一种慢性弥漫性疾病,以不可逆的广泛肝纤维化伴再生结节为特征(见第 7 章和第 76 章)。显著纤维化的组织中包含有血管之间的交通,导致血流动力学改变和门体分流。这种弥漫性病理变化与肝脏的原发疾病相叠加,常使原发损害变得不明显。主要的病理生理变化是肝功能障碍和门静脉高压。儿童肝脏疾病中肝硬化的进展及其并发症变异非常大,在治疗特别是手术的选择上,重要的是要考虑到以后的治疗效果。有一些疾病,例如新生儿肝外胆道闭锁,发展为肝硬化的速度非常快,通常在 12 到 16 周时即出现,24 周内即可以发展为肝衰竭。早期诊断和行肝门部胆肠吻合术可以改善预后,但对于大多数患儿,肝移植是唯一的选择。其他疾病,例如囊性纤维化相关的局灶性胆汁性肝硬化,肝功能正常可持续多年,直到 10 岁以后才表现出门静脉高压的症状和体征。

肝内窦后性疾病,例如静脉闭塞性疾病(见第 88 章),在儿童中少见,这些疾病通常发生在癌症患儿接受化疗(Gharib et al,2006)或偶然情况下摄入毒物(如毒蘑菇)时。然而,肝后性门静脉高压是儿童的一种重要疾病(知识框 78.1)。肝静脉流出道阻塞可发生于肝移植术后(肝静脉吻合口狭窄),表现为布-加综合征,也可继发于心脏损害所导致的右心房压力增高或慢性全身性静脉高压。急性布-加综合征在儿童中少见,它可能与一些有血栓形成倾向的疾病同时发生,但通常为特发性,与成人的病因如骨髓增生性疾病等无关。腔肺或房肺分流术称为Fontan手术,通过由体循环到肺循环的分流,可以挽救单心室综合征新生儿的生命,但会导致慢性全身性静脉高压(压力可能大于 20mmHg),最终导致门静脉高压(Narkewicz et al,2003)。

儿童门静脉高压的影响

了解门静脉高压需要有婴儿和儿童门静脉系统解剖和生理的知识。在胎儿时期,静脉导管与脐静脉和下腔静脉(inferi-or vena cava,IVC)相连,而脐静脉汇入门静脉(portal vein,PV)的左支。这种结构在某些情况下出生后可能依然存在。门静脉的毛细血管起源于肠道和脾的系膜以及肝窦。肠系膜上静脉和脾静脉的毛细血管供给门静脉富含营养和激素的血液。门静脉在肝门处分为两支,其主干分别供应肝左右叶,两支主干再分为一系列的分支供应肝段,最后终止于小的分支,通过很短的通道而进入肝窦。部分氧合的门静脉血液作为完全氧合的肝动脉血液的补充,为肝脏提供了针对缺氧的独特防护。肝动脉和门静脉的血供可以很好地协调,使肝脏可以耐受这两支主要血管中一支的血栓形成。

门静脉高压的主要病理改变,是在胃底、食管、直肠和镰状韧带形成门静脉系统到体循环系统的侧支循环。这些侧支可能通过残存的脐静脉注入下腔静脉,或注入左肾静脉(图 78.1)。特别需要注意的是下腔静脉的缺失、离断或奇静脉系统的阻塞,此类情况可能发生在部分先天性胆道闭锁的患儿。同样,在肝前性门静脉高压畸形中,脾静脉会变小或形成血栓。

只有位于黏膜下(如食管、胃,少数情况可发生于肠道其他部位)的侧支与胃肠道出血有关。肠道其他部位的侧支更常见,常发生在做过手术的胃肠道部位,特别是造瘘口和吻合口。门静脉高压性胃病表现为胃内黏膜静脉、毛细血管的扩张、黏膜充血,可能发生在食管静脉曲张去除术后。

虽然,门静脉高压的发展首先来源于内脏血管床和右心室之间血管阻力的改变,但很多其他血流动力学改变也对门静脉压力的增高起重要作用。心脏张力的增加和内脏小血管张力的降低所造成的高血流动力学循环形态,都可以增加门静脉血流。血管内血容量的改变和内脏系统肾上腺素能神经张力的变化也发挥了重要作用。这些发现使得非选择性 β-受体阻滞剂成为成人门静脉高压的指南选择性治疗药物(Garcia-Tsao et al,2007)。由于门静脉高压主要的临床后果是食管下段静脉曲张破裂出血,直接治疗静脉曲张破裂出血,或在某些病例实施分流手术仍然是主要的治疗手段(见第 82 章至第 87 章),除非存在肝功能失代偿,在这种情况下,应选择肝移植治疗(见第 112 章、第 116 章和第 118 章)。

临床特点

主要的临床特点是脾肿大、营养性发育不良、腹水,以及食管、胃和直肠静脉曲张(知识框 78.2)。

在肝前性门静脉高压或当肝脏疾病代偿时,可能没有症状。最早发现的门静脉高压表现可能是胃肠道出血,或偶然发现脾肿大,或继发于脾功能亢进的贫血或血小板减少。通常肝

知识框 78.2　儿童门静脉高压的临床特点

脾肿大
食管静脉曲张及出血
门静脉性胃病及出血
反复性鼻衄,易青肿
腹水
吸收不良
蛋白丢失性肠病
生长缓慢
贫血,血小板减少

脏体积小,不能触及,但如果存在肝内因素,有些患儿肝脏也可以增大、变硬、形成结节,肝右叶缩小或脾肿大或二者同时存在。皮肤的特异性表现,例如蜘蛛痣、脐周静脉曲张(海蛇头)、肝掌,可以是肝脏疾病的表现。蜘蛛痣可以出现在小于 5 岁的健康儿童,并不代表有肝脏疾病,但是新出现的蜘蛛痣或蜘蛛痣多于 5 个或 6 个则有诊断意义。蜘蛛痣经常出现在上腔静脉回流区域,特点是有一支中心小动脉,和从中心小动脉放射到四周的很多细小血管(直径 2~5mm)。其他皮肤变化特征,包括容易发生青肿,面部和背上部细小的毛细血管扩张,最常出现于臀部和上肢的白点(用放大镜检查可以发现是早期的蜘蛛痣),以及杵状指。鼻腔检查 Little 区常见显著的毛细血管扩张,常导致反复的鼻出血。

虽然,成人代偿性肝硬化大多数原因不明,但肝脏代谢性疾病如 Wilson 病(肝豆状核变性)、囊性纤维化和α₁-抗胰蛋白酶缺乏可在儿童表现为代偿性肝硬化(见第 76 章)。Wilson 病的特点包括溶血性贫血,轻微的肝性脑病体征,例如人格改变、失忆、学习能力差,有经验的医师应用裂隙灯可以观察到 Kayser-Fleischer 环。儿童胆汁淤积性肝脏疾病具有显著的持续性黄疸或瘙痒的症状或体征。其显著特点是,肝脏通常增大,出现黄斑瘤、营养不良、脂溶性维生素缺乏(特别是维生素 D 和 K)。

失代偿性肝脏疾病的特征,包括肝脏合成功能障碍的临床表现、实验室发现及与疾病相关并发症的出现。除了上述的特征性表现,还包括营养不良、腹水、外周水肿、凝血性疾病和胃肠道出血。

儿童门静脉高压时肝性脑病的体征轻微,而且少见。继发于吸收不良和蛋白合成障碍的营养不良是重要的特征性表现,主要表现为组织和脂肪储存减少和发育不良(Chin et al,1992)。自发性青肿是由于肝脏凝血因子合成障碍和继发于脾功能亢进的血小板减少,是疾病进展时的体征。失代偿性肝硬化可能还与体循环和肺循环的改变、小动脉扩张、血容量增加、高动力循环状态和继发于肺内分流的发绀有关。肾衰竭是出现在晚期的严重并发症。

诊断

门静脉高压的确诊是依据前面提到过的临床表现,合并或不合并慢性肝脏疾病的体征,以及四项检查:超声、内镜、肝脏活检和血管造影。

超声检查可以观察和测量门静脉的大小、通畅程度和血流情况,确定是否存在海绵状血管瘤,以及获得肝脏体积和质地是否均一的信息(见第 15 章)。超声检查发现肾囊肿或患儿有家族史的,可提示先天性肝脏纤维化的诊断。超声心动图检查对排除可以导致肝静脉流出道梗阻的原发性心脏病有意义。

食管胃十二指肠镜检查(esophagogastroduodenoscopy,EGD)可以评估是否存在静脉曲张,是否存在"樱桃红斑"(与破裂的危险程度有关),观察并处理静脉曲张破裂出血来源。内镜检查还可以观察其他特征,例如门静脉高压性胃病,并且帮助排除可能导致胃肠道出血的其他病因。

肝脏活检有助于肝硬化的诊断,或在肝前性阻塞时帮助排除肝脏疾病。区分肝硬化、窦前性以及肝前性原因所致的门静脉高压,例如先天性肝脏纤维化和肝前性门静脉高压,有时鉴

别诊断比较困难。在后两种疾病中,没有慢性肝脏疾病的体征,转氨酶和肝脏合成功能正常。在先天性肝脏纤维化中,肝脏增大变硬,肝组织细胞学正常,在宽带的纤维化组织中有明显的不正常胆管,但没有结节。在门静脉畸形或阻塞所导致的肝前性门静脉高压中,肝脏变小,但组织学正常,虽然可能会有明显的脂肪变性。检查中可能有继发于凝血障碍(例如蛋白 C 或 S 缺乏)的明显轻度凝血指标异常。肝静脉流出道的梗阻导致肝小叶中心出血性坏死,合并从中心静脉扩展到门静脉的纤维化。

做肝脏活检前需要做一系列实验室和影像学检查。这对潜在病因的诊断有帮助,也可以帮助根据特异性组织学和生物化学分析的需要选择恰当的肝脏活检标本处理方法,特别是针对代谢性疾病。

血管造影,无论是直接静脉造影、计算机断层扫描(computed tomography,CT),还是磁共振(magnetic resonance,MR)血管造影,都可以提供阻塞部位、门静脉系统主要静脉的大小和通畅程度、与冠状静脉或食管或其他静脉曲张的关系的重要信息(见第 18 章、第 19 章和第 21 章)。静脉造影或心导管检查是怀疑肝静脉流出道梗阻时首选诊断方法。压力梯度测量对静脉阻塞的诊断有帮助,并且可以确定门静脉的压力值。

治疗

门静脉高压的治疗主要是针对并发症的治疗(即预防和治疗静脉曲张破裂出血)。在某些情况下,需考虑直接针对病因进行治疗,包括终末期肝病(肝移植为主要治疗方法)、肝静脉流出道阻塞、腔静脉膜型阻塞和缩窄性心包炎。肝性脑病很少需要特殊治疗,但腹水可以是主要问题,并且常需要特殊治疗(见第 81 章)。脾功能亢进虽然常见,但很少导致并发症或死亡。以上提到的和其他的儿童门静脉高压并发症的处理主要是内科治疗,已超出了本章的范畴(见第 81 章至第 87 章)。

在大多数情况下,选择外科手术治疗前首先考虑直接治疗静脉曲张,因为各种分流术都是通过降低门静脉压力而间接治疗静脉曲张。静脉曲张出血的危险性、随时间推移自发性分流的潜在建立、是否存在肝脏疾病和门静脉血管的解剖,是对患儿行分流术的四个主要影响因素。

静脉曲张破裂出血需要急诊治疗,需要采取措施以预防出血和再次出血。大多数关于静脉曲张破裂出血处理的数据来自成人的大样本对照研究,儿科文献通常是描述性病例或队列研究,但可能有一些例外情况。

急诊治疗

儿童食管下段静脉曲张破裂出血需要急诊治疗(图 78.2)。即使是少量出血,也建议到离家最近的具有输血条件的医院就诊(见第 83 章)。当患儿可以输血,建立可靠的静脉通路,并且在血流动力学稳定后,建议转到有处理儿童静脉曲张破裂出血经验的上级医院就诊。初期的黑便或前哨出血,可能发生在突然的呕血和休克之前,需要快速输血以避免死亡。合并低血压的大出血可以影响肝脏灌注,常导致肝功能的进一步恶化,将加速腹水和肝性脑病的发生。先输注晶体液随后输注红细胞的液体治疗非常重要。应当应用维生素 K 和新鲜冰

冻血浆来纠正凝血功能障碍。在药物治疗上短效内脏血管收缩剂有益(Boyer,2001)。在这种情况下可以选择使用奥曲肽[最大剂量 1μg/(kg·h)静脉;或每次 2~4μg/kg 皮下注射,24 小时内每 8 小时 1 次或直到出血停止],因为此药副作用较小(Moitinho et al,2001)。替代药物可以应用垂体加压素(20 分钟 0.3U/kg 冲击剂量,随后相同剂量在 1 小时静脉输入)或它的非活化前体特利加压素(0.01mg/kg 每 4~6 小时冲击剂量,或 0.05mg/kg 持续 6 小时以上,输液 24~48 小时)。常见副作用包括皮肤苍白、腹部绞痛和胸痛。对于成人的研究表明,辅助性血管扩张剂,例如 10mg 的硝酸甘油贴片,可以减轻这些血流动力学并发症。安置胃管是治疗中的一项重要手段,可以观察是否有活动性出血,以及吸出血液,降低肝性脑病的发生。

当病人血流动力学稳定时,内镜治疗适用于急性食管下段静脉曲张破裂出血。判断出血的来源很重要,因为已知静脉曲张的病人中有除静脉曲张以外的出血来源,包括十二指肠或胃溃疡。

急性静脉曲张破裂出血的内镜治疗

只有少数病例的静脉曲张破裂出血可能会自行停止,但通常需要内镜下硬化剂治疗或套扎治疗(图 78.3)。这两项技术在儿童中的应用都已经有了很好的阐述(Goenka et al,1993;Goncalves et al,2000;Zargar et al,2002)。在成人,对硬化剂治疗和套扎治疗的临床研究提示,这两种治疗在控制出血、减少再出血和消除静脉曲张上效果相同,但套扎治疗并发症更少。套扎治疗是推荐的内镜治疗方法,当食管被血液覆盖或曲张静脉较小时,套扎治疗在技术上可能比较困难,特别是对较小的

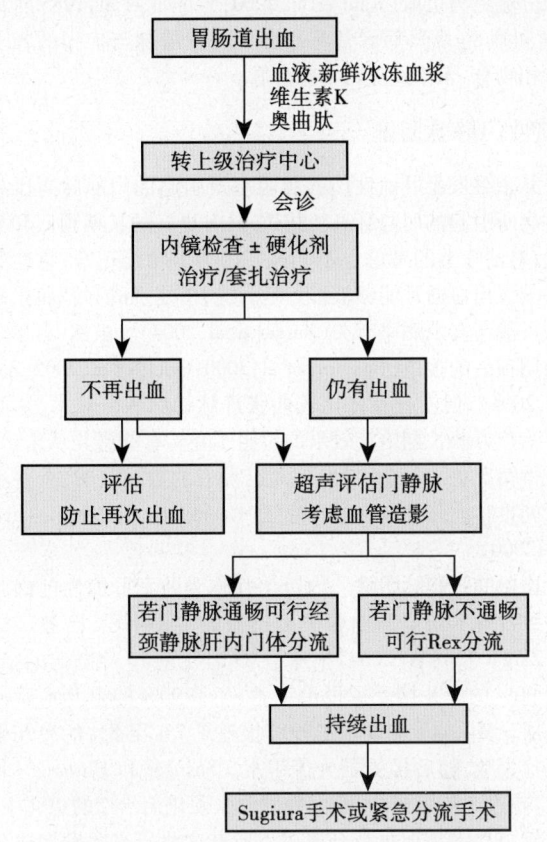

图 78.2　儿童急性静脉曲张破裂出血的处理

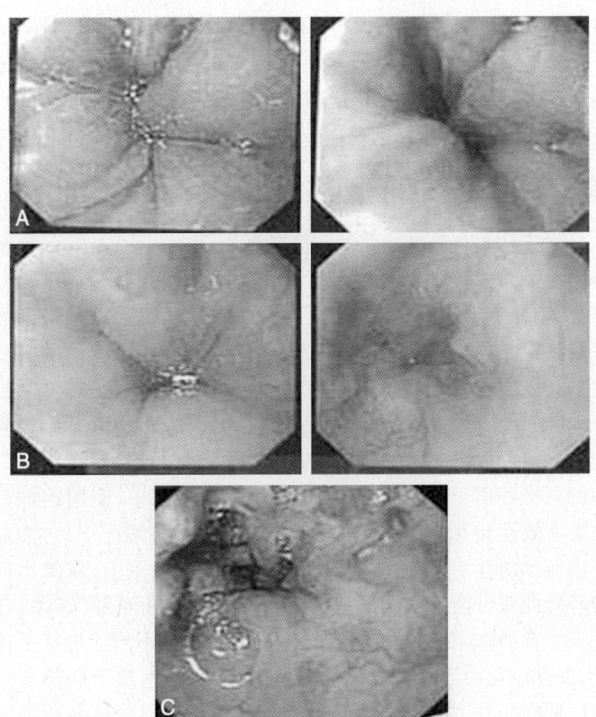

图 78.3　先天性心脏病 Fontan 手术后,通过硬化剂疗法对一名 6 岁门静脉高压患儿去除食管下段静脉曲张。(A)硬化剂治疗之前。(B)硬化剂治疗后 2 周。(C)硬化剂治疗后 8 周

婴儿,被套扎的食管壁可能出现穿孔或出血(Banares et al,2002)。在这种情况下,硬化剂治疗更为适合。

硬化剂治疗是在胃与食管结合部的上方,在曲张静脉旁或曲张静脉内注射 0.5~1mL 硬化剂(乙醇胺或硫酸十四烷基酯)。应当避免注射部位距离贲门以上过高,因为这会增加远端曲张静脉出血的风险。操作过程可能被细菌污染,因此应当使用广谱抗生素(阿莫西林、头孢呋辛、甲硝唑)。并发症在有治疗经验的中心并不常见,包括食管溃疡、狭窄和疼痛。

Sengstaken-Blakemore 管(三腔双囊管)

在少数情况下,如果以上提到的控制出血的方法均无效,可以应用儿科 Sengstaken-Blakemore 管或 Linton 管,通过对食管胃底曲张静脉的机械性压迫来暂时止血。此设备最好在麻醉下插入,但由于存在压迫性溃疡的危险,使用时间不超过 24 小时。因其在撤管时有很高的再出血概率,故应仅用作更确切治疗(例如内镜治疗或门体分流术)前的临时治疗措施。

急诊手术和急诊门体分流术

急诊门体分流术或其他外科止血方法,通常是治疗持续性静脉曲张破裂大出血的最后手段(见第 84 章至第 87 章)。接受急诊分流术的患儿常有胃曲张静脉的出血。在这种情况下,需要考虑潜在的死亡率,以及应用哪种术式,包括经颈静脉肝内门体分流术(TIPS)、外科分流术、食管横断术、门奇静脉断流联合脾切除术。TIPS 是一种有吸引力的方法,因为它不需要大的手术操作。TIPS 被有效应用于患严重疾病的成人,在肝移植前控制出血和一些儿童的造瘘口静脉曲张出血(Lagier et al,1994)。手术可以迅速降低门静脉压力,却也有分流闭塞和增加脑病的风险,因此最好只把它视为一种过渡的治疗方法。

TIPS 在儿科的应用受到大小的限制,但有经验的医师,对于 2~5 岁以上经过选择的儿童,可以应用 TIPS,并且对于由肝脏原因引起的门静脉高压,TIPS 与其他复杂的分流术相比,是一种更好的治疗手段。

首次胃肠道出血的预防

对于已知有静脉曲张的门静脉高压病例,是否有降低胃肠道出血风险或防止胃肠道出血发生的方法存在争论(见第 82 章)。对于所有患儿,应该确保监护人理解早期到离家最近的医院就诊并进行交叉配血,以及转到上级医疗中心就诊的必要性。在成人中,非选择性 β-受体阻滞剂(如普萘洛尔)可降低肝动脉和门静脉血流量。已有研究报道,可以将门静脉压力降至 12mmHg 以下,从而降低了初次出血的风险(Shasidhar et al, 1999),推荐用于预防首次出血。然而,在儿童中,使用这些药物的有效性和安全性仍存在不确定性。在某些情况下,可能需要进行预防性注射硬化剂或套扎治疗,但在儿童中,从未出血的静脉曲张可能出血仍只是推测。Goncalves 和同事(2000)在一项儿童的临床对照试验中,将硬化剂治疗和不治疗进行了比较,发现硬化剂治疗可以降低出血的风险,但增加了门静脉高压性胃病的发生率。在最近举行的有关儿童门静脉高压的共识研讨会上,专家们反对使用内镜或药物作为一级预防治疗(Shneider et al, 2012)。

胃肠道再出血的预防

门静脉高压的肝内病因

直接去除曲张静脉。 当发生继发于肝内原因导致的门静脉阻塞引起出血时,直接去除曲张静脉是首选治疗方案。虽然,对肝脏潜在疾病的治疗是长期治疗中的主要问题(见第 82 章至第 87 章)。成人的随机对照研究提示,出血频率降低和生存率提高。虽然,在儿童中没有进行随机对照研究,数个关于硬化剂治疗或套扎治疗的大样本研究显示,这两种方法安全,而且能降低再出血的概率(Fox et al, 1995; Goenka et al, 1993; McKiernan et al, 2002)。无论是硬化剂治疗或是套扎治疗都不能降低门静脉压力,但它们可以去除危险的曲张静脉。上述方法会对血管的血流动力学造成一定影响,脾功能亢进和门静脉高压性胃病可能在短时间内恶化,但随时间推移,最终是自发性门体分流的建立,门静脉压力将会降低。

两项成人的随机对照试验显示,内镜下静脉曲张套扎术加非选择性 β-受体阻滞剂可以降低再出血的风险(Garcia-Tsao et al, 2007)。β-受体阻滞剂的主要不良反应,包括反应性气道疾病和心脏传导阻滞,在这种情况下,它们禁忌使用。

手术。 当有活动性肝脏疾病,同时又有出血导致死亡的高度危险时,手术是门静脉高压的主要治疗方案(知识框 78.3)。患儿最好在移植中心接受评估和治疗,因为那里可以评估一系列的手术选择方案。门体分流术可以降低胃肠道出血的风险,但会减少门静脉的血流,减少肝脏灌注,有肝功能失代偿和肝性脑病的风险,增加肝移植的难度或导致不能行肝移植。成人随机对照研究提示,对于肝内原因导致门静脉高压的病人,门体分流术并不能显著增加生存率。如果对病情严重的病人行分流术,采用 TIPS 作为过渡可能是最好的选择。对于

知识框 78.3   儿童门静脉高压的手术选择
断流术
• Sugiura 手术
非选择性分流术
• 肠腔分流术—"H"搭桥或直接
• 门腔分流术
• 中心性脾肾分流术
• TIPS
选择性分流术
• 远端脾肾分流术
• 脾肾上腺分流术
恢复性分流术
• Rex 分流术(肠系膜-左门静脉旁路)
解剖修复
• 肝静脉或门静脉膜型,狭窄
原位肝移植

肝脏内疾病导致的难以控制的门静脉高压,最终的治疗是肝移植。对于没有接受分流术和肝移植的患儿,Sugiura 术(食管横断和门奇静脉断流术)或许可以挽救生命,还可以降低肝性脑病的风险。

对一些囊性纤维化相关性肝脏疾病进行分流手术需要特别注意,因为这些疾病有缓慢发展的肝功能障碍(Debray et al, 1999),而在先天性肝脏纤维化中,窦前性门静脉高压不会发生肝脏合成功能障碍。对于这些患儿,分流术式的选择取决于血管的解剖、静脉的大小、血栓形成的风险、肝衰竭的风险,以及肝性脑病的风险。选择性分流术如远端脾肾分流或远端脾肾上腺分流更为可取(Kato et al, 2000; Valayer et al, 1985)(见第 85 章和第 86 章),后者常将相匹配的脾静脉与扩张的肾上腺静脉相吻合,术中避免钳夹肾静脉。

肝前性门静脉阻塞

儿童继发于肝前性门静脉阻塞所引起的门静脉高压与肝内疾病所引起的门静脉高压相比,具有更好的长期预后和生活质量,对治疗上的考虑也不相同。因为肝功能正常,急性静脉曲张破裂出血通常能够被很好地耐受,但复发的静脉曲张破裂出血可能与高发病率有关(Zargar et al, 2004)。虽然,有单个中心长期预后的报道(Bambini et al, 2000; Orloff et al, 2002; Zargar et al, 2004),但没有直接比较曲张静脉切除和分流术,这两种主要治疗方法长期治疗效果的对照研究。有些患儿从未出血,这使得情况更加复杂,未发表和已发表的数据表明,有些患儿随时间推移曲张静脉会自行降压(Goenka et al, 1993; Lykavieris et al, 2000)。

直接曲张静脉切除 内镜治疗作为儿童肝前性门静脉高压所致食管下段静脉曲张破裂出血的主要手段,已被广泛认同。Zargar 和同事(2004)报道了 69 名儿童 15 年随访的结果,提示 90% 的患儿接受了根治手术,几乎 90% 的患儿术后没有再出血。Maksoud 和同事(1991)报道了 7% 至 8% 的患儿硬化剂治疗失败,随后接受了分流手术。Stringer 和 Howard(1994)报道,超过 8 年随访的 36 例静脉曲张硬化剂治疗的患儿中,只有 4 例(11%)需要再行分流术。所有这些研究并发症或死亡率都很少或没有,但在随访过程中为达到根治,有些病人需要

分期多次进行硬化剂治疗。长期治疗失败的主要原因是胃底静脉曲张,但以上研究的所有病例中均未出现,有些研究认为,由于成功进行硬化剂治疗后出现自发性分流,不需要再行分流术(Goenka et al,1993)(见第 82 章和第 83 章)。

手术治疗　对于肝前性门静脉高压,肝储备功能正常,反复出血,或少数情况下严重脾功能亢进的患儿需要手术治疗。肝前性门静脉阻塞手术的选择,包括门体分流术、Rex 分流术(肠系膜-左门静脉旁路)、断流术和食管横断术(知识框 78.3)(见第 85 章和第 86 章)。

虽然,门体分流术的早期效果令人失望,但一些近期的报道显示其再出血率仅为 2.5% ~ 10%,死亡率低,持续分流血栓形成率为 7% ~ 13%,肝性脑病发生率明显降低(Botha et al,2004;Kato et al,2000;Orloff et al,2002)。过去非选择性肠腔分流和选择性更强的远端脾肾分流曾经是可供选择的手术方式,如果有严重的脾功能亢进和脾梗死引起的疼痛,建议行中心性脾肾分流术联合脾切除术。然而,这些分流术可能由于脾静脉或肠系膜静脉血栓形成的影响,从而在技术上可能不具备可行性。在有些病例,特别是曲张静脉来自海绵状血管瘤时,特定分流并不能改变曲张的食管冠状静脉的压力。

Rex 分流,通常应用颈内静脉行肠系膜静脉-左门静脉旁路,理论上的主要优点是恢复门静脉入肝血流和降低肝性脑病的风险,并且避免了与脾静脉血栓形成相关的技术问题(Bambini et al,2000;de Ville de Goyet,1999)。这一术式最初因肝移植后门静脉血栓形成而被首次提出,现可作为所有原因引起的肝前性门静脉阻塞的首选手术方法。血栓形成和狭窄的发生率与门体分流术相似。手术前很难证实肝内静脉系统是否通畅。当对肝前性门静脉阻塞进行任何方式的分流术时,特别是当存在海绵状血管瘤时,术前使用门静脉造影以确保入肝血流通畅很重要,当有残余分支时,需考虑择期切除门静脉系统的分支(例如冠状静脉分支)。

总结

目前,门静脉高压患儿的治疗选择,包括多种药物治疗、内镜治疗、放射治疗和手术治疗,手术治疗主要用于曲张的静脉再出血风险高的患儿。对病因、效果和静脉解剖的详细评估,以及随后对上述这些治疗方法的选择性应用,可以改善患儿的生活质量,减少门静脉高压的并发症,以及降低死亡率。

肝前性门静脉高压引起曲张静脉破裂出血的患儿,肝功能储备正常,通常可以有效地、安全地通过硬化剂治疗或套扎治疗直接去除曲张的静脉。多数病例可以改变自然病程,降低再出血风险。这些姑息治疗措施后发生的门静脉高压性胃病或再出血可最终行分流术治疗,建议行更符合生理的 Rex 分流术。

肝内门静脉高压的儿童,如果拟实施肝移植,最好行内镜姑息治疗,但某些情况下可从 TIPS 治疗中获益。不准备做肝移植的患儿或非手术治疗失败的患儿,选择性门体分流术可以获得较好的疗效。精心计划的手术治疗方案,仍将是门静脉高压并发症或进展性肝脏疾病患儿治疗的重要组成部分。

(黄孝伦 译　张志伟 审)

第 79 章

肝衰竭的管理

John G. O'Grady

急性肝衰竭是一个与暴发性肝衰竭互换使用的术语,是在肝脏遭受严重损伤后发展而来,并在肝损伤后几天或几周内导致凝血功能障碍和肝性脑病双重特征。除乙型肝炎的严重复发外,还需要没有既往的肝病诊断。尽管已经表现为肝硬化,但肝豆状核变性(Wilson 病)急性期病人也包括在急性肝衰竭的定义中。急性肝衰竭不应与慢加急性肝衰竭混淆,后者发生于肝硬化病人,常由感染或胃肠道出血引起。治疗原则在某些方面(如肝性脑病、凝血功能障碍)相似,但在另一些方面(如几乎仅见于急性肝衰竭的脑水肿)有很大不同。除非另有说明,本章的介绍主要基于急性肝衰竭(见第76 章)。

急性肝衰竭最好被认为是包括一系列临床症状的异质性疾病综合征。导致这种异质性的主要因素包括潜在的病因、病人的年龄和疾病演变的持续时间。有关自然病程的研究表明,未进行肝移植的病例的生存率为10% 至90%,以妊娠相关综合征、对乙酰氨基酚过量和甲型肝炎病人的预后最佳。老年病人的生存率很低,可能还有非常年幼的儿童。疾病的进展速度被用来将病人分为不同临床问题和结果的组别。尽管在术语上缺乏共识,但本章使用超急性(黄疸发作 7 天内发生肝性脑病)、急性(黄疸发作 8~28 天内发生肝性脑病)和亚急性肝衰竭(黄疸发作 28 天以上发生肝性脑病)三个主要术语。

急性肝衰竭的病因探讨

尽管大多数病例的病因是病毒和药物,但在全世界范围内所见的病因仍有很大差异(表 79.1)。在西方,有一种趋势是与对乙酰氨基酚相关的病例增多,而与可明确的病毒感染相关

的病例减少。相当数量的病人没有明确的病因,在本章中称为血清反应阴性肝炎,也被称为病因不明的急性肝衰竭(以前称为非甲型至戊型肝炎)。在美国,急性肝衰竭并发急性肝炎的总发生率为 0.9%,相当于每年约 2 000 人死于此病。大多数药物引起的病例都是罕见的特异性反应,但有些病例,如对乙酰氨基酚相关病例,至少是部分剂量相关的药物毒性事件(见第 70 章、第 71 章和第 76 章)。

病毒

急性肝衰竭是甲型肝炎的一种非常少见的并发症,在美国的住院病例中占 0.14% ~ 0.35%,在所有病例中则占 0.4%。乙型肝炎引起的急性肝衰竭的发生率为住院病例的 1% ~ 4%。在早期研究中,人们认为丁型肝炎合并感染或重复感染会增加风险,因为它在 34% ~ 43% 的乙型肝炎引起的急性肝衰竭病人中被发现,而在较轻的病例中仅为 4% ~ 19%。疫苗接种和抗病毒治疗改变了观察到的乙型肝炎相关急性肝衰竭的模式。接触丙型肝炎后发生急性肝衰竭的风险似乎很低,但已有描述。戊型肝炎在亚洲和非洲的部分地区很普遍,孕妇发生急性肝衰竭的风险范围从 0.6% ~ 2.8% 到大于 20%,尤其是妊娠晚期更高。戊型肝炎在欧洲和美国也很常见,可能占先前被描述为血清反应阴性肝炎病例的 8%。

血清反应阴性肝炎是西方世界某些地区急性肝衰竭的常见原因。大多数病例是散发的,不明毒素或自身免疫过程可能是潜在发病因素。中年女性最容易受到影响,据计算,急性肝衰竭的风险占住院病例的 2.3% ~ 4.7%。

药物

在英国和美国,过量服用对乙酰氨基酚(扑热息痛)是引起急性肝衰竭的最常见原因(Bernal,2015)。在英国,通常是出于自杀或自杀倾向,但在美国,高达 48% 的病例是采用对乙酰氨基酚进行治疗。这既可能是无意过量服药,也可能是抗癫痫治疗或酗酒导致转氨酶诱导使新陈代谢加速。在英国,立法限制对乙酰氨基酚的购药数量,被认为可以减少约 50% 的住院人数。

非甾体抗炎药和异烟肼/利福平联合用药引起急性肝衰竭的风险从 0.001% 到 1%。诊断是根据药物暴露与急性肝衰竭之间的时间关系做出的,更多常见的违规药物列在知识框 79.1 中。大多数病例是在病人第一次接触药物时发生的,但有些病例(如氟烷)则发生在第二次或随后接触的致敏个体中。非治

表 79.1　急性肝衰竭病因的地理变化				
	英国	美国	法国	印度
对乙酰氨基酚	54%	40%	2%	—
药物反应	7%	12%	15%	5%
血清反应阴性肝炎	17%	17%	18%	24%
甲型或乙型肝炎	14%	12%	49%	33%
戊型肝炎	—	—	—	38%
其他原因	8%	19%	16%	—

常与肝肿大有关。

疗药物也会导致急性肝衰竭，例如摇头丸（亚甲基二氧基甲基苯丙胺），它与许多临床综合征有关，从与恶性高热相关的快速进展性急性肝衰竭到亚急性肝衰竭。

其他病因

妊娠合并急性肝衰竭很罕见，并发率约为 1/100 000，通常发生在妊娠晚期。二项独立研究已经描述过，但实际上，经常观察到有相当多的重叠。妊娠期急性脂肪肝通常发生在怀有男性胎儿的初次孕妇，其特征是严重的微泡脂肪变性。HELLP 综合征是由溶血、转氨酶升高和血小板减少组成的综合征。急性肝衰竭合并先兆子痫或子痫的典型表现是血清转氨酶很高和 CT 扫描上异常的组织灌注，这反映了发病时微血管的梗死特征。

肝豆状核变性可表现为急性肝衰竭，通常发生在生命的第二个十年。临床表现为 Coombs 阴性溶血性贫血，多数病例可见 Kayser-Fleischer 环。血清铜蓝蛋白水平通常较低，但并非总是如此，而且血铜和尿铜水平升高。鹅膏菌（蘑菇）中毒最常见于中欧、南非和美国西海岸。典型的特征是严重的腹泻并常伴发呕吐，在摄入蘑菇后 5 个小时或更长时间开始发病，并在 4 至 5 天后发展成为肝衰竭。自身免疫性慢性肝炎可表现为急性肝衰竭，但通常无法用皮质类固醇或其他免疫抑制疗法进行抢救。布-加综合征可能会出现急性肝衰竭，肝肿大可以提示诊断，但确诊要靠肝静脉的血栓形成。缺血性肝炎日益被认为是急性肝衰竭的一个病因，尤其是对于老年病人。恶性肿瘤，特别是淋巴瘤浸润，可能有类似急性肝衰竭的表现，通

诊断

急性肝衰竭的基本特征是脑病和凝血功能障碍。脑病的诊断在临床上通常是显而易见的，范围从嗜睡到晚期昏迷不等。然而，在亚急性肝衰竭中，脑病的临床证据在病情恶化之前可能并不明显，心理测试可能有助于确定诊断并提示及时进行肝移植。动脉血氨水平升高有助于对脑病做出诊断。低血糖应被排除作为精神功能受损的一种替代解释。急性肝衰竭的脑病通常不会诱发扑翼样震颤和肝病性口臭这种慢性肝病脑病典型的症状。

一旦急性肝衰竭的临床诊断明确，下一步就是确定病因。这从病人的病史中可以明显看出，摄入对乙酰氨基酚或蘑菇是造成肝损伤的原因。在其他情况下，需要采取系统的方法。表 79.2 概述了所有病人所需的适当检查，而表 79.3 列出了与特定情况相关的检查。肝脏影像学检查可以评估肝脏的大小和形态，此时肝脏体积通常不缩小，并可筛查门静脉高压。门静脉高压症的检测并不总是提示慢性肝病，因为在亚急性肝衰竭以及肝豆状核变性的急性表现中都可能出现腹水和/或脾肿大。

肝组织的组织学评估可能有助于诊断急性肝衰竭的病因（见第 76 章）。融合性坏死是最常见的组织学表现，可能是带状或全小叶性。带状的、凝固性或嗜酸性坏死更可能是继发于毒性损伤或局部缺血。坏死和实质性塌陷的特征可能夹杂着再生的迹象，既可以全肝脏小范围的弥漫形式分布，也可以较大结节的形式随机出现，这种结节在这种情况下被描述为"地图样"模式，后者最常见于亚急性肝衰竭病人。

表 79.2　急性肝衰竭病因的核心研究

病因	研究
甲型肝炎（HAV）	IgM 甲型肝炎抗体
乙型 ± 丁型肝炎（HBV ± HDV）	IgM 抗核抗体，HBV DNA（HBsAg 可能为阴性）
戊型肝炎（HEV）	戊型肝炎抗体
对乙酰氨基酚	血药浓度

HBsAg，乙型肝炎表面抗原。

表 79.3　急性肝衰竭病因的扩展研究

病因	研究
特异性药物反应	嗜酸粒细胞计数，组织学
自身免疫	自身抗体，免疫球蛋白
妊娠相关综合征	
脂肪肝	超声，尿酸，组织学
HELLP 综合征	血小板计数
毒血症	血清转氨酶
Wilson 病	尿铜，血浆铜蓝蛋白，裂隙灯检查
布-加综合征	超声或静脉造影术
恶性肿瘤	影像学，组织学
缺血性肝炎	转氨酶

知识框 79.2	急性酒精性肝炎的发现提示
肝肿大	
γ-谷氨酰转移酶明显升高	
白细胞计数高,对抗生素无反应	
免疫球蛋白 A 水平升高	
超声检查中脂肪渗透的出现	

组织学特征可能提示特定的诊断,包括丙戊酸钠中毒、恶性浸润、肝豆状核变性、妊娠相关综合征和布-加综合征。丙戊酸钠毒性表现为微泡脂肪变性。对作为急性肝衰竭原因的恶性浸润进行筛查,是肝活检的更强指征之一,特别是当肝脏肿大时。以急性肝衰竭为表现的肝豆状核变性病人常有肝硬化,常与类似于自身免疫性疾病、肝细胞膨胀和脂肪变性的界面肝炎有关。肝组织学对妊娠相关肝病的准确诊断可能非常有用。布-加综合征(见第 88 章)的组织学特征是极度窦性扩张、充血和凝固性坏死。

肝活检也可能有助于将急性肝衰竭与已确诊的肝硬化和急性酒精性肝炎区分开,无论是否与肝硬化相关。前一种情况通常可以从临床上加以区分,但是急性酒精性肝炎可以表现出与亚急性肝衰竭非常相似的临床特征。可能没有酗酒史,但知识框 79.2 概述的研究结果提示了急性酒精性肝炎的诊断。

预后

急性肝衰竭的脑病分级与预后密切相关,无论是在专科就诊时脑病的严重程度还是达到的最高水平都是如此。当合并脑水肿、肾衰竭和心血管不稳定等并发症时,病情进一步恶化。然而,其他急性肝衰竭病人尽管没有脑水肿和肾衰竭,但预后也非常差。尤其是亚急性肝衰竭病人,他们通常不会表现出严重的异常凝血参数。

肝移植增加了对早期预后指标的需求,以便可以在肝衰竭的全部临床结局之前确定需要这种干预的病人。国王学院(King's College)和克利希(Clichy)标准是预后模型的早期实例,但目前已至少有 20 种不同的、评估结果相仿的方法(O'Grady,2014)。其中一些方法,例如终末期肝病模型,尽管对乙酰氨基酚相关的肝损伤与其他大多数急性肝衰竭的病因明显不同,但仍然适用于大多数病因。其他模型特定于单个潜在病因。有些模型是临床和实验室信息的组合,有些则根据病人年龄进行了修改(见第 112 章)。

一些学者认为组织学检查评估存活肝细胞的体积具有预后价值,但取样误差很大。提示预后良好的临界质量被计算为 25% 到 0%。临床或放射学评估中的小肝脏,或者更具体地说,被发现迅速缩小的肝脏,是另一个预后不良的指标,特别适用于亚急性肝衰竭。

处理

总体策略

对于急性肝衰竭,总体策略是加强监护治疗(见第 25 章)、选定肝移植的病人(见第 112 和第 114 章)以及某种程度上使用肝支持设备(见第 80 章)。治疗首先要确定病因,并对预后进行初步评估,然后逐步更新评估。合适的病人应转至专科中心,就是否需要立即行肝移植做出决定。然后监测病人可能出现的并发症,并在出现恢复、死亡或需要移植等关键节点时进行治疗(Bernal,2013;Stravitz,2009)。

慢加急性肝衰竭病人同样需要加强监护并从中受益。当病情恶化是由一种特殊的可逆性并发症引起时,尤其合适。对于积极等待肝移植的病人也适用。腹水和静脉曲张出血通常是临床问题的重要组成部分,这些问题的处理在第 81 章至第 83 章中分别讨论。

一般措施

在急性肝衰竭的特殊病因中,有许多药物具有明确的作用。N-乙酰半胱氨酸作为对乙酰氨基酚肝毒性的解毒剂,根据药物的血药浓度,在用药过量后的 16 至 24 小时内给予。然而,通过降低死亡率和脑水肿的发生率,即使给药滞后也显示出临床益处。在一项急性肝衰竭早期疾病的非对乙酰氨基酚病因的试验中,也证实了 N-乙酰半胱氨酸的临床益处(Lee,2009)。青霉素,可能还有水飞蓟素,应该尽早列入鹅膏菌毒性病人的标准支持措施。以急性肝衰竭为首发症状的肝豆状核变性或自身免疫性肝炎病人,很少对青霉胺或免疫抑制治疗有反应。严重的急性酒精性肝炎可从糖皮质激素而不是己酮可可碱的治疗中获益。

特殊并发症的处理

神经性脑病

神经性脑病总是出现在急性肝衰竭病人中,并且经常存在于慢加急性肝衰竭病例中。Ⅰ 级和 Ⅱ 级肝性脑病者表现出一定程度的嗜睡或定向障碍,但他们可以被唤醒,并对言语刺激做出适当反应。与急性肝衰竭和同等程度脑病的病人相反,慢性肝病病人通常会表现出扑翼样震颤和肝病性口臭。当急性肝衰竭病人思维糊涂、充其量只能服从简单的命令时,可判断病情进展为 Ⅲ 级肝性脑病。Ⅳ 级肝性脑病表现为深度昏迷,病人仅对疼痛刺激有反应,在临床治疗计划中,这些病人在疾病发展的这一阶段需要气管插管并接受机械通气。

对于慢加急性肝衰竭的脑病病人,通常采用限制蛋白饮食、乳果糖和磷酸盐灌肠治疗,效果良好。诱发因素的处理也很重要(知识框 79.3)。相比之下,急性肝衰竭病人脑病的具体治疗方案是有限的,但亚急性肝衰竭病人可能受益于慢性肝病的治疗措施。然而,这些方法在治疗以超急性和急性综合征为特征的进展更快的脑病方面是无效的。

知识框 79.3	急性肝性脑病的常见起因
感染	
便秘	
脱水或利尿过多	
胃肠道出血	
蛋白饮食摄入量大	
麻醉药品	
苯二氮草	

脑水肿常见于急性肝衰竭，尤其是超急性和急性肝衰竭，但在亚急性肝衰竭中较少见。这是导致死亡的主要原因，并且经常使病人失去肝移植的机会。最近有一个中心对 40 年内治疗的 3 300 例病人的回顾分析表明，脑水肿的发生率从 70% 显著降低到大约 20%（Bernal，2013 年）。脑水肿的临床特征包括系统性高血压、"去大脑"强直、过度换气、瞳孔反射异常，最终是脑干反射和功能损伤。然而，视神经乳头水肿很少见。只有少数肝硬化病人出现脑水肿。

尽管被公认是合理和安全的，但常规直接监测颅内压的价值尚未得到证实（Karvellas，2014）。目前颅内压监测主要用于有颅内高压证据和有肝移植风险的病人。甘露醇是治疗颅内压增高的主要手段，颅内压增高可能损害脑干功能并导致死亡。一种替代方法是用高渗盐水将血清钠水平维持在 145～150mmol/L 范围内（Murphy et al，2004）。据报道，对急性而不是慢性的病例，过度通气有助于减缓颅内压的急剧升高。然而，在美国的方案中，过度通气使二氧化碳分压（partial pressure of carbon dioxide，PCO_2）低于 25mmHg 已被常规作为一线治疗。在小样本研究中，低体温在颅内高压的治疗中是有用的辅助手段，但较大的队列证据尚无定论。

在神经系统并发症的后期，治疗重点转向维持脑灌注压、增加脑供氧量、控制神经元微循环以促进脑对氧的摄取。护理时，病人躯干应与水平面成 0°至 10°角。有关增加平均动脉压从而改善脑灌注压，在"血流动力学不稳定"一节中已有阐述。这些调整是为了尽可能保持脑灌注压大于 50mmHg。在这个并发症阶段，如果不进行肝移植，自然恢复是不可能的，而肝切除术有助于获得暂时性改善。隐匿性癫痫发作可能导致 IV 级脑病病人的神经系统不稳定。尽管理论上认为地西泮可能加重潜在的脑病，但苯妥英钠和地西泮都是疗效可靠的药物。

感染

感染是各种肝衰竭的主要并发症。在急性肝衰竭中，它是最常见的死亡原因之一，并且在血流动力学不稳定和多系统衰竭的演变过程中起着不可或缺的作用。它还经常使紧急肝移植的潜在候选人失去机会。由于感染的存在与发热和白细胞计数升高这些经典指标之间的相关性很差，所以难以有把握检测到感染。细菌感染的发生率高达 80%，真菌感染的发生率为 30%。众所周知，在急性肝衰竭的情况下，全身性真菌感染很难诊断，对此需要高度警惕，尤其是对高危病例。细菌性和真菌性败血症的危险因素包括并存的肾衰竭、胆汁淤积、硫喷妥钠治疗和肝移植。定期的监测培养是需要的。

预防性抗生素的临床试验表明，全身性抗生素可将培养阳性的细菌感染的发生率降低一半，但这种策略会导致高达 10% 的病例出现耐药菌。然而，感染率的降低并没有对主要临床结果（死亡率、移植进展）或经济因素（重症监护室和住院时间、抗菌药物的总成本）产生显著影响。小肠净化对改变感染方式无效。当怀疑感染时，建议使用全身性抗生素，使用的确切方案由当地抗生素政策决定。

在慢性肝病中，表面上微不足道的感染是常见的，但也可能是慢加急性肝衰竭的诱因，因此，抗生素治疗是这种情况下治疗的标准组成部分。在这种情况下，自发性细菌性腹膜炎是一种特别重要的感染，只有当腹水中白细胞数小于 250/mm³ 时，才能排除诊断。有自发性细菌性腹膜炎史的病人，应维持低剂量抗生素预防。

血流动力学不稳定

肝衰竭与全身炎症反应综合征（systemic inflammatory response syndrome，SIRS）的血流动力学变化非常相似。早期血流动力学特征反映出高动力循环、心输出量增加、全身外周血管阻力降低。严重的血管舒张可引起血容量相对不足，采用有创监测可以用来确定适当的输液方案和血管内容量是否足够。病情加重导致循环衰竭，可能是由于心输出量下降或无法维持足够的平均动脉压，这是肝衰竭常见的死亡原因。

循环衰竭最初是通过用胶体、晶体和血液制品的适当组合来治疗的。在血管内有足够容量时发生的血压降低，则采用血管升压药治疗，如果心脏指数超过 4.5L/（min·m²），可使用去甲肾上腺素。使平均动脉压高于 60mmHg 的初始稳定剂量范围为肾上腺素 0.2～1.8mg/（kg·min）和去甲肾上腺素 0.2～2.0mg/（kg·min）。血管升压药可能引起或加重氧负荷，前列环素和 N-乙酰半胱氨酸已被证明能改善接受血管升压药病人的有关参数。一些对强心药物产生抵抗的急性肝衰竭病人，可能具有对氢化可的松有反应的肾上腺皮质功能减退。

肾衰竭

对乙酰氨基酚用药过量后有 75% 的 IV 级脑病病人发生肾衰竭，而在其他病因引发的急性肝衰竭病人则有 30% 发生这种情况。对乙酰氨基酚用药过量后的肾衰竭是直接肾脏毒性的结果，并在疾病的早期发生。早期的肾功能不全也见于肝豆状核变性和妊娠相关综合征病人。在其他病因中，肾功能不全的发生较晚，从"功能性"或肾前性衰竭（尿钠<10mmol/L，尿液与血浆渗透压比>1.1）阶段发展到急性肾小管坏死。急性肝衰竭时尿素合成受损，血清肌酐水平是监测肾功能的首选指标。

肝肾衰竭是慢加急性肝衰竭的严重并发症。公认有两种类型：

I 型肝肾综合征：肾功能在不超过 2 周的时间内迅速进行性下降，导致初始血清肌酐水平增加一倍，达到 221μmol/L 以上，或肌酐清除率降低 50% 至 20mL/min 以下。

II 型肝肾综合征：有肾功能不全，但未达到 I 型肝肾综合征的参数水平，肝移植后可显著改善，反映了血管痉挛在该病发生机制中的作用。然而，真正的肝肾综合征可以潜移默化地发展为急性肾小管损伤，但不会很快恢复。

对于肾功能恶化的病人，优化血管内填充至关重要。特利加压素联合白蛋白输注在欧洲被广泛用于肝肾功能衰竭的治疗，并且有证据表明该策略可改善肾功能和存活率。肝肾衰竭的代谢复杂性提示，应尽早进行血液透析干预，以取代标准适应证。与间歇性血液透析相比，连续血滤系统较少引起血流动力学不稳定，而且加重潜伏性疾病或已有的脑水肿的风险较低。在慢加急性肝衰竭的治疗中，肾脏支持治疗的作用尚不明确。

代谢异常

低血糖是急性肝衰竭的常见临床表现，在典型脑病发作前可引起可逆性意识损害。低血糖的症状和体征往往被掩盖，因此需要定期监测血糖。在对乙酰氨基酚过量后出现急性肝衰竭的病人中,30%存在代谢性酸中毒,并具有特别高的死亡率:如果过量服药后第二天或随后几天的动脉血 pH 低于 7.30,则死亡率超过 90%。这种酸中毒发生在脑病发作之前,而且与肾脏功能无关。相比之下,在其他原因引起的急性肝衰竭病例中,仅有 5% 发生代谢性酸中毒,而且是在疾病过程的后期发生,且预后不良。代谢性酸中毒病人血清乳酸水平升高,与平均动脉压、全身血管阻力和吸氧率呈负相关。高乳酸血症可能反映了由于血液从呼吸活跃的组织中微血管分流而引起氧摄取受损,导致组织缺氧。在大多数急性肝衰竭的病因中,碱中毒是主要的酸碱异常,可能与低钾血症有关。低钠血症可能反映了病人呕吐导致的钠丢失,也可能是由于抗利尿激素分泌过多或细胞内钠移位而导致的稀释。当肾脏功能得到保护时,对乙酰氨基酚引起的急性肝衰竭最常发生低磷血症。

低钠血症是慢加急性肝衰竭的主要异常指标。这并不反映钠缺乏,因为这些病人体内的总钠水平几乎总是高于正常水平。腹水病人的低钠血症可能由利尿剂引起,如果血钠低于 130mmol/L,建议停止利尿剂治疗。难治性低钠血症的治疗要控制输入的液体量,根据病情的严重程度,每天输液 800~1 500mL。血液滤过可用于纠正严重情况下的低钠血症或在肝移植前血钠低于 120mmol/L 时,以降低与血钠水平快速升高相关的、不可避免发生的脑桥中央髓鞘溶解的风险。

凝血功能障碍

肝脏负责大多数凝血因子(除了由内皮细胞产生的凝血因子Ⅷ)的合成以及某些凝血和纤溶抑制剂的合成。急性肝衰竭时,循环中的纤维蛋白原,凝血酶原,因子 Ⅴ、Ⅶ、Ⅸ 和 Ⅹ 水平降低,凝血酶原时间被广泛用作评估肝损伤严重程度的指标。除了肝脏对凝血因子的合成减少外,还有证据表明外周血消耗增加。虽然偶尔可以观察到明显的弥散性血管内凝血(disseminated intravascular coagulation, DIC),尤其是在妊娠相关综合征中,但是敏感的检测技术提示,大多数病人存在低级别的 DIC 过程。急性肝衰竭病人血小板功能的定量和定性缺陷均得到

很好的描述,约 70% 的病人的血小板计数低于 100×10^9/L。血小板聚集受损,但血小板黏附性增加,这可能是由于血管性血友病因子的循环水平增加所致。凝血功能障碍的实验室检查和临床表现之间的相关性很差,现在可以理解为是对促凝血因子和抗凝因子之间平衡的维持。因此,功能检查可能无法检测出任何出血倾向(Stravitz,2012)。出血风险最高的是伴有血小板减少症或 DIC 综合征的病人。凝血功能障碍的治疗是适当补充凝血因子和血小板。预防性补充凝血因子的做法因前面概述的原因还存在着争议,还要考虑到对肝移植的病人预后做动态评估造成的干扰。

在慢加急性肝衰竭中,凝血功能异常的严重程度通常较轻,而血小板减少通常是由于脾功能亢进所致。长期胆汁淤积的病人体内可能有一种对肠外维生素 K 产生反应的凝血成分。对凝血功能障碍的处理遵循与急性肝衰竭相同的原则。

营养

尽管急性肝衰竭病人在发病初期营养良好,但重要的是尽快建立营养支持。急性肝衰竭病人的分解代谢率增加,这在合并败血症和进行肝移植的病人中尤为明显。限制营养选择的理论问题很多:胃肠道梗阻,减少胃肠道蛋白质摄入,难以维持的血糖,继发于肾衰竭的液体限制,氨基酸比例在介导脑病中的理论作用,难于处理脂类的问题,静脉营养加重败血症病情等。尽管上述因素都要考虑到,但大多数病人仍可获得足够的营养支持。肠内营养成分有助于保持小肠黏膜的完整性,其用量与胃引流量和腹泻的发生有关(见第 26 章)。

慢加急性肝衰竭的营养支持同样重要,但受到更多限制。与急性肝衰竭不同,这些病人在慢加急性肝衰竭病程开始前就经常处于营养不良状态。脑病病人的蛋白质摄入量不应超过 60g/d。入液量和食物中的钠含量也会受到限制。相当一部分病人有一定程度的胰岛素抵抗,这可能导致高碳水化合物摄入后的高血糖症。最后,有食管胃底静脉曲张的病人可能无法忍受鼻胃管留置。

（张宗明　译　沈锋　审）

第 80 章

肝衰竭的支持治疗

Geir I. Nedredal, Shennen A. Mao, Jaime Glorioso, and Scott L. Nyberg

肝衰竭

肝衰竭是一种严重的疾病,需要多途径治疗。对于急性肝衰竭(acute liver failure,ALF)(无肝病病史)或慢加急性肝衰竭(acute-on-chronic liver failure,ACLF)(慢性肝病或肝硬化病史),最佳的治疗选择是肝移植(Burroughs et al,2006)(见第112章)。然而,在ALF、ACLF甚至肝切除术后肝衰竭(posthepatectomy liver failure,PHLF)中,肝衰竭的支持性治疗,可用于确定是否肝功能会恢复到基线水平,或作为获得移植肝之前的桥接治疗(见第79章)。

在美国,ALF的发生率每年超过2 500人(Khashab et al,2007),但ACLF发生率要高得多(>200 000人/年)。ALF的预后因病因而异:预后良好的是对乙酰氨基酚使用过量、甲型肝炎和缺血,约有60%的自然生存率(Lee et al,2008),预后差的是药物引起的ALF、乙型肝炎和特发性病例,自然生存率大约25%(见第76章)。

肝衰竭支持治疗的目的是使病人恢复到代偿状态。一些有希望的支持治疗方法已经并将继续被评估,包括细胞移植和体外肝支持的应用。这些方法在ALF和PHLF的治疗中最有希望,因为它们有可能使病人完全康复而不会造成不良后遗症,例如肝移植的终身免疫抑制。一个衰竭的肝脏可能无法再生或完全恢复,因此,争取时间以桥接肝脏移植可以挽救生命。由于死亡率高、等待名单增加、移植适应证扩大和肝脏大部分切除,人们对肝脏辅助装置的兴趣很大。

本章重点介绍体外肝脏支持、细胞移植和组织工程等有前途的新技术,并对肝衰竭支持治疗的不同尝试进行了历史总结。体外肝脏支持分为生物系统和非生物系统。

标准医疗(standrd medical therapy,SMT)

一旦病人被诊断为ALF,医疗必须以协调和系统的方式启动(见第79章)。明确ALF的病因是指导治疗的关键。治疗的目的在于:①促进康复;②减少持续性肝损伤(如N-乙酰半胱氨酸);③防止全身表现,如脑水肿;④纠正血流动力学不稳定;⑤开始准备肝移植,如果必要的话。治疗措施是根据肝性脑病(hepatic encephalopathy,HE)的严重程度和潜在的病因制定的。Ⅰ期HE(无意识改变的行为改变)病人,获得基线实验室值,包括血清电解质、乳酸、动脉血气、肝功能试验、乳酸脱氢酶、氨、血常规、白蛋白、血凝常规、病毒血清学等;建议每日两次血糖检查。维生素K用于预防或纠正凝血功能障碍(Pereira et al,2005)。乳果糖口服或直肠给药,以期每天至少两次排便。开始使用H_2受体阻滞剂预防溃疡(Macdougall et al,1977)。治疗措施(用N-乙酰半胱氨酸治疗对乙酰氨基酚过量)在必要时开始(Smilkstein et al,1988)。

如果病情进展到Ⅱ期HE,病人出现定向障碍、精神状态迟钝和晕厥,则继续进行Ⅰ期HE的治疗措施,并将病人转移到重症监护室,由重症监护医生或肝内科医师进行多学科评估,并咨询神经内科重症医师和肝移植外科医生。病人的意识水平用格拉斯哥昏迷量表评分。Ⅰ期HE病人的实验室检查按常规程序继续进行。

头部计算机断层扫描(computed tomographic,CT)或磁共振成像(magnetic resonance image,MRI)可用来评估脑水肿,并排除导致精神状态改变的其他原因,如颅内出血。提供营养支持(肠内或肠外,视临床情况而定)从蛋白质负荷不超过0.5g/(kg·d)开始,并根据Harris-Benedict公式计算热量摄入:理想体重加20%。支链氨基酸(肝安注射液)的使用由营养师决定。预防性应用抗真菌和抗病毒药物,被认为是为了应对ALF环境下高发的机会性感染(Rolando et al,1996)。如果这些病人需要镇静,我们建议使用短效异丙酚(Wijdicks et al,2002)。

当病情进展到Ⅲ期HE时,病人出现意识障碍,语言不连贯,但可被唤醒,因此需进行气管插管以保护气道并启动机械通气(见第25章)。呼吸机支持的目标是维持动脉血氧分压(PaO_2)高于70mmHg,最好使用小于40%的吸入氧(FiO_2)。甘露醇治疗用于控制颅内压(intracranial pressure,ICP),目标在于维持血浆渗透压为310~320mEq/L(Canalese et al,1982);如果出现少尿,则停止甘露醇治疗。简单的操作可以降低颅内压,比如将床头抬高到30°~45°,限制气管内吸痰,减少光照刺激,用异丙酚控制躁动。调整静脉输液,使血清钠维持在145~155mmol/L。如果脑灌注压(cerebral perfusion pressure,CPP)(CPP=MAP-ICP)低于60mmHg,则使用加压素提高平均动脉压(mean arterial pressure,MAP)。如果CPP高于100mmHg,则使用血管扩张剂来降低MAP。皮质类固醇并没有改善ALF病人的脑水肿或生存率(Rakela et al,1991)。需建立更具侵入性的监测系统,包括放置动脉管路和颅内压监测器(Vaquero et al,2005)。在放置颅内压监测仪之前,应获得血凝常规结果,并用新鲜冰冻血浆和血小板将国际标准化比值(international normalized ratio,INR)校正至1.5或更低。如果校正INR需要大量新鲜冷冻血浆,我们考虑添加重组因子Ⅶ(Shami et al,2003)。脑灌注压应维持在60~100mmHg。如果CPP低于60mmHg或ICP升高超过20mmHg超过5分钟,病人将过度呼吸,使 $PaCO_2$ 达到 25~30mmHg 水平(Strauss et al,1998)。过度呼吸只能在短期内维持(见第 25 章)。

如果颅内压持续升高,必须排除颅内出血。超声检查肝血管系统,并排除肿块性病变。血流动力学不稳定可能发生在这一阶段,系因继发于全身炎症反应(Rolando et al,2000)或血管内耗竭。5% 人血白蛋白是首选的扩容剂。由于间歇性血液透析过程中存在低血容量、低血压和 CPP 降低的风险,因此在肾衰竭和 ALF 情况下,首选连续性静脉-静脉血液透析(Davenport et al,1993)。

如果其他治疗对脑水肿无效,则考虑低体温(34~35℃)治疗(Jalan et al,2004)。低体温的持续时间还没有标准化。由于有出血的风险,一些中心在移植手术前停止低体温治疗,而其他中心在病人肝移植后 24 小时继续对其进行低体温治疗,因为晚期有脑水肿风险。最近的一项回顾性分析表明,治疗性低体温对 21 天生存率没有改善,然而作者认为对乙酰氨基酚诱导的 ALF 有潜在的益处(Karvellas et al,2015)。

如果病情进展到Ⅳ期 HE(昏迷,对刺激无反应),前三期开始的治疗措施将继续进行。如果病人出现癫痫发作,必须排除低血糖和电解质失衡等代谢性原因。苯妥英钠可用于控制癫痫发作,苯二氮䓬类药物可用于苯妥英钠难治性病例。对于癫痫持续状态,应启动脑电图监测,并用苯二氮䓬类药物治疗。还要评估Ⅳ期 HE 病人的不可逆脑损伤或脑死亡证据,因为这两种情况都是肝移植的禁忌证。

非生物肝支持

血浆置换和血液透析

血浆置换是效果较差的血液交换输注技术的自然产物。对 ALF 病人行血浆置换治疗的目的是降低循环毒素水平,并补充缺乏的基本要素,如肝脏产生的凝血因子。血浆置换是通过单采方式实现的,去除病人的黄疸血浆,并用正常血浆代替。早期临床试验的结果令人沮丧;脑病通常会暂时好转,但生存率并未受到影响。治疗受益(如血清胆红素降低和昏迷部分恢复)是短暂的,主要见于药物诱发的 ALF 病人(Freeman et al,1986;Lepore et al,1972;Sabin et al,1968)。血浆置换治疗 ALF 病人的总体生存率仍低于 50%(Takahashi et al,1991)。此外,据报道,血浆置换显著提高了并发症发生率,包括化学毒性、病毒感染、肺和脑并发症死亡(Brunner et al,1987)。然而,在非随机对照条件下,研究了 ALF 病人反复大量血浆置换的治疗效果(Kondrup et al,1992)。

1999 年,Clemmesen 及其同事研究了 23 例病人反复大量(占体重15%)血浆置换的效果:14 例为 ALF,9 例为 ACLF(表80.1)。ALF 的病因包括对乙酰氨基酚中毒 8 例、肝炎 3 例、非肝炎(甲、乙、丙型)3 例。在对乙酰氨基酚中毒的病例中,25% 死亡,21% 桥接肝移植。

表 80.1 重要的非生物和生物肝支持装置试验概述

非生物装置	试验类型	作者	年份	病例数	指征	生存率 装置+标准医疗	标准医疗
活性炭血液灌注	RCT	O'Grady et al	1988	62	ALF	34%(10/29)	39%(13/33)
生物透析吸附系统	CT	Ellis et al	1999	10	ALF	0%(0/5)	0%(0/5)
血浆置换	非对照	Clemmesen et al	1999	23	ALF,ACLF	53%*(8/15)	
血浆置换	非对照	Inoue et al	2009	12	ALF	58%(7/12)	
分子吸附再循环系统	RCT	Heemann et al	2002	23	ACLF	92%(11/12)	55%(6/11)
分子吸附再循环系统	RCT	Saliba et al	2013	102	ALF	85%*(45/53)	76%*(37/49)
分子吸附再循环系统	RCT	Banares et al	2013	180	ACLF	61%(58/95)	59%(55/94)
Prometheus 肝透析系统	非对照	Rifai et al	2003	11	ACLF,HRS	27%(8/11)	
Prometheus 肝透析系统	非对照	Grodzicki et al	2009	52	ALF,PHLF	54%*(28/52)	
Prometheus 肝透析系统	RCT	Kribben et al	2012	145	ACLF	66%(51/77)	63%(43/68)

生物装置	试验类型	作者	年份	病例数	指征	生存率 装置+标准医疗	标准医疗
拉脱维亚混合生物反应器	CT	Margulis et al	1989	126	ALF,ACLF,败血症	67%(37/59)	40%(27/67)
体外肝辅助装置	CT	Ellis et al	1996	24	ALF,PNF	78%*(7/9)	33%(1/3)
TECA-混合人工肝	非对照Ⅰ期	Xue Y et al	2001	6	ALF,ACLF,PHLF	33%(2/6)	
生物人工肝支持系统	非对照Ⅰ期	Mazariegos et al	2001	4	ALF,ACLF	25%*(1/4)	
AMC-生物人工肝	非对照Ⅰ期	van de Kerkhove et al	2002	12	ALF	100%*(12/12)	
径向流生物反应器	非对照Ⅰ期	Morsiani et al	2002	7	ALF,PNF	86%*(1/7)	
模块化体外肝支持	非对照Ⅰ期	Sauer et al	2003	8	ALF,ACLF	100%*(8/8)	
混合生物人工肝	非对照Ⅰ期	Ding et al	2003	12	ALF	75%(3/12)	
HepatAssist 系统	RCT	Demetriou et al	2004	171	ALF,PNF	71%*(60/85)	62%*(53/86)

*幸存者包括桥接到肝移植的病人。

CT,对照试验;HRS,肝肾综合征;PHLF,肝切除术后肝衰竭;PNF,原发性无功能;RCT,随机对照试验。

在日本等国家,由于尸体器官捐献率低而限制了肝脏移植的选择。一种将血液滤过和血浆置换相结合的双重治疗方法已广泛用于 ALF 治疗(Inoue et al,2009)。在这项日本研究中,所有病人都恢复了意识,在血浆置换和血液透析过程中,没有任何病人出现脑水肿或肝肾综合征。治疗疗程的中位数为 21 次(4～30 次),病因不明的 7 例病人中有 4 例(57%)存活,急性乙型肝炎感染的 5 例病人中有 1 例(20%)存活。

尽管血浆置换有其局限性和未经证实的有效性,但仍然是 ALF 常用的肝支持方法,用于纠正凝血功能障碍和非特异性清除积聚的毒素。

血液净化装置的历史

在整个 20 世纪 60 年代和 70 年代,人们相信可透析的小分子(截留分子量小于 5kDa)可导致 ALF 病人昏迷(Kiley et al,1956;Opolon et al,1979)。因此,人们多次尝试用血液透析(Kiley et al,1958)和活性炭血液滤过(O'Grady et al,1988)治疗 ALF,以清除小分子毒素。尽管两种疗法的病例报告和对照研究均显示可逆转肝性脑病和改善生存(Gimson et al,1982;O'Grady et al,1988),但在 ALF 或 ACLF 的前瞻性随机对照试验中均未证明这两种疗法是成功的。

白蛋白透析

分子吸附再循环系统(molecular adsorbent recycling system,MARS)和 Prometheus 肝透析系统是两种体外治疗方法,有助于 ALF 和 ACLF 病人通过白蛋白清除非极性毒素。

MARS

MARS 在 20 世纪 90 年代早期(Stange et al,1993)由 Gambro-Baxter(Deerfield,IL)公司研制,是一个由血液循环和次级白蛋白组成的双回路系统。它们由一个高通量透析膜分离,其孔径和截留分子量(molecular weight cut-off,MWCO)约为 60kDa。这种膜的孔径不能渗透白蛋白(67kDa),但可以渗透较小的水和非极性废物。在该膜的另一面是白蛋白次级回路,由超生理水平(>10%)的人血白蛋白透析液组成。废物的清除是通过病人血液与次级回路中的白蛋白透析液之间的浓度梯度扩散而实现的。高浓度的白蛋白被认为有助于去除已知与白蛋白结合的非极性分子。当白蛋白通过吸附柱时,这些非极性废物分子发生解毒作用,包括阴离子交换树脂柱和活性炭柱(Steiner et al,2004)。次级回路还包括用于水溶性分子排毒的常规低流量透析。

早期的 MARS 试验之一是对 SMT 无效的 13 例 ACLF 病人进行的非对照研究(Stange et al,1999)。肝硬化的病因为丙型肝炎 1 例,其余为酒精滥用。病因不明者 10 例。这项早期非对照研究结果表明,病人的总体生存率为 69%(9/13)。Heemann 及其同事(2002)对 ACLF 病人进行了一项 MARS(n=12)与 SMT(n=11)的前瞻性对照试验,结论为白蛋白透析显著提高了病人 30 天生存率(MARS 组 12 例中 11 例存活,SMT 组 11 例中 6 例存活)。针对该研究的一篇评论提出,对有关分层、随机分组前的 SMT 和纳入标准的关注(Kamath,2002)。Hassanein 及其同事(2007)报道了一项 MARS 加 SMT(n=39)与单用

SMT(n=31)治疗晚期肝硬化肝性脑病的大型随机对照试验。与以往有关 MARS 的报道(主要来自欧洲中心)不同,该试验主要在美国的多个中心进行,结果表明:与单用 SMT 相比较,MARS 可更早、更有效地改善Ⅲ期和Ⅳ期肝性脑病。这项为期 5 天的试验并未评估 MARS 对肝硬化病人生存的作用。RELIEF 试验评估了 19 个欧洲中心接受 MARS 治疗的 ACLF 病人的生存率(Banares et al,2013),这项针对 MARS 治疗的随机对照前瞻性试验,包括 102 例随机接受 MARS 治疗(n=95)或仅接受 SMT(n=94)的病人。结果表明,MARS 治疗具有可接受的安全性,然而两组之间病人的生存率无显著性差异(61% 对 59%)。RELIEF 试验结果无显著差异的原因,可能包括未使用额外的白蛋白和治疗剂量不足。

与 ACLF 病人相比,接受 MARS 治疗的 ALF 病人的生存率通过 FULMAR 试验进行了评估(Saliba et al,2013)。这项针对 MARS 治疗的随机对照前瞻性试验,包括 102 例随机接受 MARS 治疗(n=53)或仅接受 SMT(n=49)的病人。研究结果显示,病人总的生存率很高:MARS 治疗后病人 6 个月的生存率更高(85% 对 76%),然而这一差异无统计学意义(P=0.28)。这项研究的一个限制是从随机化到肝移植的时间间隔很短(大约 16 小时)。这么短的时间间隔限制了对 MARS 疗效的确切评估。此外,该研究反映了肝移植的高效性,1 年生存率接近并常超过 90%。

除肝性脑病外,MARS 还可改善肝衰竭的其他继发性并发症,包括肾功能不全、肺功能不全、黄疸和与降低全身血管阻力和 MAP 相关的全身灌注(Schmidt et al,2003)。一项前瞻性随机对照试验显示 MARS 能明显提高肝肾综合征病人的生存率(Mitzner et al,2000)。MARS 治疗与胆汁淤积性肝病病人顽固性瘙痒的长期缓解相关(Pares et al,2004)。此外,Novelli 及其同事(2007)的研究表明,MARS 与治疗后 1 个月和 3 个月终末期肝病模型(model of end-stage liver disease,MELD)评分的改善有关。

Prometheus

Prometheus 肝透析系统由弗森尤斯医疗中心(Waltham,MA)研制,是另一种肝衰竭支持治疗的白蛋白透析。Prometheus 的功能是分离血液中的血浆成分,分离出的血浆通过两个吸附柱时被解毒。Prometheus 与 MARS 的区别在于其血液分离膜 MWCO 不同。MARS 使用一种 50～60kDa 的 MWCO 膜,防止白蛋白从血液中通过;而 Prometheus 使用一种 250kDa 的 MWCO 膜,允许白蛋白通过。因此,使用 Prometheus 可以更大程度地清除血液中与白蛋白结合的毒素(Rifai et al,2003)。然而,有人担心使用 Prometheus 会降低白蛋白水平(Krisper et al,2007),也有人担心会失去凝血因子,可能是因为分离和吸附过程后蛋白质 C 和蛋白质 S 浓度降低(Meijers et al,2007)。

HELIOS 是一项随机对照试验,评估了采用分离血浆(fractionated plasma separation,FPSA)治疗 ACLF 病人的生存率(Kribben et al,2012)。ACLF 病人随机分为 FPSA 加 SMT 组(n=77)和 SMT 组(n=68)。主要终点是病人 28 天和 90 天的生存率,与肝移植无关。结果显示,两组病人 28 天和 90 天生存率无显著差异。然而,亚组分析发现肝肾综合征病人和 MELD 评分大于 30 分的病人生存率有所提高。

生物肝支持

单用 SMT 治疗 ALF 病人,治愈率不到 50%,因此需要一种有效的肝支持装置以减少肝移植需要,并增加自然治愈的可能性。许多研究者认为,这种复杂的肝脏支持需要使用包含哺乳动物肝组织制剂在内的生物成分。因此,研究人员已经使用各种生物装置来支持衰竭的肝脏,包括整个肝脏、肝细胞移植、原代肝细胞和以肝细胞为基础的细胞系。然而,诸如装置复杂性、短缺、高质量肝组织的不确定性和免疫屏障等因素,阻碍了生物人工肝(bioartificial liver,BAL)支持系统的广泛应用。

离体肝脏灌注

1965 年,Eiseman 及其同事报道了应用异种(猪)肝脏血液灌注治疗 8 例肝性脑病病人,这些病人均未存活,但有短暂的临床症状改善,如从昏迷状态中苏醒。此后,在 1967 年,Burnell 及其同事报道使用人-人交叉循环肝脏灌注治疗了 3 例暴发性肝衰竭病人。此外,还使用了各种动物(猪、狗、牛等)肝脏的血液灌注治疗(Abouna et al,1970;Chari et al,1994;Eiseman et al,1965),治疗后明显出现超急性排斥反应症状,如胃肠道出血、溶血和血小板减少症,而不太明显的症状,如发烧和恶心,在每次治疗后都会消退。还报道了不适合移植的人体器官的血液灌流,包括 1993 年移植的 3 例病人中的 2 例(Fox et al,1993)。

肝细胞移植

肝细胞移植有望用于治疗最终导致肝衰竭的遗传性肝脏疾病,如高酪氨酸血症(Grompe et al,1994)和高胆红素血症的 Crigler-Najjar 综合征。肝细胞移植治疗肝功能不全的可能性已经被研究多年。已尝试采用输注纯化的葡萄糖脑苷酶(Brady et al,1974)用于治疗酶紊乱症(如 Gaucher 病)病人。同种异体肝细胞移植用于患有酶缺乏症的动物是一种很有前途的选择。20 世纪 70 年代中期的研究表明,在功能性肝细胞单独输注于门静脉(Matas et al,1976)以及门静脉和肌肉内(Groth et al,1977)后,在缺乏尿苷二磷酸葡萄糖醛酸转移酶的 Gunn 大鼠体内产生胆红素结合。后来,明尼苏达大学的一个小组在大鼠门静脉和腹腔内移植肝细胞,以支持二甲基亚硝胺诱导的 ALF 的恢复(Sutherland et al,1977)。

肝衰竭和肝代谢遗传缺陷的实验模型表明,移植肝细胞可以承担肝脏的全部功能(Arkadopoulos et al,1998)。人肝细胞经门静脉输注,表明门静脉输注纯化酶成功。酶疗法的一个限制因素是疗效短暂。人肝细胞移植治疗的适应证是 ALF(Habibullah et al,1994)、桥接肝移植(Strom et al,1997)、鸟氨酸转氨酶缺乏症(Horslen et al,2003)和人同种异体肝细胞移植治疗 I 型 Crigler-Najjar 综合征(Fox et al,1998)。肝细胞移植部分纠正了这些疾病,这些尝试为细胞移植治疗提供了一个原则性的证据(Hughes et al,2012;Strom et al,2006)。

体外肝细胞系统

由于供体肝脏缺乏,寻找人工肝替代和/或支持手段是有效的。生物人工肝的发展是一项艰巨的任务,必须考虑到肝脏的巨大功能;这个器官不像肾脏或肺,在支持情况下,它有一个或两个功能必须被替换。为了达到这些效果,生物人工肝应该能够降低血液中对大脑、肝脏和其他器官有毒的物质的含量,并且提供受损或丢失的整个肝脏功能。生物人工肝支持的概念是由 Sorrentino(1956)提出的,他在 50 多年前证明新鲜肝组织匀浆可以将氯化铵中的尿素转化为酮体、巴比妥酸盐和水杨酸。然而,直到 20 世纪 70 年代中期,Wolf 及其同事(1975)才将肝癌细胞放置在中空纤维筒的纤维外腔中,并显示出该体外装置能够执行肝脏特有的功能,如结合胆红素。第一个临床应用生物人工肝支持的病人,是 Matsumura 及其同事(1987)报道的 1 例因患手术无法治愈的胆管癌而发生肝衰竭的 45 岁加利福尼亚病人。该装置含有分离的兔肝细胞,通过透析膜与病人的血液分隔。图 80.1 描绘了现代通用生物人工肝。

生物人工肝装置的临床试验

临床试验中评估了 9 种生物人工肝装置(表 80.1)。这些系统在灌注率、细胞来源、细胞质量和治疗持续时间(连续和间歇)上有所不同。

拉脱维亚混合生物反应器试验

一项对 126 名拉脱维亚病人进行的对照研究,比较了两组:第一组接受 SMT 治疗(n=67),第二组接受 SMT 加 BAL 治

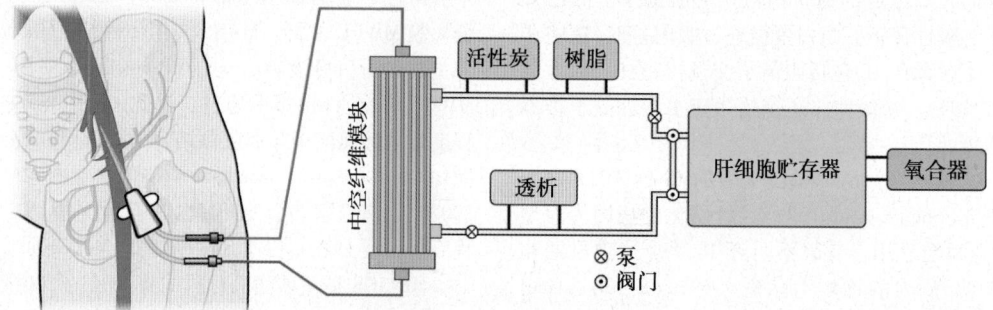

图 80.1　通用生物人工肝(BAL)示意图。生物人工肝由两个体外回路组成:血液回路和白蛋白回路(与生物成分肝细胞直接接触)。由中空纤维模块组成的半透膜将两个回路隔开。半透膜的截留分子量为 65kDa~0.2mμ。白蛋白回路包括超生理水平(>10%)的白蛋白。病人的血液通过清除穿过膜的废物分子进入白蛋白溶液而解毒。当通过活性炭和树脂柱灌注或暴露于肝细胞贮存器内的肝细胞时,废物分子从白蛋白溶液中被清除。根据病人的水化状态和肾功能,水可以作为超滤液从高通量透析模块的白蛋白溶液中去除。在体外生物人工肝治疗期间,该循环不断重复

疗（$n=59$）（Margulis et al，1989），适应证为病毒性和中毒性肝衰竭、失代偿性酒精性肝硬化和败血症。该装置在液体悬浮液中含有猪肝细胞及活性炭颗粒。通过体外 Scribner 房室分流（即不使用外部泵）灌注这个 20mL 的装置。试验结果令人关注：第二组的生存率为 63%，而第一组为 41%。值得注意的是两组之间存在病人选择偏倚，第一组肝性脑病病人占 44%，而第二组仅占 33%。

HepatAssist 系统

第一个在多中心随机前瞻性试验中评估的生物人工肝装置是 HepatAssist 系统（Circe Biomedical，Lexington，MA）（Demetriou et al，2004）。这是第一个在美国食品和药物管理局批准的关键试验中评估的以生物学为基础的肝辅助装置。本试验共纳入 171 例病人，包括对照组 86 例和生物人工肝治疗组 85 例，其中包括 147 例 ALF 病人。生物人工肝组和接受 SMT 的对照组的 30 天生存率分别为 71% 和 62%，生物人工肝组的生存率有提高的趋势，尽管差异没有达到统计学的显著性。在一组已知病因的 ALF 病人中，生物人工肝治疗组的生存率显著提高。ALF 的副作用包括血小板减少、肾衰竭和颅内压升高，这些副作用在对照组中的发生率较高，但差异也没有达到统计学意义。作者的结论是，肝辅助系统及其异种猪肝细胞的使用对人畜共患病是安全的；所有病人在治疗后均检测出猪内源性逆转录病毒阴性。肝辅助系统采用中空纤维结构，膜孔径约为 $0.15\mu m$，将病人血浆与装置中的 70 亿个原代猪肝细胞（约 75g）分隔开。生物人工肝的血浆回路还包括一个活性炭柱和一个氧合器。

体外肝辅助装置

Ellis 及其同事（1996）通过一项对照试验评估了体外肝辅助装置（extracorporeal liver-assist device，ELAD）在 ALF 病人的应用，对两组病人进行了对照研究：第一组是被判定仍有潜在可恢复病变的病人（17 例），第二组是已经满足移植标准的病人（7 例）。病人被随机分为生物人工肝治疗组和单用 SMT 对照组。病因为对乙酰氨基酚过量 17 例，非甲非乙型重型病毒性肝炎 5 例，抗结核化疗肝毒性 2 例。在第一组接受生物人工肝治疗的 9 例病人中，7 例（78%）存活，而单用 SMT 的对照组 8 例病人中，6 例（75%）存活。第二组接受生物人工肝治疗的 3 例病人中，只有 1 例（33%）存活，而单用 SMT 的对照组 4 例病人中，只有 1 例（25%）存活。将人肝母细胞瘤细胞株（C3A）接种在中空纤维筒中，制成 ELAD 装置。后来，Millis 及其同事（2002）报道了一项对 5 例 ALF 病人的研究，这些病人肝衰竭的病因是特发性的、白血病治疗的药物不良反应和自身免疫性肝炎。使用的 ELAD 装置不同于 Ellis 及其同事在 1996 年使用的装置，它使用了 4 个装载 C3A 细胞的筒，而不是只有一个筒。Millis 研究中的所有病人均成功桥接到肝移植，30 天死亡率为 20%（1 例死亡）。每个 ELAD 装置在中空纤维筒的外毛细空间（总共 400g）内含有大约 100g 的 C3A 细胞。用于从病人血液中产生超滤的膜具有 120kDa 的截留分子量。

最近发表的 ELAD（Vital Therapies，San Diego，CA）报道是在 2007 年（Duan et al，2007）。在这项研究中，54 例 ACLF 病人在中国两个不同的中心参加了 ELAD 的随机对照试验，终点是

30 天生存率。对照组生存率为 47%（9/19），ELAD 治疗组生存率为 86%（30/35），两组比较有显著性差异。第三代 ELAD 目前正在临床试验中进行评估（www.vitaltherapies.com）。

TECA-混合人工肝支持系统

在一项临床试验（一期安全性试验）中，对 TECA 混合人工肝支持系统进行了测试，其中包括 6 例患有肝衰竭的昏迷病人；使用了分离的原代猪肝细胞（Xue et al，2001）。这些适应证是可变的，包括胆管癌切除术后的 ALF、ACLF 和 PHLF。生存率至少为 33%（2/6），无一例病人被列入移植名单。作者采用中空纤维结构，其中血浆在中空纤维内循环，原代猪肝细胞位于中空纤维外。

生物人工肝支持系统

对 4 例病人（2 例为 ALF，2 例为 ACLF）进行了 Excorp 医学（Minneapolis，MN）生物人工肝支持系统（bioartificial liver support system，BLSS）评估（Mazariegos et al，2001）。ALF 的病因是对乙酰氨基酚毒性和化疗的不良反应，ACLF 的病因是肝豆状核变性和酒精性肝炎。1 例病人被桥接到辅助性肝移植，而另外 3 例没有存活（25% 存活）。该装置含有大约 120g 的原代猪肝细胞，装在一个灌入病人全血的中空纤维筒中。

径向流生物反应器

径向流生物反应器在一期临床试验中对 7 例 III 级和 IV 级肝性脑病病人进行了评估（Morsiani et al，2002）。病因包括原发性胆汁性肝硬化、病毒性肝炎、原发性肝无功能和肝损伤，7 例病人中的 6 例桥接至肝移植（生存率 86%）。7 例病人中死亡 2 例，包括肝外伤和随后肝移植的病人。该试验应用了分离的原代猪肝细胞（高达 230g）包含在径向流生物反应器中。

模块化体外肝支持系统

在 2003 年进行的一项模块化体外肝支持系统（modular extracorporeal liver support，MELS）治疗 8 例肝衰竭病人的 I 期临床试验中，病因有乙型肝炎（2 例）、药物毒性（2 例）和不明原因（3 例）（Sauer et al，2003），证实了 MELS 的安全性；所有 8 例病人都成功地桥接至肝移植，并且在 3 年的随访中全部存活。MELS 是一个复杂系统，由四个独立运作的中空纤维毛细管室组成，其中包含约 500g 的原代猪肝细胞。MELS 是临床测试的唯一一个包含人肝细胞的装置（Sauer et al，2002）。

阿姆斯特丹医学中心生物人工肝

在意大利进行的一期安全性试验中，对阿姆斯特丹医学中心生物人工肝（AMC-生物人工肝）进行了评估（van de Kerkhove et al，2002，2004）。试验共纳入 12 例病人，其中 11 例成功桥接至肝移植。生物人工肝治疗后无肝移植存活 1 例，肝移植后 1 个月内死亡 4 例。AMC-生物人工肝的结构是一种三维的、非织造的、亲水性聚酯基体，它像一个垫子一样卷起来，垫子里有载氧纤维。病人的血浆直接与原代分离的猪肝细胞接触，这种结构不同于通过半透膜中空纤维膜将病人的血液和血浆与细胞隔开的装置。这个 AMC-生物人工肝装置容纳 100 亿个肝细胞。

混合生物人工肝

Ding 及其同事（2003）在一期安全性试验中评估了他们的混合生物人工肝，纳入 12 例 ALF 病人，均由乙型肝炎感染所导致。12 例中有 9 例的临床和生化指标得到改善，报告的死亡率为 25%，但没有提到随访期的长短。生物人工肝的原理是用一个分离装置和一个中空纤维生物反应器对血浆进行解毒，该反应器装载 100 亿个猪原代肝细胞。

体外肝支持及研究终点

生存时间应该是评估肝脏支持的最重要的终点吗？理想的临床终点是无移植生存时间，从而评估肝支持治疗对避免肝移植及其对短期和长期病情的影响。然而，还有其他重要的终点，如症状改善（即瘙痒、肝性脑病、黄疸、凝血功能障碍、肾功能不全、肺功能不全、全身血流动力学异常）。

荟萃分析的结果显示，在试图解决体外肝支持治疗是否能提高 ACLF 或 ALF 病人的生存率方面存在矛盾。Cochrane 研究组（Liu et al,2004）和 Kjaergard 及其同事（2003）进行的最早的系统评价表明，与 SMT 相比，非生物支持系统降低了 ACLF 的死亡率。然而，Khuroo 及其同事（2004）的荟萃分析未能显示 MARS 治疗（非生物治疗）与单用 SMT 相比较有显著的生存益处。2011 年的最新分析包括更多的研究，并将 ALF 与 ACLF 分开（Stutchfield et al,2011），这项分析的结论是：肝支持治疗提高了 ALF 病人的生存率，而不是 ACLF 病人的生存率。然而，第二项分析并没有区分非生物和生物支持系统，表明生物系统的积极影响，Demetriou 及其同事在 2004 年发表的文章。

迄今为止的结果尚未证明对所有肝衰竭病人使用非生物肝支持治疗是合理的。然而，在选择的病人群体中使用非生物疗法可能是合理的，如药物过量或严重的肝性脑病病人。

肝切除术后肝衰竭

肝支持装置在肝切除术后肝衰竭（PHLF）的应用是一个新兴的适应证（Sen et al,2005）。对肝脏支持的需要是基于严重的术后死亡率和肝大部切除术的总体肝脏相关发病率的增加（Reddy et al,2011）。肝大部切除术与合成反应、解毒反应和免疫反应降低有关，这些反应具有潜在的危及生命的并发症，如肝性脑病、感染和脓毒症易感性增加、肾衰竭、凝血功能障碍和血流动力学不稳定（Imamura et al,2003;Jarnagin et al,2002;Schindl et al,2005）（见第 24 章、第 25 章、第 103 章、第 100 章和第 108 章）。因此，术语"肝大部切除术"被定义为四个或更多肝段的切除（Reddy et al,2011），与更高的发病率和死亡率具有相关性（Jarnagin et al,2002）。在过去 20 年里，肝大部切除术的适应证已经扩大，包括肝脂肪变性、纤维化和化疗引起的肝损伤的高危病人（Jarnagin et al,2002）。PHLF 的治疗方案包括重点治疗并发症、直至残余肝恢复功能的重症监护治疗。这些病人通常需要在重症监护病房长期住院，并忍受持久的康复治疗（Mullen et al,2007）。肝支持装置可能被认为是作为最后手段的抢救性肝移植。

有几个建议的肝衰竭或术后肝功能不全的定义。Balzan 及其同事（2005）提出了一个更实用的定义，应用"50-50"标准：肝切除术后第 5 天凝血酶原指数小于 50%（相当于 INR>1.7，血清胆红素>50μmol/L）。值得注意的是，血清胆红素和 INR 都包含在 MELD 评分中（除肌酐外）（Kamath et al,2001）。在肝硬化病人中，术前 MELD 评分大于 10 分的肝切除病人与 PHLF 的风险相关（Cucchetti et al,2006）。

有报道应用 MARS 治疗肝切除术后肝衰竭（Inderbitzin et al,2005;Kellersmann et al,2002），这两篇报道是有关非生物肝支持系统的非对照研究。Grodzicki 及其同事（2009）报道了应用 Prometheus 治疗 PHLF 的情况。只有一项研究报道了对 PHLF 使用生物肝支持系统（Xue et al,2001）。

这些初步研究结果是有希望的。在评价治疗肝切除术后肝衰竭的肝支持装置时，随机对照研究是必要的。未来的研究应涉及何时开始肝支持治疗以及治疗的持续时间。

未来方向

已进入临床试验的生物人工肝装置，接种原代或转代肝细胞，迄今已经显示出安全性和概念验证。然而，令人信服地证实对肝衰竭病人支持治疗有效的数据仍然缺乏。第一代生物人工肝系统的局限性包括设备复杂性过高（Uchino et al,1988）、肝细胞支持衰竭肝脏的剂量不足（Margulis et al,1989）和分化功能丧失或缺失（Matsushita et al,2003）。为了解决这些缺陷，一些研究工作正在进行中。为了提高设备的效率，人们采用了各种新的配置来提高肝细胞的活力和功能活性。例如，有希望的报道表明，将不同类型的肝脏细胞与肝细胞联合培养，使之更接近体内肝环境（Auth et al,1998;Bhatia et al,1999;Nedredal et al,2007）。另一个例子是，Nyberg 及其同事（2005）开发了一种在摇动式生物反应器中通过轻微振荡形成肝细胞球状体的新方法。与传统的单层膜系统相比，球状体在白蛋白生成、I 期和 II 期代谢以及尿毒症发生等方面表现出优越的功能。此外，悬浮培养的肝细胞球状体能够支持 250～500g 的原代肝细胞。与第一代设备相比，这种细胞质量显著增加。假设氨的临床生产速度为 400μmol/h，生物人工肝装置需要计算剂量超过 150g 的活肝细胞才能有效解毒氨（Nedredal et al,2009）。

通过强化质量交换提高解毒是未来生物人工肝设计的另一个重要方面。通过半透膜的孔隙率实现最佳质量交换，该膜提供了有效的废物去除和保护生物人工肝中非自体细胞的有效免疫屏障。一项研究表明，与 70kDa 截留膜相比，400kDa 截留膜改善了毒素的传质（Nedredal et al,2009）。然而，孔隙率大于 400kDa 的截留膜（包括单采浆）可能允许生物人工肝中的血浆蛋白和免疫介导损伤的非自体肝细胞大量通过（Nyberg et al,2003,2004）。

具有丰富来源的代谢活跃的肝细胞，对任何成功的生物人工肝系统都是必不可少的。猪肝细胞已经被使用，但是对人畜共患病的免疫学关注和理论风险限制了其应用（Cascio,2001;Patience et al,1997）。同时，永生化的人肝细胞不能表达完整的肝细胞功能（即氨解毒、I 期和 II 期代谢活动），并具有向免疫功能低下的移植受者传播恶性肿瘤的理论风险（Mavri-Damelin et al,2007）。猪肝细胞和转化人肝细胞的这些风险促使研究人员探索，在体外生产人类干细胞源性肝细胞样细胞的替代方案（Kulig et al, 2004）。由于仅在体外的努力取得了有限的成功，因此还进行了肝细胞样细胞的体内分化和扩增。

一种有前途的体内人肝细胞扩增系统，使用 u-纤溶酶原激活剂-转基因严重联合免疫缺陷小鼠（u-PA/SCID 小鼠）（Okamura et al, 2006; Sandgren et al, 1991; Tateno et al, 2004）。在肝毒性白蛋白启动子的转录调控下，这些转基因小鼠表达 u-纤溶酶原激活剂（Sandgren et al, 1991）。当受体鼠肝细胞死亡时，健康、未受影响的人肝细胞在小鼠肝内无对抗性地扩增，产生嵌合的人/小鼠肝脏（Rhim et al, 1995）。该系统已导致植入水平超过 50%。SCID 小鼠系统的批评者指出畜牧业的困难、突变表型的维持、转基因小鼠的肾脏疾病以及人类肝细胞移植的一线机会（Tateno et al, 2004）。

为了响应对 SCID 小鼠系统的关注，已使用一种替代方法来与其他转基因小鼠一起扩增人肝细胞。利用免疫缺陷 $Rag2^{-/-}/Il2rg^{-/-}$ 小鼠，研究人员试图产生一个基本的肝细胞缺陷和一个选择性的压力，以稳定地植入人肝细胞（Azuma et al, 2007）。富马酸乙酯水解酶（fumarylacetoacetate hydrolase, FAH）是酪氨酸分解代谢的一种必需酶。缺乏 FAH 的小鼠在缺乏保护性药物 2-（2-硝基-4-三氟甲基苯甲酰基）-1, 3-环己二酮（俗称 NTBC）的情况下会出现高酪氨酸血症和肝病（Grompe et al, 1995）。$FAH^{-/-}/Rag2^{-/-}/Il2rg^{-/-}$ 三重敲除小鼠被证明是治疗 FAH 缺乏症的人肝细胞稳定植入和增殖的成功模型（Overturf et al, 1998）。该系统的动物易于繁殖，没有肾脏疾病，并且可以在不同年龄段移植。

体内（Azuma et al, 2007; Sandgren et al, 1991）和体外扩增人肝细胞的新系统仍处于早期开发阶段（Dalgetty et al, 2009; Yu et al, 2007）。对于任何用于扩增人肝细胞的系统而言，关键是能够产生大量稳定、健康、具有正常肝细胞表型的细胞。在这方面，体内系统比体外系统更先进；然而，体内系统目前受到从小鼠扩增肝细胞的数量限制——约 5g（Grompe et al, 2013）。为了克服小鼠模型的扩增数量限制，FAH 缺陷猪已经被克隆

（Hickey et al, 2014）。此外，转录激活因子样效应核酸酶（transcriptor activator-like effector nuclease, TALEN）技术已被用于生产组合的 SCID 和灭活的 RAG2 小型猪。这些动物随后被注射诱导多能干细胞，导致具有所有三个胚层的成熟畸胎瘤（Lee et al, 2014）。如果通过减少成熟前胚胎去分化步骤来降低攻击性，则重新编程策略可能会更成功（Zhu et al, 2014）。移植人肝细胞后，猪有可能大量繁殖人肝细胞，为基于细胞的生物人工肝装置提供了实用的肝细胞来源。

利用干细胞制备肝细胞是一种很有前途的方法（Basma et al, 2009; Campard et al, 2008）。胚胎干细胞具有多能性，这意味着它们具有分化为大多数细胞类型的潜能，因此可以成为人肝细胞的来源。这也将增加获得无限数量的人肝细胞、从而进一步发展肝脏疾病的细胞疗法的可能性。干细胞的潜在用途很多（Fausto et al, 2004; Karp et al, 2009）。用干细胞制备肝细胞的缺点是：获批的人类细胞系数量有限；对如何控制未成熟干细胞向成熟、表型、肝特异性细胞类型的发展缺乏认识；以及畸胎瘤形成的可能性（Yu et al, 2014）。然而，与内皮细胞和间充质基质细胞共培养可以通过促进分化和芽结构形成潜在地克服这些缺点（Takebe et al, 2013）。

组织工程为支持衰竭的肝脏提供了一个令人兴奋的新领域。类似用脱细胞心脏进行的心脏研究，目前的研究旨在从供体动物（啮齿动物或猪）的整个肝脏脱细胞，以创建一个支架，在其上再生一个合适的供体器官（Uygun et al, 2012）。脱细胞过程完全消除了供体细胞，同时保留了细胞外基质和血管，减少了潜在的免疫相关并发症（Yagi et al, 2013）。对啮齿动物的早期研究表明，脱细胞移植的大鼠肝脏可以支持体外再细胞化，并维持细胞活力和功能（Uygun et al, 2010）。为了解决缺乏高质量且易于获得的器官以支持衰竭肝脏的移植问题，人们一直致力于再生方面的大量研究工作。

（张宗明 译　沈锋 审）

第 81 章

肝硬化和门静脉高压性腹水的处理

Kevin Korenblat

历史概述

肝病最常见也是最明显的表现之一就是腹水,广义上是指腹膜腔内液体的病理性积聚(Runyon & American Association for the Study of Liver Disease,2013)。尽管腹水形成与肝病密切相关,但腹水的成因具有多样性,包含了良性疾病和恶性疾病。

有关腹水的描述存在于人类历史和史前时期。公元前1 500 年的印度医学专著、玛雅人腹部隆起和脐部外翻的塑像以及希波克拉底的著作从不同的文化视角都证明了这一问题。甚至"腹水"一词也源自希腊语 askos——指皮革制成的用来盛装液体的袋子,这反映了其古老的起源(Reuben,2004)。

大量腹水在体格检查时很容易被察觉;但是较小体积的腹水在体检时可能不易被察觉,尤其是肥胖的病人。超声是检测腹水的最佳影像学手段,其价格便宜,避免了电离辐射,并且还能提供肝脏结构和门静脉通畅性等方面的信息(见第15 章)。

所有临床医生均应熟练掌握腹水穿刺这一操作。其在新发腹水的诊断评估或肝硬化与腹水病人的临床状况发生变化时实施很有必要。采用经皮途径,避开胃周的血管穿刺,可获得无血管的安全平面,即使在合并有凝血功能障碍和血小板减少症的病人中合理使用也同样安全(Gilani et al,2009;Wong et al,2008)。

可以分析腹水中的蛋白质(白蛋白),酶[乳酸脱氢酶(lactate dehydrogenase,LDH)、淀粉酶],其他分子(葡萄糖、肌酐、胆红素和甘油三酯)的浓度,以及细胞计数和分化程度等。腹腔内液体也可以进行培养和细胞学评估。

门静脉高压症和腹水形成的机制

腹水是肝硬化所致的门静脉高压症的最常见并发症,发生率约为12%(Gines et al,1987b)。它的发展预示着病人临床状况的重大变化,2 年内的中位存活率仅为50%(D'Amico et al,1986,2006)。门静脉高压症可以由肝硬化和非肝硬化原因引起,作为门静脉高压症的一种表现,腹水最常见于会增加肝窦内压力的疾病,如窦型(肝硬化)和窦后型(心力衰竭、肝静脉阻塞)。相比之下,窦前型门静脉高压症腹水的发生率较低。

正常的肝脏结构由肝窦组成,其将血液从门静脉输送到中央静脉(见第76 章)。肝窦内皮细胞(liver sinusoidal endothelial cells,LSEC)将肝窦与肝细胞索分开,肝窦内皮细胞的开窗和缺乏基底膜的特性使氧气、细胞和血浆成分从肝窦扩散到狄氏间隙。在狄氏间隙(窦周隙)内是肝星状细胞(hepatic stellate cells,HSC),这是肝脏主要的胶原生成细胞。肝星状细胞的激活,特别是在肝损伤期间,会导致胶原蛋白沉积(见第7 章)(Friedman et al,1992)。其他组成肝内细胞外基质的是骨髓来源的肌纤维母细胞和上皮间质转化衍生的成纤维细胞,以及在损伤反应时产生纤连蛋白的 LSECs(Jarnagin et al,1994)。

在肝硬化时,狄氏间隙内细胞外基底膜胶原纤维沉积和LSEC 开窗功能的丧失会导致肝窦毛细血管化(Iwakiri et al,2008)。由此产生的结构变化导致内脏循环中的静态压力增加。

肝脏的内皮细胞通过调节内皮一氧化氮合酶(endothelial nitric oxide synthase,eNOS)的活性(Mittal et al,1994;Shah et al,1997)和内皮素-1 受体的表达,在控制肝微循环的动态变化中起着重要作用(Bauer et al,2000)。就 eNOS 而言,肝损伤与翻译后机制如抑制 G 蛋白偶联受体信号转导(Liu et al,2012,2014)和肝微循环内的血管收缩所致的 eNOS 活性降低有关。

在肝外环境的内脏循环中,会发生导致门静脉高压症的不同但同样重要的变化。其中最突出的是内脏动脉血管舒张。在肝硬化的实验模型中,血管舒张由一氧化氮(nitric oxide,NO)依赖性(Sieber & Groszmann,1992;Sieber et al,1993)和一氧化氮非依赖性过程介导。部分不依赖 NO 的过程包括与内源性血管舒张性大麻素有关的过程(Tam et al,2011);过度表达血管内皮生长因子(vascular endothelial growth factor,VEGF)和 VEGF 受体 2 促进内脏血管生成,从而增加内脏循环中的血流量(Coulon et al,2011);血管平滑肌细胞中收缩性 Rho 激酶信号传导受损(Hennenberg et al,2008)等。如果不是为了补偿心排血量的增加,在内脏循环中的血管舒张将减少有效的动脉血液循环。

随着门静脉高压症的发展,为了应对血管舒张增加和心排血量下降,机体其他代偿机制也被激活以维持动脉循环。这些机制包括激活肾素-血管紧张素系统和交感神经系统以刺激肾钠潴留(Arroyo et al,1983)。精氨酸升压药的非渗透性释放是一种附加的代偿机制,即使增加了张力也可以增加有效的动脉容积;这反映在低钠血症的发展中(Arroyo et al,1994)。在内脏血容量增加的情况下,肝微循环中静水压力增加的累积效应导致肝淋巴形成超过了其去除量,产生的多余液体渗入腹膜腔并形成腹水(图 81.1)。

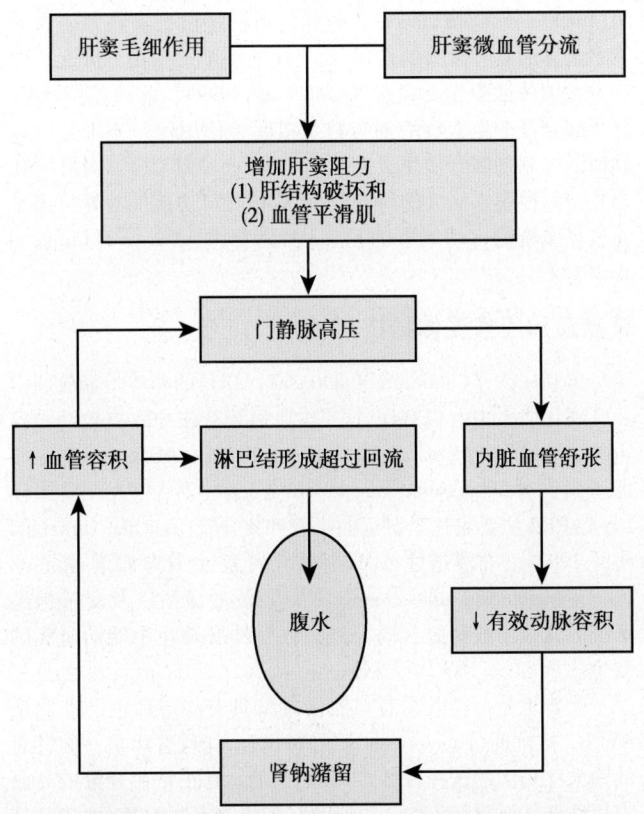

图81.1 导致肝硬化中门静脉高压和腹水发展的机制

图中文字：

肝窦毛细作用 | 肝窦微血管分流

增加肝窦阻力
(1) 肝结构破坏和
(2) 血管平滑肌

门静脉高压

↑血管容积 | 淋巴结形成超过回流 | 内脏血管舒张

腹水

↓有效动脉容积

肾钠潴留

腹水的特征和评估

　　肝硬化病人的腹水是透明的，但通常呈黄色或琥珀色。腹水中通常含有少量白细胞（<100μL/mm）和红细胞。腹水中蛋白质的含量通常小于 2.5mg/dL（0.025g/L），其含量与门静脉高压症的严重程度成反比（Hoefs,1983）。血清白蛋白腹水梯度（serum albumin ascites gradient,SAAG）测量是评估腹水来源的一种高度准确且临床上容易使用的技术。通过血浆中白蛋白浓度减去腹水中白蛋白的浓度来计算 SAAG。如果 SAAG 值大于11g/L，表明存在门静脉性或窦性门静脉高压症，诊断的准确度约为97%（Runyon et al,1992）。

　　腹水若不透明可能存在多种原因。在有创性穿刺或肝细胞癌自发性破裂时，可见血性腹水（血细胞比容>0.5）。若腹水中富含乳糜微粒的甘油三酯浓度升高，腹水外观可呈乳白色。常发生于淋巴回流中断时，最常见的是淋巴管扩张和淋巴瘤，但也可在腹部创伤和乳糜囊肿手术时发生。当门静脉高压症引起腹部淋巴管破裂时，肝硬化所致的腹水亦可呈现乳糜状外观（Rector,1984）。在这些情况下，常被称为假性乳糜状腹水，甘油三酯的浓度通常小于真性乳糜性腹水时的阈值110mg/dL（1.24mmol/L）。

　　恶性肿瘤和结核性腹膜炎均可导致腹水，但 SAAG 均低于11g/L。然而，当合并有肝脏疾病时，可能会引起混淆，例如同时合并结核病和酒精相关性肝病时（Shakil et al,1996）。腹水中找到癌细胞可诊断为恶性腹水（Sangisetty & Miner,2012），这可以通过常规细胞学检查来实现，诊断敏感度为40%~60%（Siddiqui et al,1992）。与免疫组织学染色相结合，可以提高细胞学诊断的准确度（Aslam & Marino,2001）。

　　腹膜是结核病（tuberculosis,TB）的常见累及部位，在美国，腹膜是第六位常见的结核病肺外累及部位。腹水细胞计数通常在 500~1 500 个细胞/mm³，淋巴细胞占68%（Sanai & Bzeizi,2005），但淋巴细胞占比降低并不能排除结核病，特别是那些有潜在肾衰竭的病人，腹水中细胞大部分是嗜中性粒细胞（Lui et al,2001）。对腹水中分枝杆菌的培养具有34%的诊断敏感度，但需要培养数周。腹水中腺苷脱氨酶活性的测定已被建议作为另一种具有高灵敏度和高特异度的诊断方法（Saleh et al,2012），尽管有报道认为在合并有肝硬化的情况下阳性预测值较低（Hillebrand et al,1996）。在所有诊断策略中，腹腔镜腹膜活检（见第23章）具有最高的敏感度和特异度，并可排除产生低 SAAG 腹水的其他肉芽肿性和非肉芽肿性病变。恶性腹水中 LDH 的浓度往往高于血清 LDH，而在结核性腹膜炎中，LDH 的腹水浓度往往低于血清 LDH 浓度的一半。

肝硬化腹水的处理

　　对于腹水选择适当的治疗方法时必须考虑许多因素，包括腹水量，肝病的严重程度，是否合并肾功能不全或电解质紊乱等。

饮食中钠盐的限制

　　明显的肾钠潴留是机体对内脏动脉血管舒张的最初反应。因此，最初的治疗策略是让平衡倾向于钠的净丢失。达到此目标最简单的方法是限制饮食中的钠盐。饮食限制的挑战在于，超过90%的美国成年人每天食用 2 300mg 以上的钠盐（Cogswell et al,2012）。通常建议那些有腹水的病人将食盐的摄入量限制为 1.5~2g/d（67~87mmol/d），较低摄入量被认为足以满足日常需求。对于轻度腹水病人，限制钠盐的摄入可能是唯一有效的方法。这类病人通常每天的钠排泄率至少为40mmol/L，血浆钠浓度多正常（Arroyo et al,1981）。限制钠盐摄入尽管看似 项简单的干预措施，但成功地限制饮食中的盐分需要充分咨询和时刻保持警惕。由于食物中大部分钠都是在食品加工过程中添加的，病人对实际钠盐摄入量可能并不清楚。

药物治疗

利尿剂

　　大多数有腹水的病人都需要使用利尿剂。每天排出 500~750mL 腹水不会影响血液循环，病人在出现水肿的情况下可允许排出大量腹水（Pockros & Reynolds,1986）。避免腹水快速丢失至关重要，因为剧烈而过度的容积缩减会加剧肾功能不全和肝肾综合征。

醛固酮拮抗剂

　　醛固酮拮抗剂螺内酯和阿米洛利可单一使用或与袢利尿剂联用。这些药物可防止远端小管和肾皮质集合管钠的重吸收。虽然醛固酮拮抗剂是弱利钠药，但对肝硬化病人有效（Perez-Ayuso et al,1983）（表81.1）。

表 81.1 腹水管理中常用的利尿剂和剂量

药物	剂量	注解
醛固酮拮抗剂		
螺内酯	50~400mg/d	
阿米洛利	5~10mg/d	当使用螺内酯与男性乳房发育疼痛相关时,是合适的替代品
袢利尿剂		
呋塞米	20~160mg/d	避免静脉注射使用

在肝硬化病人中,尿钠排泄和血浆醛固酮浓度呈负相关,在腹水病人中观察到了对剂量-反应曲线更敏感(Bernardi et al,1983)。对于这些药物在肝硬化腹水治疗中有效的一种解释可能是,它们靶向的是功能性高醛固酮增多症,这种高醛固酮增多症会使钠在 Henle 循环中过滤液体的肾皮质集合管中重新吸收。此外,与其他需要进入肾小管腔的利尿剂不同,螺内酯从血浆进入集合管的主细胞,可保持其活性,从而避免了肝硬化病人常见的肾血流量减少和低白蛋白血症。

螺内酯通常从 50~100mg/d 开始服用。它的剂量可以每3天增加一倍,每天最多 400mg。它的半衰期长,即使每日给予最大剂量亦是安全的。高钾血症和低钠血症都可能发生,最好通过减少剂量或停药来解决。对于因使用螺内酯而导致男性乳房发育的情况,可以用阿米洛利每天 5~10mg 作为代替。

袢利尿剂

作为腹水的单一疗法,袢利尿剂通常不成功。其原因尚不清楚,但可能与药物进入肾小管腔的速率降低或与醛固酮介导的远端肾小管钠吸收的代偿性增加有关。相比之下,袢利尿剂和醛固酮拮抗剂的组合是中度至重度腹水最常用的组合,并且比单独使用醛固酮拮抗剂效果更好。最常用的袢利尿剂是呋塞米,初始剂量为每天 20~40mg。剂量随螺内酯的增加而加倍,直到达到治疗效果为止。与螺内酯相似,剂量的四倍(每天 160mg)被认为是最大剂量。袢利尿剂的另一个好处是,可以抵消因使用醛固酮拮抗剂所致的高钾血症,并可能对那些除了腹水外还出现水肿的病人有益。

静脉给予袢利尿剂是治疗心肾衰竭的常见方法,但对肝硬化病人应谨慎,因为静脉使用利尿剂可能会诱发肝肾综合征。成功使用利尿剂需要监测电解质紊乱和氮质血症。晚期肝硬化病人通常伴有分解代谢状态和肌肉量下降。因此,即使血清肌酐的少量增加也可能反映肾小球滤过率的明显损害。

若出现氮质血症或电解质紊乱,则应减少或停止使用利尿剂。肾功能不全也可能是在罹患肝脏疾病的同时出现其他并发症的征兆,包括自发性细菌性腹膜炎或门静脉高压性胃肠道(gastrointestinal,GI)出血。

白蛋白

低白蛋白血症在肝硬化病人中很常见。白蛋白可能通过改变血浆渗透压和管腔内利尿剂的活性而影响水肿和腹水的发生。有限的证据支持白蛋白作为难治性腹水利尿剂治疗的辅助手段(Gentilini et al,1999)。然而,这种治疗方法可能不宜在目前有利尿剂可用或在寻求其他治疗方法的情况下广泛使

用(Blendis & Wong,1999)。静脉注射白蛋白确实在预防肾功能不全方面具有可靠的作用,而肾功能不全发生在三分之一的自发性细菌性腹膜炎病人中(Sort et al,1999)。此外,用于治疗肝肾综合征的血管收缩剂与白蛋白联合使用比与生理盐水或其他晶体制剂联合使用更有效(Ortega et al,2002)。对肝硬化合并顽固性腹水病人的研究表明,这种对肾功能的益处可能是通过肾血流量自动调节的正常化而实现的(Garcia-Martinez et al,2015)。

精氨酸加压素受体拮抗剂

抗利尿激素(antidiuretic hormone,ADH)的非渗透释放通常在肝硬化病人中可观察到,这是内脏血管舒张导致有效动脉容量减少的代偿机制(Gines & Guevara,2008)。ADH 通过精氨酸加压素受体-2(arginine vasopressin receptor-2,AVPR2)发挥作用,AVPR2 主要表达于肾远曲小管和集合管(van den Ouweland et al,1992)。非渗透性 ADH 释放与肾素-血管紧张素-醛固酮(renin-angiotensin-aldosterone,RAA)系统的激活以及交感神经系统的儿茶酚酸释放共同导致失代偿性肝硬化中低钠血症的发生。

伐普坦是一类既具有口服活性又具有静脉活性的非肽类 AVPR2 拮抗剂(Facciorusso et al,2014)。托伐普坦是一种针对低钠血症病人的选择性 AVPR2 拮抗剂。在正常血容量或高血容量性低钠血症病人中,一项双盲、随机和安慰剂对照试验(其中 25% 患有肝硬化)显示,托伐普坦在增加血清钠方面的疗效更大(Schrier et al,2006);然而,人们已经开始担心其在肝硬化病人中使用的安全性,尤其是在给药超过 30 天的情况下(Torres et al,2012)。此外,已在肝硬化病人中研究过的该类药物还包括赛他伐普坦和康尼伐普坦,一种静脉给药的加压素受体拮抗剂(Gines et al,2008;O'Leary & Davis,2009)。

难治性腹水

在饮食钠盐摄入限制和高剂量利尿剂(螺内酯 400mg/d 和呋塞米 160mg/d)使用情况下,仍持续存在的腹水被称为难治性腹水(Arroyo et al,1987)。无法耐受利尿的腹水是指由于出现了不能耐受副作用(如氮质血症、低钠血症或脑病)而导致的利尿失败,这些副作用影响了使用足够的剂量的利尿剂来消除腹水。难治性腹水的临床意义不容忽视;其病人的生存曲线近似于 2 型肝肾综合征病人(Gines et al,2004)。

在确定病人为难治性腹水之前,重要的是要排除过多的钠摄入量和可能影响利尿反应的其他药物。尤其是非甾体抗炎药可能会降低利尿剂的反应并导致氮质血症。

难治性腹水的治疗选择包括治疗性穿刺、经颈静脉肝内门体分流(transjugular intrahepatic portosystemic shunting,TIPS)(见第 87 章)、腹膜分流和肝移植等(见第 112 章)。

穿刺术

大容量穿刺术,也称为治疗性穿刺术,是一种早在古希腊就已为医师所熟知和实施的技术。在现代利尿剂出现之前,它也是治疗腹水最有效的方法,在利尿剂出现后,其应用逐渐减少,直到 1987 年作为一种安全而有效的腹水治疗方法重新被介绍(Gines et al,1987a)。

已有多种具有不同配置和特征的穿刺针用于腹水穿刺。该操作可以在有或没有超声引导的情况下完成；穿刺点通常选择在右下或左下象限。已经有多种技术被用来在穿刺后消除腹水，包括重力引流、动力泵和真空抽吸等，但这些技术各有优劣（图 81.2）。

穿刺术有两个主要争论点。一是一次穿刺可以清除腹水的最大量是多少，二是是否需要扩充循环容量。由于腹水是血管外液体，因此可以安全地进行穿刺术直到完全抽出腹水。穿刺后，心脏搏动量和输出立即增加，肾素血管紧张素醛固酮轴（RAA）被抑制。穿刺后 12 小时，RAA 反弹增加，动脉血管舒张增加。这些变化反映出全身血管阻力的降低，并构成了穿刺后循环功能障碍的基础（Ruiz-del-Arbol et al, 1997），进而导致肾功能障碍，低钠血症的发生率升高和生存率降低。

在穿刺的同时，给予扩容性药物可以减轻这些并发症。有研究比较了白蛋白和其他胶体扩容剂的作用，发现当去除腹水体积大于 5L 时，白蛋白在预防腹水穿刺术所致的循环功能障碍方面更有效（Gines et al, 1996）。另一比较白蛋白与盐水作用的研究也获得了类似的结论（Sola-Vera et al, 2003）。在实际工作中，建议每抽出 2L 腹水应输注 25% 白蛋白 12.5g。给药时间尚无严格的研究，但是由于白蛋白在循环系统中的半衰期较长，因此在穿刺完成后输注即可。尽管输注白蛋白有益处，但尚无令人信服的数据表明使用白蛋白可提高腹水病人的生存率。然而，研究的样本量的限制可能使发现其在生存获益方面的优势变得困难（Cardenas et al, 2009）。

穿刺术可能导致的副作用包括血肿和腹腔内出血。没有令人信服的数据表明重复的大量穿刺易导致细菌性腹膜炎。也没有证据表明典型的肝硬化大量腹水病人有腹腔筋膜室综合征的风险。因此，不应仅通过大容量穿刺术减少腹水量来改善肾功能。

经颈静脉肝内门体分流

经颈静脉肝内门体分流（TIPS；见第 87 章）于 1971 年首次通过实验介绍（Rosch et al, 1971）。其目的是为窦性门静脉高压病人建立一种肝内门腔血流旁路，从而缓解门静脉高压。迄今为止，四项随机对照试验比较了 TIPS 与反复大容量穿刺术治疗腹水的效果（Gines et al, 2002；Rossle et al, 2000；Salerno et al, 2004，Sanyal et al, 2003）。所有研究均表明，与腹腔穿刺术相比，TIPS 持续性腹水缓解率更高。在接受 TIPS 治疗的顽固性腹水病人中，有 49%～79% 的病人能够获得持续缓解。但 TIPS 的有效性是以增加严重肝性脑病发作风险为代价的。一项针对相关随机试验的荟萃分析显示，TIPS 对那些没有接受肝移植病人的存活率有所提高（Salerno et al, 2007），尽管并非所有研究结论如此。

所有这些研究都使用了未覆膜的支架。相比之下，用聚四氟乙烯（polytetrafluoroethlylene, PTFE）覆盖支架行 TIPS 的研究表明，与分流相关的并发症发生率降低且复发的征象有所减少（Bureau et al, 2004）。

影响腹水形成的门静脉压力下降阈值目前尚不清楚。门静脉压力最常用的间接测量方法是测量肝静脉压力梯度（hepatic venous pressure gradient, HVPG），它是通过肝静脉导管和

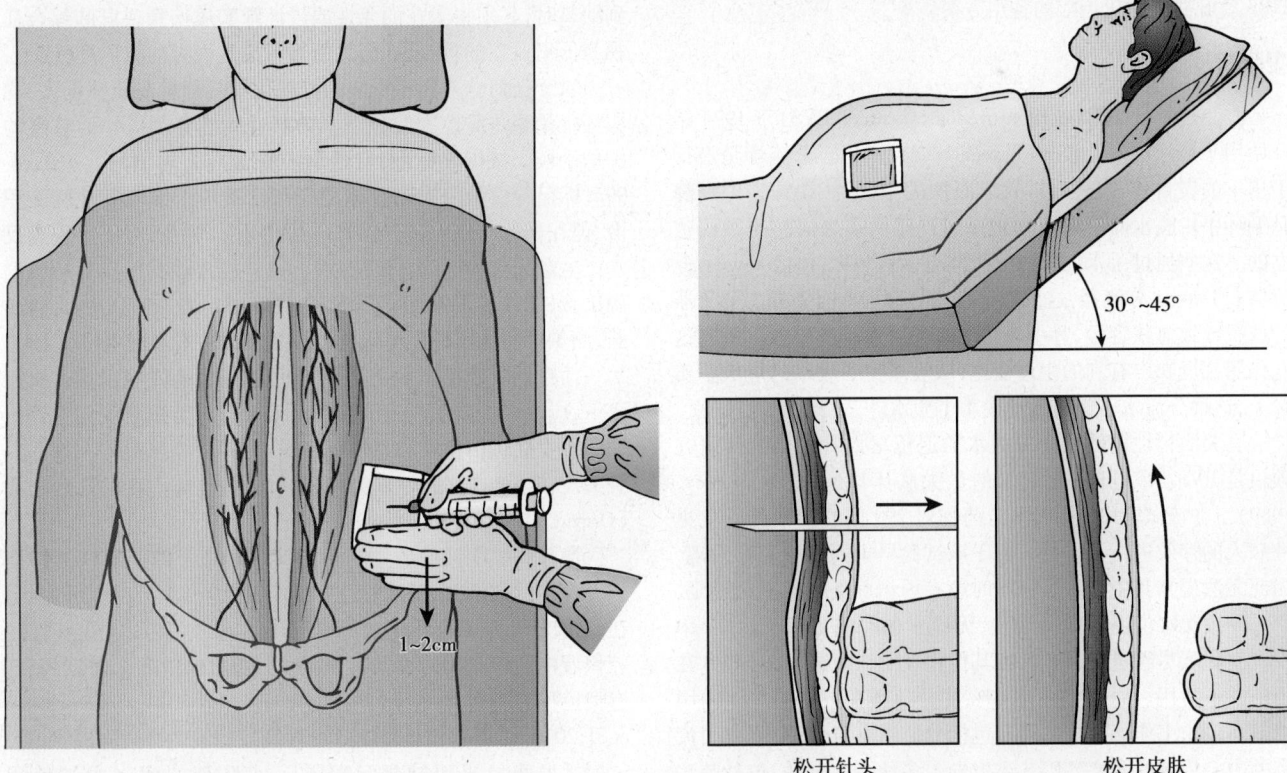

30°～45°

松开针头　　　　松开皮肤

图 81.2　使用 Z 轴技术对病人进行定位和诊断性腹水穿刺术。穿刺时病人仰卧位，床头抬高 30°～45°。通过叩诊呈浊音处确定穿刺部位，穿刺点通常选择在左下象限或脐下 2cm，这样可以避开上腹部血管。进针部位应该先做好皮肤消毒。用一手协助将穿刺点周围皮肤下压 1～2cm。另一手缓慢将连接有注射器的针头刺入并缓慢抽吸。收集腹水后，退出针头，放松皮肤张力，并包扎穿刺点

球囊尖端的压力传导导管来测量的。

TIPS 成功的关键因素是正确选择病人。患有严重肺动脉高压和心力衰竭的病人禁用 TIPS。在某些情况下,TIPS 放置不可行(如广泛的门静脉和肠系膜静脉血栓形成或大的浸润性肝肿瘤)。

TIPS 后死亡的风险既取决于与操作直接相关的死亡率,也取决于 1~3 个月后的死亡率,这可能与分流后肝功能恶化有关。与操作相关的死亡风险为 1.7%~3%。

与无法预测操作相关的死亡率不同,目前已有多个评分系统用于预测难治性腹水病人的短期死亡率。已研究的评分系统包括血清胆红素,Child-Turcotte-Pugh 肝功能分级和终末期肝病模型(model for end-stage liver disease,MELD)(Malinchoc et al,2000)(见第 3 章)。其中最简单的是血清胆红素作为 30 天死亡率的预测指标,当血清胆红素大于 3mg/dL(51.3μmol/L)时,其值每增加 1mg/dL(17.1μmol/L),死亡风险就会增加 40%(Rajaan et al,2002)。尽管在美国,MELD 评分最常用于器官分配,但最初被开发用于预测 TIPS 后 3 个月的死亡率。MELD 得分是根据以下公式将血清胆红素(serum bilirubin,Tbil),国际标准化比值(international normalized ratio,INR)和血清肌酐(serum creatinine,SCr)纳入计算得出的。

$$MELD 得分 = 9.57\log_e(SCr) + 3.78\log_e(Tbil)$$
$$+ 11.2\log_e(INR) + 6.43$$

MELD 得分为 15 分或更高,则 TIPS 后存活率降低(Pan et al,2008)。对于 MELD 评分较高的病人,应仔细考虑 TIPS 的风险和益处,以及把接受肝移植以作为 TIPS 的替代方案,或作为 TIPS 后肝功能恶化治疗的备用方案。

腹膜静脉分流

腹膜静脉分流术(peritoneovenous shunting,PVS)于 1974 年开始用于治疗难治性腹水(Leveen et al,1974)。分流器是潜行于皮下的塑料套管,其一端置于腹膜腔中,另一端置于中央静脉循环中。腹水的单向流动是通过位于两端之间的压敏阀建立的。这些通过手术放置的分流器有多种名称,包括 Leveen 分流器和 Denver 分流器,这反映了技术方面的专有差异。分流器的放置导致血浆容量、肾小球滤过率和尿钠排泄增加。所有这些作用都反映出有利的生理变化,从而减少了腹水的形成。实际上,这种分流术已经有效地改善了腹水。

有关酒精性肝硬化合并腹水的退伍军人管理局合作研究项目是 PVS 治疗肝硬化腹水的最大临床试验之一(Stanley,1989)。在该试验中,将 PVS 与药物对 299 例酒精性肝硬化男性病人的疗效进行了比较。由于该试验早于丙型肝炎的发现,因此无法得知其有多少人同时患有丙型肝炎。研究结论是,PVS 导致腹水消退的时间稍快,无腹水的时间更长,而生存率没有变化。尽管进行了这些和其他积极的临床试验,但 PVS 在当前并不常用。原因之一是 40% 的分流器在放置后 1 年内因堵塞而停止工作。这样的堵塞包括分流器自身、其瓣膜或引流到的中心静脉的阻塞。PVS 还报告了多种不良事件,包括肺水肿、弥散性血管内凝血和腹膜炎等。TIPS 和肝移植的广泛使用也使 PVS 黯然失色,因为这两种方式对治疗顽固性腹水均有效。尽管如此,PVS 在儿童腹水治疗、乳糜性腹水以及 TIPS 或

肝移植都不可行的病人(例如具有广泛肝转移的病人)中继续发挥作用(Martin,2012)。

肝移植

肝移植在缓解腹水和改善生存方面均有效(见第 112 章)。所有难治性肝硬化腹水病人,均应考虑将肝移植作为治疗选择。

并发症

肝性胸腔积液。肝性胸腔积液是指在没有合并心脏病或肺部疾病的终末期肝病和门静脉高压症病人反复出现的胸腔积液。肝性胸腔积液形成的理论基础包括经膈淋巴管漏液和奇静脉高压(Roussos et al,2007)。然而,自 1955 年以来,人们已经知道,这类有胸腔积液的病人,通常在膈膜上有缺陷,这使得腹水易于进入呈负压的胸腔(Emerson & Davies,1955)。也有人认为腹水造成腹腔内压力增加,导致膈疝形成,膈肌间隙增加,并最终破裂导致腹水进入胸膜腔。通过从腹膜腔到胸膜腔的各种示踪剂以及直接胸腔镜观察到的膈肌缺损,进一步显示了这种联系(Benet et al,1992;Huang et al,2005)。肝性胸腔积液并不常见,据报道其发生率为 5%~12%,这与持续性腹膜透析病人的胸腔积液发生率相似(Lew,2010)。肝性胸腔积液多发生在右侧,但可发生在左侧或双侧,也可发生在腹水极少或无腹水的病人。

胸腔积液所致的典型呼吸系统症状包括呼吸困难、疲劳和干咳。低氧血症与胸腔积液的关系更为复杂。低氧血症常发生于通气与灌注不相匹配时,若仅仅存在胸腔积液,即使是量大占据半胸,也并不总是导致静息状态下的低氧血症。当监测到缺氧时,必须将潜在的急性或慢性肺实质疾病或肝肺综合征视为低氧血症的首要原因,然后再考虑是否为胸腔积液所致。

对于任何合并胸腔积液的肝硬化和门静脉高压症病人,均应怀疑是否是肝性胸腔积液。诊断性胸腔穿刺应作为首要的评估手段。按传统标准,肝性胸腔积液应为渗出液。追踪锝-99m 标记的白蛋白或硫胶体的迁移已被用于诊断肝性胸腔积液,但在实际工作中,这类测试很少使用。相反,在一个快速反复产生渗出液的门静脉高压症病人,若能排除其他疾病所致的渗出液,肝性胸腔积液的诊断是明确的。若一直无法明确诊断,测量肝静脉压梯度可以帮助诊断和排除右心衰竭。

治疗性胸腔穿刺术是安全的,可立即缓解呼吸困难。相比之下,应尽可能避免进行胸管置入术。与胸腔积液放置胸管相关的并发症包括感染和急性肾衰竭;后者可能与液体大量丢失有关。在小样本回顾性研究中,胸管放置也与不良的预后相关(Orman & Lok,2009)。

治疗胸腔积液的原则与治疗腹水相似。即使这些治疗措施有一定的效果,由于胸膜腔容量小,可能仍不足以缓解症状。在此情况下,应该尽早考虑行 TIPS。尽管支持 TIPS 在肝性胸腔积液中治疗作用的数据不如在顽固性腹水中那么确定,但已有报道称有良好的结果(Badillo & Rockey,2014;Dhanasekaran et al,2010)。肝移植也是治疗肝性胸腔积液的有效方法。

手术修复膈肌缺损已经在一小队列的病人中被使用(Mouroux et al,1996;Yutaka et al,2013),尽管它可能受到晚期肝病病人手术并发症发生率和死亡率的限制。对于 TIPS 有禁忌证病人和 TIPS 难以治疗的病人,处理肝性胸腔积液尤其具

有挑战性。隧道式胸导管(Harris & Chalhoub,2012)是一种用于治疗难治性肝性胸腔积液的方法,也常用于治疗恶性疾病所致的胸腔积液。理论上,感染的风险降低了,因为导管走行是隧道式的,而且它是一个封闭的系统。此外,由于它们是为周期性使用而设计的,因此可以控制液体流量。

自发性细菌性腹膜炎

1971 年 Conn 和 Fessel 首先描述了在没有化脓性感染或肠穿孔的情况下肝硬化腹水自发性细菌感染。从那时起,这种疾病被称为自发性细菌性腹膜炎(spontaneous bacterial peritonitis, SBP),已成为肝硬化腹水最常见、最令人担忧的并发症之一。SBP 的患病率和后果均不容小觑:肝硬化腹水病人中有 10%~27% 在住院时会患 SBP(Andreu et al,1993;Caly & Strauss, 1993)。SBP 既是肝硬化潜在的致命并发症,又是存活率降低的标志。20 年前,对首次出现 SBP 的病人进行的研究报告,其死亡率为 47%(Tito et al,1988)。那些在感染中幸存下来的病人仍然面临死亡的高风险,在后续导致病人死亡的原因中,肾衰竭被认为有着重要作用。

导致腹水感染的原因仍然不完全清楚。最常见的导致 SBP 的微生物是肠道革兰氏阴性需氧菌。肝硬化病人也可能特别容易感染,这是由于网状内皮细胞功能下降,白细胞功能下降,以及腹水调理活性降低等的综合作用(Runyon,1988)。腹水调理活性与腹水蛋白水平相关,腹水蛋白水平低于 10g/L 的病人比腹水蛋白水平高的病人更有可能发生腹膜炎(Llach et al,1992;Runyon,1986)。

SBP 的症状多种多样。明显的症状包括发烧和腹痛,其他更多轻微的症状是肝脏疾病失代偿所致,包括急性肾功能不全、肝性脑病和黄疸等。胃肠道出血作为 SBP 的一种表现,说明了肝硬化病人中这些脏器功能的相互关系。胃肠道出血可促进细菌移位,增加 SBP 的风险,而细菌感染可导致进一步的肠系膜血管舒张,从而增加门静脉高压性出血的风险。最重要的是,细菌性腹膜炎病人可以是无症状的。

SBP 表现方式多种多样,临床的共识是对所有新发腹水病人和临床状况改变的病人进行穿刺术以排除 SBP。SBP 的诊断取决于腹水中中性粒细胞计数增高或腹水中培养出微生物。将两者结合可诊断自发性细菌性腹膜炎。与之相对应的,当腹水中仅有中性粒增高时,"细菌培养阴性的中性粒细胞性腹水"(culture-negative neutrascites,CNNA)是合适的术语。尽管称谓不同,但 SBP 和 CNNA 的疾病进程往往是无法区分的,应以类

似的方式治疗。"细菌性腹水"是在无腹水中性粒细胞增高的情况下应用于腹水细菌培养阳性者的术语。关于这部分病人的信息有限,表明感染可能是短暂的(Pelletier et al,1991)。

诊断 SBP 通常公认的标准是腹水中中性粒细胞计数超过 250 个多形核细胞(PMN)/μL(Wong et al,2008)。如果腹水是血性的或穿刺术是创伤性的,则应针对存在的红细胞数量调整液体中的中性粒细胞计数。将腹水直接接种到床旁的血液培养基中会增加微生物培养阳性的可能性(Runyon et al,1990)。据估计,每五个将腹水立即接种到培养基中而不是在微生物学实验室中延迟接种的病人,将会多检测到一种感染的细菌。

若继发性腹膜炎病人腹水中中性粒细胞数量特别高或含多种微生物,尤应引起关注,其可能提示存在腹部化脓性感染或肠穿孔。腹水蛋白、LDH 和葡萄糖含量的测定有助于区分自发性和继发性腹膜炎。当满足以下三个条件中的任何两个条件时,应高度怀疑继发性腹膜炎:① 葡萄糖水平低于 2.78mmol/L;② 腹水蛋白浓度高于 10g/L;③ LDH 大于血清 LDH 参考值范围的上限(Akriviadis & Runyon,1990)。

诊断为 SBP 后应立即开始抗生素治疗。初始治疗应为肠外静脉给药治疗,抗菌谱应涵盖与 SBP 相关的典型细菌。通常选择的抗生素是第三代头孢菌素。也可根据是否存在细菌耐药、药物过敏或病人先前的感染模式,选择其他类型的抗生素。五天的治疗与十天的治疗一样有效(Runyon et al,1991)。一线治疗通常不需要抗真菌治疗。但对于接受抗细菌治疗时出现 SBP 的外科手术病人,尽管进行了充分的抗细菌治疗但仍患有腹膜炎的病人或继发性腹膜炎的病人,抗真菌治疗可能有一定的作用。

静脉内给予白蛋白已成为辅助抗生素治疗 SBP 的关键手段。白蛋白的主要益处在于预防肾功能不全,尽管接受了有效的抗生素治疗,但多达 30% 的 SBP 病人中仍发生肾功能不全(Sort et al,1999)。亚组分析表明,先前存在肾功能不全或血清胆红素水平高于 4mg/dL(68μmol/L)的病人最有可能从该治疗措施中受益。

对于先前发作过 SBP 或腹水蛋白含量低于 10g/L 的病人,建议预防性使用抗生素。对没有胃肠道出血的病人预防性使用抗生素的系统评价发现,预防性使用抗生素与 SBP 发病减少和死亡率降低相关,很少有副作用的报道。当然,这篇系统评价也引起了人们对许多用来得出结论的研究方法的关注(Cohen et al,2009)。

(袁玉峰 译　刘景丰 审)

第 82 章

出血性静脉曲张的内科治疗：首次出血和再发出血的预防

Stevan A. Gonzalez and James F. Trotter

静脉曲张破裂出血是肝硬化主要危及生命的并发症，在出现后 30 天内病人死亡率高达 50%。但随着内科治疗手段的进步，病人的预后也有所改善（Carbonell，2004；El-Serag，2000；Jairath，2014；Jamal，2008a，2008b；Stokkeland，2006）。特别是出血病人 30 天死亡率已经从早期的 30%~43% 下降到现在的 15%~21%。与此同时，病人住院死亡率已下降到略高于 10% 的水平（Jamal，2008a）。较低的死亡率可能归因于联合采用更积极的临床治疗方案和更有效的治疗方法如套扎术，静脉使用奥曲肽和特利加压素等血管活性药物，预防性使用抗生素等。目前几乎所有因静脉曲张破裂出血而入院的病人在 24 小时内均接受了预防使用抗生素（94%）和内镜治疗（90%），而 20 年前分别为 2% 和 6%（Carbonell，2004）。另外有证据表明，预防性治疗降低了总的出血率。目前，因此而住院的病人比 10 年前减少了 15%（Jamal，2008b）。这一发现强化了早期诊断食管静脉曲张的临床价值，包括采取积极筛查策略，对小静脉曲张的仔细监测，以及在静脉曲张破裂出血发生之前或之后行 β 受体阻滞剂或内镜套扎等预防性治疗。

静脉曲张的自然病程

任何肝硬化病人均应考虑食管静脉曲张的诊断（de Franchis，2010；Garcia-Tsao，2007）。在特定病人中发现静脉曲张的可能性在很大程度上取决于基础肝病的严重程度。肝功能失代偿和肝功能处于代偿期的肝硬化病人，静脉曲张的发生率分别为 60% 和 40%（D'Amico，1995；Sanyal，2006）。在没有静脉曲张的肝硬化病人中，每年病情进展发生静脉曲张的风险为 5%~10%（Groszmann，2005；Merli，2003）。曲张静脉的大小很重要，因为它与出血直接相关而且有助于判断是否需要预防治疗（Zoli，1996）。小静脉曲张病人以每年约 7% 的速度发展为大静脉曲张（Cales，1999；Merkel，2004）。与静脉曲张大小进展相关的因素包括失代偿性肝硬化，内镜检查中出现红色征以及肝静脉压力梯度（hepatic venous pressure gradient，HVPG）升高超过 10mmHg。

食管静脉曲张引起的有症状出血的总风险约为每年 10%。对于没有静脉曲张的病人，每年的出血风险仅为 1%，小静脉曲张每年的出血风险增加到大约 5%，大静脉曲张每年出血的风险则增加到 15%~25%〔D'Amico，1997；Groszmann，2005；Mer-

li，2003；North Italian Endoscopic Club（NIEC），1988；Zoli，2000〕。一旦形成静脉曲张，会有几个因素影响出血的可能性。静脉曲张破裂的风险来自透壁静脉壁张力的增加，这是由于透壁压力升高，静脉曲张尺寸增大和壁厚减小所致。与静脉曲张破裂出血风险增加相关的因素包括失代偿期肝硬化，大静脉曲张和红色斑纹（NIEC，1988；Zoli，1996）。其他危险因素包括存在腹水、血浆容量增加和过多的输血（Castaneda，2001）。因此，与无限制性输血策略相比，在目标静脉血红蛋白为 70g/L 的急性静脉曲张出血的情况下，限制性输血策略与存活率提高和 HVPG 降低相关（Villanueva，2013）。出血的最重要危险因素可能是 HVPG 大于 12mmHg，因为 HVPG 低于此值的病人很少发生出血（Casado，1998；D'Amico，2006；Garcia-Tsao，1985；Groszmann，1990）。

内镜的作用和筛查策略

食管静脉曲张的筛查是门静脉高压症病人长期治疗的重要组成部分，因为一旦发现静脉曲张就可以应用有效的方法治疗。食管胃十二指肠镜检查（esophagogastroduodenoscopy，EGD）被认为是筛查和诊断静脉曲张的金标准（de Franchis，2010；Garcia-Tsao，2007），在此期间可以观察到曲张静脉的大小和出血高风险内镜特征的存在。与其他筛查方法相比，EGD 的主要优势包括食管的直接可视化以及筛查的同时进行内镜下治疗，如套扎等。

对食管静脉曲张的大小可以行半定量或定量分类。静脉曲张可分为轻度（黏膜上方静脉轻微升高），中度（曲折静脉，占管腔的三分之一以下）或重度（占管腔的三分之一以上）。另一种分类基于曲张静脉的直径大小，分为小曲张和大曲张两类，其中将小静脉曲张定义为曲张静脉内径小于或等于 5mm，将大静脉曲张定义为曲张静脉内径大于 5mm（de Franchis，1992）。但是，正如经验丰富的内镜医师所认识的那样，曲张静脉大小的估计在观察者之间可能会存在很大差异（Bendtsen，1990）。在 EGD 检查期间看到的各种斑点可能与静脉曲张破裂出血或近期出血事件的风险增加有关，包括红色斑点，红色斑纹和纤维蛋白栓子。由于静脉曲张发展和出血的风险取决于潜在的肝脏疾病的严重程度和内镜检查下静脉曲张的征象，肝功能失代偿期和高风险内镜检查特征（大静脉曲张，红色斑纹)的病人需要更积极的筛查方案。此外,筛查对于某些即将过渡到纤维化的病人可能是适当的,因为16%的这类病人可能有食管静脉曲张(Sanyal,2006)。一旦进行了内镜检查,就已经明确了静脉曲张存在与否,并且已经根据严重程度对静脉曲张进行了分级,可以确定进一步筛查,监测和治疗的计划。通常,中度静脉曲张的治疗建议与重度静脉曲张的治疗建议相同。表82.1概述了筛查和治疗的一般方案。

对于无静脉曲张的病人,建议的筛查间隔时间应在3年以内,以监测静脉曲张的发展。由于该人群中每年发生新的静脉曲张的风险约为5%~10%,因此3年内发生静脉曲张的累积风险仅约为25%,在此期间,出血的风险非常小(每年1%)(Groszmann,2005;Merli,2003)。由于肝硬化失代偿期病人发生静脉曲张的风险较高,因此在此情况下可以缩短筛查间隔(NIEC,1988)。两项随机研究发现,在没有静脉曲张的肝硬化病人,使用β受体阻滞剂预防静脉曲张或出血无效,一项研究使用的是普萘洛尔(Cales,1999)和另一项研究使用的是噻吗洛尔(Groszmann,2005)。由于两项研究均未能显示出非选择性β受体阻滞剂预防性应用的益处,因此无法通过药物预防静脉曲张或"提前性预防"。

初次内镜检查发现有轻度静脉曲张的病人,每年发展为重度静脉曲张的风险约为7%(Cales,1999;Merkel,2004),出血的风险仅为5%。如果肝功能失代偿,应在每2年甚至每年进行一次内镜检查。对轻度静脉曲张病人使用β受体阻滞剂预防性治疗产生了不同的结果,在这些研究中,有一项临床试验报道,预防性治疗组病人2年内重度静脉曲张的发生率高达31%,而安慰剂组病人仅为14%;但是,这项研究的退出率很高。另一项临床试验报道,使用β受体阻滞剂3年后治疗组病人进展为重度静脉曲张的比率为11%,低于安慰剂组病人的37%,5年出血的风险治疗组病人为12%,而安慰剂组病人为22%。然而,在发现重度静脉曲张后才开始使用β受体阻滞剂组病人的出血率与开始就使用β受体阻滞剂治疗组病人的相同,这一事实弱化了使用β受体阻断剂的益处。此外,治疗组病人由于β受体阻断剂副作用而停药的比率(10%)高于安慰剂组(1%)。基于这些不一致的研究结果,建议只有在晚期肝病或有红色斑纹等出血危险因素的轻度静脉曲张的病人才应接受预防性β受体阻滞剂治疗。对于未接受β受体阻滞剂治疗的病人,建议每隔一年或每年进行一次内镜检查,对于服用β受体阻滞剂的病人则不需要重复进行内镜检查。

如下文所述,对于在内镜检查时发现中、重度静脉曲张的病人,明确建议行预防性治疗。这类病人从治疗中受益最大。初始的治疗方法包括经内镜食管静脉曲张套扎术(esophageal variceal band ligation,EVL)或口服药物降低门静脉压力。由于静脉曲张治疗后复发的病人可能超过一半(Hou,2000),所以采用EVL治疗的病人需要长期的内镜随访。目前,对于预防静脉曲张破裂出血,降低门静脉压力的治疗,经颈静脉肝内门体分流术(transjugular intrahepatic portosystemic shunt,TIPS)(见第87章)或外科分流术(见第85和86章)均无作用。此外,内镜硬化剂注射疗法对预防出血也没有作用(见第83章)。

无创的治疗方法

尽管上消化道内镜检查是食管静脉曲张最有效的筛查工具,但该方法有创,这促使研究者们寻找无创性的成像技术和其他方法对病人进行内镜检查的风险分层(表82.2)。与内镜检查相比,无创性筛查技术具有多个潜在优势,它们通常更易被病人接受,这可能增加病人对筛查的依从性。另外,这些方法通常比内镜检查便宜。最后,60%的肝硬化代偿期的病人均无静脉曲张。这类病人静脉曲张的诊断率很低,因此可先采用无创性的筛查手段,对病人进行分层,筛选出需要进行有创检查的病人。用于替代有创筛查方式有四种,包括:①血液化学,②横断面成像,③瞬时弹性成像,④替代性内镜检查技术,例如超薄内镜和胶囊内镜。

实验室检查

筛查静脉曲张创伤最小的方法是血液化学分析。多个生化参数可用来评估食管静脉曲张的存在,包括血小板计数、凝血酶原时间、血清白蛋白和Child-Turcotte-Pugh(CTP)肝功能分级。近年来,人们对采用炎性介质来预测食管静脉曲张的发生越来越感兴趣。病理生理学原理表明门静脉高压与肝损伤和纤维化直接相关。血清中特定的炎性介质的存在和水平可以间接预测肝损害,因此可以预测门静脉高压的严重程度。最近对90位病人进行的一项研究将血清炎性介质与HVPG进行了比较,发现HVPG与白细胞介素(interleukin,IL)-1β、IL-1R-α、Fas-R和血管细胞黏附分子-1的水平之间存在显著相关性(Buck,2014)。使用特定的炎性介质,包括转化生长因子-β和

表82.1　食管静脉曲张的筛查和监测建议

病人特征	筛选间隔
肝硬化,筛查前无静脉曲张	诊断肝硬化时
代偿性肝硬化,筛查无静脉曲张	每2~3年
失代偿性肝硬化,筛查无静脉曲张	每年
代偿性肝硬化,筛查时小静脉曲张	每1~2年
失代偿性肝硬化,筛查时小静脉曲张	每年
筛查中或大静脉曲张	预防性治疗开始后需无进一步内镜检查
接受套扎	闭塞后每6~12个月

表82.2　食管静脉曲张的诊断

技术	注释
推荐的诊断策略	
上消化道内镜	治疗"金标准"
替代诊断策略	
血液化学	不推荐
横断面成像	不推荐
瞬时弹性成像	不推荐
风险分层的潜力	
超薄内镜	可能有用,很少适用
胶囊内镜	用于无法进行常规内镜检查的病人

热休克蛋白70,以及合并CTP B型肝硬化和有饮酒史等因素复合检测,用于预测大于12mmHg的HVPG,敏感度为87%,特异度为44%。可溶性CD163是由活化的巨噬细胞(包括肝Kupffer细胞)释放到循环中的一种炎性介质。在一组肝硬化病人中,发现血清CD163水平与门静脉高压和静脉曲张破裂出血的风险相关(Gronbaek,2012)。在另一项研究中,与较高的CD163水平相比,血清CD163低于4 100ng/L是出血风险较低(危险比为0.40)的独立相关因素(Waidmann,2013)。在评估食管静脉曲张方面,还有一些其他无创性标记物和血清检测方法(Lisotti,2014;Sebastiani,2010;Tafarel,2011;Yang,2013)。但是,这些替代有创检查的标记物单独使用或组合均未充分可靠地用于临床实践(D'Amico,2004;de Franchis,2008a;Garcia-Tsao,2007;Qamar,2008)。可以想象在未来的某个时候,这些实验室检查结合一些临床资料(例如饮酒和CTP评分)可用于识别不需要内窥筛查的低危病人(Berzigotti,2014;de Mattos,2013)。

横断面成像

横断面成像包括多排计算机断层扫描(computer tomography,CT)和钆增强磁共振成像(magnetic resonance imaging,MRI)已被作为诊断食管静脉曲张的筛查工具。与MRI相比,CT已成为研究最广泛的成像方式(Annet,2006;Goshima,2009;Matsuo,2003)。与传统CT相比,多排CT可以提供更好的图像,从而提高了识别静脉曲张的效率(Kim,2009)。在多排CT和常规内镜检查的直接比较中,这两种方式都可以识别静脉曲张,因为放射科医生准确地预测了超过90%的重度静脉曲张(Perri,2008;Yu,2011)。但是,与内镜检查相比,来自CT成像的信息还不够详尽。CT对没有静脉曲张的预测准确率仅50%,在超过三分之一的存在大的静脉曲张的病例,CT不能准确识别同时存在的小的静脉曲张。除了筛查静脉曲张的敏感性和特异性有限之外,CT还有其他不足,包括无法提供有关红色斑纹或其他与出血风险增加有关的信息。而且,CT检查需要病人暴露于电离辐射,尤其是反复进行CT检查时(de Franchis,2008a;Thabut,2008)。此外,CT仅能提供诊断性影像,而内镜检查对于需要EVL的病人既具有诊断又具有潜在的治疗价值。CT与内镜检查相比,潜在的优势在于能够识别其他相关的腹部病变,如可能导致食管静脉曲张形成的肝细胞肝癌或门静脉血栓形成。当前,横断面成像还不足以成为食管静脉曲张常规临床筛查的可靠手段。

瞬时弹性成像

瞬时弹力扫描是一种基于超声(较少见于MRI)的技术,可无创地测量组织弹性。这项技术最初主要是用来测量肝脏的硬度,以此来确定是否存在肝纤维化及其严重程度(Abenavoli,2007;Del Poggio,2009)。超声影像设备可以很容易地被非专科医师使用,其产生可传播到肝实质的低振幅剪切波。剪切波的传播速度与肝脏硬度成正比,由设备自动计算,肝脏弹性以压力(kPa)单位表示:其值越高,组织越硬,纤维含量越多,与之相对应,组织变形所需的压力越大。正常的临界值的一般为8kPa,而肝硬化时则大于13~18kPa。尽管该检查在欧洲和亚洲得到广泛使用,但在美国直到当前仍很少使用。但是,随着

美国食品和药物管理局于2014年批准肝纤维化分期,基于管理部门推动的肝脏超声弹性成像技术可能会得到更广泛的应用。

除了无创且易于操作外,弹性成像的优势还包括评估的范围比肝脏穿刺活检更大,其结果与组织纤维化程度具有一定的相关性。弹性成像作为食管静脉曲张筛查工具的主要缺点是,它不是直接评估静脉曲张的方法,并且用于有腹水或肥胖病人的检查可能不准确或不可靠,这一点在美国尤为重要,因为肥胖很常见。实际上,多达10%的病例可能无法获得有效数据,肥胖病人的这一比例更高(Foucher,2006;Sandrin,2003)。

有大量评估瞬时弹性成像在食管静脉曲张无创诊断和分期中的研究(Augustin,2014;Berzigotti,2013;Castera,2009;Kitson,2015;Poynard,2014;Robic,2011;Vizzutti,2007)。理论上,当肝脏硬度和肝纤维化进展时,发生食管静脉曲张的可能性应增加。但是,这种方法与其他无创技术存在相同的问题。弹性成像在预测食管静脉曲张是否存在或严重程度方面缺乏足够的准确性,无法取代内镜作为主要的筛查手段(Castera,2012;Thabut,2011)。脾弹性成像也被评估作为一种预测食管静脉曲张是否存在的筛查技术(Calvaruso,2013;Colecchia,2012;Elkrief,2015;Fraquelli,2014)。肝硬化时脾肿大主要归因于门静脉高压症所引起的脾脏增大,尽管全身炎症所致的脾淋巴样增生也可能起一定作用。当门静脉高压症的严重程度增加,脾脏的硬度也可能相应增加。因此,脾弹性成像的测量结果可能与门静脉高压症的严重程度相关。尽管几项研究均表明肝硬化病人门静脉高压与脾脏硬度之间存在相关性,但脾弹性成像与肝脏弹性成像一样有缺点。目前,脾脏弹性成像还不能作为替代上消化道内镜诊断食管静脉曲张的筛查工具(Castera,2013;Singh,2014)。

替代性成像技术

替代视频内镜设备,包括超薄内镜和胶囊内镜,应用于筛查食管静脉曲张已经做了一些研究。与常规内镜检查相比,这些技术的主要优点是避免了麻醉镇静及其伴随的风险,成本和不适感。与横断面成像或瞬时弹性成像不同,替代性视频内镜技术可直接呈现食管黏膜,改善对曲张静脉大小的估计并识别红色斑纹,这是横断面成像无法实现的。与常规内镜检查相比,替代性内镜检查的主要缺点是,视野局限,无法进行活检或套扎等干预。评估超薄内镜用于静脉曲张筛查或监测的数据非常有限(Catanzaro,2002;Madhotra,2003;Saeian,2002)。尽管在最初有一些有希望的发现,但在大多数中心,超薄内镜在很大程度上已不受欢迎。

食管胶囊内镜检查可能是微创筛查食管静脉曲张的最有前途的选择。当病人吞下胶囊内镜后,该内镜在穿过食管时会传输图像。吞下胶囊内镜后,病人应仰卧,并逐渐处于直立位置,这会增加胶囊内镜在食管的转运时间,以提供更好的成像。与传统的内镜检查相比,胶囊内镜检查具有直接观察食管,无需镇静,较少的操作不适感和较少的时间等优势。但胶囊内镜检查也有一些缺点,如无法进行干预性治疗,无法操纵该设备以改变其视野,也无法在食管充气,这是大多数医生正确诊断和分期静脉曲张的关键步骤。最后,胶囊内镜不能正确显示胃底静脉曲张,因此可能会漏诊。对胶囊内镜在食管静脉曲张的

检测和分级方面的应用已经进行了很好的研究,其中包括 de Franchis 及其同事(2008b)进行的大宗病例的研究,该研究涉及对 288 例病人进行胶囊内镜与常规内镜检查的比较。在这项研究中,胶囊内镜和传统 EGD 的发现在 86% 的病例中是一致的。然而,胶囊内镜检查未能在 28 例病人中发现静脉曲张,其中 24 例(13%)是小静脉曲张,而 4 例(2%)是大静脉曲张,尽管与传统 EGD 相比,病人更喜欢胶囊内镜。Lapalus 及其同事(2009)在 120 例肝硬化病人中报告了相似的结果,发现胶囊内镜在检测 2 级及以上的食管静脉曲张和/或红色征中灵敏度为 77%,特异度为 88%。比较胶囊内镜和传统 EGD 的较小型研究也得出了相似的结果(Eisen,2006;Frenette,2008;Lu,2009;Pena,2008)。比较食管胶囊内镜和 EGD 的成本效益分析模型表明,它们是等效的检查手段(White,2009)。

总之,上消化道内镜检查仍是筛查食管静脉曲张存在与否和分期的金标准。前面提到的任何替代性筛查方法都无法可靠地取代内镜检查的作用。然而,对于少数无法或不愿意进行常规内镜检查的病人,胶囊内镜检查可以作为一种替代方法,尽管效果有差别。未来,替代筛查方法的联合应用也许可以让那些食管静脉曲张风险非常低的病人免于进行内镜检查。

静脉曲张出血的预防

一旦诊断明确,所有中、重度静脉曲张均应进行处理。此外,轻度的静脉曲张,若合并有出血高风险因素如失代偿性肝病和红色斑纹也应进行治疗(表 82.3)(见第 76 章)。初始的治疗方法包括经内镜食管静脉曲张套扎术(EVL)或口服药物降低门静脉压力。可以使用三类药物降低门静脉压力:①使用血管收缩剂减少门静脉血流,②降低肝内血管阻力,③使用血管扩张剂降低门静脉侧支循环的阻力。最常用的药物是非选择性的 β 肾上腺素能阻滞剂,即普萘洛尔或纳多洛尔,它们是 β1 和 β2 受体的拮抗剂。β1 受体阻滞剂通过减少心输出量来减少门静脉血流,而 β2 受体阻滞剂通过内脏循环的血管收缩来减少门静脉血流。在这种情况下内脏血管收缩通过非竞争性的 α 受体激活产生。另外,诸如异山梨酯通过降低肝内和/或门静脉侧支阻力来降低门静脉压力。异山梨酯还具有全身低血压作用,通过减少静脉血流量来降低门静脉压力,其效果与通过减少阻力来降低门静脉压力一样(Blei,1987)。目前尚不建议将采用 TIPS 降低门静脉压力(见第 87 章)、手术分流(见第 86 章)或内镜硬化剂治疗等作为预防静脉曲张破裂出血的手段(见第 83 章)。

表 82.3 食管静脉曲张的一级预防性治疗:预防初期出血

曲张等级	推荐治疗
无曲张	无需处理
小,CTP A 级,没有红色征	无需处理
小,CTP B/C 级或有红色征	β 受体阻滞剂
中或大,CTP A 级,没有红色征	首选 β 受体阻滞剂,对于无法服用 β 受体阻滞剂的病人适用内镜静脉曲张套扎术
中或大,CTP B/C 级或有红色征	β 受体阻滞剂或内镜静脉曲张套扎术

药物治疗的目标是降低门静脉压力,从而降低静脉曲张压力。HVPG 降至 12mmHg 以下就基本上消除了出血的风险,比基线降低不到 20% 就可显著降低首次静脉曲张出血的风险(Casado,1998;D'Amico,2006;Garcia-Tsao,1985;Grozmann,1990)。但是,就降低门静脉压力而言,有些病人对 β 受体阻滞剂无反应。Bendtsen 及其同事(1991)将无反应定义为口服 80mg 普萘洛尔后门静脉压力降低不到 10%,这可能在多达 40% 的病人中发生。由于停止使用 β 受体阻滞剂将使发生静脉曲张出血的风险与未经治疗的人群相同,因此应持续使用 β 受-体阻滞剂(Abraczinskas,2001)。

一些中心提倡监测 HVPG,因为它是评估肝硬化门静脉压力的最可重复性和最可靠的方法,并且可以准确地评估病人对药物治疗的反应(Groszmann,2004)。然而,应该重点关注常规测量 HVPG 的应用,因为许多病人在早期再次出血,多项研究均支持在初次测量后 1~3 个月之间应进行第二次测量(Thalheimer et al,2004)。在第一次出血后 2 周内可能需要重复测量 HVPG,以便让初始的治疗取得最佳疗效。HVPG 测量无疑是一种有价值的工具,但其适用性有待于进一步的前瞻性评价。

初级预防

初级预防被定义为预防肝硬化和食管静脉曲张病人的首次门静脉高压性出血。已经进行了多个采用非选择性 β 受体阻滞剂进行初级预防的前瞻性试验。根据对 9 项前瞻性试验的综合分析,使用 β 受体阻滞剂的总出血风险(odds ratio,OR)几乎是安慰剂组的一半:0.54(95% CI,0.39~0.74)(Pagliaro,1992)。需要治疗以预防一种不良出血事件的病人人数(number needed to treat,NNT)为 11(95% CI,8~18)。尽管与 β 受体阻滞剂治疗相关的出血风险不断降低,但早期试验仅报告了死亡率降低的趋势,而无统计学意义(OR,0.75;95% CI,0.57~1.06)(D'Amico,1995;Pagliaro,1992)。另一项荟萃分析也发现死亡率没有差异(Tripathi,2007)。在一项单中心、盲法、随机研究中,普萘洛尔还可以预防门静脉高压性胃病的急性和慢性出血(Perez Ayuso,1991)。β 受体阻滞剂通常从低剂量开始(普萘洛尔 20mg 每天两次或纳多洛尔 40mg 每天一次),直至达到最大耐受剂量或用药后脉率降低 25%。但是,β 受体阻滞剂的副作用使大约 15% 的病人无法使用,另外还有 15% 的病人不耐受(Garcia-Pagan,2001)。另外,如果没有通过 HVPG 测量直接监测 β 受体阻滞剂的作用,很难确定其临床效果,因为门静脉压力的变化与脉搏的相关性很差(Garcia-Tsao,1986)。

除 β 受体阻滞剂外,其他药物在预防静脉曲张首次出血中的作用也得到了评估,但是结果令人失望。Merkel 及其同事(2000)进行了一项非盲法研究,以评估单硝酸异山梨酯和纳多洛尔联合应用的效果,结果发现两者联用对减少出血更有效,而副作用仅有小幅增加。但是,随后的一项大型随机对照试验报道,加用单硝酸异山梨酯无作用。Garcia-Pagan 及其同事(2003)进行的一项双盲、安慰剂对照试验(由 349 名病人组成)发现,治疗组与安慰剂组 2 年内曲张静脉破裂出血或生存率没有差异,而在联合治疗组中,不良反应的发生率更高(Garcia-Pagan,2003)。单独评估硝酸盐使用的其他研究未能证明其有效性(Angelico,1997;Garcia-Pagan,2001)。当前的临床证据不足以支持单独使用硝酸盐或与 β 受体阻滞剂联合使用进行预防性治疗。

大量临床试验已将内镜治疗与β受体阻滞剂治疗作为预防静脉曲张出血的主要方法进行了比较(De,1999;Jutabha,2005;Lo,2004;Lui,2002;Psilopoulos,2005;Sarin,1999;Schepke,2004)。一项涉及八项随机对照试验和近600名病人的荟萃分析表明,与普萘洛尔相比,静脉曲张套扎术可显著降低首次出血的风险[相对风险(RR)0.57;95% CI 0.38~0.85];然而,死亡率没有差异(RR 1.03;95% CI 0.79~1.36)(Khuroo,2005)。最近一篇全面的文献综述也认为,与非选择性β受体阻滞剂相比,套扎治疗后静脉曲张出血明显减少(Gluud,2012)。这些数据也引起了套扎治疗是否应取代β受体阻滞剂作为初级预防的一线治疗的争论。

支持使用β受体阻滞剂的人指出,套扎术与固有的出血风险有关,后者可能导致死亡(Schepke,2004)。此外,内镜治疗更有效的结果多出现在随访时间较短且样本量较少的研究中,这些结论可能会存在偏倚。在样本量较大或随访时间较长的研究(涉及100例病人随访时间超过20个月)中,两种疗法的效果均未见差异(Bosch,2009)。β受体阻滞剂的使用具有长期安全的记录,但EVL并没有。最后,内镜治疗需进行操作,从长远来看,这种方法可能会更昂贵,并且与药物治疗相比,病人的接受度较低(Longacre,2008)。

美国肝病研究协会(American Association for the Study of Liver Diseases,AASLD)制定的实践指南建议,非选择性β受体阻滞剂或EVL均可以用作未出血但出血风险较高的中、重度静脉曲张病人的初级预防措施(CTP分级B或C级,或内镜下可见红色斑纹)。对于静脉曲张未出血且出血风险较低的中、重度静脉曲张病人(Child A级,无红色斑点),首选β受体阻滞剂,并可考虑使用EVL作为替代。Baveno V共识也提出类似的建议,即对患有中、重度静脉曲张的病人使用非选择性β受体阻滞剂或EVL作为初级预防措施(de Franchis,2010)。一旦病人接受β受体阻滞剂后,就不需要进行监测性内镜检查。对于接受EVL治疗的病人,需在较短的间隔内重复进行内镜检查,直到静脉曲张消失为止,然后至少每年一次继续进行内镜检查。值得注意的是,在美国,大多数对治疗肝硬化病人具有丰富经验的临床医生都把EVL作为首选的初级预防的措施,使用EVL预防多于采用药物预防。有一项研究评估了β受体阻滞剂与EVL联合使用的效果,但未能证明其能降低首次出血发作或死亡的风险(Sarin,2005)。

二级预防

二级预防的定义是预防初次出血事件后复发性静脉曲张出血。首次曲张静脉出血幸存的病人再次出血的风险很高(70%),死亡的风险也很高(30%~50%),最高风险发生在出血后6周内(D'Amico,2003;Grace,1998)。有共识认为,所有先前因静脉曲张出血的病人均应接受二级预防治疗,以防止进一步的静脉曲张破裂出血(知识框82.1)(Garcia-Tsao,2007)。肝病的严重程度,持续的酗酒和静脉曲张的程度都与复发性静脉曲张破裂出血的风险增加有关(Pagliaro,1994;Vorrobioff,1996)。此外,无法将HVPG降低至12mmHg以下或无法将其值从基线降低20%,明显增加了再出血的风险(D'Amico,2006)。第83章介绍了急性静脉曲张破裂出血的治疗方法。

知识框82.1   食管静脉曲张的二级预防治疗:预防再出血
①所有病人均应接受预防性治疗,以防止再次发生静脉曲张破裂出血。
②推荐的治疗方法是β受体阻滞剂和内镜下静脉曲张套扎术。
③另一种策略是使用β受体阻滞剂加硝酸盐或内镜下静脉曲张套扎术。
④仅在药物和内镜治疗难以治疗的复发性静脉曲张破裂出血病人中建议使用TIPS。

TIPS,经颈静脉肝内门体分流术。

控制急性出血后,必须预防复发性出血,一旦病情稳定,应立即开始。多个临床试验将使用β受体阻滞剂与使用安慰剂或不进行任何治疗相对比,发现非选择性β受体阻滞剂可将随后出血的风险从63%降低至42%,并将总死亡率从27%降低至20%(Bernard,1997;D'Amico,1999;Garcia-Pagan,2008)。

还有研究评估了异山梨酯联合β受体阻滞剂预防再出血的效果。一项研究者推动的随机对照试验发现,大约三分之一使用β受体阻滞剂后血流动力学无反应者,在加用异山梨酯后出现了反应(Garcia-Pagan,1991)。随后的两项临床试验中的一项表明联合用药后出血率降低(Gournay,2000),而另一项却没有(Pasta,2001)。在其他临床试验中得到了将该方案与内镜治疗进行了比较的数据,发现在预防再出血方面,β受体阻滞剂与异山梨酯联用比单独使用β受体阻滞剂的效果要高约33%(Bosch,2003;D'Amico,1999)。因此,最好的药物治疗方案是β受体阻滞剂和硝酸盐的组合,尽管在临床实践中,这种方案会增加副作用,因此通常仅使用β受体阻滞剂(Garcia-Tsao,2007)。对于正在等待肝移植的失代偿性肝硬化病人尤其如此。

已经进行了比较药物治疗与内镜治疗预防再出血效果的临床试验。EVL是现代唯一的治疗食管静脉曲张再出血的内镜方法。硬化剂注射疗法不再占有重要地位,因为已明确证明EVL是更有效的方法(Garcia-Pagan,2005,2008;Laine,1995)。因此,尽管许多研究已经评估了硬化剂注射疗法在预防再出血中的作用,但这些研究仅在历史上有意义。通常,在急性静脉曲张破裂出血发作后,对病人进行EVL紧急治疗,随后接受三至四次的内镜治疗直至静脉曲张消失。在四项随机研究中,最佳药物治疗方案(β受体阻滞剂加硝酸盐)已与EVL进行了比较,结果各不相同(Lo,2002;Patch,2002;Romero,2006;Villanueva,2001)。在这些研究中,一项研究显示了药物治疗的益处,另一项研究报告了EVL的益处,另两项研究发现两种疗法之间没有差异。对这四项研究(包括476例病人)的荟萃分析发现,使用β受体阻滞剂加异山梨酯药物治疗与EVL治疗的再出血率,总死亡率或并发症发生率之间无显著差异(Ding,2009)。因此,这两种疗法在预防食管静脉曲张再出血方面似乎都是有效的。

一种更实用的方法可能是将β受体阻滞剂与EVL结合使用,因为内镜治疗会消除静脉曲张,而β受体阻滞剂可防止复发。有两项研究将EVL与EVL加β受体阻滞剂联用进行了比较,两者均报道在EVL加β受体阻滞剂可降低再出血和静脉曲张复发的风险(de la Pena,2005;Lo,2000)。最后,Garcia-Pagan及其同事(2009)比较了纳多洛尔加异山梨酯单独使用或与EVL联用的情况,发现这两种疗法在预防再出血方面同样有效,但是接受 EVL 和联合药物疗法的病人更有可能需要再次住院治疗。因此他们的结论是 EVL 联合药物治疗的效果反而不如单独使用药物治疗的效果。

经颈静脉肝内门体分流术的作用

一些随机试验(见第 87 章)已评估了 TIPS 联合 EVL、药物治疗或其他预防静脉曲张再出血的方法作为二级预防的作用(Escorsell,2002;Gulberg,2002;PomierLayrargues,2001;Sauer,2002)。通常,与 TIPS 相关的副作用是主要的限制因素。有两项研究发现,与接受 TIPS 治疗相关的肝性脑病明显增加,而另外两项研究则没有差异。总的来说,TIPS 在控制静脉曲张破裂出血方面似乎是有效的,有两项研究中的再出血明显减少。然而,在另外两项研究中,再出血没有差异。由于 TIPS 没有提高生存率方面优势,而且副作用更严重,它被视为对药物和 EVL 治疗无效的顽固性静脉曲张出血病人的挽救治疗措施。

门静脉高压症的新疗法

卡维地洛是一种血管扩张性非选择性 β 受体阻滞剂,其固有的抗 α-肾上腺素能活性较弱。卡维地洛单次或多次给药后可使 HVPG 显著降低,并且与普萘洛尔相比具有相同甚至增强的效果。但是,它也可导致失代偿性肝硬化病人的持续性症状性低血压(Hemstreet,2004)。一项随机的血流动力学研究比较了口服卡维地洛与联用普萘洛尔和单硝酸异山梨酯的疗效(Lin,2004)。尽管两组病人之间平均动脉压的下降没有差异,但在基线和给药后 90 分钟测量 HVPG 发现,卡维地洛对降低 HVPG 和增加肝脏血流量更有效。

肾素-血管紧张素-醛固酮系统的激活在肝硬化中很常见。有证据表明,血管紧张素 II 可能通过血管紧张素 II 受体 1 型亚型起作用,诱导活化的肝脏星状细胞收缩并具有促有丝分裂作用(Bataller,2000)。然而,由于对肾脏血流动力学的有害影响,阻碍了血管紧张素转化酶抑制剂和血管紧张素 II 拮抗剂在肝硬化中治疗中的应用(Vlachogiannakos,2001)。

门静脉高压性胃病

门静脉高压性胃病是肝硬化病人上消化道出血的常见原因。门静脉高压性胃病的自然病史是随着肝脏疾病和门静脉高压的严重程度增加而恶化,急性出血很少。慢性贫血在轻度门静脉高压性胃病中更为常见(Merli,2004;Primignani,2000)。一项单盲、随机研究发现,普萘洛尔可预防急性和慢性出血(PerezAyuso,1991)。在治疗和未治疗的门静脉高压性胃病病人中,无再出血病人百分比分别为 12 个月时为 65% 对 38%,30

个月时为 52% 对 7%。此外,文献报道的急性再出血事件较少。

胃静脉曲张

在多达 20% 的肝硬化和门静脉高压症病人中,胃静脉曲张可以单独出现,或与食管静脉曲张一起存在。尽管胃底静脉曲张仅占肝硬化急性出血发作的 10%,但由于出血发作后增加疾病严重性,相关的死亡率增加和再出血率增高,对预防和治疗都提出了挑战。胃静脉曲张可以按其位置进行分类:食管静脉曲张沿胃小弯侧延伸[胃食管静脉曲张 1(gastroesophageal varices 1,GOV1)]或进入胃底(GOV2),胃底孤立的静脉曲张(isolated varices in the gastric fundus,IGV1)或除了胃底还存在某个区域的孤立的静脉曲张(IGV2)(Sarin,1992)。出血风险可能随胃底静脉曲张的程度、CTP 分级、MELD 评分、门静脉高压性胃病以及红色斑纹的增加而增加,例如患有进展期肝病,胃底静脉曲张严重,且有高出血风险征兆的病人每年可能有高达65% 的急性出血发生(Kim,1997;Mishra,2011)。内镜套扎术在控制或预防胃静脉曲张出血方面无效。有限的前瞻性研究数据用于评估药物或内镜作为胃静脉曲张出血后的二级预防效果,一项随机性临床试验发现,内镜下氰基丙烯酸酯注射比非选择性 β 受体阻滞剂能更好地降低再出血率和死亡率(Mishra,2011)。另有观点认为 TIPS 或球囊阻断的逆行静脉闭塞术可作为胃静脉曲张急性出血和预防再次出血的手段(Sabri,2014;Tripathi,2002)。

小结

总而言之,当前有关预防静脉曲张破裂出血的建议均表明,所有病人均应接受预防性治疗。推荐的治疗方法包括应用β 受体阻滞剂和 EVL(Garcia-Tsao,2007)。仅在药物和内镜治疗难以控制的复发性静脉曲张破裂出血病人中建议使用 TIPS。未来门静脉高压的长期治疗可能会越来越多地依赖于药物治疗。目前尚不可能预防静脉曲张的发展。需要进一步地研究如何防止小静脉曲张的形成。抗纤维化药物可能会达到相同的结果。HVPG 的测定是有创的,无法常规进行,但可能需要在短时间内进行评估,以有效地监测治疗反应并降低静脉曲张破裂出血的风险。未来需要做更多的工作来建立在治疗之前和之后易于检测的临床或血流动力学指标,并利用这些指标可靠地预测治疗效果。

(袁玉峰 译　刘景丰 审)

第83章

门静脉高压性出血：急救处理

Joseph Awad, Julia Wattacheril

概述

对于疑为静脉曲张或其他门静脉高压出血的病人，在协调和准备针对性的诊断和治疗措施的同时，最重要的处理是充分复苏和稳定病情。虽然本章重点讨论急性食管静脉曲张出血，但其中的许多治疗原则和方法同样适用于其他部位门静脉高压出血。急性静脉曲张出血的6周死亡率为15%~20%（Abraldes et al,2008；Villanueva et al,2006）。虽然有证据支持使用内镜进行诊断和治疗，但急诊条件下如复苏不充分会显著增加内镜操作的并发症发生率，而复苏过度则会增加出血的风险。已有研究证实，恰当的药物治疗也可以控制静脉曲张出血。更为重要的是，任何医院都可以在没有内镜专业人员参与的情况下立即开始药物治疗。

病人近期发生肝功能失代偿的原因显著影响急性静脉曲张出血的发生（见第79章）。早期充分的复苏联合药物和内镜治疗，多数情况下都能够改善肝功能，为切实开展全面治疗以及预防再次出血赢得时间。出血危及生命时可先采用球囊迫止血，待病情稳定后再行内镜治疗。对药物和内镜治疗效果不佳的出血病人，通常可以采用经颈静脉肝内门体分流术（transjugular intrahepatic portosystemic shunting, TIPS）和其他放射介入治疗，作为中短期的稳定措施（见第87章）。分流手术（见第86章）通常只适用于无法开展肝移植或放射介入治疗，而手术又有望改善生存的病人。

急诊处理

在任何诊断措施（如内镜检查）开始之前，通过充分复苏给予病人循环血容量支持十分关键。尽管病人无论到哪里就医都应开始复苏，但最好在重症监护病房（intensive care unit, ICU）进行（见第25章）。此外对于大出血或意识不清的病人应行气管插管。对静脉曲张出血病人首选等张晶体溶液进行扩容治疗，对多数病人仍需输注交叉配型同型血液制品。有研究证据表明，与晶体溶液和浓缩红细胞相比较，胶体溶液能够更好地改善血流动力学和血氧指标（Shoemaker, 1987）。血红蛋白值建议维持在70~90g/L；血容量增加会使门静脉压力升高，增加再出血和死亡的概率（Villanueva et al, 2013）。充分复苏的其他指标还包括收缩压为90~100mmHg，中心静脉压为9~16mmHg，以及足够的尿量。当调整的凝血酶原时间延长超过3~4秒时，推荐使用新鲜冰冻血浆。同样当血小板明显减

少导致凝血障碍时，应当输注血小板。重组Ⅶa因子治疗肝硬化病人消化道（gastrointestinal, GI）出血是否优于标准治疗尚未得到证实（Bosch et al, 2008）。

静脉曲张出血的并发症导致与慢性肝病相关的总体发病率和死亡率升高。预防此类并发症可以显著降低静脉曲张出血相关的近期死亡率。有研究表明，预防性应用抗生素可以降低静脉曲张再出血和细菌感染风险（Bernard et al, 1999；Fernandez et al, 2006）。系统性回顾分析表明，预防性应用抗生素可降低GI出血病人的死亡率（Soares-Weiser et al, 2002）。目前认为诺氟沙星治疗7天（400mg，每日两次）用于有以下两项或两项以上表现的病人：营养不良、腹水、脑病、血清总胆红素高于3mg/dL（51.3μmol/L）。有随机对照研究证实，在已知有喹诺酮类耐药性的地区，静脉输注头孢曲松的疗效优于诺氟沙星（Fernandez et al, 2006）。如果存在病人不能耐受、过敏或药品缺乏等问题，使用其他抗菌谱相似的抗生素同样可以获得满意的疗效。

急性出血的控制：药物治疗

药物治疗、内镜下止血与基础预防措施相结合，对于控制晚期肝病病人的急性GI出血，可获得最为持久的疗效。具体的针对性药物已广泛具备，通常安全，一旦怀疑为静脉曲张出血可立即使用。生长抑素或其类似物奥曲肽和伐普肽，可通过收缩动脉而减少内脏静脉血流，从而快速降低门静脉压力。随机对照研究表明，这些血管活性药物与抗利尿激素和特利加压素等其他药物相比较，对控制出血无显著差异，但使用抗利尿激素后的不良事件较多（Banares et al, 2002；Villanueva et al, 2006）。目前推荐首先静脉推注奥曲肽50μg，再以50μg/h剂量维持，持续时间通常为72小时~5天，如果发生再次出血，应再次静推50μg。美国目前只有奥曲肽和抗利尿激素可供临床使用。

急性食管静脉曲张出血的控制：内镜治疗

内镜下静脉曲张套扎术（endoscopic variceal ligation, EVL）和硬化剂治疗是内镜治疗的两种主要方法。EVL的出血控制率较高，再出血及死亡率较低，食管并发症较少，因而得到推崇。两种技术都需要经验丰富的内镜科医生进行操作。然而在同时使用生长抑素的情况下，EVL控制急性出血的失败率为10%，硬化剂治疗为24%，后者的失败率显著高于前者（Villanueva et al, 2006）。

在对病人进行充分的镇静和诊断性内镜检查之后即应行EVL。操作开始时使用标准的 2.8mm 胃镜抑或治疗用内镜可由操作者决定，因为后者有冲洗功能，可以更好地清除血凝块。一旦发现静脉曲张部位，应当撤出内镜，用标准胃镜施放多连发套扎器。除了所有活动性喷射状出血的血管，凡是有征象提示近期出血的部位，例如红色征、白斑和/或血凝块附着处，也都应当予以套扎。然后尽可能从靠近食管胃交界处开始，将其他血管一并结扎。如图 83.1 所示，通过吸引将曲张静脉拉入套扎器，然后施放套环。

目前应用的硬化剂注射技术有两种，即硬化剂直接注射到曲张静脉内或注射到曲张静脉旁，两种方法都有效，如何选择在一定程度上受到医院条件的影响。曲张静脉旁注射其实是静脉内注射不成功而意外形成的技术，毕竟对急性出血病人进行曲张静脉内注射有技术难度。鱼肝油酸钠和十四烷基硫酸钠是美国最常用的两种硬化剂，从食管胃交界近端5cm处，每个静脉曲张病灶应注射 1~2mL 硬化剂。一些内镜科医生发现，即使在活动性出血干扰 EVL 操作视野的情况下，硬化剂治疗也有效，能够控制出血，为套扎止血提供充分条件。其不良事件包括发热、胸骨后疼痛、吞咽困难、食管溃疡、延迟性出血、注射引起的出血、食管穿孔和狭窄、纵隔炎、胸腔积液、急性呼吸窘迫综合征和感染。

压迫止血技术

放置到位的球囊导管压迫可以暂时性地控制急性静脉曲张出血。球囊导管主要用于急诊内镜治疗失败的持续性、活动性出血，也可用于静脉曲张大量出血影响内镜视野时，但这两种情况较为少见。球囊导管压迫也被证实在病人向三级医疗中心转送过程中，在等待急诊内镜治疗时，或在内镜治疗失败后准备进行其他替代治疗时，可以控制随后发生的大出血，有

效挽救生命（例如在单次住院期间，两次急诊内镜治疗后再次发生的急性静脉曲张大出血）。

球囊导管置入应当由熟悉该技术的医护人员实施（详见下文）。导管留置的时间应尽可能短，可供病人完成复苏，内镜治疗或 TIPS 植入等操作即可。置管后如仍有出血应评估导管放置的位置是否正确，以及是否需要再次进行内镜检查或治疗。导致这种情况的原因通常是首次内镜检查时漏诊了球囊下方远端胃或十二指肠的出血病灶（Terblanche et al，1994）。

技术　在水中明确导管无漏气后排空球囊，充分润滑导管，通过牙垫插入口腔，置管尽可能深入。将听诊器置于上腹部，用 50mL 注射器向胃管的吸引腔内注入空气，即可听诊确认球囊是否已在胃内，然后以每次 50mL 的量向胃球囊内小心充气 100mL。注气应无阻力，如果导管在食管内扭曲可感受到阻力，此时应立即停止注气，否则可能损伤食管。如果胃球囊顺利充盈，即可将其向上牵拉使其固定于食管胃交界处。通过 X 线检查证实导管置放部位准确后再向球囊内注入 150~200mL 空气。

将导管固定在美式橄榄球头盔的面罩上使球囊对出血部位持续加压。或者将网球劈开与导管相连，放置于牙套上，避免网球压迫口唇。可在口唇处定期检查胃球囊的拉力是否足够。由于胃球囊的牵引力一般足以压迫胃静脉使之无法为曲张静脉供血，因此通常不需要再注入空气。如果确需扩张食管球囊，需要用到三通阀和血压计，将食管球囊内压力升至 40mmHg，然后夹闭导管。要定时检查压力，并每小时放空一次球囊以防食管坏死。开口于食管的第四腔持续吸引；胃腔用于吸引以及给药，如乳果糖。

应将采用球囊压迫止血的病人转入 ICU 并密切监护。球囊导管固定妥当后尽管出血已经停止，但复苏仍需继续，并纠

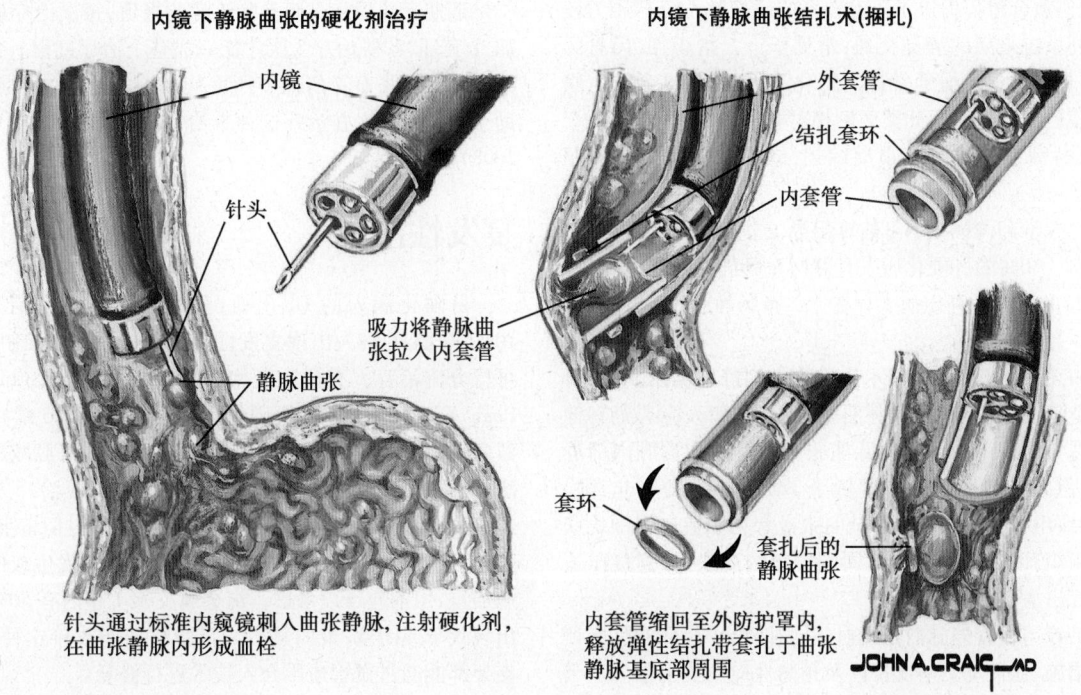

内镜下静脉曲张的硬化剂治疗

内镜　针头　静脉曲张

针头通过标准内窥镜刺入曲张静脉，注射硬化剂，在曲张静脉内形成血栓

内镜下静脉曲张结扎术(捆扎)

外套管　结扎套环　内套管　吸力将静脉曲张拉入内套管　套环　套扎后的静脉曲张

内套管缩回至外防护罩内，释放弹性结扎带套扎于曲张静脉基底部周围

JOHN A.CRAIG—MD

图 83.1　静脉曲张出血套扎技术（Netter illustration from www. netterimages. com. Copyright Elsevier, Inc. All rights reserved. ）

正凝血功能障碍,尽可能改善病人全身情况,为进一步治疗做好准备。球囊导管理论上应当在 24 小时内拔除(Blumgart & Belghiti,2007)。

胃静脉曲张

约 20% 的肝硬化病人存在胃静脉曲张,可独立发生或合并食管静脉曲张。胃静脉曲张出血的风险更大,死亡率更高(Ryan et al,2004)。有研究证实,用氰基丙烯酸丁酯(N-butyl-cyanoacrylate,BCA)对于这类病人行内镜下静脉曲张栓塞治疗(endoscopic variceal obturation,EVO),不论是对于首次或是再次出血,控制效果都优于静脉曲张套扎术(Lo et al,2001;Tan et al,2006)。BCA 已在美国获批用于治疗脑动静脉畸形,但是尚无胃静脉曲张适应证,故代之以氰基丙烯酸辛酯(获批用于切口封闭)。不良事件已有报道,包括血栓栓塞和菌血症(推荐预防性应用抗生素)。应用这些技术需要专业的内镜培训;如果无法实现,TIPS 术可作为首选治疗方法(Garcia-Tsao & Lim,2009)。TIPS 也能有效控制胃静脉曲张导致的急性出血。有研究表明,与 EVO 相比较,TIPS 可减少再次出血的风险(Lo et al,2007),但脑病的发生率随之增加。新近有更多经静脉途径的胃曲张静脉栓塞技术出现,其中包括通过左肾静脉行经静脉球囊闭塞逆行栓塞术(Saad & Darcy,2011),该方法的一个优点是避免了肝脏血液分流,从而降低术后肝性脑病和肝衰竭的风险,但会使腹水的发生增多。

异位静脉曲张

异位静脉曲张是指非典型部位(非食管和胃)发生的静脉曲张。异位静脉曲张出血占全部静脉曲张出血的 1%~5%(Helmy et al,2008)。多数异位静脉曲张源于门静脉高压,但也可能与局部血栓形成相关。异位静脉曲张通常发生在既往手术部位,创伤愈合过程促进了压力较高的门静脉系统与压力较低的体循环系统之间的静脉交通,常见于十二指肠、肛门直肠区域、脐周和造口。出血通常进入消化道,但偶尔也会发生腹腔内和腹膜后出血。鉴于此类病例相对罕见,故治疗建议源于病例报告、病例系列研究和小型综述,缺乏相关的随机对照试验。

通过影像学和内镜技术可估算出异位静脉曲张的发生率。据报道 10%~40% 的肝硬化病人有肛门直肠静脉曲张;血管造影显示 40% 的门静脉高压病人存在十二指肠静脉曲张,所幸这些病变很少导致出血。

行造口术之前已存在,或术后发生的门静脉高压病人,可能会发生造口周围/造口处静脉曲张,故此类病人应选择其他方法代替造口。尽管此类静脉曲张更好发于严重肝内门静脉高压者,但在肝静脉压力梯度低于 12mmHg 时发生非常隐匿,但可导致出血。造口周围静脉曲张最常见于造口周围皮肤而非深部组织,因此需清除造口周围覆盖的皮肤,并直接压迫或局部治疗出血的血管。

基础治疗与食管静脉曲张出血相同,即给予充分的临床评估和复苏措施、血流动力学支持以及预防性应用抗生素。适当使用血管活性药物和内镜治疗,目的同样在于控制静脉曲张出血。

套扎法治疗异位静脉曲张仅限于数例报道,主要涉及直肠和十二指肠的曲张静脉。静脉曲张的直径不超过内镜直径时可进行套扎。硬化剂治疗异位静脉曲张的研究稍多一些,但疗效并不理想。硬化剂治疗对结直肠静脉曲张的疗效较差,可能因为在曲张静脉较大的情况下,注入的硬化剂被稀释,达不到有效浓度。

作为套扎术或 TIPS 的补充,采用钢圈、明胶海绵、胶原、自体血凝块或凝血酶进行栓塞的介入影像技术已显示疗效,闭塞供血静脉后能够减少曲张静脉的血供。置入钢圈可将局部血管完全栓塞,效果最佳,据报道止血成功率大于 90%,但是门静脉高压这一基础性疾病并未得到治疗。

包括直接进行局部去血管化在内的手术治疗是有效的,且通常用于合并门静脉闭塞或晚期肝硬化病人。一些直接的手术方式,包括十二指肠切开术、十二指肠去动脉化和吻合术、环形吻合肛门成形术,以及双选择性分流术,都是通过缝闭曲张静脉实现的。非选择性门体分流(见第 85 章和第 86 章)因创伤更大故不常采用(Helmy et al,2008)。

门静脉性胃病和胃窦血管扩张症

门静脉性胃病很少引起快速、危及生命的出血,但也可以严重到需要每日输血的程度。这种情况多见于胃窦血管扩张症(gastric antral vascular ectasia,GAVE),疾病名称已非常直白。GAVE 可发生于无门静脉高压的病人,但一旦合并有门静脉高压时处理尤其困难。内镜可见胃窦部有红色的纵向条纹,因此又名"西瓜胃"。在无门静脉高压的病人中引起的慢性失血,和导致缺铁性贫血,可采用氩离子束凝固术(argon plasma coagulation,APC)或胃窦切除术治疗,但 APC 对于门静脉高压者收效甚微,甚至加重出血。同样 TIPS 分流术效果也不佳,而胃窦切除术又常因风险过大而不予考虑。

近期套扎胃窦黏膜治疗该病的报道,每次治疗最多可套扎 12 个套环,需要治疗 3 次才能完成整个治疗过程。套扎黏膜坏死后被无扩张血管的黏膜所取代。治疗经验的不断增加将有助于确定套扎术在治疗这种难治性疾病中的地位(Wells et al,2008)。

复发性出血

肝硬化病人的 GI 出血,虽经多种针对性治疗,但仍有 10%~20% 的病人出现复发性出血或出血无法控制,这些病人可行分流治疗。有研究证实,分流手术对处于 Child-Turcotte-Pugh A 级(代偿期)的肝硬化病人有效(见第 86 章),但对于多数急性出血及晚期再次出血者,TIPS 是对门静脉减压的首选方法(见第 87 章)。TIPS 不仅能让药物和内镜治疗无效的病人过渡到肝移植,有时还具有降低肝移植时门静脉压力的优势。TIPS 作为非选择性分流,会引起脑病的发生或使原有的脑病加重,术前应予以考虑。裸金属支架 1 年内有 50% 的病人会出现狭窄或闭塞;聚四氟乙烯覆膜支架能改善这种情况;两种支架都能通过血管造影介入技术进行修复。

不适合分流的病人(解剖学上的局限性、门静脉血栓形成)可考虑其他治疗方法。一项中位随访时间为 26 个月的随机对照试验表明,相比于 β-受体阻滞剂,BCA 治疗对于复发性胃静脉曲张出血可降低再次出血的发生率(15% 对比 55%)和死亡率(3% 对比 25%)(Mishra et al,2010)。近期关于自膨式覆膜金属支架控制难治性静脉曲张出血的病例报告已见诸文献。迄今尚无球囊压迫与置入支架直接比较的报道。

在 TIPS 时代已很少需要施行扩大胃食管下段血管离断联合食管下段横断术(见第 84 章)。日本报道的扩大的胸腹 Sugiura 手术在多数医院已被经腹手术取代(Blumgart & Belghiti,2007)。

不治疗:单纯观察

对于无法行肝移植术的终末期肝病病人,若出现食管静脉曲张大出血同时合并多脏器功能衰竭,则不适合开展上述的大部分有创治疗。在这种病情条件下,获得有意义生存的概率是非常低的。不予以干预性治疗,这一决定无论是从临床还是伦理角度而言都很难做出,但我们还是应当根据临床的实际情况去考虑、商讨并接受这样的结局。

(沈锋 译　陈孝平 审)

第84章

门静脉高压性出血的手术治疗

Anil Kumar Agarwal

食管胃底静脉曲张的治疗

本章讨论血管离断术在门脉高压出血治疗中的作用。静脉曲张出血的治疗是基于潜在的病因、肝功能、表现和病人的临床状况决定的。有几种非手术治疗方案可用于管理急性出血发作和防止随后的发作（见第82、83和87章）。其他治疗方式的作用，包括药物治疗（见第82章）、内镜治疗（见第83章）、经颈静脉肝内门体分流术（transjugular intrahepatic portosystemic shunt，TIPS）（见第87章）和门体分流术（见第85章和第86章），将在本书的其他章节中讨论。

食管和胃底静脉曲张出血是门脉高压最危及生命的急性表现，是发病率和死亡率显著的原因（Garcia-Pagan et al，2010；Inokuchi et al，1990）。静脉曲张出血通常来自食管静脉曲张，虽然胃底静脉曲张的原发性出血并不常见，但更难控制，并且发病率和死亡率更高（Hosking et al，1988；Sarin et al，1988）。总的来说，急性静脉曲张出血在6周时的死亡率达20%（Sarin et al，2011）。急性静脉曲张出血的死亡率取决于病人的肝脏功能和临床状况。随着不同药理学原理的药物、内镜治疗，包括硬化剂治疗、静脉曲张带套扎和组织胶注射，以及放射学治疗，如TIPS和经球囊导管逆行经静脉栓塞（见第30章）等的出现，改善静脉曲张出血的控制是可能的（Akahoshi et al，2008；Garcia-Pagan et al，2010；Stiegmann et al，1992）。在过去的十年中，由于这些非手术治疗步骤的标准化，使得急性静脉曲张出血病人高达30%~40%的死亡率已降至14%（Carbonell et al，2004）。

10%~15%的静脉曲张出血病人对非手术治疗效果不佳，需要手术干预（Sharma et al，2007）。手术方案包括分流和非分流手术。分流的作用在第85章和第86章中讨论。在慢性肝病和显著肝功能损害的病人中，非选择性分流导致的肝性脑病和肝功能失代偿发生率高达无法接受（Lin et al，1993；Vons et al，1996）。在肝衰竭的晚期，肝移植是最后的治疗（见第112章），其他治疗方式将起到等待期的过渡作用。血管离断术是直接针对食管和胃曲张静脉的治疗。与TIPS及分流术相比，血管离断术维持了门静脉灌注和肝细胞功能，从而导致术后肝功能障碍和肝性脑病的发生率更低。此外，无论是否具有肝硬化，分流手术在肠系膜静脉系统广泛血栓形成的病人中的应用十分有限。此外，非分流手术不会改变血管解剖，也不会使未来的肝移植手术复杂化，尽管它们会引起明显的上腹部粘连，这可能与移植时出血增加有关。

尽管血管离断术现在并不常用，但当大多数非手术措施在紧急情况下失败，或放射学治疗不可行时，它们仍然是挽救静脉曲张出血危急情况下可选择的外科手段。在择期手术情况下，在没有肝硬化，没有可分流静脉以及静脉难以栓塞，血管离断术是最好的，有时甚至是唯一的选择。

适应证

血管离断术旨在控制食管胃底静脉曲张出血，它不控制异位静脉曲张出血，也不治疗基础疾病。尽管如此，脾切除术是大多数描述的血管离断术的一部分，可以有效地治疗脾功能亢进。血管离断术可预防出血，控制急性出血，或防止食管胃底静脉曲张出血复发。血管离断术的适应证可在两种情况下讨论：①基础慢性肝病病人和②无基础肝病，但具有肝外门静脉阻塞（extrahepatic portal vein obstruction，EHPVO）和非肝硬化性门静脉纤维化（noncirrhotic portal fibrosis，NCPF）。

在当今时代，肝脏移植是一种公认的方式，血管离断术对于治疗慢性肝病病人食管胃底静脉曲张只有少数指征。最近的美国肝病研究协会的实践指南中，不推荐血管离断术作为治疗急性出血或预防出血的措施。这可能是因为美国大多数门脉高压病人具有肝硬化背景，并且非手术治疗以及肝移植手段更容易实施。但是在世界上其他医疗设备欠发达地区，断流术在控制急性食管胃底静脉曲张出血中仍有重要作用。

因此，当其他非手术方法失败或不可行时，血管离断术作为一种控制急性出血或反复出血的紧急手段具有一定的作用。

已经证实，在两次紧急静脉曲张硬化治疗后的再出血，进一步的尝试不会有更好效果，血管离断术可能是更好的选择（Burroughs et al，1989）。此外，对于那些不适合移植但需要针对静脉曲张手术的病人，或有症状的脾功能亢进需要进行脾切除术的病人，血管离断术是很有价值的。外科分流术和TIPS在这些基础慢性肝病病人中的作用将在其他章节讨论。在严重受损的肝功能障碍中，比如在肝功能Child-Pugh C级的病人中，除非作为最后手段尝试，血管离断术是禁忌的。偶尔，当TIPS无法施行时，血管离断术会作为肝移植等待期的控制手段，因为它与门-腔分流不同，它不会改变血管解剖，也不会使未来的移植手术复杂化（Feng et al，2015）。

当分流术有适应证时，血管解剖可能是不合适的，例如广泛的肠系膜静脉血栓形成（包括门静脉、脾静脉和肠系膜上静脉血栓形成）时，病人没有可分流的静脉，或者静脉尺寸不适合分流,这通常可以在术中探查到(Pal et al,2013;Shah et al,1999)。在非肝硬化背景的病人中,例如 EHPVO 和 NCPF,分流术通常是首选;然而,当其他方式无法控制急性出血,血管离断术是有适应证的,比如分流术有手术适应证但病人没有可分流的静脉或广泛的肠系膜静脉血栓形成,或对生命体征不稳定的病人处理急性出血时,有时尽管分流术技术层面可行,但仍需施行血管离断术。在一个病例系列中,114 例 EHPVO 病人中有 16 例(14%)接受了血管离断术(Pal et al,2013)。文献报道,血管离断术在 EHPVO 继发脾肿大的脾功能亢进儿童中取得了良好的效果(Rao et al,2004;Subhasis et al,2007)。Goyal 和同事(2007)认为,胃食管血管离断术是一种即使在只有基本手术设施的医院也可以进行的手术,因此特别适合于发展中国家的小型医院。

血管离断术在其他情况下也有适应证,例如没有可分流静脉的门脉性胆道病(Varma et al,2014)和慢性胰腺炎合并门脉高压(Ramesh et al,2008)。

在本章中,单纯脾切除术并没有被单独考虑,因为在需要脾切除术治疗症状性脾功能亢进的病人中,没有肝硬化且具有可分流静脉者施行了分流术(Rajalingam et al,2012),慢性肝病者和没有肝脏疾病且没有可分流静脉者,则施加了胃食管血管离断术。此外,单纯脾切除术作为静脉曲张出血的二次预防手段,有 30%~50%的失败率,因此单纯脾切除是不推荐的(Coelho et al,2014;Raia et al,1984),但左侧门静脉高压除外。

手术解剖,静脉曲张的病理生理学以及断流术的影响

解剖学和病理生理学

为了了解断流术的基础,导致食管胃底静脉曲张的基础解剖必须掌握。当门静脉高压进展时,门静脉血流通过侧枝通路从肝脏转移到低压力的体循环中,即自然门体分流(见第 76 章和第 82 章)。食管胃区是自然门体分流的主要部位。在食管黏膜下层、两层肌肉之间和食管周围区域(外膜血管丛),冠状静脉和胃静脉通过侧支通路连接到上腔静脉的分支。分流主要通过胃食管交界处进入食管黏膜下和上皮下静脉。这种在食管肌层增加的血流和阻力使得静脉压力的增加,从而导致扩张和弯曲的静脉曲张形成。三维观察显示了食管壁的固有静脉及外部静脉(Butler,1951)。固有静脉包括黏膜下、上皮下和上皮内静脉,并与静脉曲张的发展密切相关。食管周围静脉包括外部静脉系统。在门脉高压中,静脉压力的增加可以在整个食管长度内产生静脉曲张,并向下进入胃上段;然而,食管静脉曲张出血通常发生在食管最低的 5cm 处。在胃中,虽然静脉曲张更多地出现在胃小弯处,但更不常见的胃底静脉曲张更危险,可能导致严重出血(Mathur et al,1990)。因此,针对这一脆弱区域的技术将有助于控制或预防食管静脉曲张出血。一种理想的技术是永久性栓塞或离断食管下段周围血管和上皮内扩张血管的曲张静脉。血管离断术是一种针对静脉曲张的离断手术,目的是栓塞曲张静脉或切断食管胃静脉与高压力门脉侧枝之间的联系。胃食管血管离断术的目的是将食管和胃与侧支系统断开,同时通过食管周围

的外膜丛维持门体分流(Spence,1984)。大多数描述的血管离断术有两个主要部分:第一,食管胃区的血管离断,以减少食管胃底静脉曲张出血;第二,脾切除术,减少门静脉血流量,从而降低门脉压力,增强血管离断术效果,并有效地处理脾功能亢进,如果存在的话。

血管离断术的演变

血管离断术的演变可分为三个阶段。在 20 世纪 50—60 年代早期,手术是针对静脉曲张的结扎/横断和食管横断。在 1950 年,Boerema 和 Crile 报告了结扎食管静脉曲张的结果不令人满意。964 年,Walker 报道经胸食管横断。同样,胃食管切除(Habif,1950;Koop & Roddy,1958;Lynn,1971;Nachlas,1956;Perry et al,1963;Phemister & Humphrey,1947;Schafer & Kittle,1950),胃底横断(Mikkelsen & Pattisen,1959;Schmitt & Heinrich,1963;Tanner,1950)和经腹食管横断(Boerema et al,1949;Burns & Schenk,1971)等这一时期的结果报道均不令人满意。

在 60 年代晚期和 70 年代早期,Hassab 和 Sugiura 发明了两个以他们命名的成功手术,这种手术描述了包含脾切除术的食管胃区域的系统血管离断术。1967 年,Hassab 描述了在继发于血吸虫病的门脉高压病人中一种完全经腹途径的血管离断术。1973 年,日本外科医生 Sugiura 和 Futagawa 描述了一种经胸联合食管横断的食管血管离断术,以及经腹入路联合迷走神经切断术、幽门成形术的脾切除术和胃上段血管离断术。Hassab 在 1967 年以及 Sugiura 和 Futagawa 在 1973 年,均报告了良好的结果,并为现有的血管离断术奠定了基础。这两种方法中,Sugiura 手术的概念似乎更普遍地被接受。

随后,Sugiura 手术被修改为单纯腹部手术,这是现有血管离断术的基础,并产生了类似于最初的经胸两阶段手术的结果(Ginsberg et al,1982;Hidalgo Huerta et al,1983;Inokuchi,1985;Jin & Rikkers,1996;Umeyama et al,1983;Yamamoto et al,1976)。在过去的十年中,一些中心也使用微创方法进行了血管离断术。

Hassab 血管离断术

Hassab 在 1957 年发明了血管离断术,并在 1967 年报告了 355 例的手术积累经验。即使在这一系列病例中,包含脾切除的血管离断术是应用于继发于血吸虫病的门脉高压症,但该手术也推荐使用于其他病因导致的门脉高压。

Hassab 的血管离断术是通过腹部切口进行的。切口的选择包括正中切口,扩大的左肋下切口,或 L 形切口,这取决于脾脏的大小。分离肝左叶的韧带连接。施行脾切除术前先结扎脾动脉,再结扎通过食管裂孔和膈肌上行的血管,然后结扎胃短静脉。切开肝胃韧带。肝胃韧带中含有胃左血管的一个主要部分被划分出来。食管腹内部分的腹膜被反折,腹部食管被环向解剖并用脐带扎结。其次是结扎腹段食管周围的血管;这包括食管下段和近端胃 3~4 英寸(7~10cm)的血管离断术,以及切断迷走神经和结扎胃左血管(图 84.1)。在该区域放置引流管后关腹。

Hassab 手术的一个重要方面是没有食管横断和幽门成形

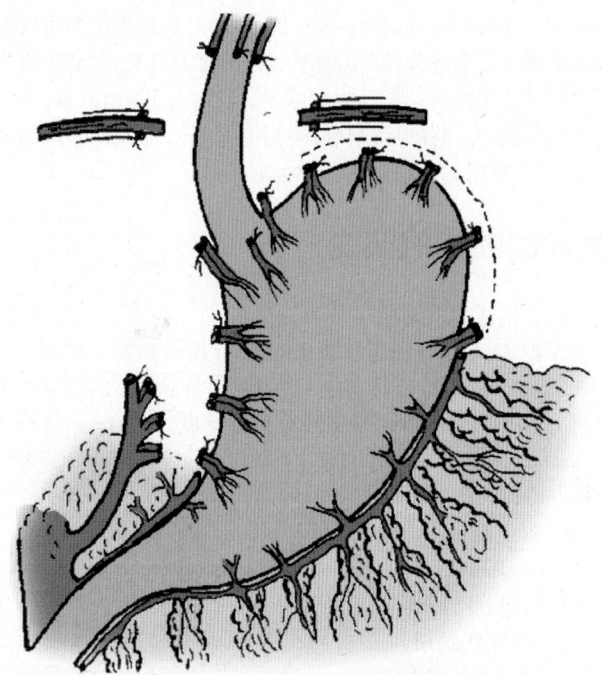

图 84.1　Hassab 手术过程的图解（From Hassab MA：Gastroe-sophageal decongestion and splenectomy in the treatment of esophageal varices in bilharzial cirrhosis：further studies with a report on 355 operations. Surgery 61：170-176，1967.）

术。Hassab 提示，门奇静脉血管离断效果足够，食管横切是不必要的。胃左（冠状）静脉在结扎后离断，即在 Hassab 手术中没有保留胃左静脉的主干。Hassab（1998）建议，如果有遗漏的闭塞性食管穿孔或术中血管离断术不完全，联合硬化治疗或内镜套扎可以减少再出血。Nakamura 和他的同事（1992）应用内镜超声检查，并报告去除胃食管充血状态和脾切除术对黏膜外侧枝连接是有效的，但对于食管胃壁内侧枝连接，联合硬化治疗是必要的。许多作者实践了 Hassab 手术或改良的 Hassab 手术，取得了良好的效果。在 Hassab 的病例系列（1967）中，364例病人中，除了 4 例外，其余病人都有血吸虫病背景。174 名病人在出血期间或出血后进行了手术，其中 39 名病人在出血时的紧急情况下进行了手术。151 名病人进行了预防性血管离断术。Hassab 报告了出色的结果，其中择期手术病例的住院死亡率为 9%，而在出血期间急诊手术的病人中，尽管该手术有效地控制了所有病人的出血，但是住院死亡率仍为 38.4%。虽然在8 例病人中发生了早期致命再出血，但在随访过程中只有一例晚期再出血事件。作者报告，91% 的病人静脉曲张完全消失或改善。

Sugiura 和 Futagawa 血管离断术

　　Sugiura 和 Futagawa 于 1967 年设计了这一血管离断术，并于 1973 年公布了 84 例病人的初步经验，随后于 1984 年公布了671 例病人的较大样本的经验。手术包括通过两个单独的切口进行的经胸和经腹手术。胸部手术包括广泛的食管旁直至肺下静脉的血管离断术和食管横断术。腹部手术包括脾切除术、腹腔食管和贲门血管离断术、选择性迷走神经切断术和幽门成形术。

　　与一般看法相反，Sugiura 和 Futagawa 在 84 例病人的 55 人中作为一个阶段执行了这两个部分手术的操作。在 29 例高危病人中，手术的两个部分，即胸部和腹部手术，分别在 4~6 周内的两个阶段进行，其中经胸手术是这 21 例病人的一期手术，8例病人中经腹手术作为一期手术。

　　虽然 Sugiura 的手术方式与 Hassab 的手术方式相似，即针对食管胃旁区域施行脾切除术和血管离断术，但从概念上讲，Sugiura 的手术在保留食管旁纵向血管通路的同时结扎食管横支，并保留主要的胃左血管干，以及进行食管横断术（再加上广泛的食管旁血管离断术）以防止先前存在于胸食管、奇静脉系统、肋间血管中的曲张静脉形成血管再生。

Sugiura-Futagawa 手术：胸腔手术

　　在手术的胸腔部分，在第六肋间隙进行左侧开胸，并切开纵隔胸膜。注意保留平行于食管的扩张侧支静脉，只完全结扎和离断进入食管的分流通道（血管通道）。食管下部被平行于食管壁的外膜静脉丛包围，并通过穿静脉与曲张的黏膜下静脉交通（图 84.2）。这些穿静脉必须完全和系统地结扎和分离，以使食管去血管化。大约 30~50 条沿 12~18cm 胸段食管的分流支（穿静脉）被仔细结扎和分离（从肺下静脉上缘水平到膈肌），并保留平行于食管的纵向侧枝血管和迷走神经干。食管裂孔区域血管离断后，于膈肌水平横断食管下段。在最初的描述中，后肌层保持完整，大约 70~90 条间断缝合线被应用于阻塞静脉曲张。由于食管吻合口漏的高风险，近期以注射硬化剂治疗或静脉曲张带套扎的形式进行广泛内镜治疗的病人并不进行食管横断。在留置引流关闭胸腔后，进行开腹手术。

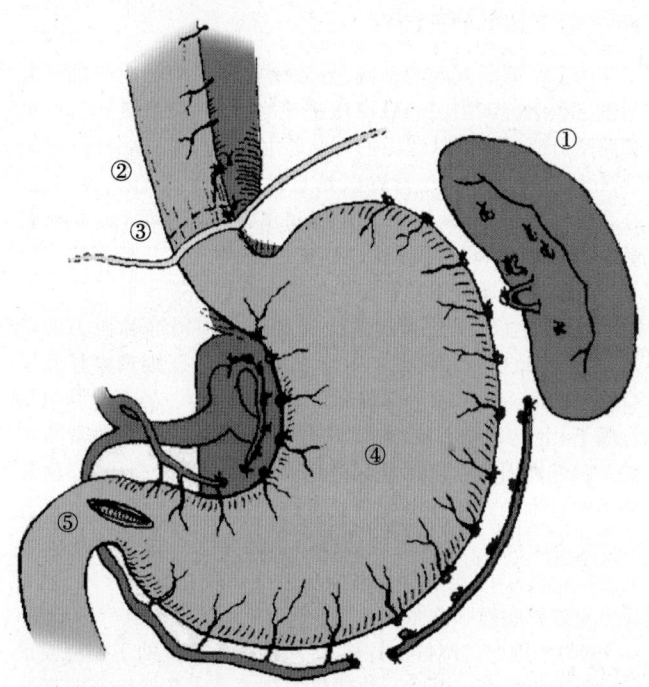

图 84.2　Sugiura 手术包括：①脾切除术；②食管 8~10 厘米的断流术；③食管下段的横断和端端吻合术；④胃小弯和大弯侧的断流术；⑤幽门成形术（From Selzner M，et al，2001：Current indication of a modified Sugiura procedure in the management of variceal bleeding. J Am Coll Surg 193：166-173.）

Sugiura-Futagawa 手术:腹部手术

剖腹手术是通过上腹部正中切口进行的,并向左外侧延伸。第一步是进行脾切除术,然后是腹部食管和贲门部分的血管离断术,然后进行胃大弯的血管离断术。后迷走神经由于部位邻近而在这一步被分离出来。胃小弯侧血管离断后,胃左血管的贲门食管支(但不是胃左血管主干)被结扎和离断。血管离断的长度约为胃小弯的 7cm(胃小弯的三分之二);血管离断的下缘约达到胃小弯的中点,仅保留胃左动脉的两个降支。食管和贲门与临近的组织结构完全游离。离断迷走神经前支有助于进行血管离断,因此进行了幽门成形术。引流管放置在脾窝。

因此,从概念上讲,Sugiura 手术将脾切除术与食管胃血管离断术结合起来,它破坏(结扎和离断)食管内的门腔分流,但保留食管周边门腔分流,仅离断引流食管胃曲张静脉的穿静脉,保留连接冠状静脉系统的食管旁静脉丛。脾切除术确实降低了门静脉总血流量,从而降低了压力,但不能达到降低总分流的程度,因此降低了肝功能失代偿的风险。

Sugiura 和 Futagawa(1973)报告了 73 名幸存者中有 71 人(97%)的静脉曲张消失。手术总死亡率为 4.6%,术后出血 2 例。该病例系列包括肝硬化和非肝硬化病因。根据 Sugiura 和 Futagawa 在 1984 年报告的更广泛的经验,在 671 例接受此手术的病人中,203 例(30%)进行了预防性手术,363 例(54%)进行了择期手术,105 例(16%)接受了急诊手术。肝硬化导致的门脉高压病因为 495 例,EHPVO 导致的门脉高压为 39 例,其余为其他原因。手术死亡率为 4.9%,急诊手术死亡率为 13.3%,择期手术死亡率为 3%。在肝硬化病人中,通过肝功能 Child-Pugh 分级,其中 244 例 Child-Pugh A 级的死亡率为 0%,251 例 Child-Pugh B 级的病人死亡率为 2%,176 例 Child-Pugh C 级的病人死亡率为 16%。在进行预防性手术的病人中,Child-Pugh A 级和 B 级的病人无死亡。Child-Pugh C 级病人的总体生存率为 46%,相比之下,Child-Pugh A 级组和 B 级组病人的总体生存率分别为 86% 和 81%。晚期死亡是由于肝衰竭和肝细胞癌,而不是静脉曲张出血。肝硬化病人的 10 年实际生存率在接受急诊手术的病人中为 55%,接受预防性手术的病人为 72%,接受择期手术的病人中为 72%。

无肝硬化病人的相应生存率在接受急诊手术病例中为 90%,接受预防性手术病例为 96%,接受选择性手术病例中为 95%。曲张静脉再出血的发生率仅为 1.5%,静脉曲张复发的发生率为 5.2%。接受预防性手术的病例无术后静脉曲张出血。

改良 sugiura 血管离断术

最初的 Sugiura 手术在日本获得了优异的结果;然而,该结果在西方是不能被复制的,而且该手术被认为较耗时,且在技术上过于复杂。Sugiura 手术被一些外科医生简化,通过单一的

腹部入路和吻合器横断食管,取得了与胸腹联合入路相似的结果(Ginsberg et al,1982;Inokuchi,1985;Peracchia et al,1980)。标准的改良步骤包括通过腹部入路完成整个手术,食管胃血管离断术,保留冠状动脉静脉和纵向食管侧支静脉,以及使用吻合器进行食管横断。1974 年,VanKemmel 首次使用管形吻合器进行食管横断。

在 1980 年,Peracchia 和他的同事改进了这项技术,包括:脾切除术,胃体、胃底和远端食管的血管离断术;用管形吻合器切除以及进行食管下段的吻合;选择性迷走神经切断术和幽门切开术;以及通过剖腹手术进行的抗反流贲门成形术。

Ginsberg 和他的同事(1982)改进了原始手术中迷走神经切断术、幽门成形术以及食管吻合的缝合,即进行近端胃的迷走神经切断术(保留主要迷走神经干,从而避免幽门成形术)和通过左侧胸腹联合切口使用管形吻合器(EEA)行食管端-端吻合术。还进行了不固定的胃底折叠术。

所有建议和实施的改进都以上述原则为核心,其中的变化是纳入或排除食管横断、脾切除术、保留迷走神经和抗反流手术(Dong et al,2004;Ginsberg et al,1982;HidalgoHuerta et al,1983;Johnson et al,2006;Mariette et al,1994;Mercado,1993;Orozco et al,1994;Shah et al,1999;Umeyama et al,1983;Yamamoto et al,1976)。

Johnson 和他的同事(2006)回顾性分析了无论是否进行食管横断且联合抢救性内镜治疗和药物控制曲张静脉出血的血管离断术病例,得出结论:无论是否有肝硬化背景,相比于施行食管横断术,不进行吻合器食管横断的血管离断术都是充分控制静脉曲张出血的一种安全有效的方法。

作者的方法

本研究中心采用的改良 Sugiura 手术包括经腹的脾切除术和食管胃血管离断术。保留了迷走神经主干;进行了高度选择性的迷走神经切断术,因此不需要引流程序,不进行胃底折叠术。食管断流的范围包括食管远端 7~10cm,保留纵行食管旁静脉(图 84.3①);在胃部分,沿胃小弯上至角切迹,保留胃左静脉;沿胃大弯上至胃的三分之二(60%~70% 的胃),保留右胃弓(图 84.3②)。食管横断使用 EEA 吻合器(图 84.4)完成,或者前壁和后壁的吻合可以使用胸腹吻合器(没有切除器)通过两侧的肠切开术来实现。以前的硬化剂治疗引起食管周围纤维化,这造成了在血管离断术中损伤食管壁的危险。当食管因多次硬化治疗而发炎时,特别是在急诊处理时,吻合器是在胃食管交界处以下进行的(Chaudhary & Aranya,1991)。偶尔,较大的胃底静脉曲张出血需要进行胃底切除(Han et al,2004;Lee et al,2009)。有时,在胃曲张静脉的急性出血中,需要尽早通过胃切开术探查。当三腔二囊管用于暂时控制出血时,我们在不放气的情况下首先进行食管胃血管离断术和脾动脉结扎,然后进行脾切除术。在食管横断或吻合器横断的病人中进行喂养性空肠造瘘术,允许术后早期进行肠内营养。术后第 7 天左右进行口服泛影葡胺胃肠道造影,如无异常可恢复经口营养。

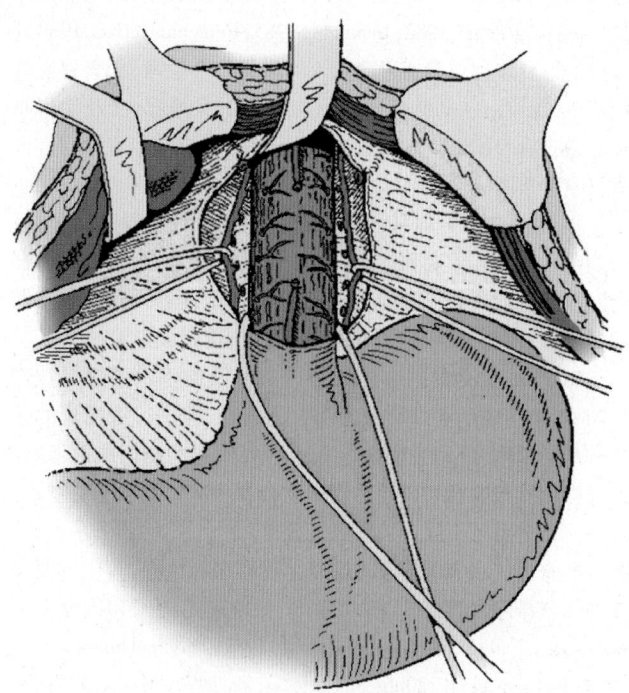

图84.3 在作者所在中心进行的改良 Sugiura 手术包括:①7～10cm 远端食管的断流。②沿胃小弯向贲门切迹切开胃壁,保留胃左静脉,沿胃大弯切除(胃的60%～70%)三分之二,保留胃右动脉弓

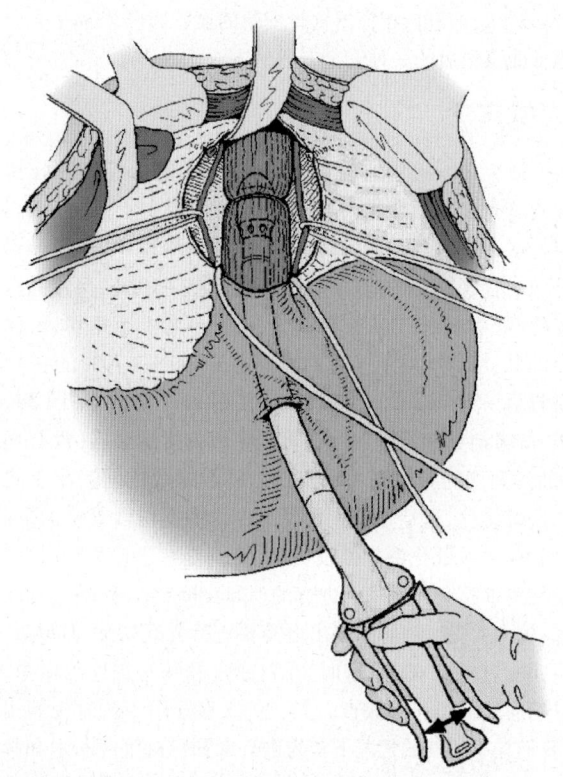

图84.4 机械吻合器进行食管横断。圆形吻合器头部已闭合,食管吻合已完成

联合分流与血管离断术及其他手术

中国的医学中心报道了由脾切除术、脾肾分流术和食管胃血管离断术组成的联合手术病例系列(Du et al,2010;Feng & Chen,2006;Gao et al,1998;Xu et al,2004;Yang et al,2013;Yin et al,2013)。在对这些数据的 Meta 分析中,血流动力学参数显示,与单纯血管离断组相比,联合手术组的门静脉压力、门静脉直径和门静脉自由压显著降低。作者表示,联合手术整合了分流手术和血管离断术的优点,包括维持门静脉的正常解剖结构(Yin et al,2013)。然而,我们认为,它优于单纯血管离断术而不是分流术的原因在于,血管离断术通常是在分流术不可行或被认为不安全的病人中进行的。这一联合手术的结果还没有与单纯分流术相比。乐观来看,这可能意味着选择分流手术的病人可能受益于额外的有限的血管离断术。

一些作者提出了一种更激进的方法,即部分或全部食管胃切除术然后进行空肠或结肠旁路手术(Habif,1950;Lynn,1971;Orloff et al,1994;Schafer et al,1950)。然而,这种扩大的复杂外科手术需要多次吻合,因此,在这些生命体征不稳定的病人中并不常用。这种方法只在肝外门静脉阻塞且没有可分流静脉以及血管离断术失败的情况下作为最后的手段。

腹腔镜血管离断术

虽然腹腔镜方式已成为脾切除术各种适应证的标准手术,但据报道,在门脉高压症中腹腔镜脾切除术和血管离断术的经验有限。Kitano 和他的同事(1994)首次描述了7例肝硬化食管静脉曲张出血病人的腹腔镜辅助血管离断术。Manzano-Trovamala 和他的同事于1996年进行了全腹腔镜血管离断术。Hashizume 和他的同事于1998年进行了 Hassab 手术。几位作者随后通过微创方法进行了一些改进的血管离断术,取得了非常好的结果(Akahoshi et al,2014;Cheng et al,2014;Danis et al,2004;Helmy et al,2003;Wang et al,2008 年、2015;Yamamoto et al,2006;Zhao et al,2013)。也报道过通过单孔腹腔镜的血管离断术(Jing et al,2013;Wu et al,2013;Xu et al,2014)。Jiang 和他的同事(2009)比较了开腹和腹腔镜脾切除术联合门奇静脉血管离断术,并认为在仔细选择的合适病人中,腹腔镜手术是一种安全有效的方法。

腹腔镜血管离断术:步骤

病人仰卧,固定在手术台上以便改变体位。脐部10mm 孔置入腹腔镜。其他孔使用的是12mm 在左锁骨中线一个12mm 孔和上腹部和左腋前线两个5mm 孔(图84.5)。病人被放置在反向 Trendelenberg 体位(仰卧头高足低位),离断脾胃韧带、胃结肠韧带、脾结肠韧带,显露脾门。在胰腺上缘结扎脾动脉。离断余下的连接(脾膈和脾肾韧带),以使脾脏只剩下脾门附着。脾脏血管用腹腔镜血管吻合器离断。胃大弯处的血管离断使用超声刀或 LIGASure(Covidien/Medtronic,Minneapolis,MN)进行的。识别并离断胃后静脉,胃冠状静脉的主要分支,胃左动脉。胃小弯使用相似的方式进行血管离断。将食管下拉,食管下段的6～10cm 进行血管离断。脾脏被放置在一个回收袋中,剪碎后从12mm 的套管中取出。

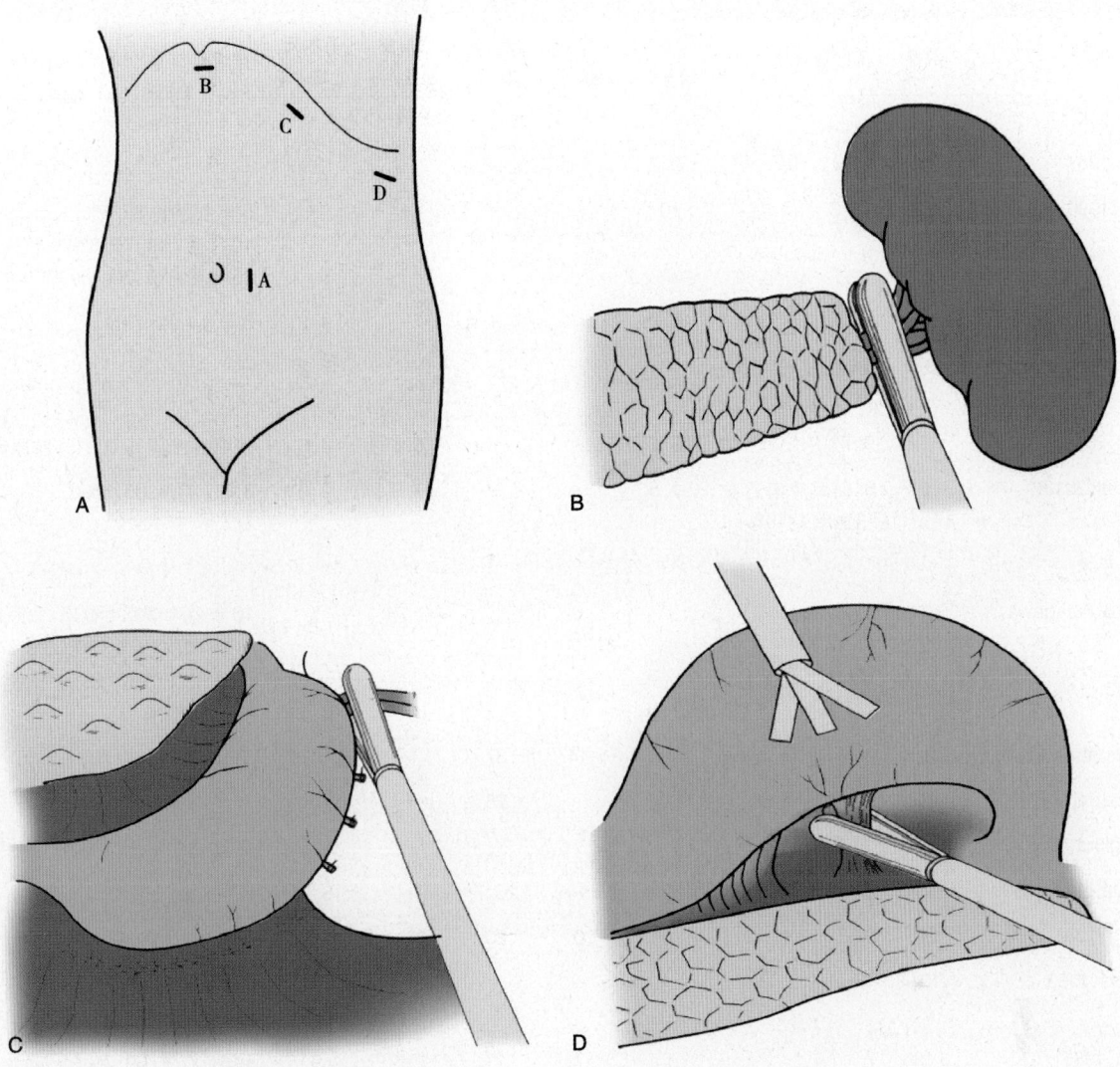

图 84.5　位点。(A)靠近脐部,插入腹腔镜(从 B 到 D);左上腹部沿肋下线插入 12mm 套管针。(B)脾切除术完成,脾动脉和静脉被切断。(C)胃后壁解剖后沿基底区进行血管离断术。(D)沿着小弯侧,包括胃左动脉和静脉,进行血管离断术,而胃大弯被抬起(From Hashizume M, et al: Laparoscopic gastric devascularization and splenectomy for sclerotherapy-resistant esophagogastric varices with hypersplenism. J Am Coll Surg 187:263-270,1998.)

结果/结局

手术死亡率

无论是否有肝硬化背景以及是急诊手术还是择期手术,根据病例组合,不同病例系列的血管离断术后死亡率已有不同的报道。在这些病例中,肝功能正常的病人(NCPF 或 EHPVO)接受的择期手术中,死亡率较低(Goyal et al,2007;Pal et al,2013;Shah et al,1999),而慢性肝病失代偿病人接受急诊手术的死亡率往往较高(Mathur et al,1997;Qazi et al,2006;Selzner et al,2001)。

埃及 Hassab 手术的总手术死亡率(Hassab,1967)报告为 12.4%,日本的 Sugiura 手术和改良手术为 8.5%(Inokuchi,1985;Sugiura & Futagawa,1984)。当血管离断术作为急诊手术时,手术死亡率显著增加,在 Hassab 手术中为 38.4%(1967),在 Sugiura 手术中为 20.6%(Inokuchi,1985)。Sugiura 和 Futagawa(1984)报告说手术总死亡率为 4.9%,急诊手术死亡率为 13.3%,择期手术死亡率为 3%(表 84.1)。在肝硬化病人中,按肝功能 Child-Pugh 分级,244 例 A 级病人的死亡率为 0%,251 例 B 级病人的死亡率为 2%,176 例 C 级病人的死亡率为 16%。在西方国家的病例系列中,静脉曲张出血急诊手术的手术死亡率在 22% ~ 100% 之间(Selzner et al,2001)。日本的病例系列有着更好的结果,是由于日本大多数是非酒精性肝硬化病人。虽然一些作者认为酒精相关的慢性肝病因为其他共存疾病和营养不良而具有较高的术后并发症风险,但另一些作者发现酒精性肝硬化与非酒精性肝硬化病人的预后没有明显差异(Rikkers et al,1998;Selzner et al,2001;Sugiura & Futagawa,1973)。

在肝硬化病人中,死亡的主要原因是肝功能失代偿,而不是静脉曲张出血,但是在没有肝硬化背景的病人中,静脉曲张出血导致的急性出血取代肝功能衰竭成为常见的死亡原因。在对来自 59 个日本中心的 3 588 名手术病人的分析中,Inokuchi(1985)报道了术后静脉曲张出血致死者仅占死亡人数的 8.7%,

表 84.1　不同病例系列的血管离断术结果

术者,年份	数量	再出血率/%	慢性脑病率/%	食管漏/%	食管狭窄/%	门静脉血栓/%	手术死亡率/%	存活率
Hassab 手术								
Hassab,1967	355	2.3	0.3	–	–	1.4	12.4	–
Lu et al,1990	73	11.3	0	–	–	–	–	5 年生存率:85.5% 10 年生存率:75.8% 15 年生存率:70.4%
Abu Elmagd et al,1993	108	17	4.2	–	–	–	4.2	5 年生存率:73%
Makdissideng et al,2010	97	14.6	0	–	–	–	6.2	–
Liu et al,2013	562	9.7	3.2	–	–	5.5	4.6	晚期生存率 15.1%(多种原因)
Yang et al,2013	207	5.8(幸存者迟发出血率 14.9%)	1.5	–	–	7.9	2.9	3 年生存率:95.5%
Sugiura 手术								
Sugiura & Futagawa,1984	671	1.5	0	6	2	0.74	5	10 年保险精算生存率:非肝硬化(急诊/预防/择期)90%/96%/95% 肝硬化(急诊/预防/择期) 55%/72%/72%
Dagenais et al,1994	21	26	0	14	37	–	10	
Mariette et al,1994	39	24	0	–	28	–	0	
改良 Sugiura 手术								
Peracchia et al,1980	15	0	0	–	26.7	–	6.7	–
Ginsberg,1982	20	0	0	0	20	–	20	–
Umeyama,1983	101	15.7	–	–	–	–	11.8	5 年生存率:特发性门脉高压:72% 肝硬化:55%
Inokuchi,1985	3 136	7	5	7	13	–	9	5 年生存率:69.7%
Orozco et al,1992	100	8	3	6	–	–	22	10 年生存率:69%
Idezuki et al 1991	532	20	–	–	–	–	5	10 年生存率:肝外门静脉梗阻:90.6% 特发性门脉高压:76.7% 肝硬化:32%
Mathur et al,1997	65	6.3	–	6	8.5	–	26.7	72%(33 个月时)
Mercado et al,2002	87	11	0	1.2	2.6	–	1.2	–
Ma et al,2004	160	3.8	2.5	0	0	–	0	97.5%
Qazi et al,2006	142	6.9	0	5.6	4.6	6.3	12.7	15 年生存率:CTP A 级:44% CTP B 级:22.5% CTP C 级:0
Johnson et al,2006				–	–		–	
急诊开胸	14	7.1			21		7.1	
不行急诊开胸	38	7.8			0		10.5	
Zhang et al,2014								
急诊开胸	98	27.2			8.2		9.2	
不行急诊开胸	180	727			0		7.2	

CTP,Child-Turcotte-Pugh 评分。

表 84.2　食管胃曲张静脉血管离断术死亡率

手术术式	总数	择期	急诊	CTP*C	总数	择期	急诊	参考资料
Hassab	355	316	39	–	12.4	9.2	38.4	Hassab, 1967
腔镜 Hassab	36	–	–	4	0	0	0	Jiang et al, 2009
								Hashizume et al, 1998
Sugiura	671	566	105	176	4.9	3.4	13.3	Sugiura & Futagawa, 1984
改良 Sugiura	854	754	100		7.1	4	31	Inokuchi, 1985
其他改良 Sugiura	20	16	4	4	20	0	100	Ginsberg et al, 1982
	38	25	13	4	10.5	0	10.5	Johnson et al, 2006
	22	22	–		5	5		Orozco et al, 1998

CTP*C：Child-Turcotte-Pugh C 级的病人数量。

而 45% 的死亡归因于肝衰竭。据报道，Child-PughC 级的肝硬化病人手术死亡率很高，原因在于他们没有其他手段控制出血，而是接受了静脉曲张出血的急诊手术作为最后的手段（Liu，2014）。Qazi 和他的同事（2006）报告说，接受改良 Sugiura 手术的病人中，Child-PughA、B 和 C 级的死亡率分别为 12% ~ 14%、30% ~ 50% 和 80%。

手术并发症发生率

表 84.1 和 84.2 总结了各种血管离断术的结果，包括发病率和死亡率。发病率与基础肝功能障碍和使用的手术技术有关。食管横段伴随着食管漏和狭窄以及胃出口梗阻的风险，这时将进行不伴幽门成形的迷走神经切断术。

与慢性肝病相比，非肝硬化病因（EHPVO、NCPF）或血吸虫背景病人的并发症非常有限。采用包含食管横断的 Sugiura 手术和改良 Sugiura 手术，食管漏和狭窄率分别为 5% ~ 14% 和 2% ~ 28%。一些作者认为，避免食管横断可以避免这些并发症，同时保持相似的再出血率（Johnson et al，2006；Zhang et al，2014）。然而，其他人认为食管横断是减少静脉曲张复发的一个非常重要的组成部分，如果不进行食管横断，则会导致更高的失败率（Sugiura & Futagawa，1984）。我们通常进行食管横断，只在食管脆弱或近期接受过多次硬化剂治疗的病人中避免横断食管。在选择性病例中，吻合口可以通过胃底折叠保护起来。

根据肝硬化的严重程度、内脏静脉血栓形成的程度和术前腹水的存在情况，术后腹水的发生率从 3% 到 33% 不等。在术后腹水发生率较高的病例系列报告中，腹水通常在几个月内吸收（Selzner et al，2001）。血管离断术通常不会导致肝功能恶化，肝性脑病一般不会加重。虽然 Child-Pugh C 级的无论接受何种类型的非移植的治疗方式，都可能预后差，发病率高，但不能认为血管离断术是禁忌的，因为当其他治疗方式失败或无法进行时，这是唯一的挽救手段（Qazi et al，2006）（见第 77 章）。

门静脉血栓形成可能与脾切除术后血小板增多或门静脉血流量减少有关（Han et al，2014；Takenaka et al，1990；Zhang et al，2012；Zheng et al，2013），这一结果发生在 5.6% ~ 6.6% 的病人。实际发生率可能更高，因为报告的发生率通常只包括症状

性的病例。术后第一周结束时未能合理解释的发热和腹痛应通过多普勒超声和对比 CT 评估。急性门静脉血栓应抗凝治疗 3~6 个月，并仔细监测。

效果：控制静脉曲张出血

血管离断术是控制静脉曲张出血的有效方法。由于脾切除也是手术的一部分，血管离断术也解决了潜在的脾功能亢进问题。这是在外科医生的技能手段一个有效的方法，能控制出血且没有分流术时伴随的肝功能障碍。总的来说，血管离断术的再出血率为 5% ~ 16%，死亡率为 1% ~ 7%，没有肝性脑病的风险（Battaglia et al，1996；Coelho et al，2014；Liu et al，2013；Hayashi et al，2013；Mercado et al，1999；Raia et al，1994）。

评估血管离断术的最佳方法是确定其控制急性出血和预防再出血的有效性。它对静脉曲张分级降低的影响指示了长期疗效。根据基础病因和肝功能状况，这些有益的效果将转化为这些病人整体生存的改善。

文献报道 95% ~ 100%，即几乎所有病例都能立即控制出血（Sharma et al，2007；Hassab，1967；Inokuchi，1985；Liu，2013；Mathur et al，1997；Sugiura & Futagawa，1984）。尽管最初的手术，如单纯食管横断或单纯脾切除术，并没有获得令人满意的结果，但 Hassab 手术、Sugiura 手术及其改良手术使静脉曲张出血得到了良好的控制，从而减少了出血的复发，提高了生存率。文献报道 Hassab 和 Sugiura 手术的再出血率分别为 6.2% ~ 8.3% 和 1.5% ~ 16%。据报道，与非选择性分流术相比，Hassab 和 Sugiura 手术及其改良手术的好处包括低亡率低，低反复出血率，以及不伴肝性脑病。采用作者报道的手术步骤，文献报道这两种手术方式在急诊手术情况下，对于急性出血和静脉曲张的消退有着良好的控制，有效率分别达 91% 和 97%，（Hassab，1967；Sugiura & Futagawa，1984）。

与 Sugiura 手术不同的是，Hassab 手术只会离断外膜血管，不治疗壁内血管。只有中国文献中报道了一项研究比较了 Hassab 和 Sugiura 手术，发现两者具有相似的手术时间和并发症发生率，但 Sugiura 手术在减少再出血和根除静脉曲张方面更有效（Wen et al，2008）。很多病例系列已报告采用单一腹部切口进行的改良 Sugiura 手术具有相似的结果（Dong et al，2004；Ginsberg et al，1982；HidalgoHuerta et al，1983；Johnson et al,2006;Mercado et al,1993;Orozco et al,1994;Shah et al,1999;Umeyama et al,1983;Yamamoto et al,1976)。

对 Sugiura 手术的两个显著改进是去除食管横断或脾切除术。单独血管离断术与联合食管横断术的比较研究显示了类似的再出血率。食管横断组食管狭窄的发生率较高(Johnson et al,2006;Zhang et al,2014)。在一项随机对照试验(RCT)中,将脾切除术与不进行脾切除术组进行比较,两者在再出血、手术时间和发病率方面类似。保留脾脏可带来围手术期输血需求的减少和门静脉血栓形成的减少(Orozco et al,1998)。虽然这可能降低绝大多数脾切除术后脓毒症的风险,但不进行脾切除术并不能纠正症状性脾功能亢进,也对进行有效的血管离断术提出了技术挑战。通常,血管离断术中遇到的困难可能是因为巨脾导致的脾切除术,另一种改进包括脾动脉结扎代替脾切除术(Shah et al,1999)。

Zhang 和他的同事(2009)发现食管周围血管离断术联合脾切除术后出现门静脉压力梯度降低,门静脉血流量减少,肝动脉血流量增加,从而导致肝脏储备功能短期改善。其他几项研究也报告说,门脉压力降低是脾切除术带来的一种效果,尽管这种压力下降比任何选择性或非选择性分流手术后都要少得多(Liu,2013)。

根据病例系列里的病人类型,即有无肝功能障碍,生存数字已被不同的病例系列引用。虽然在肝硬化的情况下,生存率是由潜在的肝病决定的,但在正常肝脏的病人中,如在 NCPF 或 EHPVO 中,更有效地评估血管离断术是否成功取决于在急诊情况下控制出血的能力以及在择期和急诊手术下再出血的风险,即影响因再出血或血管离断术相关的并发症率而产生的长期并发症率。

Hassab 手术 5 年生存率从 73% 到 85% 不等,似乎优于比其他血管离断术。然而,这些结果可能归因于血吸虫门静脉高压中保留了一定肝功能。Sugiura 和改良 Sugiura 手术的 5 年生存率约为 70%,并在急诊手术情况下显著降低到约 30%。在肝硬化的背景下,决定生存率的主要因素是肝病的状况。Qazi 和他的同事(2006)发表了一项包含 142 例连续随访病人的结果,这些病人的内镜下硬化剂治疗的非手术治疗方式失败,需要在急诊情况下进行血管离断术。在此研究中,根据手术时的肝功能 Child-Pugh 分级记录了病人 15 年的存活率。作者发现,Child-Pugh A 级病人的生存率为 44%,Child-Pugh B 级病人的生存率为 22.5%,Child-Pugh C 级病人的生存率为 0。在大多数病例系列中,5 年的总生存率从 58% 到 93% 不等(Qazi et al,2006)。即使相比于内镜治疗和TIPS,血管离断术的再出血率较低,(Bosch et al,2003;Harewood et al,2006),血管离断术并不是一种可竞争选择的治疗方式。当其他治疗方式失败或不可行时,血管离断术通常是肝硬化病人的最后手段。

非肝硬化门脉高压症的疗效要好得多。约 10%~15% 的EHPVO 病人没有可分流的静脉或血栓形成的脾、肠系膜-门静脉轴。Mathur 和他的同事(1997)报告了一个具有 68 例(44 例EHPVO,22 例 NCPF)病人的病例系列,血管离断术的手术死亡率为 4%,再出血率为 11%(5% 静脉曲张再出血),食管狭窄率为 15%,平均随访 54 个月的 5 年生存率为 88%。一个墨西哥

的病例系列报告相似的结果,其中 38 例 EHPVO 病人接受了一期或两期 Sugiura 手术(Orozco,1994)。Goyal 和他的同事(2007)报道,22 例 NCPF 病人接受食管胃血管离断术后,再出血率为 10%,平均随访 4 年后总生存率为 95%。

血管离断术对比分流术

与手术分流相比,血管离断术在 RCT 中具有较好的生存率和较少的脑病发生率(Borgonovo et al,1996;DaSilva et al,1986)。另一个 RCT 中则显示再出血较少(Rikkers et al,1997)。在随后的埃及系列中,发现高级别慢性肝炎(Abu-El-magd et al,1993)和非酒精相关慢性肝病(Ezzat et al,1990)病人的血管离断术优于分流术)。在有可分流静脉的情况下,选择性分流术比血管离断术更好。

Zong 和他的同事(2014)对截至 2013 年 12 月的现有研究进行了 Meta 分析,以评估血管离断术和分流术在术后复发出血、术后肝性脑病、腹水、手术死亡率和长期生存率方面的有效性。这项研究包括 1 716 名病人,其中 770 名接受血管离断术,946 名接受分流术。虽然死亡率和整体生存率没有显著差异,但血管离断术组的再发出血率明显高于分流组;血管离断术组的脑病率较低。分流组腹水控制较好。

腹腔镜血管离断术

腹腔镜下包含脾切除的血管离断术(见图 84.5)是一个技术上具有挑战性的手术,这是由于肝功能不良可导致凝血功能障碍以及损伤脾脏包膜或侧枝血管后出现的潜在出血可能。止血工具的出现,如血管夹、单极或双极电凝、超声凝血工具、LigaSure 血管闭合系统和血管吻合器,允许血管离断术在腹腔镜条件下进行(Akahoshi,2014;Cheng et al,2014;Danis et al,2004;Hong et al,2015;Helmy et al,2003;Kitano et al,1994;Manzano,1996;Wang et al,2008 年、2015;Yamamoto et al,2006;Zhao et al,2013)。在困难的情况下可以采用手辅助腹腔镜手术。文献发表的腹腔镜手术病例系列总结在表 84.3。腹腔镜手术与开放手术相比,手术时间较长,但失血和输血较少,术后住院时间较短,并发症发生率较低(表 84.4)(Chen et al,2013;Cheng et al,2014)。一些个人和系统评价已经确定腹腔镜血管离断术是一种安全有效的方法(Akahoshi et al,2014;Chen et al,2013;Jiang et al,2009;Xin et al,2009;Zhe et al,2013;Zheng et al,2015)。

Zheng 和他的同事(2015)最近发表了一项关于腹腔镜食管胃血管离断术(LSED)与开放血管离断术治疗肝硬化和门脉高压的 Meta 分析,包括 8 个已发表的对比试验中的 725 例肝硬化和/或门脉高压病人。LSED 的手术时间较长[加权平均差(WMD)43.23(17.13~69.32);P=0.001]。然而,LSED 与术中失血较少有关[WMD-189.26(-295.71~-82.81);P<0.001],LESD 和更短术后住院时间也相关[WMD-5.41(-7.84~-2.98);P<0.001]。两组并发症发生率相似。这一Meta 分析的结果倾向于将 LSED 作为肝硬化和门脉高压病人的一种安全、微创的替代手术方案。在未来,我们可能会在这一领域看到更多的进步,更多的血管离断术可以通过微创技术进行。

表 84.3　腹腔镜血管离断术系列的结果

作者,年份	数量	手术后发病(率)	死亡率	再出血率	脑病发生率	随访时长/月
Hashizume et al,1998	10	0	0	0	无数据	8~20
Yamamoto et al,2006	7	0	1	0	无数据	无数据
Hong et al,2007	23	5(21.7%)	0	0	无数据	无数据
Wang et al,2008	25	8(32%)	0	0	0	3~60
Jiang et al,2009	28	5(17.9%)	0	0	0	1~34
Zheng et al,2012	24	4(16.7%)	0	0	无数据	0~36
Luo et al,2011	30	3(10%)	0	无数据	无数据	无数据
Wang et al,2012	20	2(10%)	0	0	0	18
Ando et al,2012	6	4(66.7%)	0	无数据	无数据	无数据
Cheng et al,2014	188	78(41.5%)	0	3.7%	1.1%	2~65

表 84.4　腹腔镜和开放血管离断术系列的比较

作者,年份	手术程序	数目	手术时间/min	失血/ml	输血率/%	住院时长/天	并发症发生率/%
Jiang et al,2009	腔镜	26	235±36	200±30	23.1	6.5±2.3	15.4
	开放	26	178±47	420±50	38.5	11.7±4.5	42.3
Luo et al,2011	腔镜	30	232±75	550±350	13.3	6.5±2.5	10
	开放	35	230±98	1 850±177	无数据	12.5±3.0	11.4
Ando et al,2012	腔镜	6	341±94	531±390	0	19.8±8.7	16.7
	开放	33	222±52	778±555	无数据	35.6±16.9	24.2
Zheng et al,2012	腔镜	24	210±61	90±44	无数据	无数据	16.7
	开放	30	190±31	350±157			33.3

结论

　　虽然没有一种单一的外科治疗手段被认为是所有门脉高压静脉曲张出血病例的理想治疗方法,但这些病人的外科治疗方式的选择必须权衡反复出血和肝功能失代偿的风险,同时考虑到病人的血流动力学、基础肝脏疾病和肝功能障碍的严重程度、移植候选人资格、可分流静脉的可用性、当地医学专家的能力和可用的替代治疗策略。当其他治疗手段失败或不可取时,血管离断术是外科医生技能库中一个处理静脉曲张出血这种困难问题的非常有效的工具。

（张必翔 译　张志伟 审）

第85章

门静脉高压性出血：门体分流的地位

Stuart J. Knechtle and John R. Galloway

概述

  门静脉高压症病人出现食管静脉曲张，常继发于肝硬化（见第76章、第79章和第83章）。食管静脉曲张常见于远端食管，合并有胃底静脉曲张。曲张静脉破裂出血所致上消化道大出血致死率极高。针对曲张静脉出血的预防及治疗包括药物、内镜、介入及外科手术等多方面。随着上述治疗方案的技术进步及经验积累，不同治疗手段在门静脉高压性出血中的地位也逐渐明确。本章讨论外科分流手术在治疗食管曲张静脉出血中的地位。但是，理解外科手术所处的地位，需要理解其应用背景。本章首先讨论食管曲张静脉出血的自然病程，随后阐述各种不同的治疗方案。在目前的临床实践中，最好在药物治疗（见第82章）、内镜治疗（见第83章）、经颈静脉肝内门体分流术（transjugular intrahepatic portosystemic shunts, TIPS, 见第87章）及肝移植（见第112章、第116章）的综合背景下选择是否使用外科分流手术。多数病人会序贯接受多种疗法而非单一疗法，本章所列流程图将有助于阐述外科分流手术的应用背景。

食管静脉曲张的自然病程

  食管静脉曲张可以引起难以控制的上消化道大出血。并非所有的曲张静脉都会破裂出血，也并非所有肝硬化或者门静脉高压病人都会发生食管静脉曲张。有些临床研究设有未经医疗干预的对照组，分析此类研究有助于确定食管静脉曲张的自然病程。一项包括819例经过活检或临床证据诊断为肝硬化但没有消化道出血史的病人的研究发现，46%的病人经内镜证实存在食管静脉曲张（PROVA Study Group, 1991）。

  随着时间的推移，曲张静脉可随着病人的生理状况的改变而出现、消失或者发生程度的改变。一项对84例既往无出血史的肝硬化病人进行的系列内镜随访研究发现，在无静脉曲张的病人中，31%在2年后出现了重度静脉曲张，而在轻度静脉曲张的病人中，70%在2年后静脉曲张程度加重（Cales et al, 1990）。Dagradi（1972）研究了酒精对肝硬化病人静脉曲张的影响，发现65%继续饮酒的肝硬化病人的曲张静脉长度增加，而80%戒酒的肝硬化病人曲张静脉长度减少。Baker等（1959）对伴有静脉曲张的肝硬化病人进行内镜随访发现，25%曲张程度减轻，32%曲张静脉消失，21%曲张静脉程度加重。

  长期研究显示，大多数出血发生在确诊静脉曲张后的1~2年内（Baker et al, 1959; Groszmann et al, 1990; Siringo et al, 1994; Triger et al, 1991）。食管曲张静脉破裂出血后，病人1年、2年、3年平均死亡率分别为23%、34%、58%。已知患有食管静脉曲张的病人的死亡原因中，约三分之一是上消化道出血，另一更多的死亡原因则是肝衰竭。肝硬化病人中，直接死于曲张静脉破裂出血的占10%~17%（Baker et al, 1959; Sauerbruch et al, 1988; Triger et al, 1991）。静脉曲张病人中，约有三分之二的上消化道出血为曲张静脉破裂所致（Gebhard, 1998）。食管曲张静脉破裂出血及死亡的高危因素包括：重度静脉曲张、红色征（Dagradi, 1972）、同时伴有胃底静脉曲张（Kleber et al, 1991）、Child-Turcotte-Pugh（CTP）分级、持续饮酒（Dagradi, 1972）及感染（Goulis et al, 1999）。与其他因素相比（见第3章），CTP分级与死亡率相关性更高（Merkel et al, 1989）。

  曲张静脉破裂出血后，病人的再出血率及死亡率均显著升高。研究报道，初次曲张静脉破裂出血后6周内的再出血率为30%［Copenhagen Esophageal Varices Sclerotherapy Project（CEVSP），1984; Graham & Smith, 1981］，1年内的再出血率为60%~75%（Baker et al, 1959; Graham & Smith, 1981）。需要住院治疗的上消化道出血病人中，16%是由食管曲张静脉出血所致（de Franchis et al, 1991）。首次出血后1年内因各种原因所致的死亡率为40%~66%（Burroughs et al, 1989; CEVSP, 1984; Graham & Smith, 1981; Le Moine et al, 1992）。病人首次出血和第二次出血之间的时间间隔越短，其死亡风险越高（Gebhard, 1998）。如果病人在首次曲张静脉出血后存活12周以上，则其再出血及死亡风险则恢复至与从未出血的病人同样的水平（Gebhard, 1998）。

门静脉高压症的药物治疗

预防

  β受体阻断剂在预防曲张静脉破裂出血的有效性已经得到了相关研究的证实（见第82章）。纳多洛尔是一种非选择性β-受体阻断剂，可以阻断β1及β2受体；与无治疗对照组相比，采用纳多洛尔可将病人的出血率由35%±3%降至12%±3%，致死性出血率由18%±3%降至10%±2%。两组间病人的总体死亡率没有显著性差异（Poynard et al, 1991）。该项研究支持预防性使用β受体阻断剂预防首次曲张静脉出血的发生。

  硝酸酯类药物是一种血管扩张剂，通过一氧化氮介导而作用于血管平滑肌。大剂量硝酸甘油可以降低肝硬化病人门静脉压力（Moreau et al，1989）。动物实验显示，硝酸甘油可以使门静脉压力降低 13%，全身血压降低 25%。此类药物降低门静脉压力的效果显著高于降低系统性血压的效果。硝酸酯类药物与 β 受体阻断剂联合使用可用于预防曲张静脉首次出血。

在肝硬化病人中进行的随机对照临床研究（randomized controlled trials，RCT）表明，非选择性 β 受体阻断剂（普萘洛尔或纳多洛尔）治疗组病人的曲张静脉首次出血风险显著低于无治疗对照组病人（Poynard et al，1991）。联合使用单硝酸异山梨酯和 β 受体阻断剂可以进一步降低门静脉压力，并且有三项研究表明，两种药物联用相对于单用 β 受体阻断剂，可以更有效地降低首次曲张静脉出血风险（Garcia-Pagan et al，1990；Villanueva et al，1996；Vorobioff et al，1993）。但是这些研究也报道了病人依从性差的问题，尤其在酗酒的病人中。除此之外，乏力也是 β 受体阻断剂的副作用，更为严重的是，一旦病人发生出血，他们通过心跳加速来代偿失血的能力也将受到影响。

急性曲张静脉破裂出血

经动脉或者静脉注射垂体后叶激素抗利尿激素可以收缩内脏动脉，使门静脉压力下降约 15%（Chojkier et al，1979；Huet et al，1987）。静脉给药安全、方便，成为首选，最佳静脉给药剂量为 0.3~0.4U/min。该药可以同时收缩心脏、肠系膜和脑循环血管，当剂量增至 0.5~0.7U/min 时，上述并发症发生率显著升高。当达到治疗终点时，可以立即停药，不用逐渐减量。一项对照研究表明，使用抗利尿激素的病人中约一半出血停止，但是该结果与无治疗对照组相比无显著性差异（Chojkier et al，1979；Fogel et al，1982）（见第 83 章）。

硝酸甘油常与抗利尿激素联用以减少抗利尿激素收缩全身血管的作用，并可进一步降低门静脉压力。硝酸甘油初始给药剂量为 40μg/min，通过调整剂量使得平均动脉压维持在 65~75mmHg（Gimson et al，1986）。

奥曲肽可以减少出血（D'Amico et al，1995）并增加硬化治疗效果（Besson et al，1995）。生长抑素和奥曲肽是内源性多肽，可以通过降低内脏、肝脏和奇静脉血流发挥作用（Bosch et al，1981）。其与抗利尿激素相比，优势在于不会收缩心脏及脑循环血管。生长抑素和奥曲肽可按照 250μg/h 剂量持续给药，如果出血不止可将剂量增大至 500μg/h。最初的研究表明，在 6 名急性出血病人中使用奥曲肽，均有助于控制急性出血（Thulin et al，1979；Tyden et al，1978）。RCT 研究表明，生长抑素/奥曲肽组、抗利尿激素组这两组与未用药对照组相比，治疗效果类似，表明抗利尿激素与生长抑素具有同等疗效（Burroughs，1996；Burroughs et al，1990；Imperiale et al，1995）。尽管抗利尿激素、生长抑素及特利加压素常用于治疗曲张静脉出血，但是美国食品与药品监督管理局并未批准上述药物的此类适应证。一项前瞻性 RCT 研究显示，针对急性曲张静脉出血病人行内镜治疗后，继续使用特利加压素、生长抑素或奥曲肽的效果类似（Seo et al，2014）。

预防首次出血后再出血

Lebrec 等（1980，1981）证实，普萘洛尔可以显著降低曲张静脉急性出血后的再出血率（见第 82 章）。其作用机制可能为降低心排血量（β1 受体阻断）及增加内脏动脉阻力（β2 受体阻断），进而减少门静脉血流（Lebrec et al，1982）并增加奇静脉系统侧支循环血流（Feu et al，1993）。在美国，β 受体阻断剂并未广泛用于预防曲张静脉出血后再出血，内镜套扎治疗是首选，并且急性出血后使用 β 受体阻断剂并未降低病人死亡率（Pagliaro et al，1989）。一项荟萃分析显示，内镜硬化治疗组再出血风险低于 β 受体阻断剂组，但无统计学差异，同时两组病人死亡率并无差异（D'Amico et al，1995）。一项 RCT 研究表明，单硝酸异山梨酯（80mg/d）联合纳多洛尔（80mg/d）组与内镜硬化治疗组相比，可以有效降低再出血率，并且并发症发生率也显著降低（16% 对 37%）。最近中国台湾地区进行的一项研究表明，内镜套扎治疗控制急性曲张静脉出血后，使用质子泵抑制剂与使用血管收缩药相比，初期止血率与极早期再出血率类似，但质子泵抑制剂组的不良反应发生率较低（Lo et al，2013）。因此在美国，药物治疗在预防再出血中将有可能发挥比目前更大的作用。

曲张静脉出血的内镜治疗

预防

三项荟萃分析研究了预防性硬化治疗在预防首次曲张静脉出血中的作用（Fardy & Laupacis，1994；Pagliaro et al，1989；Van Ruiswyk & Byrd，1992）（见第 82 章和第 83 章）。其中一项研究发现，在曲张静脉旁注射硬化剂聚桂醇可以降低病人死亡率（Fardy & Laupacis，1994）。另外两项研究则发现，预防性硬化治疗并不能降低出血率及死亡率，因此，硬化治疗不适用于此类预防性治疗（D'Amico et al，1995；Pagliaro et al，1989；Van Ruiswyk & Byrd，1992）。最大型的预防性硬化治疗研究是退伍军人事务部（Veterans Affairs，VA）协作试验。该试验包括 281 名病人，但由于硬化治疗组死亡率过高，该试验提前终止（VA Cooperative Variceal Sclerotherapy Group[CVSG]，1991）。硬化治疗可以预防曲张静脉出血，但其所致溃疡则会继发出血。该研究有效地阻止了预防性硬化治疗在美国的应用。

急性曲张静脉出血

以往作为曲张静脉出血主要治疗方式的急诊外科分流手术，并不能提高病人生存率，只是将病人的死亡原因由出血换成了肝衰竭。内镜下曲张静脉硬化剂注射治疗是一种创伤更小的治疗（见第 83 章）。1980 年，King 大学医院进行的一项包括 107 名病人的前瞻性随机试验表明，51 名接受硬化治疗的病人中 57% 出血得到了控制，而 56 名接受药物治疗的病人中仅有 25% 出血得到了控制（MacDougall et al，1982）。2 年后，对上述病人进行的一项随访研究发现，硬化治疗组病人生存率显著高于使用输血、抗利尿激素及必要时采用三腔二囊管的对照组病人（图 85.1）。

分析该项研究及其后续研究时需注意，该研究的受试者中，不嗜酒病人多于嗜酒病人（60 例对 47 例），并且多数受试者肝功能相对较好（CTP 分级 A 级或 B 级 74 例；C 级 33 例）。在曲张静脉出血相关的所有研究中，CTP 分级 C 级或者嗜酒病人越多，硬化治疗的优势也越难以显现。这类病人的主要死亡

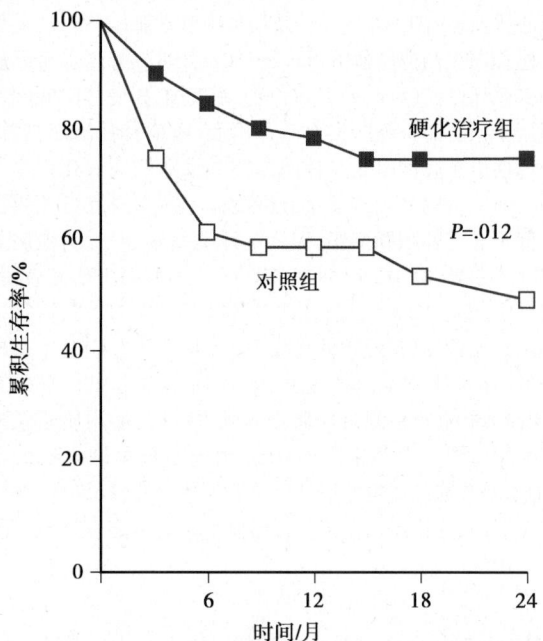

图 85.1　硬化治疗对肝硬化病人生存率的影响：国王学院医院及医学院试验。图中显示了硬化治疗组病人（$n=51$）及对照组病人（$n=56$）的累积生存率。对照组病人接受标准药物治疗，包括输血、抗利尿激素及必要时采用三腔二囊管（From MacDougall BR, et al: Increased longterm survival in variceal haemorrhage using injection sclerotherapy: results of a controlled trial. Lancet 1: 124-127, 1982.）

原因为肝功能衰竭而非出血（Block & Reichelderfer, 1998）（见第 79 章）。VA 协作试验表明，使用硬化剂注射治疗急性出血，并未降低病人长期生存率（CVSG, 1994）。

硬化治疗可以有效控制急性曲张静脉出血（Gregory, 1990; Westaby et al, 1989）。对 20 项比较急诊硬化治疗与其他治疗的研究进行的荟萃分析发现，硬化治疗更具优越性，其成功率可达 71% ~ 100%，但其并发症发生率较高（18%），2.7% 的病人直接死于硬化治疗（D'Amico et al, 1995）。

内镜下曲张静脉套扎治疗（endoscopic variceal ligation, EVL）可降低食管溃疡及穿孔风险，已逐渐成为硬化治疗的替代治疗手段。7 项前瞻性 RCT 研究对两者进行了比较（Gimson et al, 1993; Hashizume et al, 1993; Hou et al, 1995; Laine et al, 1993; Lo et al, 1997; Stiegmann et al, 1992）。所有的研究中，两者控制活动性出血的疗效相当，但 EVL 组并发症发生率显著降低。EVL 组病人未发生食管狭窄，而硬化治疗组食管狭窄发生率为 5% ~ 33%。连发套扎装置可在避免反复进出内镜的同时完成多次套扎，逐渐成为首选的内镜治疗（Laine, 1997）。

预防再出血

尽管 EVL 可以有效控制急性曲张静脉出血，但是依然无法有效控制再出血，多项研究显示病人的中期（2~5 年）生存率没有提高。分析这些研究结果时，酗酒是导致结论混乱的一个混杂变量。VA 协作试验中，戒酒 6 个月、CTP 分级及天冬氨酸氨基转移酶水平均是预测生存率的独立因素（CVSG, 1994）。针对比较硬化治疗与药物治疗的荟萃分析发现，硬化治疗可以有效预防再出血，有时还能改善病人生存（D'Amico et al,

1995; Infante-Rivard et al, 1989）。与硬化治疗相比，EVL 组病人再出血率显著下降（Gimson et al, 1993; Hou et al, 2004; Lo et al, 1997），死亡率也显著降低（Lo et al, 1997; Stiegmann et al, 1992）。由此可见，EVL 在预防再出血方面至少与硬化治疗同样有效。

曲张静脉出血后预防性使用抗生素治疗可以降低再出血风险，并建议在出现感染的症状和体征之前使用。建议每天使用头孢曲松 1g，连用 7 天，或每天口服诺氟沙星 400mg，连用 7 天（Herrera, 2014）。

经颈静脉肝内门体分流术

早在 20 世纪 90 年代，经颈静脉肝内门体分流术（TIPS）就已经被用于治疗门静脉高压症，其治疗曲张静脉出血的适应证范围也在扩大（LaBerge et al, 1992; McCormick et al, 1994）。TIPS 常用于择期治疗而非急诊治疗。尽管 TIPS 止血效果快速有效，但其总体死亡率偏高（Smith & Graham, 1982）。病人死因多为多器官功能衰竭、进展性肝衰竭或败血症以及弥漫性血管内凝血，表明 TIPS 多用于终末期肝病病人。TIPS 的并发症常与病人本身存在的肝硬化及并存疾病有关。除治疗曲张静脉出血之外，TIPS 可以有效减少病人的腹水（Crenshaw et al, 1996; Martin et al, 1993b），因为其具有非选择性门腔侧侧分流的功能。与所有外科分流手术不同，TIPS 建立了门静脉与肝上下腔静脉的分流通道（图 85.2）。

TIPS 是由放射科医生发展起来的一种微创疗法，即在荧光透视下将一个不可压缩支架放置于门静脉（portal vein, PV）与肝静脉之间。成功的 TIPS 可以降低门静脉压力，即使病重的病人也可以耐受。其并发症包括门体分流所致的脑病，分流道狭窄及堵塞，无法放置 TIPS，以及肝被膜破裂所致腹腔出血。据报道 TIPS 术后 30 天死亡率为 20%，但其中半数病人并非死于 TIPS 操作本身（Darcy et al, 1993）。CTP 分级 C 级肝硬化病人 TIPS 术后 30 天死亡率为 67%（Martin et al, 1993a, 1993b），

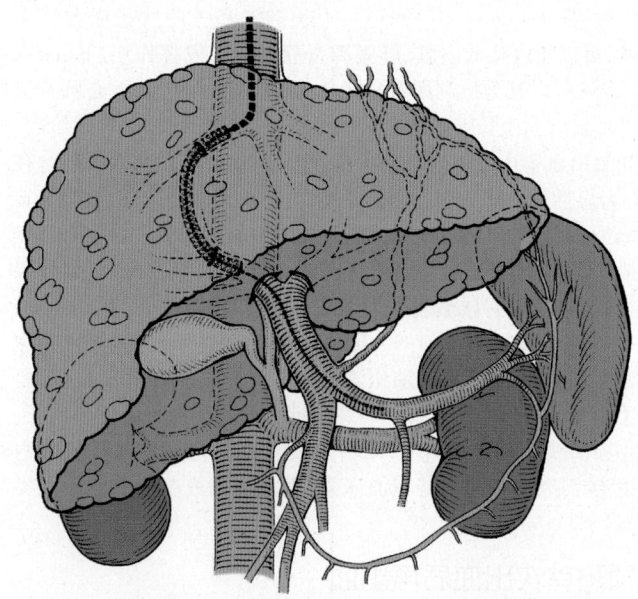

图 85.2　经颈静脉肝内门体分流术使用钛支架在门静脉与肝静脉之间建立了一条肝内门体分流通路

而在 100 位低风险病人中，TIPS 术后 30 天死亡率为 5.3%（Richter et al，1994）。

TIPS 术后 3~6 个月的初始通畅率，即 TIPS 支架通畅无需介入手段调整，为 46%~85%（Richter et al，1994；Sterling & Darcy，1995），TIPS 术后 1 年的初始通畅率为 27%~57%（Haskal et al，1994；Sterling & Darcy 1995）。初始辅助通畅率，即通过介入手段调整后支架保持通畅，据报道为 85%（Haskal et al，1994）。LaBerge 等（1995）报道，90 例病人 TIPS 术后 2 年内支架狭窄或堵塞率为 47%。

新型聚四氟乙烯（polytetrafluoroethylene，PTFE）覆膜支架发生分流道异常及需要介入手段再调整率低，治疗效果较好（Bureau et al，2007）。如果 TIPS 术后超声提示分流道狭窄或血栓形成，可通过反复球囊扩张、重置支架或取栓术使分流道再通。TIPS 术后 1 个月和 6 个月常规行彩色多普勒超声检查，评估是否有管腔狭窄及血流速度增加，若出现上述两种情况则提示分流道内血栓形成。TIPS 术后分流道狭窄或堵塞率高于病人症状复发率，这是因为一部分分流道堵塞病人没有出现症状。但是，TIPS 术后分流道狭窄或堵塞病人的曲张静脉再出血率约为 50%。包括 100 例行 TIPS 病人的多中心研究表明，TIPS 术后 6 个月再出血率为 16%，其中 5 名病人不是由曲张静脉所致。与之类似，LaBerge 等（1995）对 90 例 TIPS 病人的研究发现，术后 2 年的曲张静脉再出血率为 32%。

经颈静脉肝内门体分流术预防出血

目前缺少 TIPS 用于预防首次曲张静脉出血疗效的研究。TIPS 常用于治疗等待肝移植病人的难治性腹水，但仅作为肝移植前的一种桥接治疗。尽管算不上真正的 TIPS 用于预防出血的研究，但是这些病人的出血风险较低。

急性曲张静脉出血与经颈静脉肝内门体分流术

TIPS 可以有效控制药物及内镜套扎治疗无效的急性曲张静脉出血（见第 83 章）。Barton 等（1995）发现 TIPS 控制急性曲张静脉出血的有效率为 91%，Helton 等（1993）则报道在 23 例病人中有 17 例有效，有效率为 74%。Encarnacion 等（1995）分析了 65 例硬化治疗无效或因反复大出血无法行硬化治疗的急性曲张静脉出血病人行 TIPS 的治疗效果，其中 26 例病人在行 TIPS 术前出血已停止，另 39 例未停止。所有 65 例病人中有 64 例成功行 TIPS 治疗，并且均在术后 3 天内出血停止。TIPS 术前出血停止的病人术后 30 天内生存率为 96%，而行 TIPS 治疗时仍有活动性出血的病人生存率仅为 69%。生存率还与 CTP 分级有关，A 级（n=2）和 B 级（n=32）病人术后 30 天生存率为 91%，而 C 级（n=31）病人仅为 71%。

当作为治疗急性曲张静脉出血的初始治疗时，TIPS 可以降低高危病人的治疗失败率和死亡率。Monescillo 等（2004）报道，将肝静脉压力梯度（hepatic venous pressure gradient，HVPG）大于 20mmHg 的高危病人随机分成 TIPS 治疗组（n=26）和非 TIPS 治疗组（n=26），非 TIPS 治疗组病人的输血量较多（P=0.002），重症监护病房入住率及治疗失败率较高，生存率较低（P<0.05）。非 TIPS 治疗组使用的治疗手段包括 β 受体阻断

剂，曲张静脉套扎或硬化治疗。一项比较 PTFE 覆膜支架与裸支架效果的 RCT 研究发现，PTFE 覆膜支架组的治疗失败率可以降低 39%。目前覆膜支架更受欢迎。

经颈静脉肝内门体分流术预防再出血

TIPS 已经被广泛用于预防曲张静脉再出血。TIPS 术后再出血率在不同研究中结果类似，其术后 1 年再出血率约为 25%。除了 Rossle 进行的研究（1994）之外，其他研究报道 TIPS 术后 30 天死亡率为 14%~16%。TIPS 术后 30 天内病人死亡的主要原因是多器官功能衰竭，而 30 天后的主要死亡原因则是进展性肝衰竭。由于 TIPS 是一种非选择性分流，术后脑病发生率较高，可达 25%。但这对大多数病人并无大碍，因其症状可通过乳果糖、新霉素或利福昔明，以及低蛋白低氨饮食控制。

TIPS 术后再出血多由于分流道狭窄或血栓形成所致。超声检查可以发现无症状的分流道狭窄或血栓形成病人。TIPS 术后 1 年初始通畅率为 40%~67%，通过调整支架可以上升至 79%~88%（辅助初始通畅率）。TIPS 术后 1 年经过取栓或调整后的二次通畅率为 95%~100%（Fillmore et al，1996；LaBerge et al，1995；Rossle et al，1994）。

在其问世后很短时间内，TIPS 就给曲张静脉出血的治疗带来了革命性的变化。除了可以预防曲张静脉出血，TIPS 既可以改善病人总体肝功能，又可作为肝移植术前有效的桥接治疗（Abouljoud et al，1995；Menegaux et al，1994；Millis et al，1995；Odorico，1998）。有人认为 TIPS 可以减少肝移植的手术时间及出血量，但缺少相关支持性数据。尽管如此，TIPS 可以有效预防再出血（D'Amico et al，1995；Ring et al，1992）。

有人比较了 TIPS 与内镜治疗预防再出血的长期效果。对 11 个随机试验进行的荟萃分析发现，TIPS 组再出血率（19%）低于内镜治疗组（47%），TIPS 组脑病发生率较高（34%），TIPS 的总体失败率为 50%（Papatheodoridis et al，1999）。

最近 TIPS 治疗推荐的最大改变是推荐使用膨体 PTFE（expanded PTFE，e-PTFE）覆膜支架。这一推荐基于此类支架术后需要介入调整率低以及覆膜支架疗效较好（Angermayr et al，2003）。尽管 TIPS 增加肝性脑病发生率，但预防性使用不可吸收的二糖或抗生素并不降低肝性脑病发生率，因此不建议使用（Riggio et al，2005）。

也有人比较了 TIPS 与分流手术的疗效。远端脾肾分流术的再出血率、肝性脑病发生率及分流道血栓发生率均低于 TIPS，而 TIPS 术后腹水发生率较低（Khaitiyar et al，2000）。一项在 CTP 分级为 A 级或 B 级肝硬化病人中进行的多中心、随机试验比较了 TIPS 与远端脾肾分流的疗效（Henderson et al，2004）。初步分析结果表明，两组间的曲张静脉再出血率，分流道堵塞率及生存率无显著差异。但是 TIPS 组中 80% 的病人需要再次介入治疗以保持分流道通畅，并且术后需要密切随访。

TIPS 也和小口径搭桥分流手术进行了比较。一项对照研究发现，TIPS 组分流道堵塞率、肝衰竭所致死亡率及需要进行肝移植的病人比率均较高（Rosemurgy et al，2000）。针对上述

病人继续进行 10 年随访研究发现,在 CTP 分级为 A 级或 B 级,以及终末期肝病模型(Model for End-Stage Liver Disease, MELD)评分小于 13 分的病人中,小口径架桥分流手术在分流道堵塞率及死亡率方面均优于 TIPS(Rosemurgy et al,2000)。现有资料支持的 TIPS 适应证为:①曲张静脉出血经内镜硬化治疗或套扎治疗后仍持续出血;②等待肝移植过程中预防再出血或治疗腹水;③因预计生存期短而无法行分流手术或肝移植,但需要预防再出血。

球囊阻断逆行经静脉栓塞术可作为 TIPS 的替代疗法治疗胃底静脉曲张,短期内有类似的疗效(Sabri,2014)(见第 30 章)。

经颈静脉肝内门体分流术治疗布-加综合征

考虑到 PTFE 覆膜支架较好的通畅率,一项包括 221 例布-加(Budd-Chiari)综合征病人的研究中,对其中 133 例抗凝治疗无效的病人使用 TIPS 治疗的疗效进行了评估(Garcia-Pagan et al,2008)。TIPS 目前被推荐用于抗凝治疗反应不佳的布-加综合征病人(见第 88 章)。

经颈静脉肝内门体分流术治疗腹水

TIPS 可以有效减少利尿剂治疗无效病人的腹水(见第 81 章)。Salerno 等(2004)报道了一项比较 TIPS(n=33)与腹腔穿刺放腹水加输注白蛋白(n=33)在 CTP 分级 B 级和 C 级肝硬化病人中疗效的多中心 RCT 研究。TIPS 组未行肝移植病人的生存率较高(P=0.021)(图 85.3)。多因素分析表明,较高的 MELD 评分及腹腔穿刺放腹水治疗均是预测病人死亡的独立危险因素。尽管 TIPS 组病人更易发生脑病,但是腹腔穿刺放腹水组治疗失败率更高(Salerno et al,2004)。

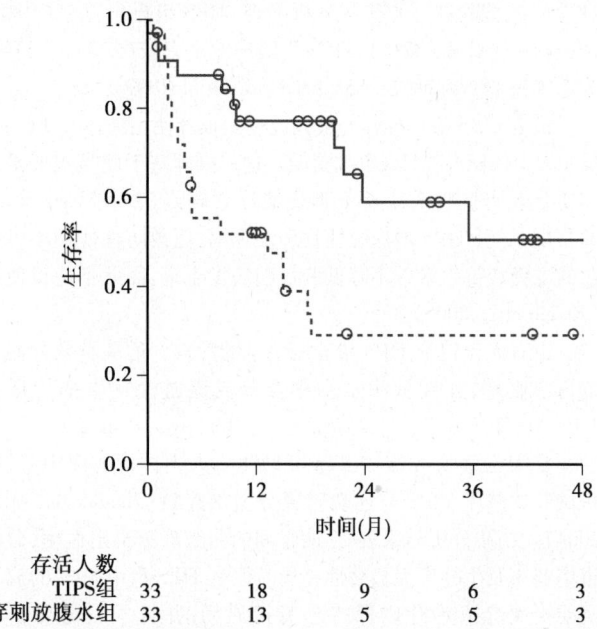

存活人数				
TIPS组	33	18	9	6	3
穿刺放腹水组	33	13	5	5	3

图 85.3　未行肝移植的病人分为 TIPS 组(实线)与腹腔穿刺放腹水加输注白蛋白组(虚线),比较两组病人生存率。TIPS 组病人生存率较高(P=0.021)(From Salerno F,et al:Randomized controlled study of TIPS versus paracentesis plus albumin in cirrhosis with severe ascites. Hepatology 40:629-635,2004.)

外科分流手术治疗食管曲张静脉破裂出血

预防性手术

针对预防曲张静脉出血的早期研究比较了门腔分流手术与药物治疗的疗效。外科手术尽管可以有效预防出血,但是由于术后肝衰竭所致死亡率显著升高,其并没有显著提高病人生存率(Grace,1992)(见第 79 章)。由于静脉曲张病人中仅有三分之一最终会出血,外科分流手术并不是一个合理的预防手段,因此也不推荐施行(见第 86 章)。

Inokuchi(1984)进行了一项包括 112 例门静脉高压症及食管静脉曲张病人的前瞻性、对照试验,以评价预防性手术的效果,结果发现药物治疗组出血率为 19.2%,而手术组则为 0%。经过 2 年的随访,两组病人的总体生存率无显著性差异,预防性手术可以有效预防食管曲张静脉破裂出血,且并不增加病人死亡率。这是仅有的一项支持进行预防性手术的研究,但需要注意的是,本研究中大多数受试者是肝后性肝硬化且肝功能较好。

急性曲张静脉出血

在美国大多数医疗中心,内镜治疗是食管曲张静脉出血的首选方案。但 Orloff 等(2014)报道的系列研究则是一个例外,其使用门腔分流手术作为首选方案并取得了极好的疗效。在其他大多数医学中心,内镜套扎治疗失败的病人则会考虑行 TIPS 或外科分流手术。急诊分流手术相对于硬化治疗的止血效果更有效,但两种疗法的总体生存率相当(Cello et al,1987; D'Amico et al,1995)。

尽管非手术疗法有助于初步控制食管曲张静脉出血,但如果这些疗法失败,则必须考虑行急诊外科手术(Rikkers & Jin, 1994)。急诊外科分流手术可以迅速使门静脉压力恢复正常并有效控制曲张静脉出血,但是急诊手术死亡率可达 20%~55%(Cello et al,1987;D'Amico et al,1995)。肝功能失代偿及急性出血时的并发症是病人行急诊分流手术后死亡的高危因素。手术效果与 CTP 分级(见第 3 章)相关,而与分流手术式无关。急诊分流手术后病人的主要死亡原因是肝衰竭和脑病。

如何选择急诊分流手术的术式?门腔分流术(见第 86 章)操作简便,降低门静脉压力效果明确,是急诊分流手术常用术式。门腔端侧分流术疗效确切,但对合并腹水的病人则推荐门腔侧侧分流术,以达到同时减少腹水的目的。Orloff 等(2014)进行的系列研究证明了急诊门腔分流手术的有效性。其他功能性侧侧分流术式如肠腔分流术、近端脾肾分流术(见第 86 章),也可有效降低门静脉压力并控制食管曲张静脉出血,并同时有效减少腹水。与门腔分流术不同,上述分流术式不用解剖肝门,不会增加未来行肝移植的手术难度。在合适的病人中,如其脾静脉粗大且通畅,无腹水或腹水可通过药物治疗控制,也可行急诊远端脾肾分流术控制曲张静脉出血(Rikkers & Jin, 1995)。

预防首次出血控制后再出血

考虑到急诊外科分流手术的种种弊端,其主要优势在于预防曲张静脉再出血。鉴于曲张静脉出血的自然病程，病人一旦发生出血，其再出血的风险极高，需要在控制急性出血后采用确切有效的治疗手段预防再出血。在合适的病人中，外科分流手术可以降低再出血风险，维持肝功能稳定，并避免反复的内镜治疗。

一项随机临床研究比较了 TIPS 与外科分流手术预防药物治疗效果不佳病人再出血的疗效（Henderson et al，2006）。两组病人再出血率［远端脾肾分流组（distal splenorenal shunt，DSRS）5.5%，TIPS 组 10.5%，P 值无显著性差异］、脑病发生率及生存率无显著性差异。尽管使用裸支架，TIPS 组病人常需行更多的介入治疗。TIPS 组相对于 DSRS 组在术后 1 年更为经济有效（Boyer et al，2008）。两种疗法预防曲张静脉再出血的有效性相当。

根据门静脉血流分流方式的不同，如完全分流、部分分流或区域性分流，将分流手术分为三类，即非选择性分流、部分分流及选择性分流。与非选择性分流不同，选择性分流与部分分流手术的目的在于预防曲张静脉出血的同时，尽可能维持门静脉向肝血流灌注并降低进展性肝衰竭及脑病的风险。

非选择性分流手术概况

在犬中进行的门腔端侧分流手术是首例实验性分流手术（Komstantinov，1997）。这是非选择性分流手术的原型。后续进行的多项 RCT 研究比较了其与药物治疗对门静脉高压症及相关并发症的疗效（Rikkers et al，1992）。图 85.4 总结了四项对照试验的数据，比较了门腔分流手术组与药物治疗组病人生存率的差异。尽管这四项试验均存在有益于药物治疗组的偏倚（因为药物治疗失败的病人均转而进入外科分流手术组），但

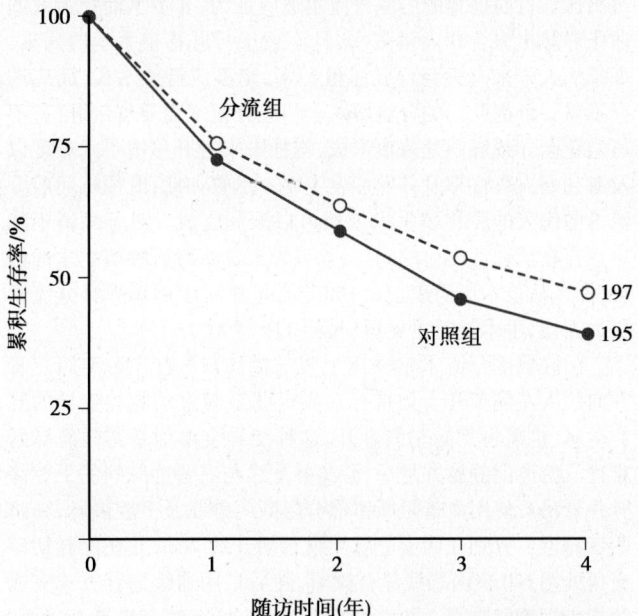

图 85.4　比较门腔分流术与传统药物治疗的四项对照研究的累积生存率数据（Courtesy H. O. Conn from Yale Medical School，New Haven，CT；from Boyer TD：Portal hypertension and its complications：bleeding esophageal varices，ascites，and spontaneous bacterial peritonitis. In Zakim D，Boyer TD［eds］：Hepatology：a textbook of liver disease. Philadelphia，1982，Saunders，pp 464-499. ）

是分流手术组病人并无明显生存优势。分流手术组病人止血效果确切有效，而 70% 的药物治疗组病人发生再出血。分流手术组病人脑病发生率为 20% ~ 40%。

一项比较门腔端侧分流手术与门腔侧侧分流手术的对照研究并未发现两者间的显著性临床差异（Resnick et al，1974）。另一项随机研究比较了肠腔架桥分流术这一非选择性分流术式，与直接门腔侧侧分流术的临床效果和血流动力学差异，同样无显著性差异，但肠腔架桥分流术后人工血管血栓发生率较高（Stipa et al，1981）。尽管如此，肠腔分流术避免解剖肝门，有助于未来行肝移植手术。另一种选择是行中央或近端脾肾分流术联合脾切除术。现阶段非选择性分流手术指征为：曲张静脉出血急诊分流手术，伴有严重腹水的择期分流手术，以及布-加综合征。在一些不适合行选择性分流手术的病人中，当出现内镜治疗及 TIPS 无法控制的出血时，非选择性分流手术可作为肝移植术前的桥接治疗。

布-加综合征（见第 88 章）合并腹水、腹痛及门静脉高压症是门腔侧侧分流手术的适应证。由于该病病人的门静脉是主要流出道，因此选用该术式最为合适。如果该病暴发性加重或因肝静脉长期阻塞导致肝硬化，肝移植则是最合适的治疗手段。如果无法行肝移植，门腔侧侧分流手术也是一种理想的术式。主要肝静脉堵塞后，肝尾叶因直接与腔静脉相通而代偿性增生肥大，这也是肝脏血流的主要流出道。增生的肝尾叶延伸至门静脉与下腔静脉之间，占据了行侧侧吻合的空间，增加了门腔侧侧分流手术的技术难度。这种情况下，肠腔分流术在技术上更为合适。

如果布-加综合征病人的肝脏段下腔静脉阻塞，肝下下腔静脉则会与奇静脉形成侧支循环。门静脉血流可通过上述侧支循环进入下腔静脉而形成自发的肠腔分流，对于这类病人无需行肠系膜上静脉-右心房分流术。尽管肠系膜上静脉-右心房分流术可以绕过下腔静脉闭塞段，但该术式分流道长，通畅率低，效果不佳。对潜在高凝状态的准确诊断及治疗是布-加综合征成功治疗的关键。在有经验的中心，TIPS 有时也用于治疗布-加综合征。无论是在分流手术还是 TIPS 治疗病人中，抗凝治疗均是预防分流道血栓栓塞的关键。

远端脾肾分流术概况

Warren 等（1967）首先提出了远端脾肾分流术（见第 86 章），此术式可以在降低食管曲张静脉压力的同时维持门静脉向肝血流灌注。该术式中，远端脾静脉与左肾静脉吻合，同时结扎连接肠系膜上静脉与脾胃静脉区域的侧支血管如冠状静脉和胃网膜静脉（图 85.5）。该术式将门静脉系统血流分为两部分，即高压的肠系膜上静脉系统维持肝血流灌注，而低压的胃脾静脉系统避免曲张静脉出血（Knechtle，1998）。

严重腹水是远端脾肾分流术的禁忌证，因为该术式在解剖左肾静脉时会切断一些淋巴管，并且肝窦压力仍会持续升高。对于这些病人，该术式反而会加重腹水。Warren 声称该术式相对于非选择性分流术，可更有效地维持肝功能，但这一结论存在争议。对照研究发现，远端脾肾分流术后门体静脉分流所致脑病发生率降低。Henderson 等（1983）发现，非酒精性肝硬化及非肝硬化所致门静脉高压症病人行该手术后大多数可以维持门静脉向肝血流灌注，而酒精性肝硬化病人尤其是继续酗酒

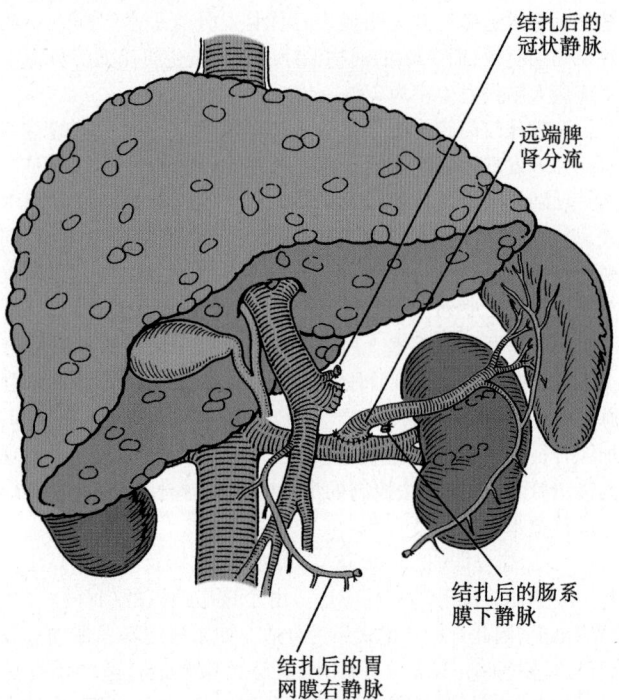

图85.5 远端脾肾分流术需要结扎冠状静脉。脾静脉内血液回流至左肾静脉。胃网膜右静脉同时被结扎切断(From Knechtle SJ: Surgical shunts for portal hypertension. In Knechtle SJ[ed]: Portal hypertension:a multidisciplinary approach to current clinical management. Armonk,NY,1998,Futura,pp 175-202.)

的病人,门静脉血流会很快通过侧支流入分流道。不结扎冠状静脉会引起早期门静脉向肝血流灌注减少。

尽管手术切断了肠系膜上静脉系统与脾胃静脉系统间的侧支,但是侧支还会通过胰腺虹吸作用再次逐渐形成。加做脾胰断流术可完善远端脾肾分流术的选择性,尤其对于酒精性肝硬化病人。然而,脾胰断流术需要完全结扎并切断脾胰间的交通静脉,并将脾静脉与纤维化的胰腺分离,技术要求高,出血多,但其临床获益并未明确。

内脏血管造影或计算机断层扫描(computed tomography, CT)血管造影是分流术前的必行检查,尤其是对于拟行远端脾肾分流术的病人。远端脾肾分流术要求病人脾静脉通畅,且直径至少7mm。脾切除术后或脾静脉血栓病人不适宜行该术式。

Jin 和 Rikkers(1991)分析了7项比较远端脾肾分流术与非选择性分流术的对照试验,其中6项试验评估了上述术式在酒精性肝硬化病人中的疗效。所有试验均表明两种术式生存获益相当。7项试验中有4项显示选择性分流术后脑病发生率较低,而其他3项则显示两组间无显著性差异。两组病人术后再出血率无显著性差异,但是有一项研究显示远端脾肾分流术后再出血率较高。

与内镜治疗相比,远端脾肾分流术后再出血率低,但维持门静脉向肝血流灌注较差。两组病人脑病发生率相当(Henderson et al,1990;Rikkers et al,1993)。上述研究表明,硬化治疗可以有效控制首次出血,但是若硬化治疗失败则应立即行手术治疗。医疗条件落后而无法行内镜治疗,也是外科手术指征之一。上述病人从初次选择性分流手术中的获益高于长期内镜治疗,因为其无需多次去医疗中心就诊。

部分分流术

部分分流术是由 Sarfeh 等(1986)首先提出的,其目的是在保留门静脉向肝血流灌注的同时降低曲张静脉压力。该术式需要在门静脉和下腔静脉之间搭建一个直径 8~10mm 的 PTFE 人工血管。一项前瞻性随机研究比较了门腔静脉架桥部分分流术(人工血管直径 8mm)与门腔静脉架桥非选择性分流术(人工血管直径 16mm)的疗效,结果发现部分分流术后脑病发生率较低,但两组病人生存率无显著性差异(Sarfeh & Rypins, 1994)。Rosemurgy 等(2007)报道了一项包括 170 例 18 岁以上病人的最大宗部分分流手术系列分析。该研究对内镜下曲张血管消融治疗无效的病人(56% 为酒精性肝病病人,44% 为非酒精性肝病病人)进行了小口径"H"型架桥分流,上述病人中 CTP 分级为 A 或 B 级的占38%,C 级占 62%。分流术后曲张静脉出血极为罕见(2%)。病人实际生存时间优于根据 MELD 评分预估的生存时间,但是并不与肝脏储备功能相一致。小口径"H"型架桥分流适用于无法或不适合行肝移植的病人(Rosemurgy et al,2007)。

分流手术术式:技术特点

门腔分流术

非选择性门腔分流术包括侧侧分流、端侧分流以及使用人工血管架桥获得功能性侧侧分流等(见第 86 章)。侧侧分流不仅可通过降低肝窦内的压力而减少腹水,还可以降低门静脉压力梯度。该术式也可以有效降低曲张静脉压力,预防曲张静脉再出血。目前推荐的门腔分流术适应证为:非手术治疗无效的曲张静脉出血合并大量腹水,且不适于行肝移植手术的病人。如果病人未来有机会行肝移植手术,则不应行该术式,而应选择不需要解剖肝门的分流术式。门腔分流术需要解剖肝门,不可避免会导致肝门处瘢痕形成,增加未来行肝移植手术难度以及潜在病人死亡率及并发症发生率。尽管如此,既往行门腔分流术的病人的肝移植手术依然可以顺利完成。对于病情不稳定且存在活动性出血的病人,如果未来没有行肝移植手术的机会,那么从技术层面来说,门腔分流术相对于远端脾肾分流术更为简便,手术耗时也更短(见第 116 章)。

门腔侧侧分流术常采用上腹部横切口。首先游离胆总管并向病人左侧牵开。如果存在发自肠系膜上动脉的变异的肝右动脉,也需将其向左侧牵开,这种变异会增加暴露门静脉的难度。游离门静脉并悬吊,游离肝下缘与右肾静脉间的下腔静脉并悬吊。使用血管阻断钳部分阻断门静脉及下腔静脉,并将两者靠近。分别在两支静脉上纵行切开约 2cm,并在静脉切口交角处用 6-0 聚丙烯线缝合收紧,随后采用连续缝合方式完成两支血管侧壁吻合。松开血管阻断钳,检查吻合口是否出血。图 85.6 即为吻合完成后的示意图。

肠腔分流术(见第 86 章)

肠腔分流术既可作为等待肝移植的长期桥接治疗,也可用于内镜及 TIPS 治疗失败的出血病人,疗效确切(见第 86 章)。尽管 PTFE 或涤纶人工血管常用于肠系膜上静脉与下腔静脉

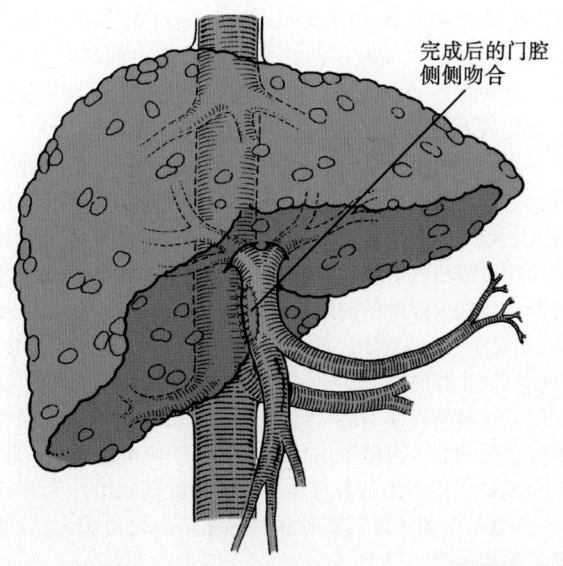

完成后的门腔
侧侧吻合

图 85.6　吻合完成后，门静脉压力恢复正常，并使离肝血流自分流道回流（From Knechtle SJ：Surgical shunts for portal hypertension. In Knechtle SJ［ed］：Portal hypertension：a multidisciplinary approach to current clinical management. Armonk，NY，1998，Futura，pp 175-202.）

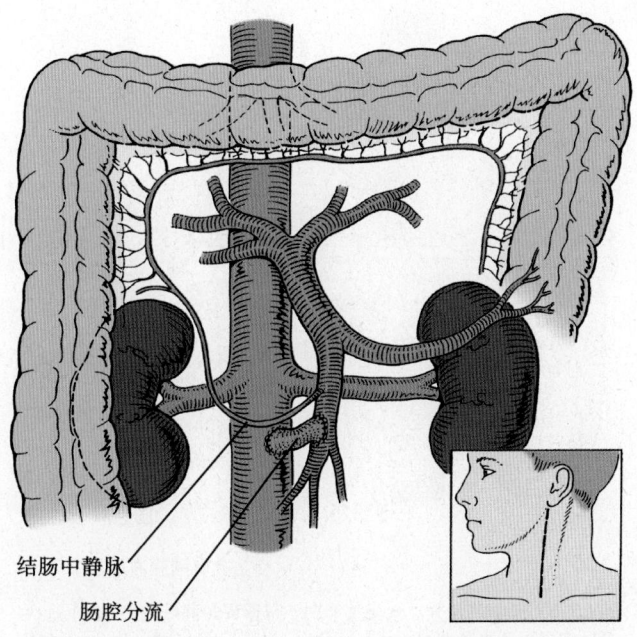

结肠中静脉

肠腔分流

图 85.7　左侧颈静脉为肠腔静脉分流提供了理想的自体内膜化静脉移植物，获取左侧颈静脉的切口如小插图所示。可以切取从锁骨至下颌角之间的颈静脉段。该段静脉的近端吻合至肠系膜上静脉。使用 8～10cm 长的移植物血管完成肠腔分流后，可将肠系膜上静脉血流分流至腔静脉以降低其内压力（From Knechtle SJ：Surgical shunts for portal hypertension. In Knechtle SJ［ed］：Portal Hypertension：a multidisciplinary approach to current clinical management. Armonk，NY，1998，Futura，pp 175-202.）

间架桥，笔者也曾使用病人自体颈内静脉作为架桥血管。自体血管远期通畅率高于人工血管，因此更受推崇。笔者行病人一侧颈内静脉切除术时均未发生并发症，且将其作为架桥分流道时，其内均无血栓形成。该分流术式技术简单，并且手术操作区域远离肝门，有助于未来行肝移植手术。

　　肠腔分流术常采用上腹部横切口。向上牵拉横结肠，即可找到汇入肠系膜上静脉的结肠中静脉。肠系膜上静脉在肠系膜上动脉的右前方。分离覆盖的腹膜及脂肪后，可游离出一段长 2～3cm 且无其他分支的肠系膜上静脉，并将其用阻断带悬吊。解剖右结肠系膜以显露下腔静脉，最好在十二指肠下方显露下腔静脉，避免十二指肠干扰分流道。随后用阻断带悬吊下腔静脉。必须在肠系膜上静脉与下腔静脉间直接建立分流道，不能使分流道包绕十二指肠。

　　当使用颈内静脉作为架桥血管时，常选用左侧颈内静脉，因其较右侧稍长（图 85.7）。沿胸锁乳突肌前缘做一类似于颈动脉内膜剥脱术的切口。分离颈阔肌，显露颈静脉。双重结扎并切断颈静脉分支，显露锁骨至乳突间的一段颈静脉。用丝线分别结扎该段颈静脉的远、近端，随后将其切除并置于无菌生理盐水中备用。随后缝合颈部切口，使用 6-0 聚丙烯缝线连续缝合方式，将颈静脉移植物近端与肠系膜上静脉行端侧吻合（图 85.7）。同法吻合移植物远端与下腔静脉。吻合时采用血管阻断钳部分阻断两支静脉。吻合完成后松开血管阻断钳，使用电磁流量计或超声流量计评估分流道血流量。血流量需达到 1～2L/min，若血流量过低，需检查分流道是否存在缝合技术相关问题。

肠系膜上静脉-门静脉左支分流术（Meso-Rex 分流术）

　　肝外门静脉闭塞所致门静脉高压症及曲张静脉出血病人常无肝硬化或重度纤维化。如果其肝内门静脉左支通畅，且肠

系膜上静脉或其一适合的分支通畅，则可行 Meso-Rex 分流术，即在肠系膜上静脉与门静脉左支间建立分流道。该分流道也可使用病人自体左侧颈内静脉。Meso-Rex 分流术的主要优势在于既恢复了门静脉向肝血流，又降低了门静脉压力，可以长期维持肝脏功能及完整性。该术式多用于儿童，在合适的成年病人中也可选用。

远端脾肾分流术

　　远端脾肾分流术常采用上腹部横切口（见第 86 章）。打开胃结肠韧带，离断胃网膜右静脉，保留胃短静脉。游离结肠脾曲并向下牵开，将胰腺下缘向前上方掀起以显露胰腺后方及脾静脉。分离脾静脉与胰腺，结扎并切断脾静脉所有分支血管。冠状静脉可能是脾静脉的一个属支，也可能直接汇入门静脉。

　　分离脾静脉是该术式中最具挑战性的步骤，尤其当病人合并有慢性胰腺炎所致胰腺纤维化时。向内侧游离脾静脉直至其汇入肠系膜上静脉处，向侧方游离脾静脉直至可将其转向肾静脉而无任何扭曲及张力。若需同时行脾胰断流术，则需将脾静脉一直游离至脾门，并结扎切断所有从胰腺汇入的侧支血管（图 85.8）。

　　随后游离左肾静脉，结扎临近的淋巴管以防出现乳糜漏。结扎并切断左肾上腺静脉，便于游离左肾静脉。保留性腺静脉及腰降静脉完整，可增加分流道的分流量。如果存在环主动脉型左肾静脉且前支较细小，则无法达到分流减压的效果。此时建议直接将脾静脉断端与下腔静脉吻合（即远端脾腔分流术）（Atta，1992）。用血管阻断带悬吊左肾静脉，分离出的脾静脉应足够长，这样将其从门静脉汇入部切断后就很容易转向左肾

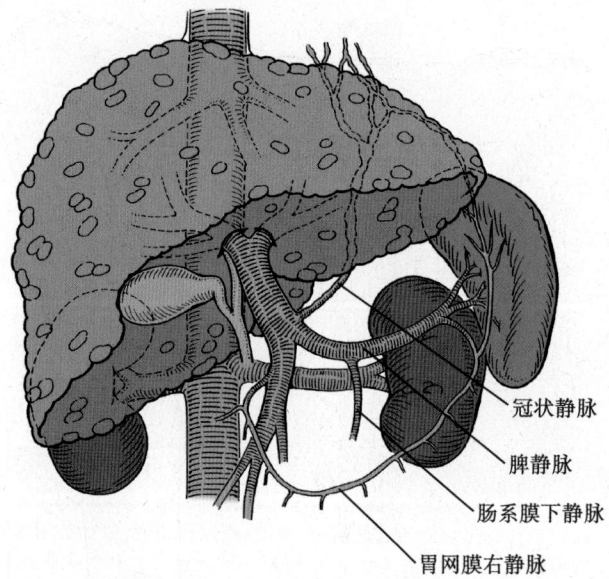

冠状静脉
脾静脉
肠系膜下静脉
胃网膜右静脉

图 85.8　远端脾肾分流术相关解剖。保留胃短静脉完整,结扎冠状静脉及胃网膜右静脉(From Knechtle SJ:Surgical shunts for portal hypertension. In Knechtle SJ[ed]:Portal hypertension:a multidisciplinary approach to current clinical management. Armonk, NY, 1998,Futura,pp 175-202.)

静脉且无张力。

识别并结扎冠状静脉是该术式的关键步骤。最好在冠状静脉汇入门静脉或脾静脉处将其结扎,也可在胰腺上缘其刚要与胃小弯伴行时将其结扎。由于冠状静脉粗大且壁薄,行选择性分流术时必须将其结扎。分流完成后可用流量计检测分流道血流量,通常应为 300~1 000mL/min。

断流手术治疗食管曲张静脉出血

断流手术的目的在于阻断曲张静脉与高压的门静脉系统间的联系,降低曲张静脉出血风险(见第 84 章)。与大多数分流手术相反,断流手术维持了门静脉向肝血流灌注,避免脑病的发生。断流手术的"金标准"是 Sugiura 手术,该术式首先经胸横断食管并离断血管,数周后再行剖腹手术,以达到控制食管曲张静脉出血的目的(Sugiura & Futagawa,1973)。Sugiura 手术与其他断流手术最大的不同在于,其广泛离断了食管与胃的血管,但保留了与冠状静脉及奇静脉相连的侧支循环,避免曲张静脉重新形成。Sugiura 和 Futagawa(1973)针对该术式的首次报道包括了 276 例病人,手术死亡率为 4.3%,术后随访 1~10 年,曲张血管再发率为 2.3%。术后 1 年总体生存率为 83%,其中 CTP 分级 A 级病人为 95%,B 级病人为 87%,C 级病人为 57%。择期手术生存率高于急诊手术。

日本进行的一系列研究获得的良好效果在全球其他地区未能得到重复。日本以外其他地区的许多外科医师采用改良的 Sugiura 手术控制食管曲张静脉出血,尤其适用于肠系膜静脉广泛血栓形成或既往分流手术失败的病人。Orozco 等(1992)报道了其择期行一期经腹改良 Sugiura 手术 10 年的经验,发现病人的死亡率与其 CTP 分级相关。多伦多的 Dagenais 等在 1994 年报道了改良 Sugiura 手术的疗效,发现行急诊手术的死亡率为 22%,CTP 分级为 A 级的病人 5 年生存率为

100%,B 级为 43%,C 级为 25%。另一项对 32 名病人行经腹食管胃底周围血管离断术治疗曲张静脉出血的研究发现,12 名没有肝病背景的病人中,11 名生存时间超过 10 年;其他 20 名肝硬化病人的 5 年生存率为 51%(Jin & Rikkers,1996)。这些研究表明,食管胃底周围血管离断术是分流手术的一种有效的替代方法,尤其适用于内脏血管广泛血栓形成且无肝病背景的病人。唯一的一项比较 Sugiura 手术与选择性或完全性分流手术治疗血吸虫性肝硬化(由血吸虫卵导致,常发生于埃及)曲张静脉出血病人疗效的前瞻性、随机研究(da Silva et al,1986)发现,相对于分流手术组,断流手术组病人可以获得较长的、不伴有脑病的生存时间(da Silva et al,1986;Raia et al,1991)。

门静脉解剖异常不适合行分流手术、分流手术失败或者药物治疗无效的病人可以考虑行断流手术。病情进展至 CTP 分级 C 级的病人需考虑行肝移植。对于少数药物治疗无效且不适合行 TIPS、分流手术或肝移植的曲张静脉出血病人,应考虑行断流手术治疗。

肝移植治疗食管静脉曲张出血

进展性肝衰竭(CTP 分级 B 级或 C 级)病人的确定性治疗是肝移植(见第 112 章)。曲张静脉出血是促使门静脉高压症病人进行肝移植手术评估的主要临床表现。等待肝移植手术的病人发生急性曲张静脉出血时,如果条件允许,首先行内镜诊断及内镜曲张静脉套扎,并联合药物或 TIPS 治疗,如果内镜治疗失败则需同时使用药物和 TIPS 治疗。几乎所有曲张静脉出血疗法的远期疗效均与病人的 CTP 分级相关,因此,有强有力的证据支持肝移植应该成为这些晚期肝病病人的治疗选择之一。现阶段,所有讨论到的治疗方案,包括分流手术在内,均应互为补充,许多病人需要序贯接受不同的疗法。当然,如果肝硬化和终末期肝衰竭是引起门静脉高压和曲张静脉出血的潜在原因,肝移植则是最终解决方案。

由于等待肝移植的病人和供肝者数量差异显著,肝移植前的等待时间常无法估计,主要取决于供肝的情况。在美国,不同血型病人等待肝移植手术的平均时间为 6 个月~2 年(US Department of Health and Human Services,2003)。肝移植手术相关并发症发生率及死亡率与受者术前状况有关。因此,建议在肝移植前应用其他方法控制曲张静脉出血并改善病人一般状况。在美国,持续酗酒是肝移植的禁忌证,要求受者术前至少戒酒 6 个月。由于持续酗酒伴有曲张静脉出血的病人无法行肝移植手术治疗,因此这些病人可考虑行分流手术治疗。由于肝移植可以迅速降低门静脉压力,因此对于门静脉高压症所致曲张静脉出血,肝移植是有效的(Ewaga et al,1994)。

门腔分流术或需要解剖肝门的分流手术增加了后续行肝移植手术的技术难度。如果预估分流手术后要行肝移植,则分流手术应尽可能远离肝门进行操作。远端脾肾分流术和肠腔分流术对于此类病人较为合适(Knechtle et al,1994;Shaked & Busuttil,1991)。对于近几年内无需行肝移植手术的病人来说,分流手术是控制曲张静脉出血的有效方法。大多数 CTP 分级为 C 级的肝硬化病人短期内急需行肝移植治疗,在等待肝移植期间可行 TIPS 作为桥接治疗。TIPS 可以显著改善病人 CTP 分级,并减少病人等待肝移植期间的死亡率(Odorico,1998)(图 85.9)。

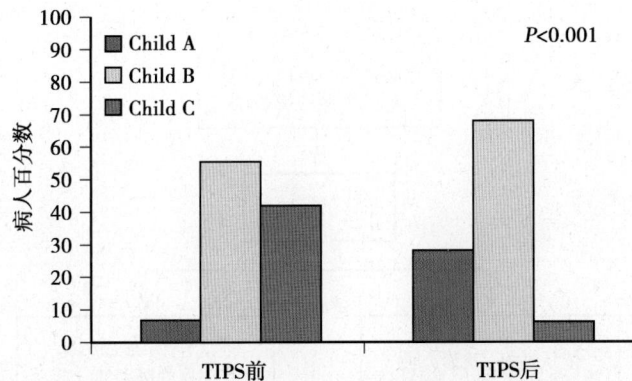

图85.9　经颈静脉肝内门体分流术（TIPS）在改善 Child-Turcotte-Pugh（CTP）评分中的作用。TIPS 可以显著改善肝移植受者 CTP 评分及移植前一般状况（$P = 0.001$）（From Odorico JS：Impact of transjugular intrahepatic portosystemic shunt on liver transplantation. In Knechtle SJ［ed］：Portal Hypertension：A Multidisciplinary Approach to Current Clinical Management. Armonk, NY, 1998, Futura, pp 253-263.）

Meso-Rex 分流治疗肝移植术后门静脉栓塞

肝外门静脉血栓常在肝移植术后数月至数年间发生，在儿童受者中发生率更高。其临床表现常为门静脉高压症、Roux-en-Y 肠袢出血所致消化道出血、进行性脾大及脑病（Chiu & Superina，2006；Superina et al，2006）。门静脉血栓所致门静脉向肝血流量减少及门静脉高压症可通过建立肠系膜上静脉与门静脉左支间的分流道解决，由于分流道放置于 Rexus 隐窝内，因此被称为 Meso-Rex 分流。通常使用病人自体静脉作为分流道，既可以缓解门静脉高压症，又可以保证生理性向肝血流灌注（Bambini et al，2000）。

肝外门静脉血栓

肝外门静脉血栓形成引起门静脉高压症及曲张静脉出血较为罕见（见第76章）。针对此类病人的治疗方案与肝硬化病人完全不同，因为此类病人肝脏多数正常，且不会因为合并的肝病而影响生存率。门静脉血栓的成因包括直接原因如：新生儿腹膜炎、创伤、肝门处肿瘤、门静脉先天性异常；也包括间接原因如：新生儿系统性败血症、脱水症及高凝状态。门静脉血栓可引起窦前性门静脉高压，形成门静脉侧支，保证较好的门静脉向肝血流灌注。

门静脉血栓所致曲张静脉出血有三种可行的治疗方案。急性出血期使用药物治疗效果较好，因为在肝脏正常的条件下出血较易耐受。此法适用于婴儿，因为此类出血是自限性的，约半数病人无需治疗，出血即可自行停止。成年病人则需考虑内镜下消融或手术治疗，因为反复的曲张静脉出血致死率可达20%（Warren et al，1967）。需要牢记的是，正常的肝脏可以使病人耐受药物保守治疗，也可使其耐受更为积极的治疗。通常，曲张静脉出血急性期可采用复苏、抗利尿激素或奥曲肽以及内镜曲张静脉消融治疗（Warren et al，1988）。

若出现再出血，则需行内脏血管造影（需包含静脉期）及核磁血管造影，以评估门静脉、肠系膜静脉及脾静脉情况。如果脾脏在位且脾静脉通畅，尽管当肠系膜上静脉也通畅时，病人可行近端脾肾分流术或肠腔分流术，但此时的最佳方案为

远端脾肾分流术。如果脾静脉栓塞或脾脏缺如，则应尝试行内镜曲张静脉消融术。如果该法无效则需行剖腹探查术。极为罕见的情况下，可以找到一只可分流静脉，如冠状静脉（冠状静脉-腔静脉分流）。大多数情况下，如果脾脏没有因血小板减少症而切除，则需行胃周血管离断术联合脾切除术。断流术后曲张静脉再出血率为 20%～30%，因此需进一步行内镜曲张静脉消融术，食管胃切除术极少使用（Galloway & Henderson，1990）。

分流手术当前的地位

对于等待肝移植手术的病人而言，分流手术常作为肝移植术前一种长期桥接治疗。一项比较了肝移植、在等待肝移植病人中行分流术（82%为远端脾肾分流）以及在无法行肝移植病人中行分流术这三组的研究发现，行分流术的两组病人手术相关死亡率最低（分别为 5% 和 7%，肝移植组为 19%）。这一结果归因于肝移植组病人病情更重。那些无法行肝移植的病人常因为持续酗酒或年龄大而被排除。Kaplan-Meier 生存分析显示，在最初的 5 年随访中，在等待肝移植病人中行分流术（44位病人中有 7 位病情进展到需行肝移植），相对于其他两组，其生存率较高。但是术后 10 年，三组病人间的生存率无显著性差异（图 85.10）。这些结果表明，CTP 分级为 A 级或 B 级的肝硬化病人，如果不酗酒、年龄不大且无医学上的禁忌证，则行分流手术获益最大。对于上述病人，脑病发生率低且远期通畅率高的远端脾肾分流术是最好的选择。如果其疾病进展至终末期肝衰竭，则可行肝移植而获救（Rikkers et al，1997）。在研究期间，相对于食管胃底血管离断术，远端脾肾分流术和非选择性分流术预防再出血效果更好（Rikkers et al，1997）。

正如前述研究所发现的一样，分流手术常用于肝脏储备功能良好的曲张静脉出血病人，疗效显著（Knechtle et al，1999）。

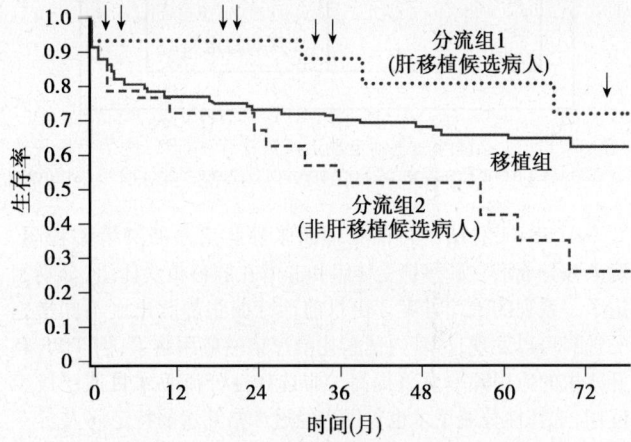

图85.10　分流组 1（点状线）、移植组（实线）和分流组 2（虚线）的 Kaplan-Meier 生存分析。分流组 1 曲线上的箭头表示该组中某些病人进行肝移植的时间。分流组 1 与移植组（$P = 0.003$）和分流组 2（$P = 0.018$）的 1 年生存曲线均有显著性差异（log-rank 检验）。5 年时分流组 1 和移植组的生存曲线不再有差异，但上述两者均与分流组 2 的曲线有显著差异（$P = 0.006$ 和 $P = 0.029$）（From Rikkers LF, et al：Shunt surgery during the era of liver transplantation. Ann Surg 226：51-57, 1997.）

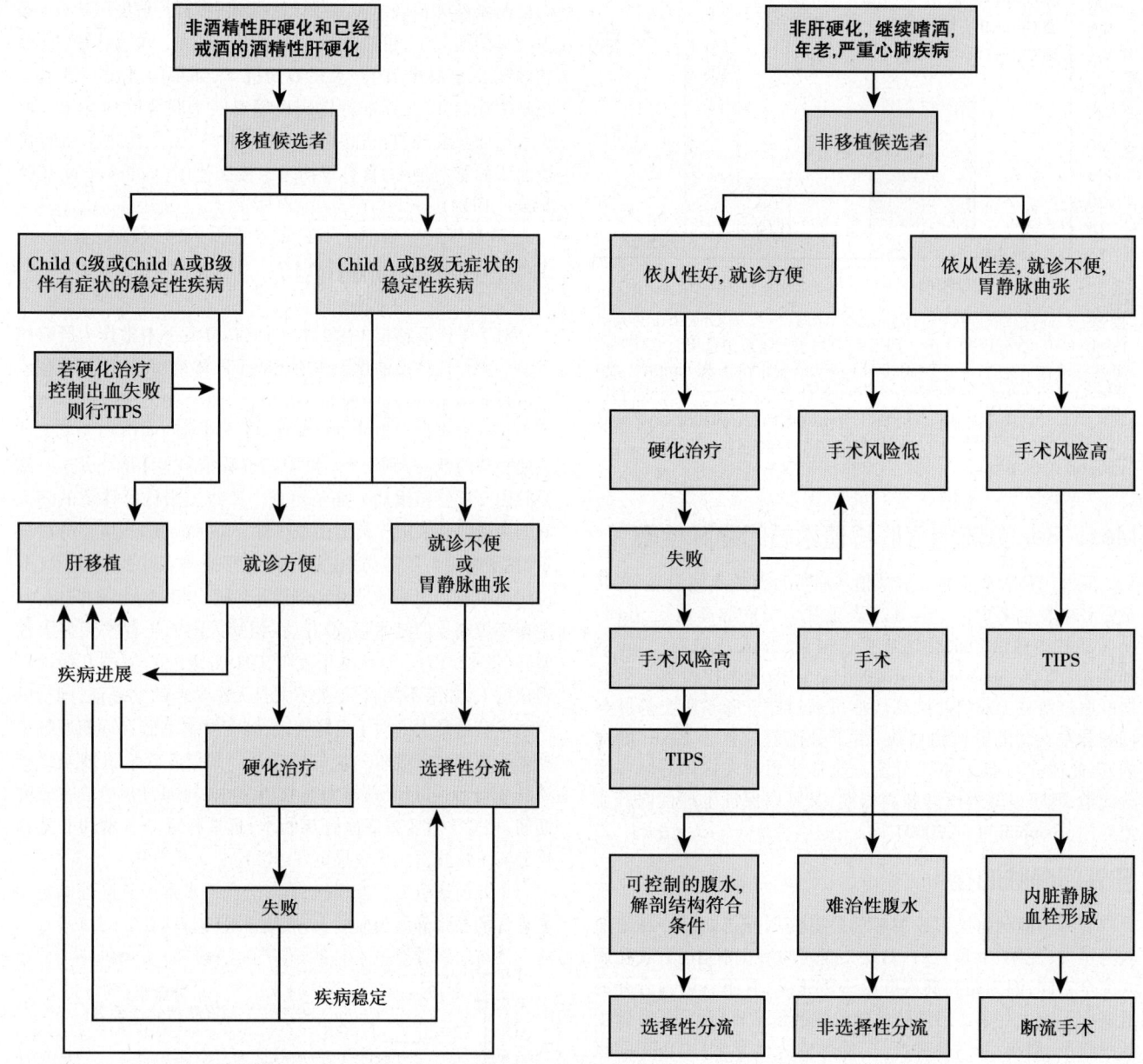

图 85.11　曲张静脉出血确定性治疗流程图。TIPS：经颈静脉肝内门体分流术（From Rikkers LF：Portal hypertension. In Levine BA，et al［eds］：Current Practice of Surgery，vol 3. New York，1995，Churchill Livingstone，pp 1-22.）

　　图 85.11 总结了目前处理曲张静脉出血的决策流程图。病人被分成潜在肝移植受体组和非潜在肝移植受体组，分别制定了一系列的治疗方案。由目前治疗曲张静脉出血不同措施的选择可以发现，尽管内镜套扎治疗依然应用频繁，但 TIPS 和肝移植的应用频率显著提高。非选择性分流手术目前已极少使用，选择性分流手术也仅用于经过严格筛选的特定病人。

　　在过去的 25 年里，肝移植与 TIPS 已经发展成为有效的治疗手段，从根本上改变了曲张静脉出血的治疗策略，间接改变了行分流手术病人的风险（CTP 分级）。近年来，针对上述病人的分析发现，行分流手术病人的 CTP 分级逐渐改善，而需要行急诊分流手术的情形则显著减少。由于替代疗法如 EVL 和 TIPS 的出现，并且肝移植可以有效根治合并腹水的进展期肝衰竭（有时先行 TIPS 治疗），非选择性分流术逐渐淡出人们的视

野。因此，出血风险较低的病人常行择期分流手术预防曲张静脉出血。分流术后病人脑病发生率降低，长期生存率提高，即使术后发生肝衰竭也可以通过挽救性肝移植治疗（Rikkers，1998）。

　　门体分流术的另一个适应证是用于儿童内镜治疗后的曲张静脉出血。采用 Meso-Rex 分流、远端脾肾分流及肠腔分流预防儿童曲张静脉出血疗效显著（Botha et al，2004）。

总结

　　过去的 25 年里食管曲张静脉出血的临床治疗策略发生了翻天覆地的变化。最近的变化包括使用内镜曲张静脉套扎治疗替代内镜曲张静脉硬化治疗。EVL 因其疗效确切且并发症

少而得到广泛使用。与此类似，TIPS 的微创特点以及介入科医生对 TIPS 的成功使用，进一步降低了对外科分流手术的需求。内镜治疗失败后，越来越多的医生选择行 TIPS。另一个最新的变化是 ePTFE 覆膜支架取代了裸支架，提高了 TIPS 远期通畅率。肝移植已被常规推荐用于治疗进展期肝衰竭病人。分流手术的使用范围更窄，但其疗效显著优于早期广泛开展此类手术时。多学科协作评估及治疗曲张静脉出血显著改善了病人预后。对于各种疗法的合理选择，包括单独使用或联用，也改善了病人预后。

笔者认为外科分流手术目前的地位如下：①使用频率不及以前频繁；②常用于包括药物治疗、内镜治疗及 TIPS 失败时的急诊止血；③作为肝移植术前长期桥接治疗；④作为择期手术，治疗无肝硬化门静脉高压症或 CTP 分级 A 级的肝硬化病人疗效确切；⑤用于治疗布-加综合征。对于无腹水的病人，笔者推荐使用选择性远端脾肾分流术，因该术式不仅可以降低门腔分流所致脑病发生率，而且可以维持门静脉向肝血流供应。

（朱继业　译　董家鸿　审）

第 86 章

门体分流术：门腔分流术、远端脾肾分流术、肠腔分流术

J. Michael Henderson, Alexander S. Rosemurgy Ⅱ, and C. Wright Pinson

概述

目前临床上已很少应用分流手术治疗门静脉高压症和静脉曲张破裂出血。这主要得益于经颈静脉肝内门体分流术（transjugular intrahepatic portosystemic shunting, TIPS）（见第 87 章）以及肝移植技术的进步。此外，随着肝病医生和内镜医生对门静脉高压消化道出血及腹水治疗效果的改善，分流手术的必要性逐渐降低，同时使病人进行肝移植的时间大大推迟（见第 76 和第 79 章至第 82 章）。最终，导致擅长分流手术的肝胆外科医生越来越少，使分流手术数量进一步减少。本章总结了从 20 世纪 50 年代到 21 世纪初期，近半个世纪以来分流手术的主要内容。这类手术曾是控制静脉曲张破裂出血的主要手段。尽管分流手术不断发展并取得了很好的治疗效果，但内科疗法如药物疗法、内窥镜疗法和放射疗法等，也在不断进步并使病人受益。分流术目前很大程度上只具有历史意义，但我们仍能从中学到重要经验，甚至在某些特殊情况下具备临床实用价值。

术前评估

进行分流手术之前，病人术前的评估项目都是相似的。通常包括：①肝脏基础疾病及其严重程度，②腹部静脉解剖结构，③总体机能状况。用于儿童和终末期肝病模型（Model for End-Stage Liver Disease MELD, MELD）评分，是临床和实验室评估肝病的基础（见第 3 章）。血管检查是通过超声、计算机断层扫描（见第 18 章）或磁共振成像（见第 19 章）进行的，有时可能需要血管造影（见第 21 章）。总体机能状况可使用美国麻醉学会（American Society of Anesthesiology, ASA）一般表现活动评分来评估。评估的详细内容不在本章讨论范围之内，但是门静脉高压症病人管理中心应采用标准方法评估该类病人。

门腔分流术

门腔分流术可以追溯到 150 年前的原始 Eck 瘘管，在 20 世纪上半叶有零星成功报道，Whipple 和他的团队于 20 世纪 50 年代在临床应用。门腔分流有三种变型：①端侧吻合；②侧侧吻合；③人工血管置入，其管径可大可小。门静脉和下腔静脉

的暴露和解剖对所有病人都相似，但吻合口是不同的。本节将描述和说明这些技术。

入路

病人取仰卧位，左侧肢体用床单固定后，将右侧躯体抬高 30°。使用横向切口将右腹直肌、部分腹外斜肌和横腹肌切开。将腹腔自固定牵开器置于胆囊和肝下缘，显露肝十二指肠韧带。

显露与解剖

用 Kocher 手法经 Winslow 孔解剖显露下腔静脉的前壁，下腔静脉的外膜组织血管可以电凝止血。沿下腔静脉周围疏松结缔组织向上解剖至肾静脉水平（图 86.1）。通常，在解剖过程中必须结扎小交支静脉。分离完成后，将血管阻断带或止血带穿过腔静脉，应无明显张力的上提于门静脉旁。

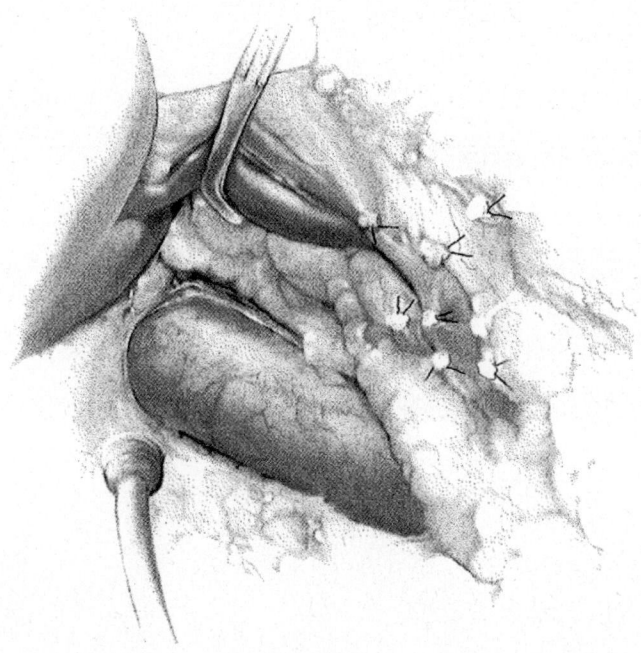

图 86.1 Kocher 手法显露下腔静脉（From Rosemurgy A, et al: 8-mm interposition portacaval shunt. In Clavian P, Sarr M, Fong Y [eds]: Atlas of upper gastrointestinal and hepatopancreato-biliary surgery. New York, 2007, Springer, pp 675-685. ）

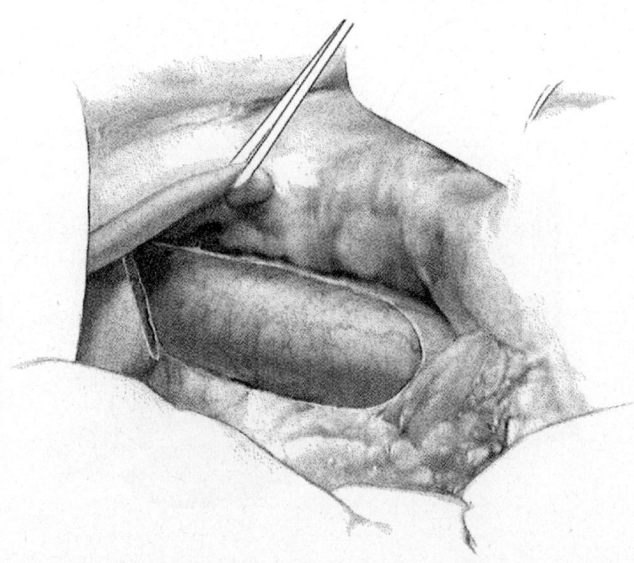

图 86.2　显露门静脉（From Rosemurgy A, et al：8-mm interposition portacaval shunt. In Clavian P, Sarr M, Fong Y[eds]：Atlas of upper gastrointestinal and hepatopancreato-biliary surgery. New York, 2007, Springer, pp 675-685.）

用电刀纵向切开分离肝十二指肠韧带，显露门静脉。用静脉牵开器将胆总管和副右肝动脉（如果存在；见第 2 章）向内牵开。无论使用哪种分流方法，重要的是要识别并保留一条供应动脉，以避免分流后肝供血不足。沿门静脉纵向解剖分离，小心地提起静脉壁周围的疏松结缔组织行鞘内分离（图 86.2）。在门静脉后放置一个血管阻断带，沿门静脉周围解剖。上提阻断带以显露门静脉，远处分离至门静脉分叉处，近处分离至胰腺上缘。

下腔静脉和门静脉是否游离充分，可通过抬高各自的血管

阻断带使两者是否靠近来判断。有时，可能需要分离一小部分胰腺，或更常见的是可能需切除部分肝尾状叶，以确保两根静脉血管充分接近。

吻合

1. 端侧门腔分流术。于门静脉左右分叉处离断门静脉主干，并将其向后翻转以便与下腔静脉进行吻合。吻合口可以使用间断或连续缝合。

该分流术只能使包括曲张静脉在内的内脏循环减压，但对肝硬化病人的高压肝窦没有减压作用，不能减轻腹水。此外，该分流术将整个门静脉血流从肝脏转移，相对于其他分流术，这可导致进行性肝功能障碍。因此，该分流手术在临床上很快即被弃用。

2. 侧侧门腔分流术是静脉与静脉的吻合。用 Satinsky 钳夹闭部分腹侧腔静脉壁，将两个直角血管钳夹闭门静脉重叠的部分，两者相距约 5cm。纵向切除约 2.5cm 的下腔静脉壁，形成一个"窗口"，确保吻合口有足够大的流出道。在门静脉的后外侧壁切开一个 2.5cm 的开口，用肝素盐水注入两个血管腔内，将两静脉对齐进行吻合（图 86.3A）。从吻合口的左/后壁中间开始，使用 5-0 双针血管缝线从头到尾进行连续缝合（图 86.3B）。最后将缝线在吻合口的头尾两端分别打结。右侧壁或前壁从吻合口两端开始，用两根 5-0 血管缝合线完成吻合，右侧血管壁从两端向中间缝合（图 86.3C）。

在收拢缝线之前，要先打开下腔静脉血管钳，以去除可能形成的血凝块。吻合完成后，从腔静脉开始依次释放血管钳，然后是远端门静脉血管钳，最后是近端门静脉血管钳。测量门静脉和腔静脉的压力梯度，吻合口处应为最小。

3. H 型血管搭桥门腔分流术（8mm）。这种吻合术的暴露与侧侧吻合术的不同，下腔静脉不需要完全游离，仅游离出一

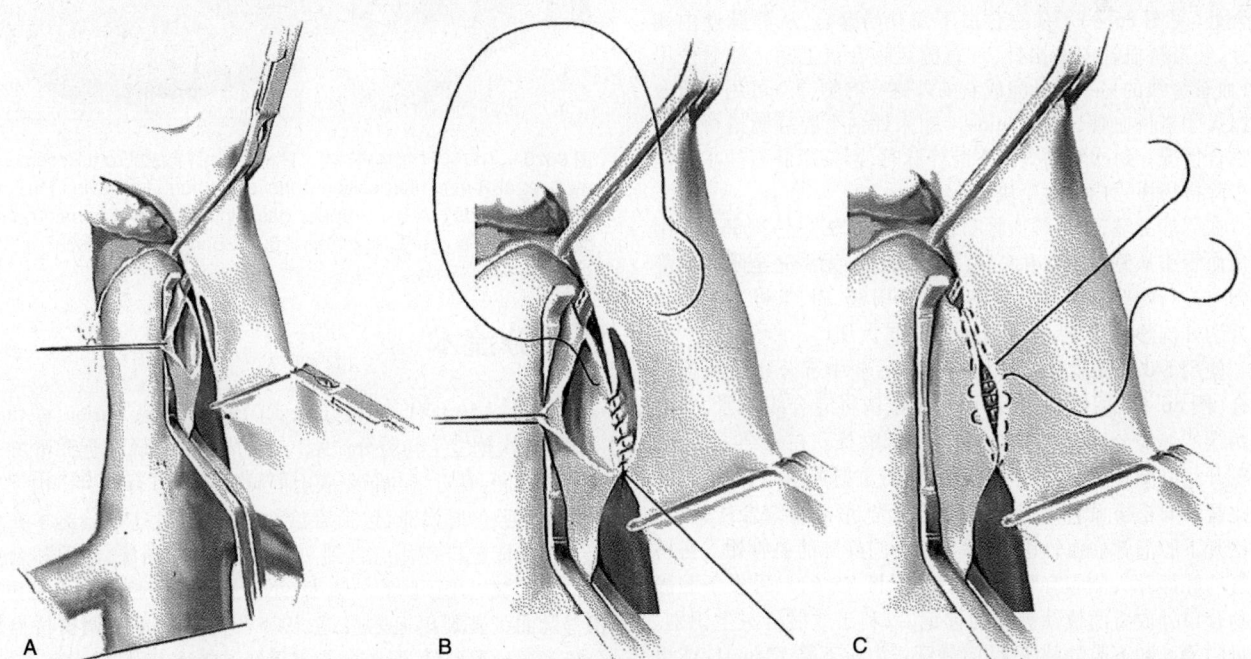

| | | |
| A | B | C |

图 86.3　门腔静脉侧侧吻合的三个步骤。（A）门腔分流手术开始前的摆位。（B）血管后壁的吻合。（C）血管吻合的完成（From Orloff M, Orloff S：Portacaval shunts：side-to-side and end-to-side. In Clavian P, Sarr M, Fong Y[eds]：Atlas of upper gastrointestinal and hepato-pancreato-biliary surgery. New York, 2007, Springer, pp 687-702.）

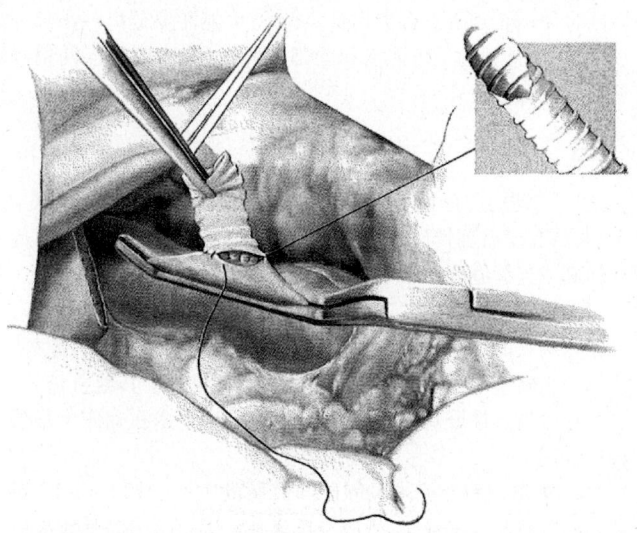

图 86.4　搭桥血管吻合术（From Rosemurgy A, et al：8-mm interposition portacaval shunt. In Clavian P, Sarr M, Fong Y [eds]：Atlas of upper gastrointestinal and hepato-pancreato-biliary surgery. New York, 2007, Springer, pp 675-685. ）

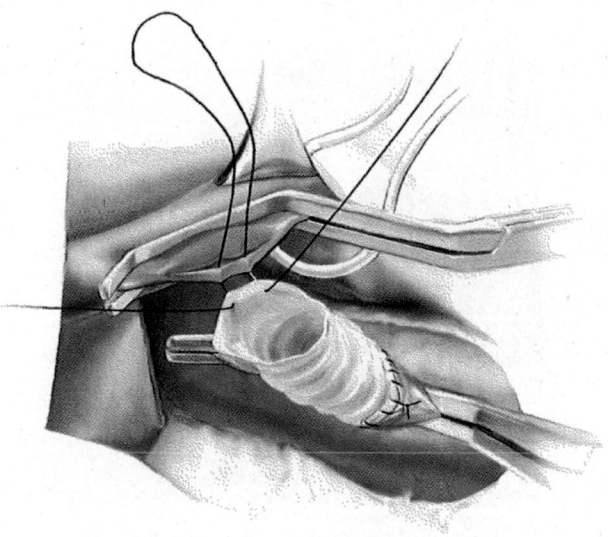

图 86.5　门静脉-搭桥血管吻合术（From Rosemurgy A, et al：8-mm interposition portacaval shunt. In Clavian P, Sarr M, Fong Y [eds]：Atlas of upper gastrointestinal and hepato-pancreato-biliary surgery. New York, 2007, Springer, pp 675-685. ）

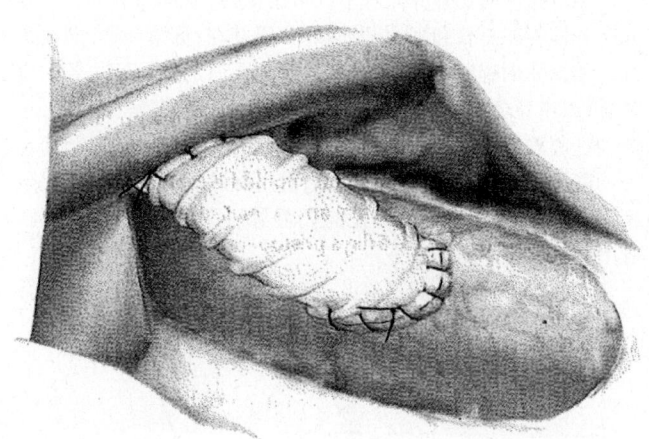

图 86.6　小口径 H 型搭桥血管门腔分流术的完成（From Rosemurgy A, et al：8-mm interposition portacaval shunt. In Clavian P, Sarr M, Fong Y [eds]：Atlas of upper gastrointestinal and hepato-pancreato-biliary surgery. New York, 2007, Springer, pp 675-685. ）

段能安全地置入搭桥血管即可。常用的搭桥血管是直径约 8mm 外表强化的聚四氟乙烯（PTFE）。由于门静脉的自然方向与下腔静脉成 60° 角，因此搭桥血管两端的斜角彼此成 90° 角（图 86.4）。将搭桥血管剪成合适大小后，将其放入充满肝素盐水的注射器中。用手指封住注射器的尖端，抽吸注射器形成负压，搭桥血管内的气泡会散发出去。用力敲打注射器侧面将有助于气泡散逸。通过从搭桥血管中除去空气，肝素盐水将完全充满搭桥血管，利于术后多普勒超声检查。

下腔静脉前壁用 Satinsky 钳牢固夹闭，防止静脉壁从止血钳上滑脱。然后切除长约 4mm，宽 2mm 的腔静脉壁，用 5-0 血管缝线从头端开始，沿着后壁或左内侧壁连续缝合到腔静脉的吻合处（见图 86.4）。从吻合口下角开始缝合，从静脉壁内侧进针，经搭桥血管内侧出针，一直缝至吻合口上角。然后使用 5-0 血管缝线的另一根针完成右前外侧壁的吻合。可用直角血管钳夹闭搭桥血管，松开 Satinsky 钳来评估下腔静脉搭桥血管的吻合情况。每次重新夹闭下腔静脉时，都要用肝素盐水冲洗以去除搭桥血管内的血凝块。

在门静脉端，将搭桥血管吻合在门静脉的后外侧壁上。用直角血管钳从侧面抓取并夹住门静脉侧壁，无需完全阻断门静脉即可进行吻合。在静脉侧壁缝合牵引线，用 11 号刀片的手术刀切开门静脉壁，然后用 Potts 剪刀扩大切口。

使用 5-0 双头血管缝线从门静脉后壁中部开始进行连续缝合（图 86.5），后壁完成后，用神经拉钩将缝合线拉紧，然后用两端的缝线分别缝合前壁，并向中部靠拢。在打结之前，轻轻松开门静脉止血钳，冲净血凝块，然后重新夹闭门静脉，用肝素化盐水对搭桥血管和门静脉反复冲洗，最后将缝合线打结。先松开下腔静脉的血管钳，然后再松开门静脉的血管钳。搭桥血管的腔静脉头侧应有明显的湍流感（图 86.6）。可在下腔静脉吻合口处放置两枚钛夹作为标记，以利于放射科医生识别。测量门静脉和下腔静脉压力，门静脉压力应下降 10mmHg 或更多，门静脉-下腔静脉压力梯度应下降 10mmHg 或更多，门静脉下腔静脉梯度小于 10mmHg（最好是 4~6mmHg）。同时，搭桥血管前端的下腔静脉应该有明显的湍流感。

肠腔分流术

19 世纪 50 年代，为治疗儿童门静脉血栓，Marion 和 Clatworthy 首次创立了肠腔分流术。最初，下腔静脉在近髂静脉分叉处被切断，其近端与肠系膜上静脉的侧壁进行吻合。由于容易并发下肢静脉淤滞，包括难治性下肢水肿，这种分流术在成年人中未能推广应用。直到 70 年代，自体、同源、异源和合成搭桥血管被应用于肠腔分流术，并有了新式肠腔分流术成功救治静脉曲张破裂出血的报道，1975 年 Drapanas 强调搭桥血管分流术要远离肝门，肠腔分流术得到了广泛应用。

肠腔分流属于侧侧吻合分流术类别，可使肝硬化病人的高压内脏循环和高压肝窦得到减压。减压的程度以及由此造成的肝门静脉血流损失程度取决于搭桥血管直径的大小。肠腔分流比门腔分流的管腔长得多,这会增加搭桥血管血栓形成的风险。

入路

可使用中腹部横切口、右肋缘下或腹部正中切口。打开腹膜后,吸净腹水,探查腹腔。使用机械拉钩将腹腔充分暴露。将横结肠向头侧翻转,显露肠系膜上静脉,小肠向尾侧牵拉,在其左侧显露肠系膜根部,其深面即可显露下腔静脉。

显露与解剖

在结肠中静脉下方横向切开后腹膜,定位并解剖肠系膜上静脉(图 86.7),肠系膜上动脉通常位于系膜上静脉的左前方。然而,这些解剖关系并不是确定的,多普勒超声可有助于识别血管结构。一旦确认系膜上静脉,即可经胰腺下缘开始对其解剖并骨骼化,直达回肠静脉和空肠静脉汇合处以下。

肠系膜上静脉小分支可分离并双重结扎,大的分支用血管阻断带控制。沿系膜上静脉前表面进行钝性分离,直到明确静脉主干及所有分支后才能进行锐性分离。通常,在回结肠静脉和结肠中静脉之间还有一支较粗的分支从右后侧汇入肠系膜上静脉,应该使用血管阻断带予以控制。大约50%的病人的肠系膜下静脉汇入肠系膜上静脉而不是脾静脉,这种情况下也应使用血管阻断带予以控制。解剖肠系膜上静脉的过程中可能会遇到许多淋巴管和淋巴结,一些较粗的淋巴管在切断前应予以结扎,以避免术后出现无法控制的淋巴漏,这可能会导致术后出现腹水。理想情况是将直径较粗的肠系膜上静脉显露并游离出 6~7cm 长,以便于进行搭桥血管吻合。如果肠系膜上

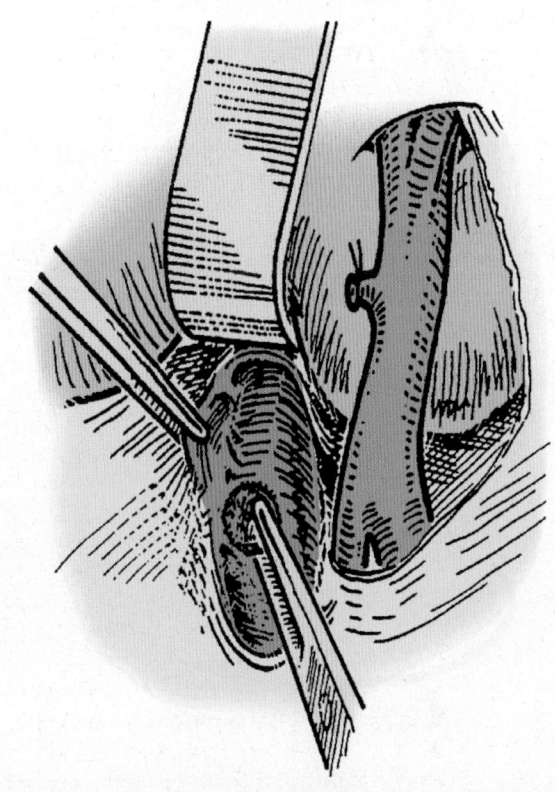

图 86.8　下腔静脉的前、外侧解剖及其与肠系膜上静脉的关系

静脉过短,可以切断回结肠静脉和/或结肠中静脉。通过切开右侧结肠系膜即可直接显露下腔静脉。用 Kocher 手法游离十二指肠降部远端和水平部,再次游离并结扎腹膜后大淋巴管。沿前壁和后壁游离出约 6~7cm 长的下腔静脉,游离范围足够放置 Satinsky 钳以便阻断部分下腔静脉壁即可,无需将其全周游离(图 86.8)。游离肠系膜上静脉和下腔静脉后,切除其间的软组织,以利于搭桥血管有恰当的放置路径。

吻合

首先进行下腔静脉和搭桥血管吻合,这样可避免下腔静脉吻合口显露不佳以及肠系膜上静脉阻断时间过长的问题。

用一把大 Satinsky 钳钳夹下腔静脉前壁,将前壁行椭圆形切除。使用成角的 Pott 剪刀,将切口扩大至 8~12mm(图 86.9),使其直径与圆形 Gore-Tex 或颈内静脉搭桥血管相匹配。如果开口太大,则在吻合处搭桥血管无法形成圆形。

肠腔吻合口大部分位于术野的最深处,因此良好的显露至关重要。先用 5-0 不可吸收线在下腔静脉切口上下两角各缝一针并打结,将搭桥血管固定在吻合部位。还可以在下腔静脉内侧切缘中点缝一针牵引线,将其轻轻牵引,离开对侧吻合缘,以防止被缝到对侧血管壁上。将 Satinsky 钳旋转到病人的左侧,先进行右侧壁的吻合。从切口下角那一针开始向上连续缝合,每一针都是从搭桥血管的外壁向内进针,再从下腔静脉的内膜向外出针(图 86.10)。右侧壁吻合完成后,将 Satinsky 钳向右侧翻转,用同样的方法从上角开始向下进行左侧壁的吻合。通过相关钳夹闭搭桥血管,然后释放 Satinsky 钳来验证吻合口有无出血。所有出血处都要补针,然后将 Satinsky 夹钳再次部分阻断下腔静脉,将搭桥血管内的血吸净,并用肝素盐水冲洗。

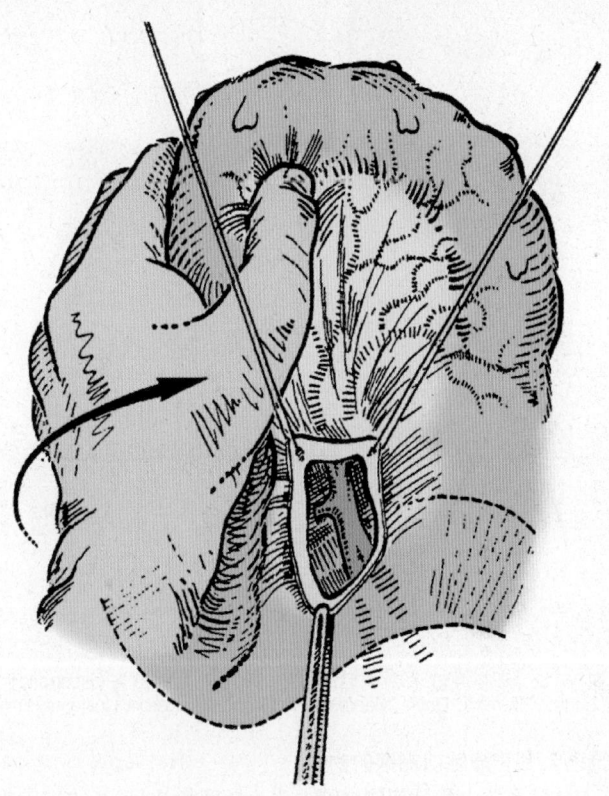

图 86.7　肠系膜上静脉的显露

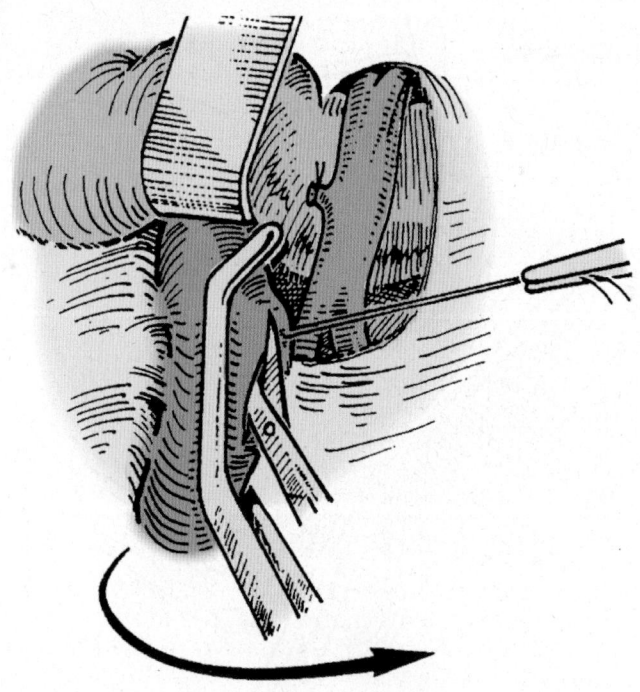

图 86.9   下腔静脉壁的剪开

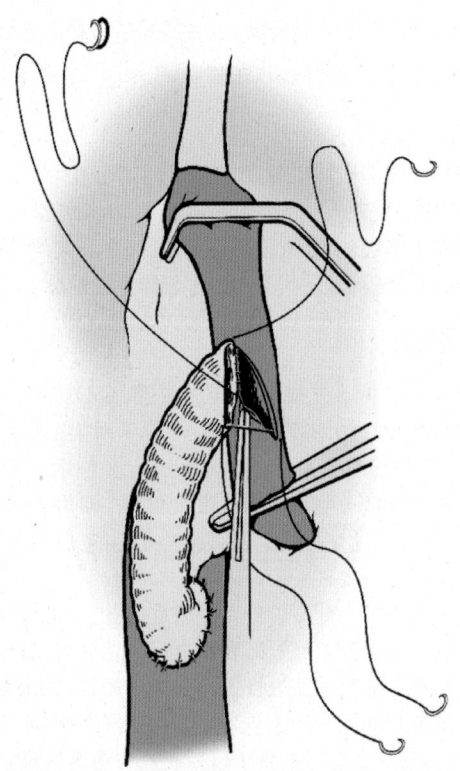

图 86.11   用血管钳夹闭后，切开肠系膜上静脉前外侧壁，进行肠系膜上静脉-搭桥血管吻合（Illustration courtesy Dominic Doyle，Medical Arts Group，Vanderbilt University.）

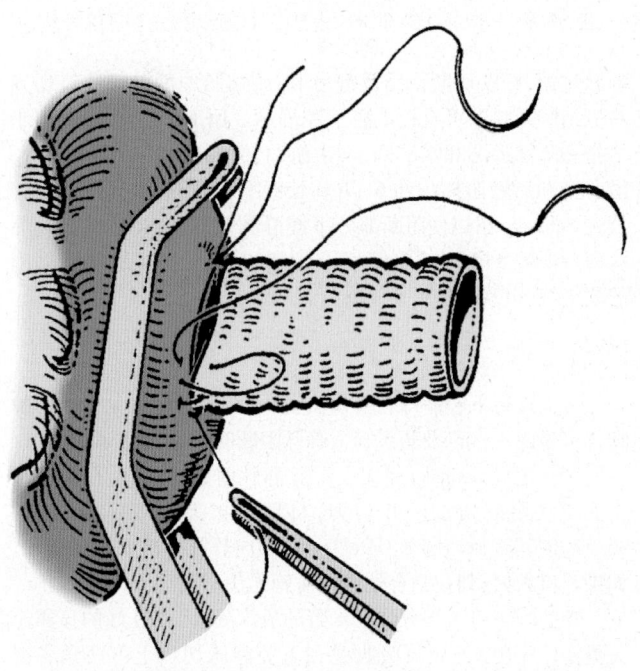

图 86.10   下腔静脉和搭桥血管向内旋转，首先进行缝合右外侧壁

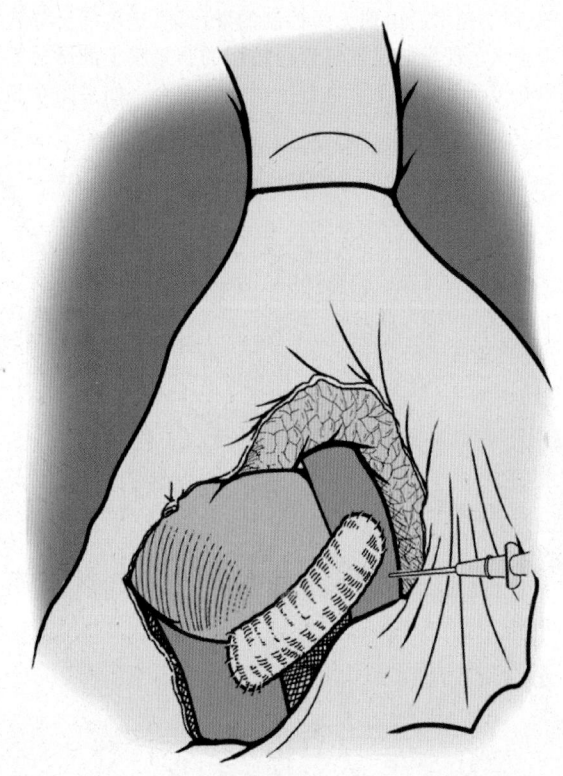

图 86.12   肠腔分流术完成后，门静脉系统压力的测量（Illustration courtesy Dominic Doyle，Medical Arts Group，Vanderbilt University.）

在进行肠系膜上静脉搭桥血管吻合之前，必须调整搭桥血管的长度（图 86.11）。搭桥血管走行方向呈"C"形，即沿十二指肠水平部下向下方走行，然后向前越过十二指肠水平部和钩突，最后斜行向上与肠系膜上静脉的前侧壁吻合。如果搭桥血管太短，则缝线张力高，肠系膜上静脉就因牵拉而扭曲。如果搭桥血管过长，那么当血管钳松开后搭桥血管会因弓形下坠而扭曲。标记搭桥血管有助于使其保持合适的走行。确定合适的长度后，将搭桥血管斜形剪去多余部分以适应吻合。用两把血管钳分别阻断吻合口近端和远端的肠系膜上静脉，将静脉部

分旋转，利于静脉前侧壁的吻合。

从肠系膜上静脉前侧壁切一个小椭圆形切口，并使用成角的 Pott 剪刀向近端和远端将静脉切口扩大，以匹配搭桥血管。

使用 5-0 不可吸收缝合线在静脉切口和搭桥血管的两端各缝一针牵引线，使肠系膜上静脉和搭桥血管靠拢。先在静脉和搭桥血管内由上向下连续缝合，完成右侧壁吻合（见图 86.11）。然后，将静脉旋转到病人的右侧提供更好的显露，来缝合左侧壁，同样是由上向下连续缝合。

首先将下腔静脉上的 Satinsky 钳取下，修补出血口。然后从肠系膜上静脉上取下血管钳，使血液流经分流血管。可以轻压吻合口以止血，并且可以使用多普勒超声检查搭桥血管和吻合口。图 86.12 显示了完成的搭桥血管。

远端脾肾分流术

远端脾肾分流术（distal splenorenal shunt，DSRS）于 1960 年代中期出现。1967 年 Warren 提出了选择性曲张静脉减压的概念，通过分流将门静脉系统分隔为两部分，通过脾静脉将食管胃底曲张静脉减压至左肾静脉，同时在肠系膜上静脉上维持门静脉高压和肝门静脉灌注。该分流方式被广泛使用了 40 年，并在针对分流术、内窥镜治疗和 TIPS 的随机试验中进行了大量的研究。

在此期间，又逐渐出现了选择性分流术的改进，包括脾门分流、冠状动脉-腔分流及其他分流方法，以减少门静脉系统高压和脾静脉低压之间的协同形成。

入路

病人仰卧位，左臂在身体一侧，左侧躯体稍微抬高。将手术台向后伸展以便左肋缘与髂嵴之间形成夹角，利于暴露和解剖胰尾。主刀医生站在病人的右侧。

首选切口是左肋下长切口，跨过右腹直肌向右延伸。门静脉高压症病人应广泛使用电凝烧灼进行组织止血。如果存在腹水，应吸除并留取细菌培养。固定式腹腔拉钩有利于实现术野充分暴露。

显露与解剖

经网膜囊显露脾静脉和左肾静脉，显露胰腺和后腹膜（图 86.13）。从幽门到第一个胃短血管之间剪断胃网膜血管弓。游离结肠脾曲可提供更好的显露，从结肠系膜血管直至脾门处胰腺下缘，然后沿其下缘充分游离胰腺，使其能完全向上翻转（请参见图 86.13）。肠系膜下静脉是第一个确定静脉标志，应追溯至其进入肠系膜上静脉或脾静脉的入口，然后进一步显露。

显露肠系膜上静脉和脾静脉交汇处，解剖显露其后壁是安全的。然后，沿脾静脉下缘和后缘游离，紧贴血管进行解剖（图 86.14）。当后缘游离开后，接下来要解剖分离前缘，这里解剖更为困难。门静脉的前壁很少有分支血管，因此应首先打开胰腺颈部和门静脉之间的层面，然后小心地将胰腺与脾静脉的前壁和上壁游离。这一步的关键是把胰腺从脾静脉上游离出来，而不是把脾静脉从胰腺上分离出来。这步操作要求动作轻柔，最好是沿着静脉分支的走向，与脾静脉成直角将组织轻轻分开。分离出脾静脉分支后，用精细的直角钳带 3-0 线，绕过血管结扎，在胰腺侧使用血管夹（图 86.15）。在离断肠系膜上静脉连接处的脾静脉之前，应以这种方式向脾门游离出尽可能长的脾静脉。

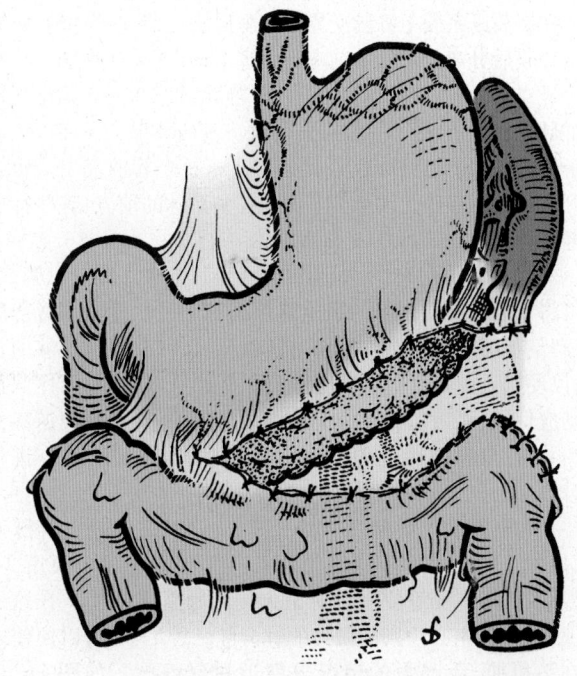

图 86.13　沿胰腺下缘分离后腹膜，胰腺游离范围从肠系膜上静脉直达脾门

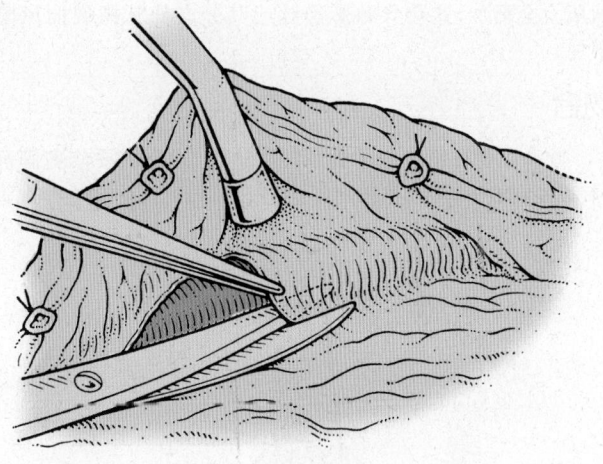

图 86.14　最初沿脾静脉下壁和后壁解剖，必须紧贴静脉壁进行解剖

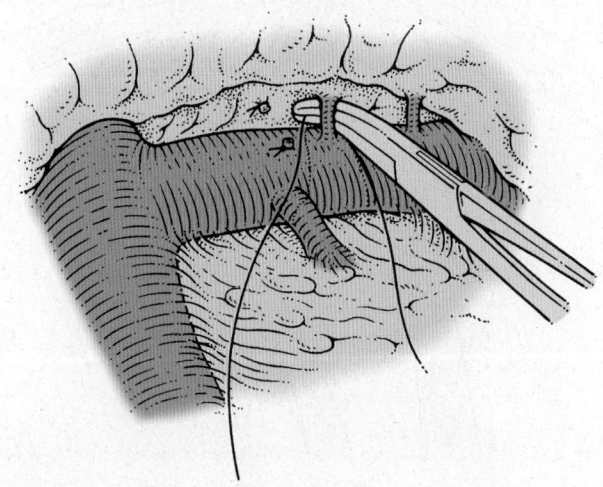

图 86.15　分离从胰腺进入脾静脉的小分支时，需要将其与脾静脉成直角进行分离。这些血管壁薄，需要很轻柔地进行操作

在游离肠系膜上静脉交界处的脾静脉之前，应先将左肾静脉从腹膜后分离出来。术前应行血管造影，了解其解剖结构有无变异；16%的人群发现有环型左肾静脉，而4%的人则出现左肾静脉完全逆流；后者可能会妨碍分流术的效果。在环行大动脉解剖时，前分支通常较大，足以用于搭桥血管的流出。腹膜后开口仅在肠系膜上动脉的左侧并在主动脉的前方；这些标志可通过触摸来确定。

左肾静脉前的组织均应结扎，因为其中有许多淋巴管，结扎可将术后乳糜性腹水的风险降至最低。最初显露左肾静脉时，解剖范围应尽量小。找到左肾静脉后，可游离出足够的长度，以便置入血管钳钳夹。左肾上腺静脉可以离断，而性腺血管则应保留，因为它可以发挥流出道的作用。肾静脉应游离大约3cm长，通常以肾上腺静脉开口为标志，在其正前方进行吻合。

在与肠系膜上静脉交界处分离出脾静脉，与左肾静脉并列，以便于吻合。脾静脉的肠系膜上静脉侧残端需要用2-0丝线结扎，并在肠系膜上静脉上用大血管钳夹闭。在这一点上，外科医生必须判断游离的脾静脉是否足够长，以便使之能在不扭曲、无张力的情况下靠近左肾静脉。如图86.16所示，若需要对脾静脉进行更多解剖，则此时可以向下牵引静脉，更轻松地进行操作。这种方法的缺点是结扎时脾静脉压力会增加，这会导致脾静脉或其分支静脉撕裂的风险增加。

吻合

吻合需要在没有张力的情况下进行，通常需要修剪脾静脉，以便在取下夹子时，静脉不会过长而导致扭曲。这种血管修整往往比较困难，特别是将两条静脉彼此重叠时。钳夹的位置和脾静脉的修剪方法如图86.17所示。左肾静脉壁应剪开足够长度，但不必剪去一片椭圆形的静脉壁。血管后壁用连续缝合线完成，两端缝合牵引线，在腔内进行缝合；通常采用间断缝合，以免吻合口收的过紧出现荷包效应。吻合完成如图86.18所示。

门-奇静脉断流

此手术的最后一步是阻断高压门静脉进入低压脾静脉的主要途径。这些途径包括①胰周侧支血管，②沿结肠系膜至脾静脉下方分支的侧支，以及③胃左、胃右静脉系统。通过将脾静脉完全从胰腺中游离出来，可以防止流经胰腺大血管的虹吸作用。起于结肠系膜的侧支循环的最终共同通路存在于脾结肠韧带内，如果前述结肠曲已被游离，则这条通路不会形成。结扎胃左、右静脉可减少胃旁侧支循环。

使用不可吸收缝合线分两层关闭腹壁，无需放置腹腔引流管。

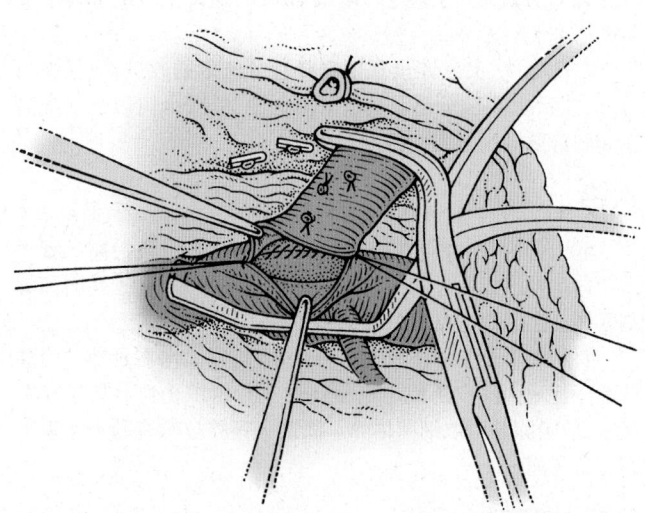

图86.17　血管后壁采用连续缝合进行吻合，血管夹须保持在无张力的状态下进行吻合

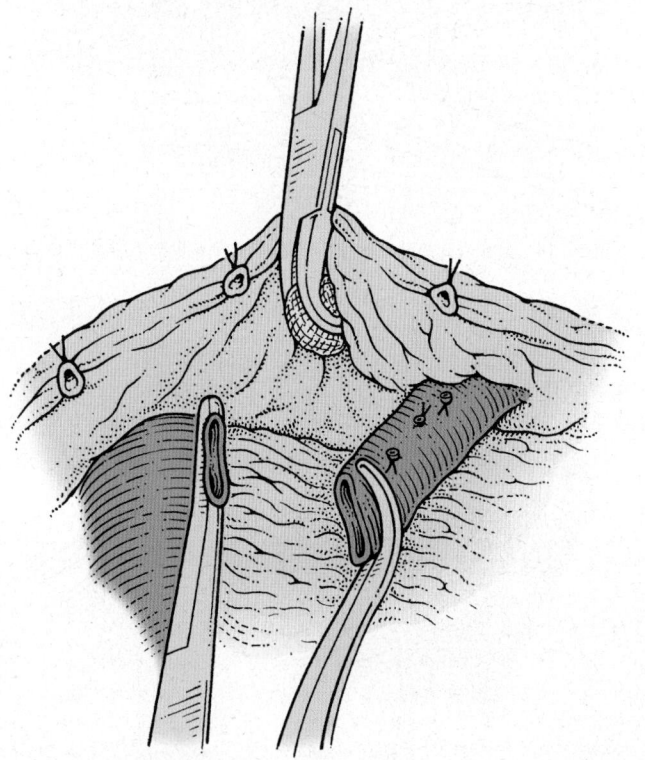

图86.16　离断脾静脉，可以使胰腺和脾静脉端形成夹角。尽管因此增加了脾静脉压力，但这样有利于脾静脉小分支的解剖分离

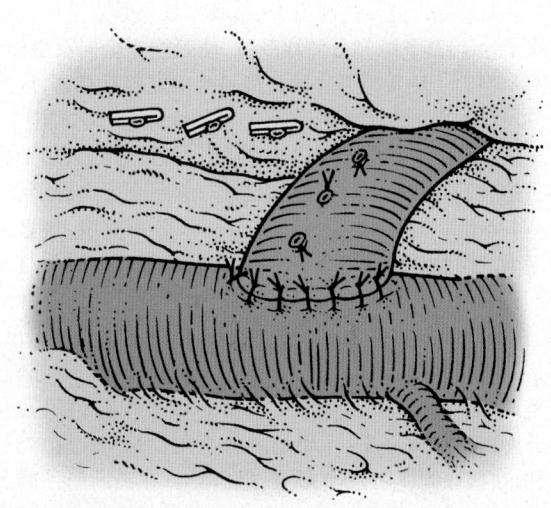

图86.18　血管前壁吻合采用间断缝合来完成

术前和术后治疗中的常见问题（参阅第 24 和 25 章）

大部分进行上述分流术的病人都可能患有肝硬化及门静脉高压症。与常规手术病人有明显区别的是，他们往往需要细致的团队管理。其风险主要来源于其肝硬化失代偿导致的黄疸、腹水、肝性脑病和对感染的易感性增加。降低这些风险的一般方法是：

- 细致的术前选择和准备。将患有严重肝病的病人排除在分流术之外。术前优化营养支持（参见第 26 章）和体液平衡。
- 应对所有病人进行术中肝活检，以评估潜在肝病的阶段和活动情况。
- 术中和术后均要进行输液管理，尽量减少钠潴留，以免加重腹水。与正常的外科手术病人相比，这些病人"越干越好"。尽早应用利尿剂很重要。
- 预防感染的措施包括标准的术前抗生素预防应用，以及尽早拔除中心静脉置管和尿管。稳妥关腹至关重要，因为腹水泄漏可造成极高的感染风险。
- 应在术后 5~7 天时评估所有病人分流的通畅性。大多数情况，可以通过超声检查来完成，也有部分主张采用直接分流导管插入术（测量梯度）。

总结

2007 年 Hector Orozco 在他的论文"门静脉高压症的兴起与衰落"中，描述了静脉曲张破裂出血分流手术的结果。在这篇综述中，他将 3 年的工作总结如下：

- 选择最佳手术方式以控制静脉曲张破裂出血；
- 确定受益病人并改善病人选择；
- 到"外科分流术"时代结束时，手术死亡率降低到不足 5%；
- 出血控制率大于 90%；
- 肝性脑病发生率小于 15%；
- 1~3 年生存率约 80%。

Orozco 博士的结论是：

遗憾的是，我们虽然做了很多年的工作，已经有很多解决困难的方法，许多病人因此得到救治，而且外科手术方案也已接近完美：低发病率、低死亡率、低出血复发率和生存期延迟。尽管如此，我们还是将分流术弃之不用。因为目前我们仍不能确切知道应该如何、何时以及对谁进行这类手术。

（刘军 译　张必翔 审）

第87章

经颈静脉肝内门体分流术：适应证和技术方法

Micheal D. Darcy

概述

经颈静脉肝内门体分流（transjugular intrahepatic porto-systemic shunting，TIPS）现已成为处理门静脉高压并发症的标准技术。自从引入 TIPS 以来，其适应证得到了不断扩展和调整。随着技术上的改进，不仅提高了放置的便利性，也改善了治疗效果。

适应证

静脉曲张出血

不能通过药物或内镜控制的胃底食管静脉曲张出血，是设计 TIPS 的原始适应证，而且这仍然是目前最常见的适应证（见第 82、83 章）。TIPS 可以对门静脉系统进行减压，并显著降低门体压力梯度，95% 有此并发症的病人可通过此方法达到有效

止血（图 87.1）。

多项比较 TIPS 与最佳药物治疗的早期随机试验表明，虽然 TIPS 没有明显提高生存获益，但可以更好地长期控制静脉曲张出血（Cabrera et al，1996；Cello et al，1997；Garcia-Villarreal et al，1999；Gulberg et al，2002；Jalan et al，1997；Merli et al，1998；Pomier-Layrargsis et al，2001；Rossle et al，1997；Sanyal et al，1997；Sauer et al，1997）。这些随机试验存在的一个问题是，它们使用的是裸支架来创建分流。因此，在 6 ~ 12 个月内，TIPS 组中的大多数分流已经狭窄。随后的研究表明，与裸支架 TIPS 相比，覆膜支架 TIPS 具有更好的通畅性和出血控制效果（Angermayr et al，2003；Angeloni et al，2004；Bureau et al，2007；Tripathi et al，2006）（见第 82 章）。

研究还表明，对病人进行分层可能产生更好的结果。一项随机试验（Monescillo et al，2004）表明，根据早期测量的肝静脉压力梯度（hepatic venous pressure gradient，HVPG）对病人进行了分层，然后将入选的高风险病人（HVPG>20mmHg）随

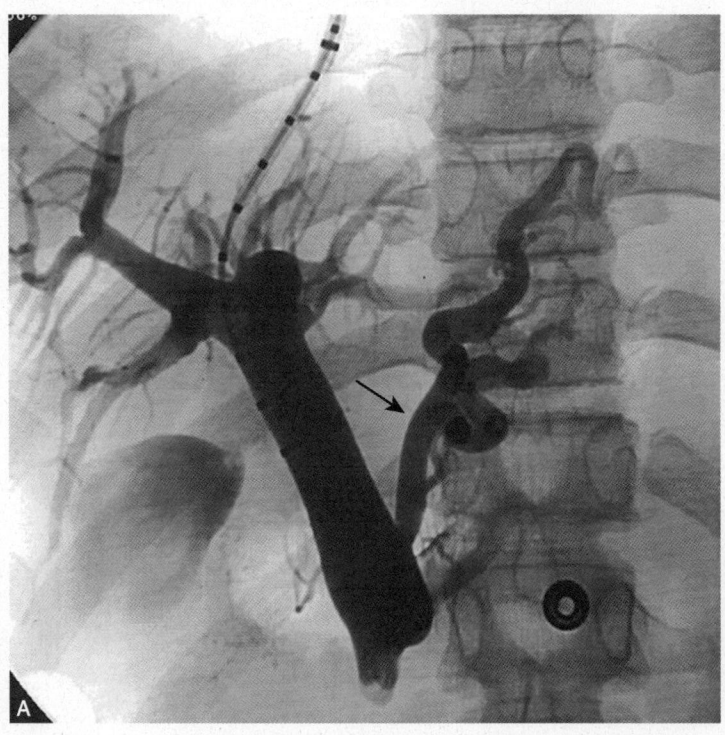

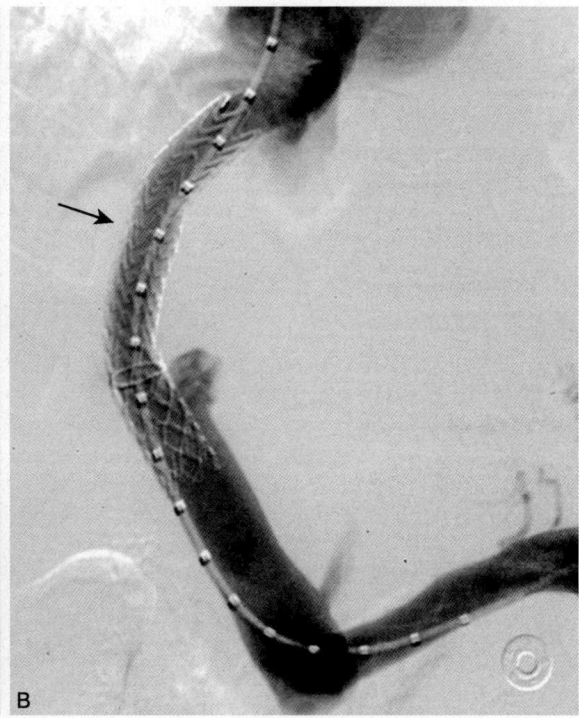

图 87.1 （A）治疗前门静脉造影显示冠状静脉非常粗大（箭头），引起胃食管静脉曲张。（B）经颈静脉肝内门体分流术（TIPS）治疗后的立即行门静脉造影显示出流经 TIPS 的血流良好（箭头），而没有进一步的血流进入冠状静脉。

机分为药物治疗组或早期 TIPS 置入组。结果显示 TIPS 置入组不仅复发出血风险较小，而且住院率和 1 年死亡率（分别为11% 和 38%）均显著低于非 TIPS 置入组（分别为 38% 和65%）。另一项随机试验（Garcia-Pagan et al，2010）显示，与药物治疗相比，行 TIPS 覆膜支架的 1 年生存率明显更高（分别为86% 与 60%；P<0.01）。此后，几项匹配队列回顾性研究和一项 meta 分析均显示，与药物或内镜治疗相比，TIPS 覆膜支架显著改善了生存率。（Corbett et al，2013；Qi et al，2014；Xue et al，2012）

TIPS 的主要缺点是 20%～31% 病人可能有发生肝性脑病或原有肝性脑病进一步恶化的风险（Boyer & Haskal，2010）。正是由于这个原因，TIPS 不作为食管胃底静脉曲张出血的一线治疗，仅在药物治疗失败后才被推荐进行。有趣的是，覆膜支架 TIPS 的脑病发生率低于裸支架 TIPS（Bureau et al，2007；Tripathi et al，2006）。根据最新几项覆膜支架 TIPS 的研究显示，与药物治疗组相比，TIPS 组的脑病没有显著增加。（Peter et al，2013；Qi et al，2015；Xue et al，2012）

胃静脉曲张与胃病

胃静脉曲张（gastric varices，GV）也常见于门静脉高压病人中，与食管静脉曲张出血相比，实际上与出血相关的死亡率更高（Garcia-Tsao & Bosch，2010）（参见第 82 章和第 83 章）。在90% 的病例中，内镜下注射组织黏合剂可控制出血（Garcia-Pagan et al，2014），而 TIPS 通常用于对内镜治疗无效的病人。然而，这些治疗的相对优势尚不清楚。一项回顾性研究（Mahadeva et al，2003）表明，TIPS 对 GV 出血的治疗优于内镜下注射氰基丙烯酸酯，但两组之间的生存率没有差异。另一项比较 TIPS 与内镜下注射氰基丙烯酸酯的大型回顾性分析研究，未能证明TIPS 在控制出血或生存率方面的优势（Procaccini et al，2009）。但是，将病人随机分配到 TIPS 组或通过内镜下注射氰基丙烯酸酯进行曲张静脉闭塞术组的试验（Lo et al，2007）表明，TIPS 组中再出血率明显较低（11% 与 38%；P=0.014）。

近年来，经球囊导管阻塞下逆行静脉曲张闭塞术（BRTO）作为 TIPS 的替代治疗越来越被接受。由于 GV 是在较低压力下的出血，另外还通过对较大的脾肾静脉分流进行减压，即使在 TIPS 治疗后仍允许脾肾静脉分流血流通过。因此，TIPS对治疗 GV 的疗效不如对食管静脉曲张的治疗。与 TIPS 相比，BRTO 不仅可以显著降低胃静脉曲张的复发率和出血率（Ninoi et al，2004；Sabri et al，2014），还具有维持甚至增加门静脉血液灌注的优势，从而减少肝型脑病的发生并保留肝功能。

TIPS 也被用于治疗门静脉高压性胃病，但相关数据较少，而且缺乏临床随机试验来评价 TIPS 在门静脉高压性胃病中的应用。几项研究显示 HVPG 与门静脉高压性胃病的存在或严重程度之间的相关性较差（Bellis et al，2007）。考虑到 TIPS 的目的是降低门静脉压力，而门静脉高压性胃病的严重程度与门静脉压力之间缺乏相关性，这可能解释了在这种情况下，TIPS治疗的效果变异性更大。

异位静脉曲张

TIPS 有效地实现了门静脉减压，使其适应证扩大到了异位静脉曲张出血。异位静脉曲张最常发生在肠造口，是由于门静脉高压累及肠系膜静脉的外周分支引起的。一些小样本研究报道，通过 TIPS 降压成功地治疗了这些部位的静脉曲张（Alkari et al，2005；Deipolyi et al，2014；Han et al，2007；Kochar et al，2008；Macedo et al，2005；Ryu et al，2000；Spier et al，2008；Vangeli et al，2004；Vidal et al，2006）。然而，该适应证的再出血率高于门静脉系统减压后的预期再出血率，因此，一些作者（Kochar et al，2008；Vangeli et al，2004）建议应在 TIPS 同时栓塞异位静脉曲张。尽管造口复发性出血通常是由于 TIPS 的狭窄引起，造口复发性出血也是分流修正术的适应证。（Deipolyi et al，2014）

腹水

早期研究者认为，TIPS 能使病人的腹水减少或者消退（见第 81 章）。许多早期随机对照试验比较了 TIPS 与大容量腹腔穿刺术（large-volume paracentesis，LVP）（Gines et al，2002；Lebrec et al，1996；Rossle et al，2000；Sanyal et al，2003；Salerno et al，2004）。研究显示 TIPS 组病人的腹水显著改善，但较 LVP 组没有显示出明显的生存获益。随后对大量数据进行的 meta 分析显示 TIPS 组病人的生存率有轻微提高（Salerno et al，2007）。这些研究面临的一个问题是，TIPS 使用的都是金属裸支架，而使用覆膜支架生存率会更高。所以需要用当前的覆膜支架技术进行重复研究。根据最近一项随机试验，其纳入标准是有腹水症状而肝肾功能正常的病人，研究表明尽管 TIPS 治疗使用的是裸支架，但是经过 TIPS 治疗后的病人生存率仍然较 LVP治疗的高（Narahara et al，2011）。几项研究试图确定 TIPS 后腹水消退的相关因素，结果发现其中终末期肝病模型（MELD）评分、谷草转氨酶水平、HPVG、血肌酐水平、肾小球滤过率、血小板计数等与 TIPS 治疗后腹水消退具有相关性。（Hamel et al，2014；Lodato et al，2012；Taki et al，2014）。总的来说，54%～79% 的病人经 TIPS 治疗后可见腹水明显消退。（Lodato et al，2012；Parvinien et al，2014；Taki et al，2014）需要提醒的是 TIPS放置后并不总是立即出现生理效果，一些病人没有显示放置TIPS 后 2～3 个月消除腹水；另外肝移植后复发腹水病人治疗效果不佳。一项小样本回顾性研究（Saad et al，2010）报告当使用 TIPS 治疗肝移植后病人复发性腹水时，其临床成功率仅为 16%。

肝性胸腔积液

TIPS 在成功处理门静脉高压性腹水的基础上，也被应用于肝性胸腔积液的治疗。肝性胸腔积液在肝硬化病人的发生率约为 5%～10%，可导致明显的呼吸急促和无法进行日常活动（见第 81 章）。与门静脉高压性腹水治疗相似的是，TIPS 主要用于经过药物治疗无效的病人。据报告，74%～79% 的肝性胸腔积液需要胸水引流病人在接受 TIPS 治疗中得到改善（Dhanasekaran et al，2010；Rossle & Gerbes，2010；Spencer et al，2002），其中约 2/3 的病人胸腔积液完全消退，其余病人胸腔积液部分消退，但呼吸困难症状明显减轻或消失。根据经验（Spencer et al，2002），对于伴有多器官衰竭的危重型肝性胸腔积液病人，其 1 个月死亡率约为 83%，而 TIPS 治疗不适合这类病人。因此，TIPS 不能用于机械通气重症病人改善肺功能。

布-加综合征

自 20 世纪 90 年代初以来,TIPS 也被用于缓解布-加综合征(Budd-Chiari syndrome)引起的门静脉高压和肝淤血(见第 88 章),疗效取决于病人生理状态。有研究(Khuroo et al,2005)表明,对于以急性暴发性为表现的布-加综合征病人而言,经 TIPS 治疗后生存率较低,而对于慢性布-加综合征病人采用 TIPS 治疗的生存率相对较高。一项涵盖 124 例布-加综合征病人进行 TIPS 治疗的最大系列研究表明(Garcia-Pagan et al,2008),1 年和 10 年免移植生存率分别为 88% 和 69%,这一结果明显好于预期,并改写了指南。因此,TIPS 是目前经药物抗凝治疗失败病人的推荐治疗方法(Boyer & Haskal,2010)。该研究还表明,肝功能损害程度越大,经 TIPS 治疗的疗效越差。最近的大型研究表明,TIPS 的长期通畅率(尤其是使用覆膜支架时)较好,3～10 年生存率约为 72%～77%(Qi et al,2014;Tripathi et al,2014)。

门静脉闭塞

对于未发展到肝硬化阶段的病人,门静脉闭塞是 TIPS 治疗的一个适应证,TIPS 的优点在于,它可以为机械溶栓装置提供进入门静脉系统的途径(图 87.2)并且还为门静脉重建后提供了维持血流的流出道。TIPS 不仅可以治疗门静脉血栓引起的门静脉高压症,还可以用于治疗等待肝移植伴门静脉血栓病人。对于等待肝移植伴门静脉血栓(portal vein thrombosis,PVT)病人的两个小样本(D'Avola et al,2012;Gaba & Parvinian,2013)研究证实,TIPS 有助于恢复维持门静脉的通畅性。在其中的一项研究中,对照组(门静脉血栓形成但未接受 TIPS 病人)有 50% 的病人在移植时可能发生门静脉闭塞(D'Avola et al,2012)。对于在等待肝移植的病人中,如果支架延伸至门静脉,TIPS 治疗 PVT 有可能使移植手术复杂化,因此在手术前应咨询移植外科医生和肝脏移植专家。如果病人已经登记移植,最好应用 TIPS 控制门静脉高压症状。

建立分流并保持门静脉系统通畅的技术成功率通常为 70%～100%(Bilbao et al,2004;Han et al,2011),成功的建立 TIPS 后的所有病人均实现了临床成功(即终止出血),在闭塞进展为海绵窦转化的病人中,技术成功率可能低至 35%(Qi et al,2012),而技术失败的原因通常是门静脉闭塞。通常,肝细胞癌引起的恶性 PVT 被认为是 TIPS 治疗的禁忌证。但是,几项研究(Liu et al,2014;Zhao et al,2014)表明,在这种情况下仍可进行 TIPS,技术成功率非常高,并发症较低,并且可以很好地缓解门静脉性静脉曲张出血和难治性腹水。因此,尽管存在恶性门静脉闭塞,有较好预期生存病人仍可考虑 TIPS 来缓解门静脉高压症状。

术前减压

TIPS 的一种不常见适应证是对需要接受腹腔内、非肝脏大手术的病人进行术前门静脉减压(Gil et al,2004;Schlenker et al,2009)(见第 77 章)。对于需要结肠切除的严重门静脉高压症病人,手术的死亡率极高。门静脉高压引起的风险包括侧支静脉扩张、手术出血的风险增加以及门静脉高压相关性腹水,从而导致术后发生严重的感染性并发症或开腹后腹水渗漏。在针对该适应证的 TIPS 报道中,手术均在未发生过多出血或腹水并发症的情况下进行。最近的一篇文章报道了使用 TIPS 进行门静脉减压以实现安全的腹腔镜结肠切除术,具有相似的良好效果(De Magistris et al,2012)。

目前,一个尚待解决的问题是,TIPS 与手术之间有多少时间可确保扩张侧支静脉达到最佳减压。尽管在门静脉减压后几周进行手术是明智的,但也有一组报告在 TIPS 后 2 天安全地进行了手术(Theruvath & Adams,2010),因此,鉴于 TIPS 本身可引起并发症,不应轻易用于术前减压。

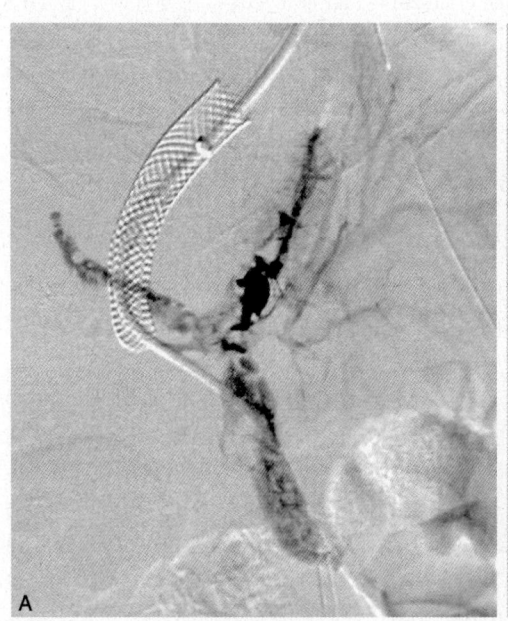
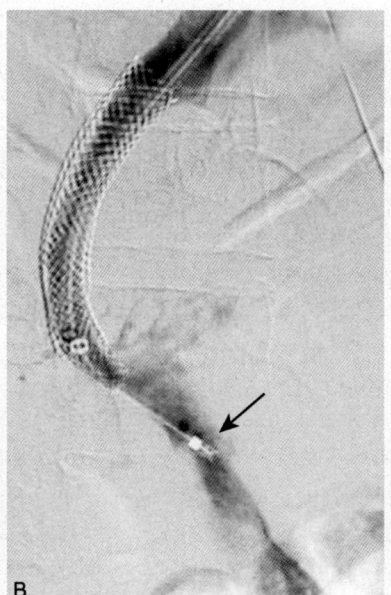
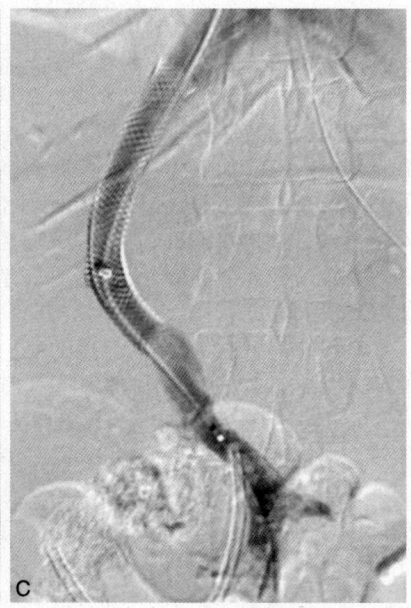

图 87.2　(A)一例既往门静脉血栓病人,经颈静脉肝内门体分流术(TIPS)支架首次置放后的门静脉造影:门静脉主干和门静脉分支均可见多发纤细缺损。(B)使用机械取栓装置(箭头)溶解门静脉血栓。(C)最后静脉造影提示门静脉再通,造影剂流经 TIPS 支架

禁忌证

当药物和内镜无法控制曲张静脉大出血时,TIPS 可能是唯一能挽救生命的选择。此时对于 TIPS 而言,其大多数禁忌证只是相对的。然而对于非急诊情况下的 TIPS 适应证,其禁忌证就非常重要了。右心衰竭是 TIPS 最严重的禁忌证之一,因为对于右心衰竭病人,进行 TIPS 可能诱发全心衰竭而导致病人急性死亡(Peron et al,2000)。但是,关于这种并发症的报道非常罕见,因为对于一个曲张静脉大出血的病人,不可能定义一个右心压的绝对阈值,超过这个阈值就不应该进行 TIPS。

由于 TIPS 是将门静脉血流从肝脏分流,因此可能存在肝功能恶化的风险。这种肝功能恶化通常是暂时性的,但如果病人已经存在肝功能不全,TIPS 可能导致肝功能进一步恶化甚至衰竭。由于多种因素与 TIPS 术后肝功能衰竭风险增加相关,包括低于正常的 MELD 评分或 Child-Turcotte-Pugh 分级(见第 3 章)、血清胆红素水平升高、高龄、高血清肌酐水平、急诊 TIPS 和脑病的存在。所以,目前的主要面临的问题是确定不应执行 TIPS 的阈值是什么。

许多作者已经提出了前瞻性 TIPS 的治疗方案。其中,MELD 和 Child-Pugh 评分与生存率的相关性最好(Chalasani et al,2000; Montgomery et al,2005; Pan et al,2008; Zhang et al,2014),高龄是 TIPS 术后死亡率升高的另一个危险因素(Pan et al,2008; Parvinian et al,2013)。已经提出了不同的 MELD 评分作为临界值,高于该临界值的病人不应接受 TIPS,但是这些评分必须与病人原有病情风险之间进行权衡。即使对于是在 MELD 评分较高的病人中,当发生危及生命的曲张静脉大出血的情况下,实施 TIPS 可挽救生命。

肝脏海绵样变被认为是 TIPS 的禁忌证,因为它大大增加了进入门静脉系统的难度。此外,即使进入了入口分支,也不可能进一步通过门静脉闭塞段到达开放门静脉。已经有病案报道在门静脉高压症成功减压的情况下,对扩张的门静脉侧支进行 TIPS 的病例(Brountzos et al,2004; Wils et al,2009)。术前详细的横截面成像可用于评估是否有较大的分支,可以作为分流的目标。

多囊性肝病(见第 75 章)是 TIPS 的绝对禁忌证,因为有潜在的囊内出血风险,尽管我们和其他学者已经报道了多例多囊性肝病病人成功实施 TIPS(Bahramipour et al,2000; Shin & Darcy,2001; Sze et al,2006),甚至其中有些病人使用的是金属裸支架,在穿刺针进入囊腔建立肝实质通道的过程中,无明显出血。没有引起囊内出血的原因可能是,分流静脉为其提供了通往右心房的低阻力通道,所以血液进入囊肿的概率很小。尽管在技术上具有挑战性,将多囊性肝病继续列为 TIPS 的绝对禁忌证证据不足。

活动性自发性细菌性腹膜炎(spontaneous bacterial peritonitis,SBP)进行 TIPS 可能引起覆膜支架内感染。因此,如果 TIPS 的适应证不是紧急的,手术应该等到 SBP 完全控制后进行。

技术

尽管 TIPS 可以实现大于 95% 技术成功率,但该手术在技术上对许多介入放射科医师来说仍然具有挑战性,细节决定成败。

病人的准备与其他需要重度镇静或全身麻醉的手术相似,门静脉成像有助于了解门静脉是否通畅。尽管 TIPS 可以在门静脉血栓形成的情况下进行,但在这种情况下使该手术的操作更加困难,极有可能需要经皮经肝入路。在 TIPS 治疗期间也有可能发生肝包膜误穿,导致腹腔出血。因此,充分评估病人的血小板计数和出凝血指标至关重要。同时应该预防性地给予抗生素,因为置入的是永久性覆膜支架,并且已经有报道 TIPS 术后感染的病人,最常见的是葡萄球菌感染(Mizrahi et al,2010; Suhocki et al,2008)。对于有大量腹水的病人,应在手术开始时放置腹腔引流管。当腹水被排出时,它有助于正在使用的设备透视可视化,这也是解决病人腹水的开始。此外,引流是一种有效的术中检测可能发生腹腔内出血的方法。

经颈静脉肝内门体分流术是从进入颈静脉开始的。右侧颈内静脉是首选通道,因为它提供了进入下腔静脉(inferior vena cava,IVC)和肝静脉的直线路径。当右侧颈内静脉闭塞时,可采用左侧颈内静脉。尽管从肝静脉进入似乎是蜿蜒的过程,但当外科医生从左颈静脉开始时,使用超硬导丝和长鞘在技术上可以获得很高的成功率(Hausegger et al,1998)。如果双侧颈内静脉都发生阻塞,侧支静脉或颈外静脉有时也可用于经颈静脉肝内门体分流术的通道。或者,如果颈静脉仅部分血栓形成,则可以用导管和导丝探测闭塞处。如果可以穿越闭塞处,则可以放置鞘以允许使用该通道进行手术。

接下来,将肝静脉导管化,因为这是形成经肝穿刺隧道的起点;通常选择肝右静脉因为它的内径较大。但是肝右静脉不是永远的最佳选择,如果病人合并肝脏萎缩变小和大量的腹水,肝脏往往偏离头侧方向。这导致肝右静脉在汇入下腔静脉时出现急转角,使得导管和穿刺针很难进入肝右静脉。在这种情况下,腹水使得肝脏上移,中肝静脉是一个更好的选择,因为从下腔静脉汇入肝中静脉的途径仍然是相对笔直的。

此时,血管造影导管应该换成球囊栓堵导管。通过这种导管,楔形静脉造影术可以在穿刺前定位门静脉。尽管非球囊终孔导管可用于楔形静脉造影,但在楔形静脉造影中所有发生肝包膜破裂的病例都是由于导管楔入的位置过于靠近边缘(Semba et al,1996; Theuerkauf et al,2001)。导管楔入的位置更靠近中央位置的球囊闭塞导管允许强有力的注射使得造影剂扩散到更多的肝静脉分支,从而减少肝包膜破裂的可能性。二氧化碳气体是楔形静脉造影术的首选造影剂。与液态碘化造影剂相比,二氧化碳造影剂的黏度低、容易通过肝窦,并使门静脉更好显影(Krajina et al,2002)。

当球囊导管到位时,一些人建议在进行经颈静脉肝内门体分流术之前做自由和楔压的肝静脉压力测定来确定肝静脉压力梯度和门静脉高压的存在。Monescillo 和他的同事(2004)已经证明,将病人分为低风险(HVPG<20mmHg)组和高风险(HVPG>20mmHg)组,可以预测反复出血的风险和治疗失败的可能性。然而,这些压力测量可能是具有误导性的;因为门静脉血栓形成是一个窦前阻塞,可能会人为地降低肝静脉楔压。此外,即使直接在门静脉处测量,一些有粗大静脉曲张减压门静脉的病人实际上可能有正常的门静脉压力（图87.3）。进行经颈静脉肝内门体分流术的决定通常是在肝静脉置管前做出的，并且是基于门静脉高压的其他临床和内镜证据的基础上，而不仅仅是测量肝静脉压力梯度。

如果病人的腹前壁有一个大的脐静脉侧支，通过使用超声引导穿刺，作为将导管送入门静脉系统的一种通道。通过这个导管可以注射造影剂来标记门静脉解剖，加上导管可以定位作为经肝穿刺针到达的实时目标（图87.4）。不幸的是，这样大的脐静脉侧支只有在少数病人身上可以见到。

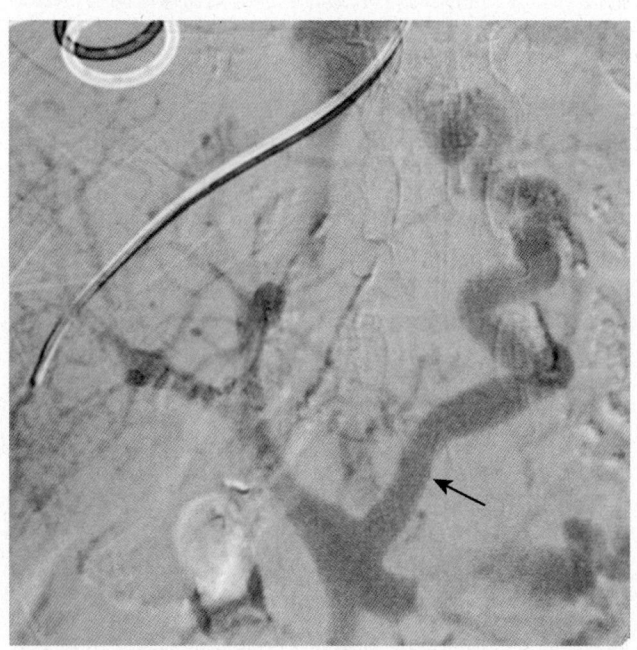

图87.3 长期患有门静脉高压症病人的楔形肝静脉图,他有一个巨大的冠状静脉(箭头),甚至比门静脉主干更大。在这例病人中,冠状静脉对门静脉系统有很好的减压效果,因此最初测量的门静脉压力是正常的

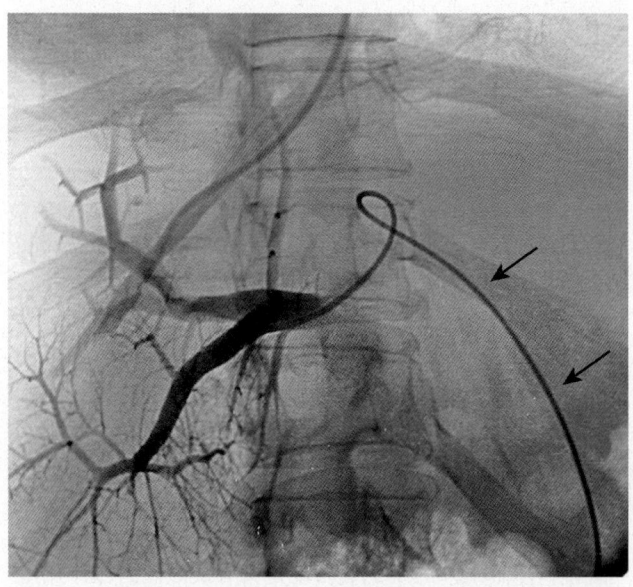

图87.4 导管经脐静脉(箭头)引入,通过左门静脉,放置在门静脉右支主干,在此注入造影剂,以确定经肝实质穿刺的目标

接下来,必须将穿刺针推进到门静脉系统中。通常选择门静脉主干右支作为首选穿刺目标。不建议在门静脉分叉处穿刺,因为这里通常是门静脉肝外段,进入这里会增加腹腔出血的风险。通过更多的外周门静脉分支往往会形成一个弯曲的通道,对适宜的扩张和支架的置入影响更大。有时,与门静脉主干左支相比,门静脉主干右支是一个不太理想的目标。当门静脉主干右支血栓形成时,或右叶萎缩和肝脏向上抬高时,这可以发生在严重肝硬化和大量腹水病人中。在以后的操作中,从下腔静脉进入门静脉主干右支的锐角往往太大,使得硬质经颈静脉穿刺针难以通过。在这种情况下,肝中静脉到门静脉主干左支通道往往更直,更容易实施经颈静脉肝内门体分流术。最近的一项研究（Chen et al,2009）还发现,通过门静脉主干左支实施的经颈静脉肝内门体分流术的脑病发生率明显低于门静脉主干右支实施的经颈静脉肝内门体分流术,但这尚未在更大样本的研究中得到证实。

经颈静脉肝内门体分流术的一种变化式式是直接肝内门体分流（direct intrahepatic portosystemic shunt, DIPS）。利用这项技术,穿刺针头在血管内超声的引导下从下腔静脉肝段穿刺到门静脉。据报道,这种方法的优点是,与TIPS穿刺过程中使用的相对盲穿相比,这种术式的穿刺过程中可以被持续监测并被引导进入下腔静脉。此外,肝内通道比经颈静脉肝内门体分流术通路短。在理论上这将导致更好的通畅性,实际使用中,中位时间为256天的随访中发现主要通道通畅性为100%（Hoppe et al,2008）。尽管有这些潜在的优势,但直接肝内门体分流尚未被广泛采用。

由于进入门静脉是经颈静脉肝内门体分流术中最困难的部分,许多研究者试图开发新的引导机制,以帮助完成这一过程。一种有希望的方法是使用磁共振来引导（Arepally et al, 2006;Kee et al,2005）。虽然磁共振引导可以用相对较少的穿刺针数进入门静脉,但它似乎增加了病例的复杂性。在Kee和同事的研究（2005）中发现,磁共振引导平均手术时间为2.5小时,而在一般情况下经颈静脉肝内门体分流术通常可以在60至90分钟内完成。用于现代血管造影病房的三维路径规划软件也在开发中（Tsauo et al,2015）。血管内超声（IVUS）也被用来帮助引导从肝静脉穿刺。Farsad及其同事（2012）报道,尽管血管内超声在某些个案有帮助,但总体而言,与标准经颈静脉肝内门体分流术相比,它的使用并没有导致更少的穿刺针数进入门静脉或者缩短手术时间。

在将导管推进门静脉后,必须立即使用静脉造影术来确认其位置。在肝穿刺期间,可能进入肝动脉分支而不是门静脉。如果不认识到这一点,并且操作者继续进行下去,会建立肝动脉向肝静脉分流,造成灾难性的结果（Kerlan et al,1994）。即时静脉造影还有助于识别进入门静脉系统的入口点。这对完成手术的安全性有影响,因为进入门静脉主干或门静脉分叉往往是门静脉的肝外部分,球囊扩张这样的血管可能导致腹腔出血（Kim et al,2001）。

应通过门静脉导管测门静脉压和血管鞘的侧臂测量右心房压力。这对建立基线压力和门体静脉的压力梯度是必需的,不仅仅是为了证实门静脉高压,而且是提供一个基线值来比较

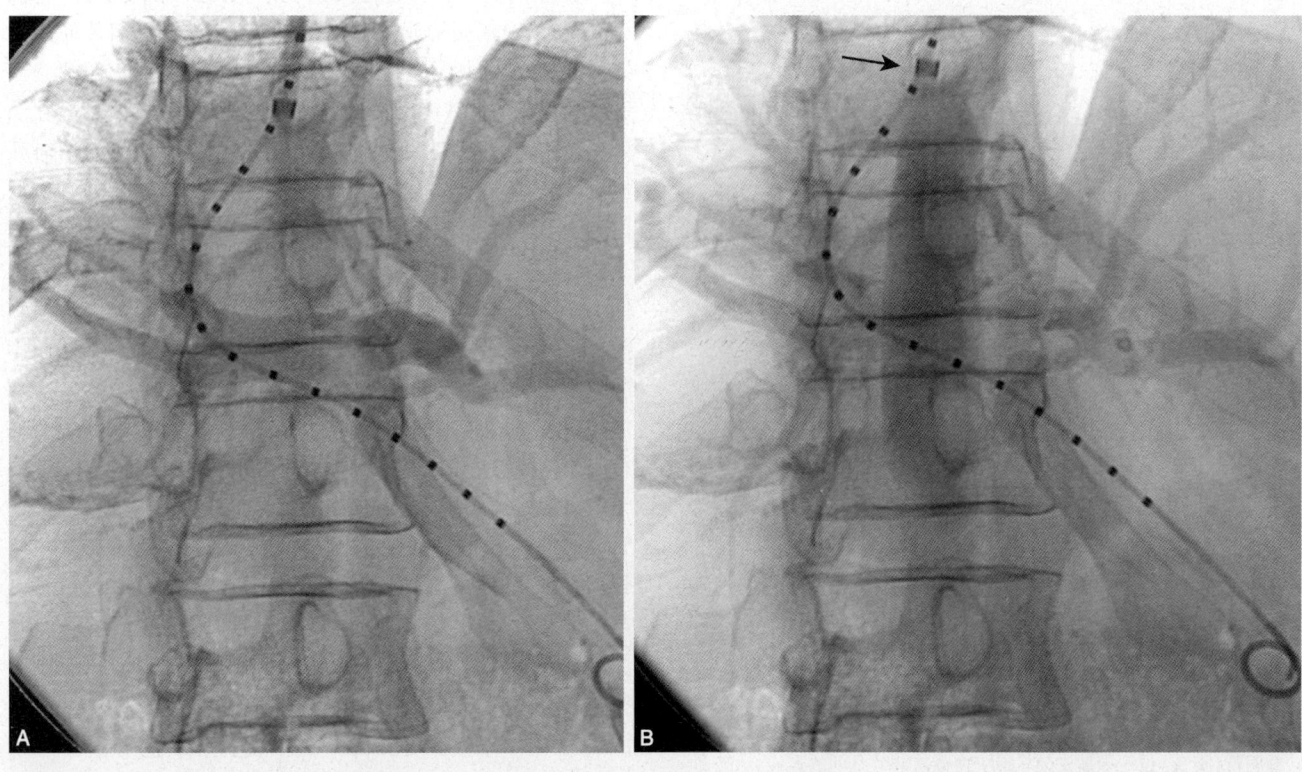

图 87.5　（A）经门静脉导管初次注射造影剂肝静脉-腔静脉汇合处显影不佳。（B）经靠近肝静脉-下腔静脉汇合处的鞘注射（箭头），较好地显示了下腔静脉的位置

经颈静脉肝内门体分流术的疗效。然而，正如前面提到的，重要的是要认识到在有明确证据证明门静脉高压的情况下，如果静脉曲张或腹膜后侧支足以对门静脉系统进行完全减压，门静脉压力实际上可能是正常的。只要门静脉高压并发症有很好的证据（例如，内镜下显示食管静脉曲张出血），那么尽管压力很低，经颈静脉肝内门体分流术仍然被需要，因为这将引导血流远离这些粗大的出血静脉曲张。

　　下一步是测量通道的长度，以确定植入什么尺寸的装置。这是用一个带有 X 线造影标记的导管完成的。从门静脉中的入口点测量到门静脉-下腔静脉汇合处。已经表明，支架如果不能覆盖全程，通畅性就会降低（Clark et al，2004），因为即使在 TIPS 近心端有未覆盖肝静脉的一小段，狭窄就可以形成。识别肝静脉-下腔静脉汇合处可能是具有挑战性的，因为下腔静脉中非增强的血液快速流入可能会阻碍肝静脉汇入点的精确定位。将鞘定位在肝静脉-下腔静脉汇合处附近，并鞘内高压注入造影剂，与下腔静脉回流对比是帮助确定肝静脉-下腔静脉汇合处的有用策略（图 87.5）。

　　在准备放置支架时，首先使用球囊导管扩张静脉之间的经肝实质通道。这通常是用一个 8mm 低轮廓球囊来完成的，因为一开始将更大、更高轮廓的球囊推进到门静脉中最初可能是非常困难的。门静脉周围致密纤维化可以明显阻碍导管前进。坚硬的导丝，如 Amplatz 硬导丝（Cook，Bloomington，IN），是支撑导管所必需的。新一代的 8～10cm 的长球囊（如 Mustang balloons；Boston Scientific，Natick，MA）很有效，因为它们允许整个通道立即扩张。

　　下一步，必须通过放置支架来保持通道的开放。虽然经颈静脉肝内门体分流术最初是用裸金属支架，但在 6 至 12 个月内部内膜增生性狭窄会造成 50% 的病人的通道失去开始的通畅（Sterling & Darcy，1997）。目前的治疗标准是使用附膜支架移植，最常用的是 Viatorr 支架，它是专门为经颈静脉肝内门体分流术设计的。它是由一个位于门静脉的 2cm 长的裸露支架组件，以及一个长度 4～8cm 长覆盖了肝实质通道的附膜支架移植物段组成（图 87.6）。迄今为止的研究表明，与裸露金属制作的支架相比，Viatorr 支架可显著改善支架的通畅性。例如，一项比较 Viatorr 支架和裸露支架进行经颈静脉肝内门体分流术的随机试验显示，两年的通畅率分别为 76% 和 36%（Bureau et al，2007）。最近的一项 Meta 分析比较了 346 例支架移植和 929 例裸露支架进行经颈静脉肝内门体分流术，报道称在接受附膜支架的病人中，一期通畅性明显更好（Yang et al，2010）。

　　当使用 Viatorr 支架的经颈静脉肝内门体分流术病人确实发生狭窄时，它们几乎总是发生在分流上方的一小段支架未覆盖裸露的肝静脉中。因此，建议将支架放置到肝静脉-下腔静脉汇合处。附膜支架通畅性的改善使得使用经颈静脉肝内门体分流术进行长期的门静脉减压变得可行，而不仅仅是作为肝移植的桥梁。

　　Viatorr 支架直径为 8、10 和 12mm。虽然 12mm 裸支架常被使用，但这是为了代偿可能发生的部分内膜增生。因为这并不是 Viatorr 设备的问题，所以很少使用 12mm 直径的分流支架。对于脑病病人或者肝功能临界期病人来说，8mm 的支架被认为是更安全的，因为转移的门静脉血流较少。然而，一项比较 8mm 和 10mm 的 Viatorr 支架进行经颈静脉肝内门体分

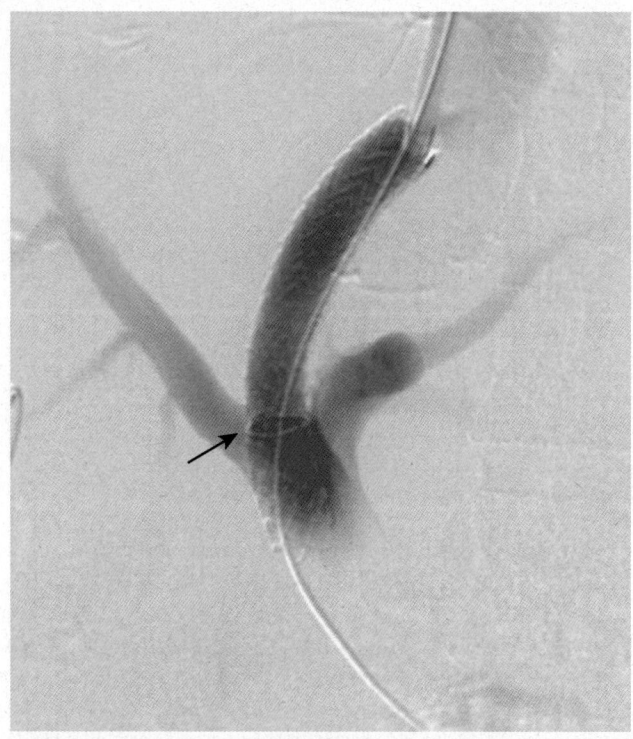

图87.6 用 Viatorr 支架进行的经颈静脉肝内门体分流术。X 线不透明带(箭头)位于裸露支架与移植物覆盖部分之间的连接,该部分与肝实质通道相连

流术的随机研究表明,8mm 分流支架在降低门静脉压力和控制腹水方面效果较差,但是没有提高脑病的发生率(Riggio et al,2010)。一些医生更喜欢放置一个 10mm 的 Viatorr 支架,但最初只把球囊扩张到 8mm,重新测量压力,然后只有当目标的门体静脉压力梯度尚未达到,再扩张到 10mm。采用这种方法的一个原因是,研究表明创建分流太大将门体静脉梯度降低至个位数与脑病和肝衰竭的并发症发生率增高有关(Chung et al,2008)。

附膜支架首次使用时出现的一个问题是脑病的可能性增加;然而,附膜支架的脑病发生率实际上低于裸露金属支架(Bureau et al,2007;Tripathi & Jalan,2006;Yang et al,2010)。由于通畅性的改善,附膜支架可以更好地控制腹水和静脉曲张出血,这可能解释了在 TIPS 的一项大型 Meta 分析中使用附膜支架存活率提高的原因(Yang et al,2010)。

为了放置 Viatorr 支架,必须将输送鞘先进入门静脉中。这是因为支架的裸露部分,Viatorr 支架的尾端 2cm 部分只受传递鞘的约束:一旦它退出鞘时,支架的那一部分就会扩张。需要在门静脉中有鞘有时是一个难题。如果通道是紧密弯曲的,一旦内扩器被移除,鞘可能会扭结。如果扭结很明显,鞘可能无法穿过 Viatorr 装置。切换到自约束附膜支架,如 Fluency(Bard Peripheral Vascular,Tempe,AZ),允许通过 Viatorr 装置,而不需要通过导管进入门静脉。理论上这种附膜支架的一个缺点是有可能阻塞流入门静脉分支,因为它完全被聚四氟乙烯覆盖,尽管这一特征似乎没有增加并发症的发生率(Wu et al,2013)。

放置附膜支架后,进行反复的门静脉造影照片,并进行压力测量,以确认支架放置正确,评估与支架放置相关的并发症,并确保门静脉系统得到充分的减压。静脉造影照片应显示通过分流的血液流动良好,没有进一步的流入曲张静脉或侧支通路。一般情况下,即使在分流之前已存在良好的向肝血流,门静脉分支中的流动也会变成朝向支架的离肝血流。压力测量应显示门体静脉压力梯度的成功降低。通常,目标是使门体静脉压力梯度低于 12mmHg,这是通常接受的阈值,低于该阈值静脉曲张出血是不可能的。然而,解决腹水可能需要稍低的门体静脉压力梯度,降至 8mmHg 左右。如果门体静脉梯度太高,仔细的静脉造影和压力回落测量是需要小心谨慎的,可以通过限制性分流,以确保通道支架放置完全,没有扭结或血栓形成。

在一些病人中,尽管充分降低门体静脉压力梯度,胃食管静脉曲张仍可能在经 TIPS 术后的静脉造影片显影。这种情况发生在静脉曲张通道严重扩大的病人身上。这些通道可能是如此之大,以至于流过它们的阻力与流过经颈静脉肝内门体分流术的阻力相同或更低;因此,可能需要对这些血管进行栓塞,以消除通过它们的血流,并将血流导向分流支架。

特殊的技术考虑

布-加综合征

当对合并布-加综合征病人考虑行经颈静脉肝内门体分流术时,肝静脉可能存在广泛血栓形成,因此导管不能插入(见第88章)。在这种情况下,穿过肝实质的穿刺针可能需要从肝静脉残端开始,如果它可以会师,或者直接从下腔静脉本身开始。下腔静脉的肝后段长度约为 5 至 6cm;为了避免产生较大出血机会的通道,穿刺针穿刺应从静脉的这一段开始。而来自肝右静脉的正常穿刺涉及穿刺针的前部和中部方向,直接来自下腔静脉的针头必须更横向地引导。与其他适应证一样,使用附膜支架可以改善预后。

门静脉血栓

在门静脉血栓形成病人中进行经颈静脉肝内门体分流术需要一定的专业水平。主要的技术挑战之一是进入门静脉。虽然这通常仍然可以通过经颈静脉途径来实现,有时首先需要使用经皮经肝道来再通门静脉。一旦通道建立,通常在肝实质范围内放置支架,甚至在尝试溶解门静脉血栓前都是有益的。经颈静脉肝内门体分流术为在门静脉中使用机械溶栓设备提供了一个很好的通道。通常,血栓是慢性的,不容易溶解,因此将支架向下延伸到血栓下面的开放段是非常有必要的,通过分流来建立良好的流动。因为这些支架会使随后的肝移植手术复杂化,所以在门静脉主干中放置支架之前,讨论移植的可能性和时间是很重要的。

多囊肝

因为囊肿的存在，还有肝脏体积增大，多囊肝带来了额外的挑战（见第 75 章）。术前计算机断层扫描可用于分析囊肿的分布及其相对于右肝静脉和门静脉的位置。在此分析的基础上，可以调整穿刺针进入的通道。如果在将针穿过肝实质时进行抽吸，则通过吸入透明液体来识别进入囊肿；然后可以将穿刺针在囊肿周围重新定向。由于多囊肝常因囊肿而体积增大，多囊肝实质隧道比非多囊肝 TIPS 隧道术长。因此，可能需要多个支架才能完全覆盖肝实质通道。

（张剑权 译 张志伟 审）

第88章

布-加综合征与肝静脉闭塞性疾病

C. Kristian. Enestvedt and Susan L. Orloff

门静脉高压症的病因多种多样,肝窦后阻塞引起的门静脉高压症在临床中并不常见。临床医生需要熟悉并掌握现有的诊疗方式,才能应对这些疾病带来的挑战。肝窦后阻塞引起的门静脉高压症包括布-加综合征和肝静脉闭塞性疾病,后者也被称为肝窦阻塞综合征,最常见于造血干细胞移植前的化疗或放射治疗过程中。

布-加综合征

布-加综合征(Budd-Chiari syndrome,BCS)指的是由于肝静脉和/或其开口以上的下腔静脉阻塞,引起的以门静脉高压,或者门静脉和下腔静脉高压为特征的一组疾病。1842 年,Lambron 首次报道了该病例。1845 年,Budd 在其著作中简要介绍了这类疾病。1899 年,Chiari 收集了 10 例病例,报告了 3 例病例,首次对 BCS 进行系统的临床和病理描述,提出 BCS 潜在的发病机制是肝静脉内膜炎。目前的研究证据表明,BCS 的病理生理过程通常是血栓形成,而不是静脉内膜炎。从 BCS 的首次报道发表以来,文献中已经报道了 8 000 多例 BCS。近年来,BCS 发病率大幅增加,很可能与人们对 BCS 的认识逐步深入、诊断方法不断改进以及口服避孕药的广泛使用有关(Maddrey,1987;Valla,1986)。然而,BCS 仍然是一种较少见的疾病,最新的相关数据显示,BCS 的发病率大约为(0.2~2)例/百万人,而且存在明显的区域性和地理差异性(Valla,2009)。

肝静脉流出受阻会导致肝脏淤血,临床表现为腹水、肝肿大和腹痛。根据肝静脉流出道阻塞的速度和程度,BCS 的进程可以表现为急性或者慢性,前者通常在几周内死亡,后者在患病几个月(个别病人在数年)后可能导致肝功能衰竭或食管静脉曲张出血而死亡。在西方国家,急性发病较常见,结果往往是致命的。经过及时的诊断和治疗,可以有效控制急性症状,转为慢性病程,或者完全治愈。在一些肝脏血管病专科中心,通过外科手段降低门静脉压力,显著提高了 BCS 病人的治疗效果。介入和微创治疗的出现,特别是经颈静脉肝内门体分流术(transjugular intrahepatic portosystemic stent-shunt,TIPS)的应用,进一步降低了 BCS 的病死率。以上治疗效果不佳的 BCS 病人,可以考虑行肝移植(liver transplantation,LT)手术,缺点是存在复发风险。许多中心采取了循序渐进的治疗方案,将这个曾经致命的疾病逐步转变为一个预后良好、病程可控的疾病。

布-加综合征的易感因素

知识框 88.1 列举了目前已知的促进 BCS 进展的病因和易

知识框 88.1　布-加综合征(BCS)的易感因素

原发性 BCS
血液性疾病
　真性红细胞增多症
　阵发性睡眠性血红蛋白尿
　特发性血小板增多症
　原发性红细胞增多症
　骨髓纤维化
　急性白血病和淋巴瘤
　溶血性贫血
　蛋白 C 缺乏症
　蛋白 S 缺乏症
　抗凝血酶Ⅲ缺乏症
　狼疮抗凝物(抗磷脂综合征)
　凝血因子 V Leiden 突变
　JAK2 V617F 突变
　凝血酶原(因子Ⅱ)突变
　抗磷脂综合征
　高同型半胱氨酸血症
口服避孕药
妊娠和产褥期
结缔组织疾病
　白塞综合征
　干燥综合征
　混合结缔组织病
　结节病
　类风湿性关节炎
　α1-抗胰蛋白酶缺乏症
　特发性嗜伊红细胞增多症
下腔静脉膜性阻塞
继发性 BCS
恶性肿瘤
　肝细胞癌
　肾细胞癌
　肾上腺癌
　下腔静脉平滑肌肉瘤
　其他(肺癌、胰腺癌、胃癌、黑色素瘤、网状细胞肉瘤、肾上腺肉瘤、右心房肿瘤)
感染
　阿米巴肝脓肿
　曲霉病
　包虫病
　血吸虫病
　梅毒树胶肿
　丝虫病
创伤
医源性因素
　颈静脉肝内门体分流术错位或阻塞
　腔静脉滤器功能障碍

感因素。在过去60年里,对BCS病因和诱因的认识发生了显著的变化。1959年,Parker报道的164例BCS回顾性研究中,70%的病人不能确定诱因或病因。近年来,特发性BCS病例发病率骤降至30%以下(Mahmoud,1996;Menon,2004;Mitchell,1982;Murad,2009;Plessier & Valla,2008;Valla,2003)。导致以上变化的原因有:①对BCS的认识不断深入;②诊疗方式的改进,从而可以更精准的识别解剖病变和诊断血栓性血液病。目前的共识认为,BCS的发病和进展中存在多种易感因素。

BCS的解剖和病因在东、西方国家存在地域性差异,详见表88.1。过去认为,肝静脉中血栓形成是形成BCS的基本病因。下腔静脉膜性阻塞(membranous obstruction of the inferior vena cava,MOVC)在西方国家很少见,但在日本、中国、印度和南非,却是BCS的常见病因。在西方国家,肝静脉主干中血栓形成比下腔静脉血栓或闭塞常见,而在印度、中国和日本,肝静脉血栓形成比下腔静脉血栓形成或闭塞更常见。在北美,急性或亚急性BCS较常见,慢性BCS较少见;与之相反,在东方国家,慢性BCS较多见。在西方国家,BCS在孕期或产后很少发生,而在印度,怀孕是BCS的主要易感因素。感染的发生率也有差异,如肝脏阿米巴病(见第73章),这种感染在西方国家少见,但在印度较常见。在美国,BCS常与口服避孕药的使用有关。骨髓增生性疾病(myeloproliferative diseases,MPD)与BCS的发生也存在明显的地理差异。在中国,MPD并不常见,而这在西方国家较常见(Qi,2012;Smalberg,2012)。

血液性疾病

在北美和西欧,导致血栓形成的血液疾病是BCS最常见的易感因素。在有血栓形成倾向的疾病中,MPD与BCS相关性最强。文献表明,骨髓发育不良是大约一半BCS病人潜在的病因(DeLeve,2009)。最近一项包括1062例BCS的Meta分析显示,40.9%的BCS与MPD有关(Smalberg,2012)。真性红细胞增多症是最常见的MPD,占BCS总病例的8.5%(Parker,1959)~10.4%(Mitchell,1982)。近期研究报道显示,真性红细胞增多症的实际发病率可能更高。一项包含77例BCS病例的研究(Orloff,2012)发现,31%的BCS病人患有真性红细胞增多症;与传统描述BCS的临床特征不同,年轻病人较老年病人多见,羟基脲治疗对真性红细胞增多症有效,病人需终身服药。其他治疗真性红细胞增多症的方法包括美国食品药品监督管理局

最近批准的静脉切开放血、阿那格雷、干扰素α-2b和鲁索替尼等治疗。无论使用哪种治疗方案,越早治疗,预后越好。

阵发性睡眠性血红蛋白尿是另一种与BCS密切相关的血液病(Hartmann,1980;Hoekstra,2009;Liebowitz & Hartmann,1981;Valla,1987),占BCS病例的6.7%(Mitchell,1982)~12%(Valla,1987)。研究表明,在所有与肝静脉血栓形成相关的血液疾病都存在其他内脏血管(甚至腹部外血管)血栓形成(Peytremann,1972),特别是阵发性睡眠性血红蛋白尿。早期诊断阵发性睡眠性血红蛋白尿应使用依库珠单抗治疗,以防止远期并发症。

随着血液学诊断技术的日新月异,BCS病例中还发现了其他多种能导致血栓形成的血液疾病和易感因素,包括其他类型的骨髓增生性疾病(例如原发性血小板增多症、原发性红细胞增多症、骨髓纤维化)、嗜血栓状态(如蛋白C缺乏、蛋白S缺乏、抗凝血酶Ⅲ缺乏和系统性红斑狼疮合并抗磷脂综合征或抗心磷脂抗体),或者两者同时存在(Bertina,1994;Boughton,1991;Dahlback,1995;Dahlback,1993;Epinosa,2001;Koster,1993;Mahmoud,1995;Menon,2004;Pelletier,1994;Svensson & Dahlback,1994;Valla,2003;Vanderbroucke,1994)。凝血因子VLeiden突变导致活化蛋白C抵抗,如果基因为杂合子,血栓形成的风险会增加5~10倍;如果基因为纯合子,该风险会增加50~100倍(Dahlback,1995;Deltenre,2001;Janssen,2000)。最近的证据表明,多种血栓前因子同时作用于大多数的BCS病人(Denninger,2000;Janssen,2000)。血液系统恶性肿瘤,如急性白血病和淋巴瘤,几乎与BCS无关。

2005年,研究发现了一种可靠的、非侵入性的慢性MPD标记物——JAK2基因的功能突变体V617F(Baxter,2005;James,2005;Jelinek,2005;Jones,2005;Kralovics,2005;Levine,2005;Steensma,2005;Zhao,2005),通过鉴定该标志物,并结合骨髓组织学和克隆分析结果,发现50%以上的BCS病例是由慢性MPD引起(Primignani,2006),有助于识别BCS潜在的病因。

1996年,Mahmoud和Elias提出,每个BCS病人都需要进行血液学评估,并提出相应的检查方案。在此基础上,知识框88.2对该评估方案进行了扩展(Hirschberg,2000;Valla,2009)。通过这些评估,有助于与BCS和血栓形成相关的血液疾病的诊断。如果规范进行这类评估,特发性BCS的发病率可能会下降。

知识框88.2　布-加综合征病人血液疾病筛查
全血计数、凝血酶原时间、部分凝血酶原时间、纤维蛋白原
红细胞量、血浆容量
骨髓活检、细胞培养、染色体分型
核型JAK2基因、外周血粒细胞V617F突变
抗凝血酶Ⅲ测定
蛋白C测定
游离蛋白S抗原检测
狼疮样抗凝物
抗心磷脂抗体
Ham酸溶血实验
激活的蛋白C抵抗或者凝血因子V Leiden突变或两者兼有的内源性红系集落分析
内源性红细胞集落检测
流式细胞术检测阵发性睡眠性血红蛋白尿的CD55和CD59缺乏
G20210A凝血酶原基因突变
抗β2-糖蛋白-1抗体

表88.1　东、西方国家在布-加综合征易感因素和解剖类型方面的差异		
特征	西方国家	东方国家
下腔静脉膜性阻塞	罕见	很常见
肝静脉闭塞	有	无
下腔静脉闭塞	无	有
急性布-加综合征	有	无
慢性布-加综合征	无	有
妊娠/产褥期发病	不常见	很常见
感染	罕见	常见
口服避孕药	很常见	不常见
骨髓增生性疾病	常见	罕见

口服避孕药

在女性,口服避孕药会增加血栓形成的发病率,而且血栓形成会累及多个血管和器官。1966 年,在口服避孕药商业化销售 5 年后,Ecker 和 Mckittrick 报道了第一例服用口服避孕药相关的 BCS。此后相继报道了 200 多例服用口服避孕药导致 BCS(Janssen,2000;Lewis,1983;Maddrey,1987;Valla,1986;Zafrani,1983)。近年来,口服避孕药的广泛使用,导致了 BCS 总体发病率的提高。1982 年,Mitchell 报道,在 1960—1980 年间,服用口服避孕药的病例占 BCS 病人总数的 9.4%。在 1986 年,Valla 报道口服避孕药者肝静脉血栓形成的相对危险率为 2.37,与脑卒中、心肌梗死和静脉血栓闭塞的相对危险率接近。也有些学者认为,口服避孕药并不是 BCS 的原发性因素,可能在原有基础血液病存在的前提下能够促进血栓形成(Valla,1986)。除了引起 BCS 之外,服用口服避孕药还与其他一些肝脏疾病相关,包括血管闭塞性疾病、门静脉血栓形成、胆汁瘀积、肝细胞腺瘤、局灶性结节性增生,可能还与肝癌和肝血管肉瘤有关(Marrero,2014;Zafrani,1983)。

妊娠和围产期

布-加综合征常见于妊娠期妇女,产后妇女更为常见。在 1899 年,Chiari 首次报道一名妇女分娩后患上了 BCS。1980 年,Khuroo 和 Datta 回顾分析 1963—1978 年的 105 例 BCS 病例,发现 16 例(15.2%)是在妊娠后发生 BCS,8 例死亡。在 1982 年,Mitchell 回顾性分析显示 9.9% 的 BCS 病例发生在妊娠期或产后。由此推测,妊娠期的血液高凝状态可能是导致此类 BCS 的原因。相反,在 2012 年,Orloff 报道 77 例 BCS 中只有 1 例发生在围产期。与口服避孕药一样,许多与妊娠相关的 BCS 病人可能通过遗传或者后天因素而表现出潜在的血栓形成倾向(Walker,2000)。

恶性肿瘤

侵袭性肿瘤阻塞肝上下腔静脉是导致继发性 BCS 的常见病因。与 BCS 相关的最常见的肿瘤是肝细胞癌(见第 91 章)、肾细胞癌、肾上腺癌和下腔静脉平滑肌肉瘤(图 88.1)。其他少见的与 BCS 相关的恶性肿瘤包括肺癌、胰腺癌、胃癌、黑色素瘤、网状细胞肉瘤、肾上腺肉瘤和右心房肉瘤等。

感染

肝脏感染占 BCS 病因的 3%(Parker,1959)~9.9%(Mitchell,1982),但在最则无相似的报道。与 BCS 相关的最常见的感染原因是寄生虫引起的感染,特别是阿米巴肝脓肿、包虫病和血吸虫病(见第 73 和 74 章)。在 Parker 的综述中,肝脏梅毒树胶肿瘤占 BCS 病例的 1.8%,但近年来未见报道。累及肝静脉和下腔静脉的曲霉病是引起 BCS 的罕见病因。在印度,有报道丝虫病可引起 BCS(Victor,1994)。以上病因是导致 BCS 罕见的原因,文献报道较少,感染导致 BCS 的病例在中低收入国家中的实际发病率可能更高。

外伤

在特殊情况下,腹部创伤可能使病人易于发生 BCS(见第 122 章和第 123 章)。创伤占 BCS 病因的 1.2%(Parker,1959)~2.4%(Mitchell,1982)。BCS 病人有时会受到钝性和穿透性创伤的影响,严重的肝损伤会导致肝静脉水平的深度撕裂,此部位的内皮损伤可导致血栓形成瘢痕,最终发展为 BCS。

结缔组织疾病

有报道表明,BCS 与多种结缔组织和自身免疫性疾病有关,其中大多数已知有血栓形成倾向,包括白塞综合征、干燥综合征、混合性结缔组织病、结节病和类风湿性关节炎。有研究表明,许多 BCS 病人合并白塞综合征(Bazraktar,1997;Orloff,1999)。最近的一项研究检查了 5970 名白塞综合征病人的血管并发症,其中 882 名病人合并 BCS(Tascilar,2014)。BCS 从发病到进展的中位时间为 2.3 年。

下腔静脉膜性阻塞

在日本(Hirooka & Kimura,1970;Kimura,1972;Okuda,

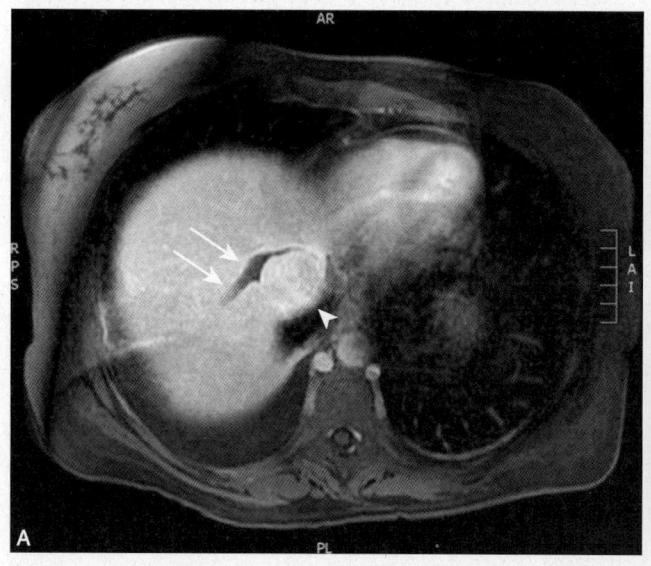
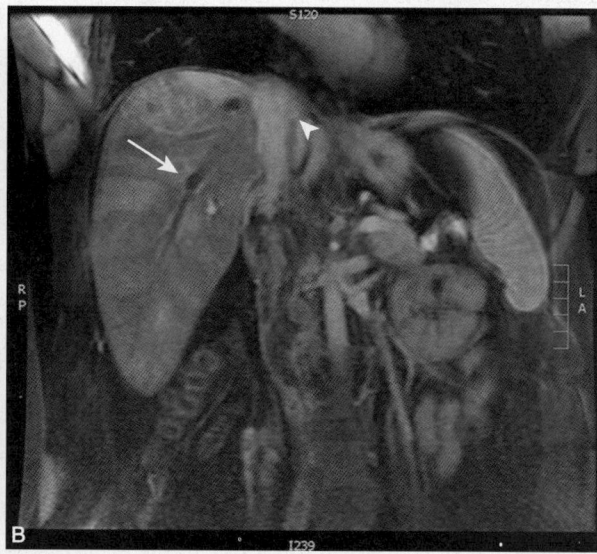

图 88.1　磁共振轴面(A)和冠状面(B)显示平滑肌肉瘤(长箭头),下腔静脉(无尾箭头)与肝右静脉未连续

2002；Ono，1983；Taneja，1979；Yamamoto，1968）、中国（Wang，1989；Wang，1989；Wu，1990）以及亚洲其他地区、印度（Khuroo & Datta，1980）和南非（Semson，1982），已报告了 600 多例下腔静脉膜性阻塞（MOVC）引起的 BCS。在美国和欧洲，MOVC 很少见。大部分学者认为 MOVC 可能和先天因素有关，但也有证据表明 MOVC 是由血栓形成导致（Kage，1992；Okuda，2002；Okuda，1995）。

MOVC 通常表现为慢性病程，大多数病人在就诊时已经进展为重度肝纤维化、肝硬化和门静脉高压症。研究表明，MOVC 相关的肝细胞癌发病率升高（Okuda，2002；Semson，1982）。MOVC 和其他形式的下腔静脉闭塞的治疗明显不同于肝静脉主干闭塞。

各种罕见疾病

BCS 相关的疾病还包括炎症性肠病、肝脏部分切除后的肝扭转、左外叶活体肝移植、类脂性肾病和蛋白缺失性肠病。后两种疾病与血液高凝状态相关，可能使病人易患 BCS。

病理改变

正常肝血流占心输出量的四分之一，包括门静脉和肝动脉的双重供血。血液流经肝血窦后，通过肝静脉和下腔静脉回流到心脏。流出道阻塞会导致肝脏发生严重的血流动力学和形态学改变，引起肝内压力和门静脉压力急剧升高（见第 76 章），血浆从肝窦和淋巴管外渗，形成腹水（见第 81 章）。肝内血液流出受阻导致肝窦扩张，肝实质发生严重的小叶中心性充血，在终末肝小静脉（中央静脉）周围表现更为严重（图 88.2）。肝小叶中央的肝细胞缺血、压迫性坏死和萎缩。随着阻塞的持续，坏死的实质被纤维组织和再生的肝组织结节所取代。最终结果是与慢性充血性心力衰竭相关的肝硬化，通常被称为充血性肝病。肝硬化发展的速度与流出道阻塞的严重程度有关，通常在几个月内发生（Parker，1959）。这种病理生理现象与肝移植后吻合口静脉流出道阻塞的临床表现相似。

BCS 肝损害的可逆性与肝静脉流出道阻塞的程度和持续时间直接相关。在病程早期，及时解除阻塞，有望逆转肝实质的变化和血流动力学的异常。在病程后期，肝实质的损害不可逆转。因此，接受治疗的时机是判断预后的一个重要指标。

大量肝内血液经过三条肝静脉主干（肝左静脉、肝中静脉和肝右静脉）流入下腔静脉。肝左静脉和肝中静脉通常在加入下腔静脉之前形成一个共干。肝短静脉引流尾状叶、肝右叶和左叶的中心区的血液，直接进入肝后下腔静脉（见第 2 章）。BCS 早期，肝静脉闭塞仅限于一个或两个主要静脉，通常情况下三条肝静脉主干都可能发生闭塞。汇入肝后下腔静脉的肝短静脉，特别是引流尾状叶的肝短静脉，通常未受影响，保持畅通。这些静脉是唯一引流肝内血液的部位，是形成肝内分流的解剖基础。

在大多数 BCS 病人中，肝静脉闭塞是由血栓形成引起的（Parker，1959）。血栓经过机化，最终转化为纤维组织，造成肝静脉永久性闭锁。虽然闭塞静脉有时会再通，但再通的流出通道通常不能缓解血液阻滞。事实上，肝脏的慢性充血会导致一定程度的不可逆的实质损伤，血栓可以逆行进入肝静脉，也可以从肝静脉进入下腔静脉，部分或完全闭塞下腔静脉，治疗方法和预后差别很大。使用影像学检查（如血管造影）和压力测量，确定下腔静脉是否闭塞具有重要意义。

在下腔静脉膜性阻塞（MOVC）中，"膜"从菲薄到几厘米厚度不等，通常含有纤维组织、平滑肌和弹性组织。膜的位置和范围差异很大，在某些情况下，纤维组织取代部分下腔静脉。一条或多条主要肝静脉的闭塞常常与下腔静脉的膜性阻塞有关。据报道，在日本（Hirooka & Kimura，1970；Kimura，1972；Okuda，1995；Ono，1983；Taneja，1979；Yamamoto，1968）、印度（Khuroo & Datta，1980）、中国（Wang，1989；Wang，1989，2005；Wu，1990）以及南非班图人（Semson，1982）中，MOVC 是导致 BCS 最常见的病因。有学者认为 MOVC 可能和先天性因素有关（Hirooka & Kimura，1970；Kimura，1972；Ono，1983；Semson，1982；Taneja，1979）。但有证据表明，MOVC 是由下腔静脉血栓形成导致（Okuda，2002）。大多数病例在发现之前都处于慢性病程阶段，初次就诊时，病人已有重度肝纤维化或肝硬化，合并门静脉高压症及其所有临床表现。MOVC 的治疗与肝静脉阻塞的治疗方式不同。

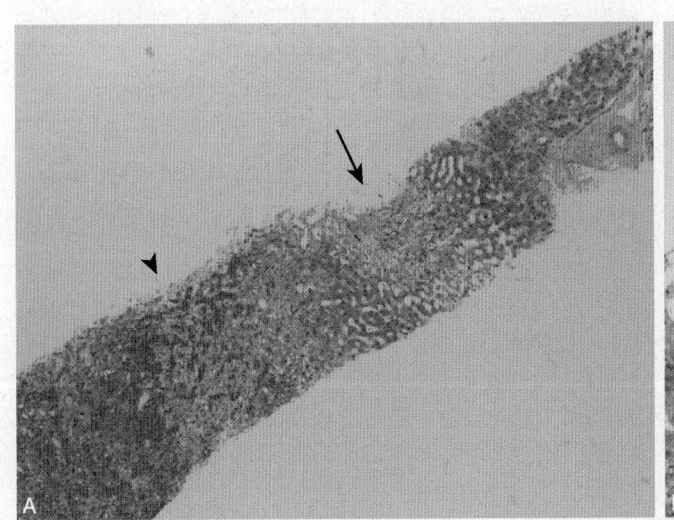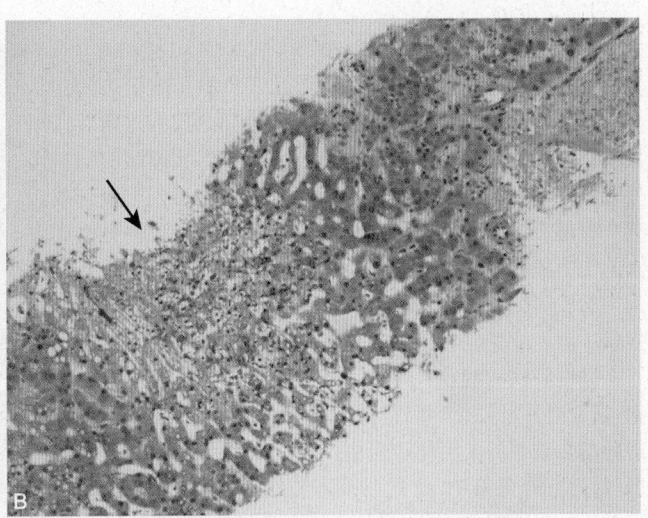

图 88.2　肝脏静脉轻度阻塞（A）和重度阻塞（B）肝脏活检组织标本的显微镜下所见，肝血窦充血（无尾箭头）和肝细胞萎缩（长箭头）

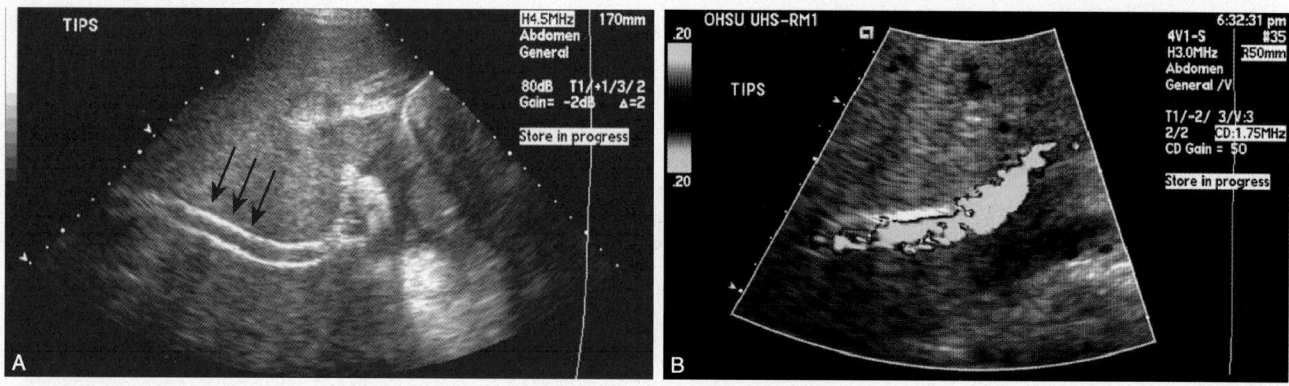

图 88.3   B 型超声(A)和彩色多普勒超声(B)图像显示通畅的 TIPS 支架(箭头),及其内部的血流方向和速度

临床表现

BCS 的临床表现和病程取决于肝静脉闭塞的程度和闭塞的速度。

西方国家的病人通常表现为急性或亚急性,病程仅为数周到数月。仅少部分 BCS 病人发病隐匿,在数月或者数年后才出现临床症状。在 2012 年,Orloff 报道 77 名 BCS 病例,12 名病人进展为晚期肝硬化;其余 65 名病人在 BCS 发病后平均 14 周(4~78 周)后进展为肝硬化,其中 59 名(59/65,91%)处于 BCS早期的病人在初次确诊 18 周后症状加重。然而,根据另一个单中心经验,大多数病人在诊断时表现为 BCS 病程晚期,92%表现为腹水,55% 表现为肝硬化(Pavri,2014);排除了下腔静脉膜性阻塞后,三分之二的病例在诊断时症状不足 3 个月,83%的病例在诊断时症状不超过 6 个月(1982,Mitchell);另一个包括 133 名病人的研究,观察到 57% 的病人症状在 3 个月以内,71% 的病人症状在 6 个月以内出现 BCS 的临床表现(Parker,1959)。

在日本、中国、印度和南非,下腔静脉膜性阻塞病人多见,通常在长期忍受 BCS 的症状后,首次就诊时表现为明显的肝硬化的临床症状。无论病因如何,慢性 BCS 的特点是门静脉高压症及其并发症。

症状

BCS 病人通常出现与急性或慢性肝功能衰竭相关的症状(见第 79 章)。首发症状通常是腹水引起的腹胀,几周后逐渐加重,几乎每个 BCS 病人都会出现这种症状。大多数腹痛呈慢性迁延性钝痛。疼痛局限于右季肋部,可以扩展到上腹部或者整个腹部。疼痛的病理生理基础是由于严重的肝脏充血或腹水的快速积聚而导致的肝包膜扩张。许多急性 BCS 病人表现为突然发病,进行性虚弱,营养不良,严重的厌食和轻度黄疸等症状。

慢性肝病的症状:慢性 BCS 的病人,如下肝静脉膜性阻塞,通常合并肝硬化和门静脉高压症状,包括继发于食管胃底静脉曲张破裂的上消化道出血(见第 82 和 83 章)、肝性脑病、肝肾综合征(见第 79 章),以及下肢水肿(见第 81 和 82 章)。下腔静脉膜性阻塞病人的外周水肿显著,出现下肢静脉曲张(Parker,1959;Semson,1982)。

体格检查

大量腹水是诊断 BCS 时最常见的体征之一。腹水发病率为 83% ~ 100%(Mitchell,1982;Orloff,2012;Parker,1959;Pavri,2014)。大多数病人都会因为严重的肝脏淤血出现肝肿大。在慢性 BCS 中,肝脏发生肝硬化并萎缩,肝肿大不明显,许多病人短期内体重下降导致消瘦。门静脉高压症的征象,包括腹部静脉扩张和可触及的脾脏肿大。下肢或下躯干水肿表明病人可能存在下腔静脉阻塞,这在各种原因的肝功能衰竭病人(包括BCS)中很常见。此外,慢性 BCS 病人可能合并慢性肝病的常见症状:蜘蛛痣、手掌红斑(肝掌)、扑翼样震颤、男性乳房发育、睾丸萎缩、肝病性口臭和黄疸。

诊断

超声检查

超声对 BCS 有诊断价值(Baert,1983;Becker,1986;Bolondi,1991;Brancatelli,2007;Chaubal,2006;Grant,1989;Gupta,1987;Hosoki,1989;Millener,1993;Powell-Jackson,1986;Rossi,1981)(见第 15 章)。超声征象表现为:①无汇入下腔静脉的正常的肝静脉,血流呈逆流;②肝内异常的呈"逗号状"静脉网状结构;③下腔静脉内有血栓,下腔静脉血流呈逆流;④尾状叶增大,常伴发腹水。超声常可作为初步筛查方法,经 CT、磁共振成像(MRI)或静脉造影确诊。此外,超声可作为治疗的辅助手段和 TIPS 术后监测手段。恰当的血流方向和流速是确保 TIPS术后支架通畅性的前提(图 88.3A 和 B)。

计算机断层扫描

对比增强计算机断层扫描(CT;见第 18 章)对 BCS 诊断价值较大(Baert,1983;Erdon,2007;Ferral,2012;Kamath,2006;Lupescu,2008;Mathieu,1987;Vogelzang,1987)。根据 BCS 的病情进程,CT 表现得比较特异。急性期早期,CT 显示肝脏轮廓光滑(无肝硬化),静脉期和延迟期肝静脉均无增强,肝后下腔静脉受压,常出现腹水(图 88.4A 和 B)。在亚急性期,斑片状强化是肝脏血流紊乱的先兆(图 88.4C)。常可见肝肿大,伴有尾状叶肥大和中央强化(图 88.4D 和 E)。侧支循环建立并肝内分流道形成。在慢性期,肝脏可出现结节和肝硬化。常形成

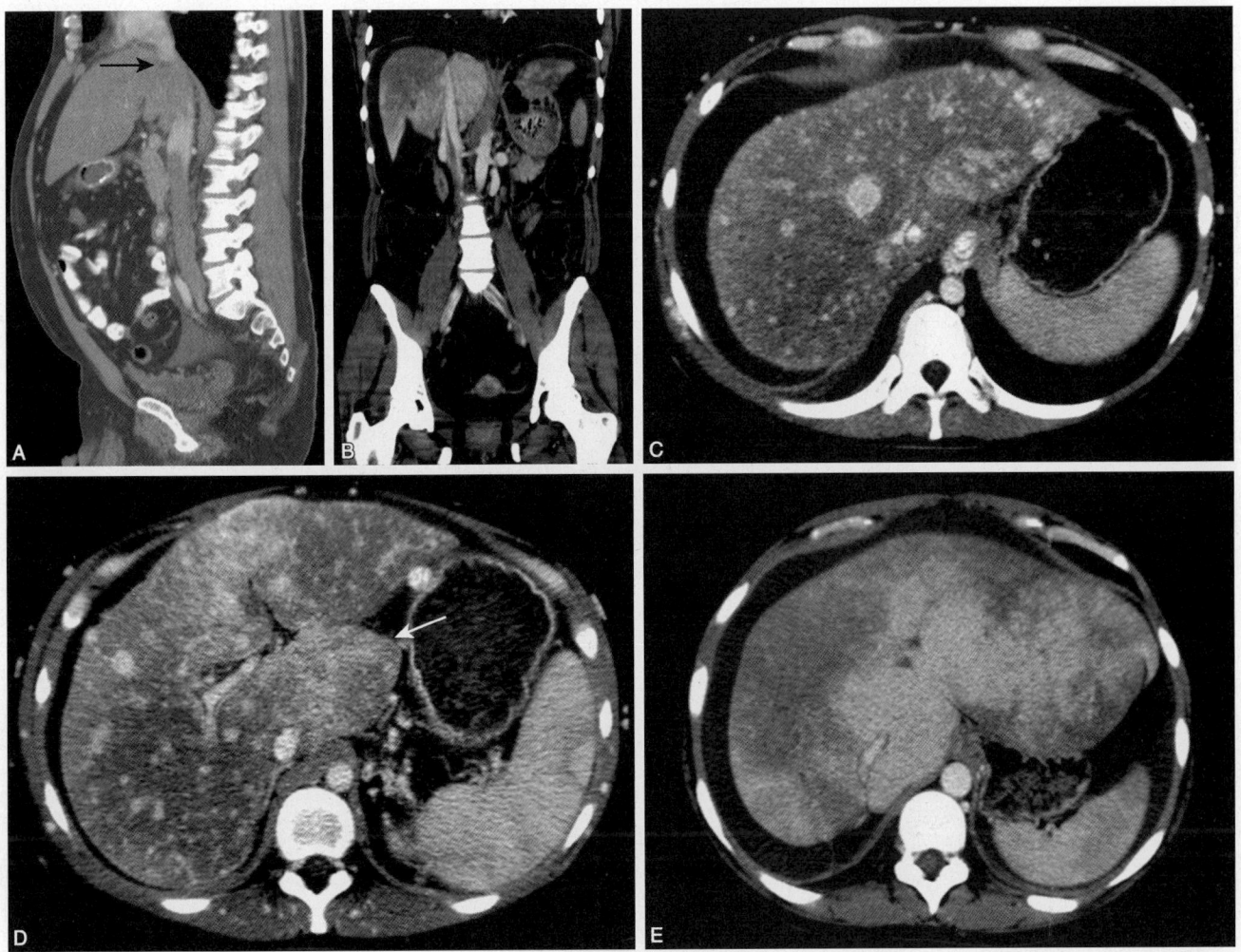

图 88.4　急性期早期,在矢状位(A)和冠状位(B),BCS 表现为肝静脉不显影血栓(黑箭头),肝脏轮廓光滑。随着病情进展,出现明显的肝内血管(C),出现腹水,明显的尾状叶肥大((D)白箭头),表现为中心高密度,周边低密度(E)

再生结节,动脉期强化持续到静脉期,这与肝细胞癌相反,肝细胞癌通常表现为静脉期病灶消失。慢性期可见下腔静脉闭塞。

磁共振成像

磁共振成像(MRI;见第 19 章)能够显示肝静脉的通畅或阻塞,能显示下腔静脉全长。影像特征与 CT 相似。MRI 有助于区别急性、亚急性和慢性的 BCS(Erdon,2007;Kamath,2006;Lupescu,2008;Noone,2000)。MRI 检查在肾功能不全(残存的肾小球滤过率大于 40)病人更有优势。此外,基于 T2 加权信号特征,MRI 有助于区分再生结节和肝细胞癌(图 88.5A)(Brancatelli,2007)。与 CT 相似,MRI 能明确显示肝内侧支循环和分流(图 88.5B 和 C)。

肝静脉造影和测压

下腔静脉和肝静脉的造影检查和压力测量在 BCS 中极有价值,特别是在考虑进行介入或外科治疗的情况下。静脉造影仍是诊断 BCS 的金标准。该检查可与肝动脉和肠系膜上动脉造影以及间接门静脉造影相结合。在肝静脉型 BCS 病人中,其下腔静脉通畅、压力相对正常。下腔静脉通畅是门腔分流术的

先决条件(见第 85 和 86 章)。部分病人的肝后下腔静脉易受到增大的肝脏,特别是肥大的尾状叶的压迫(图 88.6A)。中等程度的压迫通常没有临床意义,严重的压迫情况下不宜行分流手术。在某些情况下,可放置下腔静脉支架以扩张受压的下腔静脉,使之可以通过合适外科分流术进行适当的门静脉减压(Clain,1967;Kreel,1967;Redman,1975;Tavill,1975)。

肝静脉造影最重要的表现是主肝静脉的闭塞或明显狭窄。在某些病人中,无法确定通畅的肝静脉,这是主肝静脉闭塞的间接证据。然而,通常情况下,可以进入至少一个主肝静脉,并显示静脉内的血栓或静脉的狭窄和变形(图 88.6B)。注入造影剂有时可显示一种特征性的蜘蛛网图像,提示肝静脉与门静脉或体循环静脉侧支建立(图 88.6C)。肝静脉楔压常明显升高,反映肝静脉流出受阻。在肝静脉型 BCS 病人中,下腔静脉压力明显低于肝静脉楔压。

静脉造影通常是介入治疗的基础,包括 TIPS 支架放置、导管定向溶栓、机械性血栓清除和球囊血管成形术,以及闭塞的肝静脉或下腔静脉再通术后支架置入(图 88.7)肝静脉造影的另一个优点是便于经颈静脉肝活检。肝静脉造影的应用对 BCS 外科治疗非常重要(Erdon,2007;Kamath,2006)。

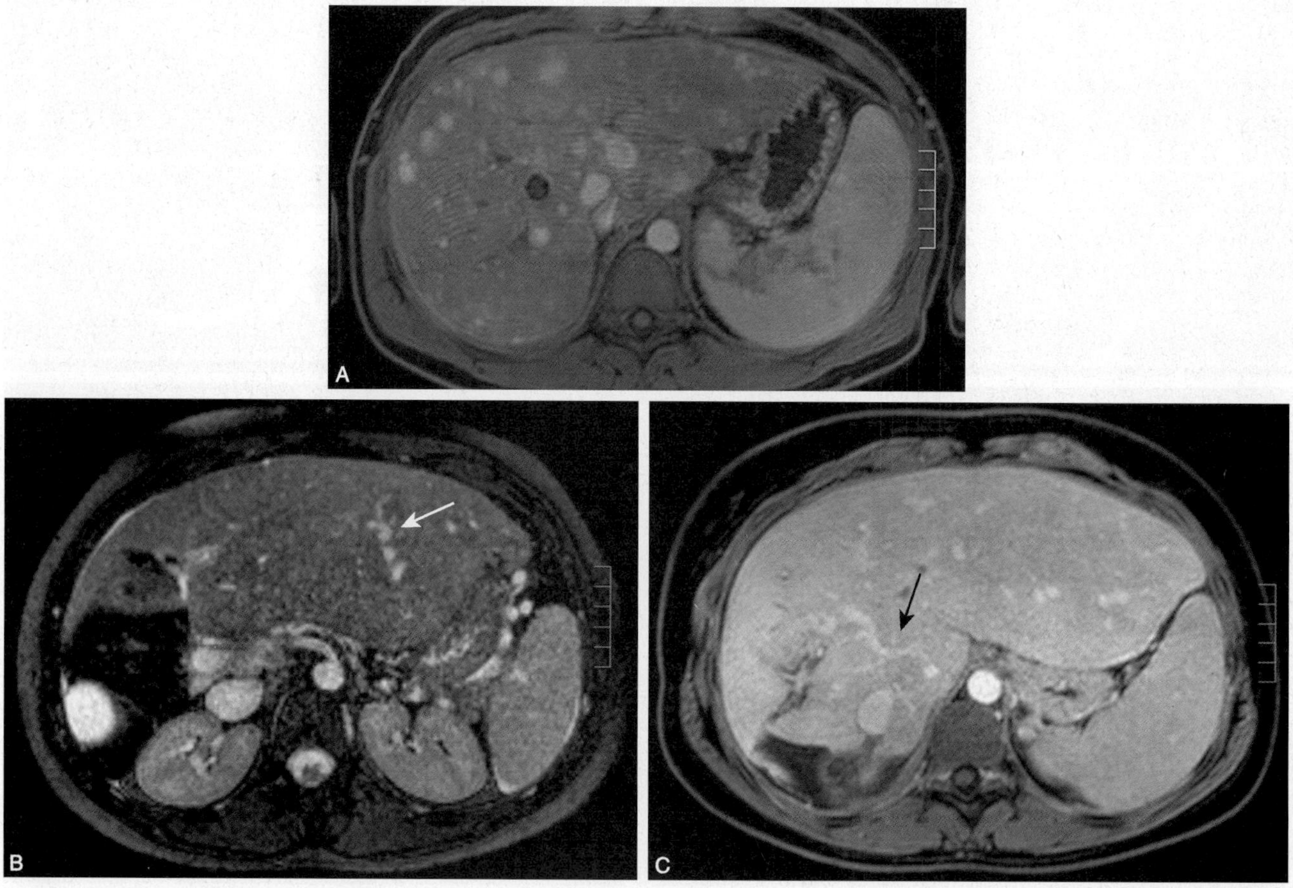

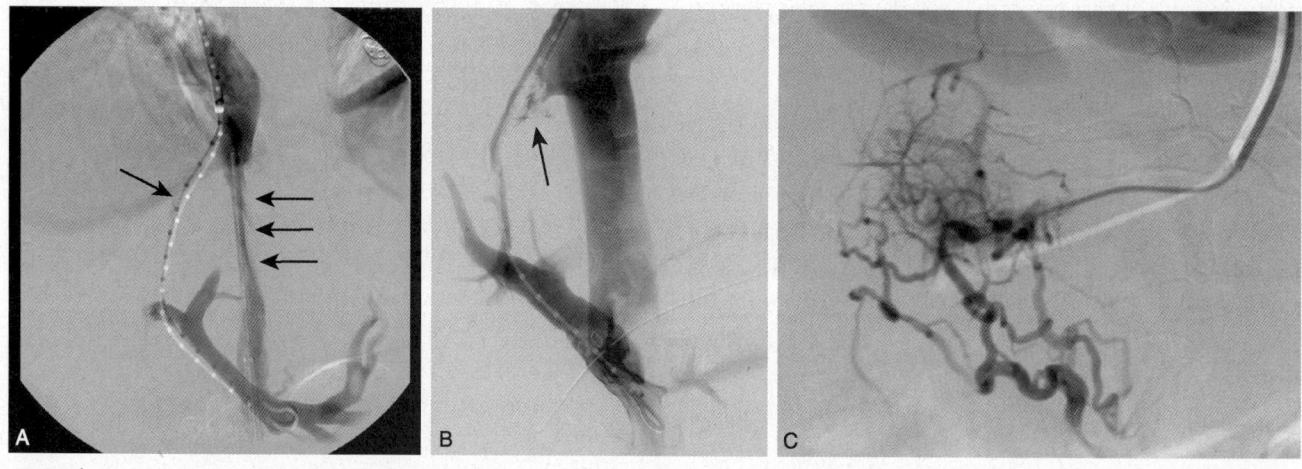

图88.5   (A)进一步的MRI轴位序列显示弥漫性结节样进展。(B)常为逗号形状的肝内侧支循环(白箭头)。(C)尾叶和门静脉系统的肝内分流道(黑箭头)

图88.6   在TIPS手术中,下腔静脉造影显示受压的肝内段下腔静脉((A)黑箭头),穿刺堵塞的静脉并造影可显示血栓征象((B)黑箭头)。肝静脉造影可能显示出典型的肝内侧支静脉的蜘蛛网征象(C)

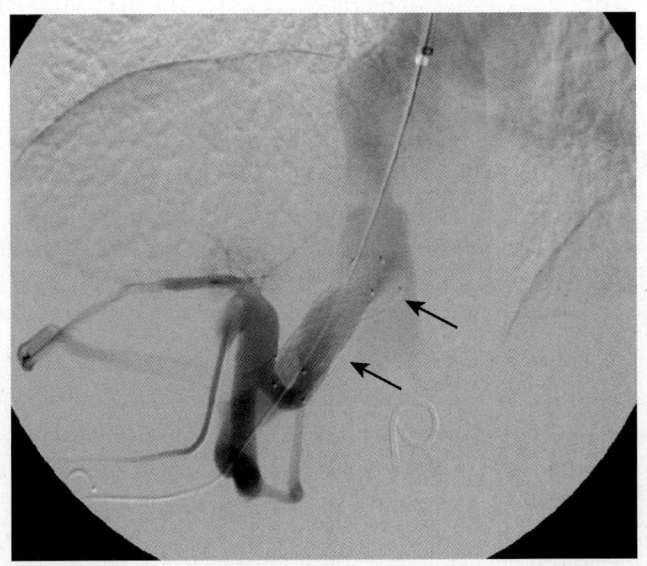

图 88.7　再通后的肝右静脉，静脉造影显示支架置入

肝脏活检

经皮或经颈静脉穿刺肝活检可以发现早期 BCS 的组织学特征；与肝血管造影一起，它可提供确诊信息(Tang,2001)。诊断特征包括：严重的小叶中心充血，合并小叶中心实质脱落和坏死(见图 88.2)。在早期和亚急性期可以发现轻度到中度的肝实质纤维化，但在慢性或急性 BCS 中，会引起心源型肝硬化。事实上，在症状出现后的几个月内就可观察到肝硬化。只有另外两种情况，缩窄性心包炎和充血性心力衰竭，产生与 BCS 急性期相似的组织学特征。心功能检测可以排除这两种心脏疾病。

肝功能检查异常

BCS 的肝功能检查结果通常是异常的，表现各异，无太多诊断价值。许多病人的转氨酶升高 3~10 倍，表明不同程度的持续性肝损伤。肝合成、排泄功能障碍，国际标准化比值(international normalized ratio, INR)和胆红素水平异常。这些生化异常是诊断的重要部分，表明有明显的肝功能障碍。

非手术治疗

BCS 非手术治疗的目的是：①消除静脉血栓形成的原因，②缓解肝内高压和充血，③防止静脉血栓蔓延，④纠正大量腹水。

大多数研究表明仅用药物治疗 BCS 的效果有限，通常需要其他方法的干预。然而，对于有 BCS 病史的病人，无论是否接受了介入治疗、外科分流还是移植治疗，全身抗凝都是重要的治疗手段。目前治疗方案是肝素治疗，而更优的治疗方案正在制定中。长期抗凝治疗是预防复发的关键。一般以华法林为主，使 INR 保持在 2~3。不需要监测血凝的新型抗凝药正逐渐获得青睐；未来有更好的应用前景。

在血液病引起的 BCS 中，如真性红细胞增多症和阵发性睡眠性血红蛋白尿，虽然复发很常见，但肝素治疗效果明显(Hart-mann,1980;Liebowitz & Hartmann,1981;Peytremann,1972)。建议在 BCS 急性期开始静脉注射肝素后长期口服华法林抗凝，该治疗有出血风险。

尿激酶或链激酶溶栓疗法可以溶解血栓和恢复肝静脉血流(Barrault,2004;Cassel & Morely,1974;DeLeve,2009;Gooneratne,1979;Greenwood,1983;Hodkinson,1978;Hoekstra,2008;Malt,1978;Menon,2004;Mitchell,1982;Murad,1978)。溶栓治疗的经验已被报道，但随访时间相对较短。

在两个月到一年内，溶栓治疗对大约三分之一的病人有效。经短期观察，一半的病人死于 BCS。在 Powell-Jackson(1982)报道的少量病例中，在 BCS 急性期接受溶栓治疗的所有四名病人均死亡，没有对治疗产生任何反应。然而，也有报告显示，溶栓治疗与血管成形术联合治疗效果更好。在最近中国的一项研究中，经过平均 24 个月的随访，12 或 13 名病人术后肝静脉通畅，无再发血栓，其中一例治疗失败的病人通过血管成形术治疗后肝静脉通畅(Zhang,2013)。

根据西方国家治疗经验，组织型纤溶酶原激活物是溶栓的首选药物。溶栓途径建议为导管溶栓。因为出血风险很高，如果全身给药需要严密监测。仅用全身溶栓治疗也有单个病例报告(Clark,2012)。除了组织纤溶酶原激活物，经皮机械血栓清除术也是一种成功的清除血栓方法(Ding,2010;Doyle,2013)。

抗凝治疗已广泛用于 BCS，以防止血栓的蔓延(DeLeve,2009;Ecker & McKitrick,1966;Hartmann,1980;Khuroo & Datta,1980;Langer,1975;Lewis,1983;Liebowitz & Hartmann,1981;Mitchell,1982;Peytremann,1972;Plessier,2008;Powell-Jackson,1982)。但大多数这种治疗的报道缺乏长期随访。没有证据表明使用肝素或华法林能溶解已形成的血栓。正如前面提到的，许多 BCS 病人都有伴发的高凝状态，大多数需要长期抗凝治疗，以防止血栓复发。较新的口服抗凝剂，如凝血因子 Xa 抑制剂(利伐沙班、阿哌沙班和依度沙班)和直接凝血酶抑制剂(如达比加群)，有望不久后应用于 BCS 病人。

在一些 BCS 病人中，应常规应用利尿剂控制腹水，但此治疗对许多病人无效(见第 81 章)。治疗措施包括严格的限盐、利尿及输注白蛋白，特别是在腹水穿刺引流后需要控制症状的情况下。利尿剂治疗期间应密切监测肾功能，以避免诱发肝肾综合征。但没有证据表明仅控制腹水会改善长期治疗结果。

介入放射治疗

经皮腔内血管成形术

在 90 年代初，300 多例 BCS 病人接受了经皮腔内血管成形术(Anonymous,1982;Baijal,1996;Furui,1990;Griffith,1996;Jeans,1983;Li,2009;Martin,1990;Sato,1990;Tyagi,1996;Wu,2002;Xu,1996;Yamada,1983,1991;Yang,1996)(见第 30 章)。这些病人多为慢性长期肝病病人，多为膜性或节段性下腔静脉阻塞。在所有病人中均需用一个或多个球囊扩张阻塞的静脉，压力梯度在扩张后可减小或消失。由于扩张后再次狭窄概率较高，需要反复球囊扩张。因为随访时间较短，因此很难评估经皮腔内血管成形术的最终疗效。有报道显示,在术后几年内,长期成功率不到50%(Griffith,1996;Martin,1990;Sato,1990;Yamada,1991),但Wu(2002)报告在32(±12)个月内,41例病人中只有1人再狭窄。

为了维持下腔静脉长期通畅,介入治疗中增加了可扩张金属支架的使用(Baijal,1996;Furui,1990;Li,2009;Sawada,1991;Xu,1996)。但下腔静脉支架置入病人的随访期太短,疗效难以确定。我们认为,基于现有证据,只有下腔静脉狭窄引起的慢性BCS病人才需要考虑经皮腔内血管成形术和支架植入术。接受腔内血管成形术治疗的病人应该严密随访,包括每3~6个月进行一次静脉造影和压力测定,以检测术后初期下腔静脉狭窄。建议术后至少进行多普勒超声随访。

经颈静脉肝内门体分流术

经颈静脉肝内门体分流术(TIPS;见第87章)是一种门腔侧侧分流术(side-to-side portacaval shunt,SSPCS)。因此,TIPS在缓解肝静脉流出道梗阻和肝内门静脉高压方面的原理与外科门腔侧侧分流术相同。这些病人往往病情较重,TIPS的优点在于创伤小。它的主要缺点是支架闭塞的发生率很高,这可能需要反复干预和住院治疗。部分肝静脉完全闭塞或下腔静脉完全闭塞的病人,技术上无法行TIPS手术。通过直接穿刺肝后下腔静脉是建立分流通道的唯一方式,但可能伴发致命的并发症(Rössle,2004)。

在1995—2004年期间,有许多关于TIPS治疗BCS的报道,例数都较少(Blum,1995;Cejna,2002;Ganger,1999;Huber,1997;Mancuso,2003;Michl,1999;Perello,2002;Rogopoulos,1995;Rössle,1998;Uhl,1996)。在此期间,在BCS中报告的样本量最大和随访最长的TIPS经验是德国弗莱堡大学医院的Rössle(2004),他们报道了35例病人,其中包括11例急性病人,13例亚急性病人和11例慢性病人,平均随访37(±29)个月。分流失败7例(20%):2例手术失败,2例需要肝移植(1例死亡),3例TIPS后死亡。去除2例需要肝移植的病人,加上不能行TIPS的病人,5年生存率为74%。33例病人中有19例(58%)发生了闭塞。1例病人在53个月的随访期内进行10次反复治疗。

其他人报道的结果不如弗莱堡大学的结果。Mancuso(2003)报道了15例病人,其中5人死亡,1人技术失败,40%无明显治疗效果。Cejna(2002)报道了8例病人;2例(25%)在TIPS治疗2周后死亡,1例TIPS闭塞需要肝移植,另外3例TIPS狭窄需要2~7次治疗。在最初的8例病人中,只有2例(25%)TIPS通畅未进行再次介入治疗。Perello(2002)报告了13例病人,有3例分流失败的病人(23%)。失败包括1例死亡,1例TIPS血栓形成需要手术分流,以及1例需要肝移植的病人。在剩下的10例病人中,有7例(70%)发生了TIPS闭塞。在其中5例中,TIPS功能障碍没有得到纠正。这些最初的、证据不足的报道结果不佳。

自2004年以来,TIPS在BCS中的使用大幅增加,主要是在欧洲,部分原因是聚四氟乙烯(polytetrafluoroethylene,PTFE)覆盖的支架的应用。大多数报告都对少量病例进行了回顾性研究。2006年,Rössle报告了112例病人使用PTFE支架的TIPS

结果,其中17例病人患有BCS。在这些病人中,12例病人失访,16例病人TIPS失败。1年TIPS失败率为10%,22例死亡,3例接受肝移植,死亡率分别为20%(不加上失访)和30%(加上失访)。作者得出结论,PTFE覆膜支架改善了TIPS手术。最近关于TIPS治疗BCS的报道包括总计120多例病人,其中大多数结果相似[Attwell,2004(17例病人);Eapen,2006(30例病人);Gandini,2006(13例病人);Hernandez-Guera et al,2004(25例病人);Murad et al,2008(16例病人);Plessier et al,2006(20例病人)]。

在Garcia-Pagán(2008)的一项多中心回顾性分析中,对6个欧洲中心的124例接受TIPS治疗的BCS病人,从1993—2006年进行了回顾性分析。221例BCS病人中有147例适合接受TIPS,但14例因手术禁忌被排除,另外9例病人尝试TIPS失败。因此,在这些BCS病人中,只有60%的病人实际接受了TIPS。22例病人出现了与TIPS相关的并发症,2例病人因此死亡。124例病人中有61例(41%)在随访期间有TIPS功能障碍,其中35例病人需再次介入治疗,20例病人需行血管成形术,6例病人需行溶栓治疗。21%的病人在1年内发展为肝性脑病。随访期间,16例病人死亡(13%),8例病人接受肝移植治疗(6.5%)。1年、5年和10年的无肝移植生存率分别为88%、78%和69%。

在过去的20年里,在BCS中单独进行介入治疗的效果得到了稳步的改善。随着覆膜支架的出现,一期通畅率显著提高,在较大型研究中心平均随访82个月发现高于75%,二期通畅率达到99%(Tripathi,2014)。在这个单中心的研究中,长期随访10年存活率为72%。一项最大规模的报道系统研究了2 255例采用介入治疗的病人(Zhang,2015)。这项荟萃分析包括29项研究,研究对象是接受血管再通术或TIPS术的病人。TIPS术后1年的再狭窄率为12%(95% CI 8%~16%)。TIPS组1、5年生存率分别为87.3%和72.1%。介入治疗总存活率,1年为92%,5年为76%。

外科治疗

术中发现

Orloff(2012)报道了通过外科手术来降低门静脉压力治疗BCS的65例病人,并提供了大量典型的BCS病人的术中照片(表88.2)。这些病人都有明显的腹水(2.6~15.9L)、充血性肝脾肿大和广泛的门静脉系统的侧支循环。其中39例病人有门静脉血栓,门静脉压力高达244mmH$_2$O,明显高于下腔静脉压力。所以,门静脉下腔静脉侧侧分流术是最佳手术方式。另外一组26例病人同时存在下腔静脉阻塞和门静脉阻塞,下腔静脉的压力也同时升高,导致门静脉与下腔静脉压力差只有11mmH$_2$O;门静脉和右心房之间的压力差达到了202mmH$_2$O。对65例病人术中肝组织活检,病理结果显示,64例病人存在肝小叶中央充血及小叶中央细胞缺失、坏死的病理现象,35例(54%)病人合并肝脏纤维化,其中5例程度较重,最重的4例判定为肝硬化。在一些慢性BCS的病人中,大多合并有血管阻塞性疾病,初次就诊时病理检查即确诊为肝硬化。

表 88.2　65 例布-加综合征病人术中压力测定

分组	分流前压力					分流后压力				
	门静脉	下腔静脉	门静脉-下腔压力梯度	右心房	门静脉-右心房压力梯度	门静脉	下腔静脉	门静脉-下腔压力梯度	右心房	门静脉-右心房压力梯度
单纯肝静脉阻塞门腔侧侧分流(n=39)										
平均	376	132	244	—	—	166	161	5	—	—
范围	265~438	74~150	134~338	—	—	116~292	118~284	-12~40	—	—
下腔静脉和肝静脉同时阻塞肠房分流(n=8)										
平均	320	305	9	101	211	244	—	—	147	78
范围	274~368	256~348	-8~46	90~112	162~256	196~248	—	—	124~162	52~94
下腔静脉和肝静脉同时阻塞联合门腔分流和腔房转流(n=18)										
平均	308	296	12	112	196	170	164	6	148	22
范围	266~348	264~320	-8~34	95~125	140~240	158~184	160~178	-6~10	136~162	8~42

单位:mmH$_2$O。
From Orloff MJ,et al:Budd-Chiari syndrome revisited:38 years'experience with surgical portal decompression. J Gastrointest Surg 16:286-300,2012.

门静脉-下腔静脉侧侧分流手术

随着放射介入技术的出现,介入治疗应用于越来越多的 BCS 病人,外科手术治疗日趋减少。对于一些复杂的 BCS 病人来说,经典的外科手术至关重要。由于外科手术需要高难度的手术技巧和丰富的临床经验,这些手术只能在 BCS 专科诊疗中心才能实施。

各种分流手术曾经在 BCS 的治疗中居中心地位(详见 85、86 章)。文献报道,为了解决 BCS 肝静脉流出受阻的问题,有多达 400 例病人采用了门腔分流术、门静脉-腔静脉人工血管架桥术、肠系膜上静脉-腔静脉人工血管架桥术、脾静脉-肾静脉分流术等(Ahn, 1987; Auvert & Farge, 1963; Bachet, 2007; Bismuth & Sherlock, 1991; Cameron, 1983; Dong, 2005; Eisenmenger & Nickel, 1960; Erlik, 1962; Fisher, 1999; Gentil-Kocher, 1988; Gibson, 1960; Hemming, 1996; Henderson, 1990; Hoyumpa, 1971; Huguet, 1979; Klein, 1990; Langer, 1975; Ludwick, 1967; Malt, 1978; McCarthy, 1985; Millikan, 1985; Montano-Loza, 2009; Murad, 2004; Noble, 1976; Panis, 1994; Pezzuoli, 1985; Powell-Jackson, 1982; Prandi, 1975; Schramek, 1974; Singhal, 2006; Slakey, 2001; Vons, 1986; Wang, 1989; Wu, 1990; Zeitoun, 1999)。在这些分流术当中,直接的门腔分流术应用最广泛,远期效果较好。存在明显的门静脉-下腔静脉压力差的 BCS 病人,才适合做门腔分流术;下腔静脉阻塞是门腔分流术的禁忌。对于肝静脉阻塞的 BCS 病人来说,下腔静脉压力升高不明显,就可保持肝脏淤血和腹水通常不明显。下腔静脉本身压力的升高对于分流效果的影响并不重要,只要门静脉和下腔静脉之间的压力差明显,下腔静脉通畅。对于门腔分流术后下腔静脉持续受压的病人,在肝后的下腔静脉中置入支架,可以有效地缓解腹水和外周水肿的症状。

图 88.8~88.17 描绘了门腔分流术的技巧。

肠系膜上静脉-右心房分流术

下腔静脉和肝静脉的血栓引起 BCS 的时候,肝下下腔静脉压力升高,门腔分流术并不能有效的降低门静脉压力。肠系膜上静脉-右心房分流术应运而生,可有效降低门静脉高压。通常采用直径 14~20mm 的人工血管(Dacron 材质或者 Gore-Tex 材质),端侧吻合的方法连接腹腔的肠系膜上静脉和胸腔的右心耳。

肠房分流术中,正中切口是一种常用的标准入路,从中间劈开胸骨一直延续到腹腔。在小肠系膜根部,游离大约 3cm 的肠系膜上静脉;然后打开心包、暴露右心耳;把人工血管用 5-0 的血管缝线连续缝合在肠系膜上静脉的侧壁;在横结肠系膜根部做一隧道,经胃和肝左叶前方,膈肌开窗然后入纵隔。也可以经肝右叶后方膈肌进胸,然后将人工血管用 5-0 血管缝线连续缝合在右心耳侧壁。

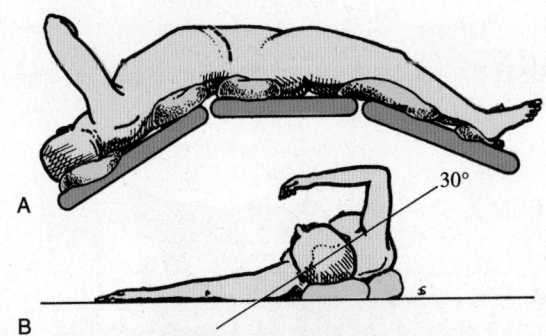

图 88.8　门腔分流术病人的体位

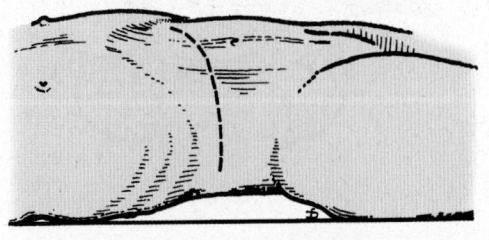

图 88.9　门腔分流术右肋缘下长切口

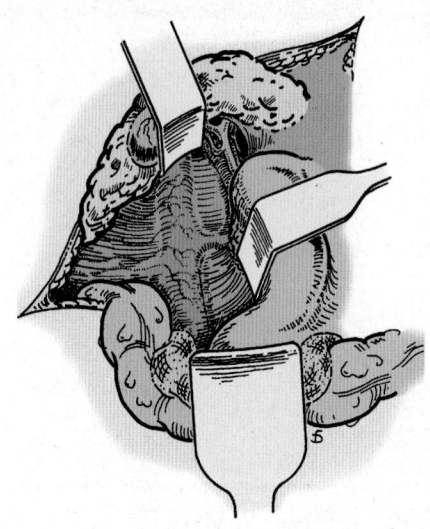

图 88.10　门腔分流术术野的显露

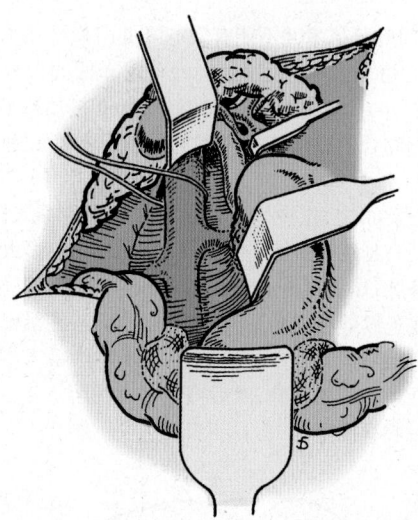

图 88.11　在肾静脉和肝下缘之间环周游离下腔静脉以备门腔侧侧吻合

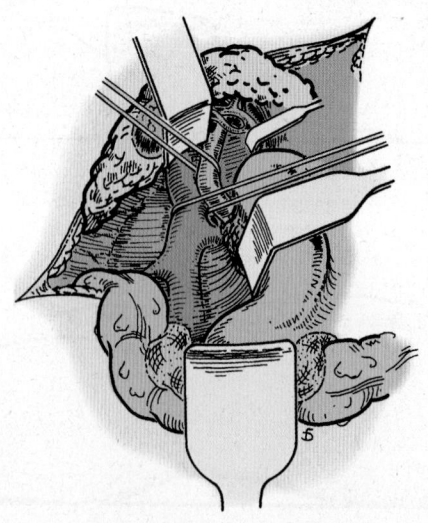

图 88.12　显露门静脉以备门腔侧侧吻合

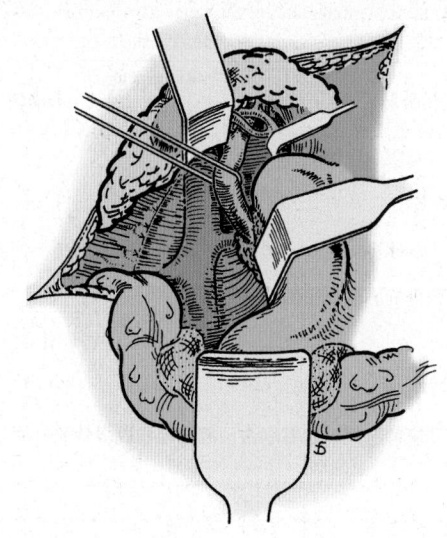

图 88.13　长段的游离门静脉,包括胰腺后方的一段,以备门腔侧侧吻合

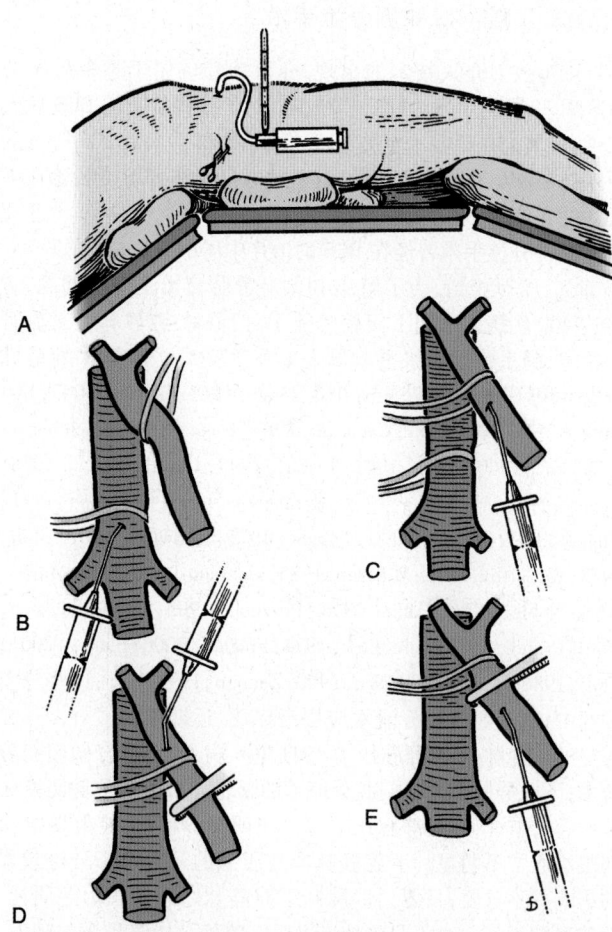

图 88.14　门腔静脉吻合前,通过细针穿刺法分别测量门静脉和下腔静脉的压力(mmH$_2$O),由门静脉压力减去下腔静脉的压力来校正压力梯度;分流完成后再次测量门静脉和下腔静脉的压力。(A)在所有的压力测定时,压力计的底部放置于下腔静脉水平位;为统一标准,用布巾钳在皮肤表面做一标记。(B)下腔静脉压力。(C)自由门静脉压力。(D)血管夹阻断门静脉,在肝门侧测量门静脉压力。(E)血管夹阻断门静脉,在小肠侧测量内脏门静脉压力

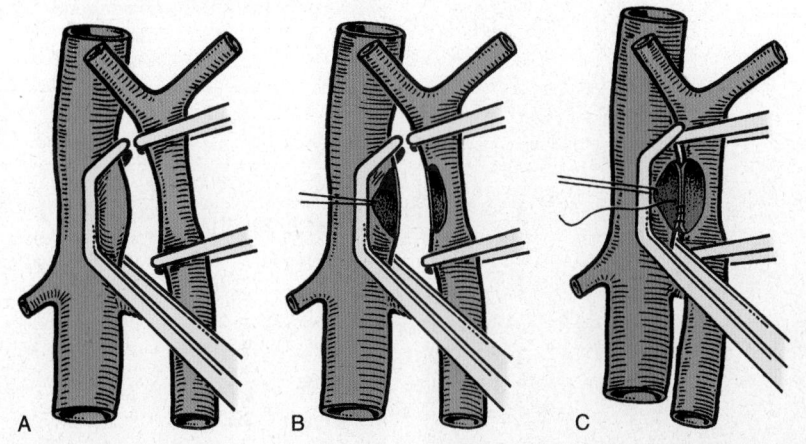

图 88.15　门腔静脉侧侧吻合。(A) 在门静脉和下腔静脉上放置血管夹。(B) 在门静脉和下腔静脉侧壁剪开 2.5cm 并牵引暴露。(C) 后壁的吻合从下腔静脉和门静脉的内壁开始,用 5-0 的血管缝线连续缝合

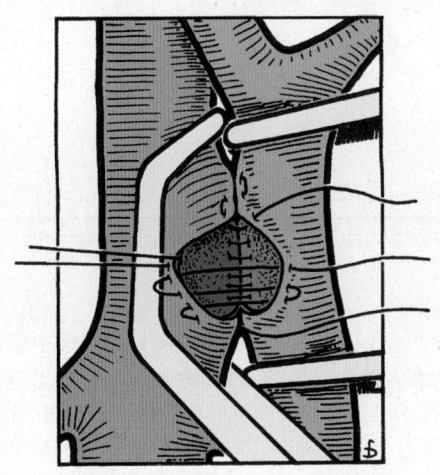

图 88.16　门腔静脉侧侧吻合。5-0 血管缝线连续外翻缝合前壁

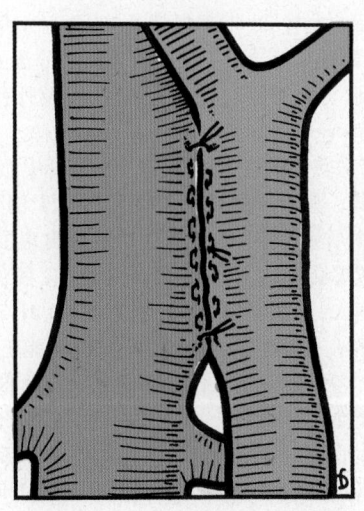

图 88.17　完成门腔静脉侧侧吻合

门腔分流联合腔房转流

门腔分流联合腔房转流的操作需要两个切口,右侧肋缘下长切口用来做门腔分流,胸骨正中切口用来做腔房转流(图 88.18 和 88.19)。在完成门腔分流之后,把直径 20mm 带有支撑环的 Gore-Tex 人工血管缝合在分流位置的下腔静脉侧壁,然后右侧膈肌建立隧道,经肝前走行入胸腔,最终同法吻合于右心耳侧壁。

外科治疗的效果

门腔分流术治疗 BCS 所致门静脉高压的成功率在 85% ~ 97%(Ahn,1987;Bismuth & Sherlock,1991;Hemming,1996;McCarthy,1985;Orloff,1992;Panis,1994;Pezzuolil,1985);脾肾分流的成功率是 67%(Ahn,1987;McCarthy,1985;Millikan,1985;Wang,1989)。文献报道,在法国有学者使用自体颈静脉作为桥接血管来做肠腔分流或者门腔分流治疗 BCS,成功率能达到 89%(Bismuth & Sherlock,1991;Gentil-Kocher,1988;McCarthy,

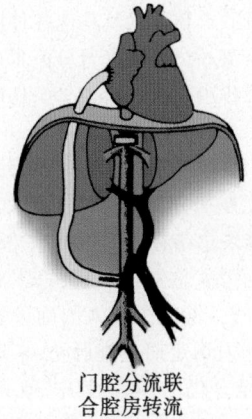

门腔分流联合腔房转流

图 88.18　用带支撑环的直径 20mm 的 Gore-Tex 人工血管来做联合门腔分流的腔房转流。18 例下腔静脉阻塞的 BCS 病人行此联合手术 (From Orloff MJ, et al: Treatment of Budd-Chiari syndrome due to inferior vena cava occlusion by combined portal and vena caval decompression. Am J Surg 163:137-143,1992.)

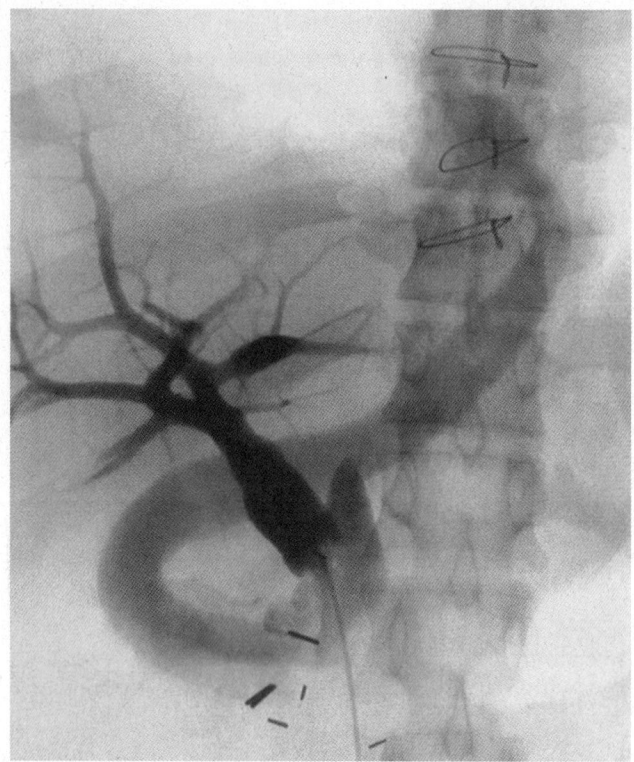

图 88.19 是下腔静脉阻塞的 BCS 病人行门腔分流联合腔房转流术后 1 年的血管造影照片。连续的血管造影显示分流道通畅，功能良好（From Orloff MJ, et al: Treatment of Budd-Chiari syndrome due to inferior vena cava occlusion by combined portal and vena caval decompression. Am J Surg 163:137-143,1992.）

表 88.3　65 例布-加综合征病人门静脉减压术后长期随访结果

	单纯肝静脉阻塞	下腔静脉和肝静脉同时阻塞	
	门腔侧侧分流	肠房分流	门腔分流联合腔房转流
病例数	39	8	18
术前病史/周(周)			
≤17(%)	92	88	100
平均	16	12	15
范围	4~78	7~19	10~18
随访/年			
平均	15	17	14
范围	5~38	20~24	5~25
腹水/%	0	63	0
需要利尿/%	0	63	0
肝功能检测异常/%	8	63	0
术后肝性脑病/%	0	38	0
能参加工作或生活自理/%	95	25	94
生存率/%			
30 天	97	100	100
目前存活	95	38	100

From Orloff MJ, et al: Budd-Chiari syndrome revisited: 38 years' experience with surgical portal decompression. J Gastrointest Surg 16: 286-300,2012.

1985；Panis，1994；Pezzuoli，1985；Vons，1986）。也有报道用 Dacron 材质或者 Gore-Tex 材质的人工血管来做肠腔分流或者门腔分流。39 例 BCS 病人中 52% 的病例通过人工血管架桥分流获得成功，但在各种门静脉减压的分流术中成功率最低（Ahn，1987；Hemming，1996；Henderson，1990；Klein，1990；McCarthy，1985；Millikan，1985；Pezzuoli，1985；Wang，1989）。尽管三种分流术的血流动力学变化类似，但人工血管架桥分流和脾肾分流的效果不如门腔分流。分流血管的再次阻塞是严重的术后并发症，甚至会引起死亡。BCS 以及其他各种原因引起的门静脉高压症中，人工血管架桥分流和脾肾分流术术后血栓形成发生率也很高（Dowling，1979；Hemming，1996；Orloff，1977，1998；Orloff，1992）。

2012 年，Orloff 报道了单中心治疗 BCS 的临床经验，手术方法包括门腔分流、肠房分流和门腔分流联合腔房转流。随访时间是 5~38 年，结果总结在表 88.3 中。38 例病人（97%）通过门腔分流术长期存活，总生存率 95%；术后所有病人腹水消失且不需要利尿治疗。除 3 个病人因确诊为肝硬化需要转科治疗外，其他所有病人均定期复查肝功，未出现肝性脑病等症状。有 37 例病人至今仍然存活，其中 36 人（97%）肝功能良好，生活质量良好。

分流手术后 38 例病人长期存活，37 年来定期进行肝组织活检，血管造影检查以及超声检查（见表 88.3）。3 例病人手术时已确诊肝硬化，术后肝硬化持续存在，其中包括 1 例白塞综合征病人。97% 的病人术后随访，肝组织活检未发现肝脏充

血或者坏死（Orloff，2012）。42% 的病人存在轻中度的肝纤维化，50% 的病人肝活检结果正常（图 88.20）。血管造影检查和超声检查显示分流血管以及下腔静脉保持通畅，压力测定显示门腔压力梯度为 0~44mmH₂O 不等，分流血管两侧的压力差平均是 4mmH₂O。2 例真性红细胞增多症病人分流术后分别在 1 周和 3 个月的时候出现了血栓，均行二次手术。再次手术时彻底清除了血栓，并采用自体颈静脉血管作为桥接血管进行了 H 型血管架桥，病人需要终生使用华法林来抗凝治疗。1 例病人再次分流术后的血管 28 年都保持通畅，而另 1 例病人再次出现了血栓，需要肝移植治疗。据此认为肠房分流的病人形成血栓的概率更高，可能需要联合介入、药物以及外科手术等多种方式综合治疗。

8 例行肠房转流的病人中，5 例人工血管中血栓形成，并最终死于肝衰竭。其中 3 例死于术后第 1 年，1 例死于术后第 2 年，1 例死于术后第 5 年。5 例病人均重新出现了腹水，3 例病人肝功能持续恶化，最终发展成为肝性脑病。肠房分流后长期存活的 3 例病人，分别随访了 23 年、21 年和 21 年。血管造影和超声检查显示人工血管通畅，无腹水，肝功能正常，无需利尿治疗。其中 2 名病人恢复工作。定期肝组织活检显示：1 例病人存在肝脏充血，1 例肝脏充血合并中度的肝脏纤维化，1 例肝组织正常。在联合分流转流术的病例中，18 例病人术后存活 5~25 年不等（详见表 88.3）。平均随访时间 12 年。所有病人术后腹水消失，无需使用利尿剂，未出现肝脾肿大症状，所有的存活者肝功能正常，未发生肝性脑病。

$\frac{}{}$

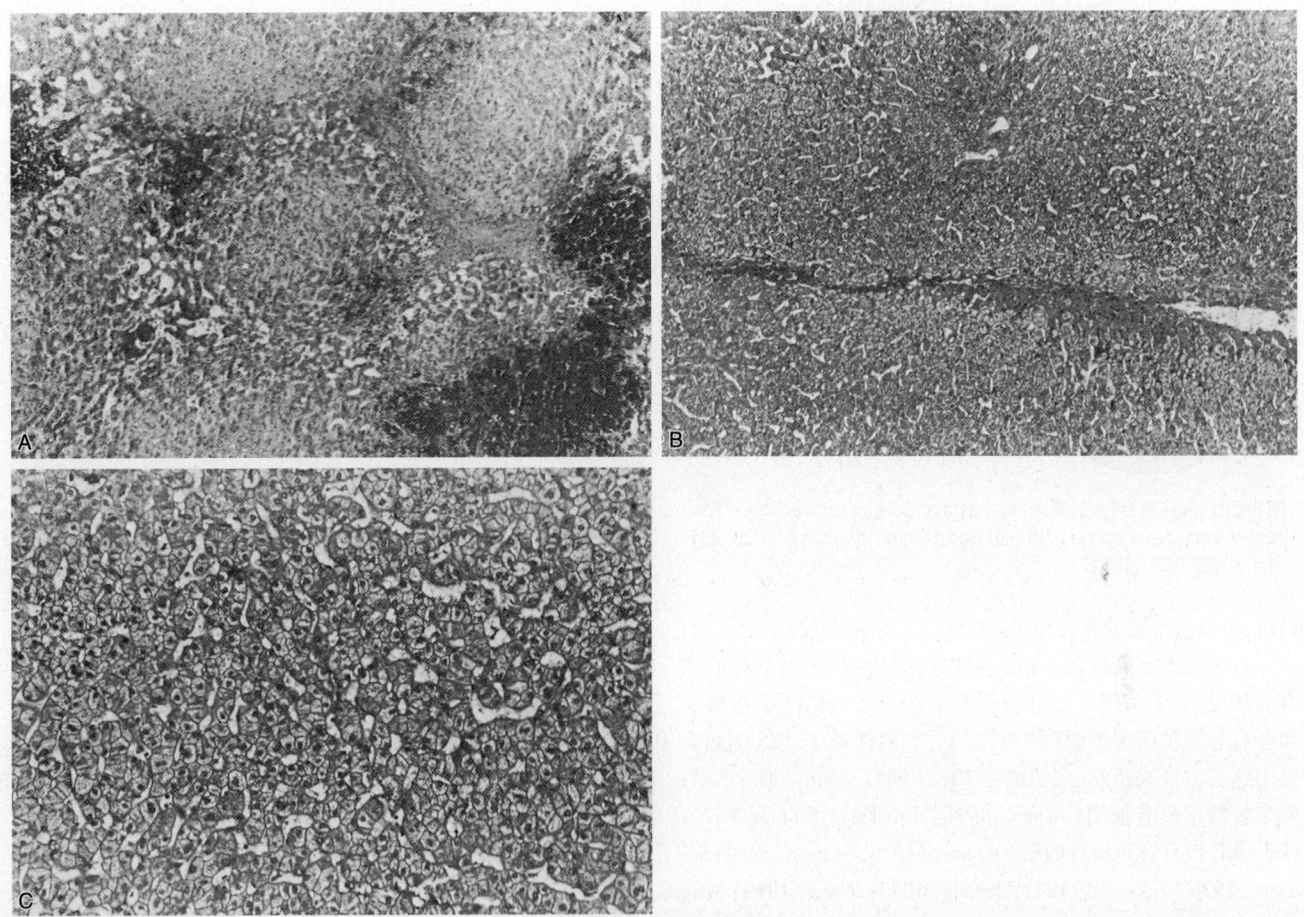

图 88.20 BCS 病人术前和门腔侧侧分流术后 2 年的肝脏病理照片。(A)门腔分流术前,严重的肝小叶中央充血和坏死,可以看到肝实质纤维化。(B)和(C)门腔分流术后 2 年,肝脏病理恢复如常,BCS 的病理改变被逆转(A:×50;B:×80;C:×160)

其他作者也有一些肠房分流的总结报道,报道病例至少在 5 例以上,但随访时间较短。Stringer(1989)报道了英国伦敦的 5 例病人,得到了很好的结果,但随访时间只有 9~16 个月,因此无法保证结论的可靠性。Wang 报道了一组中国北京 70 例病人的总结数据,5 年生存率和 10 年生存率分别是 61% 和 50%。但是该报道未显示有多少病人桥接血管是否通畅、肝功能情况、随访情况,以及 BCS 具体治疗措施。Emre 于 2000 年报道了一组包含土耳其伊斯坦布尔 13 例病人的数据,显示存活率是 85%,随访 1~76 个月,其中 1 例病人随访期间出现分流血管血栓形成。Behera 在 2002 年报道了一组印度昌迪加尔包含 10 例病人的数据,随访时间 6~71 个月,生存率 90%,分流血管 100% 通畅。Behera1991 年报道了一组包含 13 例病人的数据,随访时间 2 月~7.5 年,生存率 62%。

美国也有一些关于肠房分流的报道,包含 9 例病人(Henderson,1990)、15 例病人(Klein,1990;Slakey,2001)及作者的 8 例病人。生存率为 38%~67% 不等,尽管随访时间都比较短,分流的人工血管保持通畅能有效降低 33%~60% 不等的门静脉压力。Cameron 和他的同事(1984;Klein,1990)使用一种直径 16mm 的 Gore-Tex 人工血管,外面套一长达 8cm 的硅胶支撑环,以此来预防胸骨的压迫。减少了人工血管形成血栓的概率,但肠房分流的总体效果还是差强人意。

外科治疗 BCS 的经验明确了在疾病早期开展门腔分流、肠房分流或者分流联合转流的重要性。肝静脉的阻塞会导致肝实质压力升高,肝实质缺血坏死,进而导致广泛的肝脏损伤,而且短期即可进展为不可逆性肝损伤。一些病人在 3~4 个月即可进展成为肝硬化。因此专家们认为缓解腹水症状远不如肝脏减压重要,BCS 的病人应尽早采用外科手段干预,避免疾病进展至需要行肝移植术的地步。

下腔静脉膜性阻塞:外科选择

文献报道表明,多数下腔静脉膜性阻塞(MOVC)的病人为慢性 BCS,初次就诊时往往已经进展到肝纤维化的程度。引起下腔静脉阻塞的原因多种多样,可以是位于肝上下腔的薄膜,也可以是位于肝后下腔的长段狭窄。对于治疗 MOVC,日本的一些外科医生具有更丰富的临床经验。

当下腔静脉阻塞的长度短,并且位于肝静脉开口以上的部位时,有两种治疗方式可供选择:穿刺并腔内血管成形术和经心脏手指破膜术。在早期的文献报道中,腔内血管成形术的随访时间都很短,并且术后血栓形成率或再次狭窄的发生率较高(Eguchi,1974;Griffi th,1996;Hirooka & Kimura,1970;Iwahashi,1981;Sato,1990;Sharma,1992;Tyagi,1996;Yamadal,1991;Yang,1996)。近期的报道显示,腔内血管成形术,尤其是在支架应用

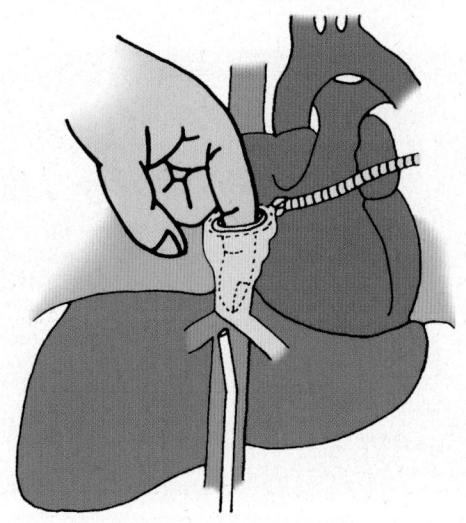

图 88.21　经心脏手指破膜术（Wahashi K:Surgical correction of the inferior vena cava obstruction with Budd-Chiari syndrome. Arch Jpn Chir 50:559-570,1981.）

以后,可以使下腔静脉长期保持通畅(Srinivas,2012)。

对于无法穿刺或者不适合腔内成型的病人,当下腔的阻塞为薄膜型,常采用经心脏破膜术。这个技术包括手指破膜和经右心耳扩张器破膜(图 88.21)。文献报道中,125 例病人采用这种方法来治疗,成功率在 70%~90%,随访 2 月~7 年;但多数报道只有摘要(Espana,1980;Hirooka & Kimura,1970;Iwahashi,1981;Kimura,1972;Okamoto,1983;Semson,1982;Suchato,1976;Takeuchi,1971;Taneja,1979;Wang,1989;Wu,1990;Yamamoto,1968)。下腔静脉阻塞的原因可以是薄膜的存在,但是当合并有肝后下腔长段狭窄时,治疗方案的选择是不同的,主要包括直接切除下腔静脉病变部位并重新修复,或者人工血管下腔静脉-心房转流术。直接切除的方式是完整切除血管腔内引起阻塞的组织,并用心包补片或人造补片修复静脉的缺损。既往的文献报道中有 12 例病人使用这种方案来治疗,其中 5 例成功,7 例失败,4 例死亡(Hirooka & Kimura,1970;Iwahashi,1981;Kimura,1972)。Koja 等人报道,32 例病人在体外循环的辅助下,采用直接切除的方法来治疗下腔静脉的阻塞。

有文献报道,11 例病人存在下腔静脉长节段的狭窄,采用了腔房人工血管转流的术式来治疗;短期的随访结果显示 3 例成功,8 例失败,包括 4 例死亡(Eguchi,1974;Hirooka & Kimura,1970;Ohara,1963;Reichart,1981;Yamamoto,1968)。当下腔静脉的阻塞位于肝静脉开口处,或阻塞进一步延伸到下腔静脉时,腔房转流术并不能使肝脏减压。这种情况下,治疗方案的选择应该考虑腔房转流加门腔分流。但在单纯 MOVC 的病例中,没有转流加分流联合手术的报道。

手术切除阻塞的静脉

Senning 报道了采用直接切除阻塞的下腔静脉和肝静脉来治疗慢性 BCS 的经验。手术在体外循环的辅助下进行,切开右心耳和肝上下腔静脉,彻底去除血管腔内的血栓,切除阻塞的肝静脉及部分肝脏,把右心耳直接缝合在肝脏实质缺损处来重建肝脏流出道。Senning 在 1987 年第一次报道这种术式,后来有其他的术者(Pasic,1993)也采用这种术式并应用于 17 例病人,结果显示术后 2 周内 2 例(12%)病人死亡,后续有 4 例病人死亡。术后 1 年和 3 年的生存率分别是 76% 和 57%。其中 2 例病人行肝移植术,有 3 例病人出现了复发和血栓形成。随访 7 月~11 年,在早期存活的 15 例病人中,有 10 例(67%)病人获得了长期的缓解。

在 1991 年,Kawashima 报道采用 Senning 的术式治疗了 7 例病人,其中 5 例获得成功,随访时 2 个月~5 年。1988 年,Nakao 也报道 2 例病人采用此术式获得成功,随访时间 1~2 个月。1996 年,Koja 及其助手(Kuniyoshi,1998)改进了 Senning 的术式治疗了 32 例慢性 BCS 的病人,采用直视下重新打开阻塞的下腔静脉及肝静脉(不需要切除肝脏),并且使用自体的心包补片来重建肝静脉流出道。32 例病人中大多都合并肝纤维化,其中 29 例病人存在食管胃底静脉曲张。围手术期无死亡病例,但在 1.5~17 年的随访中,有 4 例病人死亡,并有 7 例病人发展成为肝细胞癌。5 年和 10 年的生存率分别是 93.6% 和 81%。1979—2008 年,Kuniyoshi 等人(Inafuku,2009)采用此术式共治疗了 53 例病人,总体死亡率 32%。在存活下来的病人中,有 14% 的病人出现了重建的下腔静脉再次阻塞或者严重狭窄。从这些数据看来,整体切除阻塞并重建流出道这种术式并不是治疗下腔静脉阻塞的首选方案。

肝移植

适应证

对 BCS 病人来说,肝移植是一种积极的、根治性治疗手段。当 BCS 病人生命危在旦夕,其他治疗方法无效或在技术上不可行时,肝移植可能是唯一的治疗选择(见第 112 章)。对肝功能失代偿的晚期肝病病人,可根据病人具体情况行肝移植术、门腔静脉侧侧分流术或其他方式来进行治疗。如门静脉减压术后肝功能障碍仍未有效纠正,宜行肝移植治疗。

BCS 病人行肝移植治疗必须明确其指征。BCS 肝移植的适应证包括:

1. 肝硬化伴进行性肝功能衰竭,预计生存期不超过一年——主要适应证。也广泛用于其他终末期肝病(Scharschmidt,1984;Schenker,1984)。

2. 门体分流术或 TIPS 治疗失败。多见于血栓形成,并伴有 BCS 症状和体征的持续或反复发作。

3. 门静脉、脾静脉和大部分肠系膜上静脉的血栓形成导致的 BCS 及不可逆的门静脉高压——罕见适应证,仅在血管通畅可供肝移植吻合时才适用。

4. 急性暴发性肝功能衰竭——罕见适应证。

治疗效果

表 88.4 总结了 1 000 多例 BCS 肝移植的病例报告。其中最多的病例报告来自欧洲肝移植注册系统(ELTR)登记的 248 例病人,以及在美国器官资源共享网络(United Network for Organ Sharing,UNOS)标准肝移植分析研究报告中登记的 510 例

表 88.4　15 项关于 BCS 病人行肝移植治疗的回顾性研究		
文献	病人数量(例)	肝移植适应证
Srinivasan,2002	19	分流术失败,5 例
		急性肝衰,6 例
		慢性肝衰,8 例
Melear,2002	17	不明原因
Hemming,1996	10	分流术失败,3 例
		终末期肝硬化,4 例
		下腔静脉阻塞,2 例
Ringe,1995	43	不明原因,39 例
		分流术失败,4 例
Knoop,1994a,1994b	8	肝功能 C 级,5 例
		肝功能 B 级,3 例
Galati,1993	32	分流术失败,2 例
		疑似肝硬化
		疑似肝坏死
Shaked,1992	14	分流术失败,2 例
		终末期肝硬化,4 例
		合成功能障碍,8 例
Halff,1990;Iwatsuki,1991	32	分流术失败,5 例
		顽固性腹水,17 例
		曲张静脉反复出血,14 例
		肝性脑病,15 例
Sakai & Wall,1994	11	慢性 BCS,5 例
		急性 BCS,3 例
		分流术失败,3 例
Jamieson,1991	26	分流术失败,2 例
		不明原因,24 例
Ulrich,2008	42	肝硬化,11 例
		门静脉闭塞,10 例
		肝坏死,12 例
		急性重症肝衰,8 例
		肝细胞癌,3 例
		肝动脉闭塞,2 例
Cruz,2005	11	TIPS 失败,5 例
		门腔分流术失败,1 例
		顽固性腹水,1 例
		门腔分流性脑病,3 例
Plessier,2006	11	TIPS 及抗凝失败,11 例
Mentha, 2006 (ELTR, 1988—1999)	248	爆发性肝衰,47 例
		肾衰竭,40 例
		门静脉血栓,47 例
		门腔分流术失败,49 例
		TIPS 失败,11 例
		经皮肝穿血管成形术失败,18 例
Segev, 2007 (UNOS, 1987—2006)	510	不明原因

病人。目前所有的 BCS 肝移植报告都是对病例的回顾性分析,未见到相关的前瞻性研究。

如表 88.4 所示,肝移植的适应证并不仅限于肝硬化伴进行性肝衰竭、预计生存期不足 1 年的病人。有些研究报告中其适应证并不明确(Jamieson,1991;Melear,2002;Ringer,1995;Segev,2007)。Ulrich(2008)的报告显示,39 例接受肝移植的病人并非全是肝功能衰竭,其中有 12% 的病人肝功能是 Child-Pugh A 级、57% 是 B 级。Halff(1990)的报告指出,相对于其他病因而言,合成功能下降导致的终末期肝病并不严重。所有研究报告中都有因门体分流失败而接受肝移植的病人。Mentha(2006)的报告显示,248 例病人中有 49 例是因门体分流失败而接受肝移植治疗(Campbell,1988;Krom,1984)。

表 88.5 总结了 BCS 肝移植病人的相关生存统计数据。所有研究报告中病人随访期均过短,有些随访期甚至不到 1 年。因肝病严重程度不一,各个研究入组病人的选择标准差异较大,没有可比性。报告显示,10 例以上病人的早期死亡率为 5% ~ 36% ,平均为 15% 。5 年生存率为 45% ~ 95% ,平均为 71% 。Segev(2007)在 UNOS 的报告显示,自 2002 年引入终末期肝病模型(model for end-stage liver disease,MELD)评分系统按疾病严重程度进行器官分配以来,肝移植病人术后 3 年存活率从 72.6% 增加到 84.9% ,术后 3 年移植物存活率从 64.5% 增加到 80.6% 。

大多数研究报告中缺少 BCS 肝移植病人术后受体肝的病理结果。Ringer(1995)对 43 例病人的报告、Halff(1990)对 32 例病人的报告、Sakai 和 Wall(1991,1994)对 11 例病人的报告,以及 Srinivasan(2002)对 19 例病人的报告中提供了受体肝的病理结果,并证实部分接受肝移植治疗的 BCS 病人术前并未出现失代偿性肝病的临床表现。Ringer(1995)对 43 例 BCS 肝移植病人的报告显示,只有 17 例合并肝硬化,其余病人仅有肝脏充血(14 例)和肝纤维化等 BCS 早期病理改变。Halff(1990)的报告发现,32 例 BCS 肝移植病人中均未合并肝硬化。Sakai 和 Wall(1994)报告显示,11 例 BCS 肝移植病人中有 3 例出现肝脏的中心性充血和坏死,但没有纤维化或肝硬化。

BCS 肝移植术后面临的一个重要问题是 BCS 的复发(Bahr,2003;Cruz,2005;Goldstein,1991)。表 88.6 显示了 BCS 肝移植病人术后 BCS 的复发率。有些研究未报告肝移植术后 BCS 的复发,而另一些研究(Cruz,2005;Halff,1990;Knoop,1994a,1994b)报告显示尽管接受了抗凝治疗,肝移植后 BCS 的复发率仍高达 13% ~ 27% 。研究显示,移植后血栓的高发生率会导致严重后果,特别是门静脉血栓形成(9% ~ 40%)。血栓频发使得肝移植病人必须尽早接受终生抗凝治疗。同时也应当认识到,肝移植可纠正如抗凝血酶 Ⅲ 缺乏症、蛋白 C 缺乏症等血栓性疾病的遗传缺陷,从而使病人受益。

BCS 病人行门腔静脉侧侧分流术后如效果不佳,后续行肝移植治疗的风险则增加,因此肝移植可能比门腔静脉侧侧分流术更适合 BCS 病人。也有人认为对 BCS 病人来说,肠腔分流术较门腔静脉侧侧分流术更有优势,因为它不需要对肝门过多的游离和解剖,后续行肝移植治疗时影响不大(Bismuth & Sherlock,1991;McMaster,1994;Slakey,2001)。最近的 11 项研究显示,不

表 88.5　BCS 病人行肝移植治疗后的生存率

文献	病人数量	随访时间/月	早期死亡率	1 年以上生存率
Srinivasan,2002	19	1~119	5%	1~119 个月(84%) 1 年(95%) 5 年(95%) 10 年(78%)
Melear,2002	17	1~158	6%	1~158 个月(88%) 1 年、5 年及 10 年:未报道
Hemming,1996	10	?	10%	1 年(82%) 5 年(67%)
Ringe,1995	43	2~137	30%	1 年(69%) 5 年(69%)
Knoop,1994a,1994b	8	4~59	13%	1 年(88%),>1 年:未报道
Galati,1993	9	2~60	0	2~60 个月(100%)
Shaked,1992	14	2~60	14%	1 年(86%) 3 年(76%)
Halff,1990；Iwatsuki,1991	32	12~132	25%	1 年(69%) 5 年(45%)
Sakai & Wall,1994	11	12~72	36%	1~6 年(64%)
Jamieson,1991	26	12~60	31%	1 年(69%) 5 年(50%)
Ulrich,2008	42	1~203(中位数:96)	7%	1 年(92%) 5 年(89%) 10 年(83.5%)
Cruz,2005	11	1~132	18%	1 年(81%) 5 年(65%) 10 年(65%)
Plessier,2006	11	17~56	9%	1 年(91%) 3 年(91%)
Mentha,2006	248	长期随访(中位数:48)	13%	1 年(76%) 5 年(71%) 10 年(68%)
Segev,2007	510	长期随访	15%	1 年(82%) 3 年(76%)

表 88.6　BCS 病人行肝移植后复发率及血栓形成率

文献	病人数量	BCS 复发 数量	BCS 复发 百分比	血栓形成 数量	血栓形成 百分比
Srinivasan,2002	19	2	11%	2	11%
Melear,2002	17	0	0	3	18%
Ringe,1995	43	0	0	10	23%
Hemming,1996	10	0	0	1	14%
Knoop,1994a,1994b	8	1	13%	1	13%
Shaked,1992	14	0	0	未报道	未报道
Halff,1990	23	3/18	17%	4	22%
Sakai & Wall,1994	11	0	0	1	9%
Jamieson,1991	26	2	8%	5	19%
Ulrich,2008	42	3	7%	5	12%
Cruz,2005	11	3	27%	3	27%
Plessier,2006	11	1	9%	4	36%
Mentha,2006	248	5	2%	35	14%
Segev,2007	510	7	8%	36	40%

管前期进行的是何种门体分流术,对后续行肝移植治疗的 BCS 病人预后没有影响(Aboujaoude,1991;Bismuth,1990;Boillot,1991;Iwatsuki,1988;Langnas et al,1992;Mazzaferro,1990;Minegaux,1994;Turrion,1991)。Aboujaoude(1991)认为,门体分流术后血栓形成可能严重影响 BCS 病人后续行肝移植的可行性及疗效。因此,分流道的长期通畅是决定此类病人实施何种分流手术的主要因素。直接行门腔静脉分流术的血栓发生率为 0.5% 或更低,而使用人工移植物的肠腔血管架桥术的闭塞率为 24% ~ 53%(Fletcher,1981;Hemming,1996;Orloff,2000,2012;Smith,1980;Terpstra,1987)。在法国,应用自体颈内静脉移植实施肠腔血管架桥已得到广泛应用,其通畅率可与直接行门腔静脉侧侧分流术相媲美(Bismuth & Sherlock,1991;Gentil-Kocher,1988;Vons,1986)。

对门静脉系统血栓形成而不能行分流术、合并门静脉高压症的 BCS 病人,以及急性暴发性肝功能衰竭的 BCS 病人,行肝移植术前必须确保有通畅的静脉血管以便吻合。此类病人因例数较少,相关的文献报道很少(Sakai & Wall,1994)。

BCS 病人是选择门腔静脉侧侧分流术还是肝移植术,应视具体情况而定。对早期及中期 BCS 病人，只要门静脉压力的降低能逆转或稳定病情，即可行门腔静脉侧侧分流术。对晚期 BCS 病人，当肝功能失代偿状态不能纠正时，可接受肝移植治疗。大多数拟行肝移植治疗的病人肝功能通常为 Child-Pugh C 级。

　　BCS 病人拟行肝移植治疗时必须慎重考虑以下几点：①肝移植等待病人较多，供肝存在巨大短缺；②等待时间过长，病情进展可能导致病人死亡；③供肝是否合适存在不确定性；④需要终身服用免疫抑制剂；⑤高昂的移植费用，具体费用取决于不同的治疗方案及是否要多次行介入治疗。

静脉闭塞性疾病

　　1954 年，Bras 等定义了静脉闭塞性疾病这个专用名词，用来描述牙买加儿童的一种常见肝病。该病由饮用含巴豆属和千里光属植物制成的"灌木茶"引起，这些植物通常含有肝脏毒性的吡咯烷生物碱。肝脏静脉闭塞性疾病又称为肝窦阻塞综合征，与 BCS 相同之处在于都与肝静脉流出道的阻塞有关，临床表现也相似。不同之处在于静脉闭塞性疾病主要与肝窦、中央静脉和小叶下静脉有关，而不是主肝静脉（Kumar，2003；Shulman，1987，1994）。静脉闭塞性疾病的病变过程是肝静脉和肝窦的内膜纤维化，通常与吡咯烷生物碱、化疗、放疗或造血干细胞移植等毒性物质引起的内皮损伤有关。已有 20 多种药物被证实与静脉闭塞性疾病有关，特别是白消安、6-巯基嘌呤、硫唑嘌呤和环磷酰胺。肝小静脉内膜损伤后可导致血栓形成。电镜观察吡咯烷生物碱中毒所致静脉闭塞性疾病患儿肝活检标本，可见肝窦、小叶下静脉和终末肝小静脉等均有明显的内皮损伤，窦周间隙可见大量红细胞渗入，肝窦和中央静脉的连接处管腔变窄等病理表现（Brooks，1970）。

　　与 BCS 相似，小叶中央静脉周围的肝实质出血性坏死多发生在静脉闭塞性疾病的早期。肝小静脉的广泛闭塞最终导致弥漫性肝纤维化和肝硬化。慢性吡咯烷生物碱中毒引起的静脉闭塞性疾病病人通常在首诊时就能发现明显的肝硬化表现。此外，在肿瘤病人行放化疗或造血干细胞移植期间也会合并静脉闭塞性疾病发生，且通常出现在病程早期。

症状和体征

　　静脉闭塞性疾病可发生于任何年龄段，但由吡咯烷生物碱引起的静脉闭塞性疾病则多常见于婴儿和儿童。其临床表现取决于病人的疾病阶段（Brooks，1970；Ghanem & Hershko，1981；Gore，1961；Safouh & Shehata，1965；Stuart & Bras，1957）。急性期病人有 1～2 周的发热，伴上呼吸道症状、呕吐和腹泻等，随即出现急性腹痛、乏力、食欲减退、发热、腹水及腹胀等（Kumar，2003；Senzolo，2007；Wadleigh，2003），通常还伴随黄疸、脾大及血小板减少等表现。部分病人会出现足踝部水肿，偶伴颜面部水肿。急性期行体检多能发现肝脏肿大和腹水。多数病人可出现脾脏肿大，部分有腹壁静脉曲张、周围水肿和胸腔积液。造血干细胞移植受者通常在移植后 3 周内出现静脉闭塞性疾病的临床表现。急性期静脉闭塞性疾病病人的主要死因为肝功能衰竭、食管静脉曲张出血或感染。

　　除造血干细胞移植受者外，慢性期静脉闭塞性疾病病人首诊时即可发现肝硬化的临床表现：腹水、肝脾肿大、消瘦、腹壁静脉扩张、蜘蛛痣、肝掌、扑翼样震颤和周围水肿等。食管静脉曲张出血是慢性期静脉闭塞性疾病病人死亡的主要原因。静脉闭塞性疾病急性发作 3 个月后即可观察到肝硬化改变（Gore et al，1961）。

诊断

　　当病人接受了造血干细胞移植或出现腹水、黄疸、肝肿大和右上腹疼痛时，应高度怀疑静脉闭塞性疾病（Senzolo，2007）。静脉闭塞性疾病的确诊依靠肝脏穿刺活检，其特征性的病理表现为肝小静脉的广泛闭塞（Brooks，1970；Gore，1961；Shulman，1995；Stuart & Bras，1957）。此外，静脉闭塞性疾病急性期还能发现肝小叶中心肝实质的出血性坏死，慢性期则表现为弥漫性肝纤维化或肝硬化。

　　血管造影对肝脏静脉闭塞性疾病的诊断价值不如 BCS（见第 21 章）。肝脏静脉闭塞性疾病行静脉造影时肝静脉和下腔静脉一般正常，但肝静脉楔压通常升高。行肝动脉造影和间接门静脉造影时，其表现与 BCS 相似。因出血风险高，对造血干细胞移植病人经皮颈静脉途径行肝活检是最安全的，同时还方便测量肝静脉楔压。其他影像学检查包括超声、CT 和 MRI 等，都是鉴别 BCS 的重要辅助手段。

　　和 BCS 一样，静脉闭塞性疾病病人通常合并肝功能异常，但这并不能与其他肝功能异常的疾病做鉴别。研究显示，血浆纤溶酶原激活物抑制物-1（PAI-1）参与了静脉闭塞性疾病的病理过程。造血干细胞移植后由于静脉闭塞性疾病的发生，PAI-1 水平通常升高，可作为与移植后其他导致肝功能障碍疾病（移植物抗宿主病、药物性肝损伤、脓毒症和病毒性肝炎等）的鉴别指标（Salat，1997a）。

治疗

　　关于吡咯烷生物碱引起的静脉闭塞性疾病病人的诊疗经验报道较多（Bras & McLean，1963；Ghanem & Hershko，1981；Gore，1961；Stuart & Bras，1957）。急性期静脉闭塞性疾病的治疗措施包括祛除诱因及保肝治疗。通过对症支持治疗，约四分之一的病人可以从急性期恢复，约五分之一的病人死于肝功能衰竭或食管静脉曲张出血，其余的病人随着肝硬化的进展而逐渐转归为慢性期。选择性门腔静脉侧侧分流术适用于食管静脉曲张出血的急性期静脉闭塞性疾病病人，以及发病 4～8 周内仍无恢复征象（腹水消失、肝功能改善以及肝穿刺活检示病变改善等）的病人。定期行肝脏穿刺活检有助于评估病程。

　　在过去十年，随着造血干细胞移植的显著增加，静脉闭塞性疾病的发生率也越来越高。随之涌现了许多预防和治疗静脉闭塞性疾病的试验。据报道，有 70%～85% 的轻度静脉闭塞性疾病病人可以自行恢复（Senzolo，2007），但是重度静脉闭塞性疾病病人不经治疗难以恢复（Schlegel，1998）。

　　用于预防静脉闭塞性疾病的药物包括去纤维蛋白多核苷酸、熊去氧胆酸、组织纤溶酶原激活物、抗凝血酶 III、前列腺素 E₁ 和小剂量肝素抗凝（Ho，2008；Senzolo，2007），其中疗效最好的是去纤维蛋白多核苷酸。5 项关于预防静脉闭塞性疾病的回顾性对照研究显示，去纤维蛋白多核苷酸能降低静脉闭塞性疾病的发病率和严重程度（Chalandon，2004；Corbacioglu，2006；

Dignan，2007；Qureshi，2008；Versluys，2004）。在 5 项临床试验中，熊去氧胆酸均显示出明显的疗效，静脉闭塞性疾病的发病率和死亡率均有所降低（Essell，1998；Giles，2002；Ohashi，2000；Park，2002；Ruutu，2002；Tay，2007）。

用于治疗静脉闭塞性疾病的药物包括去纤维蛋白多核苷酸、组织纤溶酶原激活物、抗凝血酶Ⅲ和甲泼尼龙。其中，关于去纤维蛋白多核苷酸的研究较多。在合并多器官衰竭高危风险的静脉闭塞性疾病病人使用去纤维蛋白多核苷酸治疗的 6 项研究中，36%～76% 的静脉闭塞性疾病可以完全缓解（Bulley，2007；Chopra，2000；Corbacioglu，2004；Richardson，1998、2002、2006）。儿童静脉闭塞性疾病肝移植术后，应用去纤维蛋白多核苷酸也有较好的疗效（Corbacioglu，2004，Mor，2001）。

组织纤溶酶原激活物对静脉闭塞性疾病的治疗作用已在总计 130 例病人的多个研究中进行了评估（Senzolo，2007；Vaughan，1989）。在纳入病人最多的研究中，应答率已经接近 30%（Bearman，1997），但在合并肾、呼吸或多器官衰竭的病人中未见到应答反应。还有 24% 的病人发生了严重出血，在这些病人中应避免使用纤溶原药物和抗凝药物。尽管如此，在静脉闭塞性疾病的早期使用抗凝药物仍是有益的。

关于抗凝血酶Ⅲ治疗静脉闭塞性疾病的研究报道较多。Peres（2008）在一项 48 例的回顾性研究中发现，抗凝血酶Ⅲ虽未能降低静脉闭塞性疾病的发生率，但对各型特别是重度静脉闭塞性疾病具有积极治疗作用。这些结果与 Haussmann（2006）在儿童病人中的研究结果一致。

一项关于甲泼尼龙的研究显示，尽管对静脉闭塞性疾病的治疗效果尚佳（Al Beyhany，2008），但仍需前瞻性研究来证实。

TIPS 已应用于部分静脉闭塞性疾病病人。Senzolo（2007）总结了 27 例重度静脉闭塞性疾病的病人行 TIPS 的治疗效果，其中 24 例为造血干细胞移植病人。除 3 例造血干细胞移植病人外，其余均死亡。

现有数据表明，尽管 TIPS 术后门静脉高压和腹水有所改善，但长期疗效欠佳，总体生存率偏低（Alvarez，2000；Azoulay，2000；De la Rubia，1996；Fry，1996；Senzolo，2005、2006；Smith，1996）。

由于造血干细胞移植后重度静脉闭塞性疾病的死亡率较高，推荐对此类病人行肝移植治疗。重度静脉闭塞性疾病行肝移植治疗的相关报道不多，一项 12 例相关病人的报道显示（Bunin，1996；Hagglund，1996；Membreno，2008；Nimer，1990；Rapoport，1991；Salat，1997b；Schlitt，1995），术后仅 5 人长期生存。静脉闭塞性疾病行肝移植治疗需要考虑很多问题，包括评估病人术前生存可能、肝移植的时机以及供肝是否匹配等。约四分之一的静脉闭塞性疾病病人因病情较重，死于肝肾综合征引起的肝衰或肾衰、肺部静脉闭塞性疾病或感染引起的呼吸衰竭、消化道出血、脓毒症和充血性心力衰竭。西雅图一项 355 例相关病人的研究中，重度静脉闭塞性疾病的死亡率高达 98%（McDonald，1993）。

造血干细胞移植后的重度静脉闭塞性疾病病人如果没有合适的非手术治疗方案，通常难以避免死亡（Murray，1987）。

尽管门腔静脉侧侧分流术及 TIPS 适用于这类病人，其效果仍有待评估。

小结

布-加综合征

近年来，尽管在 70% 以上的 BCS 病人中发现了潜在的致病因素，但是 BCS 的具体病因仍未明确。BCS 最常见的致病因素是有血栓形成倾向的血液系统疾病，如真性红细胞增多症和阵发性睡眠性血红蛋白尿。有研究显示 BCS 的发生与多个凝血因子的功能异常有关。在欧美国家，BCS 多因血液高凝状态引起；而在亚洲地区，BCS 则以下腔静脉膜性阻塞（MOVC）多见。

BCS 的病理表现是肝静脉和/或肝后下腔静脉血栓形成，导致肝静脉流出道阻塞；肝内型门静脉高压；肝窦扩张；肝实质小叶中心充血；以及肝小叶中心的实质细胞缺血、坏死和萎缩。在 BCS 的早期如能及时解除相关梗阻因素，损伤是可逆的，如肝内持续的高压和充血则会导致不可逆的损伤，并通常在数个月内导致肝纤维化并进展为肝硬化。BCS 预后不良的危险因素包括不可逆肝损伤的进展和血栓从肝静脉蔓延至下腔静脉。BCS 在东西方国家最显著的区别是静脉流出道阻塞的部位：在欧美地区，阻塞通常发生在下腔静脉，而在亚洲地区，阻塞常发生在肝静脉。

BCS 的确诊必须有典型的症状、体征及影像学检查（超声、CT、MRI 或下腔静脉和肝静脉造影检查）。肝活检可见肝静脉流出道阻塞的典型病变：小叶中心充血、小叶中心实质细胞坏死和脱落。肝功能检查可见明显的肝功能异常。对于肝静脉型 BCS 病人，临床表现和影像学检查可通过以下表现予以证实：大量腹水；肝脾肿大、充血；广泛的侧支静脉开放；下腔静脉压力明显低于门静脉压力；门静脉高压。

BCS 的治疗方式也在逐渐演变，由早期的外科手术治疗为主转变为目前的介入治疗为主。BCS 的非手术治疗包括溶栓、抗凝、利尿及腔内血管成形术、静脉支架和 TIPS 等。其他包括溶栓治疗（如链激酶、尿激酶或组织纤溶酶原激活物）以及机械取栓。单纯的抗凝治疗短期效果有限，有血栓形成可能的病人需接受长期抗凝治疗。

介入治疗包括经皮腔内球囊扩张血管成形术和金属支架植入术，对下腔静脉狭窄引起的慢性 BCS 病人短期效果显著。TIPS 的优点是创伤较小，故在 BCS 治疗过程中应用逐渐增多，缺点是 TIPS 术后易再发狭窄和闭塞。随着 PTFE 覆膜支架的应用，TIPS 术后闭塞的发生率大大降低，但 TIPS 术后 5 年生存率仍低于外科分流手术（Orloff，2010）。

门腔静脉侧侧分流术将门静脉转化为流出道，为阻塞的肝血管床减压，已被证实是治疗肝静脉型 BCS 的最有效方法。脾肾分流术、肠腔分流术和门腔分流术通过使用人工血管架桥，在血流动力学上与门腔静脉侧侧分流术相似，但由于血栓形成和血管阻塞的发生率较高，通常不作为 BCS 的首选治疗。自体颈内静脉架桥 H 型肠腔分流术与直接行门腔静脉侧侧分流术疗效相似。门腔静脉侧侧分流术技术要点包括:病人体位摆放正确后取右侧肋缘下长切口,充分游离下腔静脉和门静脉有利于吻合。当下腔静脉血栓形成或闭塞引起 BCS 时,忌行门腔静脉侧侧分流术。尽管肠房分流术人工血管的血栓发生率较高,但短期疗效尚可。联合腔房转流术及门腔静脉侧侧分流术已取代肠房分流术成为下腔静脉闭塞引起的 BCS 的首选治疗。

肝移植适用于慢性 BCS 合并进行性肝功能衰竭的肝硬化病人,以及门体分流治疗失败的病人。在 1 043 例继发于 BCS 的晚期肝病病人中,肝移植的 5 年平均生存率为71%,移植后 BCS 的复发率为 13% ~ 27%,血栓形成的病人中 9% ~ 40% 为门静脉血栓。对 BCS 病人行肝移植或门腔静脉侧侧分流术应视具体情况而定。晚期 BCS 病人行门腔静脉侧侧分流术效果不佳时,宜行肝移植术。

多学科综合治疗是 BCS 的最佳治疗策略,涉及肝脏科、血液科、介入科和影像科以及移植外科。介入治疗因其创伤较小是目前 BCS 病人的首选。虽然近年来门腔分流术开展的越来越少,但其对 BCS 病人的重要性不容忽视。以循序渐进的方式整合可供选择的治疗方案,纳入病人个体信息以指导临床决策,将获得良好的治疗效果。

静脉闭塞性疾病

肝窦阻塞综合征是肝脏肝窦、小叶下静脉和终末肝小静脉内膜纤维化所致的肝静脉流出道阻塞,多由化疗、放疗及含吡咯烷生物碱的中草药损伤肝脏引起。在欧美地区,静脉闭塞性疾病最常见的病因是造血干细胞移植。其病理改变为肝小静脉的广泛闭塞导致小叶中心的肝实质出血性坏死,并逐步进展为弥漫性纤维化和肝硬化。静脉闭塞性疾病可见于任何年龄

段,儿童病人最常见的病因是吡咯烷生物碱,其起始症状多为发热,随即出现腹水、腹胀、腹痛,伴肝脾肿大、乏力,有时还有黄疸和外周性水肿。

造血干细胞移植后静脉闭塞性疾病主要症状和体征是腹水、黄疸和腹痛。部分急性期静脉闭塞性疾病病人可以自行恢复,但约五分之一的病人因吡咯烷生物碱中毒而死亡,其余病人迅速发展为肝硬化并出现相应的临床表现。据报道,造血干细胞移植后重度静脉闭塞性疾病病人的死亡率为98%。静脉闭塞性疾病的确诊需要肝穿刺活检,其特异性病理改变为肝小静脉广泛闭塞和肝小叶中心的出血性坏死。

吡咯烷生物碱相关静脉闭塞性疾病的诊疗报道较多。急性期病人多采用药物支持治疗。如急性期合并食管静脉曲张破裂出血、或肝静脉阻塞的临床表现和肝活检征象在4~8 周后未改善,则宜行门腔静脉侧侧分流术。慢性期静脉闭塞性疾病通常表现为肝硬化,此类病人即便未发生静脉曲张出血仍建议行门腔静脉侧侧分流术治疗。

慢性期静脉闭塞性疾病病人死亡率高,其主要死因是食管静脉曲张出血。许多造血干细胞移植后出现静脉闭塞性疾病的病人可给予去纤维蛋白多核苷酸、组织纤溶酶原激活物、熊去氧胆酸、抗凝血酶Ⅲ、前列腺素 E1、低剂量肝素抗凝和大剂量皮质类固醇等药物治疗。尽管疗效存在争议,但去纤维蛋白多核苷酸仍是预防和治疗静脉闭塞性疾病的最常用药物。据报道,去纤维蛋白多核苷酸对重度静脉闭塞性疾病的完全缓解率为 36%,百天生存率为 35%。此外,不少重度静脉闭塞性疾病病人接受了门腔静脉侧侧分流术、TIPS 和肝移植治疗。造血干细胞移植后重度静脉闭塞性疾病病人的死亡率高达98%,远期疗效需要进一步评估。

(张水军 译　张志伟 审)

第二篇 肿瘤性疾病

A. 总论

第89章

肝脏肿瘤的病理学特征

Pierre Bedossa, Valérie Paradis

概述

肝脏肿瘤包括诸多良性和恶性肿瘤,包括原发性和转移性肿瘤。此外,许多非肿瘤性肿块值得关注,因为它们与肿瘤类似。尽管影像学技术有了很大的进步,对肝脏肿瘤的诊断仍然主要依靠对组织学材料的准确检查和解析。病理学家通过建立肿瘤的组织学类型,评估其潜在的行为,指导选择最相关的治疗,并评估任何相关的预后指标。

根据其组织发生,原发性肝内肿瘤可分为三类:肝细胞肿瘤(hepatocellular carcinoma,HCC)、胆管肿瘤和间叶性肿瘤,另外还有一些罕见的肿瘤。本章将根据 2010 年世界卫生组织(World Health Organization,WHO)的分类(Bosman et al,2010)介绍肝脏肿瘤病理方面的内容。

肝细胞肿瘤

肝细胞癌

临床和流行病学背景

肝细胞癌(HCC)是成人肝脏中最常见的原发性恶性肿瘤。该肿瘤在全球的年发病率约为 75 万,在男性最常见癌症中排名第 5,在女性中排名第 7,约占全球新诊断癌症的 6%(Ferlay et al,2010)。HCC 作为一种致命的恶性肿瘤,是男性癌症死亡的第三大常见病因(Bruix et al,2004;McGlynn et al,2005;Parkin et al,2005;Sherman,2005)。

HCC 的显著特征之一是其发病率存在明显的地域差异,这主要与慢性肝病相关危险因素的地理分布有关。东亚和撒哈拉以南非洲的发病率非常高,而意大利、西班牙和拉丁美洲国家的风险中等。西欧、美国、加拿大和斯堪的纳维亚地区的发病率相对较低,但呈上升趋势(Bosch et al,2004;El-Serag et al,2014;Khan et al,2002;Seeff et al,2006)。HCC 已知的主要危险因素是肝炎病毒(慢性乙型肝炎和丙型肝炎)、有毒物质(酒精和黄曲霉毒素)、代谢疾病(代谢综合征,α1-抗胰蛋白酶缺乏症和肝豆状核变性)、遗传性血色病和免疫相关疾病(原发性胆汁性肝硬化和自身免疫性肝炎)(见第 70 章和 76 章)。预计未来 HCC 的发病率将随着慢性肝病病人的增加而增加(El-Serag,2007,2012;Nordenstedt et al,2010)。此外,尽管对病毒性肝炎的治疗非常有效,乙型肝炎仍然是致癌的重要因素,在病毒根除后,丙型肝炎仍然存在致癌的风险(Moon et al,2015;Papatheodoridis et al,2015)。

HCC 主要发生在年长的男性,其发病率一般随年龄增长而增加。在西欧和美国,大多数 HCC 病人年龄在 50~75 岁。虽然原因尚不清楚(El-Serag et al,2008),但男性发病率高于女性,男女比例为 2∶1~9∶1。在大多数有症状的 HCC 中,血清甲胎蛋白(α-fetoprotein,AFP)升高,但在小 HCC 中 AFP 较低甚至正常。因此,血清 AFP 水平不是肝硬化病人 HCC 筛查的可靠诊断指标(Bruix et al,2005)。

HCC 和肝硬化密切相关(见第 76 章)。60%~90% 的 HCC 发生在肝硬化的肝脏中。每年约有 1%~3% 的肝硬化病人会发生 HCC(Colombo et al,1991;Johnson et al,1987;Zaman et al,1985)。HCC 通常在肝硬化后约 10 年发生。这一观察结果与肝硬化发展为 HCC 的阶梯式过程高度一致,该过程意味着癌前病变(如大再生结节和异型增生肝硬化结节)的进行性恶性转化。肝细胞从再生到恶性结节的过程与不断积累的遗传和表观遗传相符合(见第 9D 章)。

由于预后不良,人们越来越重视检测可能治愈的早期无症状 HCC(Forner et al,2012;Sherman,2014)。超声能够敏感地检测出直径大于 1.5cm 的结节,因此常被用于早期检测,而其在动态成像上肝癌肿块呈现"快进快出"的特点可以明确诊断肝硬化肝癌病人,(Bolondi et al,2005)(见第 15 章),从而可以避免肝活检(Bruix et al,2005;Forner et al,2008)。因此,建议对肝硬化病人进行定期超声筛查。超声筛查在日本、中国和阿拉斯加等高发病率地区很好地识别出小 HCC 和无症状 HCC,但在肿瘤发病率较低的地区筛查效果较差（Sangiovanni et al，2004）。

HCC病理学有多方面的特殊性。根据组织生长模式和肿瘤分化，其形态学模式多种多样，超出了经典的分类。此外，HCC的分子发病机制复杂，涉及不同的分子途径，可能反映不同的病因及各种潜在的肝病。不同的分子发病机制可能有助于确定新的治疗靶点（Boyault et al，2007；Nault，2014；Pinyol et al，2014）。

大体特点

HCC可以采用宏观的大体分类。但目前提出的几个宏观分类，其临床相关性尚未得到证明。肿瘤大小从直径小于1cm（隐匿性HCC）到直径大于30cm不等。肝硬化肝癌中肿瘤的平均大小通常小于非肝硬化中发生的肝癌。小于2cm的HCC肿瘤被认定为"小HCC"或"早期HCC"（国际工作组，1995）。小HCC被细分为模糊结节型和边界清晰型两种类型，两种类型预后不同，模糊结节型比边界清晰型预后更好（Hytiroglou et al，2007，2009）。大肝癌的诊断主要依赖于影像学，而对这些小结节性病变的诊断经常需要活检。

大体检查时，HCC可呈结节状、浸润型或弥漫型生长模式（Okuda et al，1984）。

结节型（膨胀型） 是最常见的类型，通常与肝硬化有关。该型HCC的特征是肿瘤肿块与周围受压和部分萎缩的实质之间有明显的界线（图89.1）。肿瘤表面或切面可见迂曲的肝血管，存在动脉支持膨胀性生长模式的概念。作为肝硬化进展的并发症，肿瘤结节可能是单发的或多发的。当结节多发时，直径小于1cm且与主要肿瘤结节相邻的小结节被认为是卫星结节（图89.2）。在多发HCC的病例中，结节可能代表多灶性独立肿瘤或肝内转移，此时不可能完全基于病理学区分，可联合分子分析来加以区分（Paradis et al，1998；Sakamoto et al，1989）。在切片上，结节性肝癌完全或部分被纤维包膜所包围（Okuda et al，1977）。目前认为肿瘤直径至少10mm时开始形成纤维包

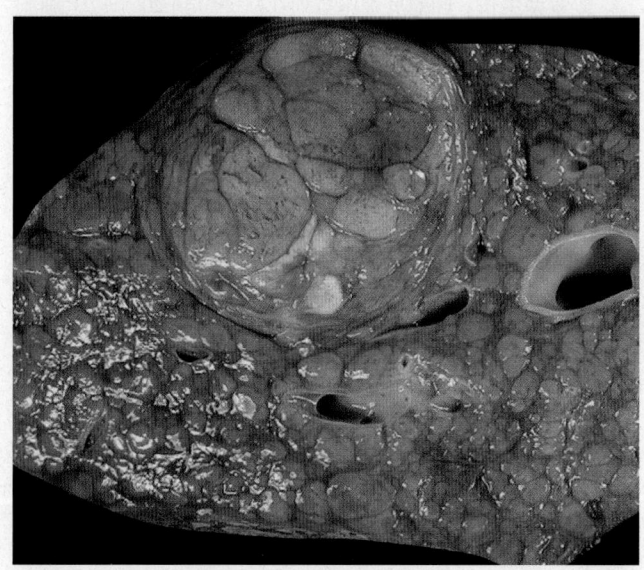

图89.1　肝细胞癌发生于肝硬化肝脏，膨胀性生长。肿瘤有包膜，与周围实质有明显边界。注意肿瘤周围迂曲的血管，提示膨胀性生长

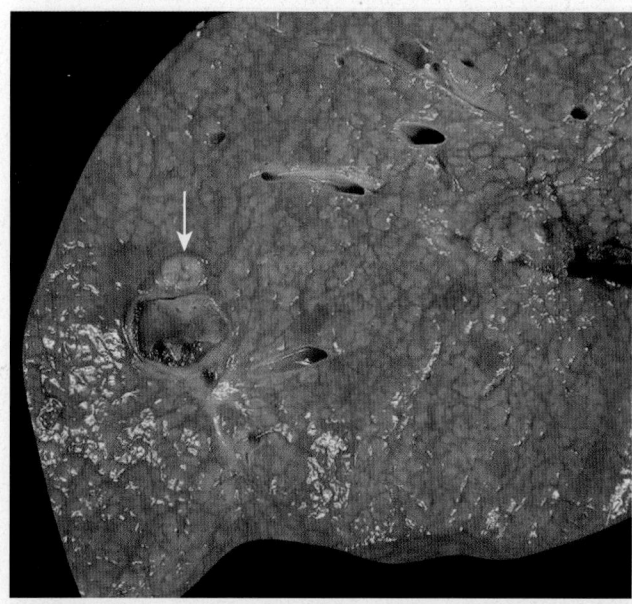

图89.2　肝细胞癌。肿瘤大量坏死，伴卫星结节（箭头所示）

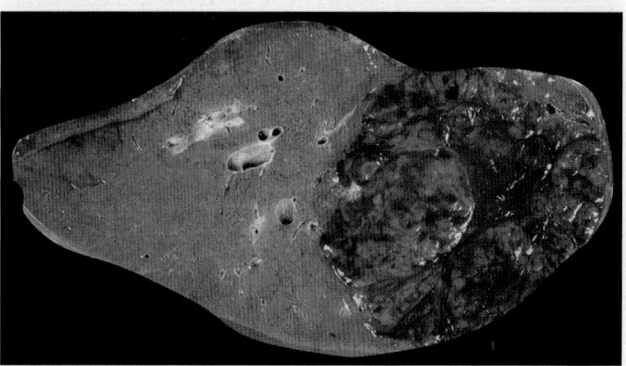

图89.3　肝细胞癌。肿瘤形成软组织肿块伴胆汁淤积及出血坏死

膜，在小于10mm的病灶中则没有明显的包膜（Nakanuma et al，1986）。包膜的形成对预后的意义尚未明确。HCC通常形成灰色、浅棕色或黄绿色不等的软组织肿块，当肿瘤体积达到一定程度时，常伴有出血或坏死灶（图89.3）。

浸润（块状）型 通常以占据肝脏大部分的单个大肿块为特征。病变边界不清（图89.4）（Grando-Lemaire et al，1999；Smalley et al，1988）。切面上，肿瘤向周围非肿瘤组织延展并扭曲，与周围肝实质相互交错。血管嵌入肿瘤而不移位，因此肿瘤周围的迂曲血管不太明显（Okuda et al，1982）。

弥漫型 最少见，表现为大量小结节广泛浸润，几乎取代整个肝脏。此型肿瘤由多个大小类似的相互独立的小肿瘤组成。多中心起源或门静脉侵犯后肝内扩散已被认为是弥漫型肝癌的致病机制（图89.5）（Nakashima et al，1986）。

带蒂HCC 罕见，可能起源于副肝叶（Horie et al，1983）。对带蒂HCC的鉴别诊断具有重要意义，因为即使是大肿瘤，局限性切除也能取得良好的效果。

这种大体分类有其局限性，因为在单一生长模式下对肿瘤进行分类是困难的。膨胀型HCC可能表现出浸润的区域。最后，除了与预后不良相关的弥漫型外，膨胀型和非膨胀型的区

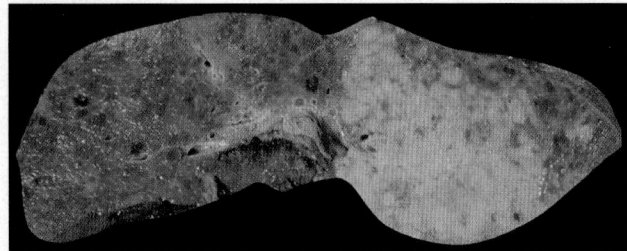

图 89.4   浸润型肝细胞癌。肿瘤边界不清,并浸润至周围肝实质。未见受压组织或包膜

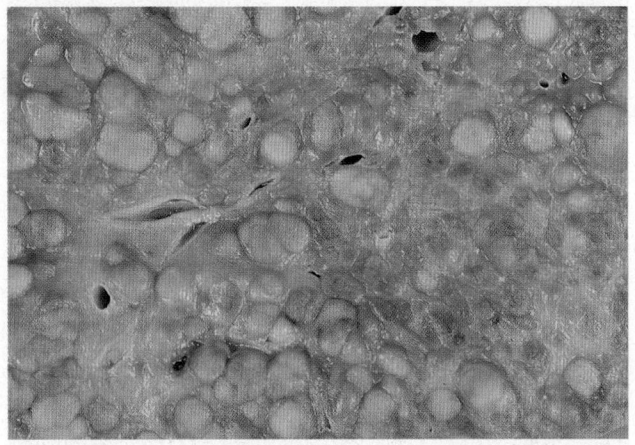

图 89.5   弥漫型肝癌。肝脏完全被许多小肿瘤结节取代

分并不能作为预后指标。

在晚期 HCC 中,大静脉的侵犯甚至在肉眼检查中也很见。门静脉受累多于肝静脉、下腔静脉或右心房(图 89.6)。门静脉侵犯可能与血栓形成有关。血管侵犯应在开始肉眼检查时谨慎确认(大血管侵犯)。在某些情况下,大肿瘤周围的血管内瘤栓很难与卫星肿瘤结节区分。偶尔也会发现侵袭大胆管而引起胆道梗阻和胆道出血。

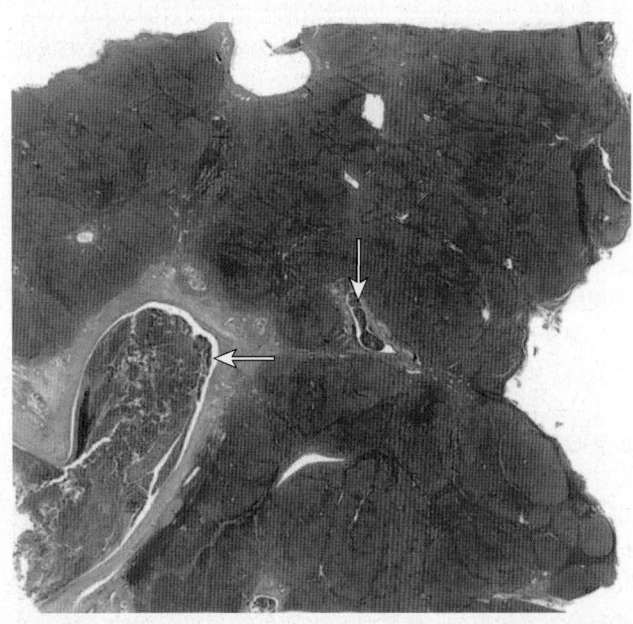

图 89.6   肝硬化癌旁组织中肝细胞癌侵犯门静脉形成癌栓(箭头)

组织病理学

由于动态成像对大于 3cm 的肿瘤具有较高的诊断准确性,因此在治疗前不再常规进行组织病理学检查。当成像不能诊断时,必须在超声引导下进行活检。超声引导下活检通常用于直径小于 2cm 的 HCC,这种情况下,生物标志物的预测值很低,高动脉化可能不完全或不存在。对于小于 1cm 的结节,一般不建议活检,因为临床意义有限。这些诊断标准已被大多数国际肝病协会认可(Bruix et al,2001,2005)。尽管影像学技术有了很大的进步,对任何小的或不典型结节的诊断仍需要结合准确的检查和组织病理结果。

在组织病理学上,HCC 的诊断是基于肿瘤细胞与正常肝细胞的相似性(Anthony,1973)。因此,显微镜下的评估需要对肿瘤细胞的细胞学特征和结构模式进行评估(Paradis,2013;Schlageter et al,2014)。在单个肿瘤中,肿瘤细胞可表现出不同程度的肝细胞分化。细胞核通常嗜碱性,不规则,核仁明显,核质比高。在高分化 HCC 中,肿瘤细胞与正常肝细胞相似,呈多边形,细胞膜清晰,胞质呈嗜酸性颗粒状(图 89.7)。光学显微镜或免疫组化染色常见毛细胆管形态,扩张时可能含有胆色素,这是肝细胞分化的特征。肿瘤细胞中糖原或脂肪的积累可产生透明细胞外观(图 89.8)。还可观察到 Mallory-Denk 小体、透明小球体或嗜酸性毛玻璃样细胞质包涵体(Salomao et al,2010)。

低分化肿瘤可见细胞间的异质性,奇异型核,或瘤巨细胞可能出现。可见核分裂象和凋亡小体(图 89.9)。不同分化程度的细胞通常出现在一个大的肿瘤中,而在小的 HCC 中分布往往更均匀。

组织生长模式

细胞的排列导致显微镜下的不同外观。在此基础上,对多种类型的肿瘤进行分类,但这些分类是否反映了行为差异和影响预后尚不完全确定(Qin et al,2002)。HCC 的主要生长模式:

梁索型生长:肿瘤肝细胞排列在从 2 个到 20 个以上细胞厚度的肝板中(见图 89.7)。这一特征模拟了正常肝板的小梁

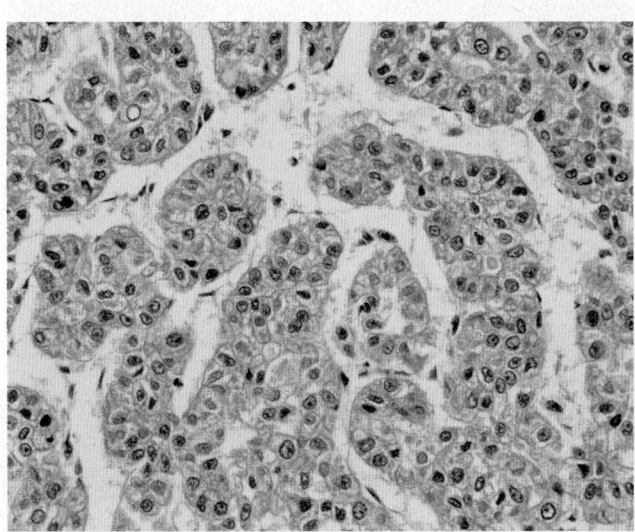

图 89.7   高分化肝细胞癌。肿瘤细胞呈梁索状排列,多边形,细胞膜清晰,胞质透明,核质比高,与正常肝细胞有一定的相似性

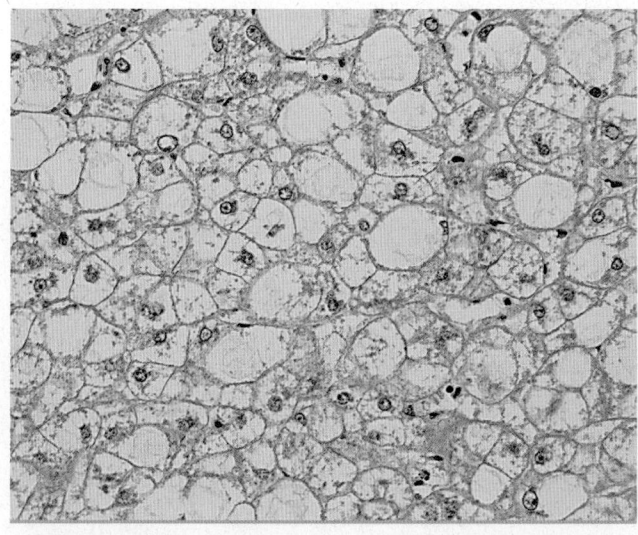

图 89.8　透明细胞型肝细胞癌。大小不等的恶性肿瘤细胞增大,胞质清晰

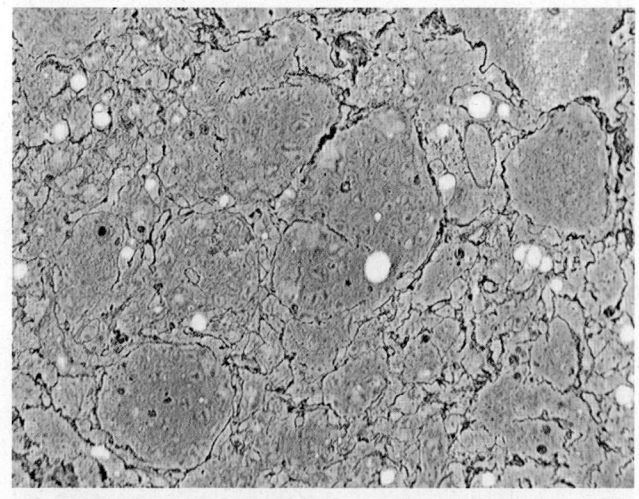

图 89.10　肝细胞癌网状纤维染色。肿瘤细胞间网状纤维结构断裂、稀疏

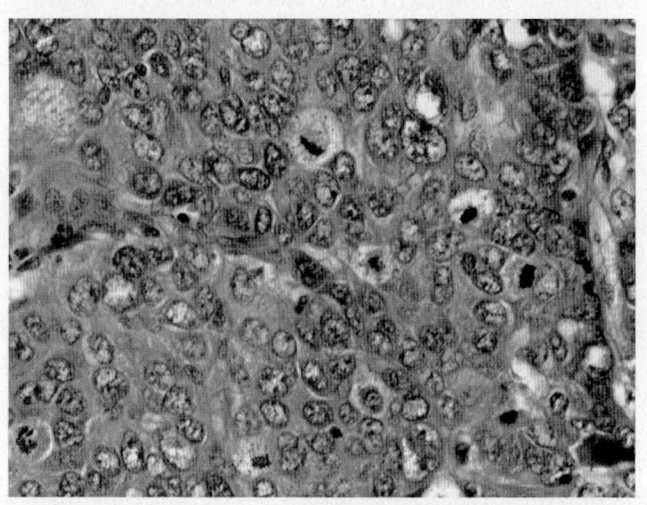

图 89.9　低分化肝细胞癌。肿瘤细胞高度异型,排列成粗梁,具有奇异型核、核分裂象和凋亡小体

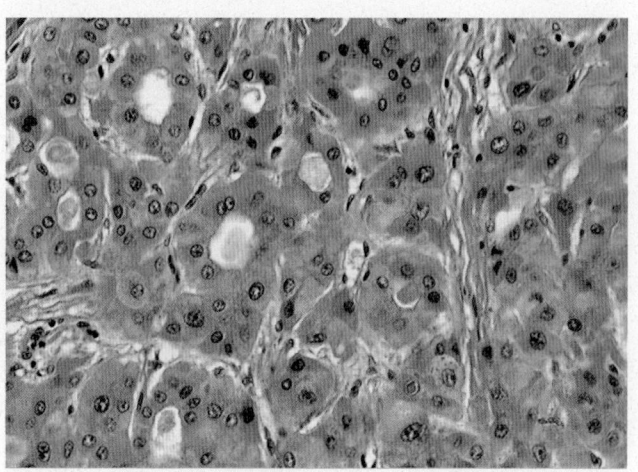

图 89.11　假腺型肝细胞癌。癌细胞围绕扩张的毛细胆管形成类腺管样结构,腺腔内有或没有胆栓

组织学特殊类型

纤维板层肝细胞癌　该亚群在临床特征和预后上与其他类型 HCC 不同,是唯一具有临床意义的变异(El-Serag et al,2004)。1980 年首次被描述为一个独立实体(Craig et al,1980)。在一项以人群为基础的研究中,纤维板层 HCC 占所有原发性肝癌的 0.85%,在 40 岁以下病人中占 13.4%(El-Serag et al,2004)。临床表现与其他 HCC 相似,但无性别差异,且与慢性肝病、肝硬化或任何其他已知的诱发危险因素无关(Eggert et al,2013)。有学者提出特征性的遗传异常(Cornella et al,2014;Darcy et al,2015)。此外有报道指出神经内分泌基因,包括激素原转化酶 1、神经降压素、δ/notch 样表皮生长因子相关受体和降钙素,在纤维板层 HCC 中过表达(Malouf et al,2014)。同样地在电子显微镜下的肿瘤细胞中也可见到神经分泌颗粒,这些发现可能支持化疗和靶向治疗有潜在疗效(Malouf et al,2014)。

肉眼检查,纤维板层 HCC 是一个质硬,边界清楚但无包膜的单发结节,范围从 5cm 到>20cm 不等(Saab et al,1996)。肿瘤切面呈灰色至棕色,边缘呈扇形,质地坚实(图 89.12)。明

排列结构。肿瘤细胞沿着血窦排列,窦内衬覆内皮细胞中,少量或没有库普弗细胞。与正常肝板相比,网状纤维结构通常变得稀疏或缺失(图 89.10)。小梁排列紧密时,血窦受压,则表现为致密或实体型生长模式。

腺泡型或假腺型:是由于肿瘤细胞间小管的腺样扩张(腔内可含有胆汁)或小梁的中央变性(腔内主要含有退行性变性的纤维蛋白产物)造成的(图 89.11)。与梁索型生长模式相似,间质通常稀疏。与其他具有腺样结构的恶性上皮肿瘤,特别是胆管癌鉴别时,缺乏纤维增生性间质反应是一个有用的诊断线索。有时,假腺型可以出现"血湖"样结构。

硬化型肝癌:是一种罕见的类型,其特征是肿瘤细胞具有典型 HCC 的细胞学和表型特征,位于丰富的纤维基质中。该型不同于一种叫作纤维板层肝细胞癌的肿瘤,后者将在后面讨论。

在肿瘤交界处,HCC 常表现出挤压或融合组织结构。随着肿瘤生长,肿瘤完全或部分被由致密胶原纤维(通常环绕扩张的静脉)组成的包膜所包绕。生长增殖过程中,肿瘤突破包膜并直接与相邻的非肿瘤性肝板融合,取代正常肝细胞。

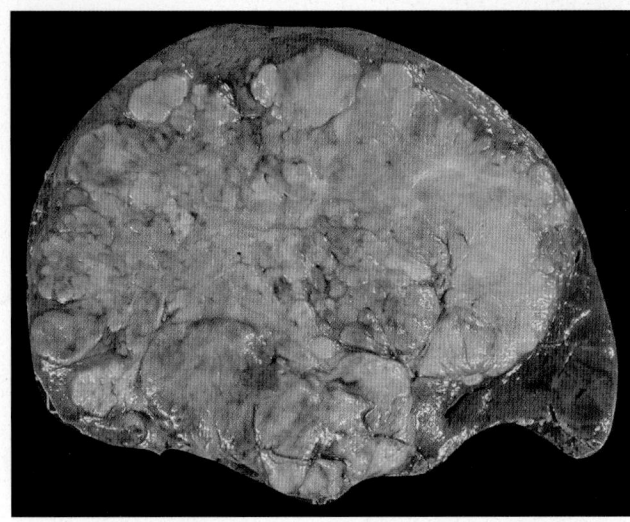

图 89.12　纤维板层肝细胞癌。巨大分叶状肿瘤,边界清楚

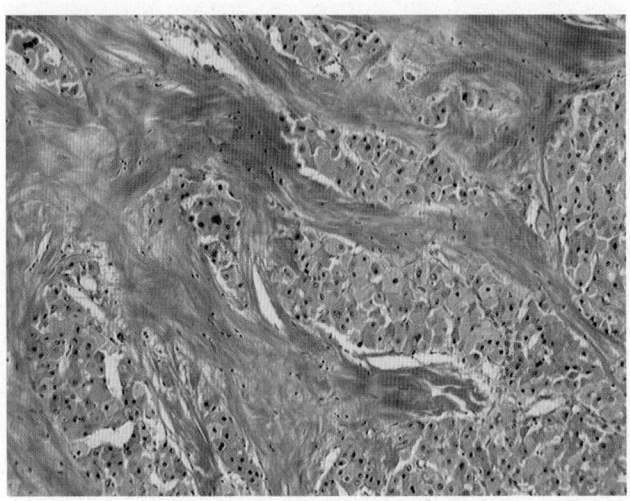

图 89.13　纤维板层肝细胞癌。肿瘤由较大的嗜酸性肿瘤细胞组成,在致密纤维间隔之间呈梁索状排列

显的纤维间隔分隔肿块并可与瘢痕中央区相连(图 89.13)。这些特征可能与局灶性结节增生混淆。尽管这两种病变之间的联系从未得到证实,在文献中也有一些关于纤维板层 HCC 在空间上与结节性增生病灶相关的报道(Saul et al,1987)。

显著的组织学特征是间质纤维化和大的嗜酸性肿瘤细胞(图 89.14)(Berman et al,1988)。间质由不同厚度的致密纤维带组成,包绕癌巢、索状和片状细胞(Nerlich et al,1992)。肿瘤细胞通常比正常肝细胞大,胞浆丰富、颗粒状、深嗜酸性,核仁突出。胆色素常见,有时可见脂肪或糖原积聚。多数纤维板层癌组织学分级低,核分裂象通常稀少,核多形性或多核性少见。各种类型的细胞质包涵体常见,包括磨玻璃样苍白小体、可变的过碘酸希夫(periodic acid-Schiff,PAS)染色阳性的嗜酸性小体,极少见马洛里(Mallory)小体(见图 89.14)。纤维板层 HCC 大量表达 7 型细胞角蛋白,在一些细胞中表达胆管型细胞角蛋白 19(Van Eyken et al,1990)。

与经典 HCC 相比,纤维板层肝癌生长更慢,而且可能更容易被切除(Mayo et al,2014)。最近的转录组学数据证实两个不同临床亚组的纤维板层 HCC 显示不同的进化过程。值得注意的是,传统 HCC 可能会显示不同程度、不同形态的纤维板层类型。尽管存在纤维板层成分,这些所谓的混合纤维板层 HCC 仍保留了传统肿瘤的临床病理特征,主要见于易发生肝内复发的年长病人(Malouf et al,2012)。

透明细胞癌　是一类主要富含糖原或脂质的肿瘤细胞类型,胞质透明(Buchanan et al,1974)。透明细胞变异型与较好的预后相关,但生存优势微弱,且尚未得到证实(Kishi et al,1983)。透明细胞 HCC 可能与低血糖和高胆固醇血症有关,已有因严重低血糖猝死的病例报道(Ross et al,1985;Sasaki et al,1981)。

肝肉瘤样癌　这种变异型的特征是肿瘤由梭形肿瘤细胞或瘤巨细胞构成(Kojiro et al,1989)。梭形细胞呈束状排列,偶有交错或层状排列。瘤巨细胞多核,具有明显多形性和细胞学上间变性,有时可见破骨细胞样巨细胞(Kuwano et al,1984)。这些肿瘤常称之为癌肉瘤。肉瘤样成分在不同肿瘤中范围各异,常见到与癌组织之间有过渡。梭形细胞对角蛋白和甲胎蛋白呈典型的免疫组化阳性反应(Kakizoe et al,1987)。肉瘤样改变对靶向药物治疗有耐药性(Marijon et al,2011)。

硬化型肝癌　硬化型肝癌是一种罕见而独特的类型,其特征是大量弥漫分布的间质和受压或细长的恶性细胞。肿瘤好发于年龄较大的人群中,男女比例相同,可能与高钙血症有关(Omata et al,1981)。大体检查可见巨大块灰白色肿块。个别肿瘤细胞,尤其是在肿瘤周围的细胞,与常见的肝癌细胞形态一致。肿瘤细胞体积较小,胞质呈嗜酸性颗粒状,可见泡状核和明显的核仁。有时可见胆色素。

HCC 的其他形态学类型　血色素沉着病引起的 HCC 若不能显示可染铁的沉积以及在肝硬化大再生结节中出现无铁病灶,则认为是早期癌变的标志(Deugnier et al,1993;Hirota et al,1982)。部分 HCC 铜沉积,可以用组织化学方法检测。大量铜和铜结合蛋白(地衣红染色阳性)的沉积主要存在于纤维板层 HCC 中(Lefkowitch et al,1983)。

特殊情况下,HCC 会产生一些物质,例如非杜宾-约翰逊综合征病人形成的黑色 HCC 或产黏蛋白的 HCC(Roth et al,1982;Salaria et al,2015)。HCC 可能会发生肉芽肿样反应,肉芽肿的特征是上皮样细胞、朗格汉斯型巨细胞和不同数量的淋巴细胞(Nakashima et al,1986)。有些典型的 HCC 间质中或肿瘤周围可见大量淋巴细胞浸润(Chan et al,2015)。

非肝硬化 HCC

该组包括几种类型。HCC 可能在慢性纤维化肝病的进展过程中,在不完全性肝硬化(间隔纤维化)阶段发生(见第 7 章)。这在慢性乙型肝炎中尤其常见(Lam et al,2004)。由于肝硬化可能的可逆性,不完全性肝硬化中的肝癌是在持续的肝纤维化过程中进展还是在肝硬化逆转过程中进展尚不清楚。在这种情况下,肝癌没有显示任何特定的形态学标准。HCC 也可能在正常的肝脏或有轻微变化(即脂肪变性)的肝脏中发生(见图 89.3)。该组包括 HCC 的纤维板层变异、肝细胞腺瘤恶性转化引起的 HCC(见下文)以及在其他慢性肝病(包括非酒精性脂肪肝)背景下发展的 HCC(Leung et al,2015;Marrero et al,2002,Paradis et al,2009)。鉴于代谢综合征在全球的发病率

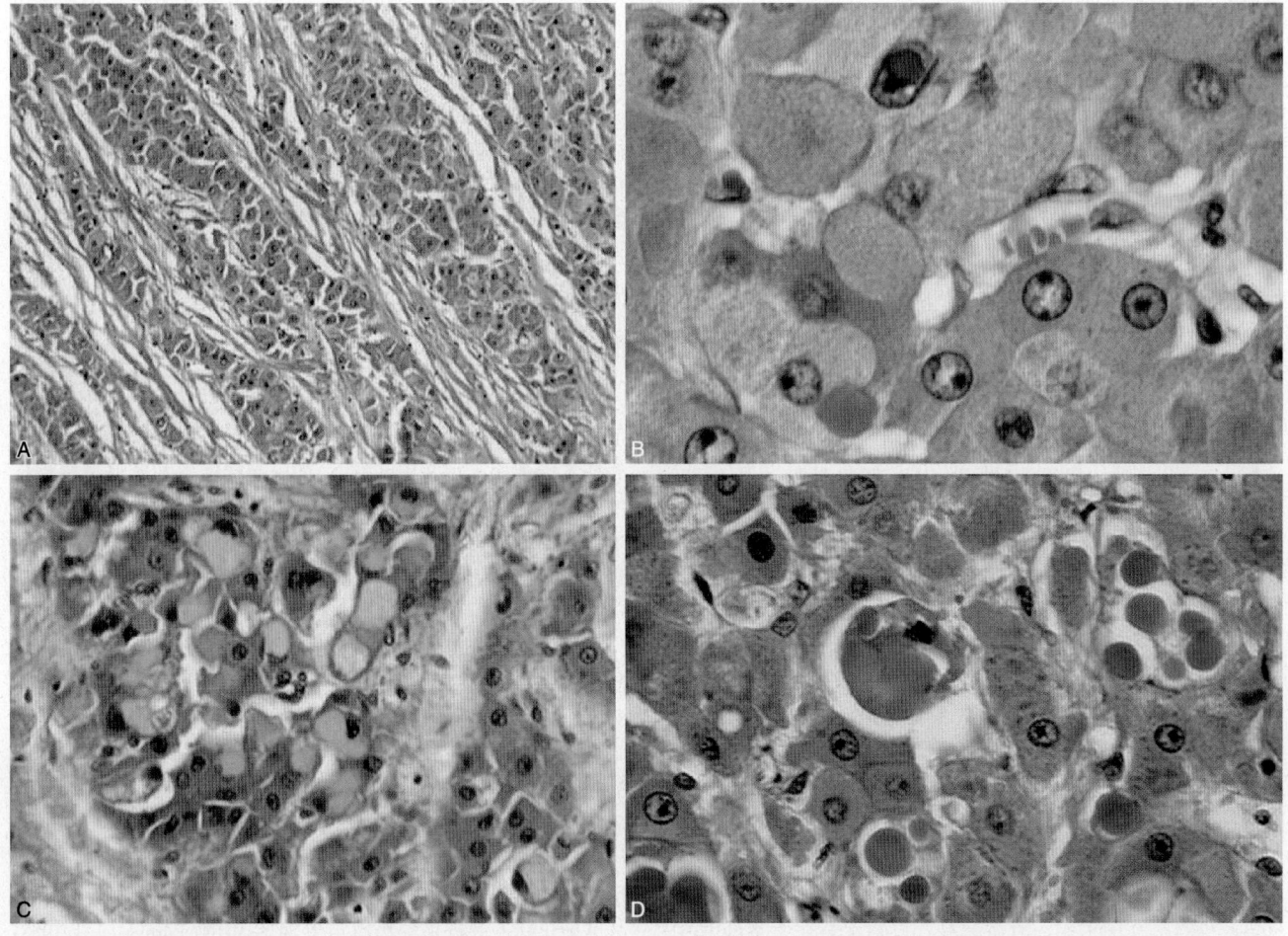

图 89.14　纤维板层肝细胞癌。(A)肿瘤细胞沿纤维间隔排列成小梁。(B)高倍镜下可见大的嗜酸性肿瘤细胞,胞质内有磨玻璃样苍白小体。(C)胞质内苍白小体。(D)大小不一的胞质内嗜酸性小体

不断上升,预计在未来几十年内 HCC 的发病率会增加。

分级和其他病理预后因素

HCC 采用 Edmondson-Steiner 分级系统,根据与正常肝脏在组织学和细胞学上的相似性,将 HCC 分为四个等级,从 Ⅰ 级到 Ⅳ 级(Edmondson et al,1954)。该分级与肿瘤的 DNA 含量和细胞增殖指数相关(Grigioni et al,1989)。Ⅰ 级 HCC 是肝细胞样细胞排列在薄的小梁中分化良好的 HCC。小肝癌倾向于 Ⅰ 级,尽管它们在分化上往往不一致。Ⅱ 级 HCC 由较大的细胞核异常的肿瘤细胞组成。腺体结构可能存在。Ⅳ 级肿瘤细胞分化较低,细胞核深染,小梁形态消失。事实上,大多数 HCC 为 Ⅱ 级或 Ⅲ 级(Kenmochi et al,1987)。因此,类比其他癌症,一般倾向于将 HCC 划分为高分化、中分化和低分化三级。

然而,在临床上肿瘤分级是一个弱独立预测因子,对预后的评估价值不大(Chuong et al,1982;Lai et al,1979)。此外,HCC 的分级往往与肿瘤不一致,因此肝活检对 HCC 分级的效果可能有限。HCC 的组织学分级作为一种描述性工具是有用的,但其实用价值有限(Pawlik et al,2007)。

除分级外,HCC 的其他组织学特征,如组织结构,对独立判断预后几乎没有价值。

已有数个肝癌分期系统被提出(Llovet et al,1999;Marrero et al,2005)。其主要预后因素有肿瘤分期(结节的数量和大

小、血管侵犯和肝外扩散)、肝功能(Child-Pugh 分级、胆红素、白蛋白和门静脉高压)和一般状况等。病因尚未被确定为独立的预后因素。

肿瘤大小是一个主要的预后因素。小肝癌或微小肝癌的预后较好,但大肝癌的预后与肿瘤大小无关。在一些研究中,主要肿瘤周围的卫星结节也被认为是一个预后因素。生存率的提高与肿瘤被包绕或不能侵犯周围肝实质有关(Arii et al,2000;Ohnishi et al,1987;Sutton et al,1988)。

微血管侵犯和大血管侵犯是最重要的判断预后的病理指标,需准确报告。血管侵犯是已知的复发和生存的预测因素,与组织分化、主要结节的分级和大小相关(Nathan et al,2009;Pawlik et al,2005;Vauthey et al,1995)。有无血管侵犯及其侵犯程度是美国癌症联合委员会(AJCC)第七版癌症分期手册 T 分期的基础(Edge et al,2009;Vauthey et al,2002)。肿瘤侵犯门静脉左、右主干或肝主静脉属于大血管侵犯。HCC 的 AJCC 分期在肝切除术后(来自东西方的多个研究)(Kee et al,2007;Lei et al,2006;Poon et al,2003;Ramacciato et al,2005;Varotti et al,2005;Wu et al,2005)和肝癌肝移植后(一项多中心研究)(Vauthey et al,2007)得到了独立验证。具特征性的是,微血管侵犯的发生率随着肿瘤大小的增加而增加,当肿瘤大于 5cm 时,发生率高达 60%~90%(Roayaie et al,2009;Shirabe et al,2014)。其他组织学检查结果与预后并不一致,偶尔有一些报道透明细

胞癌和低组织学级别肿瘤预后较好。

利用微阵列技术,最近的研究表明,一个成人 HCC 亚群表现出肝母细胞的表型特征。这些肿瘤保留干细胞标记并表达 CK7 和 CK19。有趣的是,这个亚组的生存率更差(Lee et al, 2004,2012)。尽管 CK7 和 CK19 在 HCC 中的表达尚不清楚,但这可能是一个相关的预后因素,还需要进行更大规模的多维分析研究。

肝硬化存在与否是影响病人临床状态的一个主要因素。因此,非肿瘤肝脏的活检是非常重要的,应该系统地进行,因它有助于作出治疗决定和诊断高分化 HCC。HCC 切除后,肝纤维化的缺失、存在和严重程度是影响预后的主要因素(Vauthey et al,2002)。第七版 AJCC 癌症分期手册建议除肿瘤分期外,还要对肝纤维化进行分级,因为肝纤维化会影响 HCC 分期中任何 T 分期的预后(Bilimoria et al,2001;Edge et al,2009;Vauthey et al,2002)。

分子遗传学

从实验性肝癌发生的分子遗传学和流行病学研究来看,肝癌的发生是一个阶梯式的过程(见第 9D 章)。虽然 HCC 可能发生在正常肝脏,但绝大多数是逐步进展的:正常肝脏到肝脏纤维化到肝硬化再到 HCC。因此,肝硬化被认为是一种癌前状态(Borzio et al,1995)。

随着对肝硬化病人密切随访观察和肝硬化病人肝移植后病肝的详细病理分析,目前我们对 HCC 的早期发病机制有了一定的认识,但对相关分子事件仍所知甚少。人们一致认为肝癌是由累积的遗传和表观遗传事件引起的,这些事件可能因慢性肝病背景的病因不同而有所差异。尽管在发育完全的 HCC 中已经发现有复发性基因异常,但肝癌早期的分子事件仍不明确(Fujimoto et al,2012;Guichard et al,2012;Nault et al,2014)。

已有多项研究采用各种技术方法探索普通肝硬化病人的早期分子异常。研究者对大硬化结中中的基因突变进行检测,结果在癌前病变中并未发现与进展期肝癌相关的癌基因或抑癌基因突变。相反,癌前病变中的增殖标志物、新生血管生成、端粒酶表达、等位基因丢失、克隆性等方面变化却与进展期肝癌类似。有趣的是,克隆分析发现光学显微镜下看起来相似的肝硬化小结中,有些为多克隆的(再生的),也有一些已经是单克隆的(肿瘤性的)(Paradis et al,1998,2000)。端粒酶,作为一种允许细胞无限制增殖的酶而在恶性肿瘤中特殊表达,研究发现其可以在部分克隆性小结中检测到,同时没有任何特殊组织病理学特征(Oh et al,2003)。

大多数基因组学研究都是针对进展期肝癌开展的,一些研究建立了基于基因表达的肝癌分子分型(Chuma et al,2003;Villanueva et al,2007)。全球的基因表达谱分析与大规模的二代测序分析是揭示肝癌发病机制和探索其异质性起源的最佳技术。肝癌的基因表达谱已根据病因、疾病的不同阶段、复发和存活率确定了病人亚组(Boyault et al,2007;Ladeiro et al,2008;Nault,2014;Villanueva et al,2008)。最近,一些综合性研究对肝癌的分子改变进行分类,包括连接基因表达的转录组模式(Boyault et al,2007;Pinyol et al,2014)、microRNA 谱(Ladeiro et al,2008)、启动子甲基化(Villanueva et al,2015)和染色体获得和缺失(Xue et al,2008)、癌基因和抑癌基因突变(de La

Coste et al,1998)等。这些综合分析中出现的主要肿瘤类型也与重要的致癌途径有关,如 β 联蛋白的激活(de La Coste et al,1998)、AKT/哺乳动物雷帕霉素靶蛋白(mammalian target of rapamycin,mTOR)(Villanueva et al,2008)、肿瘤蛋白 53(TP53)和视网膜母细胞瘤 1(RB1)的失活等。这种分子分型能否为个体化靶向治疗或预后指导提供线索,目前正在积极探索中。有趣的是,最近一项利用甲醛溶液固定的石蜡包埋组织全基因组表达谱的研究表明,与生存相关的可重复的基因表达特征只在肝癌病人癌旁肝组织中(Hoshida et al,2008)。

肝细胞癌前病变和小肝癌

通常认为,在肝硬化背景下,肝癌发生有一个从肝硬化结节到肝癌的逐步进展的过程(Park,2011)(见第 9D 章)。过去有些术语被用来定义中间病变,如腺瘤样增生和非典型腺瘤样增生,但在 1995 年,国际工作组提出了一个统一的术语,得到了广泛的接受,目前仍在使用。最近,一个国际组织对该分类进行了审查和完善,并纳入了早期肝癌和小肝癌的专家组定义(肝细胞肿瘤国际共识小组,2009)。

大再生结节   大再生结节(macroregenerative nodules,MRN)是一种类似肿瘤的肝细胞团块,可在肝硬化时出现(图 89.15)。由于放射成像技术的改进和对肝硬化病人更广泛的筛查,这些病变越来越多地被发现。大多数 MRN 是直径 1~3cm 的离散结节。由于 MRN 必须根据周围肝硬化结节(比肝硬化结节大 2~3 倍)的大小来评估,因此没有最小的诊断阈值(Terada et al,1993;Theise et al,1992)。大结节通常局限性好,周围有致密结缔组织。MRN 很常见,在尸检或移植时对大约 10% 的肝硬化病人进行仔细检查后发现了 MRN(Furuya et al,1988;Mion et al,1996;Theise et al,1992)。组织学上,大多数 MRN 与肝硬化中常见的实质性结节无明显区别。正常的肝细胞排列成一个或两个细胞厚度的板状,以规则的血窦内层为界限,被典型的含血管、胆管且不同程度炎症浸润的纤维间隔包围。

异型增生结节   异型增生结节(dysplastic nodules,DN)是肝硬化中出现的较大的病变,从切面看,其大小、颜色、质地和隆起程度与周围肝实质不同。根据微观特征,DN 进一步细分为低级别(LG-DN)和高级别(HG-DN),后者在肝癌发生谱中更接近

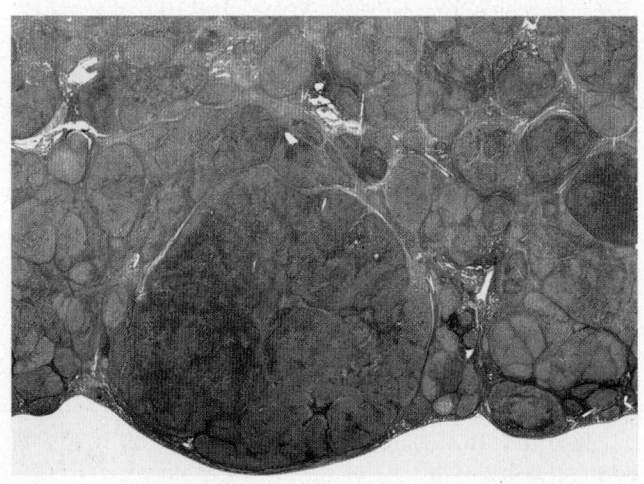

图 89.15   低倍镜下肝硬化良性大再生结节。大结节与周围肝脏分界清楚。结节内仍可见纤维间隔和汇管区结构

于 HCC(国际工作组,1995;肝脏肿瘤国际共识工作组,2009;Di Tommaso et al,2013)。简而言之,LG-DN 具有克隆细胞群的特征,但缺乏结构异型性,而 HG-DN 具有细胞学和结构异型性,但不足以诊断恶性肿瘤。尽管动态成像可能有助于区分异型增生结节与小肝癌,但肝活检仍是金标准(Serste et al,2012)。

多条线索支持 DN 为癌前病变,DN 在肝癌切除标本和移植的终末期肝硬化肝脏标本中常见(Furuya et al,1988;Libbrecht et al,2005;Sakamoto et al,1991;Theise et al,1992)。肝细胞结构异型性的出现标志着其向 HCC 演化(Ferrell et al,1992;Ganne-Carrie et al,1996;Takayama et al,1990);孤立小动脉的异常持续供血是新生血管生成的形态学证据(El-Assal et al,1998;Park et al,2000;Roncalli et al,1999);DN 遗传和表观遗传的变化,比周围肝组织明显,但其发生频率和一致性低于 HCC;并且其自然病史显示,其恶变风险比对照的肝硬化结节高(Kobayashi et al,2006;Maggioni et al,2000;Seki et al,2000;Terasaki et al,1998)。DN 的各种细胞学改变中,特征性表现为细胞核增大、密集或不规则,多核,核质比增加。非典型的结构表现包括膨胀的增生区,有时位于 MRN(结节内结节)内,伴发网状纤维局灶缺失以及组织结构异常,包括肝板的不规则增厚(International Working Party,1995)(图 89.16)。根据东亚病理学家的观点,间质浸润,即汇管区或纤维间隔有肿瘤细胞侵犯,是 HG-DN 与早期 HCC 鉴别的最主要特征(肝脏肿瘤国际共识工作组,2009)。由于这些特征在不同病例之间差异很大,因此形成了一个在普通大再生结节到明显的 HCC 之间的形态学谱系(Roskams et al,2010)。最近评估的一些免疫组化标记物,如磷脂酰肌醇蛋白聚糖 3,热激蛋白(heat shock protein,HSP)70 和精氨酸酶-1。无论是单独或联合应用,它们在鉴别手术标本中 HCC 和癌前病变以及肝脏活检中都有很好的准确性(Di Tommaso et al,2007,2011;Ordonez,2014)。

异型增生结节必须与异型增生灶相鉴别,后者是在肝硬化组织中偶然发现的微小病变。根据组织病理学标准,增生灶分为大细胞变和小细胞变,大细胞变(以前称大细胞异型增生)(图 89.17)由预示 HCC 发生的异常但非肿瘤性的肝细胞组成。小细胞变则是由 HCC 的直接前体肿瘤细胞构成(Borzio et al,1995;Lee et al,1997)。

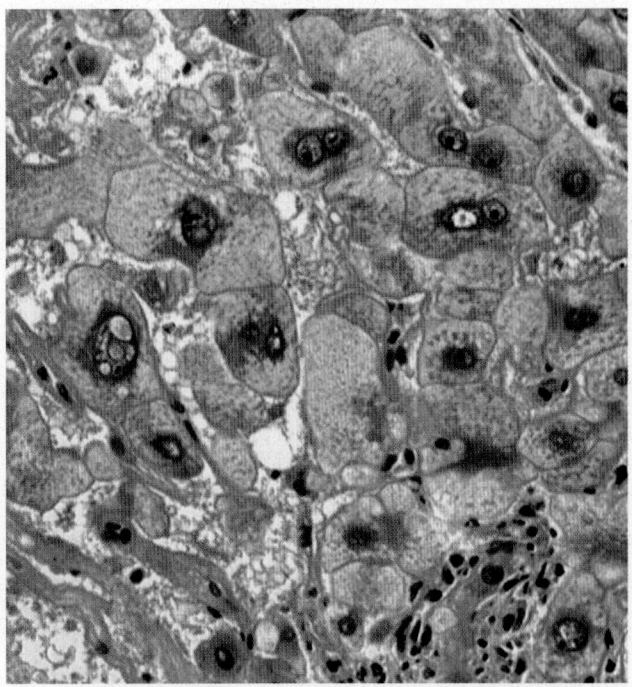

图 89.17　大细胞变。具有不典型核特征的成簇的异常大细胞

小肝癌　目前将小肝癌定义为最大直径小于 2cm 的 HCC(Nakashima et al,1986)。然而,由于定义缺乏广泛接受导致了混淆,小于 3~5cm 的 HCC 也被纳入这一组。小 HCC 通常无临床症状,经常在移植肝脏或尸体解剖时偶然发现(Mion et al,1996)。小 HCC 通常高分化,有时仍包含门静脉三联体结构,在没有实质性破坏原有肝组织结构的情况下生长,并且很少血管浸润(Sakamoto et al,1991)。

小肝癌被分为两类:边界模糊(所谓的模糊结节型 HCC)和边界清晰(所谓的明显结节型 HCC)(肝脏肿瘤国际共识工作组,2009)。前者是最早期,更具惰性,血管侵袭性更弱的 HCC 类型,后者则已经具备血管侵袭和转移的能力(Hytiroglou et al,2007;Kojiro et al,2005;Theise et al,2002)。因此,尽管体积小,具有明显边缘的小 HCC 也似乎是一种进展期癌症。在肝活检中,无法辨别这两个不同类别之间的差异,因为辨别需要大体特征,而这些特征在小片段中无法识别。因此,在活检报告中使用术语"高分化肝癌"可能更好。

癌前病变的自然史和诊断挑战　在肝硬化超声检测中发现的大量组织学证实的非肿瘤性结节病例,目前很少有前瞻性研究。总体上,已经证实只有少数的大再生结节或异型增生结节(LG-DN)变为恶性;恶性转化的大多是 HG-DN。此外,40%~60% 的病人病情稳定,少数病人在随访期间病情消失(Borzio et al,2003;Kondo et al,1990)。大多数结节大小为 1~2cm,在影像学上很少确诊。因此,开始治疗时需进行组织学评估,当取样不充分时需要重复取样。目前尚不清楚单个病人的 HCC 是否有规律地从 DN 进展为低级别到高级别再到小的、早期的小肝癌。东亚文献(Kojiro,2004;Roncali,2004;Roncali et al,2007)中主要报道的所谓"结节中的结节"的特征支持了这一假设。然而,在对肝硬化病人的监测过程中,也发现 HCC 起源于异型增生结节,这支持了 HCC 也可以跳过渐变过程而"从头开始"的观点(Borzio et al,2003)。

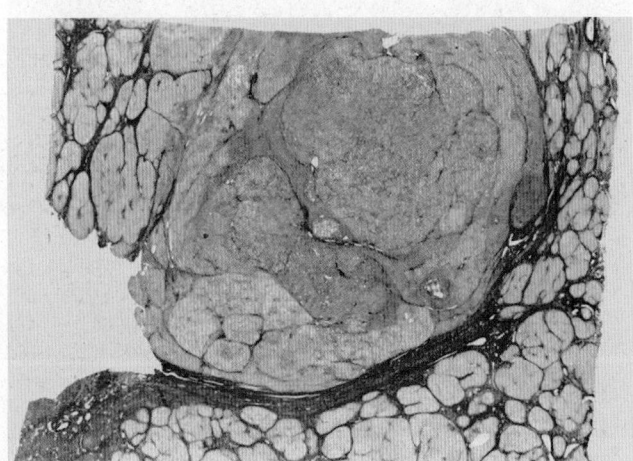

图 89.16　"结节中结节"生长模式。大结节内可见膨胀性增生的嗜碱性区域

从临床的角度来看,正确的肝细胞结节分类和恶性结节的确切数量对制定最合适的治疗方案至关重要。然而,对这些小结节性病变的诊断是一个挑战。肝癌的发病率与结节的大小密切相关。事实上,几乎一半小于1cm的占位是非恶性的,而超过2cm的绝大多数占位是HCC,因此,在大于2cm的占位中,非恶性的诊断则提示诊断错误可能。已经证实,在肝硬化中,从非恶性结节到增生异常再到早期和晚期的HCC,以进行性门静脉血减少和动脉血管新生为特征(Hayashi et al,2002)。然而,在1~2cm大小的病灶中,大约20%的小肝癌是低血管性的,因此在大多数病例中,无论是在开始治疗时还是在随访期间,都需要进行组织学检查以明确病灶的性质(Forner et al,2008)。

在临床实践中,目前多采用肝活检对小的肝细胞结节进行分类(Bruix et al,2005)。诊断必须在微小且常常是零碎的材料上作出,临床医生需要一份关于病变是良性还是恶性的结论性报告。然而,诊断并不总是那么简单,除了标准染色外,还需要额外的技术。值得庆幸的是,最近已经研发出免疫细胞化学工具用于区分高分化肝细胞占位中的恶性和非恶性结节,如磷脂酰肌醇蛋白聚糖3抗体(Di Tommaso et al,2007)。

肝母细胞瘤

肝母细胞瘤是儿童最常见的原发性肝脏肿瘤,占婴儿和幼童恶性肝细胞肿瘤的45%(Stocker,2001)。几乎所有肝母细胞瘤的病例都发生在3岁以内儿童,而年龄较大儿童的病例罕见(Lack et al,1982)。肝母细胞瘤与先天性或遗传性疾病有关,包括贝-维综合征(Beckwith-Wiedemann syndrome)、肾母细胞瘤、家族性腺瘤性息肉病、糖原贮积症和各种先天性异常(Ishak et al,1967;Venkatramani et al,2014)。

肝母细胞瘤是典型的单发肿块,大多位于右叶,边界清楚,偶有包膜,直径5~20cm不等(Stocker,2001)。肝母细胞瘤切面呈隆起的分叶状轮廓,呈褐色、浅棕色至灰白色,偶有出血、囊变、坏死或钙化灶(图89.18)(Lack et al,1982;Stocker,

2001)。

肝母细胞瘤主要由未成熟的肝细胞组成,类似胎儿肝细胞或胚胎肝细胞。此外,肝母细胞瘤可分为单纯上皮型或上皮间质混合型。

胎儿型肝细胞比正常肝细胞小,外观均匀单调,胞质丰富多角形,核圆而规则,核仁不明显。细胞排列成不规则的板状。核多形性极小,核分裂象很少,常见髓外造血病灶(图89.19)。胚胎型细胞由不成熟的肿瘤细胞组成;由小的、深色的、有棱角的细胞组成,细胞质紧密,轮廓不清晰(图89.20)。核分裂象散在,偶见坏死灶。胎儿型和胚胎型细胞常常共存,且两者之间常存在过渡。除了上述两种类型外,肝母细胞瘤还有其他类型。如小细胞未分化型肝母细胞瘤类似神经母细胞瘤,胞浆少,胞核深染,核分裂象易见(Haas et al,2001)。

混合型肝母细胞瘤由上皮细胞成分和不同分化的间叶成分混合构成。通常包括骨样物质,有时可见局部钙化,或呈束状、松散黏液样排列的原始梭形细胞。很少发现骨小梁形成、软骨或横纹肌细胞分化。

肝母细胞瘤是一种侵袭性肿瘤,可浸润局部,也可扩散到区域淋巴结、肺、肾上腺、脑和骨髓。最重要的预后预测因素是

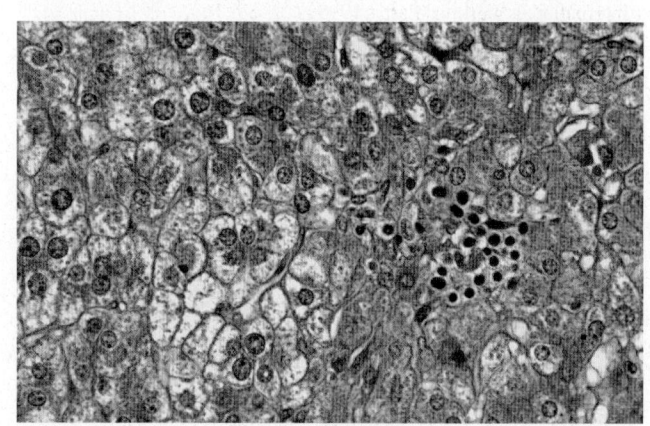

图89.19　肝母细胞瘤胎儿型。肿瘤细胞比正常肝细胞小,胞浆丰富,核圆而规则,细胞排列成薄而不规则的板状,可见骨髓外造血的深色病灶(Courtesy Dr. M. Fabre.)

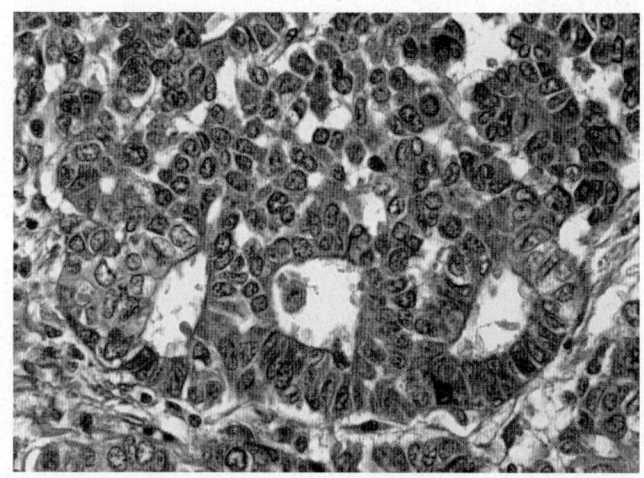

图89.20　肝母细胞瘤胚胎型。肿瘤细胞不成熟,由小的、深色的、有棱角的细胞组成,细胞质致密,轮廓不清晰(Courtesy Dr. M. Fabre.)

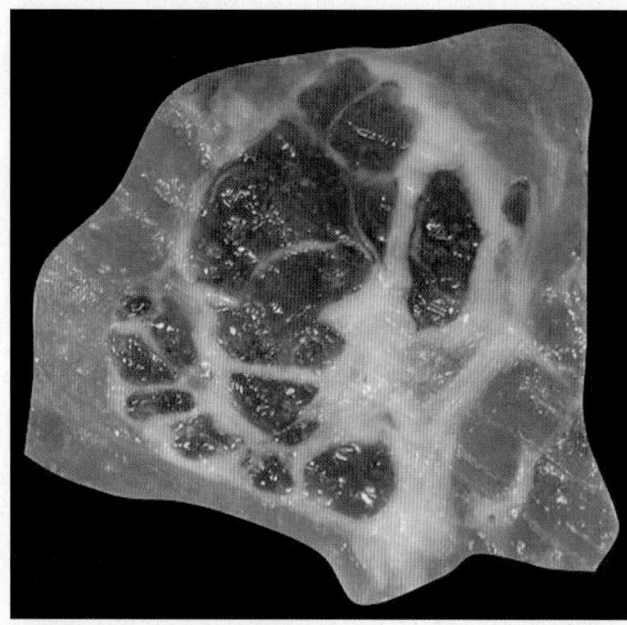

图89.18　肝母细胞瘤。肿瘤轮廓清楚,内含有分叶、出血点和囊变区(Courtesy Dr. M. Fabre.)

发现肿瘤时的分期。有了肿瘤分期,各种组织学亚型作为预后因素就显得不那么重要了(Conran et al,1992)。但单纯胎儿型组织学肿瘤往往具有最好的预后(Haas et al,1989)。该肿瘤的基因组研究进展也有助于描绘特异性通路失调和预后因素的特征(Eichenmuller et al,2014;Jia et al,2014)。

良性肝细胞肿瘤

良性肝细胞肿瘤主要包括两种,即局灶性结节增生(focal nodular hyperplasias,FNH)和肝细胞腺瘤(hepatocellular adenomas,HCA),它们在发病机制、临床表现和生物学行为上有明显差异。但两者均多见于年轻女性,通常有口服避孕药史,且无其他肝病基础。HCA 是一种肿瘤克隆性增生性病变,而 FNH 为多克隆增殖、非肿瘤性和反应性起源(Bioulac-Sage et al,2007;Nault et al,2013;Paradis et al,1997;Sempoux et al,2013)。

局灶性结节增生

局灶性结节增生(FNH)发病率是 HCA 的 10 倍,是仅次于肝血管瘤的第二常见肝脏良性疾病。主要见于 30 岁~50 岁之间的女性。大多数 FNH 是偶然诊断的,但也有一些有临床症状或生物学改变,如疼痛、肝脏占位或 γ 谷氨酰转移酶升高。但像肿瘤破裂或出血的并发症临床上非常少,且至今没有出现有恶变的报道。与 HCA 相比,FNH 的诊断主要依靠影像学技术,因此只有少数病例需要组织病理学检查才能确诊(Ronot et al,2014;Valentino et al,2014)(见第 19 章)。因 FHN 的典型特征,像纤维隔、增厚的畸形血管常常缺失,使得通过细针穿刺活检诊断 FNH 很困难(Fabre et al,2002;Makhlouf et al,2005)。

大体上,FNH 常为单发圆形肿块,灰白色,边界清楚,没有明显包膜(图 89.21)。切面上,FNH 呈杂色、部分结节状组织,多数(但不总是)可见含放射状纤维条索的中央星状瘢痕,在影像学上也可见这一特征(Nguyen et al,1999;Wanless et al,1985)。

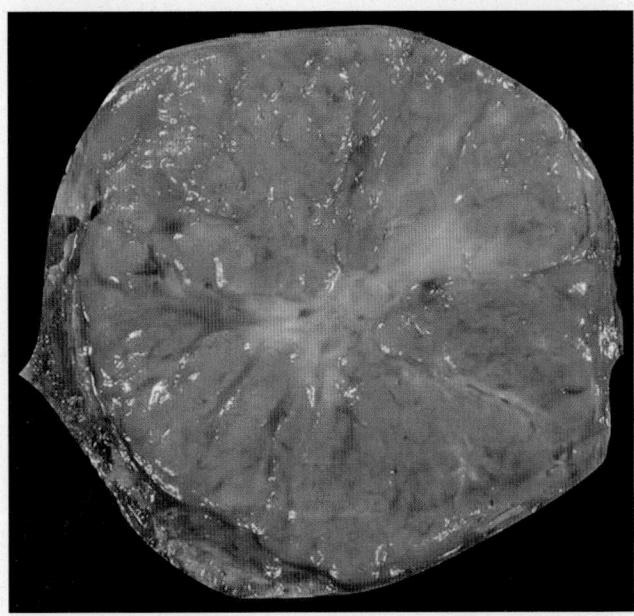

图 89.21　局灶性结节增生。轮廓清楚,可见中央星状瘢痕和放射状纤维条索

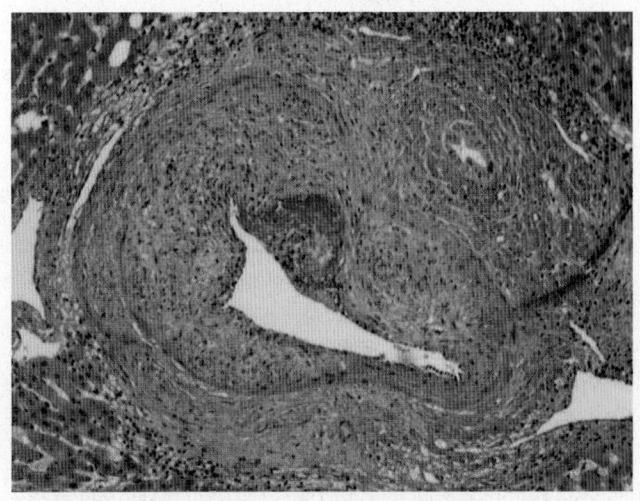

图 89.22　局灶性结节增生。中央瘢痕包含大的厚壁不规则畸形血管

典型的 FNH 组织病理学特征包括纤维间隔,内含大的厚壁不规则畸形血管,伴小胆管反应和小叶间胆管缺失(图 89.22)。病灶内肝细胞通常是正常的,排列呈条索状,无异型性,并排列在保存良好的网状骨架上。有时可见脂肪变性或伴马洛里小体的胆汁淤积变性。FNH 可分为经典型 FNH 和非经典型 FNH(Nguyen et al,1999)。由于某些典型的病理特征常常不明显,使得诊断非典型的 FNH 仍然困难。非典型 FNH 包括无中央瘢痕的 FNH、混合性增生型及腺瘤样型 FNH、脂肪变性的 FNH 和大细胞异型性 FNH(Nguyen et al,1999)。基于克隆特征和血管生成素基因表达谱,现在有充分的证据表明,先前所谓的"毛细血管扩张型 FNH"可能实际上属于肝细胞腺瘤(见下文)(Paradis et al,2004)。免疫组化可能提供有用的信息,谷氨酰胺合成酶免疫染色呈现局灶性阳性肝细胞区域,通常以肝静脉为中心(称为地图状分布),这高度提示符合 FNH 的病理诊断(BioulacSage et al,2009)。此外,FNH 的窦周间隙呈现为与异常原纤蛋白-1 表达相关的异常细胞外基质(Lepreux et al,2004)。进一步研究表明,FNH 血管通道内皮细胞表型与其余肝脏中的不同,这与血管紧张素转换酶/CD143 的下调有关(Grantzdorffer et al,2004)。

众所周知,FNH 和 FNH 样结节由肝静脉流出道梗阻基础上发展而来,如布-加综合征(Maetani et al,2002;Rangheard et al,2002)以及像门体分流术、门静脉血栓、门静脉发育不全、遗传性毛细血管扩张症等其他肝脏循环紊乱,当然肝硬化引起的血管改变也在 FHN 发病机制中发挥重要作用(Bureau et al,2004;Cho et al,2014;Kondo,2001;Kondo et al,2004)。证据表明,FNH 是一种由动脉畸形引起动脉血流量增加所致的增生性反应(Wanless et al,1985)。

与 HCA 相似,FNH 也与口服避孕药有关,但仍存在争议(Scott et al,1984)。FNH 可能与 HCA 一起发生(Grange et al,1987)。也有研究者发现 FNH 与多种非肝肿瘤和肿瘤样疾病有关,包括肝血管瘤、肝母细胞瘤和其他一些肿瘤(如肝胶质母细胞瘤)(Gong et al,2015;Handra-Luca et al,2006)。这些相关的意义尚不明确,但提示 FNH 的发病机制可能存在异质性的。

肝细胞腺瘤

肝细胞腺瘤(HCA)是一种罕见的良性肝细胞肿瘤,与口服避孕药的使用和雄激素治疗密切相关(Coombes et al,1978;Nime et al,1979)。据估计,在没有使用口服避孕药人群者中,年发病率为0.1/100 000人,而在长期使用口服避孕药人群中年发病率高达(3~4)/100 000人。HCA也可以自发性发生或与潜在的代谢性疾病相关,包括Ⅰ型糖原贮积症、铁超负荷相关β地中海贫血和糖尿病。因此,HCA是一种异质性肿瘤,其组织病理特征可能因不同病因基础而异(Bioulac-Sage et al,2007)。

HCA通常为单发,有时带蒂,直径可从几毫米到30cm。在较大的肿瘤表面常常可以看到大的包膜下血管(图89.23)。在切面上,质软,呈白色至棕色,轮廓清晰,有少许或无包膜(图89.24),通常在大肿瘤可见到不均匀的坏死和/或出血区域。组织学检查,HCA由正常大小或稍增大、核质比率正常的良性肝细胞增生组成,肝细胞呈小梁状排列,偶见假腺样结构。通常在整个肿瘤中可见到细小的孤立血管,没有含结缔组织、胆管或胆管反应的汇管区(图89.25)。肝细胞的细胞质可以是

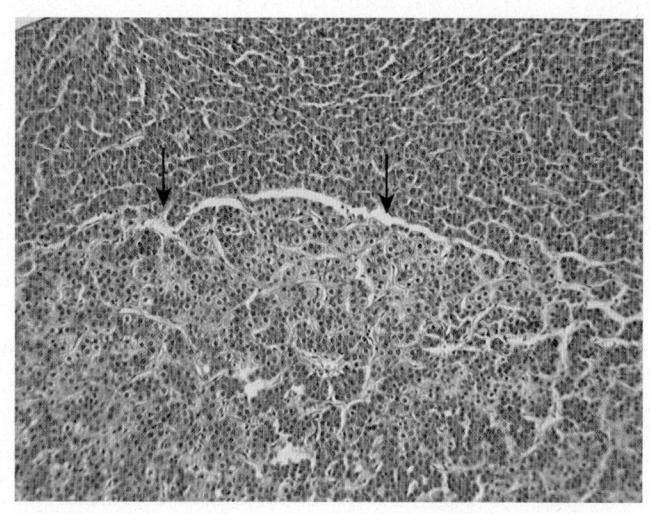

图89.25　肝细胞腺瘤。正常大小、核质比正常的良性肝细胞增殖推向正常肝实质(箭头)

正常的、透明的、含糖原的或脂肪变性的。有时可检测到异型细胞,特别是在长期口服糖皮质激素的病人中。这种情况下很难与肝细胞癌鉴别诊断。常见有肝窦扩张、紫癜、梗死和出血的血管改变,这些变化可形成水肿或纤维化区,常伴富含含铁血黄素的巨噬细胞。

与FNH相比,HCA病人更容易发生自发性破裂出血和瘤内出血症状,特别是肿瘤直径大于5cm时,出血的风险随肿瘤增大而增加(Dokmak et al,2009)。HCA进展为恶性的风险为4%~10%,其中在男性和大的HCA中风险更高(BioulacSage et al,2007;Dokmak et al,2009)。此外,最近的证据表明,代谢综合征可能促进HCA进展为HCC(Paradis et al,2009)。尤其是在男性人群中,代谢综合征发病率的增加可能是HCA恶性进展率上升的部分原因(Farges et al,2011)。

多发性HCA和所谓的腺瘤病并不罕见(图89.26)。多发性HCA病人主要是女性,但使用口服避孕药的人群似乎发病率并不高(Flejou et al,1985)。Ⅰ型糖原贮积症也是多发性HCA的危险因素(Labrune et al,1997)。然而,除了肿瘤数量差异外,多发性HCA与单发性HCA具有相同的临床和影像学特征(Dokmak et al,2009;Lewin et al,2006)。肝腺瘤病的三种主要形态学模式已经被描述:脂肪变性型,肝窦/毛细血管扩张型和混合型(Lewin et al,2006)。值得注意的是,脂肪变性型的HCA比例较高,而"非肿瘤性肝脏"存在的微腺瘤病灶较肝腺

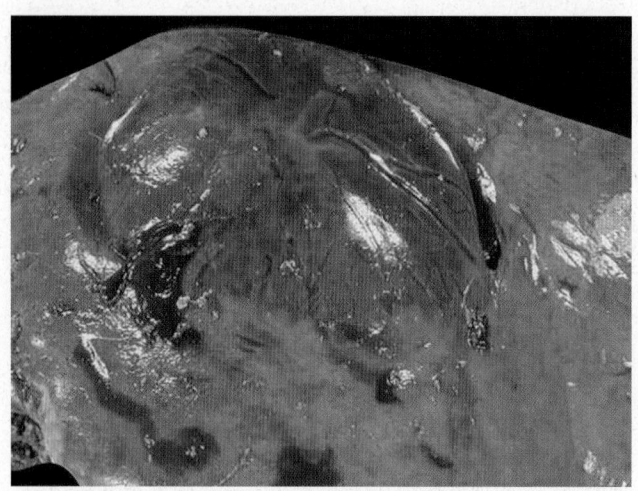

图89.23　肝细胞腺瘤。肿瘤表浅,呈包膜下隆起状,包膜下可见扩张的血管

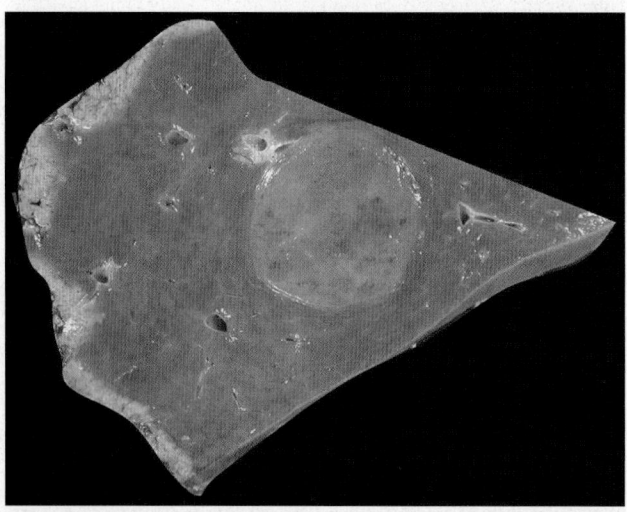

图89.24　肝细胞腺瘤。肿瘤质地柔软,轮廓清晰,包膜少或无包膜,有小的不均匀出血灶

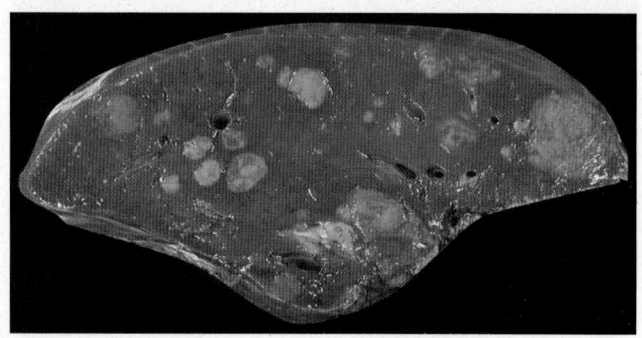

图89.26　肝腺瘤病。大小不一的多发性肝细胞腺瘤分布于肝脏各处

瘤病病人更为常见（Dokmak et al，2009）。

肝细胞腺瘤的分子分类

对 HCA 的广泛分子研究最近揭示了对 HCA 的更深认识，表明 HCA 存在一定程度的分子和组织学异质性（Nault et al，2013；Sempoux et al，2013）。且提示基因突变与 HCA 恶变相关（Pilati et al，2014）（见第 9D 章）。

目前，HCA 根据表型和分子特征可分为三种主要亚型：肝细胞核因子 1α（HNF1α）突变脂肪变性型、毛细血管扩张/炎症型和 β 联蛋白突变型（Paradis et al，2004；Rebouissou et al，2008；Zucman-Rossi et al，2006）。此外，一些因为没有表现出任何独特的形态学或基因型特征的 HCA，没有进行分型。

第一种类型 HCA 显示转录因子 1（TCF1）基因双等位基因突变，使 HNF1 转录因子失活。该类型以明显的脂肪变性、无细胞异常或炎性浸润为特征（图 89.27）。而在多数情形下，这两个 HNF1α 基因突变是体细胞突变，若有青少年的成人起病型糖尿病 3 型（MODY3）背景，HCA 可能在有一个 HNF1α 等位基因遗传突变和一个额外体细胞突变的病人中发生，且他们易患家族性肝腺瘤病（Bacq et al，2003；Bluteau et al，2002）。

第二种类型 HCA 显示 β 联蛋白激活突变，其特征为恶变成 HCC 的风险增加。该类型多见于男性病人，常表现为显著细胞异型性和假腺样结构形成（图 89.28）（ZucmanRossi et al，2006）。

第三种类型 HCA 是毛细血管扩张型/炎症型，该类型先前被称为"FNH 毛细血管扩张型"，是一种轮廓清晰、无包膜的肿瘤，有血管改变区域，无纤维瘢痕（图 89.29）（Bioulac-Sage et al，2005；Paradis et al，2004；Wanless et al，1989）。组织学上，肝细胞增生包含嵌入胶原中的小动脉簇，常伴有炎症浸润（淋巴细胞和巨噬细胞），偶尔也有胆管增生。此外，常见有局部肝窦扩张和紫癜样改变。肿瘤细胞内也可观察到轻度或显著的脂肪变性。虽然，毛细血管扩张型/炎症型 HCA 通常见于使用口服避孕药的女性人群，但在体重指数（BMI）增加和伴随炎症综合征[C 反应蛋白（CRP）或血清纤维蛋白原水平升高]的病人中也经常有报道（Paradis et al，2004）。虽然该类型 HCA 表现出明显的基因突变，但其基本特征是 JAK 激酶激活或信号传感器和转录激活子（STAT）通路的激活，导致炎症型 HCA，同时也解释了在肿瘤样肝细胞中能够看到急性炎症期表现（Rebouissou et al，2009）。最常见的突变（约 60%）出现在白介素 6 信号转换器（IL-6ST）基因，即编码糖蛋白 130（gp130）信号协同受体（Poussin et al，2013；Rebouissou et al，2009）；其次是 STAT3 和 GNAS 突变，占 5%。

第四种类型 HCA 是指那些没有任何典型的形态学特征，也没有基因突变特征的 HCA。

与基因异常相关的替代免疫表型标记可用于 HCA 三个主要亚型的分类（Bioulac-Sage et al，2007）。事实上，肝脏脂肪酸结合蛋白（liver fatty acid-binding protein，LFABP），一种由 HNF1α 调控的蛋白，并不在 HNF1α 突变脂肪变性型 HCA 中表达，但在非肿瘤肝脏中表达。类似地，毛细血管扩张型/炎症型 HCA 显示急性期炎症蛋白免疫染色阳性，如血清淀粉样蛋白 A（SAA）和 CRP。大多数 β 联蛋白突变的 HCA 在肿瘤细胞中表现为胞质和/或核染色，通常局限于少数孤立的肿瘤细胞。谷氨酰胺合成酶（β 联蛋白靶向基因）免疫染色显示弥漫性胞质染色，从而提高 β 联蛋白突变型 HCA 确诊的可能性。

在外科治疗的 HCA 中，脂肪变性型和毛细血管扩张型/炎症型比例几乎相当，占总 HCA 的 85%；而报道的 β 联蛋白突变型则占 10%～15%。

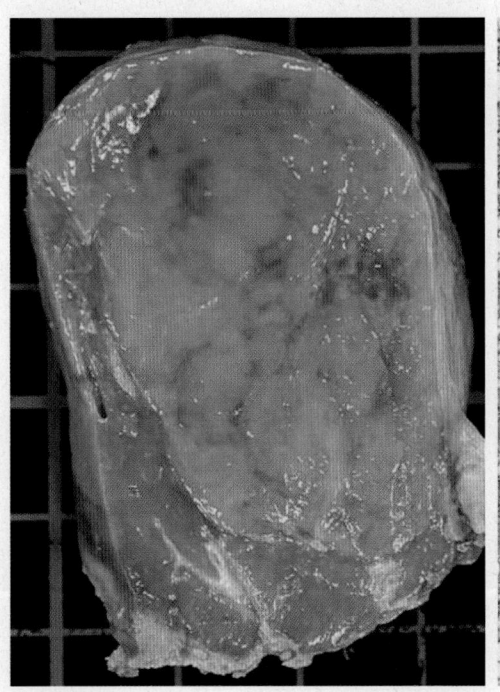
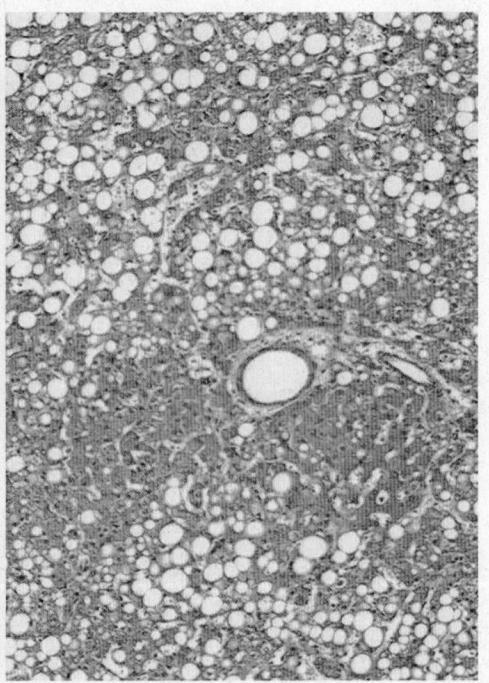

图 89.27　脂肪变型肝细胞腺瘤。肿瘤切面质软，色黄（左图）。在光学显微镜下，大多数肝细胞呈明显的脂肪变性，肿瘤细胞间未见汇管区，但可见明显的孤立动脉（右图）

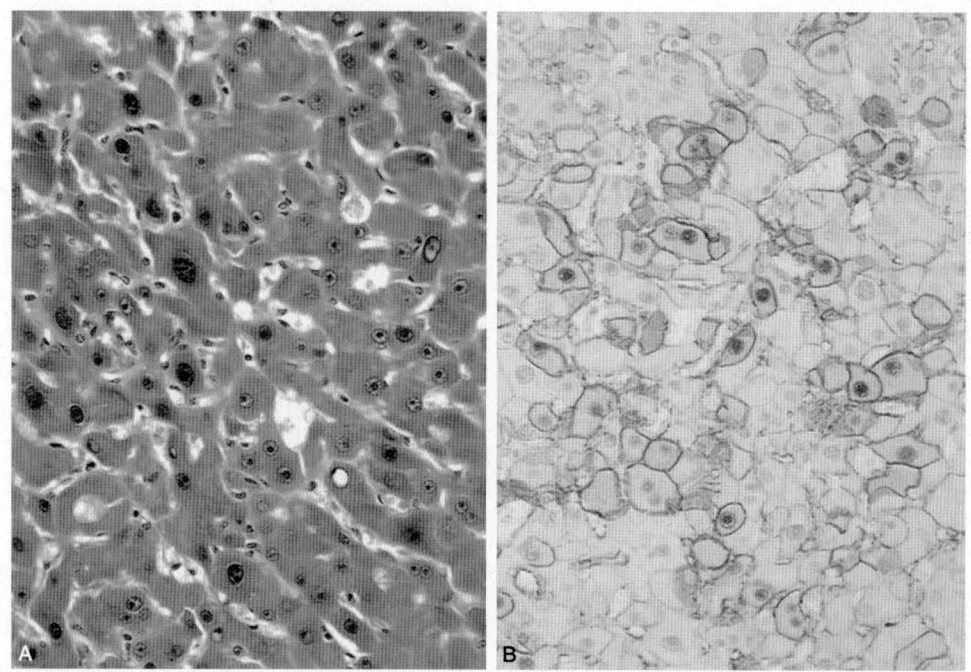

图 89.28　β 联蛋白突变型肝细胞腺瘤。(A)肝细胞显示明显异型性。(B)β 联蛋白免疫染色显示部分肿瘤细胞胞质和核染色异常

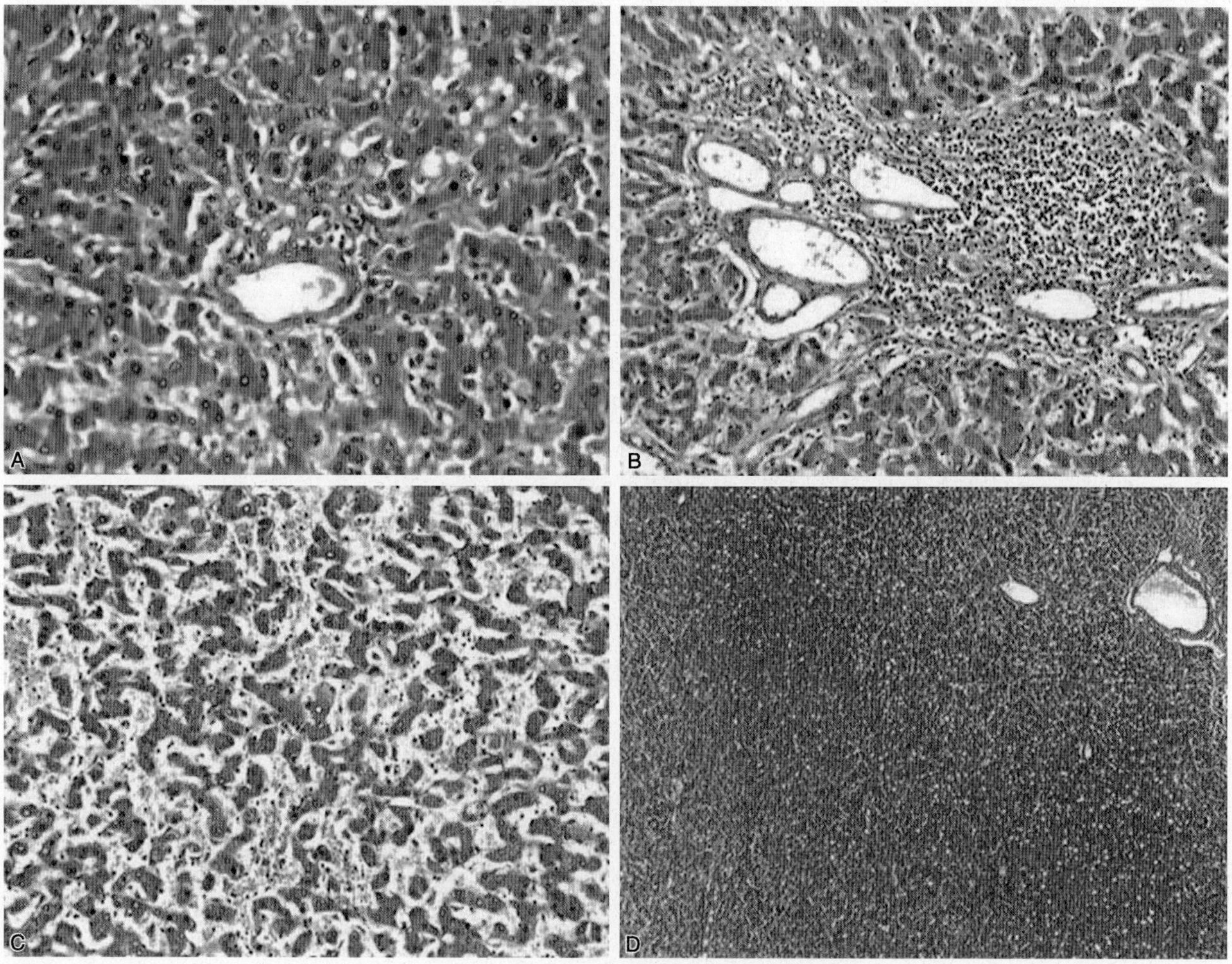

图 89.29　毛细血管扩张型/炎症型肝腺瘤。(A)孤立动脉。(B)局灶性炎症浸润。(C)肝窦扩张。(D)淤血,低倍镜

胆管细胞肿瘤

胆管癌

流行病学和临床背景

胆管癌（cholangiocarcinomas，CC）是指沿着胆管树生长的胆管恶性肿瘤（Razumilava et al,2014）（见第 50、51 和 59 章）。是第二常见的肝脏原发性恶性肿瘤，约占肝脏原发性恶性肿瘤的 5%～15%（Malhi et al,2006；Welzel et al,2006）。CC 主要见于成人，60～70 岁人群高发，男女比例为 1.5（Parkin et al,2005）。根据解剖位置，胆管癌可分为肝内（IH-CC）和肝外（EH-CC）胆管癌（Welzel et al,2006）。发生在肝内胆管的癌称为周围型胆管癌，发生在肝总管分叉处的癌称为肝门部胆管癌（或 Klatskin 瘤），发生在肝外胆管的癌称为肝外胆管癌（Klastkin,1965）。最新的世卫组织（WHO）分类将 CC 分为 IH-CC、肝门部胆管癌和 EH-CC（Bosman et al,2010）。

最常见的是肝门部胆管癌，约占 60%～70%，肝内（周围型）胆管癌和肝外胆管癌分别占 5%～10% 和 20%～30%（Malhi et al,2006；Patel,2006）。虽然肝门部胆管癌通常被认为是肝内胆管癌，但其在临床表现、形态学、表型等方面的特点更接近肝外胆管癌。

流行病学显示胆管癌地理分布广泛，这主要是由于区域环境危险因素的差异，发病率最高的是有寄生虫感染的亚洲国家（泰国肝吸虫和华支睾吸虫）（Kim et al,1989；Lim et al,2006；Watanapa et al,2002）（见第 73 章）。重要的是，CC 的发病率在大多数国家都呈上升趋势，包括非疫区。其中 IH-CC（包括肝门部胆管癌）的发病率升高特别明显，而 EH-CC 的发病率趋于稳定，甚至有下降趋势（Khan et al,2002；Patel,2001,2006；Shaib et al,2004）。

尽管胆管癌的一些危险因素已被证实，但大多数病人发病没有明显诱因（Chapman,1999）。原发性硬化性胆管炎（primary sclerosing cholangitis，PSC）、慢性溃疡性结肠炎是公认的危险因素之一（见第 41 章）。事实上，PSC 病人发展为 CC 的风险每年递增 1.5%，而最终有 10%～20% 的 PSC 病人发展为 CC（Boberg et al,2002）。纤维性多囊肝疾病，包括胆总管囊肿、肝内胆管囊状扩张症（卡罗利病）（见 46 章）和先天性肝纤维化也是常见的危险因素（Yamato et al,1998）。而肝吸虫寄生感染（泰国肝吸虫和华支睾吸虫）则导致了亚洲胆管癌的高发病率（Curado et al,2007；Lim et al,2006）（见第 73 章）。肝内胆管结石（见第 39 章）、胆囊结石（见第 32 章）、胆管炎（见第 43 章）、慢性胰腺炎（见第 57 章）和接触氧化钍胶体（二氧化钍）也是危险因素（Chapman,1999；Kim et al,2015；Lipshutz et al,2002）。最近，有大样本数据报道胆管癌与肥胖、糖尿病、HIV 和 HCV 感染以及酒精性肝病有关（Shaib et al,2005；Welzel et al,2007）。最近研究发现参与 CC 发展的特异性通路和基因异常被认为是潜在的药物靶点（Boulter et al,2015；Churi et al,2014；Fujimoto et al,2012；Sia et al,2015）。由此，我们确定了两种主要的 IH-CC 生物分类：炎症类，以炎症信号通路的激活为特征；增殖类，以致癌信号通路为特征，后者与较差的预后相关（Sia et al,2013）。胆管癌诊断时的临床症状取决于肿瘤的解

剖位置、生长类型和 TNM 分期（Malhi et al,2006）。通常 IH-CC 发现时已是晚期，但肝门部胆管癌和 EH-CC 常常较早出现胆道梗阻（Ebata et al,2009）。CC 的预后很差，部分与其倾向于直接侵犯邻近肝实质并沿肝门汇管区扩散有关。肝门部胆管癌常常出现神经和血管侵犯，在胆管内生长型，肿瘤常沿胆管向腔内扩散。几乎所有晚期病例都发生肝内转移。出现区域淋巴结转移的发生率高于 HCC。血源性转移，特别是肺部转移较晚发生（Jiang et al,2009；Patel,2001；Suzuki et al,2002）。

病理　大多数 CC 发生在非肝硬化肝脏中。肝癌研究组根据 CC 的生长方式进行分型，主要有 3 种类型：肿块型、管周浸润型和管内型（Yamasaki,2003）。这些分型与不同的临床进展有关，其中管内型和管周浸润型的预后分别为最佳和最差（5 年生存率分别为 65% 和<5%）（Jiang et al,2009；Rizvi et al,2014；Suzuki et al,2002）。

IH-CC 主要为肿块型，表现为肝实质的单发结节性病变。肿瘤通常轮廓清晰，无包膜，呈灰色至白色，质地致密坚硬（图89.30）。如果是大的肿瘤，通常可见邻近的卫星灶。管周浸润型胆管癌沿肝门汇管区扩散，致使受累胆管狭窄，也可能导致周围胆管梗阻性扩张和胆管炎（图 89.31）。管内型胆管癌为扩张胆管腔内生长的息肉样或乳头状肿瘤（图 89.32），表现为胆管乳头状瘤或胆管导管内乳头状瘤（intraductal papillary neoplasm，IPN）的恶性进展（见下文）。这三种类型可在同一肿瘤中重叠出现。尽管大多数胆管癌发生在正常肝脏背景下，但最近报道表明，肝硬化（不限原因）使病人发生 CC 的风险增加 10 倍（图 89.33）（Kobayashi et al,2000，Shaib et al,2005）。

肿块型 CC 是最常见的类型，约占 2/3，其次是肿块和管周浸润混合型，约占 25%。单纯的管周浸润型和管内型 CC 很少见（Guglielmi et al,2009）。起源于肝内小胆管或小导管的 CC 通常表现为肿块型，而起源于肝内大胆管（肝门部胆管癌）则可表现为三种类型中的任何一种（Nakanuma et al,2008）。

大多数 CC 是腺癌伴有明显的纤维间质，按其形态可分为高、中和低分化腺癌。大多数 CC 是腺状或管状生长型的高-中

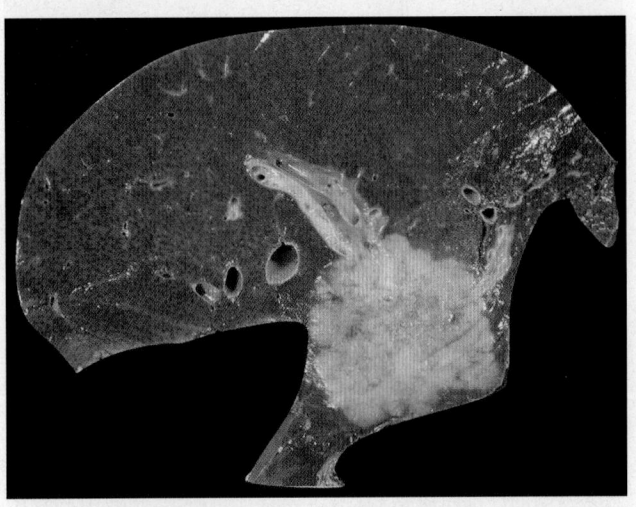

图 89.30　胆管癌，肿块型。生长于正常但有胆汁淤积肝脏的局限性无包膜肿瘤，呈灰白色，含纤维组织

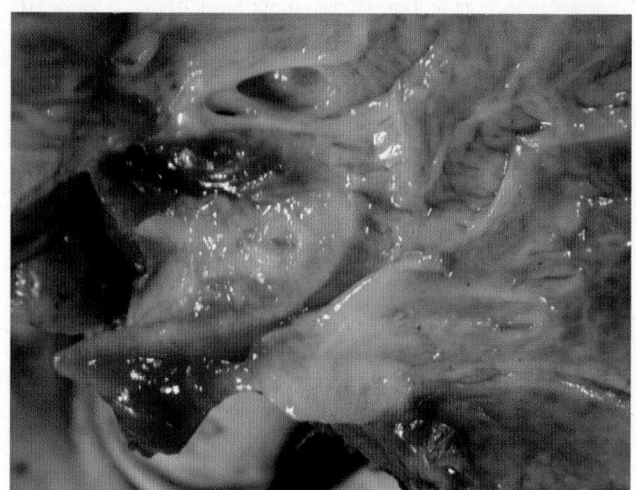

图 89.31　胆管癌,管周浸润型胆管癌。切面可见浸润性肿瘤沿肝门进展,导致胆管狭窄,周围肝内胆管梗阻性扩张

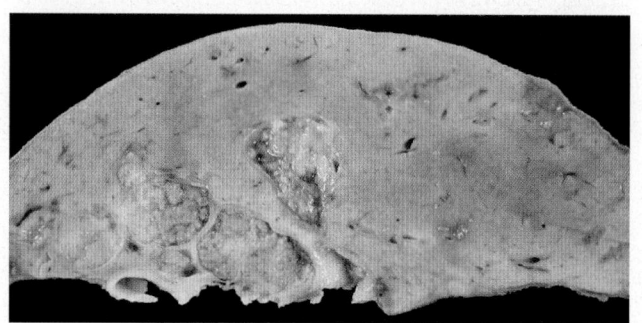

图 89.32　管内型胆管癌。在切面上,于正常肝脏可见腔内乳头状肿瘤突入胆管腔内生长

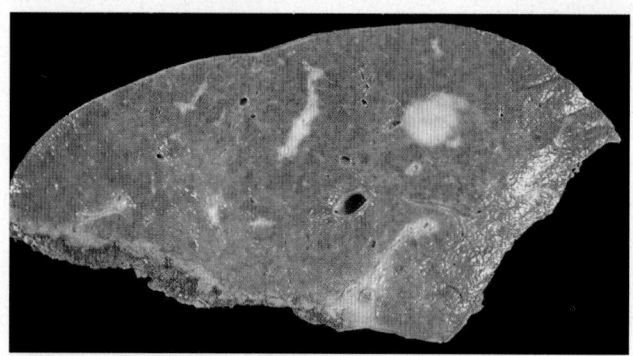

图 89.33　肝硬化肝脏中的胆管癌。肝硬化的肝脏中,肉眼可见一个小而孤立、局限性、无包膜的白色肿瘤

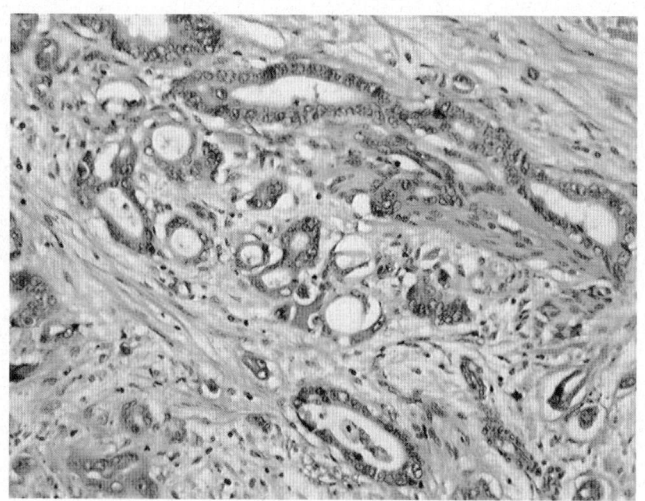

图 89.34　胆管癌。高分化腺癌,由小的立方型嗜酸性细胞质组成的腺样结构,分布于纤维间质中。

周围神经侵犯(图 89.35)(Guedj et al,2009)。

　　还有报道的几种组织学变异类型的 CC,包括腺鳞癌、鳞状癌、黏液癌、印戒细胞癌、透明细胞癌、黏液表皮样癌、淋巴上皮瘤样癌和肉瘤样胆管癌。

　　由于 CC 起源于胆管上皮细胞,肿瘤细胞抗细胞角蛋白 7和 19、癌胚抗原(CEA)和上皮膜抗原(EMA)免疫染色阳性。角蛋白谱对区分 IH-CC 和源自结直肠的转移性癌的用处明显:CK7 在 CC 中持续表达,而 CK20 在转移性结肠癌中持续表达(Rullier et al,2000)。

　　IH-CC 的诊断可能具有挑战性,主要的问题是 CC 和转移性癌的鉴别诊断。一般情况下,对 CC 的诊断,细针抽吸,特别是细胞学涂片,已被证明与直接穿刺活检一样准确,其特异度为 100%,敏感度为 84%,且无假阳性病例(Andresen et al,2015;Boldorini et al,2015;Pupulim et al,2008)。相比之下,活检诊断在肝外胆管狭窄的情况下作用有限。其他方法,包括倍性检测、荧光原位杂交(fluorescence in situ hybridization,FISH)或其他生物标记,已被证明可以提高诊断的敏感度(高达34%)和特异度(高达 98%)(Andresen et al,2015;Kipp et al,2004;Koro et al,2015;Levy et al,2008)。

胆管内乳头状瘤(肝内乳头状瘤)和胆管上皮内瘤变

　　胆管内乳头状瘤与管内型 CC 密切相关(Ohtsuka et al,2014)。尽管肿瘤可以分布于肝内外较大之胆管,但大胆管内多中心性生长罕见(Gouma et al,1984;Mercadier et al,1984;Padfield et al,1988)。胆管内乳头状瘤是一种中年或老年性疾病,男性发病率约为女性的两倍。肉眼可见肿瘤在胆管腔内增生,周围有粉红色到褐色的柔软乳头状赘生物,可跳跃式生长(Zen et al,2006)。乳头状突起被覆的上皮细胞可为胰胆、胃或肠型细胞(图 89.36)。根据 WHO 分类,与胰腺病变相似,胆管内乳头状瘤已更名为导管内乳头状瘤(IPN),虽然在细胞学上通常是良性的,但这些细胞可见更高级别的核异型性;同时偶尔可见原位癌或浸润性癌。(Gouma et al,1984;Neumann et al,1976)。上皮层可以观察到特异性分化细胞,包括胰胆、肠、嗜酸性瘤细胞和胃型。这种浸润性肿瘤可能是传统的管状腺癌,

分化肿瘤,也可见微乳头状、腺泡状或索状型。肿瘤细胞与正常细胞相似,呈小或中等大小、立方或柱状,细胞核和核仁小(图 89.34),胞质通常苍白,呈略嗜酸性,有时更丰富和透亮。尽管黏液分泌量通常很少,但用阿新蓝染色可以突出黏液成分。低分化肿瘤可呈筛状和/或索状,以明显的细胞多形性为特征。与周围型胆管癌(肝内胆管癌,IH-CC)相比,肝门部胆管癌和肝外胆管癌(EH-CC)以高分化多见(Guedj et al,2009)。致密透明的纤维间质是 CC 的主要特征。通常,肿瘤中心致密坚硬、细胞数少,可能有局灶性钙化,而肿瘤周围细胞较多。CC常浸润肝门汇管区,侵犯肝门血管,而肝门部胆管癌经常出现

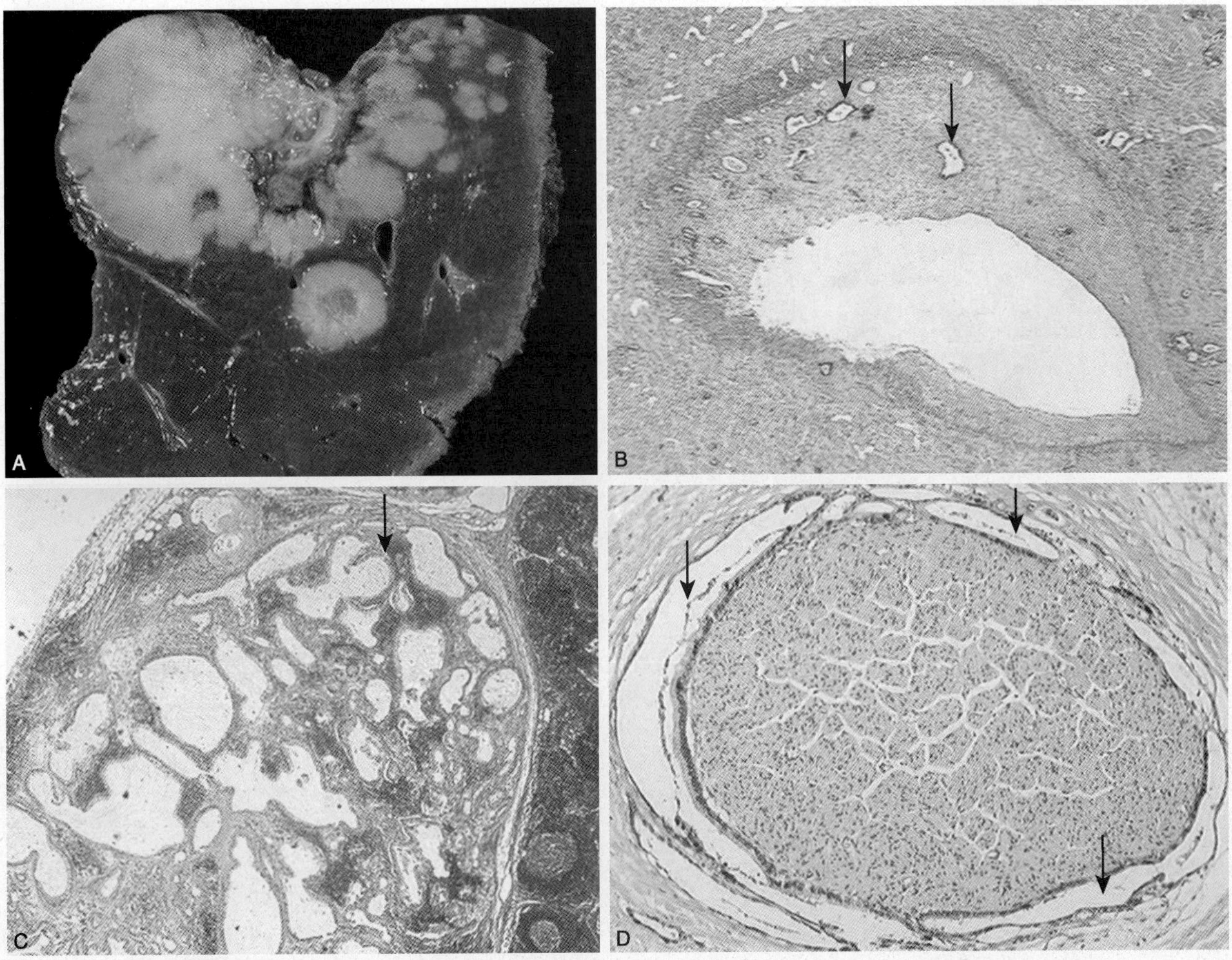

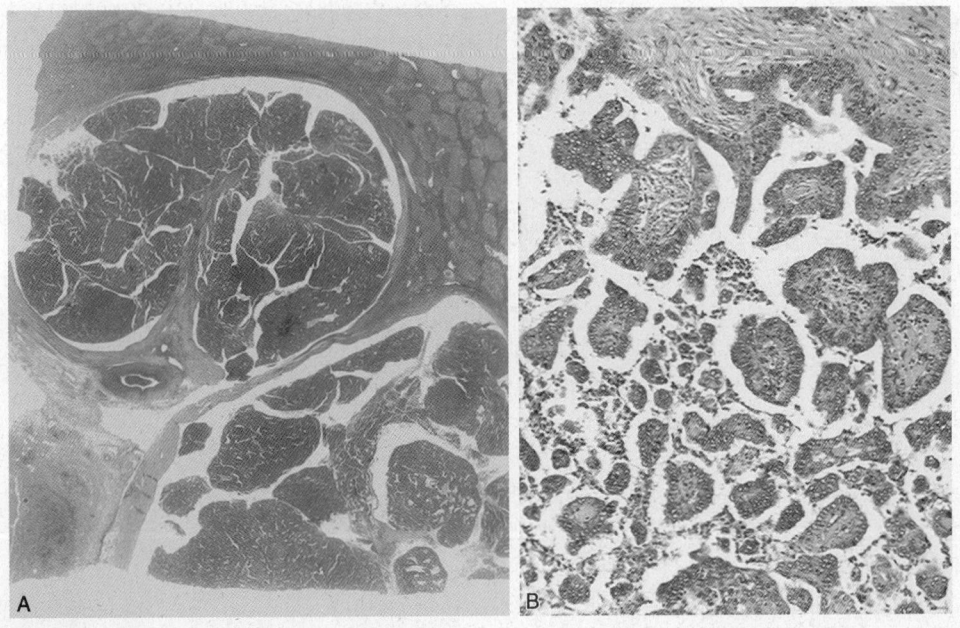

图 89.35   胆管癌的组织预后因素。(A)肉眼观肿块型胆管癌,周围有卫星灶。(B)淋巴结转移(箭头)。(C)肿瘤侵犯血管(箭头)。(D)沿神经结构排列的肿瘤细胞嗜神经侵袭(箭头)

图 89.36   胆管内乳头状瘤。(A)低倍镜下,胆管腔被乳头状赘生物覆盖。(B)肿瘤乳突被覆柱状细胞,含纤维血管轴心

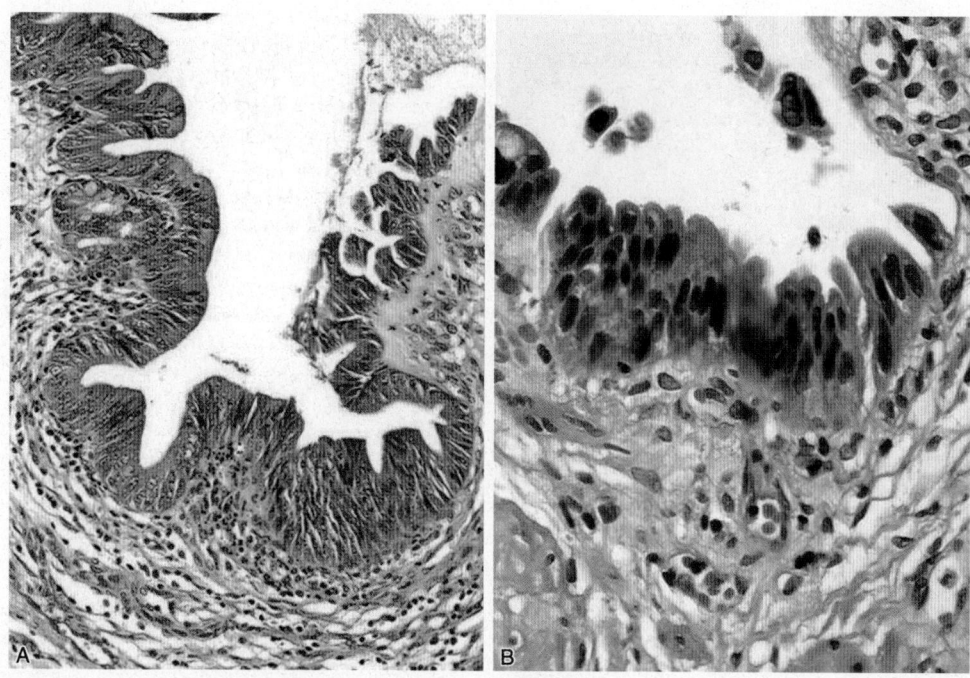

图 89.37   胆管上皮内瘤变（BilIN）。（A）BilIN-2 特征为微乳头状突起,内衬多层细胞,具有异型性细胞。（B）BilIN-3,异型细胞的核质比增加,胞核极性部分丧失,且胞核浓染

10%~15% 的病例为黏液（胶体）腺癌（Lee et al,2004；Wan et al,2013；Zen et al,2006）。有报道,胆管内乳头状瘤的嗜酸性瘤细胞变异与那些非嗜酸性瘤细胞有相似的临床特征。嗜酸性瘤细胞是由于存在大量的细胞质线粒体（Rouzbahman et al,2007）。

扁平胆管上皮细胞也可能发展为癌前病变（Kloppel et al,2013）。这种病变目前称为胆管内乳头状瘤和胆管上皮内瘤变（biliary intraepithelial neoplasia,BilIN）,胆管上皮内瘤变的特征是伴有多层胞核的异型上皮细胞和微乳头突向管腔（Zen et al,2007）,异型细胞的核质比增加,胞核极性部分消失,且胞核浓染。根据异型性程度,可分为低级别（BilIN-1）、中度级别（BilIN-2）和高级别异常增生（BilIN-3）（图 89.37）（Zen et al,2005）。

肝胆管癌

肝胆管癌（混合细胞型肝癌,混合 HCC-CC）是一种罕见的,但越来越被认识的肝脏肿瘤,约占原发性肝脏恶性肿瘤的 5%（Allen et al,1949；Aoki et al,1993；Maeda et al,1995）（图 89.38）。根据 WHO 的分类,它具有 HCC 和 CC 的明确特征（Yeh,2010）。据报道,HCC-CC 的病人与 HCC（Maeda et al,1995；Ng et al,1998）或 CC（Jarnagin et al,2002；Tickoo et al,2002）的病人具有相似的临床和病理特征;但也有报道,其肿瘤在临床病理上与 CC 或 HCC 不同（Akiba et al,2013）。综上所述,HCC-CC 似乎缺乏特定的临床参数,这可以通过对不同地理区域、病因和人群的各种研究来解释。

尽管尚无统一的 HCC-CC 的组织病理学标准,但公认的是,对 HCC-CC 的确切诊断需要 HCC 分化的证据,例如小梁生长模式,胆汁分泌或胆小管以及明确的 CC 证据,如胆汁型上皮形成的真正的腺体结构,黏蛋白生成或突出的促纤维增生性间

质（Goodman et al,1985；Maeda et al,1995；Yano et al,2003）。通常在同一肝脏中同时发现相互独立的 HCC 和 CC,被认为是碰撞癌,WHO 分类将其排除在 HCC-CC 之外。遗传学研究结果进一步支持了这一观点,即两个独立的肿瘤克隆近距离存在,不存在组织学转变（Fujii et al,2000）。

HCC-CC 的前体细胞一直是一个有争议的问题。在大多数 HCC-CC 中,HCC 和 CC 元素在过渡区域混杂,强力支持这两种癌症成分都源自肝祖细胞。最近的分子研究支持这一假说,因为已证明在 HCC-CC 的 HCC 和 CC 成分中具有相同遗传背景的单个克隆肿瘤,这表明 HCC-CC 的组织学多样性是单个肿瘤分化潜能的表型表达（图 89.39）（Cazals-Hatem et al,2004；Fujii et al,2000；Theise,2002）。

2010 年 WHO 分类建议根据干细胞特征,基于形态学和免疫表型标准来区分 HCC-CC。典型的类型定义为有明显的 HCC 成分和典型的 CC 成分。具有干细胞特征的 HCC-CC 的类型包括三种不同的亚型,最独特的是胆管细胞癌,这是一种非

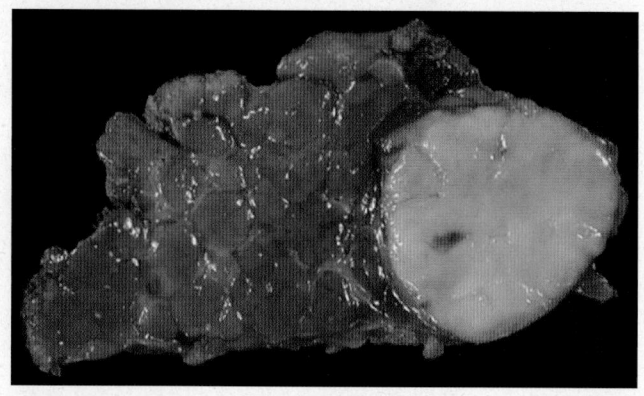

图 89.38   肝胆管癌。大体切片显示大结节性肝硬化内边界清晰、坚实的白色肿瘤

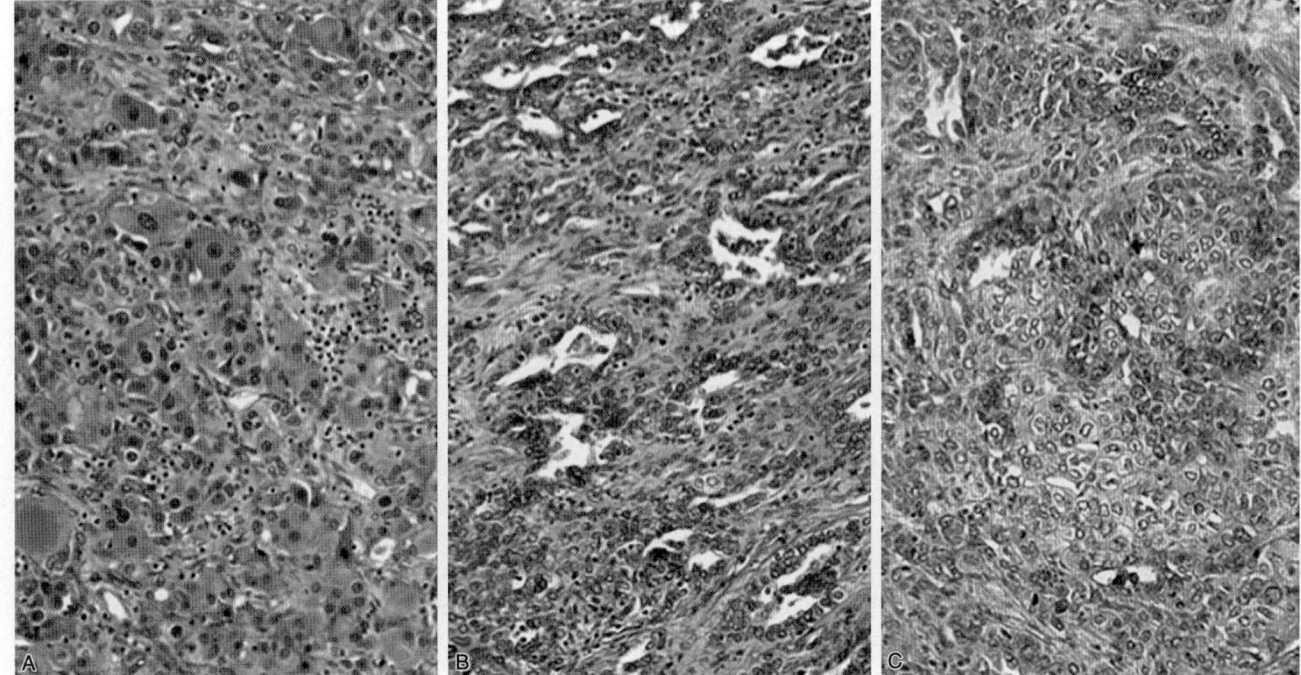

图 89.39　肝胆管癌。肿瘤的三种不同形态：(A)肝细胞分化。(B)胆管细胞分化。(C)过渡模式

常罕见的肿瘤,仅占原发性肝癌的不到 1%(Komuta et al,2008;Steiner et al,1959)。该肿瘤中 90% 以上为相似的小腺体,伴导管增生并呈鹿角状吻合。另外两种公认的亚型是典型(成熟的肝细胞样肿瘤细胞巢周围有表达祖细胞免疫表型标记的小细胞)和中间型(肿瘤大部分由介于肝细胞和胆管细胞之间并表达两种细胞免疫表型标记的小型均质肿瘤细胞组成)两种类型。重要的是,这些不同的亚型可能在一定程度上重叠,而且在同一肿瘤中可以同时观察到。

黏液性囊性肿瘤

这些病变以前分别被报道为胆管囊腺瘤和囊腺癌(见 90B 章)。2010 年 WHO 分类将这些与胆管没有联系的囊肿性肿瘤集合为一组,根据其细胞结构异型性的最高程度进行分类。

低度黏液性囊性肿瘤（胆管囊腺瘤）　一种罕见的囊性肿瘤,占所有肝内胆管囊肿的 5% 以下(Ishak et al,1977;Soares et al,2014;van Roekel et al,1982)。尽管有研究提出胆管囊腺瘤来源于残留的胚胎前肠组织(Akwari et al,1990),但其组织发生尚不明确。几乎所有这类肿瘤都发生在中年妇女中,发病率在过去 50 年达到高峰(Devaney et al,1994)。胆管囊腺瘤的特征性表现为大的多房囊肿(2.5~28cm),与肝内胆管系统无交通(图 89.40)。肿瘤呈单发球形,内含白色至黄色至棕色黏液或凝胶状物质。各房大小不一,囊内壁通常光滑,偶有小梁或乳头状突起(Ishak et al,1977)。如果存在实体区域,则应注意浸润性成分(Buetow et al,1995;Devaney et al,1994)。

组织学上,囊壁表面衬覆为单层柱状到立方状上皮细胞,胞质充满黏液。衬覆上皮有时可假复层化或局灶性溃疡,有时可见杯状细胞或鳞状细胞。核异型性和核分裂罕见,如出现应考虑囊腺癌可能。此外还有一种胆管囊腺瘤的浆液性变异体,其特征是单层富含糖原的立方细胞,类似于胰腺微囊腺瘤。

上皮层下是卵巢样间质,这在男性病例中不存在(Devaney et al,1994)。通常,这种间质是富细胞性组织,由紧密排列的梭形细胞组成,类似于卵巢间质。间质带有雌激素和孕激素受体抗体,在荷尔蒙替代疗法和怀孕期间会生长(Daniels et al,2006)。由于不典型增生可能是散在的,并且高达 25% 的囊腺瘤可能出现侵袭性肿瘤(Ishak et al,1977),因此囊腺瘤的大体标本需要仔细检查,以发现可疑区域,并对囊肿进行广泛取样。

浸润性黏液性肿瘤（胆管囊腺癌）　这种罕见的恶性肿瘤通常是胆管囊腺瘤的并发症,有时可见特有的间充质基质(Ishak et al,1977;Wheeler et al,1985;Woods,1981)。大多数病人年龄在 45~70 岁,男女发病率相同。囊肿一般为多房性,直径从 5cm 到 20cm 不等,与胆管无交通。虽然大体外观很难与

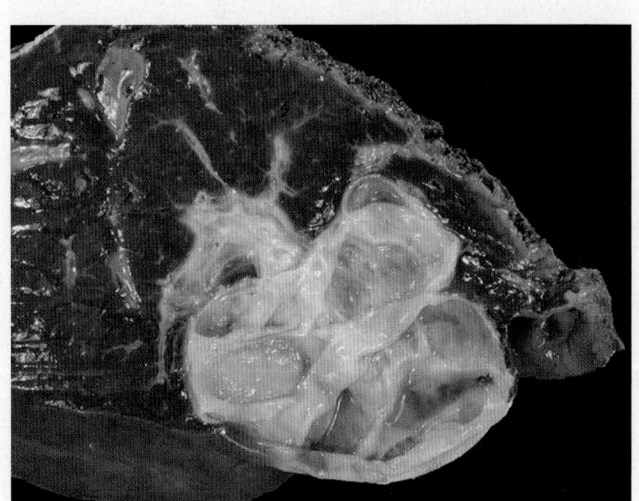

图 89.40　囊腺瘤。肿瘤呈囊性、单发、球形,内表面光滑、白色

胆管囊腺瘤区分,但如果存在实性、增厚、大的乳头状肿物,则应怀疑恶性肿瘤(Ishak et al,1977)。在晚期阶段,几乎无法与囊性变明显的IPN鉴别(Zen et al,2011)。

组织学上,囊腺癌通常是分化良好的腺癌,常伴有囊内乳头状成分,由不同级别核分裂、异型性和深染的恶性上皮细胞组成。在此背景中,通常可以识别出恶变前囊腺瘤的良性上皮细胞。有时可以通过不同程度的上皮不典型增生来分层(Woods,1981)。肿瘤浸润囊肿壁下层,血管侵犯、扩展到毗邻的肝实质或邻近的器官是恶性肿瘤的特征。肿瘤往往生长缓慢,但最终会侵入邻近的结构并转移到远处。在极少数情况下,癌表现为嗜酸性腺鳞状细胞或梭形细胞(假肉瘤)分化(Moore et al,1984;Unger et al,1987;Wolf et al,1992)。

其他良性囊性和胆管病变

肝纤毛性前肠囊肿　肝纤毛性前肠囊肿是一种罕见的病变,通常是单发和单房性(Terada et al,1990)。病灶较小(<3cm),囊壁由特征性的假复层纤毛柱状上皮和黏液细胞以及下层富含平滑肌的纤维壁组成(图89.41)(Vick et al,1999)。曾经有一例由肝纤毛性前肠囊肿引起鳞状细胞癌的报道(Vick et al,1999)。由于这些特征与支气管和食管囊肿相似,因此有人认为其起源于胚胎前肠(Wheeler et al,1984)。

胆管腺瘤　胆管腺瘤通常在手术中偶然发现,因其大多在血管周围纤维囊下层生长(Allaire et al,1988;Gold et al,1978)。它是一种无关紧要的病变,可能被误认为是胆管错构瘤或转移癌(Govindarajan et al,1984)。几乎所有胆管腺瘤的直径均小于1cm,但也有最大直径到4cm的病例记录。病灶典型的表现为位于肝包膜下离散的单发白色结节,质地坚硬,无包膜。组织学上,胆管腺瘤由密集的包含小或不明显管腔的小腺管组成,腺管上皮细胞呈立方状,胞质稍嗜碱性,胞核规则一致(图89.42)。无核分裂、细胞异型性和核异型性。导管结构周围有可使导管结构变形的纤维化透明间质。肿瘤内常可见汇管区结构,有时可见散在的炎性细胞。没有明确的文献记录其癌变。

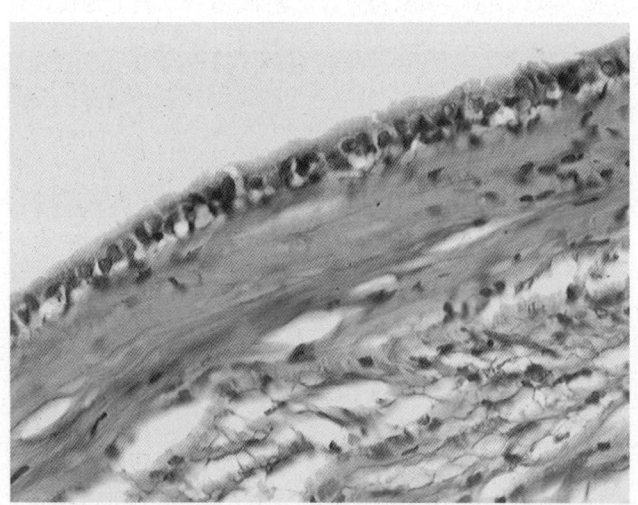

图89.41　肝纤毛性前肠囊肿。囊壁由特征性的假复层纤毛柱状上皮细胞和纤维壁构成

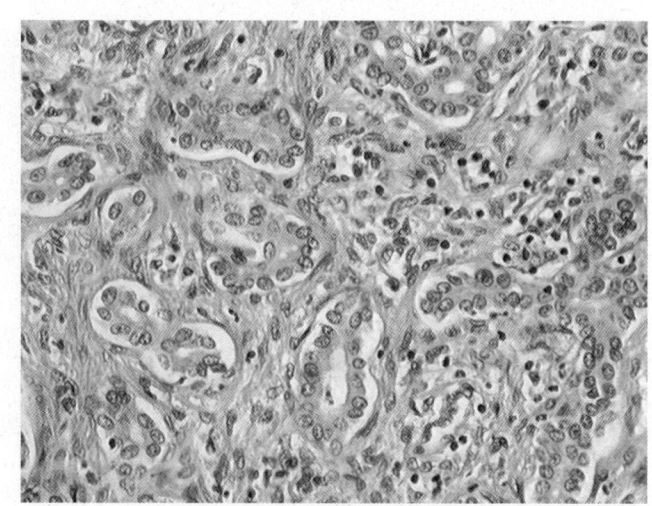

图89.42　胆管腺瘤。由密集的包含小或不明显管腔的小腺管组成,腺管上皮细胞呈立方状,散在少量炎症细胞

间叶性肿瘤

良性间叶性肿瘤

血管瘤

血管瘤是肝脏最常见的原发性肿瘤,尸检的患病率从0.4%到20%不等(Karhunen,1986)。病变在所有年龄和性别中均可发现,但在老年群体中更常见,且多数情况下更倾向于女性(Bioulac Sage et al,2008)。

绝大多数血管瘤临床上无症状,在放射学检查、手术或尸检中偶然发现。然而,较大的肿瘤有时会产生明显临床症状,如腹部不适、肝肿大或可触及腹部肿块(Schnelldorfer et al,2010)。罕见病例可出现自发性破裂致腹腔出血或低纤维蛋白原血症导致的出血倾向或血小板破坏和随之而来的血小板减少(Kasabach-Merritt综合征)(Gandol et al,1991)。在大多数情况下,血管瘤可以通过影像学诊断。穿刺活检不必要,事实上,由于存在严重出血的风险,穿刺活检是禁忌的(Trastek et al,1983)。

大多数血管瘤为单发病灶,直径小于4cm(图89.43)。多达25%的病例为多发性肿瘤,并且有大到30cm的血管瘤记录。肿瘤可发生在肝脏任何地方,但通常位于紧邻肝包膜下方。切面表现为柔软的暗红色海绵状肿块,有充血的腔隙,偶有血栓形成、瘢痕或钙化灶。多数病灶与周围肝脏界限清楚。组织学上,血管瘤是由扩张的血管腔隙组成,腔隙衬覆扁平的内皮细胞,并由结缔组织间隔支撑。间隔由细胞稀少的纤维带组成,伴有不同程度的黏液样改变和瘢痕。在较大的间隔中有时可见厚壁血管和散在的胆管。血管间隙常是不同阶段血栓的形成部位。血管瘤也可能随着广泛的透明化,血管通道的闭塞以及偶尔的钙化而表现为退化性改变。

婴儿型肝血管内皮细胞瘤

婴儿型肝血管内皮细胞瘤是一种良性的小儿肝脏血管增生。虽然不常见,但仍是1岁内婴儿的主要肝肿瘤,成人中只

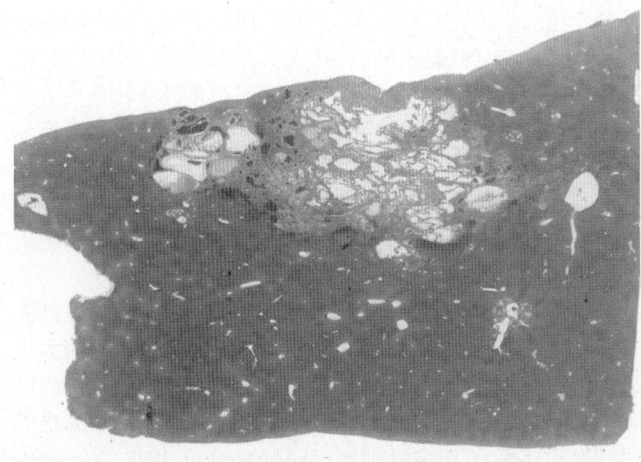

图 89.43　血管瘤,低倍镜。病变由血管腔构成,部分腔内充满血液,与周围肝脏边界清楚

有少数病例报道。大多数病例临床上表现为肝肿大、腹部弥漫性增大或可触及的腹部肿块。预后一般良好,因为肿瘤通常会自发退化,甚至完全退化(Dachman et al,1983)。然而,潜在威胁生命的情况并不罕见,因为通过肿瘤的动静脉分流可能导致心力衰竭,据报道死亡率约为 25%(Vorse et al,1983)。典型的婴儿型肝血管内皮细胞瘤表现为边界清楚但无包膜的肿块,直径 1~15cm 不等。在切面上,病灶轮廓清晰,呈灰褐色至粉红色,外观坚实或海绵状。在较大的病变中可见中央出血、坏死、纤维化或钙化。

组织学上,肿瘤以小而不规则的血管腔隙增生为特征,腔隙衬覆单层丰满的内皮细胞。这些腔隙表现为小的、常被压缩的管腔,并含有不同数量的红细胞。内皮细胞分布均匀,几乎没有核分裂象。纤维间质由散在的成纤维细胞和胶原纤维组成。小胆管散布在肿块各处。肿瘤通常通过向邻近肝脏扩张而生长,有时沿其边缘侵袭肝板。

一些血管内皮瘤可能表现出不典型的组织学特征,不典型的密集的多层内皮细胞表现为胞核深染和偶有核分裂象。与更常见的 1 型模式相比,这种非典型模式被称为 2 型(Dehner,1978)。大多数 2 型肿瘤是良性的,但有些表现出侵袭性并有广泛的局部生长,在某些情况下发生转移。因此,一些研究者认为这是一种低级别儿童血管肉瘤(Dehner et al,1971)。

间叶性错构瘤

间叶性错构瘤是一种发生于 2 岁以下儿童的肿瘤样病变,但在青少年和成人中也有零星的病例报道(Gramlich et al,1988)。它本身是一种发育异常,可能是由原始门静脉间质的异常形成以及继发性退行性改变引起的(Siddiqui et al,2006)。虽然有些病例是偶然发现的,但大多数病例在临床上表现明显,因其体积大,会导致进行性腹胀或可触及腹部肿块(Srouji et al,1978)。

肿瘤呈单发肿块,直径 3~30cm。通常,肿瘤与邻近肝脏界限清晰,但浸润性边界或卫星病灶并不罕见(Stocker et al,1983)。在切面上,病变由多个小囊肿组成。这些囊肿充满透明或黏液样液体,表面光滑,周围环绕含有纤维带的黏液样组织(Dehner et al,1975)。

组织学上,间叶性错构瘤的特征是不成熟的黏液样间充质组织、胆管、血管和成熟肝细胞混合。间充质成分由水肿的黏液样基质中细长的扁平细胞组成,基质中含有不同数量的胶原。间质发生囊变,呈现淋巴管瘤样外观,并产生肉眼可见的囊肿。此外,可见大量厚壁静脉、髓外造血灶和散在的胆管。导管常表现为分支或囊状扩张的管腔。胆管细胞可萎缩或增生。肿瘤内散在残留的肝细胞岛(Stocker et al,1983)。

血管平滑肌脂肪瘤

血管平滑肌脂肪瘤(angiomyolipoma,AML)是一种罕见的肿瘤,中位发病年龄约 45 岁,主要发生在女性,男女比例为 1:5(Goodman et al,1984)。10%的病例有结节性硬化背景,常并存肾脏的 AML(Petrolla et al,2008)。肿瘤大小从 1cm 到 20cm 以上不等。肿瘤通常单发,但已有报道肝脏和多器官的多发性肿瘤(Nonomura et al,1999,1995)。目前只有 1 例肝 AML 发生恶性变性的报道(Dalle et al,2000)。大多数 AML 边界清晰,但无包膜(图 89.44)。AML 有三个关键成分:迂曲的血管、脂肪和肌样细胞。肝 AML 表现为实体生长,脂肪和肌样成分含量可变。在某些情况下也可以看到造血细胞。肌样细胞可呈上皮样或梭形。脂肪成分通常是成熟的;但也可以发现脂肪母细胞样细胞。该病变的一个标志是存在迂曲的厚壁血管,通常缺乏弹性层,边缘常为上皮样肌样细胞(图 89.45)(Tsui et al,1999)。

由于肌样细胞表达人类黑素瘤-45(HMB-45),因此 AML 的诊断可以通过免疫组化来确诊(Sturtz et al,1994)。

AML 的组织来源尚不清楚。最近的研究表明 AML 是一种有利于肿瘤形成的克隆性增殖(Flemming et al,2000)。证据表明,这三种细胞类型是从存在于血管周间隙的单个前体细胞——血管周上皮样细胞(PEC)衍生而来的(Hornick et al,2006;Tsui et al,1999)。AML 属于 PEComa 家族肿瘤(血管周围上皮样细胞瘤)。

脂肪瘤

脂肪瘤很少在肝脏中发现。多数以无症状病变的形式出现在成年人中,偶然通过放射影像学检查发现(Roberts et al,

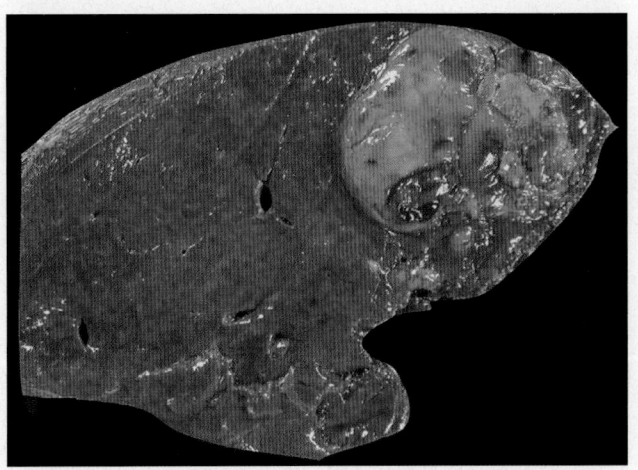

图 89.44　血管平滑肌脂肪瘤。边界清晰,质软,白色结节状病变伴出血灶

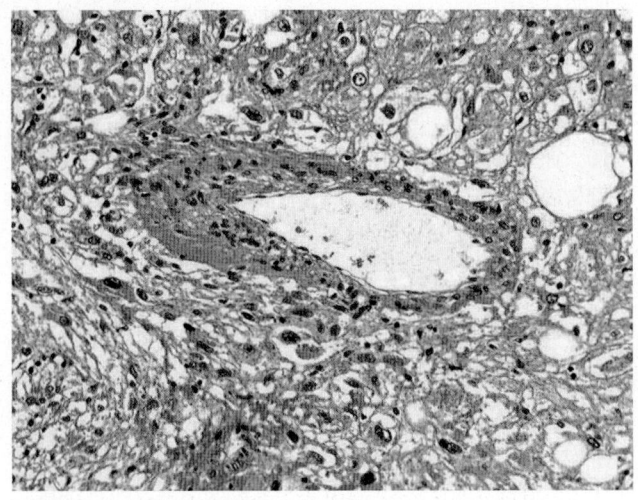

图89.45 血管平滑肌脂肪瘤,光学显微镜。病变由含脂肪的肌样细胞和厚壁血管组成

1986)。典型的肿瘤为 1~20cm 的单发肿块。显微镜下,由成熟的脂肪组织组成,为单纯的脂肪组织或伴有血管、造血或髓系成分的脂肪组织。根据成分的不同,肿瘤被分为单纯脂肪瘤、血管脂肪瘤或骨髓脂肪瘤(Nishizaki et al,1989;Peters et al,1983)。

体腔脂肪异位是由一个附着在肝包膜上圆形脂肪结节形成,通常位于右叶的膈面(Komori et al,2008)。相应的组织学特征包括成熟脂肪组织的各种变性改变,包括钙化(Wheeler et al,1985)。

纤维瘤

肝脏的局限性纤维瘤有各种各样的名称,包括纤维瘤、孤立性纤维间皮瘤和良性间皮瘤。与胸膜肿瘤相似,这些肿瘤起源于间皮下结缔组织,形成从肝表面突出的直径 5~25cm 的大肿块(Komori et al,2008)。其组织学特征包括梭形细胞交错成束,伴有不同程度的胶原纤维沉积(Kim et al,1983;Kottke Marchant et al,1989)。

其他良性间叶性肿瘤

肝平滑肌瘤、淋巴管瘤、软骨瘤、血管母细胞瘤和黏液瘤的散发性病例已被记录(Fried et al,1992;Rojiani et al,1991;Santos et al,2010;Van Steenbergen et al,1985)。

恶性间叶性肿瘤

上皮样血管内皮瘤

上皮样血管内皮瘤是一种起源于内皮细胞的低度恶性肿瘤,可发生在多个部位,包括肝脏。大多数病人的发病年龄为40余或50余岁,约60%的病人是女性(Ishak et al,1984)。与肝血管肉瘤不同,没有明确的病因或诱发因素,但是有报道其与长期使用OC(口服避孕药)有关(Dean et al,1985)。

上皮样血管内皮瘤往往是一种惰性且缓慢生长的肿瘤,但其自然史可能有很大差异(Woodall et al,2008)。大多数病人存活时间较长,少部分病人则因肝衰竭或广泛的肿瘤扩散导致

病情迅速恶化而早期死亡(Dean et al,1985;Dietze et al,1989)。转移常累及肺、脾、腹腔淋巴结、大网膜和腹膜。即使发生转移,一些病人也可以存活多年,但是有时很难区分转移性播散和多中心疾病(Mehrabi et al,2006)。鉴于这种特殊的进展过程,肝移植是一种潜在的治疗选择。

在大约80%的病例中,肿瘤是多灶性的,不同大小的肿瘤结节累及左右肝叶。结节呈白色至棕褐色,质地坚实。肝脏质地基本正常(Ishak et al,1984)。

组织学上,肿瘤细胞小巢状分布,周围间质丰富,常呈黏液样或硬化性特征。胞质嗜酸性,胞质内有空腔,胞核深染、大小不等。这些细胞通过显示一个或多个胞质内空泡(代表细胞内血管管腔)来显示其内皮起源(图89.46)。此外,可形成小的毛细血管样腔,有时含红细胞(Makhlouf et al,1999)。在瘤体中心,肿瘤最终变得致密硬化,常伴有局灶性钙化,肿瘤细胞难以辨别(Weiss et al,1986)。

在肿瘤增生活跃的边缘,肿瘤细胞向肝窦内浸润生长,导致肝窦呈腺样形态,肝板萎缩,并最终闭塞。潜在的小叶结构仍存在。肿瘤可侵入中央静脉、门静脉分支和大血管。这种血管内生长表现为腔内乳头簇或管状突起(Bioulac Sage et al,2008)。基于相互易位 t(1;3)(p36;q25),可以通过免疫组化检测到一个一致的 WWTR1-CAMTA1 融合基因(Flucke et al,2014)。

血管肉瘤

肝血管肉瘤是肝脏最常见的原发性肉瘤(Brady et al,1977)。25%~40%的血管肉瘤与暴露于二氧化钍、氯乙烯单体或无机砷化合物有关(Brady et al,1977;Falk et al,1981;Kojiro et al,1985;Sherman,2009)。尽管这些药物已经停止使用或受到更严格的管控,但在随后的时间里,相关的血管肉瘤将在多年内持续发生(Falk et al,1981)。发病高峰期为60余及70余岁,约75%的病人是男性。儿童病例罕见,多数与婴儿血管内皮瘤有关(Strate et al,1984)。

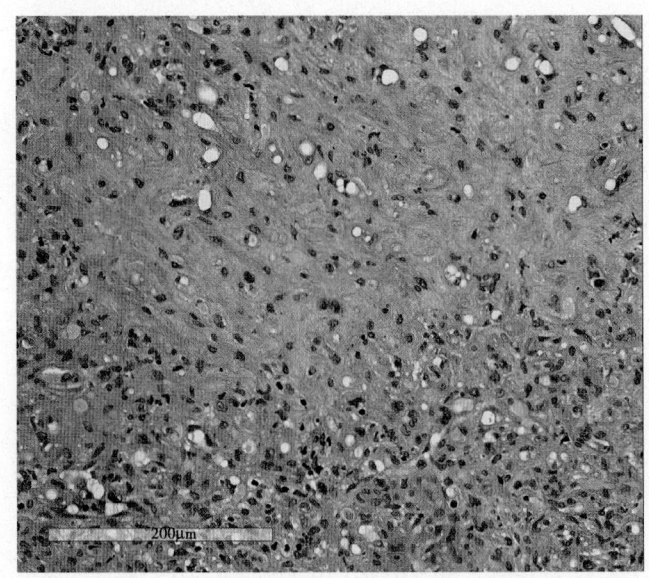

图89.46 上皮样血管内皮瘤。肿瘤细胞周围大量黏液样或硬化性特征间质。肿瘤细胞具有胞质内空泡,代表细胞内血管腔

肝血管肉瘤病人预后很差（Zheng et al, 2014）。大多数病人病情恶化迅速并在诊断后 6 个月内死亡，通常死因是肝衰竭、肿瘤负荷过重或肿瘤破裂。超过半数的病人出现远处转移，最常见部位为肺部，区域淋巴结，脾脏，或骨髓（Locker et al, 1979）。

大体检查，血管肉瘤典型表现为多发灰色或出血性肿块，散在左右肝叶内（图 89.47）。大小在 0.1~5cm 之间，肿瘤呈海绵状，边界不清不规则。少数肿瘤表现为一个大的孤立肿块，通常直径大于 15cm。

组织学表现为恶性内皮细胞增生，胞质苍白，边界不清，细胞核增大，异型性，深染（图 89.48）。细胞通常呈梭形，但也可以呈圆形或多边形，细胞质和核仁明显，胞核畸形，常见核分裂象。在某些情况下，肿瘤细胞有吞噬现象（Bioulac Sage et al, 2008; Ludwig et al, 1975）。

肿瘤浸润原有的血管结构，最终破坏肝实质。早期病变时，肿瘤细胞沿血窦扩散，分离肝板。随着肿瘤进展，肝细胞最终纤维化，肝窦扩张，产生大小不一的不规则血管间隙。间隙内排列多层肿瘤细胞，有时呈乳头状，腔内含有血凝块和坏死组织碎片。髓外造血常见（Kojiro et al, 1985）。肿瘤还可侵入中央静脉或门静脉分支，可能导致血管腔阻塞，进而导致出血、坏死和梗死。

在与二氧化钍、氯乙烯和砷暴露相关的血管肉瘤中，在明显肿瘤发生前的前体阶段常被认为是内皮细胞的肥大和增生，以及肝细胞的反应性改变（Tamburro et al, 1984）。

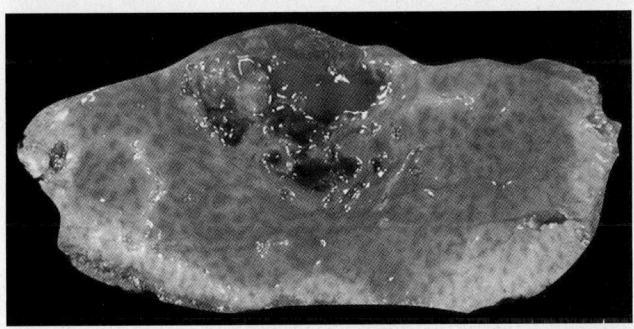

图 89.47 血管肉瘤。出血性肿块，边界不清

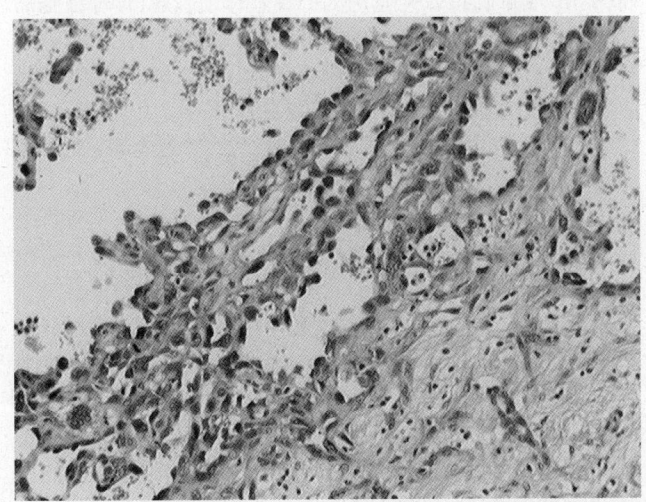

图 89.48 血管肉瘤，光学显微镜。恶性内皮细胞增生，胞质苍白，边界不清，细胞核增大，异型性，深染

未分化（胚胎性）肉瘤

肝脏胚胎性肉瘤是一种高度恶性的儿童肿瘤（Stocker et al, 1978）。在儿童中，它是继肝母细胞瘤、肝细胞癌之后第三常见的肝恶性肿瘤。发病年龄从新生儿到近 30 岁，高峰在 6~10 岁（Pachera et al, 2008; Stocker et al, 1978, 1983）。未分化肉瘤的预后很差。巨大肿瘤生长并直接扩散到相邻结构甚至横膈膜，常常导致死亡。

大体检查，肿瘤巨大，界限清楚，通常直径 10~30cm，呈软胶质状（Lin et al, 2014）。大多数肿瘤位于肝右叶。切面上可见灰白色实性肿瘤，伴有囊变、出血和坏死灶（Stocker et al, 1978）。

组织学上，肿瘤由被黏液样间质分隔的恶性梭形细胞组成（Cao et al, 2014）。肿瘤细胞聚集成片状或散布在间质中。肿瘤细胞大小各异，有异型性，核深染，核仁不明显，边界不清晰。核畸形，核分裂象常见，可见多核瘤巨细胞。具特征性的是肿瘤细胞内和细胞外基质中存在 PAS 阳性、抗消化酶的嗜酸性小体（Rebouissou et al, 2008）。肿瘤中黏液样间质较少，有许多薄壁静脉，常有髓外造血灶。常有出血和坏死，偶尔可见致密透明化胶原带。典型的肿瘤外周包绕着囊状扩张的胆管，胆管内常衬覆不典型增生的立方上皮。该肿瘤缺乏细胞分化的组织学证据，其组织形成仍不确定（Lack et al, 1991）。胚胎肉瘤应该是一种能够分化的原始间叶性肿瘤（Aoyama et al, 1991）。

其他肉瘤

大多数原发性肝肉瘤发生于 40~60 岁的成年人，其具有肝肿块的体征和症状。这些原发性肝肉瘤应与其他器官肉瘤的转移性侵犯和肉瘤样肝细胞癌鉴别（Kakizoe et al, 1987）。总体预后较差，大多数病人在诊断后 1 年内死亡。

肝肉瘤在组织学上与软组织相似。报道的类型有纤维肉瘤、滤泡树突状细胞肉瘤、促结缔组织增生性小圆细胞肿瘤、恶性纤维组织细胞瘤、血管外皮细胞瘤、骨肉瘤、恶性神经鞘瘤和未分化脂肪肉瘤（Choi et al, 2010; Hill et al, 2005; Kim et al, 1987; Lederman et al, 1987; Li et al, 2008）。平滑肌肉瘤起源于肝实质、圆韧带和肝静脉，与布-加综合征有关（Fong et al, 1974; Hilliard et al, 2005; Kuma et al, 2008; Shamsed dine et al, 2010）。

卡波西肉瘤主要见于获得性免疫缺陷综合征。组织学上，肿瘤的特征是多灶性结节，由增生的梭形细胞组成，并伴有裂隙样毛细血管腔，腔内有外渗的红细胞。病变主要以门管区为中心，但也会扩散并破坏实质（Bioulac Sage et al, 2008; Friedman, 1988）。

肝胆横纹肌肉瘤是一种罕见的肿瘤，通常起源于胆总管（Ali et al, 2009）。大多数病人为幼儿，成人中也有特殊病例报道（Lack et al, 1981; Stocker, 2001）。组织学上，该肿瘤类似于体内其他部位发生的葡萄状胚胎型横纹肌肉瘤。柔软的息肉样肿块突入管腔内，被完整的、溃烂的或炎性的胆管上皮覆盖。肿瘤由深染的小细胞组成，胞质嗜酸性，横纹稀少。在胆管上皮下层，细胞聚集并形成所谓的"形成层"，而深层的肿瘤细胞被疏松的黏液样基质分隔。通过免疫组化显示肌间线蛋白、肌肉特异性肌动蛋白、肌红蛋白的表达或特征性肌丝的超微结构,可以明确诊断。

杂类肿瘤

炎性假瘤

肝脏炎性假瘤为非肿瘤性肿块,病因不明(见第 48 章)。可在任何年龄发生,临床表现为腹痛,并伴有各种全身表现,包括低热、体重减轻、白细胞增多、贫血和炎症综合征(Tang et al,2010)。虽然病因尚不清楚,但有人认为是一种尚未确认的感染性或 IgG4 自身免疫相关疾病(Horiuchi et al,1990;Yamamoto et al,2009)。

肿块通常单发,直径在 2~25cm。具有不同的组织学表现,包括增殖的成纤维细胞、肌成纤维细胞、淋巴细胞(有时伴有淋巴滤泡)、浆细胞、嗜酸性粒细胞和中性粒细胞。可见明显的纤维化或肉芽组织样区域,特别是在肿块的中央部分。有时可见多核或泡沫状巨噬细胞、静脉炎和肉芽肿。炎性假瘤可消退。

神经内分泌肿瘤

肝脏的神经内分泌肿瘤几乎都是转移性的,通常有确诊的胃肠道或胰腺的原发病变(见第 65 和 93 章)。然而,在少数病例中,原发性肝内分泌肿瘤无法确定肝外病灶(Miura et al,1988;Sioutos et al,1991)。由于胆管上皮中正常存在内分泌细胞,常认为其起源于肝内胆管。组织学上,肿瘤由小而均匀的肿瘤细胞组成,细胞核圆而规则,胞质中等,呈巢状、索状和假腺状。免疫染色可见致密的神经分泌颗粒。

其他

现已确认数个恶性横纹肌样肿瘤病例。这些肿瘤具高度侵袭性,具有独特的组织学外观(Hunt et al,1990)。已有原发性肝生殖细胞肿瘤,包括畸胎瘤,卵黄囊肿瘤,绒毛膜癌罕见病例的报道。另有混合卵黄囊肿瘤和肝母细胞瘤的病例报道(Cross et al,1992)。这些肿瘤行为学恶性,但是通过化疗偶尔可获得长期生存。

肝脏鳞癌并不常见,大多数病例发生在单纯性肝囊肿、多囊肝或畸胎瘤中(Gresham et al,1985)。

肾上腺残余瘤和胰腺异位症也有报道,但可能是错误信息(Conteras et al,1985;Wolf et al,1990)。

造血系统肿瘤

肝脏原发性淋巴瘤

尽管丙肝感染可能是一个危险因素,但原发性肝淋巴瘤并不常见,肝可能是其唯一受累部位(Santos et al,2003;Visco et al,2014)。

大体检查,大多数病例以单发大肿块为特征,少数病例为多个离散结节(Anthony et al,1990)。罕见情况下,肝脏弥漫性浸润而没有明确的肿块病变。最常见的淋巴瘤类型是非霍奇金弥漫大 B 细胞淋巴瘤,偶尔也会看到小 B 细胞淋巴瘤,如黏膜相关淋巴组织型淋巴瘤(MALT 淋巴瘤)(Delshad et al,2010;Doi et al,2008)。大多数肿瘤为 B 细胞系表型,但是偶尔也有 T 细胞淋巴瘤的报道(Andreola et al,1988;Noronha et al,2005;Swadley et al,2014)。肿瘤细胞浸润门管区,侵犯邻近的实质,形成大的浸润性结节。小叶几乎没有受到影响,但在偶发病例中,特别是 T 细胞淋巴瘤,容易侵犯肝窦(Farcet et al,1990)。

继发性受累

各种淋巴瘤、白血病和造血细胞增生都可继发影响肝脏,通常作为播散性疾病的表现,并常与脾受累同时发生。

通常情况下,低级别的非霍奇金淋巴瘤倾向于多灶性门管区浸润,而中、高级别的淋巴瘤则产生巨大的不规则肿瘤团块。除了外周 T 细胞淋巴瘤外,肝窦病变并不常见(Farcet et al,1990;Gaulard et al,1986;Lu et al,2011)。

霍奇金病的肝脏受累可表现为大的不规则肿块或小的弥散性结节。特征性病变为主要浸润门管区的多形态的里德-斯特恩伯格细胞或变异体,以及数量不等的小淋巴细胞、大单核细胞、浆细胞、嗜酸性粒细胞和中性粒细胞(Dich et al,1989)。

急性和慢性白血病都易表现为恶性细胞浸润肝窦,并累及门管区和淋巴管。肝受累在毛细胞白血病中尤为常见和明显(Zafrani et al,1987)。

约 40%的朗格汉斯细胞组织细胞增多症涉及肝脏(Iwai et al,1988)。最重要的临床表现包括黄疸和门静脉高压,部分原因是大胆管的浸润产生硬化性胆管样病变。

全身肥大细胞增多症常累及肝脏。肥大细胞主要聚集在门管区,并伴有不同程度的门管周纤维化,有时还伴有肝硬化。

转移性肿瘤

转移性肿瘤是肝脏最常见的恶性肿瘤,占总数的 95%以上。在尸检中,大约 40%的恶性肿瘤病人出现肝转移,其起源部位几乎包括体内的所有器官(Schulz et al,1981)。较常见的原发部位包括成人的结肠癌(见第 92 章)、胰腺癌、肺癌和乳腺癌(见第 94 章),以及儿童病人的神经母细胞瘤、肾母细胞瘤(Wilms 瘤)和横纹肌肉瘤(Strohmeyer et al,1986)。尽管通过转移灶活检可知肿瘤的起源,但有时难以发现胰腺癌、胃癌和肺癌的原发瘤。评价神经内分泌肿瘤肝转移中的核分裂象指数对预后和治疗具有重要意义,但会受到肿瘤内部一定程度异质性的影响(Yang et al,2011)。

大体上,肝脏的转移性肿瘤几乎都是多发性的,但也可表现为单发结节、融合肿块或类似肝硬化的弥漫性浸润性小占位(图 89.49)(Borja et al,1975)。肿瘤大小不一。通常呈灰黄色结节,有时伴有中央坏死、凹陷或囊性变,可发生在肿瘤的任何部位(Strohmeyer et al,1986)。部分转移灶可呈明显的纤维性改变。

一般来说,转移性肿瘤保持原发部位的组织学特征。增生性间质在转移性腺癌中很常见,尤其是来自胰腺或乳腺的腺癌,其整体形态与胆管癌无法区分。一些转移性肿瘤易浸润肝窦,例如小细胞癌、黑色素瘤等肿瘤可在肝板内生长并取代肝细胞。

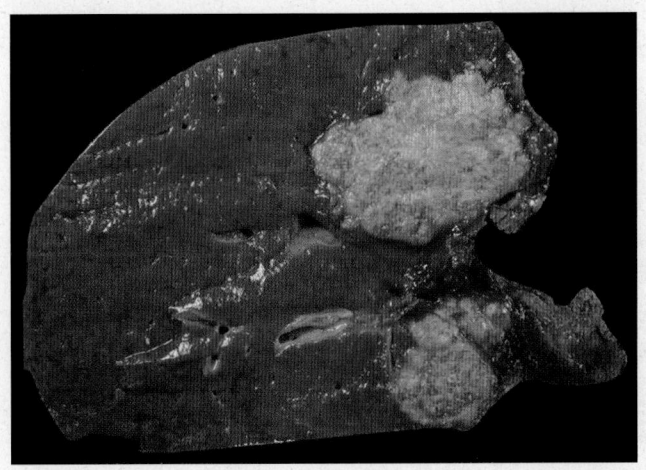

图 89.49　肝脏转移癌。大小不等的融合浸润性肿块,可见灰白结节及中央坏死

（林科灿　译　刘景丰　审）

第二篇 肿瘤性疾病

B. 良性肿瘤和癌前病变

第 90A 章

肝脏良性病变

Valérie Vilgrain, François Cauchy, Safi Dokmak, Valérie Paradis, and Jacques Belghiti

随着超声(见第 15 章)、计算机断层扫描(CT,见第 18章)和磁共振成像(MRI,见第 19 章)等医学影像学技术的普及,无症状的肝肿瘤的检出率明显增加。在没有基础性肝病的前提下,绝大多数的肝脏囊性或实质性病变是良性的。本章主要讨论肝脏实质性病变,囊性肿瘤将在第 90B 章介绍。克隆分析显示肝脏良性病变涵盖范围较广的疾病谱,有些病变处于再生阶段,有些则处于癌变进程之中(表 90A.1,见第89 章)。基于细胞起源,常见的良性实体肿瘤可分为上皮或间质来源两类。上皮来源肿瘤包括肝局灶结节性增生(FNH)、肝腺瘤(HCA)和胆管细胞肿瘤(胆管腺瘤)。来源于血管的间质肿瘤主要为血管瘤,来源于脂肪组织的主要为血管平滑肌脂肪瘤,来源于肌肉组织的主要为平滑肌瘤。肝腺瘤和血管平滑肌脂肪瘤可能因发生严重并发症而需要手术治疗。除了这两种肿瘤之外,绝大多数良性实质性病变无临床症状,体积也不会增大,不需要治疗或随访(Belghiti et al,2014;Nault et al,2013)。因此,研究各类肿瘤的临床、生物学、影像学和病理学特征,对实现准确的诊断和临床处理具有重要意义。影像学技术的进步,使大部分病例不需要通过经皮肝穿刺活检或手术切除即可获得准确诊断。最常见的肝脏良性肿瘤包括肝血管瘤、肝局灶结节性增生和肝腺瘤。当前肝脏良性肿瘤的鉴别诊断主要依赖放射学,因而肝脏的放射诊断研究备受重视。

表 90A.1 肝脏良性病变的组织学分类和主要临床数据

病变	类型	评价
上皮性病变		
肝细胞	肝腺瘤	罕见;与口服避孕药相关;并发症发生率较高(出血、恶变)
	局灶结节性增生	少见;以女性为主;无并发症风险
	再生结节,增生性结节	罕见;与全身性疾病和药物使用相关;可引起门静脉高压
	局灶性脂肪变性	常见;与糖尿病、肥胖、丙型肝炎和营养不良相关;无并发症风险
胆管细胞	胆管腺瘤	少见;无并发症风险
	胆管微错构瘤(von Meyenburg 复合体)	罕见;为发育异常;无并发症风险
非上皮性病变		
间质	血管瘤	常见;以女性多见;并发症风险非常低
	血管平滑肌脂肪瘤	少见;与结节性硬化症相关;无并发症风险
	脂肪瘤,骨髓脂肪瘤	极为罕见;无并发症风险
异位症	肾上腺、胰腺或脾脏组织	极为罕见;并发症风险非常低
其他	肝紫癜病	极为罕见;与雄激素、口服避孕药、药物、恶性肿瘤、结核病相关;无并发症风险
	炎性假瘤	罕见;与一般症状相关;无并发症风险

海绵状血管瘤

　　肝血管瘤是最常见的肝脏良性肿瘤,占肝脏良性病变的70%,可发生于各个年龄段。由于幼儿和成人的肝血管瘤在组织学结构和临床表现上存在较大差异,两者常被区别对待(Hobbs,1990)。本章仅讨论成人肝血管瘤。

发病机制和病理学

　　肝血管瘤的发病率在 3% ~ 20%(Choi et al,2005;Semelka & Sofka,1997;Toro et al,2014),以女性居多,发病率约为男性的 5 倍(Biecker et al,2003;Mergo & Ros,1998;Trotter & Everson,2001)。成人的平均发病年龄在 50 岁左右,肝左叶或右叶发生的概率相当。绝大多数血管瘤的直径小于 5cm,且很少带蒂,超过 10cm 者被称为巨大血管瘤,可伴有纤维化、血栓形成或钙化(图 90A.1)。目前对肝血管瘤的发病机制所知甚少,部分肿瘤存在雌激素受体。在病人处于青春期、妊娠期、口服避孕药和雄激素治疗等雌激素高分泌状态时,可观察到血管瘤生长加速(见第 89 章),表明激素的作用可能是血管瘤的致病机制之一(Cobey & Salem,2004;Trotter & Everson,2001),这一现象在巨大血管瘤中尤为明显,提示应当对有巨大血管瘤的孕妇进行超声检查(vanMalenstein et al,2011)。肝血管瘤的大体病理外观表现为排列规则、红蓝相间、部分塌陷的扁平病变。对应于影像学表现,病理标本上亦可见到纤维化、血栓形成或钙化(图 90A.2)。在显微镜下,血管瘤是由海绵样、大小不等的纤维间隔组成,各腔大小不等,腔内充满血液,内衬有扁平内皮细胞(图 90A.3)。体积较小的血管瘤可以完全发生纤维化,表现为单发的纤维结节。

临床和生物学数据

　　绝大多数肝血管瘤病人无症状,在因其他原因接受腹部超声、CT 等检查时偶然被发现(Trotter & Everson,2001)。尽管多数血管瘤的体积保持稳定(Hasan et al,2014;Takayasu et al,1990),但也有近 45% 的病变会发生 5% 以上的体积增大幅度,并且初始的平均线性尺寸与肿瘤生长之间有很强的相

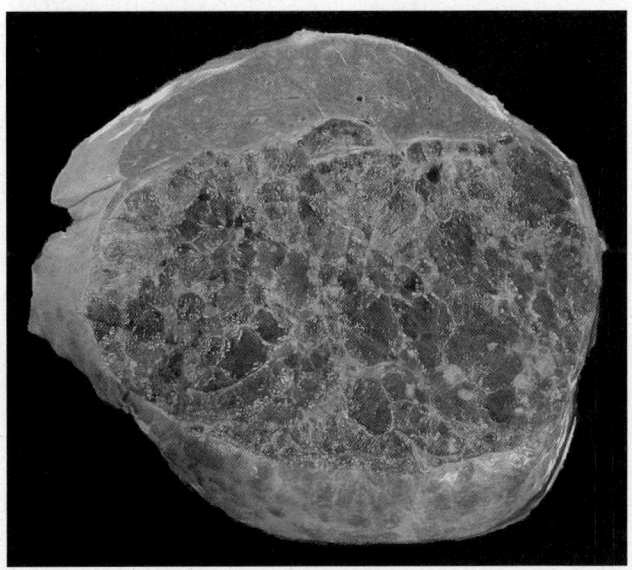

图 90A.2　肝血管瘤的大体病理外观

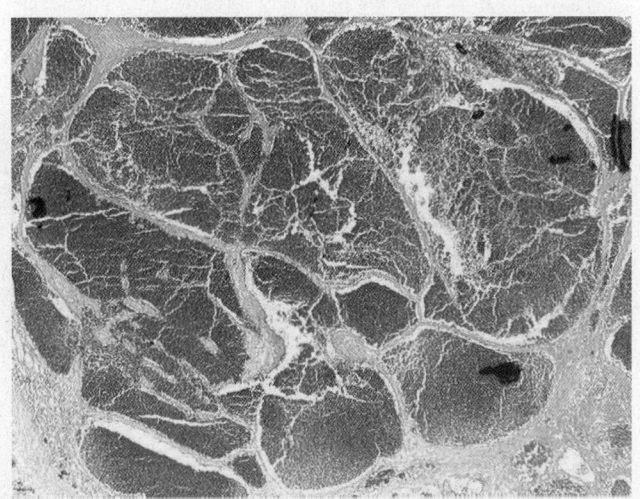

图 90A.3　镜下见肝血管瘤由海绵样扩张的血管腔重叠构成,内衬有扁平内皮细胞,有不同宽度的纤维间隔,腔内充满红细胞

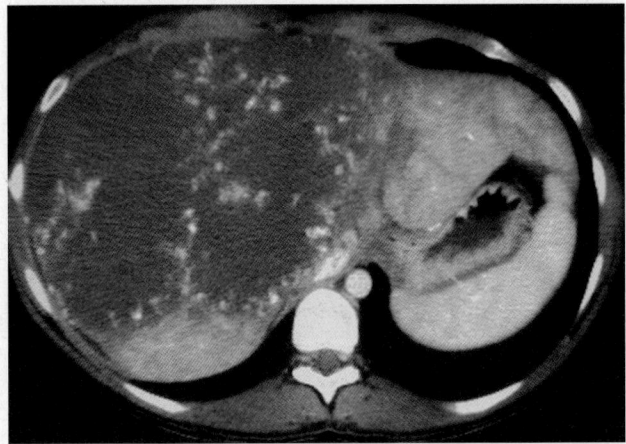

图 90A.1　巨大肝血管瘤。增强电子计算机断层扫描门静脉期显示巨大肝血管瘤的向心性强化

关性;在这种背景下,随着时间的推移,体积较大血管瘤的增长更加明显(Hasan et al,2014)。肝血管瘤病人出现疼痛症状最可能与伴发的胆囊疾病、肝囊肿、消化道溃疡或者裂孔疝等相关(Farges et al,1995)。体积较大的血管瘤仍可以无症状,有时可表现为腹部肿块(Erdogan et al,2007)。肝左叶体积较大的血管瘤可压迫邻近器官引起相应的症状。血管瘤压迫胆管可引起黄疸,但极为少见(Losanoff & Millis,2008)。

　　肝生化检查,包括碱性磷酸酶和 γ 谷氨酰转移酶等一般在正常范围。肝脏存在较大肿瘤,仅有轻微症状,肝功能正常者,需考虑血管瘤的诊断。

　　体积较大血管瘤的并发症通常分为三类:①内部结构发生了改变,例如出现炎症;②凝血功能异常引起全身性改变,例如出血、肿瘤破裂和继发性的腹腔内积血;③毗邻脏器受压。

巨大血管瘤合并感染的机会极少,但仍需警惕此可能性以减少漏诊。Bornman 等首次描述由血管瘤内血栓引起的炎症(Bornman et al,1987;Takayasu et al,1990),临床表现包括低热、体重减轻、腹痛、血沉加快、贫血、血小板增多、纤维蛋白原水平升高等,大部分病人的白细胞水平和肝功能正常。血管瘤的影像学表现通常较为典型。手术切除肿瘤后临床症状会明显改善,血生化检查会恢复正常(Bornman et al,1987;Pateron et al,1991;Pol et al,1998)。

卡萨巴赫-梅里特综合征(Kasabach-Merritt syndrome)是发生于成年肝血管瘤病人的一种并发症,由瘤内血栓形成消耗大量血小板而引起,较为罕见(Hall,2001;见第 89 章),表现为瘤体血管内凝血,血凝块形成和纤维降解,病情加重时可出现全身性的纤维降解和血小板减少症(Concejero et al,2009)。切除血管瘤可使该综合征消失。该病病人无论是否接受抗凝治疗均可发生瘤内出血,但发生率较低。该病较少发生自发性破裂,迄今为止仅有 50 例确诊的自发性破裂病例见于报道(Corigliano et al,2003;Jr et al,2010),自发性破裂可能与 Kasabach-Merritt 综合征有关,短期死亡率高达 35%(Jr et al,2010)。总体而言,自发性破裂是肝血管瘤的一种罕见并发症,不影响本病的治疗原则,也不宜特别强调,以免引起病人的过度担心(Plackett et al,2008)。

影像学

肝血管瘤的影像学表现具有特征性,因此绝大部分病人可通过影像学检查得到确诊。血管瘤在超声上的典型表现是质地均匀、边界锐利、高回声的直径<3cm 的肿块,超声造影下病变明显强化(图 90A.4,见第 15 章)。彩色多普勒上血管瘤内通常无明显血管构象。当超声表现不典型时,可借助其他影像学检查明确诊断。多数不典型的血管瘤在超声造影上呈现动脉期和门静脉期边缘球状强化、延迟期等回声的声学特征(Quaia et al,2002)。

肝血管瘤的典型 CT 表现包括:①CT 平扫见肝实质低密度占位;②增强后病变表现为边缘球状强化向中心充填的动态变化特点;③延迟期病变内强化(Freeny 和 Marks,1986)。其中动脉期早期病变边缘结节状强化是血管瘤的典型特征,据此的诊断敏感度为 67%,特异度为 99%,阳性预测值为 86%(Nino-Murcia et al,2000)。磁共振成像(MRI)对血管瘤的诊断具有重要意义(Itai et al,1985;Starck et al,1985;见第 19 章)。血管瘤

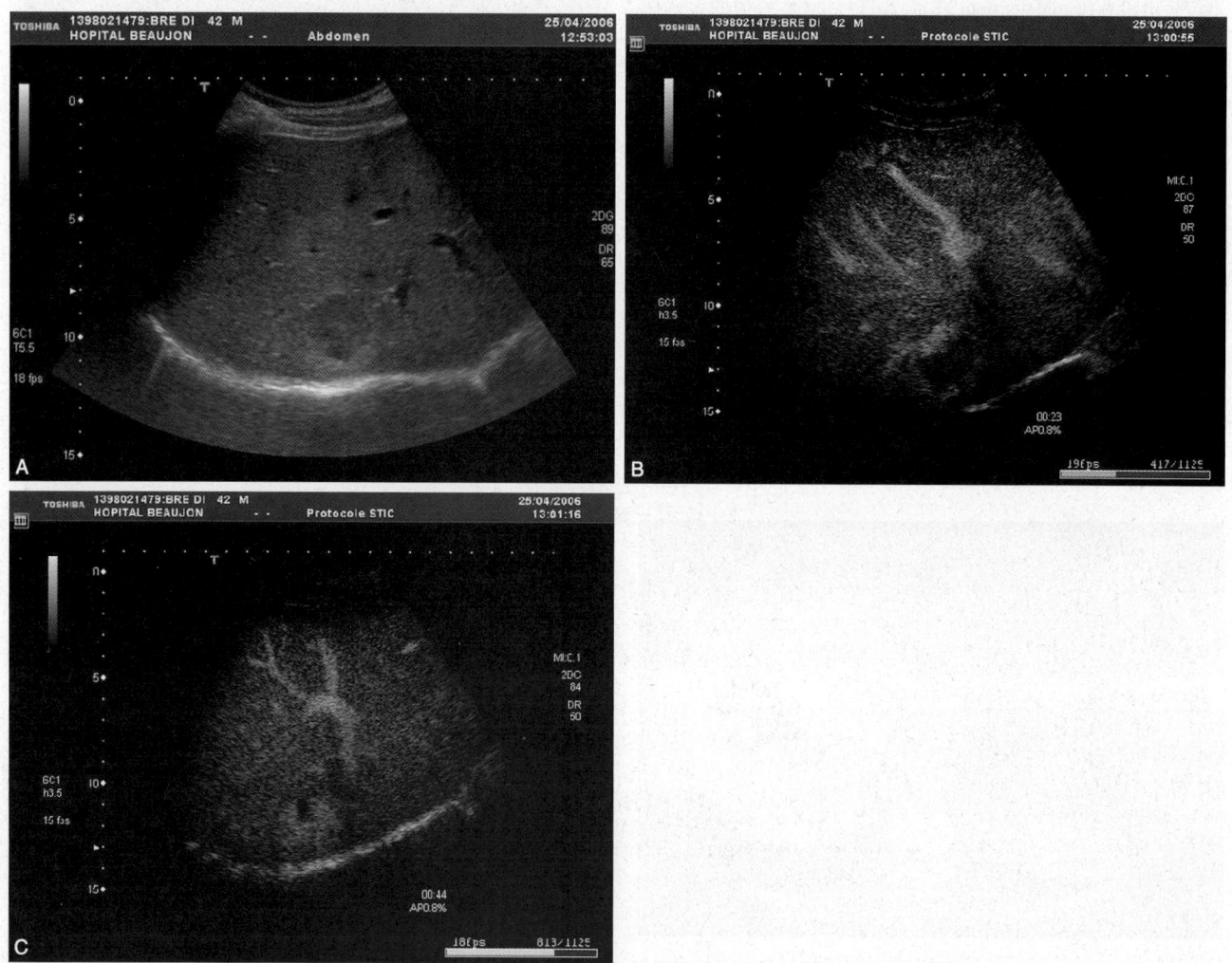

图 90A.4 肝血管瘤。超声(A)见低回声的肝内病变,其后方声学信号增强。超声造影(B 和 C)见病变的动脉期边缘强化和延迟期完全充填

的典型 MRI 表现是 T1 加权上低信号,T2 加权上明显的高信号(即特征性的"灯泡征",见图 90A.5)。多期动态 MRI 和 CT 上血管瘤的动态强化特征类似(图 90A.6;Semelka et al,1994)。血管瘤多为单发,但 10% 为多发,当血管瘤数目多至不可计量时称为血管瘤病(hemangiomatosis),极为罕见(Ishak & Rabin,1975;Keegan et al,2001)。

在影像学检查上表现不典型的血管瘤主要为巨大或快速充填型血管瘤两种类型。直径超过 6～12cm 的巨大血管瘤通常表现为混杂信号,内含明显的血栓性中央区域、大片透明区域以及纤维化(Coumbaras et al,2002;Danet et al,2003)等异常结构。然而,巨大血管瘤仍具有一般血管瘤的特征,即典型的动脉早期病变边缘结节状强化和 T2 加权上的病变边缘明显的高信号。病变表现为进行性的向心性强化,延迟期大部分强化。快速充填型血管瘤并不少见,通常发生在小病变内(42% 的病人血管瘤直径小于 2cm;Hanafusa et al,1995),因其在 CT 和 MRI 上表现为动脉期均匀强化,易与其他富血管性肿瘤相混淆。快速充填型血管瘤的特征是 T2 加权上明显的高信号,与动脉的平行强化,以及延迟期持续强化。值得注意的是,快速充填型血管瘤可合并动脉-门静脉分流(Kim et al,2001)。其他罕见的不典型血管瘤包括慢充填型血管瘤、钙化型血管瘤、透明型血管瘤、囊状血管瘤、带蒂型血管瘤、囊内液态型血管瘤和包膜凹陷的血管瘤。其中囊内液态型血管瘤因内含液平面,在 CT 和 MRI 上因液体分层沉积平面不同而表现相应的密度或信号强度。CT、MRI 和超声诊断囊内液态型血管瘤的准确性较差,可采取超声造影等二线影像学检查技术以明确诊断。伴有炎症反应综合征的血管瘤通常由瘤内局部或广泛存在的血栓所引起,起病较急,影像学特征为 CT 平扫上出现内源性(注:非造影剂引起、自发出现)的高密度占位。有基础性肝病的血管瘤是诊断的难点,以合并脂肪肝的血管瘤为例,超声上可显示为等或低回声占位,CT 平扫上则表现为高密度占位(Marsh et al,1989),此时需行动态 MRI 明确诊断。合并脂肪肝的血管瘤的 MRI 特征是在抑脂序列和反向 T1 加权上呈低信号,在 T2 加权上呈明显高信号。合并进展期肝硬化的血管瘤也是影像学诊断的难点,因硬化组织挤压导致血管瘤组织发生压缩并加重其纤维化(Brancatelli et al,2001)。由于肝细胞癌(HCC)在合

并基础性肝病的高回声结节中占约 50%,此时不宜仅依靠超声进行诊断(Caturelli et al,2001)。

肝血管瘤和局灶结节性增生可同时存在于 25% 的病例中,提示两者的联系并非偶然(Mathieu et al,1989;Vilgrain et al,2003),两者均具有血管来源,后者是由局部血供异常导致的肝细胞增生性反应(见第 89 章)。

总之,影像学检查,尤其是 MRI,几乎对所有肝血管瘤病例都能作出诊断。肝活检术的使用仅限于特殊病例,但需没有明显的出血风险(Caldironi et al,1998;Heilo 和 Stenwig,1997),其总体准确率为 96%(Caldironi et al,1998),施行时必须确保穿刺针在血管瘤边界和肝包膜之间的肝实质内进针。

临床处理

无症状的肝血管瘤病人,无论肿瘤体积大小都不需要治疗。即使某些专科中心已经达到良性疾病行肝切除术后零死亡率水平,术中出血和术后胆漏仍可能发生,作为一种良性疾病,不应让血管瘤病人承担这两种并发症的风险。血管瘤病人在确诊后不需要接受治疗或改变生活习惯。例如,病人不必停用避孕药,无须避孕,无须停止体育锻炼。建议明确告知病人血管瘤体积增大或导致并发症的风险极低,因而无须担心。一般情况下无须要求血管瘤病人接受随访。

肝血管瘤的治疗指征为合并严重症状、并发症,以及无法排除恶性肿瘤(Duxbury & Garden,2010;Yoon et al,2003)。巨大血管瘤病人通常有症状(Erdogan et al,2007)。外科切除仍是该病的确定性治疗方法,其他治疗方法包括肝动脉结扎术和放射治疗的疗效较差。放射治疗可缩小瘤体(Gaspar et al,1993),但对肝脏及肝周脏器有损伤,且不一定能改善症状。血管瘤破裂出血可考虑急诊经导管肝动脉栓塞止血,但止血效果通常不彻底,且有一定的并发症风险(Reading et al,1988)。外科手术时,可在结扎血管瘤供血动脉后挤压瘤体以便于操作和切除(Yoon et al,2003)。据报道射频消融(radiofrequency ablation,RFA)可有效治疗直径 5～10cm 的肝血管瘤(Gao et al,2013;Park et al,2011),但当前尚缺乏足够的循证医学证据。

对于有适应证者,肝切除术是血管瘤病人的唯一一线治疗方法(Erdogan et al,2007;Herman et al,2005)。首选的治疗地点应是能全面开展腔镜手术、开腹手术、剜除术、切除术等各种术式的肝脏专科(见 103B 章)。选择剜除术还是切除术需根据病变的体积和解剖而定。位于肝脏表面的血管瘤较适合剜除术,而位于肝脏深处者则宜采用正规的解剖性肝切除术更为安全(Fu et al,2009;Gedaly et al,1999;Kuo et al,1994)。尽管目前腔镜肝切除术被认为是安全可行的,但不可因此而扩大罕有的血管瘤手术切除指征。病灶切除后血管瘤病人的症状通常会得到改善(Erdogan et al,2007),如症状持续应首先考虑有无血管瘤以外的其他原因所导致,而非简单归咎于手术并发症。肝移植在特殊情况下也被成功地用于治疗技术上无法切除的复杂巨大血管瘤或伴有心肺并发症的血管瘤病人(Browers et al,1997;Ercolani et al,2010;Ferraz et al,2004;Keegan et al,2001;Tapetes et al,1995)(见第 112 章)。

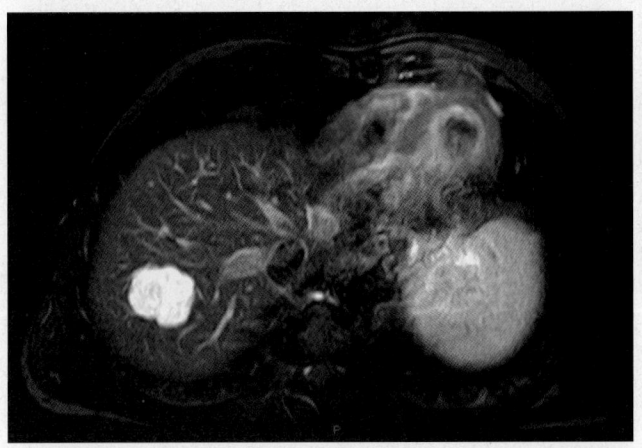

图 90A.5　磁共振 T2 加权上肝血管瘤表现为典型的高亮信号

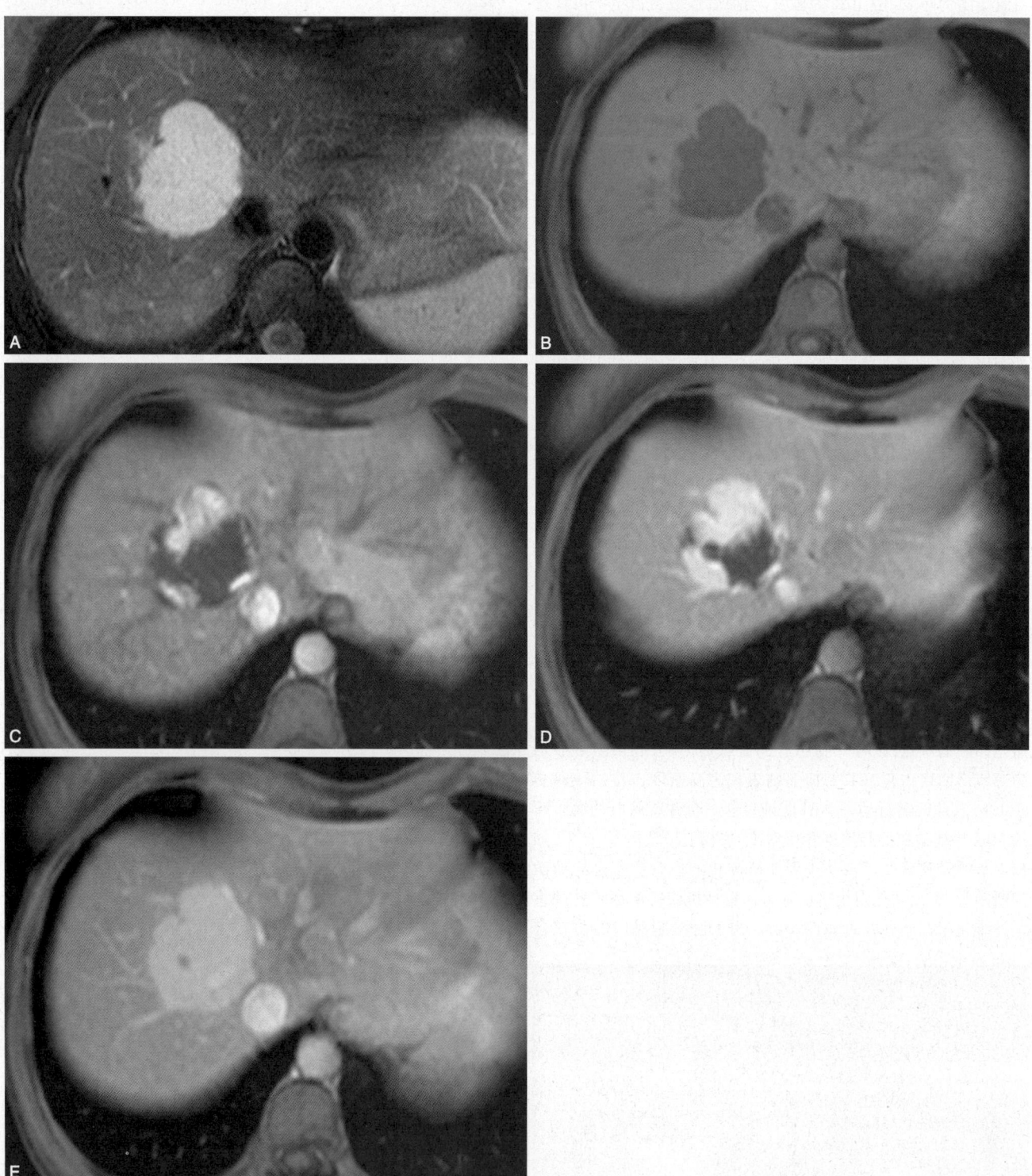

图 90A.6   肝血管瘤的典型磁共振表现。T2 加权上病变为典型的高亮信号(A),T1 加权上病变为低信号(B)。动脉期(C)典型的边缘强化,门静脉期(D)造影剂逐渐充填,到延迟期(E)表现为造影剂完全充填

局灶性结节增生

发病机制和病理学

　　肝脏的局灶性结节增生（FNH）是一种良性的肿瘤样疾病，好发于 30~50 岁的女性。FNH 和邻近的肝实质通常表达雌激素受体（Chandrasegaram et al,2015），而非孕酮受体，然而大部分队列和临床研究表明口服避孕药和妊娠（Kapp & Curtis,2009；Mathieu et al,2000）并不促进 FNH 增长（见第 89 章）。

　　一般认为 FNH 是由动脉畸形导致的肝细胞增生性反应（Wanless et al,1985）。增加肝实质局部动脉灌注可导致继发性的肝细胞增生这一假说已被分子特征分析证实，表明 FNH 涉及多克隆再生过程（Gaffey et al,1996；Paradis et al,1997；Rebouissou et al,2008）。FNH 的分子特征显示血管重构相关基因的表达水平下调，而引起血管生成素 1（具有促血管生成的作用）和血管生成素 2（具有与血管生成素 1 相拮抗的作用）的比值明显增高（Paradis et al,2003），强力支持该病是动脉畸形引起的增生性反应的理论。此外，有报道该病存在与转化生长因

子 β 信号传导通路相关的细胞外基质基因和 Wnt/β 联蛋白靶基因（如编码谷氨酰胺合成酶的 *GLUL*）的表达水平上调（Rebouissou et al,2008）。免疫组化染色后可见 FNH 中的谷氨酰胺合成酶呈典型的地图样分布，FNH 边缘的肝细胞中谷氨酰胺合成酶的表达水平最高（Bioulac-Sage et al,2009）。异常动脉血流可激活野生型 β 联蛋白，导致谷氨酰胺合成酶按照多克隆起源发生不均匀分布（Rebouissou et al,2008）。以上的近期研究均支持 FNH 是由动脉畸形导致的肝细胞增生性反应这一假说。

　　FNH 是在特定的血管区域内诱导产生的肝细胞再生这一事实，可以解释绝大多数病灶的体积不会发生变化，这也可以解释合并布-加综合征（Cazals Hatem et al,2003）、遗传性出血性毛细血管扩张症（Gincur et al,2008）、先天性门静脉闭锁（Kim et al,2004）、门静脉血栓形成伴肝动脉化（Bureau et al,2004）等肝脏血管疾病的病人，发生 FNH 的概率较高。在肝硬化组织中亦可发生类似的局部再生过程，即所谓的肝局灶性结节增生样的大结节。

　　FNH 具有特征性的组织病理学表现。大体病理外观上通常表现为轮廓清晰、无包膜的单发肿块（图 90A.7）；在显微镜

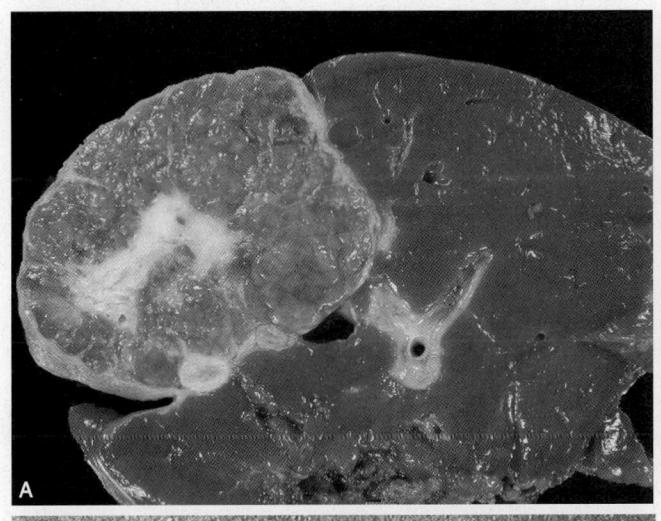
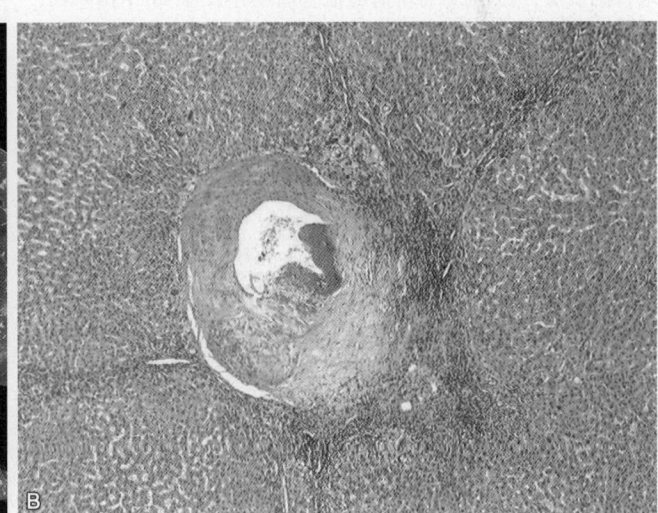
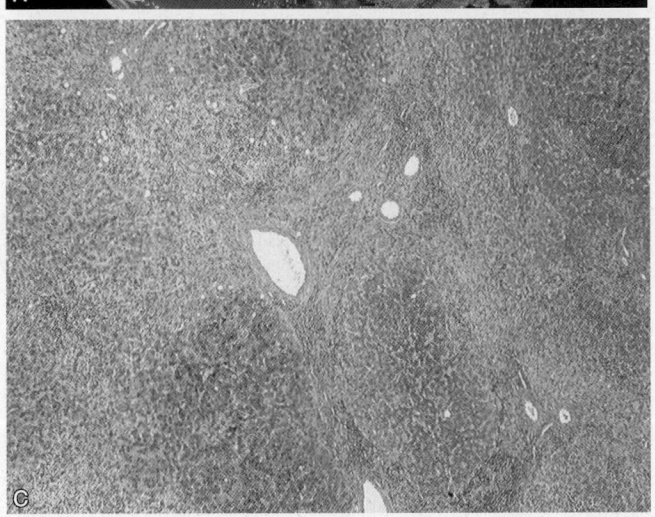

图 90A.7　肝局灶性结节增生（FNH）的大体标本：病变中心见星芒状纤维瘢痕组织（A）。Masson 三色染色后病变旁的肝组织表现正常；丰富的纤维瘢痕将病变分隔成多个小结节，内可见血管走形（B）。HE 染色可见内含萎缩的较大血管和炎症细胞的纤维组织（C）

下由形态正常的肝细胞组成,部分沿着由中央瘢痕形成的纤维间隔排列(见第 89 章)。鉴别诊断的要点在于纤维间隔内含有畸形的较大动脉,可伴有不同程度的管状增生和炎性细胞。增生的肝细胞排列成正常的或轻微增厚的肝板层结构。当出现胆汁瘀积或脂肪变时,肝细胞可出现水肿。

除了上述典型的 FNH,也发现了一些变异的情况,而且其频率还在增加。这些情况通常被放射学医生归类为"不典型 FNH",其特征是中央瘢痕区缺如或富含脂肪(Nguyen et al,1999),分子特征分析表明其存在毛细血管扩张的克隆变化过程,即所谓的"毛细血管扩张型 FNH",应被视为肝腺瘤的变异形式,而不是 FNH(Bioulacsage et al,2005;Paradis et al,2004)。

临床和生物学数据

FNH 约占肝脏良性病变的 1%,是第二常见的肝脏良性病变(Vilgrand V,2006)。多见于女性,发病率为男性的 9 倍。女性病人通常在 30~40 岁发病,男性的发病通常更晚(Nguyen et al,1999)。病人通常没有症状,在肝脏超声检查时被发现;有些病人出现的腹痛通常由其他疾病所引起。FNH 常为单发,20% 为多发,病人通常合并有肝血管瘤或肝腺瘤(Laurent et al,2003;Mathieu et al,1989;Vilgrain et al,2003)。当病人的病灶较大时可因出现腹痛或腹部不适而就诊。肝左叶的大病灶可因压迫相邻器官导致相应症状。带蒂的 FNH 发生蒂扭转时会导致急性腹痛。格利森囊(Glisson's capsule)下的大 FNH 也可导致腹痛(Buetow et al,1996),但在大部分病例中,与 FNH 有关的疼痛是由其他伴发疾病引起。

FNH 极少出现破裂和出血。发生破裂或出血者大多是所谓的毛细血管扩张型 FNH,其影像学和生物学特征都与典型的 FNH 不同,因而本质上应归类于肝腺瘤。FNH 通常不发生恶变。女性更年期后病灶可变小,但病人在停用口服避孕药或流产后病灶的体积一般仍保持稳定(Mathieu et al,2000)。

约 80% 的 FNH 病人的肝功能检查结果正常(Belghiti et al,1993)。当大的病灶压迫肝内胆管或肝静脉时,γ 谷氨酰转移酶和碱性磷酸酶可轻度升高(Belghiti et al,1993;Chandler et al,2011);当合并肝脂肪变时,血清谷丙转氨酶或谷草转氨酶可轻度升高。

影像学

FNH 的影像学特征(图 90A.8)与其大体病理外观的特征较为一致。在各种影像学检查中,FNH 有以下四种共同表现:①大体形态通常呈分叶状、无包膜;②除中央瘢痕区外,病变质地均匀;③无增强时,其超声上的回声强度(见第 15 章)、CT 密度(见第 18 章)和磁共振信号强度均与其周边肝实质相近或稍有不同(Buetow et al,1996;Vilgrain et al,1992;见第 19 章);④在动脉期,FNH 在超声造影、CT 或磁共振上都表现为均匀的明显强化和从中心瘢痕向周围组织呈放射状分布的营养动脉特征,在门静脉期和延迟期,其表现则与周边肝实质趋

同(Brancatelli et al,2001;Kim et al,2004)。磁共振显示 FNH 的中央瘢痕区最为清晰,在 T1 加权为低信号,T2 加权为明显的高信号,延迟期因中央瘢痕区纤维组织摄取造影剂而表现为高信号(Mortelé et al,2000;Kehagias et al,2001)。

肝胆特异性造影剂可通过突出显示病变的肝细胞来源而有助于与肝腺瘤相鉴别。FNH 通常在肝胆期表现为等或高信号,此点与肝腺瘤、肝细胞癌或其他非肝肿瘤不同(Ba-Ssalamah et al,2002;Grazioli et al,2005)。由于以上各项影像学特征均非 FNH 所独有,通常需联合多种影像学特征才能做出诊断。当满足以上所有影像学特征时可以确诊为该病。当满足上述特征中的四点时,应重点考虑该病的诊断。磁共振鉴别 FNH 与其他肝脏良性病变的敏感度为 70%,特异度接近 100%(Hussain et al,2004),然而对于 3cm 以下的 FNH,超声造影的诊断表现优于磁共振(Bertin et al,2014)。超声造影可见 FNH 常见的影像学特征性表现,即动脉期离心式造影剂充填和星芒状血管(Kim et al,2008)。当影像学表现不典型时,超声造影联合磁共振的诊断精确性最佳(Soussan et al,2010)。富含脂肪、不典型瘢痕区或钙化灶的 FNH 均可出现异常的影像学表现,如富含脂肪的 FNH 的影像学表现与肝腺瘤相似。在磁共振上表现不典型的 FNH 有肝活检术的指征,但假阴性率可高达 30%(Fabre et al,2002)。当磁共振表现不典型时,异常动脉、纤维带、导管反应和胆汁瘀积症是肝局灶性结节增生最具特征性的影像学表现(Makhlouf et al,2005)。近来发现,谷氨酰胺合成酶等免疫组化标记物有助于诊断,可以将阳性诊断率从 53% 提高至 93.3%(Bioulac-Sage et al,2012)。

临床处理

对于无症状且确诊的 FNH,无论体积大小均不需治疗。此种病变应视为肝细胞的一种再生过程而非肿瘤。此外,发生在男性的 FNH 也不应改变保守治疗的态度。FNH 不存在恶性转化的风险,也不存在并发症的风险,应该让病人知道此病没有并发症,其自然病史通常是稳定或逐渐缩小,到 50 岁后甚至会消失。因此,没有任何理由支持中断口服避孕药或避免怀孕。一旦确诊为 FNH 无须随访。

外科切除仅局限于出现症状的 FNH 病人(见第 103B 章)。需充分排除其他可能引起症状的原因后,才可考虑将相关症状归因于 FNH。不可因腔镜技术的发展而扩大 FNH 的手术适应证。首选在肝胆专科行肝切除术。手术指征应严格掌握,仅限于肝左叶巨大 FNH 且有症状的病人,或者有带蒂病灶者。由于大部分 FNH 病灶周围有大静脉,优先考虑保障有切缘的肝切除术而非剜除术。对于手术风险较大的位于肝右叶或尾叶的大 FNH,可考虑先行经导管肝动脉栓塞,以明确症状与病灶是否有直接的关系(Amesur et al,2009;Birn et al,2013;Vogl et al,2006;图 90A.9)。经皮射频消融也被认为是一种对有症状的 FNH 的有效治疗(Hedayati et al,2010),但当前尚无明确证据支持常规使用经导管肝动脉栓塞或经皮射频消融治疗 FNH。

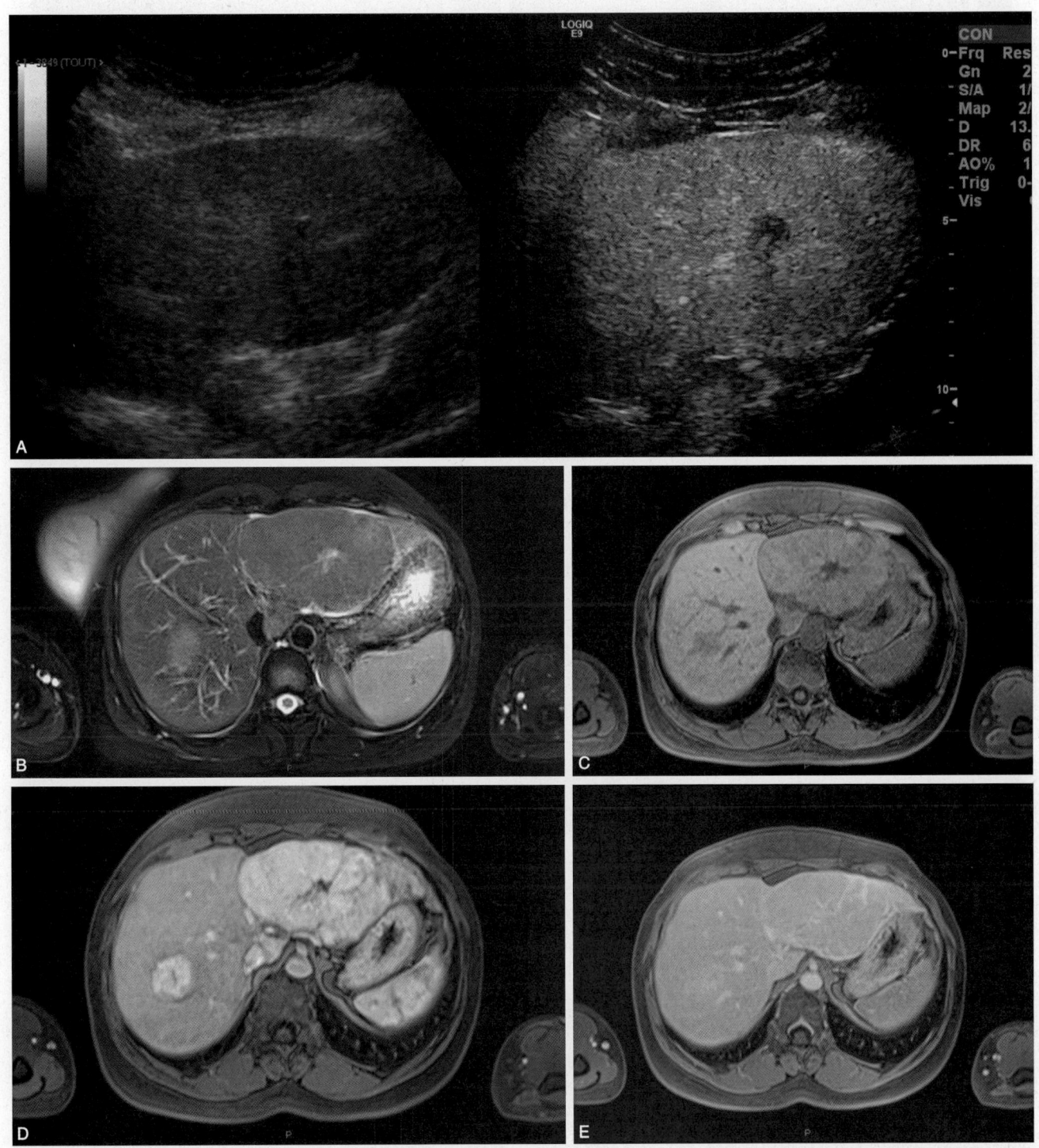

图 90A. 8　典型的肝局灶性结节增生（FNH）。超声造影（A）上见低回声的中央瘢痕区及均匀强化的外周区域。两个 FNH 在磁共振 T2 加权（B）上等信号强度，在 T1 加权（C）上低强度；动脉期（D）见强化明显、质地均匀的病变；延迟期（E）病变表现为等或稍高信号；中央瘢痕区表现为 T2 加权上高信号和延迟期强化,较大的 FNH 通常有明显的中央瘢痕区

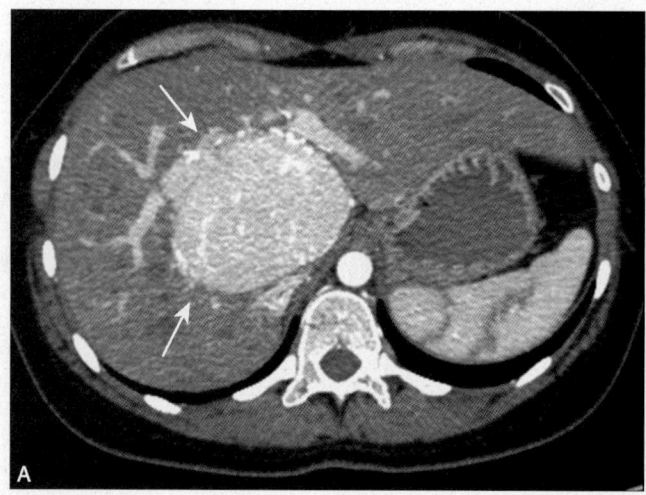
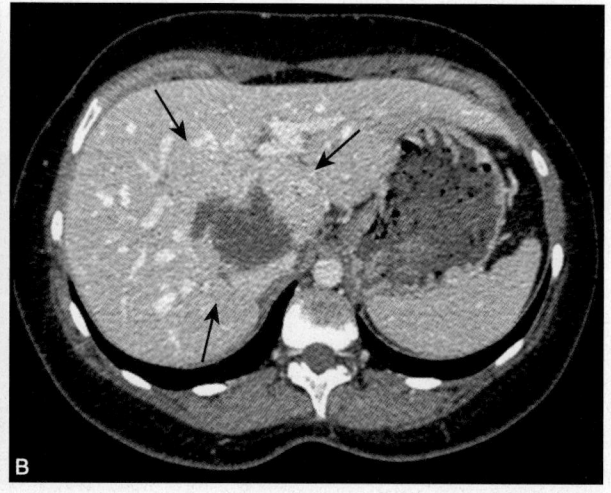

图90A.9　经导管肝动脉栓塞前后的肝局灶结节性增生。经导管肝动脉栓塞前的CT动脉期(A)可见质地均匀的肝门部病变,表现为动脉期早期的明显强化(白色箭头);经导管肝动脉栓塞后的静脉期CT(B)可见病变内血管完全消失,表现为无强化的均匀区域,且范围较前缩小(黑色箭头)

肝腺瘤

肝腺瘤是一种少见的肝脏良性肿瘤,女性的发病率是男性的9倍。肝腺瘤的发病率不到0.05%,因其易于出血、恶变率高而受到重视(Nault et al,2013)。

在口服避孕药出现以前,肝腺瘤鲜见报道。至20世纪70年代之后,美国等国家报道了使用口服避孕药的女性发生肝腺瘤的大量病例(Baum et al,1973)。激素水平和肝腺瘤的发病具有相关性。虽然雌激素暴露引起的*HNF1α*基因突变或生殖细胞杂合子*CYP1B1*基因突变所导致的雌激素活性降低可能诱发肝腺瘤,但口服避孕药和肝腺瘤之间并没有明确的因果关系。尽管如此,雌激素仍是诱发肝腺瘤的主要独立危险因素(Edmondson et al,1976)。口服避孕药的剂量可影响肝腺瘤的发病率(Gutiérrez Santiago et al,2007;Rosenberg,1991)。有些肝腺瘤病人在停用雌激素后病变发生自发性消退(Bühler et al,1982)。然而,低浓度雌激素的口服避孕药并没有消除肝腺瘤的风险,说明其他环境因素可诱发肝腺瘤。

在因范科尼贫血接受雄激素治疗者、滥用类固醇的运动员,以及自身雄激素分泌水平过高的人群中,均发现雄激素水平与肝腺瘤的发病相关(Ishak,1990;Socas et al,2005;Velazquez & Alter,2004)。肥胖与肝腺瘤的发生有关,肥胖人群的肝腺瘤的发病率可能较高(Dokmak et al,2009)。在因肝腺瘤接受手术切除的病人中,肥胖者的比例明显较高(Bunchorntavakul et al,2011),约38%~73%的病人处于超重或肥胖状态(Bioulac-Sage et al,2013;Chang et al,2013)。非酒精性脂肪肝(NASH)病人中发生肝腺瘤的比例亦较高(Brunt et al,2005)。综上,肥胖和代谢综合征正在逐步取代现代口服避孕药,成为肝腺瘤的首要和新的危险因素(Bioulac-Sage et al,2008)。

若干种少见的遗传综合征和肝腺瘤的发生密切相关。约50%的糖原储存疾病(尤其是1a型糖原沉着症)病人合并多发性肝腺瘤(Talente et al,1994)。成人起病的青少年糖尿病3型和纤维性骨营养不良综合征也和肝腺瘤的发生相关。门静脉缺如症或肝内外门体静脉分流等肝血管异常也与肝腺瘤的发生相关(Kawakatsu et al,1994)。

肝腺瘤是一种异质性疾病,有若干种亚型,可导致数种并发症(Zucman-Rossi et al,2006)。大体病理外观常可见包膜下大血管。病理切片上见病变呈白色和棕色相间。组织学上肝腺瘤由排列成小梁型结构的良性增生的肝细胞组成,细胞内可见脂肪和糖原蓄积,排列规则、偶有包膜(图90A.10,见第89章),常可见坏死和/或出血的区域,无正常的肝组织结构。根据特定的原癌基因和抑癌基因的突变,可以将肝腺瘤分为4种亚型:HNF1α突变型肝腺瘤(HNF1A)、炎症性肝腺瘤(亦称毛细血管扩张性肝腺瘤,IHCA)、β联蛋白突变型肝腺瘤(b-HCA)和其他亚型。各亚型的主要组织学特征如下:IHCA内含小动脉簇,其旁富含扩张或堵塞的肝窦相关的细胞外基质和炎性浸润。HNF1A内可见明显的脂肪变性。b-HCA内含假腺管和肥大细胞、不规则细胞和细胞核深染等细胞异型。其他亚型中尚未发现特异性的组织学特征。某一亚型的肝腺瘤病人可能发生某些特定的并发症,IHCA亚型病人出血风险较大,b-HCA亚型病人(尤其是当肿瘤直径超过5cm时)发生恶变的风险较大

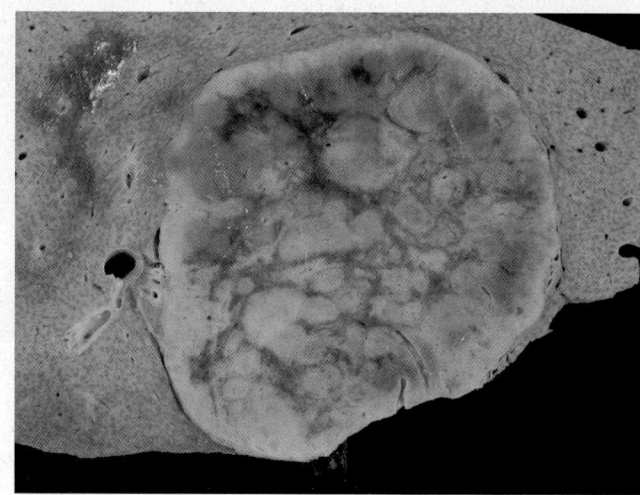

图90A.10　肝腺瘤的大体病理外观。病变呈黄褐色或黄色、轮廓清晰、无包膜,供血动脉呈窦状扩张

（Dokmak et al,2009）。罹患肝腺瘤的男性病人有较大的恶变风险（Dokmak et al,2009；Farges et al,2011；Stoot et al,2010）。

肝腺瘤病人通常无症状，仅在肝脏超声检查中被偶然发现，需依赖其他检查明确诊断，最好使用 MRI 对肝腺瘤进行诊断和分型（Laumonier et al,2008；Ronot et al,2011）。腹痛是该病最常见的症状（Bioulac-Sage et al,2009a；Dokmak et al,2009）。肝腺瘤较大的病人可出现 γ 谷氨酰转移酶和碱性磷酸酶升高和/或氨基转移酶轻度升高等肝功能异常（Dokmak et al,2009）。约 1/3 的 IHCA 亚型病人因合并炎症综合征出现发热症状（Paradis et al,2007）。

临床诊断路径

不同亚型的肝腺瘤具有各自的影像学特征。肝腺瘤的病理特征为通常源于脂肪或毛细血管扩张的成分，而 MRI 对脂肪成分等较为敏感，因而常作为肝腺瘤的首选检查手段。增强 MRI 上观察扩张的血管腔较为清楚（见第 19 章）。HNF1A 亚型肝腺瘤在 T2 加权上信号差异较大，在非抑脂序列上呈轻度高信号，在抑脂 T2 加权上呈等或低信号。HNF1A 亚型肝腺瘤最明显的特征是在 T1 加权上的弥散低信号（Laumonier et al,2008；Ronot et al,2011；图 90A.11）。MRI 诊断 HNF1A 亚型肝腺瘤的敏感度为 87%～91%，特异度为 89%～100%（Laumonier et al,2008；Ronot et al,2011）。

IHCA 亚型肝腺瘤在 MRI 上可见弥散的边缘带，即"环状珊瑚岛征"（图 90A.12）；在 T2 加权上病变呈明显的高信号（Van Aalten et al,2011）；在 T1 加权、抑脂序列和反向序列上为等或高信号。当病变在 T2 加权上表现为明显的高信号和延迟期持续强化时，MRI 诊断 IHCA 亚型肝腺瘤的敏感度为 85%～88%，特异度为 88%～100%（Laumonier et al,2008；Ronot et al,2011）。

b-HCA 亚型肝腺瘤和未分类的肝腺瘤的影像学特征不太明确，常表现为动脉期高信号和门静脉期或延迟期低信号，因而容易与其他肝肿瘤相混淆。b-HCA 亚型肝腺瘤和未分类的肝腺瘤亚型的影像学表现缺乏特征性，难以与肝细胞癌区分。由于 MRI 具有较为准确的诊断和分型能力，肝活检术的诊断和临床决策价值有限（Terkivatan et al,2009）。超声造影有助于肝腺瘤和 FNH 的鉴别诊断，或 HNF1A 亚型与 IHCA 亚型肝腺瘤的鉴别诊断，但总体而言，超声造影对肝腺瘤分型的敏感性和特异性差于 MRI（Laumonier et al,2012）。由于影像学诊断 FNH 的局限性，对于以下两种情况可考虑经皮肝穿刺活检术以明确诊断：肝腺瘤和不典型 FNH 的鉴别诊断，及直径约 5cm 的疑似 b-HCA 亚型肝腺瘤且无肝切除计划者（Dokmak et al,2009）。

并发症

约 25% 的肝腺瘤病人可并发出血（Bieze et al,2014；Deneve et al,2009；Dokmak et al,2009）。出血的危险因素包括肿瘤体积大（尤其是直径超过 5cm 的 IHCA 亚型肝腺瘤）、内含明显动脉的病变和外生性生长的肿瘤（Bieze et al,2014；Dokmak et al,2009）。

文献报道肝腺瘤的恶变率为 5%～6%（Kudo,2015；Stoot et al,2010），但在临床实际中肝腺瘤的恶变率（尤其是在女性病

人中）可能略低。首先，报道的病例系列通常是切除的病变，更容易纳入具有恶变潜能的病例，从而造成恶变概率被高估。其次，肝腺瘤和肝细胞癌的鉴别诊断有时非常困难，高分化的肝细胞癌很可能被误诊为退化的肝腺瘤。理论上除非在某一病变上同时观察到肝腺瘤和肝细胞癌成分，否则不宜轻易将肝细胞癌归因于退行性肝腺瘤。根据病人相关因素、肿瘤直径和病例分类的不同，肝腺瘤发生恶变的概率可从 0 到 50%，因此其恶变率的准确性存疑。恶变的危险因素包括性别（男性比女性高 6～10 倍）、使用雄激素、b-HCA 亚型和直径超过 5cm 者（无论亚型）（Bioulac-Sage et al,2009a；Dokmak et al,2009；Farges et al,2011；Stoot et al,2010）。较大比例的 IHCA 亚型亦含有 β 联蛋白突变，因而有恶变的风险。肝腺瘤病人所合并的肝细胞癌通常分化程度高、甲胎蛋白水平正常、无血管侵犯或卫星灶、经切除后确认，且预后良好（Dokmak et al,2009）。

高达 1/3 的肝腺瘤为多发。多发性肝腺瘤的病灶大小不一、可发生在任何肝段，被称为肝腺瘤病（Flejou et al,1985）。由于肝腺瘤病通常是 HNF1A 亚型，其发生并发症的风险并不高于单发肝腺瘤的病人。约 10% 的肝腺瘤病病人可发生自然消退（Barthelemes et al,2005；Dokmak et al,2009；Nault et al,2013）。

对于患有肝腺瘤的孕妇，需警惕激素诱导的肿瘤生长和病灶破裂。若干个研究显示，大多数肝腺瘤在孕期保持稳定（Cobey & Salem et al,2004），因此对于直径小于 5cm 的肝腺瘤、没有瘤内出血的病人不必因此进行避孕，常规的超声监测即可起到较好的随访监测效果（Dokmak et al,2009；Noels et al,2011）。

临床处理

随着对出血、恶变等并发症风险的深入理解，当前对肝腺瘤病人进行有创治疗的适应证选择取得了较大进步。危险因素主要包括大肿瘤、肝腺瘤亚型和病人的性别（Dokmak et al,2009；Nault et al,2013）。

对于男性肝腺瘤病人，无论肿瘤大小均应考虑手术切除（见第 103B 章），对于女性病人且肝腺瘤直径小于 5cm 者，可考虑停用激素疗法，并同时采用 MRI 进行每年一次或两次的监测（根据 MRI 分型的结果进行调整）。笔者团队的经验是对于非 IHCA，每年一次 MRI 监测；对于 IHCA，则应每年两次 MRI 监测。监测时间均至少持续 5 年。这一监测策略尚未获得循证医学证据，体现了近年来肝腺瘤外科手术指征更趋谨慎的趋势。对于以往认为高风险的肝腺瘤病人进行非手术处理，直到通过密切监测获得不适合继续随访的充分证据后再进行干预的做法，在当前看来是合理的。有观点认为，对于 MRI 无法明确诊断的小肝腺瘤（直径小于 5cm），应倡导经皮肝穿刺活检。当前学术界对这一观点上尚未达成共识。首先，小肝腺瘤病人发生并发症的风险较低；其次，当前肝活检技术对诊断 β 联蛋白基因突变不够敏感（Bioulac-Sage et al,2013；Dokmak et al,2009；Nault et al,2013）。

对于肝腺瘤大于 5cm 的女性病人，如停用激素疗法后肿瘤仍不消退，可考虑行手术切除。对于绝大多数病人，即便怀疑有恶变可能亦无须行肝穿刺活检术，原因在于肝穿刺活检的病理检查结果通常不会改变治疗方案，唯一的例外是在 MRI 上见

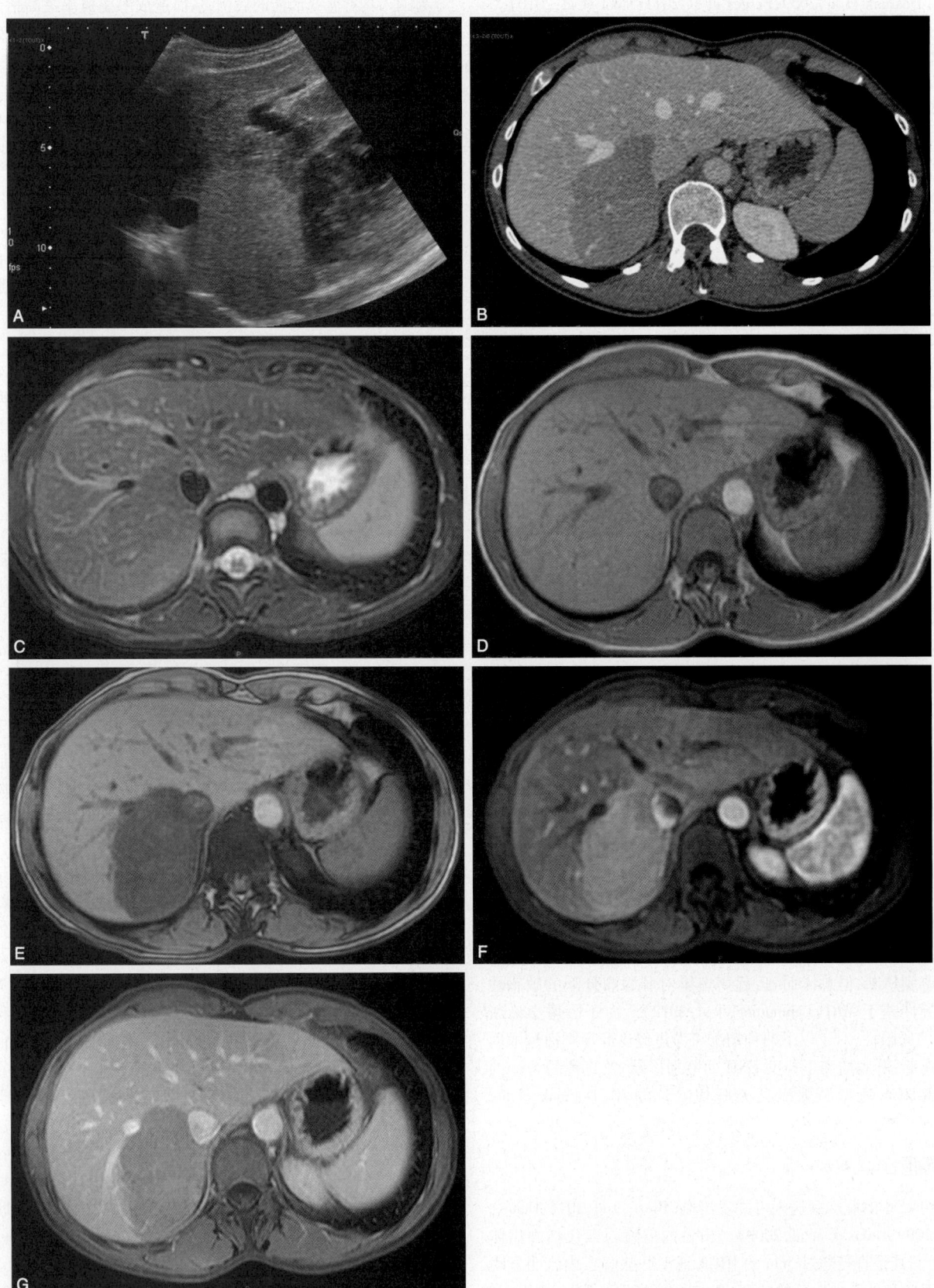

图 90A.11　HNF1A 未激活的肝腺瘤。超声（A）见肝内强回声病变。CT 门静脉期（B）见低密度病变。磁共振抑脂 T2 加权和同相 T1 加权（C 和 D）上见等信号病变；反相 T1 加权（E）上见低信号病变；动脉期（F）见强信号病变；延迟期（G）见低信号病变

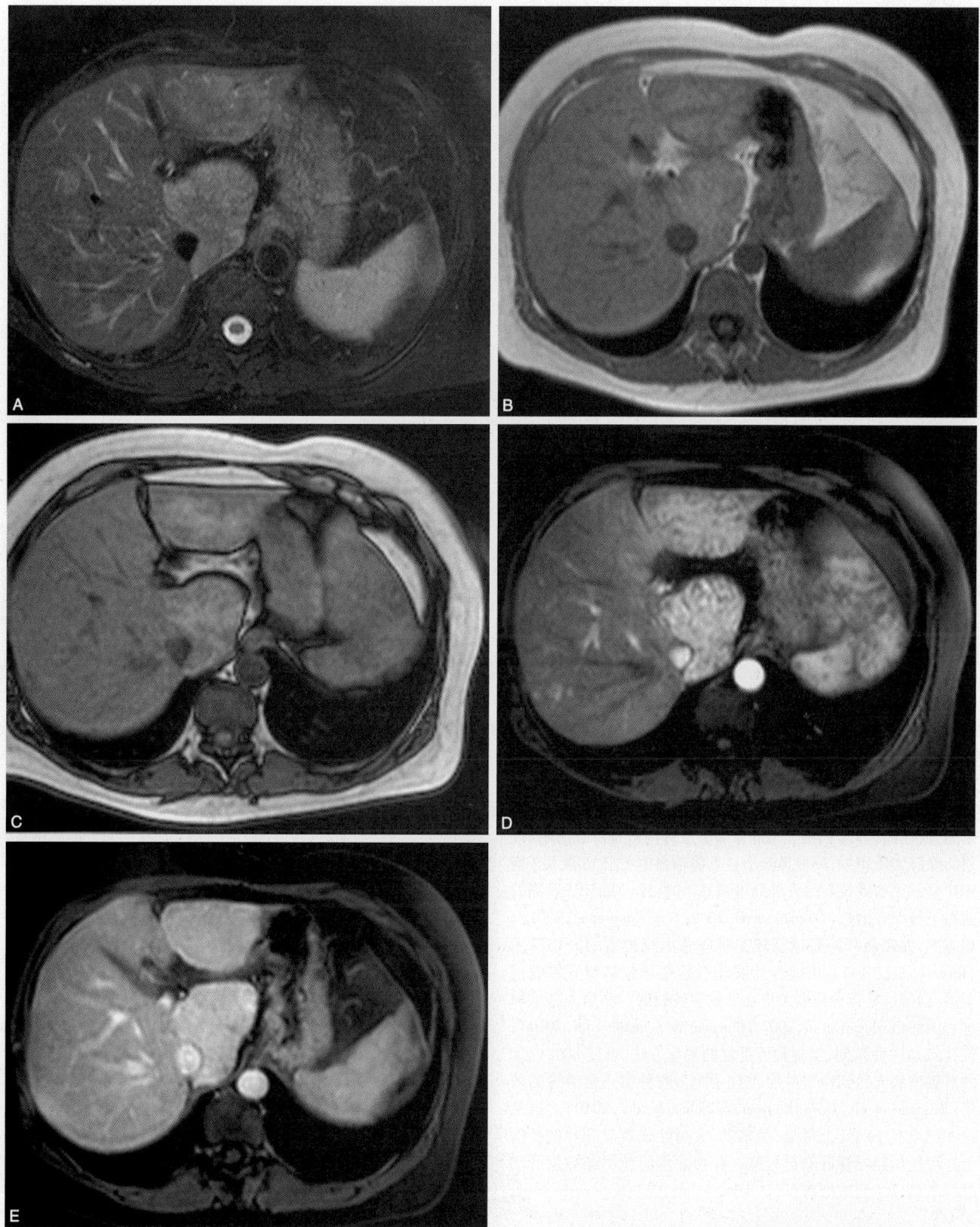

图 90A. 12　毛细血管扩张性或炎性肝腺瘤。磁共振抑脂 T2 加权 (A)、同相 (B) 和反相 T1 加权 (C) 上见肝尾状叶和肝左叶两枚较大的高信号病变；动脉期 (D) 见明显强化的病变；延迟期 (E) 见持续强化的病变。肝右叶可见若干小病变

到疑似肝脂肪性病变,直径大于5cm,在这种情况下通过肝活检术建立 HNF1A 亚型的组织学诊断,之后进行规律性随访。肝腺瘤病人发生血管侵犯或淋巴结受累的风险很低,因而无须追求宽切缘或区域性淋巴结清扫(Deneve et al,2009;Dokmak et al,2009),首选腔镜下肝切除术。

累及左右肝叶的多发性肝腺瘤病人不再具有肝移植的指征(Dokmak et al,2009)。因多发性肝腺瘤不强求完全切除,局部切除治疗恶性肝腺瘤安全、有效,当前已很少有肝腺瘤病人需接受肝移植治疗(Dokmak et al,2009),仅适用于多发肝腺瘤的男性病人无法外科手术切除、合并糖原贮藏障碍症且其他治疗无效或合并肝内静脉分流的巨大型肝腺瘤等特殊情况。

对于多发性肝腺瘤,仅建议切除直径在5cm以上者。有时可能需要使用门静脉栓塞的分期手术策略。对于女性肝腺瘤病人,如其所有病变均小于5cm,可进行规律性随访,而不强求获得病理诊断。对直径小于5cm的肝腺瘤病人的随访数据显示,大部分病例的肿瘤直径稳定、缩小、甚至消失(Dokmak et al,2009)。术后应停用口服避孕药,即使完全切除肿瘤后亦不可继续口服避孕药(Nault et al,2013)。停用避孕药后仍有约10%的病人会出现残余肝腺瘤继续增大(Nault et al,2013)。当残余肝腺瘤增大至3~4cm时,可考虑采用射频消融或经导管动脉栓塞进行处理,而非再次手术(Atwell et al,2005;VanAalten et al,2012;见第96章)。

经导管肝动脉栓塞可作为肝腺瘤并发出血的初始治疗,以预防再次出血并使肝腺瘤缩小(Marini et al,2002;Stoot et al,2007;Terkivatan et al,2001)。虽然肝腺瘤破裂的病人可发生剧烈腹痛和腹腔内出血,但血流动力学不稳定者较少,通常可经保守治疗止血(Marini et al,2002)。肝腺瘤破裂出血后2~3天内可行经导管肝动脉栓塞,宜选插管至肝腺瘤供血动脉进行栓塞为佳。术后1周内病人可能会反馈持续性疼痛、发热,并表现右侧胸膜积液;1周后肝转氨酶可降至正常水平。停用激素疗法后可让病人出院。出院后6周时可采用CT进行影像学随访。经导管肝动脉栓塞可达到肿瘤缩小或完全消失的效果。因而,仅在随访CT扫描显示肝腺瘤旁血肿消散且界限清晰、计划切除肝实质较少、失血风险小且无需输血时行肝切除术。当MRI显示无瘤或仅有少量肿瘤组织残留时,建议在MRI监测的前提下行保守治疗(Dokmak et al,2009;Terkivatan et al,2001);相应的,如残余肝腺瘤增至较大时应考虑行规范的肝切除术(Bieze et al,2014)。因经导管肝动脉栓塞导致破裂肝腺瘤消退的良好效果,部分作者考虑在未发生破裂的肝腺瘤上亦采取这一做法(Erdogan et al,2007;Huurman & Schaapherder,2010),该技术是一种微创、实施且可重复的治疗方法,可使80%以上的肝腺瘤病人达到稳定肿瘤、缩小肿瘤,或肿瘤完全消失的效果(Erdogan et al,2007;Huurman & Schaapherder,2010)。虽然这些结果在小病灶上常见,在多发、大病灶或者双肝叶的肿瘤上亦可使用经导管肝动脉栓塞。肝切除术前使用经导管肝动脉栓塞可以达到减瘤效果(Deodhar et al,2011;Kobayashi et al,2009)。

对于肝切除术后残余肝腺瘤进展且肝腺瘤直径小于4cm的病人,可考虑行射频消融术(Van Vledder et al,2011;见第98章),初步数据显示该治疗对肝腺瘤病人的安全性和耐受性较好(Van der Sluis et al,2009)。

其他病变

肝脂肪性病变

血管平滑肌脂肪瘤

肝血管平滑肌脂肪瘤是一种少见的间充质肿瘤,由平滑肌细胞、脂肪组织和增生的血管构成,属于血管周围上皮样细胞分化的肿瘤组,可归为血管周围上皮细胞肿瘤或具有血管周围上皮样细胞分化的肿瘤(PEComa;Tsui et al,1999;见第89章)。该肿瘤组还包括其他部位的血管平滑肌脂肪瘤、淋巴管肌瘤病、透明细胞粒细胞肿瘤和透明细胞"糖"肿瘤。PECome 具有一定的形态学和免疫表型特征,如与血管壁相关的上皮样或纺锤形细胞(偶见),免疫染色后可见黑色素细胞(标记物为HMB-45 和/或 Melan-A)和平滑肌细胞(标记物为肌动蛋白和/或 Desmin)(Hornick et al,2006;Martignoni et al,2008)。PEComa 可与结节性硬化症相关,但多为散发性。就全身脏器而言,血管平滑肌脂肪瘤最好发于肾脏,很少发生在肝脏(Tsui et al,1999)。肝血管平滑肌脂肪瘤多见于30~50岁的女性(中位年龄44岁)(Barbier et al,2014),直径通常大于5cm(Yang et al,2007),并可能增大(Zeng et al,2010)。因该病病人通常无症状且肝功能检查结果正常,约40%的病人在例行的影像检查中被偶然发现。此外,病人可因大肿瘤引起的相关症状或体重减轻等非特异性症状而被发现(Yang et al,2007)。与结节性硬化症相关的肝血管平滑肌脂肪瘤发病时可表现为一个单发或多发肿块(Hooper et al,1994;Zhou et al,2008)。据报道肝血管平滑肌脂肪瘤可发生恶变(Dalle et al,2000;Rouquie et al,2006;Zeng et al,2010)。

由于肝血管平滑肌脂肪瘤的组织结构复杂,且平滑肌细胞、脂肪组织和增殖血管等三种组织比例的差异较大,其影像学表现具有较大的个体差异性,缺少特征性。低脂肪含量的肝血管平滑肌脂肪瘤的影像学表现常类似肝腺瘤和肝细胞癌,因而常需肝穿刺活检才能确诊。术前影像学诊断血管平滑肌脂肪瘤的准确性较差,仅当出现MRI的T1加权上明显的高信号、抑脂处理后信号减退,反相处理后信号不变的病变时,可与脂肪性肝细胞肿瘤区分开来(Arblade et al,1996)。血管平滑肌脂肪瘤在使用造影剂的超声造影、增强CT或增强磁共振成像中,通常表现为动脉期明显增强,门静脉期或延迟期不减退(图90A.13;Wang et al,2010)。病变内有时可出现比较粗大的动脉,是血管平滑肌脂肪瘤高度特异性的改变。

肝血管平滑肌脂肪瘤通常需经肝活检术获得组织学诊断。具有突出的上皮样细胞增殖和缺乏脂肪组织的肝血管平滑肌脂肪瘤是组织学诊断的难点。HMB-45等黑色素细胞标记物有助于鉴定上皮样成分,从而提高诊断准确性(Arblade et al,1996)。对于确诊血管平滑肌脂肪瘤且病变直径小于5cm的无症状病人,建议通过影像学检查进行规律性的仔细随访(Sawai et al,1998)。对于直径大于5cm的病变应采取更积极的处理。以上皮样成分为主的血管平滑肌脂肪瘤具有较高的恶变率。经导管肾动脉栓塞是治疗肾血管平滑肌脂肪瘤的一线治疗方案,疗效确切,但对肝血管平滑肌脂肪瘤的疗效尚待更多实践。肝切除术仍是直径大于5cm的肝血管平滑肌脂肪瘤的一线治疗(Zeng et al,2010;图90A.14)。

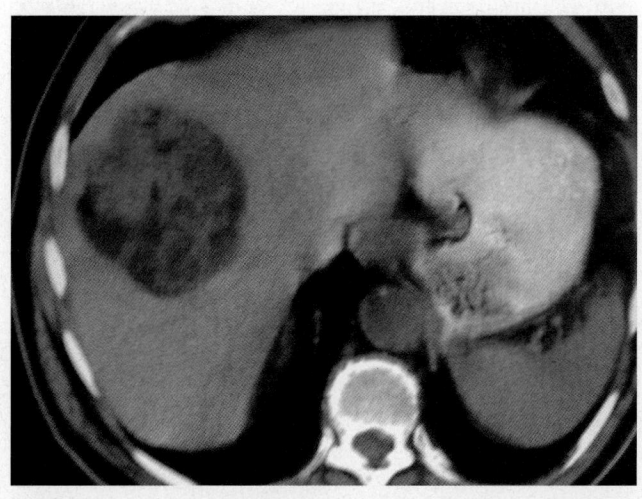

图 90A.13　典型的肝血管平滑肌脂肪瘤。CT 平扫见一个密度不均匀的病变,内含脂肪

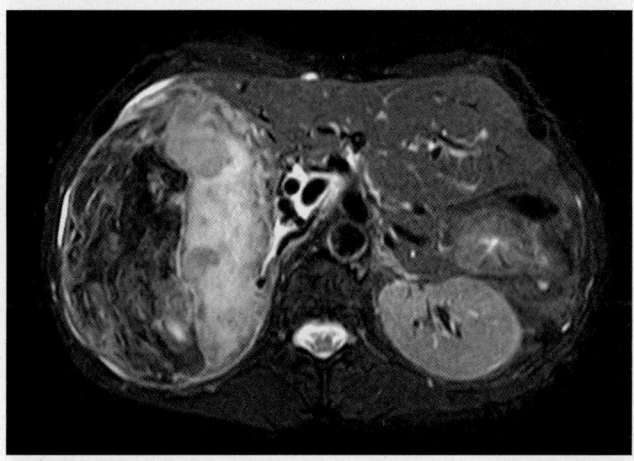

图 90A.14　磁共振显示混杂信号的大肝血管平滑肌脂肪瘤,因病变内含疑似恶变的成分而需手术切除

脂肪瘤

肝脂肪瘤是一种非常罕见的肝肿瘤,表现可与肝血管平滑肌脂肪瘤类似(见第 89 章)。肝脂肪瘤质地均匀、边界清晰,在 CT 上显示为脂肪密度,动脉期不强化。在 MRI 的 T1 加权上为高信号,在 T2 加权上为中等高信号。脂肪瘤的影像学特征是在抑脂 MRI 序列上的明显低信号(Horton et al,1999)。与含有脂肪的脂肪性肝细胞肿瘤相反,脂肪瘤在反向期 T1 加权上的信号强度不减弱。显微镜下可见肝脂肪瘤的脂肪组织分化良好,无任何明显变性。脂肪瘤无须外科切除(Nakamura et al,2009)。

胆管微错构瘤

这些病变也被称为冯迈恩堡(von Meyenburg)复合体,通常表现为分散在肝脏各部位、多发的小结节(<5mm)(见第 89章)。在有尸检结果的成人病例系列中,胆管微错构瘤的发病率约为 5%,在先天性肝纤维化或多囊性肝病病人中尤为常见(Redston & Wanless,1996)。胆管微错构瘤由异常发育的肝内小胆管构成,内含胆管和炎症细胞,伴有纤维化(表 90A.1;Neri

et al,2004)。与胆管腺瘤不同,胆管微错构瘤中尚未发现 BRAFV600E 突变(Pujals et al,2015 年 a)。在因腹部其他器官的肿瘤施行手术时,外科医生发现胆管微错构瘤时通常会行活检术并申请术中冰冻切片检查,因而有关该肿瘤的临床实践问题主要依赖于病理学医生的解答(Guiu et al,2009)。一些对这种罕见病变缺乏认识的病理学医生可能会感到疑惑并将其误诊为转移性肝癌。胆管微错构瘤的影像学特征是在 MRI 的 T2加权上表现为明显高信号的多发小病灶,结合影像学表现有助于提高诊断准确性。胆管微错构瘤与常被误诊为卡罗利病,鉴别的要点是胆管微错构瘤与胆管并不相通(Tohme-Noun et al,2008)。该病无须进行治疗。

胆管腺瘤

胆管腺瘤也称为良性胆管瘤,是一种无症状的良性疾病,通常在影像学检查、外科手术或尸检时偶尔被发现(Kim et al,2010)。胆管腺瘤体积通常较小(<5mm),位于肝包膜下,边界清晰(见第 89 章),由致密的纤维间质内的非囊性胆道结构的增殖形成(Allaire et al,1988)。胆管腺瘤的组织学特征与胆管微错构瘤有些重叠,以致有时前者被认为是后者的变异体,然而新近在超过 50% 的胆管腺瘤中发现 BRAFV600E 突变,表明该病与胆管微错构瘤有不同的发病过程。受此启发,数位学者提出在 BRAF 突变的肝内胆管癌中可能存在"从腺瘤到癌"的过程(Pujals et al,2015a,2015b)。因胆管腺瘤曾被认为是一种活性很低的肿瘤,因而无需切除,其临床意义主要在于术中可能被误诊为转移性肝癌(Hornick et al,2005)。当前对胆管腺瘤发生致癌突变后是否应改变先前的保守治疗尚未达成共识。

炎性假瘤

炎性假瘤(inflammatory pseudotumors of the liver,IPL),也称为炎性肌成纤维细胞瘤,是罕见的良性病变,约占肝胆专科所接受的转诊病例中的 0.2% ~ 0.7%(Milias et al,2009;Park et al,2014;Torzilli et al,2001;见第 48 章)。就全身器官而言,肺炎性假瘤最为常见,通常与各种炎性疾病相关,是一种过度炎症反应的结果(Faraj et al,2011)。肝炎性假瘤的病因不清,可能与肝实质微生物感染、门静脉血管闭塞、免疫球蛋白 G4(IgG4)相关硬化性胆管炎等相关(Uchida et al,2007)。近年有假说认为 IPL 起源于树突状细胞(Goldsmith et al,2009)。在男性、在欧洲以外人群中肝炎性假瘤略为常见,发病的平均年龄为 50~65 岁(Koea et al,2003;Park et al,2014)。

80% ~ 90% 的 IPL 病人有症状。常见症状包括发热、腹痛、体重减轻和乏力等(Goldsmith et al,2009;Park et al,2014)。某些肝门周围的 IPL 可出现黄疸和胆管炎等类似肝门部胆管癌的表现(Deng et al,2010;Zamir et al,1998),增加了鉴别诊断的难度。对于肝门周围的 IPL 和肝门部胆管癌的鉴别诊断,当前尚无相关推荐指南。当病人出现肝门区狭窄时应考虑以下几种诊断:恶性狭窄最为常见,其次则考虑自身免疫性胆管病、原发性硬化性胆管炎、IPL 和其他几种罕见疾病。在临床特征不典型、不足以确诊恶性梗阻、手术切除技术上可行时,常需施行手术切除并获取病理学诊断。少于 20% 的 IPL 病人可有 γ 谷氨酰转移酶和碱性磷酸酶轻度升高等肝功能检查异常,血常规等血液学检查结果通常正常,约三分之一的病人有炎症综合征表现。

IPL有三种不同的影像学表现类型。第一种类型表现为边界不清、质地不均的富血供大肿瘤(中位直径为4~5cm)。在MRI上,病变表现为T1加权上低信号、T2加权上等或高信号(Park et al,2014;Venkataraman et al,2003)。第二种类型是有包膜的肝单发坏死性结节,通常为无意中被发现(Abbey-Toby et al,2003)。第三种类型在CT和MRI上均表现为伴随门静脉周围浸润、胆管扩张和肝门部淋巴结肿大的病变,边界不清晰(Venkataraman et al,2003;图90A.15)。

组织学检查表明,IPL主要由梭形细胞和多形性炎症细胞组成。紧邻IPL常可见门静脉分支异常和血栓性静脉炎。肝周围实质细胞的门静脉周围炎症与胆管破坏和炎性疾病的肝内蔓延有关。

IPL的诊断较为困难,仅有50%的病人可在准确诊断的基础上施行治疗(Goldsmith et al,2009;Torzilli et al,2001)。如果仅依赖实验室和影像学检查,50%的IPL会被误诊为胆管癌等恶性肿瘤,20%的IPL会被误诊为肝脓肿(Goldsmith et al,2009;Park et al,2014)。因无创检查手段的准确性较低,常需肝活检术明确诊断,必要时甚至可行多次肝活检术以确诊。75%的IPL病人可通过肝活检术获得组织学诊断而避免手术(Goldsmith et al,2009),否则因IPL的临床表现酷似肝门部胆管癌,病人可能接受肝大部切除术。该病无恶变潜能,病人不应承担肝切除术的风险。对于已确诊为IPL的病人,可予以类固醇、抗生素治疗以及简单的监测,超过90%的病例病变可完全消失(Goldsmith et al,2009;Lévy et al,2001;Maze et al,1999;Park et al,2014)。因该病可能具有类似IgG4相关的硬化性胆管炎的自身免疫性因素,可使用类固醇;因其可能有发生感染的因素,故可考虑使用抗生素。虽然IPL尚无公认的最佳治疗方案,但类固醇至少在控制发热和黄疸等症状方面可能有一定作用(Goldsmith et al,2009)。

少见肿瘤或假瘤

孤立性纤维瘤

孤立性纤维瘤是一种少见的肝孤立坏死性肿瘤,通常是自限性的单发小肿瘤(<2cm)(Zhou et al,2008;见第89章)。男性的发病率略高,平均发病年龄为60岁,通常无症状(Deniz & Ganime,2010)。在组织学上,肝孤立性纤维瘤具有透明纤维包膜围绕的中央坏死核心,内含炎症细胞浸润的胶原、弹性蛋白纤维或钙化灶。该病的病因尚不明确,硬化性血管瘤、创伤和感染(尤其包虫囊肿等寄生虫感染)均可能是病因因素(Clouston et al,1993;Deniz & Ganime,2010)。因肝孤立纤维性瘤的影像学表现和转移瘤等肝恶性肿瘤相似,故影像学鉴别诊断常有

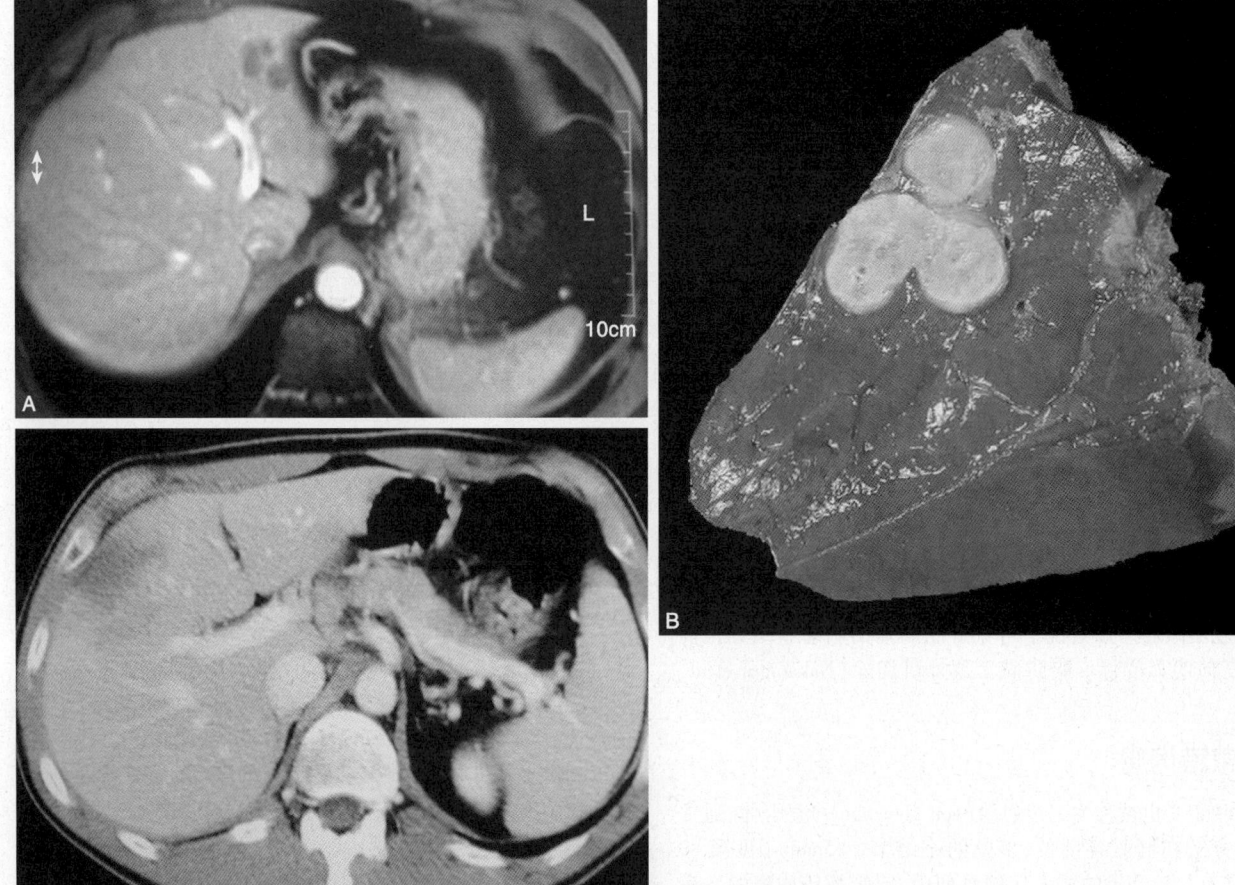

图90A.15 肝炎性假瘤。(A)增强磁共振上见一个单发的坏死性病变。(B)大体病理外观见肝包膜下的一枚边界清楚的白色病变,有白色薄层纤维包膜,白色区域为坏死组织。(C)CT上可见病变呈类似胆管癌特征表现的浸润性生长

困难（Delis et al,2009；De Luca et al,2000）。可能因为胶原含量丰富,肝孤立纤维瘤在 MRI 上可有进行性增强,延迟期出现强烈高信号的表现（Moser et al,2005）。在注射钆喷酸葡胺后的 MRI 上,该病在所有动态阶段均无强化,此为与转移性肝癌和肝内胆管癌鉴别诊断的要点（Geng et al,2012）。一般认为该病是无症状的良性病变,非手术治疗较为合适。然而 50% 的病例可合并胃肠道（尤其结肠）恶性肿瘤和小的肝转移瘤,且缺乏可靠的术前影像学依据,而肝活检诊断也缺少特异性（Deniz et al,2010）,因此,对肝孤立性纤维瘤行手术切除亦存在合理性（Teixeira Martins et al,2014）。

淋巴管瘤

淋巴管瘤是在胚胎肝脏发生时期因淋巴组织隔离、与正常淋巴系统互不相通而发生畸形改变,最终形成的一种良性肿瘤（Weiss et al,2008）。肝淋巴管瘤在新生儿和儿童期较成年期相对常见。肝孤立性淋巴管瘤极为罕见,迄今仅有少量病例报道（Matsumoto et al,2010）。在成人中,病变一般较小（直径<4cm）且无症状,但也有一些巨大病变见于报道（Liu et al,2014；Nakano et al,2015；Zhang et al,2013）。在影像学上,淋巴管瘤为囊实性,可含小的外周钙化灶,因而需与其他囊性肿瘤（胆管囊肿,见第 46 章）、胆管囊腺瘤（见第 90B 章）或肝包虫病等相鉴别（见第 74 章）（Lévy et al,2004）。在组织学上,肝淋巴管瘤是由规则细胞排列的血管淋巴间隙组成的良性病变。使用 D2~40、LYVE-1 和 Prox-1 标记物的免疫组化染色有助于区分淋巴管内皮和血管内皮,从而诊断肝淋巴管瘤（Matsumoto et al,2010）。鉴于该病发病率极低,当前尚无相关的临床处理规范。有症状的巨大病变倾向于考虑外科切除。

平滑肌瘤

肝脏平滑肌瘤是来源于血管或胆管平滑肌的非常罕见的肝脏良性肿瘤（Belli et al,2001；Urizono et al,2006）,女性多发,常与人免疫缺陷病毒（HIV）感染、埃博拉病毒感染和器官移植等造成的免疫缺陷状态相关（Prévot et al,1994；Sclabas et al,2002）。相比免疫功能正常的病人,移植病人的肝平滑肌瘤常在移植后的随访期间,肿瘤体积较小时被发现（Perini et al,2013；Vyas et al,2015）。影像学方面,超声表现为低回声病变。CT 平扫病变表现为低密度,注射造影剂后表现为可变性增强。在 MRI 上,平滑肌瘤在 T1 加权上呈低信号,在 T2 加权上呈明显低信号（Santos et al,2011）。组织学特征包括无核异型的梭形细胞增殖、出血或坏死。免疫组化染色可见波形蛋白和平滑肌肌动蛋白等的间充质细胞增殖标记。由于该病的影像学表现缺乏特异性,通常建议行肝切除。

异位组织

肝内异位组织已有报道,通常在手术切除后被确认。肝内脾种植症最为常见,常因脾创伤破裂或脾切除术中脾破裂（相对少见）后发生脾脏组织自体移植所引起（Davidson & Reid,1997；Labat-Debelleix et al,2008）。肝内脾种植症多无症状,多见于左肝,平均大小约 4cm。在影像学上,病变表现为富血管肿瘤的特征,延迟期强化程度减退。因其影像学特征与其他富血供的肝肿瘤相似而难以鉴别,故常在术前被误诊为肝细胞癌

或转移性肝癌（AbuHilal et al,2009；d'Angelic et al,1998；Foroudi et al,1999；Labat-Debelleix et al,2008；Liu et al,2015 年 b）。使用锝-99m（^{99m}Tc）标记的热变性红细胞闪烁扫描术可以建立初步诊断（见第 17 章）,进一步的肝活检术可确诊（Labat-Debelleix et al,2008；Lu et al,2008）。

肝内子宫内膜异位症是一种罕见病变,多发生在育龄妇女,绝经后亦可发生（Fluegen et al,2013）,大多数病人有盆腔子宫内膜异位症病史,但亦有约 30% 的病例无此病史（Fluegen et al,2013）。肝内子宫内膜异位症的确切发病机制尚不清楚,似乎是多因素的,包括经血倒流、淋巴管播散、医源性细胞传播和腔肠化生（Fluegen et al,2013；Liu et al,2015 年 a；Rivkine et al,2013）。肝内子宫内膜异位症一般大于 5cm,常因在月经来潮以外的时间段内发生腹部症状,就诊时被发现（Fluegen et al,2013；Rivkine et al,2013）。因缺乏临床或影像学特征,该病的术前诊断极为困难,通常需切除（Rivkine et al,2013）。

其他的异位组织主要包括位于胆管周围的肾上腺和胰腺组织（Heer et al,2010；Suzuki et al,1999）。

肝假性病变

随着越来越复杂的成像方式的应用,特别是在注射造影剂后,导致在影像学上可识别若干种肝内异常。虽然这些"假性病变"不是真正的肝脏病变,但影像学表现可酷似肝脏肿瘤。

灌注异常

门静脉阻塞、受压或动脉-门静脉分流可导致某一肝段的门静脉血流减少或缺失和肝动脉过度灌注,引起该肝段的血流灌注异常,在影像学上出现类似肝占位性疾病的异常改变（Tamura et al,1997）。肝脏增强 CT 的动脉期或门静脉期上所显示的肝局部灌注异常区域常在延迟期消失或减弱。肝灌注异常区域的边界清晰,通常与肝段或亚肝段的解剖边界一致。当肝硬化病人合并肝动脉-门静脉分流时,肝门部或肝边缘可形成小的"假结节样"病变,导致诊断更加困难。肝静脉阻塞后,在肝静脉之间常迅速形成侧支循环,此时所形成的肝局部灌注异常与肝段或亚肝段的解剖边界不同,而是呈马赛克样的斑片状（Vilgrain et al,2007）。

实质挤压

局部的肝实质受到挤压时,可以由于受压区域的组织在门静脉期增强受损,动脉期低血流灌注,而表现为一个假性病变。在这种情况下,假病变内没有血管图像结构,并且由于肋骨和膈肌的挤压和限制,深吸气时这种"病变"的显示更为明显（Vilgrain et al,2007）。

融合性纤维化

融合性纤维化常见于慢性肝病病人,位于肝Ⅳ段和Ⅷ段,伴有包膜凹陷,可因局部肝实质消失,出现类似于肿瘤的表现（Vilgrain et al,2007）。

放疗后假性病变

当有放疗史的病人出现界限清楚且呈非解剖性肝段分布的肝脏病变时,应重点考虑肝放疗后假性病变。在合并肝纤维

化基础病变的病人上,放疗受累肝段可出现萎缩、伴有其他部位肝脏增生(Vilgrain et al,2007)。

紫癜病

　　紫癜病是一种罕见疾病,表现为肝实质中的多个充血小囊腔,体积从 1mm 至数厘米不等,不局限在单一肝叶内,多发生于因结直肠癌肝转移瘤接受以含奥沙利铂的系统性化疗的成年病人,因肝血窦细胞的细胞壁破裂而形成(Rubbia-Brandt et al,2010)。发病机制可能与雄激素性合成代谢类固醇(Tsirigotis et al,2007)、口服避孕药(Gutiérrez Santiago et al,2007)、HIV感染(Radin & Kanel,1991)、或严重结核病合并霍奇金淋巴瘤等恶性肿瘤(Kleger et al,2009)相关。肝紫癜病的病变局限,在MRI 的 T2 加权上表现为明显高信号,在 CT 或 MRI 的动脉期上均为强化病变,因而常酷似真正的肿瘤。充血囊腔对造影剂的摄取可造成肝紫癜病在动态 CT 或 MRI 上表现为持续性强化(Verswijvel et al,2003)。在组织学上,可见由肝实质破坏、崩溃导致的肝大片纤维化(Cavalcanti et al,1994)。大部分该病病人无症状,但亦有破裂出血或肝肺综合征等严重并发症的报道(Kallel et al,2008)。治疗上可停用致病药物,部分肝紫癜病在停药后可消退。

局部脂肪变性

　　肝脏脂肪变性通常是一种弥漫性的表现,但亦可出现局部脂肪不均匀分布,如局部区域无脂肪变,或某一区域的脂肪变性程度更高,从而出现肝局部脂肪变性(Wanless,2002)。该病的发病机制尚不清楚,可能与肝组织的局部缺氧有关(Zeppa et al,2002)。大多数病人有营养不良和糖尿病、肥胖、丙型肝炎、或非酒精性脂肪性肝炎等基础性肝病(见第 71 章)。常在影像学检查中偶然发现病变。该病主要局限于胆囊及圆形韧带旁的肝Ⅳ段(Vilgrain et al,2007),亦可呈结节状、类似于肝转移瘤(Rubaltelli et al,2002;Tom et al,2004)。

肝再生过程

结节再生性增生

　　结节再生性增生(nodular regenerative hyperplasia,NRH)是一种相对罕见、弥漫性、良性的肝脏微小结节性病变,亦称为肝结节性转化、非肝硬化结节变和肝部分结节转化。NRH 是一种独特的疾病实体,其特征是肝脏弥漫性受累,结节由增生的肝细胞组成,不应与肝硬化再生结节或 FNH 等相混淆(Federle & Brancatelli,2001;见第 89 章)。NRH 的发病机制尚不清楚,一种假设是由于血管病变导致门静脉闭塞,后者又导致中央区肝细胞缺血、萎缩和其他肝细胞的增生(Al-Mukhaizeem et al,2004);另一种假设是由于在 NRH 病人中肝细胞萎缩的发生率较高(20%~42%),且会发展为肝细胞癌,NRH 实际上是一种癌前病变(Dogan et al,2003;Nzeako et al,1996)。NRH 的发病率被报道为约 2%(Biecker et al,2003)。

　　NRH 的发生与一系列全身性疾病和药物相关,如骨髓增生性和淋巴增生性疾病、慢性血管疾病、风湿和胶原血管疾病(类风湿关节炎、Felty 综合征、结节性多动脉炎、淀粉样变和原

发性胆汁性肝硬化)等(Morris et al,2010)、原发性低丙球蛋白血症(Malamut et al,2008)、实体器官移植(Devarbhavi et al,2007)、人免疫缺陷病毒感染(Bihl et al,2010;Tateo et al,2008)、遗传性出血性毛细血管扩张症(Brenard et al,2010)、肝门静脉硬化症、先天性门静脉缺失(Peker et al,2009)、门静脉病(Hillaire et al,2002)和恶性病变(Al-Hamoudi et al,2009)。其发生亦和一些药物的使用相关,包括类固醇(Mortele & Ros,2002)、治疗炎症性肠病的硫唑嘌呤(Vernier-Massouille et al,2007)和化疗药物。目前,在结直肠肝转移接受基于奥沙利铂的化疗方案的病人中,NRH 是最严重的肝组织学病变,发生率高达 24%(Hubbert et al,2007;Rubbia-Brandt et al,2010;Vigan Mo et al,2015;Wicherts et al,2011),如后续行大块肝切除术,则并发症的发生率较高。

　　NRH 病人通常无症状,肝脏储备功能良好(Arvanitaki & Adler,2001;Morris et al,2010),较少因发生肝功能不全而需要行肝移植术(Tateo et al,2008)。约 30% 的病人可出现门静脉高压症,表现为食管静脉曲张、脾肿大和腹水(Arvanitaki & Adler,2001;Dogan et al,2003;Morris et al,2010;见第 76 章),偶见致死性的静脉曲张出血(Morris et al,2010)。NRH 很少会转变为肝细胞癌(Nzeako et al,1996;Kataoka et al,2006)。超过三分之二的病人有肝功能化验异常,但不影响肝功能储备。对于结直肠肝转移接受化疗的病人,如天冬氨酸转氨酶-血小板比值指数(APRI 评分)超过 0.36,且血小板计数低于 $100 \times 10^9/L$,应考虑 NRH 的诊断(Soubrane et al,2010;Vigan Mo et al,2015)。该病缺乏影像学的特征性表现,需通过组织学检查确诊。该病可能存在 3 种影像学表现。其一是肝脏影像学无明显异常,其二是影像学显示无肝结节的、非肝硬化性的门静脉高压征象;其三是多发性肝结节,可伴或不伴有门静脉高压症。在大多数病例中影像学表现正常。在部分可见肝结节的病例中,结节表现不同程度的强化,并在 T1 加权上呈高信号、T2 加权上呈等于或低于正常肝脏的信号(Casillas et al,1997;Clouet et al,1999;Horita et al,2002;Mortelé & Ros,2002)。不同于 FNH,NRH 不含有中央瘢痕区,两者的鉴别要点主要是多发性小结节、门静脉高压征象和临床背景。对于高度疑似 NRH 的病例,可采取穿刺活检确诊(Hubert et al,2007);在活检阴性的可疑病例中,需考虑假阴性的可能,必要时可开腹行病理检查以明确诊断(Biecker et al,2003)。

　　无症状的 NRH 病人无需进行治疗。停用与该病发生相关的药物或针对其病因进行治疗的疗效尚不明确。对于接受奥沙利铂化疗的病人,使用贝伐单抗可以延缓 NRH 的发生(Rubbia-Brandt et al,2010;Viganò et al,2015)。对于合并有门静脉高压的病人,可行药物治疗、内镜治疗、经颈静脉肝内分流或门腔分流(Biecker et al,2003),必要时亦可行脾动脉结扎术(Schwarz et al,2014)。由于在接受奥沙利铂化疗的病人中,肝大部切除术后的并发症发生率较高(Viganò et al,2015),术前应常规使用 APRI 评分和血小板计数进行生物学评估,并可考虑行术前肝活检。如诊断为 NRH,应避免行肝大部切除术,或先行门静脉栓塞作为准备,或行脾动脉结扎术(Schwarz et al,2014)。

局灶性结节增生样病变

　　局灶性结节增生样病变(focal nodular hyperplasia-like lesions)在组织病理学上与 FNH 相似,见于合并肝病或肝血管异常的病人。最常见的相关基础性肝病包括布-加综合征(Cazals-Hatem et al,2003)、遗传性出血性毛细血管扩张症(Gincul et al,2008)和先天性肝纤维化(Buscarini et al,2004;Vilgran et al,1999;Zeitoun et al,2004)等。这些疾病会导致门静脉血流减少和肝动脉血流明显增加等严重的肝血流改变(Bureau et al,2004;Kim et al,2004)。肝动脉血流增加导致肝脏改变,引起局灶性结节增生样病变。同样,在门静脉海绵状变病人中局灶结节性增生样病变已有报道(Bureau et al,2004)。局灶性结节增生样病变的影像学表现类似于发生于正常肝脏基础上的 FNH,同样可有中央瘢痕区。由于在布-加综合征基础上肝脏的信号异常,大多数局灶性结节增生样病变在 T1 加权上表现为高信号、T2 加权上表现为低信号。然而,这种病变可在动脉期明显强化。与 FNH 不同,随着时间的推移,局灶性结节增生样病变的数目会越来越多,体积也会增大。

（沈锋 译　陈孝平 审）

肝胆囊性肿瘤

Olivier Farges, Valérie Paradis

概述

肝脏非寄生虫性囊性病变绝大多数为单纯性囊肿。它们为单房性,不与胆管树相通,内容物为浆液性。虽然上皮可分裂导致体积扩张,但不认为是肿瘤,无恶性潜能。此外,它们在部分切除后不会复发,这些病变在本书已有详细描述(见第 75 章)。尽管原发性或继发性肝脏实性恶性肿瘤可能因肿瘤坏死而变为囊性,但完全囊性者极为罕见,仅在胚胎肝肉瘤、恶性纤维组织细胞瘤、神经内分泌肿瘤或结直肠肿瘤的肝转移瘤的病例中有所报道(Ding et al,2006;Kim et al,2009;Sugawara et al,2000;Yang et al,2009)。

另一类来源于胆道的肝胆囊性肿瘤较为罕见,包括良性(具有恶性潜能)和恶性肿瘤,最初命名为囊腺瘤和囊腺癌(Ishak & Kamal,1994);但是,越来越多的证据表明胆管囊性肿瘤包括更广泛的实体瘤,与胰腺中的描述相似,如黏液性囊性肿瘤(mucinous cystic neoplasms,MCN)或导管内乳头状黏液性肿瘤(intraductal papillary mucinous neoplasms IPMN)(Zen et al,2006a,2006b)。主要区别在于是否存在卵巢样间质以及肿瘤和胆管是否相通(见第 89 章)。

2010 年出版的世界卫生组织(WHO)消化系统肿瘤分类中指出,以前被定义为"胆管囊腺瘤/腺癌"的疾病应分为两大类:包含卵巢样间质的黏液性囊性肿瘤以及与胆道系统交通的胆管内乳头状黏液性肿瘤(IPMN-B)(Nakanuma et al,2010)。然而,一些肝脏囊性肿瘤的黏液上皮可能同时缺乏卵巢样间质及胆管交通支(或者无法证实存在交通)(Kishida et al,2014)。不同地理区域的黏液性囊性肿瘤与胆管内乳头状黏液性肿瘤的比率存在差异,西方比率大于 1,而亚洲小于 1(Zen et al,2014)。

这些肿瘤的具体特征在文献中描述相对较少,容易与囊腺瘤的描述和报道相混淆。尽管在胰腺囊性肿瘤中也观察到了同一现象,但目前这两种肿瘤的临床和病理分化已在全球范围内得到认可,胰腺黏液性囊性肿瘤的定义已达成了共识(Kloppel et al,2000;Suzuki et al,2004)。另外,由于肿瘤的罕见性,大样本量研究非常有限,多数文献仅为病例报告。

定义

1958 年,Edmondson 教授对囊腺瘤进行了初步定义。1985 年由 Wheeler 和 Edmondson 教授对囊腺瘤进行了严格定义,病灶包括 3 个显著特征:①多房性(由多房性囊肿组成);②内衬柱状上皮;③伴有密集的卵巢样间质细胞(见第 89 章)。

1994 年,Devaney 等对 70 名囊腺瘤病人进行了回顾性分析发现,尽管大部分病人都满足 Edmondson 和 Wheeler 设定的标准,但由于观察到的卵巢样间质并非完全一致,因此认为该定义过于严格。此外,并不是所有囊腺瘤样病变都是多房性的,上皮细胞内衬也不完全是柱状类型,三分之一的病例与立方上皮有关,因此 Devaney 等建议囊腺瘤(或囊腺癌)的诊断应包括有或无卵巢样间质的囊性肿瘤,以及具有单房性外观的肿瘤。更精确地说,他们观察到有 14% 的肿瘤缺乏卵巢样间质,只有一名病人为单房性肿瘤,实际上是囊腺癌。

尽管这项具有里程碑的研究表明囊腺瘤包含不同的病变:仅在女性中观察到卵巢样间质的病变以及在两种性别中未观察到卵巢样间质的病变,其病程可能不同,这将在后面讨论。本次修订可能引入了一些困惑,因为随后报告为囊腺瘤(囊腺癌)的肿瘤并不总是提供详细的病理描述,有些在影像或病理图片上展示的病例资料类似于非典型良性囊肿或囊性肝内胆管上皮癌,而不是真正的囊腺瘤(或囊腺癌)。

有专家提出,根据其间质及肿瘤与胆管之间是否相通可将胆管囊性肿瘤分为两类,与胰腺囊性肿瘤相对应。第一类为黏液性囊性肿瘤,具有卵巢样间质,通常不与胆管相通,与胰腺黏液性囊腺瘤对应。第二类为胆管内乳头状黏液性肿瘤,肿瘤与胆管相通,无卵巢样间质,类似于胰腺导管内乳头状肿瘤(见第 60 章)。尽管大多数胆管内乳头状黏液性肿瘤病例表现为受累胆管的管状或梭形扩张,有些可能表现为囊状扩张,后者被称为囊肿形成型胆管内乳头状黏液性肿瘤,类似于囊肿形成分支导管型胰腺导管内乳头状肿瘤。

含卵巢样间质的肝胆管囊腺瘤

肝胆管囊腺瘤是肝脏最典型的原发性囊性肿瘤。这些肿瘤起源于胆管,可发生在沿胆管树的任何部位,包括肝总管、胆囊管或胆囊,但最常见的部位为肝脏(约 83%~94% 的病人)(Buetow et al,1995;Devaney et al,1994)。与所有腺瘤样病变相似,这些肿瘤具有恶变风险,但该风险尚未精确统计。

发病率

囊腺瘤非常罕见,暂无准确的发病率。除了两个包括 52 例和 54 例病人的大样本研究(Devaney et al,1994;Zen et al,

2014)，大多数研究的病人数量少于 10 例；21 世纪初，据估计只有不到 200 例的囊腺瘤被报道(Duchini,2001)。通常被引用的早期报告指出肝内囊腺瘤占肝脏囊性病变的 5% 以下，但由于成人单纯性肝囊肿的患病率已明显高于以往的推测，这比例可能被高估(Ishak et al,1977)。

病理学(见第89章)

囊腺瘤几乎都是孤立的，直径范围在<1cm 到 40cm 之间；通常体积较大，平均直径为 15cm(Buetow et al,1995)，表明它们可能生长缓慢。据报道，囊腺瘤在左、右肝或累及两肝的发病率相同(每部分约为 33%)(Akwari et al,1990;Devaney et al,1994)；但是，我们的经验以及最近的研究表明，囊腺瘤的一个显著特征是其发生在左侧旁正中区(Ⅳ 段)的比例非常高(Daniels et al,2006;Lewin et al,2006;Seo et al,2010)。文献中提供的囊腺瘤图片也几乎只显示该位置的肿瘤(图 90B.1)。

囊腺瘤大体呈分叶状和多房性，通常含有透明至黏液性液体(Buetow et al,1995)，也可能存在血性液体(Lewin et al,2006)，但这种情况非常罕见，需考虑是否为恶性肿瘤(Buetow et al,1995)。未与胆管树交通是其独特之处，因此胆汁内容物非常罕见(Buetow et al,1995)；然而，现已有囊腺瘤存在胆管树内瘘的相关报道，与胰腺黏液性囊腺瘤相同，这也解释了胆汁内容物的来源(Hanazaki,1996;Yi et al,2009)。

囊腺瘤的内衬通常光滑，但可能包含显微镜下或更罕见的胆管腔内肉眼可见的息肉样病变(图 90B.2)。内衬包含显著不同的三层：①上皮内层，②间充质基质，③胶原结缔组织外层，将其与邻近的实质分开(图 90B.3)。

与胰腺囊腺瘤一样，上皮层由腺状无纤毛细胞排列成单排，偶有乳头状或息肉样突起、假分层和隐窝样内陷。三分之二的上皮为柱状上皮，三分之一的上皮由柱状和立方上皮组成。上皮内层可能显示具有慢性炎症和出血的裸露区域。柱状细胞含有良性的组织学外观、位于基底的细胞核和细胞内黏蛋白。大多数病人局部表现为内层上皮偶见乳头状内褶，伴基底核轻微增大的轻度上皮异型性。更严重的发育不全(包括伴极性消失的多层状深染细胞)发生频率更低。肠上皮化生的病灶也很罕见，见于大量杯状细胞。异型性和化生提示恶变风险高(Devaney et al,1994)。

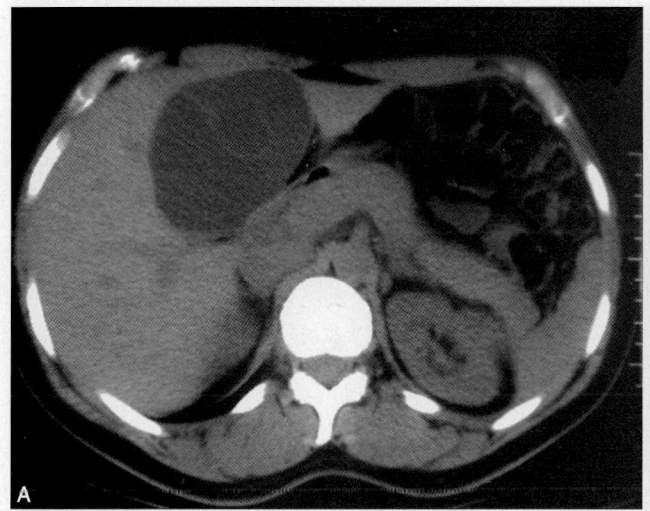
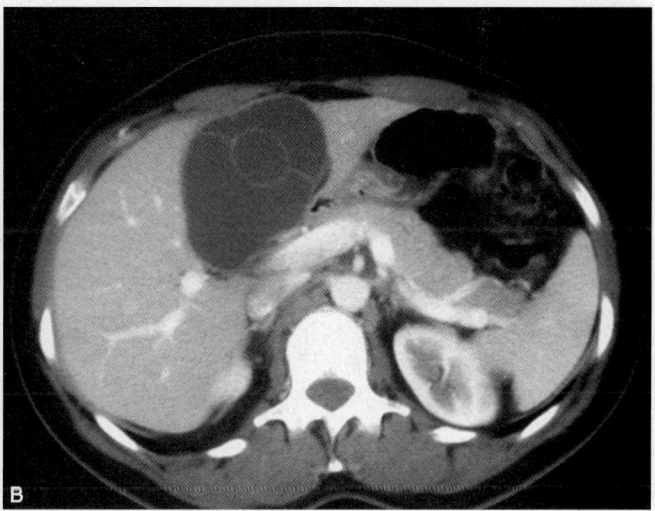

图 90B.1　伴卵巢样间质的囊腺瘤。囊肿有薄壁和内部分隔，与正常 CT 相比(A)，注射造影剂后强化(B)。注意肿瘤位于Ⅳ段，是囊腺瘤好发的位置

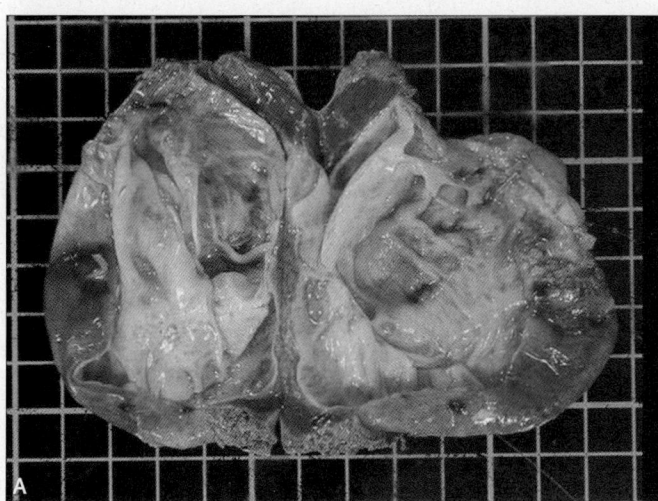
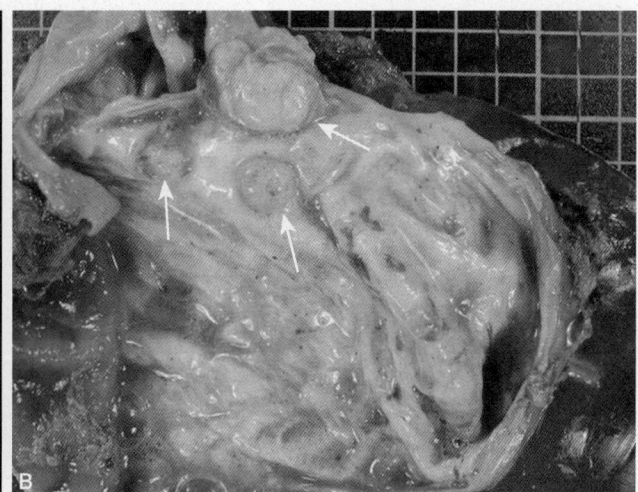

图 90B.2　伴卵巢样间质的囊腺瘤。内衬光滑(A)，可能包含显微镜下或肉眼可见的息肉样病变(B)(箭头)

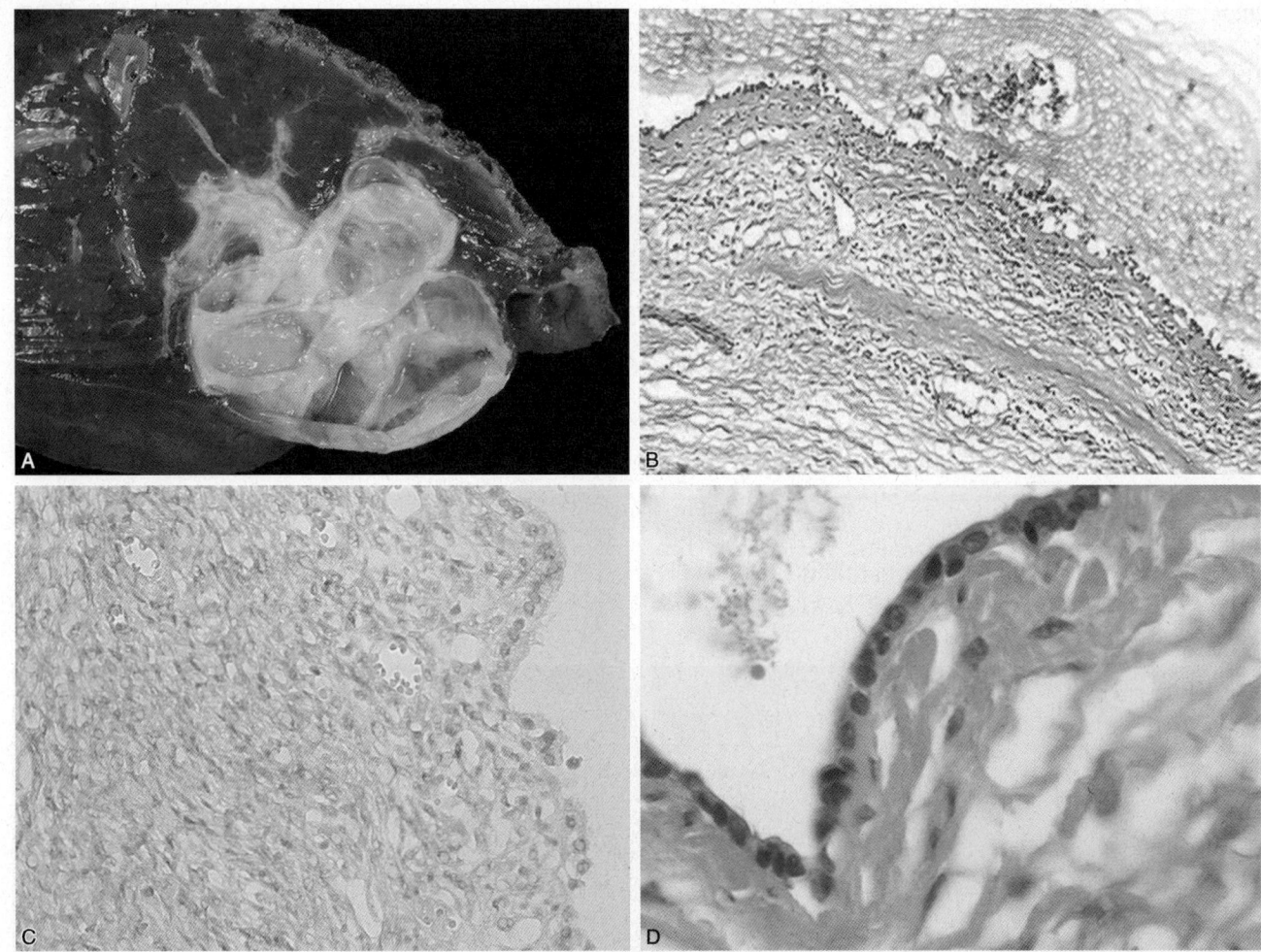

图90B.3　伴卵巢样间质的囊腺瘤。（A）大体照片显示多房性囊肿。（B）苏木精和伊红染色显示规则的上皮内衬细胞外覆盖致密的卵巢样间质,透明的纤维带将囊肿与邻近的肝脏分离。（C）基质中存在孕激素受体染色阳性的细胞。（D）单纯性胆道囊肿的组织学由未成层的上皮细胞组成,小立方细胞排列在囊肿壁内,可进行对比

在有限数量的病人中表现出以下表型特征:上皮细胞呈癌胚抗原(carcinoembryonic antigen, CEA)和癌抗原(cancer antigen, CA)19-9 强阳性的弥漫性胞质染色,而 CA-125 染色为局灶性或未染色(logrño et al, 2002 ; Subramony et al, 1993)。细胞角蛋白-7(CK-7)、CK-19、CK-8 及 CK-18 染色呈阳性(Abdul et al, 2007)提示胆管来源;抑制素-α(inhibin-α)(Abdul et al, 2007 ; Owono et al, 2001)、波形蛋白(Owono et al, 2001)及雌激素或孕激素受体(Daniels, 2006)染色呈阴性。CD56 仅局部表达(Gütgemann et al, 2006)。

间质由密集排列的扁平纺锤形细胞组成,具有圆形到椭圆形的细胞核,这种表现让人联想起卵巢样间质,这些肿瘤也因此得名。然而,也发现其类似于与胎儿胆道系统发育相关的原始间充质成分。这种间质可表达广泛,也可为局灶性,但有丝分裂活性并不显著。与胰腺囊腺瘤相似,其间质也表达雌激素和孕激素受体(Daniels et al, 2006 ; Weihing et al, 1997);抑制素-α 是一种性腺蛋白,在性索-间质组织中表达有限,在肝脏和胰腺黏液性囊腺瘤以及性索-间质瘤中也有表达(Lam et al, 2008 ; Ridder et al, 1998)。它们与 α-平滑肌肌动蛋白、波形蛋白以及肌间线蛋白均有免疫反应,而与 CEA、CA19-9 或 CA-125 无免疫反应(Devaney et al, 1994 ; logrño et al, 2002)。

致密的透明样假包膜包绕肿瘤,并将其与邻近的肝组织分离,这也为如何摘除这些肿瘤提供依据。

尽管肝和胰腺黏液性囊腺瘤相似,但很少有研究对两种病变的表型进行比较。有文献表明肝脏囊腺瘤的间质比胰腺囊腺瘤更致密、更丰富,雌激素或孕激素受体及抑制素-α 表达水平更高,但其意义尚不清楚(Lam et al, 2008)。

风险因素和来源

除性别外没有明确的风险因素,因为囊腺瘤只在女性中观察到卵巢样间质。然而,既往口服避孕药似乎并不是一个明显的特征(Devaney et al, 1994)。基于肿瘤的病理学特征提出了一些假设,最显著的特征是存在卵巢样间质或偶有嗜酸性或内分泌细胞。目前尚不清楚囊腺瘤是先天性起源还是后天性肿瘤性病变。

位于肝脏、胰腺、腹膜后和卵巢的伴卵巢样间质的囊腺瘤非常相似(Bakker et al, 2007 ; Nelson et al, 1988 ; Turbiner et al, 2007)。这些部位的卵巢样间质均包含雌激素和孕激素受体和抑制素-α(Lam et al, 2008)。这些相似性表明肿瘤发展的共同途径,但同时发生肝囊腺瘤与胰腺(Brachet et al, 2007)或卵巢囊腺瘤的病例(Skopelitou et al, 1996)非常罕见。

一种假设是在胚胎发育期间,异位的卵巢细胞可能已经迁移到肝脏或胰腺,释放激素和生长因子,导致内胚层上皮细胞增殖并最终形成肿瘤(Zamboni et al,1999)。左右原始生殖腺在下降之前位于隔膜正下方,分别位于肝背侧和胰尾水平。此外,覆盖生殖腺的细胞显示出激活的形态,与其他部位的腹膜上皮相反(Erdogan et al,2006),这表明它们能够脱离性腺表面,穿过腹膜裂隙,并附着到邻近器官的腹膜表面。这一假设可以解释囊腺瘤主要在胰腺体部或尾部而不是头部,以及肝脏囊腺瘤主要出现在Ⅳ段。此外,有文献报道脾性腺融合(Duncan & Barraza,2005),在约50%的囊腺瘤中发现内分泌细胞是一个显著特征(Terada et al,1997),这与肿瘤来源于胆管周围腺体的假设相一致。

卵巢样间质类似于胚胎胆囊的原始胚胎间质和大胆管,它们构成胆管周围的结缔组织(Subramony et al,1993),因此也有人提出这些肿瘤可来源于定向形成胆囊的异位胚胎组织(Subramony et al,1993)或来源于定位在肝脏内的原始前肠的异位胚胎(Wheeler & Edmondson,1985)。

临床表现

除了少数例外,仅在女性中观察到伴有卵巢样间质的肝内胆管囊腺瘤。诊断时的年龄差异很大,介于1岁(Beasley et al,1986)和70岁之间,但在40或50岁早期达到峰值。大多数病人在检查上腹部或右上腹部疼痛,或不明确的腹部不适或肿胀时发现肿瘤。触诊发现随呼吸自由移动的腹部肿块也是一种典型的体征。由于肿瘤可能生长至相当大的体积,也可能出现腹围逐渐增大和/或胃或十二指肠受压的症状;然而,由于肿瘤进展缓慢,症状发作往往隐匿,并且在治疗前已经发展了很长一段时间(Akwari et al,1990;Thomas et al,2005),这可以解释为什么大多数报告的囊腺瘤是大肿瘤。随着越来越多的影像学检查,即使是最轻微的症状,囊腺瘤也经常被偶然发现,也有相当一部分未被识别或被误认为是单纯性囊肿(Hara et al,2001)(见第75章)。

高达35%的病人可出现急性疼痛发作,人多数与胆道梗阻相关(Akwari et al,1990;Erdogan et al,2010),这是由于细胞溶解或胆汁淤积引起的。也可能出现黄疸或瘙痒(Siriwardana & Pathirana,2009),而胆管炎罕见。通常情况下,这种发作是短暂的,黄疸倾向于自发消退,这与黏液物质或肿瘤栓子从囊肿迁移到胆管内相对应(图90B.4)。即使是直径小于4cm的小囊腺瘤,也有肿瘤在胆管腔内突出的报道(Erdogan et al,2006)。梗阻的另一种机制是囊腺瘤单纯压迫胆管阻塞。引起急性表现的其他原因包括肿瘤破裂(Lempinen et al,2005)、二重感染、出血(Lewis et al,1988)和腔静脉压迫(Catto et al,1999),但这些都很罕见。

诊断

鉴别诊断

除了本章中提到的其他囊性肿瘤,尤其是囊腺癌,囊腺瘤的主要鉴别诊断是单纯性囊肿,由于囊内出血(Kitajima et al,2003)或既往接受过硬化疗法(Takayasu et al,2003)而在影像学上变得不典型(见第75章)。将囊腺瘤误认为良性囊肿的风险在于,良性囊肿可以通过简单的去顶术来治疗,而这种治疗对于囊腺瘤并不适用并有很高的复发风险(见治疗部分);由于单纯性囊肿不需要完全切除,将单纯性囊肿或非典型囊肿误认为囊腺瘤进行手术切除,偶尔会有风险,也是不必要的切除。考虑到单纯性囊肿的发病率很高,非典型囊肿可能更常见,有研究表明,囊腺瘤样病变几乎与囊腺瘤一样可能是单纯性囊肿(Koea et al,2008;Seo et al,2010;Shimada et al,1998;Teoh et al,2006)。临床病史对出血性囊肿的诊断完全不可靠,因为囊内出血可在无症状的情况下发生(Kitajima et al,2003),诊断主要依赖于影像学检查。

其他鉴别诊断包括单纯性囊肿的非化脓性肉芽肿性感染(Kawashita et al,2006)、肝脓肿(Yamoto et al,2009)(见第72章)、棘球蚴囊肿(Ramacciato et al,2006)(见第74章)、间充质错构瘤(Mori et al,2008)(见第90A章)、纤毛肝前肠囊肿(见第90A章)、肝内淋巴管瘤(见第90A章)、囊性血管瘤(见第90A章)、囊性肝细胞癌(见第91章)或肝内胆管癌(见第50章)、甲状腺癌或结肠癌的黏性转移灶、卵巢、黑色素瘤、肾脏和神经内分泌肿瘤的囊性转移灶(Del Poggio & Buonocore,2008)。有时也会与胰腺囊肿混淆(logrño et al,2002)。

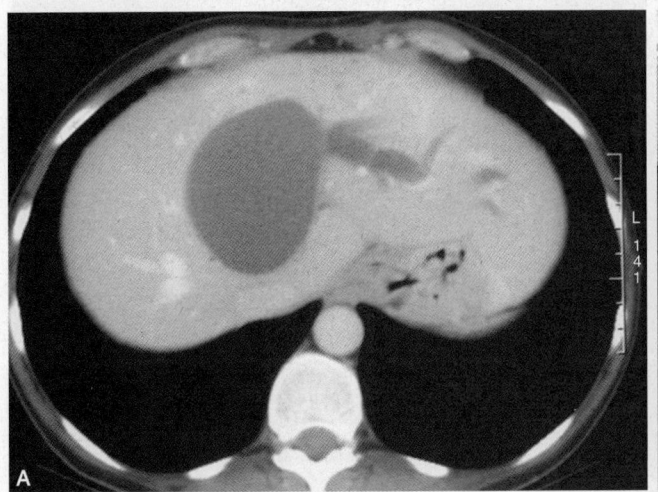
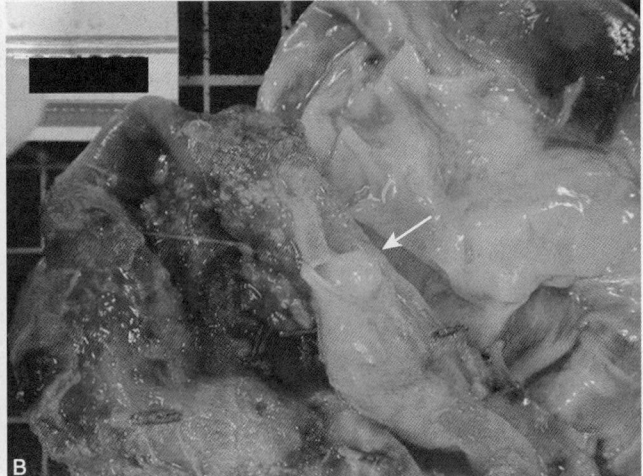

图90B.4　伴卵巢样间质的囊腺瘤,肿瘤突出于胆管。(A)可见位于Ⅳ段的囊肿上游的扩张胆管。(B)在切除标本上,肿瘤(箭头)向左胆管突出

影像学

　　胆管囊腺瘤的特征性超声表现是一个内部间隔有回声的无回声肿块（图90B.5）（见第15章）。囊腔内也可见乳头状突起。在计算机断层扫描（CT）中，病灶表现为囊壁清晰的多房性低密度肿块。由于黏蛋白、血液或胆汁的存在，其内容物的液体含量减少。偶见细微的间隔钙化，造影剂后壁和间隔均增强（图90B.1）。

　　囊腺瘤的典型磁共振成像（MRI）表现是一个含液体的多房囊肿，T2加权像为均匀的高信号，T1加权像为均匀的低或等信号（Lewin et al，2006）（见第19章）。这些信号可能因囊性液体的含量而不同。黏液表现为等信号，浆液性液体表现为低信号，出血性液体为高信号，仅见于液体水平面的下方。薄的内隔结构分隔充满液体的空间。在增强对比度后，薄内隔和囊壁增强（图90B.6）。

　　超声造影是一项有前景的诊断方法，可以分析囊壁和间隔的血管化情况，但临床应用较少（Corvino et al，2015）。复杂的单纯性囊肿的囊内结构与血凝块相对应，是未增强的（Akiyama et al，2008）。虽然囊肿外周可能有强化，但这与邻近肝脏受压相对应，应与囊腺瘤的囊壁强化相鉴别（图90B.5）。

　　对于其他囊性病变，CT不如超声造影或MRI可靠和准确

（见第18章）。尤其是囊腺瘤，CT扫描可能仅表现为单房性，而超声造影（Korobkin et al，1989）和MRI（Lewin et al，2006；Williams et al，2001）可观察到内部分隔。除多房性外，还有两个特征有助于与单纯性囊肿的鉴别诊断：单纯性囊肿通常为多发性（Vuillemin-Bodaghi et al，1997），而囊腺瘤为单病灶。尽管认为胆管扩张不常见，但肿瘤上游胆管轻度增大的频率比既往认为的更高；使用高分辨率成像，在最近的一系列病例中，观察到1/3~2/3的病人出现了胆管扩张（Lim et al，2007；Seo et al，2010）。另外，血清碱性磷酸酶水平的升高最近被证明是与单纯性囊肿不同的一个特征（Seo et al，2010）。

细胞学和肿瘤标记物

　　细胞学： 穿刺细胞学检查是非特异性的，显示慢性炎症渗出液，伴大量中性粒细胞、淋巴细胞和巨噬细胞。也可能观察到少数非典型的扁平立方—柱状上皮细胞，偶尔呈乳头状簇状排列（logrño et al，2002）。

　　肿瘤标志物： 与胰腺不同，肝胆囊性病变肿瘤标记物的并不常规检测，而且结果容易混淆。早期的病例报告指出囊腺瘤上皮内层细胞可表达CA19-9，并且在囊内及血清中的浓度升高（Lee et al，1996；Thomas et al，1992）。然而，CA19-9也在正常胆管上皮细胞中表达，并且偶尔在多种非肿瘤病人的胆汁中

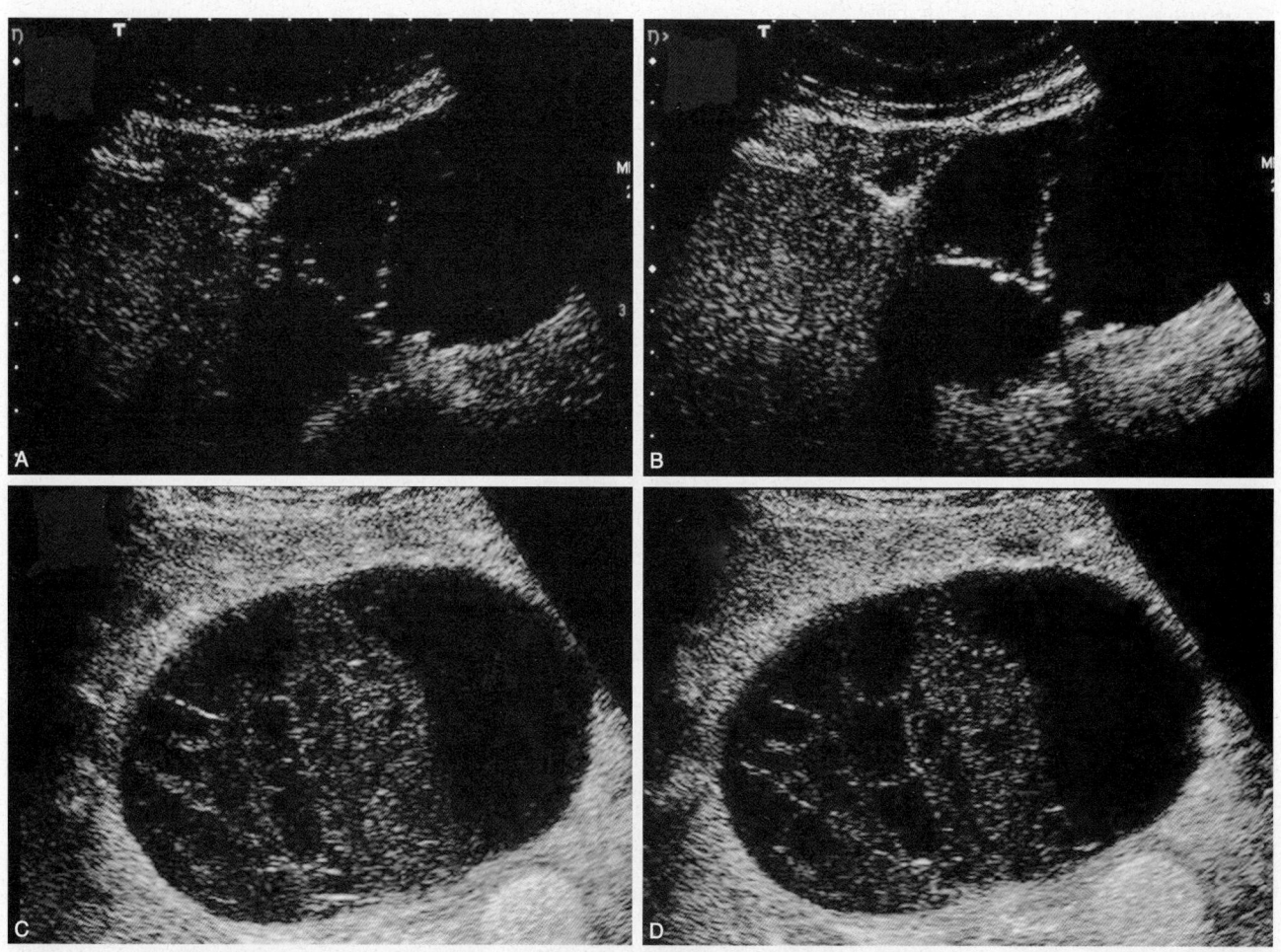

图90B.5　伴卵巢样间质的囊腺瘤（A和B）和单纯性出血性囊肿（C和D）的超声和超声造影。正常超声（A和C）和超声造影（B和D）图片。囊腺瘤的分隔增强，但在出血性囊肿中，囊内物质与血块相对应，未增强

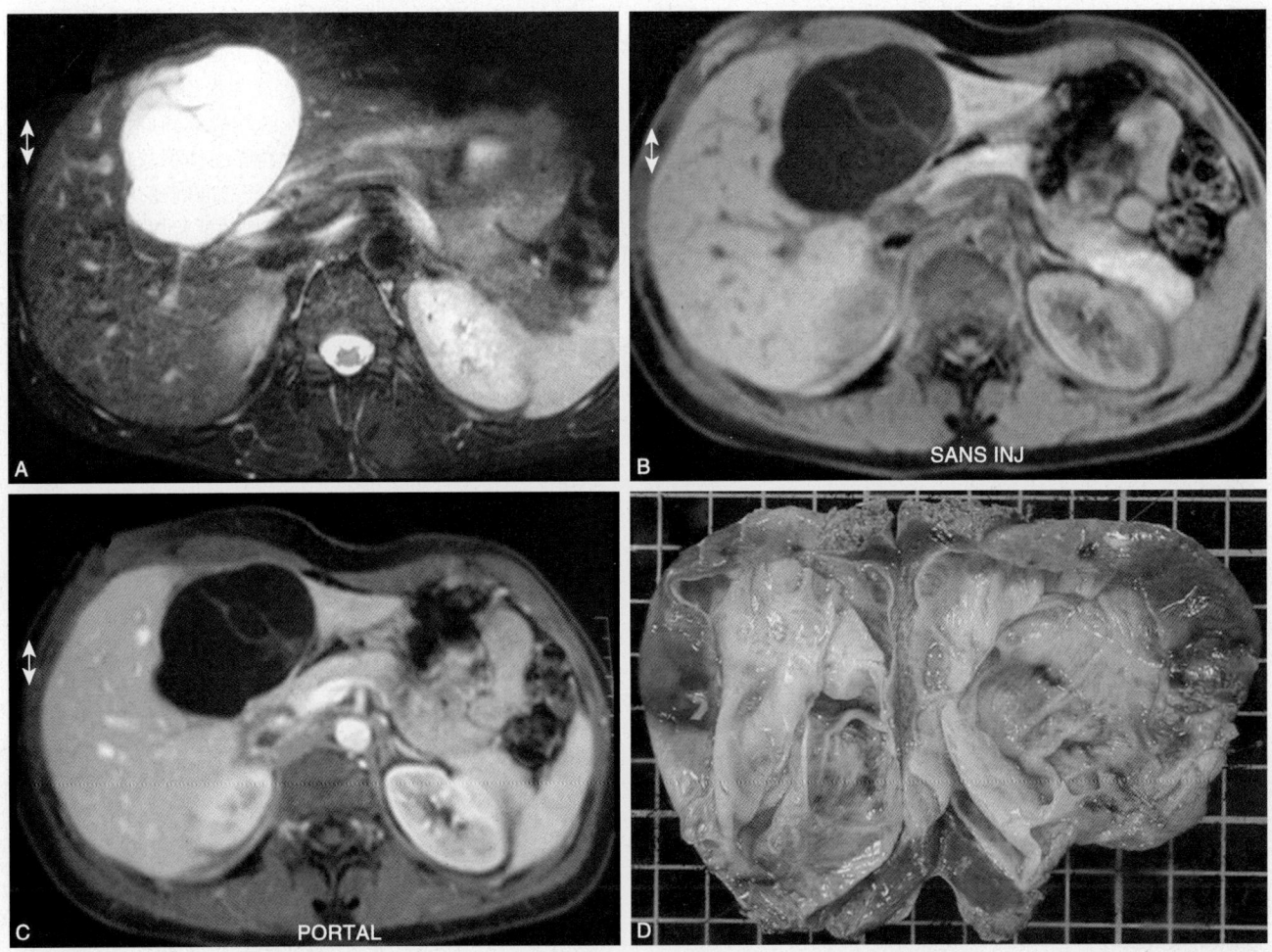

图90B.6 伴卵巢样间质囊腺瘤的磁共振成像(A-C)和大体图片(D)。与图90B.1为同一样本。(A)肿瘤在T2加权图像上为高信号。(B)T1加权图像可见间隔。(C)注射钆后肿瘤强化

检测到非常高水平的CA19-9(Horsmans et al,1997;Ker et al,1991;Shimada et al,1998)。CA19-9也表达于肝脏单纯性囊肿内衬的上皮细胞(Park et al,2006)和单纯性囊肿的囊液中(Choi et al,2010;Fuks et al,2014;Park et al,2006)。在这些病人中甚至有报道血清中CA19-9浓度升高,有时会很高,可能是由于囊肿与血液循环相交通。4项研究表明囊腺瘤和单纯性囊肿病人的囊肿内液体(Choi et al,2010;Fuks et al,2014;Seo et al,2010)及血清CA19-9浓度(Choi et al,2010;Park et al,2006)处于相同水平,随之认为CA19-9在区分囊腺瘤与囊腺癌方面的作用并不确切(Horsmans et al,1997)。

也有研究提出,肝脏囊性病变上清液中CEA浓度大于600ng/mL可以准确鉴别囊腺瘤或囊腺癌与良性非黏液性囊肿(Pinto & Kaye,1989)。囊腺瘤的内衬上皮CEA染色阳性(logrño et al,2002);然而,在随后的研究中并没有得到证实,在这些研究中,囊腺瘤和单纯性囊肿中CEA浓度是相当的(Choi et al,2010;Fuks et al,2014;Seo et al,2010;Shimada et al,1998)。相反,囊腺瘤囊内肿瘤相关糖蛋白-72的浓度增加,而单纯性囊肿内浓度较低,这被证明是鉴别两种病变的可靠方法(Fuks et al,2014)。

并发症

伴有卵巢样间质的囊腺瘤被认为是癌前病变,将在下文详述。在大多数病例中,恶性肿瘤起源自内衬上皮层(囊腺癌),但也有关于卵巢样间质肉瘤转化的报道(Akwari et al,1990)。除上皮异型性(发育不良)或肠上皮化生外,尚无与恶性肿瘤转化风险相关的特异性表现,其与恶性肿瘤相关性的比值比分别为8(95% CI 2.4~27.0)和2.4(95% CI 1.2~3.5)(Devaney et al,1994)。值得注意的是,在切除的黏液性囊性肿瘤中,胰腺黏液性囊性肿瘤低/中度发育不良的发生率略低于肝脏(Zen et al,2014)。

虽然伴有卵巢样间质的囊腺瘤的定义中不包含与胆管树相通,但也可能发生胆管内瘘,症状通常与黏液囊性内容物的迁移有关。该并发症的发生率尚属未知,仅可通过内镜下逆行胰胆管造影术(ERCP)和术中胆管造影术(IOC)诊断,而这些并非常规检查。如前所述,其他并发症包括囊肿破裂、二重感染、出血和腔静脉压迫等。

治疗

囊腺瘤需要完全切除,以防止复发和恶变。部分切除、抽吸、外引流或内引流被证明无效,术后很早会出现复发(Devaney et al,1994;Ishak et al,1977;Lewis et al,1988;Wheeler & Edmondson,1985),由三级转诊中心挑选的40%~50%的病人在转诊前曾接受过此类治疗(Daniels et al,2006;Delis et al,

2008；Hansman et al，2001；Thomas et al，2005；Vogt et al，2005）。最新研究结果见表90B.1。平均复发时间为21个月，但也可延长至4年复发（Ahanatha Pillai et al，2012；Vogt et al，2005）。因为大多数研究仅有短期随访，并未对不完全切除后复发的情况进行系统观察（Barabino et al，2004；Lewis et al，1988；Manouras et al，2008）。也有关于囊腺瘤在部分切除后发生囊腺瘤的病例报道（Akwari et al，1990；Devine et al，1985；Lei & Howard，1992；Woods，1981）。

曾尝试对囊腺瘤进行开窗术，同时对内部囊性衬膜进行电灼，有时可获得满意的远期效果（Thomas et al，2005），但因经验有限并不推荐这种策略。尽管无文献报道，一些被误诊为单纯性囊肿的小囊腺瘤也有可能通过经皮无水乙醇注射成功治疗。乙醇确实能有效治疗单纯性囊肿、棘球蚴病和肝细胞癌，但是目前尚不推荐使用，尤其是大多数囊腺瘤体积较大，并且乙醇注射诱导的形态学变化妨碍了对囊壁的准确随访。在任何情况下，临床医生都不应依赖术中冰冻切片活检以区分单纯性囊肿和囊腺瘤，因为即使重复活检也可能出现假阴性（Manouras et al，2008；Vogt et al，2005）。

表 90B.1　囊腺瘤开窗术后的随访结果

参考文献	直径/cm	有无卵巢样间质	开窗术式	复发情况	随访时间/月
Akwari et al，1990	NA	+	开腹	复发，临床	2
	8	+	开腹	复发，临床	0.5
	11	+	开腹	复发，临床	36
Gadzijev et al，1996	NA	+	开腹	复发，临床	24
Regev et al，2001	NA	+	腹腔镜	复发，临床	NA
	NA	+	腹腔镜	复发，临床	NA
	NA	+	腹腔镜	复发，临床	NA
Dixon et al，2001	NA	+	开腹	复发，影像	NA
Tan et al，2002	NA	+	腹腔镜	复发，临床	20
Koffron et al，2004	NA	+	腹腔镜	未复发	NA
Erdogan et al，2006	NA	+	开腹	复发，临床	72
Teoh et al，2006	17	+	腹腔镜	复发，影像	3
	17	+	腹腔镜	复发，影像	3
	18	+	开腹	未复发	6
Delis et al，2008	NA	+	腹腔镜	复发，临床	NA
	NA	+	腹腔镜	复发，临床	NA
Korobkin et al，1989	NA	NA	开腹	复发，临床	60
	NA	NA	开腹	复发，临床	360
Zacherl et al，2000	NA	NA	腹腔镜	复发，影像	3
Vogt et al，2005	NA	NA	腹腔镜	复发，临床	13
	NA	NA	腹腔镜	复发，临床	120
	NA	NA	腹腔镜	复发，影像	6
	NA	NA	腹腔镜	复发，临床	3
	NA	NA	腹腔镜	复发	8
	NA	NA	开腹	复发	4
	NA	NA	开腹	复发	3
Thomas et al，2005	NA	NA	NA	复发	NA
	NA	NA	NA	复发	NA
	NA	NA	NA	复发	NA
	NA	NA	NA	复发	NA
	NA	NA	NA	复发	NA
	16	NA	腹腔镜+电灼	未复发	12
	16	NA	腹腔镜+电灼	未复发	72
Barabino et al，2004	16	−	腹腔镜	未复发	24
Fiamingo et al，2004	10	−	腹腔镜	未复发	24
Veroux et al，2005	12	−	腹腔镜	未复发	14
Manouras et al，2008	16	−	腹腔镜	未复发	6

−：无；+：有；NA：未提供。

囊腺瘤和邻近肝实质间存在一个解剖分层,手术可以包括肝部分切除或剜除术(见 103B 章)。当囊肿位于Ⅳ段时应注意避免损伤胆道分叉。术中胆管造影术可判断肿瘤是否与胆管交通,并排除胆管中是否存在黏液或肿瘤成分。肝外囊腺瘤的治疗应包括胆管切除和胆肠重建,而不是单纯从胆管壁摘除。对于其他肿瘤,有经验的外科医生可以选择腹腔镜切除术(Koffron et al,2004;Veroux et al,2005)。有文献报道了一例病人完全切除囊腺瘤后复发的情况(Wheeler & Edmondson,1985)。

无卵巢样间质的肝胆管囊腺瘤

尽管最新的 WHO 分类认为卵巢样间质的存在是诊断黏液性囊性肿瘤的先决条件,但是近期仍有报道显示部分囊腺瘤无卵巢样间质(Kishida et al,2014)。因为卵巢样间质可能仅局部存在,在进行诊断前需对同一标本的多个区域进行分析(Devaney et al,1994)。然而,目前尚不清楚无卵巢样间质的囊腺瘤是一类单独的病变,还是无法证实与胆道系统相通的胆管内乳头状黏液性肿瘤(见下述)。伴或不伴卵巢样间质的囊腺瘤具有非常相似的临床和形态特征,但一个显著的差异是前者仅发生于女性,而后者可能在两种性别中均有发生。

发病率

过去 15 年中的一个最大规模囊腺瘤术后分析表明,伴有卵巢样间质的肿瘤数量明显多于无卵巢样间质的肿瘤数量,比例为 5∶1~10∶1(表 90B.2)(Buetow et al,1995;Devaney et al,1994;Erdogan et al,2010;Regev et al,2001)。然而,也有其他研究显示两者发生率相同(Owono et al,2001;Vogt et al,2005)或者前者低于后者(Arnatakouis et al,2015),甚至几乎所有的囊腺瘤均无卵巢样间质(Koffron et al,2004)。上述结果也说明该病变缺乏严格的病理学定义。既往诊断为无卵巢样间质的囊腺瘤的许多肿瘤,实际上可能是肝脏单纯性囊肿,由于囊内出血或多个囊肿并列分布而使其外观呈现多房性,它们也可能包括囊性胆管内乳头状黏液性肿瘤,本章将单独讨论。

病理

无卵巢样间质的囊腺瘤通常为多房性,并含有黏液性内容物(图 90B.7)。上皮的表型与典型的囊腺瘤相似(见前文)。Devaney 等(1994)在无卵巢样间质的囊腺瘤中未观察到异型性或不典型增生,但其他研究者观察到了该现象(Owono et al,2001)。与伴卵巢样间质的囊腺瘤相比,这些肿瘤常与胆道相通。特别的是,在病人囊肿内观察到胆汁液体的比例更高(Buetow et al,1995)。然而,病人尚未常规进行 ERCP 及术中胆道造影检查,仍缺乏相关数据。当观察到与胆道系统相通时,被认为是胆管内乳头状黏液性肿瘤。

无卵巢样间质的囊腺瘤内衬上皮的表型特征差异显著,CK-7、CK-8、CK-18、CK-19、黏蛋白 1(MUC1)、MUC5 和 MUC6 染色常呈阳性,而 CEA、CA19-9 或 MUC3 染色呈阴性(Kazama et al,2005;Qu et al,2009)。该表型与大胆管的表型特征接近(见第 89 章)。

表 90B.2　伴或不伴卵巢样间质的囊腺瘤和囊腺癌的病例数

参考文献	卵巢样间质	囊腺瘤	囊腺癌
Ishak et al,1977	+	8	6
Wheeler & dmondson,1985	+	13	4
Akwari et al,1990	+	44	9
Devaney et al,1994	+	44	6
		8	12
Buetow et al,1995	+	22	4
		5	3
Tsiftsis et al,1997	NA	2	1
Shimada et al,1998	NA	1	1
Owono et al,2001	+	2	0
		2	3
Hansman et al,2001	NA	7	1
Regev et al,2001	+	8	0
	−	0	1
Ammori et al,2002	NA	6	4
Hai et al,2003	+	0	1
		3	2
Koffron et al,2004	+	6	1
		27	0
Vogt et al,2005	+	10	1
		8	3
Thomas et al,2005	+	18	1
Oh et al,2006	+	5	2
		2	4
Daniels et al,2006	+	12	0
Lewin et al,2006	+	4	0
	−	2	1
Lim et al,2007	+	14	3
Koea,2008	NA	3	2
Pojchamarnwiputh et al,2008	NA	5	7
Lee et al,2009	NA	6	4
Seo et al,2010	NA	13	7
Choi et al,2010	NA	17	0
Erdogan et al,2010	+	12	
	−	1	1
Zen et al,2014	+	71	67
Total	+	293	106(26%)
	−	58	30(34%)
	NA	58	24(29%)

−:无;+:有;NA:未提供。百分比是指囊腺瘤性肿瘤中囊腺癌的比例。

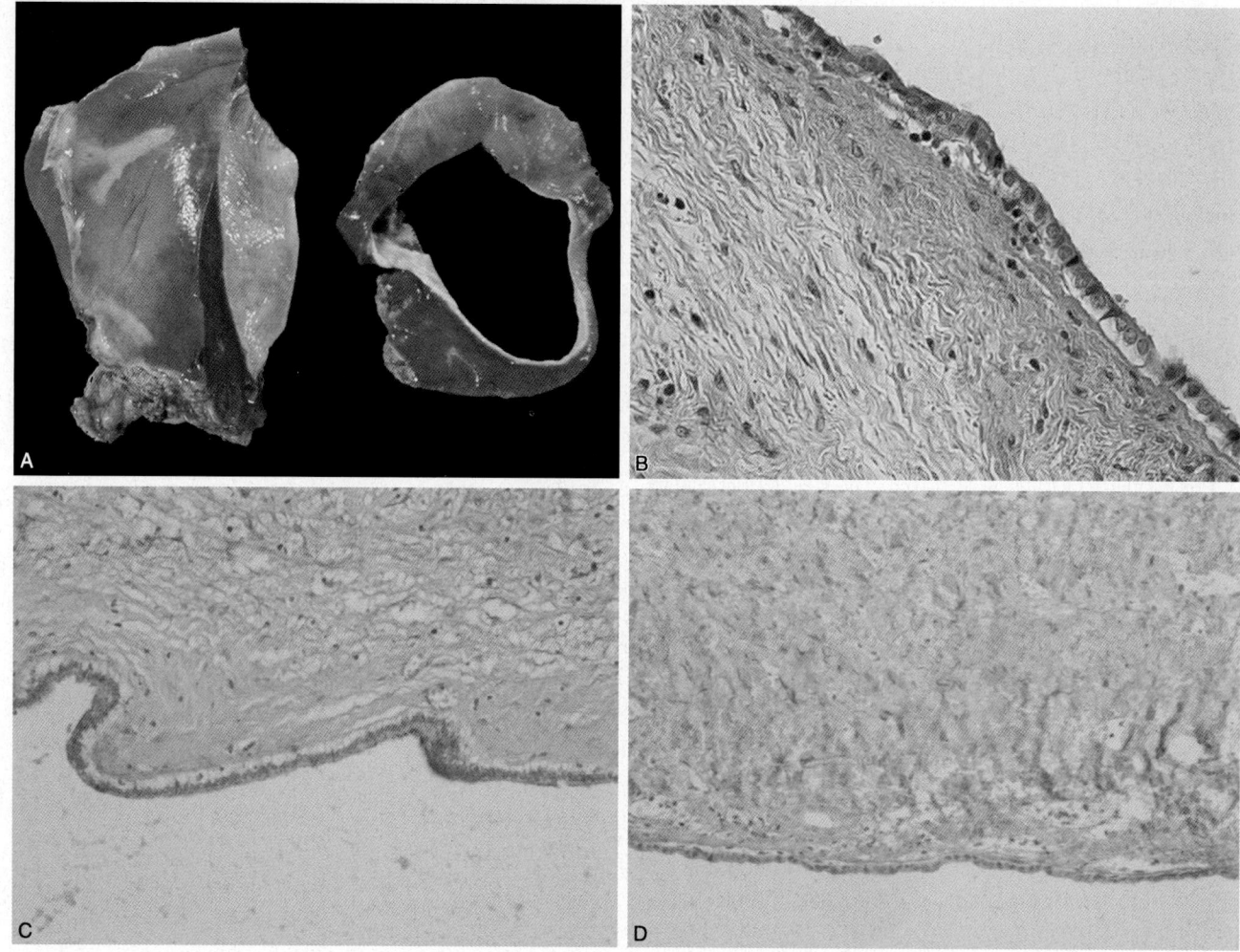

图90B. 7　无卵巢样间质的囊性黏液性肿瘤。(A) 肉眼图像为单房性囊肿。(B) 苏木精和伊红染色显示囊肿内层为未成层的立方细胞上皮,位于无卵巢样间质的纤维壁上。(C) 在上皮细胞内衬细胞中观察到黏蛋白生成。(D) 在纤维壁中未观察到孕激素受体免疫染色

临床表现和诊断

　　与伴卵巢样间质的囊腺瘤不同,无卵巢样间质的囊腺瘤在两种性别中均可发生,女性与男性的比例接近于1(Buetow et al,1995;Devaney et al,1994;Owono et al,2001)。此外,年龄(40~60岁达到高峰)、症状和囊肿大小在两者中均相似(Buetow et al,1995)。迄今为止,影像学检查无法区分伴或不伴卵巢样间质的囊腺瘤(Buetow et al,1995;Lewin et al,2006;Owono et al,2001)。在囊性液体中,CA19-9常升高,并且大多数人的CEA水平也有升高(Dixon et al,2001;Koffron et al,2004)。

疾病转归和治疗

　　目前尚缺乏无卵巢样间质囊腺瘤的疾病转归数据。在较长时间内(10年)可观察到肿瘤的形态学变化,表现为直径渐进性增大、壁增厚、发展为乳头状结节,并继发恶变(Akiyoshi et al,2003;Fukunaga et al,2008)。伴或不伴卵巢样间质的囊腺瘤是否具有相同的恶性潜能尚不清楚,然而两者均需要完全手术切除。术中需进行胆道造影检查观察是否与胆道相通。如果存在应考虑诊断为胆管内乳头状黏液性肿瘤,并通过冰冻切片分析进行排除。

囊腺癌

定义和发病率

　　囊腺癌是一种非常罕见的原发性囊性肿瘤,一般不与胆管相通,其内衬为管状乳头状恶性上皮(图90B.8)。存在1例恶性肿瘤为腺鳞癌(Devaney et al,1994)以及1例来源于基质(Akwari et al,1990)的个案报道。Willis于1943年首次描述了囊腺癌,截至2000年,文献中也仅报告了100例(Bardin et al,2004;Lauffer et al,1998),囊腺癌仅占肝脏恶性肿瘤的0.4%(Takayasu et al,1988)。绝大多数的囊腺癌发生于肝脏中,仅有一些个案报道表明可发生于肝外胆管,尤其是胆囊(Waldmann et al,2006)。根据是否伴有卵巢样间质,囊腺癌通常分为两类(Ishak et al,1977;Lee et al,2009)。然而,当卵巢样间质缺失时,一些病理学家不倾向于考虑囊腺癌的诊断,因为这可能是囊性肿块型肝内胆管癌或恶性胆管内乳头状黏液性肿瘤(Zen et al,2006a,b)。这种区别并不是学术性的,因为这些肿瘤扩散方式和预后不同,并影响治疗方

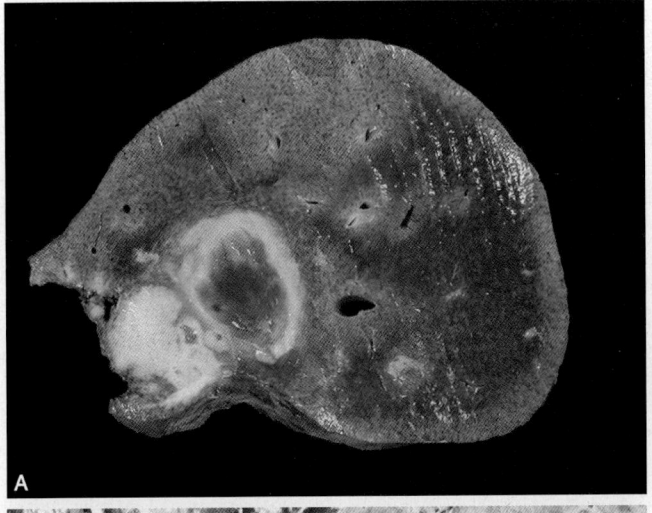
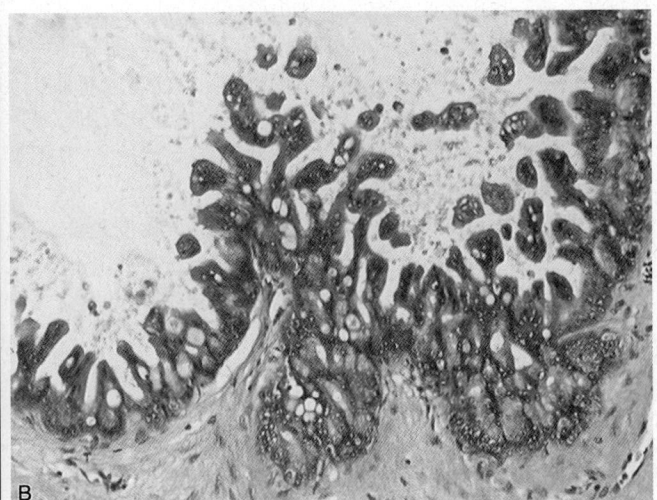
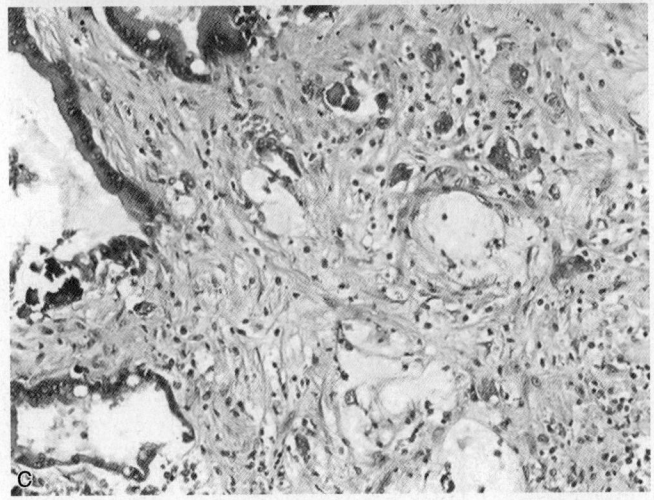

图 90B. 8　囊腺癌。(A)大体图显示了部分囊实性复合体病变。(B)苏木精和伊红(H & E)染色显示异常分离的癌细胞或者形成大小不一的腺体。(C)肿瘤囊性部分的 H & E 染色,表现为高级别异型增生的上皮乳头状增生

式。在分析文献甚至阅读本章节内容时,都应该考虑到这一点。

流行病学和临床表现

总体上女性与男性的发病比例为 2 : 1,伴有卵巢样间质的囊腺癌仅存在于女性,而不伴卵巢样间质的囊腺癌中女性的发生率为男性的两倍(Bardin et al,2004)。发病的年龄范围较广,18~88 岁均可发生,在 50~60 岁发病率达到顶峰(Lauffer et al,1998;Seo et al,2010;Xu et al,2015),比囊腺瘤晚了约 15~20 年。这种差异对于伴有卵巢样间质的囊腺癌尤其明显(Akwari et al,1990;Buetow et al,1995;Devaney et al,1994;Wheeler & Edmondson,1985)。

囊腺癌的症状通常不特异,且早期症状不明显(Xu et al,2015)。与囊腺瘤相似,表现为腹胀、不适、疼痛或触及腹部肿块。有 20% 的病人可出现胆道梗阻伴黄疸,与胆道受压、黏液或肿瘤物质迁移有关。此外,由于囊内出血或肿瘤破裂也可能出现急性症状。通常情况下,囊腺癌的诊断会延迟,首发症状与治疗之间的平均时间间隔为 29 个月(Lauffer et al,1998)。曾报告了 1 例在骨转移 1 年后发现的囊腺癌(Berjian et al,1981)。

来源和囊腺瘤-囊腺癌演变

囊腺癌无明确的危险因素,其来源尚不清楚,但通常被认为是由于囊腺瘤恶变引起的。增殖的上皮细胞确实与囊腺瘤中观察到的相似。两者均表现为胆管的表型特征,并且在大多数病人中,典型的囊腺瘤区域(良性柱状上皮)与恶性乳头状上皮共存(高达 90% ;Lauffer et al,1998)。对单例病人的囊性病变进行十多年的纵向形态学研究也显示了典型囊腺癌呈进行性发展(Akiyoshi et al,2003;Kubota et al,2003)。总之,囊腺癌的体积往往比囊腺瘤大,并且晚于囊腺瘤 5~10 年后发现(Lauffer et al,1998)。囊腺瘤向囊腺癌的转变可能是通过异型增生或上皮化生引起的(参见前文的"病理学"部分),这适用于肝内(Akiyoshi et al,2003;Ishak et al,1977)和肝外囊腺瘤(Coulter & Baxter,1989;Davies et al,1995)以及伴和不伴卵巢样间质的囊腺瘤(Ishibashi et al,2007)。

囊腺瘤恶变为囊腺癌的风险尚不明确,因为该肿瘤非常罕见,并且可获得的数据有限。比较已发表数据中"囊腺瘤"和囊腺癌的相对比例,可以做出一个粗略的估计(表 90B. 2)。在已切除肿瘤的病人中,15%的伴卵巢样间质的肿瘤是恶性的。尽管数据存在偏倚,但该估计值与胆总管囊肿(也是癌前病变)的

估计值一致。相比之下,囊腺癌在无卵巢样间质或无明确基质的肿瘤中所占比例明显更高(表 90B.2)。造成这种差异的原因尚不清楚,但这并不一定意味着无卵巢样间质的囊腺瘤具有更高的恶变风险,也可能包括了被误诊为囊腺癌的肝内胆管癌或恶性胆管内乳头状黏液性肿瘤(乳头状胆管癌;后文见"囊性胆管内乳头状黏液性肿瘤")。

伴或不伴卵巢样间质的囊腺瘤发生恶变并开始侵袭囊壁、邻近实质或邻近器官所需的时间未知。病例报告显示,病变的形态可保持数年不变;但一旦出现壁结节,这些病变可能在几个月内进展(Akiyoshi et al,2003)。增生性恶性上皮倾向转变为侵袭性的比例和时间也不清楚。据报道,在接受手术的病人中,大约有三分之一(Devaney et al,1994)至一半(Lauffer et al,1998;Nakajima et al,1992)的肿瘤局限于囊肿中,这可能解释了完全切除肿瘤后高生存率的原因。然而,靠近格利森囊的肿瘤,肿瘤实质可扩散表现为卫星结节或周围神经和淋巴管浸润,并且 20% 的病人在诊断时存在远处转移(Lauffer et al,1998)。

诊断

囊腺癌可能被误诊为卵巢或胰腺囊腺癌的转移,但后者通常是多发的,而原发性囊腺癌多为单发病灶。主要困难在于如何更好地将囊腺癌与囊腺瘤、囊性肿块型肝内胆管癌或恶性胆管内乳头状黏液性肿瘤进行鉴别,尽管这些差异可能没有实际临床意义,因为这些肿瘤都需要切除,但切除范围可能有所不同。

大体形态和影像学表现

囊腺癌具有囊腺瘤的大部分形态学和放射学特征。病变是孤立的(Seo et al,2010),通常较大,平均直径为 12cm,但可生长至 40cm(Lauffer et al,1998);也可能较小,曾报道过小于 5cm 的囊腺癌,其中有 1 例为 2cm(Lauffer et al,1998;Lewin et al,2006;Williams et al,2001)。因此,小的肿瘤并不是良性病变的证据。肉眼下,病变内常见出血或胆汁性内容物(Buetow et al,1995),囊壁内有明显的出血或结节(Buetow et al,1995;Lewin et al,2006;Seo et al,2010)。

影像学上,囊腺癌常见较大的分隔、肝内囊肿碎片和胆管扩张(Seo et al,2010);在 CT 扫描、MRI 或超声造影中可见增强的囊壁结节(Korobkin et al,1989;Pojchamarnwiputh et al,2008;Ren et al,2010),以及沿壁或分隔的粗钙化(Buetow et al,1995;Korobkin et al,1989)(图 90B.9)。然而,这些特征也可以出现在非恶性囊腺瘤中(Choi et al,2010;Fukunaga et al,2008),仅通过肉眼观察或影像学检查很难鉴别这两种肿瘤(Buetow et al,1995;Hai et al,2003)。有关于氟脱氧葡萄糖正电子发射断层扫描/CT 阳性诊断的病例报告(Takanami et al,2009),但尚未评估这种方案的准确性。

生物学

血清肿瘤标志物 CEA 和 CA19-9 的升高非常罕见,有时可轻度升高(Hai et al,2003;Lauffer et al,1998)。这一点在伴和不伴卵巢样间质的囊腺瘤中已有描述,尤其是 CA19-9(Hai et al,2003;Horsmans et al,1996;Kim et al,1998;Thomas et al,1992),也有 CA19-9 血清水平大于 50 000μ/ml 的文献报道(Scoggins et al,2004)。

囊肿内容物

囊液分析不能提供鉴别诊断的依据。内容物通常为血性、胆汁性或混合性液体。尽管在早期的病例报告中,细针穿刺针吸细胞学检查是有效的(Iemoto et al,1983;Wee et al,1993),但最近的研究已经表明,恶性或甚至非典型细胞很少被检出(Hai et al,2003;Seo et al,2010)。

尽管测量值不一致,囊液中的 CA19-9 和 CEA 浓度通常升高。这种升高与囊腺瘤中观察到的相似,且 CA19-9 的浓度在大多数病人中均显著增高(Hai et al,2003;Seo et al,2010),但也有囊腺癌中 CA19-9 染色阴性的个案报道(Horsmans et al,1997)。虽然一些病人的 CEA 水平可能比囊腺瘤或单纯性囊肿中观察到的要高,但多数病人的 CEA 浓度正常或轻度升高,因此不具有鉴别作用(Seo et al,2010)。这与观察到的囊腺瘤和囊腺癌上皮细胞 CEA 染色阳性的结果一致(Tomioka et al,1986)。

由于囊腺癌和胆道肿瘤通常具有很高的腹膜种植倾向,所

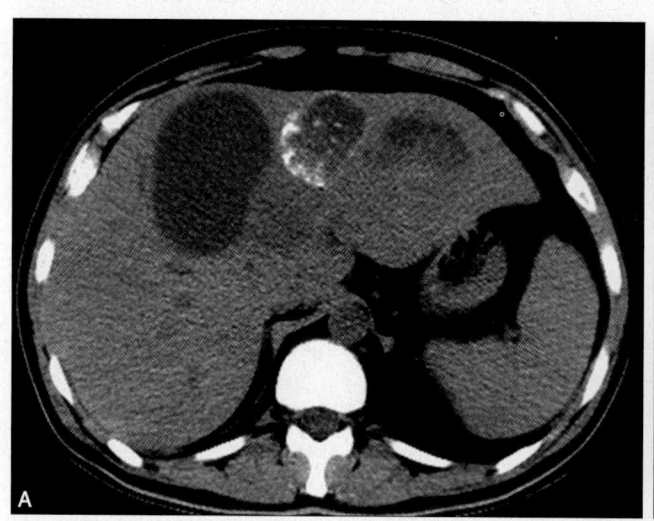
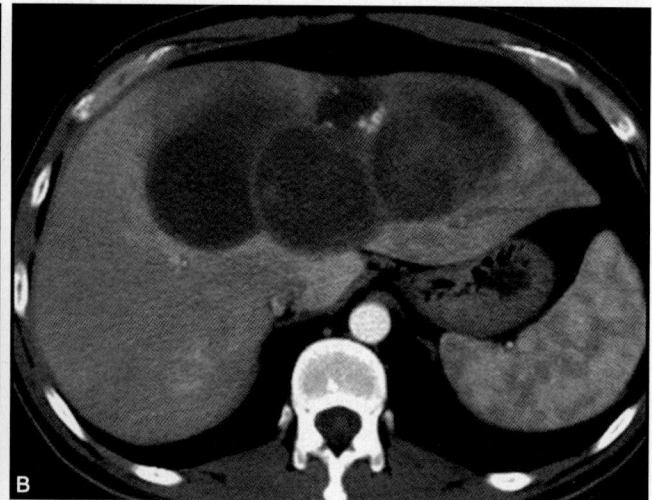

图 90B.9　囊腺癌的 CT 显像。(A)沿囊壁可见肉眼可见的钙化。(B)注射造影剂后,囊肿腔内异质性组织物质增强

以在任何情况下,囊肿取样均应谨慎进行(Iemoto et al,1981;
Nakajima et al,1992)。也有报道指出胸腔积液与抽吸细胞学检
查相关(Hai et al,2003)。

治疗

手术方式应选择完整切除,并考虑行术中胆管造影术,因
为其中一些肿瘤可能与胆道相通。由于术前影像学检查不能
准确地评估肿瘤的范围,建议进行较宽切缘的标准切除,而不
是摘除术。如果肿瘤位于胆管汇合处附近,则可能需要切除胆
管汇合处并进行肝管空肠吻合术。尽管囊液中肿瘤细胞的细
胞学检查为阴性,但意外囊肿破裂后仍可观察到腹膜转移癌,
因此应尽量避免打开囊肿(Kosuge et al,1992)。伴卵巢样间质
的囊腺癌肝部分切除后预后不佳。

囊腺癌完整切除后的总体预后优于肝细胞癌(见第 91 章)
或胆管细胞癌(见第 50 章)。5 年生存率可高达 65%~70%
(Lauffer et al,1998;Thomas et al,2005;Vogt et al,2005;Xu et al,
2015)。与无卵巢样间质的囊腺癌相比较,伴卵巢样间质的囊
腺癌病人具有更好的预后(Asahara et al,1999;Devaney et al,
1994),其肿瘤实质、血管和淋巴浸润也较少(Hai et al,2003)。
然而,尚不清楚这是否与卵巢样间质的存在、性别(伴有卵巢样
间质的囊腺癌仅在女性中观察到)或肿瘤侵袭性直接相关。

囊性胆管内乳头状黏液性肿瘤

胆管内乳头状黏液性肿瘤具有相对新颖、独特的病理学特
征,表现为可产生黏蛋白的胆管内乳头状增生(Nakanuma et al,
2002)。它们几乎只发生在肝内胆管或左、右胆管中,无卵巢样
间质,以前可能应用以下术语进行描述,包括胆管乳头状瘤、产
黏蛋白的肝内胆管癌、导管内黏液扩散产黏蛋白的外周胆管
癌、导管内生长型外周胆管癌和外周胆管癌的导管内变异。这
些肿瘤与胰腺导管内乳头状黏液性肿瘤(IPMN-P)具有极为相
似的临床、组织学和表型特征(Fukushima & Mukia,2000;Kim et al,
2000;Kloppel & Kosmahl,2006;Zen et al,2006a),有时两者可能
共存于同一病人中(Ishida et al,2002;Zalinski et al,2007)(见第
59 章和第 60 章)。

大体可分为两种类型。导管型表现为胆管弥漫性扩张,而
囊型表现为较大的囊性肿块(Sakamoto et al,1997)。因此,囊
性分支导管型胰腺导管内乳头状肿瘤与囊性胆管内乳头状黏
液性肿瘤之间存在相似之处,认为由小胆管来源。由于胆管内
乳头状黏液性肿瘤囊性变同时具有囊性(黏蛋白)和实性(乳
头状突起)分隔,因此过去可能常被误诊为是囊腺瘤或囊腺癌
(Aoki et al,2005;Lim et al,2007;Terada & Taniguchi,2004)。胆
管内乳头状黏液性肿瘤呈囊性肿瘤而不是局部节段性扩张的
原因尚不清楚。一种假设是,如果乳头状黏液性肿瘤发生在较
大的胆管中,由于压力增加会导致该胆管进一步扩张,并且黏
液会阻碍胆汁排出。另一种假设是,这些囊性乳头状黏液性肿
瘤来自大胆管壁内或其周围结缔组织中散在的胆管周围腺体
(Lim et al,2011;Nakanishi et al,2009)。

定义和病因

胆管内乳头状黏液性肿瘤,主要存在于东方国家,最初见

于肝内胆管结石(见第 39 章)或华支睾吸虫感染(见第 45 章)
的病人(Chen et al,2001)。其发生于胆管腔内,以无数的管状
乳头状褶皱为特征,由柱状上皮细胞组成,围绕在固有层结缔
组织支撑的纤细纤维血管茎周围。根据是有无胆管上皮异型
性及其严重程度可进一步分类:1 型为低度异型增生,2 型为高
度异型增生,3 型为原位微浸润性腺癌,4 型为浸润性腺癌。3
型和 4 型与乳头状肿瘤组织以及含有结石的大扩张导管中的
黏液性胆汁淤积相关,而 1 型病变通常不存在这种情况,且均
存在导管内扩散。这种描述有些混淆,因为这些肿瘤是在慢性
胆道炎症的特定情况下观察到的。随后,在无慢性胆道炎症的
情况下也观察到上述肿瘤的发生(Hayashi et al,2008;Shibahara
et al,2004;Zen et al,2006a),但具体病因未知。胆管内乳头状
黏液性肿瘤在东方的发病率远高于西方,并且胆管内乳头状黏
液性肿瘤与黏液性囊性肿瘤的比例在亚洲为 6:1,在西方是
1:3或 1:6(Zen et al,2014)。

病理学

囊性胆管内乳头状黏液性肿瘤的形态为多房性,常含有黏
液(图 90B.10),偶有出血(Zen et al,2006a)。除完全良性病变
外,其他病变均存在光滑或细小颗粒状的壁内乳头状结节
(Paik et al,2008)。原位癌或浸润性腺癌在胆管内乳头状黏液
性肿瘤中特别普遍,占所有病人的 60%~70%,在囊性分型中
的发生率更高(Paik et al,2008;Yeh et al,2006)。这可能是黏
液癌(伴有大量粘液分泌)或管状腺癌(可侵犯胆管壁,在乳头
状病变的基底部有大量的纤维基质,通常与血管、淋巴和周围
神经浸润有关),或两者兼有(Zen et al,2006a,2006b)。

对于胰腺导管内乳头状肿瘤,胆管内乳头状黏液性肿瘤的
内衬上皮可分为胰胆管型、肠型、胃型和嗜酸细胞型(Zen et al,
2006b)。更简单地可将其分为类似于胰腺导管内乳头状肿瘤
肠型的柱状上皮,以及类似于胰腺导管内乳头状肿瘤胰胆管型
或嗜酸细胞型的立方上皮(Shibahara et al,2004)。在一项研究
中,两者均在囊性胆管内乳头状黏液性肿瘤中观察到,而在导
管扩张型中仅观察到柱状类型(见第 89 章)。

现已明确了细胞类型与恶变发生率之间的关系。与柱状
上皮相比,胰胆管嗜酸细胞型立方上皮更容易发生癌变,但这
经常是一种浅表性(原位)肿瘤而不是浸润性肿瘤(Shibahara et
al,2004;Zen et al,2006a)。

上皮细胞 CK-7 染色阳性(胆管型),CK-20 染色程度不一
致(肠型多见)。CA19-9 阳性染色普遍存在,CEA 仅限于高度
异型性增生区域,有时见于癌变区域(Zen et al,2006a,2006b)。

MUC5AC 几乎在所有胃型病人中表达,MUC2(肠型)更常
见于柱状类型,而 MUC6 在立方形类型中更常见(Shibahara et
al,2004;Zen et al,2006a,2006b)。相比之下,MUC1 一般不表
达,仅在管状胆管癌的局部浸润区域中表达,而 MUC2 的表达
可能缺失(Shibahara et al,2004;Zen et al,2006a,2006b)。

诊断

囊性胆管内乳头状黏液性肿瘤在男性和女性中的发生率
几乎相同,60 岁时可达到高峰,比伴卵巢样间质的囊腺瘤晚
10~20 年(Shibahara et al,2004;Zen et al,2006a)。许多病人无
症状,常在体检时发现,但可出现上腹疼痛、黄疸和胆管炎。囊

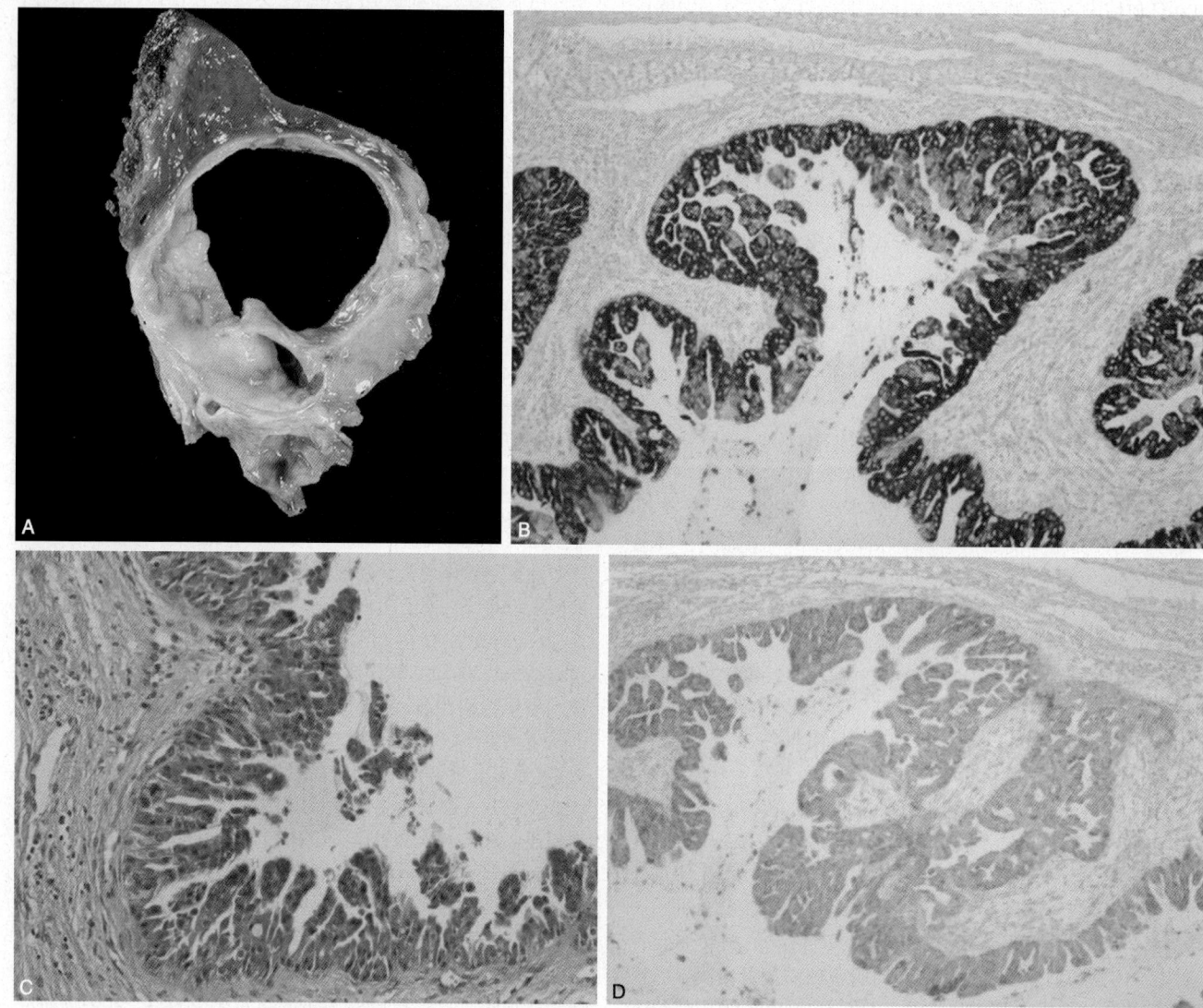

图90B.10　胆管导管内乳头状黏液性肿瘤。(A) 大体图像为一个多房性囊肿,其特征为光滑内壁上有乳头状壁结节。(B) 内衬上皮由数层非典型细胞构成的乳头状突起组成,无壁浸润性特征。(C) 增殖上皮显示黏蛋白 5(MUC5) 染色强阳性。(D) 增殖细胞显示 MUC1 染色弱阳性

性胆管内乳头状黏液性肿瘤的直径范围可能为 2~17cm,但无法通过肿瘤大小将其与囊腺瘤或囊腺癌进行鉴别(Lim et al, 2007;Yamashita et al,2007),也无法通过分隔厚度或是否存在钙化来鉴别(Lim et al,2007)。但是,囊性胆管内乳头状黏液性肿瘤更常伴有肿瘤远端显著或较大(>1cm)的壁结节和胆管扩张(由于胆管中囊肿分泌的黏液所致)。此外,与胆道相通是囊性胆管内乳头状黏液性肿瘤的一个关键特征(Kazama et al, 2005),但可能是因为管腔过于狭窄,CT 和 MRI 不足以显示胆道相通(Lim et al,2007;2011;Yamashita et al,2007)。术前ERCP 或术中胆道造影检查更为可靠,而标本的大体检查并不准确(Zen et al,2006a)。

并发症

囊性胆管内乳头状黏液性肿瘤的两个主要并发症与黏液或肿瘤物质在胆管内的迁移和恶变有关。黏液性胆汁淤积可能导致一过性胆道梗阻症状,并且黏液引发的胆道梗阻可能会导致胆管破裂(Lim et al,2004)。肿瘤恶变很常见,但恶性程度

不及其他胆道肿瘤(Zen et al,2006b)。由于这些肿瘤在诊断时大多已显示恶变,所以表明它们的生长可能较为缓慢。胆管内乳头状黏液性肿瘤中高度异型性增生和浸润性癌的发病率似乎高于胰腺导管内乳头状肿瘤(Zen et al,2014)。

治疗和预后

囊性胆管内乳头状黏液性肿瘤需要手术切除。术中需行胆道造影明确是否与胆道相通,并排除胆管中是否存在黏液。由于胆管内乳头状黏液性肿瘤可能沿胆管腔表面扩散或存在于邻近的胆管中,因此单纯囊肿摘除术的切除范围可能不够,应行规范的肝切除术,偶尔需行肝外胆管切除术和淋巴结切除。即使是恶性肿瘤,其预后也优于肝内或肝门胆管癌切除术后的病人(Paik et al,2008;Shibahara et al,2004;Zen et al, 2006a,2006b)。5 年生存率为 61%,在立方细胞型的病人中可高达 80%。柱状细胞型上皮(Shibahara et al,2004)和 MUC1 表达(Higashi et al,1999;Shibahara et al,2004)是恶性胆管内乳头状黏液性肿瘤术后预后差的影响因素。

结论

　　肝脏的囊性肿瘤很少见,并且包含不同的实体,可根据其内容物(黏液性或非黏液性)、肿瘤基质(是否存在卵巢样间质)以及与胆管的关系(是否相通)进行分类。伴卵巢样间质的囊性肿瘤(囊腺瘤)发生于女性,通常不与胆管相通,并且在大多数情况下为腺瘤,与囊腺癌无明确的鉴别诊断标准,其恶变的发生率可高达 15%。胆管内乳头状黏液性肿瘤具有囊性外观,男性和女性均可发病,并且与胆道相通,尽管这可能难以验证。胆管内乳头状黏液性肿瘤可能扩散至囊性肿块之外的邻近胆管中,并且常伴有重度异型性增生或恶变,可能是浸润性或浅表性恶性肿瘤。这些病变具有一些共同特征,目前被认为与发生在胰腺中的病变相对应,并且均需要完全切除。不伴卵巢样间质的囊腺瘤是一种不明确的病变,已不再被全球病理学家所接受,因为它们可能包括一些胆管内乳头状黏液性肿瘤或非典型性囊肿。

（刘连新　译　　沈锋　审）

第二篇　肿瘤性疾病

C. 恶性肿瘤

第 91 章

肝细胞癌

Alexandre Liccioni, Maria E. Reig, Jordi Bruix

概述

　　肝细胞癌(hepatocellular carcinoma, HCC)是最常见的原发性肝癌,其全球发病率居于恶性肿瘤的第五位,同时也是肿瘤相关死亡的第三大主因(Ferlay et al, 2014)。肝细胞癌的发病率呈现明显的地域差异(表 91.1)(Ferlay et al, 2014),亚洲及撒哈拉以南的非洲为高发地区,年新增病例超过 20 例/10 万人;南欧及日本的发病率位居中等,而北欧及北美的发病率则相对较低(Ferlay et al, 2014)。近年来,肝细胞癌的发病率已经发生了变化,特别是针对乙型肝炎病毒(hepatitis B virus, HBV)的疫苗接种计划显著降低了肝癌发病率(Zanetti et al, 2008),这一趋势在一些高风险地区(例如中国台湾省)尤为明显(Chang et al, 1997)。

　　在日本,肝细胞癌的发生与丙型肝炎病毒(hepatitis C virus, HCV)的慢性感染显著相关,这些肝癌病人绝大多数在数十年前感染了 HCV。而随着医疗卫生部门对这类血源传播性病毒的关注与控制,日本的肝细胞癌发病率正逐年下降。相较之下,肝细胞癌在美国(El-Serag & Rudolph, 2007)和北欧的发病率正在攀升,这在一定程度上反映了相关风险因素(主要是 HCV)在这些地区的流行(El-Serag, 2012)。

　　肝细胞癌发生的另一个主要危险因素是饮酒,这一习惯在不同的国家和地区亦存在差异(Morgan et al, 2004)。总体而言,黄曲霉毒素 B1(Aflatoxin B1)(Colombo & Donato, 2005; Liu et al, 2012)、吸烟和饮酒均为肝细胞癌发生的独立危险因素,且相互之间具有协同效应(Kuper et al, 2000)。最近有研究表明,咖啡的适量摄入可降低肝癌发生风险(Bamia et al, 2014; Bravi et al, 2013),而 2 型糖尿病(type 2 diabetes)可导致慢性 HCV 病人罹患肝细胞癌的风险增加 1.7 倍(Arase et al, 2013)。

　　在全球范围内,90% 的肝细胞癌病例都合并有肝硬化(cirrhosis)(Fattovich et al, 2004; Sherman, 2010)(见第 76 章)。绝大部分肝硬化与慢性 HBV 及 HCV 感染有关,而同时80% 的肝癌发生亦与慢性 HBV 及 HCV 感染相关(见第 70章)。在肝炎病毒感染以外,剩余不明原因的肝硬化多源于非酒精性脂肪性肝病(nonalcoholic fat liver disease, NAFLD)或非酒精性脂肪性肝炎(nonalcoholic steatohepatitis, NASH),这两种疾病同时也会增加肝细胞癌的发生风险(White et al, 2012)(见第 71 章)。

　　由于近年来肥胖的流行,其与肝癌之间的关联正日益受到研究人员重视。随访研究显示,肝细胞癌是目前肝硬化病人最常见的死因(Alazawi et al, 2010; Sangiovanni et al, 2006)。对肝细胞癌的预防,诊断和治疗是肝癌临床及基础研究的主要内容。

表 91.1　不同地区肝细胞癌发病率

地区	男性/女性
欧洲	
西欧	8.0/2.2
南部	9.5/2.9
北部	4.6/1.9
北美	
北部	9.3/2.7
南部	5.2/3.4
亚洲和非洲	
东亚	31.9/10.2
东南亚	22.2/7.2
中非	10.5/5.7
世界	15.3/5.3

Modified from Ferlay J, et al, 2014: Cancer incidence and mortality worldwide: sources, methods and major patterns in GLOBOCAN 2012. Int J Cancer 136(5): E359-E386.

肝细胞癌的分子表达谱(见第 9D 章)

对肿瘤遗传学(tumor genetics)的深入研究与破译是一项极其复杂的工程。体现这种复杂性的一个典型例子是突变;突变可以是对疾病发生发展有重要影响的驱动突变(driver mutation),也可以是缺乏关键作用的乘客突变(passenger mutation)(Hoshida et al,2010;Mínguez et al,2011);其他方面比如时间异质性引起的遗传变异(Yachida et al,2010)以及癌结节之间甚至单个癌结节内的空间异质性(Yap et al,2012)都是这种复杂性的体现。在肝癌发展过程中始终伴随着慢性肝炎(chronic hepatitis)和长期肝损伤,揭示了持续炎症是致癌的一个关键因素。炎症导致的组织持续损伤和不断增殖修复增加了 DNA 突变的风险(Arbuthnot & Kew,2001)。除了炎症所致的基因损伤外,HBV 自身也能够整合入宿主基因组(host genome),直接产生遗传学或表观遗传学效应(Bréchot,2004;Farazi & DePinho,2006)。这种与宿主基因组的整合可致基因重排和突变增加,可能影响到重要的靶基因的功能(Farazi & DePinho,2006;Ferber et al,2003;Ryu,2003;Villanueva et al,2007)。而 HCV 是一种 RNA 病毒,不会整合入宿主 DNA。

肝细胞癌危险因素的预防

避免病毒感染或毒素摄取是预防肝细胞癌最有效的方法。针对 HBV 的有效疫苗已经存在,中国台湾省的疫苗接种计划已经发挥作用,儿童和成人肝癌发病率逐年下降(Chang et al,1997)。对医疗器械的严格管理与消毒可以防止 HCV 的血源播散。戒酒应该成为社区健康运动的重点目标;此外,避免将谷物存储于潮湿环境可以防止食物被黄曲霉毒素污染。肥胖以及非酒精性脂肪性肝炎所致的肝细胞癌可以通过健康教育加以控制。

研究证明,如果病毒感染已存在,减少病毒复制继而减轻慢性肝损伤可以降低肝细胞癌发病率(Liaw et al,2004)。HBV 和 HCV 都已有有效的治疗方法,给予针对 HCV 和 HBV 药物可以实现二级预防;然而目前尚不能确定,如果慢性肝病已经导致肝硬化,抗病毒治疗是否还有预防作用,因为此时细胞的损伤和转化已经发生(Bruno et al,2007)。最近的研究表明,获得持续病毒学应答(virologic response)的 HCV 病人中,肝硬化和纤维化有消退(fibrosis regression)的可能(D'Ambrosio et al,2012);此外,荟萃分析表明,持续的病毒学应答与肝细胞癌发生风险的降低相关(Morgan et al,2013)。同时,最新的全口服治疗方案在 HCV 病毒根除和慢性感染的治疗方面卓有成效,我们有理由对通过消除 HCV 感染降低肝癌发病率感到乐观。HBV 感染的病人基因损伤可能在大范围肝脏受累前已经出现;这可以部分解释肝脏在相对"健康"时就发生肝细胞癌的机制(Pollicino et al,2004)。这种情形在出生前或儿童阶段的早期感染病人中更为常见,这也强调了 HBV 疫苗接种的好处。慢性肝病病人的二级预防需要事先辨识出受累个体,但目前缺少病毒性肝炎人群筛查的成本-绩效比数据,因此尚不推荐这样的做法。

高危人群的筛查和确诊

迄今为止,只有一项随机对照试验评价了筛查在 HBV 阳性病人中的意义,其结果显示筛查能够显著提高病人的生存率(Zhang & Yang,1999)。但是出于伦理的考量,此类随机对照试验无法重复进行。事实上,澳大利亚的研究者曾尝试开展这方面研究,但只有一名病人同意参加;其他病人都拒绝承担不筛查的风险(Poustchi et al,2011)。筛查的主要目的是早期发现,早期干预,而目前认为早期发现的肝细胞癌可以被治愈(Bruix & Sherman,2011;EASL-EORTC,2012;Verslype et al,2012)。

筛查的成功推行是一项真正的临床挑战。它的成功取决于几方面因素,包括准确的超声检查、统一有效的诊断和分期标准以及切实可行的根治性治疗方法。如果这些因素不能满足,筛查并不能延长预期寿命。即使考虑到潜在领先时间偏倚(potential lead-time bias)(即病人表面上存活时间延长,但实际上仅仅因为他们的肿瘤诊断时间提前)和病程长短偏倚(length-time bias)(即高侵袭性肿瘤病程短,可能在出现症状后才被诊断,筛查间隔长则会遗漏这些病人),筛查也更易发现早期肝细胞癌,给予有效治疗,并改善预后(Sangiovanni et al,2004)。

事实上,只有当肝癌在无症状的早期阶段通过早期诊断被发现时,才有可能获得有效的治疗和长期的治愈。因为肝细胞癌的发展和进展通常在开始阶段是静默的,所以筛查是在早期阶段发现疾病的唯一机会。欧洲肝脏学会(EASL)和美国肝脏学会(AASLD)建议,肝硬化病人应该每 6 个月进行一次腹部超声检查,如果确诊肝细胞癌应及时治疗(Bruix & Sherman,2011;EASLEORTC,2012)。由于血清甲胎蛋白(α-fetoprotein,AFP)用于肝癌诊断的准确性欠佳(Marrero et al,2009),因此不再推荐仅使用该标记物筛查高危人群,而应当结合常规超声的结果①。但合并其他系统严重疾病的肝硬化病人和拟行肝移植的终末期肝病病人不推荐进行肝癌筛查,因为即使早期发现也无法接受治疗,对于这些病人的筛查没有临床意义。

一旦发现异常,病人必须进一步评估。知识框 91.1 总结了建议的诊断标准(Bruix & Sherman,2011)。硬化的肝脏内直径<1cm 的结节 60% 不是恶性的(Forner et al,2008;Sangiovanni et al,2010);当前的诊断技术可能难以确诊,因此建议密切随访病灶大小变化(Bruix & Sherman,2011)。如发现直径>1cm 的结节,如果影像学(imaging technique)显示其具备肝细胞癌特征性血管强化方式(vascular profile),即动脉期强化,延迟静脉期造影剂排空,那么可诊断为肝细胞癌,(Bruix & Sherman,2011;EASL-EORTC,2012;Verslype et al,2012)(见第 18 章和第 19 章)。一般而言,直径>1cm 的肝内肿块,单一动态显像技术[例如,计算机断层扫描(CT)或磁共振成像(MRI)]足以明确

> **知识框 91.1　肝细胞癌的诊断标准**
>
> 细胞组织学标准
> 无创标准(仅适用于肝硬化病人)
> 病灶直径>1cm:一种影像学检查(如动态 CT 扫描或磁共振)显示动脉期强化及静脉期造影剂排空
>
> Bruix J,Sherman M,2011. Management of hepatocellular carcinoma:an update. Hepatology 53(3):1020-1022.

① 译者注:美国和欧洲不再推荐使用 AFP 而仅依据常规超声的结果进行筛查,但这并不是当前我国的常规做法。

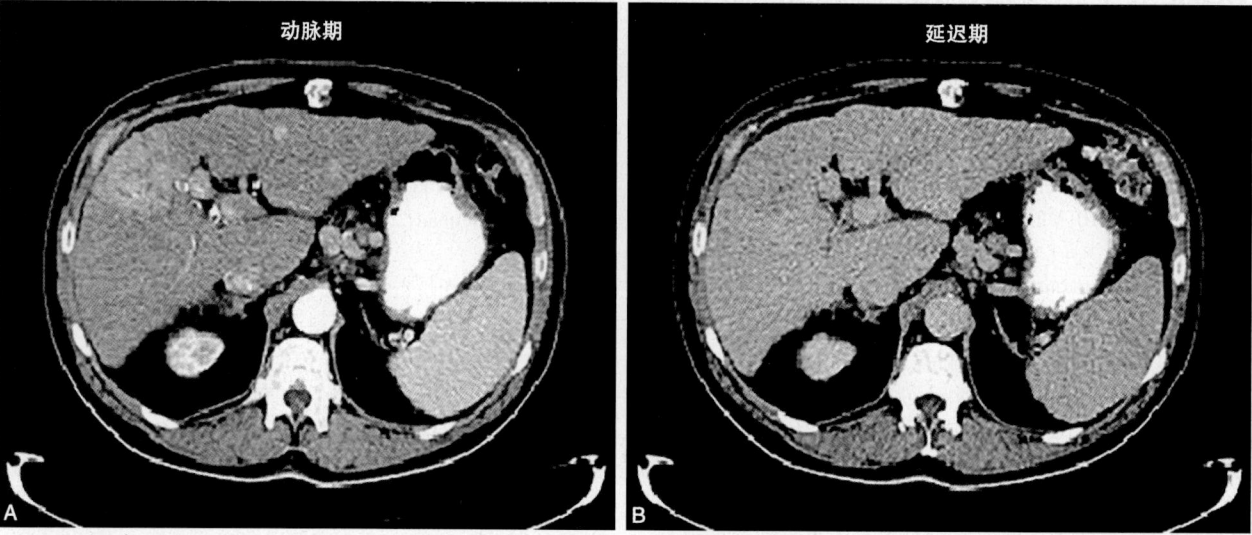

图 91.1 CT 扫描显示IV-V 段直径6.5cm 的结节,动脉期明显强化(A),门静脉期及延迟期造影剂排空(B)。周围卫星灶具有相同的强化特点 (Courtesy of Dr. Carmen Ayuso.)

诊断(图 91.1)。这里不推荐使用超声造影,因为它难以区分肝内胆管细胞癌(cholangiocarcinoma)和肝细胞癌(Chen et al, 2010;Vilana et al,2010)。如果动态成像未显示肝细胞癌特征性强化方式(characteristic dynamic profile),那么无论 AFP 值有无升高,均推荐行细针穿刺检进一步明确诊断,这是因为胆管细胞癌、胃癌和部分转移性肝癌也可能分泌 AFP(Adachi et al,2003;Bruix & Sherman,2011;Rimola et al,2009)。必须强调的是,活检并非 100% 敏感,因此阴性结果并不能排除肝细胞癌(Forner et al,2008;Sangiovanni et al,2010)。其他肿瘤标志物,如异常凝血酶原(protein induced by vitamin K absence, PIV-KA)、AFP 异质体比率(Marrero et al,2009)和磷脂酰肌醇蛋白聚糖-3(glypican-3)(Capurro et al,2003),已被提议单独使用或与 AFP 联用,但目前尚未成为临床常规(Bruix & Sherman, 2011)。对于没有肝硬化背景的肝内占位,建议常规行组织学诊断。

分期和预后评估

分期系统是根据预后将病人分为不同亚组的临床决策工具。理想的分期系统应该建立治疗和治疗后预期结果间的联系。大多数肿瘤的预后主要与诊断时的肿瘤分期相关。肝细胞癌病人往往合并有肝硬化,其预后评估更加复杂,因为肝脏基础疾病会影响治疗的选择和效果。因此,肝细胞癌分期系统必须将肿瘤所处阶段和肝功能两方面因素纳入考量,如果只考虑其中一个方面,则无法预测治疗结果或提示最佳疗法(Forner et al,2012;Reig et al,2014)。美国癌症联合委员会(AJCC)制定的 TNM 分期系统(Vauthey et al,2002)和评价肝功能的 Child-Pugh 分级标准(Pugh et al,1973)分别评估了这两方面因素,但是尽管进行了多次调整,建立在病理基础之上的 TNM 分期系统在肝细胞癌中的应用仍然有限,即使通过结合肝脏状态(肝硬化与非肝硬化)(Vauthey et al,2002)使该系统有一定进步,但仍然无法准确预测非手术治疗病例的预后。

Okuda 分期系统建立在通过影像学或手术对肿瘤负荷以及肝脏功能进行评估的基础上。它将病人分为 3 组,各组预后不同(Okuda et al,1985),但其主要功能是识别终末期病人。还有一些附加评分系统已经被提出(表 91.2)。各系统所采用的预后参数并不相同,尽管利用这些参数可以将病人分层,但各系统间的参数没有互换性;也就是说,在不同系统中,同期病人的生存率并不一致。这些系统的主要用途是识别预后不良的终末期病人,但缺乏对临床治疗的指导意义。这种不可重复性表明了各研究之间存在巨大异质性。表中所列举的这些评分及分期系统都没有能在世界范围内被广泛接受。

巴塞罗那临床肝癌(The Barcelona Clinic Liver Cancer)(BCLC)分期系统根据肿瘤负荷、肝功能储备和癌症相关症状的表现来确定临床分期。据此,它将病人分为四个大组:极早期/早期为 0/A,中期为 B,晚期为 C,终末期为 D,并在各组别内分别建立与治疗相关的预后模型(图 91.2)(Forner et al, 2012;Llovet et al,1999;Reig et al,2014)。预后模型建立在一系列队列研究和随机对照试验结果的基础上,而分期方案源于对肝细胞癌不同阶段转归及治疗方案选择的相关独立预后研究数据的整合,并定期更新升级。该系统整合了肿瘤分期、肝功能储备、全身状态和肿瘤相关症状等多个变量,由于它将分期与治疗选择直接关联,已成为一种临床广泛应用的治疗决策工具(Bruix & Sherman,2011;EASL-EORTC,2012)。单发肿瘤且直径小于 5cm 或不超过三个癌结节(直径均小于等于3cm)的 BCLC 早期病人可接受根治性治疗,如肝移植、手术切除或经皮消融等,5 年生存率可达 50% 到 70%。BCLC 中期是指肿瘤多发,肝功能代偿,无肿瘤相关症状、肝外播散或血管侵犯的肝癌病人,目前有证据显示生存获益的治疗方法是经导管动脉栓塞化疗(transcatheter arterial chemoembolization,TACE)(Llovet & Bruix,2003;Llovet et al,2002;Lo et al,2002),3 年生存率可达66%(Burrel et al,2012)。晚期病人往往伴有肿瘤相关症状、血管侵犯或肝外播散,未经治疗的中位生存期小于 1 年。索拉非尼(sorafenib)是目前唯一被证实能延长晚期病人生存期的药物(Cheng et al,2009;Llovet et al,2008)。而终末期病人肝功能失代偿、伴有显著肿瘤相关症状,身体状况严重恶化,行为状态

表91.2　肝细胞癌病人预后评分系统

预后系统（年）	例数	肿瘤分期	肝功能	健康状况	分期
Okuda（1985）	850	肿瘤累及范围>50%	胆红素、白蛋白、腹水		Ⅰ,Ⅱ,Ⅲ
CLIP（1998）	435	肿瘤、甲胎蛋白、门静脉癌栓	Child-Pugh 分级		0~6
GRETCH（1999）	761	门静脉癌栓、AFP	胆红素、碱性磷酸酶	卡氏评分	A~C
AJCC TNM（2002）		结节数量、肿瘤大小、门静脉癌栓、转移			Ⅰ,Ⅱ,Ⅲ,Ⅳ
CUPI（2002）	926	TNM、AFP	胆红素、腹水、碱性磷酸酶	症状	0~12（3 组）
JIS（2003）	722	日本 TNM	Child-Pugh 分级		0~5
SLiDe（2004）	177	日本 TNM	ICG15、PIVKA		0~3
Tokyo（2005）	403	结节数、肿瘤大小	白蛋白、胆红素		0~8
Taipei（2010）	2 030	肿瘤总体积、AFP	Child-Pugh 分级		0~6
BCLC（2012）		结节数、肿瘤大小、门静脉侵犯、转移	Child-Pugh 分级、门静脉高压	PS	0,A~D
Yau（2014）	3 856	结节数、肿瘤大小、门静脉侵犯	Child-Pugh 分级	PS	9 个阶段 Ⅰ~Ⅴb

AFP,甲胎蛋白;AJCC,美国癌症联合委员会;BCLC,巴塞罗那临床肝癌分期;CLIP,意大利肝癌协作组;CUPI,香港中文大学预后指数;JIS,日本综合评分;LCS-GJ,日本肝癌研究组;PIVKA,异常凝血酶原;PS,行为状态评分;SLiDe(S:分期;Li:肝损;De:异常凝血酶原评分);UICC,国际抗癌联盟。
Forner A,et al,2012:Hepatocellular carcinoma. Lancet 379（9822）:1245-1255.

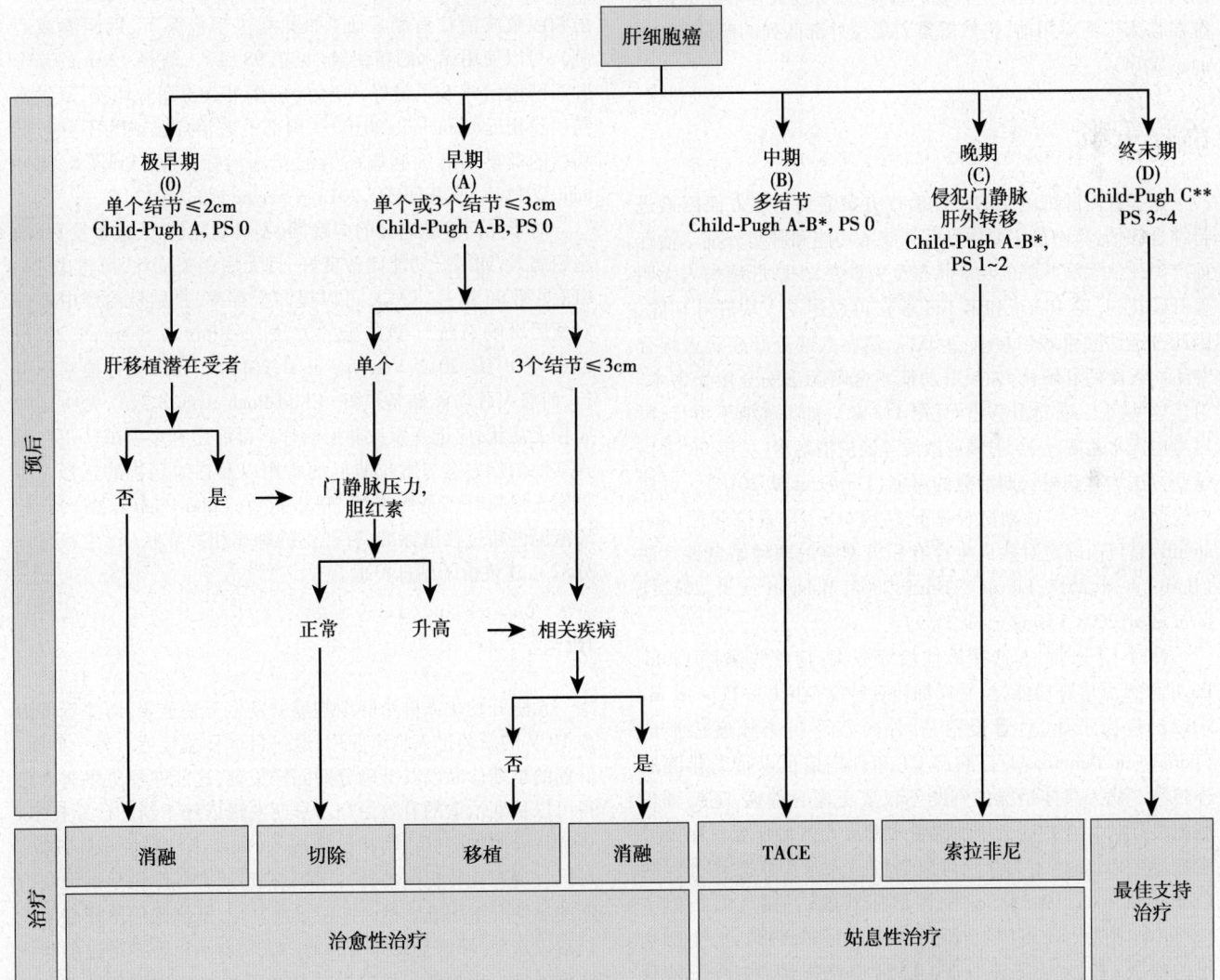

BCLC STAGING AND TREATMENT STRATEGY,2014

图91.2　巴塞罗那临床肝癌（BCLC）分期及治疗方案。图中给出了评估病人分期、预后的方法和相应的推荐治疗方案。上半部分根据临床参数和肿瘤特征给出了不同分期的预后,下半部分给出了相应的一线治疗推荐方案,但是最终的临床治疗决策仍应综合考量病人的多方面特点（如年龄、并发症等）。TACE,经导管动脉栓塞化疗;PS,行为状态评分
* Child-Pugh 分级并不能准确的识别出应当接受肝脏移植的肝功能失代偿病人,一部分存在自发性腹膜炎、反复食管胃底静脉曲张出血、伴有或不伴有肝肾综合征的难治性腹水、肝性脑病和严重营养不良的病人可以处于 Child-Pugh B 级甚至 A 级,而这部分病人往往预后不良
** 因肝功能严重受损（Child-Pugh C 级、高 MELD 评分）而导致晚期肝硬化的病人应考虑进行肝移植
（Modified from Forner A,et al,2012:Hepatocellular carcinoma. Lancet 379（9822）:1245-1255;and Reig M,et al,2014:Systemic therapy for hepatocellular carcinoma:the issue of treatment stage migration and registration of progression using the BCLC-refined RECIST. Semin Liver Dis 34（4）:444-455.）

(performance status,PS)评分大于2,这部分病人预后极差,只能够接受姑息性治疗(Forner et al,2012;Reig et al,2014)。

必须强调的是,医生仍应结合病史、并发症和肿瘤位置对每位病人进行独立评估。因此,根据 BCLC 分期系统给出的一线治疗方案可能不适合或不安全;最终的治疗可能是对应于另一个不同 BCLC 分期的方案。这一概念被称为"治疗分期偏移(treatment stage migration)"(EASLEORTC,2012;Reig et al,2014)。

最近,基于东亚的肝癌病人往往伴随 HBV 感染这一特点,中国香港的研究者提出了一种新的分期系统(Yau et al,2014)。与 HCV 病人相比,HBV 病人肝功能相对较好,因此作者主张采用比 BCLC 方案更积极的治疗策略。但是这一回顾性研究无法完全避免选择偏倚,同时在研究中相同分期病人的预后被不同的治疗方案所改变,最终生存曲线也受到影响;而不同分期病人的生存曲线存在一定程度的重叠,区分度欠佳。此分期系统在临床广泛应用前,仍然需要大规模外部队列的验证(Sherman,2014)。

治疗策略

选择针对肝细胞癌的最佳治疗方案需要对多方面因素进行综合评估,其中最主要的是肝脏储备功能和肿瘤分期。治疗前准确评估无瘤肝脏的功能状态至关重要,少数肝癌病人无明显肝硬化(见第 103 章和第 108 章),可以耐受大块肝叶切除,因此首选切除手术(Llovet,2005)。然而大部分肝癌病人均合并不同程度的肝硬化,如果肝功能不全则无法安全接受手术。对于这些病人,首选肝移植(见第 115 章);如果移植不可行,可以考虑无水乙醇注射、射频或微波等经皮消融术(见第 98 章),这些方法均有获得长期治愈的可能(Forner et al,2010)。针对中晚期病人,经导管动脉栓塞化疗(TACE)与索拉非尼(sorafenib)是目前确定对病人生存有积极影响的两种姑息性疗法(Burrel et al,2012;Llovet & Bruix,2003;Malagari et al,2012;Llovet et al,2008;Cheng et al,2009)。

针对不同的病人选择最佳治疗方案,应首先采用 Child-Pugh 分级评估肝功能,然后详细检查肿瘤范围(de Lope et al,2012),包括子灶、血管侵犯、肝外转移及门静脉癌栓形成(portal vein thrombosis)。胸部 CT 和骨扫描可以帮助排除肝外转移。病人总体情况的判断不仅要考虑合并症,还要评估癌相关症状。合并症会增加围手术期或介入治疗死亡率及并发症发生率,而癌相关症状可以通过病人行为状态评分反映(Sørensen et al,1993)。这个评估标准虽然简单,但类似于Karnofsky 指数(Karnofsky index)(Schag et al,1984)。受影响重的病人(行为状态评分 3~4)属于终末期,应给予姑息护理。

肝切除术是单个肿瘤、无肝硬化或合并肝硬化但肝功能代偿病人的一线治疗方法(de Lope et al,2012)。硬化肝脏的功能并不能只通过 Child-Pugh 分级评估,只有血清胆红素水平正常且无门静脉高压症临床表现的肝癌病人才适宜行肝切除术(Bruix & Sherman,2011;EASL-EORTC,2012;Verslype et al,

2012)。这些病人可以耐受手术切除而无肝功能失代偿的风险,5 年生存率约 70%。

肝静脉插管(hepatic vein catheterization)是测量门静脉压力最精确的工具,肝脏压力梯度小于 10mmHg 是最佳临界值。目前可通过弹性成像确定是否存在门静脉高压,从而能够避免对近一半的病人行有创性的肝静脉插管(Cescon et al,2012;Llop et al,2012)。合并有门静脉高压症病人术后肝功能失代偿和死亡率较高,其 5 年生存率小于 50%(Berzigotti,2015)(见第 103 章 D)。

对那些单个癌结节直径<5cm 或 2~3 个癌结节,每个直径<3cm 而不宜行肝切除术的病人,若无肝移植一般禁忌证并排除血管侵犯和肝外转移,可考虑肝移植术(Mazzafero et al,1996;Martin et al,2014)(见第 115 章)。如果预期等待移植时间超过 6 个月,且病人不宜行手术治疗,可采用经皮消融术(Forner et al,2012)。射频消融和微波消融是主要的技术,如果射频或微波治疗有禁忌证(如肿瘤位于包膜下、近胆囊或心脏),可以使用无水酒精注射(见第 98 章)。直径<2cm 的单个肿瘤消融治疗效果最好,90%的病例可获得完全坏死,复发率与切除相近(Lencioni,2010)。局部消融治疗已成为不宜行肝移植的极早期肝细胞癌病人的首选治疗方案(Bruix & Sherman,2011;EASL-EORTC,2012;Verslype et al,2012)。

对于无门静脉栓的中晚期(不可切除的、大或多发)肝细胞癌病人,如果肝功能储备良好,且无癌相关症状,可考虑 TACE(见第 96 章)。TACE 可以提高生存率,是姑息治疗中唯一对预后影响有统计学差异的方法。(Bruix & Sherman,2011;EASL-EORTC,2012;Verslype et al,2012)。如果化疗栓塞不可行,而病人肝功能储备良好(Child-Pugh A 或 B 级),无明显肿瘤相关症状,应选择索拉非尼治疗。目前已有多项试验正在探索其他治疗方案与索拉非尼的联用以及二线药物的选择。如果病人诊断时已是终末期、肝功能差(Child-Pugh C 级),且肿瘤范围已超过移植标准,有严重的肿瘤相关症状(行为状态评分>2),建议给予姑息护理。

展望

预防肝硬化人群中肝细胞癌的发生至关重要,而随着可治愈 HCV 的新药进入临床使用,这一目标日益接近。另一方面,肝癌的早期诊断以及准确分期同样关键,这能够让更多病人获得可以长期治愈的有效治疗。早期发现依赖于新的诊断技术,更加特异的肿瘤标记物和显像技术(如组织特异性显影剂等)可以发现恶性转化前的异常增生结节,或常规影像学上无法诊断的早期肝细胞癌。然而即使早期发现,肝细胞癌治疗后复发仍难以避免,降低复发风险的辅助或联合治疗需要通过前瞻性队列的进一步验证。目前发现的预后相关标记物与肝癌分子特征相结合,可以将病人进一步分层,以实现个体化的最优治疗,打开肝细胞癌精准医学的大门。

总结

肝细胞癌的发生率具有明显的地域差异。虽然以前肝细胞癌在欧洲和北美被认为是一种罕见的肿瘤,但最近的流行病学调查显示,这些地区的肝癌发生率显著增加。肝细胞癌常合并慢性肝病,通常与病毒感染或酒精等毒素摄取相关。尽管肝细胞癌检测、诊断和治疗方面取得了重大进展,但目前仍只有少量病人在早期被诊断,并接受根治性治疗(如切除、移植和消融)。大多数肝细胞癌病人确诊时已属中晚期,只能通过 TACE 或索拉非尼延长生存期。因此,对高危人群的定期筛查(B 超等)意义重大,这将显著增加能够接受有效治疗的早期病人比例。此外,积极转化科研成果有助于发展新的治疗工具,以显著提高晚期病人的长期生存率。

(樊嘉 译　陈孝平 审)

第 92 章

结直肠癌肝转移

Thomas A. Aloia, Jean-Nicolas Vauthey

结直肠癌病人的最常见的转移部位是肝脏。在诊断时,大约四分之一的结直肠癌病人即发现有同时性肝转移,并且最终约一半的病人会出现异时性转移(Bozzetti et al,1987;Ekberg et al,1987)。结直肠癌是一种常见的恶性肿瘤,美国每年有超过140 000例新诊断病人(Siegel et al,2015),因此结直肠癌肝转移是一个重要健康问题。一个普通肝胆肿瘤外科医生会花费超过50%的职业生涯时间来治疗和管理这类病人。

若不治疗,病人生存率很低。幸运的是,许多有效的系统治疗已经将中位生存期延长至24个月(Kopetz et al,2009)(见第100章)。此外,对于解剖学上可切除的肝转移病人,手术联合系统治疗可进一步延长生存。近期研究报道肝切除术后的五年生存率接近60%(Choti et al,2002;Fernandez et al,2004;Pawlik et al,2005),并且有些团队报道经过选择的亚组病人可获得极好的长期生存(Tomlinson et al,2007)。

鉴于外科治疗的有效性,肝切除术的指征已经扩大(见第103章)。肝脏外科医师不再受肿瘤大小、肿瘤数目或双叶分布等任意规则的限制。目前,主要的障碍只是保留足够体积的有出/入肝血流和胆道引流的肝实质(Adams et al,2013)。同时,许多技术上的进步,包括胆漏的预防、微创途径和快速康复原则进一步增加了这类手术的安全性,这使得更多病人迅速恢复正常功能,并开始辅助治疗。这些特性使得在手术量大的中心由经验丰富手术团队进行的肝切除术成为可切除肝转移病人的标准治疗(Ito et al,2010;Pawlik & Choti,2007)。

本章节回顾对转移性结直肠癌病人行多学科综合治疗中支持肝切除术的数据。我们介绍术前评估,包括诊断性影像检查流程,和多个预后评分系统在病人管理中的应用。我们也回顾了传统和新的手术技术。我们总结了最新发表的文献中描述肝切除术后病人的短期手术结果和长期肿瘤学结局。我们还讨论了有争议的领域和未来的方向。

结直肠癌转移的自然病程

结直肠癌一般通过两个机制扩散:肿瘤细胞可以转移到区域淋巴结后再通过中央淋巴管道进入体循环,或肿瘤细胞直接通过门静脉引流扩散到肝脏(Knosel et al,2004)。出现或发展为转移性疾病的可能性与原发肿瘤T分期有关,但与原发肿瘤N分期和淋巴血管侵犯的相关性更大。

由于对于粪便隐血检测和内镜筛查的依从性差,许多病人发现时即表现为局部进展期原发肿瘤,常伴有同时性转移。由于体力状况欠佳或转移灶分布,大部分病人无法进行根治性外科治疗。对于有肝转移的病人,只有大约20%适合进行肝切除,其最主要原因是同时存在有肝外转移。

未经治疗结直肠癌肝转移的结局在既往转移性结直肠癌文献中有详细记载并在别处详细总结(Norstein & Silen,1997)。未经治疗结直肠癌同时性肝转移病人的中位生存期仅为5~10个月,很少能存活到3年(表92.1)。在缺少系统治疗的情况下,只有少数病人能存活到5年,一般都是表现为单发或局限可切除的肝转移病人。

由于提前期偏倚或不良生物学行为,肝脏病变范围是一个重要预后决定因素。由Wood和其同事进行的一项被广泛引用的回顾性研究中(1976),随访了一个由113名IV期结直肠癌病人组成的队列。在存在广泛肝脏病变的病人中,1年生存率为5.7%,但在病变局限在一个肝段或肝叶的病人中,1年生存率为27%,有单发转移的病人为60%(Norstein & Silen,1997)。有单发转移的病人3年生存率为13%,中位生存期为17个月。一个类似研究发现单发未切除肝转移病人的3年生存期达到20%(Wagner et al,1984)。应用解剖可切除性来替代肿瘤负荷,Wood和其同事的回顾性队列研究发现未治疗病人中,肿瘤为可切除的亚组病人1年、3年和5年生存率分别为77%、23%和8%,而肿瘤为不可切除的亚组的生存率分别仅为15%、0、和0。类似的,Wagner和其同事(1984)报道了未治疗病人中,病变为可切除的病人3年和5年生存率分别为14%和2%,而病变为不可切除病人的生存率仅为4%和0%。即便是可切除单发肝转移病人,不经手术治疗长期生存率仍很低(10%),因此手术治疗有非常明显的优势。

表 92.1　结直肠癌肝转移的自然病程

研究	病例数	中位生存期			
		平均/月	1年/%	3年/%	5年/%
Wood et al,1976	113	6.6	15	3	1
Bengtsson et al,1981	25	–	–	–	–
Wagner et al,1984	252	–	49	7	2
Scheele et al,1990	921	–	–	–	9	0
Stangl et al,1994	484	7.5	–	–	1
Rougier et al,1995	318	5.7	–		

转移性结直肠癌的内科治疗原则

幸运的是，在过去 40 年间，出现了许多不同类型的针对转移性结直肠癌有效的系统治疗方法（见第 99 章和第 100 章）。最广泛应用的治疗转移性结直肠癌的化疗药物是 5-氟尿嘧啶（5-fluorouracil，5-FU），可单独应用或与其他化疗药物联合。1980 年代和 1990 年代进行的进展期结直肠癌随机对照临床试验（randomized controlled clinical trials，RCT）和荟萃分析表明 5-FU 最好和亚叶酸（leucovorin，LV）联合使用，并且 5-FU 应该在几天里持续输注而不是一系列每日静脉推注（Advanced Colorectal Cancer Meta-Analysis Project［ACCMAP］，1992；D'Angelica，2002；de Gramont et al，1997；Meta-Analysis Group in Cancer［MAGIC］，1998）。优化给药方式的 5-FU/LV 方案肿瘤缓解率达到 30%，中位生存期达 12 个月。此方案肿瘤缓解率显著优于早先报道的单独使用 5-FU 方案（10%～15%），但总生存时间（overall survival，OS）相似（ACCMAP，1992；MAGIC，1998）。

两个研究比较了使用伊立替康（CPT-11）联合静脉推注 5-FU/LV（IFL）和单独使用 5-FU/LV 方案进行系统化疗的疗效。入组病人为Ⅳ期结直肠癌病人，且未接受过针对转移性病变的治疗（Douillard et al，2000；Saltz et al，2000），在 Saltz 研究中，接受包含伊立替康的 IFL 方案治疗的病人获得更长无进展生存期（progression-free survival，PFS）（7.0 个月 vs 4.3 个月），更高的缓解率（39% vs 21%）和更长的 OS（中位数，14.8 个月 vs 12.6 个月）。尽管 Douillard 研究使用的是持续输注 5-FU/LV 联合伊立替康方案（FOLFIRI），但也获得了类似的结果。基于这些研究，联合使用伊立替康、5-FU 和 LV 的方案成为不可切除Ⅳ期结直肠癌的标准治疗。

随后，奥沙利铂联合 5-FU/LV（FOLFOX）方案被发现是另一种有效的一线组合方案（de Gramont et al，2000；Goldberg et al，2004）。在 de Gramont 研究中，FOLFOX 方案和 5-FU/LV 方案治疗转移性结直肠癌病人的 PFS 分别为 9.0 个月和 6.2 个月，缓解率分别为 50% 和 22.3%，OS 分别为 16.2 个月和 14.7 个月（P=0.1）。在 Goldberg 研究中，FOLFOX 方案持续获得了更好的结局，其 OS 为 19.5 个月，而 5-FU/LV 方案为 15.0 个月（P=0.0001）。后一项实验还证明，FOLFOX 方案优于含伊立替康和奥沙利铂的联合用药方案（IROX）。

两个 RCT 研究比较了作为转移性结直肠癌的一线治疗方案的 FOLFOX 和 FOLFIRI 方案，两个研究均发现二者有效性相似（Colucci et al，2005；Tournigand et al，2004）。在 Tournigand 研究中，病人被随机分配至某一方案治疗组，在治疗过程中交叉至另一方案。在先用 FOLFIRI 方案组和先用方案 FOLFOX 组中，OS 分别为 21.5 个月和 20.6 个月（P=0.99）。在研究中大约 15% 的病人肿瘤转化为可切除并进行了转移灶切除术。这个现象在先用 FOLFIRI 组更常发生。Colucci 研究未设计进行交叉，尽管很大比例的病人接受了二线治疗。FOLFIRI 和 FOLFOX 组的 OS 分别为 14 个月和 15 个月（P=0.28）（Colucci et al，2005）。这个研究中每个队列大约 5% 的病人转化为可切除。基于这些研究，FOLFOX 和 FOLFIRI 方案在转移瘤的治疗中被普遍认为是同样有效的，方案的选择主要基于毒副反应。FOLFOX 方案存在更高的 3 级和 4 级神经毒性（30% vs 5%）和中性粒细胞减少（44% vs 24%）发生率。铂类诱导累积神经毒

性一般决定最大耐受剂量。FOLFIRI 方案更多与恶心呕吐（20% vs 5%）、黏膜炎（10% vs 0）和脱发（50% vs 20%）相关。不同的方案对于肝脏的损伤于下文讨论。

考虑到之前基于单独使用奥沙利铂和伊立替康的方案无法获得良好的生存率，Falcone 及同事（2007）尝试了使用三种化疗药物的激进方案（FOLFOXIRI）并将其与 FOLFIRI 进行比较。尽管 FOLFOXIRI 方案表现出了意料之中的更高中性粒细胞减少和神经毒性发生率，这个更加激进的方案表现出了更长的 PFS（9.8 个月 vs 6.9 个月）、更高的缓解率（66% vs 41%）和更长的 OS（22.6 个月 vs 16.7 个月）。在 FOLFOXIRI 组，15% 的病人转化为可切除并进行了转移灶切除术，而 FOLFIRI 组为 6%（P=0.03）。当分析限于仅存在肝转移病人时，转化为可切除的差异更大（36% vs 12%；P=0.02）（Falcone et al，2007）。尽管有良好的临床缓解率，但是手术切除肿瘤的病理学检查表明标准一线组合方案的完全病理缓解率仅约 5%。

基于对转移性结直肠癌病人成功使用细胞毒药物进行系统治疗的进展，一些对恶性细胞生长和转移能力有重要作用的生长因子或细胞表面受体的靶向生物制剂也被用于临床研究（图 92.1）（Koptez et al，2009）。第一代小分子和/或抗体制剂包括贝伐单抗和西妥昔单抗。

贝伐单抗（Avastin）是一种与血管内皮生长因子（VEGF）结合的单克隆抗体，阻止 VEGF 受体的激活（血管生成信号通道）。它被批准与 5-FU 为基础的化疗联合，用于转移性结直肠癌的一线治疗。监管机构的批准是基于一项研究的结果，该研究将贝伐单抗联合 FOLFIRI 与单独应用 FOLFIRI 进行了比较（Hurwitz et al，2004）。联用贝伐单抗组具有更长的 OS（中位数，20.3 个月 vs 15.6 个月；P<0.001）和更高缓解率（44.8% vs 34.8%；P=0.004）。在以奥沙利铂为基础的 FOLFOX 或 XELOX（卡培他滨和奥沙利铂）方案中，也进行了联用贝伐单抗的疗效评价研究（Saltz et al，2008）。尽管在联用贝伐单抗组中获得更长 PFS（9.4 个月 vs 8.0 个月；P=0.0023），但并未观察到 OS 的改善（21.3 个月 vs 19.9 个月；P=0.077）。两组的缓解率相似（47% vs 49%；P=0.3）。在靶向药物研究中，缓解率相近

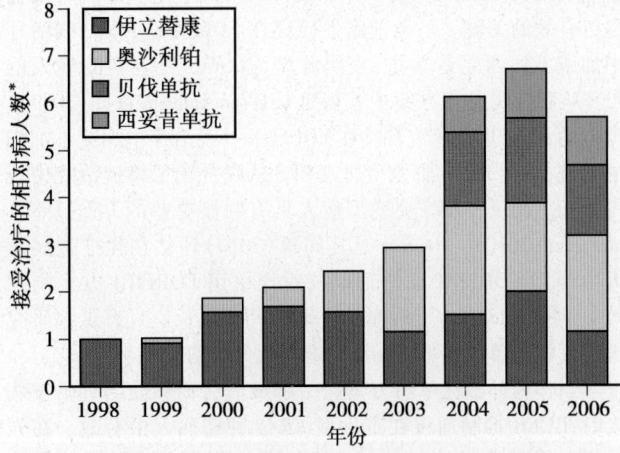

图 92.1　新化学治疗药物的使用在 1998—2006 年间增加，尤以 2004 年为著。* 与 1998 年应用伊立替康对比，并根据年病人数量进行标化（From Kopetz S，et al，2009. Improved survival in metastatic colorectal cancer is associated with adoption of hepatic resection and improved chemotherapy. J Clin Oncol 27(22):3681.）

但 PFS 改善是一种常见情况。这个现象提示靶向治疗也许通过稳定疾病或可能的肿瘤坏死来延长 PFS。

西妥昔单抗（Erbitux）是一种针对表皮生长因子受体（EGFR）的嵌合单克隆抗体，目前是 KRAS 野生型，EGFR 表达的转移性结直肠癌治疗的重要组成部分（Cunningham et al, 2004; Jonker et al, 2007; Van Cutsem et al, 2007; USFDA, 2010）。西妥昔单抗获批与伊立替康联合用于转移性结直肠癌的治疗（Cunningham et al, 2004）、作为单药方案用于基于奥沙利铂或伊立替康方案治疗失败的病人、以及不能耐受伊立替康的病人（Jonker et al, 2007）。

Cunningham 及其同事（2004）通过一项研究确定了西妥昔单抗的第一个适应证，该研究在进展期结直肠癌的治疗中在基于伊立替康的方案中增加西妥昔单抗，并将此方案与单独使用西妥昔单抗治疗进行了比较。两组的缓解率分别为 22.9% 和 10.8%（P = 0.007），PFS 分别为 4.1 个月和 1.5 个月（P < 0.001）。两组间的 OS 没有显著差异（8.6 个月 vs 6.9 个月；P = 0.5）。Jonker 及其同事（2007）的研究支持了另一个适应证，西妥昔单抗单药治疗用于无法耐受基于伊立替康或奥沙利铂方案的病人效果优于最佳支持治疗。西妥昔单抗单药组的 OS 为 6.1 个月，对照组的 OS 为 4.6 个月（P<0.001）。西妥昔单抗的肿瘤缓解率为 8%，且 31.4% 的病人疾病稳定，而对照组为 10.9%（P<0.05）。

和西妥昔单抗的作用机制类似，帕尼单抗（Vectibix）是一种完全人源化的单克隆抗体，因此与西妥昔单抗相比，严重输液反应的发生率相对较低（Van Cutsem et al, 2007）。同西妥昔单抗一样，帕尼单抗被批准作为单药治疗用于在标准化疗中进展的病人。接受帕尼单抗治疗的病人 PFS 为 8 周，而最佳支持治疗组为 7.3 周（P<0.0001），并且接受帕尼单抗治疗的病人有 10% 出现肿瘤缓解，但是，两组病人的 OS 均为 7 个月（P = 0.99）。帕尼单抗也被评估用于转移性结直肠癌的一线治疗，但在无 KRAS 突变时，其益处并不明显（Hecht et al, 2009）。

尽管西妥昔单抗和帕尼单抗都是针对 EGFR 的抗体，EGFR 表达影响肿瘤缓解率的证据并不一致。然而，60% 的结直肠癌表现为 KRAS 野生（Bos et al, 1987），似乎是决定两种药物是否有效的关键。一项前瞻性研究在 FOLFIRI 方案一线治疗中加或不加西妥昔单抗，表明肿瘤为 KRAS 野生型的病人的 PFS 从联合西妥昔方案中获得延长（Van Cutsem et al, 2009）。类似的，一个近期研究评估在 FOLFOX 一线治疗中加或不加帕尼单抗，表明 KRAS 野生型病人 PFS 从联合帕尼单抗治疗中获得延长。相反，KRAS 突变型病人具有明显更差的 PFS（Douillard et al, 2010）。Peeters 及其同事（2010）评估在化疗进展病人中使用 FORFIRI 加帕尼单抗对比单用 FORFIRI 方案的疗效，表明 KRAS 野生型肿瘤二线化疗 PFS 延长。只有少数研究报道了帕尼单抗将不可切除肿瘤转化为可切除。

当作为补救性单药方案应用于难治性转移性结直肠癌病人时，EGFR 抑制剂仅在野生型 KRAS 肿瘤病人中有效。在先前提到的两项 EGFR 抑制剂单药治疗对比最佳支持治疗的研究中（Jonker et al, 2007; Van Cutsem et al, 2007），西妥昔单抗和帕尼单抗提高了肿瘤缓解率、PFS、OS（Amado et al, 2008; Karapetis et al, 2008）。基于这些研究，EGFR 抑制剂现在仅适用于无 KRAS 基因突变的病人。

综上所述，在未接受治疗或仅接受针对原发结直肠肿瘤术后辅助治疗的转移性结直肠癌病人中，现代系统化疗具有 50% 或更高的缓解率，并且可以在不手术切除的情况下获得接近 24 个月的中位生存期。然而，未手术切除病人，仍很少在诊断转移性疾病后生存超过 4 年。少部分病人可能从不可切除状态转化为可切除状态（Adam et al, 2004）。当一线治疗失败后，二线治疗可能有效，但是，随后的结果令人沮丧（Bensmaine et al, 2001; Comella et al, 2002; Cunningham et al, 1998, 2004; Falcone et al, 2007）。

结直肠癌肝转移病人的术前评估

对转移性结直肠癌病人按流程逐步行术前评估对正确选择手术病人至关重要。这个过程的第一步是评估内科可切除性，包括慢性合并症、急性感染或血栓性疾病、潜在肝功能不全和体能状态。特别要考虑到低中心静脉压麻醉和可能的肝蒂阻断对心血管功能的要求，必须评估任何心脏或肺部病史，因为这些病人有非常高的术中和术后并发症发生率（见第 103 章）。在不存在其他内科因素的情况下，单纯高龄不作为手术禁忌证（Tzeng et al, 2014）。术前评估的第二步是判断肿瘤学可切除性，通常包括血清肿瘤标记物、完善的影像学分期和可能的内镜评估。这个评估的目的是评估原发灶是否被完全切除，或可以同期或分期切除，并量化肝外病变的数量和确定位置。并且，在接受术前系统治疗的病人中，也需要评估缓解率。

只有在确认内科和肿瘤学可切除性之后，才能评估技术可切除性。在这个过程中，外科医生需进行肝脏特异性影像学检查、肝脏体积评估，和对可使用的技术和入路的充分了解。正如之前表述的那样，技术可切除性的最终判断标准是对所有大体病变获得阴性切缘，并保留足够体积的功能性肝脏、血液流入和流出以及胆管引流。关于术前评估的更多细节将在下文描述。

术前影像学检查的作用

当确认病人可以耐受手术后，判断肿瘤学和技术可切除性很大程度依赖于高质量的影像学检查。随着影像学检查的可靠性和种类的增加，发现大于 1cm 的肝内和肝外结直肠癌转移灶的灵敏度和特异性显著增加。然而，随着影像学进步，亚厘米级不确定病变的发现也显著增加，常常使手术决策复杂化。

超声检查

超声检查是一种相对廉价的检查，一般用于右上腹疼痛或肝功异常病人的筛查（见第 15 章）。当发现肿物时，超声可以提供详细的肿瘤数量、大小和解剖学关系信息。尽管超声对肝内囊性病变的检查极度有优势，但其总体诊断准确性高度依赖于操作者且低于断层影像学检查。造影剂的引入增加了超声检查的准确性，但造影剂并未获广泛使用。双工超声（Duplex US）可以确定肿瘤与肝门血管、肝静脉和下腔静脉的距离。术后，超声可以用于皮下和腹腔积液的诊断和介入治疗。

计算机断层扫描

计算机断层扫描（computed tomography, CT）已经成为评估转移性结直肠癌病人的必不可少的手段（见第 18 章）。由于其成本低、成像快速，和对于肺部、腹腔实质器官、淋巴结和软组织成像效果较好,行胸部、腹部、盆腔的增强 CT 通常足够对病人进行分期。尽管部分荟萃分析提示磁共振成像(magnetic resonance imaging,MRI)在肝转移瘤的发现和定性方面更加准确,但是回顾性分析发现一些研究使用了较差的和过时的 CT 技术(Floriani et al,2013;Niekel et al,2010)。当将现代 CT 技术与 MRI 比较时,两者准确性接近相同。

标准的 CT 检查是在多排 CT 上进行的,同时进行快速的造影剂推注,理想的检查包括增强前期、动脉期、门静脉期和延迟期。断层厚度不应超过 5mm,当需要高分辨肝血管成像时可减少到 1.5mm 重叠断层。评估肝脏时,最重要的 CT 图像是增强前期和延迟或静脉期,因为转移性肝脏病变通常血供不好。动脉期图像通常用于鉴别转移性疾病和良性血管病变,例如血管瘤,或更加清楚的显示肝脏动脉解剖。可进行冠状位和矢状位重建以进一步明确解剖结构。三维立体重建可以用于计算未来肝脏残留量(Abdalla et al,2004a)。

磁共振成像

MRI 的技术要求多于 CT 检查,MRI 需要病人更配合,以耐受多次屏气和序列成像(见第 19 章)。这是对于未定性肝肿物的评估最有用的检查。肝细胞特异性磁共振造影剂的出现增加了对亚厘米级肝肿物的检出,尤其是在 CT 具有较差分辨率的被膜下区域。然而,其稳定区分小病变的良恶性的特异性仍不高。增加磁共振胰胆管成像的序列也许对于明确肿物和胆管树的关系有益,尽管在计划肝切除时很少需要这些信息。值得注意的是,对于有着广泛肝脏大泡性(大脂滴)脂肪变性的病人,MRI 在发现肝脏病变时较 CT 有优势(Bipat et al,2005;Fernandez et al,2005)。尽管 MRI 比 CT 更加昂贵且需要病人配合,肝细胞特异性造影剂的引入使其在难以诊断的病例中应用仍有优势,尤其是在 CT 诊断不确定、肝脏脂肪变性和系统治疗后原先发现的病灶消失时(图 92.2)。

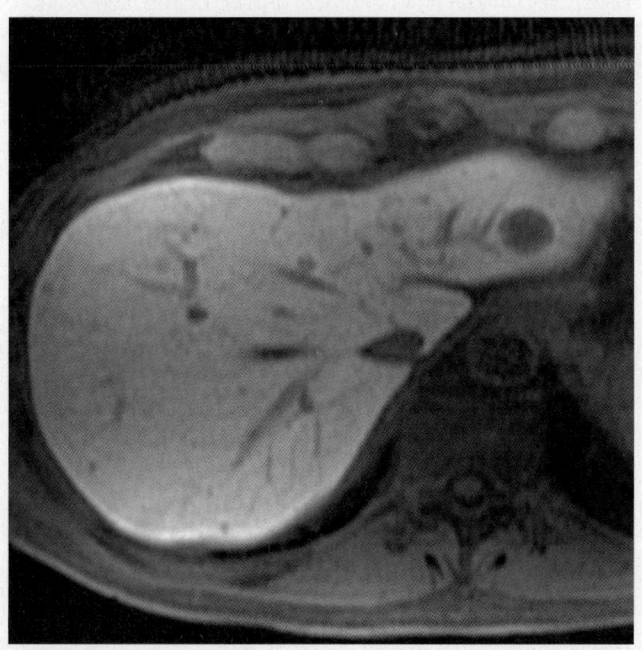

图 92.2　使用了肝细胞特异性造影剂 20 分钟后延迟磁共振成像显示多发(<5mm)结直肠癌肝转移

正电子发射断层扫描

近年来,作为断层扫描成像的辅助,全身正电子发射断层扫描(positron emission tomography,PET)越来越常用于评估转移性结直肠癌(见第 17 章)。在美国,2001 年医疗保险(Medicare)批准 PET CT 用于结直肠癌的分期和诊断 Kelloff et al,2005)。此影像学检查使用静脉应用的放射性示踪剂,绝大多数情况下为氟化脱氧葡萄糖-18(FDG)。这种放射性葡萄糖类似物不能进入糖酵解途径,因此聚集在葡萄糖依赖高代谢肿瘤细胞内。

PET 已经用于转移性结直肠癌诊治的多个领域。已报道的应用包括行转移瘤切除术的病人选择、疑似复发病人的评估、放疗计划、治疗反应评估和偶然结直肠病变的发现(Herbertson et al,2007)。对于转移性结直肠癌病人的初始分期,研究发现 FDG PET 成像改变了 2%~36% 病人的治疗方案。例如,Strasberg 及其同事(2001)研究了 PET 在评估结直肠癌肝转移病人是否有可能进行肝切除中的应用。在 43 名病人中,作者发现 PET 在 6 名病人中检出无法切除的病变,相当于 PET 有 14% 的概率检出隐匿性病变。这些病人避免了无效的手术。有趣的是,他们报告的转移瘤切除术后结局相当良好,他们将其归功于术前 PET 成像检查改善了病人选择;肿瘤可切除率、3 年无病生存率和 3 年 OS 分别为 95%、40% 和 77%。然而,与这些单中心的回顾性研究结果相反,转移性结直肠癌病人术前应用 FDG PET 进行分期检查的一项随机 Ⅲ 期试验(PET START),发现其对于治疗方案选择和生存获益仅有很小的改变(Moulton et al,2014)。的确,目前没有研究表明术前 PET 扫描可以改善病人生存。

对于疑似复发病人的评估,FDG PET 或许较单独应用 CT 有优势,尤其是当血清癌胚抗原(CEA)的升高与 CT 发现不一致的时候(Huebner et al,2000)。FDG PET 或许也在检查隐匿性网膜或腹膜病变时有优势。此外,利用功能成像评估治疗反应是 PET 技术的一个有前景的应用。例如,多项研究表明,无论是结直肠癌还是其他类型的癌症,化疗后的早期代谢反应都与最终基于 CT 评估的 RECIST 反应一致(Findlay et al,1996;Juweid & Cheson,2006)。

尽管一项荟萃分析发现 FDG PET 对肝外疾病的敏感性和特异率分别为 91.5% 和 95.4%,而 CT 为 60.9% 和 91.1%(Wiering et al,2005),但是在临床实践中外科医生应用 PET 的主要限制是其缺乏特异性。许多炎症性和其他无法确定的反应都是葡萄糖高代谢的,增加了假阳性率并且降低了此检查的可信度。PET 用于外科决策的其他局限性包括对于小于 1cm 病变的低敏感性、应用系统治疗后敏感性显著下降和较少的解剖细节。总而言之,PET 是一种可用于随访无法手术病人对治疗的反应的相关检查。对于可以进行外科干预的病人,PET 最好用于评估不确定性结节或 CT 或 MRI 上发现的软组织肿块,和与肝脏病变大小不成比例的 CEA 升高但影像学检查无显著发现的病人。

预后变量和术前评分系统

尽管所有存在转移的结直肠癌病人在 TNM 分期系统均为 Ⅳ 期,但在此期中观察到了相当大的生存差异。例如,因在淋巴结阴性右半结肠癌切除术后数年发现单发肝转移就诊病人的预后显著优于在淋巴结阳性直肠癌穿孔后发现同时性和双侧性肝转移疾病的病人。因此，能够有效地区分结局，提供额外预后信息的分类系统是有帮助的。尽管这些系统很少能够提供绝对的数据来准确支持对可切除病人选择非手术治疗，它们可以用于临床试验入组评估和帮助临床研究之间的比较。很多情况下，当不利危险因素存在时，它们被用于支持术前系统治疗的决策。精确的分期和预后分类标准的制定取决于对此类病人长期生存相关的临床和病理因素的充分认识。

病人和原发肿瘤的特征

虽然年龄并不是长期生存的重要预后变量，但是对年龄的作用进行分析的研究都对入组的老年病人进行了仔细地选择后才进行手术的（Ballantyne & Quin，1993；Cady，1992；Tzeng et al，2014）。尽管直肠癌的治疗可能更加复杂，原发肿瘤的位置似乎并不会影响结局，因为转移性直肠和结肠癌具有类似的预后。此外，原发肿瘤的分期对于转移性疾病的危险分层是有用的。特别是，淋巴结阳性原发结直肠癌病人更容易在肝转移瘤切除术后复发。原发肿瘤的组织学分级对于转移性疾病病人的长期生存并不是重要预后因素。

肝转移瘤的特点

肝转移瘤相对原发肿瘤的诊断时间是一个重要的预后因素。对于同时性肝转移，一般定义为在原发肿瘤诊断后 1 年内诊断肝转移，其生存期明显短于异时性转移瘤病人（Rosen et al，1992；Scheele et al，1995；Vibert et al，2007）。与肝转移灶的解剖特性相关的不良预后因素包括肝转移瘤数目、双叶分布和肿瘤最大径大于 5cm。30% 的肝转移瘤病人无法获取可定量的血清 CEA 值。在产生该肿瘤标记物的肿瘤病人中，显著升高的术前 CEA 水平（例如>200ng/mL）预示高早期复发风险（Nordlinger et al，1996）。在术前化疗中 CEA 水平降低预后较好，而在治疗中 CEA 水平显著升高预示着疾病无法控制，不建议手术切除（Adam et al，2004）。

肝外疾病

过去，肝外疾病的发现是最有帮助的外科预后因素之一（Abdalla et al，2006；Fong et al，1999；Rosen et al，1992）。许多外科医生长期认为非肺部肝外转移灶是肝切除术的禁忌证（Abdalla et al，2006；Fong et al，1999）。然而，近年来肝外疾病的处理被重新评估。最突出的是，一个有着热灌注和肝切除术经验的高手术量法国团队发现肝外转移灶的数目是比位置更重要的预后因素（Elias et al，2005）。此外，小体积肺转移灶，无论是可切除（Miller et al，2007）还是不可切除（Mise et al，2015），都不被认为是肝切除术的禁忌证，因为这类病人很少出现肺功能衰竭。两个最大的评估肝、肺转移瘤联合切除的研究发现术后 5 年生存率为 30%（Headrick et al，2001；Miller et al，2007）。

存在肝门淋巴结转移始终是一个较差的预后因素。结直肠癌肝转移病人中大约 3%～30% 发现肝门淋巴结转移（Abdalla et al，2006），几乎所有对转移肝门淋巴结进行清扫的病人都出现了复发（Carpizo et al，2009），长期生存率很低。目前达成一致的结论是没有可靠数据表明在转移性结直肠癌病人中

行治疗性肝门淋巴结清扫能够改善生存（Abdalla et al，2006；Adam et al，2008）。与肝门淋巴结转移相比，似乎其他位置的转移可尝试行肝切除。大型回顾性研究对此问题进行了探索，包括切除腹膜或肠系膜、腹膜后淋巴结和多个实质器官（Carpizo et al，2009；Elias et al，2003；Minagawa et al，2000）。这些研究中报道的 5 年生存率为 20%～28%。基于这些研究，肝切除术联合肝外疾病切除术对于特定病人是有益的。

预测模型和临床风险评分

通过整合和评估多个之前发现的独立风险因素，7 个大型回顾性研究建立了可以在转移瘤切除术后进行生存分层的有效预测模型（表 92.2）（Fong et al，1999；Iwatsuki et al，1999；Kattan et al，2008；Malik et al，2007；Nordlinger et al，1996；Rees et al，2008；Zakaria et al，2007）。Nordlinger 和其同事（1996）报告了多中心超过 1 500 名病人的队列。Fong 和其同事（1999）报告了一个单中心 1 001 名病人的队列，后又报告一个 1 477 名病人的队列（Kattan et al，2008）。Rees 和其同事（2008）评估了一个英国三级转诊中心的 929 名病人的长期生存。

在 Fong 及其同事（1999）进行研究中，7 个参数被发现是不良预后的独立危险因素：①同时存在肝外疾病，②阳性切缘，③原发肿瘤相关的淋巴结转移，④无病间隔小于 1 年，⑤最大肝转移瘤大于 5cm，⑥多于 1 个肝转移灶，和⑦血清 CEA 大于 200ng/mL。鉴于同时存在肝外疾病和切缘阳性是手术的禁忌证或无法在术前获知，纪念斯隆-凯特琳癌症中心术前临床风险评分（CRS）系统只应用后 5 项制定评分，存在一项记 1 分。尽管 CRS 是一个简单的用于将仅存在肝转移的转移性结直肠癌病人分层的系统，任何一项的存在与 5 年生存率 24%～41% 相关，CRS 3～5 分的病人 10 年存活率 10%，这限制了其在手术病人选择中的应用（Tomlinson et al，2007）。CRS 被证明在选择需进行进一步影像学分期（Schussler-Fiorenza et al，2004）、诊断性腹腔镜（Jarnagin et al，2001）、新辅助治疗、消融的病人，以及临床试验中病人分层有实用性。

近期，更加精确的预测模型逐步建立，包括复杂列线图（Kattan et al，2008）和多因素预测指数（Rees et al，2008）。这些模型精确性的提高须与它们需要更复杂的数据管理和计算进行权衡。然而，随着决策辅助工具和电子病历的发展，这些更精确的评分系统或许会被广泛应用。

术前化疗反应的预后价值

早期描述的各种预后工具的开发与在手术切除前更广泛应用的有效全身治疗的改进同时进行（见第 99 和 100 章）。因此，预后模型不包括新辅助化疗反应这个重要变量。早期，Adam 和其同事（2004）发现在术前系统治疗中疾病进展的病人术后 5 年无病生存率极低，仅为 3%，而疾病稳定或缓解的病人为 20%。随后，其他团队也证实了这一发现。在 2012 年 AHPBA/SSO/SSAT 结直肠癌肝转移治疗共识会议上，进一步完善了在这种情况下的可切除标准（Adams et al，2013）。由于不同的疾病结局，对于在系统治疗过程中疾病略微进展，但并未改变预计切除范围的病人，仍建议进行手术切除。然而，在系统治疗中出现了新的病灶的病人需要改变系统治疗方案，努力做到手术前控制疾病。

表 92.2　结直肠癌手术预后评分系统的对比

因素	Nordlinger et al,1996	Fong et al, 1999	Iwatsuki et al, 1999	Zakaria et al,2007	Malik et al, 2007	Kattan et al, 2008	Rees et al, 2008
病人数	1 568	1 001	243	662	687	1 477	929
术前因素							
年龄	>60					连续:55~85	
性别						男性	
原发肿瘤分期	浆膜侵犯,淋巴结阳性	淋巴结阳性					淋巴结阳性
原发肿瘤位置							直肠
同时/异时	<24 个月	<12 个月	≤30 个月	<30 个月		连续:0~75 个月	
肿瘤大小	≥5cm	>5cm		>8cm		连续:1~15cm	
肿瘤数量	≥4	>1	≥3		≥8	连续:1~10	>3
CEA 水平	5~30ng/mL,>30ng/mL	>200ng/mL				连续:0~200ng/mL	>60ng/mL
双侧性			是			双侧切除	
切除术类型						<1 叶	
肝外疾病		排除	排除				是
化疗影像缓解	NI	NI	NI	NI	NI	NI	NI
术后因素							
切缘	<1cm	排除	排除				阳性
输血				是			
肝门淋巴结				是			
肿瘤分化							差
炎症反应					是		
化疗病理缓解	NI	NI	NI	NI	NI	NI	NI
加权	否	否	否	否	否	是	是
低危组生存	2 年:79%	5 年:60%	5 年:48.3%	5 年:55%	5 年:49%	8 年:41%	5 年:64%
高危组生存	2 年:43%	5 年:14%	5 年:0%	5 年:20%	5 年:0%	8 年:14%	5 年:2%

注意术前可获得因素、加权、生存预期,以及不包含化疗反应。
CEA:癌胚抗原;NI:不包含。

在治疗反应谱的另一端,对系统治疗反应良好的病人有更好的预后。在完全病理缓解的病人中,5 年生存率可达 75%(Blazer et al,2008)。实际上,术前系统治疗的病理缓解,定义为大于 50% 的肿瘤区域未见存活肿瘤细胞,是结直肠癌肝转移切除术后最强预后指标(图 92.3)。当这个变量被加入包含 CRS 标准的多因素风险模型中时,所有的标准丧失了统计显著性,只有病理缓解和切缘状态仍是独立预后因素(Blazer et al,2008)。

然而,一个预后因素的主要应用价值是在术前。不幸的是,尽管很多肿瘤细胞对有效的系统治疗有反应,结直肠癌转移也许不是向心性缩小。RECIST 和改进的 RECIST 评分主要基于测量肿瘤最大直径,也许无法作为病理缓解的合理替代(Tuma,2006)。为了这个目的,制定了另一个基于肿瘤缩小情况、边界清晰度和强化情况的 CT 反应标准(Shindoh et al,2012)。这个反应标准被证明与病理缓解和接受手术和内科治疗的结直肠癌肝转移病人的远期结局都相关(Chun et al,2009)。对系统化疗的反应,作为目前最强的预后指标,可用于病人教育和临床决策制定,这使得术前系统化疗的益处被低估了。

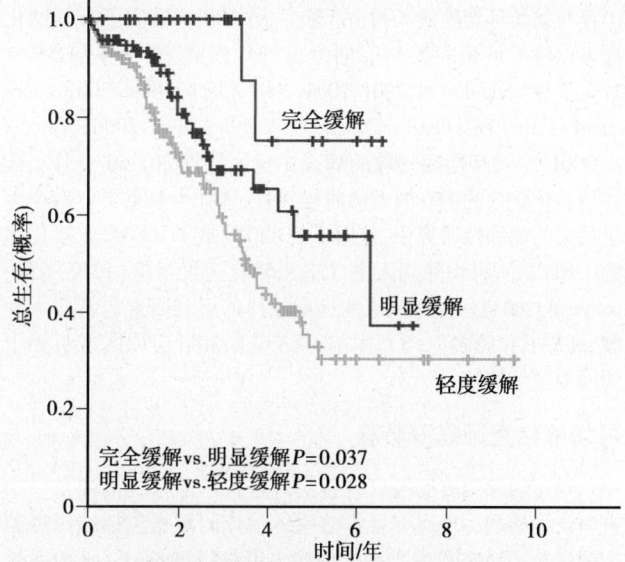

图 92.3　依据肿瘤病理缓解程度分层的结直肠癌肝转移病人术后的总生存曲线(From Blazer DG Ⅲ,et al,2008:Pathologic response to preoperative chemotherapy:a new outcome end point after resection of hepatic colorectal metastases. J Clin Oncol 26(33):5346.)

预后的分子/遗传决定因素

结直肠癌的分子表达谱是一个不断发展的领域,正成为预测模型和治疗模式的重要组成部分。如上所述,基于肿瘤 *KRAS* 状态对 EGFR 抑制剂的不同反应被充分研究(Amado et al,2008;Bos et al,1987;Karapetis et al,2008;Peeters et al,2010;Van Cutsem et al,2009)。更多近期研究表明 *KRAS* 基因的不同突变位点可预测不同的临床行为和复发模式(Pereira et al,2015;Vauthey et al,2012,2013)。同样,对突变频率较低的 *BRAF* 基因的初步研究表明,其与手术治疗后早期复发和侵袭性临床过程有关。毫无疑问,这些领域的发现的数量将成倍增加,给我们不久实现基于肿瘤基因谱的个体化药物甚至手术及治疗计划带来了希望。

术前系统化疗

肝胆外科肿瘤学中最具争议的话题之一是术前全身化疗在转移性结直肠癌病人中的作用(见第 71、99 和 100 章)。这个议题的文献中充斥着针对高选择病人的回顾性研究,支持手术优先方案和支持新辅助治疗方案的研究数量大致相同。然而,疾病的肿瘤生物学和自然病程明确表明,结直肠癌肝转移的病人即使进行了最彻底的肝切除术,也很可能隐藏有镜下残留病灶。在有效的系统药物治疗下,我们可以合理的认为:目前缺乏 I 级证据来支持对转移性结直肠癌采用肿瘤外科方法进行治疗,更多的是反映了我们无法在精心设计的临床试验中积累病人,而不是反映了主要采用外科治疗方法的优越性。

化疗作为不可切除肿瘤的降期治疗

Bismuth 及其同事(1996)首先报道了系统治疗将不可切除结直肠癌转为可切除的可能性。他们发现 5-FU/LV 和奥沙利铂的联合应用使得 330 名不可切除的转移性结直肠病人中的 53 人转化为可切除(16%)。此外,这些切除术后病人的长期生存与初始可切除病人相仿。随后,许多研究证实了新辅助化疗可以将不可切除疾病降期为可切除疾病,转化率从 3% ~41% 不等(Adam et al,2001,2004,2009;Clavien et al,2002;Giacchetti et al,1999;Pozzo et al,2004;Vauthey et al,2006;Wein et al,2001)。进行彻底切除的病人中位生存期 30~60 个月。在评估转化化疗的潜在收益的时候,病人选择十分重要。迄今为止最大的回顾性研究中,使用了 FOLFIRI 或 FOLFOX 方案化疗的 1 104 名不可切除病人中,138 人转化为可切除(12%)(Adam et al,2004)。这些病人的远期结局的不利因素包括较大肿瘤、肿瘤数量较多(≥3)、术前 CEA 升高和肝门周围或腹腔干周围淋巴结转移。

可切除结直肠癌肝转移

对可切除结直肠癌肝转移病人进行术前系统治疗是一个有争议的话题。现有支持术前系统治疗的数据包括临床经验表明进行了系统和手术治疗的病人可获得最长 OS、术前系统治疗可发现一小部分进展迅速无法从手术中获益的病人,和评估治疗反应提供有价值的预后信息。然而,手术优先的支持者认为如果病人在系统治疗中病情进展或因毒性无法耐受手术,

系统治疗可能剥夺病人治愈的机会。同理,系统治疗会使病人更加虚弱,可能出现更多并发症,而且化疗可能导致的肝损伤会增加病人输血、出现肝衰竭甚至死亡的风险(见第 71 章)。

双方都使用欧洲癌症研究和治疗组织(EORTC)40 983 组间试验来支持他们的观点(N ordlinger et al,2008)。这项重要的前瞻性研究对比了在 364 名病人中使用单纯手术治疗及围术期 FOLFOX 化疗加手术的效果,单纯手术似乎效果更佳。尽管 8.1% 的三年 PFS 差异支持联合治疗组($P = 0.041$),但是两种方案 OS 接近,并且很多病人被报道在化疗后出现了术后并发症(25% vs16%)。

关于总体结局,需要注意的是入组条件限制病人肝转移瘤的数目不超过 3 个,肿瘤数目中位数为 1 个。这个人群因此最有希望获得好的预后,同时也最难以证明化疗的获益。关于并发症,单纯手术组包括了 18 名(11%)经过探查发现存在不可切除的病变(多数位于腹膜)而未接受切除术的病人。相反,12 名联合治疗组病人化疗中发现肿瘤进展,只有 8 人(5%)接受了非治疗性剖腹术。如果将非治疗性剖腹术算作并发症,两组总并发症率相近。因此,这项研究表明相当数量的病人在诊断后就有或迅速发展成不可切除病灶。术前治疗方案可以在不行剖腹术的情况下发现大部分此类病人。

最后一个支持术前系统化疗的观点是:即使是最好的肝脏外科医生,术后病人也可能出现一般情况恶化,尽管未出现重大并发症导致某些功能障碍。如果假定结直肠癌转移是全身性病变,并且术后出现并发症的病人从未接受过全身性治疗,那么以人群为基础的生存率将一直有一个上限。为了研究接受辅助治疗和肿瘤学长期结局的关系,一种新的恢复预期肿瘤治疗(RIOT)质量指标被开发了出来(Aloia et al,2014)。RIOT 计算了启动辅助治疗的病人和术前计划接受辅助治疗的病人的数目比,以及手术和开始辅助治疗的时间间隔。在肿瘤外科临床实践中对 RIOT 的记录和报告可能会增进我们对术后恢复、并发症、辅助治疗和病人生存之间关系的理解。

化疗诱导的肝损伤

系统化疗可能会在部分病人中诱导肝损伤(见第 71 章)。例如,奥沙利铂与很多血管性变化相关,从肝窦扩张到再生性结节增生(Aloia et al,2006;Rubbia-Brandt et al,2004)。Paul Brousse 医院是第一个将特定系统治疗药物(奥沙利铂)与组织学损伤和特定手术并发症联系起来的团队。尽管死亡率未受影响,奥沙利铂诱导的严重血管损伤与出血增多和输血相关。这与很多外科医生的临床经验一致,他们发现长期应用奥沙利铂后,会出现脆弱和易出血的“蓝肝”,切除起来更困难。

相反,基于伊立替康的方案与肝脂肪变性相关(Kooby et al,2003a;Parikh et al,2003)。尽管其他团队发现了伊立替康和脂肪性肝炎相关(Fernandez et al,2005),但是 MD Anderson 癌症中心(MDACC)团队发现,已存在代谢综合征和可能的肝脂肪变性病人发生脂肪性肝炎的风险最高(Vauthey et al,2006)。此外,这个亚组的病人表现出肝再生功能受损,术后肝衰竭发生率更高。事实上,这是唯一被证实的化疗相关肝损伤与术后死亡率之间的相关性。在有糖尿病的肥胖病人中,应避免应用伊立替康。当这些病人出现转氨酶升高时,应考虑进行术前肝脏活检,以在大范围肝切除术前评估肝实质。

除了这些已经被明确证实的关联,常见的临床相关的化疗肝损伤潜在影响因素是给予的化疗周期数。在 6 周期化疗后,无论采用哪种药物联合方案(Karoui et al,2006),术后并发症率均升高。小于 6 周期的化疗很少诱导有临床意义的肝脏组织学改变,为短期术前全身化疗提供了理论依据。

消失肝转移的处理

术前系统治疗的影像学完全缓解,定义为肿瘤在断层影像中消失,大约发生在 6% ~ 9% 的病变中(Auer et al,2010;Benoist et al,2006;Elias et al,2007)。然而,在短期术前治疗中,术中无法定位完全消失的病变比较罕见。当存在位于中心的小病灶,预期进行长期治疗时,基线放置标记有助于随后的术中识别(Zalinski et al,2009)。

很多研究表明,在化疗时病灶消失并不代表着病理完全缓解(Adam et al,2008;Auer et al,2010;Benoist et al,2006;Elias et al,2007)。更可能的情况是,化疗引起的改变和成像问题影响了对病灶的显示。在这些情况下,应做 MRI 检查(Adams et al,2013)。即使 MRI 也为阴性,大部分消失病变仍可通过术中仔细触诊和超声检查发现。如果确实无法找到病灶,基于血管标志物的解剖性切除可以处理这一情形。一般不建议对小而深的病灶行盲目大范围肝切除。在这种情况下,建议小心随访以发现可以进行经皮消融或切除的早期复发灶。同样的,当出现多处消失病变时,部分数据提示术后肝动脉灌注化疗与长期缓解有关(Auer et al,2010)。

术前治疗规划

没有"微小"的肝切除,所以采用系统的评估方式明确结直肠癌转移病人是否能从肝切除术中获益是至关重要的。有越来越多的因素需要考虑,除了传统的病人因素、原发肿瘤和转移特征,还包括新的肿瘤对系统治疗的反应和基因分析数据特征(图 92.4)。(Kopetz & Vauthey,2008)。

基于循证医学选择合适的病人,有助于有效的术前评估和减少不必要的检查。在手术操作得当的情况下,因非预期意外导致术中临时改变手术方案的比率应该小于 10%。

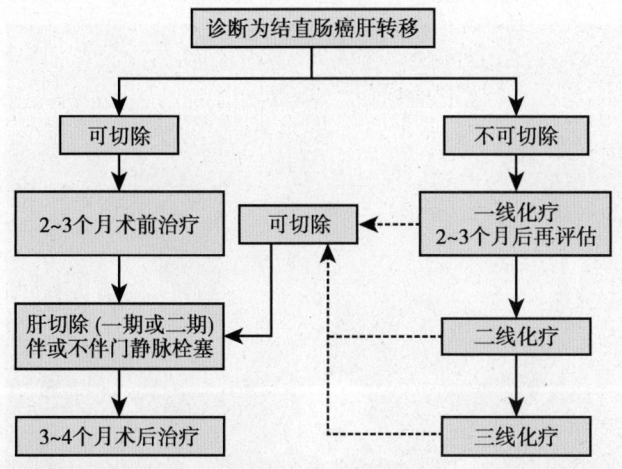

图 92.4　可切除和不可切除结直肠癌肝转移病人的治疗规划(Modified from Kopetz S,Vauthey JN,2008:Perioperative chemotherapy for resectable hepatic metastases. Lancet 371:964.)

围术期管理

尽管治疗方案不尽相同,结直肠癌肝转移病人的肝切除与其他肝手术的策略还是相似的。(见第 103B 和 108A 章)。微创手术(Nguyen et al,2009)(见第 105 章)和传统的开放手术都可以选择。术前即刻的准备应包括预防性选择应用胆汁富集的抗生素。由于肝脏恶性肿瘤术后静脉血栓栓塞(venous thromboembolism,VTE)发生率较高(Tzeng et al,2012),因此强烈建议给予化学药物预防 VTE,但是必须在确认腹腔内出血停止后方可进行(Gould et al,2012)。放置顺序挤压装置也是必需的。开放入路需要采用剑突下中线切口,然后向右侧腹延长切口成肋缘下、L 或 J 型,再通过手术床固定的拉钩系统进一步良好地暴露视野。限制液体能够维持较低的中心静脉压,从而减少肝静脉在解剖过程中的出血来减少手术失血量(Cunningham et al,1994)(见第 24 章)。但是,在目前的实践中,周围静脉和动脉线优于中心静脉监测。切肝过程中,将病人置于 15° Trendelenburg 头低足高位可增强心脏前负荷,同时进一步降低肝静脉压和空气栓塞的风险。

特殊手术技术

腹腔镜分期的作用(见第 23 章)

在复杂的腹部成像技术发展之前,腹腔镜在转移性结直肠癌病人的分期中发挥了作用,特别是那些预后因素较差的病人(Babineau et al,1994;Jarnagin et al,2000;John et al,1994)。鉴于目前影像技术的发展,诊断性腹腔镜检查的适应证相对较少。因为阴性的腹腔镜检查延长了麻醉时间,增加了手术成本,现在这项技术仅用于那些有高风险出现无法切除病变或肝外疾病的病人。例如,在术前全身治疗后病灶消失的可疑腹膜区域进行定向腹腔镜检查可能收获有价值的信息(Jarnagin et al,2001)。

术中分期及超声的应用(见 23 章)

开腹探查时应寻找明确肝外转移证据,特别应注意腹腔干淋巴结和肝门部淋巴结,任何可疑的淋巴结均应切除后送快速冰冻病理检查。外科医生常通过直接观察及触诊的方式来检查肝脏。充分游离肝脏后,多数外科医生常规使用术中超声进行检查。有研究表明术中超声检查可以发现术前 CT、MRI 及经腹超声等非侵入性检查所遗漏的 5% ~ 10% 的病变。(Boldrini et al,1987;Machi et al,1987;Olsen,1990;Stone et al,1994),实际上往往是术中行肝脏触诊检查发现术前遗漏其他病灶后再使用超声,从而精确定位,明确转移诊断。相比于完全腹腔镜下手术,这一发现更加支持手辅助微创手术方式。

虽然还没有被广泛应用,但某些欧洲团队已经报道了术中超声造影技术(Leen et al,2006;Shah et al,2010)。另外,术中超声检查还能够更好的显示肝内血管及胆道系统的解剖,这些标记通常用于定位放射影像遗漏的小病灶。

术中超声还用于标记预切除平面。沿切除平面在肝被膜标记预切线后,一个合适放置的垂直于肝被膜标记线的超声探头可以确定从切除线到肿瘤有足够的切缘(图 92.5)。随着切除的进行,反复使用术中超声检查能够维持切除平面与主要血管结构和肿瘤的关系(Castaing et al,1986;Rifkin et al,1987)。当切

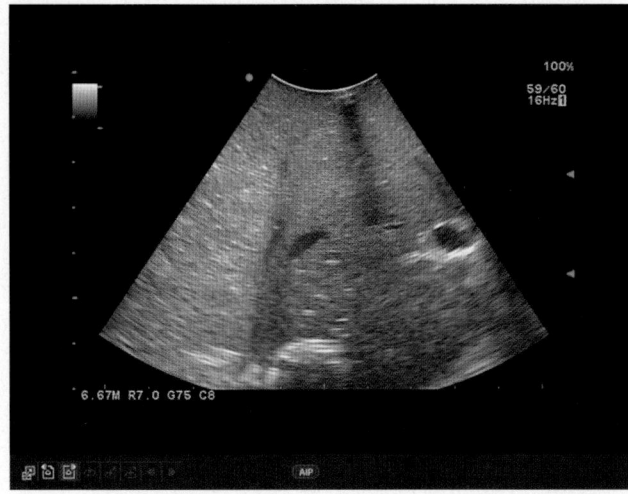

图 92.5　超声肝实质切除平面/切缘评估。探头垂直放置于肝被膜的电刀烧灼标记上,图片显示了大肿瘤(强回声白色区域)和肝静脉(中央无回声结构)到预计肝实质切除线的距离(线性低回声影)

除过程中需要阻断入肝门静脉血流时,切除完成后多普勒超声能够确认肝内血流恢复。同样,可以使用超声在切除后漏气试验中验证左或右肝管离断后肝门胆管是否通畅(Zimmitti et al,2013b)。

切除技术

　　肝切除器械及技术层出不穷,其选择和使用在其他地方讨论(见第 103A、105 和 108A 章)。对于肝转移瘤切除术,这些通常分为破坏性(使用闭合器和血管封闭装置)和分离性器械。由于经常需要沿非解剖性平面完成保留肝组织及扩大肝切除,大多数外科医生更喜欢使用分离型方式。超声外科吸引器(cavitron ultrasonic suction aspirator,CUSA)等器械以及钳夹-粉碎等技术可最大限度减少出血,从而允许沿曲线平面进行肝切除,个体化控制小的肝内结构,并将残余肝损伤最小化(Aloia et al,2005)。

　　大范围肝切除术后,应仔细检查肝断面的胆管断端,保证其安全的封闭,这能够大大降低术后有临床意义上的胆漏风险(Zimmitti et al,2013a)。这些试验同样显示无须预防性使用经腹膜引流。局部应用止血药物并没有显示可以减少术后出血或胆漏(de Boer et al,2012)。

广泛疾病病人的手术策略

同时性肝转移及手术时机

　　CRC 合并同时性肝转移使手术方式选择极具挑战性。不但因为同时性肝转移比异时肝转移预后更差(Scheele et al,1995),而且还因为肝脏和结直肠外科医生也经常在全身系统治疗效果不确定的情况下,被迫早期作出关键的治疗决定。

　　在确认病人不需要选择先行姑息性肿瘤切除或肠改道手术后,大部分病人需要接受短期的全身系统治疗。下一步则应对手术方式进行决策:肝手术先行、传统结肠手术先行或同时进行手术切除;选择时应将与围术期及远期预后相关的几个因素考虑在内。不同研究均发现,同期手术并发症的发生率低于分期行两次手术累加的并发症(Capussotti et al,2007;Chua et al,2004;de Haas et al,2010;Martin et al,2003;Vogt et al,1991)。然而,在这些研究中同期切除组的绝大多数病人只需接受小范围肝切除术,一旦肝脏病变情况复杂,"污染"的结肠癌切除术同期或续贯肝切除术会显著的增加重大并发症的发生率。因此,这些病人应采用肝脏优先切除法,待肝完全恢复再生后再处理原发肿瘤(Brouquet et al,2010;Mentha et al,2006)。对于同时性直肠癌肝转移病人,新辅助放化疗的必要性存疑,除非新辅助放化疗可以提高保留肛门括约肌的可能。

双叶分布多灶性肝转移

　　对肝脏外科医生来说,除了同时性肝转移的处理外,如何治疗双侧分布多灶性肝转移是第二常见的有挑战性的问题。主要的困难在于切除多发的复杂部位的肿瘤同时保留足够的有功能的肝实质,防止发生肝切除术后肝衰竭。曾有研究使用肝切除联合肿瘤消融,主要是射频消融方式,其术后生存率稍高于仅接受全身系统治疗的病人(A bdalla et al,2004b)(见 98 章)。近些年肿瘤消融设备的发展有希望改善治疗结果。然而迄今为止尚无合适的临床试验来明确该治疗方式在广泛转移病人中的应用效果。

　　目前有两种双侧分布多灶性肝转移可行的根治性切除方法,一是采用两期法,中间行门静脉栓塞术(PVE)(图 92.6)

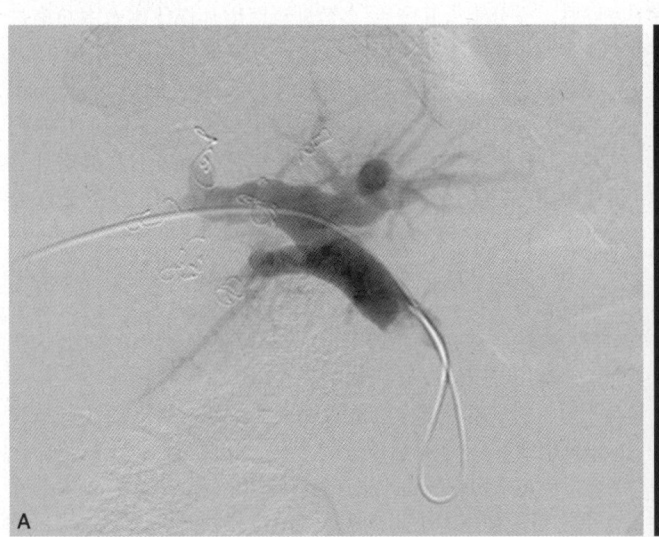
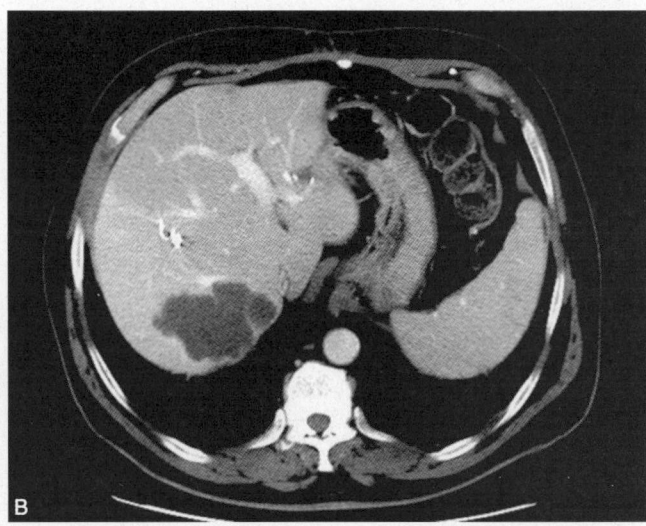

图 92.6　(A)门静脉造影,和(B)为方便切除结直肠癌肝转移,门静脉栓塞 1 个月后复查 CT。左外叶肝脏可见明显肥大。

（Adam et al,2000；Brouquet et al,2011；Jaeck et al,2003）（见 108C 章），二是超声引导下保留肝实质多灶肝切除术（Torzilli et al, 2009）（见 108B 章）。最近提出了一项有争议的联合肝脏分离和门静脉结扎的二步肝切除（associating liver partition with portal vein ligation for staged hepatectomy，ALPPS）技术（Schnitzbauer et al,2012）（见 108D 章）。尽管 ALPPS 能够更快地完成两期肝切除，但与 PVE 相比，其死亡率较高，肿瘤预后较差（Oldhafer et al,2014；Schnitzbauer et al,2012）。此外，在肝脏捐献者数量超过需要供肝病人数的挪威，外科医生发表了一些为治疗结直肠癌肝转移而进行的肝移植手术，然而大多数肝移植受者出现了复发（Hagness et al,2013）。

总之，CRC 肝转移常常表现为同时性、多灶和双侧分布的特点。肝转移瘤的表现复杂多样，大小、数目和位置各异，这要求肝脏外科医生不能局限于仅应用一种技术或方式完成手术。外科医生应轻松掌握微创手术和最大限度侵入性手术，能够自如地根据病情选择使用不同器械和手术顺序，病人才能够取得最大的获益。

结直肠癌肝转移肝切除病人术后处理

术后即刻处理（见第 24 章）

对于大范围肝切除病人，常常在术后早期发生可预测的代谢紊乱。由于肝脏再生时消耗电解质，术后 48 小时之内就会出现低钾血症和低磷血症。如果不加处理，这些消耗可能会使血离子水平达到危急值。因此静脉维持输液中应含有 15 ～ 30mEq/L 的磷酸钾。最初液体复苏时基础液体应使用生理盐水浓度，24 小时后改为 0.45% 含盐液体维持。术后液体限制对预防和治疗术后肝衰竭（postoperative liver failure，POLF）有重要意义。液体滴注速度应维持在使病人尿量为 25～50mL/h。在快速康复外科中，如果病人能够口服液体量超过 600mL，就应该停止所有静脉液体输入。

肝功能和凝血因子的异常是可以预测的。急性手术创伤会导致乳酸脱氢酶水平早期急速升高。而术后第 2 天迅速向正常恢复，可以提示肝功能的恢复，发生肝衰竭概率较低。随后转氨酶水平达到峰值后下降，随后是胆红素和国际标准化比值（international normalized ratio，INR）的恢复。一旦发现这些指标有下降的趋势，则可以停止重复进行实验室检查。凝血功能异常较为常见，但是由于肝功能不全引起凝血酶原因子异常不能通过 INR 值进行评估，因此 INR 值不能可靠地指导病人治疗（即，凝血再平衡）（A loia et al,2016）。事实上，肝切除术后病人发生血栓的风险远大于发生出血事件的风险（Tzeng et al, 2012），并且该风险直接与肝切除范围成比例相关。在没有严重肝衰竭的情况下，基本无需使用新鲜冰冻血浆。在复杂病例中，血栓弹力图应该用于指导血制品的使用。术后 10～12 小时肝细胞的 DNA 合成已经开始，大多数肝实质 1 周内可以恢复。在随后的几周内肝结构重排持续进行，并且大多数病例在 6 周内完成。在这个恢复期病人通常会报告疲劳和早饱。

围手术期并发症和死亡率

一种被广泛接受的用于转移性疾病的手术方式必须是可行的、安全的和有效的。近年来，随着手术和麻醉技术的显著发展，进行大范围肝切除可以带来可接受的并发症和最小的死亡率。然而即使如此，这类手术在普通外科手术当中仍属于最高风险。只要病人选择得当，加上合理的术前分期和手术方法，手术能够延长肝转移癌病人的无病生存期，甚至带来治愈的可能。

死亡率

近 30 年来，结直肠癌肝转移择期肝切除术后死亡率明显下降，过去的 10 年中大宗病例报道的死亡率小于 3%。随着对肝脏解剖、切除技术和麻醉护理的认识的进步，包括大范围肝切除在内的手术死亡率已明显下降。在专业的中心，手术死亡率已经降至 1% ～ 5%（表 92.3）。即使采用更激进和复杂的治疗手段，死亡率的下降也是显著的。大多数肝切除术后的死亡是由围手术期出血或肝衰竭引起的。

并发症

部分肝切除会导致显著的代谢和免疫紊乱，这是肝切除术高并发症的原因。多数报道中约 50% 的病人会出现并发症，而 20% 的病人会经历严重的并发症（表 92.4）。肝外并发症包括心脏、肺和感染并发症。心血管并发症发生率约为 9%，大多数为心律失常（Jarnagin,2002），严重心脏并发症的较低发生率反映了对肝切除术病人的谨慎选择。近 20% 的病人出现肺部并发症，这与大的上腹部切口、术后交感神经性胸腔渗出和未能早期活动有关。具体来说，其中有症状的胸腔积液占 10%，肺炎占 3%，而肺栓塞占 1%（Jarnagin,2002）。

肝功能不全和肝衰竭仍是术后最危险的肝脏相关并发症，发生在 3% ～ 8% 的大范围肝切除病人中（Balzan et al,2005, Rahbari et al,2011）。其他肝胆并发症中，胆漏的发病率为 4%，肝周脓肿为 2% ～ 10%（Jarnagin, 2002；Zimmitti et al, 2013a）。大出血比较少见（1%～3%），但它是病人术后早期死亡的重要原因。为了准确评估和比较术后并发症，术后 90 天内并发症、死亡率和再入院情况应该被记录和报道（Brudvik et al,2015；Mise et al,2015）。

值得强调的是，高并发症率并不一定延长住院时间。如果能及时发现和处理，大部分并发症并不会导致不良结局。如在 Jarnagin（2002）的经验中，在单一中心进行了 1 800 余例肝切除手术，其中位住院时间为 8 天，只有 112 例病人（6%）需要在重症监护病房治疗。最近报道的术后住院时间有所下降，接受微创手术的病人或加速康复外科方案的病人 2～4 天内就可以达到出院标准。

结果和手术量

大量的研究显示围手术期的结果与医院肝切除的手术量有关。Choti（1998）和 Glasgow（1999）及其同事分别回顾了马里兰州和加利福尼亚州的登记资料，发现大手术量中心的围术期死亡率、住院时间和费用都有下降（Choti et al,1998；Glasgow et al,1999）。Fong 及其同事（2005）基于国家医疗保险数据库的一项研究进一步支持了这一观点，作者证明了围术期结果与该机构的专业性有关，并且这种生存优势围术期后持续存在。这些数据支持肝切除术应集中在规模较大医疗中心进行的概念。

表 92.3　转移性结直肠癌肝切除术后结果

研究	病例数	手术死亡率/%	生存率/%					
			1 年	3 年	5 年	10 年	中位数/月
Doci et al,1991	100	5	–	28	–	28	–
Younes et al,1991	133	–	91	–	–	–	–
Schlag et al,1990	122	4	85	40	30	–	32
Rosen et al,1992	280	4	84	47	25	–	–
Scheele et al,1995	434	4	85	45	33	20	40
Nordlinger et al,1996	1 568	2.3	88	64	28	27	–
Jamison et al,1997	280	4	84	–	27	20	33
Fong et al,1999	1 001	2.8	89	57	36	22	42
Minagawa et al,2000	235	0.85	–	51	38	26	–
Choti et al,2002	226	1	93	57	40	26	46
Belli et al,2002	181	–	91.2	55.3	39.8	–	–
Kato et al,2003	585	0	–	–	33	–	–
Mutsaerts et al,2005	102	3	–	–	29	–	–
Fernandez et al,2004	100	1	85.7	66	58.6	–	–
Pawlik et al,2005	557	0.9	97	74	58	–	49.6
De Jong et al,2009	1 669	–	–	–	47.3	–	36

表 92.4　肝切除术的并发症

并发症	Fortner,1984(%)	Nordlinger et al,1987(%)	Scheele et al,1990(%)	Schlag et al,1990(%)	Doci et al,1991	Cady et al,1998	Mala et al,2002(%)	Jarnagin,2002	Coelho et al,2004	Aloia et al,2009(%)	Farid et al,2010
总切除例数	75	80	219	122	100	244	146	1 803	83	2 313	705
肝脏相关并发症											
出血	1(1)	1(1)	7(3)		3	1	4(3)	18			12
胆瘘			8(4)	5(4)	4	2	2(1)		11		1
肝周脓肿	5(7)	2(3)	4(2)	11(9)	5	1		110			
肝衰竭	3(4)	1(1)	17(8)		3	1		99	6		32
肾衰竭			3(1)		1					35(1.5)	14
门静脉血栓	1(1)						1(<1)	9	1		1
感染											
伤口	1(1)			7(6)		2		94	2	138(6)	30
脓毒症		4(5)		3(2)	2	2	3(2)	39		154(6.7)	8
全身并发症											
GI 出血						0		21	5		
DVT	1(1)		2(1)			<1		24		47(2)	1
肺栓塞	1(1)	1(1)	4(2)			<1				38(1.6)	5
心脏/MI	1(1)	1(1)	2(1)	6(5)	1	3	1(<1)	21	1	33(1.4)	16
肺炎	3(4)			10(8)	22	1	13(9)	54	7	93(4)	20
胸腔积液	6(8)	3(4)				2		154	11		

DVT,深静脉血栓;GI,胃肠道;MI,心肌梗死。

术后随访

目前,对原发性结直肠肿瘤术后随访的时间和频率无一致的意见,因为目前尚无哪种特定的策略可以肯定地提高病人生存率(Buie & Attard,2005)。尽管没有数据显示结直肠癌肝转移肝切除后的密切随访能够提高生存率(Metcalfe et al,2004),但在大手术量中心可以成功对复发肿瘤再次进行肝切除,表明一部分病人可能从密切随访中获益(Adam et al,1997)。此外,病人还需要监测局部复发。如此,接受肝切除的病人需要密切随访以发现可切除的复发病灶。典型的随访方案包括最初 2 年内每 3~4 个月进行一次体格检查、血清 CEA 水平,胸部、腹部和盆腔 CT 检查。随后 2 年每 6 个月进行一次上述复查,术后 5 年每年一次。之后长期生存者可以通过每年的 CEA 水平进行监测。

恢复后管理

术后预后因素

一些术前无法确定的影响预后的因素可以在肝切除术后明确。包括切缘状况、肿瘤组织病理学特征、恶性肿瘤的扩大基因分析、非肿瘤肝组织状况评估以及术后并发症的严重程度等。这些因素除有预后价值外,也影响着术后辅助治疗的实施。

肝转移的病理学特征

大体阳性切缘或 R2 切除是公认的不良预后因素,镜下阳性切缘(R1 切除)或有精确厚度的阴性切缘(R0 切除)对预后的影响存在争议。尽管关于 R1 切除影响的大量数据表明,镜下切缘阳性预后更差(Fong et al,1999;Nuzzo et al,2008;Pawlik et al,2005),但是也有研究报道将肿瘤从不可切除血管结构上剥离下来的这种保留肝实质的手术方式也可以取得同 R0 切除相似的结果(Torzilli et al,2009)。同样,包含 R1 切缘状态的多因素分析常常发现,在调整了其他竞争性危险因素后,R1 切除并不是术后结果的一个显著的预测因素,这提示镜下阳性切缘只是相应的较高肿瘤负荷和解剖位置的标志(Nuzzo et al,2008;Pawlik et al,2005)。随着辅助治疗的发展,R1 切除病人的结局与切缘阴性病人结局更加接近。事实上,最近的研究表明,对于接受术前系统治疗的病人,镜下阳性切缘不会对 5 年生存率产生负面影响(de Haas et al,2008)。

关于最佳的或可接受的阴性切缘宽度,之前曾有研究表明在切除肿瘤周围环绕 1cm 肝实质边缘较为理想(Shirabe et al,1997)。然而,最近的研究表明,小于 1cm 的切缘依然可以接受(Are et al,2007)并且很可能与 R0 切除等效(Figueras et al,2007;Hamady et al,2006,Pawlik et al,2005;Scheele et al,1995)。日本的两项显微解剖研究进一步支持了这一观点,他们发现在切除的标本中微转移灶或卫星灶发生率较低(Kokudo et al,2002;Yamamoto et al,1995)。

综上所述,对适当选择的病人和在影像学上对术前化疗有反应的病人来说,较近的镜下切缘,尤其是当毗邻血管结构时,并不是肝转移瘤切除术的禁忌。

术后并发症的影响

较多的术中失血量和较高的输血需求与围术期并发症和死亡率增加有关,但并不与较差的长期生存相关(Kooby et al,2003b)。另一方面,人们观察到肝脏手术后其他并发症降低了病人的长期结果(无病生存和总生存)。(Farid et al,2010;Ito et al,2008)。这一发现得到了一项针对接受手术治疗病人的基于人群的大规模分析的支持(Khuri et al,2005),该分析强调了肝脏肿瘤外科安全的重要性。

辅助性全身化疗

许多非随机研究评估了围手术期全身化疗在结肠癌肝转移肝切除术后的作用。这些研究中大多数比较了以 5-FU 为基础化疗联合或不联合伊立替康或奥沙利铂的方案。一项来自欧洲和美国的多中心大型回顾性队列研究比较了 792 名单纯肝切除和肝切除加围术期 5-FU 化疗病人的情况。是否接受化疗在很大程度上取决于病人接受治疗的地点,因此在去除了对高风险病人更倾向于行化疗的偏倚后,这一结论与其他研究并不一致。这项研究显示化疗可以改善 5 年 OS(37% 对比 31%)(Parks et al,2007)。

两项前瞻性随机对照试验(Fédération Francophone Cancerologie trial 9002 和 ENG 试验)评估了术后行 5-FU 全身化疗的效果,但两项研究均因病例入组速度过慢而提前终止。汇总结果共纳入 278 名病人,他们被随机分配到单独手术组和手术联合 6 个月 5-FU 化疗组。作者证明联合 5-FU 化疗组的 PFS 有边际的改善(18.8 个月比 27.9 个月;P = 0.058),而 3 年或 5 年的 OS 没有改善(Mitry et al,2008)。鉴于这些研究和数据表明辅助治疗对淋巴结阳性结直肠癌转移病人有益处,一般认为之前未接受过治疗的结直肠癌转移病人应该完成总共 12 个周期的辅助治疗。对于异时性肝转移且接受了针对原发肿瘤的辅助治疗的病人,肝切除术后是否应接受辅助治疗应根据病人、肿瘤和基因状况来个体化决定。

辅助肝动脉灌注化疗

虽然针对肝脏的局部化疗并没有被广泛应用,一些肝脏外科医生和胃肠肿瘤学家支持在结直肠癌肝转移病人中应用肝动脉灌注化疗(hepatic arterial infusion,HAI)。这种方法的基本原理是肝脏是肝切除术后肿瘤复发最常见的部位,而且往往是唯一的复发部位。另外,肝实质能提取并代谢化疗药物,产生毒性较低的副产物,这就允许对肝脏肿瘤细胞给予高剂量的化疗,而全身毒副反应却可以降至最低。(关于局部化疗技术的详细讨论见第 99 章。)

最近关于 HAI 的 I 期和 II 期研究中,氟脲苷(FUDR)和地塞米松灌注化疗联合伊立替康(Kemeny et al,2003)或奥沙利铂(Kemeny et al,2009)全身化疗,结果证明了 HAI 辅助治疗的安全性和可行性。目前为确定这一策略的有效性正在积极开展研究。在等待更大规模的试验结果的同时,局部 FUDR 应该被考虑作为一种辅助治疗方案用于肝脏复发风险高的病人,尤其是在一线全身治疗失败的病人。

手术切除治疗结直肠癌肝转移的远期效果

复发模式

虽然目前认为肝转移癌切除术的治愈率约为 20%（Tomlinson et al,2007），但大多数结直肠癌肝转移病人最终死于肿瘤复发。这些病人可能在手术时已存在隐性的病灶,它们最终进展并导致病人的死亡。最常见的复发部位包括肝和肺（表 92.5）。约 60% 病人出现肝脏复发（de Jong et al,2009）,而有 40% 的病人只出现肝脏复发（Nordlinger et al,1987）。

术后复发的再切除术

对于一般状况良好并且肝脏储备充足的复发病人可以考虑再次行肝切除术。多项研究表明,约三分之一的复发病人可接受二次手术治疗,另一部分病人则可以通过经皮、经动脉或立体定向治疗得到缓解。从技术角度看,粘连和肝解剖结构的改变,特别是血管和胆道系统位置的变化让二次手术非常具有挑战性。一系列研究显示二次手术病人的手术死亡率低于 3%,并发症的发生率与初次手术相似（Bozzetti et al,1992；Lange et al,1989；Suzuki et al,2001）。这些有利的结果可能反映了更仔细的病人选择。常见的并发症包括胆瘘、肝管狭窄、出血、肝功能衰竭和膈下脓肿等。文献报道二次切除后的 5 年 OS 为 30%~40%,中位生存期超过 20 个月。

目前发表的最大的一项关于结直肠癌肝转移二次手术的研究共纳入了 126 例病人,是由纪念斯隆-凯特琳癌症中心（MSKCC）和法兰克福大学医学中心联合开展的。手术方式包括 90 例小范围肝切除和 36 例大范围肝切除。术后 1、3、5 年生存率分别为 86%、51%、34%,有 19 人（15%）已实际生存超过 5 年。多因素回归分析提示,病灶数目大于 1（P=0.01）和肿瘤直径大于 5cm（P=0.04）是病人生存的独立危险因素。与之前的小规模研究（Adam et al,1997；Bozzetti et al,1992）不同的是,

第一次和第二次肝切除的间隔时间与病人术后长期生存无关。

综上所述,对于肿瘤负荷小的病人重复行肝切除术是可行且安全的,可以使这部分病人获得长期生存。在没有其他远处转移灶或内科禁忌的情况下再次切除应当被视为可切除复发转移灶的标准治疗。

总生存期

自 Wood 和 Wagner 及其同事的研究开始,世界范围内许多的大型、单中心和多中心的研究已证实肝切除术是安全的,能够给病人带来长期生存。最近研究报道的肝切除术后 5 年生存率接近 40%,中位生存期超过 40 个月（Brouquet et al,2011；Choti et al,2002；Fong et al,1999）。这与 Foster（1978）在肝脏切除方面的开创性研究中报道的 5 年生存率仅为 20% 相比,这是一个巨大的进步（见表 92.3）。

基于以上研究报道的有利结果,肝切除目前已成为结直肠癌肝转移的标准治疗。即使在 FOLFOX 和 FOLFIRI 方案常规应用之前的时代,接受肝转移瘤切除术的病人长期生存率也远超过未手术者。即使对不可切除的小转移性灶病人,生存的提高也是显著的:与未切除单发转移病人 5 年生存率不到 10% 相比,接受转移癌切除病人的 5 年生存率为 20%~40%（Abdalla et al,2004b）。

随着新的多学科治疗手段的应用和对病人更加个体化的选择,预计未来术后病人的 5 年生存率能够接近 70%（Nikfarjam et al,2009）,不久的将来更大规模的研究可能会报道类似的结果。许多 IV 期结直肠癌病人能够通过手术治愈。一篇最近的综述回顾分析了实际生存 10 年以上的病人,发现约有三分之一的实际生存 5 年以上的病人最终将死于肿瘤,但是,除了极少数病例（<1%）,10 年生存等同于治愈。

目前并没有前瞻性的随机试验直接对比手术和非手术治疗对转移性结直肠癌的疗效,也不可能有这样的试验。因为回顾研究发现手术病人治疗效果明显优于未手术病人,进行这种试验有悖伦理。

表 92.5 结直肠癌肝转移切除术后初次复发部位

研究	病例数	复发	中期随访/月	肝(%)	肝和其他(%)	肺(%)	肺和其他(%)	结肠/直肠(%)	其他(%)
Hughes et al,1986	607	424	–	149(35)	42(10)	73(17)	–	33(8)	61(14)
Butler et al,1986	62	30	–	10(33)	10(33)	–	–	–	10
Ekberg et al,1987	68	53	20	19(28)	25(47)	3(6)	12(23)	8(15)	–
Bozzetti et al,1987	45	28	18	11(39)	5(18)	5(17)	–	–	–
Nordlinger et al,1987	80	51	–	21(42)	13(26)	11(22)	–	11(22)	–
Fortner,1988	69	45	–	8(12)	–	16(23)	–	–	–
Schlag et al,1990	122	80	–	17(14)	55(45)	–	–	–	8(7)
Fernandez et al,2004	100	63	31	24(46)	–	23(44)	–	–	–
Pawlik et al,2005	557	225	29	76(14)	66(12)	–	–	–	–
De Jong et al,2009	1 669	947	30	409(43)	199(21)	182(19)	–	–	256(38)

结论

对于内科情况合适的结直肠癌肝转移病人,肝切除是标准治疗。在有经验的外科医师手中,肝转移瘤切除术后的并发症和死亡率是可以接受的。手术会延长大多数病人的生存期,并且提供最大的治愈可能。更多有效的生物或细胞毒治疗药物的出现能够提供更多治疗选择,并有可能使更多的病人从手术当中获益。不断优化的手术方式联合基于基因分析的辅助治疗手段将会不断地提高几十年前还被认为是终末期疾病的治愈率。

(邢宝才 译　张志伟 审)

第 93 章

神经内分泌肿瘤肝转移

Rory L. Smoot, Saboor Khan, and David M. Nagorney

概述

肝脏是所有胃肠道恶性肿瘤的主要转移部位,仅次于区域淋巴结。由于肝转移的进展是胃肠道癌症病人死亡的主要原因,因此,肝转移已成为综合治疗的重点。重要的是,肝切除对于特定的结直肠癌肝转移病人来说有潜在的生存获益(参见第92章),这促使人们来评估肝切除在治疗其他恶性肿瘤肝转移中的作用;类似的方法对神经内分泌肿瘤肝转移是否有效尚不清楚。迄今为止,尚无随机的前瞻性研究来评估肝脏转移性神经内分泌肿瘤(metastatic neuroendocrine tumor, mNET)病人中肝脏针对性治疗(切除、移植、消融、动脉内治疗)的作用。虽然已经出台了一些共识指南(Fan et al,2015;Kennedy et al,2015;Lesurtel et al,2015),但是,由于缺乏1级数据,推荐的证据支持等级较弱,各种治疗方法适合什么样的病人仍存在争论。尽管缺乏1级数据,但累积的临床经验表明,通过肝脏针对性治疗实施的减瘤术有益于症状控制,并且可能会有生存获益。此外,减瘤术已被证明是安全的。

胃肠道的神经内分泌肿瘤与结直肠癌有相似的转移播散途径,即通过门静脉系统,因此,转移性神经内分泌肿瘤的肝脏针对性治疗就显得颇具吸引力;此外,与其他胃肠道癌(事实上与其他实体瘤)相比,神经内分泌肿瘤的自然病程通常会更长。转移性神经内分泌肿瘤肝切除的早期经验(Foster et al,1977)表明,当抗激素治疗和抗肿瘤药物治疗无效时,肝切除病人在生存期和内分泌病相关的症状缓解方面可能会有获益。除了神经内分泌肿瘤更长的自然病程和临床意义重大的内分泌病之外,其他一些观察结果也支持进一步评估肝脏针对性治疗:①在肝外进展之前,肝内病灶可以长时间存在;②内分泌病的临床严重程度与肝内转移灶的体积相关;③尽管已出现转移性病灶,但原发和区域性神经内分泌肿瘤通常仍是可切除的;④有正常的、没有发生转移的肝脏实质的存在。本章将详细介绍支持转移性神经内分泌肿瘤行肝脏针对性治疗的临床数据,展示肝切除、肝移植、动脉内治疗和消融治疗转移性神经内分泌肿瘤的当前效果,并提出一个转移性神经内分泌肿瘤病人长期治疗的流程。

胃肠胰神经内分泌肿瘤的分类

大多数肝脏的转移性神经内分泌肿瘤是胃肠或胰腺来源的,即所谓的胃肠胰(gastroenteropancreatic, GEP)肿瘤(Rindi et al,1998)。历史上,胃肠胰神经内分泌肿瘤可分为两大类:类癌和非类癌,这两种类型都可能伴或不伴激素产生而引起的临床内分泌病(功能性或非功能性)。传统上,根据起源,胃肠道类癌可分为前肠型(肺、胸腺、胃、十二指肠、胰腺、胆管、胆囊和肝脏)、中肠型(空肠、阑尾和近端结肠)和后肠型(远端结肠和直肠)——因为每一类型具有不同的生物学和生化学特征。相反,胰腺神经内分泌肿瘤则是根据它们是否有功能来进行分类的(参见第65章)。无论起源于哪里,神经内分泌肿瘤在组织病理学上是相似的。良性和恶性肿瘤均具有许多相似的组织学和形态学特征。重要的是,只有证实转移灶的存在,才能明确诊断为恶性肿瘤。

神经内分泌肿瘤的临床表现不一,可呈惰性或侵袭性的临床过程,后者可表现为癌症的快速进展、死亡。对于胃肠胰神经内分泌肿瘤,有两种分类方法(Capella et al, 1995;Solcia et al,2000)。概括地讲,它们将胃肠胰恶性神经内分泌肿瘤分为低度恶性(分化良好)和高度恶性(分化差)[世界卫生组织分类],并将每个亚型分为功能性或非功能性。通常,只有分化良好(低度恶性)而非分化差(高度恶性)的神经内分泌肿瘤发生肝转移,病人才有手术治疗机会。TNM 分期也被提及(Rindi et al,2006,2007)并被认为与病人生存相关(Fischer et al,2008;Pape et al,2008a,2008b;Skov et al,2008)。某些分类方法倾向于根据放射影像学上肝转移灶的数量和范围来进行分类:单个转移(Ⅰ型),孤立的转移灶伴有较小的卫星灶(Ⅱ型),全肝弥漫性扩散(Ⅲ型)。上述三种类型在肿瘤学特征上有显著差异,这一分类方法与治疗方式的选择和远期存活率相关(Frilling et al,2009)。北美神经内分泌肿瘤学会发布的指南着重强调了采用统一方法进行病理报告的重要性,尤其是要进行个体化的肿瘤分化程度检测、分级,这对预后和治疗选择具有重要的影响(Klimstra et al,2010)。

胃肠道癌能产生多种蛋白质和肽类激素(Onaitis et al,2000;Schnirer et al,2003)。几乎所有的神经内分泌肿瘤其神经内分泌标记物嗜铬粒蛋白 A 和神经元-特异性烯醇化酶检测呈阳性,但其血清水平与预后没有密切相关性(Tomassetti et al,2001);然而,其对于治疗后的随诊是有用的(Jensen et al,2007;Nikou et al,2008)。胰腺神经内分泌肿瘤可生成一种或多种肽,包括:胃泌素、胰岛素、胰高血糖素和血管抑制肽等(Gumbs et al,2002;Mansour et al,2004)。非功能性胰腺神经内分泌肿瘤意味着仅分泌无活性肽,产生无临床症状的激素,或者不产生任何肽。胰腺神经内分泌肿瘤会导致特定的内分泌病,参考文献中引用了一些相关的综述,有助于在临床诊疗中对其特点进行识别(Gumbs et al,2002;Mansour et al,2004)。

小肠类癌

小肠类癌是最常见的胃肠道类癌,常转移到肝脏。各种影像学方法对确定病变的范围可能有所帮助。生长抑素受体闪烁显像和奥曲肽显像尽管从解剖学层面上来讲对手术规划没有帮助,但是有助于评估总体病变范围和原发灶部位,尤其是在其他检查方法不能很好地判断时;这也有助于调整治疗策略(Slooter et al,2001)。对于手术规划,最常用的影像学检查是CT;但是,MRI 的应用也在增加,主要用于评估肝转移的范围。MRI 在检测肝内微小转移灶时尤其敏感,而且常能检测到其他影像学技术(包括 CT)所不能发现的病灶。然而,MRI 在判断类癌原发部位方面的适用性有限。

类癌性心脏病是胃肠道类癌病人进行切除评估的重要考量因素。大约 20% 的类癌综合征病人具有明显的类癌性心脏病,而更多的病人通过超声心动图检查可发现隐匿性心脏病(Bernheim et al,2007)。类癌性心脏病的诊断需要进行全面的心脏评估(Fox et al,2004)。类癌性心脏病主要是指发生右心衰以及随之而来的全身静脉压升高,并引起肝脏搏动(肝静脉压力>25mmHg);这种情况下将无法进行肝切除。在进行原发性小肠类癌和肝转移灶切除之前,临床症状明显的类癌性心脏病需要药物治疗,有时甚至是瓣膜置换(Moller et al,2003)。与药物治疗相比,即使不对肝转移灶行手术治疗,类癌性心脏病行手术修补术后的生存率也有所提高(Connolly et al,1995)。根据系统性静脉高压是否降低和心脏功能改善的程度,一些病人可考虑在类癌性心脏病修补术后进行肝切除手术(Connolly et al,2002;Lillegard et al,2011)。反之而言,肝切除术也会减缓类癌性心脏病病人的心脏病进展,改善预后(Bernheim et al,2008)。

所有患有类癌综合征的病人,术前和术中都需要使用生长抑素类似物治疗,以防止类癌危象的发生(Oberg et al,2004)。类癌危象是一种危及病人生命的临床综合征,表现为术中低血压或高血压,以及明显的面色潮红,伴或不伴支气管痉挛或心律失常。迄今为止,这种围麻醉期并发症的发生率和预测因素尚不清楚。预防是必要的,所有转移性类癌接受干预的病人均应给予合适的治疗(Kinney et al,2001)。首选短效生长抑素类似物,哪怕是病人在 30 天内已经接受了长效生长抑素类似物治疗。治疗方案包括术前皮下注射短效生长抑素类似物,以及在整个手术过程中和术后恢复期静脉输注给药。如术中出现无法解释的血流动力学不稳定,可适当增加药物输注速度。

通常,只有在原发和区域性病灶可完整切除的情况下,才考虑切除肝转移灶。如果肉眼可见的转移灶都可被切除,则应同时实施肝切除。假如近乎全部的肝脏病灶能被切除(或消融),则应考虑进行减瘤性切除,因为生存期和无症状的生活质量可能会有提高(Chambers et al,2008;Knox et al,2004;Mayo et al,2010;Sarmiento et al,2003)。分期切除也可以实施,

可达到相似的预期效果。小肠类癌病人的 5 年总生存率约为50%~67%。

胰腺神经内分泌肿瘤(参见第65章)

对于胰腺神经内分泌肿瘤,通常需要采取积极的手术治疗方法(Fendrich et al,2006;Hochwald et al,2001;Matthews et al,2002;Phan et al,1998;Schurr et al,2007;Solorzano et al,2001)。对于局限性胰腺神经内分泌肿瘤和一些特定的伴有肝转移的病人,手术切除仍然是合适的选择(Oberg et al,2008)。尽管原发性神经内分泌肿瘤及其区域淋巴结常常较大,但通常仍是可切除的。胰腺切除的范围和术式取决于原发性神经内分泌肿瘤的部位:胰头部的神经内分泌肿瘤需行胰十二指肠切除术,而胰体尾的神经内分泌肿瘤需行远端胰腺切除/脾切除术(参见第66章)。

剜除术可用于小的(<1~2cm)、表浅的神经内分泌肿瘤。对于已经侵犯邻近结构或胃肠道的神经内分泌肿瘤病人,应进行整块切除。目前,腹腔镜胰腺切除术已可用于许多胰腺神经内分泌肿瘤的切除(Fernandez-Cruz et al,2002,2008)。选择性实施腹腔镜同时切除原发灶和肝转移灶也是可行的(参见第67和105章)。尽管分期切除可能更可取,尤其是累及胰头的病人,但同期进行胰腺神经内分泌肿瘤原发灶和肝转移灶的切除也是可以安全实施的(Sarmiento et al,2002)。胰腺神经内分泌肿瘤的 5 年总生存率约为 45%~63%,中位生存期约为4年。

自然病程

不论神经内分泌肿瘤是类癌还是非类癌,肝转移灶未切除或无法切除的病人,其自然病程很相似。总的来说,肝转移灶未切除的神经内分泌肿瘤病人,其 5 年生存率约为 30%(Proye,2001),中位生存时间为 17~36 个月(House et al,2006;Thompson et al,1988)。

有几种因素会影响类癌和非类癌的自然病程(Durante et al,2009)。明确的是,肝转移是导致预后不良的最重要因素(Moertel 1987;Pape et al,2008a)。神经内分泌肿瘤伴或不伴肝转移,5 年生存率分别约为 30%~40% 和 90%~100%。分化程度差的神经内分泌肿瘤和肝转移进展性神经内分泌肿瘤(在 3个月内两次 CT 扫描中肿瘤体积增大>25%)进一步降低了肝转移病人的生存率(Madeira et al,1998)。在平均随访 11.5 个月后,90% 的神经内分泌肿瘤肝转移灶在大小或数量上有进展(Skinazi et al,1996)。类癌性心脏病仅在转移性类癌出现肝脏转移性肿瘤时才发生,提示预后很差。临床症状严重的类癌性心脏病病人的生存期约为 1.6 年,除非成功进行心脏外科手术,否则 3 年生存率仅为 31%(Connolly et al,1995;Fox et al,2004)。如前所述,类癌性心脏病病人应当考虑进行肝脏外科手术,因其能延缓心脏病的进展并改善预后(Bernheim et al,2008)。

尽管源自转移性神经内分泌肿瘤的功能性内分泌病如未受控制可能危及生命,譬如,胰岛素瘤引起的严重低血糖症和胃泌素瘤引起的胃肠道穿孔,但此类事件对这些病人自然病程的影响尚不清楚。相反,内分泌病临床症状的控制可能会影响神经内分泌肿瘤的自然病程;然而,除了使用 H2 受体阻滞剂或

质子泵抑制剂治疗胃泌素瘤的相关研究之外(Norton et al, 2003),尚无关于抗激素药物治疗控制内分泌病临床症状及肿瘤客观变化的专门研究。

与类癌相似,胰腺神经内分泌肿瘤病人的 5 年生存率为 30%~40%,中位生存期约为 40 个月(Chen et al,1998;Thompson et al,1985)。中肠或后肠肿瘤的病人中,多达 75% 可能会发生肝转移,特别是无功能性肿瘤以及胰腺原发(往往是高度恶性)的病人,肝转移率最高(Steinmuller et al,2008)。在一组 35 例肝转移病人的研究中,其中 60% 来自胃泌素瘤,其 5 年生存率约为 70%。预后也受转移性神经内分泌肿瘤肝内病灶范围的影响(Chamberlain et al,2000;Frilling et al,2009;Phan et al,1998):肝脏肿瘤占据肝体积超过 75% 的病例,5 年生存率仅为 24%,而占据肝体积小于 50% 的病例,5 年生存率接近 80%。

神经内分泌肿瘤肝转移的肝脏针对性治疗

转移性神经内分泌肿瘤的治疗目标为减少恶性肿瘤组织团块(减瘤术),这里面有两方面的原因。首先,也是最重要的,转移性胃肠道神经内分泌肿瘤多数是分化良好的组织病理学类型(世界卫生组织分类),通常生长缓慢(Solcia et al,2000)。因此,针对快速分裂细胞的化疗和放疗相对无效。其次,神经内分泌肿瘤表达和分泌生物活性肽所产生的症状与肿瘤总体积成正比,尽管不同个体的转移瘤中肽的产生可能有异质性。同样,对于非功能性的转移性神经内分泌肿瘤病人,疼痛和体能状态的下降可能会对其生活质量产生不利影响。对于化疗有效的病人,附加的减瘤术是缓解症状的一种有效且直接的方法。

已经显示出来的临床疗效以及肝切除手术安全性的提高,促使一部分人主张将肝切除作为功能性和非功能性转移性神经内分泌肿瘤病人的主要治疗手段(Chambers et al,2008)(参见第 103 章)。然而,通过肝切除实施的减瘤术是否比其他肝脏针对性治疗实现的减瘤更具优势,尚缺乏证据支持(参见第 96A 章)。基于这些前提,不管是通过肝切除或是其他肝脏针对性治疗方法,应该实施肝脏减瘤以治疗临床内分泌病,并在可能的情况下提高生存率。按照推论,症状缓解的持续时间应该与转移性神经内分泌肿瘤减瘤的程度以及残余肿瘤的生长速度成正比(House et al,2006)。更重要的是,残余肿瘤的体积而不是切除肿瘤的百分比对临床反应的程度和持续性至关重要。事实上,应该将术中肉眼上完全减瘤和术后影像学上完全减瘤作为目标。

完全的减瘤是转移性神经内分泌肿瘤肝脏针对性治疗的目标,因其显著降低了残余转移灶的进展率和临床复发的中位时间。图 93.1 描绘了肝脏中残余的转移性神经内分泌肿瘤最小化策略对结局理论上的影响。基于实际转移灶体积的不同,超过 90%(先前描述的阈值)肝转移灶体积的减少,也可导致残余癌肿体积的截然不同。图 93.1 显示出了三种不同的残余肿瘤体积对症状复发和生存的预测结果,假定减瘤体积超过 90%,癌肿倍增时间为 6 个月。症状复发时间和生存率均与残余转移癌灶的体积有关。减瘤术最大的临床影响不是通过使

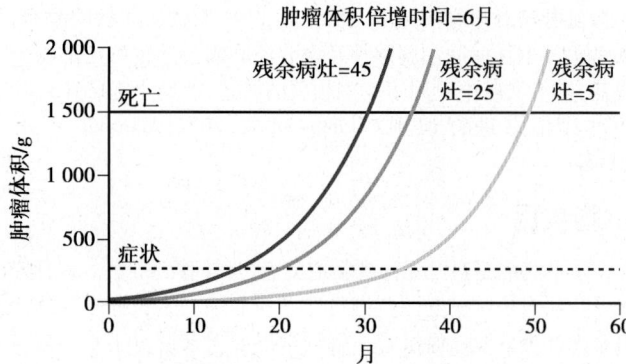

图 93.1　预测的减瘤术后残余肿瘤体积及相关参数肿瘤倍增时间,对症状复发及生存时间的影响

转移性神经内分泌肿瘤减瘤超过 90% 来实现的,而是通过使残余转移灶体积最小化来实现的;亦即不是切除了多少体积,而是残余肿瘤的体积是多少。从理论上讲,为了使残余肿瘤体积最小化,切除(或移植)能提供更"完全"的减瘤效果且不影响其他治疗选择的可能性。肝切除与其他肝脏针对性治疗方法序贯组合可能指明着真正能使残余肿瘤体积最小化的方向。

最终选择使用哪种肝脏针对性治疗方法是个体化的,但是,在很大程度上受肝脏转移灶的范围和类型的影响。着眼于使所有的残余病灶最大限度地减少,肝内病变可切除的定义会变得更加严格。对于是单叶或者双侧叶局限性病灶的病人,可以考虑进行切除,联合或不联合消融等辅助手段,假如所有可识别的病灶都可以通过这种方式处理掉的话。然而,对于那些弥漫性转移的病人,手术切除后仍有肉眼可见的病灶存在,就不太可能获益,更适合考虑进行移植或基于导管的治疗。

肝切除治疗神经内分泌转移瘤

当前,肝切除是胃肠道神经内分泌肿瘤肝脏转移的主要治疗方法(参见第 103 章)。但是,尚无随机对照数据显示切除肝脏转移性神经内分泌肿瘤能提高生存期。此外,如何选择适合切除的病人以及可切除性的定义仍有争议。尽管肝切除治疗恶性肿瘤常以根治为目的,但是转移性神经内分泌肿瘤切除术后复发(或持续存在)几乎是普遍性的(Pawlik et al, 2003;Sarmiento et al,2003)。肿瘤生物学上,神经内分泌肿瘤通常是惰性的,应联合使用肝脏针对性治疗(切除、移植、消融、动脉内疗法),将治疗模式转变为长期的管理和缓解症状而非彻底治愈。高度恶性的神经内分泌肿瘤因其侵袭性生物学特性,常被排除在这种治疗方法之外,通常进行全身系统治疗。

传统上,如果原发肿瘤和区域病灶可切除或已被切除,而至少 90% 以上的肝转移灶能被切除或消融,则推荐对神经内分泌肿瘤肝转移灶进行切除(Steinmuller et al,2008)。有初步研究证实,减瘤性肝切除能安全地实施,并且 4 年总生存率接近 75%(Que et al,1995);完全切除(R0)和不完全切除(R1、R2)之间的生存期无显著差异,症状减轻的平均持续时间将近 2 年。随后,在 170 例接受肝切除病人的研究中,作者发现,98% 的病人症状得到了缓解;症状复发的中位时间为 45

个月,但 40% 的病人在 5 年内无症状。5 年和 10 年的总生存率分别为 61% 和 35%,围手术期死亡率为 1.2%;而 5 年复发率为 84%,10 年复发率为 94%(图 93.2)(Sarmiento et al,2003)。图 93.3 显示了减瘤性肝切除治疗神经内分泌肿瘤的结果范例。重要的是,在大多数报告中,根据经验把 90% 以上的肿瘤体积能被切除当作阈值,作为肝切除的选择标准。肿瘤总体积和切除的肿瘤体积仅仅是估算的,没有数据明确指明 90% 是最佳阈值。再次指出,肝切除的模式已经转变为残余肿瘤完全或接近完全的减灭,而不是切除转移性神经内分泌肿瘤的全部病灶。

表 93.1 总结了肝切除治疗转移性神经内分泌肿瘤的新近文献。这些累积的研究结果支持对转移性神经内分泌肿瘤施行肝切除的有效性。5 年总生存率约为 41% ~ 82%,手术死亡率低至约 1%。在大多数研究中,内分泌症状的缓解率超过 90%,然而有关持续时间的报道很少。尽管最近的一项国际多中心研究确实显示了内分泌病变病人中 R2 切除生存率显著降低(Mayo et al,2010),但在大多数的研究中,按切缘状态(R0、R1 与 R2)划分的总体生存率之间并无显著差异。累积的临床经验支持对转移性神经内分泌肿瘤施行减瘤手术以控制症状并延长生存期,但尚缺乏用以确定最佳肝脏针对性治疗方法的临床试验证据;例如,缺少 R0/R1 切除、R2 切除与动脉内治疗之间的比较,推荐进行进一步的研究(Lesurtel et al,2015)。

另外需要考虑到的是转移的模式和所需切除的范围。对于出现两侧叶同时性肝转移的病人,转移性神经内分泌肿瘤行 R0 或 R1 肝切除具有挑战性。结直肠癌肝转移的治疗方法已被用于转移性神经内分泌肿瘤。术前门静脉栓塞联合分阶段肝切除已成功应用,此外,结合大范围肝切除和消融的单阶段手术也已经使用(Glazer et al,2010)。但是,必须认识到,肝切除术后复发或进展的总体概率在 5 年时约为 60% ~ 80%,在 10 年时接近 100%;大范围肝切除术移除了大量正常的肝脏实质,可能会限制将来的治疗选择;因此,必须降低对大范围肝切除的热情。

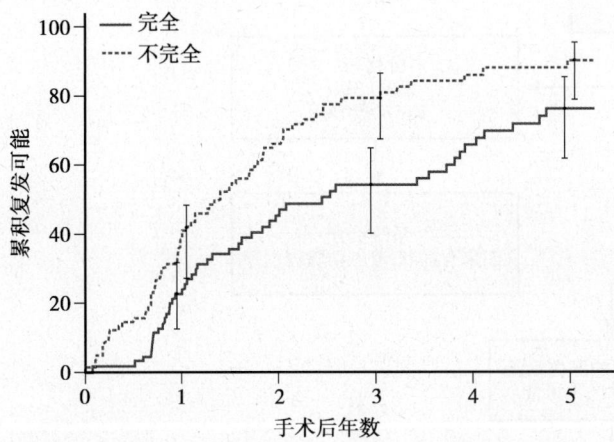

图 93.2　肿瘤完全切除的病人比不完全切除的病人复发率要低 (From Sarmiento JM,et al,2003:Surgical treatment of neuroendocrine metastases to the liver:a plea for resection to increase survival. J Am Coll Surg 197:29-3737, with permission from the American College of Surgeons.)

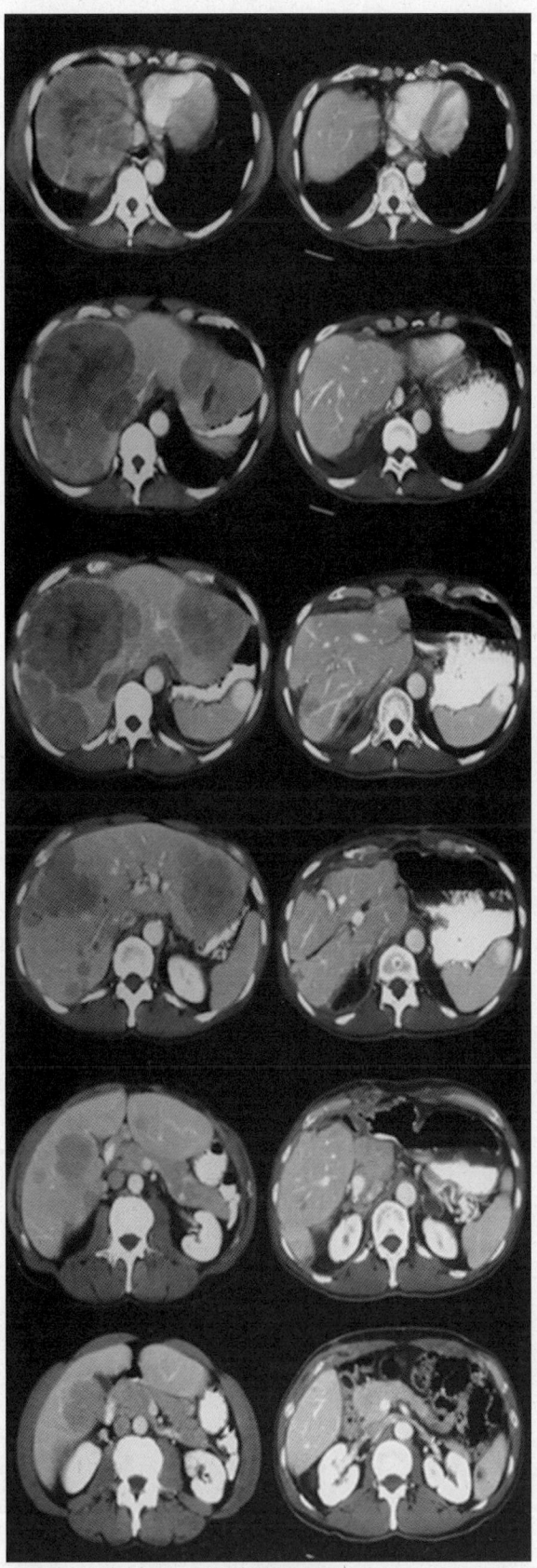

图 93.3　转移性类癌病人行减瘤性肝切除术前(左)和术后 18 个月(右)的 CT 图像。其中肝内复发灶已行经皮射频消融治疗

表 93.1　肝切除治疗转移性内分泌肿瘤

作者，年份	例数	围术期死亡例数	术后症状控制率/%	5 年生存率/%
Chen et al，1998	15	0	—	73
Chamberlain et al，2000	34	2	90	76
Grazi et al，2000	19	0	95	92（4 年）
Nave et al，2001	31	0	—	47
Yao et al，2001	16	0	100	70
Jaeck et al，2001	13	0	100	68（6 年）
Ringe et al，2001	31	0	—	47
el Rassi etal，2002	11*	0	100	91
	15†	0	100	50
Norton et al，2003	16	0	100	82
Sarmiento et al，2003	170	2	96	61
Knox et al，2004	13	—	100	85
Hibi et al，2007	21	0	98	41
Chambers et al，2008†	30	0	75	74
Kianmanesh et al，2008	41（23*）	0	—	79
Eriksson et al，2008†	42	0	70	80
Scigliano et al，2009*	38	0	—	79
Frilling et al，2009*	23	0	100	100
Mazzaferro et al，2007	36	0	—	85
Gomez et al，2007	18	5%	—	86
Landry et al，2008	23	0	—	75
Glazer et al，2010	172	0	—	77
Mayo et al，2010	339	—	—	74
Saxena et al，2011	74	1	—	63

*根治性手术；
†减瘤术。

无论切除的彻底性如何，转移性神经内分泌肿瘤切除术后的肝内进展都决定了后续肝脏针对性治疗的必要性。与最初的切除相似，肝内复发的范围和分布决定其治疗方法的选择。对于孤立性复发病灶，手术切除或消融（参见第 98 章）均可行，具体取决于病灶的大小和位置。连续显像可以发现早期的小复发灶，以便于充分消融，经皮消融可避免再次手术切除相关的并发症。连续进行消融或切除治疗复发是被认可的，除非病变范围限制这么做（Taner et al，2013）。不适合消融或切除的转移性神经内分泌肿瘤可行栓塞、化疗栓塞或放射性栓塞等治疗（参见第 96 章）。如果没有肝外转移，全身系统化疗仅限于那些已经达到了肝脏针对性治疗极限的病人。图 93.4 总结了神经内分泌肿瘤肝转移的治疗流程。

肝移植治疗神经内分泌转移瘤（参见第 112 章）

原位肝移植已被用于转移性神经内分泌肿瘤的治疗（表 93.2）。原位肝移植的基本原理与肝切除类似。适应证方面，对于仅存在有限的神经内分泌肿瘤肝转移灶的病人，原位肝移植可能是根治性的，而对于肝内病灶广泛而无法实施理想的减瘤性切除的病人，如果没有肝外转移，可作为一种姑息性治疗手段。不同于肝切除，原位肝移植能清除肝内全部转移灶，即使不能更好，应该也能获得相似的症状缓解持续时间和生存期。原位肝移植能实现肿瘤的 R0 切除，而神经内分泌肿瘤肝切除术后复发率高，这促使了对肝移植治疗转移性神经内分泌肿瘤的持续研究评估（Gedaly et al，2011；Le Treut et al，2013；Mathe et al，2011；Mazzaferro et al，2007；Nguyen et al，2011）。

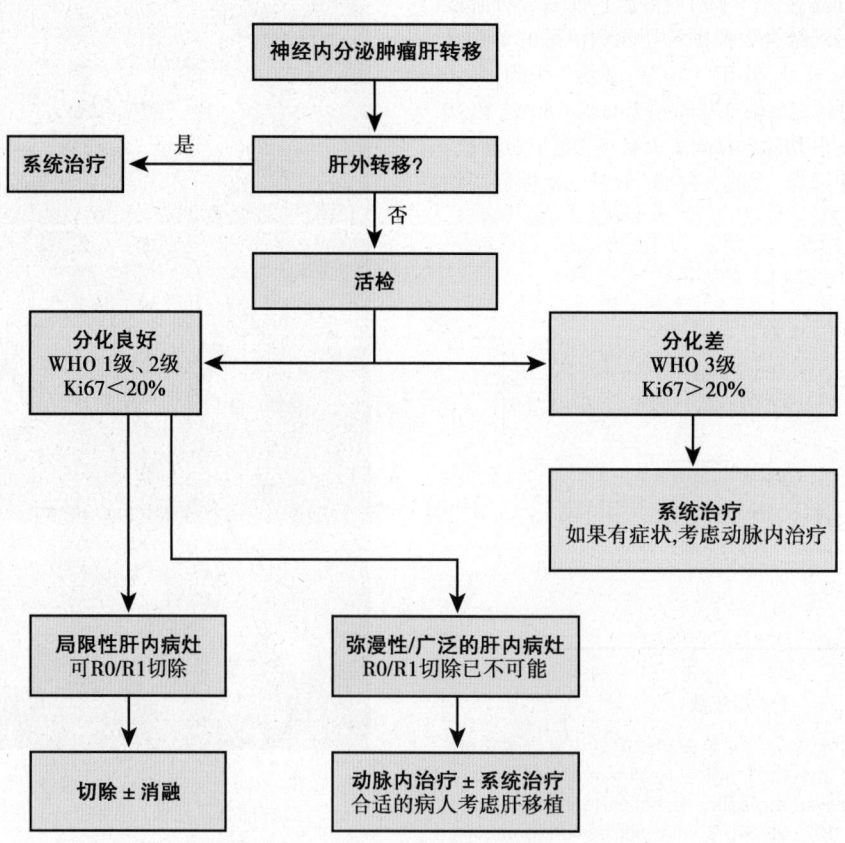

图 93.4　神经内分泌肿瘤肝转移病人的诊治流程

表 93.2　肝移植治疗转移性神经内分泌肿瘤

作者,年份	例数	中位随访时间/月	1 年生存率/%	5 年生存率/%	5 年无瘤生存病例数
Lehnert,1998	103	—	70	47	7
Coppa et al,2001	9	39	100	70	—
Ringe et al,2001	9	24	67	—	0
Olausson et al,2002	9	22	89	—	0
el Rassi et al,2002	5	52	80	40	0
Cahlin et al,2003	7	36	100	0	0
Rosenau et al,2002	19	38	89	80	3
Florman et al,2004	11	30	73	36	1
Fenwick et al,2004	2	70	100	50	1
van Vilsteren et al,2006	19	18	87	—	—
Marin et al,2007	10	34	86	57(3 年)	—
Olausson et al,2007	15	55	90	90	2
Frilling et al,2006,2009 (4 例围术期死亡)	17	60	—	67	8
Le Treut et al,2008 *	85	—	72	47	20

* 多中心回顾。

一般来讲,如果原发灶和区域性病灶已被切除,且奥曲肽闪烁显像和动态 CT 或 MRI 排除了肝外远处转移,则可以考虑进行原位肝移植。选择标准不尽相同,但是大多数研究报道建议选择标准为:原发于胃肠道的神经内分泌肿瘤,在肝移植前已将原发灶切除,非高度恶性的神经内分泌肿瘤且没有肝外远处转移,低 Ki67 指数以及病人年龄小于 60 岁。单中心研究的规模较小,且随访资料有限。1 年总生存率为 50% ~ 100% ,5 年总生存率为 36% ~ 89% ,但无病生存率并不高(表 93.2)。三项注册的研究纳入了更大范围的病人队列:两项来自美国器官共享/器官获取与移植网络数据库,另一项来自欧洲(Gedaly et al,2011 ; Le Treut al,2013 ; Mazzaferro et al,2007 ; Nguyen et al,2011)。这些研究报道了 397 例病人的结局。尽管很难评估具体的病人和肿瘤特征,但 5 年总生存率为 50% ~ 60% ,对于近来接受移植的病人,生存率有显著提高。5 年总生存率与肝细胞癌肝移植相似,但相比良性疾病接受移植仍然要低。在欧洲的注册研究中,17% 的病人死于移植的早期或晚期并发症,但没有肿瘤持续存在或复发的迹象。临床内分泌病的症状全部得到缓解(如果存在),但原位肝移植术后症状缓解的持续时间未有明确记载。总体上,复发率与切除术后相似,原位肝移植的病人选择标准或许能解释这一现象。

已有一些研究试图揭示影响预后的临床病理因素。已评估的因素包括:年龄、神经内分泌肿瘤的原发部位、初次手术的范围、肝转移灶的范围、Ki67(增殖指数)、上皮钙黏素表达、遗传不稳定性(P53)和组织学特征等。年龄小于 50 岁、肝转移灶局限、Ki67 指数低、上皮钙黏素染色正常,以及神经内分泌肿瘤原发灶 R0 切除且局部区域病灶无进展超过 1 年,这些因素与生存期延长相关(Fernandez et al,2003)。当前的数据不支持将这些因素作为原位肝移植的常规选择标准,仍有待进一步研究验证。

当前的研究结果不支持将原位肝移植作为转移性神经内分泌肿瘤的首选治疗方式(Clark et al,2006 ; Fernandez et al,2003 ; Mazzaferro et al,2007 ; Steinmuller et al,2008),但在一些专业中心,应将其视为研究性治疗方案的一种选择。对于原发性神经内分泌肿瘤切除术后病人,疾病稳定一段时间且无任何肝外转移的,原位肝移植或可考虑。其他生物学或遗传标志物是否能提高病例选择的可靠性尚不清楚。

神经内分泌肿瘤肝转移的射频消融治疗(参见第 98B 章)

治疗肝脏肿瘤的消融方式包括冷冻疗法、经皮乙醇注射(percutaneous ethanol injection,PEI)以及热疗技术,如射频消融(radiofrequency ablation,RFA)、微波消融和间质的激光热疗等(参见第 98 章)。目前,射频消融因其用途较多、容易操作且并发症风险相对较低,已成为使用最广泛的肝脏肿瘤消融技术(Bleicher et al,2003 ; Giovannini et al,1994 ; Livraghi et al,2003 ; Pearson et al,1999 ; Wong et al,2001);然而,对于大多数转移性神经内分泌肿瘤病人,其适用性会受限于病变范围。

射频消融开始用于转移性神经内分泌肿瘤的治疗,是在确立了其治疗肝细胞癌和转移性结直肠癌的疗效之后(Curley et al,1999 ; Pawlik et al,2003 ; Solbiati et al,2001 ; Wood et al,2000)。尽管随访的时间较短,但 82% ~ 98% 的转移灶达到了局部肿瘤控制(Bleicher et al,2003 ; Bowles et al,2001 ; Curley et al,2000 ; de Baere et al,2000 ; Pawlik et al,2003 ; Pearson et al,1999 ; Rhim et al,1999 ; Solbiati et al,2001)。结直肠癌肝转移病人的局部复发率较高,而神经内分泌肿瘤肝转移病人的局部复发率较低(Bleicher et al,2003 ; Solbiati et al,2001)。成功的消融通常出现在 3cm 以下的转移灶的治疗中(de Baere et al,2000 ; Kettenbach et al,2003 ; Solbiati et al,2001 ; Wood et al,2000)。对于 5cm 以上的肿瘤,即使多次进行消融,也只有 50% 的肿瘤能被完全消融(Goldberg et al,2002)。

关于射频消融治疗神经内分泌肿瘤肝转移的报道有限。射频消融既可在切除术前应用，也可作为切除术的辅助手段；已充分证明其能有效破坏肿瘤，对局部肿瘤控制很有效，转移灶的局部复发率为 3%～22%（Akyildiz et al，2010；Berber et al，2002；Hellman et al，2002）。对于特定的病人，射频消融治疗转移性神经内分泌肿瘤被认为能提高其生存率（Elias et al，2003，2009）。

由于神经内分泌肿瘤自然病程较长，随访的时间不足以确定局部控制的真实时限。2 年内大约有 30% 的病人出现肝转移灶进展（Berber et al，2002；Hellman et al，2002）。肝转移的特定因素，譬如位置、坏死或纤维化程度以及激素标志物，与射频消融治疗的疗效没有相关性。

射频消融能有效缓解与神经内分泌肿瘤肝转移相关的内分泌病临床症状。据报道，消融治疗后近 90% 的病人症状获得了不同程度的缓解（Akyildiz et al，2010；Berber et al，2002；Hellman et al，2002；Henn et al，2003；Siperstein et al，1997，2001），症状缓解的时间通常为 10 个月或更长（Berber et al，2002；Henn et al，2003）。这些结果与报道的转移性神经内分泌肿瘤肝切除术后疗效相似（Chamberlain et al，2000；Sarmiento et al，2003）。对于局限性肝转移，取决于病灶范围，经皮射频消融也能取得类似效果。如果已有肝外转移，单纯行肝脏病灶消融对症状的缓解作用将会很有限（Henn et al，2003）；不过，具体的临床疗效取决于肝外肿瘤的大小、部位以及特定的激素表达。

血清和尿液神经内分泌肿瘤标志物水平通常与肿瘤体积成正比（Berber et al，2002）。这些标志物对射频消融的反应不一。在一项 34 例术中行射频消融的病人的研究中，只有 65% 的病人血清肿瘤标志物水平下降（Berber et al，2002）。射频消融后肿瘤标志物水平持续升高可能与病例的选择、消融的彻底性以及存在隐匿或明显的转移性神经内分泌肿瘤有关。消融后血清肿瘤标志物水平下降良好或许预示了症状缓解的持久性，并且可能与生存率的提高以及疾病进展率的下降有关（Berber et al，2002）。

神经内分泌肿瘤肝转移的乙醇消融治疗（参见第 98D 章）

乙醇消融也已被用于神经内分泌肿瘤肝转移病人的治疗（Castells et al，1993；Giovannini et al，1994；Giovannini，2002；Lencioni et al，1995；Livraghi et al，1995，1999；Shiina et al，1993）。一些研究表明，经皮乙醇注射可使神经内分泌肿瘤肝内转移灶完全消退（Livraghi et al，1991）。经皮乙醇注射主要用于转移灶热消融有造成邻近结构损伤风险的病人。选择性乙醇消融可用于治疗邻近重要结构的转移瘤，譬如结肠肝曲的、邻近大血管容易产生散热效应的以及邻近中央胆管可能导致胆道狭窄的肿瘤（图 93.5）。而且，很小的转移灶也可以用乙醇成功消融，对邻近肝脏影响很小。

神经内分泌肿瘤肝转移的冷冻消融治疗（参见第 98D 章）

术中冷冻消融可有效治疗肝脏原发性和继发性肿瘤（Finlay et al，2000；Mahvi et al，1999；Neeleman et al，2001；Seifert et al，1998；Sheen et al，2002；Zhou et al，1998）。基于 20 世纪 90 年代文献的总体回顾，冷冻消融治疗后的肿瘤大约有 30% 出现局部复发（Seifert et al，1998）。对于原发性和继发性肝脏肿瘤病人，冷冻消融与射频消融相比具有更高的局部复发率（14% vs. 2%）和更高的并发症发生率（41% vs. 3%）（Chung et al，2001；Pearson et al，1999）。

冷冻消融治疗神经内分泌肿瘤肝转移仅限于术中实施

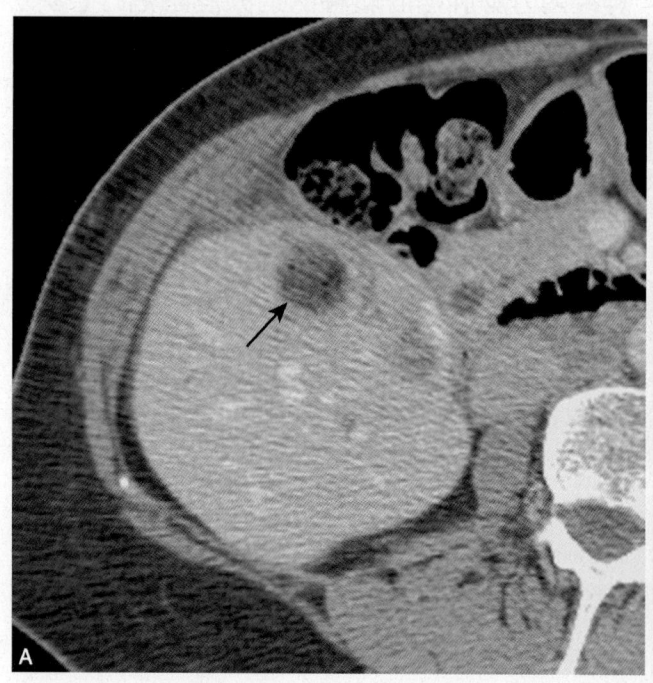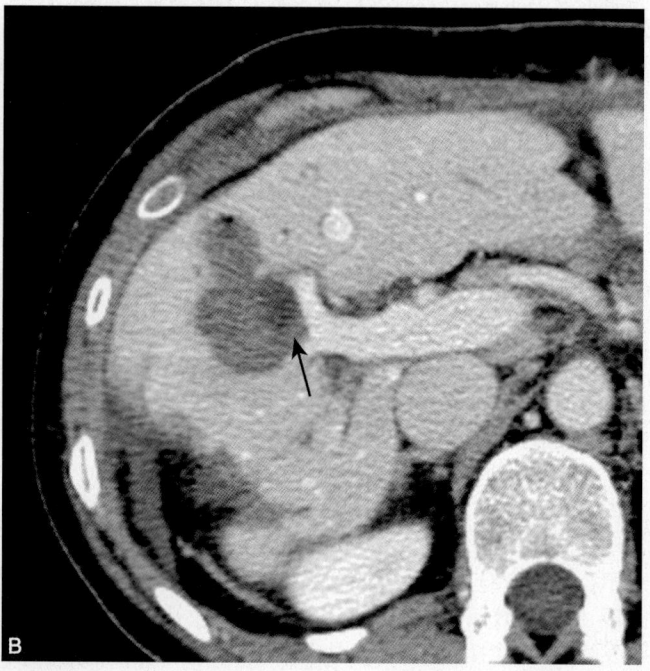

图 93.5　位于关键部位的神经内分泌肿瘤肝转移灶的乙醇消融治疗。（A）增强 CT 示经乙醇消融治疗后的、位于邻近结肠肝曲的 2cm 类癌肝转移灶的表现，病灶呈低密度，没有强化（如箭头所示）。射频消融因有对结肠造成热损伤的风险而延缓。（B）增强 CT 示射频联合乙醇消融治疗邻近门静脉右前支类癌转移灶的影像学变化，箭头所示在肿瘤内部有乙醇引起的稍低密度改变。选择性应用乙醇消融，是因为肿瘤周围的血流可使射频消融区域的温度相对下降，最终导致消融不充分（散热效应）

（Bilchik et al,1997；Cozzi et al,1995；Goering et al,2002；Seifert et al,1998）。通常来说,冷冻消融被作为原发肿瘤和肝转移灶切除的辅助手段（Cozzi et al,1995；Seifert et al,1998）。经治疗的转移灶中 95% 获得局部控制（Chung et al,2001；Cozzi et al,1995；Seifert et al,1998）。不论消融的肿瘤体积百分比如何,所有病人都显示出一定程度上的症状缓解（Bilchik et al,1997；Cozzi et al,1995；Seifert et al,1998）。消融后辅以长效生长抑素类似物治疗,可以延长无症状生存期（Chung et al,2001）。

消融治疗的原则

肝转移瘤消融治疗的总体原则与肝细胞癌和结直肠癌肝转移的消融治疗类似。考虑到转移性神经内分泌肿瘤更长的生存期和相关的临床内分泌病,有必要将消融作为综合治疗的一部分进行更广泛的应用。确切来说,因为报道显示神经内分泌肿瘤行减瘤术可以持续改善病人的症状并提高生存率,那么对进展性肝脏转移性神经内分泌肿瘤进行积极的消融也势必会给病人带来类似的获益。

转移性神经内分泌肿瘤的消融适用于以下三种临床情况:①作为同期进行的肝转移灶外科手术切除的辅助手段;②作为不适合手术的局限性肝转移病人的治疗;③当临床专家评判或术中情况无法保障肝切除的安全性时,可以作为针对肝脏的主要治疗方式。对于所有存在功能性神经内分泌症状的病人来

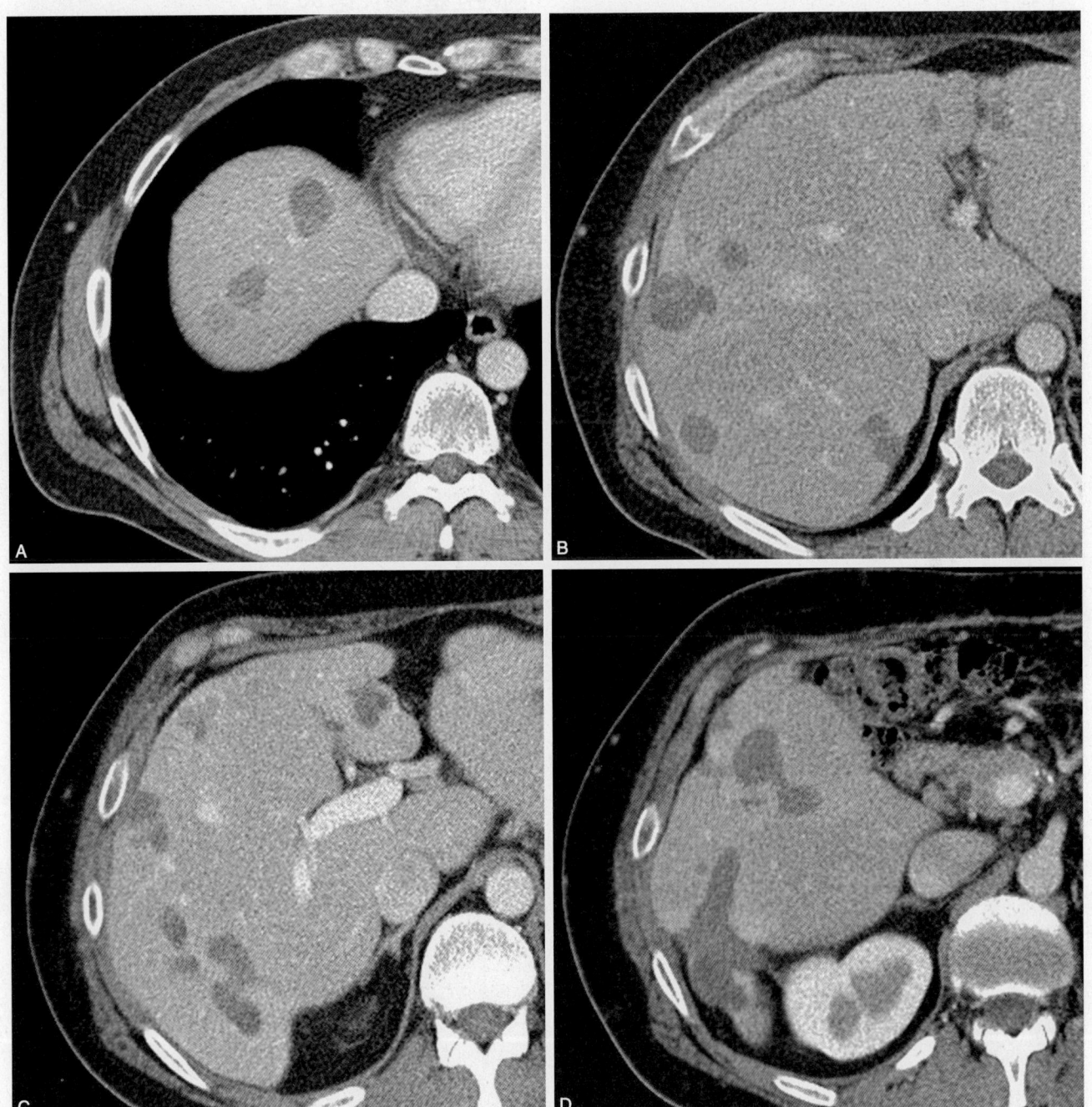

图 93.6　神经内分泌肿瘤肝内多发转移的射频消融治疗。一个转移性胰岛细胞癌的病人,通过 4 次射频消融治疗 50 个转移灶,包括单次经皮消融治疗 19 个转移灶。（A-D）静脉注射增强造影剂后,CT 示肝脏内广泛的、无增强的消融后缺损

说,缓解症状应是其固有目标。

射频消融是神经内分泌肿瘤肝转移手术切除的补充手段。对于较常遇到的肝内病灶比较广泛的情况,消融可以选择性治疗位于肝脏深部或者部分肝切除术后无法进一步切除的部位的转移灶。辅助性的射频消融使得肝转移灶减瘤效果进一步优化,减少了肝切除的范围,并使得更多的病人获得了外科治疗的机会。

许多转移性神经内分泌肿瘤病人由于肿瘤范围大、存在合并症或者先前做过肝切除手术,因而无法进行手术切除。对于这些病人,经皮消融能以较小的创伤实现减瘤,并可能会比单纯化疗更具优势,正如直肠癌肝转移中所建议的一样(Ruers et al,2007)。

与非神经内分泌转移瘤相反,外科治疗的经验表明通过对多发转移灶的消融实现肝内主要病灶近乎全部的减瘤是合理的(图93.6)。一般而言,如果影像学上可以发现转移灶,只要能保留足够的肝实质以防止肝功能失代偿,通常就能以经皮的方式实施射频消融或乙醇消融。

这种大范围的消融与局限性病灶的消融明显不同。如果有这样的一个病人,他/她可能有一个或两个很小的肝转移灶,假设经皮射频消融治疗此类肿瘤有效,手术切除可能会被认为过于激进(图93.7)。经皮消融治疗通常可在门诊进行,避免了切除术后较长的住院时间。此外,考虑到手术切除后不可避免的转移灶复发(Sarmiento et al,2003),经皮消融尤其适合于先前做过肝脏手术的病人。与手术切除不同,对于新发的转移灶,很多情况下均很容易进行消融。

神经内分泌肿瘤肝转移的射频消融治疗能以相对无创的方式来缓解病人的症状,效果与肝切除类似。根据我们的经验,仅针对肿瘤相关的症状实施治疗的病人不到5%。这种消融治疗的焦点通常是两方面的,既要减轻病人的肝脏肿瘤负荷,同时又要处理继发症状(图93.8)。

微波消融治疗是一种通过将微波穿透到组织中起凝结作用而破坏肿瘤的局部治疗方式。在多种临床情况中,微波治疗已成为一种可靠的技术。消融治疗后描述两个主要的区域:中央区和过渡区。治疗后93%的病灶中都没有发现活性细胞,甚至是直径达6cm的病灶(Sarmiento et al,2003)。尽管将射频消融与微波消融进行对比的数据尚待观察,但报道的观察性研究结果表明,当需要更大的消融区域时,微波消融可能发挥一定的作用(Boutros et al,2010)。

神经内分泌肿瘤肝转移的栓塞,化疗栓塞和放射性栓塞(参见第96章)

神经内分泌肿瘤的转移灶具有丰富的血供。肝动脉栓塞能导致转移灶缺血并发生不同程度的肿瘤坏死,从而减轻症状或内分泌病症(Perry et al,1994)。肝动脉栓塞或与经动脉化疗联合(化疗栓塞)已被用来缓解症状。取决于采用的血管介入技术(选择性或非选择性),重复栓塞是可行的。肿瘤对单纯栓塞的客观有效率为30%~70%,症状缓解率与此相近(Brown et al,1999;Oberg et al,2004)。疗效可维持15~30个月。使用植入式肝动脉封堵器间歇性或暂时性阻断动脉血供,能达到类似的症状缓解率,症状缓解持续时间为6~12个月(Bengmark et al,1982)。栓塞后辅以化疗可延长疗效持续时间(Moertel et al,1994)。这些发现,再加上理论上经动脉输注化疗药物能维持肝内高药物浓度的优势,促进了对化疗栓塞疗效的评估。虽然化疗栓塞已被用于转移性神经内分泌肿瘤的治疗,但其有效率及疗效维持时间与单用栓塞相似(Fiorentini et al,2004)。迄今为止,比较化疗栓塞和单用栓塞疗效的随机临床试验尚未证实两者的临床疗效或反应性有明显差别。观察到的资料显示两者之间无统计学差异(Pitt et al,2008;Ruutiainen et al,

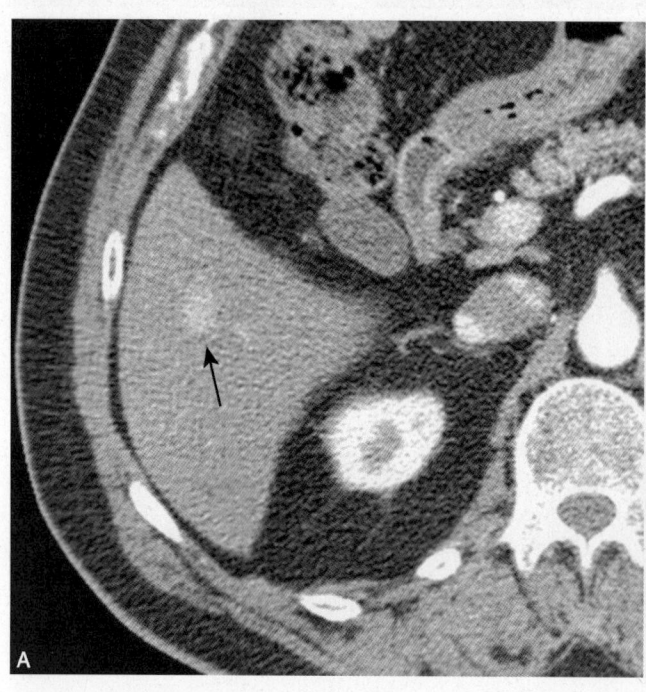
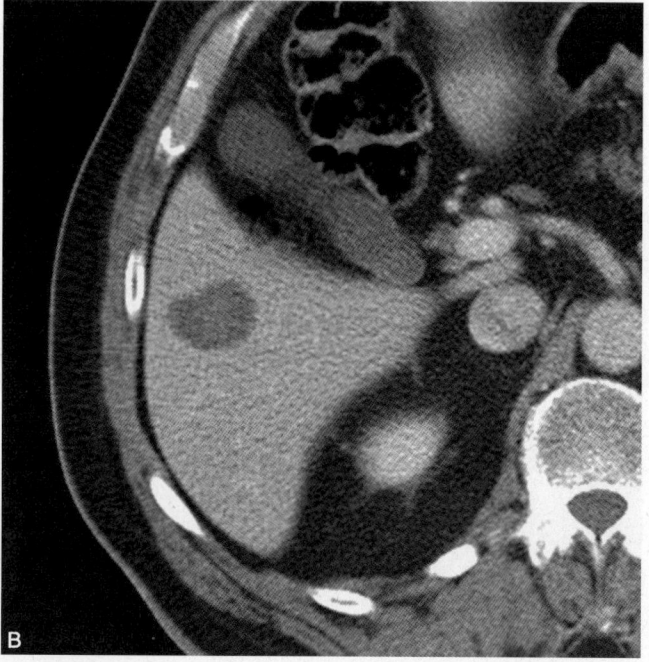

图93.7   经皮射频消融治疗一例未行外科手术的转移性类癌病人。(A)增强CT示肝右叶一个孤立的、2.3cm大小的稍高密度转移灶(箭头所示),考虑到病灶的局限性以及115kg体重相关的外科手术风险,该转移灶采用消融治疗。(B)消融治疗后3个月的CT检查未发现肿瘤复发

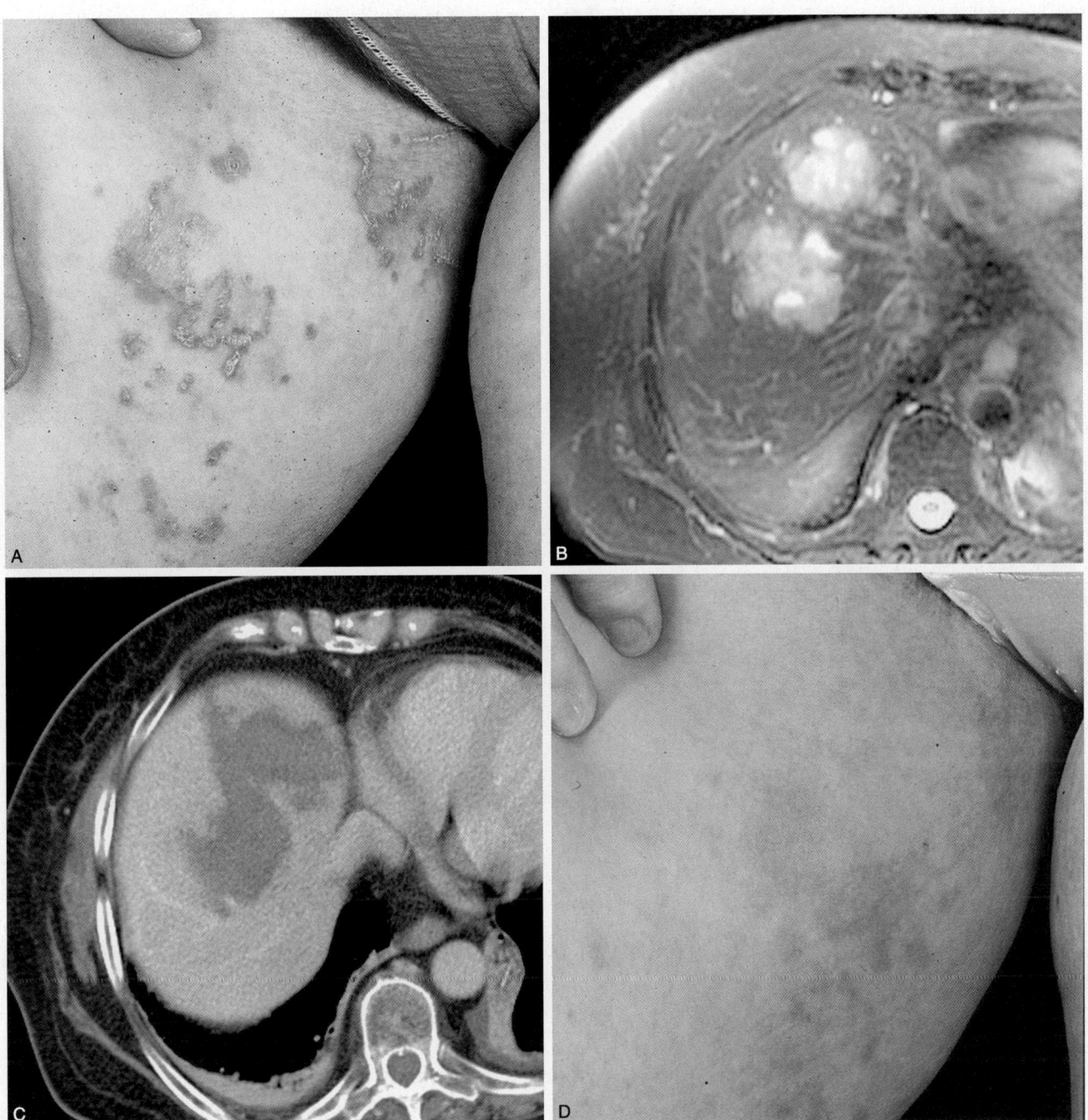

图 93.8　经皮射频消融用以减轻继发于转移性胰高血糖素瘤的症状（血清胰高血糖素 16 000pg/ml）。（A）在消融治疗前几天,有症状性坏死游走性红斑。（B）MRI 示肝内多发高信号转移灶。（C）射频消融治疗后数小时行 CT 扫描显示肝实质内大范围的无增强的消融缺损;病人的皮疹在射频消融术后数日内消失。（D）术后随访 2 个月,病人无临床症状,皮疹痊愈,血清胰高血糖素为 3 700pg/ml（From Atwell TD, et al, 2005：Radiofrequency ablation of neuroendocrine metastases. In vanSonnenberg E, et al,［eds］：Tumor Ablation：Principles and Practice. New York, Springer Business+Science Media, pp 332-340.）

2007）。对于肝内病灶无法切除的病人,采用化疗栓塞与经肝动脉化疗药物灌注相结合的方式,对大多数病人而言,其生存期能超过 3 年（Christante et al, 2008）。

　　并发症通常是可以耐受的。最值得关注的并发症是栓塞后综合征,临床表现包括恶心、右上腹痛、发热和血清转氨酶升高等,通常持续 3~7 天。给予胃肠外镇痛、静脉水化和退热药常常是必要的。栓塞后建议预防性使用抗生素。其他并发症包括胆囊坏死、肝脓肿和肾衰竭等。转移灶大（>5~10cm）及肿瘤占据肝脏超过 50%~70% 的病人出现并发症的风险性较

高。肝叶序贯性栓塞或可降低栓塞后综合征的严重程度和并发症发生的风险。栓塞治疗后的死亡率在 2%~7% 之间。

　　钇-90 的放射性栓塞也已被用于治疗转移性神经内分泌肿瘤。有限的数据表明,其毒性可能小于经动脉化疗栓塞或单纯栓塞。22%~70% 的病人出现了放射学上的变化,3 年生存率为 40%~50%（Cao et al, 2010；Devcic et al, 2014；Kennedy et al, 2008；King et al, 2008；Memon et al, 2012；Paprottka et al, 2012；Peker et al, 2015；Rhee et al, 2008；Saxena et al, 2010）。尽管从理论上来讲,相比于肝动脉栓塞,放射性栓塞由于能更好地保

障肝叶动脉的通畅性,所以其能更频繁地实施;但重复行放射性栓塞的成本效益、持久性以及对肝功能的影响尚未得到论证。

切除与动脉内治疗对比

有一项研究试图比较动脉内治疗与切除之间的疗效。在这项国际性、多中心的回顾性队列研究中,倾向性评分匹配法和回归模型被用于比较。在这一大组病人(n = 753)中,对于有症状病灶(激素分泌)且肝脏受累超过 25% 的病人,外科治疗在生存期上优于动脉内治疗;在无症状的病人中,预后没有差异(Mayo et al,2011)。切除和动脉内治疗的病例选择标准仍有待商榷,但这些数据提供了一些以前缺乏的指导。

神经内分泌肿瘤肝转移的系统治疗(参见第 65 章)

生长抑素类似物

奥曲肽是合成的生长抑素类似物,其半衰期和作用持续时间明显长于天然生长抑素(Lamberts et al,1996)。它主要是抑制细胞生长的,细胞毒性有限。生长抑素类似物的作用效应是通过 2 型和 5 型生长抑素受体介导、抑制细胞释放激素来实现的。这种反应或可与生长抑素受体闪烁显像相关联(Janson et al,1994)。生长抑素类似物还能影响细胞周期将细胞阻滞在 G1 期,诱导细胞凋亡,并抑制血管生成。兰瑞肽(lantreotide)是目前最长效(释放最慢)的生长抑素类似物。奥曲肽的剂量是每次 100~500μg,每日 3 次,兰瑞肽则是每 4 周用 60~120mg。

70% 的病人在生长抑素类似物治疗后有生化指标方面的变化,60%~90% 的病人有症状上的缓解(Oberg et al,2004)。但仅有不到 10% 的病人出现了肿瘤的客观缩小,即缩小超过最大直径的 50%。在 36%~70% 的病人中观察到神经内分泌肿瘤保持稳定,中位持续时间为 12 个月(Oberg et al,2004)。正如预料的那样,症状的控制已使病人生活质量明显改善,尽管对生长素抑素类似物治疗的反应性因神经内分泌肿瘤的类型而异。之前提到过,短效生长抑素类似物治疗可用于预防或治疗一些干预措施(譬如切除、移植、消融或栓塞)所引起的类癌危象。总体上,生长抑素类似物治疗耐受性良好。可能出现脂肪泻、腹泻、腹部不适、胆汁淤积或胆结石,但很少需要因此而停药(Kaltsate,2004;Kvols et al,1987;Trendle et al,1997)。近来,长效的生长抑素类似物(如兰瑞肽和长效奥曲肽)已经上市,是长期控制症状治疗的重要基础(Modlin et al,2008)。

化疗

全身化疗通常适用于其他治疗方法均告失败的晚期或进展期病患(Brentjens et al,2001;Kaltsas et al,2001;Rivera et al,1998)。最近的随机临床试验结果确定了舒尼替尼在胰腺神经内分泌肿瘤治疗中的作用;它可以增加无进展生存期和总体生存期(Raymond et al,2011)。先前的试验数据也在此列出。与类癌病人相比,胰腺神经内分泌肿瘤病人对化疗的反应更敏感(Rivera et al,1998),以链脲霉素为主联合 5-氟尿嘧啶和阿霉素

的方案客观有效率为 45%~68%(Moertel et al,1992;Oberg,2001);然而,最近一项联用 5-氟尿嘧啶和链脲霉素的研究报道结果令人失望(Maire et al,2009)。对于高度恶性的神经内分泌肿瘤,有效维持的平均时间大约为 8~9 个月。由于大多数类癌具有低度恶性(分化良好)的组织学特性和较低的增殖指数,因此对化疗药物较不敏感(Bajetta et al,2002)。联用达卡巴嗪、5-氟尿嘧啶和表柔比星对约 30% 的类癌病人客观有效(Bajetta et al,2002;Oberg et al,2004),类癌对治疗有效的平均持续时间约为 6 个月。经肝动脉输注顺铂在胰腺神经内分泌肿瘤肝转移病人中也取得了一些成功(Igarashi et al,2007)。

新的药物和靶点(参见第 65 章)

尽管最近有评估苹果酸舒尼替尼和依维莫司有效性的随机试验(Raymond et al,2011),但细致评估药物治疗关键性问题的研究绝大多数是回顾性的,评估各种各样的肿瘤时通常缺乏标准化的入组标准,仅反映了单中心的经验,说服力不足。前面提到的酪氨酸激酶抑制剂苹果酸舒尼替尼在胰腺转移性神经内分泌肿瘤的治疗中已被证明有效(Raymond et al,2011)。它已获得美国食品和药品监督管理局的批准,并被多个欧洲国家采纳使用。

正如之前列举的原因,传统的破坏 DNA 的化疗药物在胰腺神经内分泌肿瘤中的疗效有限。有些促血管生成因子在神经内分泌肿瘤中是过表达的,例如血管内皮生长因子(vascular endothelial growth factor,VEGF)及其受体,以及相关的信号通路成分:上皮生长因子受体、胰岛素样生长因子-1 受体、磷脂酰肌醇-3-激酶、RAC-α 丝氨酸/苏氨酸蛋白激酶和哺乳动物雷帕霉素靶蛋白(mammalian target of rapamycin,mTOR)等。针对某些此类信号通路分子的新型药物正在进行早期的临床试验评估,例如贝伐单抗(抗 VEGF 的单克隆抗体)。血管生成和 mTOR 抑制剂(西罗莫司、依维莫司)可能具有潜在的作用,但仅有不到 20% 的病人表现出放射学上的反应(Konings et al,2009;Yao et al,2008)。依维莫司已在进展期胰腺神经内分泌肿瘤病人中进行了 II 期和 III 期临床研究评估。在 III 期研究中,未发现总体生存率有差异;但是,无进展生存期为 11 个月,而安慰剂组为 4.6 个月。

鉴于这些数据,依维莫司获得了美国食品和药物管理局的批准,用于治疗转移性或不可切除的胰腺神经内分泌肿瘤(Yao et al,2010,2011)。尽管使用这些生物制剂的策略可能会推进胰腺神经内分泌肿瘤的治疗,但它们最初是针对其他类型的肿瘤研发的。为胰腺神经内分泌肿瘤研发更有效的药物,需要对胰腺神经内分泌肿瘤的生物学特征有更深入的理解,或许能发现针对所有的或某些亚型的胰腺神经内分泌肿瘤的分子靶点。使用生长抑素受体的靶向药物,作为所谓的运载药物,再将活性细胞毒性药物与之物理连接在一起,从而与生长抑素受体结合起效,具有一定的希望。

最近,联用两种口服化疗药物卡培他滨和替莫唑胺,已被证明在进展期胰腺内分泌肿瘤病人中具有显著活性。报道的有效率达 70%,无进展生存期为 18 个月(Strosberg et al,2011)。小样本的分化良好的神经内分泌肿瘤病人(Fine et al,2013)以及先前接受过治疗的胰腺神经内分泌肿瘤病人中(Saif et al,2013),这种药物组合也显示出了一定效果。

肽受体的放射性核素治疗

胃肠胰神经内分泌肿瘤过表达肽受体,主要是亚型 2,其与配体结合后被内化;因此,它们是与生长抑素偶联的细胞毒性药物的作用靶点,譬如放射性标记的生长抑素类似物。针对这些受体使用铟-111 诊断性闪烁显像就可以确定表达生长抑素受体的肿瘤(de Jong et al,2009;Nasir et al,2008)。事实证明,这种新的治疗方法是安全有效的,或可成为表达足够强度的生长抑素受体的病灶的重要治疗策略之一(Kwekkeboom et al,2008)。

(周杰 译　张志伟 审)

第 94 章

非结直肠非神经内分泌肿瘤肝转移

Christoph Kahlert, Ronald P. DeMatteo, Jürgen Weitz

概述

原发性肝癌和胆管癌仅占肝脏恶性肿瘤的10%,而绝大多数为源自肝外原发肿瘤的转移性病变。对于大多数肝脏恶性肿瘤,唯一可能治愈的方法是手术切除。肝切除已经是一种成熟手术,其围手术期死亡率和并发症率均较低(Fortner & Fong, 2009)(见第103章和第108章)。最近有研究显示,在过去的20年中,综合治疗改善了结直肠癌肝转移的预后。在2015年,因结直肠癌肝转移而行肝切除术的病人,中位生存期为48~61.3个月,且5年后仍有大约一半的病人存活(Nordlinger et al, 2013; Reissfelder et al, 2014)。对于神经内分泌肿瘤肝转移行手术切除的病人,5年生存率可达70.5%~76%(Chamberlai et al, 2000; Saxena et al, 2012)。与此相反,肝切除术对非结直肠非神经内分泌(noncolorectal nonneuroendocrine, NCNN)肿瘤肝转移的作用尚不明确,但相关研究在不断增加。

多种原发肿瘤总论

近十年来,越来越多的研究报道了非结直肠非神经内分泌肿瘤(NCNN)肝转移行手术切除的结果。尽管肝部分切除术在2015年就被视为相对安全的手术操作(Fortner & Fong, 2009; Reissfelder et al, 2014),但目前大部分涉及肝切除治疗NCNN肿瘤肝转移的研究,为了纳入足够多的病例数据进行分析,仍包含了多种原发肿瘤类型(Adam et al, 2006; Andreou et al, 2012; Fitzgerald et al, 2014; Weitz et al, 2004)。对NCNN行肝切除治疗的主要反对意见是,许多NCNN肝转移起源于腹腔外原发肿瘤,且通常已同时扩散到其他器官,在这种情况下,由于肝外肿瘤负荷决定了多发转移病人的预后,因此手术切除肝转移灶显得并不合理(Andreou et al, 2012)。但是对于经过严格筛选的NCNN肝转移病人,肝部分切除与长期生存相关。

迄今最大样本量的NCNN肿瘤队列研究来自Adam及其同事(2006)。这项研究报告了41个中心共1 452例非结直肠肿瘤肝转移肝切除的临床结果,其中位随访时间为31个月(0~258个月),5年和10年生存率分别为36%和23%,中位总生存时间为35个月。该研究中最大的亚组数据为乳腺癌肝转移病人(n=460),其5年和10年生存率分别为41%和22%,中位生存时间为45个月。第二大亚组数据是源自不同类型原发性胃肠道癌的肝转移病人,该队列的5年生存率达31%,中位

生存时间为26个月。第三大亚组数据为原发性泌尿系肿瘤的肝转移病人,该亚组的肿瘤类型多样,Adam及其同事(2006)观察到肾上腺癌肝转移的预后最好(5年生存率为66%),其次为睾丸癌肝转移(5年生存率为51%)和肾癌肝转移(5年生存率为38%)。

Andreou及其同事(2012)对51例非结直肠原发的肝转移病人实施了肝切除术。该研究队列包括了26例原发性肾上腺肿瘤,11例原发性甲状腺癌,9例原发性睾丸生殖细胞瘤和5例原发性卵巢颗粒细胞瘤。术后90天内的并发症发生率和死亡率分别为27%和2%。中位随访时间为20个月,5年总体生存率和无复发生存率分别为58%和37%。值得注意的是,在这个小样本队列研究中,Andreou及其同事(2012)通过多因素分析显示,仅有"存在一个以上肝外肿瘤病变"为独立预后指标($P=0.016$),而生存率与原发肿瘤的类型无关。基于这些数据,作者认为肝外肿瘤负荷通常决定了NCNN的预后。

Weitz及其同事(2004)总结分析了纪念斯隆-凯特琳癌症中心(MSKCC)关于肝切除治疗NCNN转移癌的经验,研究纳入了1981年4月—2002年4月因NCNN癌肝转移行手术治疗的共141例病人,目的是明确围手术期安全性,远期预后并确定影响生存的预后指标。原发肿瘤的类型如表94.1所示。中位手术时间为238分钟(四分位间距,180~321分钟),中位出血量为600mL(四分位间距,250~1 420mL),中位住院时间为9天(四分位间距,7~12天)。全部141例病人中有46例(33%)出现了术后并发症,但术后30天内死亡率为0%。总的中位随访时间为26个月,生存病人的中位随访时间为35个月。3年无复发生存率为30%(中位时间为17个月),而3年肿瘤特异性生存率为57%(中位时间为42个月)。原发肿瘤的类型和原发肿瘤切除后至肝转移的无病间隔时间,是肝转移术后无复发生存和肿瘤特异性生存的重要独立预后因素(图94.1~94.3;表94.2)。

肿瘤切缘状态与肿瘤特异性生存相关,并且与无复发生存有较强的相关趋势。行R0切除的原发性生殖道肿瘤预后最好,3年肿瘤特异性生存率为78%。在非原发性生殖道肿瘤亚组病人中,R0切除术后的生存率很大程度上受无病间隔时间的影响,间隔时间小于或等于24个月者的3年生存率为36%,但3年后只有5%的病人未复发,而间隔时间大于24个月的病人,3年肿瘤特异性生存率为72%,3年无复发生存率为30%,其中14例生存超过5年。

表 94.1 非结直肠非神经内分泌肿瘤肝转移行肝切除术病人的原发肿瘤类型

原发肿瘤类型	例数(%)	原发肿瘤类型	例数(%)
乳腺癌	29(20)	十二指肠癌	1
黑色素瘤	17(12)	胰腺癌	5
生殖道肿瘤	39(28)	壶腹部癌	2
睾丸癌	20(14)	肛管癌	1
妇科肿瘤	19(14)	其他	13(9)
卵巢癌	12	肺癌	4
子宫内膜癌	4	唾液腺肿瘤	3
宫颈癌	2	鼻咽癌	2
输卵管癌	1	喉癌	1
肾上腺皮质癌	15(11)	扁桃体癌	1
肾癌	11(8)	甲状腺癌	1
胃肠道肿瘤	12(9)	汗腺癌	1
胃癌	3	原发灶不明肿瘤	5(3)

From Weitz J, et al Partial hepatectomy for metastases from noncolorectal, nonneuroendocrine carcinoma. Ann Surg 241(2):269-276,2004.

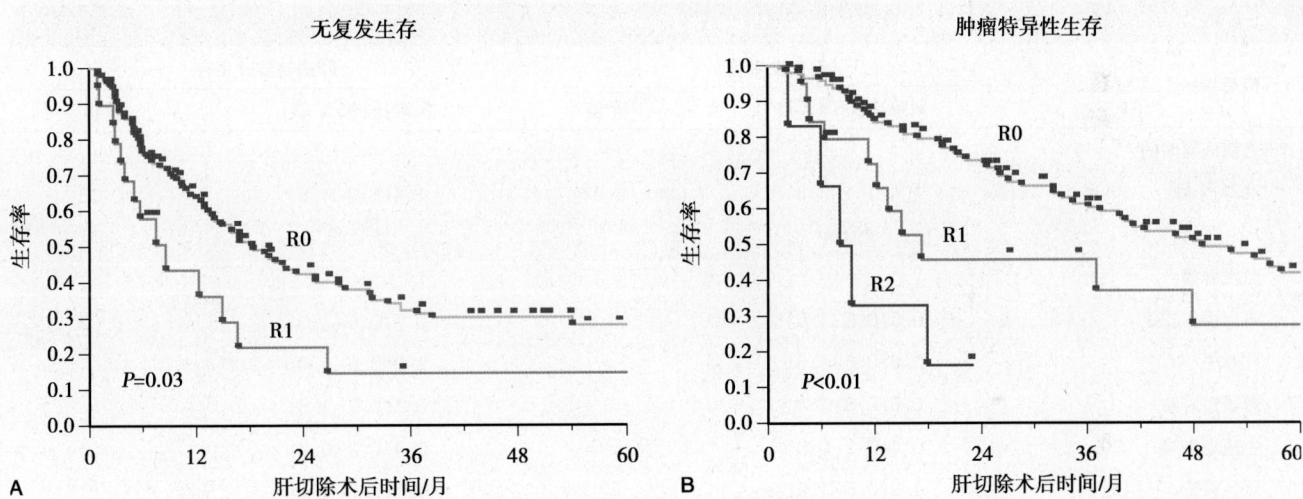

图 94.1 根据切缘状态分层的肝转移癌切除术后生存率(R0,n=116;R1,n=19;R2,n=6)。(A)无复发生存(无复发生存数据未纳入 R2 切除的病人)。(B)肿瘤特异性生存(From Weitz J, et al:Partial hepatectomy for metastases from noncolorectal, nonneuroendocrine carcinoma. Ann Surg 241(2):269-276,2004.)

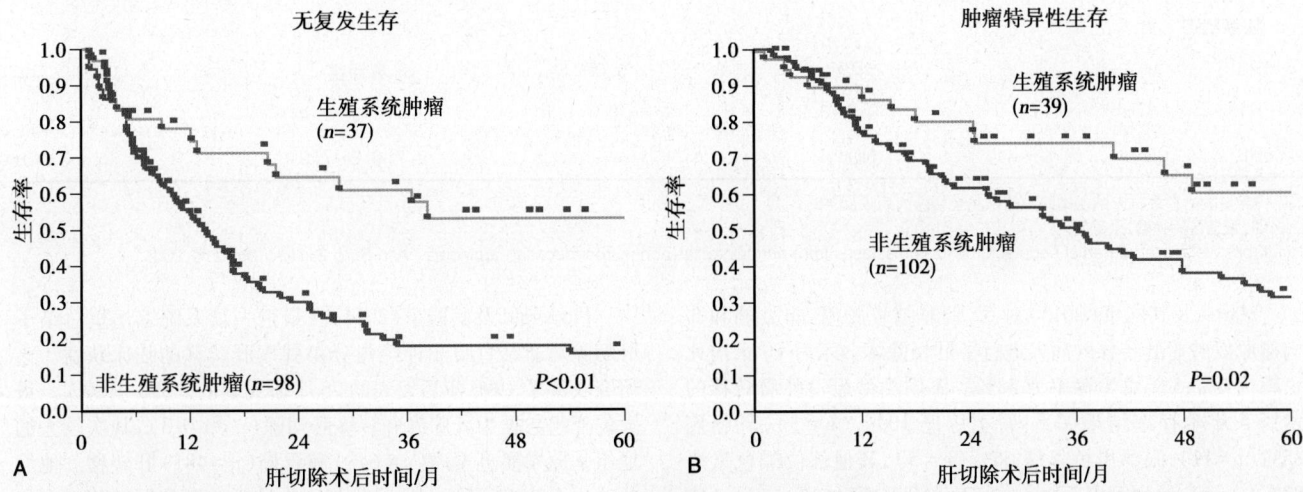

图 94.2 根据原发肿瘤类型分层的肝转移癌切除术后生存率(生殖系统肿瘤比较非生殖系统肿瘤;无复发生存数据未纳入 R2 切除的病人)。(A)无复发生存。(B)肿瘤特异性生存(From Weitz J, et al:Partial hepatectomy for metastases from noncolorectal, nonneuroen-docrine carcinoma. Ann Surg 241(2):269-276,2004.)

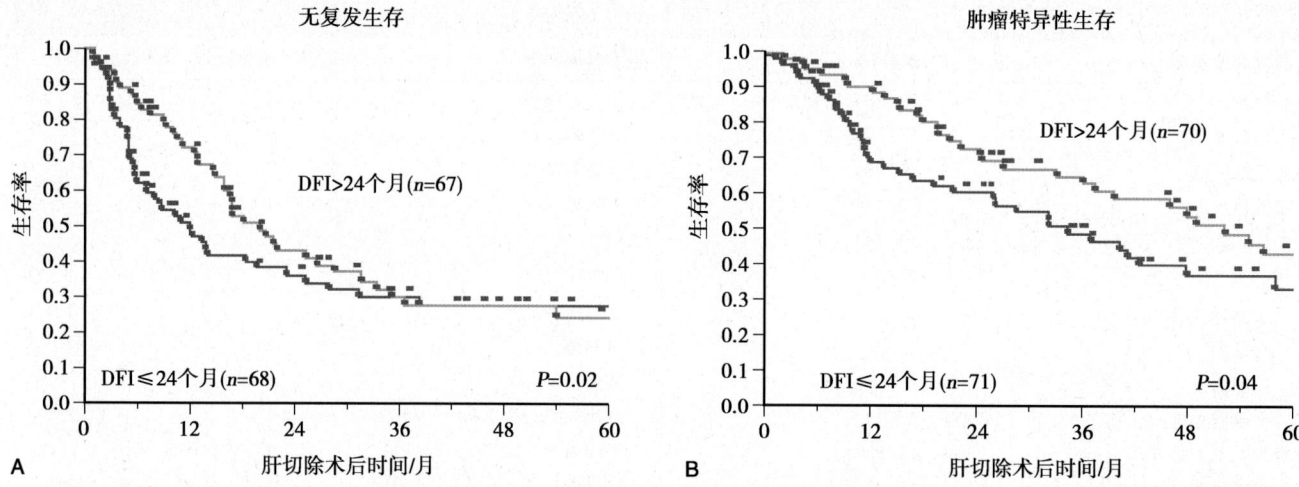

图94.3　根据无病间隔时间(DFI)分层的肝转移癌切除术后生存率。(A)无复发生存(无复发生存数据未纳入 R2 切除的病人)。(B)肿瘤特异性生存(From Weitz J,et al:Partial hepatectomy for metastases from noncolorectal,nonneuroendocrine carcinoma. Ann Surg 241 (2):269-276,2004.)

表 94.2　转移性非结直肠非神经内分泌癌病人肝切除预后指标的多因素分析

预后指标	无复发生存[*]		肿瘤特异性生存	
	风险比(95% CI)	P 值	风险比(95% CI)	P 值
无病间隔时间				
≤24 个月	1.4(1.1~1.8)	0.02	1.4(1.0~1.8)	0.03
>24 个月	参照组		参照组	
原发肿瘤				
肾上腺皮质癌	0.9(0.5~1.6)	<0.01	0.7(0.4~1.3)	0.02
乳腺癌	0.9(0.6~1.5)		1.0(0.6~1.7)	
胃肠道肿瘤	0.6(0.3~1.1)		0.8(0.3~1.5)	
生殖道肿瘤	0.4(0.2~0.6)		0.4(0.2~0.7)	
黑色素瘤	1.0(0.5~1.9)		1.5(0.7~2.7)	
肾癌	1.1(0.5~2.2)		0.7(0.3~1.3)	
其他	1.6(0.8~2.9)		1.7(0.3~1.3)	
原发部位不明	参照组		参照组	
切缘状态				
R0	参照组	0.08	参照组	<0.01
R1	1.8(0.9~3.2)		2.1(1.1~1.4)	
R2	ND[*]		2.7(0.8~7.9)	

[*] 无复发生存数据未纳入肉眼肿瘤未完全切除的病人(n=6)。
CI,置信区间;ND,未确定。
From Weitz J,et al Partial hepatectomy for metastases from noncolorectal,nonneuroendocrine carcinoma. Ann Surg 241(2):269-276,2004.

　　Martel 及其同事(2015)对 52 例非结直肠癌、非类癌和非肉瘤原发肿瘤肝转移的病人进行了肝切除术。术后 90 天内死亡率为 0%,5 年总生存率为 58%。不同类型原发肿瘤转移的术后 5 年生存率结果如下:肾上腺癌 100%(n=3),乳腺癌 85%(n=11),眼部黑色素瘤 66%(n=5),其他部位黑色素瘤 83%(n=6),胃食管癌 50%(n=7),肾细胞癌 0%(n=4)。作者指出这些经过严格筛选的病人的总体生存率,与同期 185 例结直肠癌肝转移行肝切除者的生存结果相似。

　　Fitzgerald 及其同事(2014)在最近一篇系统综述里总结了肝切除对非结直肠非神经内分泌肿瘤肝转移的临床获益。该研究收集了 1990 年后发表的 73 个研究中的 3 596 例病人。最大的亚组数据为乳腺癌肝转移肝切除(n=1 013),其次较大的亚组是原发黑色素瘤(n=643)和胃癌(n=481)肝转移。他们的这项系统综述显示,原发性泌尿生殖系统肿瘤肝转移病人的生存时间最长(中位数,63 个月;范围,5.4~142 个月),其次是乳腺癌(中位数,44.4 个月;范围,8~74 个月),胃肠道肿瘤(中位数,22.3 个月;范围,5~58 个月),和其他类型的肿瘤(中位数,23.7 个月;范围,10~72 个月)。他们认为 NCNN 肝转移手术切除能够生存获益,但获益的程度取决于原发肿瘤的部位(Fitzgerald et al,2014)。

腹腔镜探查可能是 NCNN 肝转移合理的分期工具。D'Angelica 及其同事(2002)根据术前影像学检查分析了 30 例潜在可切除的 NCNN 肿瘤病人,有 9 例存在无法切除的病灶,而其中 6 例是通过腹腔镜探查发现的。

尽管上述均为回顾性研究,并且还有因病例选择所造成的结果偏倚,然而,肝切除可能使某些病期尚不是太晚,且无病间隔时间较长的特定原发肿瘤类型病人受益,却是显而易见的。

单一原发肿瘤各论

肉瘤

肉瘤肝转移手术治疗的大样本研究之一,是包括 56 例行肝切除术的资料(DeMatteo et al,2001)。这组数据选自于 1982—2000 年间在 MSKCC 治疗的 331 例肉瘤肝转移病人,其中胃肠道间质瘤(gastrointestinal stromal tumor,GIST)(图 94.4)和平滑肌肉瘤是最常见的组织学类型。这组数据显示达到肿瘤完全切除的病人其 5 年总体生存率为 30%,中位总体生存时间为 39 个月,无围手术期死亡。

肿瘤未能完全切除者其 5 年生存率仅为 4%(图 94.5)。单因素和多因素分析显示,无病生存间隔时间小于 24 个月是重要的不良预后指标(图 94.6)。

Pawlik 及其同事(2006)的一项研究纳入了 66 例行肝切除和/或射频消融(radiofrequency ablation,RFA)治疗的肉瘤肝转移病人,其 5 年无病生存率和 5 年总体生存率分别为 16.4% 和 27.1%。其中肝转移行 RFA(仅行 RFA 或 RFA 联合肝切除)和未行化疗(多数为使用甲磺酸伊马替尼治疗转移性 GIST)的

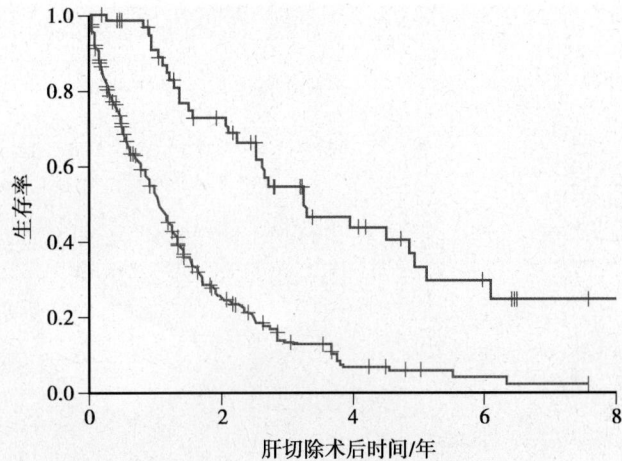

图 94.5 肉瘤肝转移肿瘤完全切除术(上方曲线,n=56)比较其他治疗(下方曲线,n=275;P=0.0001)的肿瘤特异性生存率(From DeMatteo RP,et al:Results of hepatic resection for sarcoma metastatic to the liver. Ann Surg 234(4):540-548,2001.)

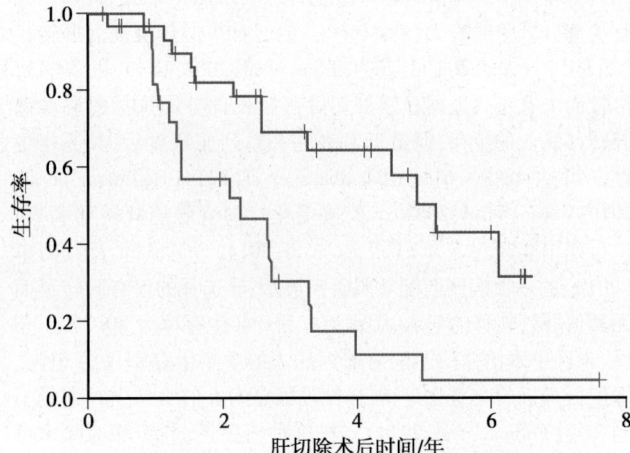

图 94.6 肉瘤肝转移肿瘤完全切除术的肿瘤特异性生存率:无病间隔时间大于 2 年(上方曲线,n=32)比较小于 2 年病人(下方曲线,n=24;P=0.002)(From DeMatteo RP,et al Results of hepatic resection for sarcoma metastatic to the liver. Ann Surg 234(4):540-548,2001.)

病人生存期显著降低。

自靶向药物甲磺酸伊马替尼问世后,对 GIST 肝转移的治疗策略也发生了变化。因为伊马替尼显著的肿瘤反应率(Corless et al,2004;DeMatteo,2002),其已成为 GIST 的一线治疗药物。对于那些所有肉眼可见肿瘤都能通过手术去除,并且服用伊马替尼反应已达最大化的病人,或对于原发或继发性耐药的病人,可考虑手术治疗(Antonescu et al,2005)。Xia 及其同事(2010)的一项随机对照研究显示,与伊马替尼单药治疗相比,肝转移切除联合伊马替尼治疗可显著延长生存期。然而,尽管术前对酪氨酸激酶抑制剂治疗有反应的病人可从手术治疗获益,但对伊马替尼治疗无反应者而言,手术干预似乎没有任何益处(DeMatteo et al,2007)。

乳腺癌

乳腺癌是西方女性第二种最常见的恶性肿瘤。实际上

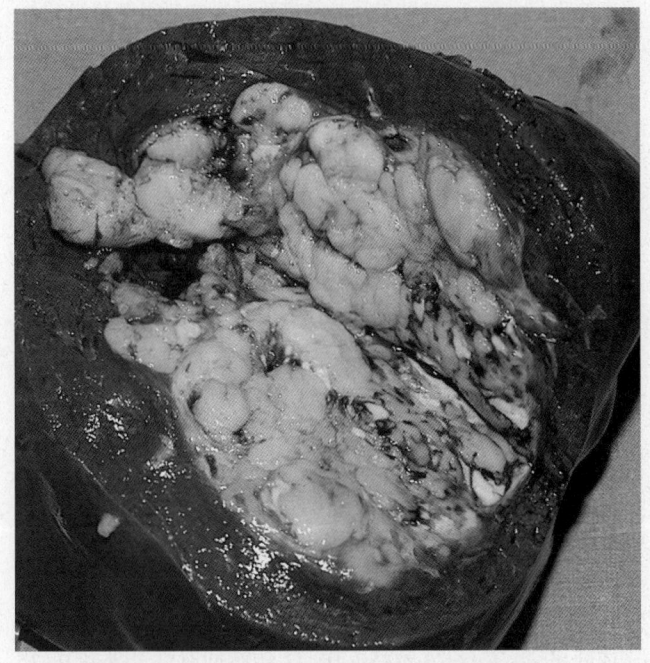

图 94.4 一例胃肠道间质瘤肝转移行右半肝切除术

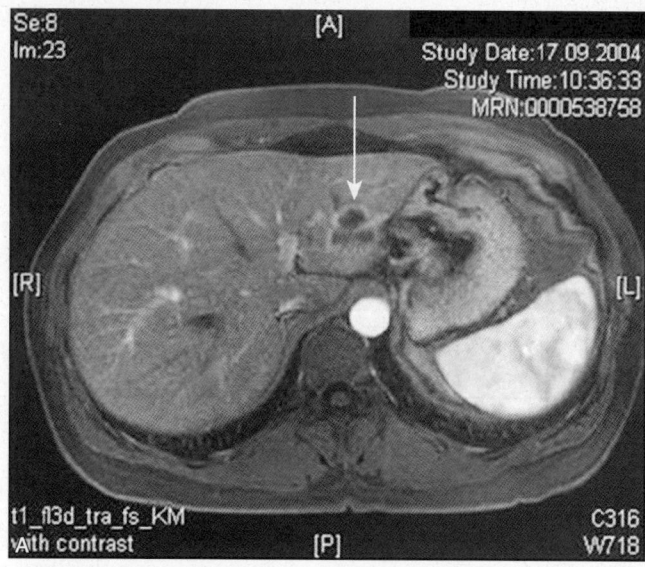
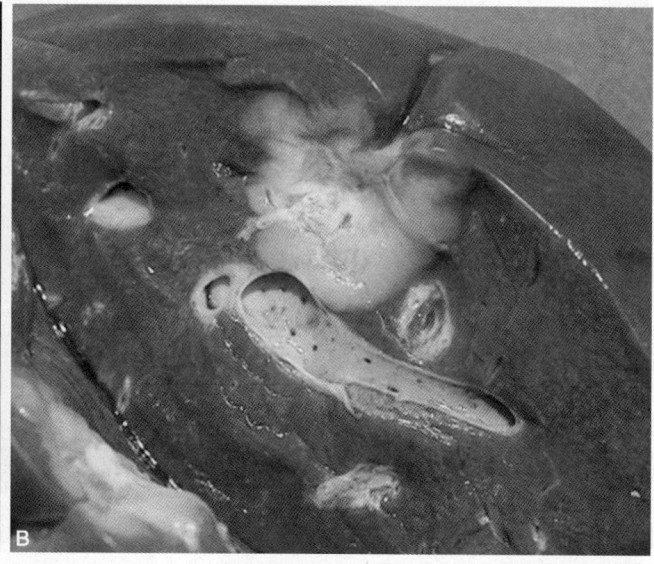

图 94.7 乳腺癌肝转移病例。(A) CT 显示病变(箭头所示)呈早期边缘强化。(B)行肝 S2,3 切除的病例;图示切除标本的大体肉眼观

2014 年美国预期有 40 430 人死于该病(Siegel et al, 2014)。只有少部分乳腺癌病人(4%～18%)的转移扩散仅表现为肝转移(图 94.7)(Atalay et al, 2003;Elias et al, 2003;Er et al, 2008)。尽管尚未有正式证据显示肝切除可延长部分经选择的乳腺癌肝转移病人的生存,但最近发表的一系列文章显示,其 5 年生存率可达 48%～61%(Bacalbasa et al, 2014;Hoffmann et al, 2010;Vlastos et al, 2004)。仅接受化疗的乳腺癌肝转移病人,生存期罕能超过 5 年(Follana et al, 2014)。Mariani 及其同事(2013)的一项病例匹配对照研究显示,经选择的仅有肝转移而无其他肝外转移的病人,手术治疗后 3 年生存率为 80.7%。相反,未经手术治疗的匹配对照组病人的 3 年生存率仅为 51%。即使行积极的全身化疗,转移性乳腺癌病人的中位生存期仍不到 2 年(Follana et al, 2014)。在这种情况下,肝转移切除术可延长部分经严格筛选病人的生存期,并且可显著延长中位总体生存期(Bacalbasa et al, 2014)。

与 Mariani 及其同事(2013)的研究结果相反,Sadot 及其同事(2016)最近报道的一项病例对照研究,分析了 69 例行手术切除联合或不联合消融治疗的病人,对比常规药物治疗的匹配组病人,结果显示两组间生存无差异(50 vs. 45 个月,P = 0.5)。值得注意的是,该研究中手术切除和消融治疗病人之间的预后也没有差异。

表 94.3 总结了已发表的肝切除治疗转移性乳腺癌的临床研究,这些研究之间无法进行有意义的比较,因为它们普遍病例数较少,入组标准和治疗策略也不同,研究存在异质性。能从肝切除术获益的乳腺癌转移病人的有效选择标准尚无定论,目前普遍的建议是存在肝外转移的乳腺癌病人不应行肝切除术,即使某些研究并未显示这些病人的预后更差。一些作者还建议,病人应首先行全身化疗,只有那些没有进展的病人才应行肝切除术(Adam et al, 2006)。此外,不建议行手术治疗的不良预后风险因素包括,乳腺癌初治时存在淋巴结转移,原发肿瘤切除后 1 年内出现肝转移(Mariani et al, 2013;Selzner et al, 2000),和肝转移病变广泛需要行大范围肝切除术(Adam et al, 2006)。另外,肿瘤的生物学因素可影响

乳腺癌肝转移的预后,因为两项研究表明,激素(雌激素/孕激素)受体阳性状态与生存期延长存在相关性(Bacalbasa et al, 2014;Mariani et al, 2013)。尽管如此,目前这些治疗策略仍缺乏规范的随机对照试验的证据。最近发表的一项评价射频消融(RFA)治疗的研究显示,所纳入病人的中位生存期为 30 个月,但随访时间仅为 19 个月,且局部肿瘤进展率为 25%(Meloni et al, 2009)。

黑色素瘤

黑色素瘤在 2014 年约占美国男性和女性新发癌症病例数的 4%～5%(Siegel et al, 2014)。大部分黑色素瘤(90%)起源于皮肤,仅小部分来源于眼葡萄膜(5%)或身体其他部位(Chang et al, 1998)。依据原发黑色素瘤的部位不同,其转移扩散方式也存在差异:皮肤黑色素瘤肝转移可占全部转移性黑色素瘤的 15%～20%,此外,它们通常同时合并有肝外转移(Leiter et al, 2004)。相反,在 40% 的葡萄膜黑色素瘤肝转移病人中,肝脏是继发转移的唯一器官,而不合并任何其他肝外转移(Becker et al, 2002)。因此,葡萄膜黑色素瘤肝转移的手术切除数量与皮肤黑色素瘤肝转移的手术数量几乎相等。

皮肤黑色素瘤

皮肤黑色素瘤行根治性切除术后约有三分之一的病例复发,且几乎每个器官均可能受累(Allen & Coit, 2002)。尽管大量文献记载大多数黑色素瘤病人在死后尸检时都发现有肝转移,但肝转移在 IV 期黑色素瘤病人中的诊断率仅约为 10%～20%(Rose et al, 2001)。绝大多数黑色素瘤肝转移病人由于肝外转移或弥漫性肝转移而无法行手术切除,这一观点由 John Wayne Cancer Institute 和 Sydney Melanoma Unit 的研究证实(Rose et al, 2001)。在 1971—1999 年间,这些中心共收治了 26 204 例黑色素瘤病人,其中 1 750 例(6.7%)合并有肝转移,但仅有 34 例接受了探查手术以尝试行肝切除术,最终有 24 例完成肝切除。在这 24 例病人中,12 例有同时性肝外转移,18 例经手术后达到无瘤状态。行探查手术的 10 例病人的中位生

表 94.3 转移性乳腺癌肝切除的临床研究结果 *

文献	病例数	中位生存/月[†]	不良预后因素	注释
Sadot et al,2016	69	50	原发肿瘤淋巴结转移 多发肝转移	无肝外转移;病例对照研究;药物治疗对比手术和/或消融
Bacalbasa et al,2014	52	32	雌激素/孕激素受体状态 原发肿瘤淋巴结转移 多发肝转移	纳入标准:无肝外转移
Hoffmann et al,2010	41	34	切缘阳性 无病间隔时间<12 个月	中位总体生存,58 个月
Caralt et al,2008	12	36	无病间隔时间<24 个月	7 例病人出现肝脏复发
Vlastos et al,2004	31	63	无	纳入标准:无肝外转移
Elias et al,2003	54	34	激素受体阴性(OR 值,3.5)	纳入标准:无肝外转移,化疗后无疾病进展
Pocard et al,2000	49	42	无病间隔时间短;原发肿瘤淋巴结转移	纳入标准:体力状态佳,化疗后存在客观缓解,肝转移灶数目为 1~3 个
Selzner et al,2000	17	27	无病间隔时间短	研究期间治疗了 6 041 例乳腺癌病人
Yoshimoto et al,2000	25	34	无	67%的病人出现肝脏复发

* 仅展示病例数>10 例的临床研究。

[†] 总体生存。

期仅为 4 个月,所有经非手术治疗的肝转移病人的总体生存期为 6 个月,而肿瘤完全切除者的总体生存期为 28 个月,中位无病生存期为 12 个月,5 年总体生存率为 29%,其中一个病人生存超过 10 年。肿瘤完全切除和组织学切缘阴性与无病生存期延长相关,而肿瘤完全切除与总体生存期延长存在相关趋势($P=0.06$)。

由此经验总结可知,只要所有病灶均可切除,肝外疾病本身并不是手术治疗的禁忌证。这项研究也充分证明了病人的选择至关重要。在所有肝转移者中只有 1.4%接受了肝切除术,而这些病人在出现肝转移之前的中位无病间隔时间为 58 个月。其他一些小样本研究涉及黑色素瘤转移行肝切除的病例数多不超过 10 例,中位生存时间为 10~51 个月(Herman et al,2007;Rose et al,2001)。再次肝切除对于那些能够达到无瘤状态的病人可能带来生存获益(Mondragon-Sanchez et al,1999)。

未来,这种令人沮丧的预后可能会因使用 BRAF 或 MEK (MAPK/ERK)抑制剂的创新性靶向治疗而改变。目前研究表明,转移性黑色素瘤合并 BRAF V 600 突变的病人,其中位生存期可延长至超过 21 个月(Robert et al,2015)。此外,达拉非尼(dabrafenib)和曲美替尼(trametinib)联合治疗的肿瘤客观缓解率为 64%(Robert et al,2015)。这些数据令人鼓舞,靶向治疗可能使更多肝转移病人有资格接受治愈性手术治疗。

葡萄膜黑色素瘤

葡萄膜黑色素瘤是一个独特病种,似乎具有不同的肿瘤生物学特性,并且通常转移到肝脏。发生远处转移的葡萄膜黑色素瘤病人中约有 50%~80% 存在肝转移。Mariani 及其同事(2009)回顾了 798 例葡萄膜黑色素瘤肝转移的治疗方案,该队列有 255 例接受了手术治疗,肝切除者的中位总体生存期为 14 个月,而未行手术治疗者则为 8 个月。Mariani 及其同事(2009)根据手术切除状态进行生存分析,他们观察到 R0 切除术后的中位生存期为 27 个月,R1 切除后为 17 个月,R2 切除后为 11 个月。在一项多因素生存分析中,他们更进一步确定了 3 个预后相关因素:原发疾病至肝转移的时间间隔(>24 个月),

切除的肝转移灶数目(≤4 个病灶),以及不存在粟粒样病变。Hsueh 及其同事(2004)报道了 112 例转移性葡萄膜黑色素瘤病人,其中 78 例发生肝转移,共有 24 例因转移性疾病行手术切除,其中 5 例存在肝转移。多因素分析显示,手术切除本身,而非转移的部位,就是生存的重要预测指标。该研究中手术切除的中位生存期为 38 个月,5 年生存率为 39%。Pawlik 及其同事(2006)的研究报道了 16 例眼部黑素瘤肝转移病人行手术切除,中位无复发生存时间为 8.8 个月。与皮肤黑色素瘤转移行肝切除相比较,眼部黑色素瘤转移的术后肝内复发更为多见(53% vs. 17%),但是,这部分病人的 5 年生存率明显更好(21% vs. 0%;$P=0.015$)。尽管如此,大多数葡萄膜黑色素瘤肝转移并不适合行肝切除术。

为了选择最适合肝切除术的葡萄膜黑色素瘤病人,必须认真进行分期。在这方面,正如最近的一项初步研究所示(Servois et al,2010),磁共振成像(MRI)可能优于氟代脱氧葡萄糖正电子发射断层扫描(FDG PET)。

胃癌和胰腺癌

大多数关于胃肠源性 NCNN 转移行肝切除术的报道均基于胃癌病人。胃癌转移行肝切除术的病人需经过严格筛选,这在 Ochiai 及其同事(1994)的研究里表现得很明显,其收治的 6 540 例胃癌病人,只有 30 例(0.46%)进行了肝转移切除。表 94.4 汇总了更多最近发表的数据,长期生存者极少。

胰腺导管腺癌肝转移切除术后的长期生存病例仅有零星报道(Detry et al,2003)。Shrikhande 及其同事(2007)的一项研究报道了 11 例此类病人行肝胰联合切除,中位生存期为 11.4 个月。关于该问题,最近一篇综述总结了 103 例因转移性胰腺癌行肝切除的病人,中位生存期为 5.8~11.3 个月(Michalski et al,2008)。因此,选择手术治疗仍然存在很大争议,且多数病人可能无法获益。对于肿瘤侵袭能力较低的其他胰腺原发性恶性肿瘤,例如胰腺实性假乳头状瘤,肝转移的切除可能是合理的(Martin et al,2002)。

表 94.4   转移性胃癌肝切除的临床研究结果 *

文献	病例数	中位生存†	不良预后因素	注释
Schildberg et al,2012	31	5 年生存率 13%	同时性肝转移;R1 或 R2 切除	
Takemura et al,2012	64	34 个月	原发肿瘤浸润浆膜;肝转移灶体积大（>5cm）	32 例病人行同时性胃癌肝转移切除;32 例病人行异时性肝转移切除
Garancini et al,2012	21	11 个月，5 年生存率 19%	切缘阳性;肝转移灶数目>1;肝转移无纤维性假包膜	3 例超 5 年生存者;68%的病人出现肝转移复发
Ambiru et al,2001	40	2 年生存率 27%	同时性肝转移	6 例超 5 年生存者;72%的病人出现肝脏复发
Fujii et al,2001	12	16.3 个月	无病间隔时间<12 个月;肝转移最大径>5cm	–

* 仅展示病例数>10 例的临床研究。

† 总体生存。

肾癌

肾癌病人约 10%会发生肝转移，预后很差，只有不到 10%的病人生存超过 1 年，并且只有大约 2%~4%的肝转移病人能够行肿瘤完全切除。在一个研究队列中，共有 88 例确诊原发肾癌的肝转移病人，其中 68 例接受了肝转移切除，其余 20 例拒绝手术治疗则作为对照组（Staehler et al,2010）。肝转移切除组的 5 年总体生存率为 62.2%，中位生存期为 142 个月，而对照组的 5 年总生存率明显较低（29.3%），中位生存期为 27 个月（P=0.003）。不良预后因素包括肿瘤分级为高级别，初诊有淋巴结转移，同时性肝转移，和病人的体力状态较差（依据 ECOG 评分）。在另一项涉及 31 例病人的研究中，全部病人的 5 年总体生存率为 39%，而其中切缘阴性者的 5 年总体生存率为 50%（Thelen et al,2007）。对源自肾癌的肝转移病人，如肿瘤能够完全切除则应当行手术探查。其他应考虑的治疗方案为肝动脉介入栓塞和分子靶向治疗，如舒尼替尼（sunitinib）。

生殖系统肿瘤

大多数生殖系统肿瘤具有多种有效的化疗方案，手术切除仅是多种治疗模式之一。对于生殖细胞肿瘤病人，肝转移是明确的不良预后因素（Gholam et al,2003）。Rivoire 及其同事（2001）尝试确立生殖细胞肿瘤的肝转移切除指南。这些作者分析了 37 例行肝切除术的转移性生殖细胞肿瘤病人，所有病人术前均接受过基于顺铂方案的化疗，术后中位生存期为 54 个月，5 年总体生存率为 62%。作者确立了三个与预后呈负相关的指标:①原发肿瘤为纯胚胎性癌;②肝转移灶大于 3cm;③化疗后残余病灶仍有活性。由于化疗后小于 1cm 的肝转移癌灶均无活性，因此作者建议对这些病人采用非手术疗法。肝转移癌最大直径大于 3cm 的男性病人是高危人群，可能无法从肝部分切除术获益，但是对其他亚组的病人则建议行手术切除。

Hahn 及其同事（1999）报道了转移性睾丸癌行全身化疗后再行肝切除的 57 例病人数据，其中 48 例因肝外病变同期接受了减瘤术,2 年总体生存率为 97.1%。病理分析显示 58%的切除标本为良性病变或仅见肿瘤坏死。有 5 例病人肿瘤存在活性且血清标志物持续升高，其中有 3 例在随访期间死亡，说明肿瘤对化疗的反应也是重要的预后指标。

上皮性卵巢癌是西方国家女性肿瘤相关死亡的第五种主要原因，也是继乳腺癌之后妇科癌症死亡的主要原因（Siegel et al,2014）。较少见的卵巢癌组织学类型包括肉瘤、生殖细胞肿瘤和性索间质肿瘤（Rose et al,1989）。

卵巢癌或输卵管癌发生转移的病人一般不会出现孤立的肝转移病变，而常为腹盆腔内广泛转移。减瘤手术与化疗相结合，使肿瘤缩减至 1cm 以下，是一种常用的治疗方案。与大多数其他肿瘤不同，卵巢癌转移通常局限于肝脏表面，尽管可能累及广泛，但孤立的肝内转移并不常见（图 94.8）。对于这些病灶，肝切除可能是一种比较可行的减瘤方法。

有 24 例病人接受了上述减瘤性肝切除术，其中 18 例在手术时还合并有肝外转移，中位总体生存期为 62 个月（Yoon et al,2003）。在这项研究中有 21 例病人实施了肿瘤完全切除，移除了所有肉眼可见肿瘤，而另 3 例实施了减瘤术使残余肿瘤小于 1cm。Merideth 及其同事（2003）报告了 26 例因卵巢癌异时性转移而行肝切除的病人,5 例的减瘤术不够理想（残留肿瘤=1cm），中位肿瘤相关生存期为 26.3 个月。无病间隔时间超过 12 个月和实施最佳减瘤术与预后改善相关。在一项新近的研究中，Lim 及其同事（2009）总结了原发性上皮性卵巢癌肝实质内转移的临床治疗经验，该研究包括 16 例腹膜播散继发的肝

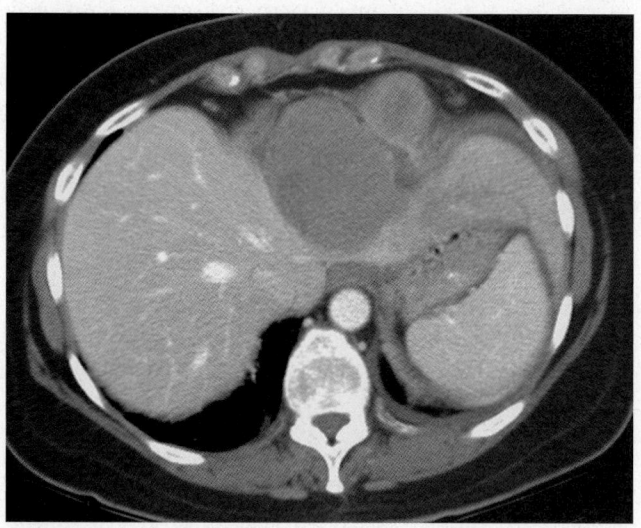

图 94.8   一例卵巢癌左肝巨大转移瘤的 CT 图像。需注意肿瘤从外部延伸到肝脏表面，但没有穿透肝脏被膜

实质内转移的病人（FIGO［国际妇产科联合会］Ⅳ期），对照组为 97 例为卵巢癌并腹膜播散但无肝转移的病人（FIGO Ⅲc 期），研究表明Ⅲc 期与Ⅳ期病人（腹膜播散继发肝实质转移）的 5 年无进展生存率为 25% 比 23%（P = 0.81），5 年总体生存率为 55% vs. 51%（P = 0.57）。总之，只有肝外转移能够实施最佳减瘤术才应考虑切除肝转移，因为残余肿瘤体积与总体生存呈负相关性（Rodriguez et al，2013）。

曾有文献报道宫颈癌和子宫内膜癌转移行肝切除术，其总体生存期为 7~50 个月（Kollmar et al，2008；Tangjitgamol et al，2004）。经筛选的病人可能从肝切除获益，但已发表的文献病例数太少，因此依据目前数据无法得出普遍性结论。

其他原发部位的肿瘤

有研究显示经筛选的肺癌病人行肝转移切除可获得长期生存。Di Carlo 及其同事（2003）总结了文献中的可用数据，14 例肺癌肝转移病人行肝切除术，其中 2 例的生存期超过 5 年。

一篇文献总结了源自不同原发部位（肛门、头/颈、肺、食管等）的转移性鳞状细胞癌行肝切除术的结果（Pawlik et al，2007），中位总体生存期为 22 个月。原发肿瘤伴有同时性肝转移、肝转移癌大于 5cm 和手术切缘阳性是不良的预后指标。

原发灶不明肿瘤的肝转移治疗颇为艰巨，因为中位总体生存期仅约为 5 个月。肝切除术或消融术可能适合于所有转移病灶均能损毁或切除的病人，但据报道中位无病生存期仅为 6.5 个月（Hawksworth et al，2004）。

转移性非结直肠非神经内分泌肿瘤肝切除术的评估要点

讨论转移性 NCNN 肿瘤行肝切除治疗的基本原理之前，我们应首先探讨转移性 CRC 肝切除治疗相对成功的一些原因（见第 92 章）。由于肝切除术安全性的提高和良好的远期预后，原发性 CRC 肝转移病人的治疗策略在过去 20 年也随之发生了变化。通过合理筛选病人，完善的围手术期管理，更有效的联合化疗或个体化靶向治疗，以及采用新的手术方法如腹腔镜肝切除术，CRC 肝转移病人的死亡率、并发症发生率和远期生存均得到了显著改善（Andreou et al，2012；Kirchberg et al，2013）。因此，CRC 的肝转移已不再被视为不可治愈、广泛转移和全身性疾病，而且某些病人可通过手术获得治愈。

CRC 肝转移肝切除的疗效较好，有两种不同的学说：其一是转移性 CRC 的肿瘤生物学特性可能与其他实体肿瘤不同，CRC 肿瘤细胞通过血流播散的效能也许不足，导致大部分脱落肿瘤细胞进入血液循环时死亡，无法形成具有临床意义的转移灶，而能有效植入肝脏的结直肠癌循环肿瘤细胞，可能依靠了一些特殊的黏附分子表达（Mizuno et al，1998；Sugarbaker1993；Weiss，1990）；其二可能是因为大肠静脉血流经门静脉回流至肝脏，通过门静脉到达肝脏的肿瘤细胞可能会被肝脏有效截留，从而阻止全身扩散。如果这个概念正确，肿瘤细胞必须克服肝脏滤过作用进入体循环才可导致远处转移（Sugarbaker，1993）。

这两个学说均通过临床和基础研究得到证实。首先可以证明肝脏是 CRC 细胞的有效过滤器，因为在门静脉血液中发现肿瘤细胞的频率比在腔静脉血液中的更高（Koch et al，2001；Rahbari et al，2012）。其次肿瘤生物学行为也很重要，因为结直肠癌肝转移术后最相关的预后因素，如无病间隔时间和原发肿瘤淋巴结状态，都至少部分代表了肿瘤生物学行为（Fong et al，1999）。

这些学说在尝试确定非结直肠肝转移手术切除的价值时至关重要。除了胃肠道原发肿瘤外，肝脏并不是本章所讨论的那些器官静脉回流的第一级过滤器，因此源自非胃肠道癌的肝转移意味着存在全身性肿瘤扩散，这使得筛选肿瘤生物学行为良好的病人成为关键因素，肝切除可使这些病人最大程度获益。肿瘤生物学行为主要取决于原发肿瘤类型。事实表明在大多数研究中，与原发非生殖道肿瘤的病人相比较，原发生殖道肿瘤病人的无复发生存期和肿瘤特异性生存期明显更长。

筛选肝转移病人行肝切除时，在特定组织学范围内选择肿瘤生物学行为更佳的病人也很重要。无病间隔时间，或是从原发肿瘤治疗到出现肝转移的时间，可能是这方面的有效替代指标，间隔时间越长意味着肿瘤侵袭能力越低。大多数研究支持该理论，因为无病间隔时间更长的病人肝切除术后具有更长的无复发生存期和肿瘤特异性生存期（Weitz et al，2004）。

肝转移的生物学行为也很可能与原发肿瘤相关，因为某些研究显示，原发肿瘤的淋巴结转移或脉管侵犯预示着肝转移术后的不良结局。正如生殖道原发肿瘤的肝转移一样，肿瘤生物学行为似乎还包括了确定某一病人对全身化疗的反应，而这一点可能是诊治的重要组成部分。

在考虑 NCNN 转移肝切除时，另一个重要方面是应评估镜下完全切除肿瘤的可能性。大多数研究显示，只有完全切除肿瘤才能获得长期生存，这取决于肿瘤自身因素以及病人是否诊治于高手术量中心的外科专家（Weitz et al，2004）。已发表数据汇总显示，原发肿瘤类型、无病间隔时间以及原发肿瘤病理特征可能是评估转移性 NCNN 肿瘤计划性肝切除术后潜在预后的有效指标。通过应用这些评估标准，这些具有潜在治愈性的病人通过肝转移切除获得术后长期生存是有可能的（Takemura et al，2012；Vlastos et al，2004；Weitz et al，2004）。另外也应考虑使用全身化疗反应来评估肿瘤的生物学行为，尽管此方法尚缺乏随机对照试验的证实。

结论

对于经过严格筛选的病人，NCNN 肿瘤肝转移肝切除是安全的，并具有良好的预后。原发肿瘤类型和无病间隔时间似乎是有效的筛选指标。由于肝切除通常是唯一可能的治愈措施，因此对于某些 NCNN 肿瘤肝转移病人应考虑实施肝切除术。

（郝纯毅 译　沈锋 审）

第 95 章

小儿肝肿瘤

Michael J. LaQuaglia；Michael P. LaQuaglia

绪论

肝段解剖的深入研究(见第 2 章)使肝脏外科,尤其是肝肿瘤外科取得了重大进展,而肝脏强大的再生能力也使得更大范围的切除成为可能。对于很小的婴儿,切除 85% 的肝脏仍然是安全的,这大大增加了对其治愈的机会。此外,我们在小儿的肿瘤生物学和临床特征方面也取得了一些进展。本章将介绍婴儿期、儿童期和青春期常见的肝脏和胆道的良、恶性肿瘤。

历史

公元前 310—前 280 年间,Herophilus 和 Erasistratus 首次介绍了肝脏解剖学(见引言)。到 19 世纪 80 年代后期,研究者们开始尝试进行肝切除术,但手术直至麻醉和抗菌药物的应用才获得成功。1910 年,Wendel 利用肝脏无大血管解剖平面成功进行了肝脏部分切除术(McClusky et al,1997)。肝脏外科的重要进展是基于 Couinaud 所描述的肝脏节段解剖的研究(Bismuth,1982;Couinaud,1986,1992)(见引言),即门静脉、肝动脉和胆管伴行分布在肝脏每一个肝段。在肝切除术前,了解肝脏解剖学知识可以有效控制血管出血,从而使大块肝切除成为可能(见第 1 章和第 2 章)。

由于婴儿及儿童的总血容量低于 1L,这使得如何做到无血肝切除显得至关重要。在关于小儿的研究文献中,Martin 和 Woodman 于 1969 年提出了可通过肝叶切除治疗肝母细胞瘤,且提出当代肝切除原则应与肝段解剖一致。

另一个重要的历史性发现是一些肝脏恶性肿瘤,尤其是肝母细胞瘤对全身化疗尤为敏感(Fegiz et al,1977),这使得一些不可切除的肝脏恶性肿瘤,通过化疗缩小肿瘤体积,进而获得根治性切除的机会(Filler et al,1991;Reynolds,1995)。现在,除非在诊断时可切除,否则肝母细胞瘤的治疗首选新辅助化疗。

此外,对肝上皮恶性肿瘤生物学的研究也有所进展,特别是儿童肝母细胞瘤和肝细胞瘤(hepatocellular carcinoma,HCC)之间的差异。这些差异包括:儿童肝母细胞瘤较 HCC 预后较好,完整切除肝脏肿瘤的重要性,以及肝母细胞瘤的特殊临床症状(Exelby et al,1975;Koishi et al,1996;Schneid et al,1997;Simms et al,1995;Tsai et al,1996;Vaughan et al,1995)。1987年,Heimann 等报道了首例采用肝移植治疗儿童肝肿瘤。1992年,Tagge 等报道了一系列接受肝移植治疗儿童肝肿瘤病人

(Heimann et al,1987;Tagge et al,1992)。儿童和青少年不可切除的肝恶性肿瘤的肝脏移植相关研究一直在持续中(Pichlmayr et al,1995;Pinna et al,1997;Superina & Bilik,1996)。

肝恶性肿瘤

在西方国家,原发性肝恶性肝肿瘤约占儿童恶性肿瘤的 1.7%。SEER 数据库公布的原发性肝恶性肝肿瘤年发病率为:0~4 岁年龄组为 16.5/100 万例,5~9 岁年龄组为 0.5/100 万例,10~14 岁年龄组为 0.9/100 万例,14~19 岁年龄组为 1.5/100 万例(Howlader et al,2014)。原发性肝恶性肝肿瘤占所有小儿实体肿瘤的 0.5%~2%,约占儿童期腹部肿瘤 5%(Weinberg & Finegold,1983)。图 95.1 描述了最常见的肝恶性肿瘤的分布。其中,HCC 是最常见的,其治疗的成功是小儿肿瘤学经典案例。

肝母细胞瘤

发病率

肝母细胞瘤(hepatoblastoma)是儿童最常见的原发性肝脏

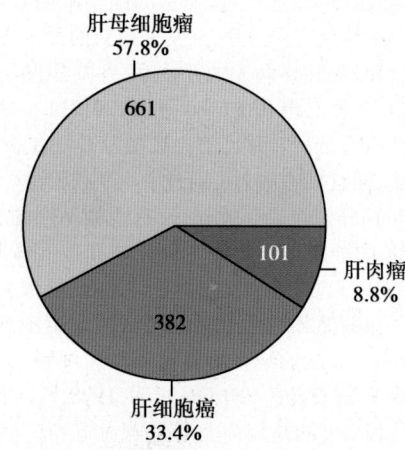

图 95.1　既往大宗报道中小儿肝脏恶性肿瘤的分布比例(Modified from Exelby PR,et al：Liver tumors in children in the particular reference to hepatoblastoma and hepatocellular carcinoma：American Academy of Pediatrics Surgical Section Survey 1974. J Pediatr Surg 10：329-337,1975；and Weinberg AG,Finegold MJ：Primary hepatic tumors of childhood. Hum Pathol 14：512-537,1983.

肿瘤。一些大样本研究显示,肝母细胞瘤占所有小儿肝肿瘤的43%~64%(Mann et al,1990;Stocker,1994;Weinberg & Fine-gold,1983)。肝母细胞瘤占 5 岁以下儿童原发性肝脏肿瘤的91%~96%(Darbari et al,2003;Howlader et al,2014),但在包括成人年龄组时,其占肝恶性肿瘤不到 1%(Kaczynski et al,1996)。1987 年,日本肝癌研究小组(LSCG)在 2 年内随访4 658 名不同年龄的病人,诊断出 30 例肝母细胞瘤病人(占0.6%)。

在美国,每年 15 岁以下儿童肝母细胞瘤患病率约为 1~2.4/10 万例,其中新发病例数约 50~70 例,男女比例为 1.7∶1(Lampkin et al,1985)。尽管肝母细胞瘤在成人中常有报道(Al-Jiffry 2013;Bortolasi et al,1996;Cienfuegos et al,2013;Hara-da et al,1995;Inoue et al,1995;Kacker et al,1995;Nakamura et al,2010;Parada et al,1997;Zhang et al,2013),但其发现中位年龄为 18 个月,且大多数在三岁前被诊断(Exelby et al,1975)。肝母细胞瘤是胎儿和新生儿最常见的恶性肿瘤,如果不治疗可在两年内死亡(Dehner,1978;DeMaioribus et al,1990;Isaacs,1985,2007;Patterson et al,1985),数据显示,2007—2011 年间,20 岁以下儿童肝母细胞瘤的发病率为 4.2/100 万人,且呈上升趋势(Blair & Birch,1994;Howlader et al,2014)。而 1993—1997年,同一年龄组的发病率仅为 1.2/100 万人,对比于 1973—1977 年期间,这一数字增加了 0.6 人(Darbari et al,2003)。然而,这种增加也可能仅仅是由于诊断技术的进展。

肝母细胞瘤可在兄弟姐妹间同时发生(Fraumeni et al,1969;Ito et al,1987;Napoli & Campbell,1977;Surendran et al,1989)。它与家族性息肉病(Giardiello et al,1996;Iwama & Mi-shima,1994)、加德纳(Gardner)综合征(Hartley et al,1990)和贝-维(Beckwith-Wiedemann)综合征(Koishi et al,1996;Tsai et al,1996)密切相关。在家族性息肉病中,病人一级亲属的肝母细胞瘤的发病率有增加趋势。贝-维综合征与肾母细胞瘤(Wilms 瘤)、横纹肌肉瘤、肾上腺皮质癌和肝母细胞瘤也有关,其可能与三倍染色体(2、8、18 和 20 号)有关(Bove et al,1996;Tomlinson et al,2005)。

有研究表明肝母细胞瘤可能与低出生体重具有相关性(Ikeda et al,1997;Reynolds et al,2004)。目前,尚不清楚病因是否与早产或干预导致的发育异常有关,如早期全肠外营养等。也有研究表明,在先天性异常病人,如唇裂,心血管和肾脏异常,包括多囊肾和右肾上腺缺失等病人中诊断出肝母细胞瘤(Rao et al,1989)。目前,至少有两例报道胆道闭锁病儿诊断出肝母细胞瘤(Taat et al,2004)。此外,有少量报道乙型肝炎病儿患有肝母细胞瘤,但两种疾病之间尚未发现有相关性(Wang & Liu,2012;Wiwanitkit,2005)。迄今为止,没有证据表明肝母细胞瘤与乙型肝炎、丙型肝炎感染或任何其他慢性病毒性肝炎有关。这些肝母细胞瘤伴有肝炎的病儿通常没有肝硬化或代谢的先天异常。

病理学

肝母细胞瘤是一种含有纤维带的巨大肿瘤,可呈轮辐状(Jha et al,2009)(见第 89 章)。在肝母细胞瘤中观察到的五种组织学亚型是:①胎儿型;②胚胎型;③上皮混合型;④间叶细胞/微管型;⑤原始细胞型或小细胞未分化型。根据光学显微

镜进行这些亚型的分类,但所有肿瘤细胞看起来都小于非肿瘤的肝细胞。肿瘤细胞持续生产的细胞因子可能与髓外造血有关(von Schweinitz et al,1995b)。胎儿型生长在小梁中,类似于胎儿肝细胞,而胚胎型肝母细胞瘤细胞生长在非黏附层,类似于胚胎细胞。一些肝母细胞瘤包含间叶组织和上皮成分。钙化也可能出现在这些肿瘤中,有报道一例病人的肝母细胞瘤中有骨肉瘤成分和肺转移(Zhuang et al,2011)。间叶或小细胞未分化型由小而圆的蓝色细胞组成,类似神经母细胞瘤。这种亚型非常罕见,但恶性程度高,具有很强的转移能力(Dehner & Manivel,1988)。明确肝母细胞瘤亚型对评估预后至关重要,如图 95.2 所示(Gonzalez-Crussi et al,1982;Lack et al,1982)。一些研究表明,胎儿型有更好的预后。相比之下,具有罕见的小细胞未分化型的病人通常预后不佳(Dehner & Manivel,1988;Meyers et al,2009)。

基础生物学(见第 90 章)

肝母细胞瘤的细胞模型很少,永生的细胞系也难以建立。1995 年,从人类肝母细胞瘤分离出的一个细胞系,明确表达了c-MYC 和 HRAS1 肿瘤基因和表皮生长因子受体(EGFR)(Manchester et al,1995),阻止 EGFR 的抗体能够抑制该类细胞生长。虽然尚未明确 HRAS 与肝母细胞瘤之间的关联,但是,敲除 c-MYC 可抑制肝母细胞瘤衍生细胞系 HepG2 和 Huh6 的生长(Cairo et al,2012)。另一个新的细胞系是 2009 年从一个5 岁的肝母细胞瘤病人获得的包含相同基因型的肿瘤细胞,并通过形态学、分子学和免疫组织化学进行了鉴定(Chen et al,2009)。

肝母细胞瘤与家族性腺瘤息肉综合征之间的关联被发现具有重要意义(Bala et al,1997;Cetta et al,1997)。在一项对 13例肝母细胞瘤伴有家族性腺瘤息肉病人的研究发现,69%的病人伴有腺瘤息肉相关基因(APC)的突变(Oda et al,1996)。有研究表明,在患有肝母细胞瘤的兄弟姐妹中,发现了一个共享的 APC 基因突变(Thomas et al,2003)。此外,肝母细胞瘤和 β联蛋白(APC 调节的蛋白质和许多增殖基因的转录共同因子)之间的关联也得到了很好的研究。在分析 52 个肝母细胞瘤样本发现,48%的样本显示一个已知调节活化的区域发生突变(Koch et al,1999)。随后的研究还注意到基因突变,以及多达

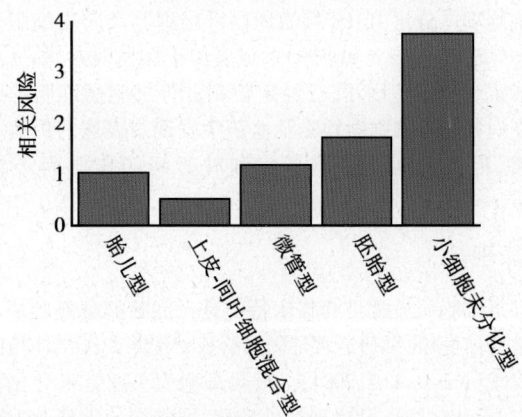

图95.2　根据年龄,性别和阶段进行调整并与其他组织病理学亚型进行比较的肝母细胞瘤病儿死亡风险的柱状图

88%的样本中β联蛋白的表达增加,这些样本突变常位于细胞核内(Bläker et al,1999;Curia et al,2008;Jeng et al,2000;Purcell et al,2011;Wei et al,2000)。当核中含有β联蛋白的肝母细胞瘤样本与不含的样本进行比较时,β联蛋白与侵袭性相关(Armengol et al,2011;Park et al,2001)。此外,在体外培养的肝母细胞瘤的细胞系中加入β联蛋白抑制剂,观察到β联蛋白的减少和细胞生长抑制(Ellerkamp et al,2013)。还观察到诱导增殖转录共活性物Yes-相关蛋白(YAP)在肝母细胞瘤中位于细胞核。一项涉及94个肿瘤样本的研究表明,在85%的病例中,YAP被观察到位于细胞核。然后,在HepG2细胞中检测YAP和β联蛋白免疫共沉淀,结果显示了两者之间存在关联(Tao et al,2014)。

在23例肝母细胞瘤病人中,有10例(43%)病人血清中肝细胞生长因子水平升高(von Schweinitz et al,1998)。在肝母细胞瘤来源的细胞系中加入肝细胞生长因子已被证明具有抗凋亡和抗增殖的特性,但具体机制仍需要进一步研究(Grotegut et al,2010;Yuge et al,2005)。

在各种亚型的人类肝细胞瘤中观察到了上皮细胞,这是肝干细胞的特征(Ruck & Xiao,2002)。此外,在肝母细胞瘤中也报告了各种遗传学异常。染色体8q扩增与较差的预后相关,且与转录因子PLAG1(pleomorphic adenoma gene 1)的过度表达有关(Zatkova et al,2004)。端粒酶及其调节蛋白的表达水平与人类肝母细胞瘤的不良预后有关(Hiyama et al,2004)。他莫昔芬可以通过降低端粒酶水平来抑制肝母细胞瘤细胞(Brandt et al,2005)。

有报道,11p15.5染色体,与贝-维综合征相关的区域,以及1p36染色体异质性的丧失与肝母细胞瘤发生相关(Albrecht et al,1994;Kraus et al,1996)。对这两个区域的研究表明,每个区域可能都含有肿瘤抑制基因,但这一点尚未得到证实。还有报道,20号三倍体及2号三倍体或部分三倍体也与肝母细胞瘤发生相关(Swarts et al,1996);2q染色体与肝母细胞瘤与横纹肌肉瘤相关(Rodriguez et al,1991)。最后,比较发现常见的基因组杂交遗传损失区域包括13q21-q22(28%)和9p22-pter(22%),而常见的遗传增益区域包括2q23-q23(33%)和1q24-q25(28%)(Gray et al,2000)。最近,差异表达的微RNA在肝母细胞瘤中被证明是下调的(Magrelli et al,2009)。

此外,未经治疗的肝母细胞瘤常伴有血小板增多的原因尚未明确,可能是由于这些肿瘤可引起过度的造血功能,表现为肝母细胞瘤可分泌IL-1β刺激周围纤维细胞及内皮细胞分泌IL-6(von Schweinitz et al,1993),或者由于其他因素,如促红细胞生成素和干细胞因子,已经定位到肝母细胞瘤细胞的细胞质。在病儿肝母细胞瘤样本及血清中发现高表达的促血小板生成素,但其与血小板增多症和肿瘤间的作用尚不清楚(Komura et al,1998)。

临床表现

肝母细胞瘤最常见的临床特征是无症状的腹部肿块。病儿通常身体健康,肿瘤通常是父母给孩子洗澡或医生体检时被偶然发现(Fabre et al,2004)。肝母细胞瘤小细胞未分化型的病儿,在诊断时往往已出现远处转移,通常会伴随症状。伴随的症状通常发生在较小病儿,包括疼痛、易怒、轻微的胃肠道紊乱、发热和面色苍白。虽然病儿可能无法健康成长,但一般不

会出现体重明显减轻。在大多数肝母细胞瘤病儿中,很少会出现急性肿瘤破裂出血(Brown et al,1993)。肝母细胞瘤很少表现为继发于人绒毛膜促性腺激素(β-hCG)分泌肿瘤的性早熟(Muraji et al,1985)。有报道,一名肝母细胞瘤病儿出现胆囊内瘘(Daniel & Kifle,1989)。此外,肝母细胞瘤也可能作为心脏肿瘤出现(Wang et al,2003)。大多数病儿在诊断时观察到伴有血小板计数明显升高的轻度贫血,血小板计数可达到数百万。如前所述,原因可能是继发异常细胞因子释放。

测定血清甲胎蛋白(alpha fetoprotein, AFP)已作为初步诊断肝母细胞瘤的肿瘤标记物和监测治疗效果的方法(Van Tornout et al,1997)。大多实验室正常AFP范围小于20ng/mL,当检测肝母细胞瘤时可显著升高(有报道高达7.7×10^6ng/mL),研究发现约84%~91%肝母细胞瘤病儿可伴有AFP升高(Lack et al,1982)。一项研究表明肝母细胞瘤病人平均甲胎蛋白水平约为3×10^6ng/mL,而小儿肝癌病人约为2×10^5ng/mL(Ortega et al,1991)。在小于1岁的婴幼儿中,AFP通常较正常值升高,这是正常的,并且在刚出生时为最高水平,如图95.3所示。

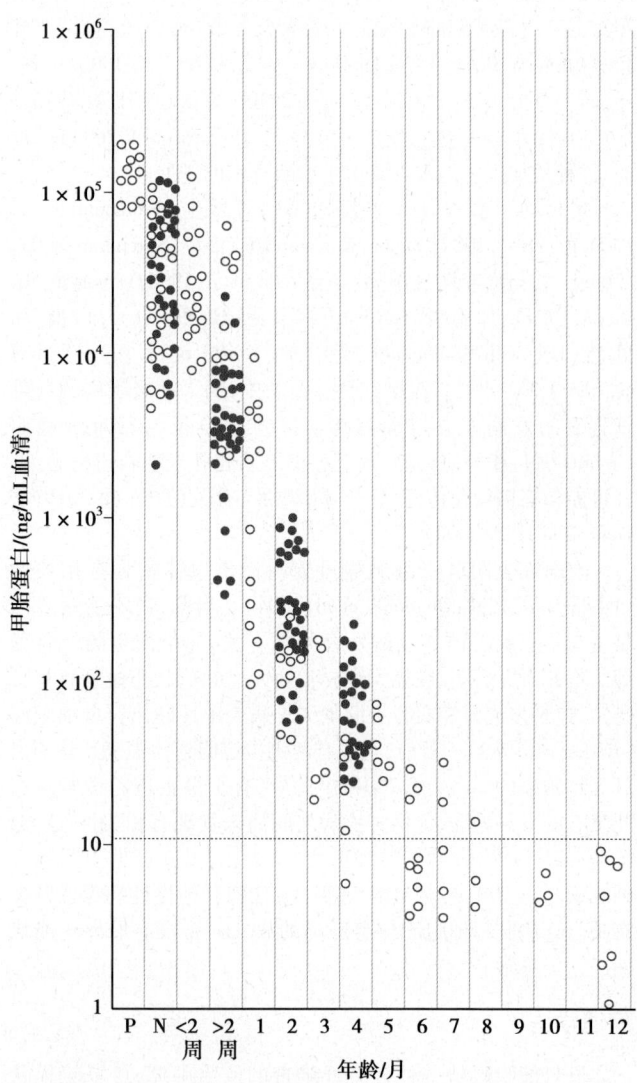

图95.3　正常婴儿在出生后第一年中甲胎蛋白水平的时间衰减图(From Wu JT,et al:Serum alpha fetoprotein[AFP]levels in normal infants. Pediatr Res 15:50-52,1981.)

一些学者认为,更可靠的细分显示 AFP 升高是否继发于肝母细胞瘤、肝癌(见第 91 章)、内皮窦瘤和良性肿瘤(Tsuchida et al,1997)。AFP 半衰期约为 6 天,一项研究表明 77%(22/31)在二次评估手术前病人术后 AFP 至少降低 1 个数量级(Walhof et al,1988)。这些病人中,50%(16/32)病人在辅助治疗后降至正常水平,并且无临床及影像学可见的病灶。最终,94%(15/16)病人获得完全应答,其 AFP 在二次评估手术前降低 2 个数量级以上(Van Tornout et al,1997)。多因素研究表明,早期 AFP 大量下降是其长期预后良好的独立预测因素,而对 AFP 起始低水平者,其预后往往不佳(von Schweinitz et al,1995a)。国际儿科肿瘤学会肝脏组(SIOPEL)一项针对肝母细胞瘤伴低 AFP 水平(<100ng/mL)病人的回顾研究,在对 21 例病人 14 年的随访发现,低 AFP 水平与肿瘤恶性程度高及长期预后差具有相关性(De Ioris et al,2008)。小细胞未分化型肝母细胞瘤也常伴随低 AFP 水平(Tsunoda et al,1996),然而由于样本量少,该研究无法做多因素分析。

在阐述 AFP 水平时,要注意新生儿正常的 AFP 高表达,一般在 6 个月后开始下降。早产儿 AFP 水平可达 100 000ng/mL。新生儿也可以有相对较高的 AFP($10^4 \sim 10^5$ng/mL)。到 2 个月时,大部分新生儿 AFP 水平在 100~1 000ng/mL,而到 6 个月时 AFP 常低于 100ng/mL。通常,在 6 个月时会降低至正常水平(<20ng/mL),但也可在 1 周岁时再次升高(Ohama et al,1997)。AFP 也可能在肝脏损伤、肝脏再生或存在其他肿瘤时升高。

影像学表现

腹部超声常为首选检查(见第 15 章)。如果使用多普勒彩超检查,可以测量肿瘤血管,并可以评估肝静脉情况(Bates et al,1990)。超声科医生还应排除泌尿生殖系统的异常,并排除门静脉或肝静脉中的癌栓。计算机断层扫描(computed tomography,CT)(见第 18 章)有助于识别肺转移、明确肿瘤范围及是否可切除。可使用口服和静脉对比剂(图 95.4.A)。CT 扫描可以快速操作,可在 2 分钟内完成螺旋扫描,这大大缩短了婴儿或幼儿的镇静所需时间,并增加了一种快速可靠的肺转移筛查方法。肝母细胞瘤影像特点为界限清楚的无包膜肿瘤。CT 血管造影(CT 门静脉成像)采用了具有精准切割和增加量的对比剂的 CT,从而使肝脏肿瘤和血管解剖更清晰地呈现。CT 门静脉造影可提供与 MRI 同样的信息(见第 19 章),这对评估肝脏结节和血管关系有较大价值。MRI 可呈现肝静脉、下腔静脉和胆道结构(Ohnuma et al,1991)。图 95.4.B 为一例肝母细胞瘤新辅助化疗后 MRI 图像。PET-CT 用于识别肝母细胞瘤复发灶及远处转移灶,但对小于 6~10mm 的结节可能不可靠(Wong et al,2004)。

分期

在美国常用的分期系统来自儿童肿瘤小组(Children's Oncology Group,COG),其根据手术结果进行的分期(表 95.1)。此外,还常采用 TNM 分期(表 95.2)(Brower et al,1998)。SIOPEL 广泛采用了疾病分期的预处理(PRE-Treatment EXTent,PRETEXT)分期系统(图 95.5)(Aronson et al,2005)。它是根据治疗前的影像学特征,并且不考虑外科医生对可切除的判断。这种分期系统与 Couinaud 肝脏分段系统,被认为可以预测肿瘤浸润程度、手术切除程度以及手术的复杂性(Couinaud,1992;Otte,2010)。这个系统将肿瘤分为四类,这取决于肝脏的哪些肝段不包括肿瘤(表 95.3)(Roebuck et al,2007)。2005 年增加了其他标准(表 95.4),可根据局部进展、多结节、肿瘤破裂和是否转移等因素对这些肿瘤进一步分类(Roebuck et al,2007;Otte,2010)。

对 110 名病人行 PRETEXT 分期与病理结果比较,51% 的分期正确,37% 分期过高,12% 分期过低。作者将该系统与儿童癌症组/儿科肿瘤组(CCG/POG)和 TNM 进行了比较,结果表明 PRETEXT 与风险状态有较好的相关性。在这项研究中,分析了来自新辅助化疗病人的数据,而 COG 最近的一项研究分析了肝母细胞瘤病人在诊断时的数据,结果表明 COG 分期

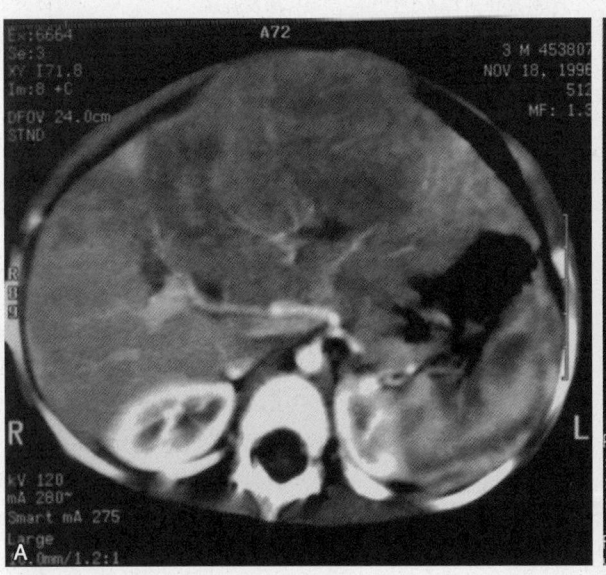
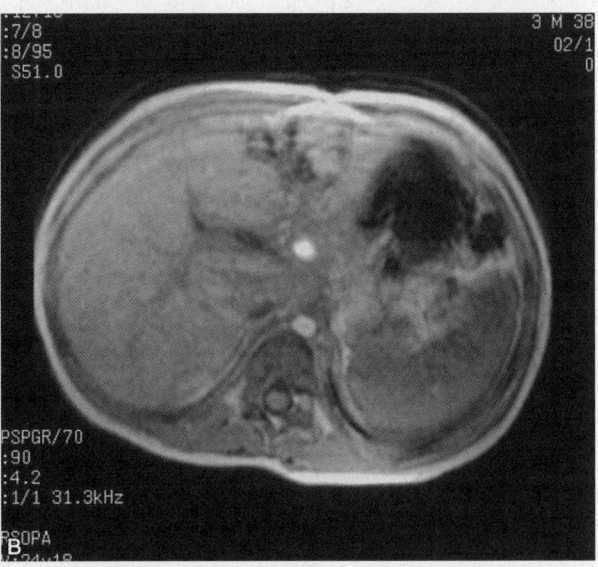

图 95.4 (A)一名肝母细胞瘤病儿诱导化疗前的计算机断层扫描图像。(B)长春新碱、顺铂和 5-氟尿嘧啶四个疗程后同一病儿的磁共振图像

表 95.1   肝母细胞瘤的儿童肿瘤小组（COG）分期

分期	完整手术切除
Ⅰ期	
组织病理证实	纯粹的胎儿组织学，伴低分裂指数
组织病理为其他肿瘤	所有其他Ⅰ期肿瘤
Ⅱ期	大体完整切除伴微小残留，或完整切除但伴有术前或术中破裂
Ⅲ期	不可切除，部分切除伴肉眼有残留；伴有淋巴结转移
Ⅳ期	伴有肺或其他器官转移

From Finegold MJ, et al: Liver tumors: pediatric population. Liver Transpl 14(11):1545-1556,2008.

表 95.2   肝脏恶性肿瘤的 TNM 分期

原发肿瘤（T）	
TX	未检测到肿瘤病灶
T0	无原发肿瘤证据
T1	肿瘤无血管侵犯
T2	肿瘤侵犯血管，或多发肿瘤，但直径均≤5cm
T3a	多发肿瘤>5cm
T3b	任意大小的单发或多发肿瘤，侵犯门静脉或肝静脉主干
T4	肿瘤侵犯邻近器官，非肿瘤转移或破裂导致腹腔转移

分期			
Ⅰ	T1	N0	M0
Ⅱ	T2	N0	M0
ⅢA	T3a	N0	M0
ⅢB	T3b	N0	M0
ⅢC	T4	N0	M0
ⅣA	任何 T	N1	M0
ⅣB	任何 T	任何 N	M1

From Edge SB, et al (eds): American Joint Committee Cancer Staging Manual, 7th ed. New York, 2011, Springer, p 242.

表 95.3   PRETEXT 分期

PRETEXT 分期	定义
Ⅰ	肿瘤局限在 1 个肝区，相邻的另外 3 个肝区无肿瘤侵犯
Ⅱ	肿瘤累及 1 个或 2 个肝区，相邻的另外 2 个肝区无肿瘤侵犯
Ⅲ	2 个或 3 个肝区受累，另 1 个相邻的肝区未受累
Ⅳ	肿瘤累及所有 4 个肝区

From Roebuck DJ, et al: PRETEXT: a revised staging system for primary malignant liver tumors of childhood developed by the SIOPEL group. Pediatr Radiol 37:123-132,2005.

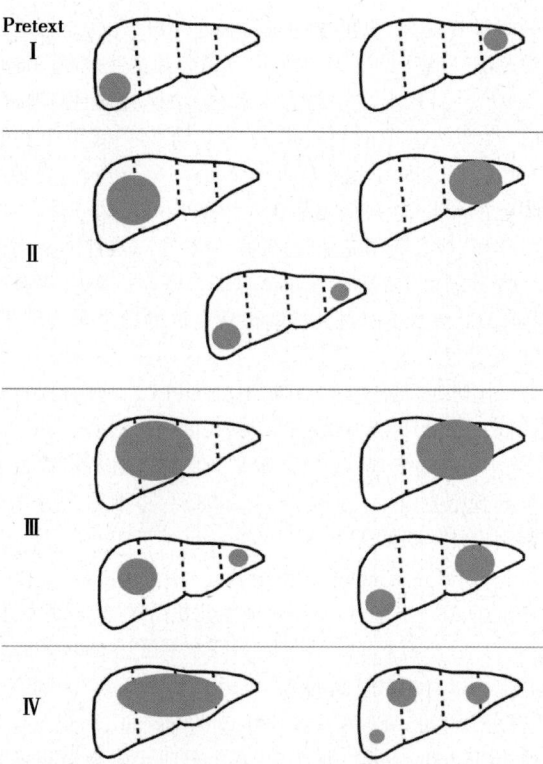

图 95.5   国际儿科肿瘤学会制定的 PRETEXT 分期系统，主要与病灶累及的肝段数量有关（见图 95.3）

表 95.4   PRETEXT 分期附加标准

分期	标准
C：尾状叶侵犯	C1：侵犯尾状叶
	C0：未侵犯尾状叶
	所有的 C1 至少 PRETEXT Ⅱ期
E：肝外腹腔转移	E1：肿瘤直接侵犯邻近器官或膈肌
	E2：腹膜后淋巴结转移
	伴有腹水者在后面加"a"
F：肿瘤信息	F1：单发肿瘤
	F2：两个以上肿瘤
H：肿瘤破裂或腹腔内出血	H1：影像或临床诊断腹腔出血
	H0：无腹腔出血
N：淋巴结转移情况	N0：无淋巴结转移
	N1：仅腹部淋巴结转移
	N2：腹腔外伴或不伴腹腔内淋巴结转移
P：门静脉侵犯	P0：未侵犯门静脉
	P1：侵犯门静脉左或右支
	P2：侵犯门静脉主干
	如果血管内有肿瘤，则后缀加"a"
V：下腔和/或肝静脉侵犯	V0：无下腔或肝静脉侵犯
	V1：侵犯 1 支肝静脉，无下腔侵犯
	V2：侵犯 2 支肝静脉，无下腔侵犯
	V3：侵犯 2 支肝静脉，伴或不伴下腔侵犯
	如果血管内有肿瘤，则后缀加"a"

From Otte JB: Progress in the surgical treatment of malignant liver tumors in children. Cancer Treat Rev 36:360-371,2010.

和 PRETEXT 都是有价值的预后指标。也有研究表明 PRE-TEXT 系统与其他分期相比显示出了更高的生存预测价值（Aronson et al，2005）。此外，该系统对于识别切除候选病人（PRETEXT Ⅰ期和Ⅱ期）和可能受益于低剂量化疗的病人也具有价值（Meyers et al，2009）。建议所有肝肿瘤病人在未来的 COG 研究中采用 PRETEXT 分期。

治疗

多项研究支持系统化疗和外科手术的有效性（Gauthier et al，1986；von Schweinitz et al，1994a，1994b；von Schweinitz et al，1995a）。当影像学表明肿瘤可切除时，手术切除可使病儿获得生存获益。

首先要明确是选择系统化疗还是手术切除。通常，如果肿瘤较大且涉及两个肝叶，则手术切除是禁忌。术前化疗（新辅助化疗）可导致肿瘤缩小，使后续切除更容易（Reynolds，1995）。一项研究显示开始化疗时肿瘤缩小率很高，但在两个周期后开始下降（图 95.6）（Medary et al，1996）。另一项针对 PRETEXT Ⅲ期和Ⅳ期病人的研究显示，在两个化疗周期后肿瘤可切除率显著提高，部分病人需化疗四个周期（Venkatramani et al，2015）。准确的临床诊断和 MDT 协作是至关重要的，大约 60% 的肝母细胞瘤在确诊时是可切除的。

为了确认诊断，需要进行活检。对于不可切除的肿瘤，最初的外科操作应包括诊断性活检和放置用于化疗的血管通路装置。在行 4 次化疗后，如果影像学评估肿瘤化疗应答良好且可切除，则可行手术治疗。

完全切除原发性肿瘤是生存所必需的，可能需要扩大肝切除术或行复杂的胆道重建（见第 103 章）。有报告表明，对于化疗后降期的肝母细胞瘤，完整切除肿瘤后也可获得根治（Dicken et al，2004；Schnater et al，2002）。

对于可切除的伴有胎儿组织的肝母细胞瘤（Ⅰ期），术后无须进一步治疗；其他Ⅰ期的非完全胎儿组织型肝母细胞瘤以及Ⅱ期肝母细胞瘤，应该接受 4 个周期的顺铂、5-氟尿嘧啶（5-FU）和长春新碱（C5V）化疗方案；对于Ⅲ期或Ⅳ期肝母细胞瘤，

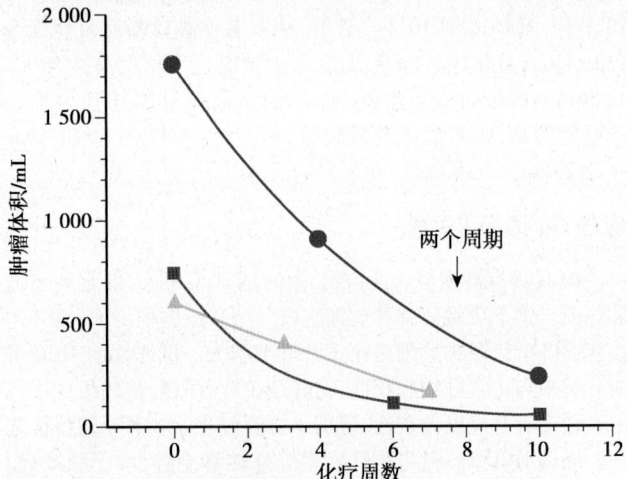

图 95.6　三名肝母细胞瘤病儿在化疗开始后的肿瘤体积缩小情况。很明显，在诱导化疗的前两个周期中，肿瘤体积的缩小最为显著（From Medary I，et al：Kinetics of primary tumor regression with chemotherapy：implications for the timing of surgery. Ann Surg Onco/3：521-525，1996.）

在接受 2 个周期化疗后行根治性切除或肝移植治疗后，应再接受 4 个周期的化疗。如果对 C5V 应答较低，则应同时给予阿霉素化疗。近期有文献报道，对Ⅱ或Ⅳ期亚组肝母细胞瘤病儿，开始即联合阿霉素化疗（Finegold et al，2008；Malogolowkin et al，2008）。在一项 CCG/POG 发起的研究中，对比顺铂联合阿霉素方案和顺铂、5-FU 联合 C5V 方案，结果表明，两组生存无显著差异，但含阿霉素组化疗副作用更多，进一步分析表明含阿霉素组无瘤生存率更高。该研究认为，在控制化疗副反应情况下，含阿霉素化疗方案能获得更好预后。2009 年，一项随机对照试验（SIOPEL 3）纳入 255 例 PRETEXT Ⅰ、Ⅱ或Ⅲ期病人且无远处转移的肝母细胞瘤病儿，一组给予单纯顺铂化疗，一组给予顺铂联合阿霉素化疗，结果显示两组降期后切除率及 3 年整体生存率无显著差异，表明对该类病儿单纯顺铂化疗即可获得足够的治疗（Perilongo et al，2009）。COG 和 SIOPEL 拟评估阿霉素、伊立替康及其他化疗药对高危病儿的疗效。

在不可切除的原发性肝母细胞瘤病儿中，选择肝移植治疗比例呈增加趋势（见第 112 章）。近期，一项研究结果显示，在单发大肿瘤或多发的侵犯所有 4 段肝脏的肝母细胞瘤病人，肝移植术后 80% 病人可获得长期无瘤生存（Otte et al，2005）。器官共享联合网络（The United Network for Organ Sharing，UNOS）数据库显示，在 1987—2006 年间，共有 200 多名肝母细胞瘤病人接受肝移植术，平均年龄为 2.9 岁。其中约一半病人在后期复发，1 年、5 年和 10 年整体生存率分别为 80%、69% 和 66%（Austin et al，2006）。2003 年一项研究对 1988—2010 年间 UNOS 数据库及 1975—2007 年间 SEER 数据库分析表明，约 20% 肝母细胞瘤病人接受肝移植术，其 5 年总体生存率为 73%（Cruz et al，2013）。最近对多中心数据回顾分析，显示有 147 例肝母细胞瘤病人接受肝移植治疗，其中约 3/4 病人首次治疗即选择肝移植，其余为术后发现有残留或为复发肿瘤。首次治疗为肝移植组预后更好，约 82% 可获得长期无瘤生存，而二次治疗选择肝移植组仅为 30%。一些单中心、小样本的研究显示，首次治疗选择肝移植较二次治疗时选择肝移植预后更好（D'Alessandro et al，2007；Otte et al，2004；Pham et al，2007；Reyes et al，2000）。

然而，移植确实需要使用免疫抑制治疗，而免疫抑制治疗也有其自身的副作用。此外，儿童移植后肝动脉血栓形成的发生率呈升高趋势（Jain et al，2006）。移植后死亡的主要原因是转移和复发，约占 54%（Austin et al，2006）。COG 正在继续研究肝移植在肝母细胞瘤中的作用，一个全球性数据库已建立来协助这项研究。

在一项研究中，转移性肝母细胞瘤病儿与肿瘤局限的病人的 1 年生存率无显著差异（Van Tornout et al，1997）。在 SIOPEL 的另一项研究中，伴有肺转移的儿童肝母细胞瘤 5 年整体生存率与无瘤生存率分别为 57% 和 28%（Perilongo et al，2000）。这些研究显示，约 25%~30% 伴有肺转移的肝母细胞瘤病儿是可治愈的。但原发性肝肿瘤仍需切除，肺转移应在控制原发部位的情况下进行治疗（Schnater et al，2002）。许多肺部转移灶可被化疗治愈，但对肺部大肿瘤及长期存在的肿瘤，需要开胸切除术治疗（Passmore et al，1995）。

目前，尚无针对肺转移灶切除的前瞻性研究。最近一项研究显示，针对化疗后仍存在的肺转移性手术治疗具有较好预后（Meyers et al，2007）。一些放射肿瘤学家进行了粒子加速器放疗治疗肺转移瘤的研究，类似于肾母细胞瘤，但放射剂量在

10~20Gy（Habrand et al，1992）。然而，放疗并非根治性治疗方案，且存在一定肺的毒副作用。近期，报道了一例脑转移后长期生存的病儿。但整体来说，对肺或淋巴结外远处转移病儿来说，几乎无治愈报道（Robertson et al，1997）。

结局

肿瘤全切除后的病人5年无瘤生存率为83%，但对仍有肿瘤残留的病人仅为41%（Ortega et al，2000）。一些有微小残留病灶的病人，在接受化疗或放疗后，可获得治愈可能。肝母细胞瘤经过化疗后，肿瘤可能变得更容易切除，且完全根治性切除是必要的。多因素分析表明，更高的TNM分期、不可切除肿瘤、双肝侵犯或多结节肿瘤、AFP<100ng/mL或>105ng/mL、远处转移、胚胎型对比胎儿型及血管侵犯是影响预后的独立危险因素（von Schweinitz et al，1997）。COG报道了Ⅰ期/Ⅱ期、Ⅲ期及Ⅳ期肝母细胞瘤病人3年无瘤生存率分别为90%、50%和20%（Malogolowkin et al，2008）。

展望

随着解剖学研究的进展，使得肝巨大肿瘤及双肝叶肿瘤行根治性扩大肝切除术成为可能。肝段的解剖研究，同样使得多发肿瘤的根治性切除成为可能（见第2章和第108B章）。

目前，多种新的治疗方案正在研究中。首先，经导管选择性动脉栓塞化疗是一种可直接对肿瘤注射化疗试剂的方法，可以显著降低系统化疗的副作用（见96章）。一项研究报道，这种方案可使肿瘤大小平均降低84%（Clouse et al，1994），并且可使不可切除肿瘤降期成为可切除（Berthold et al，1986）。阿霉素、顺铂及氟脱氧尿苷这些肝脏高摄取率的化疗药已被临床批准，一些个案报道的结局令人鼓舞。例如，Yokomori及其同事在1991年报道了一例胎儿型肝母细胞瘤的4个月大婴儿，在接受1.5年的5-FU、长春新碱、阿霉素及顺铂化疗后肿瘤完全消失（Yokomori et al，1991），且6年随访间无肿瘤复发。TACE治疗方法风险主要包括感染、出血或导管移位。此外，在儿童中应用也具有挑战，仍需更多前瞻性研究。其他新的治疗方法包括：抗AFP抗体、IL-2和病毒转导攻击恶性肝肿瘤细胞（Geiger，1996；Huber & Richards，1996；Ji & Si，1997；Ramani et al，1997）。

肝细胞癌

流行病学

肝细胞癌（hepatocellular carcinoma，HCC）（见第91章）占小儿肝肿瘤的22%~23%，但在婴儿期很少见（Finegold，1994；Howlader et al，2014）。在美国，每100万儿童中约有1.2例HCC病人（Howlader et al，2014）。1987年，日本肺癌研究小组报告，在2 286例经病理诊断的肝脏肿瘤病儿中，4岁或4岁以下儿童没有HCC病例（LSCG of Japan 1987）。既往未经复查的病理报告，可能由于误诊了一些早期肝母细胞瘤，导致报道的婴儿HCC的发病率偏高（Exelby et al，1975）。2014年对SEER数据库的查询，在1973—2009年间，共报告了218名20岁以前确诊的HCC病儿，其中小于5岁占9%，其中一半小于1岁；5~9岁占16%；10~14岁占27%；15~19岁占48%（Allan et al，

2014）。我们有记录良好的HCC婴儿记录，每年每百万15岁以下儿童发病率为0.5。SEER数据显示，在15~19岁年龄组中，HCC占恶性肿瘤的93%（Howlader et al，2014）。发病率为双峰模式，早期峰值低于肝母细胞瘤，且这些早期病例大多发生在5岁之前。第二次高峰发生在13~15岁之间。HCC在男性中患病率更高[（1.3~3.2）：1]，但在乙型肝炎流行地区，男女比例可逆转为0.2：1。在美国，每年约有35~40个儿童被诊断出患有HCC，其发病率从1973—1977年间的0.45/百万儿童降低至1993—1997年间的0.29/百万儿童（Darbari et al，2003）。

与成人HCC不同的是，在患有HCC的儿童中，只有30%~40%伴有肝硬化，其余60%~70%无肝硬化背景（De Potter et al，1987；Fattovich et al，2004；Ismail et al，2009；Llovet & Beaugrand，2003；Marsh et al，2004；Reynolds，2001）。但可以明确的是，乙肝或丙肝感染与HCC发生相关。在亚洲，85% HCC病人，包括成人和幼儿，均为乙肝表面抗原阳性，而在美国这一比例仅为10%~25%。有乙肝感染患HCC风险是无感染者的250倍（Brower et al，1998）。此外，约20% HCC病人HCV抗体阳性。一项研究报道一例先天伴有肝炎的婴儿患有HCC（Moore et al，1997）。在中国台湾，乙肝疫苗接种使HCC发病率下降。在6~14岁儿童中，HCC年发病率从1981—1986年的0.70/10万儿童，到1990—1994年下降至0.36/10万儿童（P<0.01）。这一趋势与乙肝疫苗的普及成正相关（Chang et al，1997）。这一阶段HCC病人死亡率也呈下降趋势。拉米夫定抗病毒治疗也降低了乙肝病人发生HCC的发病率。

其他可导致HCC发生的危险因素包括：α1胰蛋白酶缺失、酪氨酸血症、黄曲霉毒素、血色素沉着病、肝静脉阻塞、雄激素和雌激素暴露、Alagille综合征（肝动脉发育异常）及氧化钍胶体的摄入等（Wegmann et al，1996）。此外，有个案报道患有神经纤维瘤的儿童导致HCC的发生（Ettinger & Freeman，1979）。

在一项儿童HCC和肝母细胞瘤的比较研究中，报道了许多鉴别特征（Chan et al，2002）。肝母细胞瘤平均患病年龄为18个月，而HCC为10岁。此外，HCC首次被诊断时可切除率只有45%，且化疗不敏感，而肝母细胞瘤这一比例高达91%。约36%的肝母细胞瘤会发生破裂出血，而在HCC中仅为9%。最重要的是，HCC病人预后较差，5年生存率仅为24%（Allan et al，2014）。

病理学（见第89章）

HCC具有高度侵入性，在诊断时通常多中心，经常有出血和坏死。镜下可观察到肿瘤细胞核分型和核体积增大，髓外造血能力降低以及肿瘤细胞比正常肝细胞大。低恶性的HCC可能看起来与正常肝细胞相似，尤其是在对有限数量的组织进行取样时。具有高度侵袭性，特别是血管侵犯，是HCC的特征之一。确诊HCC时，病儿常已发生肝外转移至肺、淋巴结或骨，远处转移亦是影响预后生存的因素之一。肝癌细胞的自然病程是从囊内侵犯至囊外，进一步侵犯血管，并引起肝内转移（Toyosaka et al，1996）。肝内转移与门静脉血栓形成有很强的相关性，表明肝癌细胞是沿门静脉而不是肝静脉造成肝内扩散，这也解释了HCC多结节的生物学特征。

生物学和分子生物学

大多数对 HCC 基础生物学的研究都涉及乙肝及其与癌变的关系（Scaglioni et al,1996）。在一个体内模型中，大鼠在长期喂食硝酸甘油后发生 HCC，其中 8 只（共 18 只）发生 KRAS 点突变，且未观察到 TP53 突变（Tamano et al,1996）；而另外一个 YAP 基因突变的小鼠模型中，当小鼠被喂食多西环素时，可导致该基因过表达，在 8 周后可观察到小鼠肝癌的发生（Dong et al,2007）。细胞遗传学数据表明染色体异常是复杂的改变，因此很难通过单一模式建立肝癌发生的动物模型（Terris et al,1997）（见第 90 章）。

临床表现

儿童和青少年 HCC 患有最初常因发现明显的腹部肿块就诊（40%），且许多在诊断时伴有相关临床症状（Ni et al,1991）。最常见的是腹部疼痛（38%），尤其是无明显腹部肿块的病人。机体功能紊乱，如食欲不振，精神萎靡，恶心呕吐及体重显著降低。少部分病人可出现黄疸。约 85% HCC 病人伴有 AFP 的升高，且常高于 1 000ng/mL（Brower et al,1998）。虽然 AFP 水平较高，但通常低于肝母细胞瘤病儿的测量值。

分期

儿童 HCC 分期也采用肝母细胞瘤的分期方案。

治疗

很长一段时间以来，儿童 HCC 的治疗方面没有取得任何重大进展（Ismail et al,2009）。该肿瘤对目前的化疗药物仍然不敏感，如不能根治性切除，就很难长期生存。由于肝脏内多结节的发生率很高，肝外转移至区域淋巴结，造成血管侵犯和远处转移，完全切除往往是很难实现的。HCC 常伴有门静脉及肝静脉癌栓，甚至伴有下腔静脉侵犯。SIOPEL 的前瞻性研究表明，仅 36% 儿童 HCC 可切除（Czauderna et al,2002）。由于高复发率，即使获得根治性切除，其预后也不佳，5 年生存率仅 40%（Allan et al,2014）。既往，研究者采用肝母细胞瘤化疗方案治疗 HCC。

尽管肿瘤细胞对顺铂表现出化疗反应，但整体化疗应答率仍极低（Bower et al,1996）（见第 101 章）。阿霉素及 VEGF 和 RAF 激酶抑制剂索拉菲尼的发现，也仅显示很少的获益（Schmid et al,2012）。放疗的作用目前仍不清楚，它可以帮助短暂控制肿瘤进展，但不能降低术后有残留肿瘤的复发。由于 HCC 病人生存率低，目前的观点是应用创新的方法治疗这些癌症。

对不可切除的 HCC，介入栓塞伴或不伴有化疗或放射粒子可控制肿瘤生长（Maini et al,1996）（见第 96 章）。当肿瘤体积较小时，经皮无水乙醇注射治疗也有控制肿瘤生长的作用（Ryu et al,1997）（见第 98D 章）。经皮或在开腹或腹腔镜下微波消融治疗也可延长生存时间（Inamori et al,2004；Koda et al,2004；Raut et al,2005；Santambrogio et al,2003）（见第 98B 章）。Lin 等报道显示，对 4cm 以下肝肿瘤，微波消融疗效优于无水乙醇注射（Lin et al,2004）。此外，关于周期性化疗及辅助抗血管生成治疗的研究方兴未艾（Gille et al,2005；Meng et al,2007；Meyers,2007；Pang & Poon,2006）。

由于标准治疗效果仍不满意，肝移植指征变得更广泛（见第 112 章和第 115 章）。用于成人的米兰标准已推广给儿童。米兰标准规定单个肿瘤直径不超过 5cm，或每个肿瘤直径 3cm 以下，且不超过 3 个，并且没有肉眼可见的门静脉癌栓及肝外转移。然而，目前没有数据支持在这一人群中使用米兰标准的有效性。UNOS 数据库包括了 1987—2006 年接受肝移植的 41 名 HCC 病儿的资料，1 年、5 年和 10 年的总生存率分别为 86%、63% 和 58%。与肝母细胞瘤类似，死亡率主要与复发有关，但 HCC 复发率显著高于肝母细胞瘤（86% vs. 54%）（Austin et al,2006）。

结局

儿童期转移或不可切除的 HCC 的总体存活率接近于零，这显然是亟待解决的难题（表 95.5）。部分局限性病灶的切除会获得长期生存。SEER 数据库的最新查询报告显示：HCC 根治性切除后，5 年的总体生存率为 42%，10 年的总体生存率为 42%，20 年的总体生存率为 28%（Allan et al,2014）。由于 HCC 与肝母细胞瘤生物学行为的差异，常将两者区别开进行研究。

表 95.5　儿童肝母细胞瘤和 HCC 的可切除性和生存率的对比

引文	肝母细胞瘤		肝细胞癌	
	切除率/%	生存率/%	切除率/%	生存率/%
Exelby et al,1975	60	整体 35,根治切除组为 60	34	整体为 13,根治切除组为 35
Ehrlich et al,1997	77	87	—	—
Stringer et al,1995	90	67	—	—
Ni et al,1991	—	—	9.8	1 年为 10
Hata,1990	—	42	—	—
Ortega et al,1991	48	67	13	21
Douglass et al,1993	77（Ⅲ组）	Ⅰ/Ⅱ/组为 90,Ⅲ组为 67	—	—
von Schweinitz et al,1995a	89	73	—	—
Moore et al,1997	—	—	33	5 年为 16.6
Weitman et al,1997	—	2 年无进展生存为 0	—	—
Lee & Ko,1998	—	47	—	5 年为 17
Chan et al,2002	91	—	45	—
Tsai et al,2004	—	55	—	3 年为 0

纤维板层型肝细胞癌

纤维板层型 HCC(fibrolamellar HCC,FLH)是 1956 年首次描述的一种组织变异的疾病。它在显微镜下以胶原蛋白带为特征,这些胶原蛋白以分层或层状排列(Edmondson,1956)(见第 89 章和第 91 章)。这是相对罕见的,患病率约为 0.2/100 万人。因此,限制了该病的大样本研究。然而,2012 年发表在《美国外科医师学会杂志》上的一份系统评价纳入了多篇相关文献,包括最早于 1980 年发表的文献。该研究共纳入了 575 名 FLH 病人(Mavros et al,2012)。FLH 具有多种临床特征,以区别于标准 HCC。尽管在 1~62 岁病人中均有报道,但该病常发生在年龄较大的儿童和年轻的成人中,中位数为 21 岁。它在 5 岁以下的婴幼儿中极为罕见。与标准 HCC 不同,FLH 发病率无性别差异,且只有 3% 的病人有肝硬化。此外,在多因素分析中,男性病人反而预后更好,这与标准 HCC 显著不同。在 5 年和 10 年时,男性的总体生存率明显好于女性,风险比(HR)为 0.33(Allan et al,2014)。FLH 细胞具有较低的细胞分裂指数,并且较标准 HCC 细胞惰性更强,这也是预后较好的原因之一(Greenberg & Filler,1989)。然而,也有相关研究显示,在同一分期中,FLH 与标准 HCC 病人预后近似(Weeda et al,2013)。早期诊断方面,FLH 多为单发的大肿瘤,而标准 HCC 多为多结节肿瘤。除此之外,约 10% 病人因肿瘤破裂而被发现(Brower et al,1998)。

生物学方面,FLH 与血清不饱和维生素 B12 结合能力的升高以及神经紧张素水平的升高相一致(Mavros et al,2012)。约 85% 典型的 HCC 病人伴有 AFP 水平的升高,且常高于 100ng/mL,而 FLH 病人中 AFP 升高比例仅 10%(Mavros et al,2012;Weeda et al,2013)。一项对 15 例 FLH 病人的研究发现 19 号染色体易位,导致嵌合体转录,将热休克蛋白 DNAJB1 的激活区与蛋白激酶 A 的功能区合并,使其变得异常活跃(Honeyman et al,2014)。蛋白激酶 A 影响许多细胞途径,并已证实与其他几种癌症有关(Naviglio et al,2009)。这种易位在 100% 的肿瘤样本中存在,而在来自同一病人的匹配的健康肝脏对照中则为 0%,这表明它对疾病有特定的作用(图 95.7)(Honeyman et al,2014)。

与典型的 HCC 类似,FLH 对化疗敏感性也极低,手术切除是治愈的首选方式。FLH 的分期与肝母细胞瘤及 HCC 同样采用 PRETEXT 标准,病人可根据肿瘤的大小及范围选择手术或肝移植治疗。米兰标准是最常用的肝移植标准,与标准 HCC 一样,对儿童 FLH 采用米兰标准也存在一定不足。与标准 HCC 相比,FLH 有更高的可切除率(60%),及更高的术后 5 年生存率(59%),而标准 HCC 只有 40% 术后 5 年生存率(Allan et al,2014;Mavros et al,2012)。即使肿瘤不可切除,FLH 病人 5 年生存率仍可达 20%,而典型的 HCC 病人仅为 3%。

展望

可以特异靶向分裂的肿瘤细胞的病毒载体基因治疗正在研究中。除非受到肝脏切除的刺激,正常肝脏肝细胞很少分裂。疱疹等病毒可击分裂细胞,可通过分子操纵修饰含有细胞毒性的基因,并可有效地转染到肝癌细胞中(Carew et al,1998;Tung et al,1996)。已有研究使用腺病毒载体将小鼠内皮抑素导入注射了肝癌细胞的裸鼠肿瘤,从而减少了肿瘤的生长(Li et al,2004)。

肝外胆管横纹肌肉瘤

发病率

胚胎性横纹肌肉瘤(embryonal rhabdomyosarcoma)极为罕见,但仍是儿童最常见的胆道恶性肿瘤(Martinez et al,1982)。10 例横纹肌肉瘤的组间研究报告显示,其占这些研究中确诊肿瘤的 0.8%(Ruymann et al,1985)。自 1975 年以来,该病报道不超过 100 例(Nakib et al,2014;Zampieri et al,2006)。

病理学

胆道胚胎性横纹肌肉瘤根据组织学表型可分为 5 个亚型:胚胎性横纹肌肉瘤、腺泡性横纹肌肉瘤、葡萄状横纹肌肉瘤、多形性横纹肌肉瘤和未分化横纹肌肉瘤(见第 89 章),其中 60% 为胚胎性横纹肌肉瘤。它们通常表现出葡萄状特征,类似于其他横纹肌肉瘤出现在中空的内脏。免疫组化和核染色是诊断胚胎性横纹肌肉瘤的方法,肌间线蛋白和特异性肌动蛋白对诊断也有帮助(Ali et al,2009;Morotti et al,2006;Nakib et al,2014)。约 40% 病人会出现远处转移,但直接死亡原因多为局部进展导致,如胆源性脓毒血症等(Lack et al,1981)。60%~70% 病人可获得长期生存,且与是否转移无显著相关(Meyers,2007)。Vater 壶腹部非胆管来源的横纹肌肉瘤也偶有报道,但非常罕见(Horowitz et al,1987;Perera et al,2009)。

临床表现

平均诊断年龄为 3 岁(1~9 岁),且男性发病率较女性偏高。典型的临床表现是间歇性黄疸,常伴有食欲减低及胆管炎(Charcot 三联征)(Meyers,2007;Perisic et al,1991)(见第 43 章)。此外,还常伴有肝脏肿大及腹部肿块等体征(Lack et al,1981;Nagaraj et al,1977)。诊断上可能与肝炎混淆,导致治疗延迟。并且,胆道横纹肌肉瘤也可能被误认为是胆总管囊肿(Sanz et al,1997)(见第 46 章)。

影像学表现

超声下显示为肝门部或肝内的肿块,但需与胆管囊肿鉴别(Friedburg et al,1984,Geoffray et al,1987)(见第 15 章)。尽管 CT(见第 18 章)或 MRI(见第 19 章)可提高肿块范围及有无转移等信息,但不能用于确诊(Ng et al,1997)。影像学上对位于肝外胆管的肿块诊断率更高(Roebuck et al,1998)。胆道造影具有一定价值,可提供肿块位置及血管解剖等信息。可以采用内镜、腹腔镜或经皮肝穿刺的方式(Roebuck et al,1998)。

治疗

手术探查和活检是常用的确诊方法。通常一枚肝门部淋巴结即可提供诊断材料,但仍需要仔细地获取肿瘤组织。细针穿刺或细胞学检查可能够用于诊断,但操作中需仔细避开胆管,避免损伤。术中超声(见第 23 章)对识别胆道结构具有重要辅助作用。由于该类肿瘤易生长扩散,因此想首次手术即获得根治性切除是困难的或者说是不可能的。同时,黏膜下常伴

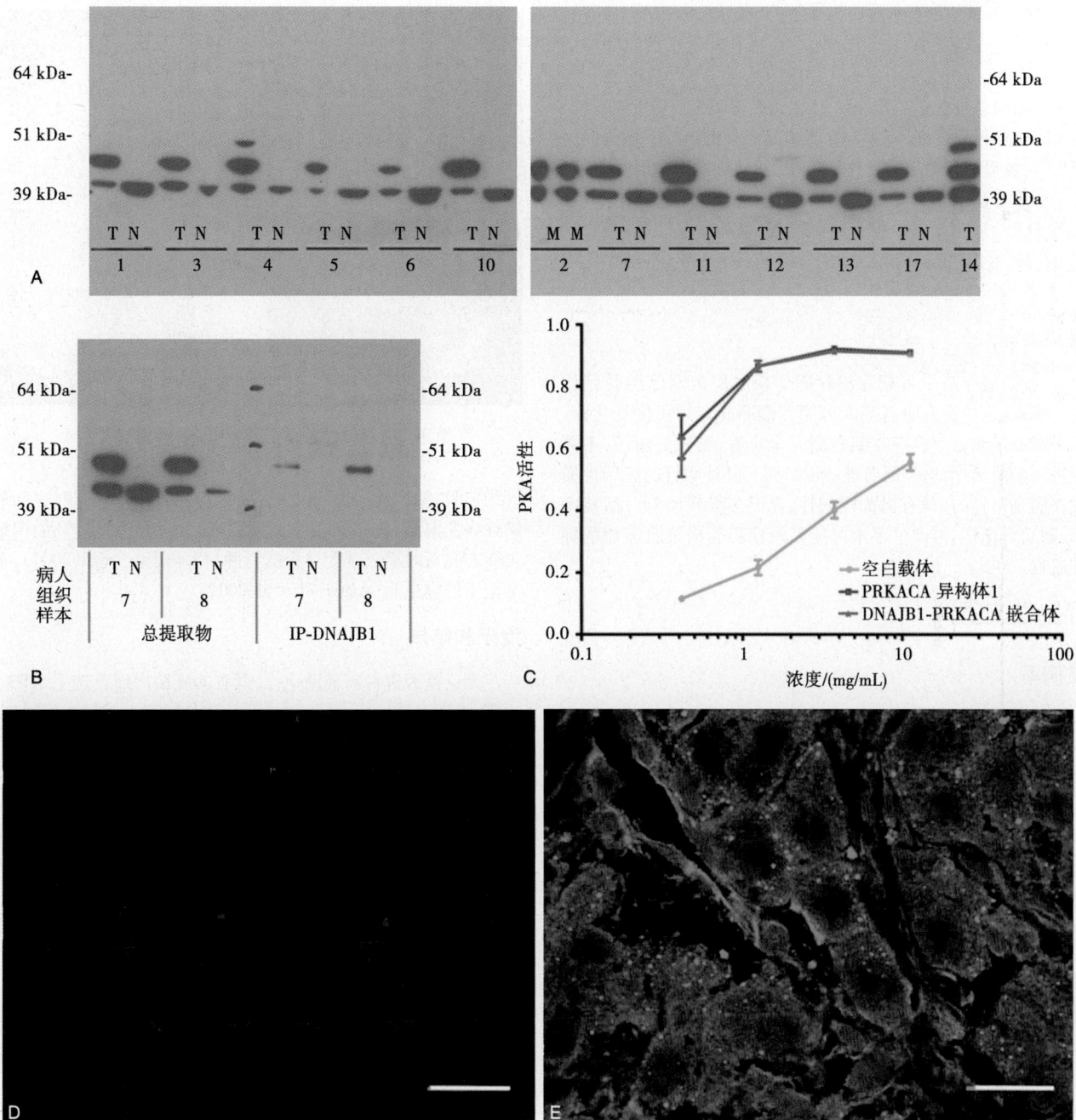

图 95.7 肿瘤特异性蛋白成分热休克蛋白 DNA-蛋白激酶 A(PKA) 功能区 (DNAJB1-PRKACA) 嵌合体。(A) 蛋白免疫印迹实验。T 为纤维板层型肝癌组织,N 为其邻近组织,M 为转移灶。实验首先采用 SDS-PAGE 分离蛋白,随后检测 PRKACA 表达情况结果显示癌、癌旁及转移灶均可表达该基因,但癌及转移癌组织中可表达双条带,显示为 PRKACA 基因外显子 1 和外显子 2 的表达。(B) 验证嵌合蛋白。T 为纤维板层型肝癌组织,N 为其邻近组织。实验首先采用 SDS-PAGE 分离蛋白,随后检测 PRKACA 表达情况。(C) 野生型 PRKACA 和嵌合体活性成分 PKA 的鉴别。分别将 HEK-293T 转染野生型 PRKACA、嵌合体 DNAJB1-PRKACA 及空白对照质粒,随后提取细胞 RNA 检测 PKA 活性。野生型 PRKACA 和嵌合体 DNAJB1-PRKACA 的 PKA 活性更高。(D 和 E) 免疫荧光实验。通过免疫荧光实验检测 PRKACA 蛋白的表达及位置,(D) 为癌旁组织,(E) 为纤维板层型肝癌组织。图中绿色成分即 PRKACA 蛋白表达区域,蓝色区域为细胞核

有微侵犯,并且切缘镜下检测也常为阳性,尽管肝内剩余胆管显示结构正常。

最好是先通过活检确定诊断,然后开始全身化疗,从而减少肿瘤大小,以使手术能够根治性切除。在最初的活检期间,需检测肝门部及胃左淋巴结,以明确是否需要行放疗。在一项关于横纹肌肉瘤研究的报道中,10 例病人中有 6 例首次手术显示有微小病灶残留(Ruymann et al,1985)。其中,仅 4 例病人获

得长期生存。然而,4 名未手术的病人均未获得长期生存。另一篇报道 3 例病人的研究显示,所有病人均伴有黄疸、恶病质及腹部肿块(Martinez et al,1982)。其中 2 例肿瘤位于胆总管,1 例位于左肝管。化疗前切除的技术难点在于肝内扩散,这使得肿瘤无法根治性切除。2 例病人在随访 9 个月和 14 年时仍无瘤生存,另一例在第 33 个月时死于疾病进展。除多药化疗外,所有病人均接受了放疗。黄疸并不是晚期因素。

Spunt 及同事的报道表明,积极地手术切除治疗胆道横纹肌肉瘤仍是充满挑战的。该研究纳入了 25 例胆管横纹肌肉瘤病人,分析表明仅 29% 病人在行化疗前后接受了手术治疗,5 年生存率为 78%。研究进一步表明,手术是确诊和分期的重要方法,但由于化疗药的进展,手术切除不再是必须的治疗手段。同时指出,对黄疸病人术前行胆道引流与严重感染发生率相关。

手术方法是胆管切除和 Roux-en-Y 空肠吻合(见第 31 章和第 51 章)。建议术中胆管造影检查,以确保足够胆汁引流。10 例行此治疗的病人中有 4 例术后 6 个月~6 年,目前仍无瘤生存。

展望

目前,放疗及手术切除治疗胆管横纹肌肉瘤已经受到质疑。将来,这些病人中有些人可能在诊断确定后仅接受化疗。如果在新生儿化疗后观察到肿瘤完全应答,则只需随访,不需要进一步的治疗,但仍需要进一步研究。肝外胆管的胚胎性横纹肌肉瘤是罕见的,具有局部浸润性,需要多学科治疗。活检确诊,随后行化疗,再评估手术可能是治疗胆管横纹肌肉瘤的标准流程。

胚胎性肉瘤

发病率

胚胎肉瘤(embryonal sarcoma),在既往文献中也称为恶性间质瘤或未分化肉瘤,是发生在年龄较大的儿童中罕见的原发性肝肿瘤。在一项研究中,1 102 例肝原发肿瘤中有 2 例(0.2%)为胚胎肉瘤(Flemming et al,1995)。目前,文献中报告的病例不到 200 例(Plant et al,2013)。诊断年龄从 5 岁到 16 岁不等(Newman et al,1989;Vetter et al,1989)。胚胎肉瘤占 6~10 岁儿童恶性肝肿瘤的 14%。然而,最近报告的许多病人年龄超过 10 岁(May et al,2012;Plant et al,2013;Wei et al,2008;Yedibela et al,2000)。

病理学

在微观上,这些肿瘤表现为多形性或未分化肉瘤,正常肝脏区域可能受侵犯(见第 89 章)。这些细胞是纺锤形或星状,没有明显的核或分化良好的细胞边界。线粒体也存在于肿瘤中,细胞质和细胞外基质含有嗜酸性颗粒(Putra & Ornvold,2015)。周围有时可见原始间充质细胞,偶尔可见小囊肿和衬有良性上皮的导管(Gallivan et al,1983)。一些研究表明,肝脏的胚胎肉瘤可能代表间质瘤的恶性退化。事实上,两者在诊断上可能难以区分(Begueret et al,2001;O'Sullivan et al,2001;Wildhaber et al,2014)。

临床表现

主要症状是右上腹部肿块和明显的疼痛,发热也可能是主诉之一。也可能伴有胃肠道症状和嗜睡等(Putra & Ornvold,2015)。也有报道可发生自发性破裂出血(Yedibela et al,2000)。

影像学表现

胚胎肉瘤在 CT 上为低密度病灶,伴有一个高密度的外周

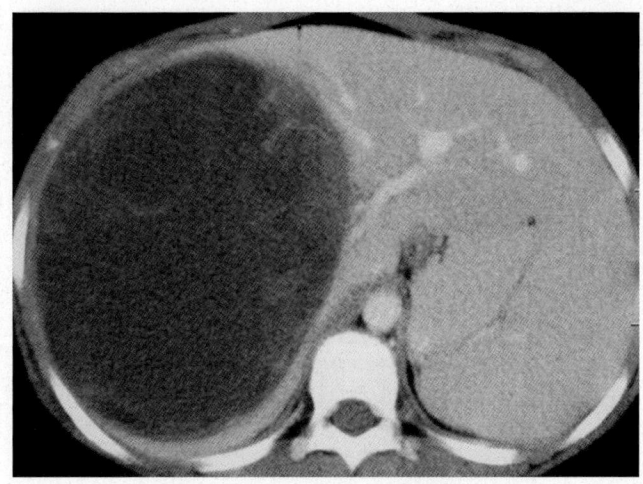

图 95.8　胚胎肉瘤(恶性间叶瘤)的 CT 影像学表现

纤维包膜,如图 95.8 所示。它们可以是实性肿瘤,有时也与肝囊性病变混淆(Orozco et al,1991;Tozzi et al,1992)。胚胎肉瘤可能在儿童时期表现为单个肝囊肿(Chowdhary et al,2004),或类似于肝包虫病(Aggarwal et al,2001)。

治疗和结局

无论是否进行新辅助化疗,肝脏的胚胎肉瘤首选手术切除治疗,术后可辅助化疗(Kadomatsu et al,1992)。顺铂、阿霉素、环磷酰胺、达卡巴嗪、放线菌素、长春新碱和其他化疗药物已与放射治疗联合应用(Newman et al,1989;Putra & Ornvold,2015;Vetter et al,1989)。完整手术切除肿瘤通常需要行大块肝切除。肝移植可用于无法根治性切除时。虽然既往的报告显示预后不佳,仅 20%~40% 的无瘤生存率,但最近两个中心研究(每个有 5 名病人)显示:在中位随访 39 个月(8~192 个月)后,所有病人均无瘤生存(May et al,2012;Plant et al,2013)。结果显示手术切除联合多种化疗药物,可显著延长病人生存时间。

平滑肌肉瘤

人类免疫缺陷病毒(human immunodeficiency virus,HIV)感染和其他免疫缺陷病人的平滑肌肉瘤(smooth muscle tumors)发病率呈增加趋势(Norton et al,1997;Ross et al,1992;Shivathirthan et al,2011)(见第 89 章)。尽管肝脏可能继发平滑肌肉瘤,但已报道近 50 例肝原发性平滑肌肉瘤。其通常来源于肝内血管、胆管或圆韧带。病人常表现为非特异性的腹部疼痛或胃肠道症状。不同病人横断面成像的结果可能有所不同。活检病理表现为交互的梭形细胞束(Shivathirthan et al,2011)。该类肿瘤必须手术切除控制,辅助治疗常无显著效果。其具有低度或中等程度的恶性分化潜能。围手术期可给予支持治疗或抗逆转录病毒治疗。图 95.9 为 HIV 相关的血管平滑肌肉瘤。

原发性肝横纹肌瘤

发病率

横纹肌瘤(rhabdoid tumors)是一种非常罕见的恶性肉瘤样

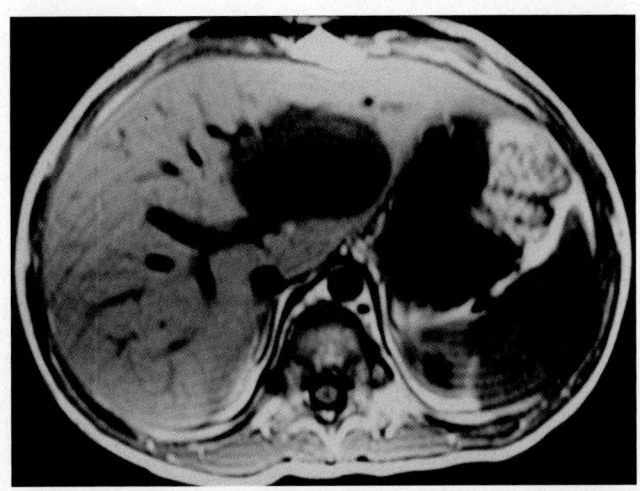

图 95.9　一名患有获得性免疫缺陷综合征和肝脏平滑肌肉瘤病人的 CT 影像学表现

肿瘤,通常累及肾脏或中枢神经系统(Vujanic et al,1996)(见第 89 章)。其可原发于肾外部位,包括肢体、椎旁、颈部软组织和肝脏(Honda et al,1996;Jimenez- Heffernan et al,1998;Kelly et al,1998)。一篇回顾分析 19 例原发性肝横纹肌瘤,中位年龄为16.7 个月,且 89% 病人年龄小于 2 岁。总体死亡率为 89%,中位死亡时间为 15.3 周(Yuri et al,2004)。最近,一篇纳入1970—2010 年间 34 例病人的研究显示,仅 4 例病人仍存活(即88% 的死亡率)。生存病人确诊时年龄较死亡病人略大(12.5vs. 8.0 个月),其中 3 名为女性。由于样本量过少,无法行多因素分析(Trobaugh-Lotrario et al,2011)。

病理学

组织病理学检查显示,横纹肌瘤细胞为具有丰富细胞质的高分化圆形细胞,并含有细胞质丝状内含物(White et al,1999)。波形蛋白和角蛋白染色常为阳性,且常伴随 22q11 染色体缺失(White et al,1999)。

影像学表现

横纹肌瘤没有特异的影像学特征。

临床表现

如发现肝脏肿瘤,并伴有中枢神经系统的广泛转移,常怀疑为原发性肝横纹肌瘤。有报道可发生自发性破裂出血(Clairotte et al,2006;Kelly et al,1998;Ravindra et al,2002;Yuri et al,2004)。

治疗

原发性肝横纹肌瘤对治疗具有很强的抵抗力。应该尽可能切除肝脏病灶。常使用高剂量、抗肉瘤的化疗方案(Trobaugh-Lotrario et al,2011)。

结局

虽然开始可通过手术等控制肿瘤进展,但其易复发和转移。

肝脏血管肉瘤

一些研究者将儿童肝脏血管肉瘤(angiosarcoma)描述为血管内皮瘤的恶性形式(Falk et al,1981;Noronha & Gonzalez-Crussi,1984)(见第 89 章)。砷暴露可导致血管内皮瘤恶性转化成血管肉瘤(Falk et al,1981)。然而,无研究表明砷、氧化钍胶体及氯乙烯可直接导致血管肉瘤的发生(Dimashkieh et al,2004)。肝脏血管肉瘤的典型特征是在肝内快速生长。组织学上,梭形肉瘤细胞的胞浆中可见胆道、血管和胶原蛋白的散布。在大多数病例中可见细胞内 Schiff 染色阳性,局灶性因子Ⅷ染色可为阳性。

根治性切除是主要治疗方式,但复发率高,且大多数肿瘤无法根治性切除,因此需要辅助化疗。既往因高复发率,肝移植不作为肝脏血管肉瘤治疗方式。然而,有报道肝移植治疗后27 个月仍存活的案例(Geramizadeh et al,2011;Xue et al,2014)。早期常转移至肺(Awan et al,1996;Falk et al,1981;Kaufmann & Stout,1961;Selby et al,1992;Weinberg & Fine-gold,1983)。一篇综述结果显示,原发性肝血管肉瘤病人平均生存时间为 16 个月(Dimashkieh et al,2004)。另一篇报道 10 例儿童原发性肝血管肉瘤,其中 6 例为女性,4 例为男性(Selby et al,1992)。病人中位年龄为 3.7 岁(1.5~7 岁),中位随访时间为 10 个月,随访期间有 7 例病人死亡,其中 6 例病人死于疾病。

恶性生殖细胞瘤

肝脏的原发性恶性生殖细胞瘤(primary malignant germ cell tumors)非常罕见,可能以畸胎瘤、胆囊癌或卵黄囊肿瘤形式存在(Theegarten et al,1998)(见第 89 章)。在儿童时期,可能对术后新辅助化疗应答率较好。通常使用含有顺铂、异环磷酰胺和博来霉素的化疗方案疗法。相关病例报告极为罕见。

原发性肝非霍奇金淋巴瘤

原发性肝非霍奇金淋巴瘤(primary non-Hodgkin's lymphoma)可在儿童中发生,占儿童原发性肝恶性肿瘤的 5%(Gururangan et al,1992)(见第 89 章)。它主要是 B 细胞淋巴瘤(Zentar et al,2014)。Burkitt 淋巴瘤和其他类型的小细胞、非淋巴瘤也有报道(Huang et al,1997;Mills,1988)。可能涉及一个或多个病变(Mantadakis et al,2008)。儿童淋巴瘤的主要治疗方法是化疗,化疗通常能使肝肿块完全消失。很少手术切除治疗,既往有报道对小肿瘤可行手术治疗(Zentar et al,2014)。

肝转移瘤

在儿童中,肝脏是一个比较常见的肿瘤转移的部位。非霍奇金淋巴瘤、神经母细胞瘤、横纹肌肉瘤、横纹肌瘤、肾母细胞瘤、结缔组织小圆形细胞瘤、肾上腺皮质癌、骨肉瘤和许多其他恶性肿瘤均可能转移到肝脏。目前,可利用的数据用来明确这些肿瘤手术方式仍不足。手术切除肝转移瘤的原则包括:能够切除原发病灶、单独或有限数量的转移灶、足够的肝储备、良好的体力状态和对延长生存或治愈的合理预期。一个有意义的发现是一些转移病灶对辅助化疗的反应较好,且 MRI 有助于诊断和评估肝转移瘤。

我们治疗过 11 名接受肝转移瘤切除的病人,年龄范围在 4.3~21 岁。整体生存率为 20%,但肝转移瘤局部控制率高于 85%。肝转移瘤切除的优点包括改善肝功能异常,改善胆道梗阻,并可能延长生存时间(Su et al,2007)。

神经母细胞瘤

神经母细胞瘤(neuroblastoma)的肝转移可能发生在患有Ⅳ期神经母细胞瘤的新生儿和婴儿中。肝脏受侵犯是Ⅳ-S 期神经母细胞瘤的一个重要标志(Komuro et al,1998)。在Ⅳ-S 期,尽管肝脏肿瘤可能会很大,但一般可根治。肝脏肿瘤体积的增加通常会影响肺和腔静脉,可能需要通过放置腹腔筒仓来缓解,类似于用于先天性腹壁缺损的治疗。对于Ⅳ期疾病,接受肝转移切除术可能是有利的,有助于减少治疗或延长生存(Su et al,2007)。有报道一例神经母细胞瘤伴肝转移切除术,随访 59 个月仍无病生存(Su et al,2007)。一篇综述纳入了 17 例神经母细胞瘤伴肝转移病儿,随访发现至少 5 年无病生存。除了治疗时经历的并发症外,这类病儿一般无长期的肝损伤发生(French et al,2012)。

肾母细胞瘤

大约有 12% 肾母细胞瘤病人会伴有肝转移(Cohen & Siddiqui,1982),这与肿瘤组织学特征有关(Breslow et al,1986;Thomas et al,1991)。经过适当筛选,部分病人可从手术中获益。一项报道 15 例肝转移性 Wilms 瘤术后病人,其 2 年生存率为 62%,5 年生存率为 44%(Foster 1978)。另一篇报道 4 例肝转移性肾母细胞瘤术后病人,其 2 年生存率为 80%,其中 2 例病人分别存活 14 年和 17 年(Morrow et al,1982)。Hagiwara 等也报道了类似结果(Hagiwara et al,1982)。然而,也有报道 3 例病人,且生存时间均低于 9 个月(Su et al,2007)。一项纳入 742 例Ⅳ期肾母细胞瘤病人的研究显示,发生肝转移病人较其他部位转移者预后无显著差异。此外,研究结果显示直接肝转移瘤切除并不能生存获益,而在接受新辅助化疗或放疗后再手术可延长生存时间(Ehrlich et al,2009)。

骨肉瘤

骨肉瘤(osteogenic sarcoma)病人有时可观察到钙化性肝转移(Shapiro et al,1988)。尽管关于骨肉瘤肺转移已有大量报道(La Quaglia,1993;Saltzman et al,1993;Torre et al,2004),但关于肝转移的研究尚不足。我们报道了一例骨肉瘤伴单发肝转移灶行肝右前叶切除的病人。该病人术后无病生存 2 年,随后出现四肢骨转移灶,并需要截肢治疗。并在 46 个月后再次出现肝转移瘤,并在随后去世(Su et al,2007)。另一篇个案报道一例成年骨肉瘤肝转移病人,随后接受了射频消融治疗肝内病灶,但随后死于恶病质(Yu & Yao,2009)。目前,仍缺大量的相关案例报道。

促结缔组织增生小圆细胞瘤

促结缔组织增生小圆细胞瘤常累及肝脏,并常致人死亡

(Kushner et al,1996;Mazuryk et al,1998;Ordonez,1998)。肝内转移灶常为弥漫型,无法根治切除。但若能切除,则可显著生存获益(Schwarz et al,1998)。未来的治疗策略包括化疗栓塞和动脉灌注治疗。研究显示肝转移瘤在 300Gy 剂量放疗无显著效果。此外,有报道射频消融或放射性微球具有一定疗效(de Oliveira-Filho et al,2003;Subbiah et al,2011)。

横纹肌肉瘤

横纹肌肉瘤(rhabdomyosarcoma)常见转移部位是肝,其次是肺、淋巴结和骨(Shimada et al,1987)。由于常为肝内弥漫型转移,且伴有其他部位转移,导致无法根治性切除。

结肠癌肝转移

儿童可发生结肠癌(LaQuaglia et al,1992),大约 50% 为印戒细胞癌。转移模式常为经腹膜转移,而不是经门静脉。肝转移常发生在肿瘤晚期,与腹腔内肿瘤大小无关(见第 92 章)

恶性周围神经细胞瘤

在儿童和青少年,恶性周围神经细胞肿瘤可转移到肝脏。转移灶常为粟粒样结节,并且对化疗反应较差(Probst-Cousin et al,1997)。

肾上腺皮质癌

肾上腺皮质癌(adrenocortical carcinoma)也可转移到肝脏,且常伴随肺和腹膜后转移(Arico et al,1992)。治疗通常采用基于顺铂的化疗。有一些证据表明,肝转移瘤切除术可以延长中位生存 11.5 个月,但几乎均会复发(Gaujoux et al,2012)。TACE 也显示有一定疗效(Cazejust et al,2010)。

横纹肌瘤

横纹肌瘤(rhabdoid tumor)常起源于肾脏,且可以转移到肝脏(White et al,1999)。它也能在肝脏原发,但非常罕见。肝转移的常为弥漫性,无法手术切除,常使用肉瘤的化疗方案进行治疗(Vujanic et al,1996)。

肝脏评估和肝切除

外科解剖学

外科常用肝脏解剖是基于 Couinaud 的解剖原则,前面章节已阐述(见第 2 章)。

在幼儿和婴儿中,肝切除的原则与成人相同(见第 103 章和第 108 章)。

肝脏再生

儿童肝脏即使在大范围切除(见第 6 章)和全身化疗后也能够再生(Shamberger et al,1996;Wheatley et al,1996)。在大多数病人,肝能迅速恢复到正常体积(图 95.10)。

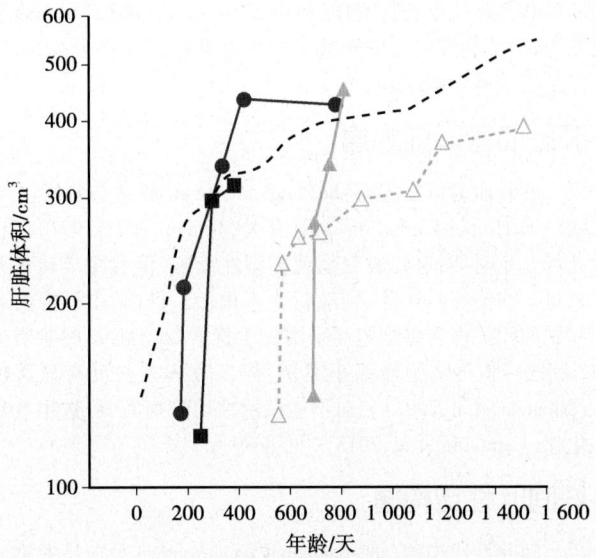
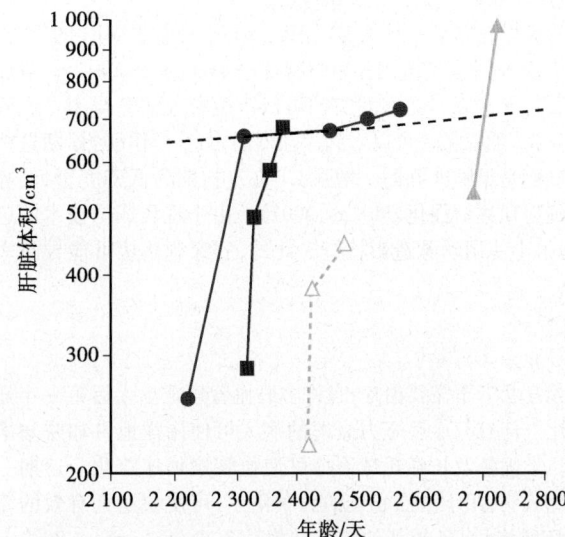

图 95.10 病儿在不同年龄期行大部肝切除后肝脏体积恢复到正常的示意图,显示了两个不同年龄组的再生情况(From Wheatley JM,et al:Liver regeneration in children after major hepatectomy for malignancy:evaluation using a computer-aided technique of volume measurement. J Surg Res 61:183-189,1996.)

儿童肝占位的评估

怀疑有肝占位的病人首先要进行详细的病史和体格检查。血液检查应包括血常规、肝功能、凝血功能和肿瘤标记物,其中应包括血清 AFP 和 β-hCG。多普勒超声用于确定肿块是囊性的还是实性的,确定门静脉、肝静脉和腔静脉的通畅程度,以及明确周围卫星灶(见第 15 章)。目前,MRI 可提供关于病变及周围静脉和胆管的最详细信息(见第 19 章),CT 可以提供与 MRI 相同的解剖学信息(见第 18 章)。如果怀疑为恶性肿瘤,则需行肺部 CT 检查,排除肺转移。如果检查后仍不能明确为恶性,则需行活检。经皮针芯或抽吸活检对肝母细胞瘤的确诊是有价值的,但对 HCC 一般不需要活检。如有必要,可行开腹或腹腔镜下组织活检。在决定探查之前,主刀医生必须完善检查以确定可切除性。一般情况下,需要儿科医生或经验丰富的肝胆外科医生团队来诊治。

良性肝肿瘤(见第 89 和 90 章)

在一项研究中,良性肝肿瘤在 1 250 个小儿肝肿瘤中占比不到 35%(Finegold,1994)。儿童良性的肝脏肿瘤包括血管瘤或血管畸形、肝细胞腺瘤、局灶性结节增生、间质错构瘤以及各种类型的囊肿和囊性病变。图 95.11 显示了儿童常见的良性肝肿瘤的分布。

肝血管瘤和血管畸形

血管瘤(hemangiomata)是一种以血管内皮细胞空间排列为特征的病变,其大小和范围各不相同(Ehren et al,1983;Ishak,1976)。有时可归类为错构瘤,是儿童最常见的皮肤病变。血管内皮瘤是一种恶性程度不一的高增殖细胞病变。相反,静脉畸形和海绵状血管瘤的特点是缺乏细胞和大的血管空间。动静脉畸形是最罕见的病理亚型,以动脉和静脉之间的异常吻合为特征。静脉畸形、海绵状血管瘤和动静脉畸形可能与导致充

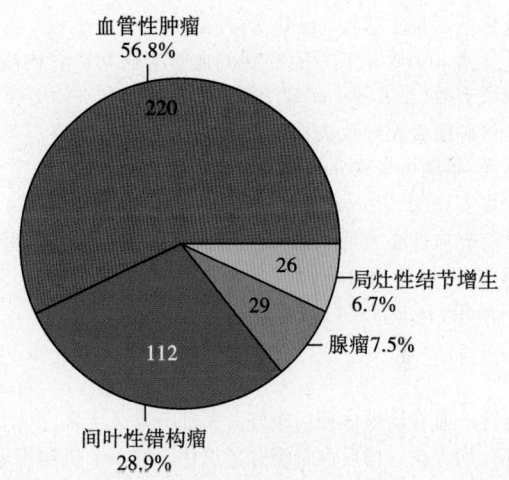

图 95.11 儿童期良性肝肿瘤的频率分布(Exelby et al,1975;Weinberg & Finegold,1983),本图基于手术或病理诊断的病儿,利用现代成像技术发现,偶然发现的无症状的血管源性良性肿瘤的比例要高得多(Flemming et al, 1995)

血性心力衰竭的显著分流有关。

发病率

儿童时期肝脏内皮血管肿瘤的总体发病率可能无法明确,因为许多病儿是无症状的。血管病变占儿童有症状的肝肿瘤的 13%~18%(Exelby et al,1975;Finegold,1994)。肝血管瘤在女孩中更为常见,男女比例为 1:2。

临床表现和诊断

腹部肿块可能是肝脏血管肿瘤最常见的征象。若皮肤出现多个半球状血管瘤,则需排除内脏血管病变。在增大的肝脏上有时可听到收缩期杂音。在婴儿中,如出现体积巨大,血液灌注丰富的血管瘤,则需注意防止充血性心力衰竭。肝血管瘤较少出现黄疸、DIC 或破裂出血引起出血性休克,有时行穿

刺病理活检时可导致出血(Hobbs,1990)。

诊断肝血管瘤几乎均需影像学支持。可根据 MRI 的 T1 及 T2 成像评估肿瘤的范围及组织特征(Powers et al,1994)。静脉注射肝特异造影剂钆塞酸二钠可以产生更大的分辨率。血管病变在 T2 加权像上可以看到为强烈的白色。MRI 对诊断这些血管病变是足够准确的。增强 CT 在平扫期为低密度影,动脉期及延迟期逐渐强化(Meyers,2007)。由于现代成像技术的进步,已很少使用动脉造影检查。此外,肝穿刺活检可能导致大出血。

治疗

无症状者不需要治疗,且许多肝血管瘤在出生后第一年开始退化。伴有充血性心力衰竭的病人可使用洋地黄和呋塞米治疗。类固醇及长春新碱治疗可使血管瘤加速退化。近期一项研究表明,用于治疗心衰的普萘洛尔,可使快速且有效的缩小血管瘤体积,且较其他治疗并发症更少(Sans et al,2009)。其一开始用于皮肤性血管瘤,但也被证明对肝血管瘤有效(Lou et al,2014)。如果伴有难治性心衰,则可采用介入栓塞治疗或血管瘤捆扎术(deLorimier et al,1967;Herlin et al,1988)。肝动脉栓塞可有效控制症状,但侧支血管的迅速增生,可能使后续切除或栓塞困难。对发生 DIC 病人需输血和血小板。有报道使用干扰素-a(IFN-a)治疗有症状的血管瘤病和血管内皮瘤对个别病人有效(Le Luyer et al,2000)。

血管肿瘤破裂导致失血性休克的病人通常需要肝切除治疗。然而,早期可采用介入栓塞控制出血,再行手术治疗,从而使手术更安全(Takvorian et al,1988)(见第 30 章和第 124 章)。部分伴有充血性心衰病人也需要行肝切除治疗。在这些复杂的手术中,可以使用血液回输技术来减少失血(Kitahara et al,1995;Schaller et al,1984)。

结局

良性肝血管瘤整体预后较好。大部分病人无需手术治疗,且大部分病人在一岁后血管瘤开始退化。有一个机构报道了 5 例良性血管内皮瘤恶变成血管肉瘤(Weinberg & Finegold,1983)。其中,有 3 例在恶变前接受了放疗。也有相关报道,采用放射治疗肝血管瘤有恶变成血管肉瘤的风险(Costello & Seywright,1990)。

血管内皮瘤

血管内皮瘤(hemangioendothelioma)的发病率为 1%,是 6 个月以下小儿病人中最常见的肝血管肿瘤(Sari et al,2006)(见第 89 章)。在一份报告中,16 名患有血管内皮瘤的婴儿和儿童,其中 15 例伴有肝脏肿大,7 例出现充血性心衰,4 例伴有皮肤病变(Holcomb et al,1988)。此外,也有报道肝内皮瘤伴有血小板减少性凝血障碍,即卡萨巴赫-梅里特综合征(von Schweinitz et al,1995c)。这种现象可产生严重的血小板减少症,常低至 $6×10^9$/L,纤维蛋白原可降至 1g/L 以下。输注血小板不会逆转这一过程,并可能恶化症状,因为血小板会被聚集在肿瘤内。然而,血小板计数的短暂上升可以满足手术的需要。否则,则建议根据症状来治疗病人,而不是根据实验室数据。伴有严重症状的病人可以用皮质类固醇、α 干扰素、长春

新碱和其他化疗药物治疗(Kelly,2010)。这些病变可出现异常细胞,但不会发生远处转移。如果原发性病变产生症状,则可以采用手术切除缓解。

肝脏血管母细胞瘤

肝脏血管母细胞瘤(hemangioblastoma)通常与希佩尔-林道病(von Hippel-Lindau disease)有关(Rojiani et al,1991)。在婴儿和儿童时期,这些病变呈现多型性细胞,但远距离转移并不常见。如能完整切除,则应行手术根治。目前,中枢神经系统和视网膜的血管母细胞瘤采用 α 干扰素 2a 治疗。尽管有报道 2 例视网膜母细胞瘤缩小案例,但多数病人并没有显著疗效(Niemela et al,2001)。对不能根治性切除病人,可选用放疗或化疗(Capitanio et al,2013)(见第 89 章)。

肝间叶性错构瘤

间叶性错构瘤(mesenchymal hamartomas)通常是发生于婴儿肝脏的单发肿块。通常是多囊性的,囊肿内排列有扁平的胆管上皮或内皮细胞。具有丰富的增殖活跃的间质成分,且常伴有淋巴管扩张。如果间叶性错构瘤发生在胆道闭锁区,则常导致远端胆管阻塞和肝细胞坏死(Cooper et al,1989)。另有学者提出假设,认为该病变与血管发育异常有关。这解释了在微管下观察到间叶性错构瘤常伴有小血管瘤的发生(Srouji et al,1978)。虽然很少对该类肿瘤进行细胞遗传学分析,但是已发现常伴有染色体 19q13.4 断点分裂(Mascarello & Krous,1992)(见第 89 章)。

流行病学

在儿童期,肝间叶性母细胞瘤占原发性肝肿瘤的 6%,并且男性发病率高于女性。在一项研究中,134 例肝占位性病变病人中,有 4 例患有肝间叶性母细胞瘤(Yen et al,2003)。其中三分之二病人为 1 岁以下的婴儿。在一项对 18 例该病的研究显示,确诊诊断时平均年龄为 16 个月(DeMaioribus et al,1990)。

临床表现和诊断

多数肝间叶性母细胞瘤表现为腹部肿块或肝肿大,通常无其他临床症状(Srouji et al,1978),但有部分病人可因肿瘤巨大引起呼吸困难或下腔静脉压迫症状。肝间叶性母细胞瘤常位于右半肝。超声、CT 和 MRI 是常用的诊断方法,确诊常需活检。图 95.12 为巨大间叶性母细胞瘤 MRI 影像。超声下常诊断为胎儿巨大肝囊肿(Tsao et al,2002)。

治疗

解剖性切除(即肝段切除术)是有效的治疗方式,特别是对于较大的肝脏肿瘤。由于有间质成分,常伴有包膜,因此有利于对大肿瘤的切除。对中央型肝间叶性母细胞瘤,则不能采用肝段切除法,图 95.12 所示的就是做了局部剜除的病例。有时,对不能完全切除肿瘤的病人,可给予其中巨大的囊性灶造瘘(Meinders et al,1998),但这种手术可能无法成功(Meinders et al,1998)。一例案例报道采用 CT 记录了肝间叶性母细胞从开始肿大到退化的过程(Barnhart et al,1997)。由于许多研究报道肝间叶性母细胞为自发性退行性疾病,因此对无症状病人

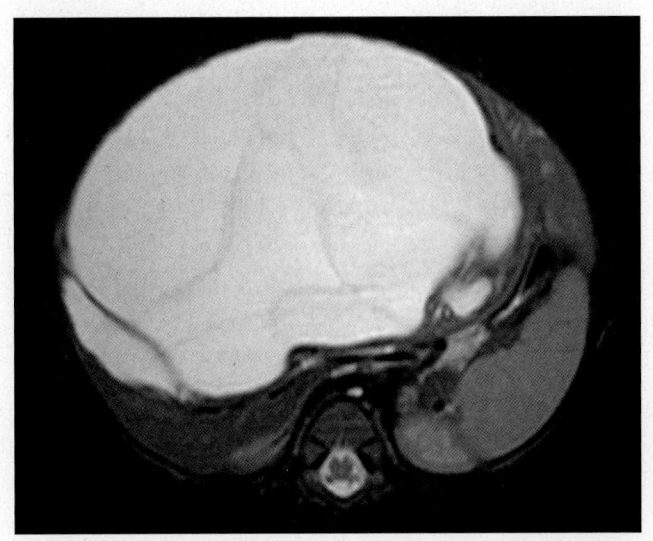

图 95.12　磁共振 T2 加权显示的一个巨大的肝间叶性错构瘤

进行手术治疗仍有争议(Leary et al,1989;Meyers,2007)。然而,也有报道提出,间叶性母细胞可恶性转化成胚胎肉瘤的假设(Meyers,2007)。甚至有研究提出,在母体子宫内对胎儿巨大的肝囊肿进行减压可以改善病人的预后(Tsao et al,2002)。

结局

肝间叶性母细胞病人在多种方案的治疗中预后良好。在一项对 18 名病人的研究显示,13 名可随访的病人在治疗后 1 个月至 24 年(平均 5 年)仍存活(DeMaioribus et al,1990)。

局灶性结节增生和肝腺瘤

局灶性结节增生(focal nodular hyperplasia,FNH)和肝腺瘤(hepatocellular adenomas)是一种良性肝细胞增殖,成人较儿童更常见(见第 89 章和第 90A 章)。10 岁前,肝腺瘤的发生可能与 1 型糖尿病有关,并且可为多发(Saito et al,1984)。也有报道一例 FNH 伴有 1 型糖尿病的病人(Sakatoku et al,1996)。在接受雄激素治疗的血液疾病病人中,在使用达那唑后或口服避孕药的妇女中易发生肝腺瘤(Fermand et al,1990)。局灶性结节增生和肝腺瘤都与高雌激素环境相关(Sakatoku et al,1996)。在治疗其他实体恶性肿瘤的儿童中,部分可发生 FNH(Bouyn et al,2003;Joyner et al,2005)。这些作者假设化疗或放疗的继发性血管损伤是因果因素。有学者提出假设:继发于放疗或化疗的血管损伤可能是诱因。FNH 与腺瘤的区别在于含有胆管的纤维间隔和炎症浸润。一项研究报道了在 39 例不可切除的肝腺瘤,有 5 例恶变成 HCC。

流行病学

儿童时期只有不到 2% 的肝肿瘤是 FNH 或肝腺瘤(Weinberg & Finegold,1983)。这两种病变均可见于婴儿和青少年,且大多数病人出现时年龄小于 5 岁,以女性为主(Nagorney,1995)。在成年人中已发现 FNH 或肝腺瘤的发生与避孕药的使用有关,但对儿童及青春期少年,尚无明确与外源性激素使用有关。但有报道提出 FNH 或肝腺瘤可能与胎儿产前使用皮质类固醇类药物有关(Prasad et al,1995)。一份关于儿童 48 个良性肝肿瘤的报告中,其中有 3 例(6%)FNH 和 2 例肝腺瘤(4%)(Ehren et al,1983)。

临床表现和诊断

肝腺瘤病人通常以无症状腹部肿块就诊,也可能出现破裂出血,导致急性腹痛就诊。影像学上,FNH 和腺瘤都有完整的包膜。因为 FNH 与纤维隔膜相关,腹部超声和 CT 可表现出特征性的中央"瘢痕"。影像学上,肝腺瘤可显示完整包膜,但组织学上很难与 HCC 区分。在儿童期,这类肿瘤可生长至很大,并导致症状。在一份关于儿童的 6 例病例的报告中,平均肿瘤大小为 7.5cm(2.5~10cm)(Lack & Ornvold,1986)。6 例中,有 4 例肿瘤位于右半肝,剩下 2 例左右半肝均有。超顺磁氧化物增强磁共振检查可区分 FNH 和肝腺瘤(Beets-Tan et al,1998)。

治疗

肝腺瘤首选手术治疗,因为其很难与低级别 HCC 区分,并且具有破裂出血风险(Westaby et al,1983)。同时,切除肿瘤也可减轻腹部症状(Hutton et al,1993)。通常需要选择解剖性肝切除,我们也曾通过扩大左半肝成功切除肿瘤(Glick et al,2000)。腹腔镜肝切除也可用于治疗肝腺瘤(Marks et al,1998;Samama et al,1998),并且射频消融也可同样作为治疗手段(Gómez et al,2014;Rocourt et al,2006)。对肿块巨大或伴有症状的不可切除肿瘤,可选择栓塞治疗。对无症状肿瘤,可选择超声、MRI 和临床检测进行随访。对已自发性退化但伴有症状者,可选择手术或消融治疗(Meyers,2007)。

结局

绝大多数病人术后恢复良好,且一般来说,解剖性切除更优。在一份关于 6 例 FNH 和 2 例肝腺瘤的报告显示,其中 6 例病人长期生存(Lack & Ornvold,1986)。其中,3 例为术后病人,术后 4~17 年仍存活;2 例为观察随访病人,随访 13~15 年后仍存活。1 例病人死于白血病,其 FNH 是意外发现的。2 例肝腺瘤病人中,1 例术后存活 10.5 年,1 例死于术后出血。

肝囊肿和囊性疾病(见第 75 和 90B 章)

已有多项研究报道了儿童孤立的、先天性的非寄生虫性肝囊肿(Hernandez-Siverio et al,1988;Pul & Pul,1995)。儿童肝囊性病较少见,但已有越来越多的病例在体检超声或 CT 时被发现。肝囊肿多为单纯性,开腹手术时可见为淡蓝色外观,囊壁常有 3 层结构。内膜一般为立方形或柱状,但也有黏液形或鳞状上皮的报道。中层由血管成分组成,外层由压缩的肝细胞、胶原、肌纤维和胆管组成(Jones,1994)。肝寄生虫囊肿囊液可为草绿色、透明的,且内无压力。大部分肝囊肿位于右肝前叶(Ⅴ段),部分带蒂生长。

大多数孤立的肝囊肿是无症状的,不需要治疗。老年病人有时会有腹痛不适或饱腹感。肝囊肿很少会发生破裂,但有肝囊肿挫伤的报道。约 9% 的单纯性肝囊肿会压迫肝外胆管,引起梗阻性黄疸。肝囊肿不会影响病人长期生存,但并未考虑囊肿退化癌变的情况,但在治疗选择时需要考虑。单纯性、无症状的肝囊肿无需手术治疗。一项纳入 67 例肝囊肿病人,并随访 20 年的报道显示,仅 15% 肝囊肿病人有不适症状。有症状的囊肿平均直径为 13.7cm,而无症状的囊肿平均直径为 2.1cm(Celebi et al,2014)。如果囊肿有症状或对诊断仍有疑问,通常简单的经皮穿刺抽吸后易复发,但抽吸后注射乙醇或其他化合物(硬化剂)可能是有效的(Spârchez et al,2014),而更常见的是需要手术干预。

　　术前需行 MRI(见第 19 章)或多普勒彩超(见第 15 章)检查,明确和门静脉及肝静脉的关系。可以切除既不贴壁也不靠近这些血管结构的囊肿。对靠近大血管的有症状的囊肿需行肝叶切除。此外,囊肿开窗减压术也是可选择的治疗方式之一。在囊肿内注射造影剂可以排除与胆道漏的罕见情况。开腹术中偶然发现的囊肿直径小于 5cm 时应不予处理,但对直径在 5~10cm 之间的囊肿应进行抽吸以确认诊断。抽吸后需切除囊肿壁。对于大囊肿,特别是有炎症或囊肿壁靠近主干静脉或胆道分支时,应行解剖性肝切除术(Iwatsuki et al,1990)。解剖性肝切除避免了不必要的出血和术后胆瘘的风险。

　　已有报道成人型多囊病累积肝脏,表现为右半肝基本被囊肿替代,但左半肝正常(Marcellini et al,1986)。这种情况可选择右半肝切除进行治疗。有时单发囊肿会与肝胚胎肉瘤混淆(Chowdhary et al,2004),此时需细针穿刺病理检查明确诊断。

　　　　　　　　　　　　　　　　　（杨田 译　张必翔 审）

第二篇　肿瘤性疾病
D. 治疗：非手术切除

第 96A 章

肝脏肿瘤的肝动脉栓塞和化疗栓塞

Chang Jin Yoon, Jin Wook Chung

肝细胞癌（hepatocellular carcinoma, HCC）是全球最常见的肝癌类型之一（见第 91 章）。尽管对高危人群进行了广泛的筛查，但由于门静脉高压症、肝功能差、肿瘤多发、肿瘤侵犯门静脉、无法获得安全的 R0 切缘、老龄或严重合并症等原因，多数肝癌病人在确诊时已失去手术切除机会。只有 20%～30% 的病人有条件行肝切除（见第 103 章）或肝移植（见第 115A 章）（Sotiropoulos et al, 2006）。此外，50%～70% 的病人会在术后 5 年出现肿瘤复发（Lencioni et al, 2013）。因此，在缺乏有效的系统治疗手段时，众多的研究都致力于经肝动脉局部治疗以控制肿瘤的进展。经肝动脉化疗栓塞术（transarterial chemoembolization, TACE）是肝肿瘤病人缓解症状和延长生存期的最常用方法（Bargellini et al, 2014），TACE 应区别于仅使用栓塞材料的经肝动脉栓塞，和仅使用抗肿瘤化疗药物的肝动脉灌注化疗。

肝动脉栓塞治疗的基本原理

肝肿瘤的血液供应

肝脏的双重血供是肝肿瘤病人行肝动脉栓塞治疗的生理学基础。正常肝实质的营养血供 75% 以上来自门静脉，而肝肿瘤的血供主要（90%～100%）来自肝动脉，因此，栓塞肝动脉来源的肿瘤滋养动脉，可以引起肿瘤的选择性缺血损伤，同时保护了以门静脉供血为主的正常肝实质。此外，理论上局部给药具备药代动力学优势。例如，通过肝动脉途径给药，多柔比星、顺铂、丝裂霉素 C 和 5-氟尿嘧啶的肝脏局部药物浓度较全身静脉途径给药分别增加了 2 倍、7 倍、8 倍和 10 倍（Kemeny et al, 2006）。

肝癌的发生是一个多步骤过程，其血供会逐渐动脉化（Kitao et al, 2009），因此，在肝癌发生的不同阶段，其血供可能是有区别的（见第 9D 章）。例如，有包膜的结节型肝癌几乎完全由肝动脉供血，而分化良好的肝癌和进展期肝癌的包膜外浸润边缘可以由门静脉供血，或者由门静脉和肝动脉双重供血

（Idee & Guiu, 2013）。类似的现象也可在肝转移性肿瘤中观察到：早期小于 200μm 的肝转移灶几乎完全由肝血窦供血，随着转移灶的生长，其血供也逐渐动脉化。即使到了进展期，大多数肝癌转移灶仍保留有明显的门静脉供血（Kan & Madoff, 2008）。因此，TACE 可能对早期肝转移癌和进展期肝转移癌的部分区域的疗效不佳。

经动脉化疗栓塞

TACE 的目的是将靶向栓塞肿瘤致缺血效应与动脉内化疗相结合。但迄今为止，对于最佳的化疗药物尚无共识。目前最常用的化疗药物是多柔比星，其次是顺铂、表柔比星、米托蒽醌、丝裂霉素 C（Marelli et al, 2007）。将化疗药物溶于水或水溶性造影剂中，再与碘油混合，以油包水型乳剂的形式给药（图 96A.1）。化学药剂-碘油乳剂的药代动力学在很大程度上取决于其组成。例如，油水比为 4:1 的乳状液比 1:1 的乳状液表现出更好的物理稳定性和药物缓释性（Choi et al, 2014）。

当注入肝动脉时，由于肿瘤和正常肝实质之间的血流动力学差异，碘油优先积聚在肿瘤内。当肿瘤的窦状腔隙填充超过一定阈值时，任何额外的碘油都可能通过动脉-门静脉交通回流入门静脉，这是因为其具有"可塑性"（碘油根据微血管大小进行调整）（Kan & Madoff, 2008）。这使得暂时的双重（动脉和门静脉）栓塞肝细胞癌成为可能，对临床上治疗由门静脉供血的包膜外浸润性肿瘤和卫星结节非常重要（图 96A.2）。由于肿瘤中没有肝巨噬细胞（库普弗细胞），碘油一旦在肿瘤血管系统中沉积，通常会长期保留。在 6 至 12 周内，化疗药物从碘油乳剂中缓慢释放（Raoul et al, 1992）。相反，在正常肝实质中，碘油不会阻塞肝动脉，而是通过终末门静脉-肝窦进入体循环（Kan et al, 1993）。

推注碘油乳剂后，供应肿瘤的肝动脉被栓塞，从而导致肿瘤缺血性坏死，并通过减慢肝循环外排的速度增加化疗药物在肿瘤中的滞留时间。此外，栓塞引起的缺血性损伤可增强化疗药物渗透，干扰肿瘤细胞膜的跨膜泵功能（Giunchedi et al,

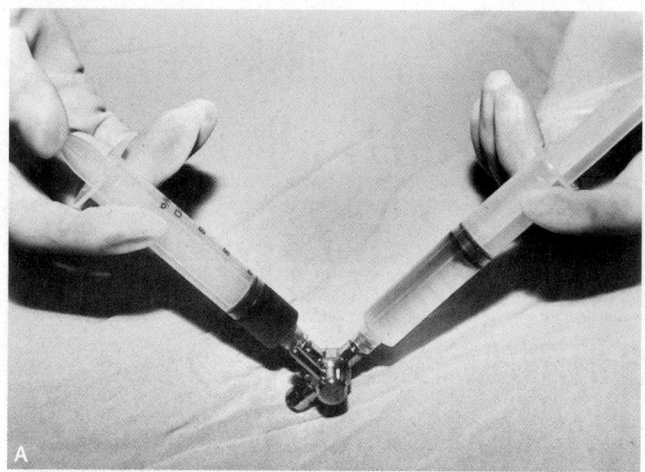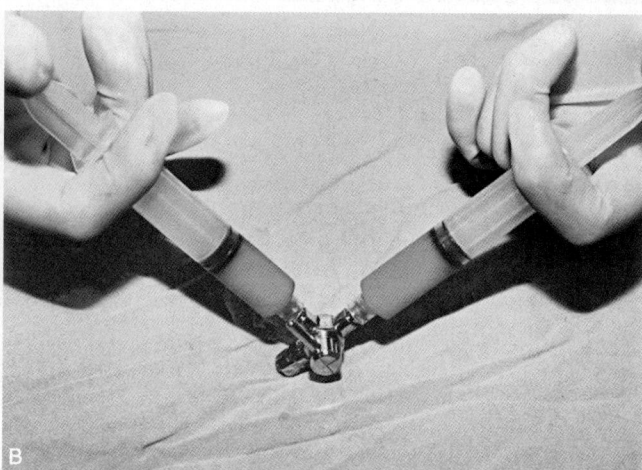

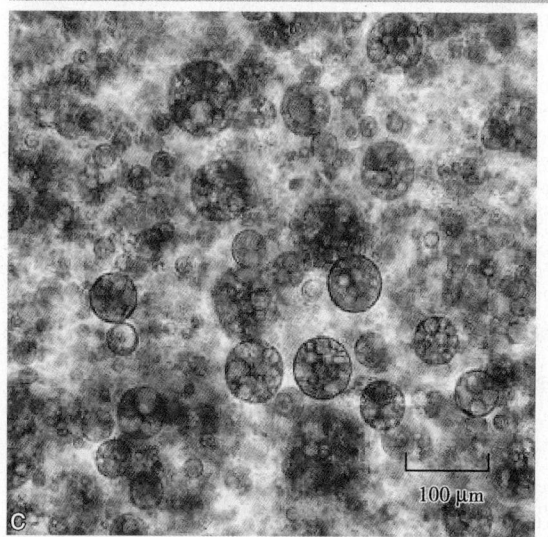

图 96A.1 碘油和多柔比星乳剂的制备。每 10mg 多柔比星溶于 0.5ml 水溶性造影剂中。将碘油和溶解的多柔比星分别吸入三通活塞连接的注射器中(A),通过交替用力推动各注射器进行乳化(B)。(C)光学显微照片显示油基中形成了含有多柔比星的大小不等(10~50μm)的油水混合型乳剂

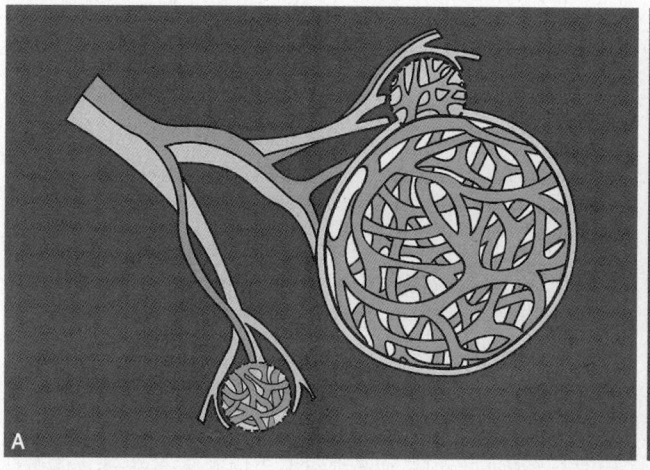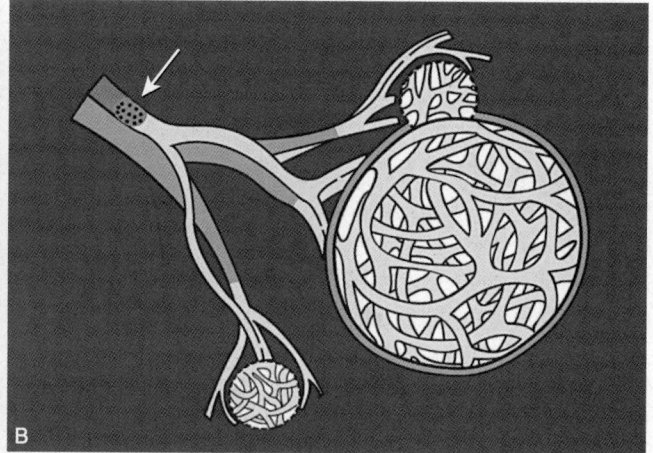

图 96A.2 使用碘油进行亚节段或节段动脉化疗栓塞的概念图。(A)仅由肝动脉供血的有包膜的结节型肝细胞癌(HCC);由肝动脉和门静脉混合供血的包膜外浸润以及无包膜的小肝癌。(B)如果通过肿瘤供血动脉注入足量的碘油和化疗药物的乳剂,不仅肿瘤新生血管,而且肿瘤周围门静脉也被乳剂充填。随后肝动脉栓塞(箭头)可能导致动脉和门静脉血流同时阻断;通过高浓度化疗药物和缺血的联合作用,可以有效地治疗动脉和门静脉混合供血的肿瘤部分

2013)。近端主干动脉闭塞是不可取的,因为它不仅会诱发肝内和肝外侧支血管的形成,而且还会失去再次手术的机会。因此,选择适当尺寸的栓塞材料非常重要。最佳尺寸的栓塞材料应当足够小,可以到达并闭塞肿瘤的终末小动脉,但应大于分流的动静脉和胆管周围血管丛,以避免肺栓塞和胆管坏死的风险。迄今为止,明胶海绵颗粒是最常用的制剂,聚乙烯醇(PVA)颗粒、适形微球、无水乙醇、淀粉微球、氰基丙烯酸酯,甚至自体血凝块也可使用(Giunchedi et al,2013)。体积为500~1 000μm³ 的明胶海绵颗粒仅暂时阻塞动脉,2 周内再通,已被证实对肝功能储备良好的病人,不引起严重的肝损伤(Caturelli et al,2000)。但是,不宜使用明胶海绵粉末,因为其可能会引起小动脉分支的栓塞和坏死,造成胆道狭窄和胆汁瘤等胆道损伤。PVA 颗粒会引起永久性或半永久性的动脉闭塞,由于其体积较小(直径 50~250μm),可能导致更远端的动脉闭塞。自体血凝块可像明胶海绵一样引起暂时的动脉闭塞。但由于栓塞后血凝块的溶解速度更快,在几次 TACE 治疗后发生动脉血栓的概率可能更低。因此,在临床上没有任何一种材料具有绝对优势(Marelli et al,2007)。

评估肿瘤相关动静脉分流对保障手术的安全具有重要意义。肿瘤占据的肝实质越多,存在的动静脉分流就越多,这使得进行 TACE 时经常出现问题(Gaba et al,2014)。严重的动脉门静脉分流可引起门静脉血流增多,导致腹水和静脉曲张出血。对存在明显动静脉分流的病人,建议在 TACE 前先对分流通道进行栓塞。对大量的动脉门静脉分流进行栓塞后,有可能使门静脉离肝血流转变为向肝血流,从而改善病人一般状况及并减轻腹水(Shi et al,2013)。

适应证

TACE 最常见的适应证是不可切除的 HCC(见第 91 章),HCC 的可切除性的确定应基于肿瘤浸润的程度和肝功能。大多数 HCC 病人都有肝硬化背景(见 76 章),与无基础肝病的病人相比,肝硬化病人则需要较大的残肝体积来维持足够的肝功能。因此,在肝实质正常的病人中可以切除的肿瘤,在肝硬化病人中可能无法切除(见第 108 章)。同时,肝功能不全的病人可能无法耐受广泛的动脉栓塞,因为他们的肝脏比正常的肝脏更依赖动脉供血。而且,重度肝硬化的病人更有可能死于基础肝病,而不是 HCC。因此,TACE 通常施行于肝功能(Child-Pugh A 级或 B7 级)和体力状态[东部肿瘤协作组(ECOG)评分 0 或 1]较好的病人。目前已经提出几种 HCC 临床分类的方法,包括法国分类、意大利 CLIP 分期、香港中文大学预后指数(CUPI)和日本综合分期系统(JIS)。但这些分类系统并不适用于预判 TACE 的受益人群。最近,巴塞罗那临床肝癌(BCLC)分期系统提出将治疗分配给特定的亚类,并得到了欧洲肝脏研究协会(EASL)和美国肝脏疾病研究协会(AASLD)的认可(EASL, 2012; Bruix & Sherman, 2011)。BCLC 分期系统将 TACE 推荐为中期 HCC(无血管侵犯或肝外扩散的多结节、无症状肿瘤)的一线治疗。初诊时为 BCLC 中期的 HCC 病人不足 15%(Kwak et al,2014)。然而,在实际的临床工作中,TACE 也常用于单发 HCC 的治疗。最近一项使用逆概率加权的研究显示,对于小的单发 HCC 病人,TACE 术后的长期生存率与肝切除术和射频消融术(radiofrequency ablation,RFA)相当(Yang et al,2014)。因此,对于因全身合并症或解剖问题而不适合接受肝切除术或射频消融治疗的早期 HCC 病人,TACE 可视为一种替代治疗。最近的 HCC 治疗指南报道,TACE 是在亚洲和北美最常用的首次治疗方案(Lee et al,2014b)。

无论肝功能状况如何,HCC 的自发破裂都是行急诊 TACE 的指征。即使在晚期肝硬化病人中,显示外生性生长的结节性 HCC 也可以通过选择性栓塞进行治疗,以防止肿瘤破裂,而不会导致肝功能恶化(Kim et al,2012b)。

TACE 还可作为重要的新辅助治疗手段,用于肝肿瘤切除前的降期治疗或等待肝移植病人的桥接治疗。

除了 HCC 外,富血供转移性肿瘤病人也可受益于 TACE。典型的富血供转移性肿瘤包括神经内分泌肿瘤(见 93 章)、胃肠道间质瘤和葡萄膜黑色素瘤(见 94 章)。最常见的适应证是肝肿瘤快速进展期,伴有病情稳定或无肝外疾病,以及

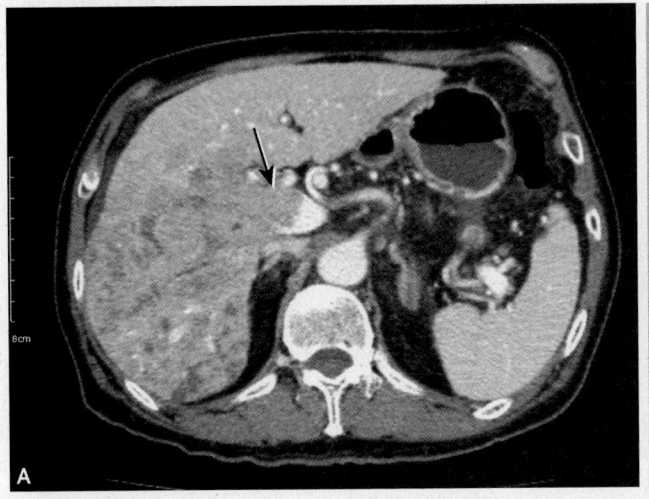 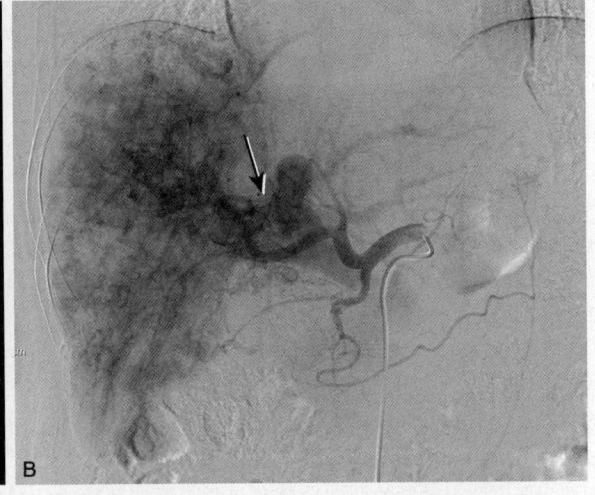

图 96A.3　1 例 70 岁男性,经动脉化疗栓塞术治疗伴有门静脉主干癌栓的弥漫性肝癌。TACE 前 Child-Pugh 评分为 A6,血清甲胎蛋白(AFP)水平显著升高(1 298ng/ml)。(A)动脉期计算机断层扫描(CT)显示弥漫性肝细胞癌侵犯肝右叶,并延伸至门静脉主干(箭头)。(B)腹腔动脉造影示肝右叶弥漫性富血供肿瘤,广泛的动脉门静脉分流(箭头)。TACE 采用 6ml 碘油和 30mg 盐酸多柔比星的乳剂,然后用聚乙烯醇(150~250μm)和明胶海绵颗粒栓塞肝右动脉。栓塞后予以肝动脉顺铂(70mg)灌注化疗。

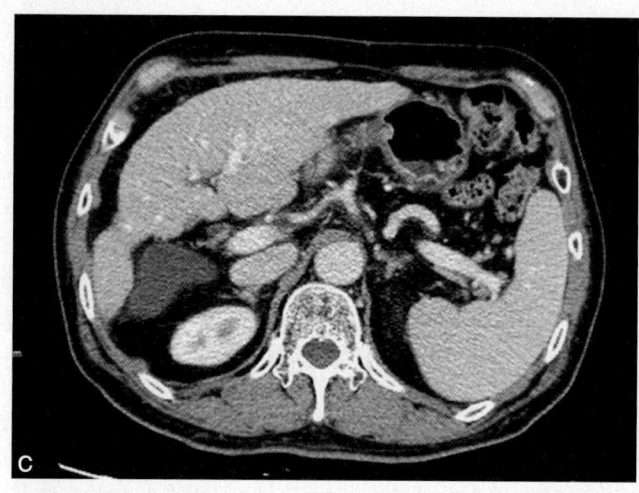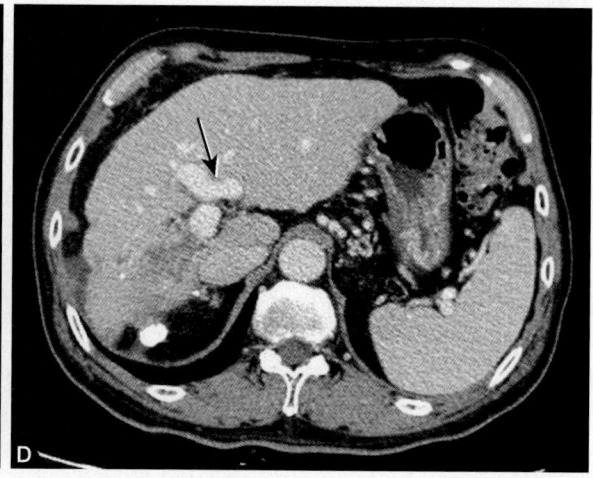

图96A.3(续) (C)和(D)三次TACE后的2年随访,CT显示弥漫性肝癌完全缓解,门静脉主干再通(箭头)。肝功能保持良好(Child-Pugh 评分 A5),AFP 水平恢复正常(4.5ng/ml)

与肿瘤体积或激素过多的相关症状,特别是神经内分泌肿瘤。

虽然没有TACE的绝对禁忌证存在,但具有多个主要不良预后指标的病人不应接受治疗。一般公认的主要禁忌证是失代偿期肝硬化(Child-Pugh B8 或评分更高,见第3章)或瘤体过大侵犯双侧肝叶。肿瘤侵犯门静脉主干也被认为是另一个禁忌证,但通过减少化学栓塞剂量和栓塞范围等方案,仍可以安全有效地发挥治疗作用,尤其是对于肝实质肿瘤较局限并且肝功能良好的病人(Chung et al,1995,2011)(图96A.3)。此外,活动性胃肠出血、顽固性腹水、肝外播散、肝性脑病和胆道梗阻也是相对禁忌证。无论肝肿瘤如何,对造影剂过敏或肾功能不全、无法纠正的凝血障碍和严重的外周血管疾病都禁止行TACE治疗。

步骤

在TACE手术前,应进行实验室检查,包括全血细胞计数、凝血酶原时间、肌酐水平和肝功能检查。应测量肿瘤标记物的基线水平,以及监测治疗后的变化。通过横断面影像学检查,确定肿瘤的大小和位置(Yoon et al,2008)及其生长模式(膨胀性、外生性或浸润性),和大体评估是否合并肝静脉及门静脉侵犯。此外,建议对胸部、腹部和骨盆进行影像检查,以评估合并症并明确是否存在转移。术前病人禁食一夜,并按生理盐水200~300ml/h进行液体补充。同时,静脉注射抗生素和麻醉镇痛药,对造影剂过敏的病人在手术前1小时口服类固醇激素。除胆肠吻合或胆道支架植入的病人外,不建议预防性使用抗生素(Chung et al,1996;Patel et al,2006;Song et al,2001;Woo et al,2013)。

局部麻醉显效后,使用经皮穿刺技术穿刺股总动脉,并进行初始性腹腔动脉造影以确定肝动脉解剖和门静脉通畅情况。腹腔干和肝动脉解剖变异较常见,可以在手术前通过仔细回顾动脉期CT图像来预判这些血管变异。最常见的肝动脉变异是起源于肠系膜上动脉的肝右动脉和起源于胃左动脉的肝左动脉,因此腹腔和肠系膜上动脉造影是用于鉴别是否存在变异的必要手段(Song et al,2010)。为了达到充分的血管造影效果,需要充分显影所有肝动脉,并确认所有肿瘤滋养血管。多

个斜行角度和放大的选择性节段或亚节段肝动脉造影片,常用于确定微小的肿瘤滋养动脉。为了避免非靶向栓塞,需要重点识别出胆囊动脉、胃右动脉、有时存在的粗大镰状韧带动脉,以及来源于肝左动脉的胃左副动脉。

治疗方案应根据肝脏储备功能、肿瘤范围和门静脉主干侵犯情况进行个体化制定。应尽一切努力保护非肿瘤性肝实质免受缺血损伤。最大限度地提高治疗效果和最大限度地减少手术相关并发症的最佳方法,是尽可能选择性地栓塞所有的肿瘤滋养动脉。在治疗单灶性或多灶性病灶时,节段性或亚节段性导管插管是必要的,这样可以在阻断门静脉和肝动脉血流的同时实现有效地局部栓塞,从而提高TACE的局部治疗效果。

在微导管被选择性地定位到靠近肿瘤的滋养动脉后,注入碘油乳剂(图96A.4;见图96A.2)。如果存在比较明显的动静脉分流,建议在注射乳剂前栓塞动静脉分流,以使化疗栓塞剂能到达肿瘤血管。碘油乳剂的用量取决于肿瘤的大小和血管分布。多柔比星的剂量通常在20~75mg之间,最高为150mg。普遍接受的碘油上限量为15ml。对于中小型肿瘤,建议使用足够的碘油使整个肿瘤新生血管饱和并流出到门静脉。乳剂给药的终点是乳液在肿瘤滋养动脉的淤滞和/或门静脉分支中碘油的出现(图96A.4)。注入碘油乳剂后,用明胶海绵或PVA颗粒栓塞肿瘤供血肝动脉。

栓塞供应肿瘤的肝外滋养血管是取得良好预后的关键。当肿瘤毗邻肝裸区或肝脏悬吊韧带,或肿瘤侵入邻近器官时,应进行选择性肝外动脉造影。近年来随着CT成像技术的进步,这些侧支血管可在术前CT图像上被确定。常见的肝外动脉支包括膈下动脉、网膜动脉、乳内动脉、肠系膜上动脉结肠支、肾上腺动脉、肋间动脉、肾包膜动脉、胃动脉等(Chung et al,2006;Kim et al,2007、2009、2010;Miyayama et al,2010a;Paul et al,2011;Woo et al,2014;图96A.5,图96A.6)。当肝动脉和肝外动脉同时供应肿瘤时,可尝试增加肝外供血动脉栓塞,以提高治疗效果。这些肝外供血动脉也可以作为肝动脉闭塞病人行TACE治疗肿瘤的通路。

近年来,C臂锥形束CT的应用越来越广泛。它可以提供病人的正常肝组织及病灶的血管解剖结构,相对传统数字减影血管造影术(DSA)和X线透视而言,是一个重大的改进。C臂

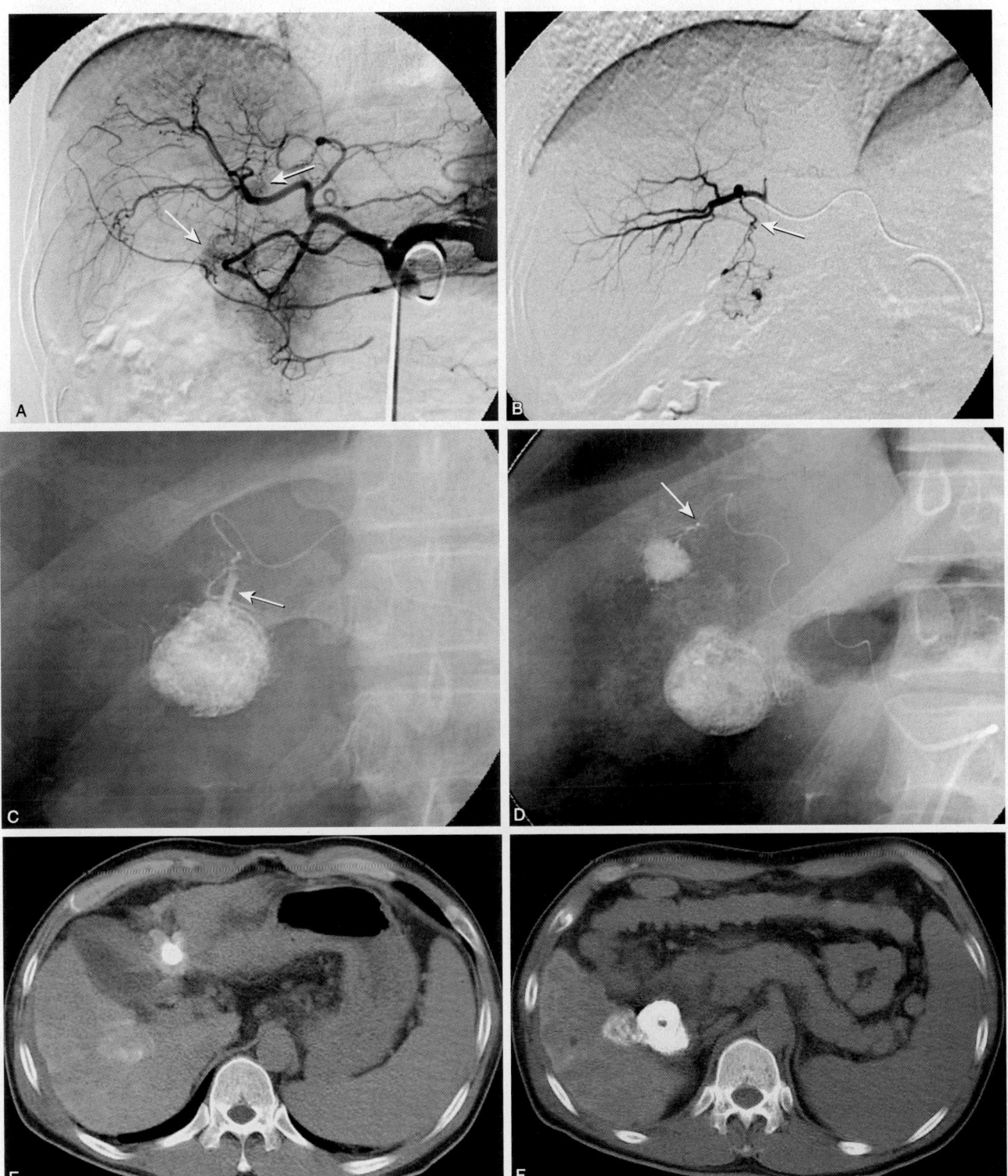

图 96A.4 一例 43 岁多发结节型肝细胞癌病人行亚段经动脉化疗栓塞（TACE）。（A）腹腔动脉造影显示肝脏有两个富血管肿瘤结节（箭头所示）。（B）较大肿块由右后段支的供血动脉供应（箭头所示）。（C）亚段 TACE 通过选择性肿瘤供血动脉插管和注入 5ml 碘油和30mg 盐酸多柔比星乳剂来完成。由于注射乳剂后达到血流停滞，故未行栓塞治疗。注意瘤体滋养动脉伴行门静脉分支内有碘油充盈（箭头所示）。（D）通过选择性的肿瘤滋养动脉插管对位于肝Ⅳ节段的肿瘤行亚段动脉栓塞术（箭头所示）。（E）和（F）平扫 CT 显示结节中有致密的碘油沉积。

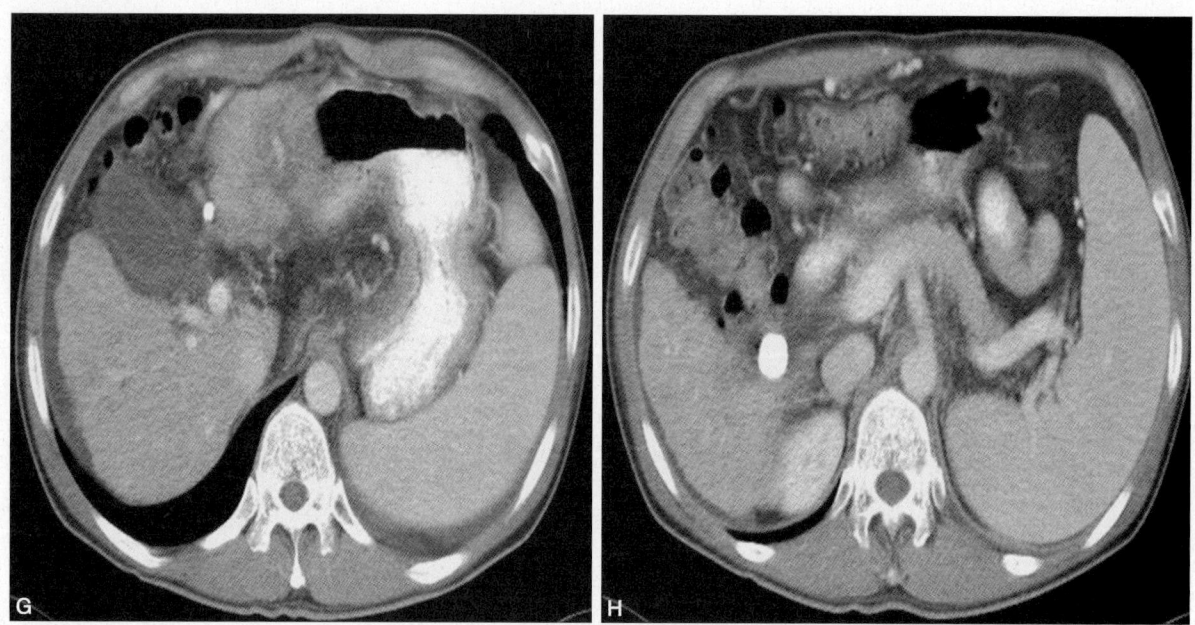

图 96A.4(续)   (G)和(H)2 年后 CT 随访显示肿瘤退缩,没有肿瘤活性成分的表现

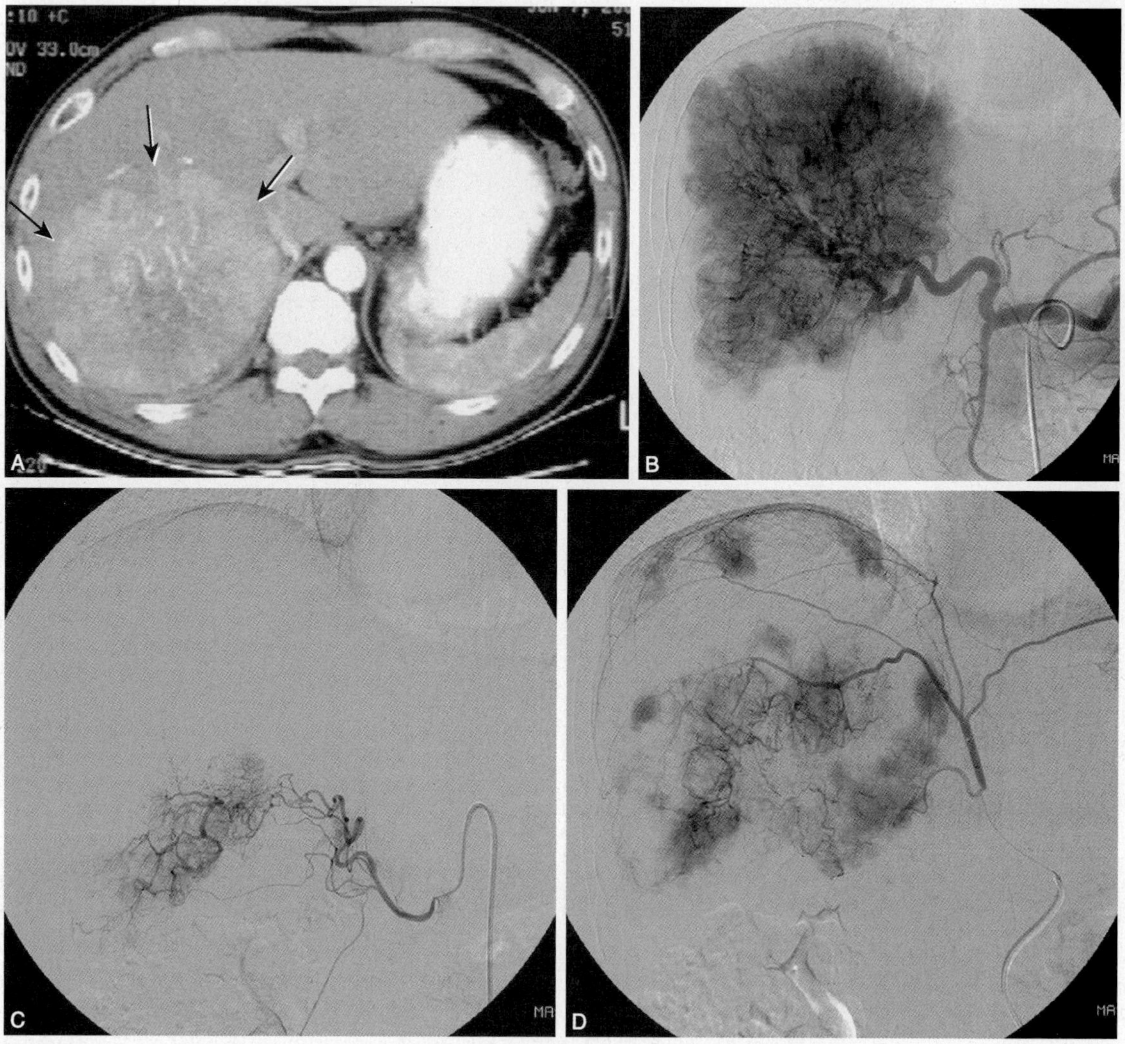

图 96A.5   一例 43 岁男性病人病例,由多条肝外的侧支血管供血的巨大肝细胞癌。(A)CT 动脉期图像显示肝右叶(箭头)有一个巨大的富血供肿块。(B)腹腔动脉造影显示多结节融合的富血供肿块。(C)和(D)肾包膜动脉(C)和右膈下动脉(D)的选择性血管造影也显示多灶性肿瘤染色。用 20ml 碘油和 100mg 多柔比星乳剂进行动脉化疗栓塞,然后在肝右动脉和肝外侧支动脉用明胶海绵栓塞。

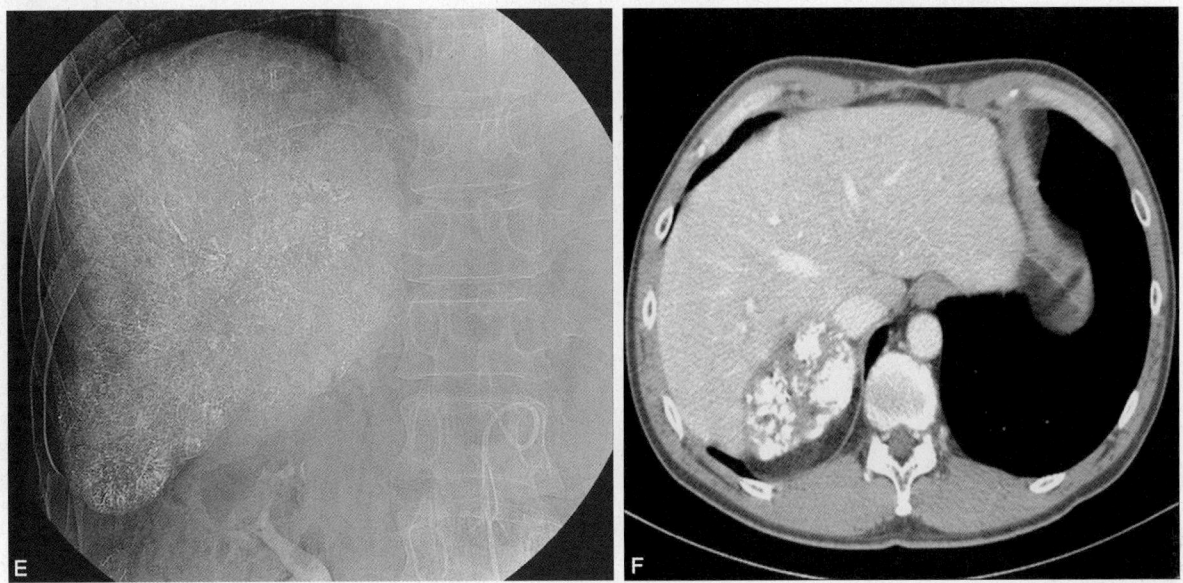

图 96A.5(续)　（E）栓塞后平片显示肿瘤弥漫碘油沉积。（F）随访 CT 扫描显示原发性肿瘤明显缩小,包膜增厚,其余非肿瘤部分的肝脏实质良好

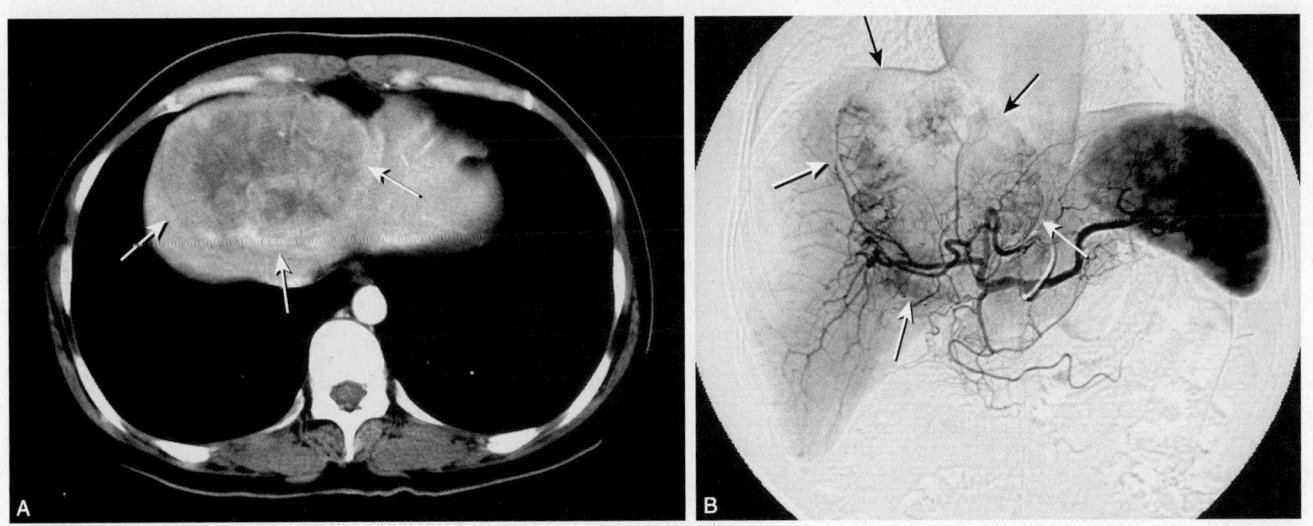

图 96A.6　一例 34 岁女性病人病例,其肝细胞癌具有肝外的侧支血管供血(右乳内动脉)。（A）首次 CT 扫描见膈肌的前上方一个巨大的肿瘤(箭头)。（B）腹腔动脉造影在肝左内叶见一个巨大的富血供肿块,并延伸至邻近肝叶(白色箭头),但在肿瘤上方存在未染色区域(黑色箭头),提示肿瘤存在肝外的侧支血管供血。

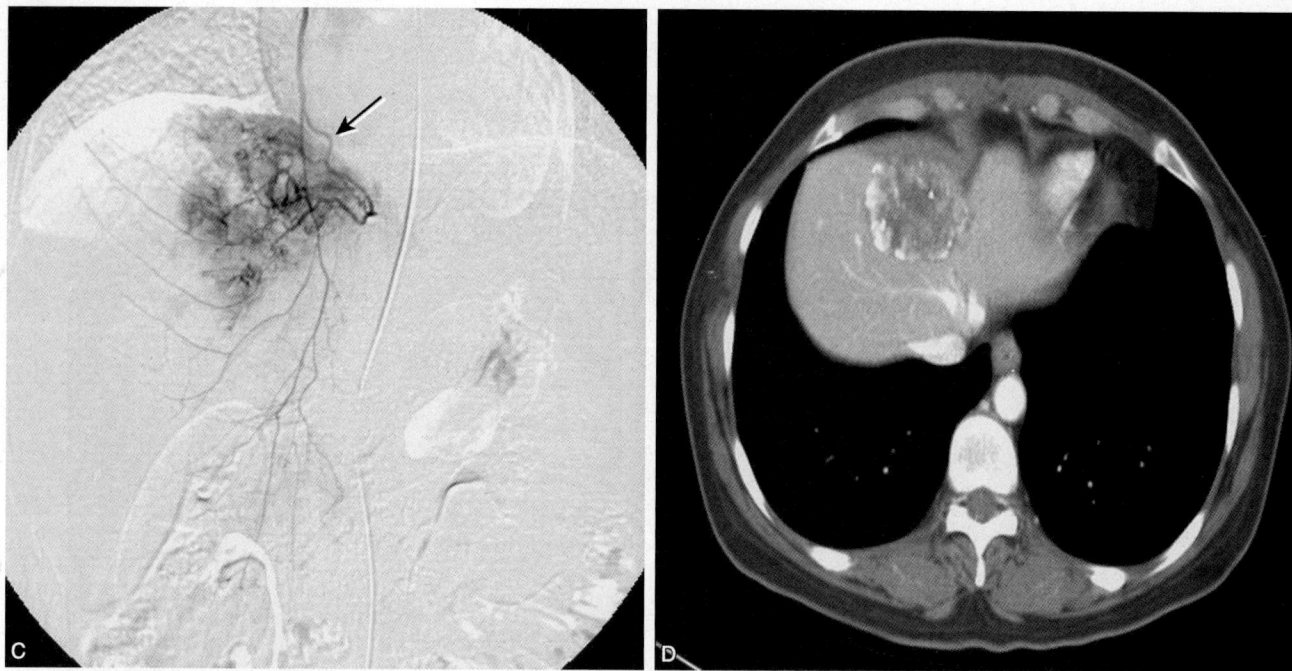

图96A.6(续)   (C)右乳内动脉造影显示的肿瘤染色区域与腹腔动脉造影的肿瘤染色缺失区域完全吻合。用15ml碘化油和50mg表柔比星乳剂行TACE,然后用明胶海绵栓塞肝右动脉和右乳内动脉膈支(箭头)。(D)9年后随访CT显示肿瘤明显缩小,且未见强化

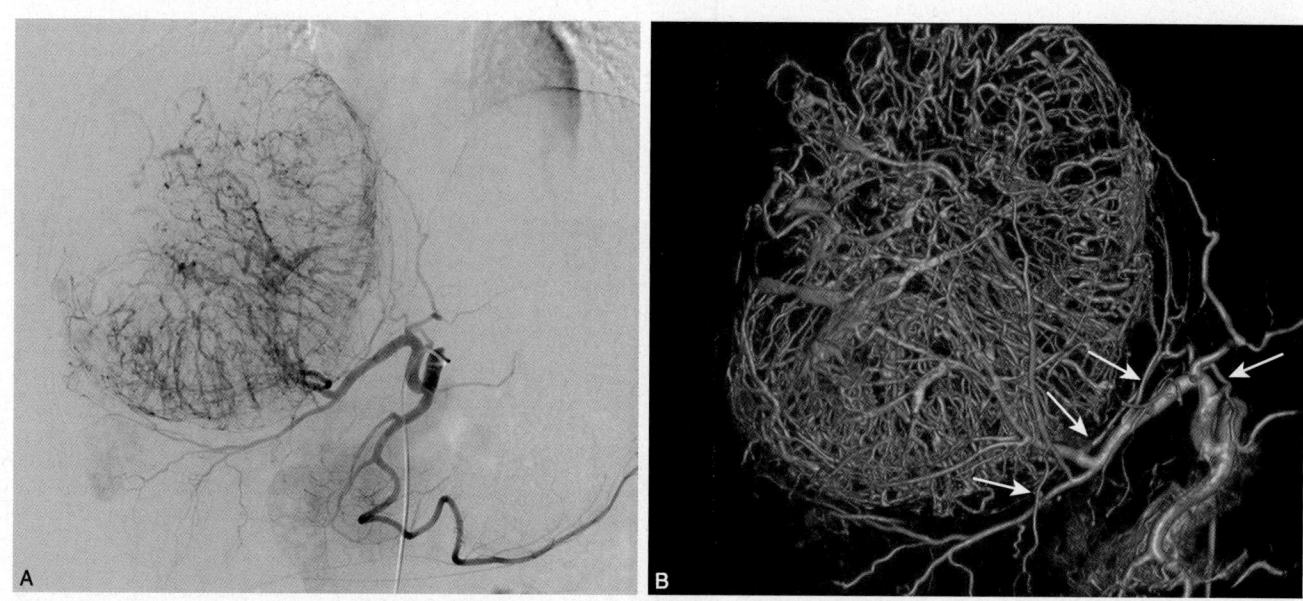

图96A.7   锥形束计算机断层扫描(CT)在一例49岁男性肝细胞癌病人接受经动脉化疗栓塞术中的应用。(A)肝总动脉造影显示肝右叶有一多支滋养血管供应的巨大富血供肿块。(B)基于锥形束CT的3D重建可清晰显示肿瘤血管,包括多支小滋养血管(箭头)。锥形束CT提供的实时解剖信息有助于肿瘤滋养血管的超选插管和完全栓塞

锥形束CT可提供更多导管选择信息,这增加了输注到靶区的化疗栓塞剂的数量,并减少了非肿瘤性肝实质中的药物影响(图96A.7)。此外,确认供应非靶器官的肝外动脉,如十二指肠旁或十二指肠后动脉、胃右动脉、膈动脉、镰状动脉et al,对避免非靶性栓塞至关重要(Lee et al,2014a;Miyayama et al,2013;Wang et al,2013)。当肿瘤滋养动脉为多条时,可以估计经导管给药动脉提供的肿瘤血供比例,并相应地按比例分配化疗栓塞方案。在肿瘤内积累的碘油可以在不使用额外的造影剂的情况下成像,这样在治疗结束后可以立即评估治疗效果。

如果给药动脉供应肿瘤区域没有碘油沉积,则需要寻找肿瘤在肝内或肝外的侧支血供(Chen et al,2013;Jeon et al,2009)。

手术后,需要用生理盐水继续水化。镇痛药、氯丙嗪和对乙酰氨基酚可根据需要使用1~3天。病人一旦恢复了充分的经口进食,就可以出院,不再需要给予静脉镇痛药。术后2~4周可复查肝功能和肿瘤标志物。建议在手术后每2~3个月进行增强CT或磁共振成像以评估治疗效果和检测有无局部或远处肿瘤复发。当随访发现肿瘤残留/复发,或是肿瘤标志物升高时,病人需要根据其肝功能恢复情况考虑再次进行TACE治

疗。对于再次手术的理想时机,目前尚未达成共识。从肿瘤的角度来看,化疗应该每隔 3 周进行一次,以适应细胞周期,但这样的策略会带来副作用增加的风险,反应良好的病人不一定会受益。因此,一般只推荐在影像学上发现肝细胞癌进展情况时再做手术治疗("按需"策略治疗)(Terzi et al,2012;Tsochatzis et al,2014)。

化疗栓塞的治疗效果

肝细胞癌(见第 91 章)

大量研究表明,在肝脏储备功能好的病人中,TACE 可诱导肿瘤明显坏死,而不会导致肝功能恶化。据报道,肿瘤坏死的范围可达到 60%~100%。如果使用微导管进行亚段 TACE 可明显提高肿瘤坏死程度。选择性 TACE 与肝叶的 TACE 相比可导致更高的平均坏死率(75.1% vs.52.8%)和完全坏死率(53.8% vs.29.8%)(Golfieri et al,2011;Matsui et al,1993)。2007 年 Miyayama 团队使用 2-Fr 微导管治疗了 123 例小于 5cm 的肝癌,并报告了 1 年和 3 年的局部复发率分别为 25.6% 和 34.7%。在 TACE 手术过程中,栓塞后造影出现更大程度的门静脉显影时,局部复发可显著降低。然而,在较大的肿瘤中,尽管从宏观上看完全性地坏死,但组织学检查显示仍有存活的肿瘤细胞。在后续过程中残留的瘤巢恢复了血液供应,肿瘤可继续生长,这是治疗后复发率高的原因。一些研究表明,肿瘤的一些特征可预示 TACE 后的良好反应,例如体积小、包膜完整的、膨胀性生长、血供丰富的肿瘤(Itsubo et al,2002;Nakamura et al,1993)。病理上,小梁型肝细胞癌坏死较硬化型、致密性或高分化肝细胞癌对 TACE 的反应更明显(Jinno et al,1992;Matsui,2012;Murata et al,2014)。

来自巴塞罗那(Llovet et al,2002)和香港的两项重要随机对照试验(RCT)证实 TACE 能给病人带来生存获益(Lo et al,2002)。累积荟萃分析显示,与保守治疗相比,采用 TACE 治疗的 HCC 病人的 2 年生存率有所提高(Llovet & Bruix,2003)。敏感性分析显示,使用顺铂或多柔比星的 TACE 明显获益,而单独栓塞则无获益。治疗后病人的 2 年生存率提高 20%~60%,但很明显,生存率的提高取决于病人的基本特征,如肿瘤分期、肝功能和一般健康状况(Llovet & Bruix,2003)。

正是由于这些研究结果,TACE 已被确定为 BCLC 中期肝癌病人的标准治疗。Llovet 团队发现 BCLC 中期病人的中位生存期和 3 年生存率分别为 19~20 个月(Llovet et al,2008)和 29%(Llovet et al,2002)。最近,一项回顾性研究(Lewandowski et al,2010)报道,总体中位疾病进展时间(time-to-progression,TTP)为 7.9 个月,BCLC A 期、B 期和 C 期病人中位生存期分别为 40.0、17.4 和 6.3 个月,差异具有显著性。由于东西方国家 TACE 的适应证不同,很难将东西方国家的生存结果进行直接比较。符合日本指南推荐的 4 966 名行 TACE 的病人结果显示:两个或三个大于 3cm 肿瘤的病人,或者肿瘤数目大于等于四个的病人的 3 年生存,如肝功为 Child A 级,则分别为 55% 和 46%;如肝功为 Child B 级,则分别为 30% 和 22%。在一项日本和韩国学者进行的联合前瞻性研究中,99 例不可切除 HCC 病人的两年生存率为 75.0%,中位疾病进展时间(TTP)为

7.8 个月,中位生存期为 3.1 年(Ikeda et al,2013)。

TACE 作为肝切除术的新辅助治疗仍有争议。早期研究显示,与单纯肝切除相比,在 HCC 切除前行 TACE 可能使病人生存获益(Gerunda et al,2000;Zhang et al,2000)。然而,在最近两项随机试验中(Kaibori et al,2012;Zhou et al,2009),术前 TACE 不仅不能改善手术结果(包括术后复发率、无病生存率和总体生存率),术前 TACE 组还存在切除率低,手术时间长等缺点。

肝移植(Liver transplantation)可以同时治疗肿瘤和慢性肝病,被认为是早期 HCC 合并肝硬化的最佳治疗方法(见第 115A 章)。然而,由于等待时间进一步延长,有相当大一部分病人因为肿瘤进展而失去肝移植的机会,研究显示,等待超过 6 个月的累计退出率为 7%~11%,而 12 个月的累计退出率则高达 38%(Yao et al,2002)。由于缺乏对照研究,TACE 作为肝移植桥接治疗的作用尚不明确。但新近研究显示,若移植前接受 TACE 治疗,即使平均移植等待时间超过 6 个月,肿瘤进展导致的退出率可降至 3.0%~9.3%(Alba et al,2008;Majno et al,2007;Millonig et al,2007)。

据报道,若病人符合米兰标准,即使不经过任何治疗,肝移植后复发率低于 15%(Jonas et al,2001;Mazzaferro et al,1996),在移植等待过程中接受 TACE 是否能降低复发率仍具有争议。两项大型研究报道,肝移植前接受 TACE 的病人复发率分别是 7.6% 和 10.7%(Alba et al,2008;Millonig et al,2007)。然而,在一项纳入 100 例移植前接受 TACE 和 100 例对照组病人的病例对照研究中,移植前 TACE 并不是移植后生存率和无病生存率的独立预测因素(Decaens et al,2005)。最近,Tsochatzis 等连续 3 年评估了 150 例病人,结果显示移植前 TACE 组的 HCC 复发率为 6%,显著低于对照组(18.1%)。

移植前 TACE 的另一个目的是降期和扩展肝移植的入选标准。然而,评估 TACE 在这一目的上的作用非常困难,因为许多研究并不单纯使用 TACE 作为降期治疗手段,而是采用包括 RFA 和放射栓塞等在内的多种方式作为降期治疗的手段(Barakat et al,2010;Bova et al,2013;Lewandowski et al,2009)。根据现有文献,降期成功率为 24%~71%,移植病人比例在 10%~67%(Cescon et al,2013),3 年和 5 年生存率分别为 78.8%~100% 和 54.6%~93.8%(Gordon-Weeks et al,2011)。两项前瞻性研究(Ravaioli et al,2008;Yao et al,2008a)已经证明,成功降期的大肝癌病人的移植后生存率与初诊符合米兰标准的病人相似。

神经内分泌肿瘤(见第 93 章)

胃肠胰(gastroentropancreatic,GEP)的神经内分泌肿瘤(neuroendocrine tumors,NET)多起源于小肠,较少来自胰腺。世界卫生组织将 GEP-NET 分为 1 级(G1)、2 级(G2)和 3 级(G3),分别对应以前的类癌、高分化及低分化肿瘤(Rindi et al,2014)。在 G1、G2 和 G3 的 GEP-NET,在初次诊断时分别有 21%、30% 和 50% 已经发生转移。肿瘤分级和转移状态是影响预后最重要的因素(Yao et al,2008b)。一般来说,G1 和 G2 级肿瘤可考虑局部治疗,而 G3 级由于疾病的快速进展和广泛的转移,则更多考虑全身治疗(Pavel et al,2012)。肝转移灶可合成和释放激素,导致包括皮疹、高血压、腹泻和电解质紊乱等一

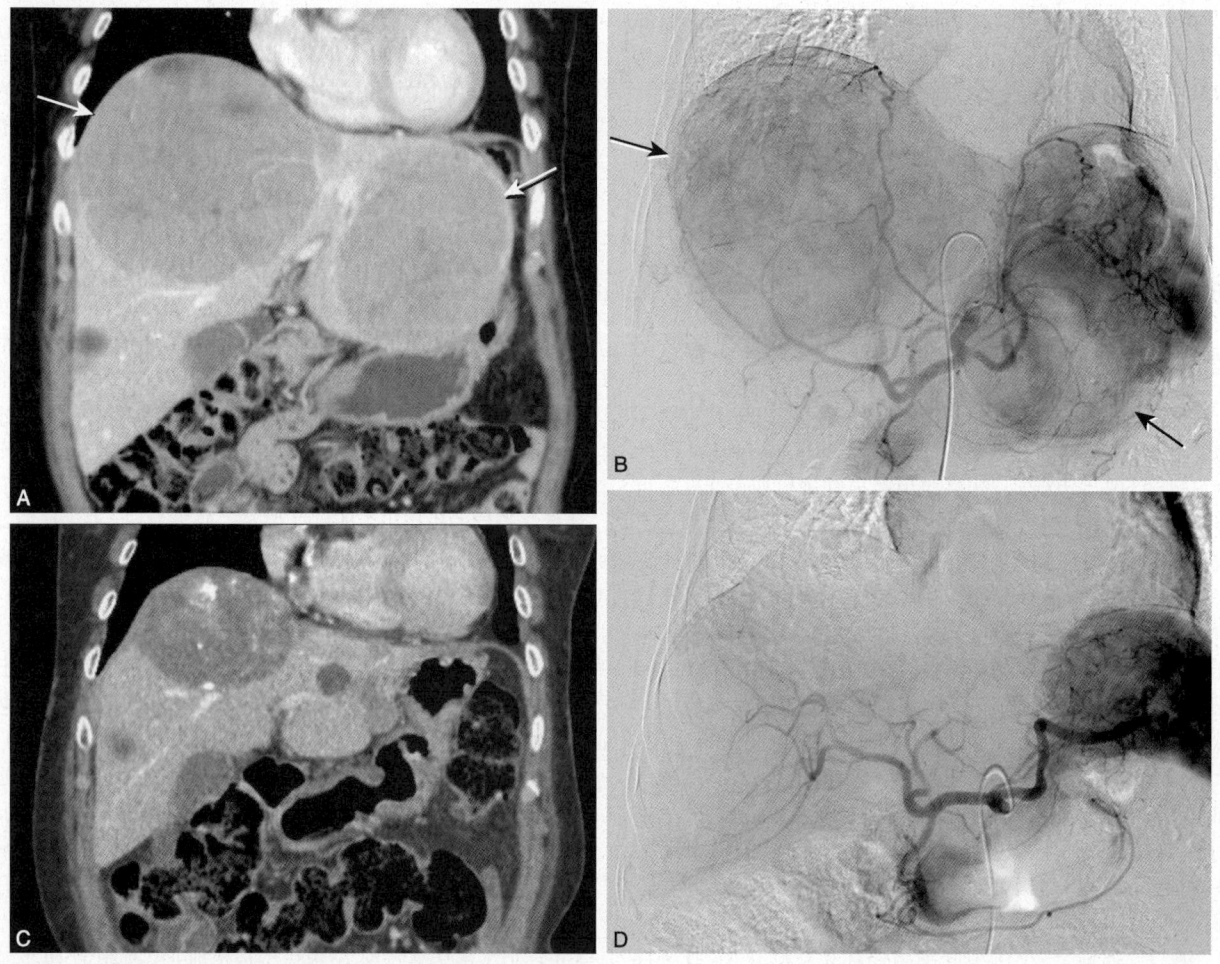

图96A.8　一例74岁女性病人病例,来源不明的肝脏转移性神经内分泌肿瘤。(A)和(B)CT(A)和腹腔动脉造影(B)显示多发富血供巨大肿瘤,体积超过50%的肝脏(箭头),分期行经动脉栓塞术(TACE),每次只栓塞肿瘤的部分区域。(C)和(D)+11次TACE术后30个月的随访,CT(C)和腹腔动脉造影(D)均显示肝脏转移病灶明显改善

系列症状,统称为类癌综合征。在疾病的后期,体积巨大的转移瘤会引起肝肿大,并导致进行性疼痛和呼吸困难,而肝动脉栓塞治疗的主要目的是减轻肝脏肿瘤负担和减轻症状。

TACE是GEP-NET肝转移最有效的局部治疗方法之一,症状缓解率达52%~86%。TACE用作一线治疗时,症状缓解率更高,70%的症状完全缓解,20%的症状部分缓解(De Baere et al,2014)。近期的研究报道总生存期为3~4年,Hur团队报道的中位生存期为38.6个月,其中胰腺外来源NET为55个月,胰腺来源NET为27.6个月(2013),Sofocleous团队报道的中位生存期为43.1个月,其中胰腺外来源NET为43.2个月,胰腺来源NET为43.1个月(2014)。由于缺乏评估局部治疗的随机实验,对影响治疗结果的因素尚不能提供明确的答案。然而,从一系列的回顾性研究可以清楚地看到,预后与肿瘤占据肝的范围程度成反比,并且在经过栓塞治疗后,胰腺外来源NET病人的生存期明显长于胰腺来源NET病人。TACE作为早期一线治疗的效果更好,这些效果方面包括更好的症状控制,以及确诊后5年和10年生存率分别为83%和56%(De Baere et al,2014;Pavel et al,2012)。

由于预后差和反应率低,一些学者推荐肿瘤负荷大于50%而另一些学者推荐肿瘤负荷大于75%作为栓塞的排除标准(Kamat et al,2008)。对这些高风险的病人,栓塞治疗应该分期进行,在每个阶段仅栓塞部分肿瘤富血供区域(图96A.8)。对于小肿瘤和少于三个肿瘤的病人,肝栓塞疗法可以与局部消融疗法相结合,以达到最大程度肿瘤坏死,提高局部疾病控制率。在使用抗肿瘤代谢药物之前,栓塞治疗后类癌或类癌危象的症状恶化是常见的。在栓塞治疗后,增加使用生长抑素类似物可显著减少并发症。

肉瘤与胃肠道肿瘤(见第94章)

少量研究已经涉及用肝栓塞疗法治疗肉瘤与胃肠道间质瘤(gastrointestinal stromal tumors,GIST)。以前,胃肠道软组织肿瘤可分为平滑肌瘤、神经鞘瘤、平滑肌母细胞瘤或平滑肌肉瘤,现在,基于分子和免疫组织学特征,现已归类为GIST。肝脏是恶性GIST最常见的转移部位。肝切除术是治疗单个转移瘤的首选方法,但大多数肝转移的病人已无法手术切除。

由于这种肿瘤通常是富血供的,所以肝动脉栓塞对不可切除的肝转移肿瘤是一种有效的姑息性治疗(图96A.9)。由于酪氨酸激酶抑制剂(tyrosine kinase inhibitor,TKI)甲磺酸伊马替尼(Gleevec)对GIST疗效显著,因此TACE只用于TKI治疗无效或对TKI耐药的病人。一项小样本量研究纳入了14例TKI耐药的肝转移病人,这些病人共进行了26人次的TACE治疗。该研究结果显示:中位无进展生存期为7.0个月,中位总生存

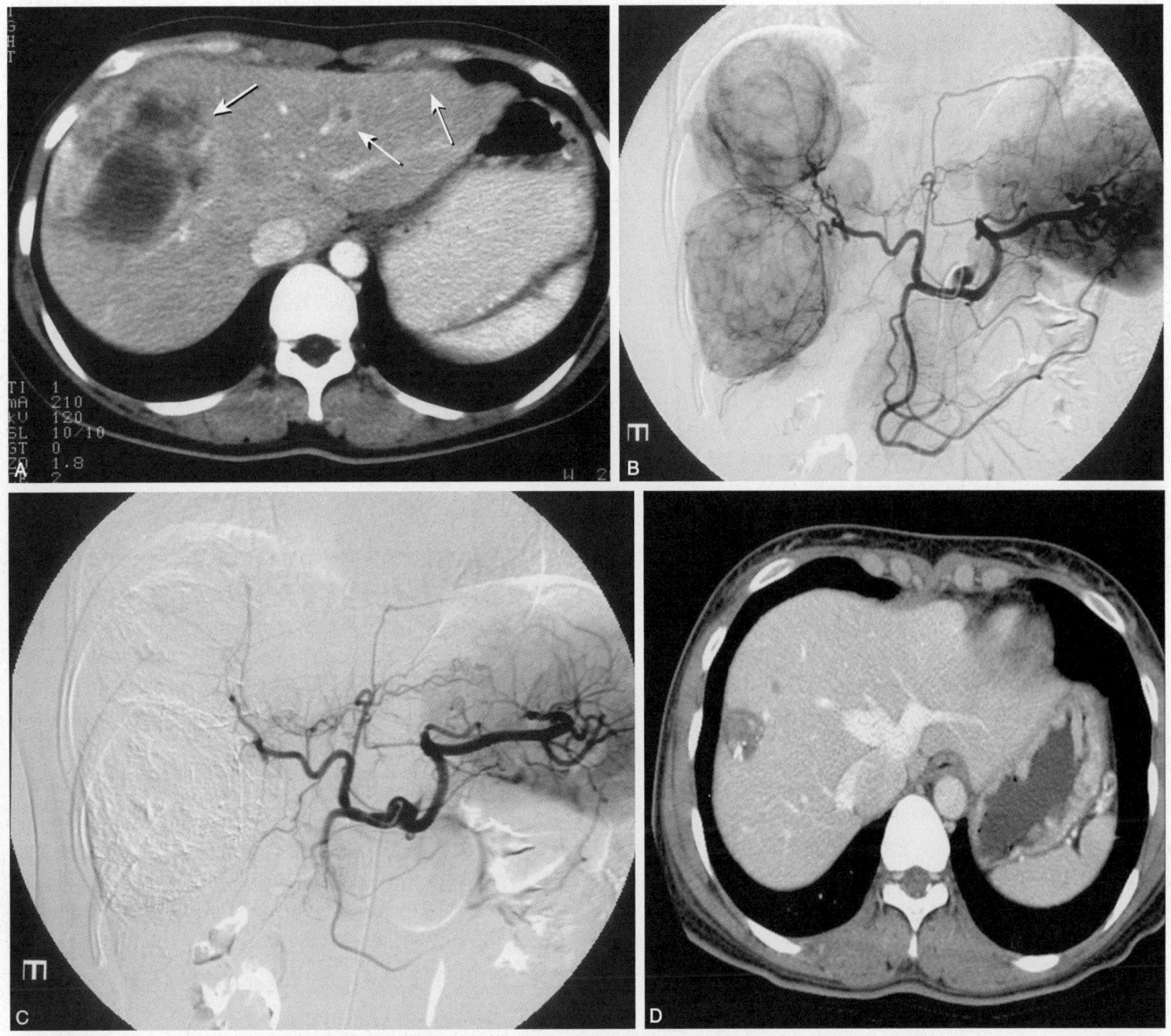

图 96A.9　一例 34 岁女性病人病例，来源胃的胃肠道间质瘤肝转移。（A）肝脏 CT 扫描显示肝左右叶（箭头）多发转移性肿瘤。（B）腹腔动脉造影显示肝脏内多发的大小不一的富血供肿瘤。（C）首次经动脉化疗栓塞术（TACE）采用 10ml 碘油和 50mg 多柔比星乳剂，及明胶海绵颗粒栓塞。动脉造影显示肿瘤血供成功阻断。（D）经过三次 TACE 治疗，8 年后随访 CT 扫描没有显示肝内有活瘤证据

期为 9.7 个月（Kobayashi et al, 2009）。最近，2012 年 Cao 团队比较了 TKI 治疗失败病人分别采用 TACE 与支持治疗的效果。TACE 组较对照组获得了更长的中位无进展生存期（30.0 周 vs. 12.9 周）和总生存期（68.5 周 vs. 25.7 周）。

结直肠癌转移（见 92 章）

结直肠癌是西方世界第二大癌症相关死亡原因，肝脏是结直肠癌最常见的远处转移部位。大约 50% 至 60% 的结直肠癌病人在其一生中会发生肝转移，一半以上的病人将死于转移性肝病（Geoghegan & Scheele, 1999）。肝切除术是最有可能治愈结肠癌肝转移的方法。但在初步评估中，只有不到 30% 的病人具有手术切除指征（Wei et al, 2006）。全身化疗仍然是此类病例的标准治疗方案，大多数近期病例采用全身化疗后的中位生存期可长达 22 个月（Gallagher & Kemeny, 2010）。

当全身化疗期间肝脏肿瘤进展时，单纯肝动脉栓塞和 TA-CE 被用作二线治疗。研究最初从 90 年代早期开始。针对一般情况良好、无肝外转移的孤立性病灶病人，采用 5-氟尿嘧啶和马法兰（melphalan）或 α 干扰素的研究显示出良好的治疗前景（Martinelli et al, 1994; SanzAltamira et al, 1997）。随后，使用了不同的治疗方案的各类研究被陆续报道（Albert et al, 2011; Vogl et al, 2009）。2009 年 Vogl 团队报道了一个大样本量研究，该研究纳入了 463 例 TACE 病人，分别采用了淀粉微球和其他不同的化疗药物（丝裂霉素 C、吉西他滨、伊立替康），结果显示 1 年和 2 年的总生存率分别为 62% 和 28%。

葡萄膜黑色素瘤（见 94 章）

葡萄膜黑色素瘤是一种罕见但高度恶性的疾病，中位生存期为 2~6 个月（Pons et al, 2011）。在首次评估中发现多达 40% 的病人存在肝转移，其中超过 80% 的病人表现为孤立的转移灶（Sato, 2010）。TACE 用于转移性葡萄膜黑色素瘤局部治

疗的报道较少(Feldman et al,2004;Mavligit et al,1988)一项 201 例病人的回顾性研究,比较了基于顺铂的 TACE 治疗与全身化疗,显示出 TACE 治疗较好的反应率(36%)(Bedikian et al,1995)。近来使用不同方案的研究中,中位生存期在 11.5~21 个月之间(Huppert et al,2010;Schuster et al,2010;Vogl et al,2007)。2012 年 Edelhauser 团队在 21 例病人中使用福莫司汀进行了 TACE 治疗,并获得了更好的反应率(43%)和平均生存期(28.7 个月)。

并发症

据报道 TACE 的并发症发生率约为 4%(Brown et al,2012;Camma et al,2002)。主要并发症包括:肝衰竭、肝梗死、肝脓肿、胆道坏死、肿瘤破裂、胆囊炎和异位栓塞。手术死亡率约为 1%(Brown et al,2012)。主要并发症的重要诱发因素包括:门静脉阻塞、肝脏储备功能受损、胆道梗阻、胆道手术史、过度使用碘油和非选择性栓塞(Chung et al,1996)。在手术前识别高危因素,选用足量的化疗栓塞材料精确的栓塞,以及密切的术后监测,是避免这些并发症的措施。

栓塞后综合征

栓塞后综合征(postembolization syndrome,PES)发生在多达 60%~80% 的病人中,包括疼痛、发烧、恶心和呕吐(Brown et al,2012)。PES 更像是肝栓塞后的可预见的反应,而非并发症。PES 的病因虽不明确,但被认为是肿瘤溶解综合征的一类:缺血损伤引起的突发肿瘤细胞死亡,使细胞内毒素释放到循环中,导致发热、恶心和呕吐。疼痛的可能原因包括:肝实质缺血;肝包膜膨胀;胆囊动脉误栓塞导致的胆囊缺血(Dhand & Gupta,2011)。可能由于其短暂和非特异性的特点,目前没有特定的实验室检查来识别 PES。PES 是自限性的,只需要对症治疗,包括止吐、解热镇痛抗炎治疗。然而,PES 仍是 TACE 后住院时间延长的主要原因。

肝衰竭

肝栓塞治疗最严重的并发症是肝衰竭(见第 79 章)。在一项前瞻性研究中,包括 197 次 TACE,20% 的病人出现急性肝衰竭,其中 3% 是不可逆转的(Chan et al,2002)。高胆红素血症、凝血酶原时间延长、化疗药物剂量增加和晚期肝硬化与不可逆肝衰竭有关(Chan et al,2002;Sun et al,2011)。一般来说,选择性 TACE 不影响 A 级、B 级肝功能的肝硬化病人,大多数需要住院的肝功能障碍发生在 C 级肝功病人。

肝脓肿

肝脓肿是一种罕见(0.5%~2%)但具有潜在致死性的肝栓塞治疗后并发症(见第 72 章)。肝脓肿的预测因素包括门静脉阻塞、转移性肿瘤和胆道异常(Cheng,2011;Song et al,2001)。既往的胆肠吻合手术或任何原因导致 Oddi 括约肌功能障碍,是 TACE 术后肝脓肿发生的最重要诱发因素(Cheng,2011;Shin et al,2014;Woo et al,2013)。建议在术前使用胆汁内高浓度抗生素(如哌拉西林)和充分肠道准备,以预防这些病人发生肝脓肿(Geschwind et al,2002;Patel et al,2006)。肝

脓肿的典型临床表现为白细胞增多和术后 7 至 10 天发生高热。肝脓肿可采用经皮肝穿刺引流和静脉抗生素治疗(图 96A.10)。

胆道损伤

TACE 可能导致肝内和肝外胆管损伤,因其血供来自肝动脉供血的胆周毛细血管丛。这种并发症相对常见(2%~12.5%),表现为肝内胆汁瘤、胆总管局灶性狭窄或肝内胆管弥漫性扩张(Sakamoto et al,2003;Miyayama et al,2010b;Sun et al,2011)(见第 42 章)。肝内胆管损伤可引起邻近门静脉分支闭塞、肝实质萎缩和肝脓肿(Yu et al,2002)。2003 年 Sakamoto 团队报道,胆管损伤在转移性肿瘤、非肝硬化的病人和接受选择性远端肝动脉栓塞的病人中更为常见。大多数病人无症状,但当出现胆道感染迹象时,需要静脉抗生素治疗和经皮肝穿刺引流(Naumann et al,2011)。

肝外异位栓塞

如果进行仔细的诊断性血管造影和规范的栓塞操作,异位栓塞很少发生。胆囊是最常发生异位栓塞的器官,因为胆囊动脉在动脉造影上往往不易显影(Kang et al,2014)。意外栓塞胆囊动脉可延长 PES 的发热、疼痛、恶心和呕吐症状持续时间。大多数病例遵循自限性临床病程,但更严重的情况亦有报道,一旦发生胆囊穿孔、坏疽或气性坏疽,则需要施行胆囊切除或经皮胆囊造口术(Wagnetz et al,2010)。

肝外的侧支血管(特别是乳内动脉和肋间动脉)若在 TACE 后被栓塞,可发生皮肤并发症(Kim et al,2007,2014;Li et al,2014)。临床表现为皮肤痛性硬结和变色,但需要皮肤移植进行治疗的透壁性坏死则十分罕见。如果乳化的碘油流入镰状韧带动脉,可能出现脐上区域皮疹。当在肝动脉造影时发现一条发育良好的镰状韧带动脉,应该在向肝左动脉注射化学栓塞剂之前用弹簧圈将其栓塞(Kim et al,2012a),则可避免这种并发症的发生。

如果无意中栓塞了起源于肝左动脉的胃左副动脉或起源于肝固有动脉或者肝左动脉的胃右动脉,则可能会出现胃十二指肠溃疡(Lopez-Benitez et al,2009)。如果在行操作前不能完全识别这些胃部血管分支,而且未采取适当的保护措施,这样会导致胃并发症。用弹簧圈栓塞胃部分支或球囊阻塞肝固有动脉可间接改变血液流向,从而减少胃部并发症(Ingraham et al,2011)。

膈下动脉的 TACE 常可导致肺部并发症,包括碘油肺内沉积,肺实变和胸腔积液(Chung et al,1998;Kim et al,2010)。膈肌无力作为一种缺血性并发症,约三分之一的病人会出现(Lee et al,2009;Shin et al,2006)。在 TACE 过程中,由于存在动静脉分流,注入肝动脉的碘油可能通过动静脉分流进入肺脏,从而导致肺栓塞或梗死。当 TACE 过程中使用大量碘油时,肺栓塞的发生率高达 43%(Chung et al,1993)。大多数情况下咳嗽、咯血和呼吸困难等呼吸症状出现在 TACE 术后 2~5 天,并在术后 10~28 天内完全好转,但也可能发生严重并发症,如呼吸骤停等。为防止肺栓塞,建议使用的碘油剂量不超过 15ml,且要进行超选插管,并在初始动脉造影和 TACE 操作过程中仔细寻找有无动静脉分流(Wu et al,2014)。在心脏内,通过未闭

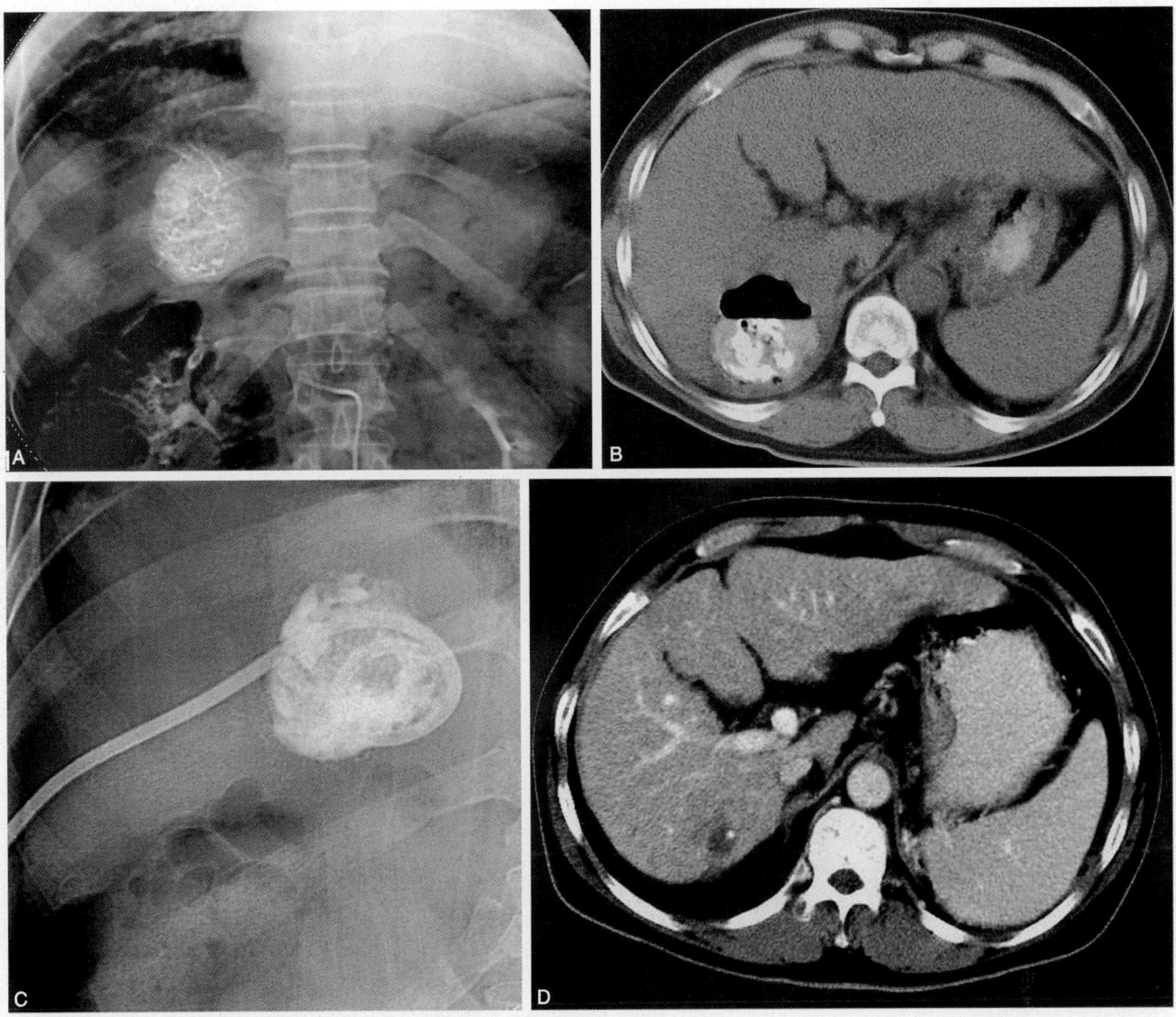

图 96A. 10 一例 55 岁男性病人病例，TACE 术后发生肝脓肿并进行了经皮肝穿刺引流治疗。(A)普通平片显示，在 TACE 术后碘油选择性在肿瘤中聚集。(B)平扫 CT 显示，TACE 术后 2 周，肿瘤内出现了液气平面。(C)经皮穿刺置管引流脓肿。(D)TACE 术后 1 个月后进行 CT 扫描显示肿瘤明显缩小，未见活性肿瘤组织

卵圆孔的右向左分流或肺内动静脉分流可导致颅内碘油栓塞（Wu et al,2009）。

医源性血管损伤

在肝动脉栓塞治疗过程中，内脏动脉可能发生如动脉夹层的医源性动脉损伤。最常见的两个发生部位是腹主动脉和肝固有动脉。尽管大多数病人的医源性血管损伤是可自愈的，但它可能导致动脉完全闭塞或假性动脉瘤的形成（Yoon et al, 1995）（见第 124 章）。

栓塞治疗联合其他治疗

在肝脏肿瘤治疗中，有学者提出 TACE 可以联合其他局部治疗，以协同导致肿瘤坏死。目前联合其他局部治疗的研究包括经皮无水乙醇注射（PEI,见第 98D）、射频消融（RFA,见第 98B）、激光间质热疗（LITT, 见第 98C）和放射治疗（RT,见第 97），结果显示联合治疗比任何一种单独治疗均有更好的效果

（Kawamura et al,2012；Peng & Chen, 2013；Vogl et al,2003；Yeh et al,2014）。

TACE 与 PEI 具有协同作用。理论上 PEI 可消融肉眼可见的肿瘤，而 TACE 可以破坏微小转移灶。另外,TACE 能导致瘤内间隔的溶解并在肿瘤周围形成一层纤维壁,从而增强了乙醇在肿瘤组织中的均匀扩散（Kawamura et al,2012）。一些临床研究对 PEI-TACE 联合治疗与单独治疗进行了比较（Allgaier et al,1998；Bartolozi et al, 1998；Kamada et al, 2002；Koda et al, 2001）。在对小肝癌的研究中，与单独使用 PEI 或单独使用 TACE 相比较，联合治疗明显降低了局部复发率并延长了生存率（Koda et al,2001；Kamada et al,2002）。这种联合治疗的协同作用也在大肝癌中也得到了证明（Dettmer et al,2006）。

RFA 机制是通过对肿瘤组织加热至致死温度（>60℃）来破坏肿瘤（见第 98B）。RFA 是一种有效的治疗小肝癌的方法，但消融的肿瘤体积是有限的。肝动脉栓塞消除了血液流动引起的热沉效应,从而使 RFA 的消融范围更大（图 96A. 11）;此外,消融中心周围的大范围亚致死性区域则暴露于高浓度的化

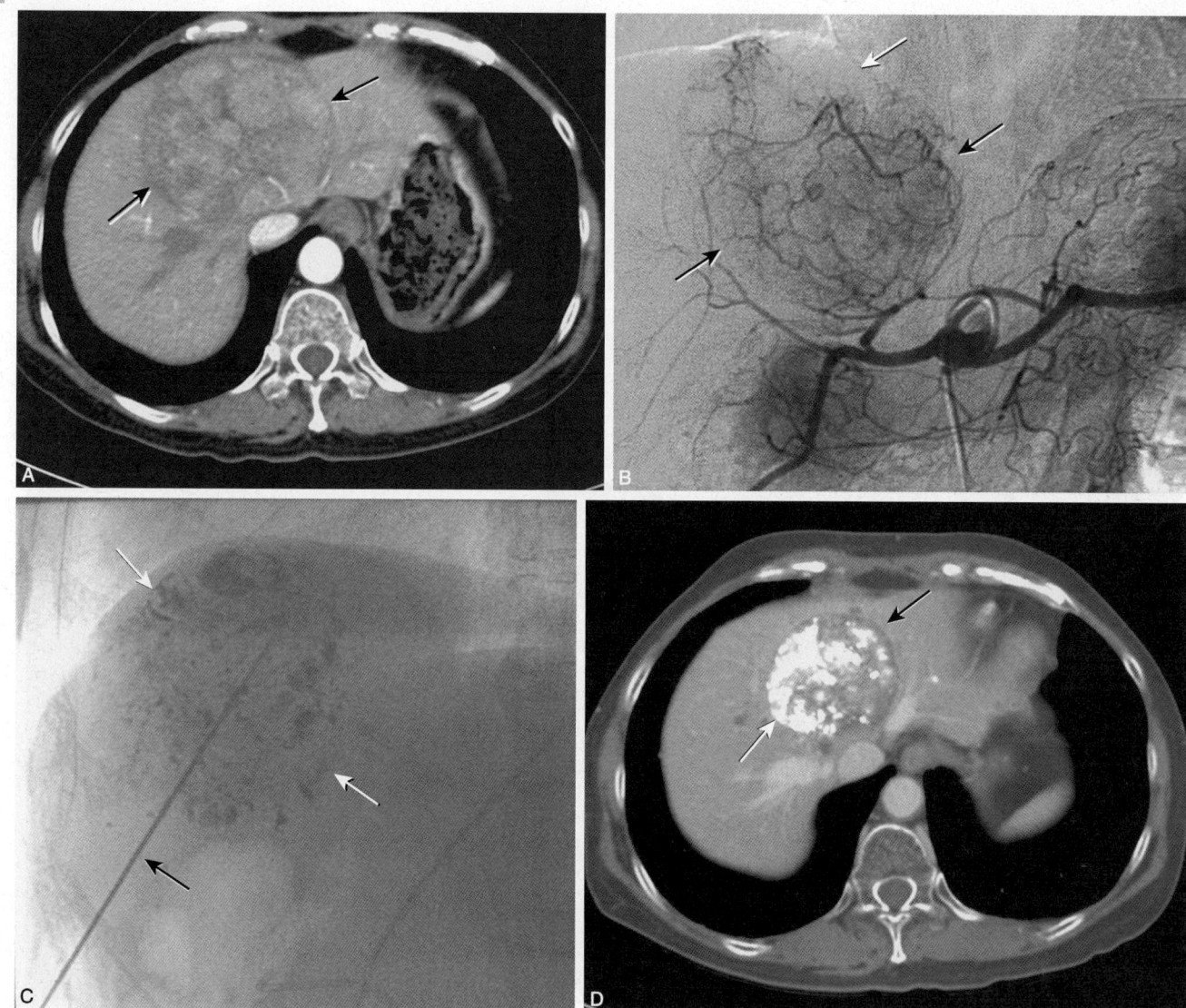

图 96A.11　一例 48 岁女性大肝癌病人，经动脉化疗栓塞(TACE)和射频消融(RFA)联合治疗。动脉期计算机断层扫描(CT)显示一个不均匀强化的肿块型 HCC(箭头)。(A)腹腔动脉造影显示肝左动脉供血的富血供肿瘤(箭头)。(B)TACE 中用 7ml 碘油和 40mg 表柔比星乳剂局部化疗栓塞后，然后用明胶海绵颗粒栓塞肿瘤血供。(C)在 TACE 后立即进行 RFA。在透视引导下对准在肿瘤中碘油沉积的区域(白色箭头)放置消融针(黑色箭头)。(D)随访 1 年后 CT 显示肿瘤明显收缩，无活瘤迹象(箭头)

疗药物中。许多研究表明，这种联合治疗可以有效控制中大型肝癌(Kim et al,2011; Peng & Chen,2013; Peng et al,2010; Takaki et al,2011)。2009 年 Takaki 团队使用 TACE 和 RFA 联合治疗了 20 例大于 5cm 的肝癌病人，其 5 年生存率为 41%，获得令人鼓舞的结果。在一项 RCT(Morimoto et al,2010)研究中，对于中型肝癌(3.1~5cm)病人，联合 RFA 和 TACE 治疗相对于 RFA 单独治疗可显著降低肿瘤进展率(6% vs. 39%)。最近的一项 RCT 研究中，共纳入了 189 名直径小于 7cm 的 HCC 病人(Peng & Chen,2013)，显示了联合治疗有更好的总体生存率和无瘤生存率。最近的 Meta 分析研究也显示了 TACE-RFA 联合治疗更能使病人生存获益(Lu et al,2013;Ni et al,2013)。然而，在小肝癌的治疗中，联合治疗是否可以增强疗效是存在争议的。

在一项前瞻性研究中(Shibata et al,2009)发现对于小于或等于 3cm 的肝癌病人，相对于 RFA 单独治疗，联合治疗未在控制肿瘤进展和生存方面有任何获益。因此，考虑到 TACE 的额

外成本以及可能引起的病人不适，应考虑限制联合治疗的适应证，其合理的使用指征是中大型肝癌或边缘浸润的小病灶。

一些研究人员首先使用 TACE 来缩小肿瘤体积，然后在应用 LITT 消融肿瘤。2007 年 Zangos 团队在对 48 例直径为 5~8cm 的肝癌病人治疗中进行了多次 TACE 治疗(平均每例 3.5次)，以达到可行 MR 引导下的 LITT 的合适体积。多次 TACE 降低了 32 例病人的肿瘤大小(66.7%)，随后进行的首次 LITT 治疗即达到中位生存期 36 个月。2003 年同样的联合治疗也被 Vogl 团队应用，在对包括有 50.6% 的不可切除的转移性肝癌病人研究中，在使用 LITT 之前 TACE 用作减小肿瘤的体积。2001年 Pacella 团队在对直径为 3.5~9.6cm 的肝癌病人中，先使用 LITT 减少肿瘤体积，然后进行 TACE。经过这种联合治疗后，90% 的肿瘤获得完全缓解，3 年局部复发率为 7%。

联合 TACE 和 3D 适形放疗是第三种策略(Hawkins & Dawson,2006)。最常见的方法是 TACE 后使用放疗，放疗可以有效地治疗门静脉和下腔静脉的癌栓，从而提高 TACE 的治疗效

果。在 5~6 周内,使用 40~60Gy 的量对有大血管病变的病人是安全的(Yeh et al,2014;Zeng et al,2005)。在一项病例对照研究中,15 例(34.1%)接受联合治疗的病人显示静脉癌栓完全消失;与单独接受 TACE 治疗的病人相比,联合治疗的病人 1 年生存率更高(34.8% vs. 11.4%)。第二种方法是"三明治"疗法,即将放疗放在两次 TACE 之间作为针对 TACE 术后残留肿瘤的"巩固"治疗(Hawkins & Dawson,2006);此外,在 TACE 后滞留在肿瘤中的化疗药物也有可能具有放射增敏作用。而第三种方法是对大肝癌病人反复行 TACE 直至达到最佳反应后再使用放疗。肿瘤在 TACE 后体积会缩小,则照射范围可缩小,这将允许使用更高的肿瘤放射剂量,同时提高了正常肝脏的耐受性(Yeh et al,2014)。

尽管疾病、病人和治疗技术具有异质性,但大多数研究表明,在对晚期肝癌的病人的治疗中,联合治疗相对于单独治疗,更能使病人获益(ChoiC et al,2014;Meng et al,2009;Park et al,2013;Zeng et al,2005)。

分子靶向治疗通过作用于肿瘤细胞生存和进展的重要通路靶点,为晚期肝癌的治疗带来了新的希望(见第 101 章)。索拉非尼,一种口服的抗血管生成和抗增殖作用多靶点 TKI 药物,有一项 RCT 研究显示与安慰剂组相比,可延长中位生存期和影像学中位进展时间,它已经成为目前不适合外科或局部治疗的晚期肝癌病人的标准治疗(Llovet et al,2008)。TACE 可引起局部缺氧,进而增加血管生成因子,如血管内皮生长因子(VEGF)。相反,索拉非尼抑制 VEGF 受体和其他促血管生成信号通路的活性。因此,在 TACE 期间和之后服用索拉非尼可能抵消缺氧诱导的血管生成,并可能减少肿瘤复发。一些非对照研究(Cabrera et al,2011;Chung et al,2013;Erhardt et al,2014;Pawlik et al,2011)和 RCT 研究(Kudo et al,2011;Lencioni et al,2012)评估了索拉非尼与 TACE 的联合治疗的疗效。然而,联合治疗与单独 TACE 相比是否产生临床额外获益仍不清楚。一项随机的Ⅲ期临床研究比较索拉非尼与安慰剂的疗效,在 TACE 后 5.6~13.3 周,没有显示联合索拉非尼的额外受益(Kudo et al,2011)。由于血浆 VEGF 水平在 TACE 后 4 周内下降到基线水平,本研究的剂量方案可能阻碍了该组合可能达到的最佳疗效(Li et al,2004)。一项随机Ⅱ期 SPACE(索拉非尼或安慰剂与 TACE 联合用于中期 HCC)研究的初步结果也未能证明在肿瘤进展和病人生存方面带来任何收益(Lencioni et al,2012)。将各种局部治疗和分子靶向药物联合起来的几个Ⅱ期和Ⅲ期研究正在进行中,预计将提供更多的信息来说明这种联合治疗方案与单一治疗相比是否提供了的额外受益。

肝动脉栓塞治疗的新技术

空白微球栓塞术

在肝动脉栓塞治疗中使用化疗药物仍存在争议。虽然向肿瘤提供高剂量化疗的概念是合理的,但没有任何可靠证据支持在常规 TACE(conventional TACE,cTACE)中使用化疗药物。使用球形栓塞材料或微球的栓塞方式已被证明与 cTACE 治疗原发的富血供肿瘤和转移性肝脏肿瘤有同样疗效;它可以代替 cTACE,从而减少化疗费用和潜在的全身毒性。一般来说,微球是由具有光滑亲水表面的惰性弹性聚合物制成。球形形状允许在一个狭小的范围内颗粒的大小变化。它们是可压缩的,几乎没有聚集在一起的趋势,这使得导管闭塞率较低,能够更好地渗透到远端的小血管(Osuga et al,2012)。目前,有几种商品化的微球,包括三酰基明胶微球(Embosphere;Merit Medical,South Jordan,UT)、球形 PVA[Contour SE(Boston Scientific,Natick,MA)and Bead Block(Biocompatibles,Farnham,UK)]和多膦化聚甲基丙烯酸甲酯微球(Embozene;Celonova Bioscience,San Antonio,TX)。

Maluccio 团队(2008)使用 45~100μm 非球形 PVA 或 40~120μm Embosphere 微球对 322 例肝癌病人进行了空白微球栓塞,1、2 和 3 年总生存率分别为 66%、46% 和 33%。在没有肝外疾病或门静脉受累的肿瘤病人中,1 年、2 年和 3 年生存率分别提高到 84%、66% 和 51%。2010 年 Bonomo 团队在 53 例肝癌病人中使用了 40 和/或 100μm Embosphere 微球,通过 RECIST 标准评价疗效,其客观应答率达 56%。这些研究表明,空白微球栓塞的栓塞后综合征较 cTACE 更加轻微。另一方面,使用 40μm 颗粒栓塞 HCC 存在颗粒通过动静脉通路进入肺循环的风险。

药物洗脱微球栓塞

药物洗脱微球(drug-eluting beads,DEB)是一种特殊设计的微球,可以加载特定的化疗药物,并针对靶组织在一段时间内局部释放。DEBs 可以提高治疗效果,同时,由于全身药物剂量可达到最小,则可降低全身毒性。已有两种商业化的产品已被用于治疗肝癌:PVA 骨架的微球(DC Bead in Europe,LC Bead in the United States;Biocompatibles,Surrey,UK)和高吸水性聚合物(SAP)微球(HepaSphere in Europe,QuadraSphere in the United States;Merit Medical,South Jordan,UT)。DC Beads/LC Beads 由基于聚乙烯醇的不可降解水凝胶微球组成,表面光滑,尺寸可精确调整,范围从 100~900μm。它们的特点是具有负电荷含量高的 2-丙烯酰胺-2-甲基丙磺酸盐(AMPS)。不饱和 AMPS 单体交联 PVA 骨架,由于增加了带负电荷的磺酸盐基团,则允许负载和释放正电荷药物如柔比星或伊立替康。HepaSpheres 微球或 QuadraSpheres 微球是由乙烯醇和丙烯酸钠共聚物组成的 SAP 微球。它们可明显膨胀与血管腔契合。类似于 DC Beads,它们可以载带正电荷的药物。

事实证明,DC Beads 具有良好的药代动力学(Varela et al,2007)。用 DC Beads 进行的早期临床研究表明,根据 EASL 或经修订的 RECIST 标准,其局部应答率为 52% ~ 81%(Malagari et al,2008、2010;Poon et al,2007;Varela et al,2007)。2008 年 Malagari 团队使用了载阿霉素的 DC Beads 治疗了 62 例单一无法切除的肝癌病人,肿瘤大小在 3~9cm。根据 EASL 标准,经过三次 DEB-TACE 后,12.2% 的病人疾病完全缓解,80.7% 的病人疾病客观缓解。一项包括了 104 名高度选择的病人队列研究显示,BCLC-A 的中位生存期为 54.2 个月,B 期为 48.6 个月(Burrel et al,2012;图 96A.12)。

对使用不同栓塞技术的 DEB-TACE 和 cTACE 进行了比较。2010 年 Lammer 团队进行的 RCT(PRECISION-V)研究未能证明 DEB-TACE 和 cTACE 客观应答方面存在显著差异(51.6 vs. 43.5%)。然而,在分期更晚(Child-Pugh B 级、ECOG

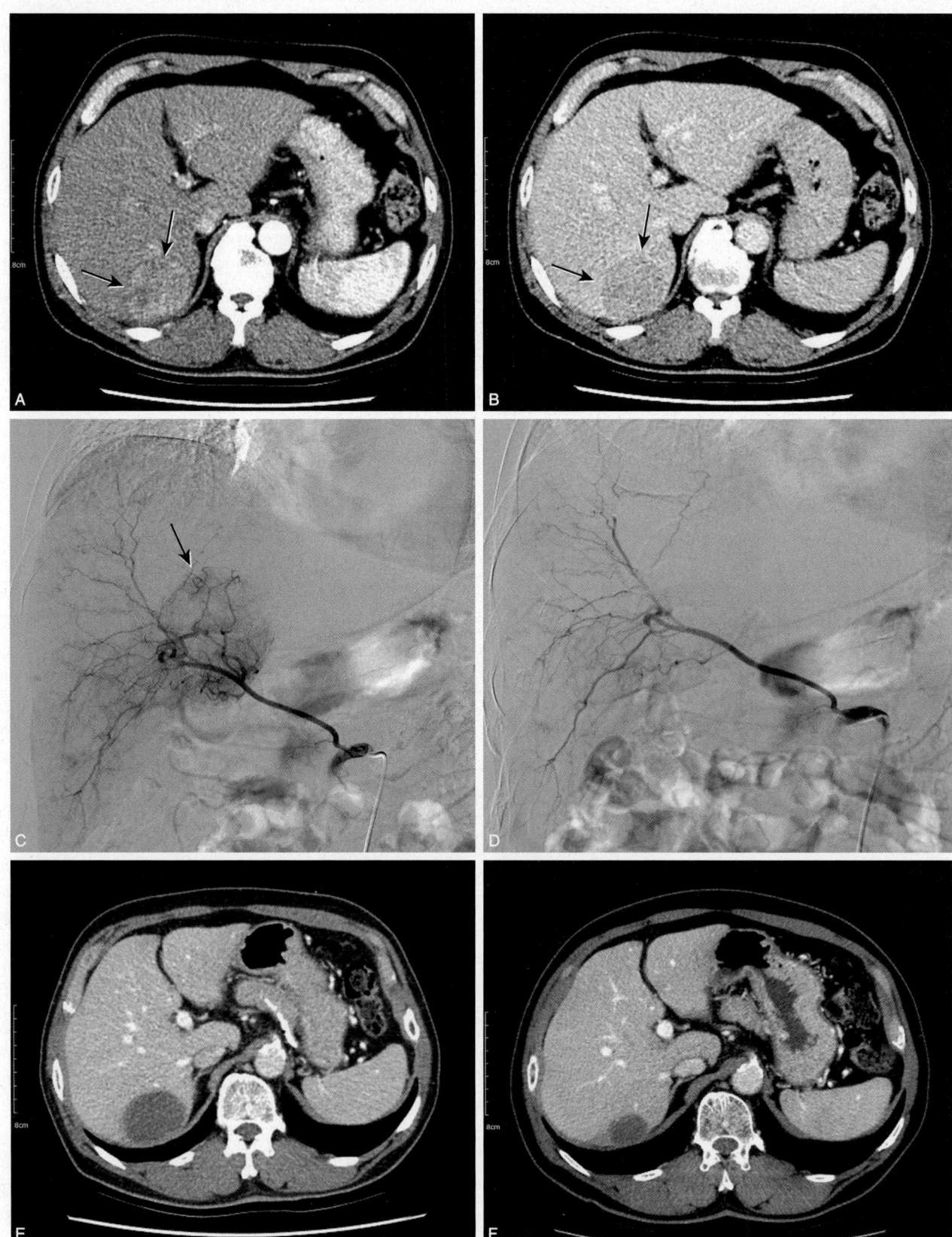

图 96A.12　一例 65 岁男性病人病例，由于冠状动脉狭窄，外科手术风险很高，而采用药物洗脱微球动脉化疗栓塞（DEBs-TACE）治疗。（A）和（B）CT 动脉期（A）和门静脉期（B）期图像显示一个直径约 5cm 具有典型的强化模式的肝细胞癌（箭头所示）。（C）肝右动脉造影显示富血供肿瘤的多支滋养动脉来自肝右后动脉（箭头所示）。（D）用 2 瓶多柔比星药物洗脱微球（100~300μm）装载 100mg 表柔比星（每瓶药物洗脱微球载表柔比星 50mg）进行 TACE。（E）和（F）1 个月（E）和 2 年（F）随访 CT 显示肿瘤完全坏死并进行性缩小

评分 1、双叶肿瘤和复发肿瘤）的亚组中,在 DEB-TACE 后的客观应答率明显优于 cTACE。此外,栓塞微球可改善耐受性,显著降低了严重的肝脏毒性反应,同时减少表柔比星相关副作用（Vogl et al,2011）。在两项 RCT 研究（Golfieri et al,2014；Sacco et al,2011）中,DEB-TACE 和 cTACE 的疾病进展时间和生存时间没有显著性差异。当 DEB-TACE 由经验丰富的介入放射科医生进行时,栓塞后综合征或全身不良反应发生率较低（Prajapati et al,2013；Varela et al,2007）。然而,与 cTACE 相比,证据仍然不足以证明 DEB-TACE 能实现长期生存获益,需要更多的Ⅲ期 RCT 研究来证明。

除肝癌外,DEB-TACE 还应用于伊立替康洗脱微球（DEBIRI）治疗结直肠癌肝转移的研究（Richardson et al,2013）。最近开展的一项多中心研究（Martin et al,2011）中,在 55 例全身化疗失败案例中使用了该方案。6 个月和 12 个月的客观应答率分别为 66% 和 75%。这些病人的总生存期为 19 个月,无进展生存期为 11 个月。此外,2012 年 Fiorentini 团队提出载有伊立替康的 DEB（中位生存期,22 个月）与伊立替康、氟尿嘧啶和亚叶酸钙（中位生存期,15 个月）的系统治疗相比有显著的生存受益。鉴于这些积极的结果,DEB-TACE 可以作为难治性结直肠癌肝转移病人的替代治疗方案。

结论

肝动脉栓塞治疗是原发性和继发性肝肿瘤的有效姑息治疗方法。TACE 同时具有选择性阻断肿瘤血供和动脉内化疗的作用。这是肝癌病人治疗最常用的方法。TACE 是肝癌最常用的治疗方法,并被推荐为不可切除肝癌病人的一线治疗。治疗方案应根据每个病人的具体情况来制定个体化治疗方案。仔细选择病人及在术中使用恰当的技术能有效避免肝动脉栓塞的大多数并发症。TACE 与其他肝脏相关治疗相结合有望改善病人的生存和肿瘤局部反应。包括微球和药物洗脱微球在内的新型栓塞材料已显示出令人鼓舞的初步临床结果。

（李波 译　张志伟 审）

第 96B 章

肝脏肿瘤的放射性栓塞

Ahmed Gabr, Joseph Ralph Kallini, and Riad Salem

概述

介入治疗在肝脏肿瘤的治疗中逐渐受到重视,这一领域使用的技术通过向肿瘤靶向输送毒性化疗药物、放射性药物和热灌注药物,对正常组织的毒性较小。这种方式将与治疗有关的全身毒性降到了最低,并允许向肿瘤输送更高剂量的药物,而采用全身输送方式则无法达到这样的剂量。本章将讨论放射性栓塞的一般概念及其在不同原发性和继发性肝脏恶性肿瘤中的具体应用(表 96B.1)。

肝脏及肝脏肿瘤的血液供应(参阅第 2 章)

门静脉

正常肝实质主要由门静脉供血。这种独特的供血方式使肝细胞能够从胃肠道吸收大量的营养物质,从而能够执行其他代谢功能,但这也使肝脏成为胃肠道肿瘤常见的转移部位。

肝动脉

腹腔干发出肝总动脉,肝总动脉再发出肝固有动脉为肝脏供血。肝固有动脉分为肝左、肝右动脉给相应的肝叶供血。胆囊动脉通常起源于肝右动脉,肝左、右动脉再发出分支为各个肝段供血,最后分支成汇管区的小叶间动脉。

与正常肝实质不同,肝肿瘤主要由肝动脉供血,并且较周围正常肝实质的血供更丰富(参见第 18 和 19 章)。肝肿瘤还会从邻近肝段的动脉和周围器官(如胃)的动脉获得血供。相较于正常肝实质,肝肿瘤具有更多的动脉血管,这也是经动脉靶向治疗的基本原理。

表 96B.1 放射性栓塞中放射性核素和载体的组合

放射性核素	设备	载体	半衰期/h	β-粒子最大释放量/MeV	γ-粒子最大释放量/keV	粒子大小/μm
^{90}Y	SIR-Spheres*	树脂微球	64.2	2.3	0	20~60
	TheraSphere†	玻璃微球	64.2	2.3	0	20~30
^{166}Ho	Milican‡	几丁聚糖	26.8	1.8	80.6	NA
	^{166}HoMS	聚左旋乳酸	26.8	1.8	80.6	25~35
^{188}Re	^{188}Re HDD-Lipiodol	碘化油	16.9	2.1	155	NA
^{32}P	^{32}P-GMS	玻璃微球	342.7	1.7	0	46~76
^{131}I	^{131}I-Lipiodol	碘化油	192.5	0.6	364	NA

* SIR-Spheres, Sirtex Medical, Woburn, MA.
† TheraSphere, MDS Nordion, Ottawa, ON, Canada.
‡ Milican, Dong Wha Pharmaceutical, Seoul, Korea.
NA, 无可用数据。

放射性栓塞治疗的历史

外照射(参阅第 97 章)

由于正常肝实质对辐射较为敏感,传统的外照射治疗肝肿瘤的价值有限(Geschwind et al,2004;Ingold et al,1965)。30~35Gy 的照射剂量就会导致 5% 的病人患放射性肝病(radiation induced liver disease,RILD)———一种表现为腹水、无黄疸性肝肿大和转氨酶升高的临床综合征(Emami et al,1991)。采用三维而非轴向平面方法的三维适形放疗技术,已被证明可以减少正常肝实质受到的毒性(Dawson et al,1999)。然而,三维适形放疗也无法避免对正常肝实质的辐射,因此限制了对肿瘤的照射剂量。

外照射在治疗某些部位的肝肿瘤时应用受限,包括肝顶区肿瘤,因为这会使肺暴露在辐射下,导致患放射性肺炎的风险增加。尾状叶的肿瘤因为贴近肝门区,外照射会增加损伤胆管和重要血管的风险。剂量划分,即把肿瘤的总照射剂量分为若干份分次进行,有助于利用不同的时相杀死对放疗敏感和放疗抵抗的肿瘤细胞,但需要多次治疗。在计算放疗给药剂量时,正常组织并发症概率(normal tissue complications probability,NTCP)是一个重要的参数(Dawson et al,2002),但其应用受到了挑战(Langer et al,1998)。为了减少正常组织并发症的发生率必须考虑呼吸运动,尽管近年来外照射技术的进步已经证实了这种技术的安全性和有效性,如立体定向体放射治疗、质子放射治疗和碳离子放射治疗,但外照射在肝脏肿瘤中的作用仍然需要进一步证实(Dawson & Guha,2008;Fukumitsu et al,2009;Nomiya et al,2008)。

放射性栓塞

如前所述,鉴于肝脏肿瘤的独特供血系统,放射性栓塞提供了一种对肿瘤进行局部放射治疗的方式。可给予高达150Gy 的辐射剂量,最大限度地减少了外照射的并发症。许多研究已经证明放射性栓塞治疗原发性和继发性肝脏肿瘤起到很好的效果。

放射性栓塞是由 Nolan 和 Grady 首先在 1969 年开始研究的,他们使用了装在 50~100μm 金属颗粒中的 ^{90}Y 氧化物(^{90}Y$_2$O$_3$),虽然这项研究纳入的病例数较少,但治疗效果很显著(通过测量肿块的大小评估)。Mantravadi 和他的同事在1982 年发表了另一项关于 ^{90}Y 的研究,他们研究了经肝动脉输送 ^{90}Y 至全肝后的效果和分布,最终得出肿瘤血管较多的病人更有可能从这种治疗中获益的结论。在动物身上进行了剂量递增的研究,这为以后在人身上进行 I 期剂量递增评估提供了基础(Wollner et al,1987)。1992 年,Shepherd 和他的同事在 10 名病人中使用 ^{90}Y 微球进行了 I 期剂量递增研究,采用 ^{99m}Tc 标记的大颗粒聚合白蛋白(^{99m}Tc-MAA)评估肝外分流量。与早期研究相比,本研究中没有病人出现血液毒性,这一结果强调了在治疗前评估血管造影结果和肝外分流的价值(Shepherd et al,1992)。随后的许多研究讨论了剂量测定、放射性测定、安全性和有效性等技术方面的问题(Andrews et al,1994;Yan et al,1993)。Lau 和他的同事在 1994 年研究发现,肿瘤的反应与所提供的剂量成正比,接受超过 120Gy 治疗的病人

生存率提高。关于这种治疗的安全性和有效性的最新数据将在后面讨论。

^{90}Y 微球

概述

放射性栓塞最常用的放射性元素是 ^{90}Y,是一种纯 β 放射源性粒子,半衰期为 64.2 小时,最终衰变为稳定元素 ^{90}Zr。组织穿透范围为 2.5~11mm。

治疗前评估

临床评估

需要根据东部肿瘤合作组织(Eastern Cooperation Oncology Group,ECOG)评分对病人进行临床评估,大于 2 分的病人不建议进行治疗。

实验室检查

实验室检查对评估治疗前肝功能状态非常重要。包括转氨酶[丙氨酸转氨酶(ALT)、谷草天冬氨酸转氨酶(AST)、碱性磷酸酶]、胆红素、白蛋白和肿瘤标记物如甲胎蛋白(AFP)的评估。

治疗前血管造影和弹簧圈栓塞

放射性栓塞前需要进行诊断性肠系膜血管造影(见第 21章)。主动脉造影、肠系膜上动脉造影和腹腔干血管造影使介入放射科医师有机会详细了解肝脏及其周围结构的血管解剖。同时需要评估门静脉的通畅性和有无动脉-门静脉分流存在。对肝脏血管和侧支血管解剖的细致了解能够防止微球的意外扩散(Covey et al,2002)。必要时需要弹簧圈栓塞侧支血管以减少微球的意外沉积。有时需要栓塞的侧支血管包括食管下动脉、左膈下动脉、副胃左动脉、十二指肠上动脉和十二指肠后动脉。弹簧圈栓塞术后并发症的发生率极低,而且由于微球在胃、十二指肠或胰腺的意外沉积而造成的临床后果很严重,因此,在某些病例中,建议放射性栓塞前进行预防性弹簧圈栓塞侧支血管。

^{99m}Tc 标记的大颗粒聚合白蛋白扫描

^{99m}Tc-MAA 扫描用于评估内脏和肺分流。治疗前核素扫描对于预防某些并发症非常重要。十二指肠和胃靠近肝脏,仅用核医学扫描很难评估这些器官的分流。因此,联合分析血管造影结果与 ^{99m}Tc-MAA 扫描结果很重要。肺分流率(lung shunt fraction,LSF)用于计算输送到肺的剂量,调整该参数可使放射栓塞后出现放射性肺炎的风险最小化。

需要通过血管造影评估所有肝脏血管,并对肿瘤的供血动脉进行详细研究。由于肿瘤可能从周围血管获得血供,因此有必要对其供血血管进行详细研究。如果不能找到肿瘤的供血血管,就可能导致病灶的遗漏和治疗失败。术前血管造影、^{99m}Tc-MAA 扫描和放射性栓塞都可以在门诊同一天进行(Gates et al,2014)。

可用的设备

TheraSphere

TheraSphere(MDS Nordion,Ottawa,ON,Canada)由不可生物降解的玻璃微球组成,直径在20~30μm之间。它于1999年获得美国食品药品监督管理局(FDA)的批准,最近被批准用于伴有门静脉癌栓形成(PVT)的肝细胞癌(HCC)病人。目前可用的有六种不同活性的药瓶,它们之间的唯一区别是微球的数量。含有120万个微球的药瓶活性为3GBq。每个微球在校准时的活性为2 500Bq,该药瓶的活性随时间延长而减弱。

TheraSphere的剂量计算:先使用靶区三维重建来计算需要灌注的肝脏体积。体积(cm³)乘以1.03即为质量(g)。

假设微球分布均匀(图96B.1A),注射到肝脏靶区的活性(A,单位为GBq)通过以下公式计算:

$$A = D \times m / 50$$

D是剂量,单位为Gy,m是质量,单位为kg。根据这个公式,如果给1GBq ^{90}Y,即为给1kg组织50Gy的剂量。

肿瘤的给药剂量还取决于处理后药瓶中的残余放射性百分比(R)和事先计算好的LSF。这些因素的计算公式如下:

$$D = A \times 50 \times (1-LSF) \times (1-R) / m$$

SIR-Spheres

SIR-Spheres(Sirtex Medical,Woburn,MA)由生物可降解的树脂微球组成,微球的直径比Thera微球略大但比重较低。2002年,FDA批准使用SIR微球治疗结直肠癌(colorectal cancer,CRC)肝转移。每瓶的活性为3GBq,含有4 000万~8 000万个微球,每个微球的直径为20~60μm。

表 96B.2　SIR-Spheres*剂量的经验算法	
肿瘤累及肝脏的百分比/%	剂量(全肝)
≤25	2GBq
25~50	2.5GBq
>50	3GBq

* Sirtex Medical,Woburn,MA.

由于目前可用的微球尺寸较小,因此其栓塞效应也比其他制剂弱。它们进入毛细血管前微动脉中,由于体积较小也可以深入渗透到肿瘤中,但对肿瘤的供血血管影响很小。有研究表明,栓塞引起的肿瘤低氧而非缺氧可能会导致血管内皮生长因子(VEGF)和缺氧诱导因子-1的释放,从而导致肿瘤新生血管生成,最终导致肿瘤坏死不完全和复发。

SIR-SPHERES的剂量计算:厂家推荐了三种测定剂量的方法。分割法很少使用,因为它只适用于特殊情况。经验算法见表96B.2。

SIR-SPHERES的剂量学模型是基于全肝灌注的,计算出的全肝活性(GBq)乘以靶区占全肝的百分比。使用最广泛的体表面积法如下:

$$A = BSA - 0.2 + (\% 肿瘤负荷/100)$$

A为活性(GBq),BSA为体表面积(m²),%肿瘤负荷为肿瘤累及肝脏的百分比。

新概念

放射性肝段切除术

最近引入了放射肝段切除术的概念。如图96B.1B所示。目前的剂量学模型采用肝叶灌注;然而,如果肿瘤局限于两个

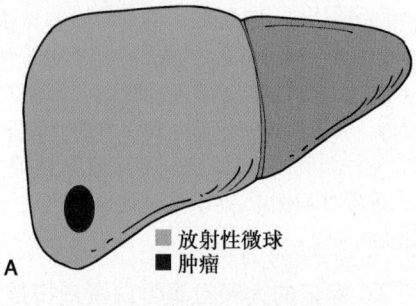

A　■ 放射性微球　■ 肿瘤

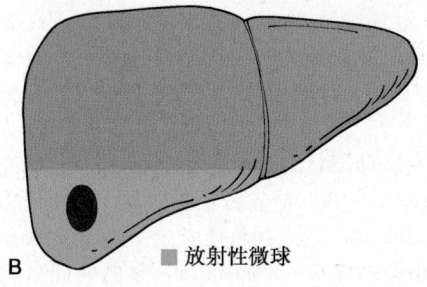

B　■ 放射性微球

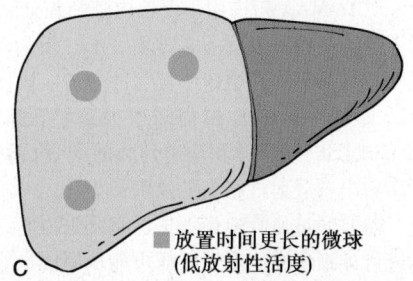

C　■ 放置时间更长的微球
(低放射性活度)

图96B.1　(A)TheraSphere(MDS Nordion,2004)目前剂量模型示意图。该模型假定微球在正常实质和肿瘤中均匀分布。(B)放射性肝段切除术示意图。由于肿瘤富含动脉血管,加上微球本身集聚在注射肝段周围的肝实质中,导致高放射性颗粒优先聚集在肿瘤中。(C)放置时间更长的微球剂量模型示意图。由于肿瘤动脉血管密集,具有较低活性的微球优先聚集在肿瘤和被注射的周围肝实质中

或更少的肝段,介入放射科医师可以在肝段水平灌注药物。这将增加肿瘤的给药剂量,并减少对周围正常组织的灌注(Riaz et al,2011),已经证明这是一种安全有效的给药方法。

放置时间更长的微球

Lewandowski 和他的同事(2009b)最近发表了一份关于放置时间更长的微球概念的报告,这种微球可以用于体积较大的肿瘤或多发肿瘤。如前所述,不同活性药瓶的区别在于微球的数量。如果高活性的药瓶(含更多微球)被允许在保质期内存放更长时间,每个微球的活性就会降低,这将允许向更大体积的肝脏输送数量更多的微球,同时对正常肝实质的放射毒性减少(Lewandowski et al,2009b)。

放射性肝叶切除术

一项动物研究发现使用放射性微球可能导致门静脉纤维化(Wollner et al,1988)。Gaba 和他的同事(2009)发表了一篇关于放射性肝叶切除术概念的综合分析,即在肝叶水平通过灌注治疗肿瘤。由于正常肝实质的纤维化,导致被灌注的肝叶体积减小。此外,还观察到正常肝叶体积的代偿性增加。Vouche 和同事(2013)研究表明,经[90]Y 放射性肝叶切除术是使肝脏增生的一种安全有效的技术,从而使其后期更易于手术切除。

新概念

用于剂量计算的血流模式

Kennedy 和同事最近(2010)发表了他们对[90]Y 树脂微球在肝动脉分支中传输的计算机建模分析。他们得出结论,对血流模式和微球动力学的计算机模拟有可能为优化微球植入肝肿瘤同时保留正常组织的方法提供指导。

经导管[90]Y 放射性栓塞

放射性栓塞是一种由介入放射科医师通过导管操作的治疗方法,经肿瘤的供应动脉进入靶区,将放射性药物注射到肿瘤的供应血管。肿瘤的分布位置是选择治疗方式的决定因素,或灌注到一个肝叶,或超选择性灌注到一个肝段。[90]Y 的给药设备被设计尽量减少对参与人员的辐射暴露,在整个过程中应有一名物理学家在场以确保操作规范,从而尽量减少意外辐射暴露。该手术可以在门诊进行,病人当天即可出院(Salem et al,2002)。

其他放射性核素

[131]I 标记的碘化油

碘油是一种罂粟籽油,含有 38% 的碘,能够被正常肝细胞在 7 天内清除,但在肿瘤细胞中能够滞留数周。碘油粘滞性较大,不易被血流冲散而滞留在肿瘤血管,因此具有栓塞作用。它是一种不透射线的物质,在治疗后的计算机断层扫描(CT)中可以看到目标病灶中沉积的碘油。

概述

[131]I 的半衰期是 8 天,能够发出 β 和 γ 射线。在一项前瞻性试验中研究了[131]I-碘油的效果,并与化疗栓塞的疗效进行了比较(Raoul et al,1997)。放射性核素[131]I 可以取代碘油中的碘基。

操作过程

只有在充分了解病人的肝脏血管解剖后才能给予[131]I-碘油,因此必须先进行血管造影。如果发现血管解剖正常,通常在主要的肝动脉内注射 3ml [131]I-碘油。在给药期间必须特别小心,因为已有塑料导管溶解的先例。此外,甲状腺对[131]I 的毒性也很敏感。因此,在治疗前后,必须采用措施对甲状腺进行保护,从而将对甲状腺的毒性降到最低。由于放射性核素随尿液排出,作为安全措施,治疗后病人必须住院 6~7 天。此外女性病人在治疗后 6 个月内不能受孕。

结论

[131]I-碘油的治疗效果与经动脉化疗栓塞术(TACE)相似(见第 96A 章),但严重不良事件发生率明显低于 TACE。[131]I 价格昂贵,但具有较高的 γ 电离能和较小的 β 辐射范围,降低了其细胞毒性作用。但治疗后必须住院降低了[131]I 的成本效益(Raoul et al,1997)。

[188]ReHDD 标记的碘化油

概述

[188]Re4-十六烷基-1,2,9,9-四甲基-4,7-二氮-1,10-硫代癸烷(HDD)标记的碘化油经动脉放射性核素治疗(transarterial radionuclide therapy,TART)最近被研究用于不能手术的 HCC。[188]Re 半衰期(16.9 小时)较短,能够发射能量较高的 β 射线(最大 2.1MV),同时发射能量较低的 γ 射线(155keV),可通过[188]W-[188]Re 发生器产生并使用。

操作过程

[188]Re-HDD 碘化油的剂量是根据重要器官的辐射吸收剂量(radiation-absorbed dose,RAD)计算的,是经动脉给予放射性偶联物的试验剂量(Kumar et al,2007)。重要器官包括骨髓、肺和正常肝脏,其剂量限制分别为 1.5Gy、12Gy 和 30Gy。通过注射 185MBq 活度的试验剂量,并进行全身核素扫描以计算关键器官的 RAD,然后计算剂量并在当天给药。

结论

使用[188]Re-HDD 标记的碘化油治疗肝癌的严重不良事件发生率很低,已发表的文献报道 HCC 病人可以得到生存获益(Kumar et al,2007 年)。Liepe 团队(2007)也发表了他们对 10 例病人的治疗经验。TART 的实用性加上目前已发表文献的支持使它对 HCC 有很好的治疗前景。然而,至今还没有足够的证据推荐在肝转移瘤中使用这种放射性核素。

其他[188]Re 标记物: 还有其他的[188]Re 标记物在研究中,如[188]Re-氮双-(二乙基二硫代氨基甲酸)碘油([188]ReN-DEDC 碘油)、[188]Re-(S2CPh)(S3CPh)2 碘油([188]Re-SSS 碘油)和[188]Re 标记的人血清白蛋白(HSA B20)微球(Lambert et al,2009)。[188]Re-透明质酸也正在被研究用做治疗 HCC 的系统性药物,因为透明质酸能够选择性地与 CD44 受体结合（Melendez-Alafort et al,2009）。

32P 玻璃微球

概述

32P 是一种衰变时释放高能 β 粒子的放射性同位素,半衰期为 14.28 天,最大组织穿透深度为 8mm,平均为 3.2mm（Wong et al,1999）。以不可生物降解玻璃微球的组成部分被注入人体。

操作过程

根据32P 玻璃微球的药代动力学和药物分布,通过以下公式计算剂量:

$$D = 20 \times A/m$$

D 是剂量,单位为 Gy;A 是活度,单位为 GBq,m 是质量,单位为 kg。在进行血管造影研究肝脏的血管解剖结构之后,通过动脉途径给药。

结论

与其他可用的放射性核素相比,这种放射性核素的半衰期短,所需剂量低,因此能够减少对操作人员的辐射暴露。尽管尚未确定其在肝肿瘤治疗中的作用,但在动物和人体试验中耐受性良好。

166Ho 微球

166Ho 是 β 和 γ 粒子发射体。这种放射性核素是高度顺磁性的。因此,它可以在磁共振成像（MRI）上像铁一样充当负性造影剂（Bult et al,2009）。它也是不透射线的,在 CT 上可见（Bult et al,2009）。

钬/壳聚糖复合物（Milican;Dong Wha Pharmaceutical,Seoul,Korea）在韩国最新的一项研究中已显示可有效治疗较小的 HCC（Kim et al,2006）。壳聚糖是衍生自甲壳素的一种物质,它在酸性环境中液化但在碱性环境中会形成凝胶,而凝胶具有栓塞作用。

正在动物模型中研究166Ho-多聚左旋乳酸微球的使用,并已证明是安全的,但尚未在人体中进行研究（Vente et al,2010）。最近还有研究在动物模型中以羟基磷灰石作为166Ho 的载体（Das et al,2009）。

原发性肝脏肿瘤

放射栓塞在最常见的肝脏原发性恶性肿瘤即肝细胞癌（hepatocellular carcinoma,HCC）（参见第 91 章）中的治疗作用已进行了详细研究,其在胆管癌（参见第 50 章）治疗中的应用也正在研究之中。

放射性栓塞在肝细胞癌治疗中的作用（参见第 91 章）

病人选择

HCC 的各种诊断标准和分期系统不在本章范围之内

（Bruix et al,2001）。HCC 的治疗需要多学科参与,包括肝病科、肿瘤科、移植外科和介入放射科,根据团队共识筛选最适合放射性栓塞治疗的病人。放射栓塞的应用不受疾病分期的限制,后文会讲到,但远处转移的病人未见生存获益。

适应证和疗效

符合移植标准的病人:外科手术是治疗这类病人的"金标准"。符合米兰标准的病人（单个病变小于 5cm、三个或三个以下病变均小于 3cm）应进行原位肝移植术（orthotopic liver transplantation,OLT）（参见第 115A 章）（Mazzaferro et al,1996）。手术切除仅适用于肝储备功能良好的情况（参见第 3 章和第 103D 章）。由于供体器官数量有限,加之部分病人因为肿瘤进展而无法行 OLT,导致行 OLT 的病人数量受限。射频消融存在针道播散的风险,并且受到肿瘤的大小和位置的影响而应用受限（参见第 98B 和 98C 章）。放射性栓塞已被证明可以预防肿瘤进展,使病人有更多时间等待供体器官,从而增加了接受 OLT 的机会（Kulik et al,2006）。因此,放射栓塞在肝癌病人和 OLT 中起着桥梁作用。

不符合移植标准的病人:肿瘤的大小或数量没有达到移植标准的病人,如果不合并恶性门静脉癌栓（portal venous thrombosis,PVT）或转移性 HCC,也可以行放射性栓塞治疗,这一治疗方法甚至有望使肿瘤降期而达到移植标准。经过治疗最初不符合米兰标准的病人也有机会进行 OLT,并且有报道这些病人的总体生存期延长（Kulik et al,2006）。Lewandowski 及其同事（2009a）最近发表了他们在肝癌中使用介入治疗降期的经验。他们的数据表明与化疗栓塞相比,放射性栓塞对晚期 HCC 疗效更优。降期病人在接受 OLT 后无复发生存率和总体生存率尚需与达到移植标准的病人进行比较,以确定降期的疗效。

进展期肝癌病人:放射性栓塞已被证明对 PVT 病人治疗有良好的反应（Kulik et al,2007）。恶性 PVT 的存在使这些病人无法进行肝移植,但其并不是90Y 放射性栓塞的禁忌证。索拉非尼已被证实可以改善晚期病人生存(具有统计学差异性)（Llovet et al,2008）（参见第 88 章）。在合并 PVT 的情况下,肝动脉是向肝实质供血的唯一血管,因此栓塞疗法相对禁忌。但是,由于90Y 的栓塞作用较小,因此可以在这些情况下采取这种治疗方法（Kulik et al,2007）。在血管受累的病人中使用放射栓塞治疗已显示出生存获益(治疗后 10.1～13.4 个月)（Kulik et al,2007）,但在远处转移的病人中未显示出生存获益（Salem et al,2010）。

结论

最近,Salem 及其同事（2010）发表了关于放射栓塞治疗 291 例 HCC 病人的综合分析。所提供的数据表明放射栓塞是一种安全有效的治疗方式。治疗反应率和可能的生存获益使得全球许多中心都把放射性栓塞作为治疗 HCC 的重要手段。在首个大型头对头研究中,比较了接受放疗栓塞和化疗栓塞的 HCC 病人,结果显示接受放疗栓塞病人的毒副作用较低,且无进展生存时间更长（Salem et al,2011）。

放射性栓塞在肝内胆管癌治疗中的作用（参见第50章）

手术切除是早期肝内胆管癌（intrahepatic cholangiocarcinoma, ICC）病人的最佳治疗选择，并且已证明可以提高生存率。化疗栓塞已被证明可以延长ICC病人的生存期，但毒副作用很高。放射性栓塞已被证明可有效治疗HCC，但尚未进一步研究其在ICC治疗中能够起到何种作用。一项分析了^{90}Y在ICC病人中应用的研究显示出良好的治疗反应和生存结果（Ibrahim et al, 2008）。东部肿瘤合作组织（ECOG）的研究显示ECOG评分良好的病人存活率显著提高。Saxena及其同事（2010）最近发表了他们对25例ICC病人接受树脂微球治疗的研究，结论显示，^{90}Y放射栓塞是安全有效的，并且在没有其他治疗选择的情况下，这种治疗值得进一步研究。

继发性肝脏肿瘤

肝脏独特的解剖结构和双重血供导致肝转移瘤很常见，但多发转移和合并症的存在限制了手术切除在这些病人中的应用（Welsh et al, 2006）。放射性栓塞及其与全身化疗联合治疗的作用已得到确定。

肝转移瘤放射性栓塞的病人选择：总体原则

肝转移瘤病人在进行放射性栓塞之前，必须进行综合评估。必须明确诊断为肝转移瘤且不能手术切除者，年龄>18岁，并且ECOG评分≤2分。术前评估还包括以下方面：①肺功能；②血液学功能（中性粒细胞计数>$1.5×10^9$/L，血小板计数>$50×10^9$/L）；③肾功能（血清肌酐水平<176.8μmol/L）；④肝功能（血清胆红素水平<51.3μmol/L）。最后，病人必须能够耐受血管造影和导管置入术。以下情况的病人不能进行放射性栓塞：①计划接受其他肝癌治疗方式；②不能补救的胃肠道放射性核素渗漏；③一次治疗肺部辐射剂量>30Gy或多次治疗肺部辐射剂量>50Gy；④需要紧急干预的严重疾病（Memon et al, 2012a）。

放射性栓塞在结直肠癌肝转移治疗中的作用（参阅第92章）

概述

虽然只有一小部分病人满足手术条件，但手术切除仍是结直肠癌（colorectal cancer, CRC）肝转移的唯一治愈手段（Welsh et al, 2006）。全身化疗仍然是不可切除病人的标准治疗方法。系统治疗不在本章范围之内，一些常用的化疗药物包括5-氟尿嘧啶（5-FU）、奥沙利铂、伊立替康（CPT-11）、贝伐单抗、西妥昔单抗和卡培他滨（参阅第99和100章）。已有放射性栓塞在治疗结直肠癌肝转移中的作用报道（Mulcahy et al, 2009），结果表明这种治疗方法安全性高且病人耐受良好（Lewandowski et al, 2014）。

病人选择

对于CRC伴肝转移病人，放射栓塞治疗的纳入标准与HCC相似。由于肿瘤无法切除行全身化疗的病人、对一线或二线化疗药物不敏感的病人可以考虑行放疗栓塞治疗。检测癌胚抗原（CEA），并在治疗前后进行影像学评估来明确疗效。氟脱氧葡萄糖正电子发射断层扫描（Fluorodeoxyglucosepositron-emission tomography, FDG-PET）较CT能更好地评估CRC伴肝转移对内放射治疗的敏感性。但是，功能成像替代传统成像技术（如增强CT）用来评估疗效还需要进一步研究。

放射性栓塞的疗效

在一项随机对照试验中，将单独全身化疗和化疗联合放射性栓塞的治疗效果进行了比较，结果显示联合治疗组的肿瘤反应率更高，无进展生存时间更长，生存获益更大，且安全性良好（Gray et al, 2001）。单独应用放疗栓塞的研究也已发表并取得了振奋人心的结果（Kennedy et al, 2005；Mulcahy et al, 2009）。研究表明随着药物剂量的增加，疗效会更好（Goin et al, 2003）。一项使用伊立替康和放射性栓塞联合治疗氟尿嘧啶（fluorouracil, FU）不敏感的CRC肝转移病人的研究表明，治疗水平的药物尚未达到最大耐受剂量（Van Hazel et al, 2009）。最近的一项多中心试验比较了单独使用FU与放射性栓塞联合FU，联合用药的无进展生存期和中位总体生存期明显延长，而严重毒副作用明显降低，表明放射性栓塞是化疗不敏感结直肠癌肝转移病人的治疗选择（Hendlisz et al, 2010）。

放射性栓塞在神经内分泌肿瘤肝转移治疗中的作用（参阅第93章）

概述

原发性神经内分泌肿瘤（neuroendocrine tumor, NET）发生肝转移很常见。尽管多数NET是无功能的，但部分肿瘤会分泌激素导致出现相应的临床综合征（如类癌综合征），如血管活性肠肽瘤（vasoactive intestinal tumors, VIPomas）、胃泌素瘤、生长抑素瘤等。系统化疗和射频消融可以给这些病人带来一定获益，但无法手术的病人也可以行放射栓塞治疗。临床改善、血清嗜铬蛋白A水平和影像学检查可用于评估放射性栓塞的疗效。

证据

神经内分泌肿瘤伴肝脏转移的放射性栓塞治疗已被证明是有效和安全的，已经观察到长达2年的治疗效果（Kennedy et al, 2008；Rhee et al, 2008b）。King和同事（2008年）发表了他们对34例病人的治疗经验并得出结论，在不可切除的NET肝转移病人中，放射性栓塞的疗效可以维持很长时间。最近一项评估放射性栓塞对于进展期和转移性神经内分泌肿瘤疗效的研究发现，ECOG评分为0分和胆红素<20.5μmol/L的病人预后较好（Memon et al, 2012b）。

放射性栓塞在其他肿瘤肝转移治疗中的作用（参阅第94章）

概述

本节讨论了放射性栓塞在其他原发肿瘤伴肝转移中的作

用,很多不同类型的肝转移瘤已通过放射性栓塞治疗,但仅对转移性乳腺癌进行了详细研究。

乳腺癌肝转移的内放射治疗

乳腺癌是女性最常见的肿瘤,易发生肝脏转移。放射性栓塞为无法行根治性手术的乳腺癌肝转移病人提供了有效的治疗方法(Coldwell et al,2005)。目前已经在这一类病人中观察到了放疗反应,但尚未确定放疗栓塞能否带来生存获益(Jakobs et al,2008b)。

其他肿瘤肝转移的治疗

放射性栓塞已被用于治疗各种原发肿瘤肝转移。对于化疗无效或产生化疗耐药的病人,这是一种有效的替代治疗方法(Sato et al,2008)。目前的证据表明放射性栓塞对于其他类型的肝转移瘤具有相似的治疗反应率和生存获益。

放射性栓塞在黑色素瘤肝转移治疗中的作用

概述

黑色素瘤是一种高度恶性的皮肤肿瘤,死亡率极高,包括皮肤黑色素瘤(占90%以上)和眼(葡萄膜)黑色素瘤(占5%)。肝转移瘤多来自眼黑色素瘤,眼黑色素瘤中40%~80%会发生肝转移,而皮肤黑色素瘤则为15%~20%(Caralt et al,2011)。但这两种转移瘤的预后都很差,肝脏受累是常见的死亡原因。标准的化疗药物对黑色素瘤疗效较差,但一些研究表明经动脉化疗栓塞或放疗栓塞有明显生存获益(Kennedy et al,2009;Xing et al,2014)。但也有一些研究却表明治疗效果有限(Gonsalves et al,2011)。

证据

肝转移性黑色素瘤的富血管性质使其对放射性栓塞较为敏感,从而能够减缓疾病的进展。目前关于⁹⁰Y治疗肝脏转移性黑色素瘤的研究较少,但都表明⁹⁰Y是一种安全的方法,并能改善预后(Kuei et al,2015)。放射性栓塞治疗肝转移性眼黑色素瘤有较高的反应率和1年生存获益(Kennedy et al,2009)。最近一项研究表明,与最佳支持治疗相比,⁹⁰Y放射性栓塞治疗肝转移性黑色素瘤病人生存期更长。Child Pugh分级为A级、肝转移灶少于10个、无肝外转移的病人预后最佳(Xing et al,2014)。放射栓塞还可以控制疾病局部进展,从而能够延长生存期,尤其是在以肝转移为主要表现的病人中(Memon et al,2014)。尚需要进一步研究明确放射性栓塞相比其他局部治疗方法的优势。

治疗后评估

临床和实验室检查指标

可以从临床和影像学两方面评估放射性栓塞的疗效。随访常用的实验室检查包括肝功能系列和肿瘤标志物,例如AFP、CEA和CA19-9,从而评估治疗的毒副作用和病人的改善状况。最近研究显示肝癌病人AFP降低是经动脉局部治疗生存获益的指标(Riaz et al,2009a)。

影像学检查指标

第一次影像学检查应在治疗后1个月完成,然后每3个月扫描一次,以评估病人对治疗的反应和疾病的进展程度。世界卫生组织(World Health Organization,WHO)和实体瘤反应评估标准(Response Evaluation Criteria In Solid Tumors,RECIST)都以病灶体积的减小程度为评估标准,而不考虑肿瘤内部的坏死灶数量。欧洲肝病研究协会(European Association for the Study of the Liver,EASL)将肿瘤内部的坏死灶数量也纳入评估体系之中(Ibrahim et al,2009),WHO和EASL指南均明确指出病人对治疗的反应与病理坏死密切相关(Riaz et al,2009c)。传统成像技术在治疗后6周才能够评估肿瘤对治疗的反应,功能性MRI可能对于发现肿瘤对治疗的早期反应起一定作用(Rhee et al,2008b),但是功能成像代替常规成像进行反应评估还需要更多数据进行研究。

放射性栓塞相关的并发症

放射性栓塞术后综合征

病人可能会出现轻度放疗栓塞术后综合征,表现为疲劳、恶心、呕吐、厌食、发热、腹部不适和恶病质。与放射性栓塞相关的一些严重不良事件将在本章进行讨论,并已在前文详细阐述(Riaz et al,2009b),这些并发症通常不需要住院治疗。

肝胆毒性

肝脏损伤

RILD通常发生在放射性栓塞术后4~8周之间,肝毒性通过转氨酶和代谢物(包括ALT、AST、碱性磷酸酶、白蛋白和胆红素)的变化来衡量。使用3.0版《通用不良事件术语标准》(Common Terminology Criteria)评估放射性栓塞对肝脏的毒性,3级和4级毒性发生率很低(Salem et al,2010;Sangro et al,2008;Young et al,2007),腹水和黄疸很少见。

在严重病例中可能会出现静脉闭塞(venoocclusive disease,VOD)的组织学特征(参见第77章)。肝脏毒性很少会出现并发症和死亡率很高的严重不良反应(Sangro et al,2008)。基础肝功能紊乱、高龄、药物剂量过大等原因可能是病人放射性栓塞发生肝毒性的危险因素。

胆道损伤

放射性栓塞也会对胆道产生毒副作用,在Rhee团队(2008a)的一项研究中只有不到2%的病人放射性栓塞引起的胆道毒性需要临床干预,其中2例病人需要行胆囊切除术,3例病人发生胆汁瘤需要引流,1例病人形成脓肿。使用⁹⁰Y治疗也有辐射诱发胆管炎的报道(Rhee et al,2008a),然而这些并不常见,术中仔细操作可以使它们的发生率降至最低。

门静脉高压症

放射性栓塞可引起肝纤维化,通过改变治疗肝叶的体积导致门静脉高压症。门静脉高压的发生时间不等（Jakobs et al，2008a），双叶治疗更容易发生，并且在患有化疗相关脂肪性肝炎（chemotherapy-associated steatohepatitis，CASH）的病人中发生率增加（参见第 65 章）。多数 HCC 病人合并肝硬化和门静脉高压，放疗栓塞会加重已有的病情（Riaz et al，2009b）。

放射性肺炎

当 LSF 大于 13% 时，需要调整药物剂量并且谨慎操作（Leung et al，1995）。在少数易发生高 LSF 的情况下，放射性栓塞后可见限制性肺通气功能障碍。LSF 用于计算肺部暴露的放射性剂量，放射性栓塞的绝对禁忌是单次治疗中肺部的预期暴露剂量≥30Gy，或多次治疗累计暴露剂量>50Gy（MDS Nordion，2004）。放射线性肺炎的发生可以通过临床进行诊断，CT 表现为肺实变，出现"蝙蝠翼"征。

胃肠道并发症

放射性栓塞后的胃肠道并发症已有报道，是由于微球异常扩散到胃肠道造成的（Carretero et al，2007；Murthy et al，2007a）。可表现为胃肠道溃疡甚至需要手术治疗。但是可以通过术前仔细的血管造影寻找发自肝动脉分支的异位供应胃肠道的血管，从而避免这种情况的发生，同时建议预防性使用质子泵抑制剂（Riaz et al，2009b）。

血管损伤

经导管⁹⁰Y 放射性栓塞是一种微创手术，血管损伤的发生率很低。血管损伤多见于已经接受全身化疗的病人（Murthy et al，2007b），因为化疗药物可能会导致血管壁机能弱化而容易受损。

结论

放射性栓塞的不良反应很少见且容易处理，通过在治疗前仔细评估血管造影检查结果，可以最大限度地减少不良反应的发生。Riaz 等总结了降低不良反应发生率的预防措施（Riaz et al，2009b）。

总结

放射栓塞是一种新的治疗方法，已逐渐被人们所认知并被越来越多地应用到临床实践中。该治疗方法毒副作用小，不需要住院治疗，因此在原发性和继发性肝脏肿瘤的治疗中具有很大优势。合理的治疗方案通常包括以下步骤：①计算需要灌注的靶区肝脏质量和肿瘤负荷；②内脏血管造影以明确肿瘤的供应血管并事先栓塞可能导致微球异常沉积的其他血管；③⁹⁹ᵐTc-MAA 扫描以评估肺分流指数；④计算最佳治疗剂量；⑤放射性介入操作物品的准备；⑥严格的辐射监测和安全程序；⑦残余放射活性和辐射传输效率的计算。通过细致的操作技术，可以提高治疗的安全性和有效性。

选择具有足够肝储备和肝功能状态良好的病人能够提高治疗效果，同时可以降低并发症的发生。对于标准化疗无效的进展期肝转移瘤病人，放射性栓塞也能带来生存获益。这种治疗方式为涉及肝脏肿瘤治疗的多个学科提供了重要的工具，包括肝病科、放疗科、胃肠病科、外科和肿瘤介入科。

（耿智敏 译 刘景丰 审）

第97章

肝脏肿瘤的外放射治疗

Karyn A. Goodman

在过去的 20 年间,肝胆肿瘤的放射治疗(radiation therapy, RT)取得了很大进步,改善了原发性肝脏和胆道肿瘤病人的放疗实施、预后及护理质量。历史上肝脏肿瘤的放疗曾受到肝脏和其他周围组织器官对辐射耐受性的限制,因此直到目前,放疗在肝脏肿瘤的治疗中所起作用依然有限。随着越来越多适形放疗技术和先进的治疗计划软件的出现,更多的局域治疗已成为可能,从而可以在不累及周围肝脏的情况下向肝内肿瘤输送更高的剂量。但是,由于呼吸运动和空腔脏器充盈的变化而引起腹部器官位置的显著改变,妨碍了靶区治疗的精准输送。新的成像技术和呼吸运动管理技术的出现使医生有机会对这些肿瘤进行更为精准的靶区治疗和尝试更高的放疗剂量。传统的放射路径和剂量分割方法已被摒弃,取而代之的是更多的聚焦性放疗技术,从而减少对正常肝组织的辐射并增强靶区的适形性,例如调强放射治疗、图像引导放疗和呼吸运动管理技术。本章将讨论所有这些新方法在原发性肝脏肿瘤和胆道肿瘤的放射治疗中的作用。此外,还强调了新的可供选择的分割方案以及放射性同位素在原发性肝脏肿瘤治疗中的作用。

技术革新

调强放射治疗

调强放射治疗(intensity-modulated radiotherapy, IMRT)是一种计划和实施过程更为复杂的放疗方法,它使用计算机软件来确定肿瘤和亚临床病灶的高剂量区域,并限制对正常器官的辐射剂量。通过计算机断层扫描(computed tomography, CT)(请参阅第 18 章)或磁共振成像(magnetic resonance imaging, MRI)(请参阅第 19 章)区分正常结构和靶区结构,使得 10 年前就已出现的 IMRT 技术有了实现的可能。与传统放疗使用大型、固定的照射部位及基于骨骼解剖和软组织划定放疗区域不同,IMRT 采用靶区体积,在轴向 CT 或 MRI 上勾画出个体的正常结构。传统放疗使靶区周围的正常组织接受了治疗剂量的射线,因此放疗剂量受到了限制。计划使用 IMRT 进行治疗时,放疗剂量基于靶区体积并对正常组织设置严格的剂量限制,然后通过使用计算机优化的算法制定 IMRT 计划,使用多个辐射束将不同强度的射线以不同的角度投射到靶区,从而达到靶区治疗剂量和正常组织剂量限制的要求。最后形成了与肿瘤形状高度匹配的剂量分布区(图 97.1),这样可以最大限度地减少周围正常组织和器官的高剂量辐射暴露。

图像引导放疗和呼吸运动管理

适形放疗的发展使得在治疗时对肿瘤的定位更加精确,这有助于避免靶标丢失。提高放疗靶向性的需求促进了图像引导放疗(image-guided radiotherapy, IGRT)的发展,以减少肿瘤定位的不确定性。已开发出称为锥形束 CT(cone-beam CT, CBCT)的机载三维(3D)CT 成像技术,当病人在治疗台上接受照射前可以实时评估线性加速器对肿瘤定位的准确性。但是对于肝脏肿瘤,由于受到分辨率和对比度的限制,CBCT 扫描可能无法显示目标病变,在标准的 X 线摄片甚至在 CBCT 上,肝脏肿瘤显影不佳,因此需要使用替代物在治疗前帮助肿瘤定位。基准标记物已用于识别肿瘤,从而为传统分割放疗和聚焦放疗提供更佳的视野,并改进操作(图 97.2)。金属标记物可经皮置入肝肿瘤内或肿瘤周围,或使用术后放置的金属夹来帮助在 X 线片或 CBCT 上评估术后的瘤床定位。这些基准标记物对于治疗期间的肿瘤定位和运动评估都是非常重要的,并且应当与本文所介绍的多种呼吸运动管理技术结合使用。

尽管 IMRT 能够锐化靶区边缘,但由于器官移位和随呼吸的旋转导致肝脏的运动非常复杂。一些研究发现呼吸运动能够导致肝脏上下移动 1~8cm,但在前后和左右移动幅度较小(Shirato et al,2004)。由于这种实时的显著移位,在治疗时需要在肿瘤总体积上留出较大边缘空间,以确保在整个呼吸周期中能够向肿瘤全剂量辐射。为了提高肝脏靶区照射的准确性,已经开发出许多解决肿瘤移位的新方法。造成肝脏和其他腹部器官移动最常见的原因是呼吸运动,胃内容物和气体含量等因素也会造成空腔器官充盈的日常变化。有几种方法可用于解决呼吸导致的脏器移动,主要包括两类,其一为运动修正,即根据病人呼吸运动调整放疗投射;其二为运动限制,即在治疗期间调整或限制病人的呼吸运动。

呼吸门控(respiratory gating)是一种运动修正技术,根据呼吸周期中肿瘤的位置来打开和关闭辐射束。通常在呼气时移动度较小,打开辐射束。呼吸门控通过使用软件将胸壁运动与呼吸时相关联来实现,但是胸壁运动可能无法准确反映内部器官的运动,因此该技术需要在评估日常肿瘤相对于胸壁的呼吸运动程度基础上进一步评估肿瘤运动。一种方法是在肿瘤内部或周围放置高密度金属标记物以便于肿瘤定位,使用荧光透视可以在整个呼吸周期中跟踪不透射线的金属标记物,以确认治疗射线能够在呼吸周期中的正确时间打开。

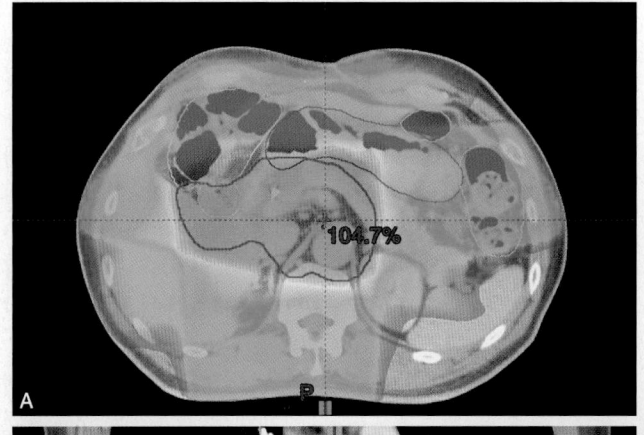

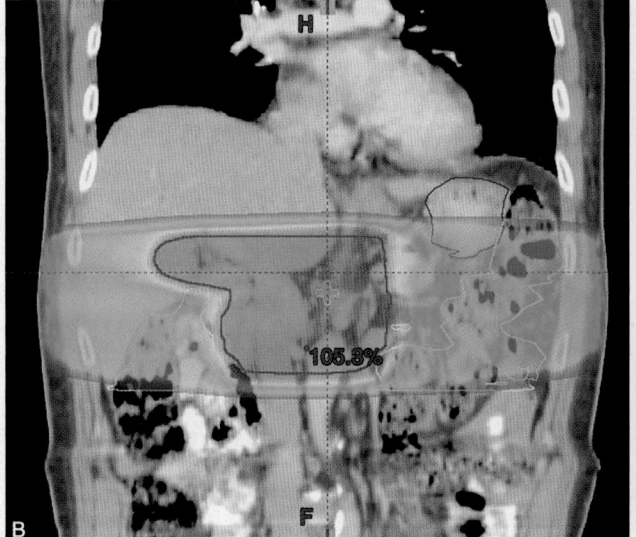

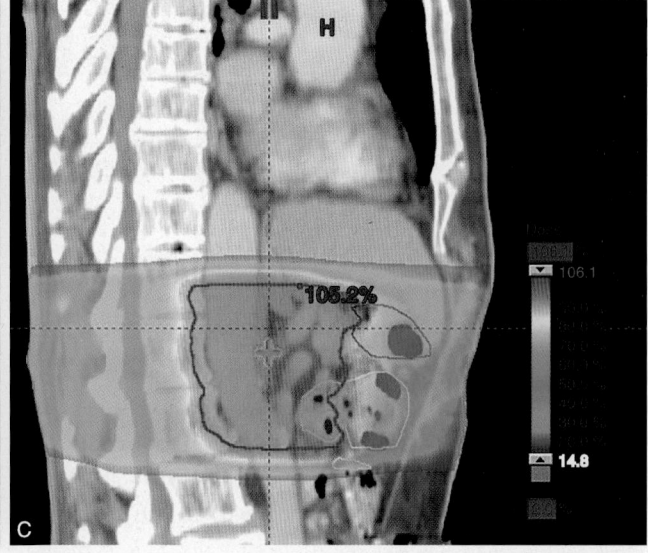

图 97.1　一例 83 岁男性肝外胆管癌病人 ⅠB 期(T2N0)，近端手术切缘阳性，术后吉西他滨联合顺铂辅助治疗，随后卡培他滨同步放化疗。图片显示调强放疗的轴位(A)、冠状位(B)和矢状位(C)，5 040cGy 的射线投射至术野和区域淋巴结。深红色线标记的为计划靶区，包括瘤床和扩散的亚临床区域(淋巴结区域)，其余颜色代表辐射等剂量线

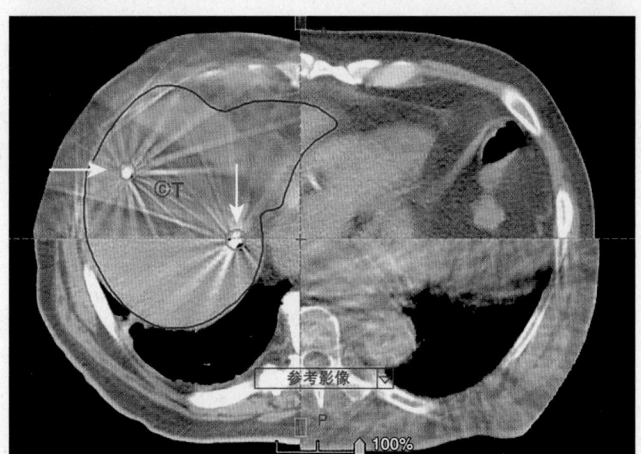

图 97.2　治疗前在直线加速器上采集锥形束计算机断层扫描(CBCT)图像。低分辨率限制了对肿瘤的识别，但可采用不透射线金属标记物(箭头)进行定位。CBCT 图像被叠加在原始模拟 CT 上，并对齐标记以定位肿瘤区域，从而实现准确的治疗效果

对于机器人放射外科手术系统治疗的病人，同步肿瘤追踪系统可用于肿瘤的实时定位。将一系列发光二极管放置在胸壁上，并通过治疗室内壁挂式摄像机检测胸壁运动。使用运动跟踪软件，同步系统识别、更新并随后将外部胸壁运动与内部肿瘤金属标记物的运动相关联。在整个过程中，同步系统会监测目标并根据需要修改关联模型，以跟踪肿瘤运动的变化。腹部压缩是一项运动限制技术，使用的腹带膨胀后压缩腹腔，从而限制了腹部内容物随呼吸的移动幅度。主动呼吸控制是一种屏住呼吸的方法，在放疗过程中限制通气运动。

立体定向放射治疗

放疗技术的另一项进步是立体定向体部放射治疗(stereotactic body radiotherapy，SBRT)，通过使用单剂量或少量分割将高剂量辐射精确地输送到体内(颅外)的适形目标(图 97.3)。基于 IMRT 的聚焦式照射野以及线性加速器高质量的成像技术提供的更精确的肿瘤定位(例如 CBCT)，从而应用高剂量的放疗。与传统放疗的 1.8~2Gy/d(在 5~6 周内每周照射 5 天)不同，SBRT 可以在 1 天之内提供 18~30Gy 的极高消融剂量，或在超过 1~2 周的时间提供 30~60Gy(分割为 1~5 次)的剂量。这些较高剂量的射线杀死肿瘤细胞的机制可能与标准分割剂量不同。此外，治疗次数较少带来的方便等优势也吸引了病人。最新研究显示 SBRT 对肝转移瘤和原发性肝肿瘤有极佳的局部控制率和较少的不良反应(Bujold et al，2013；Cardenes et al，2010；Ibarra et al，2012；Jang et al，2013；Mendez Romero et al，2006；Sanuki et al，2014；Takeda et al，2014)。

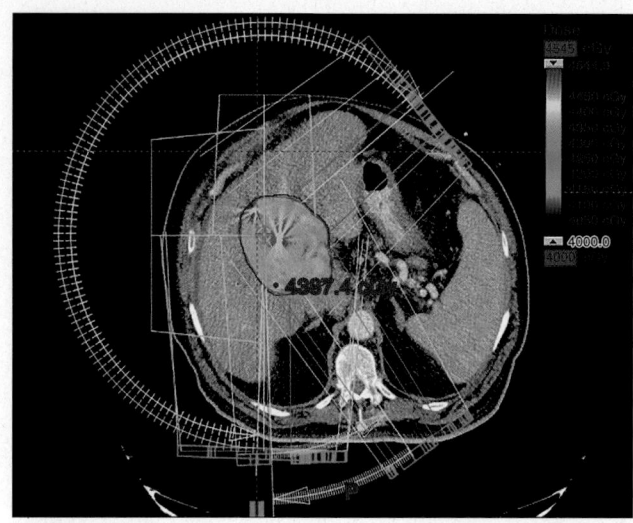

图 97.3　不可切除肝细胞癌(HCC)病人立体定向放射治疗方案。使用两个弧来传送剂量,使得小剂量沿着弧的路径传送,汇聚成高剂量传送到红色显示的计划靶区(PTV)。肿瘤中可见不透射线金属标记物

肝细胞癌(参阅第 91 章)

早期研究已经确定低剂量的全肝照射对控制肝细胞癌(hepatocellular carcinoma,HCC)无效,而较高的剂量可导致放射性肝炎或放射性肝病(radiation-induced liver disease,RILD)发生率升高(Emami et al,1991;Lawrence et al,1995)。RILD 的发病机制尚未完全阐明,可能是辐射导致肝细胞和内皮细胞同时损伤的结果,表现为无黄疸性肝肿大、腹水和转氨酶升高,多发生于放疗后 3 个月(Hawkins & Dawson,2006;Lawrence et al,1995)。

这些早期研究结果表明放疗只能作为肝细胞癌的姑息治疗手段。随着适形放疗技术的发展,对于无法切除的肝脏肿瘤病人进行了部分肝区的大剂量照射(Dawson et al,2000;Lawrence et al,1993;Robertson et al,1997)。密歇根大学的研究人员报告了一项针对不可切除肝脏肿瘤的 3D 适形放疗(3D conformal RT,3D-CRT)联合经动脉氟尿嘧啶化疗的 II 期研究。他们治疗了 128 例无法切除的肝细胞癌(n=35)、肝内胆管癌(n=46)(参阅第 50 章)和结直肠癌肝转移癌(n=47)病人(参阅第 92 章)。剂量范围为 40~90Gy(中位数为 60.75Gy),并且通过剂量-体积直方图评估后,将足量的正常肝组织有效地排除在最大照射野之外,从而避免了 10%~15% 的 RILD 风险。中位随访时间为 16 个月(存活病人为 26 个月),中位生存期为 15.8 个月,3 年生存率为 17%。38 例病人(30%)发生了 3 级或以上的毒性反应,5 例病人发生了 RILD,其中 1 例死亡。最近报道了使用 IMRT 的研究,上海的复旦大学进行了使用 3D-CRT(24 例病人)或 IMRT(16 例病人)的剂量递增适形放疗研究(Ren et al,2011)。肿瘤的中位剂量为 51Gy(范围为 40~62Gy),正常肝组织中位剂量为 17Gy(范围为 9~22Gy)。所有病人均未出现 3 级或以上的毒性反应,急性肝脏毒性主要表现为转氨酶升高。1 年和 2 年无进展生存率分别为 100% 和

93%,1 年和 2 年的总生存率分别为 72% 和 62%。

Virginia 大学的研究人员报告了他们使用 IMRT 联合卡培他滨治疗 20 例 HCC 病人的经验,50Gy 总剂量分割为 20 次进行(McIntosh et al,2009),肿瘤平均大小为 9cm,45% 的病人肝功能 Child-Pugh 分级为 B 级且合并肝硬化,接受超过 30Gy 剂量的平均肝体积为 27%,所有病人均未出现 3 级或以上的急性或晚期毒性反应,没有发生 RILD 的病例,Child-Pugh A 级和 B 级病人的中位生存期分别为 22.5 个月和 8 个月。这一结果明显优于单独放疗或局部化疗病人,与大多数外科手术相当,因此应作为下一步进行剂量递增和放疗增敏剂研究的基础。

在肝癌的治疗中也引入了很多不同的分割方案,超分割(每次剂量更低,每日两次治疗)和低分割(每次剂量较高但分割次数较少)都被用于提高肝脏恶性肿瘤的应答率。超分割的基本原理是治疗时间缩短,短于 HCC 肿瘤细胞的倍增时间(估计为 41 天)。密歇根大学的系列研究使用了超分割法(Ben-Josef et al,2005;Dawson et al,2000;Lawrence et al,1993;Robertson et al,1997)。新发表的数据有助于明确合并肝硬化的肝癌病人接受 3D-CRT 治疗的剂量-体积限制。上海的研究人员表明,对于基础肝功能不全的病人,发生 5% 肝毒性风险(RILD)的平均肝剂量低于肝功能正常的病人,这表明肝癌病人需要更严格的肝脏辐射剂量限制,因为大多数病人同时合并肝硬化(Liang et al,2006)。已经制定了新的指南,允许为肝癌病人提供相对高剂量的 CRT(McGinn et al,1998),一项 II 期临床研究使用了较高剂量的治疗方案,证实 3D-CRT 可安全有效地用于小于 5cm 的肿瘤和 Child-Pugh A/B 级肝硬化病人(Mornex et al,2006)。

随着肿瘤定位技术和运动管理方式的改进,使用 SBRT 进行的低分割技术已在原发性肝肿瘤的治疗中得到了评估。在对 41 例原发性肝肿瘤(其中大部分为肝细胞癌)病人的 I 期研究中,对于 SBRT 的 6 个疗程进行了评估,多伦多 Princess Margaret 医院的 Dawson 团队(2000)提出了超过 6 种不同剂量(24~54Gy)的分割方法,剂量取决于受照肝脏的体积和使用正常组织并发症模型估计的肝毒性风险。5 名病人(12%)出现 3 级转氨酶升高。在 SBRT 的 3 个月内未观察到 RILD 或与治疗相关的 4 级或 5 级毒性,并且该组高风险人群的总体临床疗效优于预期。

Princess Margaret 医院的研究人员最近纳入了 102 位局部进展期 HCC 病人,进行了两项关于 SBRT 的前瞻性研究,这些研究使用了 6 种不同的剂量(24~54Gy),再次表明 SBRT 低分割技术在这一类高风险人群中有较好的应用前景(Bujold et al,2013)。肿瘤体积相对较大,平均 117.0cm^3(1.3~1 913cm^3),而且 55% 的病人存在肿瘤血管癌栓形成。中位随访时间 31 个月,一年局部控制率为 87%,中位总生存期为 17 个月。3 级以上毒性反应的发生率为 30%,有 7 位病人发生 5 级毒性反应,其中 2 位病人肿瘤血管栓进展。接受大于 30Gy 剂量病人的局部控制较好,因此推测有可能存在剂量反应关系。但这些研究招募的病人肝功能多为 Child-Pugh A 级,肝硬化程度较轻,然而大多数无法切除的肝癌病人往往合并晚期肝硬化,因此在进行任何类型的肝照射时必须考虑病人合并的肝功能不全状

况。基于这些数据,对于无法切除的 HCC 病人,SBRT 显示可以作为一种有前途的治疗选择,其不仅可以作为 HCC 的确定性治疗,而且可以充当进行肝移植的"桥梁"(参阅第 115A 章)。

基于带电粒子如质子束和碳离子束可以实现适形放射治疗。质子束或碳离子束治疗与光子或 X 射线不同,基于组织中能量吸收的物理规律,光子在组织中的沉积是指数级的,而带电粒子在组织中的沉积范围有限,剂量先急剧增加然后急剧下降(形成布拉格峰),这种剂量的集中传递允许在某些情况下进行更优的适形放疗。近年来还提出了使用带电粒子进行低分割局部适形放疗,特别是在亚洲,在小型的非随机研究中,使用质子束的高剂量放疗治疗不可切除的原发肝肿瘤病人,最终局部控制率和生存率尚可(Chiba et al,2005;Fukumitsu et al,2009;Matsuzaki et al,1994)。

最近一项前瞻性研究使用 66Gy 钴当量(GyE),分割 10 次的质子放疗方案治疗 51 名原发性肝癌病人,这些病人分别有 1~3 个病灶(总直径小于 10cm)(Fukumitsu et al,2009)。Child-Pugh B 级病人占 20%,5 年局部控制率和生存率分别为 88% 和 39%。肝功能为 Child-Pugh A 级的单发肿瘤病人的 5 年生存率为 46%。84% 的病人肝功能保持稳定或改善,没有观察到 RILD 发生。Loma Linda 医院的研究人员报告了他们的 II 期研究结果,该研究使用质子束对 76 例 HCC 病人进行了 63GyE(分割为 15 次)的治疗,最终 3 年无进展生存率达到 60% 且均符合米兰标准(Bush et al,2004)。全组的中位无进展生存期为 36 个月。18 例病人随后接受了肝移植,其中 6 例(33%)病人肝脏病理完全缓解,而 7 例(39%)显示仅有微观残留病灶。样本量最大的回顾性研究来自日本的 Tsukuba 大学,318 例 HCC 病人(主要是 Child-Pugh A 级病人)接受了质子束治疗(Nakayama et al,2009),根据肿瘤的解剖位置和治疗方案,总剂量范围为 66GyE(分割 10 次)~77GyE(分割 35 次),5 年总生存率为 44.6%,仅 5 例病人出现了 3 级毒性反应(胃肠道或皮肤)。Child-Pugh 分级、T 分期、病人一般状态和计划靶区体积显著影响生存期。这一治疗结果与手术的疗效相似,并且新型疗法能使病灶局部获得精确的剂量,把放疗对正常组织的影响降至最小,应进一步深入研究。

近年来使用选择性体内放疗或 90Y 标记的微球进行放射栓塞治疗 HCC 引起了人们的关注(参阅第 96B 章)。90Y 微球在治疗肝脏肿瘤方面具有潜在优势,包括经肝动脉选择性植入放射性微球以及 90Y 作为 β 发射体提供的短距离治疗剂量。对使用树脂或玻璃微球进行的选择性体内放疗的荟萃分析表明,对于 HCC,树脂微球的治疗反应率(完全缓解,部分缓解和/或疾病无进展)达 89%,玻璃微球达 78%(Vente et al,2009)。在一项对接受 680 次选择性内照射治疗的 515 例病人进行的大规模多中心回顾性研究中,76.8% 的病人病情稳定,9.5% 的病人部分缓解,4.5% 的病人完全缓解,9% 的病人发生疾病进展(Salem et al,2010)。治疗耐受性良好,RILD 的发生率仅为 4%,3 级或以上的肝外毒性率为 6%(胃炎或胃溃疡)(Kennedy et al,2009)。Salem 团队(2010)报告了 291 例经动脉灌注 90Y 微球治疗 HCC 病人的随访结果,每次治疗的中位剂量为 103Gy,每位

病人平均治疗 1.8 次,总进展时间为 7.9 个月,与 Child-Pugh B 级病人(7.7 个月)相比,Child-Pugh A 级病人的总体中位生存期明显延长(17.2 个月)。

最近的数据表明放疗联合化疗栓塞的疗效可能更好。韩国的 Seong 团队(2000)评估了 27 例对经动脉化疗栓塞无反应的病人(TACE 失败标准为通过血管造影/CT 显示阿霉素-碘油悬液对肿瘤填充不完全)进行放疗(51.8Gy±7.9Gy)的结果,67% 的病人出现客观缓解,从放疗开始计算的中位生存期为 14 个月,一年总生存率为 85%。在另一项研究中,Seong 团队(1999)评估了 30 例接受 TACE 序贯计划放疗的病人,客观缓解率为 63%,中位生存期为 17 个月。Cheng 等(2000)报告了相似的结果,接受放疗联合 TACE 治疗的病人中位生存期为 19.2 个月。

放疗在 HCC 伴肿瘤血管癌栓形成中的治疗作用也受到了关注,血管浸润是晚期 HCC 的相对常见且可能致命的一种并发症,可能导致肺转移或梗死、Budd-Chiari 综合征(参见第 88 章)以及心脏和肝功能障碍等。癌栓累及门静脉或下腔静脉(inferior vena cava,IVC)者预后极差,限制了 TACE 等治疗手段的实施。放射治疗已在许多亚洲中心被用来治疗门静脉或 IVC 癌栓形成,从而控制癌栓大小,最大限度地降低癌栓脱落和门静脉高压的风险,并为病人争取到手术或 TACE 的机会(Koo et al,2010)。Zeng 等(2005)回顾性分析了 1998—2003 年在上海中山医院诊断并治疗的 158 例门静脉和/或 IVC 癌栓形成的 HCC 病人,其中 44 例接受了体外放射放疗(EBRT,中位剂量为 50Gy,分割为 2Gy/次),114 例未接受 EBRT,每组中约 80% 的病人还接受了 TACE 或手术治疗。未接受治疗的病人 1 年生存率为 0%,仅行 TACE 的病人为 10.7%,仅行手术治疗的病人为 27.8%,联合 EBRT 治疗病人的 1 年生存率为 34.8%。没有病人发生肝功能恶化,仅 7 例病人出现了谷丙转氨酶的升高(不到正常上限的两倍),并且均在 1 个月内恢复至正常范围。在最近一项评估 SBRT(中位剂量为 36Gy)治疗 HCC 伴门静脉和/或 IVC 癌栓形成的研究中,41 例病人中 15 例(37%)获得了完全缓解,16 例(39%)获得了部分缓解,7 例(17%)疾病稳定,3 例(7%)发生了疾病进展(Xi et al,2013)。因此,SBRT 对因癌栓而无法行 TACE 的病人可能有治疗作用。

胆道肿瘤

肝内胆管癌(参阅第 50 章)

根治性手术仍然是肝内胆管癌(intrahepatic cholangiocarcinoma,IHCC)最有效也是唯一有可能获得痊愈的治疗方法,但即使肿瘤完全切除,其 5 年生存率仍只有 21%~63%(Carpizo & D'Angelica,2009),并且常在局部复发,因此需要对辅助治疗进一步研究。一项对 SEER 数据库(Surveillance, Epidemiology, and End Results database)IHCC 病人的分析表明,与单独手术相比,接受辅助放疗的病人总体生存率有所提高(Shinohara et al,2008),手术联合放疗组中位总生存期为 11 个月,单独手术组为 6 个月。

尽管 IHCC 病人较 HCC 合并基础肝病的可能性小,但由于淋巴结转移、血管受累、远处转移、多叶受累或邻近器官受累等情况的限制,IHCC 病人的根治性手术率极低(Chen et al, 1989)。

肝外胆管癌(参阅第 51 章和第 59 章)

在 CT 出现之前,EBRT 治疗肝外胆管癌(extrahepatic cholangiocarcinoma,EHCC)(包括肝门部和远端胆管肿瘤)在很大程度上仅限于不可手术切除、复发或术后存在肿瘤残留等情况,这使得人们认为肝外胆管癌是放射抵抗的肿瘤。但是没有证据表明胆管癌细胞本身存在放射抵抗性。相反,由于受到周围结构的限制,通常对肿瘤施加的辐射剂量较低。一些报道表明,在放射治疗中把射线集中到相对局限的照射野并且使局部达到更高的放射剂量,联合现代化的外科治疗手段,有可能会改善 EHCC 的预后(Cameron et al,1990;Gonzalez Gonzalez et al,1990;Schoenthaler et al,1993)。通常,这种治疗的疗效对于存在微小病灶残留的病人最为显著(Schoenthaler et al,1993),在个别使用支架联合放疗的不能手术的病人中也显示出一定作用(Cameron et al,1990)。

术后放疗的指征尚不明确,尽管现有数据表明根治性手术后孤立性局部复发率高达 60%,仍然很少推荐切缘阴性的病人进行放疗。密歇根大学的一项回顾性研究纳入了 81 例根治性手术后接受辅助放疗的 EHCC 病人(Ben-David et al,2006),中位随访时间为 1.2 年,中位生存期和无进展生存期分别为 14.7 个月和 11 个月,R0 切除是与总生存期和无进展生存期显著相关的唯一预后因素,R1 和 R2 切除者之间没有差异。超过三分之二病人首次复发的位置为病灶局部,局部复发是很多 EHCC 病人死亡的原因,是手术或手术联合放疗或单独放疗后一个持续存在的问题(Gonzalez Gonzalez et al,1990;Schoenthaler et al,1993)。

能帮助确定哪些病人可能从辅助治疗中获益的因素包括年龄小于 65 岁和肿瘤体积较小(Schoenthaler et al,1994)。肿瘤分化程度、淋巴结转移、局部浸润和乳头状外形特征也可作为预后指标。所有这些因素都必须与上腹部放疗的要求、病人的整体健康状况以及由这种疾病引起的重大生活质量问题进行权衡。与其他肿瘤相同,到目前为止 EHCC 最重要的预后因素仍是手术切除的范围。

最近报道了一项由西南肿瘤学组(SWOG)牵头进行的多中心 II 期临床研究,旨在评估辅助化疗(吉西他滨和卡培他滨)序贯同步放化疗(卡培他滨联合放疗)对术后 EHCC 和胆囊癌的疗效。共纳入 79 例病人,其中 21 例(32%)为 R1 切除,49 例(62%)为 EHCC,86% 的病人完成了治疗计划。在 53% 和 11% 的病人中分别观察到 3 级和 4 级不良反应,最常见的 3/4 级不良反应包括中性粒细胞减少症(44%)、手足综合征(13%)、腹泻(8%)、淋巴细胞减少症(8%)和白细胞减少症(6%),胃肠道出血导致 1 人死亡。所有病人的中位生存期为 33 个月,接受 R1 切除的病人为 30 个月,仅 12 例病人发生局部复发,其中 9 人同时发生了远处转移,仅发生远处转移者 24 例(Ben-Josef et al,2014)。这一研究结果表明在根治性手术后的

EHCC 和胆囊癌中进行辅助化疗序贯同步放化疗具有可行性。

与放疗相关的短期并发症包括恶心、呕吐、不适感、疲劳和体重减轻,许多留置支架管的病人会出现间歇性发热。放疗后长期并发症特别是十二指肠并发症在文献中已有报道,其发生率会随着生存时间的变化而变化,将在后面的章节详细讨论。通过减少对周围放射敏感性结构的暴露剂量,从而最大程度减少并发症的措施包括将近距离放疗与 EBRT 结合(使用高剂量率近距离放射疗法新技术)、术中放疗、更高的线性能量传递方式、放射防护,以及基于 CT 的适形放疗计划体系。

近距离放疗已在许多中心使用,但无论是术中放疗还是腔内近距离放疗治疗胆管癌,总体上病人的生存率似乎没有明显的改善(Jarnagin,2000),但潜在的优势很明显。首先,经外科或放射介入科医生置入内支架,可以直接进入胆管内进行放疗治疗;第二,大剂量射线局限在肿瘤周围几厘米范围内,发生严重的短期毒性的反应概率较低,但仍有很多研究报道胆管炎发生率达 30%~50%。铱-192(^{192}Ir)导管的使用可以获得较好的剂量分布。理想情况下,首先给予旨在根除微观病灶的外照射剂量(45~50Gy),然后进行粒子植入,以向肿瘤病灶或高度可疑的部位提供额外的高剂量。铱-192(^{192}Ir)、碘-131(^{131}I)和金-198(^{198}Au)等粒子已经使用,放疗剂量可达到 15~100Gy。剂量通常分布在距放射源 0.5~1.0cm 处(图 97.4)。

继发于大剂量放疗和应用内支架后的长期并发症较常见,包括胆道狭窄、肠梗阻和出血。此外,放射剂量的快速衰减性,意味着一些高度怀疑有肿瘤存在的部位可能位于大剂量射线的照射野之外,因此近距离放疗治疗应该仅限于与外照射放疗联合应用。尚没有研究证实单用近距离放疗除了极短暂的缓解症状的作用外,还有其他疗效。已有关于大剂量近距离放疗的报道(Kurisu et al,1991)。

术中放疗已被多家医疗机构用于 EHCC,在日本有了初步进展后,放射治疗肿瘤学组制定了新的方案(85~06)。对 8 例无法切除、未完成切除或复发的 EHCC 病人进行 14~22Gy 的术中放疗治疗,随后再行 45~50Gy 的 EBRT。中位随访时间为 10.5 个月,随访结束时尚有 2 例病人存活(其中 1 例没有任何肿瘤存在的证据)(Wolkov et al,1992)。Busse 及其同事(1989)报告了对 15 位病人使用 5~20Gy 的术中放疗,中位生存期为 14 个月,局部控制率为 50%。在另一项研究中(Buskirk et al,1992)仅有的长期生存者均接受过术中放疗或近距离放疗。所有这些研究都为术中放疗和 EBRT 的联合应用,因为尚未证明单独术中放疗或近距离放疗能为病人带来长期获益。Buskirk 和同事(1992)也在术后外照射(45~50Gy)前,进行了 15~25Gy 的术中放疗,并在术后留置了经肝支架导管。

肝移植在治疗不可切除的肝门部胆管癌中的作用正在被积极研究(见第 115B 章)。Mayo 诊所的结果令人鼓舞,使用 4 500cGy 新辅助同步放化疗(联合氟尿嘧啶),同时进行近距离放疗治疗,然后进行肝移植(Rea et al,2005)。在 71 名病人中有 38 名接受了肝移植,肝移植组的 3 年和 5 年生存率分别为 82% 和 82%,手术切除组的 3 年和 5 年生存率分别为 48% 和 21%。但肝移植的纳入标准非常严格,只有部分早期的病人有机会行肝移植,较手术的要求更高。

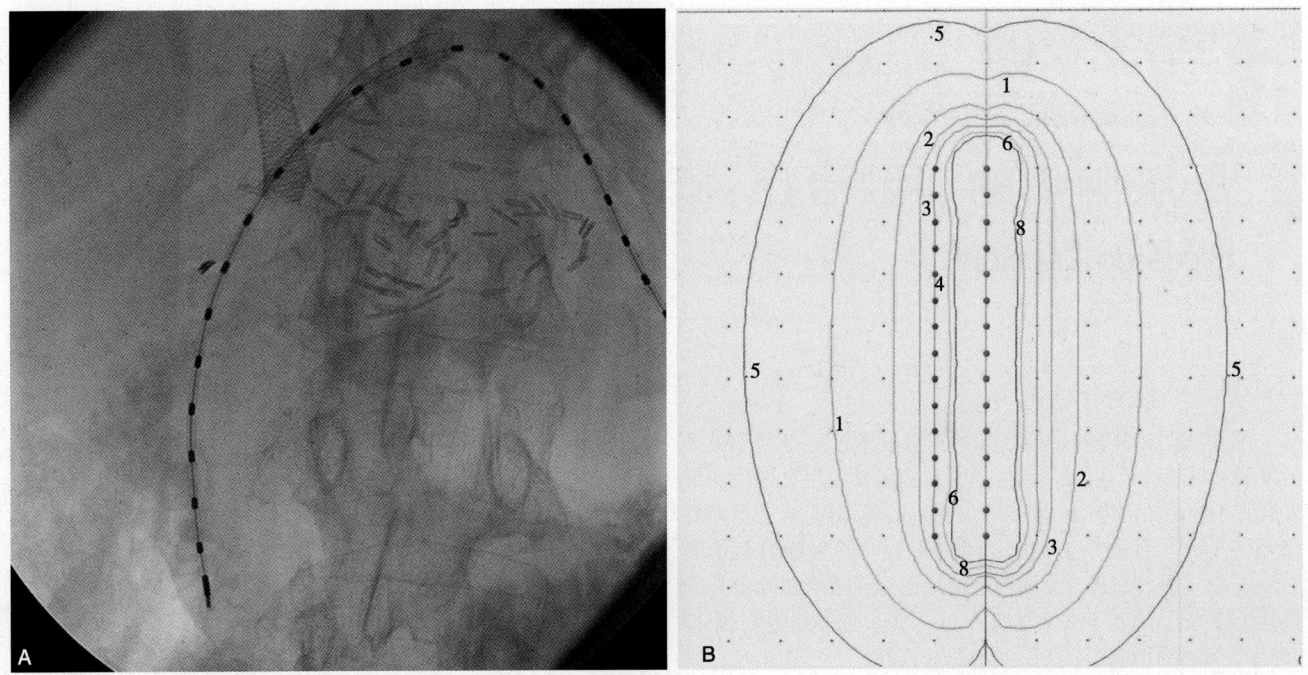

图 97.4　铱-191 近距离放射治疗肝门部胆管癌。(A)经皮导管内的人造导丝,用于识别支架涵盖的治疗区域。(B)剂量分布,距放射源 1cm 的照射剂量为 4Gy

结论

　　在过去的十年中,靶区勾画、肝脏成像、聚焦式投射和运动管理等方面的创新使得对于原发性肝胆肿瘤的放射治疗有了更为全面的理解。放射肿瘤学家们将继续探索提高肝胆肿瘤放疗安全剂量的新技术,从而改善肝胆肿瘤病人的预后。

(耿智敏 译　刘景丰 审)

肝脏肿瘤的消融治疗：概述

Riccardo Lencioni

在过去的 20 年间,影像介导的消融技术已经得到了极大的发展并且获得了肯定的疗效,越来越多地被应用在原发和继发肝脏小肿瘤的治疗中(Breen & Lencioni,2015)。对于早期肝细胞癌,即单个肿瘤小于 5cm,或者不超过 3 个肿瘤且每个肿瘤小于 3cm,推荐影像介导的消融治疗作为除手术切除以外的最佳治疗方式;而对于非常早期的、小于 2cm 的肝细胞癌,影像介导的消融治疗则代替了手术切除,被推荐作为首选治疗方案(Bruix & Sherman,2011;Lencioni & Crocetti,2012;Mazzaferro et al,2014)(见第 91 章)。不仅如此,影像介导的消融治疗也被应用于尚比较局限的、失去手术机会的肝转移瘤的治疗,特别是结直肠癌肝转移瘤(Mahnken et al,2013)。

影像介导的消融治疗要求必须能够形成一个可以预测的、连续的细胞坏死消融区域,即在三维上完全消融的球形区域,现被称之为"A0"。A0 常被定义为覆盖并超过肿瘤范围 5~10mm 的消融区域(图 98A.1)(Ahmed et al,2014;Wang et al,2013)。如果采用肿瘤消融治疗,消融目标必须可被定位,治疗应该可被调控和度量,同时应该尽量避免不必要的副损伤;由于消融治疗是原位治疗,治疗后应该用无创的手段判断肿瘤对消融治疗的反应。目前,随着消融技术、影像介导技术以及肿瘤处理技术的发展,实现以上的目标更加容易。

消融技术

几个肿瘤毁损治疗方法已经被开发并经过了临床验证。虽然射频消融(radiofrequency ablation,RFA)是目前最为主流的技术,但近来也有一些替代技术被采用,包括热消融和非热消融方式,这些技术可克服一些 RFA 的局限性(Breen & Lencioni,2015)。

射频消融(见第 98B 章)

射频消融借助高频交变电流(375~480kHz)通过针形消融设备在目标组织中摩擦产热,造成细胞死亡。仅有距离消融针尖端数个毫米内的组织直接受热死亡,更大范围组织的毁损则是通过热传导的方式实现。射频消融针通常在超声或者计算机断层扫描(CT)的引导下直接置入肿瘤中心,或通过围绕肿瘤多次置入的方式形成融合的消融区域。RFA 器械生产商通过改进消融针的内部冷却系统、脉冲工作方式以及设计可伸展的多极消融针等方式来克服 RFA 的局限性。即使如此,依旧会因为肿瘤临近直径大于 3mm 的血管,或周围组织灌注的冷却效应,导致"热沉积"后的融合消融区域达不到预期,使治疗效果大打折扣。尽管目前 RFA 仍然是最主流的消融设备,但是越来越多的消融设备通过在这一缺陷上的改进开始取代 RFA。

微波消融(见第 98C 章)

微波消融(microwave ablation,MWA)通过针型消融器前端产生的微波电磁辐射达到对组织进行加热的效果。这种消融针在其尖端的"馈电点"内含有一条辐射天线。大多数 MWA 消融设备通过 900~2 450 兆赫兹的"辐射"激发软组织内的水分子极化,通过低效共振效果产热,从而在组织内围绕消融针尖端形成大约 2cm 的球形凝固性坏死区域。相比 RFA 而言,该方法可以形成更大的受热区域,并且受到周围组织灌注冷却而产生的热损失更少(Martin et al,2010)。然而,RFA 和 MWA 在治疗过程中都会引起组织蒸发和气体产生,这都会影响到治疗过程中对消融目标的影像观察。要达到一个直径为 3~5cm 的凝固性坏死区域,MWA 需要 5~8 分钟。根据术者的经验,通过谨慎地使用反复消融或者多极消融技术可以获得更加可靠的效果(Breen & Lencioni,2015;Groeschl et al,2014;Lubner et al,2013)。

冷冻消融(见第 98D 章)

冷冻消融作为一种治疗手段,已被使用了数十年,但是直到新的第三代 17G 氩冷冻消融针出现才推动了此技术的复苏。冷冻消融最明显的特征在于其通过目标组织的相变来形成一个"冰球",在这个区域可产生零下 30~40℃ 的细胞致死性低温以达到治疗的目的(Erinjeri & Clark,2010)。在整个手术过程中,这个"冰球"在三维上都很容易被分辨,也为最终的消融区域提供了可靠的影像学参考。

不可逆电穿孔(见第 98C 章)

不可逆电穿孔(irreversible electroporation,IRE)是一种相对新颖的非热消融技术。这种技术可以通过两根平行放置在目标肿瘤之中的单极探针产生毫秒级别的脉冲直流电来破坏组织。这些电流脉冲会破坏细胞上的膜电位,从而导致细胞膜穿孔。如果持续更长的时间,这股电流脉冲将会导致肿瘤细胞的不可逆电穿孔。与冷冻消融相似,IRE 的作用似乎不会影响胶原组织或结缔组织结构，如血管、胆管。这种固有的特性可能有助于完成一些位置不理想的肿瘤的完全消融，例如临近血管或者胆管的肿瘤（Cannon et al,2013；Silk et al,2014）。

其他消融技术

体外聚焦超声可以实现目标组织内大约 12mm×3mm 的小结节区域的破坏，我们称之为"超声破坏（sonications）"。此技术不需要额外置入侵入性消融设备，但是该方法的效果受到体内骨骼以及气体的影响；并且，如果要构成准确的连续消融区域，则需要保证复杂的移动校正以及呼吸门控。目前，这些问题都明显限制了这项技术在肿瘤领域的应用。其他的组织消融技术包括：化学消融技术（应用无水乙醇或者醋酸经皮注射）以及激光凝固消融技术（Breen & Lencioni,2015）。

影像介导

不论是治疗方案的制定，还是治疗前后的评估，影像学的指导都是确保治疗效果的重要手段（见第 110 章）。

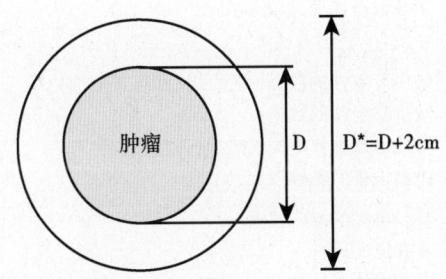

图 98A.1　热消融示意模型。理想的消融区域（D^*）必须超过要治疗的目标肿瘤直径至少 2cm（D）

治疗方案制定

并不是所有肿瘤都是球形的，并且很多肿瘤都毗邻一些重要结构；也有一些肿瘤通过经皮消融设备难以命中。这些情况都强调需要慎重决定消融策略，例如通过多次进针或多极消融设备获得连续的、满意的消融范围。目前，有许多软件正在开发，以期优化术前决策及术中操作（图 98A.2）。

随着消融技术的日渐成熟，最终的消融区域应该像放疗的靶区一样可以预测。一旦确定消融针的置入位置，采用恰当的治疗参数，就应该能够预测在靶器官中的治疗范围及其相对于目标肿瘤的大小。但是，通过单一的肿瘤影像技术进行定位可能不够可靠。例如，超声提供了一个实时的多维影像，但是部分肿瘤可能会被体内重叠的气体或者骨骼所阻挡。因此，采用实时超声配合 CT 或者磁共振成像（MRI）在某些情况下更加有效。然而，在置入消融设备过程中引起的组织变形，以及一些消融过程中的变化，例如病人无法控制的呼吸运动，都会造成消融目标的位置发生难以准确预测的改变。

围手术期及术后评估

凝固性坏死的消融区域必须要在术中和/或术后立即进行评估，这与病理评估手术切缘以确定治疗是否彻底类似。治疗结束时进行增强 CT（见第 18 章）或者 MRI（见第 19 章）检查也可以初步评估治疗效果。典型的肝内消融区域表现为一个无增强的区域，伴或不伴有同心但不规则、内缘光滑的边缘强化环。强化环是对热损伤的暂时反应，被认为是初期的反应性充血以及随后的巨细胞反应和纤维化，是良性的生理反应。这种消融组织周围的良性增强现象必须要和治疗后肿瘤残留相鉴别，后者也会在治疗区域的边缘出现不规则强化现象。一个可以区分治疗后残留肿瘤的特点是，肿瘤增强的软组织强化影多为散布的，呈结节状或偏心分布；而良性强化则围绕消融中心呈同心圆分布，并随时间推移而减弱。

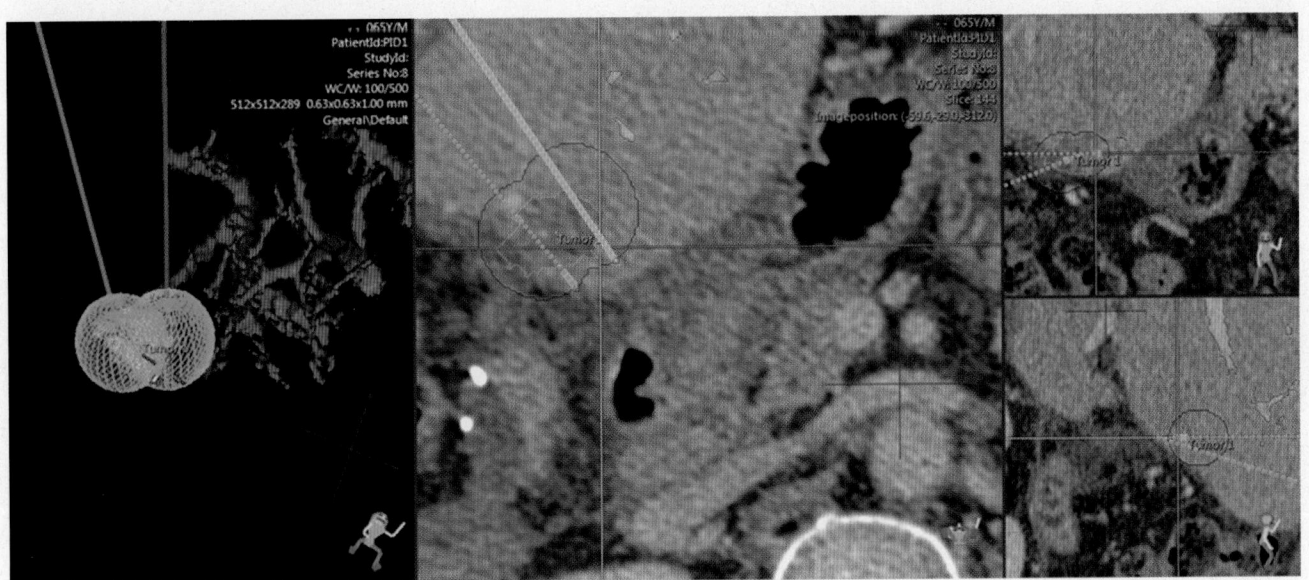

图 98A.2　通过借助专用工作站（Maxio,Perfint Healthcare）可以准确评估目标肿瘤的位置，并精确规划预期消融范围

肿瘤环境改造

栓塞和阻断局部血管可以减少因血液流动所造成的冷却和热流失作用,从而使肿瘤对于温度依赖性治疗更加敏感(Peng et al,2013)(见第96章)。另外,为避免不必要的损伤,操作技术、肿瘤的处理、肿瘤与邻近热敏感组织的位置关系也越来越受重视。也有术者越来越青睐通过各种手段将热敏感的组织结构和肿瘤分开,以获得更佳理想的消融目标区域。对于毗邻的肠管,通常采用腹腔内大量液体灌注、二氧化碳灌注或者放置腹腔内导管球囊的方法将其与目标消融区域分离。对于一些位于重要结构附近的肿瘤(例如位于肝门部胆管周围),治疗的剂量也需要慎重的考虑,以避免不必要的损伤。在这方面 IRE 具有一定的优势。

临床应用

对于各种消融技术的临床应用将在相应的章节具体讨论。目前,对于原发或继发的肝脏肿瘤适合接受何种消融治疗没有统一的结论。因此,尚需要进一步的研究来证明是否新技术可以扩大影像介导消融治疗的作用范围,并提高 RFA 病人的长期预后;基于现有的实验室和临床数据,表98A.1 粗略地列举了热消融技术和非热消融技术的优劣。应该特别说明的是,上述对比只是基于各项技术的基本特征。然而,同一项技术采用不同的设备也会存在明显的差异。想要进行更为全面的比较,应该将更多的技术参数细节纳入,只有这样才能充分了解各消融技术的效果、安全性等。最后,与此类技术的一般适应证不同,所推荐使用的技术和方案的具体信息与药物治疗相似,需要纳入临床实践指南中。

表 98A.1　各消融技术优劣比较

	优点	缺点
射频消融	对于不超过 3cm 的肿瘤有较高的局部控制率; 明确安全可控; 局限性明确; 肝细胞癌联合治疗中的经验; 应用广泛	对于超过 3cm 肿瘤不完全消融率高; 对位于血管周围的肿瘤有明显的热沉效应; 可能造成重要结构的热损伤; 消融设备间差异较大
微波消融	对于治疗超过 3cm 的肿瘤更加有效; 受到热沉效应影响更小; 可同时进行多针消融; 不需要额外电极	缺少有效性的数据(可预测性和可重复性); 缺少安全性的数据; 可能造成重要结构的热损伤(包括血管?); 消融设备间差异较大
冷冻消融	可同时进行多针消融; 影像学上可明确分辨("冰球")	缺少可靠的临床数据; 存在出血风险; 存在冷休克风险
不可逆电穿孔	可用于治疗靠近重要结构的肿瘤; 不受热沉效应的影响	缺少可靠的临床数据; 对神经肌肉阻滞及心电门控有一定要求

(陈敏山 译　张志伟 审)

肝脏肿瘤射频消融术

Devin C. Flaherty, Anton J. Bilchik

根治性肝切除术依旧是肝脏原发肿瘤(见第 50、51、90 和 91 章)或者转移瘤(见第 93~95 章)的首选治疗手段。大多数肝脏恶性肿瘤或是由于解剖学位置特殊难以手术,或是累及过多肝实质,因此手术切除往往无法作为治疗的一线选择。肝移植是根治肝脏原发恶性肿瘤一种重要手段,却受限于供体不足(见第 115 章)。因此,无法进行手术切除的病人可考虑接受局部消融治疗,其原理是通过高温(例如射频消融、微波消融、激光消融以及高强度聚焦超声)、冷冻(冷冻消融)或者瘤内注射毒性药物(无水乙醇)使得肿瘤组织坏死(Saldanha et al, 2010)。

早在 20 世纪 20 年代就有将消融技术运用在治疗不可切除的恶性肿瘤上的报道(见第 98A 章)。研究人员意识到电流穿过组织后产生的热量具有破坏组织的能力。Clark 及其同事在 1924 年描述了高频电流在肿瘤组织中的应用以及随之带来的热效应。

在过去的 20 年中,射频消融(radiofrequency ablation, RFA)成功应用于治疗不可切除的肝脏肿瘤。McGahan 及其同事在 1990 年利用新鲜牛肝证实了超声引导下 RFA 的效果。Rossi 及其同事则在 1995 年首次将 RFA 运用在人体上治疗小肝癌。美国食品药品监督管理局(FDA)在 1996 年批准了 RFA 用于一般组织的消融治疗并在 2000 年批准其用于治疗不可切除的肝转移瘤。首个对比 RFA 和手术切除治疗早期肝癌的随机临床试验证实两种治疗手段的总体生存率相近(Chen et al, 2006),但是随后也有研究认为二者存在差异(Huang et al, 2010)。表 98B.1 列举了近年来对比 RFA 和手术切除治疗早期肝癌的非随机临床试验。亦有许多前瞻性研究探讨了 RFA 在结直肠癌肝转移瘤以及肝内胆管细胞癌中的治疗效果,但是仍缺乏随机对照试验(RCT)的数据。

表 98B.1 对比射频消融和肝切除术治疗肝细胞癌(≤5cm)的非随机临床试验的 5 年随访结果(2009—2015)

研究	治疗	RFA 方式	病例数	肿瘤大小/直径 均值±标准差/cm	无病生存 率/%	总体生存 率/%
Santambrogio et al, 2009	LR		78	2.91±1.23	36	53
	RFA	腹腔镜	74	2.66±1.06	19	41
Ueno et al, 2009	LR		123	2.7±0.1	38	80
	RFA	开腹/腹腔镜/经皮	155	2.0±0.1	20	63
Guo et al, 2010	LR		73	3.5	3.6	44.5
	RFA	经皮	86	3.2	0	21.2
Yun et al, 2011	LR		215	2.1±0.5	66	94
	RFA	经皮	255	2.1±0.5	24	87
Hung et al, 2011	LR		229	2.88±1.06	40.9	79.3
	RFA	—	190	2.37±0.92	20.5	67.4
Nishikawa et al, 2011	LR		69	2.68±0.49	26	74.6
	RFA	经皮	162	1.99±0.62	18	63.1
Ikeda et al, 2011	LR		138	2.0	46.3	80.9
	RFA	经皮	236	1.8	30.5	71.7
Wang et al, 2012	LR		208	≤3	50.8	77.2
	RFA	经皮	254	≤3	14.1	57.4
Peng et al, 2012	LR		74	1.1±0.5	40	62.1
	RFA	经皮	71	1.2±0.6	67	71.9
Imai et al, 2013	LR		101	2.14±0.55	46.8	87.5

表 98B.1　对比射频消融和肝切除术治疗肝细胞癌（≤5cm）的非随机临床试验的 5 年随访结果（2009—2015）（续）

研究	治疗	RFA 方式	病例数	肿瘤大小/直径 均值±标准差/cm	无病生存率/%	总体生存率/%
	RFA	–	82	1.87±0.50	23.9	59.4
Tohme et al,2013	LR		50	3.07±1.17	34	47
	RFA	开腹/腹腔镜	60	2.36±0.94	28	35
Desiderio et al,2013	LR		52	≤3	26.9	46.2
	RFA	经皮	44	≤3	22.7	36.4
Hasegawa et al,2013	LR		5 361	≤3	36.2	71.1
	RFA	经皮	5 548	≤3	28.3	61.1
Lai & Tang,2013	LR		80	2.9±1.1	60	71
	RFA	腹腔镜	31	1.8±0.6	40	84
Wong KM et al,2013	LR		46	2.1±0.6	53.7	84.6
	RFA	经皮	36	1.9±0.6	14.9	72.8
Peng et al,2013	LR		91	≤5	33.1	51.9
	RFA	经皮	89	≤5	35.5	55.2
Zhou et al,2014	LR		21	1.7±0.3	76.2	81
	RFA	腹腔镜/经皮	31	1.7±0.4	71	80.6
Iida et al,2014	LR		15	2.5±0.4	48.6	68.7
	RFA	经皮	33	2.0±1.1	7.2	32.7
Park et al,2014	LR		129	3.0±1.0	20.6	64.9
	RFA	开腹/经皮	57	2.3±1.0	–	74
Lei et al,2014	LR		133	3.9±0.6	58.6	66.2
	RFA	开腹/经皮	156	3.7±0.5	54.5	66
Gory et al,2015	LR		52	≤5	51	62
	RFA	腹腔镜/经皮	96	≤5	24	37
Lee et al,2015	LR		330	–	–	76
	RFA	–	369	≤5	–	66

LR,肝切除术；RFA,射频消融。

From Xu Q,et al:Comparison of hepatic resection and radiofrequency ablation for small hepatocellular carcinoma:a meta-analysis of 16,103 patients. *Sci Rep* 4:7252,2014.

RFA 既可以在手术室中以开腹或者腹腔镜的方式进行,也可以在影像治疗室经皮进行。假如同时合并其他部位的转移病灶,在系统性化疗的基础上,RFA 可以联合手术切除或者肝动脉灌注治疗。国际放射学会指出,适合 RFA 治疗的人群为:肝功能不全或伴有伴发病的病人、肿瘤在解剖学上不适合手术的病人以及在接受肝移植前亟待局部控制肿瘤的病人(Gervais et al. ,2006)。

射频消融技术

射频消融通过产生足够高的温度造成细胞内蛋白变性和细胞死亡来达到损毁组织的目的(图 98B.1)。早期研究者发现组织坏死率和组织内的温度呈现指数相关。在 60℃ 的温度下细胞瞬间发生死亡,而许多商品化的 RFA 设备均可以达到这一温度要求(McGhana & Dodd,2001)。在 RFA 的过程中,电流发生器可以在射频针电极和病人皮肤上的电极板之间所形成的回路中产生一束频率在 300～500kHz 的快速交替射频电

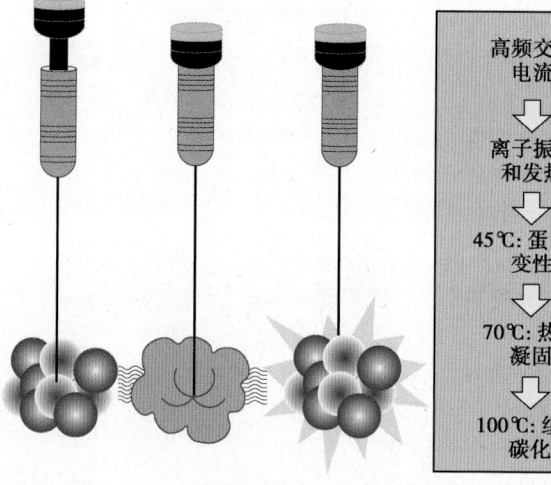

图 98B.1　射频消融的原理

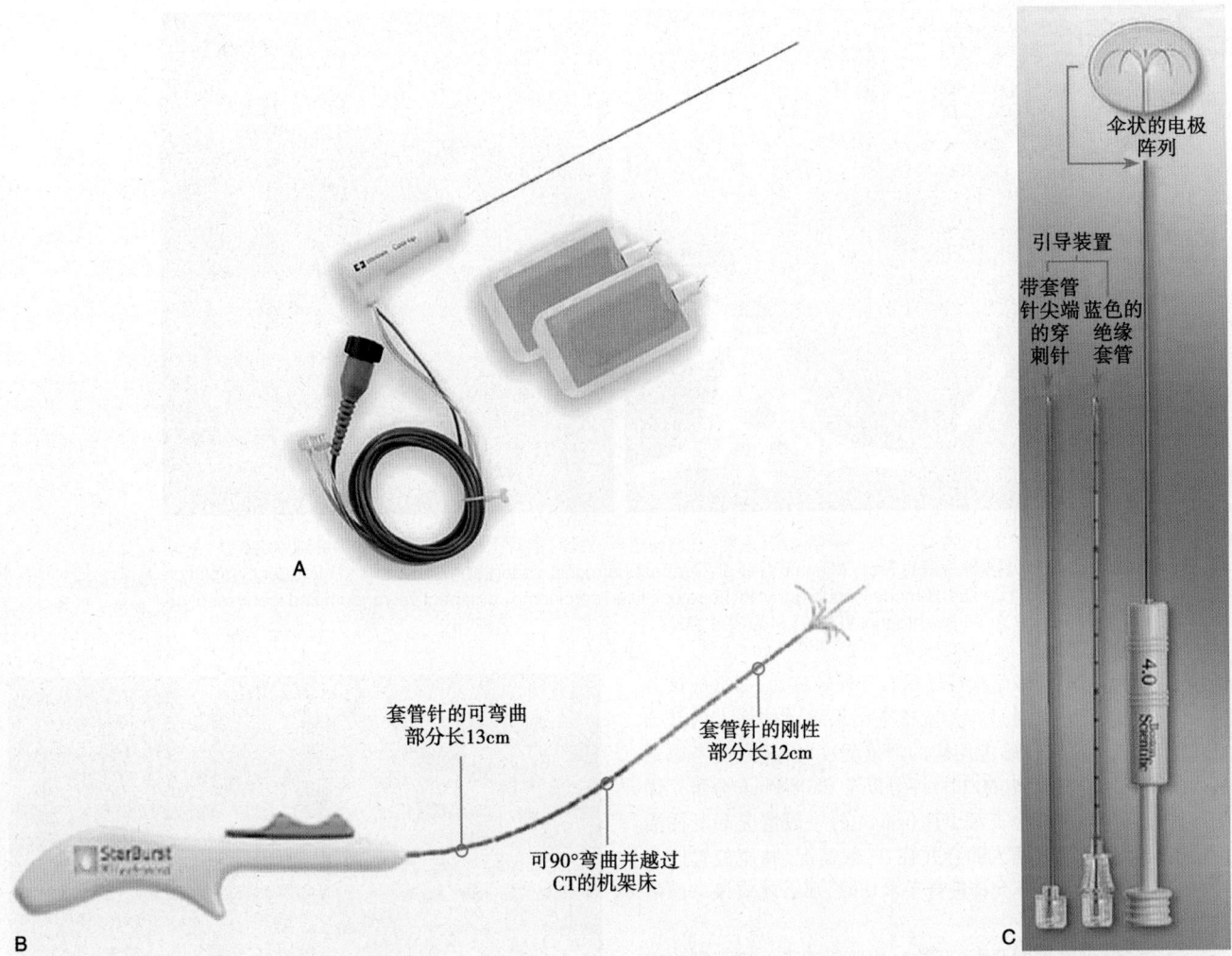

图 98B.2　（A）Cool-tip 17 号射频消融直套管针（All rights reserved. Used with the permission of Medtronic.）。（B）StarBurst Xli-enhanced Semi-Flex 消融电极（AngioDynamics）。C，Leveen CoAccess Electrode 系统（Boston Scientific）（Image provided courtesy of Boston Scientific. © 2016 Boston Scientific Corporation or its affiliates. All rights reserved.）

流，电流通过电阻（即人体组织），在焦耳效应（Joule effect）的作用卜剧烈摩擦产生热量（Yu & Bruke，2014）。消融电极周围的电流则形成一个相对均匀的导热区，由电极向四周辐射。如果组织的阻抗较低，便会形成一个球形膨胀的消融区域。这个球形消融区域的大小和射频电流的平方（射频功率密度）成正比。当组织温度达到 45~100℃ 时，肿瘤组织产生呈指数增长的、不可逆的凝固性坏死，而正常组织的结构则不受影响。消融温度超过 100℃ 导致的组织烧焦和碳化（由于组织阻抗过高）、临近的血流带走热量（热沉效应）以及距离消融中心太远导致的消融功率密度降低是导致不全坏死的常见原因（Saldanha et al，2010；Strasberg 和 Linehan，2003）。

目前有 3 家公司商业化地制造肝脏消融电极。AngioDynamics 公司和 Boston Scientific 公司均提供多阵列的电极。AngioDynamics 公司的 StarBurst 射频消融系统提供对消融边缘温度的实时监测。多种经皮 RFA 设备均与各种成像系统兼容（图 98B.2）。柔性的套管可以实现 90 度的铰接，使得消融范围可以达到 7cm。RF3000 射频发生装置（Boston Scientific）通过检测阻抗来评估是否达到完全消融。LeVeen 针状电极（Boston Scientific）具有雨伞样排布的多个爪形电极，可以达到球状

消融。一项随机对照临床试验展示了使用 17 号规格的 LeVeen SuperSlim 30mm 消融电极的两种爪形电极展开步骤，其可以根据肿瘤大小和形状设定消融区域（Hirakawa et al，2013）。Soloist 单针电极（Boston Scientific）也可以用于直径达 1cm 的病灶的消融。Covidien 公司提供的 Cool-tip RF Ablation System E Series 系统具有触摸屏界面，可单个电极使用或三电极同时使用。同时使用独立的 3 个电极可以使得消融直径扩大至 6.5cm。在电极内部灌注冷盐水可以降低组织碳化并最大程度发挥消融潜能。此外，可将温度探头放置在临近的肝实质中以监测温度。

射频消融的步骤

原发性肝癌病人应该进行是否可行根治性切除术或者肝移植的评估。在决定行手术切除或者消融治疗前应通过计算机断层扫描（CT）、磁共振成像（MRI）和核素正电子发射扫描（PDG-PET）等检查确定病变范围。使用含钆元素的肝细胞特异性造影剂钆塞酸二钠（普美显，Eovist）的 MRI 对于分辨结直肠癌肝转移瘤有着极高的特异性和敏感性（Patel et al，2014）。

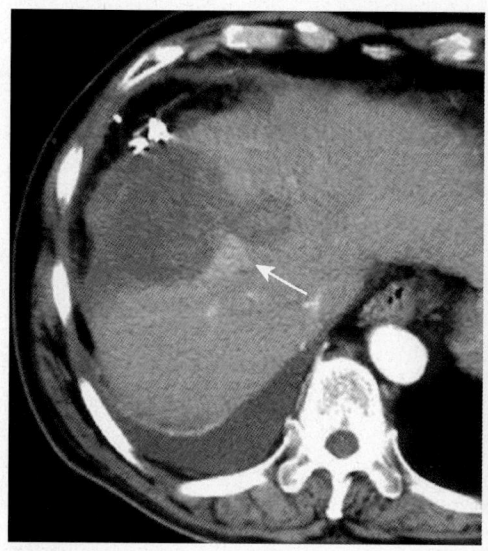
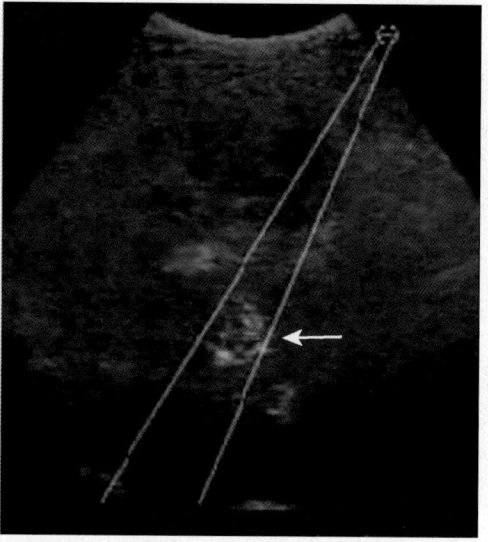

图98B.3 动态CT扫描的早期时相(左图)和增强超声(右图)的对比:检测一个2cm的肝细胞癌病灶(射频消融术后疾病进展)(From Minami Y,et al:Contrast harmonic sonography-guided radiofrequency ablation therapy versus B-mode sonography in hepatocellular carcinoma:prospective randomized controlled trial.AJR Am J Roentgenol 188(2):489-494,2007.)

如果这些全身性的影像学检查提示有肝外转移灶,那么应该考虑行系统性治疗。可通过实验室检查结果来评估病人的基础肝功能水平。此外,在确定疾病的严重程度时,还需要考虑到病人的终末期肝病模型(MELD)评分以及Child-Pugh分级。详细的病史询问和体格检查对于评价病人的一般情况和既往治疗史十分重要。如果病人的合并症、一般情况、肿瘤位置以及肝脏或全身疾病情况不允许进行手术切除,那么就应该考虑消融治疗。

射频消融可以采用开腹(开放)、腹腔镜或者经皮消融的方式进行,这取决于病人的情况、肿瘤的数目和位置以及术者的消融技巧。不同消融的方式各有优劣,应该充分考虑后为病人决定最佳的方式。

超声(外科手术或经皮RFA时)(见第15和23章)以及CT成像(经皮RFA时)(详见第18章)被用于引导消融针置入病灶并监测消融灶的高回声区变化。相较于超声成像,使用超声造影成像可以减少治疗次数并获得更高的完全消融率(图98B.3)(Minami et al,2007)。在经皮消融时,超声可以联合MRI或者CT成像来更好地确认小肝癌病灶(Minami & Kudo,2014)。每次消融均应该在正常肝实质产生至少5mm的消融边缘以确保肿瘤完全坏死并降低局部复发的可能性(Goldberg et al,2009)。对于较大的病灶则需要多个重叠的消融灶才能完全覆盖并形成必要的外周环行坏死区域(图98B.4)。同时,较大病灶的消融应该从最靠近下方的层面开始,在每两次消融循环之间,应缓慢将消融针极拔出2cm,以此形成一系列序贯重叠的消融区域。如果没有达到预定的消融温度,则可以将针尖稍微拔出或者旋转约45°来提高消融区域的温度。消融结束后在拔出消融针的同时应该进行针道消融,目的是预防出血和肿瘤针道种植。

经皮射频消融

放射介入科医生在超声引导、CT引导或超声联合CT/MRI

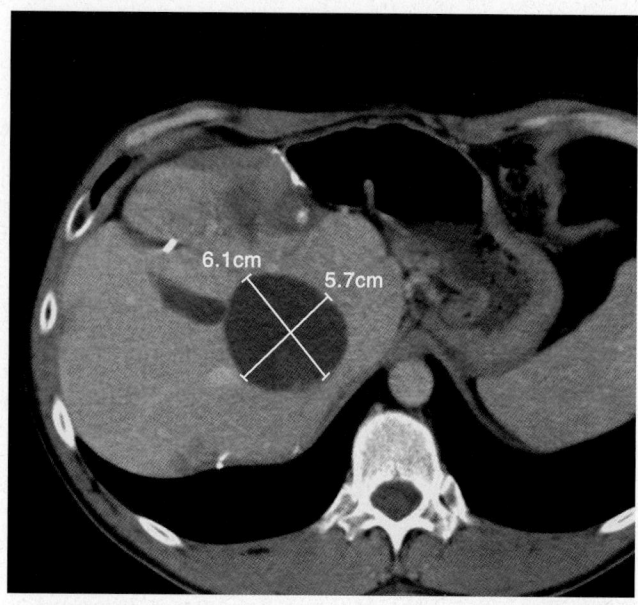

图98B.4 CT扫描证实使用多次重叠的消融技术可以获得更大的消融范围

引导下进行经皮RFA。病人给予镇静及局部麻醉的情况下,该操作可以在门诊进行。增强CT或超声造影可以在术中识别消融不充分的区域,以便在第一次治疗后针对特定区域进行补充消融。

经皮操作不适合用于靠近4mm以上血管的肝门部肿瘤(冷却效应)或主胆管附近的肿瘤(并发症)(de Baere et al,2015)。位于肝脏边缘的病灶消融较困难,因为热消融可能会损伤其他器官,如小肠、胃、胆囊或横结肠。位于Ⅱ、Ⅳa、Ⅶ、Ⅷ段上部的病灶消融可能会导致膈肌的热损伤。避免膈肌损伤的技术包括术前使用人工腹水及在肝脏和膈肌之间填充二氧化碳(Raman et al,2004)。

经皮RFA具有微创的优点,可能更适合于不能耐受手术

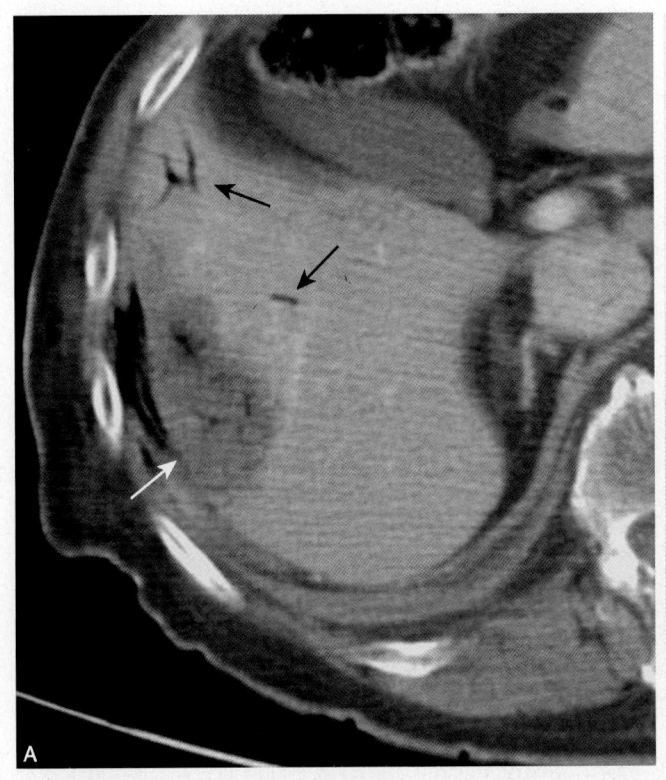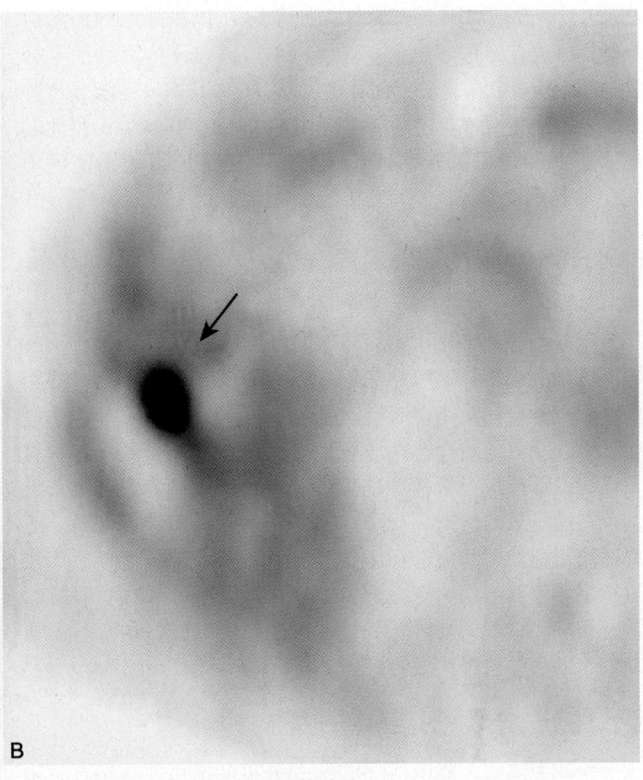

图 98B.5　(A)CT 不能清楚地显示边缘复发。(B)PET 能够清楚地辨认复发

切除的病人(Rossi et al,2014)。对于极早期(<2cm)和有 2~3 结节(均≤3cm)的肝细胞癌(HCC)病人,与手术切除相比,经皮 RFA 具有更高的成本效益(Cucchetti et al,2013)。

开腹或腹腔镜射频消融

当病人处于全身麻醉状态时,开腹或腹腔镜射频消融可由外科医生在手术室中进行。手术开始时可以利用腹腔镜探查来判断是否存在术前影像学没有发现的肝外或肝内病灶。这将避免让病人承受更大的手术,因为如果肿瘤出现广泛转移,消融不能使病人长期获益。开始时应进行彻底的腹腔探查,检查所有壁腹膜和脏腹膜表面、小网膜囊、网膜和内脏。使用铰接式超声探头对肝实质进行超声检查可以识别肝内病灶及判断其与主要血管和胆管结构的接近程度(见第 23 章)。在既往的一项研究中,纳入了 308 名接受腹腔镜 RFA 联合术中肝脏超声检查的病人,12%的病人发现了术前影像未能发现的肝外病灶,33%的病人发现了额外的肝内病灶(Bilchik et al,2000)。手术的另一个优点是可以进行肝门阻断,以减少靠近大血管消融灶的热沉效应。RFA 可结合手术切除治疗双侧肝转移瘤(见 92 章)。通常较大的病灶行手术切除,而对侧肝脏上较小的病灶行 RFA。

腹腔镜手术比开腹手术创伤更小,病人住院时间通常也较短(见 105 章)。但在某些情况下,由于腔镜下肝脏周围的空间减少,而且放置超声探头和消融针的位置有限,因此需要开腹手术。如果有既往手术史存在腹腔多处粘连,或者不能安全地接近肿瘤,这种情况下亦有必要进行开腹手术。

监测与随访

在腹腔镜或经皮 RFA 后,病人可在当天出院,或在医院接受 23 小时的观察。开腹 RFA 通常需要住院 3~5 天。消融后需密切监测血红蛋白水平、白细胞计数、肝功能检查(LFT)和体温。LFT、体温和白细胞计数可能会出现一过性轻度升高,并应在 3 天内恢复正常。术后上述指标持续升高 5 天或更长时间可能提示潜在的并发症,应进行进一步检查与治疗。

监测肿瘤需要同时采用实验室检查和影像学检查。消融后肿瘤标志物的水平应与消融前的水平进行比较,如结直肠癌转移的癌胚抗原(CEA)和肝细胞癌的甲胎蛋白(AFP)。在随访期间应坚持使用超声造影、MRI(见 16 章)、CT(见 18 章)或正电子发射断层成像(PET)(见 17 章)等方法进行监测。由于没有标准化的消融术后监测方案,笔者建议在消融后第 1 个月、第 3 个月、然后每季度进行影像学检查。由于炎

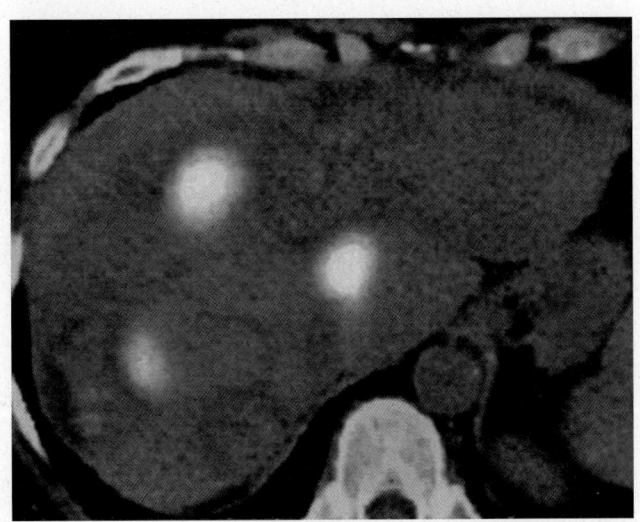

图 98B.6　PET 能够区分肿瘤区域与消融成功区域

症反应,消融灶周围会表现出增强信号,所以需延迟到消融后1个月再进行影像学检查。FDG-PET 扫描在评估消融的充分性、确定消融边缘复发方面特别敏感(图 98B.5),且能分辨肿瘤活性灶与原手术或消融区域(图 98B.6)。Donckier 和他的同事(2003)的研究表明,PET 能比 CT 更快地识别出消融不完全的肿瘤。

临床实践前沿

　　射频消融通常用于不能切除的肝细胞癌(见第 19 章)、肝内胆管细胞癌(见第 50 章)或肝转移瘤(见第 92~94 章)的治疗。根据肿瘤的大小、数量、位置或倍增时间,判断肿瘤无法进行切除。病人的治疗选择是基于充分的术前检查,其中包括对其他病变部位进行影像评估。对于有肝外转移病史且对系统治疗持续有效的病人,应考虑对残余的肝转移瘤进行 RFA。此亦适用于病灶可切除,但由于共患病或一般状况较差导致无法进行手术干预的病人。此外,对于位于肝脏两侧叶的转移瘤,需要切除较大的病灶,但为了保留足够的肝脏储备功能,需要对较小的病灶进行消融治疗。

结直肠癌肝转移瘤的射频消融

　　在西方国家人群中,肝切除术最常见的适应证是结直肠癌肝转移(Fischer et al,2013)(见第 92 章)。根治性切除仍然是治疗选择之一,但仅适用于 15%~25% 的病人(Evrard et al,2012)。切除术后的 5 年生存率在 40%~60%(de Jong et al,2009;Kulaylat et al,2014;Pawlik et al,2008)。为了给更多的病人提供手术干预的机会,切除标准较之前已有所放宽,所报道的围手术期死亡率与遵循严格标准时期的死亡率相似(de Haas et al,2011)。一项 meta 研究纳入了 2003—2011 年间 13 项 RFA 与肝切除术治疗结直肠癌转移瘤的对比研究,结果发现在总生存率和无病生存率方面,手术切除优于 RFA(Weng et al,2012)。尽管如此,许多病人并不适合手术切除,而 RFA 提供了一种局部治疗的替代方案。

　　目前没有随机性研究将 RFA 与手术切除在治疗结直肠癌肝转移瘤中进行比较。在一项前瞻性非随机试验中,Otto 和他的同事发现直肠癌肝转移病人接受 RFA 与手术切除的 5 年生存率相似(48% vs.51%,$P = 0.961$),尽管 RFA 治疗后疾病进展更快(203 天 vs.416 天;$P = 0.017$)。其他的非随机研究展现出不同的结果(表 98B.2)。一项纳入 358 例病人的回顾性研究比较了手术切除、RFA 联合手术切除、单纯 RFA 以及开腹手术行组织活检(Abdalla et al,2004)。当无法完全切除时,可采用 RFA 达到完全杀灭肿瘤的目的。影响结局的病人相关因素与肿瘤相关因素在各组间是均衡的。单纯 RFA 治疗的复发率为 84%,RFA 联合手术切除的复发率为 63%,单纯手术切除的复发率为 52%($P<0.001$)。在 RFA 联合手术切除后,治疗区域的局部复发(9%)比单纯 RFA 治疗后(5%)或单纯手术切除后(2%)更常见($P = 0.02$)。3 年总生存率在手术切除组为73%,在 RFA 联合手术切除组为 43%,在单纯 RFA 组为 37%。接受 RFA 治疗的病人与接受组织活检联合或不联合化疗的病人相比,具有生存优势。

　　最近一项比较手术切除与 RFA 的回顾性研究认为,RFA

是治疗小转移瘤的一种安全的替代治疗方案(Kim et al,2011)。在 226 例小于 3cm 的孤立性结直肠癌肝转移瘤病人中,接受 RFA 的病人与接受手术切除者相比,其总生存率与无病生存率没有统计学差异(P 值分别为 0.962 和0.980)。但当肿瘤大于等于 3cm 时,与手术切除者相比,接受 RFA 治疗的病人的无病生存率降低($P = 0.015$)。大多数转移性结肠癌的病人接受系统治疗(见 100 章)。Ruers及其同事(2012)通过 RCT 明确了 RFA 和化疗在无疾病生存中的作用。对单纯化疗和化疗联合 RFA 治疗的结直肠癌肝转移瘤的比较发现,RFA 可延长无进展生存期(16.8 个月,而单独使用全身治疗为 9.9 个月)。

肝细胞癌射频消融

　　在随机试验中与射频消融相比较的肝癌的局部消融方法包括经皮注射无水乙醇(percutaneous ethanol injection,PEI;第98D 章)、冷冻消融(第 98D 章)、激光消融和微波消融(第98C 章)。Giorgio 和他的同事(2011)通过随机对照研究比较了 PEI和 RFA 在 271 名小肝癌病人中的疗效。结果显示对于 3 年/5年的生存率以及 3 年/5 年复发率,两者没有显著差异。PEI 治疗费用显著低于 RFA 治疗。与 PEI 相比,RFA 确实有一些明显的优势,因为 PEI 需要反复进针来治疗同一病灶,而 RFA 可以经一至两次布针就达到治疗整个肿瘤的目的,可获得更高的肿瘤完全坏死率(Livraghi et al,1999)。一项随机试验表明RFA 和激光消融相比,在治疗小肝癌的肿瘤完全消融率、局部进展时间和平均总生存期等方面无差异(Di Costanzo et al,2014)。一项对比冷冻消融和 RFA 的随机对照研究发现,冷冻消融在 1 年、2 年、3 年的肿瘤进展率(3%、7%、7%)方面显著

表 98B.2　射频消融与肝切除术治疗结肠直肠癌肝转移瘤的 5 年生存率数据(2009—2014)

研究	治疗方法	病例数量	RFA 路径	总生存率/%
Hur et al,2009	LR	42		50.1
	RFA	25	开腹/经皮	25.5
Otto et al,2010	LR	82		51
	RFA	28	经皮	48
Reuter et al,2009	LR	126	开腹/腹腔镜	23
	RFA	66		21
McKay et al,2009	LR	58		43
	RFA	43	开腹	23
Kim KH et al,2011	LR	278		51.2
	RFA	177	开腹	51.1
Lee et al,2012	LR	25		44
	RFA	28	经皮	17.9
Ko et al,2014	LR	12		66.7
	RFA	17	经皮	37.8

LR,肝切除术;RFA,射频消融。
Data From Weng M,et al,2012:Radiofrequency ablation versus resection for colorectal cancer liver metastases: a meta-analysis. PLoS One 7(9): e45493.

低于射频消融(9%、11%、11%)(P=0.043),但两者 1 年、3 年、5 年的总生存率相近(Wang et al,2014)。然而,与冷冻消融相比,射频消融的病人失血更少、血小板降低比例更低且住院时间更短(Bilchik et al,2000)。冷冻消融还会有造成全身炎症反应的风险,继而可导致肾功能不全、凝血障碍、低血压和死亡。而目前尚没有与 RFA 相关的此类全身反应的报道。目前已有对比微波消融与 RFA 治疗 HCC 的回顾性研究。研究发现在 52 例病人中,两种方式治疗后的肿瘤完全缓解率、肿瘤残留率和复发率没有差异(Vogl et al.,2015)。无论是哪一种消融治疗方法,在腹腔镜下进行对短期和长期的疗效都不产生影响(Iida et al,2013;Qian et al,2012;Vogl et al,2015)。

　　射频消融治疗肝癌的临床试验已经展示出良好的效果。Livraghi 和他的同事(2008)报道了对于小于 2cm 的肿瘤,经过 31 个月的中位随访时间,局部复发率仅为 2.8%。一项研究纳入了针对 1 170 个原发性肝癌病灶的 2 982 次 RFA 治疗,进行了 10 年的随访,结果显示 5 年和 10 年的肿瘤局部进展率均为 3.2%,5 年和 10 年的远处复发率分别为 74.8% 和 80.8%,5 年和 10 年的总生存率分别为 60.2% 和 27.3%(Shiina et al,2012)。

肝细胞癌的射频消融与手术治疗

　　荟萃分析结果仍然显示在条件允许的情况下首选手术切除(表 98B.3)(见第 91 章)。最近的对比 RFA 与手术切除治疗原发性肝癌的前瞻性随机试验分别发表于 2010 年和 2012 年。Huang 和他的同事(2010)将符合米兰标准(单发 HCC ≤ 5cm 或不超过 3 个肿瘤且,每个肿瘤均<3cm)的 230 名病人行随机分配。RFA 组 5 年总生存率和 5 年复发率分别为 54.78% 和 63.48%,手术切除组数据分别为 75.65% 和 41.74%,结果均支持手术切除。这与 2006 年的一项类似的研究结果相矛盾,该研究中 180 名单发 HCC(<5cm)病人被随机分配到手术切除组或经皮 RFA 组,RFA 组 4 年总生存率为 67.9%,而手术切除组为 64%。两组局部复发率也相似,而 RFA 组的并发症更少(Chen et al,2006)。Feng 及其同事(2012)对 168 例小肝癌病人(直径<4cm,不超过 2 个肿瘤)经皮 RFA 和手术切除的效果进行了对比研究,发现两组病人的总生存率及无复发生存率无统计学差异。手术切除组 3 年总生存率为 74.8%,3 年无复发生存率为 61.1%,射频消融组 3 年总生存率为 67.2%,无复发生存率为 49.6%。因此,经皮射频消融可能是一种适合于小肝癌的、对肝脏创伤较小的治疗方法(表 98B.4)。

表 98B.3　射频消融治疗肝肿瘤的荟萃分析(2012—2015)

研究	治疗	肿瘤类型	研究比较(数目)	无病进展生存期分析(纳入研究数)(研究结论)	总生存期分析(纳入研究数)(研究结论)
Weng et al,2012*	消融 vs. 手术	CLM	Pro/Retro(1/12)	RR=2.227,P<0.001(10)(手术优先)	RR = 1.474, P < 0.001(12)(手术优先)
Xu et al,2012*	消融 vs. 手术	HCC	RCT/NRCT(2/11)	OR=1.68,P=0.02(10)(手术优先)	OR=0.6,P=0.003(10)(手术优先)
Duan et al,2013*	消融 vs. 手术	HCC	RCT/NRCT(2/10)	OR=0.54,P<0.00001(5)(手术优先)	OR=0.46,P<0.0001(5)(手术优先)
Qi et al,2014	消融 vs. 手术	HCC	RCT(3)	HR=1.41,P=0.001(3)(手术优先)	HR=1.41,P=0.02(3)(手术优先)
Cai et al,2014*	消融 vs. 手术	rHCC	NRCT(6)	OR=3.70,P=0.0001(3)(手术优先)	OR=0.97,P=0.846(6)
Wang et al,2014*	消融 vs. 手术	HCC	RCT/NRCT(3/25)	OR=0.52,P=0.007(9)(手术优先)	OR=0.68,P=0.03(15)(手术优先)
Xu et al,2014*	消融 vs. 手术	HCC	RCT/NRCT(3/28)	OR=0.47,P<0.00001(20)(手术优先)	OR=0.57(20)(手术优先)
Yi et al,2014*	消融 vs. 手术	HCC	RCT/NRCT(2/17)	OR=0.47,P=0.0003(14)(手术优先)	OR=0.64,P=0.005(14)(手术优先)
Fu et al,2014*	消融 vs. 手术	HCC	RCT(5)	OR=0.38,P=0.0005(1)(手术优先)	OR=0.39,P=0.001(1)(手术优先)
Feng et al,2015*	消融 vs. 手术	HCC	RCT/NRCT(3/20)	OR=0.50,P=0.001(15)(手术优先)	OR=0.55,P<0.001(18)(手术优先)

　*5 年生存率。
　　CLM,结肠癌肝转移瘤;HCC,肝细胞癌;rHCC,复发性肝细胞癌;Pro,前瞻性研究;Retro,回顾性研究;RCT,随机对照试验;NRCT,非随机对照试验;RR,危险比;OR,比值比;HR,风险比。

表 98B.4 射频消融与肝切除术治疗肝细胞癌对比研究[*]

研究	治疗	病人数目	发病率/%	无病进展生存率/%	总生存期率/%
Chen et al,2006[‡]	LR	90	55.6	51.6	64.0
	RFA	71	4.2	46.4	67.9
Huang et al,2010[§]	LR	115	27.8	51.3	75.65
	RFA	115	4.3	28.69	54.78
Feng et al,2012[†]	LR	84	21.4	32	74.8
	RFA	84	9.5	42	67.2

[*] RCT,前瞻性对照研究;[†]3 年生存率;[‡]4 年生存率;[§]5 年生存率。
LR,肝切除术;RFA,射频消融。

复发性肝癌的射频消融治疗

大多数 HCC 病人死于肝内肿瘤复发导致的肝衰竭。目前推荐对复发肿瘤行挽救性肝切除,但事实上因为病人肝储备功能不足,姑息性切除往往是不可行的,这时 RFA 反倒是一种行之有效的方法(见第 91 章)。Taura 和他的同事(2006)比较了在 1990 年之前与之后行肝切除术的 610 名病人的 5 年生存率,发现在 1990 年之后进行肝切除术的病人生存率较之前有所提高(21.8%,而在 1990 年之前接受手术者生存率为 11.6%,$P=0.0002$)。这可能要归功于出现了针对复发病灶的经皮 RFA 的治疗手段。一项针对 50 例消融术后局部复发的肝癌病人的回顾性研究发现,虽然挽救性 RFA 组的复发率明显高于挽救性手术切除组,但 RFA 组和手术切除组病人的总生存期并无差异。当然,接受 RFA 的病人术前肝脏功能储备显著较差,这可能存在选择偏倚(Imai et al,2014)。RFA 可作为特定的复发性肝癌病人的治疗选择,特别是对于肝功能储备受损的病人(图 98B.7)。

射频消融是肝移植的过渡方案

肝移植亦是肝癌复发的一种挽救性治疗措施(见第 115A 章)不幸的是,许多肝癌病人由于供体短缺或因肿瘤进展而无法行肝移植治疗,最后都无法避免因肝衰竭而亡。符合米兰标准的复发性肝癌病人在接受移植治疗后的 1 年、3 年和 5 年的无病生存率为 60%(Chan et al,2013)。RFA 是一种有效的肝移植的过渡方案。两项回顾性研究表明肝移植的中位等待时间为 9.5 个月(DuBay et al,2011;Mazzaferro et al,2004)。值得注意的是,Mazzaferro 及其同事(2004 年)的研究证明:并没有病人因移植前 RFA 治疗进展而放弃肝移植,其移植后 1 年生存率和 3 年生存率分别为 95% 和 83%。然而,这对总生存时间的影响还尚未明确。一项关于等待移植的肝癌病人接受 RFA 治疗的前瞻性研究显示,与观察组相比,术前 RFA 组没有生存获益(Parrett et al,2006)。

射频消融与肝内胆管细胞癌

自 2005 年以来,已有关于 RFA 成功治疗胆管细胞癌(intrahepatic cholangiocarcinoma,ICC)的研究报道(参见第 50 章)。RFA 是治疗 ICC 时最常用的消融技术。一项回顾性研究报道过 7 例病人接受 RFA 治疗后的平均总生存期为 38.5 个月(Butros et al,2014)。在迄今为止最大的回顾性研究中,Haidu 及其同事(2012)报道了接受 RFA 治疗的 36 例病人中位总体生存期为 60 个月(1 年生存率为 91%,3 年生存率为 71%)。但是尚未有 RFA 治疗 ICC 的随机对照研究(表 98B.5)。

表 98B.5 射频消融治疗肝内胆管细胞癌

研究	病人类型	病人数目	RFA 方式	肿瘤直径	生存期/月	生存率/%
Chiou et al,2005	ICC	10	经皮	3.4cm(平均值)	—	—
Giorgio et al,2011	ICC/rICC	10	经皮	3.7cm(平均值)	25.2(平均值)	83.3(5 年)
Kim et al,2011a	ICC	13	经皮	3cm(平均值)	38.5(中位值)	15(5 年)
Kim et al,2011b	rICC	20	经皮	1.9cm(平均值)	27.4(中位值)	21(4 年)
Fu et al,2011	rICC	12	开服/经皮	3.2cm(中位值)	30(中位值)	37.5(3 年)
Haidu et al,2012	ICC/rICC	11	立体定向	3cm(中位值)	60(中位值)	71(3 年)
Fu et al,2012	ICC/rICC	17	开腹/经皮	4.4cm(中位值)	33(中位值)	28.9(5 年)
Butros et al,2014	ICC/rICC	7	经皮	2.4cm(平均值)	38.5(平均值)	20(5 年)

ICC,肝内胆管细胞癌;rICC,复发性肝内胆管细胞癌。

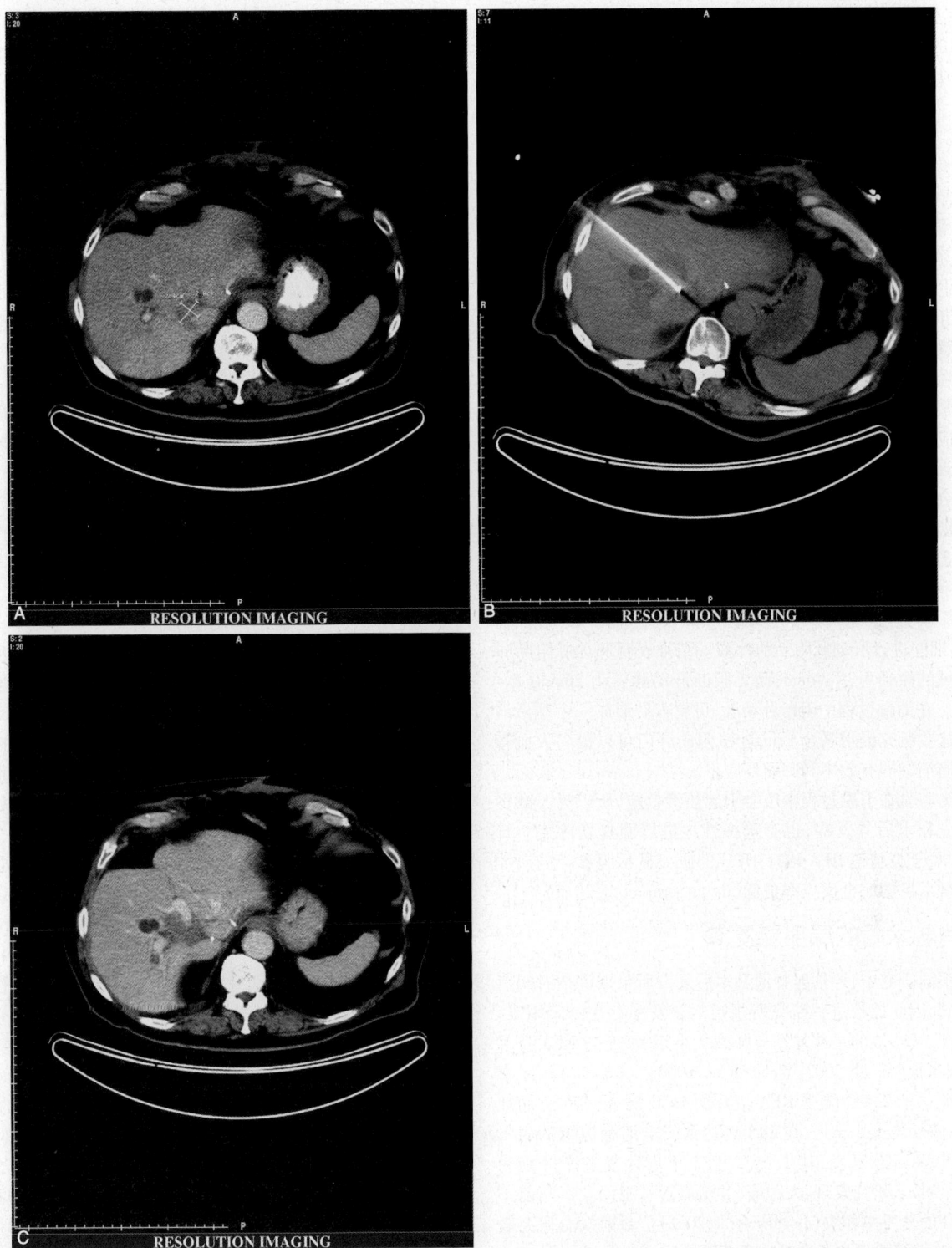

图 98B.7　（A）CT 扫描下邻近下腔静脉尾状叶切除后复发性肝癌。（B）放置射频消融针。（C）消融后 CT 随访显示消融部位呈低密度改变,提示消融成功

肿瘤治疗反应及复发

RFA 治疗前采用的影像学检查应该也用于 RFA 治疗后的疗效监测,以确定肿瘤是否复发。CT 和 MRI 一般被用于评估术后的肿瘤反应率,增强超声在消融术后监测中的有效性最近亦被证明。全氟碳微泡(Sonazoid)是一种不会被肝巨噬细胞(Kupffer cell)捕获的造影剂,因此可以用来区分术后反应性炎症和残留 HCC(Minami et al,2014)。增强 CT 上表现为乏血供消融区域,其边缘伴有随时间消退的血管丰富的炎症组织。复发灶在增强 CT 上表现为不规则的无增强区域。

射频消融术的完全和不完全反应率

不同研究所报告 RFA 治疗的肿瘤反应率从 48% 到 98% 不等,其一部分原因是所治疗病灶的大小和数量各有不同。

Livraghi 和他的同事评估了 RFA 治疗 HCC 病人的效果,他们 2000 年的一项研究纳入了 114 例肿瘤直径大于 3cm 病人,结果显示完全反应率为 47.6%,而 2008 年的一项针对 218 例肿瘤直径小于 2cm 的病人的随访研究提示持续的完全反应率为 97.2%。弥漫性 HCC 的消融成功率低于非弥漫性 HCC。在 RFA 治疗肝转移瘤的研究中,结直肠癌肝转移病人在消融术后 1 月进行 CT 随访结果显示反应率为 91%(Valls et al,2015),乳腺肝转移瘤治疗后的反应率为 92%(Livraghi et al,2001)。RFA 的途径也会影响反应率。Curley 及其同事(2000)报道了 76 例经皮 RFA 病人中有 6 例存在消融不完全的情况,而 34 例经腹腔镜或开腹射频消融病人均消融完全。这种早期的差异可能是因为在腹腔镜或开腹手术时使用术中超声成像效果比经皮 RFA 时使用经腹超声成像效果更好。然而,一项更近期的研究显示,HCC 和肝转移瘤经皮消融完全反应率为 84.6%,而术中消融的完全反应率为 82.5%(P=0.617)(J Wong et al,2013)。

邻近大血管的肿瘤位置也影响肿瘤反应率。大血管的血液流动会产生热沉效应,使消融周围组织冷却,完全消融所需达到的温度因此提高。此外,大血管可以耐受足以损伤周围组织的高温。Lu 及其同事(2002)发现,在 RFA 过程中,小于 3mm 的猪血管会形成血栓或坏死,而那些大于 5mm 的血管没有受到影响。在一项 RCT 中,Kobayashi 及其同事(2007)评估了 RFA 期间进行肝动脉阻断的疗效。结果表明肝动脉阻断时消融区域的短径可达 34mm,而无阻断肝动脉者为 26mm(P=0.003)。在消融过程中阻断肝动脉,可更容易形成一个球形消融区。这些研究提示联合 Pringle 法阻断肝门可以提高大血管附近肿瘤消融的有效率和肿瘤反应率。

因为胆囊在消融过程中也会引起热沉效应,所以为了减少热沉效应和术后并发症,也有选择性地进行胆囊切除术。目前,一项关于腹腔镜 RFA 治疗 HCC 的研究显示胆囊旁的病灶进行消融术后的完全反应率更低(de la Serna et al,2015)。

射频消融术后的局部复发率

在不同研究中,评估射频消融术后复发所采取评估时间点有所不同,因此比较这些研究所报道的复发率存在一定困难。我们发现,转移灶的局部复发与肿瘤大小相关,而与 RFA 技术无关(Bleicher et al,2003;Wood et al,2000)。Kono 及其同事(2014)评估了 234 位接受 RFA 治疗的 HCC 病人(274 个病灶且 HCC 病灶均 ≤2cm)。在 145 例达到安全消融边缘的病人中,4 例出现局部复发,其 1 年/2 年/3 年累计复发率分别为 2%、3%、3%。研究发现,大肿瘤、肿瘤血管侵犯以及肝功能不全与较高的复发率相关(Bowles et al,2001)。目前没有研究表明 RFA 技术模式的差异会影响完全消融后的复发率。

射频消融术后并发症

考虑到临床上 RFA 技术方法的差异,与其相关的并发症发生率和死亡率不可一概而论。某些研究者将 RFA 与其他治疗(如肝切除术)相联合,这些附加的治疗手段可能会增加并发症的发生率。多个肿瘤的消融也会使并发症的风险增加,如出血、胆漏等。

然而,目前对 RFA 相关并发症的定义尚未统一。部分研究者认为低烧、一过性 LFT 升高、少量胸腔积液以及右上腹疼痛应视作轻度并发症,但也有人认为这些是治疗中可预期的反应,不应作为并发症报道。可预见的是,经验丰富的介入科或外科医生所在医疗机构所报道的并发症发生率更低。此外,不同研究纳入病人和病种的差异也会对结果造成混杂,如 HCC 病人与结直肠癌肝转移病人有着不同的共患疾病。

与 RFA 直接相关的发症包括胆汁瘤、胆瘘、腹水、肝功能不全、动静脉瘘、门静脉血栓、胸腔积液、肝脓肿、疼痛、膈疝、出血、液气胸、气胸、肿瘤种植以及周围结构的热损伤(Lahat et al,2014)。与电极板相关的烧伤也有被报道,这可以通过正确放置电极片、对需时长的消融增加电极片数以及严格遵照各厂家的操作规范来避免。其他潜在的并发症主要与外科手术相关,如心肌梗死、心律不齐和肺炎等。

以下两个案例说明为何 RFA 需要由能够熟练判断和处理并发症的医生进行,且其所在医疗要求配有充足的急救人员和设备。图 98B.8 展示了肝门附近的结直肠肝转移瘤行 RFA 后引起的胆管损伤(见第 42 章)。该损伤采用经内镜逆行胰胆管造影(ERCP)和胆道支架置入术治疗。图 98B.9 展示了位于 Ⅳ、Ⅷ 段的 HCC 成功消融 18 个月后病人出现的膈疝。此膈疝经对绞窄的小肠进行切除后得以修复(Nakamura et al,2014)。

经皮 RFA 受特定的解剖学位置限制。肝顶与膈肌相邻,增加了消融造成膈肌损伤的风险。消融位于肝脏边缘的肿瘤则会增加胃肠道损伤的风险。一项多中心研究发现,与消融相关的死亡中,33% 与胃肠道热损伤有关(Livraghi et al,2003)。动物模型研究证明,内置气囊可显著减少消融区附近的肠道损伤(Knuttinen et al,2014)。在没有引导定位装置时,对距离肝脏边缘不足 1cm、距离邻近肠道的肿瘤,推荐使用开放或腹腔镜下 RFA 替代经皮 RFA。

在 2014 年的一项随机性临床研究中,Fang 及其同事纳入 120 例肿瘤直径 ≤3cm 的 HCC 病人,对比了经皮 RFA 与肝切除术治疗所引起的并发症,该研究发现 RFA 治疗组仅出现 1 例严重并发症(胸腔积液),而肝切除术组则出现了 14 例严重并发症。与 RFA 组相比,肝切除术组在治疗后第 7 天的白蛋白和胆红素情况也更差。

肝脓肿一般在消融术后 2 周左右出现且需经皮穿刺或外科引流(de Baere et al,2003)(见第 72 章)。低热及疲乏可在 RFA 后立即出现,并可持续 7~10 天,这是消融术后的正常现象,被称为"消融后综合征"。但任何持续或明显加重的症状都应行 CT 检查以明确是否有肝脓肿。RFA 治疗是否需预防性使用抗生素仍存在争议。近期的一项单中心回顾性研究指出,在其未使用预防性抗生素治疗的组别中仅出现 1 例(0.8%)肝脓肿。对先前行胆肠吻合术、合并控制不佳的糖尿病或肿瘤较大且靠近中央胆管的病人,应考虑使用抗生素(Bhatia et al,2015)。

肿瘤种植的发生率 0.2%~2.8% 不等(Espinoza et al,2005;Mulier et al,2002)。若肿瘤位于包膜下、肿瘤分化差、原发性 HCC 或合并 AFP 水平升高,则种植的风险增加。如果需多次进针方可成功消融病变,则种植风险也会增加(Kumar et al,2011)。严格遵守操作规范、避免重复布针以及撤针时的针道消融有助于降低消融时针道种植的发生率(Livraghi et al,2003)。

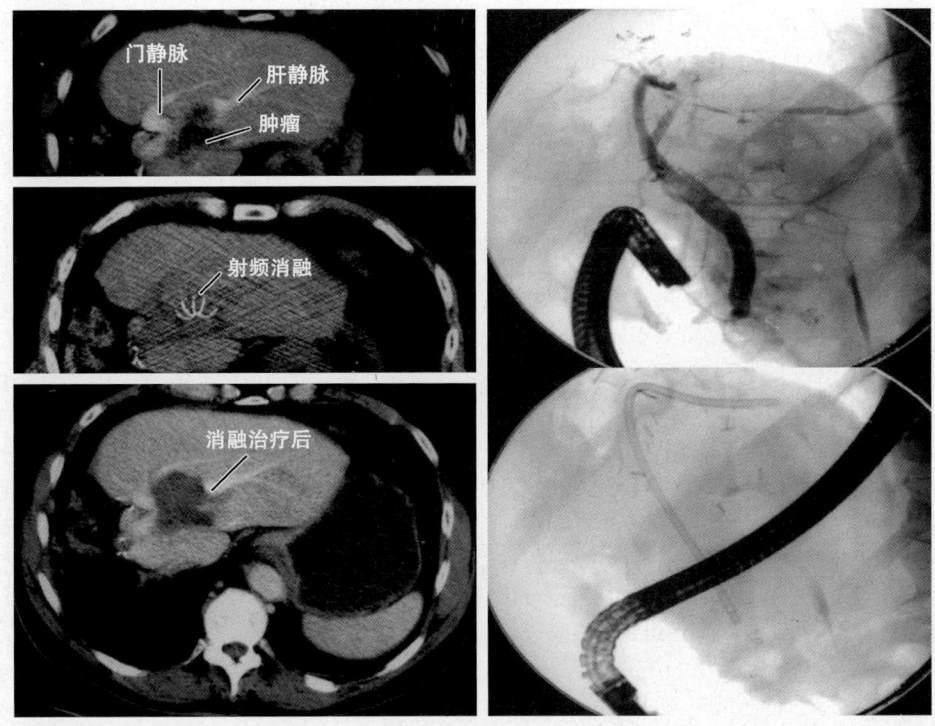

图 98B.8　支架置入治疗射频消融导致的胆管损伤

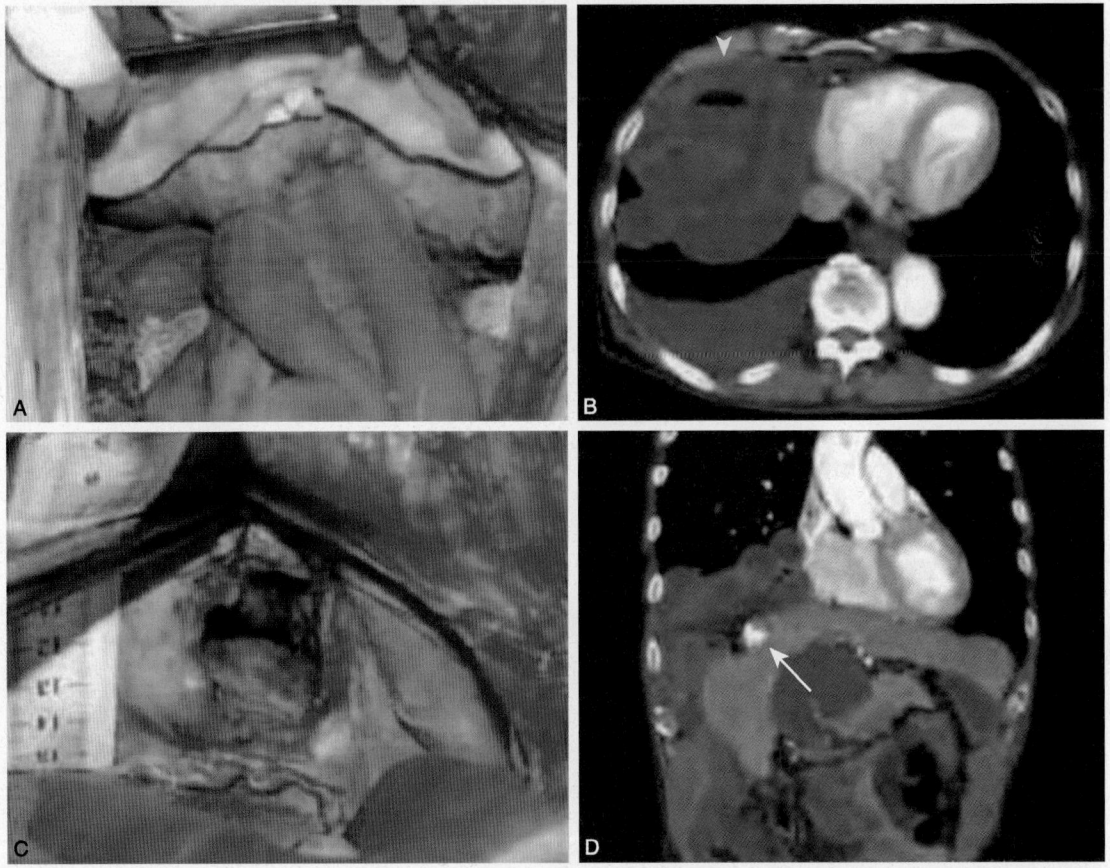

图 98B.9　射频消融后的右侧膈疝。(A)绞窄肠段。(B)(黄箭头)和(D)(白箭头). CT 显示扩张的肠腔。(C)切除膈疝后的膈肌缺损(From Nakamura T,et al:Successful surgical rescue of delayed-onset diaphragmatic hernia following radiofrequency ablation for hepatocellular carcinoma. Ulus Travma Acil Cerrahi Derg 20(4):295-299,2014)

RFA 术中造成的胆管损伤可导致胆道狭窄、胆汁瘤形成、胆-腹膜瘘和胆-胸膜瘘(见第 42 章)。这种损伤最常发生于针对肝门区或距离主胆管不到 1cm 的肿瘤的消融(Fonseca et al,2014)。迄今有关 RFA 术中使用导管内冷却的最大样本量研究中共纳入 13 例距离中央胆管小于 6mm 的肿瘤行 RFA 治疗的病人,在总胆管切除术后,经导管注入冷却(4℃)乳酸林格液。其中 1 例病人出现局部复发,1 例出现胆道狭窄(Elias et al,2004)。胆道内支架置入术也已被用于避免在消融大胆管附近的肿瘤时造成胆道损伤(Wood et al,2000)。

结论

射频消融术可术中或经皮治疗原发性/转移性肝癌,其成功率可达 90%,且并发症发生率和死亡率均极低。术中消融可更加精准地发现肝外转移病变并评估肝内病变状况。开放及腔镜下消融可将肝脏与可能在消融过程中受损的邻近器官分离,并且可对解剖学上不适合经皮引导下消融的病灶进行治疗。经皮消融可在 CT 引导下进行,并用增强 CT 或超声进行评估,且可作为门诊手术进行。尽管肿瘤与周围组织的距离过近可能会影响经皮消融的成功率,但目前已有技术可有效地将消融区与邻近组织分开。高危、肝储备功能有限或复发的病人应考虑经皮消融治疗。

由于目前随机试验采取不同的入组标准,因此报道的结果也不尽相同。对于米兰标准内的病人,手术切除可为病人提供更好的总生存率和无复发生存率。在更小的 HCC 中,RFA 的疗效与手术切除相当。在更多的随机试验报道结果前,对于肿瘤仅限于肝脏内的病人,手术切除仍是首选。对于由于肝储备功能有限、肿瘤位于双叶或基础状况较差而无法进行手术切除的病人,RFA 可作为另外一种选择。在这些病人中,RFA 可以实现完全消融并取得持久的疗效。但是,尽管 RFA 可实现结直肠癌肝转移瘤的局部控制,对其生存的影响尚不清楚。且应使用系统性治疗来治疗或预防其他部位的转移瘤。

RFA 领域仍在不断发展,消融针技术的提高可实现更高的完全消融率。目前,新型的消融针已能够根据特定的肿瘤大小和形状定制消融区域。多学科团队合作对选择合适的病人进行消融治疗至关重要。

(陈敏山 译 张志伟 审)

微波消融和不可逆电穿孔技术

Robert C. G. MartinII, Rachel O' Connor

全世界每年约有 100 万人被诊断为肝癌,包括原发性和继发性。最常见的肝癌病理类型仍是肝细胞型肝癌,居恶性肿瘤死亡率第三位(Rahib et al,2014)(见第 91 章)。由原发肿瘤转移至肝脏的继发性肿瘤,也称转移瘤,包括结直肠癌肝转移瘤(见第 92 章)、神经内分泌瘤(见第 93 章)及其他转移瘤(见第 94 章),其发病率正在快速升高。目前治疗早期原发性肝癌或肝病的手段主要包括手术切除、肝移植和局部消融术。手术切除仍然是治疗的金标准,然而,由于肝脏病变累及的范围、肝外疾病的存在、潜在的非肿瘤肝组织的健康程度、医学合并症或其他多种因素的限制,手术切除仅对一小部分肝癌病人适用(Groeschl et al,2013)。肝移植主要适合于早期肝细胞型肝癌、特殊类型的肝内胆管细胞型肝癌和神经内分泌瘤。肝脏消融技术由于能够克服手术切除的一些禁忌证,扩大了能够得到有效治疗病人的群体。随着消融技术的进步以及对病人的选择、对操作成功和肿瘤复发的更好地理解,消融已经成为仅次于手术切除的一种有效的局部辅助治疗手段,其围手术期并发症发生率和死亡率均有所改善(North et al,2014;Philips et al,2013)。

临床上最常用的热消融技术是射频消融和微波消融。这两种方法都不需要手术切除就能破坏局部组织,但两者能量来源的物理性质不同。由于频率、时间、功率/瓦数等这些局部组织破坏的物理特性不同,微波消融相对于射频消融具有显著的潜在优势。微波消融的优点包括更大的消融范围、无"热沉降"现象、更高的瘤内温度、更快的消融时间和同时治疗多个肿瘤(Martin et al,2010)。

微波消融

微波能量的物理性质

微波消融通过主动加热和被动加热实现对组织的破坏。微波能量的主动加热过程需要偶极分子如水的存在发挥作用。微波消融可达到比射频消融更高的操作频率,这使得它能快速升温,更有效地热消融实体肿瘤。水是一种偶极分子,在此过程中会受到微波天线传播的应用电磁场的影响,即介电常数。这一特性考虑了介电滞后现象,它可诱导偶极分子的自旋,为微波消融提供有效的热量。一个或多个电荷分布不均匀的偶极分子,它们试图在微波振荡的电场中以相同的速率连续地重新定向。由于微波传输,水分子以每秒 10 亿次的频率来回流

动,水分子的剧烈运动产生了摩擦和热量,从而导致细胞发生凝固性坏死。微波消融产生热量的另一个机制是离子极化,在离子的移动响应微波的应用电场时发生。移位的离子与其他离子发生碰撞时,动能转化为热能。然而,这种机制在两种微波消融产生有效热量的机制中是次要的。微波通过发射非电

微波消融天线的频率与长度之间的关系

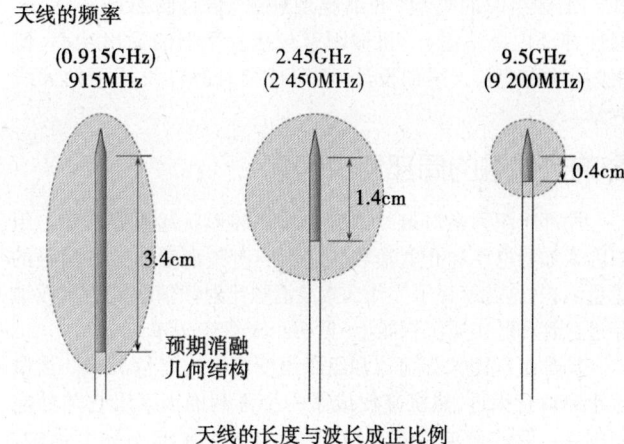

A

天线的长度与波长成正比例

选定频率下临床消融电位

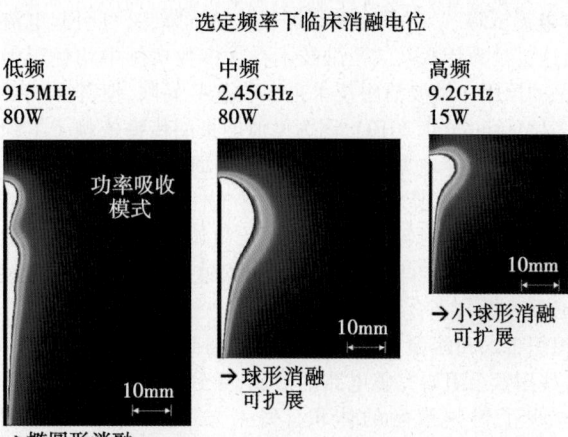

B

图 98C.1 (A)已报道的并通过在非荷瘤猪肝中评估的三种类型微波消融在肝脏消融中的使用说明。(B)两种最常见频率(915MHz 和 2 450MHz)在相同功率(80W)下的能量沉积,证明了 915MHz 在较高功率时效率降低,以及为什么推荐使用 45W 或更低的功率

离辐射来加热,对于任何组织类型在一定范围内进行均匀加热。这就从产热的形式上区别了微波消融与单极射频消融,使得微波消融成为临床上优越的消融方法(Martin et al,2010)。微波加热的被动阶段是通过主动加热区域以外的热量传导,易受到局部组织因素的影响,如热沉降和电流沉降。

目前,商用的微波消融装置的频率为915MHz 或 2 450MHz(图 98C.1)。据报道,915MHz 微波的潜在优点在于它比 2 450MHz 微波可以穿透得更深,理论上可能产生更大的消融范围。然而,能量的沉积取决于天线设计的介电特性(Martin et al,2010)。微波能量可以通过磁控管或固态放大器产生(Brace et al,2009),天线可将电磁能量传输到目标组织。同轴电缆由内外导体组成,介电材料位于两层导体之间。在它的尖端,外部导体中断以暴露内部导体,来传输微波能量。这个内部导体覆盖在一个陶瓷尖头上,以便插入到组织中,微波可以自由地通过陶瓷。

通过增加微波能量的功率(瓦特)和持续时间,可使 2 450MHz 微波系统产生更大的消融范围。可以根据病人的具体情况调整消融范围的大小。影响消融范围大小的物理因素包括组织的含水量(例如正常肝脏、肝硬化的肝脏、脂肪肝)、消融组织的类型(肝细胞型肝癌、结直肠癌肝转移、转移性神经内分泌瘤)。机械因素包括发生器的输出功率、使用的电缆类型、天线的设计、电流持续时间以及使用的天线数量。

影响热消融的局部组织因素

局部组织因素对最终消融的体积和形状起重要作用。组织因素如导电率和介电常数分别影响射频消融和微波消融的能量沉积,这就解释了为什么微波消融比射频消融能更有效地穿过血管和肝实质沉积能量(见第 98A 章表 98A.1)。

局部组织因素如血流和组织温度可影响能量沉积。当电流距离血管太近,热沉降便成了一个不利的因素。它与肿瘤周围大血管的血流冷却效应有关,可导致肿瘤不完全消融。靠近血管也会导致电流转向,减少电流产生的热量,这种效应叫做"电流沉降"。射频消融既可引起热沉降,又可引起电流沉降,这也是为什么微波消融技术在大多数病例中均优于射频消融的原因。微波消融技术也面临这些局限,但其影响要小得多(Martin et al,2010),因为微波能量的传输依赖于组织的介电常数,而介电常数在传播的电磁场中保持相当恒定。这可以克服电流沉降和热沉降对其导电性的影响,使热穿透更深,消融范围更均匀。然而,在进行微波消融时,必须注意这些因素,因为不能假定消融的均匀性,这一点在整个消融过程中必须遵循。

组织干燥和瘢痕是射频治疗可能遇到的另一个不良事件,这些因素会阻碍完整电路的形成,导致产热降低,从而显著地减少了射频消融的体积。另一方面,如果快速达到100℃的靶向温度,细胞内的物质就会汽化和碳化。气体的形成起到绝缘体的作用,增加了阻碍,阻碍了热扩散。气体形成和不完整的电路都会导致不均匀的消融形状。微波没有这些不利的影响,因为微波能量在整个电磁场中传播,可以实现高功率密度形式,从而使得热穿透更深,消融范围更均匀(知识框 98C.1)。

目前临床上使用的微波消融系统是高度可变的。有些需要单电极,而另一些是多电极(表 98C.1);有些是气冷却,而另一些是生理盐水冷却的。目前,这些微波系统基于肿瘤组织学、肿瘤大小和操作的可行性方面很少有直接的比较。这些微波消融系统均声称更好,更有效,更均匀。实际上,目前所有的微波消融系统存在的一个限制是缺乏能够普遍接受的质量标准和非临床的支持主张(例如,按市场划分),导致其在临床使用中出现更多的困惑和较差的一致性。

技术问题

有三种途径可开展微波消融治疗:开腹、腹腔镜和经皮途径。经任何途径开展微波消融治疗的基本原理都是一致的,但是根据病人的独特需求调整和个性化每个程序却是微波消融治疗成功的关键。入路的选择应考虑肿瘤的生物学和组织学、肿瘤的大小及所涉及的肝段。操作医生的技能水平也很重要。根据病人的需要做出相应的选择。任何微波消融系统的目标都应该是超过95%的肿瘤达到完全消融。"细胞减少""部分消融""去瘤"等概念对于消融技术治疗肿瘤的益处尚未得到证实,因此这些概念在肿瘤学中不被接受。此外,对这些病人的治疗决策通常是复杂的,应该在多学科会诊或会议的背景下做出。不管微波消融治疗是否可使用,技术的应用必须始终符合病人的最佳获益。

根据组织学特性,手术切除仍然是大多数病人的最佳治疗方式。开腹微波消融主要适用于肿瘤形态需要多次消融治疗、肿瘤位于膈顶部(经皮消融可能导致气胸或者膈肌损伤)、肿瘤靠近内脏器官如胆囊、结肠、胃等情况(Itoh et al,2011)。如果说微波消融是病人唯一可选择的治疗方法,那么大多数情况下应该选择经腹腔镜途径。在某些肝组织中,微波消融在改善生活质量和减少化疗时间方面具有显著优势,可以减少并发症的发生、缩短住院时间(Martin et al,2007;Mbah et al,2012)。位于肝蒂前方而不靠近肝蒂的肿瘤可以在超声或 CT 引导下经皮微波消融治疗。根据病人既往手术史、身体体质以及外科医生的腹腔镜超声技术水平,如果病变位于肝穹窿深部、靠近大肝蒂或邻近其他内脏器官如膈肌、结肠等,就必须选择经腹腔镜或开腹途径行微波消融治疗。如果选择开腹方式,最好选择肋缘下或腹中线切口。

无论选择何种方式,病人通常是仰卧位或侧卧位。消融成功的关键是充分暴露肝脏,以便术中超声对肝脏进行有效评估。必须对肝脏 8 个节段进行评估,确保没有忽略任何病变。

表 98C.1　目前可使用的微波消融系统

系统	设备制造商	发生器和天线	最大发射功率/W	最大天线功率/W	最大选择消融时间/min	推荐最大消融时间/min	频率/Hz	是否需要水冷却	天线数量
A	Microsulis-Medical-Limited	Acculis Sulis Vp MTA andAccu2i	180	无特殊	6	6	2.45×10^9	是	1
B	HS Hospital-Service	HS Amica-Gen andAPK14150T19 V 4	140	100	25	10	2.45×10^9	是	1
C	Covidien	Evident MWA Generator and VT1720	60	45	10	10	915×10^6	是	1~3
D	Medwaves	Avecure Microwave Generator and 14-15-LH-35	40	32	15	15	$(902 \sim 928) \times 10^6$	否	1
E	BSD Medical	MicroThermX and SynchroWave Antenna	180	60	–	–	915×10^6	是	1~3
F	Neuwave	–	140	–	–	–	2.45×10^9	否	1~3
G	Forsea	–	150	–	–	–	2.45×10^9	是	1~2
H	Kang-you-Medical	–	100	–	–	–	915×10^6	是	
I	Microtaze	–	70	–	–	–	2.45×10^9	是	
J	Covidien	Emprint Ablation System	100	–	10	–	2.45×10^9	–	–

在鉴别出所有病灶后,应评估针道的路径以确保其不穿过门静脉或肝静脉主干。需要布置的电极类型应在手术操作前完成。当肿瘤直径在 2.5~3.9cm 范围内时,所有的 915MHz 微波消融系统都需要至少 2~3 根电极针并行放置才能获得与 2 450MHz 微波消融系统单电极近似的消融范围。需要注意确保距离微波消融边缘 1.0cm~1.5cm 范围内没有重要的结构(图 98C.2)。微波消融的时间需要持续 5~45 分钟。最深的肿瘤病灶通常首先治疗。在分步操作流程中,最难消融的病灶要首先治疗。

在第一次消融前应确定是否需要进行重叠消融。然而,第一次消融过程中产生的伪影和畸变会干扰超声成像,导致完全重叠消融布置的第二针和第三针位置不准确。因为术中超声只能提供二维视图,三维消融区域是手术操作者在概念上很难掌握的。

如何定义微波消融成功是至关重要的。最近已经发布了建立的良好质量参数,并被多机构评审通过(North et al, 2014),如下:

- 消融成功:正如实体肿瘤改良反应评估标准所述(见第 18、19 章),在消融 4 周内,通过高质量的横断面增强 CT 或 MRI 成像检查评估肿瘤达到完全根除,尤其是任何瘤内造影增强均消失。
- 消融后局部复发:在确认消融成功 4 周后,局部复发被定义为通过多层多相动态显像证实,复发的肿瘤位于先前成功消融的肿瘤内或在先前成功消融部位边缘 1cm 的范围内。
- 非局部肝内复发:有证据表明,在消融后的任何时间间隔内,距离任何先前消融肿瘤边缘超过 1cm 存在复发的肿瘤。

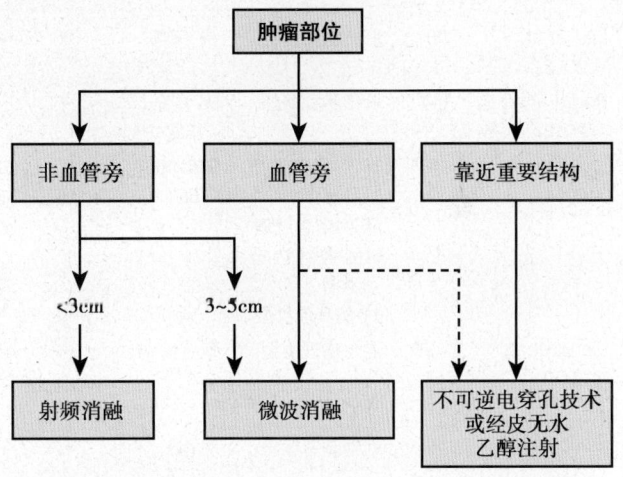

图 98C.2　提出了应用不同影像成像技术引导下治疗肝脏恶性肿瘤的法则。该法则假设成功完成了所述的临床验证过程,并将肿瘤的大小和位置作为选择消融技术的主要决定因素。射频消融仍被认为是一种可接受的选择,用于治疗非血管旁、直径≤3cm 小肝脏肿瘤的方式。微波消融有望成为中等大小肿瘤(3~5cm)或靠近血管周围的肿瘤的首选消融治疗方式。靠近重要结构(包括血管)的肿瘤推荐采用非热消融技术,如不可逆电穿孔技术或经皮无水乙醇注射。无水乙醇注射只推荐用于治疗小肝癌

- 微波消融的适应证及并发症:在所有消融情况下,应报告病人人数以及所涉及肝段的肿瘤数量、随访至少 90 天的并发症发生率。并发症应根据既定的手术相关并发症发生率的定义进行报告(Clavien et al,2009)。

无论是否可及,在所有的临床微波消融治疗研究中,肝肿瘤完全消融率、消融复发(定义为距消融边缘 1cm 范围内的肿瘤复发)、非消融部位的肝内复发以及相关的并发症发生率及死亡率都应报告(Martin et al,2010)。同样重要的是,在操作结束后很短的时间内能够确定是否消融成功,以便进行任何可能的修正。可以通过即刻或 24 小时后 CT 扫描来评估肿瘤周围和距离肿瘤边缘 1cm 以内的正常肝组织来判断是否消融成功(Groeschl et al,2014)。

临床结果

肝细胞型肝癌(见第 91 章)

20 世纪 90 年代初期,日本学者首次报道了开腹微波消融

在杀伤肿瘤中的应用。Seki 和他的同事们在 1994 年报道了 24 例肝癌病人 3 年生存率为 92%。后来,微波消融技术的应用逐渐扩展到治疗结直肠癌肝转移及其他部位原发肿瘤的肝转移灶。

最近的单中心和多中心临床试验研究已经评估了微波消融治疗肝细胞型肝癌、结直肠癌肝转移、转移性神经内分泌肿瘤和其他原发性或继发性肝脏恶性肿瘤的疗效(表 98C.2)。在一项评估微波消融治疗安全性的试验中,100 名病人接受了微波消融治疗。肿瘤平均直径为 3.0±0.6cm,36 个月的消融成功率为 98%,局部复发率为 2%(Martin et al,2010)。在另一项研究中,875 例病人接受了微波消融治疗,肿瘤直径介于 0.5cm 至 11cm 之间,消融成功率为 98%,局部复发率为 6%(Poggi et al,2013)。

表 98C.2 微波消融治疗肝肿瘤的研究

研究	病例数	病理类型	是否报道或定义成功消融	总体中位生存期	距消融区 1cm 内局部复发	肝脏复发	死亡率	并发症发生率
Livraghi et al,2012	736	522 例肝细胞型肝癌 187 例结直肠癌 27 例胆管细胞型肝癌	仅定义	–	–	–	0	主要:2.7% 次要:7.3%
Bhardwaj et al,2010	31	混合病理类型	否	29 个月,3 年:40%	3.2%(1/31)	22.6%(7/31)	0	0
Itoh et al,2011	60	肝细胞型肝癌	是,95%(57/60)	1 年:93.9% 3 年:53.8% 5 年:43.1%	11.6%(7/60)中位数,7 个月	53.4%(32/60)中位数,8 个月	0	18.30%
Lee et al,2012	26	肝细胞型肝癌	是,96%(25/26)	25 个月	19%(5/26)	23%(6/26)	0	19%
Poggi et al,2013	144	肝细胞型肝癌	94.3%(183/194)	–	6.9%(10/144)	27.7%(40/144)	0	主要:0 次要:5.1%
Lloyd et al,2011	140	38 例肝细胞型肝癌 56 例结直肠癌 6 例神经内分泌瘤 11 例其他类型	97%(66/68)	30 天:61.4% 90 天:56.4%	不确定	35.3%(24/68)	30 天:2.3% 90 天:5.1%	主要:8.3%
Liang et al,2009	1 136	混合病理类型	仅定义	–	–	–	0.20%	主要:2.6% 次要:几乎全部
Swan et al,2013	54	肝细胞型肝癌	是,94.1%	1 年:72.8% 2 年:58.8%	2.9%(2/68)	27.50%	90 天:5.6%	30 天:28.9% 延期:7.8%
Liu FY et al,2010	40	肝细胞型肝癌 915MHz vs. 2 450MHz	是,80%(32/40)	–	20%(8/40)局部与肝脏复发无差异	–	0	46.15%
Takami et al,2013	719	肝细胞型肝癌	是,100%	1 年:97.7% 3 年:79.8% 5 年:62.1% 7 年:45.3% 10 年:34.1%	是,1 年:1.9% 3 年:4.8% 5 年:5.9%	–	总体存活	7.00%
Liu Y et al,2013	80	肝细胞型肝癌	是,87.5%(70/80)	是,中位生存期为 56 个月,1 年:81.1% 2 年:68.2% 3 年:56.5% 5 年:34.6%	是,22.2%(16/72)	43.75%(35/80)	0	主要:7.5%

表 98C.2　微波消融治疗肝肿瘤的研究(续)

研究	病例数	病理类型	是否报道或定义成功消融	总体中位生存期	距消融区 1cm 内局部复发	肝脏复发	死亡率	并发症发生率
Jiao et al, 2012	60	肝细胞型肝癌 转移性肝癌	是,92.7% (89/96) 的肿瘤	–	5.21%	一并报道肝内和肝外复发,混合复发率: 4.67%	–	0
Jagad et al, 2008	57	11 例肝细胞型肝癌 46 例转移性肝癌	是,100%	平均 22.6 个月	是,17.7%(29/164)	26.3%(15/57)	–	主要:0 次要:29.8%
Groeschl et al,2013	72	10 例肝细胞型肝癌 39 例结直肠癌肝转移 20 例转移性肝癌 14 例其他类型肝癌	是,95% (149/157)	中位生存期 36.1 个月	是,12%(10/83)	肝内:20% (17/83) 肝外:7%(6/83)	1%	16%
Groeschl et al,2014	450	139 例肝细胞型肝癌 198 例结直肠癌肝转移 61 例神经内分泌瘤肝转移 75 例其他类型肝癌	是,97% (839/865)	18 个月	6%	–	–	–
Ding et al, 2013	198	肝细胞型肝癌	是,99.1% (1 080/1 090)	–	–	–	0.36%	主要:3.1% 次要:25.7%
Martin et al, 2007	20	5 例肝细胞型肝癌 9 例结直肠癌肝转移 2 例转移性肝癌 1 例其他类型肝癌	是,100%	–	2.5%(1/40)	40%(8/20)	0	25%
Martin et al, 2010	100	5 例肝细胞型肝癌 17% 肝细胞型肝癌 50% 结直肠癌肝转移 11% 转移性肝癌 22% 其他类型肝癌	是,98%	结直肠癌肝转移:36 个月 肝细胞型肝癌: 41 个月 转移性肝癌:18 个月 其他类型肝癌: 12 个月	5%(5/100)	37%(37/100)	90 天:0%	29%
Zhou et al, 2009	53	混合病理类型	是,91%	–	–	8.94%(局部肿瘤进展)	–	0
Ierardi et al, 2014	25	21 例结直肠癌肝转移 10 例非结直肠癌肝转移	是,未定义	20.5 个月	12.9%	–	30 天:0	44.8%

结直肠癌肝转移（见第 92 章）

微波消融在治疗结直肠癌肝转移瘤中具有很好的疗效。一项研究报道，38 个结直肠癌肝转移瘤中，肿瘤直径中位值为 2.5cm，介于 1.5~4.0cm 之间，消融成功率为 100%（Martin et al，2007），随访时间的中位数为 19 个月，局部复发率为 2.63%。对结直肠癌肝转移病人，微波消融治疗的使用和化疗的改善可提高病人的总体生存率。最近的一项前瞻性队列研究评估了多种肝脏恶性肿瘤的疗效，其中大多数是结直肠癌肝转移。该亚组消融部位的复发率为 6%。此外，最近一项匹配对照研究对 40 例接受微波消融治疗的病人和 40 例接受射频消融治疗病人的疗效进行了比较。匹配的标准为性别、年龄、组织学、肿瘤数量和大小、手术暴露的程度、同时肝内和肝外手术切除等因素。微波消融在各项指标的对比上均优于射频消融。在这项匹配分析中，微波消融的局部复发率为 2%，而射频消融为 17%。一项多中心 II 期临床研究纳入了 87 例不可切除的肝肿瘤病人，其中 38% 为结直肠癌肝转移，接受了微波消融治疗。随访时间的中位数为 19 个月，局部复发率为 3%，无瘤生存率为 47%（Iannitti et al，2007）。

神经内分泌肿瘤和其他部位原发肿瘤肝转移瘤（见第 93、94 章）

当外科医生认为适当时，对来源于神经内分泌肿瘤或其他原发肿瘤的肝转移瘤，应评估肿瘤是否适合手术切除。据估计，这些病人中绝大多数都不适合手术切除（Frilling et al，2014），而微波消融已经被应用于治疗这些特殊类型的肿瘤。最佳的手术切除和控制肿瘤负荷已被证实可以将 5 年生存率从 40% 提高到 60%，并且绝大多数病人 2 年内无症状（Cho et al，2008；Frilling et al，2014；Musunuru et al，2006）。Groeschl 和他的同事们治疗了 61 例神经内分泌瘤肝转移的病人，中位生存期达到了 91.9 个月。其他研究也报道了在微波消融治疗后，平均有 35% 的病人存活超过了 10 年（Lewis & Hubbard，2011）。

特殊的并发症及未来的应用

微波消融使整个电磁场加热，这种治疗方式可能会产生一些潜在的并发症。技术的进步使大血管附近的消融成为可能，但也增加了肝静脉血栓的可能性。

据文献报道，针道处皮肤烧伤是经腹腔镜或经皮微波消融治疗的特殊类型损伤（Poggi et al，2013）。所有在微波消融区域的结构都被加热，因此，有必要了解微波消融区域中重要的结构，如膈肌、心脏等。进一步开发屏蔽微波以减少对重要器官风险的研究正在进行中。其他的并发症包括需要引流的肝脓肿、胸部感染（Lloyd et al，2011）、肝衰竭（Dinget al，2013）。

与射频消融相比，微波消融技术具有优越的物理特性，微波消融是一种安全有效的治疗肝脏肿瘤的方法（Iannitti et al，2007；Martin et al，2007，2010；North et al，2014；Sindram et al，2015）。

不可逆电穿孔技术

不可逆电穿孔技术是一种新型非热损伤的消融技术。它利用 2 250~3 000V 高压下多个脉冲长度为 70~90μs 的短脉冲来诱导组织的永久性电穿孔（Charpentie et al，2011）。美国食品与药品监督管理局已经批准不可逆电穿孔应用于软组织消融治疗（2006 年首次 510 个适应证）（Rubinsky et al，2007）。这种消融技术利用了存在于跨细胞膜上的电势梯度。不可逆电穿孔技术早在 18 世纪 50 年代就有报道，但直到最近 30 年才被应用于医疗（Lee et al，2010），它最初是在与化疗结合的过程中产生的。

与传统的热消融技术相比，不可逆电穿孔技术的优势在于其非热损伤传递的机制。理论上，如果应用得当，不可逆电穿孔只影响目标组织，而蛋白质、细胞外基质和重要的组织结构不会受影响（Davalos et al，2005）。与常规热消融技术相比，这扩大了靠近大血管和胆管结构病变的适应证。这种技术的最大缺点是需要全身麻醉来进行能量传递（Cannon et al，2013）。不可逆电穿孔技术可采用开腹、经腹腔镜或经皮途径开展。诸多报道已经证明，与其他热消融技术相比，不可逆电穿孔技术的优势在于其无热沉降效应、有肿瘤特异性免疫反应及对治疗组织内胶原网络的影响最小，以及有治疗邻近大血管肿瘤组织的潜力（Guo et al，2011）。

不可逆电穿孔技术的物理学特性

电穿孔技术是一种动态现象，通过跨膜电畸变诱导永久性纳米孔，使细胞膜的完整性受损（Martin et al，2014）。可逆穿孔技术已被应用于遗传物质的电转染和细胞内药物输送。当脉冲的能量增加到一定的电阈值以上时，渗透变成不可逆，导致电解质紊乱，主要是钙离子，从而导致细胞以凋亡的形式死亡（Bower et al，2011 年）。免疫组化研究证实，电穿孔是通过诱导细胞凋亡通路最终导致细胞死亡和坏死的。

使用 $2\,500V/cm^3$ 的电场，假设不可逆电穿孔在细胞膜上产生了 80~500nm 尺度的孔，由于电脉冲的强度和持续时间超过了细胞膜的阈值，细胞膜无法再封闭，从而对细胞膜造成永久性的破坏。纳米孔允许微分子和大分子进出细胞。在高电压下，细胞无法通过补偿改变它们的跨膜离子浓度差异。在这种差异下，细胞内稳态的破坏导致细胞死亡（Lee et al，2010）。

细胞被改变的组织区域是消融区。由于依赖于消融区域的被动热扩散或水分子的分布程度不同，热损伤消融技术会造成不同程度的损伤，这可能导致无法确定热消融的有效性。因为组织消融区域明确，不可逆电穿孔具有一定的优势。不可逆电穿孔的消融区域显示，细胞被破坏或未被破坏的情况是确定的（Rubinsky et al，2007）。形成完全电穿孔区和发生细胞死亡需要数周，电穿孔的效能实现需要 8 到 10 周。

局部组织因素

如果递送得当，不可逆电穿孔仅会影响探针周围的目标组织，而不会破坏周围的结构，前提是不可逆电穿孔的探针放置是无损伤的。这种治疗不影响蛋白质、细胞外基质以及血管和神经等关键结构，保持了组织结构的完整性（Martin et al，2014）。血管和胆管不会因不可逆电穿孔治疗而受到永久性损伤（Charpentier et al，2011；Martin et al，2014），显然是由于这些高等结缔组织和弹性纤维内容物缺乏受不可逆电穿孔影响的正常细胞膜结构。影响细胞膜的不可逆电穿孔电流，可以通过间隙连接从一个细胞传到另一个细胞，而不改变或破坏平滑肌细胞膜的完整性（Lee et al，2010）。

临床前研究已经在动物模型中证实了不可逆电穿孔技术在肝细胞型肝癌中的潜在作用（Guo et al，2010）。此外，临床前工作（Bower et al，2011；Charpentier et al，2010，2011）已经证明，电脉冲会破坏正常组织的细胞膜（如血管内皮、胆管上皮），尽管胶原结构完好无损。第 2 天可见完整的外膜和层板，未见平滑肌细胞（Maor et al，2007）。内皮细胞在第 2 天大量恢复，平滑肌在第 2 周恢复。这种缓慢的恢复方法已经在胰腺癌组织的临床前研究中被证实（Bower et al，2011）。无论是在急性和慢性动物研究还是人类评估中，关键的结构在不可逆电穿孔后至少 1 个月的时间内会保持结构完整、开放和存活的状态（Martin et al，2012，2013）。

不可逆电穿孔技术在治疗邻近血管肝肿瘤中的应用

不可逆电穿孔技术治疗肝肿瘤的临床适应证必须根据：①肿瘤生物学，②肿瘤直径在 4cm 以内，③距离肿瘤 5mm 以内的重要结构被保留，④病人能接受气管内全身麻醉。不可逆电穿孔技术不会被微波消融和射频消融治疗所替代。目前商用的系统由计算机控制的脉冲发生器组成，根据不可逆电穿孔探针的数量和间距，在每个探针对之间提供最高达 3 000V 的电压。最少发送 90 个脉冲，每个脉冲持续约 20~100μs。根据所遇到的电阻程度，最常见的脉冲长度为 70~90μs。

病人的选择至关重要。最好在治疗前 1 个月内进行多维薄层 CT 或动态增强 MRI 检查（Martin et al，2013；Martin et al，2015；Martin et al，2015）。根据这些图像，三维重建可用于计划所需的探针数量、探针的路径和开展途径（开腹、经腹腔镜或经皮）。肿瘤的尺寸被输入到不可逆电穿孔脉冲发生器，它可根据数学算法推荐创建期望电穿孔区所需的探针数量和可能的间距。探头间距的优化对器件的安全性和有效性至关重要，优化的探针间距是 1.5~2.3cm。间距小于 1.5cm 可能会导致小的或无效的电穿孔，被称为可逆电穿孔，也可能导致热损伤（定义为温度高于 54℃，持续时间超过 10 秒）。而当间距大于 2.3cm 时，将导致无效的电穿孔。确保这种探针间距的精确性给临床医生带来了压力，在布置探针时需要使用高质量超声记录探针之间的间距。不可逆穿孔的探针是直径为 19 号的针，射线不透明，用来帮助在操作过程中识别探针的尖端（Cannon et al，2013）。术中导航系统应该考虑到非肝脏超声专业的医生也能使用（Agle et al，2015；Kingham et al，2012）。从纳米刀系统输送的脉冲与病人的心电图同步，避免了心律失常（Martin et al，2014）。

每个病人都需要个体化的护理和服务才能得到成功的治疗，在实施不可逆电穿孔治疗手术前应对外科医生的技能进行评估。需要考虑的因素包括消融区域的大小、手术所需的探针数量、探针之间的距离和活性电极尖端的长度，以及一个既定的可将并发症和错误发生风险降至最低的计划。探针插入肝脏后，需要在高质量超声引导下定位以确保准确地布置，同样需要根据病灶位置避免机械性损伤肝脏流入口、胆管、肝脏流出口。一旦探针处于正确的位置，电脉冲就会从纳米刀系统传送，可以持续 10~60 分钟。一旦脉冲停止，手术就结束，病人

进入恢复状态。有研究已经对肝肿瘤治疗的步骤和程序进行了详细地介绍（Martin et al，2013）。

肝脏不可逆电穿孔技术有明确的定义标准。消融复发被定义为与术前扫描或组织诊断相比，动态成像判断存在有活性的肿瘤组织。消融成功被定义为在手术室按计划实施完全消融后，治疗 3 个月后在横断面 CT、MRI 或 PET 扫描成像上没有肿瘤残留的证据（Martin et al，2014；Philips et al，2013）。

肝脏恶性肿瘤的临床结果

最初的不可逆电穿孔技术应用于肝脏的研究报道，44 例病人总共接受了 51 次不可逆电穿孔治疗（表 98C.3）（Cannon et al，2013），其中 40 例病人病灶靠近重要结构，约占 90.9%；首次在 50 次治疗中成功，消融成功率接近 100%。5 例病人出现 9 个不良反应，所有并发症发生在术后 30 天内。3 个月、6 个月和 12 个月的局部无复发生存率分别为 97.4%、94.6% 和 59.5%。治疗大于 4cm 的肿瘤时有较高的复发率（风险比率 HR 为 3.236；95% 的置信区间为 0.585~17.891，P 值为 0.178）。作者认为，不可逆电穿孔技术是一种治疗邻近重要组织结构肝脏肿瘤的安全方法，但治疗大于 3cm 的肿瘤时有较高的局部复发率。因此，建议初学者开始操作时，应选择直径小于 3cm 的邻近重要组织结构的肝肿瘤进行治疗。

关于哪些部位的肿瘤适合做不可逆电穿孔治疗，特别是位于肝门部位肿瘤的真实的技术报告已经由 Matin 于 2013 年发表。通常情况下，发送的脉冲数量最少为 90 个。每次持续时间为 20~100μs，最常见的脉冲长度为 70~90μs，在这些病例中，持续时间较短时，相应的阻抗较高。脉冲电压和持续时间的数据资料是根据临床前研究得到的（Bower et al，2011；Charpentier et al，2010，2011）。治疗计划是以术前测量肿瘤的外形尺寸和肿瘤周围结构的位置的 CT 三维重建为基础。术前的扫描、肿瘤的外形尺寸被输入到脉冲发生器，设置了一个计划的边界。由于更大的消融范围需要更多的探针，治疗会使用多个单极探针（最多 6 个）。最大有效探针间距从 1.4~2.2cm 不等。如果探针间距小于 1.4cm 或大于 2.2cm，电穿孔的效果会降低，将导致不完全消融。肝脏不可逆电穿孔的最大探针间距是 2~2.5cm。最佳的技术要求使用者将探针沿肿瘤的长轴放置，通常是尾到颅平面（冠状平面），然后依次向后拉，以到达头和尾的边缘。我们建议不要尝试首次推广射频消融时开展重叠消融操作，因为不可逆电穿孔治疗可诱导产生伪影和人为的错误，为了确保间距准确可能会导致更多无效治疗的发生（例如可逆电穿孔）。

这些结果被一项在 2010—2012 年间在 7 个研究机构中接受治疗的 150 例病人的分析研究进一步证实。将病人分为三组，每组各 50 例，并对结果进行了分析（Philips et al，2013 年）。对不可逆电穿孔治疗成功、复发等关键概念进行定义和建立。为评估是否消融成功，分别于治疗时、术后 12 周进行了随访成像，以后间隔 3 个月。为了评估这项新技术的任何并发症，而不是为了治疗效果，开展了一项免费扫描项目。每个中心都有专门的身体成像的放射科医师，对治疗不进行双盲设计，可根据 RECIST 标准对消融术后复发进行放射学解释（Therasse et al，2000）。在影像学检查表现不明确的情况下，治疗医师可自行决定是否需要进行活检。总共进行了 167 次不可逆电穿孔

表 98C.3　不可逆电穿孔治疗肝肿瘤的动物和人体研究

研究	病例数	病理类型	是否报道或定义成功消融	总体中位生存期	距消融区 1cm 内局部复发	肝脏复发	死亡率	并发症发生率
动物研究								
Guo et al,2011	44	肝细胞型肝癌	是,90%	存活 15 天	—	—	6.67%	未观察到术后并发症
Lee et al,2011	—	—	是,100%	存活 3 周	0%	0%	0%	无
Lee et al,2007	4	—	是,100%	存活 24 小时	0%	0%	0%	无
Lee et al,2010	16	—	成功,未定义	存活 24 小时到 14 天	—	—	0%	6/55 消融区域有低密度
Charpentier et al,2011	8	—	成功,未定义	存活 14 天	—	—	—	1 例动物出现胃下垂
人体研究								
Thomson et al,2011	38	25 例肝脏 7 例肾脏 3 例肺脏	肝脏:15/18 肾脏:5/7 肺脏:0/3	监测术后 1 月和 3 月	成功消融治疗者:0%	—	0%	36% 臂丛神经损伤;气胸;尿路感染;疼痛
Yeung et al,2014	—	—	是,72%~100%	—	12 个月为 40%	—	—	心律失常,气胸,电解质紊乱
Ball et al,2010	21	28 次操作:8 例肾脏 17 例肝脏 3 例肺脏	是			—	—	室性心动过速(25%),气胸(11%),术后疼痛(46%)
Martin et al,2014	107	42 例肝脏 37 例胰腺	是	监测术后 2~4 年	5%	—	13.3%	出血,胆道并发症,深静脉血栓/肺栓塞(4.19%)
Ryan et al,2013	23	29 个病变:23 例肝脏,4 例肺,1 例肾上腺,1 例大腿 37 例胰腺	是,97%(28/29)	155 天成像	7%	—	13.3%	气胸(9%)
Kingham et al,2012	28	2 例肝细胞型肝癌 21 例结直肠癌肝转移 2 例神经内分泌瘤肝转移	是	6 个月~1 年	5.7%	1.9%	3%	—
Cannon et al,2013	44	14 例肝细胞型肝癌 20 例结直肠癌肝转移 10 例其他类型肝癌	是,100%	研究持续 2 年	3 个月:2.6% 6 个月:5.4% 12 个月:40.5%	—	—	10% 发生严重并发症,3/9 有手术相关:神经性膀胱功能障碍,腹痛,腰痛
Cheung et al,2013	11	—	是,72%	随访 18 个月	0%	—	—	—

治疗,大多数是肝脏病变(39.5%)和胰腺病变(35.5%)。三组病人在病因和人口统计资料方面类似。C 组病灶直径更大(3.9cm vs. 3.0cm;$P = 0.001$),病变数量更多(3.2 vs. 2.2;$P = 0.07$),血管侵犯更多($P = 0.001$),相关手术更多($P = 0.001$),手术时间更长($P < 0.001$)。尽管如此,三组的并发症和严重并发症发生率是类似的($P = 0.24$)。不可逆电穿孔归因的并发症发生率是 13.3%(总的 29.3%),严重并发症发生率是 4.19%(总的 12.6%)。胰腺病变($P = 0.001$)和剖腹手术史($P = 0.001$)与并发症相关。这代表了不可逆电穿孔对软组织消融治疗的最大病例回顾性研究,显示了初始病人的选择和安全

性。随着时间的推移,对更大病变和更大的血管受累的病变进行了复杂的治疗,但没有显著增加不良反应和对局部无复发总体生存的影响。这一演变证明了不可逆电穿孔治疗的安全性和不可逆电穿孔初始操作者在治疗超过 5 个病例之后治疗更复杂病变的能力。不可逆电穿孔治疗是一种安全有效的消融治疗方法,可替代传统消融,具有明显的学习曲线,熟练掌握这项操作技术至少需要治疗 5 例病人。

Martin 和他的同事们在 2015 年对 2010—2012 年间来自 7 家机构 107 名肿瘤侵犯血管后进行不可逆电穿孔治疗的病人进行了前瞻性评估研究。根据术前动态成像或术中标准,局部进展期肿瘤被定义为原发肿瘤距离主要血管结构小于 5mm。不可逆电穿孔治疗被用于治疗局部进展期肝癌(42 例,40%)和局部进展期胰腺癌(37 例,35%)。中位肿瘤数目为 2 个,肿瘤平均直径为 3cm。不可逆电穿孔归因的并发症发生率是 13.3%(总的 29.3%),严重并发症发生率是 4.19%(总的 12.6%)。血管并发症发生率无显著差异,最常见的严重并发症为出血(2 例)、胆道并发症(3 例)和深静脉血栓或肺栓塞(DVT/PE,3 例)。并发症的发生与胰腺病变($P=0.001$)和开腹手术($P=0.001$)更相关。计算的局部无复发生存期为 12.7 月,中位随访 26 个月。肿瘤大小与无复发生存率呈负相关($R=0.81$,95% CI 1.6~4.7,$P=0.02$),但对总体生存率没有显著影响。作者得出结论是:对于靠近重要组织结构的局部进展期肿瘤不能手术切除,不可逆电穿孔治疗代表了一种新的治疗方案。不可逆电穿孔治疗联合其他多学科治疗可获得可接受的较高的局部疾病控制和长期的局部无复发生存。

不可逆电穿孔有可能成为一种有效的癌症治疗方法。更多的研究和临床试验将使其可能用于治疗更复杂的病变、更大的病变和侵犯更多血管的病变。

(马宽生 译 张必翔 审)

冷冻疗法和乙醇注射

VitorMoutinho, Michael I. D' Angelica, and T. Peter Kingham

肝脏热消融疗法是一种不断发展的治疗方法。对于外科医生而言,重要的是了解原发性肝癌和转移性肝癌的消融适应证,从而优化临床治疗结果(Hinshaw et al,2014)。尽管肝切除术是标准治疗方法,但对于病变局限且肝功能受损的病人,消融可能是一种有效的一线治疗方法(Cha et al,2002;Chen et al,2006;Fong et al,1999;Livraghi et al,2008 Scheele et al,1995;Wei et al,2006;)。大多数肝脏恶性肿瘤病人由于解剖、功能或预后因素,不能进行根治性切除。对原发性和孤立性转移性肝脏恶性肿瘤的局部控制,即使是对于被认为无法切除的肿瘤,也可能会改变它们的自然病史。一些前瞻性和回顾性分析表明,肝衰竭是未切除肝肿瘤病人的常见死亡原因(Couto et al,2007;Nagorney & Gigot,1996)。消融技术可以与外科切除术相结合,以实现对肝脏肿瘤的控制。此类技术还为残肝体积不足以进行手术切除的病人扩大了疾病复发的治疗选择。热消融的最常见方式包括射频消融(radiofrequency ablation,RFA;参见第 98B 章)、微波消融(microwave ablation,MWA;参见第 98C 章)和冷冻消融(或冷冻疗法)。冷冻疗法是最初的消融技术之一,但是由于其并发症和局部复发率高,逐渐被 RFA 和最近的 MWA 取代。

病人人群

肝细胞癌(请参阅第 91 章)

肝细胞癌(hepatocellular carcinoma,HCC)是世界上发病率第五的癌症,每年造成全世界近 100 万人死亡。有几种已知的危险因素,包括病毒性肝炎,发病率因地理区域而异。北美洲和南美洲被认为是低发病率地区,每 10 万人口中只有不到 3 例。撒哈拉以南非洲和亚洲国家等高发病率地区(含中国内地、中国香港、中国台湾),每 10 万人中有 24~35 例病例(Parkin et al,2002)。在美国,HCC 的发病率在过去几十年里有所增加,可能是因为长期的慢性丙型肝炎病毒感染(El-Serag et al,2003)。在 HCC 病人中,只有 15%~25% 可以手术切除,不到 10% 的病人可以行根治性切除(Bolondi et al,2001;Farmer et al,1994)。然而,大多数不能切除的病人肿瘤局限于肝脏。在肝脏区域转诊中心,可以对 30%~40% 的病人进行治疗(Bruix & Llovet,2002)。超过一半的原发性肝癌病人可能是接受肝脏局部治疗的潜在候选者,这些病人中很大一部分适合采用消融技术。

转移性疾病

肝脏是最常见的转移扩散部位之一,尤其是胃肠道(gastrointestinal,GI)恶性肿瘤(参见第 92~94 章)。大多数发生肝脏转移的恶性肿瘤往往伴有肝外转移,不适合采用切除或消融的局部治疗。在美国,每年有 136 830 名病人被诊断为结肠癌或直肠癌;预计有 50 310 人死于这种疾病,其中大多数存在转移(Siegel et al,2014)。在大约三分之一的病人中,大肠原发性肿瘤的复发局限于肝脏,从而可使用可能治愈的局部干预措施。由于技术和预后因素,只有一小部分局限于肝脏的转移瘤病人可以手术,甚至更小部分可以切除。通过在一个中心评估所有结直肠癌肝转移的病人,Scheele 及其同事(1995)发现有 21% 的同时性肝转移病人和 51% 的异时性肝转移病人有可能实施切除手术。许多局限于肝内转移性疾病病人不适合接受切除治疗,这些病人中有一些可能接受局部消融治疗。此外,双叶肝转移的病人可能是切除和消融联合治疗的合适人群。

转移性结直肠癌的全身化疗和局部化疗方法有了显著进步,目前普遍报道中位生存期超过 20 个月(请参阅第 99 和 100 章)。最近的一项临床试验将 508 名病人随机分为 FOLFOXIRI 加贝伐单抗组和 FOLFIRI 加贝伐单抗组,最终干预组的中位生存期为 31 个月(Loupakis et al,2014)。另外,全身化疗的反应率一般大于 50%,与局部化疗相结合,反应率接近 90%。现代研究提示结直肠癌肝转移切除术后 5 年生存率为 46%~58%(Karanjia et al,2009;Pawlik et al,2005)。手术切除仍然是结直肠癌肝转移最佳的治疗方法,鉴于有效的化疗方案临床应用,人们对重新评估可切除性标准的兴趣日益浓厚。

肝肿瘤非切除治疗的一般指征

全身和肝脏的相关合并症是肝切除常见的禁忌证,通常与疾病程度或拟行手术无关。因肝硬化或门静脉高压或两者兼而有之,大多数 HCC 病人肝脏储备功能有限,影响了安全的肝切除手术。许多技术上因素导致肝脏恶性肿瘤无法切除,包括肝脏残留量不足、三条肝静脉全部受累、肝叶两侧门静脉流入受累。目前已经开发出许多新技术来解决技术上不可切除的肿瘤,例如门静脉栓塞术和分期肝切除。尽管如此,大多数肝脏肿瘤仍然不能切除。

冷冻疗法已被用于治疗许多原发性和转移性肝肿瘤;然而,只有在结直肠癌(见第 92 章)和神经内分泌癌(见第 93 章)

的肝转移和原发性肝癌(见第 50 和 91 章)方面才有广泛的应用。对于可切除性疾病的病人,消融应被视为肝脏肿瘤治疗的二线选择,但对于小肝癌病人,切除和消融之间的选择尚存在争议。最近的一项临床试验将小肝癌病人纳入切除或射频消融治疗组,显示了相似的总体生存率和局部复发率($P>0.05$),且切除组并发症的发生率更高(Fenget et al,2012)。然而,当切除不可能或不安全时,消融可以提供一种相对有效的替代疗法,其并发症的发生率低于开放性肝切除术。在这些病人中,消融术最显著的好处是可以应用于小切口手术、腹腔镜手术或经皮手术。消融术也可以最大程度保留肝实质,并尽量减少对病人的手术创伤。消融器械的选择取决于外科医生。冷冻消融没有绝对明确的适应证和禁忌证。消融术通常与切除术联合使用,以治疗少量残余的对侧肝叶肿瘤。

冷冻消融的病理生理学

低温破坏肿瘤的方法并不是专门针对肿瘤细胞或组织,正常组织和肿瘤组织都对极度寒冷敏感。冷冻疗法通过各种物理和化学机制导致细胞死亡,具体取决于冷却速率、绝对低温深度、解冻速率、使用冻融循环次数以及融化后缺血的延迟效应。当冷冻探针插入肝脏时,冰球内部形成三个层次的损伤区域。快速组织冷冻发生在离冷冻探针最近的地方。冷冻速率随着距探头的距离而成比例降低,从而形成了中间和缓慢冷冻区。类似的,冰球内会出现温度梯度,从探针附近的 -170℃ 降低 3~10℃/mm,在冰晶环的周围逐渐降低至 0℃ 以下。冻结过程的动力学在这三个理想化区域造成不同的损伤机制。(Gage & Baust, 1998; Mascarenhas & Ravikumar, 1998)。

早期的冷冻治疗系统体积庞大,其基础是利用液氮达到低温,并通过冰晶形成诱导细胞死亡。然而,较新的系统已经使用基于氩氦系统的冷冻和加热机制,改变了冷冻治疗方法,提高了冷冻疗法的精确度,并且具有可预测的坏死区(Hu et al,2014)。结合基于图像的温度控制技术,降低了并发症发生率,从而完善了冷冻消融技术。

冷却速率

组织冷却的速率影响单个冷冻周期杀死细胞的比例,在缓慢和快速的冷却速率下(尽管机制不同)可以实现最大程度的细胞死亡,而在中等冷却速率下可以看到最大的细胞存活率。在缓慢的冷却速率下,细胞脱水会导致致命伤害,而快速冷却的细胞则会被冰结晶和膨胀的机械作用破坏(图 98D.1)。

缓慢冷却速率

细胞内液和细胞外液是成分复杂的溶液,含有不同数量的蛋白质、大分子和电解质。水中溶质的存在会降低其凝固点,并使其在 0℃ 以下过冷而不是结晶。由于细胞内液和细胞外液的组成差异很大,因此后者在前者之前先冻结。当冰在细胞外空间形成时,溶质被排除在外,使剩余的流体具有高渗性。当未冻结的细胞内液沿着渗透梯度从细胞流出时,细胞就会发生脱水。在脱水的临界水平,由于细胞内的大分子变得足够浓缩以平衡细胞膜上的渗透梯度,因此无法从细胞中提取其他液体。然而,跨膜的离子浓度变得紊乱,离子从高渗细胞外液流入细胞,从而重新建立 Gibbs-Donnon 膜平衡。由于细胞脱水,细胞内的 pH 和离子浓度改变,导致蛋白质变性、膜和膜结合酶系统被破坏。一些细胞由于脱水直接死亡,而其他细胞则需要在等渗性补液过程中获得额外的攻击,这是在融化周期中发生的。当冷冻组织融化时,细胞外液首先融化,短暂地形成一个相对低渗的环境。水流入高渗和高渗细胞,使其膨胀、破裂和死亡。这种类型的损伤主要发生在冷冻环外围的缓慢冷却区域。

中等冷却速率

在中等冷却速率(1~10℃/min)下,当细胞外液变成冰时,细胞脱水。温度下降得足够快,但是在细胞脱水达到临界水平以产生不可逆的细胞损伤之前就冻结了细胞内的水。细胞内冰的形成排除了溶质,增加了细胞内渗透浓度,平衡了整个细胞膜的渗透梯度,并阻止了进一步的细胞脱水。结果,没有达到允许溶质流入的临界脱水水平,从而保护了细胞免受融化循

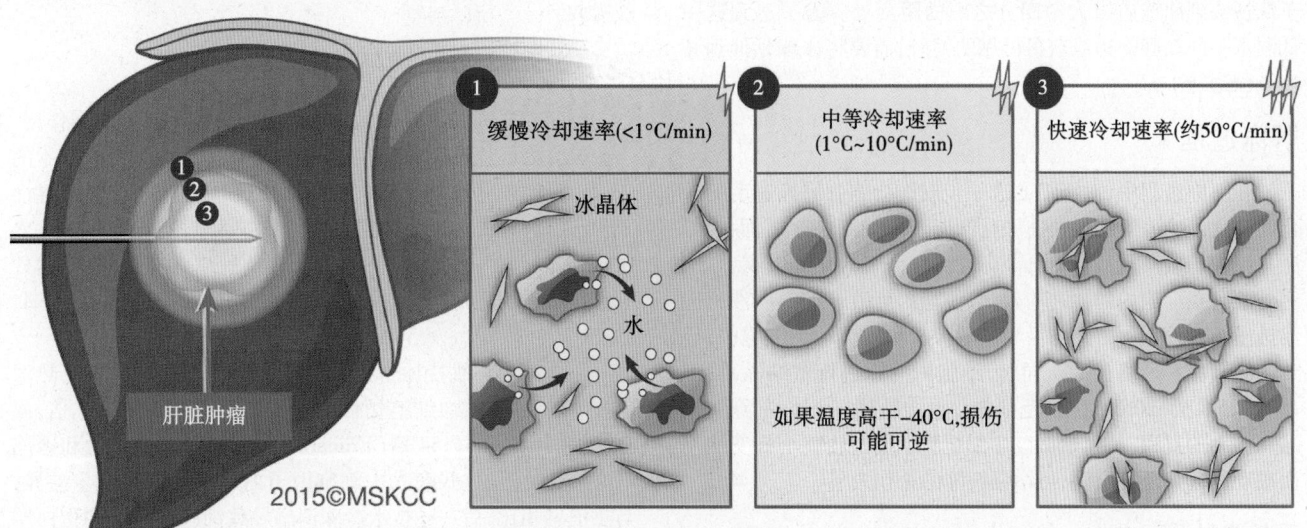

图 98D.1　由冷却速率决定的不同冷冻消融区中细胞死亡的机制(Courtesy of Memorial Sloan Kettering Cancer Center)

环期间等渗补液继而引起的水流入引起的致命伤害。处于中间冷却区域的细胞不会受到细胞脱水的影响，因此它们的存活期得到了改善。位于中间区域的细胞可能存活，这限制了该疗法的有效性（Yuan et al,2008）。

快速冷却速率

快速冷冻的组织被完全不同的机制破坏。仅在紧邻冷冻探针的地方存在的大约 50℃/min 的冷却速率会导致细胞内液冻结，然后发生细胞脱水。细胞内冰特别致命。小冰晶聚结，引起物理研磨作用，从而破坏细胞器和细胞膜，导致可复制的特定细胞死亡。

低温深度

与冷却速率无关，温度低于 -20℃ 时会发生广泛的组织损伤，温度低于 -40℃ 几乎对所有肿瘤细胞都是致命的。在这些温度下细胞损伤的机制是细胞内冰的形成。在较高的温度下，冷却速率会影响冰的形成速度和细胞死亡的机制。但是，当温度低于 -40℃ 时，细胞内几乎所有的水都会被冻结，从而确保组织完全消融。作为冷冻治疗的理论目标，所有靶向组织都必须达到低温水平，以实现可复制和特定细胞死亡。在温度可能为 0℃ 的冰球外围无法始终达到此低温水平。

焦耳-汤普森效应与解冻

氩氦系统采用基于焦耳-汤普森效应（Joule-Thompson effect）的高压冷冻气体（氩气）系统。这种疗法基于物理原理，即气体会通过一个狭窄的端口，膨胀进入探头尖端处的低压区域而改变温度。当压缩的氩气通过冷冻消融针时，尖端被冷却，形成一个冰球，该冰球破坏了肿瘤细胞。为了解冻组织，高压气体（氦气）可转换为温暖的低压气体（Lee et al,2011）。

不同组织对低温的敏感性差异很大。大多数正常的肝细胞在 -20℃ 至 -15℃ 时死亡，而在 -10℃ 时，大多数肝细胞存活。胆管、结缔组织和血管结构耐受的温度略低于肝细胞。相比之下，肝脏肿瘤往往需要低至 -40℃ 的低温才能使细胞完全而确定地死亡。一般情况下，如术中超声检查所见，-40℃ 等温线位于从探头到冰球边缘大约四分之三的距离处。为了达到这一低温水平并在肿瘤边缘获得可靠的消融，需要将冰球延伸到肿瘤外围边缘 1cm。

解冻过程

在解冻过程中，对组织的进一步损伤会随着解冻速度的变化而变化。冷冻组织的快速融化倾向于增加细胞存活，而缓慢融化比快速或缓慢冷却更具破坏性。在缓慢融化的组织中，细胞外的冰在细胞内的冰之前融化，使细胞外液与细胞内液相比渗透压相对较低。游离水沿着这种渗透梯度流动到细胞内，导致细胞膨胀并最终破裂。同时，细胞内的冰进行重结晶，特别是在 -25℃ 至 -20℃ 的温度范围内。重结晶是一个冰晶重整、聚结和扩大的过程，从而机械破坏细胞膜。通过让整个病变缓慢而被动地达到环境温度，可增强解冻的杀伤效果。

重复冻融循环

在动物模型中，反复冻融能够很快地产生更大直径的冰球，扩大了细胞被完全杀死的范围（Poppendiek et al,1967）。这是因为先前凝固的肝组织热传导作用加强了。邻近冷冻探针的组织经一次冻融周期后即可完全灭活，是因为达到了足够低的温度。多次冻融带来的效应主要出现在肿瘤的周边部，在该区域，一次冻融的低温程度难以预料，细胞杀灭的效果难以确定。而经反复冻融的区域内，细胞破坏的早期组织学特征是很明显的，证实了增加冻融周期的效应。

微血管效应

除了对细胞及其周围环境造成急性的物理化学和结构损伤外，冷冻消融的致死作用还通过破坏血管结构、引起延迟的缺氧和坏死而增强（Rubinsky et al,1990）。血管效应有急性和慢性两种。以缓慢冷却速率冷冻会导致肝血窦半径扩大到原来的 2 倍，相当于将血管内空间的体积增加 4 倍。血管空间的扩张撕裂了内皮细胞，暴露并破坏了血管基底膜。血小板形成血栓，通透性增加，导致肿胀和微循环衰竭，使其供应的组织缺血坏死。这种损伤机制在中等、慢速冷却区域更为重要，因为在这些区域中，细胞内结冰或脱水导致的直接细胞损伤是不可靠的。为了获得最大效益，冷冻手术应进行快速冷冻、缓慢解冻和反复的冻融循环。然而，实验证据表明，冰球周围的高流量小静脉对关闭肿瘤的微循环至关重要，而反复的循环似乎并没有改善这种效果（Richter et al,2005）。实验模型还表明，丝氨酸蛋白酶抑制剂抑肽酶降低了血小板的捕获并改善了冰晶中的组织破坏（Kollmar et al,2004）。冷冻手术对组织的影响是物理化学作用继发的直接细胞损伤、细胞完整性丧失和血管通道破坏所导致的间接细胞损伤的共同结果。

冷冻治疗后的形态学和组织学改变

解冻后，用冷冻消融技术处理的肝脏立即出现暗红色肿胀，通常界限清楚。组织学检查显示肝窦充血伴出血，细胞糖原水平下降，线粒体数量绝对减少。随着时间的推移，病变呈浅灰色，并在接下来的几周内缓慢吸收。显微镜下，该时期与组织的多形核细胞和巨噬细胞浸润有关，晶状体逐渐被纤维组织取代。通常存在坏死和纤维化的持续区域，但有时病变完全被吸收。

免疫学和冷冻消融（请参阅第 10 章）

临床前研究的结果显示冷冻消融与免疫系统有协同作用。一些研究者已经证明，热消融产生的碎片可充当树突状细胞的抗原。其结果是增加了辅助性 T 淋巴细胞的反应；细胞毒性 T 淋巴细胞与病人存活率提高、肺转移明显减少有关（Chu & Dupuy,2014）。冷冻治疗公认的异位抗肿瘤效应现象，即远处肿瘤坏死和体积缩小，也是一种基于免疫的机制（Rong et al,2015）。

纪念斯隆·凯特林癌症中心的最新论文表明，在基于热消融技术的治疗中，白细胞介素（IL）-6 的水平增加了 3.5 倍，而冷冻消融则增加了 54 倍（Erinjeri et al,2013）。热消融和冷冻消融治疗之后，这些病人中细胞因子的水平可能会发生差异，与热消融相比，后一种技术冷冻消融导致细胞膜破裂和蛋白质变性更少。根据作者的说法，这可以通过将肿瘤抗原沉积到细胞外空间中来刺激炎症反应。

操作技术

　　肝脏冷冻治疗可以通过多种途径进行,包括经皮、腹腔镜和开放式手术。开放式手术可以提供最大限度的灵活性和准确性。剖腹冷冻治疗在解剖学上也没有微创手术的局限性,并且允许在其他方法难以接近的区域治疗病变。开放式手术存在的问题是腹部大切口的并发症。微创冷冻治疗技术已得到发展,并且日益普及。对于所有类型的消融,腹腔镜器械和经皮穿刺定位技术都在不断改进,这些技术的作用也在不断增加。基于氩氦气冷冻疗法的最新发展,随着疼痛程度减轻,可以在局部麻醉下进行肝脏冷冻治疗。

术前准备

　　肝肿瘤的范围、位置以及与肝脏血管和胆管结构的接近程度应通过术前影像学检查来确定。肿瘤体积超过肝脏 40% 的病人不适合采用冷冻消融技术,因为很难消融该种体积的肿瘤,而且围手术期的并发症发生率也很高。一般来说,冷冻手术和肝切除术的术前准备是一样的,因为一小部分病人由于术中对可切除性判断的改变及并发症的发生而转换为切除术。与肝脏冷冻治疗相关的两种破坏性并发症是冷休克综合征——一种凝血功能障碍和肾、肺功能衰竭的综合征——以及术中体温过低(Seifert & Morris,1998)。最近的一系列研究表明,发生冷休克的情况是罕见的,概率为 0.05% 到 1%(Rong et al,2015;Seifert & Morris,1999)。术前补水对降低肾功能不全的发生率非常重要(Bagia et al,1998)。体温过低是另一个重要的并发症,可以通过使用加热的液体和气道回路以及 Bair Hugger 病人升温系统(Arizant Healthcare,Eden Prairie,MN)来缓解(Onik et al,1993)。对于不常见的术中出血病例,应及时输血。

开腹冷冻治疗:开放式冷冻治疗

　　选择右侧肋缘下、中线或双侧肋缘下切口在中线垂直延伸处进腹。彻底探索腹腔以发现肝外转移灶。通过冷冻切片评估肿大的淋巴结,尤其是肝门的淋巴结。离断肝周韧带游离肝脏,并进行双手检查。使用 5MHz 的术中超声换能器,系统地扫描肝脏每个肝段,以确定疾病的程度及其与肝脏血管、胆管结构的关系。对可疑病变进行超声引导下粗针穿刺活检以进行组织学确认。术前检查中发现的所有病变均应通过术中超声和/或活检证实。

　　确定手术策略后,预置肝门阻断带,以便在手术过程中进行 Pringle 操作。在超声引导下,将冷冻探针引入每个病灶的中心,在两个或三个垂直平面上的位置通过超声观察来确定冷冻探头的位置。一般情况下,最好将冷冻探头穿过肝脏的前表面,同时监测探头的引入和冰球的形成,将超声换能器放置在肝脏的后侧。术中超声可安全放置冷冻探头,避免损伤肝内主要血管和胆管结构。为了最大限度地减少肿瘤溢出并避免"破裂"肿瘤表面,最好在进入肿瘤之前将冷冻探针穿过正常肝脏。

　　根据病变的深度,可以直接将探针插入肿瘤或在导丝引导下采用经皮穿刺技术进行定位。经皮穿刺技术最适用于深部实质内和不可触及的肿瘤。首先,通过术中超声确定肿瘤后,回声针在超声引导下穿过病变中心,随后换成 J 型导丝(图 98D.2A)。当 J 形导丝就位时,用同轴扩张器和可剥皮护套扩张导线束。撤出扩张器,并将冷冻探针通过鞘插入肿瘤中心。用超声波在两个或三个不同的轴上再次评估冷冻探针的位置。探针必须穿过肿瘤中心,其尖端靠近对侧边缘,以将肿瘤完全包裹在冰球内。一些作者使用多达三个的组合式探针来获得更大直径的冰球。然而,多个探针可能增加并发症发生率,因此应当首选单个探针(Leeet et al,2011)。

　　根据肿瘤的大小和位置,选择合适的冷冻探针和冷冻技术至关重要。冰球内部的温度梯度会显著影响治疗的效果。探针附近的温度接近液态氮的温度,而在冰球的外围,组织可能仅比 0℃ 低几度。此外,冷却速率由探头尺寸、制冷剂流量和探头未绝缘部分的热导率决定。为了实现最大限度地消融,操作人员必须了解冷冻治疗系统的物理特性。该系统通常使用真空绝缘探头和过冷的液氮制冷剂,并允许使用四个同时且完全独立的探头放置。该系统提供两种探头,可容纳不同大小的肿瘤。3mm 钝性探针形成可产生直径为 4cm 的冰晶,而 8mm 套管针探针可产生直径为 6cm 的冰冻区。串联使用两个 8mm 探头可形成一个 10cm 的冰晶(Ravikumar et al,1991a)。其他系统具有平面探头,从而形成 3 到 4cm 的半球形冰晶,这有助于治疗近缘的肿瘤(Gruenberger et al,2001)。

　　一旦选择了穿刺路径,并完成了探头的适当放置,就可以通过剖腹手术垫、毛巾或橡胶垫将肝脏与周围组织隔离。放置探针并保护周围组织后,开始冷冻过程。在 -100℃ 时,探针粘在组织上,这样就可以在不移动第一个探针的情况下安全地放置额外的探针。可以同时在肝脏中放置两个或三个探针。我们不建议同时治疗三个以上的病灶,因为很难充分监测同时进行的冷冻消融,而且术中体温过低的发生率较高。通过实时超声监测冷冻过程,开始最大限度地冷却。冻结的前部被视为具有高回声边缘,并带有后部声学阴影(图 98D.2B)。冷却持续到冰冻前沿延伸到肿瘤超声边缘以外 1cm 处。冷冻过程的时间取决于冷冻治疗系统的效率和肿瘤的大小,通常需要 8~15 分钟才能完成。术中超声显示的冰冻区与冷冻坏死的病理和组织学体积非常接近。第一次冷冻循环完成后,组织可以被被动解冻。主动复温可能会对结果产生不利影响,因而是不必要的。肿瘤的完全融化可能需要 20~30 分钟,从而延长了整个手术时间。由于冷冻治疗失败通常发生在冰球的外围,所以在开始第二次冷冻循环之前,只需要解冻冰球最外围的数厘米即可;这在不影响临床疗效的前提下缩短了手术时间。第二次冻融循环以类似的方式完成。

　　在第二次冻融循环完成后,探针会主动重新加热,使其在肿瘤完全解冻前脱离。探管束内填充可吸收的针织物,如速即纱(Surgicel)或其他止血材料,并对肝脏施加轻柔的压力,以防止探针束延迟出血。对正在融化的冰球的粗暴处理可能会导致在冰球和正常肝实质的界面处出现分裂平面,从而大量出血。一般情况下,随着凝血级联反应在体温下激活,探针插入通道会立即停止出血。在两次冻融循环后,超声显示治疗体积通常保持高回声,而周围正常肝脏由于水肿而变为低回声。这使得治疗后的肿瘤在影像学研究中呈现出"光晕"外观(图 98D.2C)。

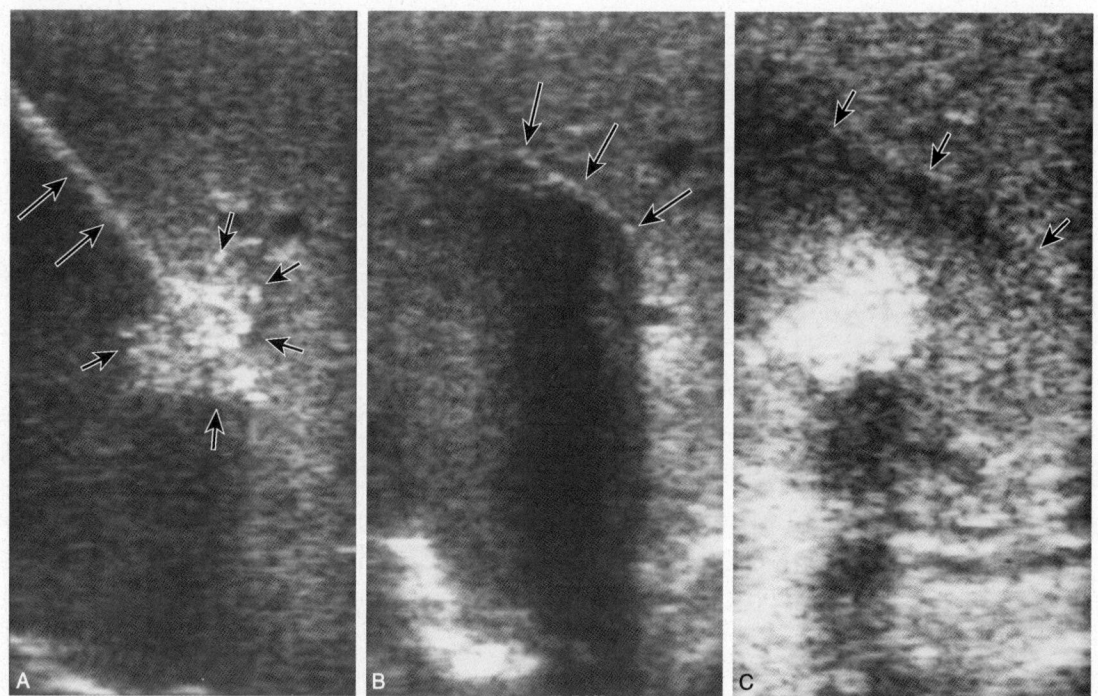

图98D.2　（A）超声引导下肝实质内转移灶回声线引导定位。大箭头表示 J 型导丝。小箭头表示肿瘤的边缘。（B）术中超声检查冰球。箭头指示冻结前沿的边界。（C）超声显示消融后肿瘤周围水肿形成的光晕外观。箭头指示水肿边缘

术后护理

不放置引流管,腹部按常规方法关闭。术后护理通常不明显,液体输入往往很少,病人通常可以在术后第 2 天进食。术后早期通常会出现转氨酶短暂升高、白细胞增多、血小板数量减少和高烧。肝脏转氨酶水平的增加与治疗的肝脏体积直接相关,通常会在 1 周内恢复正常。血小板计数在最初几天下降,然后稳定下来,在 7~10 天内恢复正常或超正常水平。较少的情况下,凝血功能会随着部分凝血活酶和凝血酶原时间的增加而恶化,随着血清纤维蛋白分裂产物和 D-二聚体水平的升高而恢复正常。具有临床意义的弥散性血管内凝血病罕见。因为游离肝脏以及治疗邻近膈肌的区域,术后常出现胸腔积液。大部分手术早期并发症会自行缓解。住院时间一般不超过 6 天。

腹腔镜冷冻治疗

电视腹腔镜技术的引入、冷冻探针和超声技术的改进,为腹腔镜冷冻消融治疗的发展提供了条件。腹腔镜冷冻探针长 40cm,可以通过 5mm 的端口。由于探针不具有可塑性,所以腹腔镜肝脏超声的专业知识和工作套管针的准确放置至关重要。病变位于 VI 和 VII 段的病人可以放在右侧向上的位置,以最大限度地暴露。前文所述的导丝引导下经皮穿刺技术已被用于提升腹腔镜冷冻探针的精确放置。扩张器经过改造,比开放手术中使用的扩张器更坚硬。探针进入鞘内,在冻融循环中鞘缩回到肝脏边缘。冷冻消融是在腹腔镜和超声监视下完成。分屏图像可以同时看到探测器和正在形成的冰球的超声图像。

关于腹腔镜冷冻治疗的报道很少,而且病人是经过严格筛选的。随着 RFA 和 MWA 在腹腔镜手术中的广泛应用,腹腔镜冷冻消融的应用也越来越少,而且尚无进一步的报告。研究仅限于小病例组(一般<10 例),但该技术似乎对这些高度选择的病人是安全和有效的(Seifert & Junginger,2004)。即使受目前的技术限制,腹腔镜手术仍有微创的优点,它消除了与剖腹手术切口相关的并发症,缩短了住院时间和总体康复时间。

经皮冷冻治疗方法

尽管发展相对缓慢,目前已经建立了经皮冷冻治疗的方法,可能与经皮 RFA 和微波消融的普及有关。这种方法最初受限于大直径的冷冻探针、肿瘤位置和精确的放射学定位。尽管存在这些问题,一些中等规模的研究已经证实了这种方法的可行性和安全性。最典型的引导方法是通过计算机断层扫描(CT)或超声进行的,但最近已经开发出了利用磁共振成像(MRI)的技术(Wu et al,2010)。

冷冻治疗病人的随访

虽然冷冻治疗是一种公认的治疗 HCC 和转移性肝癌的方法,但支持其疗效的前瞻性和对照性数据有限。重要的是,对所有病人进行合理标准化的随访,并仔细记录复发模式和疾病特定结果。冷冻治疗后的随访包括病史和体格检查、增强 CT 扫描和肿瘤标志物。病人应每 3~4 个月进行一次临床评估、肝脏检查和肿瘤标志物测定,持续 2 年,然后每 6 个月进行一次。癌胚抗原(CEA)和甲胎蛋白(AFP)水平通常在消融后 4~8 周达到最低点(Steele el al,1990)。

前两年至少每 6 个月进行一次肝脏 CT 扫描。重要的是在治疗后几周内进行早期 CT 扫描以作为基线,成功的治疗由于局部组织肿胀和周围正常肝脏组织的额外损伤,影像学上首先表现为病灶局部较未治疗前增大(图 98D.3)。随后病灶变小,

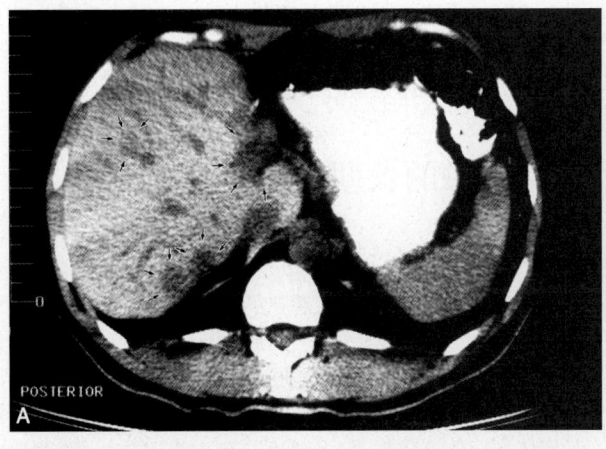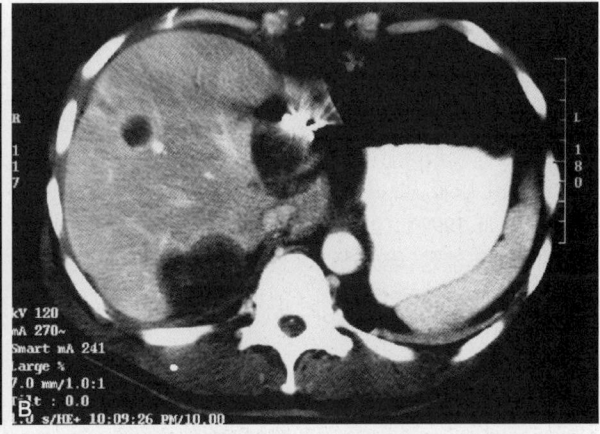

图 98D.3　(A)治疗前计算机断层扫描(CT)显示多发性肝转移(箭头),该病人曾因转移性肿瘤接受过Ⅱ段和Ⅲ段切除术。(B)肝脏 5 个转移瘤冷冻治疗 7 天后的 CT 扫描,坏死面积大于原来的病灶

可能完全消失。坏死肿瘤内可见气泡,可能是探针束填塞的结果。这些气泡很少提示肝脓肿,除非有其他败血症迹象,否则不应治疗。在 3 到 6 个月内,病灶缩小,留下一个持续的纤维化和结构变形区域。

技术考虑

肝门阻断

温暖的血液流经肿瘤附近血管,充当了冷却槽的作用,改变了冰球的形状,限制了冷冻对靠近血管处肿瘤的灭活。一些小组采用了 Pringle 法行肝门阻断来减少这些影响。在猪模型中,实验研究还没有证实这些观点,即钳夹肝十二指肠韧带并没有改变冰球的大小、肝坏死的数量或大血管梗死的发生率(Kahlenberg et al,1998)。在血管附近冷冻消融的相对禁忌证可能只是理论上的。有必要对此问题作进一步评估。

监控冰球

大多数研究者使用超声来监测冰球,因为肝脏坏死的病理大小与冰球的超声大小密切相关。其他人使用热电偶监测冰球边缘的温度;然而,这是一种不必要的侵入性方法,不能提供重要的附加信息。通过冷冻损伤的电阻抗在确定充分消融方面不如超声准确。MRI 是一种很有前途的技术,因为它可以实时准确地评估冰球内部的温度梯度。通过 MRI 获得的光谱信息还可提供有关细胞坏死的准确信息。在大多数手术室和介入放射学治疗室中,通常没有 MRI 设备,MRI 仍然只是一种研究工具。

胆管温化

为了保护主要胆管免受冷冻治疗的不良影响,一些外科医生在冷冻消融过程中对胆管进行了插管灌注循环加热液体。目前,证据不足以支持这种侵入性手术。

冷冻疗法的并发症

肝脏冷冻治疗的并发症可大致分为手术并发症、技术性并

发症和迟发性并发症。手术并发症包括非冷冻治疗的并发症,而技术性和晚期并发症则与手术直接相关(表 98D.1)。总体并发症发生率为 10% ~ 40%,死亡率为 0% ~ 5%(Seifert & Junginger 2004)。

表 98D.1　肝冷冻治疗后的并发症分析:20 项研究 869 例病人

并发症	发生率/%	范围/%
冰球破裂	19*	1~25
出血	3.7	0~13
凝血病	3.8	0.8
急性肾功能衰竭	1.4	0~17
胆瘘/胆汁瘤	2.9	0~10
腹腔脓肿	1.7	0~9
胸腔积液	6.3	4~18
死亡	1.6	0~8

*20 项研究中只有 5 项有报告。
From Seifert JK et al:A collective review of the world literature on hepatic cryotherapy. J R Coll Surg Edinb 43:141-154,1998.

冰球破裂和肝脏表面破裂

冰球破裂和肝表面破裂出血对于接受冷冻消融的病人来说是一个很大的麻烦,特别是对于合并全血细胞减少或血小板减少的肝硬化病人。大面积冷冻后,当肝包膜被消融时,会发生出血。解冻时肝包膜会破裂,引起肝脏表面星状破裂,导致进一步出血。

如果这些破裂在解剖学上可以手术止血,那么在手术过程中,通过缝线或止血剂来控制出血在一定程度上是可行的。相反,当破裂位于肝脏后表面时,由于缺乏足够的暴露,止血可能更加困难(McKinnon et al,1996)。

肌红蛋白尿

肌红蛋白沉积于肾小管引起的急性肾功能衰竭是冷冻消融的严重并发症。损伤程度随冷冻组织的数量和冻融循环次数而变化。在一项包含 18 个病人研究中,偶然发现了肌红蛋白血症和肌红蛋白尿症(Onik et al,1993),六分之一的病人临

床表现为急性肾小管坏死和肾功能受损。在这个小样本研究中,没有一个病人需要肾替代治疗,肾功能自然恢复正常。Weaver 及其同事的研究(1995)表明,尽管肌红蛋白水平显著升高(>4 000ng/mL),但在 47 例经冷冻消融治疗的结直肠癌肝转移病人中,血尿素氮或肌酐水平没有升高。通过增加尿量、大量水化和碱化尿液,可以有效地预防肾衰竭(Onik et al,1993;Weaver et al,1995)。虽然肝细胞冷冻消融对骨骼肌细胞膜的损伤机制尚不清楚,但血清肌红蛋白和肌酸激酶水平的升高可能是横纹肌溶解所致,细胞因子的释放可能是横纹肌溶解症最终导致肌红蛋白尿的原因。

全身低温

全身性低温是一种潜在的严重不良事件,通常很少见,取决于所治疗病变的数量及其与血管(尤其是腔静脉和肝静脉)的距离。术中低温的多重后果包括心脏抑制、心律失常和凝血功能异常。可以通过加热胃肠外液体并使用闭式循环体温加热器和加热毯来改善这些效果。或许最重要的是,应避免同时治疗多个大病灶。

出血

在取出冷冻探针后,常会发生探针道的出血。血液不凝结是因为局部低温降低了激活凝血因子的酶活性。局部按压和止血材料通常能控制探针道出血。更重要的是,肿瘤与未冷冻的正常组织的界面处可能破裂,并可能会发生大量出血,需要输血、填塞,甚至转为切除。仔细处理冷冻组织和轻轻取出冷冻探针可以将这种并发症降到最低,据报道,在接受治疗的病人中有 0~25% 出现这种情况。在探头放置过程中,仔细使用超声以避免中等大小的血管,可最大限度地减少这一问题。

胆瘘和胆汁聚集

系列报道显示,约 3% 的病人在冷冻治疗后出现胆汁聚集(Seifert & Morris,1998)。胆汁聚集和胆瘘最常见于浅表病变的治疗。冷冻过程大胆管损伤可能导致迟发狭窄,使病人容易患胆管炎(请参阅第 42 章)。尽管没有长期研究证实胆管损伤和晚期狭窄的风险,但肿瘤位于肝门附近或主胆管分叉处时,冷冻消融的风险增加。

冷休克

冷休克是冷冻治疗后出现多系统器官衰竭、肾功能衰竭和弥散性血管内凝血的综合征,具有潜在的致死性。出现这种综合征的原因尚不清楚,但它是导致 18% 的肝脏冷冻治疗后死亡的原因。在对所有使用冷冻疗法的人群的调查中,2 173 名接受肝脏冷冻疗法治疗肿瘤的病人中只有 21 例报告了冷休克(Seifert & Morris,1998)。这种现象的原因可能与全身释放促炎性细胞因子有关,如肿瘤坏死因子、IL-1、IL-2 和 IL-6。实验研究表明,这种综合征的风险与更大的消融和更高的全身细胞因子水平相关(Ng et al,2004;Seifert et al,2002)。

死亡

冷冻治疗的早期总体死亡率很低(1.5%;范围为 0~8%)(Seifert & Junginger,2004)。在经验丰富的医生手中,与大块肝切除术的手术死亡率相似。肝脏冷冻治疗后最常见的死亡原因并不是冷冻治疗本身所特有的,而是心肺合并症。更常见的死亡原因包括冷休克、肝衰竭和出血。

冷冻消融的长期结果

肝细胞癌

大多数 HCC 病人都有潜在的肝脏疾病,通常是乙型或丙型肝炎感染(参见第 9 章)。因此,由于处于持续的肝损伤状态,这些病人更容易复发并进展为肝衰竭。分析肿瘤对冷冻消融反应的一个挑战是疗效评价标准的选择。已发表的数据包括实体瘤疗效评估标准(RECIST)和世界卫生组织(WHO)疗效评价标准;其他研究仅涉及无病生存期和总生存期。另一种分析反应的方法是 CT 扫描中没有造影剂摄取(请参阅第 18 章),这表明肝脏病变可能已坏死。虽然不完全可靠,但可以将其用于评估对冷冻消融治疗的反应。

冷冻消融治疗原发性肝癌已有 1 700 多例报告。然而,由于许多病人接受了冷冻疗法,同时进行了切除术、化疗或肝动脉结扎术,因此难以解释这些报道的结果。术前 AFP 升高病人冷冻治疗后 AFP 水平降低约 60%(范围为 40% ~82%),然而冷冻治疗后 AFP 血清水平的降低并不能明显地转化为生存获益。

对于单纯冷冻治疗的原发性肝癌病人,5 年生存率约为30%。正如预期的那样,生存率与肿瘤的生物学特性密切相关,而肿瘤的大小似乎最重要。Zhou 及其同事(1996)的研究表明,小于 5 cm 的肿瘤的 5 年生存率为 48%,而对于较大的肿瘤,仅 25%。最近的数据包括 1 500 多名病人,5 年生存率为27.5%(Rong et al,2015),与之前的系列研究相似,值得注意的是,这个研究仅包括接受冷冻治疗的病人。冷冻治疗后复发的模式主要在肝脏;然而,报告里通常没有描述预期的边缘或冷冻治疗是否完成。

然而,Rong 及其同事(2015)明确指出冷冻治疗的预期边缘为 1cm,该研究还介绍了完全缓解率(complete response,CR)的结果,小于 3cm 的肿瘤的 CR 率为 99.4%,而小于 5cm 的肿瘤 CR 率为 94.4%,然而大于 5cm 的肿瘤 CR 仅为 45.6%。通常不报告肿瘤是否在治疗区域复发,或者这些复发是单独的、由肝内转移引起的还是新的原发灶。然而,在 38.8% 的病人中,肝内复发与先前病变位于同一部位,61.2% 的肿瘤在肝脏不同部位复发。很少有研究包含纵向存活信息,这些结果必须通过大样本多中心的研究来加以证实,研究设计包括控制肿瘤的大小、治疗的病灶数量和治疗的充分性。

切除术和冷冻治疗的结果很难比较,因为所报道的研究在肿瘤特征方面通常是不可比较的。从历史上看,大多数 HCC 切除手术的死亡率都是 6% ~8%,但是现在,随着更好的选择标准和手术技术的改进,死亡率通常低于 5%。中位生存期约为 30 个月,5 年生存率为 30% ~40%。据报道,与接受经皮乙醇注射(PEI)病人的生存率相似。然而,这些是经过高度选择的病人。Livraghi 及其同事(1995 年)报道一项 HCC 多中心 PEI 试验,包括 746 例病人,生存率与病变的大小、肿瘤的数目以及与肝硬化 Child-Turcotte-Pugh(CTP)分级有关。对于小于

5cm 的单灶性肿瘤,CTP 分级 A、B 和 C 的 5 年生存率分别为 47%、29% 和 0%。即使存在多灶性疾病,36% 的 CTP A 级肝硬化病人在 PEI 后 5 年仍然存活。小于 4cm 的 HCC,外科切除和 PEI 的比较研究显示了类似的结果;在 4 年时两种治疗方式的生存率相当(Castells et al,1993)。

由于病人的选择以及冷冻疗法的联合使用,冷冻治疗与其他方法的比较在很大程度上是毫无意义的。RFA 的发展已普遍取代冷冻疗法治疗 HCC。未来的发展方向可能包括对不能切除的肿瘤进行消融治疗后进行肝动脉灌注化疗。

转移性肝癌

来自结直肠、肺、胰腺和胃原发性肿瘤引起的肝转移是肝脏最常见的恶性肿瘤(见第 92~94 章)。大多数转移到肝脏的癌症往往同时合并肝外播散。结直肠癌的自然病程和复发模式是不同的,在每年约 16 万新发病例中,半数病人在确诊后 5 年内发生肝转移。大约 20% 的病人(16 000 名病人)发生局限于肝脏的转移性疾病。只有四分之一(4 000~5 000 名病人)能够接受根治性肝切除手术。剩下的 12 000 名仅有肝脏转移的结直肠癌病人是肝脏区域治疗的候选病人。由于切除技术的改进和辅助化疗的显著改善,考虑进行肝切除的病人数量正在增加。

肝转移瘤区域治疗的最终目标是提高生存率。冷冻治疗后肝转移瘤病人长期随访不足。大多数已发表的研究随访时间均不超过 2 年,很少有研究小组通过治疗了足够多的病人,从而得出了关于冷冻疗法在这种情况下的有效性的结论。对 3 年和 5 年生存期进行充分随访的系列研究已经发表,但数量相对较少。此外,冷冻疗法主要是作为一种补救措施或与其他治疗方法结合使用,包括切除术或肝动脉结扎或灌注,这使单纯冷冻治疗的结果难以评估。大多数系列报告冷冻消融肝转移瘤后的平均总生存期约为 2 年(表 98D. 2)。Ravikumar 和同事(1991b)报告,在接受冷冻治疗的 24 名病人中,无论消融是否完成,无病生存率和总生存率分别为 24% 和 63%。同样,Weaver 及其同事(1995)发现,11% 的病人在平均 30 个月的随访中没有复发,62% 接受治疗的病人在冷冻消融后 24 个月仍存活。Seifert 和 Morris(1998)在 116 例结直肠癌肝转移病人的研究中显示,中位生存期为 26 个月,13% 的病人在 5 年时存活。其他研究报道了 4 年和 5 年的生存率在 22%~36% 之间(Kerkar et al,2004;Rivoire et al,2002;Seifert & Junginger 2004)。尽管冷冻治疗的结果差异很大,但每个研究中的一些病人通过这种疗法获得了持久的生存。

表 98D. 2　冷冻治疗后的存活率:已发表系列文献综述

研究	肿瘤类型	病人数量	治疗类型	中位生存/月	中位无病生存	总生存率
Zhou et al,1998	HCC	235	C,C+H,C+R	–	–	39.8%(5 年)
Haddad et al,1998	CRM,PLC,其他	31	C,C+R	18	7	–
Seifert & Morris,1998	CRM	116	C,C+R,C+H	26	–	13%(5 年)
Yeh et al,1997	CRM	24	C,C+R	31	20	85%(3 年)
Adam et al,1997	HCC,CRM	34	C,C+R	NR,16 个月时	–	52%(2 年)
Korpan et al,1997	CRM	63	C,C+R	–	–	44%(5 年)
Shafi r et al,1996	CRM,HCC,其他	39	C	NR,14 个月时	–	65%(3 年)
Crews et al,1997	CRM,HCC,其他	40	C	–	–	30%(5 年)
Weaver et al,1995	CRM,其他	140	C,C+R	22	11% at 30	62%(2 年)
Wrens et al,1997	HCC	12	C	19	–	–
Ravikumar et al,1991b	CRM,HCC	32	C,C+R	–	24%	63%
Onik et al,1991	CRM	18	C,C+R	33%,29 个月时	–	–
Lam et al,1998	HCC	4	C,C+R	1NED,3AWD,12~23 个月时	–	–
Lezoche et al,1998	CRM,其他	18	C	78% NED,11 个月时	–	–
McKinnon et al,1996	CRM,PLC	11	C,C+R	73%,18 个月时	–	–
Heniford et al,1998	CRM,其他	12	C	83%,11 个月时	–	–
Dale et al,1998	CRM	6	C,C+R	100%,17 个月时	–	–
Sheen et al,2002	CRM,其他	57	C,C+R	22	12	–
Rivoire et al,2002	CRM	57	C,C+R	–	–	36%(4 年)
Seifert & Junginger,2004	CRM	55	C,C+R	–	–	26%(5 年)
Kerkar et al,2004	HCC,CRM,其他	98	C	33	–	22%(5 年)
Ng et al,2012	CRM	293	C,C+R	29	9	24.2%(5 年)
Niu et al,2013	HCC	45	C,C+I,I	18	–	–
Rong et al,2015	HCC	1 595	C	31.5	–	25.7%(5 年)

CRM,结直肠癌转移;HCC,肝细胞癌;C,冷冻消融;R,切除;H,肝动脉结扎;I,免疫治疗;NR,未报告;NED,无疾病证据;AWD,带瘤生存;PLC,原发性肝癌。

Kerkar 及其同事(2004)报告了 56 例转移性结直肠癌病人进行单中心冷冻消融结果,结直肠癌肝转移病人的 5 年总生存率是 22%,而非结直肠转移癌病人的 5 年总生存率是 28%。然而,由于样本量太小,无法得出任何有意义的结论。最近,Ng和同事(2012)报告了一系列治疗时间超过 20 年的病人(样本量为 293 例)。与其他已发表的研究报道相似,5 年总生存率为 24.2%。该研究分析了消融后肝内复发的情况,23% 在消融部位复发,78% 在肝脏其他不同部位复发。作者描述了冷冻消融在切缘阳性的肝切除病人中的额外应用,即冷冻消融肝边缘。在单因素分析中,他们确定了四个影响生存率的因素:淋巴结阳性的原发肿瘤、术前 CEA 水平、病变数目和辅助化疗。个别病人的实际随访时间超过 5 年,这表明冷冻治疗在某些情况下是可以治愈的。根据世界范围内的数据,在接受冷冻治疗的病人,似乎有 20%~60% 的病人获得了持久的局部控制。

因为报告生存率的系列报道通常很小,并且包括冷冻治疗联合切除、控制切缘不充分的病人和接受肝动脉灌注化疗的病人,因此无法将结果合并起来进行适当的荟萃分析。由于没有冷冻治疗的随机试验,Tandan 及其同事(1997)在 178 项研究(1973—1995 年)中对结直肠癌肝转移的切除和冷冻消融进行了非常重要的比较性综述。仅对生存期超过 2 年的消融研究和 60 例以上的肝切除术进行了分析,其中 4 项冷冻治疗和 9 项切除研究符合这些最低纳入标准。两种治疗的平均随访时间分别为冷冻治疗 12~28.8 个月和肝切除术 21~69 个月。肝切除的数据被发现是更有效和一致的,但这篇综述支持冷冻疗法在转移性肝癌治疗中的作用。基于这一评价,作者得出结论:①冷冻手术在治疗转移性肝癌方面具有潜在的优势;②对于临床试验之外的可切除疾病,不应使用冷冻疗法;③需要对两种方法进行随机试验比较。生存似乎与病灶的大小、被肿瘤取代的肝脏体积、术前血清 CEA 水平低、无肝外转移、病灶是否完全消融有关。冷冻治疗前升高的 CEA 正常化是一个有利的预后因素,未能实现 CEA 正常化可能是由于残留的未识别的微转移病灶引起。

治疗部位的完全缓解率在 60%~90% 之间,大多数复发生在远离冷冻病灶的部位。这些病人的复发模式主要是在肝脏,有或没有同步的肝外转移。这一发现强调了进一步减少肝脏复发的必要性。随着局部和全身化疗的改进,冷冻疗法与化疗的联合应用已经被证明是有效的,甚至是在完全不能切除的病人中也是如此(Kemeny et al,2001)。冷冻消融的另一个用途是用于治疗邻近切缘或切缘不充分的病人。在这些情况下,边缘冷冻治疗能够获得很好的局部肿瘤控制(Grunberger et al,2001;Hou et al,2007;Yan et al,2006)。转移性肝癌肝切除术后的生存率(20%~58%)明显优于冷冻治疗,但病人群体不具有可比性。冷冻疗法通常用于不能接受手术切除且预后可能较差的病人。

射频和微波消融的比较

在过去的 15 年中,射频消融(参见第 98B 章)和微波消融(参见第 98C 章)已在许多医疗中心取代了冷冻疗法(表 98D.3)。Pearson 及其同事(1999)前瞻性研究了原发性或转移性肝肿瘤病人接受冷冻治疗(n=54)或射频消融(n=92)的并发症和早期局部复发率,冷冻治疗组的并发症发生率为 41%,而 RFA 组为 3%(P<0.001)。冷冻治疗的主要并发症是有症状的胸腔积液和肝脓肿,中位随访 15 个月的复发率也是 RFA 更低,复发率为 2%,而冷冻消融的复发率为 14%(P<0.01)。在回顾性比较 64 例病人的经皮冷冻治疗和 RFA 治疗时,Adam 及其同事(2002)报告冷冻治疗的并发症发生率为 29%,RFA 治疗并发症的发生率为 24%(P=0.66),但是冷冻治疗的局部复发率为 53%,RFA 为 18%(P=0.003)。在一系列回顾性结直肠癌肝转移研究中,Kingham 及其同事(2012)在比较 RFA 和冷冻消融时显示局部复发的危险比(HR)为 2.96(P<0.05)。尽管冷冻消融与较高的并发症发生率相关,但最近的一篇 Cochrane综述显示,冷冻消融临床试验的质量很低,在 628 篇论文中,只有一篇符合质量标准,将在该出版物中进行审查(Bala et al,2013)。

在过去的 5 年里,MWA 已经取代 RFA 成为肝脏病变消融治疗的首选方法。尽管只有少数几个研究比较了 MWA 和RFA,但有一项研究显示 RFA 病人的消融部位复发率为 20%,而 MWA 病人的复发率仅为 6%(P<0.05)(Correa-Gallego et al,2014)。

表 98D.3 冷冻消融、射频消融和微波消融的特征和比较

	冷冻消融	射频消融	微波消融
技术			
机制	冻融循环	热消融	热消融
止血	止血剂针道填塞	针道热凝	针道热凝
临床特性			
麻醉	局麻或全身麻醉	全身麻醉	全身麻醉
应避免的肿瘤部位	邻近肝表面(有破裂的危险)	邻近膈肌、胆囊、肠或肝门	邻近膈肌、胆囊、肠或肝门
理想的可治疗肿瘤的大小	<5cm	<3cm	<3cm
瘤外免疫效应	是	否	否
局部复发率	11.9%~59.4%	2.1%~16.4%(<3cm)	6%~8%
出血	1.7%	2.5%	3.4%

乙醇注射

在日本,首次使用乙醇注射治疗 HCC 的报告可追溯到 1983 年(Sugiura et al,1983)。该技术包括通过针头在肝肿瘤中注射 95% 的乙醇,以诱导凝固性坏死和纤维反应。一般来说,需要多次乙醇注射才能获得足够的治疗效果。在消融技术中,无水乙醇皮下注射(PEI)是临床实践中引入的第一种经皮治疗方法(Orlando et al,2009)。

Weis 和同事(2013)进行的荟萃分析包括 6 个随机试验,共 1 088 名 HCC 病人(Brunello et al,2008;Giorgio et al,2011;Lencioni et al,2003;Lin et al,2004,2005;Shiina et al,2005)。在局部复发率、总生存率和无事件生存率方面,RFA 似乎优于 PEI,这项分析也显示了两种技术主要并发症的发生率相似。PEI 试验主要在意大利和东亚进行。在这项荟萃分析中,亚洲研究表明 RFA 病人的总体生存率较高(HR 1.95;CI 1.38~2.75),而意大利试验没有显示出这种益处(HR 1.24;CI 0.84~1.83)。Pompili 及其同事(2015)报告了一项肿瘤直径小于 2cm 的 HCC 病人的研究,比较了 RFA 和乙醇注射,尽管 5 年总生存率(乙醇注射组为 64.7%,RFA 组为 72.9%)没有差异,但接受乙醇注射的病人有更高的局部肿瘤进展(49% vs.30.1%)和 5 年局部复发率(73.3% 和 49%)。

尽管长期复发率较高且总体生存率较低,但 PEI 有明确的适应证。肝门和邻近主要血管的病变是该治疗的合适部位,与热消融相比,化学注射可以更安全地进行。另一个好处是,乙醇注射的成本大约比 RFA 少 100 倍(Giorgio et al,2011),所需的资源和设备更少。PEI 的禁忌证包括血小板水平低(<40 000)、凝血功能障碍、门静脉血栓形成和 CTP C 级的病人。

结论

消融在原发性和转移性肝肿瘤的治疗中起着重要作用,因为大多数病人均患有不可切除的疾病。随着化疗对转移癌疗效的改善,消融技术可能在双叶肿瘤和技术上不可切除肿瘤的治疗中发挥更大的作用。消融治疗方案的可及性扩展了对不可切除疾病的可能治疗方法,并允许将切除术与消融治疗相结合,以用于治疗更多边缘的病人。对于有严重合并症的病人,可以安全地进行消融。鉴于原发性或转移性肝肿瘤消融后许多系列检查结果提示高复发率,需要结合全身或局部化疗或两者结合的创新方法来控制微转移性疾病。目前,消融扩大了这些疾病的可能治疗范围,并可能改变肿瘤复发的自然史,同时对生存率产生影响。由于多个研究显示较高的并发症和局部复发率,在大多数中心,冷冻治疗已被射频和微波消融取代。冷冻消融在一些中心是唯一可用的消融方式,并且对于消融技术发展的历史了解也很重要。此外,有关热消融的新概念正在出现,特别是与冷冻消融相关的免疫治疗的作用。如果冷冻疗法被证明是肝脏定向免疫治疗的重要组成部分,那么它在肝脏消融中的作用可能会再次增强。

(英卫东　译　张志伟　审)

概述

　　肝脏是一个有着丰富血液供应的器官,成为许多肿瘤转移的目的地。由于门静脉回流胃肠道血液,这些器官引起的恶性肿瘤经常导致血行性肝转移。因为结直肠癌常常会导致肝转移,所以大多数肝动脉灌注化疗的研究都关注与结直肠癌肝转移相关的结果。本章介绍了支持肝动脉灌注化疗(hepatic arterial infusion,HAI)应用的资料,特别关注与化疗泵放置和药物输送到肝脏有关的技术问题。

全身化疗

　　对全身化疗(systemic chemotherapy,SYS)的反应因肿瘤类型的不同而异。例如,原发于乳腺的肝转移病人对 SYS 的有效率较高(Harris et al,1997),而胃或胰腺原发性肿瘤的转移则相反。许多化疗研究没有将仅伴有肝转移癌的病人分开来以评价这些病人对化疗的反应如何。对那些化疗敏感性较高的肿瘤如乳腺癌,即使合并肝转移其 SYS 的疗效仍然可观,尽管这种疗效较合并软组织转移的病例差。(George & Hoogstraten,1978)。结直肠癌的病人肝脏转移最常见,60% 的病人在疾病过程中发生肝转移(Dalyb & Kemeny,1986)。

　　随着伊立替康和奥沙利铂等药物的应用,SYS 的效果显著改善(Goldberg et al,2002;Saltz et al,2000)(见第 100 章)。自此以后,细胞毒性药物的使用数量与总生存率(overall survival,OS)之间呈现正相关关系,这导致了目前常用化疗方案得到很好的确立。常用的双重化疗方案是将 5-氟尿嘧啶(5-FU)与伊立替康(irinotecan)(FOLFIRI 方案)或奥沙利铂(oxaliplatin)(FOLFOX 方案)组合,两种方案的疗效差别不大(Price et al,2014),中位生存率一般在 20 个月范围内,有效率在 30% ~ 40% 之间。选择哪种方案取决于药物毒性、可获得药物品种和病人因素。有趣的是,与 FOLFIRI 相比,5-FU、奥沙利铂和伊立替康(FOLFOXIRI 方案)三联疗法的 Ⅲ 期研究显示了矛盾的结果(Falcone et al,2007;Souglakos et al,2006)。由于其他毒性,这种特殊的组合并不经常使用。

　　通过在一线和后续治疗方案中添加生物制剂,已证明提高了疗效,包括靶向血管内皮生长因子(vascular endothelial growth factor,VEGF)通路(贝伐单抗)或表皮生长因子受体(EGFR)通路(西妥昔单抗)的药物(Cunningham et al,2004;Hurwitz et al,2004)。此外,包括 KRAS 和 BRAF 在内的分子肿瘤生物标志

物分析的引入,使 SYS 疗法能够进一步适应肿瘤基因型。例如,出现在密码子 12 和密码子 13 中的 KRAS 基因突变使病人对 EGFR 单克隆抗体治疗产生耐药性,因此,只有接受西妥昔单抗治疗的 KRAS 野生型病人有效率会提高(Price et al,2014)。同样,四联疗法(在 FOLFOXIRI 中添加生物制剂)正在探索中,最近的数据表明使用 FOLFOXFIRI 加贝伐单抗的益处,尤其是对于 BRAF 突变的病人(Loupakis et al,2014)。加入生物制剂后,中位生存率提高到大约 24 个月,有效率提高到近 60%。

　　在二线治疗方面,根据进展前最初使用的药物,病人在奥沙利铂或伊立替康之间切换。虽然与一线疗法相比,二线疗法的疗效相当,但反应发生的频率较低,无进展生存期(progression-free survival,PFS)也较短(Tournigand et al,2004)。根据治疗意图、分子特征、病人因素和药物因素,生物制剂也用于二线治疗,目前正在进行一些研究,以评估生物制剂作为二线疗法在转移性结直肠癌治疗中的作用。

肝动脉化疗的理论基础

　　肝动脉化疗的解剖学和药理学理论基础:

　　1. 肝转移癌几乎仅通过肝动脉灌注提供血供,而正常肝细胞可通过门静脉和肝动脉获得血供(Breedis & Young,1954)。从病人的肝动脉或者从门静脉注入氟尿苷(fluorodeoxyuridine,FUDR),药物在肝脏内的平均浓度并没有随注射途径的不同而有所不同,然而当药物从肝动脉注射时,肿瘤中 FUDR 平均浓度显著增加了 15 倍,(Sigurdson et al,1987)。

　　2. 药物首次通过肝脏时被大量摄取,达到局部高血药浓度的同时而使全身毒性反应降到最低。Ensminger 和他的同事(1978)的研究表明 94% ~ 99% 的 FUDR 在首过清除时被肝脏摄取,而相比之下 5-氟尿嘧啶(5-FU)仅有 19% ~ 55%,因此 FUDR 是 HAI 的一种理想药物,其肝脏内药物浓度升高 400 倍。各种化疗药物在 HAI 中的药理学优点概括于表 99.1(Ensminger & Gyves,1983)。

　　3. 具有较陡量效曲线的药物在肝动脉给药时更有效,因为药物浓度的轻微增加就能导致疗效的明显增加。FUDR 遵循线性动力学,在高剂量下反应不会饱和。

　　4. 具有高全身清除率的药物在肝动脉灌注治疗中更有效。浓度-时间曲线下的区域不仅反映了药物的清除率,也反映了肝动脉血流量。由于肝动脉血流区域有较高的交换率(100 ~

表 99.1　经肝动脉给药途径估计肝脏内药物浓度升高倍数

药物	半衰期/min	经肝动脉注射后估计肝脏内药物浓度升高倍数
氟尿嘧啶	10	5~10 倍
氟尿苷	10	100~400 倍
卡莫司汀	5	6~7 倍
丝裂霉素 C	10	6~8 倍
顺铂	20~30	4~7 倍
阿霉素	60	2 倍
二氯甲氨蝶呤	—	6~8 倍

From Ensminger WD, Gyves JW: Clinical pharmacology of hepatic arterial chemotherapy. Semin Oncol 10: 176-182,1983.

1 500ml/min),因此需要使用高清除率的药物(Collins,1984)。如果药物不能被迅速清除而在全身循环系统中反复循环,将会降低肝动脉内化疗相对于全身化疗的优势(Collins,1986)。

5. 特别针对结直肠癌合并肝转移的病人,动脉灌注治疗还有另外一个理论基础,即转移过程逐级模式的观点(Weiss,1989;Weiss et al,1986)。该观点认为血行播撒首先通过门静脉转移到肝脏,然后经肝脏转移到肺,最后转移到其他器官。对局限于肝脏的转移癌进行积极治疗(如肝切除或肝动脉灌注治疗)可以延长某些病人的生存时间。

完全植入式化疗泵的出现实现了在门诊进行肝动脉化疗的安全给药(Blackshear et al,1972)。早期的试验显示,通过可植入式化疗泵持续泵入 FUDR 可获得47%的中位有效改善率和17个月的中位生存期。为了进一步证明 HAI 具有治疗作用,随后进行了几项随机研究,后面会进行详细的解读。

外科技术和手术考虑

肝动脉化疗泵置入

肝动脉解剖结构变异很大(表 99.2),只有约三分之二的病人有常规解剖(Allen et al,2002)(参考第 2 章)。在考虑置泵之前,与放射科医生一起仔细复习影像资料包括动脉影像,并拟定好出现异常解剖时的处置计划是十分必要的。以往,需要进行直接动脉造影以获得动脉影像,但现在通过 CT 血管造影就可获得非常明确的影像。在大多数病例中,单导管化疗泵已足够提供整个肝脏动脉的灌注。导管最好不要直接置入肝动脉(有增加血栓形成的危险),相反,理想的是置入与其相通的属支中。胃十二指肠动脉是比较理想的置管血管,通过胃十二指肠动脉置泵的方法最为可靠(Allen et al,2002)。如前所述,为避免化疗诱导的胆囊炎需行胆囊切除术。不同的手术切口已成功用于化疗泵置入术,如上腹正中切口、右肋缘下切口和缩短的右肋缘下曲棍切口。建议划皮前经静脉(Ⅳ)使用抗生素,并遵守其他外科改进方案。

对那些不能切除的病例,行腹腔镜检查以排除隐匿的肝外转移是可取的。根据过去的经验,大约有 1/3 病例被发现存在隐匿的肝外转移灶(Grobmyer et al,2004),但这一数字最近显然有所下降。在行腹腔镜和剖腹探查时应彻底检查整个腹腔以寻找肝外转移灶,肝外转移灶最常见的位置是腹膜和门静脉旁淋巴结。当存在可疑的淋巴结时应进行活检,因为通常情况下淋巴结受累时不应放置化疗泵。在探查时还应通过术中超声详细评估肝脏受累的程度。任何影像学上可疑的肝肿瘤都应详细记录,对于将来有切除可能的肿瘤在手术记录单上应特别强调。

常规肝动脉解剖

施行标准的胆囊切除术,对肝动脉及其属支进行全周径解剖。在胰体及十二指肠球部上缘可触及肝总动脉和胃十二指肠动脉。胃十二指肠动脉与胆总管平行并紧贴胆总管左侧走行。最好从解剖肝总动脉开始以最大限度地减少胆管损伤的风险。结扎并分离胃右动脉,将肝总动脉远端、整个胃十二指肠动脉和肝固有动脉近端与其属支游离开来。重要的是要游离出足够长度的胰腺外胃十二指肠动脉以利于导管插入。常见胃十二指肠动脉的幽门上属支且必须将其结扎。通常情况下,通往胰腺和十二指肠的血管分支来源于上述三条动脉,识别并结扎上述分支是必要的,这样可以避免化疗药物肝外灌注至胰腺、胃或十二指肠。肝总动脉需从胃十二指肠分支发起处向近端游离 1cm,肝固有动脉需从胃十二指肠动脉分支发起处向远端游离 2cm。源自肝左、肝右动脉的腹膜后分支常见且需结扎。复习术前影像以发现这些分支是很重要的。从这一点上看,必须对肝总动脉、胃十二指肠动脉和肝固有动脉进行彻底的全周径解剖以避免胰、胃或十二指肠的血管分支残留

表 99.2　已报道的肝动脉解剖变异率汇总

解剖	Daly et al,1984 (n=200)	Michels,1966 (n=200)	Kemeny et al,1986b (n=100)	Curley et al,1993 (n=180)	Allen et al,2002 (n=265)
正常	70%	55%	50%	63%	63%
变异的胃十二指肠动脉	6%	—	9%	9%	11%
副肝右动脉	4%	7%	4%	1%	1%
替代肝右动脉	6%	12%	16%	12%	6%
副肝左动脉	35%	8%	1%	2%	10%
替代肝左动脉	4%	10%	16%	11%	4%
其他	5%	2.5%	1%	2%	5%

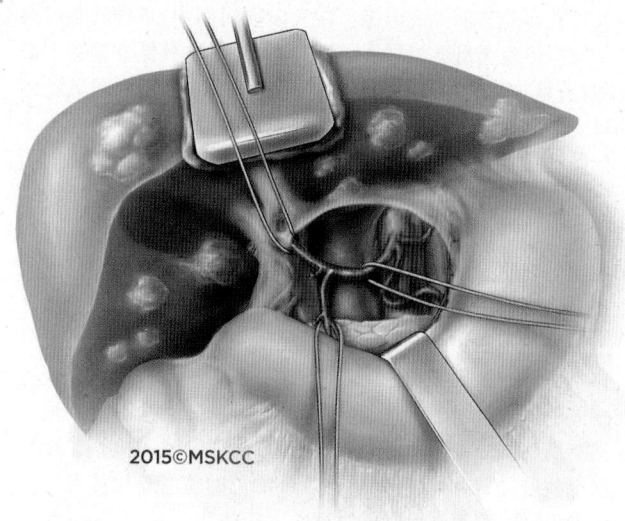

图 99.1　肝总动脉、肝固有动脉和胃十二指肠动脉完全游离。所有通往胃、十二指肠或胰腺的分支均得到辨认和结扎

（图 99.1）。应暂时阻断 GDA 并触诊肝固有动脉，以排除由腹腔动脉疾病或狭窄引起的严重的逆行性肝血流。胆总管没有必要解剖，因为这样会导致其血供受损而使胆管缺血性狭窄的危险性增加。

化疗泵应置于下腹部，使其低于腰部并避免接触髂嵴和肋缘。对那些肥胖的病人可考虑将化疗泵置于肋骨上面以便术后定位。化疗泵和导管应仔细放置，避免接触病人皮肤。导管在略超过最后一个结扎环部位被修剪成斜角，并通过隧道置入腹腔。化疗泵通过不吸收缝线妥善固定于腹壁筋膜。导管应置于化疗泵后方以免被针损伤。以不吸收缝线在其最远端结扎胃十二指肠动脉，通过血管夹或阻断带来控制肝总动脉及肝固有动脉血流。也可采用在胃十二指肠动脉开口处单独控制其血流以避免肝动脉阻断。

在远端横行切开胃十二指肠动脉，将导管插入，但勿超过其与肝动脉汇合部位（图 99.2）。如果导管突入肝总动脉，可造成血流紊乱并导致血栓形成。由于导管未越过肝动脉结合部，使得有一小段胃十二指肠动脉内 FUDR 没有血流稀释而使其浓度很高，有可能导致血管硬化、血栓形成或早期无法保留导管。当导管放置好以后，以不吸收缝线在导管结扎环近端结扎 2~3 道，通过化疗泵注入稀释一倍的荧光素 2~3ml，在 Wood 灯（紫外灯）下显影证实肝左、右叶均有灌注且无肝外灌注。也可选用稀释一倍的亚甲蓝溶液来证实恰当的灌注。灌注试验后，以肝素化盐水冲洗导管，然后缝合切口。建议使用抗生素灌洗（杆菌肽溶液）泵囊，没有数据支持术后继续使用抗生素治疗。然而，泵感染是一种严重的并发症，术后一旦出现任何红肿迹象意味着伤口感染，应立即积极治疗。

变异肝动脉解剖（参考第 2 章）

如前所述，肝动脉解剖变异常见且有多种变异类型。在此每种解剖变异都将专门论述，但首先要讨论处理解剖变异的一般原则。根据作者对有关此手术的大量经验的分析，与导管相关并发症和导管留置时间缩短关系最密切的因素是导管置入胃十二指肠动脉以外的其他血管。总的来说，可取的方法是将

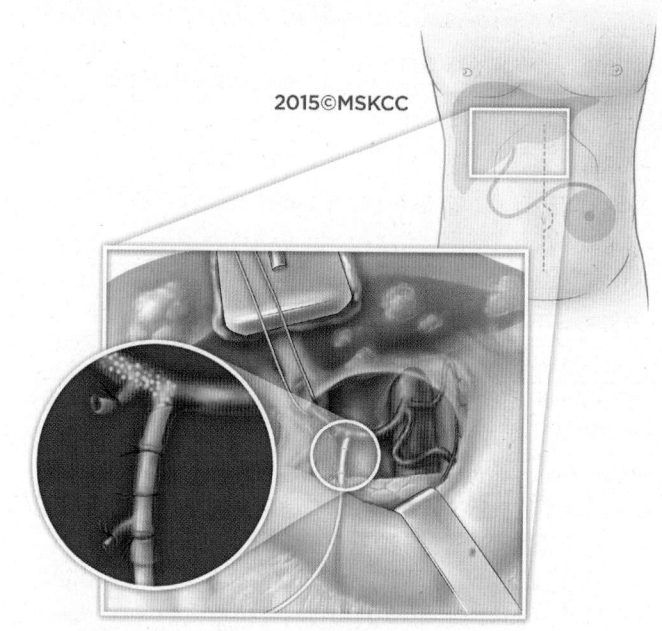

图 99.2　灌注泵理想的放置位置是左下腹，远离肝脏以免以后 CT 扫描形成伪影。在正常解剖情况下，导管放置于胃十二指肠动脉并以不可吸收线固定。图中胃右动脉已结扎，胆囊已切除

导管置入胃十二指肠动脉并结扎孤立的变异血管。这种方法依赖肝脏侧支循环的建立和对相应结扎动脉供血区域的交叉供血。尽管有对该方法会造成肝脏供血不全的担心，但这种情况非常罕见。根据作者已发表的有关解剖变异手术的经验，肝脏血供不全仅见于 52 例病人。这种交叉供血有时需要 4 周才能建立，因此早期灌注扫描可能不正常，需要在几周后重新检查以评估交叉供血是否正常（Allen et al, 2002; Curley et al, 1993）。对此规则的例外仅见于存在巨大中肝肿瘤的病人，因为肿瘤妨碍交叉侧支循环的建立。最后，尽管结扎变异血管后的交叉供血非常可靠，但还没有证明能够建立同等量的血供以输送化疗药物。

胃十二指肠动脉起源异常

胃十二指肠动脉可起源于右肝或左肝动脉，或形成三叉样分支，即胃十二指肠动脉、肝右动脉和肝左动脉同时起源于肝总动脉。这种异常发生率为 6%~11%（Allen et al, 2002）。一般来说，将导管置入胃十二指肠动脉并结扎未接收导管引导灌注的血管是可取的方法，因为采用这种方法导管相关并发症的发生率最低（Allen et al, 2002, 2005）。在形成三叉样分支时，导管应置入胃十二指肠动脉并进行荧光素或亚甲蓝灌注试验，如果两个肝肝均灌注充足，可不必结扎血管；如果有一个肝叶无灌注，则通往该叶的肝动脉应予以结扎（通常是肝左动脉）而依靠交叉供血形成。

肝动脉系也可通过紧邻腹腔干左侧的脾动脉插管进入，即导管置入脾动脉并经过腹腔干进入肝动脉，并最终位于肝动脉左右分叉部的近端。结扎胃十二指肠动脉和胃右动脉，在脾动脉将导管固定。这种方法在技术上较困难，因为需要广泛解剖腹腔干并引导导管通过腹腔干分支。同时，这种方法的并发症也较多（包括血栓形成和肝外灌注），因此很少应用。另外一种

可供选择的方法是肝总动脉逆行套管插入术,即通过一个附带的短、硬、小口径的导管经胃十二指肠动脉插入肝总动脉。然而,此种方法也有较高的并发症(包括动脉夹层和血栓形成),应该很少被使用。

副肝左动脉

副肝左动脉起源于胃左动脉,越过肝胃韧带,在脐裂底部入肝,主要为Ⅱ、Ⅲ段供血。原本起源于肝固有动脉的肝左动脉也为左肝供血(在此情况下主要为Ⅳ段供血)。这种解剖变异存在于2%~10%的病例中。最简单、安全和可靠的方法是结扎副肝左动脉,将化疗泵导管置入胃十二指肠动脉,因为交叉供血的形成非常可靠。另一种方法是放置双导管或双泵,一个置于胃十二指肠动脉,另一个置于副肝左动脉,这种方法较麻烦,一般并不采用。

副肝右动脉

副肝右动脉起源于肠系膜上动脉,走行于门腔静脉间隙,为部分肝右叶供血。这种解剖变异发生率为1%~7%。副肝右动脉和异位肝动脉很少有足够插管的分支。可取的方法是将导管置入胃十二指肠动脉并结扎副肝右动脉,因为交叉供血的形成是可靠的。另一种选择是直接在副肝右动脉放置第二个导管,但一般无必要且并不提倡。

替代肝左动脉

替代肝左动脉起源于胃左动脉并为左肝供血,原本的肝左动脉缺失。这种解剖变异发生率为4%~16%。同样,可取的方法是将导管置入胃十二指肠动脉并结扎替代肝左动脉。早期的报道显示这种情况下交叉供血不完全的发生率为40%(Cohen et al,1987)。最近的研究(也包括我们的研究)则显示在这种情况下交叉供血不完全并不常见,通过最后的分析可见其发生率只有1/10(Allen et al,2002;Curley et al,1993)。其他方法,如在胃十二指肠动脉和替代肝左动脉的分支分别放置导管,可考虑在左肝或中肝存在体积较大肿瘤而可能妨碍交叉供血的病人中应用。

替代肝右动脉

替代肝右动脉起源于肠系膜上动脉,走行于门腔静脉间隙并为整个肝右叶供血,肝右叶再无其他肝固有动脉分支供血。这种解剖变异的发生率为6%~16%。如果结扎异位肝右动脉,几乎都会出现来自左肝动脉的交叉供血(Allen et al,2002;Cohen et al,1987;Curley et al,1993)。这种情况下导管应置入胃十二指肠动脉,结扎异位肝右动脉。这种方法要求将导管在刚好超过结扎环处修剪平整,导管插入深度以结扎环刚好进入动脉为宜并在结扎环上闭合动脉切口。其他的方法很少被推荐,如没有明显分支时直接做一个小的动脉切开口或者使用血管移植物来放置另一个导管到替代肝右动脉。

肝大范围切除后化疗泵置入

当作为辅助治疗而施行肝切除术后,放置化疗泵时就必须

特别考虑残肝的解剖。一般来说,将导管置入胃十二指肠动脉效果最好。当残肝有异位或副动脉时,外科医生必须考虑残肝的情况(如脂肪变性、淤血、黄疸),考虑结扎这些动脉是否会导致残肝供血不足,考虑在残肝的这些动脉中直接插管是否会导致血栓形成。如果解剖条件允许,在施行半肝切除术后一个常用的方法是通过肝断面动脉残端插管。如果动脉解剖正常,或胃十二指肠动脉起点为三叉样分支,按常规将导管置入胃十二指肠动脉一般是没有问题的。如果胃十二指肠动脉的起源有变异(如起源于肝左或肝右动脉),则必须小心保护此起源以确保导管能得以置入。对残余肝右叶,除非十分担心残肝的情况,副肝右动脉一般可结扎。对于残肝右叶及异位肝右动脉,一般不推荐置泵,因为这样需要在异位肝右动脉直接插管,而通常导致血栓形成、损伤、导管相关并发症的风险增加。对残余肝左叶,副肝左动脉一般可结扎。如果残余肝左叶单独由异位肝左动脉供血,可以放置化疗泵,但需要解剖胃左动脉以寻找适合插管的分支。需要特别小心的是必须确保所有通往胃的分支都已结扎以免肝外灌注。

术后评估

手术之后或化疗之前,可通过化疗泵注入放射性核素来获得动脉灌注分布的评估(参考第17章)。通过锝-99m(^{99m}Tc)硫基胶体的基线扫描获得肝脏轮廓的图像,然后通过泵囊向肝动脉注射^{99m}Tc标记的大颗粒聚白蛋白(macroaggregated albumin,MAA)以评估泵灌注的分布。当MAA扫描得到的图像与硫基胶体肝扫描获得的肝脏图像一致时,说明化疗泵的灌注按设想分布于全肝。当肝外组织灌注存在时,在肝脏影像之外可显示^{99m}Tc的信号(图99.3)。肝灌注不完全时,MAA扫描显示的肝影像不完整。在5%~7%的病例可发现异位灌注。通常可通过手术或血管介入的方法阻断手术中遗漏的肝血管分支,从而消除异位灌注(Campbell et al,1993)。如果血管造影显示没有需要栓塞的分支,可待数周后再次扫描以便肝内侧支和交叉血供有充分的时间形成(Allen et al,2002)。

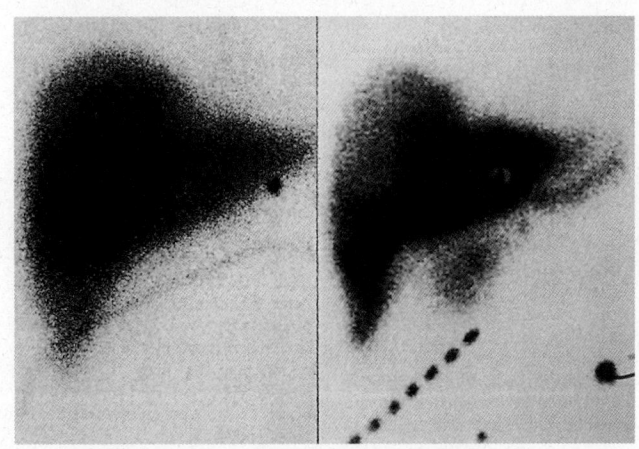

图99.3 肝-脾^{99m}Tc硫基胶体扫描(左图)显示正常肝脏,MAA扫描(右图)显示十二指肠和胰头的肝外灌注

肝动脉化疗泵放置的技术性并发症

置泵的手术和技术并发症时有发生,这些并发症的种类和发生频率在开始治疗前就须为外科医生、肿瘤科医生和病人所了解。为评估植入式肝动脉化疗泵的插管和使用风险,作者回顾研究了在纪念斯隆·凯特琳癌症中心(Memorial Sloan Kettering Cancer Center,MSKCC)过去15年中(1986—2001)所有患不可切除转移癌而接受置泵的病人的图表资料(Allen et al,2005)。在这一时期,多位外科医生总共为患有孤立的不可切除的结、直肠肝转移瘤的病人进行了544例化疗泵置入操作,以通过肝动脉单独使用FUDR或FUDR联合其他药物灌注化疗。有205例(38%)的病人存在动脉解剖变异,其中大部分(82%)仅涉及单一血管。有136例的病人(25%)除置泵术外还接受结肠切除术。手术死亡率低,5位病人死于术后30天内(死亡率0.9%)。在作者早期的研究中,有2例死亡报道,死因是肝内大面积转移瘤所引致的肝功能衰竭。基于这种风险因素,作者目前的置泵对象不包括大面积(>70%)肝病变的病人。在作者的研究中,约25%的病人会出现与化疗泵无关的一般性手术并发症。最常见的并发症包括长时间肠梗阻绞痛、伤口并发症、肺膨胀不全和脓肿。

120名病人(22%)发生与化疗泵相关的并发症,汇总于表99.3。大多数并发症(63%)发生于化疗泵置入30天后。最常见的并发症(51%)与肝动脉系统有关,包括血栓形成、出血或异常灌注。只有8%的病人出现早期(<30天)化疗泵相关并发症。所有的导管相关并发症均发生于30天后。总计45%的化疗泵在发生并发症后经治疗仍可使用。早期并发症(30天内)发生后经治疗70%的泵仍可再使用,而晚期并发症(30天后)发生后即使经治疗仅30%的泵还可以再使用。在多变量分析中,外科医生的经验和非胃十二指肠动脉插管是与化疗泵相关并发症和化疗泵保存率独立相关的因素。化疗泵失效率通常较低,6个月内发生率为5%,1年内发生率为9%,2年内发生率为16%,3年内发生率为26%。在9%的病例中,肝动脉灌注化疗因化疗泵相关并发症而不能连续进行。置泵同时行结肠切除术不会导致并发症发病率升高。

肝外灌注

在术前血管造影片上肝动脉至胃、十二指肠、胰腺的小分支可能被忽略。如这些小分支未被分离结扎,FUDR灌注入肠道会导致严重的腹痛、胃十二指肠溃疡形成。如灌注到胰腺会导致严重的胰腺炎。这些并发症可能是致命的,所以在化疗开始之前应尽可能及时发现并纠正肝外灌注。

如果肝外灌注可在^{99m}Tc MAA扫描时发现,则可经化疗泵快速注射造影剂拍摄血管造影片进一步检查。血管造影片通常可显示导致肝外灌注的血管。这一方法偶尔也不成功,此时则需经股、腹腔或肠系膜上动脉探查以确认问题所在(图99.4)(参考第21和30章)。最近,我们直接进行经股血管造影来评估通过灌注扫描发现明显肝外灌注的病例。这是一种可明确诊断并有可能同时进行治疗的简单方法。在作者对544例病人的回顾研究中,9病人(2%)通过术后扫描发现肝外灌注并行动脉造影明确原因。其中7例通过动脉栓塞或手术结扎获得纠正。这7例病人此后接受了肝动脉灌注化疗,且无并发症发生(Allen et al,2005)。在我们机构最近的一项研究中,对2008年至2011年期间接受泵植入的327名病人进行了评估,以帮助确定导致肝外灌注的共同的主要动脉分支,以确定泵放置过程中手术技术的改变是否会避免肝外灌注(Perez et al,2014)。肝外灌注共24例,导致肝外灌注的动脉分支分别供应十二指肠、胰腺和/或胃,分别来自肝固有动脉、肝一级、二级和三级分支,分别为7例、10例、5例和2例。除肝固有动脉外引起肝外灌注的主要分支来源于肝右动脉。

不完全灌注

有9例病人(2%)术后^{99m}Tc MAA扫描显示肝脏不完全灌

表99.3　在544例肝动脉灌注泵置泵中术后泵相关并发症及重新使用率

并发症类型	总数	早期(<30天)		晚期(>30天)	
		例数	补救成功/%	例数	补救成功/%
泵故障	6	6	100	—	—
泵周感染	14	4	50	10	40
血肿	1	1	100	—	—
泵移位	4	1	100	3	33
导管阻塞	11	—	—	11	36
移位	18	—	—	18	11
腐蚀	4	—	—	4	0
动脉出血	1	1	100	—	—
血栓形成	33	13	31	20	30
肝外灌注	16	9	100	7	57
不完全灌注	12	9	78	3	67
总计	120	44	70	76	30

From Allen PJ. et al:Technical complications and durability of hepatic artery infusion pumps for unresectable colorectal liver metastases:an institutional experience of 544 consecutive cases. J Am Coll Surg 201:57-65,2005

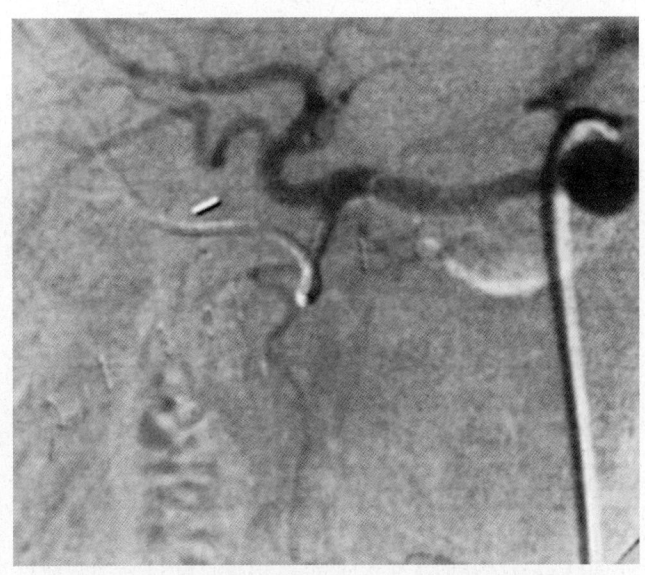

图 99.4　经股、腹腔动脉造影显示一条起源于胃十二指肠动脉(GDA)的分支未被结扎。在术中发现该分支起源于 GDA 的背面

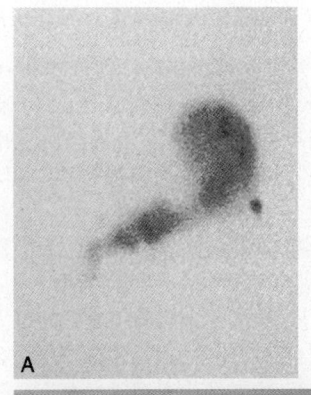

注(Allen et al,2005)。其原因包括未能结扎异位肝动脉或副肝动脉及在结扎副动脉后未成功获得交叉血供(1 例)。每个病例都通过经侧孔或经股血管造影发现解剖问题。9 例中总共有 7 例通过栓塞或手术结扎副血管而纠正不全灌注,并使化疗顺利进行。在不完全交叉灌注的病例中,通向残肝的侧支血流随时间延长而逐渐形成。在 4 周后再次进行的 MAA 扫描证实了这一侧支血流的形成。

胃十二指肠溃疡

在少数病例中,^{99m}Tc MAA 扫描无法发现微小的肝外灌注。这种情况最常发生于胃小弯的小分支。在早期作者治疗过 3 例这样的病人,其^{99m}Tc MAA 扫描无明显异常但有明显的肝外灌注临床症状,甚至出现症状后再次扫描仍无明显异常表现。病人在初次化疗时有严重的上腹痛。内镜检查可见胃或十二指肠巨大溃疡。这些病人对标准的抗溃疡治疗没有反应,因为其原因不是胃酸高分泌,而是 FUDR 灌注区域的黏膜脱落。血管造影可明确诊断,而施行治疗则需通过血管造影或开腹手术予以确定并结扎相应血管。当引发问题的血管被堵塞,溃疡治愈后化疗可继续安全进行。如果病人在灌注化疗过程中出现无法解释的上腹痛,泵需立即排空并重新注入肝素化盐水直到

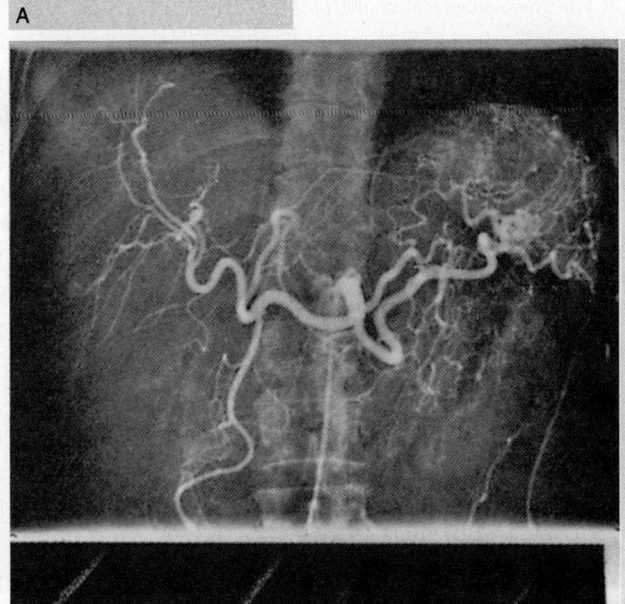

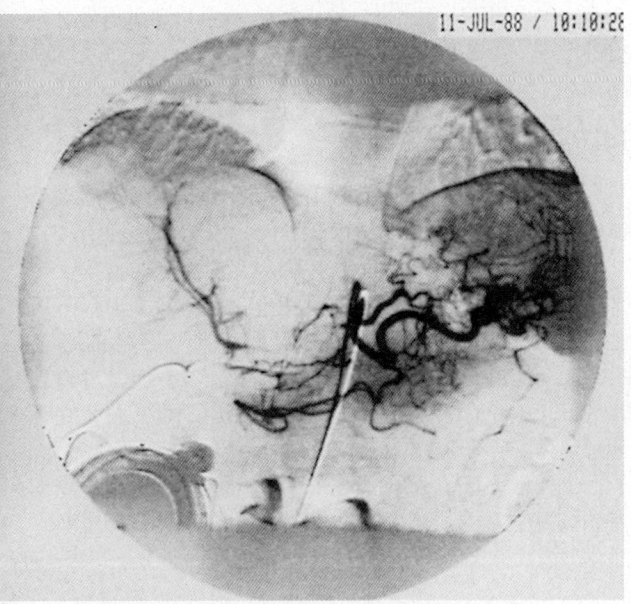

图 99.5　(A)当肝动脉发生栓塞,MAA 扫描显示肝脏无灌注,而脾、胃和胰腺有灌注。(B)术前动脉造影显示血管正常开放(左图),但术后动脉造影(右图)证实动脉已经栓塞。肝动脉栓塞的首发症状可能是化疗时由于胃和胰腺灌注所致的腹部疼痛。如果化疗时出现剧烈疼痛,应立即排空化疗泵并以肝素化盐水替代

查明疼痛原因。

动脉或导管栓塞

有报道在置泵过程中发生肝动脉完全切断和栓塞,但这一情况很少见。在作者的试验组中,有 13 例病人(2%)发现急性术后动脉栓塞。在大多数病例中,导致栓塞的技术性问题并不确定。在这 13 例早期栓塞病例中,31% 的病例因抗凝或溶栓治疗再通。作者也观察到肝动脉延迟性栓塞(20 例)较急性栓塞(13 例)常见。有学者认为灌注化疗所致血管炎可能导致延迟性动脉栓塞形成。动脉栓塞在 ^{99m}Tc MAA 扫描时通常显示为肝外灌注(见图 99.5)。导管栓塞仅被学者认为是迟发性并发症。共有 11 例病人(2%)发生导管栓塞,其发生很可能与技术性失误有关,如没有经常冲泵或行侧孔操作时血液反流入导管。

感染性并发症

与手术相关的感染性并发症(包括肺炎、泌尿道感染及伤口感染)均可发生于剖腹术或置泵术后。由于手术中异物植入,故需特别留意伤口及泵周感染并在手术中须采取技术方面的预防措施,以免细菌污染化疗泵。术后一旦出现泵周红肿等表现须早期注射抗生素积极治疗。

在行"结肠切除+置泵"术的病人中,我们并没有观察到并发症发生率上升。较好的操作步骤是先置泵,缝闭泵周,完成插管后再行结肠切除术,从而保护手术器械和手术野不受肠道污染。外科医生也可以选择在不切断肠管的情况下先游离肠管。

出血性并发症

有 2 例病人在术后出现出血性并发症。一例中,在开始向泵内注药、行 ^{99m}Tc MAA 扫描时,病人出现剧烈腹痛。在扫描中发现 ^{99m}Tc 肝外渗漏。剖腹探查时发现一条幽门上分支血管在上次手术中夹闭不全而出血。另一例中,病人出现泵周出血而致血肿形成。经相关处理后两例均成功治愈,而泵也可继续顺利使用。

胆道硬化

Ito 及其同事(2012)的一项研究显示,在肝切除术后接受 HAI 辅助治疗的病人中,胆道硬化的发生率为 5.5%(16/293 例),在接受 HAI 辅助治疗的病人中,因无法切除的疾病而接受 FUDR 的病人中,胆道硬化的发生率为 2.2%(2/100 例)。在他们的研究中,作者指出肝总管是最常受影响的部位(87.5%)。胆道硬化与术后异常血流、术后感染并发症和较大剂量的 FUDR 有关。没有病人直接死于胆道硬化,中位生存不受胆道硬化发展的影响(见第 42 章)。

胆道硬化是 HAI 术后不常见的并发症,通过支架植入或扩张术积极治疗,不会影响生存率。其发生与术中化疗剂量和术后手术并发症有关。

微创技术放置肝动脉灌注化疗泵

必须开腹放置化疗泵始终是开展该项治疗的障碍。由于需施行较大的手术,使得许多肿瘤科医生和病人由于担忧而放弃置泵。肝动脉灌注化疗泵的放置需要有过硬的技术、熟悉上消化道解剖及临床经验,这使得该手术在技术上具有挑战性,难以通过腹腔镜施行。

通过腹腔镜放置肝动脉灌注泵的技术类似于开腹手术。术前阅读血管造影资料极其重要,并须预先计划好如何处理异常解剖。在右肋下打孔以便牵拉肝脏,在左上腹打孔放置一个三通道三角工作架以便肝门操作。脉管系统的解剖分离操作与开腹手术完全相同。使用超声刀有助于分离浓密的淋巴脂肪组织并最大限度地减少出血。可用超声刀夹闭或分离切断通往胃、十二指肠、胰腺的血管分支。操作必须耐心,因为撕裂的小分支出血很难控制。

当关键血管被鉴定并解剖后,在右腹壁放置化疗泵,并在腹腔镜引导下将导管置入腹腔,结扎远端 GDA,留长线结以便牵引,用腹腔镜血管夹阻断血管,可于肝总动脉及肝固有动脉各上一个夹,或只在 GDA 开口处上一个夹。将线绕过 GDA 以备结扎固定插入的导管,用腹腔镜 11 号刀片横行切开动脉,反向牵拉 GDA,将导管插入 GDA,同时确保导管不延伸至肝动脉并结扎固定。小心移除血管夹,并确认无出血。随后术中注射染料以证实双侧肝内有效灌注且无肝外渗漏。

已发表的有关腹腔镜置泵术的经验通常仅基于有限的少数病例(Cheng et al,2003,2004;Feliciotti et al,1996;Urbach & Hansen,2000;Urbach et al,2001)。现已发表的病例数最多的临床实验组来自 Cheng 和他的同事(2004),共有 38 例。38 例中有 24 例附加射频消融治疗(RFA),2 例附加腹腔镜肝部分切除术。有一例中转行开腹手术,平均手术时间为 5.5 小时。总体来说,其结果是出色的。仅 1 例死于术后心脏并发症,无一例置泵相关并发症,平均住院时间为 3 天。

最近一项比利时的报告纳入 29 名接受腹腔镜置管的病人(Van Nieuwenhove et al,2007)。10 例病人的解剖结构异常,在这些病人中结扎所有的变异血管,作者在 3 周后通过血管造影证实动脉成功形成侧支。平均手术时间仅为 106 分钟,中位住院时间为 2 天(1~13 天)。虽然没有关于术中并发症的报道,但有一个既往有部分胃切除术史的病人在手术后 1 周因肝动脉破裂死亡。

机器人辅助的腹腔镜泵置入最近被描述(Hellan & Pigazzi,2008)。该手术具有改善围手术期结果的潜力,但需要外科专业知识和昂贵的新技术,并被注意到具有技术挑战性。有趣的是,自从这一仅有的报告公开以来,没有其他关于机器人辅助置泵的报告出现。

在准备撰写本章的时候,我们机构在 10 年期间(2003—2014 年,未公开的数据)共尝试了 23 例微创手术。其中一例是机器人手术,22 例是腹腔镜手术。包括机器人病例在内,一共中转开放泵放置 16 次,主要是由于粘连妨碍了 GDA 的安全显示和插管。少数病例不能用微创技术满意地控制远端 GDA 残端持续出血,需要中转。平均估计出血量为 170ml,住院时间为 5 天。微创技术虽然可行,我们在高中转率方面的有限经验反映了使用微创技术安全解剖和 GDA 插管的技术挑战。至关重要的是,这些病例应在专业化机构由腹腔镜手术和开放泵放置均经验丰富的外科医生来处理。

经皮介入技术放置肝动脉灌注化疗泵

如上所述,肝动脉灌注化疗泵可通过剖腹手术安全放置,其并发症发生率在可接受范围,但总体较差的预后及需要开腹手术阻碍很多外科医生或肿瘤科医生选择该治疗手段。有几个小组在研究使用替代性置泵方法以消除这一"障碍"。

已设计出多种经皮穿刺后,通过各种外周动脉路径将导管插入肝动脉以行肝内灌注化疗的技术(表 99.4)。由于以下原因,大多数这些技术都被放弃或仅用于少数特殊治疗组。

1. 插入导管的技术困难的,Arai 组(Arai,1998;Arai et al,1997)的方法需栓塞胃十二指肠动脉以固定导管,当经导管侧孔给药灌注时,导管尖端被保持固定于胃十二指肠动脉。

2. 穿刺点位于人体活动较多的部位(如手臂或腿),可导致导管脱出或移位的风险(Oberfield et al,1979)。

3. 用作进入路径的动脉对于肢体灌注是"必不可少的",任何血栓性并发症都可能对肢体构成潜在威胁(见表 99.4)。

Castaing 及其同事(1998)尝试通过使用肋间动脉途径插管来解决以上不足。方法为:先在左侧第 10 肋上方做一切口,将导管插入肋间动脉,在造影剂引导下进管,经过大动脉至腹腔干口,最后进入肝固有动脉至刚刚超过发出胃十二指肠动脉分支处。将导管接上一个固定于左上腹的可植入泵。该研究包括 35 例主要来源于直肠癌的转移性肝癌病人,其中 30 例病人(86%)成功完成置管,另外 5 例因动脉条件不适合而无法置入。该组无操作相关死亡,无主动脉或肝动脉血栓性并发症,未发生导管移位或脱出。因大多数病人死于原发病故随访时间较短。尽管所有的病人对以前的标准治疗没有反应,且在置管时肿瘤仍在继续进展。

由于其方法相对简便易行,且导管固定于机体不易活动的部位而避免导管移位,因此该方法有明显优点,但可能由于缺乏连续血流,其导管开放率在 4 个月时低于 50%。另外,Castaing 研究(1998)中所用的导管没有被美国食品药物监督管理局批准长期留置使用,从而限制了其在美国的应用。

有报道对 Castaing 的方法在以下几点进行了修改(Saldinger & Sandhu,2004)。该试验选用一种经外周静脉置入中心静脉的导管——3F 导管作为动脉内留置导管(Arrow international,Reading,PA),使用 15ml Codman 3 000 恒流植入泵给药灌注(Codman,Raynham,MA)。泵导管和动脉导管通过一个特殊的接头相通(Arrow International,Walpole,MA)(图 99.6)。我们的方法大体与 Castaing 所用技术相同,但有以下几点明显不同:

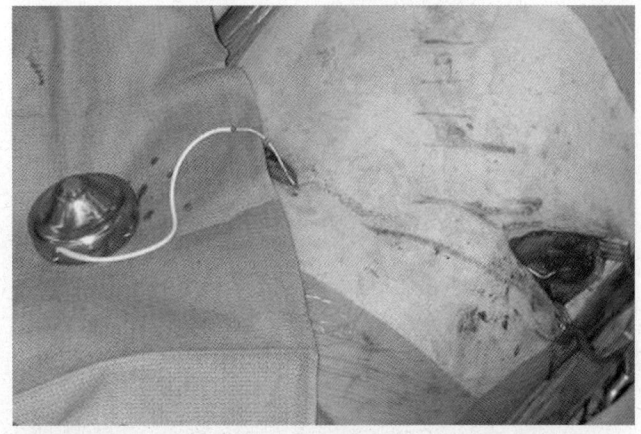

图 99.6　留置动脉导管从第 11 肋插入点处经皮下隧道至左上腹,并通过一个接头与化疗泵导管相连,化疗泵置于皮下

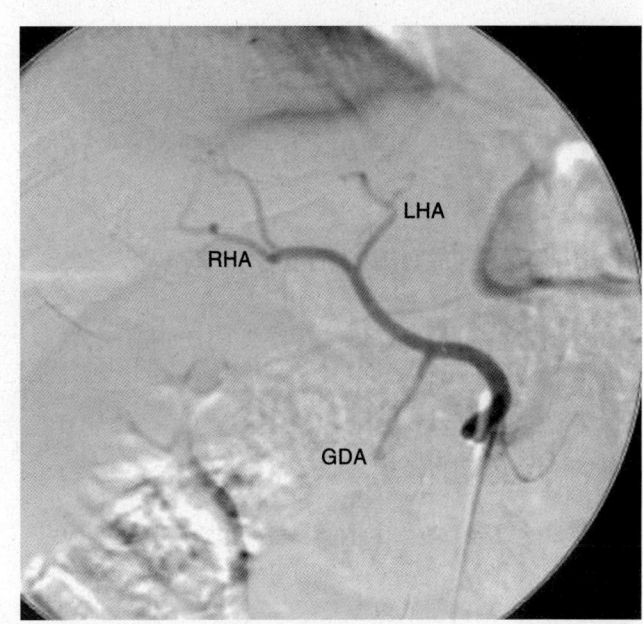

图 99.7　经股动脉腹腔动脉造影显示肝动脉解剖。GDA,胃十二指肠动脉;LHA,肝左动脉;RHA,肝右动脉

1. 术前拍血管造影片以获得血管定位(图 99.7),保留血管造影片以便术中指导操作。栓塞副肝动脉以优化泵灌注。如果胃十二指肠动脉与肝动脉分叉处距离过近以致可能无法完成药物的肝内靶向灌注,则栓塞胃十二指肠动脉。

2. 行肋间动脉微穿刺,然后导入一个鞘,通过这个鞘可反复插入导丝(如果情况需要)。将导丝插入并置入肝动脉。通过导丝将 3F 导管插入肝动脉,然后抽出导丝,导管固定于原位(图 99.8)。通过该导管立即行术中血管造影拍片以确认导管放置正确。第 2 天通过灌注扫描明确导管放置位置及排除肝外灌注,并在同一天经泵给药化疗。

作为可行性研究的一部分,对 4 例结肠癌肝转移的病人采用以上方案进行治疗,所有 4 例病人均无法行手术切除并经至少两套化疗方案治疗无效。上述方法无围手术期死亡或并发症发生,导管一直保持开放直到病人死亡,分别为疾病恶化后

表 99.4　用于放置肝动脉导管的外周动脉

动脉	参考文献
股动脉	Matsumada et al,1997
肱动脉	Cohen et al,1980
腋动脉	Arai,1988;Cohen et al,1983
锁骨下动脉	Arai,1988;Arai et al,1997
髂内动脉	Arai et al,1997,1998
肋间动脉	Castaing et al,1998;Saldinger & Sandhu,2004

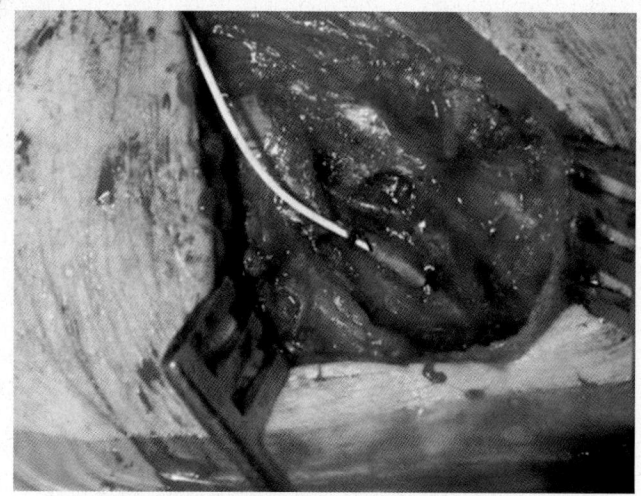

图 99.8　一根 3F 导管固定于肋间动脉。显露第 11 肋下缘以便显露肋间动、静脉

的 1、3、6 和 7 个月。肝动脉灌注化疗泵的经皮放置法是一种安全的方法，并且具有损伤性最小的优点。它在结直肠癌肝转移治疗中的作用在很大程度上取决于肝动脉内化疗所用药物对肿瘤的作用。

肝动脉灌注治疗的毒性和反应率

下面的部分将讨论肝内治疗的毒性以及降低肝动脉内治疗的毒性的方法，例如使用地塞米松来消除毒性以改善整体疗效。

肝动脉内化疗的毒性

表 99.5 总结了在使用了植入式化疗泵之后研究者所观察到的胃肠道毒性。SYS 的副作用在 HAI 中几乎见不到。肝动脉内注射 FUDR 未见骨髓抑制发生（Kemeny N et al，1984）。尽管肝动脉内注射丝裂霉素 C 或卡莫司汀可使血小板计数减少，

但不论是减少的绝对数还是发生的频率均低于全身给药。经 HAI 注射 FUDR 未见恶心、呕吐和腹泻。如果出现腹泻，应怀疑化疗药物分流到了肠道（Gluck et al，1985）。HAI 最常见的并发症是溃疡性疾病和肝毒性（Hohn et al，1985；Kemeny N et al，1984）。严重的溃疡是化疗药物通过未结扎的肝动脉小分支误注入胃和十二指肠所致，该并发症可以通过在埋置化疗泵时仔细解剖而避免（Hohn et al，1985）。甚至在没有放射学可见的胃和十二指肠灌注时，仍可发生轻微的胃炎和十二指肠炎。这种毒性作用可在出现胃肠道症状时减少化疗药物剂量而减轻。除此之外，病人在治疗期间还需要持续质子泵抑制剂治疗。肝胆毒性是 HAI 最难以解决的毒性反应，尽管有肝活检的证据表明存在肝细胞坏死和胆汁淤积（Doria et al，1986），但大多数研究认为胆管缺血和炎症反应的联合作用是造成这种毒性最重要的原因。胆管对 HAI 尤其敏感是因为胆管几乎仅通过肝动脉获得血供（Northover & Terblanche，1979）。

在出现严重毒性反应的病人中，逆行胆管胰管造影可显示类似于原发性硬化性胆管炎的病变（Kemeny MM et al，1985）（参考第 42 和 43 章）。由于胆管硬化、不能扩张，超声检查通常帮助不大。在某些病人身上，狭窄呈局灶性且在分叉处更严重，对这类病人行内镜下引流或经皮经肝插管引流可能有效。引流前应首先通过肝脏 CT 排除肿瘤所致的胆管阻塞。

严密监测肝功能是避免胆道硬化的必要措施，如果血清胆红素水平升高，在胆红素降至正常之前不应给予任何进一步治疗，胆红素降至正常后可给予小剂量化疗［每日 0.05mg/（kg·d）］。对那些 2 周小剂量化疗都不能耐受的病人，FUDR 连续灌注 1 周（而不是通常的 2 周）可能是可行的。MSKCC 的治疗方案的修改概述于表 99.6。

在较早的研究中，接受 HAI 的病人胆囊炎发生率为 33%（Kemeny MM et al，1986a），在最近的系列研究中，采取置管的同时行胆囊切除术以避免此并发症的发生。此外，切除胆囊还可避免胆囊炎与化疗所致其他肝脏副作用相互混淆。

表 99.5　经植入式化疗泵肝动脉灌注 5-FU 的毒性反应

参考文献	病例数	胃炎/%	溃疡/%	AST 升高/%	胆红素升高/%	腹泻/%	胆管硬化/%
Niederhuber et al，1984	70	56	8	32	24	—	—
Balch & Urist，1986	50	—	6	23	23	0	—
Kemeny N et al，1984	41	29	29	71	22	0	5
Shepard et al，1985	53	—	20	49	24	—	—
Cohen et al，1983	50	—	40	10	25	—	—
Weiss et al，1983	17	50	11	80	23	23	—
Schwartz et al，1985	23	53	—	77	20	10	—
Johnson et al，1983	40	—	8	50	13	0	5
Kemeny MM et al，1985	31	17	6	47	—	8	19
Hohn et al，1989	61	35	2	0	78	11	29

AST，谷草转氨酶。

表 99.6　出现肝毒性时 HAI 的 FUDR 剂量调整

	谷草转氨酶		FUDR/%
参考值	≤50U/L	>50U/L	–
当前值	0~3(不含)×参考值	0~2(不含)×参考值	100
	3~4(不含)×参考值	2~3(不含)×参考值	80
	4~5(不含)×参考值	3~4(不含)×参考值	50
	≥5×参考值	≥4×参考值	暂停
暂停后重启时间	<4×参考值	<3×参考值	最后剂量的 50%
	碱性磷酸酶		**FUDR**
参考值	≤90U/L	>90U/L	–
当前值	0~1.5(不含)×参考值	0~1.2(不含)×参考值	100
	1.5~2(不含)×参考值	1.2~1.5(不含)×参考值	80
	≥2×参考值	≥1.5×参考值	暂停
暂停后重启时间	<1.5×参考值	<1.2×参考值	最后剂量的 75%
	总胆红素		**FUDR**
参考值	≤1.2mg/dL	>1.2mg/dL	–
当前值	0~1.5(不含)×参考值	0~1.2(不含)×参考值	100
	1.5~2(不含)×参考值	1.2~1.5(不含)×参考值	50
	≥2×参考值	≥1.5×参考值	暂停
暂停后重启时间	<1.5×参考值	<1.2×参考值	最后剂量的 75%

参考值是在病人接受最后一次 FUDR 剂量当天获得的;当前值是在泵排空时或在计划处理当天获得的,以较高的为准。
胆红素 1mg/dL ≈ 17.10μmol/L。
FUDR,氟尿苷;HAI,肝动脉灌注化疗。

减少肝毒性的方法

目前许多为减少肝动脉灌注 FUDR 所致肝毒性的新方法正在研究中,因为门静脉三联的炎症可能导致局部缺血、胆管狭窄,而经肝动脉注射地塞米松可减少胆道毒性损伤。如前所述,MSKCC 进行了一项比较 FUDR 及地塞米松联合肝内灌注和单用 FUDR 肝内灌注的前瞻性双盲随机研究(Kemeny et al,1992)。在被研究的 49 例病人中,联用组的有效率是 71%,而单用 FUDR 组的有效率是 40%,差异有统计学意义($P=0.03$);联用组病人的存活时间是 23 个月,亦优于单用 FUDR 组的 15 个月。此外,在降低胆红素上升水平方面,联用组 9% 的病人出现胆红素上升,而单用 FUDR 组则为 30%,差异有统计学意义($P=0.07$)。

减小肝毒性的另一种方法是利用肝动脉内 FUDR 灌注的昼夜调节。在一项非随机性的回顾性研究中(Hrushesky

et al,1990),对 50 例病人进行了灌注速率恒定与灌注速率昼夜调节的差异比较,经过 9 个循环的治疗,昼夜调节组的病人几乎可以耐受 2 倍日常剂量的 FUDR。该组 46% 的病人无肝毒性损害表现,而灌注速率恒定组仅 16% 的病人无肝毒性损害表现。但该项研究的作者未提供两组病人有效率的信息。

还有一种减少肝动脉灌注化疗肝毒性的方法是交替动脉内灌注 FUDR 和 5-FU,每周一次肝动脉灌注 5-FU 与动脉内灌注 FUDR 疗效相似,且不会导致肝胆管毒性损害。但这种方法经常会导致限制治疗的全身毒性反应或动脉炎,与前面讨论的药代动力学差异有关。Stagg 及同事(1991)采取一个交替使用肝动脉灌注 5-FU 与 FUDR 的化疗方案,其有效率为 51%,中位生存时间为 22.4 个月。与单用肝动脉灌注 FUDR 的经验相比,并没有病人因药物毒性而中止治疗。另一份报告描述了 57 例无法切除肝转移的结直肠癌病人,采用 FUDR 和 5-FU 交替的 HAI 治疗方案(Davidson et al,1996)。2 例(3.5%)出现胆道硬化,12 例(21.1%)出现轻度一过性肝功能异常。

提高有效率的方法

基于系统联合化疗方案较施用单药更为有效的现象,对多药肝动脉灌注化疗提高疗效的可能性进行了评估。Cohen 及同事(1985)的一项早期研究显示,联用丝裂霉素 C、卡莫司汀及 FUDR 获得了 69% 的部分有效率。在一项 MSKCC 开展的三药联用方案与单用 FUDR 方案的随机比较研究中(Kemeny N et al,1993),在参加试验的 67 例病人中,三药联用方案获得了 45% 的有效率,而单用组有效率仅 32%。在开始肝动脉灌注化疗后,两组病人的中位生存时间分别为 18.9 个月和 14.9 个月。其他方案如联用 FUDR 和亚叶酸,获得了 62% 的有效率(Hohn et al,1989)。

一线肝动脉化疗治疗不能切除的肝转移瘤(见第 92 章)

第一个随机试验在斯隆·凯特林癌症中心(MSKCC)进行(Kemeny N et al,1987)。在随机分组之前,病人根据肝脏被肿瘤累及的程度和乳酸脱氢酶的基线水平分为不同的等级。研究显示两个因素是重要的生存预后指标(表 99.7)(Kemeny N & Braun,1983;Kemeny N et al,19899)。该前瞻性随机研究对肝动脉介入化疗和全身化疗两组病人在使用相同的化疗药物(FUDR)、相同的用药方案(14 天持续灌注)和相同的给药方法(植入式化疗泵)条件下进行了疗效比较。

在接受评估的 99 例病人中,HAI 组中有 2 例完全有效和 23 例部分有效(53%),而 SYS 组 10 例部分有效(21%)($P=0.001$)。在随机分到全身化疗组的病人中,有 31 例(60%)因为肿瘤进展改用 HAI 治疗,这部分病人中 25% 的病例对 HAI 部分有效,60% 的病例癌胚抗原水平下降。

两组病人的毒性反应也有所不同。在 HAI 组出现转氨酶和血清胆红素的升高,而 SYS 组 70% 的病例出现腹泻,其中 9% 的病例需要住院并进行静脉输液(IV)水化治疗。在 SYS 组口腔炎的发生率为 10%。

表 99.7 肝动脉灌注化疗和全身化疗治疗不能切除肝转移瘤的随机对照研究

组别（参考文献）	肝动脉灌注化疗			全身化疗		
	病例数	药物	有效率/%	药物	有效率/%	P
MSKCC（Kemeny N et al,1987）	162	FUDR	50	FUDR	20	0.001
NCOG（Chang et al,1987）	143	FUDR	42	FUDR	10	0.0001
NCI（Hohn et al,1989）	64	FUDR	62	FUDR	17	0.003
希望之城医疗中心（Wagman et al, 1990）	41	FUDR	55	FU	20	—
梅奥医学中心（Martin et al,1990）	69	FUDR	48	FU	12	0.02
法国（Rougier et al,1992）*	163	FUDR	44	FU	—	
HAPT（Allen-Mersch et al,1994）	100	FUDR	—	FU 或 BSC		
德国（Lorenz & Muller,2000）	168	FUDR	43	FU+亚叶酸	22	0.009
EORTC（Kerr et al,2003）	290	FU/亚叶酸	22[†]	FU+亚叶酸	19	—
CALGB（Kemeny N et al,2006）	135	FUDR+地塞米松+亚叶酸	47	FU+亚叶酸	24	0.012

*病人只有在出现症状时才接受 SYS（HAPT 中并非所有病人都接受 SYS）。

[†]单一时间点（12 周）计算的有效率。

BSC,最佳支持治疗;CALGB,癌症和白血病组 B;EORTC,欧洲癌症研究和治疗组织;FUDR,氟尿苷;FU,氟尿嘧啶;HAPT,肝动脉泵试验;MSKCC,斯隆·凯特琳癌症中心;NCI,美国国家癌症研究所;NCOG,北加州肿瘤组。

　　HAI 组和 SYS 组病人的中位存活期分别是 17 个月和 12 个月（P=0.424）。对其生存时间差异的分析比较困难，因为 SYS 组中有 60% 的病人中转 HAI。未中转 HAI 的病人多合并肝动脉栓塞，其中位生存期仅 8 个月，而相比之下中转 HAI 的病人其中位生存期是 18 个月（P=0.04）。一项关于中转 HAI 病人和非中转病人的基线特征分析显示，两者无显著差异。在欧洲，两个新的应用 HAI 治疗的随机试验结果已经发表。第一项研究由医学研究委员会（MRC）和欧洲癌症研究和治疗协会（EORTC）完成。该试验比较了经 HAI 途径注射 5-FU/LV 和 IV 途径给予 5-FU/LV 进行全身化疗疗效的差异（Kerr et al,2003）。该研究不允许从 SYS 组中转到 HAI 组。在 290 个随机病人中，HAI 组只有 66% 的病人接受了治疗，HAI 组有效率为 22% 而 SYS 组有效率为 19%。该试验 HAI 采用经皮插管途径而未使用植入式化疗泵，合并相当数量的导管相关并发症（占 HAI 组病例的 36%）（Kerr et al,2003）。HAI 组和 SYS 组的中位存活期分别是 14.7 个月和 14.8 个月（P=0.79）。

　　第二个试验由德国的一个协作组进行，该试验将 168 例不可手术切除的转移性肝癌（来源于结直肠癌）病例随机分组为经 HAI 注射 FUDR、经 HAI 注射 5-FU/甲酰四氢叶酸，静脉注射 5-FU/甲酰四氢叶酸（Lorenz & Muller,2000）。试验显示 HAI 组的有效率较高，但两个 HAI 组间的肿瘤进展时间（第一终止点）和 OS 无显著差异。该研究中 HAI 组仅有 70% 的病人按预定方案接受了治疗，其 HAI 方法采用的是经皮穿刺途径而非经化疗泵途径。

　　癌症和白血病组 B（CALGB）（Kemeny N et al,2005c）完成了编号为 9481 的试验。该试验对 5-FU/LV 全身化疗方案和梅奥方案进行了比较。梅奥方案是该试验设计时的标准治疗方案，通过 HAI 途径注射 FUDR、LV 和地塞米松。这一方案在一个二期试验中被证明为高效（78%）和低毒（3% 发生胆管硬化）的方案（Kemeny N et al,1994）。另一项早期试验将病人随机分配到含地塞米松或不含地塞米松的 FUDR HAI 中，结果显示在含地塞米松组中胆道毒性较低，且有中位 OS 延长趋势（分别为 23 个月和 15 个月，P=0.06）（Kemeny et al,1992）。在 CALGB9481 试验中不允许换组，共有 134 个病人被随机分组，大多数病人（70%）肝脏受肿瘤侵犯的体积超过 30%，78% 病人有多处转移，97% 病人之前未进行化疗。研究显示，尽管两组的肿瘤进展时间没有显著差异（5.3 个月 vs 6.8 个月；P=0.8），但 HAI 组有效率较高（47% vs 24%；P=0.012）。HAI 组的肝脏进展时间优于 SYS 组（9.8 个月 vs 7.3 个月；P=0.017），而肝外进展时间 SYS 组优于 HAI 组（7.7 个月 vs 14.8 个月；P=0.029）。HAI 组的中位总体生存时间显著优于 SYS 组（24.4 个月 vs 20 个月；P=0.0013）（Kemeny N et al,2006）。医疗资源利用率、生活质量、与预后有关的分子标记物如胸苷酸合酶和 p21 基因的表达在研究中进行了前瞻性比较，对这些因素的最终分析已经发表。在 3 个月和 6 个月的随访中，HAI 组的身体功能得到改善。在 HAI 病人中，TS 水平与生存相关（TS>4 为 24 个月，TS≤4 为 14 个月），但这些差异不显著（P=0.17）。

　　总共进行了 10 项Ⅲ期随机临床试验，其中大多数试验表明，在结直肠癌肝转移病人中，使用 HAI 比使用 SYS 有更高的有效率（表 99.7）。然而关于这种有效率的提高是否能够提高生存率仍有争议，有几个因素导致这个问题变得复杂。首先，大多数试验包含的病例相对较少，因此观察生存率差异的效力较低。其次，由于早期 HAI 的成功，有些研究允许 SYS 组病人在全身化疗后由于肿瘤进展中转到 HAI 组，这种中转可消除两组生存率的差异。研究显示，从 SYS 组中转到 HAI 组接受肝动脉化疗的病人生存率明显较未中转的病人改善，其一年平均生存率为 69% vs 35%（表 99.8）。此外，一些试验纳入了患有肝外疾病的病人，因此在缺乏系统治疗的情况下，会使生存分析复杂化。其他需要考虑的因素是，一些随机分配给 HAI 的病人没有接受系统治疗，但被包括在生存分析中，并且缺乏现代的基于毒性的剂量滴定模式可能导致较少的治疗周期。

表 99.8　肝动脉灌注化疗和全身化疗的随机对照研究中 1 年和 2 年生存率总结

组别（参考文献）	生存率/%				生存率/%			
	1 年		2 年		1 年		2 年	
	HAI	SYS	HAI	SYS	换组	不换组	换组	不换组
MCKCC（Kemeny N et al,1987）	60	50	25	20	60	28	25	14
NCOG（Hohn et al,1989）	60	42	30	20	78	42	40	17
NCI*（Chang et al,1987）	85	60	44	13	—	—	—	—
France（Rougier et al,1992）	61	44	22	10	—	—	—	—
CALGB（Kemeny et al,2006）	—	—	51	35	—	—	—	—
平均值	66	49	34	20	69	35	37	15

* 排除肝门淋巴结转移的病人。
CALGB，癌症和白血病组 B；MSKCC，斯隆·凯特林癌症中心；NCI，国家癌症研究所；NCOG，北加州肿瘤组。

在欧洲进行的研究则难以分析，因为其最初的两个研究中只有当病人出现症状时才收入 SYS 组进行化疗。在新近的两项欧洲研究中，HAI 采用经皮途径而不是化疗泵，这导致更多技术性并发症，可能低估化疗泵的疗效。对包括 600 多例病人的 7 个原始研究进行了两项荟萃分析。其中一项由癌症研究组织荟萃分析（1996）证实 HAI 提高了有效率（41% vs 14%；P=0.0009）。然而，只有在设立了有症状出现时才接受治疗的对照组的试验中，存活率的差异才被认为具有统计学意义。由于使用了统计学方法，作者无法包括来自 Hohn 及其同事（1989年）的数据。同年发表的另一项荟萃分析纳入了该研究的结果，发现 HAI 组的一年生存率和两年生存率较 SYS 组分别有12.5%（P=0.0002）和 7.5%（P=0.026）的绝对提高。作者剔除了 Allen-Mersch（1994）和 Rougier（1992 年）的试验，因为研究中大多数病人只接受了最好的支持性治疗。分析结果显示，在 SYS 组中只有一半的病人接受了化疗，仅在 1 年的时间点上，生存率有统计学上的显著提高。尽管如此，如果只考虑那 6 项没有换组的研究，1 年和 2 年的生存差异是增加的，实际上两者都显著地有利于 HAI。

如前所述，CALGB 9481 不允许换组，并且在加入地塞米松的情况下，与已发表的使用现代系统方案的结果相比，它在 HAI 中表现出更好的存活率。然而，最近精心策划的第三次荟萃分析解释了先前讨论的设计缺陷，分析了迄今为止的所有 10 个随机试验，但未能证明使用 HAI 可以提高生存率（Mocellin et al,2007）。该报告和随后发表的评论表明，虽然单独使用 HAI 而不是 SYS 可能没有明显的生存益处，但联合使用 HAI 和 SYS 可以带来高应答率和可接受的毒性。接下来将讨论联合使用 HAI 和 SYS 来改善总体结果，并强调在现代治疗模式背景下检查反应和 OS 数据的必要性。

肝动脉灌注及全身化疗的联合应用

在接受肝动脉灌注化疗的病人中，40%～70% 发生肝外转移。肝外转移甚至可发生在病人的肝肿瘤对治疗有效时。肝外转移是许多病人的致死原因。Safi 和同事（1989）研究了对接受肝动脉灌注化疗的病人辅以全身化疗是否可以减少肝外转移的发生。95 个病人被随机分为两组，一组单用动脉内灌注 FUDR[0.2mg/（kg·d）] 治疗（28 天中 14 天给药），另一组则在

接受动脉内灌注 FUDR[0.21mg/（kg·d）] 的同时联用静脉注射 FUDR[0.09mg/（kg·d）] 治疗（同样为 28 天中 14 天给药，包括动脉及静脉内灌注）。该研究显示两组病人的有效率均为60%，而联合组肝外转移的发生率为 59%；明显小于单用 FUDR 组的 79%，其差异有统计学意义（P<0.01）。生存时间方面，两组无显著统计学差异（P=0.08）。这一试验结果以及改进的全身化疗方案的发展促使我们对联用全身化疗和动脉内灌注化疗的治疗方案进行进一步研究。表 99.9 列出了其中一些研究的结果，下面将详细讨论 SYS 中的伊立替康和奥沙利铂。

伊立替康是一种拓扑异构酶 I 抑制剂，已被证明是对转移性结、直肠肿瘤有效的一线和二线治疗用药。其效用不为高活性的胸苷酸合酶所抑制（Saltz et al,1998）；在肝动脉灌注化疗的基础上联用伊立替康可有效控制肝外转移。在 MSKCC 的 I 期临床研究中，46 例无法切除的肝转移病人（其中 8 例接受了冷冻手术）接受了肝动脉灌注 FUDR+地塞米松联合伊立替康（剂量逐渐增加）全身化疗的方案；所有 38 例未接受冷冻手术的病人都曾接受过治疗，其中 16 例曾接受过伊立替康治疗。该方案耐受性较好，有腹泻、骨髓抑制等剂量依赖性副反应。其有效率为 74%，出现肝外转移的平均时间为 8.1 个月，16 例已使用过伊立替康治疗的病人中有 13 例可获得部分疗效（Kemeny N et al,2001）。

另一项非随机研究是采取了 FUDR 肝动脉灌注化疗联合伊立替康全身化疗的方案作为患有无法切除的结、直肠癌肝转移的病人接受减瘤治疗后的辅助治疗（因此不是"真正的辅助"）。减瘤治疗包括冷冻、射频消融、肿瘤部分切除或联合应用上述某些方法，是对所有已发现病灶的综合治疗。经统计，71 例接受辅助治疗的病人扩散时间平均为 19 个月，中位生存时间是 30.6 个月。而相比之下，文献报道的单用减瘤治疗方案的病人扩散时间平均为 10 个月，中位生存时间为 20 个月（Bilchik et al,2000）。日本的一个研究小组对以前治疗的病人进行了 5-FU 的 HAD 和伊立替康 SYS，显示有效率为 76.5%，中位 OS 为 20 个月（Shiatra et al,2006）。

奥沙利铂是一种细胞毒性药物，与其他铂类衍生物有类似的作用机制，但其活性和毒性均不尽相同。当其与 5-FU/亚叶酸联用时，临床有效率超过 50%，而未经治疗的转移性结、直肠癌的病人因此可获得长达 16.2 个月的中位生存时间

表 99.9　肝动脉灌注化疗联合全身化疗作为二线治疗的效果

药物（参考文献）	例数	有效率/%	置泵后中位生存时间/月
FUDR+地塞米松+侧孔丝裂霉素 C（Kemeny et al，2005b）	37	70	20
FUDR+地塞米松+SYS CPT-11（Kemeny et al，2001）	56	74	20
FUDR+地塞米松+SYS 奥沙利铂+CPT-11（Kemeny et al，2005a）	21	90	28
FUDR+地塞米松+SYS 奥沙利铂+FU/亚甲酸（Kemeny et al，2005a）	15	87	22

CPT-11，伊立替康；FU，氟尿嘧啶；FUDR，氟尿苷；SYS，全身化疗。

（de Gramont et al，2000；Tournigand et al，2004）。对于奥沙利铂基础剂量全身化疗联合 FUDR 肝动脉灌注化疗方案的初步研究已证明该方法的可行性和安全性，并获得了令人鼓舞的初步结果（Pancera et al，2002）。

将不能切除的疾病转化为可切除的疾病（见第92 章）

在一项 MSKCCI 期研究中，36 名不可切除的肝转移病人（其中89%之前接受过治疗）接受了 FUDR/地塞米松的 HAI 和奥沙利铂联合伊立替康或 5-FU/LV 的 SYS 治疗。两种方案均有良好的耐受性，两组有效率分别为 90% 和 87%（见表 99.9）（Kemeny et al，2005a）。最近 MSKCC 对 49 例不可切除的结直肠癌肝转移病人 I 期数据的汇总分析也证实了 HAI+SYS 二线治疗的高应答率以及可切除性的转变（Kemeny et al，2009a）。接受 HAI FUDR/地塞米松、SYS 伊立替康和 SYS 奥沙利铂治疗的病人中，98% 的病人患有双肝叶疾病，而 85% 的病人肿瘤接近血管。92% 的病人报告了部分（84% 的病人）或完全缓解（8% 的病人），47% 的病人接受了肝切除，3 例有病理完全缓解。先前未治疗的 23 名病人，从泵置时间算起中位随访时间为 26 个月，OS 为 51 个月；对治疗均有反应，57% 的病人接受了手术切除。既往治疗的病人 OS 为 35 个月；85% 的病人对治疗有反应，38% 的病人接受了手术切除。这表明，即使在已强化治疗过的有明显肝转移的病人中，FUDR 的 HAI 在与现代 SYS 结合时仍可提高应答和切除率。

类似地，在一项针对结直肠癌不可切除肝转移病人的 HAI 和 SYS 化疗的 II 期试验中，对 49 名病人进行了从不可切除肝转移到可完全切除的转化率作为主要结果的评估（D'Angelica et al，2015），其中 65% 的病人曾接受过化疗。肝转移灶的中位数目为 14 个。联合应用 HAI 的 FUDR 和 SYS 的奥沙利铂、伊立替康和贝伐珠单抗方案（如果病人之前接受过 2 个周期以上的奥沙利铂治疗，则其中的 SAS 药物改为伊立替康、5-FU/LV 和贝伐单抗），总有效率可达到 76%，其中有 4 例完全应答者。23 名病人（47%）实现了切除，中位时间是治疗开始后 6 个月。中位 OS 和 PFS 分别为 38 个月和 18 个月，在多变量分析中，转化为切除是延长 OS 和 PFS 的唯一因素。与未切除相比，切除后 3 年的 OS 分别为 80% 和 26%，其中 10 例病人在文章发表时无复发迹象，中位时间为 39 个月。

新辅助治疗是一种越来越多地应用于实体肿瘤学的策略，考虑到它可以使肿瘤负荷缩小和增加随后的可切除性。例如，许多报道表明，当与 SYS 5-FU 联合使用时，奥沙利铂的 HAI 在反应率和切除率方面显示出了优势（Boige et al，2008；Del Freo et al，2006；Ducreux et al，2005）。需要进一步的随机试验来确认 HAI 对这些结果的具体影响。

结、直肠癌肝脏转移瘤切除术后的辅助肝动脉化疗（见第 92 章）

对结肠直肠癌肝脏转移瘤切除术后进行辅助化疗的原理基于以下观察：虽然一部分病人可通过手术获得长期无病生存（disease-free survival，DFS），但许多病人术后出现肝内复发、肝外复发或肝内、外同时复发。有效的辅助治疗可降低复发率并延长生存时间。此种情况下，已经正式检验了不使用 HAI 的 SYS。Portier 及其同事（2006）的一项随机研究达到了主要终点，显示化疗组 5 年 DFS 为 33.5%，对照组为 26.7%（P=0.028）。然而，该研究没有显示 6 个月的辅助 5-FU/folinic acid 化疗的生存获益。由于该试验和另一项 III 期研究（EORTC）均因进展缓慢而提前结束，因此有报道将其结果汇总表明 5-FU 辅助治疗的 DFS 和 OS 均缺乏统计学意义，然而在多变量分析中调整不良特征时，化疗组 DFS 升高（Mitry et al，2009）。在 EORTC40983 中，使用 5-FU、亚叶酸钙和奥沙利铂（FOLFOX）与单纯手术相比，OS 没有增加（Nordlinger et al，2013）。

因为肝动脉灌注化疗和系统化疗联合治疗可能降低复发率，四项大型随机试验在这类病人中进行（表 99.10）。在 MSKCC 的研究中（Kemeny N et al，1999），将 156 例肝脏转移瘤切除术后的病人分为两组，一组接受 6 个月 5-FU/亚叶酸方案全身化疗，另一组接受 5-FU/亚叶酸方案全身化疗联合肝动脉灌注 FUDR 化疗。主要研究目的是 2 年总体生存率和无瘤生存率。40% 的病人在切除结、直肠原发肿瘤后曾接受辅助化疗，15% 的病人曾采用化疗治疗转移瘤。在完全切除转移瘤后，术中根据病人转移瘤的数目和既往治疗史进行随机分组。共有 92% 的病人按指定方案接受治疗。在联合治疗组，2 年生存率为 86%，而全身化疗组为 72%（P=0.03），中位生存时间分别为 72.2 个月和 59.3 个月。根据一项最新的补充分析显示：肝动脉灌注联合全身化疗组 10 年生存率可达 41%，而单用全身化疗组则仅为 27%（图 99.9）（Kemeny & Gonen，2005）。在一项更新的分析中，所有病人随访至少 6 年（中位随访 10.3 年），联合治疗组的总体 PFS 明显大于单一治疗组（31.3 个月 vs.17.2 个月；P=0.02）。联合治疗组的无肝脏进展的中位生存期尚未达到，但单用治疗组的中位生存期为 32.5 个月（P<0.01）。HAI+SYS 组 10 年生存率为 41%，而仅使用 SYS 组为 27%，中位生存期分别为 68.4 个月和 58.8 个月（图 99.9 和 99.10）（Kemeny & Gonen，2005）。即使是临床评分较差的病人（Fong et al，1999），接受联合治疗组的生存率仍有提高（图 99.11）。

表 99.10　肝转移癌切除术后行辅助肝动脉灌注化疗的随机试验

组别	MSKCC,1999		多组,2002		德国,1998 [*]		希腊,2001	
	HAI+SYS	SYS	HAI+SYS	对照	HAI	对照	HAI+SYS	SYS
例数	74	82	53	56	113	113	62	60
平均进展时间/月	37.4[†]	17.2	37[‡]	18[‡]	20[*]	12.6[*]	60%[‖]	20%[‖]
平均肝内进展时间/月	无[†]	42.7	无	20.2	44.8[*]	23.3[*]	85%[¶]	50%[¶]
总中位生存时间/月	72.2	59.3	63.7	49.7	44.8	39.7		
2 年总生存率	86%[†]	72%	62%	53%	62%[‡]	65%[‡]	92%	75%
5 年总生存率	57%[§]	58%[§]	55%[§]	37.5%[§]	—	—	73%	60%

[*] 此处报道的是经治病例的结果。
[†] 与对照组相比有显著统计学差异(P<0.05)。
[‡] 未报道,但根据所引用原文发表的 Kaplan-Meier 曲线计算得出。
[§] 最新结果。
[‖] 5 年无病生存率。
[¶] 肝无病生存。
HAI,肝动脉灌注化疗;MSKCC,斯隆·凯特林癌症中心;SYS,全身化疗。

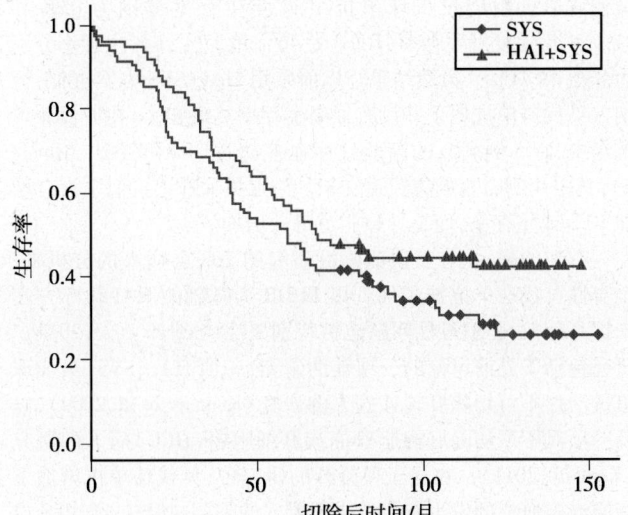

图 99.9　MSKCC 的全身化疗(SYS)作为辅助化疗与全身化疗+肝动脉灌注化疗(HAI+SYS)作为辅助化疗对比研究的最新总体生存率

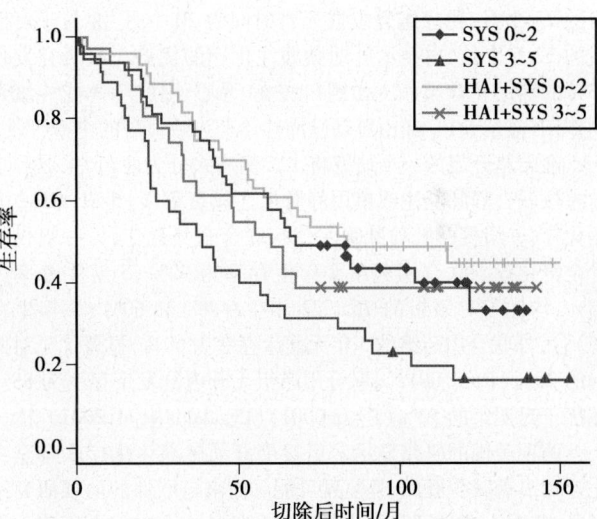

图 99.11　根据临床风险评分对生存率进行分层,评分范围为 0~5 分,每出现一项下列临床变量加 1 分:肿瘤直径>5cm,肿瘤数目>1,血清癌胚抗原>200ng/ml,原发肿瘤合并有淋巴结转移,无瘤间隔期>12 个月(From Fong Y,et al:Clinical score for predicting recurrence after hepatic resection for metastatic colorectal cancer:analysis of 1001consecutive cases. Ann Surg 230:309-318,1999.)

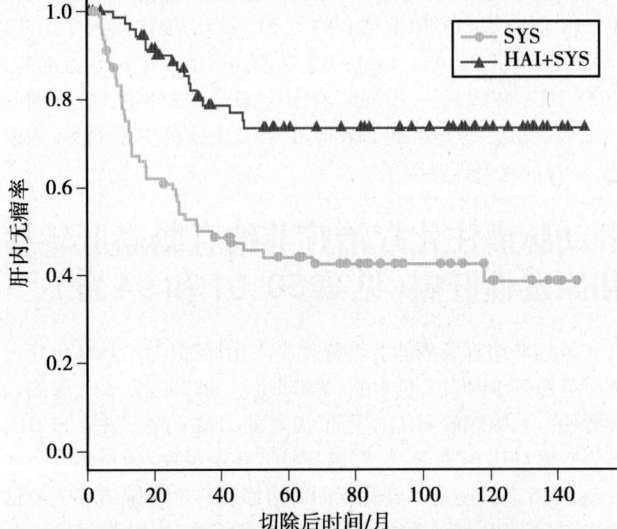

图 99.10　MSKCC 的全身化疗(SYS)作为辅助化疗与全身化疗+肝动脉灌注化疗(HAI+SYS)作为辅助化疗对比研究的最新肝内无瘤生存率

联合治疗组的化疗毒副作用亦较强,39%的联合治疗组的病人因腹泻、中性粒细胞减少症、黏膜炎、小肠梗阻等并发症而需住院治疗,而单用系统化疗组该并发症发生率仅 22%(P=0.02)。18%的联合治疗组病人有胆红素升高表现,其中大部分病人胆红素可恢复至正常,但 6%的病人需放置胆道支架。而在对照组,只有 2%的病人胆红素水平上升,2%的病人需放置胆道支架。联合治疗组和全身化疗组在治疗相关死亡率方面无显著差异(联合组 1 例,全身化疗组 2 例)。

一项组间研究(Kemeny MM et al,1999)将 109 个病人随机分为两组:一组行单纯手术切除,另一组于切除术后先予以"肝动脉灌注 FUDR+5-FU 全身化疗"方案治疗 4 个周期,再予以 5-FU 全身化疗 8 个周期。术中若发现有 3 个以上肝内转移灶或已有肝外转移的病人被剔出试验组,最终 109 人中实际入选研究的病例数为 80 人。通过该研究希望了解辅助治疗对 DFS 的影响。当对病人进行治疗分析时(n=75)发现:辅助化疗组 4 年无瘤生存率为 46%,手术组为 25%(P=0.04);辅助化疗组 4

年无肝内复发生存率为67%,手术组为43%($P=0.03$);以上结果证实了辅助化疗的有效性。而基于治疗目的的分析显示,两组间的中位生存时间或4年总体生存率无显著差异。截至目前,辅助化疗组的5年生存率为55%,优于手术组的37.5%,然而该试验并非为研究总体生存率的差异而设计。

在德国的多中心合作研究中(Lorenz et al,1998),226个病人被随机分为两组,手术组及辅助化疗组。辅助化疗组于术后接受为期6个月的5-FU/亚叶酸肝动脉灌注化疗方案(期间每28天接受1次为期5天的连续灌注化疗)。该研究因中期评估时显示辅助化疗延长生存时间的概率较小而提前中止。由于该研究中,辅助化疗组只有74%的病人接受了肝动脉灌注化疗且仅有30%的病人完成了该化疗方案治疗,故难以对肝动脉灌注化疗的疗效进行分析。基于治疗目的的分析显示肿瘤进展时间,肝内肿瘤进展时间及中位总体生存率两组间无显著差异。但就疗效而言,化疗组肝内复发时间为45个月,长于对照组的23个月;化疗组复发或死亡时间为20个月,亦长于对照组的12.6个月,均显示肝动脉灌注化疗的优势。该研究发现63%的辅助化疗组病人出现口腔炎、恶心、呕吐等3或4级毒副作用,显示5-FU经由肝动脉灌注给药可致显著的全身吸收。

在希腊开展的一项研究将122例病人分为两组,采取肝动脉灌注联合静脉灌注或单用静脉灌注丝裂霉素+5-FU+IL-2方案化疗,一组接受肝动脉灌注化疗联合全身化疗,另一组仅接受全身化疗。联合用药组2年生存率为92%,5年生存率为73%,均优于对照组的75%(2年生存率)和60%(5年生存率);另外联合用药组的5年无瘤生存率为60%,显著优于对照组的20%($P=0.0012$);联合用药组无肝内复发生存率为85%亦优于对照组的50%($P=0.0001$)(Lygidakis et al,2001)。

两项美国的研究显示术后接受肝动脉灌注化疗联合全身化疗可显著减少肝内、外复发可能。而来自欧洲的两项研究结果是:其中一项显示联合化疗可显著延长生存时间及无瘤生存时间,但另一项却未得出此项结果。在MSKCC的研究中,术后接受辅助联合化疗方案的病人的2年生存率为86%,远高于术后单用全身化疗方案病人的72%。过去的研究显示只行手术治疗的病人2年生存率约为55%~70%(Chang et al,1987;Fegiz et al,1991;Jamison et al,1997;Scheele et al,1990)。

现代化疗方案(见第100章)联合FUDR的HAI在肝转移灶切除术后的辅助治疗中进行了非随机研究,显示了改善的作用。辅助SYS伊立替康联合FUDR/地塞米松在96例病人中的Ⅰ期和Ⅱ期试验显示,在中位时间26个月的随访中,2年生存率为89%。剂量依赖性毒副作用是腹泻和中性粒细胞减少,所有27名接受最大耐受剂量治疗的病人在文章发表时都还存活(Kemeny et al,2003)。在35名病人中进行的一项Ⅰ期临床试验显示,在43个月的中位随访中,FUDR/地塞米松的辅助HAI和逐步增加剂量的SYS奥沙利铂/5-FU/LV的4年生存率和PFS分别为88%和50%。腹泻和胆红素升高的剂量依赖性毒性分别发生在8.5%的病人中(Kemeny et al,2009b)。

最近对1 000多例病人进行的多变量分析显示,肝转移灶切除术后HAI是提高生存率的重要因素之一。未接受HAI治疗的病人中位OS为50个月,接受HAI治疗的病人中位OS为68个月($P=0.0001$)(Ito et al,2008)。另一项MSKCC回顾性分析了612名病人的10年生存率,这些病人从1985年到1994年接受了

肝切除术用于评估10年生存率。接受和没有接受HAI的FUDR的病人10年生存率分别为38%和15%($P<0.0001$)(Tomlinson et al,2007)。最后,MSKCC回顾了125例接受术后SYS[FOL-FOX,5-FU+亚叶酸(leucovorin),或者伊立替康(FOLFIRI)]的转移性结直肠癌病人和125例仅接受SYS的类似病人的预后。HAI组5年肝脏PFS为75%,SYS组为52%($P=0.0005$),中位随访43个月。5年的OS分别为72%和52%(House et al,2011)。这些数据支持HAI和SYS联合治疗,但强调了对现代HAI+SYS与仅采用现代SYS进行随机研究的必要性。

有研究还尝试在HAI方案中加入其他药物。为了评估全身性贝伐珠单抗用药联合HAI的疗效,在一项肝转移灶切除术后病人的二期临床试验中,病人被随机分配到有或没有贝伐珠单抗的HAI+SYS治疗(Kemeny et al,2011)。两组间的标准化治疗包括含HAI的FUDR、5-FU/LV和奥沙利铂(如果之前使用过奥沙利铂则换为伊立替康)。在30个月的中位随访中,非贝伐珠单抗组与贝伐珠单抗组,4年生存率分别为85%和81%,4年无复发生存率(RFS)为46%和37%,1年生存率分别为83%和71%。虽然结果与以前采用HAI+SYS方案近似,但纳入贝伐珠单抗似乎并没有提高生存率。事实上,在贝伐珠单抗组中,有5例病人的高胆红素血症超过3mg/dL(51.3μmol/L),其中4例需要放置胆道支架。添加贝伐珠单抗似乎没有增加RFS或生存率,而是导致胆道毒性增加。

有趣的是,在对三项前瞻性研究的203名病人的分析中,全身性贝伐珠单抗被添加到以FUDR为基础的HAI化疗方案来提高疗效,胆道毒性问题也被特别关注(Cercek et al,2014)。研究包括了先前讨论的一项辅助研究,一项HAI+SYS+贝伐珠单抗治疗不可切除肝转移病人的研究(Kemeny et al,2009),以及一项对不可切除肝内胆管癌或肝细胞癌(HCC)病人的研究(Kemeny,2011)。在这三项分开的研究中,贝伐珠单抗增加了高胆红素血症的发生和胆道支架置入的需要,却与改善PFS或OS无关。另外的研究中贝伐珠单抗联合HAI也导致了高胆道毒性(D'angelica et al,2015)。目前还不建议将其纳入HAI中。

在一项验证KRAS突变作为结直肠癌肝转移切除病人RFS或OS预测因子的研究中,169名病人接受了辅助HAI+SYS,其中118例为KRAS野生型(WT),51例为KRAS突变(MUT)(Kemeny et al,2014)。KRAS WT肿瘤病人的3年RFS为46%,KRAS MUT肿瘤病人为30%($P=0.005$)。3年的OS分别是95%和81%。有趣的是,KRAS在多变量分析中是RFS(危险比,1.9)的重要预测因子。

肝动脉灌注化疗治疗非结直肠癌肝转移和原发性肝癌(见第50、91和94章)

虽然非结直肠癌的肝转移较少采用局部治疗,HAI化疗已用于乳腺癌、HCC、黑色素瘤(Melichar et al,2009)、支气管癌和胰腺癌。乳腺癌的研究使用了大量的HAI药物,包括FUDR,丝裂霉素/FU/阿霉素,长春碱/顺铂,环磷酰胺/依托泊苷。在一项对15名接受全身性化疗的难治性转移性乳腺癌病人的试验中,对FUDR和丝裂霉素的HAI进行了测试,结果显示部分缓解率为53%,并且在开始HAI 18个月后的OS为53%(Maral et al,1985)。单独使用FUDR和联合使用各种细胞毒性药物治

疗 HCC(见第 91 章),包括在 27 例病人中使用丝裂霉素/干扰素/FUDR(Atiq el al,1992)和 LV/多柔比星/顺铂/FUDR(Patt el al,1994)。后者的应答率为 41%～54%,中位 OS 为 15 个月。

最近 MSKCC 发表了 HAI 治疗 HCC 和肝内胆管癌(ICC)的经验(见第 50 章),并证明了动态增强磁共振成像(DCE-MRI)在 34 例不可切除疾病病人中应用 FUDR/地塞米松治疗中的相关性和预测价值。47% 的病人出现部分反应,中位 OS 为 30 个月(Jarnagin et al,2009)。在本研究中,有一位病人在接受手术后表现出了良好的反应,并被发现有完全缓解的病理反应。中位缓解时间为 1 年,中位进展时间为 7 个月。发表时的中位随访为 35 个月,1 年和 2 年生存率分别为 88% 和 67%。治疗耐受性良好,DCE-MRI 数据显示治疗前及治疗后肿瘤灌注及通透性参数与中位生存相关,因此可能可以作为治疗结果的生物标记。

虽然 HAI 联合贝伐珠单抗治疗原发性肝癌之前有过讨论,但在另一篇报道中有 17 例病人接受了基于 HAIFUDR 的治疗,随后接受了 14 天的全身贝伐珠单抗(Yopp et al,2011)。加用全身贝伐珠单抗可导致 DCE-MRI 可测量到的肿瘤灌注动力学降低,平均进展时间为 8.8 个月。DCE-MRI 所观察到的变化似乎反映了紊乱的肿瘤血管系统的正常化,从而改善了缺氧状态,并可能使细胞毒性药物的传递更有效,最终导致更长的进展时间。

在一项结合上述研究结果的最新分析中,Konstantinidis 和同事(2014)提供了 44 例病人(26 例 FUDR 和 18 例 FUDR/贝伐珠单抗)的长期结果。在中位时间 29.3 个月的随访中,41 名病人死于该病。根据实体肿瘤疗效评价标准(RECIST),48% 的病人观察到部分缓解,50% 的病人病情稳定。有 3 例病人在有反应后接受了切除,82% 的病人在从试验中移除后接受了额外的 HAI。两组联合试验的中位生存时间相似(FUDR 试验为 29.3 个月,FUDR/bevacizumab 试验为 28.5 个月)。10 例病人存活 3 年以上,其中 5 例存活 5 年以上。作者的结论是,HAI 可以延长无法切除的 ICC 的生存时间。

总结性评论

肝动脉灌注化疗有许多优点。从药理学上看,相比全身化疗,肝动脉灌注化疗可获得更高的转移灶局部血药浓度。同时,使用肝脏摄取率高的药物实际上亦显著减轻了标准全身化疗的毒副作用。肝动脉灌注 FUDR 化疗方案可获得高达 50%～70% 的有效率。这是已有报道的任何全身化疗方案所不能比拟的。FUDR 联合亚叶酸或地塞米松可以增加有效率和生存率。因为许多研究允许中途调整治疗方案,故大多数肝动脉灌注化疗的随机研究都无法准确评估其生存率方面的改善。虽然肝动脉灌注化疗可有胃肠毒性和肝毒性,但这种毒性反应可通过提高放置化疗泵的手术技巧、严密监测肝功能及肝动脉灌注地塞米松等方法达到最小化。

因为结直肠癌的远处转移通常最早出现于肝脏,所以在肝转移瘤尚小时加强早期治疗(包括手术切除或肝动脉灌注化疗或手术+化疗的联合治疗方案)可以有效防止肿瘤向其他脏器转移发展。HAI 适用于特定的肝转移病人,可能是这类病人可获得的最佳治疗方案。

(王少发　译　张志伟　审)

第 100 章

结直肠癌肝转移的系统性化疗：对手术治疗的影响

Sarah B. Fisher，David A. Kooby

每年有 132 000 人诊断为结直肠癌，其为美国癌症死亡人数的第四位（Cancer facts 2015）。其中 20% 的病人初诊即有肝转移，而在随后的病程中将有 50% 到 60% 的病人会发生肝转移（Tzeng & Aloia，2013；Zdenkowski et al，2012）。未治疗的结直肠癌肝转移病人生存期以月计算，传统化疗药物（5-氟尿嘧啶）或者区域化疗（floxuridine，氟尿苷）可将生存期延长至约一年。通过肝脏手术将所有肝转移灶切除可以使 5 年生存率达到 30% 到 40%（Abdalla et al，2004；Adson et al，1984；Fong et al，1997；Sugihara et al，1993）。对于一些经过严格筛选的病人，通过现代外科手术联合更新的化疗方案、分子靶向药物和针对肝转移灶的局部治疗可以将 5 年生存率提高至 45%~60%（Choti et al，2002；Nathanet al，2010）（见第 99 章和第 103A~103D 章）。针对该类病人采取多学科诊疗模式管理可以使其中 10%~36% 的病人长期存活（超过 10 年）（Abbas et al，2011；Choti et al，2002；Pulitano et al，2010；Smith & D'Angelica，2015；Tomlinson et al，2007）。

结直肠癌肝转移表现的严重程度各不相同，从病人全身情况良好且仅有很小一个转移灶可以适合手术切除到全身情况很差而肿瘤位置切除困难或转移灶非常广泛无法安全完整切除。全身化疗在结直肠癌肝转移的各种治疗措施中非常关键，并且因病人肿瘤负荷和全身状况的不同给药的时间和化疗的量也有很大变化。联合氟尿嘧啶、伊立替康（irinotecan）和奥沙利铂（oxaliplatin）的标准化疗方案常常同时合用靶向药物［贝伐珠单抗（bevacizumab）、西妥昔单抗（cetuximab）或帕尼单抗（panitumumab）］，既可以用于手术前的新辅助治疗或者转化治疗，也可以手术后作为辅助治疗。临床纠结主要在于找出哪些结直肠癌肝转移病人能够从手术治疗或者化疗中获益以及什么顺序治疗会获益。因为手术切除标准的变化，多数的结直肠癌肝转移病人需要获得一个有经验的外科医生的早期评估，并且在整个治疗期间进行定期评估，为此，外科医生应该熟悉化疗对于这些病人的作用（Adams et al，2013；Jones et al，2012）。

这一章将对用于治疗可切除或者初始不可切除结直肠癌肝转移的全身化疗药物进行总结并重点关注药物选择、治疗时间长短以及全身化疗和生物制剂作为这些病人的多学科治疗模式中的一环所产生的效果。

全身治疗

传统细胞毒性化疗

氟尿嘧啶

最初研发成功于 20 世纪 50 年代，抗代谢药物 5-氟尿嘧啶（5-fluorouracil，5-FU）是当时治疗结直肠癌的主要化疗药物，直到 20 世纪 90 年代出现了很多新的药物以后，其仍然被作为联合用药。5-FU 和其代谢产物通过抑制胸苷酸和合成以及将其细胞毒性氟代核苷酸整合进宿主细胞核酸中引起细胞死亡（McWhirter et al，2013）。5-FU 代谢的限速步骤是通过二氢嘧啶脱氢酶将 5-FU 转化成有活性的代谢产物二氢氟尿嘧啶，这一步骤主要发生在肝脏。95% 的 5-FU 以及其衍生物在第一次通过肝脏时即可被代谢掉，这使得含有 5-FU 的化疗方案无论是通过肝动脉灌注化疗或者全身用药，对于结直肠癌肝转移的治疗在原理上比较合理（Karanicolas et al，2014；McWhirter et al，2013）。四氢叶酸是一种还原型叶酸，常常与 5-FU 一起使用以增加其细胞毒作用。一个纳入了 19 个随机对照研究包含 3 300 例进展期结直肠癌病人的荟萃分析文章显示 5-FU 联合四氢叶酸作为一线治疗方案相较于 5-FU 单独使用增加了肿瘤反应率（21% 比 11%，$P<0.0001$）以及轻微的总生存获益（中位生存 11.7 个月比 10.5 个月，$P=0.004$）（Thirion et al，2004）。这两种药可以是序贯给药或者推注给药，6 个探索 5-FU 理想剂量的随机对照研究得出的结果互相矛盾。荟萃分析发现序贯给药方案得到了更高的肿瘤反应率（分别是 22% 比 14%，$P=0.0002$）并且改善了总生存率（风险比 0.88；95% 置信区间 0.78~0.99，$P=0.04$），其血液系统副作用小于推注给药（Piedbois et al，1998）。卡培他滨（capecitabine）作为一种口服剂型的 5-FU 前体药可以用来替代 5-FU，可以单独或与其他药物联合使用，其治疗局部进展或者转移性的结直肠癌的效果与 5-FU 相当（Cassidy et al，2011；Comella et al，2009；Dinget al，2015；Hoff et al，2001；Twelves et al，2012）。使用 5-FU 或其衍生物的治疗方案导致 40% 到 47% 的病人发生脂肪肝（Kneuertz et al，2011；Kooby et al，2003）。导致脂肪肝的真正原因被认为与肥胖和糖尿病有关，然而，其对于围手术期的影响仍然存在争议（Bower et al，2013；Gur et al，2013；Pilgrim et al，2012；Reissfelder et al，2014；Wolf et al，2013）（见第 71 章）。

奥沙利铂

奥沙利铂是一种铂类为基础的化合物,通过交连产生一种聚化加合物直接干扰 DNA 的复制和转录发生作用(McWhirter et al,2013)。一个针对进展期结直肠癌的随机对照研究结果显示在 5-FU 联合四氢叶酸(FOLFOX)治疗方案上增加奥沙利铂延长了无进展生存时间(9.0 个月比 6.3 个月,P=0.0001),但是总生存情况的差异没有统计学意义(16.2 个月比 14.7 个月,P=0.12)(de Gramont et al,2000)。随后北部中央肿瘤治疗组(NCCCTG)的临床研究 N9741 第一次显示 FOLFOX 治疗的总生存较标准治疗获益(当时的 IFL 方案,或者伊立替康联合推注 5-FU 和四氢叶酸),其纵向数据显示实际 5 年总生存 9.8%,而其他方案为 3%~5%(Sanoff et al,2008)。尽管与 5-FU 联合四氢叶酸以及其他标准治疗方案(例如 IFL)(de Gramont et al,2000;Goldberg et al,2004;Sanoff et al,2008)相比,FOLFOX 方案的 3 级和 4 级毒副作用增加(中性粒细胞减少,腹泻,感觉神经毒性),但是其仍是目前经常用于治疗转移性结直肠癌的方案,包括各种剂量和周期(FOLFOX4、FOLFOX6 和 FOLFOX7)。奥沙利铂可以引起肝窦的中断而产生肝窦阻塞综合征,表现为血管淤血蓝肝表现,增加了肝切除手术后的肝脏相关并发症(Kneuertz et al,2011)(见第 71 章)。

伊立替康

伊立替康是一种拓扑异构酶-I 抑制剂,在不可切除的结直肠癌治疗中比最佳的支持治疗(Rothenberg et al,1999)或者二线 5-FU(Rougier et al,1998)化疗有更好的生存改善。对于不可切除的结直肠癌,伊立替康联合推注 5-FU 和四氢叶酸的治疗较单独使用 5-FU 与四氢叶酸的方案改善了病人的无进展生存,反应率和总生存(分别为 7 个月比 4.3 个月,P=0.0004,39% 比 21%,P<0.001;14.8 个月比 4.3 个月,P=0.04)(Saltz et al,2000)。在如今被称为 FOLFIRI 的方案中,与单独使用 5-FU 和四氢叶酸方案相比,伊立替康联合静脉滴注 5-FU 和四氢叶酸进一步改善了无进展生存,反应率和总生存(分别为 6.7 个月比 4.4 个月,P<0.001;49% 比 31%,P<0.001,;17.4 个月比 14.1 个月,P=0.031)(Douillard et al,2000)。伊立替康可以引起脂肪性肝炎(Kneuertz et al,2011)(参见第 71 章)。对于转移性结直肠癌,在 FOLFIRI 方案基础上增加奥沙利铂,被称为 FOLFOXIRI 方案。该方案增加了反应率(66% 比 FOLFIRI 单独使用的 41%,P=0.0002)和可切除率(所有病人中的 15% 比 FOLFIRI 单独使用的 6%,P<0.033,对于转移灶仅限于肝脏的病人,为 36% 比 12%,P=0.17),同时延长了无进展生存和总生存(分别为 9.8 个月比 6.9 个月,P=0.0006 以及 22.6 个月比 16.7 个月,P=0.032)(Falcone et al,2007)。四药方案明显地增加了神经毒性和中性粒细胞缺乏症的毒性反应,仅适用于全身情况非常好的病人。

分子靶向治疗

贝伐珠单抗

贝伐珠单抗是一种重组人源化抗体,通过与血循环中的血管内皮生长因子结合而起到抑制血管再生的作用,与细胞毒性化疗方案联合使用可以有效地治疗转移性的不可切除结直肠癌(Bennouna et al,2013;Hurwitz et al,2004;Kirstein et al,2014;Kubicka et al,2013)。一般而言容易被耐受,在优化的 FOLFOX6 方案,推注 5-FU 和四氢叶酸合用奥沙利铂或者卡培他滨合用奥沙利铂基础上加用贝伐珠单抗不会增加全身化疗的毒副作用(TREE-1 and-2;Hochster et al,2008),并且有可能起到保护肝脏免受细胞毒药物造成损伤的作用(Klinger et al,2009;Ribero et al,2007b)。关于影响伤口愈合的顾虑主要基于两个早期的贝伐珠单抗初步研究结果(Hurwitz et al,2004;Kabbinavar et al,2005),这些方案中,大约三分之一的转移性结直肠癌病人进行了手术切除(Scappaticci et al,2005)。积极使用贝伐珠单抗的病人的手术伤口愈合相关并发症增加(13% 比对照组的 3.4%),但是,如果在手术前 28 天到 60 天内停用贝伐珠单抗,则不会增加伤口相关并发症(1.3% 比对照组的 0.5%)。也有报道在接受贝伐珠单抗治疗的转移性乳腺癌,结肠癌和非小细胞肺癌病人中动脉性血栓栓塞的发生率有所增加(Scappaticci et al,2007)。2008 年,Gruenberger 等人对 56 例潜在可治愈结直肠癌肝转移的病人在围手术期使用了贝伐珠单抗,卡培他滨阿和奥沙利铂,其中最后一次贝伐珠单抗使用时间到手术时间间隔不短于 6 周。其中 51 例病人接受了手术切除治疗,没有观察到切口或者腹腔内出血并发症发生,仅有 3 例病人(6%)需要输血;术后总并发症发生率 21%,与同期对照组相似(Gruenberger et al,2008;Nordlinger et al,2008)。另外,作者注意到了除一人外,其余所有病人都有正常残肝再生和功能(通过断层影像以及实验室检查评估),因此得出了贝伐珠单抗不会影响肝脏再生的结论(Gruenberger et al,2008)。另外一个较小规模的研究也得到相似结果(Uetake et al,2015)。为了减低伤口愈合并发症的风险,美国国家综合癌症网络(NCCN,2015)指南推荐最后一剂贝伐珠单抗使用和手术间隔 6 周。

FirstBEAT 临床研究将贝伐珠单抗和标准一线化疗方案用于在就诊时为转移性不可切除的结直肠癌病人(van Cutsem et al,2009b)。484 例转移灶仅限于肝脏的病人中,145 例(29.9%)成功地获得了肝切除手术治疗。所有完成肝切除手术病人的 2 年总生存为 89%,在 114 例获得 R0 切除的亚组病人中为 94%。目前尚不清楚这样的结果是因为贝伐珠单抗的作用还是标准一线化疗药物联合手术的作用。OLIVIA 研究是一个国际多中心随机对照开放标签二期临床研究,比较了贝伐珠单抗和 FOLFOXIRI 以及贝伐珠单抗和优化 FOLFOX6 用于初始不可切除的仅限于肝脏转移的结直肠癌病人,主要将总切除率作为主要终点观察指标(Gruenberger et al,2015)。尽管没有统计学差异,研究发现 FOLFOXIRI 组切除率(61% 比 49%),R0 切除率(54% 比 31%)总反应率(81% 比 62%)有所改善,代价为轻微增加但是尚可接受的毒副作用(中性粒细胞下降 50% 和 35%,腹泻 30% 和 14%)。对于成功切除的病人(分别为 21 例和 13 例),中位无复发生存时间和总生存时间也是在 FOLFOXIRI 组较好,当然,这个研究纳入的病人数目较少并且生存数据时间不足(无复发生存为 17.1 个月比 8.1 个月,风险比 0.31,95% 置信区间 0.12 到 0.75;总生存未到终点比 32.2 个月,风险比 0.35,95% 置信区间 0.15 到 0.8)。这个研究因为其较好的转化率和其关于不可切除的准确定义而受到重视:所有病灶均没有 R0 或者 R1 切除可能,和/或残肝体积不足(小于 30%),和/或转移灶与残肝主要大血管结构关系密切。

其他抗血管生成药物

阿柏西普(ziv-aflibercept)是一种可溶性的融合蛋白,通过捕获循环中可溶性促血管生成配体 VEGF-A,VEGF-B 和胎盘生长因子从而抑制其与受体的结合。其被批准用于对含奥沙利铂耐药的转移性结直肠癌的二线治疗,VELOUR 研究是在 FOLFIRI 方案基础上增加阿柏西普,其改善了中位无进展生存(6.9 个月比 4.7 个月,$P = 0.0001$)和总生存(13.5 个月比 12.06 个月,$P = 0.0032$)(van Cutsem et al,2012)。在一个亚组分析中显示其对于转移灶仅限于肝脏的病人较肝外转移或者肝外合并肝转移的病人有明显益处(无进展生存,$P = 0.008$,总生存,$P = 0.090$)(Tabernero et al,2014)。

瑞戈非尼(regorafenib)是一种口服酪氨酸激酶抑制剂,作用于 VEGF 受体 1,2 和 3,CORRECT 研究证实其治疗转移性结直肠癌的效果较最好的支持治疗组改善了总生存(6.4 个月比 5 个月,风险比 0.77,95% 置信区间 0.64 ~ 0.94,单侧检验,$P = 0.0052$),被批准用于转移性结直肠癌(Grothey et al. 2013)。

阿柏西普和/或瑞戈非尼在局限于肝脏的可切除病人中的作用需要进一步的评估。

表皮生长因子抑制剂

西妥昔单抗(cetuximab)是一个嵌合性单克隆抗体,通过其结合跨膜酪氨酸激酶表皮生长因子受体(EGFR)能力较自身配体强的特点抑制肿瘤生长。也有人认为其有增强细胞毒性化疗的作用(Broadbridge et al,2012)。对于 KRAS 基因野生型的不可切除的转移性结直肠癌病人,西妥昔单抗单独使用或者在细胞毒性化疗基础上加用可以改善生存效果(Karapetis et al,2008)。对于这些病人,与最佳支持治疗相比,西妥昔单抗明显提高了肿瘤反应率(59% 比 43%,$P = 0.003$)和无进展生存(3.7 个月比 1.9 个月,$P < 0.001$)以及总生存(9.5 个月比 4.8 个月,$P < 0.001$)(Jonker et al,2007;Karapetis et al,2008)。然而,CRYSTAL 研究显示,西妥昔单抗联合 FOLFIRI 与 FOLFIRI 相比,并没有延迟无进展生存(9.9 个月比 8.7 个月,$P = 0.17$)(CRYSTAL trial;van Cutsem et al,2009a),OPUS 研究显示联合 FOLFOX 与单独使用 FOLFOX 相比,也没有改善无进展生存(增加了反应率,客观缓解率 61% 比 37%,$P = 0.11$,较低的进展风险(风险比 0.57,$P = 0.163$))(OPUS trial;Bokemeyer et al,2009)。尽管在 CRYSTAL 或 OPUS 研究中有一小部分病人成功转化为切除手术,两个研究中加用西妥昔单抗提高了 R0 切除率(CYRSTAL 研究中 4.3% 比 1.5%,$P = 0.003$;OPUS 研究中 4.7% 比 2.4%,P 值未达到统计学意义)(Bokemeyer et al,2009;vanCutsem et al,2009a)。

随后,为进一步评估西妥昔单抗作为转化治疗的效果设计了 CELIM 研究,其比较了 FOLFOX6 加用西妥昔单抗和 FOLFIRI 加用西妥昔单抗用于解剖上不可切除或者转移个数超过 5 个的病人。两组中肿瘤反应率(68% 比 57%,$P = 0.23$)无进展生存(11.2 个月比 10.5 个月,$P = 0.4$)或总生存(35.8 个月比 29.0 个月,$P = 0.9$)没有差异,但是,研究者通过一组肝胆外科医生盲法复习影像资料的方法评估,认为主观的可切除率由化疗前的 32% 增加到了化疗后的 60%($P < 0.0001$)(Folprecht et al,2010,2014)。34% 的病人(106 例病人中的 36 例)初始被认为属于不可切除肝转移实际上获得了 R0 切除。这些病人的总生存与 R1 切除或者其他未行手术切除的病人相比有更好的总生存(53.9 个月比 21.9 个月,$P < 0.001$)。

尽管增加西妥昔单抗在转移性病人中似乎提供了一些治疗获益,其用于辅助治疗的作用仍没有获得足够证据。NCCTG N0147 研究随机把三期结直肠癌术后病人分为优化的 FOLFOX6(Alberts et al,2012)或 FOLFIRI(JHuang et al,2014)加用或者不加用西妥昔单抗治疗。两个研究均未能显示明显改善无病生存或总生存,但是与单纯细胞毒化疗药物相比,加用西妥昔单抗则会增加三级或以上副作用的发生率(Alberts et al,2012;J Huang et al,2014)。将对西妥昔单抗治疗反应分成完成切除的病人和转移性病灶未处理而继续进入新 EPOC 研究两部分,新 EPOC 研究是为了研究西妥昔单抗对于可切除病人或者勉强可切除的转移性结直肠癌病人的疗效(Primrose et al,2014)。与之前研究中的结果相反,西妥昔单抗联合标准细胞毒性化疗明显缩短了无进展生存时间(14.1 个月比 20.5 个月,$P = 0.030$)。因为没有很充分的外科质量控制使得这个新 EPOC 研究的方法学方面受到质疑,包括缺乏参与手术医生的正式审查,研究中纳入了未手术的病人(222 例中有 44 例未手术),33% 的病人切缘不足,研究的双组间 R1 比例不匹配(Nordlinger et al,2015)。尽管受到这些质疑,新 EPOC 研究的结果激发了研究因肿瘤负荷不同而产生了西妥昔单抗和化疗协同作用的机制不同的兴趣。

目前,西妥昔单抗被推荐单独或与化疗联合用于 KRAS 野生型的转移性不可切除的结直肠癌病人,有可能在转化治疗方面起重要作用。作为辅助治疗或者在可切除的病人中的作用需要更多的评估。

帕尼单抗是一个新的人源单克隆抗体,也是通过结合 EGFR 起到和西妥昔单抗相似的作用(Broadbridge et al,2012)。与西妥昔单抗相同,其单独使用或者与细胞毒性化疗联合使用可以改善不可切除的转移性结直肠癌病人的反应率以及无进展生存(Amado et al,2008;Douillard et al,2014;Poulin-Costello et al,2013;Schwartzberg et al,2014;van Cutsem et al,2007)。ASPECCT 研究显示帕尼单抗与西妥昔单抗直接比较用于化疗耐药的进展期转移性结直肠癌病人取得了临床上非劣效的结果(Price et al,2014)。

像西妥昔单抗和帕尼单抗这些 EGFR 抑制剂对于进展期转移性结直肠癌病人显示的治疗获益可能和其对于初始不可切除结直肠癌肝转移的成功转化有关。其对于以肝脏转移为主的可切除的结直肠癌病人的作用仍不明确,不推荐用于病人的辅助治疗。借鉴 EGFR 作用途径的原理有助于加深对于靶向治疗的理解,而这对于改善靶向治疗的效果非常重要。除了标准的 DRAS 外显子 2 突变筛查,对于 KRAS 外显子 3 或 4,NRAS 外显子 2、3 或 4,或者 BRAF 外显子 15 的筛查检测也会影响到治疗反应,大约 17% ~ 31% 的 KRAS 外显子 2 突变病人同时合并其他突变,这可以影响治疗反应。为进一步研究靶向药物对于结直肠癌肝转移的手术治疗或者多学科治疗的作用分子突变分析研究非常迫切。

全身治疗联合手术治疗

初始可切除结直肠癌肝转移

术前治疗

对于就诊时属于可切除的结直肠癌肝转移病人,可以立即手术并给予术后辅助化疗,或者术前化疗后再进行手术治疗(图 100.1)(Kopetz & Vauthey,2008)。尽管有推荐的围手术期化疗方案(Nordlinger et al,2008,2013),但是对于理想的化疗时机、化疗持续时间以及具体化疗方案仍没有定论。倾向于术前化疗的观点是基于以下几项理论:明确肿瘤的生物学特点以评估肿瘤的治疗反应,降低肿瘤负荷有可能简化手术,可以确保一些微转移疾病得到全身治疗而避免了因术后可能的并发症失去治疗机会(Nigri et al,2015)。有研究提示肝脏转移灶相较于原发灶或局部疾病对于全身治疗反应更好(Gervaz et al,2010)。29 例同时性肝转移病人首先接受化疗,此后行肝转移灶切除,然后行原发灶切除,与区域淋巴结(38%)或原发灶(35.7%,$P=0.02$)相比,肝转移灶无反应或者反应不明显的情况比较少见(6.9%),这提示肝转移灶的治疗反应与原发灶不同,而是有更好治疗反应(Gervaz et al,2010)。反对术前化疗的意见认为延迟切除可能会导致疾病进展,还可能因化疗引起的全身和肝脏毒性反应而增加术后并发症发生率和死亡率(Kooby et al,2003;Nordlinger et al,2008;Rubbia-Brandt et al,2007;Vauthey et al,2006)。

多数比较结直肠癌肝转移术前化疗后单纯手术或手术后辅助化疗文献是回顾性的,其研究质量因纳入人群的异质性和选择偏移而受到质疑,对于其结果的解读应该慎重(Nigri et al,2015)。有几个研究纳入了初始可切除和不可切除两种病人

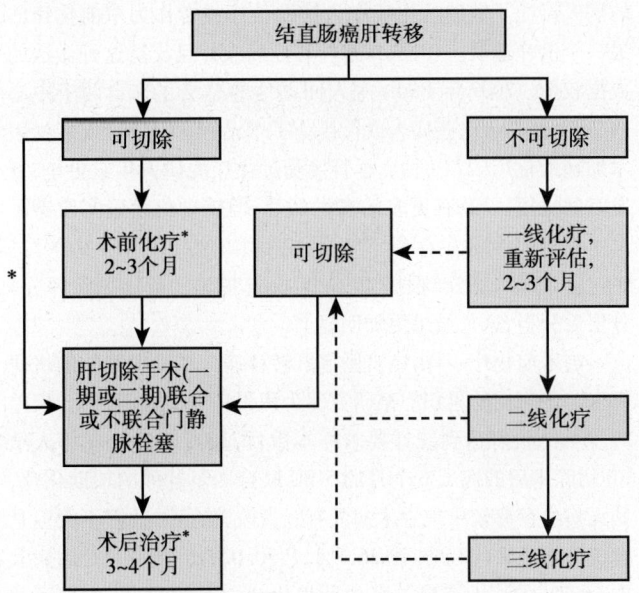

图 100.1　结直肠癌肝转移治疗建议。*PVE*,门静脉栓塞。* 对于可切除疾病的可选择方案是先手术再随后给予 6 个月的术后化疗(From Kopetz S, Vauthey JN: Perioperative chemotherapy for resectable hepatic metastases. Lancet. 371:963-965. 2008.)

(Hewes et al,2007;Malik et al,2007;Tanaka et al,2003)或者切除标准的不详细(Boostrom et al,2009;Cucchetti et al,2012;Lubezky et al,2009;Zhu et al,2014)。化疗方案的异质性以及辅助化疗中既纳入了先化疗的病人也包括了先手术的病人,这样使得对于这些结果的解读更加复杂(Araujo et al,2013;Boostrom et al,2009;Cucchetti et al,2012;Hewes et al,2007;Lubezky et al,2009;Malik et al,2007;Oh et al,2013;PintoMarques et al,2012;Reddy et al,2012;Tanaka et al,2003;Zhu et al,2014)。关于选择偏倚,有几个研究中接受术前化疗的病人更年轻(Araujo et al,2013;Pawlik et al,2007;Reddy et al,2012;Scoggins et al,2009;Spelt et al,2012),并且更多的是同时性肝转移(Boostrom et al,2009;Cucchetti et al,2012;Hewes et al,2007;Pinto Marques et al,2012;Spelt et al,2012)或短时间内发生转移(Araujo et al,2013;Reddy et al,2012)。而转移灶肿瘤直径更大(Adam et al,2010;Reddy et al,2012)或者数目更多时(Araujo et al,2013;Lubezky et al,2009),还需要额外的消融治疗(Reddy et al,2012;Scoggins et al,2009),这些提示了肿瘤具有更大的侵袭性。相反,具有更好的肿瘤生物学行为(例如,单发异时性转移灶和较晚发生转移)可能没有从围手术期化疗中获益。在一个基于多中心注册研究,Adam 等人在 2010 年发现那些单发直径小于 5cm 的异时性肝转移病人,术前和术后化疗都没有影响病人的无病生存期或者总生存期,这说明在进行围手术期化疗时,病人的选择非常关键。

尽管由于回顾性研究本身导致的纳入病人的不同,但多个基于组织病理的研究提示,接受术前化疗的病人的肝损伤发生率的增加(Kneuertz et al,2011)。化疗相关肝损伤可以引起更多的围手术期并发症和死亡率的增加,并且这种增加的程度与化疗的剂量相关(Aloia et al,2006;Karoui et al,2006;Kneuertz et al,2011;Kooby et al,2003;Vauthey et al,2006)。2006 年,Aloia等人在一个纳入 112 例病人的研究中发现那些接受超过 12 个周期化疗的病人较那些接受化疗较少的病人有相似的围手术总并发症发生率和死亡率,但是其手术风险增加(11% 比 0%,$P=0.04$),住院时间延长(15 天比 11 天,$P=0.02$)。一个纳入 67 例病人的研究提示,对于在大块肝切除手术中接受了全肝血流阻断的病人中,接受术前化疗的 45 例病人有更高的总并发症发生率(死亡率无差别)(38% 比 13.5%,$P=0.03$),并发症发生率与化疗周期数直接相关(Karoui et al,2006)。另一个研究,在接受了中位数为 16 周的化疗病人中,与没有脂肪性肝炎的病人相比,化疗相关脂肪性肝炎(248 例病人中 34 例接受了化疗,158 例病人没有接受化疗)的 90 天死亡率是增加的(14.7% 和 1.6%,$P=0.001$)(Vauthey et al,2006)(参见第 71 章)。

几个较小的一期和二期临床研究对于限定了术前化疗周期数的可切除结直肠癌肝转移病人进行手术后结果显示其围手术期并发症和死亡率还是可以接受的(表 100.1)(Bathe et al,2004,2009;Boxberger et al,2010;Gruenberger et al,2008;Lorenz et al,2003;Wein et al,2003)。2008 年,Gruengerger 等人在一个二期临床研究中,纳入了 56 例复发风险较高的可切除的结直肠癌肝转移病人(根据 1999 年 Fong 提出的临床风险评分),在术前术后进行了 6 个周期的卡培他滨、奥沙利铂和贝伐珠单抗的化疗。仅 3 个病人(5.4%)因疾病进展未行手术,术后并发症发生率不高(21%),提示术前治疗,在剂量限定条件下,不会导致围手术期并发症发生率增加。

表 100.1 可切除结直肠癌肝转移病人新辅助化疗一期和二期临床研究

文献	可切除性定义	化疗方案	化疗时长/周	例数	同时性转移/%	大块肝切除比例/%	R0切除/%	并发症/%	死亡率/%	2年和(5年)无病生存率/%	2年和(5年)总生存率/%
Lorenz et al, 2003	残肝体积大于30%和Nordlinger评分	FOLFOX	6或12	42	93	64	81	36	4.7	–	–
Wein et al, 2003年，Boxberger et al, 2010（更新）	肝胆外科医生决定	FOLFOX	12~18	20	55	40	80	50	0	52(25)	80(40)
Bathe et al, 2004, 2009(更新)	肝胆外科医生决定	FPLFIRI	12*	35	60	–	–	19	3	47	93
Gruenberger et al, 2008	高危结直肠癌肝转移为Fong评分大于等于1和根据多学科讨论定义可切除性	CapeOX+贝伐珠单抗	12	56	61	36	93	21	–	–	–

*增加另外12周的辅助治疗。
FOLFOX:5-FU,四氢叶酸,奥沙利铂;FOLFIRI:5-FU,四氢叶酸,伊立替康;Cape Ox:卡培他滨,奥沙利铂。

至今,仅有一项 RCT 研究验证可切除的结直肠癌肝转移病人术前化疗的作用(Nigri et al,2015)。EORTC(欧洲癌症研究和治疗组织)40 983 研究随机纳入 364 例转移灶数目小于等于 4 个的结直肠癌肝转移病人,分成在术前或者术后接受 6 个周期 FOLFOX4 和仅接受手术治疗两组(Nordlinger et al,2008,2013)。多数病人完成了术前和术后的化疗(分别为 80% 和 76%),尽管在接受化疗的病人中可逆的术后并发症发生率较高(25% 比 16%,P=0.04),但是没发生预料之外的化疗相关副作用。最初的结果显示接受化疗的病人,其 3 年无进展生存期较好(42.7% 比 33.2%,风险比 0.73,95% 置信区间 0.55~0.91),完成化疗的病人,其绝对无进展生存差别高达 9.2%(Nordlinger et al,2008)。长期随访结果没能显示明显的生存获益(化疗组 5 年总生存率 51.2%,95% 置信区间 43.6~58.3,而单纯手术组为 47.8%,95% 置信区间 40.0~55.0)(Nordlinger et al,2013)。关于无进展生存期的获益是来自术前或者术后化疗的作用还是两者都有,以及这种获益是否可以变成这些特定病人群的生存获益仍然不能确定。

研究可切除结直肠癌肝转移病人术前治疗问题或者其他问题,特别是要牵涉到需要随机外科干预措施时候,其困难之一就是来自医务人员和病人的偏移以及随之而来的招募困难。PANTER 研究(NCT01266187)将可切除的结直肠癌肝转移病人随机分为手术后行 24 周的 FOLFOX 辅助化疗,以及术前 FOLFOX 化疗 12 周后手术,术后再行 12 周辅助化疗两组,这个研究从 2011 年即开始了而且目前仍然在招募病人。PERIMAX 研究设计为将可切除的结直肠癌肝转移病人分为手术后辅助 FOLFOX 化疗,以及围手术期 FOLFOXIRI 方案联合贝伐珠单抗两组,由于没有招募到足够病人而关闭(Stein et al,2012)。

基于可查及的资料,目前认为,对于可切除的结直肠癌肝转移病人的化疗方案应该有一个时间限定(NCCN 指南限定为 2~3 个月)以避免化疗相关的肝脏损伤和相应的围手术期并发症增加。另外,为评估最佳的术前化疗时间长短,未来在着眼于研究最有效的化疗方案的同时,也要研究化疗和手术之间最理想的间隔等待时间(Nordlinger et al,2010;Vauthey et al,2010)。

辅助化疗

根据结直肠癌原发灶淋巴结阳性病人辅助治疗结果的权威数据(Andre et al,2004,2009),多数结直肠癌肝转移手术后的病人接受了辅助的化疗作为辅助治疗或者作为术前化疗的另一个治疗选项。相反,来自转移性病人并且支持这种做法的数据较少。2007 年 Parks 等人回顾性的总结了来自两个中心的 792 例病人,这些病人或仅接受手术治疗(518 例)或接受手术加辅助化疗(274 例)。尽管接受过化疗的病人年纪更小,复发时间更短,以及有更多的多发病灶,但辅助化疗确实改善了总生存期(5 年总生存率 37%,而仅手术的为 31%,P=0.007)。经过临床风险评分(根据 1999 年 Fong 提出的临床风险评分)分层后分析,这个结果更加明显。

与术前化疗一样,结直肠癌肝转移病人辅助化疗的随机研究也苦于病例的累积。某研究因为积累病人困难而终止,仅差 29 个病人没有达到统计要求样本数目,2006 年 Portier 等人给 R0 切除术后的病人 6 个月的 5-FU 联合四氢叶酸的辅助化疗,其无病生存率较单纯手术病人有轻微改善,虽然改善不大但是有统计学意义(33.5% 比 26.7%,P=0.028)。接受化疗的病人中 66.7% 的病人完成了至少计划化疗方案的 85%,发现了总生存获益的趋势(51.1% 比 41.1%,P=0.13)。EORTC0923 研究设计与上述研究相似,也因没有完成病例收集而失败,仅 53% 的病人完成了计划的化疗。2008 年 Mitry 等人将 EORTC0923 的病人资料和 2006 年 Portier 等人的资料汇总后分析发现接受化疗的病人有无进展生存和总生存获益的趋势（分别为 27.9 个月比 18.8 个月，$P=0.058$，62.2 个月比 47.3 个月，$P=0.095$）。第三个研究也因为无法招募足够的病人而提前终止（设计需要 420 例病人，仅招募到 320 例病人），这个研究给予了更强力的 FOLFIRI 方案，没有发现化疗组较单纯手术组有明显的生存获益（无病生存 21.6 个月比 24.7 个月，$P=0.44$）（Ychou et al,2009）。正在进行的研究包括 2015 年的 ATTACHE 研究，这是一个由澳大利亚胃肠疾病研究组（AGITG）发起的 RCT 研究，比较初始可切除的结直肠癌肝转移病人给予 EORTC 风格的围手术期化疗和仅做术后辅助化疗的效果。

　　对于结直肠癌肝转移病人应用化疗仍然具有挑战。2014 年一个来自美国随访流行病学和终点结果数据库（SEER），纳入了 1 926 例进行手术切除的结直肠癌肝转移病人的研究显示，从 1991 年到 2007 年，术前化疗逐渐增加（从 1991 年到 1999 年期间的 8.6% 到 2000 年到 2007 年期间的 14.6%）（Parikh et al,2013）。总体而言，围手术期给予任何一种化疗的比例都偏低，无论早些时候还是较晚时期（围手术期为 33%），这主要来自提供治疗的不方便以及因为各种资料互相矛盾的结果或者缺乏数据支持导致的医务人员对于化疗的犹豫。影响围手术期使用化疗的因素包括种族（白人要比黑人更多的接受了化疗）、年龄较轻和同时性（47% 比异时性转移的 19%，$P<0.001$）。该研究提示围手术期化疗使用不足，但是，这可能与该研究资料是在 EORTC40983 研究结果发表之前相关。2015 年 NCCN 指南认为对于可切除的结直肠癌肝转移病人给予围手术期化疗是标准治疗措施，但是没有区分是术前还是术后辅助治疗。多数情况下，对于可切除结直肠癌病人接受了至少 6 个月的围手术期化疗，可以是术后辅助完成或者分成术前化疗以及术后立刻给予辅助化疗（见图 100.1）（Kopetz & Vauthey,2008）。

初始不可切除结直肠癌肝转移：转化化疗

　　结直肠癌肝转移可切除性的定义非常不统一（Jones et al,2014）。无论是回顾性研究还是前瞻性研究都使用了各种不同的标准定义，包括限制了肿瘤的总个数或者肿瘤的大小、双侧肝脏分布、侵犯了主要管道结构，或者由有经验的肝胆外科医生判断而定。一个 2006 年的专家共识定义了技术上的不可切除为不能将全部病灶切除后仍然保留多于 20% 的残肝体积并且至少两个相邻的肝段以及相应的血管进入，流出和胆道引流（Adams et al,2013；Charnsangavej et al,2006）。除了这些技术上的因素以外，病人应该是全麻耐受，切除手术的决定应该是肿瘤学方面有意义（例如：基于化疗反应和能够清除所有病灶）（Adams et al,2013）。

　　多数病人的结直肠癌肝转移（80%）被认为是不可切除的，其中的一部分病人由于对术前化疗有非常充分的反应（转化治疗）而允许进行以治愈为目的的切除。最早并且是最大宗的成功转化化疗的研究中，1 104 例初始不可切除（定义为不能保留至少 30% 的残肝体积或者存在肝外转移）的结直肠癌肝转移病人中的 138 例（12.5%）经过平均 10 个周期的化疗后成功接受了治愈为目的的切除手术（Adam et al,2004a）。尽管 80% 的病人发生了复发，接受了切除手术的病人，其 5 年和 10 年总生存率分别为 33% 和 23%。更新的研究显示经过转化治疗后成功完成切除手术的病人，其总生存与先行手术治疗的病人相似，尽管前者似乎复发率更高（Ardito et al,2013；Nuzzo et al,2007）。转化成功率 12.5% ~ 82.4%，造成差异的主要原因可能来自可切除性的定义以及纳入研究的病人的差异（表 100.2）（Adam et al,2004a；Alberts et al,2005；Ardito et al,2013；Baize et al,2006；Capussotti et al,2006；Garufi et al,2010；Giacchetti et al,1999；Lam et al,2012；Masi et al,2009；Nuzzo et al,2007；Rivoire et al,2002；Ychou et al,2008）。如果对纳入 RCT 研究的病人不加选择，转化成功率为 4.7% ~ 40% 不等（Bokemeyer et al,2009；Falcone et al,2007；Masi et al,2010；van Cutsem et al,2009a）。影响转化成功率的因素包括较小的初始肿瘤负荷（病灶数量、大小或者占整个肝实质的比重）（Adam et al,2004a；Giacchetti et al,1999）和可评估的肿瘤对于术前化疗的反应（Giacchetti et al,1999）。

　　增加诸如门静脉栓塞（见第 108 章 C）、肝动脉灌注化疗（第 99 章）或者消融治疗（第 98A ~ D 章）等其他辅助治疗措施也是有价值的。有报道支持，采取多种模式治疗的病人长期（10 年）生存达 27%（Adam et al,2009）。最近，斯隆·凯特林癌症中心的研究者报道了一个纳入 49 例肝脏广泛转移并且既往接受过治疗的病人通过全身化疗联合肝动脉化疗后 47% 转化为可切除（D'Angelica M et al,2015）。分期肝切除手术，首先将残肝内的病灶切除干净，随后行大块或者扩大肝切除手术再联合其他多种非手术治疗措施，可以获得高达 50% 的 5 年生存（Brouquet et al,2011）。

　　转化化疗需要的理想时间根据病人和病情而定。为避免化疗相关肝脏损伤，化疗时间应该限制在充分起作用以后满足到技术上的可切除即可，而不是要将治疗效果达到最大（Adam et al,2004a）。较长的治疗时间增加了肝脏毒性的同时并没有改善病理学反应率。2010 年，Kishi 等人在一个纳入可切除和初始不可切除病人的双中心的国际研究中显示，接受 9 个或以上周期术前化疗的病人更容易发生病理学上的肝窦损伤（42% 比 26%，$P=0.017$），术后肝功能不全的发生率更高（11% 比 4%，$P=0.035$），同时没有增加完全缓解或者明显病理学反应率（55% 比 57%，$P=0.074$）。对于那些勉强可切除或者不可切除病人，增强化疗会引起肝脏损伤的风险，计划行手术治疗时需要考虑到这个问题。一个 194 例接受扩大右半肝切除的病例研究，86 例接受了 12 个周期以上的化疗，结果显示残肝体积超过 30% 是预防术后肝功能不全的保护因素（Shindoh et al,2013b）。

　　未来的转化化疗研究应该清晰定义可切除的标准，评估可能影响样本筛选的病人和肿瘤特点以及探索为能进行以治愈为目的的手术切除的理想化疗方案和化疗强度。

表100.2 初始不可切除结直肠癌肝转移行手术后效果

文献	研究设计	化疗方案	病例数	转化成功例数(%)	化疗周期中位数	肝外转移/%	R0切除率/%	并发症发生率/%	死亡率/%	无病生存中位数/月	总生存中位数/月
Giacchetti et al,1999	回顾性 1988—1994年	5-FU/四氢叶酸,Ox	151	68(45)		0	83			17	48
Rivoire et al,2002	回顾性,1996—1997年	5-FU/四氢叶酸,Ox	131	57(43.5)	7.4	0	100	14	2		39
Adam et al,2004a	回顾性 连续病人入组 1988—1999年	5-FU±Ox,±伊立替康	1 104	138(12.5)	10	38	93	28	0.7	22%*	33%*
Alberts et al,2005	前瞻性二期临床,1991—2001年	FOXFOX	42	15(35.7)	10	0	93		0		3年时67%
Baize et al,2006	回顾性	5-FU/四氢叶酸,Ox	39	11(28.2)	6	0	73	64	0	16	60
Capussotti et al,2006	回顾性,连续病人入组 2000—2003年	Ox 为基础的化疗	104	34(32.7)	8	9	82	35.3	0	8.7	45.9
Nuzzo et al,2007,Ardito et al,2013(update)	回顾性 2000—2004年	FOLFIRI	42	15(35.7)	0	9	100	20	0	3年时31%	46,5年时36.7%
Ychou et al,2008	前瞻性,二期临床研究,2000—2003年	FOLFIRINOX	34	28(82.4)	9.5	0	32		0	13.9	36
Masi et al,2009	前瞻性,两个二期和一个三期合并,1999—2005年	FOLFOXIRI	196	47(24.0)	11	32	88	27	0	5年时29%	40
Garufi et al,2010	前瞻性,2006—2008年	FOLFOX+西妥昔单抗	43	34(79.1)	6	7	93		0	15	2年时80.6%

*5年无病生存和总生存率。
Ox:奥沙利铂;FOLFIRI:5-FU,四氢叶酸,伊立替康;FOLFIRINOX:5-FU,四氢叶酸,伊立替康,奥沙利铂。

治疗反应

影像学

多种影像学检查可以用于结直肠癌肝转移病人的术前检测和治疗评估，包括超声（见第15章）、超声造影、CT（见第18章）、磁共振成像（MRI；见第19章）和氟脱氧葡萄糖PET（见第17章）。影像学检查的选择应该根据需求来选择，如果可能，应该选择MRI用于发现和定性结直肠癌肝转移，特别是对于有脂肪肝的病人或者经过术前化疗的病人（Adams et al，2013）。使用诸如钆酸二丁胺或钆酸二钠的肝细胞特异性造影剂可以让MRI检查更有效的发现较小的结直肠癌肝转移灶（Adams et al，2013；Tirumani et al，2014）。

传统上，对于细胞毒性治疗的反应可以用世界卫生组织的标准或者实体肿瘤治疗反应评估标准（RECIST），这种评估强调肿瘤体积的缩小（Nishino et al，2010；Tirumani et al，2014）。分子靶向治疗可以改变肿瘤的形态学特点，例如边界更清晰或者影像学密度变化，但很少影响肿瘤大小变化，因此使用分子靶向治疗以后，需要肿瘤治疗专家重新考虑基于肿瘤大小评估治疗反应的标准。例如，一项大的三期临床研究结果提示，贝伐珠单抗可以改善转移性结直肠癌的生存（Hurwitz et al，2004；Kabbinavar et al，2008）、增加病理学反应率（Ribero et al，2007b），但是没有改变基于RECIST标准的反应率（Saltz et al，2008）。2009年，Chun等人提出了一种改良的评级方法，即采用半定量的方法评价肿瘤的影像学密度减低程度（不均匀性到均匀性），肿瘤边界的清晰程度和肿瘤周边强化水平（图100.2）。将结直肠癌肝转移病人的病理学反应情况和切除标本进行匹配研究发现，对于接受以贝伐珠单抗为基础的化疗的不切除结直肠癌肝转移病人，形态学反应较好的病人有更长的总生存期（31个月比不完全反应或没有形态学反应的19个月，$P=0.009$），而按照RECIST标准，没有总生存的相关性表现（有病理学反应的病人中位生存没有达到比稳定或进展的病人的34个月，$P=0.25$）（Chun et al，2009）。

尽管一个纳入38例病人的研究没有发现改良标准和病理学反应之间有相关性（Egger et al，2013），多数研究认为改良标准对于预测病理学反应比RECIST标准更敏感，甚至对于没有使用分子靶向治疗时也同样更敏感。一个纳入59例结直肠癌肝转移病人接受化疗联合或者不联合贝伐珠单抗治疗的回顾性研究发现用改良标准评估的反应情况可以比RECIST标准更准确地预测复发时间（Chung et al，2012）。M.D.安德森癌症中心的一项209例回顾性研究发现，病人经过奥沙利铂为基础联合或者不联合贝伐珠单抗的新辅助化疗后行手术治疗，使用形态学评估发现，有对贝伐珠单抗有反应的病人的总生存较反应稍差的病人有所改善，与化疗方案无关（5年总生存率74%比45%，$P<0.001$）。尽管接受贝伐珠单抗的病人治疗反应更常见（47%比12%，$P<0.001$），但是单独接受细胞毒化疗后有治疗反应的病人也有更好的生存。另外，改良CT标准对于预测明显病理学反应（定义为残存肿瘤细胞数<50%）较RECIST更

敏感（在形态学反应较好的病人为92%比病理学反应和通过RECIST评估为病理学反应的83%，$P<0.001$）（Shindoh et al，2012）。最近一个研究纳入86例结直肠癌肝转移经化疗（联合或者不联合贝伐珠单抗）后行手术治疗的病人也显示CT形态学反应（组一）有较少的残留肿瘤活性（平均活性组一为10%比组二的35%比组三的75%，$P<0.03$）（Nishioka et al 2015）。在一个较小的研究中，接受贝伐珠单抗和大于6个周期化疗的病人是与更好的形态学反应相关的因素（分别为：风险比6.80，95%置信区间1.18~129，$P=0.03$；风险比3.57，95%置信区间1.05~14.3，$P=0.04$）。"临床反应性良好"的定义以及为获得理想化疗反应需要的化疗周期数需要进一步的细化。

病理学反应

有多种描述病理学反应的方法描述纤维化取代肿瘤的程度，残留存活肿瘤细胞的比例和肿瘤和正常肝脏交界处肿瘤的厚度。各种评估中显示有治疗反应以及结直肠癌肝转移病人在接受含贝伐珠单抗的术前化疗后再手术治疗与生存相关。2007年，Rubbia-Brandt等人使用一个改编自食管癌的分级系统说明残存活肿瘤细胞的比例和纤维化程度，那些被认为组织学反应明显（29例）或者轻微（30例）的病人较没有组织学反应的病人（49例）有更好的无病生存和总生存（分别为38%比37%比15%，$P=0.008$和41%比38%比9%，$P=0.0019$）。2008年，Blazer等人回顾了271例行术前化疗和手术切除的病人，结果发现病理学上完全反应（没有肿瘤细胞残留，25例）的病人5年总生存率为75%，基于整个肿瘤残留体积计算为病理学反应明显（残留或肿瘤细胞为1%~49%，97例），其5年总生存率为56%，那些病理学反应较小（超过50%的肿瘤细胞残留，149例）或没有反应的病人五年总生存率33%（完全反应和明显反应相比$P=0.037$，明显反应和反应较小相比$P=0.028$）。2010年，Maru等人测量了肿瘤和正常肝脏交界处连续存在的反应带中最厚处的厚度，发现其和两种影像学评估（形态学标准，斯皮尔曼检验$r=0.8$，$P<0.0001$；RECIST标准，斯皮尔曼检验$r=0.35$，$P<0.001$），和以残留肿瘤细胞比例为标准的病理学反应（斯皮尔曼检验$r=0.8$，$P<0.0001$）以及和总生存相关一致（厚度小于0.5mm，0.5mm到5mm和大于5mm的4年无病生存率分别为70%，51%和35%，$P=0.047$）。

一个大宗研究中4%的病人发生了完全病理学反应（767例病人中的29例）并且在年轻病人（年龄≤60岁，相对危险系数4.1，95%置信区间，1.1~15.1，$P=0.003$），就诊时转移灶较小的病人（直径≤3cm，相对危险系数3.1，95%置信区间1~9.5，$P=0.05$）和癌胚抗原较低的病人（相对危险系数5.6，95%置信区间1.2~26.3，$P=0.03$）更常见（Adam et al，2008）。一项纳入249例病人经过术前化疗后完成手术的研究发现，肝切除时肿瘤≤3cm是良好病理学反应的独立相关因素（≥75%，$P=0.01$），肿瘤≤3cm以及纤维化≥40%明显改善病人的无病生存（5年，分别为83%比47%以及87%比51%，$P<0.01$）（Poultsides et al，2012）。另一个潜在的预测影像学和病理学反应的指标是KRAS突变状态。在一个纳入184例病人的研究

RECIST标准稳定疾病和形态学评估反应良好

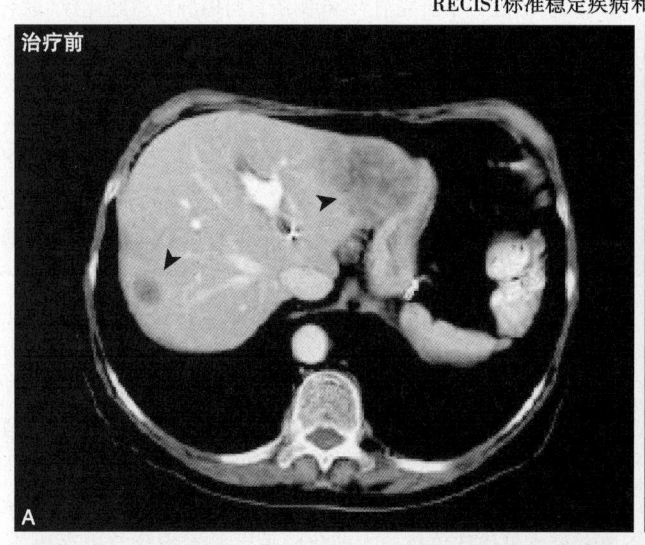

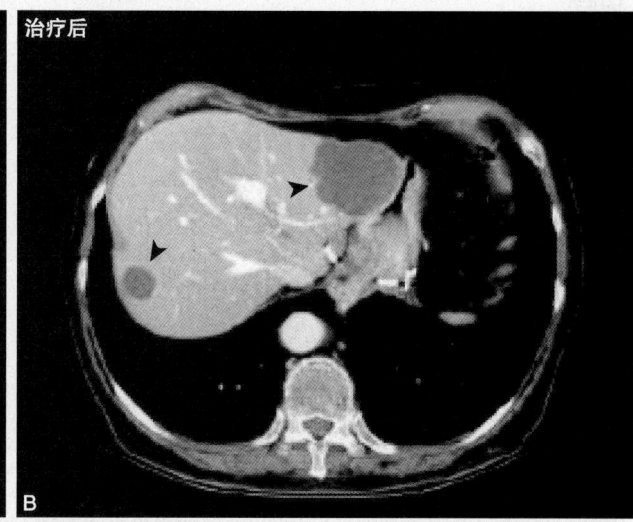

RECIST标准稳定疾病和形态学评估反应不完全

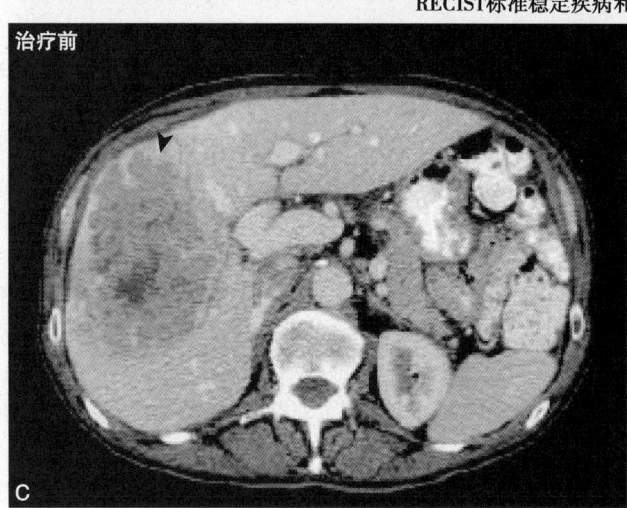

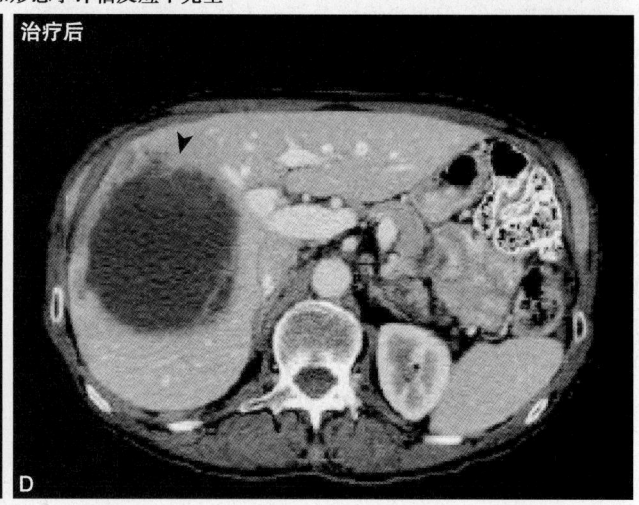

―――――――――― CT表现特点 ――――――――――

形态学组	总体强化	肿瘤边界	环形强化晕
3	异质性	不清晰	可以存在
2	混杂	部分清晰	初始存在情况下部分退缩
1 (较理想反应)	均质性, 低强化	清晰锐利	初始存在的情况下完全消失

图 100.2　根据 RECIST 标准和形态学标准进行治疗前和治疗后的 CT 评估。(A)箭头所指为肿瘤和肝脏界面。(B)形态学评价反应良好的特点包括密度减低和肿瘤边界更清晰。(C)形态学评估不完全反应特点为密度减低但是肿瘤边界经过治疗后仍然不很清晰(D)。下方的表格总结了改良疗效评估方法的分级标准(Modified From Chun YS, et al: Association of computed tomography morphologic criteria with pathologic response and survival in patients treated with bevacizumab for colorectal liver metastases. JAMA 302: 2338~2344, 2009.)

中,那些 KRAS 野生型的肿瘤病人(146 例)比 KRAS 突变的病人有更好的形态学和病理学反应(分别为:32.9% 比 10.5%,P=0.006;48.9% 比 36.8%,P=0.015),同时有更长的 5 年总生存率(61.6% 比 23.2%,P<0.001)(Mise et al,2015a)。

目前,只有一个研究(Brouquet et al,2013)对 Maru 采用的分级标准和 Rubbia-Brandt(2007)采用的分级标准进行了直接比较。在这个国际多中心研究中,171 例结直肠癌肝转移病人经过术前化疗后接受了手术,所切除的标本经过了课题中心和各分中心病理学家的评估,发现两种分级系统都能很好地判断无病生存率,对于通过测量残留肿瘤细胞比例判断为完全病理学缓解的病人 5 年无病生存率为 77%(相比明显缓解的病人为 31%,缓解不明显的病人为 18%,P<0.05),肿瘤厚度小于 0.5mm 的 5 年无病生存率为 58%(相比于 0.5~5mm 的病人为 24%,大于 5mm 的病人为 11%,P=0.002)。另外,在中心和各单位观察者之间的一致性也非常好,残留肿瘤细胞百分比的 κ 为 0.82,肿瘤和正常肝脏界面厚度的 κ 为 0.76,提示这两种方法均有效且重复性良好。就我们所知,尚无研究直接比较三种方法(Gruenberger et al,2012)。今后的研究应该明确定义采用哪种方法进行病理学反应评估以及影响影像学和病理学反应的预后因素。

化疗进展

只要病灶仍然是解剖学上可切除的,接受新辅助化疗时的进展并不是绝对的切除禁忌证(Zdenkowski et al,2012)。相反,进展应该被认为是一种肿瘤侵袭性的生物学行为标志。2004 年 Adam 等人在一组 131 例结直肠癌肝转移病人行新辅助化疗期间进展的 34 例行手术切除≥4 个病灶后 5 年无病生存率和总生存率仅仅为 3% 和 8%。2003 年 Allen 等人在一组纳入 106 例结直肠癌肝转移病人的研究中发现,在接受新辅助化疗期间疾病进展的 17 例病人接受手术总生存率下降(5 年总生存率 35% 比 85%,P=0.03)。同一个研究组随后发现在新辅助化疗期间疾病进展的病人术后给予肝动脉灌注化疗(见第 99 章)较未接受肝动脉灌注化疗的病人呈现生存改善的趋势(3 年总生存率 70% 比 50%,P=0.12),这提示经过更积极的治疗可以挽救这部分病人(Gallagher et al,2009)。而另一个研究认为,不论结直肠癌肝转移病人对于新辅助化疗有反应还是发生进展,在接受手术后取得了相似的生存结果(5 年总生存率 37%)。但在这个研究中对于治疗反应采用了更严格的定义(肿瘤缩小>50% 比 RECIST 标准规定的>30%),具有较高的化疗进展比例(60%),这可能掩盖了对于治疗有无反应的区别(Neumann et al,2009)。化疗后进展的病人接受手术治疗后的生存仍然优于仅继续接受化疗的病人。尽管某些病人在新辅助化疗期间的进展非常明显而超出治愈为目的的手术切除范围,对于那些仍然属于解剖学上可切除的病人,进展到什么程度就不再考虑治愈为目的的手术切除仍然不清楚。

癌胚抗原

对于所有分期的结直肠癌病人,血清癌胚抗原是一个已知的疾病复发标志物。最近的研究提示其也可以作为那些就诊时癌胚抗原水平升高的结直肠癌肝转移病人对新辅助化疗反应评估的生化指标。在一项纳入 74 名就诊时癌胚抗原水平升高的不可切除结直肠癌肝转移或者合并肝外转移的病人研究

中发现,经过三个周期化疗后,癌胚抗原的降低一半,与 RECIST 标准评估的影像学反应程度相一致(Nagai et al,2014)。至少部分反应或者稳定的病人其癌胚抗原水平下降,而进展的病人其癌胚抗原水平升高。这种表现也与 30 例行手术治疗病人的病理反应一致,癌胚抗原水平在 20 天以内下降一半的 15 例病人,其无进展生存和总生存明显提高。一项纳入 139 例可切除结直肠癌肝转移病人进行联合贝伐珠单抗的新辅助化疗的研究中,癌胚抗原水平下降较基础水平超过 50% 的病人有较高的影像学反应率和总生存率(风险比 0.37,P=0.025),但是无复发生存期没有改善(Stremitzer et al,2015)。相反,2015 年,Araujo 等人在一个纳入 318 例性结直肠癌肝转移切除病人的研究中发现,术后癌胚抗原水平超过 15ng/ml(术后 6 个月内抽血化验)与两年内疾病复发明显相关。

随着多学科治疗模式的发展,结直肠癌肝转移病人的生存不断改善,未来需要更加关注对于治疗反应的影像学和生化方面的评估指标。

肝转移灶的消失

使用一线化疗行全身化疗的客观反应率可以高达 50%(Bischof et al,2013)。术前化疗可能会导致潜在病灶难以发现,这些病灶称为消失的转移灶。结直肠癌肝转移病人进行术前化疗时近四分之一的病人会有一个影像学完全缓解,也叫消失的转移灶(Auer et al,2010,Benoist et al,2006,Bischof et al,2013,Elias et al,2004b,2007,Gaujoux et al,2011,Tanaka et al,2009,VanVledder et al,2010)。发生转移灶消失的比例与术前影像学检查方法的敏感性相关。另外,术前化疗产生的肝脏实质变化改变了 CT(见第 18 章)和 FDG-PET(第 17 章)的敏感性(Angliviel et al,2009,Lubezky et al,2007)。一项比较结直肠癌肝转移病人不同的影像学方法的前瞻性研究发现,与 MRI 相比,CT 和 FDG-PET(见第 19 章)在行术前化疗后敏感性下降(CT 为 91% 比 77%,FDG-PET 为 78% 比 48%,磁共振为 94% 比 91%),说明 MRI 更适合用于术前化疗后方检查(Rojas Llimpe et al,2014)。其他研究也表示,如果采用第二种影像学方法在术前确认消失的转移灶,一般是采用 MRI(Gaujoux et al 2011)。

另外一些产生转移灶消失的因素包括病灶较小(<2cm)(Tanaka et al,2009,van Vledder et al,2010)和术前化疗周期数目增加,有研究报道每增加一个化疗周期增加 18% 的导致肝转移灶消失的风险(van Vleddr et al,2010)。对于存在转移灶消失风险的病人(病灶较小或者计划进行较长时间术前治疗)应该考虑在进行治疗前放置可靠的标记(Bischof et al,2013,Zalinski et al,2009)。术中应该使用一些其他辅助措施,包括断层影像投射和外科医生操作的超声检查(见第 11 章)。

对于影像学完全反应和病理学的完全反应一致性的比例报道不同,可能因为采用的影像学方法以及治疗方法的异质性有关。2006 年 Benois 等人检查了 38 例病人中的 66 个消失的转移灶,行手术切除后发现有的是肉眼可见的病灶(20 个)有的是显微镜下存在病灶(12 个),有些没有手术治疗发生了早期原位复发(31 个病灶中的 23 个),总体的失败率是 83%,得出的结论是影像学消失的结直肠癌肝转移灶不应该被认为是治愈。另一个纳入持续收集的病人回顾性研究,67% 的消失的

肝转移病灶中存在残留肿瘤（33 例病人 67 个病灶中的 45 个），包括肉眼大体可见残存肿瘤（6 例）或者术中超声发现（39 例）（Ferrero et al, 2012）。两个研究均采用的是三期螺旋增强 CT，然而，肉眼可探及病灶的减少以及第二个研究中失败率较低可能和采用薄层重建（1mm 比 5mm）或者对有些病人另外加用了 MRI 检查有关。相反，另一项纪念斯隆凯瑟琳癌症中心治疗的 39 例病人 128 个消失的转移灶的回顾性研究发现，经过全身化疗和肝动脉灌注化疗后完全病理学反应有 64%（118 个病灶中的 75 个）（Auer et al, 2010）。该中心的研究发现术前 MRI 检查上病灶不能被发现，与采用肝动脉灌注化疗以及血清癌胚抗原降至正常水平和完全病理学反应有关（优势比分别为 4.7, 6.2 和 4.6, P<0.05）（Auer et al, 2010）。尽管至少某些转移灶消失的病人可以获得一个长期的完全缓解，很多仍然是影像学上的隐匿病灶，而涉及这些的区域建议给予切除（Bischof et al, 2013）。因为完全病理学反应有明显改善的无进展生存期和总生存期（Dy et al, 2007, Rubbia-Brandt et al, 2007），未来需要进一步研究以确定可以准确判断真正影像学上的完全反应的因素。

同时性疾病的处理

同时性转移是一个公认的恶性肿瘤生物学行为和不良预后的危险因素（Fong et al, 1999, Nordlinger et al, 1996）。与异时性转移疾病一样，同时性转移的病人也有轻重不一的肿瘤负荷

情况，有的病人仅有一个适合非解剖性楔形切除的单发较小转移灶，有的病人结直肠癌肝转移灶弥漫双侧分布无法手术治疗。对于可切除或者潜在可切除的限于肝内转移的病人，有三种主要的治疗方案：经典的、同步的和顺序相反的，有的外科医生将同时性肝转移病人在同一个手术中完成以治愈为目的的结直肠和肝脏切除或者有计划的准备随后的二期肝切除手术（图 100.3）（Kopetz & Vauthey, 2008）（见第 92 章）。经典方案是首先行原发灶切除，随后辅助化疗，如果没有肿瘤进展，然后行肝切除手术。同时性方案具有仅一次手术完成的优点，但是可能会增加围手术期并发症发生（Siriwardena et al, 2014）。另外一种顺序相反的方案强调了肝脏手术先做，然后再行决定性的原发灶切除手术前行新辅助化疗联合或者不联合放疗（针对直肠肿瘤）。2008 年，Mentha 等人首先描述了这种情形，有下列情形时，这种方案是恰当的：当肝脏肿瘤不能完全清除是潜在影响预后的限制因素的时候，由于原发灶的切除在无法达到肿瘤完全清除的情况下并不能改善生存（Jegatheeswaran et al, 2013）。

至今，没有随机研究评估化疗的时机或者在治疗同时性结直肠癌肝转移期间各种不同措施的效果。一项连续收集的 156 例可切除的同时性结直肠癌肝转移病人资料显示，术后并发症发生率（47% 比 51% 比 31%, P 值无统计学意义）和死亡率（5% 比 3% 比 0%, P 值没有统计学意义）在同期手术病人或者传统手术方案中分别比顺序相反组高（Brouquet et al, 2010）。在这个研究中接受同期手术（43 例病人）、传统手术（72 例病

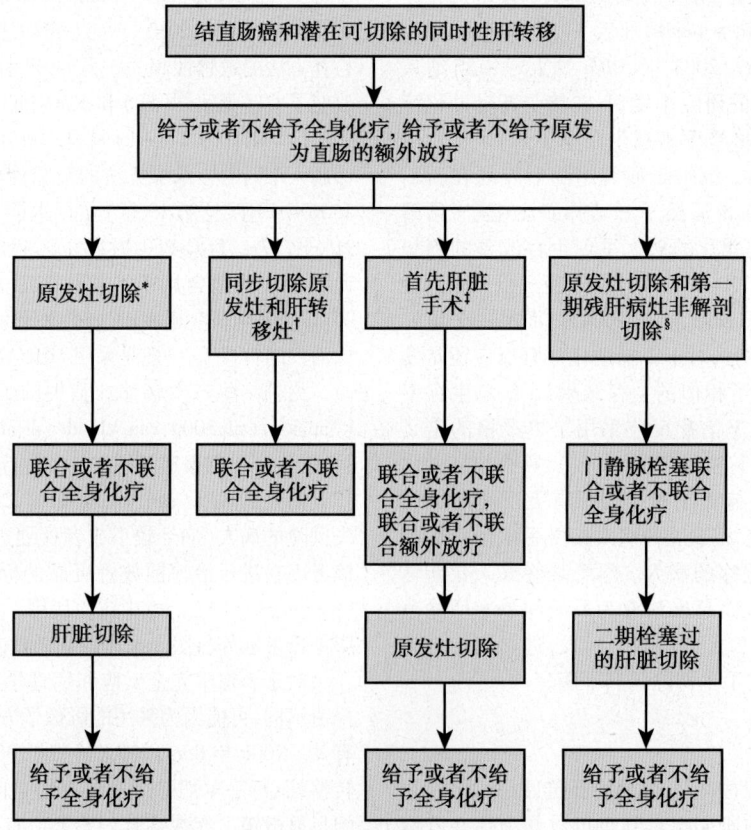

图 100.3　同时性结直肠癌肝转移治疗流程图。* 主要针对梗阻或者出血的病人；† 倾向于肝转移灶较小的病人或者严格筛选的大块肝切除病人；‡ 针对原发灶进展期而肝转移灶可切除的病人；§ 选择性的针对有限的双肝分布的病人

人)和顺序相反手术组的 5 年总生存率分别是 55%,48% 和 39%(P 值无统计学意义)。在另一份总结 497 例包含各种手术方案的可切除的同时性结直肠癌肝转移病人资料中,肝切除手术后化疗超过六个月改善了无复生存(风险比 0.75,95% 置信区间 0.57~0.99,P=0.039),术后化疗超过两个月改善了总生存(风险比 0.59,95% 置信区间 0.45~0.76,P<0.0001),而肝切除手术前化疗没有生存获益(Reddy et al,2009)。由于这些基于回顾性研究内在的选择偏移,很难将围手术期并发症、死亡率和生存获益归于某一特定因素。在缺乏一致性数据支持某一方案的情况下,原发灶和转移灶肿瘤负荷的不同以及病人具体情况的不同应该成为手术方案制定的主导(Pathar et al,2010)。

肝外疾病

在最初外科治疗结直肠癌肝转移和肝外转移的研究中结果较差(Adson et al 1984,Hughes et al,1986),所以,肝外转移一般被认为是手术干预的绝对禁忌证。随着全身治疗效果的改善,开始有各个中心报道对某些选择性的病人行积极手术切除后的生存。2004 年 Elias 等人报道了一个严格筛选的 75 例有肝外转移病人同时行肝外转移灶和部分肝切除治疗同时性结直肠癌肝转移的资料,5 年总生存为 28%,与同一时期 216 例仅限于肝内转移的病人(33%,P=0.15)相似。尽管有其他人近期的研究报道了相似的 5 年总生存率,但这些研究与 Elias 的研究结果有不一致的地方。Elias 的研究结果提示限于肝脏内转移的病人行手术后的效果更好(Carpiz & D'Angelica,2009,Chua et al,2012)。在一个 2009 年的单中心研究中,Carpizo 等人的结果显示,肝外切除病人的 5 年总生存率 26%,而限于肝脏转移病人的为 49%(P<0.001)。2011 年,Pulitano 等人在一项国际多中心研究中报道了同样的 5 年总生存率,171 例肝外转移切除的为 26%,而 1458 例行限于肝内转移切除的病为 58%。肝外转移病人手术后经过中位数为 24 个月到 32 个月的随访,大多数都会复发(84% · 95%)(Carpizo ct al 2009,Pulitno et al,2011)。

关于肝外转移的部位对于预后的重要性也有不一致的报道。某些研究表明,仅有肺寡转移或者肝门淋巴结转移的病人其 5 年总生存率(30%~40%)好于有限负荷的腹腔内转移(10%~15%)(Pulitano et al,2011),然而也有人认为当可切除的时候,完全切除病灶而不是肝脏或者肝外转移的部位影响生存(Elias et al,2005)。大多数的临床医生同意腹主动脉和下腔静脉之间的淋巴结转移是一个不好的征象,这些病人不太可能从手术治疗中获益。很可能结直肠癌肝转移合并肝外转移病人的预后和这两个部位的病灶均相关(Adam et al,2011,Elias et al,2010,Pulitano et al,2011),如病灶数量(Adam et al,2011,Elias et al,2010,Pulitano et al,2011)以及其他因素,包括:出现的时间(Inoue et al,2004,Miller et al,2007,Pulitano et al,2011,Shah et al,2006)、术中意外发现的病灶(Carpizo et al,2009,Pulitano et al,2011)、无法达到干净切缘(Carpizo et al,2009,Elias et al,2005,Pulitano et al,2011)和是否接受化疗以及化疗方案持续时间和辅助化疗开始的时机等(Mirnezami et al,2014,Pulitano et al,2011,Verwaal et al,2003,2008)。目前,疾病表现的异

质性和治疗模式使得对于大多数的重要因素无法给出决定性的说法。肝外转移对于严格筛选的病人,当其病灶有限并且可以完全切除时,不应当被认为是积极手术切除的禁忌证。

另外,最近的回顾性证据提示,即使在肺部转移灶有限但是不可切除的情况下,那些经过严格筛选的病人可能从完全切除结直肠癌肝转移病灶中获益。MD 安德森癌症中心的研究者比较了 98 例切除了结直肠癌肝转移病灶同时有不可切除的肺部转移灶(因为等待手术期间的肺部病灶进展)和 64 例有限的肺部转移和肝转移而仅行化疗治疗的病人以及 41 例做了两个部位切除手术的病人。他们的结果显示肺部病灶没有切除的病人 5 年生存率较完全切除的病人差(13.1% 比 56.9%,P<0.01),但是较那些进行化疗的病人好(13.1% 比 1.6%,P<0.01)(Mise et al,2015b)。肝转移灶小于 15 个和肺转移灶小于 15 个定义为小肿瘤负荷,多因素分析显示 KRAS 突变(风险比 2.10,95% 置信区间 1.21~3.64,P<0.01)和原发于直肠(风险比 1.72,95% 置信区间 1.02~2.88,P=0.039)是行不完全切除病人总生存期差的危险因素。进一步明确其他一些有助于筛选哪些可以使肝脏病灶切除干净同时肺部病灶有限但不可切除病人从肝切除手术中获益的因素非常重要。

全身化疗对其他治疗模式的影响

全身化疗和多学科诊疗模式的进步使得部分具有良好肿瘤学行为的转移性结直肠癌变成了一个慢性疾病。在我们不断扩大治疗界限的同时,需要进行反复切除的病人的数量将会逐渐增加,这些病人有的没有同时进行其他治疗,有的合并了包括门静脉栓塞(见第 108C 章)和针对肝脏的治疗(第 96A~99 章)。为了不超过肝脏再生的能力,反复的治疗需要根据个体病人情况调整。

门静脉栓塞(见第 108C 章)

对于临界肝脏功能储备的病人,门静脉栓塞增加了残肝体积,在不影响长期存活(Shindoh et al,2013a;Wicherts et al,2010)的情况下有利于治愈为目的的切除。门静脉栓塞后的反应程度与手术后肝功能不全发生负相关,这可以用于筛选需要进行大块肝切除而残肝体积临界满足需要的病人(Ribero et al,2007a)。门静脉栓塞也会伴有栓塞侧和非栓塞侧肿瘤的生长,推测与那些引起肝脏增生的因子相关(de Graaf et al,2009)。尽管最初有担心全身化疗有可能减弱了肝脏增生的效果,但全身化疗依旧是对抗肿瘤生长的措施。2014 年,Pommier 等人发现在初始不可切除的分布双侧的结直肠癌肝转移病人,在门静脉栓塞后发生了双侧对称性的肿瘤生长,而这些病人在术前化疗时的反应良好,这提示了肿瘤生长与肿瘤的生物学行为有关但不是因门静脉栓塞导致。2008 年,Covey 等人在 43 例双肝分布的结直肠癌肝转移病人在门静脉栓塞后进行化疗与 57 例仅进行门静脉栓塞的病人比较发现了相似的残肝增生效果(22% 比 26%,P=统计学无差异)。同一个单位的另一个研究提示,门静脉栓塞后化疗的 25 例病人在没有减弱对侧肝脏增生(20% 比 19%)的同时,肿瘤进展降低到 18.9%,而另外 50 例仅进行门静脉栓塞的病人为 34.2%(Fischer et al,2013)。另外,尽管有相似的临床风险评分,门静脉栓塞后行化疗的病人 5

年总生存较好（49% 比没有化疗的 24%）。另外，一些较小的研究也观察到了相似的残肝增生程度和相似的术后并发症发生率（Goere et al，2006；Zorzi et al，2008），但是，其中一个研究发现在给予 6 个以上周期的贝伐珠单抗治疗后会减弱肝脏增生，特别时对于高龄（超过 60 岁）病人（Aussilhou et al，2009）。

门静脉结扎联合肝脏分割的两步法肝切除术式（ALPPS，见第 108C 章）能够更快地完成门静脉结扎后肝脏增生，从而在 6~8 天的时间内完成半肝切除（Alvarez et al，2015；Rattiet al，2015；Schadde et al，2014）。这个方法打消了对于等待期间肿瘤生长和需要化疗的顾虑，但是目前的一项最大的单中心研究提示，这一术式会伴随较高的并发症发生率（53%）和死亡率（6.6%）（Alvarez et al，2015）。

分期肝切除手术（见92章，103章B和108章A）

分期肝切除是指对于双肝分布的病人先在残肝侧行较小的肿瘤剔除，然后进行大块肝切除，可以同时行或不行门静脉结扎，两次手术间给予或者不给予化疗，这是对于临界可切除病人的另外一种增加切除性的方法。给予门静脉栓塞时分期肝切除的成功依赖于肝脏的增生能力，这个特定人群常常接受过非常严重的化疗。有研究显示，将门静脉栓塞作为分期肝切除手术的一部分并且完成了以治愈为目的的肝切除的比例（56 例病人中的 36 例，64%）与门静脉栓塞后行一期手术的比例相似（75%，P=0.1621），尽管后者有超过 94% 的病人在术前 3 个月内接受过大剂量化疗（SY Huang et al，2014）。虽然作者未能直接评估特异化疗方案还是化疗方案持续时间对门静脉栓塞后肝脏再生的影响，但是 56 例病人中仅有 4 例因为门静脉栓塞后肝脏增生不足未能行手术切除。同一研究单位的另外一个研究表示，进行门静脉栓塞和分期肝切除手术的病人（12 例）和门静脉栓塞后行一期肝切除手术病人（18 例）的主要并发症发生率及 90 天死亡率是相似的（Chun et al，2007）。

对化疗反应欠佳是不能完成分期肝切除手术的一个危险因素。2014 年 Giuliante 等人选择了单中心的 130 例双肝分布的结直肠癌肝转移病人进行了分期肝切除手术。其中绝大多数病人接受了术前化疗（113 例，86.9%）。其中 24 例病人（21.5%）未能完成两期手术，在术前化疗期间肿瘤进展是唯一导致失败的危险因素。由于仅有 30% 的病人在手术间隔接受了化疗，因此无法评价手术间隔接受化疗对于肝脏增生的作用以及是否可以将其作为失败的预测指标。因此，对于分期肝切除手术中联合接受全身化疗的时机、具体化疗方案和化疗持续时间的异质性的最佳组合，目前尚无结论。目前，当联合某些形式的多模式治疗时，成功实施分期肝切除手术时，5 年生存率可以达到 32% ~ 64%（Brouquet et al，2011；Lam et al，2013）。

针对肝脏的治疗

消融治疗也可用于扩大以治愈为目的的治疗人群，特别是在不可能完全切除的情况下（见第 96 和 98A ~ D 章）。对于不可切除的结直肠癌肝转移，在 EORTC40004 研究中将消融治疗与全身治疗联合取得了总生存中位数 45.3 个月的良好结果（Ruers et al，2012），在消融的 30 例病人中有 20 例同时做了肝脏切除手术。在全身治疗组病人总生存的中位数为 40.5 个月，与进行消融联合或者未联合手术切除的病人相比没有统计学差异（P=0.22），但是消融组病人的无进展生存较全身治疗组明显延长（16.8 个月比 9.9 个月，P=0.025），提示因消融或手术切除获得了较好的局部控制而较好的总生存是获益于全身治疗。这个研究强调了多学科治疗在结直肠癌肝转移中的必要性。

2013 年，Karanicolas 等人回顾性总结了 141 例分布在双侧肝脏的结直肠癌肝转移病人经过分期切除或者切除联合消融治疗的资料。尽管联合治疗组的临床风险评分（Fong et al，1999）较高，但两者 5 年总生存率相似（56% 比单纯切除组的 49%，P=0.16）。而围手术期化疗的作用尚未探讨。2014 年，Faitot 等人在 156 例双侧分布的结直肠癌肝转移病人中，通过对转移灶数量、大小、就诊时全身状况、原发灶淋巴结状态以及是否有肝外转移进行匹配后发现，肝脏切除联合消融与分期切除具有相似的无病生存和总生存（9.4 个月比 7.5 个月，P=0.25，37.2 个月比 34.5 个月，P=0.6）。其中分别有 95% 和 85% 的病人接受了术前化疗和术后化疗。尽管外科干预没有影响无病生存或总生存，但明确了选择进行辅助化疗是无病生存较差的独立危险因素（风险比 0.54，95% 置信区间 0.34~0.86，P=0.016）。

全身化疗和针对肝脏局部治疗和积极的手术切除方法之间的互相影响需要进一步的研究。

结论

全身化疗联合包括治愈为目的的切除手术的多模式治疗给结直肠癌肝转移的病人提供了一个长时间治愈的可能。筛选最有可能从这些积极治疗措施中获益的病人，评估伴随疾病，确定一个最优化的治疗顺序仍然是肝胆外科专家面对结直肠癌肝转移病人治疗过程中需要面对的挑战。

（修典荣 译　张志伟 审）

第101章

肝细胞癌系统性治疗进展

James J. Harding, Louise C. Connell, Imane El Dika, Ghassan K. Abou-Alfa

概述

肝细胞癌（hepatocellular carcinoma, HCC）是一种在全球范围内充满挑战的恶性肿瘤（见第91章）。其发病率位列恶性肿瘤第5，是第3常见的癌症死亡原因（Abou-Alfa & Venook, 2008）。

HCC主要与由乙型肝炎病毒（HBV）和丙型肝炎病毒（HCV）慢性感染等所致的慢性肝损伤有关（见第70章）。其他可能导致慢性肝损伤和肝硬化的原因还包括酒精或非酒精性脂肪性肝炎（Ascha et al, 2010）（见第71章），以及与病态肥胖、糖尿病以及血色病等代谢性疾病有关。HCC发病率最高的地区仍是东南亚和非洲撒哈拉地区，主要由HBV感染所致（McGlynn et al, 2001）。但是，北美HCC发病率逐渐升高，引起关注（El-Serag & Mason, 1999）。北美HCV相关HCC年龄校正发病率上升了3倍；从1993—1995年的2.3/10万人上升到了1996—1998的7.0/10万。这可能与同时间段北美HCV感染率上升有关。

关于HCC治疗，目前已尝试许多化疗药物的单药或者多药联合治疗方案，但其反应率（response rates, RR）低，且并未显示明显病人生存获益。新型疗法的出现可延长病人生存，已改变了进展期HCC病人的治疗模式，并为探索术后辅助性治疗等更多适应证提供了机会。

肝细胞癌和肝硬化：二病合一

肝癌的最大挑战是大多数病人合并被视为癌前状态的慢性肝损伤与肝功能异常。肝硬化和肿瘤本身都会影响HCC病人的总体生存（overall survival, OS）（见第76章）。因此，需要评估肝癌病人的肝硬化状态以指导治疗决策。Child（1964）最初建立的评分系统包括三个关键参数：黄疸（胆红素）、腹水和肝性脑病。后来Pugh等（1973）对该评分系统进行了更新，增加了通过测定血清白蛋白水平和凝血酶原时间等肝脏合成功能的评估（表101.1）。这种联合评分系统被称为Child-Pugh评分，至今依然是最常用的肝硬化评分系统（见第3章）。Child-Pugh评分的主要缺陷是没有纳入任何肿瘤本身相关参数，这是由于它是基于肝硬化而非肝癌病人建立起来的。因此，它不可能成为预测HCC病人结局的最佳指标。

表 101.1 Child-Pugh 评分系统

参数	分值		
	1	2	3
白蛋白（g/L）	>35	28~35	<28
胆红素（μmol/L）	<34.2	34.2~51.3	>51.3
腹水	无	轻度	中度
肝性脑病	无	I~II	III~IV
凝血酶原时间（国际标准化比值）	<1.7	1.8~2.3	>2.3
评分	A	B	C
分值	5~6	7~9	10~15

Okuda等（1985）认识到需要结合肝硬化背景和肿瘤本身因素来设计肝癌分期系统，设计了Okuda分期系统，该系统包含了4个变量：白蛋白、胆红素、腹水和肿瘤大小，而肿瘤大小被定义为肿瘤占肝脏体积的百分比（大于或小于50%）。Okuda分期系统为使用Cox比例风险回归模型的更高级、更复杂的前瞻性评分系统提供了平台。"意大利肝癌评分系统"（Cancer of the Liver Italian Program, CLIP）主要为HCV相关HCC设计（Anonymous, 1998, 2000）。该系统确定了HCC病人的独立预后变量为Child-Pugh评分再加上3个与肿瘤相关的变量：肿瘤形态学（病灶个数及其范围）、是否有门静脉癌栓以及甲胎蛋白（α-fetoprotein, AFP）水平（表101.2）。此评分为4~6分的高危病人中位生存期仅为3.2个月。

与CLIP相反，另一种多变量的评分系统——"香港中文大学预后指数"（Chinese University Prognostic Index, CUPI）是主要针对HBV相关HCC开发的（Leung et al, 2002）。该预后指数明确除了TNM分期和AFP水平以外，胆红素、碱性磷酸酶、有无腹水也是预测预后的重要指标。此外，该指数纳入了对临床症状的评估（表101.3）。CUPI指数的重要特点在于不同的变量被赋予不同权重。最高风险组的中位生存期仅为一个月。其他评分系统包括法国肝癌治疗（Groupe d'Étude et de Traitement du Carcinoma Hépatocellulaire, GETCH）分级系统（Chevret et al, 1999）、日本综合分期（Japan Integrated Staging, JIS）积分（Kudo et al, 2003）和巴塞罗那肝癌临床（Barcelona Clinic Liver Cancer, BCLC）分类系统（Llovet et al, 1999）。

表 101.2　意大利肝癌研究组评分(CLIP)系统

参数	分值		
	0	1	2
Child-Pugh 评分	A	B	C
肿瘤形态	单结节且范围<50%	多结节且范围<50%	多结节且范围>50%
门静脉癌栓	无	有	
甲胎蛋白(ng/dL)	<400	≥400	
评分	0　　1	2　　3	4~6

表 101.3　香港中文大学预后指数(CUPI)评分系统

参数	权重(CUPI 评分)					
胆红素(μmol/L)	<32. 49	0	32. 49 ~ 47. 88	3	≥49. 59	4
腹水	存在	3				
碱性磷酸酶	≥200IU/L	3				
TNM 分期	Ⅰ 和 Ⅱ	-3	Ⅲa 和Ⅲb	-1	Ⅳa 和Ⅳb	0
甲胎蛋白(ng/dL)	≥500	2				
临床表现	无	-4				
危险分组	低		中		高	
评分	-7~1		2~7		8~12	

创建 BCLC 分类系统的目的是调整早期病人的分期,这是 Okuda 分期系统不具备的。但是,BCLC 对于进展期病人区分存有缺陷,它将属于 Okuda Ⅰ 或 Ⅱ 期、Child-Pugh A 或 B 级的病人,均归为不可切除组。回顾性分析五年内在美国纪念斯隆-凯特琳癌症中心(MSKCC)经肿瘤内科专家诊为进展期 HCC 病人,试图确定这些著名评分系统中哪个最有价值(Huitzil et al,2010)。通过一致性指数(c-index)判定,GETCH、CLIP 和 CUPI 是预测进展期 HCC 病人生存的最有价值评分系统。在这个仅限于进展期 HCC 病人的评价中,BCLC 得分不高,所有病人都被归入 C 期,缺乏区分能力。这一结论被其他独立研究所证实(Collette et al,2007)。

化疗在肝细胞癌治疗中的作用

几乎所有的化疗方案都在进展期 HCC 中进行过评估(Nerenstone et al,1988),其中阿霉素(doxorubicin)的研究最多。部分是由于 Olweny 等 1975 年报道其反应率(RR)达到 79%,但这一结果未被重复。需要特别指出的是,这项完成于 20 世纪 70 年代中期,并未使用如今已成为常规的计算机断层扫描(CT)或磁共振成像(magnetic resonance imaging,MRI),其"治疗反应"主要是通过肝脏体格检查或胶体金肝扫描而判定的。以目前的临床试验标准,用这两项检查作为判定临床应答的证据显然是不被接受的。此后,多项单药(Barbare et al,1984;Chlebowski et al,1984;Ihde et al,1977;Johnson et al,1978;Sciarrino et al,1985;Vogel et al,1977;Williams & Melia,1980)或联合其他化疗药物(Choi et al,1984;Falkson et al,;1978,1984;Melia et al,1983;Olweny et al,1980)的研究试图重复这项报道的高应答率,但均宣告失败。

其余新老化疗药物也在 HCC 中进行了临床研究,包括顺铂(cisplatin)(Falkson et al,1987)、依托泊苷(etoposide)(Melia et al,1983)、米托蒽醌(mitoxantrone)(Falkson et al,1987)、长春碱(vinblastine)(Damrongsak et al,1973)、卡培他滨(capecitabine)(Patt et al,2004)、吉西他滨(gemcitabine)(Kubicka et al,2001)、伊立替康(irinotecan)(O'Reilly et al,2001)和紫杉醇(paclitaxel)(Chao et al,1998),均未显示理想的 RR 和生存获益。

尽管多项联合化疗方案提高了应答率,但大多数并未改善 HCC 病人生存(Baker et al,1977;Bobbio-Pallavicini et al,1997;Porta et al,1995)。美国一个"胃肠道肿瘤研究组"(Gastrointestinal Tumor Study Group,GITSG)报道单用干扰素 α2b(IFN-α2b)的 RR 仅为 7%(Anonymous,1990)。由于其低应答率以及应用大剂量干扰素的毒副反应,催生了低剂量干扰素联合化疗药物的尝试(Ji et al,1996;Patt et al,1993)。尽管在一项研究报道该联合方案的 RR 达到 31%,但未能被后续重复(Kardinal et al,1993;Stuart et al,1996)。

基于干扰素所初步体现出的部分疗效,由顺铂、干扰素、阿霉素和 5-氟尿嘧啶所组成的更积极的联合方案应运而生,即广为熟知的 PIAF 方案。PIAF 方案随后被改良并应用于 HCC 门诊病人。这项包含 50 例病人的 Ⅱ 期临床试验 RR 达到 26%(Leung et al,1999)。更重要的是,9 例病人(18%)在化疗结束后顺利切除了肿瘤,其中 4 例病人所切除肿瘤经病理学评估达到完全缓解。但在这 50 例病人中也出现了明显造血系统毒副反应,并出现了 2 例治疗相关死亡,死因为中性粒细胞减少性高热。但需要指出的是,这项研究的开展早于粒细胞集落刺激因子临床常规应用于类似强度的化疗中。

以上结果引发了 INF 在治疗 HCC 中价值的研究,因此开展了一项旨在评估 PIAF 方案的随机分组临床试验。该研究中 PIAF 方案 RR 达 21%，而单用阿霉素 RR 仅为 10%。但该研究结果未能显示 PIAF 联合方案的生存获益优势(8.7 对比 6.8 个月，$P=0.83$)。尽管该试验在主要终点为阴性结果，却仍提供了几条重要且有用的结论。首先，如前所述，根据应答率的现代定义和判定标准，该试验确定了阿霉素治疗 HCC 的真实 RR 为 10%。另外，尽管该研究未能支持 PIAF 在进展期疾病中作为传统姑息治疗方案，但可用于经仔细选择评估的潜在可切除的 HCC 病人的转化治疗。亚洲进行一项对比 FOLFOX4(氟尿嘧啶+亚叶酸钙+顺铂)和阿霉素单药作为姑息化疗方案治疗 371 例 HCC 病人的Ⅲ期临床试验。主要研究终点是 OS，次要终点包括无进展生存期(progression-free survival，PFS)，根据 RECIST 标准(1.0 版本)判定的 RR 和安全性。在预设的终点分析中，FOLFOX4 方案的中位 OS 达到 6.4 个月(95% CI，5.30~7.03)而较阿霉素单药方案为 4.97 月[95% CI 4.23~6.03；$P=0.07$；风险比(HR)0.80；95% CI 0.63~1.02]。而直到研究后的持续随访阶段才真正体现出 FOLFOX4 的生存获益(HR 0.79；95% CI 0.63~0.99；$P=0.04$)。该研究毒副反应与既往 FOLFOX4 研究相符；两个方案之间 3~4 级副反应发生率接近。值得注意的是这项研究中阿霉素剂量只有 $50mg/m^2$。尽管该研究未能达到主要终点，但鉴于 FOLFOX4 具有提高 OS、PFS 及 RR 的趋势，在中国该方案已被批准作为进展期 HCC 可接受的标准治疗方案(Qin et al，2013)。

目前，化疗疗效不理想部分归因于 HCC 的遗传背景。HCC 含有高度耐药的癌细胞克隆(DeVita & Abou-Alfa，2000)。HCC 细胞具有较高的基因突变负荷，使之不易被化疗药物的细胞毒性作用所破坏。HCC 通常高度表达二氢嘧啶脱氢酶(DPD)，从而对 5-氟尿嘧啶产生耐药(Jiang et al，1997)。HCC 细胞也过表达多药耐药基因(MDR1)，而该基因产生 P-糖蛋白。这似可解释 HCC 对紫杉醇的耐药性(Chao et al，1998)，却不足以解释 HCC 对 PIAF 方案的病理学反应(Leung et al，1999)，因为提示化疗对 HCC 有效，而与所有化疗无效的证据相反。这一概念将被更新用作化疗联合生物治疗疗效评估(Abou-Alfa et al，2008)。

已有许多尝试通过研发新的细胞毒性药物来克服耐药性的难题，但多宣告失败。T138067 是一类非 P-糖蛋白结构的抗微小管药物(Shan et al，1999；Venook et al，2004)，在未经化疗的病人中反应率为 9%(Leung et al，2002)。而一项对比 T138067 和阿霉素治疗进展期 HCC 的Ⅱ/Ⅲ期临床随机对照研究由于无生存获益而提前终止(Posey et al，2005)。双盐酸诺拉曲塞(nolatrexed dihydrochloride)是一类非经典的胸苷酸合成酶亲脂性抑制剂，不被二氢嘧啶脱氢酶分解代谢。它缺乏谷氨酸侧链，因此降低了转运相关耐药性(Webber et al，1993)。两项不同的临床试验对诺拉曲塞进行了研究，但其结果令人困惑，其中北美的Ⅱ期试验 RR 为 8%(Stuart et al，1999)，而中国香港的Ⅱ期随机研究无应答(Mok et al，1999)。除了以上令人失望的结果外，还进行了一项在不可切除的 HCC 病人中对比诺拉曲塞和阿霉素的Ⅲ期临床对照研究，显示诺拉曲塞组病人中位 OS 为 5.6 个月，而阿霉素组为 8 个月($P=0.0068$)(Gish et al，2007)。尚不清楚诺拉曲塞是不利于 HCC 病人生存还是仅仅疗效不显。

一种通过肝动脉灌注化疗(hepatic arterial infusion，HAI)应用氟尿苷(floxuridine，FUDR)和地塞米松的新方案也在 HCC 中进行了尝试(Jarnagin et al，2009)。该研究的 8 名 HCC 病人中 RR 达到了 25%，而肝内 PFS 为 9.4 个月。同一研究另一有趣的结果发现胆管癌病人获益更为显著，RR 达到了 53%，肝内 PFS 达到了 11.6 个月。HAI 在第 99 章中进行讨论。

总体来说，目前尚无任何化疗药物，无论单药或联合疗法，可为 HCC 病人带来真正生存获益。随着新型靶向药物的进展，对其在 HCC 中的应用价值进行评估是当务之急。但这不意味着化疗在 HCC 治疗中的价值该被否定，鉴于其在其他实体瘤中联合治疗的成功，联合传统化疗和新型靶向药物的策略在 HCC 病人中或具有一定价值。

肝细胞癌的新型生物疗法

鉴于新兴靶向药物的问世，以及缺乏进展期 HCC 标准治疗，研究者沿着信号转导通路识别和探索 HCC 相关治疗靶点的兴趣与日俱增(Huitzil-Melendez et al，2009)(图 101.1)。

表皮生长因子受体、c-MET 及胰岛素生长因子受体

表皮生长因子(epidermal growth factor receptor，EGFR)是 HCC 中研究最多的治疗靶点之一。部分研究者发现在 IICC 组织和非癌肝脏组织中 EGFR 的表达没有差异(Harada et al，1999；Kira et al，1997)，同时也有报道称 17% 的 HCC 中高表达 EGFR(Kiss et al，1997)。厄洛替尼(erlotinib)是一种 EGFR 特异性酪氨酸激酶抑制剂，在一项Ⅱ期临床试验中应用于 38 位进展期 HCC 病人(Philip et al，2005)。其中约 50% 既往接受过治疗，71% 有肝硬化、肝功能 Child A 级。其主要终点为根据 RESIST 标准下评估 6 个月的 PFS。在 38 位病人中有 12 位(32%)达到主要终点，中位 PFS 为 3.8 个月。其中有 3 例部分缓解(8%)。中位 OS 为 13 个月。与其他实体肿瘤类似，免疫组化检测 EGFR 组织表达高低与疗效无关。最常见的 3~4 级不良反应为皮疹(13%)、腹泻(8%)和疲乏(8%)。

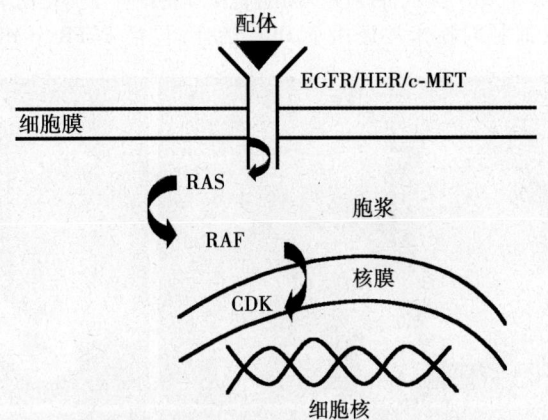

图 101.1 信号转导通路中肝细胞癌的潜在治疗靶点(From Alavi AS，et al：Chemoresistance of endothelial cells induced by basic fibroblast growth factor depends on Raf-1-mediated inhibition of the proapoptotic kinase，ASK1. Cancer Res 67[6]：2766-2772，2007.)

西妥昔单抗(cetuximab)尽管在临床前研究中体现出一定疗效,但在Ⅱ期临床试验中未能表现出任何抗 HCC 疗效(Zhu et al,2007)。而在一项包含 45 例进展期 HCC 病人的Ⅱ期临床试验中,西妥昔单抗与吉西他滨-奥沙利铂化疗方案联合体现出一定疗效(Asnacios et al,2008)。中位 PFS 和 OS 分别达到 4.7 个月和 9.5 个月。尽管 HCC 组织中罕有 HER2/NEU 表达(Hsu et al,2002),拉帕替尼(lapatinib),一种同时靶向 EGFR 和酪氨酸激酶 1/2(HER2/NEU)的口服药物,也在 HCC 中进行了尝试(Ramanathan et al,2009),但结果不理想。在这项Ⅱ期试验中,40 例进展期 HCC 病人经拉帕替尼治疗后 RR 仅为 5%。PFS 为 2.3 个月(95% CI,1.7~5.6),中位生存期为 6.2 个月(95% CI,5.1 至无限),远低于既往报道。基因作图显示 EGFR 小于 20 拷贝数的 HCC 病人 PFS 最差。

肝细胞生长因子(hepatocyte growth factor,HGF)及其受体 c-MET 是另一潜在靶点,在 HCC 中过表达率分别为 33% 和 20%(Kiss et al,1997)。根据另一项报道发现 c-MET 主要在手术切除的早期 HCC 中过表达,但对 OS 等预后无影响(Ang et al,2013)。研究报道胰岛素生长因子(insulin growth factors,IGF)通过其受体(IGF-1R)发挥较强的促 HCC 细胞分裂的作用。该作用机制和抗 IFG-1R 单抗西妥木单抗(cixutumumab)在Ⅰ期临床试验中所体现出的抗癌活性,推动了开展西妥木单抗单药治疗肝功能 Child-Pugh A-B 期进展期 HCC 的Ⅱ期临床试验(Abou-Alfa et al,2014)。但缺少客观应答,中位 OS 为 8 个月(95% CI,5.8~14 个月),且 IGF-R1 表达与预后无相关性。

哺乳动物雷帕霉素靶蛋白(mammalian target of rapamycin,mTOR)信号通路被发现在 HCC 发生中发挥重要作用,在动物模型中阻断此通路可以延缓肿瘤生长,并延长实验动物的生存。但这些临床前研究的可观结果未能成功转化向临床治疗(Villanueva et al,2008)。一项在索拉非尼(sorafenib)治疗后疾病再进展的 HCC 病人应用 mTOR 抑制剂依维莫司(everolimus)的Ⅲ期临床试验未能达到 OS 主要终点,治疗组和对照组的 OS 分别为 7.53 个月和 7.33 个月(Zhu et al,2014)。坦罗莫司(temsirolimus)和 AZD8055、以及多种联合策略的临床试验也进行中。

以上结果提示,目前并无充分证据支持推荐任何靶向单一靶点抑制剂临床常规用于 HCC 治疗,包括 EGFR、c-MET、mTOR 或 IGF-R 抑制剂。

索拉非尼是一种多种激酶抑制剂,除同时阻断血管新生[血管内皮生长因子受体(vascular endothelial growth factor receptor,VEGFR)-1、-2、-3 和血小板生长因子受体(platelet-derived growth factor receptor-β,PDGFR-β)]和肿瘤发生通路(RET、FLT3、c-KIT 受体络氨酸激酶(RTK))以外,还可以靶向丝氨酸/苏氨酸蛋白激酶 RAF1(Wilhelm et al,2004)。索拉非尼在 HCC 中被广泛研究,并且是全球范围内被批准的用于不可切除 HCC 的标准治疗[译者注:截至 2018 年仑伐替尼(lenvatinib)批准用于不可切除 HCC 的一线治疗之前]。HCC 是富血供实体瘤,高表达 VEGF,后者在临床前研究中被发现在 HCC 发展和转移潜能中发挥重要作用(Yoshiji et al,2004)。促血管生成的 PDGFR-β 也具有促转移潜能的作用。

尽管在最初的Ⅱ期研究中发现索拉非尼在进展期 HCC 病人中非 RR 仅为 2%(Abou-Alfa et al,2006),但在 34% 的病人中出现了至少持续 4 个月的疾病稳定期。这与 4.2 个月的中位疾病进展时间(time-to-progression,TTP)和 9.2 个月的中位 OS 相称,均优于历史对照的数据(Yeo et al,2005)。主要 3~4 级毒性反应包括疲乏(9.5%)、腹泻(8%)和手足皮肤反应(手足综合征)(5.1%)。较高的疾病稳定率与许多病人经 CT 检查所观察到的中央坏死有关(图 101.2)。中央坏死区及周围肿瘤体积通过计算机算法进行半自动圈定(Zhao et al,2006)。后续研究发现中央坏死区与肿瘤体积的比率与该药客观应答率相关(Abou-Alfa et al,2008)。这一现象仍待证实,也是后续 HCC 相关前瞻性临床试验的研究对象。

Ⅱ期临床研究展现的预后改善催生了进行大规模双盲随机对照Ⅲ期临床试验,比较索拉非尼和安慰剂治疗合并 Child A 级肝硬化的进展期 HCC 病人中的疗效,主要终点有二:总生存期(OS)和症状进展时间(time-to-symptomatic progression,TTSP),使用 FHSI8-TSP 工具进行评价。这项关键的Ⅲ期临床研究即为著名的 SHARP 研究,证明索拉非尼所可延长 OS 到 10.7 个月,而安慰剂对照组为 7.9 个月(HR 0.69;P<0.001)。而另一主要研究终点 TTSP 两组间没有差异(P=0.77)。但由于对 FHSI8-TSP 工具的合理性了解不多,这项研究仍有缺陷。此外,研究入组的相当一部分病人,包括 17% 局部进展的 BCLC B 期病人,其一般情况很好且缺少 FHSI8-TSP 工具评估所依赖

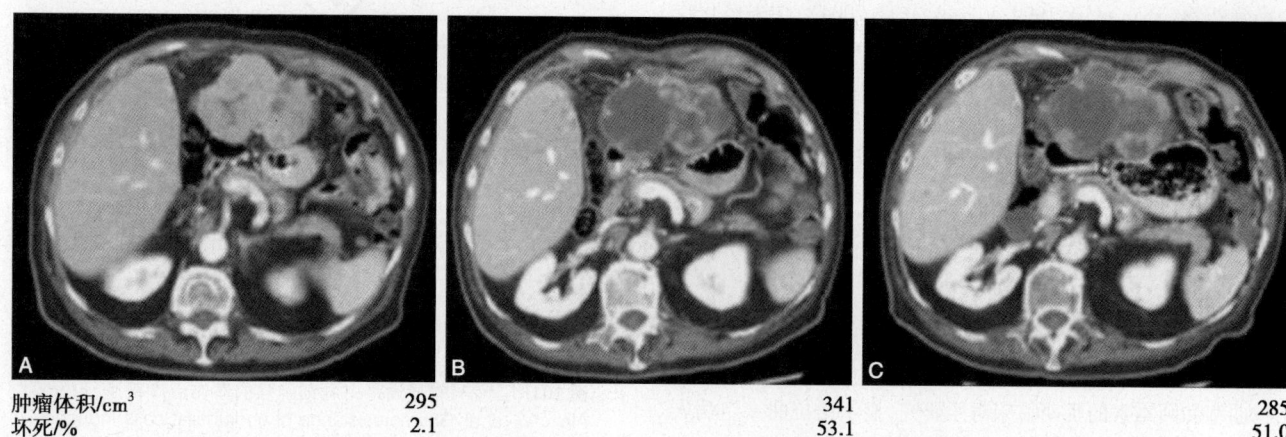

	A	B	C
肿瘤体积/cm³	295	341	285
坏死/%	2.1	53.1	51.0

图 101.2 基线及连续随访 CT 扫描提示 HCC 病人肿瘤坏死的典型病例(From Abou-Alfa GK,et al:A phase Ⅱ study of sorafenib in patients with advanced hepatocellular carcinoma. J Clin Oncol 24[26]:4293-4300,2006.)

的任何症状。毒副反应与Ⅱ期试验中发现的类似,3~4级腹泻和手足综合征的发生率均为8%。尽管出血相关事件罕见(<1%),但仍需谨慎考虑索拉非尼和此类其他靶向药物如舒尼替尼(sunitinib)和贝伐珠单抗(bevacizumab)的抗血管生成属性,可引起致命性出血(Faivre et al,2009;Siegel et al,2008)。

另一项旨在评估索拉非尼治疗 Child-Pugh A 级肝硬化 HCC 病人的随机分组Ⅲ期临床试验是在亚太地区进行的(Cheng et al,2009)。这项研究入组条件与 SHARP 研究基本相同,但在设计上与后者有两处根本上的差异。这项研究为鼓励病人入组以 2∶1 的比例随机入组,并未预先设定主要研究终点,而是选择了多个观察终点。与 SHARP 研究的结论类似,这项亚太研究也显示索拉非尼组生存期(6.5 个月)优于安慰剂组(4.2 个月)。虽然这一差异具有统计学差异($P=0.014$),但并没有达到 SHARP 研究的高度,尽管两项研究 HR 接近,分别为 0.68 和 0.69。一种解释是亚太研究的病人入组时处于疾病较晚、播散阶段(Abou-Alfa,2009)。这可以部分解释在这两项研究人群中索拉非尼所带来生存获益程度的差异;并且因为 HR 相近,提示索拉非尼对于 HCC 病人的获益表现在自然病程中生存曲线上的在两个不同的时间节点:SHARP 研究的节点较早而亚太研究的节点较晚。

根据 SHARP 研究符合应用索拉非尼指征的 Child-Pugh A 级不可切除的 HCC 病人只占肿瘤科医师日常临床工作中所见 HCC 病人比例的不足 50%(Huitzil et al,2010)。而在另外 50% Child B 或 C 级肝硬化的 HCC 病人中应用索拉非尼的安全性及有效性仍有争议。另一项索拉非尼的Ⅱ临床研究中,入组的 HCC 病人中包含 28% 伴有 Child B 级肝硬化病人(Abou-Alfa et al,2006),他们的 ROC 曲线下面积(area-under-the-curve,AUC)及药物最大浓度(maximum concentration,Cmax)等药代动力学指标与 Child A 级病人相近,但 Child B 级病人更易出现肝功能的恶化,包括总胆红素升高、腹水增多和肝性脑病(Abou-Alfa,2011)。鉴于该研究未设计对照组,因此无法确切得知肝功能的恶化是这部分 Child B 级病人自然病程发展,还是与索拉非尼应用有关,抑或两种因素共同作用所导致。总胆红素升高也可能与索拉非尼抑制 UGT1A1(UDP 葡萄糖醛酸转移酶 1,多肽 A1)作用、降低胆红素葡萄糖醛酸化有关。这项研究未收集病人直接胆红素的数据,因此无法回答这一问题。Child A 病人的中位 TTP 为 21 周(95% CI,16~25 周),而 Child B 病人为 13 周(95% CI,9~18 周),而中位 OS 分别为 41 周(95% CI,36.6~63.6 周)和 14 周(95% CI,11.6~25.7 周)。在一项Ⅰ期临床研究中,评估索拉非尼两种剂量治疗日本进展期 HCC 病人(Furuse et al,2008),Child B 级肝硬化病人的药代动力学指标 AUC 0~12 和 Cmax 的几何平均数稍低于 Child A 级肝硬化病人,尽管两组病人副反应发生率没有任何明显差异。在另一项根据不同程度肝功能不全所预设队列的 150 例不同实体瘤病人中开展的临床研究则为这类病人优化索拉非尼治疗提供了一定指导(Miller et al,2009)。其中在所有伴随总胆红素升高的病人队列中,最常见的药物限制毒性(drug-limiting toxicity,DLT)是胆红素的进一步升高。此研究据此建议索拉非尼剂量为:若胆红素在正常上限(upper limit of normal,ULN)以下,400mg 口服,每天两次;若在 1.5 倍 ULN 以下,则 200mg 口服,每天两次;若在 1.5~3 倍 ULN,200mg 口服,每天 1 次;在高于 3

倍 ULN 的病人中,应避免应用索拉非尼。以上用药建议至少提供了一定临床指导价值,但仍需更进一步评估 Child-Pugh B 和 C 级 HCC 病人应用索拉非尼的疗效和安全性。为此需要设计新的随机对照试验来分析这部分病人的自然病程,并通过更多非侵入性手段评价肝硬化的进展,应用更多的预测措施,而不是仅局限于胆红素指标的检测。

抗 VEGF 抑制剂贝伐珠单抗已在进展期 HCC 中进行了广泛研究。贝伐珠单抗单药治疗 46 例进展期 HCC 病人,剂量为 5mg/kg 或 10mg/kg 每两周一次(Siegel et al,2008)。中位 PFS 为 6.9 个月,中位生存期为 12.4 个月。约 11% 的病人出现 3~5 级出血事件,其中包括一例因食管静脉曲张大出血死亡。在研究的起始阶段,所入组的 18 名病人中,有 4 例因严重副反应而中止治疗,包括 1 例短暂脑缺血发作及 3 例严重食管出血。随后该试验调整为入组前要明确和处理食管静脉曲张(Schwartz et al,2005)。另一项关于贝伐珠单抗单药治疗进展期 HCC 的研究结论类似(Malka et al,2007)。其中 24 例可用作评估治疗应答的病人中,3 例部分缓解,13 例疾病稳定。

一项Ⅱ期临床试验中,应用多靶点酪氨酸激酶抑制剂舒尼替尼单药治疗进展期 HCC 病人(Zhu et al,2009)。34 例病人每天 37.5mg 剂量应用舒尼替尼,50% 的病人疾病稳定,中位 PFS 为 5.9 个月,OS 为 9.8 个月。最常见 3~4 级不良反应包括血液系统毒性、疲乏和转氨酶升高。两例因肿瘤进展和肝功能衰竭死亡。另一项研究评价较高剂量舒尼替尼治疗 37 例进展期 HCC 病人,每天 50mg 的剂量连续应用 4 周并暂停 2 周的方案,由于在第一阶段试验 RR 仅为 2.7% 而提前终止研究(Faivre et al,2009)。其中 4 例死亡事件可能与药物相关,包括肝性脑病、血液系统毒性和食管静脉曲张出血。尽管如此,研究者对舒尼替尼在 HCC 中的潜在疗效仍表现出持续性热情,并开展了一项在进展期 HCC 中对比舒尼替尼和索拉非尼疗效的Ⅲ期临床试验。这项包含 1 074 例病人的研究被提前终止。舒尼替尼组和索拉非尼组的中位 OS 分别为 7.9 个月和 10.2 个月(HR 1.30;单侧 $P=0.9990$;双侧 $P=0.0014$),而两组间中位 PFS 相近(3.6 对比 3.0 个月;HR 1.13;单侧 $P=0.8785$;双侧 $P=0.2286$)。相较索拉非尼,舒尼替尼治疗伴随更频发和更严重的不良反应。舒尼替尼组常见的 3/4 级不良反应为血小板减少症(29.7%)和中性粒细胞缺乏(25.7%),而索拉非尼组以手足综合征(21.2%)常见。

布立尼布(brivanib)是一种 VEGF 和成纤维细胞生长因子(fibroblast growth factor,FGF)双重抑制剂,也在 HCC 中进行了研究。在一项纳入 96 例进展期 HCC 病人以评估 brivanib 一线和二线治疗意义的Ⅱ期临床研究中,结果只显示有限的应答率,首次治疗组 OS 为 10 个月(95% CI 6.8~15.2 个月),而在二线治疗队列中并未达到该数据(Raoul et al,2009)。尽管该研究中 OS 优于历史对照,但在未经治疗组 PFS 只有 2.7 个月,在二线治疗队列 TTP 只有 2 个月。在二线治疗中该药显示较好的耐受性(Finn et al,2009)。一项后续的比较布立尼布与索拉非尼作为一线治疗的Ⅲ期临床试验未能达到 OS 非劣效的主要终点(HR 1.06;95% CI 0.93~1.22)(Johnson et al,2013)。VEGF 和 PDGF 抑制剂利尼伐尼(linifanib)是另一款在 HCC 中新进入研究的药物(Toh et al,2013)。但一项Ⅲ期临床试验未能显示该药优于索拉非尼,利尼伐尼组中位 OS 为 9.1 个月,而索拉非尼组为 9.8 个月（HR 1.046；95% CI 0.896~1.221）（Cainap et al，2015）。

显然索拉非尼在进展期 HCC 标准治疗中的明确地位从愈来愈多的其他抗血管生成药物的使用，但迄今未达理想结果中获得了更多支持。在多项研究中索拉非尼治疗后 10 个月中位 OS 已成为抗血管生成药物单药疗效的上限。靶向索拉非尼潜在作用靶点的新型药物多未能延长病人中位生存时间（译者注：直到 2018 年仑伐替尼上市）；因此目前有必要根据 HCC 病人的病因学基础、种族起源和肿瘤独特分子特征，进行个体化治疗。随着临床单位探索进展期 HCC 新的治疗方法，抑制血管新生的策略愈发显示其自身局限性，进一步了解 HCC 病人之间分子差异，是未来改善 HCC 病人预后的关键（Abou-Alfa et al，2013）。

抗血管生成药物的联合疗法

贝伐珠单抗是与其他各种药物联合应用研究最多的抗血管生成药物。多项 Ⅱ 期临床试验已评估了贝伐珠单抗联合细胞毒性化疗药物的疗法。一纳入 30 例治疗过的进展期 HCC 病人的 Ⅱ 期研究，评估吉西他滨和奥沙利铂化疗方案联合贝伐珠单抗的疗效（Zhu et al，2006）。其客观 RR 为 20%，且 27% 的病人达到疾病稳定状态。中位 PFS 为 5.3 个月，且中位 OS 为 9.6 个月。最常见的 3~4 级毒性反应为白细胞和中性粒细胞减少症、转氨酶升高、高血压和疲乏。另一项纳入 30 例进展期 HCC 病人的 Ⅱ 期研究则评估了卡培他滨和奥沙利铂化疗方案联合贝伐珠单抗的疗效（Sun et al，2007）。其中 13.3% 的病人达到部分缓解，76.7% 病人达到疾病稳定。中位 PFS 和 OS 分别达到了 4.5 和 10.6 个月。毒性反应也不容忽视，33% 的病人存在持续的 3/4 级周围神经病变，且 11% 的病人出现了 2/3 级手足综合征；3 例发生出血性事件，包括 1 例胃肠道穿孔及 2 例曲张食管静脉出血。另一项贝伐珠单抗联合卡培他滨单药治疗 25 例进展期 HCC 病人的研究（Hsu et al，2007）也得到了类似结果，中位 PFS 和 OS 分别为 4.1 和 10.7 个月。最常见的治疗相关 3 级毒性反应是手足综合征。该研究也报道了 1 例胃溃疡出血。

贝伐珠单抗也与厄洛替尼进行过联合应用研究。该联合方案研究的 40 例 HCC 病人，肝功能 Child A 或 B 级，ECOG 一般情况评分 0~2 分。贝伐珠单抗的剂量为每两周 10mg/kg、厄洛替尼每天口服 150mg（Thomas et al，2009）。其中 62.5% 的病人达到了主要研究终点 16 周 PFS，中位 PFS 为 39 周。中位 OS 为 68 周，RR 为 25%。最常见的 3~4 级药物相关毒性反应是疲乏（20%）、高血压（15%）、腹泻（10%）和胃肠道出血（12.5%）。目前，一项贝伐珠单抗联合厄洛替尼或索拉非尼作为进展期 HCC 病人的一线治疗的随机 Ⅱ 期临床研究正在进行中（www.clinicaltrials.gov，NCT00881751）。

在两项独立研究中，索拉非尼与生物治疗和化疗联合。尽管在 HCC 中这种联合治疗的数据几乎为空白，但已开展一项评估索拉非尼联合厄洛替尼和索拉非尼单药的随机对照 Ⅲ 期临床研究。这项研究纳入 720 例 Child-Pugh A 级的进展期 HCC 病人，在索拉非尼的基础上增加厄洛替尼并不能显著延长病人 OS（9.5 对比 8.5 个月；HR 0.929；95% CI 0.781~1.106；P=0.204）或 TTP（3.2 对比 4 个月；HR 1.135；95% CI 0.944~1.366；P=0.91）（Zhu et al，2015）。另一项随机 Ⅱ 期研究在 96 例 Child-Pugh A 级进展期 HCC 病人中，比较阿霉素联合索拉非尼和阿霉素联合安慰剂的疗效。主要研究终点为中位 TTP，阿霉素联合索拉非尼组达 9 个月，而阿霉素联合安慰剂组仅为 5 个月。对两组 OS 的探索性比较发现阿霉素联合索拉非尼组 OS 达 13.7 个月，优于阿霉素联合安慰剂组的 6.5 个月（HR 0.45；P=0.0049）。两组共同出现的 3~4 级毒性反应包括疲乏（15%）和中性粒细胞减少（50%）。在联合治疗组中索拉非尼相关毒性反应包括 3~4 级的腹泻（11%）和手足综合征（9%）。在阿霉素和索拉非尼联合组中出现更多的左心功能障碍，约占 19%（全部等级），其中大多数是亚临床的，只在多门控探测扫描（multiple-gated acquisition，MUGA）或心脏超声检查时被发现，3~4 级毒性反应发生率只占 2%。阿霉素和索拉非尼潜在的协同效应或可解释病人预后的改善和对心脏功能影响加大。蒽环类药物（如阿霉素）通过凋亡信号调节激酶-1（ASK-1）发挥其促凋亡的作用。癌细胞中，bFGF 介导的 RAF-1 激活，作为索拉非尼的靶点之一，促进 RAF-1 和 ASK-1 在线粒体水平复合体的形成，并导致 ASK-1 激酶活性的抑制和防止蒽环类药物所介导的应激下凋亡作用。索拉非尼通过抑制 RAF 激酶活性从而释放 ASK-1 而恢复蒽环类药物的促凋亡活性（Alavi et al，2007）（图 101.3）。一项大型随机对照 Ⅲ 期临床试验比较索拉非尼联合阿霉素对比索拉非尼单药作为一线治疗方案（NCT01015833）和一项在索拉非尼治疗后进展的病人中评估该方案二线治疗的 Ⅱ 期研究（NCT01840592）近期在进行中，并有望在未来阐明索拉非尼和阿霉素的潜在联合治疗价值。

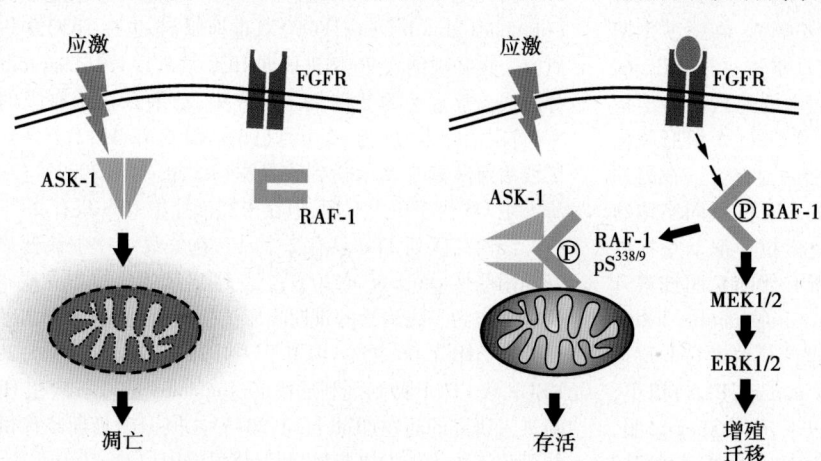

图 101.3　RAF-1 在调控 ASK1 介导的凋亡中的作用模式图。在线粒体水平，bFGF 介导的 RAF-1 激活促进了 RAF-1 和 ASK1 复合物的形成，导致 ASK1 激酶活性的抑制并预防应激介导的细胞凋亡（From Alavi AS, et al：Chemoresistance of endothelial cells induced by basic fibroblast growth factor depends on Raf-1-mediated inhibition of the proapoptotic kinase, ASK1. Cancer Res 67［6］：2766-2772,2007.）

二线治疗

鉴于索拉非尼在 HCC 一线治疗中地位牢固，目前正在探索多种二线治疗。在 Ⅱ 期研究中布立尼布作为二线疗法表现出一定价值（Finn et al，2009；Raoul et al，2009）。但在一项布立尼布的 Ⅲ 期研究中，入组 395 例索拉非尼经后进展病人，布立尼布作为二线治疗未能显著提高 OS。Brivanib 组中位 OS 为 9.4 个月，而安慰剂组为 8.2 个月（HR 0.89；95% CI 0.69~1.15；P=0.3307）（Llovet et al，2013）。Ⅱ 期研究显示抗 VEG-FR-2 单抗雷莫西尤单抗（ramucirumab）对未经治疗的病人可有生存获益（Zhu et al，2013）；但一项安慰剂随机对照的 Ⅲ 期临床研究显示，在索拉非尼治疗失败后的病人应用雷莫西尤单抗未能达到预设的主要研究终点 OS（Zhu et al，2014）。这项 Ⅲ 期研究入组了 565 名 Child A 期且需要二线治疗的进展期 HCC 病人。病人以 1∶1 比例随机分配接受每两周一次的雷莫西尤单抗（8mg/kg 静脉滴注）或安慰剂。OS 的 HR 为 0.866（95% CI 0.717~1.046；P=0.1391）；雷莫西尤单抗组中位 OS 为 9.2 个月，而安慰剂组 7.6 个月。雷莫西尤单抗和安慰机组中位 PFS 分别为 2.8 和 2.1 个月（HR 0.63；95% CI 0.52~0.75；P<0.0001）。有趣的是，在经选择的 AFP 大于或等于 400ng/mL（预设）的 250 名亚组病人中，OS 的 HR 为 0.67（95% CI 0.51~0.90；P=0.0059），雷莫西尤单抗组中位 OS 为 8.7 个月，对比安慰剂组的 4.2 个月，这也引起了研究者后续的关注研究。但很显然这并不足以支持已上市的雷莫西尤单抗直接作为二线治疗方案（译者注：在后续的选择 AFP≥400ng/mL 病人的 REACH2 研究中，以及 REACH 和 REACH2 汇总分析 AFP≥400 病人中，均显示雷莫西尤单抗显著延长 OS，现在其已被批准为二线治疗方案）。

一项包含 41 例进展期 HCC 病人的研究显示多靶点酪氨酸激酶抑制剂卡博替尼（cabozantinib）有较好前景（Verslype et al，2012）。其中 78% 的病人根据 RECIST 标准达到了肿瘤消退，5% 部分缓解。中位 PFS 估达为 4.2 个月。ARQ 197，又名替凡替尼（tivantinib），是一种选择性 MET 受体酪氨酸激酶抑制剂，并在 Ⅰ 期（Garcia et al，2007）和 Ⅱ 期研究（Santoro et al，2013）中取得令人鼓舞的结果。在这项针对一线治疗后进展的 HCC 病人 Ⅱ 期研究中，MET 高表达的病人经替凡替尼治疗中位 TTP 达到 2.7 个月，而安慰剂组的 1.4 个月（HR，0.43；95% CI，0.19~0.97），中位 OS 分别为 7.2 个月和 3.8 个月（HR，0.38；95% CI，0.18~0.81）。有趣的是，安慰剂组病人 MET 高表达与更短的 OS 有关（中位 OS，3.8 对比 9.0 个月），提示 MET 还可作为预后指标。

鉴于临床前及临床研究报道，正在进行随机分子 Ⅲ 期临床研究，卡博替尼（NCT01908426）和替凡替尼（NCT01755767）用于索拉非尼治疗后疾病进展、且肝功能良好的进展期 HCC 病人。值得关注的是，替凡替尼只用于高表达 MET 的病人（经免疫组化检测>50% 的 3~4+阳性表达），在 HCC 中提供了应用特定分子标志物指导靶向药物应用的临床研究先例（NCT01755767）。

卡博替尼和替凡替尼同作为多靶点酪氨酸激酶抑制剂。除了 MET 和 VEGFR-2 以外，卡博替尼还可抑制其他酪氨酸激酶，如 RET、KIT、AXL 和 FLT3 等。因此它的抗肿瘤作用并不依赖于 MET 通路抑制作用，故而不需要像替凡替尼那样，筛选 MET 过表达肿瘤的筛选应用这类靶向药物。鉴于 HCC 的瘤内分子异质性，将卡博替尼应用于所有病人，并回顾性地分析分子特征，可能是最佳策略（NCT01908426）。

一项正在进行的 Ib/Ⅱ 期研究在 HCC 病人中探索了一类多元化治疗模式，即联合抗血管生成药物雷莫西尤单抗和一种 MET 单抗 LY2875358，以期绕过所谓的"抗血管生成药物的生存上限"（antiangiogenic survival ceiling）（NCT02082210）。考虑到 MET 单抗 LY2875358 的特性，未来将倾向于预选择 c-MET 高表达的病人。

免疫治疗

目前的研究已发现了肿瘤免疫逃逸的多种机制，一经出现往往预示着预后不良及肿瘤转移（Pardee & Butterfield，2012）。抗细胞毒性 T 淋巴细胞抗原-4（CTLA-4）的替西利姆单抗（tremelimumab）通过阻断免疫检查点，在不可切除伴转移的 HCV 相关 HCC 病人中表现出一定抗肿瘤疗效（Sangro et al，2013）。替西利姆单抗的给药剂量为每 90 天一次 15mg/kg 静脉滴注，直到出现肿瘤进展或严重的毒性反应。20 例病人评估出现毒性作用和病毒反应，17 例评估肿瘤对治疗的反应性。大部分病人处于进展期，其中 43% 肝功能异常（Child-Pugh B 级）。结果显示该方案安全性良好。部分 RR 达 17.6%，疾病控制率达到 76.4%。TTP 为 6.48 个月（95% CI，3.95~9.14）。病毒滴度显著下降，但同时 HCV 病毒高变区域 1 出现新的变异，并取代治疗前原来的突变。这种抗病毒效应与抗丙肝特异性免疫反应增强有关。

临床前研究显示靶向程序性死亡受体-1（PD-1）和程序性死亡受体-1 配体（PD-L1）可以抑制 HCC 生长（Kuang et al，2009），许多研究也探索这类药物在 HCC 中单药应用的治疗价值（NCT01658878 及 NCT01693562）。一项多组研究的初步数据显示 PD-L1 抗体 MEDI4736 在包括 HCC 的进展期实体瘤中显示出可观疗效（Segal et al，2014）。在 Ⅰ 期阶段，MEDI4736 显示可接受的安全性，并无明确的最大耐受剂量。鉴于 Ⅰ 期试验的临床疗效，后续进行了包括 HCC 在内的多种类性肿瘤的扩展性研究。MEDI4736 的剂量为 10mg/kg、每两周一次进行静脉滴注，持续 12 个月。中期分析显示 151 名病人接受一个剂量或以上的 MEDI4736。105 名病人具有完整的药物安全性数据，他们接受了中位数 3 预备治疗（1~8）、中位 3 个剂量（1~8）。由于研究病人入组尚在进行，疗效数据尚未公布。更多关于 MEDI4736 单药或联合多免疫调节剂和靶向药物的研究正在进行中（译者注：目前多个 PD-1 抗体已被批准为 HCC 的二线治疗用药）。

精氨酸代谢疗法

精氨酸的生物合成依赖于精氨酸琥珀酸合成酶和精氨酸琥珀酸裂解酶。一部分 HCC 中缺乏精氨酸琥珀酸合成酶，并从循环中摄取精氨酸（Ensor et al，2002）。聚乙二醇化精氨酸脱氨酶（ADI-PEG 20），一种精氨酸降解酶，可降低体外 HCC 细胞的活性、耗竭精氨酸水平，并延长动物生存。在一项纳入高疾病负担和肝功能不全病人的 I / II 期研究中,该药体现出较好的安全性,36.8% 的病人获得部分缓解,36.8% 获得疾病稳定(Izzo et al,2004)。但在后续的 II 期试验中该药并未展现显著抗癌疗效(Glazer et al,2010;Yang et al,2010)。一项在既往未经治疗的进展期 HCC 病人中评估 ADI-PEG 20 疗效的随机 III 期研究正在进行中(NCT01287585)。ADI-PEG 20 与其余治疗药物的联合,包括细胞毒性化疗和索拉非尼,也在探索性研究阶段。还有一项在包括进展期 HCC 在内的消化道肿瘤中评估 ADI-PEG 20 联合 FOLFOX 化疗方案的 I 期试验(NCT02102022),和一项在 HCC 中联合 ADI-PEG 20 和索拉非尼的 I 期试验(NCT02101593)正在进行中。

肝癌病因学与系统治疗疗效

在 SHARP 研究的一项亚组分析中,发现丙型肝炎相关 HCC 病人经索拉非尼治疗后中位生存为 14 个月(n=93),优于全部经索拉非尼治疗病人的 10.7 个月(Bolondi et al,2008)。这提示丙肝感染状态可能正向影响索拉非尼疗效。而在安慰剂对照组中 HCV 相关 HCC 病人并没有任何额外的生存优势,因此提示丙肝感染本身并非病人获益的原因。值得注意的是,在 HCV 感染中,病毒核心蛋白导致 RAF-1 基础活性升高,由此导致了肝细胞对 EGF 的持续反应,从而增加癌变概率(Giambartolomei et al,2001)。一项评估索拉非尼治疗进展期 HCC 疗效的 II 期回顾性分析研究也得到类似结果(Abou-Alfa et al,2006)。该分析发现合并 HCV 感染的 HCC 病人较合并 HBV 感染者 TTP 更长,分别为 6.5 和 4 个月(Huitzil et al,2008)。生存获益方面也有同样趋势,合并 HCV 感染者(12.4 个月)明显长于合并 HBV 感染者(7.3 个月)(P=0.29)。亚太地区研究中 73% 的入组 HCC 病人具有 HBV 感染背景、为其患癌潜在病因,而该比例在 SHARP 研究中只有 18%。这种病因学的差异为两项研究结果中索拉非尼疗效程度的差异提出另一种可能的,或至少补充性的解释。SHARP 研究中合并 HBV 感染的 HCC 病人的生存期与随机入组的其他病人群相近。这一观察结果确实在一定程度上削弱了索拉非尼的抗血管生成作用,但它仍然适用于所有病因的不可切除 HCC。

亚洲病人(7.7 对比 8.8 个月;HR 1.21;单侧 P=0.9829)和合并 HBV 感染病人(7.6 对比 8 个月;HR 1.10;单侧 P=0.8286)的中位 OS 相近,但舒尼替尼治疗后合并 HCV 感染病人生存期较短(9.2 对比 17.6 个月;HR 1.52;单侧 P=0.9835)(Cheng et al,2013)。

一种有待验证的假说提出 HCC 的病因因素能够影响病人预后,并影响 HCC 对索拉非尼的治疗反应。多项分子水平研究发现了 HCC 病因依赖性基因组差异(Fujimoto et al,2012;Guichard et al,2012;Huang et al,2012)。CTNNB1 活化性突变在 HCV 相关 HCC 中较 HBV 相关 HCC 中更为普遍,该突变还与特定的 WNT 基因表达谱有关(Boyault et al,2007;Lachenmayer et al,2012)。索拉非尼参与调控该基因转录组标签,并在临床前研究模型中抑制肿瘤生长。研究报道丙肝上调索拉非尼靶点之一 Raf-1(Giambartolomei et al,2001)。体外研究数据显示索拉非尼直接抑制 HCV 病毒的复制。这项实验研究观察具有重要的临床意义,并在一项正在进行的比较阿霉素联合索拉

非尼和索拉非尼单药的 III 期临床试验中进行了前瞻性分析验证(Himmelsbach et al,2009)。因此索拉非尼疗效似取决于导致 HCC 发生的特异性因素。这些发现提示根据病人病因进行临床试验的亚组分层对未来药物研发具有重要意义。尽管如此,仍需强调的是无论 HCC 病因如何,索拉非尼仍是延长病人生存的治疗手段。

肝细胞癌放射学应答的评价

不同于 20 世纪 70 年代进行的早期临床试验主要依赖临床评价来判定应答,随着增强 CT、三维 CT(见第 18 章)和 MRI(见第 19 章)等现代放射诊断技术的进展,提高了更加客观地评估病情和肿瘤应答的能力。尽管有这些显像策略的进步,但 HCC 仍是最难进行放射学评估的肿瘤之一。其中部分原因在于这类肿瘤的浸润性质、边界不清及富血管特性,这些均导致难以准确界定其确切边缘。另外,研究者也逐渐意识到通过动态检测确定肿瘤应答的价值,如检测肿瘤坏死及其血供情况。

在索拉非尼用于进展期 HCC 的重要 II 期临床试验中,研究者发现肿瘤坏死、并未有肿瘤缩小(Abou-Alfa et al,2006)。与此相关的是部分病人 AFP 的下降及临床症状的缓解。后续进一步分析了肿瘤坏死与药物应答间的相关性(Abou-Alfa et al,2008)。该试验中 12 名病人进行了三个时相 CT 扫描评估。5 名病人为疾病稳定、或伴有肿瘤坏死的疾病稳定,7 名为治疗后进展。中位生存期的计算是基于最后一次 CT 扫描到病人死亡或末次随访日期的分析计算而来,以确保所有概率估计和统计计算以病人在关键时间点的应答状态而定的(Anderson et al,1983)。根据这一关键时间点分析,应答病人的中位生存时间为 4.8 个月,而非应答病人为 3.1 个月。肿瘤坏死区域与肿瘤体积比(TN/V)与药物应答显著相关,应答病人的 TN/V 比明显高于非应答病人(P=0.02)。但 TN/V 与 OS 相关性并不显著,其价值仍需作为大型临床试验的一部分进行前瞻性评估。

目前已发现动态增强 MRI(dynamic contrast-enhanced MRI,DCE-MRI)可用于研究肿瘤病理生理学(Yuh,1999;Taylor et al,1999)和评估可能的疗效应答方面(Morgan et al,2003)。鉴于索拉非尼等药物具有抗血管生成活性,这项技术对评估诸如微血管密度、血管渗透性和血管外细胞外间隙等重要指标具有重要意义(Knopp et al,1999)。DCE-MRI 也被用作药物治疗有无应答的早期指标。数项研究表明成功的治疗导致 DCE-MRI 的多种强化参数的早期改变(48 小时之内),可作为更精确的早期应答指标(Barentsz et al,1998;Brasch et al,1997;Pham et al,1998)。在一项评价 34 名进展期 HCC 病人中舒尼替尼疗效的 II 期临床试验中,进行了 DCE-MRI,并发现舒尼替尼后血管渗透性的迅速降低。在疾病进展延缓的病人中这种现象更为显著。在另一项评价进展期 HCC 中比较阿霉素联合索拉非尼与阿霉素联合安慰剂的 II 期临床研究中,6 名接受 DCE-MRI 检查,尽管未发现药物应答与流率常数(flux rate constant,K_{ep})、反映血管通透性的容量传递系数(volume transfer coefficient,K_{trans})和 AFP 的显著相关性,但药物应答与 AUC180 显示显著相关的趋势(P=0.07)(Abou-Alfa,2009)。DCE-MRI 作为评价疗效应答替代指标的价值仍有待于将其作为大型临床研究的

组成部分进一步评估。

新辅助与转化治疗

在特定情况下,若肿瘤得以缩小,手术切除治疗局限性的巨大 HCC 是可行的。转化疗法理念可使一些原本不可切除的肿瘤获得手术机会,并可通过清除局部和全身的微小病灶而达到改善预后的目的。转化治疗与新辅助化疗的概念不同,后者是用于初始评估即为可切除的肿瘤病人。在 HCC 中已进行了不同转化方案研究,但迄今尚无特定方案被证明较单纯手术切除带来更多的生存获益。考虑到维持或减少肿瘤大小以符合如米兰标准等相关肝移植标准的目的,肝移植前桥接治疗也可归为转化治疗(Mazzaferro et al,1996)。

多项随机分组试验评估了经导管动脉化疗栓塞术(transarterial chemoembolization,TACE)的疗效(见第 96A 章)。一项随机临床研究显示术前进行 1~5 次的 TACE(24 例)作为新辅助治疗方案较单纯手术(28 例)并未带来生存获益(Wu et al,1995)。TACE 在 33% 的病人无效,这些病人肿瘤维持稳定或进展。两组之间的手术并发症和死亡率,以及病理分期无明显差异。两组的无瘤生存率(disease-free survival,DFS)相近,但新辅助 TACE 治疗组中肝外复发率增高(57% 对比 23%,$P=0.03$),5 年生存率也显著差于对照(30% 对比 60%,$P=0.01$)。

经导管动脉栓塞(transarterial embolization,TAE;无化疗药物)也未带来任何差别。一项研究将 97 名病人随机分配至 TAE 加手术组和单纯手术组,尽管 TAE 加手术组肿瘤坏死比例升高,但两组中 DFS 却无明显区别(39 对比 31.1)(Yamasaki et al,1996)。

钇-90(^{90}Y)微球(TheraSpheres)越来越多应用于局部进展期 HCC 治疗(Salem et al,2002)(见第 96B 章)。目前一项正在进行研究,其内容是在等待肝移植的 HCC 病人中比较索拉非尼单药或联合钇-90 微球。

迄今为止,免疫栓塞(immunoembolization)(Lygidakis & Tsiliakos,1996)、放射治疗(Tang et al,1995)和放化疗(Sitzmann & Abrams,1993)等方面积累了有限经验。放射治疗,特别是立体定向放射治疗(stereotactic body radiotherapy,SBRT)逐渐用于 HCC 治疗,尤其是用于伴癌栓的病人(见第 97 章)。在转化治疗方面,外照射放疗和 SBRT 多用于个别病例,因为大多数数据多来自病例报道和单臂研究。两项前瞻性研究相继显示 SBRT 在不适用于标准局部治疗的 HCC 病人中体现出一定价值(Bujold et al,2013)。该研究中所有病人肝功能属 Child-Pugh A 期。SBRT 剂量从 24~54Gy,分六次进行。主要研究终点为毒性反应和 1 年局部控制率。共 102 名病人进行了评估(试验 1,2004—2007:$n=50$;试验 2,2007—2010:$n=52$)。潜在的肝病背景包括乙肝占 38%、丙肝 38%、酒精性肝病 25%、其他肝病 14%,无肝病背景占 7%。52 例病人曾接受过既往治疗(不包括索拉非尼)。TNM 分期 III 期占 66%,61% 病人存在多发病灶。55% 合并肿瘤血管癌栓(tumor vascular thrombosis,TVT),12% 有肝外转移。一年的局部控制率为 87%(95% CI,78%~93%)。30% 的病人有 3 级及以上的毒性反应。7 例病人(包括 2 例 TVT 进展)的死亡可能与治疗相关(SBRT 后 1.1~7.7 个月)。中位 OS 为 17 个月(95% CI,10.4~21.3 个月)。这些结果为进行随机分组研究 SBRT 治疗 HCC 提供了有力的依据。

然而,到目前为止,这些技术作为新辅助治疗方案尚未带来生存优势。RTOG 1112 是一项正在进行的合作性随机 III 期研究,旨在比较索拉非尼单药治疗和 SBRT 序贯索拉非尼治疗伴血管侵犯的进展期 HCC 的疗效。主要研究终点为 OS。该研究人群包括肿瘤不可切除及不适于局部治疗手段如射频消融和 TACE 的 HCC 病人(NCT01730937)。

由于化疗在进展期 HCC 中的 RR 不理想,基于化疗的转化方案的临床研究进展滞后。随着更积极的 PIAF 方案(即联合顺铂、干扰素、阿霉素和 5-FU 的化疗免疫联合方案)的出现,这种情况已经有一定改变(Patt et al,1999)。在这项 PIAF 方案的 II 期试验中,50 例不可切除 HCC 病人经治疗后,13 例(26%)获得部分缓解(partial response,PR),9 例(18%)获得手术切除机会,其中 4 例获得病理学上的完全缓解(complete response,CR),即切除标本已无活性肿瘤组织。但是 PIAF 方案仍未通过与阿霉素进行对比的随机 III 期临床试验的考验(Yeo et al,2005)。需要注意的是,PIAF 联合方案会导致许多与治疗相关的并发症与死亡率。这些对治疗方案反应良好的病人多有 3 级或更高的血液学毒性反应,其中 2 例死于中性粒细胞减少性败血症。因此,PIAF 方案的使用应仅限于经临床多学科讨论仔细评估的,转化疗法对潜在可切除的肿瘤病人可能带来获益的个别病例。

辅助治疗

尽管在过去十年中各种外科技术取得很大进步,但较高比例病人出现术后复发(Ziparo et al,2002)。根据一项研究报道,在术后为期 26 个月的随访中复发率为 55%(Cha et al,2003)。肝移植的情况会好一些,复发率较低;但这只是非随机的比较,且肝移植病人往往经过更加仔细选择,一般肿瘤较小(Mazzaferro et al,1996)(见第 115A 章)。尽管肝移植根除了利于 HCC 复发的肝硬化背景,但肝移植并不能满足所有 HCC 病人的需求,由于供肝的稀缺、且如肝癌较大则疗效有限。因此如何通过辅助治疗降低术后复发率是一个亟待解决的重要问题。

由于缺少对进展期 HCC 有效的标准全身化疗方案,化疗作为术后辅助疗法未曾被重视。一项小型的随机研究对比了口服卡莫氟(1-氨甲酰乙基-5-氟尿嘧啶)和仅观察的病人(Yamamoto et al,1996)。这项研究按日本肝癌研究组分期系统(Liver Cancer Study Group Japan staging)(Anonymous,1994)将 67 名病人随机分组分层,发现在 I 和 II 期病人中该疗法耐受性很差,不能提高生存率。I 期病人 DFS 有显著提高,3 年 DFS 为 60% 对比 30%,5 年为 50% 对比 20%。由于高达 56% 的病人出现无法耐受的副反应,该试验不得不被提前终止。

肝动脉灌注化疗单用或联合全身化疗,也曾被用于 HCC 辅助治疗。一项低效的随机研究对比了表柔比星肝动脉灌注化疗联合表柔比星及卡莫氟全身化疗和无进一步治疗的结局,发现并没有带来 DFS 获益,且 21% 的病人因副作用而中断治疗。另一项随机试验对比了表柔比星肝动脉灌注化疗与在其基础上加用卡莫氟口服化疗,生存率和复发率无明显差异,而这项研究并未说明两组间副作用有无不同。

TACE 是一种经动脉栓塞化疗,与单纯栓塞或单纯经动脉栓塞(无化疗)不同,用于术后辅助治疗(见第 96A 章)。一项随机对照研究提示术后单次经肝动脉灌注含有阿霉素和丝裂霉素 C 的碘化油较无进一步治疗病人的 DFS 有了显著提高(3 年 DFS:32% 对比 12%,$P=0.02$)(Izumi et al,1994)。但总体生存并无改善。另一项随机对照研究发现,肝动脉灌注含有顺铂的碘油乳剂与静脉滴注表柔比星相比(Lai et al,1998),其 3 年 DFS 反而更低(18% 对比 48%,$P=0.04$)。第三项相关研究则是将切除术后肿瘤局部残余及后续复发风险较高的病人分为 TACE 组和随访关注组(Ren et al,2004)。高复发风险因素包括肿瘤直径大于 5cm、多结节和血管侵犯。TACE 辅助治疗组 5 年生存率达到 44.36%,而对照组仅为 37.40%($P=0.0216$)。

辅助治疗领域最理想的结果来自经肝动脉灌注碘-131 标记的碘化油(Lau et al,1999)。在一项 II 期随机对照研究中,对比 HCC 切除术后经肝动脉灌注碘-131 碘油与无辅助治疗,结果发现辅助治疗带来 DFS 明显改善,由 36% 提高到 74%($P=0.037$)。3 年 OS 明显提高,辅助治疗组为 85%、而对照组仅为 46%($P=0.039$)。该研究的近期更新的数据显示辅助治疗组和对照组的精算 5 年 DFS 分别为 61.9% 和 31.8%($P=0.0397$),5 年 OS 分别为 66.7% 和 36.4%($P=0.0433$)。但是,随访 7 年后,DFS 和 OS 获益失去了统计学差异(Lau et al,2008)。目前,美国尚未批准碘-131 碘油的临床应用。

免疫调节剂也作为术后辅助治疗进行了研究。目前报道的研究包括经 IL-2 和 CD3 抗体培养的自体淋巴细胞回输对比无任何治疗(Takayama et al,2000);肝动脉联合灌注阿霉素和 IL-2 联合淋巴因子激活杀伤细胞(LAK)输注对比单纯肝动脉灌注阿霉素(Kawata et al,1995);口服非环状视黄酸与安慰剂的对比(Muto et al,1996);以及干扰素 α 与无任何治疗的对照研究(Kubo et al,2001)。以上研究均未报道生存改善,唯一例外是视黄酸研究在最初报道后进一步随访 2 年时发现生存获益(Muto et al,1999)。非环状视黄酸组 6 年生存率为 74%,明显好于安慰剂组的 46%($P=0.04$)。

主动免疫接种也作为 HCC 辅助治疗进行过研究。在一项小型随机试验中验证了一种 HCC 疫苗,该疫苗由福尔马林固定的自身肿瘤组织碎片(AFTV)、含有人粒细胞-巨噬细胞集落刺激因子(GM-CSF)、IL-2 和结核菌素的可生物降解微粒组成(Kuang et al,2004)。19 名病人在肝切除后 4~6 周开始每两周一次的皮内接种疫苗,共 3 次;另外 22 名病人术后无任何治疗。在经中位随访 15 个月后,免疫接种的病人复发率下降了 81%($P=0.003$),OS 显著延长了 89%。AFTV 在预防小肝癌复发上最有效。12 名接种疫苗的病人出现了迟发超敏反应,其中 92% 的病人在研究结束时仍无复发。毒副反应限于 1~2 级皮肤毒性,如红斑、干燥脱屑和瘙痒。需要注意的是,该项目的结果体现了重要价值但其规模很小,仍需要更大规模证实数据进一步全面评价这种疗法的价值。

一项仅有 5 例病人的极小规模研究探索了一种更加积极的策略,这 5 例病人在接受原位肝移植(orthotopic liver transplant,OLT)后,接受了氟达拉滨联合全身放疗或环磷酰胺化疗的非清髓性方案,随后在 OLT 术后 16~135 天内完成同种异体外周血干细胞移植(PSCT)(Soderdahl et al,2003)。这项研究的目的在于了解能否维持一个稳定的混合供体嵌合现象。该研究中 2 名 HCC 病人中 1 例观察到该现象。在 PSCT 后 36 天进行嵌合现象分析,发现外周血中 100% 存在供体 T 细胞和 90% 存在供体髓样细胞。虽然在肝移植后仅随访 10 个月,但这名病人据报道恢复良好。

在其他实体瘤中,当一种药物成功用于转移性肿瘤时,往往会进一步尝试将其用于辅助治疗。索拉非尼即是如此。在一个多国家参与的 III 期临床试验中,1 114 名 HCC 病人接受手术切除或局部治疗等根治性治疗后,被随机分配至索拉非尼治疗组和安慰剂组,但未能达到主要研究终点无复发生存时间(recurrence-free survival,RFS)(Bruix et al,2014)。在入组的 1 114 名病人中,81% 接受切除手术,97% 肝功能 Child-Pugh A 级,46% 具有高复发风险。研究结果分析基于 464 例 RFS 事件。结果显示 RFS、肿瘤复发时间和 OS 均无显著差异。索拉非尼组 RFS 为 33.4 个月,而安慰剂组为 33.8 个月(HR 0.940;95% CI 0.780~1.134;$P=0.26$)。

显然,研究者几乎使用了所有的治疗方法来共同努力降低 HCC 手术切除后或移植后复发风险。尽管有一些少见的阳性研究结果报道,但多数仅是一个小型研究系列的一部分或缺乏足够的统计学意义来提供生存获益的确切证据。

直到上述问题以及诸如复发的分子预测标志物等其他更多问题得以明确回答后,才能有 HCC 切除术后的标准辅助治疗出现。目前,可获得的数据并不能支持临床研究以外的辅助治疗。

局部及系统治疗的联合

目前正在进行的多项研究将系统性抗血管新生药物疗法与 TACE 等局部治疗(见第 96A 章)联合。抗血管新生疗法联合 TACE 的疗效及最佳给药时机尚未确定(Abou-Alfa,2011)。Strebel 和 Dufour(2008)提出了三种模式:其一为序贯疗法,即 TACE 完成后给予抗血管新生药物疗法;其二为间断疗法,即抗血管新生药物疗法贯穿治疗全程,仅在进行 TACE 治疗时暂停;其三为连续疗法,即通过抗血管生成治疗来抑制栓塞后随即出现的血管内皮生长因子激增(Strebel & Dufour,2008)。尽管这种联合治疗模式被大量关注,但两项随机研究显示 TACE 联合索拉非尼未能带来实际的临床获益。一项 III 期临床研究在日韩两国不可切除 HCC 病人中进行索拉非尼联合 TACE 序贯疗法,其结果显示该序贯疗法未能延长 TTP。该研究中治疗组超过 50% 的病人在 TACE 后 9 周才开始索拉非尼治疗,而 73% 的病人需要药物减量。研究者称以上因素或影响研究结果。无论如何,这项研究的发现并不足以支持序贯疗法的应用(Kudo et al,2011)。

随机分组 II 期 SPACE 研究中比较用阿霉素洗脱珠(doxorubicin-eluting beads,DEBDOX)、TACE 联合索拉非尼或安慰剂,在 TACE 前 3~7 日开始持续应用索拉非尼或安慰剂。根据独立评估,该研究主要终点中位 TTP 在两组间几乎一致:联合索拉非尼组为 169 天,而安慰剂组为 166 天(HR 0.797;95% CI 0.588~1.080;$P=0.072$)。两组间 OS 同样没有差异(HR 0.898;95% CI 0.606~1.330;$P=0.295$)(Lencioni et al,2012)。

近来东部肿瘤协作组(Eastern Cooperative Oncology Group,

ECOG)一项Ⅲ期临床研究,对比化疗栓塞联合或不联合索拉非尼(开始服用索拉非尼/A 慰剂 2 周后进行 TACE)的结局,但由于入组病例不足而终止(NCT01004978)。另一项类似设计的Ⅲ期临床试验正在英国进行病人入组:即在服用索拉非尼/A慰剂 5 周后进行应用 DEBDOX 的 TACE 治疗(NCT01324076)。

需要注意的是,局部和全身治疗的联合,虽然还没有被证明是治疗局部进展期 HCC 的一种有效选择,同样也缺乏足够依据用于转移性疾病。而一项回顾性研究分析了 7 年中纪念斯隆·凯特琳癌症中心(MSKCC)进行肝动脉栓塞的 234 名 HCC 病人,其中 36 例初诊时即存在转移(Kim et al,2014)。22 名病人仅进行了栓塞,而 14 例在接受栓塞的同时在疗程中的特定时段联合系统治疗。研究发现,伴转移的 HCC 病人仅接受肝动脉栓塞的中位 OS 为 5.8 个月(95% CI,4.1~11.0),而接受肝动脉栓塞联合索拉非尼后 OS 达到了 19.3 个月(95% CI,3.7~66.7)。这些结果提示伴转移的 HCC 病人接受经肝动脉疗法及整个疗程中某些时间段加用系统治疗可能带来一定的生存获益。因此有必要进一步研究评估联合疗法在伴转移 HCC 治疗中的作用。

小结

HCC 的发病率逐年增高,尤其在发达国家,主要源于非酒精性脂肪肝发病率的增高(Abou-Alfa & Venook,2008)。HCC 的治疗需要同时针对潜在的肝硬化背景和癌症本身。迫切需要将全面彻底地认识合并肝硬化作为认识 HCC 疾病状态重要部分,并有助于指导医师推荐合适治疗方法。

对于进展期 HCC,索拉非尼能够改善病人生存,而被列为标准治疗手段。其他新型疗法以及生物治疗与化疗的联合在进展期 HCC 治疗上仍处于研究中。作为进展期 HCC 中目前唯一的标准疗法,索拉非尼单药治疗带来最长中位生存为 10 个月,迫切需要进行更多联合疗法的研究以突破抗血管新生疗法疗效瓶颈(译者注:截至目前已有多个新型药物获批用于进展期 HCC 的一线和二线治疗,分子靶向治疗与 PD-1 抗体联合方案显示较好前景)。

为进展期 HCC 寻找到更好的治疗方法不仅意味着开发更好的治疗手段,还应用更好的方法来评估疾病进展。HCC 浸润性生长的特质,边界不清与富血供的特点限制了标准影像学评估手段 CT 和 MRI 的应用及其优势。评估肿瘤坏死和动态变化方面的新监测模式正在开发中,并与新型生物治疗药物研发平行进行。

到目前为止,辅助和新辅助疗法在 HCC 中未能显示出确切疗效。发展系统疗法是治疗进展期 HCC 病人的关键部分。如何将系统与局部治疗相结合,以准确地制定进展期 HCC 的最佳治疗方案,仍是一项任重而道远的工作。

（钦伦秀 译　张必翔 审）

第102章

弥漫性肝癌的肝脏隔离灌注治疗

James Francis Pingpank Jr.

不能切除的肝转移性肿瘤的肝脏隔离灌注治疗

每年因各种原发性恶性肿瘤导致的肝转移给成千上万的病人造成了严重的临床困境(见第92章至第94章)。对于小部分病人,手术切除或消融治疗能有效控制肝转移病灶,但对许多结直肠癌,胃肠道(gastrointestinal,GI)神经内分泌肿瘤,眼黑色素瘤病人,由于肝转移瘤的数量和累及肝脏的体积等原因使手术切除和/或消融治疗不适宜用于控制肝转移性病灶。在很多乳腺、皮肤和软组织肿瘤的病人,远处转移仅表现为肝转移,病人的生活质量和生存时间取决于控制肝转移病灶的能力(见第94章)。20世纪50年代以来,世界各地的一些研究机构的研究人员针对肝转移瘤的化疗策略进行了研究,之后,随着外科和导管技术的进步,这些化疗策略的安全性和有效性得到了持续性的改善。一些具有对肝脏、四肢和肺进行区域治疗经验的医疗中心进行的一系列临床试验,促进了肝脏隔离灌注(isolated hepatic perfusion,IHP)技术的发展。这些临床试验的共同目的是在增强对癌症部位的局部治疗的同时,使全身化疗药物的影响和毒性最小化。通过给药区域和体循环的完全隔离达到药物分布区域的分隔,从而使未受肿瘤影响的组织器官避免了药物的暴露和潜在的相关毒性影响,因此治疗药物的剂量增加在最大程度上被限制在受到药物灌注的器官或肢体的组织中。对于具有明显剂量-反应曲线的药物,例如美法仑(melphalan),由于肝脏隔离灌注时骨髓和胃肠道脏器没有暴露于药物,可以允许这些药物的剂量增加到临床需要的更高水平,从而通过增加肿瘤对药物的反应,明显改善疗效。对于传统上用于治疗转移性结直肠癌的化疗药物,奥沙利铂联合或不联合5-氟尿嘧啶(5-FU)的IHP展示了初步的临床优势。肝脏由于其独特的血管解剖结构,可以很容易地完全控制血液循环的流入道和流出道,是进行区域灌注治疗的合适部位。此外,肝内生长的肿瘤的血流供应主要来自动脉系统,而门静脉则是进入肝实质供应营养的主要来源,这使得动脉内给药能够有效地将药物浓集于肝脏和肝脏的荷瘤区域。Ridge及其同事(1986)以及Breedis和Young(1954)的动物模型研究表明,几乎100%的肿瘤供血来自肝动脉系统,而正常肝脏仅有25%的血液来自动脉系统。肝脏能够达到完全的血管隔离也允许对肝脏血液循环中的酸碱度进行调控,实施临床实用水平的热疗和/或生物制剂治疗,否则将会因为药物毒性太大或技术困难而无法进行上述治疗。对于多发性肝转移瘤病人,随着肝内肿瘤数量的增加,肝脏存在其他亚临床转移病灶的可能性也增加,因此,通过区域灌注治疗整个病变器官的策略也能够达到治疗微小转移病灶的目的。

1961年,Roswell Park癌症中心的Robert Ausman(1961)最早发表并详细介绍了IHP的临床应用,描述了使用猪治疗模型以及随后5名病人的治疗经验。在这份简短的报告中,两例病人在接受了60分钟的美法仑(melphalan)灌注治疗后出现了抗肿瘤疗效的证据。在此后的20年里,另外一些小规模的临床研究报告了持续无药物高温IHP灌注的疗效(Skibba & Quebbeman,1986)和使用美法仑(melphalan)(Hafström et al,1990)或丝裂霉素-C和5-FU(Aigner et al,1988)进行常温IHP灌注的疗效,这些研究结果分别被Skibba(威斯康辛医学院)和多个欧洲研究小组所描述。由于缺乏长期随访资料和存在显著的药物毒性阻碍了这种方法的广泛应用,直到1992年,区域治疗的兴趣才被Lienard和Lejeune博士发表的论文重新激活。该论文详细介绍了对一组29例进展期肢体肉瘤或黑色素瘤病人联合应用美法仑(melphalan),肿瘤坏死因子(TNF)和干扰素-α,通过高温灌注隔离的肢体取得成功的经验。结果显示,黑色素瘤病人的完全缓解率为90%,进展期肉瘤病人的保肢率为80%(Lienard et al,1992)。具有同等或更大意义的是,精细的外科技术可以做到非常有效的血管隔离,从而减少了治疗区域之外的药物暴露和相关毒性。当这种更加注重局部循环隔离完整性和药物泄漏监测的技术应用于IHP病人,全身毒性反应的降低使IHP得到更广泛的临床应用和研究。

在美国,开发和恢复肝脏血管隔离灌注技术的主要工作是由在国家癌症研究所外科工作的Douglas Fraker和H. Richard Alexander博士开展的。最初的两项研究评价了TNF(Alexander et al,1999)和TNF联合美法仑(Alexander et al,1998)治疗不可切除肝转移瘤的临床I期剂量递增试验的疗效。当TNF的最大耐受剂量为1.5mg时,单独应用TNF仅与凝血障碍相关。随后的试验包括TNF联合美法仑(melphalan)的剂量递增实验,获得的最大耐受剂量(maximum tolerated doses, MTD)分别为1.0mg/kg和1.5mg/kg。该方案在不可切除的肝转移瘤病人中的客观缓解率(overall response rate, ORR)为75%。后来,治疗方案中的TNF因为缺乏明确的临床获益导致其离开了美国市场,但令人鼓舞的早期临床试验结果仍促使临床试验审查委员会批准取得了临床获益的美法仑(melphalan)作为单药应用于60分钟的高温肝脏隔离灌注方案。随后,匹兹堡大学完成的两项系列研究详细报道了单独使用奥沙利铂(Zeh et al,

2009)以及奥沙利铂联合 5-FU 在 60 分钟 IHP 循环(Magge et al,2013)中的安全性和 MTD。

外科技术

适合 IHP 治疗的病人的术前评估包括心血管危险因素的评估,肝内外肿瘤恶性程度的评估,以及肝功能状态的评估。标准的术前心脏功能评估应包括心脏踏板运动试验,因为静脉-静脉旁路可能诱导病人出现心房颤动。肝脏储备功能的评估也很重要,因为在临床 I 期试验中观察到的剂量相关毒性主要针对肝功能,并且更常见于肿瘤体积占据肝脏体积的 50% 以上或血清胆红素大于 51.3μmol/L 的病人。对有使用过包括奥沙利铂和/或伊立替康(见第 92 章和第 100 章)的化疗史的结直肠癌病人,必须通过对肿瘤未波及的肝实质进行活检来排除弥漫性的门静脉炎症、肝淤血或脂肪性肝炎。对这些病人,我们的经验是在术前对肝脏进行活检,以评估严重的脂肪性肝炎(见第 71 章)、门静脉周围纤维化和/或肝静脉窦淤血。已行肝大部切除术导致大范围门静脉或肝静脉切除的病人更应谨慎处理。

IHP 在全身麻醉下实施,经上腹正中切口进行,一旦排除肝外病变,切口就向右侧横向延伸。对于原发的结肠肿瘤仍然存在的病人,为了便于切除原发肿瘤,需要做一完整的中线切口。除了门静脉周围淋巴结肿大或可完全切除的原发肿瘤外,发现肝外转移病灶的存在是肝脏隔离灌注的禁忌证。

肝脏隔离灌注前的准备包括胆囊切除术和充分游离肝脏(Alexander,2005;Libutti et al,2000)。先游离所有肝周韧带,充分显露下腔静脉,切断所有腹膜后的肝短静脉分支,以确保化

疗药物不会从肝后下腔静脉的独立分支漏出。游离十二指肠,从肾静脉水平游离下腔静脉到肝静脉水平。分离、结扎右肾上腺静脉,保留双侧膈静脉。寻找肝总动脉,从胃十二指肠动脉(gastroduodenal artery, GDA)根部开始游离,游离的长度为 2cm,将它作为动脉流入管道的插管点(见第 2 章)。解剖肝门内的结缔组织,以便钳夹阻断门静脉,靠近 GDA 的部位钳夹阻断肝总动脉。附着在左、右肝蒂管道上的小束组织可以结扎,但较大的动脉分支应予以保留,以备辅助或替代 GDA 进行肝动脉插管。血管解剖和肝脏游离的范围见图 102.1。解剖分离完成后,病人肝素化至活化凝血时间大于 400 秒。体外静脉-静脉旁路的建立是通过将一根导管经左股静脉置入至肾下下腔静脉,然后将导管的另一端通过颈内静脉置入至上腔静脉而建立,以便在治疗期间通过人工分流下腔静脉血流来维持体循环。一旦静脉旁路建立,IHP 循环就可以建立了。在远端结扎 GDA,经 GDA 近端置入灌注用的流入导管,加以固定。用一把阻断钳阻断整个肝门,包括肝总动脉、胆管和门静脉。肝脏灌注循环的流出导管通过右股静脉经皮穿刺置管进入肝后下腔静脉,在肾上下腔静脉处放置止血带围绕流出导管周围束扎下腔静脉,然后将肝上下腔静脉钳夹阻断,完成肝脏血管的隔离,开始肝脏隔离灌注。灌注液由大约 500ml 的乳酸林格液加入两个单位的红细胞组成。一旦灌注开始,通过肝脏隔离循环的流速维持在 400~600ml/min 范围。泄漏监测器的常规使用已经被放弃,因为在恒定的隔离循环回路情况下,很少检测到血流泄漏的情况(Barker et al,1995)。将温度探针分别置入肝脏的左右叶,并对灌注液进行加温,以维持 40℃ 的肝内温度。一旦达到预定的肝内温度且灌注的参数稳定,将美法仑(1.5mg/kg,标准体重)以 5 分钟以上时间注入肝脏隔离灌注循环的动

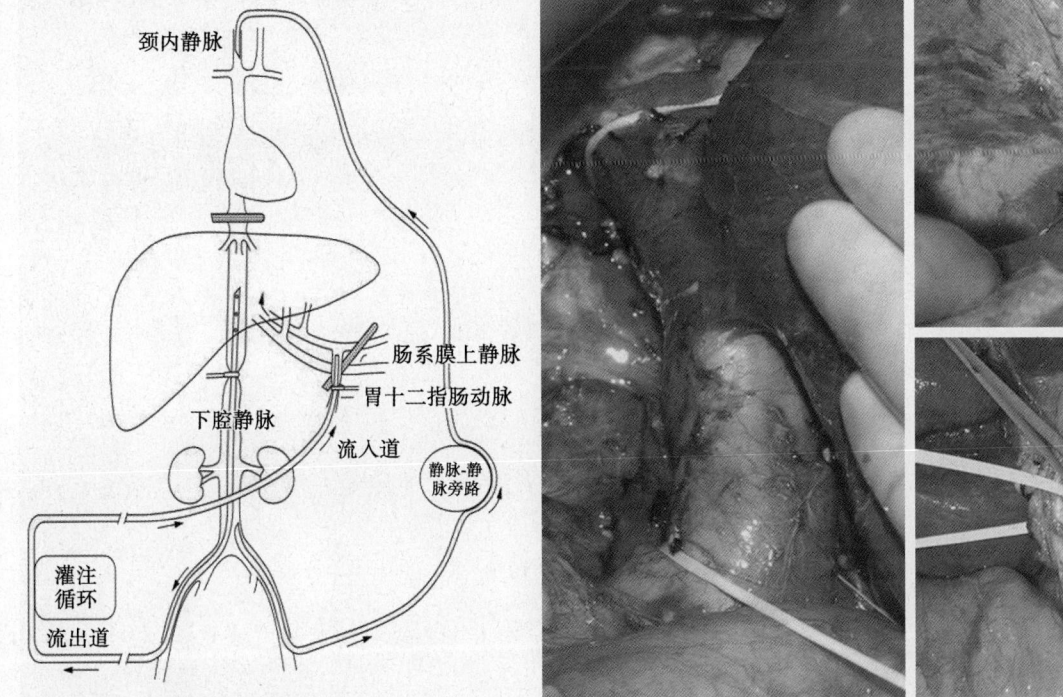

图 102.1 肝脏隔离灌注由双循环回路完成,包括一个从左股静脉到右颈内静脉的静脉-静脉旁路循环,和一个通过胃十二指肠动脉流入,经过经皮放置的下腔静脉导管收集肝静脉回流血液的肝循环。完全的肝后组织结构的解剖,包括360°控制肝上下腔静脉和完全的门静脉周围淋巴结解剖和血管暴露的情况见照片

脉端。肝脏灌注 1 小时,然后用 2 000ml 生理盐水和 500ml 胶体液冲洗肝隔离循环的血管系统,冲洗出其中的所有化疗药物。移除门静脉和肝上下腔静脉的阻断钳,恢复正常的肝脏血流。结扎 GDA,或者经 GDA 放置肝动脉灌注泵(hepatic arterial infusion,HAI)。停止静脉-静脉旁路循环,用鱼精蛋白和两个单位的新鲜冷冻血浆终止抗凝。术后护理的重点是维持正常的凝血功能和进行标准的液体复苏。术后应避免使用肝素,因为肝素诱导的高水平抗体是常见的(Masucci et al,1999)。如果在术后早期使用肝素有可能会导致灾难性的后果,尽管这种现象很少见。

在早期 IHP 试验中进行的药代动力学分析表明,彻底的肝脏血管隔离循环是完全能实现的,在体循环中没有检测到美法仑水平(Lans et al,2001)。术后通常可以观察到天冬氨酸转氨酶和丙氨酸转氨酶的短暂显著升高,但这是自限性的,并在 7 天内可以恢复。在依据基础肝脏疾病和适当的肿瘤体积进行病人选择的前提下,胆道梗阻和胆汁瘀积性黄疸是罕见的。单一医疗中心报告的手术死亡率为 4%(Alexander,2005 年)。手术时间和出血量随着微创导管技术的实施而减少,手术时间少于 5 小时,平均手术出血量少于 500ml。

结果

结直肠癌(见第 92 章)

有关 IHP 临床疗效的最大数据来源于在三个中心治疗的转移性结肠直肠癌病人:美国国家癌症研究所(NCI)在马里兰州贝塞斯达(Bethesda)的外科分部;荷兰莱顿医疗中心;匹兹堡大学。van Iersel 及其同事(2008)报道了一组 154 例病人,其中 105 例在剖腹探查手术中被确定符合 IHP 治疗标准。在接受治疗的病人中,50% 的病人疾病缓解,中位生存时间为 11.4 个月,生存期的改善与使用辅助性系统化疗有关。疾病进展的主要部位是在肝内,其中疾病进展仅限于肝内的占 68%,肝内进展伴随其他部位进展的占 18%(van Iersel et al,2008)。

美国国家癌症研究所的 Alexander 及其同事报告了一组 120 例接受了以美法仑(melphalan)为基础的 IHP 治疗的病人,研究时间持续了 11 年,最终截止到 2005 年(Alexander,2005;Alexander et al,2009)。大部分病人单独使用美法仑(n=69)或美法仑联合 TNF(n=41),另有 10 例单独使用 TNF。单独使用 TNF 组似乎没有从 IHP 治疗中显示有价值的临床获益。这是一组进行了明显预处理的病人,其中 74 例已经因肝脏转移病灶接受了系统性或肝脏局部治疗。中位生存时间为 17.4 个月,2 年生存率为 34%,客观缓解率为 61%。报告了 5 例与治疗有关的死亡病例,其中 3 例与方案的 I 期剂量递增实验有关。多因素分析提示,术前癌胚抗原(CEA)<30ng/mL,术后经 HAI 使用氟尿苷(fluorouracildeoxyribonucleoside,FUdR)治疗与肝脏无疾病进展时间和总体生存时间显著相关。值得关注的是,与其他二线治疗方法的研究结果相反,IHP 治疗之前的化疗史对疾病缓解率和生存期的延长均无负面影响。图 102.2 显示了肝脏隔离灌注(IHP)美法仑和经 HAI 泵灌注 FUdR 对

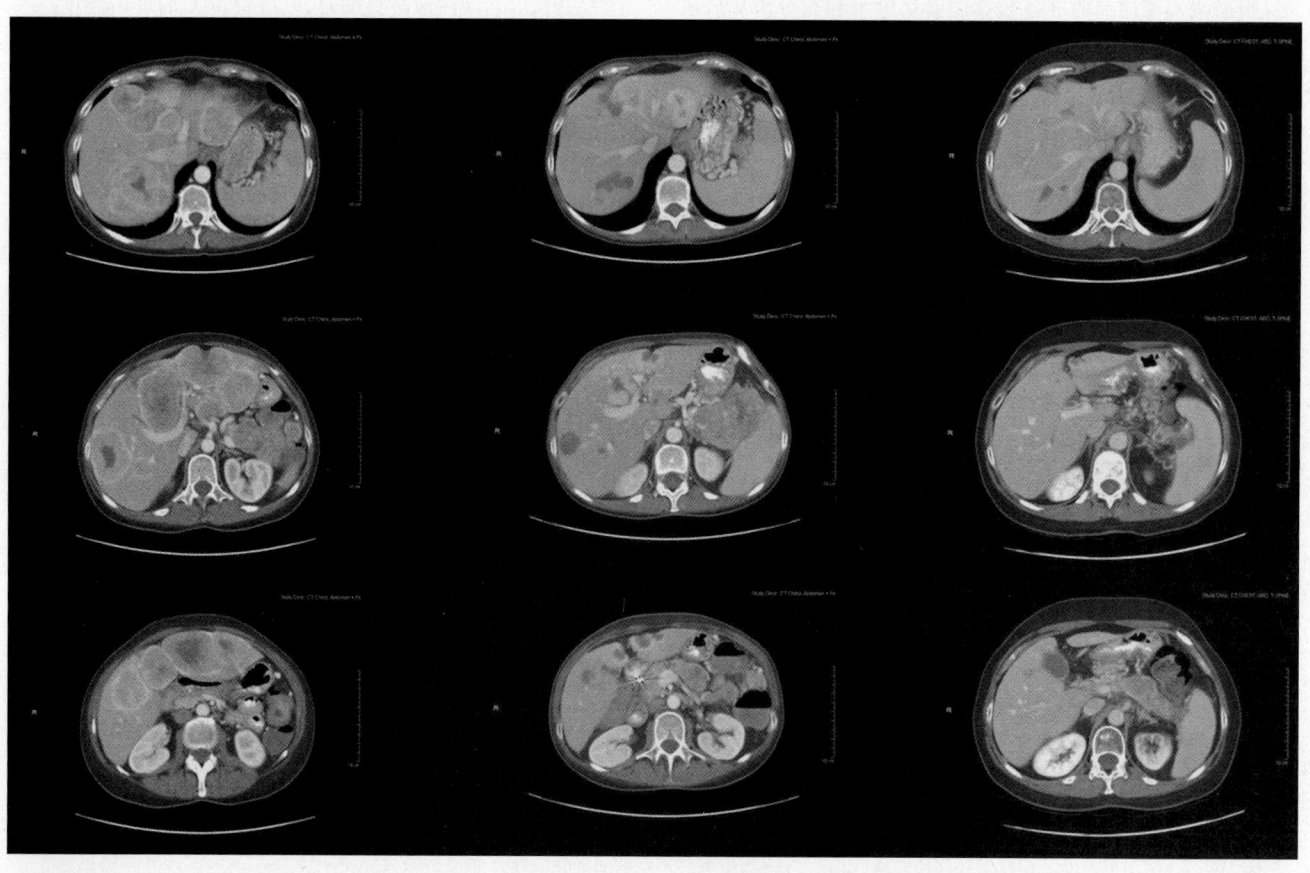

图 102.2　肝脏隔离灌注(IHP)和序贯肝动脉灌注(HAI)氟尿苷(FUdR)的治疗效果。基线(IHP 治疗前):系统性化疗耐药的结肠癌肝脏转移病人的 CT 表现如图左侧列;使用美法仑行 IHP 治疗后 6 周如图中间列,和经 HAI 使用 FUdR 和全身化疗后 6 个月如图右侧列

不可切除的肝脏转移瘤的影响。这些病人经全身化疗出现耐药后已行原发肿瘤切除。

最近，Zeh 和 Bartlett 发表了一项 I 期剂量递增试验，报告了根据标准体重计算给药剂量，通过 IHP 循环使用奥沙利铂的情况（Zeh et al,2009）。剂量限制性的肝静脉闭塞性病变出现在奥沙利铂剂量为 60mg/m^2 时，因此确定奥沙利铂的最大耐受剂量为 40mg/m^2，在此剂量下观察到的肝脏毒性最小（Zeh et al,2009）。虽然该试验仅纳入了 10 例病人，但治疗后 6 个月基于 RECIST（Response Evaluation Criteria In Solid Tumors）标准评估的疾病缓解率为 66%。随后的 I 期剂量递增试验检测了在 IHP 循环回路中联合应用奥沙利铂和 5-FU 的结果，提示该治疗对转移性结肠直肠癌病人具有提高疾病缓解率和延长疾病控制时间的作用（Magge et al,2014）。

眼黑色素瘤（见第 94 章）

眼黑色素瘤的一个特殊临床表现是肿瘤转移到肝脏而无明显的肝外疾病，这些病人的一个重要死亡原因是肝衰竭。在美国，每年大约有 4 000 例病人罹患眼黑色素瘤，近 50% 的病人出现肿瘤转移，其中 80% 的发生转移的病人，肝脏是唯一或是威胁生命的转移器官。NCI 外科分部报道，在通过 IHP 循环回路单独使用美法仑治疗的 29 例病人中，疾病缓解率为 62%，包括 10% 的完全缓解率（Alexander et al,2003）。所有接受治疗的病人的总体生存期为 12 个月，中位无进展生存期为 8 个月。在根据 RECIST 标准达到疾病缓解的病人中，中位生存时间为 10 个月。多数病人（66%）的肝脏病灶进展是疾病进展的首发部位。最近，匹兹堡大学进行的一项 103 例病人的研究显示了相似疗效，他们的 2 年和 3 年生存率分别为 31% 和 21%（Magee et al,2014）。在 19 例病人中观察到短暂的、自限性的 3 级或 4 级不良反应，没有出现治疗相关死亡。病人选择的标准是肿瘤体积少于 50% 肝体积，并发现术前乳酸脱氢酶升高是不良预后的显著性预测因素。

几个欧洲研究小组报告了转移性眼黑色素瘤治疗的类似经验，包括 Noter 和 Rizell，他们的研究都支持 Alexander 及其同事的结果（2009）。Noter 及其同事（2004）在莱顿（Leiden）大学医学中心用美法仑每人 200mg 的固定剂量持续 60 分钟灌注治疗了 8 例病人，达到了 50% 的缓解率，中位无进展生存期和总体生存期分别为 6.7 和 9.9 个月。两年生存率为 37.5%（Noter et al,2004）。Rizell 及其同事（2008）报道了一个更大的研究队列，27 例病人的缓解率为 71%，中位总体生存期为 12.6 个月。多项研究都报告了肝脏病灶的复发是病人生存的最大威胁，即使在出现明显的治疗效果之后。

其他组织学类型肿瘤

NCI 小组报告了 IHP 对晚期胃肠道神经内分泌肿瘤（见第 93 章）和原发性肝胆肿瘤（见第 50 章和第 91 章）的 II 期试验结果。Grover 及其同事（2004）报告了一组 13 例病人，他们分别使用美法仑（n=10），美法仑加 TNF（n=2）或单独使用 TNF（n=1）进行治疗（Grover et al,2004）。1 例病人出现治疗相关死亡，疾病缓解率为 50%，中位总体生存期为 48 个月。9 例肝细胞癌和胆管癌的病人在相同的条件下接受治疗，结果表明，肿瘤的基线体积是重要的预后因素，该组的中位肿瘤体积占肝体积为 41%，治疗后的客观缓解率（RECIST 标准）为 66%，中位无进展生存期和总体生存期分别为 7.7 和 16.3 个月（Feldman et al,1994）。

经皮肝脏隔离灌注

IHP 技术的最大缺点是不能重复进行，因为首次手术后会在下腔静脉周围形成广泛的外科瘢痕；而即使在首次 IHP 治疗获得显著临床疗效后，肝内复发仍然常见，使这一缺点更加明显。Curley 及其同事在 1993 年首次报道了一种创伤更小的肝脏隔离灌注技术。在这一研究中使用了经皮穿刺导管和肝静脉血流过滤装置，经肝动脉给药的 80% 的阿霉素能有效地从肝静脉回流的血液中滤出（Curley et al,1993,1994）。Ravikumar 及其同事（1994）报道了类似的一组 28 例病人，病人共接受了 58 次 5-FU 或阿霉素治疗。但这两项研究都未能确立该技术的应用价值，进一步的研究也没有完成。

2001 年，NCI 外科分部对改良的经皮肝脏灌注（percutaneous hepatic perfusion,PHP）技术进行了全面的评估，采用了美法仑的剂量递增方案，结果于 2005 年公布。PHP 系统使用双球囊下腔静脉导管系统（Delcath Systems,New York）来隔离肝静脉流出的血液，允许将高剂量的化疗药物灌注到肝脏。用球囊导管的头部球囊阻塞肝静脉上方的下腔静脉，而尾部球囊则阻塞肝静脉下方的下腔静脉，使肝静脉流出的血流完全隔离。两个闭塞球囊之间由一个带侧孔的管道组成，该管道有较大的中央管腔，并从导管近端引出。手术过程中通过经皮置入肝动脉的导管将美法仑注入肝脏，美法仑充盈分布于肝脏，然后通过肝静脉排出肝脏。利用球囊导管中央管腔收集肝静脉流出的含有美法仑的血液，通过一个由离心泵和两个并行排列的活性炭过滤筒组成的体外循环泵过滤，过滤后的血液通过置入颈内静脉的静脉导管返回到体循环。治疗在全身麻醉下进行。肝血流的隔离循环和置入的管道详见图 102.3。

一项 I 期临床研究报告了 28 例病人共接受了 74 次 PHP 治疗。在初步可行性队列研究中，12 例病人以 2.0mg/kg 的美法仑剂量接受治疗；然后，一组 16 例病人的美法仑剂量递增到 3.5mg/kg，在 6 例接受 3.5mg/kg 美法仑治疗的病人中，2 例出现了剂量相关的骨髓毒性。最后，美法仑的最大耐受剂量设定为 3.0mg/kg，每个病人计划进行 4 次治疗。静脉过滤系统的检测显示，78.5% 的美法仑被吸附排除。在这一最大耐受剂量时，治疗后出现 3、4 级肝脏和血液毒性（中性粒细胞减少和血小板减少）的病人分别为 19% 和 66%。据报道，在多种肿瘤类型和不同剂量条件下，PHP 治疗的客观缓解率为 30%，在 10 例转移性眼黑色素瘤病人中，客观缓解率为 50%（Pingpank et al,2005 年）。两项随后报道的试验，包括了 23 例转移性胃肠道神经内分泌肿瘤的 II 期队列。在 19 例接受评估的病人中，客观缓解率为 79%，中位肝脏病变无进展时间和总体生存时间分别为 39 和 40 个月（Pingpank et al,2008 年）。最近完成的一项 III 期随机对照试验比较了 PHP 加美法仑和标准支持治疗对黑色素瘤肝转移病人的疗效，主要终点是肝脏病变无进展时间。在 10 个医疗中心中的 93 例次的病人被随机分组，其中标准支持

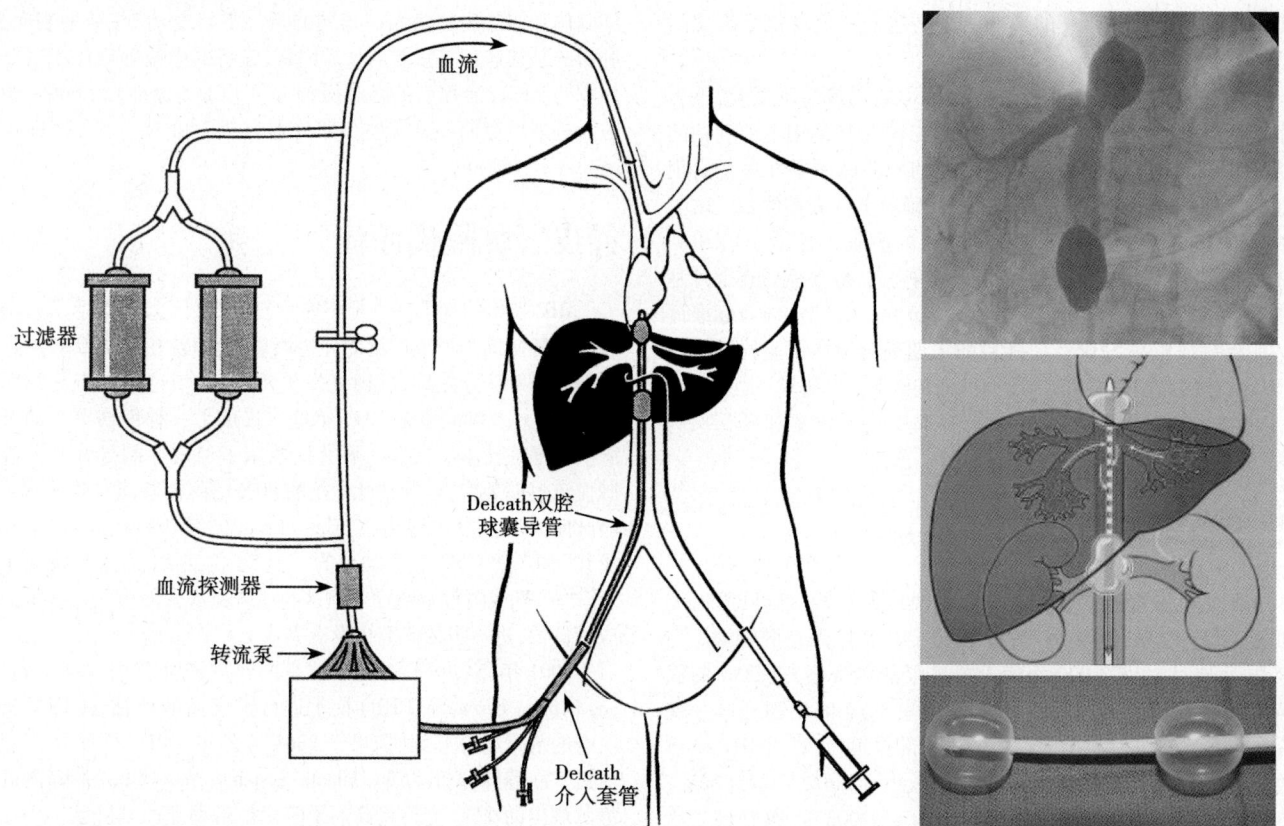

图 102.3   经皮肝脏灌注环路通过经皮置入的肝总动脉导管将药物灌注入肝,经肝静脉流出后由下腔静脉双气囊导管收集,通过活性炭过滤装置,然后经右侧颈内静脉导管返回。经皮由右股静脉置入双气囊导管,可实现完全的下腔静脉腔内隔离

治疗组 49 例病人中的 27 例病人因为出现肝脏病变的进展而被调整到实验(PHP)组。在实验(PHP)组中,中位肝脏病变无

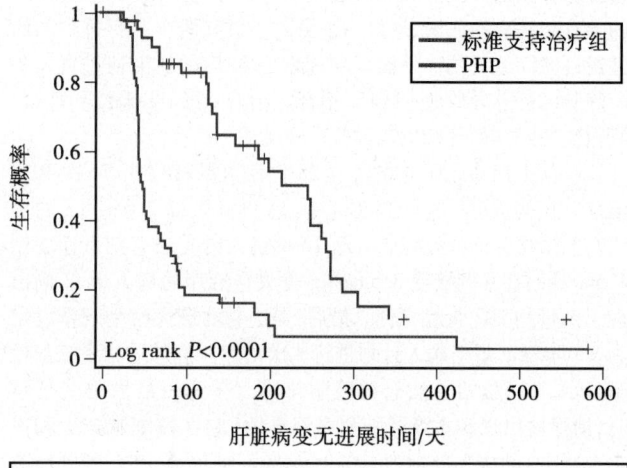

	病例数	治疗率	丢失率	中位生存时间(95% CI)
标准支持治疗组	49	88% (43)	12% (6)	49.0 (43.0 68.0)
PHP	44	61% (27)	39% (17)	245.0 (136.0 267.0)

图 102.4   经皮肝灌注(PHP)对肝黑色素瘤转移的疗效。与标准支持治疗相比较,每 4~8 周通过 PHP 进行一次美法仑治疗可显著延长 PHP 治疗组的肝脏病变无进展时间

进展时间(245 天 vs. 49 天;HR = 0.301;P < 0.001)和总体无进展时间(186 天 vs. 46 天;HR = 0.404;P < 0.001)显著提高(图 102.4)。但总体生存时间无明显改善,部分原因是病例的组间频繁调整。PHP 组的客观缓解率为 34.1%(15/44),而最佳支持治疗组的客观缓解率为 2.0%(1/49),P < 0.001(Pingpank et al,2010)。这项Ⅲ期临床试验尚未获得美国食品和药物管理局的批准,部分原因是在试验中两组之间病人的频繁调整使随机化的真实性发生了变化,导致缺乏生存获益的证据。

结论

使用高剂的美法仑进行肝脏局部隔离灌注可使不能手术切除的弥漫性肝转移性肿瘤病人得到明显临床获益。IHP 的耐受性好,临床应用有效,越来越多的证据支持多种化疗药物的 IHP 应用。PHP 已被证明对眼黑色素瘤有效,但仍处于研究阶段。谨慎的病人选择和全身化疗的合理应用对病人仍然是非常重要的。非特异性的烷基化制剂美法仑的特性使其成为 PHP 的理想候选药物,因为随着剂量的递增,药物疗效也明显的增加。使用其他药物,如已知对结直肠和原发性胆道恶性肿瘤有治疗获益的 5-FU 和奥沙利铂,是 PHP 治疗模式发展的合理方向,其疗效正在一些医学中心进行验证。

（黎乐群 译　沈锋 审）

第二篇　肿瘤性疾病
E. 治疗：肝切除

第103A章

肝切除术：总论

William R. Jarnagin

概述

在短期内,部分肝切除手术就由一种高风险、高耗费的手术变成为今天的一种常规手术,虽然经常要切除大量肝组织,甚至还会联合切除其他器官,但大部分病人术后都能顺利康复出院。尽管肝切除最早可以追溯到古代(见本书前言),但是,Lortat Jacob 和 Robert 在 1952 年报道的一例恶性肿瘤择期右半肝切除开辟了肝胆外科的新纪元,使很多疾病的治疗成为可能。尽管从那之后,这一进程并非一帆风顺。1977 年,Foster 和 Berman(1977)发表了一篇美国 14 年间多中心施行的 168 例肝切除术的总结报告。这篇报告记录的明显高的手术死亡率令人难以接受,死亡率高主要有两个原因:即术中难以控制的出血和术后肝衰竭。

自此之后,很多方面取得的进展改善了肝切除的结果,并逐步成为主要的术式。这些进展来自各个方面,不能仅强调哪一个方面。也许最令人瞩目的进步在于对肝段解剖的进一步认识,以及外科医生依据解剖原理进行肝切除的能力和愿望(见第 2 章、第 103B 章和第 108B 章)。这一进步带来了显著的影响,不仅改善了大范围肝切除的手术效果,也鼓励外科医生积极应用保留实质的亚肝叶切除,如肝后区或前区肝切除及肝中叶切除,而不是行右半肝或扩大右半肝切除。同样重要的是,这些变化也从根本上改变了需行二叶肝切除病人的手术方式。

随着时间的推移,许多研究证明了这种趋势,与之相关的是手术失血量和输血率的减少,病人住院日缩短和手术死亡率降低(Belghiti et al,2000;Fan et al,1999;Jarnagin et al,2002)。新近的一组 4 000 余例肝切除治疗恶性肿瘤的资料分析结果证实了这些早期的结论,并表明手术并发症发生率和死亡率继续进一步降低(Kingham et al,2015)。

其他方面的改变,包括术中和围手术期的管理和病例的选择,也使整体治疗效果得到改善(见第 24 章)。现在低中心静脉压(central venous pressure,CVP)麻醉的广泛应用改变了原来标准的做法,即在肝切除前补液。尽管存在空气栓塞或肾功能不全的风险,但两者均未发生,低 CVP 麻醉通过降低充盈压和肝静脉的扩张可减少肝切除时的失血,而且无明显副作用(Cunningham et al,1994;Melendez et al,1998)。

除了部分肝切除术的技术方面以外,更好地了解手术切除对许多疾病病程的影响,加上更清楚地了解围手术期的风险,为肝切除病例选择提供了更加全面的信息,从而更有针对性地选择最有可能受益的病人进行手术治疗(见第 49~51 章和第 90~95 章)。另外,肝切除后残肝的质量和体积也同样影响手术病例的选择(见第 108 章)。这两个问题在结直肠癌肝转移的病例中取得了特别重要的进展,对于这类病人,随着更有效的化疗药物的出现,术前可以行更积极的化疗。后者的发展极大地改变了这种疾病的治疗现状,从而允许更多的病人,尤其是那些原来认为无法手术切除的进展期病人,可能进行根治性的手术(Adam et al,2000;Masi et al,2009);尽管手术切除率提高了,但化疗也可能会引起严重肝毒性并增加术后肝衰竭的风险(Vauthey et al,2006)(见第 92、99 和 100 章)。为减轻大剂量化疗以及肝纤维化或肝硬化病人的手术风险,于 30 年前首次应用的术前门静脉栓塞,现在越来越多地应用于临床作为诱导剩余肝(future liver remnant,FLR)增生的有效措施(Makuuchi et al,1984)(见第 108C 章)。出于这样的考虑,最近 ALPPS,即联合肝脏分隔和门静脉结扎的二步肝切除术,也开始应用于临床(Alvarez et al,2015)(见第 108D 章)。该术式涉及分离肝实质和供血给将要切除肝脏的门静脉支(通常是右肝或扩大的右肝切除术),同时维持肝动脉供血和肝静脉引流。通常在几天的时间内会发生 FLR 的快速增生,此时再进行第二次手术切除标本。虽然这种方法明显缩短了 FLR 增生所需的时间,但手术的并发症发生率和死亡率显著升高(Schadde et al,2015)。

化疗的作用越来越大,改变了结直肠癌肝转移病人的治疗方式,在其他恶性疾病的治疗中也开始发挥重要作用。无论如何,随着更有效的药物的出现,在其他类型的肿瘤中也可能会看到类似的改变,例如胆管癌:最近的 ABC-02 试验表明化疗可能会有更好的效果(Valle et al,2010)。

值得一提的是,影像技术的进步使病例选择不断得到优化。在过去,很多病人的影像学评估需要进行侵入性检查。现在,它可以提供完整、无创的肝脏评估,包括胆管树、动脉和静脉解剖以及恶性疾病在肝内和肝外进展的程度(见第15、18和19章)。事实上,对某些肿瘤,典型的影像学表现被认为是具有病理特征的,甚至可以取代活检。这方面的具体例子包括肝血管瘤和局灶性结节增生(见第19章)和肝细胞癌的诊断指南(Bruix & Sherman,2005)。展望未来,影像技术的进步可能会影响肝切除的手术操作,包括计算机辅助重建、功能性成像和术中导航(Cherqui & Belghiti,2009;Chopra et al,2010)。

其他领域的技术进步,尤其是在设备方面如血管吻合器和肝实质的离断器械(见第103B~103D章和第108B章)通常被认为是重大的进步。但是,尽管它们的价值不应该被忽视,但它们难以克服设计上的缺陷或操作不当的问题。它们的贡献与其他方面相比是有限的。

影像学的进展在术后管理上也有着重要作用,尤其是在诊断和治疗术后并发症方面。在过去的几年中,肝切除术后并发症发生率几乎没有明显变化但手术死亡率却显著降低。该现象表明,对发生严重并发症病人的救治能力有所提高。随时可用的高质量成像和对围手术期可能发生问题的意识增强,使得术后并发症能更早地被发现。这些变化,加之经皮或内镜而非手术解决问题的能力提高,显然对围手术期疗效有重大影响。

结论

本章详细介绍了现代肝切除方法治疗各种疾病及适应证(见第49~51章和第90~95章),包括活体供肝移植术中部分肝切除的技术方面(见第117章)和微创技术的进展(见第105章),这在肝手术上是一个了不起的进展;技术的不断进步将使腹腔镜和机器人切除方法进一步成为主流。此文的描述是以很多外科前辈在过去几十年间一直延续到现在的集体贡献为基础,反映了当前的技术水平,所讨论的技术和方法在某种程度上也会带有作者自身的偏见。但是,最重要的主题始终是肝切除术的最佳原则并酌情考虑替代的方法。

（张志伟　译　陈孝平　审）

肝切除术治疗良性疾病和肝胆肿瘤

Cecilia G. Ethun and Shishir K. Maithel

肝切除术是治疗各种肝胆疾病的一种重要手段(知识框 103B. 1)。肝部分切除术最常见的适应证是继发性肝脏肿瘤(见第 92~94 章)以及肝和胆道的良性和恶性原发肿瘤(见第 47、49~51、90A、91 及 95 章)。此外,肝切除术可用于治疗复杂或有症状的肝脏囊性疾病(见第 90 章 B 部分),也可用于选择性良性胆道狭窄的修复(见第 42 章),偶尔也可用于处理肝外伤(见第 122 章)。近年来,肝切除术也已被应用于活体肝移植中的供体切取手术(见第 104 章)。肝段及亚段切除术的提出由来已久(Nagasue et al,1985),多年来亦历经不断发展和完善(见第 108 章 B)。熟悉肝内解剖学结构,并辅以术中超声

(Bismuth & Castaing, 1984; Castaing et al, 1985; Scheele, 1989)(见第 23 和 110 章)以辨别肝内结构,这些对肝切除的安全性是至关重要的。

本章着重介绍肝切除术,包括右半肝和左半肝切除术、扩大右半肝切除术(包括肝脏 4 段)和扩大左半肝切除术(包括肝右前叶)。常见的肝段切除术,包括尾状叶切除术,也会简要介绍。以肝段为本的肝切除手术详细内容见第 108B 章。本章中着重讨论了包括肝硬化病人(见 103D 章)和原发性肝外胆管癌涉及的肝切除术(见第 103C 章)。在肝硬化病人中,门静脉高压的存在以及肝储备功能不足可能使术中和术后处理复杂化(见第 108A 章)。在胆道梗阻、细菌污染和感染存在的情况下,胆囊癌和肝门部胆管癌涉及的肝切除术亦成为一大难题。

一般原则

良性疾病

局部肝切除可用于切除肝良性肿瘤或囊肿,仅适用于有症状的、肿瘤有恶变潜能或需准确诊断者。在这种情况下,要减少损害或切除正常肝组织,应尽可能考虑如肿瘤剜除术此类的肝实质保留手术。剜除术的技术以及原则在第 74 章中肝包虫的完整囊肿切除中详细介绍。剜除术也可用于处理血管瘤、腺瘤及纤维结节性增生或转移性神经内分泌瘤的肿瘤减负荷(见第 90 章 A)。

肝切除术可用于处理复杂的良性胆道狭窄,特别是伴有单侧肝萎缩的病例(见第 42 章)。对于其他良性胆道疾病,包括伴反复发作的化脓性胆管炎有关的肝内结石和肝脏先天性疾病如卡罗利病(Caroli disease)(见第 46 章),肝切除术也是必要的。

恶性疾病

局部肝切除术治疗肝脏恶性肿瘤时,为保证病人安全,必须以切缘阴性为原则。理想的切缘距肿瘤不应少于 1cm(Are et al,2007)。然而,在全切的基础上即使只保留非常小的切缘也能够带来生存率的提高,因此即使术前影像认为不能获得理想切缘,亦不应该限制手术切除治疗(Pawlik et al,2005a;Poultsides et al,2010)。事实上,当病人安全性无法保证时,或者为了保护邻近的主要血管结构以维持术后剩余肝脏(future liver remnant,FLR)体积,切缘常常无法达到理想状态。此外,还应

努力在保证疗效的情况下进行保留肝实质的切除。

楔形切除适于明显位于肝脏周边的肿瘤,但不应忽视足够的肿瘤切缘问题。有时很难掌握楔形切除的深部切缘,从而判断是否完全切除肿瘤。因此,楔形切除会带来不可接受的局部复发率(DeMatteo et al,2000;Gall & Scheele,1986),尽管这一结果还未被普遍观察到(Zorzi et al,2006)。另一可能影响楔形切除的因素是肝脏易在肿瘤与正常肝实质的交界处断裂。这一特定问题常见于转移性结直肠癌这类生长在柔软、易碎肝组织中的坚硬肿瘤。因此,在楔形切除肝实质时,外科医生必须保持谨慎,避免切缘不充分,为解决这一问题,最好沿着入肝和出肝管道结构所在的解剖学平面实施肝脏实质离断。

因转移性神经内分泌肿瘤不能完全切除而接受姑息性切除的病人多可接受用于其他良性病变的剜除术(见第74和90A章)。胆囊癌和肝门部胆管癌常常阻塞胆道,导致梗阻性黄疸的病理生理学改变和术前放射或内镜介入操作引起的感染都会影响手术治疗(见第49和51章)。上述手术通常伴随着部分肝脏组织和肝外胆道的切除和随后的胆道重建,而这可能会使这些病例更加复杂(见第103C章)。

肝硬化的存在也为肝切除术带来了独特的挑战(见第76章)。在术前选择合适的病人以确保FLR足够支持病人耐受手术,这是至关重要的。在术中,翻转肝脏和离断肝实质存在困难,门静脉高压可能增加失血。术后肝功能不全、肝衰竭和易感染是主要问题。因此,对于肝功能保留相对良好的肝硬化病人,应行保留切除,并严格遵循保留肝实质切除的原则(见第103D章)。

主要并发症

肝切除术的主要并发症是胆漏(见第42章)和出血(见第24章)。胆漏是需要胆道重建病人的特有难题,例如,切除肝门部胆管癌。肝实质离断过程中肝静脉和下腔静脉出血是另一个主要的问题。当肿瘤边缘和肝静脉汇入腔静脉间间隙极小,或肿瘤紧贴或邻近下腔静脉时,出血更容易发生(图103B.1)。在术中,需要坦率和频繁的与麻醉师沟通以维持低中心静脉压,这对尽量控制失血而言是至关重要的。

术后肝功能储备

由于肝脏强大的再生能力,一个健康的、无硬化的肝脏可以耐受高达80%体积的切除,并在几周内表现出功能代偿(Blumgart et al,1971)(见第6章)。然而,当功能性肝实质的减少低于50%时,临床上肝功能不全的危险容易被忽视。术后肝储备在左、右肝扩大切除术后显得尤为重要。如果绝大部分标本已被广泛的肿瘤所取代,则术后发生肝衰竭的风险极小。这类病人中,未受影响的剩余肝已发生代偿性增生,肝实质功能的丧失是有限的。相比之下,对于数目较多或位置不佳的较小病灶进行同等体积的切除时,术后发生肝功能衰竭的风险要大得多。例如,切除位于多个肝段入肝或出肝血管旁的小肿瘤时,需要切除大量正常的、有功能的肝实质。

一些人主张在手术可能需要切除大量正常肝实质的情况下使用门静脉栓塞(portal vein embolization,PVE),因为PVE会导致术前剩余肝脏体积肥大(Abdalla et al,2002;Makuuchi et al,1990;Palavecino et al,2009)(见第108C章)。但对于大多数

肝实质正常的病人,PVE与术后效果改善相关的证据并不充分(Farges et al,2003)。纪念斯隆-凯特琳癌症中心(MSKCC)进行的一系列1 800例肝脏切除术中,PVE被谨慎使用,术前肝功能定量测量未常规使用(例如靛青绿滞留试验)。在这个系列研究中,只有6例病人因严重肝功能不全而死亡(Jarnagin et al,2002)。然而,最近的研究数据表明,肝脏正常且解剖学上剩余肝体积很小(≤20%)的广泛肝切除术的病人可能受益于PVE(Kishi et al,2009;Shindoh et al,2013)。肝脏脂肪变性病人术后发生肝功能不全危险性可能增加(Behrns et al,1998;Kooby et al,2003a)(见第71章),多见于肥胖、糖尿病和接受化疗的病人,对这类病人行门静脉栓塞可能是合理的。胆道梗阻性黄疸是肝门部胆管癌病人常见症状,危险性也很高,门静脉栓塞对这部分病人也可能是适合的(Seyama et al,2003)(见第103C章)。

对于患有肝硬化的病人,肝脏再生的能力要差得多。术后肝功能损害更大,持续时间更长,并可能导致终末期肝衰竭。肝再生不充分的最初症状可能包括术后早期未发生低磷血症(Squires et al,2014)(见第103D章)。

术后肝衰竭和死亡与术前、术中、术后多种因素有关。术前肝功能失代偿和肝硬化存在均是术后肝衰竭的危险因素,随着肝病严重程度的增加,术后肝功能衰竭的危险增加。尽管有证据支持对Child-Turcotte-Pugh(CTP)(肝功能评分)A级的肝硬化病人行肝切除术是安全的(Franco et al,1990)(见第3章),术后肝衰竭仍是肝硬化病人肝切除术后最常见的死亡原因。术中失血可加重肝衰竭,术中失血和术后胆红素的升高与术后病死率显著相关(见第24和25章)。术后并发症,如腹部感染和急性肾损伤,也可能引发术后肝衰竭。

门静脉高压和腹水(见第76章)

在肝脏正常的病人中,肝脏切除只会导致门静脉压力的轻微增加。对于肝硬化病人,由于相当数量的肝实质被切除以及剩余肝引流腹腔血管床能力的降低,门静脉压力显著升高。门静脉高压增加也与肝硬化病人肝切除术后曲张血管出血危险性的增加可能相关。

腹水是肝硬化病人肝切除术后最常见的并发症,发生率高达80%。腹水病因可能是双重的:门静脉压力增加合并肝蒂和肝脏韧带的淋巴管结扎和离断。术后腹水是一种严重的并发症。严重腹胀可影响病人换气功能并引起腹腔切口渗漏和裂开。腹水渗漏可能导致大量体液、蛋白以及电解质的丢失。此外,腹水可能会发生感染,这可能是一个会致死的不可逆并发症。多囊性肝病病人在肝切除术和开窗手术后也会产生腹水(见第75章)。

感染

尽管肝切除术后经常发生液体聚集,尤其是创缘附近,但大多数病人较少发生感染。但对于术前接受放疗或内镜置管的胆道梗阻病人(见第51和52章),或者肝硬化的病人(见第103D章),肝切除术后发生感染危险性较高。体液和细胞免疫的改变被认为是肝硬化病人腹部手术后的易感因素,伴有腹水或伴有黄疸的病人发生感染的危险性非常大(Rimola et al,1986)。在同时切除结直肠原发肿瘤以及肝转移肿瘤的病人

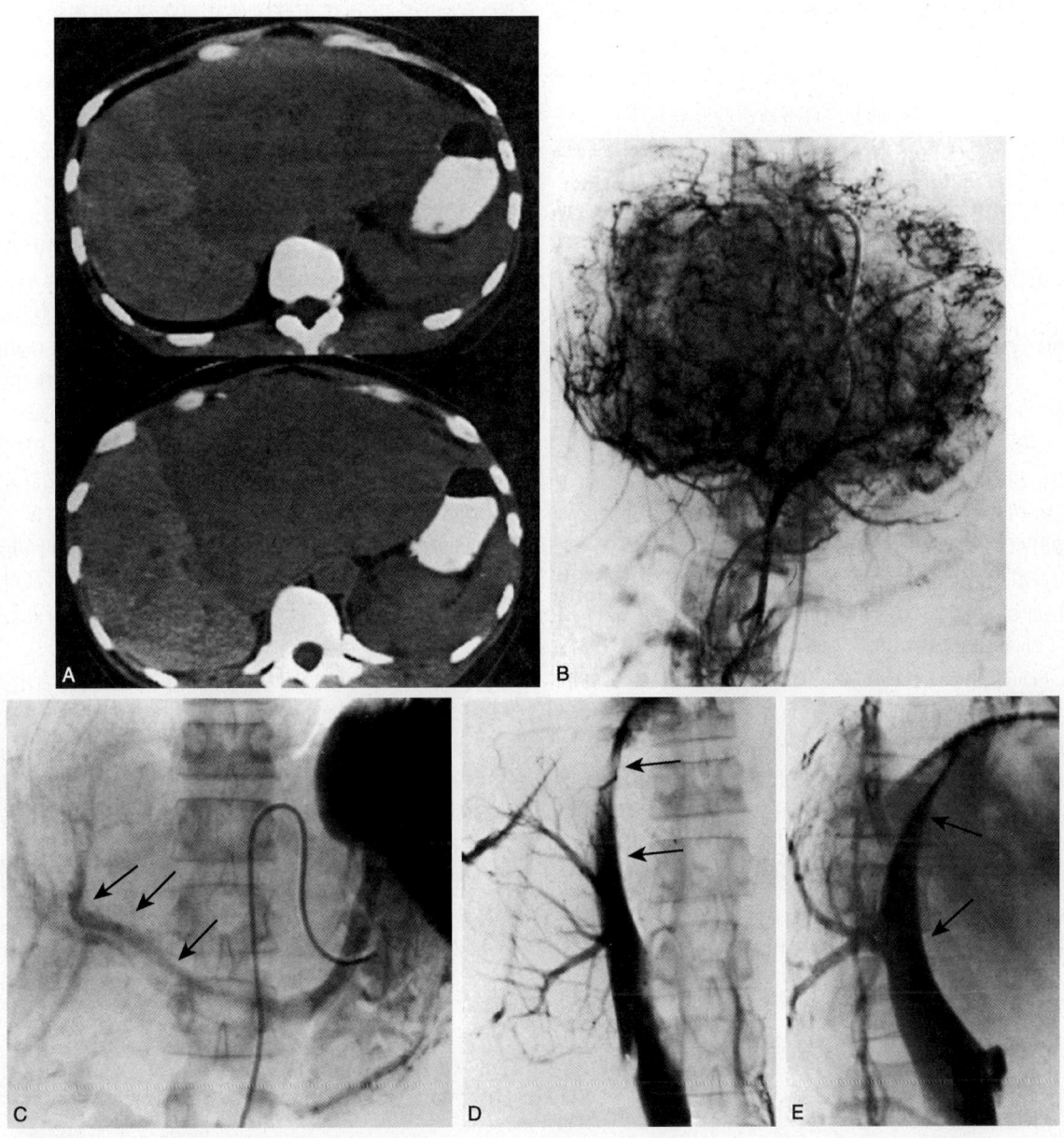

图 103B.1　（A）计算机断层扫描显示一个巨大的肿瘤占据左肝,并超出正中裂平面进入右肝,明显累及下腔静脉和肝门结构。（B）选择性肝动脉血管造影显示左肝内肿瘤的大小。（C）延迟期显示门静脉主干及其右支的大体位置(箭头)。门静脉左支未见中断。下腔静脉正位(D)和侧位(E)见严重压迫,未见肿瘤侵犯;然而,侧支循环已经形成。肿瘤证实为纤维板层肝细胞癌;治疗方法为扩大左肝切除术。注:直接血管造影技术已经被动态计算机断层扫描和磁共振成像所取代

中,其感染的概率也略有增加。因此,对于合并有这些高危因素病人,常在创缘附近留置腹腔引流管。

肝切除术病人的选择

在选择肝切除病人时,首先最重要的是考虑肿瘤相关因素,其次是病人的一般情况。一旦确定切除是合理的并且病人的一般健康状况良好,那么必须考虑切除的技术方面,包括肿瘤切除的范围以及剩余肝实质的数量和质量(见第 108A 章)。如果病人肝动脉和门静脉血流或胆道引流未受影响,而且剩余肝体积大小足够代偿术后肝功能,几乎所有待选病人都可以进行肝切除术。多发性或中央型小病灶需要大块切除时,病人剩余肝未发生代偿性肥大时,需特别注意。良性胆道狭窄需要肝切除术的病人选择见第 43 章,对特殊情况下的肝切除术(即肝门部胆管癌和血管瘤)运用的详情将随后讨论。

考虑肝功能受损或肝硬化病人行肝切除术时,要意识到除了疾病本身和病人的一般情况外,肝功能受损程度也是一个主要预后因素。CTP 分级系统(Child & Turcotte,1964;Pugh et al 1973)分级是术前评估肝功能的简单方法。虽然还有一些更复杂的肝功能评估试验(见第 3 章),但 Child 分级仍是临床大多数临床病人肝功能评估的最常用方法。术前血小板计数低是门静脉高压和潜在肝病的一个很好的替代指标,否则这些疾病可能很难检测出来(Bruix et al,1996;Maithel et al,2010)。肝功能 Child B 或 C 级病人手术病死率显著高于 Child A 级病人。超过 8 分的病人(CTP B 级)行肝切除术非常危险。血清胆红素浓度是最重要的预后因素;如果血清胆红素超过 34.2μmol/L 或出现临床可检测到的腹水,不应行肝切除术。

肝切除范围应根据肿瘤大小来决定,但通常来说,应尽可能少切除肝实质(见第108A章)。位于右肝深部的小肿瘤结节是最具有挑战性的,在这种情况下要避免右半肝切除。如果需要进行右肝切除术,对病侧肝叶行术前门静脉栓塞术可使对侧肝叶肥大(见第108C章)。然而,对于肝硬化病人,应该考虑其他的肝脏针对性治疗的替代方法,以获得肿瘤控制,特别是当存在多灶性疾病时,可采用包括乙醇注射、经动脉化疗栓塞(温和的、常规的、药物洗脱珠)、冷冻消融、射频消融、微波消融、钇-90治疗和肝移植治疗(见第96~98章)。

解剖和分类

确切掌握肝脏、血管和胆道的外科解剖对完成肝切除术极其重要(见第2章)。肝脏由数个肝叶组成(以前称为扇区),每个肝段由门静脉三联结构供应,由肝静脉回流。局部肝切除术通过分离相关的门静脉蒂,切断相关的肝静脉和胆道以及切除相关的肝组织来切除一个或多个肝段。

左右肝脏的解剖分界线不是镰状韧带,而是沿自胆囊床中线至下腔静脉后缘左侧所形成的Cantlie线或正中裂(图103B.2)(Couinaud,1954,1957;Goldsmith & Woodburne,1957;Healey & Schroy,1953;McIndoe & Counseller,1927)。左右肝脏再被分为多个肝叶或肝段。

布里斯班命名委员会指出肝静脉形成了肝叶间的边界(Strasberg et al,2000)。肝右后叶由6段和7段组成,内侧缘为肝右静脉。肝右前叶由5段和8段组成,位于肝右静脉和肝中静脉之间,紧邻正中裂。肝脏由Ⅳa段、Ⅳb段和Ⅲ段组成的区域形成左内叶;因为肝左静脉把Ⅱ段和Ⅲ段分开,Ⅱ段构成左外叶。从临床视角来说,并不能将Ⅳa、Ⅳb和Ⅲ段整块切除,因为它包含了左侧门静脉所在的脐裂。因此,肝Ⅳa/Ⅳb两段称

为"左内叶",其边界为肝中静脉和脐裂。根据稍做修改的术语,左外叶由Ⅱ段和Ⅲ段组成,是肝圆韧带和镰状韧带左侧的肝脏部分。因此,从本质上讲,左肝被肝圆韧带和镰状韧带分为内侧和外侧。本章剩余部分将使用上述术语。门静脉和肝动脉分支的分布遵循肝段的分布并走行在肝段内。在肝段之间,回流的肝静脉在肝后缘向下腔静脉集中,是叶间裂的标志(图103B.2),并走行于其中(Couinaud,1954,1957)。

总的来说,临床实际常用的主要有五种类型大块切除术(见图103B.3和103B.2)。这些手术的命名基于Couinaud(1954,1957)和Bismuth(1982)(表103B.1)的解剖描述。这种分类强调肝裂和脐静脉沟的重要性。其他常用的Goldsmith和Woodburne命名法(1957)也列在第2章中。如前所述,国际肝胆胰协会在布里斯班建议的肝脏新命名法(Strasberg et al,2000)也在第2章中提到。上述5种切除术如图103B.3中所示,也可称为:①肝右叶切除术(切除Ⅴ~Ⅷ段),②肝左叶切除术(切除Ⅱ~Ⅳ段),③扩大的右三叶切除(切除Ⅳ~Ⅷ段),④左肝外叶切除(Ⅱ和Ⅲ段切除),⑤扩大的左三叶切除(切除Ⅱ、Ⅲ、Ⅳ、Ⅴ和Ⅷ段)。其他未示的切除术包括右后叶切除术(切除Ⅵ和Ⅶ段)、右前叶切除术(切除Ⅴ和Ⅷ段)和肝中叶切除术(切除Ⅳ、Ⅴ和Ⅷ段)。

门静脉和肝动脉在肝实质外肝门下方分为左右主支(见图103B.2A)。当覆盖的腹膜被切除,能够越过分叉部解剖出每一支主支。左、右肝管也在肝外汇合,在门静脉三角处,门静脉右支较短,其分支通常由后下方接近分叉部发出,在解剖时很容易因疏忽而损伤。相比之下,门静脉左支和左肝管在Ⅳ段下方走行,因此更容易解剖。

肝圆韧带直达肝脐裂,并在此分出通向左肝段(Ⅱ、Ⅲ、Ⅳa、Ⅳb段)的主要血管和胆管。进入脐裂后,门静脉左支向后走行不仅向左叶(Ⅱ、Ⅲ段)发出分支,而且与左肝动脉分支共同

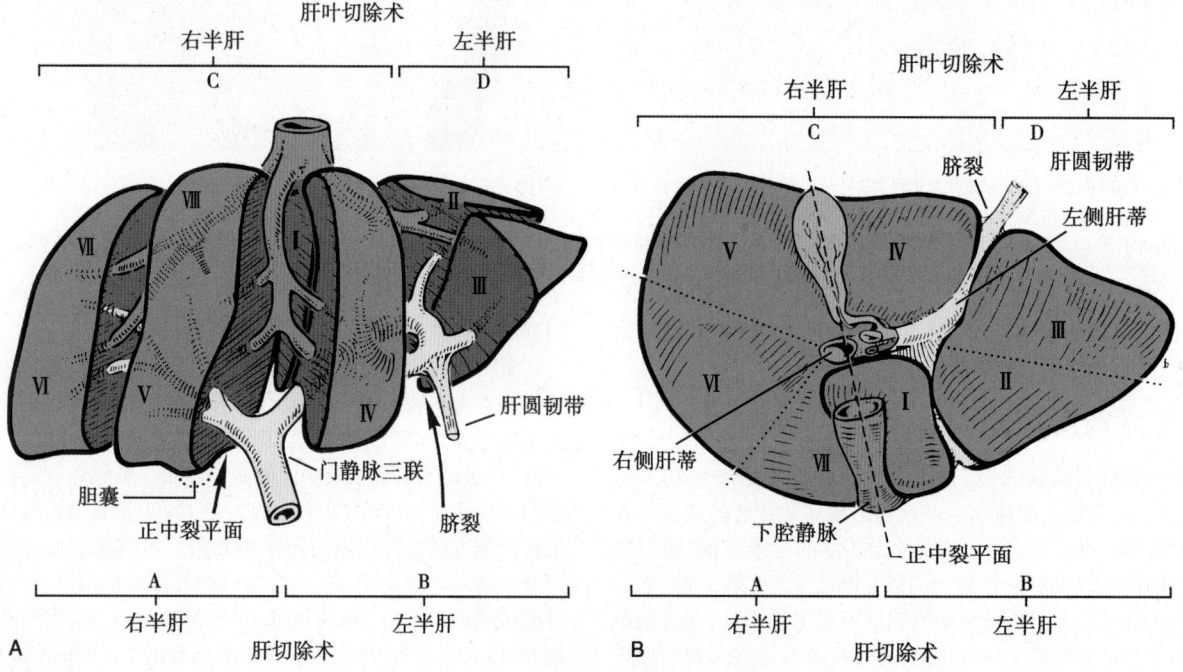

图103B.2　(A)放大图显示了由肝主静脉隔开的肝脏分叶(旧称为扇区)和肝段结构。每个肝段由门静脉三联结构供血;左门静脉蒂横穿过Ⅳ段下面至肝圆韧带裂,蒂的脐部在脐静脉沟内向腹侧和尾侧走行。Ⅳ段的血供由折返的血管提供。(B)肝脏脏面。Ⅷ段位于上方,故无法看见。脐静脉沟为界的左右叶和正中裂(沿主裂)为界的左右肝的解剖分界显而易见

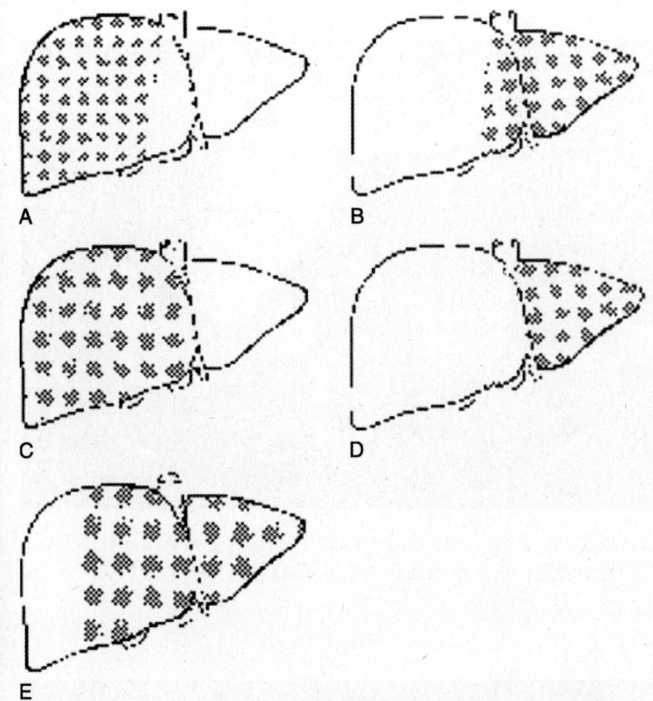

图 103B. 3　一般肝切除术范围如阴影部分显示。(A) 右半肝切除术。(B) 左半肝切除术。(C) 扩大的右三叶切除。(D) 左外叶切除。(E) 扩大的左三叶切除。Goldsmith 和 Woodburne 命名法 (1957) 见表 103B. 1

表 103B. 1　肝切除术的传统命名法摘要*

Couinaud (1957)	Goldsmith & Woodburne (1957)
右肝切除 (V、VI、VII、VIII 段；见图 103B. 3A)	右肝叶切除
左肝切除 (II、III、IV 段；见图 103B. 3B)	左肝叶切除
右肝叶切除 (IV、V、VI、VII、VIII 段；有时包括 I 段；见图 103B. 3C)	扩大的右肝叶切除†
左肝叶切除 (II 和 III 段；见图 103B. 3D)	左肝外侧段切除
扩大的左肝切除 (II、III、IV、V、VIII 段；有时包括 I 段；见图 103B. 3E)	扩大左肝叶切除

* 现在由 Brisbane 2000 命名法代替。

†肝右叶切除 (扩大的右三叶切除) 即为 Starzl et al (1975,1980) 提出的扩大至 IV 段的右肝切除,称之为右三叶切除,这一术语文献中常见;即为左三叶切除 (Starzl et al,1982)。

形成左肝内叶 (肝 IV 段；肝方叶) "迂回血管" (见图 103B. 2A) (Goldsmith & Woodburne,1957;Starzl et al,1975)。

在肝实质外,门静脉三联结构周围无明显的鞘,必须单独解剖。门静脉三联结构 (门静脉、肝动脉和胆管) 在进入肝实质时被血管周围纤维囊 (Glisson capsule) 覆盖,因此它们在肝脏中被包含在分支纤维鞘中,通常称为肝蒂。肝外的门静脉三联结构解剖变异很多,需分别分离每一结构。肝蒂结构较为稳定,在肝内解剖包含门静脉三联结构的肝蒂,无须单独解剖出

每一支结构 (Launois & Jamieson,1992b)。

肝脏紧邻膈肌,后方走行下腔静脉,肝静脉直接汇入下腔静脉 (见图 103B. 2)。下腔静脉和肝静脉被自镰状韧带上缘延续至左右三角韧带的腹膜返折所覆盖。腹膜的这一折叠包括前后冠状韧带,它们会聚在一起分别形成右三角韧带和左三角韧带。肝右静脉起自右叶间裂内,通常独立汇入腔静脉。相比之下,肝左静脉走行在 II、III 段肝段间裂,在单独进入下腔静脉之前,通常与走行在正中裂内的肝中静脉汇合后进入下腔静脉。几支肝短静脉引流肝脏后面血流进入下腔静脉,来自尾状叶的静脉,开口于下腔静脉左壁,也直接引流入下腔静脉。

脐静脉在镰状韧带下方延伸,并汇入肝左静脉。结扎肝中静脉后,脐静脉可引流 IVb 段血流,因此在切除 IVa 段时非常重要 (见第 108B 章)。

术前评估

术前检查

肝切除术的主要风险有三点:①出血,可发生在肝门部肝动脉或门静脉分支,或后方肝静脉根部,或下腔静脉处;②胆道损伤致胆瘘或胆管狭窄;③术后肝功能不全或衰竭。切除较大的接近下腔静脉或主要肝静脉的肿瘤或其他病变时,最有可能发生术中出血 (Hawkins et al,2005)。同样,左右肝管汇合处及主要血管交汇处,即肝门附近的肿瘤手术切除难度亦较大。由于肝门处有许多血管和胆管的解剖变异,故对择期手术者,术前应获取影像资料并评估肿瘤与这些重要管道结构之间的关系。

计算机断层扫描 (computed tomography,CT) 可提供这方面的有价值资料 (见第 18 章)。除非肿瘤体积很大,外周型病变一般不会累及肝门结构或下腔静脉。中央型病变可累及紧邻肝门的大血管,准确的 CT 扫描可有助于显示病变范围和血管受肿瘤累及情况 (图 103B. 4)。肝脏肿瘤倾向局限于肝段内,容易挤压结构而非直接侵犯。不仅 CT 扫描 (图 103B. 5 和图 103B. 6),血管造影技术 (图 103B. 1) 或者多普勒超声也可显示这种移位征象。但是,随着技术的进步和通过断层成像技术获得的高质量图像,直接进行血管造影几乎是没有必要的。其他一些肿瘤悬挂在肝脏表面,与肝脏连接处呈明显蒂样结构 (Baer et al,1989),这些肿瘤可以体积巨大而仅以一小基底部附着于肝脏,CT 可清楚地显示此类 "悬吊" 肿瘤 (图 103B. 7)。CT 也可显示膈肌受累情况,但这并不能阻止外科医生尝试切除,原因在于膈肌明显受累很多情况是前期肿瘤坏死部位黏附造成 (Weinbren & Blumgart,1986)。原发性肿瘤,即使累及膈肌,仍然符合肝切除的手术适应证 (Foster & Berman,1977)。

磁共振成像 (magnetic resonance imaging,MRI) (见第 18 章) 在术前对肝脏成像越来越有价值。同 CT 一样,MRI 可清楚地显示肿块,MRI 甚至可检出 CT 有时未发现的肿块。MRI 能够准确显示血管,MRI 血管成像在显示肝静脉和下腔静脉与肿瘤关系方面非常有价值 (图 103B. 8)。与 CT 相比,MRI 在区分原发性及继发性肝恶性肿瘤与良性病变 (如腺瘤、局灶性结节增生或囊肿) 方面可能更准确 (见第 90A 章)。

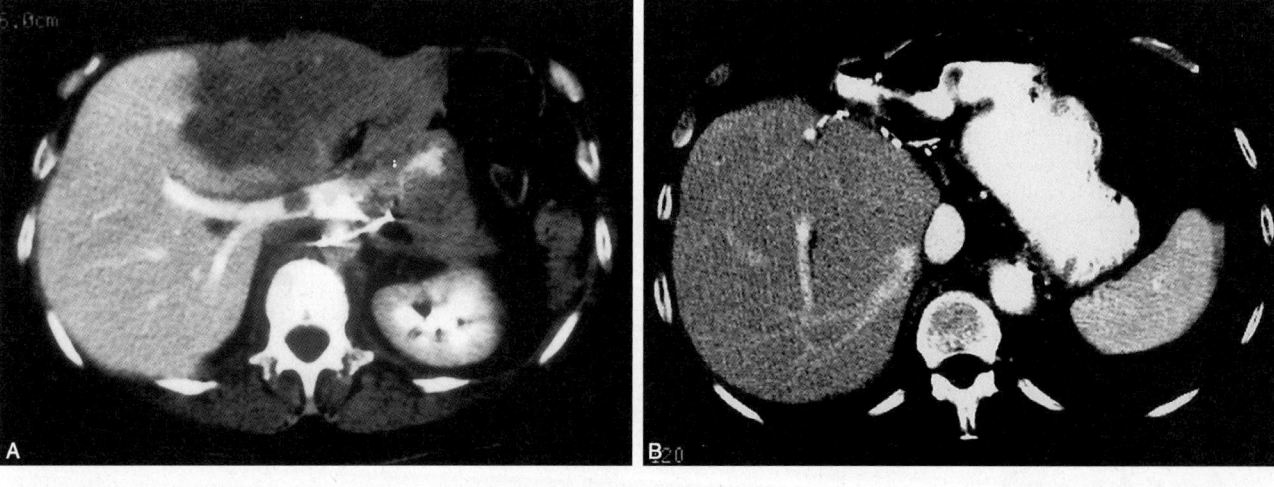

图 103B.4　CT 所示为肝转移性黑色素瘤。(A)巨大的转移性黑色素瘤占据Ⅱ、Ⅲ、Ⅳ段,并延伸至Ⅴ、Ⅷ段。门静脉右支内有肿瘤延伸部分,并突入门静脉主干。(B)行扩大左肝切除+受累门静脉切除和随后的门静脉重建。肝切除术后 1 年右肝复发肿瘤,予以切除。病人术后良好存活 10 年,肝脏无肿瘤复发迹象

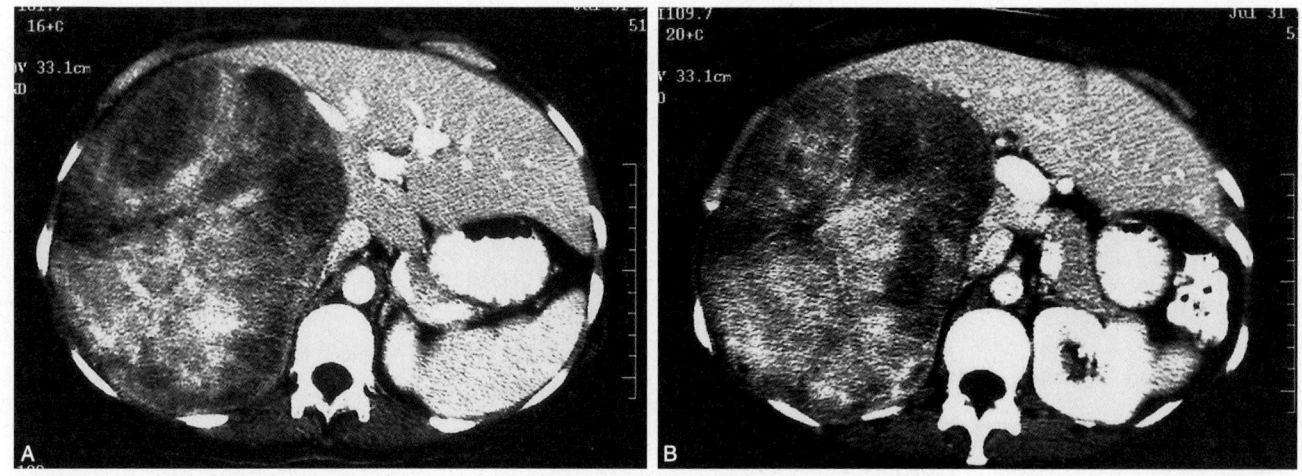

图 103B.5　右肝巨大肿瘤,边界清楚,侵及邻近的下腔静脉。(A)肿瘤将肝中静脉向内侧挤压。(B)因压力的作用,肿瘤突入Ⅳ段,行扩大右三叶切除术。手术顺利,最终病理结果为良性肝纤维瘤

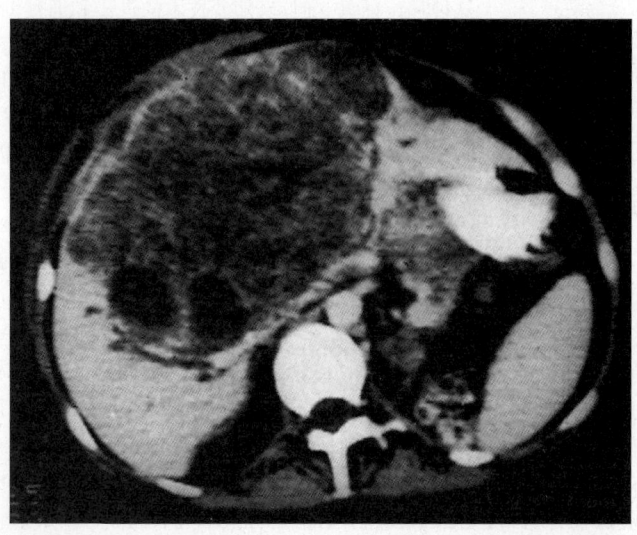

图 103B.6　CT 扫描显示一巨大的肝转移性肾上腺瘤,占据Ⅱ、Ⅲ、Ⅳ、Ⅴ、Ⅷ段。肿瘤将门静脉三联结构向后方挤压。肿瘤和管道间间隔一薄层肝组织。此种情况下,离断平面因肿瘤而定。成功实施扩大左三叶切除术,病人良好存活超过 7 年

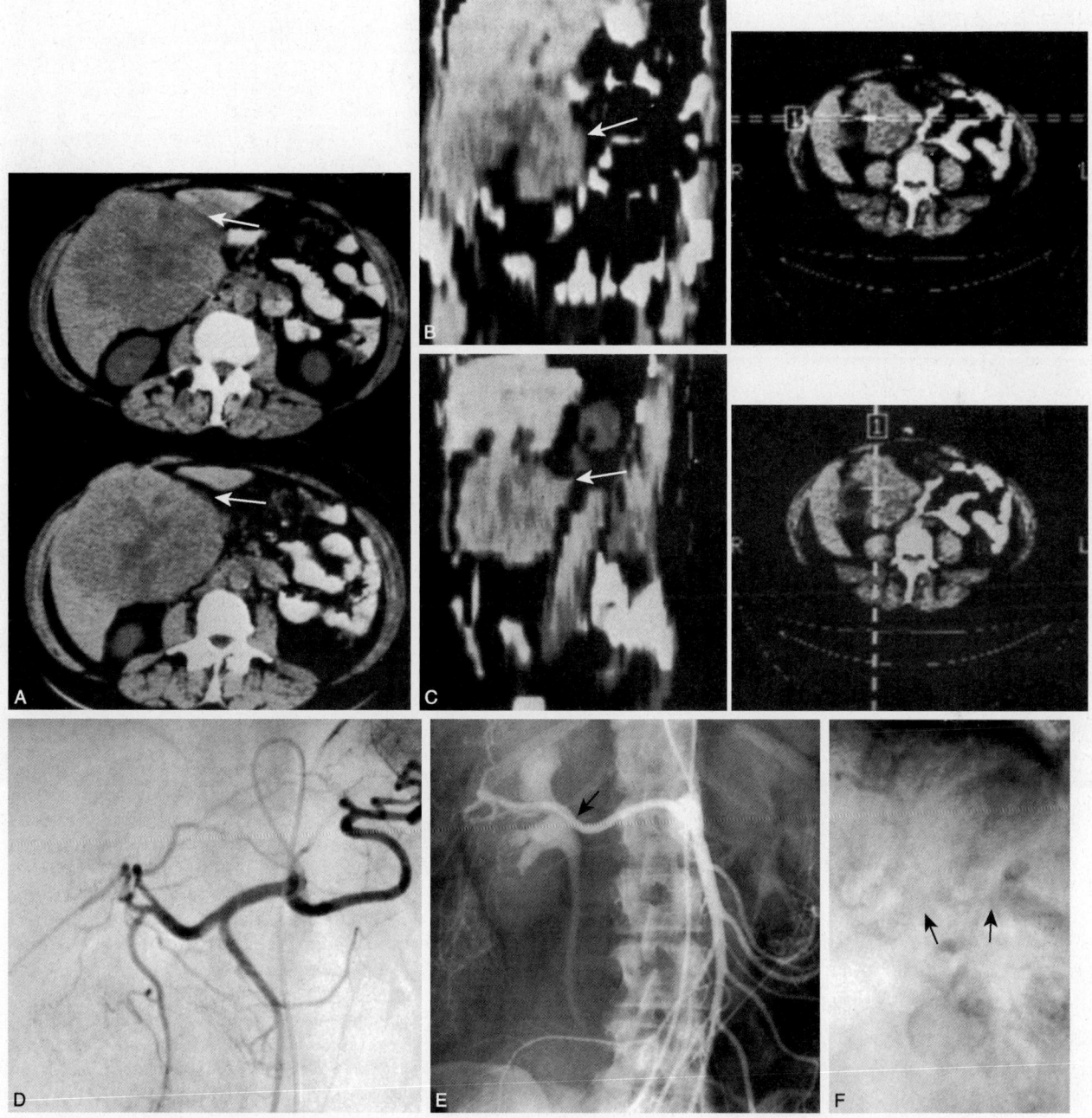

图 103B. 7　(A) CT 扫描显示一巨大肿瘤,位于右肝并向左侧延伸(上箭头)。在尾侧层面,肿瘤和 Ⅱ、Ⅲ 段之间有一间隙(下箭头)。(B) 冠状面重建图显示为带蒂肿瘤(箭)。(C) 矢状面重建图显示肿瘤带蒂(悬挂)的性质(箭头),源自 Ⅳ、Ⅴ 段。(D) 腹腔干血管造影显示肿瘤动脉血供源自肝左动脉。(E) 一支副肝右动脉发自肠系膜上动脉(箭头)。(F) 选择性脾动脉造影获得的延迟期门静脉造影图像显示,肿瘤累及门静脉右支并延伸至门静脉分叉处(箭头)。肿瘤被证实为原发性肝细胞癌,行扩大右三叶切除术。注意:血管造影技术目前很少用于诊断,图片为图解使用

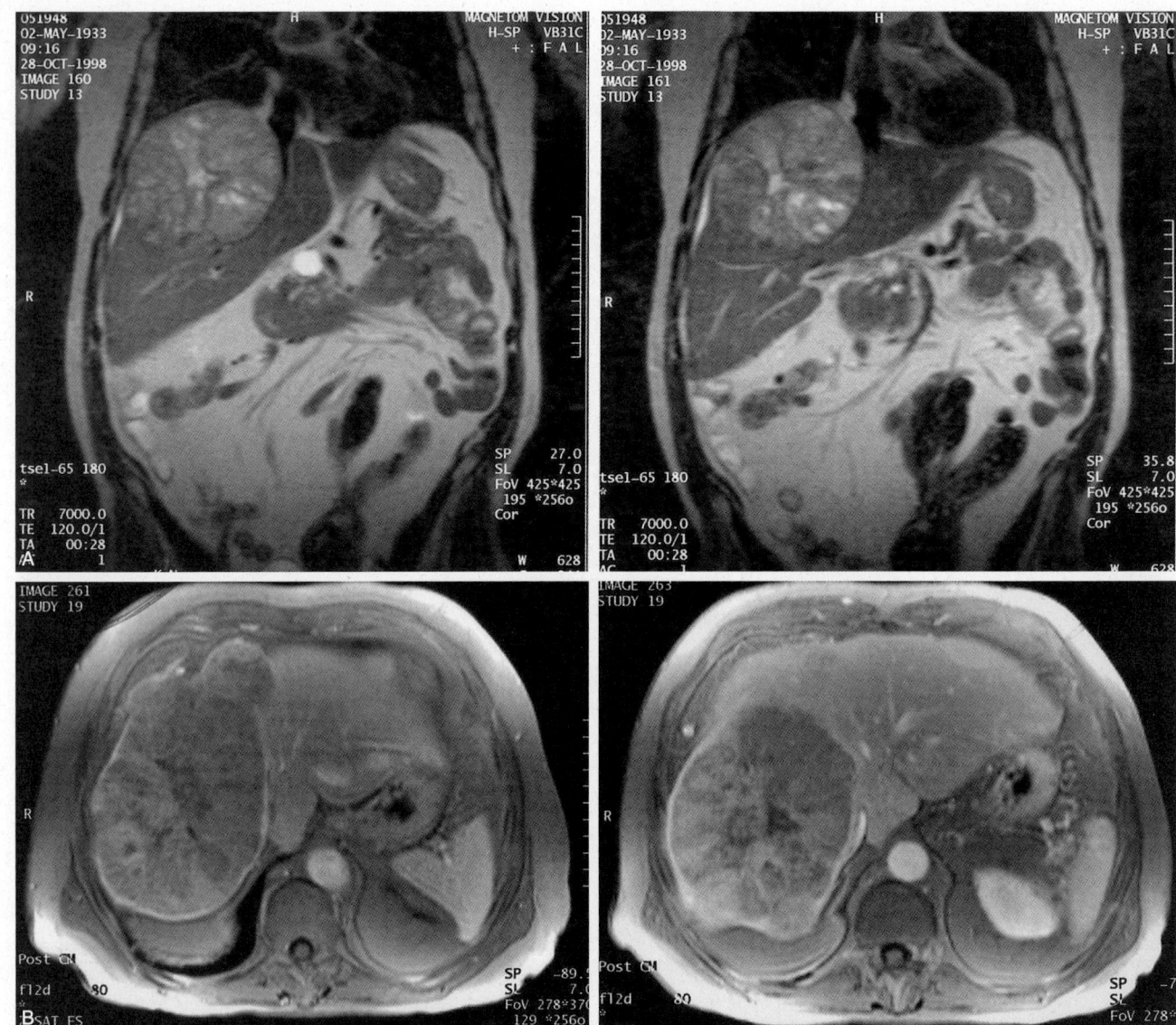

图103B.8 磁共振成像显示,一个巨大但分界清楚的肝癌占据了右肝并延伸到Ⅳ段。(A)冠状面显示,肿瘤严重损害和压迫下腔静脉(IVC);它向上延伸,在与腔静脉交界处侵及肝右静脉,扭曲和压迫肝上IVC。手术时发现肿瘤正好位于IVC与右心房交界处,造成了压力效应,但没有直接侵犯膈。(B)横断面显示了肿瘤的范围和对IVC的严重压迫。病人接受了扩大的右肝切除术,清除了肿瘤;没有分离肝血管。术后9个月,病人存活良好

超声成像(见第15章)能够提供关于肿瘤大小以及肝脏受累范围的信息,特别是对于术前评估多发性肿瘤更具有价值。超声波检查也有助于区分囊肿和实体肿瘤。以多普勒超声显示血管结构,包括肝静脉和下腔静脉,无须再做其他影像学检查(Gibson et al,1986)。CT扫描后,多普勒超声是进一步确定血管的有效技术(图103B.9)(Hann et al,1998)。超声波检查术前评估肝门部胆管癌非常重要(图103B.10)(Hann et al,1997)。然而,由于MRI和CT扫描可以产生更高质量的图像,目前术前超声检查评估的需求已下降。

肝血管造影术和下腔静脉造影术(见第21章)并不作为日常检查手段,除非是巨大血管瘤,需要了解肝动脉供血的准确信息利于手术。尽管近年来多普勒超声和MRI的发展使得这些技术几乎快废弃了,但在无超声波或MRI可用的条件下,血管造影尚有一席之地(Blumgart,1982;Voyles et al,1983)。在此书提供了几种血管造影术图例以用于说明(图103B.11;也

见图103B.1和103B.7),但应强调的是,大多数病人并不需要施行此术。

其他检查

为了确定肝切除术的肿瘤学方面适应证,应在进行肝切除术之前通过胸部X线平片或胸部CT扫描或MRI检查以了解有无肝外疾病。在进行胸部评估时,经常会遇到1cm以下的肺结节,但这不是肝切除术的禁忌证,尤其是对于结直肠癌肝转移的病人而言(Maithel et al,2010)。正电子发射断层扫描(positron emission tomography,PET)是评估恶性疾病侵犯范围的重要检查方法(Beets et al,1994;Fong et al,1999a;DT Lai et al,1996;Schüssler-Fiorenza et al,2004)(见第17章)。

如果出现黄疸,应通过内镜逆行胆管造影(endoscopic retrograde cholangiography,ERCP)或经皮肝穿刺胆管造影行直接胆管造影以了解胆道结构(见第20章和52章)。但在许多方

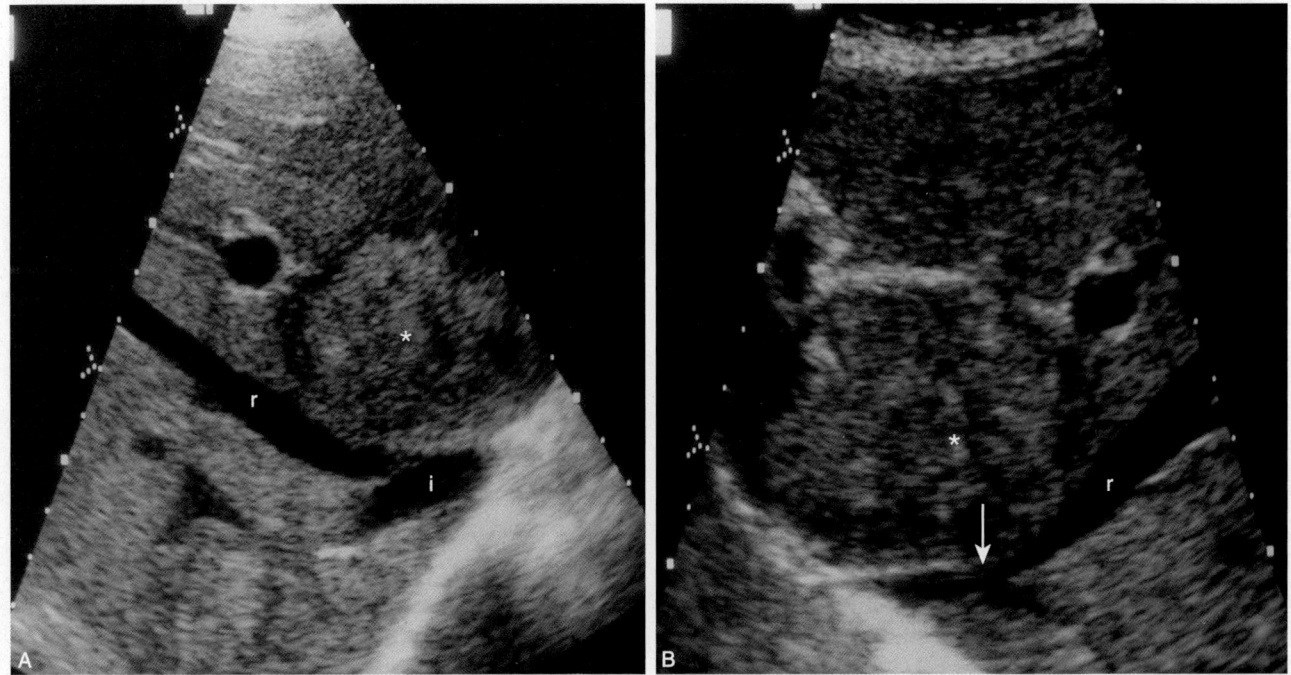

图 103B.9　超声确定肝静脉汇合处结直肠癌转移灶和静脉的关系。(A)横切面超声显示转移灶(星号)紧贴下腔静脉(i)和肝右静脉(r)。(B)斜切面超声证实肝右静脉受压(箭头),但未受肿瘤侵犯(星号)

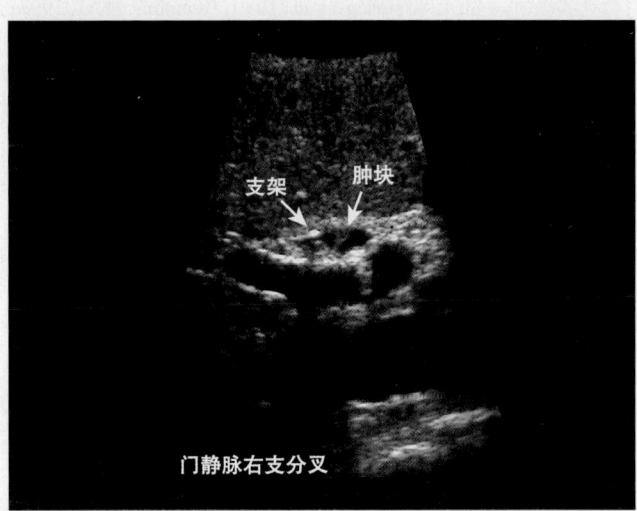

图 103B.10　横切面超声显示位于肝管汇合部的肝门部胆管癌,内可见内镜置入支架。门静脉分叉紧靠肿瘤下方未受影响,门静脉无侵犯,肿瘤延伸至右肝管。肿瘤范围需行扩大右肝叶切除术。术后 8 个月,病人无瘤存活良好

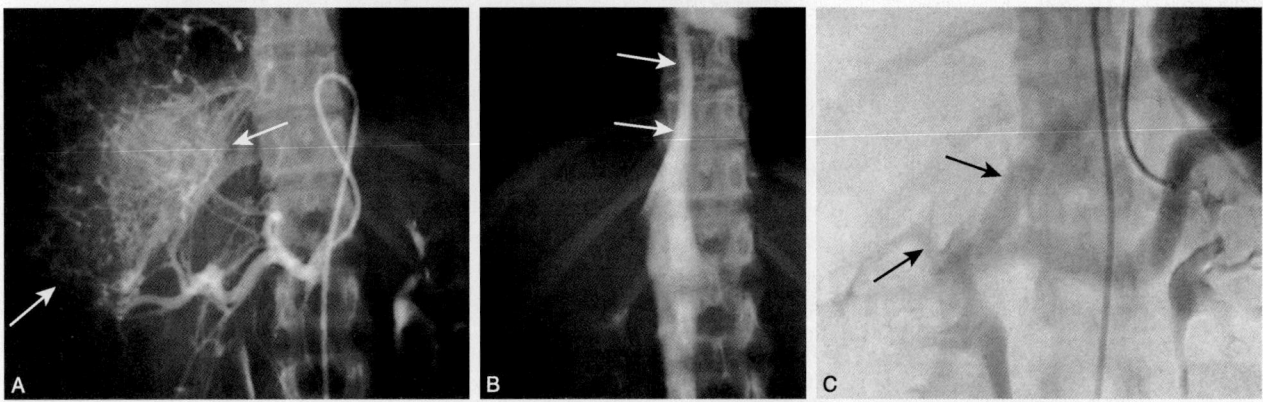

图 103B.11　(A)选择性肝动脉造影显示一巨大原发性肝癌(箭头)。(B)下腔静脉造影图示下腔静脉严重受压。需要控制下腔静脉和精确解剖肝右静脉(见正文)。(C)选择性脾动脉插管和延迟期脾静脉造影图示门静脉右支明显异常(箭头),门静脉左支未受影响。行右肝叶切除术治疗。血管造影技术用于诊断目前临床几乎弃用

面，无创超声波检查和 MRI 胆管造影术优于直接胆管造影。在肝门部胆管癌中术前评估胆管肿瘤的侵犯时，无创超声波检查和 MRI 胆管造影术几乎已经取代了术前有创胆管造影（图 103B. 10）（见第 52 章）。但如果术前需要进行胆道引流，则还是需通过内镜逆行性胆管造影或经皮经肝穿刺胆管造影。

如果获得的诊断信息可能会改变治疗计划，可以考虑进行术前活检。在对有可能切除的肝肿瘤临床诊断基本确定时，应该尽量避免使用各种侵入性操作，后者会使肿瘤出现扩散、破裂或出血可能（Thompson et al,1985）。因此，对肝癌肿块的术前经皮穿刺活检既非常规操作，有时亦有一定的必要性（见第 22 章）。

腹腔镜探查分期

腹腔镜探查和可视化，尤其是与腹腔镜超声结合使用时，可提供术前影像未发现病变的有价值信息。腹腔镜检查也可能检查出肝外转移病灶，尤其是腹膜转移。通过最大限度地减少肝胆恶性疾病病人不必要的开腹手术，腹腔镜探查可显著提高可切除性。在纪念斯隆-凯特琳癌症中心（Jarnagin et al,2000;John et al,1994;Li Destri et al,2008）的一项研究中，腹腔镜探查的病人行开腹手术，完成有可能达到根治性手术者为83%，而没有行腹腔镜探查的病人仅为 66%（见第 23 章）。

手术可切除性的评估

肝切除的可行性不仅是由切除下来的组织决定，更重要的是决定于切除后剩余肝组织。具体来说，剩余肝应具有足够的体积和功能，保持良好的出入肝血流和胆道引流以维持术后病人生存和肝脏再生。对于大多数肝脏周围性病变病例，依据术前影像学评估肿瘤的可切除性不是很大的问题，只要满足肿瘤与主要血管结构有一定距离，且没有其他肿瘤的影像学证据。有时在手术中，可能会发现一些病人有淋巴结受累，或者在腹腔镜检查或开放性探查过程中可见其他肝脏病变。这种情况通常与肿瘤本身生物学是否适合切除有关，而与技术上的可切除性无关。鉴于术前影像学检查的进步，术中发现意外病灶的情况越来越少。

术前难以对可切除性进行准确评估的情况主要分两种：第一，肿瘤毗邻肝门主要结构（见图 103B. 7）或明显挤压下腔静脉或下腔静脉直接受累（见图 103B. 11），术前难以评估。然而，即使主要结构受累，如侵犯胆管或门静脉分支，或者明显的下腔静脉受累，亦不能判断一定无法手术切除（见图 103B. 1;Soreide et al,1985）。第二，巨大肿瘤，推挤邻近结构并经历长期的缓慢生长，而在影像学上，局部推压与直接侵犯难以鉴别。因此，此类病例在确定其有无切除可能前应多加谨慎。对于这一类肿瘤病变，初步探查常常难以确定可切除性，需充分仔细解剖和探查才能最终确定。影像学研究显示肿瘤的形态结构与肿瘤可切除性之间有着明确的关系。膨胀性生长并挤压周围组织的肿瘤（"推挤型"肿瘤）、以不同宽度基底部附着于肝脏或悬挂在肝脏的肿瘤（"悬吊型肿瘤"），易与边缘不规则且明显浸润的肿瘤相鉴别，几乎都可以手术切除（Baer et al,1989）。

对于所有孤立性肝脏大肿瘤，在肝切除治疗早期，Blumgart 教授都是采取开腹探查策略，术中证实没有肝外播散，剩余肝体积足够，再给病人施行手术切除。在伦敦 Hammersmith 医院肝胆组 1979 年 5 月—1984 年 11 月间的一项早期研究中，22 例原发性肝癌病人有 13 例采取上述策略，并全部行手术切除。13 例中仅有 3 例（23%）行经典的规则肝切除术，其余拟切除

范围均需超过正中裂（Cantlie 线），需行扩大切除术（见图 103B. 11）。2 例病人术前行肿瘤血管栓塞以减少肿瘤血供和大小。CT 扫描发现有 8 例肿瘤累及左右肝脏，2 例病人肿瘤侵犯门静脉主干，1 例门静脉右支受累，6 例病人下腔静脉受累或严重受压（见图 103B. 11）。尽管怀疑有 3 例病人有肝外受累，但 13 例病人中有 12 例基本彻底切除了肿瘤，可能达到了根治性切除目的。仅 1 例纤维板层肝细胞癌病人，尽管有局部淋巴结转移，经慎重考虑后行扩大切除。无术中或院内（30 天）死亡（Soreide et al,1985）。后续研究（Vauthey et al,1993）和其他学者研究亦都肯定了这一早期经验。

由于严格筛选病人，因此专科治疗组的可切除率不能代表任何特定肿瘤的总体可切除率。但是从肿瘤学角度来看，即使在患有孤立性大肿瘤的病人中，积极的外科手术策略也确实是合理的。需要强调的是，肿瘤的大小并不是切除的禁忌证，尽管对于 HCC，更大的肿瘤体积往往预示着更早的复发和较低的存活率（Pawlik et al,2005b;Nathan et al,2009）。其他一些研究者也同意主张采取积极的切除方法（Adson & Weiland,1981;Balasegaram & Joishy,1981;Okamoto et al,1984;Starzl et al,1982;Steele et al,1984）。

正如前所述，主要入肝和出肝血管明确受累不是手术探查的绝对禁忌证。目前术中手术技术可以处理受累的门静脉和下腔静脉。这些观点特别适用于纤维板层肝细胞癌（Berman et al,1980;Craig et al,1980;Hemming et al,1997;Nagorney et al,1985;Soreide et al,1986），因为此类肿瘤对周围结构的侵犯较小，因此更易于切除（见第 91 章）。对巨大肝肿瘤病人，甲胎蛋白正常，肝脏无肝硬化，血浆神经降压素水平增高（Collier et al,1984）或维生素 B_{12} 结合力增高（Paradinas et al,1982）应怀疑纤维板层肝细胞癌的可能。

一些原发性肝细胞癌的病人继发胆管癌栓引起胆道梗阻（见第 91 章）。这些癌栓可通过直接胆管造影术（见第 20 章）、MRI 胆管成像术（第 19 章）或超声（第 15 章）检查明确诊断。当然这些胆管癌栓也并不是手术切除的绝对禁忌证（Blumgart,1978,1980）。

通常认为不可切除的巨大肝细胞癌的年轻病人，适合进行肝移植手术，众多内外科医生认为肝移植是这类病人唯一可选择的治疗方案（见第 115A 章）。美国国立卫生研究所肝移植共识（NIH,1983）似乎支持这一观点。然而，随后的经验并不支持这种方法，肝移植用于治疗肝癌的地位一直存在争议。最近，对于患有肝硬化和局限性肿瘤的病人，移植已成为一种有效且可行的治疗选择，目前已经确定采用米兰标准（Milan criteria）作为肝癌肝移植筛选受体的标准（Mazzaferro et al,1996）。

最后，累及胆管汇合部的胆管癌即使门静脉受累亦不应该列为手术禁忌（Blumgart et al,1984;Burke et al,1998）。这一部分在第 51 章中详细阐述。

术前准备

术前准备包括纠正贫血、凝血功能紊乱和预防性使用合适的大剂量抗生素。所有既往有心、肺病史的病人，应进行全面的心肺检查。否则，无须术前常规检查心肺功能。所有肝硬化病人应仔细检查有无乙型或丙型肝炎病毒感染病史、有无酒精性肝硬化，依据 Child-Pugh 标准、终末期肝病（MELD）评分模型及术前血小板计数来评估肝功能。

麻醉注意事项（见第 24 章）

麻醉时，要建立术中静脉通路，以防术中大出血。应建立相应的监测和快速输液通路，保证必要时可行胸腹联合切口。肝切除术中出血常常发生在离断肝实质时，并来自较大的肝静脉或下腔静脉。因此，在离断肝实质之前，应仔细解剖肝后大小肝静脉。如肿瘤位置和大小不允许这一路径，亦可以采取前入路肝切除术。

为尽量减少肝实质离断时出血情况，麻醉师必须维持中心静脉压（central venous pressure，CVP）在较低水平，一般不超过5mmHg。对于健康状况相对良好的病人，只要能获得大口径外周静脉通路，就不必强求中心静脉通路，病人需要限制液体输入直至肝实质离断完成。为避免空气栓塞，病人常取 15° 头低足高位（Trendelenburg 体位）进行手术；但空气栓塞极为少见，因此将病人置于平卧位或反向 Trendelenburg 体位也是安全的。为将 CVP 维持在理想水平，常通过使用最少量液体复苏和静脉舒张的药物相结合的方法，目前后者很少使用。术中尿量不应少于 20~25ml/h（Cunningham et al，1994；Melendez et al，1998）（见第 24 章）。在完成肝实质离断前过早给予液体会导致失血更多。一旦切除完成，就可以补充血容量，使病人恢复到正常状态。

应尽一切努力避免在围手术期进行输血，同种异体红细胞（red blood cell，RBC）输血与病人围手术期预后差以及早期肿瘤复发和生存期缩短有关。尽管后者目前仍存在一定争议（Amato & Pescatori，1994，1998，2006；Kooby et al，2003b）。将血红蛋白维持在 100g/L 或将血细胞比容维持在 30% 已不再是标准原则（Hebert et al，1999；Palavecino et al，2009；Torzilli et al，2004）。对于失血过多的病人，血流动力学不稳定或血红蛋白低于 70g/L 时，应及时予以输血。当然，以上原则均需根据临床实际情况灵活应用。

术中通过等体积晶胶体交换预存部分自体血，作为一种急性等容血液稀释技术，可以减少异体输血的需要（Jarnagin et al，2008；Matot et al，2002；Maithel & Jarnagin，2009）；此时术中流失血液经过稀释，丢失的红细胞数量更少。手术完成后，重新回输预存自体血从而最大限度地减少了异体输血的需要。应仔细监测病人体温，并通过液体加温或外部加温装置维持收集到血液的温度。

如果需行全肝血流阻断，麻醉要求是不同的，钳夹下腔静脉时要维持心排血量（见第 106 章）。作者几乎不做全肝血流阻断，即使切除邻近或累及肝静脉或腔静脉的特大肿瘤，或者肝静脉和下腔静脉均受累的特大肿瘤，甚至肿瘤直接累及腔静脉也无须全肝血流阻断。不过，部分学者（Bismuth et al，1989；Huguet & Gavelli，1994；Huguet et al，1978，1992a，1992b）在肝切除术中建议全肝血流阻断技术，特别是对于巨大肿瘤。有些学者甚至在局限性肝切除中亦应用此技术（Kelly et al，1996），似乎没有必要。血管隔离技术在第 106 章中全面讨论。

手术操作

病人体位

病人应取仰卧位，右臂外展与身体成直角。病人无须取侧卧位，倾斜手术台便可使术中充分显露。心电图导联置于右侧

胸壁和胸骨区，手术铺单应显露下胸壁和整个上腹部达脐以下（见图 103B.12）。这种显露能够满足绝大多数肝切除术，也是在这一阶段行腹腔镜探查术。

对于后位巨大肿瘤，需行胸腹联合切口，但是通常可以通过扩大正中切口或右侧肋缘下切口再加上良好地向上提拉肋弓来避免。为了有充分的空间，双侧肋缘下切口可延伸至左右腋中线范围。手术台上应固定一横杆或相同装置，随后安置一自动牵引器来抬高肋缘（见图 103B.12）。需要体外静脉-静脉转流配合全肝血管隔离、自体移植或低体温灌注完成的肝脏切除（见第 107 章和 109 章），应准备右侧或左侧腹股沟以利良好显露股静脉，显露左侧腋窝或左侧颈部以利连接静脉通路。

切口

切口应根据具体情况而定（见图 103B.13），且外科医生应毫不犹豫地扩大切口以获得充分显露。中线切口会伴有适当的肋缘和侧壁回缩，对于大多数肝切除术而言已足够。对大多

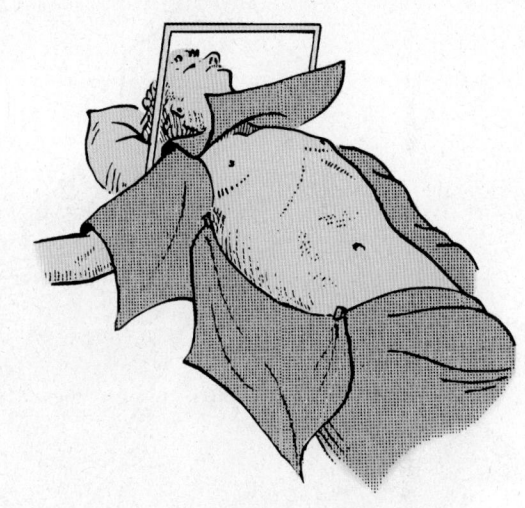

图 103B.12　手术台上病人体位。注意充分显露胸腹部。头架用以安置牵引器来提高肋弓

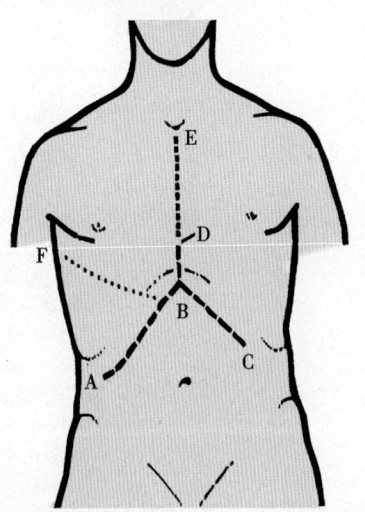

图 103B.13　部分肝切术所采用切口。（A~C）屋顶切口，垂直扩大。（D，E）正中胸骨切开术。（F）右侧胸壁扩大。扩大右肋缘下切口（A、B、D）可满足多数手术要求

数病人而言,中线切口是最舒适的。其他常见切口还有右侧肋缘下切口(图 103B. 13 中 A、B、D)或为双侧肋缘下切口附加垂直延伸、上至剑突下至脐部的正中切口,右侧延伸至右下肋缘与髂前上棘连线中点,这一切口位置的变化可为大多数切除术提供良好显露(Chang et al,2010)。首先采用有限的上部中线切口行初步探查,以排除明显的不可切除疾病或存在肝外疾病。特别是对于左侧肿瘤切除,中线切口就足够了。肝右侧巨大肿瘤,特别是位于后方且可能累及下腔静脉,需要扩大如右侧胸腹联合途径,但临床实际应用较少。作者超过 2 000 例的肝切除术经验中,仅有 3% 的病例采取胸腹联合切口。采用胸骨正中切开术,显露良好,快速,不进入两侧胸膜腔,但很少采用。如果采用胸骨正中切开术,膈肌通过中心腱分开,能够良好显露肝上下腔静脉和主要肝静脉,可利用打开的心包直接抵达心包内下腔静脉。

显露、游离和评估

开腹后,应探查整个腹腔,尤其是占据小网膜游离缘、肝动脉、腹腔干相关淋巴结、十二指肠上淋巴结。既往有盆腔手术史(例如,原发性结直肠癌行乙状结肠切除术)的病人,通过上腹部切口探查下腹部较为困难。大多数的病例通过触诊并结合术前断层成像(CT 或 MRI)和正电子发射断层成像扫描(PET)就能满足探查评估的要求。

离断肝圆韧带、镰状韧带,将肝脏从腹前壁游离,初步探查肝脏(图 103B. 14A)。尽可能远离膈下下腔静脉切断镰状韧带(图 103B. 14B 和 C)。热凝处理走行在镰状韧带内的血管。肝圆韧带需要结扎处理,并可以作牵引使用。

在离断肝圆韧带和镰状韧带后行肝肿块的腹部探查。提起肝圆韧带有助于显露肝脏脏面、肝门区和脐静脉沟。如果不

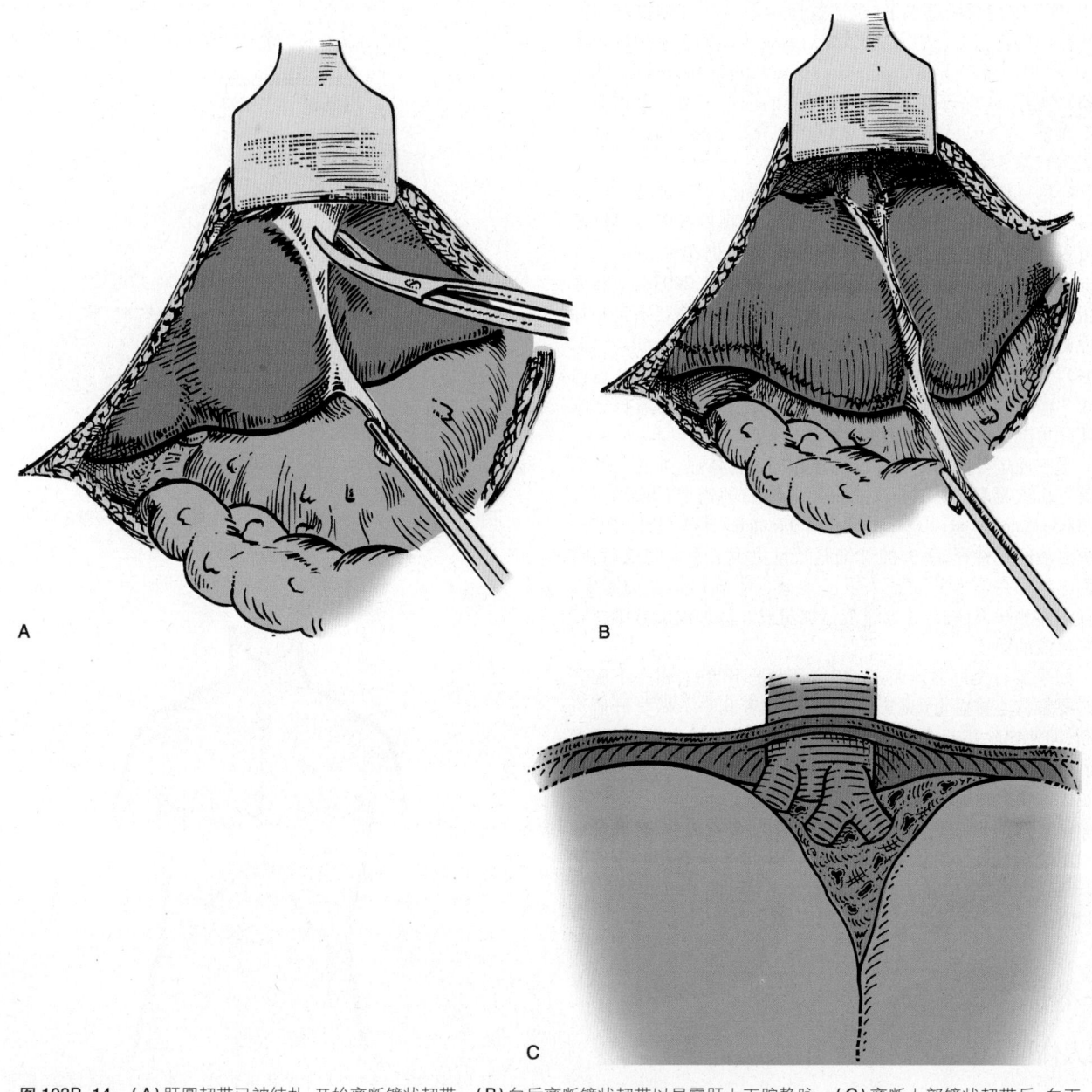

图 103B. 14 (A)肝圆韧带已被结扎,开始离断镰状韧带。(B)向后离断镰状韧带以显露肝上下腔静脉。(C)离断上部镰状韧带后,向下显露主要的肝静脉

行双手触诊,可能会漏诊深部病变。应切除小网膜,手指充分触诊尾状叶(Ⅰ段)以及腹腔淋巴结。如果需要进一步游离小网膜以便于充分探查,应注意可能存在变异的副肝动脉或肝左肝动脉。彻底切断右侧肝周韧带,充分游离右半肝,才能很好探查并触诊右叶,但这一操作需要等到结合术中超声和初步触诊提示病变可切除后再进行。

游离右肝,首先要完全分离镰状韧带并切开右冠状韧带,辨别肝右静脉。当镰状韧带向后游离时,外科医生必须谨慎,因为肝静脉非常接近。要尽量避免游离右半肝时损伤肝右静脉。右侧三角韧带、冠状韧带、肝肾韧带均需切断,显露肝脏右侧整个裸区(图103B.15);使得肝脏可向左侧翻转。右侧腔静脉韧带亦需要切断,术中手术台可向左少许转动,以利于显露。

接着,从尾侧向头侧解剖分离并妥善处理尾叶引流的肝短静脉。完全显露下腔静脉和肝静脉,需要分离纤维组织(腔静脉

韧带),腔静脉韧带常常遮蔽肝后腔静脉上段右侧(103B.15A)。可以使用镊子与剪刀或者血管闭合器(Endo-GIA)分离(103B.15B)完成,以全部显露腔静脉(103B.15C)。作者通常分开此韧带,再用缝合器封闭其中的血管。腔静脉韧带也可向后延伸包绕腔静脉,并与来自尾状叶类似的纤维组织在左侧相汇合(见第2章)。偶尔,腔静脉韧带后方部分被薄层肝组织取代,腔静脉在此处走行肝实质隧道中,造成分离有一定困难,但分离此处薄层肝组织同样能完全显露腔静脉。低中心静脉压技术有助于下腔静脉解剖进行。

在游离右肝过程中,如果发现肿瘤附着在膈肌上,通常只侵犯一小块区域。在这些情况下,如果有足够的解剖平面,则可以分开受累膈肌或切除部分膈肌并修补。如后文所述,前入路肝切除术是先离断肝实质,无需先游离右肝,这在许多病例中证明很有效(EC Lai et al,1996)。

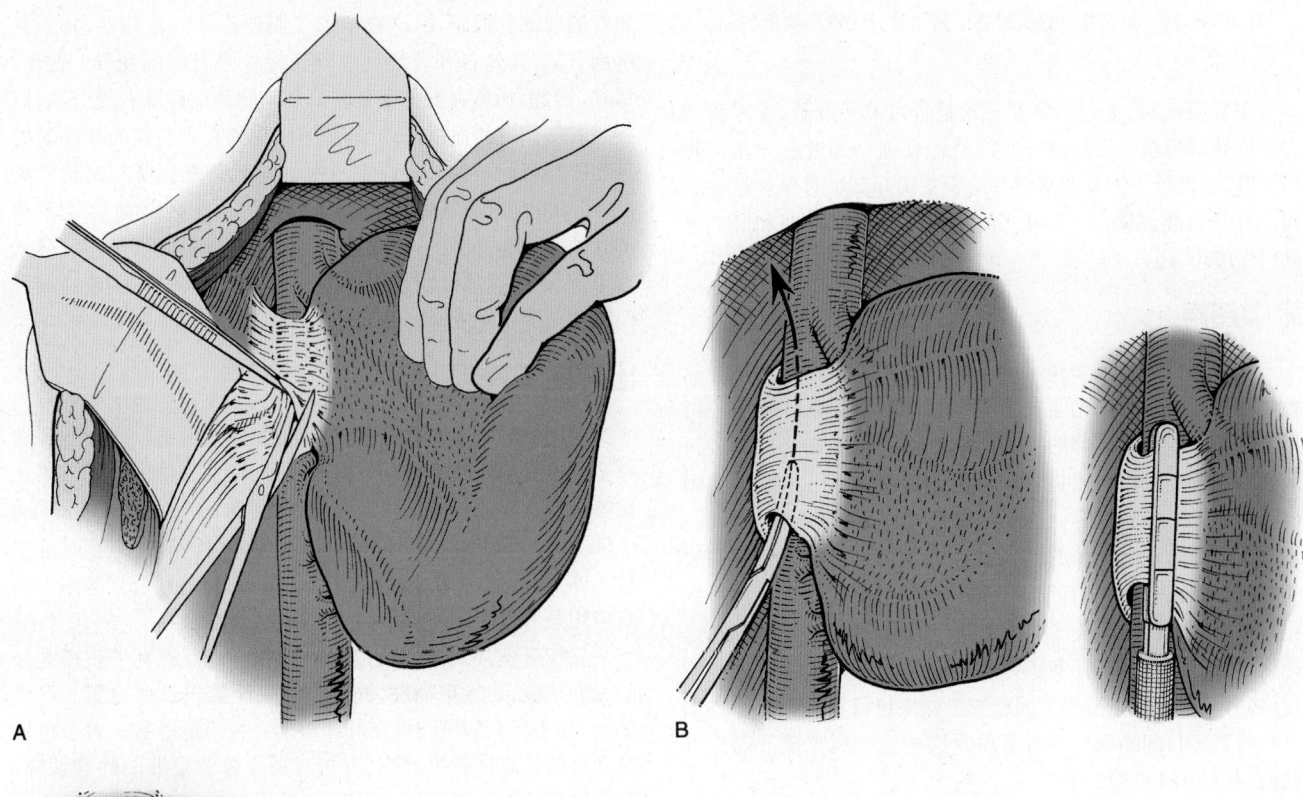

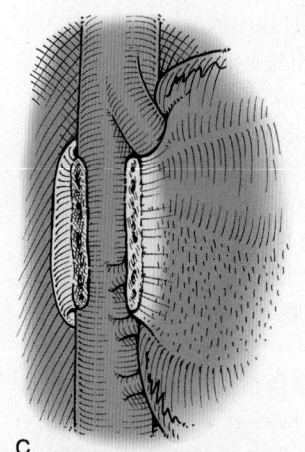

图103B.15　(A)切断右三角韧带以翻转右肝。扩大暴露以显露下腔静脉右侧缘。注意:如果要显露肝右静脉,必须按图示用剪刀分离腔静脉韧带。(B)翻转韧带,在其下方通过一血管钳(左),用Endo-GIA血管吻合器将其离断(右)。(C)完全显露肝后下腔静脉

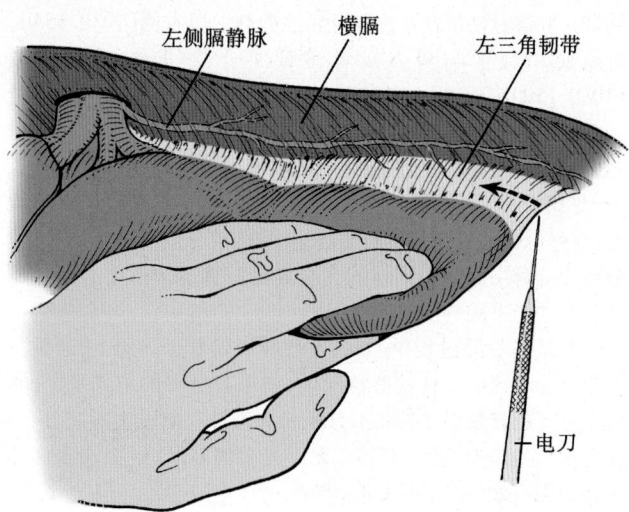

图 103B. 16　显露并电凝离断左三角韧带。注意不要损伤左侧膈静脉

左肝游离时,通过切断左三角韧带可翻转肝脏,手术台向右少许转动可获得良好视野。注意不要损伤邻近左三角韧带的脾脏,在韧带下方放置棉垫有助于在切开韧带时保护这些结构。打开韧带,在其前、后叶之间可见下腔静脉上部和肝左静脉(图 103B. 16)。

术中超声

术中超声(intraoperative ultrasound,IOUS)可用于评估肿瘤数量和位置以及肿瘤与主要管道结构的解剖关系。超声还可用于引导位于组织深部的小病变的穿刺活检,并在必要时进行消融手术。经肝胆管或血管置管造影目前临床已经很少使用(Hasegawa et al,1991b)。临床检查使用的 B 型实时超声系统。术中探头是防水且无菌的;T 型或手指探头可直接置于肝脏表面,通过肝脏表面湿润有助于获得良好的接触。检查应该系统化,首先从脐裂开始,逐步检查到肝门结构。仔细检查肝静脉,最后检查肝实质。对怀疑病例,可游离右肝或左肝以进一步检查,或者将探头置于肝脏脏面检查。探头也可置于肝脏下表面进行检查。目前临床已经有高质量腹腔镜与腹腔镜下超声可供使用(见第 105 章)。

术中超声对于评估肝脏、手术规划是非常有价值的。然而通过现代高质量的术前影像学研究,作者发现术中超声更多的是用于确定诊断,而并非用于探查意外病变(Jarnagin et al,2001b)。事实上,MSKCC 的研究表明,术中超声发现仅改变了少数病人的手术方案,在非肝硬化病人中尤其如此。但无论如何,术中超声可以帮助医生确定肿瘤边缘和主要血管结构之间界限,从而施行肝段切除术。因此,外科医生必须能精通术中超声应用。有关术中超声在肝脏切除术更多介绍详见第 23 及 110 章。

大范围解剖性肝切除术

所有大范围肝切除只需控制病侧肝脏入肝血流,以维持肝动脉和门静脉对剩余肝的良好血供,这些步骤可通过在肝门和

肝实质外解剖相关的肝蒂来完成(Blumgart,1982),也可以用指捏法离断肝组织后在肝内结扎主要分支(Foster & Berman,1977;Ton That Tung & Quang,1963),用血管钳压碎肝实质,如 Ton That Tung(1979)所述,或者用适合外科医生自己的方法离断肝实质。如肿瘤情况允许,Launois 和 Jamieson(1992a,1992b)主张在肝实质内处理肝蒂,详见本章。实际上,多数外科医生在肝切除术中联合应用多种技术(图 103B. 17)。残余肝脏的胆道引流必须通畅,无胆漏和胆道损伤。部分病人还需要控制肝静脉出肝血流,恶性肿瘤肝实质离断时需要保证无瘤切缘。

入肝血流控制和胆管支完整性的保留

肝外解剖或者在肝实质内切断相关肝蒂,能够控制病侧肝脏的肝动脉和门静脉血供。解剖肝外血管同时伴随着对相应胆管的解剖和控制,但这也增加了胆道损伤的危险性,特别是解剖右侧,此处右肝管与肝总管连接处多有解剖变异(见第 2 章)。因此,通常在肝外解剖时将肝右动脉和门静脉右支分离,以控制右侧病变的血供,相应的胆道结构则在进行实质离断时处理相应肝蒂时一并处理。唯一例外的就是毗邻肝门结构的肿瘤,比如肝门部胆管癌,进行肝外胆道解剖是必需的,因为不清理肿瘤就无法行肝内入路到达肝蒂。行左侧切除,虽然肝蒂入路可行,但作者通常在左侧脐裂或其内实施解剖,尽量远离肝门结构从而保证安全。

出肝血流控制

控制肝静脉出肝血流的主要危险是大出血。部分学者选择全肝血管阻断技术来克服这一难题,特别是处理邻近或累及腔静脉或主要肝静脉结构的巨大肿瘤(Delva et al,1989;Emond et al,1995;Emre et al,1993;Hannoun et al,1993)。但有时这一技术亦并非必要,比如在 MSKCC,1 800 多例连续肝切除术中没有应用全肝血管阻断技术(Jarnagin et al,2002)。

先行肝实质离断,并在肝内控制肝静脉,有利于获得充分的无瘤切缘,切除更彻底,同时亦可安全接近这些血管。尽管如此,几乎所有病例均可在肝外解剖并控制肝静脉。对于位置高而后的高难度肿瘤,这一方法有助于控制足够的肿瘤切缘,并可以非常安全的控制半肝切除过程中的出血问题。由于肝中静脉通常先与肝左静脉汇合再引流至下腔静脉,因此通常将肝中静脉和左肝静脉联合控制。如果需要单独控制左肝静脉,通常需要离断部分肝实质才能显露两条静脉之间的间隙。肝外静脉控制适用于所有肝切除术的两个必要条件:①术中维持中心静脉压在较低水平,中心静脉压不能超过 5mmHg(见上文和第 24 章);②对主要肝静脉精细的肝外解剖。为最大程度降低空气栓塞的危险性,病人需要取 15°头低仰卧体位实施解剖。在 496 例切除病例中,未遇见 1 例临床明显的空气栓塞(Melendez et al,1998)。运用这些技术,肝切除过程中的失血量和输血率,可与全肝血管阻断技术的结果相媲美,且操作简单(表 103B. 2)(Cunningham et al,1994;Jones et al,1998;Melendez et al,1998)。此技术可避免液体负荷的增加、血流阻断过程中血管活性药物使用以及松开血管阻断钳后引起的生化和血流动力学变化等副作用。

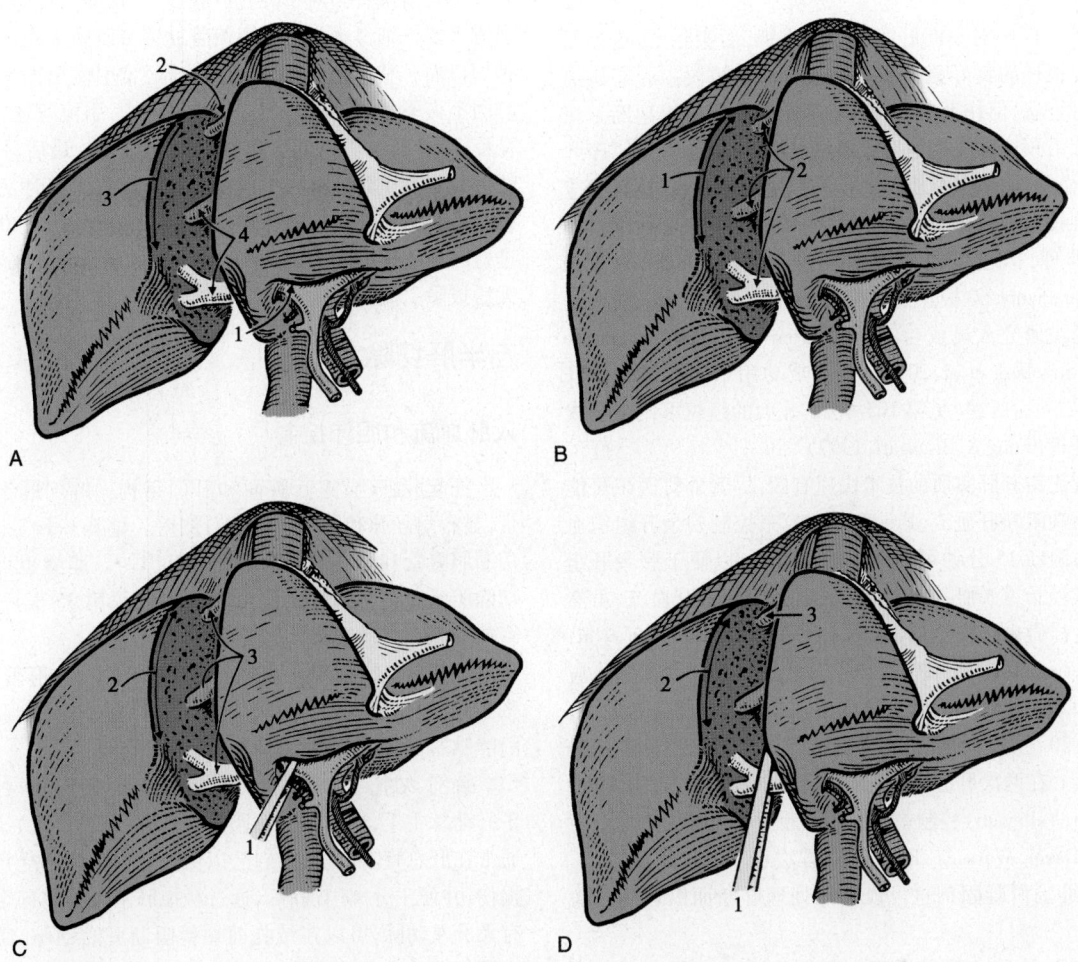

图 103B.17　右半肝切除术的几种方法。(A)首先分离右侧门静脉三联结构(1)和肝右静脉(2),随后离断肝实质(3),肝内管道游离(4)。(B)首先离断实质(1),肝内控制管道(2)。(C)首先解剖、钳夹门静脉三联结构(1),随后离断实质(2),肝内控制管道(3)。(D)肝内控制肝蒂(1),随后离断实质(2),接着肝内控制肝静脉(3)

表 103B.2　肝血流阻断(HVI)和低中心静脉压(LCVP)辅助的肝切除术之间手术指标的比较

出处	技术	病人总数	大范围切除术[*]	平均失血量/ml[†]	中位失血量/ml	输液/U 或 ml[†]
Delva et al,1989	HVI	35	35	—	—	8±8.3
Emre et al,1993	HVI	16	13	1 866±1 683	1 325	—
Hannoun et al,1993	HVI	15	15	—	—	5.8±4.7
Habib et al,1994	HVI	56	33	1 651±1 748	1 200	930±750
Cunningham et al,1994	LCVP	100	69	1 021±964	1 000	1.4±2.1
Emond et al,1995	HVI	48	44	1 255±1 291	—	1.9±2.6
Belghiti et al,1996	HVI	24	24	1 195±1 105	—	2.5±3.4
Melendez et al,1998[‡]	LCVP	496	357	849±972	618	0.9±1.8
Jarnagin et al,2002	LCVP	1 803	1 027	—	600	4±0.3[§]

[*] 大范围肝切除术包括所有肝叶切除术和扩大肝叶切除术。

[†] 数据以均数±标准差表示。

[‡] 包括肝硬化病人。

[§] 住院期间所有血制品输注总量。

肝实质离断

许多外科医师对离断肝实质过于重视,而实际上,这方面并不像前面概述的良好显露和控制血管那么重要。肝实质离断有很多种方法,但作者偏爱用一种简单的粉碎技术离断。在格利森囊上沿预切除线用电刀做划痕以标记,以血管钳钳碎肝实质,显露血管、胆道以及较大的肝蒂;这些结构一旦显露就应当运用各种技术进行妥善处理。最简单的办法就是予以钳夹或者缝扎处理,但也可以使用多种设备,包括 LigaSure、TissueLink、Aquamantys 双极止血装置或 harmonic 超声刀。所有这些装置均已被研究人员成功使用(Clavien et al,2004;Sakamoto et al,2004;Strasberg et al,2002),也已成功用于腹腔镜部分肝切除术中,如稍后所述(见第 105 章)。较大的组织可用缝合线及吻合器处理(Fong & Blumgart,1997)。

以血管钳钳碎肝实质的技术快速有效,尽管外科医生可能会采用间歇性阻断肝血流(Pringle,1908)来控制剩余组织血供。通常每阻断 15 分钟可间断开放 5 分钟,以便于剩余肝组织供血并减轻胆道淤血。作者很少长时间阻断入肝血流,虽然事实证明这样做也是安全的(Berney et al,1998;Hannoun et al,1993;Huguet et al,1978,1992a,1992b)。黄疸或肝硬化病人应避免肝切除术中长时间阻断入肝血流。对于大范围肝切除术,通常在 20~30 分钟内即可完成实质离断,不需要长时间的门静脉血流阻断。在两次肝门阻断的间歇期,作者用氩气刀(Force GCU System;Valleylab)控制剩余肝组织断面小血管的渗血。生物蛋白胶(Davol,Warwick,RI)、外科方法(Ethicon,Somerville,NJ)或者纤维蛋白凝固剂也可以用以处理肝断面以达到止血目的。

肝脏实质也可以用超声解剖器(Hodgson & DelGuercio,1984)或者水刀(Baer et al,1992b)离断。超声解剖器(Hanna et al,1996)在显露管道方面有一定优势,特别是在硬化肝脏以及行肝段或者亚段切除时,较受欢迎。新一代的水压解剖器(Helix-Hydro-Jet ERBE)比最初款式更加有效,有人(L. H. B)发现它相当有用,特别是在显露主要肝蒂方面。

一些外科医生已经描述了凝固装置的使用,例如 Habib 4X(AngioDynamics,Latham,NY)。无论是否使用血管吻合器,它使用射频沿着计划的断面无差别地凝固肝实质;这是它肝实质离断的主要方式,但它不能清楚地显露内部管道结构。作者不主张采用这种方法,并坚信肝实质离断较为可控,可以避免严重损害残余肝脏。

腹腔引流

Franco 及其同事(1989)早期建议肝切除术不应引流。在完成一项临床随机对照试验(RCT)后,Fong 及其同事(1996)同样得出结论,选择性肝切除术后不需要常规放置腹腔引流,除非肝断面有胆漏而且无法缝扎控制时。引流管的放置与住院时间延长和感染增加可能明显相关,作者相关经验表明,放置引流不会减少术后放射学引导的介入引流的需求。但是有时术后引流也确实是必需的。在同时切除肝脏和结直肠的情况下,作者从以往经验注意到,肝断面引流液出现结直肠菌群感染发生率增加。因此对于同时切除,作者倾向于在肝切除床附近放置引流管。对于硬化肝脏病人,切除术后是否放置腹腔引流需要仔细考虑。尽管引流管放置可以防止腹水渗漏,并保护切口而有利于伤口愈合。但由于经常引流出大量腹水,引流时间不得不延长。在上述肝硬化病人中,引流管通常在术后第 7 天移除,这样切口就有足够的时间愈合。最后,作者提倡在切除并胆道重建的病人中放置引流。放置引流时,引流导管要符合低位引流原则(图 103B. 18)(Grobmyer et al,2002)。对于进行胆道重建的病人,只要没有明显的胆汁渗漏,通常在 4~5天后拔除引流管。

右半肝切除

入肝血流和胆汁控制

托起肝脏,显露其脏面和肝门结构。解剖肝十二指肠韧带,显露门静脉和胆总管(CBD)侧壁。显露 Calot 三角,结扎并切断胆囊管和胆囊动脉(见图 103B. 19)。胆囊也可通过顺行切除胆囊后再显露胆囊管和胆囊动脉(见第 35 章)。结扎胆囊管前缝扎并留置线头,以备作为牵引用。

一些外科医生现在倾向于在肝外解剖出右肝管,作者不主张如此,除非清除肿瘤要求如此。作者倾向于解剖肝右动脉和门静脉右支,通常在手术后期处理右肝管。

解剖、结扎、切断肝右动脉(图 103B. 20)。肝右动脉起源于肝动脉主干,通常走行在胆总管后方(见第 2 章)。肝右动脉通常在肝总管右侧进行结扎,以保护肝左动脉不受意外结扎或损伤,并便于分离门静脉。通过触摸肝十二指肠韧带可以确定有无肝左动脉,可以在结扎前短暂阻断肝右动脉,通过触诊确定肝左动脉没有被误伤。尽管肝右动脉可结扎至胆管内侧,但作者更愿意将其结扎于胆总管右侧离断动脉后,仔细双重缝扎近端,并向左侧轻轻牵引,将它与胆囊管残端同时牵引有利于显露门静脉。

显露门静脉。门静脉可从侧方和后方入路,最好通过分离其腹膜覆盖层使其显露。显露门静脉主干,显露并保留左支。有时,门静脉右前和右后叶分支分别独立发自门静脉主干,它

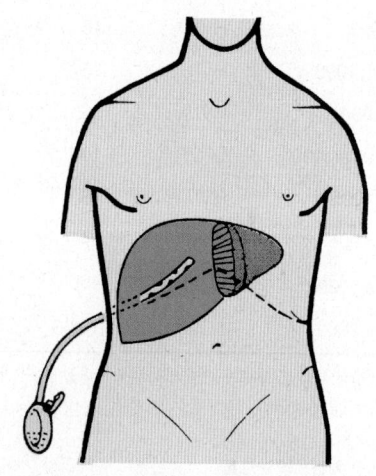

图 103B. 18　右膈下间隙置入一大孔简易引流管,与一封闭系统或吸引装置连接。作者目前不常规放置引流

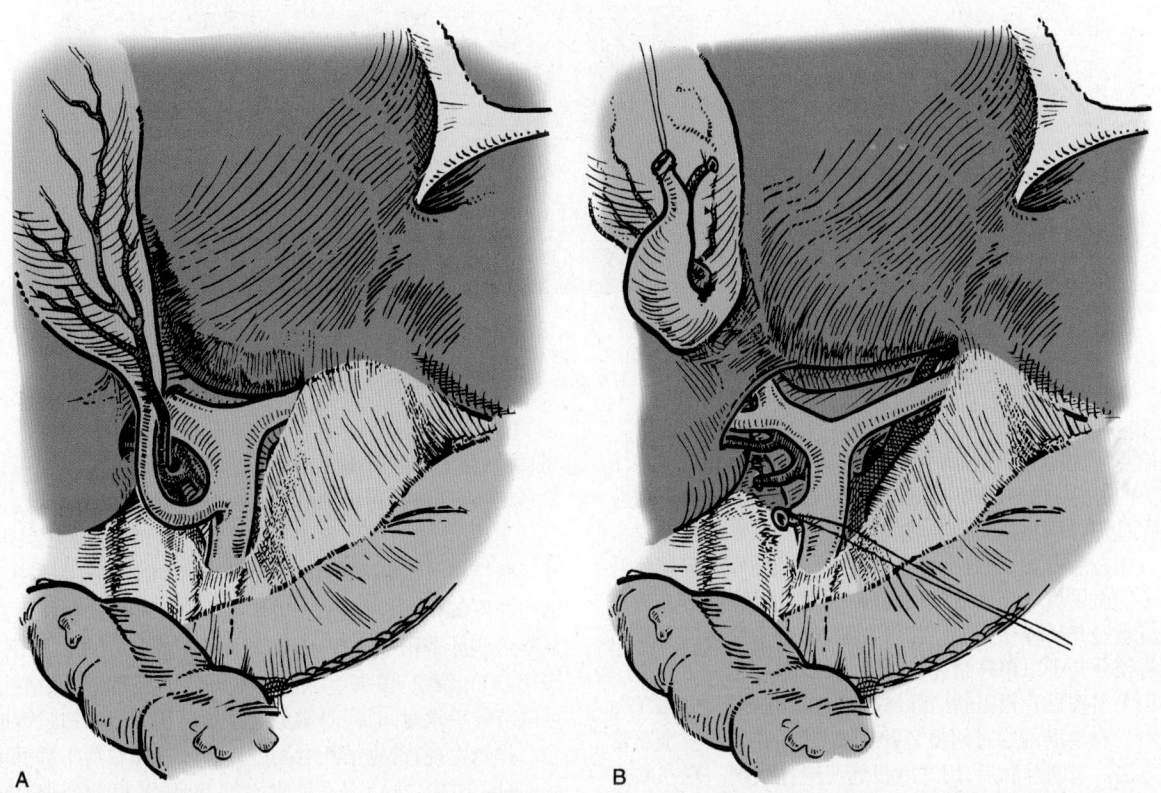

图 103B.19　(A)切开腹膜,显露出胆总管、肝总管和 Calot 三角。(B)结扎胆囊管和胆囊动脉。胆囊管留一线头备用做牵引(见正文和图 103B.20)。降低肝门板以显露左肝管和胆管汇合部,并解剖右肝管

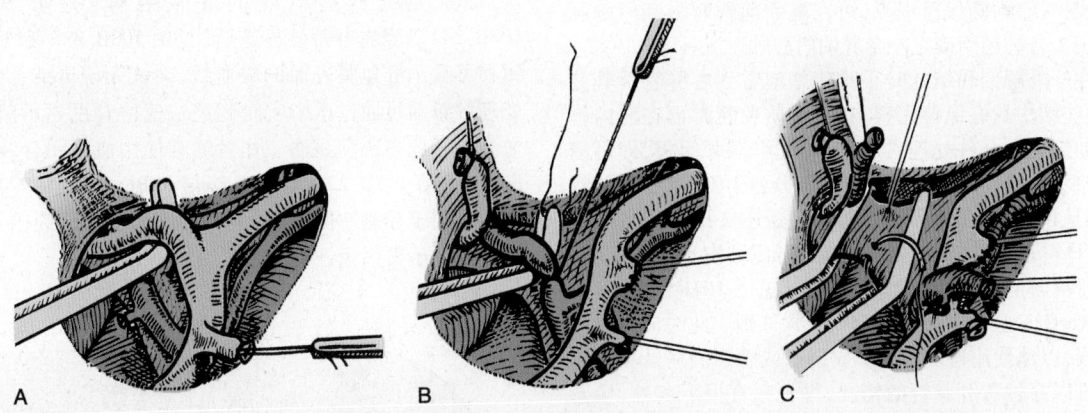

图 103B.20　切断右肝管(作者目前更多的是将右肝管留在实质离断期间行肝内控制,见正文)。(A)显示出肝管汇合部和左肝管起始点。(B)以可吸收线贯穿缝扎右肝管,予以离断。也可简单地在直视下离断、缝合。在任何情况下,均应向左牵引留在胆囊管和右肝管残端的缝线,使得肝总管和胆总管向左回缩,有助于显露下方管道。解剖、结扎右肝动脉,通常在肝总管右侧离断(图示),有时在其左侧离断。(C)解剖门静脉右支。在其下方轻轻穿过钳子,特别注意不要损伤门静脉右支发出来的第一支分支,该分支位于下后方,发出较早。应首先寻找该分支,予以结扎、分离(见正文)。使用无创伤性血管钳夹门静脉右支。注意在离断前留置缝线

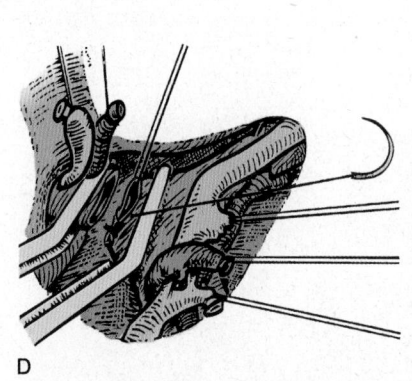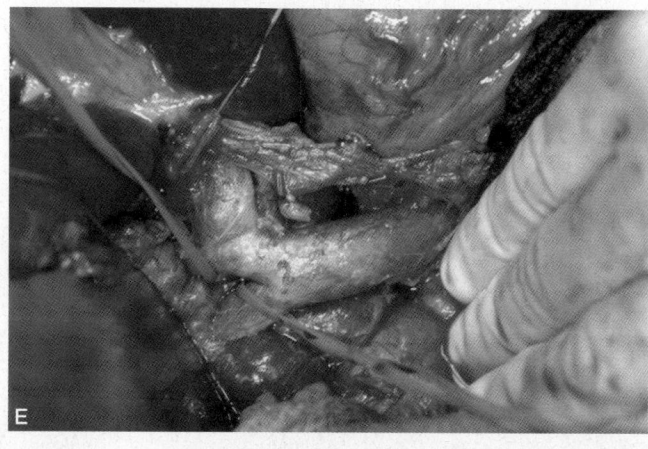

图 103B. 20(续)　（D）离断门静脉右支,用血管缝线缝合残端,远端残端以 3-0 薇乔缝线贯穿并结扎。轻轻牵引胆囊管、右肝管残端和右肝动脉以帮助显露。（E）术中图示为在病人右侧观察解剖门静脉及其分支,前、后叶分支各自单独自门静脉主干发出,二者均用蓝色条带环绕。门静脉左支和右前支在同一起始点,解剖肝门时要仔细辨别这种变异和所有分支,避免误伤

们的起始点可能间隔 2cm(图 103B. 20E)。离断前必须仔细予以辨别。门静脉右支可从肝门处发出,走行较长。直视下将弯钳轻轻穿过门静脉右支。特别注意不要损伤门静脉右支发出来的第一支右后分支,该分支位于下后方,发出早,供应尾状叶右侧部分的血供。应当仔细寻找该分支,通过门静脉右支后方的弯钳应当避开易损伤区域。如果有困难,可在游离门静脉右支前先将该分支予以单独结扎、离断。

使用无损伤血管钳阻断门静脉右支是一个安全的方法(图 103B. 20)。在离断前穿过两根带针缝线,缝扎静脉是一个非常实用的方法。离断静脉后,用这两根缝线缝扎残端。现在临床亦频繁使用 Endo GIA(Covidien, Mansfield, MA)血管吻合器离断门静脉右支(Fong & Blumgart, 1997),这也是另一种安全有效的选择。发现右前和右后叶分支起始独立时(图 103B. 20E),则需分别进行处理。在门静脉右支离断过程中,必须避免对门静脉左支造成损伤,为确保这一点,可在离断前暂时阻断门静脉右支后采用多普勒超声确定左半肝的门静脉血流。

由于在肝外解剖和结扎时很难清楚地看到右肝管及其分支,因此这些结构最好保持完整,在肝实质离断时再在肝内解剖处理。如果决定肝外处理右肝管,可先解剖肝门板,即可清晰显露胆管汇合处和左肝管肝内走行部分(图 103B. 19B)。有时候,特别是IV段较大的情况下,需要切断连接IV段和III段间的肝桥,这样可以打开脐裂,更好地显露肝门结构。

右肝管被解剖出后,予以缝扎、离断(见图 103B. 20),可以通过用 Endo GIA 血管吻合器闭合或缝扎处理。此时应当使用可吸收缝线,以免使用丝线以后形成结石或感染的病灶。如果遇到缝线难以穿过右肝脉管的情况,可先在直视下离断,接着用 4-0 可吸收缝合线(例如 PDS)无创伤缝针缝合。

通常右前和右后叶引流胆管各自单独汇入汇合处,或是右后叶胆管汇入左肝管(见第 2 章)。在这种情况下,这两个主要管道应单独辨认和处理。

结扎肝蒂

肝外解剖肝门结构的一个重要的可选择方案是利用肝内入路的肝蒂结扎术,由日本的 Takasaki 及其同事首先提出(1986a,1986b),后来西方的 Launios(1994)、Lanois 和 Jamieson(1992b,1993)相继提出。该方案最适用于远离肝门的右肝肿瘤,可以彻底切除肿瘤。通过该技术,外科医生术中可以在手术早期解剖、钳夹特定的肝蒂,并以此确定要切除肝段。

实质上,该方法依赖于肝内肝段肝蒂的界定和控制。门静脉三联结构与 Glission 被膜进入肝脏实质,在肝实质中被形成结构完好的鞘包裹(见图 103B. 21)。恰当的肝切除术后可以显露这些肝蒂鞘(见图 103B. 22),触之坚韧,可被解剖(见图 103B. 23)、绕线、钳夹。不需解剖肝门的肝蒂切断、结扎技术,可以节省手术时间,同时避免潜在地对相关静脉和胆管损伤。

作者发现,首先结扎右侧肝短静脉或和右后下静脉非常重要(见图 103B. 22A)。在处理右肝蒂时,不提前处理可能导致在通过手指或者解剖器(图 103B. 24)时出血,作者视之为在行右肝蒂入路之前的必要步骤。除此提醒之外,作者应用的技术与 Launois(见下文)介绍的技术大致相同。一定要注意肝蒂解剖,特别是通向右后叶的肝蒂结构(见图 103B. 23 和 103B. 24)。当右肝蒂已显露后(见图 103B. 22B 和 E),尝试性钳夹可显示肝包膜表面的缺血线,确认无误再结扎处理肝蒂。处理肝蒂前可通过术中实时超声快速检查以显示门静脉左支血流的彩色多普勒显影。作者通常使用血管闭合装置来切断肝蒂(见图 103B. 22D 和 F)(Fong & Blumgart, 1997)。该方法同样适用于控制左侧肝蒂,但作者倾向于在脐裂内进行解剖,这些将在后文讨论。

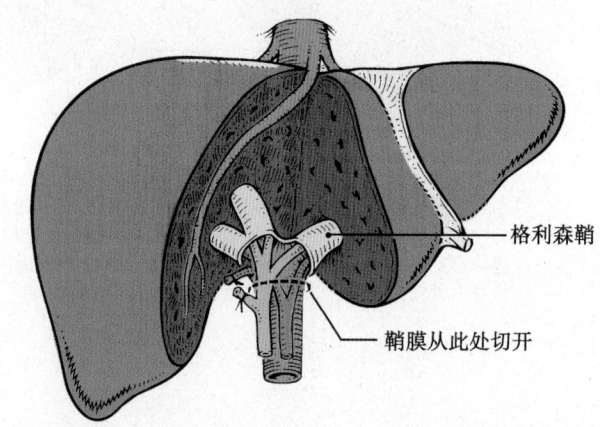

图 103B. 21　肝门处左右肝蒂的详细视图

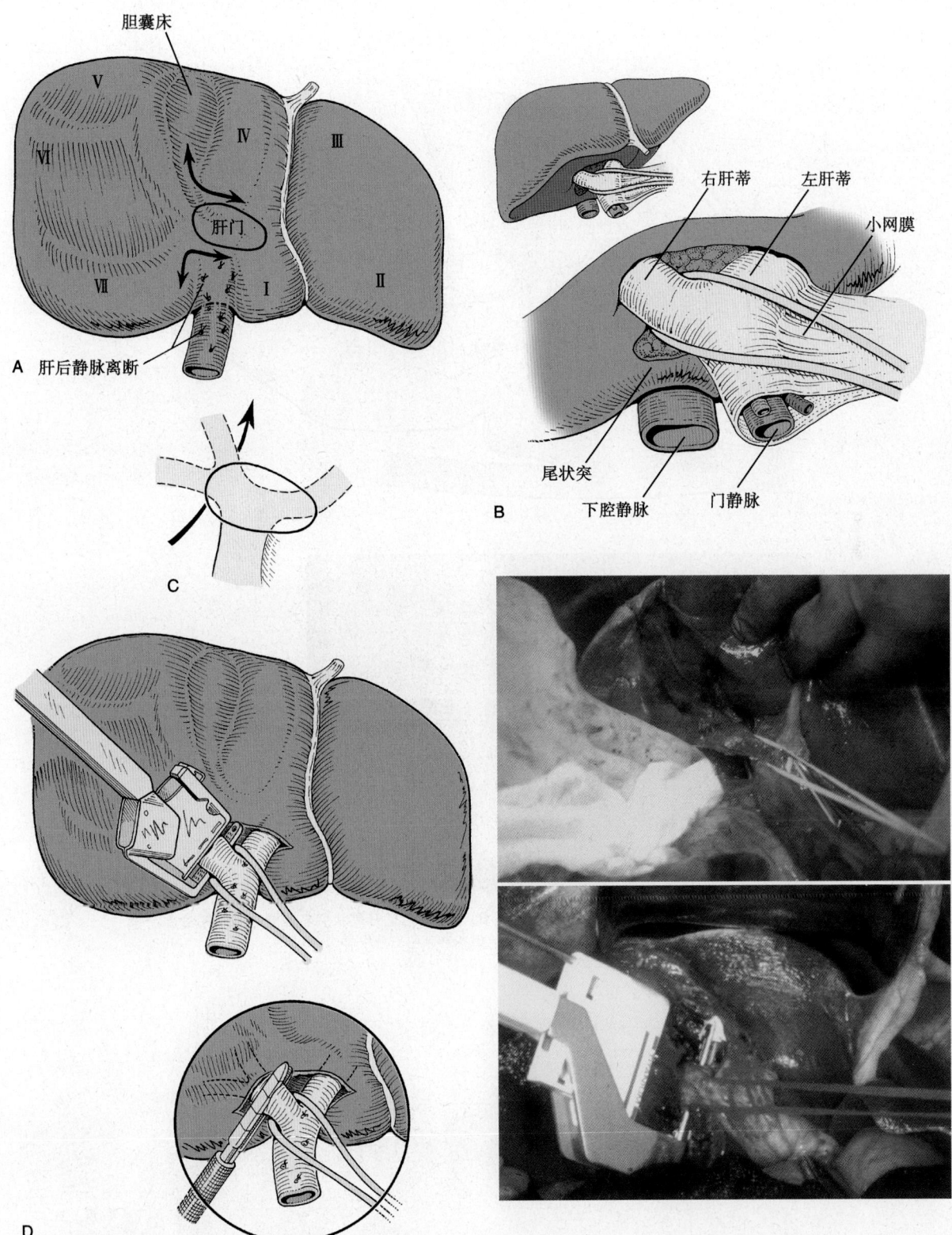

图 103B. 22　（A）右肝蒂入路。通过离断尾状突后的肝后静脉，将肝脏与下腔静脉游离开，在胆囊窝和尾状突区行肝实质部分切开。双箭曲线示肝门上下肝实质切开位置。尾状突入路实质上是后入路。（B）右肝蒂套入一血管带，拉向左侧，以在控制和切断右主鞘的过程中保护左肝蒂结构。（C）曲线示在解剖右侧肝蒂时打通一环绕通道（见图 103B. 23）。（D）控制右肝蒂，随后以血管吻合器或 Endo-GIA 血管吻合器（插入）离断。（E）术中图示手指解剖显露右肝蒂，套入一黄色管道带，拉向病人左侧（也见上图 B）。向左拉紧管道带，如 D 所示用吻合器离断肝蒂。（F）术中图示离断右侧肝蒂，被一红色条带拉向左侧，如 D 所示用血管吻合器离断肝蒂

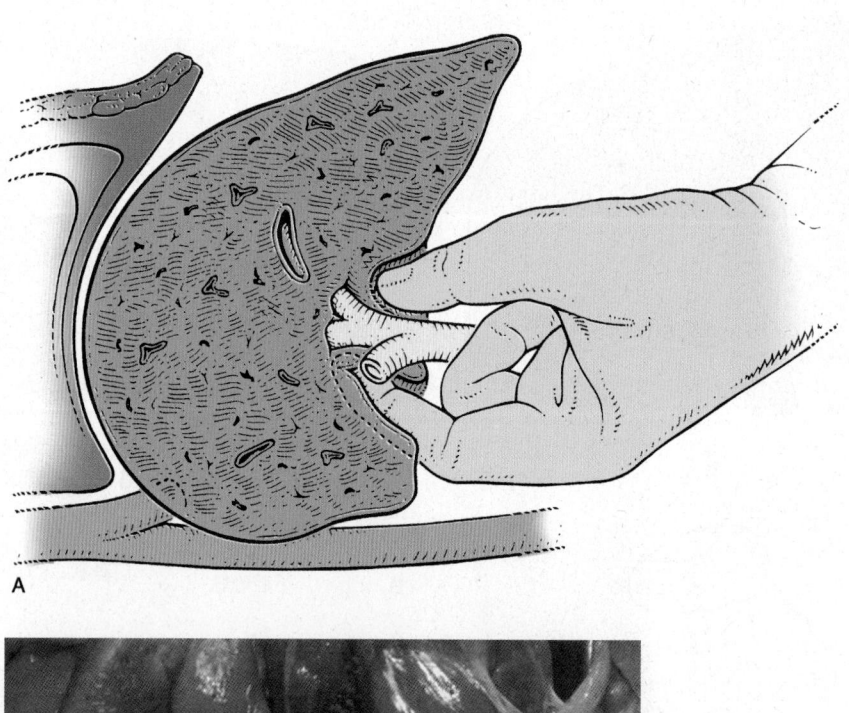

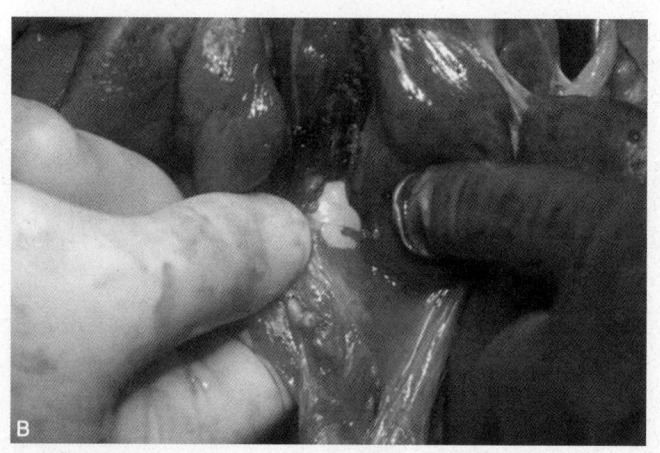

图 103B. 23   (A)图解手指解剖右侧肝蒂。(B)术中图示切开尾状突与胆囊窝底部结合部,
插入食指阻断右侧肝蒂。如图 103B. 22F 所示用条带牵引右侧肝蒂

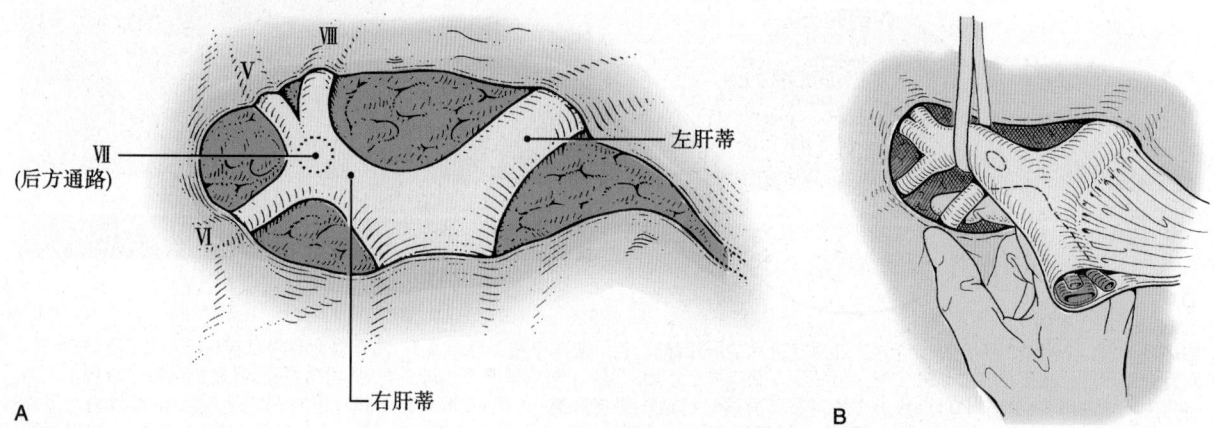

图 103B. 24   (A)解剖肝蒂。通向 Ⅴ、Ⅷ段的右前叶肝蒂向上走行。通向 Ⅵ、Ⅶ段的右后叶肝蒂向侧后方走行(见正文)。(B)图解右后
肝蒂入路

显露和控制肝右静脉

肝实质离断过程中,肝右静脉可以从肝内处理,或者在切开肝实质前在肝外分离。对于位于后方Ⅶ、Ⅷ段靠近下腔静脉的大肿瘤,如果在肝实质离断过程中意外撕裂静脉引起的出血,将难以保证切缘从而彻底清除肿瘤,故在肝外处理肝右静脉是非常重要的。

要处理肝右静脉,首先切开右三角韧带、右冠状韧带和腔静脉韧带,将肝脏向左翻转,结扎右侧多支肝短静脉。有些学者在肝上和肝下下腔静脉置阻断带,但作者常规不放置。如果有必要,可以轻易通过肝脏脏面和右肾静脉之间平面放置阻断带。为了控制上腔静脉,必须分开左冠状韧带,对下腔静脉进行解剖并绕置阻断带。如果大肿瘤在膈下导致难以处理下腔静脉,外科医生应毫不犹豫扩大手术切口至右胸或者纵向胸骨切开,此种可能需在术前评估中应加以考虑。坚持通过腹部切口试图翻转有大肿瘤的坚硬肝叶很危险,因为肝右静脉可能在后面被撕裂。开胸后,很容易处理下腔静脉。通过胸骨正中劈开术,打开心包,下腔静脉在心包囊内解剖后便可控制。然而,这种切口通常并不必要,大多数情况下,下腔静脉和肝右静脉可通过单独扩大腹部切口予以解剖。膈上下腔静脉也可以通过腹部切口显露,方法是切开膈肌中心腱,切开心包,在下腔静脉进入右心房使之显露。肝右静脉的游离和控制通常在血流阻断前进行。一旦右门静脉和肝右动脉结扎后,肝右静脉也可以被结扎。在血流阻断前不宜结扎右肝静脉,因为这可能导致静脉淤血。

解剖肝静脉时,为避免意外伤害和大量出血,中心静脉压不超过5mmHg非常重要。为了避免空气栓塞,病人取15°头低仰卧体位(Cunningham et al,1994)。自下开始向上分离至肝右静脉,在尾状突跨过腔静脉处向上解剖。首先处理肝短静脉,妥善处理后切断(图103B.25)。处理小静脉颇费周折,作者在每一支血管的腔静脉侧端置两把钳子,肝组织侧端置一把钳子。这些小静脉有时也可以通过凝血装置直接控制,如 Harmonic 超声刀或 Ligasure 处理(Valleylab)。如遇较粗大的静脉和肝右下静脉,可利用 Endo-GIA 血管闭合器离断,加以控制。

腔静脉韧带或多或少遮盖肝后腔静脉上段的右侧,应该在手术早期对其解剖,否则应在这一阶段利用前文所介绍的技术完成(见图103B.15)。作者经常用 Endo GIA 血管吻合器来分开腔静脉韧带,重点是要进行彻底的肝后解剖,并仔细解剖每一支右侧肝短静脉,直至解剖至下腔静脉左侧,唯有如此,才能获得足够视野安全解剖肝右静脉主干。

在准备处理肝右静脉前,必须充分360°游离肝右静脉。通过解剖肝上前方纤维组织可获得良好显露,事实上这一步骤早期探查和游离肝脏的过程即可完成(见图103B.14)。事实上,要求在切断附着韧带前直视可见肝右静脉,以防止在游离过程中对肝右静脉造成损伤。由于右膈静脉汇入下腔静脉,通常右膈静脉可以为术中定位肝右静脉提供良好的标志。必须紧贴肝实质进行解剖,因为远离肝脏表面操作是无效且危险的。

右肝静脉游离和绕置条带后,有多种方法可以使其安全分离。一般情况下,在腔静脉侧置一把血管钳,如果空间允许

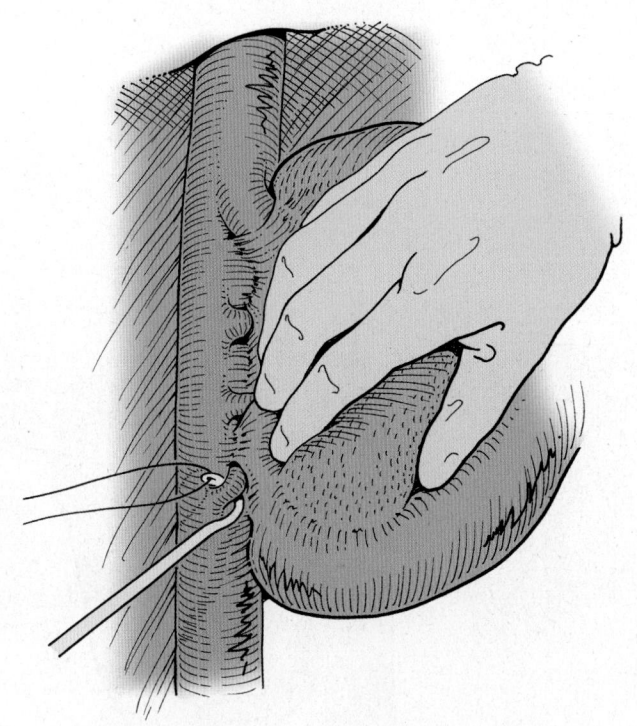

图103B.25 右侧每一支肝短静脉,分别予以妥善缝扎并切断。沿肝下向上分离直至右肝可被完全向左翻转,显露下腔静脉至肝右静脉汇合处。此操作对于随后安全解剖肝右静脉是必需的

腔静脉侧应钳夹第二把血管钳,在肝组织侧置第三把血管钳(图103B.26A)。完成上述要求后,用手术刀将血管分开(图103B.26B)。松开一把血管钳,以 3-0 聚丙烯血管缝线缝闭残端(图103B.26C),再以 3-0 聚丙烯血管缝线处理肝右静脉残端(肝组织侧)。当然也可以使用 Endo-GIA 血管闭合器(TA30)离断肝右静脉(图103B.27),最大的顾虑就是错误击发血管闭合器引起的静脉撕裂,尽管这种情况非常少见。血管闭合器方法快速、有效、安全(Fong & Blumgart,1997),作者将其作为常规使用,除非肿瘤位于肝右静脉根部和下腔静脉入口,因其体积和坚硬度,限制其使用。在右肝切除术中,无须在肝外控制肝中静脉。一种重要的处理肝右静脉新方法即是前入路法,这种方法是自前往后离断肝实质直接至下腔静脉前壁(EC Lai et al,1996),这一前入路肝切除将在后续章节予以叙述。

离断肝实质

肝实质离断有多种方法。通过血管阻断带阻断第一肝门(Pringle 手法),利用 Kelly 钳或相似器械在离断线内夹碎肝组织(图103B.28),保留管道。如果第一助手双手按压左侧断面,并将肝脏向左下方牵拉,将有助于肝实质离断。当然也可以通过在离断面两侧的肝实质边缘予以缝扎牵引。用吸引器的钝头吸引,可用以将组织与血管拨开(图103B.28)。

通过指折法压碎指间组织,可以轻松游离大血管。小的血管和胆管用金属夹、结扎或其他能量设备予以妥善处理。采用 Endo-GIA 血管闭合器穿过大的血管下方,可以将其夹闭控制。离断组织后,术者左手托住右肝,打开肝断面。后方手指置于腔静脉区域,用手抬高右叶充分显露深部肝实质。解剖过程

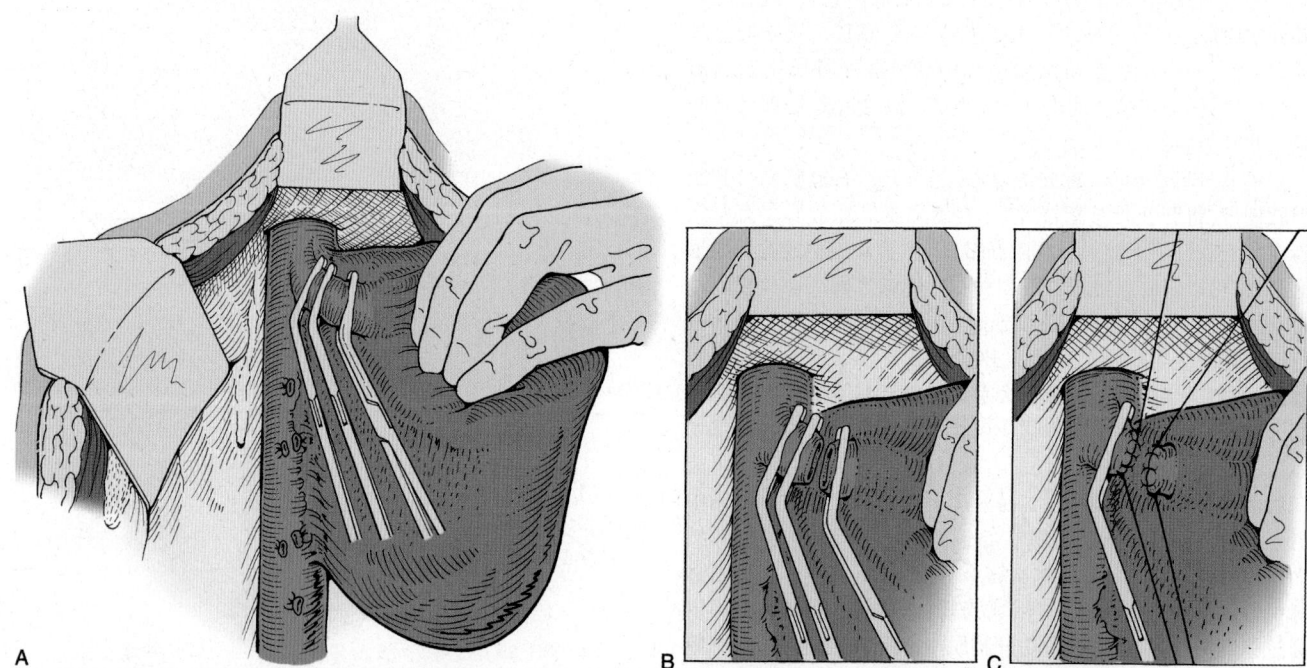

图103B.26 （A）肝右静脉。充分游离右肝，显露腔静脉至肝右静脉汇合处。解剖肝右静脉（见正文），在腔静脉侧断端置一把血管钳，后在肝组织侧断端置一把血管钳，建议处理肝右静脉前先处理右侧肝蒂，这样较易控制静脉裂口出血。在离断静脉前在腔静脉侧断端再置一把血管钳，如果没有操作空间，在离断静脉后立即置入。（B）肝右静脉已被离断。（C）3-0血管缝合线连续缝合残端

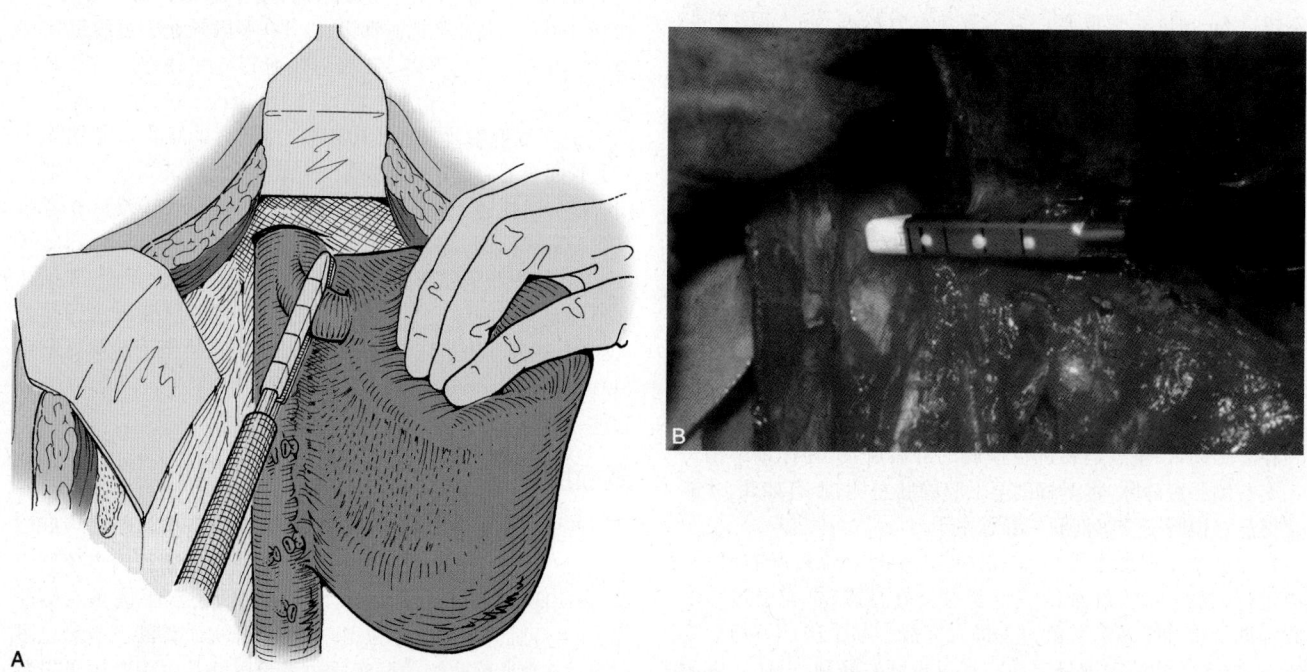

图103B.27 （A）也可用Endo-GIA血管吻合器离断肝右静脉，快速、安全。（B）术中图示用Endo-GIA血管吻合器离断肝右静脉

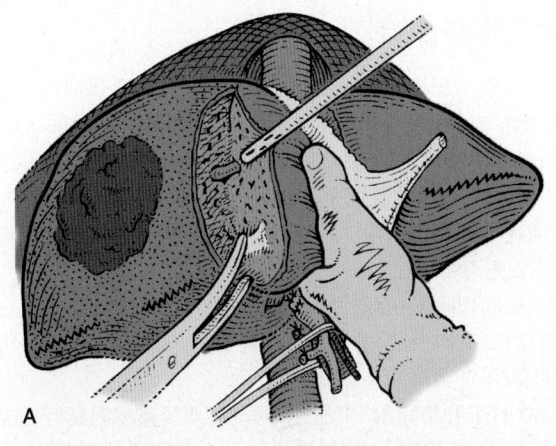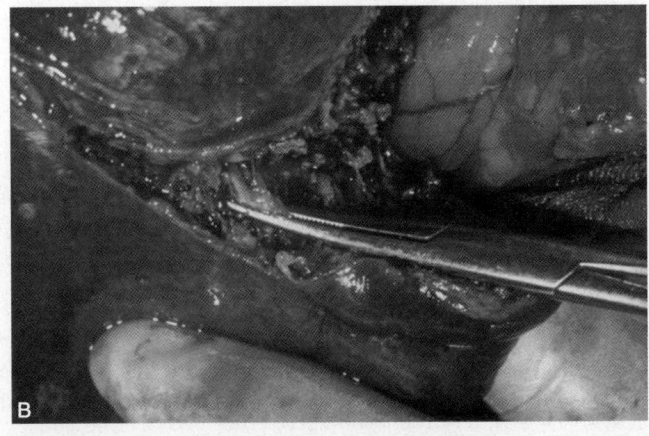

图 103B. 28 　（A）用血管钳钳夹、离断肝实质。离断右侧肝蒂，显出缺血分界线。沿缺血线切开肝组织。助手用左手压住分界线左侧肝。术者用血管钳钳夹肝组织，辅以指捏、强力吸引器，显露管道予以结扎。肝实质离断可在第一肝门阻断情况下进行（Pringle 手法）。（B）术中图示用 Kelly 钳钳夹肝实质，显露管道

中，肝中静脉位于左侧，沿肝中静脉右缘操作。来自 V、Ⅷ 段的肝静脉属支予以妥善处理。如果事先没有在肝外离断右肝管，此时可在离断右侧肝蒂三联结构过程中予以处理。如果肝右静脉在肝后没有被结扎，此时可予以分离、结扎，或在肝内以闭合器离断（图 103B. 29）。

　　移除标本后，可通过多种方法止血。大血管缝合术最为合适；纤维蛋白原封闭法（Guthy, 1986；Scheele, 1989）可用于小血管止血，而氩气束喷凝法可有效止血，而且受损肝组织最少（Postema et al, 1993）。在少数病例中，如果断面渗血不止，特别是静脉出血时，应以铬肠线贯穿褥式缝合止血，但缝线不宜过紧过多，以免造成组织缺血（图 103B. 30）。应注意的是，在手术的这个阶段，大部分出血来自肝窦渗血，通常可以通过手动加压一段时间来控制。必须仔细完善右侧膈下创面的止血，氩气束喷凝通常有较好效果。

切口闭合及引流

　　如果有膈肌切口，应将其关闭；如果膈肌存在任何缺损，同样应予以缝合。尽量通过腹部负压吸引消除胸膜腔内的空气，从而避免使用胸管闭式引流。无需用腹膜折返封闭肝断面，否

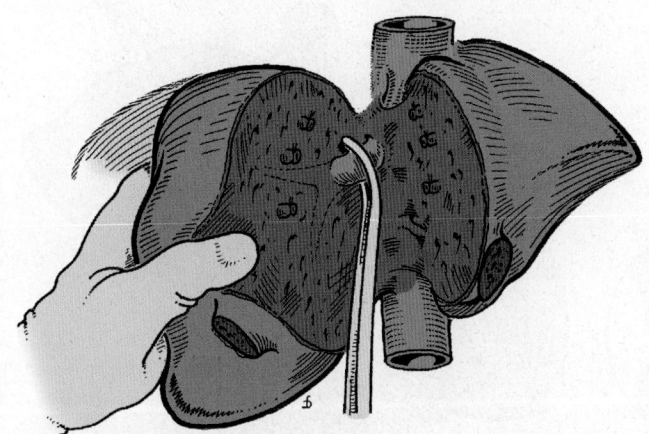

图 103B. 29 　正在进行肝实质离断。术者左手位于右肝后方，使得肝断面获得良好显露。在该阶段肝右静脉可以确认，并在实质内进行处理。这一方法也避免了肝外解剖肝右静脉的风险

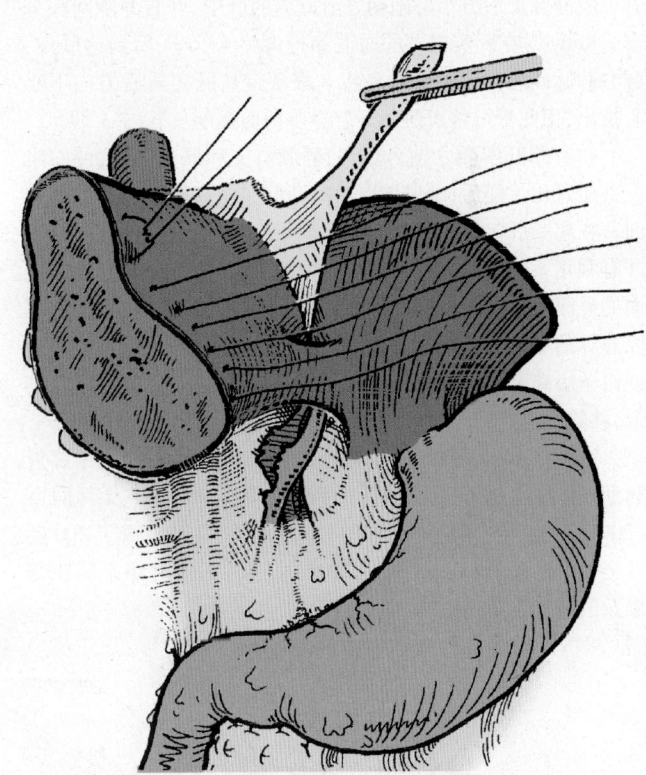

图 103B. 30 　肝创面止血的缝合方法，该技术并非必需

则可能会导致肝脏组织受压和肝门血管扭曲。尽管可以很方便地用大网膜覆盖肝断面，但通常不是必需的，肝脏韧带亦是如此。如前所述，常规肝切除后通常不需要放置膈下引流；但是，必要时也可以在膈下放置一根或两根引流管（见图 103B. 18）。膈肌切除时可能需要进行胸腔闭式引流。

悬吊法前入路右半肝切除术

　　在施行右半肝切除时，肝实质切开之前彻底地游离右半肝是安全手术的基础。当巨大肿瘤侵犯膈肌或者在膈顶处与下腔静脉侧壁粘连，游离右半肝是相当困难的。面对这种情况，E. C. Lai 及其同事（1996）报道了从肝脏前表面逐步离断肝实质至下腔静脉的前入路切肝方法。这种入路对预防巨大的肝细胞癌或软的腺瘤在游离过程中瘤体破裂出血也有一定帮助。

由于该方法难以控制肝实质深面的出血,Belghiti 及其同事(2001)报道了一种新的方法,即在下腔静脉前缘与肝实质之间通过一条束带将右肝叶悬吊起来的方法(Donadon et al,2007,Trotovsek et al,2005)。

这种方法最重要的步骤之一是确定下腔静脉前的平面。首先利用术中超声确定肿瘤是否侵犯过下腔静脉前缘。肝上下腔静脉的前表面在肝上缘是裸露的(见图 103B.14)。在该平面向下分离 2cm 就是肝右和肝中静脉汇入下腔的位置,作者发现用直角钳或是肾蒂钳可以很方便地显露。显露肝下下腔静脉的前面,然后结扎离断尾状叶和下腔静脉之间位于下缘的大部分肝静脉。

最重要的步骤是分离下腔静脉的前面。用一把长的 Kelly 钳小心地从肝尾状叶后方向上通过。如果存在肝右下静脉,应将之游离但不结扎,Kelly 钳从其上方通过。手持 Kelly 钳,沿着下腔静脉正前方小心地朝之前分离的肝中、肝右静脉间隙分离。Kelly 钳在肝实质下的通道穿行大约 4~6cm 后到达肝中、肝右静脉间隙。钳子尖端夹住一根条带从肝实质后方向下小心拉出,用此带可将肝脏从下腔静脉前面提起。

在离断肝实质之前,离断门静脉右支和肝右动脉,使右半肝去血管化。随后,从肝前向后离断肝实质直至下腔静脉的前面。在离断肝实质过程中,向上牵引条带便于确定切肝平面,并有利于下腔静脉前深部肝实质的显露。在完成下腔静脉前面的显露后,结扎、离断肝下静脉和下腔静脉韧带,从而游离下腔静脉的右侧。最后,用血管闭合器离断肝右静脉主干或上两把钳子后离断并缝扎。接着就可以离断右三角韧带和冠状韧带,移除标本。

这种技术能够应用于常规的右半肝切除,而不局限于邻近膈肌、肝右静脉或下腔静脉的巨大肿瘤。Belghiti 及其同事(2001)对这种技术的运用具有丰富的经验,并且报道了 200 例安全手术的病例(Ogata et al,2007)。这种入路对伴有膈肌受累及的肿瘤也适用。

扩大右半肝切除

扩大右半肝切除包括切除肝脏Ⅳ、Ⅴ、Ⅵ、Ⅶ和Ⅷ段。它也可以理解为扩大至Ⅳ段的右半肝切除。按照 Goldsmith 和 Woodburne(1957)的命名法,该种术式称为扩大右半肝切除术。Starzl(1975,1980)及其同事将该种术式称之为右三叶切除术,该称谓在美国较为常用。现在,这种手术最正确的专业术语应该是右三叶切除术。

右三叶切除术在开始的步骤与右半肝切除术相同,但在肝实质离断之前涉及更为广泛的解剖游离。有时在手术中将肝尾状叶与Ⅳ至Ⅷ段一并切除。

如"右半肝切除术"中所述,通过肝外分离或阻断肝蒂控制Ⅴ、Ⅵ、Ⅶ和Ⅷ段的入肝血流后,下一步是确认肝脏的脐裂(Starzl et al,1975)。结扎肝圆韧带并牵拉提起。在很多病例,脐裂的下半部分被肝Ⅲ段与方叶之间的肝桥所遮盖(见第 2 章)。在肝桥下通过弯探条后容易将其分离(见图 103B.31)。此处无大血管通过,用电刀或氩气刀即可止血。

打开脐裂后,可以发现肝圆韧带一直下行,并终止在脐裂内的门静脉左支(见图 103B.31B)。门静脉左支、肝左动脉及左肝管在脐裂底部进入。解剖上能看到它们分出的蒂供应肝Ⅱ、Ⅲ和Ⅳ段(见图 103B.32)。

降低肝门板后,将左肝管与Ⅳ段脏面分离开,对扩大右半肝切除术的安全实施是非常重要的(见图 103B.33)(见第 31 章)。肝左动脉通常由肝固有动脉分出,有时从胃左动脉分出,在脐裂底部进入肝实质,应保证其在术中不被损伤。供应肝脏Ⅳ段的肝中动脉有时独立走行于肝左动脉右侧,在脐静脉裂底部右侧进入肝脏(见第 2 章)。

紧邻脐静脉裂底部发出一主支(通常是两支)从后外侧走行到肝尾状叶(见图 103B.32)。分离这些分支可以阻断肝尾状叶的血流,但只在需要将尾状叶和标本一并移除的时候才这样做。在扩大右半肝切除术中,最重要的一步是分离在脐裂发自左肝蒂的入肝血管和折返自左主干供应Ⅳa、Ⅳb肝段(左叶

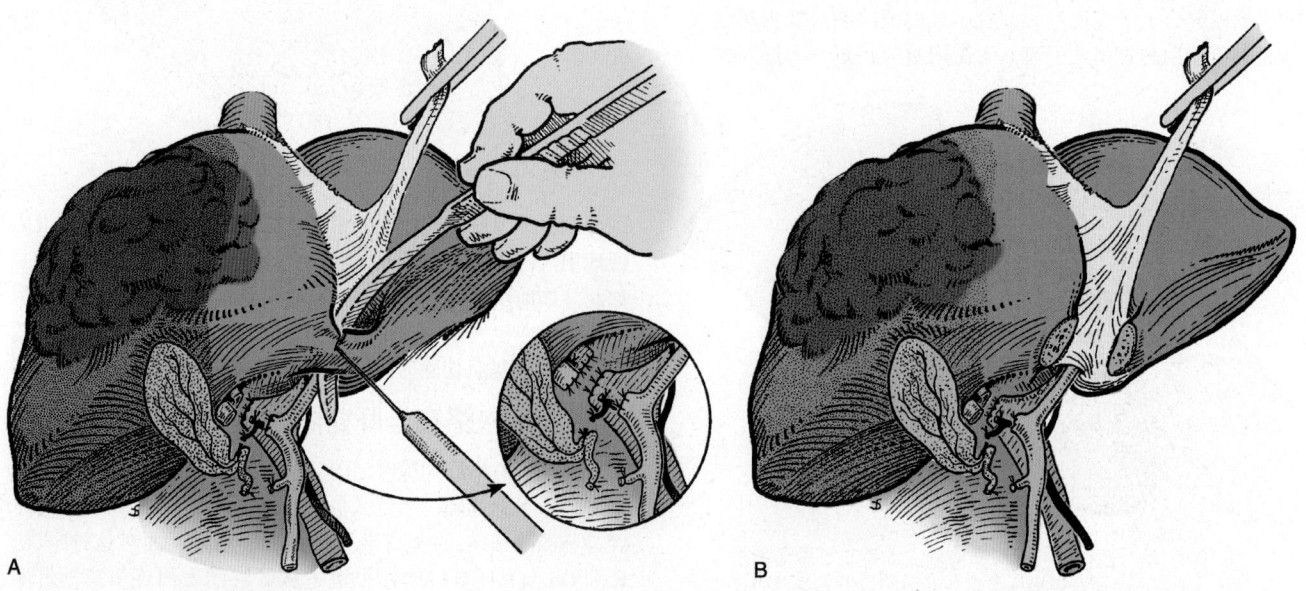

图 103B.31 (A)显露脐裂,在其底部离断肝组织桥。探条通常可以从肝组织下方通过,高频电刀可将组织离断,注意右肝的脉管已被离断(插图)。(B)肝组织桥已被离断

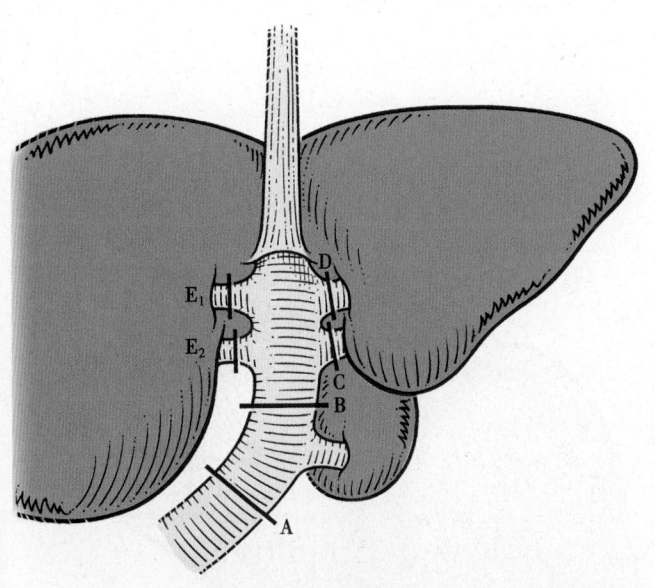

图 103B.32　左肝底部肝蒂的分布及离断点。A：包括 I 段的左肝蒂；B：除 I 段外的左肝蒂；C：II 段肝蒂；D：III 段肝蒂；E1：IVb 段肝蒂；E2：IVa 段肝蒂

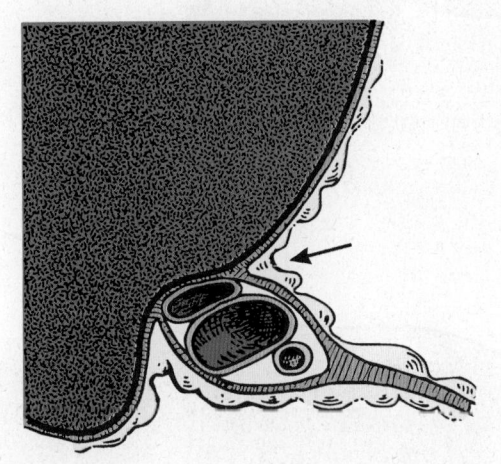

图 103B.33　降低肝门板。在肝方叶（IV 段）底部切开血管周围纤维囊（格利森囊），使左肝蒂从悬垂的肝方叶下方下移，以显露左肝管。该步骤应在打开脐裂前施行

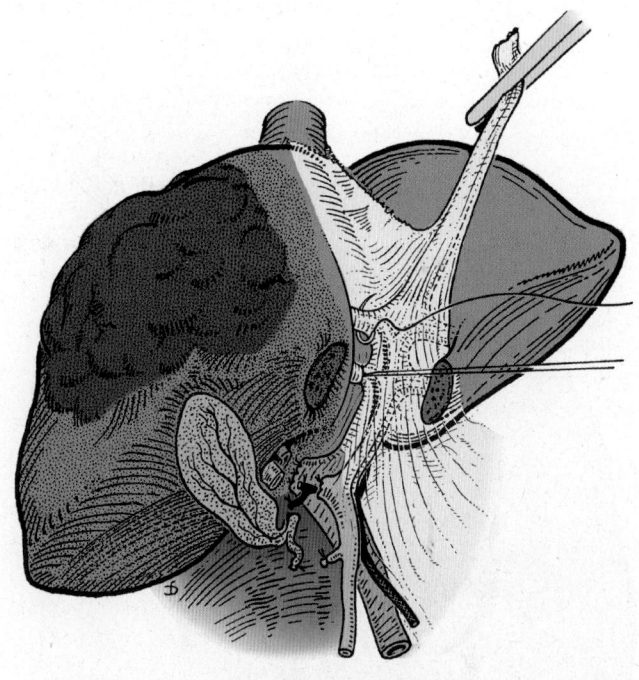

图 103B.34　注意保护在镰状韧带稍右侧的肝实质内的起源于左肝蒂的血管（见图 103B.35）。在肿瘤贴近 IV 段的情况下，应在脐裂内进行解剖，更为安全的方法是在镰状韧带右侧的肝组织内切开（见图 103B.32）。如图所示提前缝合结扎脐裂内的血管。该法可阻断 IV 段血供

下压碎，从而将显露出的小分支结扎。如果肝右静脉没有如前所述在肝外分离并处理，可用前述方法在肝实质内处理。

特别困难的是，当巨大肿瘤占据肝脏 IV 段并侵犯进入脐静脉裂的左肝管时（见图 103B.37），在这种情况下，如果想在肝门或脐静脉裂处分离左肝管是相当困难的。只有切除必要长度的胆管才能达到上述要求。此时需要牢记于心的原则是果断切除足够长的左肝管从而保证切缘无瘤。标本移除后，行 Roux-en-Y 胆肠吻合恢复胆管空肠的连续性（见图 103B.38）。

左半肝切除术

左肝切除术可能是较困难的术式，特别是当巨大的后位肿瘤侵犯至肝左、肝中静脉与下腔静脉结合部时。

入肝血流控制

入肝血流控制可通过解剖脐静脉裂底部得以实现。将肝圆韧带向上牵拉，用前述方法将肝门板降低（见图 103B.33）。在脐静脉裂底部切开肝门板下左半部分覆盖的腹膜组织即可以容易地显露肝左动脉，然后双重结扎并离断。仔细检查肝胃韧带，用同样的方法结扎并切断任何来自胃左动脉的变异或副肝动脉。

在脐静脉裂底部切开显露门静脉左支，在此处它横穿脐静脉裂。应该在此控制门静脉左支，而不是在门静脉左支起始部。尾状叶的分支通常在门静脉左支进入脐静脉裂前分出，因此这种切开可以保留尾状叶静脉分支。如果尾状叶和左叶要一并切除，应在尾状叶门静脉分叉前切断（见图 103B.32A）。如果尾状叶需要保留（通常是如此）应在分叉后分离切断，保留尾状叶的门静脉（见图 103B.32B）。在门静脉左支的后上方可

的中间部分）的血管（见图 103B.32）。分离这些结构并不十分必要，尤其当肿瘤不贴近脐裂时。因为在脐裂右侧离断肝实质可以保证不会损伤左肝的血管和胆管。如果肿瘤邻近脐裂，控制脐裂右缘供应 IV 段的血管支是必要的。可将这些血管结扎（见图 103B.34），或者将它们分离后单独结扎、离断。

从肝脏前面向下朝脐裂底部切开肝实质（见图 103B.35A）。离断所有折返的血管后，肝脏 IV 段就去血管化了。沿镰状韧带右侧向下朝下腔静脉方向离断肝实质（图 103B.35B）。当切至肝实质深面时就会遇到肝中静脉，并向右走行。确认后可以分离结扎切断，或者用切割闭合器将其切断。如果需要追踪肝中静脉肝内行程（如要保证肿瘤的切缘），外科医生可用左手食指沿静脉表面朝腔静脉轻轻滑动（见图 103B.36A）。在分离中遇到的小分支出血可以用指压止血后在远端结扎（见图 103B.36B）。静脉周边的肝组织可以在直视

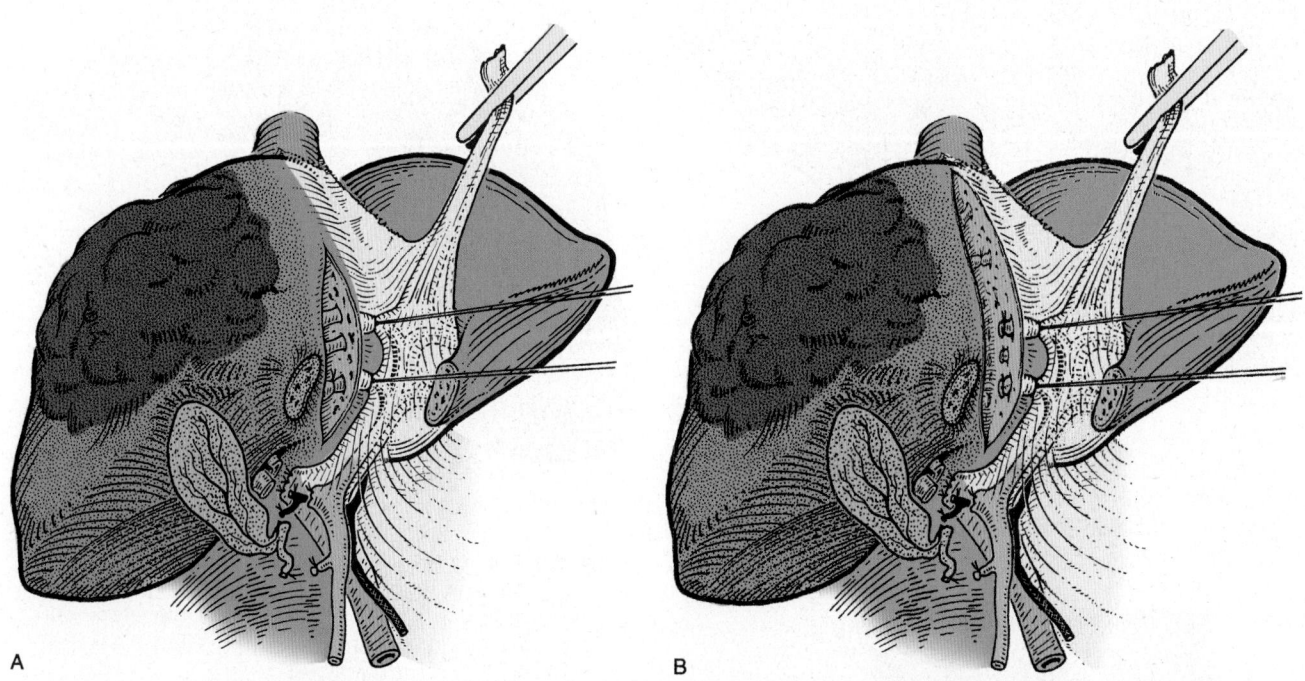

图 103B. 35　（A）在肝实质内结扎血管。（B）朝下腔静脉方向沿镰状韧带右侧向后离断肝组织

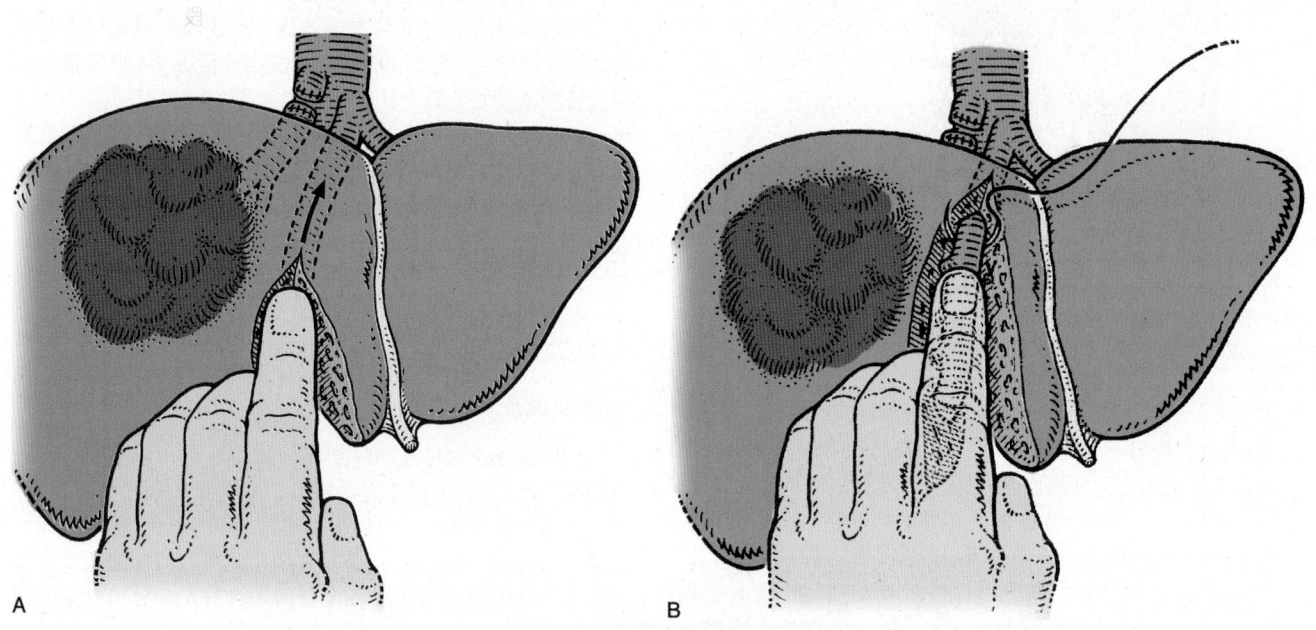

图 103B. 36　（A）显露肝中静脉，食指滑向前方显露肝中静脉全程。（B）缝扎肝中静脉

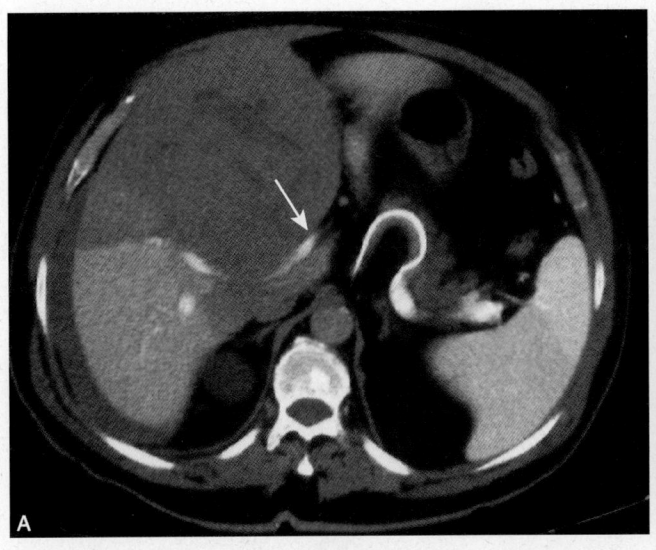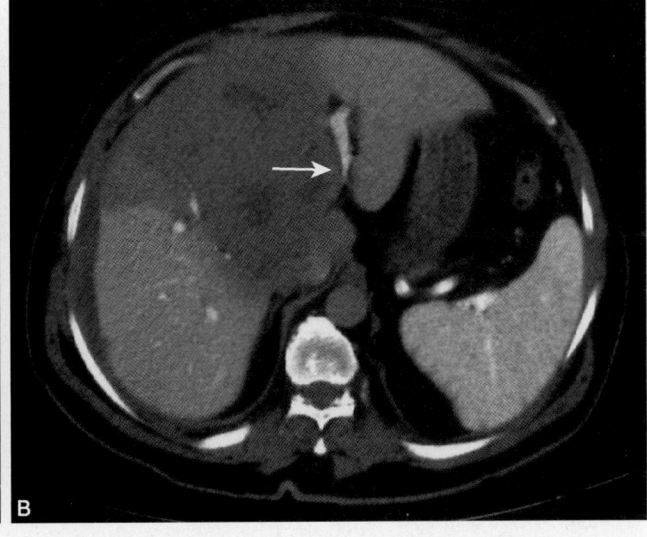

图 103B. 37　Ⅳ段内巨大的转移癌侵犯左肝管(箭头所示)。术中行右肝切除术,切除受侵犯部分的左肝管,并按图 103B. 38 所示修复

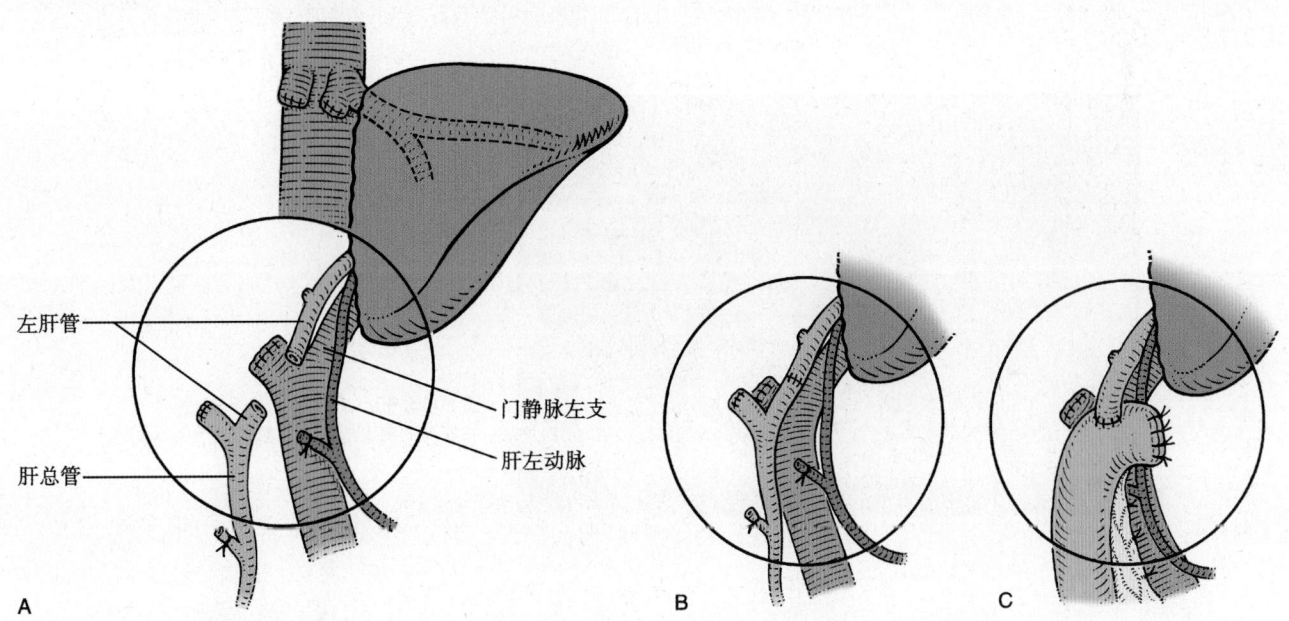

图 103B. 38　对于累及Ⅳ段底部并进一步突向脐裂的肿瘤,在行右半肝切除时,可能需要切除一部分左肝管。(A)左肝管(LHD)部分切除后的情况。(B)端端吻合修复左肝管。(C)Roux-en-Y 胆肠吻合术

以容易地显露左肝管,在进入脐裂前结扎并切断。上述步骤参照图 103B. 39。另外,也可以术中使用切割闭合器在脐静脉裂底部结扎离断左肝管。入肝血流阻断后,可以用电刀在肝表面标记由 Glisson 系统确定的缺血平面(见图 103B. 40):从胆囊窝一直到下腔静脉左缘。

出肝血流控制

离断左三角韧带并一直分离至肝上下腔静脉左缘,将肝左叶(Ⅱ、Ⅲ段)从膈肌游离,在此过程中小心操作,避免损伤脾脏和胃,当解剖至中间部位时要避免损伤肝左静脉。然后,切开左冠状韧带,显露肝左、肝中及肝上下腔静脉的上表面(见图 103B. 41A)(Czerniak et al,1993)。肝中静脉主干通常汇入肝左静脉,但有时也可单独汇入下腔静脉。充分游离肝胃韧带后,将肝左外侧推向右侧,显露静脉韧带。如果需要控制出肝血流(肝左静脉或肝左肝中静脉共干),从而获得足够的肿瘤切缘,可以紧贴静脉韧带汇入到肝左静脉处离断静脉韧带。离断后可见三角形间隙,其三边分别由前面的肝左静脉、后面的下腔静脉前壁、下面的左肝叶Ⅱ段的上表面组成。合适的器械可以从肝左肝中静脉下的间隙通过,然后经腔静脉前从肝中和肝右静脉之间穿出(见图 103B. 41B)。此时就可以控制出肝血流的主干。

如果需要切除肝中静脉从而获得足够的肿瘤切缘时,肝左、肝中静脉的主干可以使用血管钳阻断后离断,然后用 3-0 的无损伤 polyprolene 线缝合。或者亦可用切割吻合器离断这些静脉(见图 103B. 42)。如果肝中静脉可以保留,则主干不应被离断。在肝左和肝中静脉之间可以行小范围的肝切除术,

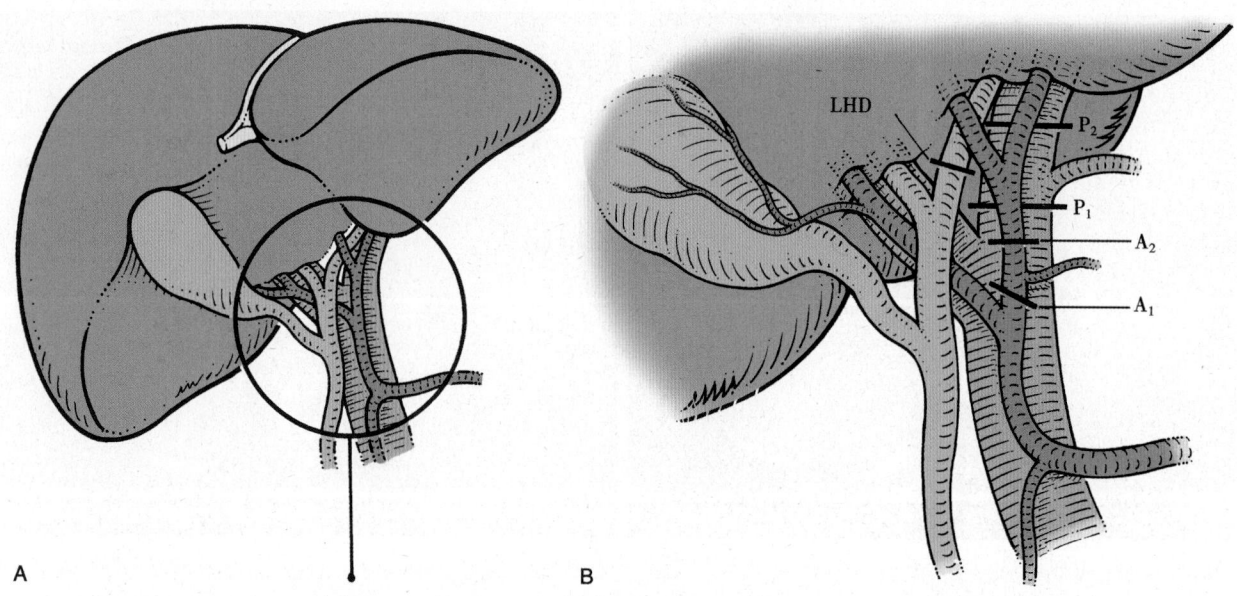

图 103B. 39 （A）左半肝切除时，脐裂底部的解剖。（B）脐裂底部左肝管（LHD）的分离。A1：同时切除肝尾状叶的肝左动脉离断点。A2：左半肝切除时肝左动脉离断点。P1：同时切除肝尾状叶的门静脉左支离断点。P2：仅行左半肝切除时门静脉左支离断点

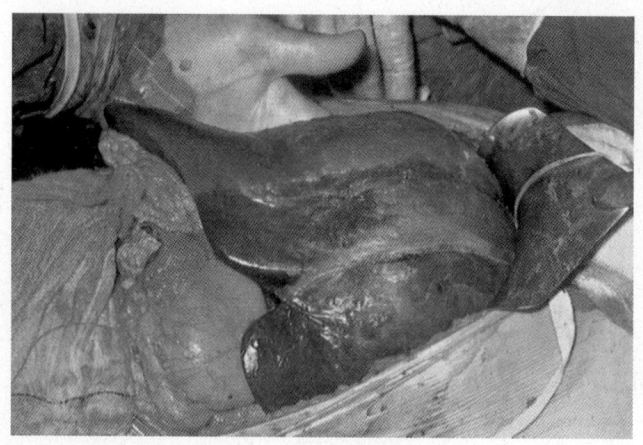

图 103B. 40　左半肝切除术时，肝实质离断前左肝已去血管化

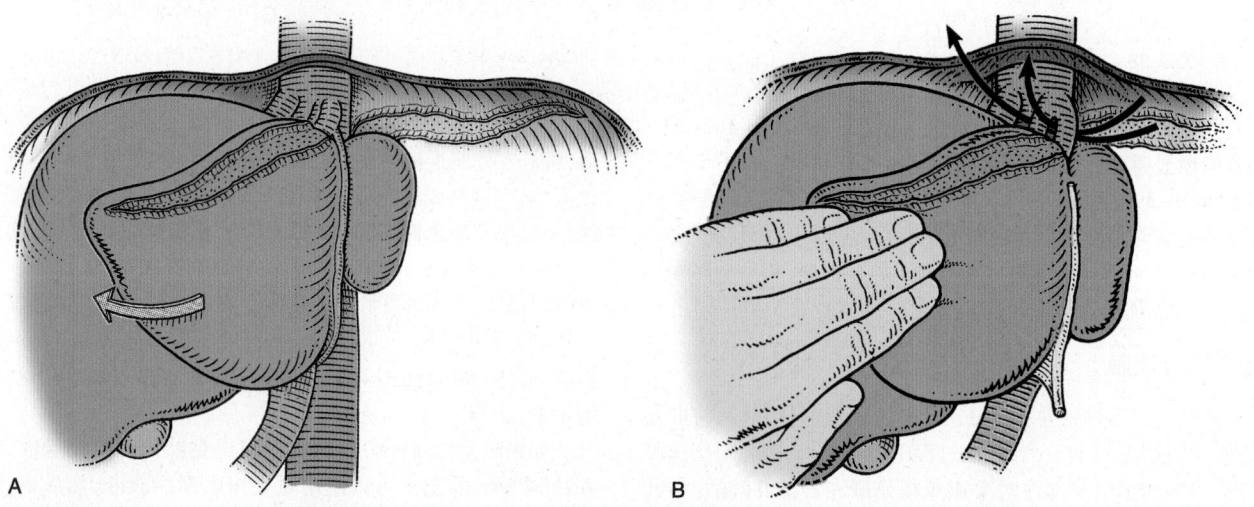

图 103B. 41　左半肝和扩大左半肝切除时，肝左肝中静脉解剖入路。（A）肝左外叶（Ⅱ、Ⅲ段）从膈肌游离后翻转至右侧，分离肝胃韧带后显露静脉韧带。（B）离断静脉韧带，显露肝左静脉和下腔静脉之间的间隙。解剖该间隙后可分别或同时处理肝左静脉和肝中静脉（黑色箭头所示）。肝左、肝中静脉钳夹，离断、缝合或用血管切割闭合器离断

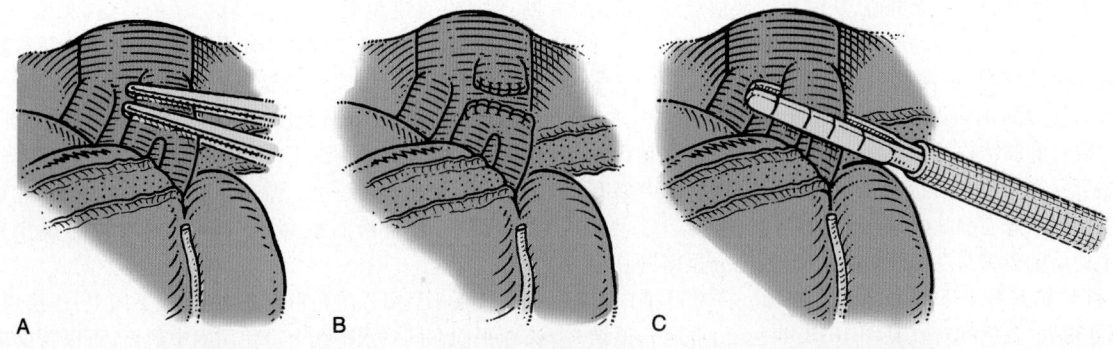

图 103B.42　（A,B）肝左、肝中静脉钳夹、离断、缝合。（C）或者用血管切割闭合器离断

此时常常需要在肝外单独控制肝左静脉。如果肿瘤位于远端，可以在肝实质离断过程中于肝内离断肝左静脉。在切除巨大左肝肿瘤时，控制左肝的回流静脉对于控制出血是至关重要的。

肝实质离断

于肝门处预置血管阻断带，在肝实质离断时可根据需要间断阻断（Pringle 法）。肝实质离断线应沿着肝界面进行，根据肿瘤切缘决定是偏向肝中静脉左侧还是右侧。该方法很重要，因为只有这样才能使肝实质向后方分离时，刚好到达静脉韧带前方，从而将左肝从尾状叶前面分离。在标准的左半肝切除术中，下腔静脉不会出现在切面的底部。

扩大左半肝切除术

有些巨大的左肝肿瘤可侵犯并越过肝主裂（Cantlie 线）一直到肝右前叶（Ⅴ和Ⅷ段）（见图 103B.1 和图 103B.4）。还有一部分病人为左肝以及Ⅴ和Ⅷ段的多发肿瘤。对上述病人行肝切除时，推荐行扩大左半肝切除术，以便同时将Ⅴ段和Ⅷ段切除。

该手术范围较大，尽管 Couinaud（1957）已描述了扩大左半肝切除术的解剖学基础，却很少有大宗的成功实施切除的文献报道。Joishy 和 Balawegaram（1980）报道了 8 例扩大左半肝切除术。这种术式的特点为切除线可以至主肝裂的右侧，但决不

可超过右肝裂。尽管 Blumgart（1978）描述了一例扩大的左半肝切除术，但直到 Starzl 和他的同事们报道了 4 例肝左三叶切除术，才提到了精确切开肝门板的方法。在左三叶切除术中，难点主要在于确定右侧肝实质切开的边界、控制出血以及胆道并发症。随后小样本的扩大左半肝切除时有报道，但围手术期问题仍经常发生，特别是胆道并发症（Al-Hadeedi et al，1990；Hasegawa et al，1989）。

术前评估

详尽细致的术前解剖学评估是极为重要的，不能仅仅依据肿瘤的大小就将有希望手术治疗的病人排除。即使肿瘤巨大（膨胀性生长的肿瘤），已经挤压周围的肝组织，或者侵犯血管和胆道，但还是有可能切除（Baer et al，1989）。无论是 CT 还是 MRI，高质量横断面成像对了解膨胀式生长的肿瘤至关重要（见图 103B.6）。超声，包括 Doppler 彩色血流成像，对检查肝脏的管道结构非常有价值。这些检查方法亦可显示巨大肿瘤对下腔静脉的侵犯情况。通常不需要行动脉和下腔静脉造影。

手术技术

手术切除范围包括Ⅱ、Ⅲ、Ⅳ、Ⅴ、Ⅷ段（Blumgart et al，1993），也可能包括Ⅰ段（见图 103B.43；见图 103B.32）。手术

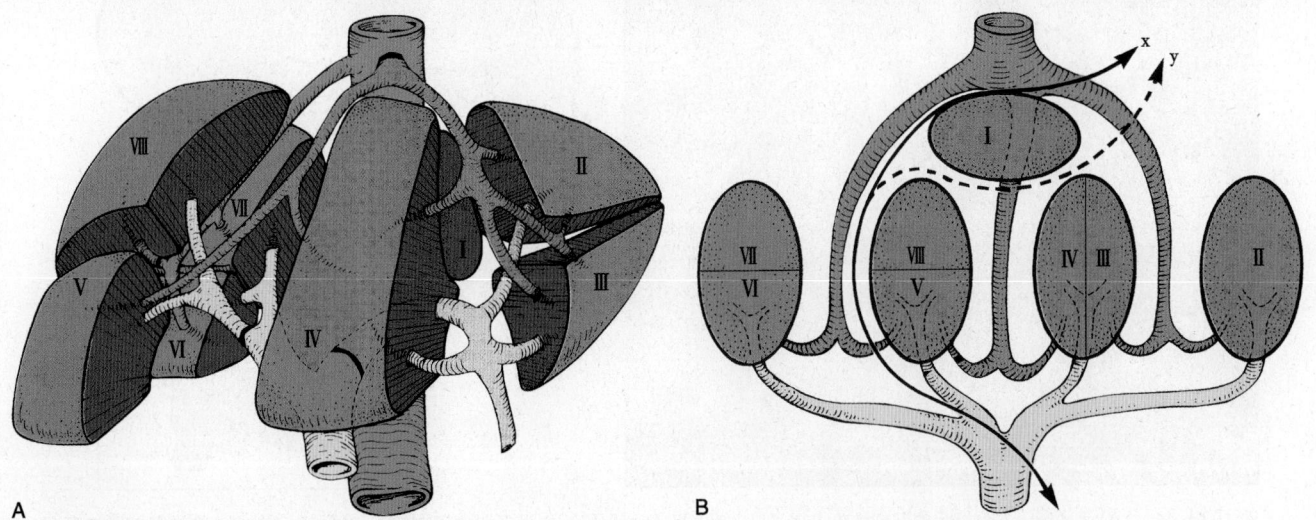

图 103B.43　（A）肝段分解图。扩大左半肝切除包括了Ⅱ、Ⅲ、Ⅳ、Ⅴ和Ⅷ段，有时还包括Ⅰ段。被切除的肝段由阴影标出。在肝蒂的右前支和左肝蒂的实线标出了肝段去血管化的范围。肝中和肝左静脉的实线标出了肝静脉的离断位置。供应Ⅵ、Ⅶ段的肝蒂的右后支予以保留，肝右静脉同样予以保留。（B）扩大左半肝切除的原理图。注意保留供应Ⅵ、Ⅶ段的肝蒂的右后支和肝右静脉。实线表示了联合尾状叶切除的离断线，虚线表示了保留尾状叶的扩大左半肝切除时的离断线

中非常重要的一点是充分游离肝脏,从三角韧带顶点一直游离到下腔静脉左缘,也包括半肝韧带的离断和充分游离。这样游离不仅可以触诊Ⅶ段,以发现术前未发现的肿瘤,还可以帮助确定肝实质切开的正确界线。术中超声可以进一步核实有关肿瘤和主要肝静脉结构的特点,尤其是可以用来辨认是否存在粗大的右肝下静脉。它可以帮助引流肝Ⅵ、Ⅶ段,术中如有必要可以考虑切断肝右静脉(Baer et al,1991)。

该手术初始的步骤与左半肝切除术相似,充分显露肝脏上面的裸区,直至显露肝上下腔静脉和肝静脉。将左肝推向右侧,从左侧处理肝门三联结构(见图103B.44)。门静脉管道结构结扎、切断的位置应由肿瘤是否侵犯尾状叶(Ⅰ段)而定。如果尾状叶需要切除,肝左动脉、左肝管、门静脉左支可以在肝门部结扎,以阻断左肝和尾状叶的血供(图103B.32 和图103B.44)。但是,正如 Starzl 和同事(1982),以及 Blumgart 和同事(1993)描述的那样,当尾状叶需要保留时,肝门区的三联结构应在脐裂水平离断,从而保留Ⅰ段的血供和胆道引流(见图103B.44)。

肝门部入肝血流控制后,如同左半肝切除时一样,将肝左、肝中、膈下肝上下腔静脉游离,充分显露(Czerniak et al,1993)。如果需要将尾状叶一并切除,可将尾状叶汇入到下腔静脉的分支离断,从左侧游离尾状叶。

该手术最大的难点在于确定肝实质切开的平面。由于没有确切的表面标记,肝实质的切开充满挑战和潜在的风险。该平面是水平的,位于胆囊窝的旁边,在右肝裂和肝右静脉主干的前面。确定该平面后,可从右肝门静脉三联结构处将前支离

断,保留并且避免损伤右门静脉三联的后支(见图103B.45)。为了确定这一切开平面,Starzl 及同事(1982)从肝右静脉前上方用指捏法离断肝实质直至下腔静脉。但此方法可导致大量出血,作者认为应该避免使用。相反,当肿瘤远离右肝蒂,在能够保证肿瘤切缘的情况下,用 Glissonian 路径确定切肝平面,在大部分病例中是可行的。游离并离断右前叶肝蒂,完整保留右后叶肝蒂,一条沿右肝裂的分界线便很快显现出来(见图103B.46)。

接下来就可以进行肝实质离断,从下向上,逐层递进,维持离断平面在同一水平线上。使用术中超声,可以帮助确认正确的切肝平面,同时避免损伤右后支肝蒂和肝右静脉。如果出现明显的出血,大多是来自肝右静脉的属支。肝实质离断应在低中心静脉压条件下实施,以减少出血从而保持清晰的手术视野。离断过程中,一旦发现肝右前叶肝蒂,离断前应夹闭测试,避免损伤右后叶肝蒂,保证右后叶有足够的血流灌注。这些血管蒂结构相对于肝静脉更厚实且为白色的,因而很容易辨认。

对于小的肿瘤,离断界线可参考解剖边界,但对巨大肿瘤,离断界线可用肿瘤边界做指示,保证足够的肿瘤切缘(见图103B.6)。有些膨胀性生长的肿瘤(推挤式肿瘤)在右后支肝蒂的前方会形成一块由受压迫而萎缩的肝组织构成的狭窄区域。在这样的病例中尽管肿瘤切缘很窄,但仍可以在萎缩平面上将肿瘤从肝组织上剥离进而切除肿瘤。

如果肝中和肝左静脉没有预先在肝外进行离断,可以在肝实质离断过程中遇到时再行处理,仍可完成肝实质离断。但是预先处理再怎么强调也不为过,因为该方法可显著减少术中静

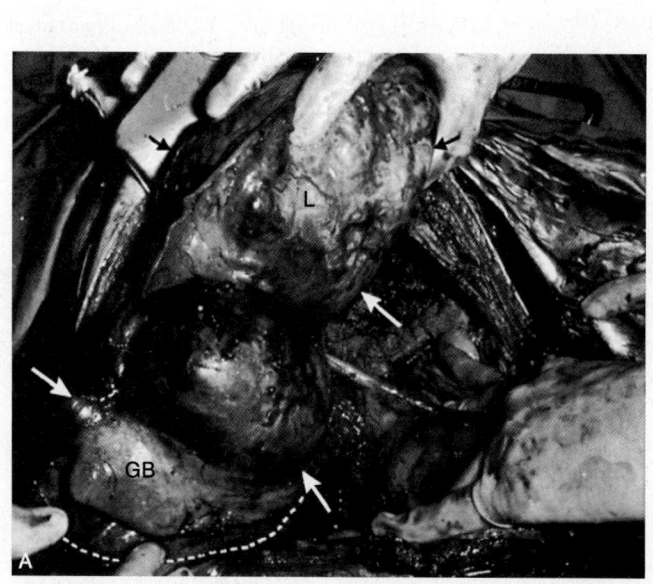
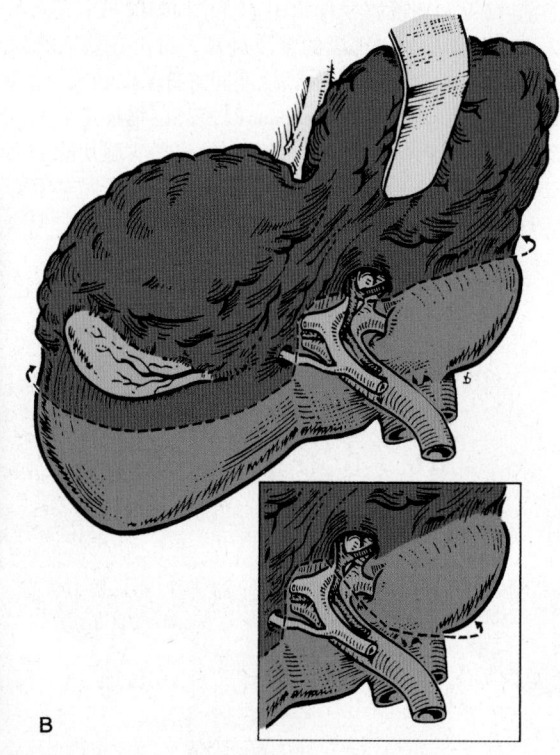

图103B.44 (A)手术图示左侧巨大的肝细胞癌占据了肝左叶(Ⅱ、Ⅲ和Ⅳ段),并累及胆囊下面的Ⅴ和Ⅷ段。左叶(L)被游离并翻转至右侧。肿瘤的范围如箭头所示。右肝实质切开的范围如虚线所示。(B)最初的扩大左半肝切除线可以从肝门左后外侧离断左肝蒂。随后的离断标志线也给予显示。如果保留尾状叶,门静脉左支结扎位置应在尾状叶门静脉分支远端;如果一并切除尾状叶,门静脉可在近端予以离断(见插图)。沿闭合的静脉韧带切开肝实质,然后经过肝方叶底部和肝门,随后弯向右直到胆囊窝边的右肝裂。主图上显示保留尾状叶时的实质切开线,在插图中显示尾状叶一并切除时的切开线(见图103B.43)

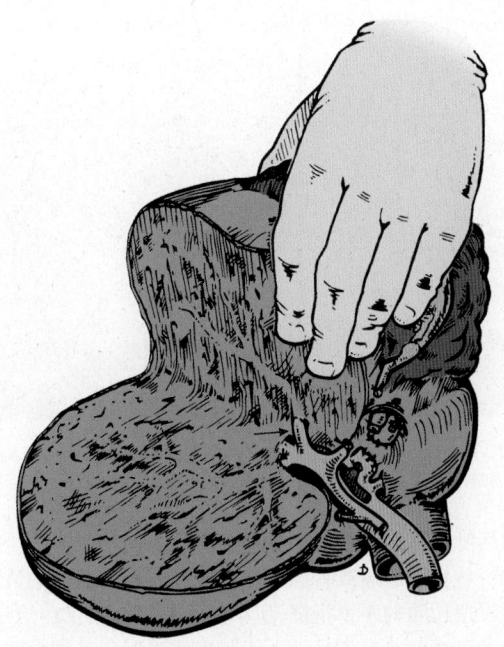

图 103B. 45　扩大左半肝切除术。肝实质的离断线刚好位于右肝裂的下限。沿该平面离断直至胆囊窝底部和右肝管进入肝实质的部位。供应右前叶的血管和胆管在肝组织中予以确认（箭头所示）并结扎

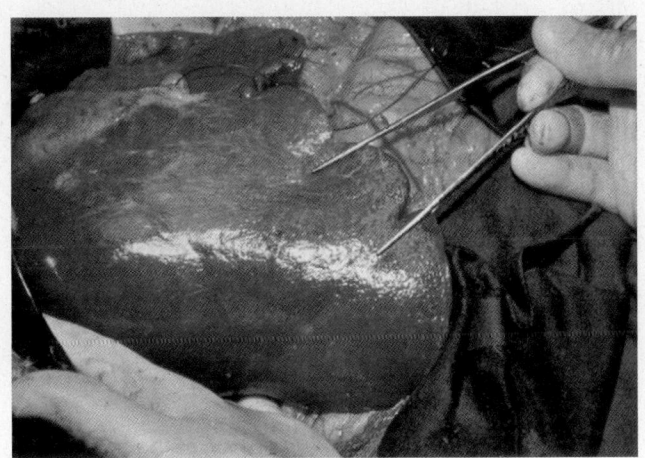

图 103B. 46　手术图示左肝巨大肿瘤行扩大左半肝切除术。左肝已去血管化，右前叶（Ⅴ和Ⅷ段）也已去血管化，与有血供的肝右后叶（Ⅵ和Ⅶ段）相区分

脉出血。

　　移除标本后，剩余肝（Ⅵ、Ⅶ段）前方可见一粗糙切面（见图 103B. 47）。处理肝动脉、门静脉小分支的出血，同时用可吸收缝线将可见的开放胆管缝闭。如前所述进行彻底止血。最后可将大网膜覆盖于肝脏断面。扩大左半肝切除术后易形成胆漏，Starzl 及同事（1982）报道了 4 例扩大左半肝切除术，其中 3 例出现了胆道并发症（2 例胆漏，1 例胆道狭窄）。

经验：扩大左半肝切除术

　　源于左肝并进展至右肝的肿瘤，起初认为不可能切除，但采用扩大左半肝切除术可将其切除从而获得治愈的机会，有作

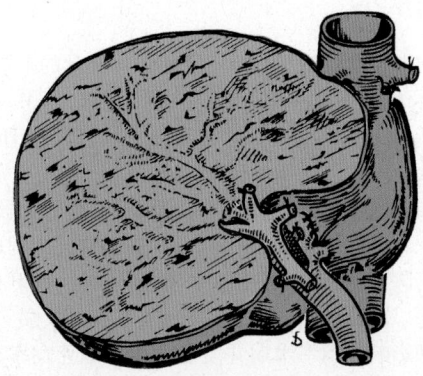

图 103B. 47　从右后叶的胆管和血管的前方切除肝实质，切除的部分大部位于肝右静脉前方，并涉及肝中和肝左静脉的处理。切除后在裸露的肝组织表面可见分出的右后叶肝蒂

者详细描述了扩大左半肝切除术（Blumgart et al，1993；Soreide et al，1985）。如前所述，评估是否可以切除是困难的。但是，只要横断面成像提示肿瘤虽然巨大但边界清楚，右后叶肝内结构只是移位，而没有受到侵犯（见图 103B. 6），行探查手术是必要的（Soreide et al，1995）。尽管有文献报道该术式有较高的围手术期并发症发生率、死亡率以及较差的结果（Hasegawa et al，1989），但仍有许多小样本病例报道支持该术式的应用（Al-Hadeedi et al，1990；Bismuth et al，1989，1992；Blumgart et al，1993；Elias et al，1992；Houssin et al，1993；Huguer et al，1994；Iwatsuke & Starzl，1988；Starzl et al，1982；Tsuzuki et al，1990）。

　　Povoski 等（1999）报道了 1992 年至 1998 年间在 MSKCC 所做的 51 例扩大左肝切除术，该组病例无术中死亡，术后并发症发生率为 53%，主要为胆漏和腹腔脓肿，术后死亡率为 8%。以 MSKCC 在 1985 年至 1994 年的肝切除术病例作为对照（Fong et al，1995），肝切除术组术后并发症发生率为 40%，术后死亡率为 4%。扩大左半肝切除术尽管在住院时间上无明显差别，但并发症发生率和死亡率却较高。在最近的一项研究中，Cho 和同事（2010）报道了连续 15 例扩大左半肝切除术，无手术相关死亡，强调了剩余肝静脉引流的重要性，但该组病例并发症发生率仍较高（40%），这表明扩大左半肝切除术在肝切除术中仍是最有挑战性的手术之一。

肝左外叶切除术

　　肝左外叶包括Ⅱ、Ⅲ段，肝左外叶切除术可以从脐裂中Ⅱ、Ⅲ段的肝蒂入路切除或者在脐裂左侧切开肝实质。如果在Ⅲ、Ⅳ段之间存在肝组织桥，可以如前所述进行分离。游离左叶，离断脐静脉裂内的左侧肝蒂，Ⅱ、Ⅲ段的肝蒂通常可以解剖游离，然后分别处理（见图 103B. 32）。如果肿瘤靠近脐裂，该方法可以保证肿瘤切缘；或者沿肝圆韧带和镰状韧带左侧从前向后离断肝组织，所遇到的管道结构在肝内逐一结扎离断。后一种方法通常适用于瘤体更加偏外侧的情况，从而避免损伤左肝蒂主干和Ⅳ段的血供。

　　切开肝组织后，在后方可见到肝左静脉，可以在肝内将其结扎离断，从而完成肝左外叶切除。有些肿瘤位于后方并贴近肝左和肝中静脉的汇合处，最好的手术方式是如左半肝切除一样在肝外将肝左静脉预先处理（见图 103B. 41 和图 103B. 42）。

肝段切除术

随着对肝段解剖的深入了解及影像学技术的发展,单独的肝段切除术成为可能(Billingsley et al,1998;DeMatteo et al,2000;Franco et al,1988;Gazelle 和 Hagga et al,1992;Hemming et al,1997;Takayama & Makuuchi, 1996)。肝段切除术将在第103B 章详细讨论,在这里只做简要介绍。但是肝 I 段,即尾状叶往往会联合其他肝叶一并切除,因而在此作详细阐述。

肝段切除相对于经典的肝叶切除和非解剖性肝楔形切除有多种优势。肝段切除保留了更多的有功能肝实质,减少了肝切除的生理影响。围手术期并发症发生率和死亡率也与切除肝段的数目密切相关(Jarnagin et al,2002)。肝段切除有利于肝硬化或因大剂量化疗导致基础肝功能损害的病人。非解剖性的肝楔形切除被认为是保留肝实质的有效方法(Brown et al,1988)。但是楔形切除往往伴随广泛的术中出血,在某些病例中切缘阳性率高达 35%(Scheele et al,1991,1995)。低中心静脉压和一些实用的肝实质切开技术可以帮助减少术中出血。

一个肝段切除称单一肝段切除,两个或两个以上肝段切除称多肝段切除(Castaing et al,1985;Nagasue et al,1985)。较常见的肝段切除包括 I 段切除,IV段切除,及IV、V、VI 段切除(见图 103B.48 和图 103B.49)。包括IV、V、VIII段的肝中叶切除术应用越来越多,该术式常联合 I 段切除,多用于肝门部胆管癌的病人(Ogura et al,1998)(见第 51 章)。VI、VII段切除术实际

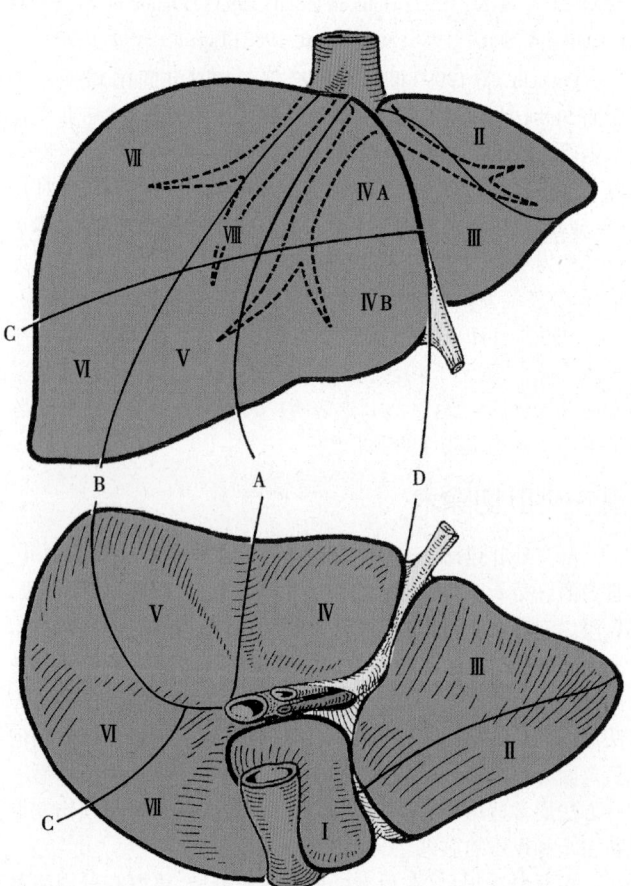

图 103B.48 不同肝段切除术的切线。右后叶包括VI和VII段,右前叶包括V和VIII段,肝中叶包括IV、V、VIII段。IV段切除线见A~D

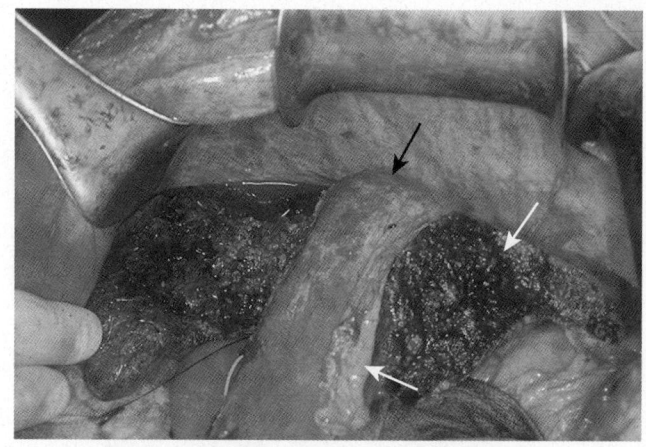

图 103B.49 III、V、VIII段切除的术中图片。II段(细白箭头所示)和IV段(黑箭头)保留。粗白箭头所示为镰状韧带

上即右后叶切除,V、VIII段切除即右前叶切除。

在一些良性肿瘤或者胆道良性狭窄须显露胆道的情况下,有行肝IV段切除的手术指征,但单独的IV段切除仅在治疗位于肝方叶的肿瘤时才有意义。由于胆囊位于IV和V段之间,所以以胆囊癌的情况比较特殊。胆囊癌应该切除至少IVb 段和 V 段(见本章后半部分和第 49 章)。肝 II 段和 III 段的切除(见图103B.50)也即肝左外叶切除。I 段可以单独切除,也可以在右半肝切除、左半肝切除、肝中叶切除或扩大左半肝切除时一并切除。

I 段切除(尾状叶切除)

尾状叶是原发性和继发性肝脏肿瘤的好发部位。另外,左右肝管汇合部位的胆管癌经常累及尾状叶胆管进而侵犯尾状叶,常常需要切除尾状叶。手术可以是单独的尾状叶切除,也可以联合其他肝叶一并切除。尾状叶的解剖位置以及它毗邻主要大血管的特点,极大地增加了切除的难度。

解剖

尾状叶(I 段)位于肝的背侧部,包绕着肝后下腔静脉。尾状叶位于重要的血管结构中间:在下缘平面,尾状叶后方是下腔静脉,前方是左侧肝蒂,在上缘平面,后方有下腔静脉,前方

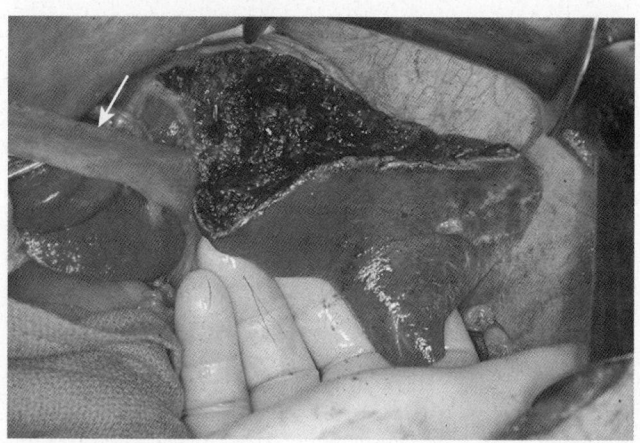

图 103B.50 III段切除的术中图片,II段被术者用手指托向前方,白箭头所示为肝圆韧带

是肝中、肝左静脉(见图 103B. 51 和图 103B. 52)(见第 2 章)。该叶的主体位于腔静脉左侧,左下方的边缘游离在小网膜囊外。肝胃韧带经过尾状叶和Ⅱ、Ⅲ段并连接至静脉韧带,从而将尾状叶的左侧部分和Ⅱ、Ⅲ段分开。尾状叶的左侧部在门静脉和腔静脉之间的下方横跨至右侧,成为尾状突,与右肝结合。上方,左尾状叶通过前面的部分与肝门后缘相连,该部分嵌入在肝中静脉下方的肝实质内,与Ⅶ段的右侧和腔静脉的前外侧相邻。右尾状叶变异较多,但是通常体积都比较小(有人称其为第Ⅸ段),现在更多被称作腔静脉旁尾状叶,位于Ⅳ段后方,尾状突连接右肝(Abdalla et al,2002)。尾状叶前方被Ⅳ段的后侧面所覆盖,二者交界面是一个从门静脉左支斜向肝左静脉的斜面。尾状叶的左侧部分比较固定(Spieghel 叶或乳状突),而右侧部分(腔静脉旁部和尾状突)体积变异较大(见第 2 章)。

尾状叶的营养血管包括左右门静脉和靠近脐裂底部的肝左动脉的分支。尾状叶的右侧部分,包括尾状突,主要接受来自门静脉右支(或门静脉主干分支)分支的血供,而左侧部分的血供则绝大部分来自门静脉左支的分支。与之类似,右侧部分的动脉供应和胆汁排泄一般是通过右后叶的脉管,而左侧部分则通过左侧脉管(Mizumoto & Suzuki,1988)。

尾状叶有着比较独特的肝静脉系统,是唯一引流静脉直接汇入下腔静脉的肝段。肝静脉的数目各不相同(1~9 支,平均 4 支;Heloury et al,1988)。一般来说,这些静脉比较短,直接从尾状叶汇入到下腔静脉的前壁和左侧壁(见图 103B. 51A 和第

2 章)。偶尔尾状叶有部分在腔静脉后方,这些引流静脉可以汇入到下腔静脉的后壁。

左侧尾状叶的后缘通常有部分纤维结构,该纤维组织散开并连接至膈脚,扩展到腔静脉的后方,与Ⅶ段后面突出的类似的纤维结构相连(见图 103B. 51A)。有 50% 的病人该韧带全部或部分被肝组织所代替,尾状叶从而完全包绕下腔静脉,其右侧与Ⅶ段相连。如果尾状叶在腔静脉后方有较多的肝组织,可能不宜从左侧入路处理尾状叶静脉。

手术切除

尾状叶切除术的主要难点在于游离,它要求控制肝后的尾状叶静脉。对于巨大的尾状叶肿瘤,则需要预防和控制肝中静脉背面的出血。尾状叶切除主要包括三个步骤:①在脐裂底部处理门静脉左支和肝左动脉进入尾状叶的血管,以及其他来自门静脉右支的血管;②结扎并离断肝短静脉;③分离尾状叶的肝实质,即尾状突的右侧与Ⅳ段底部及Ⅶ段左侧相连的部分,从而切除尾状叶(单独尾状叶切除)。

解剖脐裂底部,在门静脉左支和肝左动脉进入脐裂之前识别其发出的尾状叶血管(见图 103B. 53 和图 103B. 54)。游离肝左叶后,翻向右侧。通过分离下腔静脉后方的纤维结构来游离尾状叶的左后缘。分离完成后,可以看到尾状叶肝短静脉(见图 103B. 51 和图 103B. 54)。分离过程中,就能明确尾状叶是否从后方包绕下腔静脉,如果包绕,就不要尝试从左侧游离

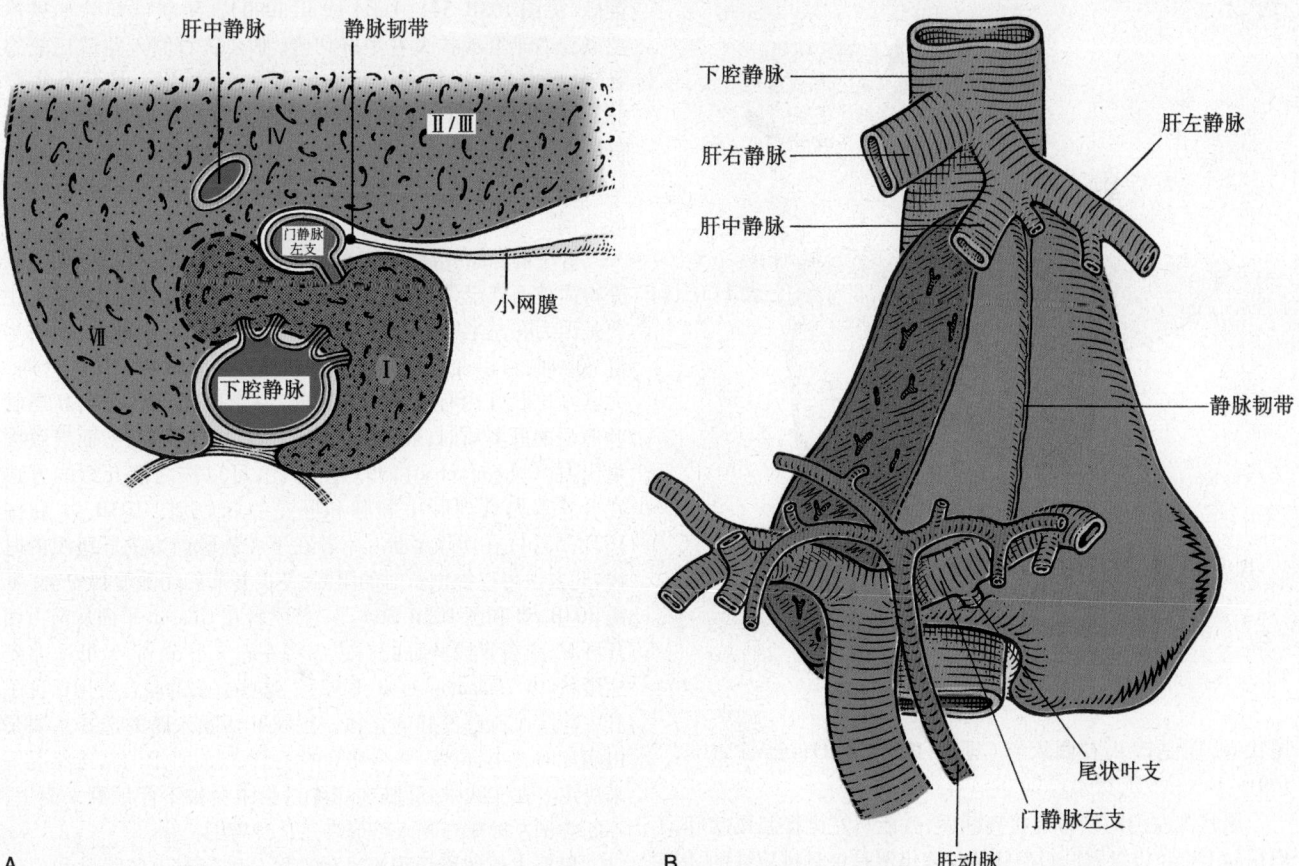

图 103B. 51　(A)肝门水平的尾状叶横断面示意图。标示了门静脉左支的尾状叶主要分支。注意:①小网膜和静脉韧带;②肝中静脉,是Ⅳ和Ⅴ段的分界,与尾状叶的右侧部相邻;③连接Ⅰ和Ⅶ段的后方的韧带。(B)尾状叶与周围组织的位置关系。尾状叶位于下腔静脉的前方,门静脉的后方。尾状叶存在右侧部分,尾状叶的血供主要由门静脉左支的尾状叶支供应,该支也可能起源于门静脉的主干

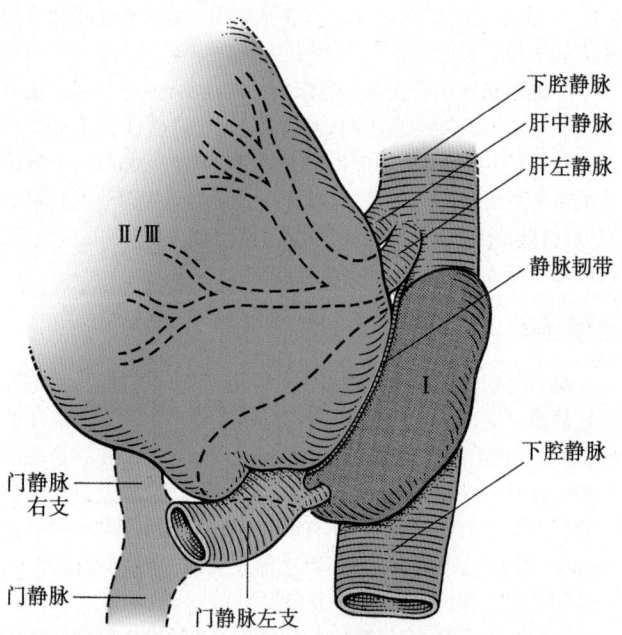

图 103B. 52 尾状叶与周围结构尤其是腔静脉的相对位置关系示意图。为了更好地显示尾状叶，Ⅱ、Ⅲ 段被牵拉至右侧。图中标示了静脉韧带的位置，显示：尾状叶位于下腔静脉和门静脉（门静脉在前面）之间，下腔静脉和肝中静脉、肝左静脉（肝静脉在上方）之间。尾状叶的血供来自门静脉左支的一个分支

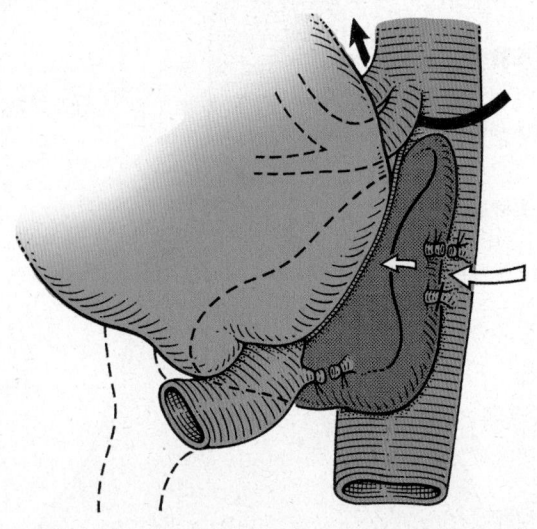

图 103B. 53 从左侧开始游离尾状叶，结扎尾状叶的门静脉分支。白色小箭头示从左侧将尾状叶从下腔静脉上分离。白色大箭头示结扎并离断尾状叶到下腔静脉的肝短静脉。黑色箭头示通过分离肝中静脉和肝左静脉与下腔静脉之间的间隙，可以从此间隙内置入血管阻断钳等

尾状叶，而是改从右侧入路（见图 103B. 54；Hasegawa et al，1991a；Lerut et al，1990）。

尾状叶左侧的韧带连接离断后，就能从左侧提起尾状叶，但是向上牵拉以显露肝短静脉的过程仍然是极具挑战性的，因为通常没有足够的肝实质提供牵引。术中所见的肝短静脉，可以缝扎、结扎或血管夹夹闭处理；从下腔静脉左侧向右侧逐步进行，通过这种方法，可以实现完全游离（见图 103B. 51、图

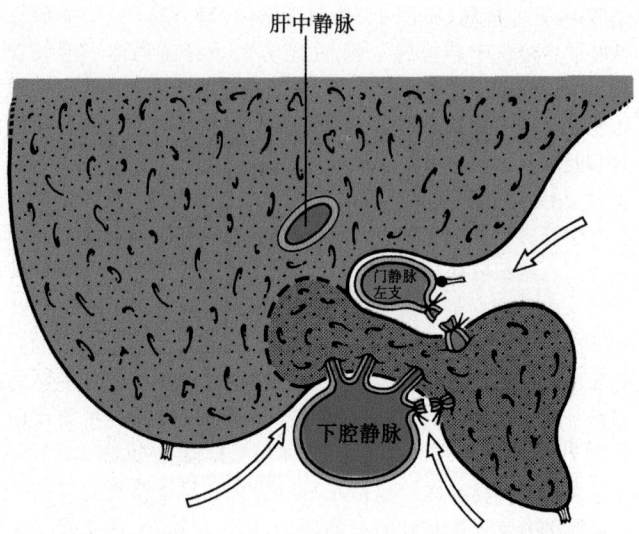

图 103B. 54 箭头所示为游离尾状叶的路径。与图 103B. 51 相比，已经打开小网膜并离断门静脉的尾状叶分支，离断尾状叶后方的韧带连接，从左侧或者右侧分离肝短静脉

103B. 53 和图 103B. 54）。该方法在尾状叶没有被巨大的肿瘤累及时最适用，例如，左半肝切除联合尾状叶切除治疗肝门部胆管癌。

尾状叶巨大肿瘤的质地通常比较硬，从左侧向上牵拉游离尾状叶就比较困难而且危险。因而，最好从右侧入路处理肝短静脉（见图 103B. 54）（Lerut et al，1990）。尾状叶切除如果需要联合右半肝或扩大右半肝切除，那么从右侧入路就比较容易，分离也会变得简单。将右肝翻向左侧，逐一切断肝短静脉，从尾状突背面自下而上结扎离断所有的肝短静脉，直到肝静脉主干（Miyagawa et al，1992）。完成这些操作后，在下腔静脉的前壁，从右侧一直分离到左侧直至尾状叶完全与下腔静脉分离。

肝中静脉结扎离断后，左半肝或右半肝联合尾状叶切除就变得简单而安全，因为不用担心肝中静脉后壁撕裂的危险，主要是因为在左半肝切除时，可以在肝外处理肝中静脉；而右半肝切除时，可以在肝内处理肝中静脉。在单独切除尾状叶时，尤其是尾状叶内有较大的肿瘤时，一定要意识到在离断尾状叶前面的肝实质时，肝中静脉可能从后方被撕裂，从而导致大量出血（Colonna et al，1993）。为此，可以按之前介绍的方法在肝外首先处理肝中静脉和肝左静脉（见图 103B. 41 和图 103B. 53）。在切除尾状叶附着在下腔静脉前方的肝组织的时候，此方法可以提供暂时的阻断，使大肿瘤的切除变得安全（见图 103B. 55 和图 103B. 56）。一些学者在 Glisson 平面从前方切开肝脏，沿着Ⅳ段肝脏的右边界将左右半肝分离，经肝入路到达尾状叶（Yamamoto et al，1992）。这些方法的联合应用保证了肝中静脉血流和良好的止血。尾状叶切除入路的选择主要是由病灶的大小、位置、联合切除的类型、以前手术的粘连状况等来决定。在实践中，肝脏在切除过程中会被不停地翻来覆去，不断尝试左侧或右侧入路最终完全游离尾状叶。

根据术前的影像很难准确地区分肿瘤对下腔静脉和门静脉的侵犯或压迫，大部分尾状叶肿瘤都是依靠手术探查来判断是否可行手术切除。许多被认为已经侵犯下腔静脉的肿瘤可以在一个无瘤的平面与下腔静脉剥离。在某些病例中，下

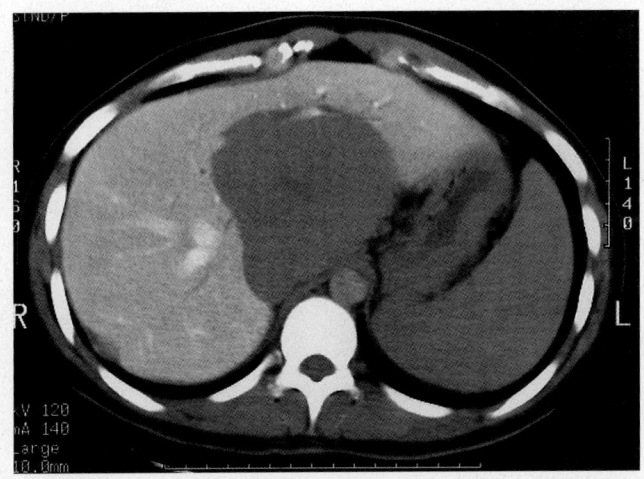

图 103B.55　这是一位 25 岁女性肝尾状叶局灶性结节性增生病人的 CT,门静脉和下腔静脉受压而未被侵犯,采取从左右两侧离断肝短静脉的方法来游离病灶

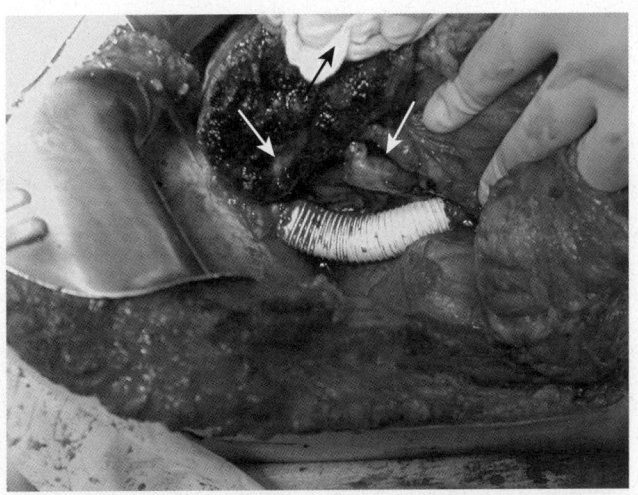

图 103B.57　从病人的右侧拍摄的术中照片。右半肝切除+尾状叶切除+肝后下腔静脉部分切除。术者用手指将Ⅱ段和Ⅲ段推向左侧(黑箭头)。粗白箭头是肝中静脉汇合到下腔静脉处。下腔静脉用涤纶人造血管修补重建。细白箭头所示为门静脉主干和左侧分支。肿瘤位于门静脉右支、肝中静脉以及下腔静脉之间的尾状叶(见正文)

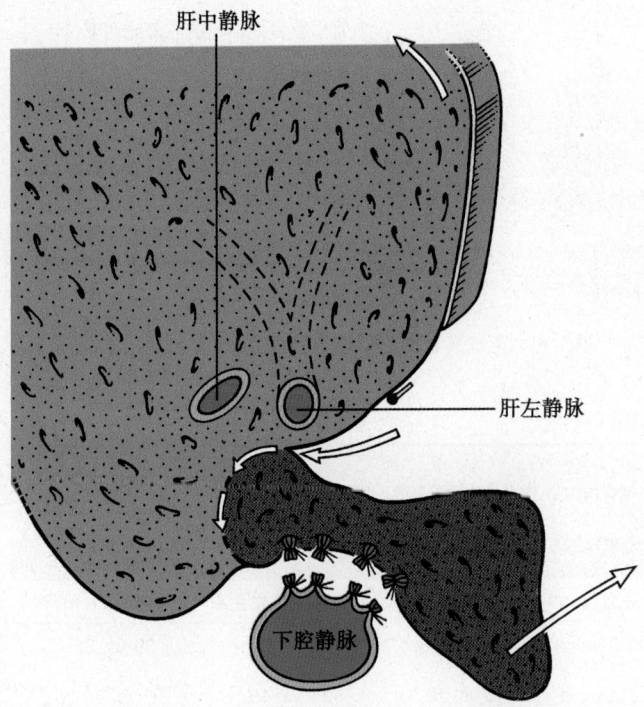

图 103B.56　箭头所示为尾状叶分离的路径。注意肝左静脉邻近肝中静脉,尾状叶的右侧大致位于肝中静脉的左侧

尾状叶切除的病例,包括 3 例单独的尾状叶切除。手术死亡率是 7%。Elias 和同事(1992)报道了 20 例涉及尾状叶的肝切除术,其中只有 7 例是全尾状叶切除,无手术相关死亡。Bartlett 和同事(1996)对 30 个月内连续进行的 21 例尾状叶切除的回顾性分析显示,有 4 例进行了单独的全尾状叶切除,最多的诊断是转移性结肠癌,有 9 例;最多的术式为扩大左半肝+全尾状叶切除术。来自 MSKCC 的(Hawkins et al,2005)最近的报告显示,因癌症行尾状叶切除的 150 个病例中,21 例行单独尾状叶切除(见表 103B.4)。最多的适应证是转移性结肠癌和肝门部胆管癌。30 例需要门静脉或下腔静脉的切除重建(见图 103B.57)。死亡 9 例(6%),行大血管重建的病人死亡率明显升高。

Ⅱ、Ⅲ、Ⅳ、Ⅴ、Ⅵ、Ⅶ和Ⅷ段的切除

单独肝段切除或两个及两个以上肝段联合切除需要对相应的肝蒂进行处理(见图 103B.58)。这里仅简要描述,具体的技术方法和结果详见第 108B 章。

Ⅳ段肝切除

肝Ⅳ段可以整体切除(肝方叶切除),也可以仅仅行亚段例如Ⅳb 段肝切除,或者在扩大右半肝切除中一并切除。手术步骤包括降低肝门板从而避免损伤左肝管,脐裂内的血管显露和结扎,沿肝主裂和镰状韧带右侧离断肝实质。将Ⅳ段后方和右尾状叶的上表面分离。但联合右半肝切除时,肝Ⅳ段部分切除是可行的,因为Ⅳ段的血供主要来自脐裂内左肝蒂的分支。当需要保留肝实质而行肝Ⅳ段部分切除时,残余的Ⅳ段仍有充足的血供。

Ⅳ、Ⅴ段联合切除

Ⅳ、Ⅴ段联合切除的第一步和Ⅳ段切除一样。分离镰状韧带右侧的肝实质,之后,离断Ⅳa 段和Ⅳb 段的入肝血管。沿着

腔静脉可以部分切除或者与尾状叶一并整块切除(Gardner et al,1992;Takayama et al,1991),但这往往是不必要的。比较短的下腔静脉缺损可以通过自体移植来修补或重建,而较长的缺损则需要使用人造血管(见图 103B.57)。有些慢性阻塞的下腔静脉已经在周围形成了丰富的交通支,切除后可以不用重建(Takayama et al,1991)。尽管包括血管完全隔离这样的技术已经能够应用于尾状叶切除,但通常是不需要的。

表 103B.3 和 103B.4 总结了许多尾状叶切除的病例报告。Nimura 和同事(1990)报道了一组肝门部胆管癌行尾状叶切除的病例,他们描述了 45 例因显微镜下尾状叶胆管受侵犯行全

表 103B.3　尾状叶切除的文献回顾

参考文献	病例数	诊断	术式	备注
Takayama et al,1990	1	肝母细胞瘤	左半肝切除+全尾状叶切除	新辅助治疗
Lerut et al,1990	1	良性腺瘤	单独尾状叶切除	右侧肝后入路至尾状叶肝静脉
Moriura et al,1990	3	多种	合并下腔静脉切除	下腔静脉重建
Nimura et al,1990b	45	胆管癌	全尾状叶+下腔静脉切除	主张胆管癌常规行全尾状叶切除术
Takayama et al,1991	1	肝母细胞瘤	扩大左半肝+尾状叶+下腔静脉切除	慢性下腔静脉闭塞,切除后未重建
Gardner et al,1992	1	转移性结肠癌	尾状叶+下腔静脉切除	切除下腔静脉时使用 Gott 分流
Yamamoto et al,1992	1	肝癌	单独尾状叶切除	经肝入路
Elias et al,1992	20	多种	7 例全尾状叶、13 例部分、1 例单独尾状叶切除	强调尾状叶切除的不同入路;无死亡
Miyagawa et al,1992	1	良性腺瘤	单独尾状叶切除	血管堵塞合并临时的腔静脉闭塞
Iyomasa et al,1992	1	胆管癌	单独尾状叶切除	单独尾状叶切除
Colonna et al,1993	3	局灶性结节增生,转移性结肠癌	单独尾状叶切除	左侧入路至尾状叶肝静脉
Shimada et al,1994	9	肝细胞癌	2 例全尾状叶、7 例部分尾状叶切除	高死亡率;高肝细胞癌术后早期复发率
Kosuge et al,1994	1	肝癌	单独尾状叶切除	复染法
Yanaga et al,1994	2	肝癌	单独尾状叶切除	阻断肝静脉分离血管
Bartlett et al,1996	21	多种	21 例全尾状叶切除,4 例单独尾状叶切除	无血管分离
Hawkins et al,2005	150	多种(均为恶性)	21 例单独尾状叶切除	无血管分离

数据来源 1990—1996 年和 2004 年
Bartlett D,et al:Complete resection of the caudate lobe of the liver:technique and results. Br J Surg 83:1076-1081,1996

表 103B.4　腹腔镜与开腹部分肝切除的病例对照研究汇总

参考文献	病例数	诊断	手术时间/min	失血量/ml	住院时间/天	并发症发生率/%	切缘<1cm/%
Mala et al,2002	15 vs. 14	结肠癌肝转移	187 vs. 185	600 vs. 500	4 vs. 8.5[*]	13 vs. 29	29 vs. 37
Lesurtel et al,2003	18 vs. 20	多种	202 vs. 145	236 vs. 429[*]	8 vs. 10	11 vs. 15	6 vs. 0
Morino et al,2003	30 vs. 30	多种	150 vs. 140	320 vs. 479	6 vs. 8[*]	7 vs. 7	43 vs. 40
Farges et al,2002	21 vs. 21	良性	177 vs. 156	218 vs. 285	5 vs. 6.5[*†]	10 vs. 10	——
Shimada et al,2001	17 vs. 28	肝细胞癌	325 vs. 280	400 vs. 800	12 vs. 25[*†]	6 vs. 11	41 vs. 50[‡]
Laurent et al,2003	13 vs. 14	肝细胞癌	267 vs. 182[*]	620 vs. 720	8 vs. 12.5	无差别[§]	15 vs. 15[‡]

[*] P<0.05。
[†] 平均值。
[‡] <5mm。
[§] 无统计学差异。

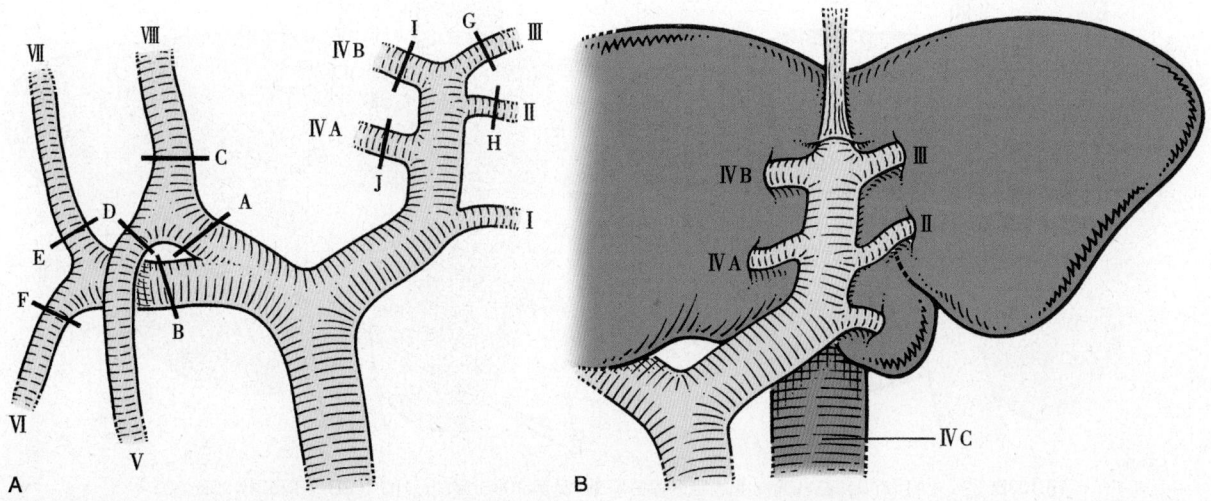

图 103B.58　（A）肝段切除时所需要控制的肝蒂的分布和位置。例如行右前叶和右后叶切除分别要控制 A 和 B，行肝中叶切除要控制 A、J 和 I。（B）肝脐裂处的解剖示意图（见图 103B.32）。解剖脐裂后可以显露通向 Ⅱ、Ⅲ 和 Ⅳ 段的门静脉、动脉、胆管。如果行肝段切除，就要离断对应的肝蒂。如果行 Ⅳb 段切除，则只需要分离切断 Ⅳb 的肝蒂。左外叶切除则需要分离切断全部通向 Ⅱ、Ⅲ 的肝蒂，如果只行 Ⅱ 段或者 Ⅲ 段切除，则只需要分别分离切断通向 Ⅱ 段或者 Ⅲ 段的肝蒂（见第 108B 章，以及图 103B.49 和图 103B.50）

与右肝裂平行的斜线将肝组织切开，保留Ⅷ段。朝向右肝蒂切开肝实质，在切开过程中可以见到肝实质中的肝中静脉，离断肝中静脉。在分离过程中，将肝 Ⅴ 段的管道显露，分离和离断。在离断前可以尝试夹闭，注意保留右前肝蒂和Ⅷ段的血供。切开肝实质，穿过胆囊窝和胆囊板，到达左右肝蒂汇合处上方，避免损伤肝蒂。右侧和左侧肝实质切面在此水平汇合，从而完成切除（见图 103B.48 和图 103B.50）。肝Ⅳb 段和 Ⅴ 段切除，保留Ⅳa 段，常见于胆囊癌手术，多与胆囊整块切除，有时也可以先切除胆囊，常见于意外胆囊癌病例。

Ⅴ 段和Ⅷ段切除（肝右前叶切除术）

单独Ⅷ段切除的手术指征最初包括小的单发转移瘤以及肝硬化病人的孤立性肝细胞癌。Ⅴ 段和Ⅷ段切除（右前叶切除）时，左侧切面不超过主平面（Cantlie 线），肝中静脉根据肿瘤切缘决定是否保留。右侧切面不超过右肝裂。除非存在一支较粗的副肝右静脉而且在右肝游离过程中没有损伤，否则肝右静脉汇入下腔静脉处必须保留，从而保证肝右后叶的引流。肝实质的切面就像 Makuuchi 和同事（1993）描述的那样。通过离断右前叶肝蒂，控制入肝血流，在离断前可以夹闭测试，保证不伤及右后支肝蒂。

肝中叶切除

肝中叶切除术是整块切除Ⅳ、Ⅴ、Ⅷ三个肝段的复杂术式，该术式切除的肝实质有左肝蒂供血的部分，也有右肝蒂供血的部分。当肿瘤位于中肝时，该术式有利于保留正常的肝组织，

该术式也可能联合尾状叶切除，尤其在某些特殊的肝门部胆管癌病例中（Ogura et al, 1998）。

肝中叶切除术综合运用了肝Ⅳ段切除和肝右前叶切除术中所采用的技术。肝实质离断时，必须结扎离断肝中静脉，因为肝脏切面与主平面在靠近下腔静脉处相交。术中一定要注意保护肝左、肝右静脉（Kanematsu et al, 1984）。对位于肝中叶的挤压脐裂的巨大肿瘤，要注意不能损伤位于肝门板或脐裂内的左肝管，如图 103B.38 所示。

肝Ⅵ、Ⅶ段切除（肝右后叶切除术）

肝Ⅵ、Ⅶ段单段切除时，离断的平面正好在右肝裂后方。入肝血流控制可以通过处理肝右后叶肝蒂到肝Ⅵ、Ⅶ段的分支（Reynaud et al, 1991）来实现。Ⅵ段切除时可以离断肝右静脉。Ⅶ段切除时需要保留肝右静脉从而保证Ⅵ段引流，除非存在副肝右静脉。Ⅵ段、Ⅶ段联合切除时（右后叶切除）可以切除肝右静脉，因为 Ⅴ、Ⅷ段的静脉回流是通过肝中静脉实现的。

肝Ⅱ段或Ⅲ段切除

在必须保留尽可能多的肝左外叶时，需要进行单独的肝Ⅱ段或Ⅲ段切除（见图 103B.50）。通常是病人有肝切除术或肝硬化病史。当实施单独的肝段切除时，可以通过处理镰状韧带左侧、脐裂内分布到 Ⅱ、Ⅲ 段的肝蒂来控制入肝血流（见图 103B.59；见图 103B.58）。结扎相关的肝蒂，可以确认肝实质切除的边界。在肝Ⅱ段或Ⅲ段切除时，肝左静脉必须保留，从而保证剩余肝的静脉回流。

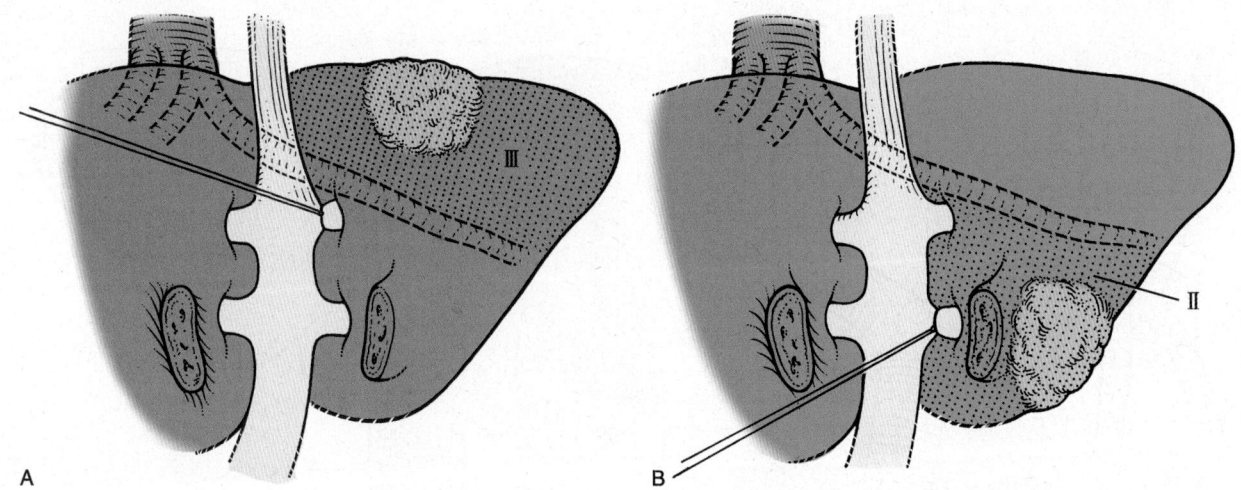

图 103B. 59   (A)和(B),结扎通向 Ⅱ 或 Ⅲ 肝段的肝蒂(见第 108B 章,以及图 103B. 48 和图 103B. 50)

肝切除治疗肝门部胆管癌

当肿瘤靠近肝门部或肝管汇合部时,往往需要同时行肝切除从而保证足够的肿瘤切缘。尽管本书描述的方法有时对侵犯肝门的肝细胞癌也适用,但更多见的还是肝门部胆管癌侵犯邻近肝组织或主要血管(图 103B. 60)(见第 51B 章和 103C 章)。这些情况下,几乎均会出现胆道梗阻相关的并发症。

一些学者,尤其是日本学者,常规对肝门部胆管癌实行术前胆汁引流和门静脉栓塞。作者仅选择性地对高度黄疸的病人行术前引流,或对 FLR 不足的病人行术前 PVE。根据 MSKCC 的经验,很少需要使用 PVE(Kennedy et al,2009)。一项 226 例扩大肝切除的分析显示:与术后死亡相关的术前因素主要有胆管炎、肌酐值高于 114. 92μmol/L、总胆红素大于 102. 6μmol/L。14 例死亡病人中,5 例曾行胆道重建(Melendez,2001)。大部分病人入住 MSKCC 肝胆外科之前曾行胆汁引流,部分病人实施了不恰当的经皮或经内镜插管引流。许多病人在引流处存在继发感染,而术后死亡率与这些感染密切相关。

同样,对 MSKCC 在 1991 年 12 月—2001 年 9 月间连续进行的 1 803 例肝切除病例的分析显示:胆管恶性肿瘤的术后并发症发生率和死亡率均是最高的(Jarnagin et al,2002)。术前胆道引流的指征需要进一步研究,尤其是要明确实施这些术前准备的标准。如果需要施行术前 PVE,可能会要求尽早行 FLR 胆道减压从而促进肝再生。

肝门部胆管癌切除术的主要限制因素是肿瘤侵犯或压迫邻近血管,尤其是累及门静脉主干或重要分支(Beazley et al,1984;Blumgart et al,1984;Voyles et al,1983)。胆管造影或横断面成像(见第 51B 章)提示的肿瘤侵犯血管的方式和肿瘤导致的胆管扩张,可以在术前为外科医生提供很有价值的信息,以此来决定手术切除的范围、手术策略(Burke et al,1998;Jarnagin et al,2002)。

对未侵犯肝内胆管或主要血管的小肿瘤,局部切除是可行的,但是对稍晚期病变,为保证肿瘤切缘,有时需要切除部分肝段。如果病灶侵犯右侧或左侧肝脏,则肝切除术不可避免。当对侧肝没有肿瘤且能够保留完整的血供时,可考虑行胆道重

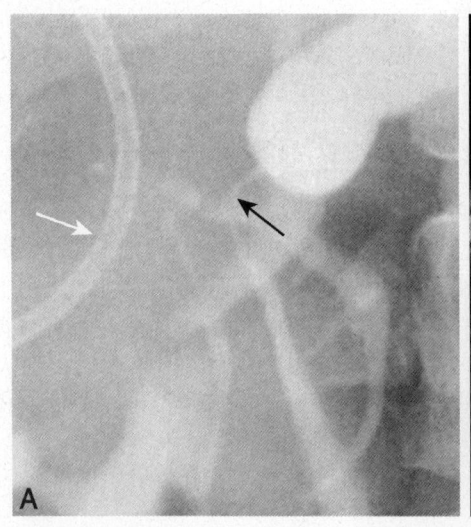
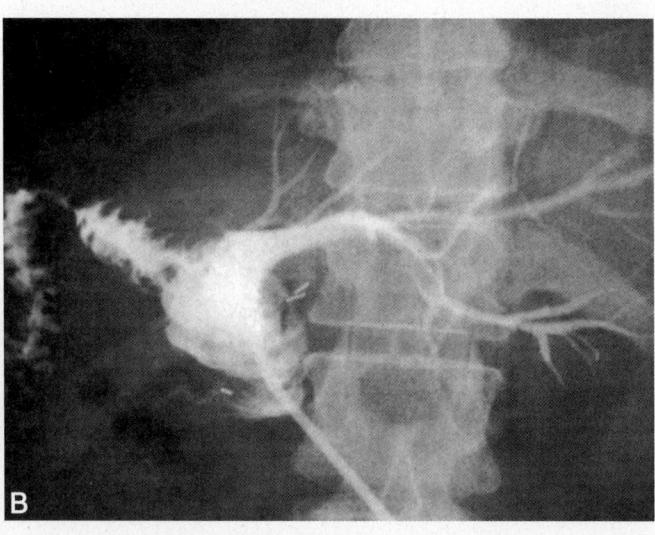

图 103B. 60   (A)PTCD 显示汇合部胆管癌(黑色箭头),左肝管只是起始部受侵犯,远端显著扩张。白色箭头所示为 PTCD 于右肝管内放置的引流管。门静脉右支和肝右动脉受侵犯,所以行胆管癌切除+右半肝切除术。(B)术后 T 管造影显示肝脐裂处左肝管空肠吻合,病人术后 3 年无肿瘤复发

建。最近越来越多的报道建议,对所有适合手术的肝门部胆管癌病例实施肝切除术,因为肿瘤根治和长期生存与肝切除直接相关(Jarnagin et al,2001)(见第51B章)。

在有些情况下,肝切除的范围可能仅限于肝方叶(Ⅳ段)或尾状叶(Ⅰ段)和肝方叶。然而,在某些情况下,需要进行范围更大的肝切除术,如右半肝切除、左半肝切除或扩大右半肝切除。与之前描述的肝切除术相比,依据肿瘤在肝门部的不同位置,手术方式亦有所不同。术前必须进行仔细和详尽的影像学检查,判断肿瘤的可切除性并制定手术计划。

开腹探查前的腹腔镜检查可以使一部分有肝转移或腹腔种植的病人免于不必要的开腹手术(Jarnagin et al,2000)。检查肿瘤在肝脏进展的程度并对可疑部位进行活检也非常重要(Blumgart et al,1984)。对可疑的远处引流的淋巴结应切除并行冰冻切片检查,因为远处淋巴结(包括腹腔、胰后、主动脉旁淋巴结)的转移,将会降低手术切除的效果。当存在远处转移时,如果条件允许,可以行胆道旁路手术,也可以术后行经皮或内镜下胆道支架植入治疗。

为了能够探查左右肝管汇合部及相关的血管,术者必须探查肝方叶下方的区域。如果在该处无肿瘤侵犯,就可以依照Hepp 和 Cauinaud方法(1957)(图103B.61)(见第29章)降低肝门板。如果左肝管可以下移,通常提示肿瘤侵袭了右肝管,一般需要行右半肝切除术。这时,通常能清楚地知道能否在切线外保留足够长的左肝管以确保肿瘤切缘和重建。在某些情况下,如果肝方叶的基底部被侵犯超过一定的范围,左肝管可能只能保留到更靠外侧的脐裂处。从Glissonian平面向下劈开肝脏到肝门,可能会有利于进一步的探查(见图103B.62)(Blumgart,1980;Goff et al,1967;Templeton & Dodd,1963)。

在进行肝切除之前,必须评估是否累及尾状叶,主要依据是术前的影像学,尤其要观察尾状叶胆管有无扩张,术中可以显露肝下下腔静脉来探查尾状叶。结扎、离断最下方的肝短静脉,然后从后方触诊尾状叶。对左侧的肝门部胆管癌,尾状叶切除通常是手术必要的组成部分,有学者主张对所有的肝门部胆管癌常规切除尾状叶(Mizumoto et al,1986;Nimura et al,1990)。包括Ⅳ、Ⅴ、Ⅷ段的肝中叶联合尾状叶切除也是可行的(Ogura et al,1998)。

为了更好地显露肝门血管和方便肝门淋巴结的清扫,在手术早期可以在十二指肠上方横断胆总管(见图103B.63和图103B.64),然后牵向上方。另一方面,如果不确定是否可以切除,术者在切断胆总管前,可以尽可能游离门静脉和肝动脉。在胆总管离断前,先解剖游离十二指肠,在紧贴十二指肠的上方结扎离断胆总管。向前、向上牵拉胆总管,清除筋膜血管和淋巴结。分离过程中,游离胆囊,使肝外胆道结构朝前、朝上(见图103B.65),有助于安全地解剖显露位于肿瘤后方胆管汇合部的结构。

随后面临的情况会是以下三种情况之一。首先,在门静脉或肝动脉未被肿瘤侵犯的病例中,可以先游离肿瘤,然后向前牵拉。如果尾状叶受累,应该如之前描述的那样游离,然后一并切除。将之前已经游离的左肝管结扎、离断并预置缝线。离断后,标本侧的胆道转而向上向右牵拉,从而更好地显露门静脉和肝动脉(见图103B.66)。如果肿瘤侵犯左肝管,则必须先离断右肝管,然后将其向左侧牵拉。在实际操作中也可以先解

剖胆管,直到肝实质离断后再离断胆管。无论如何,当提起胆管和肿瘤后,结扎相关的肝动脉,通过血管夹、缝合来处理病变侧肝脏的门静脉分支(见图103B.65A)。也可以使用切割闭合器离断门静脉。如前所述行肝实质离断,在肝外或肝实质内处理肝静脉(见图103B.65B)。

其次,当肿瘤可能侵犯门静脉的右支或左支时(门静脉分叉处无肿瘤侵犯),手术过程如前所述。但是当受侵犯的门静脉支因距离病灶近而难以游离并切除时,在这种情况下,可以先切除肝实质,充分显露后,最后切除受侵犯门静脉,必要时进

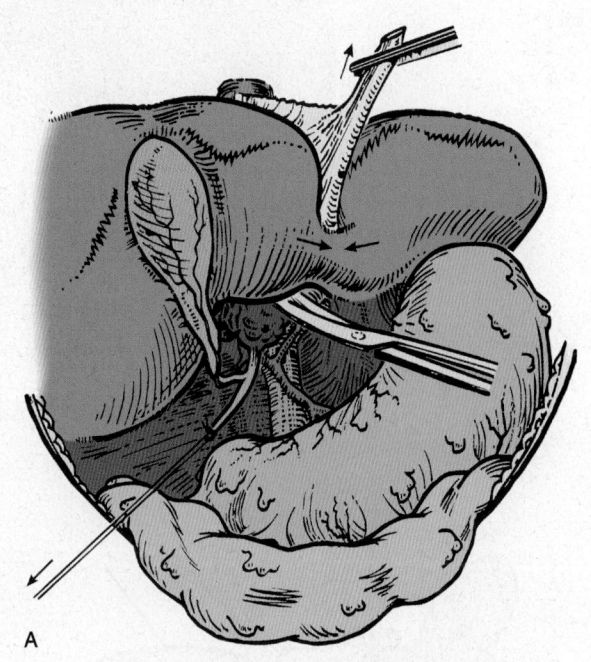

A

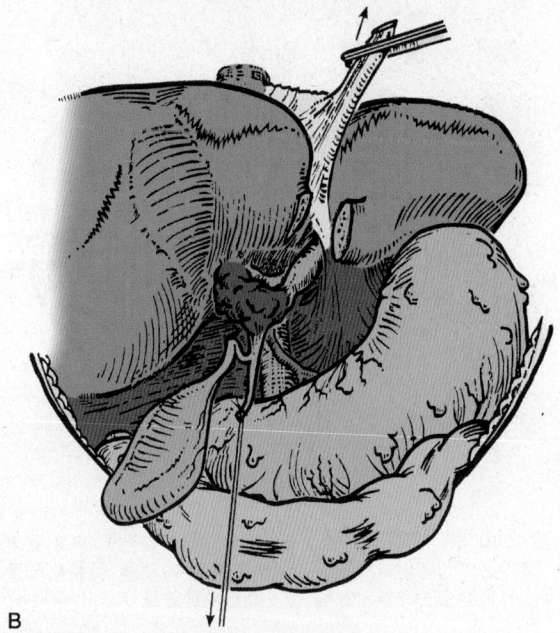

B

图103B.61　(A)分离显露肝门结构。上提肝圆韧带将肝脏向上牵引,用剪刀分离肝方叶来降低肝门板。箭头所指的脐裂底部的肝组织桥(双箭头)还未切断。在十二指肠的上方横断胆总管,下段胆管与周围结缔组织和淋巴结一并分离。(B)通过降低肝门板显露胆管汇合部,切开脐裂底部的肝组织桥

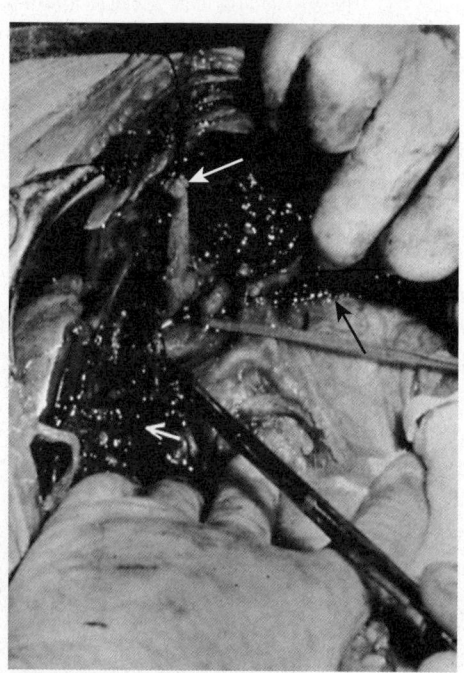

图 103B. 62 Glissonian 平面的肝切除术。左肝（黑色箭头）和右肝（白色小箭头）已经分开，胆总管已经横断并且向上提起（白色大箭头）。门静脉左支由细带牵引。位于胆管汇合部的肝门部胆管癌已经侵犯了部分门静脉和左肝管。分离肝动脉后发现其未被侵犯

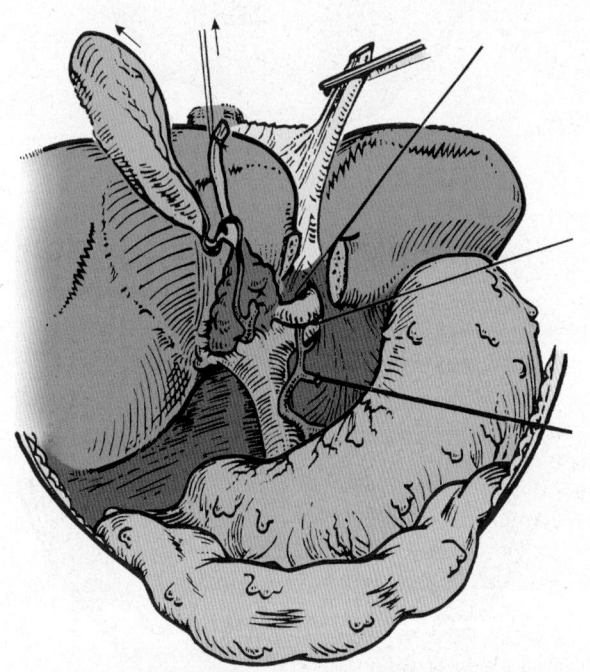

图 103B. 63 将肝外胆管以及周围组织向上牵拉，从前方显露门静脉分叉，完全游离肿瘤。结扎、切断肝右动脉，骨骼化门静脉，可见肿瘤已经侵犯右肝，在左肝管预置缝线

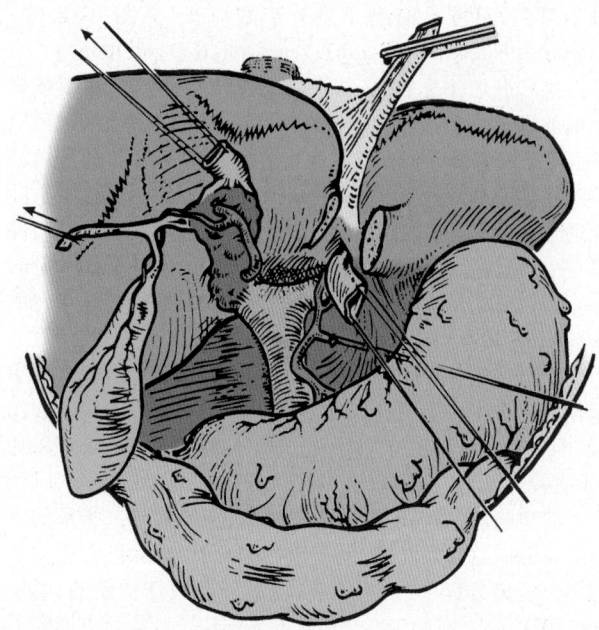

图 103B. 64 离断左肝管，显露门静脉分叉。肿瘤已经侵犯门静脉右支，并且侵犯右肝实质。另一种方法就是在后期切肝时再横断胆管

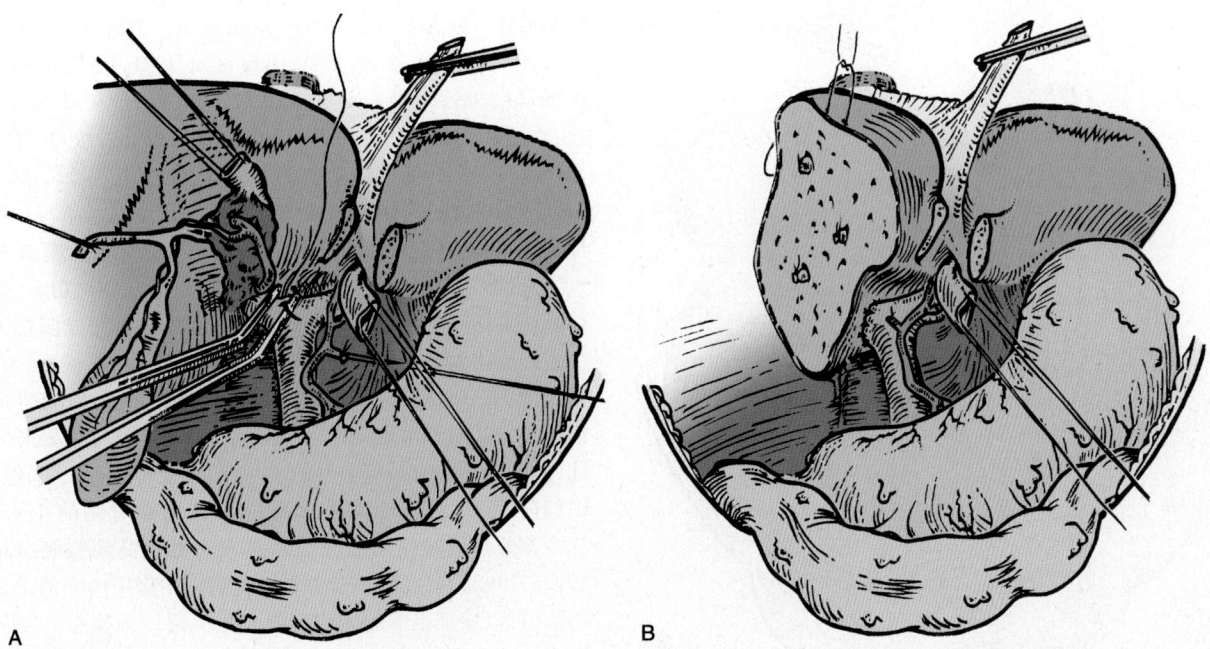

A　　　　　　　　　　　　　　　　　　　　　**B**

图 103B.65　（A）在门静脉右支上血管钳，在门静脉切除前在两血管钳之间预置缝线，离断后缝合门静脉。（B）将门静脉右支切断，用 3-0 血管缝线缝合。将右肝以及包括肿瘤的胆管组织一并切除。左肝管预置缝线，准备吻合

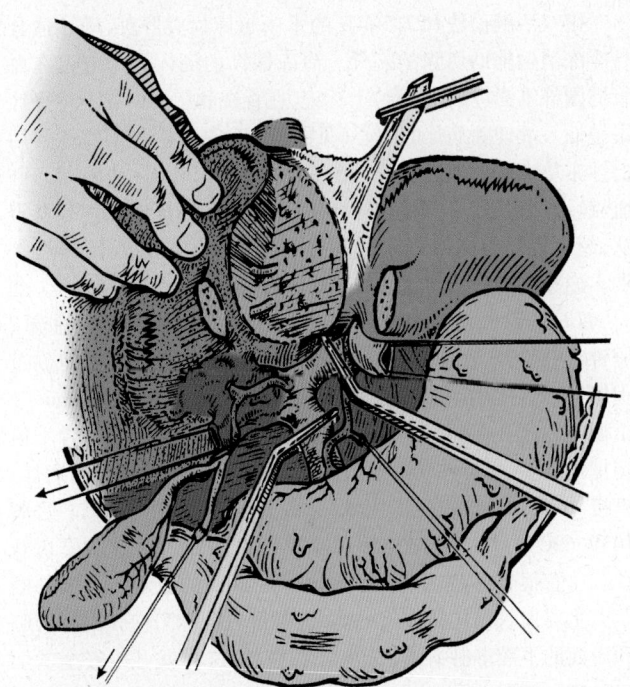

图 103B.66　肝门部胆管癌侵犯门静脉分叉的手术切除。肿瘤与门静脉分叉固定。开始步骤与图 103B.61、图 103B.63 和图 103B.64 相似。左肝管被分离牵引，离断肝右动脉。因肿瘤侵犯门静脉分叉处，将门静脉左支用血管钳钳夹。切开镰状韧带右侧的肝组织有时可以降低手术难度，离断肝方叶（Ⅳ段）的血供

板，解剖左肝管和门静脉左支。结扎肝右动脉，保留肝左动脉。预置缝线后离断左肝管。钳夹阻断门静脉左支和主干（见图 103B.66），游离并离断受侵犯的门静脉分叉部，与左肝管的起始部一起向右牵拉（见图 103B.67）。门静脉主干和门静脉左支断端直接吻合（见图 103B.68），从而确保左肝获得充足的

行门静脉重建。如果显露良好，也可以在肝切除前离断和重建门静脉。

最后，肿瘤可能侵犯门静脉分叉处或者直接包绕分叉。如果遇到这种情况，需要行更广泛的手术切除。如果门静脉分叉部被包绕，肿瘤侵犯了右侧管道系统，需行扩大右半肝切除。游离胆总管和胆囊，如前所述，向上牵拉。如果可能，降低肝门

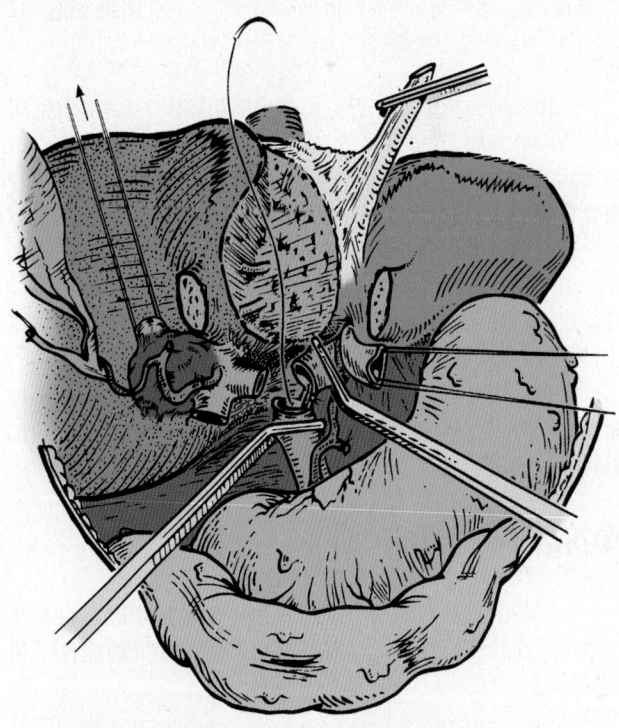

图 103B.67　门静脉主干和左支已经离断。将肿瘤和肝外胆管，门静脉分叉处和周围组织分离后暂留在右肝。将门静脉左支和门静脉断端用 5-0 血管缝线连续端端缝合。剩余肝（包括Ⅱ段、Ⅲ段和尾状叶）由肝左动脉和门静脉左支供血，左肝管引流。有时也可以先切除右肝及病灶后再行血管重建，切肝时显露的尾状叶胆管可缝扎或单独吻合，也可以根据情况切除尾状叶

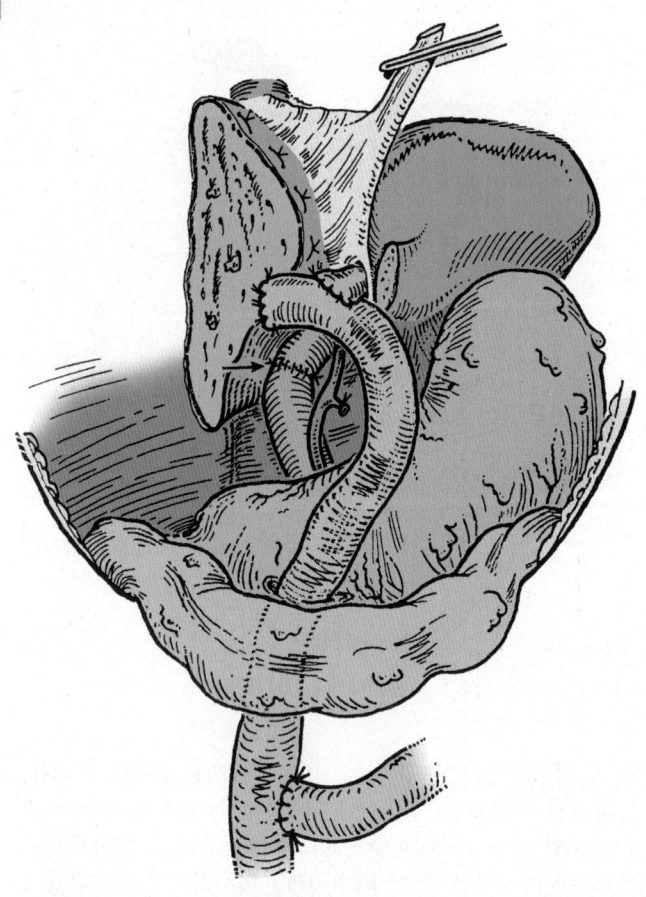

图 103B.68 右肝以及肿瘤和肝外胆管,门静脉分叉处和周围组织已经一并切除,切除线位于镰状韧带右侧。小箭头为门静脉吻合处。左肝管与空肠行 Roux-en-Y 吻合(见图 103B.60B)

血供。

采用之前介绍的方法行扩大右半肝切除术。如前所述,可以先切除肝实质,充分显露后,最后处理门静脉。必要时,可以将尾状叶和肿瘤一并切除。通过左肝管与空肠行 Roux-en-Y 吻合重建胆、肠的生理连续(见图 103B.68)。

也有学者提出利用脾静脉来重建门静脉的方法(Longmire et al,1973)。如果切除的门静脉较长,中间可能需要植入一段自体血管。如果需要行左半肝切除术,该手术的要领如前所述,但是门静脉重建更加复杂。

在有些情况下,很多外科医生倾向于在肝实质切除后再离断左右肝管。在第 50 章中将进一步讨论肝切除术治疗肝门部胆管癌的病例选择及治疗效果。

冷冻消融辅助肝切除

冷冻消融术是一种利用冻结和融解的过程来破坏组织从而治疗恶性肿瘤的技术。已对冷冻消融术治疗肝肿瘤作了很

好的描述。绝大多数研究(Atkinson et al,1992;Chamley et al,1989,1991;Horton et al,1991;Onik et al,1991,1993;Ravikumar & Steele,1989;Ravikumar et al,1987,1991)都是在原位冻结肿瘤,详见第 98D 章。还提出(Welling & Lamping,1990)并发展了应用冷冻探针辅助肝切除(Polk et al,1995)。

冷冻手术被应用于辅助切除常见于以下三种情况。①楔形切除术,尤其是位于肝脏膈顶部的病灶切除存在很多的难点,包括控制楔形切面内的出血和确保足够的无瘤切缘。楔形切除通常伴随切缘阳性和较高的局部复发率。切缘阳性的一个主要原因就是质硬肿瘤在质软的肝脏交界面的破裂。在肿瘤周围冻结一圈正常的肝组织,可以防止肿瘤肝脏交界面处的破裂。②对许多病人而言,单侧的病灶需要行主要肝叶切除,但如果伴随有对侧半肝的小病灶,在仅切除有限正常肝组织的前提下,利用冷冻技术可以一并切除对侧的小病灶。③冷冻外科已经使用冷冻消融技术来处理肝细胞癌(Zhou,1992a,1992b)。在肝癌合并肝硬化病人中应用冷冻消融辅助切除,可以保证足够的无瘤切缘和最大限度地保存有功能的肝组织。

操作方法

用双手触诊法和 7.5MHz 的术中超声检查肝脏,确认适合行冷冻消融辅助切除的病灶。冷冻探针的插入点用电刀在血管周围纤维囊(格利森囊)上标记,在直视和超声引导下将探针缓慢插入欲切除病灶的中心(见图 103B.69A)。用剖腹探查用的纱布垫来保护邻近组织。在冷冻之前用 Pringle 法阻断入肝血流。冷冻开始后,用超声检测冷冻情况。冷冻区域很容易辨认,超声表现为高回声区,后方伴声影,从中心向周围慢慢扩展。冷冻范围应该超过肿瘤外缘 1cm 左右(见 103B.69B)。此时,暂时解除肝血流阻断。初次冷冻之后,再恢复肝脏血流 2 分钟,然后再次用 Pringle 法阻断肝门后切除肿瘤。在切除过程中为了维持冰冻区域的大小,设定冷冻-融解周期为 1min 一个循环。这种循环可以有效地防止冰冻区域的扩大或者不慎将探针拔除,探针在切除过程中可以当作"把手"来控制病灶。直接沿着冰球或距其边缘少量距离切开肝组织(见图 103B.69C)。牵拉冷冻探针和冰球可以很好地显露实质切开线。血管很容易辨认,分别结扎、离断遇到的血管。对于肿瘤距离主要血管结构比较近的病人(如肝右静脉),应该先将肝脏和后面的下腔静脉游离,分离肝右静脉,这样就可以安全的切除肿瘤。

附在冷冻探针上的切除标本(见图 103B.69D),可以解冻后取下做检查,以明确切缘是否足够。如果对切缘存在怀疑,可以将冷冻探针插入残腔内,对可疑区域做进一步的冷冻。

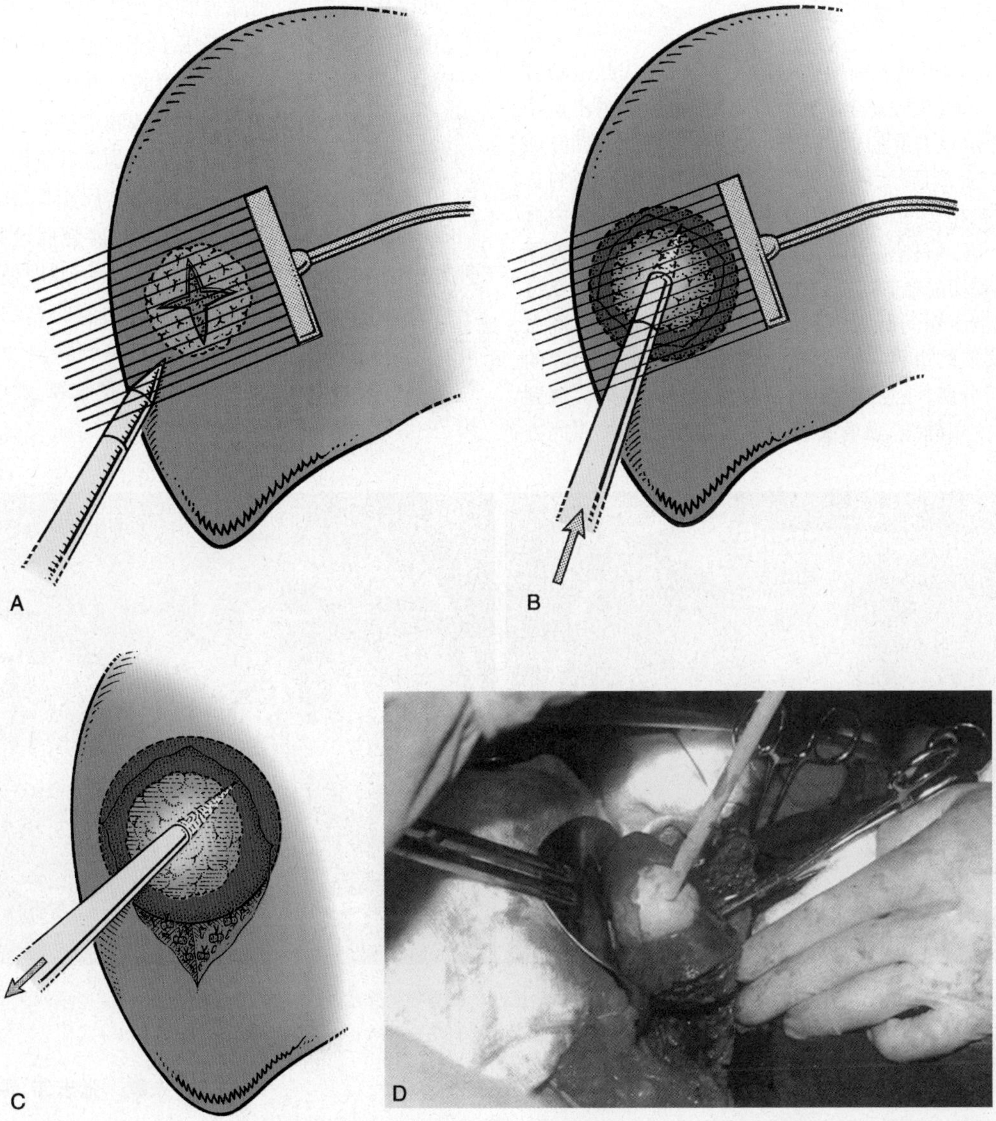

图 103B. 69　(A) 术中超声对肿瘤定位, 肝表面 "十" 字划开后插入冷冻探针。(B) 在超声引导下向肿瘤插入冷冻探针, 将包括肿瘤的周围大约 1cm 内的肝组织冷冻。(C) 通过冷冻探针的 "把手" 来调整冷冻的范围。(D) 对 VI 段肿瘤用冷冻探针, 使用冷冻消融技术辅助切除肿瘤

肝巨大血管瘤和其他良性肿瘤的切除术

　　Schumaker 在 1942 年提出了巨大血管瘤的外科处理, 随着无创影像技术的进步, 在这方面有一些新的进展 (Baer et al, 1987, 1992a; Iwatsuki & Starzl, 1988; Schwartz & Husser, 1987)。选择性动脉造影可见造影剂特征性的片状聚集, 明确肝内外血管结构, 但在临床较少使用, 因为高分辨率的 CT 和 MRI 也可以提供特征性的对比增强模式。

　　曾经有学者描述了局部切除方法 (Alper et al, 1988; Baer et al, 1987, 1992a), 它能够保证最小的失血量, 并能最大限度地保留正常肝组织, 可以选择性地应用于巨大海绵状血管瘤的外科处理 (见图 103B. 70)。该方法也适用于肝腺瘤、结节性增生和转移性神经内分泌瘤。其他学者证实 (Lerner et al, 2004) 与肝叶切除相比, 该方法能够保留正常的肝组织, 而且并发症较少。

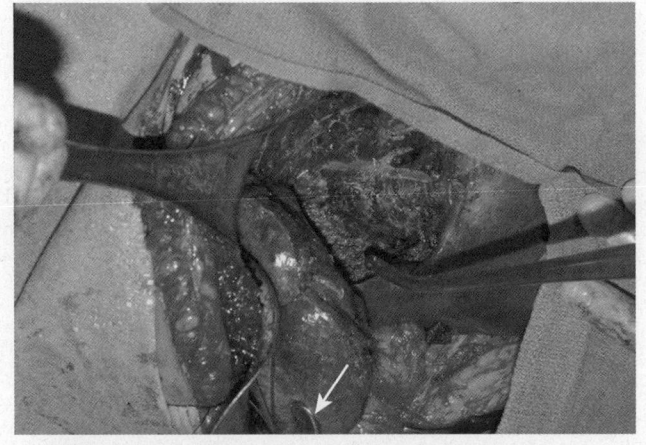

图 103B. 70　右肝血管瘤剜除术中照片。箭头所示为血管瘤已经收缩, 可以用镊子夹起。瘤体从肝实质剥除后, 在创面底部可以见到肝中静脉的一个较大分支。正常肝组织基本不受影响 (见图 103B. 71)

操作方法

　　辨认肝总动脉,根据术前明确的病灶位置,确认并阻断肝右或肝左动脉。通过预先完全阻断肝外血管,将手术中出血降到最低。切除左肝或右肝的主要病灶时,结扎同侧的肝动脉通常就足够了。然而,当病灶涉及Ⅳ段时,需要在脐静脉裂内选择性地分离、结扎相关的血管。阻断肿瘤的血供后,瘤体内血液流出,体积缩小。瘤体张力降低后,可以钳夹牵拉从而方便切除,通常只需要切除血管瘤周围数毫米的肝实质组织。在这点上,可以看到被压缩的肝脏组织形成的假包膜,可以明确血管瘤和正常肝实质的边界。接下来,术者可以沿着病灶边界的平面用手指进行分离,注意避免进入肝实质或进入肿瘤。遇到血管或胆管时,使用缝线、血管夹或电凝设备离断。按照此方法,可以从肝实质内剥除血管瘤而不损伤主要的血管和胆道(见图 103B.70)。局部切除后的肝脏创面可以用多种方法来处理。一般情况下,剥除后创面的出血较少,可以通过压迫或氩气刀止血。也可以将游离大网膜覆盖在创面上。

　　这种方法在切除大血管瘤时对周围肝组织的损伤很小(见图 103B.71)。组织学证据表明瘤体周围是相对无血管平面(Baer et al,1992a),游离时控制少数穿越假包膜的血管,而这种方法切除的正常肝组织是最少的。因此即使因肿瘤较大要求切除大部分左肝或右肝时,对肝功能的影响依然不大。在肝包虫病的外科治疗中,也可以借鉴剥除良性肿瘤的方法进行囊壁切除,但要小心操作,避免囊壁破裂,囊内容物溢出(见第 74 章)。

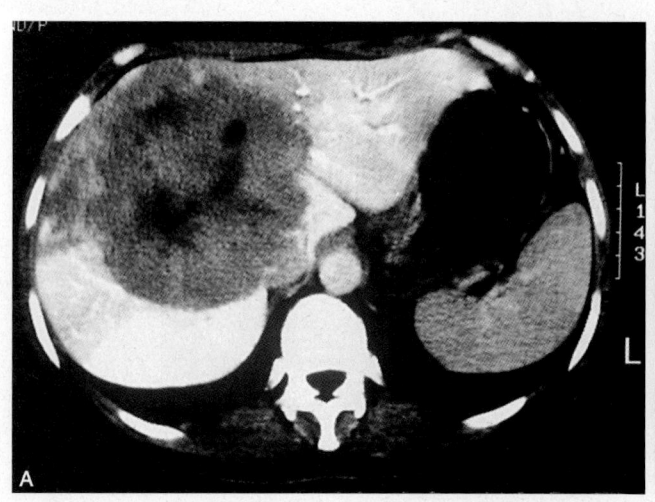 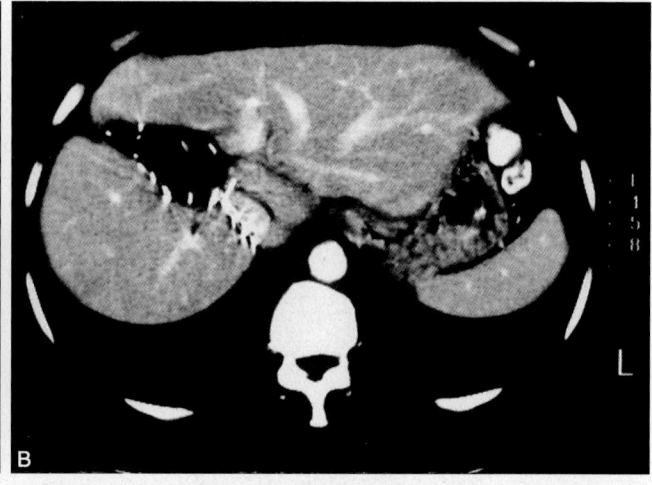

图 103B.71　(A)右肝Ⅳ、Ⅴ、Ⅵ、Ⅷ段的巨大血管瘤的 CT 影像。施行了血管瘤剥除术,没有丢失正常肝组织,残腔内填入大网膜。(B)术后 CT 显示没有丢失正常肝脏组织

（朱鹏　张志伟 译　张必翔 审）

肝门部胆管癌的标准及扩大根治手术

Tomoki Ebata，Masato Nagino

肝门部胆管癌手术切除的主要目标之一是实现阴性切缘（见第 51B 章）。既往在临床实践中常采用单纯肝外胆管切除联合或不联合小范围肝切除的术式，但常常带来阳性切缘，远期疗效不佳。近年来，随着外科技术的进步（见第 103B 章）、对肿瘤病理学的深入理解（见第 47 章）和围手术期病人管理的优化（见第 24 章和第 25 章），半肝切除联合肝外胆管切除作为更激进的策略越来越多成为标准术式。在一些专科中心，对进展期肿瘤可能采取更大范围的切除，包括肝三叶切除、血管切除、联合胰十二指肠切除等。然而，由于肝门部胆管癌发病率低、病变类型复杂多样，因此外科经验积累受限。本章主要介绍肝门部胆管癌的标准及扩大根治术式。围手术管理的内容详见第 51B 章。

标准术式

标准的肝门部胆管癌手术包括右/左半肝切除、尾状叶切除、肝外胆管切除、淋巴结清扫及胆肠吻合（Nimura et al，1990；Ito et al，2014）。手术的目标是实现切缘阴性的整块切除。外科切除通常包括以下步骤：①淋巴结清扫，远端胆管的分离；②肝门区域的半肝血管属支分离；③半肝及尾状叶的游离；④肝实质离断；⑤近端肝内胆管的游离。

近来的一些研究表明，淋巴结分拣的数目和病人预后相关，尤其是在淋巴结阴性的病人中。和淋巴结数目相比，淋巴结的解剖部位（区域淋巴结或远处淋巴结）对生存预后的影响较小（Aoba et al，2013；Kiriyama et al，2015）。淋巴结清扫的区域通常包括肝十二指肠韧带、胰头后方及肝总动脉周围淋巴结。腹主动脉旁、胃周及腹腔动脉周围淋巴结被视为远处淋巴结（Edge et al，2010），只进行淋巴结活检指导分期即可，无须进行清扫。在淋巴结清扫过程中，尽量远离肿瘤边缘离断胆总管以保证满意的阴性切缘长度，通常在其汇入胰腺处离断。远端胆管切缘在术中应常规行冰冻病理检查，如冰冻病理提示切缘阳性，应再次行胰腺段胆管切除（图 103C.1）。

完成一侧的门静脉和肝动脉游离后，小心结扎所有的门静脉的尾叶支。在左半肝切除中，应尽量从肝门板向近侧充分游离出肝动脉右前支和门静脉右支。在右半肝切除中，应从肝门板向门静脉左支的右侧缘游离出左肝动脉（图 103C.2）。近端胆管的切除线依照肝门分离解剖的程度而定。

肝门部胆管癌可起源于大胆管（右肝管、左肝管、左右肝管汇合部及肝总管），也可起源于与肝门相邻的肝实质（Ito et al，2014；Nimura et al，1990）。肿瘤常常侵犯肝门区结构及尾叶胆管分支。术前的影像学检查常常低估尾状叶受累的程度，因此

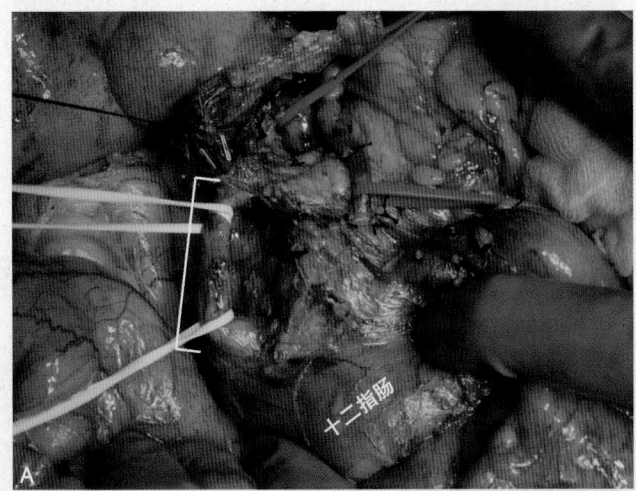

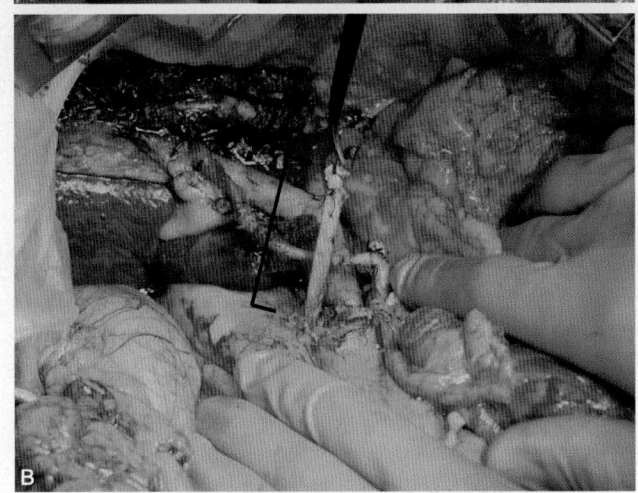

图 103C.1 肝门部胆管癌的标准切除。（A）在胰腺后方充分游离胰腺段胆管（白色方括号所示），远端胆管切除线位于十二指肠附近。（B）当肿瘤累及远端胆管残端，应再次行胰腺段胆管的切除。胰腺段胆管（黑色方括号所示）的剥离可增加 4cm 长度的切缘

肝门部胆管癌的根治性切除通常需联合尾状叶切除。肝中静脉在距离肝门部胆管约 1~2cm 的区域走行，肝实质的离断应沿肝中静脉完成，从而避免操作中接触肿瘤。在左半肝切除中，肝切除的右侧边界为下腔静脉的右缘；在右半肝切除中，肝切除的左侧边界为 Arantius 管（肝静脉韧带）。当完成肝实质离断后，就可以分离近端胆管（图 103C.3）。

以上描述的标准术式适用于 Bismuth Ⅰ~Ⅲ型、无大血管

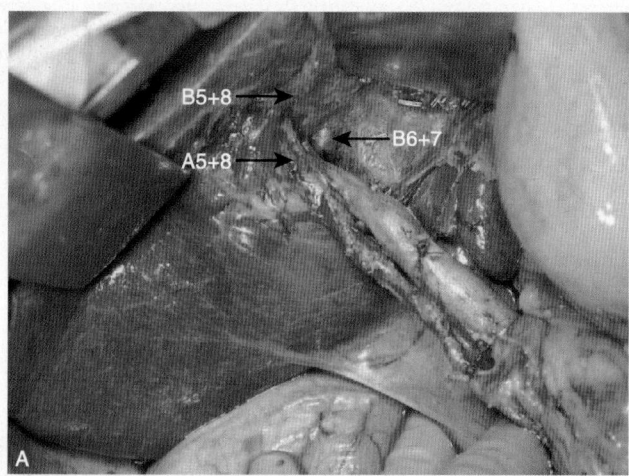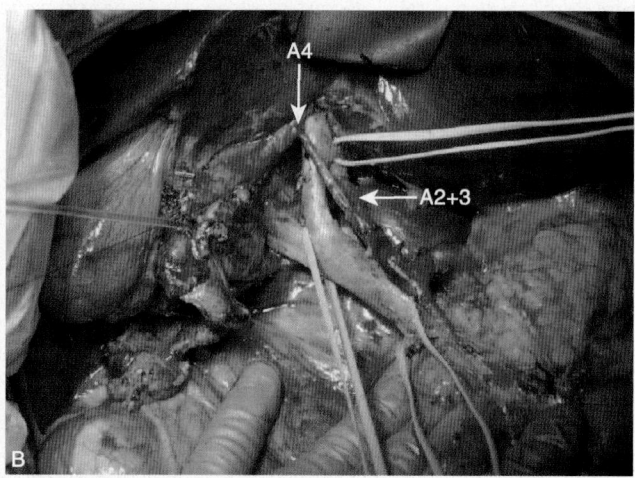

图 103C. 2 （A）左半肝切除术中游离解剖肝门。将肝动脉右前支（A5+8）、门静脉右支和右侧胆管游离开来。（B）右半肝切除术中游离解剖肝门。将左肝动脉、门静脉左支和左侧胆管游离开来。黄色吊带处为 Arantius 韧带；蓝色吊带处为门静脉右支（根据 Couinaud 分型用数字标注肝段：A 代表肝动脉；B 代表胆管）

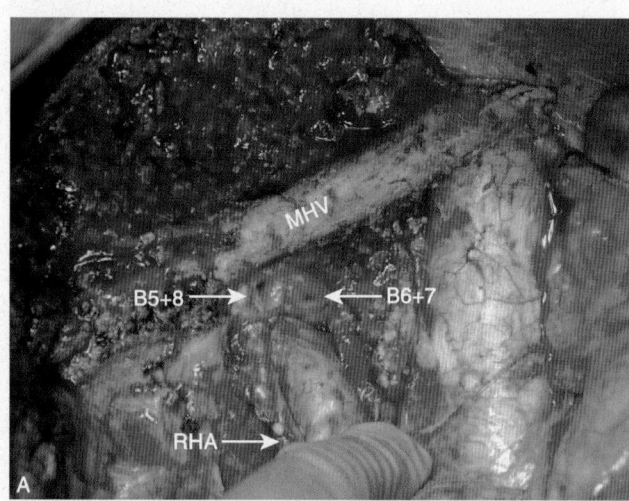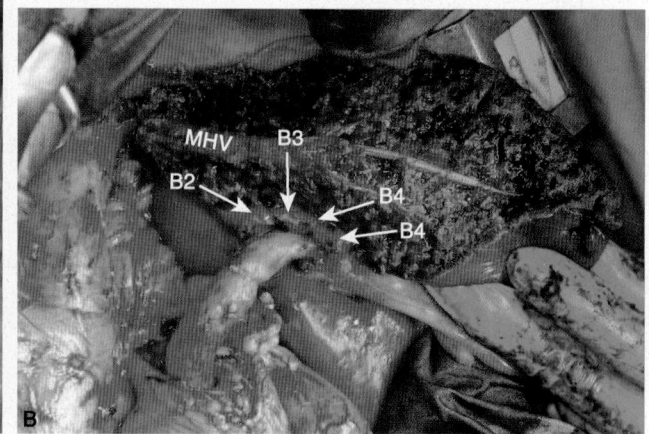

图 103C. 3 完成半肝、尾状叶及肝外胆管切除的术后观。（A）左半肝切除术。（B）右半肝切除术。RHA，右肝动脉；MHV，中肝静脉（根据 Couinaud 分型用数字标注肝段：B 代表胆管）

侵犯（AJCC 第 7 版指南中 TNM 分期 I ~ Ⅲ期；Edge et al，2010）且病变局限的肿瘤。符合这些标准的病人术后长期预后满意，中位生存时间可达 5.4 年。还有一大部分肝门部胆管癌为 AJCC Ⅳa 期肿瘤，例如合并明显血管侵犯的 Bismuth Ⅳ 型肿瘤。为提高这部分进展期病人的可切除率，应采取扩大切除的术式。下面将详述扩大根治性切除的三个关键术式：①肝三叶切除；②肝切除联合血管切除；③肝胰十二指肠切除（Nagino et al，2012）。

肝三叶切除

Bismuth Ⅳ 型的肝门部胆管癌累及双侧二级肝内胆管，难以通过标准的肝切除实现 R0 切除。1992 年，Bismuth 等在提出分级系统时将Ⅳ型肿瘤视为不可切除。25 年来，外科医生将其奉为金科玉律。然而近年来，许多Ⅳ型肿瘤病人可通过左三叶或解剖性右三叶切除完成 R0 切除，实现阴性的近端胆管切缘（Matsumoto et al，2014；Nagino et al，2006；Natsume et al，2012）。

在解剖性右三叶切除术中，在门静脉Ⅳ段属支发出的位置进行游离并予以结扎（见第 103B 章）。门静脉左支脐部头侧的小分支应一一进行分离结扎，进而充分显露脐板。左外叶的肝动脉分支应予以保留。肝脏离断沿镰状韧带进行，在脐板的左侧游离出左外叶胆管分支（图 103C. 4）。此术式与标准的右半肝切除相比，可再多切除汇合部上方约 10mm 长度的肝内胆管。在以向右肝内侵犯为主的Ⅳ型肝门部胆管癌病人中，和右半肝切除相比，右三叶切除可将阴性切缘率从 57% 提升至 89%（Matsumoto et al，2014）。

在左三叶切除中，将右肝动脉小心保留，其余的分支（左肝动脉、胆囊动脉、肝动脉右前支）均予以结扎离断（见第 103B 章）。游离出门静脉左支、右前支和右后支，左支及右前支分别予以结扎离断。在下腔静脉的左缘，游离左半肝和尾状叶，而后沿右前和右后叶的分界线进行肝实质离断。最后，在门静脉右后支的头侧、腹侧游离出右后叶胆管（图 103C. 5）。

从技术上来看，肝实质离断充满挑战。首先，左三叶切除为少见术式，在较大的病例系列研究中占比不足 5%；其次，右

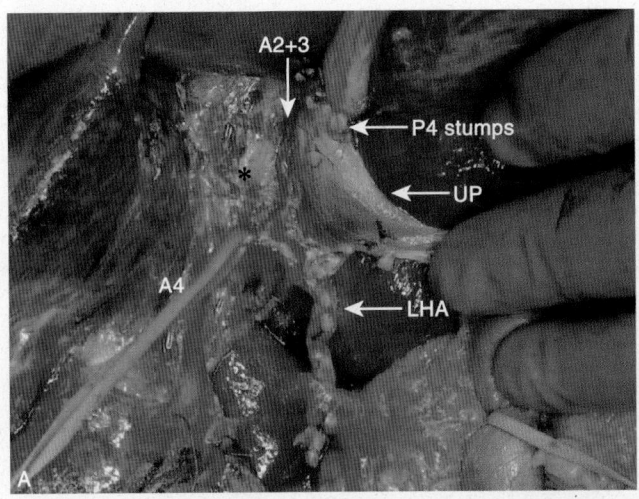
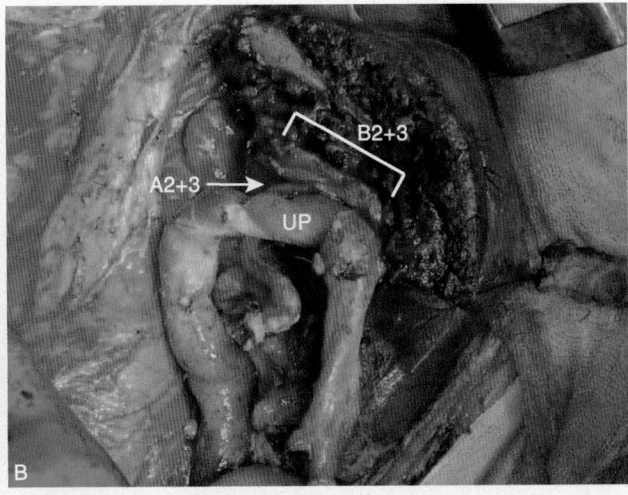

图 103C. 4　右三叶、尾状叶及肝外胆管切除。(A)自脐板(*)充分游离门静脉左支脐部(UP)。肝中动脉(A4)自左肝动脉(LHA)发出；左外叶(A2+3)的动脉属支也自脐板进行游离。(B)术后观。在门静脉左支脐部的左侧缘离断近端胆管(B2+3)

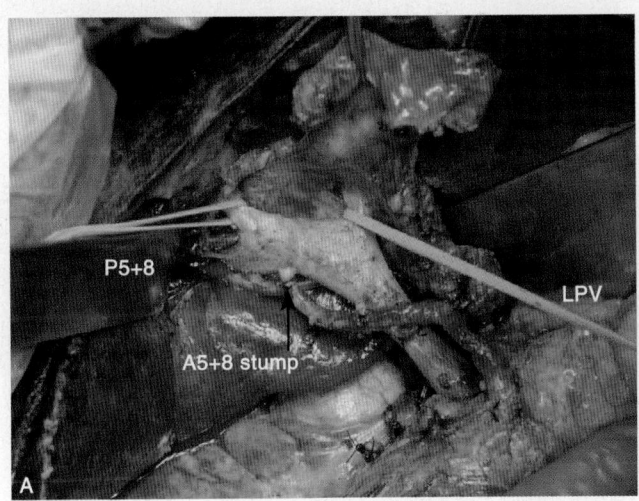
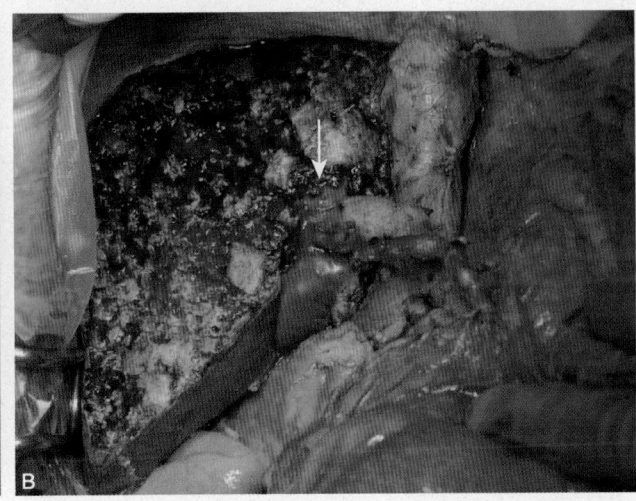

图 103C. 5　左三叶、尾状叶及肝外胆管切除。(A)门静脉左支(LPV)和右前支(P5+8)分别用蓝色吊带悬吊，已完成肝动脉右前支(A5+8)的游离。(B)术后观。白色箭头显示的是右后叶胆管残端

肝静脉并非恒定作为右侧肝裂的解剖标志；最后，肝切除的平面并非常常平坦规整、变异较大(Shindoh et al,2010)。肝实质的分离过程耗时耗力且出血较多。相比于标准的左半肝切除，该术式可将右后叶胆管在汇合部上方离断的距离增加约7mm。对于向左肝内侵犯为主的 Bismuth Ⅳ 型肝门部胆管癌，相比于左半肝切除，左三叶切除可将阴性切缘率从 13% 提升至 84%(Natsume et al,2012)。

联合血管切除

因肝门部胆管毗邻门静脉及肝动脉，肝门部胆管癌极易侵犯血管主干或分支。血管侵犯一度被视为肿瘤不可切除的首要因素(Jarnagin et al,2001)。但随着手术技术的不断改进，这些病变已可通过肝切除联合血管切除重建完成手术切除(Ebata et al,2003;Nagino et al,2010;Nimura et al,1991)。

血管重建可以分为三种类型：①门静脉切除；②肝动脉切除；③门静脉和肝动脉联合切除。其中，门静脉切除在许多中心已有广泛应用，许多研究已证实病人可从中获益(Ebata et al,2003;Hemming et al,2011;Miyazaki et al,2007)。肝动脉切除目前尚存争议，技术上有一定挑战，且病人获益有限。在肝胆胰手术中，肝切除联合门静脉或肝动脉切除被视为最复杂和挑战的术式(Nagino et al,2010;见第 107 章)。

许多学者推崇"不接触"技术，即在肝切除之前完成门静脉切除(Kondo et al,2004b;Neuhaus et al,1999)。然而，在没有明显大血管侵犯的病人中，预防性的血管切除缺乏充分科学证据(Tamoto et al,2014)，且血管切除相关的并发症较多(Abbas et al,2013;Chen et al,2014)，因此并未被我们采纳。在肝十二指肠骨骼化清扫时，如血管和肿瘤粘连紧密，应行血管切除(图103C.6)。多数情况下，标本移除后可改善手术视野，便于血管钳夹及缝合操作，进行门静脉切除更为适合(见第 103B 章)。血管部分切除后行重建时，通常以 5-0 或 6-0 血管缝线行血管端端吻合，后壁在腔内行连续缝合，前壁在腔外行连续缝合。必要时可行自体血管移植，和其他血管相比，右侧髂外静脉可选取长度更长，与门静脉直径相近，是自体血管移植的首选材

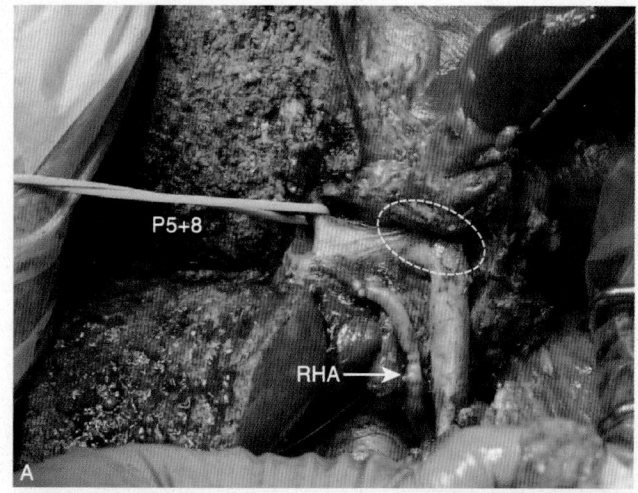

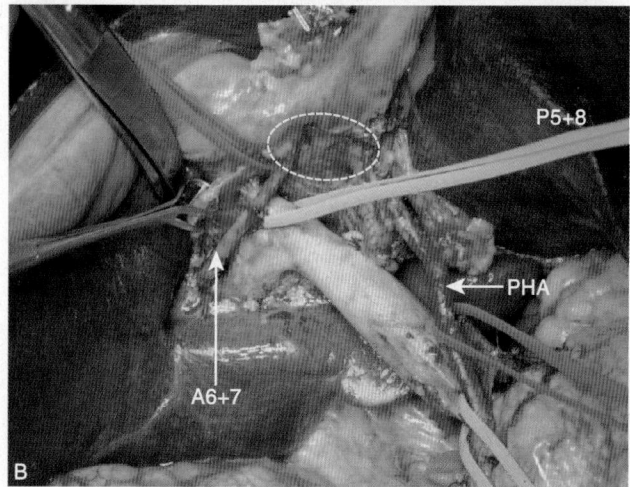

图 103C.6　左三叶切除术中发现血管侵犯（虚线圆圈）。（A）双侧门静脉受肿瘤侵犯。（B）右肝动脉受肿瘤侵犯。RHA,右肝动脉；PHA,肝固有动脉（根据 Couinaud 分型用数字标注肝段：A 代表肝动脉；P 代表门静脉）

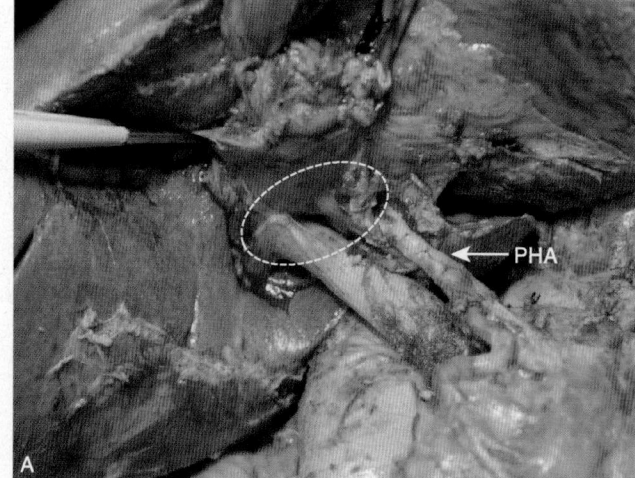

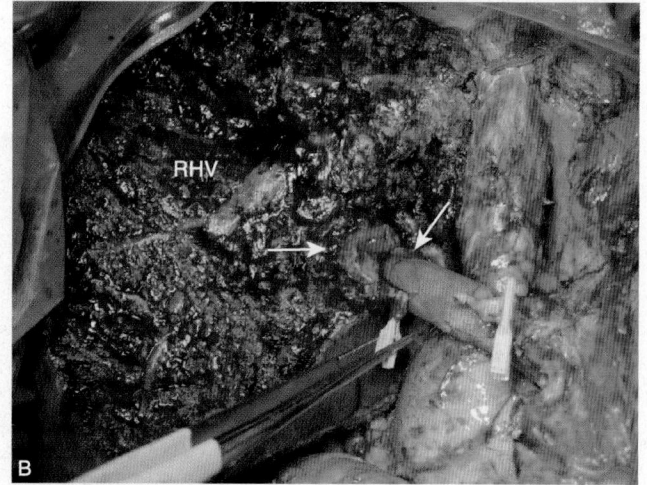

图 103C.7　左三叶切除联合门静脉、肝动脉的切除重建。（A）门静脉和右肝动脉肉眼可见的侵犯。PHA,肝固有动脉。（B）术后观。镊子牵起的是肝动脉右后支残端，准备行血管重建。图中左侧箭头指的是右后叶胆管残端，右侧箭头指的是吻合后的门静脉。RHV,右肝静脉

料（Kaneoka et al,2012、2013）。

　　左肝动脉在肝十二指肠韧带的最左侧走行,而右肝动脉常在肝总管后方穿行,因此右肝管受累的肝门部胆管癌很少累及左肝动脉,而左肝管受累的肝门部胆管癌却常常累及右肝动脉。大范围肝切除联合肝动脉切除重建最常见于左半肝切除的术式,并常需联合门静脉切除。在多数研究中,肝动脉切除重建并不能获益,因此并不推荐（Abbas et al,2013；Miyazaki et al,2007）。近来,我们报道了 50 例肝门部胆管癌行大范围肝切除联合门静脉和肝动脉同时切除重建的病例。结果显示,尽管手术充满挑战,但 2% 的术后死亡率尚可接受,而 5 年生存率可达 30%（Nagino et al,2010）。这一结果表明病人经仔细筛选后,行激进的血管切除重建仍可获益。

　　对于联合血管切除的病人,在肝切除之前,肝门区的肝动脉、门静脉分离工作无法充分完成,通常放在最后步骤进行（Ebata et al,2014a）。标本移除后,首先重建门静脉,而后重建肝动脉（图 103C.7）。如无张力缝合可实现,首选行端端吻合。其他的替代方法包括使用胃十二指肠动脉、左肝动脉或自体血管移植,如使用桡动脉等（Nagino et al,2010）。当动脉重建无法完成时,肝动脉-门静脉分流可作为最后备选方案,以保证剩

余肝脏的血供,但该术式的安全性尚有待更大样本量的研究进行验证（Bhangui et al,2014；Kondo et al,2004a）。术后的预防性抗凝治疗并非作为常规。

肝胰十二指肠切除

　　肝胰十二指肠切除（hepatopancreatoduodenectomy, HPD）涉及多个脏器联合切除,包括肝外胆管、肝脏、胰头和十二指肠（Ebata et al,2014c）。手术的主要目的是切除下至壶腹部、上至肝门和胆囊的整个肝外胆管系统。大部分的 HPD 手术包括了半肝切除或更大范围的肝切除。在肝门部胆管癌病人中,HPD 术式通常用以下情形：①肿瘤弥漫性浸润整个肝外胆管；②肝门部胆管癌向胆管下方在浅层扩散；③胆管中段的肿瘤病灶累及右肝动脉和胰头区域；④肝门部胆管癌合并胰十二指肠区域淋巴结转移肿大；⑤多发部位的胆管肿瘤；⑥肿瘤累及胆管下切缘（Ebata et al,2012、2014c；Kaneoka et al,2010）。HPD 主要用于第 1、2、6 种肿瘤沿胆管向外侵犯的类型。尽管 HPD 是胆道肿瘤中最为挑战的术式且仍具争议,但对于许多受

累范围广泛的肿瘤是其唯一根治机会,否则将不可切除。HPD是继肝切除、肝外胆管切除、胰十二指肠切除之后的第 4 种标准术式(Ebata et al,2012)。尤其需要强调的是,对于肿瘤侵犯范围广者而言,HPD 并非都能带来益处,可能仅适用于肿瘤生物类型较乐观者。严格合理的筛选病人十分重要。

尽管 HPD 手术中包括了多种的肝切除类型,该复杂手术通常包括以下步骤:

①胰十二指肠切除术(见第 66 章);

②肝十二指肠韧带区域的淋巴结廓清与血管分离;

③游离半肝及尾状叶;

④沿肝静脉主干进行肝切除;

⑤分离胰腺段肝外胆管(图 103C.8)。

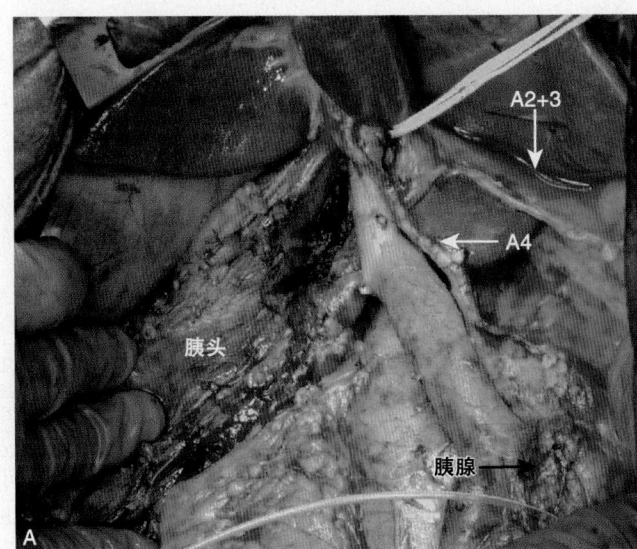
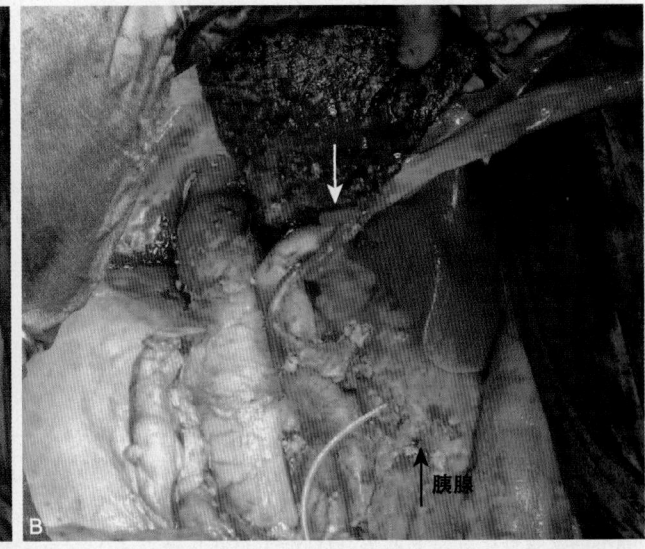

图 103C.8　肝胰十二指肠切除(HPD),此处进行的是右半肝切除。(A)完成胰十二指肠切除和肝门区的解剖游离。黄色血管吊带悬吊的是 Arantius 管(肝静脉韧带)。(B)肝胰十二指肠切除术后观。白色箭头指示的是近端胆管切缘(根据 Couinaud 分型用数字标注肝段;A 代表肝动脉)

从技术上而言,先完成胰十二指肠切除的手术策略较其他策略更为合理易行(Ebata et al,2012、2014c)。在一些特殊的病人中,可能需先完成肝脏切除(Nakagawa et al,2014)。推荐改良的 Child 方法用于以完成重建,按照胰腺断面、肝内胆管和胃十二指肠的顺序分别与空肠完成 Roux-en-Y 吻合。

(张永杰 译　沈锋 审)

肝硬化肝切除术

Norihiro Kokudo , Kiyoshi Hasegawa

肿瘤的局部治疗在肝细胞肝癌治疗中发挥重要作用,也是肝硬化病人肝切除术的主要原因(见第 91 章)。肝切除术能局部完整切除癌组织,理论上被认为是肝细胞癌(hepatocellular carcinoma,HCC)的一种有效的治疗方法。HCC 诊疗策略选择需充分考虑病人通常合并肝组织损伤或肝硬化。肝移植是早期 HCC 的理想治疗方法,尤其是符合米兰标准的 HCC(Mazzaferro et al,1996),因为所有可能发生癌变和已经发生癌变的肝组织均被切除(见第 115A 章)。然而严重的供体短缺,使得肝脏外科医生临床上首选肝切除术治疗肝癌,而不是肝移植。肝切除术的安全性已经得到证实,目前的手术死亡率为 2%~5%(Belghiti et al,2000;Fong et al,1999;Kenjo et al,2014;Kishi et al,2009;Poon et al,2004)。

预防肝功能的进一步恶化是治疗肝癌的第二要务。肝切除术可能导致大量失血,其技术要求仍然很高。为防止致命的并发症,如肝衰竭,仔细选择病人和细致的围手术期管理至关重要(见第 24 章),手术方式的选择需充分考虑根治性切除和尽可能多的保留残余肝脏两点,需准确评估要切除和保留的肝体积(见第 108 章)。

本章描述了肝硬化病人肝切除术的围手术期管理:病人选择、手术技术、围手术期诊疗、高危因素和可能的并发症。

术前评估

一般状况

与其他腹部手术一样,肝切除术前尤其是肝硬化病人必须准确评估一般情况,包括重要器官(如心、肺、肾)的功能。严重的器官功能障碍是手术禁忌证(失代偿性心脏或呼吸衰竭),但对于中度器官功能不全的病人,可以在谨慎的管理策略下进行肝切除。术前合并疾病会增加肝切除术后死亡率和并发症发生率(Wei et al,2003)。术前糖尿病相对常见,围手术期需严格控制血糖水平(Gedaly et al,2009)。慢性肾功能衰竭、门静脉高压和术中大量失血是肝切除术后常见并发症顽固性腹水的高危因素。(Ishizawa et al,2009a)(见第 24 章和第 25 章)。

肿瘤相关因素

通过高危人群筛查发现小肝癌,可以提高根治性切除病人

比例,这对延长肝癌病人的生存期具有重要意义。随着诊断成像技术的提高,包括超声造影、三维(3D)探测器行增强计算机断层扫描(CT)和具有肝脏特异性增强的磁共振成像(MRI),术前准确诊断肝癌已经成为可能(见第 91 章)。孤立性小肝癌是肝切除最佳适应证;然而,部分多结节大肝癌通过肝切除也能获得较为满意的长期预后。(Ho et al,2009;Ishizawa et al,2008a;Torzilli et al,2008);部分有血管侵犯的晚期 HCC,肝切除术较分子靶向药物治疗(索拉非尼)(Llovet et al,2008)也可提供较好的预后,(Inoue et al,2009;Kokudo et al,2014;Torzilli et al,2013),虽然这部分病人按巴塞罗那临床肝癌(BCLC)诊治标准推荐使用分子靶向治疗(图 103D. 1A)(Alejandro et al,2012)(见第 101 章)。尽管巴塞罗那临床肝癌(BCLC)标准被认为是世界范围内的治疗标准,但一些研究者对标准提出了异议,尤其是对手术适应证的严格限制(Cucchetti et al,2009;Kokudo et al,2015;Santambrogio et al,2013)。因此,其他一些肝癌诊疗规范也被不断更新推出(图 103D. 1B)(Kokudo et al,2013;Omata et al,2010)。

肝功能储备评估

准确评估肝功能储备对于预防术后肝功能衰竭和死亡率至关重要,尤其是在肝硬化病人中。有几种术前评估方法可用(见第 3 章)。

Child-Pugh 分级

在西方国家,Child-Pugh(CP)分类是评估术前肝功能的标准,由五个因素决定:血清胆红素和白蛋白水平、凝血酶原时间、腹水和脑病(表 103D. 1)(Child,1964;Pugh et al,1973)。根据 CP 的分类,Child-Pugh-A 级非肝硬化病人,能够耐受包括右三叶在内的大范围肝切除;Child-Pugh-B 级肝硬化病人仅能耐受限制性切除肝脏表浅的小肝癌。(Ryder,2003);Child-Pugh-C 病人即便是小范围肝切除也不推荐。

Child-Pugh 分级优势在于其简单便捷,采用评分法估计肝功能的状况,其不足在于难以定量评估残余肝脏功能,因此难以准确地预测与肝硬化肝脏手术相关的风险。

门静脉高压

门静脉高压指肝静脉压力梯度≥10mmHg,可通过是否合

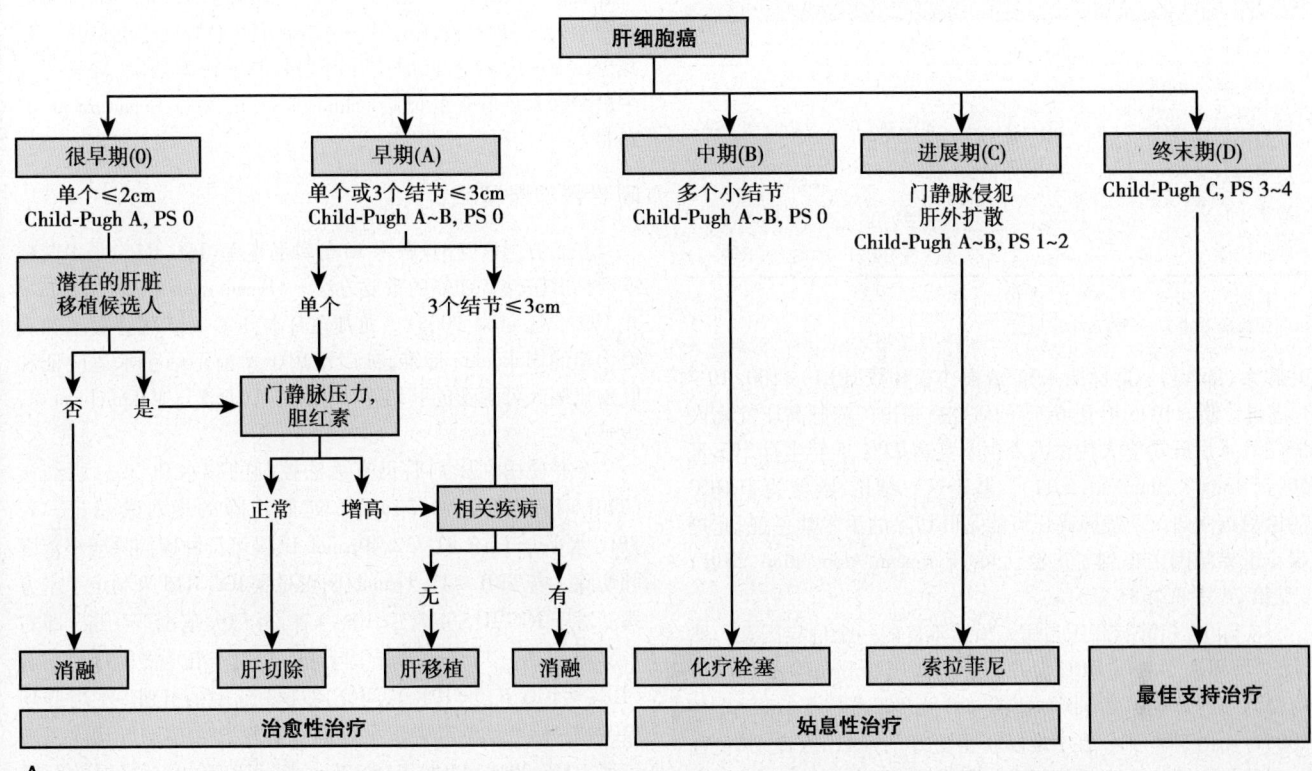

A

治疗流程图

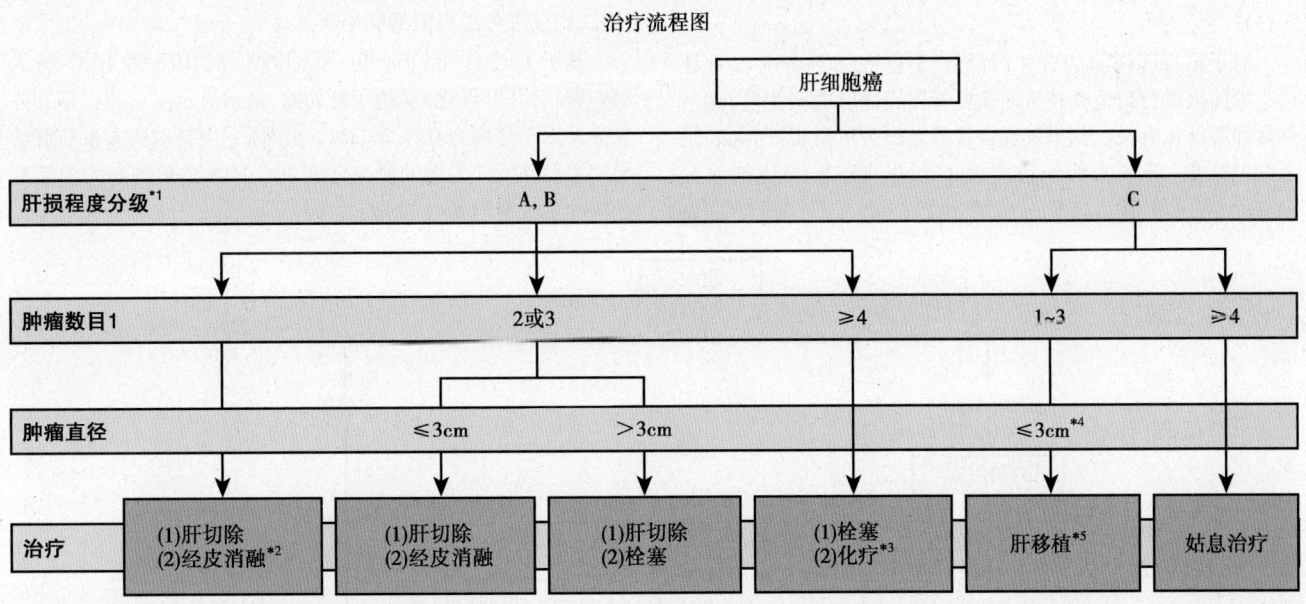

- 对于Child-Pugh A级肝损伤伴血管侵犯的病人,有时可选择肝切除、化疗和栓塞治疗
- 对于肝外转移的Child-Pugh A级病人,建议采用化疗。

(注意)　*1: Child-Pugh分类法也可用于非手术治疗。
　　　　*2: 可选择直径≤3cm的肿瘤。
　　　　*3: 可口服和/或肝动脉灌注。
　　　　*4: 单个肿瘤≤5cm或2~3个肿瘤直径≤3cm。
　　　　*5: 年龄≤65岁的病人。

B

图 103D. 1　(A) 巴塞罗那临床肝癌 (BCLC) 分期和治疗策略。(B) 肝细胞癌的循证临床实践指南:日本肝病学会 2013 年版本 (第 3 次 JSH-HCC 指南) (A From Alejandro F, Llovet JM, Bruix J: Hepatocellular carcinoma. Lancet 379:1245-1255, 2012. B From Kokudo N, et al: Evidence-based clinical practice guidelines for hepatocellular carcinoma: the Japan Society of Hepatology 2013 update [3rd JSH-HCC Guidelines]. Hepatol Res 45[2], 2015)

表 103D. 1　Child-Pugh 分级

评估指标	1 分	2 分	3 分
总胆红素/(mg/dL)	<2.0	2.0~3.0	>3.0
凝血酶原时间/%	>70	40~70	<40
白蛋白/(g/L)	>35	28~34	<28
腹水	无	少量	中量
肝性脑病	无	1 或 2 级	3 级

A 级 5~6 分,B 级 7~9 分,C 级 10~11 分。
胆红素 1mg/dL≈17.1μmol/L。

并脾大、食管胃底静脉曲张和/或血小板计数(PLT)<100×10⁹/L 进行诊断。1996 年 Bruix 等的研究就指出门静脉高压症病人肝切除术后肝功能失代偿的发生率高达 73%,5 年生存率不足 50%(Bruix & Sherman,2011)。基于这一结论,欧美关于 HCC 的诊治指南建议门静脉高压可能是肝切除的手术禁忌证,此提议在世界范围内得到了广泛认可(European Association,2012)(见第 76 章和第 81 章)。

实际上,门静脉高压是病人预后不良的一个危险因素。然而,一些研究则表明 HCC 合并门静脉高压者肝切除术后仍可获得满意的远期预后(例如:5 年 OS 为 56%)(Ishizawa et al,2008a)。由于非手术治疗难以获得更好的疗效,因此 HCC 合并门静脉高压的病人手术适应证仍存在争议。故 BCLC 指南可能还需要根据手术的具体作用进行修改(Kokudo et al,2015)。

对于拟行肝切除的合并门静脉高压者,术前务必慎重评估。术前须进行胃镜检查来评估食管胃底静脉曲张程度,这一点常和肝硬化有关。如果发现食管静脉破裂风险很高,如表现为红色征象,应在术前先行内镜下套扎或注射硬化剂治疗(Yamazaki et al,2014)(见第 82 章和第 83 章)。而对于胃底血

管破裂高风险者,可考虑行 Hassab 术(脾切除+贲门周围血管离断术)。门静脉高压的另一个主要症状是脾亢引起的血小板减少(<50×10⁹/L),此时应在肝切除前先行脾切除,以降低术中出血和术后肝衰的风险(Shimada et al,2000;Sugawara et al,2000)。

吲哚菁绿滞留率

在东方国家,吲哚菁绿 15 分钟滞留率(ICG R15)是术前精准评估肝脏储备功能的重要方法。(Imamura et al,2005;Lam et al,1999;Wu et al,2005)。尤其在日本,ICG R15 联合腹水和黄疸构建的 Makuuchi 标准,被广泛用于术前评估手术适应证和肝硬化病人可耐受的肝切除体积(图 103D. 2)(Makuuchi et al,1993)。

合并使用利尿剂后仍有无法控制的腹水和/或总胆红素(TBIL)持续高于 34.2μmol/L 是肝切除的绝对禁忌证。若 TBIL 水平介于 18.81~32.49μmol/L,仅可行肿瘤摘除或小范围肝切除。若 TBIL≤17.1μmol/L,可根据 ICG R15 来制定手术方式。对于 ICG R15 正常(<10%)者,可行大范围肝切除(即右半肝切除、左三叶切除和肝中叶切除);对于肝功能轻度损伤者(10%≤ICG R15<19%),可切除 1/3 范围的肝脏(左半肝切除、右前/后叶切除和旁正中肝部分切除),大范围肝切除风险较高;对于 20%≤ICG R15<29% 者,可切除 1/6 范围的肝脏(肝左外叶切除、单个 Couinand 肝段切除);若 ICG R15 高于 30%,则仅可考虑局限量肝切除。

基于上述标准,Torzilli 等(1999)对 107 例 HCC 病人(59.8% 合并肝硬化)实施了肝切除,结果显示术后死亡率和并发症发生率分别为 0 和 26.2%。此外,一项针对病人术前肝功能和术后并发症关系的研究证实 ICG R15 是预测病人术后死亡率的最重要因素(Lau et al,1997)。

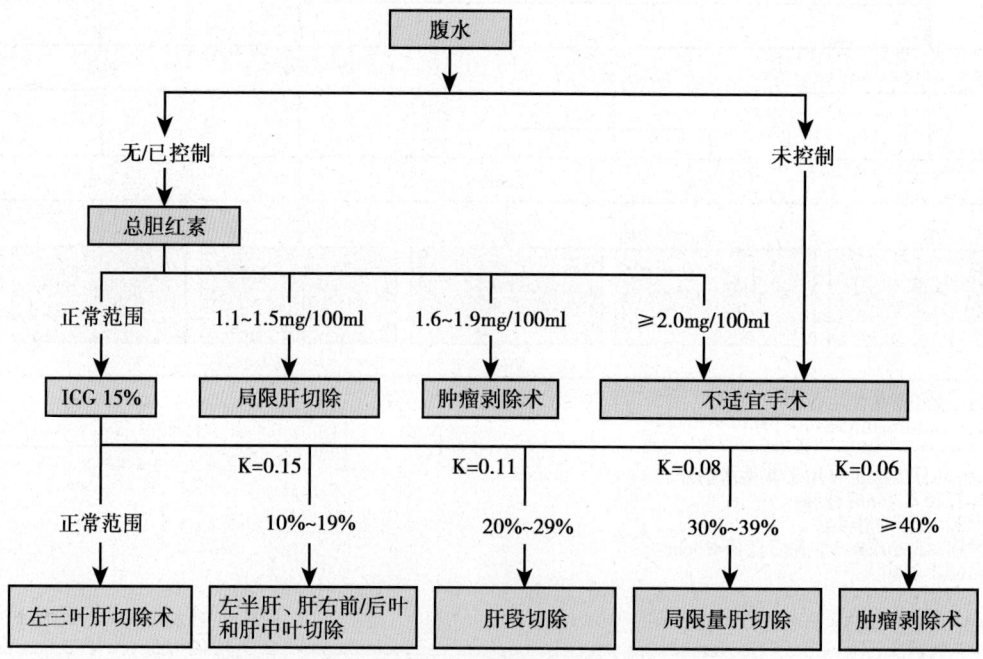

图 103D. 2　肝细胞癌病人手术方法选择的决策树。ICG,吲哚菁绿(From Makuuchi M,et al:Surgery for small liver cancers. Semin Surg Oncol 9:298-304,1993.)

评估肝功能的其他方法

锝-99m(^{99m}Tc)-半乳糖基血清白蛋白肝显像(Kwon et al, 1997)和^{99m}Tc-甲溴苯宁肝胆闪烁显像术(Bennink et al, 2004)是评估肝脏储备功能的补充手段。然而,他们也存在着成本和闪烁扫描所需设备难以配备等实际问题。尽管单乙基甘氨酰亚胺(MEGX)试验(Oellerich & Armstrong, 2001)、半乳糖清除能力试验(Ranek et al, 1976)和^{13}C-肝功能呼气试验(Afolabi et al, 2013)等程序复杂且耗时,不过其也可作为肝功能评估的方法。但是这些方法的应用并不广泛,目前仅适用于少数不能使用 ICG R15 等试验的病人。

术前模拟和肝脏体积评估

新近开发的三维虚拟肝切除技术可准确辨别瘤体和脉管之间的解剖关系(Lamadé et al, 2000; Saito et al, 2005)。该软件可利用多排螺旋 CT 的数据构建三维仿真影像。这项技术有助于外科医生进行肝切除术前规划(Kamiyama et al, 2006)和手术方案共享(见第 108A 章)。

术前精确评估肝脏储备功能及残余肝脏体积对治疗方案的选择具有重要意义。通过将术前肝脏体积的估计结果应用于 Makuuchi 标准,可以更准确地把握肝硬化病例的手术适应证,从而提高肝脏手术的安全性。

门静脉栓塞术(portal vein embolization, PVE)是预防肝衰高危病人肝切除术后肝衰发生的有效手段(见 108C 章)。与使用吲哚氰绿负荷实验 15min 滞留率(ICG R15)评估的肝功能储备相比,三维模拟重建技术预测的残余肝体积较小。PVE 最初应用于肝门部胆管癌肝切除术前处理(Makuuchi et al, 1990),目前已发展成为 HCC 病人行大范围肝切除术残肝体积较小的常规术前准备手段(Aoki et al, 2004a; Azoulay et al, 2000),这种方法可能有助于扩大 HCC 切除手术适应证和提高手术安全性。

手术技巧

入肝和出肝血流阻断

缺血再灌注损伤曾被认为是肝切除过程中肝血流阻断导致损害肝脏的一种重要形式。控制出血量是成功实施肝切除和降低手术死亡率及并发症的关键。在 20 世纪 80 年代早期,半肝血流阻断法(Makuuchi et al, 1987a)及完全入肝血流阻断(Pringle maneuver; Pringle, 1908)被广泛使用并显著降低肝切除术中出血量。且香港大学进行的一项随机对照试验(randomized controlled trial, RCT)证实了完全入肝血流阻断方法有效性(Man et al, 1987)。

全肝血流阻断法开展了一段时间(Fortner et al, 1974; Heaney et al, 1966; Huguet et al, 1978),但是由于操作复杂且有术后肝功能障碍的风险,现在很少使用(Azoulay et al, 2015; Belghiti et al, 1996)(见第 103B 和 106 章)。在 2003 年 Clavien 等发现,10 分钟的缺血预处理可以显著改善术后肝功能。间歇性入肝血流阻断相对于连续入肝血流阻断或全肝血流阻断法的优越性现已被广泛接受(Belghiti et al, 1999; Ishizaki et al, 2006),并且是提高肝脏手术安全性不可或缺的技术。

术中超声

术中超声(intraoperative ultrasound, IOUS)由 Makuuchi 于 20 世纪 70 年代末首次引入肝脏外科领域,使肝脏外科医师能够掌握肿瘤的位置和解剖结构(Makuuchi et al, 1981, 1987b)(见 24 和 110 章)。使用 IOUS 可以显著提高肝切除的安全性,尤其是对于肝硬化病人,在 IOUS 的指导下可以实现精准限制性肝切除,最大程度减少正常肝实质的切除。IOUS 可以发现术前难以发现的隐匿性 HCC(Kokudo et al, 1996; Zhang et al, 2007)。超声造影技术(例如全氟丁烷微气泡)进一步提高诊疗的准确性(Sonazoid; GE Healthcare, Norway)(Marelli, 1999; Nanashima et al, 2011a)。IOUS 对于肝脏外科手术具有较高的临床应用价值。

解剖性切除

肝细胞肝癌因其独特的生物学特性易发生肝内转移和通过门静脉系统发生远处转移(图 103D. 3A)(Makuuchi et al, 1986)。即使是微小的肝癌病灶也可能合并门静脉浸润,从而导致较差的预后,因此外科医生在术中需尽可能清除潜在的肝内转移灶。然而,因术后可能并发肝功能衰竭的风险,肝切除术中应避免大范围肝切除,特别是对于合并肝硬化者。为解决这一矛盾,学者提出了解剖性切除。解剖性切除是一种合理的手术切除技术;该方法完整地切除肿瘤和供给肿瘤的门静脉分支支配的整个肝脏节段,以防止术后肿瘤复发转移(见第 103 章和 108 章)。Makuuchi 在 1986 年首先提出了亚段肝切除。根据肿瘤的大小和位置,可以切除完整 Couinaud 节段、部分节段或相邻区域的一个以上节段。图 103D. 3B 阐述了此手术技术的全过程。首先,在术中超声引导下将蓝色染料(靛蓝胭脂红)注入供给肿瘤的门静脉分支。吲哚菁绿(indocyanine green, ICG)是可以代替靛蓝胭脂红的另一种染料(Aoki et al, 2008)。从肝表面到结扎点的远端穿刺一个肝段,并用电刀电灼标记肝的染色表面,然后进行肝实质离断。解剖性切除必须纵向完整裸露肝静脉(图 103D. 4)(Kishi et al, 2012)。

一些情况下肝脏亚段切除在技术上很难施行,尤其是对于第Ⅳ、Ⅶ和Ⅷ段,因为这些肝段常被主要的血管结构围绕且不易获得平整的解剖平面(Shindoh et al, 2010)。

目前,一些回顾性研究表明解剖性切除优于非解剖性切除(Eguchi et al, 2008; Hasegawa et al, 2005; Regimbeau et al, 2002; Shindoh et al, 2013; Wakai et al, 2007)。在肝功能允许的前提下,建议将解剖性切除作为肝细胞癌的手术首选术式。

切缘

肝细胞癌切除的安全切缘宽度仍是一个争议的话题。宽切缘被一些研究所推荐,其中一项前瞻性随机实验表明(Shi et al, 2007),同窄切缘和零切缘相比,宽切缘的复发率更低或预后更好(Chau et al, 1997; Ikai et al, 2004; Lise et al, 1998; Masutani et al, 1994; Nagasue et al, 1993; Shi et al, 2007; Shimada et al, 2008)。而另有些研究表明切缘的宽度与预后无显著相关性(Adachi et al, 1995; Izumi et al, 1994; Jwo et al, 1992; Ko et al, 1996, 2002; Matsui et al, 2007; Poon et al, 2000; Shirabe et al, 1991)。因此,针对肝切除切缘的最佳宽度仍有争议。

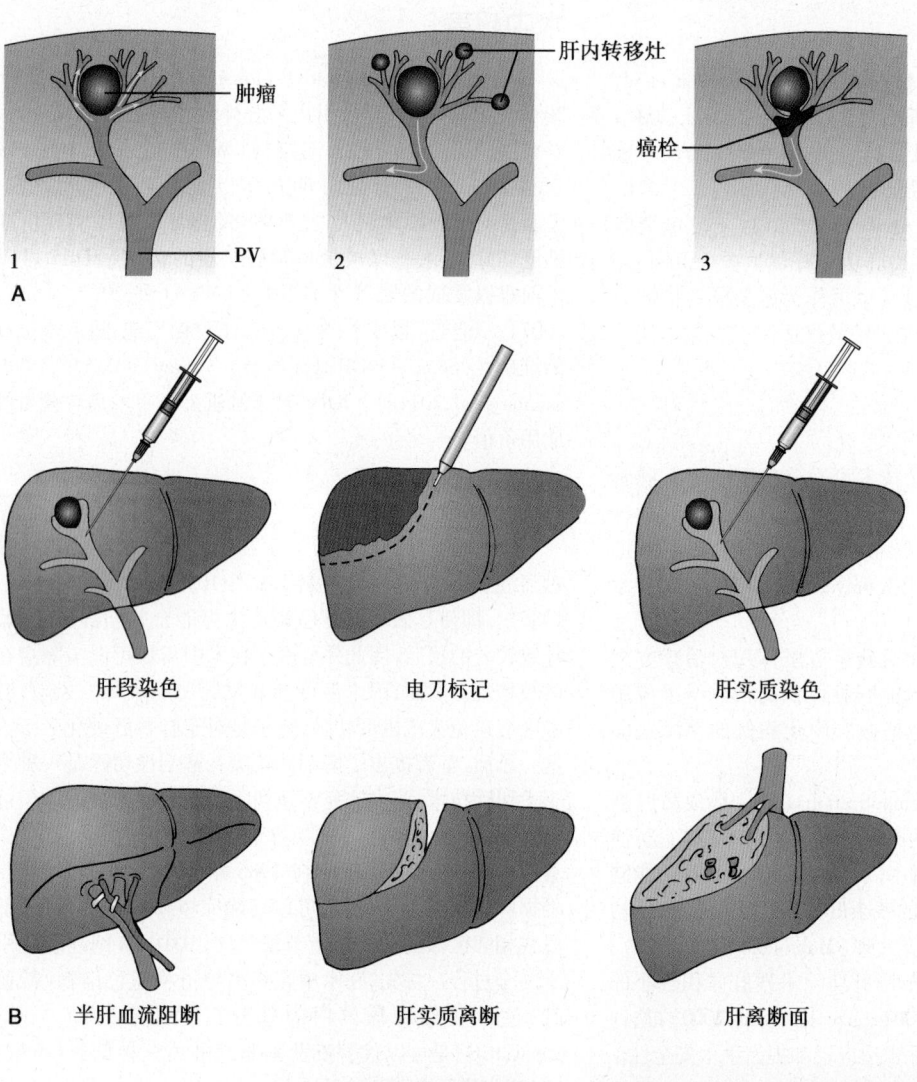

图 103D. 3 解剖性肝切除。(A)肝细胞癌肝内转移示意图。1. HCC 侵入相邻的门静脉(PV)分支且向肝脏表面浸润。2. 肿瘤细胞形成微小的癌栓且发生肝内转移。3. 肿瘤形成肉眼癌栓发生广泛转移。(B)肝细胞癌的解剖性切除手术步骤(From Makuuchi M, Hasegawa H, Yamazaki S. Ultrasonically guided sub-segmentectomy. Surg Gynecol Obstet 161:346-350, 1986.)

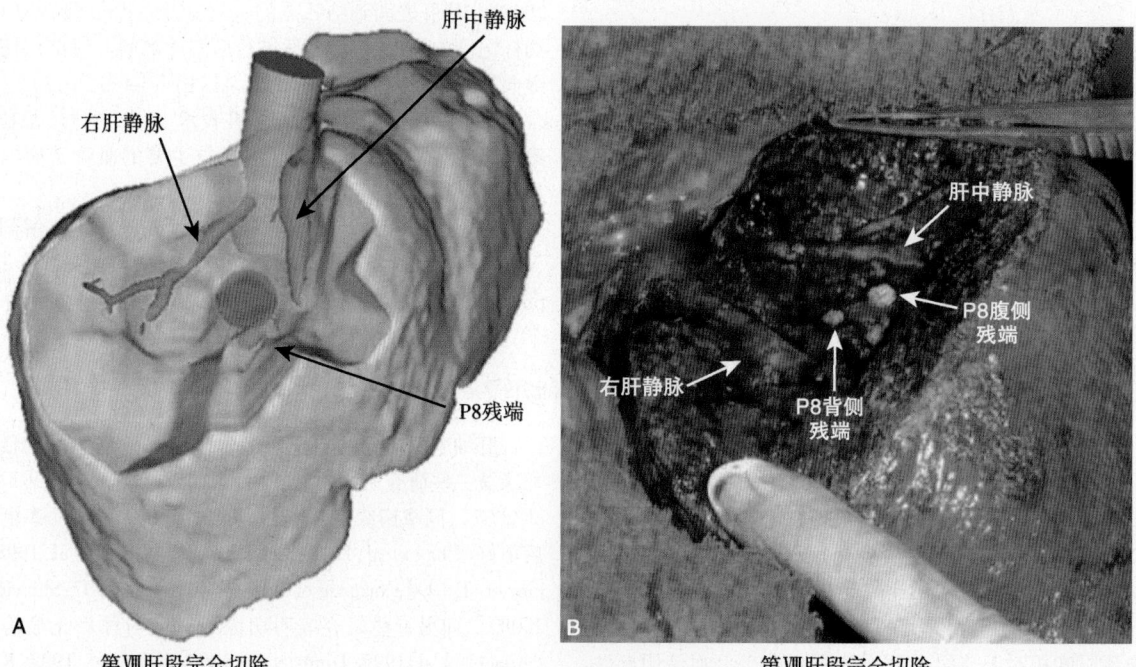

图 103D. 4 完全切除第Ⅷ肝段后的解剖表面(From Kishi Y, et al:Resection of segment Ⅷ for hepatocellular carcinoma. Br J Surg 99(8):1105-1112,2012.)

关于切缘最佳宽度的问题,肝细胞癌的形态学特征是不可忽略的因素。肝细胞癌通常包膜完整,并表现出膨胀性生长,肿瘤进展局限在包膜内。此外,肿瘤复发模式,特别是肝内复发是否沿切缘发生,这些对评估切缘在肝细胞癌切除中的意义也很重要。Shi 等(2007)报道,窄切缘肝细胞癌切除后的复发率高达 29.5%(84 例中有 13 例),而 Torzilli 等(2007)报道,即便是肿瘤零切缘的肝切除,在术后平均 24 个月的随访中也未出现一例切缘复发。Poon 等(2000)也报道,在大多数情况下,即使术后病理提示切缘阳性的病例(150 例窄切缘,切缘<1cm;138 例宽切缘,切缘≥1cm)术后复发也多表现为远处复发或多处复发而非切缘复发。因此切缘与复发模式之间的关系仍待进一步讨论。然而,从实际操作的角度来看,紧贴肿瘤包膜切除或是零切缘是可以接受的。特别是当肿瘤与肝硬化肝脏的主要血管结构相邻时,为保护血管,窄切缘肝切除是不可避免的。

腹腔镜肝切除

腹腔镜的广泛应用,使得腹部外科进入了微创时代(见105 章)。腹腔镜肝癌肝切除术即便在肝硬化严重的病人也可作为适应证,虽然目前循证医学不足以证明其优越性,特别是肝恶性肿瘤。2008 年的路易维尔宣言 45 位专家建议腹腔镜肝癌肝切除的最佳适应证为:孤立性、直径小于等于 5cm 且位于肝脏表面的病灶(Buell et al,2009)。2014 年在盛冈举行的第二届国际腹腔镜肝切除专家共识指出,腹腔镜下小范围肝切除已成为标准术式,腹腔镜下大范围肝切除仍被认为还处于创新探索阶段(Wakabayashi et al,2015)。

与开放肝切除术相比,腹腔镜切除术对肝细胞癌可能更有优势,尤其是对于肝硬化病人,切口小,对肝总体游离减少,同时液体丢失量减少,减少了对静脉输液的需求。此外,第三间隙中的液体积聚也可能减少,因此术后腹腔积液的风险降低(Belli et al,2007;Kaneko et al,2009;Laurent et al,2003;O'Rourke & Fielding,2004)。但部分学者认为腹腔镜肝癌切除术疗效介于经皮消融治疗与常规开放性切除术之间,由于其能够完全切除肿瘤,因而优于消融术,但就切除的彻底性而言,其效果不如开放手术,但其创伤性较开放手术小(Haga et al,1999,2001)。尽管目前来看腹腔镜肝切除有着光明的前景(Morise et al,2015),但仍需进一步研究以阐明腹腔镜肝切除对肝细胞癌病人预后的影响。

肝实质离断器械

通常肝实质的离断包括两个步骤:肝组织的压榨分离以显露肝内脉管结构及其随后的凝断脉管结构。目前针对上述一个或同时两个步骤,已研发了多种肝实质离断的手术器械。入肝血流阻断技术的应用,手术技术的改进以及外科器械的研发,肝切除的失血量已大大减少,手术的安全性得到了提高。传统的钳夹结扎法由于其简单廉价且实用,目前仍然是标准肝切除方法(Imamura et al,2003;Jarnagin et al,2002)。与此同时各类肝切除器械也广泛应用于临床(参见第 103B 章)。

钳夹离断

外科医生最初用手指捏碎肝组织,目前改进为利用血管钳对肝实质进行钝性压榨分离。借助血管钳,外科医生可以通过血管钳的尖端压榨感觉到这些结构,从而去除薄层组织并识别脉管[格利森系统(Glisson's triads)及肝静脉]。将识别出的脉管分离结扎。该方法具有避免组织损伤的优点,但是需要操作经验。

超声解剖吸引装置

超声解剖吸引装置(cavitron ultrasonic surgical aspirator,CUSA),利用其尖端超声振荡作用致肝细胞选择性破坏、粉碎,吸引装置清除压碎的组织并暴露脉管结构(格利森系统及肝静脉),从而可以像常规的钳夹法那样离断血管。同时,CUSA 的尖端可以冲水以冲洗术野,然后通过尖端的抽吸装置回吸术野的积水以保持良好的视野。CUSA 的改进版还可连接电刀或超声刀。

对于肝硬化的肝实质,必须将 CUSA 尖端的振动幅度设置得更宽,但这会使分离脉管更加困难,因为与正常肝组织相比,此时较薄的脉管更容易损伤。CUSA 已成为肝实质离断的标准外科手术设备之一(Fan et al,1996)。

血管离断闭合系统

血管离断闭合系统(LigaSure)通过对组织一定的机械压力同时利用双极电凝产生能量,将血管壁的胶原弹力蛋白凝固收缩,从而封闭小的血管。在肝实质离断过程中,血管密封系统可将经电凝钳夹法或 CUSA 暴露的脉管快速凝固。因此,使用血管闭合系统可以缩短断肝时间,减少失血量(Chiappa et al,2007;Nanashima et al,2010;Sakamoto et al,2005)。

通过调节能量输出,可以增强电凝能力,使对邻近组织的电损伤最小化,以提高电凝速度和确定性。在目前的产品中,刀头的形状已经比以前的类型更薄,更短,并且在刀头中内置了剪刀,以便能够在电凝后立即剪断已闭合的血管。尽管使用血管电凝系统的刀头也可以压碎肝组织并暴露脉管,但根据我们的经验,血管钳可以提供更好的触感和脉管显露。

超声刀和多探头双极射频装置

超声刀的活动刀片每秒振动 55 500 次,与组织接触产生摩擦热。利用这种摩擦热,组织中的蛋白质被变性成为凝固物以闭合血管,从而起到电凝的效果。超声刀可在电凝后立即切断脉管(Nanashima et al,2011b)。近来,超声刀已被设计得更加轻巧,更适用于肝脏手术。

多探针双极射频设备可以使断肝过程中的失血降到最低(Ayav et al,2008)。但是术后胆漏及胆管坏死的风险较高,该设备并未广泛使用。并且仅限于小范围的肝切除。

自动缝合装置(血管闭合器)

血管闭合器已成为腹腔镜肝切除不可或缺的工具,主要用于切割 Glisson 系统和肝静脉。但在开放性肝切除术应用较少(Figueras et al,2003)。该器械的肝静脉止血及胆管闭合效果仍需进一步验证。

手术器械的比较

上述器械和方法哪种最适宜于肝脏外科尚无定论。在一项回顾性对照研究中,Fan 等(1996)发现,超声刀可大大减少失血,而 Takayama 等(2001)在一项随机对照试验中表明,与超声刀相比,传统钳夹法手术失血量相似,但手术效果更佳。关于电凝器械的报道有正面的也有负面的(Arita et al,2005;Sakamoto et al,2005)。据报道,LigaSure 可用于减少手术失血量和手术时间(Romano et al,2005;Saiura et al,2006),但随机对照试验结果表明临床获益很少(Ikeda et al,2009)。

前入路肝切除

传统肝实质离断前通常需要进行肝周游离,以便术中控制出血。(Schwartz,1990;Starzl et al,1975)。例如右半肝切除前需充分游离右肝与右侧肾上腺间隙及肝外分离右肝静脉(Makuuchi et al,1991)。胸腹联合切口能够实现右肝充分游离。部分学者推荐前入路肝切除,特别当肿瘤较大时,先行肝实质离断,再行肝周韧带离断(Lai et al,1996)。他们认为前入路肝切除可避免肝静脉撕裂导致的大出血、残肝过长时间的缺

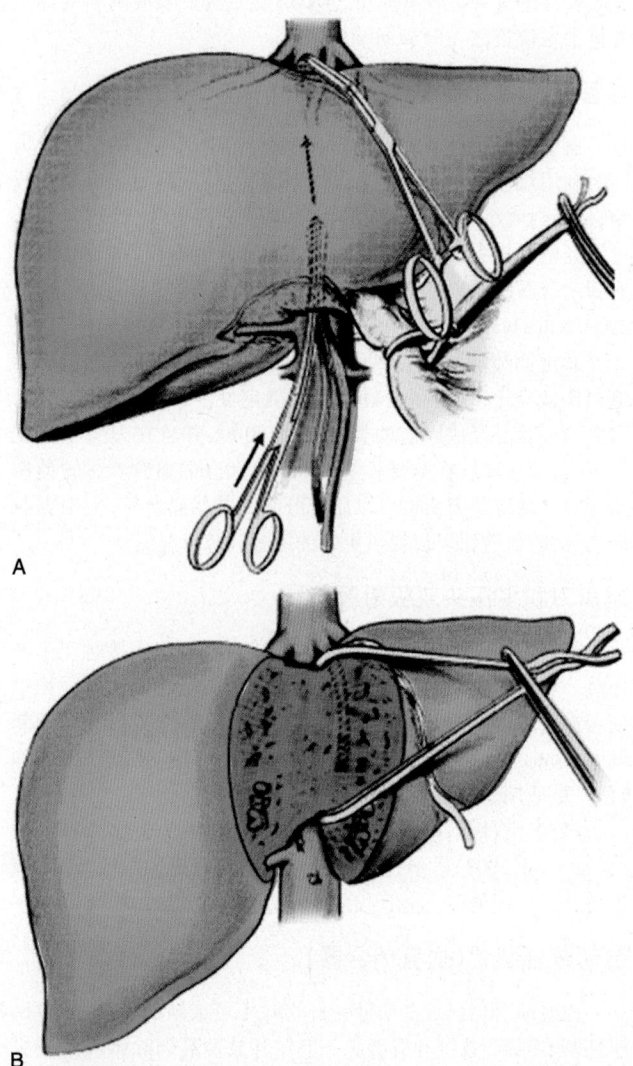

图 103D.5　肝悬吊法。(A)从肝尾侧将钳子插入下腔静脉前侧。(B)将悬吊带置于肝脏和下腔静脉之间,在肝实质离断时将悬吊带提起(From Belghiti J,et al:Liver hanging maneuver:a safe approach to right hepatectomy without liver mobilization. J Am Coll Surg 193:109-111,2001.)

血再灌注损伤和减少肿瘤细胞血行播散转移。Liu 等(2006)报道的随机对照研究显示 HCC 右半肝切除,前入路肝切除较传统肝切除在手术及预后方面具有优势。但是 Ishizawa 等报道传统肝切除在控制术中严重出血时较前入路具有优势,当肝周游离困难时,可考虑前入路肝切除。肝切除各手术入路的优越性有待进一步研究。

在 2001 年 Belghiti 等提出肝悬吊法(图 103D.5A),将悬吊带置于肝脏和下腔静脉前方之间,并在肝实质离断过程中将其提起以悬吊肝脏(图 103D.5B)。作为肝脏前入路的一种术式,该术式可通过提拉挤压肝实质来减少失血,从而更容易确定肝实质离断的正确方向。悬吊法可避免在右半肝切除过程中右肝的游离,尤其是对于较大的肝肿瘤。尽管此操作可能会损伤肝短静脉(Suh et al,2004),但已广泛应用于左肝切除术和左尾叶切除术(Kim et al,2006)。虽然没有足够的证据显示其优越性,临床上悬吊法现在被认为是一种有用的外科技术。

肝静脉重建

对于恶性肿瘤的肝切除,如果残余功能肝体积不足,常规推荐进行肝静脉切除重建(Mise et al,2011)。大多数肝细胞癌呈现膨胀性生长,通常肝细胞癌与肝静脉的分离相对容易,即使彼此紧密相连。然而,如果肝癌是混合型或硬化型,则肿瘤浸润难以分离。在这种情况下,如同转移性肝肿瘤中报道的那样,推荐使用从切除的肝脏标本中分离获得的自体静脉移植物进行重建吻合(Aoki et al,2004b;Hashimoto et al,2004)(见107 章)。根据 Kawaguchi 等(2013)的研究,在某种程度上淤血肝脏具有一定的肝功能(约占正常无淤血肝的 30%~40%),但这些发现正在进一步研究中。

术后管理

肝硬化肝切除术后必须进行细致的围手术期管理,肝硬化与肝切除术后死亡率和严重并发症均相关。

输液和输血

一般而言,肝脏手术后应限制输液,尤其是对于肝硬化病人,输液过多会导致顽固性腹水、肺炎、肺水肿和其他严重并发症。同样钠剂量也应受到限制。一般总输液量约为 4.5~5.0mL/(kg·d),钠为 100~150mmol/d,根据病人每天的尿液和排出量进行调整(Torzilli et al,1999)。

传统上,建议输注新鲜冷冻血浆以弥补腹水中血清蛋白的丢失,并将胶体渗透压维持在适当范围内(Torzilli et al,1999)。然而,近年常规和过度使用血浆已被认为是不必要的,仅限用于凝血功能障碍具有出血风险的病人(Ishizawa et al,2009b;Yamazaki et al,2011)。同时应避免输注红细胞,红细胞的输注可降低抗癌免疫反应(Yamamoto et al,1994),同时红细胞的输注会给肝脏造成负担,并增加高胆红素血症的风险,可能导致肝功能衰竭(Makuuchi et al,1989)。

利尿剂

为了预防顽固性腹水和水肿,建议常规使用螺内酯(醛固

酮抑制剂),特别是对于肝硬化病人肝脏代谢功能障碍导致醛固酮低降解,体内钠水潴留。(Ishizawa et al,2009a)。螺内酯的剂量可根据术前 ICG R15 值大致确定。例如,ICG R15 值分别小于 20% 和大于 20% 的病人应使用 100mg/d 和 200mg/d 的螺内酯(Torzilli et al,1999)。如果无法控制腹水,则以 10mg/d 或 20mg/d 的初始剂量开始使用速尿是较好的选择。

腹腔引流

引流管的放置在腹部外科手术中很重要,以防止术后并发症。传统上,在肝脏手术中为每个肝断面放置一个引流管,在术后几天将其拔除(Fuster et al,2004;Kyoden et al,2010)。然而,引流管的重要性似乎有所降低(Burt et al,2002),引流管的放置增加手术相关风险如手术部位感染。理想情况下,无相关并发症发生,引流管可在术后 3 天内早期拔除(Yamazaki et al,2012)。一些外科医生声称,常规使用引流管不应该是强制性的(Squires et al,2015)。

营养支持

肝硬化病人通常合并营养不良,所以营养支持对于降低肝癌手术后的并发症发生率和死亡率非常重要(见第 26 章)。Fan 等(1994)开展的 RCT 研究结果证实了围手术期静脉营养支持的有效性。最近,加速康复外科(enhanced recovery after surgery,ERAS)的优势被提倡用于腹部大手术,这种理念也被引入到肝脏手术中。早期进食是 ERAS 的主要组成部分,通常可以在术后第一天开始,除了提供营养支持外,也可促进肠功能早期恢复。虽然早期进食的有效性还没有被证实,但它很可能会被肝脏外科所采纳(Connor et al,2013;van Dam et al,2008)。但是静脉营养支持仍然是一个有效的选择,特别是对于食欲不振或进食不足的病人。

并发症

肝功能衰竭

肝功能衰竭是肝切除术后较为严重并发症,导致病人死亡的常见原因。目前已有多个模型提出预测早期肝功能衰竭(Balzan et al,2005)(见第 79 章)。如果出现高胆红素血症或顽固性腹水(提示肝功能衰竭),应开始积极干预,包括血浆置换(Yonekawa et al,2005)(见第 25 章)。然而,对于术后肝功能衰竭,除了肝脏移植(Otsuka et al,2007),目前还没有有效的治疗方法。因此预防是非常重要的,需保留足够的残余肝脏体积功能。此外,应避免任何其他潜在的肝衰竭诱因,如大失血后红细胞输注过多,胆漏,脓毒症和血容量减少等。

胆漏

近年肝切除术后近期并发症发生减少,但胆漏的发生率仍较高(6% ~ 11%)(Brancatisano et al,1998;Kyoden et al,2010;Lee et al,2005;Lo et al,1998;Thompson et al,1983)(见第 27 和 42 章)。在大多数情况下,术后胆漏通过保守治疗能够治愈(Kyoden et al,2010)。然而,严重的胆漏会导致严重的肝衰竭。胆漏检测试验有助于术中发现胆漏,尽管以前的 RCT 研究无法证实其有效性(Ijichi et al,2000)。但如果发现漏口,用可吸收线缝合并放置 C 管可以防止严重的胆漏(Nanashima et al,2013)。当术后胆漏严重时,通过鼻胆导管进行胆道减压可以加速胆漏的愈合,尽管这种情况下胆道系统减压的额外好处尚未得到证实。

术后出血

肝切除术后出血的发生率约为 1%,大多数病例发生在术后 48 小时内(Belghiti et al,2000;Jarnagin et al,2002;Imaura et al,2003),包括输血在内的保守疗法是首选治疗方法,对合并血小板和凝血因子减少时保守治疗难以成功,这些病例应考虑急诊再次手术止血。

顽固性腹水

腹水是最常见的术后并发症之一,发生率为 5% ~ 56%,当腹水中持续大量血浆丢失时,可能导致肝功能衰竭(见第 81 章)。为了预防顽固性腹水,建议围手术期使用利尿剂(Ishizawa et al,2009a)。螺内酯的主要代谢产物卡诺酸钾是首选,其剂量取决于 ICG R15。

感染

手术部位感染是腹部手术后常见的并发症。根据疾病控制和预防中心(Mangram et al,1999)的标准,肝切除术为半清洁手术,术后感染率随着手术操作而变化,发生率 5% ~ 15% 不等(Moreno et al,2012;Nanashima et al,2014;Sadamori et al,2013;Uchiyama et al,2011)。然而,感染引起的脓毒症可以导致肝衰竭,特别是肝硬化病人伴随潜在的免疫功能不足。抗生素的使用是围手术期预防感染必不可少的手段。

为预防感染,推荐第一代头孢菌素类抗生素作为标准选择,一般在肝脏手术后使用数天(Mangram et al,1999)。如果临床感染发生,应根据感染部位和细菌培养药敏选择更强效的抗生素。在没有任何感染迹象的情况下,不建议常规和过量使用强力抗生素(见第 12 章)。

消化性溃疡

为了预防术后消化性溃疡,建议常规使用质子泵抑制剂或组胺 2 受体阻断剂,因为肝硬化本身就是消化性溃疡的高风险因素,而围手术期的精神和机体应激可能会增加这种风险。如果在手术前发现消化性溃疡,肝切除手术应该推迟,直到内镜下确定消化性溃疡已经愈合。

结论

肝切除治疗原发性肝癌,即使是肝硬化病人,其安全性和可行性已经得到确认。这归功于术前评估、手术方法和围手术期处理方面取得的重大进展。

(耿小平 译　樊嘉 审)

第104章

活体肝移植供肝切取手术

See Ching Chan，Sheung Tat Fan

活体肝移植供肝切取手术是对健康人实施的大型外科手术，其目的仅为满足受体的肝移植需求（见第112和117章）。1989年，Strong实施了供体左半肝切取术，并在体外切除了Ⅳ段肝脏，之后将剩余的Ⅱ段和Ⅲ段肝脏移植至儿童受体。1990年，Tanaka及其同事（Yamaoka et al，1994）因术中意外发现供体肝左动脉解剖变异，从而临时决定为一儿童受体植入了右半肝供体。1993年，Makuuchi（Hashikura et al，1994）首次为成人实施了左半供肝活体肝移植术（Living-donor liver transplantation，LDLT）；而第一例成人右半肝LDLT则由Fan在1996年完成（Lo et al，1997a）。从理论上讲，右肝移植物包括肝中静脉（middle hepatic vein，MHV），可以为右前叶提供良好的静脉回流，从而避免受者小肝综合征。前7名接受右半肝LDLT的病人均为急性肝功能衰竭病人，移植后1名因感染念珠菌死亡，其余6名均存活（Lo et al，1997b）。在此之后，非急症病人也被纳入了手术考虑范围。

供者评估

供者检查在确定为捐献者候选人后即可开始，其有助于评估器官捐赠者在度过恢复期后，能否长时间保持身心健康。供者检查需要遵循一定的步骤，并确保没有遗漏（Chan et al，2007a）。需要注意的是，只有具有完全行为能力的健康人才能够接受供者评估（Abecassis et al，2000）。

1. 详细了解供者的病史，以排查可能存在的合并症；若供者的体重指数（BMI）大于$30kg/m^2$（亚裔人种大于$27kg/m^2$），需注意是否存在脂肪肝或肥胖相关合并症（World Health Organization，2004）。其次，需要验证供受体的血型是否匹配。此外，人类免疫缺陷病毒、乙型肝炎病毒或丙型肝炎病毒的携带者不能作为供者进行肝脏捐献。乙型肝炎核心抗体阳性供者可以捐献肝脏，但受者必须终身服用拉米夫定进行预防（Lo et al，2003）。

2a. 潜在供者需接受心理评估，以确认其对供体手术的了解程度和应对能力。供者应充分获悉肝移植供受体的并发症发生率、死亡率和存活期，并应了解移植手术的紧迫性。

2b. 供者需接受胸部X线和心电图检查。同时，需进行肝脏增强CT检查（使用碳酸氢钠碱化尿液），并生成肝静脉（hepatic veins，HV）和门静脉（portal veins，PV）的最大信号强度投影（maximum-intensity projections，MIP）。使用Heymsfield的方法（Heymsfield et al，1979）测量供体肝脏的体积，将肝中静脉（MHV）作为左右半肝间平面上的分界线（图104.1），测量右半

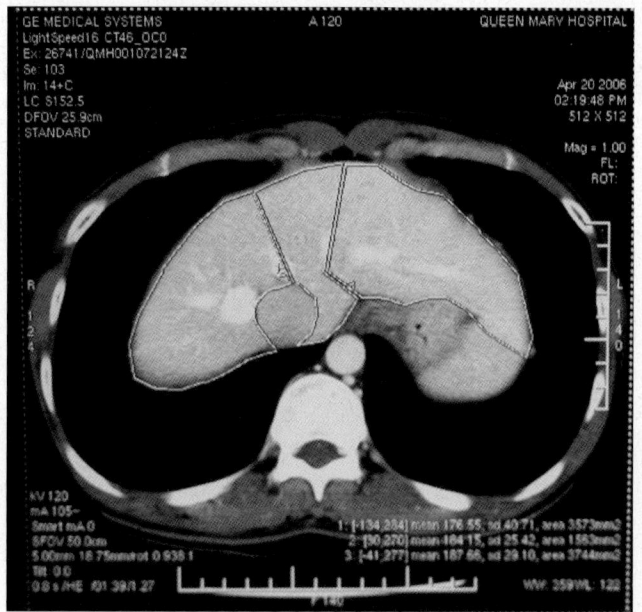

图104.1　CT评估供肝体积

肝和左半肝的体积（儿童受者测量Ⅱ段和Ⅲ段肝脏）。对比CT平扫上脾脏对比实质的密度衰减情况，以探测肝脏脂肪变性程度。肝静脉的解剖结构由静脉期轴状位CT图像和MIP确定，以便于观察。如果存在肝右后下静脉，可在手术前规划术中保留还是离断。需要注意的是，若存在Ⅳb段（译者注：Couinaud Ⅳa段）或Ⅲ段肝静脉向肝中静脉回流，则需将肝中静脉尽量靠根部离断，以保证余下左半肝Ⅳ段的充分回流（Chan et al，2004a）。肝右动脉、肝左动脉以及Ⅳ段肝动脉也可以通过动脉期获取的图像进行计算机三维重建。

3. 在确认潜在供者的捐赠资格和适宜性后，对供者进行肝穿刺活检。可接受的肝脏脂肪变性程度为：右半肝供体不超过15%，左半肝供体不超过20%。

4. 供者及其亲属需签署知情同意书，知情同意书中需明确说明供者和受者手术的并发症发生率和死亡率。

移植肝的位置和大小

移植肝与标准肝体积比（Chan et al，2006a，2011）在LDLT中至关重要。为保证移植受体手术成功，该体积比至少应大于35%（Fan et al，2003a）。但是，由于通过CT容积测量法所估算

的移植肝体积一般较实际高出 20%，所以需要一个 1.19g/ml 的转换指数（Chan et al,2006a,2011）。由于左半肝通常占肝脏总体积的三分之一，因此对于体型不大于受体的供者而言，其左肝通常小于受体标准肝体积的 35%。而对于左/右半肝体积比较大的个体，其左肝体积有可能是足够的。值得注意的是，与相同体积的右半供肝相比，左半供肝 LDLT 效果较差，左半供肝 LDLT 无法实现移植肝重量-功能的完全匹配。（Chan et al,2007b）。

对于右半供肝 LDLT，供者的剩余肝脏体积应至少大于肝脏总体积的 30%。对于儿童受体，移植肝重量占体重 3% 是最理想的；但是，对于年龄较大的儿童和青少年，移植肝需减少至体重的 2%，因为重量超过体重 5% 的移植肝易出现灌注不足。在这种情况下，可能还需要将移植肝减少至单段肝脏（Kasahara et al,2008）。

供体右肝切取术（见第 117 章）

显露

供者取仰卧位，注意避免枕部、脚跟和骶骨压疮。供者必须位于术者和一助可直面术野的最佳位置，术野不能被手术拉钩或头架阻挡（Fan,2007）。取右肋缘下切口并向上延正中线延伸，进腹后结扎并离断肝圆韧带，切开镰状韧带。用 Bookwalter 牵开器（Codman and Shurtleff,Raynham,MA）将胸廓横向、前向牵拉，充分显露术野。对于肋角较窄的供者，切除剑突可能有利于显露肝静脉根部和肝上下腔静脉。仔细探查腹腔后，行术中超声（intraoperative ultrasonography,IOUS）探查肝左静脉、肝中静脉和肝上下腔静脉的汇合部。在术前已由 CT 判定的 Ⅳb 段肝静脉与肝中静脉的位置关系，可由术中超声再次确认。同时术中超声也可探明肝动脉、肝静脉以及门静脉的血流动力学特征，对手术过程提供参考。

大血管分离和肝实质离断

解剖胆囊三角，游离出胆囊动脉。将胆囊剥离胆囊床，使用 3.5F Argyle 导管（Tyco Healthcare,Mansfield,MA）进行胆囊管插管，在导管插入处离断胆囊管、切除胆囊。接下来，切开覆盖在右肝管（right hepatic duct,RHD）上的腹膜，解剖辨认结构。在预期切断右肝管的部位（距离左右肝管汇合部 3~4mm 处），放置一大金属夹（Ethicon Endo-Surgery,Cincinnati,OH）。之后，在未稀释造影剂的情况下使用 C 臂行术中胆道造影，以显示胆道解剖结构。使用无损伤血管夹（Featherlight Bulldog Clamp；Geister,Tuttlingen,Germany）临时阻断胆总管（common bile duct,CBD）远端，可提高胆管造影的图像质量（图 104.2）。为避免供体远端胆总管的血供受到影响，需注意不要对钳夹部位以外的组织进行过度游离；胆道造影结束后必须取下血管夹。供者呈仰卧位，在胆管造影时依次显现右后叶胆管、右前叶胆管，最后显示左肝管（Fan et al,2002）。与肝动脉不同，门静脉变异通常与胆道变异有关。在门静脉解剖变异的供体肝脏中，门静脉下右后胆管更为常见（Takeishi et al,2015）。通过将 C 臂向右旋转而实现的视差技术可分辨右前和右后叶胆管的前后（anteroposterior,AP）位置关系，也可以显现胆管系统的实际

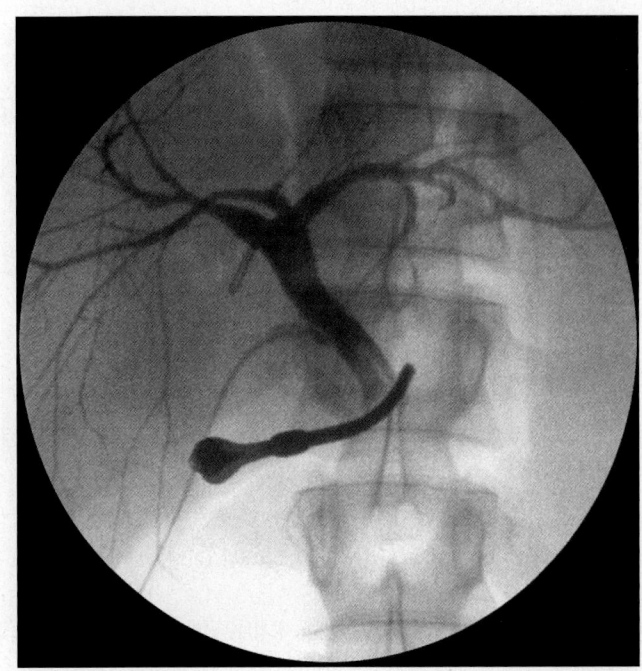

图 104.2　术中胆道造影：金属夹标记右肝管预期切断的部位

前后位视图。根据肝包膜上的金属夹指示，使用电刀预标记右肝管预期切断的部位。

继续解剖肝门板以分离出肝右动脉（right hepatic artery,RHA）和门静脉右支。需避免在肝右动脉和右肝管之间做过多的游离，以保证右肝管的血供。为获取全长的门静脉右支，需结扎尾状叶分支后进行分离。需要重点关注的是，从门静脉右支发出的较大分支可能供给 Ⅵ 段肝脏，需予以保留（图 104.3）。临时阻断右肝血流，使用电刀沿 Cantlie 线标记预分割线（图 104.4）。肝脏脏面的预分割线位于胆囊床左侧，与之前标记的右肝管分割线相连。

离断右三角韧带，保留肾筋膜（Gerota fascia）完整性。在正常的供体肝脏中，通过电刀细致解剖，右肾上腺通常可以从肝脏上分离下来。右肾上腺的少量出血可由氩气刀控制，更严重的出血则需要通过缝扎解决。按手术需要，于尾状突和下腔静脉前间隙游离、缝扎下腔静脉右侧的肝短静脉。保留大于

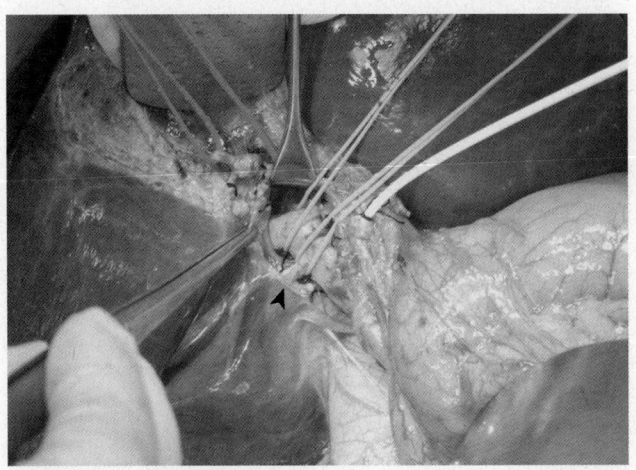

图 104.3　肝门板解剖，分离肝右动脉和门静脉右支。门静脉 Ⅵ 段分支予以保留（箭头处）

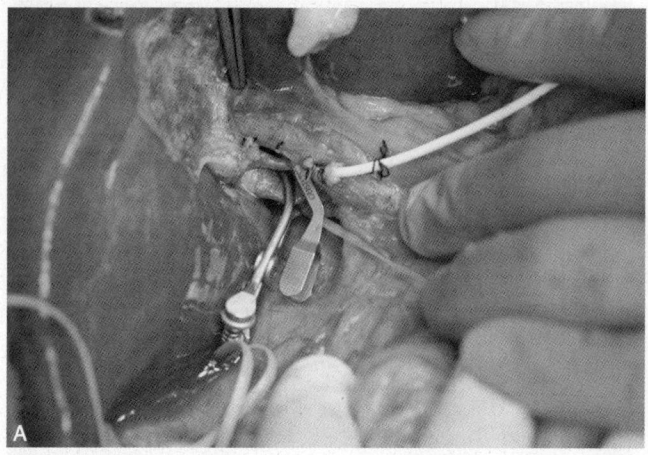
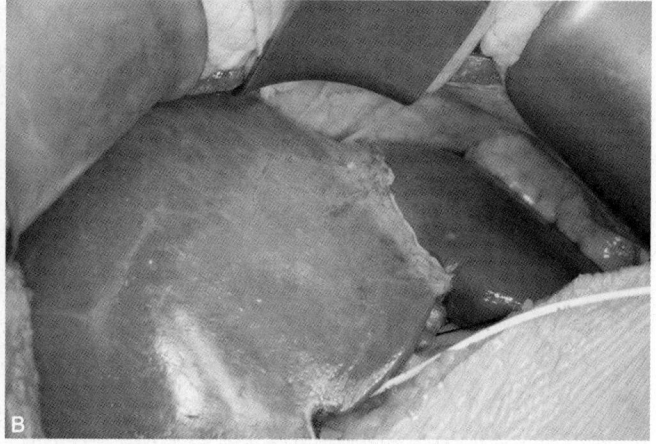

图 104.4　（A）血管夹夹闭肝右动脉和门静脉右支,临时阻断半肝血流。（B）半肝血流阻断后,缺血线指示肝正中裂（Cantlie 线）

5mm 的肝右后下静脉（inferior right hepatic veins, RHV）以便与受体的下腔静脉吻合（图 104.5）。

与为切除肿瘤为目的的肝切除术相比,供肝切除过程中不进行持续的入肝血流控制。尽管部分中心采用间歇性肝门阻断方法,提示可能减少供者的失血,但研究并没有得到统计学意义（Imamura et al,2002）。造成这一结果的可能原因是肝静脉分支的出血并不受肝门阻断的控制,且在松开阻断的 5 分钟里仍会出血。对于遭受较长冷缺血时间的移植肝,肝门阻断的另一个潜在优势是相当于进行缺血预处理,从而下调其凋亡途径（Clavien et al,2000）；然而,一项前瞻性研究提示公民逝世捐献供体缺血预处理可能导致较差的早期移植肝功能（Azoulay et al,2005）。对于成人 LDLT,长时间的冷缺血不应该成为问题,因为可以协调配合移植肝的移出转运和受体病肝切除的时间。此外,通过与麻醉师的配合,可以将中心静脉压控制在较低水平,可有效减少失血（Jones et al,1998）。另外,将头部和躯干抬高 10°~15°并使供者处于完全肌松状态也有助于减少出血。

游离右肝后,肝脏预分割线两侧的肝缘行全层缝合,利用止血钳的重量牵开断肝平面。将纱布垫垫在右肝后方可使断肝平面更加垂直,但不要过度,从而影响断肝时肝脏的回缩。离断肝实质时,首先使用电刀在 V 段和 IV b 段肝脏之间离断

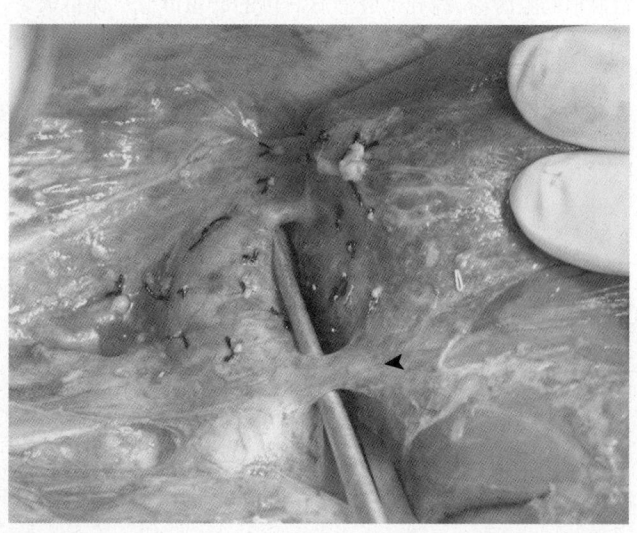

图 104.5　游离并保留肝右后下静脉（箭头处）

1~2cm。之后采用超声吸引刀（Cavitron Ultrasonic Surgical Aspirator,CUSA；Valleylab,Boulder,CO）离断剩余肝脏；超声吸引刀可显露位于距肝脏上表面三分之二深处的肝中静脉左缘。对于正常供肝,在 23kHz 的频率下超声吸引刀振幅设置为最大值的 60%,生理盐水以 4~6ml/min 的速度冲洗。空化效应可破坏肝实质。当超声吸引刀设置在较低的振幅时,术者往往会将其直接接触肝实质,从而导致易碎小血管的损伤。吸力设置为中高水平,能够保证清晰的手术视野即可。使用电刀联合超声吸引刀可直接灼烧直径小于 1mm 的血管。如果 IV b 段肝静脉分支汇入肝中静脉,则应停止离断,保留该静脉,以保证充分回流（Chan et al,2004a）。

在肝门区域,包含右肝管的右肝蒂也需解剖,但应减少超声吸引刀操作。为保护右肝管的血供,其解剖不能过度。根据术中胆道造影已经标记并确认的分割线进行离断。右肝管横断平面通常是水平的,任何右肝管都应使用剪刀与横断平面相切的方向离断。右肝管残端使用 6/0 聚对二氧环己酮缝线（PDS）连续缝合,并行术中胆道造影确认左肝管和肝总管保持通畅（图 104.6）。离断 MHV 和尾状叶背侧的肝实质,直到显露下腔静脉。使用棉线或直角钳提起尾状叶可有助于肝实质离断,需注意解剖操作必须在肝包膜和下腔静脉之间的确切平面上进行。

移植物转运

为了缩短冷缺血时间,在受体准备好移除病肝后,移植肝才能准备进行移出、转运。首先使用血管夹于近端夹闭肝右动脉,尽量远离 IV 段肝动脉分支。随后使用剪刀剪断肝右动脉,两个血管夹垂直于门静脉主干夹闭门静脉右支,在血管夹之间剪断门静脉右支。使用血管闭合器（TA30；Tyco Healthcare）处理肝中静脉、肝右静脉以及可能存在的肝右后下静脉后,使用剪刀剪断。为避免门静脉狭窄,使用 6-0Prolene 缝线横向往返连续缝合门静脉右支残端。利用术中胆道造影和亚甲蓝稀释液灌注评估剩余左肝管（left hepatic duct, LHD）的通畅性及渗漏情况,需注意胆道内的亚甲蓝必须使用生理盐水冲洗干净。使用 2/0Vicryl 缝线结扎胆囊管；使用不可吸收缝合线重建镰状韧带,以维持剩余左肝处于正常解剖位置（图 104.7）。使用术中超声评估血管通畅性。结肠肝曲及其相应部分的大网膜

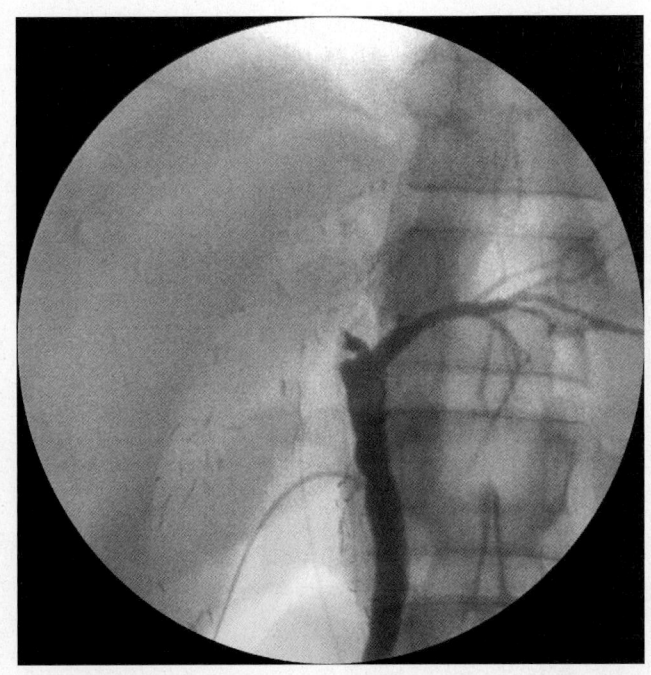

图 104.6　术中胆道造影证实左肝管和肝总管的通畅性

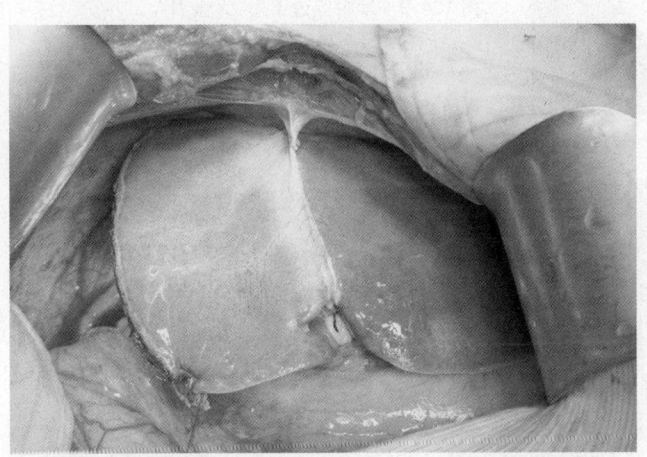

图 104.7　缝合镰状韧带,可防止剩余左半肝坠入右侧膈下

可提升至右膈下的空间内,以防止小肠粘连在残余左肝的肝脏断面上;逐层关腹,无须放置引流(Liu et al,2005)。

伴随经验的积累,包含肝中静脉的右半供肝切取术的预后得到改善。在我们连续开展的 200 例右半供肝切取术中,均包含了肝中静脉,同时随着技术的成熟,手术时间逐步缩短,出血量也有所降低(Chan et al,2007c)。该技术同样可由低年资外科医生掌握,并能够在经验丰富的上级医师的指导下,取得良好的手术效果(Chan et al,2014)。

包含肝中静脉

目前移植界对于是否应在右半肝移植物中包含肝中静脉尚有争议(见第 2 章)。V 和Ⅷ段肝脏无法回流的不良影响包括相应肝段的严重静脉充血和坏死。若决定不移植肝中静脉,则需证明 V、Ⅷ段分支与肝右静脉之间存在交通支。

京都大学的研究人员发明了一种计算方法,提出:移植肝

主要靠肝中静脉回流;移植肝小于受者体重的 1%;或残余左肝大于 35% 时,需要包含肝中静脉(Tanaka & Yamada,2005)。长庚纪念医院则在以下情况中包含肝中静脉:移植肝小于或等于标准肝体积估算值的 50%,或 V 和Ⅷ段肝静脉较大且肝右静脉较小(de Villa et al,2003)。东京大学的研究人员会在决定肝中静脉取舍前,短暂夹闭肝右动脉以观察 V 和Ⅷ段肝脏的充血情况(Sano et al,2002)。

我们在所有的右半供肝 LDLT 中均包含肝中静脉是为了简化和熟悉该技术(Fan et al,2003b)。无论残余左肝的Ⅳ段静脉如何回流,Ⅳb 段肝静脉均予以保留。当其汇入肝中静脉时,需小心谨慎的进行保留(Chan et al,2004a)。在供体器官修整台上,则通过将肝中静脉和肝右静脉修整成形为单一开口以保证流出量。静脉成形的优点是使肝静脉与下腔静脉的吻合更为简便,且右半肝移植物的流出量更高(Liu et al,2003)。

总之,大小足够、高质量的移植物、良好的静脉回流以及适度的门静脉灌注是 LDLT 成功的关键。

左半肝供体切取术

对于体重指数较低的供者,上腹部正中切口足以保证手术顺利进行(图 104.8)。离断左冠状韧带,同时为充分游离左半肝,还需离断静脉韧带或 Arantius 韧带。左肝管在肝实质外的部分可能较短,需用大号金属夹进行标记,并通过术中胆道造影确定预分割线。需要特别注意的是仔细识别有无右后叶胆

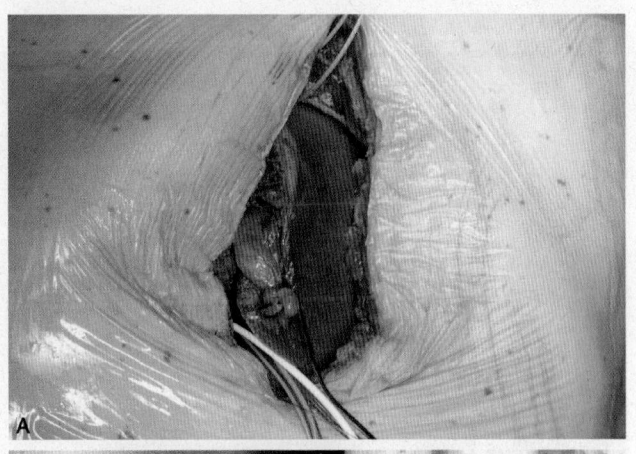

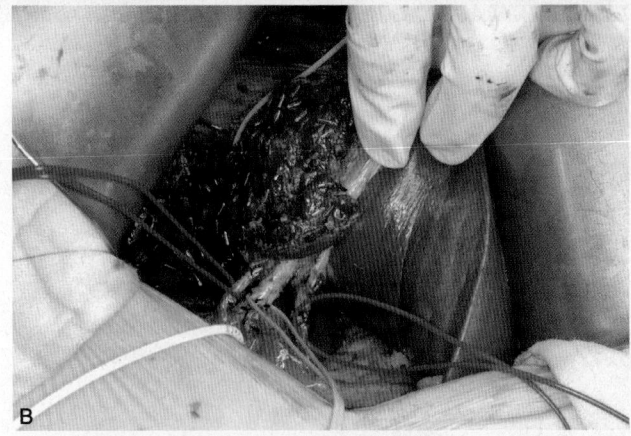

图 104.8　(A)供体左半肝切取术的上腹部正中切口。(B)扩大肋角切口,可充分显露肝门和肝断面

管汇入左肝管(图 104.9),在这种情况下,左肝管只能在右后叶胆管的左侧进行离断。肝中动脉(middle hepatic artery,MHA)起源于肝左动脉(left hepatic artery,LHA)时,应予以保留。若肝中静脉起源于肝右动脉且管径较细,则无须保留,IV段肝脏可由源于肝左动脉的交通支提供充足的血供。副肝左动脉由胃左动脉发出,能保证游离出足够的长度(图 104.10)。利用血管夹短暂阻断肝左动脉和门静脉血流,缺血线指示肝正中裂(Cantlie 线)。使用超声吸引刀在肝中静脉右侧进行肝实质离断。在肝脏离断的最后部分,需小心低位汇入肝中静脉的VIII段肝静脉分支;VIII段肝静脉应予以保留,以保证剩余肝脏右

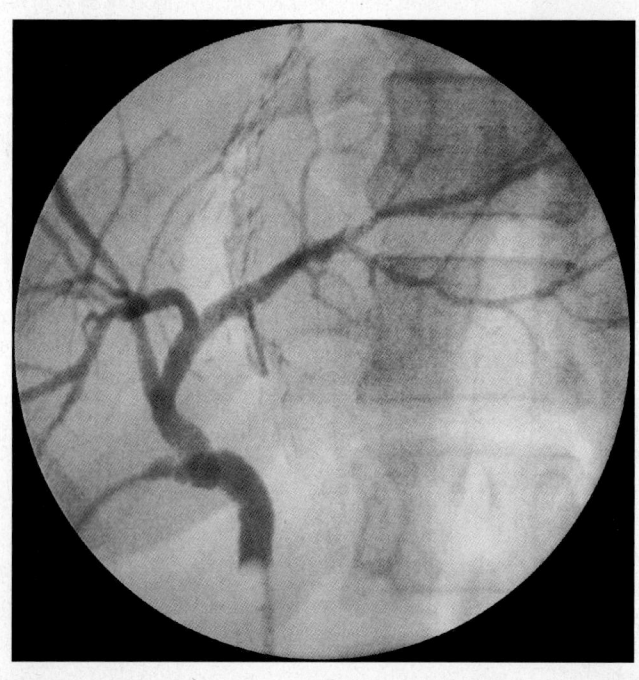

图 104.9　术中胆道造影:大金属夹标记左肝管预离断线

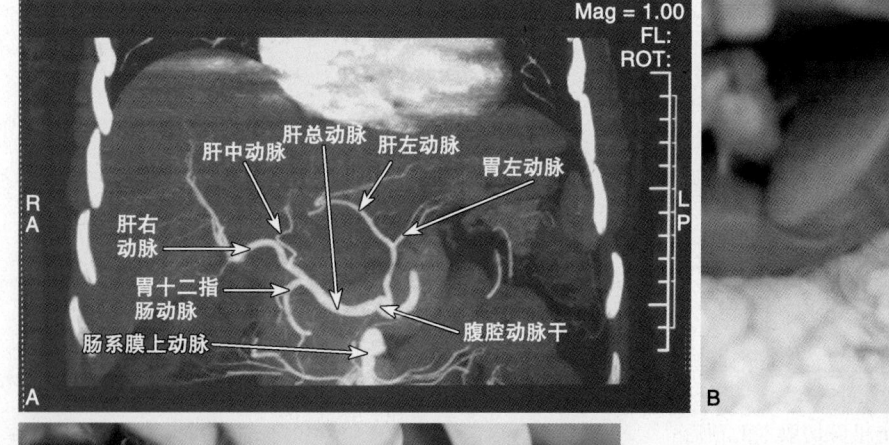

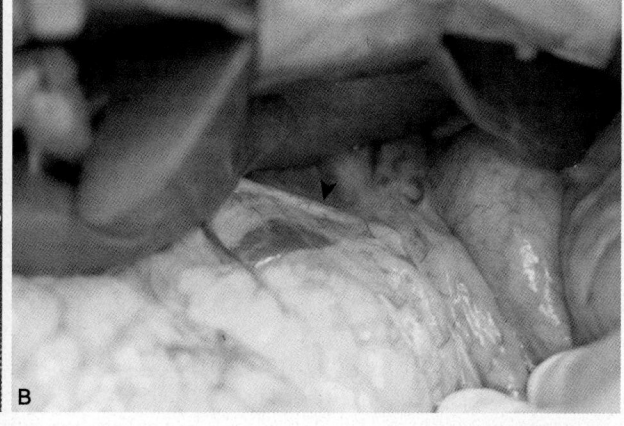

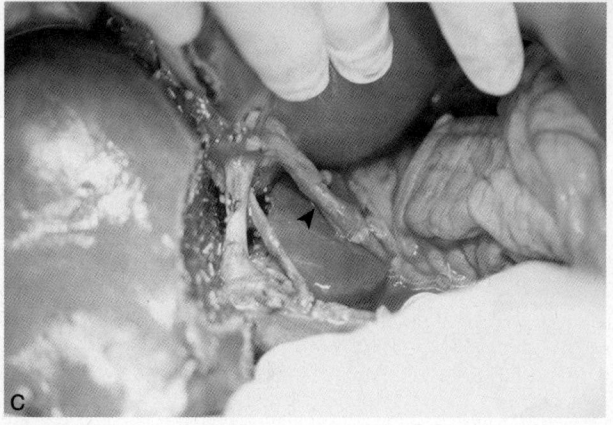

图 104.10　(A)肝动脉的 CT 重建图像:副肝左动脉。(B)副肝左动脉可见于肝胃韧带内(箭头处)。(C)分离和保留副肝左动脉(箭头处)

前叶的静脉回流,若意外损伤该血管则会导致大出血。与同样包含肝中静脉的右半供肝切取术相比,左半供肝切取术的出血量更大,手术时间更长,这可能是由于肝断面更大所导致的(Chan et al,2007b)。

供体肝Ⅱ、Ⅲ段切取术

总体来说,显露和肝门解剖的操作与左半供肝切取术类似。分离肝左动脉和门静脉左支后,使用大金属夹标记左肝管的预分割线并通过术中胆道造影确定。肝右后叶胆管的位置仍需要特别注意,因为该胆管可能向左汇入左肝管中。提供Ⅳ段肝脏血供的肝中动脉如果自左动脉发出且其远端长度足够,则可予以保留;反之,则不予保留,整段肝左动脉均需包含在移植物中。自肝右动脉发出的中肝动脉易于处理,不需要单独分离。肝脏离断平面在镰状韧带右侧约 1cm 处。肝实质离断前需先将Ⅳ段肝蒂游离、结扎及缝扎。尾状叶通常不包括在移植物中,因为受体上腹部的空间有限。尾状叶的血管和胆管需要游离并结扎,必要时可缝扎。

供体的解剖变异(见第 2 章)

除了供肝大小和比例不匹配之外,偶有发生的供肝解剖变异也可能会妨碍手术实施。当右肝主要肝段门静脉分支自门静脉左支在肝内发出时,供体进行左半肝、右半肝切取术的风险均太高,是实施捐赠的禁忌证。另一方面,在门静脉分出三支的情况下,若这些分支均在肝实质外,供体手术仍可实施(图104.11A)。但是,门静脉的右前叶和右后叶分支需要在移植前先通过静脉成形为单一开口(图 104.11B);若两个分支长度过短,无法合并为单一分支,则可使用受体门静脉左右支汇合处的部分血管进行搭桥(图 104.11C);以上修整操作均在供体器官修整台上完成。Ⅲ段和Ⅳb 段肝静脉有时会汇入肝中静脉(图 104.12A、12B),可通过肝中静脉-肝右静脉成形术解决(图104.12C)。在Ⅲ段、Ⅳb 段肝静脉在极高位汇入肝中静脉的情况下(图 104.13A、13B),务必将Ⅲ段、Ⅳb 段肝静脉和Ⅷ段肝静脉在高位分离开。这是为了保证供者剩余肝脏Ⅲ段和Ⅳb段的静脉回流。肝中静脉和Ⅷ段肝静脉可通过静脉成形术进行拉拢合并为单一出口(图 104.13C),之后使用足够长度的人工血管搭桥,与肝右静脉进行吻合并形成单一流出道(图104.13D),以便于受体下腔静脉吻合。使用 ABO 血型相容公民逝世捐献的髂动脉时,上述血管重建操作更容易完成。Ⅷ段肝静脉和肝中静脉可使用髂动脉分支和髂总动脉进行重建,并与肝右静脉进行吻合(图 104.13E)。

胆道系统的解剖变异可能是器官捐赠的禁忌证,例如移植肝内存在多条细小分支(Liu et al,2004)。

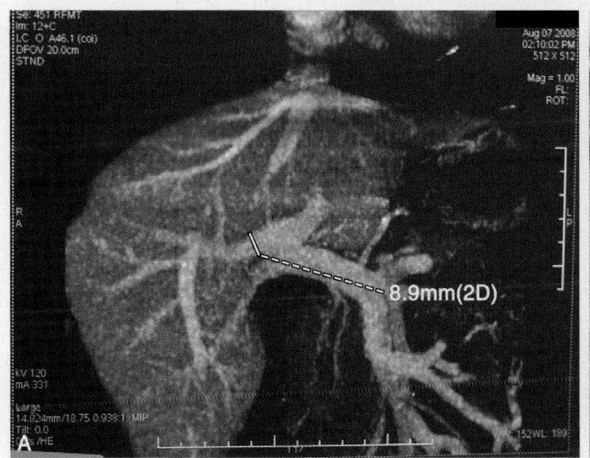
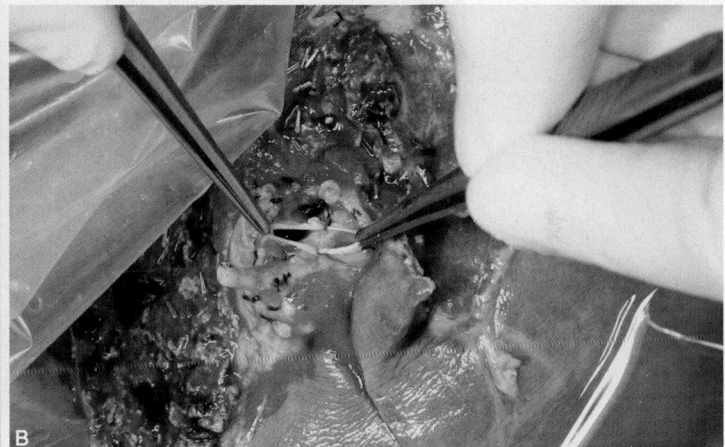
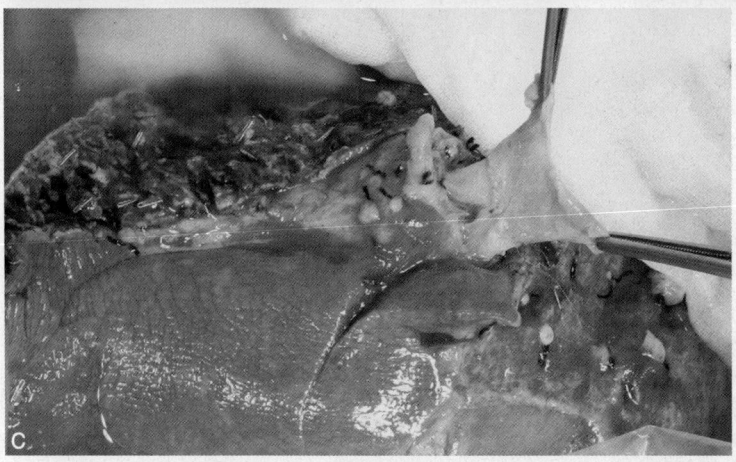

图 104.11　(A)门静脉的 CT 重建图像:门静脉右前叶分支与右后叶分支分离的供体。(B)门静脉右前叶分支和右后叶分支的血管成形。(C)受体门静脉缝合至移植肝的门静脉右支

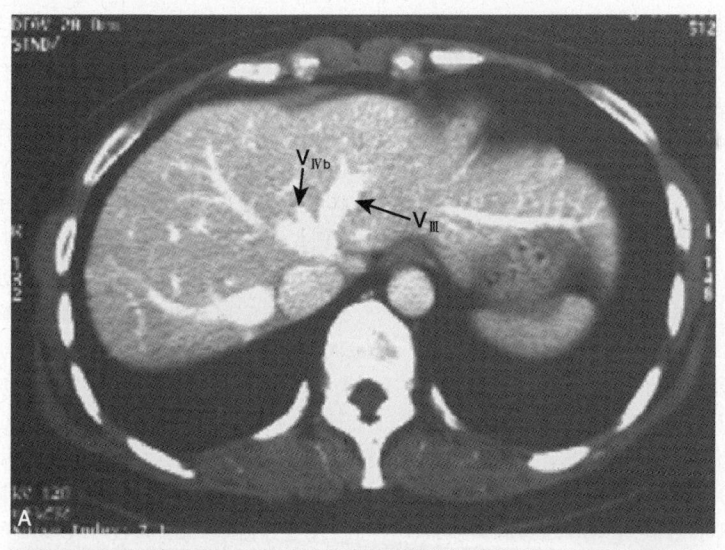

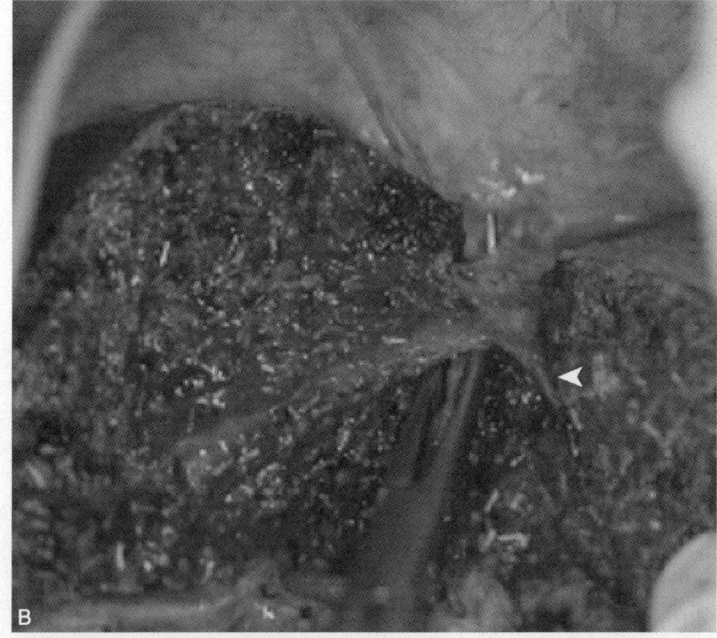

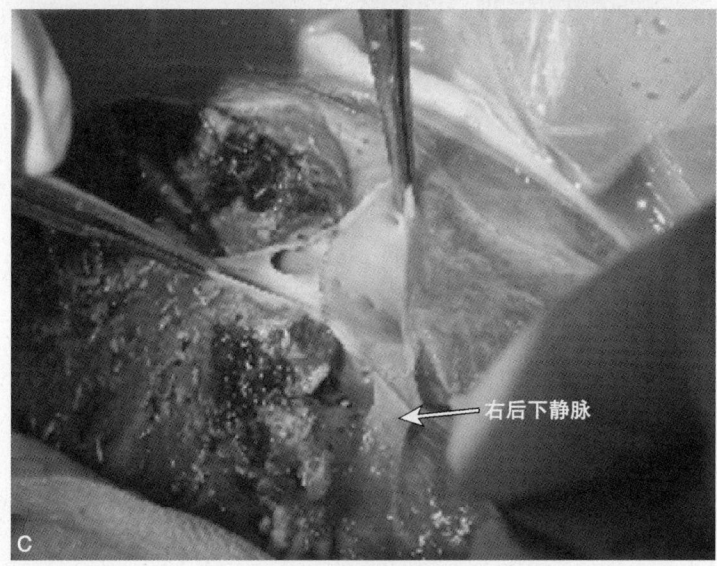

图104.12　（A）供体Ⅲ段、Ⅳb段肝静脉回流至肝中静脉的CT图像。（B）离断肝实质时，保留Ⅲ段和Ⅳb段肝静脉（箭头处）。（C）肝右静脉、肝中静脉以及肝右后下静脉经静脉成形后汇合为单一开口

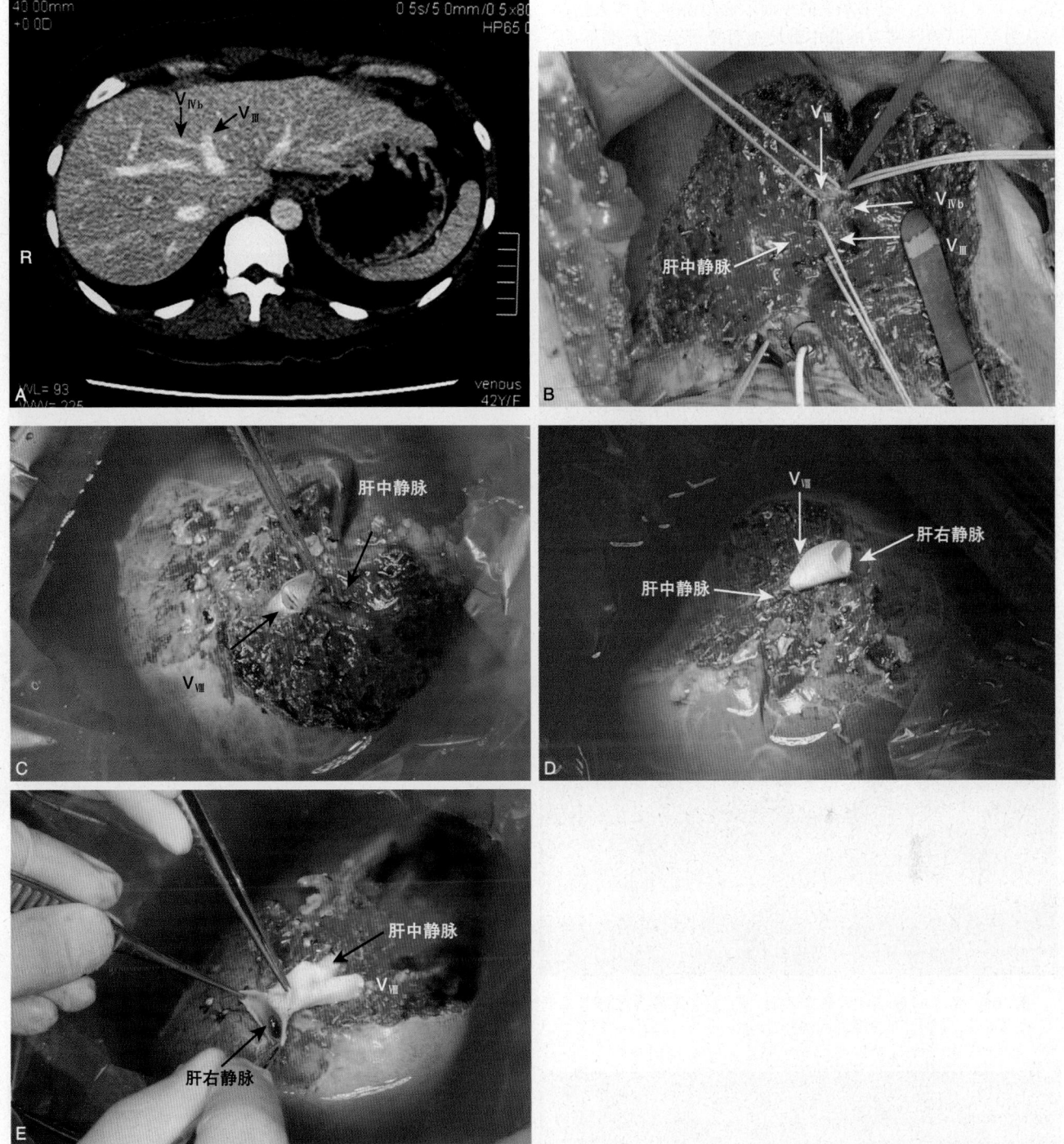

图 104.13 （A）Ⅲ段、Ⅳb 段肝静脉高位回流至肝中静脉。（B）分离Ⅷ段、Ⅲ段、Ⅳb 段肝静脉以及肝中静脉。（C）使用 6-0 Prolene 线连续缝合，合并Ⅷ段肝静脉和肝中静脉。（D）将Ⅷ段肝静脉和肝中静脉合并所形成的单一开口吻合于人工血管，之后将其与肝右静脉合并。（E）使用来源于公民逝世捐献的髂动脉移植物进行Ⅷ段肝静脉和肝中静脉的重建

供体器官修整台上操作:灌注和修整

为了缩短冷缺血时间，直到受体几乎准备好植入供肝时，右半供肝才能进行移出、转运。供肝移出后，将其浸入盛有冰泥的无菌盆中，使用三倍于移植肝体积的冷组氨酸-色氨酸-酮戊二酸（histidine-tryptophanketoglutarate，HTK；Dr. Franz Köhler，Chemie GmbH，Alsbach-Hähnlein，Germany）器官保存液进行灌注。用手指调整门静脉右支插管使其贴合静脉壁，不进行结扎（图 104.14A）（Chan et al，2004b）。右前叶和右后叶门静脉分

支分开的右半供肝需要分别、同时灌注（图 104.14B）。在重力作用下，通过 21-Fr 血管导管滴注 100 滴 HTK 溶液，对 RHA 进行冲洗（图 104.14C）。动脉内膜的意外损伤会给移植肝带来无法修复的破坏。右前叶和右后叶胆管分支同样使用冷 HTK 器官保存液进行冲洗，以减少保存过程中的胆管损伤。移植肝称重后，转移至另一盛有冷 HTK 器官保存液的无菌盆中。之后将移植肝的肝中静脉和肝右静脉成形、合并（Liu et al，2003）。尽管肝中静脉和肝右静脉的距离通常达 2cm（图 104.15A），但可通过牵拉将它们汇合为单一开口（图 104.15B）

（Chan et al,2005）。受书本上的平面示意图误导,有些人错误地认为与下腔静脉吻合的肝中静脉血管壁部分的长度不足。实际上,下腔静脉呈管状,切除肝右静脉后的残端所需吻合的是肝中静脉和肝右静脉修整后的汇合部分。对于不包含肝中静脉的移植肝,受体下腔静脉在肝右静脉和肝中静脉之间的部分可弥补长度的不足,以保留Ⅳb段肝静脉用于供体剩余左半肝的静脉回流。

对于左半肝或Ⅱ、Ⅲ段肝移植,如果肝中静脉与Ⅱ、Ⅲ段肝静脉是分开的,则通过静脉成形术将其合并成一等边三角形,并在其左侧顶点的位置保留单一开口。这对受体手术中肝中静脉与下腔静脉的吻合有帮助。只有在Ⅳb段肝静脉高位汇入肝中静脉的情况下,后者与前者需在高位离断。肝中静脉使用人工血管（Pomposelli et al,2012）或公民逝世捐献来源的血管进行重建。使用髂静脉更易于处理（Lee,2015）。

移植肝称重并记录重量。计算移植肝占标准肝体积的百分比,然后将移植肝浸入冰泥中。

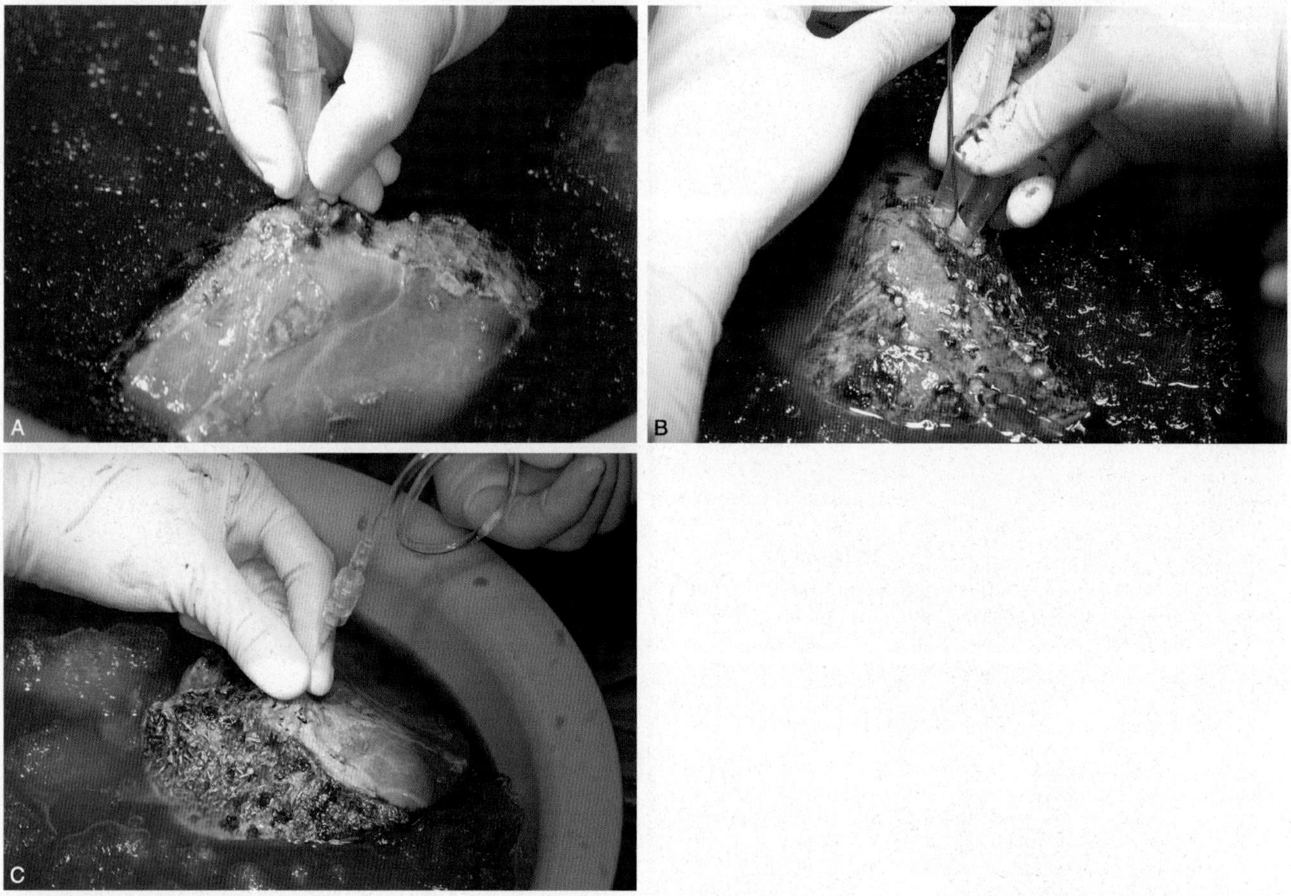

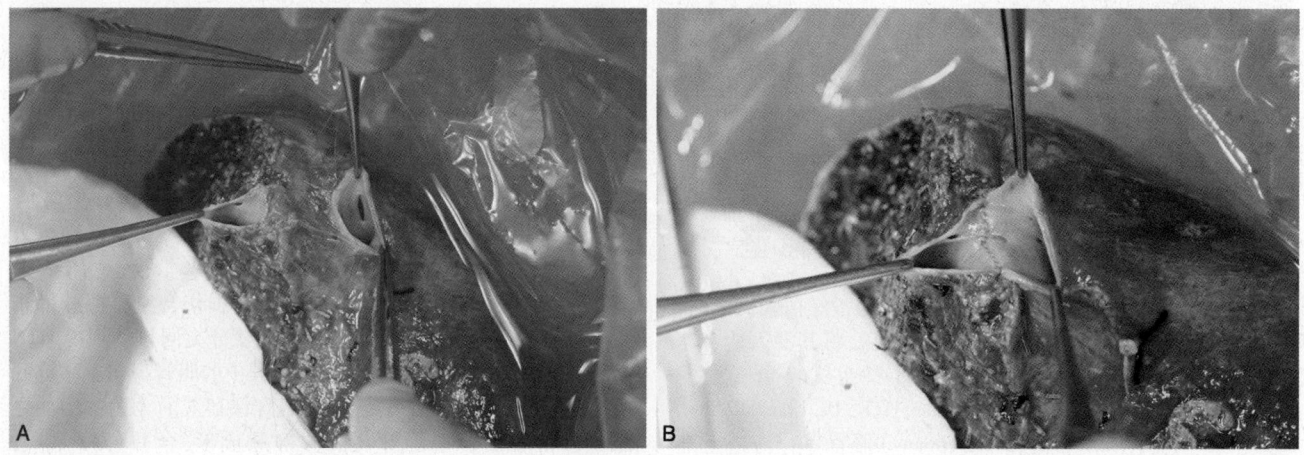

图 104.14　（A）使用 HTK 器官保存液灌注右半肝移植物,用手指调整套管使其对准门静脉右支。(B)门静脉右前叶分支和右后叶分支的同步灌注。(C)小心插管并冲洗肝右动脉

图 104.15　（A)肝右静脉与肝中静脉之间具有明显距离。(B)将肝右静脉与肝中静脉汇合成具有最小张力的单一三角形开口

供者术后护理

供体左/右半肝切取术是针对健康人实施的大型外科手术,专业医护人员应给予细致的术后护理。术后供者需转移至重症监护室,密切监测血流动力学指标和呼吸功能(见第 25 章)。早期活动和胸部理疗可以降低深静脉血栓形成(deep vein thrombosis,DVT)和肺部感染的风险。供者还需接受为期六周的质子泵抑制剂的治疗,以预防消化道溃疡(Chan et al,2007c)。接受激素替代治疗和口服避孕药的女性供者尤其需要积极预防 DVT。

供者发病率和死亡率

保障供者安全是 LDLT 的基础(见第 27 和 117 章)。随着 LDLT 的应用从儿童拓展到成人,从使用左半肝到使用右半肝,受体手术成功与供者承受风险之间的矛盾已经凸显。目前报导的供者并发症总体发生率约为 20%,但在其中一项报道中高达 67%(Beavers et al,2002)。使用统一的并发症报告体系(Dindo et al,2004)可能会缩小这一比例。尽管不能容忍任何供者死亡,但目前已知的供者死亡至少达 19 例(Trotter et al,2006)。据估算,目前供者右半肝和左半肝切除的死亡率分别达 0.1% 和 0.5%(Barr et al,2006),即便来自日本的多中心研究中供者死亡率低于该水平(Hashikura et al,2009)。要使受体

5 年存活率达 80%,那么每拯救 160 例受体就需要一名供者献出生命。与捐赠前的状态相比,供者的生活质量变化不明显(Chan et al,2006b)。供肝切除的远期生物学改变尚不完全清楚。但是,部分捐献者即使在捐赠右半肝两年之后,仍存在白细胞计数、血小板计数的降低和肝脏转移酶的升高(Chan et al,2006c)。

结论

尽管 LDLT 存在供者死亡风险是不争的事实,但供者死亡率、手术并发症的降低和受体生存率的提升有力支持了 LDLT 的合理性。随着经验的不断累积,更小的移植肝也足以挽救受体的生命(Chan et al,2010),因此左半肝 LDLT 适应证得到扩展(Chan et al,2012)。然而,降低供者的风险不应以提高受体死亡率为代价(Roll et al,2013)。供肝切取手术作为一种道德挑战,曾被医学界和社会以谨慎和怀疑的态度看待(Cronin et al,2001;Strong,1999;Surman,2002)。只有让没有其他治疗选择的受体的获益,供体手术才能不完全地证明其合理性。我们的共识是承诺为活体肝脏捐赠者提供最高标准的医疗处理,并在经验丰富的医疗中心进行供体手术(Malago et al,2001)。这也是维持最高质量治疗和降低供体死亡率、并发症发生率的唯一途径。

(万赤丹 译　刘景丰 审)

第 105 章

肝切除微创技术

Daniel Cherqui，Chung-Wei Lin，and Michael Kluger

腹腔镜手术应用的日益增多，是靠完成小切口而非大切口的手术能力推动的，同时可以减少术后疼痛并加快病人恢复。这一切始于 1988 年问世的腹腔镜胆囊切除术，虽然当时未进行合适的随机试验，但其优点在医生和病人看来是显而易见的，并在两年内几乎普遍采用此术式。胆管损伤的短暂性增加强调了学习曲线和通过创新性的操作进行适当训练的重要性。腹腔镜手术很快扩展到更为复杂的手术，并已成为大多数上消化道和结直肠手术的标准术式。外科技术的进步，如复杂切除和缝合技巧的提升以及新的高效能设备，如增强影像设备、电外科设备和切割闭合器的应用，使更多的手术从传统术式向腹腔镜手术转变成为可能。

肝切除术是一种独立的手术（无须重建和吻合），被视为腹腔镜手术的最佳适应证（Cherqui et al，2000，2003）。然而，由于认为存在不可控的出血风险和肿瘤学方面的不足（如肿瘤播散及切缘不足），多年来一直未被应用于肝切除领域，推广应用的速度要比其他领域的腹腔镜手术慢得多。另一个发展较缓慢的原因可能是缺乏对成熟肝脏外科专家进一步的腹腔镜手术训练。诚然，腹腔镜肝切除术（laparoscopic liver resections，LLR）是困难的手术，需要既有肝脏外科基础又要有精湛的腹腔镜技术的专家来完成。掌握简单的腹腔镜手术，如腹腔镜胆囊切除术显然是不够的，开腹肝脏外科医生必须学习一整套新技术。相反，作为一名没有肝脏外科技术背景的医生，想成为腹腔镜肝脏外科医生也是明显不够的。

20 多年来，全球多个团队都在探索腹腔镜肝切除术。最近的一篇系统回顾文章汇编了超过 9 000 例的病例汇报（Ciria et al，2016）。只有不到 20 个中心报道了 100 例以上腹腔镜肝切除术。必须承认的是，没有临床随机对照试验来比较开腹肝切除术和腹腔镜肝切除术。尽管我们需要这样的研究，但由于需要大样本，RCT 很难实施，并难以累积。与其他手术，如结肠癌切除术等不同，肝切除术的病例数并不是那么多。此外，肝切除术涉及各种疾病，包括原发性和继发性肝癌，正常或病变肝脏。同时还有多种不同类型的肝切除，包扩大范围肝切除和小范围肝切除，要根据肿瘤的不同类型和所在肝段的位置，采用不同的手术方式。针对一种疾病或一种手术的腹腔镜肝切除的临床随机对照试验正在进行中，但病例入组缓慢，结果也将难以推广到肝脏各种其他类型的疾病或手术。

现有的文献包括病例报告，病例对照研究和 Meta 分析。已报告的病例主要集中在易于切除位置的小范围切除（Ⅱ~Ⅵ段）。然而，大范围更为复杂的切除（解剖性切除和困难位置切除）也有越来越多的报道（Bryant et al，2009；Dagher et al 2009；Yoon et al，2010），两篇系统回顾文章表明，大范围肝切除的比例已从 2009 年的 15% 上升到 2015 年的 30%（Ciria et al，2016）。基于回顾性对照研究的 Meta 分析表明，腹腔镜肝切除术相比开腹手术有一定的近期疗效优势，如减轻疼痛、减少出血量、输血率、并发症发病率和住院时间（Ciria et al，2016），手术切缘和长期生存率也并不低（Ciria et al，2016）。另外一些研究表明，腹腔镜肝切除术的肿瘤学结果与开腹肝切除术相当（Parks et al，2014）。有趣的是，没有研究发现腹腔镜手术有任何缺点。在 2008 年（Buell et al，2009）和 2014 年（Wakabayashi et al，2015）召开了两次腹腔镜肝切除共识研讨会。在最近的一次会议（日本盛冈）上，专家组根据现有的文献报道给出了详细的推荐意见。在这些建议中，虽然强调了证据水平较低，但仍证实了小范围肝切除可作为腹腔镜肝切除的标准术式，然而大范围肝切除和解剖性肝切除仍处于评估阶段（Wakabayashi et al，2015）。

目前，绝大多数肝胆胰外科中心实施的都是腹腔镜下小范围肝切除，包括左外叶切除和肝脏周边的楔形切除（见 103B 章）。只有少数团队开展了规则的腹腔镜左、右半肝切除术。而更少数的一部分报告，主要来自亚洲，实施了复杂的解剖性肝切除，包括困难部位（如Ⅶ、Ⅷ段肝切除，前区或后区）的肝切除（Han et al，2009；Honda et al，2013；Yoon et al，2013）。腹腔镜肝切除所占的比例因这些外科中心不同而异，从 10% 到 90% 不等。目前，我们中心腹腔镜肝切除占所有肝切除的比例为 35%。在我们中心，腹腔镜肝切除治疗良性疾病比例保持稳定，而在恶性肿瘤中的占比近年来逐渐增加。

术语和定义

在 2008 年召开的首次国际腹腔镜肝切除专家共识研讨会上，讨论了对腹腔镜肝切除术的认识和观点。在最终的路易斯维尔宣言中，专家们达成了三种术式的定义共识：全腹腔镜手术，手辅助腹腔镜手术，混合技术手术。全腹腔镜肝切除术是指肝脏的游离和切除的全过程完全通过腹腔镜操作孔进行，切口仅用于标本取出。手辅助腹腔镜是指通过选择性的手部戳卡口辅助手术，但仍在腹腔镜镜头下进行手术操作，同时切除的肿瘤也从手部戳卡口取出。混合技术手术是指在无论有无手辅助的情况下，肝脏的游离采用腹腔镜下操作，而切除是通过小切口在直视下进行。Nguyen 和他的同事们（2009a）进行了一项国际性的系统回顾分析,发现 75% 的腹腔镜手术是全腹腔镜手术,17% 是手辅助腹腔镜手术,2% 使用混合技术手术。此外,4% 的病人中转为开腹手术或手辅助手术,剩下的 2% 使用不太常见的技术,如经胸腔入路手术。

腹腔镜手术应与开腹手术分类相同,根据 Couinaud 和 Brisbane2000 肝脏解剖和切除术语(Belghiti et al,2000),肝 Ⅱ、Ⅲ、Ⅳb、Ⅴ、Ⅵ 段最适合行腹腔镜切除(Buell et al,2009)(见第 2 章)。也有报道进行了肝脏后上部(Ⅰ、Ⅳa、Ⅶ、Ⅷ段)肿瘤的单独切除和大范围肝切除(Dagher et al,2014;Han et al,2009;Ishizawa et al,2012;Yoon et al,2013)。然而,这些手术在技术上更具有挑战性,应该留给那些熟练掌握了第 Ⅱ~Ⅵ 段的腹腔镜肝切除术、突破技术限制的外科专家。在 Ciria 和同事 2015 年的一篇系统回顾报道中,大多数(70%)手术是小范围切除(两段或者更少),包括非解剖性的楔形切除和肝左外叶切除(各 20%)。主要由亚洲外科医生报道的解剖性肝段切除和肝叶切除(两个肝段切除)术,虽然在切除范围上可归类为小范围肝切除,但仍是复杂的肝切除手术,分别占 13% 和 5%。三个肝段以上的大范围切除占 24%,其中左、右半肝切除分别占 11% 和 13%。也有更大范围肝切除的报道和 6% 未明确术式报道。

适应证

腹腔镜肝切除术的适应证应与开腹肝切除术相同(见第 103A 章),必须强调的是不能因微创切除的潜在获益而有超出指南以外的适应证,或为了提供明确诊断而实施病变切除。特别要指出的是,腹腔镜技术不应该用于切除基于病史、影像学和肿瘤标志物都确认为良性、无潜在危险的附带的、无症状病变,包括肝囊肿、肝血管瘤和局灶性增生结节。另外,当病灶可以安全地进行经皮穿刺活检确诊时,不应为了诊断目的而进行腹腔镜切除术。

腹腔镜肝切除与开腹肝切除的适应证应基于相同的指南。病例应在多学科肿瘤专家中讨论,一旦确定了手术指征,就应该评估腹腔镜手术的可行性。切除的范围、病灶的大小、位置和数目,以及与肝内主要血管的邻近程度,是决定是否适合腹腔镜切除的重要因素(表 105.1)。同时还应考虑一下肝脏的

表 105.1　腹腔镜肝切除术难、易因素分析

因素	易	难
肿瘤大小	<5cm	>5cm
肿瘤深度	表面/有蒂	深部
肿瘤位置	Ⅱ、Ⅲ、Ⅳb、Ⅴ、Ⅵ段	Ⅰ、Ⅳa、Ⅶ、Ⅷ段
肿瘤个数	单发	多发
与肝门、近端肝静脉或下腔静脉的距离	>1cm	<1cm
手术经验(Lin et al,2016)	<25 例	>25 例
肝脏情况	正常	受损
切除范围	左外叶切除、外周边缘性切除	右/左半肝切除、解剖性肝段切除、肝叶切除、扩大切除、供肝切除

状态。虽然良性肝脏疾病病人肝脏质地正常,但恶性疾病病人通常有一定程度的肝损伤。大约 90% 的 HCC 病人有慢性肝病史,其中慢性乙肝病毒或丙肝病毒感染、酒精性和非酒精性脂肪性肝炎是最常见的病因。此外,大肠癌肝转移的病人中有相当一部分比例有化疗损伤性肝病,腹腔镜手术应考虑到这一点。手术难度是高度个体化的,不仅受肿瘤和病人因素影响,还会受手术经验的影响,在进行更为复杂的手术之前,必须根据经验水平逐步提高手术技能。

肿瘤大小和位置

小于 5cm 的孤立性肿瘤、位于外周肝段(Ⅱ~Ⅵ段)是腹腔镜肝切除术的最佳适应证(Buell et al,2009)(图 105.1)。在开始腹腔镜肝切除手术时,推荐先做此类病例手术。位于肝下部或左外侧大于 5cm 的带蒂肿瘤也适合腹腔镜切除。腹腔镜切除应作为左肝外叶切除的标准术式(Buell et al,2009;Chang et al,2007)。肝脏周边的楔形切除也被认为是适合于腹腔镜切除的简单手术。

腹腔镜切除术现在是常规化的手术(Belli et al,2013;Dagher et al,2014;Soubrane et al,2015)。随着这种手术被更广泛地接受,将需要更高水平的训练和经验。

更困难的病例包括肝脏后上叶的病灶(Ⅰ、Ⅳa、Ⅶ和Ⅷ段)和靠近主要血管或肝门的病灶。这些病例应仅限于经验丰富的外科中心,但此类切除的报道越来越多(Han et al,2009;Ishizawa,et al,2012;Yoon et al,2013)。针对相同的肝脏,应避免因选择腹腔镜手术造成比开腹手术更大的切除范围。例如肝右后叶病变的腹腔镜右半肝切除,可以通过范围更小的、开腹肝段切除或右后叶切除来完成。外科医生必须权衡腹腔镜和开腹手术对病人的风险和在保留肝实质方面的获益。

肿瘤病理学

如前所述,微创技术的应用不应扩大无潜在危害的肝脏良性病变切除的指征。腹腔镜治疗肝脏良性疾病的比例呈逐渐

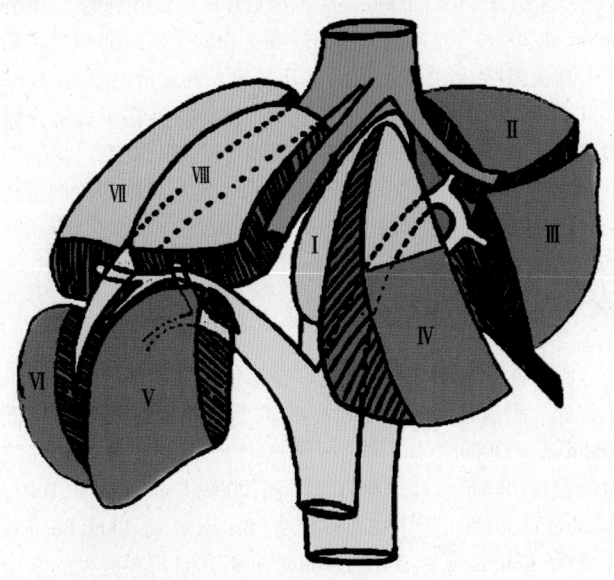

图 105.1　最适于行腹腔镜手术的病灶是直径小于 5cm 的孤立性肿瘤,位于肝 Ⅱ~Ⅵ段

增高趋势,因为这些疾病更适合微创治疗,年轻病人接受积极性也更高,同时不需要考虑切缘问题。

腹腔镜肝切除的主要指征和开腹手术一样,即原发和继发性肝癌,肿瘤切除的准则是必不可少的,手术切缘也不应与开腹手术有所区别。如果担心腹腔镜手术不能获得足够的切缘,但开腹手术技术上可行,则应转为开放手术。在这一方面,大多数团队认为,特别是在结直肠癌肝转移、左右叶均有转移灶的情况下是腹腔镜手术的禁忌证,因为有可能遗漏一些病灶或肿瘤切除不完全(见第 92 章)。同样,肝门部胆管癌或胆囊癌,由于胆管的复杂性和可能的血管切除或重建,以及必要的肝门淋巴结根治性切除(见第 49、51A 和 51B 章),也是腹腔镜手术的禁忌证。

有趣的是,HCC 主要发生在肝硬化病人,这是最常见的腹腔镜肝切除的指征之一,占恶性肿瘤病人的 50% 以上(Ciria et al,2016;Nguyen et al,2009a)(见第 91 章),而在大多数开腹肝切除手术中,结直肠肝转移占大多数(见第 92 章)。肝细胞癌似乎更适合腹腔镜手术的主要原因是筛查程序允许对已知肝病(即孤立的小结节)病人的早期肝细胞癌进行诊断。肝硬化病人肝切除的一个主要问题,即使是小手术,就是术后失代偿,包括肝衰竭和腹水(见第 76 章和第 103D 章)。我们的团队观察到肝硬化病人对腹腔镜肝切除有很好的耐受性(Laurent et al,2003)。特别是我们观察到病人的术后腹水比以往的开腹手术后更少。一些作者和 Meta 分析证实了这一点(Belli et al,2009b;Morise et al,2015;Sasaki et al,2009)。腹腔镜本身可能提供了一些保护,防止术后失代偿。原因可能有更少的液体需求,避免了较长的腹部切口和肌肉分离,更好的侧支保留,更少的操作,和较少的呼吸障碍。由于认识到了腹腔镜肝切除治疗HCC 的有效性和安全性,执行的病例数量大量增加,尤其是周围肿瘤小于 5cm 的病人(Belli et al,2009b;Cherqui et al,2009;Morise et al,2015;Sasaki et al,2009;Soubrane et al,2014;Yoon et al,2010)。

我们几乎 50% 的腹腔镜经验都是针对慢性肝病病人(Bryant et al,2009)。这些病人往往需要更长的手术时间和更多的入肝血流阻断,但总体上他们比开腹病人恢复情况要好(Ciria et al,2016)。然而,根据我们的经验大肠癌肝转移不太适合做腹腔镜手术。这是因为转移灶主要是肝脏双叶或难以切除的肝转移瘤。目前,我们中心的腹腔镜手术治疗肝癌的比例达到58%,但结肠癌肝转移的比例仍不到 20%。

安全性和获益

腹腔镜肝切除术为接受过许多其他腹部手术的病人提供了好处。病例对照研究表明腹腔镜手术并发症发病率较低(Belli et al,2009b;Laurent et al,2003;Sasaki et al,2009),住院时间较短(Buell et al,2008;Cai et al,2008;Koffron et al,2007;Topal et al,2008),手术失血量较少(Bryant et al,2009;Buell et al,2008;Koffron et al,2007;Lesurtel et al,2003),有更少的输血需求(Buell et al 2008;Koffron et al,2007;Topal et al,2008),减少镇痛需求和更快恢复进食(Cai et al,2008;2009),减少术后

粘连(Belli et al,2009a;Laurent et al,2009)。研究表明因为更短的住院时间和手术时间可导致成本降低(Buell et al,2008;Koffron et al,2007;Polignano et al,2008)。这些研究中的死亡率至少相当于大样本研究的开腹肝切除术。在 Ciria 及其团队对463 篇发表的关于腹腔镜肝切除的回顾中得出总体死亡率为0.4%。这与大型外科中心的开腹肝切除的 0~5.4% 的死亡率是具有可比性的。在 37 例死亡病例中,死因为出血、败血症或肝衰竭。术中无死亡病例。该报告报道了 10.5% 的并发症发病率,在整个研究中的比例范围在 0~50%。肝脏相关的并发症占 4%,包括胆漏、短暂肝功能衰竭、腹水和腹腔积液。其余6% 为所有手术常见的并发症,包括除了出血以外的伤口感染、疝气、肠损伤、腹腔积液、尿路或呼吸道感染。由于初次腹腔镜术后粘连减少,再次肝切除和肝移植等手术往往比初次开腹肝切除术后更容易进行,失血量更少,输血需求减少,手术时间缩短(Belli et al,2009a;Bryant et al,2009;Laurent et al,2003,2009)。腹腔镜手术后更快恢复的另一个潜在优势是增加和更早获得化疗的可能性;肝切除手术尚未报道这一点,但数据表明腹腔镜胰腺切除术后就是这样(Croome et al,2014)。

阻碍腹腔镜手术广泛接受的障碍,如气体栓塞的威胁、违反肿瘤学原则和出血的重要风险在文献报道中并不显著(Vigano et al,2009b)。此外,研究一致表明,手术安全性和术后并发症发病率随着经验的增加而改善(Nguyen et al,2009a)。在比较本中心早期组和晚期组时,我们发现手术时间(从 210min到 150min)、失血量(从 300ml 到 200ml)、中转率(16.9% 到2.4%)和并发症发生率(从 17.2% 到 3.4%)在统计学上均显著减少(Vigano et al,2009)。

此外,腹腔镜手术的益处还包括更好的美学效果和改善腹壁感觉运动的完整性。尽管取得了这些有利的结果,但重要的是要承认这些发现均来自非随机性研究,为了腹腔镜手术的成功率,病例是高度选择性的。从结直肠癌和减重手术的相关文献可以推断,这些益处是真实的。

肿瘤学结果

关于肿瘤切缘、复发率和生存率,开腹手术和腹腔镜手术之间的可比性结果在文献中得到了很好的证明(Guerron et al,2013;Nguyen et al,2009a,2011;Parks et al,2014;Vigano et al,2009b)。Parks 团队(2014 年)对 446 例腹腔镜肝切除和 556 例开腹肝切除(包括 HCC 和大肠癌肝转移)进行 Meta 分析,发现腹腔镜肝切除和开腹肝切除治疗恶性肿瘤在切缘状态、无瘤生存率和总体生存率方面没有差异。一些病例对照研究(Castaing et al,2009;Cherqui et al,2006;Nguyen et al,2009b;Sarpel et al,2009)证明了 HCC(见 91 章)和结直肠癌肝转移疾病(见 92 章)的相同结果。其他转移性肿瘤的腹腔镜切除术也有小范围的报道,主要是乳腺癌和黑色素瘤。此外,使用密封袋法提取标本时,没有发生穿刺孔转移和腹膜播散转移。另外需要考虑的是肝癌切除作为未来肝移植术的桥接手术(Cherqui et al,2009;Laurent et al,2009),所以应考虑到预期重复手术的需要,要提倡保留肝实质的术式。

手术技术

一般原则

影像

　　高质量的血管重建成像对于了解病人的肝动脉、门静脉和肝静脉血管解剖是必要的。在这种情况下，三维重建也非常有用。回顾最近的磁共振成像（MRI）、计算机断层扫描（CT）和血管造影对规划手术至关重要。

手术设备

　　所有的腹腔镜设备必须是最先进的，并处于良好的工作状态，护理人员应熟悉设备的正确设置和功能，以免在手术的关键时刻占据外科医生的注意力。外科中心应有足够的备用摄像机、显示器、气腹机、电子外科能量平台、电线、导管和腹腔镜器械。一套常规的开腹手术器械应随时可用，以防需要中转开腹。

　　我们更倾向于 10mm、30° 的腹腔镜镜头，因其多功能成像。可弯曲的腹腔镜可有助于更好的视野，特别是在肝脏后部。

　　近几年，三维（3D）视频腹腔镜设备已成为可能。虽然还没有证明它能改善预后，但支持者报告说，它能提高画面和缝合质量，提高了对解剖平面的认识，提高了肝实质的切除率。我们最初使用这些设备的经验支持这些说法。

　　与开腹手术一样，建议采用低中心静脉压（central venous pressure，CVP）麻醉，以减少切肝过程中肝静脉出血。腹腔镜手术的一个优点是气腹的止血作用，气腹的压力通常高于 CVP，这需要外科医生与麻醉医生之间的密切合作。使用二氧化碳气腹机维持气腹压力约 12mmHg。一些学者建议暂时增加气腹，在出血的情况下增加到 15mmHg 或更高，这可能有助于控制静脉出血，但可能增加气体栓塞的风险。由于二氧化碳的高溶解度，具有临床影响的气体栓塞风险很低，但是外科医生和麻醉师应该保持警惕，特别是在低 CVP 的情况下。

　　可应用烟雾吸入装置这种有利的辅助设备。

　　手辅助腹腔镜可用于难以接近区域的病变，或根据需要帮助手术或止血。设置一个气密的辅助手戳卡孔，该切口稍后用于样本取出。一些专家建议在后续取出标本的位置提前设置辅助手戳卡孔，以便关键时刻外科医生可以毫不迟疑地伸手解决问题。

体位

　　除肝脏Ⅵ段Ⅶ段切除外，我们建议将病人置于"法国体位"（图 105.2），即病人仰卧姿势并分开下肢，两腿置于分开的腿桌上。外科医生站在病人两腿之间，两边都有助手。台上护士和器械放置在病人腿的侧面或手术医生的后面。理想情况下，在病人头部应该有两个显示器，这样手术医生、助手和台上护士都可以很好地看到（图 105.3）。

　　对于肝脏Ⅵ和Ⅶ段切除，病人被置于左侧卧位，右臂抬高（图 105.4）。对于位于Ⅵ段的病灶，手术医生和一名助手站在病人的腹侧，器械护士在病人腿的对面。对于Ⅶ段肿瘤，手术医生可以站在病人背后，以获得更好的视野和操作方向（图 105.5）。显示屏位于手术医生对面。左侧卧位的优点是有助

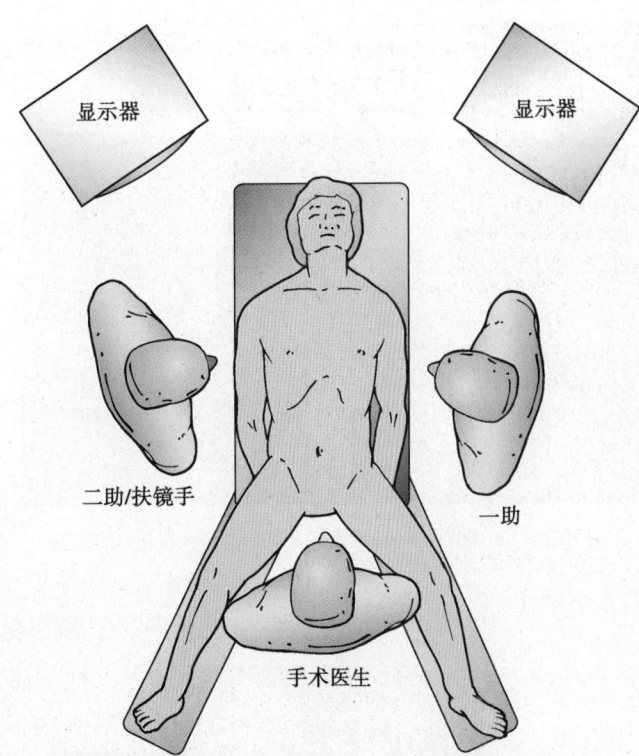

图 105.2　分腿位

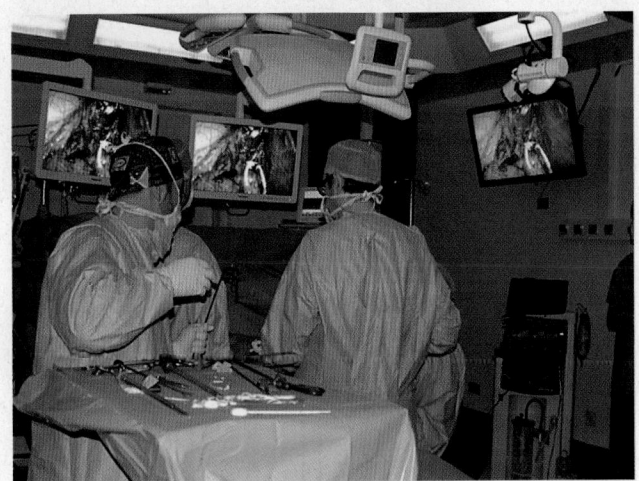

图 105.3　腹腔镜肝切除术的手术室设置

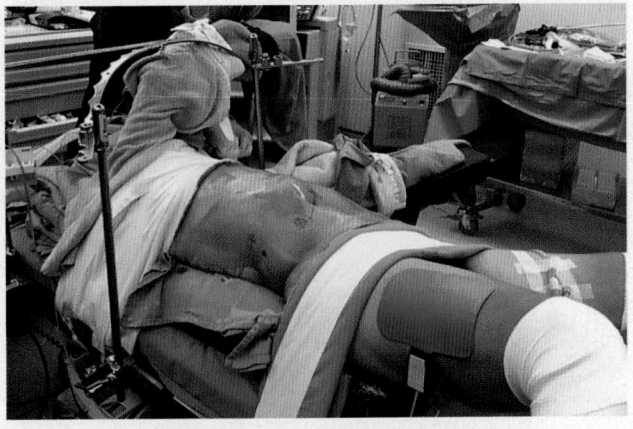

图 105.4　左侧卧位切除肝Ⅵ、Ⅶ段

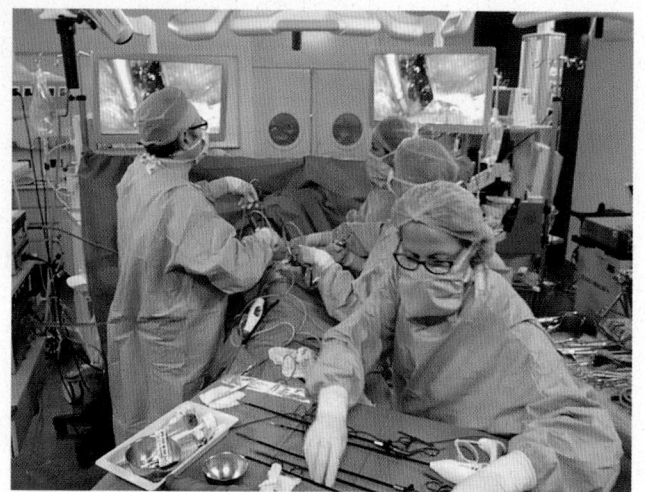

图 105.5　对于Ⅶ段肿瘤,手术医生可站在病人背后,以获得更好视野和手术方向

于通过重力移动右半肝,且视野面向右后段。手术台也可以向右或向左倾斜,以根据手术的不同阶段创造必要的操作空间。在所有病例中,"反 Trendelenburg 位"(反头低足高位)可以使肠道进入下腹,有助于视野和显露。

切口、探查和显露

在经脐部附近进入腹腔时,相对于穿刺针技术,应更倾向于选择切开技术。对于肝硬化病人,应特别注意脐周静脉的侧支循环。术前影像学应注意侧支静脉的位置,当有侧支时,应将穿刺部位从侧支位置移开。其余的戳卡孔应在腹腔镜直视下设置,切口大小以可容纳必要的套管为准(图 105.6)。中间戳卡孔是镜头孔,靠近中央的戳卡孔是操作孔,最外侧的右侧和左侧戳卡孔用于辅助肝脏牵拉。对于肝Ⅵ段和Ⅶ段的切除,通常使用四个或五个戳卡孔(图 105.7)。一些外科医生建议在右侧肋间间隙使用胸腔戳卡来操作肝穹窿区,特别是右肝静脉和下腔静脉的交界处(Nomi et al,2015)。

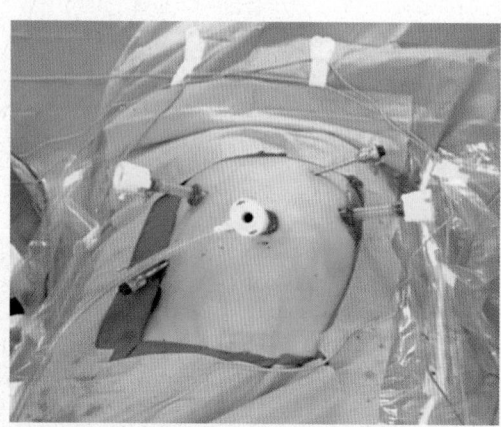
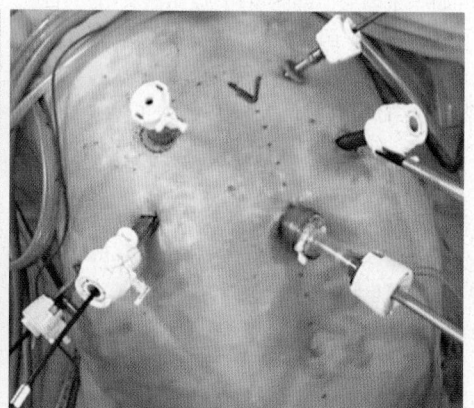

图 105.6　分腿位的戳卡位置

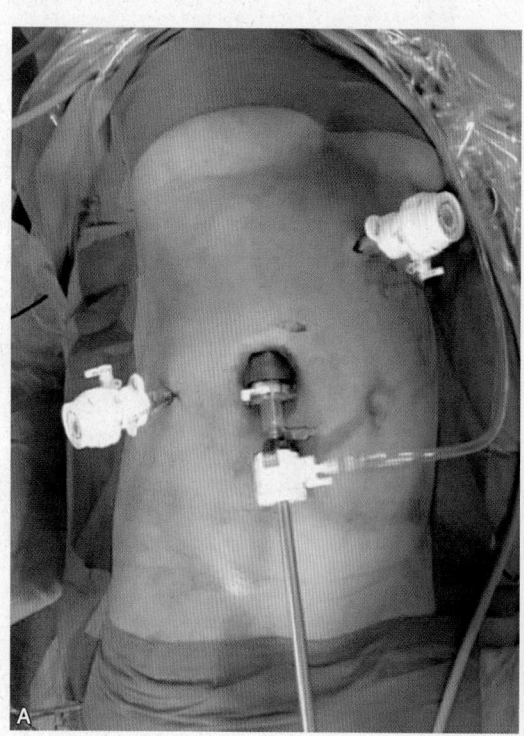
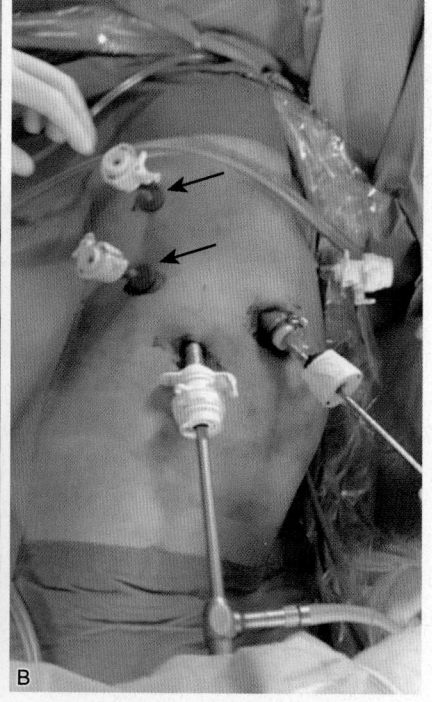

图 105.7　左侧卧位戳卡位置。(A)开始戳卡位置。(B)位于肋间隙的额外戳卡(箭头)

彻底检查腹腔中有无腹水、癌转移和门静脉高压症表现,注意肝脏表面病变、脂肪变性、胆汁瘀积、肝硬化或其他大体病理改变。腹腔镜超声是至关重要的,全面了解肝脏解剖以及 B 超和多普勒超声对于精确实施腹腔镜肝切除术是必需的(Vigano et al,2013)(见第 23 章)。为避免悬吊在腹壁上的残留圆韧带妨碍视线或弄脏镜头,应在靠近腹壁处离断圆韧带。然后,沿着镰状韧带走行将其与腹壁分开,直到肝静脉汇入下腔静脉处。圆韧带和胆囊可作为操作移动肝脏的"把手"。

如果预期行肝门阻断,则打开肝胃韧带松弛部,将器械从肝十二指肠韧带后部穿过,用一带子将其环绕。然后,将带子通过一根短的从体外插入的 16 号尿管引出体外,用作止血目的(图 105.8)。如果要阻断肝门,我们推荐每阻断 15 分钟开放 5 分钟的间歇性阻断方式。虽然我们没有常规阻断肝门,但这应该被视为外科手术中另一安全做法,因为即使是轻微的肝实质出血也会模糊我们的视野。正确使用肝门阻断、精细操作、合适的气腹压力和低 CVP 麻醉,对控制腹腔镜肝切除中的失血非常有效。

离断技巧(见第 103B 章)

肝实质离断在开腹和腔镜手术中都至关重要,在腔镜手术中更是如此。腔镜术中持续吸引干扰气腹压力,压迫或缝合止血比开腹手术更困难。因此,在腹腔镜手术中,预防而非治疗出血是最重要的。肝实质表面 2cm 的浅层内只含有易于处理的小血管。更大的血管位于较深的地方,特别是脆弱的肝静脉。

而入肝的肝蒂则更坚固且被格利森鞘(Glisson sheath)所包绕。因此,深部肝实质离断需要确认识别大血管,避免盲目操作。

根据术前影像学检查、肝脏解剖知识、腹腔镜超声检查或肝蒂阻断时的缺血线,用单极电凝沿着肝脏包膜画出预切线。在开腹手术中,钳夹法是一种有效且实惠的断肝技术,腹腔镜手术需要新技术,如能量器械和切割闭合器。有几种器械可供选择,个别手术医生因为历史习惯而对特定器械产生了偏好。没有证据表明哪种器械更好,选择应由手术医生来定。能量器械主要分为三类:①超声刀(Harmonic ACE, Ethicon Endo-Surgery, Cincinnati, OH, USA; Sonicision, Covidien, Mansfield, MA);②双极血管封闭器(LigaSure, Covidien; Enseal, Ethicon Endo-Surgery);③超声刀联合双极血管封闭器(Thunderbeat; Olympus, Tokyo)。能量器械对离断肝实质表面 2cm 以内是有效的(图 105.9)。对于深部实质的解剖,建议预先对大血管进行确认识别和选择性止血。我们建议使用超声吸引器(如:CUSA, Integra, Plainsboro, NJ)(图 105.10),尽管有些手术医生不使用(Nomi et al,2015)。

随后,使用能量器械或双极电刀将小于 5mm 的血管和胆管凝固并离断。5~10mm 大小的血管和胆管,用塑料锁夹(Hem-o-lok, Teleflex Medical, Research Triangle Park, NC; Lapro-Clip, Covidien)结扎,然后离断。使用腔镜直线切割闭合器(Endo GIA, Covidien; Echelon Endopath, Ethicon Endo-Surgery)来处理更大的血管。切割闭合器可应用于肝段的肝蒂或单独的大的门静脉或肝静脉的离断,也可用于半肝切除术中被肝门板包

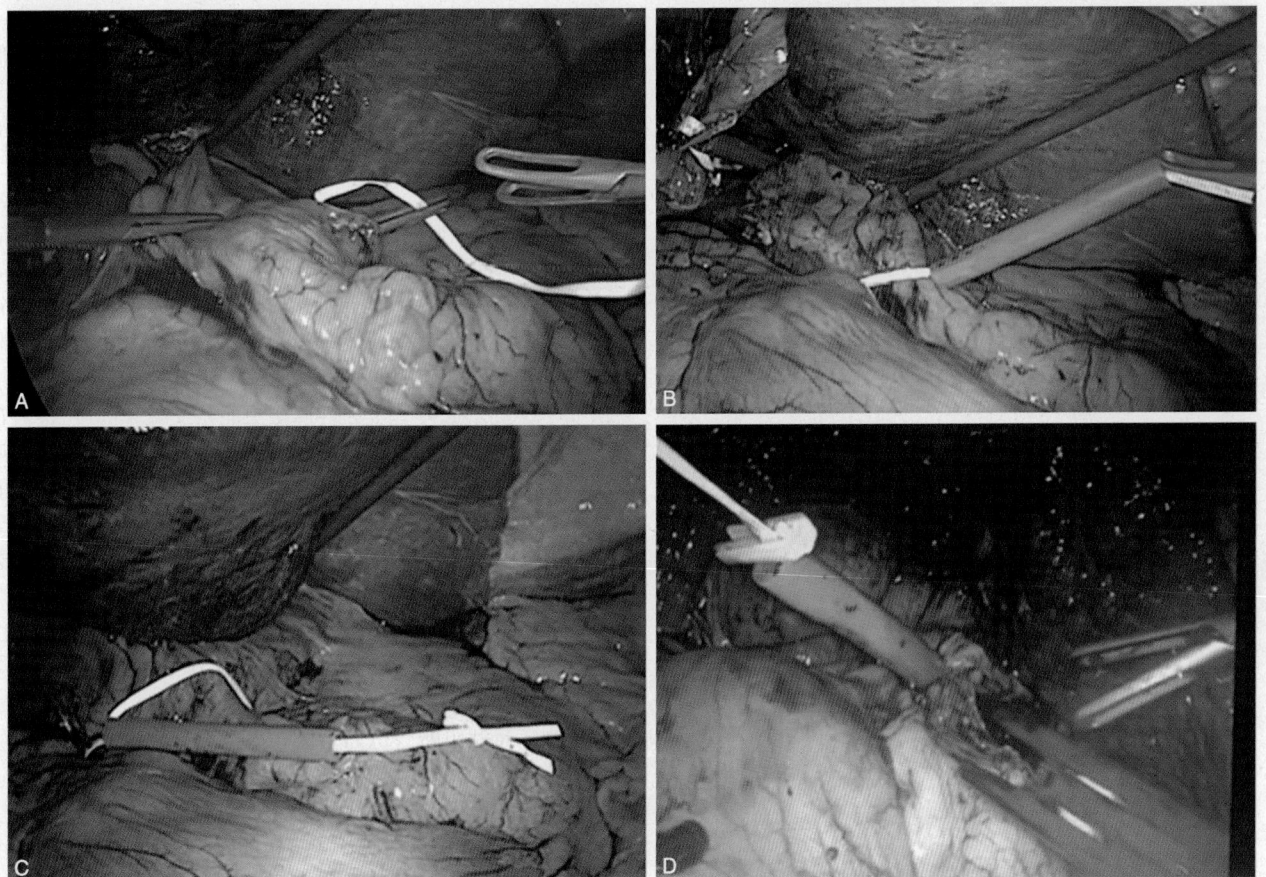

图 105.8　腹腔镜肝切除术中的 Pringle 手法;止血带的准备和锁定。(A)橡皮带从右侧经肝蒂后方。(B)用来准备止血带的橡皮管。(C)准备就绪。(D)入肝血流阻断是通过用一个锁止夹将止血带锁止完成

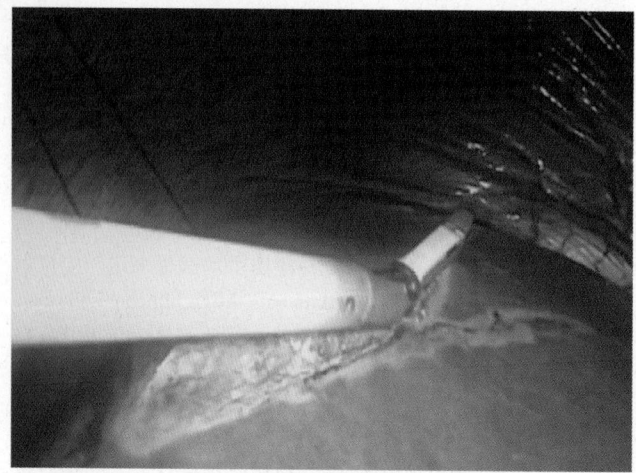

图 105.9　能量器械离断肝表面 2cm 以内肝实质是有效的

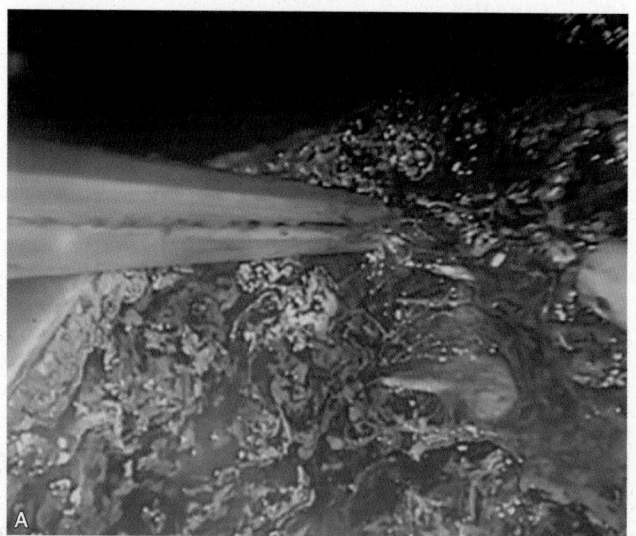

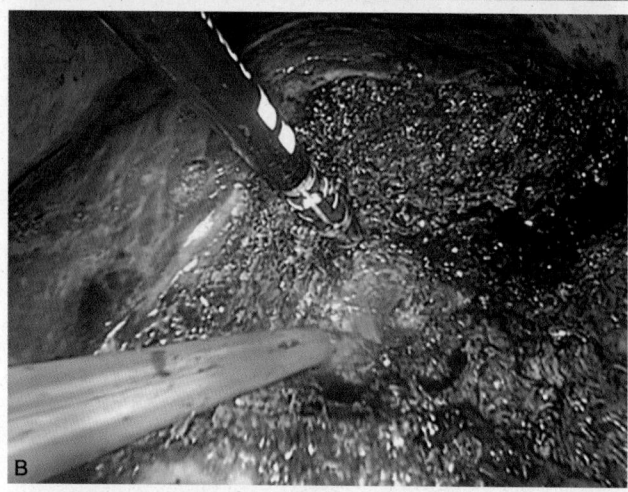

图 105.10　(A) 对于深部肝实质的离断,建议先识别大血管并选择性止血。我们建议使用超声吸引器(CUSA)。(B) 止血是通过双极烧灼或夹子夹闭。闭合器用于肝门和主肝静脉

裹的左、右肝管的离断。切割闭合器不应在厚的组织上强行闭合,也不应将过多组织长度强行挤入闭合器中,这种操作有无法击发的风险,从而导致难以控制的出血。相反,应该进一步

仔细解剖,直到组织可在闭合器中轻松成形夹闭。左右门静脉分支靠近分叉处闭合前,应确认是否有流向对侧的血管蒂,以确保安全。一些外科医生反复使用切割闭合器进行肝实质的离断,但我们不赞成这种做法,这种做法虽然速度快,但缺乏精确性,可能导致严重出血。我们更倾向于精细的解剖,完全显露肝内血管和胆管,我们认为盲目应用切割闭合器是一种危险的手术行为。

标本取出、引流、关腹

所有的切除病灶都应用腹腔镜手术专用保护塑料标本袋取出。小的标本切除后可通过延长戳卡孔取出。较大标本通常通过在耻骨上 5~8cm 的普芬南施蒂尔切口(Pfannenstiel incision)取出。标本也可以通过已存在的麦克伯尼切口(McBurney incision)或正中线切口或手辅助切口取出。标本取出口应与标本大小一致。必须重视标本取出的方便和避免标本袋的破裂。接着对筋膜层进行再处理,重新注入气腹,对手术部位进行冲洗,检查是否可能存在出血和胆漏。

腹腔镜引流的使用取决于手术医生的偏好。通常应用于大范围手术切除,应避免应用于肝硬化病人。10mm 或以上的戳卡孔应缝合关闭。以可吸收皮下缝合线缝合标本取出口和戳卡孔。

中转开腹

文献中的中转开腹率在 0~55%。最常见的原因是出血、手术进展较差、肿瘤学或切缘不确定、粘连和解剖困难(Nguyen et al,2009a)。出血是最常见的原因。恰当的病人选择会降低中转率,并且会随着时间和经验的增加而降低(Vigano et al,2009a)。中转开腹不应认为是手术失败,当病人的健康受到威胁时,应该毫不犹豫地实施。

出血可以是迅速的,也可能是缓慢持续的。动脉出血通常通过压迫或夹住血管同时使用夹子或缝合很容易被控制。肝静脉分支是最常见的出血来源,由于血管脆弱和回缩,这些静脉出血可能更难处理(Vigano et al,2009a)。一些医生建议暂时升高气腹压力,降低通气潮气量,以减少肝静脉出血,为控制出血提供时间和清晰的视野(Honda et al,2013)。下腔静脉损伤可导致大出血,尽管下腔静脉是更能耐受缝合的血管,但在进行下腔静脉解剖前,仍需要良好的视野。严重出血应先通过腹腔镜处理或至少暂时性的方法控制,因为在中转开腹时可能会引起休克。这是一个由手术医生做出的紧急决定,应与麻醉师密切合作,最重要的是,在进行这些止血操作前应掌握高超的腹腔镜手术技术,如体内缝合。

持续性缓慢出血可能发生在肝实质离断过程中,可能是由于 CVP 升高、肝实质脆弱或不当的操作所致。这些会减慢手术进程并经常干扰手术视野。建议行间歇性肝门夹闭(全肝或半肝 Pringle 法阻断),但如果保守措施不能有效控制出血,应立即转为开腹手术。

术野显露不充分、病灶靠近主要血管和无法获得充分的切缘是少数报告的可能导致手术失败的困难,尽管这也可能是由于比预期更困难或更危险的解剖分离和肝实质离断操作所致。进展失败或肿瘤的不确定性应尽早中转,这也避免了徒劳的延长手术时间。

具体的肝切除程序（见第 103B 章）

肝左外叶切除术

左外叶切除术是最直接简单的腹腔镜肝脏手术,代表腹腔镜肝切除的标准术式(Buell et al,2009)。通过分离左三角韧带和冠状韧带来游离左外叶。全程打开小网膜,如果有替代的左肝动脉,可以予以保留,因为动脉分支最终会被Ⅱ、Ⅲ段的肝蒂所占用。如果有肝实质桥覆盖了圆韧带的下表面,在这一阶段必须用超声刀将其分离以显露格利森蒂(glissonian pedicle)的下部。肝实质的离断在镰状韧带左侧进行。肝实质离断线表层只有小血管,可以用超声刀或双极血管封闭器安全的离断和封闭。将圆韧带向病人右侧牵拉,将肝脏左侧部分向左侧牵拉,可以很好地显露离断面。我们不常规使用 CUSA 刀进行左外叶切除,因为在此过程中很少有桥接结构,仅用能量器械从前到后向头侧进行即可完成肝实质的解剖离断。但当需要对深层肝实质进行精致的解剖时,可以使用 CUSA,肝实质离断继续进行直到看到Ⅱ、Ⅲ段的格利森蒂。这些肝蒂可以用直线切割闭合器处理。继续向头侧离断肝实质,直到看到左肝静脉,此时用直线切割闭合器将其离断(图 105.11)。

外周部分肝切除术:楔形切除,转移灶切除或肿瘤切除

外周部分肝切除术用于治疗外周或浅表的肝脏病变。肝切除术可以是解剖性的,如沿理论肝段边界的肝段切除术,或非解剖性的,如楔形切除术、转移灶切除术或肿瘤切除术(图105.12)。通常不需要游离肝脏,特别时位于外侧或下部的病灶。对于恶性病灶,用腹腔镜超声检查并预留 10～20mm 切缘,并用单极电凝标记。实质离断可以用能量器械,根据离断深度的不同,决定使用 CUSA 与否。离断时沿着标记的预切线进行。通过双极电凝和生物夹仔细止血。如果在离断边缘发现明显的静脉或肝蒂,可予以夹闭并离断。这种手术很少会用到切割闭合器,Pringle 手法常有助于非解剖性肝切除术。

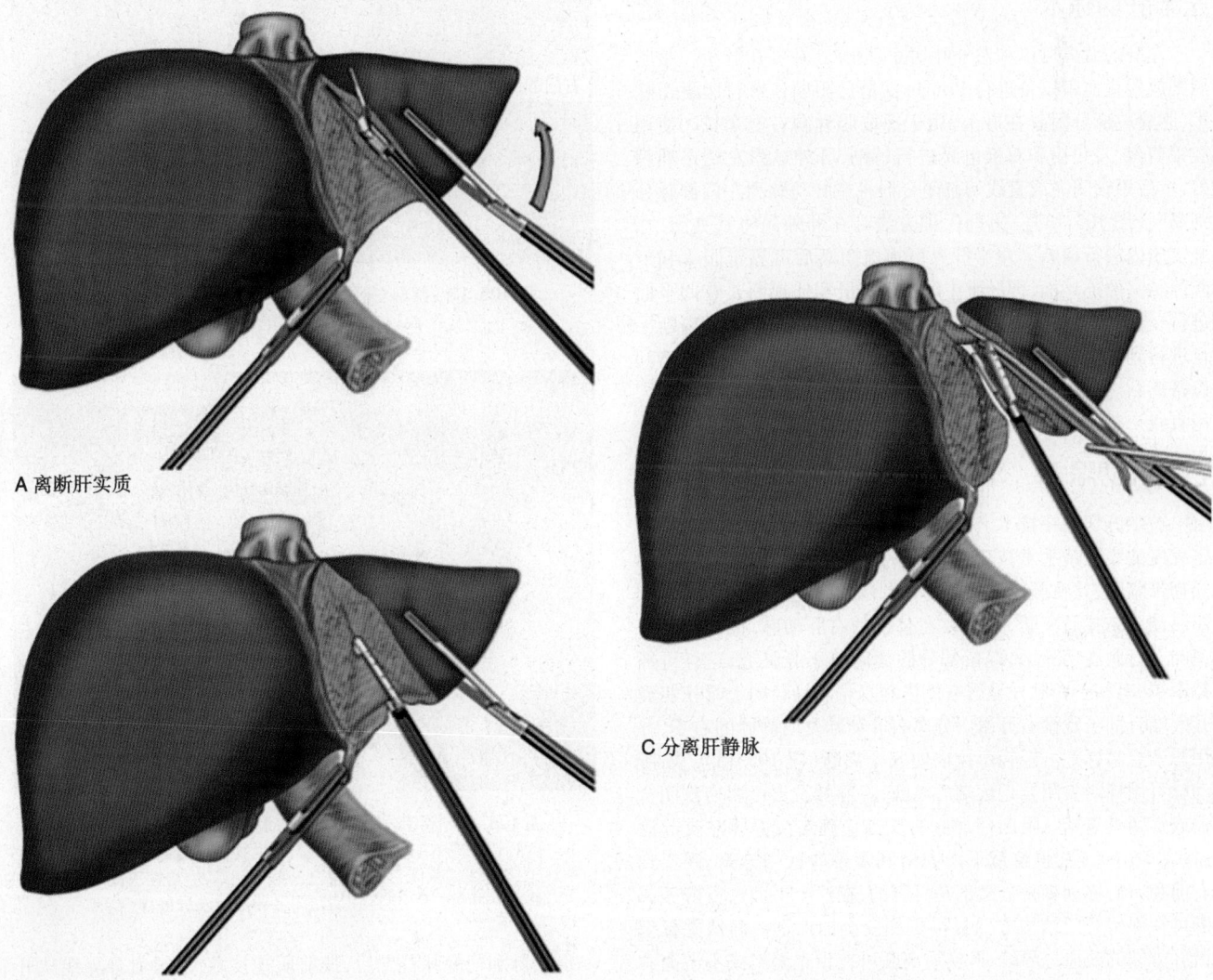

A 离断肝实质

B 离断门静脉蒂

C 分离肝静脉

图 105.11　肝左外叶切除术。(A)游离左叶后,用能量器械将镰状韧带左侧的肝实质离断。(B)显露后,用直线切割闭合器将Ⅱ、Ⅲ段肝蒂离断。(C)最后,用直线切割闭合器将显露的左肝静脉离断。如果左肝静脉显露困难,可与肝实质一起用闭合器离断(Redrawn From Chang S,et al,2007:Laparoscopy as a routine approach for left lateral sectionectomy. Br J Surg 94(1):58-63.)

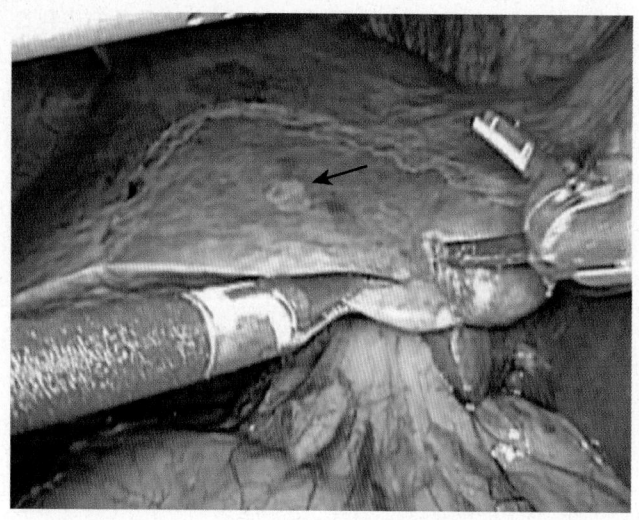

图 105.12　肝Ⅳ段外周部分肝切除术。肿瘤由超声识别,其中心用单极电凝标记(箭头)

左半肝切除术

左肝的游离可以和左外叶切除时相同,并可在肝十二指肠周围放置止血带以备进行 Pringle 法肝门阻断。可行胆囊切除术,胆囊应部分附着在肝上,用于抓取胆囊向右上牵拉。使用腔镜剪刀、直角钳和双极电凝进行解剖,肝外显露左侧格利森蒂,然后用锁闭夹或直线切割闭合器将左肝动脉和左门静脉分别离断(图 105.13)。另外一种方法是在肝外先将其夹闭,在肝实质内进行离断。左半肝入肝血流阻断后可界定胆囊和下腔静脉窝的连接面,即肝脏中线平面。肝实质离断是在此平面进行,浅部实质用超声刀,深部实质使用 CUSA。肝实质离断一旦进行到肝门板,则用直线切割闭合器将左胆管或整个左格利森蒂离断。继续离断肝实质,直到左肝静脉汇入下腔静脉处,用直线切割闭合器在此处离断(图 105.14)。

右半肝切除术

右半肝切除在技术上比左半肝切除更具有挑战性,掌握一定程度的腹腔镜手术技巧是先决条件。如前所述,镰状韧带和圆韧带离断,并在肝十二指肠韧带周围预置止血带。胆囊管和胆囊动脉结扎后离断,如果存在替代的右肝动脉,也需结扎并离断。行胆囊切除术,但留部分胆囊附着于肝脏上,这样可抓持牵拉,有利于在肝外显露右侧格利森蒂。轻轻向上牵拉胆囊管残端有助于观察右肝蒂。分离右肝动脉及门静脉的右支,并用彩带悬吊标记。轻轻牵拉以便安全离断(图 105.15)。右肝动脉可用锁闭夹闭合近远端后离断,门静脉右支可用切割闭合器或锁闭夹离断。阻断门静脉右支前应确定门静脉左支起源(图 105.16)。在腹腔镜下沿右格利森蒂向远端分离,观察到右前和右后格利森蒂分叉部是可行的,在这个平面进行肝蒂离断可在保留肝门结构方面提供更加安全的保证。确认并标记沿肝中裂的缺血分界线,肝实质离断可在预先游离或不游离右叶的情况下进行,后者在开腹手术中称为前入路,是我们首选的方法。腹腔镜入路的一个优点是更容易看到肝下和肝后下腔静脉,称为尾侧入路(Soubrane et al,2015)。

对于前入路,在离断肝实质前并没有控制肝右静脉。结扎

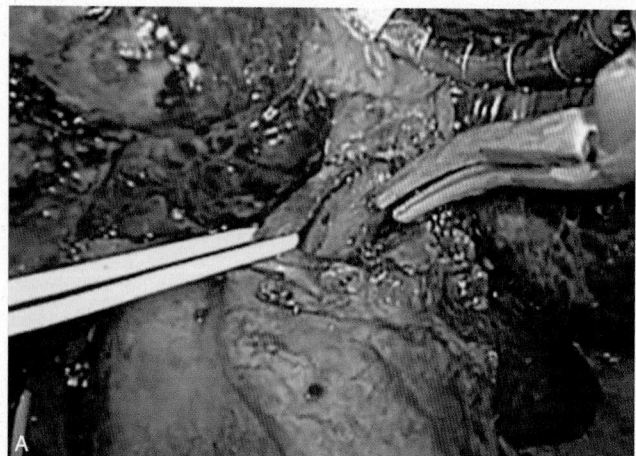

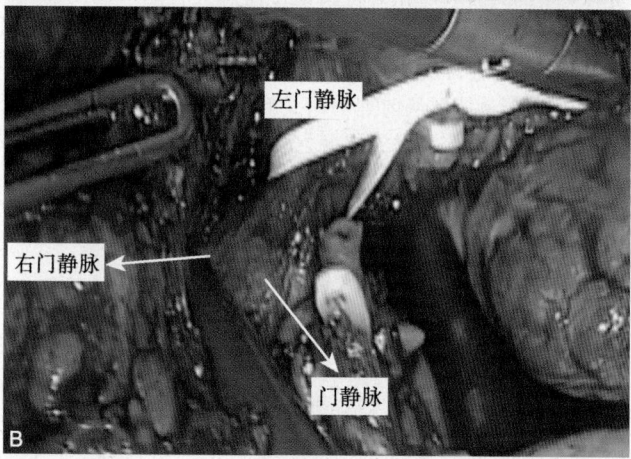

图 105.13　解剖左肝蒂。(A)左肝动脉。(B)左门静脉

左门静脉

右门静脉

门静脉

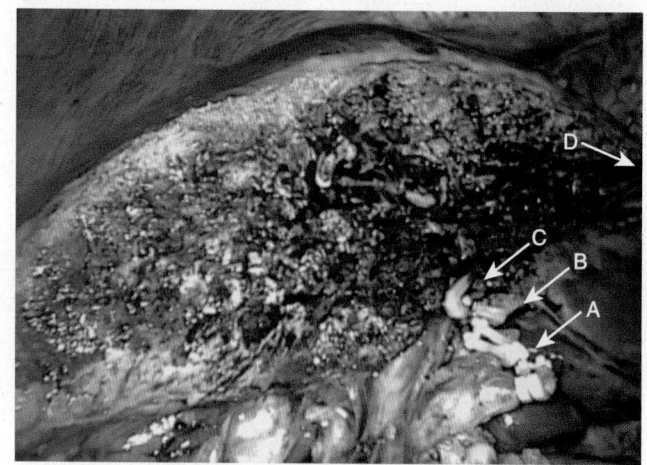

图 105.14　利用分离肝外左肝动脉和门静脉和实质内分离胆管完成的左半肝切除术。A. 生物锁夹离断左肝静脉。B. 用直线切割闭合器离断左门静脉。C. 生物锁夹离断实质中左胆管。D. 用直线切割闭合器离断左肝静脉

右肝动脉和门静脉右支后,按前所述技术,沿缺血分界线从肝下缘开始、由前向后方向进行肝实质离断,在向头侧离断过程中,在断面显露汇入肝中静脉的、引流Ⅴ段和Ⅷ段的肝静脉分支,夹闭后离断(图 105.17)。在肝门板平面,夹闭离断或用切割闭合器离断右肝管的前、后支。右胆管和肝门板的分离能使

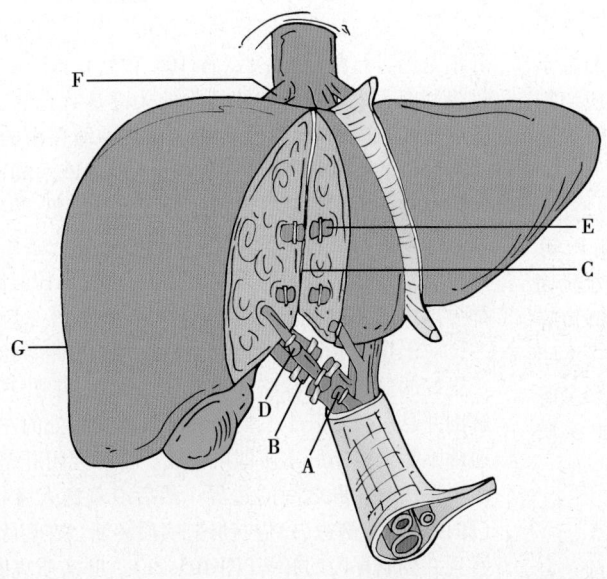

图 105.15　前入路腹腔镜右半肝切除术，即无须事先游离右肝。A. 离断右肝动脉。B. 离断门静脉右支。C. 肝实质离断。D. 肝实质内离断右胆管。E. 离断 V、Ⅷ 段的肝中静脉汇流支。F. 肝实质完全离断后用直线切割闭合器离断肝右静脉。G. 最后游离右肝

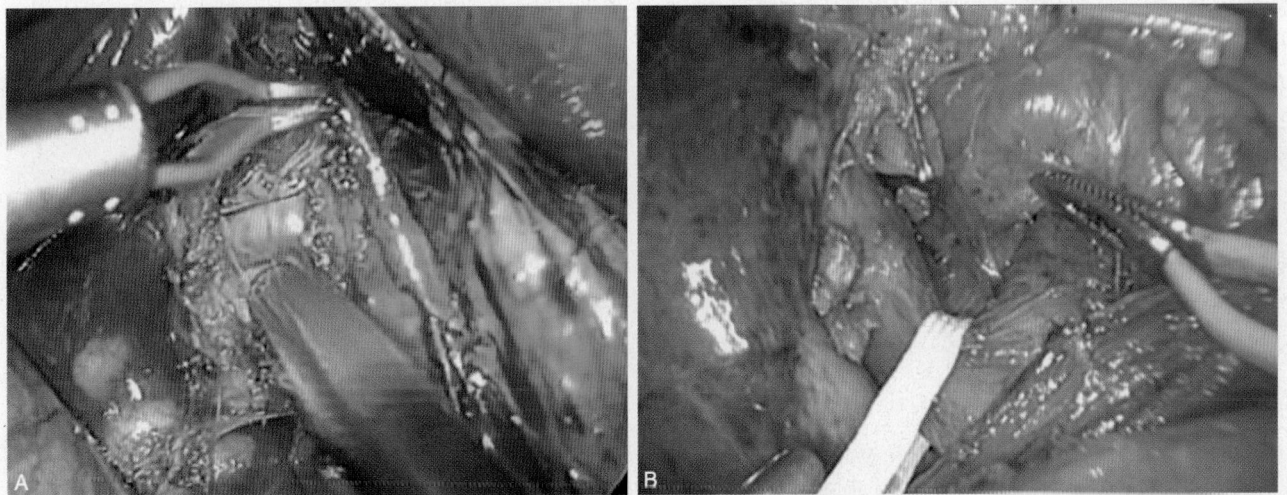

图 105.16　右半肝切除术：肝门解剖。（A）解剖右肝动脉。（B）控制门静脉右支（在离断门静脉右支前左、右门静脉分叉处已清楚识别）

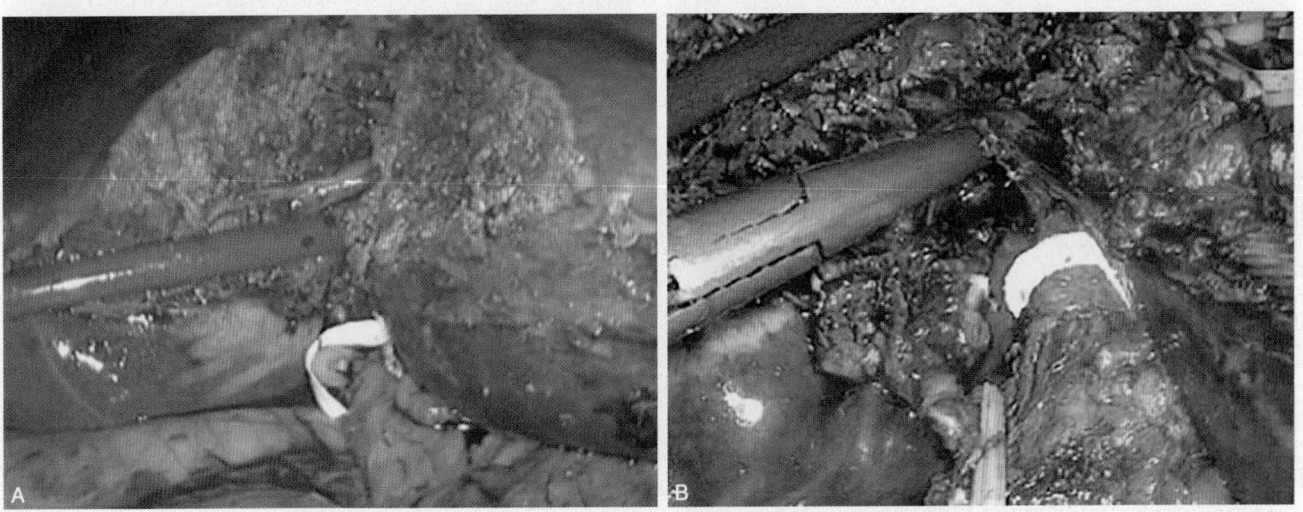

图 105.17　右半肝切除术：肝实质离断和控制。（A）肝实质离断中 V 段静脉的暴露。（B）右胆管

操作平面被广泛打开，更便于进行肝实质离断。离断右肝与肝Ⅰ段之间连接，以显露肝后下腔静脉。沿着下腔静脉的前表面分开后格利森囊，同时系统夹闭离断肝短静脉或用血管闭合系统仔细处理。识别右肝静脉在汇入下腔静脉处后，用直线切割闭合器离断（图105.18）。侧向牵拉肝脏，离断肝后下腔静脉韧带和右肝与膈肌的附着处。

当在右肝游离后进行肝实质离断时，如前入路所讨论的，解剖并分离右侧格利森蒂。非常接近病人剑突的高位戳卡，有助于右肝和膈肌之间游离。接下来，离断右三角韧带和冠状韧带。向左前牵拉肝脏，夹闭离断右肝和下腔静脉之间的肝短静脉。随着操作向头侧进行肝后下腔静脉韧带通过锁闭夹夹闭并离断，后用直线切割闭合器离断肝右静脉。右肝脏已完全游离并去血管化，根据先前讨论的原则沿着分界线进行肝实质离断。

解剖性肝段切除和肝叶（两段）切除

一些外科医生担心腹腔镜手术的安全实施，是考虑到相对于开腹肝切除，腹腔镜手术需要切除更大范围的非肿瘤组织的肝实质（Castaing et al，2009）。解剖性肝段切除和肝叶切除往往比大范围肝切除更困难。例如，对位于Ⅷ段的肿瘤，腹腔镜右半肝切除在技术上比右前叶切除或Ⅷ段切除更容易。然而，

应该避免腹腔镜手术比开腹手术更广泛的切除。

建议实施格利森蒂横断的保留肝实质的解剖性切除对肝细胞癌进行根治性治疗（图105.19）（Eguchi et al，2008）。通过格利森蒂入路行解剖性切除的关键是首先解剖和夹闭与切除肝段相对应的肝蒂，然后确定包括肿瘤在内的缺血区，最后沿着肝段的解剖边界离断肝实质。设计该术式旨在消除肝癌可能存在的沿门静脉扩散所致的微血管侵犯，并提高无病生存率。如果进行更精细的单个肝段切除，在肝实质离断过程中，可以看到并控制肝蒂的第三级分支。所以，任何解剖性肝切除都可以用这种技术来实施。

对于Ⅳ段肝切除术，向上、并向病人左侧牵拉圆韧带，以便于更好的显露门静脉脐部和左侧格利森蒂（图105.20）。仔细解剖并悬吊位于肝十二指肠和肝包膜交界处的左侧格利森蒂，通常不需要离断肝实质即可完成。暂时夹闭肝蒂后，缺血线显示出Ⅳ段和右肝之间的边界。然后沿着病人镰状韧带的右侧（即Ⅳ段的左侧边界）进行肝脏实质离断。在切除过程中，可以看到并控制Ⅳ段的肝蒂（图105.21）。肝实质离断的另一边是沿着肝中平面的分界线进行的。应特别注意保留肝中静脉，它通常显露于肝断面上，术中超声有助于确定肝中静脉的位置。

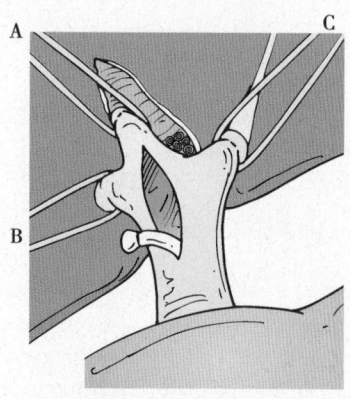

图105.19　肝外格利森蒂的控制。A.右前肝蒂。B.右后肝蒂。C.左格利森蒂

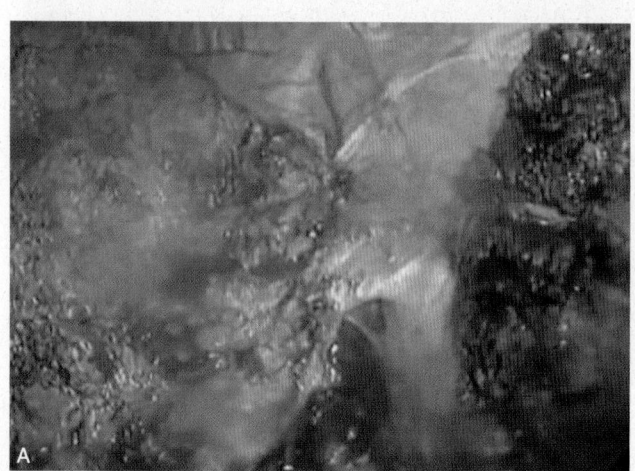

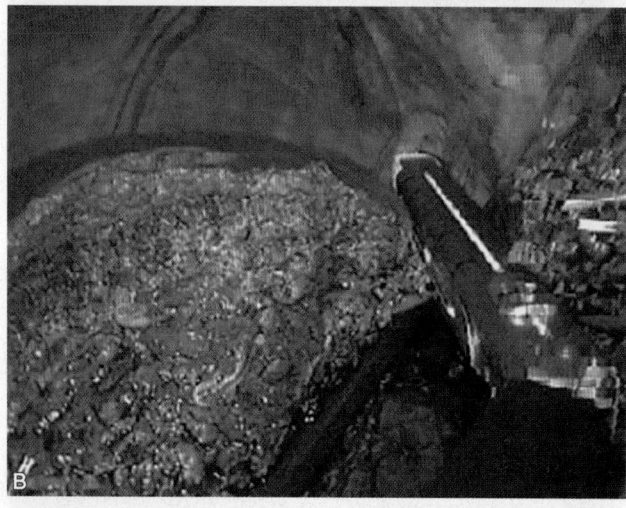

图105.18　右半肝切除术：肝实质完全离断后肝右静脉控制。（A）显露肝右静脉。（B）直线切割闭合器离断肝右静脉

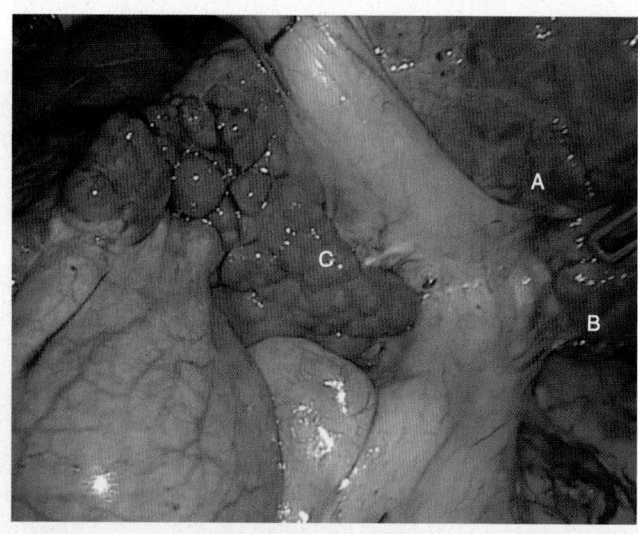

图105.20　肝外显露脐部，并控制肝段肝蒂。A.Ⅲ段。B.Ⅱ段。C.Ⅳ段

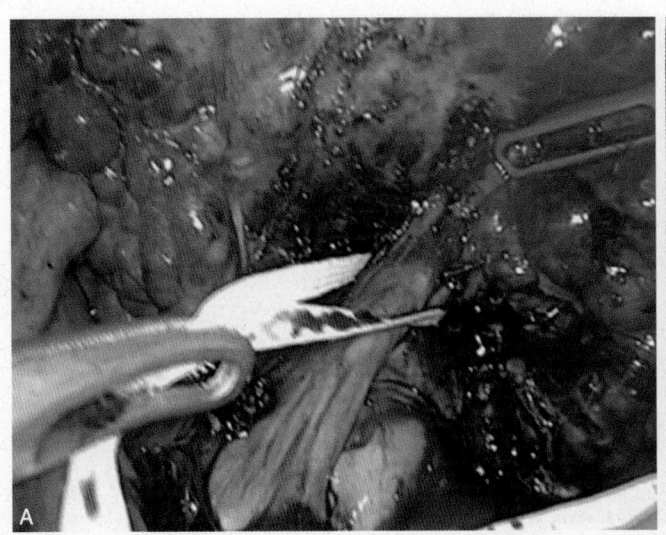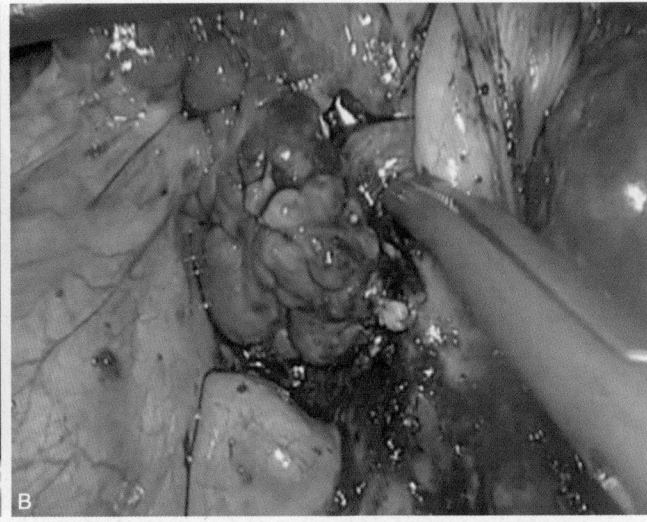

图 105.21　（A）三段肝蒂。（B）Ⅳ段肝蒂

单独Ⅴ段切除和Ⅵ段切除并不困难,解剖边界通过外部标志如胆囊、术中超声和通过夹闭相应格利森蒂即可识别(Takasaki et al,2007)。对于Ⅵ段切除,强烈建议侧卧位。

腹腔镜肝切除术中,Ⅴ段和/或Ⅷ段切除,即所谓的肝右前叶切除是最具挑战性的手术之一。切除胆囊后采用肝外格利森蒂入路及解剖右前肝蒂。从肝包膜上剥离肝门板的前表面后,可发现识别右前肝蒂,然后将其解剖裸化并用吊带悬吊(图105.22)。暂时夹闭右前肝蒂后,缺血区显示出Ⅴ段和Ⅷ段的范围。肝实质离断沿分界线进行。如果计划行更精细的Ⅴ段和Ⅷ段的单独切除,在离断肝实质的过程中,在断面上可以看到Ⅴ段或Ⅷ段对应的格利森蒂的第三级分支(图105.23)。确定Ⅴ段或Ⅷ段肝蒂后,松开右前肝蒂,缺血区显示出Ⅴ段或Ⅷ段的范围。肝中、右静脉常显露于切面上,应仔细保护。

对于肝右后叶的切除,病人应取左侧部分卧位,右臂抬高。有必要游离右肝,来自侧卧位的重力有助于肝脏的游离。通过解剖肝门板前表面的肝外格利森入路操作与前面描述相同。右后格利森蒂识别后用标记带悬吊(见图105.23)。夹闭肝蒂后,缺血区显示出肝右后叶的范围。右肝静脉位于右前、右后

两段之间,在肝实质离断时显露于离断面,应小心保留。

机器人辅助腹腔镜肝切除术

机器人手术系统最初是在 20 世纪 80 年代末开发的,着眼于军事应用,一直是最近研究和开发工作的重点。机器人技术的优势包括:七个维度的腕部手术动作器械,提高了手术灵敏度和精度,三维视觉的放大,增强了缝合技巧,减少了手术医生的疲劳和不必要的抖动(Giulianotti et al,2011)。在过去 10 年中,产生了来自不同外科中心的病例报告和一系列机器人肝切除术的研究(Giulianotti et al,2011;Packiam et al,2012)。最近的一篇文献综述汇编了 217 例机器人辅助腹腔镜肝切除术,只有 7 个中心报道超过了 10 个病例(Ho et al,2013)。Tsung 和他的团队对腹腔镜肝切除术和机器人辅助肝切除术进行了病例配比研究,结果显示,在手术和术后结果方面,机器人手术无明显优势。机器人辅助肝切除术需要更多的时间。然而,机器人手术使得更高比例的大范围肝切除能在腔镜下完成,且不需中转开腹。机器人手术的技术优点之一是可以更快地学习微创手术,尽管需要两名训练有素的外科医生来执行,尤其是行大

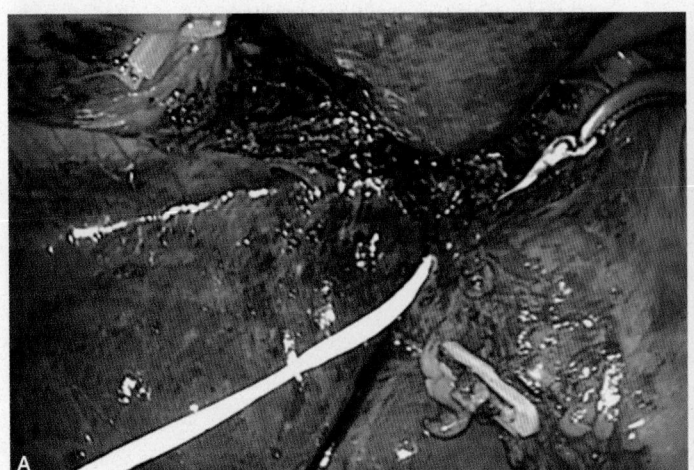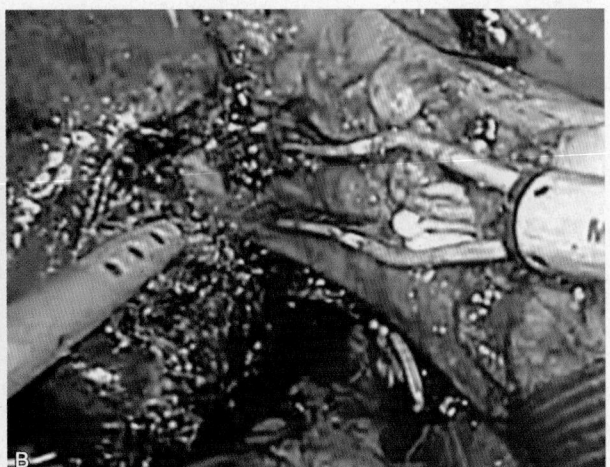

图 105.22　（A）右前肝蒂。（B）右后肝蒂

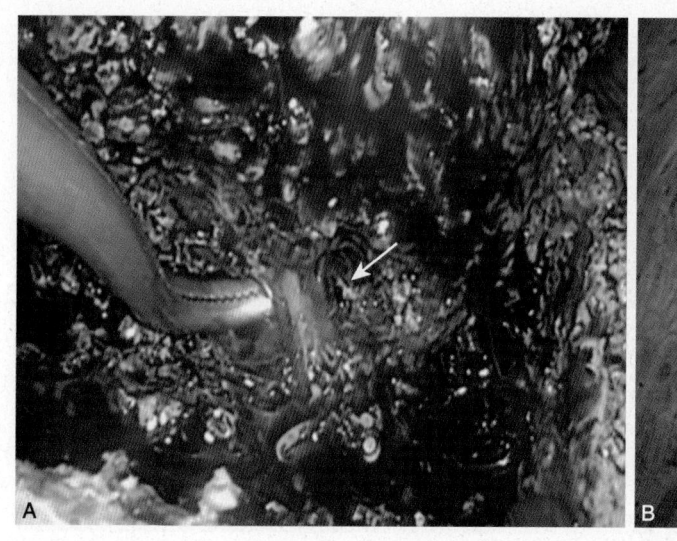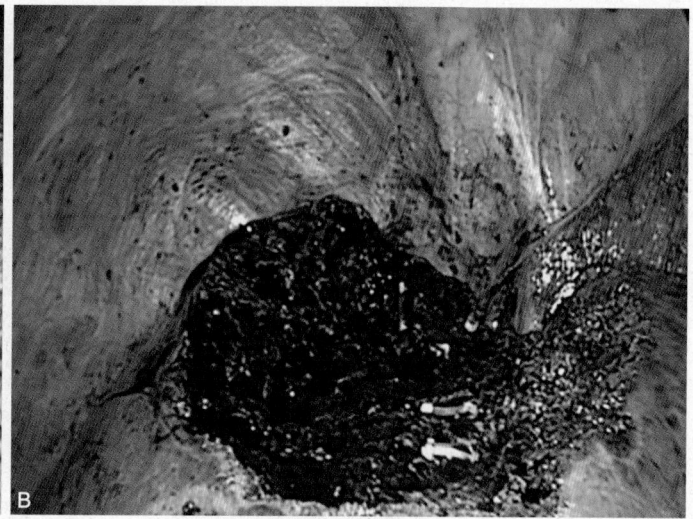

图 105.23　解剖性肝段切除术。(A) Ⅷ段肝蒂的肝实质内处理。(B) 完全切除后断面观

范围肝切除时。目前机器人辅助肝切除术的器械比腹腔镜或开腹肝切除要有限得多,而且成本要高得多。

机器人辅助肝切除术仍处于发展阶段,在提出任何治疗推荐前,需要通过对登记的结果和对比研究进行仔细的评估,特别是在性价比方面。

结论

对于选择性的病人,由受到良好培训的外科医生进行手术,腹腔镜肝切除术是一种安全可行的选择。在符合入组标准的选择性病人中,与开腹肝切除术相比,腹腔镜肝切除术有着可观的围术期获益。此外,在非随机试验中,肝癌和大肠癌肝转移的肿瘤学结果和生存率是与开腹手术相同的。虽然腹腔镜手术的适应证在病灶大小和位置上有些严格,但更多的经验积累和技术更新正在不断扩大其可能性。尽管腹腔镜手术具有安全性和好处,但对于无症状、特征很好的肝脏良性病变,仍应视为腹腔镜手术的禁忌证。最常用的腹腔镜手术技术程序是建立在我们 20 多年的安全经验之上的。肝左外叶切除术和周边肝段的局限性切除术是安全并被广泛接受的,现在被认为是标准操作(Wakabayashi et al, 2015)。腹腔镜大范围肝切除术现在的标准化程度更高,涉及 Ⅰ、Ⅳa、Ⅶ和Ⅷ段的解剖性肝段或肝叶切除术也有越来越多的报道,但仍处于评估阶段,且需要更高的专业技术水平。机器人技术可能为微创技术提供了一些优势,但鉴于成本太高、报告病例数量有限,目前无法给出建议。

腹腔镜肝切除术是一个不断发展和令人兴奋的领域,在原发和继发性肝癌的多学科治疗中可能会发挥越来越大的作用。

（郑树国　译　董家鸿　审）

第 106 章

肝切除术中的血流阻断技术

François Cauchy, Olivier Scatton, Jacques Belghiti, and Olivier Soubrane

手术出血及其导致的输血仍然是肝切除围手术期并发症和死亡发生的重要原因(见第103A章)。此外,越来越多的证据表明输血通过抑制病人的免疫反应,与恶性肿瘤术后高复发风险相关(Asahara et al,1999;Poon et al,2000)。不管是哪一种血流阻断技术,它均能降低肝切除手术中的出血风险。血流阻断技术的主要缺点在于缺血-再灌注造成的肝细胞损伤。总体而言,正常肝脏能耐受的热缺血时间长达1小时,但具有病变基础的肝脏,如肝纤维化,肝脂肪变性,炎症活动,肝血管病变或胆道疾病,其能耐受的缺血时间会明显缩短。实际上,绝大部分的肝切除手术都是在具有这些病变基础的肝脏上实施的,包括慢性肝病病人的肝癌切除(见第91章),化疗导致的肝实质病变(脂肪性肝炎,肝血窦闭塞综合征)(见第92章和第100章)基础上的肝转移瘤切除。

随着肝脏外科技术的进步,越来越多合并各种各样肝病基础的病人(例如,肝纤维化、肝脂肪变性、化疗引起的肝损伤)能够接受复杂的和大范围的肝切除手术(Belghiti et al,2000;Poon et al,2002)。在这一方面,肝蒂(第一肝门)的间歇性阻断法,即交替进行肝门阻断而后松开阻断,被证实是最易耐受的血流阻断方式,尤其适用于有肝病基础的病人(Belghiti et al,1999;Gurusamy et al,2009b;Man et al,1997)。虽然尚未在临床实践中显示出真正的优势,在持续血流阻断之前进行短时间的阻断和开放血流,这种缺血预处理技术也是前景诱人的(Clavien et al,2000)。另一方面,深刻理解肝脏血管解剖,特别是静脉分支解剖(见第2章),围手术期液体限制麻醉管理技术的改进(见第24章),肝实质离断器械的发展,如超声刀、双极电凝或水媒电刀(见第103B章),使得即便是大范围肝切除也可不用血流阻断亦不需要输血。因此,如果必须使用血流阻断技术,如何平衡其控制出血的能力和引起缺血性肝损伤的潜在副作用显得至关重要。

本章重点介绍血流阻断的技术操作、利弊和血流动力学监测,以便根据每个病人的需求,选择最佳的血流阻断技术。

血流控制的解剖基础

肝脏是双重供血,其血流灌注量约占心脏总输出量的四分之一,即平均每分钟每100g肝组织接受100ml的血流灌注(见第2章)。在生理状态下,门静脉提供75%的肝脏血流,而肝动脉提供剩下的25%。门静脉是由肠系膜上静脉和脾静脉在胰颈后方汇合而成,然后走行于小网膜囊游离缘及胆管和肝动脉

的后方。抵达肝门后门静脉随即分成两支,垂直走行的、较短的门静脉右支和水平走行的、较长的门静脉左支。若门静脉右前叶支和右后叶支直接起源于门静脉主干,则门静脉右支主干缺如。由此可见,门静脉右支的游离和控制要比门静脉左支困难。

肝动脉的变异较多,但大部分都起源于腹腔动脉,在发出胃右动脉和肝十二指肠动脉后走行于肝十二指肠韧带内,并在肝门处胆管后方层面分成左、右两支。实际上,这种经典的分支类型只出现于50%的病人当中。影响肝血流阻断的副肝动脉或替代动脉包括起源于胃左动脉的左肝动脉(25%~30%)和起源于肠系膜上动脉的肝右动脉(17%~20%)。

三支主肝静脉位于肝脏后上方,膈肌的下方,是肝脏主要的回流血管(图106.1)。肝右静脉短而粗,是由位于右侧门静脉裂,引流V、VI段血液的前支和引流VII段血液的后支汇合而成。肝右静脉同时也引流部分VIII段血液。肝中静脉位于肝正中界面,主要引流肝中叶IV段和部分V、VIII段的血液,其右侧缘接收V、VIII段的肝静脉属支,左侧缘接收IV段的肝静脉属支。肝左静脉则是由II段和III段的肝静脉汇合而成。大部分情况下,肝左静脉接收IV段后部的血流后与肝中静脉汇合形成共干。10%~20%的人存在一支较粗大的肝右后下静脉(直径超过5mm),引流VI段血液。除此之外,还存在左、右两组肝短静脉回流。右侧的肝短静脉引流背扇区后方的血流,左侧的肝短

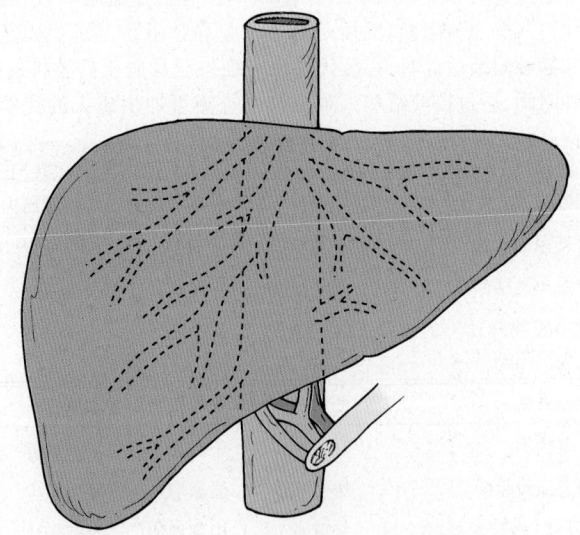

图106.1　肝脏的主要肝静脉及其属支的静脉引流分布

静脉则由尾状叶静脉组成。约一半的人左侧的肝短静脉是由单支肝短静脉汇入下腔静脉,另一半人是形成2~3支静脉,并排汇入下腔静脉的左侧缘。

熟悉上述的解剖变异对实施肝血流阻断技术非常重要,因为一旦忽略较粗大的回流静脉,有可能造成肝血流阻断不完全。

不同血管阻断方法的血流动力学改变

血流动力学改变会随着不同类型和范围的血流阻断而发生变化。这些改变也和麻醉深度、出血量、血流灌注以及回心血量减少引起的循环系统自我调整密切相关。病人通常对肝蒂阻断(第一肝门阻断)的耐受性较好,但同时联合下腔静脉阻断就会引起血流动力学的剧烈变化(表106.1)。

肝蒂阻断的血流动力学变化

肝蒂阻断可引起心脏前负荷轻微下降,从而降低5%的肺动脉压力,减少10%的心脏指数,但由于肝门阻断后交感神经反射导致全身血管阻力增加,反而增加了10%的平均动脉压(Delva et al,1987)。因此,单纯的肝蒂阻断耐受性较好,一般不需要特殊的麻醉调整。在松开阻断后,病人血压基本恢复正常,或比基础血压略有提升。但当阻断和开放反复进行时,经常可以观察到阻断松开时病人出现明显的低血压。当累计阻断时间超过1小时后,由于长时间的肝实质缺血以及血管扩张因子的内脏释放,可导致再灌注样综合征。因此,当累计阻断时间超过1小时后,特别是那些有肝病基础的病人,推荐适当增加每次松开阻断的时间(Imamura et al,2003)。

全肝血流阻断的血流动力学变化及局限

肝蒂阻断联合下腔静脉阻断会引起显著的血流动力学变化(表106.1)。全肝血流阻断后虽然心率增加了50%,全身血管阻力显著增加,但心脏前负荷明显减少,外周动脉压降低了25%,心脏指数减少了40%~50%,平均动脉压下降了10%。经食管超声心动图监测发现阻断后静脉回流减少导致左心室回心血流显著减少(Eyraud et al,2002)。全肝血流阻断过程包括先行入肝血流阻断,然后是肝下下腔静脉阻断,最后是肝上下腔静脉阻断。此时,心脏代偿反应维持全身血压需要将近5分钟时间,通过提前给病人加强静脉补液可加快病人的代偿。

表106.1   不同肝血流阻断方式的血流动力学变化

阻断方式	门静脉压力	腔静脉压力	肺动脉压力
肝蒂阻断	显著增加	没有变化	轻度减少
全肝血流阻断	显著增加	中度增加	中度减少
保持腔静脉通畅的全肝血流阻断	显著增加	没有变化	中度减少

阻断方式	心脏指数	血管阻力	动脉压
肝蒂阻断	轻度减少	中度增加	轻度增加
全肝血流阻断	中度减少	显著增加	轻度减少
保持腔静脉通畅的全肝血流阻断	轻度减少	中度增加	没有变化

当平均动脉压低于80mmHg时,提示全肝血流阻断不耐受,需要重新开放下腔静脉并再次优化病人阻断准备。心室的容积可通过经食管超声心动图来监测(Eyraud et al,2002)。

全肝血流阻断引起血流动力学不耐受的原因包括容量负荷不足、存在持续入肝血流导致肝脏充血(详见下文)和心血管代偿反应不足。容量负荷不足通常易发生于液体限制和未做好充分准备、术中临时行下腔静脉阻断的病人中。此外,有10%的病人术中无法代偿增加心脏输出量,但术前很难发现。

麻醉注意事项(见第24章)

肝脏手术需要经验丰富的外科医生和麻醉医生持续的合作和沟通。从既往来看,肝切除术中易出现大出血,因此麻醉医生倾向于静脉输注大量液体来减少因手术出血导致的血流动力学紊乱。这种补液方式加剧了手术出血,即便病人已经行肝蒂阻断。这是由于肝静脉反流性出血导致的,灌注越多,出血也越多。在过去十年里,一个主要的进步是在肝切除手术中维持低中心静脉压。

低中心静脉压麻醉或液体限制

中心静脉压直接影响入肝血流阻断后的静脉反流性出血。在一个回顾性研究中,Smyrniotis及其同事(2004)发现术中行Pringle法肝蒂阻断后中心静脉压≥6mmHg的病人出血量显著多于中心静脉压≤5mmHg的病人,因此提出肝切除手术中维持低中心静脉压的概念。肝实质离断过程中维持低中心静脉压可减轻肝静脉扩张,从而减少出血(Jones et al,1998)。同时,避免了下腔静脉的扩张,方便沿主肝静脉游离解剖肝后部分。血管损伤导致的出血与血管内的压力梯度和血管损伤半径的四次方呈正比,降低中心静脉压至1/5可使出血量减少到1/5以下(Melendez et al,1998)。

肝切除过程的维持低中心静脉压一贯被证实能减少术中出血量(Chen et al,2000;Cunningham et al,1994;Eid et al,2005;Jones et al,1998;Melendez et al,1998,Wang et al,2006)。不仅如此,在一些回顾性研究中,低中心静脉压技术能降低围手术期并发症发生率,减少住院天数(Chen et al,2000;Smyrniotis等,2004)。

低中心静脉压技术的潜在风险包括围手术期发生空气栓塞、需要使用血管升压药和术后肾功能不全。不同的血流阻断方式和肝实质离断技术引起术中空气栓塞的风险也不尽相同。在腹腔镜手术中,几乎所有病人的经食管超声心动图均可检测到少量的二氧化碳空气栓塞(Schmandra et al,2002,2004)(见第105章)。当肝切除手术中使用超声刀离断肝实质时,也可以在所有病人中检测到空气栓塞(Koo et al,2005)。虽然在过去的报道中,将近半数的病人有过超过右侧心脏一半容积的空气栓塞发生,但出现临床严重不良事件的案例很罕见。Zhou及其同事(2008)报道的110例采用入肝血流阻断的肝切除病人中仅有3例出现明显的空气栓塞症状。在接受高压氧治疗的病人中,有大约4%的病人是因为肝切除手术中发生了空气栓塞(Bessereau et al,2010)。

空气栓塞通常发生在静脉系统,是由肝实质离断时肝静脉破裂损伤引起的。由于有些病人存在卵圆孔未闭或肺内动静脉分流,静脉空气栓塞也会反常地引发动脉空气栓塞(Lee et al,2002)。在肝切除手术过程中,空气栓塞表现为潮气末二氧化碳呼气压的突然下降,继而出现动脉血压下降或者突发心脏骤停(Adachi et al,2006)。动脉系统栓塞可导致大脑、心肌、脊髓或四肢的动脉性缺血(Lee et al,2002)。空气栓塞发病急,治疗措施包括阻断栓塞发生途径,去除血管内空气,胸外心脏按压和氧疗,虽然缺乏高水平的循证医学证据,有心脏骤停或者意外神经功能障碍的病人推荐高压氧治疗(Blanc et al,2002;Trytko et al,2008)。尽管如此,我们仍需注意到高压氧治疗受到多重条件制约,诸如氧舱的位置(重症病人的紧急转运),高压氧舱管理重症病人的能力以及高氧惊厥和气压伤风险(Bessereau et al,2010;Edsell et al,2009)。

　　术中低中心静脉压引起的术后肾功能衰竭风险在肝移植过程中有过报道(Schroeder et al,2008)。肝切除术后肾功能衰竭的发生和术中低血容量的关系并不明确(Melendez et al,1998)。鉴于病人肾功能对术中液体限制的耐受性较好及其带来的术后康复益处,有学者开始在肝切除手术中遵循液体限制策略。有文献报道表明如果活体肝移植手术中常规实施低液体灌注策略,术中中心静脉压监测并未观察到出血量减少(Niemann et al,2007)。

维持低静脉回流(见第 24 章)

　　麻醉医生可通过数种办法来维持术中的低静脉回流,其中在麻醉诱导和肝切除过程中限制液体是最常用方法。在肝切除过程中静脉输液速度维持在 $0.5\sim1\text{ml}/(\text{kg}\cdot\text{h})$。当手术结束时病人再恢复正常容量,同时确保止血满意。其他常见方法包括使用吸入麻醉药,诸如具有血管扩张和轻微抑制心脏输出作用的异氟烷(Gatecel et al,2003),以及其他扩张血管的药物。虽然低潮气量通气能够减少静脉反流性出血,但暂无临床证据证实其在肝切除过程中能够减少出血(Hasegawa et al,2002)。

　　外科医生可以通过部分或完全阻断肝下下腔静脉来减少静脉回流出血。这一技术能够减少静脉回流,即使阻断时间长达 1 小时,对病人的肾功能亦无明显影响(Otsubo et al,2004)。在一项临床随机对照研究中,Rahbari 及其同事(2011)比较了肝下下腔静脉阻断法和术中麻醉干预(主要是术中液体限制,额外使用利尿剂、硝基化合物和阿片类药物)对减少手术出血,避免血流动力学紊乱的作用差异。与对照组相比较,肝下下腔静脉阻断能显著减少手术总出血量和肝实质离断过程中的出血量,减轻血流动力学紊乱。尽管这一组的病人肺动脉栓塞的发生率有所增加,但两组病人的术后并发症发生率和死亡率无明显差别。虽然目前可通过经食管超声心动图和肺动脉插管来监测术中血流动力学的变化,两者孰优孰劣暂无定论(Eyraud et al,2002)。术中也可以通过一些无创的方法来监测术中病人的容量反应性,譬如术中监测动脉脉压呼吸变异度或监测外周静脉压(Choi et al,2007;Solus-Biguenet et al,2006)。在一些实验中心,中心静脉压监测被证实没有明显优势(Niemann et al,2007)。

全肝血流阻断的注意事项

　　肝血流阻断技术的开展需要依托高水平的麻醉技术。进行血流阻断的病人术中管理应该包括肺动脉插管,偶尔需要使用经食管超声心动图。当进行全肝血流阻断下的大范围肝切除手术时,麻醉管理必须围绕术中回心血量减少,心排血量下降,后负荷增加来进行调整。全肝血流阻断的病人通常需要进行扩容。在进行下腔静脉交叉阻断前,快速输入 500ml 胶体溶液进行扩容。甚至在扩容后,病人仍不能耐受下腔静脉阻断,此时需要再使用用血管升压药(例如,去甲肾上腺素)。大概 10%~20% 的病人会发生不可预测的持续低血压和低心指数,这是病人不能耐受全肝血流阻断的表现,此时需要放松下腔静脉阻断,或者考虑行静脉转流(Redai et al,2004)。

血流阻断的外科注意事项(见第 103B 章)

　　减少肝切除手术出血最简单有效的办法是控制入肝血流。肝蒂阻断能有效控制入肝血流,减少肝脏灌注,而对病人的血流动力学影响轻微。持续的阻断会增加肝实质的缺血损伤,也会导致内脏淤血。间歇性阻断法由于能够克服这两个弊端,目前已成功取代了持续阻断法。尽管如此,当面对累及肝腔静脉结合部(第二肝门)的大肝癌时,仍然需要额外控制出肝血流。

入肝血流阻断

　　肝蒂阻断(Pringle 法)同时阻断了入肝的动脉和门静脉血流,是标准的肝脏手术阻断方法。根据 Cochrane 数据库,在择期肝切除手术中,肝蒂间歇阻断法优于持续阻断法,特别是当病人有基础肝病时。因此,肝蒂间歇阻断法可被推荐为肝脏血流阻断的金标准(Gurusamy et al,2009b)。

入肝血流完全阻断

　　入肝血流可通过肝十二指肠韧带套带来控制(图 106.2)。游离胆囊周围粘连,在小网膜薄弱处打开小网膜囊前壁,要避免损伤胃右动脉。用食指或者钝头分离钳穿过文氏孔,用带子套住肝十二指肠韧带。此时可通过血管阻断钳或止血带轻松完成阻断,松紧程度以阻断远端的肝动脉搏动消失为宜。要避免阻断过紧,否则有可能导致肝动脉或胆管损伤。同时需要避

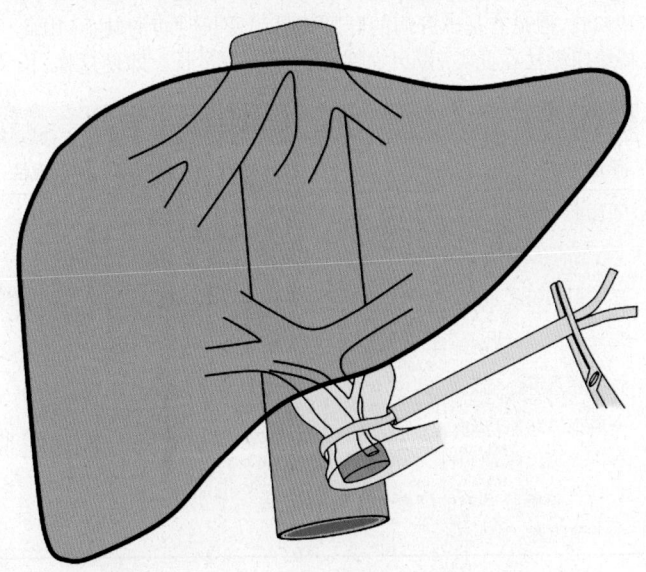

图 106.2　Pringle 法阻断了动脉和门静脉的入肝血流

免损伤肝十二指肠韧带内的淋巴结,因为肝硬化病人或者长期胆汁瘀积的病人其肝十二指肠韧带内的淋巴结会变得又大又脆。为了避免阻断不完全导致的术中出血,需要确定病人有无胃左动脉起缘的左肝动脉。如果有,必须同时阻断该血管,这样才能完全阻断入肝血流。

对有腹部手术史的病人,肝十二指肠韧带的右侧和后方可能会形成致密的粘连,特别是在门静脉,下腔静脉前壁和尾状叶之间。在十二指肠,大网膜和肝十二指肠韧带前方也会形成粘连。所有这些粘连需要在行肝门阻断前进行游离松解,避免阻断时意外损伤下腔静脉或十二指肠。一个安全的方法是通过 Kocher 手法逐渐向头侧游离暴露胰腺后方的下腔静脉。

持续阻断法

持续阻断法是指在肝切除过程中连续地阻断入肝血流,没有间断松开阻断恢复肝脏血流灌注。虽然观念上持续阻断法能非常有效地控制出血,但实际上并非普遍有效,且有几大弊端(表 106.2),因此和其他阻断方法相比较,持续阻断法在临床上应用相对较少。由于它不能控制静脉反流性出血,因此其控制出血的能力有限,特别是当病人中心静脉压升高,肝肿瘤压迫肝静脉形成多发的静脉侧支循环,会导致出血增加。

持续阻断法的缺点包括内脏淤血和肝缺血时间延长。内脏淤血和内脏器官液体积聚导致肠道水肿,需要很长时间才能消退,从而导致手术结束时关腹困难,术后肠道排气时间延长。关腹困难导致腹腔间室综合征,继而影响腹腔内脏器(Moore et al,2004)。水肿的形成则不利于肠道吻合口的愈合,特别是当结直肠癌同时合并肝切除时(Elias et al,1995b)。持续阻断法被证实可引起高淀粉酶血症,从而导致有一部分病人出现临床明显的胰腺炎表现(Miyagawa et al,1994,1996)。脾动脉入脾血流通畅而脾静脉回流受阻,病人出现脾脏自发性破裂的风险会随着持续阻断时间的延长而增加(Emree et al,1993)。持续阻断法会导致肝脏缺血时间延长。正常肝脏常温下可耐受入肝血流阻断时间长达 1 小时(Delva et al,1989;Huguet et al,1992a),但是有基础肝病的肝脏不易耐受长时间的缺血,因此持续阻断法在此类病人中的使用时间不宜过长。即使这样,长

时间阻断后再恢复肝脏血流会引起再灌注损伤综合征,表现为肝和其他内脏器官释放有毒代谢产物和血管扩张剂导致的血流动力学紊乱(Kim,2003;Kim et al,2002)。随后发明的间歇阻断法则克服了这些弊端。

间歇阻断法

短暂的入肝血流阻断后间隔恢复肝脏灌注能够减少内脏器官的淤血,减轻肝实质的缺血损伤。根据肝切除时间长短、肝脏状态和外科医生的偏好,在经过 10~20 分钟短暂的肝蒂阻断后,恢复入肝血流 5~10 分钟(Imamura et al,2003)。经典的间歇阻断法每次循环包括 15 分钟阻断后恢复灌注 5 分钟(Belghiti et al,1999;Capussotti et al,2003;Hardy et al,1995;Man et al,1997;Takayama et al,1998)。虽然有一项临床随机对照研究比较了间歇阻断 15 分钟或 30 分钟后再放开 5 分钟这两种方式对肝切除手术短期的影响,结果发现两者没有明显区别(Esaki et al,2006),大多数学者偏好阻断 10~15 分钟。

间歇阻断法实际操作上需要完全松开阻断一段时间来恢复肝脏灌注,这也意味着外科医生在这段时间内不能继续行肝切除。松开阻断期间,外科医生会对肝创面进行压迫止血,利用这段时间医生可根据血管走形和肿瘤切缘再次判断切除范围是否足够。这段肝脏恢复灌注的时期也给外科医生提供机会观察预留肝脏的血运情况。利用术中超声可以检查预留肝脏的入肝及出肝血流是否通畅,肝切除的方向和深度是否能够达到足够的肿瘤切缘。

间歇性肝门阻断法,通常采用血管钳夹阻断,由于技术操作简单,控制出血效果好,并且耐受性好,在临床上应用广泛。即使累计阻断时间长达 1 小时,间歇阻断法对有基础肝病的肝脏的不良影响也不大(Takayama et al,1998)。两项临床随机对照研究比较了第一肝门间隙阻断法和连续阻断法,结果均显示虽然间歇阻断组的切肝过程中出血量较多,但两组总的出血量无显著差异(Belghiti et al,1999;Capussotti et al,2003)。研究的一个最重要的结果就是合并基础肝病的病人对间歇性阻断法的耐受性更好(Belghiti et al,1999)。因此,在正常肝脏的病人中间歇性阻断法可将累计阻断时间延长至 3 小时,从而允许外科医生在开展复杂的肝切除手术时把出血量降到最低(Sakamoto 等,1999)。

表 106.2　不同肝血流阻断方式的比较

阻断方式	技术难度	血流动力学耐受性	肝脏耐受性	预防出血	禁忌证	并发症
不阻断	–	最好	最好	最差	–	出血导致输血
第一肝门间歇阻断	最小	最好	中等	中等	–	–
第一肝门持续阻断	最小	最好	最差	中等	肝病基础	内脏淤血
第一肝门联合肝下下腔静脉阻断	最小	中等	中等*	中等	低中心静脉压	–
选择性入肝血流阻断	中等	最好	最好	最好	肿瘤累及肝门	–
全肝血流阻断(经典)	中等	最差	最差	最差	肝病基础心脏疾病	内脏淤血,肾功能不全
保持下腔静脉通畅的间歇性全肝血流阻断	最难	中等	中等	最好	肿瘤累及下腔静脉	

*间歇阻断。

间歇阻断法良好的安全性,保证了活体肝移植供肝切除手术的安全。这种安全包括供体本身的安全和对移植物肝功能的保护(Imamura et al,2002,2004)。间歇性阻断法的应用减少了手术出血,提高了供体的安全性,因此推荐供体肝切除中应用间歇阻断法。间歇阻断法的良好耐受性也促使学者们对缺血预处理技术进行深入的研究探索。

预处理

受到肝脏缺血-再灌注生物学变化的研究启示,入肝血流阻断又出现一种新的观念(Clavien et al,2000;Hardy et al,1996)。一段时间肝脏缺血后再恢复灌注不仅能够保护肝脏免受接下来的缺血带来的负面影响,还能保护缺血对远处脏器的全身影响。受这种现象的启发,学者们开始在人体内研究预处理技术。Clavien 及其同事(2000)指出在开始阶段先阻断(10分钟)再松开阻断恢复灌注(10分钟),可以减轻肝脏在接下来较长时间缺血引起的损伤,推测间歇性阻断法的好处可能实际上源于第 1 次阻断和开放,相当于做了缺血预处理。

此外,虽然持续阻断法和间歇阻断法在总的出血量上没有大的差异,但是预处理后再行持续阻断可以避免间歇阻断法在松开阻断时引起的出血。一项前瞻性的随机研究提示这种阻断策略是有效的,特别是针对有肝脂肪变的病人(Clavien et al,2003)。尽管如此,只有 30 分钟持续阻断和小范围肝切除的病人能够从预处理中获益。虽然预处理对肝脏的保护作用在理论上是显而易见的,但是在临床实际获益上仍存在较多争议。一项临床随机对照研究比较了缺血预处理和持续阻断法,发现预处理组的心血管稳定性更好,表现为肝血流再灌注后儿茶酚胺的使用减少(Chouker et al,2004)。相反,另一项临床随机对照研究则没有发现对保持下腔静脉通畅的血流阻断法缺血预处理的益处(Azoulay et al,2006)。进一步研究表明,与传统的肝脏获取方法相比,无论是尸体供肝还是活体供肝,肝移植过程中应用缺血预处理技术并未发现有明显的获益(Azoulay et al,2005b;Koneru et al,2005)。另外,一项 Cochchrane 数据库分析研究也没有发现缺血预处理在死亡率、肝衰竭发生率、出血量或血流动力学改变方面有明显的益处(Gurusamy et al,2009a)。最后,还有两项旨在评估缺血预处理联合间歇性阻断法在肝切除术中作用的临床随机对照研究,结果显示和单纯间歇阻断法相比,缺血预处理联合间歇阻断法这种阻断策略无明显获益(Rodriguez et al,2015;Scatton et al,2011)。

药物预处理是一个值得研究的领域。已有一部分化合物在动物实验中被证实有效。然而能够应用到人体的少之又少,有一些研究结果更是互相矛盾。在一项随机对照研究中,64 例病人接受入肝血流阻断下的肝切除手术,随机分配入组进行术中 30 分钟七氟烷预处理或常规丙泊酚麻醉(Beck-Schimmer et al,2008)。在预处理组,入肝血流阻断前 30 分钟用七氟烷代替丙泊酚。结果表明七氟烷组病人术后的谷草转氨酶和谷丙转氨酶均显著下降,并且术后的并发症发生率和大的不良事件发生率也明显减少。在合并肝脂肪变的病人中这种获益更为明显。在另一项旨在评估缺血预处理、药物预处理和单纯间歇阻断法的潜在作用的随机对照研究中(Rodriguez et al,2015),106 名病人被随机分配到术中 20 分钟七氟烷预处理组、20 分钟缺血预处理组或丙泊酚常规麻醉组。结果显示和缺血预处理或

单纯间歇阻断组相比,药物预处理组并没有表现出更好地对缺血-再灌注损伤的细胞保护作用。

后处理

后处理技术主要关注肝脏恢复血流灌注后的早期反应,这段时间是缺血再灌注损伤的关键治疗窗。这个处理策略有较高的临床应用价值,因为我们很容易判断肝脏何时恢复了灌注,可选择性地应用于那些需要长时间入肝血流阻断的病人。后处理策略的益处首先是通过心肌梗死后的缺血再灌注损伤实验模型论证的,发现其能够减少梗死的面积,保存内皮细胞的功能(Zhao et al,2003),随即在接受冠脉介入的病人中被进一步证实(Staat et al,2005)。

在肝脏手术中,通过缺血或药物方法的后处理治疗策略都在临床应用。到目前为止,关于缺血后处理的研究只有一项包含 100 例肝移植病人的前瞻性队列研究,研究采用动脉恢复灌注后进行 1 分钟的动脉阻断,继而松开阻断 1 分钟,循环 3 次(Ricca et al,2015)。结果发现,与未做处理的移植肝相比较,经过后处理的移植肝组织学上对缺血再灌注损伤的耐受性更好,虽然两组病人术后谷草转氨酶峰值和其他肝功能指标无显著差异。另一方面,药物后处理方法是在恢复灌注后停用丙泊酚麻醉,改用七氟烷维持麻醉 30 分钟(Beck-Schimmer et al,2012)。一项肝切除手术的 3 臂临床随机对照研究评估了这种后处理方法的效用,研究纳入 48 例病人接受药物后处理,50 例病人接受间歇性阻断,17 例对照接受持续性阻断。和对照组相比,药物后处理组的病人术后谷草转氨酶更低,并发症更少,而在间歇阻断组没有观察到类似结果。研究结果提示需要长时间入肝血流阻断的病人推荐进行缺血后处理治疗。

局部低体温

由于入肝血流阻断会引起剩余肝脏一系列缺血损伤的风险,因此有学者通过降低肝脏温度来减少缺血损伤,特别适合有肝病基础的病人(Kim et al,1994,2004)。由于全身低体温会带来血流动力学的负面效应,因此有学者在肝脏表面放置冰块或冰沙来局部降温(Imakita et al,2000;Yamanaka et al,1998)。在有肝病基础的肝脏中缺血时间可延长超过 1 小时,特别是当肝脏核心温度降至 30℃ 以下时(Kim et al,2004)。

选择性入肝血流阻断

选择性入肝血流阻断是指阻断预切除侧半肝的供应动脉和门静脉分支。这种方法的好处是可以清晰标记切除的范围,避免预留肝脏的缺血损伤,减少内脏淤血和血流动力学紊乱。选择性入肝血流阻断特别是为有肝病基础的小肝癌病人行肝段或亚肝段切除设计的(Castaing et al,1989;Shimamura et al,1986)。在此过程中,为了达到更好的血流阻断效果,可以联合阻断同侧的肝静脉(图 106.3)(Makuuchi et al,1987)。

随着间歇性阻断法的广泛使用,选择性入肝血流阻断法由于其操作难度高,且与间歇阻断法相比没有更多的益处,因此临床应用不多。在一项小范围肝切除病人的前瞻性对照研究中,两种阻断方法的术中出血量和术后并发症发生率无明显差别。尽管如此,研究也发现肝硬化组采取选择性肝血流阻断的病人其肝细胞损伤明显减少(Figueras et al,2005)(见

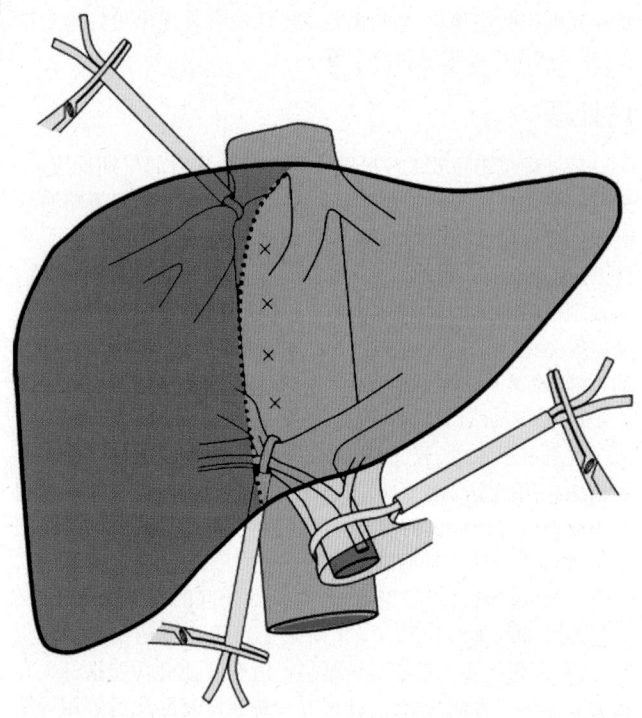

图 106.3　半肝血流阻断法阻断了预切除侧半肝的入肝和出肝血流

第 103B 章)。

选择性半肝血流阻断

选择性半肝血流阻断有多种方法。经典的鞘内解剖法(或者肝外肝门解剖法)涉及在肝外解剖游离出预切除侧的门静脉和肝动脉分支。这个方法在临床应用最多,且在腹腔镜肝切除中也被证实安全有效(Soubrane et al,2015)。先切除胆囊,肝十二指肠韧带预置阻断带,然后从右侧打开门静脉的侧后方,避免了损伤胆总管的血管供应。小心分离,避免损伤起源于肠系膜上动脉的变异肝右动脉。在门静脉主干的前方从足侧向头侧分离至汇合部。小心结扎切断从门静脉右支的右后方发出的供应尾状叶静脉旁部的分支。游离牵拉肝右动脉,暴露出门静脉汇合部,用弯的分离钳游离汇合部的后方,同时将门静脉主干向尾侧牵拉以便游离。通常从右侧显露门静脉汇合部。当需要保留尾状叶时,应从肝十二指肠韧带的左侧分离门静脉左支,小心避免损伤门静脉左支发出的1~2支供应左尾状叶的血管。肝右或肝左动脉分离后预置阻断带。我们不建议在肝实质离断前肝外分离胆管,避免损伤胆管的风险(Launois & Jamieson,1992b)。结扎或者钳夹供应预切除侧的肝脏的门静脉和肝动脉分支。在腹腔镜下,借助腹腔镜的放大作用可以清除的辨认血管结构和走行,游离右肝蒂时分别游离出门静脉右支和右肝动脉,预置阻断带(Soubrane et al,2014)。

纤维组织鞘包绕门管三联并延伸进入肝脏形成 Glisson 系统(Galperin et al,1989;Launois & Jamieson,1992a;Lazorthes et al,1993),据此产生了另一种入肝血流阻断方式,叫作 Glisson 法。它包括切开部分肝实质后直接分离出对应的肝蒂,其外层包绕着 Glisson 鞘。循着预切除的肝脏切开肝实质,找到对应肝蒂,控制其内的门管三联血流。进行上述操作过程中,可行 Pringle 法肝蒂阻断减少出血。其后,用大弯钳游离出左肝蒂或

右肝蒂,预置橡皮带子。确认钳子的位置正确,预切除半肝的范围标记完整,用血管切割闭合器离断相应肝蒂。75% 行右半肝切除的病人可通过这种方法完成肝切除,其余病人未成功的原因主要是因为门静脉血管变异,提示术前应该仔细进行评估(Mouly et al,2013)。

一项西班牙的随机对照研究比较了经典鞘内解剖法和 Glisson 法在可行性,安全性、手术出血、术后并发症、手术时间和住院费用上的差异(Figueras et al,2005)。在 80 例接受大范围肝切除的病人中,虽然 Glisson 法的肝门解剖时间更短,经典鞘内解剖法的肝蒂钳夹时间更短,细胞溶解少,术中耗材费用更低。

选择性肝段血流阻断

选择性肝段血流阻断可以用来标记肿瘤所在肝段的范围,用来指导肝段或亚肝段切除,当然这需要较高的手术技巧。通过多种方法来控制区域血流从而标记出相应区域的范围(见第 108B 章)。

20 世纪 80 年代首次报道了单个肝段的血流控制技术(Makuuchi et al,1983;Shimamura et al,1986)。这种被称为穿刺技术主要包括在超声引导下通过 Freehand 技术或采用适当的工具进行门静脉分支穿刺,然后往血管内注入染料(通常用亚甲蓝)进行染色,同时在肝门处阻断肝动脉。当肝表面出现明显的区域染色时,用电刀标记范围,然后松开肝动脉阻断。最近,术中超声引导下门静脉穿刺注射吲哚菁绿然后用 Photodynamic Eye 成像系统显示相应肝段的染色,这种技术可在 90% 的肝段切除病人中成功实施完成(Abo et al,2015)。类似的技术还包括经肝(Shimamura et al,1986)或者经肠系膜静脉球囊阻断相应门静脉分支技术,或者腹腔镜肝段切除中对相应的供应门静脉和动脉分支进行消融(Santambrogio et al,2008)。由于这些技术需要强大的超声引导介入技术和超声引导穿刺技术,因此 Torzilli 和同事们发明了一种替代技术,采用超声引导下指捏法阻断血管进行肝段或亚肝段切除术。这种方法不需要穿刺,分离或者阻断相应的门静脉分支,完全可逆,从而减少了周围管道结构的潜在损伤所导致的肝切除范围的被动扩大。

类似于半肝切除手术操作,就像 Machado 及其同事描述的那样(2003,2004,2006),不管是右肝还是左肝的肝段切除或亚肝段切除均可采用肝内 Glisson 法进行切除。当进行右侧的肝切除时,通过三个小切口进入肝实质:第一个前切口位于肝门前方用来打开右侧肝蒂的前方;第二个切口在Ⅶ段垂直于肝门;第三个切口位于胆囊床的右侧缘。用大弯钳通过 3 个肝表面切口可游离右前叶或右后叶肝蒂。在右肝单个肝段切除手术中需要进一步游离相应肝段的肝蒂,因此需要进一步钝性分离肝实质。一旦解剖结构确认,游离右后叶肝蒂的前面 1~1.5cm 范围,此处容易辨认Ⅵ段和Ⅶ段肝蒂的分叉部。此时,Ⅵ段和Ⅶ段肝蒂可以分别预置阻断带进行钳夹阻断,并显现出相应肝段的缺血范围。同样方法也可以分离出Ⅴ段和Ⅷ段的肝蒂。当进行左侧的肝段切除时,技术上也包括沿着特定的解剖标志做切口,例如静脉韧带和肝圆韧带。此时,可通过三个小切口分离出Ⅱ段和Ⅲ段的肝蒂来:第一个切口位于肝圆韧带的左侧缘;第二个切口位于 Arantius 韧带的尾侧后方;第三个切口则位于前两个切口的中间。通过这三个切口用大 Mixter

钳游离出Ⅱ段和Ⅲ段的肝蒂后预置阻断带。分离Ⅳ段的肝蒂则需要另外的两个切口：一个位于肝圆韧带的右侧缘，另一个位于肝门的前方。在有肝硬化的肝脏，分离肝实质容易引起出血，因此操作需小心谨慎。这些切口需要精确定位，避免大的创伤和出血。

入肝和出肝血流阻断

全肝血流阻断

　　全肝血流阻断技术包括肝脏的入肝和出肝血流阻断。当进行邻近或侵犯肝静脉主干或下腔静脉的肝巨大肿瘤切除手术时，医生倾向于使用全肝血流阻断，将肝脏血流与体循环分隔开来。尽管实施了肝蒂阻断法控制入肝血流，中心静脉压持续升高也会造成严重的回流静脉出血（例如三尖瓣关闭不全的病人），这时就需要实施全肝血流阻断。这个阻断方式需要长时间的入肝血流持续阻断，因此部分有肝病基础的病人不能很好地耐受，同时它在一部分病人中也可以引起严重的血流动力学紊乱（表 106.2）。

　　有效的肝血流阻断需要充分游离肝脏周围粘连和韧带。结扎切断右侧肾上腺静脉，将下腔静脉从后腹膜完全游离出来。按照之前描述的方法，分别游离出肝上和肝下下腔静脉，预置阻断带，同时仔细探查是否存在肝血管的变异（图 106.4）。按照下列顺序进行阻断：①肝十二指肠韧带，②肝下下腔静脉，③肝上下腔静脉。阻断开始后外科医生和麻醉师共同确认病人是否能够耐受，正常肝脏的病人可阻断长达 60 分钟。在完成肝实质离断松开血流阻断前，先部分松开肝下下腔静脉的阻断，将其内可能积聚的空气排出，同时可检查下腔静脉的完整性。然后按前述阻断时的相反顺序松开阻断。

　　当肝血流阻断不完全时会导致肝脏进行性的淤血，主要有以下原因：①肝蒂或下腔静脉阻断不完全；②存在迷走左肝动脉未予阻断或肝脏周围形成侧支循环；③下腔静脉阻断后仍有正常结构的静脉（如右侧肾上腺静脉）或异常静脉（肿瘤粘连形成的静脉侧枝）回流进入肝后下腔静脉。有膈肌或者腹膜粘连的大肝癌病人看起来是最适合采用全肝血流阻断技术，但容易在肝上下腔静脉阻断后出现肝脏淤血。主要表现为肝脏肿大，肝脏呈现淤血的颜色改变，肝脏硬度变高，通常表现出血流动力学不耐受，且在松开肝上下腔静脉阻断后就立即恢复正常。出现这种情况主要是由于下腔静脉与肝脏之间的交通支没有控制，肝后下腔静脉的血液回流至肝脏所致（Huguet et al, 1992b）。

　　肝上下腔静脉阻断松开后大大减少了肝脏血液回流到心脏的阻力，因此也减少了肝脏创面的静脉回流出血。虽然有报道同时行腹主动脉阻断可减轻此种情况（Stephen et al, 1996），这种方法并未被广泛接受。有三项临床随机对照研究（Belghiti et al, 1996；Chen et al, 2006；Smyrniotis et al, 2002）比较了全肝血流阻断和选择性肝血流阻断，结果显示两种技术均可有效控制出血。两组病人在手术出血、输血病例数或输血量（Gurusamy et al, 2009b），以及围手术期死亡率均无显著差别。然而，全肝血流阻断组病人的平均动脉压和平均外周动脉压均显著下降，术后血肌酐水平明显升高，住院时长明显延长（Gurusamy et al, 2009b）。另外，全肝血流阻断持续阻断时间长，因此有肝病基础的病人耐受性较差。

　　两个改良的办法可以克服这些弊端：①保持下腔静脉通畅的肝静脉阻断法，能够最大程度地减少对血流动力学的影响，②低温灌注，减少长时间热缺血引起的肝损伤。

保持下腔静脉通畅的肝血流阻断技术

　　随着肝内解剖结构的认识和外科技术的进步，目前许多医生已经能够很好地显露和控制三支主要的肝静脉了。如果肿瘤不累及肝腔静脉结合部，可以考虑采取保持下腔静脉通畅的肝静脉阻断技术。入肝血流阻断（肝蒂钳夹阻断）联合肝外钳夹阻断三支主要的肝静脉控制出肝血流（图 106.5），达到控制

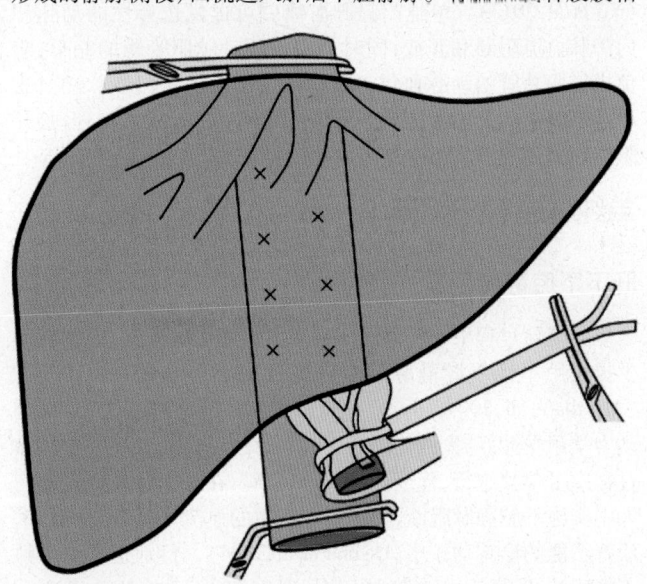

图 106.4　全肝血流阻断

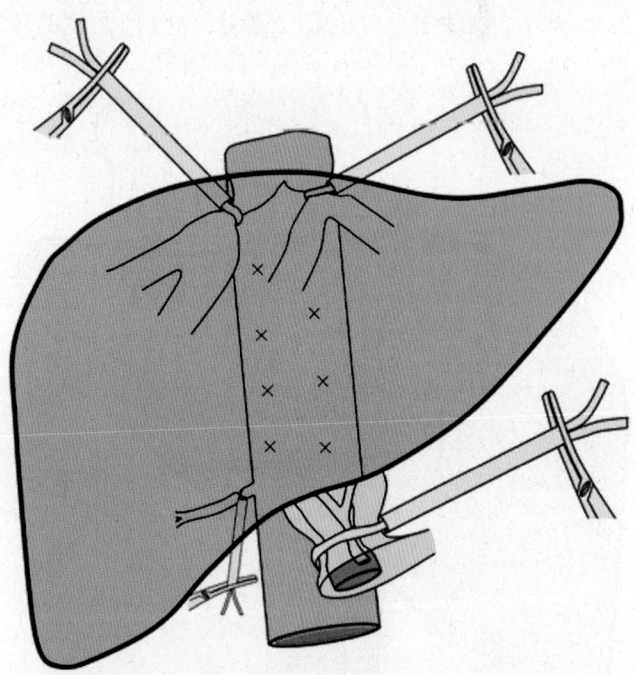

图 106.5　保持下腔静脉通畅的全肝血流阻断将肝脏从全身血液循环分隔开来，由于未阻断下腔静脉血流，因此避免了全身血流动力学的紊乱

全肝血流,而不影响下腔静脉血流的目的(Cherqui et al,1999; Elias et al,1995a)。这个方法受限于病人的肿瘤不能累及肝腔静脉结合部。另外,当尾状叶有较粗大的静脉引流时会影响其血流控制效果。这种方法没有分离尾状叶静脉,因此不能避免其与肝内静脉交通导致的血液回流出血。保持下腔静脉通畅的肝血流阻断技术操作顺序包括先行肝蒂阻断,然后在汇入下腔静脉处钳夹阻断三支主肝静脉。这种阻断方式可以持续性,也可以间歇性。

肝外控制肝右静脉需要充分游离右半肝。向头侧离断镰状韧带后两边离断冠状韧带和左、右三角韧带。分离肝中静脉、肝右静脉和肝脏之间的腔静脉窝,游离出下腔静脉前壁。此时,从上面游离主肝静脉的操作非常危险,不被推荐。

游离右肝、充分显露下腔静脉的右侧壁和前壁后,将肝脏向内上方牵引。从尾侧向头侧结扎离断细小的肝短静脉,游离出下腔静脉的右侧部分。当充分显露肝右静脉的下方时,就可以根据肝切除手术需要进行预置阻断带或者结扎切断。在游离肝右静脉前,会碰到肝腔静脉韧带。需要分离钳夹后切断。由于其内常包含小静脉,需要缝扎处理。只有处理了肝腔静脉韧带后显露肝右静脉右侧壁,之后用分离钳从下腔静脉前方向腔静脉窝处分离,游离出肝右静脉根部。为了方便接下来的肝实质离断,可通过下腔静脉前方在肝右静脉根部套带(图106.6),然后放松右肝至正常解剖位置。这种悬吊技术在下腔静脉前间歇提拉肝脏,方便了接下来的肝实质分离和止血(Belghiti et al,2001)。

肝外控制肝中和肝左静脉需要显露下腔静脉的左侧壁。分离尾状叶头端的腹膜返折,显露下腔静脉左侧上缘。结扎切断静脉韧带后显露出肝左静脉和下腔静脉的汇合部(Majno et al,2002)。如果左膈静脉从肝左静脉发出,此时需要结扎切断左膈静脉。用分离钳从上方肝中静脉和肝右静脉之间的腔静脉窝处伸入,在肝中静脉后方及下腔静脉前壁之间走形,最后游离出左中共干,预置阻断带。当肝中静脉和肝左静脉是在肝

外汇合,此时可以分别套带;否则的话只能对左中共干一并进行套带。

低温下全肝血流阻断技术

需要全肝血流阻断的病人,阻断时间超过60分钟后肝脏的耐受性就急剧下降(Hannoun et al,1993;Huguet et al,1994)。有研究提示联合原位肝脏低温灌注能够降低肝脏代谢需求,减少缺血再灌注损伤。最开始是由Fortner及其同事(1974)报道的,然后Azoulay及其同事再次评估了这种技术,特别是在肝血流阻断时间超过60分钟的病人中。和标准的全肝血流阻断技术比,低温灌注能显著改善病人术后的肝、肾功能,减少并发症,特别是在那些全肝血流阻断时间超过60分钟的病人中。对位于肝腔静脉结合部区的肿瘤病人,需要额外行临时的门腔静脉转流。在这种情形下,需要在超声引导下血管穿刺,采用经皮穿刺技术(Seldinger技术)插管进入下腔静脉(从股静脉进入)和上腔静脉(从颈静脉或腋静脉进入)。相反的,对邻近肝静脉主干,但未侵犯肝腔静脉结合部的中央型肝肿瘤,可采取低温灌注联合保持下腔静脉通畅的全肝血流阻断法。此时,可建立临时的门腔分流来避免内脏淤血(Azoulay et al,2014)。用4~8L 4℃的保存液从门静脉灌入,从肝下下腔静脉阻断水平上方切开或者从结扎的右侧肾上腺静脉残端引出。为了改善制冷效果,肝脏表面可放置冰块,冰沙或者冷水。最好用细针监测肝实质内温度,维持目标温度在14~18℃。

虽然这种新的阻断策略适合有基础肝病、困难复杂的肝切除手术病人,整个操作仍有较大的技术挑战,术后病人死亡率达19.5%,并发症发生率为70%(Azoulay et al,2015)。值得注意的是,低温状态下原位肝切除手术中最大一个挑战是松开阻断后的肝创面出血,低温状态,酸中毒和继发的凝血功能障碍都会加剧出血。在这种情况下,减少肝脏恢复灌注期间的出血可以进一步改善这个技术的耐受性,并且还可以改善恶性肿瘤病人总的生存预后(Jiang et al,2013;Katz et al,2009)。为了这个目的,有一些改良方法可以使用。双主刀技术(Aloia et al,2005)允许其他团队成员同时参与手术,能够加强术中观察(Xu et al,2013)。单纯门静脉游离后可提供选择性的动脉和门静脉血流阻断和开放,同时可以保证动脉胆管鞘的完整,避免损伤胆总管的动脉血供。依次向下腔静脉和门静脉注射亚甲蓝可以在松开阻断前检测细小血管分支进行结扎处理;松开阻断前采用温的乳酸化任氏液从门静脉灌注进行肝脏复温。

单纯下腔静脉阻断

肝下下腔静脉阻断

肝切除过程中下腔静脉压力对出血的影响巨大,因此有医生提议用单纯下腔静脉阻断来降低中心静脉压(图106.7)(Abdalla et al,2004;Otsubo et al,2004)。这个操作简单,血流动力学耐受性好,大约能降低中心静脉压4cm水柱。在肝切除过程中可单独施行,伴或不伴肝蒂阻断。在液体负荷充足的病人中实施下腔静脉阻断,其对动脉压力的血流动力学影响和术后肾功能的影响均较小(Otsubo et al,2004)。特别是当麻醉师不能维持术中低中心静脉压时,外科医生可考虑采用这个方法。

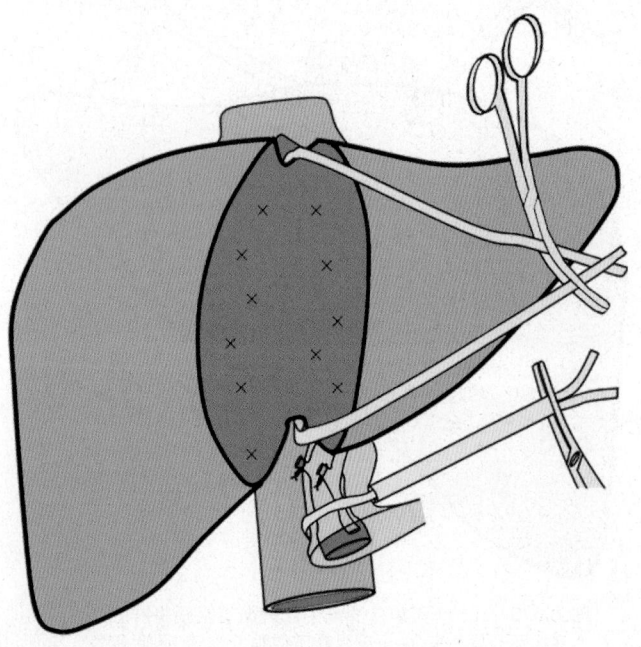

图106.6   肝脏悬吊技术帮助指引肝实质的离断方向

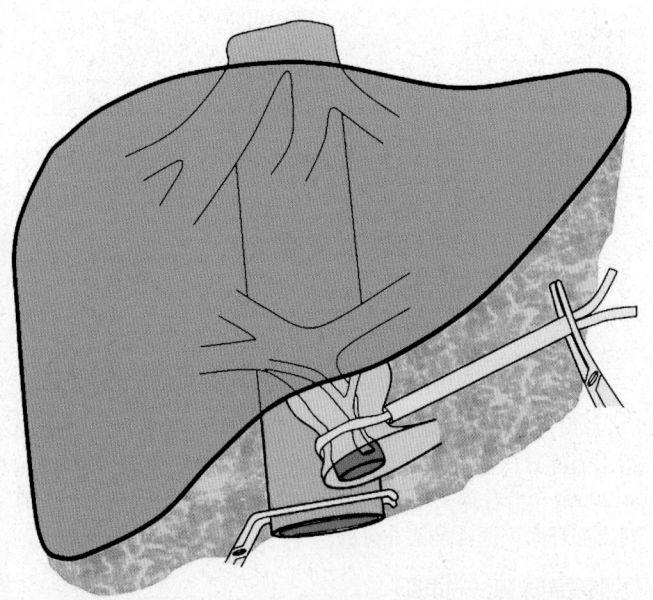

图 106.7　单纯肝下下腔静脉阻断用于降低中心静脉压

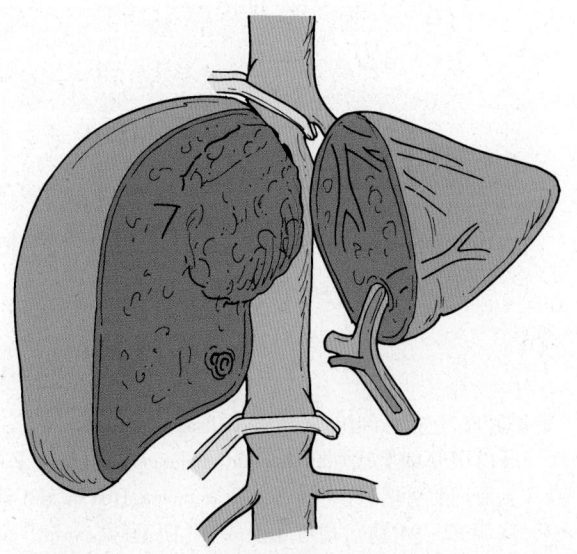

图 106.8　下腔静脉阻断的同时维持残肝血流不受影响

单纯下腔静脉全阻断

对于术中中心静脉压持续高的病人,可以考虑在肝切除前施行肝下下腔静脉阻断技术(Otsubo et al,2004)。当肿瘤未累及肝腔静脉结合部但侵犯肝后下腔静脉时,在肝静脉汇入处下方和肾静脉汇入处上方分别阻断下腔静脉维持血流动力学稳定(Varma et al,2007)。这种下腔静脉阻断技术适合那些肿瘤累及下腔静脉或肝腔静脉结合部附近,需要整块切除下腔静脉或肝腔静脉结合部和肝肿瘤的病人。在此过程中,只有下腔静脉被阻断,肝脏的入肝及出肝血流均正常。这个技术需要同时控制肝下下腔静脉和未被累及的主肝静脉。

切除过程开始时,先间歇性阻断肿瘤侧的半肝肝蒂,通过前入路法离断肝实质。当肝实质切除到达腔静脉前壁时,将悬吊主肝静脉的带子绕过肝上下腔静脉的后方。在肝下下腔静脉阻断后将此带子收紧阻断近心侧下腔静脉。此时,腔静脉被阻断隔离,预留肝脏的血流通畅(图 106.8)。通过"肝脏分流"将血液引流至肝上下腔静脉,避免了内脏淤血,血流动力学紊乱和肝脏缺血。在这种不伴有肝脏缺血的全下腔静脉阻断下,可安全从容地进行腔静脉切除和重建。这个阻断技术特别适合当尾状叶被累及需要切除的病人,从而避免了施行全肝血流阻断。

不阻断技术

肝血流阻断的理想替代方式是不施行肝血流阻断也能减少手术出血的肝切除方法。许多医生在面临有肝病基础的病人大范围肝切除、供体肝切除和合并胃肠道手术需要避免内脏淤血影响肠道吻合时都曾考虑过这个问题。

不阻断肝血流下的肝切除手术需要满足以下几个条件:①术中液体限制,②术前 CT 和术中超声多普勒评估预留肝脏静脉回流通畅,③有可靠的肝实质离断工具。当预留肝脏的静脉回流通畅时肝创面的出血会降到最低。因此在那些能完整保留预留肝脏静脉回流的大范围解剖性肝切除手术中,应当考虑施行不阻断肝血流的技术,尽管增加了肝切除的手术时间,但我们可通过一些技术改良来缩短这一时间,譬如使用超声刀、双极电凝和水刀。由于减少术中出血仍是主要目标,因此当出血量达到 20ml/kg 时,应该阻断肝蒂(Scatton et al,2004)。一项临床随机对照研究结果显示大范围肝切除术可以在不阻断肝血流情况下进行(Capussotti et al,2006)。

结论

供体肝切除是大范围肝切除可以在不阻断肝血流情况下进行且不需要输血的最佳案例。这也反映了在过去的十几年里肝切除技术的进步和发展。合并肝病基础的病人实施肝切除通常需要进行肝血流阻断才能减少手术出血,特别是在复杂肝脏切除手术中。血流阻断策略的选择也需要和麻醉师进行协商。根据肿瘤的位置、是否合并基础肝病、病人的心血管状态、和手术医生的经验,每一种肝血流阻断技术都可以在大范围和小范围肝切除手术中发挥作用。当然,间歇性肝蒂阻断仍然是主要选择。

（周伟平　译　沈锋　审）

第 107 章

血管重建技术

Philippe Bachellier and Pietro Addeo

肝脏肿瘤，包括肝细胞癌（hepatocellular carcinoma，HCC；第91章）、肝内胆管细胞癌（intrahepatic cholangiocarcinoma，ICC；第50章）、肝门胆管癌（hilar cholangiocarcinoma，HC；第51B章）和转移瘤（第92~94章），均可累及入肝［门静脉（portal vein，PV）、肝动脉］和出肝血管［下腔静脉（inferior vena cava，IVC）、肝静脉］。血管侵犯的类型因肿瘤病理学不同而不同，可能包括多种血管壁侵犯和瘤栓程度。HCC和ICC常发生门静脉和肝静脉瘤栓，是提示预后较差的重要指标（Mavros et al，2014；Minagawa et al，2007）。肿瘤侵犯血管壁更常发生于腺癌，特别是ICC、HC和转移瘤（Hashimoto et al，2008）。更精准的理解肝脏解剖（第2章）、完善的术前准备（第24章）和从肝移植中积累的经验（第119章），有助于外科医生在进行肝切除的同时进行血管重建，使其并发症的发生率和死亡率均在可接受范围之内。涉及血管重建的肝切除术，包括下腔静脉、肝静脉、门静脉和肝动脉，应在设有肝胆胰外科（hepatopancreatobiliary，HPB）的专科医院进行。对于早、中期出现肝脏血管侵犯的病人，由于非手术治疗手段缺乏特异性，且预后差，故更适合血管重建术（Azoulay et al，2013，2015）。

下腔静脉切除和重建

下腔静脉完全梗阻

常规手术过程中可能会遇到不同程度的腔静脉侵犯或血管内瘤栓。肝后下腔静脉完全梗阻最常见于原发性下腔静脉平滑肌肉瘤。根据放射检查结果，下腔静脉的肿瘤侵犯按静脉段可分为三组：Ⅰ段，肾下段；Ⅱ段，肾间和肾上腺以上段，但不包括三条肝静脉；Ⅲ段，肝上段，可能进展至心脏。根据这种放射学分类，临床症状可能从下肢肿胀到危及生命的布-加综合征（Budd-Chiari syndrome）（Kieffer et al，2006）。目前认为，肿瘤连同下腔静脉及周围器官的整块切除是此类肿瘤的唯一治愈方法。如果下腔静脉完全梗阻，则需认真考虑血管重建的必要性。当行右肾切除时，在切除肾下下腔静脉（Ⅰ段）和/或肝后下腔静脉（Ⅱ段）后，单纯结扎下腔静脉即可。在此种情况下，从左肾经生殖静脉、肾上腺中静脉和肾-奇静脉的侧支循环可以提供足够的肾静脉回流（Daylami et al，2010；Kieffer et al，2006）。

有作者报道，下腔静脉结扎术后的下肢水肿通常是暂时性的，且病人耐受性良好（Daylami et al，2010）。然而另有学者认为，必须行压力监测以排除钳夹期间静脉高压的可能，并明确指出当静脉压高于30mmHg时，需要行腔静脉重建（Kieffer et al，2006）。当右肾未切除时，应重建右肾静脉，因为该水平的侧支循环系统通常是不充分的。

下腔静脉部分梗阻

静脉壁的直接侵犯可见于巨大ICC、结直肠癌肝转移和病灶位于肝脏上、后段的HCC病人（Hashinoto et al，2008；Hemming et al，2013；Nuzzo et al，2011）。即使术前影像学的进步，并由经验丰富的外科医生进行术中探查，真实的下腔静脉侵犯情况仍难以评估。据文献报道，对于下腔静脉切除术，病理证实的组织学血管壁受累率为22%~72%（Azoulay et al，2006；Hemming et al，2013；Kaneko et al，1996；Nuzzo et al，2011）。在某些病例中，即使没有组织学受累，当试图分离肿瘤与下腔静脉时，亦可能导致肿瘤破裂或进入下腔静脉。此类情况多见于ICC，因为ICC肿瘤与下腔静脉壁之间可能发生一种结缔组织增生反应（Hemming et al，2013）。有些术前CT表现为，IVC腔径受压范围大于50%（Meaba et al，2000），或下腔静脉壁出现成角变形，以及肿瘤包绕下腔静脉壁周径大于25%（Hashinoto et al，2008），则高度怀疑下腔静脉壁受累。对于下腔静脉侵犯的组织学诊断，腔内超声造影相较于其他的诊断方法具有更高的敏感性、特异性和总体准确率（Kaneko et al，1996）。然而，由于其技术的复杂性，该方法未能得到广泛应用（Azoulay et al，2015；Hemming et al，2013；Nuzzo et al，2011）。

切除和重建下腔静脉

肝上下腔静脉的控制

根据下腔静脉受累的范围和位置，可以采用不同的方法控制肝上下腔静脉。腹部切口向胸骨或胸腔的延伸长度，取决于是否需要经胸腔或通过体外循环来控制下腔静脉。当肿瘤累及下腔静脉的部位低于肝静脉水平时，腹部切口就足以达到安全控制肝上及肝下下腔静脉的目的。

肝下下腔静脉的控制在左肾静脉汇合处上方比较容易进行。一般来说，肝上下腔静脉的控制是在完全肝脏游离和结扎双侧膈下静脉后实现的，如在肝移植章节中所述（Azoulay et al，2006）。然而，当肿瘤包绕肝、腔静脉汇合处或者肝后下腔静脉，以及肝静脉存在瘤栓时，则无法实施这种方法，甚至会造成生命危险。在这些情况下,有几种方法可以安全地控制肝上下腔静脉,可以通过胸骨切开或开胸手术直接进入心包,也可以通过单纯的腹部入路。事实上,经腹经膈入路控制肝上下腔静脉,可以进入心包内或心包外间隙,而不需要胸骨切开。

有不同的方法可以实施经腹经膈心包内入路处理肝上下腔静脉。第一种方法是在心包腔下方切开双侧膈肌,然后切开心包底部(Miyazaki et al,2001)。第二种方法是环形切开膈肌的中央腱。电刀切开镰状韧带,沿着切开的镰状韧带延续到右上冠状韧带。解剖左三角韧带和中央膈肌腱,直到膈上心包内下腔静脉。分离必须是环向的,以便在肝上下腔静脉汇入右心房的近远端环绕固定带(Ciancio et al,2005)。第三种方法是通过膈肌-心包窗分离下腔静脉。左肝游离后,膈肌和心包底部垂直切开,可以分离出心包内下腔静脉(Chen et al,2007)。由于技术或肿瘤学原因,下腔静脉钳夹必须靠近右心房。虽然所有这些方法都避免了胸骨切开术,但心包开放增加了右心室舒张末期和收缩末期容积,导致右心室射血分数降低。此外,术后可能出现心包积液、缩窄性心包炎和心脏压塞(Mizuno et al,2010)。

另有两种经腹经膈心包外入路控制下腔静脉的方法。第一种方法是从剑突下的心包解剖膈肌,垂直向下腔静脉切开膈肌,然后切开心包与膈肌之间的融合间隙后环绕下腔静脉(Mizuno et al,2010)。第二种方法,在打开镰状韧带后部并降低肝脏后,在同一间隙内分离下腔静脉,同时在腔静脉裂孔上方2~3cm处切开横膈膜5~7cm。在膈肌和心包下侧之间分离出的下腔静脉可以使用固定带环绕(Le Treut et al,2013)。在这两种方法中,膈肌必须在手术结束时关闭。

血管钳夹术与下腔静脉切除术

较大的肿瘤侵犯肝后下腔静脉时,游离肝脏是很危险的,推荐使用前入路进行肝实质离断(Liu et al,2000)。切除下腔静脉的长度通常在术中确定。如果肿瘤累及肝静脉下方的下腔静脉,则无需对肝脏进行全肝血流阻断(total vascular exclusion,TVE)。这种情况下,必要时可在间歇性血流阻断下进行肝实质离断(Belghiti et al,1999)。一旦显露下腔静脉,在肿瘤受累区的上方和下方夹闭下腔静脉,解除被阻断的门静脉血流,病人的容量负荷会加大(图107.1)。切除肝后下腔静脉使得肝肿瘤能够整块切除。将夹钳置于肝静脉下方,可以通过肝蒂灌注残肝,并最大限度地缩短肝脏缺血时间。当肝静脉以下的下腔静脉侧壁受累时,可以使用单个血管钳纵向夹闭下腔静脉受累区域,以保持腔静脉血流通畅(图107.2)。当肿瘤累及肝、腔静脉汇合部或瘤栓沿腔静脉延伸时,这两种方法不能应用。在这种情况下,可采用两种不同的方法:保留残余肝脏灌注的 TVE(Varma et al,2007)和有或无积极的静脉-静脉转流肝脏原位冷灌注的标准 TVE(Azolay et al,2006,2015;Hemming et al,2013)。

当下腔静脉受累,但至少有一条肝静脉的肝、腔静脉汇合部无肿瘤浸润时,可采用保留残余肝灌注的全肝血流阻断术(Varma et al,2007)。在膈肌的正下方用阻断带环绕肝上下腔静脉,解剖肝左、肝中静脉的共干,并将先前预置的阻断带旋转到腔静脉和共干之间的右侧。

如果 IVC 和任何一个肝-腔静脉汇合部同时受累,且至少有一条肝静脉不受肿瘤累及,则可使用全肝血流阻断加残肝灌注保存(Varma et al,2007)。紧贴膈肌下方环绕肝上 IVC 放置阻断带,游离肝左静脉和肝中静脉的共干,先前放置在肝上的阻断带在腔静脉和共干之间旋转至右侧。这样隔离肝右静脉-腔静脉汇合部和近肝脏侧的腔静脉,使得共干和其余的 IVC 保持通畅。夹闭肝下 IVC,于肝上 IVC 倾斜放置一把血管钳,以阻断肝右静脉-腔静脉汇合部和肝脏近端的腔静脉(图107.3)。

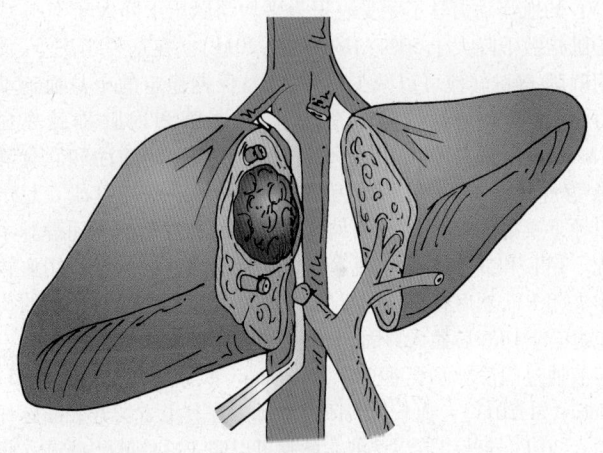

图 107.2　在下腔静脉侧壁受累时,应用单个血管钳纵向夹闭夹下腔静脉,以保持腔静脉血流通畅

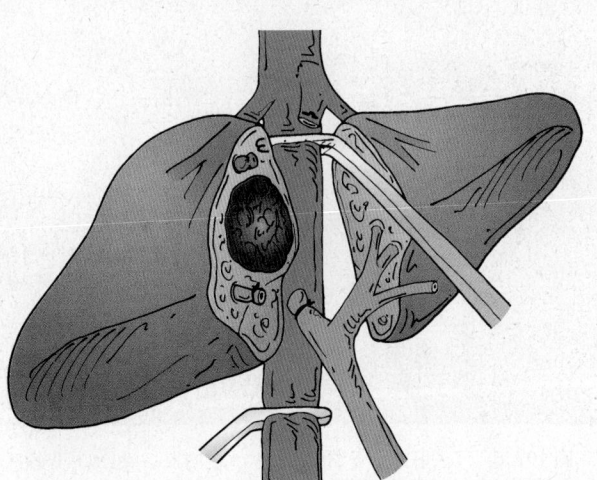

图 107.1　下腔静脉肿瘤受累区上方和下方放置血管夹

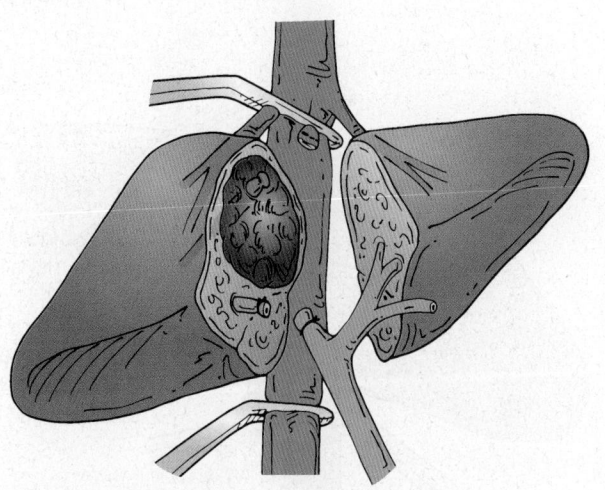

图 107.3　夹闭肝下下腔静脉,并斜向夹闭肝上下腔静脉,以阻断右侧肝腔静脉汇合处以及肝旁腔静脉

当肝腔静脉汇合部的右侧不受累时,将腔静脉的阻断带向左侧翻转,可用于患有左侧肿瘤的病人(Maeba et al,2001)。因为肝腔静脉汇合部不受累,并保持通畅,所以残留的肝脏能够接受完全的入肝血流,而且出肝血流不中断。但是这个术式具有潜在的缺点,当存在来自尾状叶的粗大静脉时,由于离断肝实质期间血管阻断不完全,会导致回流静脉出血。可以通过联合切除Ⅰ段来解决此问题。

如先前所述,对于经典的 TVE,要控制肝上 IVC 和肝下 IVC 和肝蒂。一旦夹闭了这些结构,即可通过前入路实施肝实质的离断。切除这部分肝脏和受累的 IVC,也改善了重建 IVC 的路径(见图 107.4)。然而,TVE 引起心脏指数下降 40%~50%,导致某些病人不能很好地耐受(Azoulay et al,2005)。一系列的研究表明,健康肝脏可以安全耐受的 TVE 的时间范围从 30 分钟到 120 分钟不等。在肝持续热缺血下实施标准 TVE 会有缺血/再灌注损伤和发生肝衰竭的风险。因此,当预计肝脏缺血超过 1 小时,推荐应用通过 PV 低温灌注。严重肝损伤(术前长期化疗,胆汁淤积性肝病)需要进行复杂的肝切除术并进行 IVC 切除,应用该技术可以防止术后致命的肝衰竭。尽管大多数病人可以耐受 TVE,但当 TVE 的总时间预计超过 1 小时时,可以采用积极的静脉-静脉转流术(Azoulay et al,2005)。对 TVE 的血流动力学不耐受表现为平均动脉压下降大于 30% 或心脏指数下降大于 50%(Hoti et al,2011)。在这种情况下,使用静脉-静脉转流可以减少时间压力,保持稳定的全身血流动力学,而无需增加液体负荷,并防止肾脏和内脏静脉充血(Azoulay et al,2015)。为了实施肝脏原位低温灌注和联合静脉-静脉转流,右股静脉和左腋静脉要外科手术插管或在超声引导下直接穿刺,然后将管路通过肠系膜下静脉插入门静脉系统。TVE 和静脉-静脉转流术完成了低温灌注的准备。用血管钳夹闭 PV,然后在血管钳上方的血管前壁上进行一个小的荷包缝合。切开后插入并固定硅胶导管,完成 TVE,然后用 4℃ 冻存液通过门静脉系统灌注肝脏(Azoulay et al,2005,2006,2015;Hoti et al,2011)。血管钳夹闭腔静脉后在其上方切开腔静脉并插入 30-Fr 导管引流灌注液。此举可以防止冷的灌注液进入腹腔导致病人核心体温的下降。为避免术野出血,在开始 TVE 之前通常需要游离和结扎右肾上腺静脉和膈肌静脉。

除了上述技术之外还有一种选择就是离体肝切除术。这一概念最早由 Pichlmayr 和他的团队提出(1988),该技术将肝脏从体内移出并进行体外灌注。建立静脉转流来维持腔静脉和门静脉的血流,在后面操作台无血实施肝脏切除术,以保证在理想的条件下进行血管重建。离体肝切除术主要缺点是除了进行腔静脉的重建外,还必须进行门静脉、肝动脉和胆管的重建,增加了严重并发症的风险。目前此项技术临床应用经验还很有限,应谨慎考虑采用(Hemming et al,2013;Oldhafer et al,2000)。另一种途径可以采用前入路方法,完整保留门静脉三联体(尽管仍需要阻断),于肿瘤上下缘切断下腔静脉,旋转肝脏显露视野,为腔静脉重建提供更好的路径(Hannoun et al,1991;Sauvanet et al,1994)。

下腔静脉重建

肝后下腔静脉整段或部分切除后的重建通常是在肝切除后来完成,然而一些作者报告在进行肝切除之前切除下腔静脉能够更好地离断肝实质(Madariaga et al,2000)。如果是下腔静脉部分切除,血管重建可以通过单纯缝合或补片修补。如果切

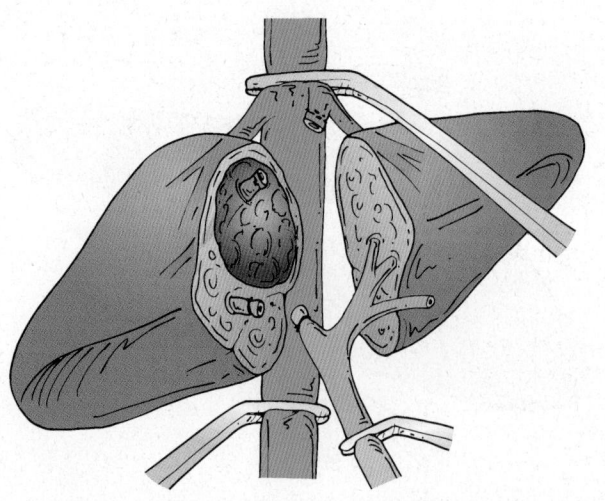

图 107.4　经典全肝血流阻断(TVE)的血管钳夹闭位置

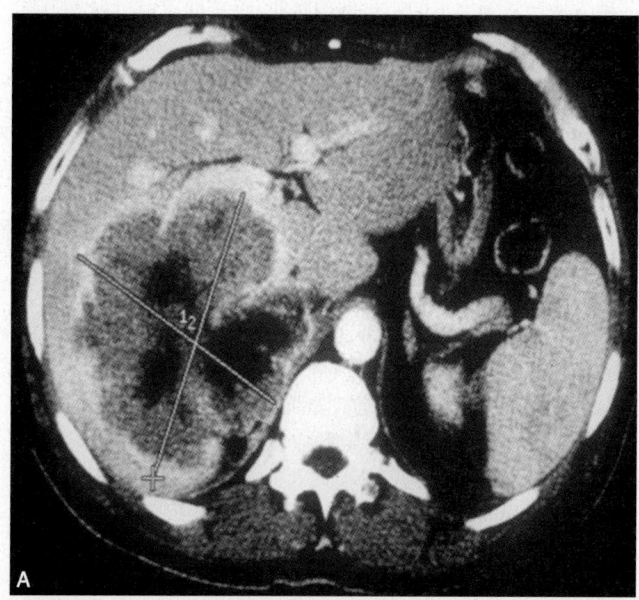

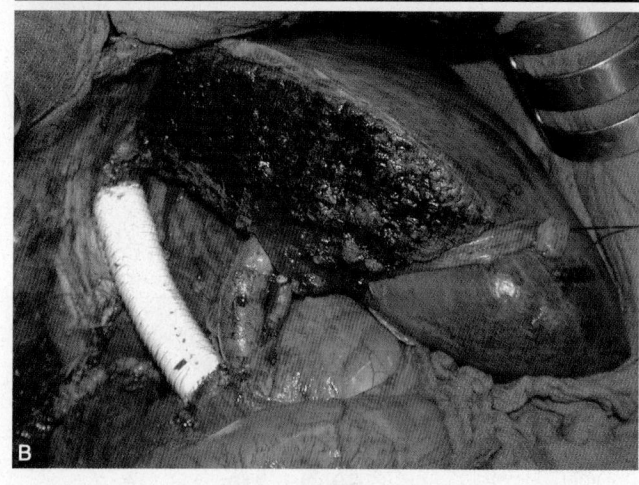

图 107.5　巨大肝内胆管细胞癌行扩大的右肝切除(包括Ⅳ段和Ⅰ段),切除并重建下腔静脉和门静脉分叉。上图为术前 CT 扫描(A)和手术视图(B)

除范围超过下腔静脉直径的 50%，为了避免严重狭窄，多需要使用自体的或合成的补片进行重建。一些学者提出了避免使用补片的替代技术，采用横向缝合的方法缝合关闭下腔静脉的纵向缺损，类似于肾盂成形术(Machado et al,2007)。对于整段下腔静脉的切除则需要人造血管置换，或者是切除范围超过下腔静脉直径的 50%，人造血管也可以是代替补片的另一种选择(Azoulay et al,2013)。直径为 18~20mm 的 Gore-Tex 移植物，能抵抗周围脏器的压力，防止导致血栓形成的呼吸塌陷，是目前替换切除下腔静脉的首选(图 107.5)，但这一技术的主要缺点是感染的风险(Addeo et al,2012)。有学者应用将网膜或肌肉包裹在移植的人造血管周围的方法减少感染风险(Sarmiento et al,2003)。这种人造血管的另一个优点是它的通畅率高，目前的经验建议只需要长期服用阿司匹林维持(Hemming et al,2013)。也有作者描述了用冷冻保存的自体或异体静脉移植替代下腔静脉(Guerrero et al,2007;Miller et al,1991)。低温保存异体移植物的主要优点是不需要抗凝，然而这种移植物用于肝移植时的长期疗效存在中期血栓形成率高的缺点(Kuang et al,1996)。

肝静脉切除和重建

肝脏中部或后部的肿瘤可能侵犯到肝静脉，这导致采用标准肝切除技术是不可能的。只要存在侧支循环，牺牲一支或两支肝静脉也是一种技术选择。例如，肿瘤的位置在肝右叶上部(Ⅶ、Ⅷ)可能需要切除肝右静脉(right hepatic vein,RHV)甚至肝中静脉(middle hepatic vein,MHV)(见 108B 章)，前提是有粗大的右后下肝静脉或肝内交通支维持Ⅵ段肝脏的充分回流(图107.6)(Makuuchi et al,1987)。然而只有 20%~24% 的病人存在粗大的肝右后下静脉引流全部肝Ⅵ段(Nakamura et al,1990)，如果右肝下静脉缺失，则需要重建 RHV(Hemming et al,2002)。

在少数情况下，当存在粗大的 RHV 分支引流肝Ⅴ段和Ⅵ段时，左中右三支肝静脉可以全部切除(Zorzi et al,2006)。活体肝移植的经验已经表明，流出道受损引起的残肝静脉充血对肝的再生会产生不利影响，并可以引起移植物功能障碍。在右

肝活体肝移植时，为减少静脉充血的危险，受体 IVC 所有直径大于 5mm 的静脉分支都需要重建(Dong et al,2004;Malag et al,2003)。

切除后肝静脉的重建有许多不同的方法和材料。单纯的静脉成形术和自体/异体补片可用于较大肝静脉分支侧壁缺损的修补。可采用的自体材料包括取自切除肝脏标本的门静脉和肝静脉，而且具有不增加对病人进行额外手术的优点(Hashimoto et al,2004;Nakamura et al,1990)。另外，还可以选择采用隐静脉、左肾静脉、颈静脉、卵巢静脉及髂外血管。(图 107.7)(Ohwada et al,2007;Yamamoto et al,2009)。利用切除的一段肝静脉、左肾静脉、髂血管，或大隐静脉移植物可以直接和 IVC 或肝静脉断端直接吻合(Lee et al,2015;Ohwada et al,2007)。当没有自体移植物可用时，可采用聚四氟乙烯(PTFE)移植物(8mm)(Azoulay et al,2013)。这些移植物的主要优点是可供选择的直径和长度范围较大。然而也有潜在的缺点如感染、远期的狭窄和血栓形成的风险(Azoulay et al,2013)。

另外一种选择是直接将肝静脉的远侧断端及其在 IVC 的开口吻合重建，就像右半肝切除描述的肝中静脉的处理方法一样(图 107.8)，或者在限制性切除Ⅳ段上部分时直接将 MHV 断端和 LHV 侧壁吻合重建(图 107.9)(Oshita et al,2009)这种方法被称为"挖除技术"(digging technique)，手术实施时需不规则切除Ⅳa 段肝组织，围绕 MHV 远侧断端"挖除"周围的肝组织，进一步游离肝脏，将保留肝脏向上牵拉，可以到达 MHV 的无张力端-端吻合重建(图 107.8)。

在连同 RHV 一并切除Ⅶ段、Ⅷ段肝脏时，肝实质的离断一般需要间断阻断门静脉入肝血流。分离从 IVC 发出的 RHV 起始部分，RHV 肝内部分需要向肝实质内游离 1cm 以上以便安全夹闭。肝实质完全离断后，肝脏标本通过 RHV 和 IVC 连接。门静脉血流恢复，仔细观察Ⅵ段肝脏是否有瘀血迹象。靠近 IVC 夹闭 RHV 起始部，选择性阻断右侧肝蒂，切除、重建肝右静脉(Hemming et al,2002)。

当肿瘤侵及肝静脉和下腔静脉时，可以使用两种不同的方法。第一，当肝静脉和下腔静脉同时受侵犯而门静脉结构不受累时，在门静脉血流阻断下沿下腔静脉分离肝实质。将阻断夹

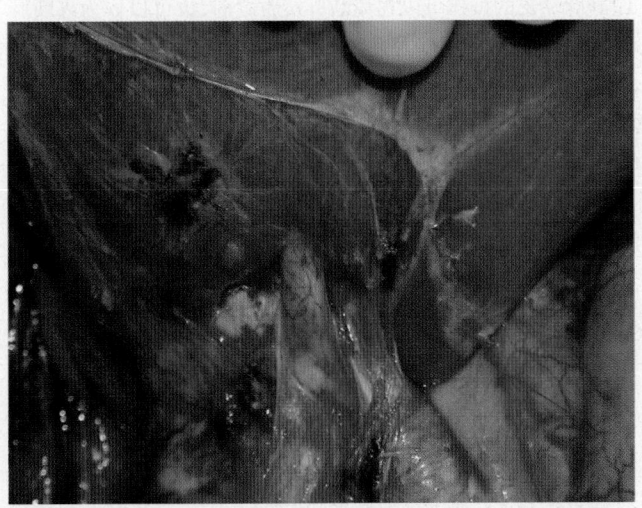

图 107.6　术中显示引流Ⅵ段的粗大 Makuuchi 静脉

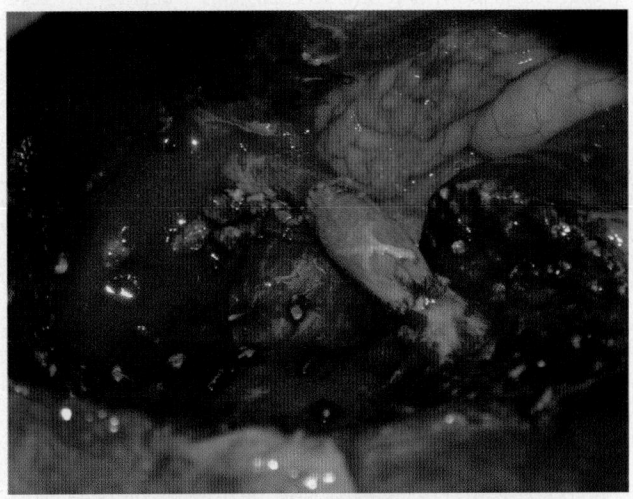

图 107.7　术中显示连同肝中静脉、肝左静脉一并切除的Ⅱ段和Ⅳa 段切除，采用了左肾静脉移植物重建肝左静脉

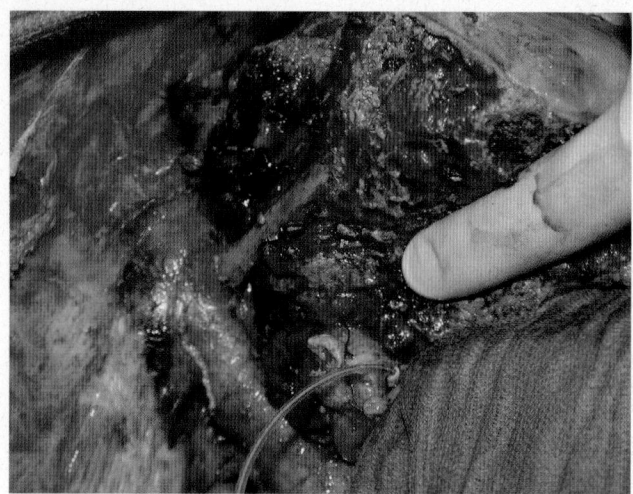

图 107.8　术中显示"挖除技术"（见正文）

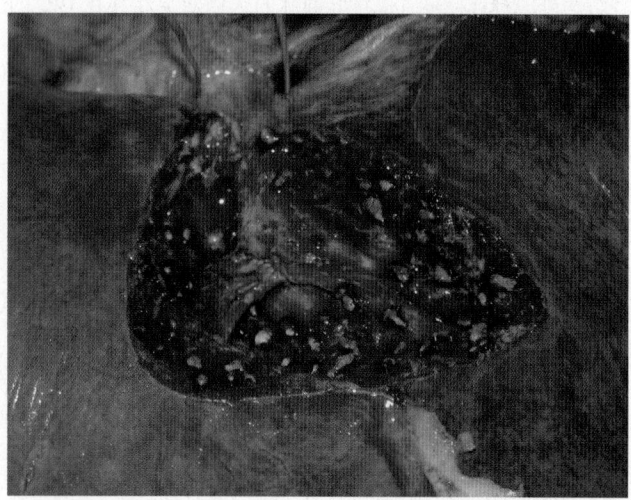

图 107.9　术中显示切除侵及肝中静脉的结直肠癌肝转移病灶后，直接在肝左静脉上重建肝中静脉

于肿瘤后方的肝后下腔静脉，夹闭下腔静脉，然后切断肿瘤上下方的下腔静脉，将肝脏连带受侵犯的部分下腔静脉一并翻转至术野，在体内非原位完成切除并修补、替代肝静脉（Hannoun et al，1991；Hemming et al 2002）。第二，如果肝静脉、下腔静脉和门静脉结构都受侵犯，那唯一可用的切除方法就是体外技术了。

门静脉切除和重建

　　原发或转移性肝癌可以侵犯门静脉系统。HCC 多通过门静脉扩散形成瘤栓。门静脉瘤栓（PVTT）是 HCC 预后不良的指标之一（见第 91 章）。合并门静脉主干及其一级属支（门静脉右支或左支）瘤栓的 HCC 病人，瘤栓切除后 3 年及 5 年的生存率分别是 15% ~ 28% 和 0 ~ 17%（Chen et al，2006；Ikai et al，1998；Le Treut et al，2006；Peng et al，2006）。

　　因为瘤栓由肝癌组织衍生而来，很少浸润门静脉壁，使瘤栓切除成为可能。Inoue 团队（2009）报道 HCC 合并门静脉瘤栓的病人行单纯瘤栓切除和门静脉切除相比，生存期没有明显

差别。瘤栓切除应该在游离肝脏之前进行，以最大限度地减小术中瘤栓转移到残肝的可能性。在做右肝的肝叶或肝段切除时，应该先做肝实质离断再切取瘤栓，以便暴露门静脉分支根部。肝门胆管癌、胆管细胞癌和结直肠癌肝转移可以侵犯到门静脉左右分支分叉处。尽管目前影像诊断技术不断发展，术中发现门静脉受侵犯的情况还是很常见的。外科医生如果术中发现肿瘤和门静脉分叉处严重粘连，应该考虑门静脉受肿瘤侵犯。在这种情况下，切除门静脉分叉处并行血管重建是获得阴性切缘所必需的。肝门胆管癌有腹膜和淋巴结转移倾向，并且因为其解剖位置贴近门静脉分叉处，经常发生门静脉分叉处侵犯和严重粘连（见第 51B 章）。当静脉与肿瘤粘连不能分离时，需要部分切除门静脉。但是，即使获得了阴性切缘，随访期间仍会出现局部或腹膜处的复发。可能的原因是在肝门区血管切除时发生了肉眼所不可见的肿瘤细胞的播散，而此处的浸润是胆管贴近门静脉所致。即使门静脉没有受侵犯，肿瘤和门静脉外膜间的距离也只有不足 1mm 而已。Ebata 团队（2003）报道无论镜下结果如何，术中肉眼所见门静脉受侵犯就是一个有意义的预后评价指标，这提示肿瘤播散可以发生在分离血管的过程中。基于以上结果，Neuhaus 团队（1999）发展了一项用于右侧肝门胆管癌切除的"非接触"技术，切除范围扩大到右半肝、尾状叶和门静脉分叉处。这项技术避免了分离容易受肿瘤侵犯的右肝动脉，并且因为左肝管可以长达 5cm 以上，所以容易获得胆管的阴性切缘。该作者报道应用这项技术切除右侧肝门胆管癌，5 年生存率可达 65%（Neuhaus et al，1999）。近期更多资料显示，对于相似分期的病例，肝门区整块切除与标准右半肝切除相比，前者 1 年、3 年、5 年生存率分别是 87%、70% 和 58%，后者是 79%、40% 和 29%，尽管这些数据是非对照回顾性的，也是有说服力的。

　　随着外科技术和围手术期管理的发展，肝门胆管癌手术中门静脉切除的比例已达到 10% ~ 40%（Miyazaki et al，2010；Nagino et al，2013）。分析一些手术量较大中心的数据，显示门静脉切除并不增加手术死亡率和并发症（Wu et al，2013）。

　　从技术层面讲，在行右半肝或扩大右半肝切除时，切除门静脉左支并重建血管是比较容易的，因为门静脉左支肝外段较长，并且沿肿瘤左边界从肝圆韧带裂有很好的入路到达静脉。门静脉左支的操作可以在离断肝实质之前，也可以作为离断肝实质后手术的最后一步来进行（Bachellier et al，2011；Kondo et al，2003）。后一种操作的优点是可以避免门静脉重建处张力增高而导致血管吻合处破裂的风险。总的来说，门静脉左支的切除通常不需要移植血管来完成重建，但是为了减小门静脉主干和门静脉左支远侧端吻合后的张力，充分游离右侧结肠及其系膜根部是必须的。通常采用连续缝合完成血管吻合，并且门静脉左支采用斜向切断，可以解决吻合两端血管直径不匹配的问题。在切除门静脉左支前，沿门静脉主干至左支远端划一条纵向直线，沿此线进行血管切除重建，可以避免吻合后的血管扭转（图 107.10）。沿此线做端-端血管吻合并保持重建的血管轴向在直线上（Bachellier et al，2011）。血管吻合时先在左右两端各缝一针牵引线，然后分别连续缝合后壁和前壁。可以预留 5mm 的生长因子促进血管膨胀。

　　当行左半肝或者扩大左半肝切除时，因为门静脉右支较短并且向肝内较早地发出分支，造成门静脉右支的切除重建具有

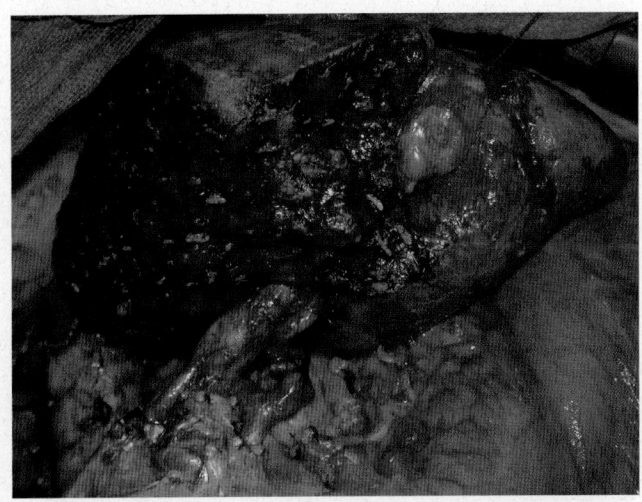

图 107.10 术中所见,无触技术完成的包含Ⅳ、Ⅰ段扩大右半肝切除联合门静脉分叉切除重建。蓝线为切除前门静脉主干与门静脉左支间标记,避免吻合口扭曲

很高的技术难度。门静脉右支切除的技术难点是它的第一属支能否用血管钳安全地控制(图 107.11)。技术原理和门静脉左支切除是一样的。但是,切除门静脉右支后,门静脉主干和肝段内门静脉属支的血管直径不够匹配,因此需要调整吻合技术,例如吻合时采取间断缝合(Govil et al,2014)。如果切除的门静脉长度超过 6cm,就需要桥接移植血管。自体血管(左肾静脉、髂静脉或者颈静脉)(Nakamura et al,1990;Ohwada et al,2007;Yamamoto et al,2009)或者人工血管(10mm PTFE)可以应用于这些血管重建(Azoulay et al,2013)。以下是一例使用"Rex"切除右侧肝门胆管癌的病例。这个技术进一步扩展了无接触原则,将肝切除的左缘扩展至肝左动脉的右侧。在 Rex 窝中暴露门静脉左支与其段分支。血管钳在段静脉后方夹闭血

管,切除门静脉左右支分叉,应用自体移植物(回肠静脉)完成门静脉主干与 Rex 窝门静脉分支的端侧吻合(Rela et al,2014)。

肝动脉切除重建

由于技术复杂,肝动脉切除在肝脏外科仍存在争议。肝门胆管癌(第 51B 章)与胆囊颈部癌(第 49 章)更容易侵犯肝右动脉分支,这些病人多数需要右半肝切除。然而对于需要行左侧肝切除的肝门胆管癌,部分病人右肝动脉呈楔形突向肝门的肿瘤和门静脉之间,此种肝右动脉也需要切除(Sakamoto et al,2006)。早期的报道由于动脉吻合后的通畅性问题,肝动脉切除病人多预后不佳(Gerhards et al,2000)。由于手术死亡率较高,肝动脉切除术后的病人 3 年生存率为 0%(Miyazaki et al,2007a,2007b)。近年来活体肝移植的微血管技术帮助这类涉及动脉切除吻合的病人手术死亡率大大下降。Nagino 及其同事(2010)报道,连续 50 例联合门静脉和肝动脉切除的病人,仅有 2% 的手术死亡率和 30.3% 的 5 年生存率。在这个研究中,动脉吻合由显微外科医生在手术显微镜下完成。

安全的动脉重建需要两个关键环节:一是肝动脉的切除重建要在肝切除最后进行,一方面尽可能长时间的保证残肝的血供,另一方面也避免吻合口意外受到损伤;二是根据肝动脉长度和位置,采用就近原则进行血管重建。在切除标本后,直接行端端吻合的方法或应用大隐静脉、桡动脉为间置移植物或应用胃左动脉进行吻合均是常用的方法(Nagino et al,2010)。近侧的血管可以是肝固有动脉,如果该血管过短也可以应用右肾动脉(Nakano et al,2002)。在一个包括肝固有动脉、肝总动脉的扩大切除报道中,脾动脉被翻转与肝动脉残端进行吻合重建,这是一种肝移植中应用的技术(Figueras et al,1997)。此外,肝动脉重建还可以翻转胃十二指肠动脉和胃网膜右动脉与远端肝动脉残端吻合完成(图 107.12)(Ahn et al,2012;Ikegami

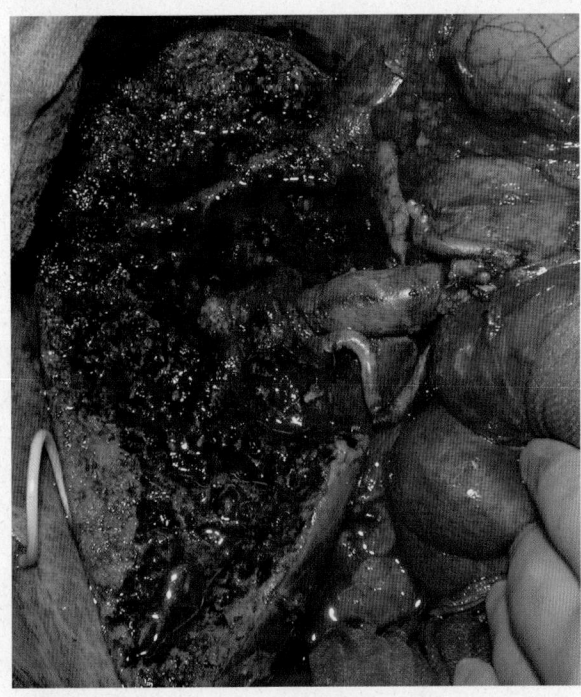

图 107.11 术中所见,左侧肝门胆管癌行包含尾叶的左三叶切除联合门静脉分叉切除重建

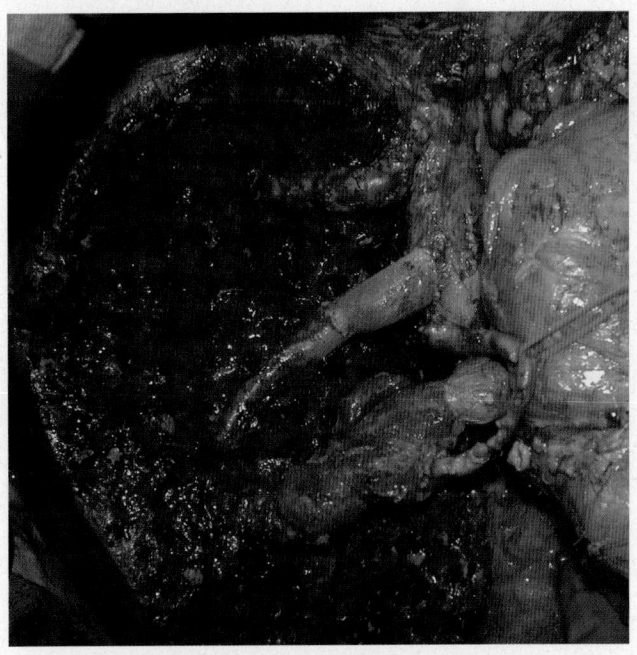

图 107.12 延伸至Ⅰ段的左三叶切除术,术中切除门静脉分叉,切除右肝静脉,切除肝固有动脉。Ⅵ和Ⅶ段的肝静脉分别以左肾静脉和小管状的大隐静脉重建,并直接植入下腔静脉。将吻合的胃网膜右动脉旋转至肝右动脉后支,重建肝动脉

et al,2000）。尽管肝动脉的切除重建通常在手术的最后一步进行,但也有报道在肝切除前进行的（de Saantibanes et al,2012;Iida et al,2012）。这个策略可以使外科医生在无压力下完成吻合,一旦吻合失败,随时放弃手术。但另一方面,随后的肝切除过程中,肝脏的频繁搬动可能损伤重建的动脉吻合口。

由于技术原因,部分病人在肝动脉切除后不能完成重建,如果这是残肝的唯一动脉,术后病人将出现残肝的胆管坏死和肝脓肿。门静脉动脉化（portal vein arterialization,PVA）,对于一些无法完成动脉吻合的病人是一种可能的挽救手段（Cavallari et al,2001）。肝动脉与门静脉吻合后门静脉压力增加,门静脉含氧量的增加,残余肝脏和胆道的功能得以保留。PVA相关的并发症包括高胆红素血症,和门静脉高压所致出血。为了限制通过动静脉瘘的分流量,在临近分流处的动脉起始处,可

用一个环绕的 Gore-Tex 补片包绕。一旦侧支循环形成,动脉形成栓塞而封闭了瘘口（Kondo et al,2004;Young et al,2008）。据报道,PVA 在 60% 无法行动脉切除的肝门胆管癌病人中可以成功实施（Bhangui et al,2014）。

结论

在肝胆胰腺外科中心中实施联合血管切除的肝切除手术可有效地控制其并发症和死亡率。联合血管切除重建技术应该在缺乏替代治疗方法和非手术治疗效果不佳的病人中选择性应用。但因其手术过程复杂,术者需要更加丰富的肝脏手术、血管外科手术以及移植手术的经验。

（王毅军 译　张志伟 审）

保留肝实质肝切除术:原理和适应证

Megan Winner and Tiomthy M. Pawlik

大范围肝切除术在刚开始开展时具有相当高的死亡率,部分原因是因为可手术治疗的肝脏疾病通常是伴随着肝功能不全(如肝炎、肝硬化),而这些情况可能会加重肝大部切除术对病人生理功能的损伤。尽管如此,手术仍然是肝脏原发性和转移性肿瘤唯一可能的治愈方式。实际上,部分病人(如结直肠癌或神经内分泌肿瘤肝转移的病人)(请参阅第 92 和 93 章)可能会行多处肝切除。这些因素促使外科医生开发尽量减小肝实质切除范围的手术技术,以最大限度地提高肝脏手术的安全性,同时扩大能够接受反复手术治疗的病人群体。

外科肿瘤学中,保留实质肝切除术的原则是:通过切除满足肿瘤学要求的最少组织来使术后残余肝体积最大化。换句话说就是在不影响肿瘤相关结局的前提下,根据病理调整切除范围。该原则意味着用一个或多个肝段的切除来代替整个肝叶的切除;而解剖性切除、肝段切除术、节段性切除(实际泛指切除范围小于半肝的任何肝切除手术)这些术语实则暗含了保留实质的意图和原则。然而,某些临床所需情况下,更小范围的切除(称为非解剖性肝切除、不典型肝切除或楔形切除术)也能达到足够的肿瘤切除率,从而实现持久治愈效果(Pawlik et al,2005;Torzilli et al,2005)。

与早期报道的逾 20% 死亡率相比,目前大范围肝切除术的围手术期生存有显著改善,此项改善得益于一系列综合因素:手术和麻醉技术的改善,更好的病人选择,以及肝胆外科逐渐成为一个独立的专科。此外,目前人们对肝内解剖学、肿瘤组织学和肿瘤生物学有了更好的了解,影像学技术也在进一步发展。这些进展使外科医生得以根据病人个体的肝段解剖学特点选择不同的手术方式,并且根据病人个人特点和肿瘤解剖结构的不同来合理化改进手术方式。

本章节回顾了保留肝实质肝切除术的合理性和适应证,介绍了特别适用于该术式的各种技术,以及根据保留肝实质原则和肿瘤学预后两个因素而选择手术方式的相关数据。

保留肝实质肝切除术作为肝癌手术治疗方式的合理性

1. 基础肝脏疾病决定了残余肝体积的安全线,而保留肝实质肝切除术可降低术后肝衰竭的风险。

有计划性的肝切除术能使剩余肝脏的体积最大化是保留肝实质肝切除术的基本原则之一,同时这种手术方式也尽可能多地保留了有功能的肝实质,而功能性肝实质是预测术后肝功能障碍(Kishi et al,2009;Shirabe et al,1999)、发病率和死亡率(Shoup et al,2003;Schindl et al,2005)(请参阅第 27 章)的因素之一。有证据表明,正常肝组织可以耐受高达 80% 功能性肝实质肝切除(Abdalla et al,2002;Kishi et al,2009;Vauthey et al,2004)。然而有些病人可能因术前化疗合并基础肝病[如肝硬化(第 103D 章)或脂肪性肝炎(第 71 章和第 100 章)],根据临床经验,对这些病人来说至少需要保留肝脏质量的 40%(Adam et al,2000;Narita et al,2012))。而对那些因肝门周围胆管癌继发胆道梗阻和黄疸的病人来说,则需要保留更高比例的残余肝(Nagino et al,2006;Seyama et al,2003)(参见第 51B 章)。因此,准确计算残余肝体积对于外科医生确定肝脏病灶可切除性、与病人讨论围术期风险以及预测术后结果来说至关重要。反过来说,系统性评估测量残余肝体积和功能可以显著提高肝大部切除术的安全性。

在过去,肝脏体积可根据病人身高和体重计算得出,但这种方法并不准确(Andreou et al,2012;Vauthey et al,2002);或者也可以通过在横截面影像中手动标注肝实质和肿瘤边界来计算肝脏体积,而这种方法又过于耗时(Heymsfield et al,1979;Shoup et al,2003)。目前,临床医生可以使用一种术前规划软件来手动或半自动地划分肝脏、肝内血管、肝肿瘤、既往消融病灶和肿瘤,进而决定切除范围或消融入路,并计算现有功能性肝体积和预测手术治疗后的残余肝体积。在一项前瞻性研究中,人们发现这些规划软件预测的术后残余肝体积是准确的(Simpson et al,2014)。

最新的三维图像处理软件还可以对肝脏结构进行三维重建,并估算门静脉和肝动脉分支血管的区域分布(Mise et al,2011)。这种软件能够通过模拟肝切除来评估手术后剩余肝血供和静脉回流情况,从而在考虑病人基础肝功能的前提下,在术前针对目标病灶和病人独特肝内解剖结构进行手术切除范围的优化。通过这种基于组织灌注的测量方式,可以对肝细胞癌病人的门静脉进行建模,并根据病情需要切除肿瘤累及的门静脉分支(请参阅第 91 和 103D 章)。这些技术还能够对静脉回流区域进行定量估算,帮助外科医生估计其计划的肝切除术是否会导致剩余肝组织静脉淤血并影响有效剩余肝体积。这项技术和保留肝实质肝切除术最为相关,即对肝功能受损病人手术、针对解剖困难的病灶手术或行二次手术时,该技术能提高保留肝实质的可行性、安全性和有效性。

尽管成像手段取得了一些进步,但肝脏体积和功能之间的关系并不是一成不变的,尤其是存在基础肝脏疾病的情况下。此时更应进行保留肝实质肝切除术而不是常规肝切除术。事实上,许多因恶性肿瘤接受肝切除术的病人都合并基础肝脏疾病,同时一些大型综述强调接受肝脏手术的人群肝脏组织发现异常病变的频率更高。Jarnagin 及其同事(2002)在纪念斯隆-凯特琳癌症中心(MSKCC)开展的一项为期十年、囊括 1 803 例肝切除术的回顾中指出,无肿瘤携带的肝脏组织学标本中,脂肪肝占 20%,胆汁淤积和/或炎症占 15%,肝硬化或纤维化占 10%(Jarnagin et al,2002)。在 MSKCC 另一项针对 384 例接受结直肠癌肝转移切除术病人的回顾中,65%的病人接受了辅助化疗。Wolf 及其同事(2013)发现非肿瘤组织中肝损伤表现很常见:肝窦扩张占 10%,肝脂肪变性占 35%,脂肪性肝炎占 4%。这些发现可能部分与新辅助化疗相关:与术后发病率相关的肝脂肪变性可见于 5-氟尿嘧啶治疗后;影响肝储备并增加术后发病率和死亡率的非酒精性脂肪性肝炎与伊立替康有关;使用奥沙利铂可能与肝窦阻塞综合征有关,虽然这一并发症并不增加围手术期死亡的风险(Zorzi et al,2007)(见第 100 章)。化疗与肝窦损伤明确相关,但目前尚无证据证明接受化疗与肝切除术后早期发病率或死亡率独立相关。众所周知,肥胖和糖尿病也是脂肪肝的相关发病因素(Angulo,2002),而肝脂肪变性是一种较为常见的肝实质病变,发病率占总人口的 6%~11%(Fisher et al,2013)。由于乙型肝炎病毒(hepatitis B virus,HBV)或丙型肝炎病毒(hepatitis C virus,HCV)会继发肝纤维化和肝硬化,高达 90%的肝细胞癌病人会合并肝功能储备受损(参见第 91 章)。也有证据表明,虽然肝功能检测结果一般表现良好,但人类免疫缺陷病毒(human immunodeficiency virus,HIV)与 HCV 合并感染仍可导致肝功能储备降低(Eguchi et al,2014)。

无论由何种病因引起,肝脂肪变性和脂肪性肝炎均与肝切除术后的预后不良相关(Kooby et al,2003;Vauthey et al,2006),且合并严重肝功能障碍的病人不符合肝大部切除术的指征(参见第 71 章)。对于病情较轻的病人,基础肝病是否构成肝切除术的绝对禁忌或相对禁忌取决于肝切除术后功能性残余肝体积的预计值。对这些病人进行包括吲哚菁绿(indocyanine green,ICG)清除率(Kawasaki et al,1985)和利多卡因转化试验(Oellerich & Armstrong,2001)的肝功能定量有助于术前手术规划(请参阅第 3 章)。吲哚菁绿清除率试验评估的是静脉注射吲哚菁绿后其从血浆中被清除的速率。Hemming 及其同事(1992)对 22 位经吲哚菁绿清除率试验后接受肝切除术的肝硬化病人进行了前瞻性分析,发现其整体术后 30 天死亡率为18%,且存活者和非存活者在术前年龄、天冬氨酸转氨酶(AST)、碱性磷酸酶(ALP)、胆红素、白蛋白或凝血酶原时间(PT)等方面无差异,但吲哚菁绿清除率试验可准确预测术后存活情况。目前认为吲哚菁绿 15 分钟滞留率(ICG R15)小于10%是肝实质功能正常的指标(Kubota et al,1997)。对于肝功能正常、功能性残余肝体积少于肝脏总体积 40%或肝功能受损(定义为 10%<ICG R15<20%)、功能性残余肝体积少于肝脏总体积 50%的病人,一些作者主张除手术切除外可使用门静

脉栓塞等辅助治疗(参见第 108C 章)。即使在门静脉栓塞术后,ICG R15 大于 20%仍是肝大部切除术的禁忌证(Kubota,Makuuchi et al,1997)。

显而易见,保留肝实质的手术方式,尤其是在肝功能受损的情况下,可以降低肝切除术后肝衰竭的风险,这一点已经被观察性研究所证实。Miyazaki 及其同事(1999)对因肝门胆管癌行扩大切除(n=66)或保留肝实质肝切除(n=14)的病人进行了一项回顾性研究,他们观察到行扩大切除术的病人术后肝衰竭发生率为 29%,而保留肝实质肝切除术的病人肝功能衰竭发生率为 0。保留肝实质肝切除术包括 Ⅰ 段切除术和 Ⅰ/Ⅳ段联合切除术,但不适用于肿瘤已经侵犯门静脉或肝动脉的病人,因为他们需接受更广泛的切除。保留肝实质肝切除组和扩大切除组之间的平均最大肿瘤大小(27mm vs.29mm)和 IGR R15 的平均值(11% vs. 15%)均无明显差异,但保留肝实质肝切除术组手术失血量更少,围手术期发病率也更低(分别为14%和48%)。Fisher 及其同事(2013)报道了一项大型多中心回顾性研究,研究对象为约 600 例因良性和恶性疾病接受标准右半肝切除术或行保留肝实质的肝右后叶切除术的病人。在这项研究中,保留肝实质的肝右后叶切除术与肝衰竭发生率显著降低(1% vs. 8.5%)(此处肝衰竭判定依据为发生高胆红素血症或大量腹水)。

2. 保留实质肝切除技术可最大限度地减少肝切除对肝硬化和非肝硬化病人的生理影响。

除了最大限度地保留功能性残余肝体积,保留肝实质的技术还可以通过其他方式降低术后并发症的风险。无论功能性残余肝体积如何,术中出血都会加重术后肝功能损害,多项研究表明术中出血不仅与肝大部切除后的不良结局有关,还与院内死亡率(Melendez et al,2001)、术后(Didolkar et al,1989)死亡率以及腹腔败血症(Matsumata et al,1995)发生率有关。据报道,与肝大部切除术相比,保留肝实质肝切除术可以减少围手术期的失血量。根据另一些研究者的报道,与肝大部切除术相比,保留肝实质肝切除术死亡率低、重症监护室(ICU)入住率低、住院时间短。Jarnagin 和同事们(2002)报道 90%的肝切除术(与楔形切除术相比)是基于解剖原则,如肝段切除,肝叶切除,扩大右肝或左肝切除术,其手术量基本一致。平均切除肝段数量是 3.3 个(范围 0~6),其中绝大多数为恶性肿瘤切除手术。作者指出,估计失血量随着肝段切除数目的增加而增加。围手术期死亡率也具有相同的趋势,当肝段切除数从少于3 增加到 5~6 时,死亡率从不到 2%增加到超过 5%。并发症发病率也从 1 个肝段切除时的 30%左右增加到 6 个肝段切除时的 75%。在考虑其他病人和手术因素的情况下,估计出血量和肝段切除数是围手术期并发症发生率和死亡率的独立预测因素,也是两种预测模型唯一的共同变量。作者观察到,与肝大部切除术相比,接受 3 个肝段以下肝切除术的病人输血更少、住院时间更短(7.7 与 11.1 天)、ICU 入住率更低(2.3%与 6.9%)。

MSKCC 的这些发现得到了其他研究者的响应。Redaelli及其同事(2002)回顾性分析了单中心 7 年多以来的相关手术病例,包括 77 例经典肝切除和 90 例肝原发或转移癌的组织保

留肝切除。组织保留手术被定义为基于 Couinaud 解剖或基于门静脉肝段解剖的肝段切除术；典型的肝切除术包括传统的左右半肝切除术和扩大左右半肝切除术。研究者还指出，组织保留手术在失血量、输血、ICU 使用率和住院时间方面都有显著下降。他们还特别指出，传统肝切除术组病人肝功能不全的发生率较高，表现为高胆红素血症、血氨升高、凝血酶原时间延长（分别为 26% 和 9%）以及脑病和败血症的发生（均为临床诊断）。当分析对象仅限于非肝硬化病人（n=141）时，肝小部分切除术的生理获益仍然存在。

有趣的是，后续研究未能证明保留肝实质的生理获益。一项多机构研究纳入了 2000—2012 年期间 100 例肝右后叶切除术和 480 例右肝切除术病人，以探究术后围手术期结局。Fisher 和同事（2013）发现，失血量、输血比例、住院时间、并发症发生率和死亡率在两组间相当。两组均较高的并发症发生率（所有并发症发生率 42%）可能说明即使是肝后叶切除也会有严重的生理影响，这可能解释了为什么其结论与其他研究相悖，以及为什么两组之间观察到的差异很小。其他研究的保留肝实质肝切除术包括肝段单独切除和更小的楔形切除。然而，保留肝实质组肝功能异常的发生率在统计学和临床上显著减少（分别为 1% 和 8.5%）。表 108A.1 总结了这些观察研究的结果。

楔形切除术在理论上比基于肝段的切除术更有利于保留肝实质。然而，早期有人担心，与严格基于一个或多个门静脉蒂解剖的手术相比，非解剖或楔形切除术可能会导致更高的失血量和更大的胆漏风险，这在文献中没有得到证实。Zorzi 和同事（2006）回顾性分析了 13 年间 253 名结直肠癌肝转移病人，这些病人接受了楔形或解剖性肝切除术的次数总共 300 次。解剖切除包括肝亚段切除术、多肝亚段切除术、肝段切除术或肝亚段联合肝段切除术（见第 2 章），适用于大的、深部的或多个簇状转移瘤；楔形切除适用于小的、位于边缘的和孤立的转移瘤。两组平均住院时间为 7 天，楔形切除术后死亡 1 例（1.4%），解剖切除术后死亡 2 例（1.1%）。两组总的并发症发生率相似（28% 和 23%）。

3. 由于减少肝功能衰竭和手术的生理影响，保留肝实质肝切除术可以使符合手术条件病人人群最大化。

结直肠癌肝转移（Fong et al,1999；Scheele & Altendorf Hofmann,1999）（见第 92 章）、肝门胆管癌（Burke et al,1998；Jonas et al,2009）（第 51B 和 103C 章）和肝癌（Bilimoria et al,2001；Fan et al,1999；Vauthey 等人 al,1995）（见第 91 章）病人的 5 年生存率数据表明，外科手术提供了长期生存的最佳机会。不幸的是，由于潜在的肝脏疾病或肿瘤负荷，许多肝脏恶性肿瘤病人不适合手术。这包括因肝功能不佳而不能进行传统肝切除的病人，以及患有双叶疾病或解剖上位于深部、中央部位或大血管受累的具有挑战性的病人。这些情况在接受手术评估的人群中很常见。Zorzi 及其同事（2006）在对 300 例结直肠癌肝转移切除术的回顾中指出，43% 的病人有多发性转移，而 12% 的病人在手术中接受了不止一次楔形或解剖性切除。虽然他们没有讨论如果没有采用保留肝实质肝切除术多少病人会不符合手术条件的问题，但这份报告和其他数据表明该手术方式可以保留肝实质和实现同步切除手术或分期手术，从而使大量

病人受益。

值得注意的是，11 年间在 MSKCC 进行的 443 例双侧结直肠癌肝转移（colorectal liver metastasis，CLM）手术占同期 1 150 例肝切除的 38%（Gold et al,2008）。同样，15 年间在约翰霍普金斯大学和葡萄牙里斯本库里卡布拉尔医院接受肝切除术的 676 名 CLM 病人中，30% 患有双肝叶疾病（Pinto Marques et al,2012）。如果保留肝实质的技术不适用于这一人群，很多人很可能不符合手术条件。对这些人群如果不行保留肝实质切除术，则并无其他术式可以选择。Adam 和同事（2000,2007）以及我们自己的合作小组（Tsai et al,2010）发表的系列文章描述了一种两步肝切除方法，他们的转诊人群中的一小部分人患有多灶或双叶结直肠肝转移癌，该方法给这些不适合一步肝切除的候选者提供了一个潜在的手术治愈的机会。Torzilli 和同事（2008,2010,2014a,2014b）以及其他外科医生（Fisher et al,2013）描述了处理深部中心肿瘤的方法，这些肿瘤本来需要进行许多病人都不适合的扩大切除术。

4. 保留肝实质肝切除术不会影响肿瘤学结果。

在证明保留肝实质肝切除术切除原发性和继发性肝恶性肿瘤的安全性的同时，外科医生必须证明这些技术遵守了充分切除肿瘤和包含肿瘤的组织边缘的肿瘤学原则，以尽量减少局部复发的风险（见第 103A 和 103B 章）。实际上，随着保留肝实质肝切除术越来越受到重视，人们开始担心楔形切除术比半肝切除术和肝三叶切除术有着更高的切缘阳性率（DeMatteo et al,2000），这降低了一些术者使用这些技术治疗恶性肿瘤的热情。随着最近的数据显示实质保留技术在结直肠癌肝转移（见第 92 章）和神经内分泌瘤肝转移（见第 93 章）在肿瘤学方面的安全性，人们现在已经转而支持更局部的切除手术。虽然争议稍大，但一个基于解剖的、以节段为导向的肝癌切除术（见第 91 章）和胆管癌切除术（见第 50 章和第 51B 章）也被证明是一种肿瘤学上可接受的方法。

结直肠癌肝转移在组织学上界限清楚（Yamamoto et al,1995）。周围肝实质中的微转移灶很少见，主要发现于紧邻肿瘤处，而卫星灶和格利森鞘（Glisson sheath）受累不常见（Kokudo et al,2002；Scheele et al,1995）。这支持了对结直肠癌肝转移进行距病灶切缘较近的、范围有限的非解剖性楔形切除术的理念，其成功已经在文献中得到证实。Pawlik 和同事（2005）从由三个主要肝胆系统建立的多机构数据库中筛选了 557 名在 15 年内接受了肝切除的结直肠癌肝转移的病人，其中包括接受了肝大部切除术（18%）和半肝切除术（39%）以及局部手术切除的病人。研究者根据手术切缘与病灶的距离将病人分为 4 个亚组：阳性（肿瘤距手术切缘<1mm）或阴性（1~4mm、4~9mm 或大于 10mm）。在中位时长 29 个月的随访中，557 例病人中有 225 例复发（40%）。切缘阳性影响了无病生存期，但切缘阴性的病人无论切缘距离如何，其组间复发部位和复发率都保持相近。结直肠癌肝转移切除术后 1 年、3 年和 5 年生存率分别为 97%、74% 和 58%，且无论切缘距离如何，切缘阴性病人的生存率均无显著组间差异（图 108A.1）。中位生存率也没有因病人是否接受了肝大部切除术、半肝切除术或部分肝切除术而不同。

表108A.1　肝大部切除术或保留肝实质肝切除术后围手术期结局

研究	年份	比较组	手术时间/min	估计失血量/ml	输血	住院时间/d	重症加护病房	并发症发生率	肝功能异常	死亡率
Jarnagin et al,2002	1991—2001	<3 亚段（468 例）vs ≥3 亚段（667 例）单纯肝切除		508±30 vs 995±42	31% vs 55%	7.7±0.2 vs 11.1±0.4	2.3% vs 6.9%	31% vs 49%		0.9% vs 3%
		<3 亚段（221 例）vs ≥3 亚段（447 例）复杂肝切除*		653±51 vs 1 159±59	34% vs 66%	9.1±0.4 vs 12.6±0.4	4.5% vs 12.6%	41% vs 57%		0.5% vs 6.7%
Raedelli et al,2002†	1993—2000	保留肝组织肝切除（90 例）vs. 传统肝切除（77 例）	221(70~550) vs 313 (105~540)	965(100~6 000) vs 1 850(200~12 000)		15(5~69)vs 20(6~115)	1 天(1~14) vs 2 天(1~36)	27% vs 34%	9% vs 26%‡（脑病,7% vs 19%）	2.2% vs 5.1%
Fisher et al, 2013	2000—2012	肝右后段切除（100 例）vs 右肝切除（480 例）§		697 vs 713	19% vs 17%	7.5 vs 8.3		42% vs 42%	1% vs 8.5%**	3.0% vs 5.2%

* 指包括一个或多个肝或肝外操作，包括额外的肝楔形切除或病灶挖除术乃至器官切除、胆管切除或血管重建。

† 数据表示为中值和范围。

‡ 肝功能异常定义为高胆红素血症、血清氨升高和凝血酶质时间延长。

§ 肝右叶切除术定义为 V～Ⅷ肝亚段切除术，伴或不伴尾状叶切除术；肝右后段切除术定义为 V～Ⅷ肝亚段切除术，肝右静脉带后支结扎术，伴或不伴肝右静脉分流术。

** 定义为术后高胆红素血症或术后出现明显腹水。

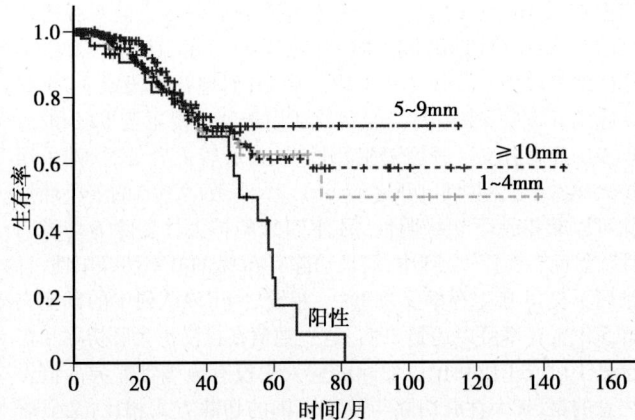

图 108A.1　结直肠癌肝转移肝切除术后的生存率，按切缘状态分层。切缘阳性病人的中位生存期为 49.6 个月，切缘阴性病人的中位生存期尚未到达（P=0.005）。无论切缘与肿瘤距离如何，手术切缘阴性的病人组间生存率均无显著差异（所有 P>0.5）（From Pawlik TM, et al, 2005: Effect of surgical margin status on survival and site of recurrence after hepatic resection for colorectal metastases. Ann Surg 241（5）:715-722, discussion 722-714.）

另一项研究中对这些病人中的一部分（n=253）进行了肿瘤预后评估，这些病人接受了解剖性肝部分切除术或楔形切除术（Zorzi et al, 2006）。手术的目标是显微镜下所有切除病灶的边缘都是正常组织。楔状切除术后肝内孤立性复发的发生率仅为 14%，而解剖性切除术后为 9%（P=0.2）。解剖性肝切除与楔形切除在结直肠癌肝转移肝切除术后总复发率、复发模式或总生存率方面没有差异。无论何种类型的切除术，手术切缘阳性的病人都更易复发，但组与组之间的切缘阳性率相当。

Kokudo 和同事（2001）在单中心中对 174 例结直肠癌肝转移病人进行了回顾性分析，结果显示，病人的总体生存率并没有因病人接受的是解剖性肝切除术还是楔形切除术而有所不同。两种手术方法的目的都是在保留足够切缘距离的前提下切除所有肝内肿瘤。在单叶性肝病病人的亚组分析结果中，作者注意到楔形切除术后同侧肝内复发率为 19.6%，并建议 5 名病人中的 4 名病人中不必进行更广泛的肝切除（即不会阻止肿瘤复发）。此外，在原手术同侧肝叶肿瘤复发的病人中，有 90% 可在第二次手术中切除，其 5 年生存率为 58.3%。在那些接受了更广泛的解剖性肝切除术的病人中（其中一半病人需要半肝切除术来进行根治性治疗），复发灶更难被切除（20%）。这就强调了即使肝脏具有再生能力，保留更多的实质也能允许二次切除，并且这个保留实质的外科策略的主要优势不能被忽视。在这个系列中，解剖性肝切除组的手术发病率和死亡率略高，但这一发现并未在多中心研究中得到证实（Pawlik et al, 2005; Zorzi et al, 2006）。

最近，Mise 和同事（2016）比较了 300 例小孤立性结直肠癌肝转移病人的术后结果：156 名病人接受了保留肝实质肝切除术，144 名病人在 MD 安德森癌症中心（MDACC）接受了肝切除术。他们报告的两组的总体生存率相似，并且在保留肝实质肝切除术后更常需要行二次肝切除术。在仅有肝内复发的亚组病人中，解剖性切除是再次进行肝切除术中非候选的独立因素，而保留实质的肝切除组的生存率明显更高。

这些研究数据表明，解剖性肝切除对于结直肠癌肝转移并

没有明确的肿瘤学获益，并支持在适用的情况下继续使用非解剖/楔形切除术。对于其他继发性肝癌情况也是如此（Billingsley et al, 1998）。在神经内分泌瘤肝转移（neuroendocrine liver metastasis, NELM）病人中，多组研究显示了组织学阴性切缘对无病生存和总体生存的影响（Glazer et al, 2010; Saxena et al, 2011）。虽然没有研究明确评估切缘距离的预后价值，但我们和其他研究者发现，单纯手术切除、切除加消融和单纯消融治疗方式对预后没有显著影响（Mayo et al, 2010; Saxena et al, 2011）。根据 29 项针对神经内分泌瘤肝切除术的研究结果汇编显示，在神经内分泌瘤中，组织学分级、肝外疾病的存在和宏观上的不完全切除是影响总体生存率的最重要因素（Saxena et al, 2012）（见第 93 章）。对于大多数继发性肝脏肿瘤（包括 NELM），预后似乎更多地取决于全身疾病以及全身治疗和反应，而不是局部治疗的根治程度。

与此相反，解剖性切除是指切除肿瘤所限定的肝段（Agrawal & Belghiti, 2011; Liau et al, 2004）。例如，肝细胞癌具有侵袭门静脉分支的倾向，因此解剖性切除可消除原发肿瘤附近的肝内转移。一些研究者转而提出解剖性切除对原发性肝癌门静脉及其节段内分支的扩散是肿瘤学上必须的（Nakashima & Kojiro 1986; Nakashima et al, 2003），而观察数据表明，解剖性切除与非解剖性切除相比更利于带来肝癌病人的良好预后（见第 91 章）。在对 7 年来 210 例肝切除术的综述中，Hasegawa 和同事（2005）报告了 84 例"解剖性"段切除术和亚段切除术病人的无病生存率和总体生存率高于 54 例局限性非解剖性肝切除术病人，后者包括接受局限性切除或摘除术的病人。五年无病生存率和总体生存率在分段切除和亚分段切除组中分别为 67% 和 28%，而在有限切除组中分别为 35% 和 16%。毫不意外的是，接受非解剖性肝切除术的病人更易出现肝硬化和肝功能恶化（通过 ICG R15 测定），这些因素可能与生存率有关。作者试图考虑其他预后因素，通过使用多变量 Cox 比例风险模型来控制这种不平衡，但仍然发现解剖性肝切除比非解剖性肝切除具有更好的生存获益。

2008 年，Eguchi 和同事报告了一项日本肝癌研究小组的长期研究结果，这项研究从 1969 年开始在全国范围内对原发性肝癌病人进行调查。作者研究了 5 781 例单发性肝细胞癌病人，这些病人在 1994—2001 年间进行了解剖性切除（n=2 267），解剖性切除在此处定义为完全切除包含肿瘤的门静脉区域（用格利森法或染料穿刺术指示），或进行了非解剖性肝切除（n=3 514；确保至少 5mm 的手术切缘）。两组手术死亡率相当（0.71；0.86%）。通过中位期 2 年以上的随访，作者发现解剖性切除似乎有利于总体存活率（10 年生存率为解剖性切除 34% vs 小肝切除组 29%），尽管这一发现没有达到统计学意义（P=0.053）。然而，无瘤生存率在接受解剖性切除术的病人中最高（5 年为 40% vs 34%），这是由 2cm 和 5cm 肿瘤亚组之间的差异造成的。在另外两项研究中，手术策略的选择取决于外科医生，对于肝功能受损的病人，小肝切除/非解剖性肝切除的频率更高。因此，本研究和其他固有偏倚的回顾性研究（Fuster et al, 1996; Imamura et al, 1999）中生存结果的确定性受到了作者的质疑，他们认为严格的解剖性肝切除并不是实现肿瘤学目标的严格必要条件（Ahn et al, 2013; Torzilli et al, 2005）。实际上，一个对 18 项肝癌解剖性肝切除与非解剖性肝切除的观察性研

究(包括9000多名病人)的荟萃分析发现,解剖性肝切除与非解剖性肝切除之间观察到的生存差异在很大程度上是由非解剖性肝切除组的病人肝功能恶化所致(Cucchetti et al,2012)。

支持解剖性肝切除术而不是楔形/非解剖性肝切除术的理由是基于对肿瘤组织(尤其是肝细胞癌)病理学的观察。然而,需要证明保留肝实质肝切除手术不会因为未能切除可能是肿瘤复发来源的"高危"组织而使病人处于肿瘤学上的劣势,这是进行解剖性保留肝实质肝切除手术而不是更广泛切除术背后的必须理由。在回顾20例经典的肝细胞癌切除术和29例保留组织的肝细胞癌切除术后,Redaelli和同事(2002)表示,尽管肿瘤分期相同,接受节段切除术的病人生存时间明显长于接受标准切除术的病人(中位生存期,42个月 vs 29个月),作者推测这项差异可能是由于更好地保存了肝功能所致。其他研究者表示保留肝实质肝切除术、半肝切除术与扩大切除术后的无病生存率和总生存率相似(Kosuge et al,1993;Imamura et al,1999;Okada et al,1994),这表明当保留肝实质肝切除术可以实现边缘阴性切除时,扩大切除不能提供生存优势。表108A.2和图108A.2总结了在结直肠癌肝转移和肝细胞癌中,保留肝实质肝切除术和常规或扩大切除术的肿瘤学结果。

在肝门部胆管癌(hilar cholangiocarcinoma,HC)的情况下,经验表明,肝胆联合切除术与良好的肿瘤预后相关,但保留肝实质肝切除术的应用效果可能与肝大部切除术相当(见第51A~C章)。Miyazaki和同事(1999)回顾性分析了一个机构17年内

93例接受HC手术的病人。手术入路完全基于术前对肿瘤范围的评估:局部切除(非解剖性切除,n=13)用于局限于肝管汇合处但不侵犯胆管分支至Ⅰ段的病变;而包括Ⅰ段或Ⅰ/Ⅳ段切除的肝实质保留切除(n=14),适用于肿瘤侵犯至Ⅰ段和/或Ⅳ段的胆管分支。肿瘤侵犯超过左、右肝管汇合处时,则采用扩大性右半或左半肝切除(n=66)。大多数(93%)的节段性切除可以获得镜下切缘阴性,另外71%的扩大性切除为切缘阴性。然而,在这一队列中,局灶切除有62%的概率切缘阳性,且预后不良,5年生存率仅为8%。相较之下,该队列中的其他人群5年生存率可以达到29%,这一数值在接受扩大肝切除和仅接受Ⅰ段或Ⅰ段和Ⅳ段切除的病人中没有显著性差异。值得注意的是,扩大性肝切除与较小范围的切除方式相比,会显著提高患病率(48% vs.14%)和死亡率(12% vs.7%,统计学不显著)。这一研究表明对于肝门部胆管癌(HC)的根治性切除通常需要进行超过局灶切除范围的肝部分切除,但是当可以达到切缘阴性的条件下时,肝实质保留的技术手段可以获得等效的长期生存预后,且可能减少围手术期的并发症。

5. 肝实质保留技术允许二次"抢救性"手术和计划的两阶段手术策略

尽管肝脏有很强的再生能力,但已经接受一次肝脏大部切除的病人通常没有足够的剩余肝脏实质允许二次扩大手术。因此,当病人发展出更可能发生于肝脏区域而不是之前肿瘤区域的新病变时,更保守的初次切除可以最大化的保留再次切除

表108A.2 结直肠癌肝转移(CLM)和肝细胞肝癌(HCC)根据解剖性或非解剖性(楔形)肝脏实质保留切除策略手术切除后的总生存期

研究	肿瘤病理	纳入年份	人数	1年总生存率	3年总生存率	5年总生存率	10年总生存率	P值
解剖性 vs. 非解剖性肝实质保留技术								
Kokudo et al,2001	CLM	1980—1999						
非解剖性			78	98%	57%	40%		0.64
解剖性			96	90%	58%	46%		
Zorzi et al,2006	CLM	1991—2004						
非解剖性			72	100%	83%	61%		0.15
解剖性			181	95%	72%	60%		
Hasegawa et al,2005	HCC	1994—2001						
非解剖性			54	93%	66%	35%		0.01
解剖性			156	95%	84%	66%		
Eguchi et al,2008	HCC	1994—2001						
非解剖性						62%	34%	0.05
解剖性						66%	39%	
肝实质保留技术 vs. 经典或扩大性切除								
Radaelli et al,2002		1993—2000						
经典切除	CLM		28			40%		无数据
肝实质保留技术	CLM		25			62%		无数据
经典切除	HCC		20			36%		无数据
肝实质保留技术	HCC		29			62%		无数据

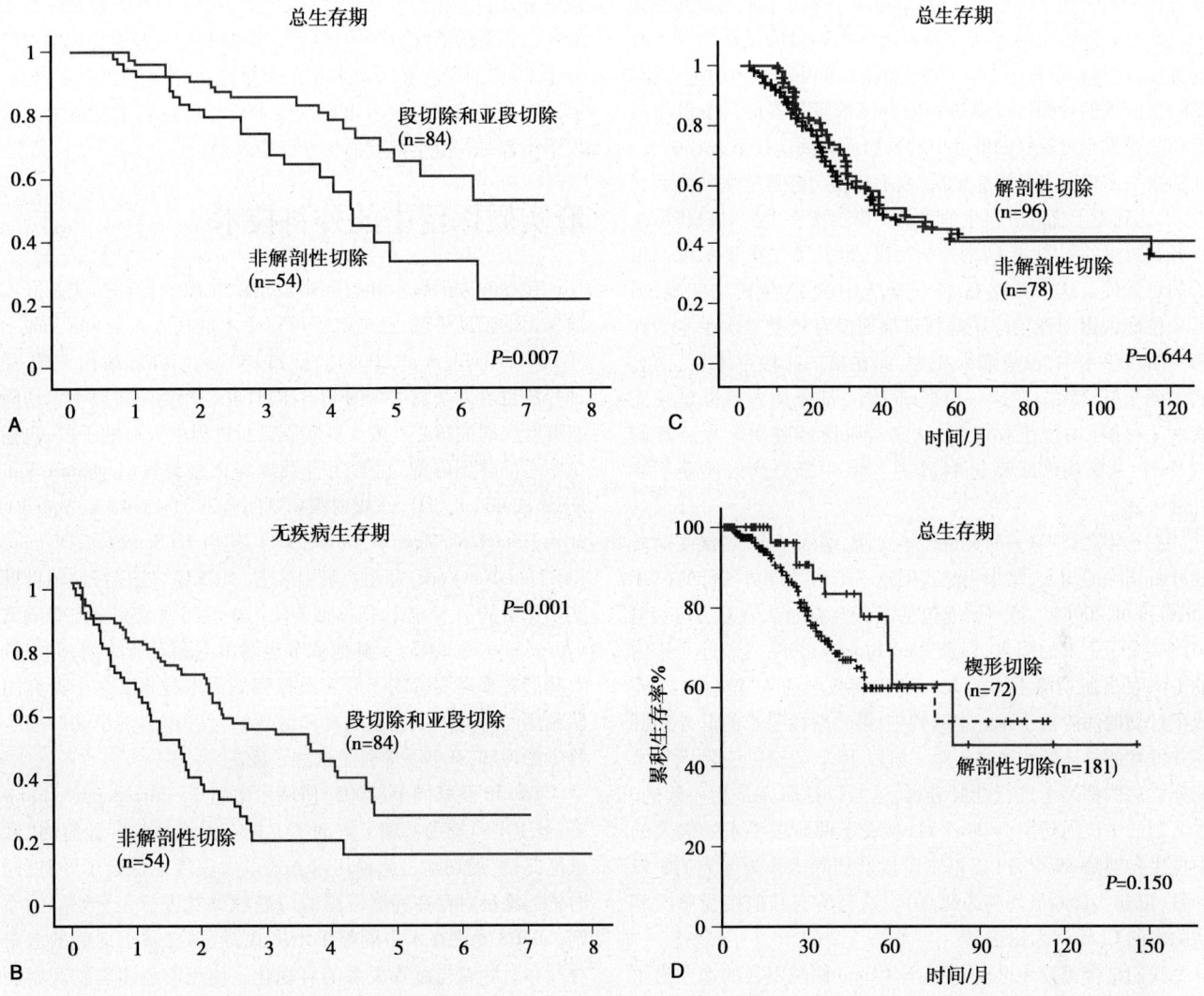

图108A.2　（A）总生存期。（B）无疾病生存期。单一肝细胞肝癌接受肝切除后，按手术方式分类。（C,D）结直肠癌肝转移在肝切除后的总生存期，按手术方式分类（A and B from Hasegawa K,et al,2005：Prognostic impact of anatomic resection for hepatocellular carcinoma. Ann Surg 242（2）：252-259；C from Kokudo N,et al,2001：Anatomical major resection versus nonanatomical limited resection for liver metastases from colorectal carcinoma. Am J Surg 181（2）：153-159；and D from Zorzi D,et al,2006：Comparison between hepatic wedge resection and anatomic resection for colorectal liver metastases. J Gastrointest Surg 10（1）：86-94.）

的可能性（Billingsley et al,1998），在这种情况下再次切除可以显著延长病人的生存时间（Muratore et al,2001；Nakajima et al,2001；Suzuki et al,2001 Yamamot et al,1999）。在一个单一机构中曾经接受肝段切除的79名肝脏肿瘤病人中，有18名病人接受了二次手术（Billingsley et al,1998）。尽管再次手术的病人中，平均出血量[1.2L vs.0.76L（初次手术的病人）]和切缘阳性率更高（17% vs.5%），但作者指出该机构的手术切除是安全的（即没有病人发生术后肝脏功能不全或者死亡），同时有很大可以达到清除肿瘤的效果的可能性。

在一部分多灶、双叶多发转移，不能采取单次肝切除手术的病人中，两阶段肝脏切除可能提供长期缓解的机会（Adam et al,2000,2007；Jaeck et al,2004；Shimada et al,2004；Togo et al,2005；Wicherts et al,2008）。在这一策略中，在初次手术中进行保留肝脏实质的楔形切除，同时保留了剩余肝（future liver remnant,FLR）的主要流入和流出结构，这可以使得其中一个

半肝达到没有肿瘤的效果。接下来，对侧肝脏的门静脉栓塞（PVE）或结扎便可以用于诱导剩余肝的增生（见第108C章）。之后，经过一段时间（通常在此时间内病人会接受化疗），病人会被重新进行分期，并切除对侧肝脏以达到根治性手术的目的。

在一项采用这一策略的早期研究中，Adam和同事（2000）回顾性分析了在7年时间内的16位同时符合两阶段肝切除条件的结直肠肝癌转移（CLM）病人。在这一时间段内，共有634位结直肠癌肝转移病人转诊至Paul Brousse医院，其中37%立即接受了手术切除。在398位初始判定无法进行切除（原因为多灶、肿瘤位置、大小、或肝外转移）的病人中，105（26%）位病人在接受了一段时间的化疗后被判定为可以切除，从而接受了以根治为目的的肝脏切除手术，在这些病人中，有16（4%）位存在一阶段根治性肝脏切除的禁忌证采取了两阶段肝脏切除计划，这些禁忌证包括肿瘤在肝脏内弥漫性分布，预测门静脉

栓塞术后剩余肝体积不足,以及不适用于冷冻手术或射频热毁损以消除局部肿瘤的方法。第一次手术的目的是清除剩余肝的肿瘤,使得接下来的二次肝脏切除手术可以达到治愈效果。第一次手术的目的可以通过切除肿瘤数量最多的部分肝脏或者切除受累相对较轻的肝叶中的肿瘤而达到。接下来,病人会在初次手术3周之后接受包括/或不包括门静脉栓塞的术后化疗,以达到不干扰肝脏再生的目的。第二次手术的时机将取决于肝脏再生的程度,疾病的控制情况,以及第二次手术可以根治的可能性。这一策略在16位病人中的13位成功实施,另外3位病人由于在治疗中病情进展而没有接受二次手术。在第一阶段手术中,没有病人死亡,而在第二阶段手术后,两名病人死于肝衰竭。在这一小型研究中,部分病人得以延长无疾病生存期(中位生存时间,从第二阶段肝脏切除术后算起31个月,从疾病诊断算起44个月),其中部分病人接受了额外的手术。

在几年之后,这一研究进行了更新,纳入了59名接受两阶段肝脏切除的病人,结果仍然表明这一策略是成功可行的(Wicherts et al,2008)。这一研究包括了23%初始认为无法切除但最终接受了手术的病人,以及Paul Brousse医院在最近几年内的14%的肝脏切除手术病人。59位病人中的41位(69%)完成了计划的两阶段手术。本队列中,第二阶段手术的肝外和肝内并发症的总体发生率高于第一阶段手术,且全部三例围手术期死亡病例都死于进行性肝衰竭,这与以往研究是相一致的。本队列的中位随访期为24个月,接受了两阶段手术的病人的中位生存期是39个月(以第二阶段肝切除术作为起点)或57个月(以初次诊断肝转移为起点)。这与所有其他接受单次肝切除术的CLM病人相当。

我们结合葡萄牙里斯本Curry Cabral医院发表的迄今为止最大的队列(Tsai et al,2010)总结了我们对于CLM的两阶段肝切除术的经验。在1994—2008年间,在来自两个机构接受了CLM肝脏切除的共720名病人中,有45人尝试进行了两阶段切除术。最初手术的重点放在了疾病负担最重的肝叶切除上;后来第一阶段手术侧重于清除FLR的病变,而第二阶段手术在大多数情况下(78%)进行了包括/不包括PVE或门静脉结扎的肝大部切除。由于疾病进展(7例)、身体状态差(1例)和第一阶段手术后死亡(2例),10名病人未能完成第二阶段手术。两阶段手术术后的合并症发生率均为26%,但第二阶段手术后的合并症更严重。第一阶段手术有两例相关死亡,其中一例因肝功能不全死亡;第二阶段手术有两例相关死亡,均因肝功能不全而死亡。完成两阶段手术的三年总体生存率为58%,高于未完成者的18%,但完成两个阶段手术的病人中有62%最终疾病复发。完成两阶段手术后的无病生存期和整体存活率和同期完成单阶段肝切除术的684名病人相当。此结果与其他研究类似(Jaeck et al,2004)。

为了评估两阶段肝切除术和化疗方案的优劣,Brouquet及其同事(2011)在来自MD安德森癌症中心的1 769名接受了治疗的CLM病人中,比较了62名接受两阶段手术治疗的病人和65名接受了最佳化疗方案的病人。此项研究将手术病人与肝脏和肝外状况相当但从未考虑过进行切除手术的病人进行了对比。在意向治疗分析中,尽管有28%的病人没有完成第二阶段手术,但两阶段肝切除术相比于单纯化疗存活率明显更高。第一阶段或第二阶段后出现主要术后并发症和未完成第二阶段手术都是较差生存期的独立危险因素。

肝实质保留中的外科技术

包括冷冻消融术和射频微波消融在内的局部疗法是肝实质保留的辅助手段,且增加了可行手术的病人人数(de Jong et al,2011;Pawlik et al,2008)。就如PVE或门静脉结扎一样,局部疗法也可以增加边缘的FLR,同时也是择期两阶段手术切除双肝叶疾病的核心。减少肝实质离断过程中失血的手段,包括低中心静脉压麻醉、血管闭合系统等止血装置(LigaSure;Valleylab,Boulder,CO)、水媒射频切割闭合器(TissueLink,Aquamantys;TissueLink Medical,Dover,NH)、超声刀(SonoSurg;Olympus Key Med,NewYork)和超声吸引装置(CUSA),能很好地辅助肝实质保留的手术方式,但不推荐使用血流闭塞或完全血管隔离(Alexiou et al,2013)。其他章节也对本主题有所介绍,但本章节我们着重强调适用于肝实质保留的手术技术。多个研究团队利用前沿的术中成像工具和最新的对肝内解剖学和肿瘤生物学的理解,开创并完善了这些手段。

Torzilli及其同事(2005)使用术中超声(intraoperative ultrasound,IOUS)辅助实现了解剖学上具有挑战性的肝肿瘤的"激进但完整"的切除。此种切除方式最大程度地保留了肝脏,同时仍然满足对存在肿瘤侵犯的门静脉分支进行完全切除的原则。IOUS允许在术中调整手术方式,但需要基于准确的术中分期和对肿瘤与血管关系的可视化。使用彩色多普勒观察肿瘤的血供能够辅助手术规划。这些技术能够最大限度地减少复杂解剖肝肿瘤的肝大部切除率,同时保证手术需要完全切除肿瘤和肿瘤侵犯组织的彻底性。这些技术能够增加一些困难手术的安全性,提高患有基础肝病病人手术切除的安全性,并扩大了肝恶性肿瘤的手术适应证范围(Torzilli,2010)。相关的前沿外科技术包括:①适用于侵犯了肝中静脉汇管区的微小中肝切除术(Torzilli et al,2010);②适用于位置靠后的肿瘤,替代了右半肝切除术的扩大右后肝叶切除术(Torzilli et al,2008);③适用于侵犯了右肝静脉汇管区的上横向肝切除术(Torzilli et al,2012;图2014a)。第三种技术的长期成果即将发表;下文将对前两种技术进行详细介绍。

微小中肝切除术

Torzilli及其同事(2010)介绍了一种微小中肝切除技术(Mini-Mesohepatectomy,MMH),用于在腔静脉交汇处4cm内累及了肝中静脉的肿瘤(图108A.3和108A.4)。具体而言,术者首先根据病人情况采取J形剖腹术或胸腹联合切开术,并借助对比增强的IOUS辅助手术。然后术者暴露出肝腔交汇处的前表面,并分离肝右和肝中静脉(middle hepatic vein,MHV)肝外段之间的间隙以容放术者手指尖。此后术者在肝腔汇合处挤压肝中静脉,并通过彩色多普勒检查 MHV 的血流是否消失或反向。如果通过彩色多普勒发现 MHV 或 P5 至 P8 和/或下 P4 的门静脉分支存在反向血流,则基本上提示肿瘤不是由其他门静脉分支引流的,此种情况下需要进行扩大的肝切除术,从而保证完成 MMH。最后术者分离左右半肝,并使用多种手术方式部分切除肝Ⅳ段和Ⅷ段,仍全部利用超声明确切除平面。研究期间,在作者机构进行的 284 例连续肝切除术中,17 例(6%)结直肠癌肝转移(CLM)或肝细胞肝癌(HCC)病人的肿瘤在腔静脉汇合处侵犯了 MHV,从而符合该方法的要求(Torzilli et al,2010)。在这一病人队列中,完成微小中肝切除术(MMH)都是可行的。手术后 90 天内没有病人死亡,也没有发生严重并发症;病人的总体并发症发生率为 18%。尽管该队列中只有六例病人肝功能正常,但没有出现明显的肝功能不全的情况。肿瘤切缘的中位数为 1mm,这一数值代表了切除的 MHV 部分的壁厚,在大多数情况下为切除平面的最深部分。中位随访 26 个月之后,手术切缘无复发,Ⅰ、Ⅳ(下)或 Ⅴ 段也没有新病变。五名病人发生了远处肝内转移,均在随后的手术中切除。

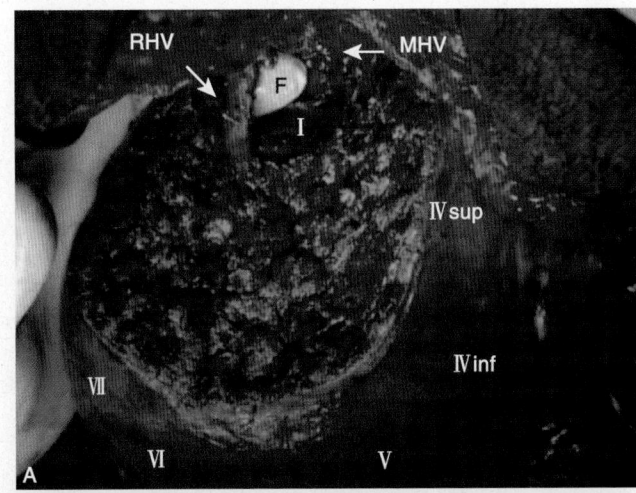

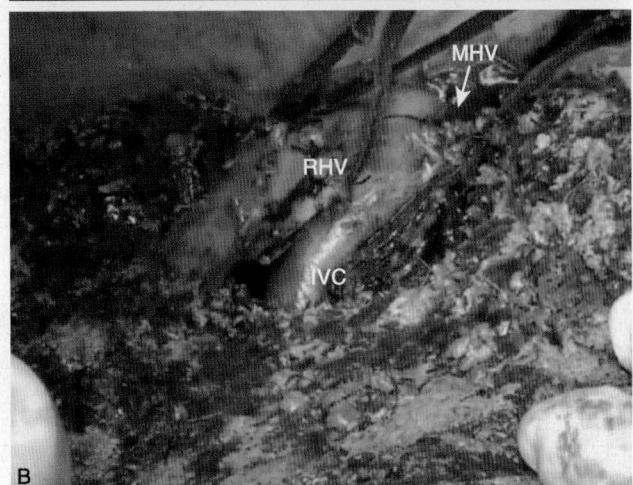

图 108A.4　(A)主要包括Ⅷ段和腔静脉旁的部分Ⅰ段的微小中肝切除术结束时。可见Ⅴ段、Ⅳ段上、Ⅳ段下缺血。F,手指;Ⅳ sup,Ⅳ段上;Ⅳ inf,Ⅳ段下。(B)肝切面的细节,显露了右肝静脉(RHV)、下腔静脉(IVC)和肝中静脉残端(MHV)(From Torzilli G,et al,2010:A new systematic small for size resection for liver tumors invading the middle hepatic vein at its caval confluence:mini-mesohepatectomy. Ann Surg 251(1):33-39.)

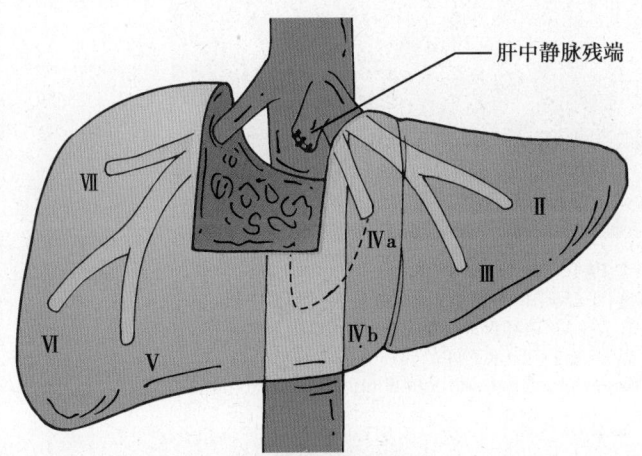

微小中肝切除术:Ⅷ段和一部分Ⅰ段被切除

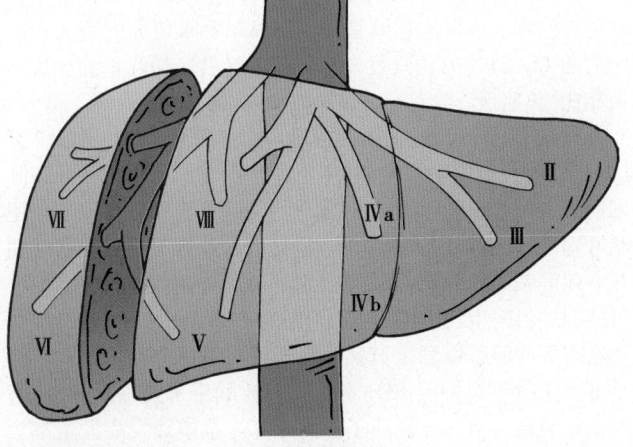

右后肝叶切除术

图 108A.3　上图,微小中肝切除术的示意图,显示了Ⅷ段和一部分Ⅰ段被切除。显示了肝中静脉的残端。下图,右后肝叶切除术的示意图,其中散列的表面表示切除线

右后肝叶切除术

对于大肿瘤、多发右肝肿瘤,以及侵犯或接触右肝静脉或门静脉一级或二级分支的肿瘤病人,通常需要进行右肝切除术。Torzilli 及其同事(2008)描述了在这种情况下右肝切除术的一种替代方法,即在超声引导下扩大的系统性右后肝叶切除术(图 108A.5;另请参见图 108A.3 下图)。这种手术方法与 MMH 相似,并且通过对比增强超声对病人进行了分期,同时确定了肿瘤与血管的关系。这种肝切除术计划通常包括切除具有足够正常组织边缘的肿瘤,但可能会扩大范围,以切除在 IOUS 中可见的受侵犯门静脉支配的其他肝实质。在发生肝静脉侵犯的情况下,作者考虑将肝切除术扩大以切除理论上受累静脉引流的实质,但前提是 IOUS 和彩色多普勒检查未见其他副肝静脉(通过夹闭受累静脉后,离肝血流在供应的门静脉分支内流动来指示)。在术中观察到的各种血管侵犯和肝内血流模式的基础上,作者选择了合适的手术方法。在一级和二级门

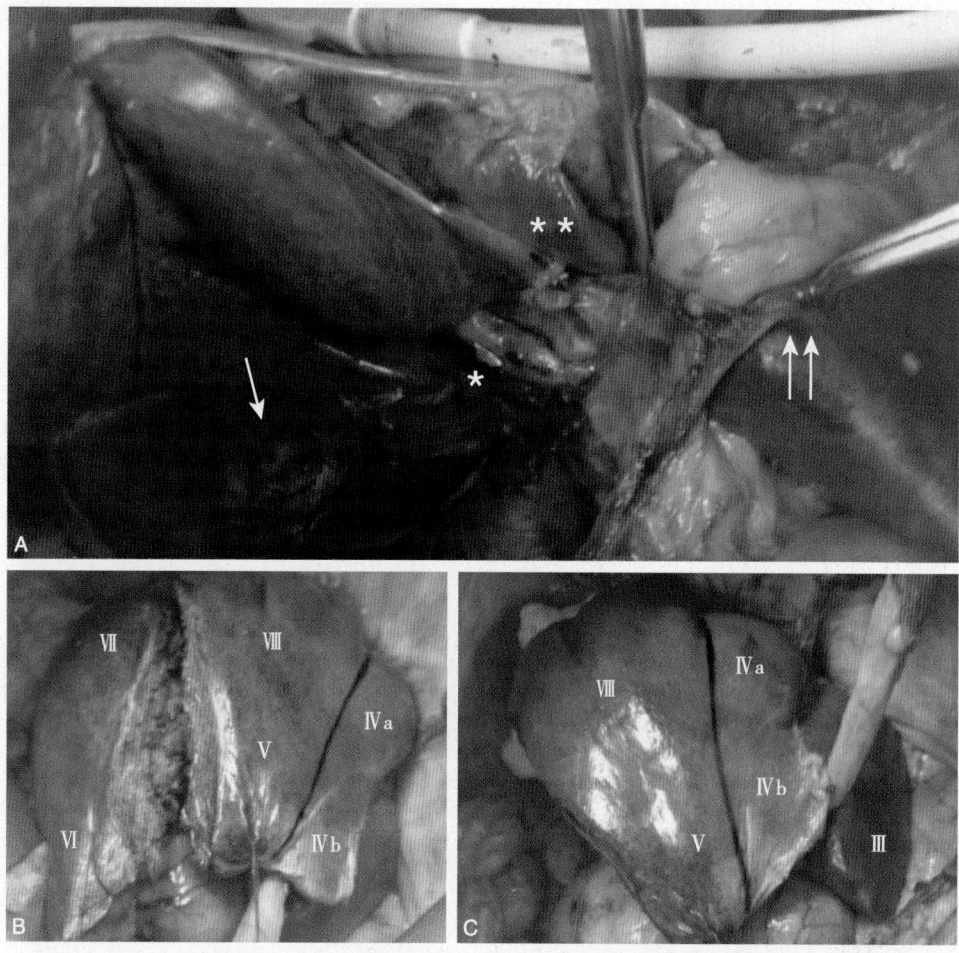

图108A.5   显示右后肝叶切除术(RPS)的术中照片。(A)右后肝蒂的控制,显示了右后肝动脉残端(** 为线结)、右后门静脉残端(* 为夹子)、右后区肿瘤(单箭头)和胆囊管残端(双箭头)。(B)RPS 期间 Ⅴ/Ⅷ 和 Ⅵ/Ⅶ 段之间的横切面;肝包膜上的墨水标记了在 Ⅴ/Ⅷ 和 Ⅳ 段之间进行右肝切除术的平面。(C)RPS 后残留的肝脏;肝包膜上的墨水表明 RPS 和常规右肝切除术之间的实质体积存在差异(From Fisher SB,et al,2013:A comparison of right posterior sectorectomy with formal right hepatectomy:a dual-institution study. HPB(Oxford)15(10):753-762.)

静脉分支没有受到肿瘤侵袭的情况下,作者将后叶切除术扩大到右前叶,这足以使肿瘤完全切除并有足够的切缘。切除线位于右肝静脉的左侧,已随标本切除,P5~P8 不一定会显露于肝脏切面。如果肿瘤侵犯了门静脉右后分支(至 Ⅵ 和 Ⅶ 段,P6~P7)并且门静脉右前分支(P5~P8)靠近或与肿瘤接触,则切除会扩大至右前叶,但保留了 Ⅶ 段的大部分实质、右肝静脉和 Ⅴ 段的左侧部分。P5~P8 没有分离,但显露于切面上。最后,当肿瘤同时侵犯右肝静脉和 P6~P7 时,将两种策略结合起来的切除术是切除右肝静脉并在肝切面处显露 P5~P8。

在这项研究中,作者报告研究期间因 HCC 或 CLM 接受肝切除术的 207 例连续病人中,有 21 例适合进行右后肝叶切除术。在同一时期,有 18 例病人因肿瘤位置相似接受了右肝切除或扩大的右肝切除,尽管他们特殊的肝血管解剖结构并不允许进行较小的切除。在接受右后肝叶切除术的病人中,术后 90 天内没有病人死亡,3 名病人(14%)经历了严重的并发症,包括需要胸腔穿刺的胸腔积液和一过性轻度肝衰竭伴腹水。中位随访时间为 21 个月,作者报告没有病人出现手术切缘部位的肿瘤复发,尽管 4 例有包膜的 HCC 病人表现出紧邻血管(紧

邻 P5~P8 或 P6~P7 中的瘤栓)并导致病理边缘出现肿瘤。总体中位无病生存期为 10 个月,许多肝内复发的病人接受了额外的切除术。值得注意的是,没有 0mm 手术切缘的病人在随访后的 15~25 个月内复发。与同期进行右肝切除术的少数病人相比,长期预后没有显著差异(Torzilli et al,2008)。

Fisher 和同事报道了一项独立、回顾性的双中心研究(2013),研究对象是 12 年来接受右半肝切除术和右后叶切除术的病人。右半肝切除(RH)定义为切除 Ⅴ 至 Ⅷ 段伴或不伴尾状叶切除,右后叶切除术(RPS)定义为切除第 Ⅵ 和 Ⅶ 段联合结扎右侧肝蒂的后分支,伴或不伴右肝静脉分离。外科手术方法可能因外科医生和机构的不同而略有不同,但是 RPS 通常涉及闭塞右肝叶肝蒂以划定肝实质横切线。该研究纳入 100 名接受 RPS 和 480 名接受 RH 的病人,77% 的手术切除恶性肿瘤,有 210 例病人(47%)接受了术前化疗。总体并发症发生率为 42%,其中 87 例病人(15%)发生了严重并发症,18 例再次手术(3%),28 例 90 天内死亡(4.5%)。接受 RPS 和 RH 的病人具有相似的估计出血量、并发症和住院时间。但是接受 RH 治疗的病人更容易发生术后肝功能不全(由临床表现和生化指标

判定），严重的肝功能不全（血清胆红素>119.7μmol/L）也全发生在这些病人中。在考虑到其他病人和肿瘤因素的多变量分析中，RH 与 RPS 仍然是术后肝功能不全的重要预测指标。尽管 RPS 相对 RH 更复杂，但这项研究并未发现 RPS 会导致更多的手术失血和更高的胆漏发生率。在恶性肿瘤病人中，接受 RPS 和 RH 的病人的总体生存率没有差异。

"解剖性肝切除"的定义

"解剖性肝切除"的含义可能正在发生变化，术中影像极大促进了追求解剖性的肝实质保留策略的发展。

Ahn 及其同事在 2013 年已证明肿瘤并不总是位于肝段的中心，肿瘤有时位于多个门静脉分支附近。在这种情况下，基于解剖学的单一肝段切除在肿瘤学上可能并不足够，但是多节段切除受累的门静脉分支又可能带来不必要的扩大化。此外，对于位于第Ⅷ段腹侧或背侧的小肿瘤，经典的"基于解剖学的"Ⅷ段切除属于过度手术，这在潜在的肝病病人中不可行，因为Ⅷ段占肝脏总体积的近四分之一（Shindoh et al，2010）。在这些情况下，系统性切除Ⅷ段的腹侧或背侧部分仍被认为是在肿瘤学上合理的手术策略，可最大程度地提高肝切除的安全性。

这些原因让一些研究者重新将"解剖性肝切除"视作为去除一个或多个三级门静脉分支的区域外科手术方法（Cristino et al，2012）。这种方法的技术要求取决于肝内节段边界的精确识别，因为肝段边界并不总是与平面相符（Shindoh et al，2010）。造影剂增强型 IOUS 类似的技术与前沿的近红外荧光成像技术均有助于准确地识别肝段和亚节段解剖结构。胆道内或血管内注射 ICG 与荧光成像系统的配合使用可在术中可视化胆管和血管以及肝脏肿瘤解剖结构，并帮助外科医生高精度地划定所需的切除平面（Aoki et al，2008；Kawaguchi et al，2011）。

早在 1985 年，Makuuchi 等人使用 IOUS 引导的染料注射进滋养肿瘤的门静脉分支，就能够准确勾勒应切除的荷瘤实质，该技术最近得到了进一步发展。2013 年 Ahn 及同事也开展了该技术的临床应用，在针对 HCC 进行的一系列 65 个系统性节段切除术中，Ahn 及其同事指出，以这种方式切除的肿瘤中有45% 是由两个或多个节段性门静脉分支滋养的，其中近四分之一具有复杂的门静脉供应模式。在所有这些情况下，门静脉注射染料可以使外科医生根据肿瘤与门静脉的关系建立精确的切除路线。研究者能够实现有限的切除，这种切除并没有在严格意义上遵循 Couinaud 段边界的"解剖"，但就肿瘤学原理而言还是令人满意的，或许比严格的解剖学切除术还要好，因为几乎 30% 的肿瘤都超出一个肝段。该小组报告的长期无病生存期和总体生存率与其他研究报告差不多，并证明了这些方法的肿瘤学可靠性。

尽管该方法需要专业技术、专用设备以及可能更多的实施时间和专业培训，但它可以增强对肝癌、肝癌与主要血管结构关系和计划切除范围的实时识别能力，这可以促进在肿瘤学上合理的保留实质切除。

结论

对于原发性和继发性肝脏恶性肿瘤，采用保留肝实质肝切除术是首选方法。保留肝实质减少了手术的生理影响，降低了并发症的发生率，提高了术后恢复率，并使术后肝衰竭的风险降至最低。这些益处适用于肝硬化和非肝硬化病人，同时扩大了适合癌症手术治疗的人群。适当地应用保留肝实质肝切除可以达到与扩大肝切除相同的效果，该方法应成为肿瘤外科医师实践的必要组成部分。复杂的术前成像和体积计算，术中成像工具以及包括门静脉栓塞、经肝动脉化疗栓塞、射频消融和微波消融等局部治疗的辅助手段，可以提高实质保留技术的应用和成功率。尽管这些方法最初会增加成本，外科医生也需要时间来掌握它们，但对于在肝硬化或具有解剖学挑战的肿瘤病人中，该技术在维持肝切除术的安全性和肿瘤学上的健全性方面的价值是显而易见的。

因肿瘤复发需多次肝切除病人和接受有效但具有肝毒性的化疗、同时具有潜在肝病危险因素的老年人群是保留肝实质肝切除术的受益者，这个群体的数量将会不断增加。随着先进的术前和术中成像技术以及保留实质的外科手术方法的不断发展，我们对肝脏解剖学和保留实质的方法的命名将继续发展。在某些人群中，"保留肝实质肝切除术"可能不再是一种特殊的手术，而是成为常规手术方法。它可能不再被划分为"非解剖性"楔形切除和严格的 Couinaud 节段性切除，并且肿瘤学上的"根治性"标签可能不再适用于扩大切除。取而代之的是，在所有考虑手术治疗的肝恶性肿瘤病人中，肝实质保存会特别引起手术时对肿瘤和带有肿瘤的门静脉分支的关注，从而最大限度地保留肝脏组织。

（毛一雷 译　樊嘉 审）

第 108B 章

解剖性肝段切除术

Charbel Sandroussi and Paul D. Greig

当代肝脏外科手术进展的关键成就是有效减少术中出血和合理保留肝实质，从而降低肝切除并发症的发生率及死亡率。对肝段解剖认识的加深是保证肝脏手术安全性的关键（见第 2 章）（Scheele et al，1995）。肝段切除能够在保证良好的肿瘤学效果的前提下，最大程度保留肝实质并减少术中出血（Agrawal & Belghiti，2011；Billingsley et al，1998；Bismuth et al，1988；Machado et al，2003；Polk et al，1995）。对于合并肝实质病变或再切除导致剩余肝体积较小的病人，单一或联合肝段切除相比整叶切除可保留更多肝实质。肝段入肝血流控制可准确定位切除边界。除此之外，解剖性肝切除需要将荷瘤门静脉流域的肝段进行切除，从而清除原发肿瘤附近的肝内转移灶，符合部分肝脏恶性肿瘤手术的肿瘤学原则（Agrawal & Belghiti，2011；Liau et al，2004）。

目前已有大量证据表明解剖性肝切除（anatomic resection，AR）在肝细胞癌（hepatocellular carcinoma，HCC；详见第 91 章）的治疗中优于非解剖性肝切除（nonanatomic resection，NAR）。8 项独立的队列研究显示解剖性肝切除病人总生存和无病生存时间较非解剖性肝切除有所延长（Cho et al，2007；Eguchi et al，2007；Hasegawa et al，2005；Kang et al，2010；Regimbeau et al，2002；Tanaka et al，2008；Ueno et al，2008；Wakai et al，2007）。尽管有些队列研究未能显示出解剖性肝切除优于非解剖性肝切除（Kaibori et al，2006；Nanashima et al，2008），但一项纳入 16 个非随机对照研究、包含 2 917 名病人（1 577 名 AR 和 1 340 名 NAR）的荟萃分析显示：解剖性肝切除在总生存和无病生存时间上优于非解剖性肝切除（Zhou et al，2011）。此外，一项倾向性匹配评分分析显示：解剖性肝切除在治疗单发、体积较小的肝细胞癌方面优于非解剖性肝切除（Masayuki et al，2014）。以上数据表明解剖性肝段切除在肝细胞癌病人中优于非解剖性肝切除。

对于结直肠癌肝转的病人（见第 92 章），早期的队列研究提示解剖性肝切除优于非解剖性肝切除（DeMatteo et al，2000；Scheele et al，1995）。自 2001 年来，至少四项研究提示：在结直肠癌肝转移的治疗中，非解剖性肝切除与解剖性肝切除一样有效（Elias et al 2003；Kokudo et al，2001；Sarpel et al，2009；Zorzi et al，2006）。这和结直肠癌肝转移切除时并不需要严格保证至少 1cm 的肿瘤切缘相一致。多发转移瘤病人普遍采用非解剖性肝切除（楔形切除），这充分满足"肝实质保留"优先的要求，为这些病人将来新发转移瘤的再切除提供了可能（见第 108A 章）。

解剖术语（见第 2 章）

当下对于肝段解剖的理解源自 1952 年 Cluade Couinaud 的描述（1952a，1952b，1956）。根据他对肝脏血管和胆管铸型的分析，Couinaud 把人类肝脏分为八段，每一段都拥有各自的肝蒂——门静脉、肝动脉和肝内胆管以及肝静脉回流。随后的研究证实，这些肝段可以单独切除（Bismuth et al，1982）。这些肝段逐渐成为了肝脏分段命名系统的标准。布里斯班术语命名厘清了欧美和日本学界在肝脏解剖中对肝叶和肝扇区的混淆。术语规定半肝（hemiliver，一级分支）、肝区（section，二级分支）和肝段（segment，三级分支）之间不可混用，而规范的统一命名利于肝脏外科医师更好的交流（Pang，2002）。

第一级划分包括右半肝（从 V 段到 Ⅷ 段）和左半肝（从 Ⅰ 段到 Ⅳ 段），或沿肝中静脉（middle hepatic vein，MHV）走行的 Cantlie 线为分界的半肝，该线为胆囊窝中点至下腔静脉（inferior vena cava，IVC）连线（图 108B.1）。第二级划分根据肝动脉血供和胆管引流分为肝区。肝区源自左、右肝蒂主干的主要分支。右半肝被肝右静脉分为右前区（V 段和 Ⅷ 段）和右后区（Ⅵ 段和 Ⅶ 段）。左半肝被脐裂和镰状韧带分为左外区（Ⅱ 段和 Ⅲ 段）和左内区（Ⅳa 段和 Ⅳb 段）。Ⅱ 段和 Ⅲ 段常被误称为左外段。第三级划分是根据肝动脉血供和胆管引流分为 Ⅰ 段至 Ⅷ 段。分界面位于肝区之间肝静脉水平和门静脉分叉水平（表 108B.1 和图 108B.2）。拟行肝段切除评估时，需要注意可能影响可切除性的常见解剖变异。最常见的是胆管和动脉变异：大约 30% 病人存在一个大动脉变异，50% 以上病人为非标准型胆道结构。

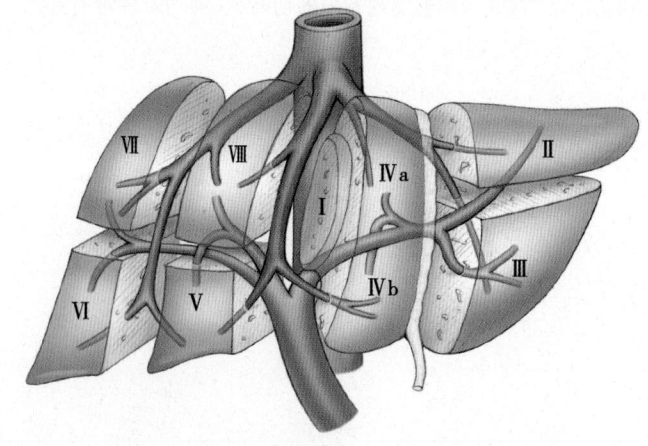

图 108B.1 肝段、门静脉及主要肝静脉关系示意图

表 108B.1　各肝段解剖边界描述

肝段	垂直界	水平界	其他	肝段	垂直界	水平界	其他
I	下腔静脉中间		门静脉后方	V	肝中静脉右侧 肝右静脉前方	门静脉分叉处足侧	
II	门静脉左支左侧（镰状韧带）	肝左静脉头侧		VI	肝右静脉后方	尾侧延伸至门静脉分叉处	
III	门静脉左支左侧（镰状韧带）	肝左静脉足侧		VII	肝右静脉后方	门静脉分叉处头侧	
IVa	门静脉左支右侧（镰状韧带） 肝中静脉左侧	门静脉分叉处头侧		VIII	肝中静脉右侧 肝右静脉前方	门静脉分叉处头侧	
IVb	门静脉左支右侧（镰状韧带） 肝中静脉左侧	门静脉分叉处足侧					

肝脏上部切面　　　　　　　　　　　　　　肝脏下部切面

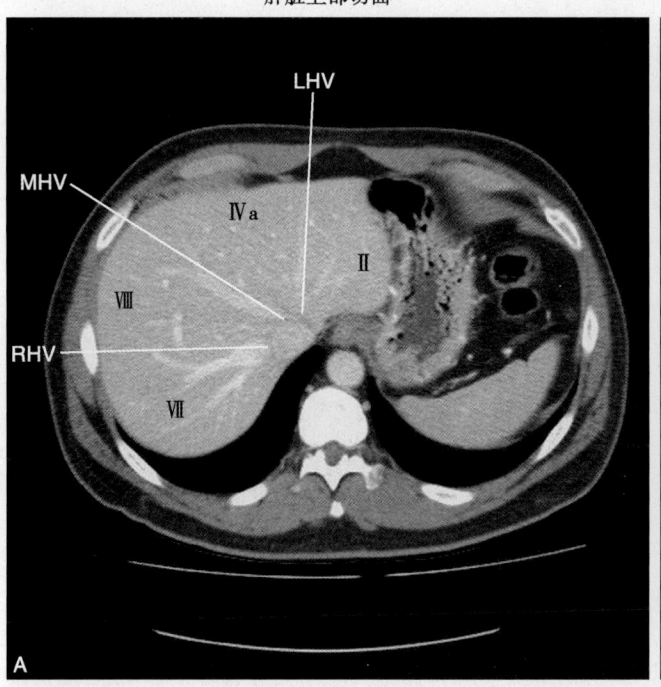
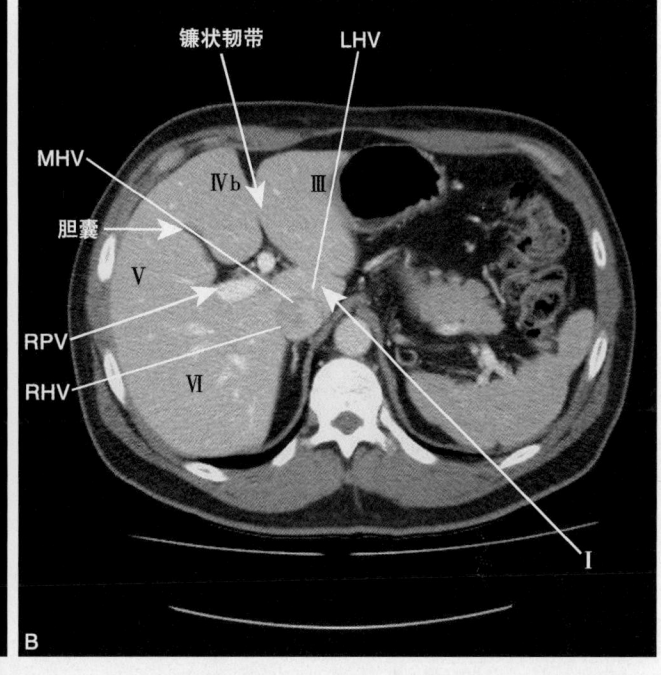

图 108B.2　（A）肝上部横断面 CT 图像，显示肝 II、IVa、VIII 和 VII 段解剖边界。（B）肝下部横断面 CT 图像，显示肝 I、III、IVb、V 和 VI 段解剖边界。LHV，肝左静脉；MHV，肝中静脉；RHV，肝右静脉；RPV，门静脉右支

病人选择

　　肝切除时首先考虑是否能行解剖性肝段切除。除了肝囊肿开窗术或肝表面小病灶的"楔形切除"，术前应明确病人肝段解剖，从而实现安全可控的肝切除。解剖性肝切除技术适用于所有类型的肝脏和肝切除的适应证（Hasegawa et al，2005）。

　　对于合并肝硬化的肝细胞癌病人，重要的是实现肝实质保留和肿瘤根治性切除的平衡（见第 91 和 103D 章）。为了最大程度保留肝实质并预防术后肝功能衰竭，解剖性肝段切除成为了大范围肝切除和非解剖性肝切除之间的过渡（见第 27 章）。仅在解剖条件不适宜或剩余肝体积过小所致并发症发生风险高时，才应考虑采用非解剖性肝切除作为替代。解剖性肝段切除尤其适用于已行术前化疗的结直肠癌多发肝转移病人，因为这些病人常合并脂肪肝或肝纤维化（DeMatteo et al，2000）（见第 71、92 和 100 章）。

术前准备

　　不同病人的解剖变异可能影响肝切除术前计划。

　　病人通常不会具有示意图中的典型血管解剖。在制定解剖性肝段切除的手术计划时，须考虑解剖结构的个体差异，尤其是其与肝离断面之间的关系。评估解剖性肝段切除的可行性时，需要精确地定位血管和胆管的解剖位置，并注意存在的解剖变异。计算机断层扫描（CT；第 18 章）、磁共振成像（MRI；第 19 章）、超声影像（第 15 章）提供了精确的数码影像，通过各式各样的图像处理软件，外科医师能够还原肝内血管及胆管解剖走行，以便于实施解剖性肝段切除。通过合适的动脉或静脉增强模式，可清晰辨别血管的三级和四级分支。此外，轴位、冠状位和矢状位的曲面重建可方便外科医师分析、辨别解剖结构。通过更先进的 3D 重建技术，外科医师可将肝脏以下腔静脉为轴进行轴位旋转，或以门静脉分叉处为轴进行水平旋转，从而动态观察肝脏解剖结构。以肝段为基础，可评估病灶与肝

段引流肝静脉和以动脉和胆管为三联结构的门静脉灌注的关系。手术规划的方法之一是先确定需要保留或者切除的肝静脉,在保证足够肿瘤切缘的条件下选择合适的切除范围,然后再考虑解剖性肝段切除中涉及的肝蒂结构。

肝移植右半供肝切取中,存在单一或多个门静脉、肝动脉和肝管的右侧分支,会影响其供体和受体的匹配。比如:V 段和Ⅷ段肝蒂分支发自左肝蒂;V 段和Ⅷ段肝静脉属支的尺寸将影响供肝切取中是否保留肝中静脉。

其他技术也有所发展,更加高级的软件的应用可帮助术前制定肝切除计划。这些软件对肝脏结构进行 3D 重建,生成包含胆管和血管的虚拟肝脏,综合考虑肿瘤切缘和剩余肝体积,通过简便的操作来确定拟切除界面。还有一些更方便的系统,包括 MeVIS 图像系统 (MeVisLab, Bremen, Germany)、Scout (Path-finder Therapeutics, Nashville, TN)、Myrian XP-Liver (Intra-sense, Paris) 以及 Synapse 3d (Fujifilm, Tokyo) 等。这些系统中有的还能将术前影像重建的虚拟肝脏和术中实时肝脏图像进行融合,并结合器械追踪系统,实现实时图像导航的肝切除。另外还有正在研发中系统,比如奥地利格拉茨医科大学和 Pathfinder Therapeutics 公司研发的 Explorer 系统。这些具有潜力的技术进步增加了解剖性肝段切除术前规划和术中应用的准确性,从而促进图像导航手术的应用。但是,目前关于这些技术在肝切除中的应用,以及是否优于现有临床最佳实践方面的数据还较少。

一般手术原则

术前评估及麻醉

肝切除病人术前评估和准备在第 3 章和第 24 章中详细论述。术前需明确合并症并进行处理。仔细评估肝功能很重要,尤其是基础肝脏疾病的情况。为了改善术后肝功能,术前可以对胆道梗阻病人进行胆道引流 (Belghiti & Ogata, 2005)。对于剩余肝体积或肝功处于临界状态的病人,应进行肝体积评估 (见第 108A 章)。术前门静脉栓塞可诱导拟切除对侧剩余肝段增生,可能有利于提高复杂或大范围肝切除的安全性 (Abulkhir et al, 2008) (见第 108C 章)。在肝切除过程中,尤其应注意降低中心静脉压,从而减少出血和预防低体温。同时还需要对感染和静脉血栓形成进行适当地预防。

显露和游离

对肝段切除而言,有利于术中显露的切口不一而足。最常见的切口包括向头侧延伸的右侧肋缘下切口 ("曲棍球棍" 形) 或其变体形式 (J 形),或向头侧延伸 ("奔驰" 切口) 或不延伸 (倒 V 形切口) 的双侧肋缘下切口。为了充分显露肝后下腔静脉、右侧肾脏、十二指肠和腹膜后结构,可以使用向头侧延伸的中腹部至脐的横切口。腹正中长切口可以用于特定的肝切除。右侧胸腹联合切口较少应用。

选择适宜切口的原则之一是根据是否需要显露肝上下腔静脉和肝静脉根部。如果需要显露这些部位,宜采用沿肋缘下向头侧延伸至剑突右侧和肋弓汇合部的切口。这种方法不需要切除剑突。固定在手术台上的牵开器能够将肋弓持续向头

侧和前方牵拉 (尤其是右侧肋弓),从而有助于显露肝门和肝上解剖结构。适宜的牵开器包括 Omni-Tract (Omni-Tract Surgical, St. Paul, MN)、Iron Intern (Automated Medical Products, Edison, NJ) 和许多其他厂商生产的同类型牵开器,比如 Bookwalter (Codman, Raynham, MA) 和 Thompson 牵开器 (Thompson Surgi-cal Instruments, Traverse City, MI)。

开腹行常规探查后,切断肝圆韧带,离断镰状韧带至其在下腔静脉前方形成的三角区域,必要时在肝外辨认肝静脉的根部,尤其是肝中静脉、肝右静脉和肝左静脉之间的陷窝。可以在肝蒂解剖之前或之后进行游离肝右叶或肝左叶。游离左半肝时需要离断左侧三角韧带,此时可在 Ⅱ 段后方放置开腹纱垫或纱布,以保护胃贲门及脾脏,尤其是左外叶较长,最远侧可覆盖脾脏的部分病人。

在离断小网膜囊 (肝胃韧带) 时,注意是否存在发自胃左动脉的变异左肝动脉。游离右半肝时,需要离断右侧三角韧带、离断从膈肌延伸反折至肝Ⅷ段的冠状韧带前层和反折于肝 Ⅵ 段的冠状韧带后层。将肝脏从膈肌右半部分游离后,可以显露肝Ⅵ和肝Ⅶ段的裸区。将右侧肾上腺从肝Ⅵ段剥离 (肾上腺与肝脏粘连紧密时,剥离后可能需要缝合) 并显露肝后下腔静脉。

术中评估

术中评估时,需要将游离肝脏后的探查和触诊所见与术前影像进行对照。术中超声 (intraoperative ultrasound, IOUS) 已被推荐用于定位病灶和进一步评估肝脏情况。但随着术前影像学精确度的提高,术中超声很少会改变手术计划 (Jarnagin et al, 2001)。术中超声可以帮助辨认静脉癌栓和评估拟定切除平面,同时评估拟定切除平面和主要肝静脉、肝蒂的关系 (见第 23 和 110 章)。

近年来,有研究报道将术中超声引导下指压法应用于系统性的肝段切除和亚肝段切除 (Torzilli et al, 2010)。当肝实质的厚度和肝脏的解剖结构适宜时,该技术可应用各个肝段的切除。采用超声引导下指压法,在临近肿瘤的位置压迫肿瘤供血血管,可以形成一个缺血区域,以便确定切除范围,实现根治性切除。

切除技术

至少有两种不同的肝实质离断理论,因此也形成了截然不同的手术技术和手术风格。第一种是通过快速操作、肝外压迫和血流控制 (入肝、出肝) 来减少术中出血 (Bismuth et al, 1989; Stephen et al, 1996),术中采取电凝、缝合和组织胶等方法进行止血。第二种是利用术前影像和手术规划理解和预估术中解剖,采用解剖分离周围肝实质显露脉管结构的技术,通过避免损伤血管来减少术中出血。超声外科吸引装置 (cavitron ultrason-ic surgical aspirator CUSA; Valleylab, Boulder, CO) 相比钳夹法能减少术中出血 (Fan et al, 1996),已成为标准的肝实质离断方法,即使在合并肝硬化的情况下 (Takayama et al, 2001)。近年来出现了第三种肝实质离断技术,其理论基础是在开始离断肝实质之前,先破坏肝实质以达到控制出血的目的 (Ayav et al, 2007; Curro et al, 2008)。

我们倾向于采用第二种方法。尽管钳夹法是传统的肝实质离断技术,目前仍被一些中心临床采用 (Imamura et al, 2003;

Jarnagin et al,2002;Lin,1974)。螺旋水刀(Helix Hydro-Jet dissector,ERBE USA,Marietta,GA)和CUSA超声吸引刀实现了精确、可控的肝实质离断和肝内管道结构解剖(Little & Hollands,1991)。这些技术可以选择性破坏肝实质,但保留致密纤维结缔组织,比如肝静脉和肝蒂。将入肝及出肝血流控制与这些技术联合应用,可以更好地止血。由于尚无证据证实何种肝实质离断技术优于其他,所以应根据术中具体情况和术者经验进行选择(Clavien et al,2003)。

离断肝实质之前,通过破坏肝实质和其间穿行的脉管结构以实现控制出血的技术包括:直线切割闭合器、射频止血切割器(Habib;Angio-dynamics,Latham,NY)和双极电凝装置(Gyrus;Gyrus ACMI,Southborough,MA;LigaSure;Covidien,Boulder,CO)。研究显示:在小范围和大范围肝切除中,应用射频止血切割器(可减少术中出血、降低输血率和减少并发症发生率和死亡率(Ayav et al,2008)。然而,考虑到剩余肝静脉的保留和术后胆瘘和坏死的风险,这种设备在三级诊疗中心很少应用(Kim et al,2003;Lupo et al,2007)。射频止血切割器的应用可能仅限于肝段切除或楔形切除,因为靠近肝门应用时会出现的胆管损伤风险,而且该技术无法控制大静脉分支的出血。

基于肿瘤学、解剖学边界确定和止血方面的考虑,许多医生采用在肝实质离断前预先处理血管的方法(Bismuth et al,1989;Stephen et al,1996)。预先阻断拟切除肝段的回流肝静脉可以减少静脉癌栓的风险。预先阻断拟切除肝段的肝动脉和门静脉,可以在拟切除肝段和灌注良好的剩余肝实质之间显示缺血线,以此作为切除边界,可以减少肝实质离断过程中的失血。预先阻断拟切除肝段的入肝血流比阻断出肝血流的止血效果更好。若对右前区和右后区(Ⅵ～Ⅶ和Ⅴ～Ⅷ)或者左半肝各肝段(Ⅱ、Ⅲ、Ⅳa和Ⅳb)的入肝血流进行阻断,可先在肝外解剖出肝动脉和门静脉并将其离断,稍后在肝实质离断过程中切断肝胆管和剩余肝门板(Figueras et al,2003),或者通过Glisson鞘外解剖法阻断各区段的入肝血流。通过Glisson鞘外解剖法入肝血流阻断时,首先打开肝门处Glisson鞘表面的腹膜反折,将肝门板从肝实质降低,从前方或后方进入肝实质,解剖出相应肝脏区段的肝蒂并绕其放置悬吊带。可以将胆管、肝动脉和门静脉整块结扎后切断或用直线切割闭合器离断。

手术操作

各肝段切除的解剖详见第2章。

单一肝段或双肝段切除

肝Ⅰ段切除术(尾状叶切除术)

尾状叶位于门静脉分叉后方,主要接受门静脉左支和左肝动脉的血流。尾状叶的胆汁引流途径多变,尾状叶胆管走行于肝门板内,汇入右肝管或左肝管的后壁。尾状叶后方紧邻下腔静脉,其大部分血液回流直接通过数支细小的肝短静脉汇入下腔静脉。起源尾状叶的肿瘤与肝左静脉和肝中静脉的后方关系密切,如何确保足够的肿瘤切缘,是决定行单纯尾状叶切除还是行左半肝联合左尾叶切除,以及是否联合肝中静脉切除的重要因素。

直接入路:向头侧解剖镰状韧带,显露肝上下腔静脉的前方和左侧。确认肝左静脉后,由左向右离断左侧三角韧带,此过程中注意避免损伤低位汇入的膈静脉和肝左静脉。向右牵拉肝Ⅱ和Ⅲ段,显露静脉韧带裂和肝门横沟,并切开肝胃韧带。

肿瘤体积较大时,右肝也需要充分游离以从右侧显露尾状叶。尽管肿瘤较大时可能需要前入路,但多数尾状叶肿瘤的切除都是由左侧直接入路。打开小网膜囊内至下腔静脉表面的腹膜反折,有利于牵拉尾状叶,有时可部分或全程显露下腔静脉的左侧壁。切断尾状叶和Ⅵ段间的肝实质。为更好地游离尾状叶,同时减少肝静脉撕裂的风险,在静脉韧带裂的上方结扎并切断静脉韧带,即静脉韧带汇入肝左静脉或肝中静脉后侧壁的位置。然后,结扎并切断从门静脉和肝动脉后方发出的尾状叶的供应血管。门静脉的尾状叶分支常成对出现。

沿下腔静脉继续向头侧分离尾状叶,离断尾状叶回流至下腔静脉的若干细小分支。需要注意的是,距肝左静脉和肝中静脉汇合部下方1至2cm处,经常可见一支较大的尾状叶回流静脉。为充分将尾状叶从下腔静脉游离,需离断部分肝Ⅵ段、肝Ⅶ段和下腔静脉间的静脉交通支。将尾状叶充分游离后,即可继续离断尾状叶前方和后方毗邻的肝实质。尽管前方有尾状叶胆管和肝门板结缔组织,但很少遇到血管结构。离断肝实质过程中,可能需要再次处理静脉韧带裂。继续分离至肝静脉汇合处下方,即尾状叶的顶端,将尾状叶完整切除。

前入路:对于巨大尾状叶肿瘤,可采取前入路方式切除。首先离断尾状叶、肝Ⅵ段和肝Ⅶ段汇入下腔静脉的分支,将肝脏从下腔静脉充分游离,直至肝左静脉、肝中静脉和肝右静脉下方。然后离断肝动脉及门静脉的尾状叶分支,沿Cantlie线离断左右半肝间的肝实质,直至肝中静脉左侧。第二个断肝平面为静脉韧带裂、肝左和肝中静脉后方并沿水平方向至左右半肝离断面。在尾状叶胆管汇入左肝管或右肝管处将其离断。切除尾状叶后,应重建镰状韧带,将肝Ⅱ段和肝Ⅲ段重新悬吊固定。

肝Ⅱ段或肝Ⅲ段切除术

由于门静脉血供和胆管引流区域的差异,以及保留肝左静脉回流存在困难,肝Ⅱ段和肝Ⅲ段联合切除(左外区肝切除;图108B.3)比单独切除肝Ⅱ段或肝Ⅲ段更加安全可靠。拟切除这些肝段时,可根据肝左静脉的位置划分肝离断面(肝Ⅱ段切除时,离断面位于肝左静脉左后方,肝Ⅲ段切除时位于右前方)。于镰状韧带左侧切开腹膜反折,显露肝Ⅱ或肝Ⅲ段肝蒂。离断相应肝蒂后,缺血的拟切除肝段和正常肝段间出现明显的分界线,即为肝切除线。

肝Ⅱ段和肝Ⅲ段联合切除术:左外区肝切除术

离断镰状韧带和左侧三角韧带,游离肝左外区(图108B.4)。离断下腔静脉左侧至静脉韧带裂水平的纤维组织,然后在静脉韧带汇入肝左静脉后壁的位置,将静脉韧带结扎切断。此方法可延长肝左静脉肝外段显露的长度,当肝左静脉与肝中静脉汇合处不在肝实质内部时,可绕肝左静脉放置悬吊带。此外,也可在完成肝实质离断后再分离肝左静脉。

通常在镰状韧带左侧离断肝实质的过程中,解剖游离出肝Ⅱ段和肝Ⅲ段的肝蒂。有时也可在肝圆韧带裂左侧,从肝外分

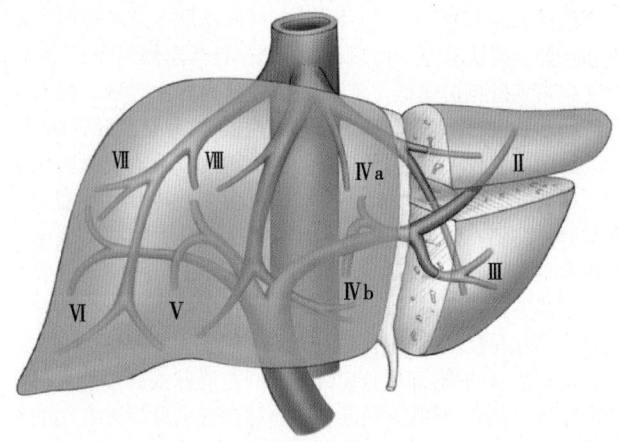

图 108B. 3 肝Ⅱ段和肝Ⅲ段切除术以及肝Ⅳ、Ⅴ、Ⅵ、Ⅶ和Ⅷ（扩大右半肝）切除术的切除平面示意图

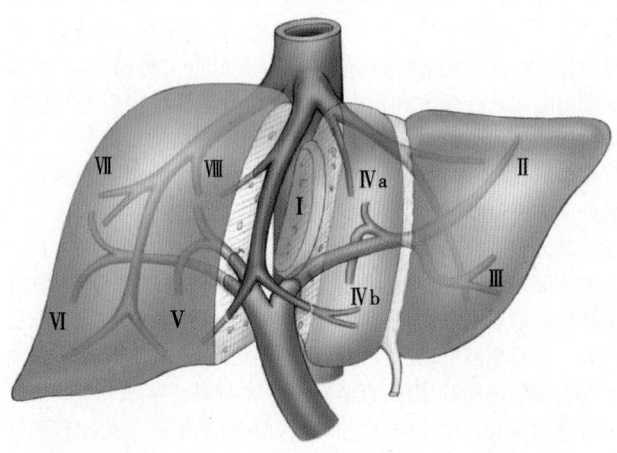

图 108B. 4 左半肝切除术和右半肝切除术（半肝切除术）的切除平面示意图

离出肝Ⅱ段和肝Ⅲ段的肝蒂。沿着镰状韧带方向进行肝实质离断过程中，逐渐显露肝Ⅱ段和肝Ⅲ段肝蒂分支，并分别结扎切断。尔后，离断肝左静脉周围肝实质，将肝左静脉结扎后切断。

离断肝实质直至肝尾状叶前方和静脉韧带裂水平。由于尾状叶的血供来自肝圆韧带裂水平的门静脉和左肝动脉，因此在离断肝实质前应确认这些血管并加以保护。

肝Ⅳ段切除术

单纯的肝Ⅳ段或Ⅳa段切除不常见。肝Ⅳ段位于肝门板和下腔静脉前方、镰状韧带和门静脉左支右侧、肝中静脉左侧。肝Ⅳ段血供和胆管引流，以从左向右的顺序，自镰状韧带基底部的左侧肝蒂发出（门静脉左支向右侧发出的分支）。有时，变异的右前和右后肝管可能在此区域穿行，切除时应注意保留这些管道。肝Ⅳ段静脉主要回流至肝中静脉，但有时也通过单独的脐裂静脉回流至肝上下腔静脉或肝左静脉、肝中静脉根部。

离断镰状韧带，显露肝静脉根部后，再开始处理肝Ⅳ段的入肝血流。切开镰状韧带右侧的腹膜反折，解剖游离并离断肝Ⅳa段及Ⅳb段的肝蒂，肝表面将会出现沿 Cantlie 线的肝切

除线。

继续将肝Ⅳ段底部从肝门板前方分离。分离过程中应注意避免在肝门板过多使用电凝器械，因为胆管分叉处和左肝管紧邻该区域后方。沿镰状韧带右侧开始离断肝实质，并注意辨认肝Ⅳa段和Ⅳb段肝蒂分支。术前影像上常可见Ⅳ段肝蒂分支起自共同主干，有时也会存在两个以上分支。

继续向头侧离断肝实质至肝上下腔静脉和肝中静脉、肝左静脉汇合处。肝中静脉、肝左静脉通常先在肝实质内汇合，再汇入下腔静脉。因此头侧的肝切除终点应稍低于肝中静脉和肝左静脉汇合处。需要注意从肝Ⅳ段汇入肝左静脉的较大肝静脉属支，这些属支可能在术前影像上并不明显。右侧肝切除线沿 Cantlie 线直至肝中静脉左侧。解剖并离断肝Ⅳa段和Ⅳb段汇入肝中静脉的若干分支。离断肝实质至内侧的肝门平面时，即已完成肝Ⅳ段的完整切除。

肝Ⅴ段或肝Ⅷ段切除术

肝Ⅴ段和肝Ⅷ段组成右前肝区。右侧肝蒂在肝内分为右前肝蒂和右后肝蒂。离断肝实质前，很难先对这些肝蒂进行结扎，尤其是肝Ⅷ段肝蒂；因此需先沿 Cantlie 线，朝向肝蒂方向离断部分肝实质，以便显露肝Ⅴ段或肝Ⅷ段肝蒂。肝Ⅴ段肝蒂从右侧肝蒂前方发出，然后向前下走行；肝Ⅷ段肝蒂从右侧肝蒂后方发出，然后向上走行。单独行肝Ⅴ段或肝Ⅷ段切除时，肝切除线位于门静脉分叉的水平面，其上为肝Ⅷ段，其下为肝Ⅴ段。其内侧及外侧界分别为肝中静脉和肝右静脉。

肝Ⅴ段切除术

单独行肝Ⅴ段切除时，首先由肝脏腹侧面的胆囊窝中点开始离断肝实质，向前沿 Cantlie 线朝向下腔静脉方向离断。然后从右肝静脉左侧离断肝实质，该离断面沿着 Rouviere 沟指向肝脏腹侧面游离缘，再朝向头侧下腔静脉方向；后方的肝断面会形成较大的冠状创面。最后，紧邻右侧门静脉分叉处下方，从前向后沿水平方向离断肝实质。此时，最初的两个垂直肝断面汇合，完成肝Ⅴ段切除。

肝Ⅷ段切除术

因肝Ⅷ段在肝表面无明显界线，单独行肝Ⅷ段切除具有挑战性。首先以 Cantlie 线作为解剖标志，从肝中静脉右侧开始离断肝实质。在肝实质离断过程中，解剖出右前区肝蒂向上方发出的肝Ⅷ段肝蒂，并结扎切断；也可以在门静脉分叉处，沿水平方向离断肝Ⅷ段和肝Ⅴ段间肝实质后，待视野开阔再离断肝Ⅷ段肝蒂。后一种方法更常用，因其便于确定位于肝右静脉左侧的右侧肝切除线。需要在术中超声引导下确定水平方向的肝离断面，该离断面与肝右静脉冠状面一致。

以肝右静脉末端为引导，沿右侧肝切除线向上继续离断肝实质，上切缘与肝右静脉和肝中静脉间的肝实质厚度仅 1～2cm。沿右侧肝切除线断肝时需要注意保持正确的平面，断肝平面大约与垂直方向呈 45°角，这样可以避免损伤肝右静脉。最后，离断肝Ⅷ段深部附着下腔静脉表面的肝实质，实际上该部分肝实质在前期已经基本离断。

肝Ⅴ段和肝Ⅷ段联合切除术

肝Ⅴ段和肝Ⅷ段联合切除时，需离断右前肝蒂，左侧肝切

除线在肝中静脉右侧,沿 Cantlie 线方向;右侧肝切除线沿肝右静脉左侧的冠状面。可经右前肝蒂前方或者后方对其进行肝外解剖游离,以直线切割闭合器整体离断;或者沿 Cantlie 线离断肝实质至近肝门处的过程中,显露右前肝蒂。先行离断右前肝蒂,可显示缺血肝实质的边界,便于确定断肝平面。

肝Ⅵ段或肝Ⅶ段切除术

在胆囊窝外侧的水平肝裂(Rouviere 沟)内可见右后肝蒂。右肝动脉的肝Ⅵ/Ⅶ段分支通常可在肝外解剖显露,但是门静脉右后支的肝Ⅵ/Ⅶ段分支难以在肝外解剖显露。因此单独行肝Ⅵ段或者肝Ⅶ段切除时,通常在离断肝实质过程中处理相应肝蒂(图 108B.5)。单独行肝Ⅵ段或肝Ⅶ段切除时,若存在肝Ⅵ段或肝Ⅶ段直接回流至下腔静脉的肝静脉分支,则需一并离断,从而完全游离右肝。

肝Ⅵ段切除术

单独行肝Ⅵ段切除时,首先沿肝脏脏面的 Rouviere 沟斜行离断肝实质,转至肝脏膈面后朝下腔静脉方向继续离断,整个离断面位于肝右静脉后方(图 108B.6)。水平方向的肝离断面位于门静脉分叉水平。在断肝路径的三分之二处可见右后肝蒂向下发出的分支。最后,沿水平切面离断肝实质至肝右静脉外侧的肝脏背侧面,完整切除肝Ⅵ段。

肝Ⅶ段切除术

单独行肝Ⅶ段切除时,首先沿着紧贴门静脉分叉上方的水平面离断肝实质,该水平切面与肝Ⅵ段切除时水平切面相一致(见图 108B.5)。接着以肝右静脉右侧为界,由外向内离断肝实质。沿水平切面断肝时,可解剖并离断右后肝蒂向上发出的分支,从而显示肝Ⅶ段内侧的分界线。沿着肝右静脉的右后方,斜行向头侧继续离断肝实质。

肝Ⅵ和肝Ⅶ段联合切除术

肝右后区切除常作为右半肝切除的替代方案,尤其是对于合并肝实质病变的病人(见表 108B.5)。右后肝蒂可在肝外解剖显露。先行切断入肝血流可帮助确定切除边界。也可分别先将肝Ⅵ段和Ⅶ段的肝动脉和门静脉分别离断,肝切除过程中

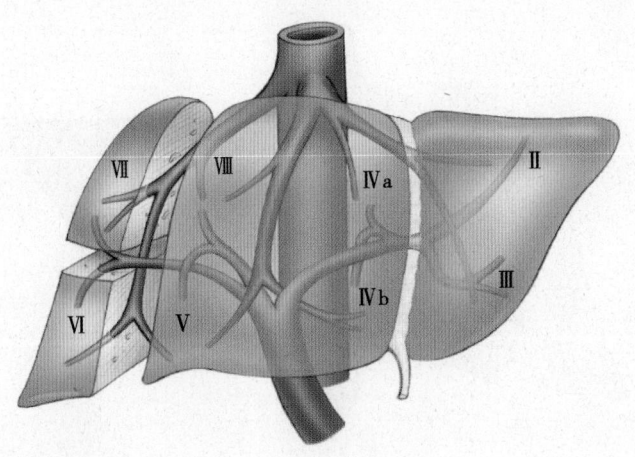

图 108B.5　肝Ⅵ段和肝Ⅶ段切除术和肝Ⅱ、Ⅲ、Ⅳ、Ⅴ和Ⅷ(扩大左半肝)切除术的切除平面示意图

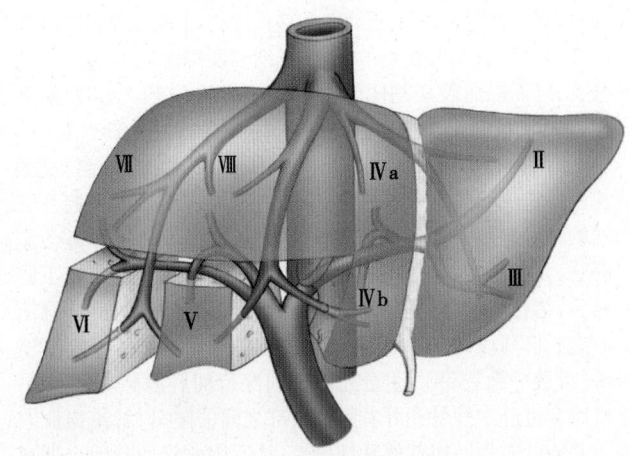

图 108B.6　肝Ⅴ段切除术和肝Ⅵ切除术的切除平面示意图

再离断肝Ⅵ和肝Ⅶ段的胆管。肝右后区切除的离断面位于肝右静脉后方,呈冠状位,切除后肝断面较大,应注意出血和胆瘘的情况。

肝Ⅴ段和Ⅵ段联合切除术

临床中常将肝Ⅴ段和肝Ⅵ段联合切除。垂直方向的肝离断面沿 Cantlie 线方向,在肝中静脉右侧,由肝下缘向上朝着下腔静脉方向(见图 108B.6)。水平方向的肝离断面沿门静脉水平。肝Ⅴ段和肝Ⅵ段肝蒂一般在断肝过程中解剖离断,此前应先离断肝Ⅵ段和肝Ⅶ段回流至下腔静脉前壁的静脉属支,将右肝从膈肌完全游离。肝实质离断起自胆囊窝中点,沿 Cantlie 线向上垂直离断肝实质至右侧肝蒂水平。然后在垂直离断面顶端,从右向左沿水平方向离断肝实质。可在肝离断面底部解剖出肝Ⅴ段肝蒂并结扎切断,然后在其向后方解剖出肝Ⅵ段肝蒂并结扎切断。由右向左的水平方向离断面与肝右静脉交汇。

三个及以上肝段联合切除术

肝Ⅴ段至肝Ⅷ段切除术:右半肝切除术

右半肝切除术是非常标准化的手术操作,即沿 Cantlie 线右侧,离断肝中静脉右侧的肝实质(见图 108B.4)。联合肝中静脉切除时则为扩大右半肝切除术。在离断肝实质前,可采取多种方法控制入肝和出肝血流;断肝过程中可采用或不采用间断 Pringle 法。先离断镰状韧带至其在下腔静脉前方形成的三角区域,显露肝中静脉与肝右静脉根部之间的陷窝,注意不要损伤从肝Ⅷ段直接汇入下腔静脉的细小分支。

胆囊切除后开始解剖第一肝门。可以采用 Glisson 鞘外解剖法处理右侧肝蒂:切开 Glisson 鞘表面在第一肝门前方和后方的的腹膜反折,紧贴 Glisson 鞘从肝实质降低肝门板。显露右侧肝蒂后,绕其放置悬吊带。以切割闭合器(Endo GIA, Covidien)将右侧肝蒂整块离断。或者采用 Glisson 鞘内解剖法,将右半肝的肝动脉和门静脉分别解剖并结扎切断:切开第一肝门侧后方腹膜,解剖出右肝动脉及其分支,并将其结扎切断。切开门静脉主干表面的腹膜,将门静脉从胆总管后方游离,直至清楚显露门静脉分叉处及门静脉左支起始部。继续沿门静脉右支前壁向头侧解剖。解剖显露并离断门静脉右支后外侧发

往肝Ⅵ段的细小分支,保证游离足够长度的门静脉右支以备离断。绕门静脉右支放置悬吊带,并仔细离断门静脉分叉处的细小分支,继而以血管切割闭合器离断门静脉右支。此时,沿肝表面Cantlie线会出现缺血边界。

切开右侧冠状韧带,将右肝从膈肌和右肾上腺分离,显露肝裸区并进一步显露下腔静脉,完成右肝的游离。以下腔静脉为轴旋转肝脏可方便解剖分离。切断左侧三角韧带可方便旋转肝脏,尤其是当肝脏体积较大或病人较为肥胖时。显露下腔静脉后,结扎切断肝Ⅵ段和肝Ⅶ段回流至下腔静脉的肝静脉属支。离断肝Ⅶ段和肝Ⅰ段间、包绕下腔静脉后方的纤维结缔组织桥(肝腔静脉韧带),注意处理其间穿行的肝静脉。用Kelly止血钳穿过肝中静脉和肝右静脉根部之间的陷窝,游离出肝右静脉并绕肝右静脉根部放置悬吊带,然后用血管切割闭合器离断肝右静脉。在肝后下腔静脉前方放置绕肝悬吊带,应用绕肝提拉技术进行肝切除。

由胆囊窝沿缺血线离断肝实质。离断肝实质过程中,首先遇到的较大脉管结构是肝Ⅴ段汇入肝中静脉的肝静脉属支。离断此静脉后,肝断面术野将变开阔,继续紧贴肝中静脉右侧或在肝中静脉表面保留少量肝组织进行肝实质离断。在肝断面底部可见包含右肝管的肝门板结构。先将右肝管和周围肝门板离断,再进行上半部分肝实质离断,有助于减少肝静脉损伤的风险。离断最上方的肝实质时,可利用绕肝悬吊带向上牵引肝脏协助离断,即绕肝提拉技术。并离断肝Ⅷ段汇入肝中静脉的各个属支。最后,离断腔静脉沟前方附近残余的Glisson鞘组织,完成右半肝切除。

右半肝联合肝中静脉及部分肝Ⅳ段切除称为扩大右半肝切除术。若联合肝中静脉切除,需要从胆囊窝左侧开始离断肝实质,此时首先遇到的较大脉管结构为肝Ⅳb段汇入肝中静脉的肝静脉属支。沿肝中静脉左侧离断肝实质,结扎遇到的各支Ⅳa段回流静脉。在肝中静脉与肝左静脉汇合处以下,解剖游离肝中静脉并切断。此外,也可以在离断肝右静脉后,先将尾状叶上部从肝后下腔静脉适当游离,然后在肝外解剖显露并离断肝中静脉。肝离断面距镰状韧带右侧1cm,切除范围包含部分肝Ⅳ段。在肝实质离断过程中,将左侧肝蒂发往肝Ⅳa段和肝Ⅳb段的分支一并离断。

肝Ⅱ段至肝Ⅳ段切除术:左半肝切除术

沿Cantlie线至肝中静脉左侧,切除肝Ⅱ段、肝Ⅲ段和肝Ⅳa和Ⅳb段,称为左半肝切除术(见图108B.4)。扩大左半肝切除则需联合肝中静脉切除,或联合肝中静脉和肝Ⅰ段(尾状叶)切除。应在肝实质离断前进行入肝和出肝血流的控制,其操作方法较多。肝实质离断时可采用或者不采用间断Pringle法。游离左半肝时,首先离断镰状韧带至其在下腔静脉前方形成的三角区域。在下腔静脉前方解剖肝左静脉和肝中静脉之间的陷窝,但两支静脉有时会在肝实质内汇合,导致无法在肝外解剖悬吊肝左静脉。为了能充分解剖显露并悬吊肝左静脉根部,应在静脉韧带裂内离断肝静脉韧带,以显露肝左静脉背侧。也可先控制入肝血流,暂不处理肝左静脉,待肝实质离断最后将肝左静脉一并切断。采用Glisson鞘外解剖法显露并悬吊左侧肝蒂,以切割闭合器整块离断。或者先在肝外分别离断左肝动脉和门静脉左支,在后续的肝实质离断过程中再离断左肝管。

从左右肝管分叉处前表面将肝Ⅳ段底部解剖游离,以确认左肝蒂切断面。在第一肝门左侧解剖显露左肝动脉并结扎离断。通常左肝动脉会先发出一支供应肝Ⅳ段的分支,也应予以离断。显露门静脉前壁,解剖游离门静脉直至清楚显露门静脉右支起始部。离断1~2支尾状叶门静脉分支,游离出悬吊门静脉左支,确认安全后将其结扎离断。由胆囊窝左侧沿Cantlie线离断肝实质。首先遇到的较大脉管结构为肝Ⅳa段汇入肝中静脉的肝静脉属支。辨认肝中静脉主干后,沿其左侧向头侧离断肝实质。

离断肝Ⅳ段底部肝实质时,需偏向左侧以尽量避免损伤引流至左肝管的变异右肝管。如果肝离断平面靠近镰状韧带,保留肝Ⅳa段和Ⅳb段内侧部分的肝实质,则应将肝Ⅳa段和Ⅳb段肝蒂分别解剖并结扎离断。肝门板可用切割闭合器离断或结扎离断。继续向头侧离断肝实质,显露肝左静脉。若尚未在肝外离断肝左静脉,此时应在肝左静脉与肝中静脉汇合处下方将其离断。继续分离肝Ⅱ段和肝Ⅲ段与尾状叶间肝实质,直至尾状叶表面,完整切除左半肝。

左半肝切除可以扩大至联合肝中静脉以及范围不等的肝Ⅴ段和肝Ⅷ段切除。左半肝切除联合部分或完整肝Ⅴ段和肝Ⅷ段切除时,肝离断面位于肝右静脉左侧,几乎与手术台平行。右前区肝蒂常在断肝过程中结扎离断。右前肝蒂和右后肝蒂的分支方式多变,在做任何不可逆的切断操作前,必须确认所分离的肝蒂准确无误。可用血管阻断钳暂时性夹闭肝蒂,观察肝实质缺血范围,协助评估是否夹闭目标肝蒂。解剖肝右静脉前壁需格外小心。

左半肝切除和扩大左半肝切除可以联合肝尾叶切除和肝外胆管切除,用于部分肝门胆管癌病人。整块切除左半肝和尾状叶时,需要先将尾状叶从下腔静脉游离下来。

肝Ⅳ、Ⅴ、Ⅷ段联合切除术:中肝切除术

该术式的应用较少,主要适用于肿瘤位于肝中央区且体积较大,若行扩大右半肝或右半肝切除,剩余肝体积不足的情况。中肝切除术的左侧肝离断面位于镰状韧带和脐裂右侧,右侧肝离断面位于肝右静脉左侧(图108B.7)。冠状肝离断面位于第一肝门上方及右后肝蒂前方。

充分游离肝脏后,显露肝右静脉、肝中静脉和肝左静脉汇入下腔静脉处。切除胆囊,解剖左、右肝管分叉处与前方肝Ⅳ

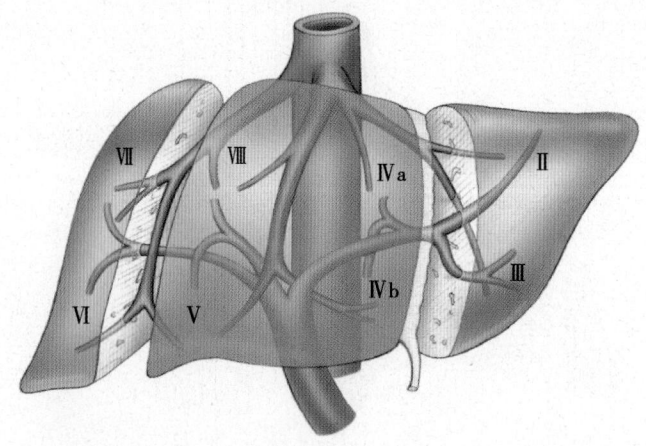

图108B.7　肝Ⅳ、Ⅴ和Ⅷ切除术(中肝切除术)的切除平面示意图

段基底部的间隙,将肝门板从肝实质降低。优先解剖并离断右前肝蒂,便于显示缺血范围并确定肝切除线。可在肝外处理Ⅳb 段肝蒂,但更常选择在断肝过程中离断肝Ⅳa 段和肝Ⅳb 段肝蒂。右前肝蒂的处理可通过肝外 Glisson 鞘外解剖切断或者断肝过程中分别离断肝Ⅴ段和肝Ⅷ段肝蒂。

从镰状韧带右侧开始离断肝实质。将肝Ⅳa 段和肝Ⅳb 段肝蒂从左侧肝蒂发出处结扎离断。切除平面向头侧至肝中静脉-肝左静脉汇合处。注意不要误断或损伤肝左静脉。暂不处理左侧肝断面较深的位置,最好等右侧肝断面完成后再行解剖。右侧断肝平面沿肝右静脉左侧,其水平面和垂直面约呈45°角。

由胆囊窝右侧开始离断肝实质,前方朝向肝右静脉和肝中静脉间陷窝、后方朝向至 Rouviere 沟。注意保持肝离断面位于右后肝蒂前方,还要避免损伤肝右静脉。如果前期未处理右前肝蒂,则在此肝断面深部离断右前肝蒂或分别离断肝Ⅴ段和肝Ⅶ段肝蒂。离断肝蒂前,可尝试用血管阻断钳临时夹闭拟离断肝蒂,避免意外损伤右后肝蒂。继续离断肝实质,直至左侧肝断面与右侧肝断面的顶端会合,然后离断肝中静脉,完整切除中肝。因肝断面较大且接近肝门板,切除后胆瘘和出血风险较高。

（刘荣 译　陈孝平 审）

第 108C 章

术前门静脉栓塞术：技术和转归

Junichi Shindoh，David C. Madoff，Thomas A. Aloia，and Jean-Nicolas Vauthey

门静脉栓塞术（portal vein embolization，PVE）是最常见的术前门静脉血流调节技术，目的是降低拟施行大范围肝切除术病人剩余肝（future liver remnant，FLR）体积不足时引起的手术风险（Abdalla et al，2002；de Baere et al，1993；Madoff et al，2005a；Makuuchi et al，1990）。PVE 可将门静脉血流重新分配到 FLR，导致拟切除的肝脏部分萎缩及残留部分肝脏代偿性增生肥厚，从而实现肝脏储备功能的重新分配。PVE 不仅可减少围手术期并发症，还可使因预期 FLR 不足而被认定为不可切除的病人实现安全的根治性肝切除术（Abulkhir et al，2008；Azoulay et al，2000b；Madoff et al，2005a；Vauthey et al，2004，2005）。目前，大块肝切除术前施行 PVE 已在全球多个肝胆外科中心开展。

本章将回顾和讨论 PVE 的技术细节和临床转归。

剩余肝体积测定预测大块肝切除术的安全性

广泛肝切除术的安全性在很大程度上取决于 FLR 的净功能储备（见第 27 章和第 103A 章）。FLR 体积（Azoulay et al，2000b；Kishi et al，2009；Kubota et al，1997；Shindoh et al，2013c；Zorzi et al，2007）和肝脏再生能力（Ribero et al，2007；Shindoh et al，2013a）是预测肝切除术后并发症发生率和死亡率的重要指标（图 108C.1）。因此，需要系统的肝体积测定来评估大块肝切除的风险。

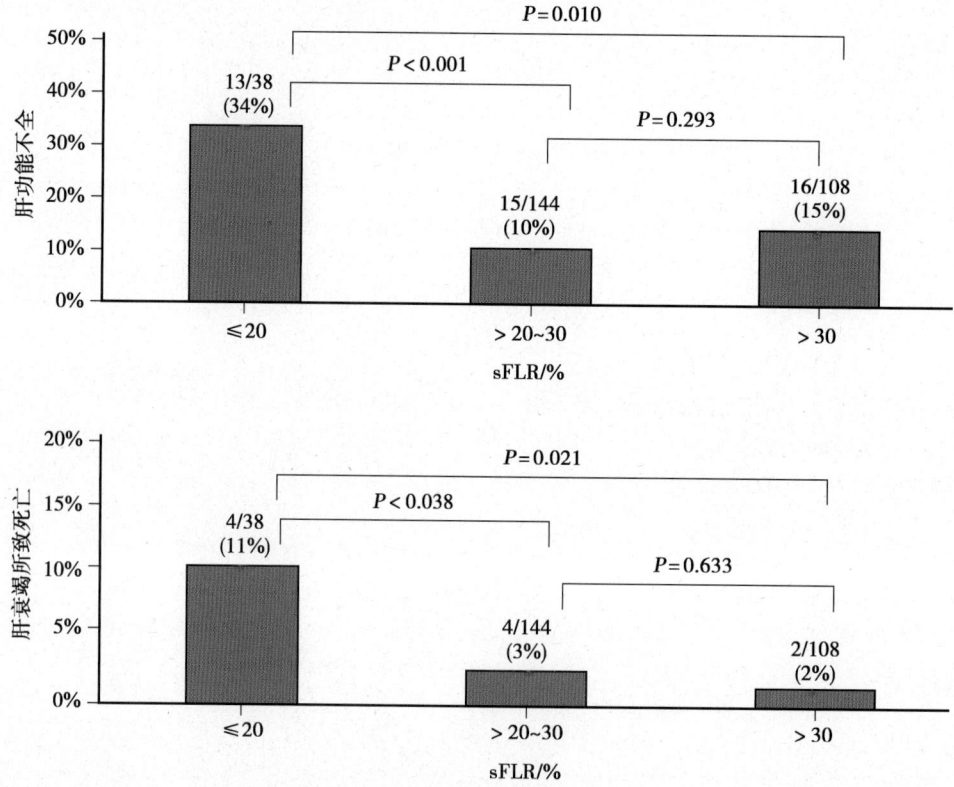

图 108C.1　301 例病人的标准化剩余肝（sFLR）体积与术后肝功能不全发生率和肝衰竭导致死亡率（From Kishi Y，et al，2009：Three hundred and one consecutive extended right hepatectomies：evaluation of outcome based on systematic liver volumetry. Ann Surg 250：540-548.）

系统化的体积测量

一项解剖学研究表明,只有 25% 的病人有足够的 FLR 体积(即大于预估标准肝体积的 20%)可接受安全的扩大右半肝切除术,90% 的病人有足够的 FLR 体积可接受右半肝切除术(图 108C. 2)(Abdalla et al,2004;Ribero et al,2008)。因此,推荐使用经过验证的方法常规测定肝脏体积,尤其是对于考虑接受扩大右半肝切除术的病人。至于体积测定,FLR 体积应计算肝切除术后功能性肝实质的绝对体积,即有完整的入肝和出肝血流的部分。当回流静脉被切除时,相应部分的肝脏可能会淤血,继之因萎缩而失去正常功能(Maema et al,2002;Shindoh et al,2012)。因此,对于接受扩大右半肝切除的病人,如果肝中静脉(MHV)被切除或术中受损,则不应将Ⅳ段包含在 FLR 内。因为在没有 MHV 回流的情况下,除非存在有解剖意义的脐静脉或直接汇入肝左静脉的Ⅳ段静脉,否则大部分Ⅳ段肝组织会

因为淤血而失去正常功能。

安全肝切除所需的最小 FLR 体积

目前已有多种基于 FLR 体积评估大块肝切除风险的方法。得克萨斯大学 MD 安德森癌症中心(MDACC)应用标准化剩余肝(standardized future liver remnant, sFLR)体积来评估 PVE 后的肝脏再生情况和手术风险。sFLR 被定义为测得的 FLR 体积除以预估全肝体积(total estimated liver volume, TEL)(图 108C. 3)(Vauthey, et al, 2000)。与大多数肝胆中心一样,在 MDACC,FLR 体积也是通过对 CT 图像进行三维重建获得的。TEL 与体表面积(body surface area, BSA)存在如下线性关系(Ribero et al,2008;Vauthey et al,2002):

$$TEL(cm^3) = -794.41 + 1\ 267.28 \times BSA(m^2)$$

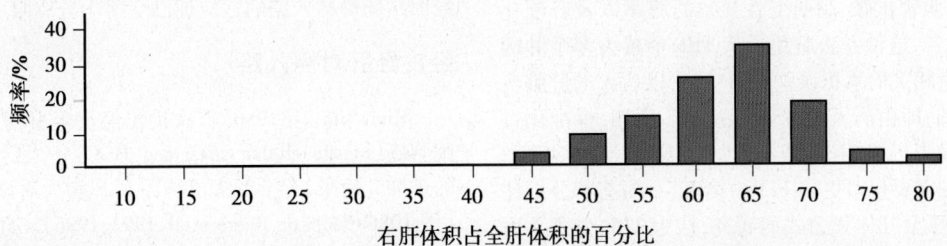

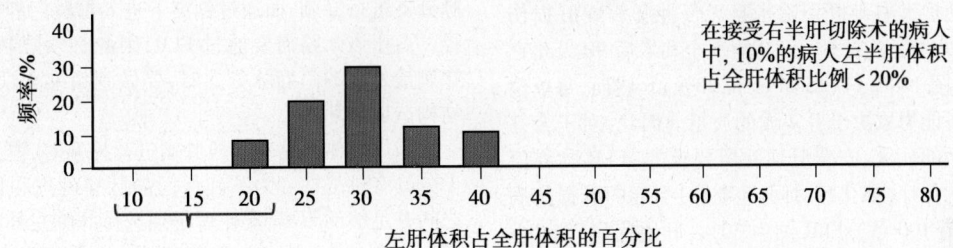

在接受右半肝切除术的病人中,10% 的病人左半肝体积占全肝体积比例 < 20%

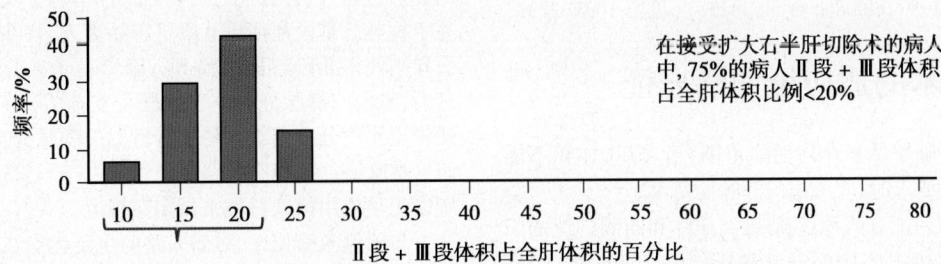

在接受扩大右半肝切除术的病人中,75% 的病人Ⅱ段 + Ⅲ段体积占全肝体积比例<20%

图 108C. 2　102 例病人基于计算机断层扫描容积测量得到的右肝、左肝和Ⅱ段+Ⅲ段体积占全肝体积的比例的变异(Modified from Abdalla EK, et al, 2004:Total and segmental liver volume variations:implications for liver surgery. Surgery 135:404-410,with permission.)

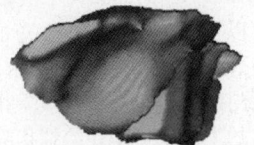

肝段 Ⅰ + Ⅱ + Ⅲ =233cm³

$$\frac{测得的剩余肝体积}{^*预估全肝体积} = \frac{233}{1\ 853} = 13\%\ of\ 全肝体积$$

提示门静脉栓塞术

图 108C. 3　通过测量的标准化剩余肝(FLR)体积评估扩大肝切除术的风险。根据公式,预估全肝体积(TLV)可以通过体表面积得出:TLV = - 794. 41 + 1 267. 28 ×BSA(m²)(Vauthey et al,2002),预估 TLV 值可以用于计算 sFLR,进而比较病人的预后

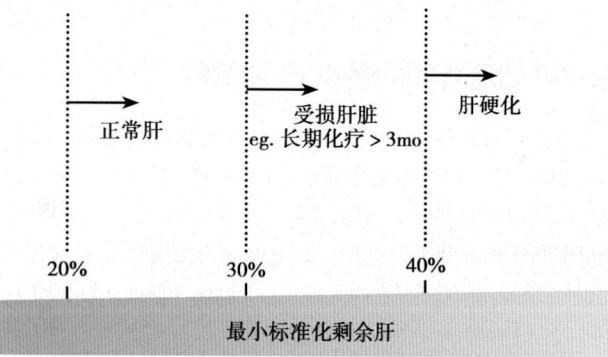

图 108C. 4　避免术后肝功能不全所需的最小标准化剩余肝体积

这种 FLR 的测算方法有几个优点。第一,该方法无须直接对要切除的肝脏进行三维 CT 测量,毕竟该部分肝脏可能无法有效反映肝功能(胆管扩张、脂肪变性导致的肥厚以及肝硬化引起的萎缩)。第二,这种方法避免了从 TEL 中减去多个肿瘤体积所产生的测量相关的累积误差。第三,它以病人的肝脏实际生理需要为基础,即由病人的 BSA 所反映。第四,标准化过程校正了病人的身形因素:身形较小的病人需要较小的 FLR,身形较大的病人则需要保留更多 FLR。第五,一项荟萃分析比较了 12 项有关估算全肝体积公式的研究,认为 TEL 公式是所有公式中最准确的(Johnson et al,2005)。

在 301 例接受扩大右半肝切除术且无慢性肝病或肝损伤的病人中,sFLR<20% 是影响术后肝功能不全和术后 90 天死亡率的危险因素(见图 108C. 1)(Kishi et al,2009)。然而,每单位体积的肝脏的储备能力取决于肝实质的质量。因此,对于合并肝损伤或慢性肝病的病人,安全肝切除所要求的 sFLR 临界值也有所不同。长期化疗(如化疗时间>3 个月)引起的肝损伤病人(见第 71 章和第 100 章)sFLR 约为 30%,肝硬化病人 sFLR 则至少为 40%(图 108C. 4)(Azoulay et al,2000a;Kishi et al,2009;Kubota et al,1997;Shindoh et al,2013c)(见第 103D 章)。

门静脉栓塞术的适应证和禁忌证

根据病人的肝脏质量和计划切除范围,当 sFLR 体积不能满足安全肝切除的要求时,应考虑门静脉栓塞术。

PVE 的绝对禁忌证有两种:门静脉高压症和同侧广泛的门静脉癌栓。对于轻度亚临床门静脉高压(10～15mmHg)的病人,未必是 PVE 的禁忌证。然而,PVE 可增加门静脉压力,并加重门静脉高压症相关临床症状(如食管静脉曲张破裂出血等)。因此,有临床证据支持的门静脉高压症病人应禁行 PVE (Truty et al,2010;Vauthey et al,2010)。

门静脉栓塞术的技术问题

门静脉系统入路

PVE 包含三种标准方法:经回结肠静脉入路、经肝对侧入路(经皮经 FLR 入路)和经肝同侧入路(经皮经拟切除肝脏入路)(见第 30 章)。值得注意的是,门静脉的入路的选择虽然由外科医生自行决定,但受多种因素影响,包括栓塞范围、手术切除范围、操作者对某种栓塞剂的偏好、肝内的肿瘤负荷以及操作者的经验水平等(Avritscher et al,2008)。

经回结肠静脉入路

经回结肠静脉入路是由 Makuuchi 等(1990)率先报道的术前 PVE 技术(Makuuchi et al,1990)。该入路是在开腹手术中进行,即直接经回结肠静脉插管并将导管引入门静脉系统进行栓塞。通常在以下情况采用该入路:开腹手术探查期间需要额外 PVE 治疗,经皮入路无法完成,或不具备介入放射操作室等(Azoulay et al,1995;Denys et al,2002)。经回结肠静脉入路的缺点是需要全麻和开腹,除了手术固有的风险外,还包括对手术室成像设备的依赖,而往往手术室并不配备清晰的成像设备。因此,随着微创技术的不断推广与应用,以及介入放射学相关设备包括成像设备、导管系统和栓塞剂的不断进步,目前经回结肠静脉入路的适应证已变得十分有限。

经皮经肝对侧入路

Kinoshita 等(1986)首次提出经皮经肝对侧入路以延缓肝细胞癌(hepatocellular carcinoma,HCC)病人门静脉系统内癌栓的进展。后来,有学者为了诱导 FLR 增大对该技术进行了改进(图 108C. 5A)(de Baere et al,1993,1996)。经皮经肝对侧入路需要在超声引导下,使用 18 号或 22 号穿刺针经皮对周围门静脉分支进行穿刺,而通过剑突下进入Ⅲ段门静脉分支为最佳路径。由于该入路需要通过 FLR,因此必须限制操作次数,并且穿刺最外围的门静脉分支时,要做到精准无误,以免对中央区结构造成破坏。

采用对侧入路对Ⅳ段肿瘤进行栓塞时,进入门静脉的过程十分具有挑战性。为了确保门静脉穿刺点和Ⅳ段门静脉分支之间有足够的距离,操作者必须选择肝脏的左外叶的门静脉分支进行穿刺,通常从 Rex 隐窝进入。Ⅳ段栓塞一般在完成右肝 PVE 后进行,因为在此之后Ⅳ段的门静脉分支能够充分扩张并易于找寻。Ⅲ段往往比Ⅱ段更容易进入,且在轴平面上的超声引导则使得Ⅱ段与Ⅲ段和 Rex 隐窝易于区分。因为在 Rex 隐窝内,Ⅲ段门静脉分支位于Ⅱ段分支前方,随后从Ⅲ段穿刺点插管至Ⅳ段分支相对容易。待目标门静脉分支完全闭塞之后,即可移除通往门静脉的路径导管。由于导管进入部位在 FLR,所以无须使用栓塞材料来封闭穿刺道。

与同侧入路相比,对侧入路的主要优点在于避免了右肝门静脉分支插管时的成角问题,即更容易进入门静脉分支。此外,对侧入路导管的方向与门静脉血流方向一致。然而在同侧入路的栓塞过程中,应用回旋弯曲导管可以保证该入路安全可行(Madoff et al,2002)。一些研究发现门静脉造影时,对侧入路可以更好地显示被栓塞的门静脉分支(Di Stefano et al,2005)。然而,其他研究发现,改良后的同侧入路和对侧入路栓塞后门静脉造影的成像效果相似(Di Stefano et al,2005)。对侧入路的主要缺点是在给拟切除区域的门静脉分支插管时,需要通过左肝实质插入导管,可能造成 FLR 损伤和左肝门静脉或其分支的血栓形成(Madoff et al,2002)。

经皮经肝同侧入路

经皮经肝同侧入路最初由 Nagino 等提出(1996),迄今得

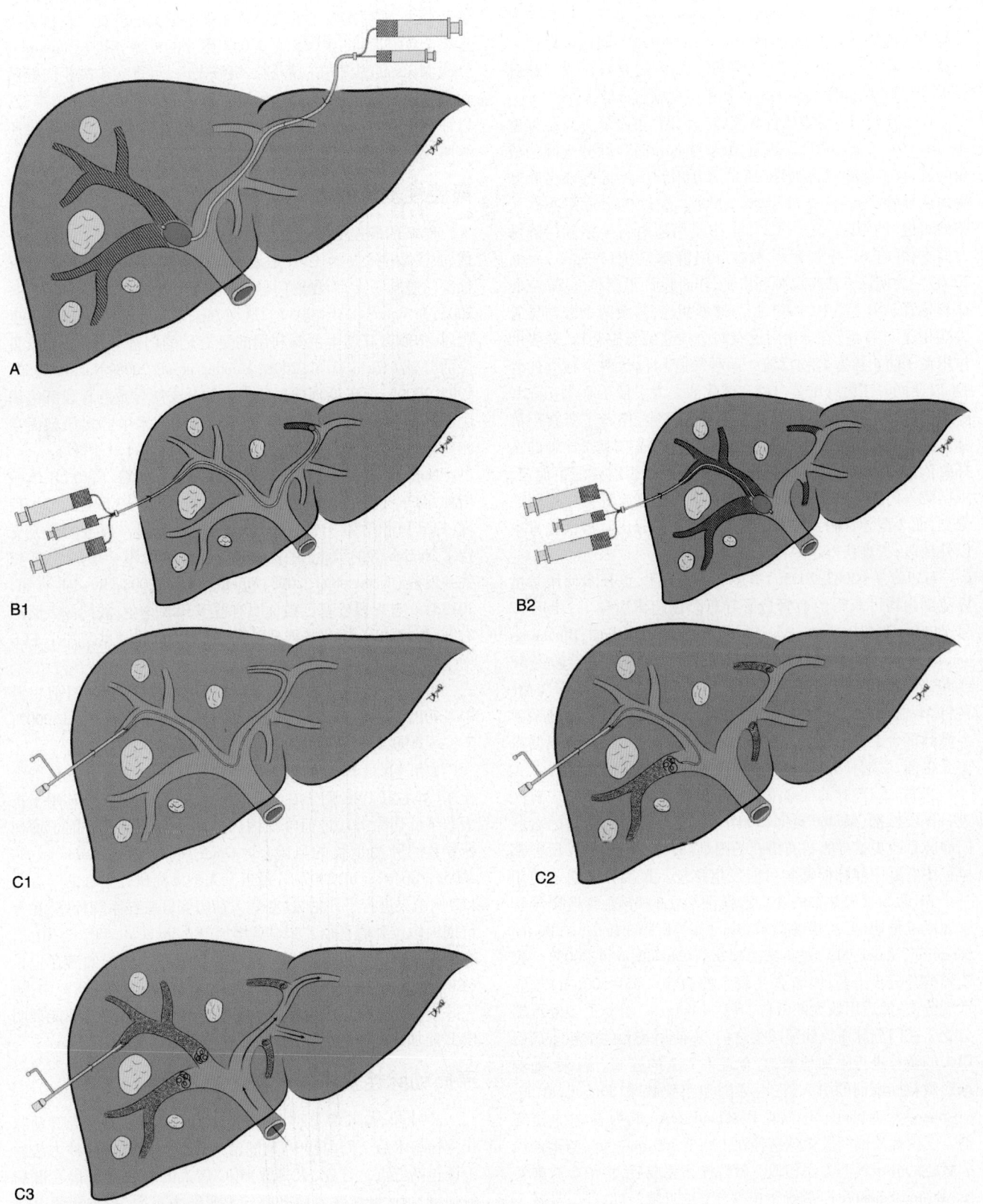

图 108C. 5　右肝门静脉栓塞(PVE)中各种门静脉系统入路示意图。(A)右肝 PVE 的对侧入路。将闭塞球囊导管穿过左肝引入门静脉右支,并沿顺行方向注射栓塞剂。(B1-B2)如 Nagino 等所述,联合Ⅳ段栓塞的右肝 PVE 同侧入路。采用不同的球囊导管(B1)顺行栓塞Ⅳ段门静脉支,或(B2)逆行将栓塞剂引入右肝门静脉系统。(C1-C3)改良的联合Ⅳ段栓塞的右肝 PVE 同侧入路。(C1)将 6F 导管鞘置于门静脉右支,并将 5F 导管置于左肝门静脉系统,将同轴微导管置入Ⅳ段分支,进行微粒栓塞,直到所有分支被栓塞后放置钢圈。(C2)Ⅳ段完全闭塞后,使用 5F 回旋导管完成右肝 PVE。(C3)右肝和Ⅳ段门静脉完全闭塞后,用钢圈栓塞入路,防止肝包膜下出血

到了许多学者的认可与推荐（Gibo et al, 2007; Madoff et al, 2003, 2005b; Tsuda et al, 2006）。应用该方法，导管可以经荷瘤肝脏内的门静脉分支进入（图108C.5B1~B2）。同侧入路的一个显著优点是插管时无须穿过 FLR。如果需要对Ⅳ段门静脉分支进行栓塞，同侧入路也可以轻松实现顺行插管。

通常穿刺门静脉右支前段是首选入路，可降低并发症发生率（Kodama et al, 2002）。然而，由于肝右叶门静脉分支间的成角问题，该操作极具挑战性，通常需要用到回旋导管或多腔球囊闭塞导管（Nagino et al, 1996, 2000）。经过 Nagino 对同侧入路的改进（图108C.5C1~C3），术中使用超声引导穿刺门静脉右前支，并将 6F 导管鞘引入右肝门静脉系统（Nagino et al, 2000）。为使该方法得以顺利实施，作者设计了两种 5.5F 三腔球囊导管。"1 型"中的一个腔与球囊相连，其余两个腔与导管尖端相连。"2 型"在球囊附近有两个独立的管腔开口，球囊的作用在于防止栓塞药物反流。两种导管均包含两个独立的管腔，以便同时注射纤维蛋白胶和碘化油。为了便于手术切除和降低门静脉左支和/或门静脉主干栓塞风险，作者主张在门静脉右支近端预留至少 1cm 的距离。"1 型"或"2 型"导管的选择要依据门静脉的解剖和门静脉右支近端是否需要保留而定。根据病人门静脉解剖要求，1 型导管用于栓塞导管尖端远侧的分支，而 2 型导管用于栓塞导管尖端近侧的分支。可惜在日本以外地区，很难获得这些特殊的球囊导管。

Madoff 等（2003, 2005b）描述了一项技术，该技术使用是世界范围内均可获得的血管造影导管。在超声引导下，使用 22 号千叶针（Neff Percutaneous Access Set; Cook Medical, Bloomington, IN）穿刺右肝门静脉系统的远端分支。随即通过导丝将 5F 或 6F 导管鞘推进到门静脉右支的分支，便于后续的导管交换。再将 5F 血管造影导管置于门静脉主干内，即脾静脉和肠系膜上静脉汇合上方的位置，继之完成冲洗式门静脉造影，根据需要获得前、后端和头、尾端的造影图像，以绘制门静脉解剖。

当右肝门静脉的栓塞范围包含Ⅳ段时（图108.6），应首先进行Ⅳ段栓塞（Madoff et al, 2005b）。因为通过已栓塞的右肝门静脉系统更换导管将有潜在的困难，而且在后续的Ⅳ段栓塞过程中右肝门静脉栓塞物可能发生移位。Ⅳ段栓塞通常使用一个 3F 微导管经共轴的含有选择性端孔的 5F 血管造影导管来完成。早期，聚乙烯醇微粒（Contour SE Microspheres; Boston Scientific, Natick, MA）是首选的栓塞剂（Madoff, et al, 2003）。聚乙烯醇是分步给药的：首先用较小的微粒（355~500μm）填充远端分支；然后用较大的微粒（高达 1 000μm）填充更多的近端分支。在门静脉血流明显减少之前，不使用较大的微粒。最后用大的微粒进行附加栓塞，直至近乎完全的栓塞。后来，随着球形微粒栓塞剂的引入，三丙烯酸酯明胶微球（EmboGold Microspheres; Biosphere Medical, Rockland, MA）成为首选的栓塞剂。三丙烯酸酯明胶微球直径在 100 至 700μm 之间，与聚乙烯醇微粒的分步给药方法相似。微粒栓塞完成后，将铂金微弹簧圈（Boston Scientific）放置于Ⅳ段分支的近端内，以进一步减少门静脉血流再通。

对于同侧入路的右肝 PVE，通常将工作导管更换为 5F 回旋导管（Sos-2, Simmons-1; AngioDynamics, Latham, NY），以确保微粒栓塞剂的安全输送。鉴于同侧入路导管进入门静脉右支时必须面对的锐角问题，故选择回旋导管以便于顺利进入门静

脉右支。同Ⅳ段栓塞一样，首先用较小的微粒填充远端小的门静脉分支，然后用较大的微粒填充近端较大的分支。在血流接近完全停滞后，将 0.035 或 0.038 英寸的栓塞钢圈（Gianturco; Cook Medical）放置在门静脉二级分支内，可进一步减少门静脉血流再通。门静脉内放置冲洗导管，获得最终门静脉造影像，以评估栓塞的彻底性。在手术结束时，用钢圈和/或可吸收压缩明胶海绵填充入路，以减少穿刺部位肝脏出血的风险。

最佳栓塞范围

PVE 的最佳范围一直存在争议（van Gulik et al, 2008）。目前，大多数中心进行 PVE 是为扩大右半肝切除术做准备，且仅栓塞门静脉右支，而Ⅳ段门静脉分支不予处理（Capussotti et al, 2005; de Baere et al, 1993）。这种方法确实能够诱导 FLR 增生肥厚，但刺激其增生主要利用的是充足的门静脉血流向Ⅱ、Ⅲ段的分流（Kishi et al, 2008; Mueller et al, 2008; Nagino et al, 1995, 2000），而未处理的Ⅳ段门静脉分支所导致的Ⅳ段肝组织肥厚对扩大右半肝切除术十分不利；此时，术中肝实质创面会相应增大，进而增加并发症的发生率（Nagino et al, 1995）。

Nagino 等（2000）首次发现，右肝+Ⅳ段 PVE 后（FLR 体积增加 50%），左外叶增生肥厚程度较单纯右肝 PVE 后的增生程度（FLR 体积增加 31%，P<0.0005）更为明显。最近的研究支持了 Nagino 等的结论，并表明联合Ⅳ段栓塞不会增加 PVE 相关并发症（Kishi et al, 2008; Mueller et al, 2008; Shindoh et al, 2013d）。且Ⅳ段栓塞已被证明有益于 FLR 增生，故同侧入路的右肝+Ⅳ段 PVE 栓塞术得到了进一步改进，同时也增加了 FLR 增生肥厚程度，改善了手术效果。

由于肝右后叶（Ⅵ段和Ⅶ段）体积通常足够大，目前左肝 PVE 很少应用（Abdalla et al, 2004; Leelaudomlipi et al, 2002; Nagino et al, 1995）。

右肝+Ⅳ段 PVE 的另一个潜在优势在于荷瘤肝脏被系统栓塞（即右肝 PVE 用于右半肝切除术，右肝+Ⅳ段 PVE 用于扩大右半肝切除术），进而降低因门静脉血流和肝营养因子增加所导致的肿瘤生长的风险（de Graaf et al, 2009; Madoff et al, 2005a; Ribero et al, 2007）。最近某大型癌症研究中心的学者对 112 例病人进行了评估，这些病人荷瘤侧肝脏被系统栓塞，在等待期内中位肿瘤直径并未显著增加（Ribero et al, 2007）。相反，有两项小型研究报道了 PVE 后非栓塞肝脏内肿瘤的潜在生长（Elias et al, 1999; Kokudo et al, 2001）。然而，这两项研究中，病人并未预先进行Ⅳ段门静脉栓塞或术前化疗。因此，不能证明 PVE 能加速肿瘤的生长。

序贯动脉栓塞术和门静脉栓塞术

2004 年，Aoki 等总结了 17 例 HCC 病人序贯行经导管动脉化疗栓塞术后 2 周内行 PVE 的治疗经验。作者对这种方法的论证包括三点。首先，大多数 HCC 病人的肝脏受到潜在肝病的损害，因此肝切除术后肝脏的再生能力有限，很难预测 PVE 后 FLR 是否能达到足够的增生肥厚程度（见第 91 章）。其次，肝硬化和 HCC 中常见的动静脉分流可能会限制 PVE 的有效性。最后，由于大多数 HCC 是富血供的，且主要由动脉血流供应，门静脉血流的阻断将导致被栓塞肝段动脉血流的代偿性增加（即"肝脏动脉化"），这可能造成 PVE 后肿瘤的快速进展。

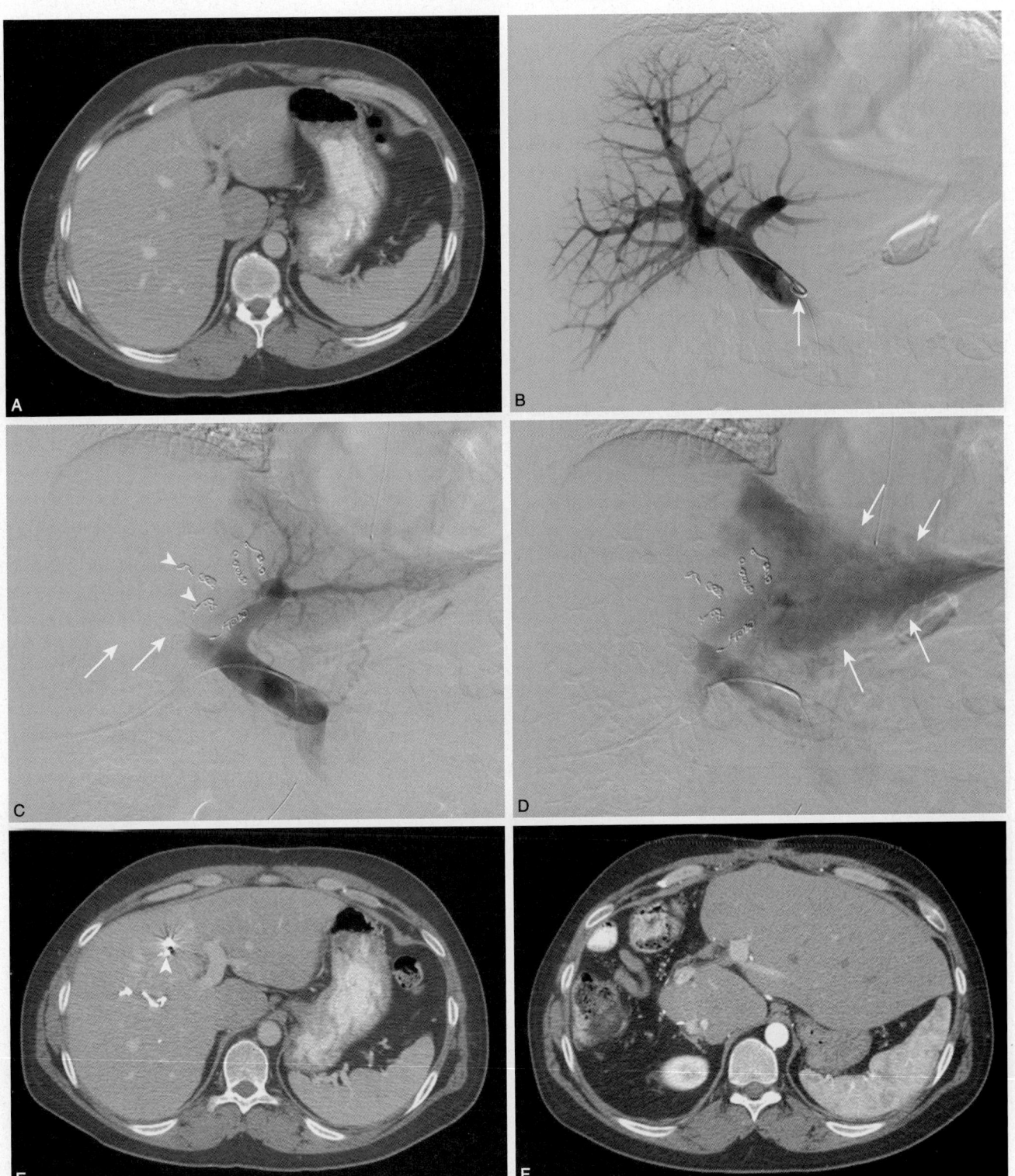

图 108C.6　一例 38 岁结直肠癌肝转移病人，在扩大右肝切除术前接受了经肝同侧右肝门静脉栓塞术（PVE），术中微粒和钢圈栓塞范围包含Ⅳ段。（A）肝脏增强 CT（CECT）显示了较小的肝左外叶［切除后保留的肝组织与预估全肝体积的比值（FLR/TEL）为 16.9%；阴影区域］。（B）同侧入路中冲洗式门静脉造影显示门静脉右支的 6F 导管鞘，门静脉主干内的 5F 冲洗导管（箭头）。（C）术后门静脉造影显示Ⅳ段门静脉分支（无尾箭头）和门静脉右支（长箭头）完全闭塞，可见微粒和钢圈，左外叶门静脉血流持续通畅。（D）随后得到的门静脉造影图像提示左肝血流通畅（箭头）。（E）PVE 后 4 周行 CECT 扫描显示左肝肥厚［FLR/TEL 为 27.2%（较栓塞前增加 10.3%）］，边缘呈圆钝（阴影区）。Ⅳ段（箭头）和右肝内（箭头）的可见钢圈。（F）成功施行扩大右半肝切除术后 CECT 扫描显示剩余肝增生肥厚

Aoki 等（2004）在 PVE 和计划性肝切除术之间的等待期尝试用序贯化疗栓塞和 PVE 以阻止肿瘤进展，并通过化疗栓塞肝动脉与门静脉间的分流来提高 PVE 的效率。序贯疗法被证实是安全的，可在 2 周内诱导 FLR 充分增生肥厚，且基础肝储备功能没有恶化，肿瘤也未加快进展。重要的是在他们对切除的肝组织进行检查和评估时发现肿瘤坏死严重，但无瘤肝组织并无实质性损伤。基于这些发现，作者鼓励在大肝癌和慢性肝损伤病人中积极应用序贯动脉化疗栓塞和 PVE（见第 96A 章）。

近期，一个法国团队报道了 36 例合并慢性肝病的肝癌病人在右半肝切除术前接受序贯化疗栓塞和 PVE 的研究（Ogata et al，2006）。在该研究中，18 例病人行动脉化疗栓塞后 3~4 周后行 PVE 治疗，其余 18 例病人仅接受 PVE 治疗。所有病人对 PVE 耐受良好，联合化疗栓塞和 PVE 病人的 FLR 平均增加量明显高于单独接受 PVE 治疗病人（$P = 0.022$）。接受序贯化疗栓塞和 PVE 治疗的病人肿瘤完全坏死的发生率[83%（15/18）vs.6%（1/18）；$P < 0.001$]和 5 年无病生存率（37%　vs.19%；$P = 0.041$）更高。考虑到肝梗死的风险，作者建议这两种操作至少间隔 3 周，以减少手术相关并发症。

肝脏增生肥厚的程度、速度与术后肝功能不全的风险

MDACC 的研究人员对 358 例病人进行了回顾性分析，350 例病人（97.8%）在第一个疗程中成功完成 PVE，PVE 后 32 天（5~385 天）的中位 FLR 增生率为 50.3%（四分位间距 27.0% ~ 77.8%）（Shindoh et al，2014）。358 例病人中有 282 例（78.8%）接受了手术治疗，76 例（21.2%）病人因肿瘤进展（n = 44；12.3%）、FLR 再生不足（n = 13；3.6%）或并发症（n = 19；5.3%）无法接受手术切除。

PVE 术后 sFLR 体积是预测术后肝功能不全的敏感指标，这一观点已被广泛接受。然而最近的研究证实，因 FLR 不足而接受 PVE 的病人中，肝脏再生能力和再生速度也是影响术后短期预后的独立因素。Ribero 等（2007）报道了 PVE 后 sFLR 体积的增生肥厚程度（DH）（DH 被定义为 PVE 后 sFLR 体积减去 PVE 前 sFLR 体积）与手术预后显著相关。

PVE 术后 DH 大于 5% 且 sFLR 体积大于 20% 的肝功能正常病人提示预后良好，且特异性和敏感性较高（图 108C.7）。动态生长率（kinetic growth rate，KGR）的定义为初始体积评估时的 DH 除以 PVE 后经过的周数，作者的团队最近发现 KGR 可进一步预测术后肝功能不全的风险。KGR>2.0% 与术后并发症低发生率和低死亡率密切相关（图 108C.8），无论 sFLR 情况如何，也与 PVE 后首次 CT 评估的时间无关（图 108C.9）（Shindoh et al，2013a）。这些结果最近得到了 Leung 等（2014）的验证，他们认为 DH 和 KGR 都是术后肝功能不全的强预测因子。MDACC 使用的基于网络浏览器的计算器概述了 PVE 前后的临床重要参数（sFLR、DH 和 KGR）的连续计量方法（图 108C.10）。

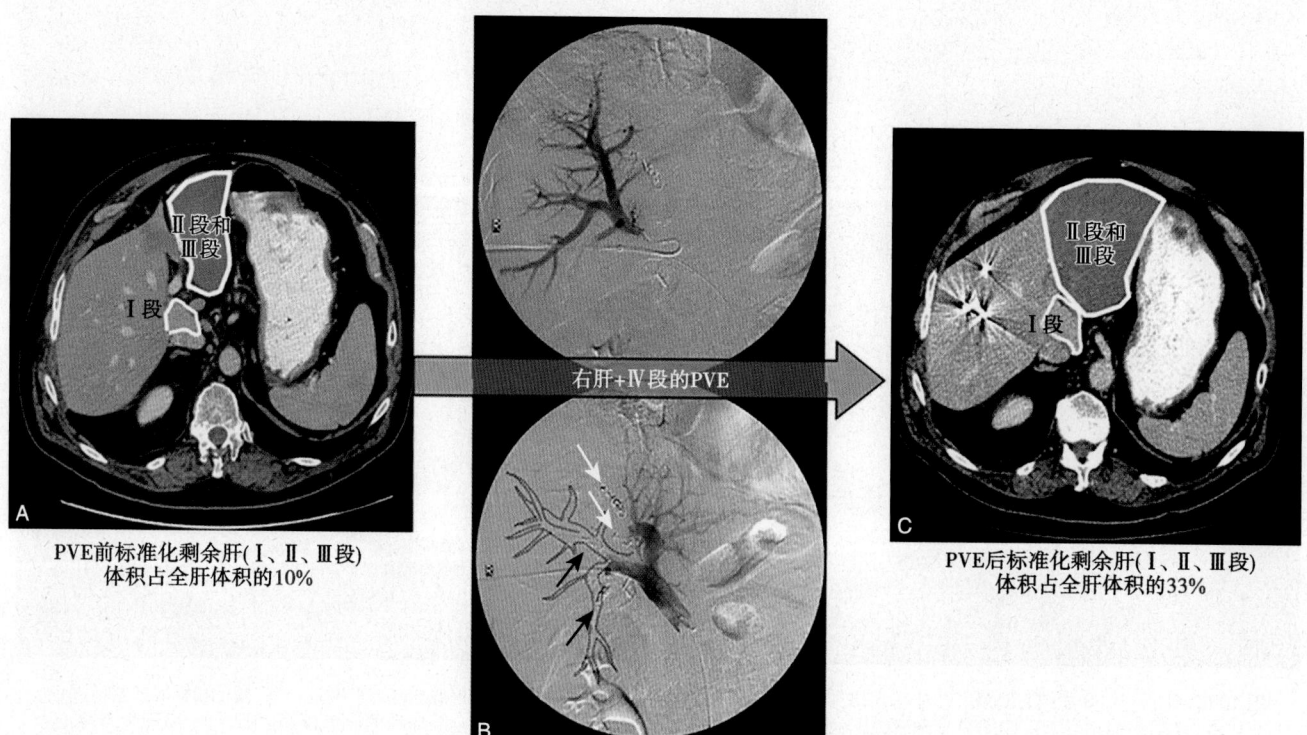

图 108C.7　包含Ⅳ段栓塞的右肝门静脉栓塞术（PVE）前（A）后（C）后典型的肝脏增强 CT 扫描图像，sFLR 从 10% 增加到 33%（增生程度，23%）。PVE 过程中捕获的图像（B）显示 PVE 前门静脉右支及其分支的对比度（上图），以及 PVE 后的门静脉主干和门静脉左支（不含Ⅳ段）的对比度（下图）。Ⅳ段分支的钢圈用白色箭头标记，栓塞的门静脉右支用虚线标记。黑色箭头表示门静脉右支的前后分支

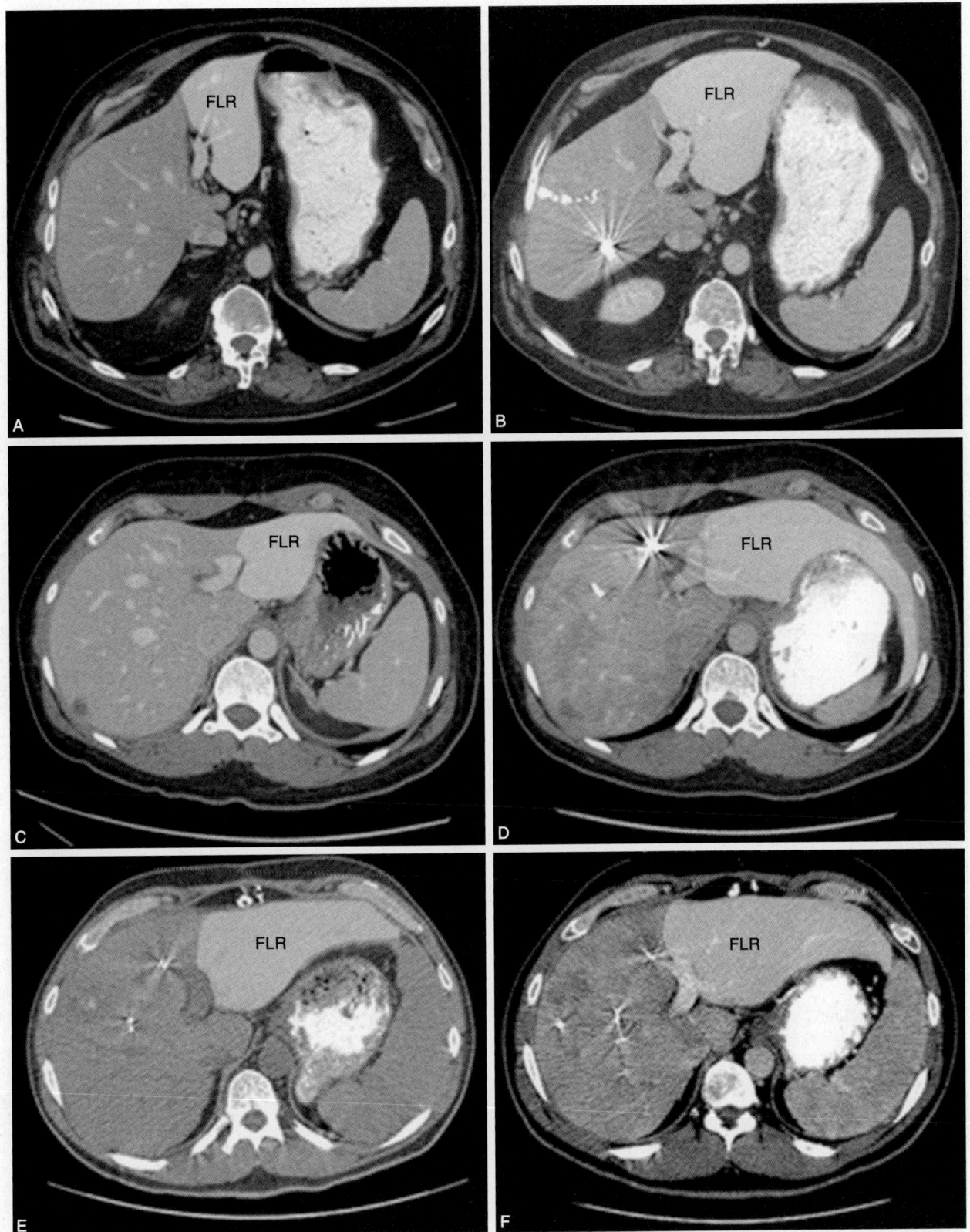

图 108C. 8　动态生长率(KGR)临床应用实例。所有病人均满足所推荐的手术切除合理标准;然而,KGR 是一个能更准确预测预后的因素,即标准化剩余肝(sFLR)体积≥30%,增生肥厚程度(DH)≥7.5%。(A,B)60 岁男性病人的 CT 图像。根据首次 CT 扫描结果,sFLR 估计值为 9%。(B)门静脉右支+Ⅳ段栓塞(PVE)后 35 天的末次 CT 扫描,sFLR 为 33%,DH 为 24%,KGR 为 4.8%。病人术后状态平稳。(C,D)37 岁女性病人的 CT 图像。(C)根据首次 CT 扫描结果,sFLR 估计值为 15%。(D)右肝+Ⅳ段 PVE 后 35 天的末次 CT 扫描,sFLR 为 30%,DH 为 15%,KGR 为 3.0%。病人术后状态平稳。(E,F)43 岁男性病人的 CT 图像。(E)根据首次 CT 扫描的结果,sFLR 估计值为 23%。(F)右肝+Ⅳ段 PVE 后 70 天(需要额外的等待时间以获得足够的剩余体积)的末次 CT 扫描显示 sFLR 为 31%,DH 为 8%,KGR 为 0.3%(由 PVE 后 28 天首次 CT 扫描确定)。病人死于术后肝功能衰竭(From Shindoh J, et al,2013:Kinetic growth rate after portal vein embolization predicts posthepatectomy outcomes:toward zero liver-related mortality in patients with colorectal liver metastases and small future liver remnant. J Am Coll Surg 216:201-209,with permission.)

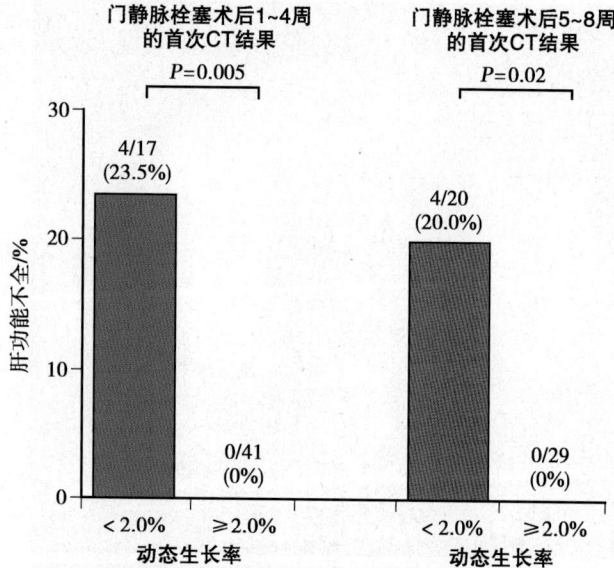

门静脉栓塞术后1~4周的首次CT结果　　门静脉栓塞术后5~8周的首次CT结果

P=0.005　　P=0.02

4/17 (23.5%)　4/20 (20.0%)　0/41 (0%)　0/29 (0%)

< 2.0%　≥2.0%　< 2.0%　≥2.0%
动态生长率　动态生长率

肝功能不全/%

图108C.9　动态生长率（KGR）和术后肝功能不全的风险。在门静脉栓塞术（PVE）后8周内，首次评估体积的时间并不影响KGR对肝功能不全的预测价值（From Shindoh J, et al, 2013：Kinetic growth rate after portal vein embolization predicts posthepatectomy outcomes：toward zero liver-related mortality in patients with colorectal liver metastases and small future liver remnant. J Am Coll Surg 216：201-209, with permission.）

输入框

000000	名字姓氏	180	2015-01-01
信息参考号	姓名	身高(cm)	门静脉栓塞的日期（年-月-日）

第一次CT检查

2015-01-01	30	73	130	241	80
年-月-日	I段	II段	III段	IV段	体重(kg)

第二次CT检查

2015-02-15	42	143	170	410	79
年-月-日	I段	II段	III段	IV段	体重(kg)

输出框

	PVE前sFLR[1]	PVE后sFLR[2]	DH[3]	KGR[4]
I、II、III段	13.4%	20.6%	7.2%	1.1%
I、II、III、IV段	27.2%	44.4%	17.1%	2.7%
II、III段	11.7%	18.2%	6.5%	1.0%

图108C.10　MDACC所使用的以浏览器为载体的计算器，其输入框和输出框用于确定门静脉栓塞术（PVE）后标准化剩余肝（sFLR）、增生肥厚程度（DH）和动态生长率（KGR）。肝段体积的单位为毫升（ml,cm³）。数字代表一个接受右肝门静脉栓塞的病人是否联合 I 段和 IV 切除。用于计算体表面积（BSA）和预估全肝体积（TEL）的公式如下（Mosteller, 1987；Vauthey et al, 2002）：

$$体表面积=\sqrt{\frac{身高(cm)\times 体重(kg)}{3\,600}}$$

估计总肝体积=-794.41+1 267.28×BSA
用于生成输出结果的计算公式如下：

[1] PVE 前 sFLR（CT#1）= (II段+III段(+IV段)(+I段)) / (PVE 后 sFLR)

[2] PVE 前 sFLR（CT#2）= (II段+III段(+IV段)(+I段)) / (PVE 后 sFLR)

[3] DH = PVE 后 sFLR - PVE 前 sFLR

[4] KGR = DH / (PVE 和 CT#2 之间的周数)

经皮门静脉栓塞的并发症

同其他所有肝穿刺术一样，PVE潜在的并发症包括包膜下血肿、腹腔内出血、胆道出血、动门静脉瘘、动静脉分流、假性动脉瘤、门静脉血栓形成、一过性肝功能衰竭、气胸和脓毒症等（Di Stefano et al, 2005）。KoDama 等（2002）比较了 47 例接受对侧和同侧入路的门静脉栓塞病人的并发症发生率。两种经皮 PVE 的总的并发症发生率为 14.9%。11 例对侧入路病人中有 2 例（18.1%）出现并发症，36 例同侧入路病人中有 5 例（13.9%）出现并发症，差异无统计学意义。该组病人的并发症包括 2 例包膜下血肿、2 例气胸、1 例意外动脉破裂、1 例假性动脉瘤（合并包膜下血肿）、1 例胆道出血和 1 例门静脉血栓形成。作者强调，考虑到对侧入路可能损伤 FLR，建议首选经肝经同侧入路法。

Di Stefano 等（2005）报道了在 188 例接受对侧入路的 PVE 病人中，只有 1 例病人发生了与对侧入路直接相关的主要并发症（完全性门静脉血栓形成），导致无法进行计划性肝切除手术。另外 2 例病人因栓塞物质移位到 FLR 中，需要进行干预；其中 1 例病人在肝切除术中因门静脉血栓形成而需要行门静脉移植。另外有 10 例病人的 CT 图像上提示在非目标门静脉分支发现了栓塞物质。

Shindoh 等（2014）回顾分析了 358 例 PVE 病人，出现并发症 14 例（3.9%），其中包括静脉血栓形成（n=8；2.2%），钢圈错位（n=3；0.8%），包膜下血肿 2 例；（0.6%），食管出血（n=1；0.3%）。作者的结论是，在适当选择的人群中，PVE 可以在并发症较低的情况下安全进行。

临床结果

短期预后

在 MDACC 的系列研究中，240 例病人中 62 例（25.8%）在 PVE 术后接受大块肝切除术或扩大肝切除术后出现严重并发症，9 例（3.8%）病人在 90 天内死于肝衰竭。与非 90 天内死亡病人相比，死于肝脏相关病因的病人年龄普遍偏大，男性居多，更有可能接受过术前化疗，并且 sFLR 偏小，DH 更低，PVE 后 KGR 明显下降。尽管接受术前全身治疗的高危病人数量有所增加，但总体并发症发生率随着时间的推移而降低：1995—2000 年主要并发症发生率为 27.7%，2010—2012 年为 21.4%；1995—2000 年肝衰竭发生率为 10.6%，2010—2012 年为 2.9%；1995—2000 年，90 天肝相关死亡率为 4.1%，2010—2012 年则为 2.9%（Shindoh et al, 2014）。

长期预后

肝细胞癌（见第 91 章）

关于术前 PVE 对 HCC 病人长期预后影响的相关信息十分有限（Azoulay et al, 2000a；Palavecino et al, 2009；Seo et al, 2007；Tanaka et al, 2000；Truty et al, 2010；Wakabayashi et al, 2001）。然而，已有研究表明，需要 PVE 的病人与不需要 PVE 的病人在无病生存率或总生存率方面没有差异。MDACC 关于 HCC 的

系列研究表明,行 PVE 术后接受肝切除术的病人术后死亡率为 0%。而直接手术的病人死亡率高达 18%。PVE 组 5 年生存率为 72%,非 PVE 组 5 年生存率为 54%,但差异无统计学意义;两组病人 5 年无病生存率无显著差异(Palavecino et al,2009)。

胆管癌(见第 51 章)

Makuuchi 等(1990)在 PVE 治疗肝门部胆管癌病人的初步研究中报道了令人鼓舞的短期预后。此后,PVE 被广泛应用于需要接受扩大肝切除术的胆管癌病人。Ebata 等(2012)称在 494 例术前接受 PVE 且计划扩大肝切除术的胆管癌病人中,372 例病人(75.3%)在 PVE 后成功接受了手术切除,其中 24 例(6.5%)死于术后并发症。胆管癌病人的 5 年总生存率(39%)明显好于胆囊癌病人(23%)。

结直肠癌肝转移(见第 92 章)

Wicherts 等(2010)分析了 364 例因结直肠癌肝转移而接受大块肝切除术的病人,发现 PVE 显著提高了可切除性。同时,PVE 术后可切除的病人 3 年和 5 年生存率(分别为 44% 和 21%)显著高于那些仍不可切除的病人。作者的团队最近报道了 139 例因结直肠癌肝转移而行扩大右半肝切除术,且需要术前 PVE 的病人中,87 例(62.6%)能够接受手术,这些病人的长期预后与 123 例无须术前 PVE 的病人相似。两组病人的 5 年总生存率分别为 42% 和 38%,5 年无病生存率分别为 19% 和 22%(P=0.45)(Shindoh et al,2013b)。

剩余肝体积极小病人的预后

一项里程碑式的研究表明,在正常肝脏中,保证手术安全所要求的 sFLR 临界值为 20%,PVE 可以使初始 sFLR≤20% 的病人获得与 sFLR 充足病人相似的预后(Kishi et al,2009)。最近一项关于 144 例 FLR 不足(剩余肝组织量与体重比值 <0.5%)的肝肿瘤病人行右肝+Ⅳ段 PVE 治疗结果的研究发现,141 例病人(97.9%)接受了经皮 PVE 手术,其中 139 例病人(98.6%)的肝脏充分再生。PVE 前剩余肝/体重比值的中位数为 0.33,PVE 后则为 0.52(P<0.0001),这表示 PVE 后 34 天,平均每例病人的肝脏再生率为 62%。144 例病人中有 104 例(72.2%)接受了根治性切除,40 例(27.8%)不能进行根治性切除,原因包括短期内疾病进展(n=27,18.8%)、肝再生不足(n=5,3.5%)或医疗并发症(n=8;5.6%)。主要并发症发生率、肝功能不全发生率和 90 天肝相关死亡率分别为 33.0%、12.5% 和 5.8%。在这份报道中,PVE+Ⅳ段栓塞术优于 ALPPS 术(联合肝脏离断和门静脉结扎的二步肝切除术;第 108D 章),后者与较高的并发症发生率(40%)和死亡率(12%)相关(Schnitzbauer et al,2012)。由于右肝+Ⅳ段 PVE 可以筛选更多肿瘤可切除病人同时有较高的安全性和有效性,因此,该法仍是极小 FLR 病人的标准治疗方案。

结论

门静脉栓塞术是降低扩大肝切除术手术风险的一种安全有效的方法。目前,经皮经肝同侧入路是最常用的方法,在适当选择的人群中,可以在极少的手术并发症的前提下实现剩余肝脏的充分再生。术者必须特别注意 PVE 的技术要领、门静脉解剖变异和治疗策略,以确保 PVE 病人的最佳疗效。

(戴朝六 译　张志伟 审)

第 108D 章

联合肝脏离断及门静脉结扎的分阶段肝切除术

Karl J. Oldhafer，Marcello Donati，Thomas Van Gulik

联合肝脏离断及门静脉结扎的分阶段肝切除术（associating liver partition and portal vein ligation for staged hepatectomy，ALPPS）是一种结合两种已确立手术技术的二步肝切除术的改进：右门静脉结扎术（right portal vein ligation，PVL）（Rous & Larimore，1920）和原位肝劈裂术（Pichlmayr et al，1988；Rogiers et al，1996）。这种二步肝切除新技术的首次大宗病例介绍来自德国外科医生发表的多中心经验总结（Schnitzbauer et al，2012）。2007 年，Hans Schlitt 医生探索对一位肝门胆管癌病人行右三叶肝切除的可行性时提出了 ALPPS 的概念。但是，由于病人长期胆汁淤积，以及剩余肝（future liver remnant，FLR）体积小，Schlitt 医生在分离肝脏和结扎右门静脉后放弃了肝切除，取而代之的是行肝空肠吻合术以解决剩余肝脏的胆汁引流问题。术后第 9 天行计算机断层（computed tomography，CT）扫描发现了一个前所未知的现象，FLR 有大约 90% 的显著肥大。Schlitt 和他的团队把这一术式命名为"右门静脉结扎伴原位肝劈裂术"（Schnitzbauer et al，2012）。后来，*Annals of Surgery* 提出由"associating liver partition and portal vein ligation for staged hepatectomy"的首字母简写组成 ALPPS 的命名，目前已被学术界认可（de Santibañes et al，2012）。

ALPPS 的概念得到了外科医生的好评并迅速被一些团体所接受（Brustia et al，2013；Oldhafer et al，2012；Robles Campos et al，2012；Torres et al，2013）。进一步的经验证实，相比常规二步肝切除术中采用的 PVL 或门静脉栓塞（portal vein embolization，PVE；见第 108C 章），ALPPS 技术使肝体积的增长更快速，允许在第一阶段后 1~2 周内切除病变的肝脏部分。对比包括 PVE 和 PVL（Schadde et al，2014a）的二步肝切除，ALPPS 可获得更高的肿瘤完全切除率。但与此同时，ALPPS 术后较高并发症率和死亡率的报告引起了人们的担忧并由此引发了一场关于 ALPPS 手术的优势和风险的争论（Aloia & Vauthey，2012；Dokmak & Belghiti，2012）。目前仍缺乏关于 ALPPS 术后长期存活获益的确切证据。

在本章中，我们将介绍 ALPPS 手术的适应证，手术管理和结果。

适应证

ALPPS 技术已应用于几乎所有肝脏手术所涉及的肿瘤适

应证（Nadalin et al，2014）。到目前为止，ALPPS 的主要适应证有双侧结直肠癌肝转移（colorectal liver metastases，CRLM；见第 92 章），大多数已实施的 ALPPS 术是针对这个适应证（Donati et al，2013）。目前，CRLM 是 ALPPS 的最佳适应证，尤其是双叶肝转移（Hasselgren et al，2015；Ratti et al，2015）。典型肝硬化（见第 103D 章）基础上发生的肝细胞癌（hepatocellular carcinoma，HCC；见第 91 章）也可以通过 ALPPS 切除（Levi Sandri et al，2015；Vennarecci et al，2014）。来自亚洲的数据令人信服，但可能无法在其他地方重现，因此，必须慎重解读这些数据。ALPPS 在肝门部胆管癌（perihilar cholangiocarcinoma，PHC）和肝内胆管癌（intrahepatic cholangiocarcinoma，IHC）中的应用引起了外科学界的热烈讨论，但是最终并未达成统一意见，并且倾向于对该适应证采取谨慎的态度（Donati et al，2015）（见第 51 章和第 103C 章）。需谨慎的原因是已报道的高死亡率（Nadalin et al，2014）。但是，对于某些特定病例，ALPPS 可能是唯一的手术选择，我们应该记住的是，第一个成功实施 ALPPS 的病例是肝门部胆管癌。如果采用 ALPPS 治疗肝门部胆管癌，肝空肠吻合术最好在手术的第一阶段实施。ALPPS 的适应证基本上与二步肝切除术或 PVL/PVE 相同。

对于任何需要接受大部肝切除，但术前检查提示剩余肝脏体积不足的病人都可以考虑 ALPPS 手术。在肝脏肥大方面，ALPPS 可与 PVE 或经典二步肝切除术竞争。但需要获得巨大体积增加时，ALPPS 比其他方法更具优势。然而，当最小程度的肝脏肥大就能满足时，PVE 可能是更好的方法，因为它的并发症发生率和死亡率更低。当肿瘤位于 FLR 时，ALPPS 或经典二步肝切除术比 PVE 更合适，因为在第一阶段手术时可将 FLR 上的肿瘤清除（Schadde et al，2014a）。此外，对于每个不适合行 PEV 或经典二步肝切除术，或上述方法失败的病人，需考虑 APLLS（"挽救性 ALPPS"）（Gauzolino et al，2013；Tschuor et al，2013）。由于 ALPPS 的并发症发生率和死亡率高，有些作者建议首选 PVE，只有当 FLR 的肥大反应被证实不足时才继续行 ALPPS（Shindoh et al，2013a）。

ALPPS 和其他手术结合，如切除结直肠原发肿瘤，已在临床实施并被认为是 ALPPS 的一个潜在适应证，但基于会增加手术的考虑建议谨慎实施（Fard-Aghaie et al，2015）。

与其他复杂手术相似，肝外肿瘤转移、严重门静脉高压症、麻醉高风险和大部肝切除的医疗禁忌证被认为是 ALPPS 的明确禁忌证。

剩余肝的评估

剩余肝体积（future liver remnant volume，FLRV）的评估是计划实施 ALPPS 的一个关键决定因素，必须在术前评估并且在第二阶段手术前再次评估。最广泛采用的方式是薄层 CT（1~2mm）体积测量，最好由一名放射科医生和一名肝脏外科医生共同完成。三维重建用于计算非肿瘤肝体积、肿瘤体积和 FLRV（见第 108A 章和第 108C 章）。肝脏切除的安全限度通常认为是 20%~40%，取决于肝脏实质的质量（纤维化、脂肪变性、化疗相关肝损伤）。在临床实践中，FLRV 最低值的设定是，正常肝脏病人为 20%，化疗相关肝损伤者为 30%~35%，慢性肝病者为 40%（Azoulay et al，2000；Kubota et al，1997；Shindoh et al，2013b）。另外，更个性化的标准化 FLRV（standardized FLRV，sFLRV）和测量 CT 体积和体重比值（body weight ratio，BWR）的 FLRV 比值也在使用（Vauthey et al，2000，2002）。进入第二阶段的界值，通常在第一阶段术后 7~14 天，为 sFLR 大于 30%（BWR>0.5%）或 40%（BWR>0.8%），取决于肝脏实质的质量。表 108D.1 总结了已报道的第一阶段手术后 FLR 的肥大程度。尤其是伴有肝脏疾病的病人，CT 体积测量对于预测 FLR 功能可能是不可靠的，可与额外的肝功能定量检测相补充，如使用羟亚氨基二乙酸的肝胆闪烁造影（hepatobiliary scintigraphy using hydroxyiminodiacetic acid，HIDA 扫描）（de Graaf et al，2011）。吲哚菁绿（indocyanine green，ICG）清除试验的结果在 ALPPS 中不确切。

表 108D.1　ALPPS 第一阶段术后的肥大程度

系列	病例数	间隔期平均天数	肥大程度/%
Schnitzbauer et al，2012	25	9	74
Knoefel et al，2013	7	6	63
Li et al，2013	9	13	87.20
Nadalin et al，2014	15	10	87.2
Torres et al，2013	39	14.1	83
Robles Campos et al，2014	22*	7	61
Alvarez et al，2015	30	6	89.7
Hernandez-Alejandro et al，2015	14	8	93

*肝止血带压迫联合门静脉结扎二步肝切术（ALTPS）。

手术技巧

解剖方面

绝大多数 ALPPS 术后血管或胆道相关的并发症可归结于技术问题或者未发现的解剖变异。具备外科解剖学知识和对解剖异常的理解是必不可少的（见第 2 章）。第一阶段手术前的高质量影像资料对勾勒出肝脏和胆道的解剖结构至关重要。由于大多数情况下需要进行扩大的右肝切除术，门静脉（portal vein，PV）的解剖变异是与之相关的，比如据报道在 15%~26% 的研究人群中为门静脉的右前支和右后支分别汇入主干的三分支类型。当手术中一支起源于左门静脉的右前分支被遗漏，右肝叶的分割将不完全，导致 FLR 的肥大程度降低。这一变异在部分 ALPPS 时至关重要。第一阶段手术结束时行术中超声（intraoperative ultrasound，IOUS）可帮助避免这一技术失误。肝门部无门静脉分支是罕见现象，但这是 ALPPS 在解剖学上的绝对禁忌证。

ALPPS 术后胆漏的发生是并发症高发的主要原因。胆漏经常被发现起源于Ⅳ段肝管。根据 Smadja 和 Blumgart 的分型，行右三叶切除时并不会增加 A 型（正常解剖型）或 B 型（三分叉型）出现胆道问题的风险。C 型（右段肝管异常汇入肝总管）和 D 型（右段肝管异常汇入左肝管）变异在第一阶段手术后发生胆道并发症的潜在风险升高。E 型（无肝管汇合）变异在第二阶段手术过程中发生左肝管损伤的风险很高（Kawarada et al，2000）（见第 2 章）。

关于一般的胆道并发症，值得一提的是，肝门部的解剖应最小化以保护为胆道系统提供血供的胆管前动脉血管丛。第一阶段手术过程中的术中胆管造影有确定肝门处胆道解剖和鉴别异常的潜力，有助于减少术后并发症的发生。动脉系统的异常也是常见现象且影响手术结果，尤其是Ⅳ段肝脏的动脉血供。正常情况下Ⅳ段肝脏的动脉血供来自左肝动脉，所以在右肝三叶切除分割肝脏时存在离断Ⅳ段动脉的风险。因此，当Ⅳ段肝脏的动脉血供来自右肝动脉时将是有利的；幸运的是，这种变异并不罕见。在保留Ⅳ段的情况下，应保留Ⅳ段的动脉。在肝静脉引流方面，存在多种多样的肝静脉分支。在 ALPPS 中，肝中静脉（middle hepatic vein，MHV）特别值得注意，因为它接收左肝Ⅳ段和右肝Ⅴ段、Ⅷ的引流。在第一阶段手术过程中（如果没有肿瘤侵犯）不应离断 MCV，以保持 FLR 和分割肝叶的最佳静脉流出。

手术方面

ALPPS 手术通常包括两个阶段。第一阶段，带瘤的肝叶被分割，保留同侧动脉灌注，离断肝实质。第二阶段，分割部分肝脏的肝动脉、胆管及相应的肝静脉被切下，取出标本。不同类型的 ALPPS 手术已被报道（见表 108D.2）（Knoefel et al，2013；de Santibañes et al，2014；Gauzolino et al，2013；Li et al，2013；Robles Campos et al，2014；Schadde et al，2015）。

尽管其他的腹腔镜手术方式已被报道（Cai et al，2014；Cillo et al，2015；Lau et al，2015；Machado et al，2013），开腹手术仍是最广泛采用的手术方式。本文将介绍右肝三叶切除的标准 ALPPS 手术步骤。

表 108D. 2　ALPPS 术式的不同类型

类型(研究)	门静脉	肝实质	评论
ALPPS	结扎	完全离断	经典技术
部分 ALPPS (Petrowsky et al, 2015)	结扎	不完全离断 (>50%离断面)	减少并发症
ALTPS* (Robles Campos et al,2015)	结扎	用止血带行部分离断和阻断	减少并发症
RALPP† (Gall et al,2015)	结扎	完全性,射频引起坏死	减少并发症
混合型 ALPPS (Li et al,2015)	门静脉栓塞	完全性,手术	当右门静脉被肿瘤侵犯时有帮助

*肝止血带压迫联合门静脉结扎二步肝切术。
†射频辅助肝脏隔断联合门静脉结扎。

第一阶段

首先,大体评估肝实质的情况;必要时取非肿瘤肝组织活检。切断肝周韧带以游离右肝。游离腹膜后粘连,显露下腔静脉(Donati et al,2012;Lang et al,2014)。应用术中超声造影证实可切除性。

出于肿瘤治疗的原因和更好鉴别肝门部结构的考虑,建议行肝蒂淋巴结清扫。右门静脉分支可离断后缝合或以血管吻合器离断。所有肝IV段的门静脉属支和胆道分支均离断并闭合。只有需切除尾状叶时才离断肝I段的血供和引流结构。随后,采用"绕肝提拉法",使用超声刀或 LigaSure,以及双极电凝,以前入路法离断全部或近乎全部肝实质(图 108D. 1)。待切右肝的胆道结构、动脉以及静脉结构保持完好。最后,右肝动脉和右侧胆管用套带标记以便在第二阶段手术时辨识(图 108D. 2)(Brustia,2013,Donati,2014)。

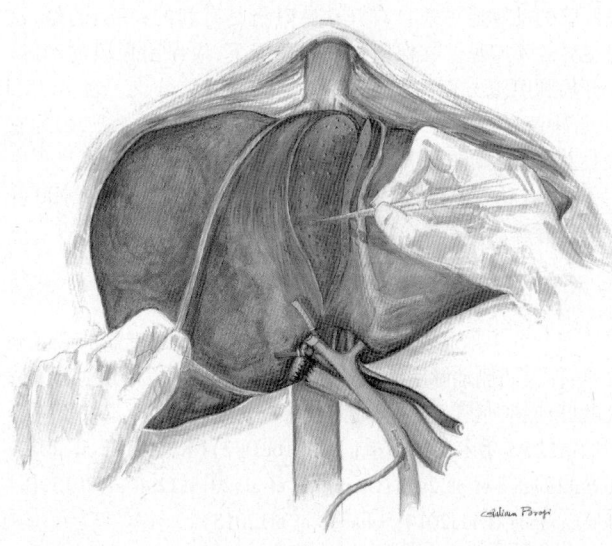

图 108D. 1　联合肝脏离断及门静脉结扎的分阶段肝切除术(ALPPS)的第一阶段。结扎和离断右门静脉,同时前入路离断肝实质(绕肝提拉法)。以彩色套带做好标记;放置 T 管(Illustration by Mrs. Giuliana Brogi.)

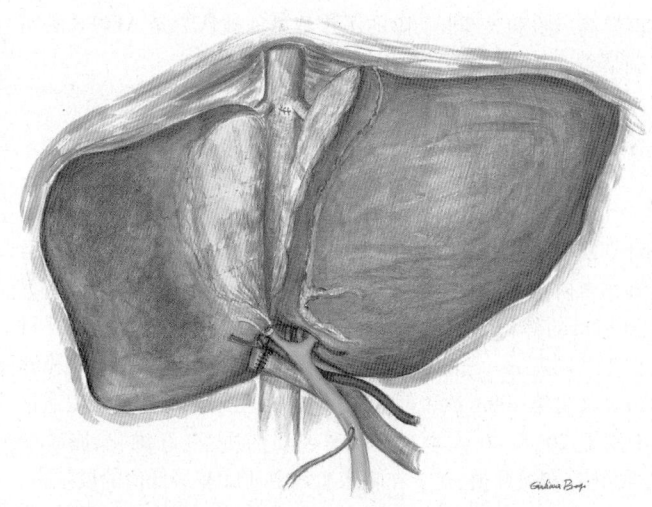

图 108D. 2　ALPPS 第一阶段术后结果。被分割肝脏体积缩小,剩余肝明显肥大。被分割的肝作为辅助肝发挥作用。肝切面覆盖纤维蛋白海绵可避免出血,是塑料薄膜/袋的一种良好替代品(Illustration by Mrs. Giuliana Brogi.)

为了检测胆漏,可选择胆总管内的 T 管或胆囊管内的导管行"白色试验"。分割肝脏后,切面可用一块塑料袋或止血贴覆盖以防止两个切面之间互相粘连(Alvarez et al,2013)。在第一阶段手术时使用塑料袋或薄片的主要缺点在于,万一病人因各种原因不能实施第二阶段手术,仍需要接受再次手术以取出异物。关于第一阶段手术时是否需要离断肝中静脉的问题尚有争议。在 Schnitzbauer 及其同事发表的原文中(2012),25 例病人中只有 3 例离断肝中静脉。在第一阶段手术时离断肝中静脉的缺点在于静脉回流不充分以及 FLR 的淤血。

为保持剩余肝的无瘤状态,第一阶段手术时切除位于左肝外侧叶的肿瘤是必要的。最后,在创面附近至少放置一根引流管。

间隔期

术后一周,行腹部 CT 扫描,计算 FLRV、总肝体积(total liver volume,TLV)以及增长的体积。进入第二阶段手术的界值是 sFLR 大于 30%(BWR>0. 5%)或 40%(BWR>0. 8%),取决于肝脏实质的质量。通常情况下,从第一阶段到第二阶段的等待时间为 7~14 天。

第二阶段

在第二阶段切除被分割的肝叶,完成扩大的半肝切除术。由于 FLR 的肥大伴随肝蒂移位,局部解剖可能发生改变,第二阶段解剖时需小心。

结扎并离断右肝动脉及右侧胆管。肝右静脉(可能还有肝中静脉)在靠近汇入下腔静脉的地方离断(图 108D. 3)。如有剩余的肝实质连接部分,予以离断。术中可以进行胆道造影检查胆道连续性。这一策略不仅适用于扩大右半肝切除,也适用于左半肝切除或中央区 ALPPS(图 108D. 4)。

病理生理方面

尽管肝再生的研究已开展了数十年,ALPPS 时优势性肥大反应的发生机制在很大程度上是未知的,因为人们对单侧门静

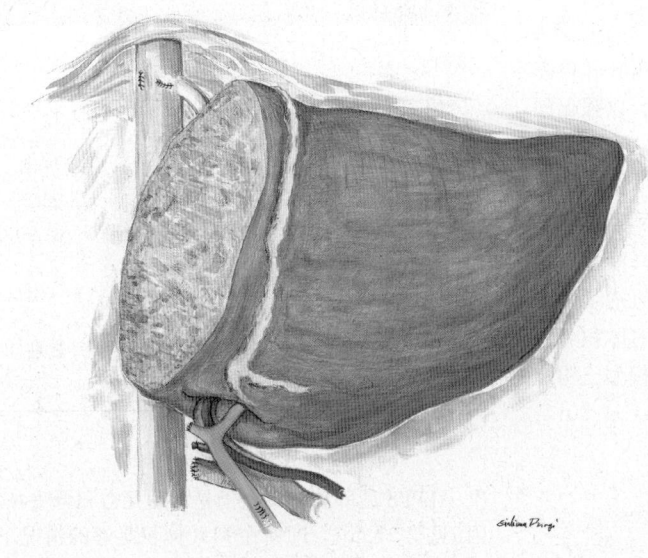

图 108D. 3 ALPPS 第二阶段术后的最后状态。被分割的肝脏已切除,剩余的肝脏组织可代偿完整的肝功能 (Illustration by Mrs. Giuliana Brogi.)

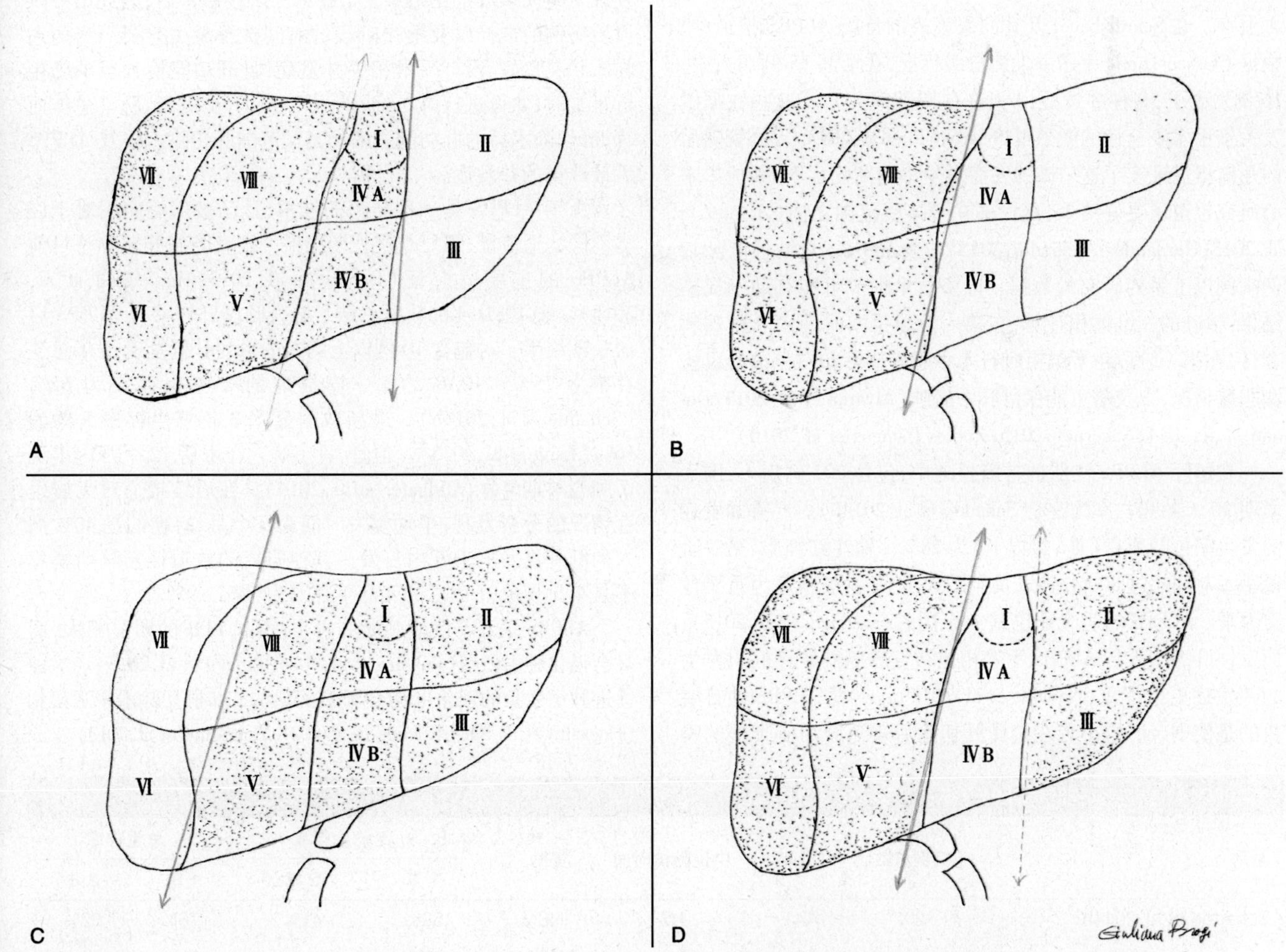

图 108D. 4 联合肝脏离断及门静脉结扎的分阶段肝切除术的所有四种技术变异示意图。(A) 经典策略,也被称为右侧 ALPPS。分割线沿着镰状韧带。(B) 中心区 ALPPS。分割线位于两半肝之间。(C) 左侧 ALPPS。对于肿瘤负荷主要位于左肝是可行的;Ⅵ段和Ⅶ代表剩余肝(FLR)。左门静脉已离断。(D) "中央区 ALPPS"。在第一阶段,行左肝外侧叶切除联合右门脉结扎。肝脏沿着肝正中裂分割。Ⅳ段和Ⅰ段代表剩余肝。在第二阶段实施右半肝切除术 (Illustration by Mrs. Giuliana Brogi.)

脉闭塞后出现的萎缩-肥厚复合体知之甚少（Kwon et al,2015；Madoff et al,2005；Tashiro,2009；Yokoyama et al,2007）（见第 6 章）。首先，ALPPS 的原位肝劈裂通过切断可使同侧肝叶再灌注并使门静脉闭塞效率更差的任何门静脉侧支交通，以强化同侧肝叶的分割（Denys et al,1999；van Lienden,2013）。其次，肝实质离断过程中的手术创伤导致细胞因子的释放可促进肝再生过程（Schlegel et al,2014）（见第 11 章）。然而，尽管被分割的肝叶被剥夺了门静脉血供，同侧肝动脉的代偿性高灌注可维持被分割肝叶的氧供应和功能。FLR 肥大过程中的持续代谢功能防止病人发生肝功能衰竭直到 FLR 获得足够的体积可以进行 ALPPS 的第二阶段手术。一些 ALPPS 的动物模型已构建出来，这将有助于阐明这些问题（Almau Trenard et al,2014；Huisman et al,2014）。

结果

ALPPS 讨论最多和最受争议的方面之一是并发症和死亡的发生率高。ALPPS 最常见的并发症为胆漏、感染性积液和脓毒血症。在 Schnitzbauer 及其同事发表的首篇 ALPPS 报道中，根据 Clavien-Dindo 手术并发症分级标准，在全部 25 例病人中，16 例发生了 50 种并发症，3 人在住院期间死亡。这些数据触发关于手术安全性的激烈辩论（Kokudo et al,2013）。尽管随后的几篇报道证实了这一高并发症发生率和高死亡率，其他单中心研究报道了更好结果，死亡率在可接受范围之内（Alvarez et al,2015；Hernandez-Alejandro,2015）。表 108D.3 总结了包含 12 例病例以上系列研究的数据。许多技术细节可能有助于提高结果：精确的三维体积计算，在第一阶段手术时使用彩色塑料套带，在第一阶段手术结束时行术中胆道造影和白色试验以检测胆漏情况，以及尽可能保留肝中静脉（Alvarez et al,2013；Donati et al,2014；Nagorney,2015；Robles Campos et al,2014）。

在国际 ALPPS 注册的首篇报道中，包含 202 例病人，围手术期 90 天的死亡率为 9%（Schadde et al,2014b）。严重并发症的发生率包括死亡（Ⅲa 级以上）为 28%。输注红细胞、第一阶段手术时间超过 300 分钟以及年龄大于 60 岁被鉴定为重要危险因素。ALPPS 的适应证也是一个因素（Herman et al,2015）。原发性肝癌病人行 ALPPS 手术相比结直肠癌肝转移病人发生的并发症更为严重（Nadalin et al,2014）。尽管 ALPPS 的首要目的是使剩余肝较小者在接受肝切除后避免肝功能衰竭的发生，ALPPS 后肝功能不全仍是术后死亡和严重并发症的主要原因（见第 27 章）。即使在 FLR 体积足够的情况下，肝切除术后肝功能衰竭也会发生。因此，肝体积的迅速增加并不直接与肝功能增强相关；需要进行局部肝功能检查。ALPPS 注册系统也发现了绝大多数致死结果发生在第二阶段手术后；因此第一阶段后病例的选择以及第二阶段的时间选择至关重要。当病人临床状况良好、没有手术相关并发症，且肝功能检查至少已接近正常时，才可进行第二阶段手术（Truant et al,2015）。总体而言，肝切除术后的肝功能衰竭仍是大范围肝切除术以及 ALPPS 后最严重的并发症。

由于 ALPPS 是一种新颖的技术，且已被广泛应用对于许多不同的适应证，需要观察长期结果。结直肠癌肝转移是目前 ALPPS 的主要适应证（Donati et al,2013；Hasselgren et al,2015）。表 108D.4 的数据总结了结直肠癌肝转移行 ALPPS 后的长期结果。对包含 10 例以上病人的系列分析发现，1 年总生存率为 76%~100%。有一篇报道的 2 年生存率为 62%（Schadde et al,2014b）。最新数据显示 3 年总生存率大约为 56%（Lang et al,2015）。但是，许多病人在术后 12 个月内出现了肿瘤早期复发（Oldhafer et al,2014）。在后续报道对无瘤生存情况的分析发现，平均复发时间为 9 个月，有趣的是 40% 病人的肝外复发早于肝内复发。其他研究的数据证实早期复发不是罕见现象，1 年后的无瘤生存率为 56%~95%。

ALPPS 手术不仅能刺激肝再生，引起 FLR 的明显肥大，而且会强化肿瘤增殖（Fukami et al,2014；Tanaka et al,2015）。这种促进肿瘤生长的现象也在 PVE 或经典的二步肝切除术中观察到（Hoekstra et al,2012；Kokudo et al,2001；Yamashita et al,2013）。

表 108D.3　ALPPS 术后并发症和死亡率[*]

系列	病例数	死亡率/%	并发症发生率/%
Schnitzbauer et al,2012	25	12	68
Torres et al,2013	39	12.8	59
Nadalin et al,2014	15	28.7	66.7
Schadde et al,2014	202	9.4	39.6
Hernandez-Alejandro et al, 2015	14	0	36
Alvarez et al,2015	30	6.6	53
Truant et al,2015	62	12.9	40.3

[*] 已发表的系列文章（n≥12）。

表 108D.4　结直肠肝转移（CRML）行 ALPPS 后的长期结果

系列	病例总数	CRLM	中位随访时间	复发	无瘤生存率		总生存率	
					1 年	2 年	1 年	2 年
Schadde et al,2014b	202	141	NS	NS	59%	41%	76%	62%
Alvarez et al,2015	30	19	NS	NS	56%	–	82%	–
Robles Campos et al,2014	22	17	6	1	95%	–	100%	–
Hernandez-Alejandro et al,2015	14	14	9.4	2	85.7%	–	100%	–
Ratti et al,2015	12	12	12	NS	67%	–	92%	–

NS，未报道。

结论

ALPPS 是一项二步肝切除新技术,可使因剩余肝脏体积太小而不可切除的病人获得手术切除。该术式的肥大反应速度快,且超过已报道的 PVE 后产生的体积增加量,因此 ALPPS 的第二阶段手术可在 7~14 天内实施。然而,第一阶段术后出现的显著增生反应被第二阶段术后出现的大量并发症和死亡所抵消。ALPPS 并不是对传统二步肝切除手术或 PEV 的替代,而是在这些技术不足以使肝脏产生足够的肥大时提供的一种额外方法。当 PVE 或 PVL 后肥大反应不足时,可采取额外的挽救性 ALPPS。该术后未来面临的挑战是,减少并发症和死亡的发生,以及证实 ALPPS 并不促进肿瘤进展,以进一步开发其对不可切除肝脏肿瘤病人的治疗潜力。

（蔡秀军 译　沈锋 审）

第 109 章

离体和原位低温肝切除术

Ian D. McGilvray and Alan W. Hemming

随着外科技术和影像学的发展,肝脏外科的极限也在不断突破。扩大左、右半肝切除术等从前认为是探索性的手术,现在对于经验丰富的肝脏外科医师已经成为标准术式。诸如术前门静脉栓塞术(portal vein embolization,PVE)(参见第 108C 章)或 ALPPS(第 108D 章)等策略可促进剩余肝脏的计划性生长,因此可施行更激进的大范围肝切除术,其并发症与常规肝切除术相当。外科技术与肝脏影像学的进步并驾齐驱,使肝脏外科医师具有更强的能力来评估肿瘤与肝内血管和胆道结构的位置关系。在同一时期,肝移植也蓬勃发展。最近,活体供肝移植(living-donor liver transplantation,LDLT)的发展促进了各种各样的新技术,这些技术也可应用于非移植的肝脏手术。活体供肝移植的标准程序包括门静脉,肝动脉,胆道和肝静脉的切除和重建(请参阅第 103C、106、107 和 117 章)。现在,肝切除和移植技术经验丰富的外科医生也经常考虑应用这些技术于困难的肝肿瘤切除术。

肝切除术中血管重建的主要困难来源于肝缺血期。肝脏可以很好地耐受短暂的缺血。常规肝切除术中,在肝实质离断时经常阻断入肝血流来控制出血。入肝血流阻断联合低中心静脉压(central venous pressure,CVP)可实现相对无血的肝切除。每 15 分钟的间歇性入肝血流阻断,结束时再开放 5 分钟可以降低肝损伤的程度(Man et al,1997),这在复杂的肝切除中特别有用。

缺血预适应似乎可以减轻肝脏随后的缺血性损伤(Clavien et al,2003)。缺血预适应方法是先 Pringle 阻断 10 分钟,然后再阻断之前至少开放 10 分钟。尚未完全阐明缺血预适应可减轻肝脏缺血损伤的机制,而且肝脏可以耐受更长时间的缺血。正常肝脏可以耐受 60 分钟或更长时间的持续性血流阻断和局部热缺血(Azoulay et al,2005;Huguet et al,1994),但是肝硬化或胆道梗阻或长期化疗导致肝功能下降的病人对缺血性损伤的耐受性较差,易造成不可逆的肝损伤(Havennoun et al,1996);老年病人也是如此(Selzneret et al,2009)。即使肝功能正常,长时间持续性缺血后发生不可逆损害的风险也很高。

除入肝血流阻断外,如果肿瘤侵犯肝后下腔静脉(inferior vena cava,IVC)或肝静脉可能还需要血流完全阻断(请参阅第 106 章)。血流完全阻断比起单独的入肝血流阻断对肝脏的缺血性损伤更严重,有证据表明,肝静脉的回血可减轻缺血性损伤(Smyrniotis et al,2003)。但是在大多数情况下都可以在不用血流完全阻断的情况下施行肝实质离断。预先游离出下腔静脉以备钳夹用,可以在短时间内处理下腔静脉或肝静脉的紧急情况。

实际上,大多数侵犯肝血管的肝切除术都不需要用上述保护策略性的技术。侵犯肝门血管的肿瘤可以通过短时间阻断肝动脉(hepatic artery,HA)或门静脉(portal vein,PV)来切除重建。如果重建门静脉,则入肝血流由肝动脉提供;如果重建肝动脉,则由门静脉提供。在极少数情况下,肝动脉和门静脉都需要重建,可以依次执行,每次保留一条血供。

基于以上的讨论,有人可能会认为,常规肝切除技术几乎可以满足所有的肝切除需求,而不用考虑使用低温灌注的技术。但是,有少数病人的肿瘤似乎无法通过任何常规技术切除。仅使用常规肝切除技术,基本上不可能切除位于肝中心位置且侵犯所有三条主肝静脉的病灶(无论是否侵犯肝后下腔静脉)。这些需要静脉流出道切除重建的复杂病例可能会受益于离体或原位低温灌注的肝脏切除技术。

低温灌注的历史和离体肝切除技术

Fortner 及其同事(1974 年)首先报道了一篇 29 例病人在肝脏切除术中使用低温灌注保护肝脏减轻缺血性损伤的研究。在接下来的 20 年中,肝脏外科手术技术的进步,以及对肝脏耐受热缺血的能力的日益了解,使得在大多数情况下无须使用低温灌注。在同一时期,肝移植被用于无法切除的原发性或继发性肝恶性肿瘤,结果不尽人意(参见第 115A 和 115B 章)。尽管该方法在技术上可行,但对于无法切除的大的原发性肝肿瘤,尤其是转移性肿瘤,肿瘤会迅速在移植后的新肝或其他部位复发。

针对那些无法切除肿瘤又不适合肝移植的病人,Pichlmayr 和 Associates(1988)开发了低温灌注与离体肝切除术。在离体肝切除过程中,将肝脏从体内完全取出,并在后台灌注冷保存溶液。肝切除术是后台上完全无血的情况在进行的,以便在理想环境下重建肝血流出道的血管。由于该方法的并发症和死亡率较高,因此,人们又探索了原位和前位低温灌注技术。

在原位低温灌注时使用常规肝切除的游离技术,但是应用全肝血流阻断(请参见第 106 章)并通过门静脉进行低温灌注。在前位手术过程中,还是通过门静脉对肝脏进行低温灌注,但是肝门结构保持完整,离断肝上下腔静脉,肝脏向前旋转,从而更好地显露肝静脉和下腔静脉汇合部。原位低温灌注,前位低温肝灌注和离体肝切除这三种技术之间有共通部分,并且这三种技术都与活肝供肝移植相关。本章介绍每种技术的过程和作用。

原位低温灌注

在三种技术中,原位低温灌注技术要求最低。对于需要全肝血流阻断超过 1 小时的肝切除,建议行原位低温灌注(Hannoun et al,1996)。Azoulay 及其同事(2005)证明,在任何持续时间的全肝血流阻断情况下,低温灌注的肝脏都能更好的耐受缺血。

当病人的肿瘤靠近或累及肝静脉(hepatic veins,HV),肝后下腔静脉(IVC)或两者兼有时,就需要进行全肝血流阻断。在最早的研究中,在肝脏低温灌注后行肝实质离断,可以在无血情况下精准解剖肝静脉和下腔静脉。如果在切除肿瘤的过程中需要切除腔静脉或肝静脉,则低温灌注肝脏可以安全地为血管重建提供更多的缺血时间。

为了实施肝脏原位低温灌注,在全肝血流阻断前需要解剖肝上下腔静脉,肝下下腔静脉和门静脉(请参阅第 106 章)。解剖出门静脉主干,以插入灌注导管。显露足够长的门静脉(3~4cm)以放置灌注导管和静脉旁路转流的门静脉套管。大多数病人在没有静脉旁路转流下能耐受短时间全肝血流阻断。然而,使用静脉旁路转流减少了重建血管时的时间压力,并减少了门静脉长期夹闭导致的肠道水肿。在夹闭门静脉之前,病人需要静脉推注至少 5 000U 的肝素。夹闭肝下下腔静脉时,要开放病人静脉旁路转流的腔室部分。

虽然不是绝对必要,但通常建议在夹闭肝下下腔静脉之前结扎并离断右肾上腺静脉,否则该静脉在手术过程中容易撕脱。门静脉钳位于门静脉相对较高的位置上,并在下方接静脉旁路。门静脉插管可在门静脉完全离断后,或通过门静脉的前壁使插管沿后壁向下滑动插入肠系膜上静脉。静脉旁路完全开放,近肝侧的门静脉插管引灌注保存液,然后夹闭肝动脉和肝上下腔静脉,在肝下下腔静脉夹闭钳正上方进行静脉横切开。开始用低温保存液对肝脏进行灌注,然后从肝下下腔静脉的切口抽吸出流出液(图 109.1)。

保存液是组氨酸-色氨酸-酮戊二酸(HTK)(Gubernatis et al,1990)或 UW 液(Kalayoglu et al,1988)。肝脏切除术在无血状态进行,肝内结构清楚显示。可以通过缓慢输入冷保存溶液连续冷却肝脏(见下文),或者通过每 30 分钟推注间歇性地冷却肝脏。肝脏切除完成后,在移除肝上下腔静脉夹钳之前,要先用冷保存液灌注肝脏,这可以经门静脉用冷的 5% 白蛋白,或者用肝下下腔静脉中最初排出的 300~500mL 静脉血。接下来,移除门静脉的旁路套管,缝闭或重新吻合门静脉。如果用 5% 白蛋白灌注肝脏,则缝闭肝下下腔静脉,并松开肝上下腔静脉的钳夹以评估肝静脉情况,如果存在出血,应加以处理。门静脉和肝动脉入肝血流被重新建立。

如果用肝下下腔静脉最初排出的血液来热灌注肝脏,则顺序要稍作更改,以防止将冷的高钾溶液灌洗到心脏回流中。如果使用热灌洗技术,则先修复门静脉,连续缝合关闭肝下下腔静脉切口,先不打结。在肝上下腔静脉夹钳未松开的情况下恢复门静脉血流。从肝下腔静脉切口处吸走最开始的 300~500mL 血液,然后再打结,并移除肝上腔静脉钳。作者经常用 5% 白蛋白低温灌注肝脏,因为容易操作,并且可以分别评估再灌注时肝静脉和门静脉的出血来依次松开钳夹。然后移除病人的静脉旁路转流。

作者很少使用上述的原位灌注法。活体供肝移植的出现(参见第 117 章)以及前入路肝切除术的广泛使用(Liu et al,

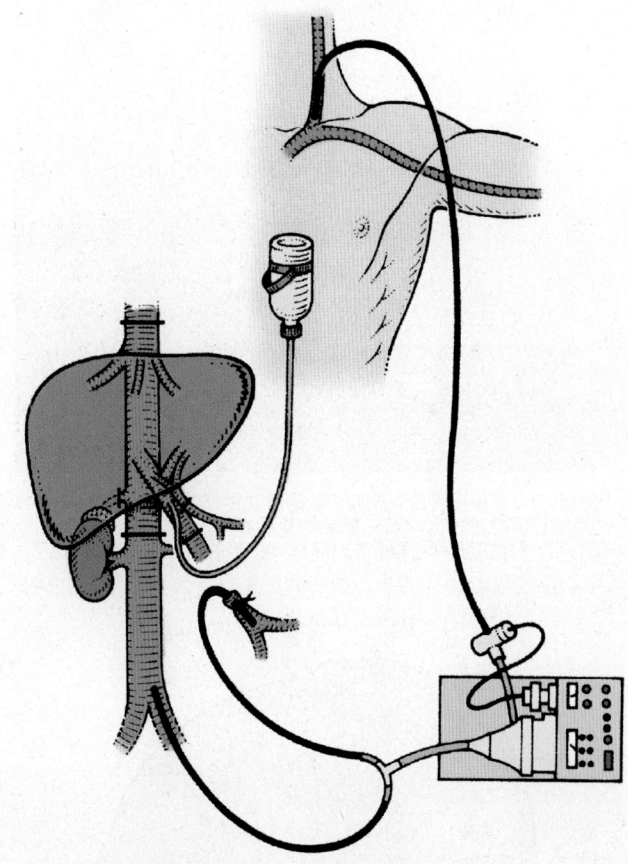

图 109.1　原位低温灌注将病人置于静脉旁路转流,低温灌注溶液通过门静脉输注,并通过肝下下腔静脉的切口排出

2000)提高了肝实质离断和循肝静脉解剖的能力,且无须长时间的入肝血流阻断。对于需要重建单根肝静脉或下腔静脉的病人,多数可以在低中心静脉压条件下进行肝实质离断,而无须入肝血流阻断。当肝实质离断接近完成时,全肝血流阻断仅用来分离和重建血管。这样可以大大缩短肝脏缺血的时间,并应用一种更简单且不需要静脉旁路的原位低温灌注方法。

在该技术中,游离肝脏以备全肝血流阻断。解剖门静脉到左右分支,将灌注管插入要切除侧肝脏的门静脉分支中(图 109.2)。切开该分支,保持门静脉血流向保留侧肝脏,并可以进行低温灌注。或者,可以将门静脉主干的前壁用作套管插入部位(图 109.3)。在低中心静脉压下尽可能地离断肝实质,维持肝脏灌注直到遇到需要重建的肝静脉或下腔静脉为止。

此时,病人循环容量负荷充分,然后依次夹闭肝下下腔静脉,门静脉,肝动脉和肝上下腔静脉。如果仅肝静脉需要重建,可紧靠肝静脉根部钳夹部分下腔静脉,保持下腔静脉血流(图 109.4)。切开下腔静脉或肝静脉的前壁,并通过门静脉插管进行肝脏低温灌注。仅对保留侧肝脏进行灌注。血管离断后取出标本,在无时间压力,无血状态下重建肝静脉或下腔静脉(图 109.5)。在完成血管吻合术之前,用冷的 5% 白蛋白灌注肝脏,或者用 300~400mL 的门静脉血液灌注肝脏,同时保持腔静脉夹闭,然后重新夹闭门静脉,缝闭腔静脉,并移除所有的钳夹。由于该方法的缺血期较短,因此不必使用静脉旁路转流(Dubay et al,2009;Hemming et al,2002,2004,2008,2013)。甚至全肝血流阻断更长的时间也不需要静脉旁路转流。

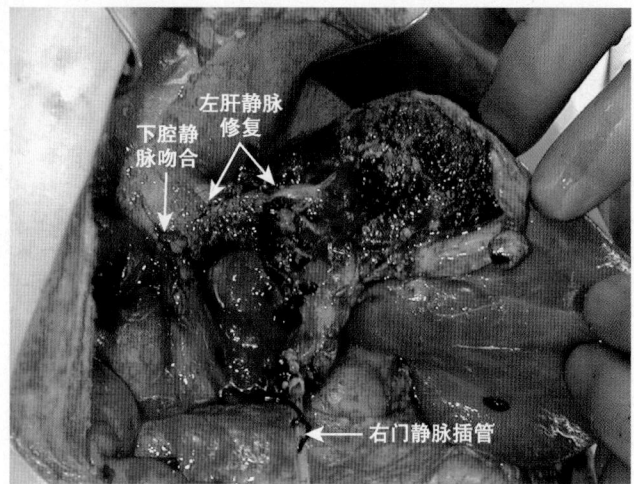

图 109.2　在接受肝母细胞瘤切除的婴儿中,门静脉插管插入右门静脉(RPV)中以原位灌注剩余的 II 和 III 段肝脏。低温灌注情况下的下腔静脉(IVC)和肝左静脉(LHV)的内侧支和切除修复

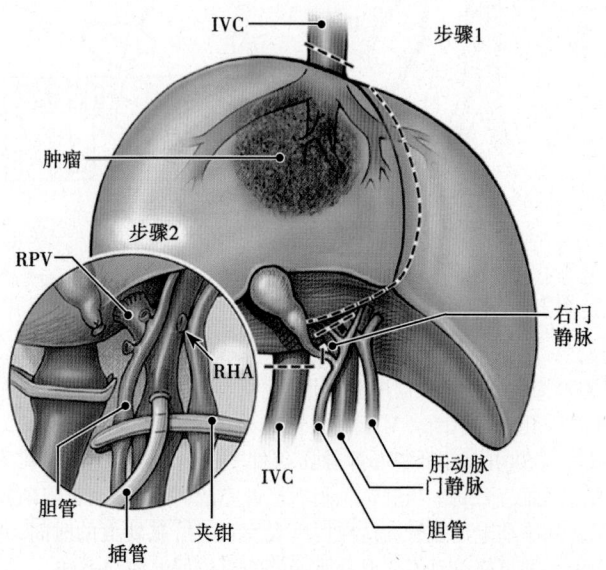

图 109.3　门静脉钳上方的门静脉前壁用于插管和低温灌注。IVC,下腔静脉;RHA,右肝动脉;RPV,右门静脉

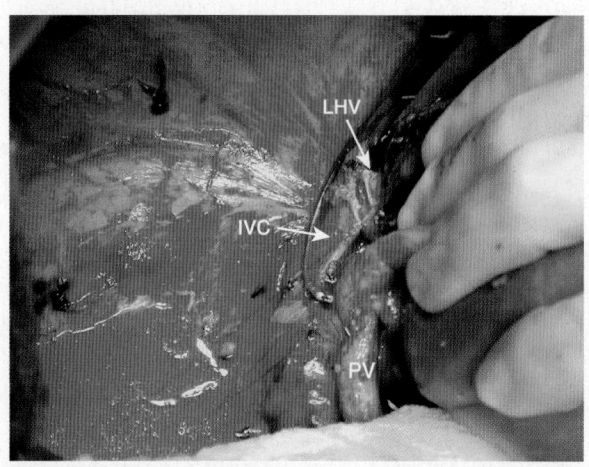

图 109.4　将血管钳放置在下腔静脉(IVC)的肝静脉根部,保持腔静脉血流。此方法可以在不需要静脉旁路转流下进行原位灌注。LHV,肝左静脉;PV,门静脉

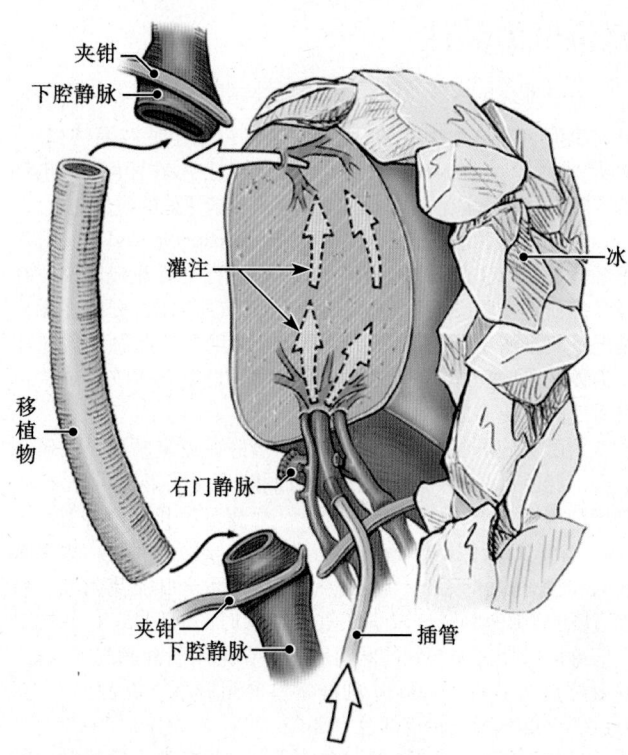

图 109.5　持续低温灌注剩余肝脏,在无时间压力下切除和重建肝脏血管

前位法肝低温灌注切除

　　当预计切除下腔静脉和肝静脉困难,以及增加肝静脉和下腔静脉的显露时,可以用前位法肝切除术。作者应用该技术进行下腔静脉-肝静脉联合重建(Azoulay et al,2006,2015)。前位法肝切除术与原位低温灌注技术类似,但有一些特别注意点。需要更充分的游离肝上腔静脉使其有足够的长度用于夹闭,离断及吻合。离断膈静脉,然后将下腔静脉从隔膜中切出,即可更好的暴露肝上腔静脉(图 109.6)。作者还经常在下腔静脉

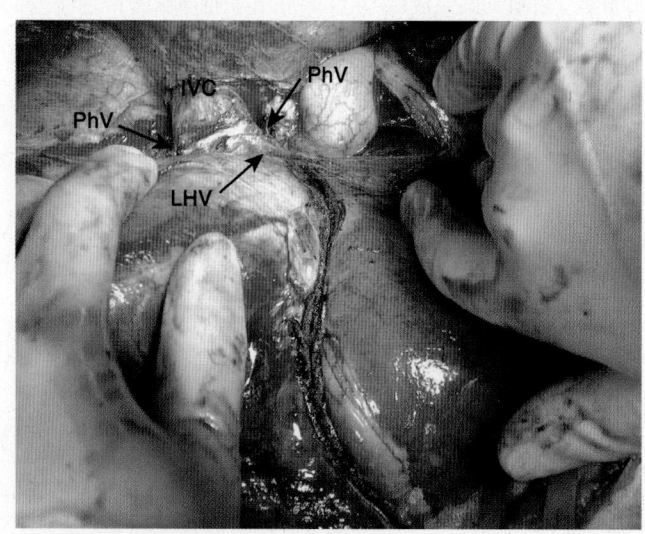

图 109.6　膈静脉(PhV)离断,解剖出肝上下腔静脉(IVC)与膈肌间有足够的长度来上夹钳。且肝上下腔静脉离断后有足够长度进行吻合。LHV,肝左静脉

的正前方打开心包,并套住心包内的下腔静脉。或者,联合正中胸骨切开可以获得术区更充分的显露(图 109.7)。

　　控制心包内的下腔静脉后,可以将夹钳点首择在心包内的腔静脉,或右心房下方作为备选,以预防常规肝上腔静脉夹闭的技术困难。在低温灌注肝脏之前,作者会在不阻断血流情况下尽可能多的分离肝实质。通常建议进行静脉旁路转流。但是,许多病人可以耐受腔静脉的夹闭,特别是在麻醉予病人充足容量负荷并建立适当的正性肌力支持的情况下(加压素在这种情况下很有用)。像原位法一样,对肝脏进行低温灌注,因为肝上下腔静脉已离断,灌注液会从肝上下腔静脉流出。分离肝上下腔静脉可使肝脏向前和向上朝腹壁旋转,从而使下腔静脉-肝静脉交界处(肝腔汇合部)的显露效果更好(图 109.8 和 109.9)。

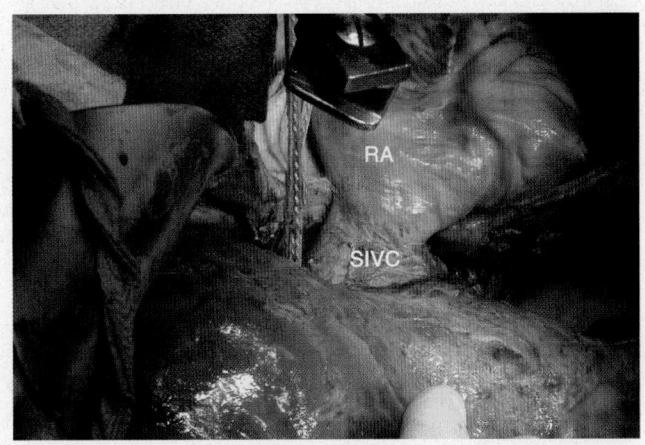

图 109.7　联合正中胸骨切开更好的显露肝上下腔静脉(SIVC)和肝静脉汇合部。RA,右心房

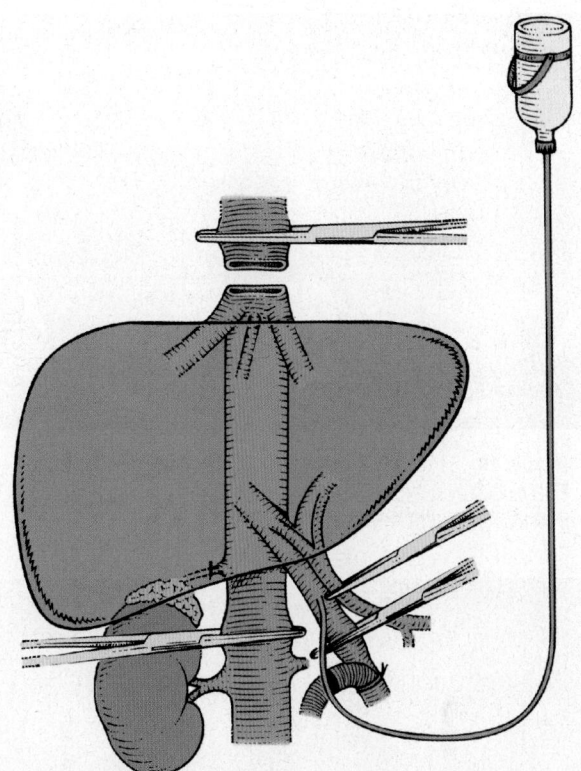

图 109.9　前位灌注期间可使用静脉旁路转流。如果仅离断肝上下腔静脉还不足以充分显露肝后下腔静脉(IVC),那么也离断肝下下腔静脉,这样能使肝脏完全向上旋转到腹壁

　　如果需要更好的显露,可以将肝下下腔静脉游离,使肝脏完全向上旋转到腹壁。另外,肝脏也可以绕门静脉轴逆时针旋转,使肝脏的后部转向前方,面向病人的左侧。应用这个技术,作者发现在初始灌注后需要连续缓慢的低温灌注,以防止肝脏太快变暖。通常,先用大约 1L 的冰保存液灌注肝脏,保存液的袋子悬挂在肩高处。初始灌注后,灌注速度减慢全初始速度的三分之一。注意吸除排出的灌注液防止全身吸收。

　　肝实质离断完毕,将包裹在肿瘤内的肝静脉和下腔静脉-肝静脉汇合处整块切除。可以用移植物进行血管重建,将肝脏旋转到腹壁时进行肝静脉吻合,因为肝静脉是最脆弱的。然后将肝脏复位,进行腔静脉吻合。如前所述,再灌注前用冷的 5% 白蛋白灌注肝脏,或者用温暖的门静脉血灌注肝脏。

　　与简单的原位低温灌注相比,前位法可更好地显露下腔静脉-肝静脉交界处,但还是不如完全离体法显露充分。前位法的优点是不需要吻合胆道和肝动脉,减少了肝脏的缺血时间,并减少了由这些额外的吻合引起的并发症。目前,当需要下腔静脉切除和肝静脉联合重建时,作者使用前位法,并且作者希望只有一个或两个肝静脉口需要重新接入到腔静脉中,如果有多个肝静脉口,则修整成一个(图 109.10~109.12)。在少数情况下,预计血管重建会更加复杂时,作者采用完全离体法。

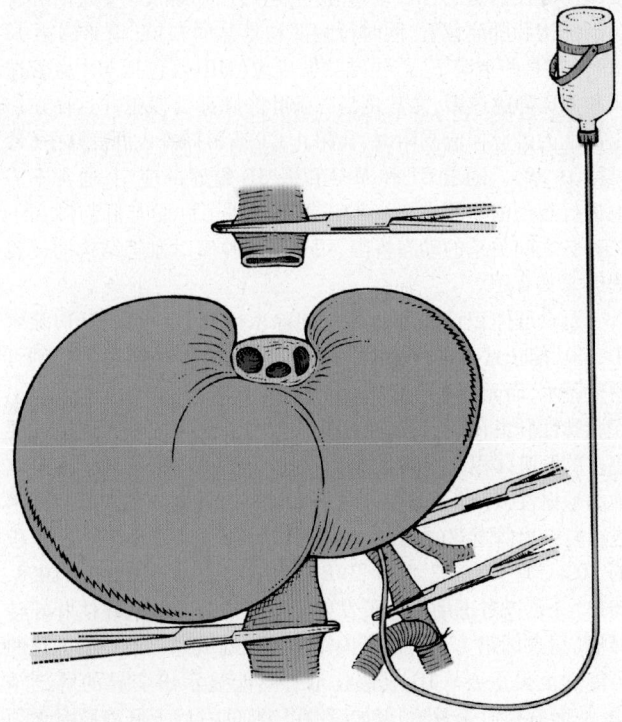

图 109.8　前位低温灌注。离断肝上下腔静脉(IVC),使肝脏向前旋转,以便可以更好地显露肝静脉-下腔静脉汇合区域

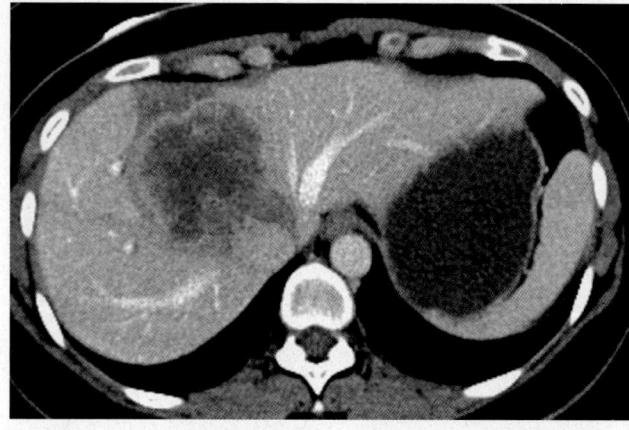

图 109.10 计算机断层扫描（CT）显示胆管癌位于下腔静脉和肝静脉交界处的上面，右门静脉也受侵犯。计划进行右三叶肝切除术并重建肝左静脉

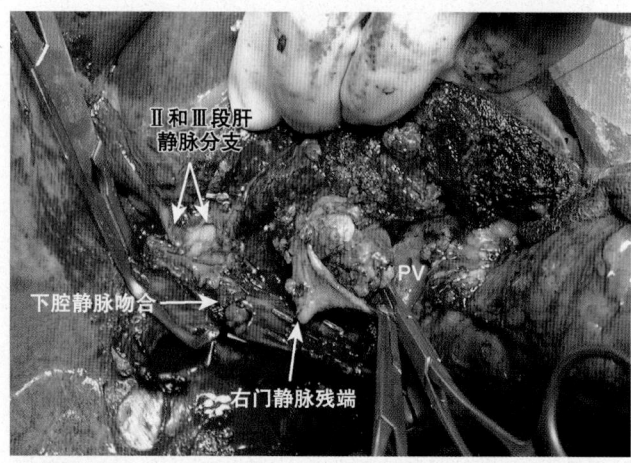

图 109.11 前位肝切除手术程序。沿右三叶肝切除术平面进行肝实质离断，保留Ⅱ和Ⅲ段。在右门静脉的残端插入套管，用 UW 液低温灌注。切除肝静脉汇合部水平的一小段下腔静脉和肝左静脉起始的 3cm，并向前旋转肝脏。将下腔静脉端端重建，将肝左静脉重新植入下腔静脉吻合口上方。PV，门静脉

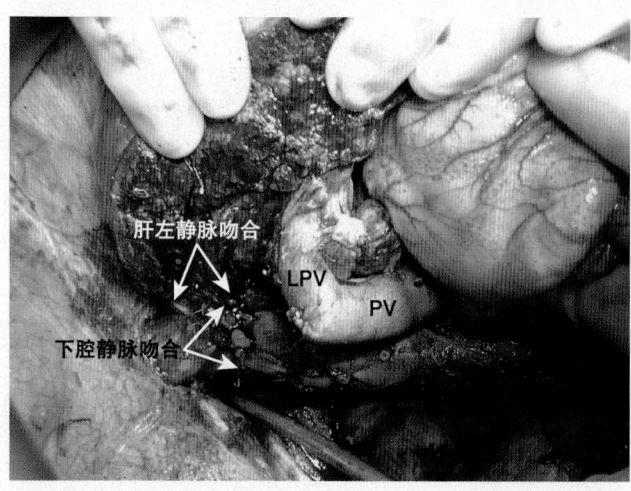

图 109.12 前位肝切除手术程序。从图 109.11 重新植入Ⅱ和Ⅲ段肝静脉。然后左肝管行 Roux-en-Y 吻合。LPV，左门静脉；PV，门静脉

离体肝切除

先前描述的技术可用于大多数肝静脉或腔静脉重建困难的病人，但肿瘤同时侵犯下腔静脉和肝静脉且需要复杂血管重建的病人，或合并肝静脉和第一肝门侵犯的病人，需要考虑离体肝切除。在离体肝切除过程中，将肝脏从病人体内完全取出，并在后台上灌注冷冻保存溶液。肝切除是在无血状态中进行的，将剩余肝脏重新植入病人体内之前先进行血管重建。

病例选择和术前检查

原则上，任何无法通过其他方式切除的肝恶性肿瘤病人均可评估能否离体肝切除手术。在实践中，无论是否需要低温灌注肝脏，大多数肝切除都不需要离体技术。肿瘤侵犯下腔静脉-肝静脉汇合处需要长时间复杂的血管重建的病人，或合并肝静脉和第一肝门血管侵犯的病人可能从离体肝切除中获益。三条肝静脉都受侵犯且回流受阻的病人也可能从中获益，这些病人将肝脏从下腔静脉游离时或在没有血管阻断的情况下施行肝实质切除都可能会大出血。

离体肝切除（或任何计划性的低温灌注技术）的好处之一是，这些通过常规手术无法切除的肝脏，可以在离体肝切除中用没那么复杂的方法切除。对病人的总体评估和肝移植的评估相似，尤其是对心脏危险因素的评估。50 岁以上或有任何心脏异常的病人，行功能性压力测试如多巴酚丁胺压力超声心动图。任何明显的心脏异常都是禁忌证，甚至轻度的肾功能不全也会增加扩大肝切除术的风险（Melendez et al，2001），肌酐水平大于 114.9μmol/L 被视为禁忌证。只能在严格选择的病人尝试进行离体肝切除。

术前影像对于肿瘤的分期和血管解剖结构的评估至关重要。作者目前是用有三维（3D）重建的三期螺旋 CT 评估肝脏解剖结构和肿瘤位置，同时行胸部和骨盆的扫描（请参阅第 18 章）。在某些情况下，需要磁共振成像（MRI），包括 MR 血管造影和 MR 静脉造影，尤其是当三条肝静脉都受侵犯并且存在一定程度的静脉回流受阻时，会阻止 CT 造影剂流入肝静脉中（参见第 19 章）。随着 CT 和 MRI 以及 3D 重建的应用，通常不需要进行有创的血管造影。增强超声提供了肿瘤与肝静脉和下腔静脉之间关系的动态视图，用于测量肿瘤对血管结构的侵袭程度尤其有用。

剩余肝体积评估和扩大肝切除术一样。在常规肝切除术中，肝功能正常时，预计切除后的总肝体积（TLV）超过 25% 则可耐受手术，而无须术前 PVE（请参阅第 108C 章）。由于化疗会引起脂肪性肝炎，已经或正在接受长期术前化疗的病人可能需要更多的肝脏体积。冷保存液再灌注会增加常规肝切除术之外其他的缺血性损伤。对需要扩大肝切除并且需要用低温灌注技术进行复杂血管重建的病人，如果评估剩余肝体积小于总肝体积的 40%，则要考虑术前 PVE，（Hemming et al，2003，2008，2013）。可以考虑用正电子发射断层扫描（PET）来评估肝外转移瘤（请参阅第 17 章）。肝内结构的准确成像对于评估重建的可能性至关重要。3D 成像技术有时能显示出变异的解剖结构，从而避免血管重建，例如，存在较粗的右后下肝静脉时无须重建肝右静脉主干。另外，3D 成像也会发现需要增加重建的解剖结构，例如Ⅵ段肝静脉回流到肝中静脉（Lang et al，2004）。

麻醉

离体肝脏切除术的麻醉管理与肝移植类似(请参见第 24 和 113 章)。控制病人体温是麻醉管理的关键部分,包括使用电热毯,加热所有液体以及在手术过程中将病人置于加热的凝胶垫上。除了肝切除标准的监测之外,还插入 Swan-Ganz 导管用于血流动力学监测和评估肺动脉的血液温度。经皮血管穿刺技术简化了最初需要通过静脉切开才能实现的静脉旁路转流。

不需要离体肝切除术时,多数病例在手术开始即维持低中心静脉压,这是大多数肝脏切除术的常规。当选择离体手术时,将经皮导管放置在颈内静脉或锁骨下静脉和股静脉中作为静脉旁路转流的腔部分。此时,病人循环容量充足。术者将静脉旁路转流的门静脉套管直接放置在门静脉中,或者是将门静脉套管经肠系膜下静脉插入,然后可以在拔除套管时结扎该静脉。

在离体肝切除手术中,无肝期通常持续 2~4 个小时,在此期间必须注意凝血。肝脏移植时,作者在这段时间内给予了新鲜的冷冻血浆以满足容量要求,并尽量减少使用晶体。需要持续输注葡萄糖并监测血糖水平。

与活体供肝移植一样,在自体肝脏的再灌注过程中,肺动脉血液的温度可能会急剧下降。对于肝移植和离体肝切除,当温度降至低于 35℃ 时,作者会持续监测肺动脉血液温度并临时手动压迫门静脉血流。门静脉压迫 10 秒左右会使肺动脉血液温度升高到 36℃,然后释放门静脉。再灌注的过程中,该动作被重复多次。如果再灌注不控制门静脉血流的话,肺动脉的血液温度通常会降到 32~33℃。根据作者的经验,避免肺动脉血液温度急剧下降可以减少因肝脏再灌注而引起的心脏功能障碍。

手术过程

Pichlmayr 和 Hauss(1994)在本书的第二版中描述了离体肝切除的步骤。他们用类似肝移植的术语适当地描述了该程序。下面的技术过程描述主要来自 Pichlmayr 的原著,仅做了一些小的修改。该手术过程包括三个阶段:①评估可切除性和肝脏离体,②在后台上的肝切除和血管重建,③自体肝再植。与前面的阐述一样,下述许多建议对本章节中介绍的三种低温灌注技术都适用。

评估可切除性和肝脏离体

可切除性的评估是通过腹腔镜或腹部小切口探查进行的,以评估是否存在可能无法切除的腹膜转移。即使腹腔镜检查阴性,作者也会行腹部小切口探查并评估腹腔。因为经常有腹腔镜探查阴性但是在肝脏或其他地方发现小的病灶而不能手术的情况。探查切口延长为双侧肋缘下切口,或者腹部正中切口并水平向左延长。两种切口都可以与胸骨正中切开联合,以暴露肝静脉-下腔静脉汇合部。

评估肝脏的可切除性。因为离体肝切除的指征通常是肿瘤侵犯肝静脉和/或下腔静脉,肝脏可能由于静脉回流受阻而瘀血。因此,在游离肝脏时必须非常小心,肝包膜任何微小的破损都会成为受阻静脉血流的出口,出血可能会很凶猛。肝瘀血不是手术的禁忌证,因为计划性的切除能解除静脉流出道梗阻。肿瘤太大可能会限制肝脏旋转而难以游离;遇到这种情

况,在尝试将肝脏从下腔静脉抬起前,应尽早决定行离体肝切除。此时,联合胸骨正中切开可能有用。术中超声用于评估血管受累程度,并确认术前影像上的血管解剖结构。

如果决定行离体肝切除术方法,请执行以下步骤:

1. 解剖肝门结构。游离肝动脉并选择合适的位置离断,通常在肝总动脉和胃十二指肠动脉交界处。如果肝动脉有变异,则需要根据切除后保留的肝脏部分来选择离断部位。在大多数情况下,为了保护动脉往胆道树的交通支,不选择在肝门高位离断肝动脉。如果肿瘤侵犯肝门结构,则必须将肝动脉解剖出足够长度,以确定有未受侵的部分可以用于重建。分离门静脉,确认胆总管但无须骨骼化,上牵引带。切除胆囊,将胆总管从门静脉分离,注意保护血供,清除门静脉周围的神经和淋巴组织。

2. 将肝下下腔静脉解剖至肾静脉水平并上牵引带。尽管下腔静脉的分离位置可能更偏向头侧,但计划中的血管钳夹闭位置还是紧靠肾静脉上方。右肾上腺静脉应结扎离断,如果可以,应离断尾状叶肝短静脉。肿瘤较大时可能难以显露尾状叶肝短静脉,在这种情况下,可以在后台上处理。

3. 将肝脏从周围韧带游离。如果肿瘤浸润到膈肌中,则将累及的膈肌部分与肿瘤整块切除。

4. 准备肝上下腔静脉。离断膈静脉,使膈肌与下腔静脉分离,增加游离下腔静脉的长度,以用于之后的夹闭和重建。目前作者直接在下腔静脉前打开心包,并在心包内的下腔静脉上牵引带,必要时胸骨切开。这可以在心包内的夹闭下腔静脉,这是肿瘤巨大时的首选,或者是当肝上下腔静脉夹钳困难时的备选。

5. 评估钳闭的位置、肝切线以及血管重建方案。如有备选血管重建方案,在肝脏离体之前要考虑好。肝静脉分支重建可使用肝切除侧的肝静脉或门静脉段或自体静脉移植物如股浅静脉,左肾近端静脉,生殖腺静脉或隐静脉等。冷冻保存的股静脉移植物可用于重建长段的肝静脉或下腔静脉,但长期效果尚不清楚。另外,下腔静脉可以用直径 20mm 的多聚四氟乙烯(PTFE;Gore-Tex)人造血管。在放置钳夹和肝脏离体之前,应对这些情况进行预估。

6. 经皮穿刺颈内静脉和股静脉,将下腔静脉夹闭,开通静脉旁路的腔部分。门静脉在分叉下方夹闭,门静脉插管向下插入肠系膜上静脉方向并固定。门静脉在分叉下方约 1.5~2cm 处完全横断,门静脉血流也进入静脉旁路中。此时肝脏由肝动脉供血灌注。

7. 取出肝脏。胆总管于分叉处下方约 1~1.5cm 处横断。作者不结扎胆管断端以便于在再植入时进行吻合。或者关闭胆管断端,在重建时切除断端再吻合;这种技术的优点是避免胆漏。结扎并离断胃十二指肠动脉,夹住肝总动脉,并在胃十二指肠动脉分叉处横断肝固有动脉,如果可能,在动脉横断的两边各形成一个动脉补片。在膈肌下方或心包内夹闭肝上下腔静脉并横断,距离肿瘤要足够远以保证无瘤切缘,但又要留有足够长度,以便再植入时的吻合。如果在夹钳放置之前下腔静脉已充分游离,肝下下腔静脉尽可能向头侧离断,然后取出肝脏放于冰浴中。在后台上通过门静脉和肝动脉开始低温灌注。与其他低温灌注技术一样,低温灌注可以使用 HTK 或 UW 溶液进行。如果肿瘤较大难以游离出肝后下腔静脉,则可以在离断肝上下腔静脉后经门静脉低温灌注肝脏。像前位法一样,将肝脏向前旋转,然后游离肝后腔下静脉。离断肝下下腔静

脉,移出肝脏并置于冰浴中。

　　8. 控制出血并评估静脉旁路(图109.13)。总的静脉旁路转流时流量预计为 3~6L/min。覆盖和保护腹部切口,此时注意力转移到了后台上。可以考虑的另一种静脉旁路转流是,用一条 PTFE 人造血管重建腔静脉,并用移植物或不用移植物建立临时门腔分流。

　　可以在肿瘤只有侵犯的肝静脉但没有侵犯下腔静脉的病人用后一种静脉旁路转流。如果可以,则肝脏完全从肝后下腔静脉游离,仅由肝静脉悬吊。肝门结构按标准离体切除进行离断,但病人不用静脉旁路转流。血管钳夹闭肝静脉孔,仅部分夹在下腔静脉上,使腔静脉血流不中断。肝静脉被切开,肝脏离体并在后台上冷浴。可以建立一处临时门腔分流(图109.14),以减轻肠水肿。这种方法避免了静脉旁路转流,但仅当下腔静脉未受侵犯且可在原位保留时才能使用。在大多数病人中要认真评估肿瘤是否可以从下腔静脉上切除,因为术前影像学检查确定下腔静脉是否受侵犯可能不准确(Okada et al, 2003)。

离体肝切除

　　肝脏从病人身上取出后立即置于冰浴中,并通过门静脉灌注保存液。作者使用 UW 或 HTK 保存液。在最初的 500~1 000mL 溶液灌注肝脏后,应清除下腔静脉的流出物。另外用 200~300mL 的保存液灌注肝动脉和胆道,将肝脏浸入冷的 UW 溶液中,然后进行肝切除。

　　解剖肝门结构并离断。要特别小心,不要离断保留侧肝段的肝动脉,因其口径太小,吻合困难。门静脉分支离断后可以

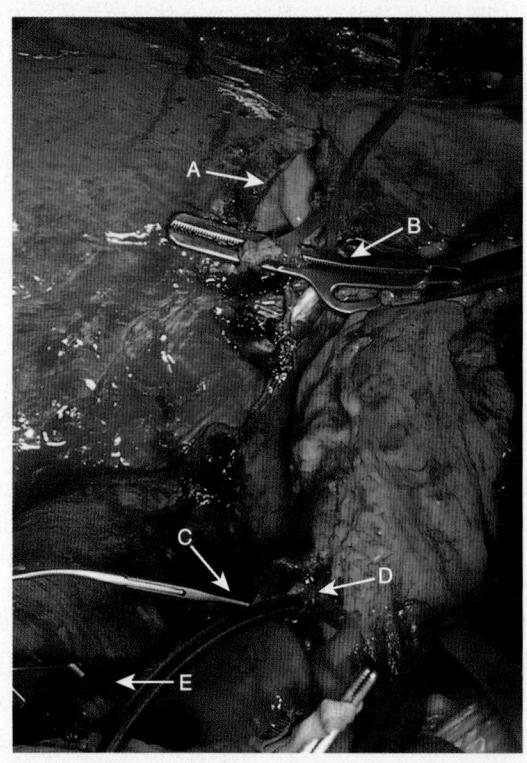

图 109.13　肝脏已被移除,病人处于静脉旁路转流。A. 打开心包以控制心包腔内下腔静脉(IVC)。B. 肝上下腔静脉的血管钳。C.肝动脉的血管钳。D.门静脉中的插管。E.肝下下腔静脉的血管钳

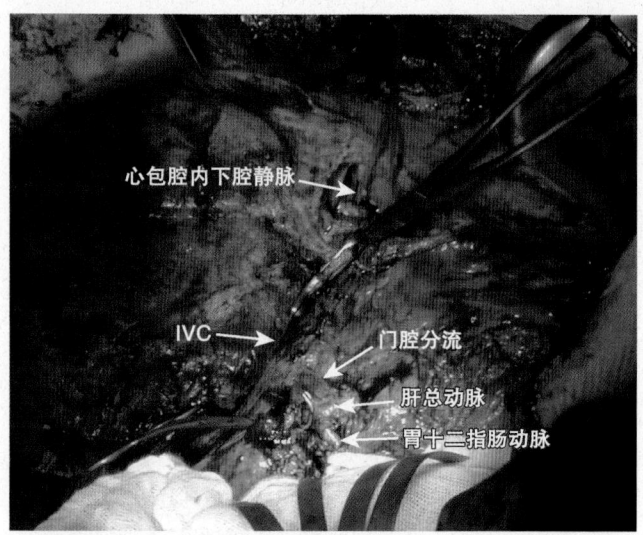

图 109.14　构建一个临时门腔分流,可以在无须静脉旁路转流条件下获得一个长时间的无肝期。心包腔内下腔静脉(IVC)已上牵引带

重建修复。肝实质离断可以用多种技术,包括超声刀和水刀,甚至用冷刀锐性切割。结扎或缝合小的胆管和血管,粗大的肝静脉要评估后重建(图109.15~109.18)。但是,决不能为了减

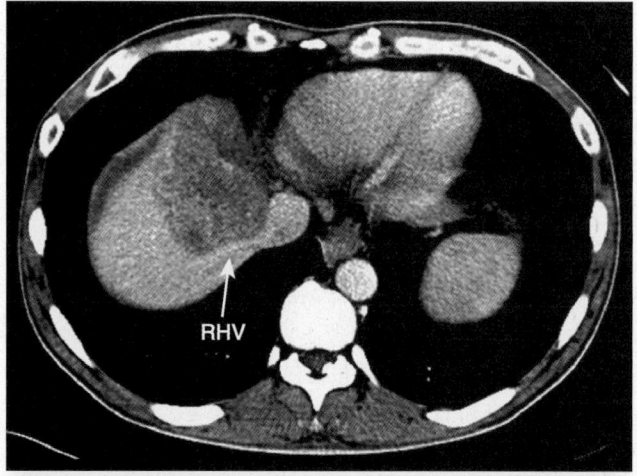

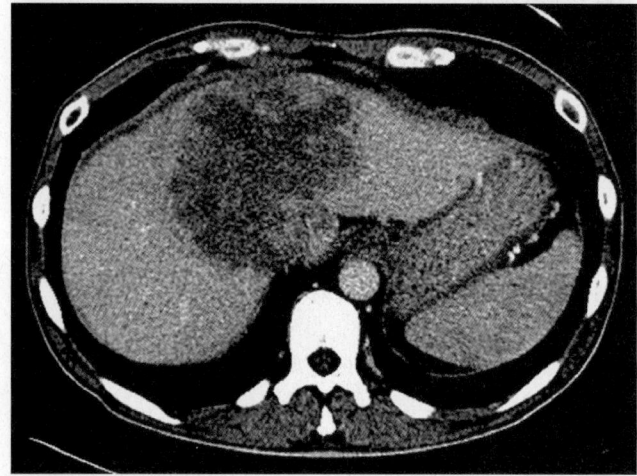

图 109.15　侵犯三条肝静脉的单个结直肠肝转移瘤(箭头)。RHV,肝右静脉

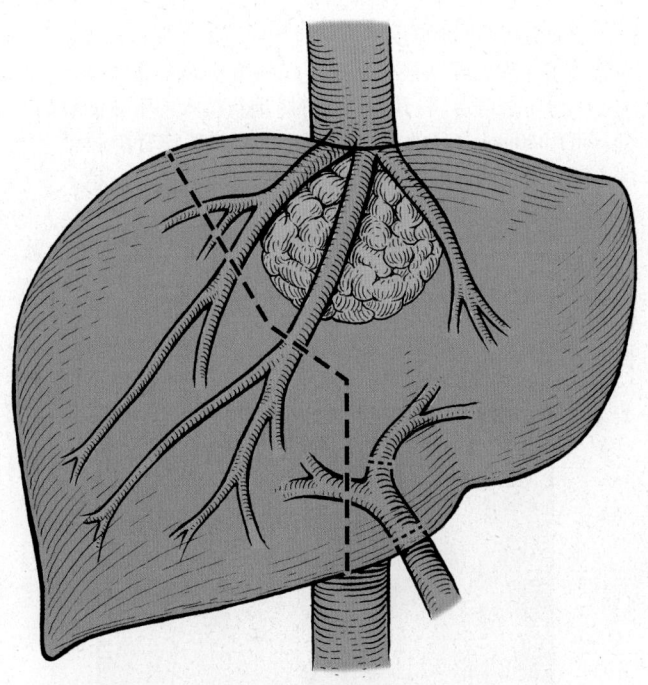

图 109.16　图 109.15 所示病例的肝脏预切线。需要重建多条肝静脉分支

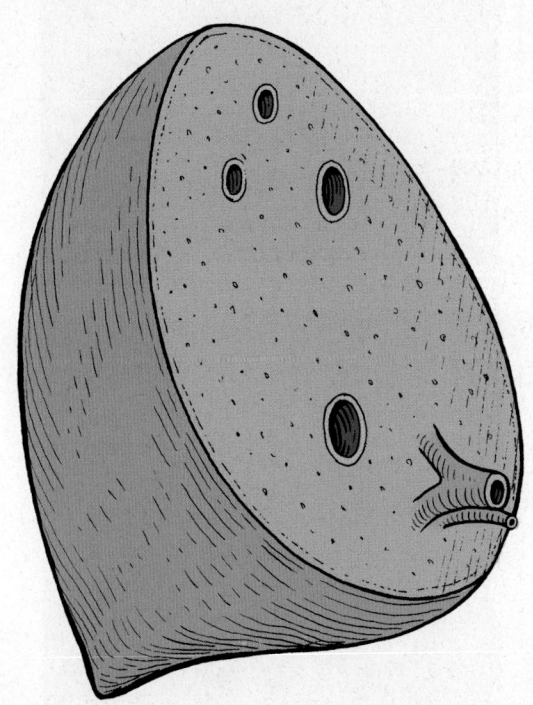

图 109.17　在后台上进行肝切除后肝右静脉的多个分支需要重建。Ⅵ段一支汇入肝中静脉的粗大分支也要再植

少之后血管重建的复杂程度而忽视必需的无瘤边缘。

离体肝切除方法的主要优点是能够扩大切除范围并获得阴性切缘，同时为复杂的重建过程提供充分的时间和显露。切除完成后，用冷保存溶液灌注门静脉，肝动脉和胆总管有助于检测肝脏断面的渗漏，植入前修复渗漏是有帮助的。可在切开的肝脏表面喷纤维蛋白胶，以减少出血。

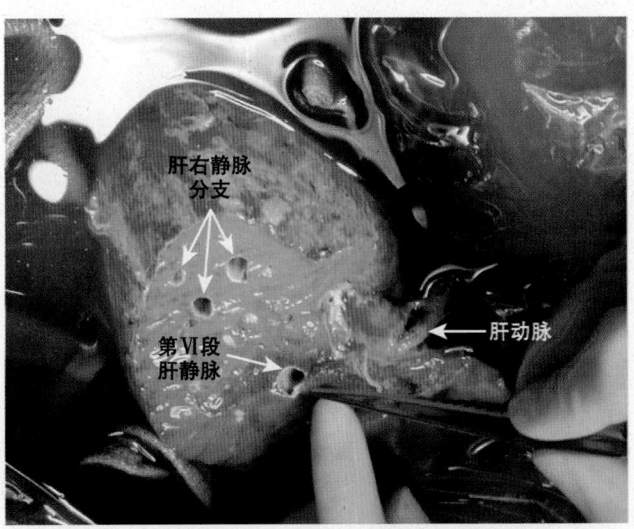

图 109.18　在后台完成肝切除

肝静脉和下腔静脉重建

复杂的肝静脉重建，无论是否伴有下腔静脉重建，都是离体肝切除的指征。三条主肝静脉及其主要分支在距下腔静脉几厘米内的管壁相对较厚且易于重建。对于重建靠近下腔静脉横断的肝静脉时，可以修整肝实质以便将肝静脉直接重新植入下腔静脉或行下腔静脉置换。

多根肝静脉开口可以修整在一起或植入静脉导管（图 109.19~109.21）。肝静脉横断距离下腔静脉越远，肝静脉壁越薄，将静脉直接重新植入下腔静脉的难度就越大。作者有几次利用门静脉分叉部，然后将其反转用于修整多条肝静脉开口成一条主干（Hemming & Cattral,1999）。隐静脉、股浅静脉、颈内静脉和冻存静脉的移植物均可用于重建肝静脉（Dong et al,2004；Kaneoka et al,2000；Kishi et al,2004；Science et al,2004。Kubota et al,1997,1998）。另外，可以利用切除侧的肝脏中未受

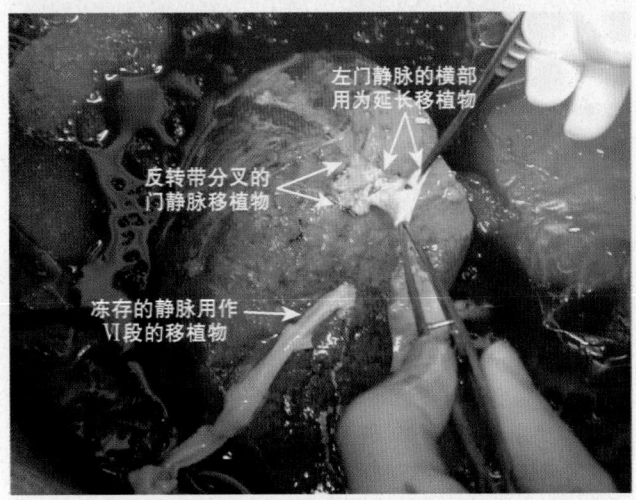

图 109.19　将肝右静脉的三条分支中的两条连接在一起，然后将修整后的两个口植入从病人肝门获取的带分叉的门静脉，完成肝右静脉重建。利用左门静脉的横部，以使移植物无张力地连接到下腔静脉。用冷冻保存的股静脉将Ⅵ段肝静脉连接至下腔静脉

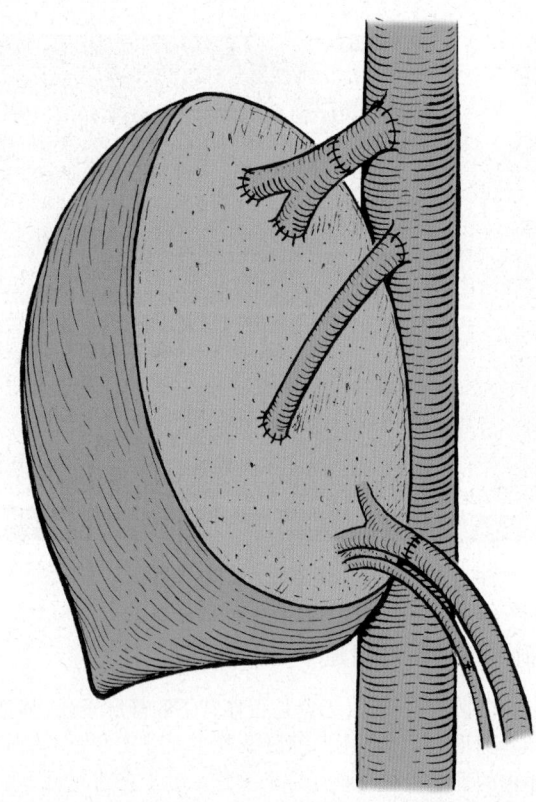

图 109.20　如图所示利用移植物进行肝再植术,过程和活体供肝右肝移植相似

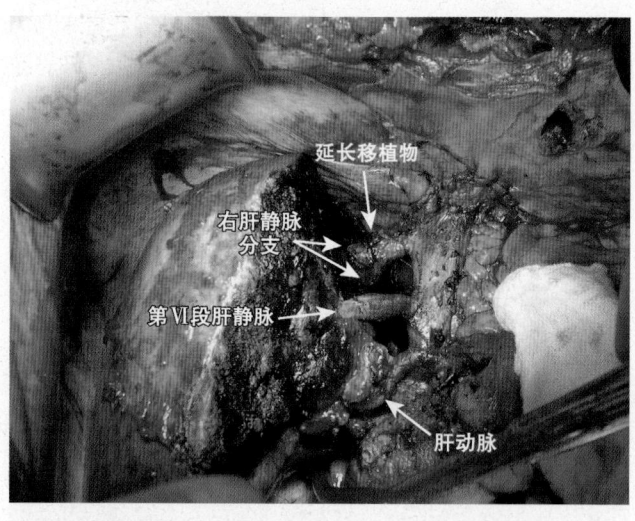

图 109.21　重新植入的肝脏(如图 109.20 所示)

侵犯的肝静脉,用于移植或补片。

　　静脉移植物保存时间应尽可能短,并且必须格外小心地放置,避免扭曲打结。对于延长移植物,首先进行肝静脉移植物吻合,随后将移植物重新植入下腔静脉。选择延长移植物之前可以考虑的另一种选择是,将剩余肝脏绕着肝蒂旋转,以使肝静脉断面直接抵靠在腔静脉上,这可避免静脉延长移植物的扭结问题。令人惊讶的是,可以通过这种方式桥接较大的距离。

　　另一个问题是重建下腔静脉。如果可能,最好将肝静脉重新植入下腔静脉。通常,将从肝脏中取出的下腔静脉进行修整并上移,然后将肝静脉重新植入。20mm 直径的 Gore-Tex 人造血管可用作为腔静脉移植物。可以利用病人紧邻肾静脉上方的一部分下腔静脉,将其作为肝静脉重新植入的下腔静脉的部分。可用 20mm 直径的 Gore-Tex 人造血管替换肾静脉正上方的下腔静脉。在某些情况下,只能将肝静脉直接重新植入相对较硬的人造血管中。此时,需要在 Gore-Tex 上开一个稍大的口,并三角吻合以防止吻合口狭窄(Lodge et al,2000)。或者,在较硬的 Gore-Tex 的较大开口处用静脉移植物或牛心包修整一个袖口,以使脆弱的肝静脉更容易植入(图 109.22 ~ 109.26)。

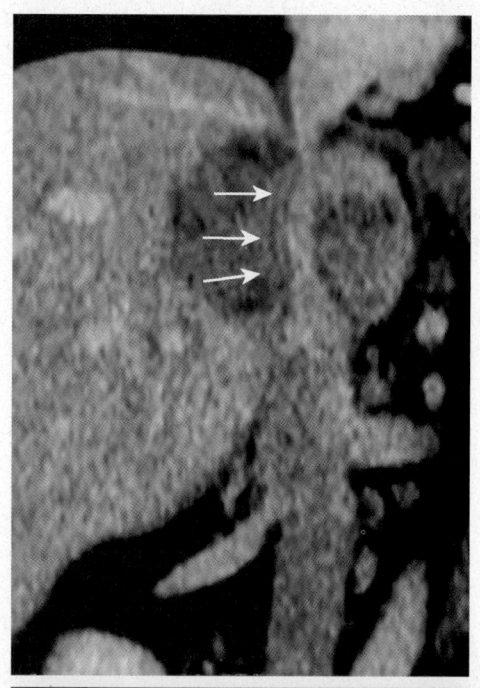

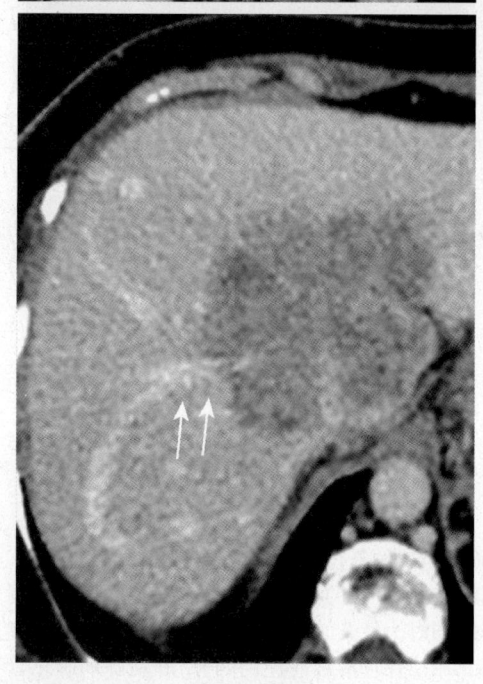

图 109.22　CT 图像:中央型胆管细胞癌包绕下腔静脉(三个箭头)并延伸到肝右静脉的三支分叉部(两个箭头)。

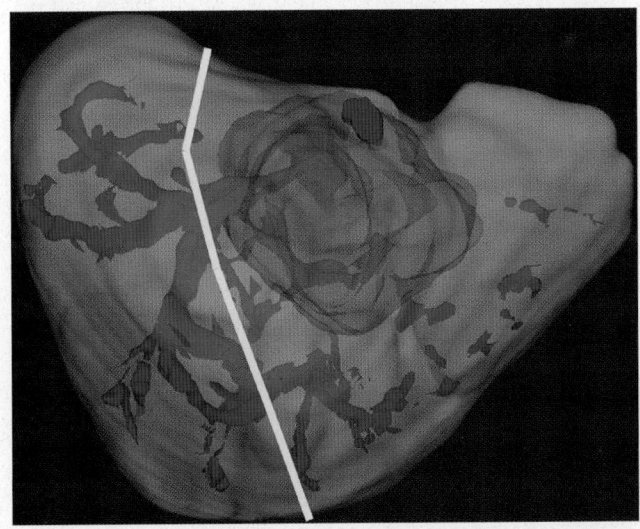

图 109.23　根据三维重建模拟的图 109.22 病例肝切面。注意切除范围将包括肝后下腔静脉以及肝右静脉的三支分叉处

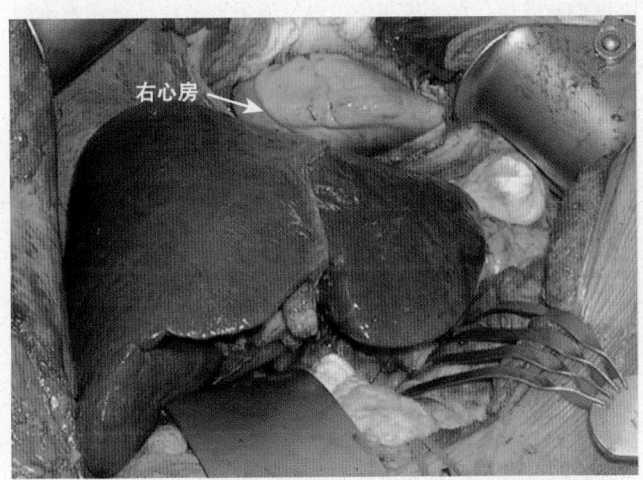

图 109.24　图 109.22 的病例。联合正中胸骨切开以更好显露肝上下腔静脉的走行。注意继发于流出道阻塞的肝脏瘀血

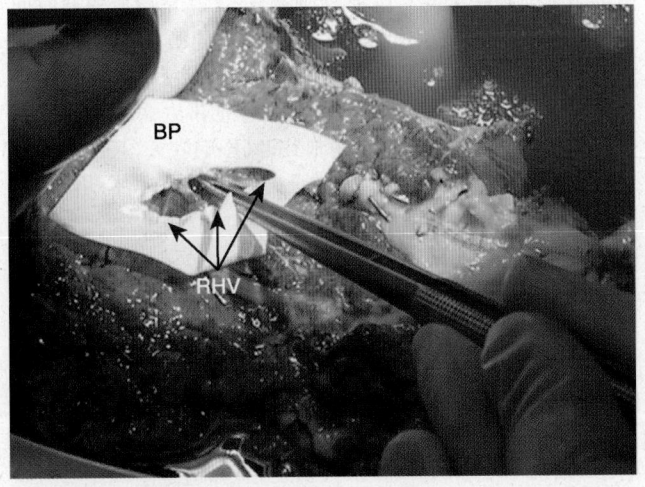

图 109.25　进行离体低温灌注后，将图 109.24 中的肝脏放在后台上操作。肝右静脉（RHV）的三个分支已被整形在一起，并且使用一块袖套状牛心包（BP）延长流出道

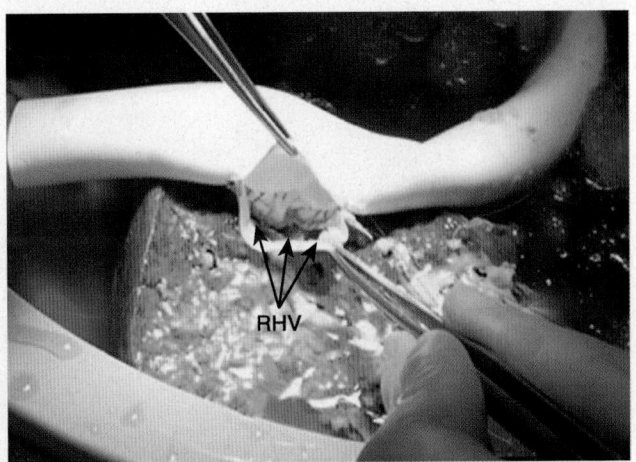

图 109.26　来自图 109.25 的肝脏，其肝右静脉分支（RHV）整形至牛心包袖套，然后将其重新植入 20mm Gore-Tex 人造血管中

在后台完成重建后，自体移植的过程类似于劈离式肝移植或减体积肝脏移植（图 109.27~109.30）。总的冷缺血时间通常为 2~4 小时，对比劈离式肝移植或减体积肝脏移植的冷缺血时间，这在可接受的范围。

自体肝再植

自体肝再植类似于减体积的肝移植或活体供肝移植。首先进行肝上下腔静脉吻合术。如果使用人造血管重建下腔静脉，则要缩短下腔静脉以使其不会在植入时扭曲。肝下下腔静脉的后壁完成吻合后，用 500mL 冷的 5% 白蛋白灌洗门静脉，并通过肝下腔静脉切口排出，然后完成肝下下腔静脉吻合。再灌注之前要将 UW 溶液从肝脏中灌洗出，因为该溶液含有高钾和腺苷，如果再灌注时进入循环系统，可能会导致严重的心脏功能障碍或停搏。如前所述，在再灌注前冷灌洗肝脏的另一种方法是在移除肝上静脉钳夹之前，保持下腔静脉切口开放状态下，用门静脉先灌洗 300mL 血液。

完成肝下腔静脉吻合后，将旁路转流的门静脉套管夹闭并

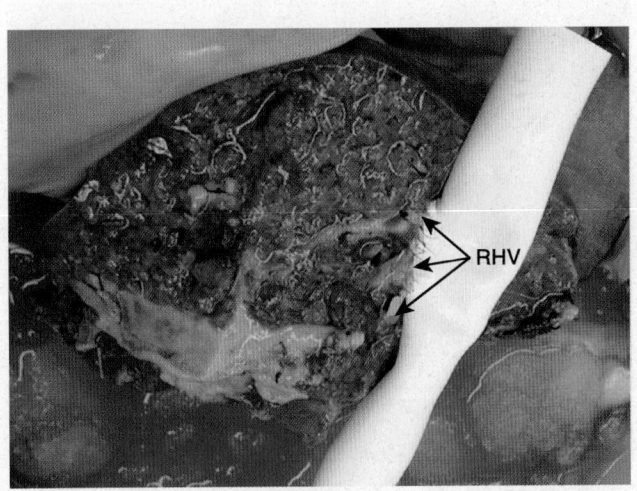

图 109.27　图 109.26 中的肝脏在后台重建完成。注意肝右静脉（RHV）的三个分支

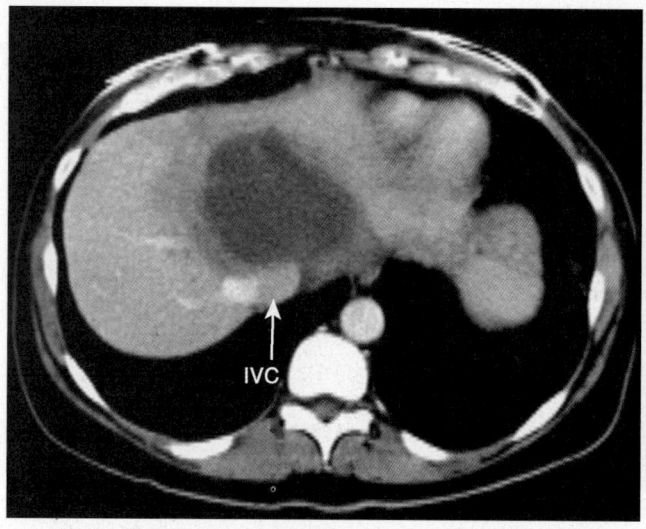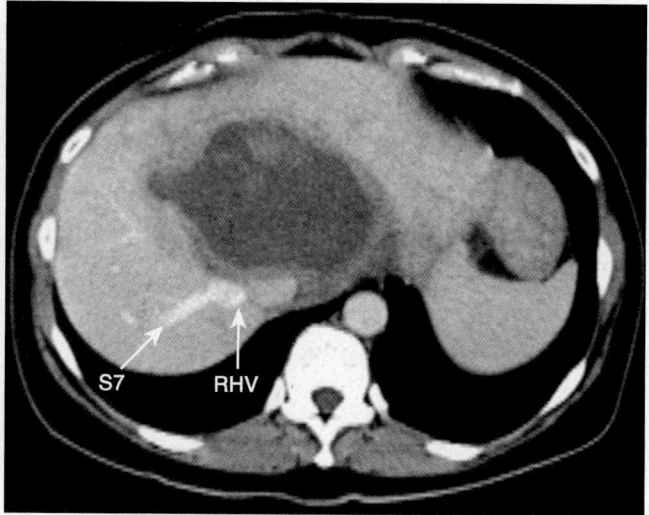

图 109.28　CT 图像显示了一个位于肝脏中心位置的大肿瘤。IVC,下腔静脉;RHV,肝右静脉;S7,Ⅶ段肝静脉分支

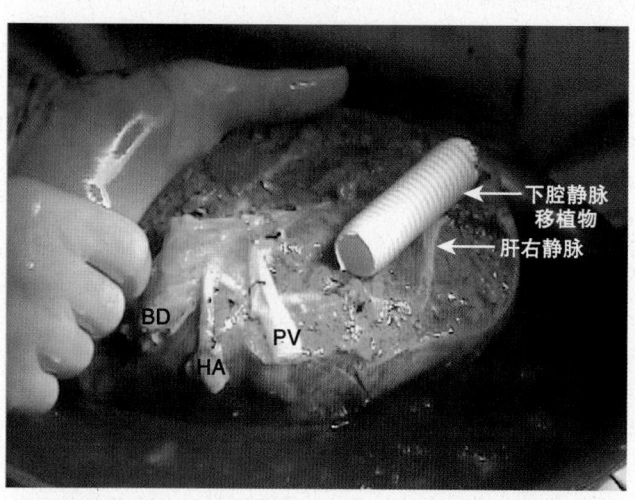

图 109.29　对于图 109.28 中的病例,已使用 Gore-Tex 人造血管在后台上重建下腔静脉(IVC)。BD,胆管;HA,肝动脉;PV,门静脉

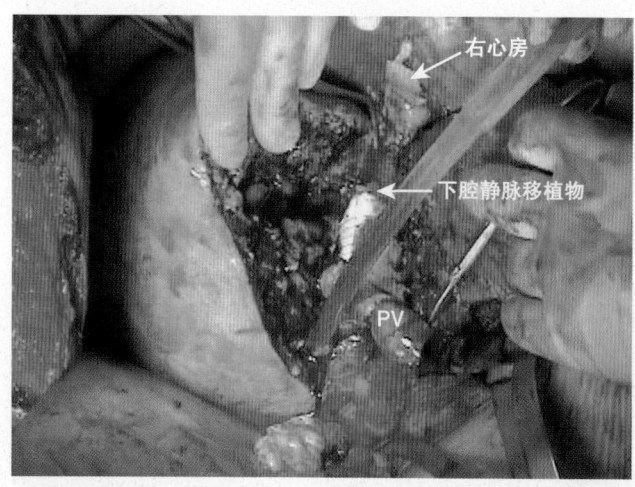

图 109.30　图 109.29 中的病例肝再植入后通过门静脉(PV)开始进行灌注

抽出,然后行门静脉吻合。接着移除肝上下腔静脉钳,使肝脏经肝静脉灌注。在重新开放门静脉血流之前应处理所有大的出血点。移除门静脉钳以再灌注肝脏,然后肝脏切面止血并撤除静脉旁路转流。最后,进行肝动脉吻合,动脉血重新灌注肝脏。总的热缺血时间为 20~40 分钟。彻底止血后,进行胆道吻合。作者最初的几次离体肝切除首选行 Roux-en-Y 胆总管空肠吻合,但最近的病例都用胆管端端吻合。这反映了作者在活体供肝移植方面的丰富经验。

术后管理

术后管理和大范围肝切除或肝移植类似(参见第 24 和 113 章)。术后第一天进行超声多普勒检查以评估肝脏血流。第 1 天的转氨酶水平在 200~1 000IU/L 范围,1 周内恢复到接近正常水平。高胆红素血症很常见,并且似乎与剩余肝脏的体积成反比(Hemming et al,2013)。如果肝功能的其他指标都在改善,则可以不用在意高胆红素血症。

自体移植物开始起作用的早期迹象是术后 12~24 小时的乳酸恢复到基线水平。维持凝血参数,尤其是凝血酶原时间(PT)或国际标准化比值(INR),表明肝功能已恢复。然而,通常有必要在术后前几天给予新鲜冷冻血浆以将 INR 指标维持在 2 以下(Martin et al,2003)。随着肝脏的再生,可能会在术后第 1 天和第 3 天之间发生低磷血症,其影响较大,甚至于需要进行血浆置换。虽然没有足够的证据,作者在围手术期静脉用低剂量肝素(500U/h),并试图将血细胞比容维持在 30%~35% 之间。移植人造血管的病人在出院前开始使用小剂量阿司匹林。尽管没有数据证实需要长期抗凝治疗,但这种治疗需终生维持。

离体肝切除的现状

在晚期恶性肿瘤中进行如此复杂的离体肝切除程序的尚有争议。尽管自 Pichlmayr 及其同事(1988 年)首次报道离体肝脏切除术以来已经过去了大约 30 年,但很少外科医生尝试该手术。自大约五年前的上一版教科书以来,除了小宗病例报道以外,几乎没有其他文献资料,有些大宗的病例报道有更新

（Baker et al,2015;Gringeri et al,2012;Sugimachi et al,2010;Science et al,2010;Wen et al,2013）。离体肝切除是极少见的手术,可以在肝脏手术中被称之为"突破极限"。Pichlmayr 自己的研究团队报道的最大宗系列研究也仅包括 22 名病人（Oldhafer et al,2000）。无需采用该技术的主要原因是,除非肿瘤同时侵犯肝门、肝静脉和下腔静脉,本章介绍的其他两种技术,即原位和前位法低温灌注,可以满足绝大部分困难的血管重建。同进,离体肝切除技术需要外科医生熟悉肝切除和肝移植的先进技术,这更限制了医生的人数。许多可能进行离体肝切除的病例可能被常规的肝外科医生认为无法切除,因此未予转诊。但该技术很少人采用的最根本原因可能是风险/收益比太高。有关离体肝脏切除术的大多数文献都是描述技术方面的病例报告,因此无法进行长期随访。即使在严格挑选的病人中,离体肝切除的围手术期死亡率也有 10% ~ 30%。相比之下,原位或前位低温灌注并进行血管重建的病人围手术期 30 天死亡率报道为 10% 或更低（Azoulay et al,2005;Dubay et al,2009;Hemming et al,2008;Malde et al,2011）。Azoulay 及其同事（2015 年）报道说,离体肝切除 90 天的围手术期死亡率为 19.5%,总体 5 年生存率为 30%。

离体肝切除后的长期生存也很差,最高 5 年生存率仅为 15% ~ 30%。在 Oldhafer 的研究中（2000）,六名结直肠癌肝转移病人接受离体肝切除后的中位生存期为 21 个月,可以预期,十年来结直肠癌肝转移的病人行肝切除术后总体生存率将会更高。

尽管有种种顾虑,毫无疑问只有极少数的病人可以通过这种激进的手术方式治愈。Oldhafer 报道的一名胆管癌病人接受离体肝切除术后 3.5 年还无病生存,而作者团队的一名肝细胞癌病人接受了离体肝切除后超过 5 年了还无病生存（Hemming et al,2000）。值得一提的是,许多病人可能会因为离体肝切除而受益,这可能是由于准备离体肝切除的外科医生会使用创伤性较低的技术如原位低温灌注或常规血管重建。

肝脏外科手术不断发展,今天被认为是有争议的技术将来可能会成为主流。早在几十年前,即使标准的肝癌切除术也被质疑。外科技术和围手术期管理的进步,将肝癌切除从被许多人认为是疯狂的技术转变为一种可以接受的疗法。手术技术和肿瘤辅助治疗的进一步发展,也可能让离体肝脏切除术被更多人接受。目前,在具有丰富肝切除和肝移植特别是活体供肝移植经验的中心,在严格选择的病人中进行离体肝切除是可行的。

（陈亚进 译　樊嘉 审）

第 110 章

肝切除的辅助手段：超声和术中导航

Guido Torzilli, Fabio Procopio, and Guido Costa

大范围肝切除仍具有很高的术后死亡率，这客观上限制了肝脏手术的可行性（Dokmak et al，2012）。特别是大多数肝细胞癌（hepatocellular carcinoma，HCC）病人伴有肝硬化，这与围手术期相当高的并发症发生率（见第 91 章和 103D 章）和高死亡率（>5%）（Liu et al，2004）有关。由于肝细胞癌总体可切除率维持在令人沮丧的 30% 至 35% 之间（Sotiropoulos et al，2006），并且随着超声引导的经皮治疗方法的广泛应用（N'Kontchou et al，2009），对于许多肝癌病人外科治疗已不再是首选的治疗方式，现在手术治疗仅适用于那些胆红素水平正常，无门静脉高压表现和单个小的肝细胞癌病人（欧洲协会，2012）。

相反，对于结直肠癌肝转移（colorectal cancer liver metastases，CLM），手术治疗仍然是金标准（请参阅第 92 章）。可切除性的定义已从对肿瘤特征（如肿瘤数目和大小）的关注转移到确定肝内和肝外病灶是否可以完全切除，且在肿瘤学上是合适的。结直肠癌肝转移手术治疗的发展越来越关注其技术可行性，这在一定程度上是通过利用全身疗法而实现的（Minagawa et al，2000；Torzilli et al，2009b）。化疗药物的进展提高了可切除率（Wicherts et al，2008），尽管可切除率仍约为 15% ~ 25%（Garcea et al，2008）。可切除性的主要限制是需要大范围肝切除术，这仍然是影响围手术期并发症发生率和死亡风险的重要因素（Cucchetti et al，2006；Schroeder et al，2006）。

分期手术和门静脉栓塞术（portal vein embolization，PVE）的两个目的是提高大范围肝脏切除术的安全性，并让更多病人从手术治疗中获益（Adam et al，2000；Brouquet et al，2011；Jaeck et al，（2004）（参见第 108C 章）。不幸的是，对于接受分期切除术的病人，大约三分之一的病人无法完成第二阶段的手术。术前 PVE 后行扩大肝切除术（≥5 个肝段）的病人中 10% 的病人出现术后肝衰竭，而那些因有足够的残肝而未行门静脉栓塞（PVE）的病人中有 33% 的术后肝衰竭率。尽管术后肝衰竭发生率有所改善，但仍很高（Hemming et al，2003）。为了增加残肝量，分阶段手术已发展为联合肝脏离断和门静脉结扎的二步肝切除术（associating liver partition and portal vein ligation for staged hepatectomy，ALPPS）（请参见第 108D 章）。尽管剩余肝脏增大迅速且两步骤之间的脱落率降低，但 ALPPS 的并发症发生率和死亡率较高，应谨慎对待（Schadde et al，2014）。

通常用于治疗肝细胞癌的局部疗法也用来治疗结直肠癌肝转移（Solbiati et al，2012）。经皮间质治疗有望利用微波扩散代替射频（Livraghi et al，2012）。尽管这些新疗法使原本被排除在外科治疗之外的病人得以接受治疗，但这些治疗手段的良好结果已在科学界引起了对这些病人合适治疗方法选择的困惑。

影像学技术已成为外科医生进行肝切除术的辅助手段。事实上，从 20 世纪 80 年代早期开始，术中超声（intraoperative ultrasonography，IOUS）已被应用于肝脏手术，最初用于肝硬化病人（Makuuchi et al，1980）（见第 23 章）。在过去的几十年里，即使存在肝硬化的情况下，肝脏切除术的死亡率也非常低（Imamura et al，2003；Torzilli et al，1999）。虽然这种改进存在许多原因，但主要是由于更好的手术技术，包括术中超声的使用。事实上，术中超声允许采用积极和保守的肝切除术策略（Torzilli et al，2005a，2006b），是一种大范围肝切除的可行替代方案。术中超声允许在保证完整切除肿瘤原则的同时减少对大块肝实质的切除。这项技术将肝细胞癌和结直肠癌肝转移的可切除率提高到 70%（Torzilli et al，2008b，2009b）。最近，术中对比增强超声（contrast-enhanced US performed intraoperatively，CE-IOUS）的可行性和有效性的论证进一步强调了术中超声在肝脏手术中的重要性（Torzilli et al，2007b，2008）。

在本章中，我们讨论了术中超声的技术因素，它的影响，以及该工具在肝脏手术中对分期和指导肝切除的前景。

技术因素

探头的选择

因为探头需要直接接触目标器官，因此需要能够消毒。如果探头能够直接与目标组织接触，则可以消除超声消毒罩产生的伪影。现已提供用于对术中超声探头进行灭菌的高效系统，例如过氧化氢等离子技术（Sterrad；ASP，Rome，Italy）。

通常建议使用高频回波探头（7.5 ~ 10MHz）进行术中超声，因为它们比在较低频率（3.5 ~ 5MHz）下工作的探头具有更高的空间分辨率。但是，低频探头也很有用，至少对于最初的探查而言，它提供了更好的全景视图，有助于补偿较低的空间分辨率（图 110.1）。需要注意的是，肝脏浅表部分的高空间分辨率不如深部结构的整体可见性重要，因为最浅的部分也是触诊时可察觉的部分（Hata et al，2011）。结节在术中超声上略微可见但无法触及的情况下（尤其是在有肝硬化时），可以将装有无菌水的手术手套置于探头和肝脏表面之间，使病变显示更明显（图 110.2）低频回波探头也可用于术中对比增强超声。因此，能够在低频和高频下探测的探头是最佳解决方案。

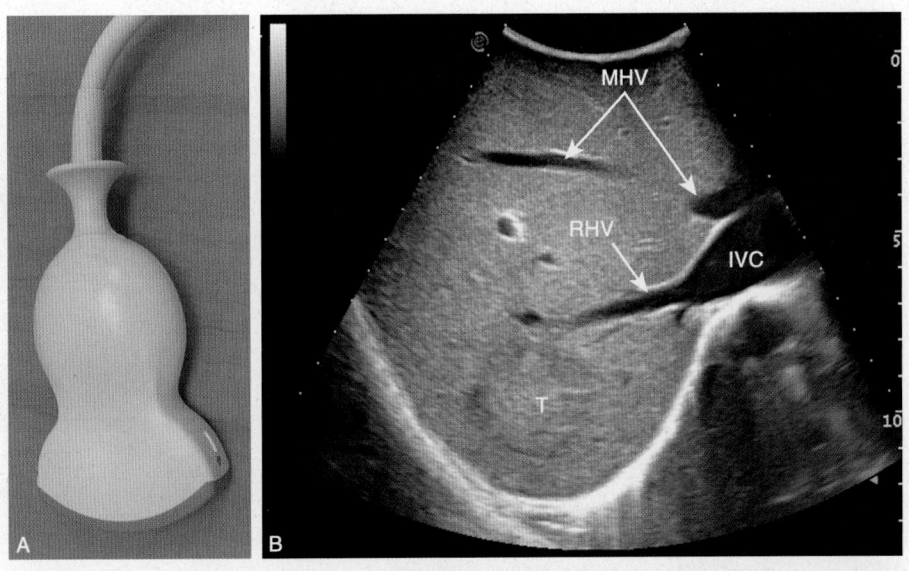

图 110.1　（A）初步概述术中使用的用于经皮探查的凸型探头。相对较低的频率可以探测深层结构，尽管它提供了一定程度的空间分辨率。（B）凸型探头扫描的外观。在一次扫描中，可以显示出带有肿瘤（T）的肝脏并识别出肝中静脉（MHV）、肝右静脉（RHV）和肝后下腔静脉（IVC）

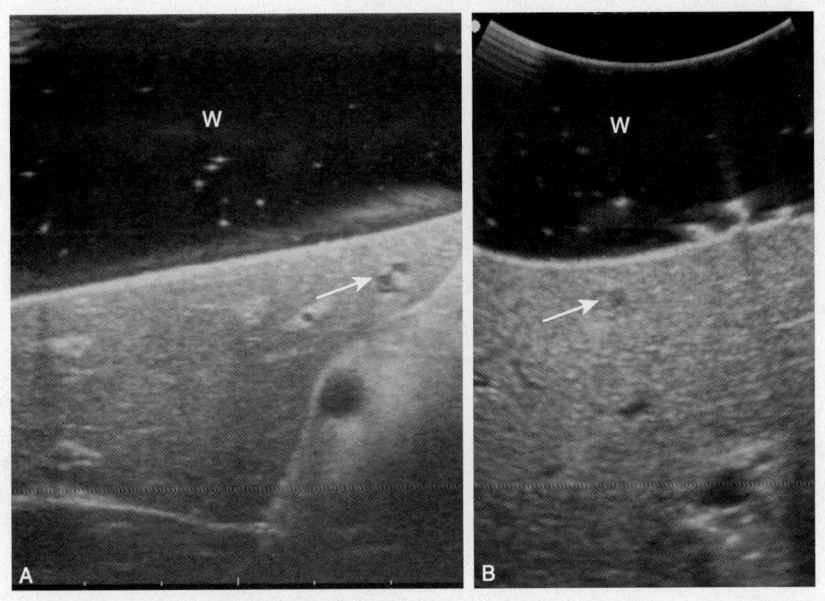

图 110.2　为了更好地探测表面结构，可将手套装水并排掉空气（W），放在探头和目标表面之间。箭头表示两个位于表面的 1mm 病变：（A）单纯的囊肿。（B）小的结直肠癌肝转移瘤

选择探头时要评估的关键点是其形状和体积。事实上，最佳的探头应综合考虑以下三方面：①尺寸应较小，以利于在狭窄的深处进行处理；②超声扫描窗口应较大，以便能够进行最大范围的探测；③与目标器官表面的粘附力应更高，以确保在处理过程中具有足够的稳定性，并避免气体夹杂和可能损害器官探测的伪影。

最常用的探头是 T 形探头（图 110.3）、指间微凸探头（图 110.4）。微凸探头最符合上述对最佳探头的要求。实际上，尽管 T 形探头具有更稳定并且更高的图像分辨率，但其横向长度和超声扫描窗口之间的比率比微凸探头低。具有扩大的扫描窗口的线性换能器将线性探头的稳定性、更高的图像分辨率、更大的扫描窗口及有限的体积结合在一起（图 110.5）。当评估探头时，应考虑的另一个方面是将其用于手术操作的可行性

和简便性，如后文所述。

在外科手术中评估肝脏的流入和流出血流（图 110.6）以及评估手术操作中的血流变化方面，彩色多普勒成像，尤其是新型的、更敏感的彩色血流模式，已逐渐发挥更大的作用。这为手术策略的实施提供了至关重要的数据。这些有前途的新技术将在后面讨论（另请参见第 15 章）。

术中对比增强超声是超声术中应用的最新进展之一，需要高质量的数字系统。所使用的造影剂 SonoVue（Bracco Imaging，Milan，Italy）由通过磷脂壳稳定的六氟化硫微气泡组成。麻醉师通过外周静脉注射 4.8mL SonoVue 进行探查。增强对比的目的是评估病变的血管，最终明确在术中超声下发现的病变的特征，并利用肝脏实质中的增强亮度（尤其是在延迟期）来检测新病变（图 110.7）。新的肝脏特异性造影剂，例如含全氟丁烷

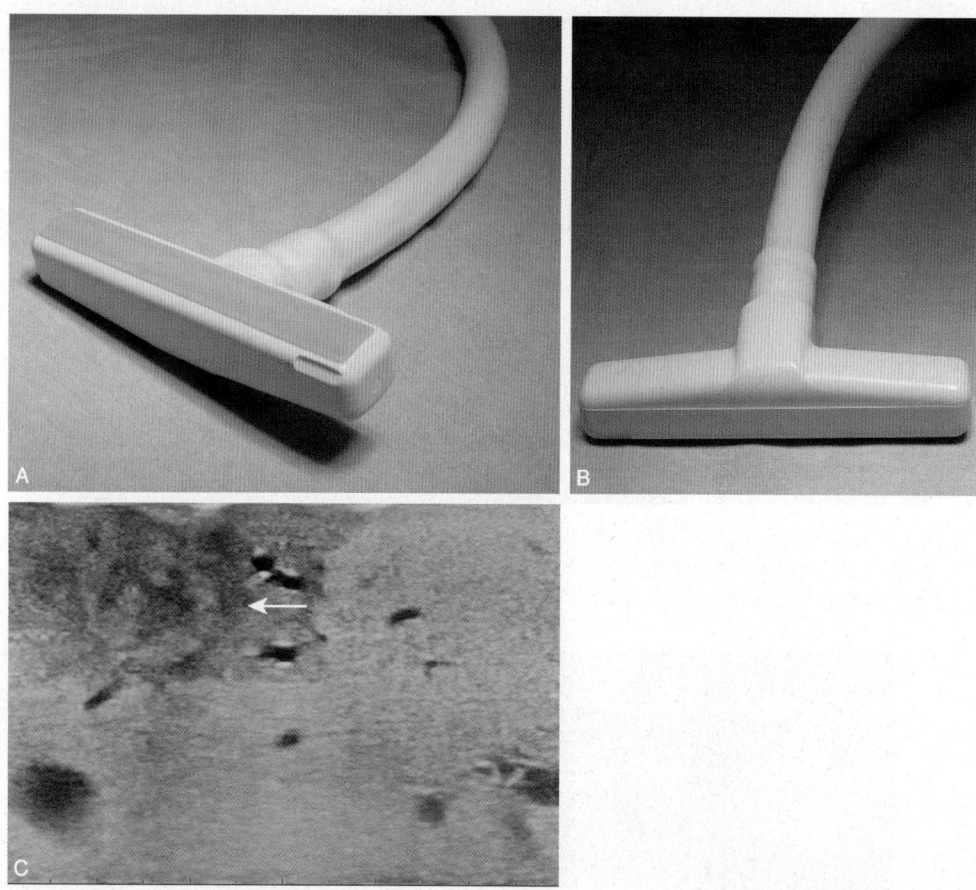

图 110.3   (A)T 形回波探头的扫描面。(B)反面。(C)扫描区域,显示一个小的转移性病变(箭头)。这种高频回波探头(7.5~10MHz)具有高分辨率,但超声穿透力低

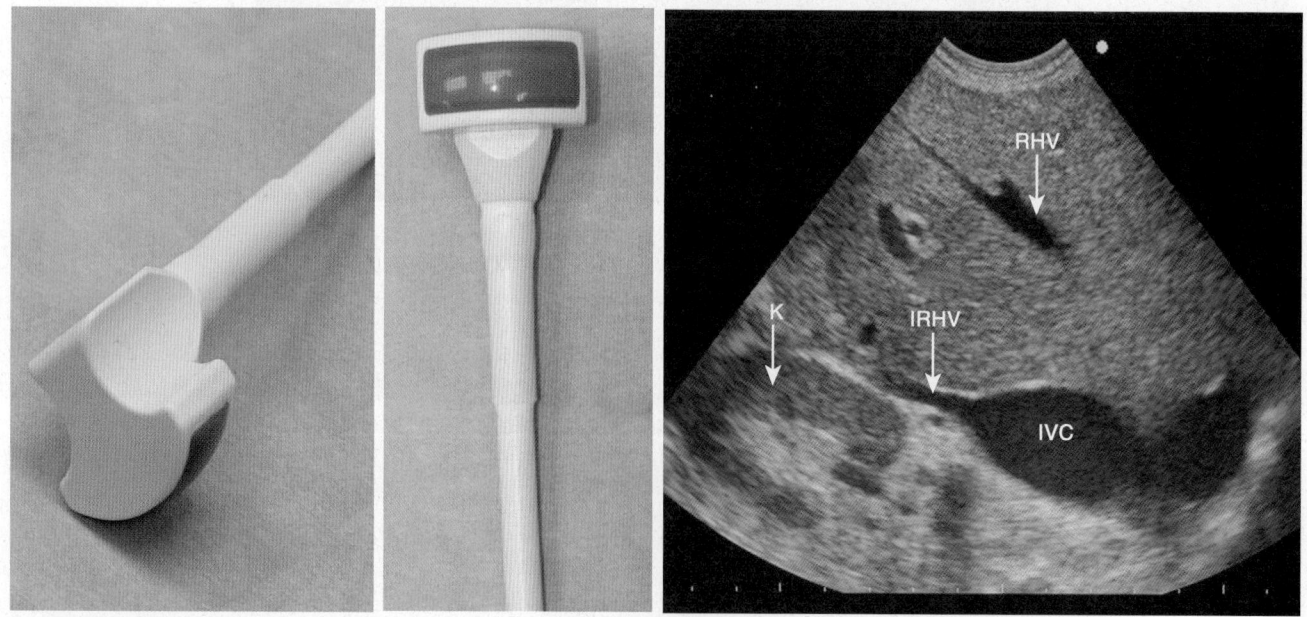

图 110.4   从左到右分别是微凸探头、探头扫描面和扫描区域。这种宽范围频率的回波探头(2~7MHz)使得一次扫描即可探测到带有肿瘤的肝脏,其中肝右静脉(RHV)、肝右后下静脉(IRHV)和右肾(K)是可识别的

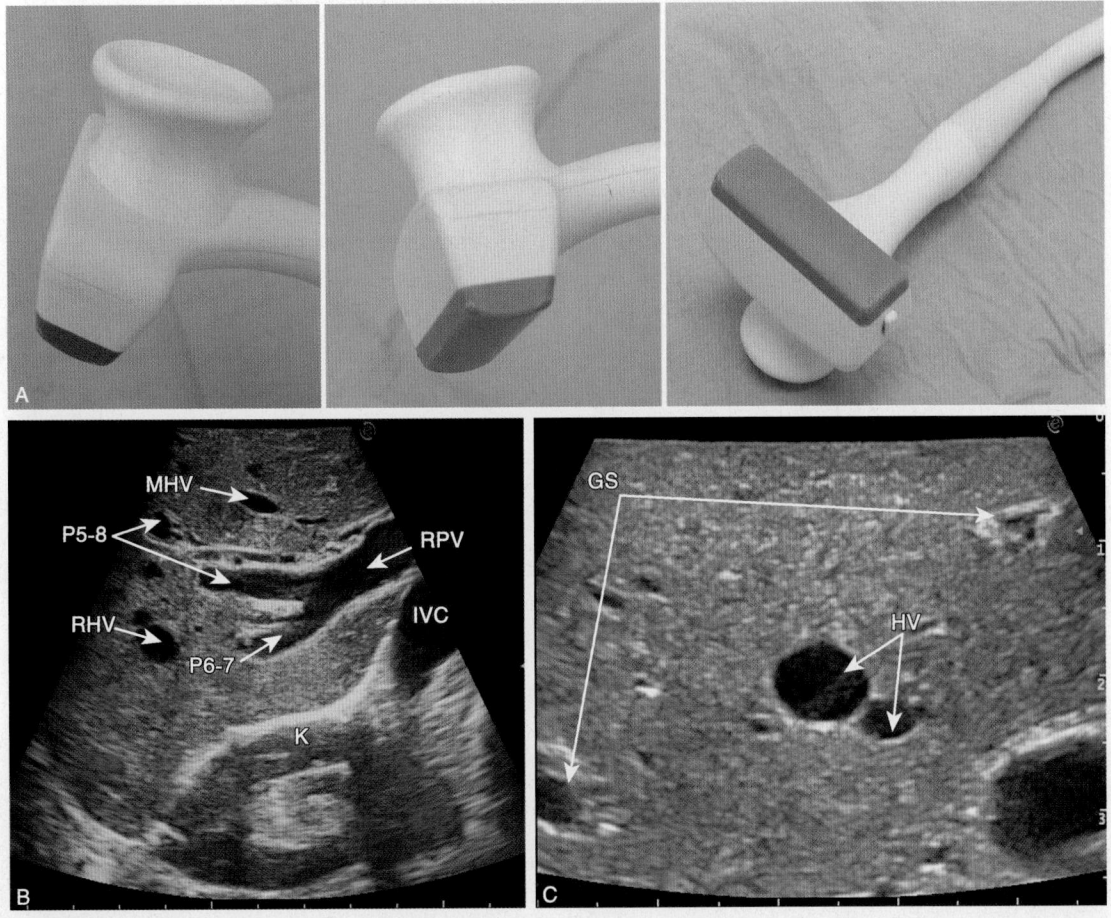

图 110.5　术中线阵探头（Esaote SpA，Genova，Italy）（A）具有梯形扫描区域（B 和 C），模仿了凸形探头的扫描窗口。该探头兼具线性传感器的稳定性、凸形探头扫描窗口的宽度和高频传感器的分辨率。它也被设计成可以进行超声引导的加压操作。确实，它的形状对人的手指来说符合人体工程学，方便操作。GS，格利森鞘；HV，肝静脉；K，肾；IVC，下腔静脉；MHV，肝中静脉；P5-8、P6-7，通往 V 段到Ⅷ段的门静脉分支以及Ⅵ段、Ⅶ段的门静脉分支；RHV，肝右静脉；RPV，门静脉右支

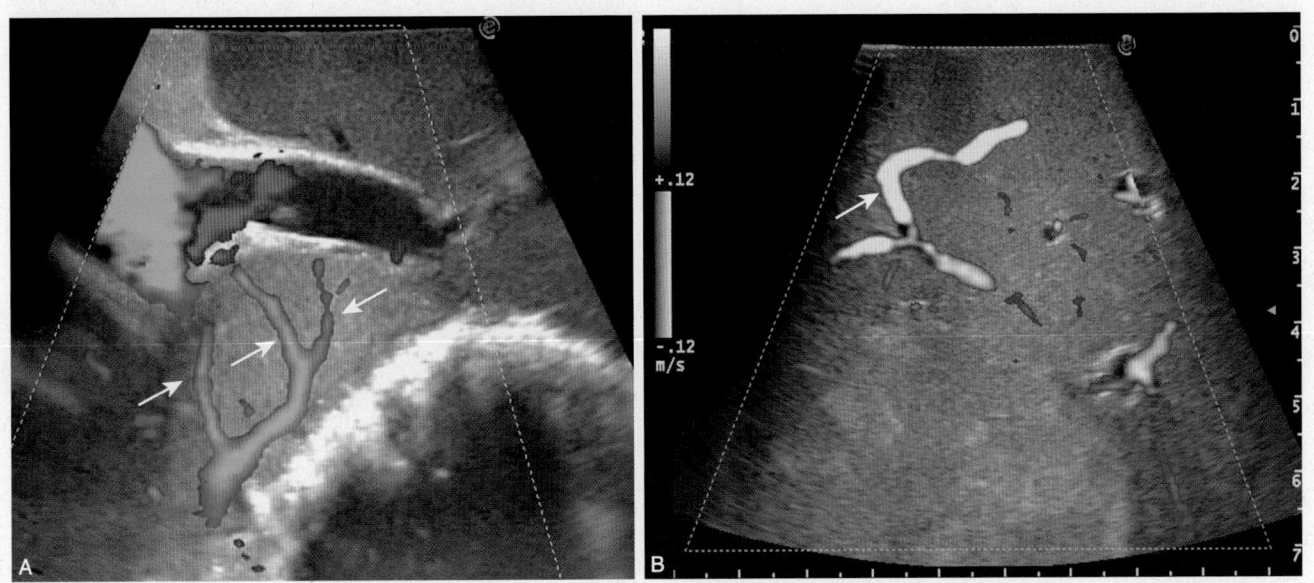

图 110.6　肝脏的表现。一旦在彩色血流术中超声模式下进行探查，与彩色多普勒相比可以更灵敏地分析血流。如这两帧图像所示，这提高了灵敏度并允许对血流进行慢动作精确描绘。清晰描绘了细小的血管（箭头）

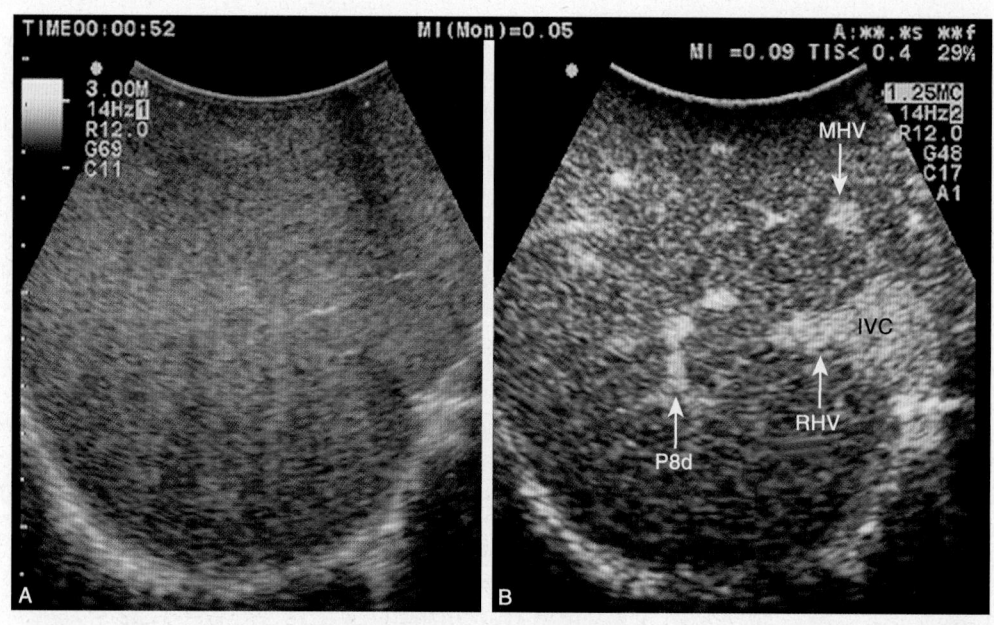

图 110.7　使用造影剂增强术中超声的肝脏表现。(A)在超声系统屏幕上显示 B 型常规模式和同时在 B 中显示对比度增强的图像。(B)注入对比剂后 52 秒显示的肝脏(时间显示在 A 的左上角)。图像显示了血管和肝实质增强;门静脉分支和肝静脉都充满了对比增强剂。在图像的右上角,MI 指的是机械指数,该指数应小于 0.1,以免破坏微气泡并允许超声时实时增强对比度效果。MHV,肝中静脉;P8d,至第Ⅷ段背侧的门静脉分支;RHV,肝右静脉

的造影剂(Sonazoid,Daiichi Sankyo,Tokyo),尽管目前仅在日本使用,但很快将在欧洲商业化使用。这种造影剂的性质类似于磁共振成像中使用的肝脏特异性造影剂,可以帮助对结节的鉴别(Kudo,2007)和检测(Nakano et al,2008)。

肝脏探查的准备

　　首先,必须强调的是,负责外科手术的外科医生应使用术中超声,而不是助手、放射科医师或技术人员使用。这是因为,为病人提供最有意义的益处、最终确定手术策略、术中超声引导下操作和手术应该由同一个人执行。

　　超声系统应位于第一操作者的对面,第一操作者必须能够同时查看屏幕和手术视野(图 110.8)。屏幕必须足够大,以保证在一定距离最佳的能见度,灯光应该小心放置,以免干扰超声屏幕的能见度。熟悉超声键盘的助手应留在其旁边(图 110.8),或者使用透明的无菌覆盖垫,以便外科手术组的第一或第二助手可以直接操作键盘。

　　进入腹腔后,应进行肝脏游离,离断肝圆韧带和镰状韧带,及分离粘连以游离出肝脏的上下表面,然后再使用术中超声进行肝脏探查。不应试图游离肿瘤与其他器官或结构的紧密粘连,因为它们可能是肿瘤侵犯的区域。在这种情况下,术中超声可以帮助排除或确认肿瘤侵犯,这可能会改变手术策略。

　　为了使肝脏表面充分显露,可以牵拉肝圆韧带以进行牵引,从而追踪门静脉分支和肝静脉。探头上应该使用足够的压力,以确保与肝脏表面的良好接触,但又不能压迫肝内血管结构,尤其是肝静脉。

超声肝脏解剖

　　要正确实施术中超声,需要扎实的肝脏解剖知识(请参阅第 2 章)。对于外科手术解剖,这里考虑使用布里斯班术语

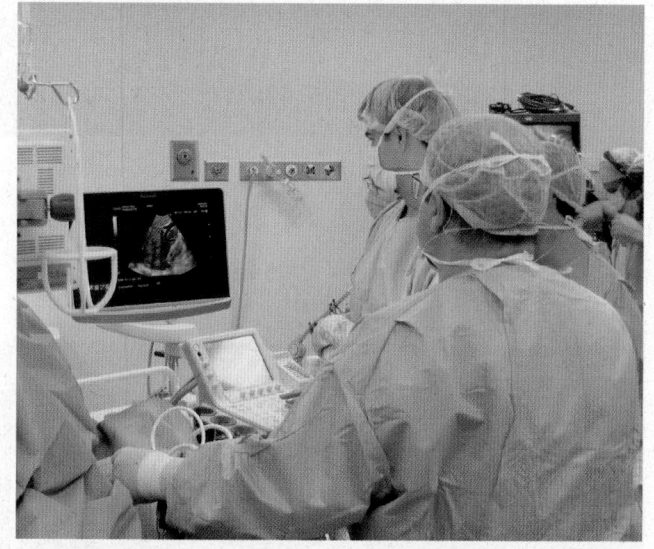

图 110.8　超声系统位于手术室中。操作者面对屏幕。如果使用无菌操作板,键盘由第一或第二助手操作,或是由团队中没有洗手消毒的成员来操作

(Belghiti,2000)。

　　从门静脉的肝叶、肝段和亚肝段水平的格利森分支开始探查,然后精确地根据肝叶和肝段确定术中超声目标的位置。将探头大致水平放在Ⅳ、Ⅴ和Ⅷ段的交接区域,可以追踪门静脉的分支,以便观察到汇合部的一级分支(图 110.9)。然后可以按从右到左的顺时针方向追踪第一、第二和第三级门静脉分支(右格利森蒂,右前,右后;左格利森蒂,Ⅳ段上/下段蒂,Ⅲ和Ⅱ段),只需向上和向下倾斜探头,和/或沿垂直轴旋转探头(图 110.10)。由于存在格利森格利森鞘,包括门静脉分支,动脉和胆管在内的格利森蒂与肝静脉相比具有更厚的血管壁,因此在

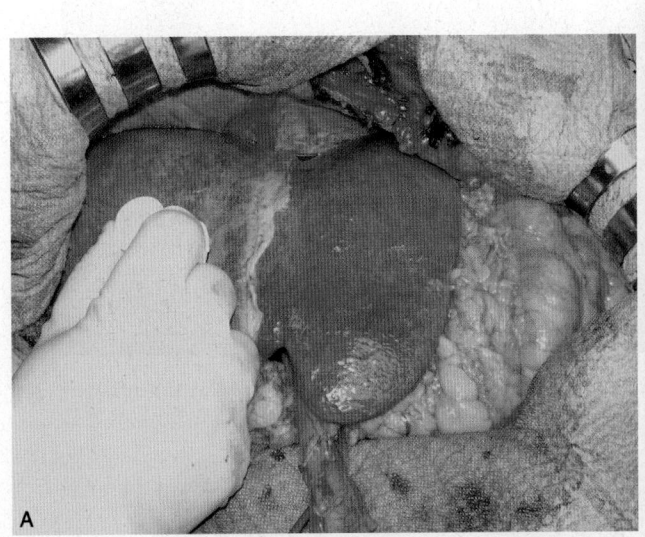
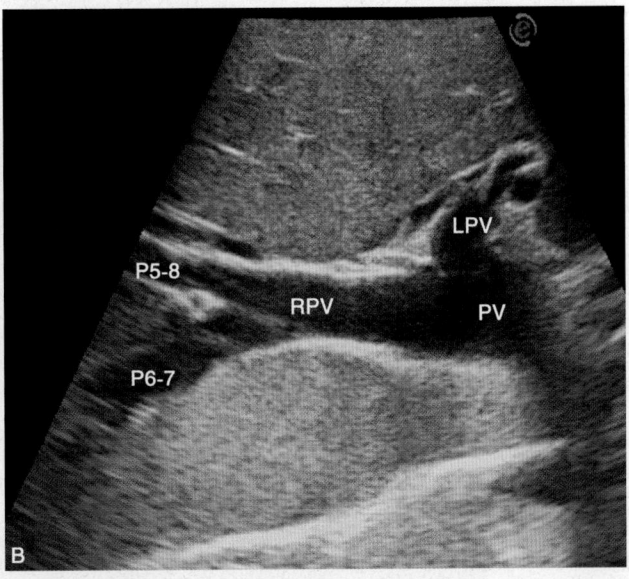

图 110.9 (A) 一旦切断了镰状韧带,便将肝脏显露出来以便进行初步探查。外科医生正在操作超声探头。(B) 典型的门静脉分支模式,门静脉分支至右前叶(P5-8) 和右后叶(P6-7),起源于门静脉右支(RPV)。LPV,门静脉左支;PV,门静脉

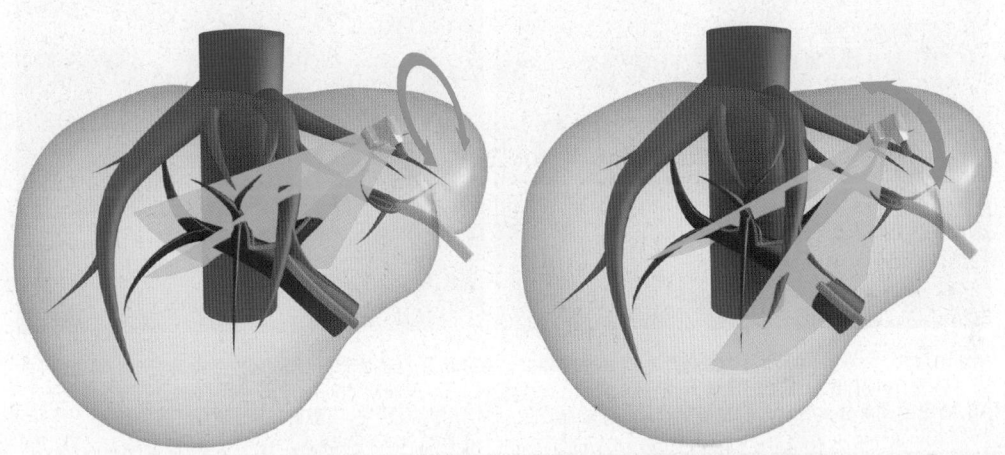

图 110.10 两种示意图显示了沿着探头移动的轴,以便按照以下顺序进行最初的肝脏探查,即先遵循格利森鞘,再遵循肝静脉

术中超声上显示为无回声区周围被较厚的高回声层包绕(图 110.11A)。此外,还可以看到其他平行的、较细的血管结构,即动脉(图 110.12)。格利森三联结构的胆管也可见(图 110.13)。原则上,肝静脉和门静脉分支之间的区别不仅应基于其外观,还应主要基于其解剖结构。事实上,在肝硬化肝脏中,如前所述,肝静脉的血管壁可能更厚(图 110.11B),并且不容易与周围的门静脉分支区分开。此外,横截面扫描可能会误认为两个血管在格利森鞘内平行走行,而实际上,它们是汇合之前术中超声扫描的肝静脉的两个分支(见图 110.5C)。

因为胆管的特殊性,有必要强调的是胆管在术中超声上的表现。尽管在格利森三联结构中通常表现为较薄的无回声区(参见图 110.13),但一旦扩张,胆管会表现为更明显的无回声区并呈蛇形走形(图 110.14)。在胆管的术中超声研究中,很

难识别的是胆管的节段解剖;与门静脉分支的汇合部相比,肝叶和肝段胆管的汇合部更靠近肝门(图 110.15)。因此,一次扫描可显示多个节段胆管,在足够的超声背景下,无论在病理情况下还是在正常情况下,都可以准确地了解胆管的解剖结构。这种能力还可以评估正常解剖的变异,如右后叶胆管与左肝管的汇合(图 110.16),这显然是至关重要的信息,尤其是在计划进行左肝切除术时。

在完全探查门静脉后,可以很容易地在与下腔静脉交界处识别出三条主要的肝静脉。肝左静脉出现在Ⅱ和Ⅲ段格利森蒂之间。沿此向上,可以看到汇入到下腔静脉的肝左静脉,当探头轻轻撤走时,可以追踪到入肝的肝静脉路径。如上所述,肝静脉在肝实质中呈无回声区,血管壁不可见或呈薄的高回声线(图 110.11A)。由于慢性肝病病人的肝脏质硬,肝硬化肝脏中的肝静脉壁可能变厚,而其管腔变小(图 110.11B)。

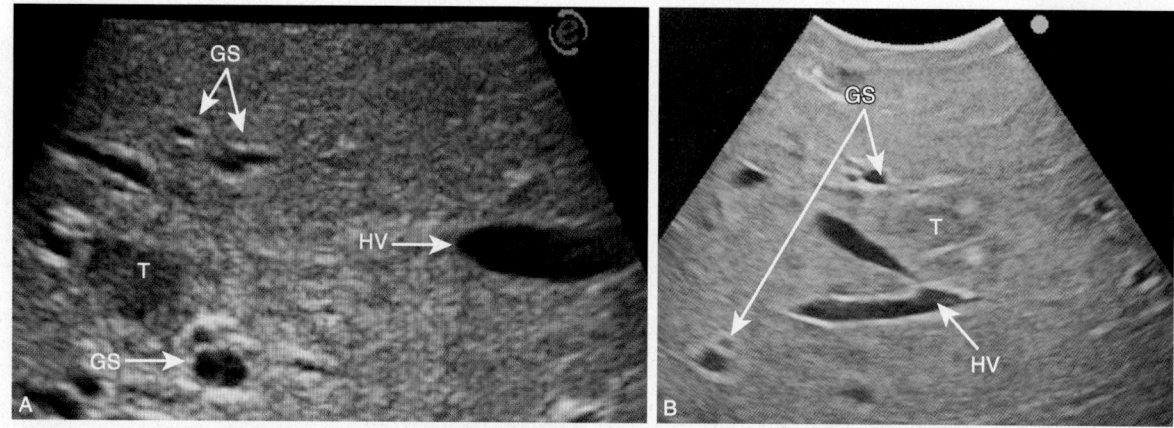

图 110.11   （A）在术中超声检查中，正常肝脏的格利森鞘（GS）和肝静脉（HV）的壁厚不同。格利森鞘由至少两个无回声（黑色）结构表示，分别代表动脉和门静脉；胆管的一级和二级分支总是可见。当胆管扩张时，更多周边格利森鞘内的胆管可以显示。（B）在肝硬化肝中，肝静脉具有类似格利森鞘壁的增厚壁；解剖学标志和其他邻近结构的缺失有助于鉴别。T，肿瘤

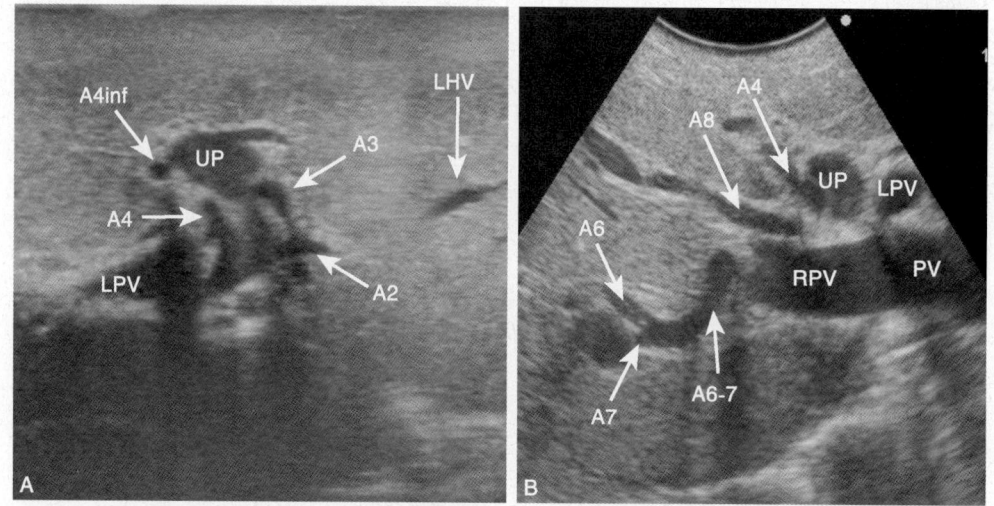

图 110.12   左半肝（A）和右半肝（B）的动脉分支模式。A2，Ⅱ段的动脉分支；A3，Ⅲ段的动脉分支；A4，Ⅳ段的动脉分支；A4inf，Ⅳ段下部的动脉分支；A6，Ⅵ段的动脉分支；A7，第Ⅶ段的动脉分支；A6-7，右后叶的动脉分支；A8，Ⅷ段的动脉分支；LHV，肝左静脉；LPV，门静脉左支；PV，门静脉；RPV，门静脉右支；UP，门静脉脐部

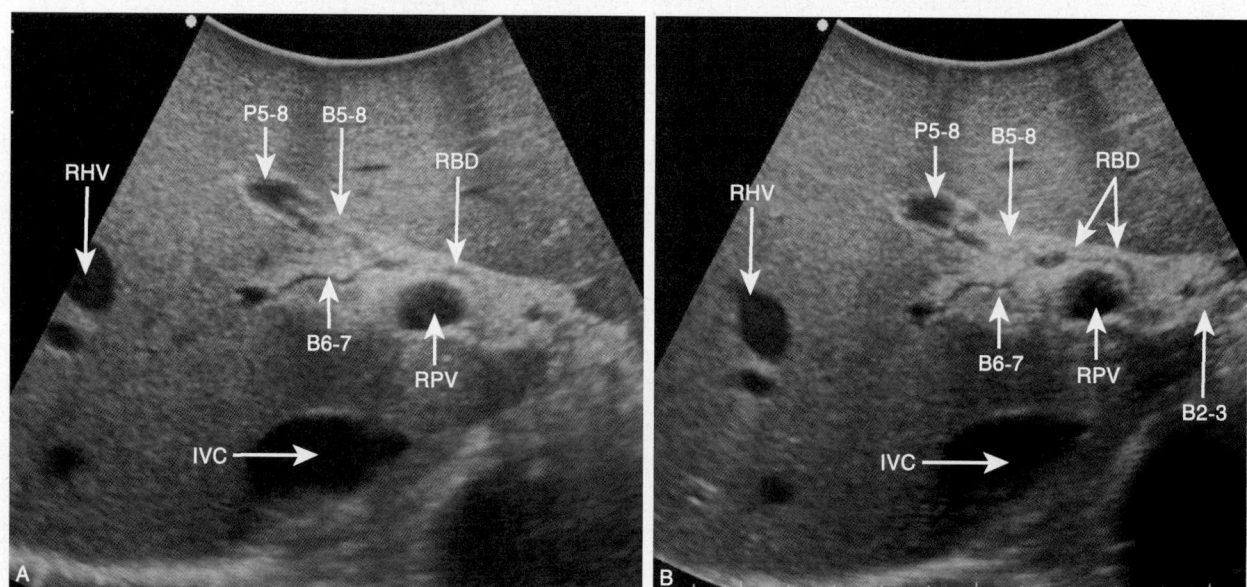

图 110.13   右半肝（A）和部分左半肝（B）的胆道分支模式。B2-3，至Ⅱ段和Ⅲ段的胆管；B5-8，至右前叶的胆管；B6-7，右后叶的胆管；P5-8，右前叶门静脉；RBD，右胆管；RHV，肝右静脉；RPV，门静脉右支

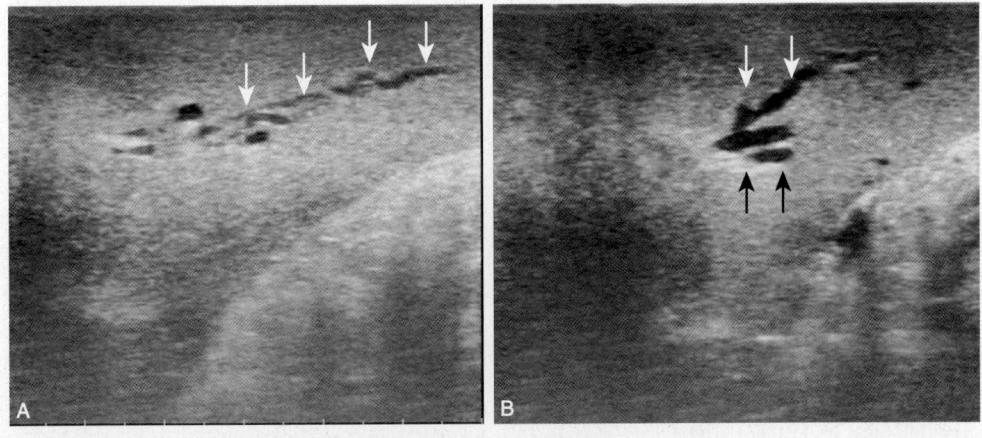

图 110.14　（A）和（B）显示了呈蛇形扩张（箭头）的肝段胆管

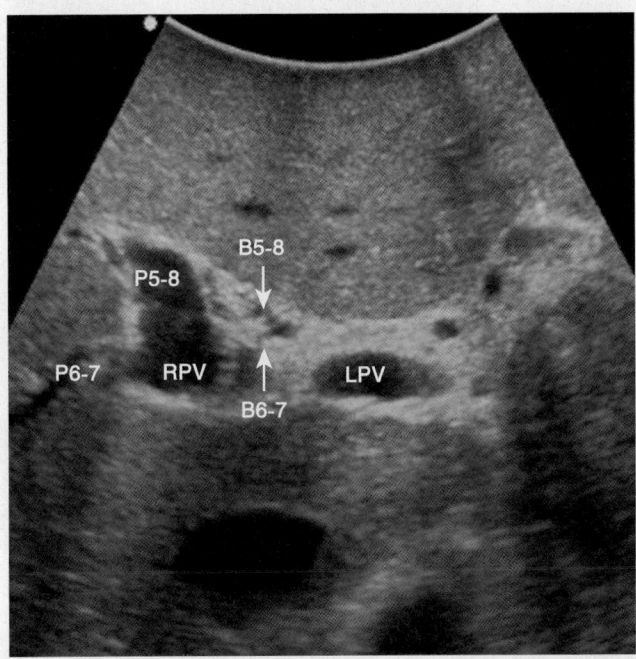

图 110.15　与门静脉相比，胆管的向心分支模式。B5-8，至右前叶的胆管；B6-7，至右后叶的胆管；LPV，门静脉左支；P5-8，右前叶的门静脉分支；P6-7，右后叶的门静脉分支；RPV，门静脉右支

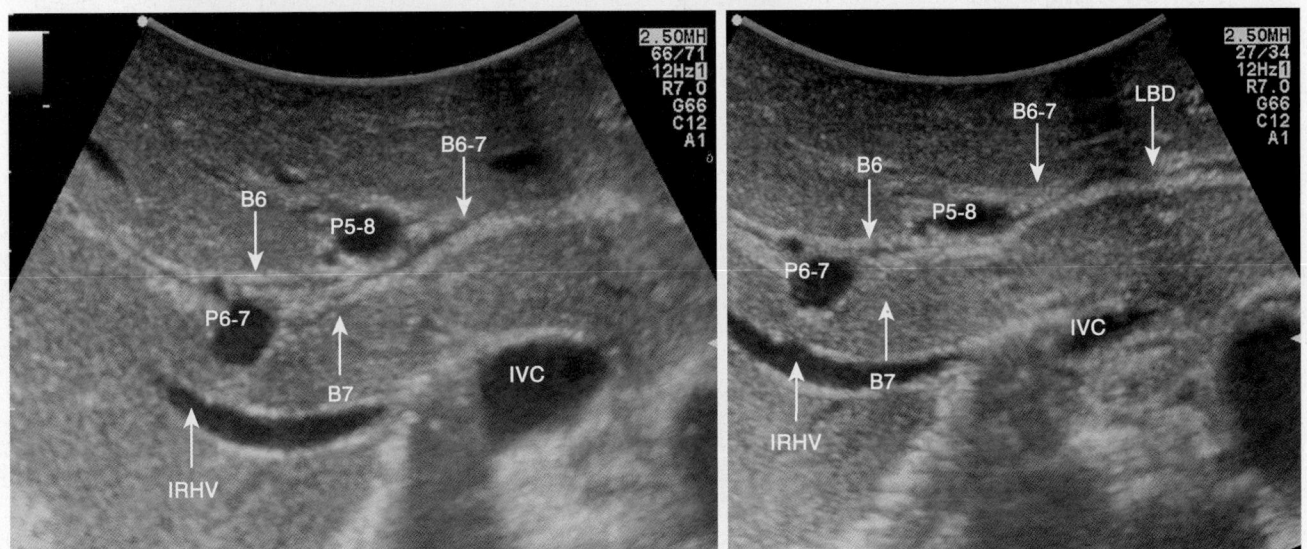

图 110.16　左图：Ⅵ段（B6）和Ⅶ段（B7）的肝段胆管汇合到右后叶（B6-7）的胆管中。右图：B6-7 汇入左胆管（LBD）。IRHV，肝右后下静脉；IVC，下腔静脉；P5-8，右前叶的门静脉分支；P6-7，右后叶的门静脉分支

适应证

术中超声在肝脏切除术中的使用可以大致分为三个主要阶段：①肝脏探查，疾病分期；②制定手术策略；③指导手术方法。

肝脏探查

检测和鉴别是术中超声指导肝脏探查的两个主要目标。尽管触诊仍然起着根本性的作用（Hata et al，2011），但在肝硬化合并肝癌的情况下，坚硬且不规则的肝表面使肿瘤检测变得困难。相反，术中超声可以在大约30%的病例中识别出新的病灶（Kokudo et al，1996），尽管术中超声在肝硬化肝脏中检测到的大多数结节不是肿瘤，而更常见的是再生结节。因此，术中超声可能导致高估HCC分期的风险（图110.17）。除了那些在超声上具有明显马赛克图案的结节（图110.18A）外——这其中84%是恶性的，只有24%～30%的低回声（暗）结节（图110.18B）和0～18%高回声性（亮）结节（图110.18C）是肿瘤（Kokudo et al，1996；Takigawa et al，2001）。

为了克服肝脏病变准确分类的问题，活检似乎也不足以解决。术中唯一容易与肝癌或肝转移瘤区分开的结节是小血管瘤，通常在术中超声上首先发现（见第90A章）。它表现出典型的超声下特征，压缩后，它的大小和外观会发生变化（图110.19）（请参阅第1章）。在术中超声探查中将良性与恶性病变区分开来至关重要。弹性成像可以通过在术中超声屏幕上由不同颜色表示组织硬度来区分病变（图110.20）（Kato et al，2008；van Vledder et al，2010）。下一节讨论术中对比增强超声在这种情况下将如何发挥越来越重要的作用。

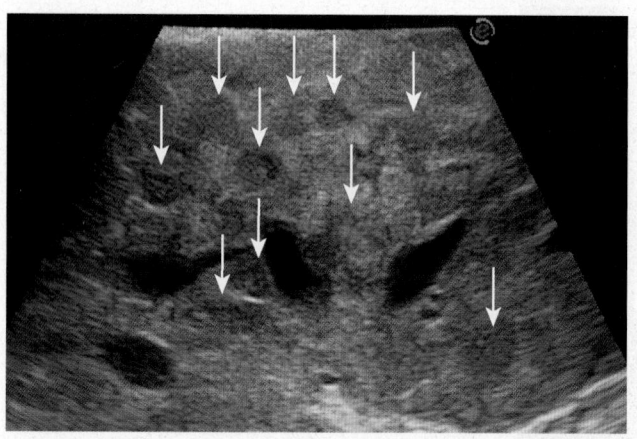

图110.17 由于存在无数的低回声（黑色）结节，导致肝硬化的肝脏具有不均匀的模式

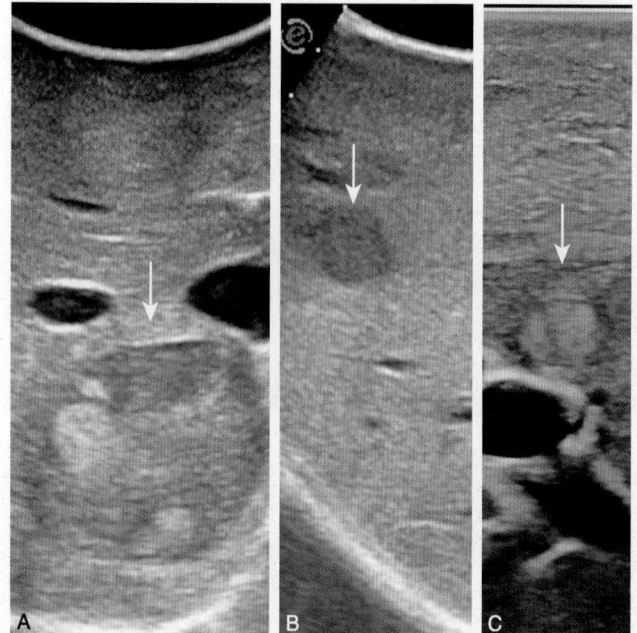

图110.18 （A）术中超声上有马赛克图案的结节（箭头）（术中超声）。（B）术中超声上呈低回声（深色）模式的结节（箭头）。（C）术中超声上有高回声（明亮）模式的结节（箭头）

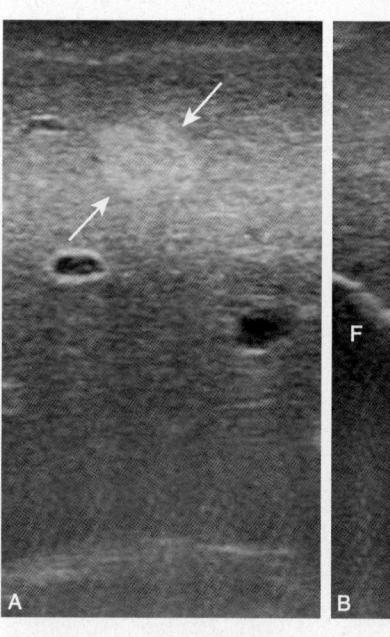
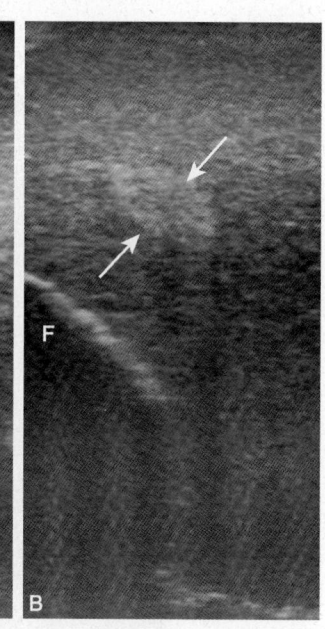

图110.19 诊断血管瘤的测试。（A）血管瘤（箭头）具有高回声（明亮）模式，与这种类型的病变相符合，尽管特异性不够。（B）一旦在术中超声引导下加压，病变改变其形状（箭头）；这一发现及其回声反射性可得出血管瘤的诊断。F，手指

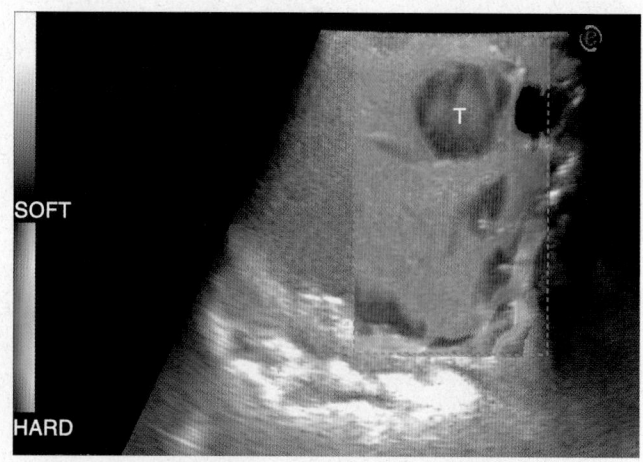

图110.20 弹性成像在估计组织硬度方面的潜在价值，与每个图像左侧显示的色标有关。肿瘤（T）与周围的肝实质相比具有更高的硬度，因此呈蓝色

在结直肠癌肝转移病人中,挑战在于准确检测而不是鉴别病变,特别是在多结节性肝转移中。实际上,术中检测出术前未发现的任何微小结节对于降低术后相当高的复发率至关重要(Yoshidome et al,2008)。由于 10% ~ 40% 的结肠癌病人具有不可触及的肝转移病灶(Agrawal et al,2006;Machi et al,1991),因此术中超声对肝脏的探查仍然至关重要,术中对比增强超声可以在这方面发挥其作用(请参阅 15 章和 92 章)。

对比增强术中超声

肝细胞肝癌

对比增强的术中超声现在用于明确术中超声检测到的新的肝癌病变特征(Torzilli et al,2007b)(参见第 91 章)。基本原理是检查每个新病变的对比增强过程中的血管模式。由于识别肝癌中的动脉血管化非常重要,这可能需要 20~30 秒,因此必须仔细评估每个结节,这要求存在多个结节的情况下进行多次注射。新的肝特异性造影剂可以免去多次注射。通过这种造影剂,在注射后几分钟甚至几小时内仍可看到对比增强,这使对比增强术中超声对于检测肝癌更有效。

肿瘤血管密度是区分再生或发育不良结节与肝癌的重要指标。它与肝硬化中未配对动脉从发育不良向肿瘤结节的渐进增加的组织学证据相关(Roncalli et al,1999)。当然,仅凭血管增强的模式不足以 100% 特异度区分恶性和非恶性结节。此外,如果具有 95% 特异度的经皮对比增强超声基于肝结节血管增强模式给出诊断(Quaia et al,2004),则需要在术中鉴别小于 1cm 的病变。对于这些结节,使用血管分布作为

诊断的唯一标准不太明确,但是可以获得一些常规术中超声无法发现的其他信息。因此,在 1990 年代初期,尝试通过使用二氧化碳作为造影剂来应用对比度增强的术中超声,但是由于需要动脉导管插入术,使得这项技术侵入性过大(Takada et al,1990)。在我们的初步经验中,对比增强的术中超声通过提供有关肝癌病人结节血管形成模式的信息,或通过检测结直肠癌肝转移病人术中超声未发现的结节,提供了有趣的发现(Torzilli et al,2004)。

对于接受肝癌手术的病人,我们介绍过一种新的病变分类方法,这种方法是基于对比增强术中超声发现的病变的增强模式,并根据这种分类法确定手术决策(图 110.21)(Torzilli et al,2007b)。简而言之,任何病理性病变在晚期都应表现为低回声性,在动脉期病灶内部血管(图 110.23)有或没有完全增强(图 110.22),具有这种表现的病变应予以切除。一旦对比增强后肝脏病变就消失了,这种病灶就不会被认为是肿瘤,也不会被切除。根据这些标准,我们使用对比增强的术中超声达到了 69% 的特异度(Torzilli 等 2007b)。这个值可能不算高,特别是与对比增强超声报道的值相比(Quaia et al,2004)。但是,这项研究中对比增强的术中超声检测的目标病变很小,可以解释这种差异。如前所述,对于这些微小结节,作为区分恶性和良性病变标准的新生血管具有局限性,与我们使用的方法无关。但是,69% 的特异率还是令人鼓舞的,因为它表明我们可以使用这种新技术为剖腹手术中发现的 10 个病变中的 7 个提供正确的信息。对于那些剩下的病变,因为西方和东方病理学家在早期肝癌和不典型增生结节的定义上没有共识(国际共识小组,2009),因而甚至可能缺乏准确的组织学诊断。

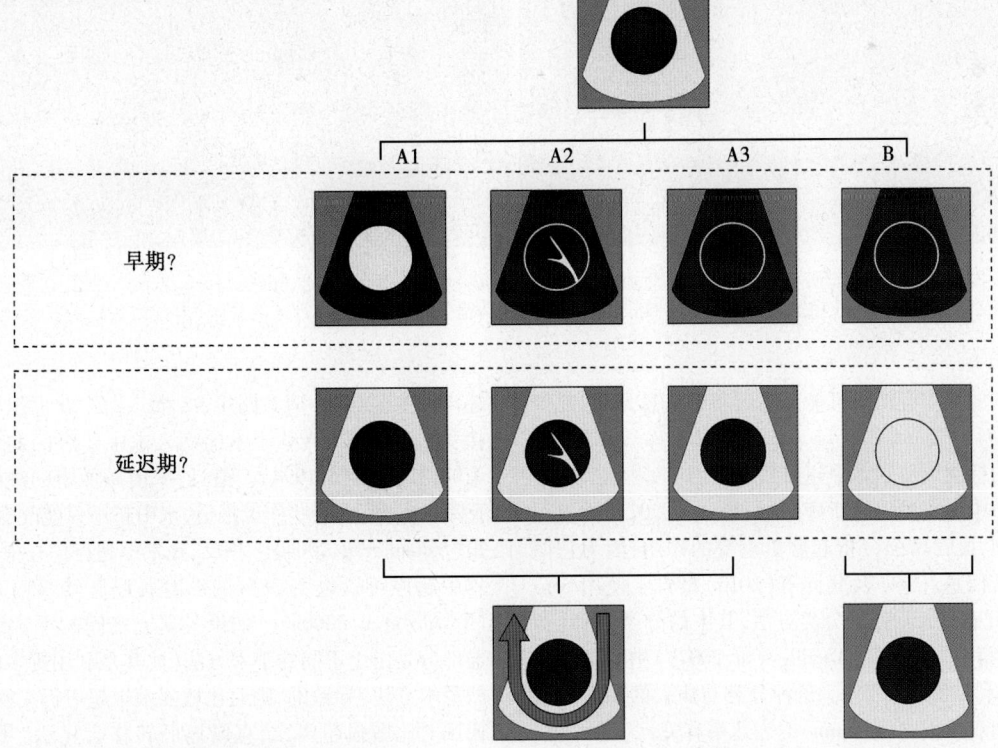

图 110.21　在肝细胞癌手术期间发现的病变的对比增强术中超声增强模式的分类。在早期(A1 和 A2)出现的 A 类高血管增强模式的病变,或延迟期(A1、A3)出现低回声型的病变,必须切除;相反,显示 B 类增强模式(对比阶段消失)的病变,不需要切除

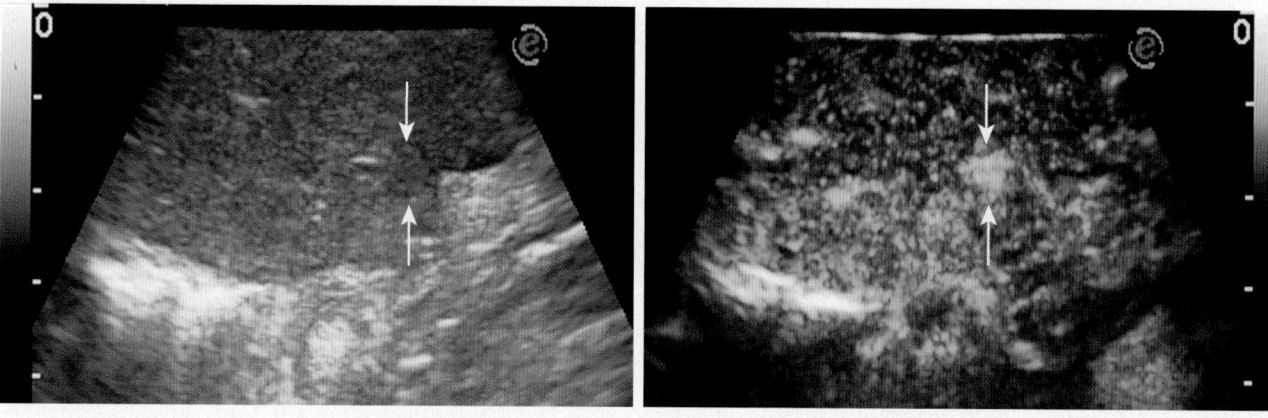

图 110.22　左图：箭头表示病变。右图：在早期，相同的病变（箭头）显示结节内增强，变成高回声，这使其可以归类为 A1 结节

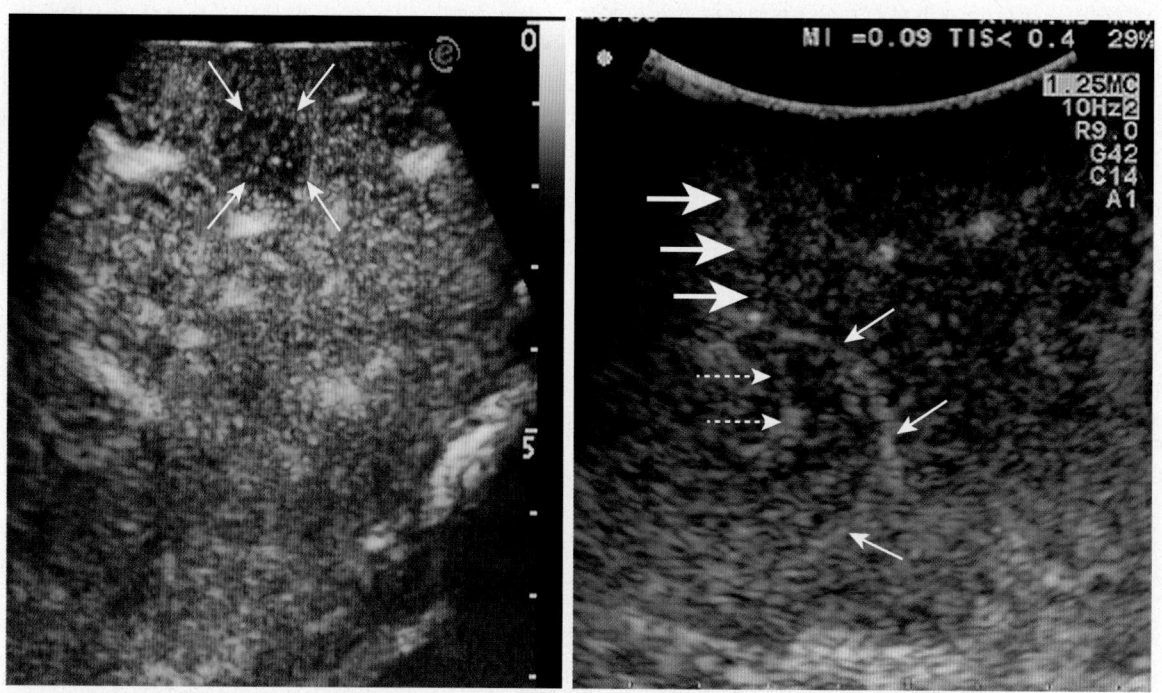

图 110.23　左图：箭头指示病变，在早期增强时显示结节内高回声（明亮）斑点，因此被分类为 A2 结节。右图：在早期增强时，病变处显示滋养动脉（粗箭头），像篮子一样围绕结节的动脉（箭头）和在肿瘤内行进的动脉（虚线箭头）；此病灶也可归为 A2

　　新的造影剂的更广泛使用可能会提供新的信息，但目前仅在日本可临床使用（Kudo，2007）。Sonazoid 具有库普弗期，并增加更进一步的标准以鉴别术中超声发现的结节，可能有助于检测在术中超声中无法发现的新病变（Arita et al，2011）。使用这种新的造影剂，血管增强分析起着更重要的作用，因为它似乎还提供了预后信息。Sato 及其同事（2013）报道了使用 Sonazoid 进行术中肝癌血管增强的分类方法，其中的分类（网状和雷电状）类似于我们先前分类（Torzilli et al，2007b）中的 A1（见图 110.22）和 A2（见图 110.23）。这种分类与病人的预后以及增生性蛋白质如双能蛋白（geminin）的表达率有关。

结直肠癌肝转移

　　对于结直肠癌肝转移病人，提高检测能力是对比增强术中超声的主要目标（请参阅第 92 章）。在 20 世纪 90 年代，一半接受结直肠癌肝转移手术的病人术中超声的发现改变了手术策略（Kane et al，1994）。最近，术前影像学的进展降低了这一比率。实际上，一些作者报道，术中超声只能改变 4% 的手术决策（Sahani et al，2004）。相反，在术中超声探查中加入对比增强术中超声可以改变 38% 的结直肠癌肝转移病人的手术决策（Torzilli et al，2008a）。如果各研究之间的手术策略改变率差异部分是由于不同的手术方法（尤其是利用更多的保留肝实质的手术方法）导致的，则对比增强术中超声仍在发挥一定作用。使用对比增强超声，结直肠癌肝转移会显示"黑洞"效果（图 110.24）。与周围增强的肝实质相比，转移性结节在注射后 2~5 分钟的晚期阶段，仍未增强且呈黑色。值得庆幸的是，在作者的经验中，对比增强术中超声使我们能够检测到 9% 的术前

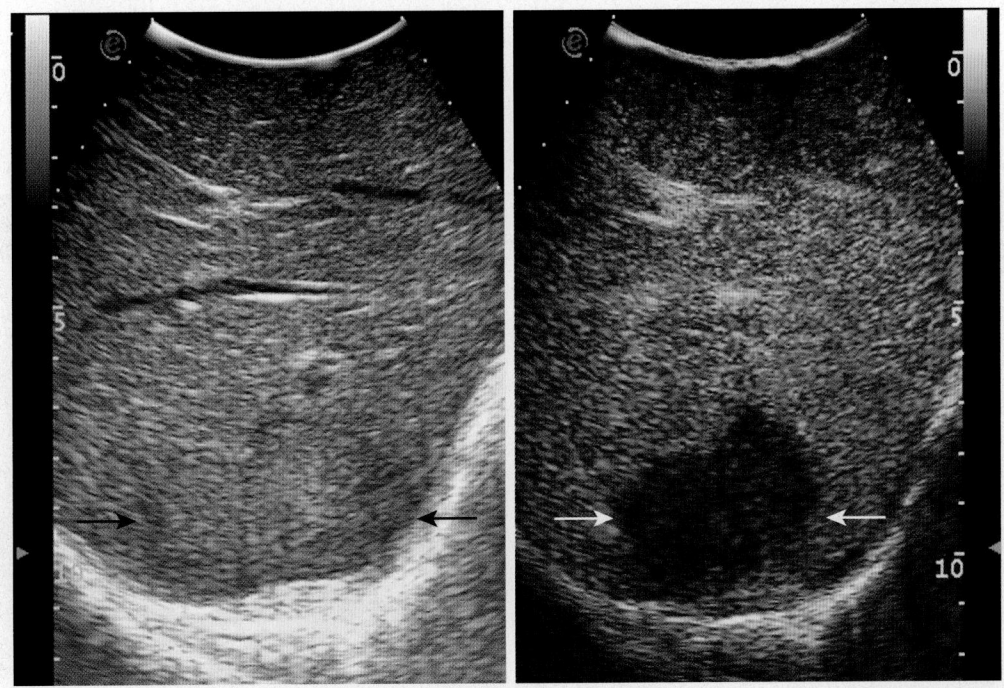

图 110.24　左图，与周围的肝实质相比，这种相对较大的转移性病变基本上是等回声的（黑色箭头）。右图，在门静脉期，病变清晰可见（白色箭头），显示出"黑洞"效应

未检测到的结节（Torzilli et al，2008a）。这种敏感性的增加似乎与缺乏明亮肝脏（Chen et al，2008）和多重等回声结肠癌肝转移（Torzilli et al，2014a）有特别的相关性（图 110.25）。相反，对于在明亮的肝脏中表现为低回声结肠癌肝转移的病人，通常在术中超声上可见度最佳（图 110.26）。

对于结肠癌肝转移，可以通过使用肝脏特异性造影剂获得新的影像特征。8 名病人的初步经验表明，只有 2 名采用对比增强术中超声的病人发现了新病灶（Nakano et al，2008），最新报告的数据证实，对比增强术中超声在接受术前 EOB-MRI 的病人中检测结肠癌肝转移方面的额外价值。（Arita et al，2015）。另一报告显示，黑洞效应的持续存在也可能有助于在手术中检测化疗后消失的转移灶（Uetake et al，2012）。

并发肝囊肿的结肠癌肝转移病人在诊断时需要谨慎行事，因为在造影剂增强的延迟阶段肝囊肿可能与结肠癌肝转移相似（请参阅第 15 和 75 章）。但是，囊肿应该已经在术前成像的基础上进行了定位，并在使用常规术中超声进行探查时进行了鉴定。

然而，尽管肝囊肿在未增强的术中超声中表现为无回声和后部回声（图 110.27）（参见第 15 章），但微小的结肠癌肝转移仍可呈现出低回声模式，后部回声类似于小囊肿（图 110.28）。因此，在肝脏中没有发现囊肿的部位，任何新发的"黑洞"都应怀疑是恶性肿瘤。

其他术中技术

吲哚菁绿（indocyanine green，ICG）在许多中心用于评估肝功能（请参阅第 3 章），但是作为荧光源吲哚菁绿在肝胆成像中起着重要作用。开腹手术约 3 天前及术中，静脉注射 ICG，并通过带有控制单元和照相机的成像系统对肝脏进行探查，以检测其表面是否有荧光。标本取出后，对标本进行探测以检测术前未发现的荧光区域。通过这种技术，Ishizawa 及其同事（2009）仅使用 ICG 荧光成像技术就发现了 91 个病变中的 13 个，对肝细胞肝癌的敏感度为 100%，对结肠癌肝转移的敏感度为 93%。在另一项仅包括肝癌病人的较小病例数的研究中，Gotoh 及其同事（2009）也发现，由于采用了 ICG 技术，才可发现这些病人的所有新病灶。

这种荧光成像技术的主要局限性在于，一旦移除了标本，它只能应用于位于肝脏表面和切面上的病变，因为近红外光只能穿透人体组织达 5~10mm 的深度。但是，如前所述，触诊并不总是能充分检测到病变，尤其是在肝硬化的肝脏或先前有手术或消融所致的覆盖有瘢痕或粘连的肝脏表面中，从这种意义上说，ICG 荧光成像可能发挥重要的辅助作用。同样，随着腹腔镜和机器人手术的广泛使用，ICG 技术与术中超声的结合将发挥越来越重要的作用（Kokudo，2012；Kudo et al，2014）。

规划手术策略

尽管与术前影像学技术相比，术中超声对肝脏的术中探查可能会对手术策略产生重大影响，但据报道术中超声的影响仅为大约 4%~7%（Cerwenka et al，2003；Jarnagin et al，2001）。术中超声对手术决策的影响取决于两个主要因素：肿瘤的类型和每个特定团队的手术策略。事实上，当病人因位于同一半肝的多个结节而接受大范围肝切除术时，即使术中超声在计划切除的肝脏中检测到其他病变，也不会改变手术策略。

我们的研究表明，即使在面对极为复杂的病人时，也可以在少数病人中进行大范围的肝切除术（Torzilli et al，2009b）。事实上，术中超声的引导可能会增强实质保留的肝切除术的适用性。从这个角度来看，新结节的发现更有可能改变手术策略。

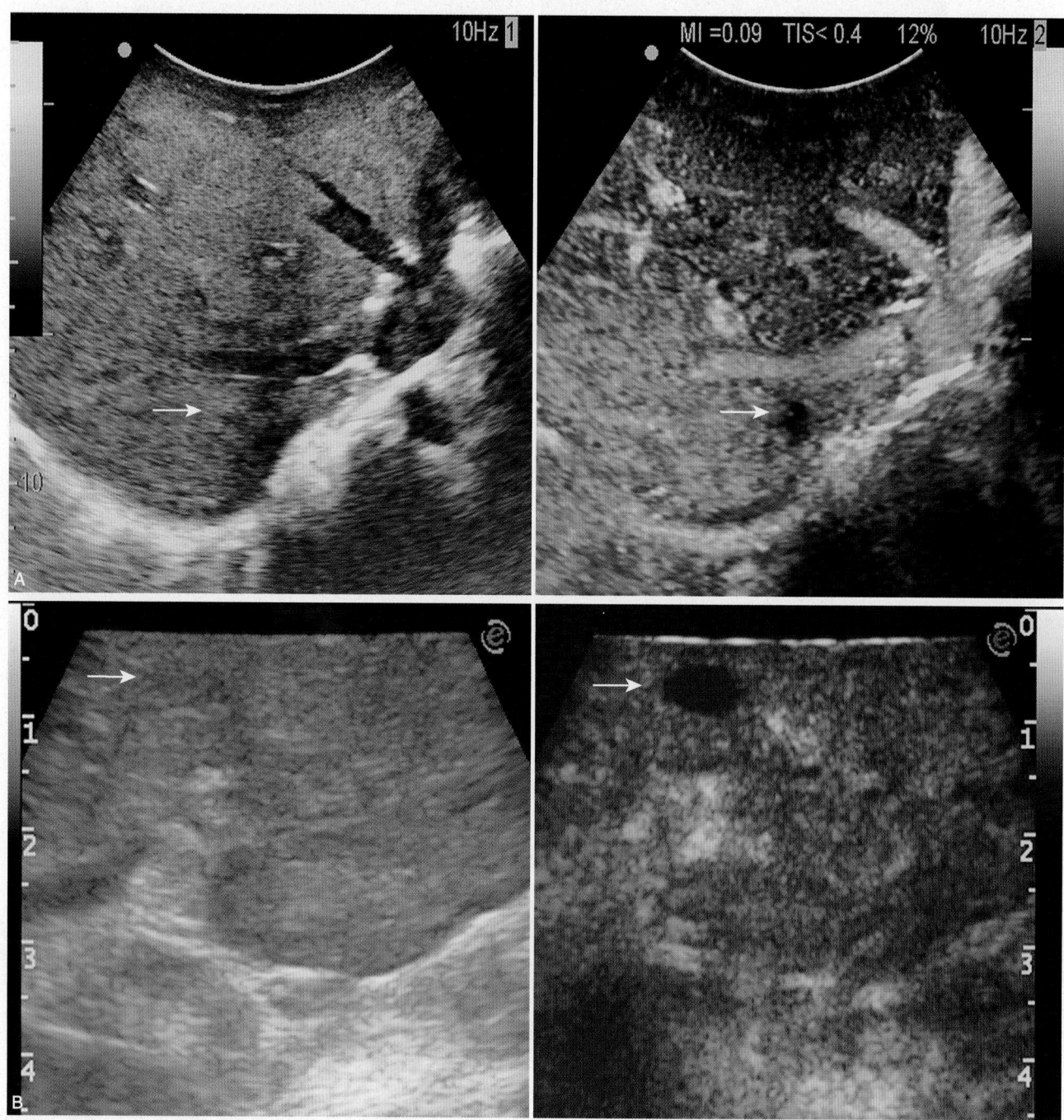

图 110.25 "黑洞"效果。(A)左图:术中超声检查不能清楚地看到小转移灶(箭头);右图:对比剂注射后,病变(箭头)清晰可见。(B)左图:小的、浅表转移灶(箭头)在术中超声中几乎不可见;右图:对比剂注射后,病变(箭头)清晰可见

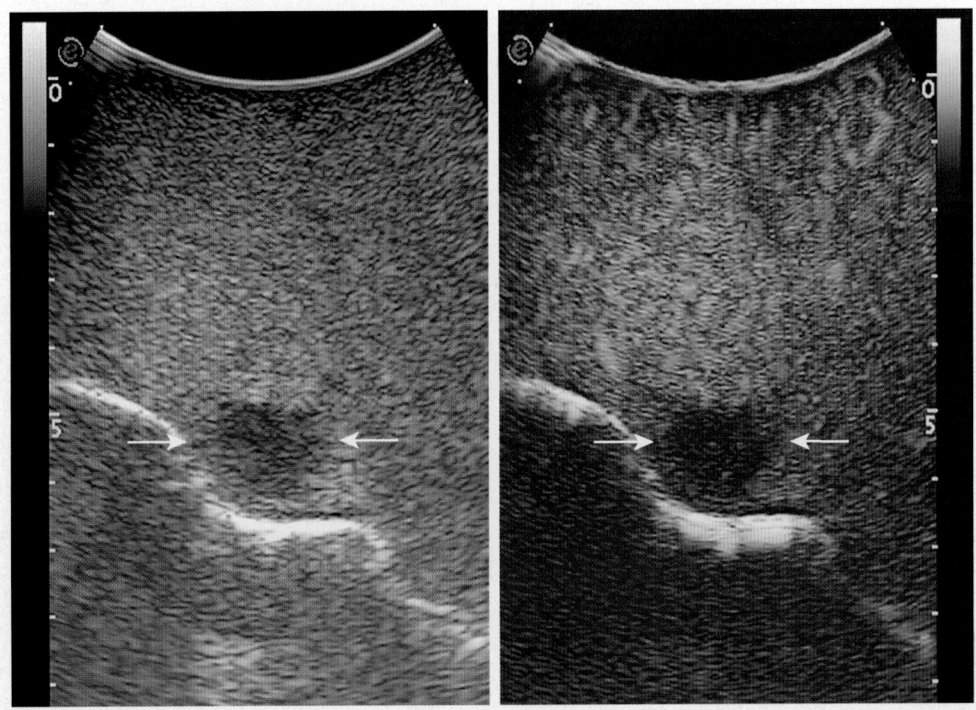

图 110. 26　左图:"明亮的"(脂肪变性)肝脏中的小转移灶(箭头)呈低回声模式,术中超声可见。右图:在增强对比的术中超声中,病变的可见性(箭头)几乎没有增加

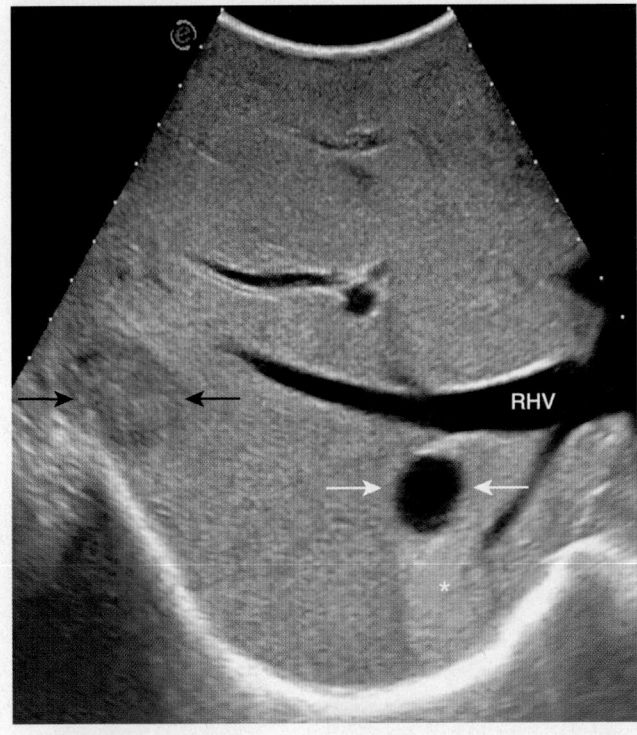

图 110. 27　小的肝囊肿(白色箭头)和小肝转移灶(黑色箭头);囊肿的特征是后部回声(星号)和囊肿内无回声(黑色部分),而结直肠癌肝转移情况并非如此。RHV,肝右静脉

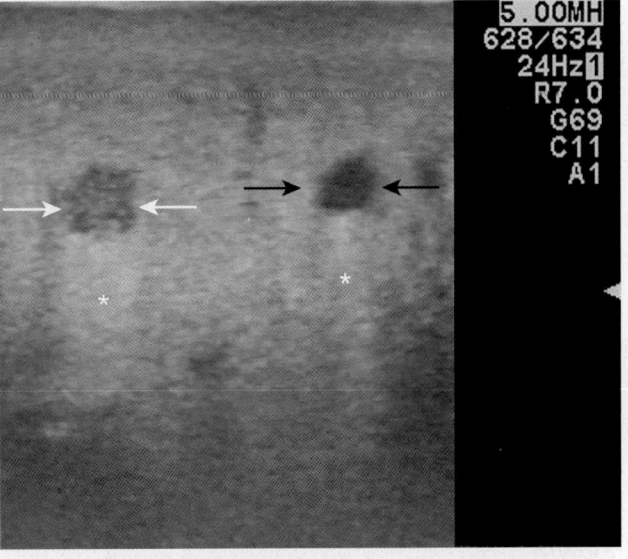

图 110. 28　小的肝囊肿(黑色箭头),具有典型的后部回声(星号)和囊肿内无回声;白色箭头显示低回声实性病变,对应于具有后部回声(星号)的结直肠癌转移灶

术中超声可对肿瘤、门静脉分支和肝静脉之间的关系进行精确的三维重建,这是确定合适手术策略的基本步骤。确定肿瘤与血管关系与规划切除类型有关(Torzilli et al,2008c,2010a)。通过术中超声,外科医生可以轻松地识别出肝癌是否与血管分离,是否与血管接触而没有侵犯血管壁,或是否侵入了血管壁。另外,它可以帮助确定近端胆管扩张的存在以及它是否与肿瘤癌栓有关。同样,术中超声能准确的判断结肠癌肝转移灶与肝内血管结构之间的关系。一旦发现血管壁与结肠癌肝转移灶接触但血管壁完好无损,鉴于结肠癌肝转移灶与血管分离的肿瘤学适应性已被证明(Viganò et al,2016),与血管接触的范围进一步评估,这是计划切除或不切除血管的重要因素(Torzilli et al,2009b)。基于这些特征,可以确定是否应切除血管,并可以制定精准的手术策略。

与格利森蒂接触的肿瘤

包膜完整的肝癌或结直肠癌肝转移灶即使与格利森蒂接触,格列森蒂也可以保留。使用术中超声可以了解血管壁的完整性,并且可以通过胆管未扩张来进一步确认没有受侵犯(图110.29)。如果存在胆管扩张,存在肿瘤癌栓,血管壁侵犯,对于结肠癌肝转移灶,如果接触范围超过格利森蒂周径的一半,则需要对格利森蒂进行游离(图110.30和110.31)。这些情况下,需要扩大肝切除术范围完全清除肿瘤。

与肝静脉接触的肿瘤

与格利森蒂相似,包膜完整的肝癌与肝静脉接触,肝静脉可以避免受损。可以通过术中超声了解血管的完整性(图110.32)。对于结肠癌肝转移,曾经认为与肝静脉接触是肝静脉切除的指征。但是,当静脉与结肠癌肝转移灶接触,术中超声确认血管完整并且转移灶与静脉接触小于三分之二静脉周径时(图110.34和110.35A、B和F),静脉可能会保留下来(图110.33)。在结肠癌肝转移病人中,如果存在肿瘤癌栓,血管壁侵犯并且接触范围超过静脉周径的三分之二时,必须游离肝静

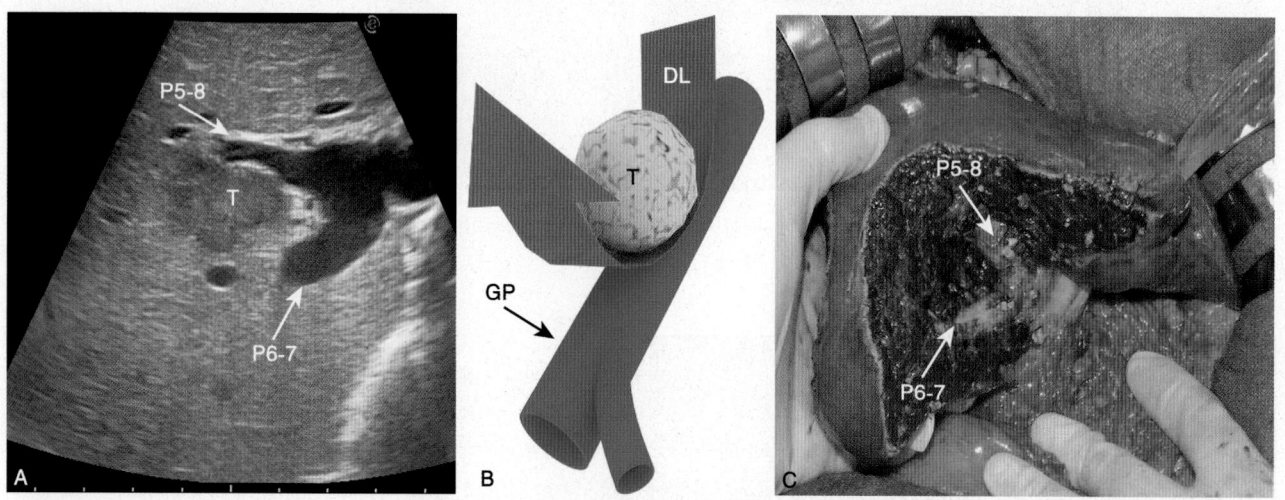

图110.29 (A)术中超声显示与门静脉右前支(P5-8)相接触的肿瘤(T),并与门静脉右后支相接触(P6-7)。(B)肿瘤-血管关系可以如图所示进行分类。(C)然后进行保护P5-8肝蒂和P6-7肝蒂的保留实质切除术。DL,解剖线;GP,格利森蒂

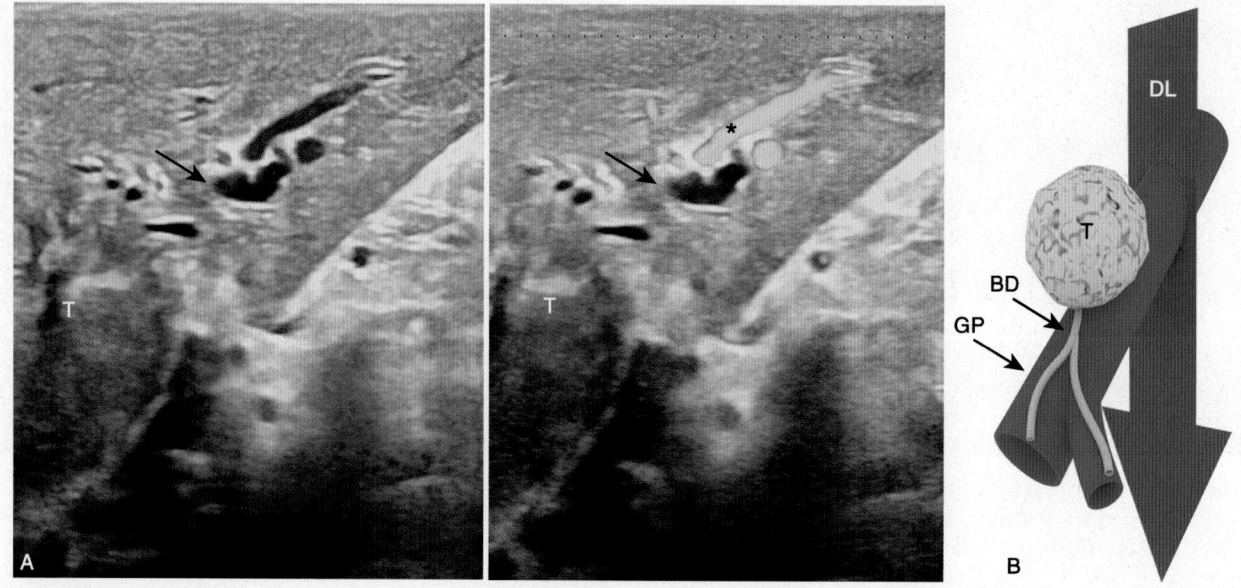

图110.30 (A)左图,术中超声显示引起胆管扩张的肿瘤(T)(箭头);右图,在彩色血流术中超声中显示为蛇形且无颜色填充(星号)。(B)肿瘤与血管的关系可以如图所示进行分类。BD,胆管;DL,解剖线;GP,格利森蒂

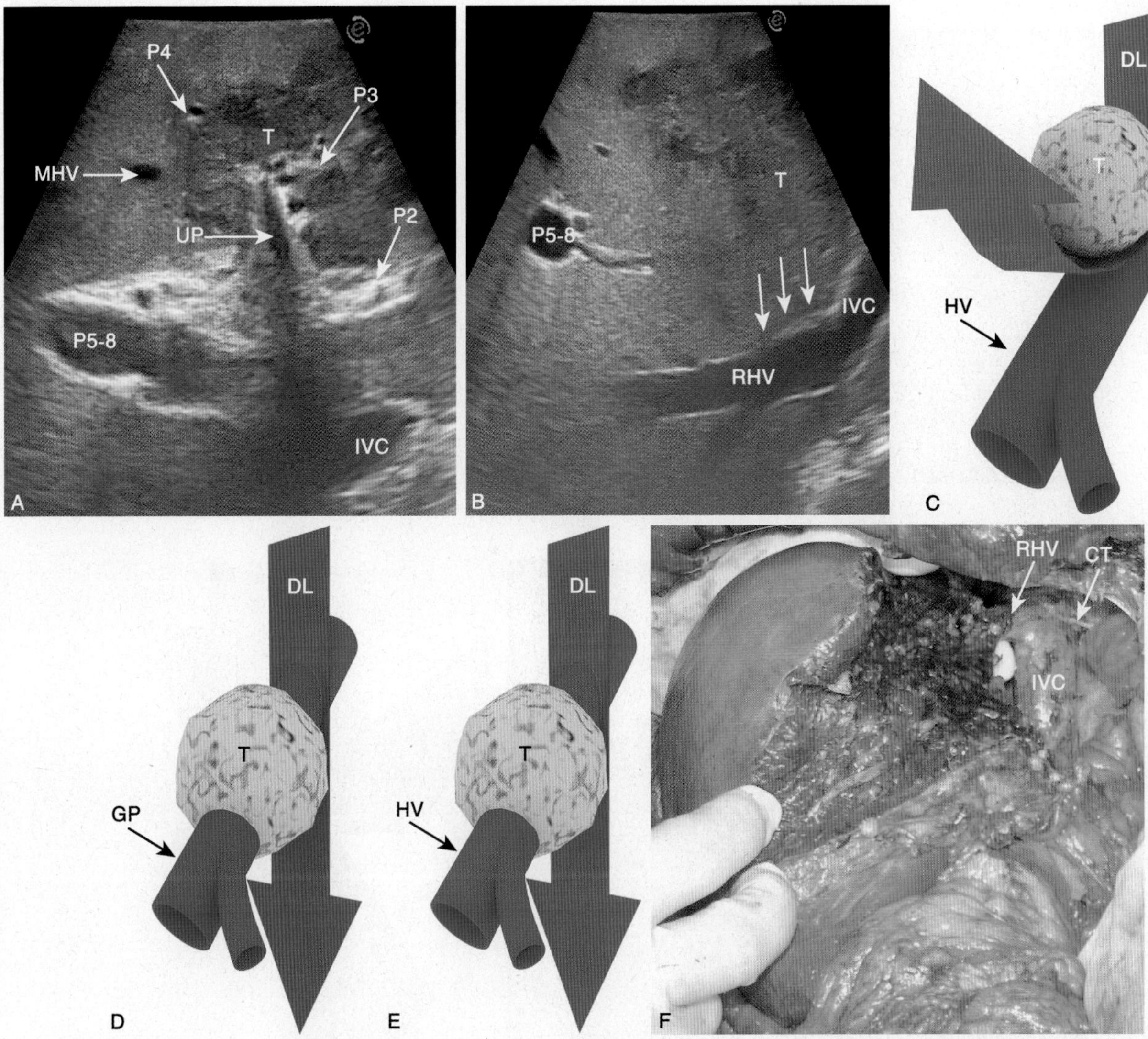

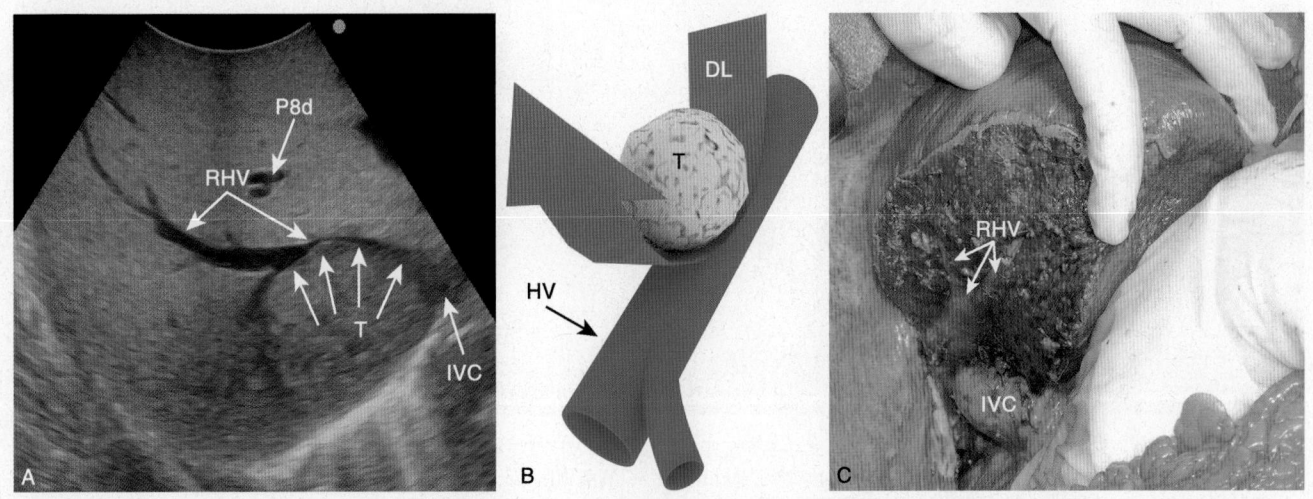

图 110. 31　（A）术中超声显示肿瘤（T）包绕门静脉脐部（UP）。（B）同一个肿瘤侵犯肝中静脉和肝左静脉，并与肝右静脉接触（箭头）。（C-E）在病例中同时显示了三种肿瘤-血管关系的示意图，分别代表与肝静脉（HV）的接触，格利森蒂（GP）的侵犯和 HV 的侵犯。（F）进行了包括部分 Ⅰ 段和Ⅷ段以及保留部分 Ⅴ 段的扩大左半肝切除术。CT，肝右中静脉共干残端；DL，解剖线；IVC，下腔静脉；P2，至 Ⅱ 段的门静脉分支；P3，至Ⅲ段的门静脉分支；P4，至第Ⅳ段的门静脉分支；P5-8，至右前叶门静脉分支

图 110. 32　（A）术中超声显示与肝右静脉（RHV）接触（箭头）的肿瘤（T）。（B）示意图显示了术中超声下的肿瘤-血管关系类型和推荐手术切除方法。（C）进行Ⅶ段切除，将肝右静脉暴露在切面上。DL，解剖线；HV，肝静脉；IVC，下腔静脉；P8d，至第Ⅷ背侧的门静脉分支

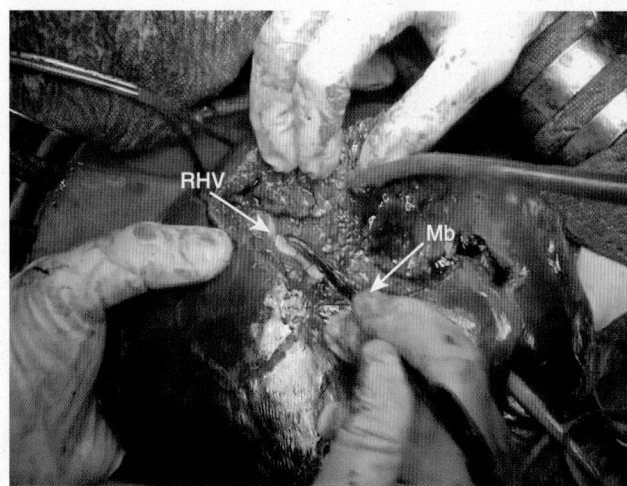

图 110.33　解剖可分离的肿瘤-血管关系的方法：采用 Metzenbaum (Mb) 剪刀钝性地进行分离。RHV, 肝右静脉

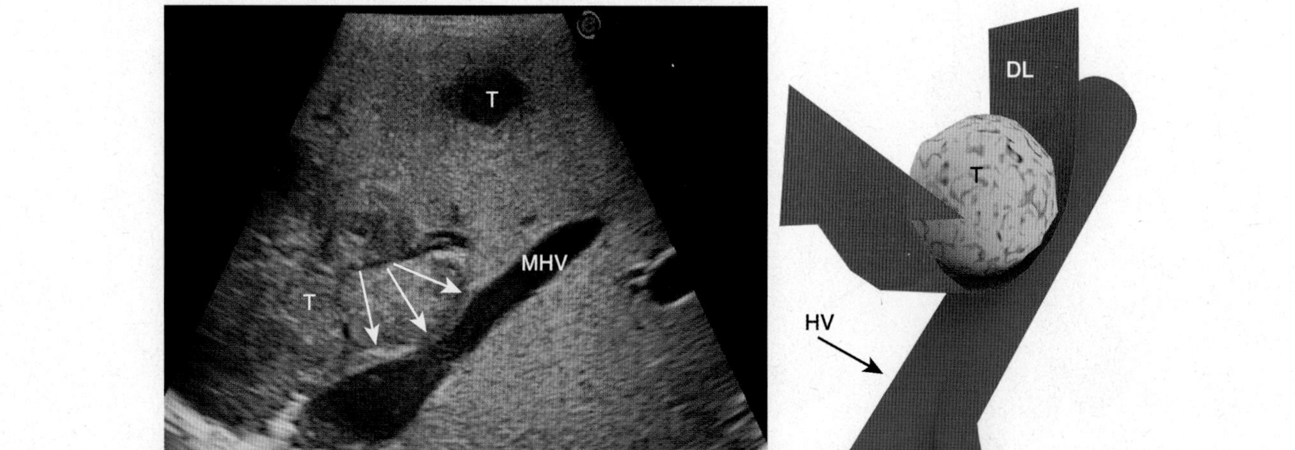

图 110.34　（A）一例多发结直肠癌肝转移的病人，术中超声显示与肝中静脉（MHV）接触（箭头）的肿瘤（T）。（B）示意图显示了术中超声下的肿瘤-血管关系类型和推荐手术切除方法。（C）切除了部分Ⅳ段上部，Ⅶ和Ⅷ段，部分延伸至Ⅴ和Ⅵ段，显露了肝右静脉（RHV）和肝中静脉（MHV）。DL, 解剖线; HV, 肝静脉; IVC, 下腔静脉

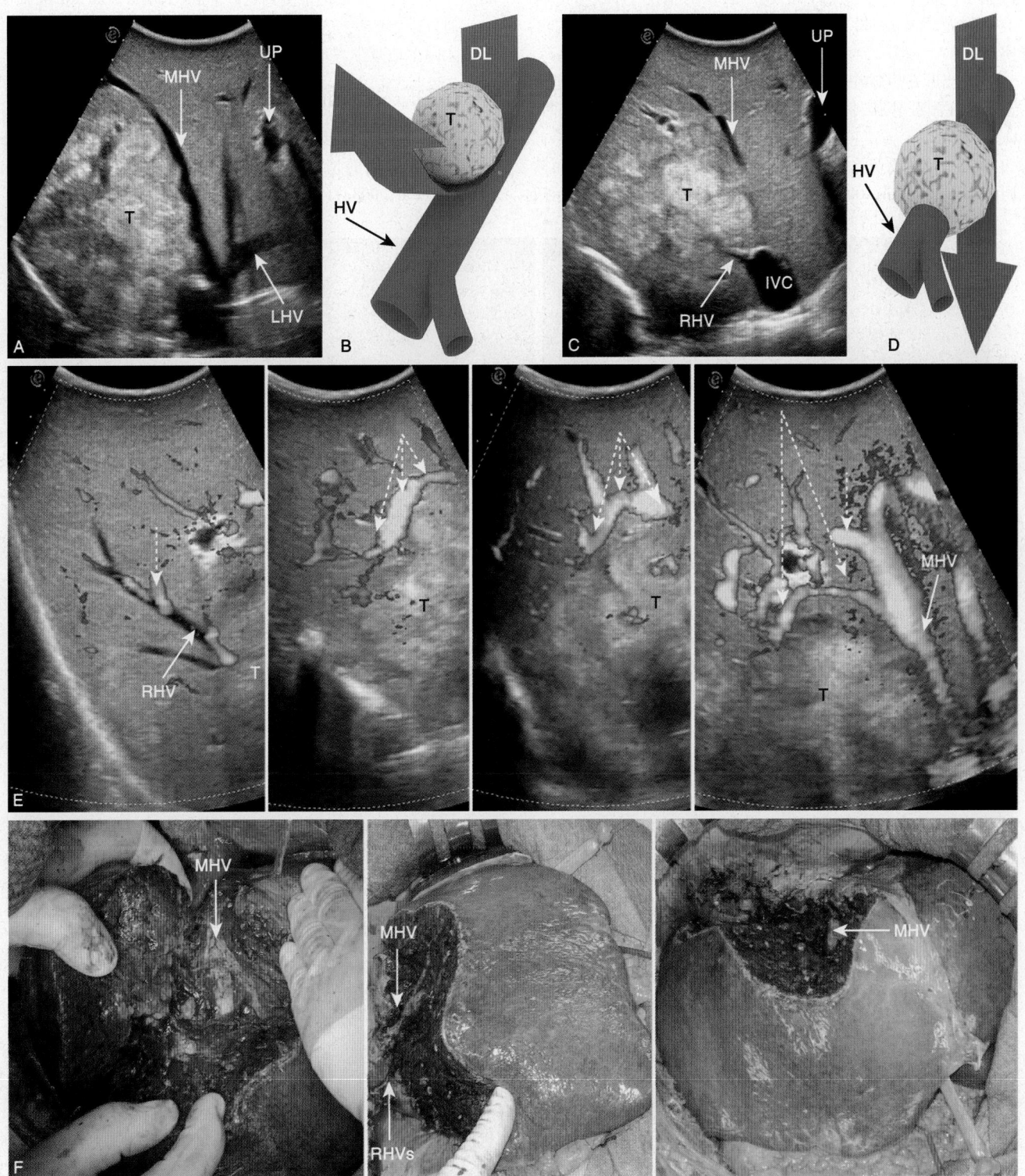

图 110.35 （A）一例多发结直肠癌肝转移的病人,术中超声显示与肝中静脉(MHV)接触的大肿瘤(T)。(B)示意图显示了术中超声下的肿瘤-血管关系类型和推荐手术切除方法。(C)术中超声显示同一个肿瘤在下腔静脉汇合处(IVC)侵犯肝右静脉(RHV)。(D)示意图显示了术中超声下的肿瘤-血管关系类型和推荐手术切除方法。(E)彩色血流术中超声显示存在交通静脉(虚线箭头),在肝右静脉被肿瘤闭塞之前将肝右静脉与肝中静脉连接。颜色表示血流动方向:红色,朝向探头;蓝色,远离探头。(F)手术包括"微型上部横断式肝切除",其中从左至右,肝中静脉已从肿瘤上游离,如图 110.33 所示,并切除了肝右静脉。DL,解剖线;HV,肝静脉;UP,门静脉脐部

脉(图110.35C-F)。在这种情况下,即使肝静脉在其汇入下腔静脉处(最后4cm)被肿瘤侵犯,对肝切除术范围也不做强求。实际上,只有在以下超声表现的情况下,才考虑将肝切除范围扩大到理论上由待切除的肝静脉引流的肝实质:

1. 当肝右静脉在汇合到腔静脉处受到侵犯时,术中超声显示存在副肝静脉,例如:右后下静脉(图110.36)(Makuuchi et al,1987a)。

2. 一旦将要切除的肝静脉通过环绕或肝外手指压迫而被阻断(Torzilli et al,2006b;Torzilli et al,2007a),术中超声显示门静脉分支的血流方向为向肝的(图110.37)。

3. 存在连通相邻肝静脉的连通静脉(图110.35E),使用CF-IOUS可以更轻松地检测到这些静脉(Torzilli et al,2010c)。

通过采用这些标准,我们已经能够通过设计新的手术方案来最大限度地减少大范围肝切除率。

系统性扩大右后叶切除术

系统性扩大右后叶切除术(SERPS)是一种存在如图110.38所示肿瘤的情况下保留部分右前叶的外科手术技术(Torzilli et al,2008c)(请参阅第2、108A和108B章)。

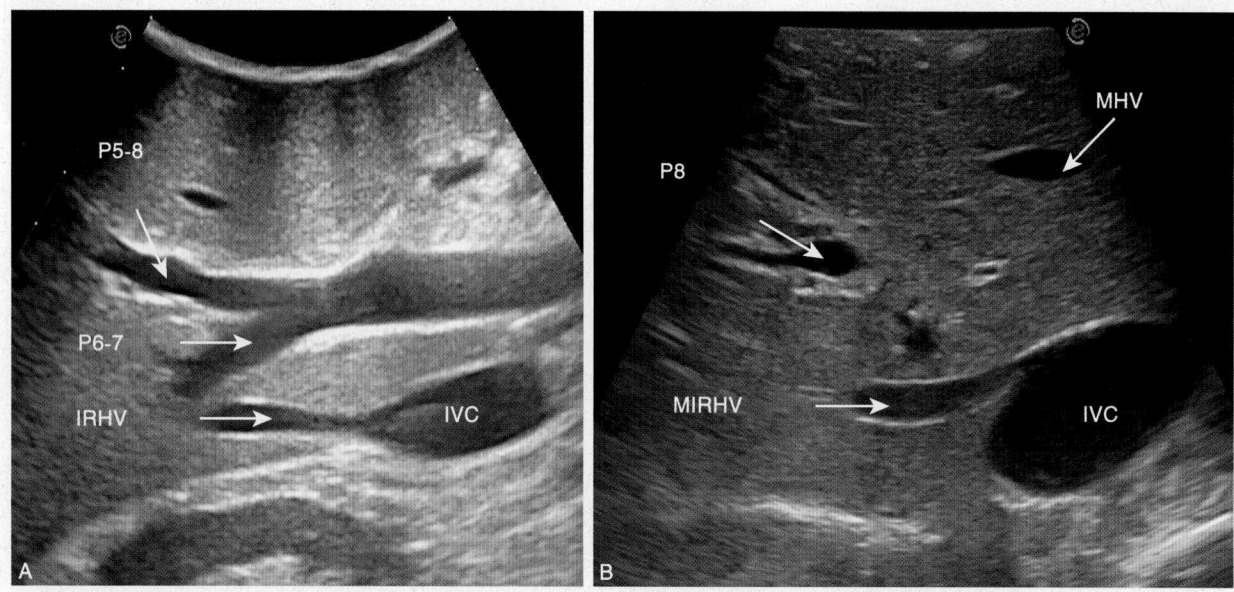

图 110.36 (A)术中超声检查发现肝右后下静脉(IRHV),通常位于右侧后方一级和二级门静脉分支后方。(B)与右后下静脉的路径相比,右中下肝静脉(MIRHV)通常在头侧和内侧走行更多。IVC,下腔静脉;MHV,肝中静脉;P8,通往第Ⅷ段的门静脉支;P5-8,至右前叶门静脉支;P6-7,右后叶门静脉支

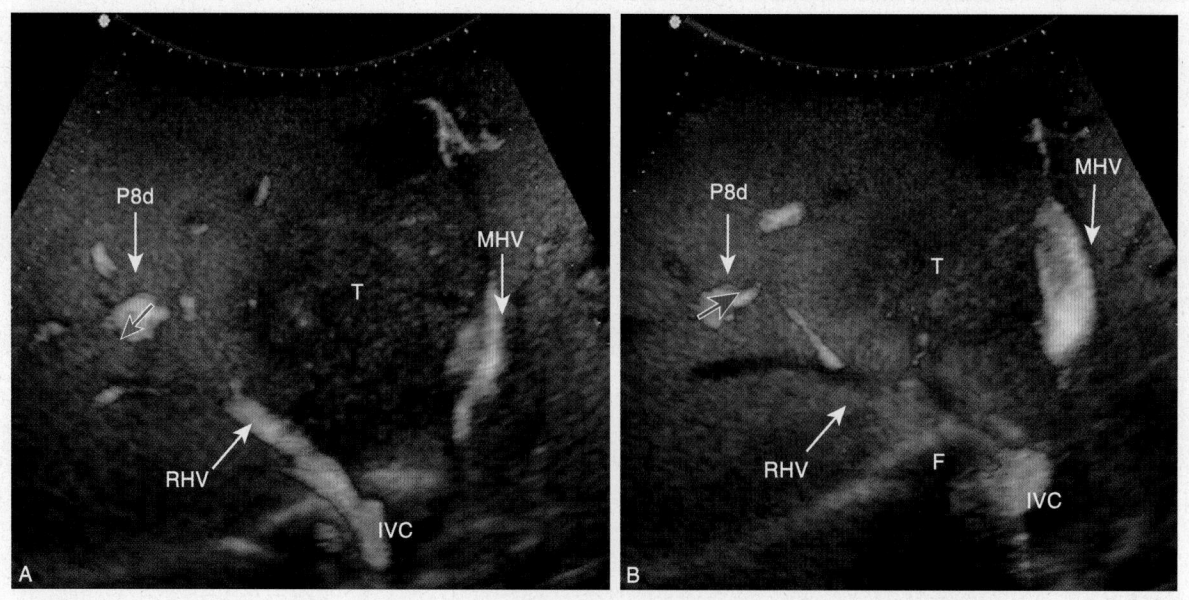

图 110.37 (A)术中彩色血流超声显示Ⅷ段背侧部分的门静脉(P8d)的向肝血流(蓝色箭头)。(B)当在肝右静脉和下腔静脉汇合处用手指施压(F)时,P8d中的流动方向变为离肝的(红色箭头)。MHV,肝中静脉;IVC,下腔静脉;T,肿瘤

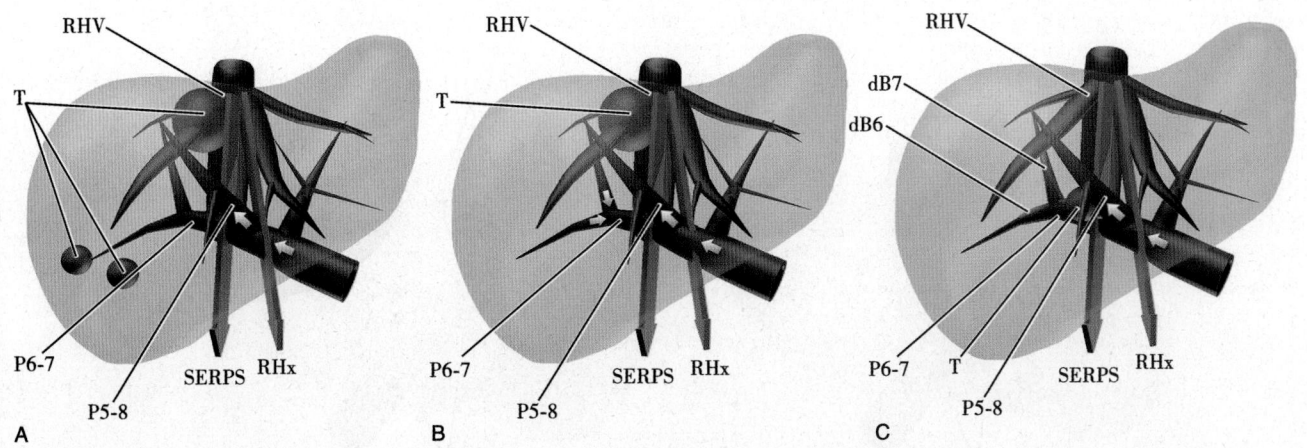

图110.38　系统性扩大右后叶切除术的纳入标准。在所有情况下,进行彩色血流术中超声检查时,一旦肝右静脉(RHV)被夹闭,必须在右前叶门静脉主干(P5-8)内观察到入肝的门静脉血流(箭头)。(A)在肝静脉与下腔静脉汇合部以内4cm范围内存在肝右静脉血管侵犯,同时存在Ⅵ段肿瘤(T)。(B)在肝静脉与下腔静脉汇合部以内4cm范围内存在肝右静脉血管侵犯,Ⅵ段没有肿瘤,但是一旦肝右静脉被夹闭,右后叶门静脉支(P6-7)存在离肝的门静脉血流。(C)存在右后叶门静脉支(P6-7)的血管侵犯或者肝叶的胆管扩张(dB6和dB7),肿瘤(T)与右前叶门静脉支(P5-8)接触,但没有胆管扩张的表现

纳入标准

适用于 SERPS 的病人是那些肿瘤显示以下三种情况之一的病人:

1. 在肝静脉与下腔静脉汇合部以内 4cm 范围内存在侵犯血管的肿瘤,同时存在Ⅵ段、Ⅶ段其他肿瘤。

2. 肝右静脉在与下腔静脉汇合处 4cm 内的受侵犯,没有其他涉及Ⅵ段的病变,没有肝右后下静脉。如果肝右静脉没有完全堵塞而是夹闭后,CF-IOUS 显示Ⅵ段的门静脉分支血流方向是离肝的(图 110.38B)。不管是否存在肝右后下静脉,只要Ⅵ段的门静脉血流方向仍然是入肝的,则可将肝Ⅶ、Ⅷ段和肝右静脉一起切除(Makuuchi et al,1987a),而不是采用 SERPS。因此,SERPS 适用于一旦肝右静脉被离断,需要行肝Ⅶ、Ⅷ段切除而Ⅵ段又没有合适的流出道病人。

3. 与右前格利森鞘接触并与右后叶有关联,至少具有以下特征之一:与右后叶接触和邻近胆管扩张,血管壁侵犯,或者,对于结肠癌肝转移者,接触超过格利森蒂周径的一半(图110.38C)。

步骤

在前两种情况下,右前叶部分切除以确保完全切除肿瘤,并在肝右静脉的左侧划出了一条切除线,并切除肝右静脉(见图 110.38A 和 B)。如果肝右静脉没有完全堵塞而是夹闭后,如前所述采用 CF-IOUS 评估右前门静脉支的血流方向(图110.39)。右前肝蒂不一定显露在肝切面。在第三种情况下,切除范围扩展到右前叶,以保留Ⅷ段的大部分肝实质、肝右静脉进入下腔静脉的汇合处,以及Ⅴ段的左侧部,而无需将右前肝蒂显露在肝切面上(见图 110.38C)。

微型中肝切除术

对于肿瘤在肝静脉汇入腔静脉处侵犯肝中静脉的病人,微

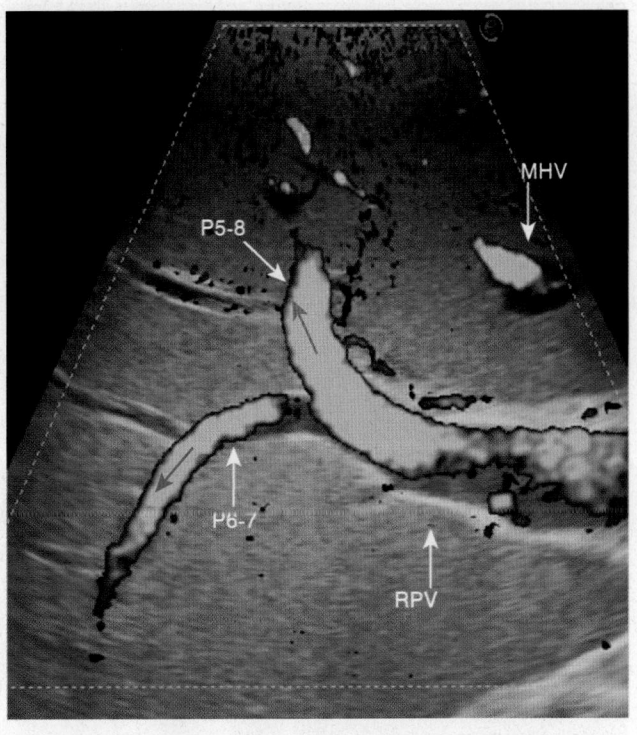

图110.39　彩色血流术中超声检查显示,进入右侧肝叶的门静脉分支(P5-8 和 P6-7)的肝血流方向(箭头)。MHV,肝中静脉;RPV,门静脉右支

型中肝切除术(MMH)代表了常规中肝切除术的一种替代选择。MMH 由有限的肝切除组成,包括受侵犯的肝中静脉,未进行重建,同时保留部分Ⅳ段和/或部分右前叶,如图 110.40 所示,在下一部分中将进行介绍(Torzilli et al,2010a)。

纳入标准

适用微型中肝切除术的病人是那些在术前成像和术中超声发现在肝静脉与下腔静脉汇合处有肝中静脉受侵犯的病人(图 110.41A)。

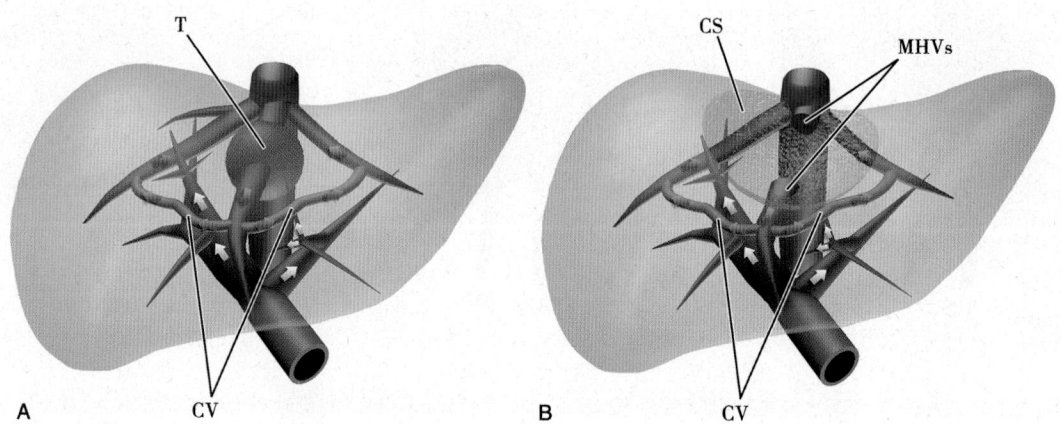

图 110.40   这些示意图显示了侵犯肝中静脉的肿瘤的表现模式,其中肝中静脉自身与相邻的一个或两个肝静脉之间存在交通静脉(CV),从而使肝中静脉中的血液通过它得以引流(红色箭头)(A),并能进行有限的肝切除,称为微型中肝切除术(B)。CS,切面;MHVs,肝中静脉残端

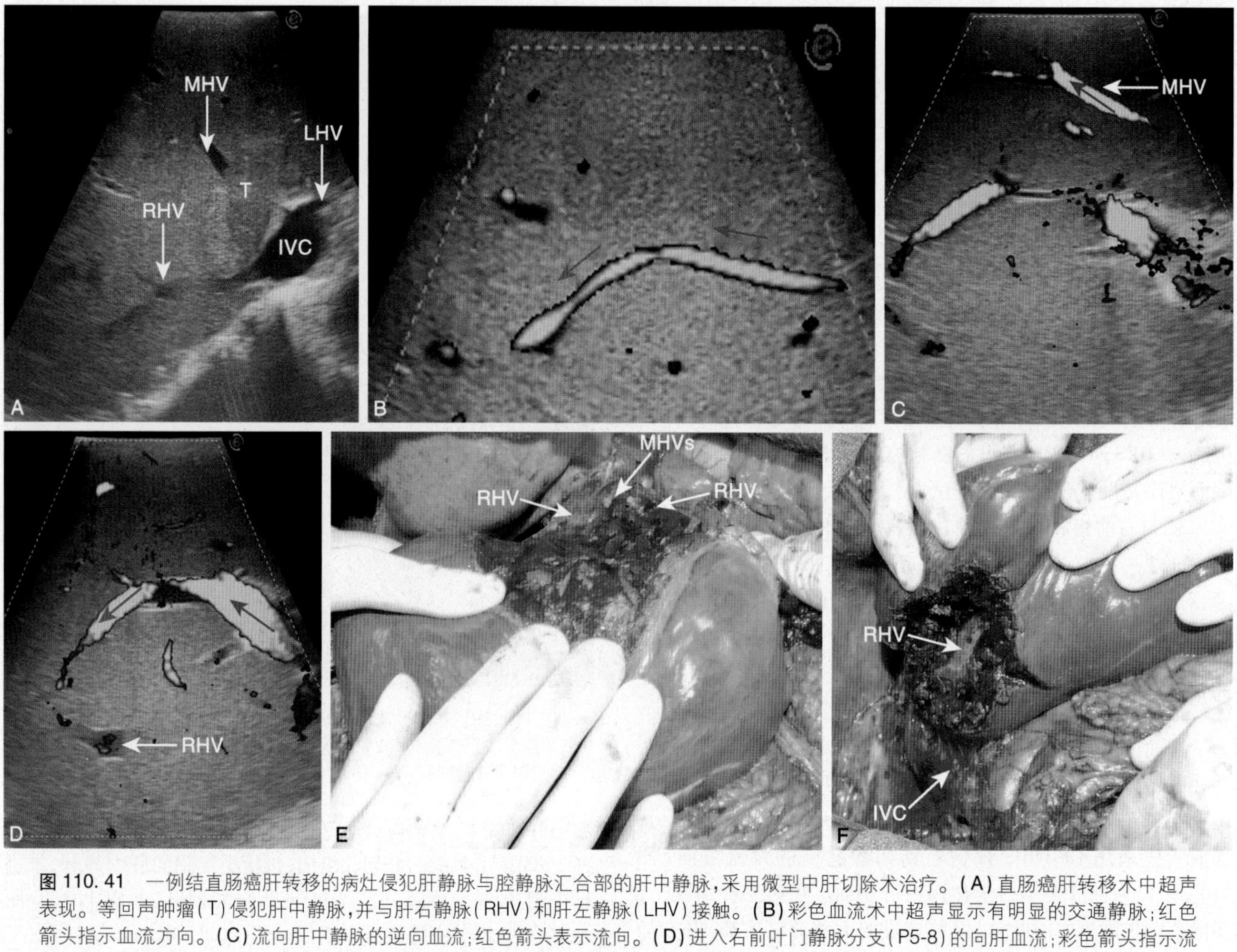

图 110.41   一例结直肠癌肝转移的病灶侵犯肝静脉与腔静脉汇合部的肝中静脉,采用微型中肝切除术治疗。(A)直肠癌肝转移术中超声表现。等回声肿瘤(T)侵犯肝中静脉,并与肝右静脉(RHV)和肝左静脉(LHV)接触。(B)彩色血流术中超声显示有明显的交通静脉;红色箭头指示血流方向。(C)流向肝中静脉的逆向血流;红色箭头表示流向。(D)进入右前叶门静脉分支(P5-8)的向肝血流;彩色箭头指示流向。(E,F)和(G),切除多个结直肠癌肝转移灶后的肝脏。在微型中肝切除区域(E)和在图(F,H)所示的区域中均显露了肝右静脉。微型中肝切除的标本显示切除的肝中静脉的路径和三个结直肠癌肝转移病灶。MHVs,肝中静脉残端

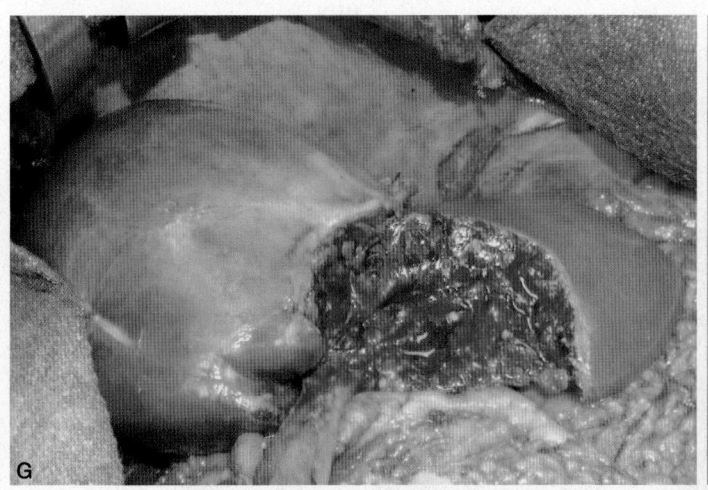 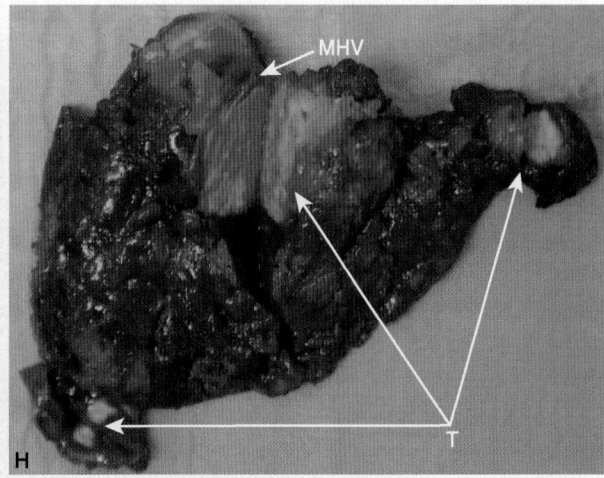

图 110.41(续)

步骤

左半肝和右半肝的游离是根据病灶的大小以及病灶向肝中静脉与下腔静脉汇合处的头侧扩展而确定的。作为一般规则,建议游离肝脏以便在肝静脉与腔静脉汇合处的肝静脉根部环绕一阻断带。对于计划施行微型中肝切除术(图 110.41),应通过 CF-IOUS 确认以下三个发现中的至少一个:

1. 检测肝中静脉和肝右静脉和/或肝左静脉和/或下腔静脉之间的交通静脉。最初不需夹紧肝中静脉就可以完成此操作。如果未看到连通静脉,则将肝中静脉钳夹以增加检测到交通静脉的可能性(图 110.41B)。

2. 如果 CF-IOUS 没有发现明显的交通静脉,则应确认所夹住的肝中静脉周围部分存在血流逆转:这一发现表明与相邻的肝静脉之间存在交通静脉(图 110.41C)。

3. 中央肝段的剩余部分(Ⅳ、Ⅴ和Ⅷ)的向肝血流也表明存在与邻近的肝静脉相交通的静脉(图 110.41D)。

如果这些发现均未得到证实,尤其是如果发现到Ⅴ段和/或Ⅳ段下部的门静脉分支中血流方向是离肝的,则应将肝切除范围扩大到那些门静脉分支滋养的区域。

肝中静脉的后壁以及被肿瘤侵犯的腔静脉旁部分被用来作为描绘切除区域的深部标志。在有交通静脉的情况下,微型中肝切除的关键点是描出不中断该静脉的解剖平面。

上部横断式肝切除

对于在肝静脉与下腔静脉汇合处累及多个肝静脉的肿瘤,必须决定是否进行包括血管重建的大范围肝切除术或是否认为病变不可切除。1987 年,Makuuchi 报告,一旦术前影像学检查或术中超声发现明显的肝右后下静脉,就可以在不行右半肝切除的情况下将肿瘤连同肝右静脉一起切除,从而将肝实质切除仅限于Ⅶ、Ⅷ段。这是第一篇论文,显示了特定的解剖特征如何使以前认为不可行的外科手术变成可行(Makuuchi et al,1987a)。考虑到 Makuuchi 的开拓性经验,我们报道了系统性扩大右后叶切除术和微型中肝切除术,并且我们进一步进行了上部横断式肝切除(Torzilli et al,2012)。

纳入标准

在存在肝右后下静脉和交通静脉(图 110.42A 和 B)或仅存在交通静脉(图 110.42C 和 D)的情况下,肿瘤处于肝静脉与腔静脉汇合处并侵犯两条肝静脉。肿瘤位于肝门板上,接触但没有侵犯左右侧的门静脉分支(图 110.43A),以及到Ⅳ段下部、Ⅴ段和Ⅵ段的门静脉分支。

步骤

上部横断式肝切除是全部或部分切除肝脏的上部分(Ⅱ、Ⅲ 段,Ⅳ 段上部,Ⅶ、Ⅷ段),包括部分或全部Ⅰ段以及三个肝静脉中的两个肝静脉。由于存在交通静脉(有或没有副静脉),肝脏的下部分得以保留,从而允许肝脏下部通过未被切除的肝静脉引流(图 110.42)。

在这些病人中进行的超声研究应精确绘制出附属静脉,肝右后下静脉和交通静脉的路径,特别是要说明在后一种情况下,两条相邻的肝静脉(图 110.43B)或肝静脉与下腔静脉之间存在唯一的交通支,通过交通静脉与闭塞肝静脉相连的肝短静脉需要保留。相反,即使是小肿瘤,下腔静脉平面也能完全被游离。肝脏充分的显露和游离可以让术者左手置于已确定的切除平面的后侧。由于所有这些原因,在这种情况下经常采用 J 形的胸腹联合切口。该切口有利于直接观察肝脏下腔静脉平面,从而使肝脏能够从下腔静脉平面适当地游离。在有肝右后下静脉的情况下,此方法便于游离而无须切断静脉根部。

在这种显露、游离、入肝/出肝血流图谱以及术中超声的引导下可以切除相对较小且几乎全是病变的肝脏,同时保留大多数具有充足流入和流出血流的正常的肝实质(图 110.43C 和 D)。

正确识别和保存肝右后下静脉和交通静脉可以使所有上部分肝段和三个肝静脉的切除成为可能(Torzilli,2014c)。这样可以保存Ⅳ段下部、Ⅴ段、甚至Ⅲ段,这些肝段将通过保留的肝右后下静脉流入下腔静脉而得到引流。

肝隧道

肝脏隧道(Torzilli et al,2014b)的操作代表微型中肝切除术的扩展(Torzilli et al,2010a),包括全部切除肝Ⅰ段(图 110.44)(参见第 108B 章)。

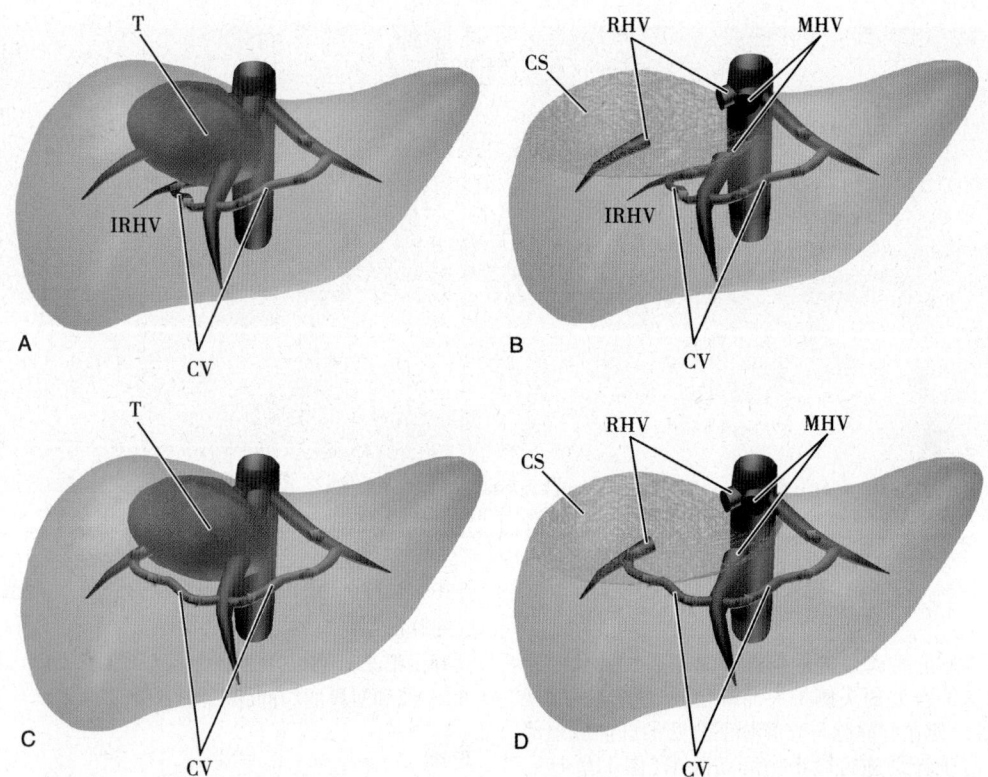

图 110.42　（A）示意图代表适合行上部横断式肝切除术的情况,这是基于对交通静脉（CV）的识别和重视。（B）切除后切面（CS）的示意图。（C）示意图代表另一种适用于上部横断式肝切除术的情况,这是基于在缺乏肝右后下静脉的情况下识别到唯一的交通静脉。（D）切除后切面（CS）的示意图。IRHV,肝右后下静脉；MHV,肝中静脉残端；RHV,肝右静脉残端

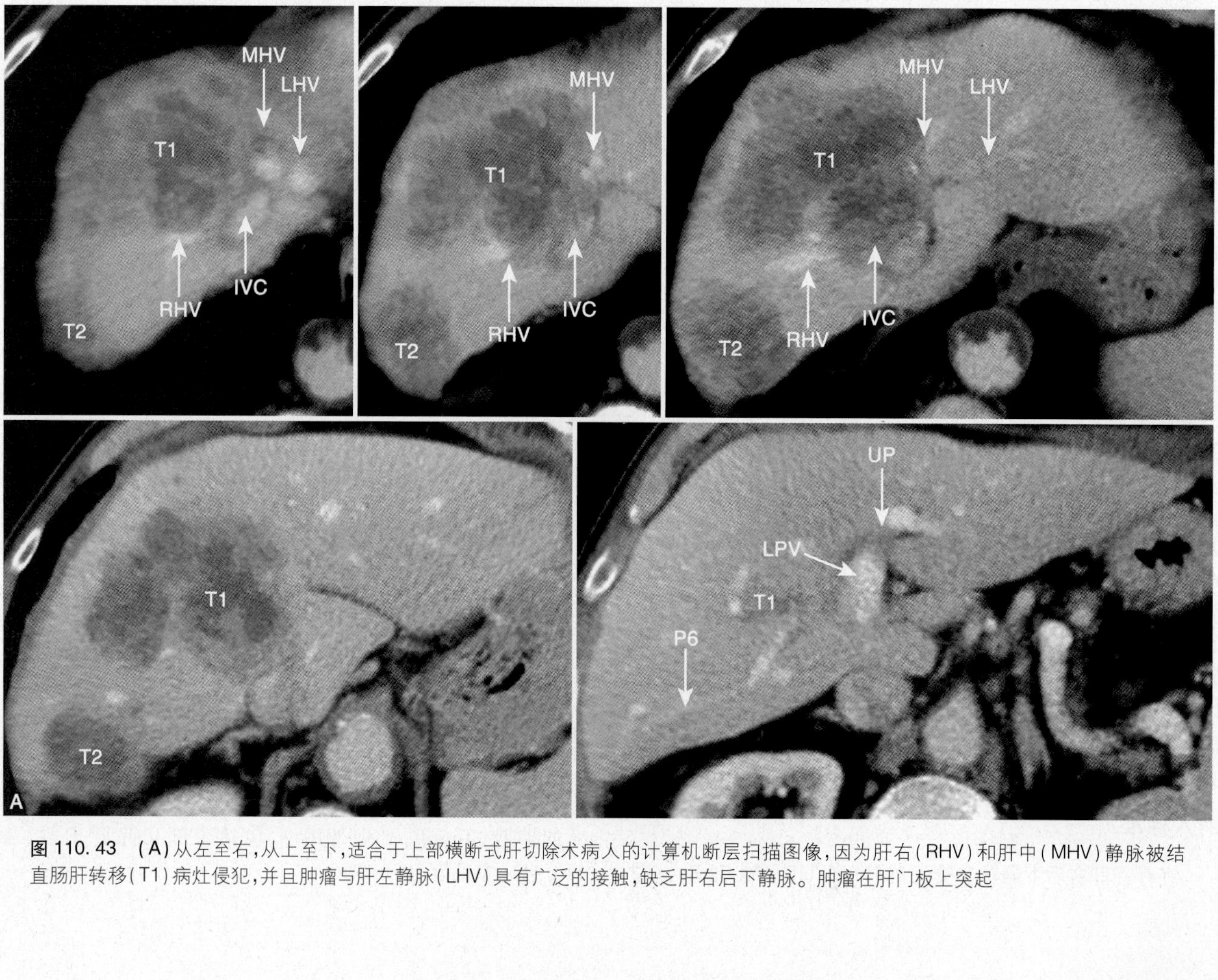

图 110.43　（A）从左至右,从上至下,适合于上部横断式肝切除术病人的计算机断层扫描图像,因为肝右（RHV）和肝中（MHV）静脉被结直肠肝转移（T1）病灶侵犯,并且肿瘤与肝左静脉（LHV）具有广泛的接触,缺乏肝右后下静脉。肿瘤在肝门板上突起

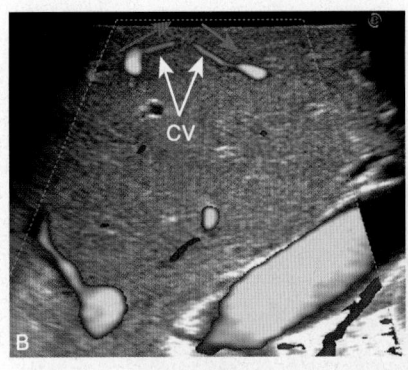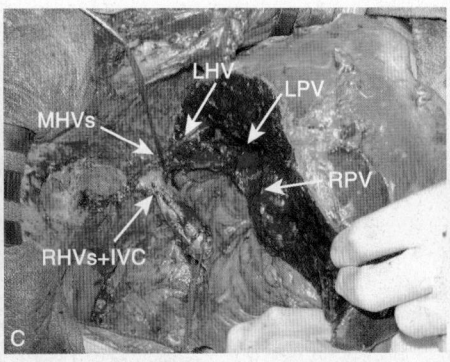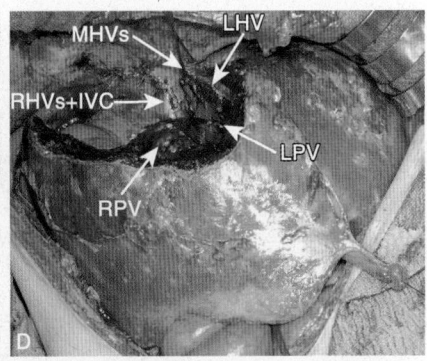

图110.43（续）　（B）在彩色血流术中超声下可识别出交通静脉（CV）。（C）和（D）切面显示门静脉左支（LPV）和门静脉右支（RPV）以及肝左静脉（LHV），肝左静脉已与肿瘤分离，部分静脉壁被切除，并通过直接缝合重建了静脉。还显示了肝右静脉断端（RHV）和肝中静脉断端（MHV）。下腔静脉（IVC）由于肿瘤浸润而被部分切除，并通过直接缝合重建

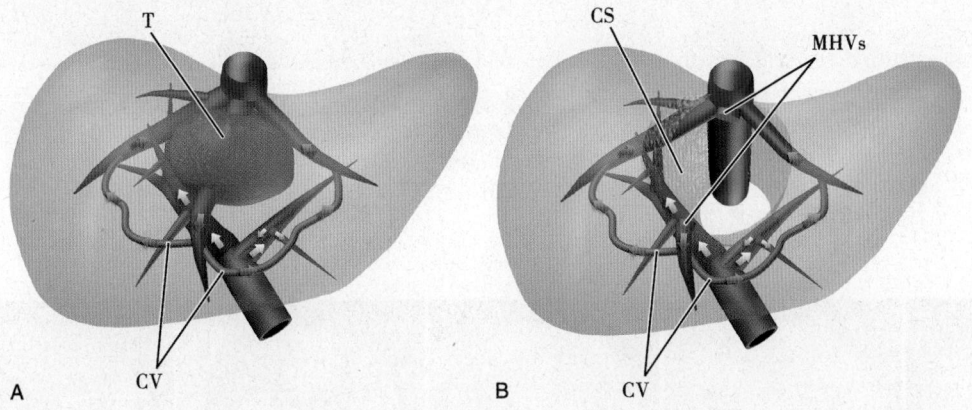

图110.44　（A）示意图显示需要行肝隧道手术的典型肿瘤状况。肿瘤（T）占据肝静脉和下腔静脉交汇处的Ⅰ、Ⅳ和Ⅷ段，并侵犯肝中静脉（MHV）且有交通静脉（CV），从而使血流向肝左静脉和肝右静脉流动。（B）切除后的肝脏隧道，其中包括肝中静脉和切面。CS，切面；MHV，肝中静脉残端

纳入标准

适合肝隧道方法的病人在肝中静脉、肝右静脉和/或肝左静脉之间存在交通静脉，并且肿瘤累及Ⅷ段、Ⅳ段上部和Ⅰ段，包括累及肝静脉与下腔静脉汇合部4cm以内的肝中静脉（图110.45）。肿瘤累及Ⅳ段上部或Ⅷ段和Ⅰ段且无肝中静脉受侵犯的病人也符合条件（图110.46）。该手术包括有限肝切除术，以及切除或不切除肝中静脉（Torzilli et al,2014b）。

步骤

肝脏的完全游离必须将肝脏与肝后下腔静脉完全分离。一旦显露了肝静脉与腔静脉汇合部的前表面，即可在术中超声的指导下确定切除区域。切除从切除区域的下内侧开始，左手置于肝脏后表面和下腔静脉之间。外科医生的左手指尖握住

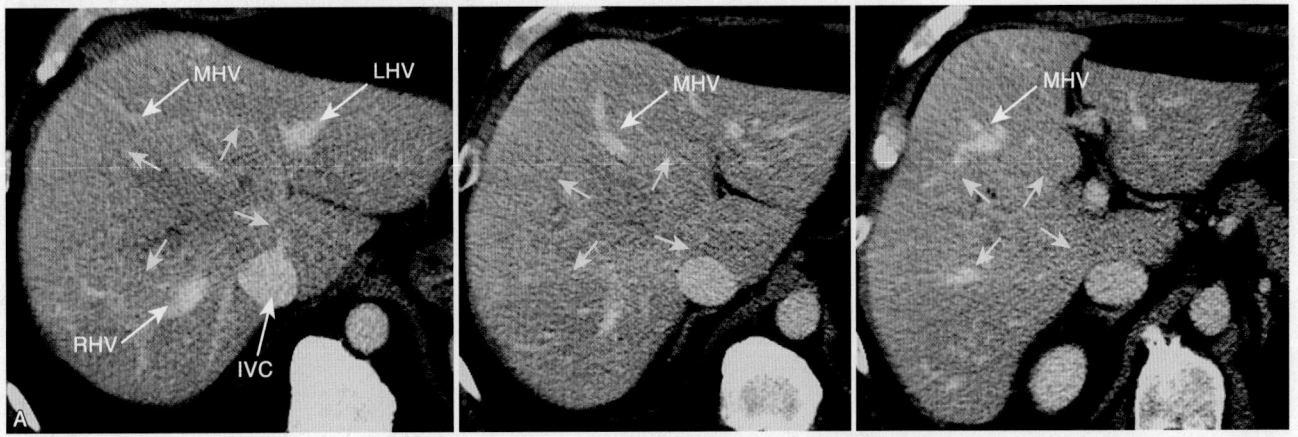

图110.45　（A）占据Ⅷ段、Ⅳ上段和Ⅰ段的肿瘤的计算机断层图像（黄色箭头）

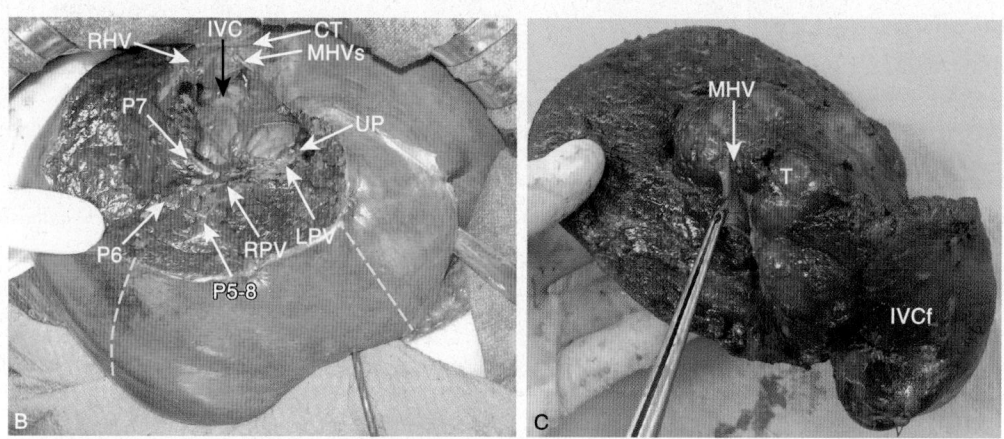

图 110. 45(续) (B)切面的全景图;值得在注意的是,一级及二级格利森鞘显露在切面的上方和后方,如同下腔静脉,具有肝中静脉残端的共干,肝右静脉。黄色虚线代表理论上被切除的肝中静脉的引流区域。(C)切除后的标本,包括肝中静脉的切除部分。CT,共干;IVCf,下腔静脉窝;LHV,肝左静脉;LPV,门静脉左支;RPV,门静脉右支;P6,至Ⅵ段的门静脉支;P7,至Ⅶ段的门静脉支;P5-8,至右前叶的门静脉支;UP,脐部

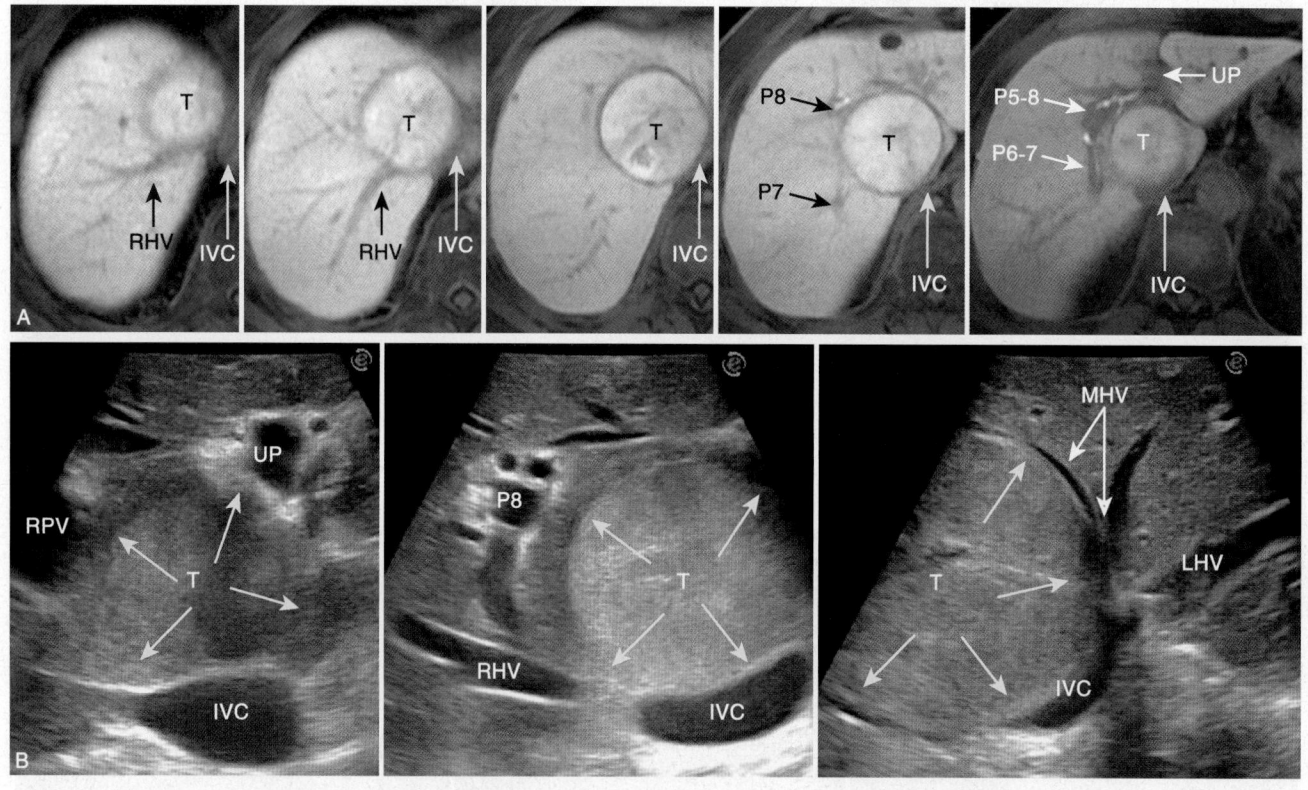

图 110. 46 (A)占据Ⅷ段和Ⅰ段的肝细胞癌(HCC)(T)的磁共振图像。(B)术中超声图像显示占据Ⅷ段和Ⅰ段的同一个肝癌

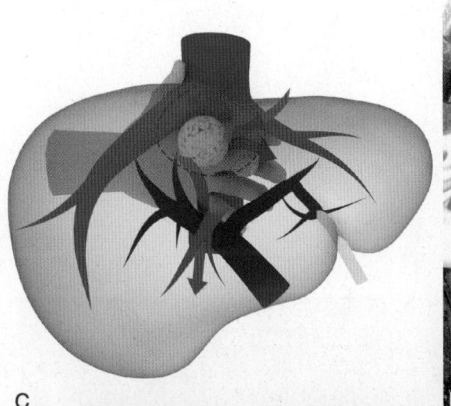
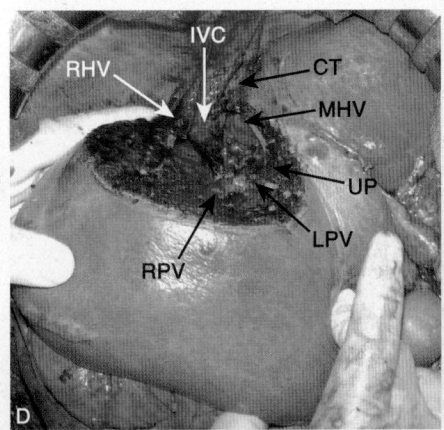
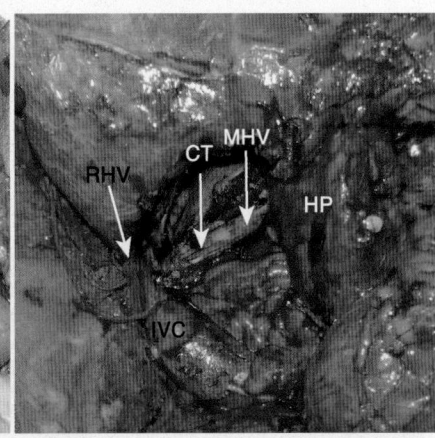
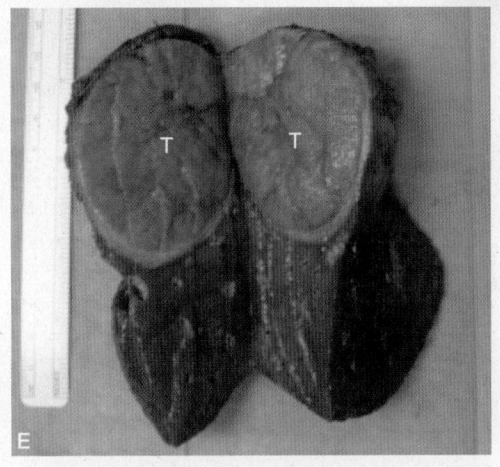

图 110.46(续)　(C)示意图显示了外科医生左手在此复杂的手术过程中协助引导切除。通过离断所有肝短静脉使肝脏完全游离后,左手停留在下腔静脉(IVC)和肝脏后面之间。外科医生的左手指尖通过抓住 Arantius 韧带将尾状叶向右拉。这样一来,使上前肝表面到 Arantius 韧带的解剖平面变得笔直(右侧的红色箭头),Arantius 韧带在肿瘤与肝中静脉(MHV)之间通过。(D)从左至右,从上方和下方看到的切面全景图;值得注意的是,一级及二级格利森鞘显露在切面的上方和后方,如下腔静脉,肝中静脉和肝右静脉(RHV)。(E)切除后的标本。CT,共干;HP,肝蒂;LHV,肝左静脉;LPV,门静脉左支;RPV,门静脉右支;P8,到Ⅷ段的门静脉支;P6-7,至右后叶的门静脉分支;P5-8,至右前叶的门静脉分支;用于切除该病灶的切除线(红色箭头);UP,脐部

Arantius 韧带,在术中超声上几乎与肝中静脉和 Arantius 韧带的同一轴线上移动(图 110.46C)。通过使用微型中肝切除术所描述的技术行肝中静脉切除。首先完成肝中静脉切除或将其与肿瘤分离,然后朝左侧格利森蒂的后上方解剖,再朝右侧格利森蒂和Ⅴ段Ⅷ段门静脉分支的背侧部分移动。显露肝右静脉主干,沿着肝右静脉主干朝下腔静脉进行解剖,直到切除完成为止(图 110.45B、110.46D 和 E)。

肝切除指南

肝脏游离(见第 103B 章)

对于使用术中超声进行肝脏探查,这里介绍的任何一种方法都可以适用于大多数术中超声引导下的肝切除手术。为了达到这一目标,充分的术野准备是必不可少的,这就意味着需要合适的切口和充分的肝脏游离。通常使用的是"J"形剖腹切口,当肿瘤位于下腔静脉旁或肝腔汇合部采用"J"形胸腹联合切口;仅使用腹部切口在这个位置进行肝静脉控制被证明是十分困难的。尤其是肝切除到达肝腔汇合部,标本即将移除但胸腔还未打开,此时外科医生处理标本是非常危急的。

对于右侧肝段切除、亚段切除或肝叶切除,进行肝裸区的解剖和右半肝的游离直到外科医生的非惯用手能够置于右半肝的后方并可以支撑,术中超声提示其越过所切除区域(图110.47)。一个基本的原则是,应该有足够的空间容纳术者的指尖托起肝脏,但不至于过度的牵拉而引起预保留肝短静脉的损伤,肝短静脉一旦损伤将会引起严重的大出血。稍微游离右半肝、刚好离断右三角韧带、部分或者完全游离肝裸区有助于显露Ⅴ、Ⅵ、Ⅶ段脏面的病灶(图 110.48)。相反地,若病灶位于Ⅶ、Ⅷ段背侧则需游离至肝后下腔静脉的右侧(图 110.49)。如果病灶位于Ⅶ段上部或者Ⅷ段背侧,那就是接近肝腔汇合部的最后 4cm,但没有贴近肝静脉,若不要求行解剖性肝段切除,则不需要离断腔静脉韧带,仅需解剖肝中静脉和肝右静脉间的间隙以容纳一指尖通过。识别肝右静脉汇入下腔静脉的方法是跟寻右膈下静脉的走行,右膈下静脉汇入肝右静脉的根部,这个是最常用的解剖学标志(图 110.50)(Torzilli et al,2006a)。

若病灶位于右侧毗邻肝静脉汇入下腔静脉处,或者累及肝Ⅰ段腔静脉旁部,则需离断腔静脉韧带以显露肝后下腔静脉。肝脏游离的范围能够使术者的指尖越过预切除平面的远端,使所切除肝脏控制在主刀的非惯用手中,有可能肝脏需要完全游离(图 110.51)。

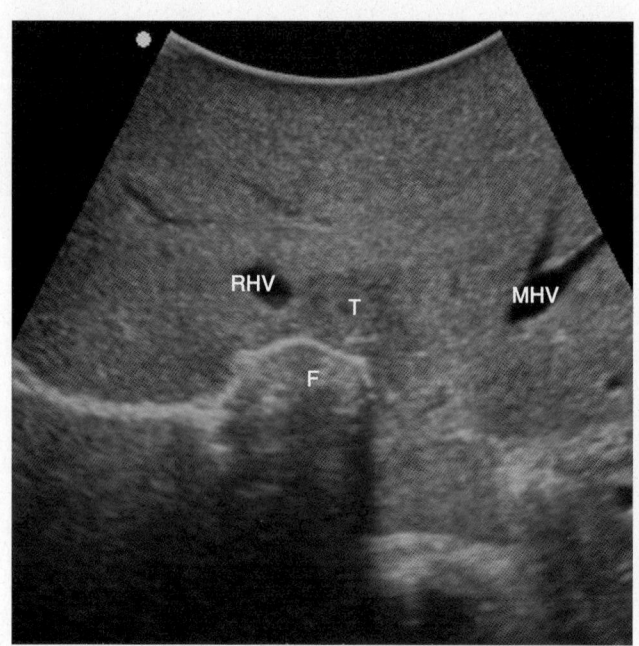

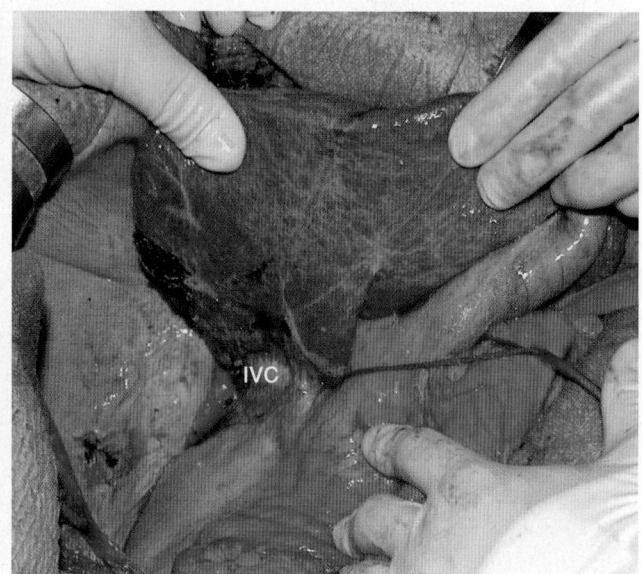

图 110.47　术中彩超显示肿瘤位于肝Ⅰ段的腔静脉旁部,术者指尖(F)越过肿瘤(T)左界。这就意味着肝脏的游离几乎完成。MHV,肝中静脉;RHV,肝右静脉

图 110.48　肝脏的游离刚好显露肝后下腔静脉(IVC)的前外侧壁

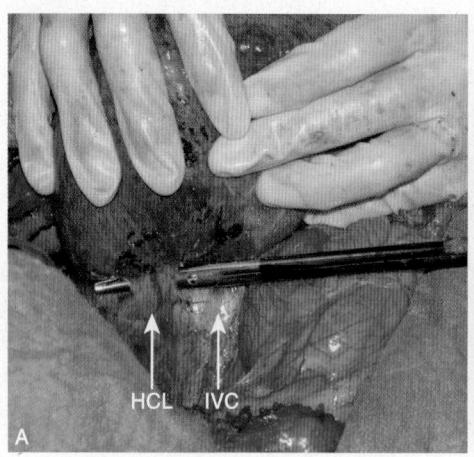

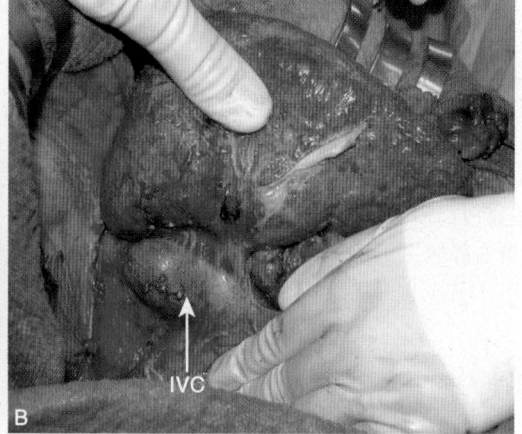

图 110.49　(A)用剪刀剪腔静脉韧带(HCL)从下腔静脉(IVC)上解剖下来。(B)该游离方式能够显露肝后下腔静脉的前外侧壁

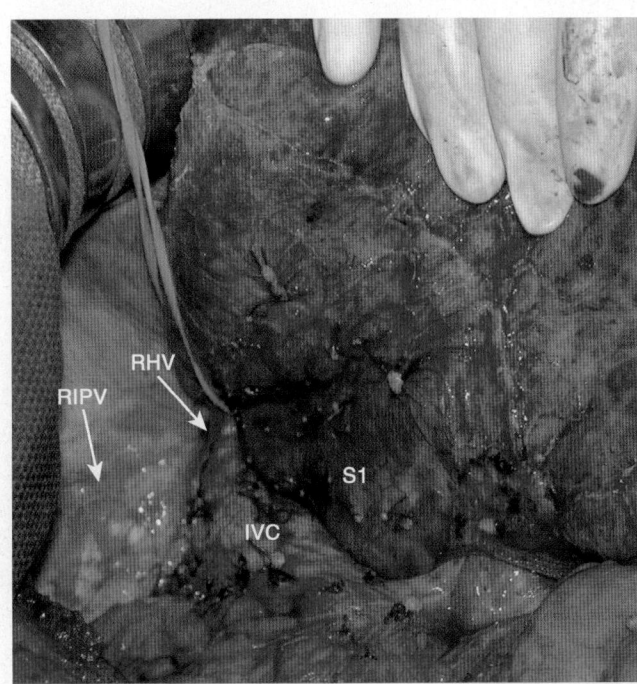

图 110.50　肝脏从肝后下腔静脉(IVC)上完全游离,右膈下静脉(RIPV)走行指示肝右静脉(RHV)汇入下腔静脉。S1,肝 I 段

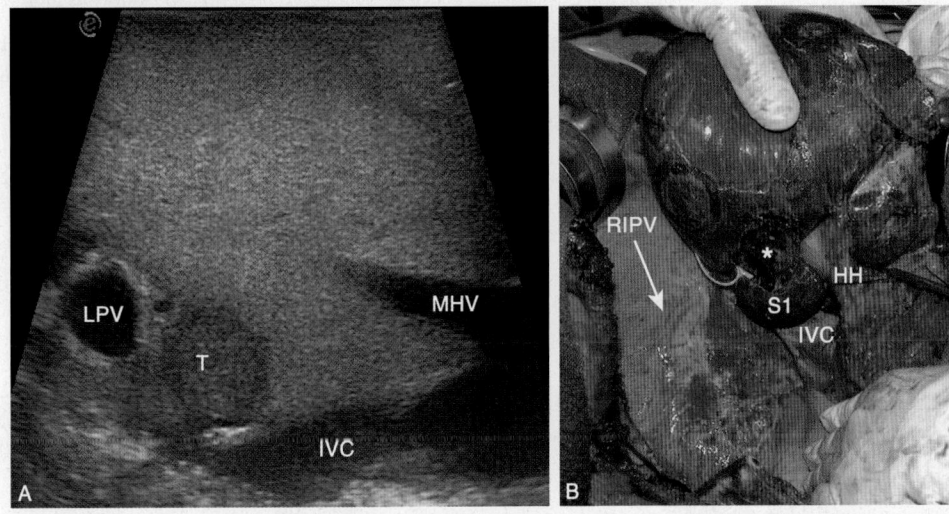

图 110.51　(A)术中超声显示肿瘤(T)位于肝 I 段的腔静脉旁部。(B)将肝脏从肝后下腔静脉(IVC)上完全游离下来,通过局限性肝切除(星号)切除肿瘤。LPV,门静脉左支;HH,肝门;MHV,肝中静脉;RIPV,右膈下静脉;S1,肝 I 段

肝 II 段和 III 段的肝段切除或者亚段切除,需离断左三角韧带和冠状韧带,将左肝控制在主刀的非惯用手中。病灶位于IV段上部邻近肝腔汇合部但未累及肝中或肝左静脉,肝脏游离范围需达到上述左肝和肝VII段脏面病灶所需游离的程度。病灶累及肝静脉,将其汇入腔静脉四周完全游离,显露肝后下腔静脉。

解剖性肝切除(见第 2、103B、108A 和 108B 章)

解剖性肝切除可能不能改善结直肠癌肝转移病人的生存预后(Sarpel et al,2009),在肝细胞癌中应用也存在争议(Cho et al,2007;Eguchi et al,2008;Kaibori et al,2006;Regimbeau et al,2002;Tanaka et al,2008;Wakai et al,2007)。尽管很多报道显示

解剖性肝切除能够使肝细胞癌病人长期生存获益(Cho et al,2007;Eguchiet al,2008;Kaibori et al,2006;Regimbeau et al,2002;Uenoet al,2008;Wakai et al,2007),但事实上没有一篇是比较解剖性和非解剖性肝切除的随机前瞻性研究,显著的选择偏倚可能会影响结果的可靠性(Hasegawa et al,2005)。肝细胞癌解剖性肝切除的理论依据是主癌灶肝内播散模式是通过门静脉分支进行的。因此,切除标本应至少包含门静脉灌注的包含病灶的肝脏区域。解剖性肝切除的优势在直径大于 2cm 的单个肝癌(Eguchi et al,,2008)或具有形成卫星灶和微血管侵犯高危风险的结外生长病灶(Ueno et al,2008)的亚组中似乎更明显。

完成真正的解剖性肝叶切除和标准大范围肝切除在技术要求上的接受度比较一致,但是定义真正的解剖性肝段切除和

亚段切除在技术要求上仍然存在争议。以完全解剖性切除肝段区域的识别和界线仍然饱受争议。唯一可以确定的是如果不采用介入措施，几乎不可能在肝脏表面识别滋养肿瘤门静脉区域的精确范围。所推荐的技术都需要超声引导，特别是对于肝硬化肝脏，肝段范围内存在广泛的变异和异常。该领域首次介绍这项技术的是 20 世纪 80 年代早期提出的系统性肝段切除，包括滋养肿瘤门静脉分支的穿刺以及随后注入染色剂；近期，已经设计出了替代这一方法的方案。这一节详细介绍超声引导下和其他的肝段和肝叶切除技术。

肝段切除术（见第 108B 章）

穿刺门静脉分支

通过手法或合适的装置使用术中超声引导穿刺滋养所切除肿瘤的门静脉分支，并注入 3~5mL 蓝胭脂红（图 110.52）。染色区域在肝脏表面变得十分明显，用电刀标记其界限，就可以完成完全性地解剖性肝切除。如果结节位于邻近两个肝段之间，供应这两个肝段的门静脉分支都必须进行穿刺和注入染色剂。在这种情况下，最先穿刺最深部和最背侧的血管以免染料中的气泡干扰超声检测和另一分支的穿刺。距门静脉分支起始部远端 1~2cm 进行穿刺以免染料反流；在超声引导下控制染料注入的方向和速度。为了延长肝脏染色时间，在门静脉分支穿刺之前于肝门部阻断肝动脉。如果所需穿刺血管较细且多，或切除肝段的门静脉分支存在癌栓，可将染料注入周围相邻肝段的门静脉分支；这就是所谓的反染技术（Takayama et al,1991）。

最近，基于同样的穿刺技术，吲哚菁绿荧光显像替代了原来的染料；可以产生更好的染色界线（Inoue et al,2014）。

无论是染料还是吲哚菁绿荧光显像穿刺技术，仍然是确定肝段和亚肝段解剖性界线最精确的方法。它最主要的缺点，不是穿刺技术所要达到的技术水平，而是染色剂的反流，或穿入错误的门静脉分支，或静脉壁太薄而不能穿刺，可能导致识别所切除肝区域十分困难或者甚至失败（Ahn et al,2013）。

挤压门静脉分支

挤压门静脉分支最初用于左半肝的肿瘤（Torzilli & Makuuchi,2004），最近成功应用到任何肝段的肿瘤（Torzilli et al,2010b,2011a）。理论上，该操作总结于图 110.53。在实际操作中，术中超声一旦确认滋养的门静脉分支（图 110.54A），超声探头压迫肝脏一侧，手指压迫其对侧，术中彩超实时控制以明确为适当的压迫（图 110.54B 和 110.55）；通过这种方式，能够引起压迫点远端肝脏一过性缺血。电刀标记缺血区域，松开压迫，就可以进行肝切除了（图 110.54C 和 110.55）。该技术简单、快速、无创，不依赖血管直径，最重要的是可逆，可以根据需要改变压迫点。直接压迫滋养肝Ⅷ段的门静脉分支被证实是可行的（Torzilli et al,2011a）。

借鉴于 Takayama 和其同事（1991）提出的确定相邻肝段边界的技术，也可以采用反压迫的方式。如肝Ⅰ段和Ⅴ段上部，直接压迫其滋养门静脉分支比较困难，从而压迫邻近肝段的门

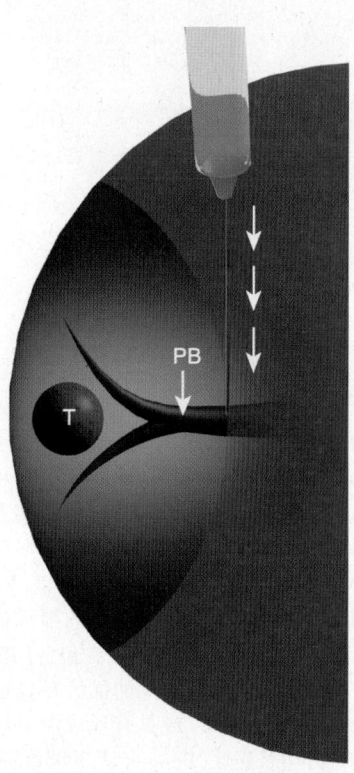

图 110.52　系统性亚肝段切除，确认滋养门静脉分支，穿刺后注入染色剂（箭头），随后亚肝段区域显色（灰色区域）。T,肿瘤

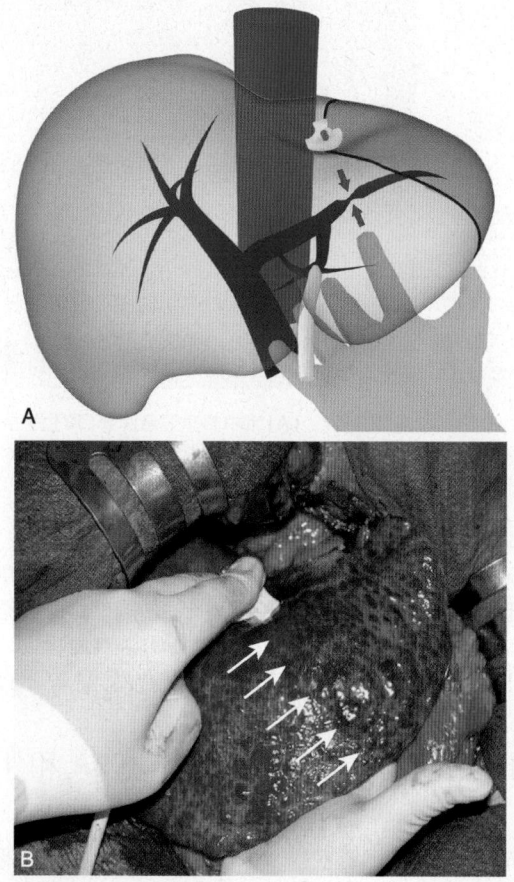

图 110.53　（A）通过压迫行肝段切除，术中超声明确滋养肝段的门静脉分支及压迫点（红色箭头）。（B）显示肝段的缺血区域（白色箭头），并用电刀进行标记

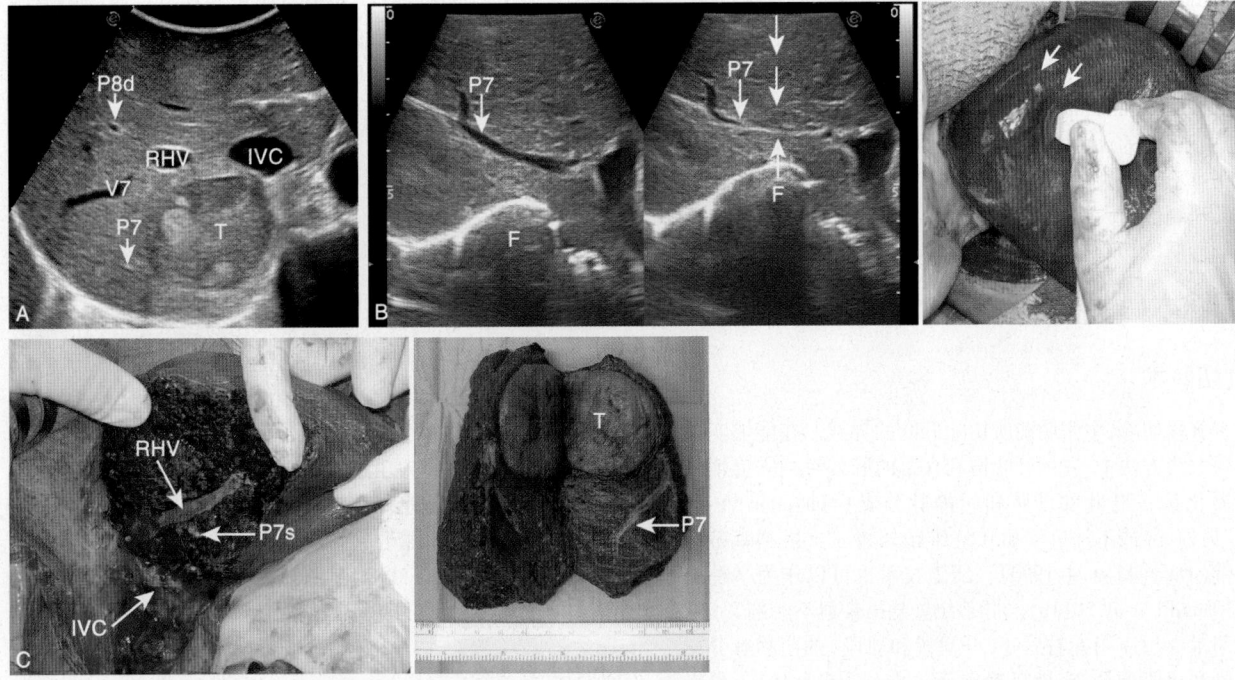

图 110.54 (A)术中超声(IOUS)显示肝Ⅶ段的门静脉分支(P7)滋养肿瘤(T)。(B)左,术中超声确认 P7,右,探头压迫 P7(箭头)一侧,术者手指(F)压迫其对侧,所对应的肝段缺血表现(箭头)。(C)左:肝Ⅶ段切除后肝断面显示肝右静脉(RHV)和 P7 残端(P7s),作为真正解剖性肝段切除的标志;右:标本显示肿瘤和 P7。IVC,下腔静脉;P8d,门静脉肝Ⅷ段背侧支;V7,肝Ⅶ段肝静脉

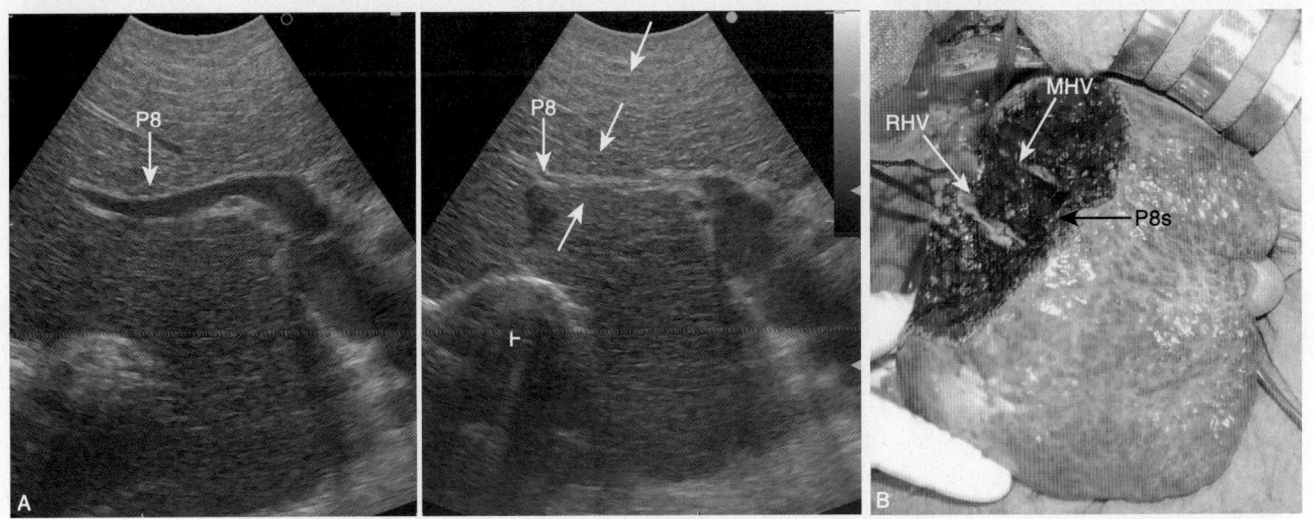

图 110.55 (A)术中超声 (IOUS)显示肝Ⅷ段的门静脉分支(P8)滋养肿瘤(T),术中超声控制(箭头)并用探头压迫其一侧,术者手指(F)压迫其对侧。(B)肝Ⅷ段切除后肝断面显示肝右静脉(RHV),肝中静脉(MHV)和 P8 残端(P8s),作为真正解剖性肝段切除的标志

静脉分支来确定其肝段边界(Torzilli et al,2010b)。同样地,如后面所介绍的,通过压迫右后叶和左半肝的格利森蒂,该技术可以应用于显示右前叶边界(Torzilli et al,2009a)。

悬吊门静脉分支

肝Ⅳ段的门静脉分支一般分为两组,分别供应上部和下部,但是最常见的分支走行只在一半的病人中可以识别(Onishi et al,2000)。不是术中超声引导下穿刺,而是通过解剖门静脉脐部到达这些分支。血管一旦显露,绕置缝线并牵拉,通过术中超声指引,确认到达肝Ⅳ段下部的分支。结扎、离断正确的

分支,肝表面显示Ⅳ段下部的缺血范围,用电刀进行标记;这就是所谓悬吊技术的应用(Torzilli & Makuuchi,2001)。此外,由于Ⅳ段下部通过悬吊技术予以确认,Ⅳ段上部可以通过钳夹Ⅳ段下部的门静脉分支进行切除;尾侧为Ⅳ段下部缺血区域,彩超显示右侧为肝中静脉,中间的肝镰状韧带所形成的平面即为要切除肝脏的界线。

其他技术

其他方法包括经肝插入球囊导管阻断滋养门静脉分支(Shimamura et al,1986)和通过肠系膜上静脉到达门静脉分支

（Ou et al,2007）。肝Ⅷ段切除,Mazziotti 和同事（2000）提出沿主门静脉裂离断肝实质,通过肝内途径到达肝Ⅷ段格利森蒂。其他人建议消融滋养门静脉及肝动脉分支（Curro et al,2009;Lupo et al,2003;Santambrogio et al,2008）。由于所有这些非主流技术是有创性的,因而变得越来越不具吸引力,如消融方法,对治疗靶点不可逆性的损伤,如果初次识别靶点血管不正确,容易导致强制性扩大切肝范围。扩大肝切除尽管是意外,但这正是解剖性肝段切除努力避免的。

肝叶切除术（见第 108B 章）

右后叶切除术

关于肝段切除,主张明确所切除肝叶的界线。在能够实现这种的缺血线方法中,右侧肝叶格利森蒂的肝外解剖需谨慎仔细的骨骼化每一肝叶的动脉和门静脉分支（Makuuchi et al,1993）。另外,经或不经肝实质在纤维鞘外将三支格利森蒂绕置悬吊带（Takasaki et al,1990）。压迫技术也可以作为一种替代方法（Torzilli et al,2011b）。肝蒂绕置悬吊带但不解剖。

使用术中超声明确右后叶（肝Ⅵ段和Ⅶ段）的门静脉分支以及Ⅵ段和Ⅶ段的分支;然后确定压迫点（图 110.56）。术者非惯用手置于右半肝的后方,惯用手使用超声探头显示肝叶门静脉分支及滋养所切除肿瘤的最远端分支。

然后术者非惯用手指尖和超声探头在压迫点两侧压迫所确认的肝叶门静脉分支。如果Ⅵ段和Ⅶ段的门静脉分支不共干,那么如上所述分别进行压迫。这种方法不断用压迫的术中超声探头进行监测,直至压迫点远侧的右后叶表面开始变色（图 110.56A）。这时,助手用电刀标记缺血范围,松开压迫点。通过这种方式,在门静脉分支压迫远端肝脏表面形成一个三维平面,沿着该平面进行肝切除（图 110.56B）。

右前叶切除术

同样地,对于右前叶切除,最常采用的技术是肝门的解剖和肝叶格利森蒂绕置悬吊带来明确完全解剖性肝叶切除的范围。反压迫技术也可以达到这样的目的（Torzilli et al,2009a）。术中超声确认右叶的门静脉蒂（Ⅵ段和Ⅶ段）,探测其刚好发自门静脉右支起始部作为压迫点（图 110.56A）。如上所述确定右后叶的界限。同样地,术中超声确认门静脉左支（LPV）,探测其刚好发自门静脉主干起始部作为压迫点。压迫门静脉左支,左半肝缺血 Cantlie 线变得明显后松开,用电刀标记。一旦确认右前叶边界,就可以进行肝切除例。

局限性肝切除

对肝细胞癌是选择解剖性还是非解剖性肝切除尽管存在争议（Cho et al, 2007; Eguchi et al, 2008; Kaibori et al, 2006;

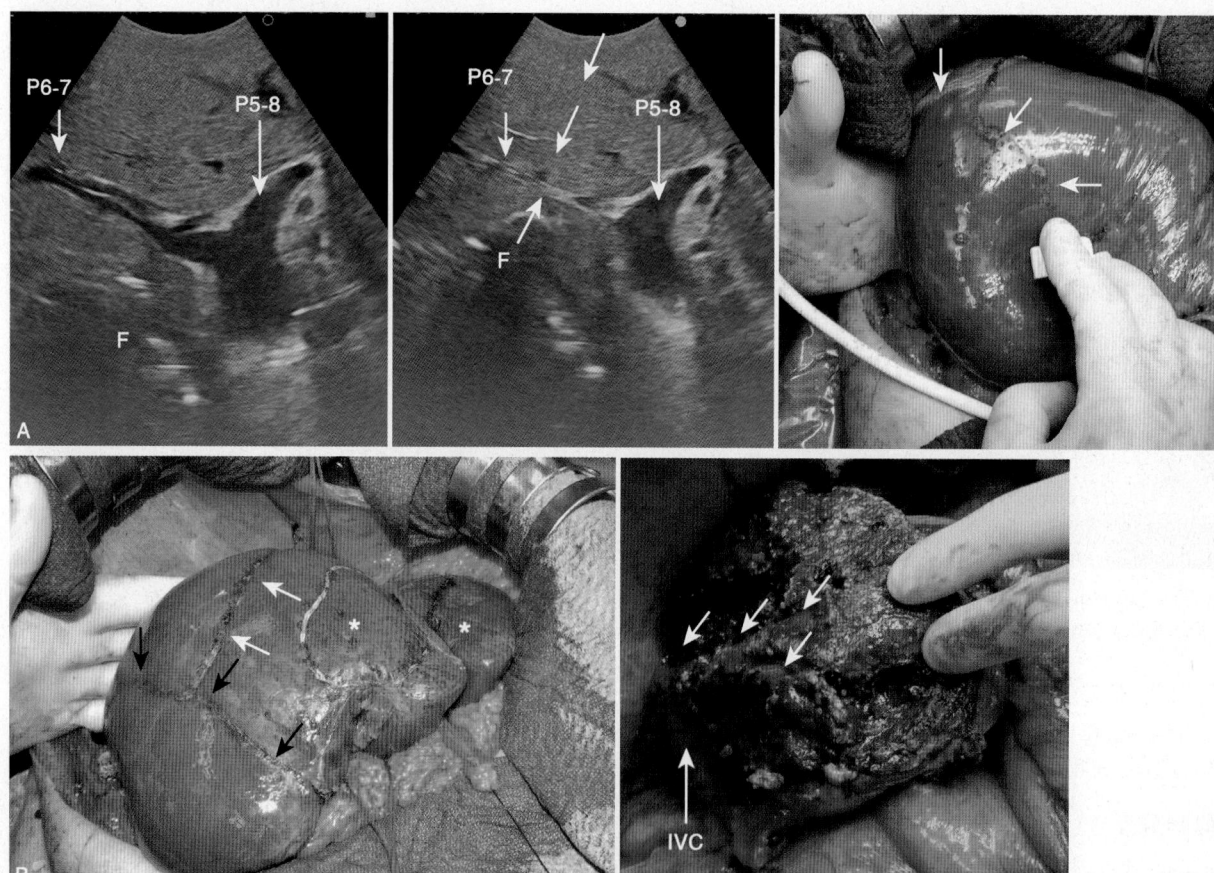

图 110.56　（A）左,术中超声（IOUS）显示肝右前叶（P5-8）和右后叶（P6-7）门静脉分支。在术中超声引导下（中间）,超声探头（箭头）压迫 P6-7,术者手指（F）压迫其对侧。右,压迫导致所切除的右后叶区域缺血性改变（箭头）,用电刀进行标记。（B）对于这例特殊的结直肠癌左右半肝多发转移的病人,右后叶切除（黑箭头）需非常规扩大至肝Ⅷ段（白箭头）,以及左半肝病灶切除（星号）。在扩大右后叶切除肝断面,箭头指示完全显示肝右静脉。IVC,下腔静脉

Regimbeau et al,2002;Tanaka et al,2008;Wakai et al,2007），但是倾向于解剖性肝切除（Ahn et al,2013;Eguchi et al,2008;Hasegawa et al,2005;Ueno et al,2008）。相比之下，结直肠癌肝转移行局限性肝切除作为肿瘤学上合适的方法而被广泛接受（Sarpel et al,2009）。术中彩超在局限性肝切除中起到基本作用；确实，没有必要辨认结扎供应肝脏的门静脉分支，一旦确认肿瘤，术者在术中彩超的引导下用电刀在肝表面标记肿瘤边界

和所切除的范围。为完成这项操作，扁平电刀尖置于超声探头和肝脏表面之间。超声图像就会显示正好位于电刀下方的声影（图 110.57A）。通过这种方式，可以用电刀确定肿瘤的边界，随后在肝脏表面标记肿瘤的范围，从而选择安全的切除边界。由于超声探头和肝表面电刀标记不规则边界之间的气泡在术中超声的图像与电刀所产生的图像有相似之处，所以可以用术中超声进一步确认标记的切缘是否足够（图 110.58）。

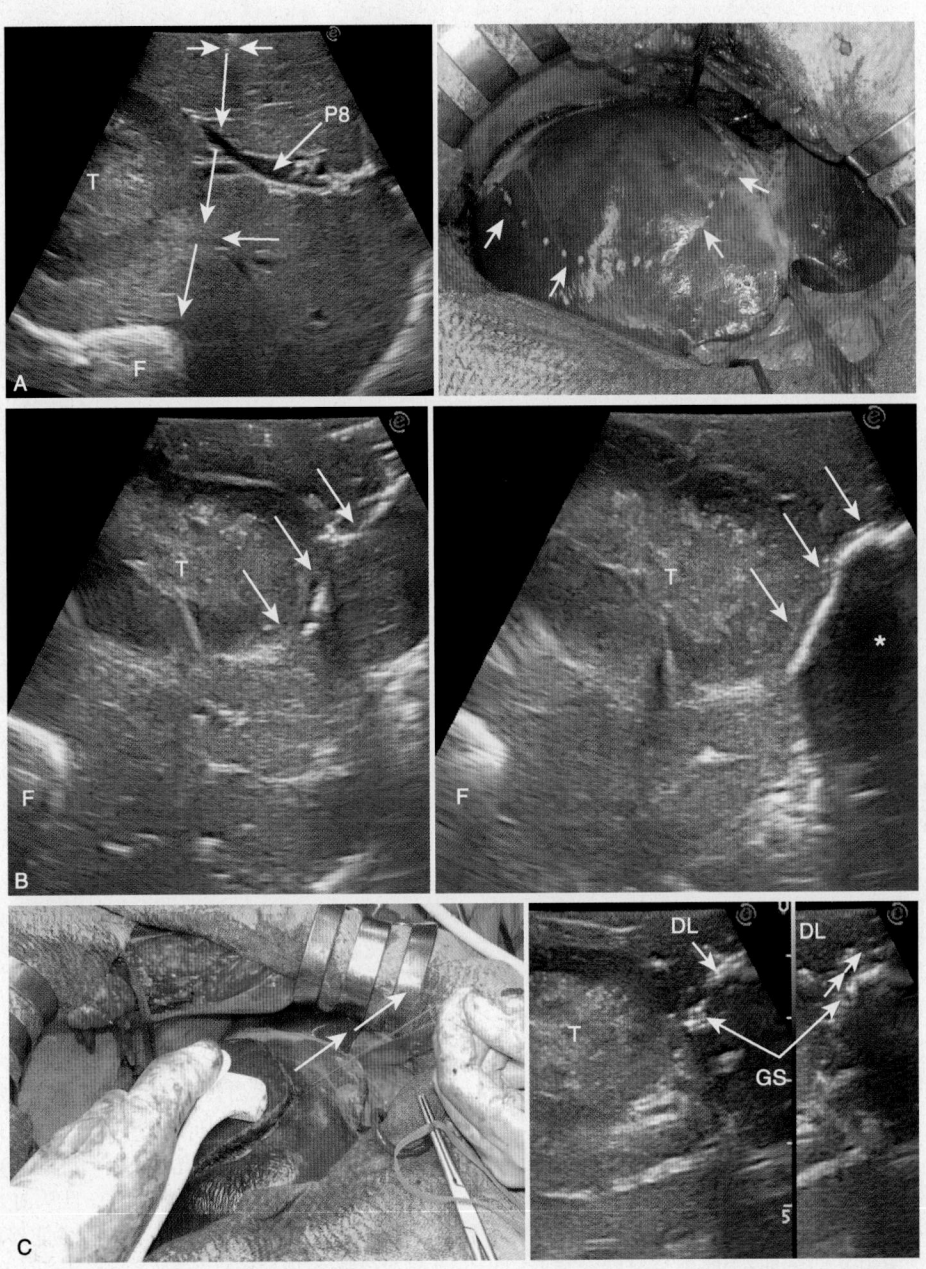

图 110.57　（A）左，显示电刀产生的声影和术者手指（F）的轮廓。右，一旦肝切除范围通过这些标志进行标记（箭头），术者可以描绘出一个理想肝切除平面（箭头）。（B）在术中超声的引导下肝实质离断刚好指向术者指尖（F）。左：利用空气和肝断面的血凝块显示肝切除线（箭头）；右：或者在肝断面间置纱布（箭头）。第一种方法产生的肝切除线不明显，尽管第二种使肝断面更清晰，但是纱布后方的回声（星号）遮挡了肝脏深部结构。（C）在离断肝实质过程中，对所遇血管进行悬吊，通过"悬吊技术"明确血管的去留，特别是在肝 V 段和肝 Ⅷ 段门静脉分支的分叉处。缝线（箭头）牵拉悬吊血管，术中超声显示牵拉点；然后决定相应的血管去留。

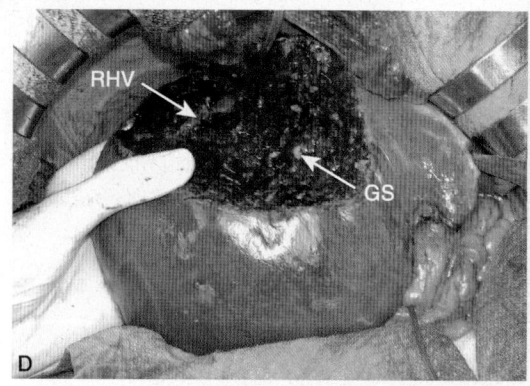
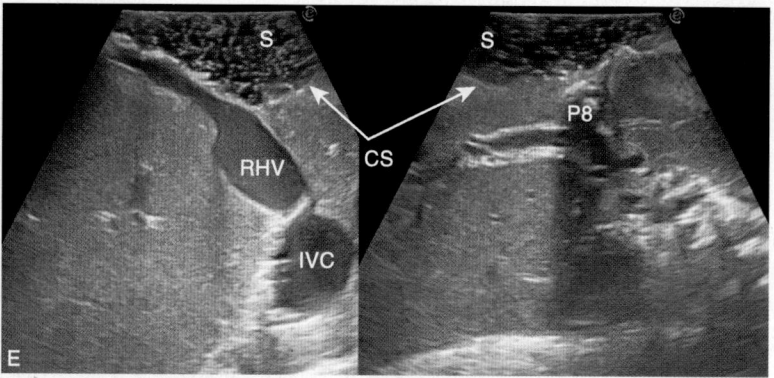

图110.57（续）　（D）局限性肝切除术后肝断面显示肝右静脉（RHV）、结扎的格利森鞘，以及邻近肿瘤的肝中静脉走行。（E）肝切除术后在肝断面（CS）放置一些生理盐水（S）通过超声证实残存病灶最终的存在。DL，切除线；IVC，下腔静脉；P8，肝Ⅷ段门静脉分支；T，肿瘤

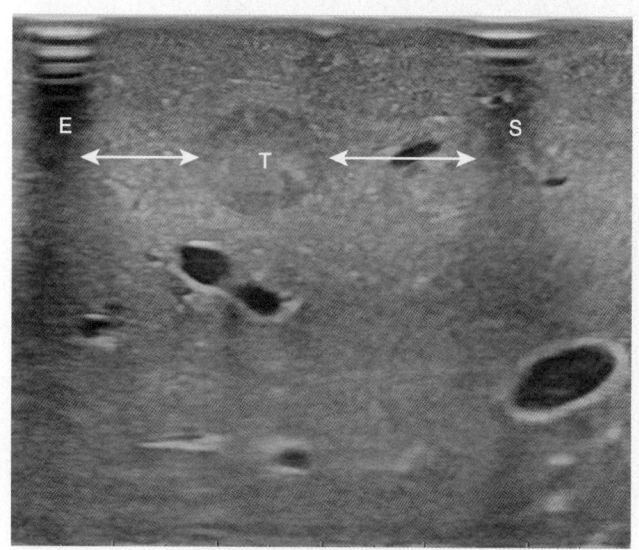

图110.58　术中超声显示电刀（E）和瘢痕（S）。产生的垂直声影可以明确相关肿瘤（T）部位合适的肝切除边界（箭头）

此外，将超声探头置于肝表面已标记的肝切除边缘，术者指尖推挤肝切除边缘对侧，所切除肝脏轮廓可在超声图像上显示（图110.57A）。因此，指尖和肿瘤边缘之间的结构可以准确地估计，在肝表面标记肝切除范围，从而显示肝切除平面。一旦在肝表面标记出肝切除范围，主要目标是在切肝结束时获得平整和规则的肝断面（图110.57D）。

肝实质离断

术中超声引导肝切除主要优势是改变了传统的为了避免在肝断面显露肿瘤而沿垂直平面离断肝实质的方法。术中超声允许术者实时地沿着肝切除平面，不断地看着肿瘤边界，然后根据需要调整肝实质离断方向。这是因为肝切除平面可以在术中超声上显示，由于肝断面之间存在气泡和血凝块，在超声影像上显示为一条回声线（图110.57B）。如果肝实质离断平面不够清楚，可以在肝断面之间放置一块普通的纱布（图110.57B）以便更好地显示肝切除平面。这些技术可以让手术者保持合适肝实质离断平面，并早期发现不合适离断平面。通过这种方式，可以沿着肿瘤形成一个圆形切除面从而避免肿瘤的显露、破裂和潜在性癌细胞的种植而不是让术者保留重要的

管道结构。这是更加保守但是根治性的治疗，可以减少大范围肝切除的比率。

显示在超声图像上的伪影有时可能会遮挡肝断面的重要结构，如应该结扎或者保留的门静脉分支。因此，为了更好显示应该离断的门静脉分支的离断点，提出了"悬吊技术"（Torzilli et al，1999b）。当显露和骨骼化格利森鞘时，绕置缝线。在彩超控制下，缝线悬吊显露血管，然后轻轻地牵拉，稍微给予门静脉分支以张力；牵拉点可以在术中超声中清晰的显示（图110.57C）。如果由于血管塌陷而不能清晰的显示门静脉分支，可以松开第一肝门。如果目标点正确，结扎离断门静脉分支，在超声引导下完成肝切除。相反地，如果显露的血管不是目标血管，予以保留，从而避免不必要的进一步肝实质损失。

应用悬吊技术的一个实际例子是肝Ⅷ段腹侧或背侧的亚段切除。在肝Ⅴ段门静脉起始部附近肝Ⅷ段门静脉主干分为背侧支和腹侧支。在这种情况下，存在结扎离断肝Ⅴ段门静脉分支而不是预计的Ⅷ段的亚段分支的风险，从而可能引起Ⅴ段的坏死。在术中超声的引导下，能够识别悬吊的门静脉分支，使得术者能够明确地决定是否结扎该血管。

悬吊技术在门静脉分支癌栓中也非常实用（Torzilli et al，2005b）。一旦骨骼化门静脉分支，缝线悬吊，超声引导下轻轻牵拉；使门静脉分支稍微拉伸，牵拉点在超声上可以清楚地显示（图110.59）。如果牵拉点不在癌栓水平，可以结扎门静脉分支，继续进行肝切除，确保癌栓不会因为手术操作而移位。

在肝实质离断过程中，肝静脉反流出血是术中出血一个重要来源，也是决定术后短期和长期预后最重要的因素；因此，限制肝静脉反流出血在肝切除中是重中之重。报道的右半肝切除控制肝右静脉反流出血的超声引导技术（Torzilli et al，2007a）简单，现在已应用到每一支肝静脉。一旦从前方显露肝腔汇合部（图110.60），继续解剖直到术者的指尖能够压迫目标肝静脉汇入下腔静脉处；通过彩超血流来检测该手法的有效性（图110.61）。

指导肝实质离断的其他方法

近年来，采用示踪系统包括断肝器械的位置和根据术前计算机断层扫描（CT）或磁共振成像（MRI）或三维彩超影响本身通过软件制作的肝脏三维重建，被推荐用于指导肝实质离断（Chopra et al，2008）。该方法主要用于肝实质离断过程中实时和持续性的指导，而不是术中彩超所保证的间断性指导，因为肝实质离断在彩超评估时需要被打断。目前，数据不能连贯到

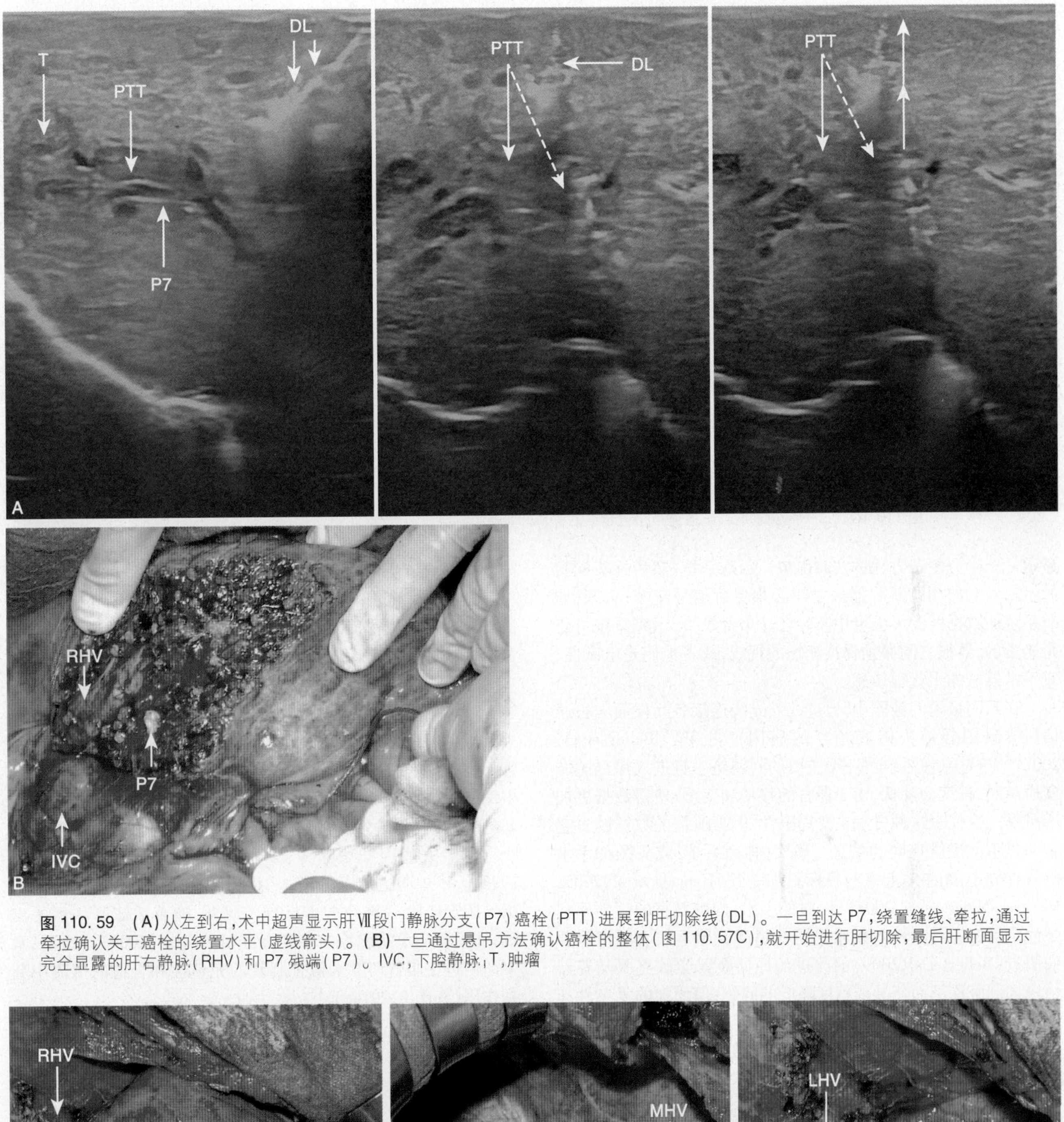

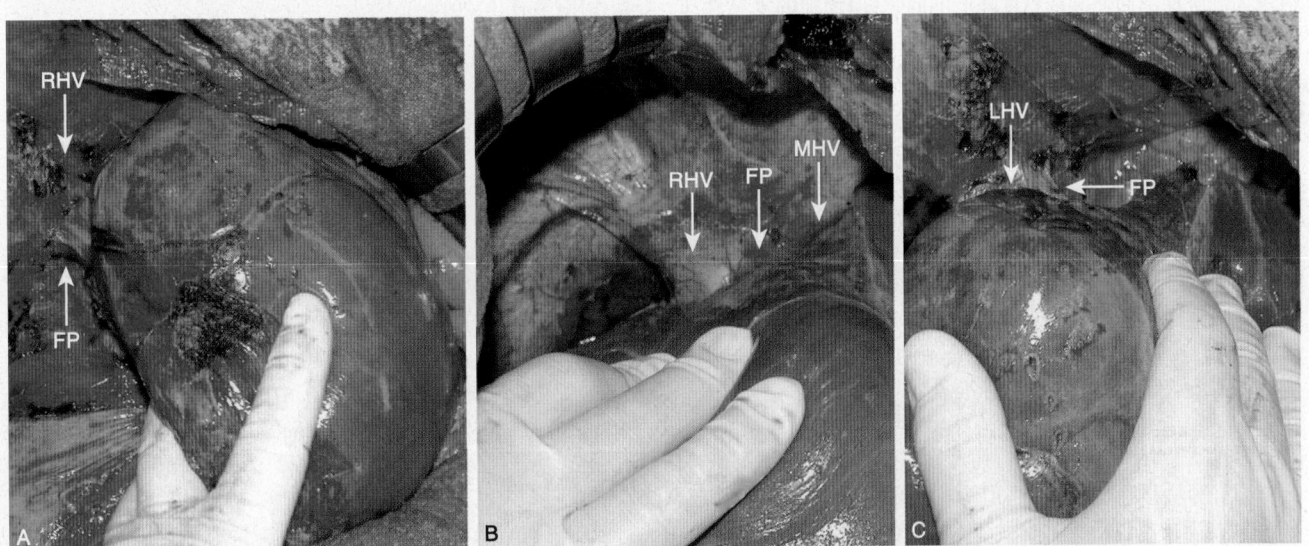

图 110.59　(A)从左到右,术中超声显示肝Ⅶ段门静脉分支(P7)癌栓(PTT)进展到肝切除线(DL)。一旦到达 P7,绕置缝线、牵拉,通过牵拉确认关于癌栓的绕置水平(虚线箭头)。(B)一旦通过悬吊方法确认癌栓的整体(图 110.57C),就开始进行肝切除,最后肝断面显示完仝显露的肝右静脉(RHV)和 P7 残端(P7)。IVC,下腔静脉;T,肿瘤

图 110.60　准备肝腔汇合部用于术中超声引导的压迫方法。(A)肝右静脉(RHV);(B)肝中静脉(MHV)。(C)肝左静脉(LHV)。FP,指尖位置

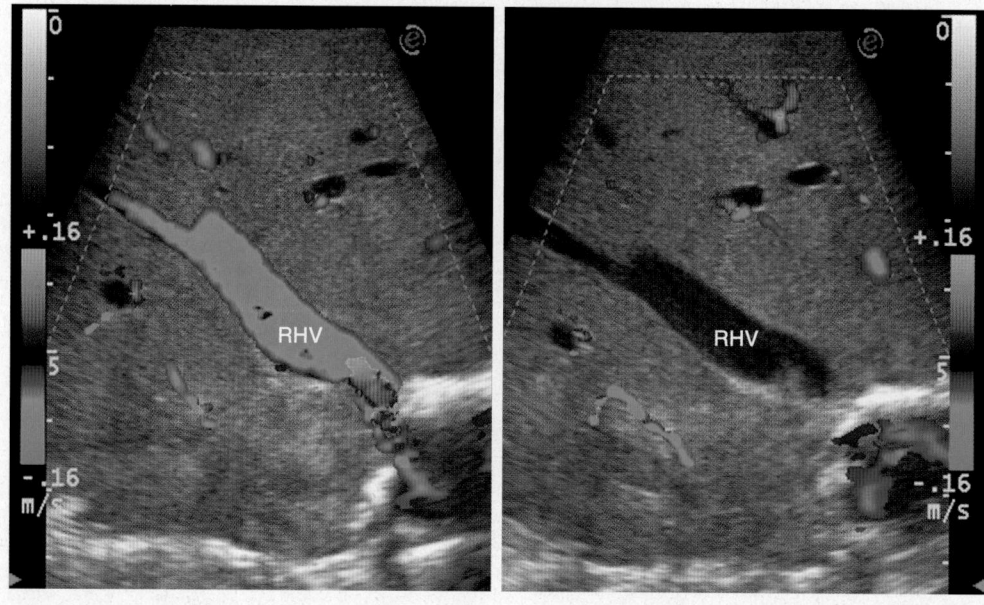

图 110.61　这一病例术中彩超血流声相显示肝右静脉（RHV），一旦压迫静脉，可以引起压迫静脉血流的消失

显示一个十分复杂方法的实时优势。示踪系统、超声探头配套的示踪器和使用的断肝器械之间必须保持信号流畅；否则，导航系统的数据匹配可能会中断。在这个背景下，示踪系统可能是光学的，器械之间必须保持流畅的视线，或者他们是电磁性，对手术器械的干扰很敏感。

在某一报道的经验中，通过红外光线连接各元件而失去通信所导致的导航失败在治疗的病例中占 4%（Beller et al，2007）。这些导航系统另一个主要的问题是一旦进入深部的肝实质离断，精度会降低，由于器官的移动和变形，使得数据更加不可靠。这代表这种方法主要局限性，因为所需的数据越多它很明显不能提供精确的信息。确实，神经系统，或头颈部手术的目标固定，结果看起来与目标更加一致（Hamada et al，2005；Hohlweg-Majert et al，2005）；而腹部手术，内脏器官的移动不利于固定目标。一项将电磁感受器在超声引导下插入所切除肿瘤附近（Beller et al，2009）的改进的原始装置尝试克服随着器械进入肝脏深部而使导航精度降低的问题，但增加的复杂性却是一个值得关注的问题。

最近，应用肝脏表面标识看起来能够克服器官变形和移动引起的困难。

这些先进的技术大多数忽略了超声引导的艺术，更多的时候用于标准肝切除如左右半肝切除，或者当标准肝切除不适合时，用于术中消融操作。可能引起争论的是，由于缺乏有效的手术规划改进，和有无该示踪系统手术可行性和安全性的比较，增加的技术费用超过收益。

在强调保留肝实质减少大范围肝切除而确保无瘤原则方面，在专家手中超声引导可以产生合适的结果。因此超声引导应该作为肝脏手术导航中的金标准。

肝切除术后控制

肝脏肿块移除后，术中超声为标本的处理提供了两个选项。"水浴"技术包括实时控制目标肿块合适的切除，确认其在从肝脏切下标本中的完整性（图 110.62）（Makuuchi，1987b）。第二个选择是检查肝断面，在肝断面充满生理盐水以免残余气泡和血凝块产生伪影（图 110.63、110.7E）。

在需要大范围肝切除的病人中，术中彩超可以允许剩余肝脏处于合适的位置，因此在速度和波形方面出入血流不存在部分阻断或湍流（图 110.64）（Ogata et al，2005）。

术中胆道超声造影

术中超声可以用于显示肝内胆管的解剖及其变异即使胆管不扩张（图 110.65）。由于相对于周围肝实质，胆管树在术中增强彩超上显示为负影，因而术中增强彩超也在胆道显影中起到重要作用。另一方面，大范围肝切除胆道损伤发生率为 8%，左侧大范围肝切除为 22%，可威胁生命安全（Lo et al，1998）。术中胆道造影可以减少胆道损伤，是研究胆道解剖和指导胆管切除后重建的金标准。此外，随着活体肝移植的出现，作为验证术前影像的参考标准（Lee et al，2004）。然而，术中超声可在胆管切除术检查胆管的完整性和合适的引流中起到作用（Torzilli，2014c）。

肝内胆管树的完整性

为了避免术后并发症、有创治疗、甚至重做手术，术中怀疑胆道损伤确认胆管树的完整性是非常关键的。可以通过简单、自制的在术中超声显示的造影剂来实现，因此提供实时的术中胆道超声造影（IOCUS）。造影剂有空气和生理盐水的混合物组成，混合物由纯空气（图 110.66）至空气盐水各半等不同比例组成。尽管纯空气可以提供相似的解剖信息，但是空气盐水各半更能显示解剖细节。确实，当缓慢注入空气，逐步与胆汁混合也可以显示解剖细节（图 110.67A）。相反，带有压力注入空气，就会产生薄壁效应（图 110.67B），从而可以检查引流某一特定肝脏部位胆道的完整性（Zimmitti et al，2013）。

胆管残端合适引流

胆管切除术后残肝胆道合适引流是十分关键的。这在肝门部胆管癌手术病人中特别真实。为了确认引流，术中胆道超声造影的薄壁相可以用来识别没有引流的肝段（图 110.68）。

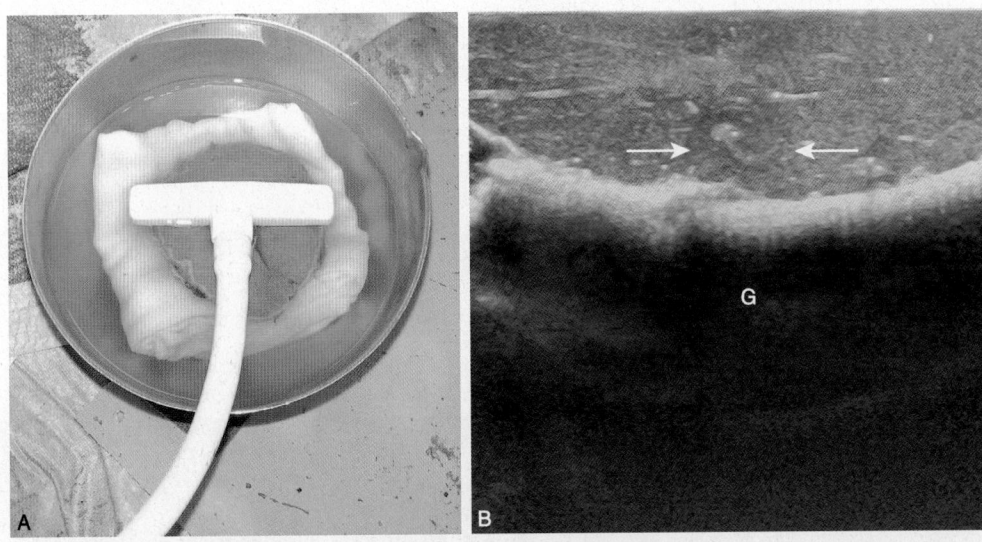

图 110.62 (A)水浴技术检查手术标本。(B)术中超声确认包含目标肿块(箭头)。G,纱布

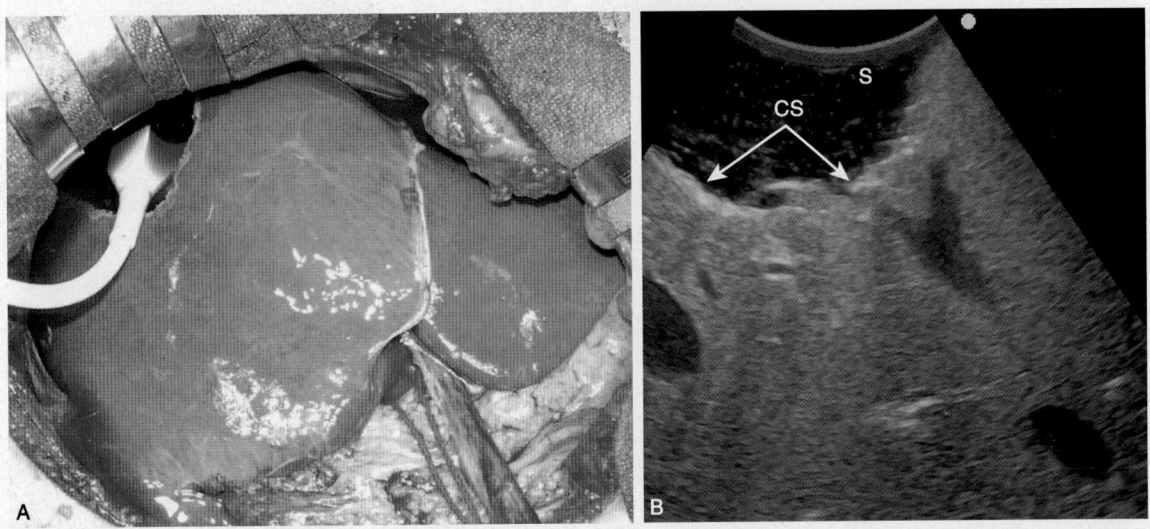

图 110.63 (A)为了进一步控制,特别是当不能确认切除标本中是否包含病灶时,使用探头检测充满生理盐水(S)的肝断面(CS)。(B)术中超声可以探查肝断面

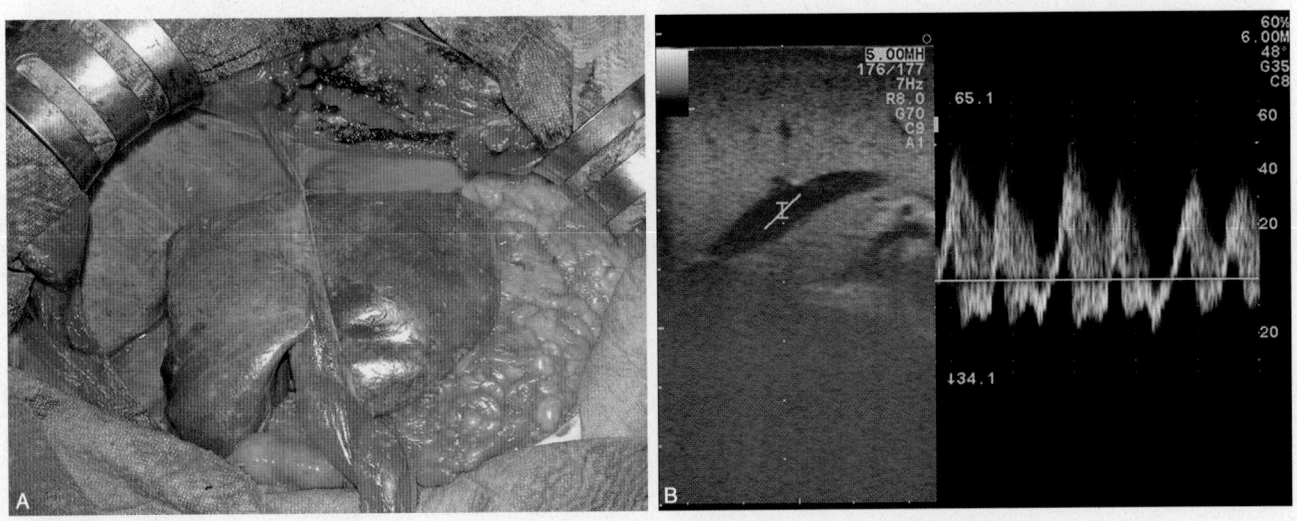

图 110.64 (A)如果进行右半肝切除,对剩余肝脏位置进行适当的重置。(B)采用彩色多普勒超声的三相波形来明确是否获得合适出肝血流

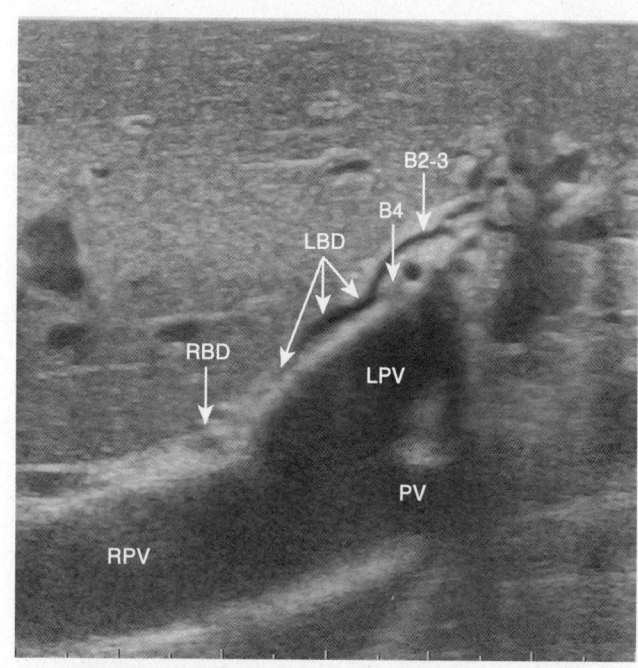

图 110.65 利用向心分叉模式这个主要的解剖学特点,术中彩超能够提供肝内胆管树的解剖细节,即使胆管没有扩张。单一超声扫描可识别的细节为右肝管(RBD)、左肝管(LBD)、引流肝Ⅳ段胆管(B4),以及引流肝Ⅱ段和Ⅲ段的胆管(B2-3)。LPV,门静脉左支;PV,门静脉;RPV,门静脉右支

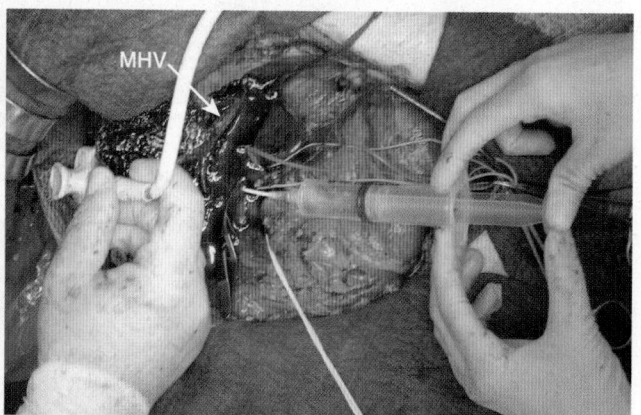

图 110.66 完成左半肝切除后向左肝管内注入空气。MHV,肝中静脉

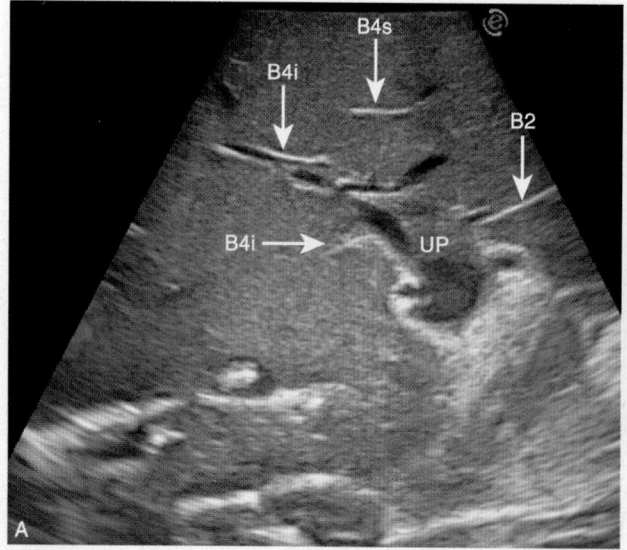

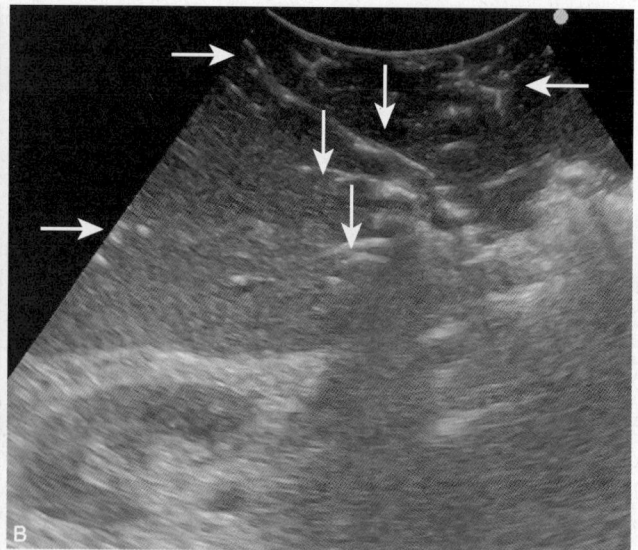

图 110.67 (A)缓慢注入空气,然后与胆汁混合,术中超声胆道造影详细展示胆管树的解剖结构:Ⅱ段胆管(B2)、Ⅲ段胆管(B3)、Ⅳ段下部胆管(B4i)和Ⅳ段上部胆管(B4s)。UP,脐部。(B)如果快速注入,肝实质及周边胆管显示明显(箭头)

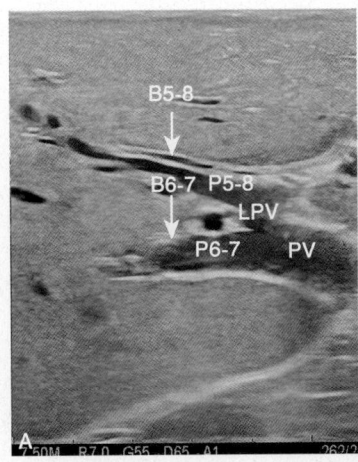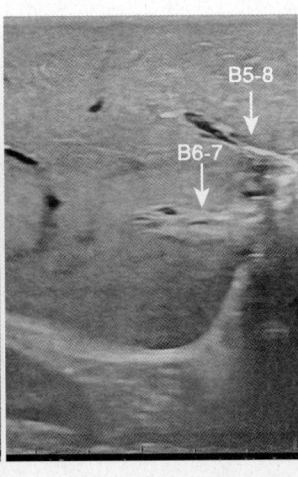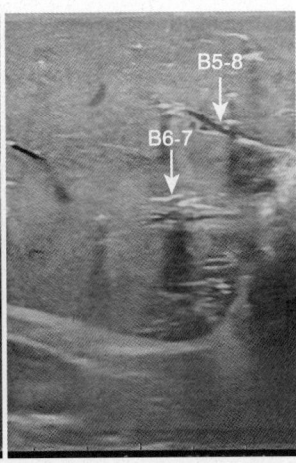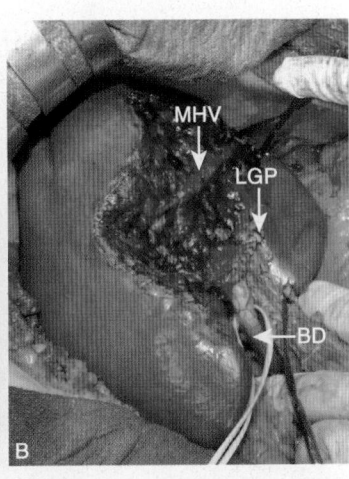

图 110.68　（A）从左至右，无造影剂注射的术中超声胆道造影显示右前叶门静脉分支（P5-8）发自门静脉左支（LPV）；P6-7，门静脉右后之。右前叶胆管（B5-8）和右后叶胆管（B6-7）明显。经离断后左肝管断端注入空气，仍阻断肝蒂（Pringle 手法），B6-7 和 B5-8 强化，确认了右侧肝内胆管树的完整性。（B）左半肝切除术后肝断面。LPG，左格利森蒂残端；MHV，肝中静脉；BD，胆管

总结

术中超声影像仍然是检查肿瘤侵犯肝脏程度最好的方法。术中增强超声在这种情况下看起来与增加术中超声的敏感性和特异性相关，尽管其独特作用可能用于术中超声遗漏病灶风险较高的特定病人。术中超声无疑是了解肝脏解剖和肿瘤与肝内血管关系最好的方法。规划肝切除的信息是至关重要的，从这个意义上讲，术中超声在指引外科医生中扮演着最重要的角色。

术中超声引导肝切除的方法尽量保证了解剖性和局限性肝切除的根治性，从而使得手术治疗具有有效性和安全性。没有采用术中超声是非常危险的，会导致盲目的大范围肝切除，或相反地导致手术切除不完整。术中超声的肿瘤血管关系分类和相关的手术规划证明可以向肿瘤推进而不会增加肿瘤不完全切除、局部复发或肿瘤种植的风险（Torzilli et al，2005a；Viganò et al，2016））；因此，引入了新的肿瘤学概念。

对于肝细胞癌，肝断面肿瘤的显露并不是真正解剖性肝切除的禁忌证，只要遵循这类肿瘤的肿瘤学原则（图 110.46E），这得到了几项研究的验证（Torzilli et al，2008b；Matsui et al，2007；Ochiai et al，1999）。同样地，在结直肠癌肝转移中，显露邻近大血管的肿瘤并不与根治性切除的观念相违背，因为这并不会增加局部复发风险，可以获得与更加传统手术切除相似的生存预后（Viganò et al，2016）。

在临床实践中，证据表明使用术中超声能够施行保守却是根治性的肝切除，甚至是病情复杂的病人。使用这种方法，肿瘤侵犯 1 支及以上邻近肝腔汇合部肝静脉病人，大范围肝切除比率可以控制在 8% 左右而不需要血管重建（Torzilli et al，2006b），结直肠癌肝转移病人可以控制在 4%，一次性切除病灶多达 49 个（Torzilli et al，2009b）。

大范围肝切除的局限性是进展期肝癌术后死亡率要小于 1% 以及有所改善的长期生存预后（Torzilli et al，2008b）。新的超声引导手术已能达到这些结局，因此为被视为不可行的手术

提供了技术解决方案（Torzilli et al，2008c，2010a）。由于该方法减少了大范围肝切除的比率，因而是否真正需要如门静脉栓塞这样的介入措施值得商榷，门静脉栓塞被用来防止大范围肝切除术后引起的肝衰（Torzilli et al，2009C）。然而，该方法在肝切除中适应证宽泛，安全性高，需要大切口、肝脏广泛游离以及复杂的肝切除平面。这些要求与使用小切口趋势相违背，如是否使用悬吊技术的前入路肝切除（Liu et al，2006，Ogata et al，2007）。在腹腔镜肝切除手术中，不使用复杂的超声引导技术，很难确定复杂的肝切除平面，手术安全性会大打折扣。

另一方面，术中超声引导的肝脏手术应该被认为是一种潜在的微创手术，其主要目标是保留肝实质，其绝对安全是一个典范。因此，对大多数肿瘤来说，手术仍然被认为是主要选择的治疗方法，无论局部治疗如消融和血管内技术如何发展和进步。然而，这种术中使用超声扩大肝切除适应证的趋势与引导肿瘤消融的相反。确实，强调术中超声的引导作用，可以扩大肝癌和结直肠癌肝转移的肝切除的适应证，在消融术后不会增加复发风险，甚至消融术中（Abdalla et al.，2004；N'Kontchou et al.，2009，Torzilli et al.，2008b，2009b）。

超声引导技术可能被技术进化和随之而来的导航系统超越或融合。目前，不管怎样，这些方法仍然昂贵，临床获益有限，复杂的"即插即用"的特点进一步限制了它们的使用。在这种情况下，新的超声系统能够使术中超声实时融合术前影像如 CT 或 MRI，验证术中导航模式的使用，使所提问题的解决方案变得简化和低廉（图 110.69）。这些模式可以简化超声图像的解读，加快学习曲线，改进手术规划。例如，导航融合术前影像在术中超声不可见病灶检测上十分有用，如等回声病灶（见图 110.60），或者结直肠癌肝转移肿瘤化疗后消失，治疗前术中融合超声影像可以发现后者（图 110.70）。

基于这样原因，术中超声应该是每一个肝脏外科医生的常用设备，训练年轻的外科医生在他们的教育过程中使用超声引导技术是目前和未来的挑战。只有存在这种观念，才能在肝脏外科实践中最终和完全有效的推广超声技术。

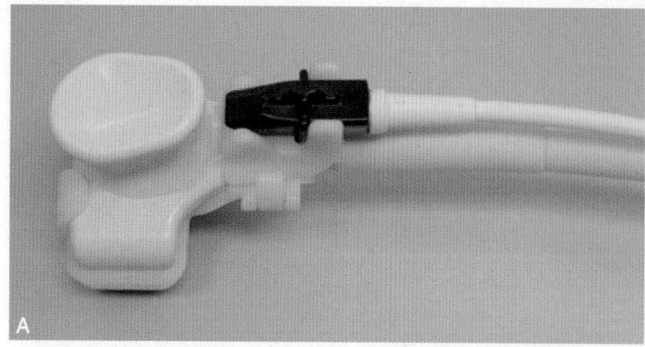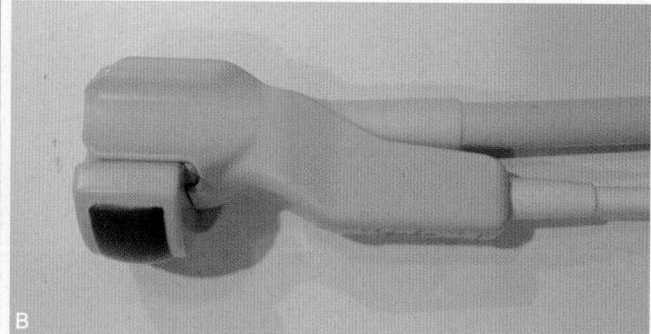

图 110.69　（A），（B）超声探头安装感应适配器。感应器能够让超声系统识别探头的位置和融合超声扫描图像与上传的计算机断层扫描（见图 110.70）或磁共振图像

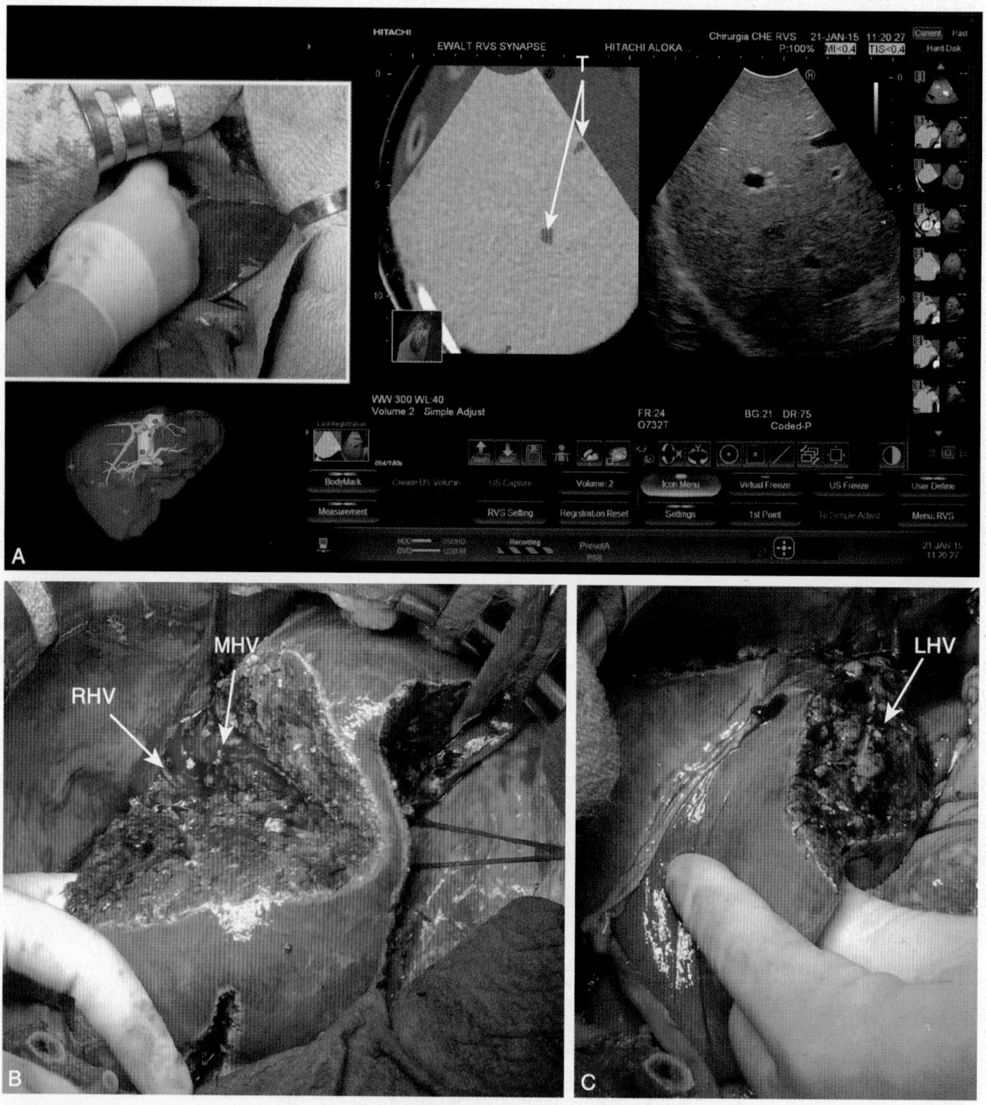

图 110.70　（A）化疗前获得的融合计算机断层扫描影像（CT）（中间），术前上传至超声系统，术中（超声探头检查肝脏，左）超声影像（右）可以定位消失的结直肠癌肝转移病灶（进一步突出的彩色 CT 图像）。左下角，虚拟构建肝脏所有要切除的病灶。（B-E）超声引导下切除 18 个病灶后的肝断面。LHV，肝左静脉。MHV，肝中静脉；RHV，肝右静脉

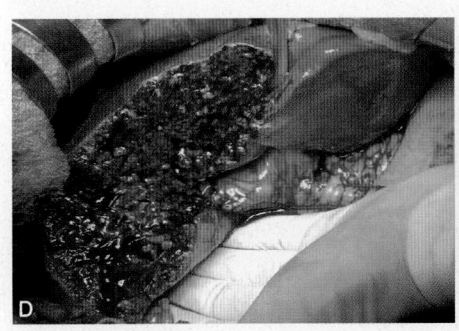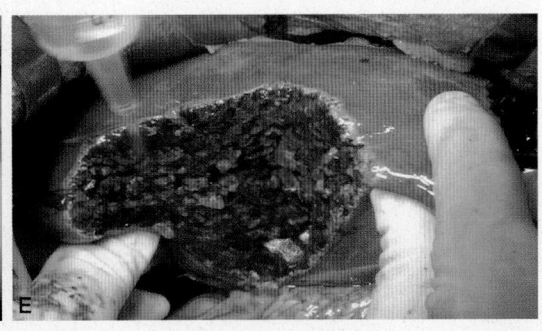

图 110.70(续)

（张伟　龙新 译　张志伟 审）

第一篇 总论

第 111 章

肝脏和胰腺移植免疫生物学

Michael E. Lidsky, David A. Bruno, and Allan D. Kirk

同种异体移植术（在非遗传个体之间进行组织移植）为难治性肝病和 1 型糖尿病病人带来了福音。但是如果不对受体的免疫系统进行抑制，移植的器官会因为排斥反应而被破坏。

过去的 50 年间，人们对免疫反应的调控越来越有针对性，排斥反应的发生率也越来越低。随着人们对同种异体移植免疫以及肝脏和胰腺免疫特性的认识不断深入，移植病人的预后不断提高（US Organ Procurement and Transplantation Network，2009）。本章对肝脏和胰腺移植术后对受体进行免疫管理的基本原则进行概述，把重点放在目前临床常用的药物和治疗策略上。

总论：特异性和背景

同种异体移植物排斥反应是由非生理性的器官移植导致的自身生理性免疫反应。与大多数免疫应答类似，排斥反应需要进行特异性识别，识别成功后才会引起免疫应答。

免疫识别由淋巴细胞的受体介导，能够介导免疫识别的淋巴细胞受体有 2 种：T 细胞受体（T-cell receptors，TCR）和免疫球蛋白，这些受体与合适互补的抗原表位结合的能力反映了免疫识别的特异性。6 号染色体上的高多态性基因簇，即主要组织相容性抗原复合物（major histocompatibility complex，MHC），又被叫作人类淋巴细胞抗原（human leukocyte antigen，HLA），控制着以细胞为基础的抗原识别。由该多态性基因产生的蛋白质基本结构相同，但完整结构不完全相同；因此这些蛋白质成为移植后初始免疫应答的靶分子。这些分子在生理免疫和移植免疫方面发挥的作用不同，下文会详细阐述。

完整的免疫应答还受共刺激受体的调控。共刺激受体提供共刺激信号，决定抗原识别能否引起免疫应答以及免疫应答的强弱；共刺激受体还调控免疫应答的终止，确保免疫反应维持在生理水平。特异性的区分上述信号能够很好地调控机体对病原微生物和同种异体移植物的免疫应答反应。

共刺激受体的配体大多数都在专职抗原提呈细胞（antigen-presenting cells，APC）上表达，APC 的功能主要是启动和维持免疫应答。APC 和淋巴细胞的相互作用主要发生在淋巴器官中，如脾脏和淋巴结，APC 和次级淋巴器官的存在使机体能够进一步调控免疫应答和减少自身免疫反应的发生。

生理性免疫

免疫系统的主要作用是保护机体免受病原微生物的侵害，而不是引起移植排斥反应。尽管同种异体移植免疫和生理性免疫不同，但是了解参与同种异体移植免疫的成分在生理性免疫中发挥的作用很重要。

免疫系统由先天性免疫和获得性免疫组成。先天性免疫系统能够普遍识别病理状态，例如缺血、坏死、创伤和非人类细胞表面物质（Dempsey et al，1996；Fearon & Locksley，1996；Matzinger，1994，2001）。获得性免疫系统能够通过抗原提呈和抗原识别来特异性识别病原微生物。两个系统相互作用共同维持机体的稳态。一般而言，先天性免疫反应将获得性免疫反应定位到病理部位，并且很少受到调控；而获得性免疫反应能够对表达抗原的组织产生破坏，并且被精细调控。获得性免疫系统的精细调控能够防止自身免疫反应和淋巴细胞无限增殖的发生。这里值得注意的是，每个个体的获得性免疫系统都是基于其自身特有的 MHC 表达"个性化定制"后的产物。从进化的角度而言，获得性免疫系统的多样性减少了任何单个病原微生物消灭某一物种的可能性。这也意味着，当把某一个体的获得性免疫系统置于另一个体的 MHC 环境时，前者无法进行正确的免疫应答。

先天性免疫

先天性免疫的受体存在于巨噬细胞、中性粒细胞和自然杀伤细胞中，也可以以补体的形式存在于血液循环中（Dempsey et al，1996；Fearon & Locksley，1996；Wright et al，1990）。先天性免疫的特异性较差，能够对病原微生物成分和脂多糖（lipopolysaccharide，LPS）发生广泛的应答反应。先天性免疫的受体在不同个体间具有保守性，通常其功能在生理状态和移植状态下相似。先天性免疫系统被激活后，会激活细胞溶解途径并进一步引起获得性免疫应答反应。

细胞溶解主要由补体级联反应介导，补体副产物和吞噬细胞共同发出信号激活获得性免疫（Baldwin et al，2010；Wasowska et al，2007）。目前的研究认为，血小板在先天性免疫中也发挥重要作用，主要通过释放趋化蛋白和免疫共刺激分子发挥作用（Kirk et al，2009）。专职 APC 不只吞噬覆盖有补体的细胞，还吞噬携带外源性糖类基团的细胞（Hart，1997）。

Toll 样受体（Toll-like receptors，TLR）是先天性免疫 APC 活化的关键组成部分，TLR 高度保守并且通常与表达在入侵病原微生物上的病原体相关分子序列结合（Akira & Takeda，2004）。APC 将被吞噬的细胞处理成蛋白质片段，并将其表达在有 MHC 结合的细胞的表面。随后，这些多肽片段的特异性 T 细胞识别其同源抗原并被激活。肝脏表达的 TLR 与肝脏周围组织表达的 TLR 有所不同，前者对周围表达的 LPS 反应性较低（Hart，1997）。这可能是肝脏对门静脉菌血症适应后的结果，从而更加耐受微小的微生物变化；但在其他器官中，微小的微生物变化可能足以引起先天性免疫反应。

获得性免疫

特异性识别是获得性免疫的标志。淋巴细胞受体（TCR 和抗体）激活后识别各种不同的抗原。抗原识别导致识别细胞发生生理学改变，能够降低同一抗原再次入侵时的阈值并且产生免疫记忆效应，即同一抗原再次入侵时会发生更迅速的免疫反应（Ahmed & Gray，1996）。TCR 与经过处理和提呈后结合到 MHC 上的抗原肽结合。B 细胞免疫球蛋白直接与抗原结合，并且可以被分泌到远离 B 细胞的区域发挥效应。

细胞免疫

TCR 的结构对于了解它的功能十分重要（Cooper，1987；Davis & Bjorkman，1988）。T 细胞在骨髓和胎儿肝脏中形成，然后迁移到胸腺中进一步发育成熟。在胸腺中，T 细胞中编码 TCR 的 DNA 发生重排（Gill & Gulley，1994）。每一次基因重排都会产生只对一种抗原表位特异的 TCR，尽管该种 TCR 也与某些结构相似的抗原表位发生交叉反应。TCR 基因的随机重排产生了大约 10^9 种特异的 TCR，囊括了 MHC 和抗原肽之间所有的可能组合。因此如果这些 T 细胞被释放到外周，就会引起致命的自身免疫。但随后的胸腺选择清除了可能引起自身免疫的 T 细胞（Bevan，1997；Kappler et al，1987）。

胸腺选择的第一步是未成熟 T 细胞与胸腺皮质上皮细胞表面的 MHC 结合。未成熟 T 细胞表面同时表达 CD4 和 CD8，这两种细胞表面标志物可以使 TCR 和 MHC 结合得更紧密。不能与自体 MHC 结合的 T 细胞将被清除，因为这些 T 细胞无法与自体细胞结合从而无法在外周发挥功能，这一过程称为阳性选择。

阳性选择后幸存的 T 细胞都能与自体 MHC 结合，从而确保这些 T 细胞能够在外周发挥功能，但阳性选择不能区分亲和力适当的 T 细胞和亲和力不适当、从而可能引起自身免疫的 T 细胞。为了清除可能引起自身免疫的 T 细胞，剩余的未成熟 T 细胞会迁移到胸腺髓质，经历阴性选择，失去 CD4 或 CD8 的表达。如果胸腺髓质中的未成熟 T 细胞与自体 MHC 结合后能介导高亲和力反应，那么这部分 T 细胞会被清除，这一过程称为阴性选择。因此，胸腺中释放的大部分 T 细胞能与自体 MHC

结合，但在缺少共刺激分子的情况下无法被活化而发挥效应。胸腺选择的过程并非万无一失，能自动活化的 T 细胞偶尔从胸腺选择中逃逸，从而导致硬化性胆管炎（见第 41 章）、自身免疫性肝炎（见第 70 章）和 1 型糖尿病（见第 121 章）等疾病。但是 T 细胞活化需要较高的阈值，从而限制了自身免疫的发生。例如，单个 TCR 和携带抗原的 MHC 的相互作用并不足以引起 T 细胞活化；在数小时内大约需要 8 000 个 TCR-MHC 相互作用才能使 T 细胞活化（Kumagai et al，1987；Rothenberg，1996；Viola & Lanzavecchia，1996），从而减少了自身免疫发生的可能性。共刺激分子可以降低 T 细胞活化的阈值（此处不作讨论，下文详述）。

此外，免疫反应还受细胞表面辅助分子的调节，从而限制 T 细胞所能结合的细胞类型（Leahy et al，1992；Saizawa et al，1987）。机体的实质细胞表达Ⅰ型 MHC，并在Ⅰ型 MHC 的抗原肽结合槽呈现内部细胞肽。负责消灭病态的或感染的实质细胞的 T 细胞表达 CD8，从而稳定 TCR 与Ⅰ型 MHC 的结合，这种 T 细胞被称为细胞毒性 T 细胞。$CD8^+$ T 细胞可以通过 Ca^{2+} 依赖的分泌机制或非 Ca^{2+} 依赖的直接细胞接触机制发挥杀伤作用（Berke，1995）。

造血细胞表达Ⅰ型和Ⅱ型 MHC。Ⅱ型 MHC 上呈现在细胞外被吞噬的肽片段（Germain，1994；Monaco，1993）。$CD4^+$ T 细胞通过 CD4 稳定 TCR 与Ⅱ型 MHC 的结合，从而与树突状细胞、巨噬细胞相互作用，在某些情况下还与呈现抗原的活化内皮细胞相互作用。此外，静息肝窦状隙内皮细胞也能够将抗原提呈给 T 细胞，从而使肝脏也具备诱发或抑制免疫应答的能力（Knolle & Gerken，2000）。$CD4^+$ T 细胞和 APC 的相互作用使 APC 具有激活 $CD8^+$ T 细胞的能力（Lanzavecchia，1998；Ridge et al，1998），这一过程通过上调 APC 表面的共刺激受体介导。因此，APC 可以启动免疫反应，但需要 $CD4^+$ T 细胞来激活获得性免疫系统中的主要效应细胞，即 $CD8^+$ T 细胞。

调节性 T 细胞作为另一种 T 细胞亚群，进一步调控复杂的免疫反应。调节性 T 细胞能够抑制细胞因子的分泌、黏附分子的表达和共刺激信号的传导。研究的最为广泛的调节性 T 细胞表达 CD4 和 CD25，对白细胞介素（interleukin，IL）-2 受体的 α 链有高度亲和力（Wood & Sakaguchi，2003）。动物实验提示调节性 T 细胞在调控免疫活化中扮演重要角色（Baecher-Allan et al，2001；Wood & Sakaguchi，2003）。越来越多的证据表明，调节性 T 细胞对已经存在的炎症反应产生应答，而不是阻止炎症反应的发生。如何利用调节性 T 细胞的调控功能来抑制抗适应性免疫反应（counter adaptive immune responses）（例如排斥反应）成为人们研究自身免疫和同种异体免疫的新领域（Juvet et al，2014）。

体液免疫

B 细胞直接识别未经处理的抗原（Cambier et al，1994）。当抗原与 B 细胞表面的两个抗体结合时，这些抗体以交联的形式结合在一起，刺激 B 细胞增殖分化变成分泌抗体的浆细胞。与 T 细胞活化需要较高的阈值类似，静息 B 细胞活化的阈值也相对较高，共刺激作用可以大幅度降低 B 细胞活化的阈值（Tedder et al，1994）。B 细胞还能处理结合在免疫球蛋白表面的抗原，并在共刺激分子的帮助下将该抗原提呈给 T 细胞

（Lederman et al,1992）。

骨髓决定抗体的结构,其机制与胸腺中调控生成 TCR 多样性的机制类似（Gill & Gulley,1994;Hozumi & Tonegawa,1976）。14 号染色体上 5 条不同的重链（μ、γ、α、ε 和 δ）和 12 号染色体上 2 条不同的轻链（κ 和 λ）（每一条链都含有 V、C、D 和/或 J 区）通过 RAG1 和 RAG2 随机结合到一起,从而形成有功能的抗原受体（Kim et al,2000）。抗体的基本结构由两条相同的重链和两条相同的轻链构成,其中重链的类型决定免疫球蛋白（immunoglobulin,Ig）的类型:IgM、IgG、IgA、IgE 和 IgD。抗体包含两个抗原结合位点和一个公共区 Fc 段。抗体与抗原结合后会触发补体级联反应（Baldwin et al,1995）。此外,大部分吞噬细胞都有 IgG 的 Fc 段受体,使其能够吞噬被覆抗体的细胞。

与 TCR 不同的是,为了提高分泌抗体的功能,B 细胞免疫球蛋白的种类会发生改变。同种型转换是通过转换重链的类型使 IgM 转变为另外 4 种免疫球蛋白的过程。IgG 是调理作用最重要的可溶性介质,也是同种异体抗原应答反应产生的主要抗体。IgA 在黏膜免疫中发挥重要作用,IgE 参与肥大细胞介导的免疫,IgD 主要与细胞结合。B 细胞活化后,重链和轻链基因的特异性 D 区和 J 区会发生抗原结合位点的随机改变,随后产生的 B 细胞克隆的抗原亲和力发生改变,即亲和力成熟（Griffiths et al,1984）。对靶抗原亲和力更高的 B 细胞克隆更容易存活,并且对同一抗原的再次入侵能够产生更强的免疫反应。

免疫细胞的组成随年龄变化

免疫反应的特点是能够基于先前的免疫应答经历进行适应性调整,因此初始免疫应答不如回忆应答强烈。随着人们年龄的增加,免疫应答经历的不断增加,初始 T 细胞和 B 细胞会减少,而表达记忆表型的细胞会增多;同时胸腺的生理性萎缩减缓了初始 T 细胞的生成速度,从而加速了这一转变（Gruver et al,2007）。实际上,初始 T 细胞的数量反映了胸腺退化以及向记忆和衰老 CD8+T 细胞的转变（Herndon et al,1997）。随着年龄的增加,这一转变对免疫系统产生的重大影响在老年人中尤为明显,并且在大多数人 40 岁左右时已经明显可见（Chen et al,2010;Lorenzi et al,2008;Ye & Kirschner,2002）。

通过使用静息初始 T 细胞和记忆 T 细胞活化后的标志物已经鉴定了 4 种 T 细胞亚群,分别是初始 T 细胞、效应记忆 T 细胞、中央记忆 T 细胞和终末分化效应 T 细胞。这些亚群对抗原的反应、活化过程和迁移能力的程度有所不同（Sallusto et al,1999）。在过去的几十年里,人们应用大量的细胞表面标志物获得了 T 细胞接触抗原后无数的分化途径;目前可以明确:淋巴细胞库随着时间的改变发生了较大的变化（Jameson & Masopust,2009）。尽管详细阐述 T 细胞从幼稚到成熟的过程超出了本章的讨论范围,但我们要明确的是,每个个体的免疫细胞库是先天遗传和后天免疫暴露综合作用的结果。这一点在移植免疫中尤为重要,因为移植术后针对的靶分子（尤其是共刺激分子）会随着个体免疫应答的经历发生改变,因此最佳的免疫管理策略需要了解这些变化。

免疫调节介质——共刺激分子和细胞因子

TCR 与 MHC 肽复合物结合或者抗原与抗体结合后还不足以引起淋巴细胞活化。T 细胞、B 细胞和 APC 上的共刺激受体决定了 T 细胞反应的特性（图 111.1）（Allison & Krummel,1995;Chambers & Allison,1997;Crawford et al,2006）。淋巴细胞接收到的共刺激信号决定了淋巴细胞是否被激活、继续保持静止、走向死亡或者对随后的免疫刺激产生耐受。

T 细胞的共刺激作用远比 B 细胞的复杂。T 细胞的共刺激受体包括 CD28 和 CTLA-4（CD152）。CD28 能够促进 T 细胞活化,并导致 CTLA-4 表达增多,而 CTLA-4 又会下调 T 细胞活性,即 T 细胞活化的同时也会被抑制活化。B7 分子（CD80 和 CD86）是专职 APC 上 CD28 和 CTLA-4 的配体。虽然 B7 都能与 CD28 和 CTLA-4 结合,但 B7 对 CTLA-4 的亲和力更高;因此当 B7 表达较少时,B7 优先与 CTLA-4 结合。由于正常组织不表达 B7,所以 CD8+T 细胞与自体 I 型 MHC 结合后不会引起增殖反应,反而会使自身反应性 T 细胞克隆休眠。因此,在缺乏活化 APC 的情况下,即便细胞表面存在较高的共刺激分子表达,T 细胞活性通常会受到抑制。

尽管目前共刺激作用的机制尚未完全阐明,但 B7 与 CD28 的结合能使 T 细胞信号转导更加高效。B7 和 CD28 结合后,T 细胞活化所需要的 TCR 与 MHC 结合次数从 8 000 次下降到 1 500 次（Rothenberg,1996;Viola & Lanzavecchia,1996）。然而,当 B7 和 CTLA-4 结合后,T 细胞无法产生 IL-2,甚至无法引起后续反应（Blair et al,1998）。CD19-CD21 复合物能明显降低 B 细胞活化所需阈值,使 B 细胞信号转导更加高效（Tedder et al,1994）。

此外,共刺激作用还可以通过树突状细胞、内皮细胞、B 细胞和其他 APC 上的 CD40,以及 T 细胞和血小板上的 CD154 介导（Armitage et al,1992a,1992b;Clark & Ledbetter,1986;Henn et al,1998;Noelle et al,1992）。当 CD40 与其配体结合后,APC 刺激细胞毒性 T 细胞活化的能力大大增强,并导致细胞因子释放、B7 分子表达上调（Bennett et al,1998;Schoenberger et al,1998）。TCR 与 MHC 结合后,CD154 的表达上调,并对 APC 形成正反馈。此外,在内皮损伤部位,活化的血小板也释放 CD154（Henn et al,1998）。因此,在创伤部位募集的血小板提供了活化共刺激分子的环境,从而把先天性和获得性免疫系统联系起来（Czapiga et al,2004）。

细胞间的直接接触并非免疫细胞间交流的唯一方式。细胞因子（也叫白细胞介素）是由许多细胞分泌的多肽,是免疫细胞间进行交流的可溶性介质,能够激活或抑制邻近细胞（Arai et al,1990）。细胞因子的表达模式能够影响 T 细胞反应的类型（Mosmann,1991;Mosmann et al,1986）:促进细胞毒性反应的 T 细胞以表达 IL-2、IL-12、IL-15 和干扰素（interferon,IFN)-γ 为特征,这类 T 细胞被称为 1 型辅助性 T 细胞（helper T type 1,Th1);促进体液免疫或嗜酸性反应的 T 细胞以分泌 IL-4、IL-5、IL-10 和 IL-13 为特征,这类 T 细胞被称为 2 型辅助性 T 细胞（Th2）。最近又发现了新的细胞因子系,其中与本章最相关的是 Th17 细胞因子系,主要参与肠道免疫,表达 IL-6、IL-23 和转化生长因子（transforming growth factor,TGF)-β（Heidt et al,2010）。

除了细胞因子,炎症的其他可溶性介质能够促进血液流动,将损伤部位暴露给血液中的先天性和获得性免疫系统分子从而引起炎症。肝脏的 APC 在诱发 Th2 反应上更高效,这可

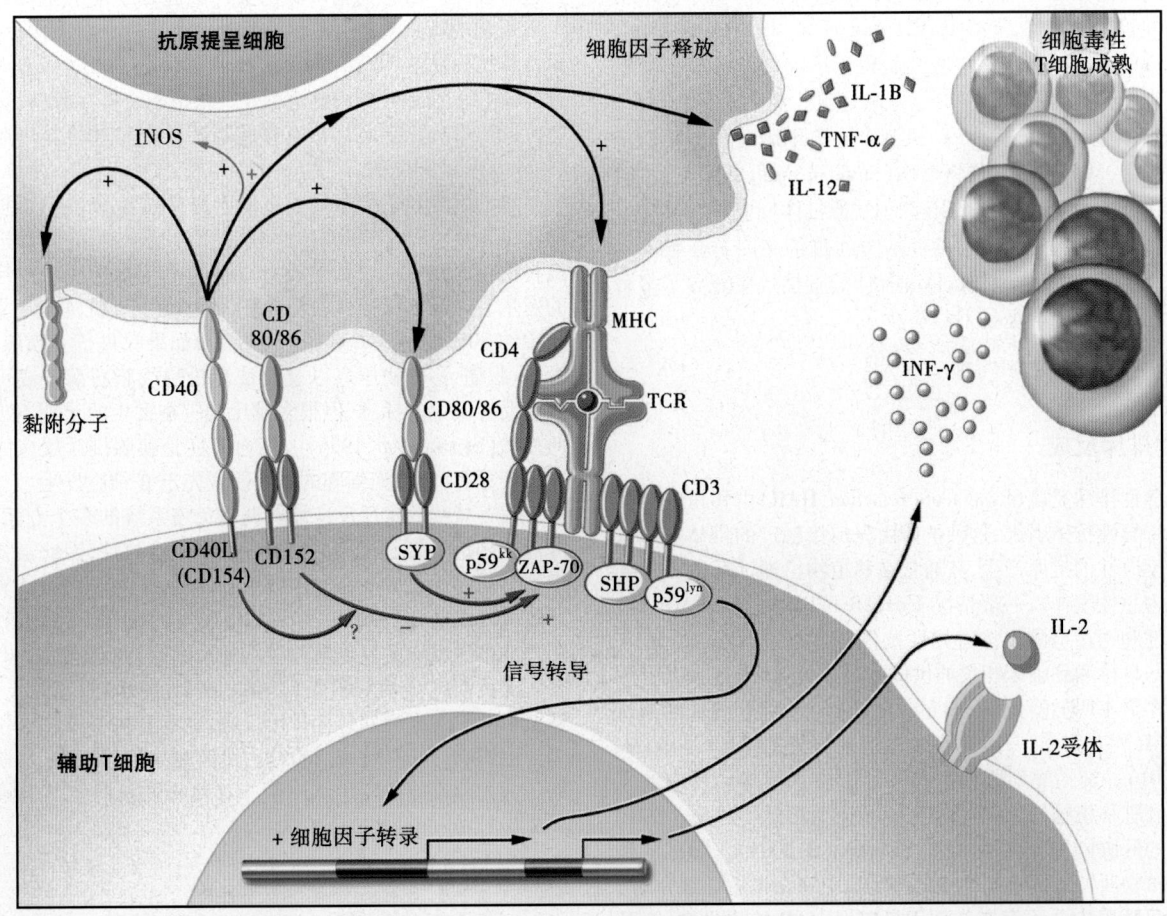

图 111.1　T 细胞和 APC 之间的相互作用。TCR 与 II 型 MHC 结合,CD4 辅助分子使该结合更加稳定。图中所示的共刺激分子之间相互作用,对随后的细胞因子分泌和信号转导产生了作用。例如,CD40 与 APC 结合后介导了 APC 的很多重要功能,包括增加 MHC 和 B7(CD80/86)的表达和细胞因子的分泌。B7 的表达增加使 CD28 的正调节超过了 CD152(CTLA-4)的负调节,从而增强了由 CD3 介导的 TCR 信号转导,引起干扰素(interferon,IFN)-γ 和 IL-2 的合成。IFN-γ 和 APC 分泌的细胞因子共同促进细胞毒性 T 细胞的成熟。IL-2 通过自分泌的方式促进 T 细胞的增殖。INOS,诱导型一氧化氮合酶;TNF,肿瘤坏死因子

能是肝脏同种异体移植物逃避晚期细胞排斥反应的机制之一。

移植免疫

　　T 细胞对同种异体器官的反应主要是非生理性的 TCR-MHC 相互作用的结果。胸腺选择的过程中,先把能与自体 MHC 结合的 T 细胞筛选出来,接着如果 TCR-MHC 的结合能导致 T 细胞活化,这些 T 细胞会被清除。但是胸腺选择的过程无法将可以与其他个体 MHC 结合的 T 细胞清除,虽然这种情况很少见,但自体 T 细胞很可能与其他个体的 MHC 之间存在较高的亲和力。胸腺选择后的自体 TCR 和同种异体 MHC 之间的相互作用是大多数移植免疫识别的基础,这种非生理性的免疫识别可能会导致有害的免疫应答,但是在缺少共刺激信号的情况下无法发生。因此,虽然同种异体免疫反应相比自身免疫更容易发生,但仍需要共刺激信号、先天性免疫或其他引起生理性免疫因素的存在才能发生。

　　大多数的 MHC 序列多态性位于 MHC 与 TCR 的相互作用区域,MHC 序列的个体差异成为同种异体免疫反应活性的基础。由于受体 T 细胞没有经历供体 MHC 的胸腺选择,因此外周非生理性的、具有同种异体免疫反应活性的 T 细胞数量显著

增多。这些 T 细胞会和先前病毒暴露的抗原或自身免疫病的抗原发生交叉反应,这被称作异源免疫反应,会导致受体即便没有接触过同种异体抗原,但仍可能存在特异的同种异体免疫记忆(Adams et al,2003a,2003b)。因此,受体对供体的免疫反应是受体的 MHC 修饰和既往免疫暴露综合作用的结果,因而在几乎没有致敏的受体中也可能发生强烈的早期排斥反应。

　　T 细胞通过 TCR 识别同种异体抗原有两种途径:①直接途径,在供体共刺激信号存在的情况下与移植组织上的 MHC 结合;②间接途径,在供体共刺激信号存在的情况下通过自体 APC 吞噬和处理同种异体抗原进行提呈,进而结合到自体 MHC 上(Rogers & Lechler,2001)。外科手术创伤和组织缺血通过上调 I 型和 II 型 MHC 来加速 T 细胞活化(Gerritsen & Bloor,1993)。此外,围手术期内黏附分子和共刺激分子也会上调(Hoffmann et al,2002;Takada et al,1997)。

　　最初 T 细胞和供体细胞发生非特异性结合,主要由供体细胞活化过程中黏附分子的上调介导(Fuggle & Koo,1998)。供体 APC 和内皮细胞上的 CD40 通过 T 细胞和活化血小板上的 CD154 在介导细胞活化的过程中发挥重要作用(Henn et al,1998)。非特异性结合之后,手术创伤和组织缺血导致共刺激分子上调,形成了共刺激环境,从而发生 MHC 识别。当具有同

种异体反应活性的 T 细胞活化后,其释放 IL-2 和 IFN-γ 等细胞因子,并且刺激 APC 分泌 IL-12(Arai et al,1990;Kirk et al,1995;Krams et al,1992)。这些细胞因子形成的微环境招募更多的 T 细胞到达创伤部位并开始克隆增殖。穿孔素/颗粒酶分泌机制和细胞接触依赖的 Fas 机制介导 T 细胞对移植物的细胞毒性作用,从而导致移植物损伤(Strehlau et al,1997)。尽管急性排斥反应由 T 细胞活化引起,但抗原抗体反应也在其中发挥作用。免疫细胞和免疫可溶性成分通过细胞因子介导的毒性反应、细胞毒性反应以及抗体和补体的直接效应介导了多种不同的临床排斥综合征。

临床排斥综合征

超急性排斥反应

超急性排斥反应(hyperacute rejection,HAR)由移植时存在的供体特异性抗体引起,这种抗体由先前接触过的供体抗原或有交叉反应性的抗原产生,其通常在移植物再灌注后数分钟到数小时内急性发作。一般情况下,HAR 可以通过确认 ABO 血型相容性和通过检测供体特异性抗体的方法进行交叉配型来避免。一旦检测到临床相关的供体特异性抗体,大多数器官的移植物存活率明显降低(Noreen et al,2003)。但肝脏长期被认为对 HAR 相对耐受,一般只回顾性地进行交叉配型(Neumann et al,2001)。交叉配型阳性组和阴性组在急性排斥反应的发生率和肝脏移植物的长期存活率方面相似,但这不适用于 ABO 不相容的肝脏同种异体移植物(Egawa et al,2004)。肝脏同种异体移植物所特有的抗体介导的排斥反应将在稍后详细介绍。

然而胰腺中并不存在类似于肝脏对 HAR 的耐受性,交叉配型阳性是胰腺移植的绝对禁忌证。高抗体滴度导致移植物的快速损伤,长期暴露于低抗体滴度会导致移植物的慢性损伤,对于胰腺而言尤为如此。肝脏移植中长期存在的同种异体抗体产生的作用仍然存在争议,随着时间的推移,这些抗体很有可能会导致移植物一定程度的损伤。针对移植物非多态性决定簇的自身抗体越来越多地被认为对胰腺移植有害,胰腺移植后的复发性 β 细胞特异性自身免疫可导致一些晚期的移植物丢失(Vendrame et al,2010)。复发性自身免疫也与自身免疫性肝炎有关(Hytiroglou et al,2009)。

急性排斥反应

急性排斥反应多在移植术后 4 天到 6 个月发生,这段时间内发生的急性排斥反应称为早期急性排斥反应;移植术后 6 个月后发生的急性排斥反应称为晚期急性排斥反应。肝脏同种异体移植物急性排斥反应的发生率约为 24%～47%(Fisher et al,2004;Neuhaus et al,2002;Wiesner et al,2001),而 1995 年后胰腺同种异体移植物急性排斥反应的发生率约为 15%～30%。肝脏和胰腺同种异体移植物急性排斥反应发生率的差异反映了肝移植病人的免疫抑制程度较低,这是因为肝脏能更好地耐受排斥反应,这可能是由于肝脏的损伤组织能够再生。此外,活检和血清酶学监测使肝脏排斥反应比胰腺排斥反应更易被诊断。

肝脏和胰腺的急性排斥反应持续数天到数周。在直接或间接同种异体抗原识别引起 T 细胞活化后,T 细胞浸润同种异体移植物,通过细胞溶解以及导致内皮和导管的损伤对移植器

官进行破坏。巨噬细胞来源的炎性细胞因子能够阻碍移植物发挥正常功能而未必引起移植物的细胞死亡,从而介导大多数急性移植物功能不全(Girlanda et al,2008);因此进行及时的治疗能够在 T 细胞介导细胞毒性反应之前阻止排斥反应的发生。急性肝脏排斥反应通常伴有移植物和外周嗜酸性粒细胞增多(Barnes et al,2003)。

早期发现急性排斥反应有助于在 T 细胞介导组织损伤之前实施干预,如果出现无法解释的肝功能异常,应立即进行移植物活检。胰腺移植物中没有直接的生化指标提示排斥反应的发生。如果胰腺移植联合肾脏移植,发生肾脏排斥反应的病人中约 80%同时合并胰腺排斥反应;如果只进行了胰腺移植,发热、腹痛、移植物压痛以及血清淀粉酶或脂肪酶升高可能是排斥反应发生的标志,但很多排斥反应在发生的早期不出现任何症状(Stratta et al,1996)。高血糖症是胰腺排斥反应的晚期并发症,因为胰腺泡细胞的排斥反应先于 β 细胞发生。

由于持续的排斥反应能够调动免疫系统的多个方面,并且降低直接抗 T 细胞反应的抗排斥治疗的有效性,因此需要尽早识别急性排斥反应。在大多数中心,激素作为 T 细胞特异性治疗的一线用药,能够缓解急性排斥反应的发作。一般而言,早期急性排斥反应的发生对移植物的长期存活有负面影响,但肝脏对此负面影响相对耐受(Dousset al,1998)。实际上,在肝移植中即便发生晚期急性排斥反应,也不会对移植物的长期功能产生影响(Junge et al,2005)。然而在胰腺移植中,早期和晚期急性排斥反应的发生均不利于移植物的长期生存(Reddy et al,2001;Tesi et al,1994)。

慢性移植物丢失

慢性移植物丢失发生的原因尚不明确(Libby & Pober,2001)。虽然慢性移植物丢失又被称为慢性排斥,但其可能并非由免疫反应造成。慢性移植物丢失通常持续数月到数年,常规的免疫抑制治疗对慢性移植物功能不全无效,最终导致移植物纤维化,同时伴有轻度的淋巴细胞浸润。淋巴细胞浸润主要为单核细胞和树突状细胞浸润,逐渐导致上皮和内皮结构破坏。

慢性移植物丢失大多与移植时的情况有关,例如组织缺血损伤。在肝脏中,慢性移植物丢失表现为胆管减少或胆管消失综合征(Inomata & Tanaka,2001),胆管消失综合征通常定义为少于 50%的汇管区(门静脉、肝动脉和胆管)包含胆管(Demetris et al,1998)。肝脏移植物相比其他器官移植的慢性移植物丢失发生率明显更低,可能是因为肝脏发生轻微的损伤后可以再生。由于胰腺移植有很多技术上的难点,大多数胰腺移植物由于慢性排斥反应发生丢失(Humar et al,2003),其中很大一部分可能与复发性自身免疫性糖尿病有关。

抗体介导的排斥反应

除了上述提到的排斥反应,近年来人们发现体液免疫系统也参与排斥反应的发生,即抗体介导的排斥反应(antibody-mediated rejection,AMR)。尽管此前认为肝脏能够耐受 HAR(TE Starzl et al,1989),但如今的数据表明,如果受体与供体特异性同种异体抗体(donor-specific alloantibodies,DSA)之间交叉配型阳性,病人发生早期移植物损伤和移植失败的风险增高(Takaya et al,1991)。O'Leary 等人(2014)的总结指出,如今人们对抗体介导的肝移植物损伤这一观点的认可度提高。DSA

（尤其是移植术后仍然存在的高滴度 DSA）使移植物暴露在风险中。肝移植术后 90 天内,DSA 阳性病人发生 AMR 的风险是 DSA 阴性病人的 10 倍(10% vs. 1%）。但目前对于如何识别高 AMR 风险人群,以及弄清楚为什么该人群高 AMR 风险仍然存在巨大的挑战。

并非所有的 DSA 都会导致 AMR。肝脏移植物能对肾脏移植物产生一定的保护作用,尤其在轻度或中度 Ⅰ 型 DSA 的人群中(O'Leary et al,2013),这可能是肝脏竞争性结合 DSA,减少了 DSA 结合到肾脏上。基于上述发现,开发出能够识别对肝移植物有损伤作用的 DSA 的诊断策略十分关键,并且对于识别不太可能发生不良预后的病人也能提供一定的帮助(O'Leary et al. 2014)。此外,对于可能发生排斥反应的病人需要进一步识别,识别出能够从替代性免疫抑制治疗中获益的病人,识别出对治疗产生应答的病人。最后,如果能识别出可以耐受 DSA 不相匹配的病人,那么可以对先前不适合进行移植的受体进行移植,提高供体的利用率。

免疫抑制

目前为止,尚未发现能够有效抑制同种异体移植物排斥反应的单个药物;但接受肝脏移植的病人在一段时间后可以用单药方案维持免疫抑制。所有抑制排斥反应的方案都会增加感染和肿瘤发生的风险。没有对某种移植物产生特异性抑制的免疫抑制剂,因此通常联合应用多种免疫抑制剂来抑制排斥反应,同时保证不会破坏受体的免疫防御。肝脏同种异体移植物所需要的免疫抑制剂量比其他器官少(Ramoset al,1995),这一特点与肝脏的 APC 功能、体积、抗原载量和再生能力有关;并且目前有证据表明,最终有 10%～20% 的肝移植病人能够停用所有的免疫抑制剂(Martinez-Llordella et al,2008)。需要注意的是,没有哪一种免疫抑制剂组合是最优的,并且各个中心的免疫抑制方案都不相同。

移植手术导致的手术和缺血损伤使免疫系统在围手术期内就对移植物产生排斥反应,因此移植术后数周内要给予大剂量的免疫抑制剂。诱导治疗指在移植时给予强烈的免疫抑制,该治疗通常包括去除 T 细胞的治疗策略,该治疗策略虽然有效,但长期应用会产生很大的毒副作用。免疫抑制维持治疗虽然疗效相对较弱,但能够长期应用,从而预防急性排斥反应的发生。用于抑制正在发生的排斥反应的药物被称为挽救药物。图 111.2 展示了多种免疫抑制剂的作用位点。

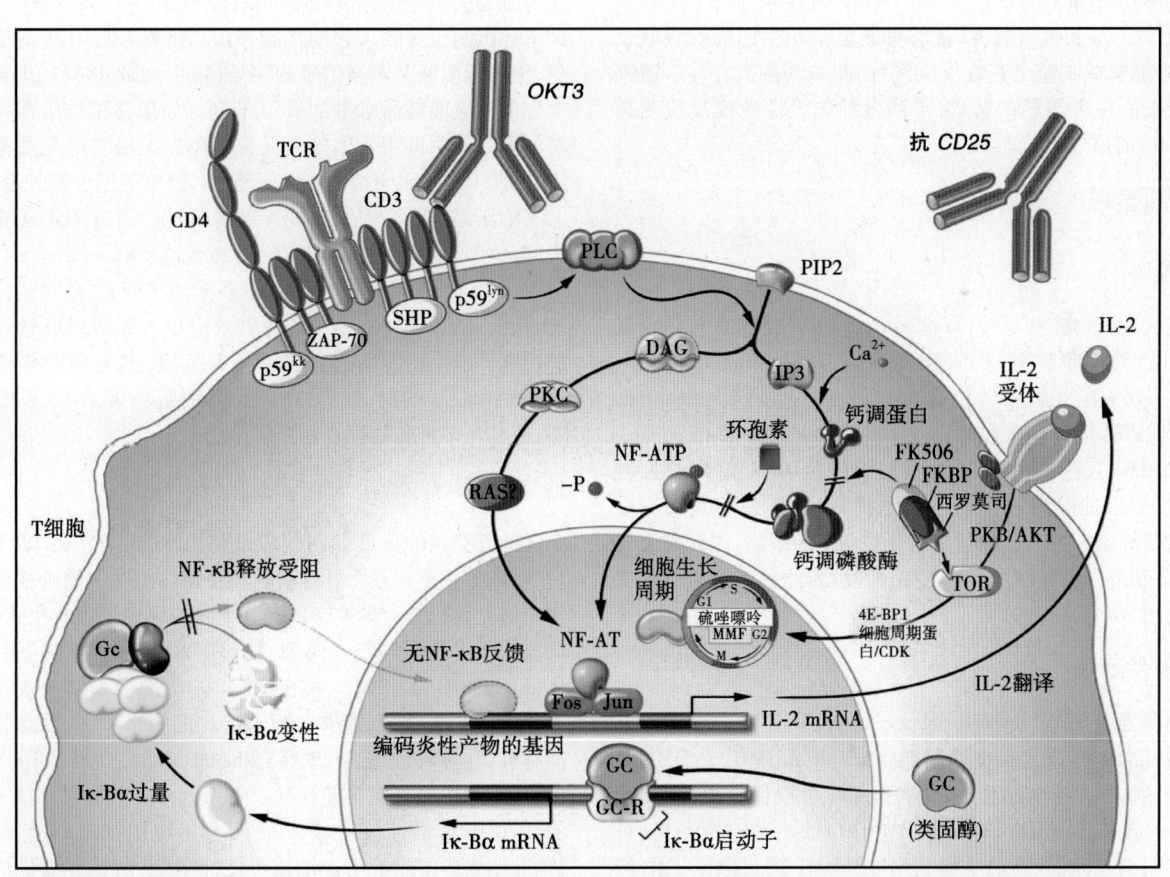

图 111.2　TCR 信号转导和各种免疫抑制剂的作用位点。TCR 信号转导通过 Ca^{2+} 依赖的活化 T 细胞核因子(nuclear factor of activated T cells,NF-AT) 去磷酸化进行。NF-AT 进入细胞核与核因子 κB(nuclear factor kappa B,NF-κB) 结合,促进细胞因子的基因表达。环孢素和他克莫司(FK506) 通过抑制钙调磷酸酶-钙调蛋白复合物的促 NF-AT 去磷酸化作用抑制 TCR 信号转导。自分泌的 IL-2 进入细胞周期从而促进细胞分裂。西罗莫司通过抑制大环内酯类结合蛋白(macrolide-binding protein,FKBP) 之间的相互作用从而抑制 IL-2 受体信号转导。吗替麦考酚酯(MMF) 和硫唑嘌呤通过改变核酸代谢从而阻止细胞周期。激素上调 Iκ-Bα 的合成并且阻止 NF-κB 进入细胞核。单克隆抗体通过与 T 细胞表面分子结合从而阻止 T 细胞发挥功能所需的信号转导。CD,分化群;CDK,周期蛋白依赖性激酶;4E-BP1,4E 结合蛋白 1;OKT3,鼠源 CD3 单克隆抗体;PIP2,磷脂酰肌醇二磷酸;PKC,蛋白激酶 C;PKB/AKT,蛋白激酶 B/AKT;PLC,磷脂酶 C;TOR,雷帕霉素作用靶点

激素

50 多年前激素就被用于移植的免疫抑制（Starzl et al，1963）。小剂量的糖皮质激素（通常为泼尼松和甲泼尼龙）用于维持免疫抑制，大剂量的糖皮质激素用于挽救治疗。尽管单用激素来抑制排斥反应效果不佳，但将激素与其他免疫抑制药物联合应用可以有效提高同种异体移植物的存活率。激素虽然能够达到理想的免疫抑制效果，但也会增加移植物的病损率，因此多种能够减少激素使用量或者无需同时使用激素的免疫抑制剂正在研发中。很多中心对于肝移植病人术后会尽早停用激素，而胰腺移植病人长期依赖低剂量的激素维持免疫抑制（Singh & Stratta，2008；Tanchanco et al，2008；Vessal et al，2007）。

激素的免疫抑制作用机制在临床应用很久之后才被阐明（Auphan et al，1995；Scheinman et al，1995）。在被细胞质非特异性摄取后，激素与细胞内受体结合后进入细胞核，促进一些基因的转录，尤其是 Iκ-Bα 的转录，Iκ-Bα 能结合并抑制 NF-κB（NF-κB 是 T 细胞和 APC 活化以及细胞因子生成的重要转录因子）。

NF-κB 途径是 T 细胞和 APC 反应中重要的扩增步骤，阻断该途径会引起多种效应。激素能够降低 IL-1、肿瘤坏死因子（tumornecrosis factor，TNF）-α 和 IFN-γ 的转录水平，并减少 MHC 上调。抑制磷脂酶 A2 能够抑制整个花生四烯酸级联反应，激素能减弱整个炎性反应进程、减少共刺激环境。激素还能促进活化 T 细胞的凋亡，限制多种先天性免疫反应受体（如 TLR）的信号转导。

抗增殖药物

硫唑嘌呤

抗代谢药物硫唑嘌呤（azathioprine，AZA）是器官移植中最早使用的免疫抑制剂（Calne & Murray，1961；Hitchings et al，1950）。AZA 在肝脏中转化为 6-巯基嘌呤（6-mercaptopurine，6-MP）后再转化为 6-硫代肌苷一磷酸（6-thio-inosine-monophosphate，6-tIMP），这些 AZA 衍生物能烷基化 DNA 前体并抑制 DNA 合成，还能导致染色体断裂、干扰 DNA 修复，最终效应是去除腺苷细胞。AZA 作用于快速分裂增殖的细胞，因此具有骨髓、肝脏和胃肠道毒性。单用 AZA 无效，因此目前临床上很少单独应用 AZA。

吗替麦考酚酯

吗替麦考酚酯（mycophenolate mofetil，MMF）从 1995 年开始就被批准用作成人免疫抑制剂（Platz et al，1991）。MMF 是霉酚酸的 2-乙基酯类衍生物，是次黄嘌呤单核苷酸脱氢酶（inosinemonophosphatedehydrogenase，IMPDH）的一种非竞争性、可逆性抑制剂，具有较高的生物利用度。MMF 通过阻断 IMP 经由 IMPDH 合成鸟嘌呤核苷酸（guanosine monophosphate，GMP）的过程从而抑制 RNA 和 DNA 合成的关键步骤。除了淋巴细胞以外的细胞中都存在 GMP 的补救合成途径，这使得 MMF 成为淋巴细胞的特异性免疫抑制剂。MMF 能够抑制 T 细胞和 B 细胞的增殖和供体特异性抗体的形成。MMF 的应用使胰腺移植的成功率得到了极大的提高，因此其在大多数胰腺中心被用作辅助性免疫抑制剂。

MMF 能够减少钙调磷酸酶抑制剂（大多数免疫抑制方案的基础用药）的使用量，因此能让肝移植病人长期获益，也能减少钙调磷酸酶抑制剂对肝移植和胰腺移植病人肾功能的毒副作用（Biselli et al，2009）。MMF 与低剂量的钙调磷酸酶抑制剂加激素联合应用能够有效减少急性排斥反应的发生（Farkas et al，2009）。MMF 通常在胰腺移植病人中长期使用，在肝移植病人中短期使用。

钙调磷酸酶抑制剂

环孢素

环孢素 A（cyclosporine A，CyA）是从多孔木霉属（*Tolypocladium inflatum gams*）真菌中分离的环十一肽（cyclic endecapeptide）（Borel et al，1976；Kahan，1994）。CyA 的问世改变了移植现状，使肾脏以外的器官移植成为可能。CyA 作为 T 细胞特异性的免疫抑制剂，通过与亲环蛋白（cyclophilin，Cn）结合发挥免疫抑制作用。CyA-Cn 复合物与钙调磷酸酶-钙调蛋白复合物结合，抑制 NF-AT 的磷酸化和活化，从而阻止 IL-2 的基因转录。此外，CyA 能使 TGF-α 的转录不受调控，并且改变 T 细胞活化过程中的关键基因（Khanna et al，1996；Kirk et al，1997）。CyA 的上述机制也导致了它的毒副作用。CyA 阻断 TCR 的信号转导，但不能阻断共刺激信号的转导（June et al，1987），因此 CyA 产生的效应能被高水平的 IL-2 抑制。如果移植物中存在高水平的 IL-2（即，即将发生排斥反应），CyA 无法发挥免疫抑制效应，因此 CyA 可以用来维持免疫抑制，但不能用于挽救治疗。

临床用药时必须考虑 CyA 的肾毒性。通过 TGF-α 介导的机制，CyA 能降低多达 30% 的肾血流量（Khanna et al，1996；Kirk et al，1997）。内皮素转录增多激活了肾素-血管紧张素系统，从而导致高血压；CyA 的血管效应也会延缓对肝肾综合征的识别。CyA 还能引起神经系统副反应、多毛症和恶性肿瘤（Hojo et al，1999）。此外，CyA 通过细胞色素 P450 还原酶代谢，使其与多种药物存在相互作用。

他克莫司

他克莫司的免疫抑制效应最初由 Kino 等人在 1987 年发现，后来他克莫司成为肝脏移植和胰腺移植中中流砥柱般的药物。他克莫司是由筑波链菌酶产生的大环内酯类抗生素，他克莫司的作用机制与 CyA 类似，能够阻断 NF-AT 及其下游的活化（Fruman et al，1992），其在细胞内作用于 FK 结合蛋白。他克莫司与 CyA 类似，能够上调 TGF-α 的转录水平，因此其免疫抑制作用与毒副反应并存（Khanna et al，1996；Kirk et al，1997）。虽然他克莫司抑制 IL-2 和 IFN-γ 的效应是 CyA 的 100 倍，但由于其毒性反应较大限制了其使用剂量只有 CyA 的 1%。他克莫司除了用于维持免疫抑制，还能在大剂量的情况下抑制肝脏排斥反应（T Starzl et al，1989）。

相比于 CyA，他克莫司的神经系统副反应更多，例如会导致精神状态改变和震颤。他克莫司能够导致移植后 2 型糖尿病的发生率增加，但其在美容方面的副反应较少。在抑制急性排斥反应发生方面，他克莫司优于 CyA，能够减少激素抵抗的急性排斥反应发生次数，提高移植物和病人的长期生存率。因此他克莫司替代 CyA 成为大多数中心在肝脏和胰腺移植中的一线钙调磷酸酶抑制剂（Haddad et al，2006）。他克莫司同样通过细胞色素 P450 还原酶代谢，因此也与其他多种药物存在相互作用。近年来，许多肝移植病人仅用他克莫司单药治疗就能维持免疫抑制，但在胰腺移植病人中尚未看到这种趋势。

钙调磷酸酶抑制剂毫无疑问代表了目前实体器官移植的标准治疗方法。但是钙调磷酸酶抑制剂给病人带来巨大获益的同时，也让病人产生了严重的毒副反应。钙调磷酸酶抑制剂强有力的免疫抑制作用显著提高了移植物和病人的生存率，使得肝脏移植和胰腺移植成为可行的治疗方案之一。钙调磷酸酶抑制剂的大量毒副反应也促使专门的研究领域致力于消除或减少其毒副反应。

mTOR 抑制剂

西罗莫司和依维莫司

西罗莫司（雷帕霉素）和依维莫司是吸水链霉菌产生的大环内酯类抗生素（Baker et al，1978；Martel et al，1977；Sehgal et al，1975）。与他克莫司类似，这类药物能与免疫亲和蛋白 FK-BP12 结合，FKBP12 是哺乳动物雷帕霉素作用靶点（mammalian target of rapamycin，mTOR）。mTOR 抑制剂不影响钙调磷酸酶的活性（Dumont et al，1990a，1990b；Molnar-Kimber，1996）。mTOR 抑制剂的主要作用机制是抑制 IL-2 受体的信号转导，但并不阻断 NF-AT 的核转位，因此外源性 IL-2 无法促进 T 细胞增殖（Kuo et al，1992），但 T 细胞仍能促进 IL-2 发生基因转录。

由于以钙调磷酸酶抑制剂为基础的免疫抑制疗法具有导致肾功能不全、引起糖尿病和神经毒性等毒副反应，人们一直在寻找钙调磷酸酶抑制剂的替代药。因此，mTOR 抑制剂除了在肿瘤中被用作抗增殖药物，也在移植中被用作钙调磷酸酶抑制剂的辅助或替代药物。mTOR 在肝脏恶性肿瘤移植病人中的作用正在被研究（Schnitzbauer et al，2010；Toso et al，2010；Vivarelli et al，2010）。

一个多中心、前瞻性的 II 期随机对照试验正在对肝移植术后西罗莫司与低剂量他克莫司联合应用的安全性和有效性进行研究（Asrani et al，2014）。该研究的人群为首次接受肝移植且只接受了肝移植的病人，病人随机分配到接受正常剂量他克莫司（7~15ng/mL）治疗组和接受低剂量他克莫司（3~7ng/mL）联合西罗莫司（初始应用 15mg，随后以 5mg 为单位逐渐增加到 4~11ng/mL）治疗组。这种治疗方案起初被认为能够减少急性排斥反应的发生和移植物丢失，但研究过程中出现了与预期相反的结果，导致该试验被提前终止。西罗莫司联合他克莫司组的病人相比他克莫司组肝移植数后 2 年生存率显著降低（9 个月 vs. 22 个月）、移植物丢失率显著上升（26.4% vs. 12.5%）。这些结果导致美国食品药品监督管理局对肝移植术后 28 天内应用西罗莫司给予了警告，认为西罗莫司导致肝动脉血栓形成风险增高从而引起不良结局。因此西罗莫司目前在肝移植中只是基于试验的转化治疗方案。

随着人们逐渐意识到钙调磷酸酶抑制剂虽然能够提高病人的生存率，但也会引起肾脏毒性，一项开放性的前瞻性随机对照试验在肝移植病人中对钙调磷酸酶抑制剂应用一段时间后改用西罗莫司相比持续应用钙调磷酸酶抑制剂的安全性和有效性进行了研究（Abdelmalek et al，2012）。两组病人移植术后 12 个月的移植物生存率均高于 93%，但活检发现改用西罗莫司组的急性排斥反应发生率显著高于持续应用钙调磷酸酶抑制剂组。移植术后 72 个月时改用西罗莫司组的累计移植失败率几乎是另一组的 2 倍（48.3% vs. 26.7%），但肾小球滤过率显示两组的肾脏毒性相似。治疗相关副反应在改用西罗莫司组更常见，例如其移植术后 12 月时的感染发生率更高。上述数据由于较高的累计治疗终止率存在一些局限性。

依维莫司作为另一种常见的 mTOR 抑制剂在肝脏移植中也进行过前瞻性研究（Saliba et al，2013）。该研究的主要终点为综合治疗失败率，治疗失败定义为出现活检证实的急性排斥反应、移植物丢失或病人死亡；次要终点为肾功能。病人在接受移植后 30 天被随机分配到 3 组中：依维莫司联合减量他克莫司组、单用他克莫司组和停用他克莫司治疗组，最后一组在早期停止治疗的原因是排斥反应发生率增高。前两组中，依维莫司联合减量他克莫司组在随机化分组 2 年后活检证实的急性排斥反应发生率显著低于另一组（6.1% vs. 13.3%），肾功能的保留情况同样优于单用他克莫司组。虽然上述结果证实钙调磷酸酶抑制剂和 mTOR 抑制剂联合应用能为病人带来获益，但目前的其他研究对二者的联合使用能否带来获益仍然存在较大的争议。因此用于减少钙调磷酸酶抑制剂相关不良反应的联合或转换治疗策略需要进一步研究。

抗淋巴细胞药物

抗淋巴细胞药物一般用于胰腺移植的免疫抑制诱导（Niemeyer et al，2002；Stratta et al，2003）。由于肝脏移植物典型的免疫原性表型降低，抗淋巴细胞药物在肝脏移植中的应用很少。

抗淋巴细胞/抗胸腺细胞球蛋白

多克隆抗淋巴细胞球蛋白（antilymphocyte globulin，ALG）是用人淋巴细胞接种马或兔后收集血清，并对血清进行纯化后得到的 IgG。ALG 中含有直接抗淋巴细胞和其他细胞抗原的多种特异性表位（Gaber et al，1998；Merion et al，1998）。美国最常用的免疫原是胸腺细胞，接种兔子后得到兔抗胸腺细胞球蛋白（rabbit antithymocyte globulin，RATG）多克隆抗体。ALG 和 RATG 通过调理作用和补体介导的细胞溶解作用来清除 T 细胞（Merion et al，1998）。ALG 和 RATG 还可以通过非清除 T 细胞途径抑制 T 细胞活化和功能，例如通过交联共刺激作用和黏附分子、通过影响其他细胞表面的受体从而阻断 TCR 信号传导。

ALG 和 RATG 均可以用于诱导和挽救治疗，主要功能是把初始效应细胞的数量降低到发生急性排斥反应所需的阈值以下，并且能够减缓移植术后效应细胞的增殖速度。尽管一般情况下 RATG 的耐受性较好，但也存在血小板减少、病毒感染增加和一过性细胞因子释放等副作用。

OKT3

相比多克隆抗体制品，单克隆抗体只有一个特异性靶抗原表位。鼠源 CD3 单克隆抗体也被叫作 OKT3，是直接阻止 TCR 的亚单位 CD3 进行信号转导的鼠源抗体，也是第一个被批准使用的单克隆抗体（Ortho 多中心移植研究小组,1985；Wilde & Goa,1996）。OKT3 与 CD3 结合后使 TCR 复合物内吞,从而阻止抗原识别（Marano et al,1989；Wilde & Goa,1996）。此外,OKT3 还对 T 细胞产生调理作用,导致 T 细胞活化和脱颗粒。OKT3 的上述机制使 T 细胞耗竭,无法作为效应细胞发挥作用,但也导致了 OKT3 的主要副作用：细胞因子释放综合征（Chatenoud et al,1990）,细胞因子释放可导致恶性高血压、肺水肿和心功能不全。OKT3 由于其毒性反应且存在可以达到同样目的的药物,目前已经停止生产。

抗 IL-2 受体 α 链单克隆抗体

由于 IL-2 受体（CD25）的 α 亚单位具有高亲和力,因此 CD25 的 α 亚单位成为了达利珠单抗和巴利昔单抗的作用靶点。CD25 是初始 T 细胞克隆增殖所必需的,因此通过靶向 CD25 可以特异性去除活化的 T 细胞（Goebel et al,2000）。抗 IL-2 受体 α 链单克隆抗体与靶抗原表位结合后不会引起细胞因子释放,这一点不同于 OKT3。抗 IL-2 受体 α 链单克隆抗体与 OKT3 抑制排斥反应的效果都比较温和,但病人能很好地耐受抗 IL-2 受体 α 链单克隆抗体。美国和欧洲如今都不使用达利珠单抗,但目前大约有 1/3 的胰腺和肝脏移植中心在使用巴利昔单抗。

共刺激信号阻滞剂

T 细胞产生有效且合适的免疫应答反应不仅需要自身 MHC 提呈抗原肽,还需要第二信号或共刺激信号（图 111.1）；对于从未接触过抗原的初始 T 细胞而言更是如此。在实体器官移植中,CD154-CD40 和 CD28-CD80/86 信号途径都是药物特异性作用的靶点,以阻止 T 细胞活化信号的传导。尽管有一种靶向 CD154-CD40 信号途径的药物在灵长类动物试验中效果较好,但由于其在人类中发生过血栓栓塞的并发症,该药物目前已被禁止使用。目前靶向 CD154-CD40 信号途径的研究还在不断进行,但靶向 CD28-CD80/86 信号途径的药物已经被应用于临床。

贝拉西普是一种对 B7 分子（CD80 和 CD86）具有特异性的高亲和力融合蛋白,其作为肾脏移植中的共刺激信号阻滞剂,能够提高病人和移植物的存活率；相比于钙调磷酸酶抑制剂环孢素,贝拉西普的肾脏毒性和心脏毒性更小（Durrbach et al,2010；Larsen et al,2010；Pestanaet al,2012；Vincenti et al,2010,2012）。在部分病人中,贝拉西普可以有效替代钙调磷酸酶抑制剂。

与病毒性抗原相比,对同种异体抗原产生的免疫反应主要由未成熟 T 细胞引起,并引起随后更强烈的 T 细胞反应,细胞因子产生增多可以部分解释更强烈的 T 细胞反应的产生（Xu et al,2014）。初始 T 细胞表达 CD28（贝拉西普的主要靶点）,但 CD28 会随着 T 细胞成熟逐渐丢失。钙调磷酸酶抑制剂他克莫司能够同时抑制初始和成熟 T 细胞,贝拉西普主要对抑制在同种异体抗原存在时活化的未成熟 T 细胞有效,对在病毒抗原存在时活化的成熟 T 细胞的抑制效果相对较差。因此贝拉西普阻断免疫反应尤其是同种异体抗原免疫反应的能力取决于两个因素：①是否存在靶抗原 CD28；②是否存在由初始 T 细胞引起的未成熟 T 细胞反应。

由于贝拉西普在肾移植中显示出较好的疗效和较低的毒性反应,对 CD28[+] 初始 T 细胞在同种异体移植抗原存在时能产生抑制作用,有 II 期临床试验对贝拉西普在肝脏移植病人中的作用进行了研究（Klintmalm et al,2014）。该研究纳入的 260 名病人被随机分配到 5 个治疗组,其中有 2 组病人接受不同剂量的贝拉西普治疗。但是该研究由于贝拉西普治疗组发生急性排斥反应、移植物丢失或死亡的病人数量非常多,仅仅进行了 12 个月的随访就提前终止。目前正在进行的研究对于明确贝拉西普在肝脏和胰腺移植中的作用至关重要。

维持免疫抑制的最低剂量

移植病人在享受移植带来的好处的同时也需要承受长期维持免疫抑制带来的负担。近年来,人们在如何减少移植病人的免疫抑制维持剂量方面进行了很多的尝试和努力。临床试验和临床前试验中尝试的方案包括通过激进的免疫诱导方案、在移植术后停用免疫抑制剂和通过实验室方法促进免疫耐受来维持免疫抑制的最低剂量。

使用免疫去除药物（如 RATG）来减少维持免疫抑制的剂量得到了越来越多的认可。阿仑单抗是一种 CD52 特异性抗体,能够快速去除 T 细胞、血液循环和次级淋巴器官中的 B 细胞和单核细胞,但对血液循环和次级淋巴器官中的 B 细胞和单核细胞的去除效果不如对 T 细胞的去除效果。阿仑单抗被批准用于淋巴恶性肿瘤,也在移植中应用,但属于适应证外应用。阿仑单抗联合低剂量他克莫司被用于抑制肝移植病人的排斥反应（Marcos et al,2004；Tzakis et al,2004）,也有人尝试使用抗胸腺细胞球蛋白诱导治疗来抑制肝移植病人的排斥反应（Tchervenkov et al,2004）。阿仑单抗已经应用于胰腺移植（Kaufman et al,2006）,并且在肾移植中被证实有效（Calne et al,1998；Kirk et al,2003；Knechtle et al,2003）。

免疫抑制的停药和耐受

大约 85% 的肝移植病人在术后 3 个月时可以停用激素,而不引起急性排斥反应的发生率显著升高（Reding,2000）,并且能够减少大量的与糖皮质激素依赖有关的副作用。尽管对于胰腺移植的病人停用激素的尝试还不是十分成功,但对病人进行适当的筛选后,大约 70% 的胰腺移植病人能够顺利停用激素（Humar et al,2000）。

一小部分肝移植病人能够完全停用免疫抑制剂（Benitez et al,2009；Lee et al,2009；Martinez-Llordella et al,2007；Mazariegos et al,1997）。尽管有关免疫抑制剂停药的研究中随访时间各异、慢性排斥反应发生率和移植物丢失率还不完全确定,但有部分病人能够自然地接受肝移植物。如何正确停用免疫抑制剂以及如何识别对药物停用安全的病人仍需要建立统一的标准。目前免疫抑制剂停药成功的最佳预测因素是低剂量免疫抑制后的长期无排斥反应生存率。单药维持免疫抑制超过 10 年的肝移植病人停药成功的概率是移植术后不足 3 年的病人的 10 倍。

获得性同种异体移植物特异性免疫耐受指移植物在不使用任何治疗药物的前提下能够维持正常功能和完整的免疫应答（Billingham et al,1953）。人们为了达到该目标进行了很多尝试,但到目前为止,在肝移植病人中尚未发现能够实现可行、可靠且可持续免疫耐受状态的方案,胰腺移植中还没有进行过类似的尝试。目前为了达到上述目标处于研究中的方案包括控制共刺激信号传导、耗竭免疫细胞和诱导嵌合等,诱导嵌合指供体和受体免疫系统中的成分能在某一个体中持续存在的状态(Cosimi & Sachs,2004;Harlan & Kirk 1999;Kirk,2003)。

人们正在研究与免疫耐受相关的临床因素和基因因素(Martinez-Llordella et al,2008)。临床因素(如年龄、性别、免疫抑制治疗方案和细胞计数)不能预测免疫耐受,并且与免疫耐受有关的基因表达谱不相关。但目前有研究表明,肝移植病人的基因表达特征或其他的生物学指标能够预测促进免疫耐受的特征(Martinez-Llordella et al,2007,2008)。人们从 80 例肝移植病人和 16 例未接受肝移植的健康病人的外周血淋巴细胞中,发现了 24 个基因与肝移植病人的免疫耐受相关。这些基因大多数与自然杀伤细胞和 γδTCR⁺ T 细胞有关,这些细胞的转录表达谱可以用来预测肝移植病人是否免疫耐受、能否成功停用免疫抑制剂。

病毒诱导的同种异体反应性免疫记忆可能导致机体无法实现免疫耐受(Adams et al,2003a,2003b)。异源性免疫的理论认为 T 细胞免疫记忆是先前免疫暴露作用的直接结果,从而导致了对未曾暴露过的抗原也能产生免疫应答(Welsh & Selin,2002)。Adams 等人在小鼠模型中发现对先前病毒暴露产生免疫应答后的记忆性 CD8⁺T 细胞能够对同种异体抗原产生免疫应答。这些 T 细胞由于阈值较低,因此产生了倾向于发生排斥反应的免疫环境,NF-κB 抑制剂和共刺激信号阻滞剂联合应用能够减轻由于先前的免疫应答记忆导致的无法免疫耐受。类似这样的治疗方案能够为今后的临床试验提供思路,从而能够把免疫环境转变为可以实现免疫耐受的免疫环境。

如果异源性免疫的理论是正确的,那么儿童肝移植病人由于病毒或其他交叉活性抗原暴露的机会相比成人更少,因此儿童肝移植病人应该更有可能实现免疫耐受。一项多中心、前瞻性的探索性研究纳入了 20 位接受亲代供肝肝移植的儿童,以进行停用免疫抑制药物的研究(Feng et al,2012)。这些病人在纳入时均接受单药维持免疫抑制,随后逐步接受免疫抑制剂减量,逐步减量的过程最少持续 36 周,并定期进行移植物活检。

该研究的主要终点为实现免疫耐受,其定义是停用免疫抑制剂 1 年而不发生排斥反应,约有 60% 的病人达到了主要终点。移植手术与停用免疫抑制剂的时间间隔越久,维持免疫耐受的时间越长(中位数 100.6 个月 vs. 73 个月),主要活检结果的炎症反应更少,C4d 评分更低。该研究没有发生病人死亡,并且完全停药失败的病人可以在重新用药或增加药物剂量后维持肝移植物的正常功能,因此在儿童肝移植病人中尝试停用免疫抑制剂较为合理。

移植病人是否停药成功需要从两个方面来评估:①生化指标检测,γ-谷氨酰转肽酶和胆红素等指标可能提示发生了排斥反应,但通常不太敏感;②移植物穿刺活检以评估排斥反应和组织损伤(Demetris et al,2006;Mells & Neuberger,2008)。虽然移植物活检对评估排斥反应最敏感,能够早期监测亚临床排斥反应,但其费用高、不方便、有造成潜在损伤的风险,而且组织病理学的改变也不总是十分明确(Berenguer et al,2001)。停药成功病人停药前的穿刺标本提示这部分病人门静脉炎症反应降低、CD3⁺ 和 CD8⁺T 细胞数量减少、CD45RO⁺淋巴细胞数量增多以及 C4d 补体沉积较少(Feng et al,2012;Wong et al,1998)。基于上述发现,Banff 工作小组推荐在停用免疫抑制剂前进行移植物活检,以评估是否存在减少药物剂量、达到免疫耐受的组织病理学改变,同时要关注门静脉炎症反应、中央静脉和周围静脉的炎症反应、胆管变化、组织纤维化和动脉病变(Demetris et al,2006)。如果上述评估结果有利于停用免疫抑制剂,可以尝试进行停药,同时定期进行移植物活检以不断评估停药是否成功。

很多人推测肝移植病人比其他器官移植病人更易实现免疫耐受,目前越来越多研究停用免疫抑制剂的临床试验的结果证实了这一点;原因包括肝脏 APC 的独特性、肝脏具有再生能力,肝脏能够修整抗原负荷,能够在受体体内播种供体的造血细胞、从而造成受体免疫系统克隆耗竭(Starzl,1998)。让肝移植病人达到免疫耐受状态的研究仍在不断进行,这些研究的结果很值得期待。胰腺通常被认为是免疫原性器官,再生能力和抵抗免疫损伤的能力弱。因此,根据现有的治疗方案近期都不太可能在胰腺移植病人中实现免疫耐受。

(孙惠川 译　樊嘉 审)

第二篇　适应证

第112章

肝移植的适应证和临床决策

James. Neuberger

1963 年 Starzl 实施了第一例人体肝移植手术。在接下来的 20 年里,有少部分病人接受了肝移植,而这些病人通常都属于终末期肝病,手术效果令人失望。然而,随着手术经验的逐步积累和医生信心的逐渐增强,肝移植的效果得到了改善,接受肝移植的病人也越来越多。移植中心的数量和肝移植病人数量明显增加。在欧洲和美国,每年进行的手术超过 6 000 例。结果显示目前许多移植中心肝移植病人术后 1 年生存率可以超过 90%。

我们很难将手术效果的提高归于某一个特定的原因。手术和麻醉技巧的改进(见第 113 和 119 章)、术后管理水平的提高(第 25 和 113 章)以及更强有力的免疫抑制剂的出现(第 111 章),这些都是病人生存率提高的原因。此外,我们对肝移植的适应证和禁忌证有了更深入的理解,这使得大多数情况下不会为那些实际上无法存活的病人进行手术;而那些接受肝移植的病人通常是处于最佳的手术时机。然而,肝移植手术成功率的提高和手术禁忌证的减少带来了一个新的问题,即需要进行肝移植的病人数量明显增加,但许多国家的肝移植供体数量仍然很少,甚至有进一步减少的趋势。这种"供需不均"现象的加重造成了等待肝移植病人的死亡率不断上升;病人等待的时间越长,疾病就会更严重,生存的机会也就随之越低,而占用的医疗资源却在不断地增加。使用如劈离式肝移植、脑死亡供体、活体肝移植以及对移植禁忌证的严格把握等方法可以直接或间接地增加供体数量,产生了重大影响,但并没有满足需要。

不同的卫生保健管理部门采取了各种方法,以提供一种透明的选择和分配方法,平衡公平、效用、需要和利益的需求。在北美洲和一些欧洲国家,目前供体分配的方法是基于对病人预后的评估[终末期肝病模型(MELD)评分],即根据等待移植期间受体死亡的可能性大小来决定供体的分配(参见后文关于 MELD 的讨论)。在所有的移植病例中,尽管资源利用增加了,最大限度地降低病人在等待肝移植期间的死亡率,但对移植后的存活率没有明显的影响。

捐赠者的短缺刺激了活体捐赠者肝脏的使用。活体捐献的限制包括捐赠者的风险,即使经过仔细评估,捐赠者死亡的风险约为 1/250(风险取决于切除的肝叶),发生率约为 30%

(Song & Lee,2014)。一般来说,活体供肝接受者的移植适应证与已故供者的适应证相同。

一般适应证和禁忌证

一般来说,肝移植的适应证其实很简单,尽管执行起来通常很困难。以下就是肝移植的两条主要适应证:①与非移植相比移植带来的生存获益。②由于肝病导致病人无法接受现有的生活质量。

应该考虑对单个病人进行移植的证据包括:
- 晚期肝病,MELD 评分 15 或更高(见第 3 章);
- 出现失代偿表现,包括腹水、脑病和肾损害(见第 79 和 80 章);
- 肝细胞癌,其他措施被认为疗效较低(见第 91 和 115A 章);
- 出现并发症,如肝肺或门静脉高压(见第 81 和 82 章);
- 顽固性瘙痒;
- 顽固性脑病。

当然这些标准的进展并不一定意味必须移植,但应着重考虑。

肝移植的绝对禁忌证包括以下几条:
- 病人身体状况无法耐受手术(例如,晚期心脏或肺部疾病);
- 病人不太可能在手术中存活(例如,活动性脓毒症);
- 移植后的存活期可能太短,不足以证明移植的风险是合理的(例如有转移性疾病);
- 存在活跃的酒精中毒或药物滥用(不遵守精神病学家或心理学家评估确定的医疗建议);
- 病人可能无法接受术后生活质量(例如严重的顽固性抑郁症);
- 从技术上讲,手术是不可能的(例如有广泛静脉血栓的病人);
- 病人没有选择接受手术。

移植的相对禁忌证包括:
- 年龄:不同移植中心的年龄限制不同;生物学年龄比时间年龄更相关,但更难定义和量化;

- 肥胖：体重指数（BMI）大于 40kg/m² 的人结局更差；
- 胆管癌：由于早期复发，只考虑严格选择接受化疗和放疗方案的病人（见第 51 章和 115B 章）；
- 慢性或难治性活动性感染：取决于感染类型以及是否适合用现有的治疗方法治愈；
- 社会资源支持较差，尽管全面干预将对移植物或病人存活率可能产生一定影响，特别是对预期移植后恢复时间较长的生理年龄较大的病人；
- 持续吸烟或非法吸毒。

2009 年，北美接受肝脏移植的病人总数为 6 320 人（219 人来自活体捐赠者），但在 2014 年，总共进行了 5 527 次移植（230人来自活体捐赠者）。但现在判断肝脏移植病人的减少是否会持续还为时过早。

在过去的 10 年里，肝移植的状况发生了以下改变：

1. 酒精性肝病、非酒精性脂肪性肝病（见第 71 章）和病毒性肝炎（尤其是丙型肝炎；见第 70 章）的移植病人比例正在上升。

2. 恶性肿瘤和胆汁瘀积性疾病的移植比例呈下降趋势。

3. 活体捐赠者的使用（见第 117 章）对移植的数量没有重大影响。根据联合器官共享网络（UNOS）的数据，在 2008 年进行的 6 319 例肝移植中，只有 249 例（3.9%）来自活体捐赠者，事实上，活体捐赠者移植的比例已经从 2001 年的 10% 下降。活体捐赠目前在西方国家相当固定，尽管它在许多亚洲和远东国家仍然是移植的主要来源。

4. 与活体捐赠者相比，心死亡（DCD）后捐赠者器官的使用一直在增加。美国的捐献率（约 5%）低于英国，英国的 DCD比例约为 30%。

一般状况

营养不良

终末期肝硬化常存在营养不良常见，患病率为 81%（Carego et al，1996）（见第 26 章）。这些病人营养不良的原因有很多：疾病本身；摄入量不足；饮食限制（对于患有脑病的人通常不合适），以及吸收不良，本身也有很多原因。营养不良会造成病人易发生感染以及伤口愈合不良。虽然肝病病人的营养不良程度可能难以量化，但营养不良病人的情况都很差，据报道死亡率为 15%（Camplo et al，2003）。虽然没有证据表明改善营养状态会改变肝移植的结果，但是使病人达到最佳营养状况似乎是有效的（Figueiredo et al，2000）。维生素和其他营养不足也应该纠正，尽管同样没有令人信服的数据表明会改变移植结果。

肥胖

肥胖，特别是与代谢综合征相关的肥胖越来越普遍，非酒精性脂肪性肝病（non-alcoholic fatty liver disease，NAFLD）是肝移植的一个越来越多的适应证。关于肥胖对预后的影响的数据相互矛盾，部分原因是由于仔细的选择和评估，以及很难区分肥胖本身与糖尿病、心血管疾病和其他合并症的相关情况。大多数研究表明，那些体重指数高达 40kg/m² 的人可以安全地进行移植。一些中心将减肥手术与移植相结合。

心理评估

移植对病人和家属都有很大的心理压力。超过一半的肝移植病人有广泛的心理健康问题（Day et al，2009）。然而，作为常规做法，很少对所有潜在的移植候选者进行全面的心理和精神评估。长期的慢性疾病状态，可能与亚临床脑病和未来的不确定性有关，使得准确预测病人的结果变得困难。然而，当病人有精神病史时，需要由多学科团队进行专家评估，因为一些精神疾病病人不配合治疗，或者有反复发作的自残病史，可能不适合移植。拒绝移植的病人并不是不合理的，尽管他们得到了最好的治疗和支持，但他们的生活质量很可能是不可接受的（Corbett et al，2013）。团队还应该评估不遵守的可能性（无论原因如何），在不符合的情况下，尽管得到了社会和其他方面的全力支持，也很可能导致移植物丢失，此时将病人排除在名单之外是可以接受的。

烟草使用

持续使用烟草不仅会增加心血管、肺部疾病和癌症的风险（移植前后），而且还会增加原发疾病复发率（Corbett et al，2012）。一些中心将会把那些继续吸烟或不遵守尼古丁戒断计划的病人从等待名单中剔除。

违禁药物使用

与烟草使用者一样，一些中心将把那些活跃的违禁药物使用者和那些未能进行戒断治疗的病人排除在移植之外。那些美沙酮作为阿片类药物替代疗法稳定性良好的病人不应该被排除在外，一般应该继续使用稳定的剂量。

年龄

没有确定的年龄上限，但年龄增加与移植后死亡率独立相关（Burroughs et al，2006）。生物年龄的概念已经取代了时间年龄的概念，尽管前者不容易定义或量化。经过严格筛选的 70岁以上移植病人的效果显示良好。

既往腹部手术

粘连的存在，特别是在门静脉高压症病人中，大大增加了手术的难度，并可能影响移植结果，特别是当涉及胆道吻合手术部分时（Neuberger et al，1999）。

感染

活动性细菌、真菌或原虫败血症是肝移植的绝对禁忌证。但是如果已经给予了适当的治疗，那么这些病人也可以进行肝移植。

人类免疫缺陷病毒

虽然早期研究显示人类免疫缺陷病毒（human immunodeficiency virus，HIV）感染病人的病情较差（Rubin et al，1987），但随着高效抗逆转录病毒疗法（HAART）的引入，HIV 感染的自然病程已经发生了很大变化（Roland & Stock，2006）。合并感染 HCV 的病人发展为终末期肝病的风险很高（Graham et al，

2001)。尽管有感染 HIV 行肝移植的病人中期结果令人鼓舞（Stock & Terrault，2015），但仍限于少数几个移植中心。HIV 感染病人的肝移植指征已经逐渐明确（Samuel et al，2003），包括以下几条标准：①终末期肝病，②HIV RNA 水平较低或检测不到，③没有 AIDS 相关并发症，以及④CD4 计数超过 200/μl。

丙型肝炎病毒

一些中心发现，在合并感染丙型肝炎病毒的病人中，肝移植的结果更差（见后面的讨论）。

心血管疾病

与其他疾病一样，心血管疾病病人的预后将决定肝脏移植是否是一种合适的治疗方法。15% 的终末期肝病病人都存在中到重度多支冠状动脉疾病（Tiukinhoy-Laing et al，2006）。术前的评价可能并不能完全反映病人的心血管状态；目前也没有指南提出心血管疾病严重到何种程度就不适合进行肝移植。所有待移植病人都应该至少接受超声心动图检查，不仅要检查心脏肌肉和瓣膜的异常，还要寻找肺动脉高压的证据。当发现可能的缺血性心脏病的证据时，病人应该进行负荷测试，如多巴酚丁胺或腺苷刺激的超声心动图和心肌显像。心脏储备的功能测试可能会有帮助，但没有明确的迹象表明达到什么严重程度禁止移植。在有可能矫正冠心病的情况下，应在移植前进行这项手术。支架置入术通常配合抗血小板治疗，与冠状动脉旁路搭桥术相比具有更好的预后。

呼吸功能

常规筛查病人的胸片、心电图、肺功能测试和外周血氧饱和度测量通常可以确定那些有肺部问题的病人。其他检查包括动脉血气（卧位和站立以检测肝肺综合征）和 100% 氧气（以检测分流）、高分辨率计算机断层扫描（CT）、对比增强超声心动图和同位素标记的人聚蛋白肺扫描。根据临床和简单的调查提示，肺动脉造影和右心导管术是可行的。高达 70% 的肝病病人可发现动脉低氧血症（血氧饱和度<92% 或动脉血氧分压<70mmHg）。这种低氧血症的原因包括通气/灌注不匹配、扩散受限、肺泡通气不足、分流和扩散/灌注异常（Krowka & Cortese，1990）。此外，高达 2% 的晚期肝病病人存在肺功能障碍。通常严重的肺部病通过病史和查体就可以发现，但有时比较隐蔽。

以下为这些病人存在肺功能不全的一些原因：

- 与肝病无关的肺功能不全（如由吸烟造成的）；
- 与肝病有关的肺功能不全（如由 α1-抗胰蛋白酶缺乏造成的）；
- 与肝病有关的呼吸系统病变（如纤维化肺泡炎）；
- 因肝病导致的呼吸功能受限（如腹水会造成胸腔积液，也可以对肺造成压迫）；
- 肝肺综合征；
- 肺动脉高压。

肝肺综合征

肝肺综合征（hepatopulmonary syndrome，HPS）以肺内血管异常扩张为特征（Hoeper et al，2004），临床上包括动脉缺氧、肺内血管扩张和肝病三部分（见第 81 章）。提示诊断为直立型低氧血症（站立时动脉血氧下降）和存在肺内分流（气泡超声心

动图或⁹⁹ᵐTc 核医学扫描证实）。HPS 通常在移植后有所改善。

肺动脉高压

肺动脉高压（Portopulmonary Hypertension，PPH）的诊断标准包括有肝病（导致门静脉高压）、平均肺动脉压高于 25mmHg（安静时）或 30mmHg（运动时）、平均肺动脉阻断压低于 15mmHg、肺血管阻力大于 240dynes·sec·cm⁻⁵（Krowka et al，2003，2004）。高达 8% 的肝移植病人存在 PPH，超声心动图估计右心室收缩压大于 45mmHg 的病人应考虑 PPH。PPH 程度与门静脉高压程度无关。这是由肺血管收缩引起的，并导致血管重构，引起肺动脉高压（Hoeper et al，2004）。

其他肺脏注意事项

目前也没有指南能够明确指出肺部疾病严重到何种程度就不适合进行肝移植（Krowka et al，2004）。术前氧分压低于 50mmHg 且肺部扫描脑摄取量超过 20% 提示高死亡率（Argue-das et al，2003）。然而，这些病人可能是多器官移植（心、肺和肝）的候选者。类似情况也适用于囊性纤维化、囊性肺病和肝病。对于有症状的低氧血症病人，长期氧疗是最常用的治疗方法，药物和经颈静脉肝内门体分流术（TIPS）需要在这种情况下进行验证。血管扩张药物治疗已用于肺动脉高压病人，如果平均肺动脉压降至 35mmHg 以下，外周血管阻力降至 400dynes·s·cm⁻⁵ 以下，则可能移植是安全的（Cartin-ceba & Krowka，2014）。

并存疾病

并存疾病的存在可能会导致病人无法进行肝移植，这是因为合并症可能会对肝移植病人的术后恢复产生不良的影响，同时也可能影响病人的长期生存（Volk et al，2007）。

糖尿病在慢性肝病病人中很常见，尤其是丙型肝炎病毒（HCV）感染者。这可能是由与晚期肝病相关的胰岛素不耐受所致，因此在成功移植后会得到解决。糖尿病病人的问题主要是微血管并发症，那些患有胰岛素依赖型糖尿病的病人移植后预后更差（Hoehn et al，2015）。增殖性视网膜病变、糖尿病肾病和自主神经病变，这些并发症可以通过一些简单的检查方法检测出来，如 Valsalva 手法时心跳变化和体位性低血压，它们可能是肝移植的相对禁忌证。晚期微血管病的存在使病人在手术过程中面临严重自主神经功能紊乱的风险，而且这类病人的存活率相对较低（Haydon & Neuberger，2001）。

低钠血症是晚期慢性肝病病人的常见症状，通常是利尿剂治疗不当或游离水清除率降低的结果。有严重低钠血症（血清钠<120mmol/L）的移植病人显示，中心性脑桥髓鞘病变的风险增加（Yun et al，2009）。严重的低钠血症应该在移植前通过简单的限水来纠正，如果合适的话，停止利尿剂治疗，或者如果需要更快的纠正可使用肾脏替代治疗。对于上述情况，促进水分排出的药物可能有较好的效果（O'Leary & Davis，2009）。

血管血栓在慢性肝病病人中并不少见。这可能与肝硬化本身有关，也可能是病人合并潜在易形成血栓的疾病（如布-加综合征相关的骨髓增生性疾病、存在狼疮性抗凝血物质、蛋白 C 或蛋白 S 缺乏或纤溶过程受损）。以前门静脉血栓形成被认为是肝移植的禁忌证，但是现在这种观点已发生转变，门静脉的血流可以通过肠系膜上静脉或脾静脉来供应。但广泛的静脉血栓形成仍是肝移植的禁忌证，因为没法找到一条合适的静

脉对供肝进行门静脉供血。

　　肝肾综合征和肾脏本身存在的疾病都可能是慢性肝病病人出现肾病的原因。肝肾综合征病人的肾脏并没有结构上的损害,如果肝功能重新恢复,肾功能也可以得到恢复。虽然严重肾功能不全会降低肝移植病人的预后(Rimola et al,1987),但肝肾综合征并不是移植的绝对禁忌证。如果病人同时合并严重的肾病,那么最好进行肝肾联合移植。尽管如此,肾功能依然是预测肝移植预后的一项重要指标(Nair et al,2002)。在移植术前纠正病人的肾功能(如透析治疗)是否可以改善移植病人预后目前还不是很明确。移植前校正肾脏参数(例如,通过透析)是否与改善存活率相关尚不确定。

　　有下列情况的病人应考虑肝肾联合移植:

- 肝衰竭和终末期肾病(不包括肝肾综合征);
- 肝衰竭和慢性肾脏疾病,肾小球滤过率(GFR)<30mL/min;
- 肝衰竭合并慢性肾脏疾病,肾组织学显示 30% 以上纤维化或 30% 肾小球硬化;
- 肝衰竭和急性肾损伤,血肌酐大于 2.0mg/dl(176.8μmol/L),以及肾功能衰竭和肾支持治疗至少 8 周以上。

　　既往恶性肿瘤病史是移植的相对禁忌证,这是因为移植手术需要免疫抑制治疗可能导致肿瘤的早期复发(Desai & Neuberger,2014)。以色列宾夕法尼亚肿瘤登记处已经确定了移植后高复发风险肿瘤(知识框 112.1)(宾夕法尼亚大学,1991,1993)。不过,在遵循这些建议时必须谨慎,因为登记处依赖的是自愿报告,而不是系统审查。当 5 年后复发风险低于 10%时,大多数中心都会提供移植。结直肠癌(18.8%)、非黑色素瘤皮肤癌(23.5%)、甲状腺癌(25%)、口腔鳞癌(33%)、外阴阴道癌(33%)和乳腺癌(33%),肝移植后存在 10% 以上的复发风险(Benten et al,2008)。只有在特殊情况下,这些肝外恶性肿瘤病人才能被认为是合适的移植对象。

知识框 112.1　　免疫抑制对肿瘤复发所造成的影响*
低复发率(0%~10%)
偶然发现的肾肿瘤
淋巴瘤
睾丸癌
宫颈癌
甲状腺癌
中等复发率(11%~25%)
子宫体癌
Wilms 瘤
结肠癌
乳腺癌
前列腺癌
高复发率(>26%)
膀胱癌
肉瘤
黑色素瘤
有症状的肾癌
骨髓瘤
非黑色素瘤性皮肤癌

* 数据来源于接受肾移植的病人,应仅用于此类病人的指导。
From Penn1: The effect of immunosuppression on pre-existing cancers. Transplantation 55:742-747,1993.

骨病

　　许多慢性肝病病人都存在各种类型的骨病。骨软化症的发生与维生素 D 吸收不良有关,其发生率较低,可以通过肠外补充维生素 D 进行治疗。骨质疏松症则是一个更严重的问题,主要发生于慢性胆汁淤积性疾病的病人。在许多情况下,成功的肝移植可以阻止或延缓骨质疏松的进程,甚至可能改善骨矿化(Guichelaar et al,2007)。严重的骨质疏松症可以导致胸椎或腰椎的压缩性骨折或其他部位的骨折,这可能会造成更严重的其他并发症。出现严重骨质疏松症的慢性肝病病人可以选择肝移植治疗。

特殊疾病

暴发性肝衰竭(见第114章)

　　肝移植是治疗暴发性肝衰竭(fulminant hepatic failure,FHF)的一种有效的治疗手段,FHF 是指病人既往肝功能正常,在发病 8 周内即出现肝性脑病(Peleman et al,1987)。需要移植的 FHF 在肝脏移植中所占比例不到 5%。出现了 Ⅳ 级肝性脑病的严重 FHF 病人死亡率高达 80%。FHF 的常见原因包括乙酰氨基酚过量、病毒感染(甲型、乙型、戊型肝炎,很少有 C 型肝炎)、药物和异型生物质的毒性(包括草药)、Wilson 病和妊娠期肝病。

　　FHF 病人早期就可以出现多器官功能衰竭,常需要强化支持治疗。FHF 病人常见的死亡原因有脑水肿、多器官衰竭、脓毒症(细菌或真菌)、心律失常或停搏以及呼吸衰竭(Ostapowicz et al,2002)。

　　FHF 病人在治疗上很困难,从出现明显症状到出现不可逆性并发症之间的时间很短暂,这些病人对非肝移植治疗的效果很差,而且一旦出现不可逆性并发症,治疗就很难取得良好的效果。最近研究现在已经提出了 FHF 预后因素,并在这些基础上提出超紧急移植的标准(表 112.1)(Bismuth et al,1987;Neuberger et al,2008;O'Grady et al,1989)。King 医学院模型已经得到了一些移植中心的验证,被证实是有效的。符合 King 医学院标准的病人可能由于病情太重已无法获得良好的治疗效果。随着对 FHF 治疗的进展,这些预后因素可能会在将来需要修改。King 医学院标准中包含有血清乳酸这一指标,这使得该标准的准确率更高(Riordan & Williams,2002)。FHF 病人如果出现了不可逆性并发症,则为肝移植的禁忌证。如果病人出现不可逆性脑水肿(颅内压监测显示颅内压持续升高或瞳孔固定散大超过 6 小时),则不适合进行肝移植。出现脓毒血症同样也是禁忌。

　　对凝血酶原时间或 V 因子水平进行连续监测是评价 FHF 进展程度最好的一项指标,这是因为当没有外源性补充时,上述指标可以较好地反映肝脏的合成功能。凝血酶原时间在改善后又再次恶化提示可能存在脓毒血症,这些病人不适合行肝移植手术。FHF 病人在肝移植术后 48 小时内仍有发生颅内压增高的风险(Dabos et al,2004;Keays et al,1991)。

表 112.1　暴发性肝衰竭的肝移植适应证

类别	病因学
1	对乙酰氨基酚中毒伴 pH<7.25 超过 24h 后过量和液体复苏
2	对乙酰氨基酚中毒伴 PT>100 秒,或 INR>6.5 和血清肌酐>300μmol/L,或无尿和 3 至 4 级脑病
3	对乙酰氨基酚中毒与血清乳酸水平过量超过 24h,入院时>3.5mmol/L 或液体复苏后>3.0mmol/L
4	对乙酰氨基酚中毒三项标准中的两项来自第二类,并有临床证据恶化(例如,ICP 增加、FiO₂>50%、肌无力加重),没有临床脓毒症
5	血清性肝炎、甲肝、乙型肝炎或特殊药物反应伴 PT>100 秒或 INR>6.5 和任何级别的脑病
6	血清型肝炎、甲肝、乙型肝炎或一种特殊的药物反应;任何等级的脑病;以及从以下任何三种:不利病因(特殊药物反应,血清性肝炎),年龄>40 岁,黄疸到脑病的时间>7 天,血清胆红素>300mmol/L,PT>50 秒,INR>3.5
7	Wilson 病(肝豆状核变性)或布-加综合征的急性表现,合并凝血障碍,以及任何级别的脑病
8	肝移植术后第 0~21 天肝动脉血栓形成
9	肝移植后第 0~7 天早期移植物功能障碍,以下至少有两种:AST>10 000IU/L,INR>3.0,血清乳酸>3mmol/L,无胆汁产生
10	任何肝脏供体在供体手术后 4 周内严重肝衰竭

AST,谷草转氨酶;FiO₂,吸入氧浓度;ICP,颅内压;INR,国际标准化比值;PT,凝血酶原时间。

Modified from Neuberger et al:Selection of patients for liver transplantation and allocation of donated livers in the UK. Gut 57(2):252-257,2008.

由于凝血指标对肝移植病人的预后有重要的预测作用,除非有紧急的临床原因,否则对 FHF 病人要等到决定行肝移植手术时才能补充外源性凝血因子。而如果决定行肝移植手术,那么就应该积极地改善病人的凝血状态,同时要注意对容量的限制,避免出现颅内水肿。如果病人的肾功能受损,那么应该注意入量不能过多,肾脏支持治疗可以比较迅速的去除病人体内多余的水分。

FHF 的许多肝外表现都由坏死肝脏释放出的物质导致,因此一些移植中心提倡进行两次手术,即先进行肝切除手术,病人维持在无肝状态直到有合适的供体后再进行肝移植手术(Ringer et al,1993)。对于切除病肝后病人状况是否可以得到改善还存在争议,但是毫无疑问这种方法可以有效地改善预后。然而,必须是病人病情迅速恶化而供肝已经得到,但是由于一些后勤上的原因而导致供体要延后一段时间才能到达时才选用这种方法。

急性肝衰竭病人实施肝移植时会存在这样一个矛盾,即这些病人自身的肝脏有可能会恢复至原来正常的结构和功能而不需要肝移植。辅助肝移植(如 APOLT)或部分肝移植(见第119 章)的使用可能允许更早地使用移植肝作为安全保障;即如果病人肝脏功能能够自行恢复,那么供体肝脏可以再去除或使其萎缩,这样病人既可以获得良好的肝功能,也可以避免免疫抑制治疗。人工肝支持治疗(见第 80 章)的使用仍然不确定,但是诸如分子吸收循环系统(MARS)之类的系统可能会起到向肝移植过渡的作用(Mitzner et al,2002)。

对于因使用过量对乙酰氨基酚的 FHF 病人肝移植指征的选择比较特殊。有长期精神疾病病史或有反复药物过量服用史的病人通常并不适合行肝移植手术。而使用过量对乙酰氨基酚药物的病人通常是因为一些生活上的琐事一时冲动导致的(如与男朋友或女朋友吵架)。这些病人是适合进行肝移植的。相反,如果过量服药是由于长期社会或家庭问题而引起的,那么这些病人在肝移植术后很可能能在原有心理问题的基础上又增加了肝移植带来的心理负担,这些病人其实并不适合进行肝移植手术。

急性肝衰竭的亚型:

亚急性肝衰竭　一些病人的自然病史是一种亚急性疾病(或迟发性肝衰竭),有波动的脑病,可能在肝炎类疾病发作几天或几周后发展。这可能见于中年妇女,并且没有明显的诱发因素(O'Grady et al,2014)。如果不进行移植,这些病人的预后非常差。

暴发性自身免疫性肝炎　指的是与自身免疫性肝炎(AIH)的血清学标志相关的 FHF 病人,包括血清免疫球蛋白升高和高滴度自身抗体。这是否代表了一种典型的 AIH 尚不清楚;皮质类固醇的治疗效果并不理想,应尽早考虑进行肝移植。

代谢性疾病

一些代谢性疾病,在成人肝移植中所占比例不到 5%,可以通过肝移植来纠正(表 112.2)(见第 76 章)。在某些情况下,当代谢缺陷出现在肝脏时,移植可以纠正这种缺陷。在未来,肝细胞移植、辅助移植和基因工程的使用可能会使原位肝脏移植变得不再必要。

表 112.2　肝移植可以治疗的先天性代谢性疾病

只有肝脏受累	伴有其他器官受累
α1-抗胰蛋白酶缺乏	原发性高草酸盐尿症
Wilson 病	Crigler-Najjar 综合征
原卟啉症	原发性高胆固醇血症
酪氨酸代谢紊乱	Niemann-Pick 病
酪氨酸血症	海蓝组织细胞综合征 *
半乳糖血症	血友病 A 和 B
I 型和IV型糖原累积症	蛋白 C 缺乏
Byler 病	蛋白 S 缺乏
血色病 *	
囊性纤维化	
戈谢病 *	
尿素循环酶缺乏	

* 肝移植术后可能复发。

例如,肝豆状核变性或血友病可以纠正代谢异常。而在其他情况下,例如某些类型的高胆固醇血症,肝脏可能与之相关,但心脏却是此代谢缺陷的主要原因。一些中心提倡使用肝移植来预防严重冠心病的发生。对于一些合并心脏疾病的病人,可以进行心肝联合移植。而尿草酸盐过多的病人可行肝肾联合移植。在其他情况下,如血友病,有可供选择的治疗方法,如用第Ⅷ因子替代。移植应该只考虑广泛的肝病,这些病人只有在出现了严重的肝脏疾病如在输血制品的过程中感染了 HCV 时才考虑进行肝移植。可能复发的代偿性疾病不应被视为肝移植的禁忌证。虽然遗传性血色病在肝移植术后仍可能会复发,但是器官损害可通过早期诊断和治疗而得到预防。同样,红细胞生成性原卟啉症在肝移植术后仍可能会复发,但通过适当的考来烯胺治疗会延长病人的生存时间。对于代谢性疾病,我们必须要明确病人会从移植中获益,才能做出肝移植的决定,其适应证与其他肝病的肝移植适应证相似。

布-加综合征

肝移植在布-加综合征病人中的作用仍不确定(见第 88 章)。这些病人可能存在潜在的血栓形成异常,如蛋白 C 或蛋白 S 缺乏、V 因子 Leiden、狼疮性抗凝血物质、红细胞增多症或骨髓增殖性异常;其中一些疾病可通过肝移植得到纠正,而另一些将存在并发症发生的风险,如恶性肿瘤形成(Menon et al,2004)。早期通过应用抗凝药和经颈静脉肝内门体分流术,这些病人的治疗已经有了很大改变(Darish-Murad et al,2009,Mancuso,2014)(见第 87 章)。一般来说,只有当门静脉压力不能降低(或不可行)或已确诊为肝硬化时,才应考虑移植。

慢性肝病

慢性肝病病人的肝移植选择较为复杂。最主要的问题并不是病人是否适合进行肝移植,而是如何选择最合适的肝移植时机。一方面,病人身体状况越好肝移植术后存活的可能性就越大;另一方面,如果肝移植不成功,生存期会随之明显缩短。如果移植进行的太晚,移植成功的概率就会随之降低(见第 79 章)。

一般来说,慢性肝病病人进行肝移植有两个主要适应证:生活质量过差(QOL)和预期生存时间过短。通常,生活质量的评估很困难,这是因为某一个人可以接受的生活质量而另一个人可能就不能接受。病人由于知道自己患有慢性肝病而可能会出现边缘性脑病和抑郁,肝病本身也可以造成疲劳和嗜睡,但我们很难分清这两种状态。有些病人认为自己处于"疾病状态",即使在成功地进行了肝移植手术后,这些病人和家属还是不愿意承认这种"疾病状态"已经结束。如果其他治疗方法均无效,同时病人没有肝外异常情况(如黏液水肿),那么慢性嗜睡乏力以及难治性瘙痒都是肝移植的适应证。有证据显示,昂丹司琼可以改善慢性肝病引起的疲劳乏力,在肝移植进行之前可以考虑使用该药(Piche et al,2005)。

大多数移植中心认为,病人若不进行肝移植的预期生命小于 1 年是肝移植的合适时机;而在实际临床操作过程中,许多病人的预期生命都无法评估(知识框 112.2)。大多数时候疾病是可以被预测的,但这些病人的生命也可能会受到一些意外情况的影响,如脓毒症或曲张静脉破裂出血。因此,肝移植的时机选择不可能很精确。另一个要引起我们注意的问题是,用于肝硬化病人生存预后的预测指标和肝移植术后生存预后的预测指标并不一致。一些预后模型可以帮助我们去了解并预测病人的预后,但也有其不足之处。首先,大多数预后模型是根据回顾性的研究数据得出的,其中病人的数据都来自病人就诊时或病程中某一特定的时间点。而持续使用这些模型对病人进行评价并不适当,除非该模型是时间依赖性的。其次,模型是针对人群制定的,其可信区间相对较宽,将其应用于单个个体时就会受到制约。尽管如此,Child-Pugh(CP)分级还是很有效的,虽然它并不能充分评价病人的短期生存期。MELD 评分是一项评价短期预后的有用指标,它比 Child-Pugh 分级可能要更加准确(Freeman et al,2004;Olthoff et al,2004)。

肝硬化病人出现肝功能失代偿提示病人预后不良。知识框 112.2 和图 112.1 列出了肝硬化病人具体的肝移植适应证。

出现了并发症的肝硬化病人通常都适合行肝移植。严重腹水、自发性细菌性腹膜炎、复发性静脉曲张破裂出血以及难治性脑病都提示肝脏的储备功能很差,都是肝移植的适应证(Gines et al,1988)。Child-Pugh 分级和 MELD 评分对移植术后病人预后的预测能力都很差。有数据显示 MELD 评分小于 12 分的非肿瘤病人肝移植术后 1 年的生存率要低于仅予以维持治疗的病人(Neuberger,2004)。

一些移植中心比较推荐肝脏功能性检测试验(见第 3 章)。虽然氨基比林呼吸试验、单乙基甘氨二甲基苯酰胺试验、半乳糖胺清除率试验都可用于评价肝功能,但其中还没有哪种检查能被广泛地使用(Burdelski et al,1991;Mericel et al,1992)。

知识框 112.2　肝硬化的肝移植适应证
症状
肝功能失代偿
肝性脑病
腹水增加
复发性静脉曲张破裂出血
自发性细菌性腹膜炎
肝病的其他副作用
骨质减少加重
肝肺综合征
难治症状(瘙痒或嗜睡乏力)
发生肝细胞癌
肌肉消耗
生化指标
血清白蛋白<30g/L
肝实质性肝硬化血清胆红素>50μmol/L
胆汁性肝硬化血清胆红素>100μmol/L
MELD 评分>17

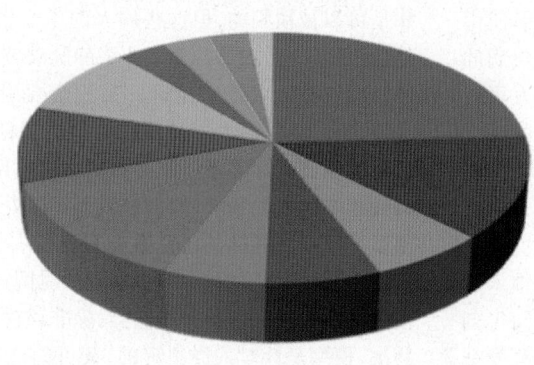

- 丙肝24%
- 酒精性肝硬化13.3%
- 爆发性肝衰竭6.5%
- 原发性硬化性胆管炎6.5%
- 酒精性肝硬化+肝炎C 5.7%
- 肝细胞癌+/-肝硬化7.9%
- 原发性胆汁性肝硬化5.6%
- 其他9.9%
- 隐源性(特发性)8.9%
- 乙肝3.5%
- 自身免疫性3.5%
- 代谢性疾病2.9%
- 肝硬化:脂肪肝(NASH)1.7%

图 112.1 肝移植的适应证。基于器官获取和移植网络累计 20 年的数据,自 1988 年至 2008 年

原发性胆汁性肝硬化

原发性胆汁性肝硬化(primary biliary cirrhosis,PBC) 移植的预后标准是明确的。PBC 在肝移植中所占比例不到 5%,且呈下降趋势。Schaffner 及其同事在 1979 年发表了一篇重要的论文(Shapiro et al,1979),认为血清胆红素水平是判断原发性胆汁性肝硬化病人肝移植手术预后的最佳指标。当血清胆红素水平超过 150μmol/L 时,非肝移植病人的中位生存期只有 18 个月。目前,对于原发性胆汁性肝硬化的肝移植病人已经出现了许多预后模型,其中包括有静态模型和时间依赖性模型(Neuberger,1989)。这些模型包括了许多变量,对这些病人的预后都有很好的预测能力(知识框 112.3)。从这些模型中,我们可以对病人的生存期进行评估(知识框 112.4)。然而,这些模型在使用时也有一些需要特殊注意之处,因为这些模型的可信区间都相对较宽,从模型中得到的任何结果都应该与病人的临床表现相结合。熊去氧胆酸(UDCA) 目前已被批准用于治疗原发性胆汁性肝硬化,可以显著推迟肝移植的时间。在熊去氧胆酸治疗 6 个月后,大部分病人的血清胆红素都会下降,而预后模型仍旧可用。

知识框 112.3   评价原发性胆汁性肝硬化病人生存的预后模型

欧洲模型

2.52×log 血清胆红素(μmol/L)

+0.069×[年龄(岁) -20]/10

-0.05×血清白蛋白(g/L)

+0.88(如果存在肝硬化)

+0.68(如果存在中心型胆汁淤积)

+0.52(如果没有使用硫唑嘌呤)

梅奥模型

0.871×log 血清胆红素(mg/L)

-2.53×log 血清白蛋白(g/L)

+0.039×年龄(岁)

+2.38×log 凝血酶原时间(秒)

+0.859×水肿分数*

*无水肿,0 分;利尿药可控制的水肿,0.5 分;利尿药耐药的水肿,1 分。

知识框 112.4   评价原发性硬化性胆管炎病人的梅奥预后模型

0.535×log 血清胆红素(mg/L)

+0.468×组织学分期*

+0.041×年龄(岁)

+0.705×脾大†

*1~2 期,1 分;3~4 期,2 分。

无脾大,0 分;有脾大,1 分。

原发性胆汁性肝硬化病人肝移植的适应证包括严重的嗜睡、乏力和难治性瘙痒。但是,在决定行肝移植之前,病人要接受过所有可以治疗嗜睡和瘙痒的方法。目前,可选择的非手术治疗方法越来越多。考来烯胺是常用的药物,而对于肝功能较好的病人也可以考虑使用利福平、纳曲酮,或者进行血浆置换或 MARS 治疗。原发性胆汁性肝硬化病人产生嗜睡乏力的原因有很多。如果病人经常出现抑郁,可以用抗抑郁药治疗。因此,在没有其他适应证的情况下,仅有嗜睡不应被认为是移植的适应证(Carbone & Neuberger,2014)。3%的原发性胆汁性肝硬化病人存在腹腔内疾病(Kingham & Parker,1998),如果没有及时发现并治疗,很可能会造成嗜睡乏力。肝病病人常伴有低水平的麦胶蛋白抗体表达,所以可以检测病人是否存在抗肌内膜抗体和抗谷氨酰胺转移酶抗体,对于这些抗体阳性的病人应该进一步行小肠活检。同时可以检测病人的血清促甲状腺素(TSH)水平以除外有无合并黏液水肿,如果必要的话也可以检测是否存在 Addison 病。有时不适当的使用抗组胺药(以控制瘙痒症状)或安眠药也可以造成病人嗜睡乏力。考来烯胺的足量足疗程应用可以有效地治疗瘙痒,而对于无法耐受由考来烯胺导致的恶心和腹泻等并发症的病人,可以使用不含山梨醇成分的考来烯胺(如 Questran Light) 或者使用考来替泊(Colestid)。利福平和纳曲酮对治疗瘙痒可能也有一定的效果。其他一些可能有效的治疗方法包括肝外胆管改道、血浆置换和 MARS(体外白蛋白灌注)。对于难治性瘙痒,如果尝试其他治疗方法都失败,肝移植则是最终有效的治疗方法。通常瘙痒在肝移植术后 2~3 天就会消失,而嗜睡乏力则恢复较慢,而且可能无法完全恢复。

原发性胆汁性肝硬化有可能在移植后复发。这一过程可能时间较长,部分病人需要再次移植。

原发性硬化性胆管炎

与 PBC 相比,原发性硬化性胆管炎的具体病因尚不清楚(Ludwig et al,1990),移植病例约占所有移植手术的 6%(见第 41 章)。很多病人病情反复波动,时而缓解,时而加重,这可能是由于该病会导致一过性的自发性细菌性胆管炎。病人的肝功能也会有波动,但会逐渐恶化直到出现肝衰竭。与其他慢性肝病一样,血清胆红素和血清白蛋白水平是反映疾病进展的重要指标,预后模型有助于选择合适的肝移植时机(见知识框112.4)。Child-Pugh 分级和 MELD 评分与梅奥(Mayo)模型同样能够预测预后(Shetty et al,1997)。许多原发性硬化性胆管炎病人都同时合并有炎症性肠病,通常为溃疡性结肠炎。原发性硬化性胆管炎合并结肠炎的病人结肠癌的发生率要高于仅患有结肠炎的病人。由于这些病人的结肠癌常发生于升结肠,因此对所有可能进行肝移植的原发性硬化性胆管炎病人,都应该进行全面的结肠镜检查以排除结肠癌,并对结肠炎的程度进行评价。静止期结肠炎可以选择肝移植治疗,但是活动期结肠炎则要在移植前先进行治疗。如果结肠炎需要手术治疗,那么可以在肝移植的同时进行手术。移植前或移植期间的结肠切除对移植之后复发的 PSC 具有保护作用(Alprba et al,2009)。

原发性硬化性胆管炎是一种癌前状态,病人胆管的任何部位患胆管癌的风险都会增加(Rosen & Nagorney,1991)。20%的原发性硬化性胆管炎病人,尤其是吸烟者,最终会发展为胆管癌。合并胆管发育异常的病人癌变风险更大。原发性硬化性胆管炎病人病情可以突然恶化(见第 43 章),其原因究竟是因为发生了胆管炎还是因为胆管癌目前还很难分清(见第 51章)(Bergquist et al,1998)。目前有一些检测胆管癌的方法,但通常意义都不大;血清标志物,如癌胚抗原,其敏感度和特异度都不高;CA19-9 升高可能有一定的诊断价值,但其特异性不高(Qin et al,2004)。在患有晚期肝病和腹水的病人中,肿瘤标志物通常会升高。影像学检查,如 CT、MRI、超声以及血管造影,通常并不可靠,较大的肿瘤也会经常被忽略。虽然胆管扩张是胆管癌的常见表现,但其敏感度和特异度都不高,无法作为常规的诊断标准。

磁共振胆胰管成像(MRCP)可以很好的显示胆道系统,其显像效果可以与内镜逆行胰胆管造影(ERCP)相媲美。然而,MRCP 无法获得病理。如果能联合组织刷片活检和胆汁细胞学检查,内镜逆行胰胆管造影能取得更好的诊断效果。这种检查特异性很高,但敏感性相对较差,而且可能诱发严重的胆管炎。直接穿刺活检或针吸细胞学检查可能会得到阳性的诊断依据,但即使是阴性也不能除外胆管癌的可能性。必须强调的是,对严重的原发性硬化性胆管炎病人进行内镜逆行胰胆管造影可能会使病人的病情突然恶化,这可能是由于诱发了胆道的脓毒症。如果在肝移植之前就合并有胆管癌,那么病人的预后将很差。因此,大多数移植中心认为,如果病人已经发现有胆管癌,就不应该再进行肝移植。但是,极小一部分胆管癌病人可能从原位肝移植前新辅助化疗的积极治疗获益(Heimbach et al,2004;Wling et al,2014)(见第 115B 章)。

目前,原发性硬化性胆管炎还没有有效的治疗方法,熊去氧胆酸(UDCA)的作用也不确定(Lindor et al,2009)(Mitchell et al,2001)。外科手术可能有一定效果,但作者认为内镜下胆管扩张或支架置入应该只用于单处肝外胆管明显狭窄的病例。胆管改道和胆管重建手术会影响病人肝移植的手术效果。以笔者在伯明翰大学医院(英国)的经验,既往没有胆管手术史的原发性硬化性胆管炎病人肝移植术后 1 年的生存率较高(Ismail et al,1991)。梅奥医学中心的数据分析显示,原发性硬化性胆管炎病人肝移植术后的预后因素包括疾病的严重程度、既往胆管手术史、有无合并胆管癌以及有无合并感染性疾病(Wiesner et al,1996)(见第 41 章)。笔者的研究结果与之类似,但同时还发现合并溃疡性结肠炎的病人的预后较好,而合并Crohn 病病人的预后较差(Neuberger et al,1999)。

因此,原发性硬化性胆管炎是一种癌前病变,而胆管癌又难以检测,因此原发性硬化性胆管炎病人应该考虑尽早接受肝移植,同时这些病人应该尽量避免行胆管手术。

酒精性肝病

某些酒精性肝病作为单一适应证的病人非常适合肝移植治疗,占 13%,合并丙型肝炎者占 19%。以往医生为这些病人进行肝移植时心存顾虑,因为这些病人在术后可能还会继续过量饮酒、随访不规律以及服用免疫抑制剂不遵医嘱,但是这一担忧尚未得到证实。酒精的破坏作用不只限于肝脏,心、脑、胰腺、骨髓都可能受到损害。酒精性肝病病人还很可能同时伴有精神疾病。1988 年,Starzl 及其同事报道了 41 例酒精性肝病病人接受肝移植治疗的效果,病人术后生存率超过 70%。在这些病人中,只有两人又重新开始酗酒并最终死于酗酒。这些病人的生存率与其他肝硬化病人的生存率相似。这使得其他移植中心也开始考虑给酒精性肝病病人进行肝移植,目前大部分中心都把酒精性肝病作为肝移植的适应证(Kumar et al,1990)。尽管如此,还有些观点认为,酒精性肝病是病人自己造成的,考虑到移植的巨额费用和供体数量有限,这些病人不应该成为肝移植的受体。但大部分移植中心目前并不同意上述观点,因为酒精性肝病病人并不是永远都是酒精依赖的。自身造成的疾病有很多种,仅仅因为酒精性肝病是病人自己造成的就不为其进行肝移植,这就好比不给肢体骨折的橄榄球球员或登山者进行治疗一样。

对于酒精性肝病病人,除了通常的移植标准和手术禁忌证外,我们还需要考虑一些其他因素。首先就是戒酒,这无疑可以提高肝功能处于代偿期病人的生存率。尽管合并静脉曲张破裂出血或严重腹水的病人戒酒可能获益不大,但只有少量腹水或合并其他并发症的病人在戒酒后,其生活质量和生存时间都可以获得显著的提高(Suterakis et al,1973)。由于没有戒酒的病人在肝移植术后很可能重新开始过量饮酒,而且随访也很可能不规律(Beresfold et al,1990),因此,一些移植中心坚持酒精性肝病病人至少需要戒酒 6 个月后才能进行肝移植。但是,6 个月的戒酒期并没有充分的理论依据;术前戒酒的持续时间与移植术后戒酒的持续时间并没有相关性。此外,在规定的禁酒期结束之前,疾病可能会发展。特别值得一提的是,如果肝衰竭病人在禁酒的前 3 个月内不能康复,他们不太可能存活下来(Veldt et al,2002)。禁酒期是有帮助的,一方面是为了确认肝脏不能恢复到不再需要移植的程度,同时也有助于了解病人酗酒的原因,并制定出相应的措施以减少病人术后重新酗酒的可能性。因此,戒酒的时间应该根据病人的具体情况来制定,同时只有在病人真正持续戒酒后才能考虑对其进行肝移植手术(Neuberger et al,2002)。

作者建议对酒精性肝病病人应该由药物滥用方面的临床专家予以仔细评价,以判断病人是否适合进行肝移植。对于有多重滥用、无法认识到成瘾物本质、合并其他物质滥用、缺乏社会支持以及缺少替代物等特征的病人肝移植术后依从性较差。

酒精性肝炎

肝移植在酒精性肝炎(以高血清胆红素和凝血时间延长为特征的重型肝炎)病人中的作用更难确定。合并有脑病和肾功能衰竭的严重肝炎病人通常预后很差。通常这类病人在术前没有时间进行全面的评估,移植预后较差。早期使用皮质类固醇治疗对某些病人可能是有效的。Mathurin 及其同事的初步研究(2011)报告说,在高选择的晚期疾病病人(根据 Lille 评分进行评估)中,对药物治疗没有反应的病人,可以获得理想的结果。然而,结果并不像预期的那样好(6 个月时 77%),未移植的病人存活率为 27%,26 名病人中有 2 名重新酗酒。因此,酒精性肝炎病人的适应证和移植时机仍然不确定,尽管很明显可以获得理想的结果。

因此,酒精性肝炎病人更需要一种多学科的评估方法。在身体方面,除了常规检查外,还应该评估酒精对肝外器官的影响,那些患有晚期酒精性心肌病或胰腺炎的人可能不适合肝移植。精神病学评估在一些中心被广泛使用(Beresford et al,1990),这些中心认为不依赖酒精的病人、找到酒精替代品的病人、有工作的病人、参加过康复计划的病人、以及了解自己问题的病人在移植预后较好。

因此,酒精性肝病病人肯定是潜在的移植对象,确实需要适当合理的考量。

甲型肝炎病毒感染

急性甲型肝炎很少是肝移植的适应证。适应证已经在FHF 部分中有详细的描述。有少部分病人会出现移植肝再次感染甲肝病毒(HAV),但是没有明显的临床意义。

乙型肝炎病毒感染

乙型肝炎病人可能会因为 FHF 或慢性肝病而需要进行肝移植,占移植的比例不到 5%。对于 FHF 病人,以往传统的观点认为这是肝移植的适应证。因为有研究者认为这些病人之所以肝衰竭是因为感染病毒的肝细胞被迅速清除,大部分病人在移植时乙肝病毒(HBV)DNA 都是阴性的,而且这些病人在移植术后乙型肝炎复发的概率要低于慢性 HBV 感染的病人(见第 70 章)。

然而,对于其他伴有慢性肝病的病人亦有不同建议。移植时 HBV DNA 阳性的病人在移植术后乙型肝炎复发的概率很大,预后也很差(Freeman et al,1991;O'Grady et al,1992;Rizetto et al,1991)。移植前 HBV DNA 强阳性的病人不适合进行肝移植。在强效的抗病毒药物出现后,这些病人的治疗发生了革命性的变化(Kim et al,2004)。活动性病毒性乙肝病人在移植前应使用抗病毒药物(Lok & McMahon,2009),移植后通常继续使用乙肝免疫球蛋白和口服抗病毒药物治疗,但是最佳治疗时间尚不确定。

丙型肝炎病毒感染

器官获取和器官移植网上登记的丙型肝炎病毒感染的移植病人数量正在增加(见第 70 章)。而移植后的长期结果往往低于其他适应证,但随着第二代抗病毒药物(direct-acting antiviral agents,DAA)的出现,可能会从根本上改变这一格局。DAA 使用允许在移植前和移植后采用安全有效的无干扰素治疗方案。

在感染 20 年后如未经治疗,多达 20% 的丙型肝炎病毒(HCV)感染病人进展为肝硬化(Freeman et al,2001)。丙型肝炎病毒感染病人最佳治疗时间是在晚期纤维化或肝衰竭发作之前,因为在肝衰竭发作后 5 年存活率只有 50%(Fattovich et al,1997)。在移植时可检测到丙型肝炎病毒的病人几乎都会存在复发,尽管移植物受损的程度是不同的。许多因素(受体、供体、免疫抑制)都与移植物损伤的程度和速率相关。考虑到移植肝丙肝复发的影响,移植前进行抗病毒治疗已被采用,特别是传统的移植前使用聚乙二醇化干扰素和利巴韦林方案可能是有效的(Everson,2004);如果能够安全地进行,持续的病毒应答(SVR)与移植物感染和损害的风险要降低很多。然而,目前的证据表明,较新的 DAA 耐受性更好,在降低病毒载量方面也更有效,目前的指南建议使用联合用药,如左旋沙韦、索索布韦和利巴韦林联用 6 个月,尽管随着经验的增长和新药物的出现,这些建议可能也会发生改变。

丙型肝炎病人移植后的五年生存率与其他原因的肝硬化病人相似,但人们仍然担心长期生存率是否会受到丙肝复发的不利影响。同样,使用第二代 DAA 的治疗可能会从根本上改变此类情况,从而提高移植物和病人的生存率。

合并血友病的丙型肝炎病人在肝移植指征的选择上并没有存在特殊。虽然肝移植可以纠正血友病的缺陷,但血友病本身并不是肝移植的适应证。许多病人由于输血制品而感染上丙型肝炎。如果对病人补充足量合适的血制品,那么整个肝移植手术过程并不会存在很大问题,大部分病人在术后 72 小时就可以转出重症监护室(McCarthy et al,1996)。

肝细胞癌

肝细胞癌(HCC)的病人可以不合并肝硬化,西方 HCC 常发生在有肝硬化基础的病人,占移植手术的 30%(见第 91 章和115a 章)。HCC 有很多治疗方法,包括化疗(见第 101 章)、手术切除(第 103B 和 103D 章)、栓塞(第 96A 章)、经动脉化疗栓塞(TACE;第 96A 章)、无水酒精注射(第 98D 章)、冷冻治疗(第 98D 章)、射频消融(RFA;第 98B 章)以及肝移植。一些学者认为对于胆红素水平正常并且没有门静脉高压症的肝癌病人,应该首先考虑行肿瘤切除,然后在肿瘤复发时再进行挽救性肝移植(Belghiti et al,2003;Sala et al,2004)。目前,对于这种观点还存在争议。

在肝癌治疗方法的选择上尚需要进一步的随机前瞻性临床试验,目前很多研究结果都是基于回顾性研究得到的。对于在肝硬化基础上发生肝癌的病人,最佳的治疗方法不仅仅依赖于肝癌的自然病程,同时还要根据肝病的严重程度。后期将继续面临挑战的问题包括：

- 肿瘤药物治疗的作用是什么？
- 栓塞和射频消融等局部干预措施的作用是什么？
- 表明移植无效性的生物标志物（如 AFP 的作用）是什么？
- 降级的作用是什么？
- 肿瘤的数量和大小在影像上能反映多大程度的扩散？
- 移植前基因或组织标志物在定义适应证中的作用是什么？
- 移植后免疫抑制，特别是哺乳动物雷帕霉素靶蛋白（mTOR）抑制剂的影响是什么？

对于大多数肝癌病人来说，肝移植是长期存活的唯一希望。鉴于目前供体器官的短缺，必须就明确肝脏移植的适应证和禁忌证的指南达成一致。

在肝硬化基础上发生肝癌的病人平均生存时间大约在 6~12 个月，是在非肝硬化基础上发生肝癌病人的两倍。纤维板层癌的病人预后较好，但也有例外。对于所有肝癌病人，肝移植是唯一能够达到长期存活的希望；但是目前供肝非常紧张，必须为肝癌病人肝移植的适应证和禁忌证制定一个可行的标准。

对于肝癌病人的肝移植存在很多问题，目前关于最佳治疗策略的研究很少。很多中心采用米兰标准（Ismail et al，1990；Mazzaferro et al，1996；Menon et al，2014）。该标准是单个肿瘤直径小于 5cm，多个肿瘤数目不超过 3 个，每个直径均小于 3cm。这个结果是仅在 48 个病人中得到的。将这个标准外推到目前的临床实践中时必须小心，因为影像学技术提高了，能够发现以前不能发现的病变。将 20 世纪 90 年代晚期的试验研究结果拿到现今来应用是不合适的。每个肿瘤的大小不是重要的，但是肿瘤的大小预示肿瘤可能有微血管浸润和播散并且可能会在移植术后复发（不一定就会复发，但是这种可能性持续存在）。事实上，其他研究小组认为这个标准太过严格，应该扩展这个标准。旧金山小组认为指征应扩展到实体肿瘤直径小于等于 6.5cm，或者不超过 3 个结节，直径最大不超过 4.5cm，并且整个肿瘤直径之和不超过 8cm（Yao et al，2002）。肿瘤伴有血管浸润是移植禁忌。尸体肝移植和活体肝移植的指征是否相同还存在着不同的意见。

Klintmalm 和他的同事（1998）发表了对国际肝脏肿瘤登记处的肝移植病人进行预后调查的报告，结果包括了 410 名肝癌病人和 12 名纤维板层样癌病人行肝移植手术后的预后情况。这些病人中有 40% 为意外癌，即肿瘤为常规筛查发现而不是依靠症状，60% 接受过已知肝癌的移植。190 名病人已经死亡，其中有 99 名（23.5%）病人死亡时没有肿瘤而有 91 名（21.6%）病人仍有肿瘤（尽管很多早期死亡的病例被认为是无瘤死亡）。移植术后 1 年生存率为 72%，5 年生存率为 44%。单因素分析显示肿瘤大小超过 5cm、血管浸润、阳性结节和组织学分级等四个因素对病人的生存和不良预后有影响。意外癌和纤维板层样癌与预后无关。当使用多因素分析时发现只有组织学分级明显与生存率相关。对于意外癌，如果肿瘤是多灶的并且病人年龄超过 60 岁那么病人的生存率会降低；肿瘤的组织学分级和肿瘤大小小于 5cm 与无瘤病人的生存率相关。采用这些研究结论时应该谨慎，因为这些数据来自 21 个国家的 53 个中心，它们在肝硬化的病因、检测和处理上存在着很多差异。这些因素很多都是相互关联的，分化较差的肝癌可能发展很快并且早期发生转移。有些移植中心得到了其他的结论。Achkar 和

同事（1998）发现常规对肝硬化病人进行筛查能够检测到较小的早期肿瘤，这些病人行肝移植手术后的预后较好。

其他肿瘤标志物：血清甲胎蛋白（AFP）是一种较敏感的血清标志物。AFP 作为移植禁忌证的绝对水平尚不确定，但许多中心将排除 AFP 高于 1 000ng/mL 的移植。AFP 的升高可能是一个有用的指标。如前所述，分子标记可能为预后提供有价值的指导。

对于不能切除的非肝硬化肿瘤病人如果没有肝外转移的证据（单个肿瘤<5cm，或者三个肿瘤每个<2cm，没有血管浸润或包膜外播散）则可以进行肝移植手术。对于合并肝硬化的肿瘤病人，究竟是选择肿瘤切除（如果可能）还是肝移植是比较困难的，因为在这种情况下很多肝癌是多病灶的。如果病人从诊断肿瘤到肝移植手术之间的时间间隔小于 6~10 个月的话，那么尽管花费较大，移植也能够延长这些病人的存活时间。

肝移植前治疗的作用仍不确定。许多中心正在接受 RFA 或 TACE 的干预。目前还没有对照试验能令人信服地表明这种干预措施为病人提供了生存获益。事实上，对于这些治疗本身能否带来益处或者能否发现生长迅速并可能肝外转移的肿瘤，还不是很肯定。由于某些干预措施（如化疗、RFA、TACE）会导致肿瘤坏死，当肝功能稳定的病人等待时间超过 6 个月时，这些干预措施可能会有所帮助（Bruix & Sherman，2005）。肿瘤降期是一种替代方法；如果肿瘤最初不符合移植的标准，治疗并使其达到符合纳入标准，移植可能是合适的（Lee et al，2013）。

术前评价包括寻找肝外转移的证据，应用 CT 或者 MRI 检查胸部和腹部，骨扫描排除肝脏肿瘤骨转移。腹腔镜有助于发现穿透包膜的肿瘤结节，但通常不会做。血管造影或者核磁共振血管造影用来寻找浸润门静脉的肿瘤。如果发生以上两种并发症，作者的观点是应该禁止行肝移植手术。目前，已经不再使用剖腹探查来排除肿瘤转移了。

是否应用肝活检来明确肝癌的诊断仍需要进一步研究。因为有针道播散转移的风险（可能为 2%~4%）（Navarro et al，1998），肝活检应该只在诊断不确定的时候使用。这种情况多发生在不合并肝硬化的肿瘤病人。因为病理上较难区别，因此要判断肿瘤是否为恶性或者是否是肝脏原发常常比较困难，常难与胰腺和肾脏肿瘤相区别。相反，对于合并肝硬化的肿瘤病人，有初发占位性病变，血清甲胎蛋白迅速增高，则肝癌的诊断应该很明确，经皮肝活检只会增加肝癌转移的风险，应该避免。

胆管癌

如先前提到的，胆管癌（见第 115B 章）一般不是肝移植的指征，因为其复发率非常高。Jeyarajah 和 Klintmalm（1998）通过复习文献后得出胆管癌病人肝移植术后 1 年存活率为 53%，但是 3 年存活率仅为 13%。只有对剖腹探查时发现的意外癌可以考虑肝移植手术，有时能够达到治愈（Iwatsuki et al，1998）。一些中心经过严格选择进行了放疗和化疗的病人移植后获得了极好的存活率（Hassoun et al，2002）。

继发性肝癌

除了少数例外情况，因复发率高的原因一般不对肝转移癌的病人行肝移植手术。而类癌和其他的神经内分泌肿瘤例外，

因为它们的长期预后较好并且症状能够迅速缓解(Makowka et al,1989)。对于103名不能切除的神经内分泌肿瘤病人肝移植术后5年生存率为47%,但是肿瘤复发率仅为24%(Lehnert,1998)。在这项分析中有很多因素预示着较好的预后,这包括年龄小于50岁,原发灶在肺或肠道和术前经过生长抑素治疗。多因素分析显示年龄大于50岁,移植前有上腹部手术或者Whipple手术史的病人预后较差。

儿童肝移植

儿童肝移植的指征和成人基本相同。同时,指征还包括生长发育迟缓征和发育代谢性骨病。儿童肝移植常见的病因是胆道系统异常,其中胆道闭锁(见第40章)是最常见的。如果尽早实施肝门肠吻合术对于一些儿童来说是有效的,但是如果2个月后再行此手术,则成功的可能性较小。如果手术后不能迅速建立胆汁引流通道,则应该选择肝移植手术,这比再次尝试胆道重建引流效果要好。其他需要肝移植治疗的胆道异常疾病包括Alagille综合征、Byler病和无症状性肝内胆管发育不良。代谢异常是儿童肝移植另一个最常见指征,这包括Wilson病、酪氨酸血症、糖原贮积病、半乳糖血症和戈谢病。

对病人进行肝移植的评估

当一名病人要进行肝移植时,明确肝病诊断,评价肝移植的适应证和禁忌证以及评估手术风险是非常重要的。应该向病人和家属告知手术的益处和风险(见第113章)。除了完整的病史、体格检查和全身系统回顾外,还需要针对病人的情况进行调查。一些慢性肝病与肝外疾病相关;原发性胆管炎和自身免疫性慢性活动性肝炎与甲状腺疾病及Addison病相关。应该首先排除这些疾病,未经治疗的黏液性水肿会导致昏睡,如果予以纠正病人就可以避免肝移植手术。

对于慢性肝病的病人,除了要进行全血细胞计数、凝血功能和肝肾功能检测外,明确HBV、HCV、HIV和巨细胞病毒(CMV)的病毒状态也是非常重要的。对甲型和乙型肝炎病毒没有免疫力的病人,在移植前进行肝炎疫苗注射是值得提倡的,因为有极少数病人在移植过程中会因为器官或血液原因而感染乙型肝炎。

对于合并肝硬化的病人,应该通过肝脏超声和血清甲胎蛋白及癌胚抗原检测来寻找肝癌的证据。术前应留取细菌、病毒和真菌培养。对于可能有肺结核病史的病人,术前应该检查是否存在现行感染,作者的经验是在移植术后的最初6个月内使用异烟肼和吡哆醇。其他可根据疾病的具体情况决定是否需要相关检查,如自身抗体、免疫球蛋白、铜蓝蛋白检测和α1-抗胰蛋白酶表型测定,适当时还包括交叉配型。

心肺功能很难准确评估。心电图、超声心动图和简单的肺功能检测已经足够。如果需要,如病人可能存在缺血性心脏疾病),要在铊扫描之前进行超声心动图和运动心电图检查,并且可进一步进行冠脉血管造影或者其他的影像学检查。动脉血气检测非常重要,如果动脉氧合较差,则应该分别在运动和给予100%纯氧后予以复查,这样对判定肺内分流的程度有指导作用(Krowka & Cortese,1990)。

放射影像学检查主要包括胸部X线片及肝脏、胆系、胰腺、脾脏和血管的超声检查。如果对门静脉是否通畅不能肯定,则需要血管造影(直接CT或MRI)来评估门静脉、脾静脉和肠系膜上静脉血管的通畅性。有些机构不会常规进行CT或MRI检查,除非有恶性肿瘤的迹象。对于硬化性胆管炎的病人应该了解胆道情况。尽管这种影像学检查可能会发现先前没有诊断的胆管癌,但检查可导致胆管炎的发作。很多原发性硬化性胆管炎的病人有结肠炎。尽管结肠炎程度较轻并且临床症状不明显,但是在手术前筛查这些病人是非常必要的。尤其对于长期有全结肠炎病史的病人应该行结肠镜检查。但是该检查有风险,尤其对于有腹水的病人。如果发现结肠有发育异常,则需要考虑早期行结肠切除术,因为术后使用免疫抑制剂会增加结肠癌发生的风险。

除非病人有妨碍手术成功康复的心理疾病病史,否则不做常规行心理学评估。移植前需要进行牙科检查以去除龋齿。在此之前,麻醉师会定期对病人进行评估是否适合接受移植手术。

知情同意

术前评估是一个让病人充分了解肝移植的很好的时机,以确保待移植病人不仅了解移植的获益,而且了解其中的风险和影响。病人必须了解并接受意外传播感染(病毒、细菌、其他)、癌症、代谢紊乱和自身免疫性疾病等风险,以及移植物与这些较高风险发生的相关影响。病人对风险的理解是多种多样的,要确保病人完全知情同意通常涉及时间和知情告知的多种形式(口头、印刷、电子)来展示移植手术的风险和获益。虽然移植的决定取决于病人,但重要的是让家人参与讨论,因为他们的合作和理解对于移植后的成功康复是必不可少的。

等待移植病人的管理

总体来说,病人在等待移植期间应该尽可能地保持好自身状态。必须纠正维生素缺乏的状况,同时接受高蛋白、高热量饮食。有肝性脑病的病人也不应该限制或禁止高蛋白饮食,要使用其他方法来控制脑病,如使用乳果糖,必要时使用甲硝唑、利福沙明或新霉素。

应该检查病人的免疫接种史,并按照接种情况提供免疫接种。此时应特别注意免疫抑制病人移植后禁用活疫苗或减毒疫苗。为病人提供甲型和乙型肝炎疫苗免疫也是合理的。

应该寻找任何可能存在的感染并且积极治疗。

对腹水的病人应该进行治疗,不仅是因为这些病人处于代谢分解状态而且有发生自发性细菌性腹膜炎的风险。当有腹水时应该对病人预防性的使用抗生素,如环丙沙星或者阿莫西林/克拉维酸,这两种药物不仅有效的,且性价比高,同时没有导致细菌耐药的重大风险。对于饮食和利尿治疗无效并且需要反复腹水穿刺的严重腹水病人,可以考虑行经颈静脉肝内门体分流(见第87章)。移植前进行这种分流手术的效果仍不明确;虽然能有效降低门静脉高压,从而改善腹水和静脉曲张出血的风险,但插管不仅有脓毒症的可能,而且有穿孔和门静脉血栓形成的风险。

有Ⅱ度或Ⅲ度静脉曲张或有静脉曲张出血病史的病人应

该给予药物预防(普萘洛尔或卡维地洛),或者应该给予套扎治疗(见第 82~87 章)。TIPS 在这些选定的病人中很有价值。

PSC 的病人应该监测胆管癌或肠癌,而那些 HCC 的病人应该检查他们的肿瘤数目。这通常是与其他治疗方法同时进行的(见第 91 章)。

最后,重要的是应该避免可能导致肝病恶化的治疗,尤其是应该避免使用非甾体抗炎药物,因为它有引起胃出血、肾功能衰竭和液体潴留的风险。诸如吗啡类导致便秘的药物和镇静类药物应该避免使用,因为有诱发肝性脑病的风险。使用利尿剂时应该谨慎,要严格监测肾功能,因为合并肾功能衰竭的病人移植术后预后较差,而严重低钠血症可导致中央脑桥脱髓鞘病变。

移植医生必须与病人保持紧密联系,以便早期发现问题并加以治疗。随着肝移植等待时间的延长,病人病情可能逐步恶化,可能出现并发症而难以获得好的预后,或者存活的可能性越来越小以至于不能进行肝移植手术治疗。随着供肝日益短缺,移植医生需要考虑制定一定标准,将一些可能预后差的病人从等待名单上剔除。

(刘景丰　译　张志伟　审)

第 113 章

肝移植：麻醉、围手术期管理及术后监护

Andrea Vannucci,Ivan Kangrga

世界卫生组织（WHO）在 2014 年估计，全世界每年实施的肝脏移植超过 26 000 例，但等待移植的病人人数仍然超过可获得的供体器官数量。由于供体持续短缺，近十年来受体和供体选择发生了重大改变，移植医师面临更大的临床挑战。事实上，2012 年移植受者科学登记处（SRTR. org）和器官共享联合网络（UNOS）的数据显示，老年病人移植的频率更高。比如，65 岁及以上的移植受体占比 13%，该比例是 2002 年的调查结果的 2 倍。肝肾联合移植比前几年实施得更多，扩大标准供体用得越来越多，心死亡供体的使用量保持稳定。

尽管医学复杂性不断增加，但整体上来说，移植器官和病人的生存情况在不断改善。根据 UNOS 数据库（2015），接受尸体来源移植物的病人 1 年生存率约为 88%，3 年生存率约为 80%，5 年生存率约为 74%。

经验丰富的移植团队取得了这些令人鼓舞的数字，一部分原因是外科手术和麻醉技术的逐渐进步和标准化（Mandell et al,2008），以及人们日益认识到在这一高要求、多学科的医疗领域采用系统性的方法对提高手术质量和病人安全的重要性（Axelrod et al,2014；Butt et al,2012；Ladner & Baker,2013；Snyder et al,2014）。目前的移植趋势是受体年龄更大，病情更重（Xia et al,2008），边缘供体使用更多。因此移植成功的关键取决于准确、及时的围手术期评估和麻醉医师等的医学管理。

术前麻醉评估

肝移植是以下疾病的最终治疗方法：急性和慢性不可逆肝衰竭，包括多囊性肝病和代谢性疾病在内的未表现为终末期肝病（end-stage liver disease,ESLD）的综合征，一些局限于肝脏的恶性肿瘤以及胆汁淤积性肝病（见第 112 章）。根据最新的美国肝病研究协会（AASLD）指南（Martin et al,2013），在公认的原位肝移植（orthotopic liver transplantation,OLT）禁忌证中，麻醉师特别关注的有严重心肺状况，比如有症状的冠状动脉疾病、重症收缩功能障碍、严重心肌病、严重心脏瓣膜病、严重肺动脉高压和持续性颅内压高于 50mmHg，此外还有无法控制的脓毒症。

作为多学科移植团队的成员，麻醉师应该参与候选受体的评估。2012 年 UNOS 的一项细则要求移植中心任命一名肝移植麻醉主任，并在很大程度上根据美国麻醉协会的建议制定主管标准。UNOS 作出这一决定的动机是，新出现的证据表明，由专门的肝移植麻醉小组提供的标准化医疗可能会影响移植效果和医疗资源使用：包括输血量，机械辅助通气时长，重症监护（ICU）停留时间和住院总时间（Hevesi et al,2009；Mandell et al,2002）。麻醉评估，作为多学科团队评估的一部分，应在接受病人进入等待名单之前进行。这一评估的目标是基于功能状态和合并症来评估合适的移植候选者，并设计个体化的、病人特异性的围手术期治疗方案。对于其合并症会带来严重手术风险的病人，应考虑替代治疗（Hall & Dhir,2013；Merion,2004）。

心血管系统

高动力循环、心肌病和冠状动脉疾病（coronary artery disease,CAD）是影响 OLT 术后结局的常见临床问题（Fouad et al,2009；Raval et al,2011）（见第 112 章）。

高动力循环

ESLD 病人继发于全身血管阻力（systemic vascular resistance,SVR）降低和中枢、内脏和外周循环分布异常而出现高心排血量血流动力学。

这种情况是由体液调节和自主神经功能失调引起的（Møller & Henriksen,2008）。重要的是，低 SVR 可能掩盖心功能下降。肝硬化心肌病常出现在 ESLD 病人中（Biancofiore et al,2010），并可能在接受肝移植手术的情况下进展为心力衰竭（Farr & Schulze,2015）。

冠状动脉疾病

OLT 受者的 CAD 发病率高达 27%（Lentine et al,2012），和与普通人群相同或更高（Raval et al,2011）。既往数据显示冠心病病人死亡率和发病率都很高（Plotkin et al,1996），但更新的管理策略似乎可以带来更好的结果（Wray et al,2013）。Safadi 和他的同事报道了卒中、CAD、术后败血症和室间隔厚度增加的病史是围手术期不良心脏结局的标志，而围手术期应用 β 受体阻滞剂有明显的保护作用（2009）。移植前肌钙蛋白 T——一种敏感的肌钙蛋白测定，已被证明是移植后心血管事件的有力预测因子（Coss et al,2011）。

计算机断层扫描（CT）检测到无症状病人冠状动脉钙化预示可能发生缺血性心脏病。

最近的一项研究发现重度冠脉钙化（冠脉钙化评分>400,Rumberger et al,1995）能够预测 OLT 术后 1 个月内发生的心血管并发症（Kong et al,2015）。

美国心脏协会和美国心脏病学院（AHA／ACCF）有专门的指南用于 OLT 候选人的心脏评估（Lentine et al，2012）。症状和功能能力不是检测的关键指标，因为劳力不耐受是 ESLD 的一个常见特征，可能掩盖心脏病理。在有危险因素的病人中，建议将多巴酚丁胺负荷超声心动图作为最初的 CAD 筛查试验，如果不能确定排除 CAD，则随后进行心导管检查（Martin et al，2013）。左侧心导管插入术与较高的轻微并发症病风险相关，但可以安全地应用于 OLT 候选者（Sharma et al，2009）。

非缺血性心肌病　肝硬化心肌病的特点是收缩和舒张功能障碍，在血流动力学应激、变时性机能不全和电生理改变的情况下更为明显，常表现为 QT 间期延长（Biancofiore et al，2010）。在晚期 ESLD 的 OLT 受者中，多达 50% 存在舒张功能障碍，与灌注后综合征的严重程度（Xu et al，2013）和移植后心力衰竭的发展相关（Dowsley et al，2012）。诊断基于心电图（ECG）、超声心动图和脑钠肽水平升高。非缺血性心肌病的病理生理特征是 β 肾上腺素能活性改变、心肌纤维化、心肌细胞肥大和离子通道缺陷。基础药物治疗包括限制钠盐摄入和给予 β 受体阻滞剂及醛固酮拮抗剂，然而肝移植可以逆转这种状况（Fuka-Zawa et al，2009；Wong，2009）。

非缺血性心肌病也可表现为原发病的并发症，如酒精滥用、淀粉样变性、血色素沉着症和 Wilson 病。当出现扩张型和肥厚型心肌病时，即使在 OLT 术后也很少恢复正常。

呼吸系统

多达 70% 的慢性肝病人有呼吸道问题，表现为呼吸力学和气体交换受损（Kim et al，2009）。大多数肺部疾病独立于肝脏疾病，但在一些病人中与肝脏疾病相关（例如 α 抗胰蛋白酶缺乏症、囊性纤维化）（Yeshua et al，2009）。肺部评估包括病史和体格检查，影像学检查，动脉血气分析（ABG）和肺功能测试。当临床或超声心动图证据提示肺动脉高压时，应行右侧心导管检查。

门静脉性肺动脉高压

门静脉性肺动脉高压（portopulmonary hypertension，PPH）是一种特殊类型的肺动脉高压。它表现为伴或不伴晚期肝病的肺血管阻力（pulmonary vascular resistance，PVR）增高和门静脉高压。2% ~ 10% 的肝硬化病人受到 PPH 的影响（Yeshua et al，2009）。其生理机制是多因素的，尚未完全了解，但高动力循环、肺血管扩张剂（一氧化氮和前列环素）和血管收缩剂（内皮素-1 和血栓素）之间的失衡，以及多发性肺动脉病都在该综合征的发生中起作用（Singh & Sager，2009）（见第 112 章）。

诊断该病要求门静脉高压，平均肺动脉压（mPAP）> 25mmHg，PVR > 240dynes · s · cm^{-5}，肺动脉闭塞压 < 15mmHg（Raevens et al，2015）。如果超声心动图显示右室收缩压高于 45mmHg，则应行右心导管检查。然后根据静息时右心导管获得的血流动力学数据评估 PPH 的严重程度，并将其分为轻度（mPAP 24 ~ 34mmHg）、中度（mPAP 35 ~ 44mmHg）或重症（mPAP ≥ 45mmHg）（Martin et al，2013）。

若移植前提示该病需要医学干预，治疗以血管扩张剂为基础。前列腺素（静注环前列醇或吸入伊洛前列素），磷酸二酯酶抑制剂（西地那非），内皮素-1 拮抗剂（波生坦）常用于联合治疗。大多数肝移植中心不会移植 mPAP > 50mmHg 或 PVR >240dynes · s · cm^{-5} 的病人。目前推荐为那些对药物治疗有反应且 mPAP 在 35mmHg 或以下的受者施行 OLT（Martin et al，2013）。值得注意的是，该病未经治疗的 5 年生存率为 14%，内科治疗的 5 年生存率为 45%，术前使用前列环素治疗的 OLT 病人的 5 年生存率为 65%（Swanson et al，2008）。

肝肺综合征

肝肺综合征（hepatopulmonary syndrome，HPS）是肝病病人继发于肺毛细血管扩张的以低氧血症为特征的血管障碍。肝硬化病人的发病率估计在 4% ~ 47%（Raevens et al，2015）。HPS 自然病程的特点是生存率低，特别是在动脉血氧分压（PaO$_2$）低于 50mmHg 的病人。不进行肝移植的中位生存期约为 24 个月（Lv & Fan，2015；Umeda & Kamath，2009）（见第 112 章）。

HPS 的病理特征是肺毛细血管前血管和毛细血管的总体扩张（Rodriguez-Roisin & Krowka，2008），导致通气-灌注不匹配。临床症状为呼吸困难伴或不伴直立性缺氧（站立时动脉血氧饱和度下降）。通过 ABG 和对比剂增强的超声心动图或大颗粒聚合白蛋白肺扫描确诊。超声心动图阳性诊断特征是给病人外周静脉注射等渗盐水，右心房的含盐微泡将在 3~6 个心动周期之后在左心房显影。

目前尚无有效的药物治疗 HPS，肝移植是唯一的治疗方法。UNOS 的标准认为 PaO$_2$ 水平低于 60mmHg 应高度优先实施 OLT，并在终末期肝病模型（Model for End-Stage Liver Disease，MELD）评分中额外增加 22 分（Martin et al，2013）。重症 HPS（室内空气条件下 PaO$_2$ < 50mmHg）与围手术期死亡率、移植后管理难度和医疗资源使用的增加相关，但移植术后远期效果较好且与 OLT 前的 PaO$_2$ 无关（Fauconnet et al，2013；Gupta et al，2010；Iyer et al，2013；Lv & Fan，2015；Pascasio et al，2014）。

肝性胸腔积液

肝性胸腔积液的定义是肝硬化病人中不是由心脏或肺部疾病引起的超过 500mL 的胸腔积液（Singh & Sager，2009）。膈肌缺损使得腹水从腹腔进入胸腔被认为是导致这种并发症的主要机制。5% ~ 10% 的 ESLD 病人有胸腔积液的症状（Norvell & Spivey，2014），主要的呼吸道损害是继发于肺不张和分流的低氧血症。胸片可确诊。治疗的基础是腹水管理，如腹腔穿刺。有可能的话行经颈静脉肝内门体分流术（transjugular intrahepatic portosystemic shunt，TIPS）。对于顽固性胸腔积液，可考虑行胸膜固定术和膈肌修补术。最好避免使用胸腔导管引流，胸穿一般只在紧急情况下进行。一部分病人可在移植前于门诊行胸腔导管间歇性减压。

慢性阻塞性肺疾病与吸烟

慢性阻塞性肺疾病（chronic obstructive pulmonary disease，COPD）在肝移植病人中很常见，且常常未被诊断，α-抗胰蛋白酶缺乏的病人除外。在最近一项涉及多个美国学术中心的前瞻性研究中，18% 的 OLT 候选人患有 COPD，其中 80% 的病人先前没有被诊断。高龄和吸烟是显著的危险因素。中度 COPD

对肝移植围手术期结局的影响尚不明确（Ryback et al,2008）。重症 COPD 与复杂的术后病程和更差的长期生存率相关（Krowka et al,2013）。

终末期肝病的凝血

肝脏合成了大部分与凝血有关的物质，同样重要的是，它还合成抗凝或促溶物质。晚期肝病病人低凝的传统观念受到了挑战。目前的观点强调血小板功能，促凝剂，抗凝剂和纤溶途径的复杂紊乱，导致止血系统的再平衡（Tripodi & Mannucci,2011）。净效应可能是低凝或高凝状态，有出血或血栓栓塞倾向（Tripodi et al,2011）。了解 ESLD 病人的凝血系统对于围手术期凝血管理和优化输血实践至关重要，这与肝移植中的发病率病和死亡率直接相关（Clevenger & Mallet,2014）。

原发性止血缺陷是由血小板的数量和能力变化引起的（Pereboom et al,2008）。常见轻度至中度血小板减少。其原因是门静脉高压巨脾导致血小板减少，肝硬化病人促血小板生成素减少导致巨核细胞生成减少，酒精性肝硬化或急性丙型肝炎感染导致的叶酸缺乏，以及与自身抗体相关的血小板半衰期缩短（Giannini & Savarino,2008）。

肝硬化中血小板聚集和黏附功能受损是有争议的。该说法提出的机制是复杂和多因素的，包括两种有效的内皮源性血小板抑制剂，一氧化氮和前列环素的重要作用。

与此相反，更近期的工作表明，当血小板数量和血细胞比容正常时，肝硬化病人血小板的功能可能得以保留，提示肝硬化原发性止血缺陷主要原因是血小板减少。肝硬化血小板功能整体缺陷的一个重要代偿机制是内皮合成的 von Willebrand 因子（von Willebrand factor,vWF）增加，这是由于 ADAMTS-13 缺乏所致，ADAMTS-13 是一种 vWF 裂解蛋白酶，在肝硬化中减少。大幅上调的 vWF 促进血小板与受损内皮的黏附，可能解释了血小板数量与出血时间相关性较差的原因（Clevenger & Mallet,2014）。血小板减少，低至 $60×10^9/L$，足以将凝血酶生成保持在相当于正常下限的水平（Mannucci & Tripodi,2011）。

肝细胞合成除血管内皮合成的 vWF 外的所有促凝血因子。Ⅷ因子由肝细胞合成，但也由非肝窦内膜细胞合成。在急性和慢性肝病中观察到凝血因子水平的降低。一些因子——Ⅱ、Ⅶ、Ⅸ和Ⅹ需要维生素 K 作为必需的辅助因子，当维生素 K 由于吸收减少（胆汁淤积）或拮抗（华法林）而缺乏时，它们作为无活性前体存在于血浆中。在急性肝衰竭（acute liver failure,ALF）中，半衰期最短的凝血因子（Ⅶ因子,4~6 小时；Ⅴ因子,12 小时）血浆浓度首先下降，其次是半衰期较长的凝血因子。Ⅷ因子和 vWF 是一个例外，它们在慢性和急性肝病中可能升高，这是由于炎性细胞因子介导的肝外生成的上调，以及由于抗凝血酶Ⅲ抑制凝血酶而导致的相对增多。纤维蛋白原水平通常正常，纤维蛋白原下降是晚期肝硬化或 ALF 的标志。然而，即使在水平正常时，纤维蛋白原常常由于纤维蛋白聚合受损而功能异常，导致凝血酶时间（TT）异常，尽管国际标准化比值（INR）和部分凝血活酶时间（partial thromboplastin time,PTT）正常。

促凝血因子的缺乏部分被抗凝血因子（包括蛋白 C 和蛋白 S,抗凝血酶和肝素辅助因子Ⅱ）的减少所抵消。蛋白 C 和蛋白 S 是维生素 K 依赖性的，在胆汁淤积性疾病中可能缺乏，虽然这两种蛋白的遗传缺乏很少见，但在 Budd-Chiari 综合征和门静脉血栓形成中都发现这种缺乏。抗凝血酶由肝细胞和内皮合成，通常轻度缺乏，血栓栓塞性并发症少见。

除组织型纤溶酶原激活物（tPA）和纤溶酶原激活物抑制物 1 型（PAI-1）外，所有参与纤溶的蛋白均由肝脏合成。因此，肝合成的成分——纤溶酶原、纤溶酶抑制剂、凝血酶激活的纤溶抑制物（TAFI）和ⅩⅢ因子的水平降低可见于急性和慢性肝衰竭。肝硬化通常有纤溶亢进，而 ALF 的病人可能由于 PAI-1 的产生增加而导致纤溶功能低下。最近的专家观点强调，肝病中促纤溶因子和抗纤溶因子的平衡往往得到恢复，纤溶亢进在出血中的作用是有限的（Mannucci & Tripodi,2011）。纤维蛋白原降解指标（D-二聚体、纤溶酶-抗纤溶酶和凝血酶-抗凝血酶复合物、凝血酶片段 F1+2）水平的增高是因为它们被病变肝脏延迟清除。

凝血试验，如凝血酶原时间（prothrombin time, PT）和活化部分凝血活酶时间（activated partial thromboplastin time,aPTT），用于评估合成功能障碍的严重程度，PT-INR 是 Child-Turcotte-Pugh（CTP）和 MELD 预后指数的一部分（Ng,2009）。作为体内凝血功能的测试，PT-INR 和 PTT 由于只检验促凝途径而忽略抗凝功能，在概念上存在缺陷。这一不足通过以下试验得到充分说明：添加血栓调节蛋白可使蛋白 C 完全激活，延长的 PT 得以改变，此时肝硬化病人的凝血酶生成接近正常（Tripodi et al,2005）。这可能部分解释了为什么 PT-INR 和 PTT 是肝硬化和肝移植出血的不良预测因子（Clevenger & Mallet,2014；Mannucci & Tripodi,2011）。血栓弹力图（TEG；Haemoscope Corp,Niles,IL）和旋转血栓弹力仪（ROTEM；Pentapharm,Munich）具有分析全血凝块形成和溶解的优势，包括血小板的贡献，但这些分析不包括内皮成分（参见后文术中监测）。重要的是，这些检测较易识别高凝状态（图 113.1）。

肾脏系统

肾衰竭增加了肝硬化病人死亡的风险，无论是在移植等待名单上还是在肝脏移植后（Karvellas & Bagshaw,2014）。2002 年 MELD 评分的实施，优先考虑了等待肝移植的肾衰竭病人，导致移植名单上的总死亡率降低（Ojo,2009）（见第 79 章）。

肝肾综合征（hepatorenal syndrome,HRS）是肝硬化、ALF 或酒精性肝炎病人的一种特殊类型的功能性肾衰竭。其特征是肾血管收缩和肾小球滤过率的严重降低（GFR<30ml/min），但仅有极小的肾组织学异常（Gines & Schrier,2009；Low et al,2015）。HRS 的主要病理生理过程是循环障碍：门静脉高压促进细菌从肠腔移位到肠系膜淋巴结，并诱导产生炎性细胞因子和局部血管扩张剂，如一氧化氮、一氧化碳和内源性大麻素。内脏血管扩张降低了 SVR，激活了许多代偿机制。最初的反应是高动力性的，包括心动过速、心排血量增加、低 SVR 和相对低血压。

随着肝硬化的进展，交感神经和肾素-血管紧张素系统被激活，暂时维持动脉血压，但也引起肾血管收缩和低灌注。精氨酸加压素非渗透性分泌增多，目的在于保持循环容量，导致无溶质水滞留，伴随低钠血症、水肿和腹水。HRS 几乎总是与腹水相关，在无腹水的情况下很少发生（见第 81 章）。HRS 分为两类。HRS 1 型以肾功能迅速下降为特征,表现为血清肌酐(SCr)在 2 周内翻倍,达 2.5mg/dL(226μmol/L)以上。HRS 1 型病程凶险,可导致多器官功能障碍,死亡率高。HRS 2 型病程进展较缓,SCr 升高较轻(1.5~2.5mg/dL,即 133~226μmol/L),顽固性腹水程度较轻。HRS 的发病常由独立事件触发,如自发性细菌性腹膜炎,使用非甾体抗炎药(NSAID),使用利尿剂导致的低血容量,胃肠道出血或体液丢失。

重要的是要认识到 HRS 可能叠加在慢性肾病上,例如由乙型肝炎病毒(HBV)或丙型肝炎病毒(HCV)感染引起的肾小球肾炎,由某些药物副作用引起的间质性肾炎,或由糖尿病或慢性肝病引起的肾病。HRS 的诊断对预后有重要意义:HRS 1 型的中位生存期为 1 个月,HRS 2 型为 6 个月。

SCr 的测定虽然有其局限性,但仍是肾功能的主要检测方法。根据共识,SCr 高于 1.5mg/dL(133μmol/L)定义为肝硬化肾功能不全(Gines & Schrier,2009;Salerno et al,2007)。当需要重复评估时,GFR 和肌酐清除率测定是更准确的方式,但不实用。其他的测试有:血清和尿电解质、钠排泄分数(FENa)、白蛋白、渗透压、沉淀物和生物标志物。HRS 没有特异性的诊断测试。相反,诊断是基于肝脏疾病的存在,这是一个诱发因素,且 FENa 小于 1%,表示肾小管重吸收功能还存在。但后一项试验会因利尿剂的使用而失效。

一般治疗措施旨在预防感染,特别是亚急性细菌性腹膜炎;维持足够的血管内容量;避免使用肾毒性药物。循环容量损失,通常是大容量穿刺术或胃肠道出血的结果,最好用白蛋白治疗,如果需要的话,用血液制品治疗,而不是用晶体液,以避免无溶质水的滞留。

主要的药理学方法是使用血管收缩剂,包括选择性加压素 V1 受体激动剂(如特利加压素)或肾上腺素能激动剂(如去甲肾上腺素、米多君)和奥曲肽。血管收缩药联用白蛋白效果一般,但却是目前最佳治疗方案。最近的两项研究显示,与单独使用白蛋白的对照组相比,使用特利加压素和白蛋白治疗的病人中有 40% 肾功能明显改善(Martin-Liahi et al,2008;Sanyal et al,2008)。虽然治疗组的总体生存率并不比对照组好,但肾功能改善的病人 3 个月生存率明显高于肾功无改善者(58% vs 15%,Martin-Liahi et al,2008)。然而,器官缺血是血管收缩剂一个值得关注的副作用。

在约 60% 的病人中,TIPS 可改善肾功能和 GFR,并降低交感神经和肾素-血管紧张素-醛固酮轴的激活(Cardenas & Gines,2009)。TIPS 对 HRS 1 型的效果较差,但可能会减缓 HRS 2 型向 1 型的进展。在难治性腹水病人中,TIPS 治疗与反复腹腔穿刺和用白蛋白进行血管内容量置换疗法相比,并无明显的生存优势(见第 87 章)。

肾脏替代治疗(renal replacement therapy,RRT)为移植提供了桥接,但 HRS 最佳的 RRT 方法及其对病人结局的益处尚不清楚(Nadim et al,2012;Gines & Schrier,2009)。连续性静脉-静脉血液透析(continuous venovenous hemodialysis,CVVHD)似乎是血流动力学上最佳的 RRT 形式(Davenport,2009)。CVVHD 可有效控制血管内容积、pH 和溶质(Na⁺、K⁺、SCr、尿素、氨)。此外,它以时间控制的方式纠正血钠,降低低钠血脑桥脱髓鞘风险。

肝移植是并发肝硬化和 HRS 病人的首选治疗方法(Carde-nas & Gines,2009)(见第 112 章)。约 90% 的 HRS 病人在肝移植成功后恢复了肾功能。其余 10% 的肾功能不能恢复,需要延长 RRT 和最终的肾移植。当肝硬化肾功能衰竭的原因是 HRS 时,肝肾联合移植的最佳指征是移植前 RRT 超过 8 周。

中枢神经系统

肝性脑病是一种进行性但可能可逆的中枢神经系统(CNS)代谢紊乱,伴有不同程度的脑水肿。肝硬化病人中,高达 45% 出现明显的肝性脑病。肝性脑病是 ALF 死亡的预兆和主要原因(Eroglu et al,2009)(见第 79 章)。世界胃肠病大会根据病因将肝性脑病分为三种类型(Ferenci et al,2002):A 型与 ALF 相关,B 型与 TIPS 相关,C 型与肝硬化相关。根据神经功能损害的严重程度,肝性脑病的范围从正常(0 级)、轻度认知和神经肌肉功能损害(1 级)、进行性嗜睡(2 级)、意识模糊伴随肌肉强直或阵挛(3 级)到昏迷和脑死亡(4 级)。虽然肝性脑病的出现和严重程度对肝硬化和 ALF 的预后和治疗有重要意义,但它不是 MELD 评分的一部分。

肝性脑病的病理生理学复杂而不明确。最近的证据表明神经炎症,包括小胶质细胞和促炎细胞因子的激活,是血脑屏障通透性改变和脑内氨蓄积的一个原因(Butterworth,2013;Romero-Gómez et al,2015)。其他多种可能的致病因素被提出,包括内源性苯二氮䓬类或 γ-氨基丁酸类激动剂、活性氧(ROS)、炎性细胞因子、低钠血症和锰。脑水肿的确切发病机制仍有争议,但较充分的证据支持氨的作用。氨通过增加细胞内谷氨酰胺含量促进星形胶质细胞和神经元的肿胀。谷氨酰胺转运到线粒体后,促进 ROS 的产生,激活线粒体通透性转变孔道和多种激酶,导致细胞肿胀。氨水平的增加已被证明会改变脑血流和脑葡萄糖利用率(Bjerring et al,2009;Sundaram et al,2009)。在 ALF 中,动脉和脑内高浓度氨与脑水肿和颅内压(intracranial pressure,ICP)升高密切相关,从而导致较高的脑疝和缺氧死亡风险(Wendon et al,2008 年)。

肝硬化病人的肝性脑病起病缓慢,病程进展,对治疗仅有部分反应。显著的脑水肿通常不是进展而来,而是有关因素诱发的(例如感染、过量食用蛋白质、脱水、胃肠道出血)。TIPS 是一种已知的风险因素,与 30% 的新发或恶化的脑病有关(见第 87 章)。除纠正诱发疾病,治疗包括能减少肠道产生和吸收氨的不可吸收双糖、针对产脲酶细菌的抗生素、鸟氨酸和阿卡波糖、苯二氮䓬类受体拮抗剂和益生菌。米诺环素是一种具有强大中枢抗炎特性的药物,可减少肝衰竭时的神经炎症、脑水肿和脑病,抗肿瘤坏死因子药物依那西普也是如此(Butterworth,2013)。

ALF 病人的肝性脑病的特征是脑水肿和颅内压增高。两者都是 3、4 级脑病致命的并发症。治疗包括多项旨在促进脑灌注压(cerebral perfusion pressure,CPP)高于 60mmHg 的一般和特定干预措施(表 113.1)。这是通过维持平均动脉压和减少脑水肿将 ICP 降至 20mmHg 以下来实现的。3 或 4 级肝性脑病需要气管插管进行气道保护。轻度过度通气暂时缓解脑充血,但长时间过度通气并无益处,可能引起 CNS 缺血。甘露醇在短期内对降低 ICP 有效,但不推荐预防性使用。最近的证据表明,N-乙酰半胱氨酸治疗也可以延长与对乙酰氨基酚毒性无关的 ALF 病人的无移植生存期(Lee et al,2007)。

表 113.1   急性肝衰竭时脑病和颅内压升高的处理

一般措施	特定干预措施
头部抬高到 30°	3、4 级肝性脑病的气管插管治疗
审慎的(限制性的)体液管理	过度通气:有限的、暂时的获益
审慎的镇静	N-乙酰半胱氨酸:对 ALF 的所有病因都有效
脑灌注压>60mmHg	肾脏替代治疗:CVVHD
渗透性利尿,高渗盐水	ICP 监测(>10%出血),经颅多普勒
经验性治疗:抗生素、抗病毒药物、双糖	轻度低温,肝移植桥接

CVVHD,持续静脉-静脉血液透析;ICP,颅内压。

ICP 监测的作用有争议。ICP 监测器的放置与这一人群出血高风险相关,没有数据支持其在改善病人预后方面的作用。急性肝衰竭研究组仅对肝移植候选者推荐这种干预措施,但承认地区实践差异(Stravitz et al,2007)。一个吸引人的非侵入性的 ICP 监测器替代方案是经颅多普勒(transcranial Doppler,TCD)超声检查。通过测量大脑中动脉和前动脉的血流速度,并计算阻力和搏动指数,TCD 允许在自我调节受损和发展中脑水肿的情况下对脑血流进行一系列的估计(Bhatia & Gupta,2007)。在少数 ALF 病人中,TCD 确认脑血流充足是进行 OLT 的基础(Bindi et al,2008)。术中 TCD 在 OLT 中的应用尚未见报道。

轻度至中度低温(32~35℃)是一种新兴的治疗方式。低温降低脑氨和细胞因子水平,部分恢复脑血管自我调节和脑葡萄糖代谢。尽管实验数据提供了强有力的理论依据,但低温疗法的安全和有效性在 ALF 病人中只有有限的临床数据。未来的研究是必要的(Lee et al,2007;Stravitz & Larsen,2009)。

术中监测

血流动力学管理

血流动力学管理是肝移植围手术期护理的基石,但目前尚未就血流动力学监测的标准达成共识(Claus-Georg & De Wolf,2008)。持续有创动脉压监测可能是肝移植中唯一普遍使用的血流动力学监测方式。当在最常见的部位桡动脉测量时,外周动脉压可能会低估真正的主动脉压,尤其是在低血压期间。与桡动脉相比,测量股动脉能更真实地反映中心动脉压,同时记录更高的收缩压。股动脉和桡动脉压力波形之间的差异在移植物再灌注后或使用高剂量血管收缩剂时特别显著(De Wolf,2006;Shin et al,2007)。由于这种差异以及需要频繁的动脉血采样,一些移植中心常规同时使用股动脉和桡动脉测量(Schumann et al,2013)。

肺动脉导管(pulmonary artery catheter,PAC;见第 25 章)长期以来一直是肝移植血流动力学监测的主要工具(De Wolf et al,1993)。然而,PAC 的临床实用性最近受到质疑,因为测量结果的改善不值得它的侵袭性风险(Sandham et al,2003;Wheeler et al,2006)以及测量的压力并不能很好地估计心室前负荷(Kumar et al,2004)。尽管已经出现了许多侵入性较小的

技术,但 PAC 仍然被广泛提倡用于 OLT(Della Rocca et al,2008;De Wolf,2008;Pinsky,2006),并且 PAC 仍在美国大多数移植中心使用(Schumann et al,2013)。PAC 可连续显示肺动脉压力,特别有利于 PPH 病人的管理。动态监测右心室(RV)功能和检测 RV 衰竭在治疗 PPH 病人中至关重要,尤其是在再灌注期间。评估右室容积和收缩力,三尖瓣反流的严重程度以及测量下腔静脉(inferior vena cava,IVC)的流量可能有助于指导容积,肌力和肺血管扩张剂治疗(Yassen et al,2012)。

PAC 在 OLT 中的一个显著的缺点是由于灌注后的低温和随后的中心温度的不稳定,在肝脏再灌注后的一段时间内温度稀释心排血量的准确性不高。

更新的、侵入性较小的心排血量和血流动力学监测器已经在 OLT 中使用了几年。PiCCO 系统(Pulsion Medical Systems,Munich),LiDCO 设备(LiDCO Group,London)和 FLO-TRAC/Vigieo(Edwards Lifesciences,Irvine,CA)是最常报道的监测系统。尽管这三种设备的性能各不相同(Krejci et al,2010),但没有一种设备与 PAC 具有良好的一致性,也没有一种设备成为 OLT 唯一的血流动力学监测器(Feltracco et al,2012)。

经食管超声心动图(transesophageal echocardiography,TEE)在肝移植中越来越受欢迎(Burtenshaw & Isaac,2006)。2002 年的数据估计只有 21% 的美国大型移植中心使用 TEE(Schuman,2003)。但最近的一项调查显示,TEE 在美国的使用越来越多,特别是在大型中心(高达 80% 的病例)(Schumann et al,2013)。TEE 提供的信息不同于 PAC,但可作为补充。肝移植手术的不同阶段已有其标准的 TEE 检查,TEE 在病人人群中的优势也被讨论了(Robertson & Eagle,2014)。图 113.1 中一个 HPS 病人的 TEE 检查提示发泡试验呈阳性,发现肺分流。

TEE 的主要优点是实现心脏结构和动态功能的连续、实时可视化。TEE 是评价心室容积状态,左室整体收缩力和射血分数,右室功能,室壁节段运动异常和室间隔运动的较好方法。多普勒模式可以探测跨瓣膜血流(图 113.2)、动态左室流出道阻塞、心内分流和舒张功能(Dowsley et al,2012;Raevens et al,2014;Robertson & Eagle,2014)。此外,TEE 是唯一能够实现瞬时诊断肺静脉、下腔静脉、TIPS 或心内血栓(Aubuchon et al,2013;Ellen-Berger et al,2006;Planinsic et al,2004;Vannucci et al,2011)和心包或胸腔积液的术中监测手段。

除了需要大量的培训和资源支持外,TEE 还有几个重要的缺点。肝移植受者中,胃食管静脉曲张破裂是一个需要被特别关注的风险。这种并发症虽然很少见,但确实强调了对每个移植受者的监测模式进行仔细的风险/效益评估的必要性。在胃回缩时将 TEE 探头从胃中取出是谨慎的,但会使某些操作过程中没有视图。另一个缺点是 TEE 不擅长提供并分析传统的数值数据(例如心排血量),而 PAC 很容易做到。TEE 中的视觉评估也高度依赖于操作员。最后,与 PAC 不同的是,TEE 探针通常在手术结束时被移除。因此监测的连续性被中断,血流动力学管理的具体数据很难转移到 ICU 病房。这个问题可能会被廉价的一次性三通探头解决。

凝血监测

常规的止血试验 PT 和 PTT 有几个重要的局限性(Dalmau et al,2009;Ng et al,2009)。首先,这些检测使用没有血小板的

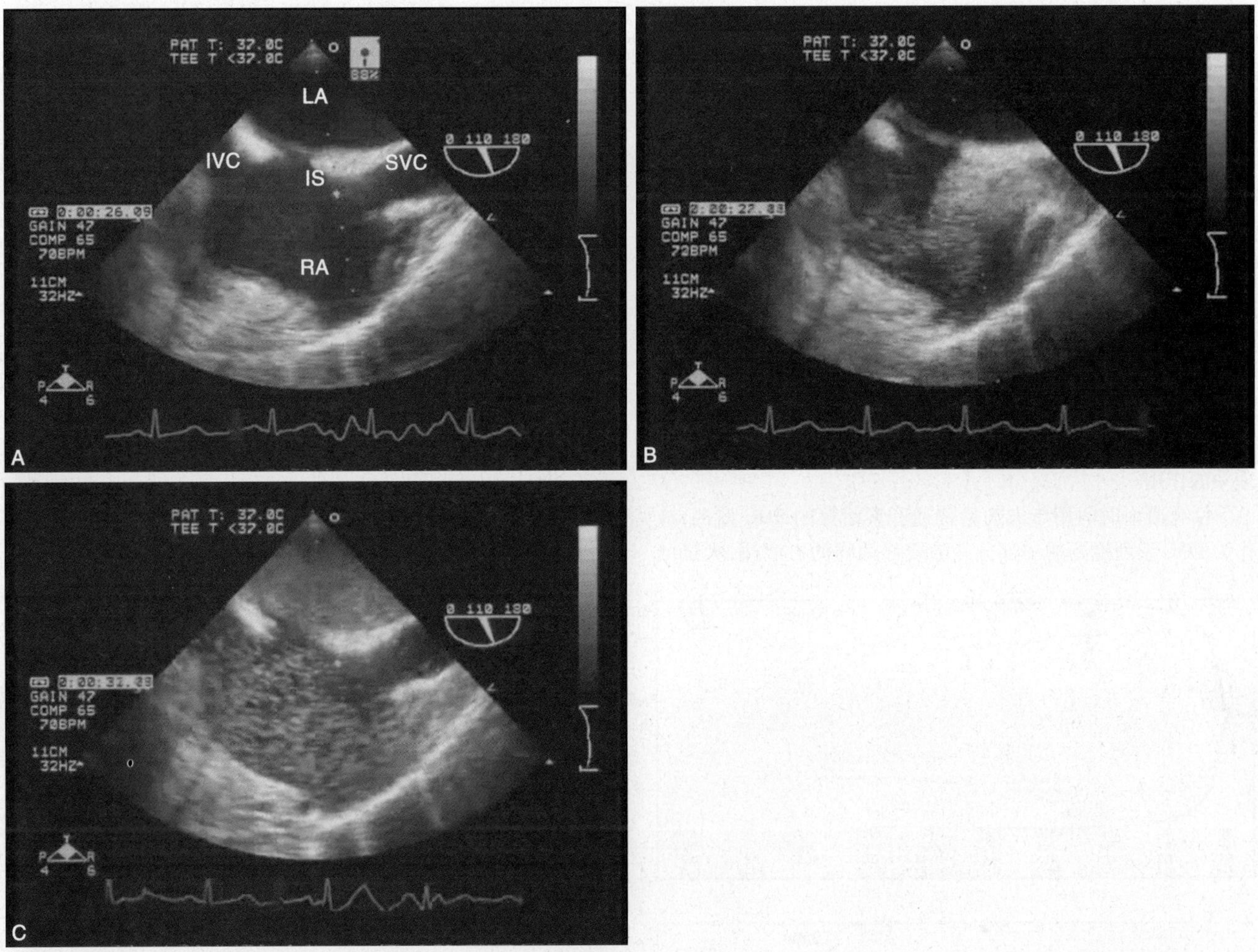

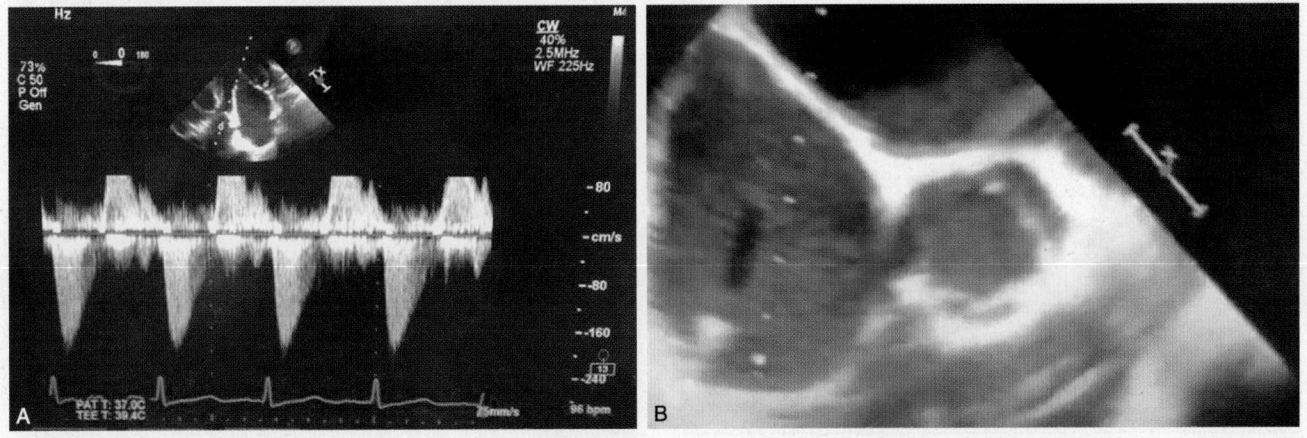

图113.1 一例肝肺综合征合并肺内分流的病人术中经食管超声心动图(TEE)显示发泡试验阳性。(A)食管中段双腔切面。(B)可见经中心静脉端口注射后,经上腔静脉(SVC)进入右心房的造影剂显影(搅拌的盐水-血液混合物)。(C)几次心跳后,注射物出现在左心房(LA),提示经肺通道。RA,右心房;IS,房间隔;IVC,下腔静脉

图113.2 高动力循环病人的术中经食管超声心动图(TEE)。(A)深部经胃视图显示主动脉瓣有较高的连续波多普勒血流速度(>2m/s)。(B)食管中段短轴位显示主动脉瓣开放正常,排除主动脉瓣狭窄

血浆样本。活化的血小板表面、体内凝血的天然介质,被加入的磷脂所取代。因此,血小板和内皮在凝血过程中的作用不能体现在这些试验中。其次,PT 和 PTT 只测定促凝血因子的活性,没有考虑到抗凝血因子。当对 PT 进行修改以包括抗凝血因子时,肝硬化病人的凝血酶生成与正常对照没有区别(Tripodi et al,2005)。报道指出,INR 比 PT 有更高的实验室内变异性。这可能与 MELD 评分测定更有关系而非快速术中管理(Lisman & Leebeek,2007)。

实验室 PT 和 PTT 检查的一个重要的缺点是周转时间长,通常约为 45 分钟,对于正在进行的移植手术来说是不理想的。护理点(point of care,POC)检验在采血和获得检验结果之间的耗时较少。PT 和 PPT 的 POC 分析是快速的(5~15 分钟)全血测试。针筒式,可由几个制造商提供。

有报道指出在 OLT 中此类检测与血浆检测结果的一致性较好(Herbstreit et al,2010),表明 POC 凝血检测在术中凝血管理中的作用。

活化凝血时间用于大剂量普通肝素治疗的 POC 监测,应作为 POC 系列检测的一部分。随着移植物的再灌注,大量的

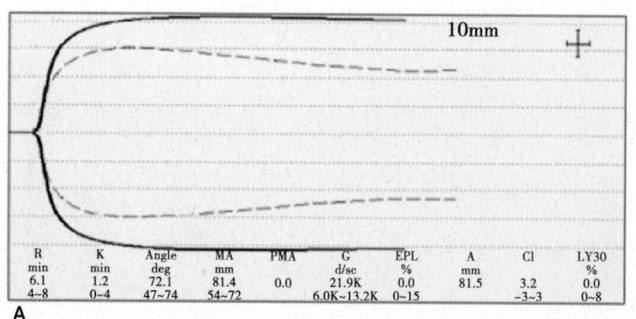

R min	K min	Angle deg	MA mm	PMA	G d/sc	EPL %	A mm	CI	LY30 %
6.1	1.2	72.1	81.4	0.0	21.9K	0.0	81.5	3.2	0.0
4-8	0-4	47-74	54-72		6.0K-13.2K	0-15		-3-3	0-8

A

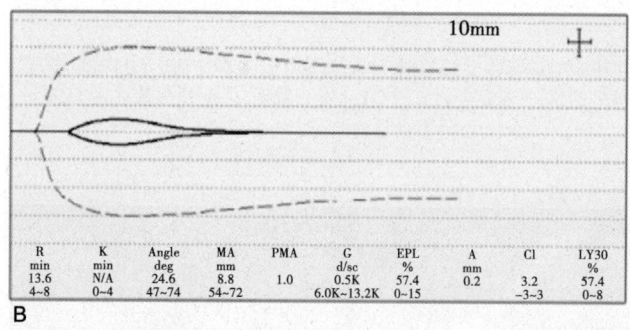

R min	K min	Angle deg	MA mm	PMA	G d/sc	EPL %	A mm	CI	LY30 %
13.6	N/A	24.6	8.8	1.0	0.5K	57.4	0.2	3.2	57.4
4-8	0-4	47-74	54-72		6.0K-13.2K	0-15		-3-3	0-8

B

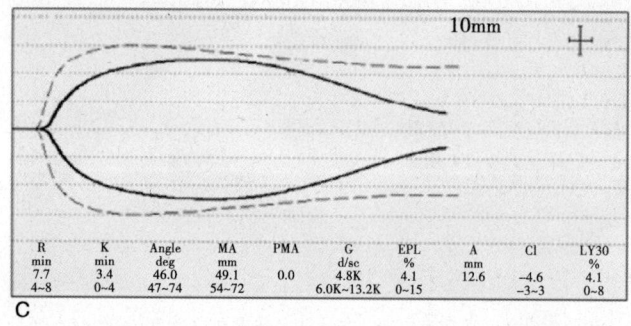

R min	K min	Angle deg	MA mm	PMA	G d/sc	EPL %	A mm	CI	LY30 %
7.7	3.4	46.0	49.1	0.0	4.8K	4.1	12.6	-4.6	4.1
4-8	0-4	47-74	54-72		6.0K-13.2K	0-15		-3-3	0-8

C

图 113.3 三例不同凝血障碍的病人原位肝移植术中血栓弹力图(TEG)记录。在每个图中,由仪器产生的"正常"TEG 线条以虚线呈现。(A)原发性胆汁性肝硬化病人的高凝状态。(B)灌注后 TEG 显示血栓形成明显抑制,纤溶增强。(C)丙型肝炎病人轻度凝血功能下降和轻度纤溶

普通肝素被冲入循环。结合其他 POC 测试,活化凝血时间可能有助于指导鱼精蛋白的使用和剂量。

TEG 和 ROTEM 都是 POC 测定法,用于测量全血凝块形成和溶解的粘弹性特性。这两种技术都被用来制定输血策略(Coakley et al,2006;Kang et al,1985;Kirchner et al,2014;Roullet et al,2010,2015)。TEG 测量血凝块出现所需时间,血凝块形成率,凝块扩张强度和凝块溶解率(图 113.3)。用内源性凝血途径激活剂-高岭土处理样品,缩短血凝块的形成时间。而加入肝素酶可分析外源性肝素的作用,避免内源性肝素类似物干扰。TEG 比传统的实验室测试更快。

旋转式血栓弹力计可产生五种分析,其中四种可以同时运行,测试凝血的不同方面。Ex-TEM 和 in-TEM 分别评估外在和内在途径。Fib-TEM 可评估纤维蛋白原和间接血小板对最大凝块硬度的贡献。Hep-TEM 能够检测循环肝素的作用,而 ap-TEM 在存在纤溶的情况下可评估对抗纤溶药物的潜在反应。ROTEM 在测定血小板和纤维蛋白原联合缺乏引起的血凝块张力强度降低方面非常有用,并且它是检测低纤维蛋白原血症或异常纤维蛋白原血症的可靠方法,两者在肝病中都很常见(Kalina et al,2008)。

TEG 和 ROTEM 都是高凝、纤溶和抗纤溶药物治疗效果的快速和优越的监测方法。这两种方法主要理论缺陷是不能评价内皮功能。值得强调的是,虽然这两种仪器绘制的血凝块形成图相似,但 TEG 和 ROTEM 在分析没有被外源激活的血液时产生的结果并不相同,因此它们不能互换(Coakley et al,2006;Nielsen,2007)。

凝血的监测和管理仍然是 OLT 面临的巨大挑战。目前已经明确,失血和血液制品输入是发病率和死亡率升高的重要原因(Clevenger & Mallett,2014;de Boer et al,2008)。遵循策略性输血实践可以减少不必要的围手术期输血和成分输血(Görlinger,2006;Kang,1997;Kang et al,1985)。但对于标准的术中凝血监测或凝血干预措施尚未达成共识。

困难来自对肝病和 OLT 中复杂的凝血异常的不完全理解,以及目前可用的模拟体内条件的试验的局限性。例如,术前凝血试验不能预测术中出血(Massicotte et al,2004;Steib et al,2001),当异常凝血结果不能通过常规输注新鲜冰冻血浆(FFP)和其他血液制品进行纠正时,输血需求实际上较低(de Boer et al,2008)。最后,OLT 中的出血往往更多地与门静脉高压和手术出血有关,而不是与凝血疾病有关。这些发现强调了在临床角度上解读凝血试验结果,而不是仅仅依赖于根据试验结果制定干预措施。

代谢监测

葡萄糖控制

终末期肝病与血糖调节受损有关。低血糖在 ALF 中常见,而外周胰岛素抵抗和代谢综合征在慢性肝病中常见(见第 79 章)。导致术中急性高血糖的因素是皮质类固醇和术后免疫抑制剂的常规应用以及对手术应激的反应。回顾性研究显示,较高的感染发生率、移植排斥反应和术后 1 年死亡率与围手术期血糖控制不良相关(Ammori et al,2007;Park et al,2009;Wallia et al,2010)。

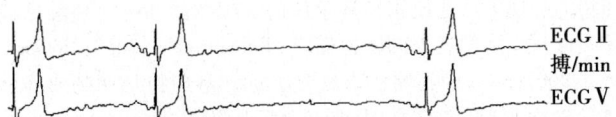

ECG Ⅱ
搏/min
ECG V

图 113.4　再灌注后不久在手术室监护仪上记录的一个双导联式中心电图（ECG）显示显著的心动过缓和高 T 波。这种变化在移植物再灌注后的短期内并非不常见

另一项研究与其他围手术期研究基本一致，强调了移植后密切的、策略性的 POC 监测和血糖水平管理的有效性和安全性（Keegan et al，2010）。

电解质

电解质监测作为 POC 测试一种，通常按小时检测并在需要时进行，例如在移植物再灌注前立即调整电解质平衡。高血钾是一种危险的征兆，可能导致致命性心律失常，尤其是在再灌注后（Vannucci et al，2012）。高钾血症的独立预测因素是输注的红细胞数和较高的初始值，特别是在合并肾功能不全的酸血症病人（Naksuji & Bookallil，2000）。钙离子水平通常随着血制品和白蛋白的使用而降低。低血钠是肝硬化晚期的一个标志，也是移植等待名单上死亡的独立预测因子（Kim et al，2008；Yun et al，2009），将血清钠水平添加到 MELD 评分中可提高其预测值（MELD-Na）（Biggins et al，2006）。术中血钠水平会因为输入含盐液体，特别是碳酸氢钠而升高。OLT 术中血清钠的大量升高与较差的术后短期结局相关（Hudcova et al，2014）。应特别注意血清钠水平的快速校正可能会引起脑桥脱髓鞘（Zhang et al，2009）。

体温监控

核心体温的监测通常通过食管探头、膀胱探头或 PAC 来实现。尽管低体温在 OLT 中很常见（Han et al，2014），但令人惊讶的是，有关 OLT 中体温管理的报道很少，尤其是考虑到低体温是肝衰竭的一个关键体征，也是手术中的一个显著问题。众所周知，低体温的有害影响包括不利于伤口愈合和凝血，增加感染性并发症的风险。心脏移植物再灌注后冷灌注液返回心脏可引起中心体温的急性降低。这种体温极速降低会加剧灌注后血流动力学不稳定，导致缓慢性心律失常，可能进展为心脏骤停（图 113.4）（Vannucci et al，2012）。灌注前达到正常体温上限可部分减轻低温损伤。因此持续温度监测的价值和维持正常体温的措施再怎么强调也不过分。一种特殊的情况是故意的亚低温，它通过降低大脑新陈代谢和减少氧化应激介质而起作用。因此，亚低温是 ALF 病人 ICP 升高的公认治疗方法（Lee et al，2011；Stravitz & Larsen，2009）。

术中管理

通气管理

机械辅助通气应优化呼吸道气体交换，维持肺体积和容量，以促进术后早期拔管。因为 OLT 后机械通气延长与死亡率增加和移植物丢失有关（Yuan et al，2014）。在设置通气参数时，必须考虑先前存在的呼吸系统合并症，如腹水和胸腔积液。

虽然关于 OLT 通气支持的报道不多，但为了防止肺不张，同时避免高的非生理潮气量和高峰气道压，采用保护性通气策略似乎是合理的（Shultz，2008；Slinger，2008；Slinger & Kilpatrick，2012）。多种因素可引起肺毛细血管通透性增加，易发生肺间质水肿。呼气末正压（positive end-expiratory pressure，PEEP）是预防肺水肿的合理工具，在尸体和活体肝移植后，最高 10mmHg 的 PEEP 已证明在维持血流动力学和移植物灌注方面是安全的（Saner et al，2006a，2006b；2008）。

肺动脉高压时可增加吸入氧分数（FiO₂）以调节肺阻力。目前尚不清楚术中高 FiO₂ 值是否可能在调节移植物再灌注后的缺血再灌注损伤中发挥作用（Kabon & Kurz，2006）。

血流动力学，体液和输血管理

血流动力学管理和血液制品的输入是密切相关的，应该一并考虑。过量的输液可能导致下腔静脉、门静脉和侧支静脉压力升高，可能导致肝解剖过程中的失血，凝血因子和血小板的稀释以及组织水肿（见第 24 章）（Westerkamp et al，2009）。反之，血管内容量不足可导致血流动力学不稳定和器官灌注不足。

对 ESLD 病理生理学的更好理解，手术和麻醉技术的改进，以及 POC 实验的应用导致血液制品的使用显著减少甚至出现不输血的移植。这具有重要意义，因为减少血液制品输入与更好的长期结局相关（Massicotte et al，2007；Pereboom et al，2009；Rana et al，2013a，2013b）。

越来越多的共识认为，联合低中心静脉压（CVP≤5mmHg）、限制性输液以及应用血管升压药和强心药来减轻内脏充血，维持器官灌注压的策略与减少 OLT 术中的出血和输血需求相关（Feng et al，2010；Hong et al，2012；Massicotte et al，2012；Wang et al，2013）（见第 24 章）。

相反，Schroeder 和他的同事（2004）报道了低 CVP 策略引起死亡率和肾衰竭发病率的增加。虽然低 CVP 策略在肾功能正常和心血管储备功能良好的病人中可能可行，但在心室顺应性不足或动力型左室腔流出梗阻的病人中，以一种特定的低 CVP（即 5mmHg）为目标可能在生理上没有益处（Dowsley et al，2012；Raevens et al，2014；Robertson，2010）。

低 CVP 方案通常需要使用血管升压药和/或强心药来维持动脉血压（Ponnudurai et al，2005；Schroeder et al，2004），但可能有终末器官灌注不足的副作用。CVP 不是可靠的前负荷指标，因此采用 TEE 或动态指标进行容积评估可能是指导体液管理的更符合生理学的方法（Della Rocca et al，2009；Robertson & Eagle，2014）。体液管理策略和 CVP 值的解读可能因手术技术和手术阶段而异。例如，在完整的 IVC 钳夹期间，血液被阻隔在血管钳下方，低 CVP 不能准确反映容量状态。开放下腔静脉和门静脉后，CVP 迅速增加，可能降低门静脉和右心房之间的压力梯度，从而影响肝脏灌注。在背驮移植过程中血流动力学变化很少达到这样的程度。

低血压在 OLT 的各个阶段都很常见，但术中低血压对病人长期生存的影响报道甚少。De Maria 及其同事（2013）报道，术中持续低血压且平均动脉压低于 50mmHg 的病人术后 30 天死亡率和移植物丢失发生率增加。

对于术中血管升压药的选择，缺乏证据指导。常根据药物的药理特性和副作用来选择药物（Zhang et al,2005）。常用的药物有去氧肾上腺素、去甲肾上腺素、血管加压素和多巴胺。值得注意的是,血管加压素-1受体和α-肾上腺素能激动剂可用于HRS病人保护肾功能（Fayed et al,2013;Gines & Schrier,2009）。血管加压素减少内脏血流量,这可能在解剖时减少门静脉侧枝的出血,但也可能在新肝期阻碍门静脉血流（Wagener & Bakker,2015;Wagener et al,2008）。

大多数中心使用晶体和胶体液的组合进行液体置换。最近的研究强调了对羟乙基淀粉（HES 130/0.4）使用的关切。TEG评估表明羟乙基淀粉对肾功能和凝血有不利影响（Bang et al,2011;Hand et al,2015）。

重症肺动脉高压（PVR>240dynes·s·cm^{-5}）与围手术期高死亡率相关,是肝移植的禁忌证。对于保留右室功能的中度PPH,术中处理的目标是降低PVR,促进心肌收缩和器官灌注。一般措施包括增加FiO$_2$,避免高碳酸血症和酸中毒,以及使用肺血管扩张剂。吸入性肺血管扩张剂,一氧化氮和前列环素对全身影响最小。相反,静脉注射血管扩张剂会引起全身血压和前负荷更明显的下降,可能影响右心灌注,并抑制血小板聚集（Cheng et al,2014）。米力农和多巴酚丁胺被用作强心剂和肺血管扩张剂,但需谨慎使用,因为它们也会引起全身性低血压。灌注后的肺动脉压力管理尤其具有挑战性,因为随之而来的有酸中毒、低体温、突然的容量负荷和心室收缩功能减退。肺血管扩张剂逐渐减量,以避免肺动脉高压反弹。建议在需要吸入性血管扩张剂时延长拔管（Mandell,2004;Teo & Greenhalg,2010）。

随着MELD评分系统的实施（见第3章）,更多肾功能不全的病人正在接受OLT治疗。肾功能衰竭与OLT后短期和长期死亡率增加相关,围手术期肾功能衰竭往往需要术后RRT（Bahirwani et al,2014）。术中肾脏保护策略以维持足够的血管内容积和肾脏灌注为基础。目前尚无有效的特异性术中肾保护剂,但使用血管加压素和肾上腺素能激动剂维持灌注压是合理的,它们对HRS的管理是有效的。保留腔静脉血流的外科技术,如背驮式技术,对肾脏有利。术中RRT是可行的,已被证明在维持电解质和体液平衡方面是安全和成功的（Ramsay & Garcia-Valdecasas,2009;Townsend et al,2009）,并可能改善肝移植后的结局（Douthitt et al,2012）。肾损伤的新标志物,如中性粒细胞明胶酶相关载脂蛋白,在预测和评估肝移植后急性肾损伤（AKI）方面可能比SCr更有用（Niemann et al,2009;Portal et al,2010）。这种快速检测的预后价值可能在未来的研究中被证明,从而证实术中肾保护策略的有效性。

红细胞、FFP和血小板的输注与死亡率增加有关（de Boer et al,2008;Pere-Boom et al,2008;Rana et al,2013b）。在过去20年中,平均血液制品需要量显著下降,现在可以在不输血的情况下进行OLT（Clevenger & Mallett,2014;Ozier & Tsou,2008）。虽然提前预测病人较高的出血风险是有用的,但预测更高输血需求的因素仍有争议。移植前低血红蛋白和MELD评分高于30是比既往腹部手术、INR延长和低血小板计数更好的预测因素（Massicotte et al,2009;Ozier & Tsou,200年8;Xia et al,2006）。

目前还没有输注红细胞、FFP和血小板上限的共识,不同的中心和临床医生的做法也不尽相同。POC测试,包括TEG和ROTEM,已经被用来制定输血策略（参见前面对凝血的监测）。建议存在持续性纤溶时选择性使用抗纤溶药物,但这些药物的常规预防性使用是有争议的。抑肽酶和氨甲环酸已被证明可减少高危病人的输血需求（Dalmau et al,2000;Molenaar et al,2007）。一些病例报告研究了抗纤溶药物与动脉或静脉血管血栓形成的关系（Dalmau et al,2000;O' Connor et al,2000）。然而,Meta分析（Molenaar et al,2007）和对同组病人使用抑肽酶的回顾性研究（Warnaar et al,2009）都没有证据支持肝移植中抗纤溶药物相关的血栓栓塞事件风险增加。应该强调的是,在这两项研究中,观察到的趋势表明,抗纤溶药物与血栓形成之间的可能联系没有达到统计学意义,可能因为纳入的受试者数量有限和其他混杂因素。考虑到大量输血较少发生,在缺乏临床和实验室证据支持纤溶亢进的情况下,不推荐不加区分地预防性使用抗纤溶药物（Kozek-Langenecker et al,2013）。

对于任何特异性抗纤溶剂的选择、剂量或给药时间没有共识。因此,监测纤维蛋白溶解和早期发现高凝至关重要。目前流行的观点是TEG/ROTEM可以提供最好的信息,TEE可以用于检测黏附在中心线上的心内血凝块。将活化的Ⅶ因子用作预防性治疗与血栓发生率增加有关（Chavez-Tapia et al,2011）,但它已成功被用于少数个别病例的抢救治疗（da Silva Viana,2006）。

含有Ⅰ和Ⅷc因子以及vWF的冷沉淀、浓缩纤维蛋白原、含有维生素K依赖性因子Ⅱ、Ⅶ、Ⅸ和X的浓缩凝血酶原复合物,越来越多地被用作FFP的替代品。与FFP相比,这些产品的优势在于所需体积较小,感染性并发症风险较低,且剂量标准化（Clev-enger & Mallet,2014）。

术中关键事件

灌注后综合征与顽固性低血压

灌注后综合征（postreperfusion syndrome,PRS）由Aggarwal及其同事于1987年首次描述,最初定义为肝脏再灌注5分钟内全身动脉压下降至灌注前值的70%以下或平均血压低于60mmHg并持续至少1分钟。全身低血压与PVR和中枢压增高相关,偶尔与心动过缓相关,心动过缓可进展为停搏（Aggarwal et al,1993）。其他作者基于血流动力学提出了类似的定义（Ayano-Glu et al,2003;Chui et al,2000;Nanashima et al,2001;Paugam-Burtz et al,2009）,其中一位作者提出了一个扩展的概念,即除了不稳定的血流动力学之外,还包括需要给予抗纤溶剂的灌注后纤溶（Hilmi et al,2008）。根据移植中心的不同,明显的PRS存在于在25%~55%的病人中,发病率取决于定义。在接受肝移植的病人中,很大比例的人会出现对正性变时剂有抵抗作用的心动过缓和需要心肺复苏的心搏停止,从而导致再灌注复杂化（Vannucci et al,2012）。

心动过缓和再灌注综合征的发生机制尚不完全清楚。有几个可能的因素,如从肝移植物或受体肠中释放血管活性物质（钾、酸、类固醇、缓激肽、白细胞介素）以及低血容量、低体温或小的空气或血栓栓塞（Chui et al,2000;Ricciardi et al,2002）。在多变量logistic回归分析中,Paugam-Burtz和他的同事（2009）发现,门腔静脉分流的缺失和冷缺血持续时间是PRS的独立预测因子。

PRS 与不良结局相关,包括失血量增加,血液制品需求增加,术后同种异体移植物丢失,肾衰竭和早期死亡率增加(Paugam-Burtz et al,2009;Ramsay,2008)。目前还没有普遍接受的预防策略,但常用的干预措施包括用变时剂和血管收缩剂预处理,以及调整体温、pH 值和电解质。在松解血管前立即提前给予儿茶酚胺激动剂可减轻再灌注的血流动力学效应(Ryu et al,2012)。

缺血再灌注损伤的发生已有较好的认识,但其与 PRS 的确切相关性尚不完全清楚。使用一氧化氮,前列腺素 E 和各种抗氧化剂的治疗方法正在进行临床评估(Ramsay,2008),这些方法旨在减轻缺血-再灌注引发的炎症反应和细胞级联反应。亚甲蓝已被报道用于治疗再灌注后的顽固性低血压,但其有效性尚未在更大规模的研究中得到证实(Cao et al,2009;Fischer et al,2010)。

肺栓塞

肺空气栓塞和血栓栓塞是 OLT 的罕见但可能致命的并发症。大静脉(如下腔静脉或肝静脉)撕裂时,低 CVP 将空气主动吸入中心循环,发生空气栓塞。静脉-静脉旁路的断开也会导致中心循环中的空气滞留。

血管内凝血可表现为肺栓塞,心内血栓可伴或不伴静脉血栓,并经常黏附于中心静脉线或 TIPS 置管(Peiris et al,2015;Vannucci et al,2011)。OLT 病人血管内凝血的机制尚不完全清楚。某些 ESLD,如原发性胆汁性肝硬化或原发性硬化性胆管炎,与高凝状态相关。在其他情况下,血管内凝血与抗纤溶药物或血液制品的输血有关(Warnaar et al,2008a)。接受 OLT 的病人使用抑肽酶可能与静脉血栓发生率增加有关(Warnaar et al,2009)。在一个单中心病例研究中,没有使用抗纤溶药物的情况下发现了 4 例肺栓塞(Lerner et al,2005)。

当存在解剖或功能性房间隔缺损时,反常性栓塞是一种可能的并发症。这种并发症更容易发生在儿童受体和灌注后早期,此时右动脉压往往高于左动脉压。儿童病人的移植前评估中,需要排除此类缺损。或者当缺损较大且在移植前不太可能愈合时,进行房间隔缺损经皮封堵术。在最近的一个单中心研究中,肺栓塞的发生率为 3.3%(El-Baghdadi & Sakai,2010)。在一项关于 OLT 肺栓塞的综述中,报告了非常高的总体和术中死亡率(Warnaar et al,2008a):院内死亡率 68%,术中死亡率 82%。

术中肺栓塞最常见的初始症状是全身性低血压,同时肺动脉压力升高(Ellenberger et al,2006;Warnaar et al,2008a)和呼气末二氧化碳降低。合理的预防策略基于使用 TEG/ROTEM 迅速识别高凝状态,并避免不必要的预防性抗纤溶药物(Kozek-Langenecker et al,2013)。

TEE 对识别心内和肺内血栓是有用的。治疗以血流动力学支持为基础。已有研究报道术中可给予重组 tPA(Jackson et al,2006)。

特殊情况

急性肝衰竭

急性肝衰竭(ALF)的定义是,既往无肝病的病人 24 周内出现重症肝功能障碍,并导致肝性脑病和凝血障碍(INR>1.5)(见第 112 章和第 114 章)。如果在 2~4 周内发生,则认为是重

症 ALF。ALF 病人总体非移植生存率高于 40%,具体取决于病因。对乙酰氨基酚过量者的死亡率最高。只有不到 10% 的病人需要进行移植(Trotter,2009)。晚期 ALF 唯一有效的治疗手段是肝移植,仅占所有肝移植的 5% 多一点。其 1 年生存率为 60%~80%(De Gasperi et al,2008;Trotter,2009)。慢加急性肝功能衰竭是一种新提出的综合征,其特征是肝硬化急性失代偿和多器官功能障碍,包括肝、肾、脑和循环功能衰竭,以及低生存率(28 天死亡率 30%~40%,Arroyo et al,2015)。ICP 升高和严重凝血障碍是 ALF 的标志,也是围手术期的主要挑战。由于脑水肿是 ALF 最常见死亡原因,控制颅内高压和维持适当的脑灌注压(CPP)是手术中的关键任务。普遍接受的最低标准是 ICP 维持在 25mmHg 以下,CPP 50~60mmHg 或更高。ICP 的持续有创监测有助于指导病人管理,但它与高出血风险相关。

颅内压通常在解剖期升高,再灌注后达到峰值。平均动脉压的急剧下降使灌注后期成为 CPP 管理的最关键和最具挑战性的时期。有一种治疗方案包括脑内 ICP 监测,通过血管加压药维持 CPP 大于 60mmHg,过度通气(维持 PCO_2 在 30~35mmHg),输入甘露醇和 3% 盐水,亚低温(33~34℃)以及根据 ICP 调整高剂量戊巴比妥,该方案在部分需要重症监护的病人和肝移植病人中获得了良好的神经学结果(Raschke et al,2008)。目前的治疗观点倾向于多管齐下,包括呼吸、循环和肾功能支持,预防颅内高压和代谢性或非营养性并发症(McPhail et al,2015)。肝移植期间不同类型 ICP 监测或特定管理方案的安全和疗效方面,目前还没有随机对照试验或共识。但人们逐渐认识到,得出临床上有意义的结论可能需要多种方法,包括脑组织氧监测和微透析(Stevens & Merritt,2008)。表 113.1 概述了旨在管理 CPP 的干预措施。

尽管 ALF 存在严重的凝血异常(知识框 113.1),但在肝移植过程中严重出血是罕见的,因为 ALF 病人极少门静脉高压(Muñoz et al,2009)。目前还没有关于纠正 ALF 凝血障碍的循证治疗方案,但人们认识到,单纯为了纠正 PT 而预防性使用 FFP 和其他产品是不合理的。

知识框 113.1　肝病的凝血异常

抗凝血因素

血小板减少

血小板功能受损(?)

血细胞比容降低

NO* 和前列环素* 水平增高抑制血小板

Ⅱ、Ⅴ、Ⅶ、Ⅸ、Ⅹ 和 Ⅺ 因子减少

维生素 K 缺乏

低纤维蛋白原血症,异常纤维蛋白原血症

ⅩⅢ 因子与 TAFI 减少

tPA 升高,PAI-1* 降低

促凝血因素

Ⅷ因子† 和 vWF* 升高

蛋白 S 和 C 减少,抗凝血酶Ⅲ减少

纤溶酶原和 α$_2$-抗纤溶酶† 减少

---

*肝外合成;

†肝外和肝内合成。

NO,一氧化氮;PAI-1,纤溶酶原激活物抑制物 1 型;TAFI,凝血酶激活的纤溶抑制剂;tPA,组织型纤溶酶原激活剂。

Data from Lisman T, Leebeek WG: Hemostatic alterations in liver disease: a review on pathophysiology, clinical consequences, and treatment. Dig Surg 24:250-258,2007.

在放置 ICP 传感器之前需要纠正凝血障碍。全血检测（TEG，ROTEM）和临床评估对凝血异常的术中治疗更有指导意义。FFP 的一个主要限制是可能因为容量过多加重脑水肿和引起输血相关急性肺损伤（transfusion-related acute lung injury，TRALI）。当纤维蛋白原水平低于 1g/L 时，通常考虑使用冷沉淀。活化重组Ⅶ因子（rFⅦa），凝血酶原和纤维蛋白原浓缩物由于体积小而具有优势，但它们的最佳用途仍有待确定。如果发现有临床上明显的纤溶，应考虑使用抗纤溶药物。

在无肝期给予两种大剂量类固醇可能对脑水肿有保护作用，但如果与功能正常的移植物联合使用，则可能在新肝期引起高血糖。由于高血糖对缺血再灌注脑损伤有不良影响，应使血浆葡萄糖保持在正常范围，常需持续输注胰岛素。移植肝恢复肝功能后逐渐消除脑毒素，改善代谢平衡，可使脑水肿减轻，ICP 和 CPP 恢复正常。

肝肾联合移植

采用 MELD 评分系统后，肝肾同时移植的比例一直在上升，在 2012 年美国实施的所有肝移植中约占 7.7%（OPTN/SRTR，2012）。虽然联合移植只应给不可逆性肾功能衰竭的病人，但关于是否可逆的可靠预测因素有时很难完全界定。AASLD 专家小组目前推荐的标准包括：除肝病外，还由终末期肾病而接受透析的病人，至少需要透析 8 周的 AKI 病人，没有接受透析但 GFR 低（<30mL/min）和广泛肾小球硬化或纤维化的病人（Martin et al，2013）。

最近一项来自器官获取和移植网络（OPTN）数据库的 4 275 例肝硬化伴肾衰病人的数据分析显示：与接受肝移植相比，接受肝肾联合移植的 HRS 病人移植物和病人存活率明显更高（Fong et al，2012）。无论是否接受透析，联合移植病人的移植物存活率均较高。此外，仅接受肝移植的病人移植后 3 年内肾功能衰竭的发生率更高。单纯肝移植是移植物丢失和病人死亡的重要风险因素（Fong et al，2012）。

肝肾联合移植的病人面临着特殊的麻醉困难。电解质异常和代谢性酸中毒可能需要术前血液透析，出现血钾高于 5.5mmol/L 和血钠低于 120mmol/L 通常不能移植。术中监测预负荷，合理的容量调整以及纠正电解质异常是必要的。高钾血症是常见的，应该通过维持正常的 pH 值，使用胰岛素或葡萄糖，吸入肾上腺素能激动剂和呋塞米（如果尿量保持不变）来积极处理。库存血液是钾的主要来源。理想情况下应该被清洗，且应该优先使用剩余保质期最长的。

术中可以使用连续 RRT，这在一些中心是常规。在一个纳入 41 例 OLT 的研究中，术中连续 RRT 血流动力学耐受性良好，且无需全身抗凝即可达到中性体液平衡（Townsend et al，2009）。手术两个部分的体液管理策略似乎相互冲突，尽管肾移植部分可能有更灵活的体液管理方案，但在我们看来，OLT 和肾移植的目标都应该是维持正常范围的前负荷以允许最佳的器官灌注。

心死亡捐献

心脏死亡供体（DCD）的比例自 2005 年以来一直稳定在所有肝移植的 5%~6%。尽管 DCD 移植物的存活率有了显著提高，但仍低于脑死亡后的捐献，特别是在移植后的第一年

（SRTR，2012）。DCD 肝移植还会增加花费和医疗资源使用（Axelrod，2013；Axelrod et al，2014；McElroy et al，2014）。在 MELD 评分低于 15 分的病人和接受 MELD 额外加分的肝癌病人中，DCD 导致较差的结局。但对于病情较重的病人，MELD 评分高于 20 分的病人和没有 MELD 加分的肝癌病人来说，DCD 确实带来了生存益处（Jay，2012），但却提高了围手术期麻醉和手术的复杂性。具体而言，DCD 的使用与再灌注后综合征、凝血异常（包括纤溶亢进，电解质和血流动力学不稳定）、需要术后机械辅助通气、多器官支持和重症监护病房停留以及移植物存活率低相关（Broomhead et al，2012；Pan et al，2014）。

活体亲属间肝移植

自 2006 年以来，美国每年仅有不到 300 例活体亲属供者移植的 OLT 手术。2014 年，所有肝脏移植中 4.2%（6 729 例中的 280 例）使用活体捐献移植物。成人移植占 3.7%（228 例），儿童移植占 9.8%（52 例）（UNOS，2015）（见第 117 章）。与 2001 年相比，这一数字明显下降。2001 年来自活体供体的 OLT 达到创纪录的 524 例，约占成人 OLT 的 9% 和儿童 OLT 的 18%。由于活体移植物受者的存活率与尸体移植物受者的存活率相似（UNOS，2015），目前的趋势是考虑到供体发病率，死亡率和医疗成本的（SRTR，2012）。麻醉师面临的挑战更多地取决于受者的特征和合并症，而不是供体类别（表 113.2）。

再移植

再次移植最常见的原因是原发性无功能、病毒性肝炎复发、急性或慢性排斥反应以及肝动脉血栓形成（Ma et al，2008；Pfitzmann et al，2007）。活体肝移植与尸肝肝移植相比具有更高的再移植率（Wan & Xia，2014）。初次移植和再次移植之间的间隔时间（即早期和晚期再移植）取决于移植失败的病因。

自 UNOS 建立以来，已进行了近 13 000 次再移植，略低于自 1988 年以来所有 OLT 的 10%。再次移植发生率明显呈下降趋势。例如，1988 年时再移植率为 24.5%，而 2014 年，再次移植仅占所有肝脏移植的 5.3%（UNOS，2015）。

表 113.2　肝移植术后早期并发症

类型	并发症
肺	TRALI/ARDS，肺炎，胸腔积液，持续分流
心血管	CHF，低血压，心肌缺血，心律失常
肾脏	ATN，肝肾综合征，CNI 肾毒性
代谢	高血糖/糖尿病，电解质异常
神经	持续性脑病，癫痫发作，后部白质脑病，脑桥中央髓鞘溶解
感染	伤口感染，黏液囊肿，腹腔内脓肿，脓毒症
腹部	外科出血或凝血异常引起的出血
血管	肝动脉或门静脉狭窄/血栓，IVC 阻塞
胆道	胆道狭窄或漏
排异	细胞排斥反应
免疫抑制剂毒性	癫痫，肾衰竭

ARDS，急性呼吸窘迫综合征；ATN，急性肾小管坏死；CHF，充血性心力衰竭；CNI，钙调神经磷酸酶抑制剂；IVC，下腔静脉；TRALI，输血相关性急性肺损伤。

再移植病人的存活率低于初次移植受者。术后 1 年存活率分别为 68.7% 与 83.3%，5 年分别为 67.4% 与 46%（UNOS，2015）。选择合适的受体，可能有更好的结果，再移植 1 年和 5 年生存率可高达 78% 和 67%（Ma et al，2008；Pfitzmann et al，2007）。有两点共识：成人应使用完整的移植物（Pfitzmann et al，2007），不应使用扩展标准的供体进行再移植（Zimmerman & Ghobrial，2005）。

目前再移植一般的生存结果强调有必要采取措施提高存活率。人们对制定有效的预后指标表现出浓厚的兴趣。例如，根据 Zimmerman & Ghobrial（2005）报告，需要机械辅助通气的病人、患有晚期肾功能衰竭的病人以及高龄病人的预后更差，不应考虑再次移植。MELD 评分对再次移植有预后价值，得分低于 20 分的病人比得分较高的有更好的结果（Ma et al，2008）。当 MELD > 25 时，结果更差（Zimmerman & Ghobrial，2005）。

一些研究也将存活率看作是初次移植和再次移植之间间隔时间的函数，在初次移植后少于 8 天或超过 30 天内再次移植时，存活率较好（Ma et al，2008）。

术中麻醉挑战取决于手术当天的病人整体状况。可能影响移植的因素包括血管通路建立困难、需要维持肝脏和凝血功能、失血增加以及对血液制品的更高要求（Yang et al，2011）。再次移植后死亡的主要原因是细菌感染、多系统器官衰竭、出血和疾病复发（Pfitzmann et al，2007）。

儿童移植

儿童肝移植的主要指征包括胆道闭锁（32%）、代谢/遗传疾病（22%）；其次是急性肝衰竭（11%）、肝硬化（9%）、肿瘤（9%）、免疫介导的肝和胆道损伤（4%）和其他病因（13%）（Squires et al，2014；见第 118 章）。根据 UNOS 的数据，自 1988 年以来，18 岁以下的儿童共进行了 14 700 多例肝移植术，其中大多数在 5 岁以下的病人进行（65%）。

移植年龄和生存

移植时的年龄主要取决于肝病的具体病因。过去移植时的年龄是决定存活的主要因素之一，婴儿的预后通常比年龄较大的儿童差。然而，随着近年来手术技术的改进和更好的围手术期护理，婴儿 1 年存活率超过 81%，与年龄较大儿童 OLT 术后的存活率相似（UNOS，2015）。

在大多数美国和欧洲移植中心，慢性肝病的一年生存率高于 90%，5 年生存率超过 80%（Bennett & Bromley，2006）。钙调神经磷酸酶抑制剂（calcineurin inhibitors，CNI）的肾毒性仍然是移植后肾功能障碍的常见原因（Bucuvalas & Alonso，2008）。

受体选择

在美国，根据儿童终末期肝病（PELD）评分对儿科受者进行器官分配，该评分是根据 ESLD 儿童数据库制定，以预测候诊名单上的死亡率。它考虑了胆红素、INR、血清白蛋白、年龄、身高、体重。对于原始 PELD 方程中未考虑到的特定风险因素，如 HPS、代谢性疾病和肝肿瘤的存在，可给予额外的 PELD 分数（Squires et al，2014）。

移植物类型

同时采用尸体或活体移植物，使用整肝、减体积或劈裂移植物最大限度地增加了儿童肝移植的数量，并最大限度地降低病人在等待名单中死亡的风险（Soler et al，2012）。

术中麻醉挑战

有时存在多原因低氧血症，可能与 HPS 有关，而 PPH 通常仅在 Alagille 综合征（先天性肝内胆管发育不良）患儿中存在。在气道压力峰值较高时，应使用带袖套的气管导管以保证有效的机械辅助通气。大多数接受肝移植的儿童肾功能较好，但他们发生低血糖的风险高。

血管通路方面　两支大口径静脉针通常足以进行液体和血液输入。动脉导管通常放置在上肢。放在股动脉时，一旦外科医生夹住主动脉以建立动脉导管则可能产生不可靠的值。中心静脉导管的长度必须适合病人的体型，PAC 因为尺寸问题很少使用。

值得注意的是，儿童在术中低体温的风险高，积极维持体温对防止心律失常、凝血异常和可能的伤口感染至关重要。

小儿 OLT 最常见的并发症是动脉血栓形成、手术出血和胆道并发症（Soler et al，2012）。肝动脉血栓形成可能导致移植物丢失，需要再次移植。保持血细胞比容在 25%～30% 之间以防止血液黏度过高和避免过度校正凝血功能是常见的保护策略。据报道，术后即刻给予阿司匹林或前列地尔会降低血小板活性（Bennett & Bromley，2006；Sanchez et al，2012）。

术后重症监护

应按照结构化的移交流程，顺利地将病人护理任务移交给重症监护团队，以确保继续进行与手术室相同水平的监护。术后早期的主要任务是维持内环境平衡、及时识别和治疗并发症，以及诊断和治疗感染和急性排斥反应。术后早期并发症发生的风险取决于病人的术前状况、移植物的质量，以及手术、麻醉和重症监护管理的质量。OLT 术后死亡率在围手术期最高，因此高质量的术后早期护理至关重要（Rana et al，2013）（见第 25 章）。

早期拔管

由于机械辅助通气时间延长与不良预后相关（Yuan et al，2014），人们在早期拔管方面做了很多工作（Mandell et al，2009）。许多中心报道了大多数肝移植病人术后即刻（手术室）或早期（重症监护病房）拔管的安全性。然而确切的拔管标准和哪些病人可能受益仍有争论。一项多中心队列研究（Mandell et al，2007）报告了立即拔管组的术后不良事件发生率（7.7%）低于传统拔管时间的病人。本研究显示拔管率（5%～67%）和并发症率在各中心之间有很大的差异，提示各中心传统、术中事件和医师经验的显著影响。多项研究一致认为：术前有脑病，无论由急性肝衰竭还是慢性病肝衰竭导致，是术后需要长时间通气的预测因素。其他因素，如输血量和 RRT，是研究间不太一致的预测因素，它们可能只是移植物功能差、疾病严重程度和缺乏标准化手术流程的间接标志物（Mandell et al，2009）。近期一项研究提示，血清乳酸低于8.2mmol/L及以下和少于7单位的红细胞输入适合OLT后早期拔管（Lee et al，2014）。

目前没有随机对照研究证明早期拔管的积极影响，但最近的综述提示了可能的结果和成本效益（Ozier & Klinck，2008；Wu et al，2012）。早期拔管是快速康复的初始步骤，其目标是避免重症监护，同时节约成本但不牺牲病人安全。一个有经验的移植中心报告了大多数OLT受者的快速康复，强调了病人选择、团队合作和充足外科资源的重要性（Taner et al，2012）。

并发症

肺部并发症，包括急性呼吸窘迫综合征（acute respiratory distress syndrome，ARDS）、TRALI、肺炎和胸腔积液在术后早期常见。据报道，这些并发症在超过50%的肝移植病人中发生，并导致低氧血症，往往需要延长机械辅助通气（Biais et al，2009；Bozbas et al，2008；Li et al，2010）。急性呼吸窘迫综合征和TRALI可能与血液制品输入和液体过多有关。肺炎是OLT术后最常见的感染，死亡率高。胸腔积液是另一常见的肺部并发症。它会导致肺不张，并导致气体交换受损。当需要机械辅助通气时，应采用保护性通气策略（Slinger & Kilpatrick，2012）。PEEP对改善病人术后氧合状态可能有效。多普勒评估发现，高达$10cmH_2O$的PEEP不会影响移植肝脏的灌注（Saner et al，2006b）。

心脏并发症常见于围手术期早期，包括心律失常、充血性心力衰竭和心肌梗死（Dowsley et al，2012；Eleid et al，2010；Fouad et al，2009）。心脏并发症与更差的结局、住院时间和重症监护病房停留时间延长以及再次入院相关（Vannucci et al，2014；Xia et al，2015）。肝硬化病人在OLT后的最初几个小时或几天内继续表现出高动力循环，常出现低血压和需要血管加压药。在移植物功能正常且无手术并发症的情况下，血流动力学趋于正常化，这允许降低侵入性监测和血流动力学支持的级别。

维持肾脏灌注压至关重要，因为AKI很常见（17%~95%）（Pham et al，2009）。并且AKI与重症监护病房停留时间和死亡率增加相关（Smith et al，2009）。OLT后急性肾功能衰竭的原因是多因素的，包括先前存在的肾功能不全、HRS、围手术期急性肾小管坏死和CNI肾毒性。术后发生AKI的病人中有5%~35%需要RRT。

内分泌和代谢性并发症常见于移植后早期。手术应激、皮质类固醇应用和CNI会导致移植后早期高血糖，而高血糖通常演变为糖尿病和高血压病。移植后病人糖尿病发生率高达30%，高血压发生率超过50%。高血糖需要胰岛素静注，并随着皮质类固醇逐渐减少而改善。应积极治疗高血压病，以预防心血管并发症（Kallwitz & Cotler，2008）。

据报道，30%~50%的肝移植受者有神经并发症（Bernhardt et al，2015；Saner et al，2009）。此类并发症导致重症监护病房停留和住院时间延长，并可能导致长期生活质量低下。最常见的神经系统并发症病因是代谢毒性，包括脑病、癫痫发作、脑桥髓鞘溶解症以及了解不多的后部可逆性脑病。最常见的非代谢并发症是颅内出血、感染和缺血性卒中。病因是多因素的，

包括移植物功能差、使用皮质类固醇和CNI、感染和全身炎症反应、电解质失衡和栓塞事件。

细致的围手术期神经功能评估和神经功能损伤的快速识别是必要的。特定的治疗方法有限（如逐渐减少类固醇、换CNI药物），但如果及时应用，它们可能改善结果。此外，神经功能改善的一个关键因素是移植物功能的恢复。

高达80%的OLT受者有感染发生（Pedersen & Seetharam，2014），是肝移植后死亡最常见的原因之一。许多发生在移植后第一天的感染与手术本身有关，如伤口感染，黏液囊肿以及肝周积液。术后感染和机会性感染在免疫功能低下和身体虚弱的移植病人中很常见。在移植后极早期，感染以医院内细菌感染占为主，移植后1~6个月，病毒和真菌感染最为常见，其次是恢复后期的社区获得性病原体。此类感染可能导致败血症和多器官功能衰竭，因此需要高度警惕和常规术后预防，包括广谱抗菌、抗病毒和抗真菌治疗。

类固醇抵抗性排斥反应的发生率一直在稳步下降，约4%的晚期死亡率归因于慢性排斥反应（Charlton，2014）。血清转氨酶升高和肝血管多普勒检查正常可怀疑细胞排斥反应，肝活检可确诊。然而该病早期对类固醇的治疗反应良好，很少导致移植物衰竭。

外科并发症

外科并发症与围手术期医生相关，它们可能导致重症监护病房停留延长和住院时间延长、二次手术、医疗资源使用增加和更差预后。术后出血主要是一种临床诊断，可通过腹部影像学技术证实，OLT病人中有10%~15%发生。优先考虑的是将持续凝血障碍引起的出血与手术引起的出血区分开来。血流动力学不稳定和24小时内超过4~6单位包装红细胞的输入是手术再探查的常见指征（Mueller et al，2004）。

早期血管性并发症包括肝动脉和门静脉狭窄或血栓形成以及腔静脉阻塞或扭转。移植物功能差和转氨酶长期升高提示血管并发症。诊断是基于床旁血管多普勒超声，常规或磁共振血管造影。肝动脉血栓发生在2.5%~10%的成年病人和5%~20%的儿童。门静脉血栓发生率较低（0.3%~2.2%），肝下和肝上腔静脉阻塞发生率为1%~2%。

所有血管性并发症都需要紧急手术治疗。如果血管修复延迟，接踵而至的移植物衰竭可能需要再次移植。许多血管性并发症已经能通过各种血管内途径成功治疗，包括经皮血管成形术，支架置入术或溶栓术（Amesur & Zajko，2006）。肝移植后约10%~40%的病人发生胆道并发症（Karimian et al，2014；Mueller et al，2004）。胆道狭窄占胆道并发症的大部分，但胆漏是较常见的早期并发症。胆漏最严重的表现是腹膜炎和脓毒症，但无症状的胆汁瘤也是常见的表现。胆漏的诊断基于经皮肝穿刺胆管造影或内窥镜逆行胰胆管造影。

超声和计算机断层扫描可用于诊断梗阻、胆汁聚集或脓肿引起的胆管扩张。胆道梗阻的治疗包括经皮球囊扩张引流或手术。胆漏的治疗包括经皮肝穿刺引流术，这是一种技术上比较困难的手术修复方法。非吻合口漏和继发于肝动脉血栓的漏预后尤差，因为它们不太容易经皮修复，往往需要再次移植（Amesur & Zajko，2006）。

心死亡（donors after cardiac death，DCD）供体移植物的受体

与脑死亡供体移植物的受体相比，移植物和病人存活率更差，术后并发症率更高、医疗资源消耗更多(Broomhead et al,2012；Reich et al,2009)。原发性移植物无功能、非吻合性胆道狭窄和肝动脉狭窄是 DCD 肝移植术后最重要的并发症。据报道，DCD 移植后极早期死亡率较高(Pine et al,2009)。但大多数并发症导致死亡率增加，或在移植后数周或数月内需要再次移植(Grewal et al,2009)。目前正在研究的改善 DCD 结果的措施包括由经验丰富的器官采集团队进行的超快速恢复技术、死亡前插管、离体器官灌注以及减小冷缺血和热缺血时间(Reich et al,2009)。尽管 DCD 移植物的预后较差，但它仍然是一种有价值的资源，通过选择性和合理的使用，这些移植物可获得可接受的效果(Pine et al,2009)。

（孙惠川 译　樊嘉 审）

第114章

急性重型肝炎病人的肝移植

Alejandra Maria Villamil, Francisco Juan Mattera, Eduardo de Santibañes

暴发性肝衰竭(fulminant hepatic failure,FHF)或急性肝衰竭(acute liver failure,ALF)是一种极为严重的罕见临床综合征,以急性发作的黄疸和转氨酶升高的 26 周内出现肝性脑病(hepatic encephalopathy,HE)和肝脏合成功能受损(国际标准化比值>1.5)为主要特征。ALF 通常发生在没有肝硬化或其他肝脏病史的病人中,可由多种病因引起,导致大量肝细胞死亡,超过肝脏自身的再生能力,有可能危及生命。35% 的 ALF 病人的直接死亡原因是颅内压(intracranial pressure,ICP)升高引起的脑疝,其他大多数死亡是继发于败血症并最终导致多器官功能衰竭所致的严重难治性低血压(Pathikonda et al,2010)。ALF 最常见病因包括病毒性肝炎,自身免疫性肝病,休克或灌注不足以及药物引起的肝损伤,但在很多情况下,不能发现明确的病因(Hiramatsu et al,2008)。ALF 还可激活全身炎症反应综合征(systemic inflammatory response syndrome,SIRS),出现继发性免疫反应,增加感染风险以及发展为多器官功能障碍甚至死亡(Bernsmeier et al,2014)。其他并发症包括肾衰,低血糖,代谢性酸中毒,胰腺炎和心肺压迫症状。如不加以处理,预后很差,死亡率超过 85%(Bernuau et al,1986;Riordan et al,2008)。目前,ALF 的死亡率已经降至 30% ~ 35%,20% ~ 25% 的病人接受肝移植治疗,40% ~ 45% 的病人由于重症监护管理下可自行恢复(Lee et al,2008;Ostapowicz et al,2002;Polson et al,2008)。原位肝移植已经成为进展期 ALF 唯一有效的干预措施(O'Grady et al,2012)。

ALF 的发病率低,在发达国家,每年每百万人中只有不到 10 例发病,占所有急性肝炎黄疸病例的 1.0% ~ 1.2%。由于其罕见性和病人的异质性,目前对 ALF 的支持治疗经验较少,只有少量一级证据指导临床治疗,但仍有一些治疗策略被证明有效。如何快速识别 FHF/ALF 并进行适当的针对性治疗对提高生存率必不可少。

早期的识别和管理是决定预后的关键

对具有急性肝炎临床或实验室证据的病人,应进行仔细的体格检查,以排除慢性肝病。并通过评估病人的精神状态、严格监测肝脏合成功能如凝血酶原时间(prothrombin time,PT)、国际标准化比值(international normalized ratio,INR)等指标来早期发现 ALF。

PT 延长 4~6 秒或在 ALF 病程中出现感觉改变是将病人收入重症监护室(intensivecare unit,ICU)的指征,收入后应随时进行临床评估和实验室指标监测(见第 79 章)。在凝血酶原比例下降到 50% 以下,且在 HE 出现之前早期识别 ALF 至关重要,一经发现应立即转诊至肝脏专科病房,迅速采取针对性治疗,某些针对病因的疗法可防止病情恶化并提高生存率(Bernuau et al,

1993)。病人的精神状态发生变化后临床症状会在短期内迅速恶化,因此应尽早与移植中心联系,评估移植的条件。HE 会在数小时内进展,产生颅内高压及脑疝,因此建议病人 HE 未超过 I 级或 II 级(知识框 114.1)时就应该转移到移植中心治疗。

镇静剂可能会掩盖 HE 或脑水肿恶化的迹象,因此应当避免使用。对于剧烈躁动的病人,应谨慎服用短效苯二氮䓬类药物。必须避免使用阿片类药物,因为它们会降低癫痫发作的阈值。止吐药也会使精神状态恶化,应避免使用。通常在出血情况下或在侵入性手术之前才考虑使用针对血小板减少或 PT 延长的替代治疗,因为即使 INR 显著升高的病人,血栓弹力图提示其凝血状态也可保持稳定(Stravitz et al,2012a,2012b),这是由于肝脏合成促凝因子与抗凝因子同时减少,使机体的凝血状态维持相对平衡,因此很少出现自发性出血(Agarwal et al,2012)。

知识框 114.1　West-Haven 肝性脑病分级标准

0 级
缺乏可察觉的性格或行为变化
无扑翼样震颤

1 级
轻度的认知障碍
欣快或抑郁
注意时间缩短
加法计算能力下降
可引出扑翼样震颤

2 级
倦怠或淡漠
轻度定向异常(时间或空间定向)
轻微的人格改变
行为错乱,言语不清
减法计算能力下降
容易引出扑翼样震颤

3 级
嗜睡或半昏迷,但是对语言刺激有反应
意识模糊
明显的定向障碍
扑翼样震颤可能无法引出

4 级
昏迷(对语言或强刺激无反应)

From Mullen KD:Review of the final report of the 1998 Working Party on Definition,Nomenclature and Diagnosis of Hepatic Encephalopathy. Aliment Pharmacol Ther 25(Suppl 1):11-16,2007.

实验室凝血指标的评估对于预后至关重要,因此应严格限制凝血因子或血浆的使用。肾毒性药物和放射线造影剂也应减至最小剂量,因为肾功能衰竭通常会使 ALF 复杂化,并对预后产生强烈影响。

追溯病因对 ALF 诊治具有重要意义,一方面确定 ALF 的病因可指导治疗策略,尽早开始病因治疗,有利于病人存活;另一方面肝衰竭的病因被认为是 ALF 最可靠的预后指标之一,并且在决定是否进行肝移植的过程中起到重要作用。

病人的早期实验室筛查着重于评估 ALF 的严重程度并寻找病因,包括常规检查如动脉血气(arterial blood gases,ABG)、全细胞计数(complete blood count,CBC)和血型检测等。病因筛查应包括病毒血清学、血液中对乙酰氨基酚及其他药物和毒素的筛查、威尔逊病检测、自身抗体检测以及女性妊娠检测(知识框 114.2)。了解病史时应询问 ALF 相关药物服

知识框 114.2　急性肝衰竭的病因

病毒性
甲型肝炎病毒
乙型肝炎病毒
丁型肝炎病毒
戊型肝炎病毒
单纯疱疹病毒
水痘带状疱疹病毒
人疱疹病毒 6 型
EB 病毒
巨细胞病毒
人细小病毒 B19
腺病毒

药物性
对乙酰氨基酚
四环素
异烟肼
氟烷
抗癫痫药
非甾体抗炎药

小泡性脂肪变性
妊娠脂肪肝
瑞氏综合征

血管性
缺血性肝炎
布-加综合征
静脉闭塞性病

毒素性
鹅膏菌
氯化溶剂
白磷
草药制品
可卡因,摇头丸,甲基苯丙胺

其他
威尔逊病
恶性肿瘤浸润(乳腺癌、淋巴瘤、小细胞肺癌和黑色素瘤)
自身免疫性肝炎

来源不明
未知

用史,包括最近一年内服用的所有处方药和非处方、草药制剂或膳食补充剂,以及这些药物涉及的服用时间和近期摄入量。此外,必须停用所有非必要药物(Lee et al,2011)。在怀疑或已知对乙酰氨基酚过量的病人中,应早期使用活性炭促进肠道净化(摄入 4 小时内)。此外,应尽快服用 N-乙酰半胱氨酸(N-acetyl-L-cysteine,NAC),也有证据表明在服用对乙酰氨基酚后 48 小时或更长时间内使用 NAC 仍具有价值(Green et al,2001;Sato et al,2003)。

即使经过全面的病因学评估,仍有 15% ~ 40% 的病人无法确定病因,但这一比例正在下降(Larson et al,2005)。数据表明,约 20% 的原发性肝衰可能是因为未确诊的对乙酰氨基酚过量所引起(Davern et al,2006)。如经过全面病因筛查后仍不能明确肝衰竭病因,可考虑经颈静脉进行肝组织活检,进一步寻找病因,如恶性肿瘤的浸润、自身免疫性肝炎、病毒感染及威尔逊病(Miraglia et al,2006;Singhal et al,2012)。

急性肝衰竭的病因

由于急性肝衰病因多样,所有年龄段的病人都有发病风险(知识框 114.2)。任何引起急性肝损伤的原因都是急性肝衰的潜在原因。急性肝衰的病因分布显示出年龄差异,如成人急性肝衰的病因与婴儿和儿童有显著差异(Ostapowicz et al,2002;Polson et al,2005;Squires et al,2006);此外,病因分布也与地域(Lee et al,2008)和时间跨度有关。这些差异主要取决于流行病学、社会经济和文化。此外,由于公共卫生措施保障水平不同(如疫苗接种可减少病毒感染率),急性肝衰在发达国家的发病率低于发展中国家。在美国和西欧,病毒性肝炎导致的急性肝衰的比例正在下降(Taylor et al,2006),而乙酰氨基酚过量已成为暴发性肝衰的最常见原因(Larson et al,2005)。数据表明,1993 年之前有 48% 的急性肝衰病人被诊断为急性病毒性肝炎,而在 1993 年之后,这一比例降至 28%(Wright et al,1991)(见第 70 章)。

虽然疫苗接种可显著降低病毒率,但是在欧美国家以外的大多数国家,急性病毒性肝炎仍然是急性肝衰的主要病因,尤其是儿科病人(见第 118 章)。最近的研究表明,全面的筛查可显著降低病因不明的急性肝衰发病率。在某些国家,某些不常见的致病因素如自身免疫性肝炎,已经成为急性肝衰的重要原因,应早期发现并使用糖皮质激素干预,以阻止病情进展。此外,在阿根廷和其他拉丁美洲国家,自身免疫性肝炎的发病率高于其他国家,具体原因仍没有阐明(Gerona & Cohen;Clinica Alemana,个人通讯)。

病毒性肝炎

甲型和戊型病毒性肝炎是发展国家急性肝衰的最常见病因,且病死率超过 50%。约 0.35% 的甲型病毒性肝炎病人和 0.1% ~ 0.5% 的急性乙肝病人中会出现急性肝衰(Kemmer et al,2000)。在某些亚洲和地中海国家,乙型病毒性肝炎引起的急性肝衰更为常见。在苏丹(Mudawi,2007)、孟加拉国(Alam et al,2009)、墨西哥(Fernandez Hernandez et al,2003)和印度(Acharya et al,1996;Dhiman et al,1998;Jaiwal et al,1996)等国家,急性肝衰病人中病毒性肝炎患病率高达 27% ~ 94%,包括

甲型、乙型、丁型、戊型及甲型、戊型同时感染。甲型肝炎病毒感染在阿根廷的发病率下降突出表明了公共卫生措施的影响：2005 年以来，阿根廷实行单次 HAV 疫苗接种计划，2011 年以来没有甲型病毒性肝炎引起的急性肝衰儿科病例；与 1998—2002 年相比，甲型肝炎的年发病率降低了 88%（Cervio et al，2011）。此外，急性肝衰的发生与单纯疱疹病毒、水痘带状疱疹病毒、EB 病毒（EBV）、腺病毒和巨细胞病毒有关（Ichai et al，2008）。

药物性肝损伤

尽管药物性肝损伤引起急性肝衰者只占所有药物性肝损伤病人中的少部分，但这类病人会占用大量的医疗资源，且预后相对较差（Lee et al，2013）。美国急性肝衰竭研究组（ALF-SG）的研究显示，药物性肝损伤占美国急性肝衰病例的 50% 以上。药物毒性可能为剂量依赖性和可预测的，如对乙酰氨基酚；但某些药物也可能是特异的和不可预测的。在一项 2007 年对纳入的 1 033 例急性肝衰病人的病因分析中，对乙酰氨基酚毒性约占病例的 46%，其次是病因不明（15%）和特异药物反应（12%）。在美国，半数的对乙酰氨基酚导致的急性肝衰病人为以自杀为目的的大剂量摄入所导致。其次是酗酒后为缓解疼痛或发热而过度使用含对乙酰氨基酚的药物。其他因素包括饥饿或同时使用已知可诱导细胞色素 P450 系统的药物，例如抗惊厥药，这种情况被称为"治疗性误伤"（Licht et al，1980；Seeff et al，1986；Wootton 和 Lee，1990）。死亡风险与数小时或数天内大量的药物摄入有关，而不是单个时间点的摄入量。尽管该病因的病死率低于自杀性摄入对乙酰氨基酚的病死率，但仍高达 20%（Kumar et al，1991；Wootton 和 Lee，1990）。

另一方面，即使在暴露于潜在肝毒性药物的病人中，特异药物引起的肝损伤也很少见，且很少有病人最终发展为 HE 和急性肝衰（Chalasani et al，2008）。年龄大、转氨酶和胆红素水平高及凝血功能障碍等因素都与死亡风险增加相关（Björnsson et al，2005；Reuben et al，2010）。病史采集中应考虑草药制剂、减肥药和其他营养补剂的摄入（Lee et al，2011），并尽可能确定非处方药的组成成分。

急性肝衰病人的治疗

由于 ALF 病人的罕见性、病因的异质性、疾病严重程度的差异性以及不同的肝移植途径，ALF 的临床研究极为困难，开展随机对照试验（RCT）受到限制（Kaidu et al，2008），治疗方案大多由单中心总结，没有最佳的推荐的治疗方案。治疗中应当注意以下三点：①确定病因以提供针对性的治疗；②预防、识别和尽早治疗可能导致多器官系统衰竭和死亡的并发症；③评估预后，区分有机会自发改善或需要肝移植的病人（见第 79 章）。

针对性病因治疗

常见的急性肝衰竭病因和对应的特殊治疗方式见表 114.1。

针对对乙酰氨基酚用药过量的病人，大样本病例（Harrison et al，1990；Smilkstein et al，1988，1991）和小型对照试验（Keays et al，1991）研究证明，NAC 可安全、有效的通过补充具有解毒NAPQ 的肝谷胱甘肽减轻肝脏损伤（Mitchell et al，1974）。NAC

表 114.1 急性肝衰竭的病因特异性治疗

病因	治疗
单纯疱疹病毒	阿昔洛韦 30mg/kg qd，静脉注射
对乙酰氨基酚	N-乙酰半胱氨酸 口服：140mg/kg，继续 70mg/kg q4h 静脉注射：15 ~ 60min 内 150mg/kg，然后 12.5mg/（kg·h）持续 4h，最后 6.25mg/（kg·h）
自身免疫性肝炎	泼尼松，口服 40~60mg/d
乙型肝炎病毒	拉米夫定 100~150mg/d 或恩替卡韦
丁型肝炎病毒	拉米夫定 100~150mg/d 或恩替卡韦
妊娠急性脂肪肝/HELLP 综合征	分娩

同样适用于未明确对乙酰氨基酚用药时间、摄入剂量及血浆浓度的病人（Heard et al，2012；Zimmerman et al，1995）。对于轻度 HE 或无 HE 的病人，建议口服 NAC 作为一线治疗；而对于晚期 HE、低血压或其他可能无法口服给药（例如呕吐、肠梗阻）的病人，可通过静脉给药。NAC 给药的持续时间应由临床改善（如 HE 的减轻、凝血障碍改善、转氨酶降低）或病人预后（死亡或肝移植）决定，而不是由用药时间或血清中对乙酰氨基酚的浓度决定。

NAC 除减轻肝脏损伤外，也对全身血流动力学参数具有改善作用。NAC 为肝三磷酸腺苷（ATP）合成提供底物，促进线粒体能量代谢，并改善向周围组织氧供（Harrison et al，1991，1996）。因此，NAC 也可作为与对乙酰氨基酚过量无关的急性肝衰的治疗方法。在一项纳入 173 名非对乙酰氨基酚过量急性肝衰病人的研究中（Lee et al，2009），接受静脉 NAC 给药的病人 21 天生存期无显著改善，但无移植生存期和移植后 1 年生存期较安慰剂组有显著改善。此外，在患有 I 级或 II 级 HE 的病人亚组中，接受 NAC 治疗的病人 1 年生存率明显高于对照组病人。

尽管数据仍然不足以推荐其他病因的 ALF 特定治疗方法，但对于妊娠急性脂肪肝或 HELLP 的病人，一旦孕妇病情稳定，应立即分娩，同时可根据临床经验、用药安全性和预后给予相应的针对病因的治疗（见表 114-1）。此外，针对继发于自身免疫性肝炎（见第 70 章）、乙型肝炎病毒（HBV）、疱疹病毒、鹅膏菌中毒、巴德-吉亚利综合征和局部缺血的 ALF 的特定推荐治疗方法见第 88 章。

摄入鹅膏伞形毒蕈后有明确或疑似中毒的病人，尽早服用可与毒伞毒素结合的活性炭，可改善存活率。青霉素 G 和水飞蓟宾是公认的解毒剂，虽然缺少对照试验以证明其有效性，但仍应及时使用，因为这种方法通常是鹅膏伞形毒蕈中毒病人唯一治疗方式。

对 HBV 导致的急性肝衰病人，可使用核苷酸类似物进行抗病毒治疗，虽然其治疗肝衰的有效性仍不明确（Lok et al，2009），但抗病毒治疗可同时预防急性肝衰肝移植病人的移植后复发。

在明确或怀疑疱疹病毒或水痘带状疱疹病毒引起急性肝衰的病人，应使持续用阿昔洛韦（5 ~ 10mg/kg q8h）至少 7 天

（Dits et al,1998;Peters et al,2000），或者直到排除疱疹感染。

对于威尔逊病（肝豆状核变性）导致的急性肝衰病人，应立即进行移植评估。如果不进行移植，该病的暴发致死率很高（Schilsky,2002）。短期内等离子体交换以减少大量铜沉积可作为临时措施（Jhang et al,2007）。螯合疗法在继发于威尔逊病的急性肝衰病人的治疗中疗效欠佳（见第79章）。

在自身免疫性肝炎中，使用皮质类固醇的疗效尚未明确，且有发生败血症的风险。但在疾病早期和患有轻度 HE 的凝血功能障碍病人中，仍可考虑使用皮质类固醇疗法，泼尼松初始剂量为 40~60mg/d。由于在治疗中病情可能恶化，因此在观察病人对皮质类固醇反应的同时，应积极考虑肝移植（见第70章）。

并发症的预防、识别和早期干预

急性肝衰病人的最初症状通常是非特异性的，包括疲劳、不适、恶心呕吐、厌食、右上腹压痛、瘙痒和黄疸（Lee,1993）。肝脏的代谢和排毒功能受损时，急性肝衰的体征出现，包括黄疸、HE、凝血障碍、血流动力学不稳定、急性肺损伤或急性呼吸窘迫综合征（ARDS）、肾衰竭、败血症和代谢紊乱。

肝性脑病

肝性脑病（HE）是定义成人暴发性肝衰的主要标准。儿童和婴幼儿 HE 表现不典型，因此对儿童及婴幼儿的急性肝衰的定义进行了修订，将有严重凝血障碍的患儿纳入急性肝衰的诊断，无论其是否有 HE（Squires et al,2008）。急性肝衰病人的神经系统表现从细微的行为变化到昏迷不等。根据纽黑文标准，将 HE 按照严重程度划分为四个阶段（知识框 114.1,见第113章）。

脑水肿是急性肝衰的严重后果，与颅内高压（intracranial hypertension,ICH）、脑干脑疝、脑内血流灌注减少（Blei,1991）和以及死亡相关。80% 的急性肝衰病人会出现脑水肿（Blei,2000）。但是，在一项纳入 3 300 名病人的单中心临床数据分析中，急性肝衰病程中出现脑水肿的病人比例从 1984—1988 年的 76% 下降到 2004—2008 年的 20%（P<0.0001）。且在并发脑水肿的病人中，死亡率也从 95% 降低到 55%（P<0.0001），这一结果与急性肝衰病人的入院标准降低、急性肝衰识别的提前、重症监护水平的提升以及抢救性肝移植的实施有关（Bernal et al,2013a）。在 Ⅰ 级或 Ⅱ 级 HE 病人中脑水肿并不常见，但在 Ⅲ 级 HE 病人中约占到 25%～35%，在 Ⅳ 级 HE 病人中约占 75%（Williams et al,1991）。

脑水肿也会导致脑组织发生缺血和缺氧性损伤。通常，当脑灌注压（血压与颅内压之差）低于 40~50mmHg 时，就会发生脑缺血。脑灌注压升高的典型体征为全身性高血压、心动过缓、呼吸不规则，出现这些体征后预后较差。但这些体征都是疾病晚期表现，甚至可能不存在或难以检测，因此不能作为治疗干预的可靠指标。

癫痫发作在急性肝衰中很常见，32% 的病人出现癫痫的亚临床状态。而癫痫临床状态在 ALF 病人中很难评估，尤其对于气管插管的病人（Ellis et al,2000）。

尽管急性肝衰发生 HE 的确切致病机制尚不清楚，但有证据表明全身和局部炎症以及循环神经毒素（尤其是氨）都起着关键作用。研究表明细胞毒性和血管源性脑水肿与急性肝衰的进展有关（Scott et al,2013）。经典理论涉及星形胶质细胞的肿胀和脑内血流动力学的紊乱，以脑血流量过高和对全身动脉血压变化的脑内调节机制受损为特征（Larsen et al,1996;Larsen et al,2000b），并最终导致脑水肿。与肝硬化及亚急性肝功能衰竭不同，急性肝衰中电解质紊乱与脑内血流自动调节机制的受损有关，前者的渗透调节机制仍然活跃，并可出现代偿。脑水肿有明确的危险因素：超急性肝衰竭脑水肿比例更高，可能与超急性病程中谷氨酰胺的快速积累，导致星形胶质细胞代偿性排出机制出现障碍有关。血清中高浓度的氨（>150～200μmol/L）也是脑水肿的危险因素，尽管氨与脑内灌注压之间的关系为非线性（Bernal et al,2007;Bhatia et al,2006;Clemmesen et al,1999）。

最新的研究表明，在脑内灌注压不稳定的病人，促炎因子（TNF-α、IL-6、IL-1β）在疾病的发展中起到重要作用，提示大脑中的炎性级联反应被激活（Wright et al,2007）。预测 ICH 和 HE 进展的变量包括单独使用终末期肝病评分（Model for end-stage liver disease,MELD）或结合血清氨水平、年龄、对血管加压药和肾脏替代疗法的需求、是否存在感染或 SIRS（Bernal et al,2007;Vaquero et al,2003）。也有证据表明线粒体自由基可能介导氨神经毒性引起的细胞功能障碍（Norenberg et al,2009）。

HE 对急性肝衰的预后有重要意义。Ⅰ 级或 Ⅱ 级 HE 病人的总体预后良好，而 Ⅲ 级或 Ⅳ 级 HE 病人的总体预后很差。脑功能完全恢复是肝功能恢复的病人的表现，而肝功能不全的病人可出现永久性脑损伤（O'Brien et al,1987）。

高级别 HE 病人应常规采用基本的脑水肿干预措施。这些干预措施包括将床头抬高 30 度，除非脑灌注压降到 30mmHg 以下，在这种情况下，建议病人取仰卧位。此外，Ⅲ～Ⅳ 级 HE 应保持颈部中立位，使用气管插管和机械通气，最大限度地减少疼痛刺激，并适当控制动脉血压（Frontera et al,2011）。对躁动的病人，丙泊酚是作为镇静剂的适当和合理选择，因为它可以预防 ICH。需要避免增加 ICP 的因素，包括高碳酸血症、低钠血症、频繁运动、颈静脉压迫、液体超负荷、发热、缺氧、咳嗽、打喷嚏、癫痫发作和气管内抽吸。发热会增加 ICP，应采取措施严格控制体温。应避免并及早纠正低渗透压，特别是低钠血症。自发性通气过度在 ALF 病人中经常发生，并导致轻度低碳酸血症，促进脑血管收缩，以此不应受到抑制（Baudouin et al,1995;Baudouin et al,1995;Strauss et al,1998）。脑水肿高风险人群包括血清氨水平高于 150μmol/L、Ⅲ～Ⅳ 级 HE、急性肾衰竭或需要动脉升压的病人，推荐使用高渗盐水预防性维持血钠水平到 145~155mmol/L（Lee et al,2011）。

公认的 HE 病因学说是肠腔中含氮物质的增加，因此脑水肿的 ALF 病人口服乳果糖或不可吸收抗生素（如利福昔明）可减少含氮物质的产生和吸收。但是，这类措施治疗 ALF 病人脑水肿的有效性尚未确定。在这种情况下口服乳果糖尚有争议（Alba et al,2003），甚至可能有负面作用（Bernal et al,2013a;Stravitz et al,2007），包括增加肠胃胀气，促进晚期 HE 病人肠道吸收等。此外，乳果糖造成的肠胃胀气可通过在移植过程中增加肠扩张而影响手术范围。

利用颅内传感器监测 ICP 目前存在争议（Blei,1991;Schafer 和 Shaw,1989)。由于仅基于临床表现很难准确监测 ICP,因此在一些具有 ICP 监测经验治疗中心,推荐在Ⅳ级 HE 或病情进展迅速的Ⅲ级 HE 病人中使用颅内传感器监测。在美国,一半以上的移植中心使用 ICP 监测(Hoofnagle et al,1995)。出血和感染是颅内传感器监测的主要并发症。并发症的发生率在不同类型导管之间有所不同:硬膜外导管约占 4%,硬膜下和脑实质内导管均占 22%。此外,置管的直接致死率为 1% ~ 5%(Blei et al,1993)。尽管硬膜外导管的记录准确性较侵入性导管低,但仍是首选,在实际选用时,要结合每种导管的特点具体分析。在所有情况下,均应慎重使用颅内传感器,且在置管之前应纠正凝血障碍。在没有 ICP 监测的情况下,建议进行频繁的神经系统评估以发现 ICH 的早期证据。

对于 HE 进展或精神状态突然变化的病人,建议在 ICP 监测仪放置之前进行头部 CT 扫描,以排除任何其他罕见的颅内病变,特别是出血。治疗的目的是将 ICP 保持在 20mmHg 以下,将脑灌注压保持在 50mmHg 以上(Hofofnagle et al,1995)。

除了采取必要的预防措施,一旦出现 ICH 应立即紧急治疗。一线疗法包括通过使用甘露醇(0.5 ~ 1.0g/kg)或高渗盐水来增加血液渗透压,将液体从肿胀的星形胶质细胞吸收回血液循环中。早期研究表明甘露醇(1g/kg)可以降低 ICP(Canalese et al,1982;Nath et al,1986),但不能将重度 ICH 病人(ICP>40~60mmHg)的 ICP 恢复到 25mmHg 以下(Hanid et al,1980),这种改善作用通常是暂时的,需要多次给药才能维持高渗状态。当存在少尿性肾功能衰竭时,甘露醇可能有害,因此需要进行连续静脉血液滤过或用聚丙烯腈膜进行血液透析,以减少高钾血症、液体超负荷和 ICP。

如果在甘露醇给药后未观察到 ICP 降低或复发,可采取其他措施,包括使用高渗盐水、诱导治疗性低体温、丙泊酚镇静(Wijdicks et al,2002)、短效巴比妥类药物(Lidofsky et al,1992)或静脉推注吲哚美辛(Tofteng et al,2004)。吲哚美辛灌注诱导 ICP 和脑灌注压变化的机制可能是通过促进脑血管小动脉收缩(Clemmesen et al,1997)。诱导性低体温可用于治疗难治性 ICP 升高(Ginsberg et al,1992;Jalan et al,1999;Kurt et al,1996;Roberts & Manas,1999),其机制可能是通过预防充血,改变脑内氨和葡萄糖代谢等作用,可作为移植前病人的过渡阶段,但同时低体温也可能引起感染、凝血功能障碍、心律不齐和肝再生减少等负面作用(Schubert et al,1995)。对于所有治疗均无效的 ICH 病人,提倡全肝切除术以阻断导致脑血流动力学紊乱的促炎性细胞因子的产生。ALF 病人可能出现亚临床非惊厥性癫痫发作,导致脑内血流量增加,加重脑水肿,为静脉输注苯妥英钠预防癫痫发作提供了依据(Ellis et al,2000)。但是两项针对苯妥英钠在 ALF 病人中预防癫痫的随机对照试验得出了不同的结论,因此,虽然不建议使用预防性苯妥英钠,但一旦发现癫痫发作,必须立即用苯妥英钠或速效苯二氮䓬类药物治疗。

凝血障碍

除神经系统变化外,凝血障碍也是 ALF 的主要标准,这与肝脏合成凝血因子减少及病人体内凝血因子消耗增加有关,尤其是Ⅱ、Ⅴ、Ⅶ和Ⅹ型凝血因子。此外,病人还伴随有活化因子和因子抑制剂复合物的清除率降低,定量和定性血小板功能障

碍(Muñoz et al,2009)。病人出现特征性低血纤蛋白原,低凝血因子Ⅱ、Ⅴ、Ⅶ、Ⅸ 和 Ⅹ,从而导致 PT 和部分凝血活酶时间(PTT)延长(Gazzard et al,1975)。超过三分之二的病人会出现低血小板(低于 $100×10^9$/L),且伴有血小板功能改变(O'Grady et al,1986)。但是,血清中血小板生成素的浓度与血小板计数无关(Schiodt et al,2003),因此血小板减少症的发病机制仍不清楚。

ALF 病人可能发生纤维蛋白溶解和血管内凝血,但很难将这些综合征与仅由肝合成功能受损引起的变化区分(Preston,1991)。在 ALF 病人中,81% 有中度凝血障碍(INR 1.5 ~ 5),14% 有严重凝血障碍(INR 5 ~ 10),5% 有极严重的凝血障碍(INR>10)。某些病因与凝血病的严重程度有关,而妊娠脂肪肝中的 ALF 表现很少出现凝血障碍(Muñoz et al,2008)。

有证据表明 ALF 病人有出血倾向,但自发性出血很少见,常见于胃肠道(8%)或脑(<1%)。但是,在没有 ICP 监测仪的情况下,自发性颅内出血仍然极为罕见。H2 受体阻断剂可抑制胃酸,降低 ALF 病人上消化道出血的发生率(McDougall et al,1978)。因此,建议预防使用 H2 受体阻断剂,质子泵抑制剂或硫糖铝可作为二线药物,用来预防应激性胃肠道出血(Lee et al,2011),其有效性已经在一些临床试验中得到了证实。

不推荐预防性使用新鲜冰冻血浆(fresh frozen plasma,FFP),因为尚未证明其对死亡率有影响,且会干扰肝功能的评估,并可能加重脑水肿(Caraceni et al,1995)。FFP 仅在有活动性出血或侵入性手术之前使用。一般情况下,推荐将 INR 校正为 1.5 或更小以最大程度降低出血风险,但在 ALF 病人中尚未被证实。已有小型前瞻性研究评估重组人凝血因子Ⅶa 与 PT 的改善及出血风险降低有关(Chuansumrit et al,2000;Le et al,2010;Negrier et al,2000;Shami et al,2003),但某些报道表明存在继发性血栓形成的风险(Pavese et al,2005)。还有研究表明,重组人凝血因子Ⅶa 与 FFP 联合使用对纠正凝血障碍优于单独的 FFP,并可减少发病率和死亡率(Shami et al,2001),但仍需要更大规模的研究提供证据。在 FFP 无法将 PT/INR 校正至可接受的水平时或病人具有高出血风险的侵入性手术之前(如经颈静脉肝组织活检,ICP 监测器置入等),可使用重组人凝血因子Ⅶa。在 ALF 病人的随访中,INR 和凝血因子Ⅴ检测可为预后提供参考信息。

感染

由于缺乏有效的调理作用,纤维蛋白、调理素、趋化因子、补体系统的组成部分等减少,ALF 病人对感染和败血症的易感性增强(Leber et al,2012)。另外,ALF 病人易出现细菌移位以及白细胞与库普弗细胞功能障碍,且对侵入性操作要求较高。全身性炎性介质的释放作为 SIRS 的一部分,会引起机体代偿性抗炎反应,导致机体处于相对的免疫抑制状态,有利于感染和败血症的发生(Bernsmeier et al,2014)。感染可抑制肝脏再生,诱导 HE 和肾衰竭恶化,降低肝移植的成功率,并增加 ALH 病人出现多器官衰竭的风险。80% 的 ALF 病人具有经细菌学证实的感染,32% 的病人有真菌感染,以念珠菌为主。常见的感染部位是呼吸道(47%)、泌尿道(22%)、有(12%)或没有(15%)确定感染源的菌血症和留置导管(4%)。在一项纳入 50 例病人的前瞻性研究中,80% 的病人有经细菌学培养证实的

感染,其余病人有 50% 怀疑感染但培养结果阴性(Rolando et al,1990)。ALF 病人的感染以革兰氏阳性细菌,主要是链球菌和金黄色葡萄球菌感染为主,这表明皮肤途径比肠道途径在 ALF 病人感染中更为重要(Wyke et al,1982)。由于近半数的病人感染后并不出现白细胞增多和发热等典型表现,因此,当出现 HE、肾功能或临床状况的恶化时,应高度怀疑活动性感染的可能性。强烈建议定期进行病原体培养和胸部 X 线片检查,以尽早发现细菌和真菌病原体。

预防性使用抗生素几乎没有益处(Rolando et al,1993;Vaquero et al,2003),但是应降低开始使用抗生素或抗真菌药物的标准。出现以下情况时应当立即使用抗生素:感染或预测即将发生败血症时;病原体培养存在明显的分离株;出现 HE 或肾功能衰竭持续恶化;存在难治性低血压;出现系统性炎症反应综合征中的任何一项(体温>38℃ 或<36℃;白细胞计数>12×10^9/L 或<4×10^9/L;脉搏>90 次/min)(Stravitz et al,2007)。抗生素的使用应依据病原体体和病人住院史,选择广谱抗生素,如第三代头孢菌素。万古霉素用于所有可能的静脉导管相关败血症或有耐甲氧西林金黄色葡萄球菌感染的危险因素的病人。使用抗生素后如感染未明显改善或持续发热,应考虑使用抗真菌药物(Stravitz et al,2007)。

感染的发生可能加剧被 ALF 激活的所有炎症通路,并导致多器官衰竭和死亡的发生(Vaquero et al,2003)。发现弥漫性真菌病提示预后不良(Walsh et al,1983)。

血流动力学并发症

急性肝衰竭的特点是高动力循环,包括高心排血量、低平均动脉压(mean arterial pressure,MAP)和低全身血管阻力(Siniscalchi et al,2010)(见第 113 章)。一氧化氮(NO)产生的增加和环鸟苷单磷酸(cGMP)可能与这些血流动力学障碍有关。全身血管舒张通常发生于慢性肝病病人,且不局限于内脏循环(Maroto et al,1993;Ytrebo et al,2006)。ALF 病人的血液循环紊乱,导致难以评估体液平衡。可借助监测设备提供有关血流动力学参数变化,因为 ICP 升高和肾功能不全可能导致液体平衡管理困难。但有研究表明,肺动脉导管置入很少为必需操作,其使用与发病率明显相关。由于进食受限、液体在血管外组织间隙潴留和胃肠道出血,大多数 ALF 病人的血容量减少,因此需要补液以维持足够的血管内容量。出现低血压应首先静脉输注生理盐水,若出现酸中毒,则应改为含 75mmol/L 碳酸氢钠的生理盐水,然后再使用血管升压药(Stravitz et al,2009)维持 MAP 在 75mmHg 以上,保证足够的脑灌注压。应维持 MAP 以使脑灌注压达到 60~80mmHg,一方面防止脑灌注不足,另一方面防止脑充血。血管加压素或其类似物特立加压素可用来增强去甲肾上腺素在难治性病例中的作用,从而降低其输注速率,避免组织周围性血管收缩导致缺血。重度 HE 性 ICH 病人应谨慎使用加压素。对于补充容量和使用升压药后出现持续性无法纠正的低血压的病人,应评估其肾上腺功能,肾上腺功能不全者可以用氢化可的松(200~300mg/d)予以纠正(Vafaeimanesh et al,2013)。

有学者报道使用肝切除术作为严重难治性循环功能障碍的挽救疗法。此外,肾上腺功能障碍是导致循环衰竭的另一个因素,然而在这类病人中补充皮质类固醇的疗效仍待探究

(Harry et al,2002)。

急性肾功能衰竭

当以肌酐浓度升高为急性肾衰的诊断标准时,ALF 病人急性肾衰竭的发生率高达 50% ~ 80%,少尿为最常见的表现(Caraceni et al,1995;Munoz,1993;O'Grady,1992)。但是,肌酐浓度正常并不能完全排除急性肾功能衰竭,因此肾功能不全的实际发生率可能被低估。ALF 病人出现类似于肝肾综合征的急性肾衰竭(见第 113 章)的原因是多方面的(Muñoz et al,2008)。首先,对乙酰氨基酚(Mazer et al,2008)、非甾体抗炎药或鹅膏菌所等导致 ALF 的因素具有直接的肾毒性作用,可造成急性肾小管坏死。其次,病人可能出现一定程度的脱水或出现类似于肝肾综合征的功能性肾衰竭,由低血压引起缺血从而导致急性肾小管坏死。虽然肾血流量和肾小球滤过率显著降低与肝硬化中的肾灌注变化相似,但由于全身血管阻力丧失,代偿性血管收缩系统激活,肾脏前列腺素分泌减少会引起肾小动脉血管收缩,但其发病机制仍不清楚。ALF 病人具有独特的血流动力学特征,只有少数病人门静脉压力和肝硬化肝肾综合征病人相当(Navasa et al,1992)。此外,腹水、腹腔内出血或严重的腹壁和肠壁水肿引起的腹腔综合征是 ALF 肾功能不全的常见原因。

早期识别肾功能衰竭具有重要的临床意义。一旦肾衰诊断明确,一般会进行性恶化且与死亡率增加相关(Jain et al,2000;O'Grady et al,1989;Ring-Larsen et al,1981)。未经移植的治疗措施有限,且预防措施仅限于及早发现,维持足够的血流动力学,及早识别和适当治疗感染以及避免肾毒性药物(即非甾体抗炎药,氨基糖苷类)。应及早使用肾脏替代治疗改善肾功能,以纠正血管内液体超负荷,电解质紊乱或酸中毒。尿量偏低,肌酐水平比基线升高超过 0.3mg/dL(26.5μmol/L)或血清氨升高超过 150μmol/L 时应考虑肾脏替代治疗(Stravitz et al,2009)。

大多数病人对间歇性血液透析的耐受性差(Devauchelle et al,2012),因此首选连续性肾脏替代治疗,如连续静脉血液滤过,以避免溶质浓度波动而导致 ICP 升高(Davenport et al,1993)。

肺部并发症

30% 的 ALF 病人会出现肺功能损伤(Munoz,1993)。急性肺损伤/急性呼吸窘迫综合征可能与严重的多器官功能障碍和血管加压药的使用有关(Karcz et al,2012)。气体交换障碍导致低氧血症和混合酸中毒,可能会促进 HE 的发展(Kramer et al,1991;Larsen et al,2000b)。必要时要使用机械通气以确保供氧并保证Ⅲ级 HE 的病人的气道通畅。但是,应维持呼气末正压的低水平,以达到足够的氧合,因为高呼气末正压可能加剧脑水肿(Muñoz et al,1993)和肝脏充血。对乙酰氨基酚中毒的病人中有三分之一会发生急性肺损伤和 ARDS,并引起顽固性低氧血症,可能导致死亡(Baudouin et al,1995)(见第 112 章)。

代谢紊乱

FHF 中常见的代谢异常包括酸碱和电解质紊乱,低磷血症

和低血糖症。在酸碱失调中,50%以上的病人在早期阶段会出现低碳酸血症和混合性碱中毒(O'Grady et al,1993)。然而,随着 ALF 的进展,病人通常会进展为代谢性酸中毒伴呼吸性碱中毒。同时,ALF 病人处于分解代谢状态,以负氮平衡和静息状态能量消耗增加为特征。由于肝细胞坏死会导致糖原耗竭、糖原分解和糖异生的缺陷,因此病人容易发生低血糖症。低血糖症的快速发展可能与 HE 混淆,应通过持续静脉输注葡萄糖来治疗(Tam et al,2012)。另一方面,高血糖可能导致 ICP 不稳定,应尽量避免。要严格维持病人代谢的稳态,定期监测机体营养状况以及磷酸盐、葡萄糖和及钾镁离子水平(Polson et al,2005)。低血压和全身微循环障碍会导致乳酸堆积,肝脏代谢乳酸障碍会进一步加重这种并发症。此外,应积极纠正高脂血症,因为它会影响循环功能并加重脑充血。应尽早使用肠内营养,限制水分摄入,以免引起渗透压降低和加重脑水肿。没有明确证据表明支链氨基酸优于其他肠内制剂(Naylor et al,1989;O'Grady et al,1989)。应避免严格的蛋白质限制,建议将蛋白质摄入量控制在 1g/kg/d 左右(MontejoGonzález et al,2011)。当条件不允许肠内营养时,也可进行肠外营养。

区分可能自发改善或需要肝移植的病人

原位肝移植仍然是不可逆性肝损伤且无法实现完全肝再生的 ALF 病人的唯一明确的治疗方法。移植前需确定病人无药物或精神病禁忌证,未出现不可逆的脑损伤、多器官功能衰竭或败血症等并发症,无自行恢复的可能性。病人进行肝移植的时间窗很窄,即不能太早,以避免对能自发改善的病人进行不必要的移植;也不能太晚,以避免进行原位肝移植后病人仍无法存活(Lo,2008)。然而,目前的评分系统不能充分预测病人预后或确定移植的候选资格。一般来说,在接受 ALF 移植的病人中,35%无需移植即可自发改善。多达 20% 的 ALF 病人可能会被实施不必要的肝移植,而约25%的病人会因疾病进展而在等待供体过程中死亡。在欧洲和美国,肝移植的病因中有8% 为 ALF(Freeman et al,2008;Germani et al,2012)。虽然肝移植对 ALF 的疗效未在随机试验中得到证实,但肝移植是公认的、并且可能是 ALF 唯一有效的治疗方法。超急性肝衰竭病人的自发存活率高,而亚急性肝衰竭的存活率低(O'Grady,2014)。目前有几种预后指标可早期识别和选择不进行移植就无法生存的病人。

理想的预测模型应满足:确保所有需要移植的病人都能接受肝移植(阳性预测值),而所有可能自发存活的病人不能接受肝移植(阴性预测值)。目前为止尚没有一个模型能够完全满足这两个条件(O'Grady,2007)。

对于不进行肝脏移植的病人,预测自发恢复或死亡的模型仍有重要价值。虽然已有相关预测模型,但是鉴于缺乏敏感度和特异性,因此目前没有足够证据支持特定的方案。敏感性降低可能导致需要肝移植的病人未被列入移植等待名单,而特异性的降低会导致能够自发恢复的病人出现"不必要的移植"风险。

预后因素

预测结果的重要的独立因素是 HE 级别、病人的年龄和 ALF 的病因,与肝损伤严重程度相关,能够评价自发性或特定

疗法逆转潜在病程的可能性。Ⅰ级或Ⅱ级 HE 病人的自发恢复可能性更高(65%~70%)(见第 113 章),而入院时 HE 水平较高是预后不良的重要独立危险因素,进展为昏迷状态的病人恢复率低于 20%(O'Grady et al,1989)。

儿童 ALF 的结局优于成人(Dhawan et al,2004)(见第 118 章)。在 Dhiman 及其同事(2007)的研究中,年龄大于 50 岁的病人的生存率低于年轻病人。但是,年龄小于 10 岁或大于 40 岁也被认为是预后的不良指标。在美国的一项研究中,26~35 岁病人的自发存活率更高,但总体分析,年龄与结局无关(Osta-powicz et al,2002)。65 岁以上的病人存活率较低(33%),可能与合并症增多和对乙酰氨基酚中毒较少有关。有研究评估老年病人的预后,年轻病人的总体生存率高于老年病人(67.9% vs. 48.2%;$P<0.001$),但两组的自发存活率无明显差异,表明老年病人仍有较为理想的肝再生能力,这与甲胎蛋白在两个人群中的升高无明显差异相一致。在对 315 例需要移植的病人的研究中,HAV 感染病人的自发存活率更高(43%),其次是对乙酰氨基酚过量(31%)、HBV 感染(8%)、来源不确定(7%)和其他药物诱导的 ALF(0%)(Brandsaeter et al,2002)。在其他研究中,对乙酰氨基酚过量、HAV 感染和妊娠相关的 ALF 预后较好,但无明确病因或非对乙酰氨基酚相关的 ALF,HBV 感染、自身免疫性肝炎、威尔逊病或布-加综合征的病人预后较差(Lee et al,2012;Ostapowicz et al,2002)。

其他变量包括凝血障碍的严重程度、PT/INR 比值、动脉血氨水平、黄疸和 HE 发作之间的间隔时间、高体重指数(Kanda et al,2005)、遗传多态性(Yan et al,2012)。此外 AFP 水平、动脉血酮体比率、动脉 pH、高胆红素血症、肾功能不全、磷酸盐血症、SIRS(Miyake et al,2000,2007)、细胞死亡指标以及活检组织实质坏死的程度等都可以预测概率,其预测准确性尚未得到很好的验证。伴有 ALF 和感染的 SIRS 的严重程度与死亡率相关,符合 SIRS 诊断标准 0、1、2 和 3 条的病人死亡率分别为 16.7%、28.4%、41.2% 和 64%(Rolando et al,2000)。

通过黄疸和 HE 之间的时间间隔来估计 ALF 临床过程的时间演变,已证明可预测临床特征和预后(O'Grady et al,1993)。根据间隔长度,研究者对急性重型肝炎(间隔<2 周)和亚急性重型肝炎(间隔 2 周~3 个月)进行了区分。而伦敦金斯学院的小组定义了三类病人:超急性肝功能衰竭(7 天内),急性肝功能衰竭(7~28 天)或亚急性的病人肝衰竭(28 天~3 个月)(O'Grady et al,1993)。超急性肝衰多与甲型肝炎或对乙酰氨基酚过量有关,而特异药物反应通常表现为延迟发作的肝衰。脑水肿是 ALF 的主要并发症,在超急性肝衰竭中更为常见,但在亚暴发性疾病中很少见。相反,在轻度肝功能衰竭病人中,腹水、肾衰竭和门静脉高压更为常见。决定转归的关键变量是肝细胞破坏的终止,而不是肝再生的启动(Bernuau et al,1999)。亚急性病程病人转氨酶持续升高,因此与亚急性肝衰相比,超急性肝衰具有相对较高的自发恢复的可能性,而亚急性肝衰在没有肝移植的情况下预后非常差(O'Grady et al,1993)。但很难说这些存活率的差异在多大程度上与发作的速度或导致肝衰的病因本身有关。

自发恢复的可能性主要取决于病因。甲型肝炎和对乙酰氨基酚过量病人的死亡率较低(50%~60%),而非对乙酰氨基酚诱发的 ALF、氟烷麻醉、病因不明的暴发性疾病和非甲型、非

戊型肝炎的病人的死亡率为80%~95%（O'Grady et al,1988）。独立的凝血因子活性是决定预后的重要指标。在纳入115例暴发性乙型病毒性肝炎病人中发现V因子活性是有效的生存独立预测指标。无肌动蛋白的Gc球蛋白是由肝脏合成的细胞外清除系统的一部分,其在ALF中降低且与生存不良预后相关。

经历快速肝再生的病人血清AFP升高,表明预后较好（Schmidt et al,2005）。入院时血清中的Cc-球蛋白（在肝脏中合成的血浆蛋白）水平可用评估进行肝移植的必要性（Schiodt et al,2003）。高水平的可溶性CD163（来自活化的巨噬细胞）用来预测ALF病人的死亡率（Moller et al,2007）。caspase的激活（增加IL-6和TNF-α水平）与自发恢复有关。此外,肝萎缩也与不良预后相关。有研究表明估算肝体积与标准肝体积（SLV）之比可较好地反映ALF的预后。他们根据CT计算的肝脏体积（CTLV）,在ALF诊断时及诊断5天后分别计算CTLV/SLV比值,用来建立新的预后公式以预测ALF病程。在自发改善的病人中,第0天或第5天均未发现肝萎缩,而在需要肝移植或死亡病人中,该比值提示有肝萎缩。该模型预测的敏感度为94.1%,特异度为76.9%,但是该模型需要更多的病例中加以验证。

预后评分

为了确定可能从肝移植中受益的病人,已经开发了几种模型,这些模型结合了各种预后因素以提高准确性。然而,这些模型中的一部分在方法学上都存在缺陷,并存在偏差（Ding et al,2008）。英国国王学院医院（KCH）标准（O'Grady et al,1989）基于对588名ALF病人的回顾性队列研究,且在纳入175名ALF病人的前瞻性研究中得到了验证。该标准被广泛用于评估ALF的严重程度和预后的潜在变异性,敏感度为68%~69%,特异度为82%~92%（知识框114.3）。该学院的研究者发现,预后标准的区分是基于病因学,根据ALF是否继发于对乙酰氨基酚的摄入对预测因素进行分层。在对乙酰氨基酚诱发的急性重型肝炎病人中,过量用药后24小时或更长时间的pH值小于7.3是肝移植的指征（适当更换容量并纠正体温过低后）。否则,应考虑在所有这三个因素的存在下进行肝移植:PT大于100秒,Ⅲ/Ⅳ级HE,以及血清肌酐大于300μmol/L。在非对乙酰氨

基酚相关的暴发性肝衰中,移植的指征基于以下情况:①非甲型、乙型肝炎;②药物性肝炎;③氟烷接触史;④血清胆红素大于300μmol/L;⑤PT大于50秒（INR>3.5）;⑥年龄小于10岁或大于40岁;⑦从黄疸到HE的时间超过7天。PT大于100秒（INR>6.5）被认为是肝移植的独立指征（O'Grady et al,1989,1991）。在对乙酰氨基酚诱发的ALF病人中增加动脉血乳酸水平（Bernal et al,2002）和血清磷酸盐浓度（Schmidt et al,2002）,可提高模型的敏感性并确定需要早期肝移植的病人。通常KCH标准可用于预测死亡,但是不满足标准不能预测生存。

Clichy/Villejuif标准最初是针对急性HBV病人制定的（Bismuth et al,1987）。在满足30岁以下病人的血清V因子水平低于20%或Ⅲ~Ⅳ级HE病人血清V因子低于30%的病人,该标准的阳性预测值为82%,阴性预测值为98%（Bernuau et al,1986b;Bismuth et al,1987;Pauwels et al,1993）。但V因子水平不如KCH标准中的指标容易获得,且有研究表明,这些标准在预测结果方面不如KCH标准准确（Anand et al,1997;Schmidt et al,2007）。

在非对乙酰氨基酚诱导的ALF病人中,研究者提出使用MELD评分鉴定预后差的病人,而其他病人表现出的高自发恢复率与MELD评分无关（Kremers et al,2004;Yantorno,2007）。他们认为,入院时获得的MELD评分可能有助于确定是否实施原位肝移植及时机。然而,他们没有提出MELD的临界值。在一项对91位非对乙酰氨基酚相关ALF病人的研究中,将MELD得分与KCH标准对比,后者对死亡率的敏感度和特异度分别为88%和71%。当MELD得分为32或更高时,可以预测出死亡率（敏感度为79%,特异度为71%）（Parkash et al,2012）。

其他评分系统,例如急性生理和慢性健康评估（APACHE）Ⅱ评分和器官衰竭评估（SOFA）（Craig et al,2012）也已用于确定ALF的预后。APACHE Ⅱ和MELD的敏感性太低,无法确定结果,但特异度在可接受的范围内。这意味着它们更适用于预测死亡,而不是自发恢复。

Dhiman及其同事（2007）将另一种预后模型与KCH标准和MELD评分进行了比较。他们确定了六个参数:年龄大于50岁,从黄疸到HE的时间大于7天,Ⅲ~Ⅳ级HE,脑水肿,PT>35秒,血清肌酐>1.5mg/dL(133μmol/L)。这些因素中的任何三个因素的存在表明预后不良。比较评估表明,该模型在预测预后方面优于MELD和KCH标准。但是,有学者提出该比较结果无效,因为它仅考虑了初始数据集,而KCH模型是一个动态过程。Yantorno模型也是如此。

Barshes及其同事在2006年根据四个危险因素包括受者年龄超过50岁,体重指数（BMI）为30或更高,有生命支持史,血清肌酐水平高于2mg/dL(177μmol/L)将病人区分为低危（5年生存率81%）和高危（5年生存率42%）。

Rutherford和同事在2012年根据M30（细胞角蛋白18半胱天冬酶的裂解产物,指示凋亡性肝细胞死亡）的水平制定了ALF的预后指标（Bantel et al,2004）。ALFSG指数是使用逐步逻辑回归建立的预后模型,该模型预测了ALF中肝移植需要程度或死亡结局,结合了三类变量:临床（昏迷等级）,实验室（INR、血清胆红素、磷）,凋亡标记物（M30）。该模型的灵敏度

为 85.6%,特异度为 64.7%。ALFSG 指数广泛适用于 ALF 的各种病因。该研究提示可考虑使用半胱天冬酶抑制剂治疗 ALF。

当前可用的预后评分系统不能充分预测结果或确定肝移植的候选资格,因此不建议完全依赖这些指南(Lee et al,2011)。无论是否需要肝移植,在病情进展至恢复、死亡或移植之前都应监测 ALF 并发症。同样,列为移植的病人可能会出现并发症,从而影响手术的顺利进行,也有可能在移植前显示出意外的自发恢复迹象。是否移植的最终决定应在获得供体肝脏后做出。

移植禁忌证包括药物滥用、自杀意念、精神障碍、不可控的脓毒病和其他器官系统受累[不可逆的脑损伤,肝外恶性肿瘤,心血管功能衰竭需要>1μg/(kg·min)的去甲肾上腺素输注,ARDS 需要 $FiO_2>60\%$ 及 $PEEP>12cmH_2O$]。尽管脑死亡、不受控制的系统性败血症和多器官功能衰竭引起的血流动力学不稳定的证据被认为是肝移植的绝对禁忌证,但移植前对病人神经系统的评估仍存在争议。

在 1973—2008 年期间,KCH 对 3 300 多例病人进行治疗,医院 ALF 病人的存活率从 16.7% 提高到 62.2%,移植后的存活率从 66% 提高到 86%,未移植的存活率也提高到 48%。这种存活率的改善在对乙酰氨基酚相关的 ALF 中更为明显,而在不确定原因的 ALF 中则不存在(Bernal et al,2013b)。

接受肝移植的 ALF 病人的 1 年生存率为 61%~76%,比慢性终末期肝病接受肝移植的的病人低 7%~15%(Freeman et al,2008)。发生这种情况的原因是,即使最终实施了肝移植,病人仍会因移植时的状况不佳(即脑损伤、败血症或多器官衰竭)或使用边缘性或 ABO 不相容的供肝而死亡(Farges et al,1995;Gugenheim et al,1990)。由于使用了这些器官,ALF 病人的再移植率更高,导致急性排斥反应,原发性移植物无功能和肝内胆管狭窄的发生率增加。

被列入肝移植等候名单后,病人平均需等待 3.5 天。但是,只有 66% 的病人能够顺利移植,其余病人中有 22% 的病人在移植前死亡,有 12% 的病人自发康复。ALF 病人的遗体肝移植后一年生存率低于慢性肝衰竭病人,部分原因是经常遇到的极端紧急情况。而在第一年后,这种趋势发生了逆转,ALF 病人的长期生存期更好。

在肝移植等候名单中,大约 35% 病人无需移植即可自发恢复;因此,多达 20% 的 ALF 病人可能会被不必要地移植(Lake et al,1995)。在美国一项大规模研究中,列出了 44% 的病人,但只有 29% 的病人接受了肝移植,且 10%(列出的 25%的病人接受移植)在等待名单上死亡(Ostapowicz et al,2002)。其他研究指出移植等待名单上的急性 ALF 病人死亡率高达 40%(Bismuth et al,1995;Brown et al,2003)。

术前管理

一旦确定需要进行肝移植,器官分配系统通常会为患有 ALF 的病人提供非常快速的优先权,因此大多数病人会在被列入候补名单后的 4 天内进行了移植(Wiesner et al,2004)。

最近的研究表明,即使血栓弹力图提示血液凝固状态 INR 大幅度升高,病人也可通过多种代偿机制维持正常。因此在没有出血的情况下,不建议使用血浆纠正 INR(Stravitz et al,2012a)。临床上自发性出血较少,因此使用血浆会掩盖 INR(重要的预后指标)的趋势,因此血浆通常仅在侵入性手术之前使用。

此外,应该在限制病人入量和维持理想的脑灌注压之间取得平衡,并避免脑水肿的加重。ICP 导管监测能为患有重度 HE 的病人带来益处,可避免病人出现脑水肿和 ICH。

尽管没有严格的对照研究提供相关证据,但通常建议 ALF 病人在进行外科手术之前进行血浆置换,以去除毒素和提供 FFP。

在 1993 年,Ringe 及其同事描述了临时肝门分流术的二阶段全肝切除术(对患有脑水肿或多器官功能衰竭的“中毒性肝综合征”病人进行的手术)。病人接受“无肝”治疗,随后接受肝移植。后续也有关于二阶段肝切联合肝移植的报道。这些报告大多数是在全肝切除术后 24~48 小时内进行的移植。Arora 及其同事 2010 年报告了无肝期最长的案例(67 小时),该病人不但长期生存,而且未出现后续的并发症,且所有器官系统的功能均正常。虽然该案例报道的是原发性肝脏丧失功能的病例,但可以将其推广至 ALF 病人。肝切除主要通过降低循环中的促炎因子(IL-1、IL-6、TNF-α),从而减轻病情的进展。

除了少数注意事项外,二阶段肝切联合肝移植与原发性肝移植的手术步骤基本相同。由于严重的凝血障碍,病人在手术期间有严重的出血风险。但是病人无门静脉高压和肝脏萎缩,因此有助于肝切除术的实施。具体的手术方法会根据病人的血流动力学状态和 ICP 水平做出调整,以避免脑部受伤。

由于 ALF 病人无门静脉高压,因此手术中对下腔静脉(inferior vena cava,IVC)和门静脉(portal vein,PV)同时夹闭的耐受能力差。因此,术中需要通过建立从 IVC 和 PV 到上腔静脉的回流旁路,或使用“背驼式”术式保留 IVC。Belghiti 及其同事的研究指出,在肝切除术和移植物植入过程中维持门静脉和腔静脉流量可以避免静脉回流和心排血量的减少,同时避免因静脉钳夹、代谢产物释放及继发于无静脉侧支循环导致的其他血流动力学的变化。ALF 肝移植过程中夹紧 PV 可能会导致血流动力学不稳定(从而使以前的病情恶化)、脑水肿和内脏静脉充血,并伴有出血和肠水肿。

进行临时门腔吻合(端侧门腔分流)可促进肝脏动员,而不会造成血流动力学状态的改变。在血流动力学状况非常不稳定的成年病人中,建议仅使用右门分支的门腔分流器,不要松开左分支,以免门静脉血流中断。在打开分流器后,通过分割动脉分支、左 PV 和主要肝静脉来完成保留腔静脉(背驼式)的全肝切除术,而无须阻断 IVC(Kawasaki et al,1996)。另一方面,20kg 以下的儿童对 IVC 和 PV 夹闭的耐受能力较好。此外,快速钳夹和肝脏切除可改善其血流动力学状况。

麻醉过程中要对病人进行严格管理。手术台应 30° 放置,密切监测 ICP 的变化,预防并控制 ICP 升高。由于肝移植术后 ICP 可能增加,因此 ICP 监测应维持 24 小时(O'Grady et al,2008)。如果移植物功能不佳,则需要更长的监测时间。由于 ALF 病人移植手术的紧迫性,临床中经常会使用边缘性供体(脂肪肝、尸体供肝、ABO 不匹配的移植物),因此增加了功能不佳或原发性肝功能不全的风险。

由于感染风险增加、抗体介导的排斥反应以及随之而来的血管和胆道并发症的增加,ABO 不相容肝移植(ABO-I LT)被认为是 LT 的巨大挑战。ABO 不相容性肝脏最初被广泛使用,但其结局一般不理想,因此限制了 ABO-I LT 的推广(Guggenheim et al,1990)。生存率低的主要原因是抗 A 或抗 B 抗体介导的排斥反应,引起了肝细胞坏死和肝内胆道并发症的发生率增高(Egawa et al,2004)。

在亚洲,尽管各中心的数据之间存在差异,但仍有很多中心报道 ABO-I LT 在成熟的免疫抑制剂方案下可取得良好的结局。这些方法通常包括血浆置换、脾切除术、利妥昔单抗和静脉注射免疫球蛋白(IVIG)。但是,由于 ABO 不匹配病人在移植术前需要提前数天准备,因此不适用于紧急状况。中国的 Shen 和同事在 2014 年描述了一种新的免疫抑制方案,使用利妥昔单抗(一种消耗 B 细胞并阻止抗体产生的新型单克隆抗 CD20 抗体)(Song et al,2013)和 IVIG,研究对 35 例接受 ABO-I LT 的 ALF 病人和 66 例接受 ABO 相容性肝移植的病人进行了比较,结果显示术后 3 年生存率分别为 83.1% 和 80.0%,移植物存活率分别为 86.3% 和 86.3%,均无统计学差异。

活体肝移植

活体肝移植(living-donor liver transplantation,LDLT)可以克服器官短缺的问题(见第 117 章)。但由于某些原因,ALF 病人实施活体肝移植的适应证仍存在争议。首先,西方国家的研究显示,在紧急情况下,LDLT 的疗效较差;其次,在已故器官捐赠已很发达的国家,大部分需要肝移植病人能够及时获得移植物(有优先权);最后,在紧急情况下,LDLT 无法对捐助者进行彻底评估,可能会增加捐助者的风险。

LDLT 在 ALF 儿童中的使用已逐渐获得认可,因为活体肝移植对患儿带来的益处远远超过了任何伦理方面的要求(Emond et al,1993;Uemoto et al,2000)。已有报道将 LDLT 扩大到成人 ALF 病人中(Lo et al,1997;Lou et al,1997;Marcos et al,2000)。但是,这个问题涉及捐献者的风险和伦理困境,因为大多数潜在的捐献者可能是兄弟、姐妹、孩子或配偶,这些病人会因捐献者的突然死亡而受到心理创伤。另一方面,与已故的供体肝移植相比,活体供体移植具有一些优点:①ALF 病人的早期移植;②移植物功能更好;③冷缺血时间更短;然而,保证接受成人 LDLT 治疗的 ALF 病人的生存率是评估肝移植风险的先决条件。Ikegami 及其同事使用较小的移植物,即 ALF 的移植物体积/标准肝体积为 30%～35%,其原因是 ALF 多较为紧急,大多数病人发病之前身体健康,且在大多数情况下没有门静脉高压症,因此无法使用左叶。

在其他国家,由于尸体捐赠者的来源有限,对 ALF 病人,特别是在儿童中进行 LDLT 的结果相似(Uribe et al,2008),但在成人中仍然存在争议。在成人中进行成人活体供肝移植队列研究(A2ALL 研究)中,1 201 位病人申请 LDLT,只有 1% 被诊断为 ALF(Campsen et al,2008),14 人中只有 10 人最终接受了活体移植,LDLT 病人存活率与尸体肝移植的病人相似。因此,在美国很少对 ALF 者进行 LDLT,但如果接受者和捐赠者预后均较为理想,可以考虑该手术。

在美国的一项研究中,没有强有力的证据表明接受 LDLT 的 ALF 成年病人的生存预后不如接受 DDLT 的成年人。在这些患有 ALF 的成年病人中,LDLT 在 1 年和 5 年的病人和移植物存活率与 DDLT 相似,分别为 71% 、79% 和 71% 、62%。但是该研究中因 ALF 接受 LDLT 的病人太少,仅占所有接受移植的 ALF 病人的 0.9%。该研究者建议,在无法及时获得尸体供肝的情况下,可在经验丰富的移植中心,对成人 ALF 病人实施 LDLT。

日本(亚洲脑死亡捐赠者数量最少的国家)的 Yamashiki 及其同事在 2012 年分析了 209 例接受 LDLT 的 ALF 病人的预后,结果显示术后 1 年、5 年和 10 年生存率分别为 79%、74% 和 73%。病人年龄与 LT 后的短期和长期死亡率相关,ABO 不相容性影响短期死亡率,而供体年龄影响长期死亡率。韩国(Park et al,2010)和中国香港(Liu et al,2002)的纳入较少病例的研究得出了类似的结论。因此,目前的证据足够证明活体肝移植在 ALF 病人中的应用价值。

心脏死亡(DCD)供体的全肝移植物对成年人择期肝移植的应用得到了公认。但是,这些移植物更容易受到肝脏本身质量的影响。因此,大多数移植中心都不会使用 DCD 供肝做部分肝移植,因为 ALF 对肝脏初始功能的要求更高,不宜使用该术式。也有研究者报告使用有心跳的异体进行劈裂式肝移植,并成功使用一个肝脏挽救 2 个儿童的生命。Gelas 等报告了在继发于新生儿血色素沉着症的暴发性 ALF 的新生儿中,使用 ABO 不相容的减体积 DCD 移植物的成功案例。

辅助性肝移植

辅助性原位部分肝移植(auxiliary partial orthotopic liver transplantation,APOLT)已被用于 ALF 中作为过渡阶段,保留病人原来的肝脏的同时避免了终生免疫抑制的使用(见第 119 章)。确切的适应证尚不明确,但是可根据两个方面制定:首先,随着时间的推移,天然肝脏具有恢复正常形态的能力;其次,病人不能从完全切除原肝中获益。有研究显示,在大多数情况下,如果病人能够存活,自身肝脏也会逐渐恢复原来的功能。因此,ALF 移植过程中完全切除受体自身肝脏会使其失去自我恢复的潜能,且有可能使病人承受终生服用免疫抑制剂的痛苦(Bismuth et al,1996;Kasahara et al,2005)。

APOLT 的手术程序比 OLT 的程序复杂。原位辅助性肝移植需要对移植物和受体的肝脏减体积;如果去除了受体的左段肝脏,则需要去除移植物的右段,反之亦然。术前必须通过冰冻切片活检确认受体自身肝脏中无纤维化。

APOLT 的关键问题是确定原肝肝再生的时间,必要时要结合亚氨基二乙酸(HIDA)进行肝胆闪烁显像(见第 17 章)、计算机断层扫描(见第 18 章)和活检(见第 22 章)进行判断。当原肝再生充分,可选择以下两种方法终止免疫抑制治疗:①突然中止,这种情况下会出现严重的排斥反应,因此通常需要手术切除移植物;②逐渐减少免疫抑制,目的是诱导缓慢进展的慢性排斥反应,继而导致移植物逐渐萎缩。大多数专家倾向于选择后者(Belghiti et al,2004a,2004b)。

2002 年有研究报道,在 15 例接受 APOLT 的病人中,其中 10 例存活,6 例肝脏再生理想,不需要免疫抑制剂。Azoulay 及其同事比较了 APOLT 与 OLT 的预后,发现两种术式术后的存活率相似,但术后并发症特别是胆道并发症、神经系统后遗症和再移植率在 APOLT 术后病人显著高于 OLT 病人。在"Paul Brousse 经验"中,仅 25% 的病人同时观察到完全原再生和免疫抑制剂的撤药。

肝再生的程度与病因有关,对乙酰氨基酚引起的肝衰竭和超急性综合征更可能再生为正常形态。而在血清阴性的肝炎和亚急性肝炎病人,有肝再生的可能性,但同时也伴随肝纤维化的风险。

Quaglia 和同事的研究结果提示,ALF 病人实施 APOLT 后,62.5% 的病人天然肝会再生至完全恢复状态。在所有此类病人中,免疫抑制均可以降低,并且绝大多数(80%)病人可以最终中止服用免疫抑制剂。对乙酰氨基酚所致的 ALF 是 APOLT 的极佳适应证,100% 使用辅助肝移植的存活病人中可实现完全的天然肝脏再生。

Lodge 等针对因对乙酰氨基酚用药过量且满足肝移植 KCH 标准的 ALF 病人提出了一种新的手术方案,即首先切除 Ⅳb、Ⅴ、Ⅵ、Ⅶ 和 Ⅷ 段以去除 75% 的肝脏体积并减少"毒性肝脏",然后进行全肝辅助移植(AWOLT),待病情好转后逐渐撤消免疫抑制剂。与同期接受 OLT 的 13 例病人相比较,采用这种方法治疗的 13 例病人的发病率相似,但生活质量更好,因为 AWOLT 病人不需要长期的免疫抑制。

与 OLT 相比,AWOLT 的临时支持以及后续的肝脏再生可能为病人提供更好的生活质量(Lodge et al,2008),这可能是因为病人可以享受更正常的生活而不受免疫抑制的影响。根据 Bernal 等的报道,33 例对乙酰氨基酚导致的 ALF 病人在 OLT 后,有 19 例恢复了正常生活方式。相比之下,所有 8 例成功的 AWOLT 病人都恢复了正常生活方式,全日制教育或工作,并且社会关系正常。但也有少数研究报道 APOLT 的结果较差,一年生存率仅为 50%(Girlanda et al,2005)。

在 FHF 病人中,APOLT 仅适用于肝再生机会良好的病人,即 40 岁以下 HAV、HBV 或对乙酰氨基酚毒性引起的急性重型肝炎而不是亚急性重型肝炎的病人(Jaeck et al,2002)。当天然肝脏再生后,建议逐渐降低免疫抑制以诱导移植物进行性萎缩,萎缩后的移植物保留在病人体内,而不应尝试去除辅助移植物。辅助 OLT 作为无需终生免疫抑制的过渡疗法,取得了良好的效果,但遗憾的是,从 2004 年到 2009 年,仅有 2% 的病人接受了辅助性肝移植(Germani et al,2012)。

肝脏支持设备

在 ALF 病人中,有人主张采用体外肝支持装置来代替肝功能,直到肝脏再生或进行肝移植(见第 80 章)。然而,肝脏功能的复杂性使得体外肝支持无法完全实现预期的目标。因此,目前在临床试验之外不建议使用肝脏支持系统。当前可用的肝脏支持系统包括仅提供排毒作用的人工肝系统和利用细胞材料提供排毒功能,甚至能够部分代替肝脏合成功能的生物人工肝系统。

人工肝支持

人工肝支持的关键作用是去除循环毒素和炎症介质,这些物质与继发于肝功能衰竭的 HE 和多器官功能衰竭有关。血液透析、血液滤过、血液透析过滤和血液吸收是解毒技术的例子,但这些技术在早期 RCT 中未显示对结局有明显影响(Davenport et al,1993a,1993b;Kramer et al,2001),这可能是因为它

们无法去除与大分子蛋白如白蛋白结合的毒素。多项非随机研究表明,血浆置换虽然可以增加肝脏血流、降低血氨水平、改善 HE 和全身血流动力学指标,但其对整体存活率的影响值得进一步探究(Du et al,2001;Li et al,2004)(请见参考资料)(见第 80 章)。

作为非生物系统最常用的技术,分子吸附再循环系统和普罗米修斯疗法是 ALF 病人解毒的有效方法(Rademacher et al,2011)。分子吸附再循环系统是由不通透白蛋白的膜构成的双回路系统,而普罗米修斯则是利用在回路之间的一层特殊的膜,该膜对白蛋白具有通透性,有利于去除与白蛋白结合的毒素。遗憾的是,与标准药物治疗相比,两种技术均无明显优势。

生物人工肝支持

生物人工肝(bioartificial liver,BAL)系统依赖于使用人或其他动物的肝细胞进行解毒和相关蛋白的合成和分泌。选择理想的细胞来源和设计复杂的生物反应器是该研究领域的主要问题。原代人肝细胞可作为 BAL 细胞,但其在离体培养时丧失正常功能,因此限制了它的使用。研究者也对永生细胞系(例如 C3A 人肝母细胞瘤)进行相关评估,目前仍存在许多问题可能限制其应用。很少有关于使用 BAL 装置的对照试验,并且初步数据表明,无论是否移植,HE 都有一定程度的改善,但对最后结局没有实质性的影响。Meta 分析结果显示,目前没有一种人工或生物人工设备在 ALF 的治疗中有效(Kjaergard et al,2003)(见第 80 章)。

肝细胞移植

基于细胞的疗法(cell-based therapies,CBT)由于创伤小、成本低、技术相对简单,可逆性和可重复性好,被认为是治疗肝衰竭的替代疗法。移植的细胞可以缓解肝功能的恶化并促进肝脏再生,可以完全避免 OLT 或至少作为 OLT 前的过渡(Struecker et al,2014)。几项实验和临床研究表明,很多细胞都可作为来源,包括成人肝中的成熟肝细胞(成人肝细胞),胎儿肝细胞(FLC),肝干/祖细胞(HSPC)和间充质基质细胞(MSC)。肝功能衰竭的 CBT(Dhawan et al,2010)。

在动物模型成功之后,有研究者尝试在 ALF 病人中使用肝细胞移植(Fisher et al,2006)。冷冻保存的人肝细胞输注给儿童后,少数患儿取得疗效。

供体细胞的主要来源有两种,首先从捐赠者或无心跳供体或与生命相关的供体中分离的成体细胞(肝细胞和肝窦内皮细胞),此外还可使用干细胞,包括人胚胎胎儿细胞。迄今为止,所有研究均不受控制。大多数病例经常反复接受同种异体成年人肝细胞。细胞给药途径包括经门静脉、脾脏或腹膜腔。

直接在 ALF 病人的肝脏中接种移植细胞具有一定的局限性。通过门静脉系统或脾脏进行肝细胞移植后,肝脏中只有 1%～5% 的肝细胞被置换,但是肝细胞明显受损并发炎,需要几天的时间才能植入和增殖。相比之下,腹膜腔空间较大,能比肝脏容纳更多数量的移植细胞。在 ALF 动物模型的腹膜腔内进行细胞移植后,肝损伤消退,发生肝再生,动物迅速康复(Viswanathan et al,2012)。

很多技术问题仍待解决,例如:肝细胞的最佳剂量,首选的移植部位(肝、脾、腹膜),更好的冷冻保存技术,细胞凋亡抑制

剂的使用,免疫抑制方案,监测移植的细胞和功能的手段,以及开发用于移植的肝细胞的替代来源如肝、骨髓或胎儿来源的干细胞(Strom et al,2006b)。

结论

急性肝功能衰竭或暴发性肝功能衰竭是一种严重的临床疾病,会对健康的个体产生致命的影响。重症监护管理的改善可以优化预后,并显著提高对乙酰氨基酚相关及非对乙酰氨基酚/药物相关以及病毒病因的非移植病人的存活率。但是,对于许多 ALF 病人,唯一的治疗方法仍然是紧急肝移植。许多新型方法可使病人保持良好临床状态以作为移植前的过渡疗法(血浆溶栓、人工支持、全肝切除术),其疗效有待进一步评估。鉴于 ALF 的罕见性和复杂性,难以开展随机对照研究,但只要某种疗法在个别情况下证明有效,就可能对病人带来益处。预防 ALF 是该领域的重要策略。在欧美国家,应加强公共卫生措施,预防药物性肝损伤和减少过量饮酒。而在发展中国家,提高人群对病毒性肝炎感染的免疫力将显著减少 ALF 的发生。

（窦科峰 译　沈锋 审）

第115A章

肝细胞癌肝移植

Garrett Richard Roll and John Paul Roberts

通常来讲,实质脏器的癌症不是器官移植的适应证,但肝细胞癌(以下简称肝癌)是突破这一常规的重要例外(见第91和112章)。肝癌是器官移植治疗中最常见的肿瘤,占肝移植的15%~20%,是其主要病种。目前肝癌的治疗方法包括肝部分切除、局部消融和肝移植,其中肝移植在近十年已经成为肝硬化后早期肝癌的首选治疗方法。由于缺乏有关肝癌治疗的随机对照试验,大多数移植中心基于自身经验、回顾性数据、理论的决策分析以及可行的治疗方法制定自己的诊疗方案。

自20世纪60年代为第1例肝癌病人施行肝移植以来,移植后肿瘤复发便成为一个备受关注的问题。20世纪90年代末之前,肝癌肝移植的肿瘤复发率很高,2年生存率仅为30%左右。预后不良的原因是由于当时的共识是治疗较小的肿瘤往往选择肝切除,而肝移植更多的是用于治疗晚期肿瘤。较差的预后效果一直困扰着肝癌肝移植,直到人们注意到较小肿瘤的病人施行肝移植后可以获得更好的预后(Pichlmayer,1993)。

意大利米兰Mazzaferro团队发表于1996年的一项前瞻性研究发现较小肿瘤组病人肝移植4年生存率可以达到75%,与非肝癌肝移植的生存率相当(Mazzaferro et al,1996),美国相关研究也得到了类似结果(Venook,1993)。米兰标准的提出改变了其他移植中心以往肝癌肝移植受体的选择标准,也获得了较好的预后效果(Jonas et al,2001;Llovet et al,1998)。美国器官共享联合网络(UNOS)于1998年采用了米兰标准,并给予肝癌病人肝移植优先权。这一优先原则,加上肝癌高危人群——丙型肝炎病毒(HCV)病人的增加,使这一肝移植指征的病人迅速增加。本章讨论肝癌的肝移植治疗,重点阐述肝癌独特的病理生理学特点,及其与诊断和规范治疗的关系。

肝细胞癌

肝细胞癌是第五大最常见的癌症,也是最常见的原发性肝脏肿瘤(见第91章)。超过90%的肝癌病例继发于肝硬化(Fattovich et al,2004)。肝硬化病人每年发生肝癌的风险约为2.0%~6.6%,而无肝硬化的病毒性肝炎病人发生肝癌的风险为0.4%(Benvegnu et al,2004;Degos et al,2000;Ikeda et al,1993a;Llovet et al,2003;Sangiovanni et al,2004)(见第64章)。

20世纪90年代末以来,肝癌发病率一直呈上升趋势(Bosch et al,2004;Deuffic et al,1998;El-Serag & Mason,1999;Parkin et al,2001;Stroffolini et al,1998;Taylor-Robinson et al,1997),而且该趋势预计还将持续至少20年。这是因为20~30

年前感染HCV的病人目前已发展为肝硬化并且年龄逐渐变大(El-Serag,2004)。此外,肥胖症的流行及其导致的非酒精性脂肪性肝病(nonalcoholic fatty liver disease,NAFLD)在可预见的未来会让这部分病人面临肝硬化风险。在美国,目前只有甲状腺癌的发病率比肝癌的发病率上升得快(Fattovich et al,2004)。乙型肝炎病毒疫苗的投入使用有望降低肝癌的发病率,并且在中国台湾取得了良好效果(Chang et al,2009)。

肝细胞癌生物学特性

掌握肝癌生物学特性对制定临床上监测和治疗决策至关重要。尽管肝癌的分子生物学特性仍未完全阐明,肝硬化与肝癌发展之间的密切关系是明确的(Miyazawa et al,2003)。病毒性肝炎(见第70章)、长期酗酒(第112章)和NAFLD(第71章)是西方国家最常见的肝硬化病因。NAFLD在20世纪80年代初并不常见,而目前17%~30%的美国人都患有NAFLD(Farrell & Larter,2006),其中32%~37%发展为脂肪性肝炎(Fassio et al,2004;Harrison et al,2003;Hui et al,2003),5%~24%进一步发展为肝硬化(El-Zayadi,2008;Hui et al,2003)。NAFLD病人的肝硬化由脂质过氧化、脂肪酸毒性、线粒体损伤和氧化应激引起的反复肝脏损伤导致。

乙型肝炎病毒(HBV)和HCV引起肝硬化的机制不同(见第9D章)。HBV通过病毒DNA整合到宿主基因组中诱导转基因激活、致癌基因转录和抑癌基因丢失(Brechot et al,1980;Bressac et al,1990;Di Bisceglie,2000;Kim et al,1991)。在无肝硬化的慢性HBV感染者中,仍有多达30%的人会发展成肝癌(Zhou et al,2001)。HCV不会整合到宿主基因组中,但可通过病毒持续复制导致慢性炎症(Sherlock,1994)。在氧化应激状态下,肝细胞快速更新促进了多发性增生结节的形成和发展(参见第76章)。

与其他一些肿瘤不同,虽然目前导致肝癌进展的缺陷基因序列演进规律尚未明确。但可以观察到一系列基因改变的发生,大致可以划分为肿瘤发生发展的早期和晚期。如导致胰岛素样生长因子Ⅱ受体抑制的基因组改变被认为是早期的突变(Yamada et al,1997)。多种基因的杂合性缺失,通常是抑癌基因,如TP53,是促进肿瘤形成的晚期改变(Buetow et al,1989;Fang et al,2000)。

肝细胞癌发病机制的临床相关问题

临床医生必须了解肝癌发病机制的三个方面:①肝硬化对

肝癌发展的影响；②肿瘤的动脉募集；③肝癌侵犯门静脉分支的趋势。

首先，肝癌最常继发于肝硬化，其生物学特性与肝硬化的环境直接相关。反复损伤可通过库普弗细胞、内皮细胞和肝细胞分泌 TNF-α、TGF-β 和 IL-1 因子导致慢性炎症（见第 11 章）。慢性炎症刺激了伴有桥接纤维化的结节性再生。在这种再生环境中，细胞的快速更新导致了低度非异型性增生结节和高度异型性增生结节的发生。一小部分高度异型性增生结节会继续发展为镜下可见的肝癌点状病灶，并最终发展成为可见的肿瘤（Rocken & Carl-McGrath，2001）。最新研究表明，肿瘤细胞甚至可以分泌 IL-6 和 TNF-α，通过激活 Toll 样受体直接参与炎症微环境（Kim et al，2009）。

由于肝脏的弥漫性损伤，多个肿瘤可同时发生。肝癌目标病灶被切除后，肿瘤复发往往发生在该病灶远处（图 115A.1）（Koike et al，2000）。远处复发的肿瘤更像是第二个原发肿瘤，因为大多数复发的肿瘤是在原发肿瘤治疗后的几年内发现的，所以复发的肿瘤很可能在第一次治疗时已经存在，只不过因为太小而未被发现。同一器官发生的同步或异位病变表明整个硬化的肝脏均具有肿瘤转化的潜力，类似于家族腺瘤性息肉病中结肠的遗传缺陷导致多发性癌症，这种情况称为"场缺陷"。

肝癌病灶与低度异型性增生结节在血供方面存在差异，这为临床治疗提供了相关依据。低度异型性增生结节的血供主要来自门静脉。而组织病理学检查显示高度异型性增生结节和肝癌是由肝动脉分支供血，这些分支与门静脉的分支并不伴行，这种供血方式被称为动脉募集或新血管生成。肝动脉供血为主导致肝癌特征性的高密度征象，使得动脉期的对比成像可用于肿瘤诊断（Matsui，2004；Willatt et al，2008），也使选择性肝动脉栓塞成为一种治疗方法。

肝癌易侵犯的血管结构，最多的是门静脉，其次是肝静脉，很少侵犯胆道（见第 18、19 和 91 章）。血管侵犯的发生是肿瘤潜在转移发生的关键一步，而门静脉侵犯的风险与肿瘤的大小和分化状态直接相关（Esnaola et al，2002）。静脉侵犯是转移性疾病的一个很有效的预测因素，肿瘤大小和数量被认为能够反映血管侵犯情况。

微血管侵犯和门静脉大血管侵犯与否可直接影响治疗方案的选择。例如，影像学或活检证据提示门静脉被侵犯可以排

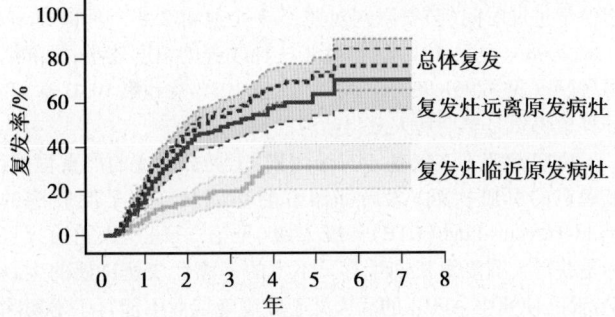

图 115A.1　肝细胞癌消融后的复发最常发生在远离原发肿瘤的部位，提示治疗时已存在第二个肿瘤，只因太小而未能检测到（From Koike Y, et al：Risk factors for recurring hepatocellular carcinoma differ according to infected hepatitis virus：an analysis of 236 consecutive patients with a single lesion. Hepatology 32（6）：1216-1223，2000.）

除肝移植，因为移植后肿瘤复发概率高得令人无法接受。正是这种大肿瘤或多发肿瘤的高复发风险导致早期肝移植治疗肝癌的疗效不佳，这也是为什么选择小肿瘤病人进行肝移植的原因。

肝细胞癌筛查

出现临床症状的肝癌病人的 5 年生存率仅为 0~10%（Llovet et al，2003），因此在病情早期筛查可以对治疗效果产生重要影响。肝癌符合世界卫生组织筛查标准（Meissner et al，2004），而且一项随机对照试验表明肝癌筛查可降低死亡率（Meissner et al，2004）。高度标准化、灵敏度高且价廉的筛查项目可以有效评估病人的疾病风险。如果在人数众多的人群进行筛查的成本低于该人群中少数人早期发现疾病的获益，则筛查项目就可以施行。几项用于肝癌筛查的决策分析和成本效益模型研究表明，纳入筛查人群的肝癌发病率至少达到 1.4%~1.5%，筛查项目才能有效降低死亡率，才能有成本效益（Arguedas et al，2003；Lin OS, et al，2004；Sarasin et al，1996）。知识框 115A.1 列出了哪些病人应该被纳入筛查计划。非酒精性脂肪性肝炎（nonalcoholic steatohepatitis，NASH）、α1-抗胰蛋白酶缺乏症和自身免疫性肝炎导致的肝硬化病人的肝癌发病率尚需更多研究，但大多数中心都已将上述病人纳入筛查人群。

检测肝癌最常用的血清肿瘤标志物是甲胎蛋白（α-fetoprotein，AFP），一种由正常胎儿肝细胞和肿瘤细胞产生的蛋白质，而健康、成熟的肝细胞不产生。AFP 通常用于诊断肝癌、预测肝切术后预后和术后复发筛查（Tan et al，2003）。血清中 AFP 的正常范围是 10~20ng/ml；采用绝对值 20ng/ml 作为筛查临界值，灵敏度仅约为 64%，筛查结果并不理想（Sherman et al，1995）。此外，AFP 正常表达水平在不同种族之间差异很大（Soresi et al，2003），并且 AFP 对于急性病毒性肝炎或病毒性肝硬化病人的阳性预测值（positive predictive value，PPV）较低（Nguyen et al，2002；Soresi et al，2003）。

知识框 115A.1　肝细胞癌发病率高的人群应纳入监测计划

乙型病毒性肝炎以外肝硬化的病因
丙型肝炎
长期酗酒
血色素沉着病
原发性胆汁性肝硬化

乙型肝炎携带者
亚洲男性≥40 岁
亚洲女性≥50 岁
乙肝携带者合并肝硬化
肝细胞癌家族史
非洲人≥20 岁
非肝硬化乙肝携带者肝炎持续活动

其他易感条件*
非酒精性脂肪性肝炎
α1-抗胰蛋白酶缺乏症
自身免疫性肝炎

* 代表对于下列肝细胞癌风险增加但程度未知的病人应进行筛查，但目前尚无明确的监测建议。

Modified from Bruix J, Sherman M：Management of hepatocellular carcinoma. Hepatology 42（5）：1208-1236. Copyright John Wiley & Sons，2005.

病人有肝脏占位,同时血清 AFP 大于 200ng/ml,通常有非常高的阳性预测值(Sherman et al,1995)。尽管 AFP 敏感性和特异性较低,美国肝病研究协会(AASLD)建议不再将其作为筛查工具(Bruix & Sherman,2005),但它仍然具有诊断价值。不论病人的种族背景或肝病病因,AFP 绝对值大于 400ng/ml 均被认为对肝癌具有诊断意义。

血清 AFP 大于 1 000ng/ml 是血管侵犯的强有力预测指标,AFP 大于 1 000ng/ml 的病人肝移植后 5 年生存率约为50%,而 AFP 小于 1 000ng/ml 的病人为 80%(Hameed et al,2014)。因此,AFP 大于 1 000ng/ml 是大多数中心的肝移植禁忌证。有人建议,通过肝肿瘤栓塞化疗术,使 AFP 从 1 000 以上降至 500ng/ml 以下再行肝移植,会获得令人满意的治疗效果。

目前寻找更好的可用于筛选、诊断和预测的血清标记物的研究工作正在进行中,可能的候选指标包括 AFP-L3 和 des-γ-羧基凝血酶原(Bruix & Sherman,2005;Grazi et al,1995;Izuno et al,1995;Koike et al,2001;Marrero et al,2003;Tsai et al,1990)。

超声是最广泛使用的影像学筛查工具(见第 15 章)。当用于筛查时,它的灵敏度为 65%~85%,特异度大于 90%(Bolondi et al,2001)。虽然超声诊断肝硬化的效果不佳(Bruix et al,2001;Chen et al,2002;Larcos et al,1998;Sherman,1999),且对超声医生水平依赖度较高,但超声仍然优于任何广泛使用的血清学筛查。在中国进行的一项大型前瞻性随机对照试验研究表明,即使病人只接受肝切除而未行移植,对高危个体每 6 个月检测一次超声和血清 AFP,可将肝癌相关的死亡率降低近40%。然而,随访筛查的依从性只有大约 60%,这可能使死亡率的降低更加明显(McMahon,2009;Zhang et al,2004)。AFP 和超声联合可增加检测敏感性,但也增加了成本,同时使用这两种检测方法联合筛查会使假阳性率从单独使用 AFP 的 5%增加到 7.5%(Zhang & Yang,1999)。虽然仍需进一步随机对照试验验证,但根据现有证据,AASLD 建议肝癌高危病人每 6~12 个月单用超声筛查一次(Bruix & Sherman,2005)。若担心超声医生水平的影响,可联合血清 AFP 检测,但不鼓励将 AFP 作为单独监测工具。

大多数移植中心采用 6 个月检查间隔期,但仍有争议。目前尚无证据表明 6 个月比 12 个月的间隔期更能使病人获益(Santagostino et al,2003)。肿瘤生长周期决定了监测间隔时间,因此对于肝癌风险非常高的病人并不需要缩短监测间隔时间。

超声很难区分早期肝癌与肝硬化结节,但是任何小于 1cm 的可疑结节均应每 3~6 个月评估一次,持续 2 年。所有 1~2cm 的结节都应该采用动态对比增强成像的方式进行检测,如计算机断层扫描(CT;见第 18 章)、磁共振成像(MRI;第 19 章)或超声(美国尚未采用超声造影)。

在单个动态影像学检查中,直径大于或等于 2cm 且伴有门静脉快速洗脱的富血管结节,或两种证实性检查中有直径为1~2cm 的结节,应被视为肝癌。如果结果相互矛盾,应进行结节病理活检(Bruix & Sherman,2005)。如果病灶大于 2cm,且单个动态影像学检查具有典型表现,或同时血清 AFP 水平高于200ng/mL,则无需活检。对于有肝癌危险因素的无肝硬化病人,应对所有 1~2cm 的病灶进行活检。活检结果由专业病理医生读片诊断,活检结果为阴性的病人应每 3~6 个月进行一次超声或 CT 扫描,如果病变特征发生变化,应重新进行病理活检(Bruix & Sherman,2005)。活检结果提示为可能进展成肝癌的高风险不典型增生结节包括低级别和高级别结节(Hytiroglou et al,2007);小细胞和大细胞改变,以前称为"小细胞不典型增生"和"大细胞不典型增生"(国际肝细胞瘤病共识小组[ICGHN],2009;国际组织工作组,1995);不典型增生结节周边异型性病变被定义为不典型增生灶(ICGHN,2009)。

另一个常用的影像学监测工具是 CT 扫描(Kobayashi et al,1985;Miller et al,1994;Takayasu et al,1990)。虽然 CT 的使用已经非常普遍,但是每 6~12 个月检查一次,病人所受到的辐射相当大。CT 在诊断和分期中的作用已经明确,但 CT 用于筛查检测的效果尚未明确。而且,CT 扫描是确诊肝癌的诊断检测方法,筛查检测手段应该区别于确诊检测。

目前正在研究基于钆或氧化铁的磁共振成像作为筛查检测方法,有报道称,这种方法对肝癌的敏感度和特异度分别为81% 和 85%,而对比强化螺旋 CT 扫描的敏感度和特异度分别为 68% 和 93%(Colli et al,2006)。T2 加权像的中等信号强化是肝癌的特征性显像,因为不典型增生和再生结节 T2 加权像呈不高信号,除非发生梗死。延迟静脉期低强度伴随着病灶边缘延迟增强也是肝癌的特征(Freeny et al,2003)。与 CT 相似,小结节的特征仍难以明确。MRI 对 2cm 或更小的病灶只有50%~80% 的敏感度,对 1cm 或更小的病灶只有 4%~33% 的敏感度(Willatt et al,2008),部分原因是因为 1cm 或更小的病灶在 T2 像上通常是等强度的(Krinsky,2004)。由于 MRI 对肝硬化肝癌病人诊断非常敏感,因此 MRI 结合 CT 或代替 CT 的应用越来越多。在一项 87 名病人的研究中,病理证实 MRI 可以对 80% 的肝癌正确分期(Hanna et al,2014)。对比强化 MRI 作为肝癌的筛查工具是否具有成本效益尚待观察,但在已知的特征性富血供结节方面,对比强化 MRI 可能略优于 CT。

治疗方案

传统的细胞毒化疗药物对肝细胞癌无效。最近一项Ⅲ期临床试验表明,口服血管内皮生长因子受体、血小板衍生生长因子受体和 Raf 激酶的多激酶抑制剂索拉非尼延长了晚期肝癌病人中位生存期(与安慰剂对照,10.7 个月对 7.9 个月)和影像学进展时间(与安慰剂对照,5.9 个月对 2.8 个月)(Llovet et al,2008)(见第 101 章)。鉴于这种改善的幅度较小,局部消融/栓塞(见第 96~98 章)、肝切除(第 103B 章和第 103D 章)和肝移植仍然是早期病人获得治愈的最佳选择。

决定治疗方案应基于三个因素:①局部病变的严重程度;②潜在的肝脏疾病;③局部器官的功能状态。早期肝癌的Child-Turcotte-Pugh(CTP)评级 A 级(见第 3 章)病人的治疗目标是获得无瘤复发长期生存。不幸的是癌症快速进展的生物学特性,使 80%~90% 的病人处于肿瘤晚期而不能行手术切除或移植(Llovet et al,2004)。晚期肿瘤或肝功能状态差的病人应给予索拉非尼、局部治疗或姑息治疗。

对于部分无肝硬化、无静脉侵犯或转移性病灶、肿瘤仅限于一个肝叶的病人,应考虑切除。另一方面,切除一部分肝硬化的肝脏,总会留下散在的非典型增生结节。这些非典型增生结节在致癌相关细胞因子环境中,有可能发展成为第二个原发性肿瘤,从而使病人面临高风险。除了新发肿瘤,一些研究者认为复发更多的是原发肿瘤在治疗过程中微扩散的结果(Chen et al,2000;Morimoto et al,2003)。令人惊讶的是肝硬化病人肝癌切除术后复发的风险在 1 年内约为 35%(Lu et al,2009),3年内约为 40%~50%(Koike et al,2000;Jaeck et al,2004;Sakon et al,2000),在 5 年内高达 70%(Bismuth et al,1999;Llovet et al,1999;Mazzaferro et al,1996;Minagawa et al,2003),这表明先前肝癌病史是新发原发性肝癌的最大危险因素。

复发的高风险使肝移植成为切除癌变发生前的病变肝脏以防止续发癌变的一种手段。在过去的 20 年中,肝移植的预后有了显著的改善,很大程度上是因为更好的病人选择,目前复发率在 11%~18%。肝癌肝切除术后死亡率为 1%~7%,主要原因是失代偿性肝衰竭(Fong et al,1999;Grazi et al,2001;Hanazaki et al,2000;Hsia et al,2000;Makuuchi et al,1998;Poon et al,2001;Takenaka et al,1996)。考虑到肝癌复发和术后肝功能衰竭的风险,对于病情较轻和肝功能较好的病人,其最佳的治疗方案仍存在一些争议。虽然有方法可以判断肝脏储备功能,但目前还没有方法确定一个病人是属于 60%~70% 的概率在 5 年内复发的部分,还是不会复发的部分。

在决定切除还是移植时,也必须考虑到某些地区的等待时间较长。在等待治疗期间,肿瘤进展的风险必须与复发的风险相平衡。如果在一个特定地区等待时间相对较长,可能肝切除更有利,因为长时间等待可能会导致肿瘤进展,从而失去任何外科治疗的机会。

2000 年的一项决策分析对比了先行肿瘤切除,肿瘤复发后挽救性肝移植与小肝癌即行肝移植手术(Majno et al,2000)的疗效。虽然决策模型理论上使用多个变量,且很难确定任何一个变量的权重,但是作者认为:等待时间短于 6 个月的病人优先选择肝移植,而等待时间长于 12 个月的病人更倾向于肝切除。

另一个决策分析比较了小肝癌病人肝移植和肝切除的预期生存获益(Sarasin et al,1998)。生存获益的大小在很大程度上取决于等待移植时间。他们的结论是如果等待期超过 6~10 月,去除病肝环境所获得的生存收益将被等待期间的肿瘤进展风险所抵消,手术切除是首选治疗方案(图 115A.2)。虽然这项分析没有包括局部治疗的费用或临床效果,但它深入分析了如何通过肝切除术(见第 103D 章)、经动脉化疗栓塞(TACE;第 96A 章)和射频消融(RFA;第 98B 章)来获得更多收益并延长等待时间。

有人建议在等待移植的同时采用局部治疗来降低肿瘤进展的风险。在等待期间,目前仍不确定局部治疗是否是控制疾病进展的有效措施。Maddala 等(2004 年)观察了 54 例在肝移植术前等待期间(中位等待时间为 211 天)接受了平均三次TACE 的病人。8 例病人退出了等待名单,其中 2 例为非肝癌原因,6 例因为肝癌进展。在 6 例进展病例中,2 例肝外转移,2例门静脉侵犯,2 例肝内肿瘤进展。而这些事件都发生在列入等待名单的 4 个月内。开始治疗后短时间内便发现疾病进展,表明疾病扩散得较早,手术切除或移植都不会有帮助。

在一项 20 例病人的小型研究中(平均接受两次治疗,平均等待时间为 343 天),Hayashi 等(2004)发现,7 例符合米兰标

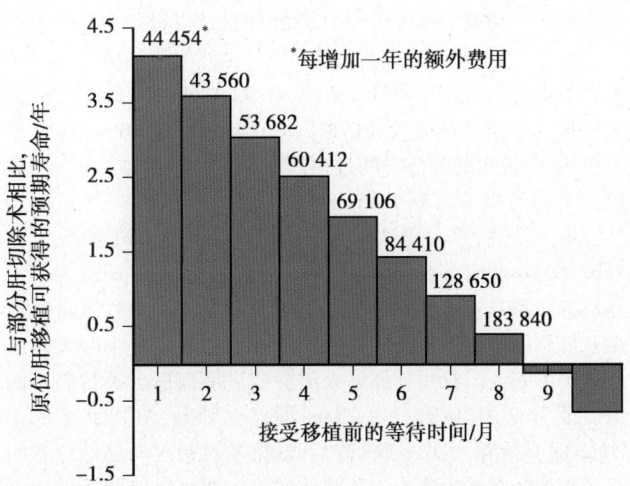

图 115A.2　根据移植前等待时间(横轴)的函数,与部分肝切除术相比,原位肝移植术(OLT)获得的平均预期寿命(LE)和临界成本效益比(纵轴)(From Sarasin FP, et al:Partial hepatectomy or orthotopic liver transplantation for the treatment of resectable hepatocellular carcinoma? A cost-effectiveness perspective. Hepatology 28(2):436-442,1998.)

准的肿瘤病人从等待名单中退出,2 例为非肝癌病人,其中 1 例为失代偿,其余 5 例为肝内肿瘤进展。4/5 的病人在发现肝癌后 6 个月内行肝移植手术,平均随访 2.9 年未发现肿瘤复发。

一部分肝癌病人在等待治疗时疾病进展的风险明显较低。在加利福尼亚大学旧金山分校(UCSF)等待行肝移植的 398 例T2 期肝癌病人中,竞争风险回归分析发现由于肿瘤进展或死亡而从等待名单中退出的总体风险在等待期 6 个月时为9.4%,在 12 个月时为 19.6%。其中一个亚组的病人肿瘤进展的风险明显较低。回归分析显示,这种低风险亚组病人的特点:2-3cm 的孤立肿瘤,AFP 水平为 20ng/ml 以下或在第一次局部治疗后降低,及初次局部治疗后有明显影像学缓解。此亚组的病人 1 年和 2 年的退出率分别只有 1.3% 和 1.6%,而其他组病人的退出率分别为 21.6% 和 26.5%($P=0.004$)(Mehta et al,2013)。

研究显示术前 RFA 也能给等待移植的肝癌病人提供良好的治疗效果(见第 98B 章)。Mazzafero 等(2004)报告了 50 例接受一次射频消融治疗的病人,肝移植术前平均等待了 9.5 个月。据报道,等待名单中没有病人退出,在 22 个月的中位随访期中,只有两名病人肿瘤复发。Lu 等(2005)报告了 52 例接受RFA 的病人,其中最多的是孤立性肿瘤(平均 1.46 个结节)。12 个月后,3 例退出(平均等待 11 个月),其中 2 例退出因为肝外转移;共 41 例病人接受了移植,平均随访 15 个月,无 1 例肿瘤复发。对于小肿瘤,在长期疾病控制方面,RFA 可能与手术切除的效果相同,并且其术后肝功能失代偿的风险较低(Shiina,2009),但还需要进一步长期随访资料研究。

从 1996 年采用米兰标准以来,移植中心一直在努力优化移植治疗肿瘤的概念,试图能确定肝癌病人的最佳等待时间。近期的两研究试图利用美国的等待名单的地区差异来解决这个问题。Samoylva 等比较了等待移植超过 120 天和等待移植少于 120 天的肝癌病人的复发率。等待移植超过 120 天的病人,复发风险降低了 40%(Samoylova et al,2014)。Halazun 等(2014)报道了 10 年来因患肝癌被给予移植优先权的 10 728 例

病人的术后结果。作者比较了等待时间长短(分别为7.6个月和1.6个月)的肝癌病人的总生存率。虽然等待移植时间较长的病人等待期间死亡风险较高(8.4%对1.6%;*P*<0.0001),但其移植后5年生存率较高(75%对67%;*P*<0.0001)。多变量分析表明,较短的等待时间是预后生存期较差的预测因素(危险比1.545;CI 1.375~1.736;*P*<0.0001)。

综上所述,手术切除和消融在等待时间很长的地区,对无肝硬化的小肿瘤或有肝硬化但有一定肝功能储备(胆红素正常和肝静脉楔压<10mmHg)的病人,可选择先行手术切除和消融。肝移植适应于符合选择标准的肿瘤病人以及小肿瘤但肝功能差的病人。有些肝癌病人因肿瘤进展而退出等待名单的风险非常低,其中包括2~3cm的孤立肿瘤,AFP水平低于20ng/ml或在第一次局部治疗后降低,及对初次局部治疗有明显的影像学缓解的病人。移植前的等待期可以使肿瘤的生物学行为表现出来,匆忙为病人移植可能会使长期生存更差。

肝移植适应证(见第112章)

如果不限制器官和资金供应,可对局限于肝内的肝癌病人实行自由移植政策;但资源有限,因此必须努力将器官分配给那些长期存活可能性更高的受者。对于病情更严重的病人,复发风险明显更高。病人切除病肝内结节的大小和数量与HCC复发风险直接相关(Jonas et al,2001;Mazzaferro et al,1996)。

根据这些观察结果,制定了选择标准。主要的选择标准是米兰标准,其目的是将器官分配给与非肝癌病人有相似长期生存机会的肝癌病人(图115A.3)(Mazzaferro et al,1996)。为了分配稀缺器官,使所有受者都有机会获得长期生存。目前根据三个因素评估筛选合适的肝癌病人:①肿瘤大小,②影像学显示的肿瘤数量,③门静脉侵犯或肝外转移的证据。这些因素可以作为一种粗略但有效的方法,来总体上预测肿瘤生物学特性和后期的复发风险。

UNOS规定需行腹部三期强化CT扫描判断术前分期(Otto et al,2006)、量化肝内疾病程度以及行胸部CT扫描排除肝外转移。也可通过腹部核磁共振成像和胸部CT平扫来完成(Bruix et al,2003;Maddala et al,2004)。令人遗憾的是这些作为金标准的影像学方法降低了大约20%病人的肿瘤分期(Yao et al,2005),有时也会对实际的肿瘤负荷估计过高。有关肝癌影像学的文献综述(仅包括与移植病理相关的研究)表明,尽管三期强化CT扫描仍然是诊断和术前分期的金标准,但其在肝

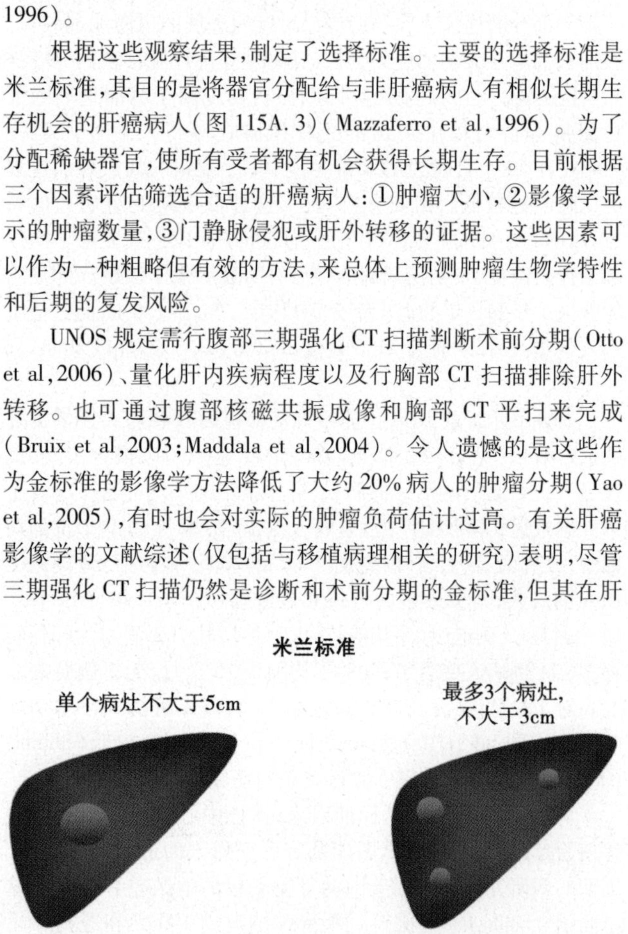

米兰标准

| 单个病灶不大于5cm | 最多3个病灶,
不大于3cm |

图115A.3 米兰标准要求单个病灶小于或等于5cm,或两到三个病灶小于或等于3cm,分别相当于美国肝脏研究组改良肿瘤淋巴结转移分类系统的T1和T2期

硬化肝脏中检测肝癌的敏感度仅为37%~75%(Krinsky,2004)。骨扫描显像过去用于肝外疾病的定位,但由于灵敏度和特异性较低而不再使用。

美国肝肿瘤研究学组(ALTSG)将改良肿瘤淋巴结转移(TNM)分期系统用于已故捐献者器官分配给等待移植的肝癌病人(表115A.1)(UNOS,2004),确保所有接受器官移植的病人获得长期生存机会。20世纪90年代中期最初的移植标准(米兰标准)相当于TNM分类系统的Ⅰ期或Ⅱ期。应用这些标准使复发率控制在4%~16%,5年生存率在71%~75%(Hayashi et al,2004b;Jonas et al,2001;Llovet et al,1998,1999)。如果病人病情不符合ALTSG标准的Ⅱ期以及米兰标准,那么复发的风险可能更高。

2002年2月,终末期肝病模型(MELD)评分系统(见第3章)开始实施。该系统优先考虑TMN分期为T1和T2的肝癌病人,以降低等待移植的病人肿瘤进展的风险。2004年修订了优先顺序,不再包括T1肿瘤,因有约30%的疑似肝癌病人(单个病灶≤2cm,动脉期强化)在其切除的肝脏中没有发现肿瘤(Wiesner et al,2004),只有T2肿瘤病人才能获得优先权,以防止器官过度分配给肝癌病人。目前,符合米兰标准的T2期病人获得的额外MELD分数相当于15%的等待者3个月内潜在死亡率。

有人认为米兰标准太过严苛,其肿瘤大小的标准有点武断。一些中心已经扩展了他们的标准,将严格筛选后的Ⅲ期病人也包括在内,这些病人有望获得可以接受的肿瘤复发率(Duffy et al,2007;Herrero et al,2001;Kneteman et al,2004;Onaca et al,2007;Roayaie et al,2002;Yao et al,2001,2007)。对36个中心1556例接受移植的病人进行回顾性分析,其中1112例病人移植后病理证实肿瘤病灶超过米兰标准。其中283例病人肿瘤直径最大为7cm或肿瘤数目多达7个但无微血管侵犯,这部分病人的5年生存率为71%。

UCSF标准:单个肿瘤小于6.5cm,最多三个肿瘤且直径不超过4.5cm,累积肿瘤大小小于8cm(见表115A.1),其将米兰标准的适度扩展,并已在其他中心得到验证。一项针对术前影像学和病肝病理学的回顾性研究,观察了在20年间进行的467例移植,通过病肝病理学(86%对71%)和术前影像学(79%对64%)发现符合米兰标准和UCSF标准的病人5年生存率相似。超过UCSF标准的肿瘤病人5年生存率低于50%(Duffy et al,2007)。

这一论述强调了肿瘤负荷由血管侵犯和微转移病灶代表的观点,它与肝外转移病灶一起限制了肝移植的治疗效果。尽管米兰标准以外的官方移植指南尚未建立,但许多中心报道,超米兰标准严格选择的病人生存率与符合米兰标准相当,而且随着降期治疗的出现,这个话题还将继续广泛争论。

另一个考虑问题是对癌症病人MELD额外加分的影响或者选择良性疾病导致肝衰竭的病人。在等待时间长的地区,如果肿瘤病灶超过米兰标准的病人施行移植手术,将把本来分配给其他原因导致的肝衰竭病人的器官分走。Volk等(2008)研究了肝癌移植病人与非肝癌移植病人可接受的移植后风险。他们发现在全国范围内因为移植地区政策改变产生的显著差异,米兰标准的扩展将显著增加等待名单的死亡率,除非扩展标准后的移植5年存活率能超过61%。这种区域的差异是由

表 115A.1　美国肝脏肿瘤研究组改良 TNM 分期和加利福尼亚大学旧金山分校分期标准

改良 TNM		UCSF 标准	
传统分期	肿瘤负荷	分期	肿瘤负荷
T1	单个结节 ≤1.9cm		
T2	单个结节 2~5cm 或 2~3 个结节均 ≤3cm		
T3	单个结节 >5cm 或 2~3 个结节，至少 1 个 >3cm	Ⅲa	单个结节 5.1~6.5cm，2~3 个结节，全部 ≤4.5cm，或总直径 ≤8cm
		Ⅲb	单个结节 >6.5cm，2~3 个结节，其中 1 个 ≥4.5cm，或总直径 >8cm
T4a	四个或更多结节，任何大小		
T4b	T2、T3 或 T4a 加上 CT、MRI 或超声显示的肝内门静脉或肝静脉侵犯		

TNM，肿瘤淋巴结转移；CT，计算机断层扫描；MRI，磁共振成像。

Modified fromYao FY, et al：Liver transplantation for hepatocellular carcinoma：expansion of the tumor size limits does not adversely impact survival. Hepatology 33（6）：1394-1403. Copyright John Wiley & Sons, 2001.

于非肝癌病人死亡风险的显著差异造成的，这是因为在某些地区，非肝癌病人移植时的 MELD 评分相当低。在非肝癌病人未接受肝移植的死亡风险较低的地区（肝移植时 MELD 评分较低），可以扩大肝癌标准，允许移植后存活率达到 25% 的肝癌病人进行移植，这可以是非常大的肿瘤或四至五个以上的肿瘤病人。与此相比，在一些地区非肝癌病人更需要移植（MELD 评分更高），移植后存活率为 70% 的肝癌病人才会被纳入移植标准。这种结果上的巨大差异表明，根据地区的不同，国家政策的变化会产生不同的效果。

肝细胞癌等待名单的筛查

等待肝移植的病人大多患有肝硬化，因此有发生肝癌的风险，等待时间越长可能越影响预后。平均等待时间变化较大，其取决于 ABO 血型、肝衰竭进展和地理位置。美国的平均等待时间约为 4 个月，但各地区的情况有所不同，从 2 个月到 7 个月不等，约 50% 的病人在 3 个月内进行了移植。对于等待时间较长的病人，等待期间每 3~6 个月进行一次腹部 CT 或 MRI 检查是很重要的。

肝细胞癌的移植前处理

令人遗憾的是等待移植的病人不同治疗方案的评估对照试验尚未完成。唯一一篇报道观察了未经局部治疗而接受监测的病人，结果显示在研究期间，由于肿瘤进展或肝衰竭进展而从等待名单中退出的比例很高（Llovet et al, 1999），加上可以理解的病人和陪护者对没有干预治疗的肿瘤进展的焦虑感，迫使大多数中心为等待移植的病人提供癌症定向治疗。回顾性数据表明，如果预期等待时间超过 6 个月，应采取肿瘤针对性治疗（Bruix & Sherman, 2005）。

移植前局部控制的选择措施包括 TACE（见第 96A 章）、RFA（第 98B 章）、经皮乙醇注射（第 98D 章）（Hoshida et al, 2008）或这些方式的一些组合。TACE 被许多中心使用，因为它可以提供局部有效的治疗，而且并发症的风险很低。有三项研究表明 TACE 可能有助于减少移植前等待名单中的病人退出（Maddala et al, 2004；Majno et al, 2007；Millonig et al, 2007）。虽然这些数据包括等待时间和随访时间不同的病人，但其仍然提示移植前 TACE 治疗后病人退出率仅为 2%~14%，而且可能会带来移植后较低的复发率（8%~10%）的额外获益。

最近的一项决策分析评估了新辅助性 TACE 对等待时间的影响（即最大限度地降低退出率），结果显示在 TACE 后 4~9 个月内移植的病人获益最大（Aloia et al, 2007）。当等待时间少于 4 个月时，接受治疗和未接受治疗病人的等待退出率相似（20% 对 34%；$P = 0.08$），当等待时间超过 9 个月时，退出率再次相似（33% 对 46%；$P = 0.06$）。

尽管一些研究表明对小于 3cm 的肿瘤，经皮乙醇注射（PEI）可作为综合治疗中安全可靠的手段，但目前没有研究将 PEI 作为等待移植病人的独立治疗方法（Troisi et al, 1998；Veltri et al, 1998；Vilana et al, 1992）。PEI 使用一种细小针头，可以将针道种植的风险降低到 0.6%。用动脉栓塞破坏瘤内间隔的预处理有助于乙醇的扩散，因此可能提高乙醇注射的疗效（Lencioni et al, 1994）。PEI 作为不可切除肝癌的主治疗手段时需要多个治疗周期，而且缺乏支持它作为新辅助治疗的前瞻性证据。因此，目前趋向于采用其他治疗方法。

RFA 通过在一个或几个电极的尖端传递热量来引起组织坏死，主要并发症发生率不到 10%，死亡率不到 1%（Orlando et al, 2009）。对于小于 2cm 的肿瘤，该方法至少与 PEI 一样有效，但其需要较少的治疗周期，而且随机对照研究表明 RFA 可以提高生存率（Lencioni et al, 2003；Lin SM, et al, 2004；Livraghi et al, 1999）。

最近一项荟萃分析显示，RFA 的小肝癌治疗效果优于 PEI，包括在 1 年、2 年和 3 年总体生存和无癌生存、肿瘤反应和局部复发风险等方面（Orlando et al, 2009）。大于 4cm 的肿瘤病人复发更为常见，95% 的复发发生在 6 个月内和远离原发肿瘤的部位（Curley et al, 2000）。这再次表明肿瘤大小只是一个评估微转移扩散和残余异型结节癌变潜力的替代性指标。

基于这些数据，RFA 已经成为 2cm 以上肿瘤术前治疗的一种选择（Bruix & Sherman, 2005）。随着一个化学治疗药物索拉非尼（sorafenib）的出现，其表现出比旧的细胞毒药物更强大的抗肝癌活性（见第 101 章），治疗模式可能会转为局部区域治疗联合化学药物治疗。研究这些联合治疗的试验正在进行中。

另一个策略是优先考虑或开通快速通道，让病人在不进行移植前治疗的情况下尽快接受移植手术。虽然对病人来说这可能是最可靠的策略，但失去了在等待期观察肿瘤生物学性质的机会。有一部分新诊断的肝癌病人会展现出极恶的肿瘤生物学特性，即使在诊断后尽快进行移植，也可能会很快复发。实际上,合理的等待时间可能是有益的,可以在短期的随访中让具有侵略性的肿瘤生物学特征变得明显,从而避免徒劳无功的移植。

符合米兰标准的小肿瘤病人有大约 10% 的复发风险,这与具有侵袭性组织学特征的肿瘤病人的比例一致(Jonas et al,2001)。进行快速通道手术的病人的复发率可能会显著增加。一项系列研究表明,接受快通道手术的病人和接受活体供肝移植(LDLT)的病人的复发率明显高于时间等待更长的病人(Kulik & Abecassis,2004)。

肿瘤较小而具有侵袭性的病人并不常见,对于大多数肿瘤负荷接近或超过米兰标准的病人,因快通道手术后的高复发率而不被接受(Bismuth et al,1993;Jonas et al,2001;Llovet et al,1999;Mazzaferro et al,1996)。有研究提示快速确定优先顺序并不划算(Sarasin et al,2001)。尽管目前尚未制定明确的指南,即使是活体肝移植,大约 6 个月的等待时间也是合理的(Bruix & Llovet,2002)。

肿瘤降期

两项观察结果引发了目前关于肝细胞癌病人选择移植标准的争论。首先,不是所有大小相同的肿瘤都有相同的复发风险。其次,有充分的证据表明,有些超出米兰标准的病人可以受益于肝移植(Yao,2008)。这促使供体选择转向疾病分期更晚但肿瘤生物学特性良好、可以受益于肝移植的病人(Otto et al,2006)。将肿瘤分期降低至米兰标准内的过程可能是识别此类病人的方法。它可以治疗肿瘤,并同时选择出具有良好肿瘤生物学特性的病人,排除那些对局部消融治疗无效的病人,可通过时间让不利的生物学特征表现出来。

一项前瞻性研究分析评估了 61 名肿瘤分期超过 T2 期的病人,他们在移植前接受了肿瘤针对性治疗。研究对象包括单个病灶大于 5cm 小于 8cm 的病人;2~3 个病灶、单个病灶大于 3cm 小于 5cm、总直径小于 8cm 的病人;4~5 个病灶,单个病灶小于 3cm、总直径小于 8cm 的病人(Yao et al,2008)。从治疗到移植至少需要 3 个月的间隔。其中,70% 的病人降期成功,其余病人由于疾病进展退出该项研究。移植后 1 年和 4 年的存活率分别为 96% 和 92%,这表明对于超出米兰标准的降期后入选的病人,其移植后的结局也是好的。来自同一作者的最新研究比较了 118 名接受降期治疗的病人和 488 名 T2 期肿瘤进行肝移植的病人的预后。54% 的病人在降期后接受了肝移植,90.8% 的病人在 5 年内无复发,而 T2 组的 5 年无复发率为 88%(P=0.66)。降期组 5 年预期生存率为 56.1%,T2 组的 5 年生存率为 63.3%(P=0.29)(Yao et al,2015)。

值得注意的是,在 Yao(2008)的研究中,首次治疗至移植的中位时间为 8.2 个月,而最新的资料中位时间为 9.8 个月。正是这个等待时间让肿瘤生物学特征得以显现,在等待期内,更具生物侵袭性的肿瘤病人放弃手术,从而选择风险较低的病人进行移植。最近对降期治疗的一项综述更强化了这一观念,即积极的降期方案作为选择肿瘤的生物学特征的手段,而不是改变肿瘤的生物学行为(Sharr et al,2014)。目前还没有正式的肿瘤降期指南,但 UCSF 对于最初超过米兰标准的病人的降期方案被纳入参考(知识框 115A.2)。

等待名单上的病人血清中甲胎蛋白升高表明肿瘤生物学行为具有侵袭性,尤其是在局部区域治疗后仍有肿瘤进展的影像学证据。欧洲的一项多中心研究发现,对于米兰标准内和超

知识框 115A.2 加利福尼亚大学旧金山分校针对超米兰标准的病人的降期方案

降期的纳入标准

单个肿瘤>5cm 且 ≤8cm
两个或三个病灶,至少 1 个>3cm 但 ≤5cm,肿瘤总直径 ≤8cm
四个或五个病灶,均 ≤3cm,总直径 ≤8cm
影像学检查无血管侵犯迹象

影像学降期成功的判别标准

肿瘤大小和数目符合 UNOS T2 标准或影像学完全坏死而无残留肿瘤

治疗失败的判定标准

肝移植前任何原因引起的死亡
排除肝移植
肝移植术后肝细胞癌复发

附加指南

肝移植前至少需要 3 个月的随访期,并且影像学符合"成功"标准
必须获得区域 UNOS 审查委员会的批准,以便在成功降期后优先列入尸体供肝肝移植的等待名单。
如果有供体且影像学检查符合选择标准,病人可以接受活体供肝移植。
肝功能失代偿的病人降期后除非符合上述标准,否则不能进行肝移植。
在接受肝切除作为降期手术的病人中,切除标本中存在微血管侵犯是肝移植的禁忌证。

UNOS,器官共享联合网络。

Modified from Yao FY, et al: Excellent outcome following down-staging of hepatocellular carcinoma prior to liver transplantation: an intention-to-treat analysis. Hepatology 48(3):819-827. Copyright John Wiley & Sons,2008.

出米兰标准的病人,AFP 的上升速率大于 15ng/(ml·月)是预测移植术后复发的最佳指标(Lai et al,2013)。

肝细胞癌肝移植的技术问题(见第 119 章)

肝移植治疗肝细胞癌存在一些需要特别关注的技术挑战。最重要的是根据明确的肿瘤学原则进行手术,包括切除边缘无瘤和避免肿瘤在手术过程中种植,以确保最低的复发率。在淋巴管血管结扎前,应使用非接触无瘤技术,尽可能少的接触肿瘤。在肝切除术开始时先行肝动脉结扎,理论上可以限制肿瘤在肝切除术中的扩散,但是没有证据表明这种方法可以降低移植后复发的风险。

移植外科医生应注意移植前的治疗,因为在 RFA 或活检过程中,针道和膈肌可能有肿瘤种植。如果在肝切除术中发现少量的膈肌种植,在肝切除术中进行膈肌切除并一期修复。膈肌缺损一般一期修复即可,不需要行胸腔引流术。如有肿瘤弥漫性种植应排除肝移植可能。

移植后的免疫抑制治疗是肝癌复发风险的一个重要因素。糖皮质激素和抗代谢药的剂量并不是复发的独立危险因素。移植后钙调神经磷酸酶抑制剂(CNI)水平高,尤其是移植后第一个月内他克莫司谷浓度大于 10ng/ml 或环孢素谷浓度大于 300ng/ml,与 CNI 谷值水平较低的病人相比,5 年复发率较高(27.7% 对 14.7%)(Rodriguez-Peralvarez et al,2013)。在对 3 666 例病人的系统回顾中,哺乳动物雷帕霉素靶点(mTOR)抑制剂用于肿瘤负荷较大和血管侵犯较多的病人,其复发率低于接受 CNI 的病人(13.8% 对 8.0%,P<0.001)。值得注意的是,使用 mTOR 抑制剂治疗的病人的随访时间要相对缩短(Cholongitas et al,2014)。

肿瘤复发的预测与筛查

肝癌在手术治疗后的复发倾向促使人们研究可能的潜在生物标记物，以便更好地选择病人。最近，研究者检测了用福尔马林固定过的肝癌癌旁组织的基因表达谱，经过重复验证发现一个表达特征与生存率密切相关（Hoshida et al, 2008）。尽管导致肝癌的问题基因多种多样，但特定区域的杂合性缺失已经被确定可以用来量化病人肝癌复发的风险。

研究者们为了避免在已发生肝外转移时进行移植，努力寻找可以识别肝外扩散的标志物。例如尝试寻找肝癌病人骨髓中恶性细胞的证据，作为预测复发或生存的方法（Sutcliffe et al, 2005），尽管这种做法并没有普遍实施。

一项对 136 例肝癌切除术病人的多变量分析表明，实时定量聚合酶链反应（RT-PCR）检测到的低 AFP mRNA 水平与病人总体生存和无瘤生存相关（Kamiyama et al, 2006; Lindemann et al, 1992; Pantel et al, 1996）。AFP mRNA 阴性病人 1 年生存率为 97%，3 年生存率为 91%，而 AFP mRNA 阳性病人 1 年和 3 年生存率分别为 86% 和 56%（$P < 0.0001$）。同样，AFP mRNA 阴性病人 1 年和 3 年无瘤生存率分别为 73% 和 45%，而 AFP mRNA 阳性病人分别为 55% 和 26%。虽然没有被广泛应用，这些测试可能有助于量化复发风险，并对器官分配和肝移植治疗的有效性有影响。

不幸的是移植后筛查方案缺乏相关的循证依据，且应用影像学和血清 AFP 筛查所有病人有无复发似乎并不划算（Roberts, 2005）。利用病人异型组织病理学特征来筛选高危病人，是一种更有前景和能够具有成本效益的策略（Ladabaum et al, 2011）。此外，由于 70%~75% 的复发发生在移植后的头 2 年内，在这段时间进行筛查是最关键的，而且最有可能获得最好的效果（Regalia et al, 1998; Roayaie et al, 2004）。

一旦病人在移植后肿瘤复发，治疗方案的选择是有限的。大约 40% 的病人肝外复发，而且化疗通常无效，中位生存期只有 8.7 个月（Mazzaferro et al, 1996）。大约 10% 复发病人在切除后有望获得长期生存（Roberts, 2005）。索拉非尼在移植后复发中的应用目前正在研究中。

挽救性肝移植

有些学者认为，对于保留肝功能且孤立的肝癌小于 5cm 的病人，一期肝切除应作为一线治疗。以此作为更好地维持供体器官池的策略，对于复发后符合米兰标准的病人，可施行挽救性肝移植。2003 年，Poon 和 Wong 评估了手术切除符合移植标准的小肝癌后的生存率和复发率。他们得出的结论是，在有一定肝功能储备（CTP A 级）的小肝癌病人中，一期切除术的 5 年生存率为 70%，与肝移植相当。为了实施挽救性移植，必须筛查复发者。手术切除后每 3 个月进行一次筛查对施行挽救性移植治疗复发来说很重要。如果病人出现复发，且符合米兰标准则可以行挽救性移植。

两项研究报道了挽救性移植后的治疗效果，但得出了相反的结论。第一项研究回顾分析了 358 例肝硬化和肝癌病人，他们接受了肝移植（n=195）或肝切除（n=163，其中 98 例为肝移植等待者），切除后的病人接受了挽救性移植（n=17）。与肝切除后行挽救性移植的病人比较，肝移植具有较低的手术死亡率（2% 对 28%）、较低的复发率（18% 对 54%）和较高的移植后 5 年生存率（61% 对 41%）和无瘤生存率（58% 对 29%）（Adam et al, 2003）。研究结果表明肝切除联合挽救性移植会产生更差的效果，但这并没有得到第二项研究的支持。第二项研究中 88 例符合米兰标准的病人进行了肝移植治疗，18 例病人进行了肝切除并联合挽救性移植治疗肿瘤复发（Belghiti et al, 2003），结果显示，两者在发病率（51% 对 56%）、30 天死亡率（5.7% 对 5.6%）、3 年生存率（82% 对 82%）、5 年生存率（59% 对 61%）或复发率（3 例对 1 例）方面均无显著差异。

结果不一致的原因可能是两项研究在挽救移植时间、病人选择或肝切除手术技术上的差异（在后一项研究中，27% 的病人进行了经胸切除）。限制这两项研究可比性的另一个问题是在后一项研究中接受"挽救性移植"的 18 例病人中，有 7 例病人没有复发，而是因为肝功能恶化或切除标本的病理学结果而进行了移植。对于切除术后复发的病人，理论上的移植可行性似乎与许多中心记录的实际可移植性不同。尽管 Poon 等（2002）报道了切除术后复发的病人理论上可移植的比例较乐观（79%），但文献中记载的接受挽救性移植的病人百分比是 1%~30%（Belghiti et al, 2002; Llovet et al, 1999）。最近，Lee 等（2014）发表了 114 例肝切除术后肝癌复发行肝移植的经验总结。肝门静脉的微侵袭和切除时的卫星结节是肝癌肝移植术后肝内复发的危险因素。

报道的挽救性移植后的复发率差异很大，为 5%~54%（Belghiti et al, 2002; Llovet et al, 1999）。目前，手术切除后复发再行挽救性移植治疗的有效性由于难以进行复发筛查、等待时间过长以及捐献器官短缺而受到限制，但对于那些没有肝硬化且只有一个病灶的乙肝病人来说，这是一个可行的选择。

展望

肝移植治疗肝癌已经被证明能为合并肝硬化病人提供长期生存和无复发生存，但是捐献器官的短缺可能会使人们对手术切除联合挽救性移植的更感兴趣。目前，对于选择肝肿瘤切除后再行移植和能够提供给术后复发病人的最佳方案目前还没有共识，但更有前瞻性的筛选策略可能会改善病人预后。

一种策略是利用术前影像学上未发现而组织病理学检证实有微血管侵犯或多发结节（Castells et al, 1993; Ikeda et al, 1993b; Izumi et al, 1994; Llovet et al, 1999; Nagasue et al, 1993; Okada et al, 1994）来选择切除术后复发的高危病人。通过切除标本鉴定这些特征来决定是否列入肝移植等待名单（Sala et al, 2004）。该方法可选择有早期复发风险的病人进行移植（Colella et al, 1997; Klintmalm, 1998），由此选择出有可能肿瘤复发的病人，即使他们有的已经进行了移植手术。该方法需要注意的是肝移植时切除病肝标本显示血管侵犯的病人肝外转移风险会增加。

另一种可能的策略是基于利用来自肿瘤旁的肝实质组织基因表达最新进展，通过量化"场缺陷"来可靠地预测远期复发（新生病灶）的风险（Hoshida et al, 2008）。利用这项技术，基因表达数据分析可以从理论上选择有较高远期复发风险的变异人群。这一群体可能成为移植的目标，同时可以使那些远期复发风险较低的人群进行手术切除并进行随访（Sherman, 2008）。尽管这个方法提供了一些希望，但它仍在进一步研究中。

还有一个策略是对所有肝癌病人进行局部治疗,并在监测无肝癌影像学进展的情况下降期治疗。再加上治疗后血清 AFP 升高速率不超过 15ng/(ml·月),可用于选择移植术后复发风险低的移植等待者。移植后相对较低的 CNI 谷浓度和应用 mTOR 抑制剂有可能减少复发。

尽管在过去的 20 年里,肝癌的总体生存率和无癌生存率都有所提高,但许多领域的肝癌治疗仍需要进行随机对照研究,如术前筛查、术后监测和降期方案。对于复发的病人,需要对非移植治疗(如再次切除、RFA、TACE、PEI)与挽救性肝移植进行评估。最后,需要扩大晚期肝癌病人的治疗选择以提高生存率。

(臧运金 译　张志伟 审)

肝移植治疗其他肝脏恶性肿瘤

Justin M. Burns, Charles B. Rosen, Julie K. Heimbach, and Gregory J. Gores

肝脏移植能用于治疗非肝细胞癌(hepatocellular carcinoma, HCC)的肝脏恶性肿瘤,其中主要包括胆管细胞癌(cholangiocarcinoma, CAA)、转移性神经内分泌癌(neuroendocrine cancer, NEC)和肝上皮样血管内皮细胞瘤(hepatic epithelioid hemangioendothelioma, HEHE),但治疗争议较大。不同移植中心在移植后病人的生存率和效果上的差异不明显。本章回顾性分析了肝移植治疗此类肿瘤的疗效,尤其是在胆管细胞癌、转移性神经内分泌癌、肝上皮样血管内皮细胞瘤、结直肠癌肝转移的治疗结果,旨在提出肝移植治疗非肝细胞癌的肝脏恶性肿瘤指南。

肝门部胆管癌

胆管癌起源于肝内或肝外的胆管上皮细胞,发病率仅次于肝细胞癌。每年新发病例 3 000~4 000 例(de Groen et al, 1999; Olnes & Erlich, 2004),肝内胆管癌的发病率逐年上升(Shaib et al, 2004)。根据肿瘤发生的解剖位置可分为肝内胆管癌、肝门部胆管癌、远端胆管癌。而按照肿瘤的生长方式又可分为三种类型:肿块型,通常位于肝脏内;硬化型,位于肝门周围或远端胆管;息肉型,位于肝内或肝外胆管的主要管腔内。手术根治性切除是胆管癌治疗的标准手段。

通常情况下,难以获得 R0 切除成为了外科治疗肝门部胆管癌的难题。根治性联合部分肝切除可提高肝门部胆管癌病人的生存率(Launois et al, 1979),但在就诊的病人中,满足根治性切除条件的病例数有限。事实上,肝门部胆管癌常易累及一侧半肝并绕肝门部重要的血管和胆管,可合并肝脏基础疾病,如原发性硬化性胆管炎(PSC)等,因此,能够手术切除的病例不到 30%。肝移植既可治疗肝脏原有疾病,又能达到根治,且不受包绕血管的限制,因此,肝移植是治疗胆管癌的希望。

肝脏移植的早期经验

肝移植治疗胆管癌的早期效果并不理想,主要原因是病人的复发率高,生存期短。辛辛那提肿瘤登记处,在 1968—1997 年间,回顾性分析接受肝移植的胆管癌病人,发现 1、3、5 年的生存率分别为 72%、48%、23%(Meyer et al, 2000),复发率为 51%,无疾病进展的中位生存期仅为 9.7 个月。最常见的复发部位是移植肝脏(47%),其次是肺转移(30%)。复发病人的预后极差,中位生存期仅为 2 个月。在新辅助治疗的优势尚未

被发现前,接受原位肝移植的胆管癌病人中,确诊与偶发病例之间的生存率无差异。无论肝内或肝门部的胆管癌,肝移植的治疗效果都很差。

西班牙一项多中心的研究结果证实了上述结果,自 1998—2001 年间,59 例接受肝移植的胆管癌(Robles et al, 2004)中,39 例肝门部胆管癌,5 年生存率为 30%,复发率为 53%。23 例肝内胆管癌,5 年生存率为 42%,复发率为 35%。Scandinavian 等的研究结果显示,对于早期胆管癌合并原发性硬化性胆管炎的病人,移植后的 5 年生存率为 30%(Brandsaeter et al, 2004)。

在肝移植治疗慢性肝疾病的过程中,一些移植中心报导散发的胆管癌病例。加拿大的 Ghail 等(2005)回顾性分析接受肝移植的胆管癌,在 1996—2003 年 6 月间,共纳入 10 例病人,8 例合并原发性硬化性胆管炎。偶发肿瘤的体积较小(<1cm),90% 的肿瘤分化良好,60% 的发病部位在肝门部或远端胆管。尽管病人的肿瘤分化良好,但移植后的 3 年生存率仅为 30%。仅有加州大学洛杉矶分校的肝移植结果相对较好(Goss et al, 1997),10 例偶发胆管癌病人中,5 年生存率为 87%,这与原发性硬化性胆管炎移植后的生存率相当。但在胆管癌确诊病例中,与已往的研究者的生存结果相同,生存都未超过 5 年。

匹兹堡大学的腹部器簇移植也未能改善肝移植治疗胆管癌的效果,3 年生存率仅为 20%,而复发率高达 57%(Alessiani et al, 1995)。柏林的 Neuhaus 团队也报导类似结果(Seehofer et al, 2009),在 1992—1998 年间,共选取 16 例胆管癌病人,行原位肝移植联合根治性胰十二指肠切除,与 8 例未行联合切除的病例比较,联合切除的术后并发症更高。未在围手术期死亡的 20 例病人中,仅有 3 例淋巴结阴性病人的生存期超过 4 年。Neuhaus 等(1999)认为:肝移植中的扩大根治性切除不能显著改善病人的长期生存。

肝移植治疗胆管癌的效果较差,为控制移植后的肿瘤复发术后常联合其他辅助治疗。早期经验普遍认为肝移植是治疗肝内或肝门部胆管癌的绝对禁忌证,因此手术切除则成为治疗胆管癌的最好方式。

新辅助治疗和肝移植

尽管肝移植治疗胆管癌的总体效果不佳,但也可使部分切缘阴性且无区域淋巴结转移的病人受益(Shimoda et al, 2001)。此外,梅奥选取一组没有接受手术切除的病人,仅给予首次放疗后化疗,5 年的生存率为 22%(Foo et al, 1997)。胆管癌手术

失败的原因是局部复发,而不是远处转移,在明确放疗的缓解率后(Jarnagin et al,2003),对于不可切除的肝门部胆管癌病人,内布拉斯加大学的移植团队提出短期内近距离高剂量照射结合化疗后再行肝移植的治疗策略(Sudan et al,2002)。

最初的内布拉斯加大学方案是采用高剂量射线近距离照射肝内胆管,剂量为 6 000cGy,放疗后到移植前每日静脉滴注 5-氟尿嘧啶(5-FU)。当明确病人的移植时间后,就应开始手术探查,即分期手术。手术探查的重点是肝外或局部淋巴结是否存在转移,若发现肝外转移或淋巴结阳性,供肝将会分配给其他病人。17 例接受上述治疗的病人中,2 例因疾病进展死亡,4 例出现肝外转移。11 例病人接受肝移植,治疗后的中位生存期为 25 个月。移植病人中,2 例死于肿瘤复发,4 例死于围手术期的相关并发症。目前健在的 5 例(45%)病人的无疾病进展期为 7.5 年(范围为 2.8~14.5 年)。新辅助治疗的 17 例病人,5 年的总体生存率为 30%。

梅奥经验

梅奥医学中心汲取内布拉斯加大学的治疗理念,在 1993 年组织肿瘤学家,肝病学家及外科医生共同制定新辅助联合肝移植治疗胆管癌的方案。其基本理论是新辅助治疗和肝移植能最大限度地控制局部病灶。方案的合理性基于以下几个因素:①高剂量放疗对胆管癌有效;②肝移植可避免放疗的肝脏毒性;③新辅助治疗后,肝移植可实现根治性切除,如清除残存病灶;④肝移植不受限于肝脏的基础疾病(原发性硬化性胆管炎)及血管受累,且不受肿瘤进展的影响;⑤新辅助治疗可降低分期手术和肝移植过程中肿瘤播散的风险;⑥淋巴结阳性的病人易发生远处转移,分期手术可排除进展期肿瘤和局部淋巴结阳性的病例。

纳入和排除标准

制定方案中纳入标准的目的是筛选出无转移、且对新辅助治疗敏感、移植后生存期较长的病例。其中包括不可切除的早期肝门部胆管癌,由于原发性硬化性胆管炎合并胆管癌手术切除的效果欠佳(Rosen et al,1991),故此类病人也符合纳入标准。

胆管癌的纵向累及的范围不受限制,尤其合并原发性硬化性胆管炎,术中很难评估胆管被浸润的程度。解剖性不可切除包括两侧肝胆胆管受累、门静脉主干被包绕、累及一侧胆管伴对侧血管包绕、单侧肝脏萎缩伴对侧胆管或血管包绕。

最初的肝移植要求肿块累及的范围不应超过胆囊管。但随后发现,当胆管癌合并原发性硬化性胆管炎意外累及胆总管下段时,可在肝移植基础上行根治性胰十二指肠切除。在移植的过程中,胆管癌累及超过胆囊管时,瘤体往往较大,易侵犯门静脉,难以达到完整的根治性切除。因此,在胆管造影时,应排除胆管癌累及超过胆囊管的病例。

胆管癌包绕肝门部血管不是肝移植的禁忌证。影像学下肿瘤的大小不应超过 3cm,通过肺部和腹部 CT 或磁共振成像(MRI)、超声或骨扫描等检查可排除肝内或肝外转移。在新辅助治疗前,内镜超声(endoscopic ultrasound,EUS)可排除区域淋巴结阳性的病例。

梅奥方案不包括肝内或肝外转移,胆囊受侵犯的病例。手术探查、活检可造成一部分病人的腹膜出现种植转移,因此,绝对禁忌任何类型的手术干预、穿刺或细针活检。急性感染,被新辅助治疗或原位肝移植排除的病例也不符合入组标准。

肿瘤的诊断

胆管造影中肿瘤样狭窄、影像学下肿块、胆管腔灌洗细胞活检、CA19-9 升高的水平超过 100U/ml、原位荧光杂交(FISH)检测到胆管癌相关染色体的异常改变等是接受新辅助治疗和肝移植的胆管癌的诊断标准。当诊断不明确时,如出现 FISH 三体(7 或 3 染色体)、发育不良的灌洗细胞、在无肿瘤性狭窄的病例中出现 FISH 三体、肿瘤性狭窄的病例中无明显的肿块,这类病人需反复进行内镜逆行胰胆管造影(ERCP),影像学和实验室检查来密切随访。

新辅助治疗

新辅助治疗首选外部射线照射(40~45Gy),而后借助铱线进行肝内照射(20~30Gy)。一般情况下,铱线借助 ERCP 植入,若植入失败,则选择经皮肝穿刺胆管造影(PTC)。对等待移植的病人,静脉滴注 5-氟尿嘧啶,同时口服卡培他滨。

分期手术

在原位肝移植前,所有病例都需分期手术。分期手术的重点是全腹腔探查。通过细心触诊发现未被诊断的小病灶,任何可疑的肝脏结节都需活检,切除肝固有动脉(胃十二指肠动脉起始部)和胰腺上缘胆总管后方的淋巴结。探查尾状突和肝后下腔静脉后选择合适的保留肝后下腔静脉的肝切除方式,这对活体肝移植十分重要。肝内或肝外转移及淋巴结阳性病人的生存期很少超过 1 年,此类病人不适合肝移植。分期手术切口可选择右侧肋缘下小切口或肝移植的切口。然而,最近大多的分期手术都选择右侧肋缘下小切口,借助腹腔镜下手辅助来完成手术。分期腹腔镜手术从腹部探查开始,之后建立辅助手通道,以便易于肝内或肝周触诊及肝固有动脉和胆总管淋巴结的切除。近些年,对于探查阴性和等待尸体供肝移植的病人,防止腹腔粘连的生物膜(Sanofi-Aventis)一直被使用。

分期手术的时机取决于活体或尸体供肝的时间。活体供肝移植前 1~2 天是分期手术开始的时间,或接近尸体供肝时间。原发性硬化性胆管炎的病人易出现肝硬化和胆汁瘀积,导致肝功能障碍。在分期手术后病人更易出现肝衰。肝衰增加了终末期肝病模型(MELD)评分,使病人移植提前,但也会增加围手术期内的并发症和死亡率。然而,对于探查阳性伴肝衰的病人,只能选择支持治疗,遗憾的是病人都在围手术期内死亡。

2003 年前,在分期手术阶段,有 30%~40% 的病人被排除肝移植名单。在 47 例 EUS 引导下的淋巴结活检中,8 例病人的淋巴结呈阳性,检出率为 17%(Gleeson et al,2008),在新辅助治疗前,EUS 可辅助排除不符合治疗的病例。EUS 下淋巴结正常结构消失提示疾病的存在,但表现良性的淋巴结也存在病变可能,因此,淋巴结取样很重要。2003 年 EUS 常规应用以来,分期手术探查病人排除的比例下降到 20%。EUS 即能降低高剂量下新辅助治疗的并发症和死亡率,又能避免一些不必要的分期手术。

肝脏移植

胆管癌肝移植技术的难点和移植个体间的细微差别都超过标准肝移植。沿双侧肋缘下及腹部正中切开,在解剖第一肝门的过程中,应避免触碰肿瘤,减少肿瘤播散。新辅助治疗和分期手术会造成肝十二指肠韧带发生粘连,瘢痕形成,从而导致分离困难。在尸体供肝移植时,应避免使用自身受辐射的肝固有动脉,可通过尸体的髂动脉与自体肾下段腹主动脉之间的吻合来恢复动脉血流。这种技术率先应用于活体供肝移植,但遗憾的是术后发生肝动脉栓塞的比率较高,因此,活体供肝动脉与自体肝动脉的直接吻合是最好选择。

离断胆管远端应尽可能靠近胰腺横断胆总管,情况允许可切除胰腺内的一段胆总管,胆管切缘需术中冰冻。对于合并原发性硬化性胆管炎病人,有 10% ~ 15% 胆管可出现镜下肿瘤,因此,在新辅助治疗前应探讨胰十二指肠切除的可能。标准的 Roux-en-Y 肝胆管空肠吻合术(活体供体移植)或胆总管空肠吻合术(尸体供体移植)可恢复胆肠的连续性。

新辅助治疗后门静脉变得薄弱,损伤后难以控制。门静脉的剥离应尽量远离肝门,尽可能低的向远端分离,以满足端端吻合的距离。在活体肝移植中,尸体供体的髂静脉可作为活体供门静脉左支或右支与自体门静脉之间的桥梁。当右半肝作为活体供肝时,使用一段移植静脉还是很重要。移植静脉可替代受辐射的门静脉,增加主干与门静脉右支分叉部的解剖距离。正如后面讨论的,如果受体门静脉吻合口出现狭窄,增加的门静脉距离有利于放置扩张支架。若无移植静脉,支架可能阻塞门静脉的右前或右后分支。在尸体供体的肝移植过程中,大多数例行保留下腔静脉的肝脏切除术,供体的肝上下腔静脉可以吻合到肝右或肝中静脉的主干上。在活体肝移植中,肝静脉的重建方式是端端吻合。在分期手术时,如果担心肿瘤会累及尾状突,可切除肝后下腔静脉,供体的肝后下腔静脉可作为间接的移植血管吻合在肝上和肝下的下腔静脉,这种下腔静脉间吻合需借助门体静脉转流。

结果

在 1993—2015 年 3 月 18 日间,共有 269 例病人入组梅奥方案,由于病人较差的基础状态而无法移植或手术分期前疾病的进展,31 例病人死亡(图 115B. 1);4 例病人选择其他移植中心,12 例病人正在接受新辅助治疗或等待分期手术;222 例病人经历分期手术,45 例(20%)被排除。分期手术后,1 例病人死于肝衰竭,4 例出现肝内转移,3 例选择其他的移植;接受肝移植的病人 168 例,110 例尸体供肝移植,57 例活体供肝移植(5 例左半肝,52 例右半肝),1 例为多米诺肝移植。

入组病人在新辅助治疗后 5、7 年的总体生存率分别是 51%±3%、47%±3%(图 115B. 2)。合并原发性硬化性胆管炎病人(n=162)的 5 年生存率为 61%±4%,与之相比,新发胆管癌病人(n=107)的 5 年生存率为 37%±5%(图 115B. 3)。肝移植后病人 5、7 年的生存率分别为 70%±4%、65%±4%(图 115B.4)。合并原发性硬化性胆管炎病人(n=104)的 5 年生存率为 79%±4%,新发病人(n=64)的 5 年生存率为 54%±7%(图 115B. 5)。尸体供肝与活体供肝移植术后生存无明显差别。分期手术中 45 例(20%)被排除,其中 19 例淋巴结阳性和 18 例腹膜转移,13 例累及邻近器官或组织,3 例发现肝内转移。移植后,58 例病人死亡,10 例病人在 1 年内死于并发症,12 例

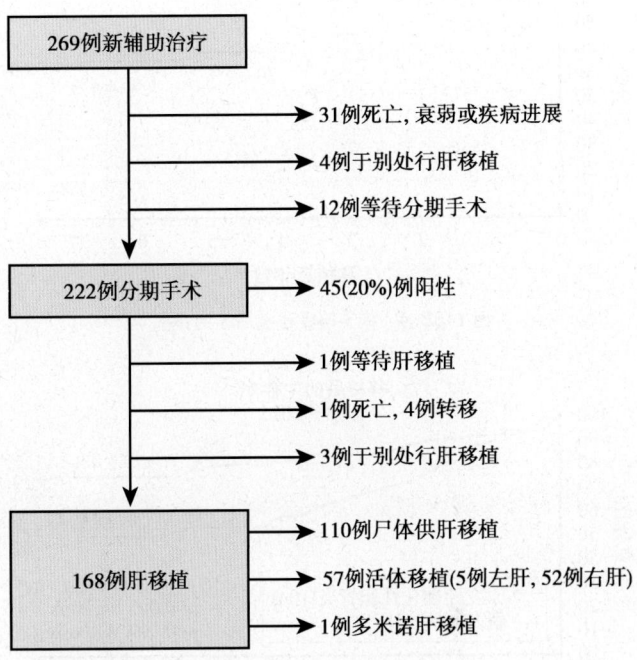

图 115B. 1　梅奥医学中心新辅助治疗联合肝移植治疗胆管癌,1993—2015

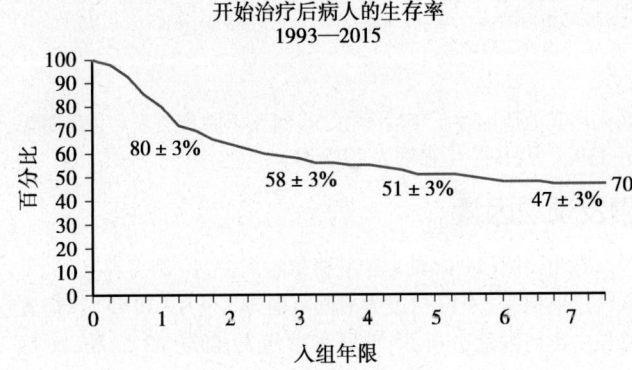

图 115B. 2　新辅助治疗后病人的生存率

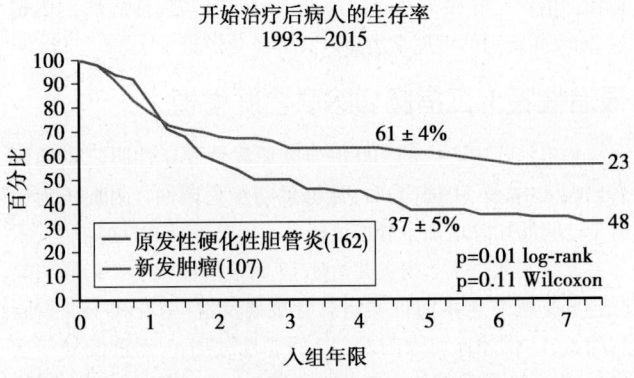

图 115B. 3　比较合并原发性硬化性胆管炎病人与胆管癌病人在开始治疗后的生存情况。log-rank,对数秩检验;Wilcoxon,威尔科克森符号秩检验

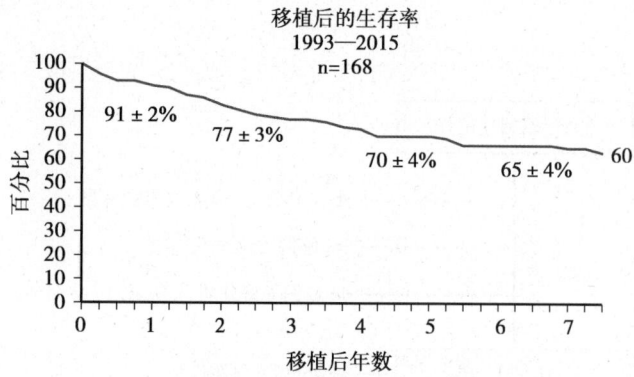

图 115B.4　病人接受移植后的生存率

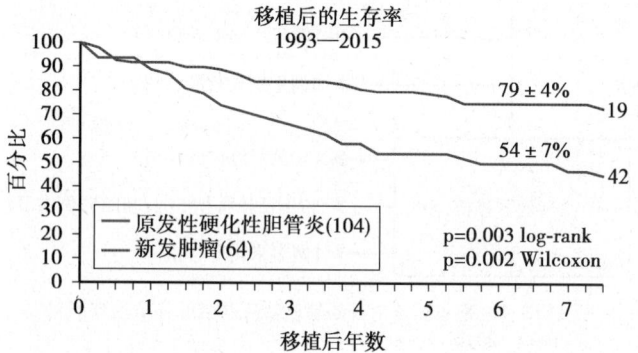

图 115B.5　比较原发性硬化性胆管炎病人于胆管癌病人接受肝移植后的生存情况。log-rank,对数秩检验;Wilcoxon,威尔科克森符号秩检验

病人因其他原因在 1 年后死亡,36 例死于肿瘤复发(生存期为 6~139 个月;中位生存期为 29 个月)。

复发预后因素

在 168 例(24%)的原位肝移植病例中,40 例出现复发,无疾病进展期为 27 个月(复发时间范围为 3 个月~10 年)。梅奥移植中心回顾性分析 65 例肝移植病人,随访 32 个月,11 例(17%)病人被证实复发,证实预测复发的临床因素包括高龄、胆囊切除史、移植时 CA19-9 水平大于 100U/ml、影像学肿块、新辅助治疗与肝移植之间的跨度。病理因素包括病灶残留超过 2cm、高级别的病理学类型以及神经受侵犯。

根治性胰十二指肠切除联合肝移植

梅奥治疗中心内的 100 例合并原发性硬化性胆管炎的胆管癌病人中,有 11 例(11%)冰冻的切缘为阳性。附加根治性胰十二指肠切除增加了肝移植技术的复杂性,同时增加病人术后并发症和死亡率。梅奥共治疗 15 例根治性胰十二指肠切除联合肝移植;4 例术前证实胆总管被累及,行全肝胰十二指肠切除术,11 例冰冻切缘阳性(10 例恶性肿瘤,1 例重度异型增生)。与单一肝移植的 5 年生存率 73%±4% 相比较,联合切除病人的 5 年生存率仅为 36%±13%(图 115B.6)。联合切除的并发症发生率高,应谨慎地选择联合切除。仅在镜下病灶残留或技术优势明显的情况下选择。

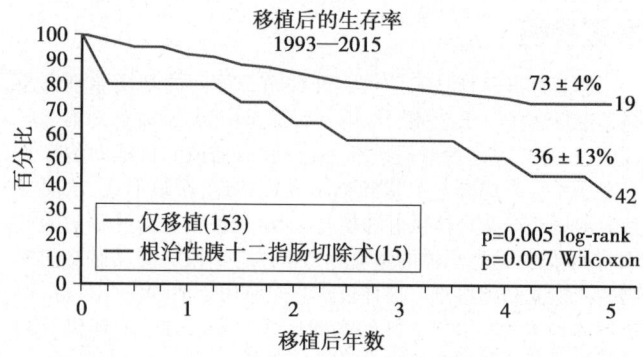

图 115B.6　比较肝移植与肝移植联合根治性胰十二指肠切除病人的生存情况。log-rank,对数秩检验;Wilcoxon,威尔科克森符号秩检验

血管并发症

对于接受肝移植的胆管癌病人,由于新辅助治疗(Mantel et al,2007),迟发性血管并发症较其他并发症常见。在尸体供肝移植时,应避免使用自身受辐射的肝固有动脉,可通过尸体的髂动脉与受体主动脉肾下段吻合来恢复动脉血流。这种技术率先应用于活体供肝移植,但遗憾的是术后发生肝动脉栓塞的比率较高,因此,活体供肝动脉与自体肝动脉的直接吻合是最好选择。此策略可降低早期肝动脉栓塞的风险,但与之相关肝动脉迟发性血栓和狭窄的发生率为 20%。同样,在活体肝移植和尸体供肝移植中有 20% 的门静脉会出现迟发性狭窄。在活体肝移植的过程中,尸体供体的髂静脉常被作为移植血管,狭窄的部位常发生在受体门静脉和移植血管的吻合口。所有病人每 4 个月都需彩超和增强 CT 的检查。影像学能够发现无症状的狭窄,根据狭窄程度选择是否留置支架,肝动脉的并发症常通过动脉介入治疗,而门静脉的并发症需经肝治疗。

新辅助治疗的并发症

新辅助治疗可显著影响肝脏及周围组织功能。研究发现,新辅助治疗可引起肝和胆管细胞的坏死(图 115B.7),集中在肝门部,坏死的组织易引起炎症反应(图 115B.8)。因此,新辅助治疗的主要并发症是移植前感染,病人常反复入院。在入院的病例中,胆管炎最常见,偶见肝内脓肿。出现胆囊炎的病人可选用抗生素治疗,炎症严重时也可内镜下放置支架(ETGS)

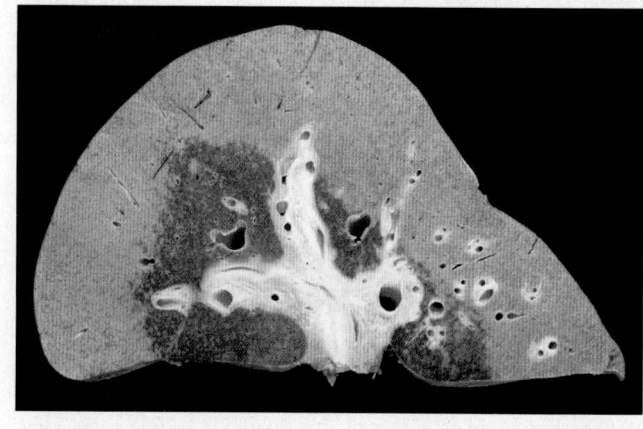

图 115B.7　新辅助治疗后在移植肝脏内发生的辐射效应

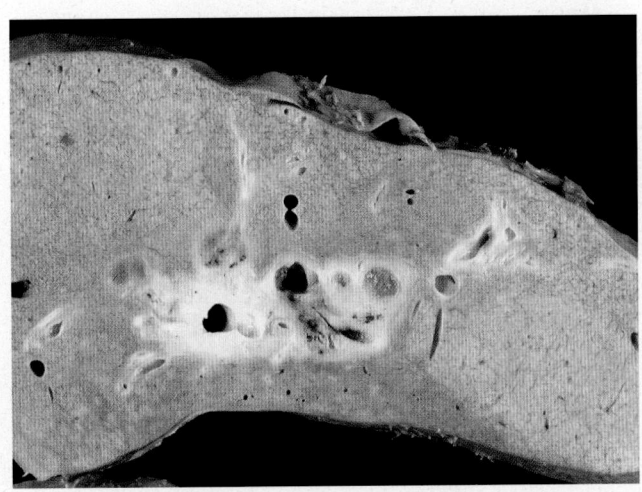

图 115B. 8　新辅助治疗后在移植肝脏内发生的胆管坏死及胆管内碎片

或经皮胆囊穿刺造瘘（PTGD）；胆囊坏死、穿孔，则需紧急手术。胃和十二指肠炎、胃排空不良也很常见，部分病人会持续到肝移植后，导致营养不良、十二指肠炎、溃疡合并穿孔、出血，常危及生命，需手术治疗。

与其他类型的恶性肿瘤相比，胆管癌（CCA）病人存在血液高凝的状态，有形成深静脉血栓和肺栓塞的风险。因此，除出血而入院治疗的病人外，都要接受预防深静脉血栓形成的治疗，特别是在完成移植前分期手术后的围手术期内。

关键问题

尽管梅奥报道了新辅助治疗联合肝移植治疗胆管癌成功的病例，但仍然存在争议。争议的关键：①在新辅助治疗前胆管癌的诊断是否准确，②治疗方案是否有效，③胆管癌病人是否适合使用捐献的肝脏器官，④胆管癌病人是否具有优先分配尸体供肝的权力，⑤新辅助治疗联合肝移植是否能代替标准切除。虽然这些问题已在本书第 1 版中明确，仍应继续进行分析。

胆管癌诊断的准确性

新辅助治疗联合肝移植治疗胆管癌的方案允许无病理确诊的胆管癌病人入组。部分非胆管癌的病人可能接受该方案的治疗，这会对总治疗结果产生有利的影响，但影响有限。此外，在治疗前想确诊胆管癌并不容易，尤其是肝门部胆管癌。大部分未确诊的胆管癌病人在随后的分期手术或移植时被确诊。在一项研究中，87 例原发性硬化性胆管炎（PSC）中的 45 例（52%）和 49 例新发胆管癌中的 22 例（45%）在治疗前确诊，都接受了肝移植的治疗。其结果显示，移植前明确胆管癌诊断的 PSC 病人 5 年生存率较差（50% vs. 80%；$P = 0.001$），但在新发病例组中却无明显差异（39% vs. 48%；$P = 0.27$）。同样，明确胆管癌诊断的 PSC 病人移植后的 5 年生存率也下降（66% vs. 92%；$P = 0.01$），但是在新发的病例组无明显差异（63% vs. 65%；$P = 0.71$）。原发性硬化性胆管炎组的生存差异不是由肿瘤复发而引起的，无明确诊断的病人无肿瘤残留和复发。因此，对符合入组标准、无明确的病理诊断的胆管癌病人，不应拒绝其治疗（Rosen et al, 2012）。

疗效

梅奥新辅助治疗联合肝移植的治疗方案有效，共纳入了两类病人，一类是在原发性硬化性胆管炎背景下的胆管癌，另一类是新发的不可切除的胆管癌。经过新辅助联合肝移植的治疗后，不可能切除的胆管癌病人的预后明显优于未经治疗的胆管癌病人，后者在 1 年内的死亡率高达 50%～70%（Burak et al, 2004；Farley et al, 1995）。肝门部胆管癌外科治疗标准是肝部分切除、肝外胆管 en-bloc 切除和根治性淋巴结清扫。完整根治性 R0 切除病人的 5 年生存率为 30%～45%。

梅奥方案在新发不能切除的胆管癌病人中也获得了相似的结果，107 例病人在新辅助治疗后的 5 年生存率为 37%，64 例病人在移植后的 5 年生存率为 54%。此外，该结果还证明了新辅助治疗的疗效，由于 43% 的病例在治疗前明确胆管癌的病理诊断，在接受新辅助治疗和肝移植后，无肿瘤残留或复发。

使用捐赠器官的合理性

在新辅助治疗和分期手术后，肝移植治疗胆管癌的疗效与其他恶性、慢性和急性肝脏疾病（如原发性硬化性胆管炎、丙型肝炎和肝细胞癌）的疗效相似（Heimbach et al, 2004）。由于原发性硬化性胆管炎背景下的胆管癌和新发的不可切除的胆管癌都无其他有效的治疗，所以这类病人的选择肝移植是对尸体供肝和活体供肝合理应用。随着治疗病例增加，我们发现在原发性硬化性胆管炎背景下的肝门部胆管癌的 5 年生存率（79% ± 4%；n = 104）与新发肝门部胆管癌的 5 年生存率（54% ± 7%；n = 64）存在较大的差异。因此，通过对新发肝门部胆管癌病人预后随访，以确保尸体供肝和活体供肝的合理分配和使用。新辅助治疗后的生存分析属于"意向治疗分析"，证明了治疗的有效性；肝移植后的生存率是评价供肝利用率的重要指标。

死者捐赠器官的分配和优先次序

当胆管癌成为肝移植的适应证时，尸体供肝的分配引起了很大的争议。Mayo Clinic-Rochester 属于器官共享联合网络（UNOS）7 区，在 2002 年实施肝脏分配 MELD 评分后，该区评审委员会成员同意了 MELD 评分特例的指南（见第 3 章）。并且，MELD 评分特例指南的对象是成功完成新辅助治疗且在分期手术中无转移迹象的胆管癌病人。评分方式与肝细胞癌的特例评分类似，最初的评分是 20 分，与肝细胞癌的相匹配，评分续期成功的病人获得的额外评分与肝细胞癌病人的相同，但评分续期的间隔时间是 6 个月而不是 3 个月。

另外，MELD 评分特例指南可以评估等待移植病人的疾病进展风险，以及激励活体供肝的使用和扩大捐赠器官标准的捐助者。2002 年 9 月至 2006 年 1 月，梅奥移植了 42 名病人，完成分期手术到肝移植的中位间隔时间是 114 天。在肝移植完成后，间隔时间小于 114 天的 21 例病人中的 1 例出现了肿瘤复发；间隔时间大于 114 天的 21 例病人中的 4 例出现了肿瘤复发（92% ± 7% vs. 56% ± 19%，无病生存时间 2.5 年）。因为纳入研究的病人数量少，所以统计学上的差异并不显著。但结果表明，等待肝移植时间越久，移植后的肿瘤复发率就越高（未发表的数据）。

2006 年 3 月,移植外科的部分医生和内科医生作为 MELD 评分特例研究组进行讨论,回顾性分析了接受新辅助治疗联合肝移植方案的肝门部胆管癌病人的可用数据(Gores et al,2006),研究结论是存在足够的数据证明使用新辅助治疗的病人享受优先移植的权利,但需满足以下条件:①移植中心向器官共享联合网络肝肠委员会提交正式的病人的护理方案;②候选者符合胆管癌的诊断标准,并且因为技术因素或潜在的肝脏疾病,如原发性硬化性胆管炎,被认为是不可切除的;③影像学下肿瘤直径小于 3cm;④在每一次间隔评分前,进行影像学研究评估病人的肝内外转移的情况;⑤在新辅助治疗完成后及移植前,通过分期手术评估局部淋巴结受累和腹腔情况;⑥避免行经腹膜穿刺或原发性肿瘤活检,导致相关肿瘤种植风险增加。该小组还得出结论,因为避免胆道发育不良的病人进展为胆管癌,优先考虑其作为移植候选者是不合理的。2009 年,器官共享联合网络采用了 MELD 特例的评分标准,分数调整与肝细胞癌相同,每 3 个月评分续期 1 次。

切除与移植

梅奥的新辅助治疗联合肝移植治疗胆管癌病人的总体预后优于手术切除,因此,对于潜在可切除的病人,考虑新辅助治疗联合肝移植代替手术切除似乎存在合理性。梅奥 Rea 等(2005)回顾性分析了 1993—2004 年根治性切除、新辅助治疗联合肝移植治疗病人的结果。尽管两组病人间的生存率无明显的差异,但在接受新辅助治疗联合肝移植的病人组中,生存率有明显升高的趋势。

从那时起,梅奥团队积累了更多关于新发的不可能切除的胆管癌病人接受肝移植的治疗的经验。结果显示,新辅助治疗后 5 年的总生存率为 51%±3%。目前,法国正在进行一项前瞻性研究,关于胆管癌病人切除与移植治疗,因为需要大量的病例来评估二者的生存差异,该研究曾被认为偏离实际。此外,更重要的是切除和移植之间不可比的理念。由于大剂量新辅助治疗对肝和胆管的功能和结构有显著的影响(见图 115B.7 和 115B.8),广泛的肝内胆管坏死会影响术中胆道重建,所以接受了新辅助治疗的病人不宜手术。同时,术中发现肿瘤不能切除的病人不适合新辅助治疗和肝移植。随着治疗经验的积累和技术的革新,手术治疗的效果也在提高。Neuhaus 等(1999,2003)证明血管重建的扩大肝切除术有良好的 5 年生存率(Jonas et al,2008)。

Rea 等(2005)的早期研究显示,对于原发性硬化性胆管癌背景下的肝门部胆管癌和新发的肝门部胆管癌病人,接受新辅助联合肝移植治疗的病人的生存率优于传统手术。最近发表的一篇文献,分析了 1993—2013 年的新发胆管癌的病人接受手术切除及新辅助联合肝移植的治疗结果(Croome et al,2015a),目的是评估潜在可切除或边缘可切除的胆管癌病人是否接受新辅助治疗联合肝移植(n=90)比手术切除(n=124)有更好的疗效。结果显示,肝移植术后 1、3 和 5 年的总生存率分别为 90%、71% 和 59%,手术切除后的总生存率分别为 81%、53% 和 36%(P=0.003)。同时,在分析病人年龄、淋巴结转移和肿瘤大小时,两组之间没有明显的差异。但是,子集分析显

示,关于 Bismuth-Corlette Ⅳ 型肝门部胆管癌,接受手术切除的病人的生存率明显低于接受肝移植的病人(P=0.039;n=40)。以上数据表明,明确可切除的新发的肝门部胆管癌应采用手术切除,而边缘可切除的 Bismuth-Corlette Ⅳ 型肝门部胆管癌的病人则采用新辅助治疗联合肝移植的治疗方案。

综上所述,对于严格选择早期肿瘤病人,新辅助治疗联合肝移植对肝门部胆管癌有良好的疗效。其结果与慢性肝病和肝细胞癌的肝移植术后的生存率相似。因此,新辅助治疗联合肝移植的治疗方案已成为不能切除的肝门部胆管癌或原发性硬化性胆管炎管炎背景下的肝门部胆管癌病人的治疗选择。但是,需要进一步研究接受该方案治疗的新发的肝门部胆管癌病人的长期预后,以确保器官分配的合理性。我们认为,要成功完成新辅助治疗联合肝移植对肝门部胆管癌病人的治疗,需要在治疗前严格的选择病人,并遵守治疗方案和完成移植前的分期手术,保证活体肝移植必须及时进行,并达到尸体供肝移植的结果。与单独移植不同,新辅助治疗不仅增加术后并发症,还有其独特的并发症,要解决这些困难则需要一个多学科的团队,包括肝脏科医生、介入科医生、胃肠科医生、放射科医生和肿瘤科医生以及移植外科医生。

转移性神经内分泌癌

胃肠道胰腺神经内分泌癌(NEC)是一种罕见的、多样的恶性肿瘤,发病率为每年(1~2)/10 万,女性常见(Taal & Visser,2004)。有研究表明,此类肿瘤生长缓慢,在确诊时常发生转移,以肝转移最常见,广泛的肝内转移是病人死亡的主要原因(Frilling et al,2009)。幸运的是,转移灶会长期局限于肝脏,在未治疗的情况下,病人 5 年的生存率也可达到 13% ~ 54%(Godwin,1975;Que et al,1995;Thompson et al,1988)。

神经内分泌癌伴肝转移的病人有多种治疗选择,其中包括经导管动脉化疗栓塞(TACE)、射频消融(RFA)、冷冻消融、系统化疗、肽受体放射性核素治疗(PRRT)、肿瘤细胞减灭术、根治性切除术和肝移植。根治性的 R0 切除是治疗神经内分泌癌伴肝转移病人最有效的方式。但仅有 10% ~ 57% 的病人符合 R0 切除的标准(Chen et al,1998;Elias et al,2003;Frilling et al,2009;Grazi et al,2000;Mazzaferro et al,2007;Musunuru et al,2006;Yao et al,2001)。

对于不能获得 R0 切除的神经内分泌癌伴肝转移的病人,肝移植是一种治疗选择。肝移植的目的是减轻功能性神经内分泌癌的症状,利用神经内分泌癌生长缓慢的特点以及移植肝脏发生转移所需的时间,"重新调整时钟",达到治愈。肝移植能有效缓解功能性神经内分泌癌的症状。多个移植中心(Florman et al,2004;Frilling et al,2006;Mazzaferro et al,2007;Rosenau et al,2002)(Gedaly et al,2011;Le Treut et al,2008,2013)研究报导接受肝移植病人的 5 年生存率为 36% ~ 90%。然而,很难实现彻底治愈,病人 5 年无疾病生存期仅为 20% ~ 77%,5 年后肿瘤复发很常见。肝移植作为治疗神经内分泌癌伴肝转移的方式被广泛认可,但由于多种原因,肝移植治疗此类疾病仍然存在局限和争议,包括用于肝移植的尸体供体器官

的短缺,以及其他治疗。另外,尚未制定可靠的选择病人的标准,且因神经内分泌癌的发病率低,长期研究受限。更重要的是,由于等待移植的病人病程长与疾病的自然史,因此难以确定病人在肝移植中的受益程度。

2002 年,梅奥设计一个方案,目的是评估肝移植治疗神经内分泌癌伴肝转移或肝局部淋巴结转移的疗效(van Vilsteren et al,2006)。知识框 115B.1 制定了临床的纳入和排除标准。在移植初次登记后的 60 天内,通过胸腹和骨盆 CT,骨扫描和生长抑素受体闪烁显像对每个病人进行局部肿瘤复发和肝外疾病的筛查。病人需在切除神经内分泌癌原发部位后观察 6个月,以排除肝外疾病的进展。在肝移植前,每 4 个月通过实验室检查、肿瘤标志物和腹部影像学检查对神经内分泌癌肝转移进行重新评估,也可在肝移植前通过腹腔镜下的手术分期排除神经内分泌癌的肝外转移。

梅奥移植中心发表短期的随访结果。目前,已有 25 例转移性神经内分泌癌病人在梅奥接受了移植,其 5 年生存率为74%,无疾病生存期为 44%(未发表数据)。结果与现有文献报道的一致,类癌病人的预后略好于起源于胰腺的胰岛细胞瘤的病人。

总之,肝移植能有效缓解功能性神经内分泌癌伴肝转移病人的症状。对于此类病人,肝移植可改善病人生存,但是缺乏实际的研究来证明它的疗效以及评估它在提高生活质量方面的潜力(Frilling et al,2014)。转移性胃泌素瘤和胰高血糖素瘤在肝移植后的复发率较高,因此对于这类病人选择肝移植治疗时应慎重。近年来,对于神经内分泌癌伴肝转移的病人的研究,目的是探寻肝移植的适应证和最佳时机(Fan et al,2015;Frilling et al,2014;Le Treut et al,2013)。然而,这些研究还尚未得出有效结论,肝移植的适应证和移植的最佳时机仍很难确定。

知识框 115B.1　梅奥医学中心移植治疗转移性神经内分泌癌的选择标准

入选标准

1. 组织学上确诊的神经内分泌癌(仅限于肝脏的原发性或转移性病灶)
2. 涉及两个肝叶的不可切除的肝脏病灶
3. 完整切除原发性神经内分泌癌或者原发性肝脏神经内分泌癌
4. 无肝外疾病是肝移植的标准(可切除的局部淋巴结除外)
5. 切除原发性神经内分泌癌和移植至少间隔 6 个月,并无肝外疾病进展
6. 适合进行肝移植的病人需符合器官共享联合网络列出的所有标准

排除标准

1. 优先非选择性肝动脉栓塞术,移植医生批准的除外(仅适用于活体供体移植)
2. 直肠神经内分泌癌
3. 间变性或低分化(3 或 4 级)肿瘤
4. 右心房压力>15mmHg
5. 已知的妊娠
6. 其他因素,包括严重的合并症、感染或其他恶性肿瘤

其他

1. 对病人进行胸部、腹部和骨盆的计算机断层扫描,骨扫描和生长抑素受体闪烁显像扫描
2. 所有病人均接受开腹或腹腔镜分期手术
3. 每 4 个月对病人进行腹部影像学检查以重新评估肝外疾病进展

结直肠癌肝转移

奥斯陆大学的 Aksel Foss 等开展了一项初步实验,研究肝移植治疗不可切除的结直肠肝转移瘤(colorectal liver metastases,CLM)的疗效(Hagness et al,2013)。纳入 25 例结直肠癌肝转移的病人,其中移植成功 21 例。研究表明,接受化疗的结直肠癌肝转移的病人的生存优于预期的生存,5 年的生存率为56%,而不可切除的结直肠肝转移病人的 5 年生存率仅为10%。但在移植后 2~24 个月(中位数为 6 个月),19~21 例病人发生转移或局部复发。7 例病人出现肺部复发。其他复发部位包括移植后的肝脏(n=7)、骨骼(n=5)、卵巢或肾上腺(n=3)、腹膜(n=1)和主动脉旁淋巴结(n=2)。影响肝移植效果的不利因素有:肝脏肿瘤直径大于 5.5cm,原发癌术后不到 2年,癌胚抗原(CEA)水平大于 80μg/L,化疗后疾病进展。在移植时出现疾病进展的 6 例病人,移植后的无疾病生存期较短(2.1~12.4 个月)。然而,病人的中位生存期为 41 个月(6~84个月),5 年生存率为 44%(Dueland et al,2015a)。最近,该小组的研究结果显示,与未做手术的结直肠癌肝转移病人比较,一线化疗后肝移植病例的 5 年生存率为 56%,而对照组的 5 年生存率仅为 9%(Dueland et al,2015b)。

以上的结果需要谨慎地看待。肝移植病人的高选择性、挪威尸体供肝的高可用率对这项研究很有利。研究者指出,肝移植治疗结直肠癌肝转移病人组的 5 年生存率与其他疾病进行肝移植的结果相似。考虑到多数国家的移植器官短缺,该研究组建议使用不被利用的移植器官,通过对与恶性肿瘤死亡无关的早期脑癌、前列腺癌或肾癌的器官利用来扩大供体的范围。对于无法切除的病例,最近,在 1 例病例报告中,描述了一种额外的治疗策略,以增加肝移植对不可切除结直肠癌肝转移病人的可能(Line et al,2015)。RAPID 等的研究(部分肝脏的 II、III段移植加延期全肝切除)旨在明确肝脏 II、III 段移植与两阶段半肝切除的安全性,以确定能否在移植后的 4 周内实现残肝全切除。该方案分为两个阶段,第一阶段,切除病人 I~III 段的肝脏,然后移植尸体供体的 II、III 段肝脏,并调节门静脉的压力使其低于 20mmHg。第二阶段,一旦移植肝脏的大小接近受体体重的 0.8% 或标准肝体积 35%~40%,残留肝脏立即全部切除,病例报告中的病人成功完成各阶段的治疗,并对其进行短期随访(Line et al,2015)。

肝上皮样血管内皮细胞瘤

肝上皮样血管内皮细胞瘤(HEHE)于 1982 年首次被发现,是一种罕见的起源于血管内皮的肿瘤,为临界肿瘤,介于良恶性之间(Weiss & Enzinger,1982)。Ishak 等(1984)率先报导 32例肝上皮样血管内皮瘤,年龄为 10~90 岁,男女比例为 2:3(Mehrabi et al,2006)。肝上皮样血管内皮细胞瘤的病因尚不明确,可能与病毒性肝炎、肝损伤、口服避孕药、原发性胆汁性肝硬化、饮酒和接触氯乙烯、石棉或胶质二氧化钍相关(Darras et al,1988;Dean et al 1985;Lauffer et al,1996;Makhlouf et al,1999;Mehrabi et al,2006;Soslow et al,1997)。

肝上皮样血管内皮细胞瘤最常见的临床表现是右上腹疼痛、肝肿大和体重减轻。其他的还包括乏力、厌食、上腹部肿块、腹水、恶心、黄疸和疲劳,25% 病人偶然发现病灶(Lauffer et al,1996;Mehrabi et al,2006)。

目前,肝上皮样血管内皮细胞瘤包括结节型和弥漫型。结节型见于疾病的早期,肝脏内可见 1~12cm 大小不等多发病灶。CT 的典型表现为低密度灶,周围强化。单个结节可沿肝静脉或门静脉的扩张而增大,最终形成弥漫型病变。弥漫型肝上皮样血管内皮细胞瘤由较小的病灶融合而成,CT 典型表现为大而生长缓慢的病灶,纤维牵拉导致肿瘤的囊变平,外周强化,中央可见多血管的病灶,未受影响的肝段明显代偿肥大(Fulcher & Sterling,2002;Lyburn et al,2003;Miller et al,1992)。

肝上皮样血管内皮细胞瘤与原发性肝上皮性肿瘤及肝转移瘤在 X 射线下的表现相似,因此,非特异的 X 射线不能用于肝上皮样血管内皮瘤的诊断,尤其是结节型。对 434 例肝上皮样血管内皮细胞瘤的回顾性分析,发现多数病人(87%)表现为有多灶性病变,累及两个肝叶。确诊的病人中肝外转移常见(36.6%),包括肺(8.5%)、区域淋巴结(7.7%)、腹膜(6.1%)、脾脏(3.2%)和膈肌转移(1.6%)(Mehrabi et al,2006)。

肝上皮样血管内皮细胞瘤与静脉阻塞性疾病、胆管癌、血管瘤、血管肉瘤和转移性印戒细胞癌等疾病的组织结构相似(Corrin et al,1979)。而且,免疫组化提示肿瘤可能起源神经内分泌细胞。组织学显示,上皮样或组织细胞样的形态与胞浆内含有红细胞腔一致。免疫组化显示与第Ⅷ因子相关的抗原和内皮细胞标志物(CD31,CD34)呈阳性,而对黏蛋白、胆汁、CEA 和甲胎蛋白的反应呈阴性。超微结构的特征是发育良好的基底膜,胞囊和 Weibel-Palade 小体(Ishak et al,1984;Lauffer et al,1996;Mehrabi et al,2006)。

肝上皮样血管内皮细胞瘤的治疗困难。在确诊时,常因双叶多灶病变而无法手术切除。Mehrabi 等(2006 年)报道仅有 9.4% 的病人适合手术,术后病人 1、5 年的生存率分别为 100%、75%。对于多数肝上皮样血管内皮细胞瘤的病人,由于病情进展十分缓慢,仅临床观察也是合理的选择。但是,其他人则报道了不同的结果(Ben-Haim et al,1999),建议切除病变仅限于单叶的病人(Mosoia et al,2008)。

肝移植是治疗广泛肝内病变的一种治疗选择。一系列报道证明接受的肝移植肝上皮样血管内皮细胞瘤病人的结果与其他疾病接受肝移植的结果相近。在一份来自欧洲肝脏移植登记处(ELTR)的数据显示,接受肝移植的肝上皮样血管内皮细胞瘤病人的 1、5 和 10 年的生存率分别为 93%、82% 和 72%,无病生存率分别为 90%、82% 和 64%。研究发现,新辅助治疗、淋巴结或肝外疾病对病人的无疾病生存期和生存期均无影响,但血管侵犯可影响病人的生存(Lerut et al,2007)。加拿大一项多中心研究表明,11 例接受肝移植的肝上皮样血管内皮细胞瘤病人的 5 年生存率是 82%,复发率 36.4%(Nudo et al,2008)。对 UNOS 数据库的查询后发现,1987—2005 年,美国共有 110 例肝上皮样血管内皮细胞瘤病人接受了肝移植,病人 1 年、5 年生存率分别为 80%、64%(Rodriguez et al,2008)。

Mehrabi 等(2006 年)则报道了接受肝移植的肝上皮样血管内皮细胞瘤病人 1、5 年的生存率分别为 96%、54.5%。

梅奥回顾性分析了 1984—2007 年的 30 例肝上皮样血管内皮细胞瘤,男女比例为 1:2,平均年龄 46 岁(21~79 岁)(Grotz et al,2010)。通过免疫组化中第Ⅷ因子相关的抗原 CD31 和 CD34 来诊断肝上皮样血管内皮细胞瘤。随后,根据肝内结节的数目和大小分组:一组病人的结节数小于或等于 10 个,另一组则大于 10 个。病灶小于 5cm 的病人占 43%,5~10cm 的占 30%,大于 10cm 的占 27%。确诊时肝外转移的病人占 37%(n=11),转移部位包括肺(n=8)、腹膜(n=2)、骨(n=2)、脑(n=1)和皮肤(n=1),1/3 病人出现多部位的肝外转移。

疾病治疗的方法包括肝移植(n=11)、一期切除(n=11)、全身化疗(n=5)和未治疗(n=3)。中位随访为 41.6 个月(0~243),12 例(40%)死亡,1 例死于切除术后的第二年,6 例死于肝移植术后(1 个月~11 年),5 例非手术治疗的病人在确诊后 1 个月到 4 年内死亡。一期切除术后 1、3 和 5 年的病人生存率分别为 100%、86% 和 86%,而肝移植后病人的生存率分别为 91%、73% 和 73%。非手术治疗后 1、3 和 5 年的病人生存率分别为 57%、43% 和 29%。一期切除术后 1、3 和 5 年的无疾病生存率分别为 78%、62% 和 62%,而肝移植术后的无疾病生存率分别为 64%、46% 和 46%。尽管病人在生存率($P=0.128$)和无疾病生存率($P=0.405$)上无明显差异,但与肝移植组相比,一期切除的病人的肿瘤数量及弥漫性受累肝段明显少($P=0.004$)。

影响病人无疾病生存期的组织结构因素包括结节的类型($P=0.01$)和结节的大小($P=0.003$)。肿瘤数量小于 10 个的病人显示出更好的生存趋势($P=0.052$)。相反,生存率下降的因素包括,肿瘤大于 10cm($P=0.0007$;HR 10.97;95% CI 2.76~43.68),大于 10 个结节($P=0.023$;HR 5.83;95% CI 1.27~26.8),弥漫性病灶($P=0.0076$;HR 8.14;95% CI 1.75~37.91),累及肝段 4 个以上($P=0.041$;HR 4.92;95% CI 1.06~22.77)。肝外转移对病人生存影响不明显($P=0.5$)。

梅奥研究显示,肝上皮样血管内皮细胞瘤病人的一期切除和肝移植可获得相近的生存率。病灶数量小于或等于 10 个,累及肝段小于等于 4 个易于完整切除应首选手术。对于结节数量超过 10 个,累及肝段大于 4 个且无法切除的病人,建议肝移植治疗。

结论

对于非肝细胞癌肝脏恶性肿瘤的部分病人,肝移植是一种恰当的治疗方式。对于无法切除的肝门部胆管癌和原发性硬化性胆管炎背景下的肝门部胆管癌的病人,新辅助治疗联合肝移植已取得了良好的疗效。要想成功完成新辅助治疗联合肝移植对肝门部胆管癌病人的治疗,需严格遵守方案,并严格选择肿瘤早期局限于肝门的病例,进行新辅助治疗,并完成分期手术以排除淋巴结转移。研究表明,对于肝门部胆管癌的病人,无新辅助治疗的肝移植很少成功,因此,新辅助治疗是此类胆管癌病人治疗的必备。

　　对于神经内分泌癌伴肝转移病人,肝移植的疗效尚不明确。目前的研究表明,大多数病人会出现移植后肿瘤复发,但肝移植可延长病人的生存期。由于神经内分泌癌生长缓慢,可实现 5 年以上的生存期。但是,肝移植产生的生存差异仍然未知。肝移植治疗结直肠癌肝转移仍具争议。尽管经过严格的病例筛选后,接受肝移植的结直肠癌肝转移病人的 5 年生存率为 56%,但由于极高的复发率阻碍其他人重复奥斯陆大学的研究。

　　对于肝上皮样血管内皮细胞瘤病人,肝移植与手术切除的效果相近。结节数量超过 10 个、累及 4 个以上肝节段或不可切除的肝上皮样血管内皮细胞瘤,应考虑肝移植。此外,肝移植对局限的肝外转移病人的治疗是否有效,这需要更多的研究证据来证明。

　　　　　　　　　　　　　　　　　(邰升 译　董家鸿 审)

第三篇 技术

第 116 章

原位肝移植

Kelly M. Collins, M. B. Majella Doyle, and William C. Chapman

自 20 世纪 60 年代首次报道原位肝移植(orthotopic liver transplantation, OLT)以来,接受肝移植的病人例数和手术适应证种类都有了显著增加。原位肝移植是各种原因导致的终末期肝功能衰竭唯一可能的治愈方法(见第 79 章),也是早期肝细胞癌(见第 115A 章)和经严格选择的胆管癌(第 115B 章)根治性治疗的上佳选择。肥胖的流行导致因非酒精性脂肪性肝炎(nonalcoholic steatohepatitis, NASH)需接受移植的病人数量迅速增加(Charlton, 2013; Wong et al, 2015);而丙型肝炎病毒(HCV)药物治疗取得的巨大进步,则有可能减少因 HCV 感染而需接受肝移植的病人的数量(参见第 70 章)。近年来,在供受体围手术期管理、器官保存和移植外科技术方面取得的进步已使肝移植受者的 5 年生存率达到了 78%(Kim et al, 2015)。

过去 40 年来,尽管人们在肝移植领域取得了长足的进步,但其临床开展仍存在诸多问题,其中最为突出的是脑死亡捐献人群规模相对固定,移植物紧缺日益凸显。部分肝脏移植技术,例如活体肝移植(living-donor liver transplantation, LDLT)、劈离式肝移植等技术,以及心死亡供体器官应用,扩大了移植物来源,从而使更多等待肝移植的病人获益(见第 117 和 119 章)。

本章将对肝移植进行全面概述,包括供受体选择通用标准(见第 112 章)、供受体标准手术方法(第 119 章)、常见术后并发症(第 120 章)以及与终末期肝病(end-stage liver disease, ESLD)原发病因相关的预后问题等。特殊类型肝移植技术,包括活体供体肝移植和劈离式移植将分别详述(分别见第 117 章和第 119 章)。

肝移植受者选择

肝移植是大多数各种病因导致的不可逆的急慢性肝衰竭和肝硬化的唯一治愈性手段(见第 76 和 79 章)。在过去的 40 年里,肝移植病人的 5 年生存率从不到 50% 提高到超过 70%(Busuttil et al, 2005; Jain et al, 2000)。预后的改善扩大了移植适应证范围,转诊到移植中心等待的病人数量相应增加(见第 112 章)。随之而来的问题是:供体器官捐献数量相对稳定,而等待移植的受者数量持续增加,移植物供需缺口日益扩大(图 116.1)。

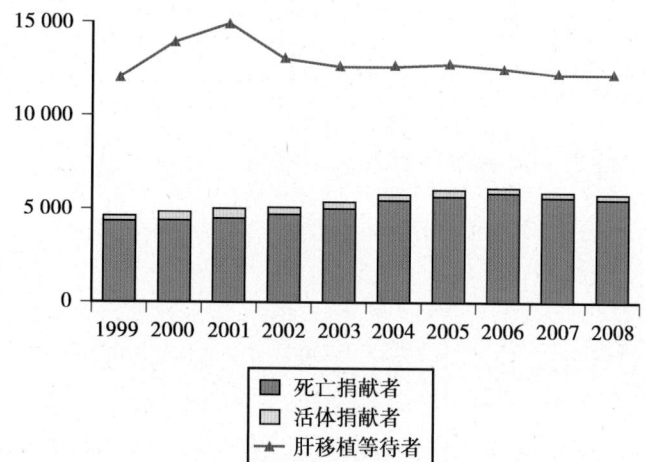

图 116.1 在等待名单上的病人数目与死亡或活体捐献同种异体移植受者数目之间始终存在差异。引入终末期肝病模型(MELD)和儿童终末期肝病模型分配系统后,年终等待肝移植的病人数目有所下降(Data from the Scientific Registry of Transplant Recipients, 2009 OPTN/SRTR Annual Report.)

1993 年以来,等待肝移植的病人数量增加了 6 倍,而同期肝移植量仅增加了 45%。2013 年,美国有 15 027 名病人等待肝移植,比 2002 年的 17 000 名等待病人峰值有所下降(Wolfe et al, 2010);但同年的肝移植量仅为 5 921 例[美国移植受体科学登记系统(USRTR), 2008]。

供体器官短缺导致受者等待时间延长并伴随等待期病情进一步恶化。1999 年移植等待病人流失率达到了峰值,为 187/1 000 人·年。目前该数值下降了 15%,稳定在 160/1 000 人·年(Kim et al, 2015; Thuluvath et al, 2010)。由于供体器官相对有限,选择适宜的受者和恰当的供者,对于优化资源利用和改善长期预后至关重要。美国自 2013 年开始,对于终末期肝病模型(Model for End-Stage Liver Disease, MELD)评分大于 35 分的病人,推行供肝区域共享政策,显著缩短了此类受者的中位等待时间,但能否降低其死亡率仍有待观察(Kim et al, 2015)。

受体的选择

　　肝移植常见适应证(见第 112 章)为失代偿期肝硬化或肝功能衰竭,表现为门静脉高压症食道胃底静脉曲张破裂出血、顽固腹水、肝性脑病、黄疸、肝脏合成功能障碍和严重的生活质量恶化。80% 以上的病例为非胆汁淤积性肝病,最常见的病因为病毒性肝炎(25%)和酒精性肝硬化(20%)(Kim et al, 2015)。肝脏恶性肿瘤,尤其是肝细胞癌,在总体适应证的占比增加迅速,2002 年其占比为 6.7%,到 2011 年增加到 19.2%[移植受体科学登记系统(SRTR),2011;器官获取与移植网络/移植受体科学登记系统数据 OPTN/SRTR 数据,2012]。胆道闭锁是 18 岁以下肝移植病人的最常见指征(Busuttil et al, 2005;Goss et al,1998)。HCV 所致的终末期肝病仍是最常见的肝移植原发病因。近年来 NASH 所致的肝硬化日益常见,从 2004 年到 2013 年,新增移植等待病人中 NASH 是增加最快的病因,且为 2013 年新增等待名单中慢性肝病第二大病因(Wong et al,2015)。

　　肝移植的绝对禁忌证提示病人预后不良(知识框 116.1),包括:严重心肺疾病、已知肝外恶性肿瘤、源自肝外的未经控制的脓毒血症、获得性免疫缺陷综合征(acquired immunodeficiency syndrome,AIDS)以及持续或近期滥用药物。很多相对禁忌证在肝移植术后有望得到改善,例如需要血管活性药物来维持灌注的严重血流动力学不稳定(如休克),严重的肺动脉高压、严重的低氧血症或常规重症治疗手段无法纠正的肝肺综合征。原位肝移植的其他相对禁忌证包括广泛的肠系膜静脉血栓形成、病理性肥胖、常规方法难以控制的精神疾病、缺乏人际社会支持、极端高龄等(Jain et al,2000;Loinaz et al,2002;Rustgi et al,2004)。

　　随着外科技术和支持治疗手段的进步,既往被认为是移植绝对禁忌的诸多问题正在逐渐被破解,如门静脉血栓形成、人类免疫缺陷病毒(human immunodeficiency virus,HIV)感染和高龄。预存糖尿病(DM)并非移植禁忌证,但会带来围手术期并发症增加及 5 年生存率降低的风险。一些研究表明,体重指数(BMI)大于 40 将显著降低病人和移植物的 5 年生存率(Conzen et al,2015;Dick et al,2009)。病理性肥胖则与感染并发症风险和移植后恶性肿瘤风险相关(Dick et al,2009)。

知识框 116.1　原位肝移植禁忌证
绝对禁忌
严重的心肺疾病
肝外恶性肿瘤
无法控制的脓毒症
药物滥用者
ABO 血型不符
相对禁忌
血流动力学不稳定
严重低氧血症(非肝肺综合征引起)
人类免疫缺陷病毒感染
难治性精神失常
缺少充分的社会支持

　　HIV 感染曾被认为是肝移植的禁忌证,但高效抗逆转录病毒疗法(highly active antiretroviral therapy,HAART)的出现已使 HIV 转变为慢性疾病。目前 HIV 感染病人已可长期存活,从而有可能罹患包括终末期肝病在内的其他疾病甚至因其造成死亡。合并 HIV 感染的病人,如果在移植前 12 个月内的 CD4[+] T 细胞计数>200 并且其 HIV RNA 病毒载量<50 拷贝/μL,可以考虑进行肝移植。合并 HCV 感染的 HIV 病人移植术后具有更高和更早的 HCV 复发风险,预后更差(Di Benedetto et al, 2008)。肝肾联合移植可使肝肾综合征继发肾功能不全、肾衰竭的病人或者合并慢性肾病的病人受益;2013 年,约 8.1% 的肝移植为肝肾联合移植(Kim et al,2015)。

　　对于 60 岁以上的病人,需全面筛查老年人群常见合并症,例如造成生活方式受限的心肺疾病、全身性血管疾病、慢性肾功能不全等,这对成功施行肝移植至关重要。

　　受者选择评估流程历经反复修订,以确保客观公平地分配稀缺的供肝,并尽可能避免无意义的移植。2002 年 2 月之前,等待肝移植的病人按 Child-Turcotte-Pugh(CTP)评分系统(表 116.1)、等待时间、病人所处位置(例如重症监护病房)进行优先级排序。在此分配体系下,等待名单日益增加,所采纳的参数难以准确衡量疾病严重程度。1999 年,美国医学研究所提出了一种新的基于医学紧急程度而非等待时间的连续性疾病严重度评分方法,以期改善尸体肝脏分配(Freeman et al,2002)。针对这种情况,器官共享联合网络(United Network for Organ Sharing,UNOS)(管理器官获取和移植网络并负责器官分配政府指导方针制定)委托肝脏疾病严重程度评分(Liver Disease Severity Score,LDSS)委员会研究新的分配办法。最终采用终末期肝病模型(Model for End-Stage Liver Disease,MELD)评分来评估等待病人接受肝移植的必要程度,确定等待优先级(表 116.2)(见第 3 章)。同时,修订了儿童肝脏分配流程,建立了

表 116.1　Child-Turcotte-Pugh 分级

	得分		
	1	2	3
肝性脑病	无	1 或 2	3 或 4
腹水	无	少量	中量
胆红素(mg/dL)	1~2	2~3	>3
白蛋白(g/L)	>35	28~35	<28
凝血酶原时间(延长秒数)	1~4	4~6	>6

胆红素 1mg/dL≈17.1μmol/L。

表 116.2　终末期肝病模型得分预测死亡率[*]

得分	病人数	死亡率/%	因病死亡或移出名单率/%
<9	124	1.9	2.9
10~19	1 800	6	7.7
20~29	1 098	19.6	23.5
30~39	295	52.6	60.2
≥40	120	71.3	79.3

　　[*] R=[0.957×Log$_e$(肌酐 mg/dL)+0.378×Log$_e$(总胆红素 mg/dL)+1.120×Log$_e$(INR)+0.643]×10
　　INR,国际标准化比值。
　　Modified from Wiesner R, et al: Model for End-stage Liver Disease (MELD) and allocation of donor livers. Gastroenterology 124:91-96,2003.

小儿终末期肝病(pediatric end-stage liver disease,PELD)模型(见第 118 章)。PELD 适用于 12 岁以下的潜在移植受者,12~17 岁的青少年采用 MELD 系统进行评估。

MELD 评分最初用来预测经颈静脉肝内门体分流术(transjugular intrahepatic portosystemic shunt procedure,TIPS)的术后死亡率(参见第 87 章),目前已被广泛用作慢性肝病 3 个月死亡率的预测指标(Freeman et al,2002;Malinchoc et al,2000;Wiesner et al,2003a)。MELD 评分系统将血清肌酐、胆红素和国际标准化比值纳入数学模型,依靠客观而易于获得的血液检测指标进行评分,不再强调等待时间。

如图 116.2 所示,使用 MELD 评分来预测 ESLD 死亡率,MELD 分值(提示疾病严重程度)与 3 个月生存率之间存在相关性。按 MELD 评分分层的肝移植受者生存获益分析显示,当MELD 评分高于 15 分时,移植相关风险等小于等于继续等待面临的风险(Merion et al,2005)。使用 MELD 评分标准后,移植等待病人因疾病恶化或死亡而退出等待名单的发生率已经下降(Thuluvath et al,2010)。

对于一些特定类型疾病,器官分配时应给予特殊考量。例如肝癌或早期肝硬化病人,如能从肝移植中得到潜在获益(如早期肝癌),那么在采用 MELD 评分时应给予优先考虑(参见 115A 章)。若非如此,MELD 评分较低的肝癌病人在等待期间有可能由于肿瘤进展而失去移植机会。本章将进一步讨论肝癌病人肝移植的选择标准,也将讨论合并其他更为严重疾病状态时移植标准问题。对于其他肝病相关疾病,其严重程度和相关死亡风险没有被纳入 MELD 评分系统者,也有指南给予优先赋分,例如胆管癌、肝肺综合征、门肺高压、肝移植后肝动脉血栓形成、儿童肝母细胞瘤、先天性代谢缺陷、家族性淀粉样变性和原发性高草酸尿症等,但在临床实践中,不同地区存在很大差异(Gores et al,2006;USRTR,2008)(见第112 章)。

自 2002 年以来,肝移植等待名单上因各种原因有需要给予特殊考虑的病人数量增加了一倍以上,2008 年已经接近 900人(Thuluvath et al,2010)。

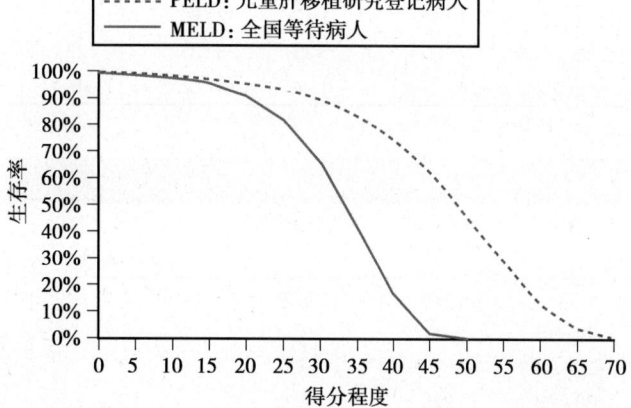

图 116.2 终末期肝病模型(MELD)和儿童终末期肝病模型(PELD)得分与病人病死率之间的关系(Modified from Freeman RB Jr,et al:The new liver allocation system:moving toward evidence-based transplantation policy. Liver Transpl 8:851-858,2002.)

供体选择

对捐献器官需求的增加,促使临床尝试利用传统意义上"理想供体"之外的供体,以扩大器官来源(见图 116.1)。理论上,"理想供体"应是平素体健、血流动力学稳定的年轻人,因遭受不可逆脑损伤而导致脑死亡。但如果仅使用"理想供体",则无法满足不断增加的移植等待病人的需求(Feng et al,2006)。目前,扩大标准供体的使用越来越多,且获得了相当的成功,但下列情况者应视为绝对禁忌,包括已知的颅外恶性肿瘤(皮肤基底或鳞状细胞癌除外)、无法控制的脓毒症、肝硬化、超过60%的大泡性脂肪变和 HIV 感染等。

相应的,受者选择也应有相应考虑。较之病情相对较轻者,病情危重的受者对移植物功能缓慢恢复或严重的缺血再灌注损伤耐受能力更差。供体选择对于特定受者群体的不同影响,如 HCV 阳性受者,仍无定论(Doyle et al,2008;Lake et al,2005;Russo et al,2004)。供体风险指数(donor risk index,DRI)被用于预测移植物失功风险,并以此对移植物质量进行量化和分层(Feng et al,2006)。此外,谨慎选择的老年供体移植物(包括七旬和八旬老人)的应用也是相当成功的(Chapman,2015;Feng & Lai,2014)。

乙肝病毒(HBV)表面抗原和核心抗体阳性供体的应用也一度属于绝对禁忌(Wachs et al,1995)。但很多中心制定了联合应用抗乙肝免疫球蛋白和抗病毒药物的预防方案,成功地将核心抗体阳性的肝脏应用于 HBV 阳性受者,甚至 HBV 阴性的受者。

30%~60%脂肪变性的供肝可选择性用于部分受者。但当供肝脂肪变性超过 60%时,原发性移植肝无功能风险显著上升(Urena et al,1999)。

除了"理想"死亡供体外,也可选择活体器官捐献。在美国,活体捐献是肾脏捐献的常规形式,从 1996 开始到 2001 年达峰,此后逐步下降,而活体肝移植(LDLT)仅占肝移植的 4%(Kim et al,2015)(见第 117 章)。LDLT 的优势在于,它允许受体在改善健康状况后进行择期移植,同时可以减少冷缺血时间并缩短移植等待时间,缺点则是有可能导致捐献者出现手术相关并发症乃至罕见的捐献者死亡(Brown et al,2003)。

成人 LDLT 最常见的术式是右半肝移植。早期资料显示LDLT 预后是比较差的,但近 10 年来,美国 LDLT 移植物存活率以及总体存活率均呈改善趋势(Thuluvath et al,2010)。成人到儿童的 LDLT 已经为业界广泛接受并已标准化,但成人间的LDLT 仍有待进一步发展完善,同时其在肝移植各种术式选择中的定位仍有待明确。

心脏死亡后捐献(donation after cardiac death,DCD)也得到了业界认可,DCD 来源供肝的应用日益增长,目前约占单纯肝移植的 5%(Kim et al,2015)。早期关于成功使用无心跳供者和 DCD 供者肾脏的报道鼓励了同样来源肝脏在 OLT 的应用。通常而言,DCD 供体为严重的中枢神经损伤病人(如缺血缺氧性脑病或颅内出血),这些病人已无机会恢复但又未达到脑死亡标准,而其亲属和主管医师必须选择撤除生命支持。DCD 供体的选择标准与脑死亡供体相似,但对供体年龄和 BMI有更严格的要求。

与脑死亡供体相比,DCD 移植物应用结果的报道差异较大

（Abt et al，2004；Doyle et al，2014；Foley et al，2011；Kim et al，2015）。SRTR 的数据显示 DCD 捐献的 5 年生存率为 60%，而某些中心报告的结果则与脑死亡捐献相当。尚不清楚这种差异在多大程度上与供受体选择、移植物获取相关，或是与 DCD 移植物固有特性相关。目前认为，当移植物热缺血时间小于 30 分钟、冷缺血时间小于 10 小时时，其存活率明显提升（Mateo et al，2006）。尽管如此，DCD 移植物的应用仍伴随胆道并发症风险升高，包括非吻合的肝内胆道狭窄（缺血性胆道病），并与移植物丢失风险增加相关。一些学者发现，随着供体年龄的增加（从大于 40 岁到大于 50 岁）（Foley et al，2011；Lee et al，2006；Mateo et al，2006）和供体 BMI（>100kg）的增加，移植物丢失增加（Chan et al，2008；Foley et al，2011）。考虑到 DCD 同种异体移植物的固有风险，我们在临床工作中应非常谨慎地选择供体，以最大程度降低供体相关风险，并选择性地应用于特定受体。

手术技术

1963 年，Starzl 及其同事在科罗拉多大学发表了首篇关于人类肝移植的报道。这篇开创性的论文报道了三例结局惨淡的原位肝移植，一例死于术中无法纠正的凝血功能障碍，两例术后分别存活了 7 天和 22 天。文章首次描述了肝移植先进的技术架构及实施方法，包括无心跳供体移植物的应用、受体静脉-静脉体外转流技术，胆道对端吻合以及应用血栓弹力图（TEG）进行凝血功能监测等。在此之后的 40 多年里，上述很多技术依然应用或重新应用于肝移植领域。本节即介绍主要基于上述开创性成果发展而来的圣路易斯华盛顿大学肝移植手术常规操作步骤（见第 119 章）。

供体肝切取术

当潜在的死亡供体经训练有素的移植协调员评估确认后，即立即启动供体管理。脑死亡后，供体可发生严重的生理紊乱，且这种生理不稳定与宣布死亡和器官获取之间的时间长短成正比（Nygaardet al，1990）。当脑死亡进展至躯体死亡，则可能导致 10%~20% 的供体丢失（Nygaard et al，1990）。

脑死亡供体通常发生的并发症包括低血压、需多次输血、弥散性血管内凝血、糖尿病、肺水肿、缺氧、酸中毒以及心律失常和心脏停搏。容量复苏治疗是供体管理的基础，为了达到足够的灌注压，通常需要使用升压药或正性肌力药物。小剂量应用精氨酸加压素可减少 α-肾上腺素使用剂量，以减轻器官末梢灌注损伤（Pennefather et al，1995）。肺动脉导管定向给药，可改善因脑死亡或创伤导致心功能障碍供体的预后（Wheeldon et al，1995）。关于潜在器官捐献者医疗管理的全面综述可另行详细查阅（Wood et al，2004）。

脑死亡有心跳供体的腹部器官获取技术已有详述（Farmer et al，2001；Merkel et al，1972；Starzl et al，1984，1987）。取胸骨上切迹到耻骨的正中切口，劈开胸骨进入腹腔。探查腹腔，以明确是否存在可能导致移植中止的恶性肿瘤或胃肠道严重缺血的征象。器官获取分以下几个阶段进行：常温下解剖和插管，冷灌注置换血液并将器官切取至体外，切取器官后台修剪以备移植。

常温解剖阶段，先行切断肝圆韧带、镰状韧带和左三角韧带，游离肝脏。探查肝胃韧带和肝门区以辨认肝动脉解剖走行，识别可能存在的动脉变异。行右侧内脏翻转（Cattel-Brasch 手法），将右结肠和小肠连带系膜翻转至供体腹腔左上象限。于双侧髂总动脉分叉处显露肾下腹主动脉，分别控制其近端及远端。解剖分离出肠系膜下静脉，插管以备门静脉灌注。

将小肠放回下腹部，再次转向肝门操作。游离出胆总管下段，远端结扎并横断。切开胆囊，冲洗胆囊及胆管树内胆汁（可能有助于减轻胆管上皮损伤）。寻及肝总动脉（common hepatic artery，CHA）并游离出胃十二指肠动脉（gastroduodenal artery，GDA）。将左肝向右侧翻转，分离膈肌脚显露并控制腹腔干上腹主动脉。

常温解剖过程通常不超过 30 分钟。期间供体已准备好进行肝素化（400U/kg 静脉注射），同时与其他获取团队合作准备好远端主动脉插管。胸腔获取组和腹腔获取组准备就绪后，切开供体肝上下腔静脉以排净血液。将吸引器置于胸腔内吸走温血，在腹腔干上水平夹闭腹主动脉，经预置灌注管灌注威斯康星大学溶液（UW 液）或组氨酸-色氨酸-酮戊二酸溶液（HTK 液），冲洗灌注肝动脉系统和门静脉系统。持续灌注直至肝上下腔静脉内流出液清亮为止。通常主动脉需灌注器官保存液 4~5L，门静脉需灌注 1~2L。灌注期间将冰绒置入供体腹腔内进行局部降温。

腹腔脏器降温灌注满意后，进行肝门解剖。重点操作为分离解剖肝动脉全程直至主动脉：先分离出 GDA，将 CHA 向下解剖至腹腔干；分离出脾动脉、胃左动脉，解剖腹腔干至主动脉。当存在解剖编译时，需要调整手术方式。当存在替代或副肝左动脉（left hepatic artery，LHA）变异时，须保留胃左动脉时。识别肠系膜上动脉（superior mesenteric artery，SMA）及其近端分支也，探查是否存在替代或副肝右动脉（right hepatic artery，RHA）。如果存在这种变异，则必须保留 SMA。

将门静脉解剖分离至胰腺附近，如同时获取胰腺则应调整手术方式。将腹腔干以 Carrel 补片的形式从腹主动脉切取；如果存在替代或副 RHA，获取补片时需包含 SMA 起始段。继而解剖肝下 IVC，在肾静脉水平以上进行离断。最后，离断肝上 IVC 周围的膈肌，离断膈肌与右肾、右肝之间的韧带，将肝移植物获取至体外，冰浴保存。

供体移植物的最终修整工作通常在受者手术的医院进行，主要是在低温下后台修整出肝动静脉的脉管结构。这项工作包括去除膈肌和修整肝上 IVC；去除肾上腺，结扎肾上腺静脉，并修整肝下下腔静脉（IVC）。将门静脉与周围组织分离至左右分叉水平，并在移植物复流前插管以备冲洗保存液。解剖腹腔干直至 GDA，并结扎所有不必要的分支。在此阶段，完成可能存在的变异动脉重建，如供体副 RHA 与供体 GDA 或其他属支吻合。至此，移植物已准备好用于植入受体。

DCD 供体的获取需要稍作调整（Bernat et al，2006；D'Alessandro et al，2000）。在可控的情况下，将供体转运至手术室，撤除生命支持。给予肝素以减少移植物中血栓形成的风险（Bernat et al，2006）。一段时间后，供者呼吸和循环停止，此时可宣布死亡。需要特别注意的是，10% 的潜在捐献者在撤除生命支持后 2 小时内不会死亡；此类病人不适合再进行器官捐献，而应被转移回重症监护病房（ICU）并允许其发生死亡（Cooper et al,2004）。循环完全停止2分钟后即不大可能再恢复；因此循环停止后至少需要等待2分钟，且两次心脏停搏间隔5分钟以上。在满足上述条件后，强烈建议不再进行进一步的干预而应宣布死亡（Bernat et al,2006）。

此时医疗操作目标切换为用冷保存液对获取器官进行快速灌注，通常通过快速正中切口入腹和主动脉插管来实现。也有中心在供者死亡前留置股动脉和静脉插管以用于灌注。通常认为不超过30分钟的供体热缺血时间是可以接受的（Bernat et al,2006）。供肝切取术按照标准脑死亡供体进行，随后进行供肝后台修整灌注。活体肝移植和尸肝劈离技术分别在第117章和第118章中讨论。

受者病肝切除术

受者病肝切除是肝移植手术最具挑战的技术环节。病肝切除通常因受者的预存合并问题而变得非常复杂，例如：严重的门静脉高压，凝血功能障碍，广泛的静脉侧支循环，肝脏质地脆弱而易出血，门静脉血栓形成，既往腹部外科手术史包括门静脉分流或胆道手术。受者的术前准备包括建立中心静脉监护和血管通路，确保至少有10U的交叉配血，并按时给予二代头孢菌素。

受体手术的最佳暴露通过双侧肋缘下切口并于中线上向头侧延伸来实现。切断肝圆韧带，镰状韧带和左三角韧带以获得最大显露。肝门解剖首先将LHA和RHA在肝门部结扎。如果需要进一步显露，则将胆囊管离断，游离胆总管，于肝外段中部离断。远端胆管应保留足够长度，以备肝脏植入时行胆管对端吻合。

接下来，从门静脉近端骨骼化至脾静脉和肠系膜上静脉的交汇处上方。此时进一步的分离受到临时门腔分流或静脉转流的影响，这两种技术都可以给降低内脏循环压力，从而减少无肝期肠道水肿。当应用静脉转流时，进行门静脉置管和建立旁路（Shaw et al,1984）。静脉转流的缺点是增加了手术复杂性和与旁路相关的潜在并发症（例如旁路循环的血栓形成）。我们更倾向于在游离的门静脉和肝下IVC之间行端侧吻合门腔暂时分流。该分流可以一直保持到肝上腔静脉吻合完成。

如果发现门静脉血栓形成或腔内含有血栓，则应行腔内血栓切除术。如果无法实现足够的血栓切除，则应选择使用其他门脉系统流入道（肠系膜上静脉或左肾静脉），并准备供体髂静脉作为血管桥。

暂时门体静脉分流联合背驮式技术或可改善术中血流动力学稳定性和肾功能，并可以减少输血需求（Arzu et al,2008；Davila et al,2008；Figueras et al,2001）。如果既不使用静脉旁路转流，也不使用临时的门体静脉分流，则可以简单地将门静脉于近端夹闭，在肝门部结扎并离断。但这种方法可能导致严重的静脉回流降低，进而使动脉血压降低达50%，还可导致肠系膜静脉高压和相关器官衰竭，以及血流动力学不稳定导致术中死亡风险增加（Hoffmann et al,2009）。

当门静脉转流后或夹闭后，显露和控制肝下IVC就非常容易了。背驮式技术可使受体的肝后IVC保持完整形态，但需要结扎并离断所有肝短静脉（Tzakis et al,1989）。这种方法的优

点是可以维持原腔静脉血流通路，无需静脉转流；缺点是肝短静脉的离断可能是繁琐且耗时的。将受体的右，中和左肝静脉整形成一个袖状共同开口，与供肝的肝上IVC吻合。夹闭肝静脉汇入腔静脉移行部即可实现血流控制。

如果采用经典原位移植术式（两个腔静脉吻合口），则受体本身的肝后IVC与病肝共同切除。从左侧开始将肝后IVC自后腹膜分离。切开右三角韧带，并从右侧解剖分离肝后IVC。用传统的双腔静脉入路结扎离断肾上腺静脉；将肝后IVC全程游离至肝静脉汇合平面以上，以便后续钳夹阻断肝下和肝上IVC。小心地锐性切除受者病肝，保留好肝上和肝下IVC血管开口。这种技术使得供肝真正地放在原位。回顾性分析表明，经典原位和背驮式技术的安全性和结局是相当的（Nishida et al,2006）。

受体植入

原位肝移植需要按以下顺序完成三或四个血管吻合：①肝上IVC；②肝下IVC，如采用经典原位肝移植；③门静脉；④肝动脉。背驮式肝移植技术仅需单一腔静脉（端侧）吻合口，供肝肝下IVC结扎即可，如此可缩短无肝期（Hosein Shokouh-Amiri et al,2000）。肝脏完全恢复灌注后再进行胆道重建。

足够宽敞的血管开口对于肝上和肝下IVC重建至关重要（Starzl et al,1979）。IVC的吻合使用3-0聚丙烯缝线，经腔内连续缝合重建吻合口后壁，间断或连续腔外缝合重建前壁。背驮式肝移植的另一个优点是在肝静脉汇合口水平的IVC使用侧壁钳阻断。这种阻断方式虽然在15~30分钟内可能会一定程度影响腔静脉回流，但是与经典原位移植术式需要完全阻断下腔静脉相比，它能更好地保持无肝期血流动力学稳定性（Moreno-Gonzalez et al,2003）。供肝IVC吻合至受体IVC后，在吻合其余血管时，侧壁钳可以移到吻合口的移植物侧，以完全恢复静脉回心血流。

腔静脉血流恢复后，进行门静脉吻合。如果使用静脉转流，则阻断门脉回路并移除门静脉插管。在此情况下，供体和受体的门静脉主干充分显露，以外翻方式进行对端吻合。缝合使用细的单股缝合线（6-0或7-0）。我们缝合结束打结时通常保留大概门静脉直径约一半的"空结"或"生长因子"，以降低门静脉狭窄风险。

最后吻合的血管是肝动脉。肝动脉重建的关键原则是确保动脉血流在短距离内通过大口径血管流入（Farmer et al,2001）。肝动脉重建以连续或间断吻合方式，使用细（7-0）单股缝合线。血管末端常呈匙状，便于从外部缝合固定并旋转以实现最精确的吻合。移植物肝动脉变异发生率约为10%~30%，变异血管的保护对于成功移植至关重要。如前所述，在移植物后台修整时，应重建变异血管以形成单一动脉流入道。

受体的动脉血流来自腹腔干分支，通常是肝固有动脉或肝总动脉。当这一通路无法提供充足动脉灌流时，建议使用动脉搭桥。目前已报道了从肾下腹主动脉或腹腔干上腹主动脉进行动脉搭桥的案例。这两种方法均提供了良好的入肝动脉灌注，选择哪一种方式主要依赖于技术和外科医生的偏好。搭桥血管的最佳选择通常是供体髂血管。当无供体血管或供体血管不足时，可以使用人工血管，如聚四氟乙烯（PTFE）人工血管。围手术期内，动脉搭桥操作与手术时间增加、输血需求增

加以及呼吸衰竭、肾衰竭相关（Nikitin et al,2008）。另外，也有数例腹腔内搭桥血管导致小肠内疝造成肠扭转案例的报道（Nishida et al,2002）。

血管吻合完成后行胆道重建。最常用的方法是胆管对端吻合术或胆管空肠吻合术。胆道重建的技术目标是在胆道或胆肠之间实现无张力吻合。吻合方式的选择取决于许多因素，包括供体和受体胆总管的内径匹配度以及是否存在预存胆道病变。胆总管对端吻合术是优选，因为在移植后，较之经皮经肝胆管造影术（percutaneous transhepatic cholangiography,PTC），内镜逆行胰胆管造影术（endoscopic retrograde cholangiopancreatography,ERCP）更易于进入胆道且更加安全。当无法进行胆道对端吻合时，可行胆管空肠吻合术。由于胆管内径过于细小或胆道闭锁病史，大部分儿童受体需要行胆道空肠吻合术。

吻合前，锐性修剪供体和受体胆管断端，去除失活组织，断面应能观察到明显的出血。受者胆管内如有胆泥和结石则应予以清除。目前已报道通过对内径较大的胆管进行成形或供受体胆管调整间距缝合的方式来匹配两侧大小不等的胆管（Buczkowski et al,2007;Nissen & Klein,2009）。胆管对端吻合术和胆管空肠吻合术，均使用可吸收单股缝线进行单层缝合。

是否在术中于胆道吻合口留置支撑尚有争议（Barkun et al,2003;Bawa et al,1998;Johnson et al,2000）。支持者认为，胆道减压可以降低胆漏发生率，但也有数据表明胆道内支架留置可导致较高的胆道狭窄发生率。在笔者所在单位，根据具体病例情况和外科医生的偏好选择性地进行胆道支撑操作。

并发症

肝移植后并发症大致可分为手术技术相关并发症、免疫抑制剂相关并发症，以及原发疾病的复发或再燃（见第 111 和第 120 章）。手术技术相关并发症发生风险随外科手术复杂程度（如劈离式肝移植）的增加而升高。因技术问题导致的常见并发症包括肝动脉或门静脉的早期血栓形成和胆道并发症，如胆漏或者胆道狭窄。免疫抑制剂的使用可增加侵袭性感染发生风险，同时药物富足使用也会引起代谢并发症。另外，原发性移植物无功能、亚急性和慢性排斥反应、导致肝衰竭的基础疾病复发等，最终都可能造成移植物丢失。

原发性移植物无功能

原发性移植物无功能是指肝移植后无明显技术并发症而发生的早期移植物衰竭。其临床表现多变，但病人主要表现为肝衰竭相似的临床征象，典型表现包括：精神状态改变、凝血障碍、转氨酶急剧升高和代谢性酸中毒等。常常继发多器官功能衰竭、少尿和低氧血症等。据报道，原发性移植物无功能发生率在 1%~7%（Jain et al,2000;Johnson et al,2007;Kamath et al,1991;Kemmer et al,2007;Taner et al,2008;Totsuka et al,2004）。通常需要在 72 小时内实施二次移植。另有文献报道一些特殊类型的原发移植物功能低下，其后移植物功能尚有恢复的可能，但此类型尚缺乏达成共识的清晰定义。

原发性移植物无功能的病因未明，但极可能是多因素导致。以往研究提示的相关因素包括冷缺血和热缺血时间过长、

DCD 供体、供肝严重脂肪变、术中低血压（平均动脉压<40mmHg），以及受体因素，包括门静脉血栓、肾衰竭、依赖生命支持和超紧急等待状态等（de Vera et al,2009;Fernandez-Merino et al,2003;Johnson et al,2007;Marsman et al,1996;Nair et al,2002;Ploeg et al,1993;Reich et al,2003;Sharma et al,2010;Strasberg et al,1994）。已证实重度脂肪变（>60%）会增加移植物衰竭的危险，但中度脂肪变（30%~60%）对移植物功能影响仍不明确（Yoo et al,2003a）,此类移植物可在谨慎甄选评估后使用（Doyle et al,2010）。

存疑的边缘性供肝均应在获取前行活检以明确脂肪变程度（D'Alessandro et al,1991）。较为明确的是，当供肝存在多重危险因素（如脂肪变移植物伴总缺血时间延长）或符合多个边缘性供体标准时，原发性移植物无功能发生率会明显升高（Pokorny et al,2005;Salizzoni et al,2003）。

肝动脉血栓形成

肝动脉血栓形成（hepatic artery thrombosis,HAT）可大致分为早发（急性）和晚发（延迟）栓塞，二者病因学、临床表现及处理方案都不尽相同。早发 HAT 一般被定义为术后 1~2 个月内发生，成人肝移植的平均发生率为 2.9%，儿童肝移植中发生率可高达 8%~10%（Bekker et al,2009;Farmer et al,2007）。早发 HAT 是移植物失功和受者死亡的高危因素，发生率分别为 53% 和 33%（Bekker et al,2009）。

技术性因素、供体因素和受体因素均可增加 HAT 发生风险（Bekker et al,2009;Del Gaudio et al,2005;Duffy et al,2009;Jurim et al,1995;Soin et al,1996;Vivarelli et al,2004）。供体因素包括动脉纤细、需要复杂重建的动脉解剖变异、使用主动脉血管架桥或巨细胞病毒（CMV）血清阳性供受者不匹配。受者肝动脉解剖变异（如来源于肠系膜上动脉的肝动脉）也会影响 HAT 的发生风险。通过回顾 SRTR 数据库，已鉴定出多个 HAT 的危险因素，包括使用劈离供肝（相对危险度 2.48）、非肝细胞癌的肝恶性肿瘤（相对危险度 1.88）和胆汁淤积性肝病（原发性硬化性胆管炎、原发性胆汁性肝硬化、不明原因）（相对危险度 1.49）等。我们应权衡 HAT 危险因素与术后出血风险，有针对性有选择性使用抗凝治疗。

尽管早发 HAT 可无症状，但常导致大面积肝细胞损伤，表现为转氨酶升高和肝脏合成功能受损。肝动脉是移植物胆管的唯一供血途径，因此早发 HAT 的病人会出现胆漏、胆管炎或败血症等并发症。尽管腹腔血管造影是诊断金标准，但多普勒超声可确诊绝大多数成人 HAT。如诊断及时，急诊开腹探查行血栓切除和血管再重建可避免移植物丢失。

有报道推荐血管腔内治疗，包括动脉内溶栓、经皮穿刺血管成形术和支架置入等手术可成功实现肝动脉再通（Singhal et al,2010）。然而，大部分病人最终仍需要再次移植（Bekker et al,2009;Duffy et al,2009）。

晚发 HAT 通常临床表现隐蔽，主要因为未诊断的慢性狭窄后侧支循环形成，弥补了部分血供不足。临床表现可无症状，或引起肝周脓肿、胆漏、胆道狭窄或胆管炎（Gunsar et al,2003）。晚发 HAT 的危险因素包括滥用烟草、凝血异常［如第 V 因子（Leiden 因子）］、脑血管意外来源供者、50 岁以上供者、受体巨细胞病毒阳性，以及使用供者髂血管移植物等（Del Gaudio et al,2005；Gunsar et al,2003；Pascual et al,1997；Pungpapong et al,2002；Stewart et al,2009；Vivarelli et al,2004）。

晚发 HAT 的处理方法可使用内镜下或经皮穿刺胆管减压、支架置入，或全身抗凝。在晚发 HAT 中，二次移植发生率低于早发 HAT。术后抗血小板治疗可降低高危病人晚发 HAT 的发生率（Vivarelli et al,2007），我们的经验是常规给予 81mg/d 阿司匹林进行预防性治疗（见第 120 章）。

肝动脉狭窄

非栓塞的肝动脉狭窄（hepatic artery stenosis,HAS）也是公认的肝移植并发症，发生率为 4%～11%（da Silva et al,2008）。早期表现包括伴或不伴移植物功能不全的转氨酶升高或胆道并发症。经多普勒超声证实的肝动脉血流阻力升高具有诊断意义，但最终确诊需行动脉造影。治疗方案包括血管成形术，根据情况联合或不联合支架置入。但支架置入 1 年后约三分之一病人可能发生再狭窄（Ueno et al,2006）（见第 120 章）。

门静脉血栓形成

门静脉血栓形成（portal vein thrombosis,PVT）在成人肝移植受者中发生率低于 2%，而在儿童受者中可达 10%（Duffy et al,2009；Lerut et al,1987；Millis et al,1996）。PVT 严重影响肝移植术后总生存率（Duffy et al,2009）。已知的 PVT 危险因素包括门静脉低血流量、门静脉纤细（<5mm）、受者预存 PVT、供受者血管内径不匹配、以及使用血管移植物重建门静脉等（Cheng et al,2004）。

PVT 具有典型的临床表现，病人可出现与 HAT 类似的急性肝衰竭，或出现门静脉高压的系列症状，如腹水增多、脾大和曲张血管出血等（Duffy et al,2009）。多普勒超声或增强 CT 门静脉血管成像可明确诊断。

根据诊断时效和病情的严重程度，可选择以下处理方式。对因 PVT 导致暴发性肝衰竭的受者，可剖腹探查并尝试重新吻合门静脉。此类病人有时需要二次移植，尤其在 PVT 和 HAT 同时发生时（肝脏完全无供血）。已有报道通过门腔分流增加重建的门静脉血流量（Bakthavatsalam et al,2001），亦有 TIPS 联合溶栓的报道（Ciccarelli et al,2001）。在移植物仍有功能的病人，全身抗凝治疗有可能获得满意的治疗效果（Duffy et al,2009）。具有门静脉高压症，但移植物功能尚存的病人可使用针对腹水的标准治疗，联合曲张血管结扎或硬化剂注射治疗处理胃底食管静脉曲张。但总体而言，PVT 后移植肝挽救成功率仍远低于 50%（Duffy et al,2009）（见第 120 章）。

门静脉狭窄

相较于 PVT，门静脉狭窄通常在常规超声检查时发现，病人多无症状。最常见狭窄部位是肝外门静脉吻合口。门静脉主干内径狭窄超 50%，可在多普勒超声上表现为狭窄后喷射样血流或无血流。很多狭窄可通过经皮肝穿刺血管内球囊扩张或支架置入得到有效处理（Woo et al,2007）（见第 120 章）。

胆道并发症

胆道并发症是原位肝移植术后最常见的并发症，发生率为 7%～29%。合并 HAT、活体供肝移植物和 DCD 供肝是胆道并发症的高危因素（Maluf et al,2005；Pine et al,2009；Zajko et al,1988）。回顾既往临床经验，相比于胆管对端吻合，Roux-en-Y 胆肠吻合术的胆道并发症发生率更高（O'Connor et al,1995），因此胆道吻合方式的选择仍存在争议。所有出现胆道并发症的受者均应完善超声检查以明确是否有 HAT 等危险因素存在。

胆道狭窄发生率是吻合口胆漏的两倍，可分为吻合口狭窄和非吻合口狭窄（缺血性胆管病）（Balsells et al,1995；Qian et al,2004）。多数吻合口狭窄可通过内镜下球囊扩张和支架置入得到有效治疗。缺血性胆病常因为移植物胆道缺血或胆道免疫损伤导致，发生相对较晚，常且累及多个部位，处理困难且难以内镜治疗。非吻合口狭窄常发展为移植物功能衰竭而需要再次移植（Axelrod et al,2014；Chan et al,2008；de Vera et al,2009；Pine et al,2009）。多学科诊疗模式对于胆道并发症的诊断和治疗有很大帮助，可有效提高病人与移植物的存活率（Verran et al,1997）。

对于肝功能平稳的无症状胆道并发症病人，通常可通过非手术方式来处理。胆漏积液可通过超声或 CT 引导下经皮穿刺引流处理，小的胆漏或供受体胆管不匹配可通过内镜下支架置入得到处理（Shah et al,2004）。大的胆漏或吻合口完全裂开常需要手术干预，行胆肠吻合或肝肠吻合术，才可能保持胆管长期通畅（Langer et al,2009）。

已有众多研究针对 T 管和内支架引流管的减压作用进行评估。一些研究表明 T 管引流是术后胆道并发症发生率升高的独立危险因素（如胆汁瘘口、胆管炎等），且 T 管的使用并不能减少移植术后介入治疗的需求（Qian et al,2004；Scatton et al,2001；Sotiropoulos et al,2009；Weiss et al,2009）。因此，留置 T 管已不被作为美国成人原位肝移植的标准手术步骤。内支架植入术在减少胆道并发症中的有效性亦未明确（Welling et al,2008）（见第 120 章）。

感染

感染是肝移植术后各时段导致病人死亡的最常见病因（Jain et al,2000；Kim et al,2015），占肝移植病人总死因的 28%（见第 120 章）。肝移植死亡受者尸检提示的感染相关死亡率更高，达 64%（Torbenson et al,1998）。即便接受了预防性抗感染治疗，仍有三分之二的肝移植受者经历至少一次严重感染（Winston et al,1995）。约 40% 的肝移植受者发生腹腔内感染，当合并其他手术并发症时感染发生率更高（Reid et al,2009）。

肝移植受者术后处于严重免疫抑制状态和感染高风险状态，尤其是合并以下危险因素时：使用免疫抑制剂、营养不良、慢性疾病、多次输血、漫长而复杂手术过程等。移植受者人群糖尿病和病态性肥胖发生率持续升高，进一步增加了感染风险（Wong et al,2014,Dick et al,2009）。

肝移植术后感染诊断较为困难，病人可无明显症状而仅表现为白细胞升高（Reid et al,2009）。移植受者应在术前评估时进行感染性疾病评估，并进行适当的疫苗接种。恰当的预防性抗感染治疗可有效减少一半以上的术后感染，预防性抗感染效果与病原体相关。框 116.2 所示为目前圣路易斯华盛顿大学中使用的预防治疗用药方案。

细菌是术后早期感染最常见的病原体,菌血症导致的移植术后感染比例近年来升高明显(Singh et al,2004)。糖尿病和血清白蛋白低于 3mg/dL 是发生菌血症的独立危险因素。革兰氏阴性杆菌是肝移植术后的常见致病菌,但革兰氏阳性球菌感染在很多移植中心呈增加趋势,如耐甲氧西林金黄色葡萄球菌(MRSA)和耐万古霉素肠球菌(VRE)(Papanicolaou et al,1996;Reid et al,2009;Singh et al,2004)。移植前 MRSA 和 VRE 定植增加了术后同病原体感染风险,而 VRE 定植与病人死亡风险增加相关(Russell et al,2008)。

MRSA 菌血症通常在术后 2~3 周内发生,发生率约 25%,其中血管内导管定植菌感染约占一半(Singh et al,2000a)。血管内导管相关感染约占所有菌血症的四分之一。其他的术后菌血症来源按发生率依次为肺炎、胆道感染、腹腔来源感染、手术切口感染等(Singh et al,2000b,2004)。抗生素滥用导致耐药菌感染增加,使得肝移植术后感染的治疗更加困难。

巨细胞病毒是最常见的病毒感染病原体,预防性抗病毒治疗已使其发生率有所下降(Singh et al,2004)。术中低体温是巨细胞病毒感染的已知危险因素(Paterson et al,1999)。如无适当预防,巨细胞病毒感染的总体发生率约 50%~60%,通常在术后 3~12 周出现明显的临床感染症状(Farmer et al,2001)。

数个随机对照试验显示,常规使用更昔洛韦可显著减少原位肝移植术后巨细胞病毒感染(Gane et al,1997;Winston,1995;Winston & Busuttil,2003,2004)。标准方案包括更昔洛韦预防剂量静脉给药序贯口服用药 3~6 月。一些研究建议使用生物利用度更好的缬更昔洛韦,每日一次给药,在预防低风险巨细胞病毒(CMV)感染方面可能与更昔洛韦一样有效和安全,但不适用于高风险受者(Jain et al,2005;Park et al,2006;Shiley et al,2009)。在低风险人群中(如血清学阴性的供体和受体)延长预防性治疗方案(≥100 天)费用昂贵且无必要。在使用过更昔洛韦治疗的实体器官移植受体中,约 20% 病人检出耐更昔洛韦的 CMV 感染,多在术后第一年的后期发生(Limaye et al,2000)。目前的策略为,对接受血清学阳性移植物的血清学阴性受者,或存在活动性 CMV 感染的受者,采取更昔洛韦长程治疗方案。

侵袭性真菌感染通常由念珠菌或曲霉菌、隐球菌及非曲霉菌菌丝真菌引起,在肝移植受者发生率为 5%~9%(Pappas et al,2010;Singh,2000)。侵袭性念珠菌病和曲霉菌病通常在术后相对早期发生,而隐球菌感染则多发生于术后数月至数年(Pappas et al,2010)。白色念珠菌是最常见的真菌致病菌。

发生真菌血症的危险因素有使用广谱抗生素或免疫抑制药物、再次移植或其他再手术操作、CMV 感染、肾衰竭及严重的基础疾病(Cruciani et al,2006)。常规预防性抗真菌治疗,如使用氟康唑、伊曲康唑、两性霉素 B 等可显著减少术后真菌感染并降低感染相关死亡率,但并不改善总体死亡率(Cruciani et al,2006)。氟康唑通常是最常用的预防性抗菌药,但因曲霉菌对氟康唑不敏感,而会导致其感染风险增加。

很多移植中心仅对高危人群采取预防性抗真菌治疗,包括再次移植或再次手术探查、血液透析、持续机械通气、ICU 滞留以及念珠菌定植感染风险高的病人等(Singh et al,2008)。曲霉菌感染后的 1 年死亡率约为 40%(Pappas et al,2010),目前无文献支持针对曲霉菌进行预防性用药(Braun et al,1998;Singh 2000),伏立康唑、两性霉素 B、卡泊芬净单药或联合用药可用于治疗侵袭性曲霉菌感染(Singh et al,2008)。

肝移植受者在无预防性用药情况下,卡氏肺孢子虫感染发生率为 3%~11%(Singh,2000)。因为 T 细胞免疫是对抗卡氏肺孢子虫的首要防线,因此长期使用糖皮质激素或 CD3 单克隆抗体及活动性 CMV 感染,均可能提高卡氏肺孢子虫感染风险。甲氧苄啶磺胺甲噁唑(复方新诺明,单剂量,一日一次)可有效预防卡氏肺孢子虫感染,且费用低廉、副反应小。肝移植术后第一年感染卡氏肺孢子虫风险是后续年份的八倍,因此仅需在术后 12 个月内进行预防性治疗(Gordon et al,1999)(见第 120 章)。

排斥反应

排斥反应有时是肝移植术后长期存活的主要障碍(见第 111 章)。既往报道排斥反应发生率为 40%~70%(Klintmalm,1991),新型免疫抑制方案的临床应用已将排斥反应发生率降至 20% 以下(McAlister et al,2001)。越来越明确的是,某些特定的肝移植受者可完全停用免疫抑制药物而不会发生排斥反应(Devlin et al,1998;Mazariegos et al,1997)。匹兹堡大学经验显示,虽然移植后减停免疫抑制剂的指征仍不清楚,但实际上约三分之一的受者可成功撤药。

超急性排斥反应目前极少见。通常在 ABO 血型不合情况下发生,据报道 51 例跨 ABO 血型移植病人中移植物失功发生率为 46%(Demetris et al,1988)。超急性排斥反应由受者体内预存抗体介导,直接作用于移植物血管内皮。这些抗体通过补体系统激活固有免疫系统,最终导致移植物迅速损伤。再移植是唯一救治手段。

急性期排斥反应通常发生在移植术后 4 周内,但也可表现为迟发。SRTR 数据显示 2007—2011 年间,29%~39% 的移植受者在术后 24 个月内发生排斥反应(Kim et al,2015)。发生急性排斥反应的病人可表现为发热、乏力或右上腹痛。急排时肝功能呈持续恶化表现,肝酶升高通常早于临床症状和体征。经皮肝穿活检显示以单核细胞浸润为主的汇管区炎症、胆管炎症及损伤、小叶中心坏死和小叶炎症。与其他实体器官移植(如心脏、肾脏移植)不同,肝脏急性排斥反应治疗及时的话,并不影响移植物整体存活率(Wiesner et al,1998)。但移植肝排斥反应与其他病理改变,如丙型肝炎病毒复发,常难以鉴别。使用糖皮质激素治疗排斥反应可导致 HCV 感染受者预后恶化,因此应谨慎决策,需要具有肝病专业知识的病理专家仔细阅片并结合临床表现进行具体分析和判断。

急性排斥反应的治疗通常使用大剂量糖皮质激素冲击治疗:甲泼尼龙首剂 1 000mg,续接 5 天递减方案。对激素冲击治疗无反应的病人需要联合其他治疗策略,包括使用单克隆抗 T 细胞抗体(如 OKT3);但当前罕有需要这样处理,因为排斥反应发生率已降至不足 5%。

肝移植术后发生慢性排斥十分罕见,发生率约为 2%,但在自身免疫性疾病受者中发生率较高(Wiesner et al,2003b)。慢性排斥反应病因复杂,表现为进行性胆管消失,中、大肝动脉闭塞,及汇管区炎细胞浸润(Farmer et al,2001)。使用 Banff 评分的标准化组织病理学评估有助于做出客观的临床决策,并增加病人自然病程的可比性(表 116.3 和 116.4)(Banff Consensus,1997;Demetris et al,2000;Racusen et al,2003)。慢性排斥可能需要再次移植。

代谢性和系统性并发症

随着肝移植总体生存率上升,术后长期用药对受者健康的影响越来越受到重视。长期使用糖皮质激素可导致高脂血症、肥胖、糖尿病、高血压及钙质丢失性骨病;常用的抗排斥药物也可引起类似的代谢紊乱。因此心脑血管疾病成为移植术后存活 3 年以上受者的首要致死因素。在一些病例报告中,心脑血管疾病导致的死亡占死亡总数的一半以上(Asfar et al,1996;Pruthi et al,2001)。移植前卒中史是围手术期心脏事件的危险因素,而冠状动脉疾病(CAD)史和术后败血症增加围手术期死亡风险(Safadi et al,2009)(见第 120 章)。

表 116.3 肝脏急性排斥反应的 Banff 评分指数

分类	标准	评分
汇管区炎症	以淋巴细胞为主的少量汇管区炎症	1
	以淋巴细胞、中性粒细胞、嗜酸粒细胞混合的炎症反应累及大多数汇管区	2
	上述情况累及大多数或全部汇管区,累及汇管区旁肝实质	3
胆管损伤	少量胆管炎细胞浸润,上皮细胞轻度改变	1
	大量或全部胆管炎细胞浸润,偶有胆管退行性改变,如核多形性,极向改变和胞质空泡化	2
	上述基础上,大部分或所有胆管退行性改变	3
静脉内皮炎	部分门静脉或肝静脉内皮下淋巴细胞浸润	1
	大部分或所有门静脉或肝静脉内皮下炎细胞浸润	2
	上述基础上,门静脉或肝静脉旁炎症浸润至周围肝实质并伴有肝细胞坏死	3

Banff 评分范围 1~9,依次分为:0~3,轻微急性排斥反应;4~6,轻度急性排斥反应;7~9,中重度急性排斥反应。
Modified from Banff Consensus:Schema for grading liver allograft rejection:an international consensus document. Hepatology 25:658-663,1997.

表 116.4 肝脏慢性排斥反应的 Banff 评分

结构	早期慢性排斥反应	晚期慢性排斥反应
小胆管(<60μm)	多数胆管的退行性改变:核质比升高,细胞核染色加深,核分布不均,胆管内皮部分线性排列	剩余胆管呈现退行性改变
	<50% 的汇管区胆管缺失	>50% 的汇管区胆管缺失
终末肝静脉	内膜与管腔炎症反应	局灶肝静脉闭塞
	Ⅲ区肝细胞溶解性坏死和炎症反应	程度不等的炎症反应
	轻度静脉旁纤维化	严重桥样纤维化
小叶间动脉	<25% 的汇管区小叶间动脉	>25% 的汇管区小叶间动脉缺失
肝动脉主干分支	内膜炎,局灶泡沫细胞沉积	内皮下泡沫细胞沉积和纤维增生导致的管腔狭窄
胆管主干分支	炎症损伤,局灶泡沫细胞沉积	管壁纤维化
其他	"过渡性"肝炎和灶性干细胞坏死	肝窦泡沫细胞沉积,显著胆汁淤积

Modified from Demetris A,et al:Update of the International Banff Schema for Liver Allograft Rejection:working recommendations for the histopathologic staging and reporting of chronic rejection:an international panel. Hepatology 31:792-799,2000.

肾功能不全

肝脏移植受体是术后慢性肾衰竭的高危群体,术后 5 年的慢性肾衰竭的发生率为 18%(Ojo et al,2003)。肾小球滤过率(GFR)平均下降 38%,并与移植后的时间相关(下降 36mL/min/1.73m^2)(Bucuvalas et al,2006;Karie-Guigues et al,2009)。钙调磷酸酶抑制剂(calcineurin inhibitors,CNI)的使用与移植后肾衰竭风险增加相关。联合使用吗替麦考酚酯并减少 CNI 剂量可部分改善肾功能减退(Karie-Guigues et al,2009)。肾保护性的替代方案,如使用哺乳动物雷帕霉素靶蛋白(mTOR)抑制剂联合低暴露 CNI 治疗,取得了不错的效果。相较于标准 CNI 治疗,接受上述肾保护替代方案的肝移植受者移植术后 2 年肾小球滤过率显著高于前者(Morard et al,2007;Saliba et al,2013)。其他引起肝移植术后肾功能不全的危险因素包括受体的年龄与性别、丙型肝炎病史、糖尿病、术前肾脏功能不全、冠心病、原发性移植物无功能等(Ojo et al,2003;Pawarode et al,2003)。肝移植术后肾衰竭病人的死亡率升高约 4 倍(Ojo et al,2003)(见第 120 章)。

移植后代谢综合征

移植后代谢综合征(posttransplantation metabolic syndrome,PTMS)被认为是肝移植受者术后重要症候群。肝移植术后的 PTMS 发病率是普通人群代谢综合征发病率(24%)的两倍(Bianchi et al,2008;Hanouneh et al,2008;Laryea et al,2007;Pagadala et al,2009)。肝移植后肥胖发生率达 60%,多数发生于术后第一年(Muñoz et al,1991)。导致体重增加的原因是多方面的,已知糖皮质激素和环孢素与肥胖发生显著相关,而他克莫司对体重的影响相对较小(Canzanello et al,1997)。PTMS 与移植前原发终末期肝病病因无关(Bianchi et al,2008)。合并 PTMS 的肝移植受者具有更高的血管事件风险(Laryea et al,2007)和移植肝脂肪变风险(Dumortier et al,2010)(见第 120 章)。

糖尿病

约三分之一的无糖尿病史肝移植受者发生术后新发糖尿病(Navasa et al,1996;Sheiner et al,2000)。已知糖皮质激素可诱导胰岛素抵抗,为控制移植物排斥反应导致激素用量增加是新发糖尿病的危险因素之一。他克莫司和其他免疫抑制剂也可增加胰岛素抵抗风险。多数病人的糖尿病是暂时性的,随着免疫抑制药物剂量的减少,通常可在一年内消失。

丙型肝炎病毒感染是发生移植术后糖尿病的另一危险因素,并与病毒载量增加相关(Delgado-Borrego et al,2008)。具体机制尚不明确,但胰岛素敏感性的改变可能与之相关。移植术前经糖耐量实验证实的糖耐量降低病人,约占等待病人的 53%(Blanco et al,2001)。虽然肝移植可一定程度改善糖耐量降低,但胰岛素依赖的糖尿病却不会因移植手术而自愈(Shields et al,1999;Stegall et al,1995)。另外,胰岛素依赖糖尿病是导致移植术后生存期下降的危险因素(Yoo & Thuluvath,2002)(见第 120 章)。

神经并发症

肝移植受体的神经并发症发生率较其他实质器官移植受

体更高(Senzolo et al,2009)。虽然有些研究报道并发症发生率可达 60%,但总体发生率大约为 25%(Amodio et al,2007;Bronster et al,2000;Emiroglu et al,2006;Ghaus et al,2001;Lewis & Howdle,2003;Saner et al,2006)。

移植术后脑病是最常见的神经并发症,其次为癫痫(Bronster et al,2000;Lewis & Howdle,2003;Saner et al,2006;Senzolo et al,2009)。移植术后脑病可由低氧、败血症、药物(尤其是 CNI 类药物)、原发性移植物无功能、肾衰竭、排斥反应以及桥脑中央髓鞘溶解症(central pontine myelinolysis,CPM)可引起(Erol et al,2007)。感染、脑血管意外和 CPM 也是癫痫发作的常见诱因(Senzolo et al,2009)。其他神经系统并发症包括后脑白质脑病、小脑综合征、局灶性功能缺损、头痛、震颤、睡眠障碍和周围神经病等。神经系统并发症危险因素包括手术时间超过 10 小时、高 CTP 评分和肝性脑病病史(Dhar et al,2008)。高龄和术前高 MELD 评分与他克莫司相关神经毒性风险升高相关(DiMartini et al,2008)。在 CNI 相关神经毒性病例中,病人可通过调整抗排斥方案缓解症状(Emiroglu et al,2006;Erol et al,2007)。多数的中枢神经系统并发症(80%)在原位肝移植术后 1 个月内发生,但也可在术后数年才出现(Bronster et al,2000)(见第 120 章)。

预后

近年来,在器官获取保存、受体选择、外科与麻醉技术、围术期管理和免疫抑制剂长期应用等方面不断取得的进步,明显提升了肝移植术后生存率。以移植物 5 年生存率为例,2003 年这一数据为 68.4%,2008 年达到了 78.1%(Kim et al,2015)。

影响生存率的受体相关因素包括:丙肝感染、受体年龄大于 65 岁、预存冠心病、胰岛素依赖型糖尿病、肾功能不全和极端的 BMI(Busuttil et al,2005;Dick et al,2009;Gayowski et al,1998;Nair et al,2002;Thuluvath et al,2010;Yoo & Thuluvath,2002)。其他影响生存的不利因素包括:病情危重需紧急肝移植、供体住院时间超过 6 天、供体因脑血管意外去世、长热缺血(>45 分钟)和长冷缺血(>10 小时)以及再次肝移植(Busuttil et al,2005)。

大型系列研究表明,死亡供体劈离式移植物并不对预后产生不利影响(Busuttil et al,2005;Doyle et al,2013);近十年来,活体肝移植(LDLT)的长期预后亦优于死亡供者肝移植(deceased-donor liver transplantation,DDLT)(Thuluvath et al,2010)。2007 年数据显示,DDLT 的再次移植率为 7.8%,为近十年来最低水平(USRTR,2008)。接下来将讨论一些特定疾病肝移植的预后。

胆道闭锁

肝门空肠吻合术可使 20%~45% 的胆道闭锁患儿的肝脏功能得到修复并保持长期稳定(Davenport et al,2004;Otte et al,1994;Schreiber et al,2007)(见第 40 章)。其他患儿则进展为胆汁性肝硬化并最终需要肝移植。胆道闭锁是 18 岁以下儿童肝移植最常见的指征。早期转诊接受移植的患儿中,那些仅尝试过一次肝门空肠吻合术的孩子往往可获得最佳疗效。而因胆道闭锁接受肝移植的儿童中,约 80% 既往曾接受过胆道引流

（Utterson et al,2005；Visser et al,2004）。尽管最终移植率很高，但肝门空肠吻合术仍是一个过渡到确定性治疗的有效桥接手段，患儿得以在移植等待期继续生长发育。

肝移植是解决胆道闭锁的根本方法，患儿可获得极好的生存率，10 年生存率超过 80%，移植物 10 年生存率超过 67%（Barshes et al,2005；D'Alessandro et al,2007；Diem et al,2003；Farmer et al,2007；Schreiber et al,2007；Visser et al,2004）。劈离式肝移植和活体肝移植技术扩大了潜在供肝来源，使更多的胆道闭锁患儿有机会接受肝移植，同时并不明显增加术后死亡率（Barshes et al,2005；Chen et al,2006；Doyle et al,2013；Yersiz et al,2003）。移植物失功和血管并发症是胆道闭锁患儿肝移植术后早期死亡主要原因，排斥反应是术后长期死亡的首要原因。

原发性硬化性胆管炎和原发性胆汁性肝硬化

原发性硬化性胆管炎（primary sclerosing cholangitis,PSC）是一种原因不明的慢性胆汁淤积性肝病，常合并炎症性肠病（70%~80%），通常为溃疡性结肠炎（见第 41 章）。PSC 虽有姑息疗法，但肝移植仍是其唯一治愈手段。PSC 肝移植预后极佳，病人 5 年存活率在 80%~85%（Goss et al,1997；Ricci et al,1997；Solano et al,2003），10 年存活率为 70%（Busuttil et al,2005）。PSC 病人中约 10% 存在胆管细胞癌，在切除的病肝中意外发现胆管细胞癌是否会影响病人生存率还存在争议（Boberg & Lind,2011；Goss et al,1997；Solano et al,2003）。约 9%~11% 的病人出现移植后 PSC 复发。

原发性胆汁性肝硬化（primary biliary cirrhosis,PBC）是一种自身免疫性疾病，其典型特征为存在循环抗线粒体抗体（antimitochondrial antibody,AMA）。PBC 病人移植术后通常比 PSC 病人具有更好的长期生存（>7 年）（Maheshwari et al,2004），但更易发生慢性排斥反应，且更难停用免疫抑制剂（MacQuillan & Neuberger,2003）。尽管缺少长期随访数据，但 PBC 极少在肝移植术后复发，远低于 PSC 复发率。肝移植术后 AMA 滴度不能预测疾病复发，肝活检提示肉芽肿性破坏性胆管炎是确定复发的"金标准"（见第 112 章）。

酒精性肝硬化

在美国，酒精性肝硬化是肝移植的主要适应证之一（Amersi et al,1998；Starzl et al,1988；Thuluvath et al,2010）。这些病人预后良好，但是 20%~30% 的病人会重新嗜酒（Bird et al,1990；Biselli et al,2010；Busuttil et al,2005；DiMartini et al,1998；Lim & Keeffe,2004；Pageaux et al,2003；Rowley et al,2010）。尽管没有确切证据表明再度饮酒会对肝移植术后病人和移植物的生存率产生不良影响，但是将供肝分配给嗜酒者会引发伦理担忧（Lim & Keeffe,2004）。复饮可作为肝移植受者可能出现营养不良、整体健康状况不佳以及免疫抑制方案依从性差的潜在标志，并最终导致排斥风险增加（Pageaux et al,2003）。

大多数中心要求酒精性肝硬化病人进入等待名单之前完成一段时间的戒酒，参加社会支持项目，进行心理学评估，接受至少 6 个月记录在案的随机药物及酒精测试。多因素分析显示，酒精性肝硬化肝移植受者移植前 6 个月以上戒酒，是移植后无复饮的最强预测因素（Miguet et al,2004）（见第 112 章）。

乙型肝炎病毒

自乙肝免疫球蛋白（hepatitis B immune globulin,HBIG）和抗病毒药物成为移植后乙型肝炎病毒（HBV）标准治疗方案以来，肝移植术后 2 年 HBV 复发率从未经治疗人群的 80% 降至 10%（Roche & Samuel,2004；Saab et al,2009；Todo et al,1991）（见第 70 章）。目前的治疗策略包括：移植术前应用拉米夫定或阿德福韦联合其他药物控制 HBV 病毒复制，移植术后长期应用其中一种药物同时联用 HBIG。上述治疗策略使肝移植后 HBV 无复发病人获得了与其他原发疾病肝移植受者相似的长期预后（Kim et al,2004；Roche et al,2003；Steinmuller et al,2002）。但 HBIG 较为昂贵且用药相对不便，此外，文献报道 20% 的病人在拉米夫定治疗 1 年后出现耐药。

拉米夫定联合 HBIG 预防 HBV 复发非常有效，其他预防 HBV 复发的方法也在研究中。如在部分病人中，联合应用抗病毒药物（如拉米夫定、阿德福韦、恩替卡韦），而不常规应用 HBIG。但这些方案的复发率可能高于包含 HBIG 的方案。移植后 HBV 复发预后较差，5 年生存率仅为 47%（Nath et al,2006,Saab et al,2009；Takaki et al,2015）。而对于合并肝细胞癌行肝移植的病人，移植术后 HBV 肝炎复发与肝细胞癌复发显著相关（Saab et al,2009）（见第 112 章）。

丙型肝炎病毒

自 1989 年发现丙型肝炎病毒（HCV）以来，HCV 已成为导致慢性肝病和肝硬化的主要原因，在美国大约占肝移植病因的 37%~41%（Thuluvath et al,2010）。大约 2% 的人群携带 HCV，其中 50%~60% 将会发展为慢性肝病（Farmer et al,2001）（见第 70 章）。

HCV 相关肝移植受者的短期、中期生存率与非 HCV 感染非恶性肿瘤肝移植受者无显著差异，但移植物生存率明显低于酒精性肝病肝移植受者（Biselli et al,2010；Boker et al,1997；Ghobrial et al,2001）。在美国，HCV 阳性肝移植受者的未校正 10 年生存率仍较低（Thuluvath et al,2010）。SRTR 数据显示，HCV 肝移植受者 5 年生存率最低，仅为 60%，与原发疾病复发相关（Kim et al,2015）。肝移植术后 HCV 复发几乎普遍存在，多数受者重新进展为慢性肝炎，临床过程与非移植治疗 HCV 病人类似，13% 的再感染受者将发展为肝纤维化（Gordon et al,2009,Saab et al,2009）。HCV 复发肝硬化的受者，5 年生存率降至 30%（Saab et al,2005）。合并艾滋病的受者，移植术后 HCV 复发往往更早且更严重（Di Benedetto et al,2008）。相较 HBV，目前尚无可有效预防移植术后 HCV 复发的药物，但随着新药研发的突破，HCV 治疗前景可观。2014 年，美国食品药品监督管理局（FDA）批准索磷布韦（Sovaldi）和西美瑞韦（Olysio）上市，有望形成高效且耐受良好的 HCV 治疗方案。各移植中心正在探索如何在移植前后应用这些新药，这些药物对 HCV 病人及 HCV 相关肝移植的影响有待进一步观察。

使用扩大标准供肝的 HCV 病人的肝移植预后存在争议。文献报道的供体年龄对移植物存活影响的结果并不一致（Chapman et al,2015,Doyle et al,2008,Lake et al,2005；Machicao et al,2004；Russo et al,2004；Thuluvath et al,2010）。我们中

心的经验表明,高龄供体在确保短缺血时间并谨慎选择的前提下可安全使用,且能获得与其他 HCV 肝移植受者相似的预后(Chapman et al,2015;Doyle et al,2008)。

肝细胞癌

肝细胞癌(hepatocellular carcinoma,HCC)是最早作为肝移植的适应证之一(Starzl et al,1968)(见第 91 章和第 115A 章)。肝细胞癌肝移植基于肿瘤学根治原则,即最彻底的清除肿瘤可获得最佳的预后。全肝切除可达到彻底切除肿瘤的同时,完全切除存在成瘤可能的剩余病变肝脏。肝细胞癌肝移植受者选择标准的改进,改善了受者的预后,因此等待名单上肝细胞癌病人数量增加了一倍多(Thuluvath et al,2010)。2013 年,肝移植等待名单中约 6.4% 为肝细胞癌病人,而在 2003 年这一比例仅为 1.5%(Kim et al,2015)。

存在肝外恶性肿瘤是肝移植的禁忌证。因非恶性疾病行肝移植术而意外发现肝细胞癌,对受者和移植物预后均无明显影响(Cillo et al,2004)。肝移植医生面临的挑战是需要明确哪些受者有望获得肿瘤持久治愈,哪些潜在受者具备获得持久治愈的最佳机会,而移植后肿瘤复发率与生存率处于可接受水平。

1996 年,Mazzaferro 及其同事在他们里程碑式的肝癌肝移植系列研究中提出,依特定标准严格筛选的病人,4 年生存率可达 75%。这一标准后被命名为肝移植米兰标准:如病人肝脏肿瘤为单发肿瘤且直径小于 5cm,或 3 个以内的多发肿瘤且直径均小于 3cm(Ⅱ期),则可以接受肝移植。基于这一报道,UNOS 采用此标准来选择因肝细胞癌而拟行肝移植的病人(Yao et al,2008),限定肝移植适用于 Ⅰ 期(直径小于 2cm 的单发肿瘤)或 Ⅱ 期肝细胞癌。

Ⅱ 期肝细胞癌病人在 MELD 评分常规得分基础之上会获得额外的 22 分赋分。对于进展期肝细胞癌病人,需向移植外科和内科医生组成的区域审查委员会提出特别申诉,才能获得额外的 MELD 优先赋分。肝细胞癌肝移植已获得相当出色的结果,5 年生存率约为 60% ~ 75%(Chapman et al,2008;Goodman et al,2005;Yao et al,2008;Yoo et al,2003b)。

一些移植中心已经将肝细胞癌肝移植扩展到超越米兰标准的病人,并取得了不同程度的成功。加利福尼亚大学旧金山分校(UCSF)标准,允许直径小于 6.5cm 的单发肿瘤,或多发肿瘤但少于 3 个、最大直径小于 4.5cm 或直径之和小于 8cm 的病人接受肝移植(Yao et al,2001)。

许多中心应用多学科综合治疗模式(如化疗栓塞或放疗栓塞),取得了良好的效果,将超标准肝癌降期至符合米兰标准,或在等待肝移植期间预防肝癌进展。肝癌肝移植前等待期的潜在好处在于,可以观察肿瘤的生物学特性或其侵袭性。我们要求 Ⅲ 期或 Ⅳ 期肝细胞癌病人接受肿瘤降期治疗,通常是经动脉化疗栓塞术(TACE),以达到符合米兰标准。同时至少观察 3 个月才再次评估以除外肝外转移。应用上述治疗策略严格选择的病人,获得了与初始符合米兰标准且无需接受降期治疗的病人相同的预后(Chapman et al,2008)。尽管没有前瞻性研究证据表明移植前 TACE 治疗的长期肿瘤学获益,但回顾性数据表明这种方案是可能获益的,我们认为有可能成为肝细胞癌

肝移植病人的常规治疗策略(Bharat et al,2006)。

胆管细胞癌

目前对于胆管细胞癌(cholangiocarcinoma,CCA)仍无有效的药物治疗方法(见第 50 章、第 51 章和第 115B 章)。不到 30% 的病人可进行手术切除,但即便行根治性切除,5 年生存率也不到 30%(Jarnagin et al,2001;Rea et al,2004)。原发性硬化性胆管炎是 CCA 的已知危险因素,这类病人常常由于合并肝硬化而不适合手术切除(见第 41 章)。早期报道显示,肝移植治疗 CCA 的 5 年生存率约为 30%。近来,Mayo 诊所报道了对区域淋巴结阴性的肝门胆管癌病人采用严格的抗肿瘤治疗方案后行肝移植的成功结果,这个方案包括:新辅助放化疗、开腹探查明确分期、确保阴性切缘、肝移植(Becker et al,2008)(见第 115A 章)。应用 Mayo 或类似的方案,经严格选择的病人,包括很多合并 PSC 的病人,5 年生存率达到 72%(Heimbach et al,2004;Rea et al,2009;Sudan et al,2002)。回顾性分析表明,Mayo 方案对比大范围肝切除具有更好的预后(Rea et al,2005)。然而其他肝移植中心却没有获得类似预后数据,且新辅助治疗还增加了肝移植术后动静脉并发症的风险(Mantel et al,2007)。

暴发性肝衰竭

因暴发性肝衰竭(fulminant hepatic failure,FHF)接受 OLT 的队列包括不同的病人组别和原发病病因(见第 79 章和第 114 章)。依据暴发性肝衰竭定义,这类病人没有基础肝病,表现为急性肝性脑病、肝脏合成功能障碍(如凝血功能障碍)、以及黄疸。FHF 发病机制尚未明确,可由药物、病毒、毒素或其他原因所致肝损伤导致(Hoofnagle et al,1995)。虽然人工肝支持系统一直处于研发之中,但目前唯一广泛可行的治疗急性肝衰竭的方法仍然是肝移植。供体器官短缺和许多 FHF 病人的危重状态导致相对较高的等待名单死亡率,每 1 000 病人年死亡达到 377 人。MELD 评分往往不能准确预测 FHF 病人的预后(Kremers et al,2004)。这类病人的肝移植预后低于平均水平,5 年生存率约为 67%(Farmer et al,2003)。

非酒精性脂肪性肝炎

近年来,非酒精性脂肪性肝炎(nonalcoholic steatohepatitis,NASH)在肝移植原发病占比中增长迅速。2013 年,NASH 相关肝硬化已成为新增肝移植等待者的第二大慢性肝病病因(Wong et al,2014)(见第 71 章)。由于 HCV 药物治疗不断取得进展,NASH 有可能在不久的将来取代 HCV 相关肝病成为肝移植最常见的病因(Wong et al,2014)。NASH 是非酒精性脂肪性肝病(NAFLD)自然程进展的结果,通常与肥胖和代谢综合征相关。病态肥胖症病人发生移植后代谢综合征(PTMS)以及感染性并发症风险升高,重度病态肥胖症病人长期生存率更差(Dick et al,2009;Conzen et al,2015;Leonard et al,2008;Malik et al,2009)。肝移植后移植物脂肪变性的独立危险因素包括:移植前移植物脂肪变性、移植后肥胖、高血压、糖尿病、高脂血症、服用他克莫司和原发病为酒精性肝硬化者(Dumortier et al,2010)。

再次肝移植

再次肝移植的常见指征包括：原发性移植物无功能（46%）、肝动脉血栓（HAT）（29%）、急性和慢性排斥反应（7%）和原发病复发（Busuttil et al，2005；Jain et al，2000；Lang et al，2008；Marti et al，2008；Thuluvath et al，2010）。目前，再次肝移植率已逐渐下降，2013 年登记的病例中仅有 2.6% 为再次肝移植（Kim et al，2015）。心死亡捐献的再移植率为 13%，比脑死亡捐献再移植率高 54%（Thuluvath et al，2010）。

再次肝移植的预后通常不如首次肝移植，但也在慢慢改善。一些中心的再次移植物 10 年存活率可达 69%（Marti et al，2008）。再次肝移植预后因首次肝移植的指征而异（Adam & Hoti，2009；Thuluvath et al，2010）。通常，再次肝移植病人的感染、肝动脉血栓形成和急性肾衰竭的风险均增加（Uemura et al，2007）。因原发性移植物无功能行再次肝移植病人的 5 年存活率为 54% ~ 60%（Kemmer et al，2007；Uemura et al，2007）。因 HCV 复发而行再次肝移植的病人预后总体较差，大部分中心尽量避免因为此类病因行再次移植。但最近的一项多中心研究表明，在经严格筛选的病人中，因 HCV 复发行再次肝移植者与非 HCV 复发行再次肝移植者具有相似的 3 年存活率（McCashland et al，2007）。其他导致再次肝移植预后不良的因素包括：术前机械通气、HCV 感染、肌酐和胆红素升高、较长的冷缺血时间（Markmann et al，1999；Yoo，2003）。

结论

在过去的 30 年里，肝移植的预后得到了很大改善，并逐渐进入了平台期，因此当前通过提高外科技术来提升肝移植受者生存获益的空间并不大了。归结肝移植成功发展的原因如下：

1. 建立了以早期识别潜在供体和快速获取适宜捐献器官为目的的区域及国家级网络；

2. 外科及麻醉技术的进步，破解了既往限制肝移植发展的难题（如门静脉血栓、严重凝血功能障碍等）；

3. 新型抗排斥药物及抗菌药物的研发与应用，越来越强调在尽可能短的时间内以最小的剂量达到有效免疫抑制状态；

4. 针对肝动脉血栓、门静脉血栓、原发性移植物无功能的快速筛查技术的发展，提高了肝移植术后急性并发症早期识别能力。

在未来相当一段时间内，肝移植仍是成千上万终末期肝病病人唯一治疗措施和潜在治愈手段。各种扩大供体来源的方法以及供肝分配方案的持续优化，将有助于缓解供肝短缺的问题。抗 HCV 药物的飞速发展将改变肝移植指征的病因构成，而移植后 HCV 复发也将得到有效控制乃至治愈，从而改善HCV 相关肝病肝移植的预后。对免疫耐受机制更深入的了解以及免疫抑制药物及其应用方案的持续优化，将有效降低肝移植术后免疫相关并发症发生风险。

（董家鸿 卢倩 叶晟 译 陈孝平 审）

第117章

活体供肝移植：适应证、效果和手术决策

Talia B. Baker and Juan Carlos Caicedo

器官资源短缺是当前器官移植领域面临的主要问题。对于终末期肾衰竭的病人，活体肾移植被公认为是尸体肾移植的重要替代方法。2014年，活体移植占美国肾脏移植总数的32%[美国国家器官共享网络(UNOS),2015]。肾移植术得以大量开展主要是因为每个供体都有两枚肾脏；且创伤小、恢复快的腹腔镜取肾手术已普遍开展，而且供体手术并发症率和围术期死亡率都很低(Kocak et al,2006;Leventhal et al,2010)。

与肾移植类似，肝移植是许多肝病的标准治疗方法(参见第112和116章)。活体肝移植大体上经历了与活体肾移植相同的发展过程。近年来，尽管肝胆外科手术技术取得了巨大的进步，但是肝切除术(包括供肝切取术)本质上仍然是一项对技术要求很高的外科手术，其并发症发生率要明显高于供肾切除术，故活体肝移植手术(living donor liver transplantation, LDLT)的发展较活体肾移植经历了更多坎坷(Abecassis et al,2012;Miller C. et al,2004;Pomfret,2003)。LDLT的发展始于20世纪80年代后期，其目的是降低等待器官移植的儿童死亡率(Broelsch et al,1991;Raia et al,1989)。经过多年的努力，人们发现LDLT的起步与完善，以及劈离式肝移植术式的发明和应用(参见第118和119章)显著降低了等待期儿童死亡率(Testa et al,2001)，这也为成人LDLT的发展铺平了道路。

在LDLT被采用前，人们发现尽管肝移植的适应证有所扩大，且尸肝的数量基本保持不变，但在很长一段时间内等待器官移植的成年人死亡率却有所增加。因此在20世纪90年代中期，在小儿LDLT基础上，成人LDLT开始受到更多的重视。由于日本当时并未采用脑死亡的诊断标准(译者注：因而尸体器官更紧缺)，为增加用于移植的肝源数量，学者们从左半肝开始尝试LDLT(Hashikura et al,1994)，之后逐渐拓展到右半肝LDLT(Yamaoka et al,1994)。在多年的临床实践中，LDLT的技术和理念逐渐在亚洲得到完善和认同(Chen et al,2003)。随后，在20世纪90年代后期，LDLT在美国逐步开展并完善(Boillot et al,1999;Marcos et al,1999;Miller et al,2001;Wachs et al,1998)。由于取得较好的手术效果，尽管供体也面临不可预知的手术风险(供体死亡罕见但是后果严重)(Fan et al,2003;Miller et al,2004)，右半肝LDLT仍然是肝病治疗的重要选择。然而，截至2014年，LDLT仅占美国成人肝移植的4%(UNOS,2015)。目前，由于各大医学中心把确保供体安全作为实施LDLT的重要前提，且尸肝的来源及数量仍然远远不足，故等待肝移植的成人死亡率仍未明显下降(Salame et al,2002;Surman,2002)。

2002年，美国国立糖尿病、消化与肾脏疾病研究所开展了一项多中心临床研究，即成人对成人活体肝移植(Adult-to-Adult Living Donor Liver Transplantation, A2ALL)队列研究，该研究由9个在实施LDLT方面拥有丰富经验的移植中心和一个负责指导和维护该研究中回顾性(1998—2003年)和前瞻性队列(2004—2014年)临床数据库的数据协调中心组成。这项研究与美国移植外科医师学会和美国卫生资源与服务管理局合作，其主要目标包括：①确定对于接受肝移植受体，进行LDLT与等待尸体肝移植(Deceased-donor liver transplant, DDLT)相比是否更有利；②研究肝脏捐赠对供体健康和生活质量的影响。该研究的次要目标是比较DDLT和LDLT之间其他的生物学及临床问题，包括免疫抑制、恶性肿瘤和肝炎。总的来说，该研究的结果极大地促进了人们对LDLT的了解，本章将参考该研究的部分结论进行讲述。

降低供体术后并发症的发生率是保证供体安全的重要措施。微创手术已在肝脏外科得到广泛应用，现也开展了微创化的供肝切取，以期减少手术并发症发生率并加速供者术后康复。微创供肝切取首先在儿童肝移植中诞生和推进，即利用腹腔镜切取供体的左外叶供肝(Cherqui et al,2002)。多年来，尽管很多中心在微创半肝切除方面积累了不少经验(Koffron et al,2007a;O'Rourke & Fielding,2004)，但在右半肝供肝切除的应用相对谨慎(Koffron et al,2006)。微创供肝切除技术有望减少供体的不良反应发生率、加速术后康复，从另一方面提高了民众器官捐赠的意愿(Baker et al,2009)。尽管微创供肝切取已初步取得了可喜的结果，但仍需更多的经验积累和临床科研结果来全面评估腹腔镜技术在肝脏移植中的地位。

活体肝移植：适应证和效果

LDLT的许多适应证与肝移植相同(请参见第112、114、115A、115B和116章)。考虑选择LDLT或是DDLT的因素主要包括是否有可用的尸肝以及(HCV)感染、肝细胞癌(HCC)等在内的终末期肝病(ESLD)。总的来说，如果受体在出现肝脏失代偿或疾病进展之前有合适的机会接受DDLT，则需认真考虑是否需要实施LDLT从而让肝移植供体去冒风险。

小儿活体肝移植

小儿LDLT(参见第118章)的适应证与全肝移植相同。然而，是否能及时找到合适的尸肝仍然是影响急性肝衰竭(acute

liver failure,ALF)病人肝移植的最重要因素。临床良好的治疗效果和相对较容易获得的供肝使得小儿急性肝衰竭成为LDLT一种很好的适应证。对于其他需要肝移植的情况,将一个尸肝分为两部分移植给两个受体的劈离式肝移植逐渐成为一种有吸引力且受欢迎的LDLT的新方法,这种方法有效避免了对健康的供体损伤。因而总体而言,LDLT仍然是小儿供肝的重要来源,尤其是对肝衰竭失代偿期的受体,若其肝脏功能不能及时得到改善,不仅会影响其生长发育,且严重情况下会导致死亡。

成人活体肝移植

若有机会接受LDLT,会降低等待DDLT的病人死亡率。且若移植中心具有丰富的LDLT经验,病人死亡率将进一步降低(Berg et al,2007;Goldberg et al,2014)。即便对终末期肝病模型(model for end-stage liver diseases,MELD)评分小于15分的良性终末期肝病病人,LDLT对其生存也有明显益处(Berg et al,2011)。

经验表明,尽管LDLT术后并发症发生率与再移植率较高,但随着开展LDLT的经验积累,其术后并发症发生率与再移植率可降低至与DDLT相当水平甚至更低,受体生存率可达到与DDLT相似甚至更高的水平(Abt et al,2004;Berg et al,2007;Freise et al,2008)。造成术后并发症发生率及再移植率偏高的原因很多,其中大多与移植肝体积相对较小及LDLT的技术复杂性有关。另外,病人肝脏疾病越严重(如肝脏代偿失调、严重门静脉高压症等),在移植时需要肝细胞团块体积就越大。故许多医学中心不选择对CTP(Child-Turcotte-Pugh)C级肝硬化病人实施LDLT,除非供体可以提供足够大的供肝[即移植物与接受体体重比(GRWR)>1.0]。幸运的是,大多数情况下,此类重症病人在当前的美国器官MELD分配系统可优先获得DDLT供肝。

由于不同地区和国家对器官捐献的理念有所不同,是否以LDLT治疗成人暴发性肝衰竭(fulminant hepatic failure,FHF)具有明显的地域性(请参阅第114章)。在西方国家,LDLT用于ALF取得了不错的治疗效果(Lee,2015;Sugawara Y. et al,2002)。在美国,器官分配方案将ALF病人置于最高分配优先级,因此这部分病人比较容易获得尸肝。因此,在美国很多人担心实施LDLT会增加供体不必要的风险。A2ALL回顾性研究也得出了类似的结论(Campsen et al,2008),即在美国9个移植中心,LDLT很少用于治疗ALF,接受LDLT手术的受体死亡率和供体术后并发症发生率处于可接受的范围。不过作者仍然表示,采用LDLT的手术方式可能导致部分危重病人的存活率降低,且ALF病情的发展迅速可能导致供体选择失误。

亚洲国家由于尸体肝源较少,多采用LDLT治疗ALF,这与西方国家形成鲜明对比。研究表明LDLT占亚洲肝移植的90%以上(de Villa & Lo,2007;Kobayashi et al,2003;Lubezky et al,2004)。亚洲用于治疗成人FHF的LDLT约占总体的5.7%(Lee et al,2007),香港LDLT的12%(Lo et al,2004),京都LDLT的14.6%(Morioka et al,2007)。在东亚,另一项大型研究也得出类似的结论(Ikegami et al,2008)。一项回顾了10年内42例针对ALF的LDLT的研究指出,即使在危重病人中LDLT治疗ALF也收到了良好的效果。为了使这些接受LDLT的危

重病人获得与DDLT相当的移植效果,有学者提出GRWR应至少达到1.0或移植物体积/标准肝体积至少应达到50%(Lee,2015)。有趣的是,A2ALL研究的结果并未显示LDLT相对于DDLT具有免疫学上的优势(Shaked et al,2009),研究表明尽管LDLT的中位冷缺血时间更短,但两组病人中均出现冷缺血时间与急性排斥率的正相关结果。

同时,A2ALL研究还提供了有关LDLT术后并发症的数据。研究指出,LDLT受体发生手术技术相关的并发症概率更高,包括胆漏、胆道狭窄和胆道感染(LDLT受体发生胆道狭窄风险低于接受心脏死亡捐献者供肝DDLT)。总体来说,这些并发症发生率随着移植中心移植经验的增加而降低,但实施超过20例LDLT的医学中心,胆道并发症的发生率未见进一步降低(Samstein B. et al,2016)。另一项研究指出,LDLT后并发症(中位数3%)发生率高于DDLT(中位数,2%),这些并发症包括胆漏(32% vs 10%),非计划再次探查手术(26% vs 17%),肝动脉血栓形成(6.5% vs 2.3%),门静脉血栓形成(2.9% vs 0.0%)以及导致再移植或死亡的并发症(15.9% vs 9.3%;$P<0.05$)(Freise et al,2008)。该研究认为尽管LDLT的并发症发生率较高,但随着开展LDLT经验的增加,并发症发生率可下降到与DDLT相近的水平。当并发症发生时,用于治疗并发症的时间LDLT和DDLT两组相似(Samstein et al,2016)(参阅第120章)。

关于受体的长期结局,基于1998年至2014年间在北美12个中心移植的1 427名受体的数据,A2ALL联盟报告LDLT的10年病人存活率为70%,DDLT为64%。LDLT的未调整存活率显著更高[危险比(HR),0.76;$P=0.02$],但在调整接受体的疾病严重程度后,两者无显著性差异(HR 0.98;$P=0.90$)。此外,研究还指出透析和高龄受体/供体与较差的预后有关。故总体来说,LDLT为低MELD评分的病人提供了除DDLT之外的肝移植方案,并能给予病人很好的长期生存获益(Olthoff et al,2015)。

丙型肝炎病毒感染

随着新型治疗药物的问世,丙型肝炎病毒(HCV)感染的治疗效果显著提升,但探讨合并HCV的肝移植相关问题仍具有重大意义(见第70章)。在过去,与非丙肝受体相比,慢性丙肝感染对肝移植存在负面影响,丙肝受体存在移植物存活率较低、丙肝反复感染以及其他相关负面后果(Terrault et al,2007;Thuluvath et al,2010)。值得注意的是,A2ALL随访中位数为5年的结果显示移植类型(LDLT与DDLT)不影响丙肝的疾病进展或移植存活(Terrault et al,2014),丙肝受体移植失败的主要危险因素包括移植中心开展LDLT的经验不足,移植前合并肝细胞癌及MELD评分较高。A2ALL结论还指出,丙肝的进展不受供肝类型的影响,且移植物失功的发生率在LDLT和DDLT中相似。这些结论均支持对丙肝感染病人实施LDLT(Terrault et al,2014)。当然,随着新一代丙肝药物的问世,在未来几年中这种治疗理论也许还会发生显著变化,如在移植前进行有计划的抗丙肝治疗,以持续性控制病毒反应等。

但对于丙肝病人,实施LDLT有相当多顾虑和担忧(见第70和120章)。其中最重要的是一旦病人在移植前HCV-RNA为阳性,LDLT术后的丙肝可迅速复发并导致的肝硬化和移植

肝功能丧失。在 21 世纪初期，许多医学中心报告 LDLT 后丙肝复发的疾病进程比 DDLT 的发展程度更迅速（Bozorgzadeh et al,2004；Gaglio et al,2003；Garcia-Retortillo et al,2004；Shiffman et al,2004；Zimmerman & Trotter,2003）。这项结论使得一些中心减少对 HCV 病人实施 LDLT（Garcia-Retortillo et al,2004）。

Schmeding 及其同事（2007）对 289 例病人的研究表明，尽管其细胞机制尚不明确，但与全肝移植相比，LDLT 后丙肝复发风险并未增加。这些发现也已经被其他团队报道（Takada et al,2006）。此外，还有积极的数据表明利巴韦林和干扰素联合治疗似乎可以改善 LDLT 后丙肝复发病人的预后（Park et al,2007）。

LDLT 治疗丙肝的一个特殊优势是能够优化移植的等待周期。据报道，用干扰素/利巴韦林清除丙肝 RNA 的病人在接受移植后，残留丙肝 RNA 呈阴性的可能性很高（Berenguer & Wright,2003）。此外，LDLT 使丙肝的治疗能够在丙肝 RNA 清除后不久就进行移植。故随着新一代有效的丙肝药物问世，LDLT 治疗丙肝病人的优势将更加明显。

原发性肝恶性肿瘤

肝移植现在被认为是治疗不可切除的原发性肝脏恶性肿瘤的标准方法。LDLT 治疗肝细胞癌和胆管癌的指征在很大程度上与 DDLT 类似（参见第 112、115A 和 115B 章）。但是，由于器官资源的限制和不断变化的分配政策以及等待时间的限制，LDLT 提供了很多 DDLT 没有的选项。

LDLT 的普及是基于其固有的治疗肝恶性肿瘤的能力以及相较于 DDLT 的时间优势，这种优势在治疗进展迅速的肝癌时尤为明显。对于早期不可切除的肝癌伴肝硬化病人，移植是首选的治疗方法。在米兰标准内（参见第 115A 章），早期肝癌病人移植后生存率与无 HCC 的病人相近。符合米兰标准的 HCC 病人在器官分配系统中按时间调整了优先级，该系统也包括采用减缓肿瘤进展的治疗方案（局部消融以及肝动脉化疗栓塞）来控制肿瘤。但这些方案也有可能导致病人等待时间的延长。此外，按照目前的指南，某些病人不会被认定为移植候选者而采用其他治疗手段，也可能导致肿瘤进展（Yao et al,2003）。

LDLT 则可以使肝癌病人能够更快地进行移植，从而有可能抑制肿瘤发展和降低移植后复发的机会。基于这个原因，许多中心为 HCC 病人实施 LDLT。在治疗 HCC 方面，LDLT 有着和 DDLT 相似的效果，这已被众多研究广泛报道（Gondolesi et al,2004a；Kaihara et al,2003；Todo et al,2004）。但是，由于 LDLT 越来越多地被用于治疗进展期 HCC 病人，患有大肿瘤的病人即便接受了 LDLT 也可能会出现较高的复发率（Axelrod et al,2005）。

在器官资源有限的时代，有必要强调诸如米兰标准之类的指导方针，以减少移植后疾病复发，有效地利用资源。在这种情况下 LDLT 提供了另一种治疗方案供选择。在经过严格筛选的病人中，若确定预估 HCC 复发的风险足够低，可认为是值得健康人冒的手术风险，且 LDLT 可能会带来好处而不增加器官库的负担。许多中心已经提出使用扩大的 HCC 移植标准，因为扩大移植标准虽存在一定争议，但成功率尚可（Bruix & Llovet,2002；Gondolesi et al,2004a；Lang et al,2002）。

尽管外科医生大多"医者仁心"，且拥有熟练的手术技能，但仍须始终保持敬畏谨慎和专业的精进。LDLT 可缩短病人等待时间，因此可能会降低疾病发展的概率，原则上讲，受体复发率应低于等待 DDLT 的受体。但是，相反的情况也可能发生，因移植耗费时间较短可能会延缓疾病生物学的确定，进而导致等待名单遗漏或移植后复发率曾高，一项曾报道了一例这种现象（Kulik & Abecassis,2004）。这项研究回顾了 LDLT 用于 HCC 的经验，发现移植加速的受体存在更高的分期复发率（"快速跟踪"）。故对 LDLT 在 HCC 病人管理中的研究需要对直接进行 DDLT 或 LDLT 治疗的 HCC 病人队列的复发率和脱落率进行前瞻性直接分析。

尽管 LDLT 病人无论 MELD 得分多少，均获得了显著的生存获益，但是 MELD 评分大于 15 的接受 LDLT 的 HCC 病人生存率要显著高于 DDLT（Berg et al,2011）。此外，A2ALL 队列研究显示，尽管 LDLT 术后肿瘤复发率较高，但总生存率与 DDLT 并无显著差异。LDLT 术后较高的复发率很可能是与肿瘤特征、移植前 HCC 管理和等待供肝时间的差异有关，而不是由于移植物本身造成的（Kulik et al,2012）。

在不推荐对 HCC 病人实施肝移植的分配政策下，米兰标准中列为肝移植的候选人直到经过规定的 6 个月等待时间之后才能真正获得移植机会。尽管最近才出台，但 2015 年 10 月 25 日公布的这项政策将大大提高 LDLT 对 HCC 病人的益处。

供体评估

最佳供肝人选仍然是一个引起广泛讨论的话题。LDLT 的理想供体是健康、没有肝病，没有明显的超重，与受体血型相配，并且能够提供足够体积供肝的成年人。通常由医生应供体要求后进行供体评估（Conti et al,2002）。全面的医学评估包括：①完整的病史采集和查体；②血液检查以排除病毒性和自身免疫性肝病、糖尿病、高脂血症和高凝状态；③心脏筛查；④广泛的社会心理评估，即使是很小的问题，也要进行心理咨询。此外，采用高级影像学检查在解剖上评估供体是否适合捐肝，以及确定潜在的供肝及残余肝体积。

与其他情况下行肝切除相同，肥胖病人（潜在供体）围手术期的风险和肝脂肪变性的程度都会增加。磁共振成像（MRI）可以预测严重脂肪变性（>15%）并简化超重候选者的供体评估（Rinella et al,2003）。虽然常规的术前活检没有得到广泛应用（Ryan et al,2002），但在许多中心，对于明显超重的潜在供体（Schiano et al,2001）或 MRI 表现为高度提示脂肪变性的病人，安排肝活检以全面评估供体和受体的短期和长期风险（Hwang et al,2004）。

我们对脂肪变性及其对肝移植影响的理解已经提升（Soejima et al,2003b），也建立了 DDLT 指南（Fishbein et al,1997；Uchino et al,2004）。在 LDLT 中，由于肝脏体积有限，计算真正肝细胞体积时必须考虑肝脂肪变性，以确保肝脏移植效果（Limanond et al,2004）。

LDLT 中供肝体积（graft volume,GV）的估算对于确保供体安全和受体效果至关重要。肝体积可通过计算或影像学评估，但哪种是临床上最有效的方法目前尚未达成共识。为了解决这一难题，一项研究核查了公式计算得出的 GV 估计值的准确性，并将其与影像学得出的估计值和实际测量值进行了比较

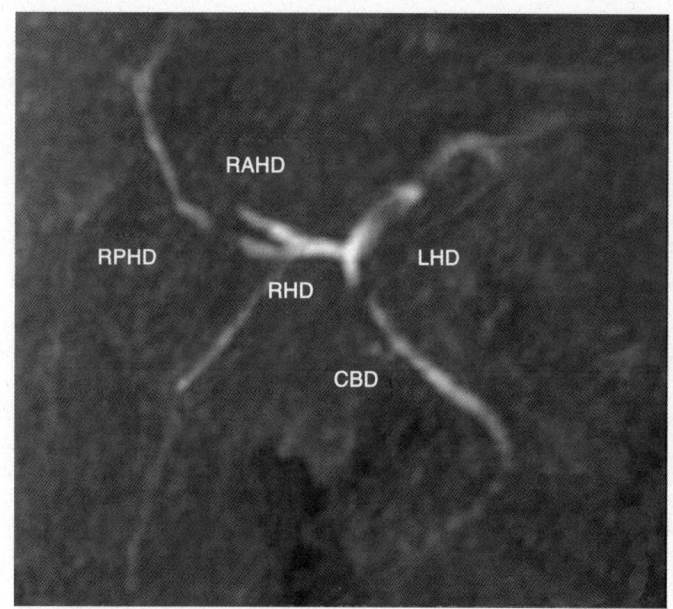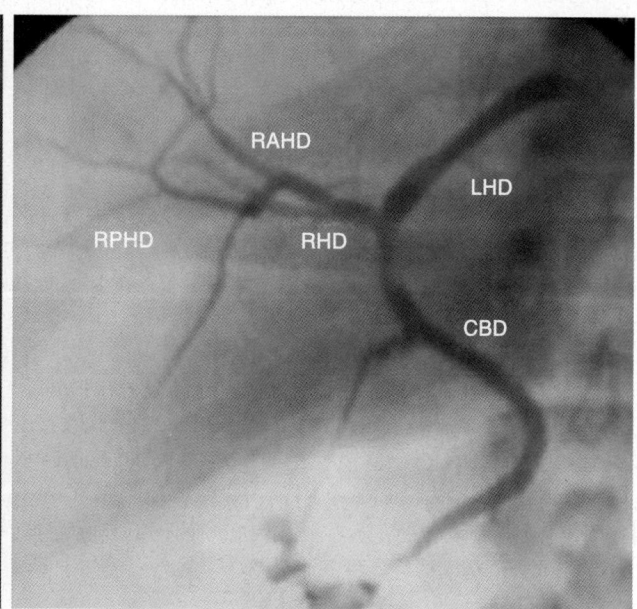

图 117.1　术前锰福地吡三钠增强磁共振胆管造影及术中胆管造影。RAHD,右前肝管;RPHD,右后肝管;RHD,右肝管;LHD,左肝管;CBD,胆总管

（Salvalaggio et al,2005）。研究发现,对于右叶供肝,公式计算与实际 GV 之间存在临界的一致性,但错误率低于影像学估计值。相比之下,MRI 对左外叶供肝的测量错误率要比公式得出的估计值低。因此该文作者认为,应在筛选潜在活体供体时常规使用公式计算 GV 估算值。

完成对供体的医学筛查后,应利用影像学评估肝脏血管胆管解剖结构和供肝、残余肝脏体积。经常选择的方法包括动脉造影（MRA）、静脉造影（MRV）和胆管造影（MRC）,因为它们可以同时确定残余肝脏体积、血管和胆道解剖以及肝脏的整体情况。采用锰福地吡三钠作为造影剂的 MRC 可增强小胆管结构的显影（图 117.1）（Cheng et al,2001;Goldman et al,2003;Yeh et al,2004）。

成像硬件和软件的进步,成像分辨率进一步提高,促成了计算机辅助的手术模拟的发展,进而提高了手术准确性并改善供体和受体的术后效果。对供肝解剖结构的准确评估可确保对可能变异的处理,对于受体手术也至关重要。

在完成供体评估后,A2ALL 队列研究中只有少数（40%）可以成为供体（Trotter et al,2007）,而在德国的一个经验丰富的大型医学中心,该比例是 14%（Valentin-Gamazo et al,2004）。

解剖变异（参阅第 2 章）

肝脏的整体节段解剖结构为活体供肝切取提供了可靠的外部标志。在许多情况下,常使用主要肝裂进行左外叶和半肝的解剖性切除（见第 103~105 章）。但是,LDLT 不仅只完成切除,还需要保留肝内和肝外血管胆管结构,以保证供体残余肝的活力,并方便受体的肝脏植入和重建。因此,在对供体和受体整个手术过程中,对肝解剖结构的识别和处理对肝移植的成功实施至关重要。以下各节重点介绍影响 LDLT 的解剖学变异。

肝动脉

肝移植促成了人们对动脉变异的了解,思考和应对。由于"正常"解剖结构仅仅存在于一半以上的人群中,其余人的解剖结构异于常见的解剖结构,因此必须精确地描述肝动脉解剖情况（Gruttadauria et al,2001;Hardy & Jones,1994;Hiatt et al,1994;Kawarada et al,2000）,图 117.2 展示了目前所发现动脉解剖变异及其频率（Varotti et al,2004）。

动脉解剖结构对供体资质和受体的手术处理有重大影响。经验表明,替代右肝或肝左动脉会简化而不是复杂化供体肝切除术,因为在这种情况下可以获得更长的血管长度。在很少的情况下,影像学发现潜在供肝有多条动脉供应,尽管在这些情

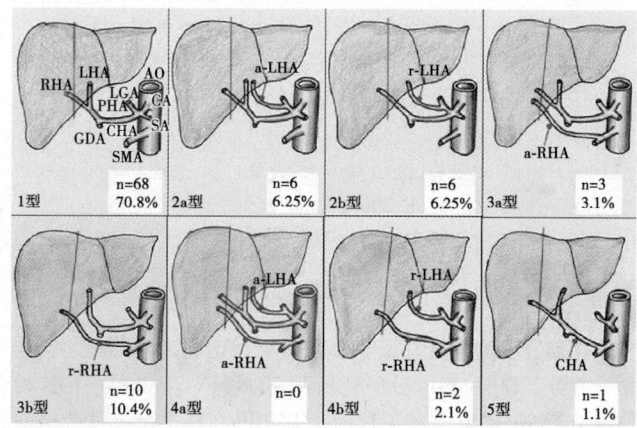

图 117.2　肝动脉解剖变异的常见分类和发生率。AO,腹主动脉;a-LHA,副肝左动脉;a-RHA,副肝右动脉;CHA,肝总动脉;GDA,胃十二指肠动脉;LGA,胃左动脉;LHA,肝左动脉;PHA,肝固有动脉;RHA,肝右动脉;r-LHA,替代肝左动脉;r-RHA,替代肝右动脉;SA,脾动脉;SMA,肠系膜上动脉（From Varotti G, et al: Anatomic variations in right liver living donors. J Am Coll Surg 198:577-582,2004.）

况下可以在后台对这些动脉进行重建（Marcos et al,2001b），但如果手术团队对受体的手术步骤存在担心，则应谨慎评估其他潜在的供体。

门静脉

有重要临床意义的门静脉（portal vein,PV）变异不如动脉变异（Nakamura et al,2002）常见，但对供体和受体手术均具有重大影响。这些变异包括 PV 右支分叉进入下级分支的结构。某些人群 PV 右前和右后支可能会分别发出，形成门静脉的三分支结构（图 117.3）。当这些分支紧挨着发出时，有时可以在它们之间留下一个共同的壁，在受体手术时只需进行单个吻合。但是，明显分开的分支必须单独处理，以避免改变残余左叶的门静脉血流。从逻辑上讲，采用这种肝叶用于 LDLT 时，需要借助于带有分叉的血管（例如受体 PV 分叉）进行广泛的重建（参见图 117.3）（Varotti et al,2004）。

胆道解剖

胆道解剖学变异与相关的血管结构变异类似，尤其是 PV（VS Lee et al,2004），但它们可能对手术的影响更大，尤其是在右叶 LDLT 中（图 117.4）。

标准胆道解剖结构是左右肝管汇合形成肝总管。通常，Ⅱ段和Ⅲ段的肝管在脐裂中汇合，故在该区域解剖肝门板可找到单个肝管进行吻合（Renz et al,2000）。在左叶供肝时，必须注意避免对穿过 Cantlie 线（肝正中裂），在Ⅳ段基底部汇入左肝管的右后肝管造成伤害（见图 117.4）。

右叶胆管解剖可能较为复杂。仅一半的供体有一条右肝管（Kawarada et al,2000）或一条短管，而为了供体安全，这条管道将在近端被离断。逻辑上讲，受体胆道并发症的发生率会随着更复杂的解剖结构和吻合个数的增加而增加（Gondolesi et al,2004b；Zimmerman et al,2013）。

对手术影响最大的变异是右后肝管汇入左肝管，因为它位于 PV 右支的后方，该结构容易被无意中切断。由于其位置的特殊性，当受体 PV 吻合完成后，该肝管分支便很难被重建。

肝静脉

肝静脉解剖结构的变异通常不会给左叶或左外侧段供肝肝移植带来困难。通常肝中静脉（middle hepatic vein,MHV）和肝左静脉（left hepatic vein,LHV）会形成共干，这有助于在左半

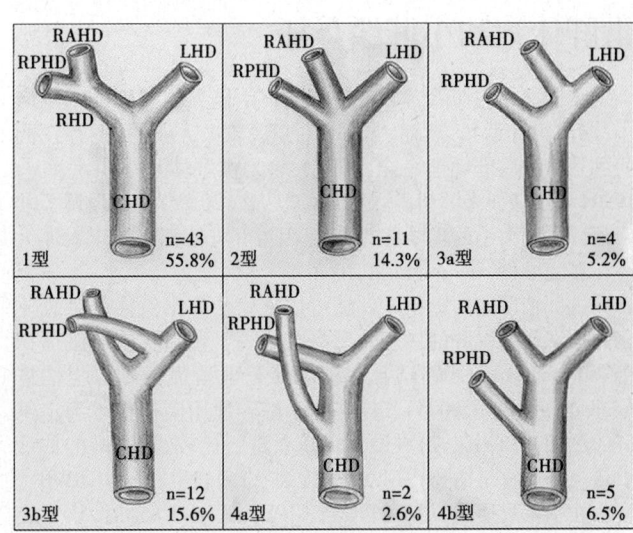

图 117.4　胆管分支的常见分类和发生率。CHD,肝总管；LHD,左肝管；RAHD,右前肝管；RHD,右肝管；RPHD,右后肝管（From Varotti G,et al:Anatomic variations in right liver living donors. J Am Coll Surg 198:577-582,2004.）

肝移植中进行单个静脉流出道吻合。左外叶供肝可能更复杂。Ⅱ段和Ⅲ段静脉的汇合可以位于与 MHV 汇合处或附近。安全起见，可对两条静脉整形形成共同的隔膜，或者进行侧向静脉成形术以简化植入。

右叶的静脉结构要复杂得多。通常，肝右静脉（right hepatic vein,RHV）是右半肝的主要静脉流出，在某些个体会可能会有变异的肝静脉引流单独的肝段（图 117.5）。因此，在许多移植中心，外科手术决策已从将右半肝考虑为一个整体发展到考虑肝段静脉引流。

尽管仍然存在少许争议，但通常认为直径为 5~10mm 的静脉对供肝的有重要引流作用。因此，识别和表征这些结构在 LDLT 中具有重要意义（Lee,2015）。如图 117.5 所示，影像学经常可以发现引流右前和右后（扇区）的重要静脉。引流右后叶并直接汇入腔静脉的静脉可以被保留并重建（Lee,2015）。右前叶静脉（Ⅴ段和Ⅷ段）汇入 MHV，但如果存在边缘 GRWR 和明显的受体门静脉高压时，可能需要保留这些静脉并随后进行重建（Sugawara & Makuuchi,2001）。

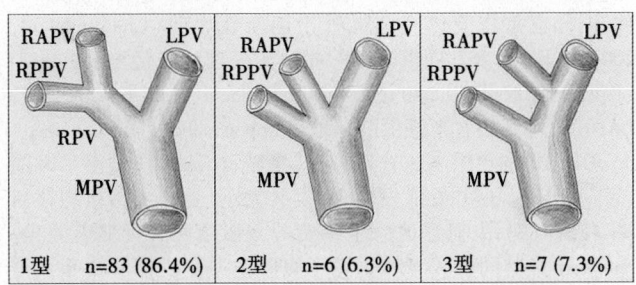

图 117.3　门静脉解剖变异的常见分类和发生率。LPV,门静脉左支；MPV,门静脉主干；RAPV,门静脉右前支；RPPV,门静脉右后支；RPV,门静脉右支（From Varotti G,et al:Anatomic variations in right liver living donors. J Am Coll Surg 198:577-582,2004.）

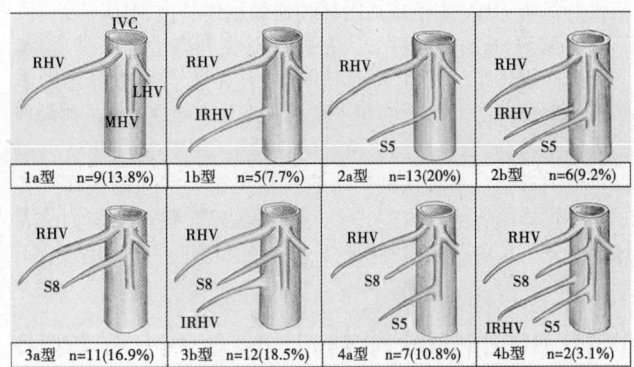

图 117.5　肝右静脉变异的常见分类和发生率。IRHV,右下肝静脉；IVC,下腔静脉；LHV,肝左静脉；MHV,中肝静脉；RHV,肝右静脉；S,肝段（From Varotti G,et al:Anatomic variations in right liver living donors. J Am Coll Surg 198:577-582,2004.）

供肝体积和小肝综合征

我们损伤或切除后肝脏独特的再生能力的了解才刚刚起步(参阅第6章)。然而,自LDLT开展以来,一个长期存在的问题是移植后肝功能不全,原因大多是供肝体积小(Lo et al,1999)和伴随而来的门静脉压升高(见第120章)。这强调了准确估计供肝大小的重要性,尤其是因为肝脏体积相对于人体大小存在变异(Gondolesi et al,2004c)。

供肝切取前的影像学评估可以准确估算出供体肝脏总体积和拟切取的供肝的体积。已有公式用于预估移植肝脏体积(Yoshizumi et al,2003),且在供体筛查中稍优于影像学估算(Salvalaggio et al,2005)。许多中心综合使用多种技术确定供肝的重量,并将其与潜在受体的重量进行比较,用供肝的估计重量与受体重量的比率(以百分比表示)来表示,即为GRWR。

在手术发展的早期阶段,当GRWR低于0.8%时,认为受体有患小体积综合征(small-for-size syndrome,SFSS)的重大风险(Sugawara et al,2001)。SFSS本质上是移植后肝功能不全,表现为在无肝血管功能不全的情况下出现胆汁淤积、凝血功能不全和腹水形成(参见第80章)。SFSS导致了一半的病人死亡或需要再次移植,所以随着时间的推进右半肝成为成人LDLT的首选供肝。但当一个体重很大的人向一个体重较小的受体供肝时,其左半肝可能已经具备足够的体积,故在这种情况下也可采用左半肝作为供肝。

随着时间推进,人们认识到其他因素也可导致受体SFSS,包括肝硬化、门静脉高压和相关的高动力性内脏循环。众所周知,这种类型的受体需要大于0.8%的GRWR(Ben-Haim et al,2001;Lee,2015)或改善门静脉血流的方法。人们对导致SFSS的内脏血流动力学机制了解很少(Asakura et al,1998;Gondolesi et al,2002a;Huang et al,2000;Niemann et al,2002;Piscaglia et al,1999)。为了减少高动力性门静脉循环和消除移植物损伤,一些团队研究了辅助性脾切除术、脾动脉结扎术、门体分流术和奥曲肽输注方式,各研究结果不一(Lee,2015;Masetti et al,2004;Troisi & de Hemptinne,2003)。

优化移植肝流出道在总体上对供肝功能的影响是确定的,然而其也可能是减轻高动力性肝损伤的一种方法。在右半肝移植中,肝前叶通过V段和Ⅷ段静脉引流到MHV。对于低GRWR的病人,这些MHV支流的重建可减少肝淤血并预防SFSS(Lee,2015;Sugawara et al,2004)。静脉重建的形式可能包括供肝保留MHV主干或通过移植血管重建肝内MHV。

避免SFSS的另一种方法是使用双供肝来增加肝脏质量。一个中心报告了他们在成年LDLT中使用不含肝中静脉的右半肝和左外叶的双供肝的初步结果(Chen et al,2009)。他们得出的结论认为,双供肝移植可防止成年LDLT中的SFSS并确保供体的安全。尽管这种策略通过避免扩大切除范围而降低了个体供体的风险,但它在一次移植中使两个健康个体面临着风险。进一步的研究将阐明这种方法在LDLT中的实用性。

供体和受体的外科手术方式(参阅第104和119章)

一般原则

在考虑LDLT相关的供肝问题时,首先需要确保供体的安全性。尽管肝胆外科已经在手术技术和护理方面取得了巨大进步,但活体捐肝是为了让另一个人获益而将一个没有治疗指征的人置于可能危及生命的处境。此外,与基于病理学的肝脏切除相反,在LDLT术中,切除和留在供体中的部分肝脏(剩余肝脏)同样重要。因此,识别和处理好血管胆管解剖结构对于确保剩余肝正常工作、能够在供体中再生并继续发挥正常功能;供肝部分在解剖上与受体匹配,能够顺利移植到受体体内,具有特别重要的意义。此外,为了避免对供肝造成的缺血性损伤,通常在切取过程中不采用入肝血流阻断,虽然大多数中心发现这种方式对临床意义不大(Imamura et al,2004;Miller et al,2004)。

LDLT的一项优势是能够合理安排供体和受体的手术进程,不仅是受体的移植时间,还可以减少手术期间的供肝的冷缺血时间。手术由两个独立的手术团队在相邻的手术间中执行,从而最大限度保障供体的安全性并且供肝转运也更有效率。一般而言,供肝切除术将在受体手术之前进行,以确保供体没有明显的生理或解剖上的禁忌导致手术不能安全推进。当受体因肝恶性肿瘤接受肝移植时,开始手术的次序可以颠倒。在这些情况下,首先通过手术探查受体以排除术前检查中未发现的、可能是移植禁忌证的疾病。只有在未发现受体有移植禁忌的情况下才能开始进行供体的手术(Gondolesi et al,2002b)。

得益于活体供体肝切除术和微创肝切除术经验的不断积累,以及对降低供体不良事件发生率的普遍期望,促进了微创技术在LDLT中的应用。尽管在微创和机器人辅助肾移植方面的初步经验正在逐渐积累(Hoznek et al,2002;Rosales et al,2010),但由于供体体积和手术领域的要求,采用腹腔镜行肝移植受体的手术看起来还比较遥远(参见第105章)。

以下各节描述了开放式和微创肝移植程序,并着重介绍了腹腔镜肝移植应用的发展。第119章详细回顾了开放手术的程序。

活体肝切除术中的微创方式

腹腔镜在肝脏外科手术中的重要性正在显著增加。日本盛冈国际宣言指出,尽管腹腔镜大型肝脏手术仍被认为是创新性手术,但腹腔镜小型肝脏手术已成为治疗的标准(Wakabayashi et al,2015)(见第105章)。

在此背景下,也由于活体供肝并发症通常与腹壁创伤(例如腹壁疝、肠梗阻、慢性腹部不适)有关,在2002年的时候开始谨慎地开展微创供肝切取,将成人左外叶供肝移植给儿童受体,同样也是将受体安全性置于创新性之前(Cherqui et al,2002)。Baker及其同事(2009)报道了一项腹腔镜辅助的右半肝供肝切取术(laparoscopy-assisted donor right hepatectomy,LADRH)与开放右半肝供肝切取术(open donor right hepatectomy,ODRH)的单中心比较研究,结果显示LADRH的手术时间短于ODRH。但并发症发生率、供肝大小、受体或移植物存活率、住院时间、失血量或总手术费等方面用两者无显著差异。Samstein及其同事(2015)进行了腹腔镜左侧供体肝切除术与开放式方法的比较,结果显示腹腔镜组手术时间长、失血量少、住院时间短且非工作天数明显减少,1年移植物存活率及病人生存率无明显差异。

随着机器人手术在复杂的肝胆病例中的应用,人们开始考虑将其用于活体供肝切取之中。芝加哥伊利诺伊大学

（Giulianotti et al,2012）首次报道了机器人辅助右半肝供肝切取术。在此之前，Giulianotti 的小组已经在机器人手术方面拥有丰富的经验，包括使用达·芬奇机器人手术系统的肝胆手术。他们证明了机器人活体肝脏切除的方法是可行的。此技术的主要局限性是对移植机构和外科医生的特定经验要求，以及手术花费较高，这可能会限制其在大多数移植中心的广泛使用。作者同样强调，只有经验丰富的机器人手术团队才可考虑尝试此类手术。

这些研究和其他研究证实，包括腹腔镜和机器人肝切除术在内的微创方法可以合理且安全地运用于活体供体手术。

左外叶供肝

开放供肝切取手术步骤

通过多种候选切口进入腹腔，具体取决于供体的状态和所需的手术视野暴露，这些切口包括上中线切口，左肋缘下切口（有或无中线延长），双侧肋缘下切口（上中线延伸至剑突）。切开圆韧带、镰状韧带、冠状韧带和左三角韧带后可游离左外叶。超声可用于确认肝内血管解剖结构。此外，在怀疑Ⅱ段和Ⅲ段肝管汇合位置较低的情况下，可以进行胆管造影术以定位左肝管。

一旦完成术前识别出的解剖变异的术中确认，即可离断胃肝韧带。在这段期间内，仔细进行解剖以保留由胃左动脉发出的副肝左动脉（LHA），以便于受体手术时的重建（Kostelic et al,1996）。Ⅲ段和Ⅳ段之间如果存在覆盖脐裂的肝桥，则应将其分开，从而暴露脐裂内的左侧肝门构。在 LHA 根部开始解剖，逐渐向远端行进。如果有多支动脉供应Ⅱ段和Ⅲ段，都应小心保留在供肝中，供后期重建（Soin et al,1996；Suzuki et al,1971）。离断供应Ⅳ段的动脉，除非它的起源于肝左动脉近端足够近的位置而可以保留，并为供肝提供足够的动脉长度，或者是它来自肝右动脉（图 117.6）。供体对Ⅳ段局部缺血耐受良好，尽管术后会有影像学改变（Shoji et al,2003）。

通过离断门静脉左支（left portal vein,LPV）到内侧Ⅳ段分

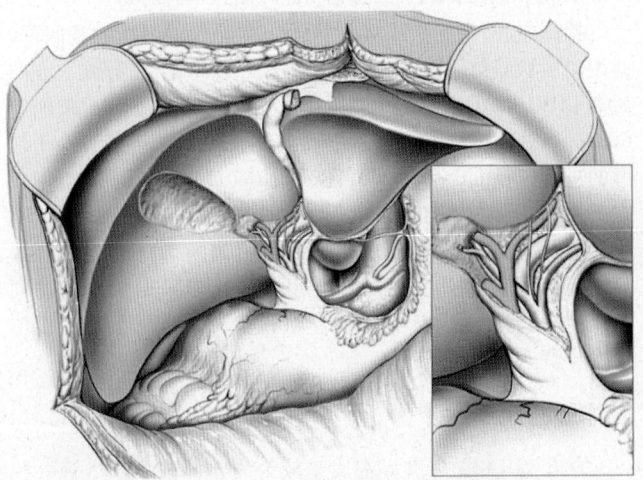

图 117.6　左外叶肝段肝门结构显露。当Ⅳ段动脉与Ⅱ段及Ⅲ段动脉分开时，其一般保留在供体肝内。在切肝前结扎门静脉Ⅳ段分支

支和背侧尾状叶分支，可以实现对 LPV 的全程显露（见图 117.6）（Broelsch et al,1991）。离断静脉韧带，在 LHV 和 MHV 汇合处，或汇合后刚离开肝实质的位置，游离 LHV，同时保留 MHV。在肝门板的脐裂基底部离断Ⅱ段与Ⅲ段的肝管。外科医生选择合适的切肝器械，在未阻断入肝血流的情况下对Ⅳ段与Ⅱ段和Ⅲ段之间的肝实质进行离断。

当供肝与残余的右三叶分开后，在 LHA 近端将其结扎并离断，接着离断 LPV 和 LHV（断端缝合加固），并取下移植肝脏。立即将供肝带到修肝台，用保存液冲洗并准备植入（Tanaka et al,1993；Yamaoka et al,1995）。

腹腔镜手术步骤

Cherqui 及其同事（2002）首先描述了腹腔镜供体手术，该手术包括切除第Ⅱ和第Ⅲ段、对肝左动脉和门静脉流入道、左胆管和 LHV 的处理，切肝过程中无入肝血流阻断（参见第 105章）。从逻辑上讲，手术策略和血管解剖的范围与开放手术相似。

全麻后，供体处于仰卧位，双腿外展，使用五孔法进行腹腔镜手术。离断圆韧带、镰状韧带和左三角形韧带以游离左叶。用腹腔镜器械游离出左侧肝动脉和门静脉，将尾状叶的动脉和门静脉分支夹闭并离断。在圆韧带和镰状韧带的右侧离断肝实质，包括肝蒂到第Ⅳ段分支，用带有直线缝合器的凝闭系统进行止血。然后将胆管离断，并将其近端缝合。肝实质离断到达 LHV 的水平后，由于 LHV 已被游离，此时供肝仅通过其血管与残留肝脏相连。与开放手术一样，要格外小心以免损伤肝脏头侧的 MHV。

在耻骨上作一个 10cm 长的皮肤切口以取出供肝，可借助于插入一个大的标本取出袋。最后，离断动脉分支并使用线性吻合门静脉左支和肝静脉，通过耻骨筋膜、肌肉和腹膜的一部分打开耻骨上切口，通气以制造气腹并通过这个切口取出标本取出袋。在关闭切口的同时，受体准备接受移植，完成取肝过程。

受体手术步骤

与所有 LDLT 一样，受体肝切除术既要保留受体腔静脉，又要仔细解剖肝门，以最大限度地保留肝动脉和 PV（图117.7）。

一旦移除病肝，受体腔静脉就被阻断。这可以方便对受体肝静脉开口进行整形以方便吻合。此操作对于构建尽可能大的移植物流出道至关重要。静脉吻合以宽大的三角形模式进行（图 117.8）。

静脉吻合的方式要允许供肝在再灌注之前还有进行冲洗的机会。将移植物 LPV 吻合至受体门叉分叉处，或使用自体血管搭桥吻合到在肠系膜上静脉-脾静脉汇合水平。为了防止吻合口狭窄，门静脉吻合术可采用间断缝合（Emre et al,2001）或采用连续缝合预留足够生长空间。通过使用手术放大镜或手术显微镜在高放大倍数下进行肝动脉重建，通常是在肝动脉分叉处剪开整形以匹配供体肝动脉的大小（见图117.10）（Stevens et al,1992；Wei et al,2004）。在大多数情况下，使用 Roux-en-Y 肝空肠吻合术可实现胆-肠的连续性（图117.9）。

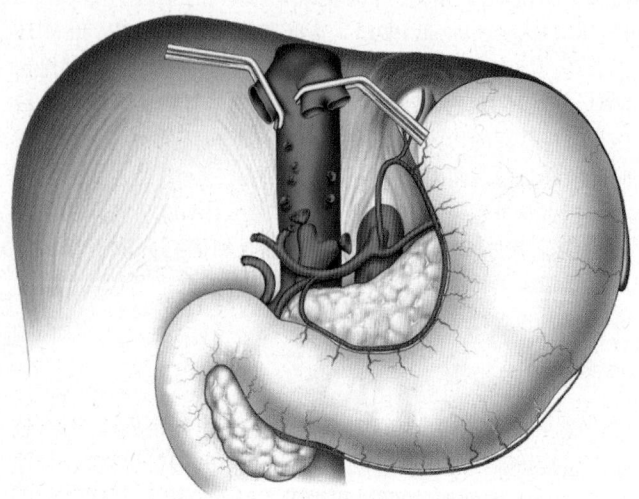

图117.7　切除病肝并保留腔静脉。分别钳夹肝右静脉与肝中-肝左静脉主干。在肝门高处解剖以保留门静脉结构分叉点

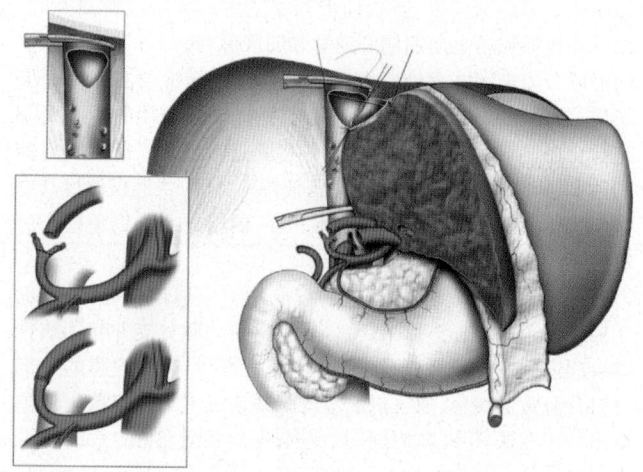

图117.8　将肝静脉开口整合在一起,在腔静脉尾部开一个宽的三角形开口以连接供体肝左静脉。在肝固有动脉分支处将其切断以连接供体肝左动脉

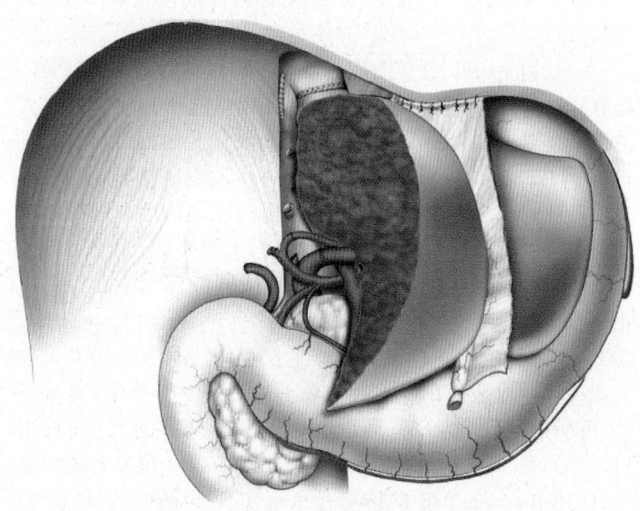

图117.9　完成血管吻合及镰状韧带重附着的左肝移植

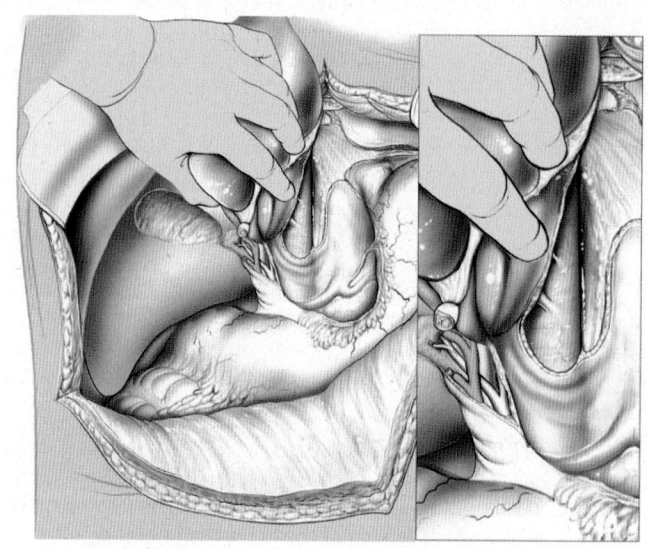

图117.10　在获取左肝供肝时将尾状叶从腔静脉上分离

左肝移植

供体开放手术步骤

供体手术的方法与左外叶手术的方法相似,尽管左外叶切除时左内侧部分(Ⅳ段)未进行去血管化。显露并游离左半肝后,切除胆囊,并在 LHA 和 LPV 根部将其游离。注意识别并保留异常的肝左动脉血管以便之后进行可能的重建,包括源自肝右动脉的Ⅳ段动脉。在左右肝管汇合处降肝门板,通过胆道造影确认胆道解剖和安全的左肝管离断部位。随后分离并离断左肝管,并用连续的不可吸收缝线缝合残端。在一些供体中,右后肝管可能会越过 Cantlie 线汇入左肝管,因此必须注意在可能的异常汇入点的左侧离断左肝管(Soejima et al,2003a;Varotti et al,2004)。

考虑到左侧门静脉流入、胆道引流和更多的肝体积,许多中心选择将尾状叶包括在左肝移植物中(图 117.10)(Abdalla et al,2002;Miyagawa et al,1998;Takayama et al,2000)。

抬高左肝,将尾状叶从腔静脉分离至 Cantlie 线的基底部,并游离尾状静脉。采用 Arantius 技术进行简化,在肝脏上方的游离 LHV 和 MHV。某些医师使用临时入肝血流阻断来确定 Cantlie 线处的劈肝断面,然后开始断肝。悬吊法可能有助于切肝的进行(Belghiti et al,2001;Broering et al,1998)。肝内 MHV 在进入Ⅳa 段时被离断,从而保证供肝保留 LHV 和 MHV。

切肝完成后,将 LHA 和 LPV 结扎并离断,将肝静脉钳夹并离断,然后移除供肝。在冲洗供肝并置于修肝台上准备的同时,妥善处理肝静脉断端,妥善止血和确认无胆漏后,结束供体手术步骤。

供体腹腔镜手术步骤

左叶 LDLT 在全世界都属于较为成熟的技术。尽管一些中心可以开展腹腔镜肝左外侧和右半肝供肝切除术,但对腹腔镜左半肝供肝切除术的报道却较少(Kurosaki et al,2006;Samstein et al,2015)(参见第 105 章)。Kurosaki 报告了 10 例腹腔镜左半肝供体切除过程(其中 5 个包括尾状叶),供体和受体效果均良好。本文有腹腔镜左半肝供肝切除的视频附录,同时后文将对其进行总结。

通过抬高腹壁的方法或使用二氧化碳(CO_2)建立气腹,然后开始录制视频。在采用腹壁抬高的方法中,在上腹部进行了12cm 的小切口开腹手术。使用牵引器抬高腹壁,并通过 3~5 个操作孔进行解剖,其中包括腹腔镜观察孔。主刀医生位于病人的右侧,由两名助手和一名扶镜手协助。

在腔镜下游离肝脏,解剖短肝静脉时,使用凝闭器械或夹子钳夹。在左半肝合并尾状叶供体中,通过温氏孔解剖尾状叶,将其从下腔静脉(inferior vena cava,IVC)上方分离直至显露出其中一支尾状叶静脉。未建立气腹的情况下,可通过小切口牵拉尾状叶。解剖尾状肝静脉,显露 MHV 和 LHV 的主干,以备对肝脏进行悬吊后进行切肝。

肝门内的管道可通过腹腔镜操作和小切口直视手术结合的方式进行解剖和分离,将 LPV 和 LHA 分离并悬吊。胆道造影后将左肝管离断,并通过小切口缝合远端。在切肝过程中,结合使用悬吊法和向上牵拉镰状韧带的方法,可在肝脏和 IVC 之间建立空间。在右肝间歇性入肝血流阻断的情况下进行左半肝切除,并通过缺血线确定切肝界限。切肝时可采用超声刀和双极电凝的组合,避免损伤肝动脉、门静脉和肝静脉。

切肝的第一步是将尾状叶和尾状突在 Cantlie 线的底部分开,用于悬吊的绕肝带被重新放置在肝门前面。在绕肝带的引领下通过小切口对深部肝实质进行离断。切肝完成后,左右肝之间的空间将使得肝静脉和尾状肝静脉被骨架化。在 LHA 的根部将其离断,在门静脉左右分叉处夹闭 LPV 并将其离断,接着离断尾状叶静脉,最后将肝上腔静脉阻断,以便离断 LHV 和 MHV 的主干。取下供肝后在修肝台上作准备,同时用缝合线缝合血管断端,关闭供体切口。

腹腔镜左半肝切除术因其他手术指征而设立(Koffron et al,2007b),在技术层面较为成熟。当这一技术应用于活体肝移植供肝切取时,会因需要对尾叶进行处理而使其变得复杂。因此,从合乎逻辑的角度上讲,该手术将愈加向微创化的方向发展,成为一个介于左外叶和右半肝之间的手术。

受体手术步骤

和所有形式的 LDLT 一样,接受左半肝供肝活体肝移植的病人要保留下腔静脉,并在尽可能靠近肝脏的位置解剖肝门结构。供肝的 LHV-MHV 共干部分与受体相应部分行端对端吻合。如果担心血管大小不匹配或流出道扭转的担忧,可以将流出道直接吻合到腔静脉壁(Egawa et al,1997;Makuuchi & Sugawara,2003;Sugawara et al,2002)。

重建门静脉和肝动脉的供受体断端,在大小不匹配的情况下使用人工血管搭桥。通过 Roux-en-Y 肝空肠吻合术可以重建胆道的连续性。

右肝移植

供体开放手术步骤

通过右肋缘下切口向上延伸中线或双侧肋缘下切口向上延伸中线来进入腹部。探查腹腔后,将圆韧带和镰状韧带在腹

壁附近离断,以利于右叶切除后的重建,并防止内侧后旋转和残余肝脏的扭转(Miller et al,2001)。切除胆囊,胆囊管置管以备后期胆道造影。随着肝外胆道系统的前内侧缩回,使得在后外侧处理肝门静脉的腹膜和神经淋巴组织。这样就可以从肝总管的外侧边界到其进入右叶的入口处识别和游离肝右动脉(RHA)(图 117.11)(Kawarada et al,2000)。

要注意避免损伤 RHA 的任何细小动脉分支,这些分支可能会供给右肝管。一旦游离并向上牵拉了 RHA,就可以识别出门静脉右支(RPV),并将其于门静脉分叉处分离直到其进入右肝的入口。

分开右肝管是至关重要的一步。如果右肝管以独立结构存在,则需要精确的离断以获取单个开口,该口恰好位于二级分支胆管的近端,并避免损伤残余肝脏的胆道系统(Huang et al,1996;Varotti et al,2004)。为了确保准确和安全的离断,可应用荧光胆管造影术以识别、标记和精确离断右肝管。肝管要迅速切断,避免过度解剖和缺血或热损伤,这可能会导致受体的胆道并发症(Gondolesi et al,2004b)。

通过离断三角韧带、裸露区域和腔静脉后韧带,可以完全移动右叶。结扎小的肝短静脉,将肝右叶从 IVC 上方游离。肝下异常静脉可能构成后段的实质性引流(Ⅵ和Ⅶ段),因此,大于 5mm 的静脉将以缝合线或吻合器的方式处理并离断,以便之后植入受体中的重建。把右肝从腔静脉上方游离后有助于解剖和控制肝右静脉(RHV)。

使用电刀将尾状突在 Cantlie 线基底部、IVC 上方分开,这样可以使绕肝带从肝脏上方、MHV 和 RHV 之间、肝脏后方,并通过切开的尾状突上方通过。由于已经确定了 RPV 和 RHA 的位置,因此将绕肝带切换到相对于右肝血管的较高位置,以避免不必要的对血管的压迫。切肝过程中提起绕肝带(悬吊动作),引导劈肝沿 Cantlie 线行进并减少失血,这将便于较深部分肝实质的离断,同时可保护腔静脉不受损伤(Belghiti et al,2001;Broering et al,1998)。

劈肝线可以通过暂时阻断 RHA 和 RPV 和/或使用超声和解剖标志来确定。我们的首选方法是识别 MHV 的属支和下部属支,在不阻断血流的情况下将劈肝线保持在 MHV 的右侧几毫米处。用类似的方法可识别 MHV 的肝内走形,尤其是其 V

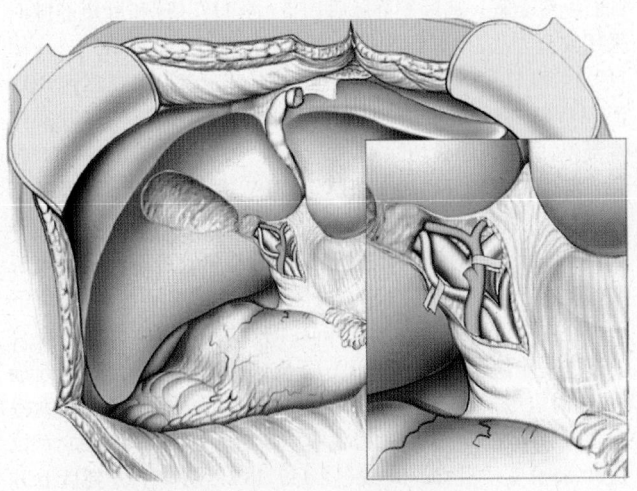

图 117.11　胆囊切除术后解剖右肝移植物的肝门部。在胆管的右侧识别肝右动脉并向着肝脏方向将其解剖

段和Ⅷ段属支,这将便于肝实质的离断及 MHV 属支的显露和处理(即 V 段、Ⅷ段),以便植肝时需要的情况下进行重建。可使用多种设备(超声抽吸器,水刀,双极电凝)断肝,最大程度保护周围肝组织。通常,MHV 将在Ⅳa 段较高位置与 LHV 汇合处被离断,以尽量保留左内叶Ⅳ段汇入 MHV 的属支。劈肝完成并妥善止血后,准备修肝台和供肝冲洗。

　　紧接着下一步对移植物进行去血管化和冲洗。RHA 在近端被夹住,并在夹子的远端将其离断,以便于残余血液回流。然后将 RPV 钳夹(或闭合)并离断,以确保不阻碍残留左肝叶的门静脉血流。RHV、重要的 MHV 分支和任何保留的短肝静脉通过钳夹或闭合然后离断,之后取出供肝。在用器官保存液冲洗供肝,进行必要的血管重建(Nakamura et al,2002)的同时,对肝动脉,静脉血管残端及胆管断端进行加固缝合,确保没有胆汁渗漏,完成胆管造影,然后重建镰状韧带并完成关腹,此时供体手术步骤也就完成了。

供体腹腔镜手术步骤

　　考虑到右肝大以及供肝损伤的后果,微创供肝切取通常以杂交手术的方式进行(Koffron et al,2007b)(参见第 105 章)。这种腹腔镜辅助肝脏切除术采用腹腔镜技术来游离肝脏,同时避免采用右肋缘下切口。在安全和舒适的前提下行腹腔镜下行肝门解剖和实质离断,再通过手辅助/牵拉切口使用标准的开放技术。Koffron 及其同事在 2006 年首次描述了这种右叶切除技术,本章书在此作简要概述。

　　初始手法　将供体置于仰卧位,全身麻醉,并抬起手臂。通过一个 12mm 的脐带切口建立气腹(CO_2 浓度为 12mmHg),并使用 30°的 10mm 腹腔镜探查腹部,以最佳地观察肝后结构。观察到肝脏后,在右锁骨中线处再放置一个 10mm 的端口,并在右肝操纵过程中创建一个 7cm 剑突下的中线切口,以用于手以及使用手动端口装置进行供肝提取(图 117.12)。这种配置使站在病人左侧的外科医生可以使用手部端口进行移植物的操作,同时使用锁骨中线端口进行解剖。

　　右半肝游离　接下来,使用腹腔镜下组织闭合器将圆韧带、镰状韧带、冠状韧带和右三角韧带分开。将肝脏裸区已完全可移动后完全游离,抬高右肝再向左侧游离直至显露腔静脉右侧缘全程。离断腔静脉后韧带(图 117.13)和肝短静脉时采用安全方法,例如组织闭合器、夹子或组织切割闭合器(图 117.14 和 117.15)将 IVC 和右叶分开,术者可以观察到 RHV 汇入 IVC。将绕肝带从 RHV 旁穿过(图 117.16),使右叶回归解剖位,并进行胆囊切除术。

　　肝门解剖和肝切除　RHA 和 RPV 进入肝右叶后,通过手助腹腔镜从后外侧将其分离。在直视下使用手辅助/牵拉切开术(图 117.17),对胆囊管进行插管,通过胆管造影证实胆道解剖,并在荧光镜引导下分离右肝管。然后将右肝管离断,留下一个在左右肝管汇合处长约 4mm 的残端,并连续缝合。在直视下进一步解剖 RHA 和 RPV 分支,以使得血管长度达到最优,同时也更安全(图 117.17B)。不使用入肝血流阻断,维持中心静脉压在 2~4mmHg,以备实质离断。使用手动辅助/牵拉切口,将肝实质沿 Cantlie 线(图 117.18)以从前下方到后上方向离断开。通过使用便于之后重建的方法(例如缝线或吻合器)来离断 MHV 的 V 和Ⅷ段分支。

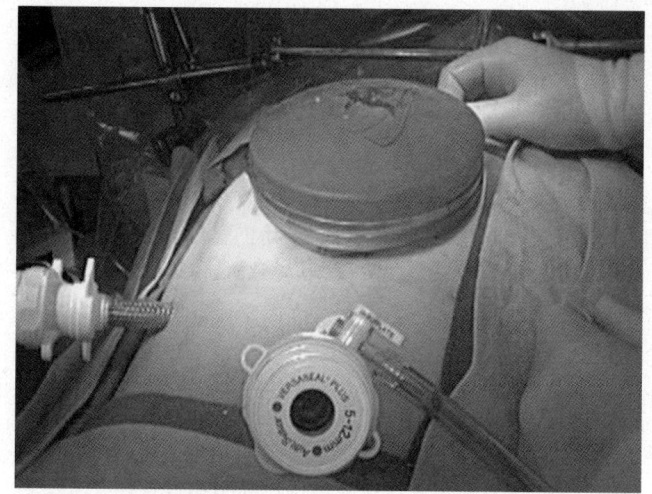

图 117.12　腹腔镜辅助供体右肝切除手术器械,包括工作元件和手辅助装置

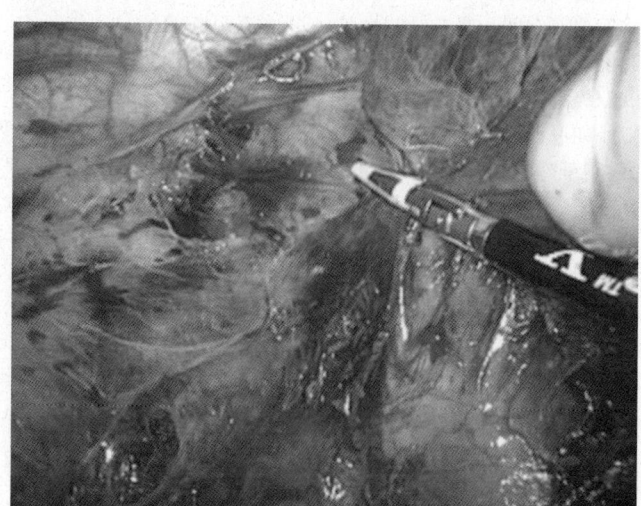

图 117.13　离断腔静脉后韧带。向前内侧抬起右半肝

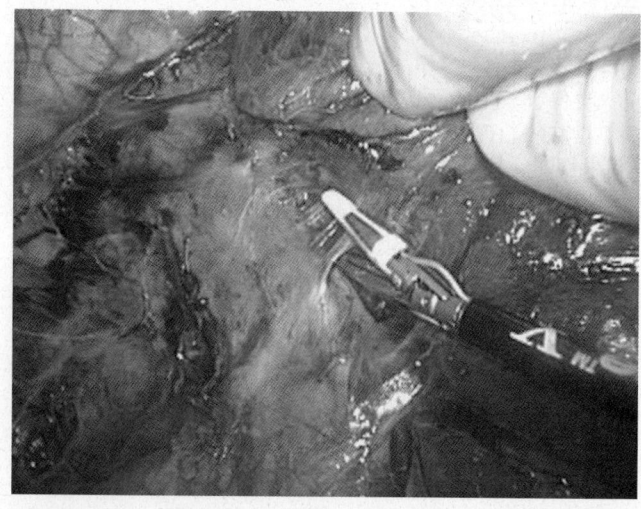

图 117.14　离断腔静脉后韧带后离断短肝静脉和尾状叶静脉

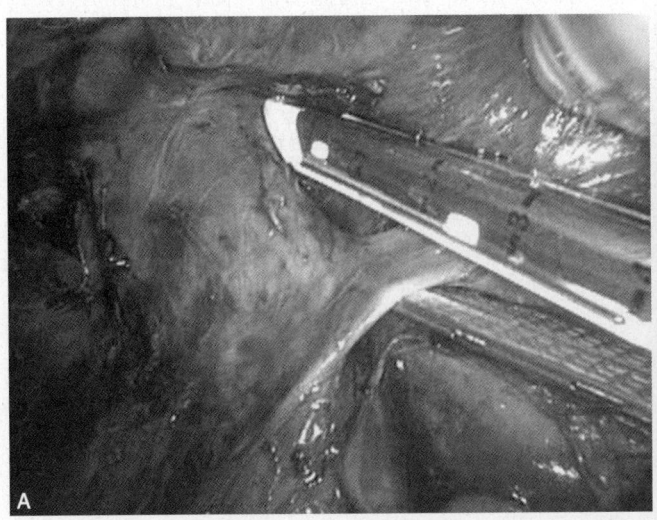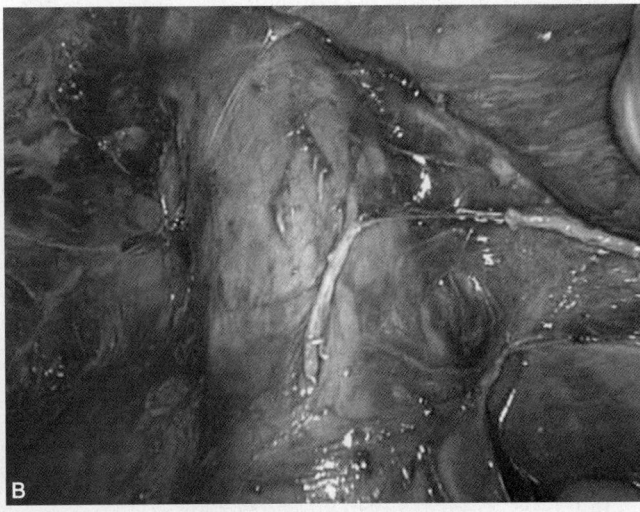

图 117.15　(A)利用血管吻合器在与腔静脉汇合处离断较大的Ⅵ段静脉以备供体肝叶切除及后续受体静脉重建。(B)离断的Ⅵ段静脉。肝右叶上的吻合线可以帮助修肝台准备时对相关结构的识别及静脉重建

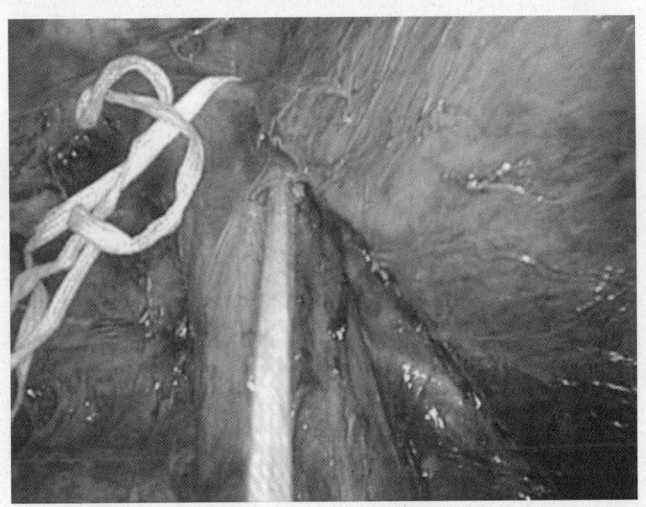

图 117.16　分离并悬吊肝右静脉以利后续肝实质切除时悬吊法的应用

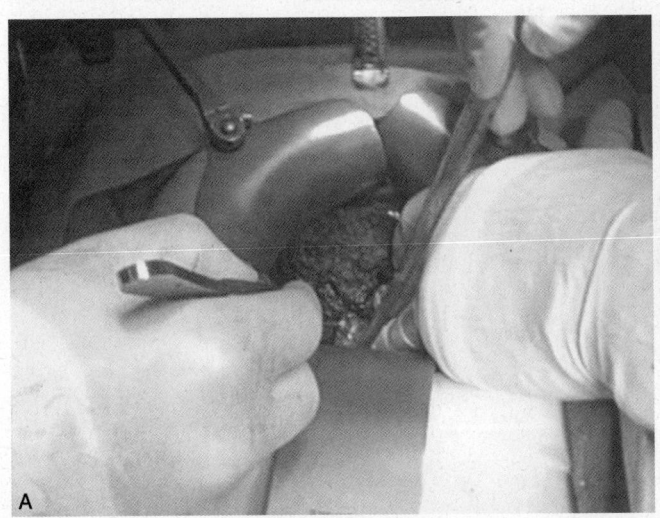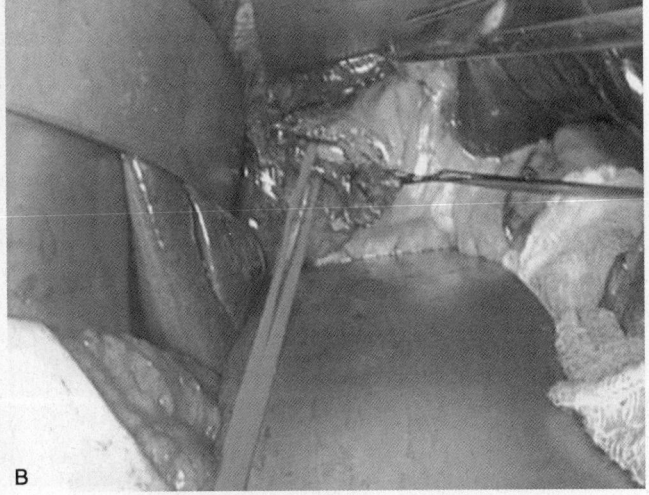

图 117.17　(A)术者正在通过手辅助/牵拉切口进行开放手术。(B)术者正在通过手辅助/牵拉切口进行开效手术上方视图。肝动脉及门静脉已经被彩带包绕;平镊钳夹右肝管并准备离断

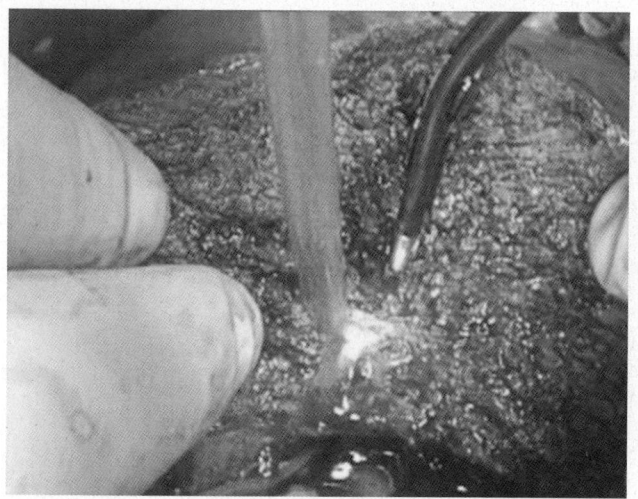

图117.18　利用手辅助/牵拉切口解剖较大的Ⅴ段静脉。这个方式有助于对肝内管道进行安全地解剖以利于稍后修肝台上重建

使用Belghiti提到的方法（Belghiti et al, 2001; Ogata et al, 2007），在肝实质横断末期使用绕肝带，使切肝平面更靠近腹壁。分离右肝后，将RHA在胆总管的外侧结扎，并用剪刀通过手辅助切口向远侧离断，允许从供肝一侧回血。立即使用Endo GIA（肠胃吻合）吻合器（Covidien, Mansfield, MA）吻合RPV（图117.19A），将右肝向外侧牵拉，并在RHV根部使用吻合并将其离断（图117.19B）。然后在之前吻合器离断远端将RPV剪开，让残血从RPV流出使得右肝右叶体积减小，进而通过剑突下切口轻轻取出右肝（图117.19C）。进行完整的残留胆道造影，并通过右肋下口位放置引流管，遂逐层缝合戳卡和牵拉切口。

最初报道的四个供体数据表明，与标准开放式手术相比，使用该技术的供体和受体效果相同（Koffron et al, 2006）。后来一项研究对33位腹腔镜手术供体和33位开放手术供体进行了回顾性比较分析（Baker et al, 2009）。这项分析表明，腹腔镜手术可以同开放技术一样安全地进行，并具有更短的手术时间、更少的出血趋势等优势，但同时具有同开放手术相当的供体并发症发生率、住院时间以及治疗费用。另外，腹腔镜手术为受体提供了等同的移植物，病人和移植物的存活率和并发症发生率均与开放式手术相同。尽管需要更多的经验和更广泛的应用来证实这些发现，但是正如肾移植中已经证明的情况一样，腹腔镜供肝切取可直观上可以使供体受益，从而增强供体的捐赠意愿。

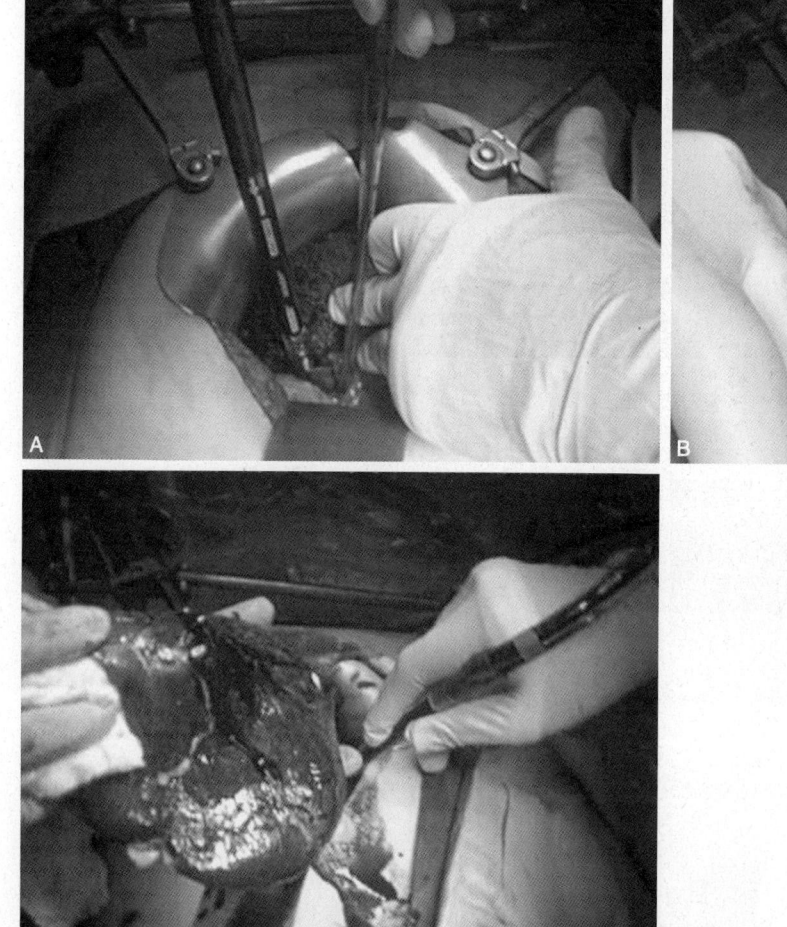

图117.19　（A）肝切除已经完成，肝动脉被离断，使用Endo GIA钉离断门静脉右支。（B）使用吻合器封闭肝右静脉。（C）在吻合线远端切割门静脉使右肝移植物减压，轻柔地将其取出并放置在修肝台

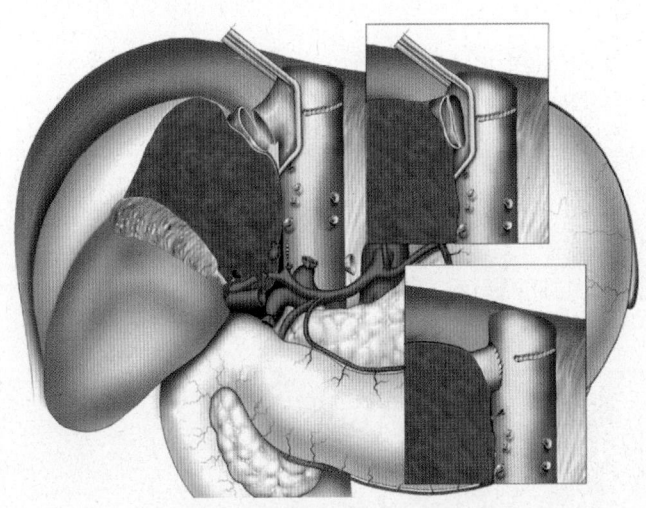

图 117.20　使用保护腔静脉技术的肝切除术，右肝移植物被移入。可以将肝右静脉缝合到受体肝右静脉的残端，或者可以进行肝静脉成形术以增加孔口径并减少流出道梗阻的风险。直径大于 5mm 的肝短静脉可直接吻合到腔静脉

受体手术步骤

在左叶 LDLT 中，病肝全肝将被切除，同时保留下腔静脉（图 117.20）（Tzakis et al，1989），并在肝门尽量靠近肝脏的地方解剖门三联体的结构，使得之后的重建能有更多选择。如果预期行胆管端端吻合，需避免对受体胆总管过度解剖，防止之后将同供肝肝管吻合的近端去血管化。此外，在肝切除时从Ⅳa段头端实质开始切肝，保留 MHV 的远端部分用于受体 MHV 重建。完全腔静脉阻塞有利于肝中静脉的处理，可以对处理困难的肝后结构进行分离和缝合。

一旦取出肝脏，或者受体情况不稳定，可以选择部分阻断以维持植入过程中的静脉回流。当然，在全肝移植中，静脉旁路或门体分流可作为辅助手段以确保在无肝期血流动力学稳定，减少失血或减轻内脏淤血（Fan et al，2003；Grewal et al，2001）。一旦除去病肝、妥当止血，便可将移植物放置在肝窝中，并在可视化条件下进行静脉重建。

重建 RHV 的原则是允许最大可能的静脉流出。这可以通过吻合到受体 RHV 的残余袖带或通过吻合到扩大的 RHV 开口来实现（图 117.20）（Lee，2015；Liu et al，2003；Sugawara & Makuuchi，2001）。上述重建方式应分别用于再灌注发生及充血导致急性及迟发的移植肝肿大时。

肝的代偿性再生发生在腔静脉、横膈膜和胸腹外侧壁所限定的空间内。当肝移植物增大时，静脉吻合的几何形状随时间推移会发生改变，并可能导致流出道梗阻（Hata et al，2004；Humar et al，2004；Lee，2015；Olthoff，2003）。直径大于 5mm 的副肝下静脉可直接吻合到腔静脉侧面（图 117.20）。

一旦解决了最背侧肝静脉的问题，就可以根据需要重建 V 段或Ⅷ段 MHV 分支（图 117.21）。根据外科手术的解剖结构和血管的可用性，可选择不同的重建技术（Kinkhabwala et al，2003；Lee，2015；Marcos et al，2001a；Sugawara et al，2004）。如有需要放置血管移植物，需提前在修肝台准备，这可能包括尸体髂静脉、受体大隐静脉、保留的同种异体血管或人造血管。

考虑到尺寸差异和/或血管长度，可以将供体 RPV 与受体主 PV 或 RPV 吻合。与全肝移植一样，受体的 PV 血栓形成可以通过血栓内膜切除术或 PV 切除术和静脉重建来治疗（Dumortier et al，2002；Kadry et al，2002；Moon et al，2004）。通常将供体 RHA 与受体肝右动脉或肝固有动脉吻合，以防止再灌注后血管痉挛消退而引起的冗长或扭结。

胆道重建的方法取决于供体和受体肝管、胆管的大小、数量和结构。在胆道复杂的情况下，这可能包括直接端端吻合术、Roux-en-Y 肝-空肠吻合术或这些方法的组合（图 117.22）（Azoulay et al，2001；Lee，2015；Testa et al，2000）。

供体并发症及发病率

几项研究报道了活体肝移植供体在捐肝后的并发症（Adcock et al，2010；Iida et al，2010；Ito et al，2003）。2008 年，A2ALL 小组发表了关于活体供肝（living liver donation，LLD）并发症发生率的回顾性报告（Ghobrial et al，2008）。他们最初发现，有 21% 的供体至少有一种并发症，而 17% 的供体有两种或更多种并发症。大多数并发症严重程度较轻。之后，该小组分析了一个 LLD 并发症发生率的前瞻性数据库。该队列中 LLD

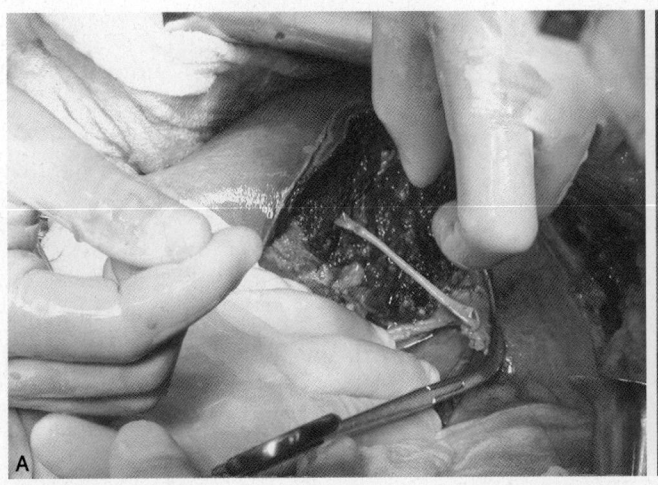
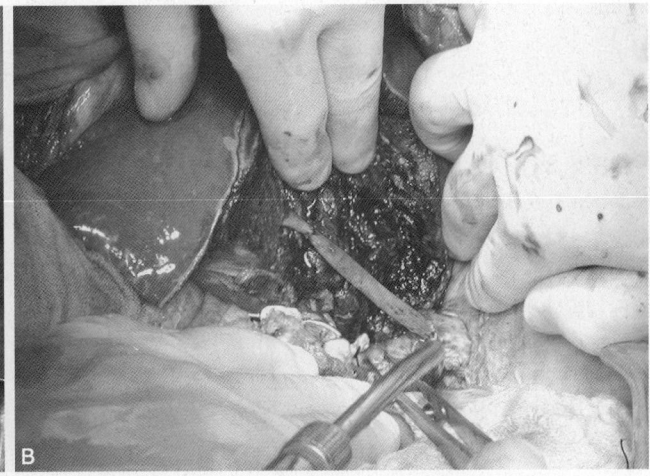

图 117.21　（A）在再灌注之前，通过使用供体肠系膜下静脉的一部分作为介入移植物，将 V 段静脉重建到肝中静脉孔。（B）再灌注后 V 段静脉置入移植物

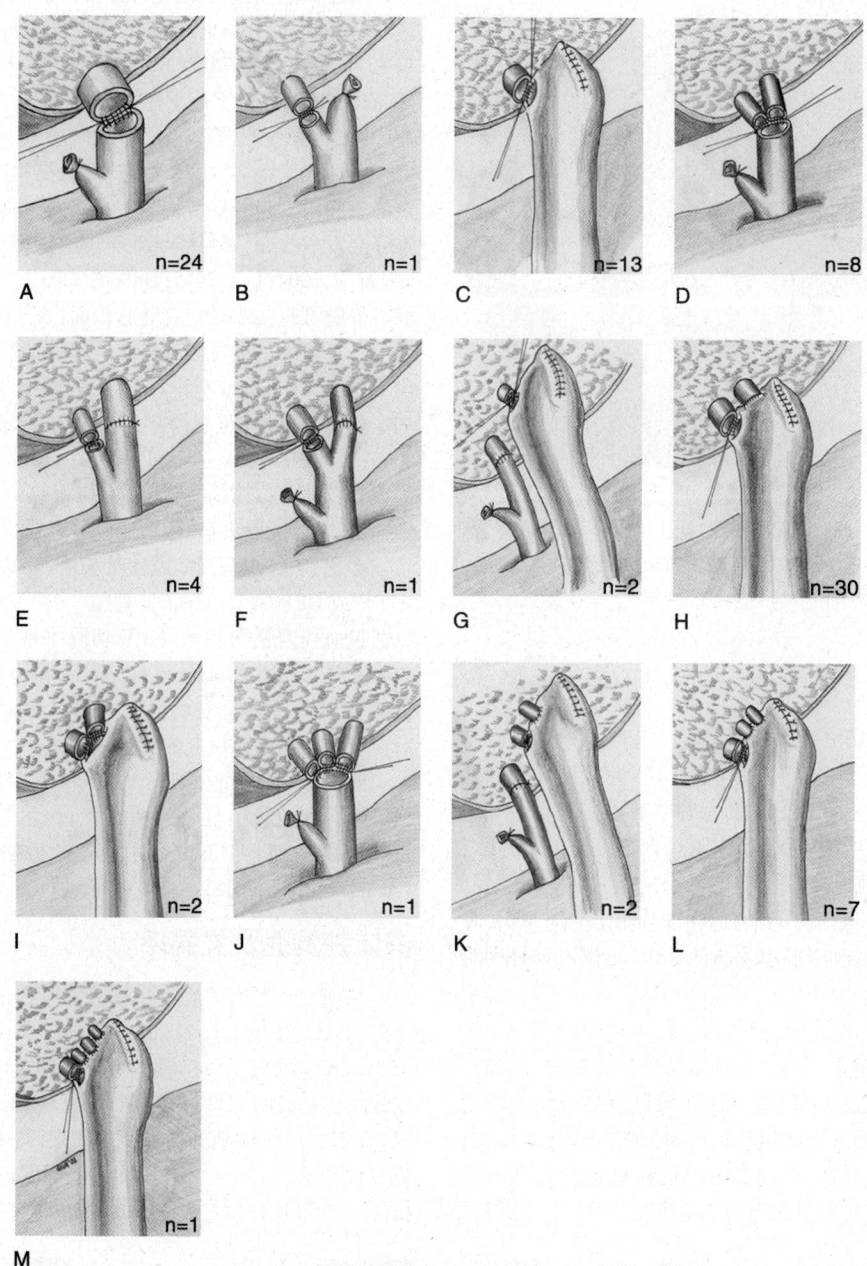

图 117.22　A-M. 96 例右叶活体供体肝移植的不同类型的胆道重建术和每种病例的病例数（From Varotti G,et al：Anatomic variations in right liver living donors. J Am Coll Surg 198：577-582,2004.）

发生率未发生变化,总体并发症发生率为 40%,多数不严重（Clavien 1 级和 2 级）,2.7% 中止肝切除;残障、肝衰竭或死亡率少于 1%。长期随访研究显示,大多数并发症痊愈（Abecassis et al,2012）。在全球范围内的调查中,LLD 术后死亡率从左外侧段切除术的 0.05% ~ 0.1%,到右肝捐赠的 0.2%。在 1.2% 的供体中,供肝切除中止（Cheah et al,2013）。

最重要的是,该报告认为必须将 LLD 持续发生的并发症发生率作为知情同意的一部分告知潜在的供体。改进知情同意程序至关重要,因为尽管供体可能认为自己已充分了解情况,但实际上他们的理解可能并不到位（Gordon et al,2015）。

受体并发症发生率

病人对于 LDLT 和 DDLT 相关风险的了解对于病人、供体及其家人做出决定很重要。受体的并发症发生率是考量采用 LDLT 还是 DDLT 的最重要的因素之一。平均每例 LDLT 受体有 3 个并发症发生,而相比之下 DDLT 受体平均为 2 个。与 DDLT 相比,LDLT 有更高的胆漏、非计划再次手术、肝动脉血栓和门静脉血栓发生率。尽管这些并发症通常与医学中心的早期经验有关,LDLT 后发生并发症的可能性更高,导致再移植或死亡（Freise et al,2008）（见第 120 章）。

胆道并发症

实施 LDLT 之后,胆道并发症仍然是最常见的术后不良事件(参见第 120 章)。尽管对解剖结构以及供体和受体手术技术都有进一步的了解,但胆漏和胆道狭窄的发生率仍在 20% 到 40% 之间(Gondolesi et al,2004b;Pomfret,2003),甚至高达 60%(Kawachi et al,2002)。A2ALL 队列研究中成人间 LDLT 受体的胆道并发症发生率高于 DDLT 受体。移植后胆道并发症发生在 25% 的 DDLT 和 40% 的 LDLT 接受体中,而胆漏占 DDLT 胆道并发症的 38%,占 LDLT 胆道并发症的 65%(Zimmerman et al,2013)。A2ALL 队列研究报告了 9 个移植中心的胆漏率为 31.8%(Freise et al,2008)。对胆道重建方法进行探索的研究发现,不同胆道重建的方式之间胆漏的发生没有差异,但是端端吻合的优点之一是它使得将来通过内镜检查并处理这些并发症成为可能。胆漏通常发生在移植后早期(Lee,2015;Popescu et al,1994),明显增加病人死亡率(Gondolesi et al,2004b)。从肝切缘发生的胆漏可以通过经皮引流治愈,但吻合口胆漏大多需要内镜和/或手术处理。根据 A2ALL 研究,大多数胆漏(对于 DDLT 为 79%,对于 LDLT 为 92%)在诊断后 6 个月内已痊愈;而到 24 个月时,几乎全部都已得到解决(Zimmerman et al,2013)。

与 DDLT 一样,胆道狭窄通常以胆道相关酶的升高来诊断。狭窄的评估通常需要超声、MRC 的辅助,在某些病人还需要直接胆管造影或经皮肝穿刺胆管造影(PTC)来诊断。虽然由于邻近的血管重建,LDLT 受体胆道狭窄的手术管理在技术上更困难一些,但总体而言其治疗策略与普通的胆道狭窄相似(请参阅第 42 章)。与胆漏相比,无论是 LDLT 还是 DDLT 手术,胆道狭窄治愈的可能性均较低。然而,在诊断后 24 个月,95% 的 DDLT 和 94% 的 LDLT 受体可取除引流管、支架,表明该并发症已完全解决(Zimmerman et al,2013)。

总体而言,A2ALL 研究证明,尽管 LDLT 后胆道并发症发生率高于 DDLT,但他们的治疗原则以及解决并发症的所需的时间是基本相似的(Zimmerman et al,2013)。

活体肝移植供体的术后管理

因为供体是健康的个体,所以捐肝手术可能是他们唯一的医疗或手术经历。因此,尽管进行了充分的术前教育,但大多数人的术后病程与他们的期望不符。与以往捐肝者之间的交流有助于供体做好恢复过程中的心理准备,此外常规的手术护理,尤其是并发症护理对健康捐献者的心理状态也有较大的影响。最值得注意的是,术后疼痛的程度通常是意料之外的,而保持适当镇痛的一切努力(例如通过病人控制的镇痛或硬膜外镇痛)是保证供体舒适和在康复过程中避免可预防院内并发症的关键。术后护理与其他类型的肝脏切除术相似,但应包括所有已建立的预防措施(例如预防术后肺炎及深静脉血栓形成等),以将供体风险降低到最低点。

尽管进行了精心的术后护理,但右叶供体肝切除术后并发症发生率仍较高,某些研究报告多达 50% 的供体发生并发症(Pomfret,2003)。A2ALL 回顾性队列研究发现,在 393 名捐助者中,有 82 例(21%)出现了 1 种并发症,而 66 例(17%)出现了 2 种或更多种并发症。尽管大多为轻度并发症,例如与呼吸道和伤口相关的并发症,但仍有一部分是严重的(26%),威胁生命的(2%)甚至是致命的(0.8%)并发症(Ghobrial et al,2008)(参见第 27 章)。

手术后可观察到某种程度的肝功能不全,表现为一过性凝血酶原时间延长和非阻塞性胆汁淤积。右肝供肝切除术合并胆漏的处理方法与因其他原因行右肝切除术引起的胆漏处理原则相似,但手术团队应意识到可能会因为不愿对供体施行再次手术,可能导致必要的再次手术出现延迟。血管并发症(例如出血和门静脉血栓形成)很少见,但需要快速识别和手术处理,以免对残余肝脏造成损伤。幸运的是,罕见的并发症如胆道狭窄(SY Lee et al,2004),切口疝和小肠梗阻等已经可以通过标准的外科手术进行治疗。

肝切除术对供体的精神心理状态也有显著影响。A2ALL 研究发现 392 名捐助者中,有 16 名(4.1%)有精神相关并发症,其中包括三种严重并发症:自杀、意外药物滥用和自杀未遂(Trotter et al,2007)。这些发现强调了术前筛查评估和术后监测供体的精神状态对于预防此类悲剧事件发生的重要性。

捐肝后其他的重要指标包括捐献者的肝脏体积、脾脏体积和血小板计数。据报道,在术后第 3 个月时,移植肝脏平均体积为捐赠前体积的 79%,而在第 1 年时接近 88%。在捐赠后的第 3 个月,92% 供体脾脏体积大于捐献前;在捐献后 1 年,这一数据为 88%。捐肝后血小板计数减少与脾脏增大有关(Emond et al,2015)。

健康相关的生活质量

对于活体肝移植供体而言,手术不会带来医学获益,反而存在术后并发症和死亡风险(Abecassis et al,2012;Marsh et al,2009;Surman,2002)。只有很少的文献全面报告了活体肝脏供体的长期健康相关生活质量(Health-related quality of life,HRQOL)(Adcock et al,2010;Ladner et al,2015;Parikh et al,2010)。

A2ALL 研究纳入了来自较大移植中心的 458 名供体,通过量表的形式对其生理和心理健康进行了研究。捐肝长达 11 年之后,大多数肝脏捐献者的 HRQOL 高于平均水平。但是,有些亚群的供体存在 HRQOL 较差的风险,包括西班牙裔族裔、受教育程度较低以及肝脏受体没有存活的群体。这些亚组则可能受益于更有针对性的支持(Ladner et al,2015)。

数据还支持在可行的情况下使用微创切口实施手术。与传统的开放式切口相比,微创手术切口更加美观,切口数量更少,带来更高的病人满意度(Suh et al,2015)。

活体肝移植:未来方向

对于符合尸体肝移植标准的病人,LDLT 是一种可接受的安全替代方案。然而,尽管 LDLT 和尸体肝移植相比临床效果相当,它仍是一种相对较新的外科手术技术,可能对健康供体带来风险。在此背景下,知情同意、移植中心经验以及对供、受体安全、周到的决策是保障 LDLT 成功开展的关键因素。而结果分析、多中心协作(A2ALL 队列研究)以及 LDLT 移植医师之间的交流则促进了这一重要治疗手段的发展。对于致力于进一步发展 LDLT 领域的人们而言,重要的是继续严格评估和改进当前的临床实践。我们将在手术技术改进、降低血管、胆管术后并发症,把控疾病(尤其是恶性肿瘤)实施移植的指征方面积累更多经验。随着腹腔镜肝切除技术经验的增长,腹腔镜和其他微创技术在 LDLT 中的应用将继续扩大。与肝脏切除术一样,我们应该谨记不能因更加微创的供肝切取技术出现而放宽移植适应证。尽管尸体捐献者短缺和等待名单死亡率较高,但临床决策仍必须基于对受体的限制和对捐献者的风险的考量。参与研究各 5 中心的持续贡献将继续阐明 LDLT 在肝病治疗中的作用和临床应用。

致谢

衷心感谢 Alan Koffron 博士和 Julie A. Stein 博士在本章既往版本中所做的原创性贡献。

(曾勇 译 张志伟 审)

第118章

小儿肝移植

Adeel S. Khan and Jeffrey A. Lowell

历史发展概述

1963 年 Thomas Starzl 为一名 3 岁的胆道闭锁病儿实施了人类的第一例肝移植。不幸的是,这名病儿因难以控制的出血于手术室中死亡(Starzl,1992)。然后,仅在几年后,Starzl 就成功地为 8 名病儿实施了肝移植手术,并且所有的病儿都在手术中存活了下来,其中超过一半的病儿存活时间超过了 1 年(Starzl et al,1968)。

自从 50 年前肝移植历史性地成功开展以来,在免疫抑制剂、手术、麻醉以及重症监护的技术发展的过程中,肝移植在全世界已成为一种有效、可靠的拯救生命的常规手术。在患有终末期肝病的病儿中(end-stage liver disease,ESLD),肝移植已成为一种有效的治疗方式,它的治疗仅受是否有合适的移植物所限制。

2014 年期间,在美国一共有 5 527 名成人和 446 名儿童接受了肝移植治疗(OPTN/SRTR,2015)。目前,大约有 15 500 名成人和 470 名儿童在等待肝移植。潜在的移植受体包括有婴儿、幼儿和儿童等对移植物的体积有严格要求的病人。然而在过去的时间里,由于符合匹配要求的器官较为短缺,同时在肝移植等待列表上的成人病人数量较多,这些因素均制约着等待名单中儿童的手术机会。一个肝硬化失代偿的病儿通常只有几个月到一年的生存时间可用于等待肝移植(McDiarmid,2002),和成人病人相比,可用于等待供肝的时间要少很多。再加上儿童供体的短缺,以及对器官大小匹配的要求,导致在肝移植等待列表上的病儿有着较高的死亡率。在肝移植的早期阶段,大约有 50% 的病儿会在肝移植等待的过程中死亡(Edmond et al,1990)。直到今天,肝移植等待列表中 1 岁以内的病儿的死亡率依然要高于其他儿童和成人(OPTN/SRTR,2015)。

供体器官的缺乏促使外科医生们通过新的技术来为儿童移植探寻潜在的、可以用于移植的器官。在探索的初期,外科医生将成人尸体供肝的右半肝(Ⅴ~Ⅷ段)、左半肝的内侧部分(Ⅳ和Ⅰ段)切除,保留左外叶(Ⅱ和Ⅲ段)给病儿。通过这种方式,儿童肝移植供-受体大小匹配的问题得到解决。移植肝减体积的技术使得尸体供肝可以应用于儿童和体型较小的成年病人,但是该技术并没有增加移植物的数量(见第 119 章)。

得益于外科技术的进展,现在供肝切除的左外叶和右三叶可以同时使用,这意味着一个供肝可以让一名成人病人以及一名儿童病人同时获益。通过这一革命性的"肝脏劈离技术",使供体肝脏得到更好地利用,在没有对成人受体造成不利影响的同时,儿童受体也得到了救治。当然也存在极少数的情况下,肝脏移植物减体积后其剩余部分会因一些少见的原因而被丢弃。在 2012 年,部分肝脏或劈离肝脏的移植占所有尸体供肝移植的 4% 左右(OPTN/SRTR,2012)。在过去 10 年里,减体积供肝的儿童肝移植占比从 26.1% 降至 20.2% ,与此同时,劈离式供肝的儿童肝移植占比从 13% 上升至 16% (OPTN/SRTR,2012)。

减体积供肝以及劈离供肝的良好结局使得儿童肝移植供体获取技术进一步向活体供体肝段切除发展。随着经验的增加,活体供肝不再局限于左外叶或左半肝获取,该技术已经可以用于供体的右半肝获取,增加了成人移植肝的数量(Hong et al,2008)。

目前,活体肝移植(living donor liver transplantation,LDLT)占全部的儿童肝移植的 10% ,占全部成人肝移植的 4%(OPTN/SRTR,2015),活体肝移植也成为了肝移植领域近期最令人兴奋同时也是最有挑战性的一项技术。

手术指征

知识框 118.1 列出了儿童肝移植最常见的指征。胆道闭锁是一种不明病因引起的进行性、炎症性的胆道纤维化病变(见第 40 章)。存活新生儿的发病率仅为 1/(8 000~18 000)。尽管胆道闭锁很罕见,但却是导致新生儿死亡的最常见的肝脏疾病。具备肝移植手术指征的儿童,近半数是因胆道闭锁而进行的肝移植(Bassett & Murray,2008;Bezerra,2005;OPTN/SRTR 2012;Perlmutter & Shepherd,2002;Tessier et al,2014)。大多数病儿都缺少肝外胆道结构,导致胆汁排泄少、结合性高胆红素血症、陶土样粪便以及肝脏肿大等症状。肝实质胆汁淤积以及进行性的破坏会导致继发性的肝硬化。尽管肝门肠吻合术如我们熟知的葛西手术(Kasai procedure)(Kasai & Suzuki,1959)作为胆道闭锁的一线治疗方案(Ohi,2000;Ryckman et al,1998)可以带来一定程度上临床表现的改善,但约 70%~80% 的胆道闭锁病儿最后需要肝移植治疗(Karrer et al,1996;Lowell et al,1996;Tessier et al,2014)。

导致儿童胆汁淤积的其他原因还包括原发性硬化性胆管炎(primary sclerosing cholangitis,PSC)(见第 41 章);特发性新生儿肝炎;弓形虫、梅毒等病毒、微生物引起的感染(见第 70 章);进行性家族性肝内胆汁淤积症(Byler disease);代谢和基因病;动脉-肝脏发育不良综合征(Alagille 综合征);胆总管囊肿(第 46 章)和缺血再灌注损伤。由于一部分胆汁淤积的病人会进展至肝硬化,因此使用肠外营养的短肠综合征病儿也可能会出现肝硬化需要肝移植治疗(Baker et al,1998)。

胆汁淤积性肝病

胆道闭锁

原发性硬化性胆管炎

动脉-肝脏发育不良综合征(Alagille 综合征)

进行性家族性肝内胆汁淤积(Byler 病)

完全肠外营养引起的肝衰竭

特发性肝病

感染

病毒感染(如甲肝、乙肝、丙肝)

弓形虫病

梅毒

其他病毒感染

基因、遗传缺陷

α1-抗胰蛋白酶缺乏症

Wilson 病

糖原累积病

酪氨酸血症

原发性高草酸尿症

遗传性血色素沉着症

先天性葡萄糖醛酸转移酶缺乏症(Crigler-Najjar 综合征)

原发性肝肿瘤(包括肝母细胞瘤和肝细胞肝癌)

肝外疾病

血友病

家族性高胆固醇血症

其他引起肝衰竭的原因

自身免疫性肝炎

布-加综合征

中毒

巨大肝脏动静脉畸形

继发于感染、代谢、基因和肿瘤问题的非胆汁淤积性肝衰竭也是儿童肝移植的指征之一(见第 76 和 112 章)。尽管在儿童中坏死后肝硬化的发生率比成人低,但是坏死后肝硬化是近 10%的病儿行肝移植的病因,也是病毒性肝炎和特发性隐源性肝硬化最容易导致的结局(Malatack et al,1983)。

代谢性肝病是由于产生了异常转运的蛋白或酶,而改变正常代谢通路的一类基因病。先天的代谢异常,例如 α_1 抗胰蛋白酶(α1-antitrypsin,AAT)缺乏症或肝豆状核变性(Wilson disease),无论损伤其他器官与否,都有可能会直接导致肝脏的损伤并引起肝衰竭。还有一些疾病可以引起肝脏的代谢异常,例如尿素循环障碍和草酸中毒,这些疾病可引起其他器官的损伤。这些代谢病总体占所有儿童肝移植的近 10%。

AAT 缺乏症是作为丝氨酸蛋白酶抑制剂的 α_1 抗胰蛋白酶表达缺陷引起的疾病。AAT 是一种在肝脏中合成,用于保护肺脏免受中心粒细胞弹性蛋白酶损害的一种蛋白。尽管机制尚未明确,但异常的 AAT 在肝脏的堆积可以造成显著的肝脏损伤。虽然人造 AAT 可以用于治疗 AAT 缺乏相关的肺病,但却对 AAT 相关的肝脏疾病没有治疗作用(Köhnlein & Welte,2008;Silverman & Sandhaus,2009)。

肝豆状核变性是一种先天性代谢性疾病,它以机体铜排除障碍为特征,使得大量铜在肝脏、基底节、肾脏、角膜等器官毒性堆积,可形成特征性的 Kayser-Fleischer 环。这个缺陷位于 13 号染色体,是一种常染色体隐性遗传疾病,发病率约为 1：50 000。它的原发症状特异性差,临床症状包括乏力、纳差、腹部隐痛和体重降低等表现。一些病人会出现无症状的肝脏肿大,还有一些甚至会出现爆发性肝衰竭(Riordan & Williams,2001)。

其他的一些代谢性疾病例如尿素循环障碍、先天性葡萄糖醛酸转移酶缺乏症(Crigler-Najjar syndrome)以及家族性高胆固醇血症,这些疾病虽然不会导致原发性的肝病,但是由于肝脏基因表达或代谢的异常,这些疾病会累及肝脏外的组织。尿素循环障碍就会导致含氮的排泄产物在体内堆积,导致严重的、有致命风险的高氨血症。这类代谢异常中,其中有两种疾病是以缺乏的酶来命名的:氨甲酰磷酸合成酶缺乏症,和鸟氨酸转氨甲酰酶缺乏症。还有三种疾病是以堆积的主要代谢产物命名的:瓜氨酸血症、精氨基琥珀酸尿症以及精氨酸血症(Hansen & Horslen,2008)。

先天性葡萄糖醛酸转移酶缺乏症是由于编码二磷酸尿苷葡萄糖苷转移酶的基因出现突变引起的,导致高未结合胆红素血症。患有该病的新生儿如未经治疗,可能会导致一种叫作核黄疸的严重神经损伤。纯合子的家族性高胆固醇血症是一种由于编码低密度脂蛋白受体的基因突变而导致的罕见病。病人的低密度脂蛋白受体可能存在缺陷或完全缺失,使病人的血浆胆固醇急剧升高,导致加速性动脉粥样硬化、儿童冠心病和心肌梗死引起的夭折(Hansen & Horslen,2008)。肝移植可以纠正该情况,并提供分泌正常基因产物和代谢物的细胞(Florman & Shneider,2001;Meyburg & Hoffmann,2005)。有趣的是,目前辅助肝移植已经在这类病人身上开展了:受体接受了右半肝切除术的同时,移植了供体的右半肝(Bismuth et al,1996;Sze et al,2009;Van Hoek et al,1999)。然而针对 AAT 缺乏症的病人,由于存在发展至肝细胞肝癌(HCC)的风险,是辅助肝移植的禁忌证,应全肝切除后移植。

囊性纤维化(cystic fibrosis,CF)是一种白人中常见的致命性常染色体隐性遗传性疾病,一般累及多个脏器,发病率为 1/2 000(Ratjen & Doring,2003)。尽管针对这类病人的治疗在不断进步,囊性纤维化肝病(cystic fibrosis liver disease,CFLD)被逐渐认为是 CF 病人重要的发病和死亡原因。大约有 5% ~ 10%的 CF 病人会进展至肝硬化,其最常见的并发症是门静脉高压并伴有营养和肺功能的下降。相当一部分的 CFLD 病人可以从肝移植或肝肺联合移植中获益,但是,关于肝移植手术时机的选择一直存在着争议(Colombo et al,2006;Fridell et al,2003;Nash et al,2008)。如果仅进行肝移植,那么最佳的时机应该是病人肺功能依然良好的状态下(FEV>50%)进行(Spada et al,2009),在发展至终末期肝病之前。

尽管布加综合征在成人中更常见,但是严重的肝脏淤血、局灶性纤维化和肝硬化的儿童布加综合征也是大龄儿童肝移植的手术指征(见 88 章)。移植前评估应确认易感因素或潜在疾病,如骨髓增生性疾病、原发性肝蛋白缺乏(C 蛋白和 S 蛋白,抗凝血酶Ⅲ和抗活化蛋白 C)、继发性蛋白缺乏症(炎症性肠病导致的肠内蛋白持续丢失)(Slakey et al,2001)。

爆发性肝衰竭(fulminant hepatic failure,FHF)的死亡率大于 70%。将爆发性肝衰竭的病儿立刻转运至肝移植中心进行治疗、紧急评估和纳入等待列表是至关重要的措施。由于脑水肿进展迅速，需要密切的监测和积极的支持治疗。颅内压（intracranial pressure，ICP）的轻度升高可以通过过度通气以及抬高病人的头部紧急处理，维持治疗需要严格控制钠（高钠血症）、渗透压以及有效循环血量。可使用颅内压的检测进行评估，但最重要的是要维持脑灌注压（cerebral perfusion pressure，CPP）。对存在脑水肿体征的病人来说，移植前评估迫在眉睫，因为脑水肿可能会导致大脑的不可逆损伤甚至导致死亡（Tanaka et al，1994）。爆发性肝衰竭病儿行肝移植手术的预后不良因素有以下几点：病儿年龄小于 10 岁，病毒性肝炎以外的肝病，Ⅱ～Ⅲ级的脑水肿，凝血功能异常［凝血酶原时间（PT）>30 秒，国际标准化比值（INR）≥2.55］以及升高的黄疸（胆红素≥5mg/dL 或 85.5μmol/L）（Squires et al，2006；Uemoto et al，2000）。联合器官共享网络（United Network for Organ Sharing，UNOS）的最新研究表明，急性肝衰竭病儿肝移植术后的病人及移植物 5 年存活率都比因胆道闭锁行肝移植的病儿低（病人生存率：73% vs. 89%，移植物存活率：59% vs. 78%）（Futagawa & Terasaki，2004；Spada et al，2009）。

肝脏肿瘤占儿童肝移植手术病因的不到 3%（Austin et al，2006）。肝母细胞瘤、肝细胞癌和纤维板层样肝癌是儿童中最常见的肝脏肿瘤。和成人不同的是，儿童肝脏肿瘤的诱发因素不是病毒性肝炎和酒精性肝硬化，而是如 AAT 缺乏症、胆道闭锁、酪氨酸血症或糖原累积病等代谢性疾病（Spada et al，2009）。如果病儿不存在肝硬化，且肝脏肿瘤可以被切除，那么肝切也是治疗儿童肝脏肿瘤的治疗方案之一。如果肿瘤无法切除，但尚局限于肝脏，那么病儿可以考虑接受肝移植治疗（Chen et al，2006；Otte et al，2004）。同时，如果病儿存在肝硬化，且肝细胞肝癌符合米兰标准，那么也是可以考虑接受肝移植治疗的（Austin et al，2006；Beaunoyer et al，2007；Perilongo et al，2004）。极少数的情况下，当巨大的动静脉畸形和良性肝肿瘤累及全肝或存在恶变可能（如肝腺瘤病或糖原累积病的多发性腺瘤；图 118.1），那么治疗也需要将肝脏完全切除后进行移植（Malatack et al，1987；Wellen et al，2009）（见第 115A 章）。

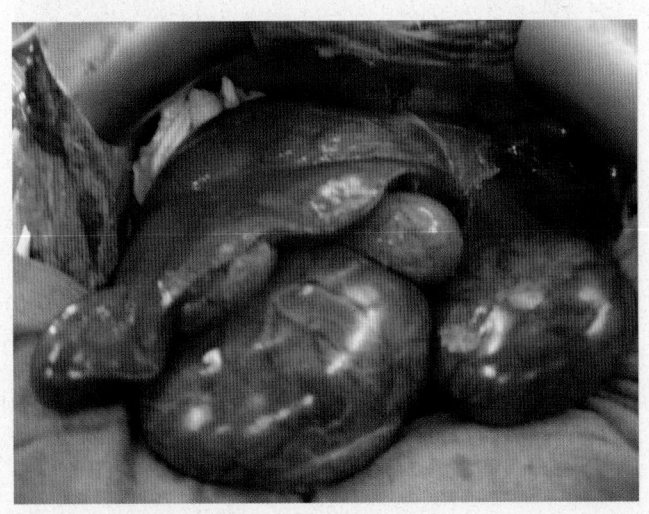

图 118.1　肝脏多发性巨大腺瘤的大体标本

潜在移植受体的评估

对失代偿肝病儿童的多学科评估应该在外科医生、肝病专家、护士、麻醉医生、心理学家和社工的参与下完成。尽早转诊到移植中心可以最大化利用时间用于制定管理策略和优化移植前的临床状态。肝移植的时机是至关重要的。延迟转诊伴有明显肝脏并发症和营养不良病人会导致围手术期发病率和死亡率显著升高且结局较差。应考虑移植名单上的预计等待时间可能会根据地理区域的不同而不同。从 2010—2012 年，在所有移植的儿童中，近 40% 在等待名单上的时间不超过 30 天，仅有 20% 在名单上超过 6 个月。近 60% 的肝移植受体在手术前没有住院（OPTN/SRTR，2012）。对于体重不到 10kg 的 2 岁以下婴儿来说，维持代谢和营养支持往往是具有挑战性的。理想情况下，应在诸如体重减轻和生长发育障碍等营养不良并发症出现之前考虑给儿童进行肝移植（Kimura et al，2004；McDiarmid et al，2004）。存在慢性肝病，凝血时间延长，顽固性腹水，继发于门静脉高压的反复曲张静脉出血，复发性胆管炎伴严重胆汁淤积都是肝移植的适应证（Hendrickson et al，2004）。

慢性肝病肝移植后的预后受术前合并症的影响。儿童终末期肝病（Pediatric End-Stage Liver Disease，PELD）和终末期肝病模型（Model for End-Stage Liver Disease，MELD）评分的出现（Malinchoc et al，2000；Wiesner et al，2001）能够更好地预测等待移植期间死亡率和肝病的进展（Desai et al，2004；Barshes et al，2006）（参见第 3 章）。PELD 评分的相关因素有 INR、总胆红素、血清白蛋白、年龄小于 1 岁、体重或身长小于该年龄和性别平均水平的 2 个标准差（SD）。PELD 评分用于 12 岁以下的病人，评分范围从负值（-10）到 50。13～18 岁的青少年根据 MELD 评分分配器官，与成人相似。知识框 118.2 给出了计算 MELD 和 PELD 评分的公式。在美国，移植时最常见的 PELD 评分是 15～29（28%），13.8% 的儿童 PELD 评分为 35 或更高（OPTN/SRTR，2012）。2010—2012 年，所有年龄组的移植前死亡率继续下降，降至每 100 个有 5.8 例死亡，其中不满 1 岁的等待者死亡率最高，为每 100 个有 25.4 例死亡（OPTN/SRTR，2012）。

比较引入 MELD 和 PELD 评分前后的时期，有相似比例的儿童接受了移植，但死亡率有所下降（Dip et al，2015；Freeman et al，2004；Yao et al，2004）。体型小和年龄小不再是禁忌证，现在许多胆道闭锁病人的移植手术都是在体重小于 10kg 的婴儿身上进行的（Chung et al，2014；Colombani et al，1996；Sokal et al，1990）。尽管移植后死亡有所改善，但 1 岁以下婴儿的等待名单里死亡率仍然很高（OPTN/SRTR，2015）。应该考虑将这些幼小婴儿转入擅长这些挑战性病例的儿科专科中心。

知识框 118.2　MELD 和 PELD 计算

MELD

$10 \times [0.957 \ln(\text{肌酐}[mg/dL]) + 0.378 \ln(\text{总胆红素}[mg/dL]) + 1.120 \ln(\text{INR}) + 0.643]$

PELD

$10 \times [0.480 \times \log_e(\text{胆红素}[mg/dL]) + 1.857 \times \log_e(\text{INR}) - 0.687 \times \log_e(\text{白蛋白}[g/dL]) + 0.436(\text{若病人} < 1 \text{岁}) + 0.667(\text{若病人有生长障碍}[<2SD])]$

得分结果四舍五入到最接近的整数。

MELD，终末期肝病模型；PELD，儿童终末期肝病；INR，国际标准化比值；SD，标准差。

禁忌证

小儿肝移植的一些绝对禁忌证包括无法控制的全身性败血症,严重的心肺疾病,不可逆的脑水肿和肝外恶性肿瘤(知识框 118.3)(Muiesan et al,2007)。

受体肝切除术

受体肝切除术通常很困难,因为超过一半的儿科病人曾行开腹手术。严重门静脉高压伴腹壁和肝周静脉侧支是常见的,严重的凝血障碍和血小板减少可能会加剧这些技术挑战。门静脉(PV)血栓形成可成为一项附加复杂因素。保留肝后下腔静脉(IVC)有助于肝切除术中血流动力学的稳定。

开始移植之前,应先放置 Broviac 中心静脉导管,以进行术中和术后液体复苏、监测以及术后抽血检测。同时放置一或两个动脉导管。压力点最好放置软垫,并使用对流加热毯。通过弧形的肋下横切口进入腹部。整个过程必须保持细致止血,因为持续的出血可能导致稀释性凝血病和纤溶。遇到腹壁静脉侧支时必须小心控制,仔细解剖与肝的粘连以进入肝门区域(图 118.2)。

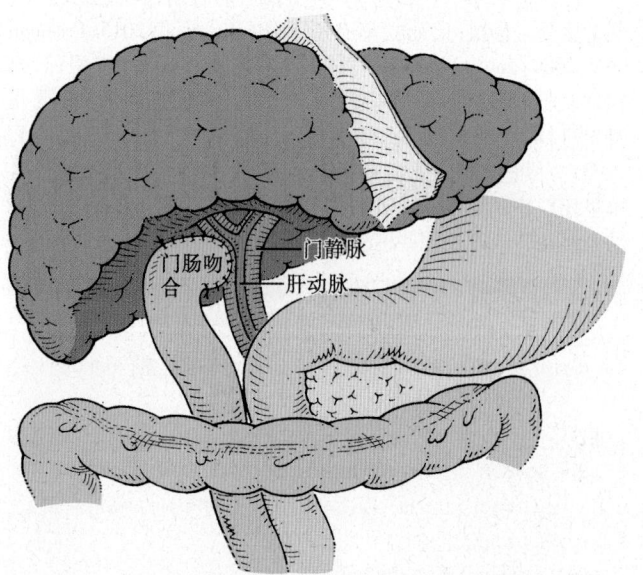

图 118.2　受体肝切除术。仔细检查肝门,并离断先前的门肠吻合(PE)。门静脉(PV)和肝动脉(HA)应游离至肝门部较高位置

如果病儿已接受过葛西(Kasai)手术,则将空肠祥取下,用胃肠吻合器(GIA)关闭肠造口,并如果质量和长度合适,保留 Roux-en-Y 肠祥,用于后续移植物的胆汁引流。仔细解剖肝门,游离肝动脉(HA)和 PV。尽管在肝切除术的早期就进行了 HA 的横断,离断 PV 却在完全游离肝脏之后,移除原肝脏之前,以避免肠系膜门静脉系统不必要的淤血。或者行临时性门腔静脉吻合,即在分叉处结扎并游离 PV,并与肝下腔静脉行端侧吻合。这避免了肠系膜静脉淤血,也有助于维持静脉回流和血流动力学稳定性。

在肝门较高处解剖 HA 和 PV,预留足够的长度,以便后续与移植物进行吻合。当 PV 可能很小时,解剖到胰腺后肠系膜上静脉和脾静脉分叉处可允许与较大的供体门静脉吻合。离断肝周韧带以及引流右肝和尾状叶入下腔静脉的肝短静脉,进一步游离肝脏。

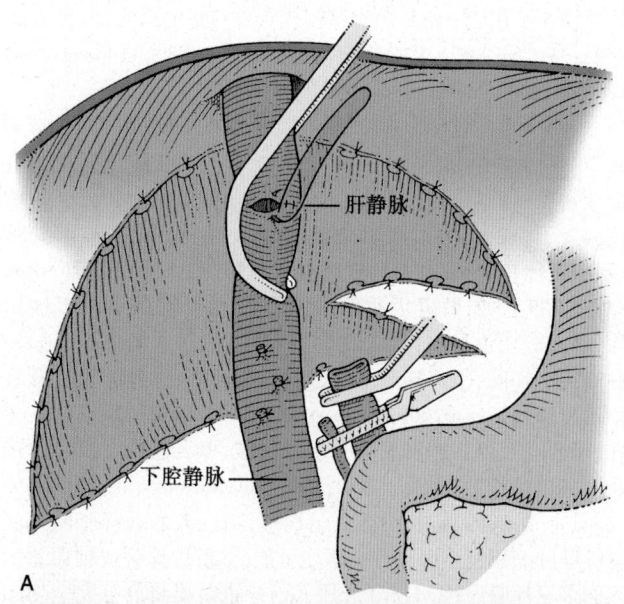

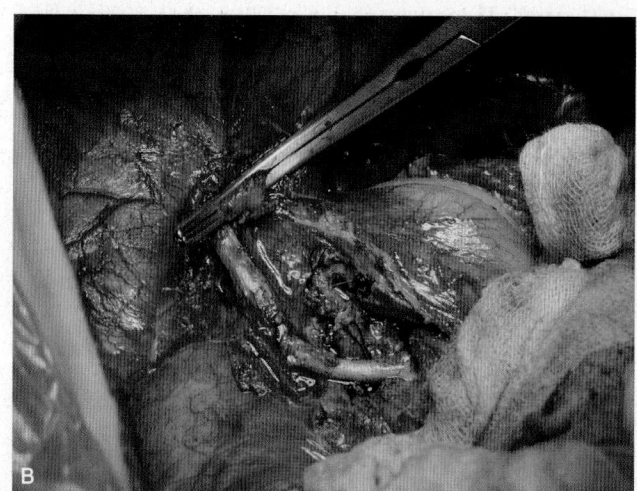

图 118.3　受体肝切除术。(A)肝脏已被切除,保留下腔静脉以准备接受肝段移植物。(B)注意门腔分流和血管钳仅阻断肝静脉,允许全身和肠系膜门静脉系统的静脉回流。缝合线标记结扎的肝动脉和胆管

对于原位全肝移植,可以连同原肝脏切除肝后腔静脉段(腔静脉双吻合口植人术),或者可以保留腔静脉,并以背驮式将供体肝脏吻合到受者的右肝、中肝和/或肝左静脉汇合处。对于肝段移植物,必须保留受体的 IVC(或置入腔静脉移植物)。在肝静脉上放置一个血管阻断钳,以便能相连形成一个共同开口与供体肝上静脉吻合,若为肝段移植物,可以吻合到肝左静脉(图 118.3)。将供肝移出冷保存环境前,应确保腹膜后充分止血。

移植物的获取和植入

获取儿童死亡供体全肝进行移植的技术与成人-成人移植中相似。应特别注意供体血清钠水平和动态肝功能检查。明显的大泡性脂肪变(>30%)和高钠(>170mmol/L)可能与再灌注损伤严重和移植物功能较差有关(Totsuka et al,1999)。

使用完整腔静脉(或减体积左移植物时的肝左静脉,有或无肝中静脉)与受体肝静脉交汇处吻合。使用三根可吸收单股缝线以三点方式进行吻合,以防止移植后肝静脉狭窄(Sommovilla et al,2014)。

在固定最终的腔静脉缝合线之前,先用冷乳酸林格液通过供体 PV 冲洗供肝,冲出保存液,保存液通常是威斯康星大学溶液(UW;Viaspan)或组氨酸-色氨酸-酮戊二酸酯(HTK;Custodiol)溶液,钾含量可能很高。离断并缝闭门腔分流,以 6-0 或 7-0 可吸收单股缝线完成 PV 吻合,在连续缝合中留有较大的生长因子,防止当血管充满门静脉血时"塑腰"或吻合口狭窄。

动脉吻合术是通过显微外科放大镜用细(7-0 或 8-0)单股缝线吻合。显微镜可用于吻合直径小于 1~2mm 的动脉。通常以端端方式直接吻合到原 HA 上。如果受体动脉大小不够,或有内膜夹层,则可以使用隐静脉或供体髂动脉或上腹部主动脉进行重建(Yamaoka,1996)。

胆管吻合是手术的最后一步。如果供体有胆囊则将其去除。如果受体胆管完整且大小合适,则可在放或不放置 T 管或内部支架的情况下进行胆总管端端吻合;然而,大多数接受移植的儿童患有胆道闭锁或胆总管(CBD)极小或硬化,因此有必要进行胆总管空肠吻合术。则使用肝段移植物时,如果 CBD 已切除,需要进行肝管空肠吻合术。在有葛西手术史的情况下,尽管必须缩短并使用新肠袢吻合,门肠吻合的空肠肠袢依然可以尝试再次使用。

减体积肝段移植和劈离式肝移植(参见第 119 章)

减体积肝段移植

在儿童受体中使用减体积移植物是肝移植的重要进展之一。儿童供体的短缺和供受体大小不匹配的相关问题,促使外科医生发展新的手术技术来克服这些问题。通过这些技术,可以将肝脏缩减到适合受体大小的功能单位。所需肝脏的体积与实际切取的肝脏质量之间的最佳比例为 1:1~1:2。通过这种方式,可以使用 10 或 20 倍于受体体重的供体肝脏(Broelsch et al,1988)。

肝脏由八个解剖学定义的节段组成,每个节段都有各自的动脉和门静脉血流以及独立的胆道引流(Strasberg,1997)(参见第 2 章)。节段肝静脉的血液流出同样是独立的,但是主要的肝静脉沿截面边界线延伸,收集几个相邻节段的血液(Couinaud,1954)。为进行移植,可以将肝脏分为几个功能性移植物。最常用的减体积移植物是左外侧段移植物,由 Ⅱ 段和 Ⅲ 段组成(图 118.4)(Botero & Strasberg,1998)。为了保留单条供体门静脉,邻镰状韧带的右侧离断肝脏,仔细结扎门静脉左支上升(脐静脉)部分至 Ⅳ 段的分支。肝左静脉用于肝脏的静脉引流。它直接与受体的腔静脉吻合,腔静脉必须在病肝切除术中保存。完整的左半肝(Ⅰ、Ⅱ、Ⅲ、Ⅳ 段或 Ⅱ、Ⅲ、Ⅳ 段)用于需要稍大于左外叶的小体型成年人或大龄儿童。

1984 年,Bismuth 和 Houssin 首次报道了成功的左半肝移植,Broelsch 及其同事报道了成功的左外叶移植。至此,大多数儿童移植中心都采用了减体积肝段移植技术。这些段叶移植肝的预后与使用全器官原位肝移植所获得的结果相当(Hong et al,2008)。尽管减体积移植物可以通过将尸肝分配给儿童和较小的成年人来克服供体-受体大小的差异,但它们并没有增加移植物的绝对数量。劈离肝脏技术的出现不仅使供肝适合于儿童,而且能使用剩余的供体移植物,增加器官库实际数量。劈离式肝移植的明显优势显著限制了减体积移植物的使用。

劈离式肝移植

在肝脏劈离术中,将单个尸肝分为两个移植物,移植给两个病人(Cintorino et al,2006;Strasberg et al,1999;Zamir et al,2002)。Pichlmayr 及其同事在 1988 年进行了首次成功的劈离式肝移植,使用了了扩大的右三叶移植物(Ⅰ、Ⅳ、Ⅴ、Ⅵ、Ⅶ 和 Ⅷ 段)和左外叶移植物(Ⅱ 和 Ⅲ 段)。尽管 Ⅳ 段的血供属于左肝,

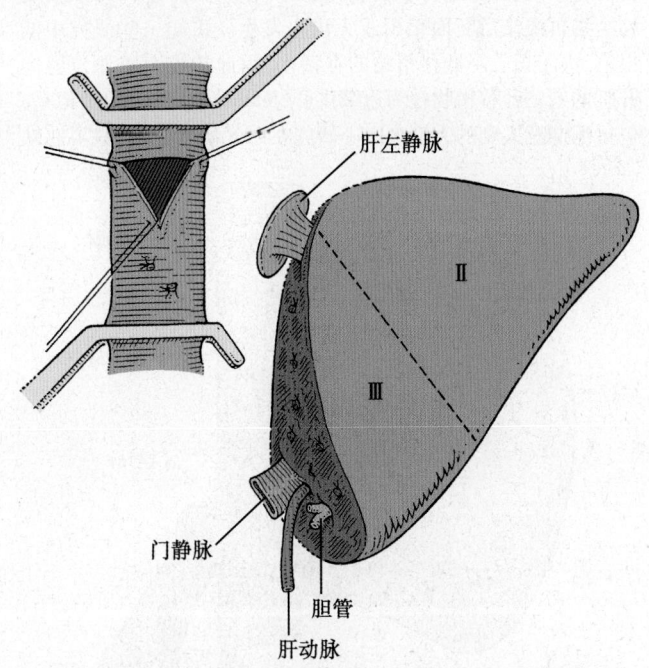

图 118.4 最常用的段叶移植物使用左肝的 Ⅱ 段和 Ⅲ 段。保留受体的下腔静脉,并将肝左静脉缝合到在 IVC 的前侧切开的大三角形静脉切口。图示为吻合前的门静脉、肝动脉和胆管

但把Ⅳ段留在右侧移植物上很少导致动脉和门静脉灌注受损。极少情况下因为灌注不良而需要切除Ⅳ段。肝脏也可以沿中肝平面解剖,分为右肝和左肝。通常,腔静脉以及门静脉主干和腹腔动脉的全长属于右移植物(Ⅴ~Ⅷ段),之后以类似于全肝移植物的方式将其吻合到受体上(图118.5)。相比之下,左半肝有肝左静脉、肝左动脉和门静脉左支,分别由腔静脉、肝总动脉和门静脉发出。

Broelsch和同事(1990)报道了首次成功的系列劈离式移植。从那时起,其他团体发展并完善了该技术(Azoulay et al,2001a,2001b;Busuttil & Goss,1999;Rela et al,1998)。然而,由于初步结果较差,鉴于技术和器官保存方面的问题,该手术的最初热度逐渐减弱了。此外,巨大的实际性和后勤问题阻碍了劈离式肝移植的进展,因为此手术需要由外科医生、麻醉医生、手术室组成的两个完整团队的全员几乎同时工作。最初报道的病人1年生存率为67%,而移植物生存率降至55%(Broelsch et al,1990)。在这种术式的最初经验中,最常见的并发症是出血,早期移植物功能不良,胆漏和胆管狭窄(Mourad et al,2015)(参见第120章)。在右肝移植物成人受体中,由于缺血时间长和供受体匹配度问题,肝功能不全成为主要问题(Emre & Umman,2011)。

借助肝脏劈离和移植技术的外科精进以及病人选择的优化,移植结局得到改善(Cauley et al,2013;Doyle et al,2013;Goss et al,1997;Malago et al,1997;Yersiz et al,2006)。引入Rogiers在1994年发展的原位肝劈离技术显著缩短了肝脏的缺血时间(Rogiers et al,1996)。使用这种技术,在冷灌注开始之前,维持已故供体心跳的同时原位分割肝脏(Yersiz et al,2003)。在保留动脉和门静脉血供以及静脉回流的同时,通过仔细切开肝实质来离断肝脏,往往是把左外叶与右三叶移植物分开。劈离过程需要细致止血,这将影响受体手术质量,因为这样可以实现移植物再灌注后断面很少或无出血发生。正如一些研究中的报道,由于担心降低移植物的存活率,因此传统上将原位劈离肝脏的右三叶移植物视为边缘供肝(Mallik et al,2012)。但是,包括近期意大利的大型多中心研究在内的研究显示,只要总缺

血时间少于8小时,使用原位右三叶劈离移植肝的成人和全肝移植受体之间的移植物存活率无差异(Doyle et al,2013;Maggi et al,2015)。

尽管肝脏劈离技术仍然是一种局限于具有段叶移植经验的大型移植中心的手术,这种移植部分移植物给另一中心的可能现在已成为现实。目前,劈离式肝移植已被广泛接受,其结果可与全器官移植相当(Cauley et al,2013;Deshpande et al,2002;Diamond et al,2007;Doyle et al,2013;Hong et al,2009;Mourad et al,2015)。现在它已成为标准手术,它代表了可扩大移植器官总数方面的重要技术进步。肝脏劈离技术与活体肝移植一起,对儿童供体器官短缺的不平衡窘境产生了重大影响。

减体积和超减体积左外叶肝移植

在某些情况下,新生儿和婴儿的腹腔太小,甚至无法容纳左外叶移植物,因此需要进一步减少体积以解决这种尺寸差异。减体积左外叶移植物(部分左外叶和单段移植物)和超减体积的左外叶移植物(减体积单段移植物)已被描述为解决此问题的方法(Mentha et al,1996;Ogawa et al,2007;Shehata et al,2012;Srinivasan et al,1999)。可使用Ⅱ段和Ⅲ段作为移植物减体积,在供体手术中原位进行或在修肝台进行。已有介绍分离单段(Ⅱ或Ⅲ段)或超减体积的单段移植物的不同技术,这些都依赖于对节段和亚节段肝解剖结构有透彻了解的精细外科技术。对于活体供体,解剖变异和移植物大小由专用的计算机断层扫描(CT)和术前计划提前确定。对于已故的捐献者,若无捐赠前增强CT扫描,则可以使用术中超声评估(IOUS)解剖变异。分离出供体肝左动脉、门静脉左支和左肝管后、内侧段(Ⅲ段)截面恰好位于镰状韧带右侧。可以将无菌的甲基蓝注射到Ⅱ或Ⅲ段的门静脉分支中,以更好地辨别断面。或者也可用IOUS识别与Ⅱ段和Ⅲ段肝静脉相关的平面(Ogawa et al,2007;Shehata et al,2012)。进一步减体积的单段移植物的决定是基于外科医生对移植物大小和形状相对于受体腹部大小的临床评估。受体手术涉及使用显微血管技术重建肝动脉。通常使用Roux-en-Y肝空肠吻合术完成胆道重建(Enne et al,2005)。

长期结果显示,减体积和超减体积左外叶移植物是新生儿和小婴儿的可行选择。一项最近的荟萃分析未显示单段肝移植与小受体的发病率或死亡率增加相关,病人生存率为85.2%,中位随访时间21个月。该生存率与10kg以下儿童接受除单段移植物以外的肝移植的存活率相当(Enne et al,2005)。另一项关于使用减体积和超减体积左外叶移植物进行儿童肝移植的有10年单中心经验的研究显示了相似的结果,在肝移植术后1年,3年和10年时,病人的总生存率分别为83.7%、81.4%和78.9%。该研究报道肝动脉血栓发生率为4.1%,门静脉并发症发生率为16.3%。多因素分析表明,受体年龄小于2个月以及热缺血时间大于40分钟是病人生存率的负面预测因素(Shehata et al,2012)。

超减体积的Ⅱ/Ⅲ段移植物的另一种选择是临时性关闭腹腔,通常是用一块硅胶膜片环形缝合在受体的筋膜上,膜片可以在1~2周内逐渐回缩。在此期间,移植物通常会变小,并且腹腔会增大以适应移植物。

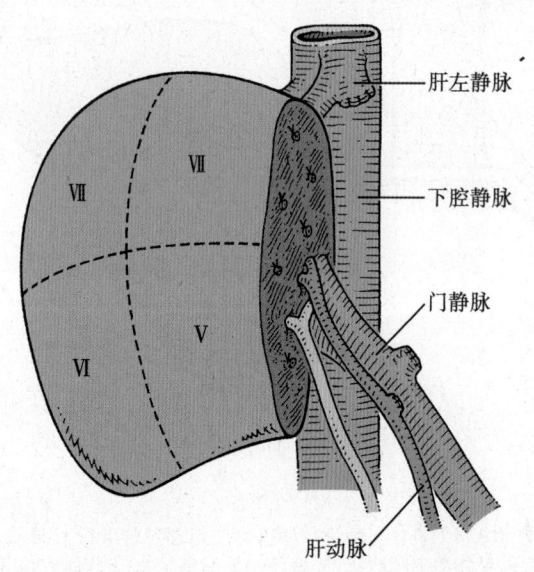

肝左静脉

下腔静脉

门静脉

肝动脉

图118.5　段叶移植物。使用了包含第Ⅴ~Ⅷ段的完整右肝。图中肝左静脉(LHV)代表缝闭的肝左静脉和中肝静脉

活体肝移植术(见第 104 章与第 117 章)

　　减体积肝移植与劈离式肝移植在众多移植中心的成功开展从外科技术层面为活体供体肝段切取(Strong et al,1990),尤其是针对终末期肝病幼儿病人的治疗,奠定了坚实的基础(Broelsch et al,1994;Edmond et al,1993;Otte,1995;Otte et al,1998;Raia et al,1989)。这一部分病儿的供体往往是其父母或近亲,但不排除存在非亲属来源的活体肝移植(LDLT)的可能(OPTN/SRTR,2014)。

　　从伦理角度,LDLT 前供体的选择需要充分考虑众多因素,为此,许多移植中心会依据指南对活体供体进行严格的术前评估(Chen et al,2003;Surman & Hertl,2003)。移植团队需对活体供肝者从社会心理层面进行评估,以判断其此次捐献是否为自觉自愿,无继发性获益的利他行为。在术前,一名专业医生将作为供体顾问与拟供肝者及其家属进行谈话,向其阐明手术细节与风险(Trotter,2000)。在此过程中,社会心理层面出现的任何问题都有可能使得拟捐肝者失去捐肝机会(Ghobrial et al,2008;Singer et al,1989;Surman,2002)。

　　然而,活体肝移植最大的问题无疑是手术会给供体带来一定的风险,为此,医疗人员需采取一切措施降低供肝者的发病及死亡风险,同时在术前尽可能将手术存在的所有风险,潜在并发症与后遗症告知供体及其家属。待供体充分知情后,需手术前表明自己是否同意承担一切风险。

　　活体肝移植手术的成功与否一部分依赖于供肝的体积(Kiuchi et al,1999)。在术前,术者将通过 CT 或核磁共振(magnetic resonance imaging,MRI)对可获取供肝的体积进行估算(Kamel et al,2000,2001)。尽管左外叶供肝切取是目前最为简便易行的术式,左右半肝移植也已被证实能成功应用于活体肝移植。活体供体肝左外叶的体积可通过 CT 或 MRI 进行评估(Urata et al,1995),肝内血管生长情况可通过 CT 血管造影或磁共振血管造影进行评估,而胆道系统的解剖结构则可通过磁共振胆管成像或内镜逆行胰胆管造影(ERCP)显示。另外,尽管罕见,当影像学检查结果怀疑供体可能患有脂肪肝或其他肝脏疾病时,经皮肝脏穿刺病理结果证实后,医生将对供肝类型和体积从个体水平重新进行评估。总的来说,左半肝移植物(Ⅱ~Ⅳ段)可以耐受受体与供体之间的大约 1∶4 的体重差异,而左外叶移植物可以耐受 1∶10 或更大的差异。当受体为体重不足 10kg 的婴儿时,左外叶移植物是最为常见的选择。

具体步骤

　　按照常规,供肝获取手术的切口往往选择标准双侧肋下切口或右肋下切口上方加做正中切口。近年来,腹腔镜下以及腹腔镜联合开放手术获取供肝的案例也有被报道(Baker et al,2009)。不论采取哪种方法,供肝手术一开始都需要解剖肝门部位的结构。在这一步中,为了防止在术中损伤到肝门处汇入右半肝的结构,外科医生需要尽量贴近镰状韧带侧进行操作。随着从肝门中游离出肝左动脉(left hepatic artery,LHA),然后游离门静脉左支(left portal vein,LPV),并将其用血管束带包绕。随后,离断由 LHA 与 LPV 延伸汇入尾状叶的动脉与门静脉分支,使得血管游离段进一步延长。随后,结扎门静脉汇入Ⅳ段的分支,并在肝脏上方充分游离汇入下腔静脉的肝左静

脉。沿镰状韧带右侧切开肝脏,中间使用缝线结扎离断的血管与胆管,直至肝左外叶完全分离。此时,该部分肝脏仍有肝动脉与门静脉的血供维持,同时通过肝左静脉回流至下腔静脉。

　　在供肝切取过程中,术者无需对供肝及剩余肝脏的大血管结构进行操作。待肝切至肝门板结构时,术者离断Ⅱ段与Ⅲ段胆管,远端用可吸收线缝合,近端做上标记,以便后续的上肝过程。肝切平面位于脐裂右侧 0.5~1.0cm,大约 90% 的左外叶供肝通过该切面将得到Ⅱ段与Ⅲ段胆管的共同开口(Renz et al,2000)。

　　此时,供肝获取前准备已完成。待麻醉师给供体循环系统注入肝素后,术者同时钳夹 LPV,LHA 与 LHV,离断血管结构。左外叶供肝取下后,需立刻用提前预冷的肝素化保存液对其门静脉与肝动脉系统进行灌注。由于供肝切取过程中,Ⅰ段与Ⅳ段的血管与胆管系统会受到一定损伤,因此在左外叶供肝移去后,该部分肝实质的存活可能会受到一定影响。若术后发现该部分肝实质的存活受到影响,术者可在供肝切取后对剩余肝脏行二次肝切同时在手术室对病人进行一段时间观测。

　　正如之前所提到的,在受体下肝过程中,其下腔静脉位置不变,可构建一过性的门腔静脉分流。术者需对受体肝静脉-下腔静脉衔接口处进行修整以利于后续供体肝静脉与受体下腔静脉之间的吻合。此处往往会将吻合口修整为宽大的三角形以保证移植物血供能充分回流,同时供体肝静脉段不能保留过长,以免吻合后发生血管扭转。门静脉系统是通过端端吻合的方式重建的。当受体为胆道闭锁病儿时,其门静脉端往往偏细且有静脉硬化的征象。在这种情况下,术者会更偏向于将供体门静脉端吻合于肠系膜上静脉与脾静脉的交汇处(Saad et al,1998)。肝动脉系统的重建是通过显微外科技术借助外科放大镜或显微镜将供体端与受体的动脉端进行端端吻合来完成(Inomata et al,2000)。在某些情况下,需要借助供体的大隐静脉从受体的肾下腹主动脉进行血管搭桥,以实现无张力的动脉吻合。

　　术者需正确识别源自肝Ⅱ段与Ⅲ段的胆管(图 118.6),其有大约 10% 的概率是来源于不同主干的(Renz et al,2000;Salvalaggio et al,2005)。术者对受体胆道系统的重塑主要是通过同空肠间行 Roux-en-Y 吻合(伴或不伴支架)来实现的。若受体在先前的移植或 Kasai 手术中已行 Roux-en-Y 吻合,只要原先的 Roux-en-Y 袢长度足够且未受到损伤,就可被用于此次移

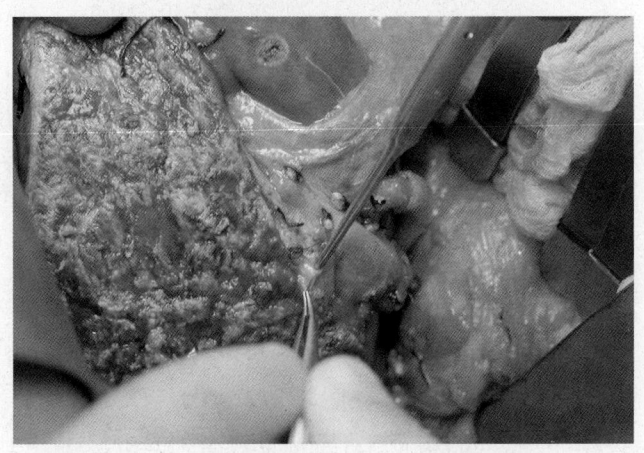

图 118.6　由左外叶移植物的第Ⅱ和Ⅲ段胆管汇合形成的共干

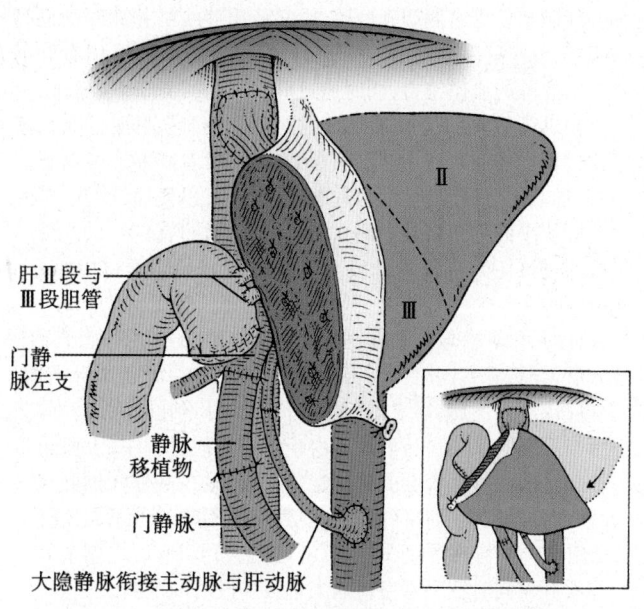

图 118.7   受体移植物植入完成:该图描绘了有两支胆管存在时的情况。肝动脉和门静脉的吻合口处使用了静脉搭桥以确保血管长度足够。左下方插图显示关腹后移植物的最终位置

植的胆肠吻合。待所有管道结构吻合完毕后,术者应将移植物轻微向右旋转,相较于其在供体体内的位置而言,其在受体体内的位置应更为居中(图 118.7)。术者在行血管与胆管吻合的过程中应充分考虑到后续这个旋转的步骤。随后,移植物将通过镰状韧带悬吊于前腹壁,以免其进一步向左旋转而造成血管扭转。

活体供体左半肝(Ⅱ段、Ⅲ段与Ⅳ段伴或不伴Ⅰ段)的获取与移植的过程同左外叶类似,仅在外科技术上有些许差异。在胆囊切除后,术者将沿着 Cantlie 线为主平面对供肝进行切取。移植物的静脉回流可通过肝左静脉或肝左与肝中静脉的汇合处来完成(Makuuchi & Sugawara,2003)。若术者考虑保留尾状叶,则无需将左肝管处的血管离断。

尽管 LDLT 的最初目的是缓解供体器官的短缺,但随着人们开始实行 LDLT,它的其他优势逐渐体现了出来(Sindhi et al,1999)。其中最为重要的是,活体肝移植的受体在移植前的等待时间大大缩短(Tanaka et al,1994)。活体肝移植的手术时间可提前安排,手术能够有计划地进行,因此大大缩小了手术的风险。此外,活体肝移植中医生对供体的详细评估以及术中冷缺血时间的缩短都能大幅度提高移植物的质量,从而减少移植物原发性无功的风险(Farmer et al,2001)。

成人

随着活体供体左外叶肝移植在儿童中取得令人鼓舞的成功,人们将这项创新性技术一再扩展以解决另一个难题:成人供体器官短缺(Renz et al,2003;Strasberg et al,1999)(见第 117 章)。在法律、宗教或其他文化因素的影响下,部分国家尚不允许行脑死亡供体器官移植,在这种情况下,活体供体器官捐献是 ESLD 病人行肝移植的唯一希望。1991 年,世界上首例成人左半肝活体肝移植在京都由 Tanaka 等人成功完成(Hashikura et al,1994)。该项技术随后扩展到使用右半肝作为移植物,现成为成人间活体肝移植的首选方案(Brown,2008;Kawasaki et al,1998;Seek et al,2002)。

右半肝移植物(Ⅴ段~Ⅷ段)占据了全肝体积的 50%~60%,其优势在于移植物能够恰好被容纳于受体的右肝窝处(图 118.8)。尽管如此,右半肝作为移植物所存在的主要问题为肝实质切面过大以及其胆道,动脉,门静脉和肝静脉解剖结构不规则(Trotter et al,2002)。门静脉结构变异(如门静脉三分支)以及肝动脉结构变异(如出现右副肝动脉)等情况均为右半肝活体肝移植的相对禁忌证(Erbay et al,2003;Imamura et al,2000)。通常情况下,除非存在其他来源于肠系膜上动脉的分支,肝右动脉的口径往往都会比较大。供体的肝动脉与门静脉端能够直接同受体的血管端进行吻合。在大多数情况下,仅通过肝右静脉即可实现右半肝移植物的静脉回流,术者须将供体来源的肝右静脉同受体下腔静脉或肝右静脉断端进行仔细

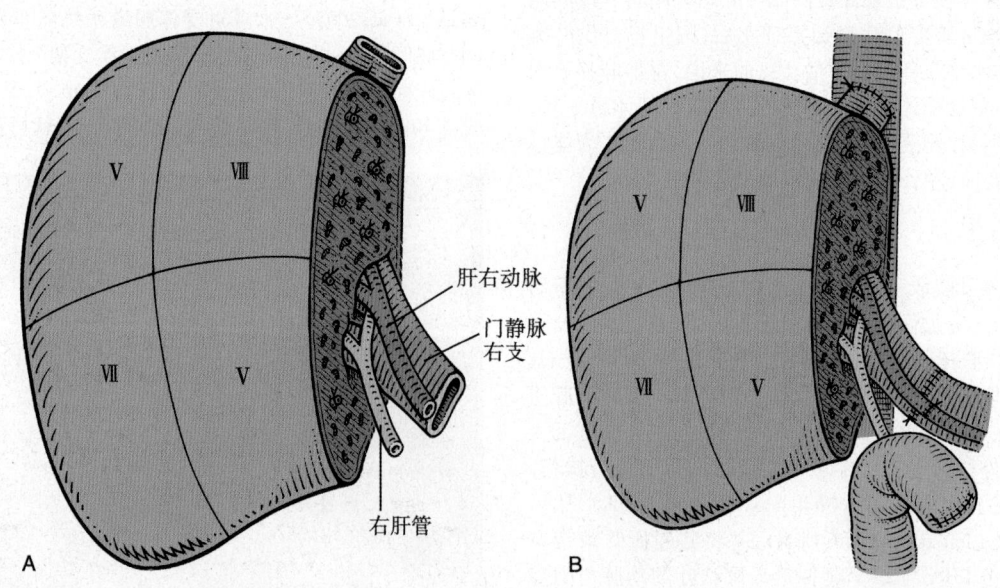

图 118.8   (A)由活体供体捐献的右半肝移植物,其右肝门系统与肝右静脉长度较短。(B)右半肝移植物植入完成

吻合,以免出现静脉回流障碍与移植物淤血。如果必要的话,术者须对血管断端进行纵向扩大以完成准确吻合。

当有第二条肝右静脉(如肝右下静脉)存在时,推荐对两条肝右静脉行两个独立的吻合口,以防止静脉回流受阻(Ghobrial et al,2001)。目前,是否将中肝静脉包含入右半肝移植物中尚存在争议(Fan et al,2003)。在活体右半肝移植中,胆道系统的重塑较为困难,这主要是由于 V 段~Ⅷ段的胆道并未形成共干,可能存在两个及以上的胆道断端(Fan et al,2002)。其标准做法是通过 Roux-en-Y 行肝空肠吻合术,但若供体端为较大的单支右肝管,也可考虑通过置入 T 管实现供受体胆管的端端吻合。

供体可以耐受的最大安全供肝切取范围和受体救治所需的最小肝体积之间的权衡是成人 LDLT 的难题(Fan et al,2000)。由于能够维持人生命的最小肝实质量尚不明确,而其他相关因素如缺血再灌注损伤,脂肪肝,免疫排斥的存在都会进一步使得移植肝的功能受到影响(Hill et al,2009),目前小体积移植物的定义尚难以确立。有不少研究表明,当移植物的体积不超过与受体适配的标准肝体积的 40% 时,其术后功能将受到影响(Pomfret,2003)。目前来看,若移植物质量与受体体重的比值达到 0.8%,或移植物体积超过与受体标准肝体积的 50% 时,手术成功的可能性较大(Kiuchi et al,1999;Sugawara et al,2001)。使用带肝中静脉的扩大右半肝作为移植物能够从一定程度上降低受体的风险,但这会导致供体的发病率和死亡率上升。此过程需要进行大面积肝切取,且捐赠的肝脏约占总肝脏体积的三分之二,因此术后供体肝功能常常会出现一过性受损(Lo et al,1999;Pomfret et al,2003)。

在没有出现排斥反应或机械性胆道梗阻的前提下受体出现长期胆汁淤积征象是小体积移植物的特点。针对这一类病人,其围手术期管理的重点在于防止其他一切因素对移植物造成进一步损伤。此类病人除了考虑二次移植以外,内科对症支持治疗是唯一的疗法。暂时性的人工肝脏支持系统,如人工肝或体外灌注系统的使用正处于研究阶段,但其在美国尚未应用于临床(Demetriou et al,2004)(见第 80 章)。在未来,我们期望能够将暂时性的人工肝脏支持系统应用于小体积移植物。该项技术能够通过辅助 LDLT 来缓解成人器官短缺。

尽管 LDLT 对于受体而言有不少优势,但成人间 LDLT 中,供体作为一名健康的个体,需要承担行腹部大手术的风险。为了将风险最小化,术者需要在术前评估期间仔细挑选合适的供体。然而即使术者对供受体进行了精心挑选,同尸体来源的全肝移植物相比,LDLT 仍会给供体带来一定的风险,并且给受体带来了潜在的额外并发症(Man et al,2003;Sugawara et al,2003)。

活体肝移植中的供受体风险

人们对成人间 LDLT 的早期热度受到供体发病率和死亡率的影响而逐渐减弱。2002 年,一例备受关注的供体死亡事件被报道后(Trotter et al,2006),美国的 LDLT 年手术量逐年下降,从 2001 年的 524 例下降到了 2014 年的 230 例(OPTN/SR-TR,2015)。由于目前尚无正规的能够前瞻性地收集全球供体数据的国际机构,想要量化与 LDLT 相关的风险是非常困难的。直到最近,UNOS 才被授权能够获取所有 LDLT 供体的结局信息,但由于该数据集目前尚未成熟,无法提供有效信息

(Trotter et al,2006)。目前,大多数已发表的与成人间 LDLT 相关并发症的报告均来自单中心的统计,且报告之间差异很大,各并发症发生率低至 9%,高至 67%(Ghobrial et al,2008;Marsh et al,2009)。而供体死亡率的范围大约在左外叶移植的 0.1% 到右半肝移植的 0.5% 之间(Ringe & Strong,2008)。

为了对 LDLT 相关供受体并发症的风险性和严重性做出公正客观的评估,美国国立卫生研究院(NIH)于 2002 年启动了的包含九个中心的成人活体肝移植(A2ALL)队列研究(Ghobrial et al,2008)。A2ALL 研究的第一阶段为回顾性观察性研究,总共纳入了自 1998—2003 年间的 405 名 LDLT 供体候选者。其中有 393 人完成供肝捐献,12 人(3%)由于多种因素未能完成,有 148 名(38%)供体经历过总共 220 个术后并发症。最常见的术后并发症是细菌感染(12.5%),其次是胆漏(9.2%)、腹部切口疝(6%)、需行引流的胸腔积液(5%)、神经失用症(4%)、二次剖腹探查(3%)、伤口感染(3%)以及腹腔内脓肿(2%)。四例供体死亡案例,其中第一例为供体在术后第 3 天死于胃气性坏疽,败血症和多器官衰竭。第二例供体死于用药过量,第三例供体于术后一年多时自杀,第四例供体于术后 2 年因非自杀性交通事故死亡(Ghobrial et al,2008;Trotter et al,2006)。

除了供体的情况,A2ALL 队列也将成人间 LDLT 的受体并发症发生情况同尸体供体来源的肝移植(DDLT)进行了比较。总体来看,成人间 LDLT 术后并发症的发生率同 DDLT 相比并无显著统计学差异(82.8% vs.78.2%;$P = 0.17$),但其并发症的严重程度更高。在一项包含 384 例 LDLT 和 216 例 DDLT 的队列研究中,LDLT 受体发生率更高的并发症包括胆漏(31.8% vs.10.2%),非计划性剖腹手术(26.2% vs.17.1%),肝动脉血栓形成(6.5% vs.2.3%)和门静脉血栓形成(2.9% vs.0%)。此外,LDLT 术后并发症导致再次肝移植或受体死亡(伴或不伴再次移植)的概率也显著高于 DDLT(15.9% vs.9.3%)。然而随后在一项独立的研究中,研究者们考虑到了移植中心的经验水平,发现当移植中心行超过 20 例 LDLT 时,其术后并发症的发生率将显著下降(Freise et al,2008)。

A2ALL 多中心队列研究通过系统性数据收集,分析以及报告,准确描述并量化了成人间 LDLT 的优势与风险。目前来看,该研究的局限性在于其回顾性研究的性质,而其前瞻性研究阶段从 2004 年开始。

儿童肝移植术后管理及并发症

在儿童肝移植术后早期阶段,移植物功能监测是通过评估病儿酸碱平衡状态、血糖水平、精神状态、凝血时间、转氨酶及胆汁淤积相关参数来实现的。病儿需经常接受多普勒超声检查以判断肝血管,尤其是肝动脉的通畅性与充盈度。无论是成人还是儿童肝移植,长时间的机械通气均与受体围手术期严重并发症相关。因此,最近也有研究主张术后尽早或在手术室手术结束后即刻拔除气管插管(Kukerti,et al,2014;Mandell,et al,2007;Ulukaya et al,2003)(详见第 120 章)。

原发性移植物无功能(primary nonfunction,PNF)发生率小于 5%,但病人需立即接受再次肝移植手术(Doyle et al,1996;Muiesan et al,2007)。PNF 致死率很高,仅三分之一病儿可以幸存(Seiders et al,2002)。LDLT 和原位劈离肝移植 PNF 发生率相对较低,这可能与较短的冷缺血时间相关(Farmer et al,

2001）。而促进 PNF 发生的因素则包括供体死亡原因,手术技术相关并发症,重症监护室时间和超急性排斥（Muiesanet al,2007）。对于儿童受体,发生 PNF 时,接受心死亡供体或活供体的小体积肝脏进行再次移植可能是一种解决问题的紧急选择（Seiders et al,2002）。出血是肝移植最常见的并发症,它可能发生在手术过程中或术后早期阶段。如果病儿术后血压不稳或出现低血压,应紧急手术再次探查。鉴于有很多研究报道了成人及儿童重症病人输血的不利影响,术中及围手术期建议谨慎输血（Kukreti et al,2014）。蛋白酶抑制剂抑肽酶（Trasylol）和抗纤溶药物,如氨基己酸和氨甲环酸的使用有助于减少弥漫性出血,但也会增加动脉血栓或者栓塞的潜在风险,因此此类药物的使用仍存在争议（Himmelreich et al,1992;Kang et al,1987;Kukerti et al,2014;Xia & Steadman,2005）。

肝动脉血栓形成（hepatic artery thrombosis,HAT）是儿童原位肝移植（orthotopic liver transplantation,OLT）最常见的血管并发症,也是早期移植物失功及再次移植的一个主要原因。既往报道 HAT 发生率超过 25%（Dalgic et al,2003;Heffron et al,2003）,但最近更多大型研究报道其发病率为 5% ～ 19%（D'Alessandro et al,2007;Diamond et al,2007;Duffy et al,2009;KamranHejazi Kenari et al,2014;Kukerti et al,2014;Farmer et al,2007;Salvalaggio et al,2005;Yilmaz et al,2007）。HAT 发生率的下降归功于手术技术及围手术期管理的进步。仔细抗凝、血流动力学管理及避免排斥反应的发生也可以降低 HAT 的发生风险。常规应用多普勒超声检查,或根据临床表现降低超声检查门槛对早期诊断 HAT、实施取栓术及血管再通至关重要。门静脉血栓形成发生率较 HAT 低,在儿童 OLT 中约为 3% ～ 8%,但在段叶肝移植中较高（Chardot et al,1997;Diamond et al,2007;Millis et al,1996）。

与 HAT 相似,排斥反应或保存性损伤带来的肝脏肿胀会增加门静脉血栓形成（portalveinthrombosis,PVT）的风险。如果

使用补片行腹壁整形术关腹后,病儿腹腔内压力仍不能下降,那大体积肝脏移植会成为血栓形成的另一个危险因素（Kiuchi et al,1999）。早期 PVT 很难通过紧急取栓或者血管重建治疗。而伴门静脉高压并发症的晚期 PVT 则是再次移植的手术指征（Dalgic et al,2003;Kamran Hejazi Kenari et al,2014;Vilca-Melendez & Heaton,2004）。门静脉狭窄、IVC 狭窄和肝静脉狭窄也是肝移植的血管并发症,其在儿童受体中的发生率分别为 4% ～ 8%、小于 1% 及 2%（Buell et al,2002;Kamran Hejazi Kenari et al,2014;Sommovillaet al,2014;Uller et al,2013）。

胆道狭窄是段叶肝移植最常见的并发症之一（10% ～ 35%）（Bhatnagar et al,1995;Reichert et al,1998）,也与移植术后高死亡率相关（详见第 117 和 120 章）。在部分供肝移植中,胆道并发症发生率甚至可高达 40%（Anderson et al,2010;Diamond et al,2007;Salvalaggio et al,2005）。早期发现胆道并发症并积极治疗十分重要,因为在儿童肝移植中约 8% 的晚期移植物失功与之相关。而随着内镜介入及经皮介入技术的发展,如经肝和内镜下球囊扩张,支架植入等的广泛应用,近年来手术干预及胆道重建的需求显著减少（Dechene et al,2015;Heffron et al,2003;Ko et al,2008;Moreira et al,2010）。

许多病儿肝移植前曾接受过肝门空肠吻合术（详见第 40 章）,腹腔粘连严重,在切除病肝时易造成医源性肠损伤。而高度怀疑肠穿孔时早期剖腹探查并及时缝补漏口对于预防全身性脓毒血症至关重要。由于严重的肺动静脉分流,肺部感染及胸腔积液,许多病儿在移植术前肺功能即有所损伤。术后,由于膈肌压迫或暂时性右半膈肌麻痹,右侧胸腔积液,围手术期液体补充导致的肺水肿或肺不张等原因,病儿呼吸系统问题将更加严重。对于因大肝带来的高腹内压病儿,建议使用假体移植物（补片）暂时无张力关腹（图 118.9）。这种腹壁移植物尺寸将在几天之内缩小,类似于新生儿腹裂畸形时使用的腹壁硅

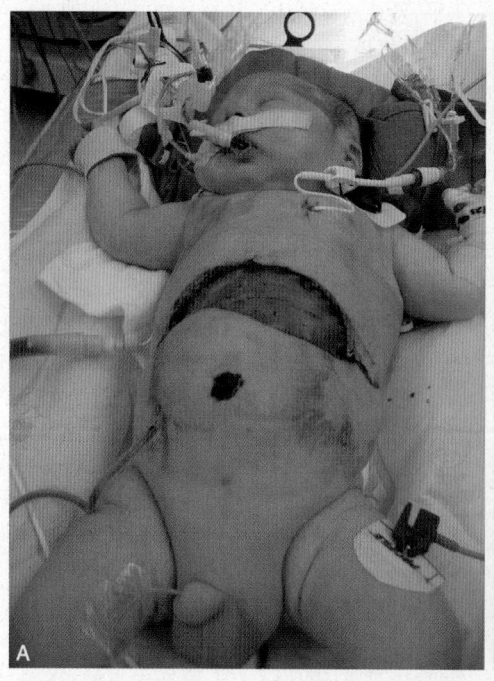
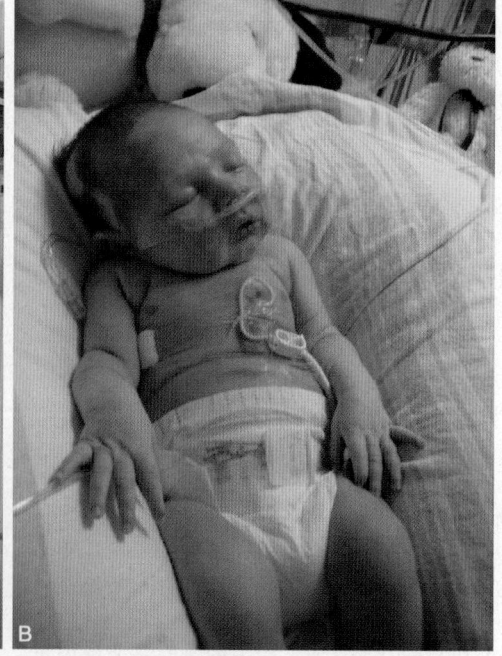

图 118.9   （A）新生儿接受左外叶肝移植后利用补片假体暂时性关腹。（B）数天后补片尺寸缩小最后移除,腹壁关闭

胶膜片(Cacciarelli et al,1997;Noble-Jamieson & Barnes,1999)。

围手术期肾功能损伤较为常见且通常可逆。减少或暂时停用对肾功能有害的免疫抑制剂(如环孢素或他克莫司)有助于改善肾功能。除非是移植前便需要,否则只有不到5%的病儿在术后需要临时性透析(Bartosh et al,1997;Berg et al,2001)。

感染是免疫功能受损病人终生存在的风险。在移植术后早期,粪肠球菌、假单胞菌属和金黄色葡萄球菌感染最为常见,这与中心静脉置管及肠道菌群移位相关(Deen & Blumberg,1993;Fishman,1999)。而目前出现的对抗生素耐药的葡萄球菌、克雷伯菌和肠球菌等感染,则更为棘手。移植后腹水中存在革兰氏阴性菌和念珠菌则提示肠穿孔或胆漏可能(Muiesan et al,2007)。移植术前未感染巨细胞病毒(cytomegalovirus,CMV)及EB病毒的病儿术后6周常出现此类病毒感染,并可用更昔洛韦有效治疗。急性肝功能衰竭病人可能经常出现真菌感染,因此建议预防性使用口服抗真菌药物(Gladdy et al,1999;Kahn et al,1988)。

免疫抑制剂

儿童肝移植的大部分进展归功于免疫抑制剂的发展(Evrard et al,2004),且目前新药仍在不断出现,治疗方案也在持续改进(详见第11章)。基础免疫抑制方案由皮质类固醇及钙调磷酸酶抑制剂(他克莫司或环孢素)组成(van Buren et al,1998)。他克莫司的优势在于,相较于环孢素,其搭配更少的糖皮质激素就能达到相同的免疫抑制效果,且多毛症及齿龈增生的副作用更小。霉酚酸酯常用来减小他克莫司和环孢素的肾毒性。他克莫司最初12小时的谷浓度应为6~10ng/mL,环孢素应为250~300ng/mL。

在术后早期,为避免排斥反应,免疫抑制剂浓度应维持于一个较高水平。但较高水平的药物浓度也会导致移植物水肿,继而引起肝动脉或门静脉血栓形成,因此药物浓度应随着时间逐渐降低(Mazariegos et al,1997),且大部分病儿术后1年内可停用皮质类固醇。最近也有研究报道儿童肝移植术后病儿仅使用他克莫司(普乐可复)单药维持,移植物生存率极高。而较少免疫抑制剂的使用也能给病儿带来其他益处,如降低感染风险,改善肾功能及生长发育(Turmelle et al,2009)。病儿在移植后数年完全撤除免疫抑制剂的研究也有报道,其移植物功能无明显损害(Diem et al,2003;Reding et al,2003;Riordan & Williams,1999)。一项关于完全撤除免疫抑制剂的多中心前瞻性试验性研究已完成,该研究对象为20名病情稳定的接受父母捐赠供肝的LDLT病儿,研究完全撤除病儿免疫抑制剂并观察其移植物功能。在20名受试者中,12名(60%)达到了研究终点,在停药后维持了正常的移植物功能,中位停药时间为37.5月(Feng et al,2012)。另有一项研究也报道了在超过3年的停药期后,病儿移植物功能正常。非免疫相关的肝病,儿童受体,停药后1年无排斥反应是移植受体可长期停用免疫抑制剂的有利标志(Lee et al,2009)。

儿童肝移植预后

劈离式肝移植及LDLT的应用有效缓解了儿童肝移植供肝短缺的难题,特别是对于终末期肝病的小婴儿(Hong et al,2009;Sindhi et al,1999)。从2005年1月至2014年12月,美国共实施了5 537例儿童肝移植。LDLT约占其中的10%(OPTN/SRTR,2015)。儿童LT后总体生存率良好,大多数中心报道的1年生存率均超过80%。在美国,胆道闭锁病儿移植后5年和10年生存率分别为87.2%和85.8%。而选择性地对稳定的代谢性疾病病儿行肝移植手术治疗,术后1年剩余生存率可达95%(Abt et al,2004;SPLIT Research Group,2001;OPTN/SRTR,2015)。

极低的年龄,低体重和解剖异常都增加了儿童肝移植的复杂性和并发症发生率(Anderson et al,2008)。来自Hamburg的12名体重低于5kg的婴儿移植术后1年生存率为75%(Lang et al,2000;Rogiers et al,1997)。该报道也证实了对小婴儿实施肝移植的可行性。而对于急性肝功能衰竭接受紧急肝移植的病儿,术后5年的受体及移植物生存率均显著降低,分别为73%与59%(Futagawa & Terasaki,2004)。同样,有血管或其他异常的胆道闭锁婴儿,术后并发症发生率增高,生存率降低(Anderson et al,2008)。

毫无疑问,肝移植病儿预后与疾病严重程度及病儿身体状况直接相关(Farmer et al,2007;Kimura et al,2004;Spada et al,2009)。在病儿病情明显恶化前尽早转诊至儿童肝移植中心并尽早实施肝移植手术仍是取得良好预后的决定性因素。

结论

活体捐献不仅能缓解供肝短缺,而且能在完备条件下选择手术时机和术前规划来完成移植手术。尽管LDLT是缩短病儿等待时间的宝贵策略,但成功的儿童肝移植中心最终目标应为降低病儿等待时间死亡率,同时保证良好的移植预后。这通常是需要综合利用所有类型供肝来实现的。

(夏强 译 樊嘉 审)

第 119 章

肝脏替代技术

J. Wallis Marsh，Roberto Carlos Lopez-Solis，and Christopher B. Hughes

历史概况

肝脏替代疗法现已成为众多终末期肝病的治疗手段(Starzl et al,1989),在 2002 年 Starzl 对这种疗法的发展历程进行了总结。最初的手术技术发展于 1958—1960 年的犬移植模型。临床实践开始于 1963 年,以硫唑嘌呤和泼尼松作为免疫抑制剂。1969 年 Starzl 报道了第一批由于接受肝脏替代治疗而长期存活的临床病例;直到 20 世纪 80 年代,环孢素研制成功,原位肝移植成为有效的治疗手段为世界所接受。而 20 世纪 90 年代,他克莫司的问世,使得移植疗效进一步改善(见 111 章和 116 章)。

除了免疫抑制剂以外,影响肝脏移植成功与否的因素很多。包括病人选择标准的完善、术前准备的加强、非侵入性的诊断方法、新型抗生素、麻醉和围手术期管理的进步(见 112 章和 113 章)。然而供体和受体施行完美的手术是关键,其他所有因素都是以此为基础的。

病例

出于兴趣和历史保存的考虑,我们在本章引入了世界上人类第一个肝脏移植手术的手术记录(经 Thomas E. Starzl 医生许可复制)。该手术于 1963 年在美国科罗拉多州丹佛市对一名患有胆道闭锁的儿童进行。从操作描述中可以明显看出,在这几年中手术已经取得了许多重大进展;与此同时,在某些方面并没有太大的变化。当阅读这篇历史文献时,应该记住中心静脉插管和快速输液装置还没有开始使用。

手术记录
主治医师:T. Starzl, M.D.
器械护士:P. Horst.
助手:R. Brittain;R. Rutherford
擦汗护士:D. HMeKie;D. Fieldo;R. Walker
手术名称:肝脏移植
麻醉师:D. LeVine
器械清点:完成
术前诊断:先天性胆道闭锁
术后诊断:相同

病房 Ⅱ
病人姓名
住院号
地址

麻醉效果:正常

这个 3 岁的男孩出生时就患有先天性胆道闭锁,之前已经进行过探查。在出生后不久做了第一次手术,没有发现胆道。孩子有门静脉高压,腹部隆起明显,过去就已知有腹水。进行肝移植的准备工作已经计划了一段时间,而之前的胸腺切除术是由 Waddell 医生做的。

手术当天,手术室接到紧急电话,说另一个两岁的孩子在治疗恶性脑瘤期间心脏停搏。随后,Edward Solis 紧急前往手术室,由 Thomas L. Marchioro 医生领导的团队正准备摘取肝脏。

孩子被氟烷麻醉,并在手臂的静脉放置一个大钻孔针。然后在右侧第八肋间隙做一个胸侧切口,经腹向下延伸,然后回到左侧肋缘。由于门静脉高压继发大量侧支静脉,手术切口加深时伤口很难保持干燥。在进入腹部和胸部时,发现一块回肠紧紧地附着在肝脏上。想要剥离相当困难,主要是因为在分离的肠管和肝脏下表面有多发的出血区。由于需要进行冗长的解剖才能到达门静脉三联体,所以在这个时候是无法到达的。

此时,供体室传来消息,肝脏的灌注泵系统已经失灵,必须尽快取出这个孩子的肝脏。然后,切断三角韧带,切除肝脏过程中没有费时费力的仔细止血。完成后,使用 Potts 钳夹阻断之前未被解剖的肝门三联体,以控制进入肝脏的门静脉和肝动脉。再用 Potts 钳夹肝上和肝下的腔静脉,然后将肝取出。就在这之前,股静脉中放置了一个带玻璃片的塑料分流器,然后接在颈部的颈内静脉,让血液绕过腔静脉闭塞的部分。由于存在大量静脉曲张,对门静脉不需如此。需要指出的是,在取下肝脏之前,大家注意到针头已经脱离了它在手臂上的位置,已经输掉的血液全部流在了手术台上。立即切开另一条颈静脉,在这个区域放置一根大的聚乙烯管,以便快速输血。

无论如何,肝脏随后被取出,供体肝脏从对面的房间送进来。采用 5-0 的缝合线连续缝合进行肝上下腔静脉吻合。肝上下腔静脉断端匹配不是很好,但是仍然获得了较满意的吻合。然后进行肝下下腔静脉吻合术。切断的门静脉三联体与与肝动脉一起,然后进行供受体门静脉端端吻合和肝动脉端端吻合。当阻断钳松开后,肝脏立即呈现出良好的颜色。尽管移植过程十分繁忙,但人们最初认为可以获得满意的结果。然而,大约 15~20 分钟后,发现所有的断面都大量出血。一个血液样本被送到了 Rurt Von Kaulla 博士那里,结果报告显示在提交的血液中纤维蛋白溶血素含量极高而纤维蛋白原含量较低。接下来的 5、6 个小时,他们竭尽全力地控制出血,使用了成千上万的缝合线和纱布,但出血始终不能得到满意的控制。孩子在下午 6 点左右心脏停搏,通过心脏按压成功恢复,在随后的 2~3 个小时内,又发生了几次心脏停搏。最后,大约在晚上 8 点,随着最后一次心脏停搏的到来,孩子被宣布死亡。

Thomas E. Staxz1, M. D.

供者手术

在 20 世纪 80 年代早期,随着标准切取方法(见 116 章)的发展,可以从一个尸体供者身上获取多个器官。随后,威斯康星大学研制的保存液(UW)和组氨酸色氨酰戊二酸(HTK)保存液可以使得肝脏移植物保存的相对安全时长延至 12～18 小时。这段时间允许远距离分配肝脏,同时允许根据组织学和代谢标准对移植物进行准确评估。

标准的肝脏切取技术

在标准的肝脏切取技术中,手术取腹正中切口,上至胸骨上切迹,下达耻骨联合,充分显露腹腔和胸腔所需的器官(图 119.1)。在判定肝脏质地和颜色正常后,切开左三角韧带和冠状韧带,将肝左叶向前和向右翻转。显露肝胃韧带的上部,包括胃左动脉(left gastric artery,LGA;腹腔干的最小分支)和肝动脉(图 119.2)(见第 2 章)。如果解剖变异,出现起源于胃左动脉的肝左动脉分支(图 119.3),则必须完整保留胃左动脉和从它分出的肝左动脉(图 119.3,附图)。当出现这种异常的肝左动脉分支时,它几乎总是出现在迷走神经分支的后面,从胃的小弯曲处穿过肝胃韧带到达肝脏。

游离腹膜附着处右半结肠,并继续进入腹膜后腔;首先显露小肠,并向左上腹分离。使用 Kocher 手法游离十二指肠,暴露远端动脉和下腔静脉。剥离继续进行,在主动脉的前表面向上延伸到左肾静脉;肠系膜上动脉在左肾静脉的上方和前方。如果计划同时进行胰腺切除,需注意肠系膜上动脉周围环绕的血管袢。Treitz 韧带作为识别肠系膜下静脉的标志,方便地从肠系膜上剥离,为插管做准备。

腹腔干的最大分支通常是肝总动脉。结扎并分离胃右动脉(常无)和胃十二指肠动脉(图 119.4;另请参阅图 119.2)。结扎胃左动脉,胃右动脉,胃十二指肠动脉后,接下来分离胆总管和门静脉时基本上不会出血。在十二指肠上缘横断胆总管,切开胆囊,用生理盐水冲净胆汁(见图 119.3);这可以防止供肝保存期间肝内外胆管上皮自溶。向下游离门静脉至脾静脉和肠系膜下静脉的汇合处(图 119.4)。

完成肝门部的解剖后,在主动脉穿过横膈处的上方和接近远端髂动脉分叉处的下方上预阻断带,并将中间段充分显露。全身肝素化后,将用于输注的套管置于肠系膜下静脉和远端主动脉内(图 119.4)。当所有器官切取小组都就位后,由腹部外科医生在膈肌水平或胸部用阻断钳钳夹阻断腹主动脉(图 119.4),胸外科医生则夹闭升主动脉。适度快速向门静脉循环和主动脉套管输注冷冻保存液。在右心房水平的肝上下腔静脉做切口,使血液流入心包或右胸,可防止各种器官淤血(图 119.4)。当保存液注入时,保持腹腔充满冰水。

对于成人,肝脏通常通过肠系膜下静脉(除非肠系膜下静脉太小或难以插管,否则很少通过脾静脉灌注)灌注 2L HTK 或 UW 溶液;通过主动脉灌注 8L HTK 或 3L UW 溶液(儿童灌注量较少)。或者,可通过主动脉灌注 3L UW 溶液,通过肠系膜下静脉灌注 2L。(如果门静脉系统不能插管,灌注也可以仅通过主动脉进行;肝脏从腹腔取出后,用 2L HTK 或 1L UW 溶液快速冲洗门静脉,或直到排出物澄清。)当肝脏变冷变白,就可以先切除心脏,再完成全肝切除术。其余的解剖必须迅速而

系统地进行。如果腹腔干保留在移植物中,它的脾动脉分支的近段也应保留,以备在肝动脉血管变异时进行血管重建(见下文)。最常见的肝动脉变异是起源于肠系膜上动脉的变异肝右动脉,通常位于肠系膜上动脉的初始 2cm 内向门静脉后方走行(图 119.5)(见第 2 章)。如果不需要切取胰腺,可将异常的肝右动脉与肠系膜上动脉一起切取以保持连续性(图 119.5,附图),在此可与腹腔干共用一个开口而合并成一个 Carrel 血管片。如果需要切取胰腺,副肝右动脉可以被分割到十二指肠的右侧,在器官修剪时重新与胃十二指肠或脾动脉残端吻合。

现在肝脏仍然主要固定在肝上下腔静脉上。于左右肾静脉汇合部上方横断肝下下腔静脉(图 119.6)。横断肝上下腔静脉,并在之后器官修剪时小心地切除附着在其周围的横膈组织。将肝后下腔静脉从附着组织中剥离,包括结扎右肾上腺静脉和腰静脉分支。(这些步骤也可以在修剪台上完成。一旦用钳夹阻断肝后下腔静脉,就可将肝后下腔静脉与肝脏及周围组织包括右肾上腺上半部取出。)将取出的肝脏迅速放入充满冷冻保存溶液的袋内,并装入第二个装满冰块的袋内(图 119.7);一些外科医生在包装肝脏之前用 HTK 溶液冲洗胆总管。

改良的供体手术步骤

快速切取技术

对于相对缺乏经验的外科医师,可以训练他们使用标准的技术从条件较好的供体切取肝脏。当他们熟练掌握了手术后,可以选择性或者是在急诊情况下使用快速切取技术。使用快速切取技术时,除了在腹腔干上方分离腹主动脉,以及在肠系膜下静脉(或者,极少情况下使用脾静脉)和腹主动脉远端插管外,几乎不作其他解剖分离(图 119.8)。如果要切取心脏或肺,

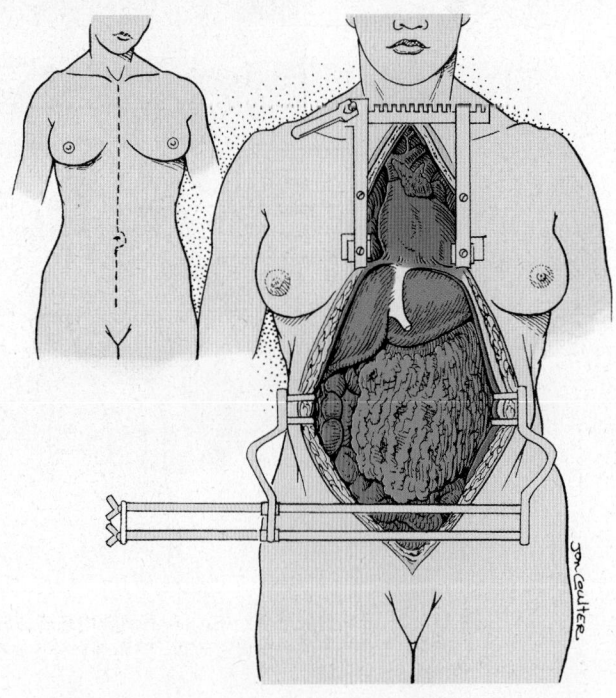

图 119.1　获取肝脏的第一步,即使用标准的多器官切取技术充分解剖肝门

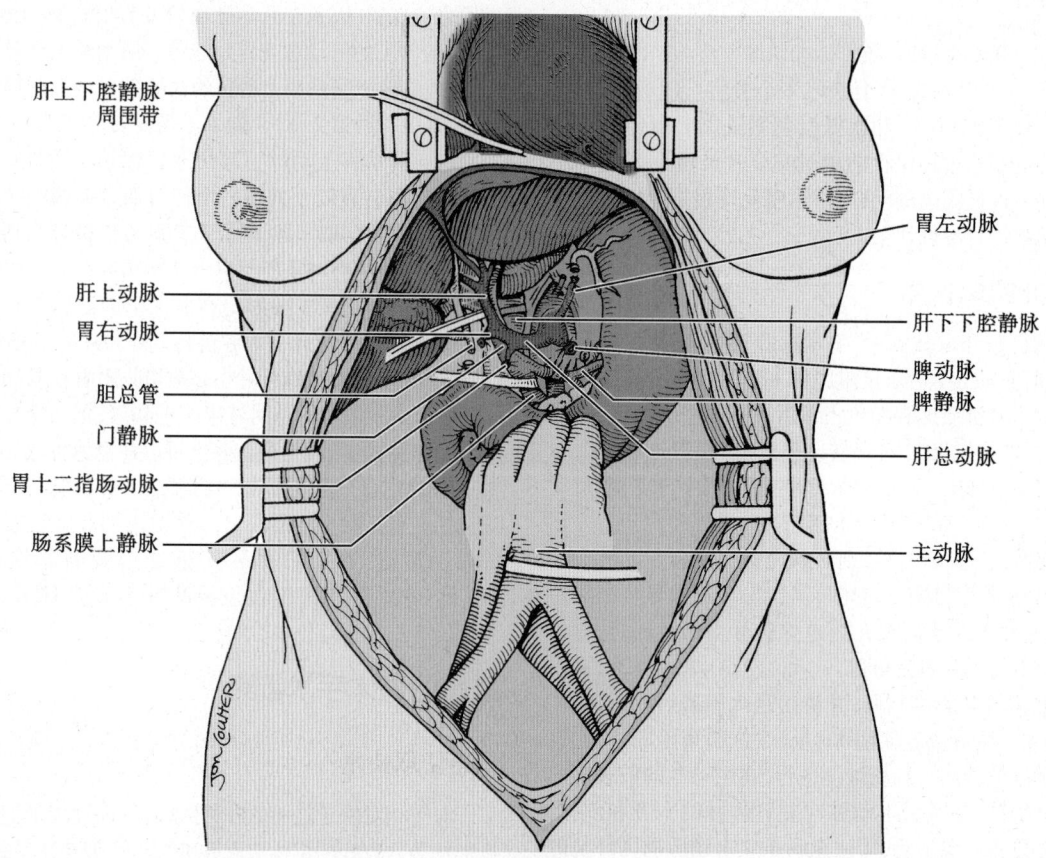

肝上下腔静脉
周围带

肝上动脉

胃右动脉

胆总管

门静脉

胃十二指肠动脉

肠系膜上静脉

胃左动脉

肝下下腔静脉

脾动脉

脾静脉

肝总动脉

主动脉

图 119.2   显露尸体供者需切取的多个脏器

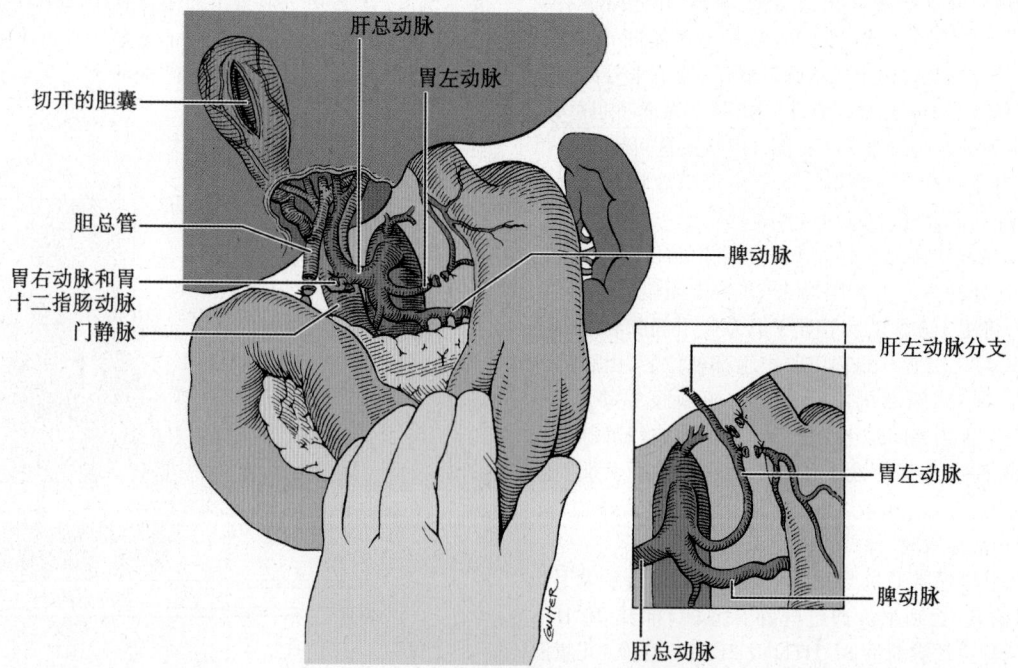

肝总动脉

胃左动脉

切开的胆囊

胆总管

胃右动脉和胃
十二指肠动脉

门静脉

脾动脉

肝左动脉分支

胃左动脉

脾动脉

肝总动脉

图 119.3   正常的肝脏解剖中,肝固有动脉均来自肝总动脉。附图显示的是一种常见的变异,即部分或全部的肝
左动脉来自腹腔干的分支胃左动脉。这种变异分支必须保留。在解剖肝门过程中,胆总管要在低位横断,并且切
开胆囊冲洗胆道树

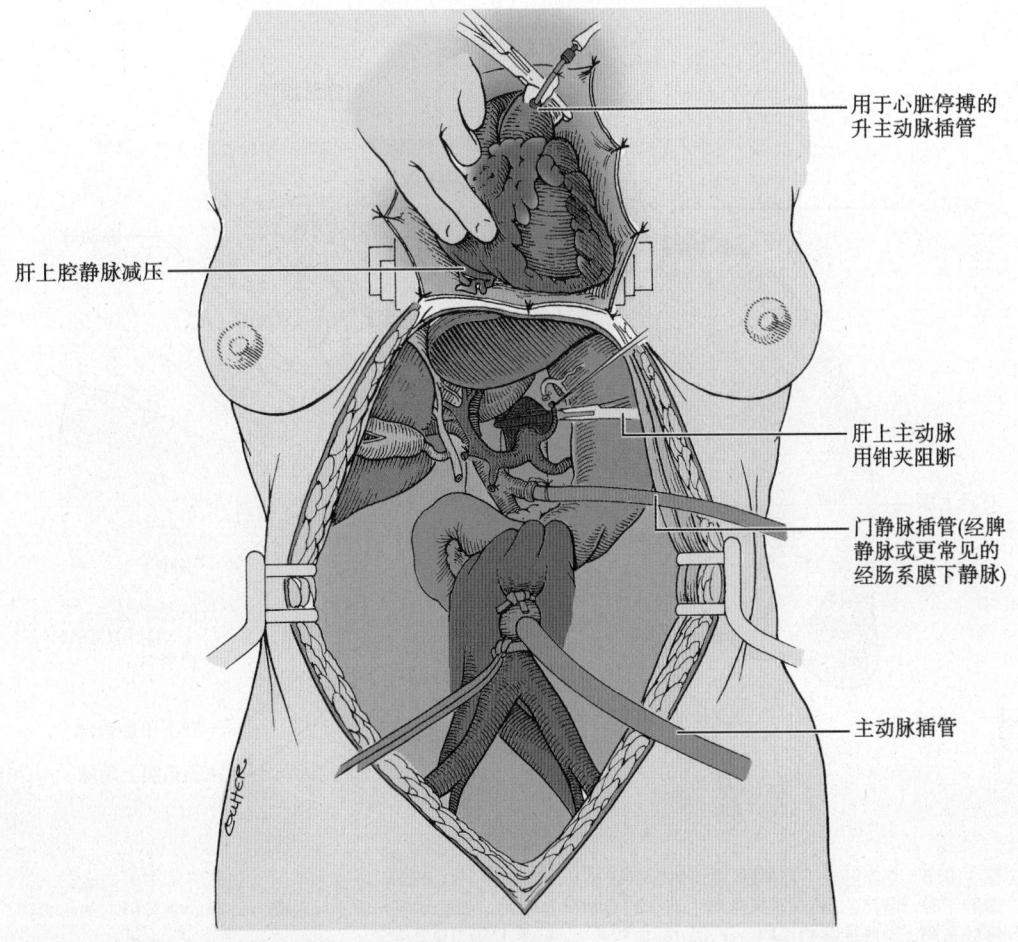

用于心脏停搏的
升主动脉插管

肝上腔静脉减压

肝上主动脉
用钳夹阻断

门静脉插管(经脾
静脉或更常见的
经肠系膜下静脉)

主动脉插管

图 119.4　从同一供体中联合切取心脏、肾脏、肝脏和其他脏器的原位灌注技术。将 UW 或 HTK 保存液注入肠系膜下静脉或脾静脉和远端主动脉,同时经肝上下腔静脉流出进入心包。注意一定在腹腔干上方将主动脉用钳夹阻断。图中还显示了在胸主动脉上夹并插管以输注心脏停搏液

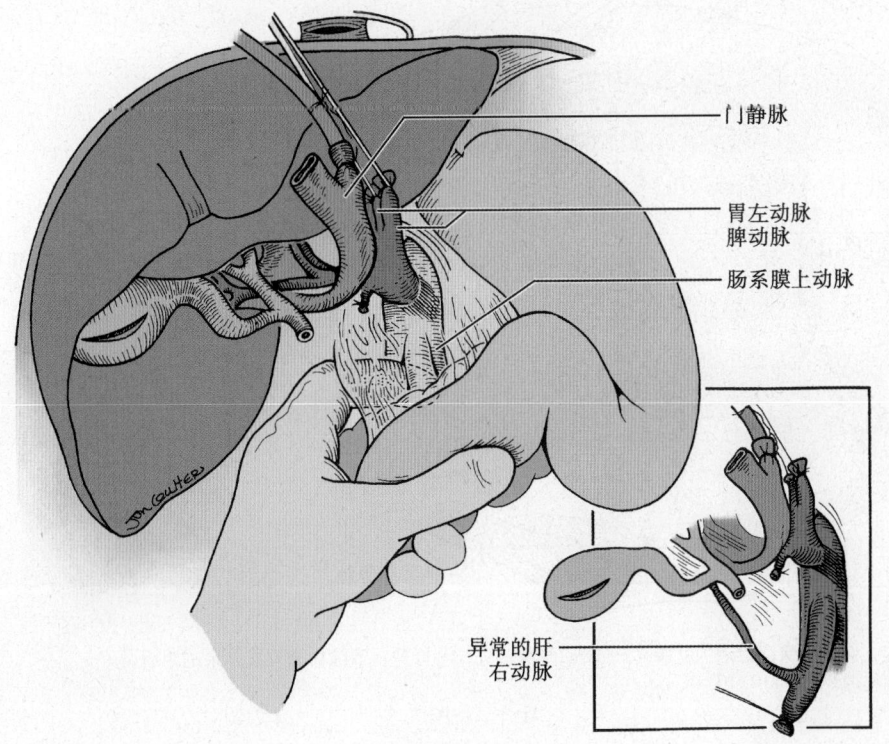

门静脉

胃左动脉
脾动脉

肠系膜上动脉

异常的肝
右动脉

图 119.5　将肝脏和肝十二指肠韧带牵拉向右侧,使用 Kocher 手法游离十二指肠和胰头。在门静脉后方就可见起源于肠系膜上动脉的变异肝右动脉(附图)

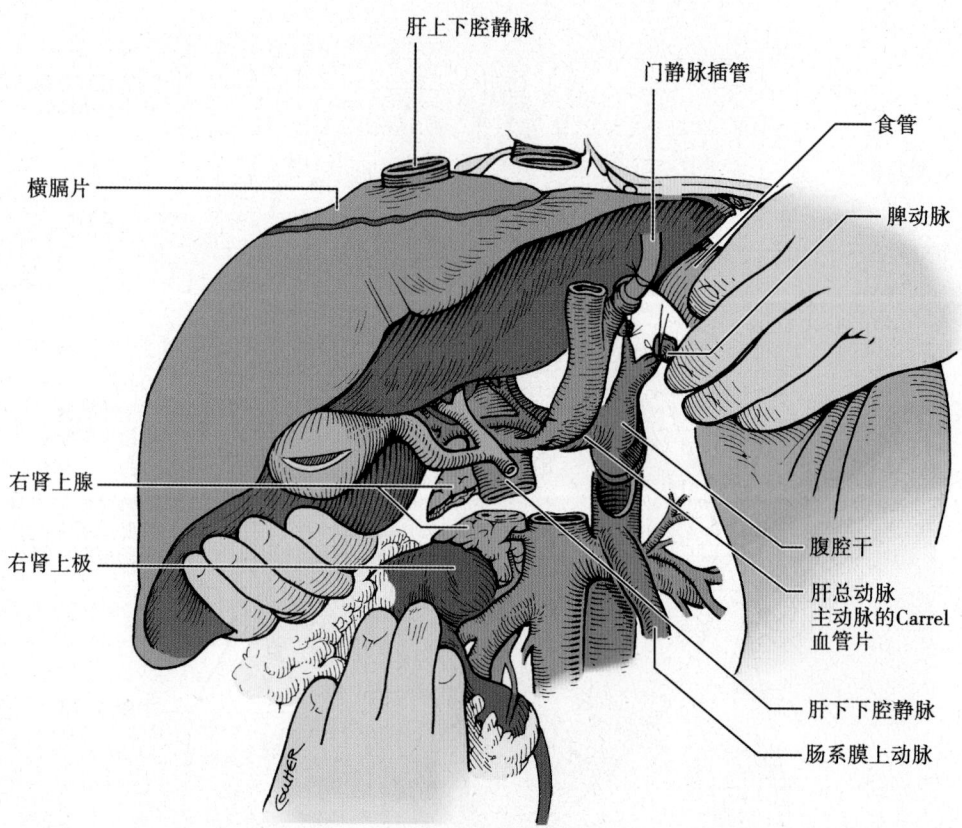

图 119.6　切断肝上下腔静脉,在肝脏侧保留大片膈肌组织。在肾静脉起源水平上方切断肝下下腔静脉,切断腹腔干时,要在开口处保留来自腹主动脉的 Carrel 血管片。如果发现起源于肠系膜上动脉的变异肝右动脉,可将肠系膜上动脉的起始部吻合于 Carrel 血管片上(见图 119.10A)

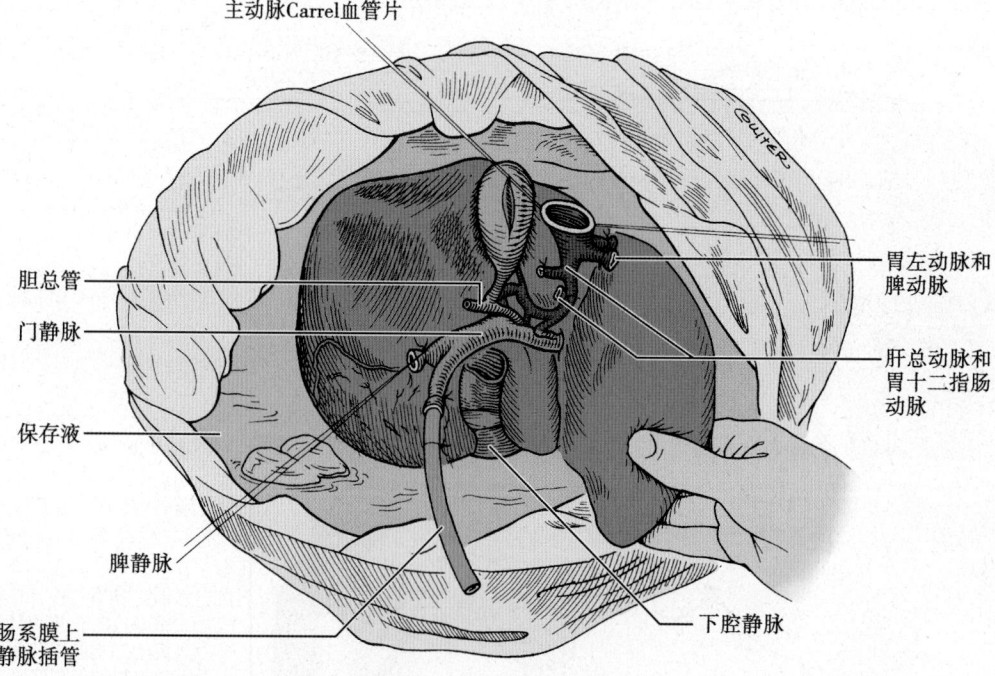

图 119.7　将肝移植物浸泡在装有冷保存溶液的盆中,以便带回修剪台进一步修剪。清除血管周围多余的组织,并根据需要进行必要的动脉重建(见图 119.10)

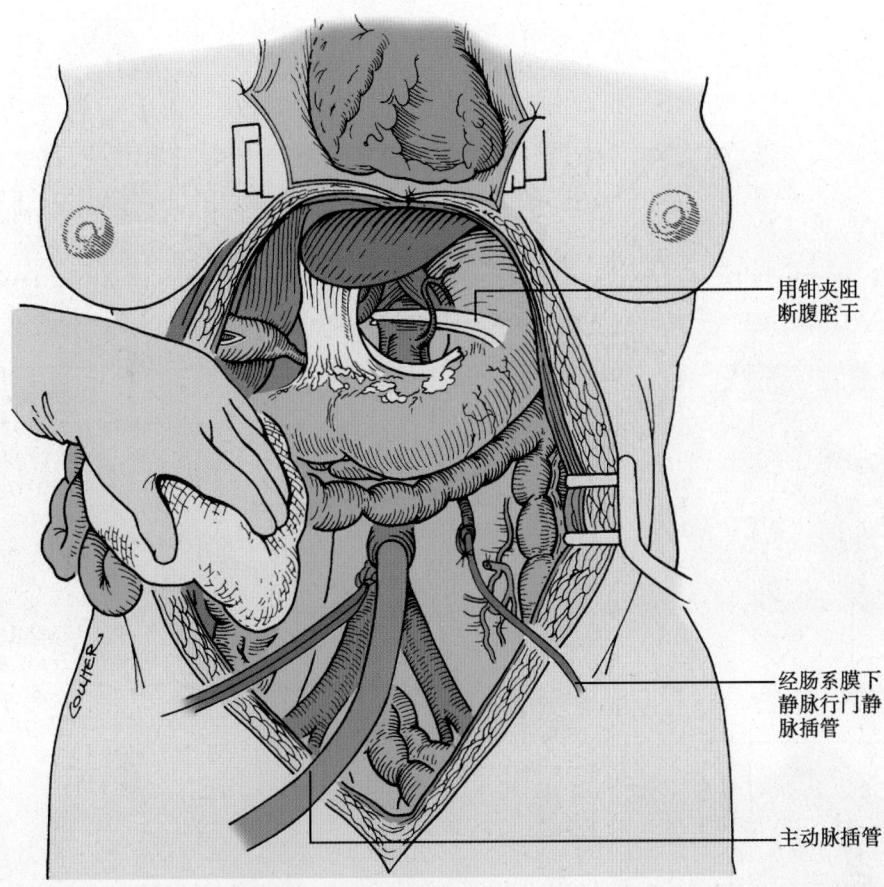

用钳夹阻断腹腔干

经肠系膜下静脉行门静脉插管

主动脉插管

图 119.8　快速切取器官技术的第一步是充分显露腹腔，以便从肠系膜下静脉和远端主动脉插管灌注。如果仅切取腹腔器官，在膈肌上方或下方用钳夹阻断主动脉即可

心胸外科医生可以不考虑是否还要切取其他器官而按照自己的意图进行操作，但是在循环停止之时要告知其他医师。

在心胸外科医生准备好用钳夹阻断胸主动脉时，膈上下腔静脉便可开放。将腹主动脉在膈肌上方或下方夹闭，开始向肠系膜下静脉和远端主动脉输注冷 HTK 或 UW 溶液（图 119.8）。快速切取技术所需的保存液量与标准方法保存液量大致相同（2L HTK/UW 溶液注入肠系膜下静脉/脾静脉，8L HTK 或 3L UW 通过主动脉）。同样，作为一种替代方法，肝脏只能通过主动脉被冲洗，然后像前面描述的那样，在器官修剪时通过门静脉原位排出液体。当肝脏变凉后，灌注速度就会减慢。在无血流的情况下，可以快速结扎腹腔干这样的大血管，肝门的解剖也可以在几分钟内完成。

游离门静脉至脾静脉和肠系膜上静脉交界处以下，并将这两条支静脉分离。与标准切取技术一样，外科医师必须迅速排除源自肠系膜上动脉的门静脉后方的肝右动脉以及其他动脉血管变异的可能性。只有排除这种可能性，才能完成肝脏切取。肝脏切取完毕，才能切取肾脏，在此期间必须持续经主动脉灌注冷存液使肾脏保持低温。之后就可在无血情况下分离所有脏器，约在半小时内取出多个器官，包括心脏、肝脏、胰腺和双肾。如果切取小肠，只会多花几分钟的时间。

更快速的切取技术

对于一个心源性死亡后捐赠的供体，可以使用更快的切取技术以保证获得满意的器官。这种技术也可适用于没有"脑死亡"法律，或是有特殊法律规定、宗教风俗的国家。这时，需要经主动脉远端紧急插管和灌注冷保存液；在实际操作中，也可以同时实现肠系膜下静脉的原位门静脉灌洗（图 119.9A）。再劈开胸骨、夹闭胸主动脉、切断肝上下腔静脉减压（图 119.9B）；门静脉系统的插管和灌注可稍做推迟，先经动脉插管灌注，直到所有器官至少局部变凉后再经门静脉插管灌注（图 119.9C）。分离各个脏器的技术与标准法及快速法相同。有效地应用这种方法需要极高的技能水平。如果供体所在医院的心脏死亡方案在获取前不允许静脉注射肝素，可以将肝素添加到保存液的初始袋中。

器官修剪

无论采用何种切取方法，在将肝脏移植给受体之前，都要在修剪台上对移植物进行进一步的处理。应将供体肝脏浸泡在一个装有冰冻保存溶液的盆中以保持低温（见图 119.7）。修剪的内容如下：

1. 剥离无关组织，如膈肌、肾上腺、淋巴结、胰腺、胰周组织和神经节组织。

2. 修剪肝上、肝下下腔静脉的断口，游离门静脉和肝动脉，检查胆管。

3. 确认安全结扎来自肝后腔静脉、门静脉和肝动脉分支的小血管。

4. 确保需要与受者吻合的重要组织的连续性和完整性。

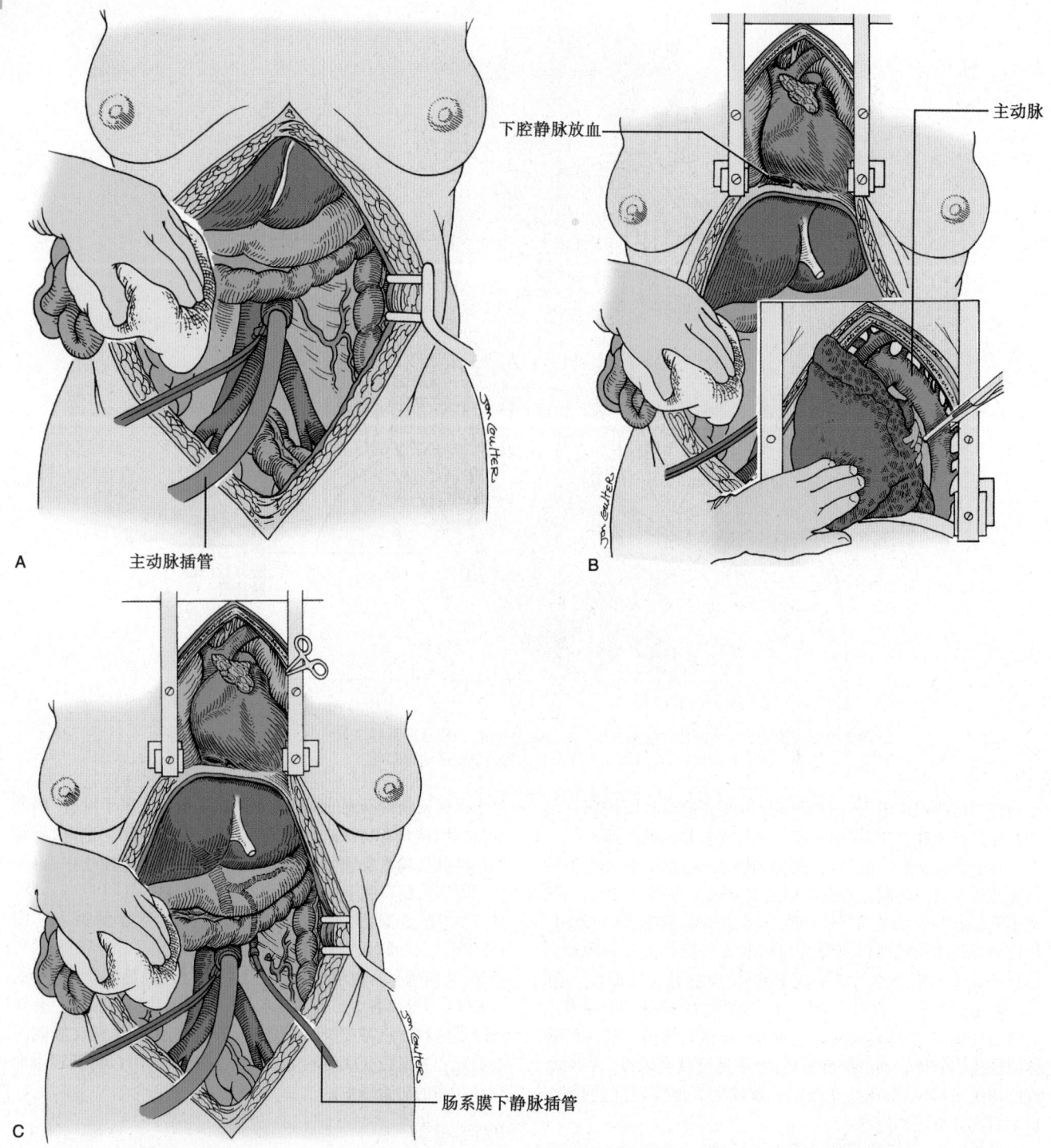

图 119.9　更快速的切取技术适用于不稳定的供体,术者没有足够时间充分显露腹腔进行插管灌注;灌注套管的放置如图所示。(A)腹正中切口用于主动脉插管灌注。(B)劈开胸骨,显露心包和胸主动脉。切开肝上下腔静脉,将血液放入胸腔,夹闭降主动脉。(C)仅在(A)和(B)完成后,经肠系膜下静脉插管灌注

如果移植物并不完全适合植入,可能会对移植物造成不可逆的损伤,或者导致移植手术无法完成。人们设计了几种血管成形方法来补救这些意外事故或解决血管变异以及先天性异常的问题。血管成形最常见的一个原因就是存在一条来自肠系膜上动脉的变异肝右动脉(图 119.10)。

从同一供体切取肝脏、胰腺和小肠

胰腺和小肠可以单独或联合肝脏一同切除。在切取器官

之前,相关外科医师要在一起进行术前讨论。需要考虑的因素包括:器官切取的先后顺序、使用的保存液的种类和量、是否存在变异的肝动脉、门静脉保留的长度,以及决定腹腔干袖片或肠系膜上动脉属于哪个器官。

在任何尸体供体手术中,一个重要的步骤就是切取并保留长段的供者髂动静脉和其他动静脉。这些血管可以作为血管移植物来重建某个器官的血液供应。随着经验的增加,很少发生由于单纯技术原因而丢弃腹腔脏器的情况。

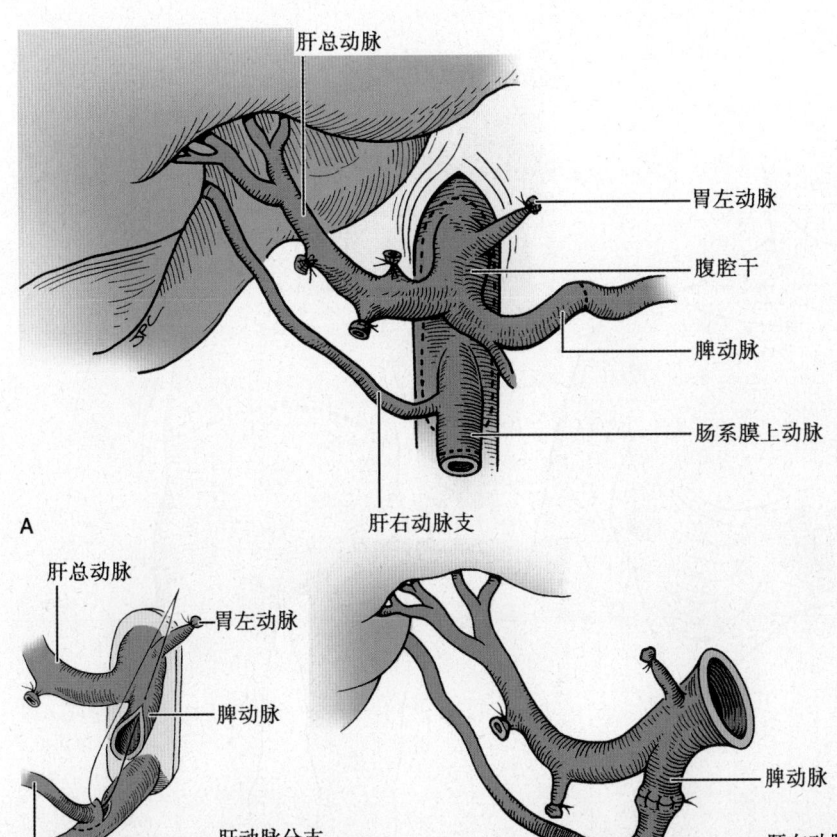

图 119.10 重建动脉为肝脏供血的方法举例。(A) 将腹腔干和肠系膜上动脉的起始处用一个 Carrel 血管片从腹主动脉中移除。(B) 和 (C) 将变异的肝右动脉与移植物脾动脉吻合,使用原有的腹腔干袖片与受体进行吻合

受者手术

受者手术的过程耗时较长,对外科医师体力要求很高。由于手术的各个部分截然不同,以至于一个外科医师从"切开到缝皮"的过程中必须随时调整以适应手术的进展。面对门静脉高压,切除肝硬化的肝脏可能是外科医生面临的最困难的挑战之一。然而血管吻合是最精细复杂的过程,尤其是在年幼的儿童。

移植肝脏再灌注后,确切的止血至关重要,因为一旦出血不止,移植手术将会前功尽弃;然而,止血往往是一项令人筋疲力尽的过程,尤其是在数个小时的高强度手术之后。最终,精细的胆道重建成为决定手术时间的最后瓶颈。

腹部切开及显露

手术切口确切位置的选择取决于既往的右上腹手术史,是否有造口,肝脏的大小和结构以及其他因素。最常用的是双侧肋下切口,右侧延伸至腋中线,左侧延伸至腹直肌外侧缘,同时沿正中线向上并切除剑突(图 119.11A)。在特殊情况下,也可能需要向下延伸正中切口,特别是当要显露腹主动脉远端重建肝动脉供应时。但很少需要向胸部延长切口。

也可以使用双侧肋下切口(图 119.11B)或者右肋下切口沿前正中线向上延长,也可不延长(图 119.11C)。上中线的延长对于儿科病人通常是不必要的。当病人有肝脏巨大,多次的腹部既往手术史,或其他因素时可能要考虑选择更大的切口。对于需要同时行脾切除术或中断先前的脾肾分流术的病人,切口可能需要扩大到左侧肋下区域。

使用 Bookwalter、Thompson 或其他可显露肝静脉和肝上下腔静脉的牵开器可改善上述任何切口的显露(图 119.12)。在切开时,不需要费时费力的细致止血,而沿筋膜及腹膜切口边缘进行连续止血缝合或使用止血装置,如单极电刀。进腹后,应努力在肝被膜外找到一个分离平面,因为被膜下剥离虽然更容易更快,但可导致大出血。在再移植中尤其如此,血管吻合的粘连可能导致大出血;在这种情况下,留在被膜外就尤为重要了。在使用电刀外的止血装置之前,被膜下剥离的问题在过去几年备受关注;然而,像双极电凝和单极电刀(Medtronic,Minneapolis,MN)等设备可以在这个平面上进行切开,并显著减少失血。

术中确定手术策略

原位肝移植没有某种固定的最佳模式。当显露充分后,重要的是评估病人病理状态并制定最合适的手术方式。如果一个外科医生坚持对所有的肝受者都按照相同的顺序执行同样的步骤,他就会遇到不必要的困难。以下是受体手术基本构成的描述,重点强调受体肝切除的不同情况。

静脉转流

病变的肝脏被切除并准备用同种异体移植物替代这一期间,是受体手术最关键的无肝期。在此期间门静脉和下腔静脉的阻断会导致内脏和下半身体循环静脉高压,这可能对一些病人(尤其是成年人)造成毁灭性的后果。在 20 世纪 80 年代早期,匹兹堡大学开发了一种静脉转流泵,不用受体肝素化,通过放置在腋静脉的插管使内脏和全身血液回流到心脏(图 119.13)。这种技术可应用于肝切除术及植入,并可显著减少失血、减轻肠水肿及术后肾功能衰竭。

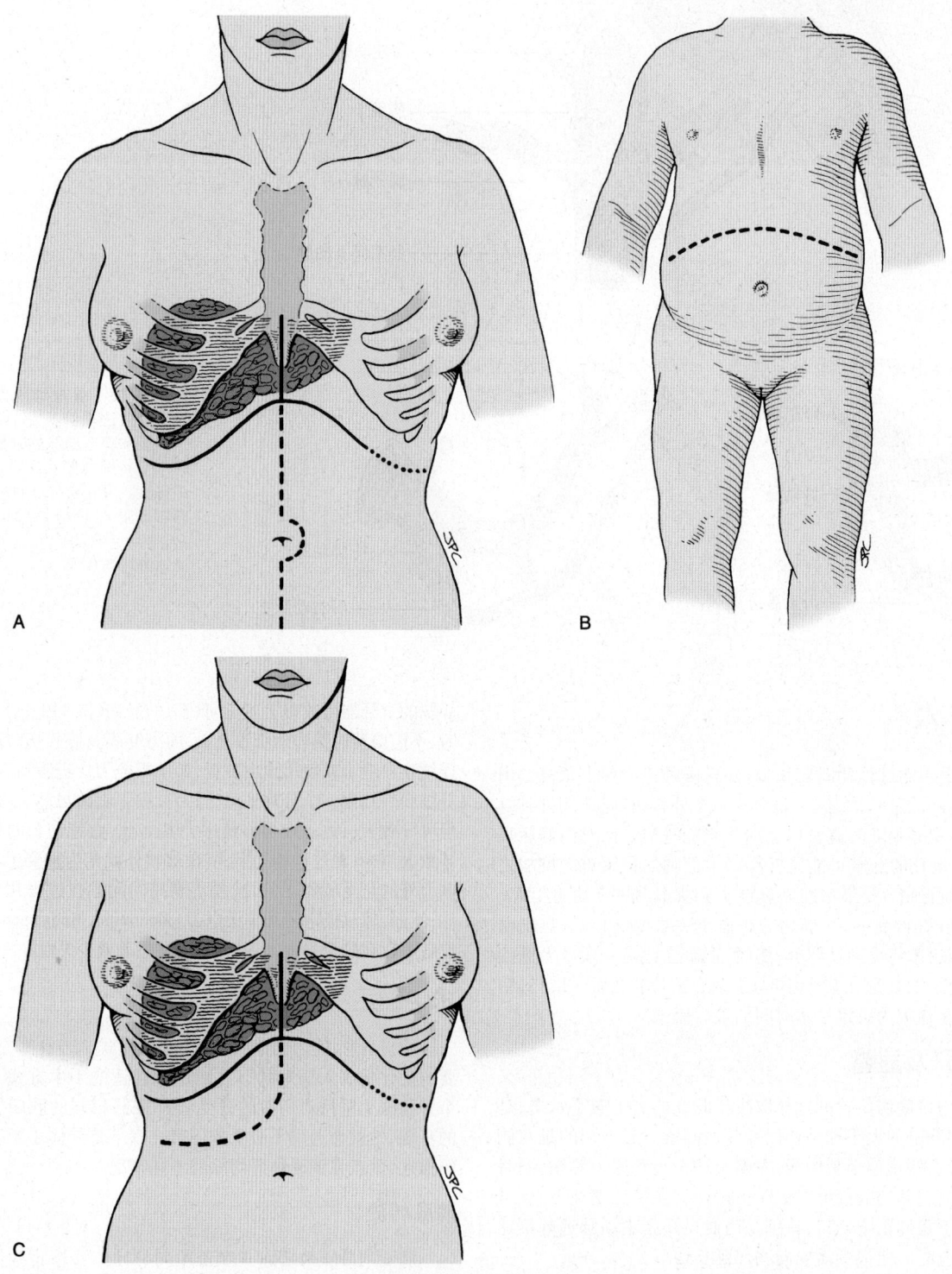

图 119.11　可用于原位肝移植的切口。(A)双侧肋下切口,可向上或向下延伸。(B)倒半月切口,有时用于婴幼儿。
(C)简单的肋下切口,可通过上中线延伸转变为曲棍球切口,可包括剑突切除术

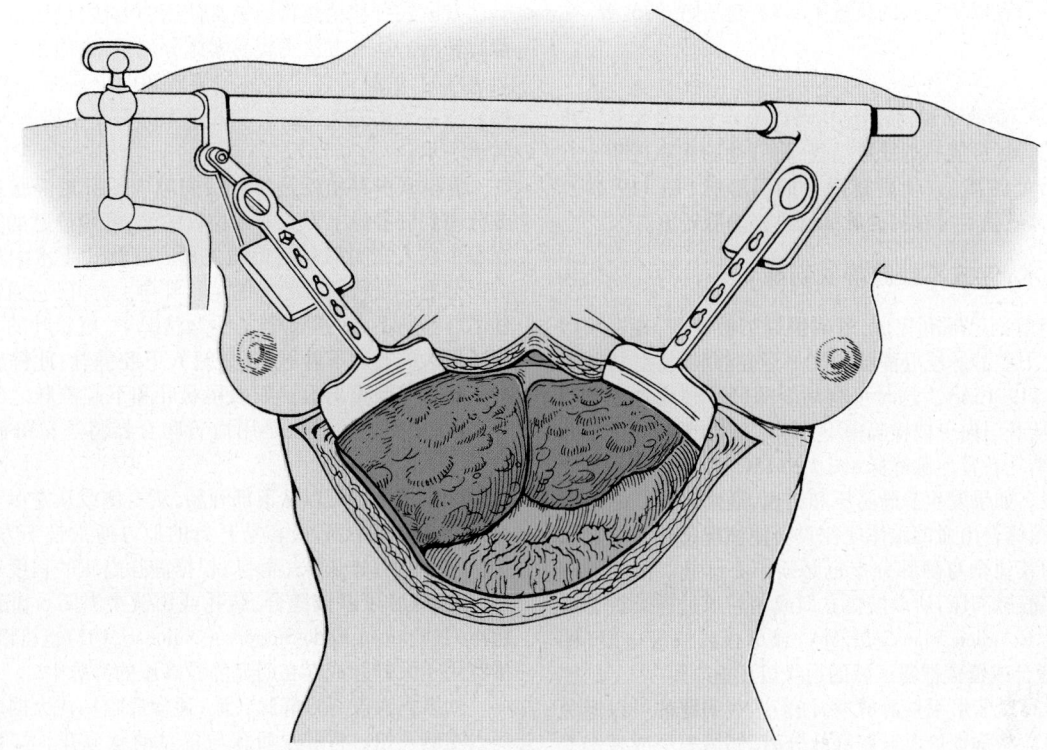

图 119.12　使用自动牵开器可以方便暴露，特别是肝上腔静脉的显露

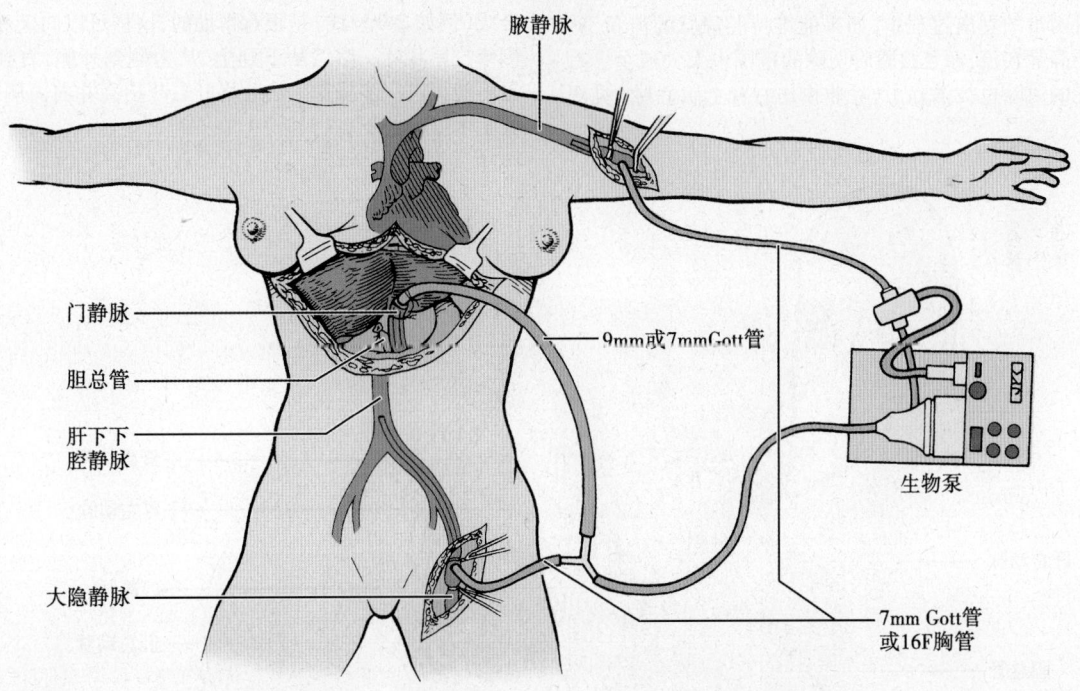

图 119.13　静脉转流装置用于肝移植无肝期全身和内脏静脉床的减压。当使用腹股沟和静脉回流导管时，通常在左腹股沟和右颈部经皮放置

体重小于 15kg 的婴儿和儿童能较好地耐受静脉阻断。目前在成人中，有经验的外科医生会选择性地使用静脉转流。当需要时，导管通常经皮肤放置在腹股沟部和颈部，从而避免了以前为放置导管而切开置管的情况。静脉转流手术不是常规手术，在手术过程中应尽早决定是否使用它。可以尝试阻断下腔静脉和肝门三联体来评估心脏循环功能以辅助做出决定。

如果在初步解剖门静脉三联体，并且在切开三角韧带和冠状韧带并进入左右裸露区域后进行如上尝试，就可以评估在不转流的情况下创面出血的预期程度。或者，也可以建立一个临时的端侧腔静脉分流，以防止无肝期肠系膜淤血。可以通过使用一小段供体的髂静脉或 Gore-Tex 移植来创建分流，以保留受体门静脉的全长，并便于创建分流。门静脉分流器应放置在下腔静脉尽可能低的位置以便于它的位置不影响腔静脉夹的放置。

肝门部解剖

对于"简单"病例来说,肝门结构可以很容易地骨架化。将肝动脉和胆总管尽可能靠近肝脏结扎,将肝动脉在靠近胃十二指肠动脉起始处游离,方便显露附近的门静脉(图 119.14)。如有需要,此时或稍后可在门静脉插管进行静脉转流。

受者肝切除术,伴或不伴腔静脉切除

如果肝门解剖已顺利完成,肝周围韧带被离断,现在可以分别夹住肝上下腔静脉或肝静脉和肝下下腔静脉,将肝排除在循环之外(图 119.15A)。这时可将病变的肝单独或者连同肝后下腔静脉,从肝门向上或横膈向下"剥离"。如果切除了下腔静脉,则必须结扎右肾上腺静脉(图 119.15C)否则会增加肾上腺梗死的风险。如果发生静脉高压和出血,通常需要切除右肾上腺,因为试图缝合出血的腺体往往只会使情况恶化。从腰部到腔静脉段的其他全身静脉分支也必须小心结扎。由于右侧裸区存在局部静脉高压,所以需要立即或稍后通过连续缝合或使用 LigaSure(Covidien, Mansfield, MA)或单极或双极电凝(图 119.15D)来缝合或覆盖裸露区域的边缘以止血。

如果能保留受者肝后腔静脉段,许多这些问题都可以避免(图 119.15A)。将病变肝脏与腔静脉分离,保留一个或多个受者肝静脉的残根(图 119.16A),以便最终接收移植肝静脉的流出(图 119.16B 和 C);这被称为背驮式肝移植。在肝后下腔静脉段繁琐且困难的剥离过程中,如果能维持腔静脉的流量,就可以不需要静脉转流,而且腹膜后切除的范围也大大减少。右肾上腺梗死的风险也被消除了,除非损伤右肾上腺静脉(见图 119.15B)。

背驮式肝移植是目前最常使用的方法,可以进行或不进行静脉转流。这种方法更容易实施分流手术,因为当肝门结构不再连续时,肝脏可以更容易地旋转和向上回缩。然而,给病人做分流手术而避免进行背驮式手术的一个主要原因:避免静脉转流手术。

背驮式肝移植就是将肝后间隙内的肝短静脉从尾状叶下方分离到肝静脉上方。令人惊讶的是,肝短静脉的数量和大小在每个病人之间都有巨大的差异。背驮式手术中最具挑战性的部分之一是将通常肥大的尾状叶向上分开,它通常完全包裹住了肝静脉下方的腔静脉。少数情况下,尾状叶的右侧可能有一条巨大的右后静脉,直接流入下腔静脉;此静脉的撕脱或破裂会造成严重出血。如果尾状叶和下腔静脉之间能形成一个平面,最安全的方法是用血管吻合器将这条静脉和尾状叶分开。

背驮式手术可以从下部开始,从右侧或从左侧开始。如果病人已行分流手术,最容易开始的地方通常是下方,可使肝向上回缩。然后分开肝短静脉;根据静脉高压的程度和静脉的大小,这些静脉可以被缝合、结扎或用钛夹夹闭。血管吻合器或超声刀(Ethicon Endo-Surgery, Cincinnati, OH)也可以使用,但不推荐用于大静脉或存在明显静脉高压的静脉中。

如果病人没有行静脉转流,通常最容易在大网膜分开后从病人左侧开始。将肝左动脉与胃左动脉分开。打开尾状叶外侧和下方的腹膜,显露下腔静脉。然后,从下方开始,通过分离肝短静脉,将尾状叶与腔静脉分开。这时在尾状叶内放一根缝合线(例如 2-0 丝线)是很有帮助的,这样可以向上和向病人右侧牵拉尾状叶。然后从下到上,从内侧到外侧,直到从这个位置不能再进一步操作。然后将肝右叶抬高并向内侧牵拉,背驮式手术就完成了。

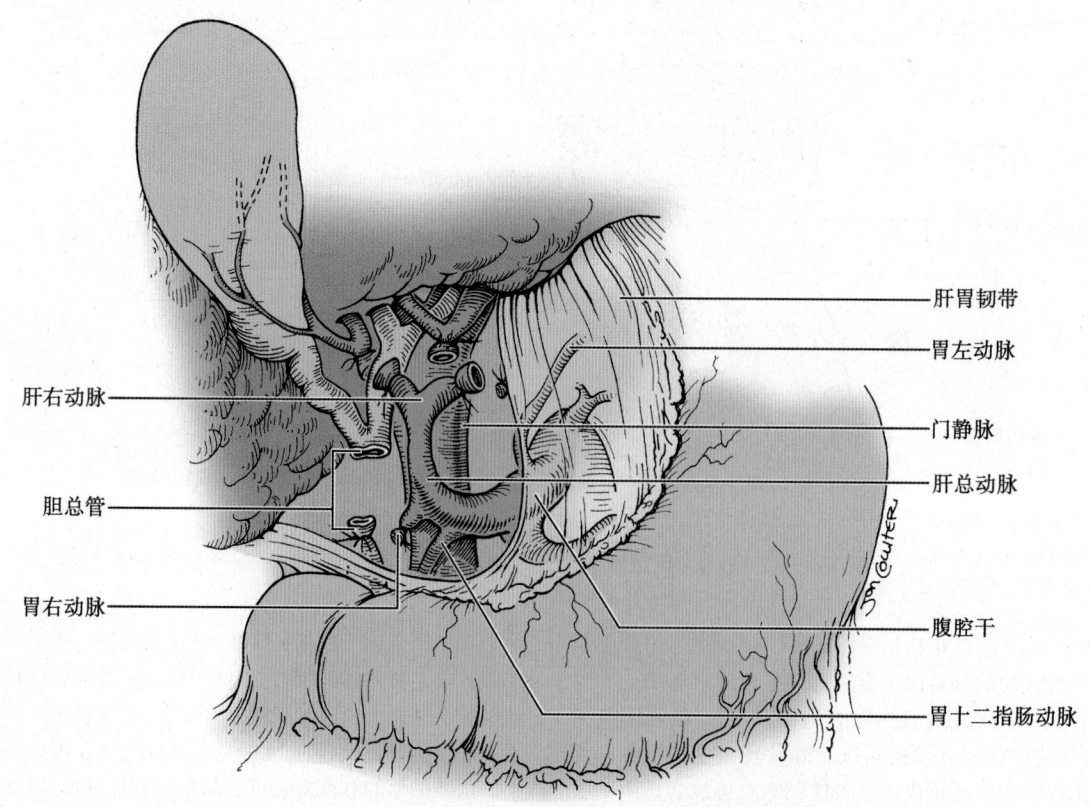

肝右动脉

胆总管

胃右动脉

肝胃韧带

胃左动脉

门静脉

肝总动脉

腹腔干

胃十二指肠动脉

图 119.14 肝受者的肝门部解剖

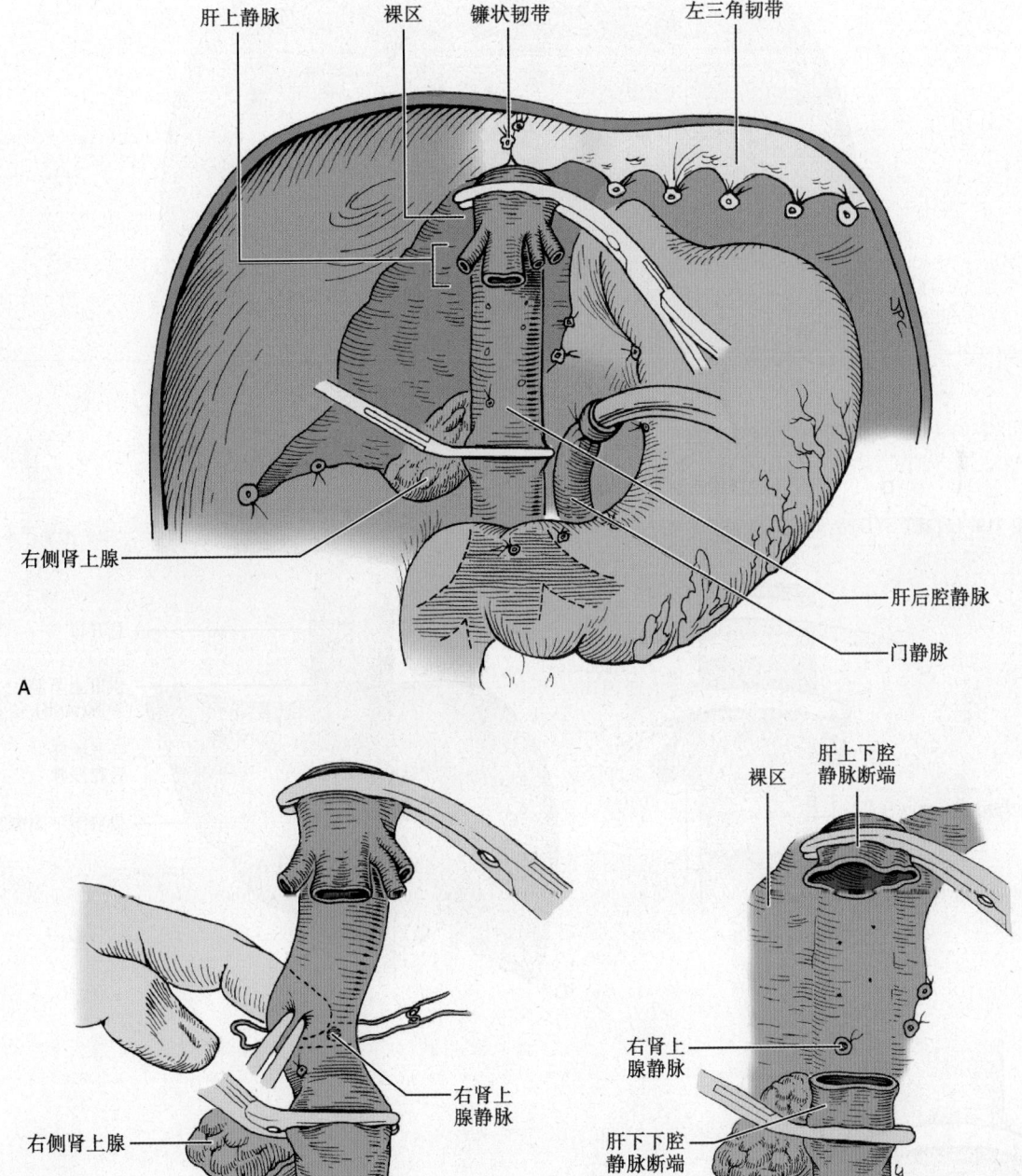

图 119.15 通过静脉转流完成受者肝切除术。(A)保留受者肝后腔静脉段。注意肝静脉袖片。(B)同(A)但右肾上腺静脉受伤,正在结扎。(C)肝切除同时切除了肝后腔静脉段,需要结扎其腰支静脉和右肾上腺静脉。

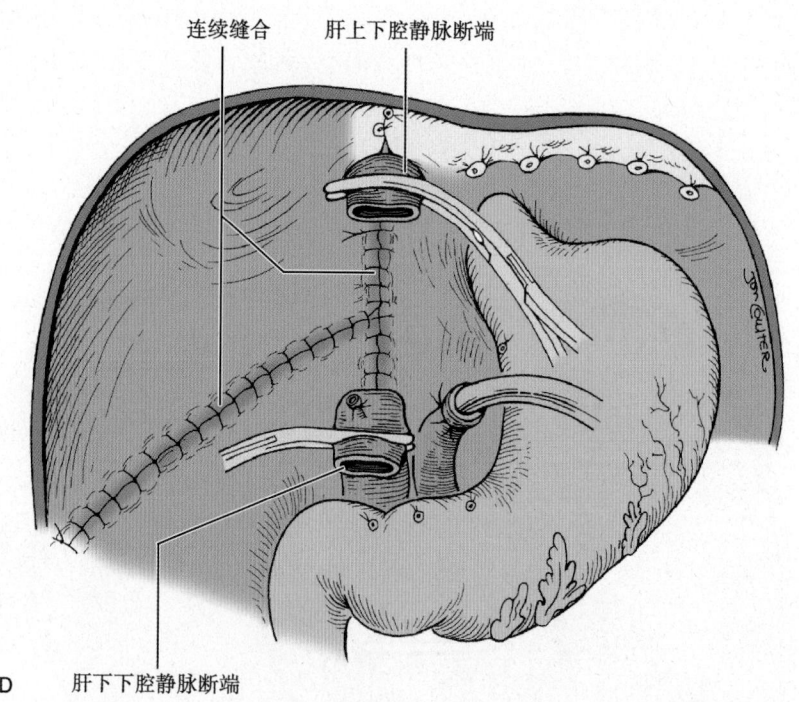

连续缝合　肝上下腔静脉断端

D　肝下下腔静脉断端

图 119.15(续)　(D)关闭裸区,止血。如果肝后腔静脉被切除或由于静脉失去回流而形成血栓,裸露区域的出血会更加严重

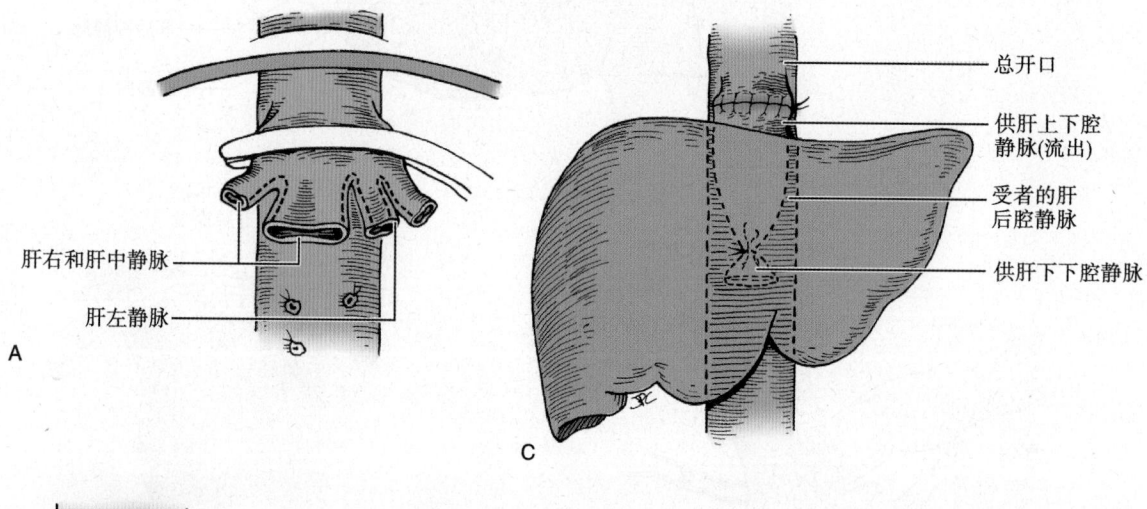

总开口

供肝上下腔静脉(流出)

受者的肝后腔静脉

供肝下下腔静脉

肝右和肝中静脉

肝左静脉

A

C

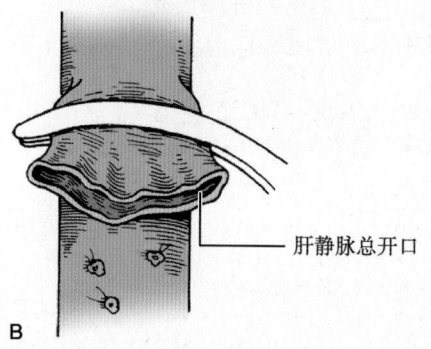

肝静脉总开口

B

图 119.16　保留肝后腔静脉的背驮式肝移植。(A)和(B)由两条或两条以上的肝静脉形成一个流出道。(C)完成受者肝静脉与移植肝上腔静脉的吻合。结扎移植肝腔静脉的下端

肝切除的其他术式

在许多情况下，决定肝切除时是否切除肝后腔静脉段是不复杂的；然而，因为瘢痕或存在静脉曲张，肝门的解剖有时是困难的甚至无法完成。在这些情况下，可以首先从肝上下腔静脉着手。在横断肝上静脉后，可以从上往下切除肝脏，从肝后表面接近肝门（图 119.17）。如果无法在肝侧阻断肝静脉，可以通过将手指插入肝静脉和肝后下腔静脉内腔，或挤压封闭肝静脉出血口，以最大限度减少出血。

同样，肝脏下方的下腔静脉可作为一个"手柄"，尽可能早地通过夹闭或横断肝门结构，从下到上提取肝脏（图 119.18）。最后，如果粘连严重，阻碍了术中接近上方和下方的腔静脉，则可将肝脏从自上而下的方向一分为二，从肝脏内部显露出肝后腔静脉的前表面（图 119.19）。一旦断面出血得到控制，两个半肝就会从周围的结构中剥离出来。如果使用静脉转流，上述的肝切除过程就会简单一点。

靠近肝上下腔静脉往往是困难的，特别是在再次移植的情况下。如果因复发性病毒性肝炎而进行再移植，这种情况会进一步恶化，因为所造成的损伤会导致肝纤维化、瘢痕形成和横膈致密粘连。在这种情况下，打开横膈中央腱并在下腔静脉与右心房的交界处夹住下腔静脉可能会有些帮助。几乎所有病例都可以这样做，而不用切开胸骨。该方法的第一步是用手指从胸骨后方剥离胸膜和心包。然后，在心包最上缘切开一个小洞。操作时必须非常小心，因为心室十分接近心包，很容易会被损伤。一旦打开，最简单的方法是将一把扁桃体钳或类似的钳子插在心包上，引导其向后；然后用电刀在钳夹状态下打开心包。心包的切口从前到后呈直线，一直到达下腔静脉区；然后切口被引导到病人的右侧，以避免损伤腔静脉。

一旦心包被分开，就可以进入下腔静脉。心脏向上抬起，一个血管钳穿过腔静脉。最好使用一个略微倾斜的钳，它应该不是完全的前后朝向，而是更多朝向上下。完全的前后位钳夹很少能完全阻塞下腔静脉。一旦夹紧，可以将纱条穿过夹钳手柄的环并结扎固定以防滑脱，向上收缩夹钳；将纱条夹在洞巾或牵拉器上使夹钳稳定。如果不这样做，由心脏跳动时产生的运动就会分散夹钳的力并导致肝上下腔静脉滑脱。

血管吻合

在将新肝脏从修剪台上取出之前，必须在手术区做好充分准备，以便于肝脏植入。首先吻合的移植物血管通常是供者腔静脉段，移植肝的所有静脉都流入供肝腔静脉。如果受者的肝切除术包括肝后下腔静脉段，则在膈肌水平进行肝上下腔静脉的端端吻合（图 119.20A）。背驮式肝移植，保留了受者的腔静脉，将供体肝上下腔静脉与受者的肝静脉袖片吻合（见图 119.16），或在两个腔静脉段之间进行侧侧吻合（未显示）。接受供体肝上下腔静脉的受体结构可以是所有三条肝静脉的袖片，也可以是单独的肝右静脉或肝中静脉和肝左静脉的交界处。

其他血管吻合的顺序是可变的。在保留腔静脉的背驮式手术中，需结扎或缝合移植物的肝下下腔静脉（见图 119.16）。当受体的腔静脉段被切除时（标准操作），通常的做法是吻合肝下腔静脉（图 119.20B），接着停止转流，然后再吻合门静脉（图 119.20C），尽管门静脉吻合可以在肝下腔静脉吻合前进行。经验丰富的外科医生可能更喜欢在门静脉重建前进行动脉吻合，或者在撤掉阻断夹前完成所有四个吻合。上述方法的选择取决于个体病例的解剖和生理状态，包括旁路系统的功能和不使用转流时静脉高压的程度。

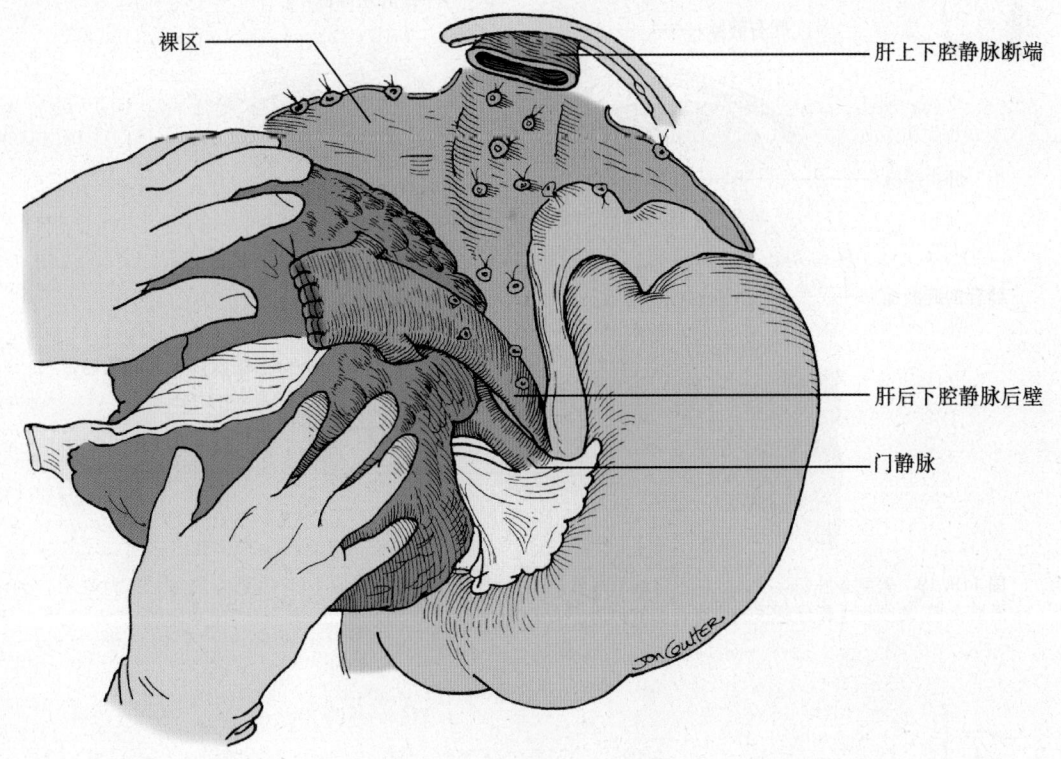

裸区　　肝上下腔静脉断端　　肝后下腔静脉后壁　　门静脉

图 119.17　从上到下切除受体肝脏

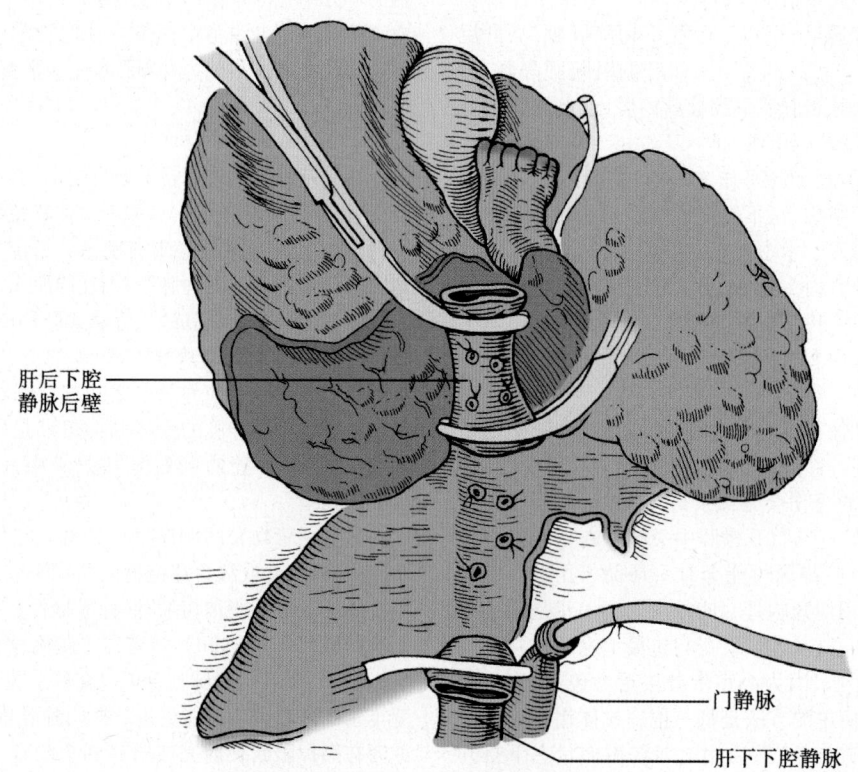

肝后下腔
静脉后壁

门静脉

肝下下腔静脉

图 119.18　从下往上切除受体肝脏

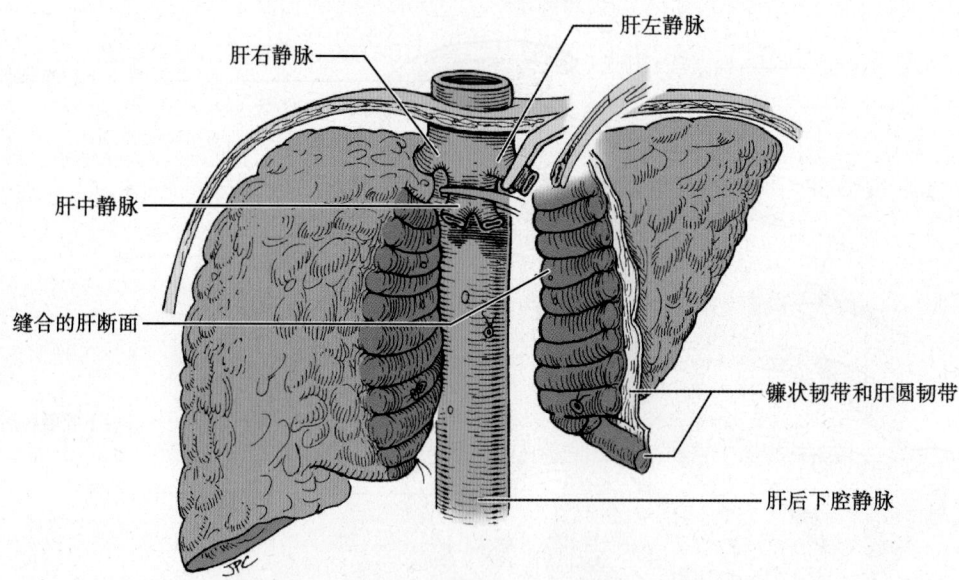

肝右静脉

肝左静脉

肝中静脉

缝合的肝断面

镰状韧带和肝圆韧带

肝后下腔静脉

图 119.19　劈离式肝切除技术。将手指伸入静脉前面的相对无血管区,以便于劈开肝脏。在施加压力劈开肝脏之前,必须用手指仔细探测确定正确的分离平面

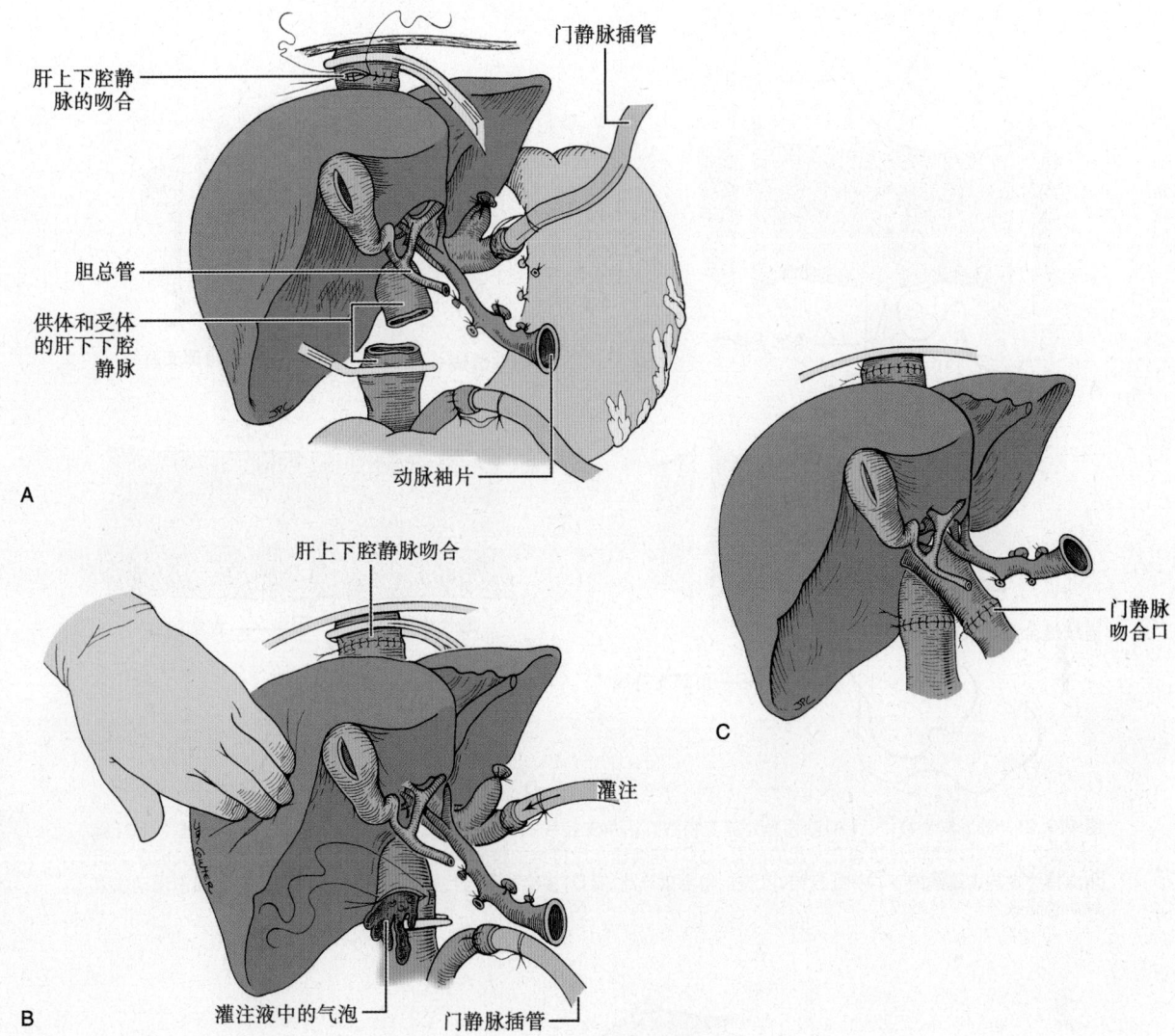

图 119.20　移植步骤。(A)肝上下腔静脉(IVC)吻合术。(B)肝下下腔静脉吻合术。在完成吻合前,以 UW 液作为冷存液,将冷白蛋白或电解质溶液注入门静脉,这样可以去除空气和富钾保存液(或者,可以将肝脏放在修剪台上,在完成门静脉吻合术之前,可以使用肝素化的生理盐水排出空气)。(C)旁路插管术取出后进行门静脉吻合

在所有情况下,如果使用的保存液是 UW,那么在肝脏再灌注之前,必须从移植物中冲洗出 UW 液。灌洗液通过在切取供肝时就保留在门静脉中的导管(如图 119.20A 所示),冲洗也可以在植入前在修剪台上或者门静脉吻合术开始前原位进行。在恢复移植物的循环后,注入的液体从下腔静脉排出,以避免肝脏膨胀。冲洗的主要目的是去除用于保存器官的高钾溶液(UW 溶液)(图 119.20B)。如果未能充分灌洗,可导致高钾性心脏骤停或心律失常;如果使用 HTK 溶液,则无需进行该步骤。

所有静脉血管吻合术均采用连续缝合。为了避免吻合口狭窄,特别是门静脉吻合口,可以利用聚丙烯(Prolene)缝合线能在组织中自由滑动的特点,开发一种特殊的吻合技术。缝线打结的位置与血管壁之间保留一段距离,形成一个"增长因子"(通常等于门静脉的直径)。当血流通过吻合口时,吻合口扩张,多余的聚丙烯退到血管壁中,并在吻合口的血管壁内重新分布(图 119.21),从而使吻合口"生长"或扩展到其完全的周长。如果出现吻合口漏,可以在局部加针缝合。

血管重建的顺序和细节的变化往往不是随意的,而是由解剖变异或病理因素(包括门静脉血栓形成)决定的,在能处理门静脉血栓形成的技术出来之前,这曾经是肝移植的禁忌证。现在可以通过将夹钳逆行插入门静脉取出血栓(图 119.22A)。如果门静脉血栓仍然存在,就需要针对门静脉血栓进行旁路手术。来自供体的髂静脉或其他静脉可以用作间置血管(图 119.22B)或作为门静脉和肠系膜上静脉的搭桥血管(图 119.22C)。间置血管一端与受体的肠系膜上静脉端侧吻合,并在胰前相对无血管平面通过横结肠系膜到达肝门,与供者门静脉端端吻合(图 119.22C)。

许多技术也被用来恢复肝动脉供血。当移植物和受体动脉解剖正常时,理想的重建是在受体胃十二指肠动脉水平进行端端吻合(图 119.23A)。如果供体或受体的血管出现解剖变异、血管损伤或发生病理性变化,无法以标准方式进行有效重建时,就要设法从供体获得血管移植物来解决这些问题(图 119.23B 和 C,图 119.24)。

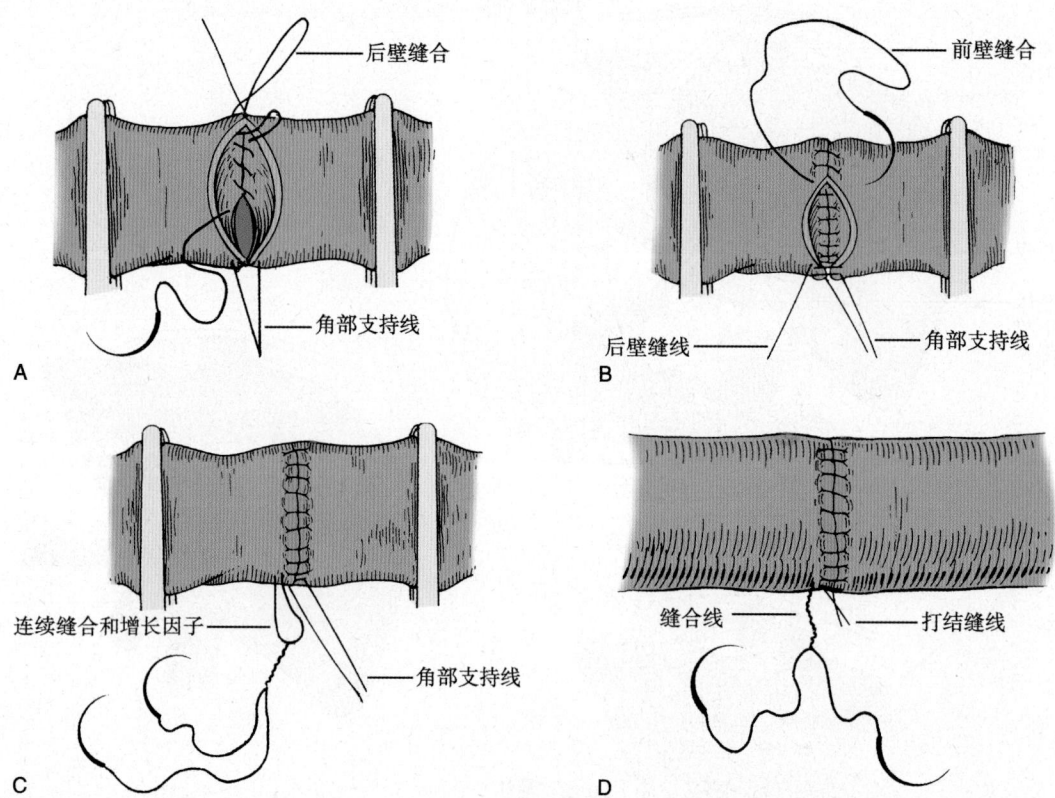

图 119.21　静脉吻合技术。(A) 在两角处缝支持线。远角支持线的一端在血管内连续缝合靠在一起的后壁。(B) 缝合线的另一端在血管外缝合靠在一起的前壁。(C) 连续缝合后打结的位置与血管壁保留一段距离,形成增长因子。近角支持线在连续缝线的下一针处打结,以防止吻合口分离。(D) 多余的缝合线被拉入血管壁中,以便于当血液流动恢复时血管膨胀

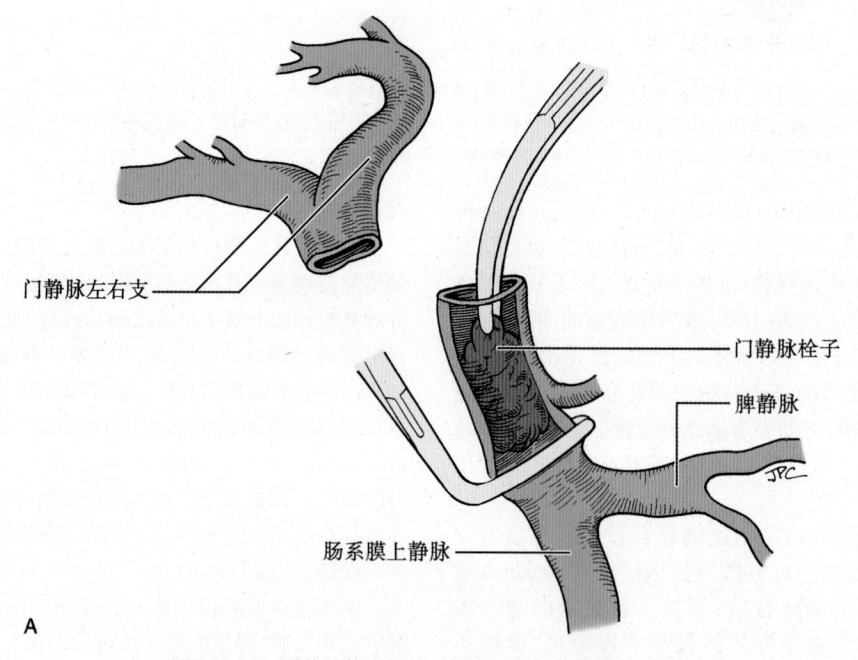

图 119.22　受体门静脉 (PV) 变异的处理。(A) 取出栓子。

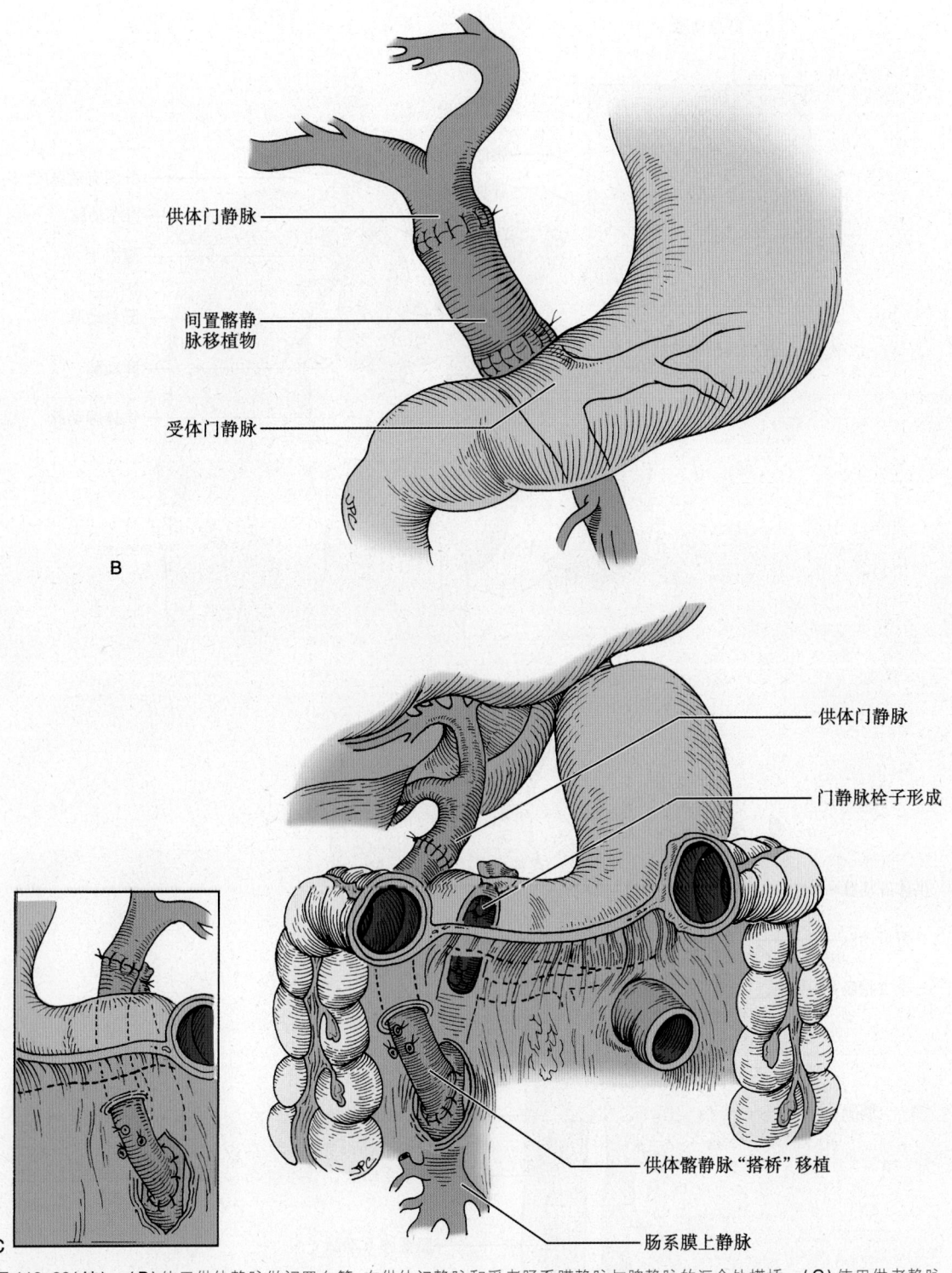

供体门静脉

间置髂静脉移植物

受体门静脉

B

供体门静脉

门静脉栓子形成

供体髂静脉"搭桥"移植

肠系膜上静脉

C

图 119.22(续)　(B)使用供体静脉做间置血管,在供体门静脉和受者肠系膜静脉与脾静脉的汇合处搭桥。(C)使用供者静脉移植物,在受者肠系膜上静脉和移植肝门静脉之间搭桥,静脉移植物穿过胰腺前面的横结肠系膜到达肝门。移植物可以行于胃前或胃后(附图)。

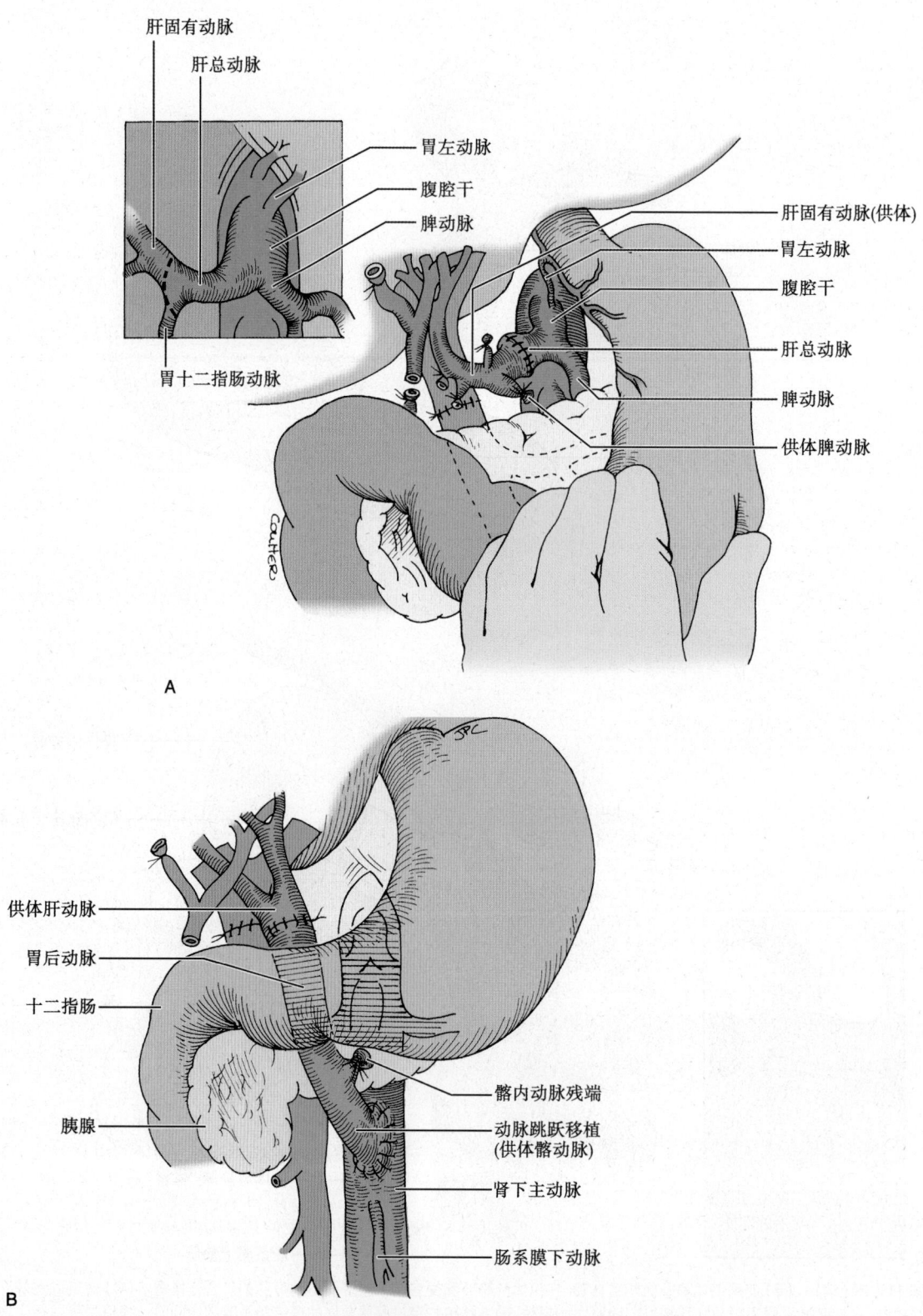

图 119.23 肝动脉重建。(A)最常见的重建方法是将移植物的腹腔干与受体肝总动脉吻合。如果血管口径有差异,可如附图所示将受者血管扩大。(B)使用供者髂动脉从肾下腹主动脉架桥,经隧道走行于胰腺前方。

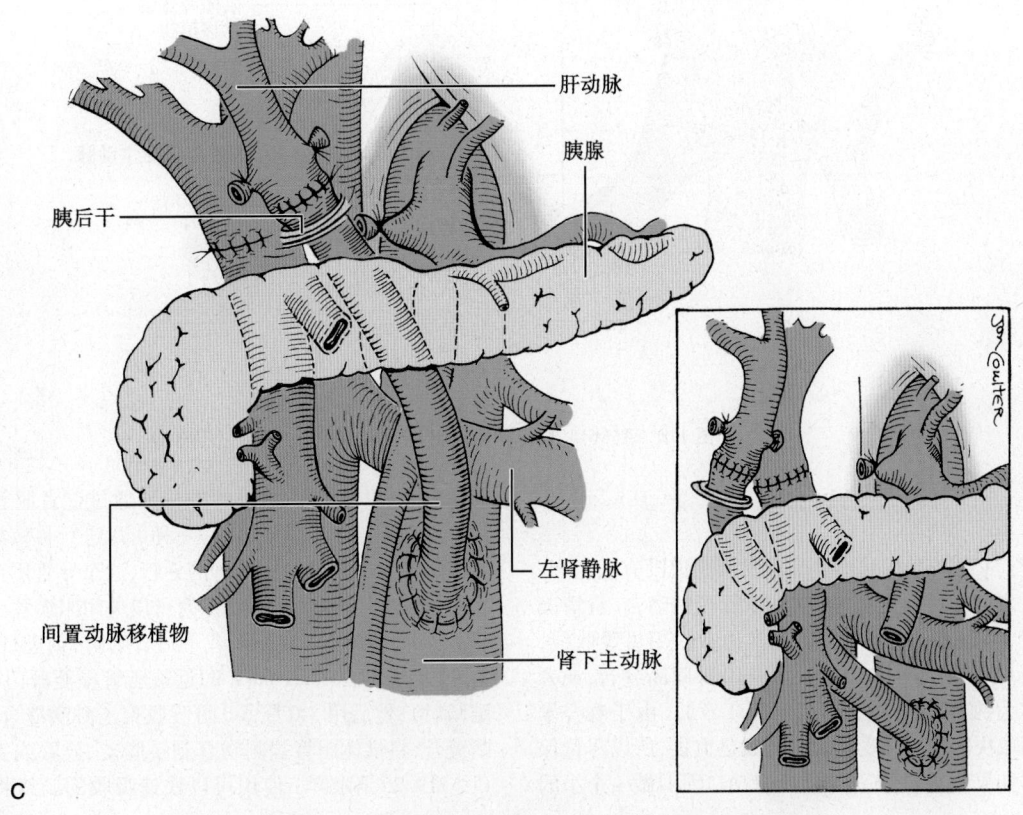

C

图 119.23(续)　(C)很少经腹膜后隧道走行于胰腺和肠系膜上动脉后方

肝动脉

胰腺

胰后干

间置动脉移植物

左肾静脉

肾下主动脉

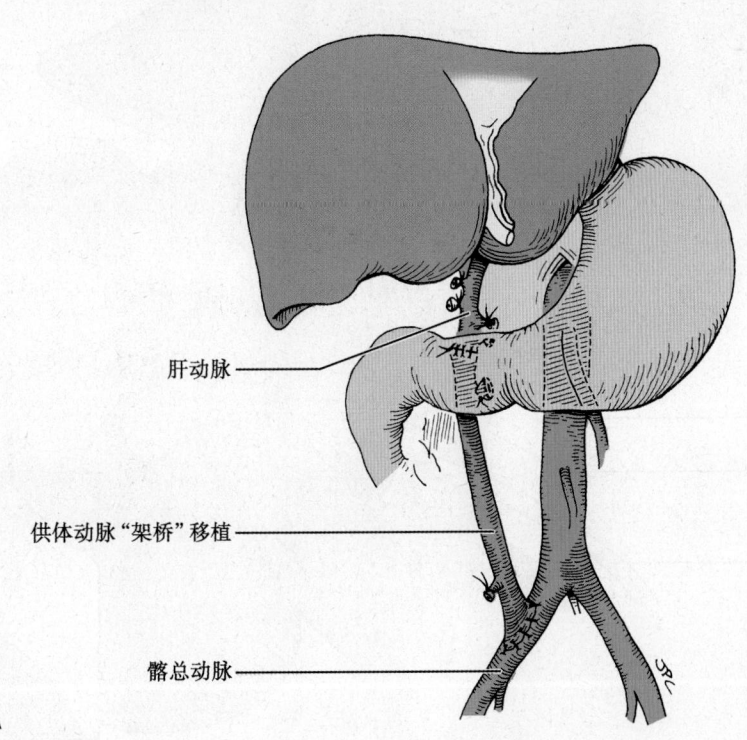

肝动脉

供体动脉"架桥"移植

髂总动脉

A

图 119.24　其他的动脉架桥位置。(A)受者髂动脉。

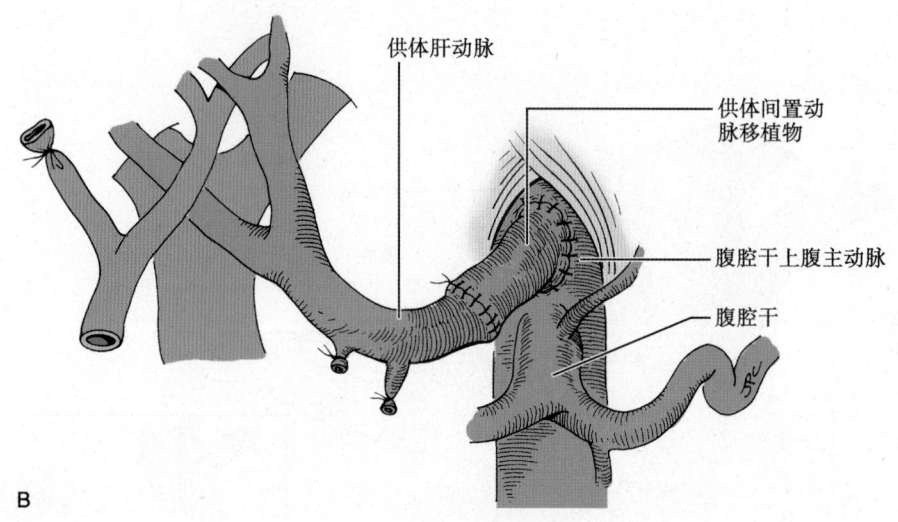

图 119.24(续) (B)腹腔干上方的腹主动脉

胆道重建

胆道重建前必须先确切止血。如果受者胆道没有病变,并且供体和受者之间胆道匹配良好,就可以行端端吻合,看情况决定是否留置 T 管(图 119.25)。吻合术通常使用可吸收线,例如 5-0 或 6-0 聚乙醇酸(PGA)线,行 8~10 针间断缝合,或者如果管道足够大,则使用连续缝合(见第 31 章)。由于吻合术的完整性主要取决于供体和受体胆管有充足血供,所以尽量保留管周组织。如果使用 T 管,通常在 T 管出口周围做一个小的荷包缝合,以防止胆漏,T 管的分支通过受者胆管外侧的一个切口引出体外。除 T 管外,另一种可以进行移植后胆管造影的方法是放置一根经过胆囊管的导管,这个导管用可吸收缝线和无菌带固定在胆管上,在切除时可以关闭胆囊管。

如果受者胆道有病变或不适合吻合,则进行胆肠吻合术。将一段 45cm 长 Roux en-Y 的近端肠管提至肝门(经结肠前或结肠后);然后用 5-0 或 6-0 可吸收聚乙醇酸缝合线,连续或间断缝合,将供体胆管端侧吻合到空肠支,放置或者不放置支架(图 119.25,附图)。使用可以快速吸收的肠线将支架固定在

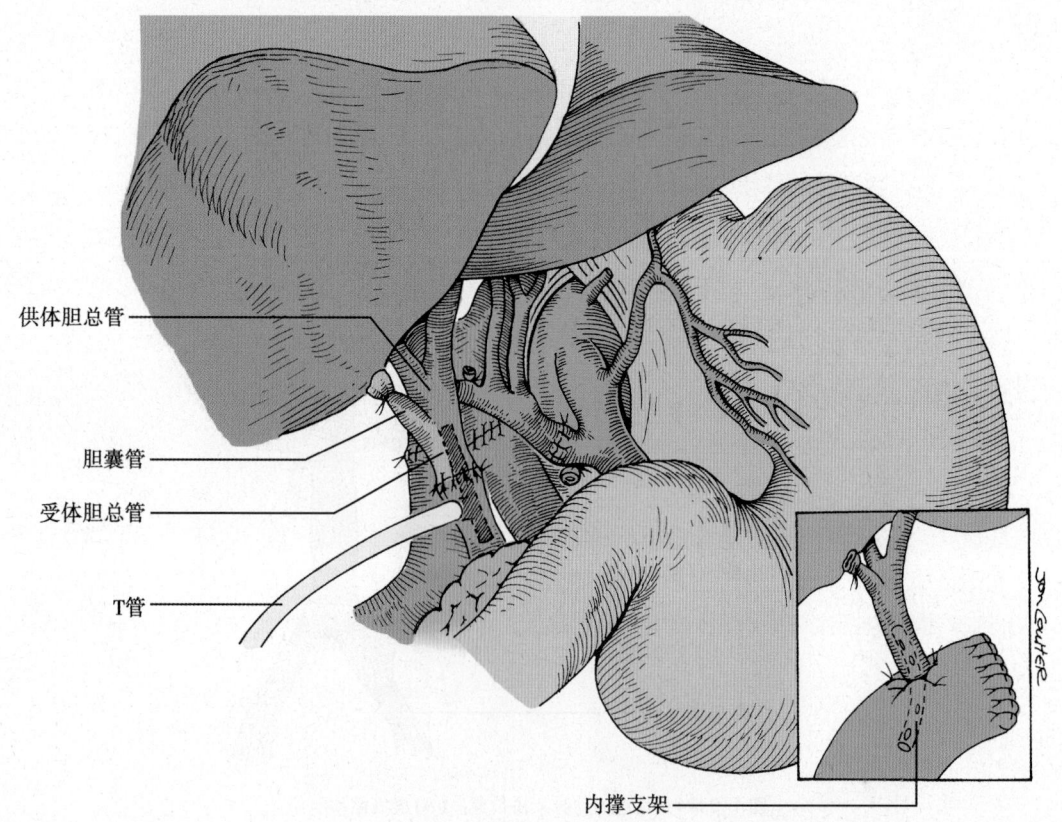

图 119.25 端端吻合胆道重建术,留置 T 管。如果胆管重建不可行或是有禁忌证,则行供者胆总管与受者空肠 Roux-en-Y 吻合(附图)

确切位置,肠线吸收后,支架稍后会自行通过肠道排出。但是,偶尔支架会被保留下来,此时必须由介入放射科医生将其推入肠道,或者可以通过推进式肠镜将其取出。很少需要剖腹手术。

减体积肝移植

由于缺乏儿童供体以及供受者体积不匹配,通常禁止将整个供肝移植到儿童或瘦小的成人体内(见第 118 章)。自 1980 年以来,大多数大型移植中心都开展了部分肝移植,其效果相当或接近于全肝移植。第 116 章和第 118 章描述了部分肝移植在活体供体中的应用,以及将尸体供肝分成两半,可以一个器官用于两个接受者。

(李相成　译　樊嘉　审)

第 120 章

肝移植的早期与晚期并发症

James J. Pomposelli and Roger L. Jenkins

肝移植已经从一种高致病率和死亡率的危险手术逐渐发展成为肝衰竭病人的标准治疗方式（见第 119 章）。对于肝移植成功的病人，其 1 年生存率和 5 年生存率分别超过 85% 和 70%（见第 114~118 章）。尽管肝移植疗效已有明显改善，但相当一部分病人仍会发生危及生命的术后并发症，以至于需要再次手术。随着手术经验的积累，外科医生尝试对那些过去认为不适合手术的病人进行肝移植手术，并使用更多的来自老年供体或缺血时间更长的边缘供肝。近年来研发的体外灌注装置或许可以修复受损的肝脏，并且使较长缺血时间的肝脏得以复苏（Guarrera，2012；Schlegel et al，2013），但这项技术仍处于研究阶段（见第 80 章）。受体门静脉血栓形成（PVT）在过去被认为是手术绝对禁忌证，但是现在对有门静脉血栓的受体，可采用门静脉血栓切除加肝移植手术治疗（Manzanet et al，2001）。

随着一些新术式如减体积肝移植、劈离式肝移植（见第 116、118 和 119 章）以及活体肝移植（LDLT；见第 104 和 117 章）的开展，与其相关的一系列并发症随之出现（Broelsch et al，1991；Olthoff et al，2005）。病人接受活体肝移植术后发生肝动脉血栓、胆漏和胆道狭窄的概率至少高于尸体肝移植的两倍。活体肝移植术后的另一个主要术后并发症是小肝综合征（small-for-size syndrome，SFSS），其特点是移植后短时间内出现高胆红素血症、凝血障碍和脑病（Lei et al，2012；Man et al，2003）。通常认为小肝综合征的小肝体积是引起活体移植后移植肝功能不良以及无功能的重要原因，但近期有证据提示供肝血流的压力和流量是其发生的重要因素，而并非仅仅由移植物体积不足引起（Chan et al，2010；Hill et al，2009；Oya et al，2005）。尽管接受活体肝移植的病人术后发生并发症风险更高，但是病人和移植物的生存率与尸体肝移植相似或者更优（Fan，2006；Lo et al，2004）。

本章节回顾肝移植术后早期和晚期常见的并发症。由于肝移植术后并发症可持续出现，多数可在术后任何时间段内发生。

移植物切取损伤

器官移植的过程始于为受者找到合适的器官。当确认有器官后，多个获取小组出发去获得一个供者的不同器官。一般来说，肝脏获取小组负责膈下器官的游离工作；如果需要同时获取心脏与肺脏，那么心脏获取小组和肺脏获取小组会合作开展对其进行切取。由于膈下器官切取比胸腔内器官切取所需时间更长，因此需要缜密的计划以减少心肺器官的冷缺血时间，因为心肺对缺血更加敏感。心脏获取小组应该与心脏受体手术组保持紧密联系以减少供体器官的总缺血时间。

在理想情况下，手术会井然有序地开展。然而，供体快速进展至脑死亡时其心功能不稳定且难以控制，这种情况会促使手术加快进行，快速插管灌注并迅速进行器官切取。在这种紧急情况下，对解剖结构的准确识别更难，更容易出现技术性错误。

为了增加可供使用的器官数量，心脏死亡后捐献（DCD）成为一种新形式的器官捐献，并且在 20 世纪 90 年代普及开来（Le Dinh et al，2012）。以这种形式捐献的病人已确定没有生存希望但未达到脑死亡标准，可以在撤除各种生命支持手段后自然死亡。通常在心脏停搏 5 分钟后，器官可以被切取用以移植。尽管移植物会经历不同时间的低血压和热缺血过程，导致 DCD 的移植结果存在差异，但总体上可以接受。有研究表明 DCD 来源的肝脏用于移植后，其胆道狭窄的风险会升高，移植物的长期生存情况下降（Chan et al，2008；de Vera et al，2009）。

在供肝切取过程中最常见的损伤是误将肝动脉结扎或切断。这种损伤的发生是由于肝门解剖过程中未能正确识别肝右动脉（或肝左动脉）的替代动脉或者副动脉，或者由于器官切取时的意外切断。这种损伤是严重的，它会导致供肝相应肝段在移植开放血流后无动脉灌注，所以常常需要在供肝植入体内前在手术台上做动脉重建。这种额外的动脉重建会延长供肝缺血时间，增加血栓形成的概率，从而使再移植的概率增加。缺血时间的延长（尤其是超过 12 小时）会增加移植物和胆管坏死的风险（AbouAbbass et al，2010；Chan et al，2008）。为了减少解剖相关的损伤，一些学者建议采取整块切取腹部器官簇的方法，切取后再进行修剪（Starzl et al，1987）。不管采取何种技术，都应该注重细节，正确识别解剖关系，避免器官切取损伤。

术中出血和凝血障碍（见第 24 和 113 章）

所有患终末期肝病的病人术前都伴有凝血功能紊乱，其中许多病人还伴有严重的门静脉高压。二者的并存给外科医生和麻醉医师带来极大的挑战。既往有手术史的病人风险更大，因为分离粘连会延长手术时间，显露出更多的分离面，加重出血，导致体温不稳定、体液失衡。最终导致凝血功能障碍恶化，从而在手术过程中产生恶性循环。

外科手术技术的提高和病人选择标准的完善可以使某些病人在肝移植手术过程中不需要输血。经颈静脉肝内门体分流(TIPS)的出现可以在术前显著降低门静脉高压,有助于减少术中出血。然而在肝移植过程中,如果 TIPS 导管错位于下腔静脉或者门静脉可能会发生致命的并发症(见第 87 章)。在这种情况下,TIPS 导管取出常相当困难,若控制不好,术中可能会发生大出血。在病肝切除过程中,临时的门体转流术也可用于降低门静脉血流循环压力(Davila et al 2008)。

对于合并重度门静脉高压和凝血功能障碍的病人,肝移植术中治疗的主要手段是输注新鲜冰冻血浆、冷沉淀和抗纤溶类药物(见第 113 章)。但是这些措施并不能取代外科技术充分控制所有出血点所带来的效果。再灌注后出血可能与初始的移植物功能不良有关,但也可能与移植物释放肝素和类肝素样物相关。肝素酶对比实验血栓弹力图(TEG)分析和旋转式血栓弹力计(ROTEM)近年来被用以辨别肝移植过程中凝血功能障碍的病人(Afshari et al,2011;Coakley et al,2006)。这种筛选方法可能有助于辨别出存在再灌注后纤溶风险的特殊病人,以提供防治策略来控制再灌注后立即发生的凝血障碍并减少输血需求。

当内科治疗手段不能控制再灌注后纤溶时,腹腔内临时填塞是最谨慎的处理,然后先暂时关闭腹腔,并计划以后再开腹探查。如果供肝功能良好,且病人对复温和持续复苏有反应,通常可以在 24~48 小时内撤出腹腔内填塞物。静脉给予抗生素预防腹腔内感染是否有益尚未得以证实,但是对于免疫抑制状态的病人或许是明智的办法。

原发性移植物功能障碍或无功能

许多因素都可以影响肝移植后移植物的功能,包括供者相关因素、供肝切取相关因素以及受者相关因素(见第 111 章)。影响移植物功能的供者相关不利因素包括血流动力学不稳定、营养不良、高龄、药物毒性和供肝脂肪变性。尽管尚缺乏统一定义,但移植物功能障碍的严重程度及预后差异很大。最凶险的是原发性移植物无功能(primary graft nonfunction,PNF),常需要立即行再次肝移植手术。在此种情况下,通常表现为术后最初 24~48 小时内转氨酶进行性升高(>8 000IU/L),伴随胆汁和尿量减少。根据作者中心的实践经验,术后血清胆红素水平和国际标准化比值(INR)的变化趋势可以作为移植物功能和预后的最可靠的预测因子。术后立即进行的血清学检验结果作为基线水平,如果移植肝功能良好,血清胆红素水平和 INR 会趋于平稳,并在几天内逐渐趋于正常。任何胆红素水平和 INR 升高都是预后不良的先兆,代表原发性移植物无功能可能发生,尤其是在其水平急剧上升的情况下。当延长的 INR 既不再继续延长也不缩短时,也可能提示原发性移植物功能不良。如果不发生其他额外的损害,如感染或者排斥反应,这种功能不良随着时间的推移逐渐恢复。一些学者通过认为术后早期静脉给予前列腺素 E_1 对改善供肝的血流灌注有益,但是其益处还未得以充分证明(Merion,1997)。

除了血清胆红素水平和 INR 变化趋势以外,临床评估也有助于辨别原发性移植物功能不良或无功能的病人。在肝移植术后早期,肝性脑病的好转、充足的尿量以及无代谢性酸中毒是

非常好的现象。在那些接受大量血液制品的病人中,出现代谢性碱中毒是移植物功能早期显现的敏感指标。其原因是移植肝具有将血液制品中的枸橼酸盐代谢为碳酸氢盐的能力,而不能将枸橼酸盐代谢为碳酸氢盐可能反映早期移植物功能不良。

对于进展性的移植物功能不良或者无功能的病人,尽早考虑重新将其纳入高度紧急的移植候选名单(1 类状态)可能才是挽救病人防止死亡的唯一办法。这种病人低血糖可能是前兆,死亡通常可能会在数小时内发生。在这种情况下,需要积极的代谢支持以防止出血相关并发症,维持酸碱平衡稳定,并防止永久性脑损伤。

血管并发症

肝动脉血栓形成

血管相关并发症是肝移植术后并发症的主要类型之一,是移植物丧失功能的一个主要原因,尤其是对于接受活体肝移植的病人(见 113、116 和 117 章)。动脉并发症中最常见的是动脉血栓形成(hepatic arterial thrombosis,HAT),占血管并发症的 64%~82%(Tzakis et al,1985)。HAT 的发生率在成年人中为 1.6%~8%,而在儿童中可达 15%~26%(Hesselink et al,1989;Yanaga et al,1989)。活体肝移植中 HAT 的发生率差异很大,受移植物种类、术者经验和供者解剖情况的影响。

多普勒超声是 HAT 的最佳筛选方法,在肝移植术后 2 周内移植物功能改变或胆红素或转氨酶水平显著升高时应随时用其做检查。由于流经胃十二指肠动脉的侧支循环可能导致假阴性结果,因此需要注意在肝实质内寻找肝动脉血流。如果超声怀疑有 HAT,应该行腹腔动脉造影、多时相 CT 扫描或手术探查来确定(图 120.1)。HAT 未能及时诊断可能导致供肝坏死或功能丧失。

受者肝动脉内膜剥脱至腹腔干起始处是术中 HAT 的一个常见原因。在这种情形下,应立刻用供者的髂血管移植物行动脉重建(图 120.2)。决不能让病人供肝血管未重建好的情况

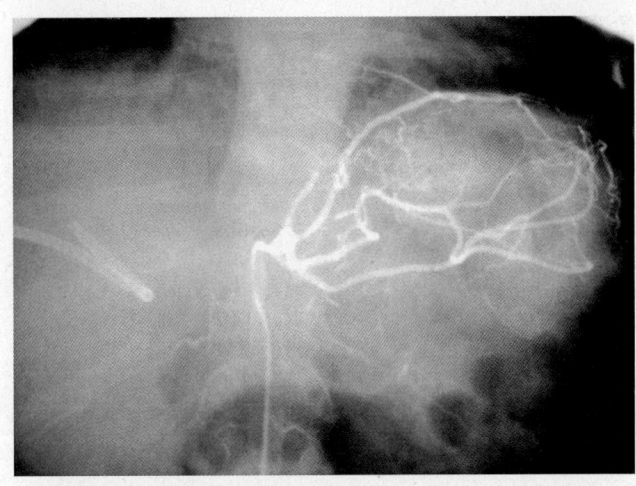

图 120.1　肝动脉血栓形成。该病人在术后早期转氨酶迅速升高。超声未见肝内动脉血流信号。腹腔动脉造影可见胃左动脉和脾动脉血流,而肝内无造影剂显影。这与整个肝总动脉的内膜剥脱相符合。可见胆总管内的 T 管

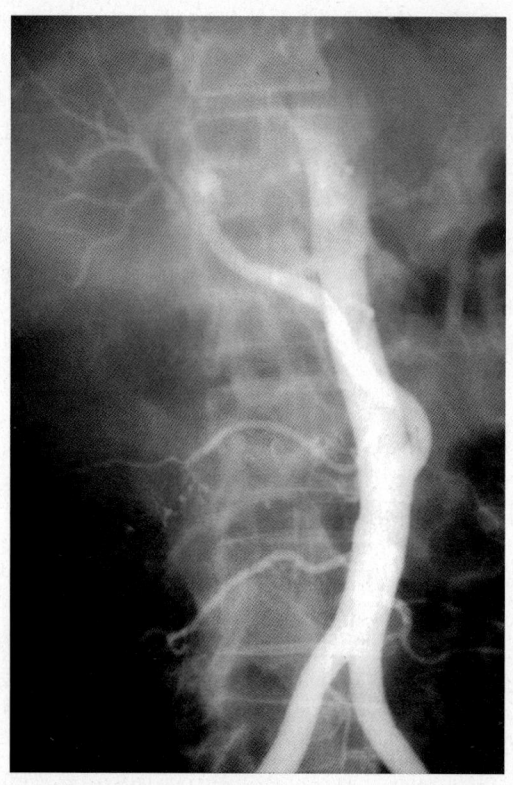

图 120.2　肝动脉重建。肝动脉血栓形成早期诊断之后,应立即用供者的一段髂动脉作移植物进行肝动脉重建。这例病人采用供者髂动脉将肾动脉下方的腹主动脉与供肝的肝总动脉进行搭桥吻合

下让其离开手术室。当供者的髂血管无法获得或者不能使用时,可采用受者自身的大隐静脉进行重建。在少数的情况下,可以使用涤纶或聚四氟乙烯等人工血管做重建。

HAT 的术后临床表现不尽相同,轻者几乎没有临床症状,仅肝功能有轻度改变;而严重者病情危重,表现为暴发性肝坏死。HAT 更常见的表现是术后胆道并发症,包括胆漏和胆道狭窄。无论是否存在临床症状,对 HAT 早期术后处理方式都一样:应尽快重建肝动脉的灌注,一般需要行紧急手术采用供者髂动脉或自身血管进行动脉重建。一些学者尝试应用组织纤维蛋白溶酶原激活剂和尿激酶进行溶栓,但只是在血栓形成没有合并血管吻合技术因素的情况下溶栓才可能成功。溶栓治疗对肝动脉内膜剥脱无效,试图全身应用溶栓药既会浪费宝贵的时间和资源还会使结果更差。在大多数这种情况下,50% ~ 70% 的病人最终需要再次移植(Marudanayagam et al,2010)。

门静脉血栓形成

病人术前伴有门静脉血栓形成(portal vein thrombosis,PVT)既往是原位肝移植手术的绝对禁忌证。尽管目前合并 PVT 不再是病人接受肝移植的阻碍,但是会增加手术的复杂性,并且使围术期并发症的发生率升高。

在绝大数情况下,可以进行门静脉血栓切除重建门静脉血流,或者采用供者的髂静脉将受者的肠系膜上静脉和供肝的门静脉进行搭桥吻合。活体供肝的门静脉相对较短,因此重建相对更困难,一些中心认为 PVT 是活体肝移植的绝对禁忌证。

肝移植术后发生 PVT 较为罕见,可在肝移植术后立刻发生,通常是由于技术性原因,如门静脉血栓切除不全或者门静脉吻合口扭转。移植术后数月或数年发生的 PVT 常常是由于静脉内膜增生并伴有血管侧支循环建立,逐渐形成门静脉海绵样变。术后出现腹水、脾大和静脉曲张可能提示病人伴有 PVT,需要立即检查以明确诊断。早期血栓形成的最佳治疗方式为再次手术,血栓切除和全身抗凝。对于晚期血栓形成的治疗方式还存在争议,因为直接修复很困难。经肝金属支架植入血管成形术在一些病人中取得成功;而在肝功能良好的情况下,行选择性分流术可以有效地控制静脉曲张出血。

下腔静脉梗阻

下腔静脉(inferior vena cava,IVC)梗阻是一种很罕见的并发症,发生率仅为 1% ~ 2%(Brostoff et al,2008)。大多数的外科医生选择将供者的 IVC 与受体的肝上及肝下 IVC 吻合。但目前"背驮式肝移植"的数量逐渐增多,该术式将供者的肝上 IVC 与受者的肝中静脉和肝左静脉汇合处吻合,原位保留受者的 IVC。

作者所在中心为数百例病人实施了背驮式肝移植,只有 2 例病人术后合并有 IVC 血栓形成。第一例病人原发病是布加综合征,其肝中静脉和肝左静脉阻塞,之前放置在肝右静脉的 TIPS 支架管移位到 IVC。术后病人出现了重度的双足水肿和腹水,经超声检查明确诊断,采用抗凝和球囊扩张而非外科手术成功解决问题。第二例病人是一名年轻男性,由于甲型肝炎引发的暴发性肝衰竭而进行了急诊肝移植手术。移植手术时病人伴有金黄色葡萄球菌引起的菌血症增加了治疗的复杂性。术后恢复顺利,但是出现了持续的不明原因的发热。镓扫描最终提示肾脏下方的 IVC 内有一枚感染性血栓,几乎完全堵塞管腔。经过长期给予抗生素和全身抗凝治疗,6 周后栓子完全消失。

IVC 血栓形成的治疗通常取决于发生的原因。对于危重病人直接采用手术取栓是非常困难的,需要广泛游离右半结肠和小肠系膜以有利于术野的显露。根据作者经验和其他人报道(Zajko et al,1989),内科治疗可以成功处理 IVC 血栓形成。采用保守治疗方式包括侵入性介入治疗和全身抗凝治疗可以有效地处理这一并发症。溶栓也可以被用以辅助解决"新鲜"的血栓。

胆道相关并发症

既往认为胆道重建术后胆道相关并发症是肝移植的致命要害,但是手术技术的进步显著地减少了这些并发症(见第 31 章)。然而,胆道梗阻和胆漏仍占肝移植技术性失败的半数,10% ~ 20% 的病人需要再次手术(Howell et al,2012;Seehofer et al,2013)。一般而言,接受活体肝移植的受者胆道并发症发生率是尸体肝移植 2 倍左右(Pomposelli et al,2006)。HAT 与胆道相关并发症发生相关,这或许是活体肝移植胆道并发症发生率较高的部分原因。

胆漏

文献报道关于肝移植术后胆漏的发生率为 10% ~ 50% 不等(Ayoub et al,2010)。胆漏常发生于胆总管吻合口或者胆总管留置 T 管处,后者的发生常见于拔出 T 管时,其发生率为

25%~40%(Tepetes et al,1999;Verdonk et al,2006)。大多数病人经过短疗程止痛药和抗生素的保守治疗可以有效解决。为了减少这种风险,目前很多外科医生推荐胆道内不放置任何支撑管。

根据作者经验,可通过胆囊管残端在胆总管吻合口处放置5F儿童鼻饲管而非传统的T管,并用痔带和聚二氧六环酮(PDS)缝线给予固定。理论上,痔带可以在拔出T管时(通常是术后6~8周)将胆囊管残端闭塞。术后早期发生的胆道吻合口漏与技术性失误、吻合口具有张力、或HAT导致胆道缺血坏死相关。

活体肝移植或劈离式肝移植胆道重建的方式为胆管-胆管端端吻合术或者Roux-en-Y肝管空肠吻合术,两种重建的方式胆漏发生率相似(Melcher et al,2010)。胆漏的症状和体征包括:引流液中有胆汁(胆瘘)、腹痛、肩痛或者二者并存,血清胆红素水平升高,恶心,呕吐,发热。如果胆总管留置的T管在位,胆漏可通过胆道造影诊断;此外,也可行经内镜逆行胰胆道造影(ERCP)或者经皮肝穿刺肝内胆管造影(PCT)给予诊断。作者所在中心倾向采取ERCP,原因是经内镜支架植入易于实现,而避免PCT过程中肝穿刺导管的留置风险。大量的胆漏导致肝周胆汁积聚时,需要经皮穿刺置管引流。

更严重的胆漏与胆管缺血坏死相关,需要行Roux-en-Y肝管空肠吻合。术后早期发生的胆漏与迟发性胆管狭窄的形成相关,常需要对病人进行终生监测随访。

胆道狭窄或胆道梗阻

肝移植术后胆道梗阻(狭窄)的发生率为7%~15%(Evans et al,1990;Verdonk et al,2006)。与胆漏一样,梗阻部位有助于确定梗阻原因。吻合口狭窄占梗阻病例的50%,术后早期吻合口狭窄继发于水肿,而晚期与血供不佳有关(图120.3)。胆道狭窄通常在移植术后数周内出现,也可在数年后发生。通常有两种类型的胆道梗阻:吻合口梗阻和非吻合口梗阻。非吻合口梗阻或狭窄可能是胆道缺血或移植后胆道系统内胆泥或碎片淤积所致(图120.4)。

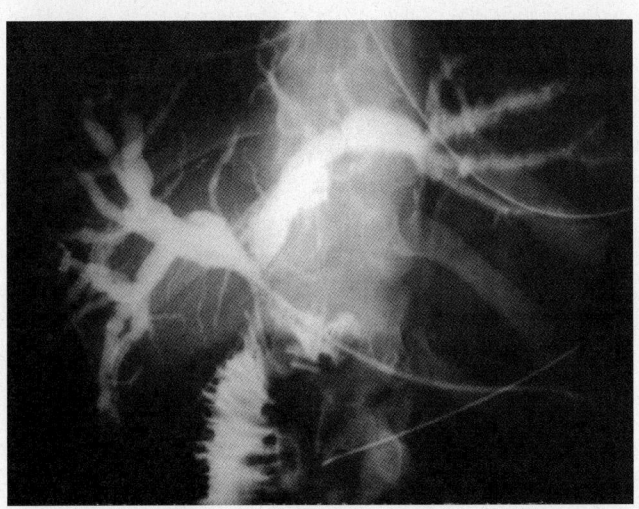

图120.3　胆道狭窄。该病人既往行Roux-en-Y肝管空肠吻合术,现få有吻合口狭窄和肝内胆管扩张。经皮穿刺Roux-en-Y段肠管造影可以对其进行诊断和球囊扩张。该项技术可以避免留置肝穿刺导管

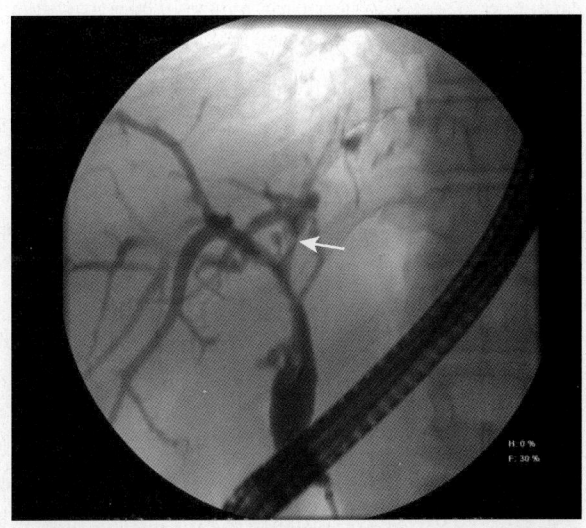

图120.4　非吻合口胆管狭窄(箭头)在一名伴有供肝缺血损伤的肝移植病人上发生,该名病人接受的供肝源于心脏死亡而非脑死亡的供者。心脏死亡的器官捐献相较于脑死亡的器官捐献,扩大了器官捐献来源,但这类移植物更容易伴有缺血损伤问题如胆道狭窄

肝功能常规化验呈梗阻样表现提示胆道梗阻或胆道狭窄。通常情况下,病人的全身症状表现为寒战、发热、头痛和乏力。有时病人会出现胆管炎和败血症的严重症状。由于病人的症状和体征"轻微",也可能像是急性排斥反应、HAT、巨细胞病毒(CMV)感染或者原发疾病复发的表现,因此诊断比较困难。病人一旦出现了腹部症状和体征,应立即给予腹部超声、胆管造影和肝脏活检等一系列检查以快速确诊。

无论采取何种方式进行胆道重建,移植术后胆道狭窄最常见的部位是胆道吻合口。重建时技术性失误是一个重要致病因素,但是也要评估肝动脉的血流通畅情况,尤其对于儿童肝移植受者。其他因素包括ABO血型不相容、保存时间过长、慢性排斥反应、CMV感染、硬化性胆管炎等原有胆管疾病复发以及肝段移植(Boberg et al,2006;DeOliveira et al,2011;Ishigami et al,2010)。

活体肝移植胆道重建的方式为Roux-en-Y肝管空肠吻合术或者胆管-胆管端端吻合术。活体肝移植术后吻合口胆漏或胆道狭窄的发生率一般是尸体肝移植的2倍(Sharma et al,2008)。非吻合口胆道狭窄可以在肝门部或者肝内发生。与吻合口狭窄一样,应考虑是否伴有肝动脉或其分支血栓形成。有文献报道非吻合口狭窄与慢性胆管性排斥反应、ABO血型不相容、以及移植物保存时的缺血再灌注损伤相关,尤其是对于来源于心脏死亡捐献者的供肝(DeOliveira et al 2011)。

给予适当补液和抗生素后,可经ERCP对胆道狭窄进行确诊,如可能应立即放置支架治疗。如果内镜下无法通过狭窄部位,就需要经过PCT或Roux-en-Y肝管空肠吻合术来处理。肝内胆管狭窄最佳的处理方式是经皮肝胆管球囊扩张,少数情况下需要长期放置支架来达到满意疗效。

肾功能不全

几乎所有接受肝移植的病人在一定程度上都会发生肾功能不全(Lee et al,2010)。早期肾功能不全常表现为一段时间

的少尿,伴有一过性的血肌酐升高;但也可以表现为无尿和急性肾功能衰竭。危险因素包括术前合并肾功能不全和术后发生原发性移植物无功能。对于术前血清肌酐正常、移植物功能良好的病人,肾功能不全的机制通常是继发于手术过程中低血压和低血容量的肾前性的氮质血症。使用肾毒性药物会对肾功能造成额外的损伤,特别是钙调神经磷酸酶抑制剂(calcineurin inhibitors,CNI)环孢素和他克莫司;而大约5%的肝移植病人发生肾功能衰竭是由CNI引起(Aberg et al,2007;Trotter & Kahn,2012)。

尽管肝移植病人发生肾功能衰竭由多种因素造成,但长时间服用CNI(剂量/时间)是其中一种显著因素。因此,可以对接受肝移植术后许多年的病人以及那些发生进展性肾功能不全的病人减少药物剂量。另一种减少CNI肾毒性的策略是使用不会引起肾功能不全的药物作为免疫抑制替代方案,如雷帕霉素靶蛋白(mTOR)抑制剂(例如西罗莫司、依维莫司)(见第111章)。

西罗莫司(雷帕霉素)是一种大环类抗生素,最初是作为一种抗念珠菌和抗肿瘤药物而开发的(Schnitzbauer et al,2010a)。该药物对肾功能影响小,但其缺点是增加血脂异常和伤口愈合不良的风险。其影响伤口愈合可能与血管内皮生长因子的改变相关,这或许也解释了西罗莫司抑制病人肿瘤形成的作用机制(Schnitzbauer et al,2010b)。由于西罗莫司与移植术后早期HAT发生相关,因此该药被生产商商建议在移植术后至少4周才开始使用。

移植术后急性肾衰以致需要血液透析的情况并不常见,除非病人术前合并肝肾综合征,或者术中发生严重的低血压和大量出血导致急性肾小管坏死。根据作者经验,对这种病人应采取专用的大孔径的双腔静脉插管进行连续性静脉血液透析。如果不合并其他代谢问题,肾功能一般在2周内回复正常。

体液和电解质紊乱

肝移植术后体液和电解质紊乱以及酸碱平衡改变是很常见的。术前蛋白质代谢障碍、营养不良和终末期肝病导致全身体液电解质失衡,而外科手术应激、大量的液体和血液制品的复苏会加重这种失衡。病人恢复的速度很大程度上取决于术后肾脏和移植肝的功能。如果病人术后肾和移植肝功能稳定,仅需轻微调节就能纠正这种水电解质失衡。

继发于血制品中枸橼酸代谢的早期代谢性碱中毒,是移植肝具备良好功能的征兆,但是如果进展为碱血症,情况就会更加严重。在这种情况下,有必要更换使用生理盐水或氯化氢形式的氯化物输注。

给予呋塞米适当利尿以处理体液过多和高钠血症。应谨慎补钾,由于他克莫司会增加血清钾的水平,因此在服药的同时应密切检测血钾水平。肝硬化病人血清中钙、镁、磷失衡很常见,应给予补充以避免神经、骨骼肌和心肌功能不良。

急性细胞性排斥反应

在早期阶段的肝移植,排斥反应的重要性被技术方面的并发症所掩盖。随着外科技术和器官保存技术的改进和提高,排斥反应在临床中重要性显现出来。急性细胞性排斥反应的定义是移植肝功能的急剧恶化,伴有移植肝病理组织学的特异性改变。这些病理改变包括混合性炎症细胞浸润(主要是淋巴细胞)累及汇管区,破坏胆道、肝动脉和门静脉内皮(内皮炎)(Esquivel et al,1985)。

根据各文献报道,急性排斥反应的发生率约为45%(范围24%~80%)。虽然急性排斥反应对死亡率影响似乎不大,但会导致住院时间延长和总费用升高(Andres et al,1972;Aydogan et al,2010)。在早期阶段绝大多数病人都没有什么症状,但是也可能有不同的临床症状和体征,包括发热、腹痛、全身不适、乏力和食欲不振。

急性排斥反应的最早反映的实验室指标是胆红素升高,而且可能与碱性磷酸酶、转氨酶轻度升高同时出现。凝血酶原时间(PT)和血清白蛋白水平通常不受影响。由于实验室检验对急性排斥反应既不敏感也不特异,所以经皮肝穿活检的组织学检查仍然是排斥反应的诊断标准。

急性细胞性排斥反应的最初治疗方式为大剂量激素冲击治疗,该治疗方式对大约80%~90%的病人有效(Calne,1994)。OKT3是一种作用于CD3抗原受体复合物的鼠单克隆抗体,虽然目前不常用,但仍可用于约10%~20%的大剂量激素治疗无效的急性排斥反应病人。使用该疗法治疗急性细胞排斥反应的主要风险包括对感染的敏感性增加,OKT3的使用与EB病毒感染在移植后淋巴增生性疾病(posttransplantation lymphoproliferative disease,PTLD)的发生发展中具有相关性(Dharnidharka et al,2012)。此外,OKT3静脉注射后,可能会引发一种严重的全身炎症反应,导致肺水肿、低血压和休克。使用其他免疫抑制诱导剂,如抗胸腺细胞球蛋白(胸腺球蛋白),可以降低早期排斥反应率,保护移植物免受再灌注损伤(Bogetti et al,2005)。

大约10%的肝移植病人会出现慢性胆管消失性排斥反应,在术后2个月内很少发生,诊断标准是基于组织学检查(Demetris et al,1995)。其定义为计数20个汇管区,超过50%汇管区出现叶间胆管缺失。此外,还可见大动脉和中动脉病变,其特征是血管内膜中泡沫细胞积聚。胆管消失性排斥反应,即组织学中的胆管消失综合征,是慢性排斥反应中最重要的表现。除了再次移植,没有其他的治疗手段。

感染

除了极少数例外,所有接受移植的病人都需要终身接受免疫抑制治疗以防止移植排斥反应。免疫抑制不足会导致移植物丢失,而免疫抑制过度会导致危及生命的感染或引起PTLD。需要给予适量的免疫抑制治疗,在预防排斥反应与不增加院内获得性感染或机会性感染风险之间保持一种微妙的平衡。虽然人们对免疫反应有着更深入的理解,并且许多选择性更强的免疫抑制剂也相继问世,但是大约2/3的移植病人还是至少会经历一次严重的感染,其中导致肝移植术后死亡病例的一半以上是因感染所致(Kusne et al,1988)。

肝移植术后感染的危险因素包括供者、受者和手术相关因素。供者和受者的病毒感染状态、潜在的其他合并症和营养状态都会对术后感染有影响。手术时间长、出血多、缺血时间长、胃肠道功能受损都是院内感染的危险因素。

细菌感染常发生在肝移植术后 1 个月内，在各中心的情况有所不同。早期的危险因素包括术时间长、留置导管、胆道梗阻、PVT 和移植物功能不良。另外，缺血、丙型肝炎病毒（HCV）感染再发、病人对耐药菌的暴露、慢性排斥反应和高血糖都可能导致院内获得性感染（Briceno et al, 2007; Palmiero et al, 2010; Pomposelli et al, 1998）。常见的致病菌包括胆汁中的革兰氏阴性菌（大肠杆菌、肠杆菌和假单胞菌）和革兰氏阳性菌（金黄色葡萄球菌、凝固酶阴性葡萄球菌、D 组链球菌）。在少数情况下，金黄色葡萄球菌会导致术后早期感染性休克综合征的发展。李斯特菌、诺卡菌和军团菌虽不常见，但有重要的临床意义（见第 12 章）。

病毒感染同样可见于免疫抑制的肝移植病人。除了随后要介绍的几种常见的病毒感染，其他几种同等重要但是不太常见的病毒感染对免疫抑制病人也很有破坏性。包括人类免疫缺陷病毒（HIV）、腺病毒、流感病毒和呼吸道合胞病毒（RSV）。此外，移植病人有感染病毒性肝炎的风险，来源可能是感染的移植物、输血和违法使用药物。

巨细胞病毒（CMV）感染是器官移植病人最主要的病毒感染类型。这种感染在普通人群可是无症状的，但在免疫抑制状态下的移植病人 CMV 感染就可能会很严重。巨细胞病毒是临床移植的最重要的致病原（Oldakowska-Jedynak et al, 2003）。CMV 病通常发生在移植后 30~50 天，临床表现为发热、全身不适、关节痛、白细胞和血小板减少、肝炎、间质性肺炎、小肠结肠炎和全身弥散性疾病。鉴别 CMV 病和 CMV 感染具有临床重要性。CMV 病的定义是有组织学证据的侵袭性的 CMV 感染，或是对有临床表现者，从深部组织获得的标本（如肝脏活检、内镜黏膜活检或刷取物、支气管镜膜黏膜活检或刷取物）培养结果阳性。血液、体液或血清学检查结果阳性不足以诊断 CMV 病。用特异的单克隆抗体对肝脏活检标本进行免疫染色，可对其进行早期诊断。组织学常见的表现为肝细胞坏死，肝实质微小脓肿，还可见周围伴有晕圈的紫红色的细胞核内包含体，即所谓"猫头鹰眼样细胞核"。

CMV 病相关的危险因素包括术前血清学检查阴性的受者接受了血清学结果阳性的供者的器官，应用抗淋巴细胞抗体进行治疗（尤其是 OKT3）以及再次移植。一般说来，免疫抑制治疗的强度影响 CMV 感染的表现（O'Grady et al, 1988）。伴有肝细胞内 CMV 持续复制的慢性 CMV 感染与胆汁淤积性肝炎和胆管消失综合征有关。

对有 CMV 病表现的病人，应尽量减少免疫抑制药物剂量，尤其是减少激素剂量。多年来，静脉注射更昔洛韦已成为其主要的治疗手段，而且在预防和治疗方面安全有效。偶尔也在更昔洛韦耐药时应用膦甲酸钠作为替代治疗，但是该药物耐受性较差，且伴有肾毒性。

术后口服和静脉使用更昔洛韦可有效预防 CMV 病。其他预防方案，如术后静脉应用更昔洛韦联合口服阿昔洛韦 3 个月或者单纯口服阿昔洛韦 3 个月，效果都较差（McKeen et al, 2015; Mengelle et al, 2015）。口服缬更昔洛韦预防和治疗轻度 CMV 感染已被证实与静脉注射更昔洛韦疗效相同。由于口服缬更昔洛韦具有有效性，大多数移植中心改用预防性方案为每

天口服该药 450mg 或 900mg（剂量根据肾功能情况调整），疗程为 3~6 个月。该药物副作用很小，但也会出现白细胞减少。迟发性 CMV 病仍然是一个潜在的问题，特别是在接受高剂量免疫抑制剂的病人以及供者为 CMV 阳性而受者为 CMV 阴性（巨细胞病毒 D+/R-）的高危人群中。

大多数肝移植病人的单纯疱疹病毒（HSV）血清学检验结果都是阳性。术后发生 HSV 感染通常都与免疫抑制治疗引发的病毒再燃有关。疱疹病毒感染通常表现为轻度的口唇、生殖系统的皮肤黏膜病，对阿昔洛韦治疗有效。迅速诊断疾病对预防疾病的进展很重要，以免发展成致命的弥散性疾病或伴有凝血功能不良、弥散性血管内凝血，甚至死亡的急性重型肝炎。通过肝脏活检发现的特征性组织学表现可以诊断移植物是否被累及。

移植病人 EB 病毒感染的特点是单核细胞增多症样综合征，其不同于正常宿主之处是没有嗜异性粒细胞抗体反应，咽炎与脾大也不常见（Ho et al, 1988）。EB 病毒在肝脏移植病人的临床意义在于其在 PTLD 的发病机制中所起的作用，PTLD 的发生可能与 EB 病毒感染刺激 B 细胞无限制增殖相关（Dharnidharka et al, 2012）。PTLD 的发生率和治疗方法在后面内容中进行讨论。

机会性感染也较常见，在肝移植受者中具有临床意义的真菌感染的发病率可达 20%~25%。真菌感染的危险因素包括营养不良、再次移植，细菌感染后应用抗生素时间较长、大剂量的免疫抑制治疗、Roux-en-Y 肝肠吻合重建胆道。

念珠菌或曲霉菌引起的全身弥散性感染诊断困难，其死亡率很高。如果高度怀疑侵袭性真菌感染，应尽所有努力获得组织学或培养方面的证据以早期诊断。曲霉菌感染是免疫抑制病人第二常见的真菌感染，仅次于念珠菌感染，因呼吸道吸入而导致感染，在引起侵袭性疾病之前在气道内定植。曲霉菌可侵袭血管，也容易在中枢神经系统（CNS）弥散，能够导致肺内出现梗死和空洞。在肝脏移植受者中侵袭性曲霉菌感染的发病率约是 1%，尽管给予充分治疗，死亡率却接近 100%（Schroter et al, 1977; Wajszczuk et al, 1985）。

新型隐球菌引起的感染通常在移植术后数月或数年后发生，会影响大约 0.25% 的肝脏移植病人。因为其感染症状和体征可能很轻微，延误诊断很常见。症状包括精神状态改变、头痛和发热。作者所见一病例，最初就是中枢神经系统出现病变，并且在胸腔出现大的空泡团，需要手术切除。

卡氏肺孢子菌肺炎以前是免疫缺陷宿主中常见的病原体。常规给予每日低剂量甲氧苄啶/磺胺甲噁唑（TMP/SMX）预防性口服 6 至 12 个月，对 TMP/SMX 不耐受的病人给予戊烷眯气雾剂处理。卡氏肺孢子菌肺炎的发生率近年已明显下降。该预防方案非常有效，卡氏肺孢子菌肺炎只发生在没有接受预防治疗的病人中。由于该预防方案相关并发症的发生率很低，因此所有病人几乎都接受预防处理。

嗜肺军团菌感染所致肺炎在肝移植术后不太不常见。同正常宿主一样，军团杆菌一般来源于供水系统。军团菌肺炎传统治疗药物是红霉素，但喹诺酮类药物也被证实有效，而且喹诺酮类药物的优势是不和免疫抑制药物如环孢素或他克莫司

产生相互作用。

移植后淋巴增生性疾病

移植后淋巴增生性疾病(PTLD)是慢性免疫抑制病人发生的危及生命的并发症(Rizell et al,2001)(见第111章)。淋巴组织增生性疾病与过度免疫抑制导致B淋巴细胞内EB病毒的复制显著相关;主要发生于接受了超过一个疗程的多克隆抗淋巴细胞球蛋白或者单克隆抗体OKT3治疗的病人(Aucejo et al,2006;Izadi & Taheri,2011)。其与CMV感染也有相关性。肝移植病人PTLD的发生率为1%~3%,其预后取决于肿块的组织学特征。多克隆PTLD可通过停用免疫抑制剂来治疗,且排斥反应的风险相对较低(Al-Mansour et al,2013)。单克隆PTLD治疗较困难,甚至会导致死亡。抗CD20抗体是治疗单克隆PTLD的新方法,且具有较好疗效(Al-Mansour et al 2013,Dharnidharka & Gupta,2010)。PTLD的临床表现变化多样,包括发热、全身不适、淋巴结病,伴有或不伴扁桃体炎。另外还包括胃肠道出血、穿孔或梗阻;肝细胞功能不良和中枢神经系统表现诸如癫痫发作、精神状态改变和局灶性神经症状。

与一般的淋巴组织增生性疾病相比,移植后发生的淋巴组织增生性疾病有其不同的特点。非霍奇金淋巴瘤占普通人群淋巴瘤的65%,而在移植受者的比例为93%。这些肿瘤多为大细胞淋巴瘤,且多为B型淋巴细胞。淋巴结外转移常见,且大约发生于70%的病例。

多克隆PTLD的治疗包括免疫抑制剂减量和抗病毒治疗。单克隆PTLD病人和免疫抑制剂减量无效的多克隆PTLD病人需要给予放疗、化疗,偶尔还需外科手术切除。抗CD20单克隆抗体对单克隆PTLD病人有较好的疗效(Said-Conti et al,2013,Trappe et al,2012)。

急性免疫抑制药物毒性

移植后的免疫抑制治疗必须在药物预防或逆转排斥反应的有效性和免疫抑制过度的危险性之间达到平衡,过度的免疫抑制会导致急性毒性症状、院内获得性感染和淋巴组织增生性疾病(见第111章)。肝移植术后最常用的免疫抑制药物为环孢素和他克莫司(合用或不合用激素)。硫唑嘌呤在过去经常被使用,特别是在那些接受三联药物治疗的病人中。目前,霉酚酸酯在肝移植和肾移植术后的免疫抑制方案中基本上取代了硫唑嘌呤。在免疫抑制治疗开始后,在治疗早期经常发生感染和药物的急性毒性,而正如同前面所讨论到的,淋巴组织增生性疾病和其他的恶性肿瘤是长期治疗过程中的并发症。

环孢素和他克莫司的副作用大致相似,包括胃肠道功能紊乱、头痛和震颤。在使用环孢素和激素时经常会出现牙龈增生和多毛症,而使用他克莫司与环孢素比较更容易出现糖耐量异常。高钾血症、高尿酸血症、低磷血症、低镁血症是肾小管功能不良的表现,通常可以根据药物浓度调整剂量加以控制。肾毒性是这两种药物最严重的副作用,表现为急性氮质血症。在减少药物剂量并给予足够的液体后,这种副作用在大多数情况可以逆转。少数情况下,约5%的病人会发生进行性慢性肾病,这通常是不可逆的,可能需要透析或肾移植(Aberg et al,2007)。

环孢素的其他肾脏副作用包括慢性肾小管功能不良和罕见的溶血性尿毒症。

霉酚酸酯的副作用包括胃肠道功能紊乱(如恶心、呕吐、腹泻),并可能增加一些术后感染的风险(Ritter & Pirofski,2009)。这些症状在许多肝移植病人早期阶段很常见,尽管药物毒性可以常规推断,但当出现症状时鉴别原因也常困难。更换药物以及调整剂量或者停用可能对其有所帮助(Barrera-Pulido et al,2009;Bunnapradist et al,2006)。

复发性肝炎(见第70和111章)

继发于慢性乙型肝炎病毒(HBV)感染的肝硬化病人,其乙型肝炎复发率在术后第1年约为80%~90%,其表现为病毒复制的征象(HBV e抗原阳性或者HBV-DNA复制量阳性)。因由于移植术后早期乙型肝炎抗原血症复发普遍存在,有些学者对乙肝病人行肝移植提出了质疑,但随着乙型肝炎免疫球蛋白(HBIG)和干扰素、拉米夫定等辅助治疗的出现,可以预防肝炎的复发,目前已常规对慢性HBV感染病人进行肝移植治疗,且取得很好的治疗效果。

丙型肝炎病毒(HCV)感染在以往肝移植后普遍复发,90%的病人可以通过常规活检证实诊断。根据组织学检查结果所示,其中60%表现为轻微肝炎,而30%病人很严重。在严重的丙型肝炎复发的病人中,如果不给予治疗,5年内会有20%的病人进展为肝硬化。改良的抗HCV药物的出现使其治愈率达到几乎100%,极大地改善了等待或已经接受肝移植的HCV感染者的治疗前景。

骨病

几乎所有肝移植病人都有一定程度的肝性骨营养不良,尤其对于原发性胆汁性肝硬化病人(Alcalde Vargas et al,2012;Weaver et al,1983)。其机制似乎因原发疾病不同而各异。该并发症由多方面的因素导致,包括糖皮质激素治疗、卧床休息和胆汁淤积。骨质疏松症在肝移植后3~6个月常见;然而,在术后第1年结束时,病人的骨密度开始增加。这种远期改善的现象可能是因为激素的减量和移植前骨骼不良因素的消除。非创伤性骨折在移植术后6个月内更常见,其原因是这段时间内过多的骨质丢失。也可能发生缺血性骨坏死和椎体压缩性骨折,尤其是那些持续使用激素的病人。

神经精神系统并发症

肝移植术后可发生严重的神经精神改变。除围手术期与体液和电解质失衡相关的急性神经精神改变以外,焦虑和抑郁是许多肝移植病人常见的精神状况。癫痫发作、意识状态改变和中枢神经系统感染并不常见,但却是增加发病率和死亡率的重要原因。移植后发生脑病可能与移植物功能不良有关,但更可能是多因素的。代谢紊乱、缺氧、镇静和药物相互作用都可能与之相关。

与环孢素和他克莫司药物毒性相关的神经症状和体征包括震颤、头痛和癫痫发作。通过密切监测药物浓度可以避免这些副作用。大剂量的激素治疗可导致情绪不稳定或躁狂。对出现任何新的神经精神症状的病人都应该进行头颅 CT 扫描和腰椎穿，以排除精神状态改变的其他原因，如颅内出血或感染。

高血压和高脂血症

　　肝移植后免疫抑制治疗的常见后续并发症还包括高血压和高脂血症（Moon & Lee,2009）。随着病人生存率的提高，上述并发症对影响病人的长期预后有重要意义。在肝移植术后第 1 年，大约 70% 病人出现高血压，而同期约 40% 的病人表现为伴有糖尿病、持续高胆固醇血症和高甘油三酯血症的代谢综合征（Chavez-Tapia et al,2008;Marchesini & Marzocchi,2007）。移植术后高脂血症的病理生理非常复杂。西罗莫司免疫抑制治疗不会导致糖耐量异常，但会导致高脂血症、伤口愈合问题和口腔溃疡（Habib et al,2010;Kuppahally et al,2006）。鱼油中发现的 ω-3 脂肪酸能够显著地改善高甘油三酯血症。根据作者经验，口服含 1~2g 二十碳五烯酸（EPA）和二十二碳六烯酸（DHA）的鱼油胶囊可以剂量依赖性地降低血清中的甘油三酯。因为大多数鱼油补充剂只含有 30%~55% 的 EPA 和 DHA，所以可能需要口服多片胶囊。由于该并发症会对心脏冠状动脉和周围血管疾病的增加额外风险，因此需要给予积极干预，包括饮食改变、运动和药物治疗。

小结

　　肝移植对终末期肝病病人是挽救生命的有效治疗方式。术前各种各样的合并症对术后并发症的发生有重要影响。多数情况下，积极使用免疫抑制剂可以成功地预防排斥反应，但是免疫抑制治疗也会因发生危及生命的肿瘤而变得复杂。目前治疗方案的趋势是随着时间的推移对免疫抑制剂减量以及激素的早期停用，而既往的治疗中激素是免疫抑制方案的主要部分。在部分适宜的病人中减少免疫抑制剂剂量和早期停用激素，可以显著降低致病率和危及生命的并发症。肝移植术后能否获得良好结局需要多学科团队的努力，包括外科医生、移植协调员、肝病学家和内科医生，早期诊断、持续监测和及时治疗不可避免的并发症，可为病人的无病生存提供最佳机会。

（李波 译　张志伟 审）

第 121 章

全胰移植和胰岛移植

Niraj M. Desai and James F. Markmann

1 型糖尿病(也称青少年糖尿病)是以胰岛中分泌胰岛素的 β 细胞几乎完全受损导致高血糖为特征的一种疾病。β 细胞丧失的主要原因是 T 细胞介导的免疫攻击,常发生在儿童或青春期早期。胰岛素的替代治疗可以控制血糖水平,但仍易合并各种并发症,包括心脏病、脑卒中、视网膜病变和失明、肾病和肾功能衰竭、周围神经和自主神经病变、截肢等(Atkinson & Eisenroth,2001)。尽管严格的血糖控制可以降低糖尿病相关并发症的发病率,但却同时增加了合并严重低血糖的危险[Diabetes Control and Complications Trial(DCCT)Research Group,1993]。

除注射胰岛素外,移植已经成为治疗 1 型糖尿病的有效手段,且能够减少或消除并发症的发生。全器官胰腺移植与独立的胰岛移植正被有选择地应用于 1 型糖尿病病人。全器官胰腺移植(全胰移植)是一种已经较为成熟且广为使用的治疗方法,已有几十年的历史。胰岛移植最近在几个欧洲国家和加拿大已被批准用于临床治疗,但在美国尚在临床试验阶段。注册研究工作几近完成,2017 年美国食品药品监督管理局(FDA)将批准胰岛移植成为在美国可用于临床的治疗方法。

全胰移植

发展史和早期效果

1893 年 12 月 20 日,P. Watson Williams 将绵羊的三片胰腺碎片移植到一个糖尿病患儿皮下,3 天后患儿死于糖尿病酮症酸中毒(Williams,1894)。这是移植治疗糖尿病的首次尝试,尽管没有成功,但开启了此后几十年动物实验的序幕。在动物实验中,研究者探讨了胰腺移植的手术方法并将胰腺移植作为研究糖尿病和血糖稳态的模型。

1966 年 12 月 17 日,明尼苏达大学的 William Kelly 和 Richard Lillehei 完成了首例临床胰腺移植。病人术后获得了短暂的胰岛素不依赖,但最后需要切除移植物并最终死于术后并发症(Kelly et al,1967)。此后明尼苏达大学(和少数其他移植中心)的早期胰腺移植的特点是手术均成功,但无一例移植物功能存在超过一年,胰腺移植的热情有所下降。

1975 年全球仅施行了 6 例胰腺移植。但是随着环孢素的问世(参见 111 章)以及手术技术的日益完善,胰腺移植的效果得到很大的改善。20 世纪 80 年代至 90 年代早期,胰腺移植的数量开始迅速增长,2004 年美国完成近 1 500 例胰腺移植。然而自那以后,这一数字却逐步下降,2014 年进行的胰

腺移植不到 1 000 例。在这十年里,移植数量下降的原因包括合适的死亡捐赠者较少,被列入胰腺等待名单的潜在接受者较少等。

胰腺移植的适应证和受者选择

接受胰腺移植的病人大部分患有糖尿病合并肾功能衰竭。2013 年的全美病例中,76% 的病人接受了胰肾联合(simultaneous pancreas and kidney,SPK)移植,11% 的病人接受了肾移植后胰腺(pancreas after kidney transplantation,PAK)移植。胰腺移植术后血糖控制良好,可以保护移植肾脏免于糖尿病肾病复发,整体生活质量得以提高(Browne,2011)。还有 13% 的病人患有脆性糖尿病,血糖难以控制,但肾功能尚可,这部分病人接受了单纯胰腺(pancreas transplantation alone,PTA)移植。SPK 和 PAK 移植病人术后需要接受免疫抑制剂保护移植肾脏和移植胰腺,而 PTA 病人术后接受免疫抑制剂治疗仅为保护移植胰腺。当权衡各种类型受者的风险-受益时,这个区别很重要。

值得注意的是,自 2014 年末起,美国的胰腺分配发生了重大变化,SPK、PAK 和 PTA 移植病人现在会登记在同一胰腺等待名单上,SPK 移植病人同时接受供体的胰腺和肾脏。虽然这种分配变化的总体影响尚未得到充分研究,但胰腺移植的总数可能会增加。此外,PAK 和 PTA 移植程序的相对比例(与 SPK 相比)也可能增加,因为在这种新的分配制度之前,在美国许多地区 PAK 和 PTA 受者获得器官的机会一直受到限制。

移植前应对候选者详细筛查,以排查移植禁忌证,包括感染或恶性肿瘤。这些候选者通常都合并糖尿病的并发症,必须对其心血管状态进行仔细评估。胰腺移植心脏方面的禁忌证包括不可纠正的冠心病、射血分数明显减少以及最近 6 个月发生心肌梗死。受者年龄也很重要,在一些项目中由于围手术期的风险增加,超过 50 岁的病人不被视为候选者。

供者手术

胰腺移植的尸体供者不仅要符合标准供者选择标准,而且供体的选择更倾向于年轻、偏瘦以及血流动力学稳定的供者。血流动力学不稳定或需要使用大量升压药物的供者危险性较高。而且,一般不应用有明显脂肪变性的胰腺,因为其与术后并发症发生率偏高相关,如胰腺炎、胰周脂肪坏死和感染等。

---

[1]译注:截至中译本完稿时,FDA 仅批准胰岛移植作为其批准的临床试验中的一部分实施。

在供者选择标准基础上,胰腺移植供者选择比肝脏移植和肾脏移植更严格,仅有一部分尸体供者适合提供胰腺。2014 年美国有 8 596 例尸体供者,仅行 972 例胰腺移植(11%),而施行了 6 384 例肝移植(74%)和 12 560 例肾移植。

一般胰腺和肝脏联合切取,应仔细评估肝脏的血流情况以确保肝脏和胰腺均能切取并被利用(参见 119 章)。在绝大多数情况下,血液供应要保证不应妨碍两个器官的移植。首先分离胃结肠韧带,显露胰腺前面。大多数中心认为切取过程中直接观察胰腺的大体外观对评估胰腺的质量是非常重要的,应观察胰腺是否有脂肪浸润、血肿等不适宜移植的情况。小心将肝门三管分离,分离胆总管和胃十二指肠动脉。同时将肝总动脉、胃左动脉、脾动脉和周围的淋巴组织分离。然后,采用 Kocher 法游离胰头部,分离脾膈韧带和脾结肠韧带以游离胰体尾。保留脾脏,作为修剪时的手柄以尽量减少对胰腺的接触。通过鼻十二指肠管用含有聚乙烯吡咯烷酮碘/抗真菌/抗细菌药物的冲洗液冲洗十二指肠。

病人全身肝素化后,在腹主动脉分叉处结扎动脉并逆行插管准备灌注。切取肝脏小组的医生可能需要在门静脉与肠系膜下静脉汇合处插管灌注肝脏。在腹腔干动脉上方交叉钳夹腹主动脉,开放下腔静脉,用 4℃保存液(通常是 UW 液)灌洗腹腔脏器。同时,在器官表面实施降温。

当器官灌洗充分后,整块切取肝脏和胰腺,手术室内再进行修整,也可以分别切取。若分别切取,则先切取肝脏,在胰头上缘头侧 1cm 处(大约结肠静脉水平)切断门静脉,在脾动脉发出 5mm 处切断脾动脉,将腹腔干动脉完整保留给肝脏。然后再切取胰腺,用胃肠吻合器(GIA)血管钉切断近(幽门下)、远端十二指肠。切除胰腺下方的小肠系膜,将肠系膜上动脉于起源处切断。同时切取髂动静脉用于血管重建(Fridell et al,2014)。

移植胰腺修整

与其他实体器官相比,胰腺移植需要更精细的术前准备。整个修整过程应在冷保存液中进行,以减少缺血损伤。通常用 GIA 缩短十二指肠长度,不能包含胃的成分,注意一定要保留 Vater 壶腹的开口。先用血管钉缩短供者小肠系膜,而后再缝扎系膜。仔细分离脾门血管,切除脾,注意不要损伤胰尾。最后,由于胰腺的两条重要动脉(脾动脉供应胰体尾,肠系膜上动脉分支供应胰头)不连续,需要进行动脉重建。

在大多数情况下,应用供体的 Y 型髂动脉作为间置血管进行重建。髂内动脉与脾动脉吻合,髂外动脉与肠系膜上动脉吻合。髂总动脉与受者髂动脉吻合,作为移植胰腺的流入道。在少数情况下,需要利用供者的髂静脉延长门静脉,如果可能应尽量避免这一操作,因其将增加术后移植物静脉血栓的发生率。

受者手术

与大多数实体器官移植不同,在过去的几十年内,胰腺移植的手术技术有很大的改进。以往,临床常采用包括胰体尾移植在内的节段胰腺移植,目前该术式已经基本废弃。以往通常采用胰管结扎或胰管内注射多聚化合物来处理外分泌部分,但这样会引起胰管梗阻,目前采用内引流的方式解决外分泌的问题。

胰腺移植手术技术的变化主要体现在外分泌引流和内分泌引流的处理上。外分泌引流术式包括肠内引流和膀胱引流

两种。在 20 世纪 80 年代和 90 年代,膀胱引流是最为普遍的术式。该术式便于术后通过观察尿中淀粉酶水平监测胰腺功能。但膀胱引流术式同时带来血尿、膀胱炎、碳酸氢盐丢失等问题。20% 接受膀胱引流术式的受者因合并上述并发症需行手术转换为肠内引流(Stratta,2005)。鉴于以上原因,且新型免疫抑制剂问世导致排斥反应发生率下降(参见 111 章),目前大多数中心施行肠内引流术式。该术式是将空肠袢直接与受者的空肠侧-侧吻合,或与空肠进行 Roux-en-Y 吻合。

静脉回流方式包括体循环回流(通过髂静脉和下腔静脉)和门静脉回流两种。门静脉回流的优势是胰岛素入血途径更符合生理状态,胰岛素可以首先通过肝脏,产生"首过效应",避免体静脉回流术式产生的高胰岛素血症(Gaber et al,1995)。一些实验证明,由于门静脉回流使外来抗原通过门静脉入血,可以减少免疫反应,具有免疫学优势。尽管门静脉回流术式理论上存在以上优势,在临床效果上,两种术式并没有显著性差异,大多数中心仍采用体静脉回流(Philosoph et al,2012)。

根据采用的静脉回流方式的不同,移植胰腺在腹腔中放置的位置也分为两种类型。体静脉回流术式通常将移植胰腺放置在盆腔(通常是右侧),门静脉回流术式则将移植物放在中腹部。如果将移植物放在盆腔,供者的门静脉与髂外静脉、髂总静脉或下腔静脉吻合。如果采用膀胱引流,将十二指肠置于胰腺下方,便于与膀胱吻合(图 121.1A)。如果采用肠内引流,十二指肠置于胰腺上方或下方均可(图 121.1B)。对于门静脉回流术式来说,移植胰腺应放置在中腹部,横结肠下方十二指肠起源上方。门静脉与小肠系膜中肠系膜上静脉的主要分支端-侧吻合(图 121.2)。如果采用门静脉回流,外分泌处理必须采用肠内引流。无论哪种术式,移植物的动脉均与受者的髂总动脉或髂外动脉端-侧吻合。

并发症

胰腺移植术后并发症以手术相关并发症为主。与其他实体器官移植相比,移植物血栓形成(动脉或静脉)发生率较高,约为 5%~10%。血栓形成通常在术后 1 周内发生,可能与移植物低血流量有关。在大多数情况下,需要切除移植物(Humar et al,2000)。早期胰腺炎的发生率在 10%~20%,主要原因是保存和再灌注过程中的缺血损伤。特点为血清淀粉酶升高和移植物水肿,通常应用奥曲肽进行保守治疗。吻合口漏也是常见的早期并发症,根据选择的外分泌引流术式不同处理方法也不同。膀胱引流术式中,十二指肠和膀胱吻合口处的小漏口可以通过放置 Foley 导管引流治愈。肠内引流术式中,如果出现十二指肠空肠吻合口漏通常将导致腹膜炎,需要外科手术治疗。

以往胰腺移植术后通常会发生排斥反应。胰腺排斥反应的诊断较难。以下指标可能有助于辅助诊断,如血清脂肪酶和淀粉酶升高、尿中淀粉酶下降(膀胱引流术式)、移植胰腺活检和高血糖。血糖水平升高是排斥反应晚期的指标,如果出现高血糖,移植胰腺很难挽救。如果施行 SPK,由于排斥反应常累及两个脏器,移植肾脏无功能有助于诊断移植胰腺排斥反应。由于胰腺移植排斥反应发生率高且难以诊断,通常接受通过 T 细胞耗竭来诱导有效的免疫抑制,免疫维持方案通常采用他克莫司、吗替麦考酚酯和糖皮质激素(参见 111 章)。

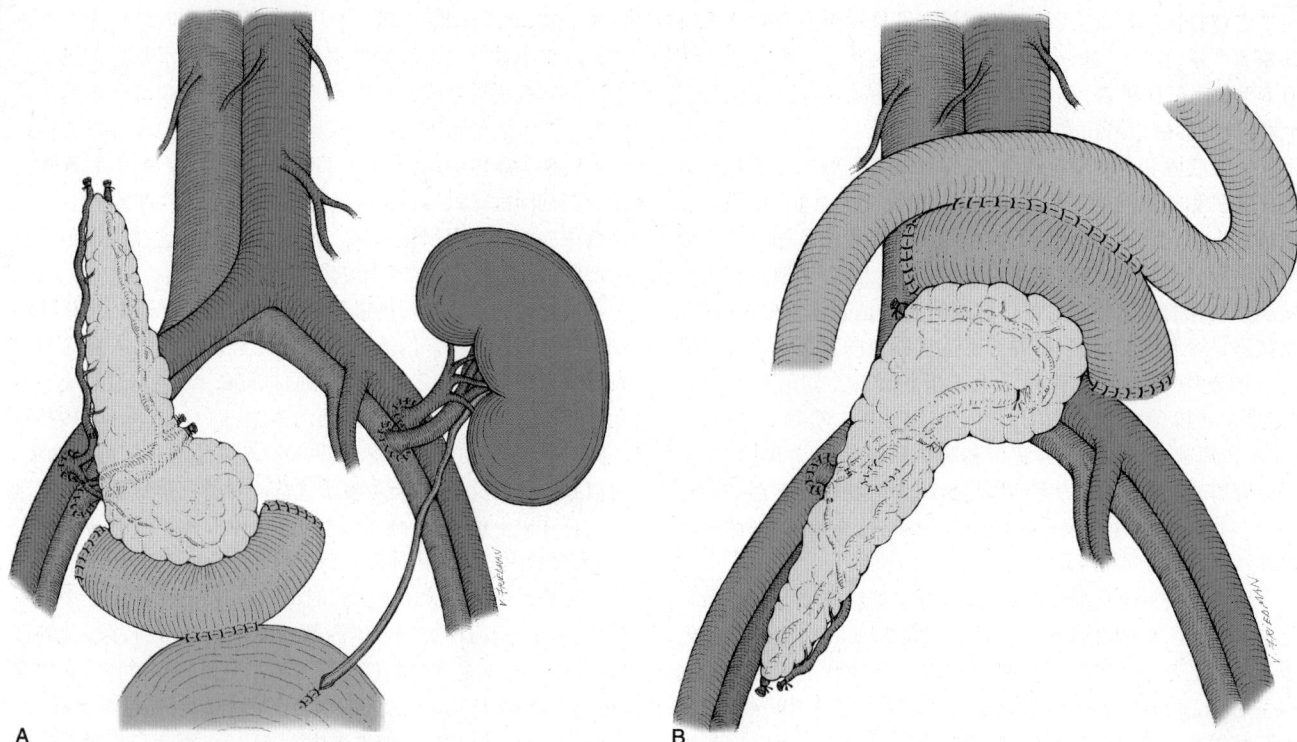

图 121.1　体静脉回流的胰腺移植。胰腺置于右盆腔,供者的 Y 型动脉间置血管与受者的髂动脉吻合,移植物的门静脉与受者的髂静脉吻合。如果施行胰肾联合移植,可将移植肾脏置于左髂窝。(**A**)十二指肠置于胰腺的下方,可以与受者的膀胱或小肠(未显示)吻合。(**B**)十二指肠置于胰腺上方,与受者的小肠吻合

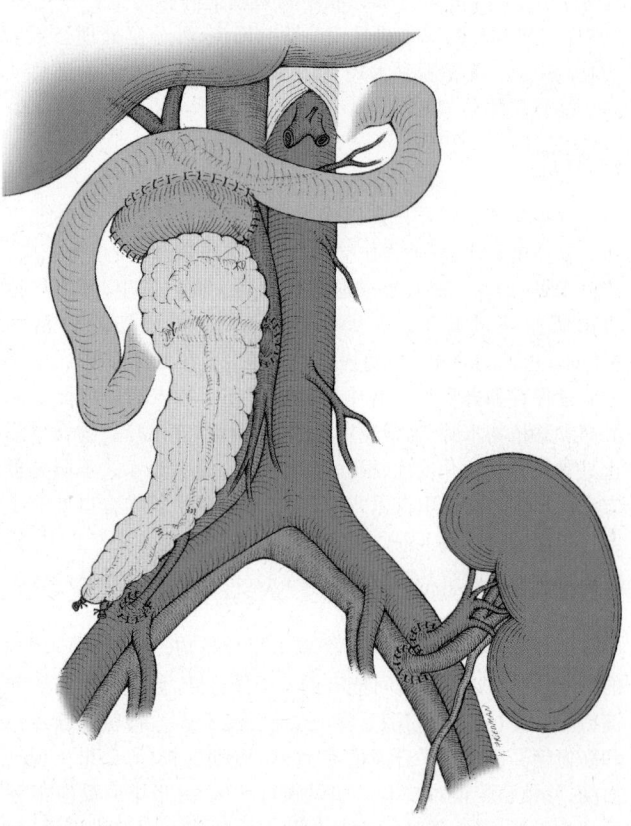

图 121.2　门静脉回流术式全胰移植。移植胰腺置于中腹部,供者门静脉与受者肠系膜上静脉主要属支吻合,Y-动脉间置血管与受者髂动脉吻合。十二指肠置于胰腺上方,与小肠吻合。移植肾脏放置在左髂窝(如图所示)或右髂窝

　　胰腺移植受者接受的免疫抑制剂的剂量在单个实体器官移植中是最高的。受者也因此饱受免疫抑制剂相关并发症的困扰,包括:机会性细菌、真菌、病毒感染,恶性肿瘤,胃肠道并发症等。上述并发症发生率较高,常需采取有效的预防措施。

效果

　　近年来,胰腺移植术后病人和移植物的生存率有很大改善。病人 1 年生存率达到 96%～98%,5 年生存率达到 85%～89%(Axelrod et al,2010)。移植物的生存率与移植的类型有关(图 121.3)。对于 SPK 来说,移植胰腺 1 年和 5 年生存率为 86% 和 74%,PAK 移植胰腺 1 年和 5 年生存率为 79% 和 62%,而 PTA 移植胰腺 1 年和 5 年生存率为 74% 和 51%(Kandaswamy et al,2015)。

　　胰腺移植对糖尿病相关的并发症的作用尚存在争议。接受成功的胰腺移植术的病人术后能保持血糖水平以及 HbA1c 水平正常,有研究者认为糖尿病的并发症应该不再继续发展并有可能逆转。移植术后神经病变较为稳定但改善很慢,而移植术后几年,视网膜病变进展缓慢。对于 SPK 和 PAK 移植早期受者来说,成功的胰腺移植可以阻止糖尿病肾病的发展。对于 PTA 移植受者来说,移植术后糖尿病肾病趋于稳定(Fioretto et al,1998),但这种益处可能被免疫抑制剂尤其是他克莫司和环孢素 A 对肾功能的损害所掩盖。

风险-受益分析

　　如以往所总结的,很多证据都表明成功的胰腺移植能够缓解糖尿病的继发并发症。尽管如此,与注射胰岛素相比,由于胰腺移植手术的开放性,可能存在严重的手术并发症,该手术

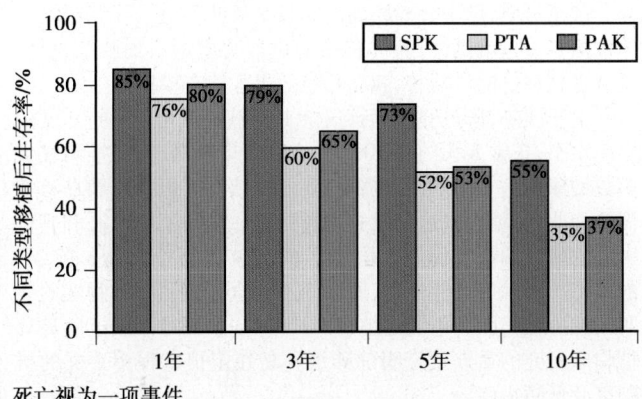

死亡视为一项事件

图 121.3　各种不同移植类型移植胰腺生存率。全器官移植后 1 年、3 年、5 年和 10 年按移植类别分列的胰腺移植存活率。SPK,胰腺和肾脏同时移植;PTA,胰腺单独移植;PAK,成功的肾移植后的胰腺移植(Modified from Axelrod DA, et al: Kidney and pancreas transplantation in the United States, 1999-2008:the changing face of living donation. Am J Transplant 10:987-1002,2010.)

仅适用于 1 型糖尿病病人的一部分。所以在考虑是否行胰腺移植以及选择供受者时,应充分考虑手术的风险和受益。

在分析胰腺移植在生存率方面的优势时,应分析大量移植病例,比较受者和等待名单上的移植候选者的生存率。应用生存率分析时,两组病人的情况应尽可能相似。由于病人是否进行透析,对适应证、风险及潜在受益的影响很大,因此,应对病人进行 SPK、PAK、PTA 分层(Venstrom et al, 2003)。分析显示接受 SPK 移植的病人生存率得到显著的提高,与病情相似而仍处于等待的病人相比,4 年总体死亡率减少了 57%。与 SPK 显著的生存率优势不同的是,PAK 和 PTA 移植病人术后死亡率有所增加。在 4 年的随访过程中,与等待的候选者相比,PAK 移植受者的死亡率增加了 42%,PTA 移植受者的死亡率增加了 57%。Grussner 等人的研究也得出了类似结果(Grussner, 2004a),他们的研究显示,如所预期的那样,SPK 移植在生存率方面具有明显的优势,但与 Venstrom 等人的研究不同的是,没有明确的证据证明 PAK 和 PTA 移植受者的生存率较等待者降低,尽管移植受者的生存率有增加的趋势,但也没有明确证据。

在分析风险-受益研究时,有两点问题必须说明。首先在这些非随机的回顾性研究中,并未考虑胰腺移植对生活质量的影响,而事实上,胰腺移植极大地提高了 PAK 和 PTA 移植病人的生活质量。在短期内生存质量是否比生存率更重要以及手术费用等问题也未予以考虑。第二个重要的问题是,这些研究未进行长期随访,以观察成功的胰腺移植术后对糖尿病继发并发症的影响。以往的研究表明移植术后能够长期保持血糖水平正常,这对糖尿病肾病、神经病变和视网膜病变有益。这些研究中并未包括对照良好的大样本研究。

这些结果显示接受 SPK 移植的病人临床效果良好(Rayhil et al, 2000)。重要的是,在一组对照研究中,肾脏移植与胰腺移植对病人总体生存的相对贡献尚未区分。如果即使对糖尿病和高危病人来说单独肾移植的益处已经得到证实,这个研究就非常重要了(Wolfe et al, 1999)。

回顾性数据库分析有助于深入了解胰腺移植功能在病人整体生存中的作用(Weisset al, 2009)。这项分析调查了 SPK

等待名单上接受 SPK 移植或单独肾移植的个体的预后。接受 SPK 移植的病人在移植后 1 年内具有胰腺移植功能,术后 7 年的存活率为 89%,而在移植后第一年内移植胰腺功能失活的 SPK 病人的 7 年生存率为 74%。并且与从活体供体(80%)或已故供体(65%)接受单独肾移植的病人相比,在第 7 年时接受 SPK 移植的病人存活率明显提高。

尽管 SPK 的生存率的优势已经很清楚了,但关于资料中显示的 PAK 和 PTA 移植受者生存率并无优势,仍有争议(Sutherland et al, 2009)。Weiss 的分析表明,与单独肾移植相比,接受 PAK 的糖尿病病人在 5 年内的生存率有所改善,尽管这没有达到统计学意义,并且受到选择偏差的影响。一份单中心报告显示了 PAK 术后 3 年的良好预后,其中病人和移植物存活率与 SPK 移植受者相似(Fridellet al, 2009)。在本报告中,PAK 移植受者术后 3 年存活率为 92%(90% 的胰腺同种异体移植,92% 的同种异体肾移植),而 SPK 移植受者为 88%(83% 的胰腺同种异体移植,86% 的同种异体肾移植)。如果这些可观的 PAK 结果得到持续证明,并可在其他中心重复,则可以合理地假设 PAK 移植的生存效益可以在未来的数据分析中得到证明。

也许目前从大多数有意义的结论中可以推论,PAK 移植术前必须仔细选择受者、利用最佳的供器官、在结果最佳的移植中心施行手术。随着手术技术和围手术期管理的改进、新的免疫抑制剂的引进,胰腺移植的安全性也得到了提高。随着该领域的进展,胰腺移植的生存率必将得到进一步提高,另一方面,胰岛移植的可观结果可能最终会对进行全器官胰腺移植治疗 1 型糖尿病的需要提出挑战。

胰岛移植

胰岛移植的发展史和早期效果

1967 年,Lacy 和 Kostianovsky 首次报道了可成功分离啮齿类动物胰岛。1972 年,Ballinger 和 Lacy 进行了胰岛移植,这在医学界引起了轰动,认为胰岛移植可以治疗 1 型糖尿病病人。尽管在 20 世纪 70 年代,有研究表明在啮齿类动物模型中,胰岛移植术后可以获得正常的血糖水平(Reckard et al, 1973),但临床胰岛移植的进展却不尽如人意。自 1974 年以来,很多移植中心尝试进行胰岛移植。1974—2000 年,全球共施行了 445 例胰岛移植。大多数受者在胰岛移植同时或之前接受了肾移植。资料显示,1990—2000 年,只有 19% 的受者脱离胰岛素超过 1 周,11% 的受者脱离超过 1 年(Brendel et al, 2001)。

临床效果不佳可能与多种因素有关。如这些受者移植术后自身免疫性疾病复发导致移植胰岛进行性损伤。匹兹堡大学的一项研究支持以上观点。在这项研究中,11 例病人接受了上腹部联合脏器切除(包括全胰切除),术后进行了肝脏移植和胰岛自体移植,在这 11 例没有患自身免疫性糖尿病的病人中,有 6 例(55%)病人获得了持久的胰岛素不依赖,这一结果远好于 1 型糖尿病病人预后(Carrol et al, 1995)。

胰岛自体移植

对于因慢性胰腺炎行全胰切除的病人,胰岛自体移植是最好的治疗手段。外科导致糖尿病的特点是无胰岛素和其拮抗激素,通常属于脆弱型糖尿病,长期并发症的发生率很高。自体胰岛移植手术步骤包括分离手术切除自体胰腺中的胰岛,经门静脉将纯化或未纯化的胰岛输注到肝脏。

胰腺全切除术后病人接受胰岛自体移植治疗 1 型糖尿病的成功率要比同种异体胰岛移植高得多。明尼苏达大学报道了样本量最大的自体胰岛移植研究,1977—2011 年间,共有409 例因慢性胰腺炎全胰切除或大部切除的病人接受了自体胰岛移植。Sutherland 和他的同事的研究显示(2012)在手术后3 年有 90% 的移植胰腺有功能,30% 的病人达到胰岛素不依赖,成功率与分离得到的胰岛数量密切相关。在该组之前报道中提到,移植前接受 Whipper 手术或未接受手术的病人成功率最高,术前接受 Puestow 手术或胰腺远端切除术的病人生存率较低(Gruessner et al,2004b)。辛辛那提大学研究小组在 166名病人统计中也报告了类似的结果,27% 的病人在术后 5 年胰岛素不依赖(Wilson et al,2014)。有趣的是,两个组都输注了未经纯化的胰腺消化物,胰岛没有经历额外的纯化步骤。当然,在接受全胰切除术和胰岛自体移植的病人中,全面提高生活质量和减少慢性疼痛也很重要(Georgiev et al,2015)。

埃特蒙顿方案和此后的胰岛移植经验

2000 年加拿大埃特蒙顿的阿尔伯塔大学的报道激起了全球对胰岛移植的兴趣,该研究首次报道了糖尿病病人同种异体胰岛移植术后糖尿病得到了持久的逆转(Shapiro et al,2000)。埃特蒙顿方案的良好结果与其采用了新的免疫抑制剂方案有关,该方案中完全避免了使用糖皮质激素,采用抗 IL-2 受体抗体进行免疫诱导,西罗莫司和他克莫司联合应用作为免疫维持方案(参见 111 章)。该方案避免了具有 β 细胞毒性的激素,尽管激素是三联用药中的重要组成部分。也许,获得了大量的胰岛对术后效果的影响更大。与以往的研究相比,该中心为糖尿病病人输注了更多的胰岛,从多个尸体供者中分离胰岛,进行了 2~3 次输注。

虽然 20 世纪 90 年代后期,单个供体胰岛移植也获得了部分成功——胰岛素用量减少、C 肽水平提高,但并未进行再次移植以增加移植胰岛的数量(Hering & Ricordi,1999)。在埃特蒙顿中心,首次输注胰岛获得部分成功的病人接受第二次甚至第三次移植,直至获得足够量的胰岛达到胰岛素不依赖。一般来说,受者每千克体重输注接受 8 000~10 000 当量胰岛素就会出现这种情况。

自埃特蒙顿研究组发表这份重要报道后,全球共有 40 多个移植中心施行了近 500 例胰岛移植(Harlan et al,2009)。一开始,努力想重复埃特蒙顿方案的成功,免疫诱导组织共资助了 10 个北美和欧洲中心,每个中心应用埃特蒙顿方案施行 4 例胰岛移植(Shapiro et al,2006)。尽管尽量确保各移植中心的技术一致,但由于移植中心的经验不同,成功率差别很大。在 3个最有经验的中心,基本都能常规逆转高血糖。而经验较少的中心仅有部分病人达到胰岛素不依赖(大约 20%)。尽管以上报道进一步证实了埃特蒙顿方案的有效性,同时也揭示了胰岛移植技术要求很严格,很难在所有中心做到重复标准技术。

尽管很多单中心报道证实了埃特蒙顿方案(Goss et al,2002;Markmann et al,2003),而且该方案无疑是胰岛移植领域的重大飞跃,但同时也指出了胰岛移植领域面临的主要问题——需要多个尸体供体才能够在临床上达到胰岛素不依赖。这不仅增加了费用,同时也是与胰腺移植相比明显的不足之

处。截至目前,用于分离胰岛的胰腺是那些不适合作胰腺移植的供器官。也就是说,胰岛移植的供器官质量不如胰腺移植,只有得到最好的供器官,胰岛移植效果才能有望提高。

由于胰腺部分切除术后,仅余 10% 胰岛就可以维持正常的血糖水平,正常人大约有 100 万~200 万个胰岛,因此推测在大多数糖尿病病人中可能仅需要 20 万个胰岛。但临床胰岛移植需要如此大量胰岛,这是没有预料到的。埃特蒙顿中心和其他中心的研究均证实病人平均需要 60 万~70 万个胰岛。近 2/3的移植胰岛术后可能失功,原因尚不完全清楚。小动物实验表明大部分移植胰岛不能定植(Davalli et al,1995)。最近胰岛移植临床研究的重点就是明确移植胰岛在定植过程中丢失的机制以及预防措施。

一些中心曾报道过通过改良埃特蒙顿方案,单供体的胰岛移植也能获得胰岛素不依赖(Hering et al,2004,2005;Mafkmann et al,2003)。最成功的报道来自明尼苏达大学,该研究中应用了强效的免疫诱导剂和高质量胰岛。在第一个报道中,6 例接受单供体胰岛移植的病人中有 4 例达到胰岛素不依赖,应用抗CD3 单克隆抗体 hOKT3γ1 作为免疫诱导剂(Hering et al,2004)。同时选取体积较大的供体,选取体重较小且胰岛素用量较少的受者,这样可以使受者单位体重得到最多的胰岛。该研究组还报道了应用抗胸腺球蛋白多克隆抗体进行免疫诱导的结果,研究中共包括 10 例病人,9 例病人接受单供体胰岛移植后获得胰岛素不依赖(Hering et al,2005)。1 例病人虽然没有完全脱离胰岛素,但应用胰岛素量也大大减少了。综上所述,这些研究表明通过采取一些措施,单供体胰岛移植也可以达到胰岛素不依赖。克服单供体胰岛移植目前存在的困难将有助于最终使胰岛移植成为治疗 1 型糖尿病的标准疗法。

胰岛移植面临的另外一个困难就是胰岛移植术后移植物功能持续时间比胰腺移植短。尽管在有经验的移植中心,胰岛移植术后受者均可获得胰岛素不依赖,而且术后短期(1 年)胰岛素不依赖率与胰腺移植相近,但术后中期(2~4 年)的结果却不尽如人意。埃特蒙顿中心对该中心的胰岛移植病人进行了随访(Ryan et al,2005),术后 3 年仅不到 25% 的病人仍保持胰岛素不依赖(图 121.4B)。尽管结果令人失望,但令人感到欣慰的是,通过检测 C 肽水平确定超过 85% 的病人移植胰岛有部分功能(图 121.4A)。多中心协作胰岛移植登记处报告了类似的结果,在实现胰岛素不依赖的病人中,大约 50% 的人移植胰岛功能随着时间的推移而下降,在 2 年后需要继续使用胰岛素(Alejandroet al,2008)。另一个由欧洲胰岛移植中心组成的联盟发现,大约 80% 的病人术后 1 年的血糖控制良好且没有低血糖,术后 5 年的比率为 60%。此外,四分之三的受者有明显的胰岛素不依赖期(Lablancheet al,2015)。

许多接受移植的病人术前合并无症状低血糖(这也是移植的适应证),术后尽管病人重新开始应用小剂量胰岛素,但无症状低血糖这一致命并发症得到了治愈。通过连续检测糖化血红蛋白水平证明有部分功能的移植胰岛能够明显改善糖代谢。在一份报告中显示,仅小部分已经恢复胰岛素功能的移植病人在术后几年内接受了补充胰岛输注,但大多数病例恢复了持久的胰岛素不依赖(Koh et al,2010)。

导致移植胰岛逐渐失功能的机制尚不清楚。一种假说是同种异体排斥反应和自身免疫反应会随着时间的推移影响胰岛的功能。由于缺乏有效的检测抗胰岛免疫反应的指标,同时很难获得病理学检查所需的活检组织,使得确认胰岛失功能的

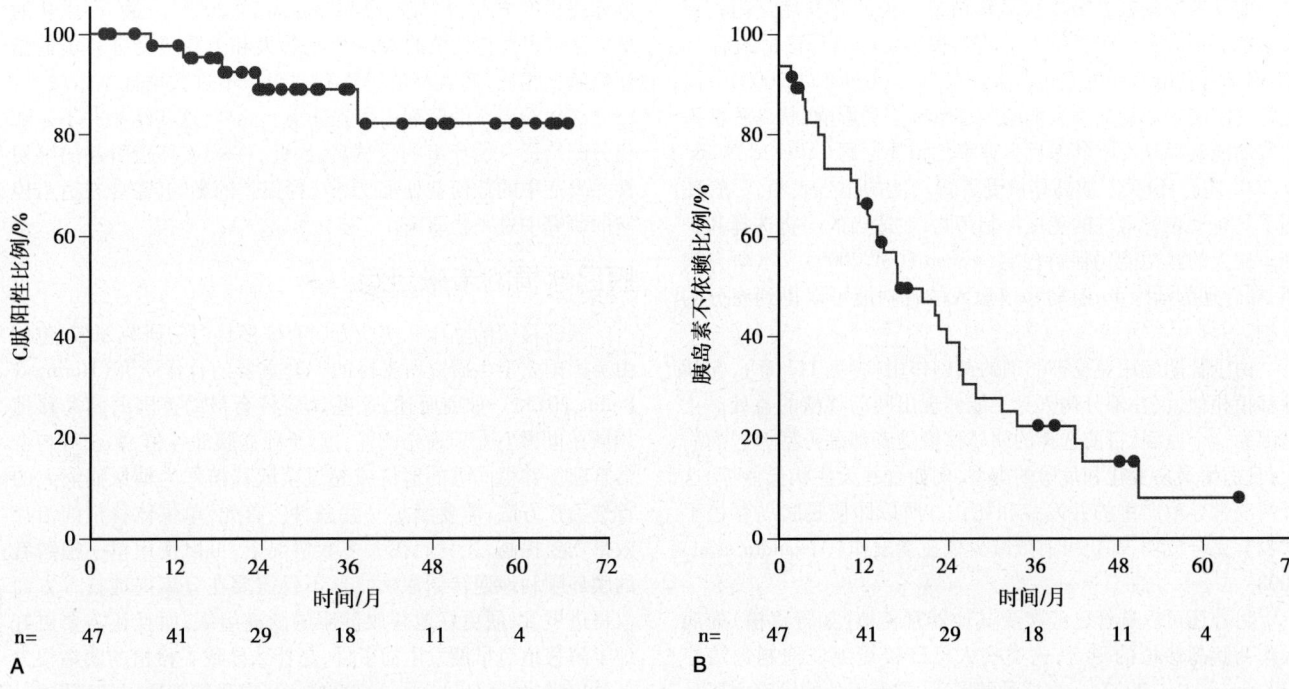

图 121.4　埃特蒙顿阿尔伯塔大学胰岛移植病人术后移植胰岛生存率。(A)通过检测 C 肽分泌水平分析胰岛功能,显示术后 3 年 85% 的移植物功能维持。(B)通过胰岛素不依赖分析胰岛功能,显示术后 3 年仅不到 25% 的病人可不需外源性胰岛素治疗(From Ryan EA,et al;Five-year follow-up after clinical islet transplantation. Diabetes 54;2060-2069,2005.)

原因很困难。有一项研究指出,与埃德蒙顿方案相比,当使用更强的免疫抑制剂时,胰岛移植病人的胰岛素不依赖状态(3年以上)可以维持得更久(Bellin et al,2008)。另外一种学说是目前应用的免疫抑制剂具有胰岛毒性。移植胰岛失功能的进程以及未经抗排斥治疗胰岛功能即可以保持稳定支持上述学说。而且,由于免疫抑制剂均经口服,所以门静脉内药物浓度较高(Desai et al,2003)。免疫反应和药物毒性对胰岛移植功能丧失的作用会通过在未来胰岛移植研究中应用较新的免疫抑制药物来阐明。

并发症和风险-效益评估

在胰岛移植开展早期,就已经指出胰岛移植相对很安全,这一点是非常重要的。最严重的潜在并发症是门静脉出血和血栓形成。埃特蒙顿中心 65 例胰岛移植的经验显示超过 20% 的病人合并出血,大多数需要输血和/或外科治疗。门静脉主干血栓形成是最严重的并发症,发生率不到 1%。埃特蒙顿中心的经验显示 7% 受者出现门静脉节段血栓形成的征象,但均治愈未留下后遗症(Ryan et al,2005)。

出血和血栓形成可能部分与采取的门静脉输注的技术相关。通常通过介入的手段经皮穿刺在门静脉内放置经肝导管,将胰岛释放入门静脉(Froud et al,2004)。另外,也可以通过开腹手术利用肠系膜静脉建立通道将胰岛输注到门静脉(Gaber et al,2004)。结扎小静脉可以消除门静脉出血。手术虽然很小,但仍需全麻,可以进行抗凝治疗且不增加肝脏实质穿刺点出血的危险。

尽管胰岛移植中也出现一些不严重的并发症,与全胰移植相比,胰岛移植仍相对安全(Frank et al,2004)。严重的并发症(包括需要输血的出血、再手术)在胰腺移植中更常见。胰岛移植的并发症包括与免疫抑制剂相关的毒副作用(口腔溃疡、水肿)、门静脉周围肝脏脂肪变性、肝脏功能轻微异常。表 121.1 比较了胰岛移植和胰腺移植的优缺点。

胰岛移植也能引发与输注相关的感染风险。术前详细评估供者感染情况、给予预防性抗生素、胰岛获取过程中进行镜检和内毒素检测观察有无细菌污染等措施可能有助于减少感染的风险。无论哪种移植,术后都需要长期应用免疫抑制剂,这将导致术后发生机会性感染,甚至发生恶性肿瘤(尽管发生率较低),尤其是淋巴瘤和皮肤癌。与此相似,术后同种异体基因的暴露可能引起受者的免疫反应并产生抗供者 HLA 抗体。这种抗原的暴露对胰岛移植来说尤为有害。因为胰岛移植通常采用多个供者,因此抗原暴露也相应增加了。体内存在的抗 HLA 抗体可能妨碍受者再次接受胰岛移植或肾移植(参见 111 章)。

表 121.1　全胰移植与胰岛移植比较

因素	胰腺移植	胰岛移植
适应证	糖尿病合并糖尿病肾病(87%)	糖尿病合并无症状低血糖
应用范围	广泛开展	等待监管部门批准(美国)*
手术	在全麻下行腹部大手术	经皮或小的开腹手术
代谢控制	正常	对糖尿病饮食有益
移植物寿命	术后3年80%移植物有功能(SPK)	术后3年85%的移植物有功能,但仅有25%达到胰岛素不依赖
对糖尿病继发并发症的影响	稳定并改善	尚不清楚

*译注:截至中译本完稿时,FDA 仅批准胰岛移植作为其批准的临床试验中的一部分实施。

应用埃特蒙顿方案的胰岛移植最常见的并发症是与钙调蛋白抑制剂有关的肾毒性。在非肾移植实体器官移植术后 10 年，慢性肾功能衰竭的发生率大约是 20%（Ojo et al，2003）。由于肾功能衰竭对糖尿病人群的生存率有不利影响，胰岛移植术后肾功能衰竭是影响其术后生存率的重要原因（Allen & Walker，2003）。一份关于胰岛移植受者肾功能的报告表明，尽管使用了具有潜在肾毒性的免疫抑制药物，在适当的药物选择和护理下病人的肾功能仍保持稳定（Leitao et al，2009）。本研究表明，在合理的治疗下，胰岛移植病人的肾功能可以得到充分的保护。

由于长期应用免疫抑制剂的毒副作用（参见 111 章），与胰腺移植相似，仅在部分病人身上能体现出胰岛移植的益处。正是因为这个原因，目前选择的胰岛移植受者都是 1 型糖尿病病人，且病情最易变化和危险的类型，例如合并无症状低血糖，这种情况常导致严重的并发症和死亡。所以即使是胰岛移植手术没有完全成功，却仍可有效减少低血糖发作（Alejandro et al，2008）。

另外还可以选择已经接受其他器官移植（如肾移植）的病人作为胰岛移植的受者，这类病人已经接受免疫抑制剂治疗（Kaufman et al，2002）。在这种情况下，受者额外的风险主要是胰岛移植手术，而手术本身相当安全。受者可能并未出现无症状低血糖，但血糖控制不良，术后有望改善。肾移植后胰岛（islet after kidney，IAK）移植很安全，原因在于已经移植的肾脏有良好的功能，迄今为止的经验表明，IAK 移植可以在不损害肾移植的情况下进行。该领域的一项重要研究显示，虽然不是以随机方式进行的，但证据表明 IAK 移植不仅是安全的，而且可能对移植肾的功能有有益的影响（Fiorina et al，2003）。该研究在胰岛移植 1 年成功的基础上，对 36 例 IAK 移植受者进行了筛选，并通过持续的 C 肽分泌水平进行了筛选。成功的病例 24 例，不成功病例 12 例；成功的 IAK 移植受者在胰岛移植后长达 7 年的时间内表现出满意的移植肾功能，而不成功的胰岛移植受者表现出尿微量白蛋白增加，可能与移植肾的糖尿病肾损伤复发相关。

此外成功的 IAK 移植对受者的心血管功能也产生了影响，与单独的肾移植病人相比，IAK 移植受者在射血分数和舒张功能障碍程度方面得到改善（Fiorina et al，2005）。最后，成功的 IAK 移植病人与失败的 IAK 移植病人和单独接受肾移植的糖尿病病人相比，病人存活率得到改善。不过数据样本量较少，因此必须在更大的队列中得到证实。此外，这些结果并不是随机分配给任一治疗组的受试者，因此，在 IAK 移植引起的继发性并发症中的任何益处都受到选择偏差的影响，需要在适当控制的研究中进一步研究。

胰岛移植的未来方向

胰岛移植的临床和实验方向有许多热门的研究领域，包括由美国国立卫生研究所支持的一套重要的合作研究（Hering & Bellin，2015）。如前所述，这些试验将会帮助美国的胰岛移植领域在世界上处于领先位置。对于独立胰岛移植，要获得与全器官胰腺移植同等的地位或超过全胰移植作为糖尿病病人的首选治疗方法，需要满足一些条件。首先，单供体移植的治疗效果需要提高，让我们在大多数情况下，可以使用单一捐赠者的胰岛顺利地逆转糖尿病。这不仅需要在分离提纯技术方面取得进展，以便更好地获取健康的胰岛组织，而且还需要更好地了解移植后早期发生的事件，是什么导致了移植的胰岛很大部分出现失活（Harlan et al，2009）。其次我们需要了解，随着时间的推移，导致胰岛功能障碍的免疫和生理机制，并解决许多胰岛移植病人需要重新使用低剂量外源性胰岛素的问题。

最后，如果我们克服了前面提到的障碍，依赖已故捐赠者作为胰岛的唯一来源仍将不足以治疗大量的需要胰岛移植的 1 型糖尿病病人。如日本活体胰岛移植的报告所示，活体捐献将是胰岛组织的一个替代来源（Matsumoto et al，2005）。然而，供体潜在的危险性使这种方法具有很大的争议，需要活体胰岛移植的长期耐久性和有效性得到证实。此外，来自异种或干细胞来源的 β 细胞有望提供无限的 β 细胞用于移植。正在进行的胰岛移植试验（包括确定 β 细胞植入的最佳部位，监测使之生存的最佳方案，以及选择预防自身免疫和同种免疫损伤并同时避免药物毒性的最有效的免疫抑制药物），将为以后的胰岛移植治疗方法提供极其重要的理论基础。

（李国强 译   张志伟 审）

第九部分

肝胆损伤和出血

第 122 章

肝脏和胆道损伤

William Palmer Schecter and Asher Hirshberg

严重肝脏损伤引起的急性大出血对外科医生而言是一个巨大的挑战。出血源头往往很难发现，而挽救病人的时间窗却很短，需要抢在病人出现低体温、酸中毒及凝血功能障碍"死亡三联征"之前控制出血。此外，在与急剧恶化的生理内环境的博弈中，肝胆外科择期手术中的那些减少出血、操作精细的切除技术往往并不适用。因此，如何有效控制严重的肝脏损伤是创伤外科领域亟待解决的问题之一。

在过去的 100 年里，肝脏损伤管理不断进步，这也体现出创伤外科作为外科的一个分支学科的快速发展。起初，一些外科医生尝试进行大范围规则的肝切除术，这些措施在当时颇受青睐。然而，这种激进手术方法效果却并不理想。随着对创伤后生理机能认识的逐渐加深，人们的观念逐步向"损伤控制"理念转变。这一理念自 20 世纪 90 年代初开始主导着现代创伤外科。随着对血流动力学稳定的肝脏外伤自然病程的理解加深，以及现代影像技术和微创技术的发展，也有越来越多的医生倾向于在适当的时候采用非手术治疗方案。

本章节以创伤外科医生的视角呈现肝脏、胆道损伤的处理办法，描述了针对三种主要肝脏损伤类型的处理策略（主要包括手术治疗和非手术治疗），强调要根据病人解剖特征及生理状态选择"个体化"的治疗方案。在手术治疗方面，阐述了急诊肝胆损伤手术的处理原则和技术要点，并强调了此类手术与择期肝胆手术的重要区别，因而很多择期手术策略在这里并不适用。

肝脏损伤治疗策略的发展史

早在 100 多年前，Pringle（1908）首次在肝脏创伤中压迫肝十二指肠韧带来阻断入肝血流，此后该阻断方法被命名为"Pringle 法"。同时，Pringle 还发现术中清除血肿可能会引起再次出血，提出可以使用填塞止血。自 20 世纪初至二次世界大战之间，外科医生主要通过压迫法对深部肝脏撕裂进行止血，并在此基础上联合肝脏缝合技术来达到填塞止血的目的（Schroeder，1906）。

然而，压迫止血后期因为效果不佳逐渐被弃用，肝脏损伤的选择性止血技术在二次世界大战及越南战争后期逐步兴起，更多的医生越来越倾向于选择深部肝脏缝合及肝动脉结扎技术（Aaron et al，1975；Lewis et al，1974；Mays，1967）。1952 年 Lortat-Jacob 和 Robert 首先报道了解剖性右半肝切除，这一技术

随后迅速普及（Quattlebaum & Quattlebaum，1959）。很快，规则性肝切除技术就被应用于创伤外科手术中（Ackroyd et al，1969；McClelland et al，1964）。

在 20 世纪 70 年代（1970s），填塞法作为严重肝脏损伤的有效止血方法又重新受到临床医生的重视。1976 年，Lucas 和 Ledger-wood 报道了 637 例肝脏损伤中有 3 例使用填塞止血并成功存活。3 年后（1979），Calne 和同事报道了 4 例由外院转入的肝脏填塞止血的严重肝脏损伤病人。许多医生意识到严重创伤病人行大范围规则性肝切除往往是不可行的，因为严重创伤和大范围的手术操作会导致机体发生不可逆的生理损害甚至死亡（Fang et al，2000）。

在 20 世纪后期重新启用填塞止血法标志着创伤外科理念的重大转变，即从倾向使用耗时长且技术复杂的策略转向分阶段处理的策略，又被称为"损伤控制"策略（Rotondo et al，1993）。在这个新理念中，第一阶段的手术目的是快速控制出血及肠内容外溢，然后在外科重症监护室（ICU）进行复苏，再进行有计划的第二阶段手术完成确切的解剖重建。21 世纪初，损伤控制已经成为腹部创伤的标准治疗理念（Johnson et al，2001；Shapiro et al，2000）。至此，严重肝脏损伤压迫止血及临时关闭腹腔已经取代规则性肝切除术成为主流（Johnson et al，2001；Knudson et al，1990；Malhotra et al，2000；Pachter et al，1996）。

在过去的 15 年里，非手术治疗在肝脏创伤领域的应用实现了革命性的飞跃。计算机断层扫描（CT）可以精准勾勒受损腹部脏器的解剖情况。同时，对创伤病人自然病程的理解逐渐深入，也促使非手术治疗方法逐步成型。非手术治疗首先在儿童脾脏外伤中取得了惊人的成功（Aronson et al，1977），后成功应用于儿童肝脏损伤（Karp et al，1983），并逐渐应用于成人肝脏及脾脏损伤（Meyer et al，1985）。

自 20 世纪 90 年代早期开始，非手术治疗逐渐成为血流动力学稳定的肝钝性创伤的标准治疗方法（Stein & Scalea，2006）。然而，最近几年发现非手术治疗不仅需要严密监测与观察，还需要影像学检查及介入手段来观察和控制严重肝脏创伤的并发症（详见第 21、29 和 30 章）（Carrillo et al，1999）。这些措施中最重要的一项是肝动脉选择性血管造影栓塞术，这一技术在很大程度上替代了术中肝左或肝右动脉结扎（见第 21、30 和 124 章）（Wahl et al，2002）。

肝脏的外科解剖:一个创伤外科医生的观点(见第 2 章)

创伤外科医生将肝脏的血管分为两类:一是流入道,包括门静脉和肝动脉,在肝十二指肠韧带内很容易被触及,并且可以通过 Pringle 法进行控制;另一个是流出道,包括肝静脉和肝后下腔静脉(IVC),大量出血时这些结构无法直视,更无法充分分离。

美国创伤外科协会(American Association for the Surgery of Trauma,AAST)出版了肝脏损伤分级,制定了肝脏创伤严重程度量表(表 122.1 和图 122.1;Moore et al,1995)。该量表不仅对肝脏损伤严重程度进行了分类和分级,也可用于评价肝脏损伤病人的预后。

表 122.1　肝脏损伤分级(1994 修订)

分级[*]	损伤类型	损伤描述	ICD-9	AIS-90
I	血肿	肝被膜下,<10%肝表面积	864.01 864.11	2
	裂伤	被膜裂伤,实质裂伤深度<1cm	864.02 864.12	2
II	血肿	肝被膜下,10%~50%肝表面积,实质内血肿直径<10cm	864.01 864.11	2
	裂伤	实质裂伤深度 1~3cm,长度<10cm	864.03 864.13	2
III	血肿	肝被膜下,>50%肝表面积;被膜下或实质内血肿破裂;实质内血肿>10cm,或仍在继续扩大		3
	裂伤	实质裂伤深度>3cm	864.04 864.14	3
IV	裂伤	肝实质裂伤累及 25%~75%肝叶或单个肝叶内伤及 1~3 个 Couinaud 肝段	864.04 864.14	4
V	裂伤	肝实质裂伤超过 75%肝叶或单个肝叶内伤及超过 3 个 Couinaud 肝段		5
	血管	近肝静脉损伤如肝后下腔静脉/肝静脉主支		5
VI	血管	肝脏撕脱		6

AIS-90,简化的损伤评分。

[*]对于多部位损伤增加一级直至 III 级。

From Moore EE,et al:Organ injury scaling:spleen and liver(1994 revision). J Trauma 38:323-324,1995.

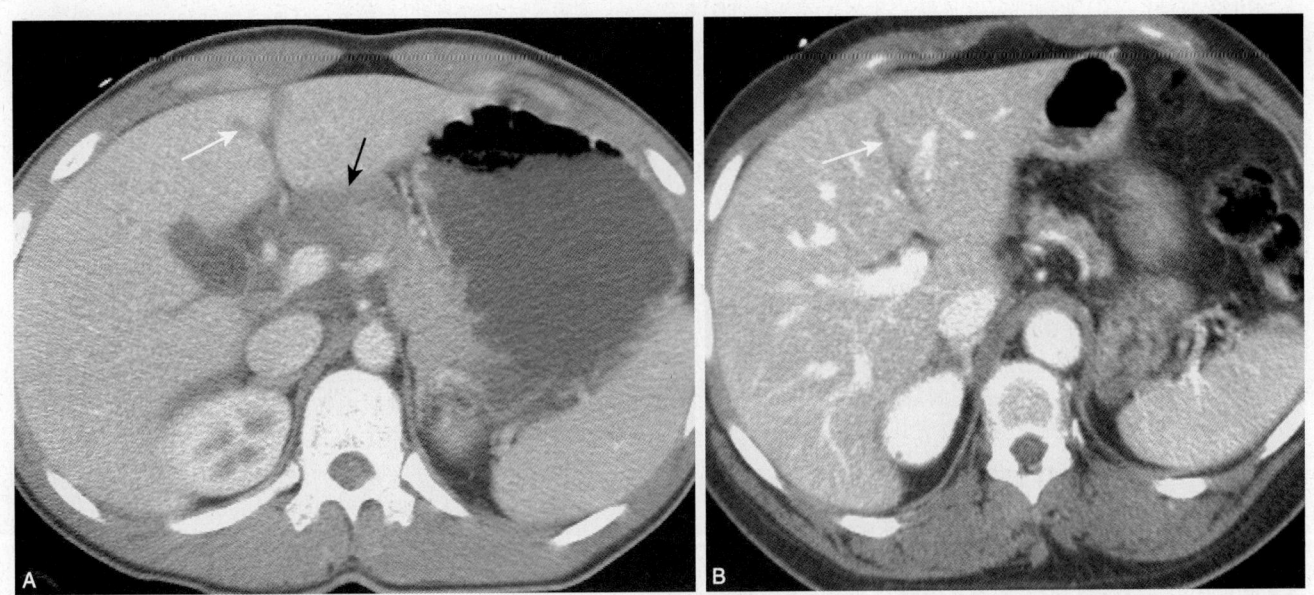

图 122.1　肝脏损伤分级。(A)I 级损伤。可见被膜裂伤(白箭头),肝周积血(黑箭头)。(B)II 级损伤。可见被膜裂伤(白箭头)。

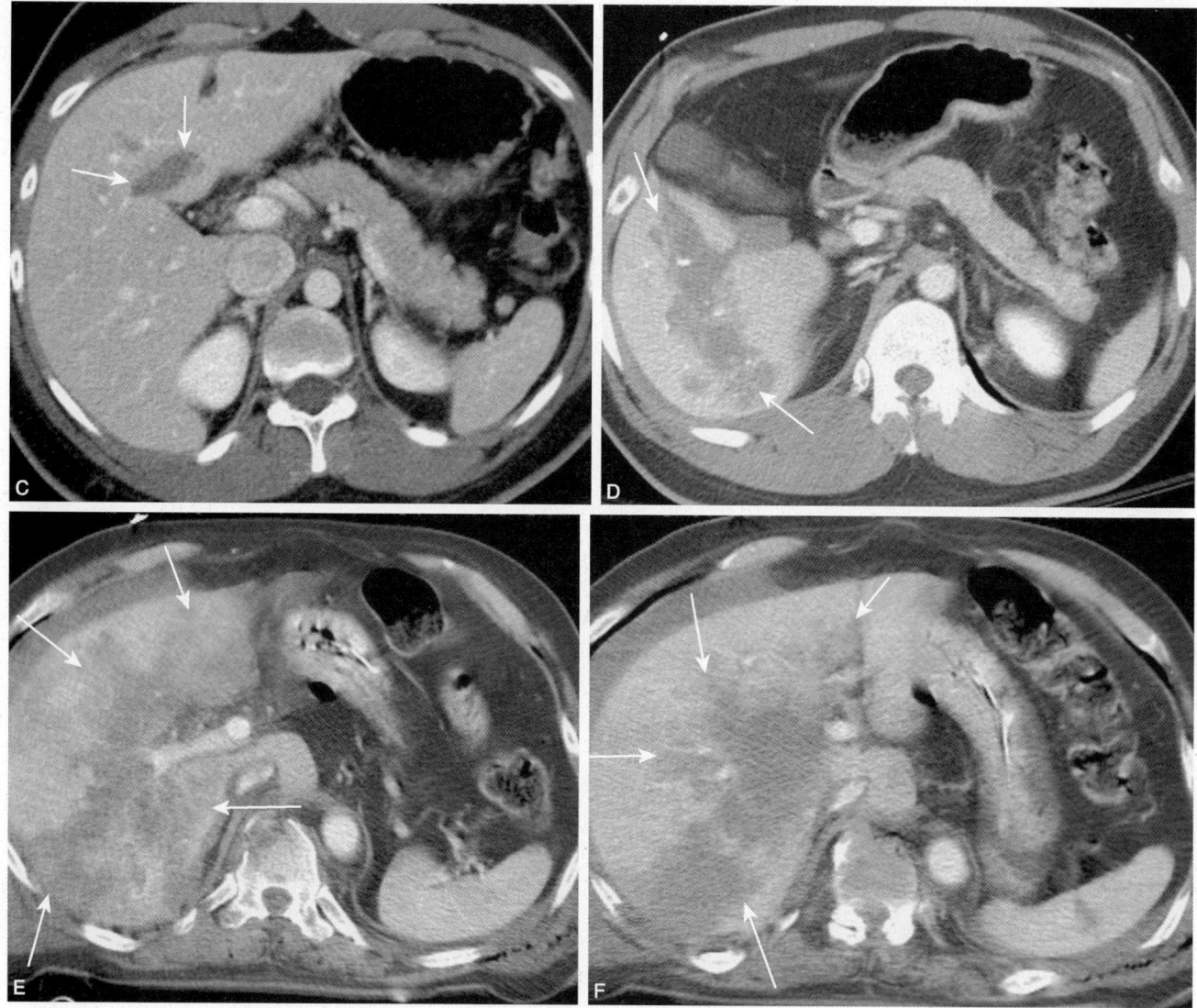

图 122.1(续) （C）Ⅲ级损伤。实质裂伤>3cm（白箭头）。（D）Ⅳ级损伤。实质裂伤>25%肝叶（白箭头）。（E）Ⅴ级损伤。白箭头包围损伤面积超过75%右肝面积。（F）Ⅵ级损伤。右半肝全程撕裂（白箭头）[1]（Courtesy Dr. R. Thoeni.）

从手术外科医生角度来看,AAST 的肝脏损伤分级可归结为三种类型：

1. 肝脏表面实质损伤,该类型只需进行简单缝合或用局部止血措施即可；

2. 肝实质内的深部损伤,或大范围的实质损伤,该类型可以通过压迫填塞法控制；

3. 肝脏深部损伤,累及主要血管结构,该类型需要使用特殊措施才能止血目的,往往预后较差。

不同类型肝脏损伤的治疗策略需要根据病人的血流动力学状态和创伤后的综合生理状态来制定。肝脏的解剖性分段对于创伤病人,仅能描述损伤位置,并无其他参考意义。

血流动力学稳定的肝脏钝性伤

CT 扫描可以发现血流动力学稳定的外伤病人是否伴有肝脏钝性损伤。如果病人没有空腔脏器损伤引起的腹膜刺激征,无论其损伤程度及分级如何,只要生命体征平稳,均应首选非手术治疗（McVay et al,2008;Li et al,2014）。而保守治疗的成功率也可达到 85% ~ 98%（Croce et al, 1995;Malhotra et al, 2000;Pachter et al,1996;Velmahos et al,2003）,但严重肝脏损伤

保守治疗失败率仍较高,需要其他辅助措施及综合治疗措施（Carrillo et al,1999;Sriussadaporn et al,2002）。

非手术治疗的具体措施

血流动力学稳定的重度肝脏损伤（Ⅲ级及以上）的病人建议进入 ICU 观察,密切监测其血流动力学及腹部体征变化。必须定期行肝脏触诊来观察有无新发的触痛或肝脏体积增大,以评估肝内出血情况。对于合并其他脏器损伤的病人,如创伤性颅脑损伤、肺挫伤等需要给予相应脏器监护及支持治疗。监测膀胱内压力有助于早期发现腹内高压,主要适用于接受大量液体复苏和腹胀及腹肌紧张者（Fusco et al,2001;Yang et al,2002）。

在 ICU 监护时间主要依据肝损伤程度决定。通常情况下,仅有肝脏损伤的病人,如在转入 ICU 病房 36~48 小时后仍然可保持血流动力学稳定,1 周内可以转出 ICU。常规实验室检查包括:血常规、凝血常规和肝功能,然而肝功能检查并不是特别重要。

---

[1]图 122.1 中的箭头标识在原著中未给出说明,中译本为译者进行的补充解说。

尽管是否常规进行影像学复查仍有争议(Alonso et al,2003),但严重肝脏损伤病人复查 CT 有助于发现损伤后并发症,如胆汁瘤、肝脏坏死及其他合并伤等。发热、白细胞升高、不明原因的红细胞比容降低以及胆红素升高是进行影像学复的明确指征(Pachter et al,1996)。

非手术治疗的失败

非手术治疗失败的情况并不常见,但潜在危及生命的并发症需要尽早发现并尽快采取干预措施(Galvan & Peitzman,2006)。持续性腹腔内出血是失败的主要原因。低血压、红细胞比容持续下降,肝脏体积增大,右上腹新出现的疼痛或原有疼痛的加重等都表明可能存在持续性出血。如果病人病情允许,可复查腹部增强 CT 明确出血位置,再通过选择性血管造影栓塞止血(Misselbeck et al,2009)。一旦病人出现休克,则应立即进行腹部探查。知识框 122.1 列举了非手术治疗的并发症。

非手术治疗的辅助措施

非手术治疗的辅助措施在肝脏损伤的治疗中发挥了至关重要的作用。具体措施包括血管造影、影像引导下穿刺引流、内镜下逆行性胰胆管造影(ERCP)以及腹腔镜手术(具体详见第 21、23、29、30 和 124 章)(Carrillo et al,2001)。

知识框 122.1　肝脏损伤非手术治疗的并发症
持续性出血
胆汁瘤
胆漏
腹腔脓肿
肝脓肿
胆道出血
肝脏坏死
遗漏空腔脏器损伤
腹腔室间隔综合征

血管造影是最重要的辅助措施。当存在肝动脉分支损伤时,增强 CT 可见异常强化影(如造影剂活动性外渗)(图122.2)。这是进行选择性血管栓塞治疗的指征,有助于防止迟发性出血及假性动脉瘤的形成(Demetriades et al,2006;Eubanks et al,2003)。

增强 CT 异常强化影并不是血管造影的唯一指征。因为肝叶及肝段血管的损伤在 CT 检查时可能不会出现造影剂外渗,但如不处理可能会出现迟发性出血。事实上,任何重度肝脏损伤直接进行血管造影都是安全有效的(Mohr et al,2003;Mohan et al 2013)。

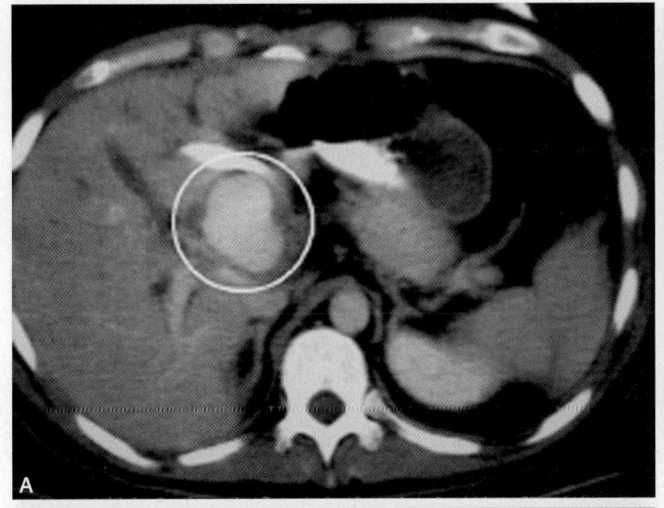
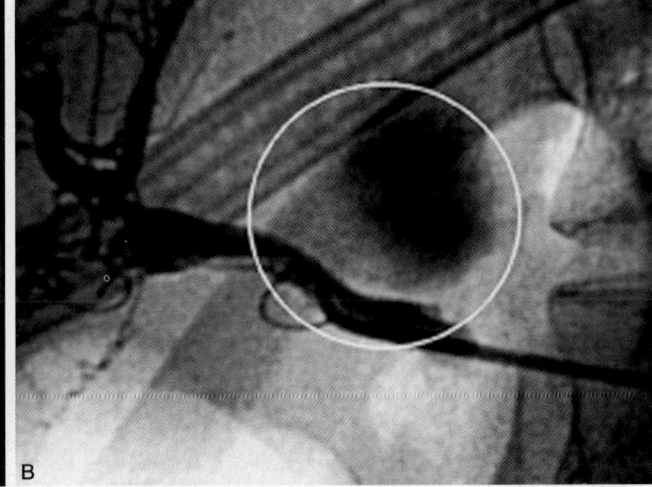
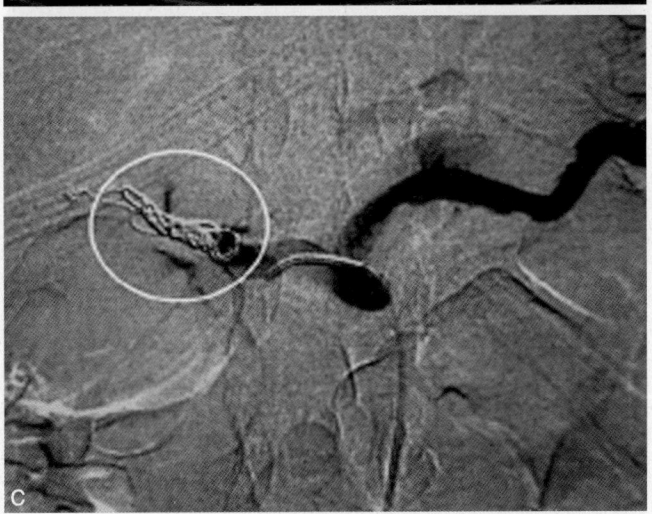

图 122.2　栓塞措施治疗肝动脉持续出血(圆圈标记的区域)

CT 引导下经皮穿刺引流在保守治疗中也发挥着重要作用,因为肝脏损伤后肝周常会出现胆汁积聚(Castagnetti et al, 2006)。穿刺引流可以使大多数病例免于开腹手术。持续大量的胆汁引流往往预示着肝叶或肝段胆管的损伤。对于这些病人,ERCP 有助于发现胆管损伤的部位,同时行内镜下乳头切开及置入支架以降低胆道内压力(Lubezky et al, 2006;Yuan et al, 2014)。即使不能明确胆漏部位,充分外引流也有助于胆漏的愈合。此外,影像引导下的经皮穿刺引流对于清除肝周及肝内脓肿也十分有效。

腹腔镜手术是保守治疗的另一个重要辅助措施(Carrillo et al, 2001;Franklin et al, 2007)。如果病人康复缓慢,并持续出现低热和其他系统性炎症反应,建议这种微创的方法探查。其戳卡布局与腹腔镜胆囊切除术类似,手术困难者可另加一个位于肝脏侧下方的戳卡。这种方法可以直接观察受损肝脏,直视下进行肝周积液引流、培养,还可将肝脏周围血块及胆汁形成的感染壳从肝被膜上缓慢钝性剥离下来,从而显露损伤部位。吸引器反复冲洗肝脏,而后在直视下于需要的部位放置引流管。

非手术治疗的其他并发症

极少数情况下,肝脏创伤累及肝动脉分支后可形成假性动脉瘤,进而缓慢地压迫并进入受损的胆道(Schouten van der Velden et al, 2010),引起迟发性的胆道出血(Green et al, 2001)(见第 124 及 125 章)。因为迟发的胆道内积血及凝血块通过法特(Vater)壶腹,这种病人常常在创伤后数周或数月出现上消化道出血、黄疸以及腹部绞痛的三联征。首选治疗方案是选择性血管造影栓塞(见第 21、27 及 30 章)(Mohr et al, 2003)。

失去血供肝脏会逐渐发生坏死。小范围的肝脏坏死很难诊断,也无需治疗;而大面积的肝脏坏死可能会引起系统性炎症反应,或继发感染。在极少数情况下大面积肝脏坏死需要进行手术清创及充分引流。

非手术治疗最致命的并发症是遗漏空腔脏器损伤。但这种并发症非常少见(Miller et al, 2002),而一旦出现,死亡率极高。由于肝脏损伤后常合并腹腔游离积液,空腔脏器损伤诊断往往很困难。气管插管及镇静可能影响病人腹部体征,对查体也造成了一定的困难,而且此类病人遗漏空腔脏器损伤引起的体征往往较轻,故很难及时诊断。当病人出现剧烈的生理机能变化时,建议重新评估决定是否继续保守治疗。任何腹部检查或临床恢复过程中的异常变化,都有提示需复查 CT 或及时剖腹探查以寻找遗漏的腹腔内损伤。如不能及时有效地控制损伤源头,往往会导致病人死亡。

肝脏贯穿性损伤的非手术治疗

在 20 世纪 90 年代非手术治疗在肝脏钝性损伤治疗上取得巨大成功后,外科医生尝试将此理念应用到肝脏贯穿伤的治疗中。虽然保守治疗用于包括肝脏损伤在内的腹部刺伤已有很多年,但将保守治疗用于枪伤尚存在争议。在 1994 年,Renz and Feliciano 报道了 32 例右侧胸腹部联合枪击伤的病例,其中 7 例病人腹部 CT 确诊肝脏损伤成功采用非手术治疗。1999 年,Demetriades 和同事对 16 例肝脏贯穿伤病人进行保守治疗,其中 5 例需要延迟性开腹手术,并出现 1 例死亡。这也意味着治疗肝脏枪击伤时一定要谨慎、合理的选择非手术治疗,换言

之,非手术治疗并不能作为肝脏枪击伤的标准治疗方法。CT 扫描能够清晰完整的显示出子弹在肝脏内的整个弹道,也可以在一定程度上排除邻近空腔脏器的损伤,尤其是右侧结肠的损伤(Demetriades et al, 2006)。

血流动力学不稳定的肝脏创伤

不管何种类型的肝脏创伤,如考虑病人因腹腔出血导致休克,均应立即进行开腹手术以控制出血。在这种紧急情况下,获得手术成功的关键在于严密的预估和有序进行的手术操作,最终达到快速止血目的。对于大量出血的病人,应尽快鉴定血型并及早输注新鲜冰冻血浆和血小板来降低发生凝血障碍的风险(Dente et al, 2009)。而完善的血管通路、快速输血装置、自体血回输装置以及各方面通力协作也是保证病人能够及时得到救治的必要条件。

剖腹探查术采用腹部正中切口,进腹后迅速将小肠移出腹腔,纱垫填塞腹部四象限,逐步探查腹腔,最后探查右上腹,明确肝脏损伤情况。

肝脏浅表的低级别损伤

肝脏浅表撕裂所引起的出血可以使用局部止血措施来进行控制,如需优先处理腹腔其他损伤时,可先进行填塞止血或氩气刀止血。在没有氩气刀时,可将电凝调到最高档,将电刀贴近肝脏实质,通过电弧放电来止血。对于深部损伤,撕裂处局部填塞止血材料后,压迫损伤边缘,或将部分正常的大网膜塞入裂伤深部,然后再缝合肝脏被膜来止血。对于加压可以控制的出血,建议将裂伤的部位尽量合拢后,用肝针和铬肠线缝合止血。

深部肝裂伤的填塞治疗

填塞法是肝脏创伤最常用的治疗方法,尤其适用于局部止血无效的严重的肝脏撕裂或实质破裂(Nicol et al, 2007)。填塞止血的原理是在出血的肝脏实质上、下放置填塞物来止血。如果填塞物仅放置在损伤的肝脏表面,而没有放置提供反向作用力的填塞物时是无法有效止血的。

填塞止血法是处理静脉损伤最有效的方法,而对于合并动脉损伤的严重肝脏创伤,如不能直视下缝合结扎出血动脉,建议填塞止血后立即进行选择性血管造影栓塞治疗(Gaarder et al, 2007)。

虽然在开腹手术中使用填塞物压迫可以止血,但有时过度的填塞会压迫下腔静脉引起低血压(Meldrum et al, 1995)。需要及时发现这个问题,逐渐调整填充物的位置,止血的同时不引起副作用。

此外,损伤部位填塞止血后一定要注意观察一段时间,无效的填塞有时需要一定时间才能被发现,表现为血液浸透填塞材料。如果关腹前不注意观察一定的时间,则可能导致急诊二次手术。

有时可以把大网膜填塞到肝脏创口来止血,尽管大网膜具备不需要切除的优势,但很少有足够的大网膜来有效控制大范围的肝脏撕裂。本章作者(WPS)曾经使用 Vicryl 补片来填塞枪击导致的肝右叶及肝后下腔静脉损伤。补片一直未取出,这个病人成功存活。虽然这种方法并不能作为常规推荐,但为特

殊的肝脏创伤处理提供了借鉴经验。

深部肝裂伤止血的其他方法

如果填塞法不能有效控制出血,可尝试阻断入肝血流。可将食指从肝十二指肠韧带后的 Winslow 孔伸入小网膜囊,在肝胃韧带菲薄的无血管区分离出一个小口,将阻断带从肝胃韧带口孔送入然后从 Winslow 孔穿出,包绕肝门三束重要结构,然后再上 Rummel 止血带或血管夹,即可进行入肝血流阻断。目前暂无 1 级证据表明创伤病人全肝血流阻断的安全时间窗。但根据择期肝脏手术经验,可以反复间断阻断全肝血流,每次阻断的时间控制在 15 分钟以内(Tralhão et al,2009),总阻断时间不应超过 120 分钟(Ishizaki et al,2006)

如果子弹或刀刺伤道较浅表,可以切开伤道充分暴露损伤血管,直视下进行缝合结扎(Badger et al,2009)。逐步分离伤道组织根部,显露伤道深部出血点,逐点缝扎或夹子夹闭止血,或用 Endo GIA(gastrointestinal anastomosi,胃肠吻合)闭合器进行钉合止血。如为左外叶创伤,有些紧急情况下可以用 Endo GIA 或 TA(thoracoabdominal,胸腹)切除左外叶。(Schemmer et al,2007)。

然而,更常见深部损伤往往是肝右叶深部或大面积的贯穿伤。这时常使用大网膜、Flowseal(Baxter Healthcare,Zurich,Switzerland),或 Avitene(Davol,Warwick,RI)来止血。还有另一种止血方法,球囊导管填塞法(Poggetti et al,1992)。球囊装置是由红色乳胶管(Robinson)插入 1 英寸(约 2.5cm)粗的 Penrose 引流管组装而成,Penrose 引流管远端结扎,近端用粗尼龙线固定在红色乳胶管上。自右上腹选择合适的位置戳孔置入腹腔,沿着肝脏伤道内置入深部,从乳胶管注入适量的生理盐水使引流管膨胀,压迫止血,同时在肝下留置引流,肝下引流早期可夹闭,以促进形成血凝块并压迫止血。如计划再次手术,或第一次手术后 48~72 小时后,打开吸引装置,球囊放气后观察数小时引流情况再取出导管。

有时在血流阻断的情况下用"指捏法"分离肝组织,选择性离断创面血管,充分显露位于肝脏实质撕裂底部的血管,进行缝扎止血(Hirshberg & Mattox,2006)。然而这种手术方式并非常规方案,因为手术分离过程中损伤血管仍会持续失血,导致生理状态的不断恶化,进而又加重出血。此时,填塞止血法才是最佳的选择,如果病情允许,建议术后立即进行血管造影栓塞治疗(见第 30 和 96A 章)。

受损肝组织清创术多用于边缘肝脏广泛损伤的情况。然而,外科医生应牢记—肝脏深部裂伤手术治疗的主要目的是尽快实现止血挽救生命,其他治疗都是次要的并且必须在充分止血后才能进行。首次手术一般不清除受损肝组织,如果必须要做最好在延期手术中进行。

肝静脉和下腔静脉旁的出血

肝后下腔静脉压力低,损伤后往往挛缩在肝周韧带里。肝后下腔静脉或肝静脉主干损伤的主要表现是肝周韧带完整而肝脏破裂孔出血,或肝表面韧带破裂同时伴肝周出血(Buckman et al,2000),或者肝破口可以填塞止血,但肝周仍有持续性出血。

如果出现大量的暗色血液从肝周或严重的肝脏损伤处涌出,要警惕肝后下腔静脉出血可能性。此时,可以向后下牵拉镰状韧带让肝脏压迫肝后下腔静脉来减少出血。紧接着进行填塞止血,尽管有时填塞并不能阻止肝周出血。如果填塞止血和 Pringle 阻断法都不能有效止血时,需要尽早阻断肝脏流出道(如第二肝门),否则病人常因失血过多而死亡。

受损肝脏进行血管显露是手术的难点(见第 106 章)(Yellin et al,1971),不仅仅因为该项技术复杂,而且低血容量的病人很难耐受肝上及肝下下腔静脉同时阻断(Krige et al,1990)。虽然 Kocher 手法游离可以迅速地置入吊带来阻断肝后下腔静脉,但对于不经常处理此部位的急诊医生而言,肝后下腔静脉的分离通常是非常困难的。

肝脏流出道阻断的方法多种多样,但目前为止比较被认可的方法是心房腔静脉内分流(atriocaval shunt)(图 122.3)(Schrock et al,1968)。正中劈开胸骨后,将 32 号胸导管从右心耳进入穿过预先荷包缝合处理的右心房、肝后下腔静脉,直至肾静脉水平,并预先在胸导管到右心房的位置上剪一个足够大的侧孔,以引流肝下下腔静脉的血液至右心房。另一组医生分离肝下、肾静脉上方的腔静脉。置入导管后,用两条 Rummel 阻断带分别勒紧入心房处及肾静脉上方的下腔静脉。另一种方法是用内径 9.5mm 的气管内导管,在距离导管尖端 17cm 处剪侧孔,因气管内导管的气囊充气后即可阻塞静脉管腔,因此不需要分离并阻断右侧肾上腺静脉。这两种方法均可以使静脉血绕过受损的肝静脉回流至心脏,既达到有效控制出血目的,也为外科医生搬动右肝创造了条件,最终在可以直视下修补腔静脉。这是一个复杂而不常用的技术,有人戏言"报道心房腔静脉分流术的文章数远远超过因该术式存活的病人数"(图 122.3)。

另一种肝脏流出道阻断的方法是完全肝血流阻断法,即通过联合阻断肝上下腔静脉(见第 106 章)和膈下腹主动脉(Khaneja et al,1997)。为预防肝静脉阻断后发生低血容量性心脏骤停,使用体外循环泵将血液运回心脏(Baumgartner et al,1995;Horwitz et al,1995)。此外,Boggi 等报道移出肝脏、体外修补肝静脉破口,再行自体肝移植的肝静脉修补方法(Boggi et al,2006)。随着腔内血管外科技术的快速发展,外科医生对肝静脉附近的损伤可以放置支架。然而上述这些技术看似高端,但实际效果不佳,因此血流动力学不稳定的、填塞止血效果差的肝静脉旁损伤的病人,其死亡率仍然居高不下(Phelan et al,2001)。

急诊二次手术

肝脏损伤病人需紧急行二次手术的三个指征是:持续性出血,腹腔室间隔综合征和遗漏腹腔其他脏器损伤。二次手术时要取出填塞物,并再次探查损伤部位,明确是否仍出血。然后依次探查腹腔,进一步明确有无其他原因的出血。

导致急诊二次手术的常见出血原因包括:第一次手术止血不彻底,邻近脏器出血,医源性创伤或凝血功能障碍(Hirshberg et al,1993)。二次出血的病人死亡率极高,而且再次探查未能明确止血的病人,预后更差。

急诊二次手术时所遇到的肝脏与正常肝脏明显不同。肝脏肿胀至正常大小的 2 倍,甚至更大,包膜张力大、易撕裂。肿胀的肝实质很难用夹子夹住或结扎止血,很难在不增加原有损

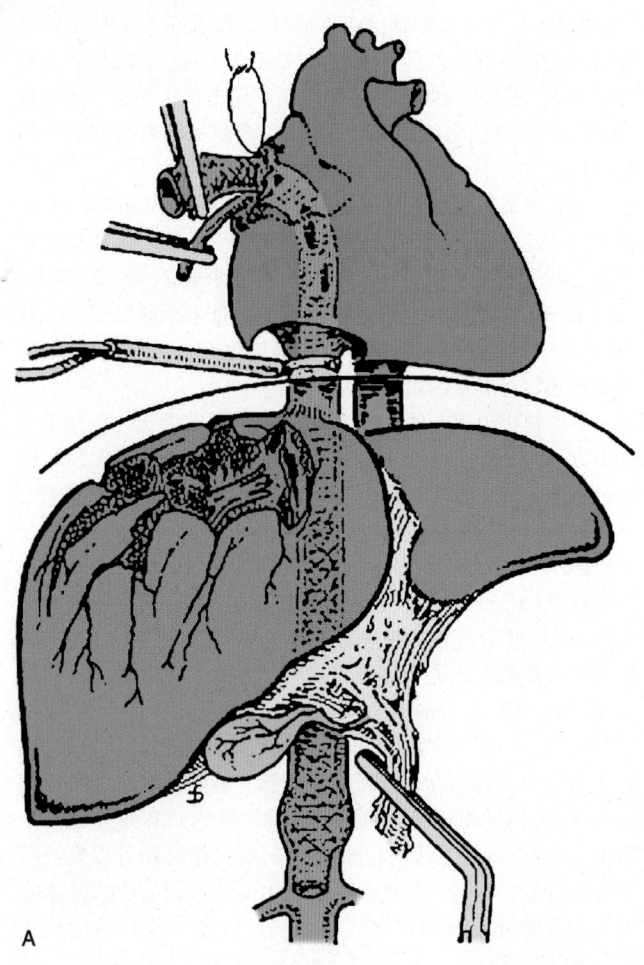

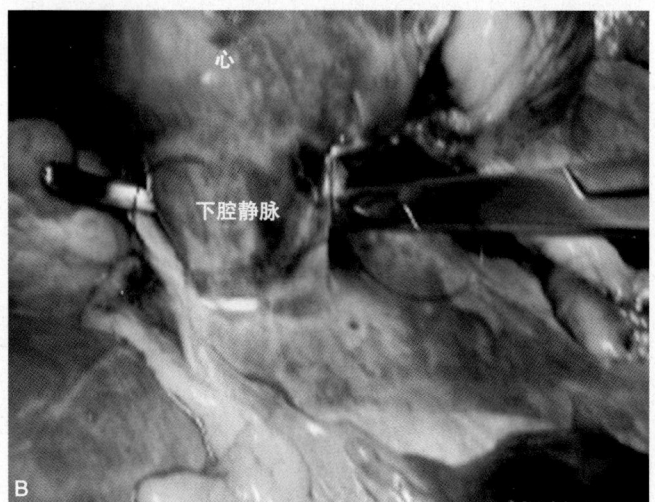

图 122.3 一个心房腔静脉分流案例

伤情况下搬动肿胀、质脆的肝脏。缝合止血时极易撕裂肝脏包膜,无法有效止血。这种糟糕的、棘手的状况进一步增加了手术难度。

如先前所讨论的,有些病人第一次手术后出现腹腔内高压。紧急开腹减压,临时关闭腹腔暂不行腹壁缝合常常是挽救病人唯一可行的办法。少数情况下,如果病人病情相对稳定,可以通过腹腔置管引流解决。

计划性二次手术

计划性二次手术是严重肝损伤"损伤控制"理论中不可或缺的部分。一般来说,在第一次手术后 36~48 小时,病人血流动力学稳定后可进行二次手术。然而,并没有证据支持这种做法,而且创伤外科医生往往不愿意在首次手术后 36 小时便移除肝脏的填塞物,因为过早移除填塞物可能会引起再次出血。通常填塞止血时间尽量不建议超过 72 小时,填塞时间越长,感染概率越大(Scott et al,2006)。如果肝损伤和可控性肠道损伤同时存在,应先修补肠道破口,再取出填塞物。

在去除肝脏填塞物时应格外小心,需要用生理盐水持续冲洗右上腹,并慢慢进行操作。用冲洗球(Toomey 注射器)连续脉冲式冲洗或在盐水泵的辅助下,将填塞物从肝脏创面上缓慢剥离。一旦出血应立即停止分离,用电凝或其他的局部止血方法止血。在操作过程中应格外注意,避免撕裂肝脏包膜。如果病人血流动力学稳定,止血确切,再考虑切除坏死肝组织,并充

分引流。但如果去除填塞物的肝脏创面持续性渗血,则需要重新填塞。同时需要清楚地认识到在这种糟糕质地的肝脏上不要尝试盲目反复地进行局部止血,而是应尽早重新填塞压迫止血。

肝外胆道损伤

肝外胆道损伤常见于贯穿伤(Posner & Moore,1985),多在剖腹探查中发现。胆囊是最常受累的器官,胆囊切除术是最直接有效的解决方法(Ball et al,2010;Posner & Moore,1985)。然而肝损伤伴有凝血功能障碍的病人,不建议行胆囊切除,因为胆囊切除后的创面会引起新的出血。胆囊造瘘或可吸收补片修补漏口再留置引流则更符合损伤控制理念。

肝外胆道小的刀刺伤,可以用可吸收线缝合并充分外引流(Bade et al,1989)。对于健康、年轻成人,正常直径的胆总管发生损伤时不建议行 T 管引流。当肝外胆道发生较大损伤时,最好选择 Roux-en-Y 胆管空肠吻合或肝管空肠吻和来确切修补(Degiannis et al,2001;Thomson et al,2012)(见第 31 章)。

贯穿伤累及胆道的同时也会累及血管如门静脉、肝动脉以及下腔静脉(Jurkovich et al,1995),并常合并邻近脏器的损伤如十二指肠、胰腺、胃和肝脏等。血流动力学的稳定性和其他脏器损伤的复杂程度共同决定胆道损伤的处理策略。

胆管空肠及肝管空肠 Roux-en-Y 吻合是胆囊切除术后并发胆道损伤的确定性重建方式。但胆道创伤病人的病情通常

并不允许复杂的胆道重建。损伤控制理念主张优先进行胆管引流,比如在复杂胆道损伤处临时置入 T 管引流。如果胆管横断,可在近端胆管置入新生儿鼻胃管,再转入 ICU 进行持续复苏治疗,然后在损伤控制较好的情况下再行选择性胆道重建。有时也可以临时结扎横断胆管近端,但更倾向于选择通畅引流。

胆囊钝性挫伤导致的胆汁渗漏(Zellweger et al,2005)或粘连引起的撕裂伤在实际工作中比较少见,其处理策略同贯穿伤。胆总管从十二指肠上撕脱是极其罕见的,如果仅仅是单纯的胆道损伤,应结扎胆管远端,胆管近端与空肠 Roux-en-Y 吻合(Melton et al,2003)。不管采用何种类型的胆道处理方法,通畅引流都是十分重要的。

结论

非手术治疗是血流动力学稳定的肝脏钝性伤的标准治疗方法。但是保守治疗需要一系列的辅助措施来控制创伤后的并发症和后遗症。遗漏的空腔脏器损伤,是保守治疗少见的但却致命的并发症。

血流动力学不稳定的肝外伤病人,需及时行急诊剖腹探查,绝大多数病人伴有明显的活动性出血,最常用的方法是填塞法止血。少数情况下,肝脏创伤合并肝后下腔静脉或肝静脉损伤时填塞止血往往是无效的。在这种情况下,只有尽早控制出入肝血流才有可能挽救病人生命。即使是由经验丰富的外科医生来处理,肝静脉、腔静脉旁损伤的病人死亡率也是非常高的。

肝外胆道贯穿伤相对少见,血流动力学不稳定的病人应按照"损伤控制"理念进行管理,待病人病情稳定后再进行胆管修补重建手术。

(吕国悦 译　董家鸿 审)

第 123 章

胰腺和十二指肠损伤

William Palmer Schecter and Asher Hirshberg

胰腺和十二指肠结合（pancreatoduodenal complex，PDC）区域的大出血十分凶险，是创伤外科中最危急的状况之一。胰腺损伤是特别致命的，给创伤外科带来巨大挑战。胰腺的位置十分特殊，它位于上腹部腹膜后的深处，胰腺损伤可表现为从隐匿性损伤到大出血等一系列临床症状。本章回顾了当前胰十二指肠损伤的治疗方法，提出对于胰腺损伤，应提高警惕性、使用现代化成像技术检查及进行安全手术。

胰腺损伤手术方式的演变

胰腺损伤的现代治疗方法的发展本质上也是反映了择期前肠手术的进展，其治疗是由更安全可靠的手术方式，对胰腺生理机能更全面的理解以及更先进的影像技术共同组成。

早在 1827 年，Tavers 就在《柳叶刀》杂志上首次报道了一例胰腺钝性损伤病人。虽然在 1876 年已报道几例因胰腺穿透伤而进行结扎和切除后存活的病人（Otis，1876），但手术治疗的主要进展出现在 1923 年，当时 Walton 采用远端胰腺切除术（见第 66 章）治疗胰腺横断伤。胰腺损伤病人的死亡率（主要是由相关损伤引起）从第二次世界大战时期的 56% 降至朝鲜战争时期的 22%，但这一成效并非得益于手术技术的创新进步，而是由围手术期管理技术的改善促成的结果（Sako et al，1955）。

在 20 世纪最后的几十年里，医学影像和外科技术的进步让胰腺损伤病人的治疗方式有了极大的进展。腹部计算机断层扫描（CT）这一重要的技术进步首次成功实现了胰腺可视化（Milia et al，2011）（见第 18 章）。通过该项技术，外科医生能诊断出之前无法发现的胰腺损伤，并能在不进行开腹手术的情况下引流胰周液体。

同时，内镜下逆行胰胆管造影术（ERCP）（见第 29 章）这种微创方法的出现让创伤后胰瘘的诊断成为可能（Bhasin et al，2012；Buccimazza et al，2006；Gupta et al，2004；Lin et al，2004；Rogers et al，2010；Thomson et al，2014）。这样相比之下，磁共振胰胆管成像（MRCP）（见第 19 章）对受损胰管的评估作用仍然需要考证（Bhasin et al，2009；Fulcher et al，2000）。

在对 PDC 损伤的病人行十二指肠修补术时，胰酶会对术中使用的缝线产生不良影响，导致 Berne 十二指肠憩室化形成，故其重点是通过毕 II 式胃切除术联合胆道改道使胆液不流经修补后的十二指肠（Berne et al，1968，1974）。后来 Jordan 引入了幽门旷置术（Vaughan et al，1977），这种方法操作简单，还被认为能获得与之前术式同等的疗效。由于概念考究且技术操作简便高效，"幽门旷置术"在 20 世纪 90 年代迅速成为 PDC 损伤相关的专业名词，并在相关的案例报道中广为采用（Feliciano et al，1987）。但回顾性研究发现，幽门旷置术与单纯的十二指肠修补术的手术效果并无甚大差异，且这一手术方法也从未进行过前瞻性随机对照试验，（DuBose et al，2008；Seamon et al，2007）。

在创伤情况下，很少进行 PDC 的完全切除，一般常见于择期胰腺手术（见第 66 章）。只有当胰头及其周围的十二指肠环完全破裂时，外科医生别无选择，才会进行创伤性胰十二指肠切除术（trauma Whipple，TW）来挽救大出血的病人。必要时，该手术可分阶段进行，切除术可先行，24 到 48 小时后再行重建（Subramanian et al，2007）。这一手术方法也体现了创伤外科向"损伤控制外科"的转变，这是 20 世纪 80 年代和 90 年代创伤外科最重要的根本性转变（Hoey & Schwab，2002）。

如今，远端胰腺切除术仍然是治疗胰管破裂病人的主要手段（Balasegaram & Lumpur，1976；Heitsch et al，1976）。随着微创技术的不断发展，在 ERCP 下将支架置入损伤的胰管，成为了一些特定病人可选择的安全治疗方法（Lin et al，2006，2007；Rogers et al，2010）。但即使在先进的微创外科技术不断发展的今天，对于经验丰富的外科医生来说，处胰腺损伤手术仍然考验他们的临床判断和手术技能。

胰腺和十二指肠的外科学解剖：创伤外科医生的观点（见第 2 章）

在进行腹部创伤手术时，由于受伤的胰腺无法直接暴露，故需要采用特殊的手术操作才能显露。此外，胰腺解剖复杂，在手术时，需将胰头和胰体尾作为两个独立的器官进行。

脾脏与受损的胰体尾的解剖关系最为密切。首先要通过游离脾脏进入脾脏和胰腺后方的解剖平面来寻找胰体。在胰腺后方，脾动静脉很容易显露和操作，必要时，可以通过游离胰腺的上方和下方的组织来暴露脾血管，而不需要游离整个脾脏。基于这种解剖学结构，创伤外科医生将胰腺体尾视为一个类似于肾脏或脾脏这种只有一个血管蒂的独立器官。从而可通过远端胰腺切除术和脾切除术，让损伤的胰体能简单的切除。胰腺损伤时，主要关注主胰管是否受损，因为这会导致持续性胰瘘及相关并发症，相比之下，单纯的胰腺出血反而不是主要问题。

在腹腔右侧，胰头被十二指肠环紧紧包绕，这区域称之为

PDC。PDC 的血供由多个血管弓组成,并且有大量侧支循环,一旦发生出血,便难以控制。所以,PDC 损伤时切除和重建的难度都很大。除此之外,十二指肠修补缝线处的瘘也是手术的另一个挑战。

在创伤外科医生看来,上腹部的主要血管结构都汇聚在 PDC 周围一块硬币大小的区域内。在解剖结构上,肠系膜上血管、门静脉、下腔静脉和右肾门都非常靠近胰头。这些血管结构分为三层,最深层由下腔静脉和右肾蒂组成,它的上方,即胰腺的后方和下方,是门静脉和肠系膜上血管,最上层由胃十二指肠动脉和胰十二指肠血管弓组成。

由于这种独特的多层解剖结构,PDC 的穿透性损伤通常涉及多个主要血管的结构损伤,其中包括一些不能直接从腹前方进入的结构,如胰腺后方的门静脉。因此,这一区域的穿透性损伤被创伤外科医师公认为最具挑战性的腹部损伤。

美国创伤外科协会(AAST)使用器官损伤等级量表对这两个器官的损伤进行分级(见表 123.1 和 123.2)(Moore et al,1990)。但这些表并没有考虑到胰腺体尾部与 PDC 的解剖学差异,因此其临床应用有限。

根据实际应用目的,胰腺损伤程度可分成只需作引流的浅表损伤到需要行远端胰腺切除术的胰管破裂(Kantharia et al,2007)。轻度十二指肠损伤可像其他肠道穿透伤一样修补,但重度十二指肠损伤,特别是合并胰腺损伤的病人,由于不可避免会发生风险极高的十二指肠瘘,故治疗方法有所不同。虽然 PDC 或壶腹部的损伤很少见,但由于邻近的主要血管结构也有损伤,所以死亡率非常高。后文中将以以上胰腺解剖学的观点为基础展开胰腺损伤治疗。

胰腺和十二指肠损伤的诊断

由于胰腺和十二指肠是腹膜后位器官,血流动力学稳定的胰腺和/或十二指肠损伤病人体征不明显。有加速伤或减速伤病史,有车把等撞击原因造成的腹部强力前压伤或者有胸椎下段和腰椎上段骨折的病人胰腺损伤的可能性较高。横跨上腹部和中腹部的"安全带征"提示可能存在严重腹内损伤。但腹痛和腹部体征有时需要几天的时间才能表现出来,所以上述病人的体格检查可能是阴性的(Bansal et al,2009)。由于这些原因,外科医生在诊断时要充分提高警惕性,才能够有效避免漏诊。

表 123.1　胰腺损伤分级

级别*	损伤类型	损伤描述	ICD-9	AIS-90
I	血肿	无胆道损伤的轻微挫伤	863.81-863.84	2
	裂伤	浅裂伤无胆道损伤		2
II	血肿	无胆道损伤或组织损失的主要挫伤	863.81-863.84	2
	裂伤	无胆道损伤或组织损失的主要裂伤		3
III	裂伤	远端横断或实质/胆管损伤	863.92/863.94	3
IV	裂伤	涉及壶腹近端† 横断或实质损害	863.91	4
V	裂伤	大范围的胰头破坏	863.91	5

AIS,简化的损伤评分。
* 对多发伤病人提高一级,直至三级。863.51、863.91:头部;863.99、862.92:体部;863.83、863.93:尾部。
† 近端胰腺位于病人肠系膜上静脉的右侧。
From Moore EE,et al:Staged physiologic restoration and damage control surgery. *World J Surg* 22:1184-1190,1998.

表 123.2　十二指肠损伤分级

级别*	损伤类型	损伤描述	ICD-9	AIS-90
I	血肿	涉及单一部分十二指肠	863.21	2
	裂伤	偏厚,无穿孔	863.21	3
II	血肿	涉及多个部分	863.21	2
	裂伤	中断<50%的周长	863.31	4
III	裂伤	D2 中断 50%~75%的周长	863.31	4
		D1、D3、D4 中断 50%~100%的周长	863.31	4
IV	裂伤	D2 中断>75%的周长	863.31	5
		涉及壶腹或远端胆总管		5
V	裂伤	胰十二指肠复合体的大量破坏	863.31	5
	血管	十二指肠断流	863.31	5

* 对多发伤病人提高一级,直至 III 级。
AIS,简化的损伤评分。D1,十二指肠第一部分;D2,十二指肠第二部分;D3,十二指肠第三部分;D4,十二指肠第四部分。
From Moore et al:Staged physiologic restoration and damage control surgery. World J Surg 22:1184-1190,1998.

常规的实验室检查在胰腺损伤的诊断中作用不大。许多损伤病人白细胞计数、淀粉酶或脂肪酶指标正常，有明显升高的病人还需要进一步检查。事实上，高达35%胰腺横断伤的病人淀粉酶水平正常（Adamson et al，2003；Jones，1985；Sriussadaporn，1994；Takishima et al，1997）。

通过腹部CT扫描，十二指肠损伤很容易发现；然而胰腺损伤的CT表现起初可能并不明显，即使是使用胰腺薄层CT进行扫描也一样（Akhrass et al，1997；Bradley et al，1998；Canty & Weinman，2001；Ilahi et al，2002）。很多情况下，如果病人第一次腹部CT的结果无法明确诊断，8~12小时后，当胰腺分泌物渗出到深处，引起后腹膜的水肿，网膜囊积液，胰腺血肿和胰腺裂伤都能够帮助诊断胰腺损伤（Subramanian et al，2007）。

然而，除非看到胰腺完全横断，否则腹部CT扫描对主胰管破裂的诊断参考价值有限。ERCP（见第29章）虽然能够准确地诊断主胰管破裂，还可对特定病人置入支架（Bhasin et al，2009；Silviera et al，2009）但ERCP本身可能引起胰腺炎，并且通常只有确诊胰管破裂需要改变治疗方式时才会使用。此外，MRCP在胰腺损伤治疗中的作用仍有待确定（Gillams et al，2006）。

胰体尾部损伤的手术治疗（见第66章）

胰腺体尾部损伤的手术方式与胰腺钝性损伤和穿透性损伤的手术方式相似。首先，游离胃结肠韧带或者横结肠处的大网膜，提起胃，分离胃后壁和后腹膜之间的粘连，完全暴露胰腺。然后彻底检查相关器官，以评估损伤情况。由于表面看起来轻微的血肿可能掩盖了深处严重的撕裂伤，所以还要打开胰腺上方的后腹膜探查是否有损伤、挫伤或血肿的区域。这些毗邻结构可能会带来连胰腺本身都无法造成的严重出血。

在评估胰体尾部损伤时，外科医生必须解决的关键问题是检查胰管是否存在损伤，但是除非是明显的胰腺完全横断，否则很难通过简单的检查来诊断胰管损伤（Bach & Frey，1971；Bradley et al，1998；Tyburski et al，2001；Voeller et al，1991）。这时，可以选择术中成像技术来检查胰管的完整性，即通过切除的胰尾部胰管断面进入远端胆管，或者通过胆囊进入胆总管，向胆总管注入造影剂进行检查。但这两种方法操作都很复杂而且成功率不高（Berni et al，1982）。

这里之所以不提及经十二指肠胰腺造影，是因为它会将胰腺损伤转变为胰十二指肠损伤。1986年首次报道了另一种检查方法：术中ERCP（Laraja et al，1986）。实际操作中更常见的方案是只要发现主胰管附近有深部撕裂伤，或者在胰腺中发现较大血肿，就经验性地行远端胰腺切除术。对于非出血性胰腺损伤，特别是胰腺表面存在多处损伤时，可以选择小网膜囊闭式引流术。Patton和他的同事在1997年通过简单的引流证明，无论损伤部位在何处，小网膜囊闭式引流术都有很好的引流效果。对于胰腺包膜破裂，应进行引流而不是尝试修补。引流损伤的主胰管是一种有效的方法，但它可能会引起胰瘘，因此远端胰腺切除术可能是更好的选择。

20世纪70年代和80年代创伤相关的文献中，包含大量关于胰腺横断术后残余胰腺保留方法的描述（Frey，1982）。为了维持胰腺功能，防止潜在的外分泌功能不全和/或糖尿病等远期并发症，常常将远端胰腺的残端与空肠进行Roux-en-Y吻合，即胰管空肠吻合术，然后缝合汇入十二指肠的近端胰腺残端。然而，病情不稳定的病人难以耐受胰瘘，这项技术对于他们仍具有较高的危险性。综上所述，虽然胰管空肠吻合术在理论和技术上具有一定的可行性，但是效果并不是最佳，所以面对胰腺损伤的病人，需要权衡考虑病人身体状况，远端胰腺切除术是一个更加安全和可靠的解决方法（Krige et al，2005；Steele et al，1973）。

远端胰腺切除术

对于生命体征不稳定的胰腺损伤病人，首选不保留脾脏的远端胰腺切除术（见第66章）（Subramanian et al，2007）。手术时，先钝性分离脾脏周围的腹膜脂肪，然后迅速游离脾脏直至中腹部，提起胰腺体尾部。最简便的方法是用切割闭合器将胰腺离断，然后选择性地将脾动静脉缝合结扎。如果在术中发现胰腺已经被横断，则应立即在横断面的右侧使用切割闭合器。若断面露出胰管，应进行缝合结扎。可使用2-0聚丙烯缝合线连续缝合胰腺近端残端。这种情况下，术后必须进行胰床和左上腹的闭式引流（Farrell et al，1996）。

术后胰瘘

创伤相关的远端胰腺切除术后胰瘘的发生率约为25%（Fahy et al，2002）。大多数情况下，胰瘘可以通过术中放置引流管来控制。封闭胰腺（Ferrone et al，2008；Sheehan et al，2002）或者使用粘合剂（Fisher et al，2008；Suc et al，2003；Yamamoto et al，2009）均不能显著降低胰瘘发生的风险。营养支持（最好通过空肠营养）是治疗胰瘘的关键。然而，无需禁止存在胰瘘的病人经口进食。根据胰腺损伤的性质和程度，在胰瘘愈合期间，大多数病人都能够正常进食。在一些复杂病例中，内镜下置入的胰管支架可以减少胰瘘引流的量并缩短愈合的时间（Goasguen et al，2009；Grobmyer et al，2009）。在一些病例中，胰瘘无法识别，可能会造成胰腺假性囊肿，在少数情况下需要进行手术治疗。

血流动力学稳定病人的损伤处理

手术治疗PDC病人的第一步是用Kocher手法充分显露该区域。完全游离胆总管到肠系膜上静脉（superior mesenteric vein，SMV）处的PDC以显露胰头、十二指肠降部和部分水平部及下腔静脉，即所谓的扩大Kocher手法。沿着Toldt线延长后腹膜切口并游离右半结肠以进一步显露毗邻结构，增加手术空间（Buscaglia et al，1969）。通过盲肠周围切开腹膜，沿着小肠肠系膜与后腹膜的连线游离到Treitz韧带，可以完整显露十二指肠水平部和升部。使用Cattell-Braasch手法显露十二指肠水平部和升部（Cattell & Braasch，1960），可使中肠完全翻向胸壁，并能打通进入十二指肠的入路。但此操作后，整个中肠仅依靠肠系膜上血管连接，应小心处理。

完全游离之后，必须彻底探查整个PDC区域。必须修补发现的弹道损伤，避免遗漏损伤。肠道中的穿孔数应是偶数，如果不是偶数，应重新寻找是否存在其他伤处。毗邻胰腺的十二指肠环内侧的穿孔尤其容易漏掉。在上述情况下，将十二指肠游离侧的孔横向扩大，从内部检查修补内侧壁是最安全的选择。

轻度的十二指肠损伤应横向缝合修补以避免管腔狭窄。在缝合过程中，外科医生可根据个人习惯采用不同的修补技术和缝合材料，没有特殊要求，但血管修补吻合必须保证无张力。不必对十二指肠造口进行减压，但所有 PDC 损伤都应进行引流。若十二指肠不能在无张力条件下缝合，则说明不是轻度 PDC 损伤。

重度的十二指肠损伤需要合理的诊断和安全的治疗方案。当十二指肠存在广泛裂伤或者有缺失肠壁时，切勿在有张力的情况下缝合，而应简单地将空肠与十二指肠损伤部分进行 Roux-en-Y 吻合。

建立在十二指肠缝合处远端的肠内营养通道对所有复杂的十二指肠修补病例均可受益。虽然这被认为是一项关键原则，但它常常因手术时过于关注损伤处理而被遗漏。鼻空肠管和空肠造瘘术均可以术后早期行肠内营养，有利于十二指肠修补术后瘘的管理。

对于 PDC 严重损伤的病人，应行幽门旷置术来暂时封闭幽门，从而转移受损的十二指肠周围的胃液（Degiannis & Boffard,2000）。如果十二指肠修补后发生肠瘘，那么低引流量的十二指肠末端瘘比高引流量的十二指肠侧面瘘更容易处理。

幽门旷置术指从胃窦前壁靠近幽门处开始纵向切开胃。用两个 Babcock 钳夹住幽门，切开胃后用 0 号 PDS 缝线进行缝合。然后在胃切开部位用较短的输入袢进行胃空肠侧侧吻合。（图 123.1）。部分外科医生喜欢将幽门远端处的十二指肠直接缝闭，而不是从内部进行缝合。大多数情况下，无论使用哪种缝合方法十二指肠都会在几周后自发再通。我们更喜欢使用可吸收的合成缝合线来进行缝合。

幽门旷置术后的大多数并发症主要来源于胃空肠吻合术。所以 Ginzburg 及其同事在 1997 年开始尝试在行幽门旷置术时不进行胃空肠吻合，而是让被缝合的幽门自发再通。从理论上来说，幽门旷置术是一种会导致溃疡的手术，但边缘性溃疡的发生率尚不清楚（Buck et al,1992；Feliciano et al,1987；Martin et al,1983）。最近,一项对超过 16 000 例施行过 Roux-en-Y 胃旁路手术的病态肥胖症病人（一种类似于幽门旷置术的胃生理学方法）进行 meta 分析的研究表明，边缘性溃疡发生率为 4.6%（Coblijn et al,2014），而常规的迷走神经离断术或胃空肠吻合术并不会出现这种现象。幽门旷置术不仅增加了并发症的发生率，也没有改善预后，因此一直遭到质疑（Seamon et al,2007）。然而，我们在实践中仍然会对无法修补十二指肠损伤和严重胰腺损伤合并十二指肠损伤的病人施行幽门旷置术。

腹部创伤手术中，有时会遇到严重损伤的 PDC 合并与 PDC 无关的大量失血。在这种情况下，唯一可行的是快速的损伤控制性手术（见第 122 章）。但无论损伤程度如何，非出血性的胰腺损伤控制手术都必须外引流。同样，在十二指肠损伤时，若出现紧急情况，首选快速闭合，或通过破孔放置一个大的 Malecot 导管进行外引流，即用荷包线缝合一个可控的瘘口然后固定在一个合适的位置。

修补后十二指肠瘘的处理

临床上很少见到 PDC 损伤后十二指肠修补处瘘，只要发生就可能是致命的（Seamon et al,2007）。若病人肝肾隐窝的引流管引出胆汁，或临床转归与预期有偏差，特别是不明原因的败血症，除非另有病因，否则都意味着发生了十二指肠瘘。胃肠道的增强 CT 扫描能显示是否存在十二指肠瘘，并可以确定其是否得到控制。如果腹腔内存在游离液体，则说明肠瘘无法控制，需进行紧急剖腹手术并加以有效引流。幽门开放的情况下这种瘘很难处理，因为十二指肠此时不能切除或造口。如果原来的手术没有做近端分流，那么再次手术也不太会选择此做法；此外，发炎的十二指肠内壁难以缝合。通常可行的方法是，在破口处置入合适大小的 Malecot 导管再结合大面积的引流。有一种创新的引流方法是置入螺旋的三通管进行持续冲洗（Parc et al,1999）。虽然我们对这种方法没有经验，但该技术凸显了处理十二指肠瘘的技术难度之大。

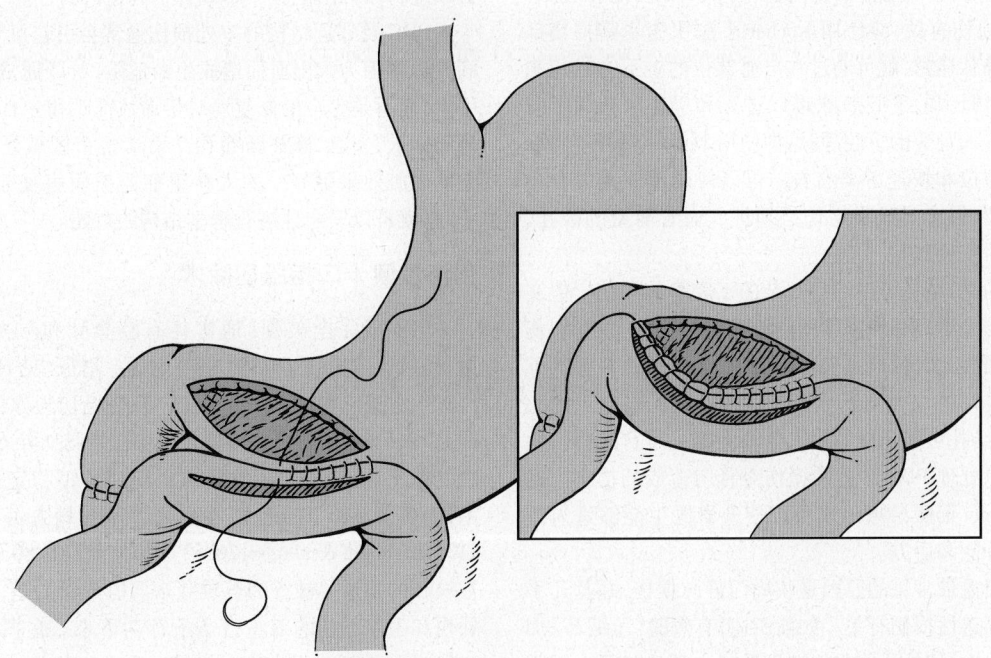

图 123.1　幽门旷置术显示于幽门远端封闭十二指肠,随后行胃空肠吻合术

对于脓毒症病人而言,若不能及时发现十二指肠瘘,后续则必须采用开腹治疗(Ren et al,2014),并计划性的再次进行腹腔清洗积极引流;这时不宜进行复杂的十二指肠重建。如果十二指肠瘘发现的及时,可以行幽门旷置术,但大多数情况下,在有腹膜炎的脓毒症病人腹腔内进行幽门旷置术存在较大风险。

如果CT扫描证实有十二指肠瘘但腹腔内没有聚集或游离液体,那么说明这种瘘还是可以控制的。这种情况下,合适的保守治疗是在早期积极进行营养支持并等待瘘口自行愈合。如果肠瘘持续存在,且远端未见梗阻,那么至少等待6周及以上,然后在已纤维化的十二指肠破口边缘行十二指肠空肠Roux-en-Y吻合术。

十二指肠降部的复杂PDC损伤,会导致壶腹和/或引流胆道和胰腺系统的破坏,需行胰十二指肠切除术。这种情况非常罕见,我们也从未在血流动力学稳定的病人中遇到过。下一节,我们将会讨论创伤胰十二指肠切除术的技术细节。

血流动力学不稳定病人的胰十二指肠损伤处理

进腹或探查十二指肠周围血肿时,可能会在PDC周围区域看到严重的出血。无论是上述哪种情况,外科医生必须在技术上和心理上做好应对不止一处的大血管损伤的准备。

首先是用纱布暂时填塞出血区域,直到探查完腹腔其余部分;随着纱布的更换,每次移除时手术部位会立即被血液淹没,不利于对损伤程度的判断和观察。由于PDC周围血管解剖结构复杂,所以对损伤血管不能仅仅简单的近端和远端夹闭。而是要用手术棉垫紧紧环绕受伤部位,然后用卵圆钳夹住,由助手向下按压。这种棉垫的"压缩环"会阻塞PDC周围主要的静脉,防止血液蔓延挡住视野,使外科医生有机会识别和修复损伤的血管。

十二指肠后方的下腔静脉损伤通常与PDC损伤有关,有时也与右肾蒂损伤有关,应使用Kocher手法快速暴露损伤部位。一旦下腔静脉显露,就可通过在出血部位的上下方加压来控制出血。有时肾旁的下腔静脉难以进入和操作。有两个有效的方法能够进入肾旁的下腔静脉,即使用Deaver牵开器将肝脏往头部方向牵拉和快速游离右肾。可以使用单股线缝合单纯下腔静脉撕裂,但有时候贯通伤必须扩大血管前壁的破孔,从血管内修补后壁的破孔。

值得注意的是,结扎可以治疗复杂的下腔静脉损伤。但实际操作中即使首先游离和控制了两侧肾静脉,肾旁的血管裂伤仍难以修复。因为此时的出血来自腰静脉,而且结扎肾旁的下腔静脉会导致右肾的缺血坏死。但是对于有多处出血点的大出血病人而言,结扎可能是挽救病人生命的唯一可行选择。快速切除右肾可以处理PDC穿透性损伤对肾门造成的损害。迅速将右肾从Gerota筋膜游离出来可以使外科医生能够进入肾旁下腔静脉的外侧和后方。

小网膜囊出血最常见的原因是胰周门静脉损伤,并且几乎与胰腺颈部的穿透性损伤有关。如前所述,有效的"压缩环"加压可显著减少出血,使外科医生能够用Kocher手法打开小网膜囊(见图123.2)。

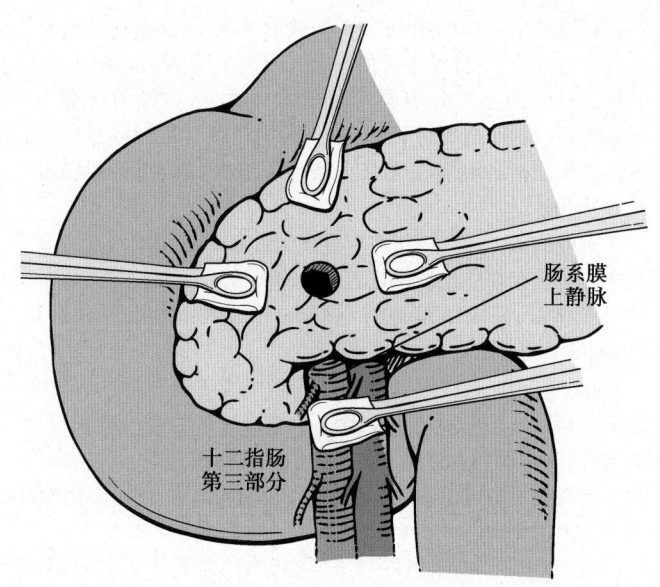

图123.2　海绵棒控制门静脉出血。白色圆圈表示受压区域

本章其中一位作者(AH)经常在这些情况下使用Cattell-Braasch手法,以求最大限度地显露后腹膜。该方法是沿着游离的十二指肠环下缘解剖直到胰颈后方的SMV。然后沿着十二指肠第一部分的上缘在肝十二指肠韧带中寻找门静脉。从胰腺上方钝性分离胆总管和门静脉后,紧接着通过胰腺颈后方的间隙可以游离出门静脉,然后直接从前方修补门静脉(见图123.3)。早期将胰腺横断可以减少失血,待血管修补后切除远端胰腺,缝合近端胰腺的残端。在损伤控制的情况下,可以结扎SMV和门静脉(Sheldon et al,1985);虽然采用修补方法是可达到最佳手术效果,但由于肠道不可避免会发生水肿,从而使液体和伤口管理变得非常复杂。SMV或门静脉结扎后的第一个24小时液体需求可能超过20L。初次手术后约24小时必须进行第二次剖腹手术以评估肠道的活性。

PDC及邻近结构的多处损伤通常会引起血管损伤。此时,病人也会因为大出血而造成生命危险,所以通常采用损伤控制手术,而不是完全的修复。对生命体征不稳定伴有凝血功能障碍的病人,止血、修补肠穿孔并引流整个区域要比尝试修补复杂的内脏效果更好。病人在重症监护病房复苏后的36至48小时,就可以安全地进行解剖结构的重建。

创伤性胰十二指肠切除术

PDC的完全破裂(通常伴有腔静脉和/或门静脉的大出血)是胰十二指肠切除术(TW)的唯一指征(见66章)。创伤外科医生中流传着这样一个说法:"仅在枪伤为你'完成了解剖',即PDC完全破裂时,才可施行胰十二指肠切除术。"TW的矛盾之处在于,需要行TW的病人由于病情不稳定而不能耐受手术,而病情足够稳定且能够耐受手术的病人可能并不需要行TW(Hirshberg & Mattox,2006)。20世纪70~80年代,这些手术被疯狂的报道并被誉为英雄壮举。但不幸的是,病人很少能在外伤和手术创伤的双重打击下存活下来。在损伤控制手术的时代,TW被视为很少使用的最后手段。事实上,本书作者之一(WPS)在35年的创伤手术生涯中,从不觉得TW是必要的。

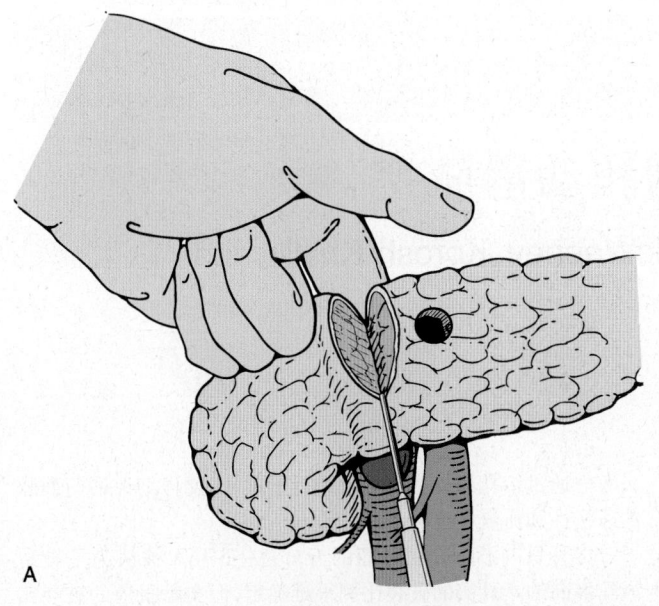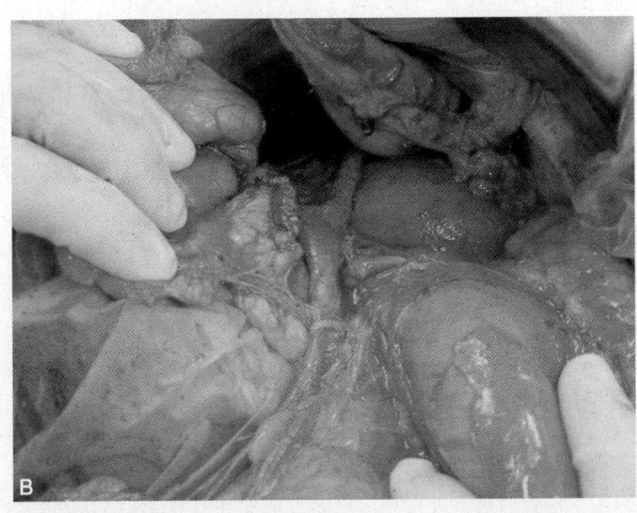

图 123.3　（A）横断胰腺来显露门静脉。（B）门静脉损伤,保留脾脏的胰腺远端切除术

极少数情况下,TW 可能是唯一可能的治疗方案,最重要的是记住 TW 与择期肿瘤手术的关键差异。其中最重要的是,TW 应始终分步骤进行。第一步手术只做切除和止血;病人病情稳定后的 24~48 小时后再进行第二步的重建。

进行切除手术时,要尽早游离胃并打开胃后壁的损伤区域,便于进入和显露损伤部位。保留胆囊很重要,因为将小肠缝合到胆囊底部要比缝合到水肿易碎且直径正常的胆总管要安全。但必须确保胆囊管不是低位汇入胆总管并且没有被横断,因为这会妨碍胆囊空肠吻合术对胆道的减压。由于这不是肿瘤手术,所以不应浪费时间在 SMV 处胰腺钩突的解剖。应当纵向平行于 SMV 去游离钩突,钩突的内侧部分可残留在 SMV 上并且必要时可以缝合。

对腹腔内有炎症水肿的病人一般应分阶段行重建。虽然此类病人血流动力学稳定,但病情仍然危重,存在全身炎症反应和第三间隙内的液体积聚。如果肠道水肿,腹腔炎症非常严重,则应缝合远端胰腺残端,而不是进行胰肠吻合术。由于柔软、易碎、水肿的胰腺缝合效果不佳,所以这样的病人很容易胰瘘。

结论

胰腺和十二指肠的损伤并不常见。大多数胰腺损伤不涉及胰管,可以通过简单的引流来处理。若存在胰体和胰尾部的胰管损伤应行远端胰腺切除术。目前,尚不明确内镜下放置支架在治疗胰管损伤中的作用;然而,单纯的胰头部胰管损伤可以使用胰管支架进行引流,而不是行 TW 的指征。

大多数十二指肠损伤可以通过简单缝合处理。对于 PDC 损伤后可能会出现十二指肠瘘的高危病人应考虑先行幽门旷置术。十二指肠降部内壁的穿透伤最好通过十二指肠外侧壁切口进入进行修补。十二指肠复杂损伤首选十二指肠空肠 Roux-en-Y 吻合术。

PDC 的严重破坏非常罕见。即使是一名经验丰富的创伤外科医生,在他或她的职业生涯中也很少遇到这样的损伤。绝大多数情况下,会优先选择简单的损伤控制手术,而不是需要长时间和仔细解剖的切除手术;因此,在胰腺损伤的手术治疗中,TW 应被视为最后的治疗手段。

（徐骁 译　张志伟 审）

第 124 章

肝脏和胰腺血管的动脉瘤和动静脉瘘

John Barry Conneely, Doireann M. McWeeney, Korosh Khalili, and
Sean Patrick Cleary

肝动脉瘤和假性动脉瘤

内脏动脉瘤非常少见,大多无症状,往往因为其他原因行影像学检查时被意外发现。它的发病率在 0.002% 到 0.2% 之间。通常情况下,最易发生内脏动脉瘤的部位是脾动脉(60%),其次是肝动脉(20%)和腹腔动脉(Hulsberg et al, 2011)。随着经皮经肝介入操作和横断面成像技术的日益普及,发现肝动脉瘤(hepatic artery aneurysm,HAA)的发生率越来越高,并且在某些报道中认为比脾动脉瘤更为常见(Shanley et al,1996)。

动脉瘤可以被定义为动脉扩张超过 1.5cm(通常大小)。HAA 可以在包括儿童在内的任何年龄发病,中位发病年龄 60岁,男性更常见,男女比率约为 2:1。真性动脉瘤指动脉壁全部三层结构的变薄和扩张,通常(80%)为单发的肝外病灶(图 124.1)。这类疾病的典型表现是动脉壁的退变,其原因可能是先天或后天性的。真性 HAA 最常见的发病部位是肝总动脉(63%)、右肝动脉(28%)和左肝动脉(5%)(Abbas et al,2003;Arneson & Smith,2005)。假性动脉瘤通常与涉及动脉壁破裂的创伤有关,创伤后会在动脉周围形成血肿,并导致血管壁内侧两层结构的变薄和扩张。虽然经皮经肝介入治疗的普及导致了肝内假性动脉瘤发生率的增加,但是真性动脉瘤和假性动脉瘤同样常见,各占 HAA 的 50% 左右。

大多数动脉瘤是无症状的,通常在横断面成像的影像学检查中被意外发现。动脉粥样硬化和高血压都是动脉瘤常见的合并症。在二十世纪早期,细菌性动脉瘤的发生常和感染性心内膜炎相关,但在有效抗生素的普及之后,这种疾病在工业化国家中已不常见。肌纤维发育不良、结节性多动脉炎、马方综合征、埃勒斯-当洛斯(Ehlers-Danlos)综合征、系统性红斑狼疮和硬皮病的病人有很高的 HAA 患病和瘤体破裂风险,但这类病人仅占临床显性动脉瘤的不到 25%(Abbas et al,2003)。假性动脉瘤通常与既往的经皮介入、血管造影或者外科手术等操作相关。胆囊切除手术之后的右肝动脉假性动脉瘤,以及胰腺炎和肝脏手术之后的动脉瘤都曾被报道过(Tessier et al,2003)。

无症状的 HAA 可以通过对比增强(contrast-enhanced,CE)计算机断层扫描(computed tomograph,CT)或者血管造影来显示。如果考虑干预治疗,CT 影像的三维(three-dimensional,3D)血管重建是有帮助的。因为高达 33% 的 HAA 病人可能合并其他内脏动脉瘤,所以仔细检查其他内脏血管是很有必要的。如

果考虑通过结扎或栓塞等手段进行干预,需要仔细评估门静脉的通畅性和血流情况。

尽管只占了内脏动脉瘤的五分之一,HAA 被认为是破裂风险最高的。真实的破裂比例很难确定,但文献报道的破裂比例在 18%~44%(Abbas et al,2003;Arneson & Smith,2005)。肝外动脉瘤通常破裂出血进入腹腔,而肝内动脉瘤则可能破裂进入胆道系统,并导致腹痛、黄疸和胆道出血的昆克三联症。破裂的危险因素包括了动脉瘤大小、假性动脉瘤、多发性动脉瘤和非动脉粥样硬化的病因。文献报道中破裂的 HAA 一般大于 2cm,因此常以该数值作为是否需要治疗的阈值。小于 2cm 的病变需要进行连续的影像学随访,其中高达 27% 的病人可能会出现病灶变大并需要进行治疗。HAA 择期治疗的死亡率为 5%,但是动脉瘤破裂急诊治疗的死亡率高达 22% 到 33%(Abbas et al,2003;Shanley et al,1996)。

HAA 的治疗可以分为破裂动脉瘤的紧急处理和大的、生长的或有症状的择期处理。处理的方式包括了血管造影支架置入或栓塞、外科手术结扎和切除,有时还需要进行血管重建。HAA 处理方式的选择取决于疾病的临床表现(紧急或择期)、病变的位置和动脉的解剖;并应该尽量保护肝脏的动脉血供以避免胆道缺血和其他并发症。需要同时关注副肝动脉和肝脏替代动脉血供的存在,它们可以在其他分支被栓塞或结扎之后继续进行肝脏的动脉灌注。类似的,肝总动脉和胃十二指肠动脉近端病灶也可以考虑进行闭塞处理,因为肝脏的血供可以通过肠系膜上动脉的侧支进行维持(Hulsberg et al,2011)。

在内脏动脉瘤的治疗上,放射介入下经动脉的导管腔内治疗已经取代了外科手术(见第 21 和 27 章)。怀疑 HAA 破裂的病人,若血流动力学稳定可以考虑血管造影,若血流动力学不稳定或出血来源不明则仍需外科手术。血流导向支架的优点是可以减少甚至消除动脉瘤内的血流,并同时维持肝动脉的血供。在肝动脉分叉点附近的病灶放置覆膜支架具有挑战性。最近的研究表明,成功放置支架可以使得 90% 以上的动脉瘤形成血栓,80% 以上的病灶缩小,并且主要血管的血栓发生率很低(<10%)(Sfyroeras et al,2012)。如果血流导向支架不能放置的话,可以在 HAA 两端的输入和输出动脉段中都进行导管介入下的弹簧圈栓塞,这将导致绝大多数病例(>90%)的动脉瘤血栓形成。HAA 栓塞的并发症与肝脏以及胆道的动脉血供减少有关,包括了胆囊缺血、肝脓肿和继发性胆汁性肝硬化(Belli et al,2012)。

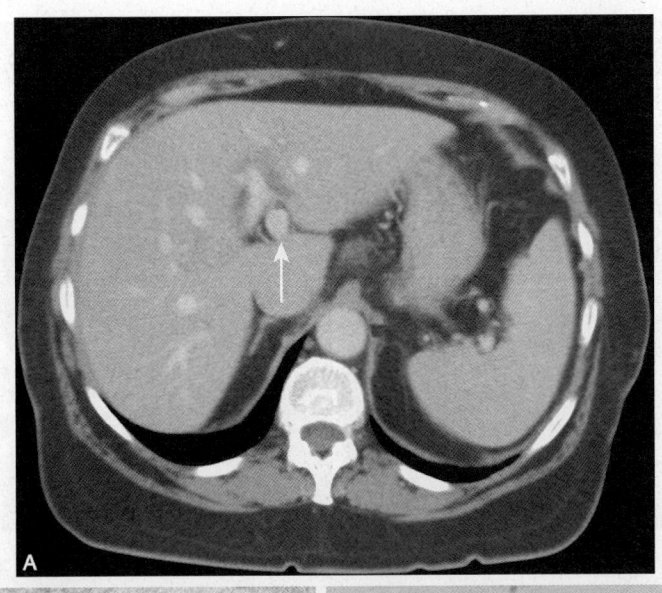

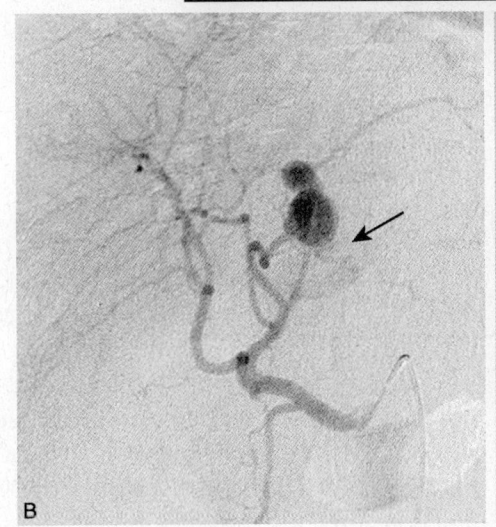
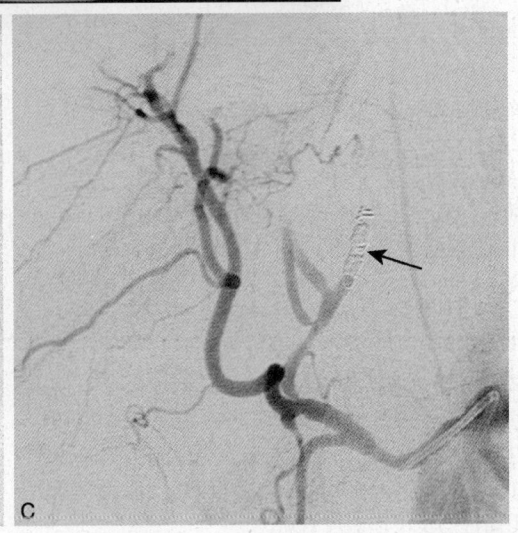

图 124.1　肝动脉瘤。(A)轴面 CT 增强扫描显示左肝动脉Ⅱ段分支的一个 2cm 大小动脉瘤(白色箭头)。(B)肝总动脉超选导管造影的数字减影透视图像。双瓣形的动脉瘤可见造影剂外溢(黑色箭头),随后被成功栓塞。(C)明胶海绵和微弹簧圈栓塞动脉瘤之后(黑色箭头),血管造影证实栓塞效果

　　位于肝总动脉的 HAA 可以考虑外科手术结扎。另外,对于那些因动脉瘤破裂才发现的血流动力学不稳定的急诊病例,选择结扎治疗可以达到控制出血血管的目的。动脉瘤切除依然是择期外科手术治疗的主要选择。在结扎或切除之后的动脉重建方法包括了血管端端吻合和自体或人工血管移植。自体血管移植可以使用隐静脉、左肾静脉、胃十二指肠动脉和脾动脉。人工血管腹主动脉-肝动脉搭桥术可以在没有败血症和污染的情况下使用。

动脉门静脉瘘

　　动脉门静脉瘘(arterioportal fistula, APF)是内脏动脉和门静脉循环之间的异常交通,和体循环没有联系。APF 可以通过部位(肝内与肝外)和病因(先天与后天)来进行分类。单发的 APF 通常是后天性的,而多发或双侧的 APF 则应该考虑先天性的原因。症状的严重程度和性质通常取决于病灶的位置、大小、通过瘘管的血流量,以及肝脏对于门静脉血流增加后的阻力。最常见的症状是由于高压力的动脉血流进入门静脉系统后导致的门静脉高压,并可导致上消化道出血和腹水(见第 81章)。心脏输出量的增大还将导致心力衰竭。继发于肠系膜静脉淤血或动脉窃血综合征引起的肠缺血可导致腹泻和吸收障碍(Norton et al,2006;Vauthey et al,1997)。由于靠近肝内和肝门的门静脉,大多数 APF 起源于肝动脉(65%),较少累及脾动脉和肠系膜上动脉(各约 10%)。APF 的常见病因包括了创伤(28%)(见第 122 章)、医源性损伤(16%)(见第 22、30 和 52章)、先天性因素(15%)和内脏动脉瘤破裂(14%)(Vauthey et al,1997)。

后天性动脉门静脉瘘

　　后天性 APF 可以发生于创伤、放射介入治疗以及内脏动脉瘤破裂之后,也可以和肝硬化或者肝脏恶性肿瘤相关。由于肝动脉和门静脉在门管三联结构中的位置临近,任何一方的损伤都可能导致两者之间瘘管的形成(图 124.2)。研究显示,和钝器伤相比,创伤后 APF 通常与穿透伤相关(97%),有 79%的

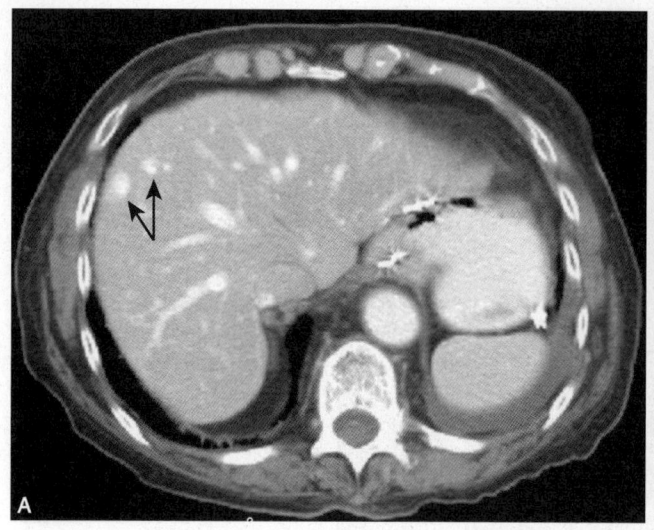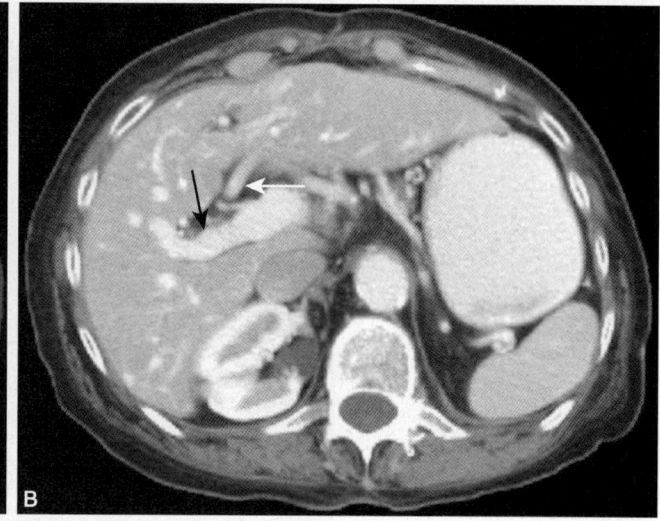

图 124.2 肝动静脉畸形。(A)增强 CT 门静脉期轴向面显示多发外周型、圆形、高密度病灶(黑色箭头),主要位于右叶。它们和异常的、增大的门静脉相连续。既往的上腹部手术痕迹也很明显。(B)更加尾侧的 CT 轴向面显示增大的门静脉左支(黑色箭头)和肝动脉(白色箭头)

病例与枪伤有关,17% 的病例与刺伤有关(Strodel et al,1987)(见第 122 章)。

医源性的 APF 可以发生于肝脏的介入操作之后,包括肝活检(见第 22 章)、肝脏病灶射频消融(radiofrequency ablation,RFA)(见第 98B 章)、经颈静脉肝内门体分流术(transjugular intrahepatic portosystemic shunting,TIPS)(见第 87 章)和经肝的胆道操作(见第 30 和 52 章)。Okuda 及其同事(1978)在介入操作后 1 个月进行肝动脉造影发现 APF 在肝活检后的发生率是 5.4%,在经皮经肝胆道造影后的发生率是 3.8%,在经肝胆道引流后的发生率是 26.2%。Hellekant(1976)发现 APF 在肝活检术后 1 周的发生率是 52%,而 3 周后则下降到 10%。这些结果都表明 APF 在肝脏的介入操作之后很常见,但大多病灶都很小并且无须进一步干预即可自愈。

先天性动脉门静脉瘘

先天性 APF 占所有涉及内脏动脉相关瘘的 10%~15%,并和遗传性毛细血管扩张、动静脉畸形(arteriovenous malformations,AVM)以及动脉瘤相关。先天性 APF 通常是多发的和双侧的,症状和发病年龄取决于分流的程度和瘘管的数量。复杂的 APF 经常在 2~3 岁之前就发病,表现为门静脉高压和出血的症状。静脉淤血导致的肠系膜缺血常先于门静脉高压发生,可表现为腹泻、吸收障碍、体重下降和发育不良。在很少情况下,幼龄婴儿的 APF 会因为静脉导管的持续存在而导致充血性心力衰竭,虽然这种现象在动静脉瘘(arteriovenous fistula,AVF)中更常见。

遗传性出血性毛细血管扩张症(hereditary hemorrhagic telangiectasia,HHT),通常被称为 Osler-Weber-Rendu 综合征,是一种常染色体显性遗传病[在线人类孟德尔遗传数据库(OMIM)#187300],是由编码内皮糖蛋白(endoglin,ENG,HHT 1 型)或激活素受体 II 样激酶 1(activin receptor type II-like kinase 1,ALK-1,HHT 2 型)的基因突变所致。这两个基因都编码内皮细胞跨膜蛋白,因此 ENG 和 ALK-1 的突变都被认为导致了抗血管生成因子和促血管生成因子之间的失衡。临床上,HHT 表现为皮肤的毛细血管扩张、内脏 AVM、自发性和复发性的鼻衄,以

及该疾病的家族史。大约 75% 的 HHT 病人会有累及肝脏的 AVM,主要是在 ALK-1 突变的 HHT 2 型病人中,包括了连接门静脉(APF)和体静脉(AVF)的瘘管(图 124.3)。只有 8% 的 HHT 病例会产生 AVM 的症状性并发症,包括了高输出型心力衰竭、门静脉高压和胆道坏死(Ginon et al,2013)。有症状 HHT 的治疗旨在减少分流血量,可以通过血管造影栓塞、外科结扎或者手术减少心输出量来实现(Faughnan et al,2011)。肝脏移植被认为可以治疗有肝脏 AVM 症状的 HHT 病人,并且推荐在病程早期发生心脏失代偿之前进行(Lerut et al,2006)。初步研究表明,使用抗血管内皮生长因子(vascular endothelial growth factor,VEGF)的疗法,包括贝伐单抗,在有肝脏 AVM 的 HHT 病人中可能起到心脏输出量正常化和减轻症状的效果(Dupuis-Girod et al,2012)。

动脉门静脉瘘的治疗

为了指导 APF 的治疗,Guzman 及其同事(2006)提出了 APF 的分型方法。1 型 APF 指小的、无症状的瘘,其对生理功能的影响极小。它们通常是外周型的瘘,并且经常和医源性损伤及小的创伤相关。由于 1 型 APF 是无症状的并且常常可以自愈,所以可以通过多普勒超声或其他成像方式进行影像学的随访。仅对那些瘘管持续存在且伴有新发门静脉高压或有症状的 1 型 APF 需要治疗。2 型 APF 比 1 型更大、更靠近中央、分流血量更多,可引起门静脉高压并导致上消化道出血、腹水和门静脉纤维化。2 型 APF 通常和严重的钝性或穿透性创伤、动脉瘤破裂进入门静脉系统或者先天性血管异常相关。由于 2 型 APF 通常是有症状的,所以建议进行治疗。

经动脉栓塞术(transarterial embolization,TAE)被认为是 2 型 APF 的一线治疗方法,对于治疗失败或是不适合 TAE 的病例可选择手术结扎或切除病灶(见第 27 章)。3 型 APF 几乎都是先天性病变,其特征是多发性,通常拥有双侧或者弥漫性的瘘管。3 型 APF 由于合并症状通常需要治疗,治疗方式包括了 TAE、肝动脉结扎、切除、移植和抗 VEGF 治疗(Guzman et al,2006;Hirakawa et al,2013;Vauthey et al,1997)。许多不同类型的栓塞材料都曾被报道使用,包括了可脱卸弹簧圈、可脱卸球

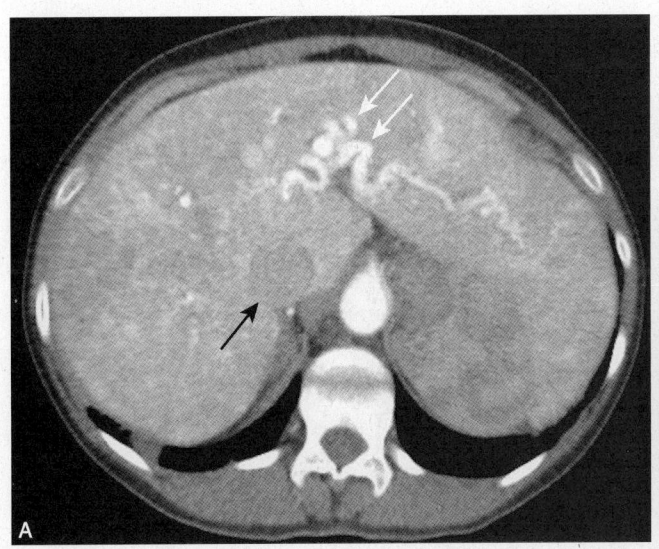
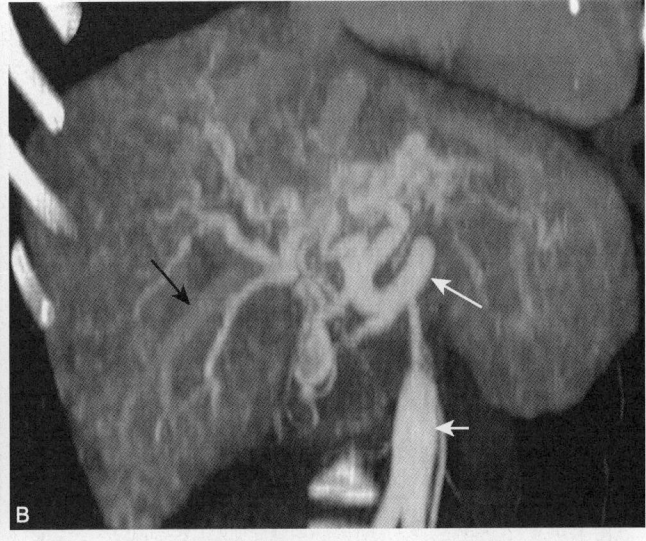

图 124.3　遗传性出血性毛细血管扩张症。（A）动脉期轴向面 CT 显示肝肿大及弥漫性实质异常，并伴有多发的肝动静脉畸形。注意左叶中扩张的肝动脉（白色箭头）。未显影的下腔静脉也因为异常的交通而扩张（黑色箭头）。（B）冠状斜位最大密度投影显示增大的肝固有动脉（白色长箭头）有多个增大的肝内分支。远端腹主动脉的一部分可被显示（白色短箭头）。注意Ⅵ段的副肝静脉（黑色箭头）在动脉期因为动静脉分流而显影

囊、明胶海绵颗粒、氰基丙烯酸异丁酯、氰基丙烯酸正丁酯胶、Amplatzer 血管塞、聚乙烯醇、微球和硬化剂。栓塞的技术方法需要谨慎计划和选择，尤其是在较大的肝和肠系膜瘘管中，一是因为栓塞材料在进入静脉系统或移动的过程中可能会形成血栓，二是因为若栓塞了非目标血管则会导致动脉缺血（Hirakawa et al, 2013；Kumar et al, 2012）。由于胃短血管侧支循环的存在，脾门栓塞通常可以安全地进行而不必担心脾脏缺血。TAE 通常在消除分流和改善门静脉压力方面效果较好。在持续性分流的情况下，TAE 可以重复进行。

对于 TAE 失败的 APF，以及由于高分流量或瘘管直径较大、非目标栓塞或门静脉血栓风险较高等原因不适合进行栓塞的病人，手术是可选择的治疗方式。APF 的手术方式包括了结扎和切除。在许多病例中结扎要优于切除，因为前者的操作复杂性、失血量和并发症都要低于后者，但是结扎血管的供血器官缺血问题需要被考虑。出于这个原因，在肠系膜血管瘘或者肝储备有限的肝动脉瘘病人中使用结扎技术要十分谨慎。在大 APF 病人中，若栓塞失败或是不能接受栓塞，可以考虑肝脏切除手术。在肝储备有限的或是复杂双侧先天性瘘的 APF 病人中，已有肝移植的相关报道（Lerut et al, 2006）。

血管瘤

肝血管瘤是间叶起源的良性肿瘤，也是最常见的肝脏良性肿瘤（Dickie et al, 2009）（见第 90A 章）。西方人群的发病率在 2% 左右。大多数病例都是无症状的，在日益增多的横断面影像学检查中被偶然发现。女性的发病要高于男性，性别比约为 5：1（Gallego et al, 2004）。血管瘤可以在人一生的任何年龄发病，但大多在第四到第六个十年之间被发现。

从组织学上看，血管瘤是由大量不规则的血管组成的，有人把它称为是"先天性错构瘤"（Craig et al, 1989；Ishak et al, 1996）。尽管病因尚不明确，但皮质类固醇（Takahashi et al,

1998）、雌激素治疗和妊娠（Giannitrapani et al, 2006；Glinkova et al, 2004）被认为会促进血管瘤的生长。

在临床上，血管瘤可以是一些公认的综合征的一部分表现，包括了 Klippel-Trenaunay-Weber 综合征、Kasabach-Merritt 综合征、Osler-Weber-Rendu 综合征和 Von Hippel-Lindau 综合征。血管瘤本身就可能是引起临床情况的原因，可以考虑切除病灶。以 Kasabach-Merritt 综合征为例，凝血功能障碍可归因于巨大的肝血管瘤刺激所致的血小板减少和血管内血栓（Aslan et al, 2009）。此外，有报道显示巨大的婴儿肝血管瘤可通过过量产生 3 型碘甲状腺素去碘酶引起甲状腺功能低减（Huang et al, 2000）。

绝大多数血管瘤都是无症状并被偶然发现的（图 124.4）。由血管瘤引起的症状较少见，包括了腹痛腹胀、胆道梗阻、胆道出血引起的上消化道出血（Mikami et al, 1998）（见第 125 章）、大量分流导致的高输出量心力衰竭、不明原因发热（Lee et al, 1994）和腹部肿块。病灶的大小和数量与是否出现症状相关（Goodman, 1987），血栓引起疼痛，随之发生梗死或者出血形成更大的病灶是常见的现象。因非特异的腹痛症状而行影像学检查通常可发现肝脏病灶，但是通常很难把这种症状归因于肝血管瘤。当压迫附近脏器可能会导致恶心和易饱等症状，但通常只见于较大的病变。病灶压迫下腔静脉（inferior vena cava, IVC）导致下肢水肿的情况也有报道。巨大血管瘤的自发性破裂极其罕见，但仍可能发生。血管瘤的破裂可由腹部创伤引起（Donati et al, 2011；Ribeiro et al, 2010），这种情况虽然少见，但要多于自发破裂。

婴儿血管瘤的典型表现是在出生后的头 6 个月内有一段快速生长的时期，然后在接下来的 2~3 年内会逐渐消退和瘢痕化。临床表现可以因为分流严重而变得复杂，并导致高输出量的心力衰竭，后者又可以因为甲状腺功能低减而恶化。这种情况下的死亡率是非常高的，但是给予治疗，尤其是干扰素 α 和皮质类固醇的联合应用，能够显著降低死亡率（Gallego et al, 2004）。

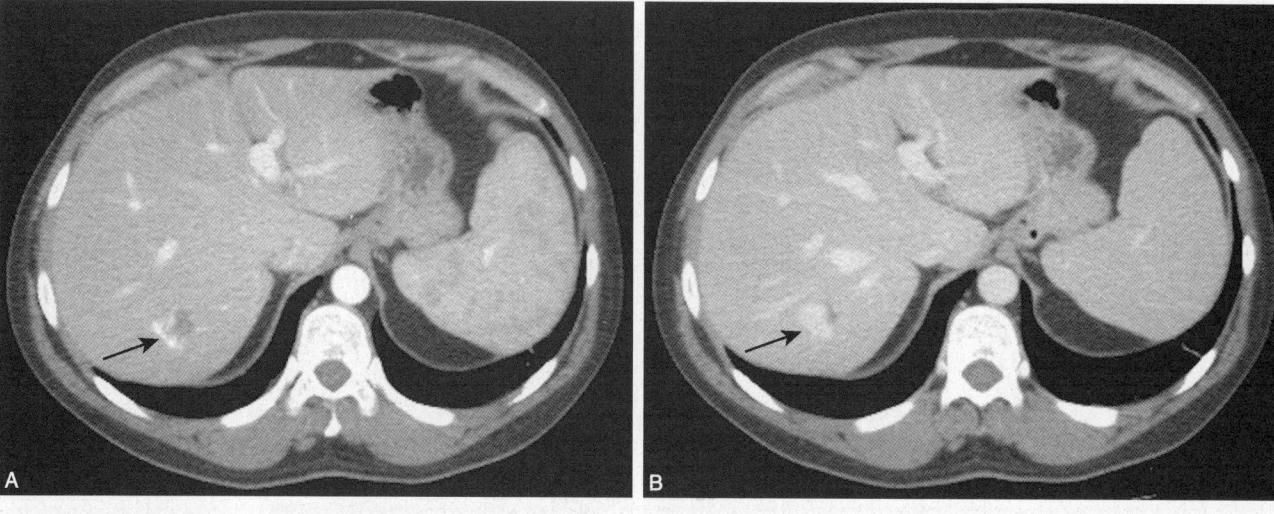

图 124.4　肝脏血管瘤。(A)动脉期轴向面 CT 显示Ⅷ段一个 2cm 血管瘤典型的早期外周造影剂强化堆积(黑色箭头)。(B)同一病人的门静脉期图像显示血管瘤内典型的造影剂渐进填充

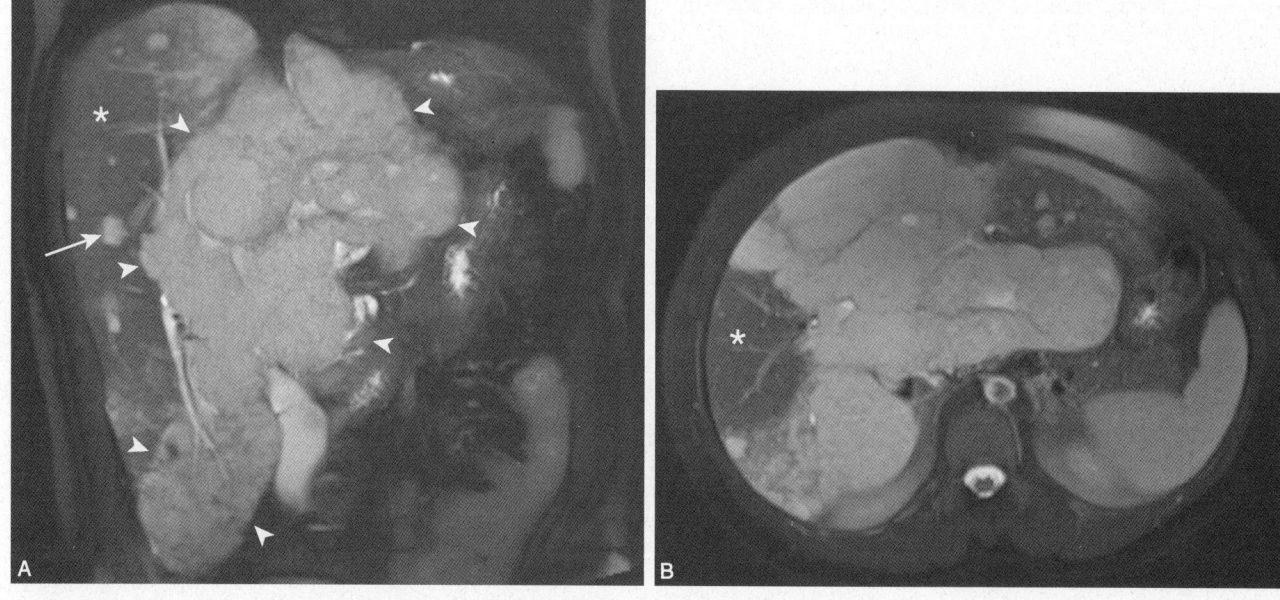

图 124.5　肝脏血管瘤病。(A)磁共振 HASTE 序列 T2 加权像冠状面图像显示血管瘤病导致的肝肿大。肝实质大部被多发的 T2 高信号分叶状肿物取代(白色无尾箭头),病灶浸润周围血管但无侵犯。病灶外周可以看到一些额外的离散的血管瘤(白色长箭头)。未受影响的肝脏有正常的低 T2 信号强度(星号)。(B)MR HASTE 序列 T2 加权像轴向面再次显示 T2 高信号分叶状肿物的高度浸润。未受影响的肝实质可见正常的低 T2 信号强度(星号)

　　肝脏血管瘤的检查十分重要,因为它的鉴别诊断包括了血管肉瘤、肝细胞癌(hepatocellular carcinoma,HCC)和血管转移瘤,以及囊肿、腺瘤、局灶性结节增生和再生结节等良性病变。影像学检查的金标准是磁共振成像(magnetic resonance imaging,MRI)(见第 19 章)(Albiin,2012),CECT(见第 18 章),超声(见第 15 章)(von Herbay et al,2004),单光子发射计算机断层扫描(Krause et al,1993)和锝闪烁显像都是有帮助的。MRI 和 CT 的联合使用可以产生极好的敏感性,放射诊断技术已经足够准确,以至活检已经是不必要和不被推荐的。肝脏的动脉造影术已经被更新的和无创的方式所取代。实验室检查有助于帮助除外恶性病变。血管瘤的血清甲胎蛋白(α-fetoprotein,AFP)、癌胚抗原(carcinoembryonic,CEA)和 CA19-9 都是正常的。血小板减少症偶尔也会因为巨大血管瘤导致的血小板隔离而出现。血管瘤病是一种罕见的疾病,肝脏的实质被血管瘤样的病变所取代(图 124.5)。血管瘤病的病灶没有明确的边界,通常在巨大血管瘤的边缘被发现。

　　大多数血管瘤只需有准确的影像学检查即可明确诊断。在首次诊断后 6 个月或 12 个月时进行影像学随访以评估病灶大小和形态的稳定性,这通常足以排除其他诊断。之后的影像学监测通常是不需要的,但是若合并不典型的影像特点、多中心病灶、大病灶(>10cm)、新发腹痛以及正在进行雌激素或激素治疗,则需要进行定期监测。在这些病人中,每年一次的影像学检查已经足够。血管瘤可以有硬化,但作出这种影像学诊断需要谨慎,因为许多恶性肿瘤可以有类似的表现。

肝血管瘤一般不需要外科手术切除，但在一些特殊情况下仍有可能需要手术干预（见第 103B 章）。若在进行彻底和充分的放射学评估之后恶性病变仍不能被排除，则需考虑手术。类似的，快速生长或有严重症状的病灶也可以考虑手术切除（Schnelldorfer et al，2010）。然而，要确定血管瘤是引起腹痛或其他症状的原因是十分困难的。>10cm 的肝血管瘤治疗是有争议的。支持手术切除的人认为，这样做可以避免自发破裂、创伤后破裂和高输出量的心力衰竭，但是现有证据却表明上述这些情况都是极少发生的。此外，在没有症状的情况下，很难提倡切除，特别是当手术切除肝脏范围比较大的时候。然而，对于有症状的病灶，建议进行手术切除是合理的，并且各种手术方式都可供选择，包括了腹腔镜或开放手术、非解剖性肝切除和复杂肝切除。事实上，移植手术也被报道应用于少数病例（Dickie et al，2009；Vagefi et al，2011）。非切除的治疗措施也被成功采用，包括了 RFA（Sharpe & Dodd，2012；van Tilborg et al，2013）、外照射疗法（Gaspar et al，1993）和 TAE（Bozkaya et al，2014）。很少使用药物治疗，但是避免外源性的雌激素和皮质类固醇类药物是被推荐的。抗血管生成化疗药物例如贝伐单抗（Mahajan et al，2008）和激酶抑制剂例如索拉非尼（Yamashita et al，2013）的使用已经被评估，但仍停留在试验阶段。未见肝脏血管瘤的恶变报道，而且在完全的外科手术切除后复发的风险极小。

静脉畸形

胎儿的肝脏发育起始于妊娠第四周；静脉结构的发育基于胎儿血液循环的三大静脉系统：主静脉、卵黄静脉和脐静脉。体静脉系统由前后主静脉发育而来，而传入（门静脉）系统则由卵黄静脉和脐静脉发展而来。该系统在血管合并和细胞分化的过程中逐渐发展，并最终形成独立的动脉和静脉管道。先天性肝内分流是一种罕见的畸形，其特征是由妊娠第 5 周胚胎发育紊乱所造成的肝动脉、门静脉、肝静脉或体静脉之间的异常交通。

左、右卵黄静脉绕过十二指肠进入横膈（原肝），在那里它们在流入静脉窦之前就被发育中的肝实质分解成窦状隙。左卵黄静脉之后消失，右卵黄静脉的血液分布到肝的两侧。左、右脐静脉分为两支；一支直接进入静脉窦，另一支进入肝脏的窦状隙。脐静脉分支进入静脉窦并最终消失，将所有的血液都导向肝脏（Gallego et al，2004；Guerin et al，2012）。

门静脉（portal vein，PV）由右卵黄静脉上支、十二指肠后的静脉交通和左卵黄静脉的下支发育而来，因此 PV 的形状是 S 形的。PV 将进入门静脉窦，并形成肝内的门静脉循环。IVC 起源于静脉窦和膈下卵黄静脉融合（Guerin et al，2012）。

先天性门静脉畸形

先天性 PV 畸形相对于肝脏和胰腺的其他血管异常来说较为常见。胚胎发育的变异产生了几种对外科医生有影响的主要模式（见第 2 章）。特别是活体供肝移植（living-donor liver transplantation，LDLT）和复杂肝切除手术需要准确地识别 PV 的解剖结构（见第 103A～103D 和 104 章）。据报道，PV 变异的比例高达 35%（Erbay et al，2003；Koc et al，2007b）。门静脉三

分叉、以右后支为主干的第一分支是常见的变异。有一种罕见的情况，一支单独的 PV 右支就供应了整个肝脏（Atasoy & Ozyurek，2006；Covey et al，2004；Gallego et al，2002；Pomfret et al，2001）。这些解剖变异通常是无症状的，但一些少见的异常可以有临床意义。

门静脉重复畸形是一种罕见的由肠系膜上下静脉不典型融合而形成的异常。重复的 PV 在十二指肠前以多变的路径行走并加入 PV 右支。脾静脉在胰腺后方行走，和冠状静脉汇合之后，转向前方并汇入 PV 左支（Dighe & Vaidya，2009）。分开的通道可以交通并形成单个 PV，然而情况并不总是这样。这种情况有可能导致需要旁路手术的十二指肠梗阻。门静脉高压引起静脉曲张的情况依然可以发生，但机制尚不清楚。

十二指肠前门静脉畸形的放射学表现已被充分认识（Ozbulbul，2011），它通常与脾脏、胰腺、心脏、肠道旋转和 IVC 等的发育变异有关（Atasoy & Ozyurek，2006；Corness et al，2006；Duncan et al，2007；Ito et al，1997）。十二指肠前 PV 畸形是儿童胃出口梗阻的一个重要但罕见原因，也可以见于成年人（Talus et al，2006）。它在成年人中意义重大，因为它的存在以及肠系膜-门静脉血管融合的紊乱，可使胰腺手术的入路变得复杂化。

门静脉发育不全最早由 Abernethy 在 1793 年描述。以他的名字命名的一系列畸形疾病之临床结局、治疗选择等将在后面详细讨论。疾病的预后主要取决于畸形的种类以及是否合并先天性心脏病和肝脏疾病（Hu et al，2008）。

动脉瘤样门静脉占所有静脉动脉瘤样病变的 3%，是最常见的内脏动脉瘤样病变（Fulcher & Turner，1997；Gallego et al，2002；Ohnami et al，1997）。发病率约为 0.6 人/10 万，通常的发病部位是 PV 主干以及脾静脉和肠系膜上静脉的汇合点（Lopez-Machado et al，1998；Ohnishi et al，1984）。大多数该类疾病被认为是和内在肝病相关的后天性疾病（Blasbalg et al，2000），但是已经有出生前的先天性动脉瘤样病变被报道（Fulcher & Turner，1997）。血液系统的异常也经常与 PV 动脉瘤样病变相关，并且可能是病因（Koc et al，2007a）。大多数病变都是在进行横断面影像学检查的时候意外发现的，通常没有症状。当该病与肝脏疾病相关时需要重视，因为动脉瘤样病变容易发生血栓并引起严重的临床后果。PV 壁内的钙化表明血栓可能复发并提示需要进行治疗（Verma et al，2001）。治疗方式包括了抗凝，预防或管理血栓（Condat & Valla，2006；Kocher & Himmelmann，2005），以及经皮穿刺干预（Condat & Valla，2006）。外科手术很少被使用，但也有报道（Brock et al，1997；Fulcher & Turner，1997；Lopez-Machado et al，1998）。没有症状的病例，只要没有肝脏疾病和钙化等危险因素，可以选择随访监测以观察疾病的进展和并发症的情况（Lopez-Machado et al，1998）。

先天性门体分流

先天性门体分流（congenital portosystemic shunt，CPS）是一种发育异常，使得门静脉的血流从肝脏转向进入体循环。它的发病原因可能是由卵黄静脉在 PV 和 IVC 发育过程中的作用导致的。伦敦 St. Bartholomew 医院的 John Abernethy 根据一名 10 个月大不明死因女婴的尸检结果报道了 CPS 的首例病例。这名女婴被发现 PV 以端侧连接的方式汇入了 IVC，并伴有肝动脉的增大、右位心和大血管转位（Abernethy & Banks，1793）。

以前,CPS 只在那些合并其他相关异常的儿童或有分流并发症的成人中被检测到。新生儿和儿童多普勒超声的广泛应用增加了无症状 CPS 儿童病人的检出率。CPS 的并发症与入肝血量的减少以及门静脉血流直接分流进入体循环相关。肝脏萎缩是由入肝血流减少、氧合减少以及肥厚因子(如胰岛素、胰高血糖素等)供应减少导致的。CPS 病例的肝组织检查结果显示缺少门静脉、门周纤维化、静脉动脉化和胆管增生。许多肝脏良性病变(如局灶结节增生、腺瘤、再生结节、纤毛前肠囊肿等)的患病率增加,HCC 和肝母细胞瘤的患病风险也会增加。内脏血液中升高的血氨和半乳糖没有经过肝脏的代谢清除将直接进入体循环。如果不治疗的话,CPS 将导致肺动脉高压、肝肺综合征(hepatopulmonary syndrome, HPS)和低氧血症(Gallego et al,2004;Guerin et al,2012)。

正如最初的描述,CPS 也被称为"Abernethy 畸形"。CPS 有好几种分类方式,最常用的由 Morgan 和 Superina(1994)提出并由 Lautz 及其同事(2011)进行了改进。1 型 CPS 指 PV 以端侧交通的方式完全汇入 IVC,没有肝内的门静脉血流。2 型 CPS 指侧侧交通,为 H 形的异常畸形,保留了部分的门静脉血流进入肝脏;这种类型又根据分流的位置不同进一步分为 3 种亚型:PV 左右支型(2a 型)(图 124.6)、PV 主干型(2b 型)和肠系膜静脉、脾静脉或胃静脉型(2c 型)(Guerin et al,2012)。这种分类的局限性在于它主要还是描述性的,一些 1 型的病人可能实际上在肝内也有一些小的、发育不全的肝内 PV 结构,这可以通过使用球囊堵塞分流的方式来证实。近期,Blanc 及其同事(2014)提出了一种基于解剖学的新分类方式,同时也提出了基于分流位置、肝内门静脉系统情况和可操作性的手术方式。

关闭 CPS 可以治疗或预防并发症。静脉导管通常在出生后 3 周内关闭。但是持续性开放的静脉导管和肝内 CPS 中的 2a 型仍可能在出生后 1 年内自发性闭合。

CPS 的预处理评估方式包括了经颈静脉和经股静脉造影评估记录分流情况。之后在分流口 IVC 一侧行球囊闭塞,并评估肝内 PV 血流的存在和状态以及门静脉压力。若 CPS 分流

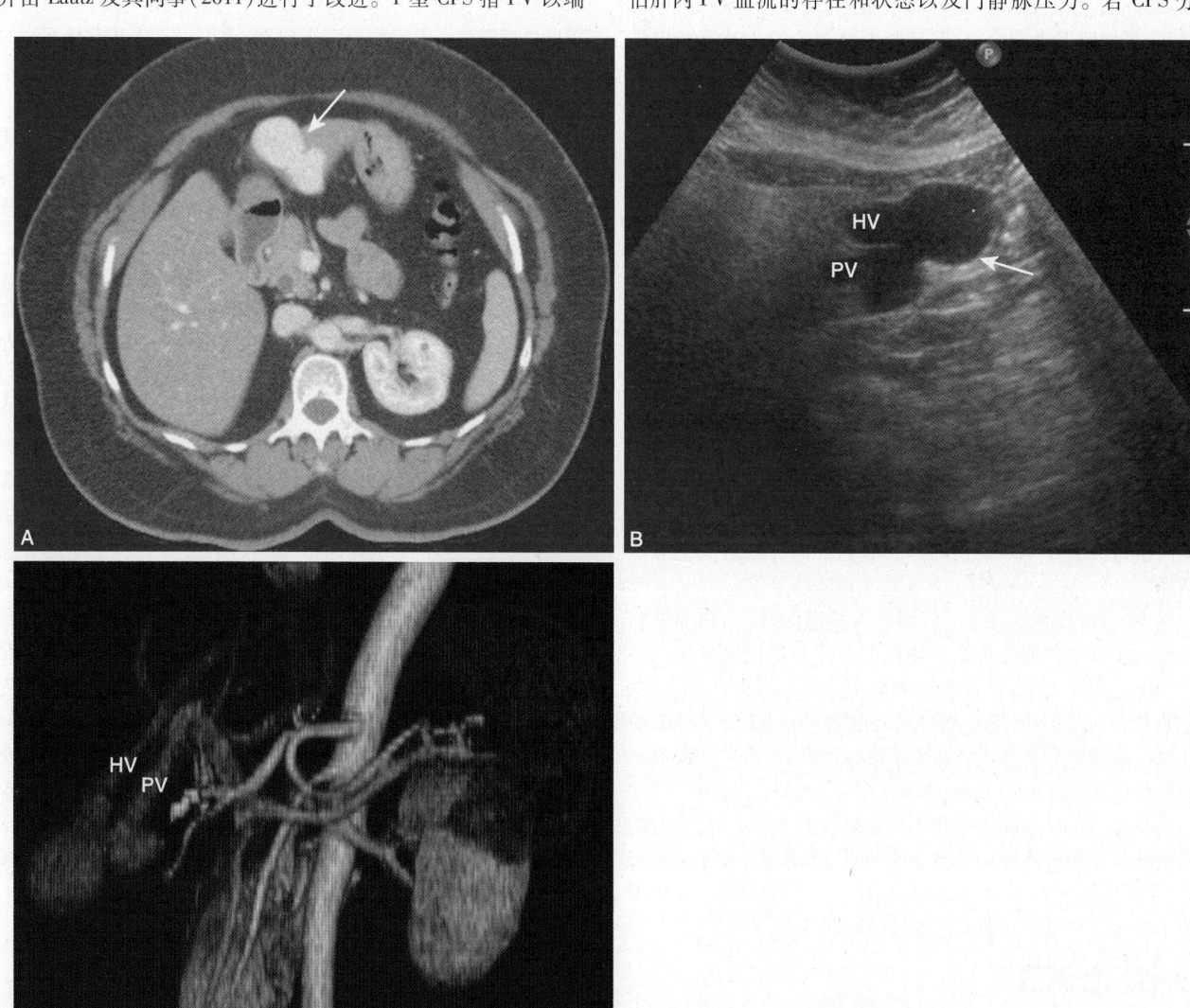

图 124.6　先天性门体分流。(A)自发性肝门静脉大分流。门静脉期增强 CT 轴向面图像显示Ⅲ段下方大的双叶状静脉曲张(白色箭头)。门静脉左支和肝左静脉都和该病灶相通,形成了肝门静脉分流。(B)矢状面灰阶超声图像显示Ⅲ段下方包膜下的静脉曲张(白色箭头),病灶和门静脉(PV)分支及肝静脉(HV)分支都交通。彩色多普勒显示囊性肿物内存在紊流,并且病灶的两个交通支内都检测到了静脉波形。(C)三维重建图像显示Ⅲ段门静脉和肝左静脉分支之间的巨大分流

被闭塞之后门静脉压力低于 30mmHg 则提示可以进行分流的结扎，而且内脏静脉淤血的可能性会比较小。血管造影闭塞分流可以使用封堵塞、支架或者弹簧圈，但由于塞子或弹簧圈存在移位的风险，这些方法在短、宽分流的情况下使用会受到限制（Guerin et al，2012）。

1 型 CPS 的传统治疗方式是肝移植（liver transplantation，LT），因为这种类型的分流不能在不发生严重门静脉高压的情况下被关闭。肝移植已经被报道用于治疗 1 型 CPS 合并难治性脑病、胆道闭锁、HPS，或作为症状出现前的预防性措施。在这些病人中，PV 的重建是有挑战性的，供体的 PV 要通过端端或端侧的方式吻合到分流的血管上，随后还要部分或全部分流结扎（Guerin et al，2012；Sanada et al，2012）。Blanc 及其同事（2014）报道了 5 例没有使用肝移植的端侧型 CPS 病例的二步法手术治疗，首先捆扎缩小分流使得肝内的 PV 系统得以代偿发展，待发展出合适的肝内血流后再行分流的二期封堵或结扎。远端 PV 分支和体循环之间的肝外门体分流（2c 型）、H 型分流、肝内分流（2a 型）以及持续性静脉导管未闭可以通过一期结扎进行治疗，而不会产生明显的血流动力学影响。

侧侧型 CPS（2b 型）可以通过结扎、腔内隔绝或二步捆扎法来进行治疗，取决于分流的解剖位置以及实验性瘘管钳夹和封堵之后的血流模式。术中对侧侧型 CPS 进行评估的方法包括在分流部位放置血管夹并使用多普勒静脉超声评估 IVC 和 PV 的血流情况。血管夹钳需要逐渐从 IVC 的前壁夹向后壁直到完全夹闭分流，门静脉和腔静脉都需要有良好的血流，并且没有肠充血。一旦实现了这些效果，就可以在血管夹钳的位置将分流管和 IVC 分开。如果分流管不能在一期操作中完全分离，那么在分流处进行部分捆扎或结扎以减少分流的血量并促进肝内门静脉系统血流的发展（Blanc et al，2014）。

胰腺动静脉畸形

胰腺动静脉畸形（pancreatic arteriovenous malformations，PAVM）是一种少见的病变，随着无创影像学检查的推广，该病的发现率明显上升。因为许多病变不会进展为临床有意义的病例，因此 PAVM 的准确发病率很难评估，但据报道它约占上消化道 AVM 的 1%～5%（Charalabopoulos et al，2011；Meyer et al，1981）。先天性病变约占 80%～90%，最初的病例报告描述了一例 Osler-Weber-Rendu 综合征的病人（Halpern et al，1968）。后天性的病变发生于炎症、恶性肿瘤、创伤，甚至是在移植之后（Butte et al，2007；Nishiyama et al，2000）。从解剖学上来说，AVM 可以发生在腺体上的任何部位，也可以和胰腺外的 AVM 相关。最常见的发病部位是胰头（40%～50%），随后是胰体尾（>30%）和全胰（>14%）（De Robertis Lombardi et al，2013；Kanno et al，2006；Takemoto et al，2007）。

有临床意义的病例常常表现为上消化道出血，而这种症状也可以继发于门静脉高压、十二指肠溃疡或出血进入胰管胆管所致的血管曲张出血（Jana et al，2014；Rawat et al，2014；Sharma et al，2011；Takemoto et al，2007）。出血可能会很严重，需要紧急干预。少数情况下，病人可以表现为腹痛、黄疸或罕见的胰腺炎症状，但大多数病例是无症状的（Charalabopoulos et al，2011；Makhoul et al，2008；Ohtani et al，1992）。该病的影像学特点已有报道进行了很好地描述（De Robertis Lombardi et al，2013；Jana et al，2014；Makhoul et al，2008；Sharma et al，2011；Rawat et al，2014）、CECT（见第 18 章）、MRI（见第 19 章）、超声（见第 15 章）和血管造影（见第 21 章）都能很好地显示病灶。

PAVM 有几种不同的管理方法。当病变范围广泛累及整个腺体，放射疗法可以取得良好的短期和中期效果（Sato et al，2003；Shimizu et al，2013）。手术切除，包括胰十二指肠切除、胰体尾切除，甚至全胰切除，都有报道（Makhoul et al，2008；Sharma et al，2011；Song et al，2012）。推荐手术前进行栓塞以减少出血（Iwashita et al，2002；Rezende et al，2003）。此外，考虑到血管腔内介入治疗的逐渐普及，外科手术建议应用于范围较大的和难治性的病例。大量报道都显示了基于导管介入的治疗方式对于彻底解决 PAVM 的有效性，但是复发率可接近 30%（Grasso et al，2012；Nishiyama et al，2000）（见第 27 和 123 章）。

脾动脉瘤

真性动脉瘤

真性脾动脉瘤（splenic artery aneurysms，SA）是最常见的内脏动脉瘤，但是在尸检或血管造影检查病例中的比例仅占 0.1%～0.8%。同时发生内脏动脉瘤的病例占 3%，而非内脏的动脉瘤，特别是肾血管动脉瘤，可见于 12% 的病例中。和肝动脉瘤不同，真性 SA 多见于女性，性别比为 4∶1（Abbas et al，2002）。SA 的病因包括了动脉壁中层的增生和弹力纤维层的破裂。妊娠和门静脉高压都和 SA 的风险增加有关，可能的原因是激素变化引起的动脉壁结构改变以及门静脉充血引起的动脉壁压力增加。许多 SA 都会有钙化，但是动脉粥样硬化并不被认为在该病的病因学中起重要作用（Lee et al，1999）。和其他内脏动脉瘤一样，SA 在某些疾病病人中的发病率会增加，这些疾病包括了肌纤维发育不良、抗胰蛋白酶缺乏症、结节性多动脉炎、马方综合征、埃勒斯-当洛斯综合征、系统性红斑狼疮、硬皮病和高血压。

大多数的真性 SA 病例都是在横断面影像学检查或血管造影时意外发现的。四分之三的动脉瘤位于动脉远端，20% 位于血管的中间三分之一。许多动脉瘤的壁上可见钙化，这被认为是动脉壁退化的结果而不是动脉粥样硬化导致的；它也可见于破裂的动脉瘤壁上，因此不应被视为是动脉瘤稳定的标志（Mattar & Lumsden，1995）。最大宗的真性 SA 病例报道出自梅奥医学中心（Abbas et al，2002）。SA 的中位诊断年龄是 61 岁，70% 病例的病灶小于 2cm，22% 为 2～3cm，8% 大于 3cm。动脉瘤的钙化程度与大小呈负相关（Lakin et al，2011）。当前的指南建议对 2cm 以上的 SA 进行治疗（Hirsch et al，2006），但也有研究显示对较大病变进行保守治疗是安全的（Abbas et al，2002；Carr et al，2000；Mattar & Lumsden，1995）。大约有 10% 的病例会因为病灶逐渐长大而需要接受治疗，中位增长速度约为每年 0.2 到 1mm（Abbas et al，2002；Lakin et al，2011），也有一例在观察期间破裂的病例报道（Carr et al，2000）。基于现有文献，由于破裂风险，当 SA 瘤体较大（>2～3cm）、生长的病变，以及合并有症状、妊娠或肝移植的病例需要接受治疗（Berceli，2005）。

脾动脉瘤大多是无症状的,因其他原因行影像学检查时被发现。少数情况下,瘤体较大或仍在生长的病例中,会有上腹或左上腹痛、厌食、恶心、呕吐等症状。这些症状都是非特异性的,可以被归因于其他原因。约有 3% ~ 10% 的病人会出现 SA 破裂。血液可以进入腹腔,并表现为严重的低血压和腹腔积血。这可伴有突发的上腹部或左上腹剧痛,以及左肩疼痛(Kehr 征)。偶尔,病人会先出现腹痛,直到 6~96 小时后才出现血流动力学不稳定。这种"双重破裂"的现象是因为初发的出血都填塞进入了小网膜囊,随后才发生迟发性的腹腔内出血(Al-Habbal et al,2010;Berceli,2005)。此外,SA 还可以侵蚀临近的结构,例如胃、结肠和胰管,并导致上消化道出血,或者侵蚀临近的脾静脉,导致 APF。

假性动脉瘤

假性脾动脉瘤比真性动脉瘤要少见,并且常和创伤、感染和炎症相关。最常见的病因是胰腺炎和假性囊肿的形成。因为假性动脉瘤是由动脉壁的 1~2 层组成的,它比真性动脉瘤的破裂概率要高,因此无论大小和有无症状都应该治疗。有症状假性动脉瘤的最常见表现是间歇性的进入假性囊肿的出血,但也可破裂进入十二指肠或胰管。

治疗

适合观察的较小的脾假性动脉瘤需要接受定期的影像学检查。根据病变的位置和可见性,可以选择超声和/或 CECT。虽然大多数报道都根据 SA 的大小和生长情况支持每 6~12 个月的影像学评估(Al-Habbal et al,2010),但是具体的影像学检查频率和时间并不统一。

最终确定 SA 的治疗模式需要综合考虑动脉瘤的症状、大小和位置。SA 病灶大于 2cm、有症状或在周期性的影像学检查中提示仍在生长,以及合并肝移植或妊娠等情况,都需要考虑接受治疗。在 SA 的择期治疗中,经导管的腔内治疗技术,包括栓塞和支架置入,已经成为金标准(见第 27 章)。细颈状 SA 的栓塞治疗可以通过在瘤体近端动脉使用弹簧圈、明胶海绵、胶粘剂、凝血酶或 Amplatzer 血管塞来实现。在侧支循环好的病例中,瘤体输出端动脉可以使用球囊或栓子进行临时闭塞以增强动脉瘤血栓的形成(Marmagkiolis et al,2014)。报道中的技术成功率在 90% 以上,特别是近端或中段脾动脉的病变。约 10% ~ 12.5% 的病例需要进行再次介入;与不完全栓塞相关的技术因素包括了大的瘤体颈部、远端或脾内病变以及脾动脉的弯曲度。高达 30% 的病人可以发生栓塞后综合征,表现为发热、腹痛、肠梗阻和胰腺炎。支架置入术拥有既可以隔绝动脉瘤又可以保留脾动脉血供的特点。大小、位置和动脉弯曲度都和支架的放置成功率有关,近端病变是最适合的。远端和脾内的动脉瘤很难进行栓塞,并且伴有脾脏坏死的高风险,在某些病例中最好施行脾切除术(Al-Habbal et al,2010;Marmagkiolis et al,2014)。

对于不适合进行经导管腔内治疗的病例,应考虑择期手术治疗。手术方式包括了近端和远端的动脉结扎,以及动脉瘤切除。在有合适专业知识的背景下,部分 SA 病例可以选择腹腔镜的治疗方式(Reardon et al,2005)。在血流动力学稳定的情况下,开放手术是传统方式,但是在中度稳定的病人中也可以考虑血管内栓塞后开腹清除血肿。在严重血流动力学不稳定的病人中,控制近端可以通过放置近端脾、腹腔或腹腔干上方血管的动脉夹来实现。脾动脉的显露可以通过在前路迅速打开胃结肠韧带的方式来实现;这种方式增加了胃网膜和胃短血管损伤的风险,从而提高了脾脏梗死的发生率。从外侧入路显示脾动脉,虽然可能耗时更多,但可以更好地保存脾的血管脉络。择期腔内治疗和外科手术治疗的死亡率分别是 0% ~ 2% 和 3% ~ 5%。出现 SA 破裂需要开放手术的病人围手术期死亡率为 20% ~ 30%(Ferreri et al,2011;Lakin et al,2011)。

(李秉璐 译　樊嘉 审)

第 125 章

胆道出血和胆管血管瘘

Adam Yopp

当由于疾病或创伤使得血管和胆管之间形成异常交通时，就会发生胆道出血。该疾病的英文名是 hemobilia（Sandblom，1948），来源于希腊语 haima（"血"）和拉丁语 bilis（"胆"）。胆管血管瘘则是指胆汁进入血液的罕见情况。胆道出血的原因包括了医源性和意外创伤、结石、炎症、血管疾病和肿瘤。随着涉及胆道的有创性诊断方法和治疗手段越来越多，医源性创伤已经成为胆道出血的主要病因（见第 21、27、30、52、122 和 124 章）。

严重、大量的胆道出血很罕见，但有时会成为肝胆疾病或创伤的危及生命的并发症。轻微的胆道出血更常发生，但是很少会表现为长期的临床显性出血。胆道出血通常较难识别，所有的上消化道出血都需要和它进行鉴别，尤其是在那些近期或远期有过肝损伤或胆道操作病史的病人中（见第 21、27、30、52 和 122 章）。

随着介入放射治疗方法的出现，对有症状的胆道出血的治疗已经由外科手术转向了选择性经导管肝动脉栓塞（见第 21、27 和 124 章）。通过肝部分切除、肝动脉结扎或两者方式结合进行的外科治疗已经很少用到，仅适用于由于解剖或技术原因肝动脉分支不能被安全或充分栓塞，或是存在大的肝内血肿和/或败血症的病人。

历史

由于其临床表现的不典型和罕见性，尽管胆道出血的症状早在 17 世纪就已被描述，但直到很久之后才被称为"hemobilia"。1654 年，Francis Glisson（图 125.1）在进行首次肝脏解剖结构的详细描述时，通过一个在决斗中受到肝脏刺伤并死于消化道出血的贵族病例，讨论了经胆道出血的可能性："我相信，如果肝脏受到损伤就可能导致血液通过呕吐物或粪便离开身体，因为胆道将一部分流向肝脏的血液引向了肠道。血液在那里要么通过逆蠕动被向上推要么通过正常的方式向下流"（Glisson，1654）。

直到一个多世纪之后，胆道出血的问题才被再次提起。在 Morgagni 的书信集中（1765），这位临床病理学的创始人在胆道扩张的原因章节中提到肝脏脓肿和锐利胆结石的排出会导致胆道出血。1777 年，Antoine Portal 描述了一个病例，他在病人死亡之前就作出了诊断，并在尸检中证实。在一篇早期的论文中，Portal（1813）对寻找胆道出血来源的困难性引起了重视，"当它们的量很少而且较少发生的时候"，并且指出容易误将胆

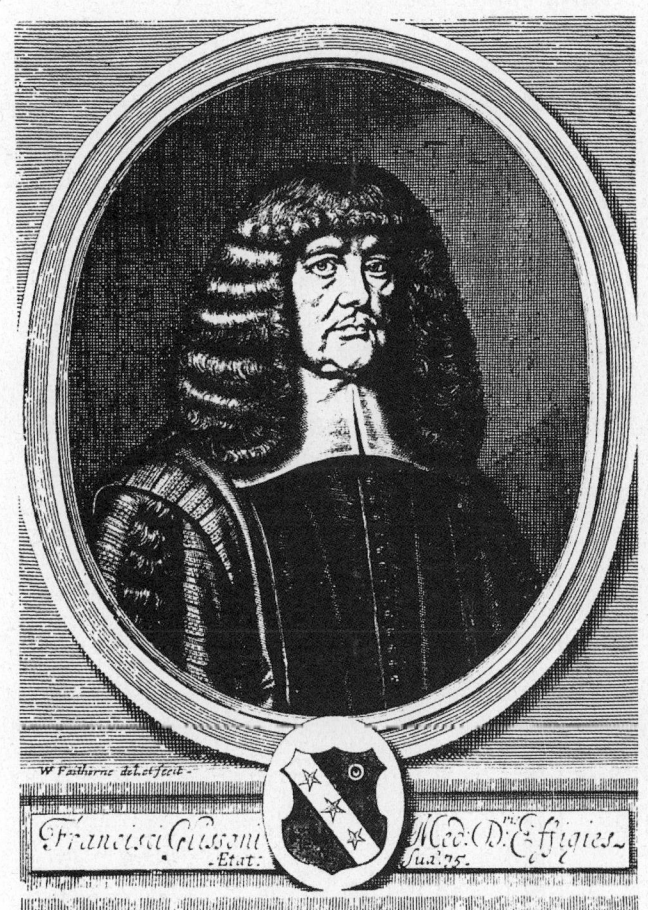

图 125.1　Francis Glisson（1597—1677）在他的论著《肝脏解剖学》中首次（1654）描述了胆道出血

道出血的来源指向一个健康的器官，而这类错误在胆道出血的研究历史上屡屡发生。

第一例北美病例是由波士顿的外科医生 Jackson（1834）报道的关于一例"肝动脉瘤破裂进入肝管"病例的临床和病理结果，并首次直接观察到了血管和胆管之间的异常交通（见第 124 章）。1871 年，德国外科医生 Quincke（1871）进一步总结了胆道出血的三个主要特点：消化道出血、胆绞痛和黄疸，通常被称为"Quincke 三联征"。胆道出血曾被认为是医学上的奇闻异事，但随着对其症状的深入认识和诊断方式的改进，它的诊断率越来越高（Sandblom，1972）。

病因学

　　能引起胆道出血的血管胆管异常交通的常见原因包括了创伤(意外或医源性)、胆结石、肿瘤、炎症和血管疾病。其他一些少见的原因还包括了线虫病、凝血障碍、胆管囊肿、胰腺炎和门静脉高压。图 125.2 显示了三个最大宗的胆道出血病例报道,提示病因从意外创伤逐渐向医源性转变。在最早的专门研究胆道出血的论著之一中,Sandblom(1972)总结了 1972 年之前报道的 355 例病例,其中大多是由意外创伤引起。在之后的30 年里,医源性创伤超过了其他所有原因,成为了大多数胆道出血病例的病因(Green et al,2001;Yoshida et al,1987)。医源性损伤引起的胆道出血的增加是和胆道诊断和治疗相关设备及操作的增加相平行的。

医源性损伤

　　越来越多的报道都显示肝脏或胆道的诊断治疗操作之后会产生胆道出血的并发症,这已经成为胆道出血的主要原因(图 125.3)。经皮经肝穿刺活检之后的临床显性胆道出血发生率在 0.01% 到 0.06%(Howlett et al,2013;Seeff et al,2010)(见第22 章)。在操作过程中肝动脉的意外撕裂并和胆管树相通将继发胆道出血(图 125.4)。既往研究表明,因为腹水、凝血障碍和血小板功能障碍等原因,慢性肝脏疾病病人在接受经皮经肝穿刺活检之后发生胆道出血的概率更大(Jabbour et al,1995;Piccinino et al,1986)。但是最近的一项关于 2 740 名接受经皮经肝穿刺活检的慢性进展期肝病(肝硬化)病人的研究显示,只有大于 1.3 的国际标准化比值和低于 60,000 的血小板计数才和围手术期的胆道出血风险增加相关(Seeff et al,2010)。

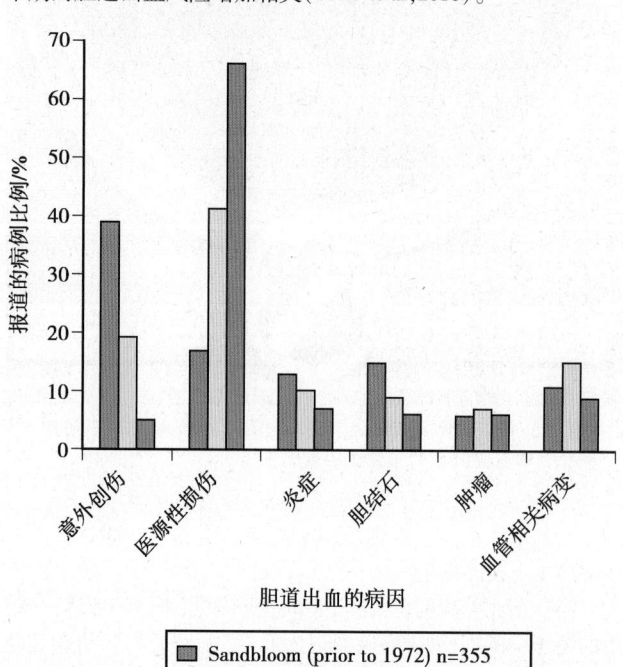

图 125.2　三个关于胆道出血最大宗病例报道中 678 例病例的分布情况。在过去的 30 年里,胆道出血的主要病因由意外创伤变成了医源性损伤,可能与胆道系统诊断和治疗相关操作的增加相关

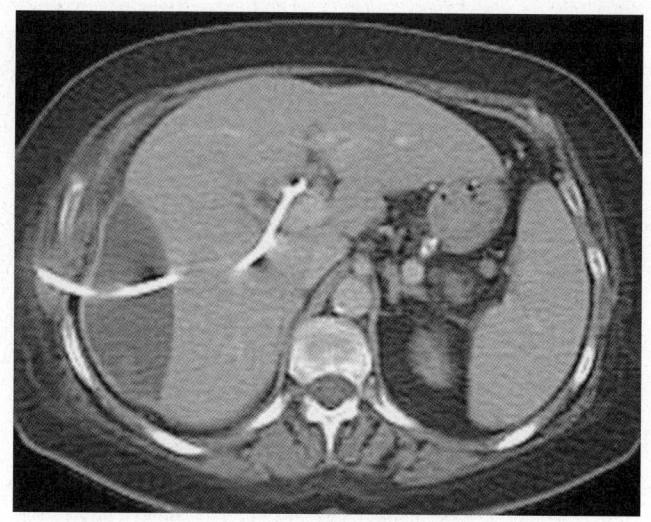

图 125.3　医源性创伤。经皮经肝支架置入操作导致了一个肝脏被膜下的巨大血肿和胆道出血(Courtesy William R. Jarnagin,MD.)

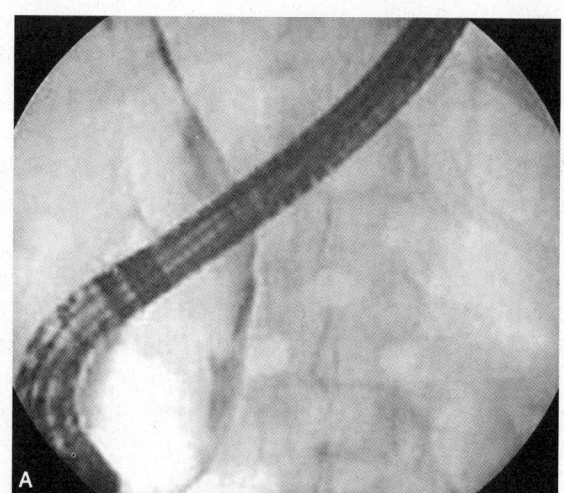

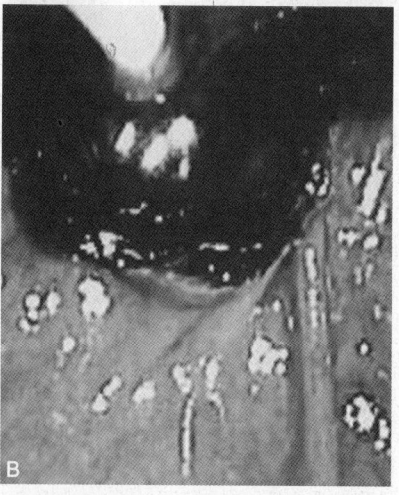

图 125.4　医源性创伤导致的胆道出血。(A)内镜逆行胆胰管造影(ERCP)发现经皮肝活检后的胆道出血。注意胆总管内的充盈缺损是由血凝块组成的。(B)ERCP 清除同一病人的血凝块(From Martins FP,et al:Obstructive jaundice caused by hemobilia after liver biopsy. Endoscopy 40:E265-E266,2008.)

经皮经肝胆道穿刺引流（percutaneous transhepatic biliary drainage，PTBD）及经皮经肝胆道造影（percutaneous transhepatic cholangiograph，PTC）和经皮经肝穿刺活检相比，发生胆道出血的风险显著升高，因为肝的血管系统和胆管树十分接近（图 125.5）（见第 30 和 52 章）。在一个包含了 1 397 例接受 PTBD 或 PTC 病人的研究中，临床显性胆道出血的发生是 1.9%（Fidelman et al，2008）。PTBD 病人发生胆道出血的可能要比 PTC 病人高 3.7 倍，并且出血的时间要更迟，可能是因为多次换管和填塞效应导致的。在这个病例研究中，只有针的口径大小和胆道出血是相关的。一个包含了 3 110 例 PTBD 病人的研究也显示在使用 21 号针进行穿刺后发生临床显性胆道出血的概率是 1.9%（Choi et al，2011）。其他研究也显示在进行 PTC 或 PTBD 时使用 21 号针而不是 18 号针和胆道出血发生率的下降是相关的（Burke et al，2003；Dousset et al，1997；Harbin et al，1980）。纠正凝血障碍也可以减少临床显性胆道出血（Hines et al，1972）。在一项研究中 PTBD 或 PTC 经左肝或右肝入路并不会影响胆道出血的发生率（Rivera-Sanfeliz et al，2004），但在另一项更新的研究中左肝入路的 PTBD 和胆道出血是相关的（Choi et al，2011）。其他的一些可能危险因素，包括了无胆道扩张、肝硬化、腹水、广泛的肿瘤负荷等，都不能作为胆道出血的预测因子。

胆道手术也可以导致胆道出血，可能的原因是肝动脉受到因缝合、分离、钳夹、热灼伤、侵蚀等造成的损伤而产生动脉胆管瘘或者是形成假性动脉瘤并侵蚀进入肝外胆管（图 125.6）。因为表现延迟，肝动脉假性动脉瘤可能在胆道出血的临床表现之前几周就已经开始发展了。因此要准确诊断胆道出血，高度的临床怀疑和准确的病史采集都是需要的（见第 21 章）。随着腹腔镜胆囊切除术治疗胆石症及胆囊炎时代的到来，人们最初

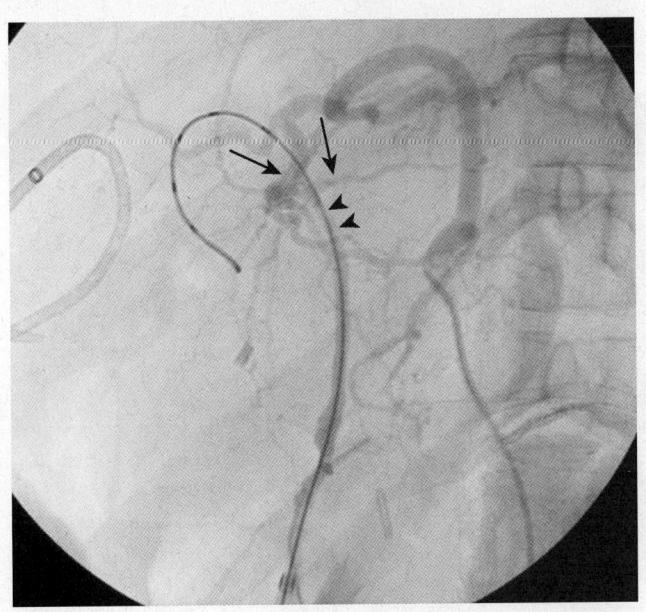

图 125.5　经皮经肝胆道穿刺引流（PTBD）后继发的胆道出血。PTBD 后的造影显示在左肝动脉（长箭头）和胆管树（无尾箭头）之间有连接（From Fidelman N, et al: Hepatic arterial injuries after percutaneous biliary interventions in the era of laparoscopic surgery and liver transplantation: experience with 930 patients. Radiology 247:880-886,2008.）

担心继发于血管损伤的胆道出血情况会增加，尤其是肝门结构内右肝动脉的损伤（见第 35 章）。Stewart 及其同事（1995）报道了 5 例腹腔镜胆囊切除术后的胆道出血，其中有 4 例都是因为右肝动脉的创伤性动脉瘤引起的。一项纳入了 77 604 例腹腔镜胆囊切除术病人的大型登记研究显示，仅 0.16% 的病例会出现明显的血管损伤（Deziel et al，1993）。看来对于腹腔镜胆囊切除术后胆道出血发生率增加的担忧被夸大了，这种情况很可能是基于腹腔镜手术的学习曲线。然而，在腹腔镜胆囊切除术后数周出现的不明原因的上消化道出血仍需要高度怀疑右肝动脉损伤和胆道出血。

对肝内胆管的外科操作和器械探查可能会损伤胆管壁并导致出血。类似的操作之后经常伴有小的出血，但出血通常会自发停止，产生的血块也会很快溶解。对胆道系统的彻底探查和结石取出可能会导致显著出血（图 125.7A）。T 管内的出血偶尔可以由局部黏膜的侵蚀造成，但是如果做动脉造影的话，经常会发现另外的原因——由使用器械造成的来自胆管内病灶的假性动脉瘤（图 125.7B）。和其他类型的创伤性胆道出血一样，在创伤和出血发作之间可能有很长的一段时间间隔。

即便大量的胆道出血通常并不会导致择期的肝脏切除手术更加复杂。但是轻微的胆管内出血可能会和术后的临时性黄疸相混淆。肝移植之后的胆道出血，尽管不常见，但可能是一个具有挑战性的临床管理问题。肝移植后的胆道出血常继发于经皮经肝活检。如果这种情况下确实发生了胆道出血，出于对围手术期肝坏死、胆道缺血和败血症的关注，仅有选择性栓塞应该被用来止血，这将在后面详述。

创伤性损伤

肝脏是腹部钝器伤之后最常被损伤的器官之一，在完成常规计算机断层扫描（computed tomography，CT）之后，约有 25% 的病人能发现肝脏损伤（Matthes et al，2003）（见第 122 章）。对于血流动力学稳定的病人，钝性肝损伤的非手术治疗已经成为标准治疗方法并在 50% 到 80% 的病人中取得成功（Carrillo et al，1998；Forlee et al，2004）。据报道肝脏较大损伤之后的胆道出血发生率高达 3%（Merrell & Schneider，1991），但在另外的研究中总发生率要低于 0.2%（Parks et al，1999）。

肝脏钝性损伤的临床表现取决于损伤的解剖部位。肝包膜损伤或撕裂，但没有深部实质损伤，常导致腹腔内出血并需要急诊手术探查。深部实质损伤或中心型破裂可以形成大的空腔，胆汁和血液都将进入其中。由此产生的胆汁瘤和血肿将在肝脏愈合能力受损期间持续发展。空腔壁的坏死可引起邻近结构的侵蚀或者肝内动脉假性动脉瘤的形成（图 125.8）。

如果需要手术治疗肝脏钝性损伤的话，在缝合包膜控制出血之前，一定要仔细探查中央损伤以确保充分的止血和胆管丛的结扎。应避免使用实质深层缝合的方法，以免进一步损伤胆管和血管并形成可能造成术后出血的中央空腔。

肝损伤后的保守治疗并不会导致意外创伤后的胆道出血发生率增加（Carrillo et al，1998）。在一组 135 例接受非手术治疗的严重肝损伤病人中，只有 2 例发生了胆道出血（Carrillo et al，1999）。造成胆道出血的意外创伤的其他原因还包括了胆囊损伤，在腹部钝性创伤的病人中有 2% 会发生这种情况（Erb et al，1994）。

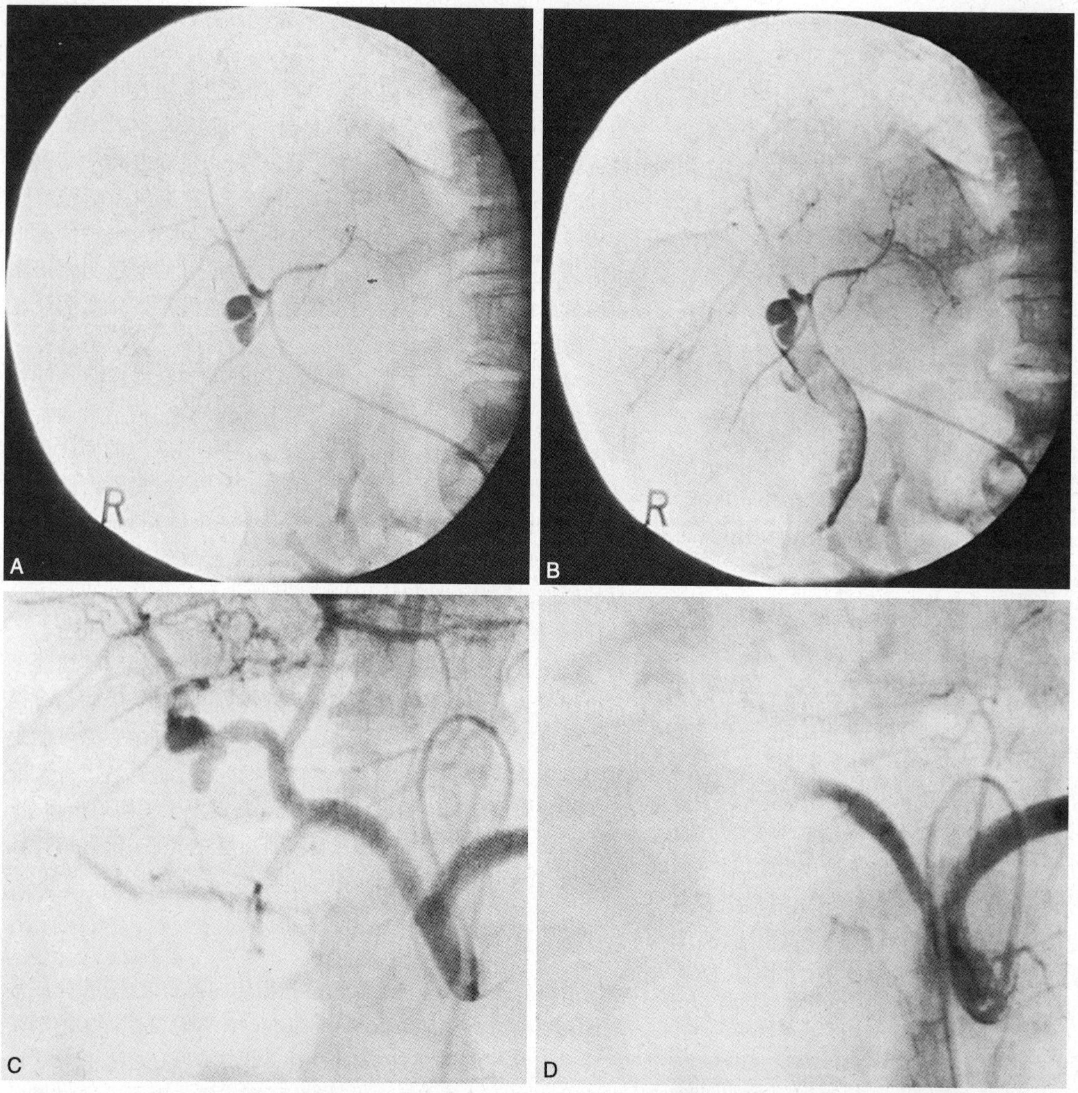

图 125.6　在一例复杂胆囊切除术后,出现了医源性的假性动脉瘤。它破裂进入了胆道并引起了胆道出血,经十二指肠镜诊断后栓塞治疗成功。(A)选择性动脉造影显示了一个位于肝门的肝动脉假性动脉瘤。(B)几秒钟之后,造影剂沿着肝管向下流,显示了动脉胆管瘘。(C)和(D)动脉瘤在栓塞出血动脉前后的对比(From Kelley CJ,et al:Non-surgical management of post-cholecystomy hemobilia. Br J Surg 70:502,1983.)

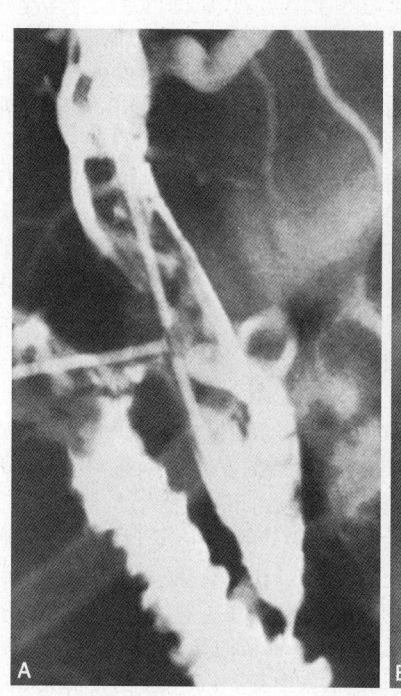
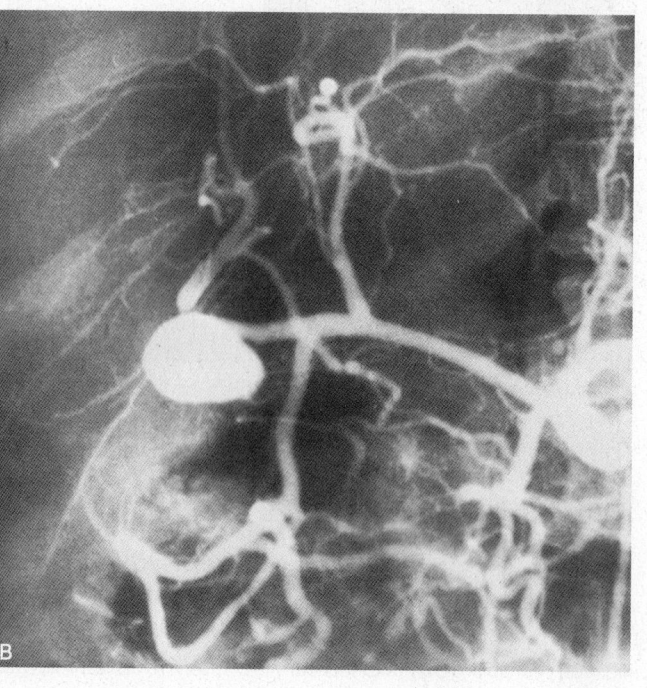

图 125.7　医源性胆道出血。在胆总管探查手术中器械造成的手术损伤。(A)在 T 管大量出血后的术后胆道造影;大的充盈缺损提示血凝块。(B)肝动脉造影显示出血来源:右肝动脉的假性动脉瘤

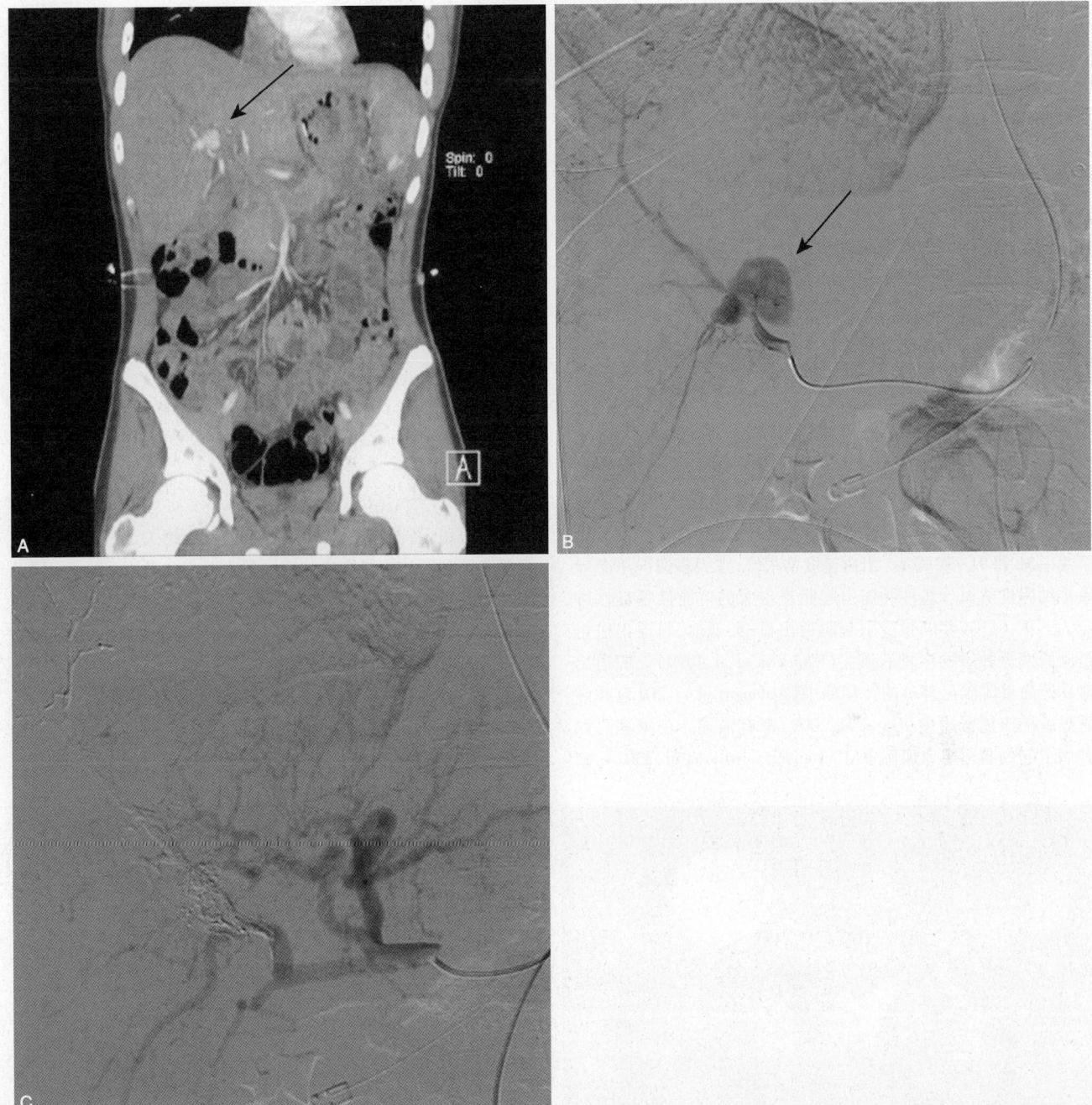

图 125.8　意外创伤性胆道出血。(A)肝脏钝性损伤一个月之后计算机断层扫描显示右肝动脉的假性动脉瘤。(B)和(C)右肝动脉血管造影显示假性动脉瘤(箭头),随后被成功栓塞(From Schouten van der Velden AP,et al:Hemobilia as a late complication after blunt abdominal trauma:case report and review of the literature. J Emerg Med 39:592-595,2010.)

血管疾病

　　血管疾病仅占临床显性胆道出血病例病因的 10% 左右（Green et al,2001；Yoshida et al,1987）（见第 21 章）。肝动脉瘤是最常见的引起胆道出血的原发性血管疾病。其他少见的原因包括了血管发育不良、动静脉畸形和血管瘤（Vishnevsky et al,1991）。由于细菌性动脉瘤的消失，而仅余由动脉粥样硬化、结节性多动脉炎（Battula et al,2012；Dutta et al,2004）、肌纤维发育不良（Shussman et al,2008）或创伤等原因造成的动脉瘤，来自肝动脉及其分支（Maralcan et al,2003；Morioka et al,2004）的真性动脉瘤（Ryan et al,2002）破裂进入胆管的频率下降。当动脉瘤仅发生渗漏时，可能会产生不明显的胆道出血，但是如果破裂进入胆管，就会形成显著的临床症状，伴有出血和强烈的胆绞痛。有时和高血压相关的一些血管病变也会导致胆道出血。通常会受到影响的结构是胆囊，这种异常被描述为"胆囊卒中"（图 125.9）（Parekh & Corvera,2010）。

肿瘤

　　肿瘤仅占所有胆道大出血病例的 5%（Green et al,2001；Sandblom,1972；Yoshida et al,1987）。肝脏、胆管、胆囊和胰腺的原发或继发肿瘤都可以侵入胆道系统并表现为胆道出血（见第 49~51 和 91~94 章）。出血速度常很慢，在大多情况下会导致小细胞性贫血。恶性肿瘤引起胆道出血的可能性是良性肿瘤的三倍。肝转移癌很少引起胆道出血；类似地，胆道出血也是肝原发性肿瘤的罕见后遗症（Kitagawa et al,1999）。胆道出血在胆囊壁等罕见部位的转移癌中（Sadamori et al,2012）和导管黏膜的黑色素瘤中（Qu et al,2003）都有描述。在胆囊恶性肿瘤引起的胆道出血病例中（Hernandez-Castillo et al,2002），如果肿瘤呈息肉状生长的话出血最为明显（Strauss,1929）。在胆管中，良性的腺瘤（Teter,1954）、息肉或息肉病会导致长时间的胆道出血。对肝脏原发或转移肿瘤的治疗，包括化疗（Verset et al,2010）和局部治疗（Dolak et al,2013）都曾被报道会引起胆道大出血。

胆结石

　　在胆结石病人中，四分之一的胆囊结石病人和三分之一的胆总管结石病人都有镜下出血（Gad,1962）。肉眼出血不常见，占所有胆道大出血病例的不到 10%（Green et al,2001；Sandblom,1972；Yoshida et al,1987）。这通常发生在大的石头侵蚀胆囊动脉或穿透进入邻近内脏或血管时（图 125.10）（Ben-Ishay et al,2010；Contini et al,2009）。结石会引起大量失血，在某报道中 20 名病人有 11 名死于出血。胆道出血需要被认真对待，但与梗阻性黄疸、胆囊炎和胰腺炎相比，它是被忽视的胆石症的少见并发症（Joo et al,2003）。除了肝外胆管结石之外，肝内胆管结石也和胆道出血相关。在一项包含了 867 例接受肝内胆管结石治疗病人的研究中，8.8% 的病人在术后发生了临床显性胆道出血（Zhang et al,2015）（见第 32 章）。

感染和炎症

　　据报道，各种寄生虫感染和胆道出血相关，所以对于去过包括非洲和亚洲边缘在内的疫区的人群需要考虑此类原因（见第 45 和 74 章）。蛔虫是一种有侵袭胆管倾向的线虫类动物，经常引起胆道出血（图 125.11）。印度曾有 500 例的胆道蛔虫病报道（Khurro et al,1990）。不伴有出血的化脓性胆管炎也被提及。因为血液中铁离子含量低并且未进行便血的检查，许多相关病例可能被忽视了。此外，破裂的肝脓肿也可以引起少数病例的胆道出血（Liou et al,1996）。

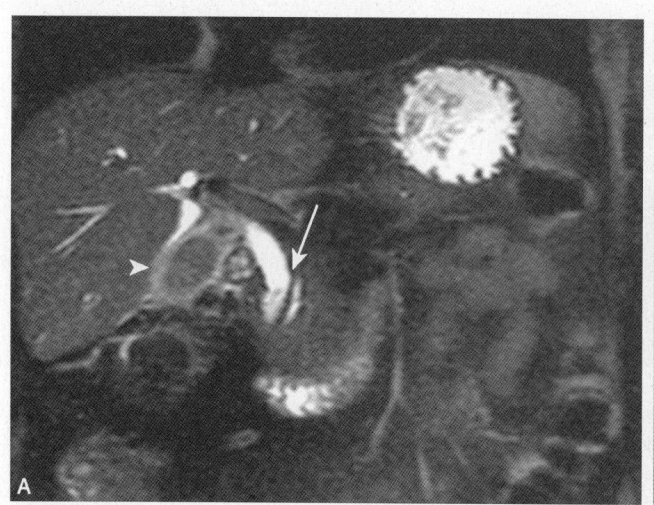
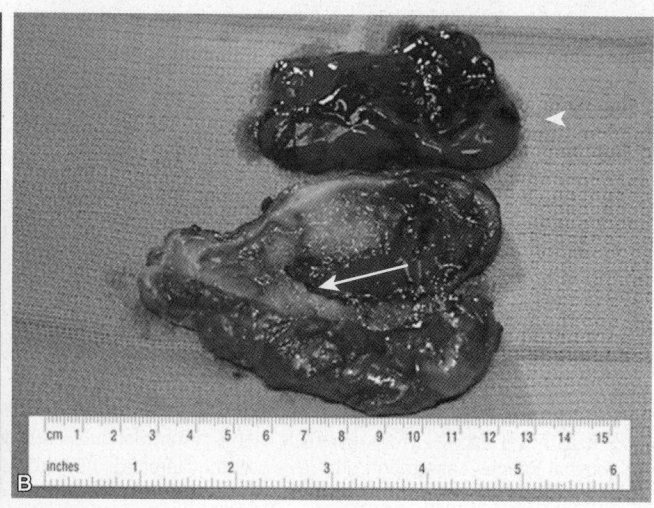

图 125.9　一例由胆道出血引起的胆囊中风。（A）磁共振显像显示胆囊（无尾箭头）和胆总管（长箭头）内的血块。（B）同一病人的手术标本显示胆囊内有大量的血块（From Parekh J,Corvera CU：Hemorrhagic cholecystitis. Arch Surg 145：202-204,2010.）

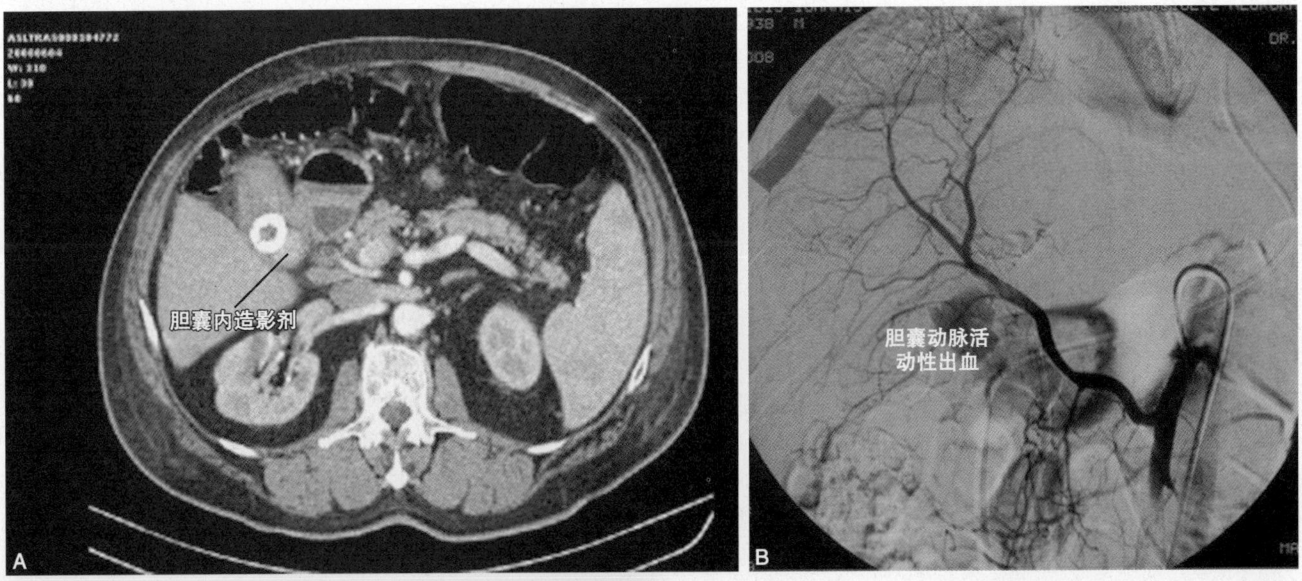

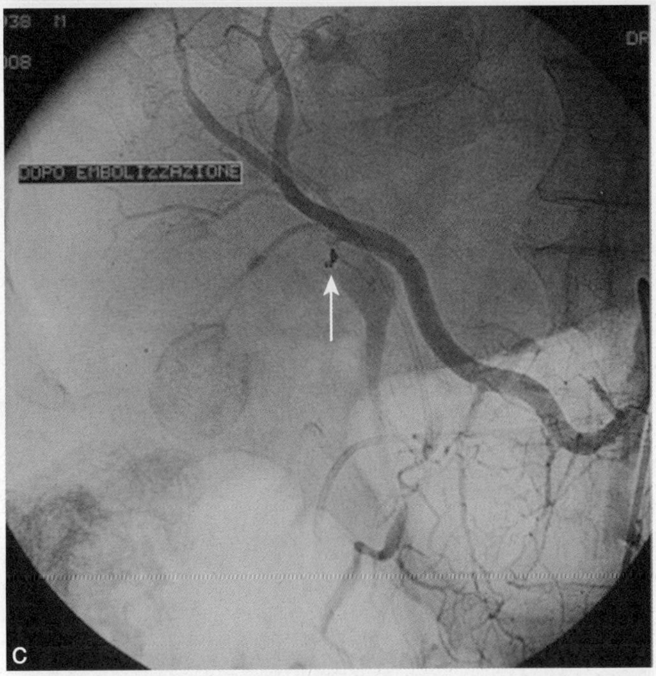

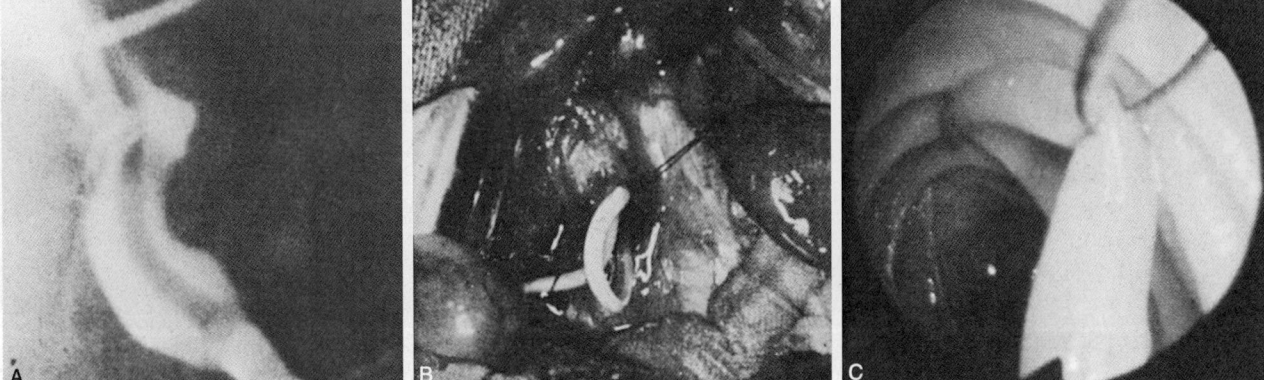

图 125.10　由胆石症引起的胆囊溃疡导致了胆道出血。(A)计算机断层扫描显示胆囊内活动性的造影剂外溢。(B)肝动脉造影显示造影剂从胆囊动脉外溢至胆囊。(C)栓塞后胆囊动脉内的微弹簧圈(箭头)(From Contini S,et al：Gallbladder ulcer eroding the cystic artery：a rare cause of hemobilia. Am J Surg 198：e17-e19,2009.)

图 125.11　蛔虫感染导致的胆道出血。(A)T 管造影显示了串状的充盈缺损。(B)通过胆总管切开术取出了蛔虫。(C)内窥镜下取出经乳头突出的蛔虫(A courtesy J. Sawyer,Vanderbilt University；B courtesy G. B. Ong,University of Hong Kong；C courtesy R. Cavin,Lausanne,Switzerland.)

临床表现

胆道出血可以来源于肝实质、肝内胆道或者包括胆囊在内的肝外胆道。大多数显性胆道出血都是由肝动脉分支和胆道树之间的不正常交通造成的。胆道出血的临床表现源于失血和胆道内的血块。若不采取紧急干预措施，严重的胆道出血会导致失血性休克和死亡。隐匿性或轻度的胆道出血如果持续存在会导致慢性继发性贫血，和胆道肿瘤的表现类似（Ahmad et al，2010）。

胃肠道出血若有胆系症状就应该警惕胆道出血的可能性。Quincke（1871）描述了和胆道出血相关的三联征：上腹痛、上消化道出血和黄疸。消化道有 90% 表现为黑便，60% 表现为呕血。70% 的病人有胆绞痛，而高达 60% 的病人有黄疸症状。大约四分之一的胆道出血病人呈现全部的三种症状（Green et al，2001）。除了残留在胆道内的血块会产生梗阻性黄疸的症状和体征外，病人最初可以表现为逆行性胆管炎的症状，并伴有寒战和高热（Kurisu et al，2005）。

胆道内血块的结局取决于多种因素，包括了出血的速度、来源（动脉或静脉）、时间（连续或间歇）和频率（单发或复发）。突发的大出血，例如肝动脉瘤的破裂，可以因大量的出血伴有呕血或黑便的初始临床表现。是否形成血凝块取决于出血的数量和质量，它们的转归取决于血块是否被溶解、排入肠道或滞留在胆道中（Sandblom & Mirkovitch，1979）。若血块滞留，就像结石一样，移动时会产生胆绞痛（Clancy & Warren，1997）、滞留后导致黄疸（Baig et al，2012）、停留在胆囊内可导致胆囊炎

（Parekh & Corvera，2010）、堵塞括约肌共同通道时产生胰腺炎（Alis et al，2010）。只有很少的血凝块会因在胆道内停留过长的时间后覆盖硬壳而形成结石（Luzuy et al，1987；Olsen，1982）。

诊断

胆道出血的正确诊断和治疗首先需要高度疑诊。疑似胆道出血病人的治疗方法最终取决于临床表现和可能病因。值得重视的是，胆道出血可能会有延迟的表现，并且可能会在数月或数年内反复发作（Ahmad et al，2010）。对于出现上消化道出血的病人，食管胃十二指肠镜是首选的初始检查手段。壶腹处的出血或血块是诊断胆道出血的必要条件（图 125.12A），但只有 10% 的上消化道内镜可以作出诊断，常需要额外的检查来确认诊断（Yoshida et al，1987）。内镜逆行胰胆管造影（endoscopic retrograde cholangiopancreatography，ERCP）有时可以显示胆管中的血块（图 125.12B）（Guitron-Cantu et al，2002；Hendriks et al，2009；Jornod et al，1999）（见第 20 章）。病变常常被超声（Trakarnsanga，et al，2010）或 CT（Burns & Slakey，2009）首先发现；如果出现血肿，这些影像学检查甚至可以发现很小的创伤性病灶，但若只有动脉胆管瘘的话则显示不了。和结石相比，胆囊内血肿较少产生明显的阴影（或缺损），这些阴影通常是由结石或浓缩的胆汁造成的（图 125.13）（见第 15 章）。磁共振成像（magnetic resonance imaging，MRI）也可以显示活动性胆道出血，而 MR 胆胰管造影可以增加胆道和胆囊的可视化程度（Tseng et al，2001）（见第 19 章）。

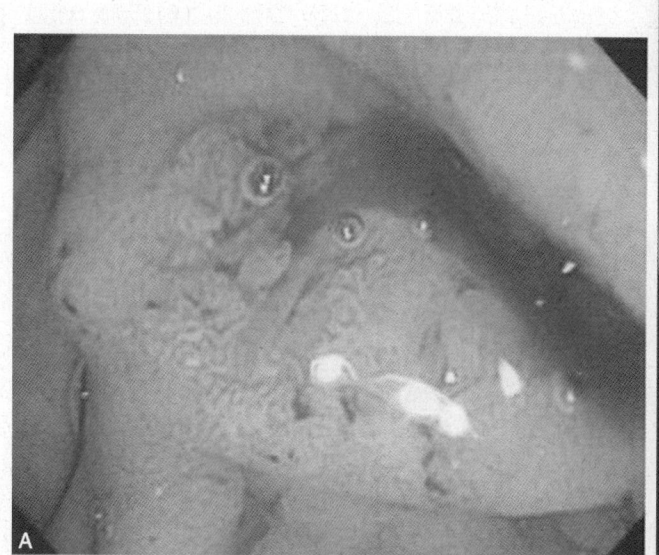
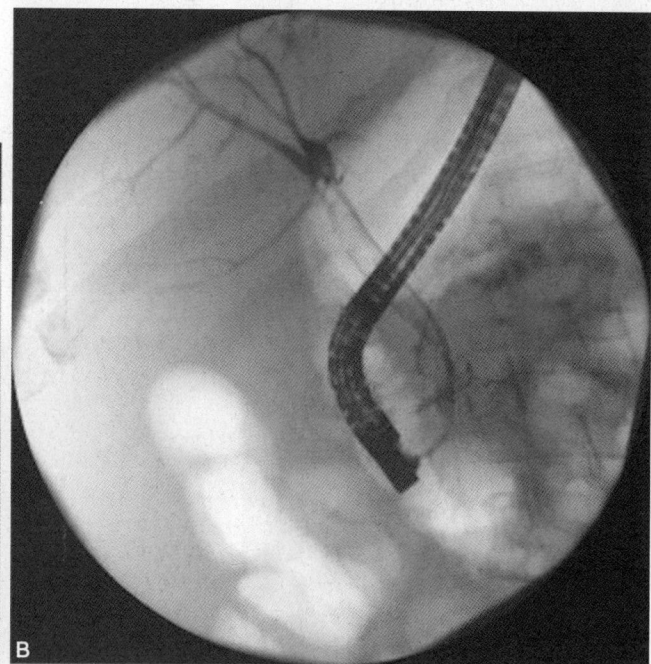

图 125.12　一例经颈静脉肝活检导致的胆道出血。（A）上消化道内镜显示血液从壶腹部流出。（B）内镜逆行胰胆管造影显示了广泛的肝外胆管充盈缺损。

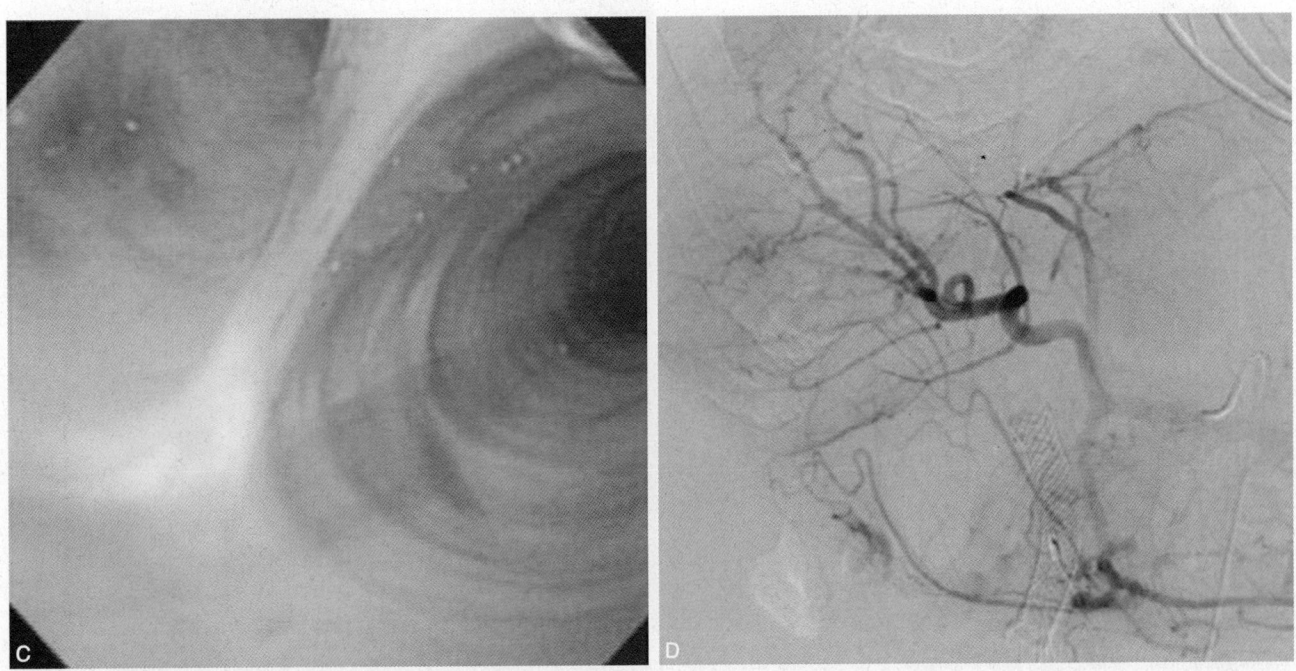

图 125.12(续)　（C）内镜检查发现出血源自左肝管。（D）随后的血管造影显示无明显出血（From Parsi M：Hemobilia：endoscopic，fluor-oscopic，and cholangioscopic diagnosis. Hepatology 52：2237-2238，2008.）

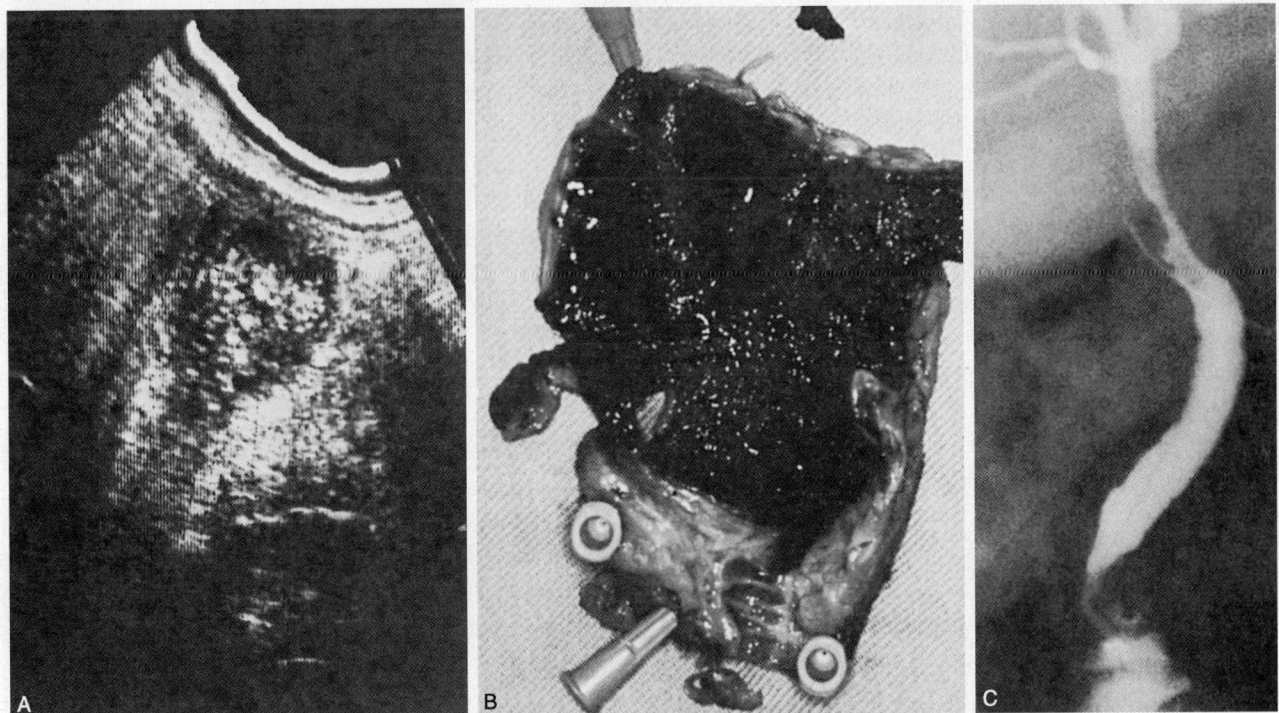

图 125.13　抗凝治疗过程中凝血障碍引起的胆道出血。（A）超声显示胆囊内高密度，可能是微小结石或浓缩胆汁。（B）胆囊内，血凝块紧紧地贴附在胆囊壁上。（C）围手术期胆道造影显示血块造成的充盈缺损，大的近端血块附着在管壁上，远端的则呈带状

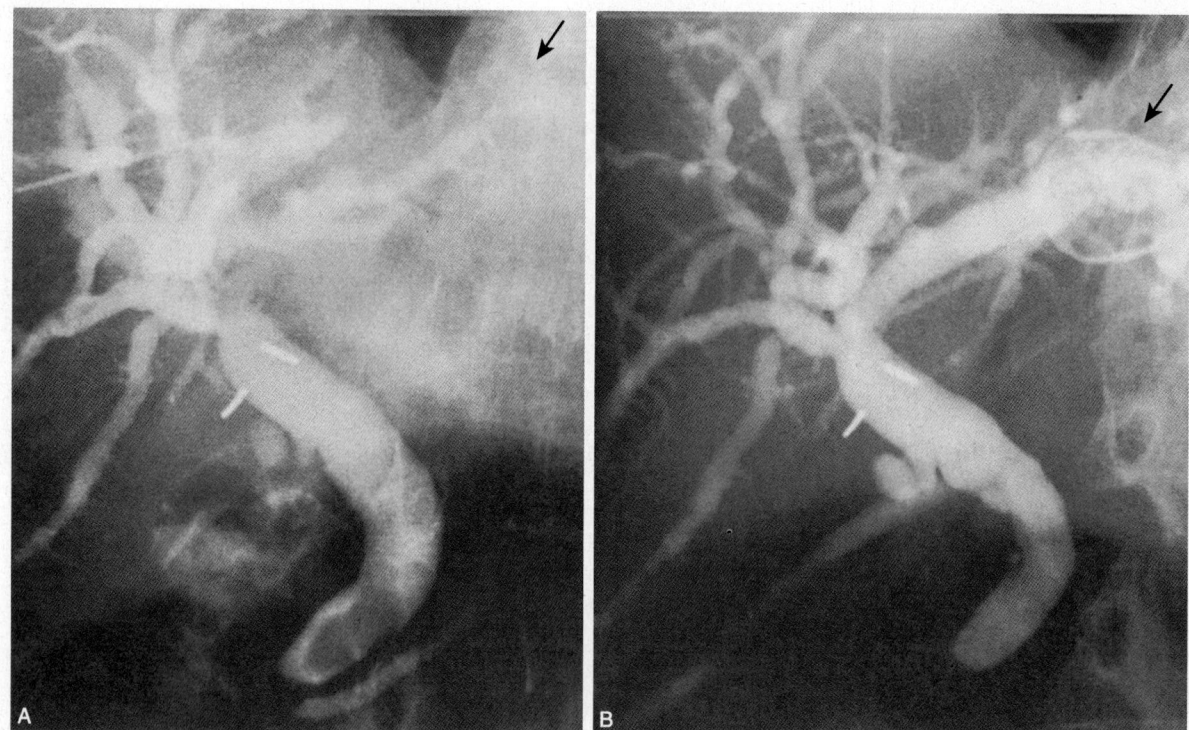

图 125.14   经肝胆道造影显示的病灶，产生了胆总管中的血块。(A)箭头指向了左肝管的病变。胆总管的充盈缺损是由胶状胆汁塞引起的，很有可能是未被吸走的血块。(B)术后的胆道造影显示了造成胆道出血的胆管病变的造影剂外溢

确诊临床疑诊胆道出血病例的最佳方法是选择性肝动脉造影(见第21章)，它能够显示大多数病例的出血来源(Xu et al,2005;Yao & Arnell,2010)；可以表现为造影剂外溢、肝肿物周围的血管移位或者直接填充显影动脉瘤(见图125.8)。当捕捉到合适时机时，可以看到造影剂沿着肝管下行，证明了与胆管系统之间的联系(见图125.6)(Kelley et al,1983)。在某些病例中，动脉还可以进入门静脉系统(Gurakuqi et al,2008)。在决定是否使用栓塞来治疗出血动脉之前，动脉造影导管不应拔除。动脉造影在发现肝脏中心型病变方面有特殊的价值，而在剖腹探查中那些病灶是很难甚至不可能被发现的。尽管动脉造影被认为是诊断胆道出血的金标准，但是在解读造影结果的时候一定要小心，因为在没有活动性出血的时候动脉造影可以是阴性的。

术后经T管ERCP或诊断性经皮经肝穿刺的胆道造影(图125.14)，可以显示空腔病灶被造影剂填充或者表现为充盈缺损的血块(Millbourn,1951)。

治疗

胆道出血的治疗以复苏、止住可能危及生命的出血以及缓解胆道梗阻为基础。根据胆道出血的潜在病因和出血的活跃性，治疗方式包括了外科手术切除、动脉结扎、经导管的动脉栓塞和保守治疗。

手术干预

1903年Kehr在一例肝动脉瘤和胆囊管之间存在交通的病例中首次证明了结扎肝固有动脉对于治疗胆道出血是有效的。

手术切除或动脉结扎等外科干预手段，是最初治疗胆道出血的主要方式，它们随着非手术方法的出现而逐渐减少(Green et al,2001;Sandblom,1972;Yoshida et al,1987)(见第21、27和124章)。然而，在经动脉栓塞治疗失败或病因需要手术时，外科干预仍然有一定作用。对于血流动力学稳定且有胆道出血症状的病人，因胆囊结石行胆囊切除术和因肝内外肿瘤行手术切除都是合适的治疗方式。外科手术方式包括了出血血管的结扎和/或(假性)动脉瘤的切除。术中如果没有能够识别出血血管，结扎右肝或左肝动脉是可行的，而不必担心围手术期的坏死，只要门静脉的血供是好的就能保证肝实质有足够的氧合供应。

动脉栓塞

自从Walter及其同事在1976年报道了首例经动脉栓塞(transarterial embolizaton,TAE)成功治疗由右肝假性动脉瘤引起的胆道出血病例之后，非手术的栓塞术已经成为了治疗胆道出血的首选方法(图125.15)。TAE通过将导管放在出血血管的周围，使用可吸收明胶海绵、弹簧圈、聚乙烯醇颗粒、氰基丙烯酸酯和微球等栓塞材料，以达到减少血管和胆管之间异常交通血流的目的。由于选择性栓塞的出血血管通常是肝动脉的节段分支，所以肝坏死的风险很低，特别是在门静脉开放的时候。肝动脉分支的选择性栓塞是十分重要的，因为肝动脉主干的闭塞不仅有血管重建之后再出血的可能，还使得可能需要进行的再次栓塞变得不可行。TAE可以成功治疗75%~100%病人的胆道出血，并且几乎没有或很少有围手术期并发症(Lygidakis et al,1991;Marynissen et al,2012;Vaughan et al,1984)(见第21和27章)。

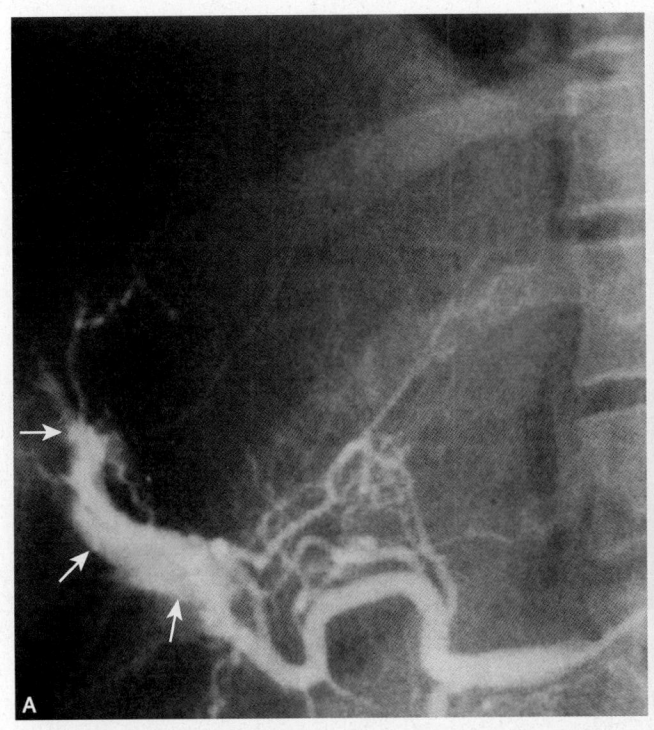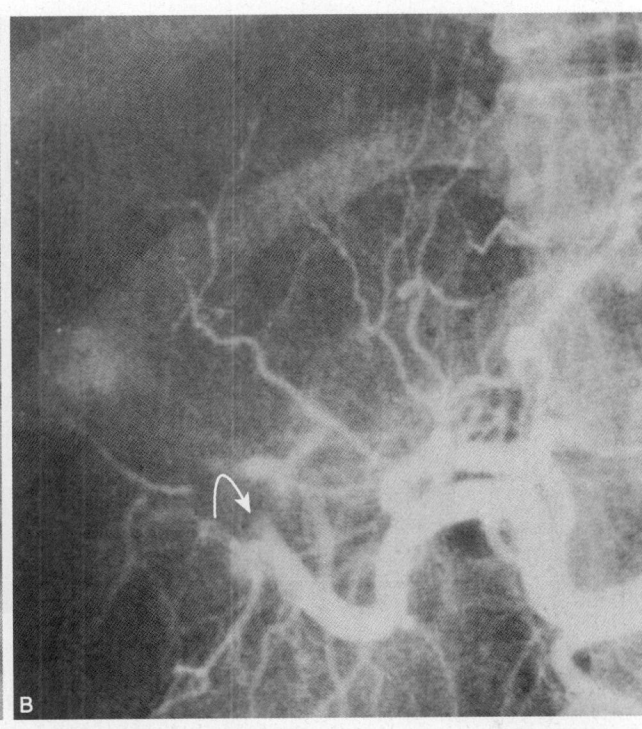

图 125.15　第一例成功运用栓塞治疗肝活检后假性动脉瘤引起的胆道出血的病例。(A)选择性肝总动脉造影显示了右肝动脉的假性动脉瘤(箭头)。(B)明胶海绵栓塞之后的随访动脉造影显示右肝动脉的完全闭塞(箭头)(From Walter JF, et al: Successful transcatheter embolic control of massive hemobilia secondary to liver biopsy. AJR Am J Roentgenol 127: 847-849, 1976.)

胆道管理

经肝胆道引流术后胆道出血的病人经常需要紧急胆道造影和动脉造影来确定病因和治疗出血。这些病人可以表现为胆道引流袋内的突发大量出血。在病人接受复苏治疗后,需要检查胆道引流管是否在合适的位置。如果管子有部分移位了,侧孔有可能会进到肝实质内,这时候简单的重新定位侧孔就有可能止住出血。首先应该进行的检查是胆道造影,它可以鉴别胆道静脉瘘或胆道动脉瘘。门静脉瘘可以通过放置胆道支架的方式来治疗,这通常足以填塞瘘管(见第 52 章)。如果怀疑动脉出血的话,病人应该进行血管造影和 TAE。如果胆道引流管在位的时候出血部位不能被识别,那么可能需要在进行动脉造影前先移除引流管。

胆管内血块引起的梗阻性黄疸的治疗通常通过 ERCP 检查和移除血块来完成。如果有胆道外引流管的话,可能只需简单的冲洗就可以解决梗阻的问题。

胆管血管瘘

胆管血管瘘和胆道出血相反,是指胆汁通过和肝静脉(Sandblom et al,2000;Turk et al,2010)及门静脉分支(Lagagne et al,1988)的交通进入血液。反向流动是由压力梯度倒置导致的(Francois et al,1994),这可以由继发于外周梗阻的高胆管压力或低静脉压引起。在一个大宗梗阻性黄疸的病例报道中,

胆管内的压力总是高于肝静脉(Wiechel,1964)。在 5 例病例中,胆结石侵蚀进入了门静脉。该病的首例病例在 1559 年被报道,早于胆道出血被定义一个世纪,Ignatius Loyola 在尸检中发现了门静脉中的三粒胆结石。

门静脉的胆管血管瘘直到最近才被认识到。Loyola 之后的第一个病例是由肝活检引起的,由 Brown 和 Walsh 在 1952 年进行描述,第二例是由 Mehta 和 Rubenstone 在 1967 年进行描述的。这种情况直到 1975 年才被 Clemens 和 Wittrin 命名,是十分罕见但危险的。在文献报道的 50 例病例中,有 25 例死亡。病理性通道形成的原因是偶然和意外的:半数病例是钝性创伤,有 3 例是因为医源性损伤或手术中操作导致的(Koehler et al,1978)。症状是迅速加重的黄疸,直接胆红素升高,而转氨酶不升高。败血症可以继发于感染胆汁引起的胆管血管瘘(Morettin & Dodd,1972)。选择性动脉造影对胆管血管瘘的诊断是无效的,而闪烁扫描法是有用的(Francois et al,1994)(见第 17 章)。ERCP 检查时造影剂沿着胆管的方向流,是显示瘘管的最好方法(图 125.16)(Singh et al,2007;Sugiyama et al,2000)。

治疗的目的是解除胆道梗阻,有时通过内镜下括约肌切开术,若病灶位置较高的话则可以通过经皮经肝穿刺引流。这个过程可以使瘘管关闭或者至少产生短暂的缓解(Sears et al,1997)。更持久的效果可以通过放置内支架来实现(Gable et al,1997;Weintraub et al,2006)。要想彻底治愈,受累的肝脏可能需要切除(Clemens & Wittrin,1975),或者通过血管造影或 ERCP 来堵塞瘘管(Struyven et al,1982)。

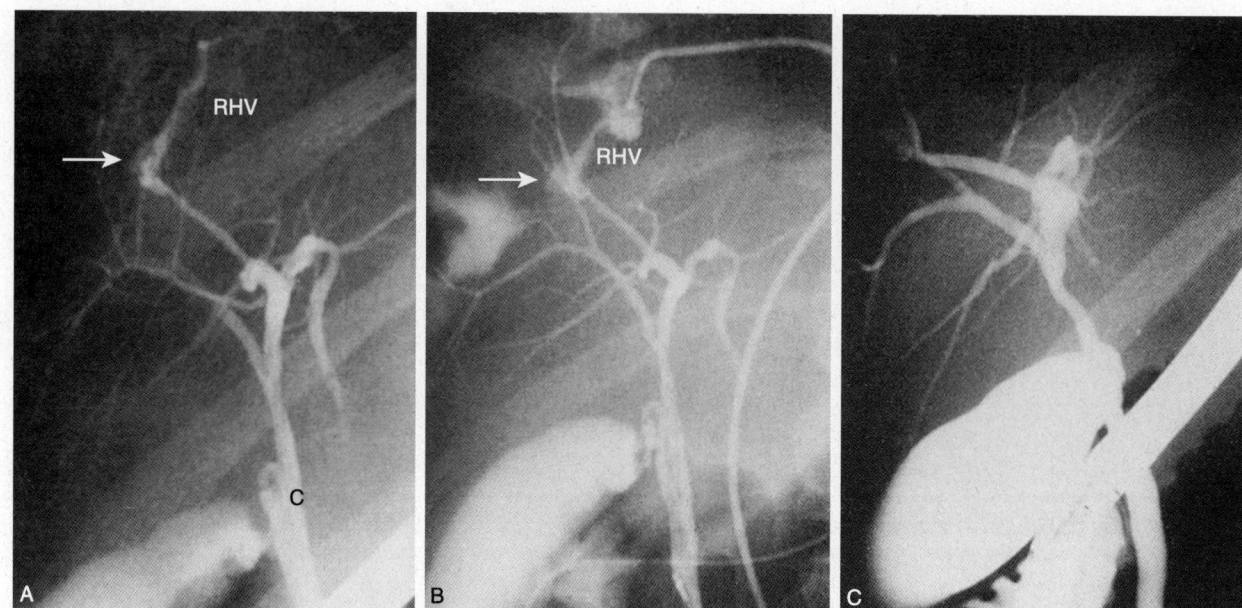

图 125.16　（A）内镜逆行胰胆管造影（ERCP）。位于胆总管内的导管（C）进行造影剂注射。显影的瘘管（箭头）和右肝静脉的节段分支（RHV）。（B）选择性显影的右肝静脉节段分支、瘘管（箭头）和胆管。球囊导管位于诊断导管的尖端。（C）25 天之后的 ERCP。正常的胆道图像（From Struyven J, et al: Post-traumatic bilhemia: diagnosis and catheter therapy. AJR Am J Roentgenol 138:746,1982.）

胰管出血

胰管出血是指出血进入胰管并通过壶腹流入消化道通道，是间歇性上消化道出血的罕见原因。此概念最早在 1931 年由 Lower 和 Farrell 描述，但直到 1970 年由 Sandblom 介绍后才普及。它是由腹腔干血管系统的假性动脉瘤破裂进入胰管引起的（图 125.17），继发于急性或慢性胰腺炎（Sakorafas et al, 2000）。原发性腹腔干动脉瘤破裂（Massani et al, 2009）和继发于胰腺囊性肿瘤的血管破裂都曾被描述（Shinzeki et al, 2010）（见第 124 章）。

和诊断胆道出血类似，诊断胰管出血时也需要高度的临床疑诊。虽然没有命名三联征，但是腹痛、高淀粉酶血症和急性上消化道出血三个症状的结合，以及急性或慢性胰腺炎的病史，对于临床疑诊胰管出血有帮助。临床腹痛症状继发于出血进入胰管之后引起的管内压力升高，并伴有血清淀粉酶升高（Han et al, 2012）。

上消化道内镜是首选的检查方法，因为胰管出血太罕见了，需要先除外其他引起上消化道出血的原因。如果是活动性出血，在做上消化道内镜检查的时候可以看到血从壶腹乳头部流出。然而，由于出血可以是间歇性的，阴性的上消化道内镜检查结果并不能除外此诊断。CT 轴向位影像通常可以帮助诊断腹腔干的假性动脉瘤。ERCP 在一些不确切的病例中也有诊断作用，因为胆道造影可以显示胰管被血块充填（Toyoki et al, 2008）。和胆道出血类似，选择性血管造影是疑诊胰管出血病例的理想影像学检查方式。血管造影可以显示腹腔干血管的假性动脉瘤，在极少数情况下还可以显示血管和胰管之间的连接（Arnaud et al, 1994）。

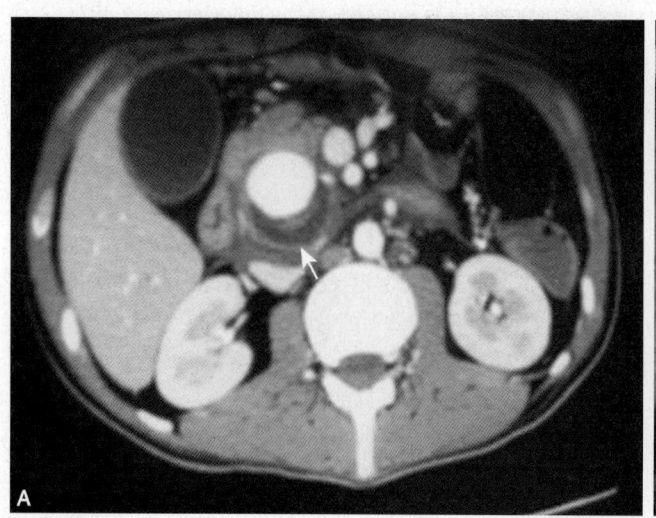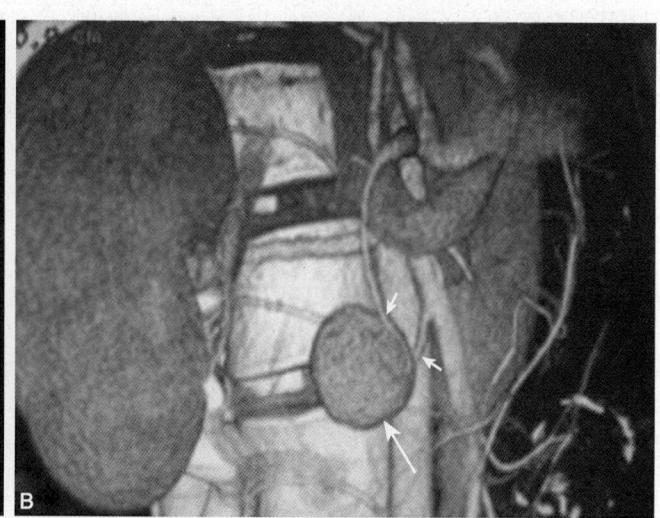

图 125.17　胰管出血。（A）和（B）计算机断层扫描显示肠系膜上动脉和胰十二指肠动脉分支的假性动脉瘤

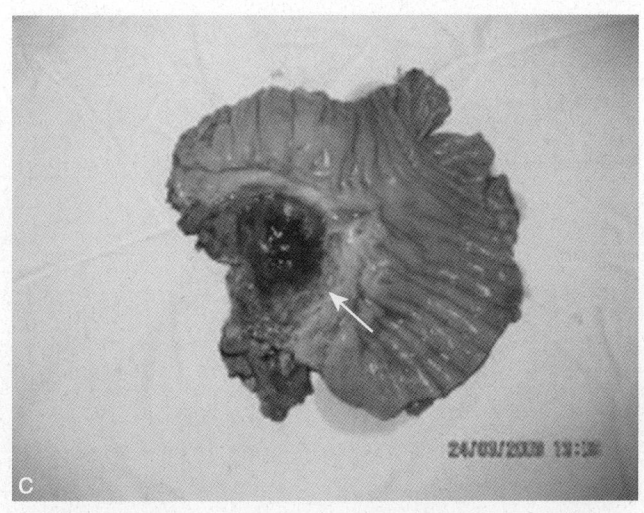

图 125.17(续)　(C)胰十二指肠切除术后的标本显示假性动脉瘤进入胰管(From Jin S, et al: Pancreaticoduodenal artery and superior mesenteric artery pseudoaneurysm associated with hemosuccus pancreaticus. Clin Gastroenterol Hepatatol 8:e11-e12,2010.)

　　胰管出血的治疗方法有手术和血管造影栓塞。正如前文提到的,在经过复苏治疗达到血流动力学稳定状态后,初始的治疗应该是通过血管造影使用微粒对动脉瘤进行栓塞(见第124 章)。该技术可以在 67% ~ 100% 的病人中取得确切疗效(Lermite et al,2007)。外科手术治疗一般在不可控制的出血或血管造影栓塞治疗失败之后才进行。

(李秉璐 译　樊嘉 审)